本套丛书被国家新闻出版广电总局评为：

向全国推荐优秀古籍整理图书

□明清名医全书大成

王肯堂医学全书

主　编　陆　拯

编　委　方　红　俞中元　王忆黎　施仁潮
张烨敏　李　健　王咪咪　龚婕宁
严余明　陈戈义

中国中医药出版社

·北　京·

图书在版编目（CIP）数据

王肯堂医学全书/陆拯主编．—2 版．—北京：中国中医药出版社，2015.2(2020.9 重印)
(明清名医全书大成)
ISBN 978－7－5132－2335－5

Ⅰ.①王…　Ⅱ.①陆…　Ⅲ.①中国医药学－古籍－中国－明代
Ⅳ.①R2－52

中国版本图书馆 CIP 数据核字（2015）第 019683 号

中国中医药出版社出版
北京经济技术开发区科创十三街 31 号院二区 8 号楼
邮政编码　100176
传真　010 64405750
山东临沂新华印刷物流集团有限责任公司印刷
各地新华书店经销
*
开本 787×1092　1/16　印张 172　字数 3969 千字
2015 年 2 月第 2 版　　2020 年 9 月第 4 次印刷
书　号　ISBN 978－7－5132－2335－5
*
定价　798.00 元
网址　www.cptcm.com

社长热线　010 64405720
购书热线　010 64065415　010 64065413
微信服务号　zgzyycbs
书店网址　csln.net/qksd/
官方微博　http://e.weibo.com/cptcm
淘宝天猫网址　http://zgzyycbs.tmall.com

前　言

《明清名医全书大成》系列丛书是集明清30位医学名家医学著作而成。中医药学是一个伟大的宝库，其学术源远流长，发展到明清时期，已日臻成熟，在继承前代成就的基础上，并有许多发展，是中医的鼎盛时期。突出表现在：名医辈出，学派林立，在基础学科和临床各科方面取得了很大成就，特别是本草学和临床学尤为突出。同时著书立说很活跃，医学著作大量面世，对继承发扬中医药学起到了巨大的推动作用。

本草学在明代的发展达到了空前的高峰，其著述之多，内容之丰，观点之新，思想之成熟，都是历代难以与之媲美的。尤其是明代李时珍的《本草纲目》被誉为“天下第一药典”。全书52卷、62目，载药1892种，附本草实物考察图谱1110幅，附方万余首。他“奋编摩之志，僭纂述之权”，“书考八百余家”，“剪繁去复，绳谬补遗，析族区类，振纲分目”，在药物分类、鉴定、生药、药性、方剂、炮制、编写体例等许多方面均有很大贡献，其刊行以来，受到国内外医药界的青睐，在中国药学史上起到了继往开来的作用，多种译本流传于世界诸多国家，其成就已远远超出医药学的范围，曾被英国生物学家达尔文誉为“中国的百科全书”。除时珍之卓越贡献之外，还有缪希雍的《神农本草经疏》，是对《神农本草经》的阐发和注释，与其一生药学经验的总结，详明药理及病忌、药忌，为明代本草注疏药理之先。更有清代张璐的《本经逢原》，其药物分类舍弃《神农本草经》三品窠臼，而遵《本草纲目》按自然属性划分，体例以药物性味为先，次以主治、发明，内容广泛，旁征博引，参以个人体会。全书以《神农本草经》为主，引申发明，凡性味效用，诸家治法以及药用真伪优劣的鉴别，都明确而扼要地作了叙述，使“学人左右逢源，不逾炎黄绳墨”而“足以为上工”也。另外，尚有薛己的《本草约言》，汪昂的《本草备要》，徐灵胎之《神农本草经百种录》，陈修园之《神农本草经读》，张志聪之《本草崇原》等，这些书也都各具特点，流传甚广。

明清时期基础理论的研究仍以《内经》以来所形成的自发唯物论和朴素辩

证法理论体系为基础，不断地总结医疗实践经验，有所发明，有所创造，从不同方面丰富和发展了中医学的理论。如明代的张景岳等十分强调命门在人体的重要作用，把命门看成是人体脏腑生理功能的动力，并受朱震亨相火论的影响，把命门、相火联系起来，在临床上对后世医学有相当影响。清代叶天士、吴鞠通、王孟英等对温热病发生、发展规律的探讨，以及对卫气营血辨证和三焦辨证的创立等。关于人体解剖生理的认识：有些医家对脑的功能有新的记述。如李时珍有“脑为元神之府”，汪昂记有“人之记性在脑”，喻嘉言有“脑之上为天门，身中万神集会之所”等记述，对于中医学理论体系的丰富和发展，都作出了很大的贡献。

临床各科在明清时期得到了很大发展，因此时医学十分注意临床观察，临床经验丰富。很多医家都非常重视辨证论治及四诊八纲，如李时珍的《濒湖脉学》，是这一时期重要的脉学著作，该书以歌诀形式叙述介绍了27种脉象，便于学习、理解、诵读和记忆，流传甚广。孙一奎在《赤水玄珠·凡例》中概括地指出：“凡证不拘大小轻重，俱有寒热、虚实、表里、气血八个字。苟能于此八个字认得真切，岂必无古方可循?”张景岳在《景岳全书》中强调以阴阳为总纲，以表里、虚实、寒热为六变。他使中医基础理论和临床实践结合得更加紧密，形成了理、法、方、药的完整理论体系。

内科医著明清时期很多。薛立斋的《内科摘要》一书，首开中医“内科”书名之先河。也正式明确中医内科的概念，使内科病证的诊治有了很大提高。具有代表性的著作有王肯堂的《证治准绳》，张景岳的《景岳全书》等。从学术理论方面，以温补学派的出现和争论为其特点。其主要倡导者有薛立斋、孙一奎、张景岳、李中梓等，主要观点是重视脾肾。薛立斋注重脾肾虚损证，重视肾中水火和脾胃的关系，因而脾肾并举，注重温补。温补派的中坚张景岳的《类经附翼》《景岳全书》，原宗朱震亨说，后转而尊崇张元素和李杲，反对朱说，力倡“阳非有余，阴常不足”。极力主张温补肾阳在养生和临床上的重要性。李中梓则在薛立斋、张景岳的影响下，既重视脾胃，也重滋阴养阳。温补之说，成为明清时期临床医学发展上的一大特点。

温病学派的兴起是明清时期医学的突出成就之一。叶天士的《温热论》，创温病卫气营血由表入里的传变规律，开卫气营血辨证论治法则。吴鞠通的《温病条辨》，乃继承叶氏温病学说，但提出了温病的传变为“三焦由上及下，由浅入深”之说，成为温病三焦辨证的起始。其他如王孟英的《温热经纬》等著作都丰富了温病学说。

骨伤科、外科在明清时期也有了一定的发展。这一时期外科闻名的医家和医学专著空前增多。如薛立斋的《外科枢要》，汪石山的《外科理例》等，记述外科病证，论述外科证治，各有特点。骨伤科有王肯堂的《疡医证治准绳》，是继《普济方》之后对骨伤科方药诊治的进一步系统归纳。

妇产科在明清时期发展很快，成就比较显著。如万密斋的《广嗣纪要》对影响生育的男女生殖器畸形、损伤，以及妊娠等做了记述。薛立斋在《保婴撮要》中强调妇科疾病之养正，记述有烧灼断脐法，以预防脐风；王肯堂的《女科证治准绳》收录和综合前人对妇产科的论述。武之望的《济阴纲目》列述了经、带、胎、产等项，纲目分明，选方实用。

儿科在明清时期内容较前更加充实，专著明显增多。如万密斋的《全幼心鉴》《幼科发挥》《育婴秘诀》《广嗣纪要》《痘疹世医心法》等儿科专著，继承了钱乙之说，强调小儿肝常有余，脾常不足的特点，治疗重视调补脾胃，除药物外，还注意推拿等法。王肯堂的《幼科证治准绳》综合历代儿科知识，采集各家论述，对麻痘、热症等多种小儿疾病论述颇详，流传甚广。

眼、耳鼻咽喉及口腔科在这一时期也有一定的进展。如王肯堂的《证治准绳》论述眼疾171症，详述证治，是对眼病知识的较好汇集。薛立斋的《口齿类要》记述口、齿、舌、唇、喉部的疾患，注重辨证治疗，简明扼要，介绍医方604首，为现存以口齿科为名的最早专书之一。

气功及养生方面，在此期也较为重视，出现了不少有影响、有特色的养生学专著。如万密斋的《养生四要》。张景岳在《类经·摄生》中也阐发了《内经》的有关养生论述，对养神和养形做了精辟论述，富有唯物辩证精神。另如叶天士在《临证指南医案》中记述300例老年病的验案，强调颐养功夫，寒温调摄和戒烟酒等。

清朝末年，西方医学开始传入中国，因此，西医学术对中医学术产生很大影响，在临床上中西医病名相对照，并以此指导临床诊治，中西医汇通学派形成。如其代表人物唐容川，立足中西医汇通，发扬祖国医学，精研中医理论，遵古而不泥古，建立了治疗血证的完整体系。

综上所述，明清时期名医辈出，医学确有辉煌成就，在中医药学发展的长河中占有重要的位置，这就是我们编辑出版《明清名医全书大成》之目的所在。

全书共收录了30位医家，集成30册医学全书，其中明代13位，清代17

位。收录原则为成名于明清时期（1368～1911）的著名医家，其医学著作在两部以上（包括两部）；每位医家医学全书的收书原则：医家的全部医学著作；医家对中医经典著作（《内经》《难经》《神农本草经》《伤寒论》《金匮要略》）的注疏；其弟子或后人整理的医案。整理本着搞清版本源流、校注少而精，做到一文必求其确。整理重点在学术思想研究部分，力求通过学术思想研究达到继承发扬的目的。

本书为新闻出版署“九五”重点图书之一，在论证和编写过程中，得到了马继兴、张灿玾、李今庸、郭霭春、李经纬、余瀛鳌、史常永等审定委员的指导和帮助，在此表示衷心感谢。本书30位主编均为全国文献整理方面有名望的学科带头人，经过几年努力编撰而成。虽几经修改，但因种种原因，如此之宏篇巨著错误之处在所难免，敬请各位同仁指正。

编著者

1999年5月于北京

内容提要

《王肯堂医学全书》是根据明代著名医学家王肯堂现存医学著作（多数是孤本），进行搜集汇编、校勘、注释、标点而成。王氏字宇泰，一字损仲，又字损庵，号念西居士，又号郁冈斋主。明代金坛（今江苏省金坛县）人。生于明嘉靖二十八年（1549年），卒于明万历四十一年（1613年）。

《王肯堂医学全书》共收载王氏9种医学著作，计70卷。包括《证治准绳》44卷、《医镜》4卷、《医辨》3卷、《医论》3卷、《灵兰要览》2卷、《胤产全书》4卷、《胎产证治》1卷、《郁冈斋医学笔麈》2卷、《医学穷源集》6卷，内容颇为丰富，涉及临床各科，以及医论、医话、医案等。

其中，《证治准绳》详于理论，为集明以前大成者，所论各科证治，博采众长，条分缕析，平正公允。其余8种著作均为王氏临证所得，其治法用药颇有独特见解。书末还附有“王肯堂医学学术思想研究”论文一篇，以及现代研究的论文题录。本书适用临床、教学、科研和广大中医药爱好者阅读参考。

校注说明

王肯堂先生是明代著名医学家，著作颇丰，对后世影响甚大。现将其医学著作搜集汇编成丛书，名《王肯堂医学全书》，以发扬前人经验，启迪后学，古为今用，发展祖国医学。

《王肯堂医学全书》收录作者自撰或他人整理共9种书籍，即《证治准绳》《医镜》《医辨》《医论》《灵兰要览》《胤产全书》《胎产证治》《郁冈斋医学笔麈》《医学穷源集》。王氏为明万历进士，先后为官多年，但从众多医学著作来看，其一生主要是从事医学活动。其学术见解，都持中道，不偏不倚，上宗《内经》《难经》，中循《伤寒》《金匮》，下取金元各家之长，兼参同代各家所说，所论各种病证平正通达。

一、版本流传

(一)《证治准绳》(又称《六科证治准绳》)，包括杂病证治准绳、杂病证治类方、伤寒证治准绳、疡医证治准绳、幼科证治准绳、女科证治准绳等六类专集。其版本流传如下：

1. 明万历三十年壬寅（1602年）刻本。
2. 明崇祯十七年甲申（1644年）聚锦堂刻本。
3. 日本宽文十年庚戌（1670年）铜驼书林刻本。
4. 清康熙三十八年己卯（1699年）金坛虞氏修补刻本。
5. 清乾隆十四年己巳（1749年）带月楼刻本。
6. 清乾隆五十八年（1793年）程永培校刻本。
7. 清光绪十八年壬辰（1892年）广州石经堂校刻本。
8. 清光绪十八年壬辰（1892年）上海图书集成印书局铅印本。
9. 清光绪二十五年己亥（1899年）西蜀善成堂刻本。

以上为主要版本，近代一般性版本均不收入。此外，各科准绳还有其他传本：如“伤寒证治准绳”有明万历三十二年甲辰（1604年）刻本；日本宽文十三年癸丑（1673年）村上平乐寺刻本。“疡医证治准绳”有万历三十六年戊申（1608年）金坛王氏刻本。“幼科证治准绳”有明万历三十五年丁未（1607年）王氏刻本；日本宽文十三年癸丑（1673年）村上平乐寺刻本；清康熙五十年辛卯（1711年）金坛虞氏刻本。“女科证治准绳”有明万历三十五年丁未（1607年）王氏刻本等。

(二)《医镜》

1. 明崇祯十四年辛巳（1641年）刻本。
2. 明崇祯十四年辛巳（1641年）古吴成裕堂刻本（见《医药镜》中）。
3. 清康熙三年甲辰（1664年）鸳水陈诞敷刻本。
4. 日本正德四年甲午（1714年）皇都书铺唐本屋宗兵卫刻本。

此外，还有未记录刻刊年月的清刻本一种和清抄本若干种。

（三）《医辨》（又称《王宇泰医辨》）

此书仅有一种版本，为日本元禄五年壬申（1692年）刻本。

（四）《医论》（又称《肯堂医论》）

1.1924年杭州三三医社铅印本（据传抄本铅印。见《三三医书》中）。

2.1936年～1937年上海大东书局铅印本（见《中国医学大成》中）。

（五）《灵兰要览》

此书仅有一种版本，为1936年～1937年上海大东书局铅印本（据传抄本铅印，见《中国医学大成》中）。

（六）《胤产全书》（又称《妇人胤产良方》）

1. 明书林乔山堂刻本。

2. 清康熙刻本（未注明刊刻堂号）。

此外，还有张受孔刻本和清抄本（未注明何人抄录）。

（七）《胎产证治》

此书仅有一种版本，为民国十九年四月上海中医书局铅印本（据浦江陈洙所藏手稿并经清归安岳昌源重订而铅印）。

（八）《郁冈斋医学笔麈》

此书仅有一种版本，为民国十八年七月上海中医书局铅印本（此书为《郁冈斋笔麈》节录医学部分而成）。

（九）《医学穷源集》

1. 清嘉庆十三年戊辰（1808年）刻本。

2. 清嘉庆二十二年丁丑（1817年）书业堂刻本。

3. 清吟香书屋刻本。

4. 清刻本（未注明刊刻堂号）。

二、底本与校本

（一）《证治准绳》

底本：明万历三十年壬寅（1602年）初刻本。每半页版框：200mm×140mm。每半页9行，每行18字。

主校本：①清乾隆五十八年癸丑（1793年）程永培校修敬堂刻本，简称修敬堂本。每半页版框：157mm×115mm。每半页10行，每行20字。②清光绪十八年壬辰（1892年）广州石经堂校刻本，简称石经堂本。每半页版框：160mm×106mm。每半页10行，每行20字。

参校本：清光绪十八年壬辰（1892年）上海图书集成印书局铅印本，简称集成本；上海宏宝书斋局民国十七年石印本，简称宏宝本，以及有关旁校书籍有《素问》《灵枢经》《伤寒论》《金匮要略》《千金方》《外台秘要》《诸病源候论》等进行旁校。

（二）《医镜》

底本：明崇祯十四年辛巳（1641年）古吴成裕堂刻本。每半页版框：200mm×136mm。每半页9行，每行20字。

主校本：明崇祯十四年辛巳（1641年）蒋仪校刻本，简称蒋氏校本。每半页版框：

240mm×157mm。每半页9行，每行20字。

参校本：清抄本以及有关书籍如《素问》《金匮要略》等进行旁校。

（三）《医辨》

底本：日本元禄五年壬申（1692年）刻本。每半页版框：206mm×156mm。每半页9行，每行16字。

此书仅是一种，无其他刻本，故无校本。如底本发现脱漏错简时，则与有关书籍如《金匮要略》《千金方》等旁校。

（四）《医论》

底本：1924年杭州三三医社铅印本。每页版框：142mm×90mm。每页11行，每行30字。

主校本：1936年～1937年上海大东书局《中国医学大成》铅印本，简称大成本。每页版框：148mm×90mm。每页14行，每行31字。

（五）《灵兰要览》

底本：1936年～1937年上海大东书局《中国医学大成》铅印本。每页版框：148mm×90mm。每页14行，每行31字。

此书仅有一种，经查阅未见其他刊本，故无校本。如遇到脱漏错简，则与有关书籍进行旁校。

（六）《胤产全书》

底本：明书林乔山堂刻本。每半页版框：172mm×114mm。每半页9行，每行20字。

主校本：抄本（字迹清楚，段落分明。但未注明何时何人抄录）。每半页版框：196mm×140mm。每半页10行，每行20字。

（七）《胎产证治》

底本：民国十九年四月上海中医书局铅印本。每页版框：142mm×90mm。每页11行，每行30字。

此书稿本长期流传民间，未能刊刻，直至民国时期，始由上海中医书局铅印，故无其他校本。在校勘中如遇脱漏讹误，则与有关书籍如《妇人大全良方》《医镜》《胤产全书》等进行旁校。

（八）《郁冈斋医学笔麈》

底本：民国十八年七月上海中医书局铅印本。每页版框：140mm×90mm。每页10行，每行25字。

主校本：《郁冈斋笔麈》，1930年北平图书馆据明万历刻本排印的石印本。每半页版框：175mm×108mm。每半页11行，每行30字。《郁冈斋医学笔麈》是从本书节录医学部分而成，所以两书对校颇有意义。

（九）《医学穷源集》

底本：清嘉庆十三年戊辰（1808年）刻本。每半页版框172mm×118mm。每半页9行，每行20字。此底本为该书最早刻本，且刊刻工正，字迹清楚，错字、残字甚少，故不用后晚诸本校勘，以保持原貌。但或与有关书籍，如《灵枢经》《类经图翼》等适当旁校，改正某些引文错简。

三、校注方法

（一）全书编成后，重点是校勘、注释、标点工作。校勘以四校为准则，即对校、本校、他校和理校；注释，包括校注和诠释；标点，按现行标准加标点符号。

（二）所选底本，均为现存最早的版本，如初刻本、早期刻本、精校本、孤本等。主校本则选用较底本时间稍晚而刊刻质量较好的版本，作为对校。如底本、主校本均有错误，则用参校本进行校雠。若书中引文出现差错，则与有关书籍进行旁校，并出校注。

在《证治准绳》校勘中，又参考了吴唯等同志的点校本，为我们提供了不少方便，在此深表谢忱。

（三）在校勘中，不删节原文，保持原书面貌，如个别地方出现衍文或不恰当的文字，宜应删去，则在所删之处加注说明。

（四）底本与校本内容或字句不同，而底本较优或相近时，一律保持原貌。如底本与校本内容或字句不同，而又难以确定优劣或需两存其义者，不改原文，仅出校注；若底本与校本内容或字句不同，而以底本为劣，则据校本改正，并出校注。

（五）凡繁体字、异体字、无校勘价值的错别字以及缺笔残字等直接改为通行简体字，不出校注。通假字保留，生僻者出注。特殊用字或使用简化字易于引起误解，仍用底本原字或不易误解的简化字，如癥、瘀、髪、鬚、馀等。

（六）因版式改动，方位词的"左"、"右"改为"上"、"下"，不出校注。书中眉批都放置在当段或当句下，批文前并加"眉批"（或"某批"）字样以区别于正文。

（七）原书目录已进行整理，目录与正文标题达到一致。在目录与正文标题校勘中，如两者不统一者以正文标题为准，直接改动目录，不出校注，若正文标题有误，则以目录更正，并出校注。

（八）注文以少而精，简而明为原则，对生僻的字词，只作诠释，一般不出书证。注释原则以学士水平读懂者为准，能读懂者不加注，不能读懂者则加注。

（九）全书一律加标点符号，以方便读者。原文中所引用的书名均加书名号。若泛言"经云"、"本草云"时，"经"、"本草"不加书名号。方剂中含有书名时不加书名号。原文中所引的篇名只用引号，不用书名号。

陆　拯

1998年12月22日于浙江省中医药研究院

全书总目

证治准绳·杂病

自　叙

余髫始燥[①]，则闻长老道说范文正公[②]未达时祷于神，以不得为良相，愿为良医。因叹古君子之存心济物，如此其切也。当是时，颛蒙[③]无所知，顾读岐黄家言，辄心开意解，若有夙契者。嘉靖丙寅，母病阽[④]危，常润[⑤]名医，延致殆遍，言人人殊，罕得要领，心甚陋之，于是锐志学医。既起亡妹于垂死，渐为人知，延诊求方，户屣[⑥]恒满。先君以为妨废举业[⑦]，常严戒之，遂不复穷究。无何举于乡[⑧]，又十年成进士，选读中秘书[⑨]，备员史馆[⑩]。凡四年，请急归，旋被口语[⑪]，终已不振。因伏自念受圣主作养厚恩，见谓储相材[⑫]，虽万万不敢望文正公，然其志不敢不立，而其具不敢不勉，以庶几无负父师之教，而今已矣。定省[⑬]之馀，颇多暇日，乃复取岐黄家言而肆力焉。二亲笃老善病，即医非素习，固将学之，而况乎轻车熟路也。于是闻见日益广，而艺日益精。乡曲有抱沉疴，医技告穷者，叩阍[⑭]求方，亡弗立应，未尝敢萌厌心，所全活者，稍稍众矣。而又念所济仅止一方，孰若著为书，传之天下万世耶。偶嘉善高生隐从余游，因遂采取古今方论，参以鄙见，而命高生次第录之，遂先成杂病论与方各八巨帙。高生请名，余命之曰《证治准绳》。高生曰：何谓也？余曰：医有五科七事，曰脉、曰因、曰病、曰证、曰治为五科，因复分为三，曰内、曰外、曰亦内亦外，并四科为七事。如阴阳俱紧而浮脉也，伤寒因也，太阳病也，头痛发热身痛恶寒无汗证也，麻黄汤治也。派析支分，毫不容滥，而时师皆失之，不死者幸而免耳。自陈无择[⑮]始发明之，而其为《三因极一方》，复语焉不详。李仲南[⑯]为《永类钤方》，枝分派析详矣，而入

---

① 髫始燥：胎儿诞生时髫湿润，髫始燥譬喻离开襁褓，成为幼儿。
② 范文正公：后人对北宋范仲淹之尊称，因其去世后被追谥为文正。
③ 颛（zhuān，专）蒙：愚昧。
④ 阽（diàn，店；又 yán，言）：临近。
⑤ 常润：常州、润州，为今之江苏省常州市和镇江市。
⑥ 屣（xǐ，洗）：鞋。
⑦ 举业：应试科举所作的学业。
⑧ 举于乡：通过乡试中了举人。
⑨ 选读中秘书：中秘书，即明代翰林院，入选之进士被称为庶士，多为文学书法优等者。
⑩ 备员史馆：史馆亦指翰林院。庶吉士在翰林院学习肄业3年，经考试后分别授予官职。
⑪ 口语：毁谤。
⑫ 储相材：明代大学士（俗称宰相）多由翰林院庶吉士升迁而来，故称翰林院为储存宰相人才的地方。
⑬ 定省：早晚向亲长辈问安。
⑭ 阍（hūn，昏）：门。
⑮ 陈无择：名言，号鹤溪道人，南宋著名医学家，浙江青田人，著有《三因极一病症方论》十八卷。
⑯ 李仲南：仲南，一作中南，又名乃季，号栖碧，元代医学家，安徽黟县人，著有《锡类钤方》二十二卷，后为纪念亡母，改名《永类钤方》。

理不精，比附未确。此书之所以作也。曰：五科皆备焉，而独名证治，何也？曰：以言证治独详故也。是书出，而不知医不能脉者，因证检书而得治法故也。虽然，大匠之所取平与直者，准绳也。而其能用准绳者，心目明也。倘守死句而求活人，以准绳为心目，则是书之刻，且误天下万世，而余之罪大矣。家贫无赀，假贷为之，不能就其半。会侍御[①] 周鹤阳公以按鹾行县[②] 至金坛，闻而助成之，遂行于世。

时万历三十年岁次壬寅夏五月朔旦念西居士王肯堂宇泰识

① 侍御：监察御史，官名。
② 按鹾（cuó，搓）行县：按察、督查盐政，巡行于各县。

目　　录

第一册

诸中门

卒中暴厥

经云：暴病卒死，皆属于火。注云：火性速疾故也。然初治之药，不寒而温，不降而升，甚者从治也。俗有中风、中气、中食、中寒、中暑、中湿、中恶之别。但见卒然仆倒，昏不知人，或痰涎壅塞、咽喉作声，或口眼㖞斜，手足瘫痪，或半身不遂，或六脉沉伏，或指下浮盛者，并可用麻油、姜汁、竹沥，调苏合香丸，如口噤，抉开灌之。或用三生饮一两，加人参一两煎成，入竹沥二三杯，姜汁少许。如抉不开，不可进药，急以生半夏为末，吹入鼻中，或用细辛、皂角、菖蒲为末，吹入得嚏则苏。此可以验其受病深浅，则知其可治不可治。详见中风门口噤条。若口开手撒遗尿者，虚极而阳暴脱也，速用大料参芪接补之，及脐下大艾灸之。痰涎壅盛者宜吐之，急救稀涎散，猪牙皂角肥实不蛀者四挺，去黑皮，晋矾光明者一两，各为细末研匀，轻者五分，重者三字，温水调灌下。又碧霞散，拣上色精好石绿，研筛水飞，再研取二三钱，同冰片三四豆许研匀，以生薄荷汁合温酒调服之。二药不大呕吐，但微微令涎自口角流出自苏。旧说口开心绝，手撒脾绝，眼合肝绝，遗尿肾绝，声如鼾肺绝，皆为不治之症。然五症不全见者，速服参芪膏，灸脐下，亦有得生者。卒中眼上戴不能视者，灸第二椎骨、第五椎上各七壮，一齐下火，炷如半枣核大。若中人鬓直，吐清沫，摇头上擿，面赤如妆，汗缀如珠，或头面赤黑，眼闭口开，气喘遗尿，皆不可治。诸中或未苏，或已苏，或初病，或久病，忽吐出紫红色者死。《传心方》云：治男子妇人涎潮于心，卒然中倒，当即时扶入暖室中，扶策正坐，当面作好醋炭熏之，令醋气冲入口鼻内，良久，其涎潮聚于心者自收归旧。轻者即时苏醒，重者亦省人事，唯不可吃一滴汤水入喉也。如吃汤水，则其涎永系于心络不能去，必成废人。

风邪中人，六脉多沉伏，亦有脉随气奔，指下洪盛者，浮迟吉，坚大急疾凶。浮迟为寒。虚大为暑，不当暑则为虚。浮涩为湿。浮大为风。浮数无热亦为风。微而数、浮而紧、沉而迟皆气中。风应人迎，气应气口。洪大为火。滑为痰。或浮而滑、沉而滑、微而虚者，皆虚与痰。更当察时月气候，及其人之起居，参以显症，而定病之主名，以施治疗。

中　风

中后当如东垣法，分中血脉、中腑、中脏施治。

《灵枢经》云：虚邪偏客于身半，其入深，内居荣卫，荣卫稍衰则真气去，邪气独留，发为偏枯。故其邪气浅者，脉偏痛。又云：偏枯，身偏不用而痛，言不变，志不乱，病在分腠之间，巨针取之，益其不足，损其有馀，乃可复也。痱之为病也，身无痛者，四肢不收，志乱不甚，其言微，知可治。甚则不能言，不可治也。此《内经》论中风之浅深也。其偏枯，身偏痛而言不变，志不乱者，邪在分腠之间，即仲景、东垣所谓邪中腑是也。痱病无痛，手足不收，而言喑志乱者，邪入于里，即仲景、东垣所谓邪中脏是也。

中血脉，外有六经之形症，则以小续命汤加减，及疏风汤治之。太阳经中风，无汗恶寒，于续命汤中加麻黄、防风、杏仁一倍，针太阳经至阴出血，昆仑举跷。有汗恶风，于续命汤中加桂枝、芍药、杏仁一倍，针风府。阳明经中风，无汗身热不恶寒，于续命汤中加石膏二两，知母二两，甘草一两。有汗身热不恶风，于续命汤中加葛根二两，桂枝、黄芩各一倍，针陷谷，刺厉兑。太阴经中风，无汗身凉，于续命汤中加附子一倍，干姜加二两，甘草加三两，针隐白。少阴经中风，有汗无热，于续命汤中加桂枝、附子、甘草各一倍，针太溪。凡中风无此四证，六经混淆，系于少阳厥阴，或肢节挛痛，或麻木不仁，每续命八两，加羌活四两，连翘六两，刺厥阴之井大敦，以通其经，灸少阳之经绝骨，以引其热。

中腑，内有便溺之阻隔，宜三化汤，或《局方》中麻仁丸通利之。外无六经之形症，内无便溺之阻隔，知为血弱不能养筋，故手足不能运动，舌强不能语言也。宜大秦艽汤养血而筋自荣。若内外症俱有之，先解表而后攻里。若内邪已除，外邪已去，当服愈风汤以行中道。久服大风尽去，纵有微邪，只从愈风汤加减治之。然治病之法，不可失于通塞，或一气之微汗，或一旬之通利，如此乃常治之法也。久之清浊自分，荣卫自和矣。

中脏，痰涎昏冒，宜至宝丹、活命金丹之类。若中血脉、中腑之病，初不宜用龙脑、麝香、牛黄，为麝香入脾治肉，牛黄入肝治筋，龙脑入肾治骨，恐引风深入骨髓，如油入面，莫之能出。

中腑者多兼中脏：如左关脉浮弦，面目青，左胁偏痛，筋脉拘急，目瞤，头目眩，手足不收，坐踞不得，此中胆兼中肝也，犀角散之类。如左寸脉浮洪，面赤，汗多恶风，心神颠倒，言语謇涩，舌强口干，忪悸恍惚，此中小肠兼中心也，加味牛黄散之类。如右关脉浮缓，或浮大，面唇黄，汗多恶风，口喎语涩，身重怠惰嗜卧，肌肤不仁，皮肉瞤动，腹胀不食，此中胃兼中脾也，防风散之类。如右寸脉浮涩而短，鼻流清涕，多喘，胸中冒闷，短气自汗，声嘶，四肢痿弱，此中大肠兼中肺也，五味子汤之类。如左尺脉浮滑，面目黧黑，腰脊痛引小腹，不能俯仰，两耳虚鸣，骨节疼痛，足痿善恐，此中膀胱兼中肾也，独活散之类。

治风之法，解表、攻里、行中道，三法尽矣，然不可执也。如小续命汤，亦麻黄、桂枝之变，麻黄、桂枝若不施于冬月即病之伤寒，而施于温热之症，未有不杀人者，其可执乎。戴复庵云：治风之法，初得之即当顺气，及其久也，即当活血。久患风疾，四物汤吞活络丹愈者，正是此义。若先不顺气，遽用乌、附，又不活血，徒用防风、天麻、羌活辈，吾未见其能治也。然顺气之药则可，破气、泻气之药则不可。卒仆偏枯之症，虽有多因，未有不因真气不周而病者，故黄芪为必用之君药，防风为必用之臣药。黄芪助真气者也，防风载黄芪助真气以周于身者也，亦有治风之功焉。许胤宗治王太后中风口噤，煎二药熏之而愈，况服之乎。多怒加羚羊角。渴加葛根汁、秦艽。口噤口喎亦加秦艽。恍惚错语加茯神、远志。不得睡加炒酸枣仁。不能言加竹沥、荆沥、梨汁、陈酱汁、生葛汁、人乳汁。内热加梨汁、人乳、生地黄汁。痰多加竹沥、荆沥，少佐以姜汁。予每治此症，用诸汁以收奇功，为其行经络，渗分肉，捷于汤散故也。

〔**小便不利**〕 三因白散子加木通、灯心、茅根煎，热盛去附子。洁古云：中风如小便不利，不可以药利之。既已自汗，则津液外亡，小便自少，若利之使荣卫枯竭，无以制火，烦热愈甚，当俟热退汗止，小便自行也。

〔**遗尿**〕 浓煎参芪汤，少加益智子频啜之。

〔**中风多食**〕 风木盛也，盛则克脾，脾受敌求助于食。经曰：实则梦与，虚则梦取。当泻肝木，治风安脾，脾安则食少，是其效也。此其大略也，仍分症详著于后。

〔**痰涎壅盛**〕 橘红一斤，逆流水五碗，煮数滚，去橘红，再煮至一碗顿服，白汤导之，吐痰之圣药也。竹沥、荆沥少佐姜汁，加入二陈汤、星香散中，乃必用之药。戴云：肥人多中，以气盛于外而歉于内也。肺为气出入之道，人肥者必气急，气急必肺邪盛，肺金克肝木，胆为肝之府，故痰涎壅盛。所以治之必先理气为急，中后气未尽顺，痰未尽降，调理之剂，唯当以藿香正气散和星香散煎服。此药非特可以治中风之症，中气、中恶、霍乱尤宜。中后体虚有痰，宜四君子汤和星香散，或六君子汤和之。脉沉伏无热者，用三生饮加全蝎一个。养正丹可以坠下痰涎，镇安元气。气实者以星香汤吞之，气虚者以六君子汤吞之。

〔**口噤**〕 以苏合香丸，或天南星、冰片末，或白梅末擦牙。以郁金、藜芦末搐鼻。以黄芪防风汤熏。针人中、颊车各四分。白矾半两，盐花一分，细研。揩点牙根下，更以半钱匕绵裹，安牙尽头。用甘草比中指节截作五截，于生油内浸过，炭火上炙，候油入甘草。以物斡开牙关，令咬定甘草，可人行十里许时，又换甘草一截，后灌药极效。

〔**口眼㖞斜**〕 经曰：木不及曰委和，委和之纪，其动緛戾拘缓。又云：厥阴所至为緛。盖緛缩短也。木不及则金化缩短乘之，以胜木之条达也。戾者，口目㖞斜也。拘者，筋脉拘强也。木为金之缩短牵引而㖞斜拘强也。缓者，筋脉纵也。木为金乘，则土寡于畏，故土兼化缓纵，于其空隙而拘缓者，自缓也。故口目㖞斜者，多属胃土，然有筋脉之分焉。经云：足之阳明，手之太阳，筋急则口目为僻，眦急不能卒视，此胃土之筋为㖞斜也。又云：胃足阳明之脉，挟口环唇，所生病者，口㖞唇斜，此胃土之脉为㖞斜也。口目常动，故风生焉，耳鼻常静，故风息焉。治宜清阳汤、秦艽升麻汤，或二方合用：黄芪二钱，人参、当归、白芍药各一钱，甘草、桂枝各五分，升麻、葛根、秦艽各一钱，白芷、防风、苏木、红花、酒黄柏各五分，水酒各半煎，稍热服。初起有外感者，加连须葱白三茎同煎，取微汗。第二服不用。外以酒煮桂取汁一升，以故布浸拓病上，左㖞拓右，右㖞拓左。筋急㖞斜，药之可愈。脉急㖞斜，非灸不愈。目斜灸承泣，口㖞灸地仓，如未效，于人迎、颊车灸之。戴云：中而口眼㖞邪者，先烧皂角烟熏之，以逐去外邪。次烧乳香熏之，以顺其血脉。

〔**半身不遂**〕 经云：胃脉沉鼓涩，胃外鼓大，心脉小坚急，皆鬲偏枯，男子发左，女子发右，不喑舌转可治，三十日起。其从者喑，三岁起。年不满二十者，三岁死。盖胃与脾为表里，阴阳异位，更实更虚，更逆更从，或从内，或从外，是故胃阳虚则内从于脾，内从于脾则脾之阴盛，故胃脉沉鼓涩也。涩为多血少气，胃之阳盛则脾之阴虚，虚则不得与阳主内，反从其胃越出于部分之外，故胃脉鼓大于臂外也。大为多气少血，心者元阳君主宅之，生血主脉，因元阳不足，阴寒乘之，故心脉小坚急。小者，阳不足也。坚急者，阴寒之邪也。夫如是，心胃之三等脉，凡有其一，即为偏枯者，何也？盖心是天真神机开发之本，胃是谷气充大真气之标，标本相得，则胸膈间之膻中气海，所留宗气盈溢，分布四脏三焦，上下中外，无不周遍。若标本相失，则不能致其气于气海，而宗气散矣。故分布不周于经脉则偏枯，不周于五脏则喑。即此言之，是一条可为后之诸言偏枯者纲领也，未有不因真气不周而病者也。故治疗之方，不用黄芪为君，人参、当归、白芍药为臣，防风、桂枝、钩藤、竹沥、荆沥、姜汁、韭汁、葛汁、梨汁、乳汁之属为之佐使，而杂沓乎乌、附、羌、独之属，以涸荣而耗卫，如此死者，医杀之也。丹溪云：大率多痰，在左挟死血与无血，在右挟气虚与痰，亦是无本杜撰之谈，不必拘之。古方顺风匀气散、虎骨散、虎胫骨酒、黄芪酒皆可用。外用蚕沙两石，分作三袋，每袋可七斗，蒸热，一袋着患处，如冷再换一袋，依前法数数换易，百不禁，瘥止。须羊肚酿粳米、葱白、姜、椒、豉等煮烂熟，日食一具，十日止。

〔失音不语〕 《素问》云：太阴所谓入中为喑者，阳盛已衰，故为喑也。内夺而厥，则为喑痱，此肾虚也。少阴不至者，厥也。夫肾者藏精，主下焦地道之生育，故冲任二脉系焉。二脉与少阴肾之大络，同出肾下，起于胞中。其冲脉因称胞络为十二经脉之海，遂名海焉。冲脉之上行者，渗诸阳，灌诸精。下行者，渗三阴，灌诸络而温肌肉，别络结于跗。因肾虚而肾络与胞络内绝，不通于上则喑，肾脉不上循喉咙挟舌本，则不能言，二络不通于下则痱厥矣。如是者，以地黄饮子主之。竹沥、荆沥、大梨汁各三杯，生葛汁、人乳汁各二杯，陈酱汁半杯，和匀，隔汤顿温服。有痰者，涤痰汤。内热者，凉膈散加石菖蒲、远志为末，炼蜜丸弹子大，朱砂为衣。每服一丸，薄荷汤化下，名转舌膏。宝鉴诃子汤、正舌散、茯神散。

〔四肢不举〕 有虚有实，实者脾土太过，泻令湿退土平而愈。虚者脾土不足，十全散加减，去邪留正。详见痿门。

〔身体疼痛〕 铁弹丸、十味剉散、内有热药，无热者宜之。蠲痹汤。

〔昏冒〕 活命金丹、至宝丹、至圣保命金丹、牛黄清心丸。

中风要分阴阳：阴中颜青脸白，痰厥喘塞，昏乱眩晕，㖞斜不遂，或手足厥冷不知人，多汗。阳中脸赤如醉怒，牙关紧急，上视，强直掉眩。《素问》云：诸风掉眩，支痛强直筋缩，为厥阴风木之气，自大寒至小满，风木君火二气之位。风主动，善行数变，木旺生火，风火属阳，多为兼化。且阳明燥金主于紧敛缩劲，风木为病，反见燥金之化，由亢则害，承乃制，谓己过极，则反似胜己之化，故木极似金。况风能胜湿而为燥，风病势甚而成筋缩，燥之甚也。

有热盛生风而为卒仆偏枯者，以麻、桂、乌、附投之则殆，当以河间法治之。《绀珠经》云：以火为本，以风为标。心火暴甚，肾水必衰。肺金既摧，肝木自旺。治法先以降心火为主，或清心汤，或泻心汤，大作剂料服之，心火降则肝木自平矣。次以防风通圣散汗之，或大便闭塞者，三化汤下之。内邪已除，外邪已尽，当以羌活愈风汤常服之。宣其气血，导其经络，病自已矣。或舌蹇不语者，转舌膏或活命金丹以治之，此圣人心法也。或有中风便牙关紧急，浆粥不入，急以三一承气汤灌于鼻中，待药下则口自开矣，然后按法治之。

有元气素弱，或过于劳役，或伤于嗜欲，而卒然厥仆，状类中风者，手必散，口必开，非大剂参芪用至斤许，岂能回元气于无何有之乡哉！亦有不仆而但舌强语涩痰壅，口眼㖞斜，肢体不遂者，作中风治必殆，以六君子汤加诸汁治之。

《宝鉴》云：凡人初觉大指、次指麻木不仁，或不用者，三年内有中风之疾也。宜先服愈风汤、天麻丸各一料，此治未病之法也。薛己云：预防之理，当养气血，节饮食，戒七情，远帏幕可也。若服前方以预防，适所以招风取中也。

中寒

中寒之症，身体强直，口噤不语，或四肢战掉，或洒洒恶寒，或翕翕发热，或卒然眩晕，身无汗者，此寒毒所中也。其异于伤寒，何也？曰：伤寒发热，而中寒不发热也。仲景于伤寒详之，而中寒不成热者未之及，何也？曰：阳动阴静，动则变生，静则不变，寒虽阴邪，既郁而成热，遂从乎阳动，传变不一，靡有定方，故极推其所之之病，不得不详也。其不成热者，则是邪中于阴形之中，一定而不移，不移则不变，不变则止在所中寒处而生病，是故略而不必详也。治之先用酒调苏合香丸，轻则五积散加香附一钱，麝香少许；重则用姜附汤。若人渐苏，身体回暖，稍能言语，须更问其别有何证。寒脉迟紧，挟气带洪，攻刺作痛，附子理中汤加木香半钱；挟风带浮，眩晕不仁，加防风一钱；挟湿带濡，肿满疼痛，加白术一钱；筋脉牵急，加木瓜一钱；肢节疼痛，加桂一钱，亦可灸丹田穴，以多为妙。

大抵中在皮肤则为浮，中在肉则为苛为重，为聚液分裂而痛，或痛在四肢，或痛在胸胁，或痛在胫背，或痛在小腹引睾。或经脉引注脏腑之膜原为心腹痛。或注连于脏腑则痛死不知人。中于筋骨为筋挛骨痛，屈伸不利。中入六腑五脏，则仲景述在《金匮要略》中。所以肺中寒者，吐浊涕。肝中寒者，两臂不能举，舌本燥，喜太息，胸中痛而不得转侧，则吐而汗出也。心中寒者，其人苦心中如啖蒜状，剧者心痛彻背，背痛彻心，譬如虫注，其脉浮者，自吐乃愈。不言脾肾二脏中寒者，缺文也。然所谓中脏者，乃中五脏所居畔界之郭内，阻隔其经，脏气不得出入故病。若真中藏则死矣。《永类钤方》云：肝中寒，其脉人迎并左关紧而弦，其证恶寒，发热面赤，如有汗，胸中烦，胁下挛急，足不得伸。心中寒者，其脉人迎并左寸紧而洪，其证如啖韭齑，甚则心痛掣背，恶寒，四肢厥，自吐，昏塞不省。脾中寒，其脉人迎并右关紧而沉，其证心腹胀，四肢挛急，嗳噫不通，脏气不传，或秘或泄。肺中寒，其脉人迎并右寸紧而涩，其证善吐浊，气短不能报息，洒洒而寒，吸吸而咳。肾中寒，其脉人迎并左尺紧而滑，其证色黑气弱，吸吸少气，耳聋腰痛，膝下拘疼，昏不知人。治当审微甚，甚则以姜附汤为主，微则不换金正气散加附子、附子五积散。脐腹痛，四肢厥，附子理中汤、姜附汤。入肝加木瓜，入肺加桑白皮，入脾加术，入心加茯苓。

中暑更参伤暑门

中暑之症，面垢闷倒，昏不知人，冷

汗自出，手足微冷，或吐或泻，或喘或满，以来复丹末，同苏合香丸，用汤调灌。或以来复丹研末，汤调灌之。却暑散水调灌下亦得。候其人稍苏，则用香薷饮、香薷汤煎熟去渣，入麝香少许服。或剥蒜肉入鼻中，或研蒜水解灌之。盖中伤暑毒，阳外阴内，诸暑药多有暖剂，如大顺之用姜、桂，枇杷叶散之用丁香，香薷饮之用香薷。香薷味辛性暖，蒜亦辛暖，又蒜气臭烈，能通诸窍。大概极臭极香之物，皆能通窍故也。热死人切勿便与冷水及卧冷地，正如冻死人须先与冷水，若遽近火即死。一法：行路暍死人，惟得置日中，或令近火，以热汤灌之即活。初觉中暑，即以日晒瓦，或布蘸热汤，更易熨其心腹脐下，急以二气丹末，汤调灌下。一方：用不蛀皂角不拘多少，刮去黑皮，烧烟欲尽，用盆合于地上，周围勿令透烟。每用皂角灰一两，甘草末六钱和匀，每服一钱，新汲水调下。气虚人温浆水调下。昏迷不省者，不过两服。盖中暑人痰塞关窍，皂角能疏利去痰故也。又有暑途一证，似中而轻，欲睡懒语，实人，香薷饮加黄连一钱；虚人，星香饮加香薷一钱。苏后冷汗不止，手足尚逆，烦闷多渴者，宜香薷饮。苏后为医者过投冷剂，致吐利不止，外热内寒，烦躁多渴，甚欲裸形，状如伤寒阴盛格阳，宜用温药香薷饮加附子，浸冷服。渴者缩脾饮加附子，亦浸冷服。

东垣云：静而得之谓之中暑。中暑者阴证，当发散也。或避暑热，纳凉于深堂大厦得之者，名曰中暑。其病必头痛恶寒，身形俱急，肢节疼痛而烦心，肌肤大热，无汗，为房室之阴寒所遏，使周身阳气不得伸越，世多以大顺散主之是也。动而得之为中热。中热者阳证，为热伤元气，非形体受病也。若行人或农夫于日中劳役得之者，名曰中热。其病必苦头疼，发躁热，恶热，扪之肌肤大热，必大渴引饮，汗大泄，无气以动，乃为天热外伤肺气，苍术白虎汤主之。薛氏云：若人元气不足，用前药不应，宜补中益气汤主之。大抵夏月阳气浮于外，阴气伏于内，若人饮食劳倦内伤中气，或酷暑劳役外伤阳气者多患之。法当调补元气为主，而佐以解暑。若中暍者，乃阴寒之症，法当补阳气为主，少佐以解暑。故先哲多用姜、桂、附子之类，此推《内经》舍时从证之良法也。今患暑症殁，而手足指甲或肢体青黯，此皆不究其因，不温补其内，而泛用香薷饮之类所误也。夫香薷饮，乃散阳气导真阴之剂也。需审有是证而服，亦何患哉。若人元气素虚，或犯房过度而饮之者，适所以招暑也。

中　湿参看伤湿门

风寒暑湿，皆能中人。惟湿气积久，留滞关节，故能中，非如风寒暑之有暴中也。中湿之证，关节重痛，浮肿喘满，腹胀烦闷，昏不知人，其脉必沉而缓，或沉而微细，宜除湿汤、白术酒。有破伤处因澡浴，湿气从疮口中入，其人昏迷沉重，状类中湿，名曰破伤湿，宜白术酒。

中　气

中气，因七情内伤，气逆为病，痰潮昏塞，牙关紧急。七情皆能为中，因怒而中者尤多。大略与中风相似，风与气亦自难辨。风中身温，气中身冷。风中多痰涎，气中无痰涎。风中脉浮应人迎，气中脉沉应气口。以气药治风则可，以风药治气则不可。才觉中气，急以苏合香丸灌之，候醒，继以八味顺气散加香附三五钱，或木香调气散。尚有馀痰未尽平复，宜多进四七汤及星香散。若其人本虚，痰气上逆，关隔不通上下升降，或大便虚秘，宜用三和丹。

中　食

中食之证，忽然厥逆昏迷，口不能言，肢不能举，状似中风。皆因饮食过伤，醉饱之后，或感风寒，或着气恼，以致填塞胸中，胃气有所不行，阴阳痞隔，升降不通。此内伤之至重者，人多不识。若误作中风、中气，而以祛风行气之药，重伤胃气，其死可立而待。不若先煎姜盐汤探吐其食，仍视其风寒尚在者，以藿香正气散解之。气滞不行者，以八味顺气散调之。吐后别无他证，只用平胃散加白术、茯苓、半夏、曲蘖之类调理。如遇此卒暴之病，必须审问明白，或方食醉饱，或饮食过伤，但觉胸膈痞闷，痰涎壅塞，气口脉紧盛者，且作食滞治之。戴云：人之饮食下咽而入肝，由肝而入脾，由脾而入胃，因食所伤，肝气不理，故痰涎壅塞，若中风然，亦有半身不遂者，肝主筋故也，治以风药则误矣。按：复庵，名医也。饮食下咽而先入肝，于理难通，其必有谓矣。姑存之以俟问。

中　恶

中恶之证，因冒犯不正之气，忽然手足逆冷，肌肤粟起，头面青黑，精神不守。或错言妄语，牙紧口噤，或头旋晕倒，昏不知人。即此是卒厥客忤，飞尸鬼击，吊死问丧，入庙登冢，多有此病。苏合香丸灌之，候稍苏，以调气散和平胃散服，名调气平胃散。

五　绝

治五绝：一自缢，二摧压，三溺水，四魇魅，五产乳。用半夏一两末之，为丸豆大，内鼻中愈。心温者，一日可治。

〔**自缢死**〕　仲景云：自旦至暮虽已冷，必可治。暮至旦则难。恐此当言阴气盛故也。然夏时夜短于昼，又热，犹应可治。又云：心下若微温者，一日已上，犹可治之。当徐徐抱解，不得截绳，上下安被卧之；一人以脚踏其两肩，手挽其髮常令弦急，勿使纵缓；一人以手按据胸上，数摩动之；一人摩捋臂胫屈伸之，若已僵直，但渐渐强屈之，并按其腹。如此一炊顷，虽得气从口出，呼吸眼开，仍引按莫置，亦勿劳之。须臾可少与桂汤及粥清含与之，令喉润渐渐能咽乃止。更令两人以管吹其两耳，此法最善，无不活者。自缢者，切不可割断绳子，以膝盖或用手厚裹衣物，紧顶谷道，抱起解绳放下，揉其项痕，搐鼻及吹其两耳，待其气回，方可放手。若便泄气，则不可救矣。《肘后方》：自缢死，安定心神，徐缓解之，慎勿割绳断，须抱取。心下犹温者，刺鸡冠血滴口中即活。男雌女雄。又方：鸡屎白如枣大，酒半盏和灌及鼻中尤妙。《千金方》以蓝汁灌之，余法同上。自缢死，但身温未久者，徐徐放下，将喉气管捻圆，揪髮向上揉擦，用口对口接气，粪门用火筒吹之，以半夏、皂角搐鼻，以姜汁调苏合香丸灌之，或煎木香细辛汤调灌亦得。得苏可治。绳小痕深过时者不治。

〔**摧压**〕　卒堕攧压倒打死，心头温者皆可救。将本人如僧打坐，令一人将其头髮控放低，用半夏末吹入鼻内。如活，却以生姜汁、香油打匀灌之。余详折伤门。

〔**溺水死**〕　捞起，以尸横伏牛背上，无牛以凳，控去其水。冬月以绵被围之，却用皂角以生姜自然汁灌之。上下以炒姜擦之，得苏可治。若五孔有血者不治。《金匮》救溺死方：取灶中灰两石埋之，从头至足，水出七孔即活。溺水者，放大凳上睡着，将脚后凳脚站起二砖，却蘸盐擦脐中，待其水自流出，切不可倒提出水。此数等，但心头微热者，皆可救治。又方：溺水死一宿者尚活，捣皂角绵裹纳下部，须臾出水即活。

〔魇〕　神虚气浊，风痰客于心肺，所以得梦不觉，浊气闭塞而死。气动不苏，面青黑者不治。急以搐鼻散引出膈痰，次以苏合香丸导动清气，身动则苏。若身静色陷者不治。魇死不得近前唤，但痛咬其脚跟及唾其面。不醒者，移动些少卧处，徐徐唤之，原有灯则存，无灯切不可点灯。《肘后方》：卧忽不寤，勿以火照之杀人，但痛啮大拇指际，而唾其面则活。取韭捣汁吹鼻孔，冬月用韭根取汁灌口中。皂角为末如绿豆大许，吹入鼻中，得嚏即气通。雄黄捣末细筛，以管吹入鼻孔中。

诸伤门[①]

伤暑

伤暑与热病外症相似，但热病脉盛，中暑脉虚，以此别之。又有湿温与中暑同，但身凉不渴为异耳

《此事难知》：伤暑有二：动而伤暑，心火大盛，肺气全亏，故身脉洪大。动而火胜者，热伤气也，辛苦人多得之，白虎加人参汤。静而伤暑，火胜金位，肺气出表，故恶寒脉沉疾。静而湿胜者，身体重也，安乐之人多受之，白虎加苍术汤。伤暑必自汗背寒面垢，或口热烦闷，或头疼发热，神思倦怠殊甚，暑伤气而不伤形故也，但身体不痛，与感风寒异，宜香薷饮、香薷汤、六和汤。呕而渴者，浸冷香薷汤或五苓散兼吞消暑丸。呕不止者，枇杷叶散去茅根，吞来复丹。呕而痰，却暑散吞消暑丸，或小半夏茯苓汤，或消暑饮。泻而渴，生料平胃散和生料五苓散各半帖，名胃苓散；或理中汤加黄连，名连理汤。泻定仍渴，春泽汤或缩脾饮。泻而腹痛有积者，生料五苓散、藿香正气散匀各半帖。若泻虽无积，其腹痛甚，生料五苓散加木香七分，或六和汤加木香半钱。或不加木香，止与二药煎熟去滓，调下苏合香丸。又有不泻而腹干痛者，六和汤煎熟调苏合香丸。泻而发热者，胃苓散。泻而发渴者，胃苓散兼进缩脾饮。泻渴兼作未透者，汤化苏合香丸，吞来复丹；或研来复丹作末，白汤调下。已透者，香薷饮。感冒外发热者，六和汤、香薷汤、香薷饮。身热烦者，五苓散或香薷汤，加黄连一钱。热而汗多，畏风甚者，生料五苓散。热而渴者，五苓散兼进缩脾饮。暑气攻里，热不解，心烦口干，辰砂五苓散或香薷饮加黄连一钱。若大渴不止，辰砂五苓散吞酒煮黄连丸。暑气攻里，腹内刺痛，小便不通，生料五苓散加木香七钱，或止用益元散。冒暑饮酒，引暑入肠内，酒热与暑气相并，发热大渴，小便不利，或色如血，生料五苓散去桂加黄连一钱，或五苓散去桂吞酒煮黄连丸。暑气入肠胃，而大便艰涩不通者，加味香薷饮，仍佐以三黄丸。暑气入心，身烦热而肿者，辰砂五苓散或香薷饮加黄连一钱。伤暑而伤食者，其人头疼背寒，自汗发热，畏食恶心，噫酸臭气，胸膈痞满，六和汤倍砂仁。若因暑渴，饮食冷物，致内伤生冷，外伤暑气，亦宜此药。暑先入心者，心属南方离火，各从其类。小肠为心之腑，利心经，暑毒使由小肠中出，五苓散利小便，为治暑上剂也。有伤于暑，因而露卧，又为冷气所入，其人自汗怯风，身痛

---

① 诸伤门：原无，据目录补。

头痛，去衣则凛，着衣则烦，或已发热，或未发热，并宜六和汤内加扁豆、砂仁。一方用藿香，一方用紫苏。正治已感于暑，而复外感于风寒，或内伤生冷，以藿香、紫苏兼能解表，砂仁、扁豆兼能温中。然感暑又感冷，亦有无汗者，只宜前药。若加以感风，则断然多汗，审是此症，宜生料五苓散，内用桂枝为佳。市井中多有此病，往往日间冒热经营，夜间开窗眠卧，欲取清凉，失盖不觉，用药所当详审。有此症而发潮热似疟犹未成疟者，六和汤、养胃汤各半帖，相和煎。有此症而鼻流清涕，或鼻孔热气时出者，六和汤加川芎半钱，羌活、黄芩各七分。有因伤暑，遂极饮以冷水，致暑毒留结心胸，精神昏愦，语音不出者，煎香薷汤化苏合香丸。若先饮冷后伤暑者，五苓散主之。此必心下痞侬，生姜汤调服佳；或四君子汤调中亦可。中和后，或小便不利，或茎中痛，宜蒲黄三钱，滑石五钱，甘草一钱。有因伤暑，用水沃面，或入水洗浴，暑湿相搏，自汗发热，身重，小便不利，宜五苓散。伤暑而大汗不止，甚则真元耗散，宜急收其汗，生料五苓散倍桂，加黄芪如术之数。伤暑自汗，手足厥冷者，煎六和汤调苏合香丸。伤暑自汗，手足时自搐搦者，谓之暑风。缘已伤于暑，毛孔开而又邪风乘之，宜香薷饮或香薷汤，并加羌活一钱。痰盛者，六和汤半帖和星香散半帖。暑月身痒如针刺，间有赤肿处，亦名暑风。末子六和汤和消风散酒调服。暑风而加以吐泻交作者，六和汤、藿香正气散各半帖，加全蝎三个。有暑毒客于上焦，胸膈痞塞，汤药至口即出，不能过关，或上气喘急，六和汤浸冷，调入麝香少许。伏暑烦渴而多热痰者，于消暑丸中每两入黄连末二钱，名黄连消暑丸。或二陈汤，或小半夏茯苓汤，并可加黄连一钱。暑气久而不解，遂成伏暑，内外俱热，烦躁自汗，大渴喜冷，宜香薷饮加黄连一钱，继进白虎汤。若服药不愈者，暑毒深入，结热在里，谵语烦渴，不欲近衣，大便秘结，小便赤涩，当用调胃承气汤，或三黄石膏汤。时当长夏，湿热大胜，蒸蒸而炽，人感之四肢困倦，精神短少，懒于动作，胸满气促，肢节沉疼。或气高而喘，身热而烦，心下膨痞，小便黄而数，大便溏而频，或利出黄如糜，或如泔色，或渴或不渴，不思饮食，自汗体重或汗少者，血先病而气不病也。其脉中得洪缓。若湿气相搏，必加之以迟迟，病虽互换少差，其天暑湿令则一也。宜以清燥之剂治之。《内经》曰：阳气者，卫外而为固也。热则气泄，今暑邪干卫，故身热自汗。以黄芪甘温补之为君。人参、陈皮、当归、甘草甘微温，补中益气为臣；苍术、白术、泽泻渗利而除湿，升麻、葛根苦甘平，善解肌热，又以风胜湿也；湿热则食不消而作痞满，故以炒曲甘辛，青皮辛温，消食快气；肾恶燥，急食辛以润之，故以黄柏辛苦寒，借其气味，泻热补水；虚者滋其化源，以人参、五味子、麦门冬酸甘微寒，救天暑之伤于庚金为佐，名曰清暑益气汤。此病皆由饮食劳倦伤其脾胃，乘天暑而病作也。但药中犯泽泻、猪苓、茯苓、灯心、通草、木通淡味渗利小便之类，皆从时令之旺气，以泄脾胃之客邪，而补金水之不及也。此正方已是从权而立之。若于其时病湿热脾旺之证，或小便已数，肾肝不受邪者，若误用之，必大泻真阴，竭绝肾水，先损其两目也。复立变证加减法于后。如心火乘脾，乃血受火邪，而不能升发阳气，伏于地中，地者人之脾也，必用当归和血，少用黄柏以益真阴。如脾胃不足之证，须少用升麻，乃足阳明、太阴引经之药也，使行阳道，自脾胃中右迁，少阳行春令，生万物之根蒂也；更少加柴胡，使诸经右迁，生发阴阳之气，以滋春之和气也。如脾虚缘心火亢盛，而乘其土也，其次肺气受邪，为热所伤，必须用黄芪最多，甘草次之，人参又次之，三者皆甘温之阳药也。脾始虚，肺气先绝，故用黄芪之甘温，以益皮毛之气而闭腠理，不令自汗而损元气也。上喘气短懒言语，须用人参以补之。心火乘脾，须用炙甘草以泻火热，而补脾胃中元气。甘草最少，恐滋满也；若脾胃之急痛，并脾胃大虚，腹中急缩，腹皮急缩者，却宜多用，经曰：急者缓之。若从权，必加升麻以引之，恐左迁之邪坚盛，卒不肯退，反致项上及臀尻肉添而行阴道，故引之以行阳道，使清气出地，右迁而上行，以和阴阳之气也。若中满者去甘草，咳甚者去人参，口干嗌干者加干葛。如脾胃既虚，不能升浮，为阴火伤其生发之气，荣血大亏，荣气伏于地中，阴火炽盛，日渐煎熬，血气亏少，且心包与心主血，血减则心无所养，致使心乱而烦，病名曰悗。悗者，心惑而烦闷不安也。是由清气不升，浊气不降，清浊相干，乱于胸中，使周身血气逆行而乱。经云：从下上者，引而去之。故当加辛温。甘温之剂生阳，阳生而阴长也。或曰：甘温何能生血，又非血药也？曰：仲景之法，血虚以人参补之，阳旺则能生阴血也。更加当归和血，又宜少加黄柏以救肾水。盖甘寒泻热火，火减则心气得平而安也。如烦乱犹不能止，少加黄连以去之。盖将补肾水，使肾水旺而心火自降，扶持地中阳气也。如气浮心乱，则以朱砂安神丸镇固之。得烦减，勿再服，以防泻阳气之反陷也。如心下痞，亦少加黄连。气乱于胸，为清浊相干，故以陈皮理之，能助阳气之升而散滞气，又助诸甘辛为用。故长夏湿土，客邪火旺，可从权，加苍术、白术、泽泻，上下分消其湿热之气。湿气大胜，主食不消化，故食减不知谷味，加炒曲以消之。复加五味子、麦门冬、人参泻火益肺气，助秋损也。此三伏中长夏正旺之时药也。

夫脾胃虚弱，必上焦之气不足。遇夏天气热甚，损伤元气，怠惰嗜卧，四肢不收，精神不足，两脚痿软，遇早晚寒厥，日高之后，阳气将旺，复热如火，乃阴阳气血俱不足，故或热厥而阴虚，或寒厥而气虚。口不知味，目中溜火，而视物无所见，小便频数，大便难而秘结，胃脘当心而痛，两胁痛或急缩，脐下周围如绳束之急，甚则如刀刺，腹难舒伸，胸中闭塞，时显呕哕，或有痰嗽，口沃白沫，舌强，腰背腹皆痛，头痛时作，食不下，或食入即饱，全不思食，自汗尤甚。若阴气覆在皮毛之上，皆天气之热助本病也，乃庚大肠、辛肺金为热所乘而作，当先助元气，治庚辛之不足，黄芪人参汤主之。

夫脾胃虚弱，至六七月间，河涨霖雨，诸物皆润，人汗沾衣，身重短气，甚则四肢痿软，行步不正，脚欹眼黑欲倒者，此肾水与膀胱俱竭之状也。当急救之，滋肺气以补水之上源，又使庚大肠不受邪热，不令汗大泄也。汗泄甚则亡津液，亡津液则七神无所依。经云：津液相成，神乃自生。津者，庚大肠所主。三伏之义，为庚金受囚也。若亡津液，汗大泄，湿令亢甚，则清肃之气亡，燥金受囚，风木无制，故风湿相搏，骨节烦疼，一身尽痛，亢则害，承乃制也。孙思邈曰：五月常服五味子，是泻丙火，补庚金大肠，益五脏之元气。壬膀胱之寒已绝于巳，癸肾水已绝于午，今更逢湿旺，助热为邪，西方、北方之寒清绝矣。圣人立法，夏月宜补者，补天元之真气，非补热火也，令人夏食寒是也。为热伤元气，以人参、麦门冬、五味子生脉。脉者，元气也，人参之甘，补元气泻热火也。麦门冬之苦寒，补水之源而清肃燥金也。五味子之酸，以泻火补庚大肠与肺金也。当此之时，无病之人亦或有二症，况虚损脾胃有宿疾之人，遇此天暑，将理失所，违时伐化，必困乏无力，懒语气短，气弱气促，似喘非喘，骨乏无力，其形如梦寐，朦朦如烟雾中，不知身所有也，必大汗泄。若风犯汗眼皮肤，必搐项筋，皮枯毛焦，身体皆重，肢节时有烦疼，或一身尽疼，或渴或不渴，或小便黄涩，此风湿相搏也。头痛或头重，上热壅盛，口鼻气短气促，身心烦乱，有不乐生之意，情思惨凄，此阴胜阳之极也。病甚则传肾肝为痿厥。厥者，四肢如在火中者为热厥，四肢寒冷者为寒厥。寒厥则腹中有寒，热厥则腹中有热，为脾主四肢故也。若肌肉濡溃，痹而不仁，传为肉痿证，证中皆有肺疾，用药之人，当以此调之。气上冲胸，皆厥证也。痿者，四肢痿软而无力也，其心烦冤不止。厥者气逆也，甚则大逆，故曰厥逆。其厥痿多相类也。于前已立人参黄芪五味子麦门冬汤中，每加白茯苓二分，泽泻四分，猪苓、白术各一分。如小便快利不黄涩者，只加泽泻二分，与二术上下分消其湿。如行步不正，脚膝痿弱，两足欹侧，已中痿邪者，加酒洗黄柏、知母三分或五分，令二足涌出气力。如汗大泄者，津脱也，急止之，加五味子六粒，炒黄柏五分，炒知母三分，不令妨其食，当以意斟酌。若妨食则止，候食进再服。取三里、气街，以三棱针出血。若汗不减不止者，于三里穴下三寸上廉穴出血。禁酒湿面。

六七月之间，湿令大行，子能令母实而热旺，湿热相合而刑庚大肠，故用寒凉以救之。燥金受湿热之邪，绝寒水生化之源，源绝则肾亏，痿厥之病大作，腰以下痿软瘫痪，不能动矣。步行不正，两足欹侧，以清燥汤主之。

伤　湿

湿有天之湿，雾露雨是也；天本乎气，故先中表之荣卫。有地之湿，水泥是也；地本乎形，故先伤皮肉筋骨血脉。有饮食之湿，酒水乳酪之类是也；胃为水谷之海，故伤于脾胃。有汗液之湿，汗液亦气也，止感于外。有人气之湿，太阴湿土之所化也，乃动于中。治天之湿，当同司天法，湿上甚而热者，平以苦温，佐以甘辛，以汗为效而止。如《金匮要略》诸条之谓，风湿相搏，身上疼痛者是也。治地之湿，当同在泉法，湿淫于内，治以苦热，佐以酸淡，以苦燥之，以淡泄之。治饮食之湿，在中夺之，在上吐之，在下引而竭之。汗液之湿，同司天者治。虽人气属太阴脾土所化之湿者，在气交之分也，与前四治有同有异。何者？土兼四气，寒热温凉，升降浮沉，备在其中。脾胃者，阴阳异位，更实更虚，更逆更从，是故阳盛则木胜，合为风湿；至阳盛则火胜，合为湿热；阴盛则金胜，合为燥湿；至阴盛则水胜，合为阴湿。为兼四气，故淫溢上下中外，无处不到。大率在上则病呕吐，头重胸满，在外则身重肿，在下则足胫胕肿，在中腹胀中满痞塞，当分上下中外而治，随其所兼寒热温凉以为佐使。至若先因乘克，以致脾虚津积而成湿者，则先治胜克之邪。或脾胃本自虚而生湿者，则用补虚为主。或郁热而成湿者，则以发热为要。或脾胃之湿淫溢流于四脏、筋骨皮肉血脉之间者，大概湿主乎否塞，以致所受之脏，涩不得通疏，本脏之病因而发焉。其筋骨皮肉血脉受之，则发为痿痹，缓弱痛重，不任为用。所治之药，各有所入，能入于此者，不能入于彼。且湿淫为病，《内经》所论，叠出于各篇，《本草》治湿，亦不一而见，凡切于治功者，便是要药。今丹溪书乃止归重苍术一味，岂理也哉。伤湿为病，发热恶寒，身重自汗，骨节疼痛，小便秘涩，大便多泄，腰脚痹冷，皆因坐卧卑湿，或冒雨露，或着湿衣所致，并除湿汤。具前诸症，而腰痛特甚，不可转侧，如缠五六贯重者，湿气入肾，肾主水，水流湿，从其类也，肾著汤、渗湿汤。小便秘，大便溏，雨淫腹疾故也，五苓散吞戊己丸；戊己属土，土克水，因以得名。五苓乃湿家要药，所谓治湿不利小便，非其治也。伤湿而兼感风者，既有前项证，而又恶风不欲去衣被，或额上微汗，或身体微肿，汗渍衣湿，当风坐卧，多有此证，宜除湿汤、桂枝汤各半帖和服，令微发汗；若大发其汗，则风去湿在。已得汗而发热不去者，败毒散加苍术一钱，防己半钱。伤湿又兼感寒，有前诸症，但无汗惨惨烦痛，宜五积散和除湿汤半帖，和五苓散半帖。伤湿而兼感风寒者，汗出身重，恶风喘满，骨节烦疼，状如历节风，脐下连脚冷痹不能屈伸，所谓风寒湿合而成痹，宜防己黄芪汤或五痹汤。若因浴出，未解裙衫，身上未干，忽尔熟睡，攻及肾经，外肾肿痛，腰背挛曲，只以五苓散一帖，入真坏少许，下青木香丸，如此三服，脏腑才过，肿消腰直，其痛自止。湿热相搏者，清热渗湿汤。其证肩背沉重疼痛，上热胸膈不利，及遍身疼痛者，拈痛汤。酒面乳酪停滞不能运化，而湿自内盛者，除湿散及苍白二陈汤，加消息之药燥之。

伤　燥

《内经》曰：诸燥枯涸，干劲皴揭，皆属于燥。乃阳明燥金肺与大肠之气也。燥之为病，皆属燥金之化，然能令金燥者，火也。故曰燥万物者，莫熯[①]乎火。夫金为阴之主，为水之源，而受燥气，寒水生化之源竭绝于上，而不能灌溉周身，营养百骸，色干而无润泽皮肤，滋生毫毛者，有自来矣。或大病而克伐太过，或吐利而亡津液，或预防养生误饵金石之药，或房劳致虚，补虚燥剂，食味过厚，辛热太多，醇酒炙肉，皆能偏助狂火而损害真阴。阴中伏火，日渐煎熬，血液衰耗，使燥热转甚为诸病。在外则皮肤皴揭，在上则咽鼻焦干，在中则水液衰少而烦渴，在下则肠胃枯涸，津不润而便难，在手足则痿弱无力，在脉则细涩而微，此皆阴血为火热所伤也。治法当以甘寒滋润之剂，甘能生血，寒能胜热，阴得滋而火杀，液得润而燥除，源泉下降，精血上荣，如是则气液宣通，内神茂而外色泽矣。滋燥养荣汤、大补地黄丸、清凉饮子、导滞通幽汤、润肠丸、八正散，皆燥病中随症酌用之方药也。

伤 饮 食

东垣曰："阴阳应象论"云：水谷之寒热，感则害人六腑。"痹论"云：阴气者，静则神藏，躁则消亡。饮食自倍，肠胃乃伤。此乃混言之也。分之为二，饮也，食也。饮者水也，无形之气也。因而大饮则气逆，形寒饮冷则伤肺，肺病则为喘咳，为肿，为水泻。轻则当发汗、利小便，使上下分消其湿，解酲汤、五苓散、生姜、半夏、枳实、白术之类是也。如重而蓄积为满者，芫花、大戟、甘遂、牵牛之属利下之，此其大法也。食者物也，有形之血也。如"生气通天论"云：因而饱食，筋脉横解，肠澼为痔。又云：食伤太

① 熯（hàn汉）：干燥。

阴厥阴，寸口大于人迎两倍三倍者，或呕吐，或痞满，或不利肠澼，当分寒热轻重治之。轻则内消，重则除下。如伤寒物者，半夏、神曲、干姜、三棱、广茂、巴豆之类主之。如伤热物者，枳实、白术、青皮、陈皮、麦蘖、黄连、大黄之类主之。亦有宜吐者，“阴阳应象论”云：在上者因而越之。瓜蒂散之属主之。然而不可过剂，过则反伤脾胃。盖先因饮食自伤，又加之以药过，故肠胃复伤，而气不能化，食愈难消矣，渐至羸困。故“五常政大论”云：大毒治病，十去其六，小毒治病，十去其七，常毒治病，十去其八，无毒治病，十去其九，不可过之。此圣人之深戒也。伤食之证，胸膈痞塞，吐逆咽酸，噫败卵臭，畏食头痛，发热恶寒，病似伤寒，但气口大于人迎数倍，身不痛耳。内无热与伤冷物者，治中汤加砂仁一钱，下红丸子、小七香丸。内有热与伤热物者，上二黄丸、枳术导滞丸、通用保和丸、枳术丸、曲蘖枳术丸、木香枳术丸、槟榔丸、木香槟榔丸。伤肉食湿面辛辣厚味之物，填塞闷乱，胸膈不快，三黄枳术丸。伤湿面，心腹满闷，肢体沉重，除湿益气丸。伤热食，痞闷，兀兀欲吐，烦乱不安，上二黄丸。伤湿热之物，不得旋化，而作痞满，闷乱不安，枳术导滞丸。伤蟹，紫苏丁香汤。伤豆粉湿面油腻之物，白术丸。食狗肉不消，心下坚，或腹胀口干，发热妄语，煮芦根汁饮之。食鱼脍及生肉在胸膈不化，必成癥瘕，捣马鞭草汁及生姜汁饮之。伤冷食，半夏枳术丸，小便淋加泽泻，寒热不调，每服加上二黄丸十丸，或用木香干姜枳术丸、丁香烂饭丸。张仲景治宿食在上脘，以瓜蒂散吐之，不即下之。凡脉浮而大，按之反涩，尺中亦微而涩，或数而滑，或紧如转索无常，及下利不欲食者，皆宿食也。皆用大承气汤下之；其人热，其伤物亦热者，宜之；其人寒，其伤物亦寒者，不宜也。戴云：伤食腹痛胀满，大便不通者，遂成食积，小七香丸一帖，用水一盏，姜三片，煎八分去滓，吞感应丸，此下伤冷之方也。大抵气口脉紧盛者宜下，尺脉绝者宜吐。经曰：气口脉盛伤于食，心胃满而口无味。口与气口同，口曰坤者，口乃脾之候，故胃伤而气口紧盛。夫伤有多少，有轻重，如气口一盛，得脉六至，则伤于厥阴，乃伤之轻也，枳术丸之类主之。气口二盛，脉得七至，则伤于少阴，乃伤之重也，雄黄圣饼子、木香槟榔丸、枳壳丸之类主之。气口三盛，脉得八至九至，则伤太阴，填塞闷乱，则心胃大痛，备急丸、神保丸、消积丸之类主之。兀兀欲吐不已，俗呼食迷风是也。经曰：上部有脉，下部无脉，其人当吐不吐者死，瓜蒂散主之。如不能吐，是无治也。经曰：其高者因而越之。此之谓也。或曰：盛食填塞胸中痞乱，两寸脉当用事，今反两尺脉不见，其理安在？曰：胸中有食，是木郁宜达，故探吐之。食者物也，物者坤土也，是足太阴之号也。胸中者肺也，为物所塞；肺者手太阴金也，金主杀伐，与坤土俱在手上，而旺于天。金能克木，故肝木发生之气伏于地下，非木郁而何。吐去上焦阴土之物，木得舒畅则郁结去矣。食塞于上，脉绝于下，若不明天地之道，无由达此至理。水火者，阴阳之征兆，天地之别名也。故独阳不生，独阴不长。天之用在于地下，则万物生长。地之用在于天上，则万物收藏。此乃天地交而万物通也，此天地相根之道也。故阳火之根，本于地下，阴水之源，本于天上，故曰水出高源。故人五脏主有形之物，物者阴也，阴者水也，右三部脉主之。偏见于寸口，食塞于上，是绝五脏之源，源绝则水不下流，两尺脉之绝，此其理也，何疑之有。然必视所伤之物冷热，随证加减，如伤冷物一分，热物二分，则用寒药二停，热药一停，随时消息。经云：必先岁气，无伐天和，此之谓也。既有三阴可下之法，亦必有三阴可补之法。故曰：内伤三阴可用温剂。若饮冷内伤，虽云损胃，未知色脉，各在何经。若面色青黑，脉浮沉不一，弦而弱者，伤在厥阴。若面色红赤，脉浮沉不一，细而微者，伤在少阴。若面色黄洁，脉浮沉不一，缓而迟者，伤在太阴也。伤在厥阴肝之经，当归四逆汤加吴茱萸生姜汤之类主之。伤在少阴肾之经，通脉四逆汤主之。伤在太阴脾之经，理中丸汤主之。大便软者宜汤，结者宜丸。凡诸脾脉微洪，伤苦涩物；经曰：咸胜苦。微弦，伤冷硬物；经云温以克之。微涩，伤辛辣物；经云：苦胜辛。微滑，伤腥咸物；经云：甘胜咸。弦紧，伤酸硬物；经云：辛胜酸。洪缓，伤甜烂物；经云：酸胜甘。微迟，伤冷痰积聚恶物，温胃化痰。单伏主物不消化，曲蘖、三棱、广茂之类。浮洪而数，皆中酒，葛根、陈皮、茯苓。伤食作泻不止，于应服药中，加肉豆蔻、益智仁以收固之。伤食兼感风寒，其证与前同，但添身疼，气口人迎俱盛，俗谓夹食伤寒，宜生料五积散，或养胃汤、香苏饮、和解饮。

〔**伤酒**〕　恶心呕逆，吐出宿酒，昏冒眩晕，头痛如破，宜冲和汤、半夏茯苓汤，或理中汤加干葛七分，或用末子理中汤和缩脾饮。酒渴，缩脾汤，或煎干葛汤调五苓散。久困于酒，遂成酒积，腹痛泄泻；或暴饮有灰酒，亦能致然，并宜酒煮黄连丸。多饮结成酒癖，腹中有块，随气上下，冲和汤加蓬术半钱。酒停胸膈为痰饮者，枳实半夏汤加神曲、麦芽各半钱，冲和汤加半夏一钱，茯苓七分。解酒毒无如枝矩子之妙，一名枳椇，一名木蜜，俗呼癞汉指头，北人名曰烂瓜，江南谓之白石树，杭州货卖名蜜屈立，《诗》所谓“南山有枸”是也。树形似白杨，其子着枝端，如小指长数寸，屈曲相连，春生秋熟，经霜后取食如饧美。以此木作屋柱，令一室之酒味皆淡薄。赵以德治酒人发热，用枝矩子而愈，即此也。东垣云：酒者大热有毒，气味俱阳，乃无形之物也。若伤之，止当发散，汗出则愈矣。其次莫如利小便，乃上下分消其湿。今之病酒者，往往服酒癥丸，大热之药下之，又有用牵牛、大黄下之者，是无形元气受病，反下有形阴血，乖误甚矣。酒性大热，已伤元气，而复重泻之，亦损肾水真阴及有形血气俱为不足。如此则阴血愈虚，真水愈弱，阳毒之热大旺，反增其阴火，是以元气消铄，折人长命，不然则虚损之病成矣。酒疸下之，久则为黑疸，慎不可犯，宜以葛花解酲汤主之。海藏云：治酒病宜发汗，若利小便，炎焰不肯下行，故曰：火郁则发之。以辛温散之，是从其体性也。是知利小便，则湿去热不去。若动大便，尤为疏陋。盖大便者，有形质之物，酒者无形之水，从汗发之，是为近理，湿热俱去。故治以苦温，发其火也；佐以苦寒，除其湿也。按：酒之为物，气热而质湿，饮之而昏醉狂易者热也，宜以汗去之。既醒则热去而湿留，止宜利小便而已。二者宜酌而用之，大抵葛花解酲汤备矣。

伤劳倦

东垣曰：“调经篇”云：阴虚生内热。岐伯曰：有所劳倦，形气衰少，谷气不盛，上焦不行，下脘不通，而胃气热，热气熏胸中，故内热。“举痛论”云：劳则气耗，劳则喘且汗出，内外皆越，故气耗矣。夫喜怒不节，起居不时，有所劳伤，皆损其气，气衰则火旺，火旺则乘其脾土，脾主四肢，故困热无气以动，懒于语言，动作喘乏，表热自汗，心烦不安。当病之时，宜安心静坐，以养其气，以甘寒泻其热火，以酸味收其散气，以甘温补其中气。经言劳者温之，损者温之是也。《金匮要略》云：平人脉大为劳，脉极虚亦为劳矣。夫劳之为病，其脉浮大，手足烦热，春夏剧，秋冬瘥，脉大者，热邪也。极热者，气损也。春夏剧者，时助邪也。秋冬差者，时胜邪也。以黄芪建中汤治之。此亦温之之意也。盖人受水谷之气以生，所谓清气、营气、运气、卫气、春升之气，皆胃气之别名也。夫胃气为水谷之海，饮食入胃，游溢精气，上输于脾，脾气散精，上归于肺，通调水道，下输膀胱，水精四布，五经并行，合于四时五脏，阴阳揆度以为常也。若阴阳失节，寒温不适，脾胃乃伤。喜怒忧恐，损耗元气。脾胃气衰，元气不足，而心火独盛。心火者，阴火也，起于下焦，其系系于心，心不主令，相火代之。相火，包络之火，元气之贼也。火与元气不两立，一胜则一负，脾胃气虚则下流肝肾，阴火得以乘其土位，故脾证始得，则气高而喘，身热而烦，其脉洪大而头痛，或渴不止，其皮肤不任风寒而生寒热。盖阴火上冲，则气高喘而烦热，为头痛，为渴而脉洪。脾胃之气下流，使谷气不得升浮，是春生之令不行，则无阳以护其荣卫，使不任风寒，乃生寒热，此皆脾胃之气不足所致也。然与外感风寒之证颇同而实异。内伤脾胃，乃伤其气；外感风寒，乃伤其形。伤其外则有馀，有馀者泻之；伤其内则不足，不足者补之。汗之、下之、吐之、克之之类，皆泻也；温之、和之、调之、养之之类，皆补也。内伤不足之病，苟误认作外感有馀之证，而反泻之，则虚其虚也。实实虚虚，如此死者，医杀之耳。然则奈何？唯当以辛甘温剂补其中而升其阳，甘寒以泻其火，则愈矣。经曰：劳者温之，损者温之。又曰：温能除大热。大忌苦寒之药，损其脾胃，今立补中益气汤主之。夫脾胃虚者，因饮食劳倦，心火亢甚，而乘其土位。其次肺气受邪，须用黄芪最多，人参、甘草次之。脾胃一虚，肺气先绝，故用黄芪以益皮毛而闭腠理，不令自汗，损其元气。上喘气短，人参以补之。心火乘脾，须炙甘草之甘以泻火热，而补脾胃中元气。若脾胃急痛并大虚，腹中急缩者，宜多用之。经曰：急者缓之。白术苦甘温，除胃中热，利腰脐间血。胃中清气在下，必加升麻、柴胡以引之，引黄芪、甘草甘温之气味上升，能补卫气之散解，而实其表也，又缓带脉之缩急。二味苦平，味之薄者，阴中之阳，引清气上升也。气乱于胸中，为清浊相干，用去白陈皮以理之，又能助阳气上升，以散滞气，助诸甘辛为用。脾胃气虚不能升浮，为阴火伤其生发之气，荣血大亏，荣气不营，阴火炽盛，是血中伏火日渐熬煎，血气日减。心包与心主血，血减则心无所养，致使心乱而烦，病名曰悗。悗者，心惑而烦闷不安也。故加辛甘微温之剂生阳气，阳生则阴长，故血虚以人参补之，更以当归和之，少加黄柏以救肾水，能泻阴中之伏火。如烦犹不止，少加生地黄补肾水，水旺而心火自降。如气浮心乱，以朱砂安神丸镇固之则愈。以手扪之而肌表热者，表证也。只服补中益气汤一二服，得微汗则已。非正发汗，乃阴阳气和自然汗出也。若更烦乱，如腹中或周身有刺痛，皆血涩不足，加当归身五分或一钱。如精神短少，加人参五分，五味子十二个。头痛加蔓荆子三分，痛甚加川芎五分，顶痛脑痛加藁本五分，细辛三分，诸头痛并用此四味足矣。若头上有热，则此不能治，别以清空膏主之。如头痛有痰，沉重懒倦者，乃太阴痰厥头痛，加半夏五分，生姜三分。耳鸣目黄，颊颔肿，颈肩臑肘臂外后廉痛，面赤，脉洪大者，以羌活二钱，防风、藁本各七分，甘草五分，通其经血。加黄芩、黄连各三分，消其肿。人参五分，黄芪七分，益元气而泻火邪，另作一服与之。嗌痛颔肿，脉洪大面赤者，加黄芩、甘草各三分，桔梗七分。口干嗌干，加葛根五分，升引胃气上行以润之。久病痰嗽，肺中伏火，去人参，初病勿去之。冬月或春寒或秋凉时，各宜加不去根节麻黄半钱。如春令大温，只加佛耳草、款冬花各五分。夏月病嗽，加五味子三五枚，去心麦门冬五分。如舌上白滑苔者，是胸中有寒，勿用之。夏月不嗽，亦加人参二分或三分，并五味子、麦门冬各等分，救肺受火邪也。食不下，乃胸中胃上有寒，或气涩滞，加青皮、木香各三分，陈皮五分，此三味为定法。如冬月加益智仁、草豆蔻仁各五分。如夏月加黄芩、黄连各五分。如秋月加槟榔、草豆蔻、白豆蔻、缩砂各五分。如春初犹寒，少加辛热之剂，以补春气之不足，为风药之佐，益智、草豆蔻可也。心下痞，夯闷，加芍药、黄连各一钱，如痞腹胀，加枳实、木香、缩砂仁各三分，厚朴七分。如天寒，少加干姜或肉桂。心下痞，觉中寒，加附子、黄连各一钱。不能食而心下痞，加生姜、陈皮各一钱。能食而心下痞，加黄连五分、枳实三分。脉缓有痰而痞，加半夏、黄连各一钱。脉弦四肢满，便难而心下痞，加柴胡七分，黄连五钱，甘草三分。胸中气壅滞，加青皮二分；如气促少气去之。腹中痛者，加白芍药五分，炙甘草三分。如恶寒冷痛者，加桂心三分。如恶热喜寒而腹痛者，于已加白芍药、甘草二味中，更加生黄芩三二分。如夏月腹痛而不恶热者亦然，治时热也。如天凉时恶热而痛，于已加白芍药、甘草、黄芩中，更少加桂。如天寒时腹痛，去芍药，味酸而寒故也；加益智仁三分，或加半夏五分，生姜三片。如腹中痛，恶寒而脉弦者，是木来克土也，小建中汤主之。盖芍药味酸，于土中泻木为君。如脉沉细，腹中痛，以理中汤主之。干姜辛热，于土中泻水以为主也。如脉缓，体重节痛，腹胀自利，米谷不化，是湿胜也，平胃散主之。胁下痛或胁下缩急，俱加柴胡三分，甚则五分，甘草三分。脐下痛加真熟地黄五分，其痛立止。如不已者，乃大寒也，更加肉桂三二分。《内经》所说少腹痛皆寒证，从复法相报中来也。经云：大胜必大复，从热病中变而作也。非伤寒厥阴之证，乃下焦血结膀胱也，仲景以抵当汤并丸主之。身有疼痛者湿，若身重者亦湿，加去桂五苓一钱。如风湿相搏，一身尽痛，加羌活七分，防风、藁本根各半钱，升麻、苍术各一钱，勿用五苓。所以然者，为风药已能胜湿，故别作一服与之。如病去勿再服，以诸风药损人元气，而益其病故也。小便遗失，肺金虚也，宜安卧养气，以黄芪、人参之类补之。不愈，则是有热也，加黄柏、生地黄各五分，切禁劳役。如卧而多惊，小便淋者，邪在少阴、厥阴，宜太阳经所加之药，更添柴胡五分。如淋，加泽泻五分，此下焦风寒合病也。经云：肾肝之病同一治。为俱在下焦，非风药行经则不可，乃受客邪之湿热也，宜升举发散以除之。大便秘涩，加当归梢一钱，大黄酒洗煨五分或一钱。闭涩不行者，煎成正药，先用清者一口，调玄明粉五分或一钱，得行则止。此病不宜下，下之恐变凶证也。脚膝痿软，行步乏力或痛，乃肾肝伏热，加黄柏五分，空心服。不已，更加汉防己五分。脉缓，显沉困怠惰无力者，加苍术、泽泻、人参、白术、茯苓、五味子各五分。上一方加减，是饮食劳倦，喜怒不节，始病热中，则可用之。若末传寒中，则不可用也。盖甘酸适足益其气耳，如黄芪、人参、甘草、芍药、五味之类是也。

〔内伤始为热中病似外感阳证〕 头痛大作，四肢疰闷，气高而喘，身热而烦，上气鼻息不调，四肢困倦不收，无气以动，无气以言，或烦躁闷乱，心烦不安，或渴不止。病久者，邪气在血脉中，有湿故不渴。如病渴，是心火炎上克肺金，故渴。或表虚不任风寒，目不欲开，恶食，口不知味，右手气口脉大于左手人迎三倍，其气口脉急大而数，时一代而涩。涩是肺之本脉。代是元气不相接，乃脾胃不足之脉。大是洪大，洪大而数，乃心脉刑肺。急是弦急，乃肝木挟心火克肺金也。其右关脾脉比五脉独大而数，数中时显一代，此不甚劳役，是饮食不时，寒温失所，则无右关，胃脉损弱，隐而不见，惟内显脾脉如此也，治用补中益气汤。

〔内伤末传寒中病似外感阴证〕 腹胀，胃脘当心痛，四肢两胁，隔噎不通，或涎唾，或清涕，或多溺，足下痛，不能任身履地，骨乏无力，喜唾，两丸多冷，阴阴作痛，或妄见鬼状，梦亡人，腰背胛眼脊膂皆痛，不渴不泻，脉盛大以涩，名曰寒中，治用神圣复气汤、白术附子汤、草豆蔻丸。

〔似外感阳明中热证〕 有天气大热时，劳役得病，或路途劳役，或田野中劳役，或身体怯弱食少劳役，或长斋久素胃气久虚劳役。其病肌体壮热，躁热闷乱，大恶热，渴饮水，此与阳明伤寒热白虎汤证相似，鼻口中气短促上喘，此乃脾胃久虚，元气不足之证，身亦疼痛，至日西作，必谵语热渴闷不止，脉洪大空虚或微弱。白虎汤证，其脉洪大有力，与此内伤中热不同，治用清暑益气汤。饥困劳役之后，肌热躁热，困渴引饮，目赤面红，昼夜不息，其脉大而虚，重按全无。经曰：脉虚则血虚，血虚则发热，证象白虎，惟脉不长实为辨也。误服白虎汤必危，宜黄芪当归补血汤。

〔似外感恶风寒证〕 有因劳役坐卧阴凉处后，病表虚不任风寒，少气短促，懒言语，困弱无力。此因劳役辛苦，肾中阴火沸腾，后因脱衣或沐浴，歇息于阴凉处，其阴火不行，还归皮肤，腠理极虚无阳，被风与阴凉所遏，以此表虚不任风寒，与外感恶风相似。不可同外感治，宜用补中益气汤。

〔内伤似外感杂证〕 饮食失节，劳役所伤，脾胃中州变寒，走痛而发黄，治用小建中汤，或理中汤，或大建中汤，选而用之。

〔劳倦所伤虚中有寒〕 理中丸，心肺在膈上为阳，肾肝在膈下为阴，此上下脏也。脾胃属土，处在中州，在五脏曰孤脏，在三焦曰中焦。因中焦治在中，一有不调，此丸专主，故名曰理中丸。人参味甘温，《内经》曰：脾欲缓，急食甘以缓之。缓中益脾，必以甘为主，是以人参为君。白术味甘温，《内经》曰：脾恶湿，甘胜湿。温中胜湿，必以甘为助，是以白术为臣。甘草味甘平，《内经》曰：五味所入，甘先入脾。脾不足者以甘补之，补中助脾必须甘剂，是以甘草为佐。干姜味辛热，喜温而恶寒者胃也，寒则中焦不治。《内经》曰：寒淫所胜，平以辛热。散寒温胃，必先辛剂，是以干姜为使。脾胃居中，病则邪气上下左右无所不之，故有诸加减焉。若脐下筑者，肾气动也，去白术加桂。气壅而不泻，则筑然动也，白术味甘补气，去白术则气易散。桂辛热，肾气动者，欲作奔豚也，必服辛热以散之，故加桂以散肾气，泄奔豚气。吐多者，去白术加生姜。气上逆则吐多，术甘而壅，非气逆者之所宜。《千金》曰：呕家多服生姜，以其辛散，故吐多者加之。下多者还用白术，气泄而不收则下多，术甘壅补，使正气收而不下泄也。或曰湿胜则濡泄，术专除湿，故下多者加之。悸者加茯苓，饮聚则悸，茯苓味甘，渗泄伏水，是所宜也。渴欲得水者倍加术，津液不足则渴，术甘以补津液，故加之。腹中痛者加人参，虚则痛，经曰：补可以去弱，人参、羊肉之属是也。寒多者加干姜，以辛热能散寒也。腹满者去白术，加附子。《内经》曰：甘者令人中满，术甘壅补，于腹中满者则去之。附子味辛热，气壅郁腹为之满，以热胜寒，以辛散满，故加附子。经曰：热者寒之，寒者热之，此之谓也。建中汤，《内经》曰：肝生于左，肺生于右，心位在上，肾处在下，左右上下，四脏居焉。脾者土也，应中央，处四脏之中州，治中焦，生育荣卫，通行津液，一有不调，则荣卫失所育，津液失所行，必以此汤温中益脾，是以建中名之焉。胶饴味甘温，甘草味甘平，脾欲缓，急食甘以缓之。建脾者，必以甘为主，故以胶饴为君，而甘草为臣。桂辛热，散也、润也，荣卫不足，润而散之。芍药味酸，微寒，收也、泄也，津液不通，收而行之。是以桂、芍药为佐。生姜味辛温，大枣味甘温，胃者卫之源，脾者荣之本。《灵枢经》云荣出中焦，卫出上焦是也。卫为阳，不足者益之必以辛；荣为阴，不足者补之必以甘。甘辛相合，脾胃建而荣卫通，是以姜枣为使也。呕家不用此汤，以味甜故也。宝鉴育气汤、参术调中汤、养胃进食丸、宽中进食丸、和中丸、安胃丸、补中丸、加减平胃散、嘉禾散、白术散、缓中丸、沉香鳖甲散、十华散、沉香温脾汤、厚朴温中汤、双和汤、小沉香丸、木香分气丸、木香饼子。

〔劳倦所伤虚中有热〕 《金匮要略》云：夫男子平人脉大者为劳，极虚亦为劳。男子面色薄者，主渴及亡血，卒喘悸，脉浮者，里虚也。男子脉虚沉弦，无力寒热，气促里急，小便不利，面色白，时目眩，兼衄，少腹满，此为劳使之然。劳之为病，其脉浮大，手足烦，春夏剧，秋冬瘥，阴寒精自出，酸削不能行。男子脉微弱而涩，为无子，精清冷。夫失精家，少腹弦急，阴头寒，目瞑鬓落，脉极虚芤迟，为清谷亡血失精也。调中益气汤，治因饥饱劳役，损伤脾胃，元气不足，其脉弦，或洪缓，按之无力，中之下，时一涩。其证身体沉重，四肢困倦，百节烦疼，胸满短气，膈咽不通，心烦不安，耳聋耳鸣，目有瘀肉，热壅如火，视物昏花，口中沃沫，饮食失味，忽肥忽瘦，怠惰嗜卧，溺色变赤，或清利而数，或上饮下便，或时飧泄，腹中虚痛，不思饮食。《内经》云：劳则气耗，热则伤气。以黄芪、甘草之甘泻热为主，以白芍药、五味子之酸，能收耗散之气。又曰：劳者温之，损者温之。以人参甘温补气不足，当归辛温补血不足，故以为臣。白术、橘皮甘苦温，除胃中客热，以养胃气为佐。升麻、柴胡苦平，味之薄者，阴中之阳，为脾胃之气下溜，上气不足，故从阴引阳以补之。又以行阳明之经为使也。如时显热躁，是下元阴火蒸蒸然发也，加真生地黄二分，黄柏三分。如大便虚坐不得，或大便了而不了，腹中常逼迫，血虚、血涩也，加当归身五分。如身体沉重，虽小便数多，亦加茯苓五分，苍术一钱，泽泻五分，黄柏三分。时暂从权而祛湿也，不可常用。兼足太阴已病，其脉亦络于心中，故显湿热相合而烦乱。如胃气不和，加汤洗半夏半钱，生姜三片。有嗽者加生地黄三分，以制半夏之毒。痰厥头痛，非半夏不能除，此足太阴经邪所作也。如无以上证，只服黄芪一钱，人参三钱，甘草五分，橘皮酒洗三分，柴胡二分，升麻二分，苍术五分，黄柏酒洗二分。上件锉如麻豆大，依前煎服。如秋冬之月，胃脉四道为冲脉所逆，并胁下少阳脉二道而反上行，病名曰厥逆。《内经》曰：逆气上行，满脉去形。明七神昏绝，离去其形而死矣。其证气上冲咽不得息，而喘息有音，不得卧，加吴茱萸半钱或一钱半，汤洗去苦，观厥气多少而用之。如夏月有此证，为大热也。盖此病随四时为寒热温凉也。宜以酒黄连、酒黄柏、酒知母各等分，为细末，熟汤为丸，如梧桐子大。每服二百丸，白汤送下，空心服，仍多服热汤。服毕少时，便以美饮食压之，不令胃中停留，直至下元，以泻冲脉之邪也。大抵治饮食劳倦所得之病，乃虚劳七损证也。当用温平甘多辛少之药治之，是其本法也。如时上见寒热病，四时也，又或将理不如法，或酒食过多，或辛热之食作病，或寒冷之食作病，或居大热大寒之处益其病，当临时制宜，暂用大寒大热治法而取效，此从权也。不可以得效之故而久用之，必致夭横矣。《灵枢经》曰：从下上者，引而去之；上气不足，推而扬之。盖上气者，心肺上焦之气，阳病在阴，从阴引阳，宜以入肾肝下焦之药，引甘多辛少之药，使升发脾胃之气，又从而去其邪气于腠理皮毛也。又云：视前痛者，当先取之，是先以缪刺泻其经络之壅者，为血凝而不流，故先去之，而后治他病。宝鉴桂枝加龙骨牡蛎汤、黄芪建中汤、人参黄芪散、续断汤、柴胡散、秦艽鳖甲散、人参地骨皮散、地仙散、当归补血汤、犀角紫河车丸、人参柴胡散、清神甘露丸、双和散、四君子汤、猪肚丸、酸枣仁丸、定志丸、麦煎散、独圣散。

饮食不节，劳役所伤，腹胁满闷，短气，遇春则口淡无味，遇夏虽热，犹有恶寒，饥则常如饱，不喜食冷物，升阳顺气汤主之。脾胃不足之证，须用升麻、柴胡苦平味之薄者，阴中之阳，引脾胃中清气行于阳道及诸经，生发阴阳之气，以滋春气之和也。又引黄芪、人参、甘草甘温之气味上行，充实腠理，使阳气得卫外而为固也。凡治脾胃之药，多以升阳补气名之者，此也。饥饱劳役，胃气不足，脾气下溜，气短无力，不能[①]寒热，早饭后转增昏闷，须要眠睡，怠惰四肢不收，懒倦动作，五心烦热，升阳补气汤主之。如腹胀及窄狭，加厚朴。如腹中似硬，加砂仁。脾胃虚弱，气促气弱，精神短少，衄血吐血，门冬清肺饮、大阿胶丸。痰喘，人参清镇丸。劳风，心脾壅滞，痰涎盛多，喉中不利，涕唾稠粘，嗌塞吐逆，不思饮食，或时昏愦，皂角化痰丸。病久厌厌不能食，而脏腑或结或溏，此胃气虚弱也，白术和胃丸。《明医杂著》云：东垣论饮食劳倦为内伤不足之证，治用补中益气汤。《溯洄集》中，又论不足之中，又当分别饮食伤为有余，劳倦伤为不足。予谓伤饮食而留积不化，以致宿食郁热，热发于外，此为有馀之证，法当消导，东垣自有枳术丸等治法，具于饮食门矣。其补中益气方论，却谓人因伤饥失饱致损脾胃，非有积滞者也，故只宜用补药。盖脾胃全赖饮食之养，今因饥饱不时，失其所

① 能：通耐。

养，则脾胃虚矣。又脾主四肢，若劳力辛苦，伤其四肢，则根本竭矣。或专因饮食不调，或专因劳力过度，或饮食不调之后加之劳力，或劳力过度之后继以不调，故皆谓之内伤元气不足之证，而宜用补药也。但须于此四者之间，审察明白，为略加减，则无不效矣。

虚　劳瘵骨蒸热

《素问》云：脉虚、气虚、尺虚，是谓重虚。所谓气虚者，言无常也。尺虚者，行步恇然。脉虚者，不象阴也。又云：脉细，皮寒，气少，泄利前后，饮食不入，是谓五虚。五虚死。浆粥入胃泄注止，则虚可活。治用黄芪建中汤、理中汤之类。此《素问》但言虚而无劳瘵之名，然其因则固屡言之矣。凡外感六淫，内伤七情，其邪展转乘于五脏，遂至大骨枯槁，大肉陷下，各见所合衰惫之证，真脏脉见则有死期。又如二阳之病，则传为风消、息贲。三阳之病，传为索泽，瘅成为消中。大肠移热于胃，胃移热于胆，则皆善食而瘦。尝贵后贱，病从内生，名曰脱营。尝富后贫，名曰失精。暴乐暴喜，始乐后苦，皆伤精气。精气竭绝，形体毁沮，离绝菀结，喜怒忧恐，五脏空虚，血气离守。《灵枢》曰：怵惕思虑则伤神，神伤则恐惧自失，破䐃脱肉，毛瘁色夭，死于冬。又诸热病在肤肉脉筋骨之间者，各客于所合之本脏不得，客于所不胜。及考医和视晋平公之疾曰：是近女室晦，女阳物[①]而晦时，淫则生内热或蛊之疾，非鬼非食，疾不可为也。至汉张仲景《金匮要略》明立虚劳门，于是巢元方撰《病源候论》，遂有虚劳，有蒸病，有注病，皆由此而推之者也。虚劳者，五劳、六极、七伤是也。五劳者，志劳、思劳、心劳、忧劳、瘦劳。六极者，气极、血极、筋极、骨极、肌极、精极。七伤者，曰阴寒、曰阴痿、曰里急、曰精连连[②]，曰精少、阴下湿、曰精清[③]、曰小便苦数，临事不举。又曰：大饱伤脾，大怒气逆伤肝，强力举重、久坐湿地伤肾，形寒饮冷伤肺，忧愁思虑伤心，风雨寒暑伤形，大恐惧不节伤志。蒸有五：骨蒸、脉蒸、皮蒸、肉蒸、内蒸。又有二十三蒸：胞、玉房、脑、髓、骨、血、脉、肝、心、脾、肺、肾、膀胱、胆、胃、三焦、小肠、肉、肤、皮、气各有一蒸，其状遍身发热，多因热病愈后，食牛肉，或饮酒，或房欲而成注者。注之为言住也，邪气居人身内，生既连滞停住，死又注易傍人也，即所谓传尸。已别立门外。今以虚劳骨蒸合为一门，而列古明医治法于后。《金匮》云：五劳虚极羸瘦，腹满不能饮食，食伤，忧伤，饮伤，房室伤，饥伤，劳伤，经络荣卫气伤，内有干血，肌肤甲错，两目黯黑，缓中补虚，大黄䗪虫丸主之。按虚劳发热，未有不由瘀血者，而瘀血未有不由内伤者，人之饮食起居，一失其节，皆能成伤，此亦可以睹矣。故以润剂治干，以蠕动啖血之物行死血，死血既去，病根已铲，而后可从事乎滋补之剂。仲景为万古医方之祖，有以哉。又有陈大夫传仲景百劳丸，可与䗪虫丸互用。《活法机要》云：虚损之疾，寒热因虚而感也。感寒则损阳，阳虚则阴盛，故损则自上而下，治之宜以辛甘淡，过于胃则不可治也。感热则损阴，阴虚则阳盛，故损则由下而上，治之宜以苦酸咸，过于脾则不可治也。自上而损者，一损损于肺，故皮聚而毛落。二损损于心，故血脉虚弱，不能

① 物：原作“也”，据《春秋左传》改。
② 连连：原作“速”，据《诸病源候论》改。
③ 清，原作“滑”：据《诸病源候论》改。

荣于脏腑，妇人则月水不通。三损损于胃，故饮食不为肌肤也。自下而损者，一损损于肾，故骨痿不起于床。二损损于肝，故筋缓不能自收持。三损损于脾，故饮食不能消克也。故心肺损则色弊，肝肾损则形痿，脾胃损则谷不化也。治肺损皮聚而毛落，宜益气，四君子汤。治心肺虚损，皮聚毛落，血脉虚耗，妇人月水愆期，宜益气和血，八物汤。治心肺损及胃损，饮食不为肌肤，宜益气和血，调饮食，十全散。治肾损，骨痿不能起于床，宜益精补肾，金刚丸。治肾肝损，骨痿不能起于床，宜益精。筋缓不能自收持，宜缓中，牛膝丸。治肝肾损及脾，食谷不化，宜益精缓中消谷，煨肾丸。如阳盛阴虚，肝肾不足，房室虚损，形瘦无力，面多青黄而无常色，宜荣血养肾，地黄丸。如阳盛阴虚，心肺不足，及男子妇人面无血色，食少嗜卧，肢体困倦，宜八味丸。如形体瘦弱，无力多困，未知阴阳先损，夏月宜地黄丸，春秋宜肾气丸，冬月宜八味丸。病久虚弱，厌厌不能食；和中丸。肝劳，尽力谋虑而成，虚寒则口苦骨疼，筋挛烦闷，宜续断汤，灸肝俞；实热则关格牢涩不通，眼目赤涩，烦闷热壅，毛悴色夭，宜羚羊角散。心劳，曲运神机而成，虚寒则惊悸恍惚，神志不定，宜远志饮子、酸枣仁汤；实热则口舌生疮，大小便秘涩，宜黄芩汤。脾劳，意外致思而成，虚寒则气胀咽满，食不下，噫气，宜白术汤、生嘉禾散、大建脾散；实热则四肢不和，胀满气急不安，宜小甘露饮。肺劳，预事而忧所成，虚寒则心腹冷气，胸满背痛，吐逆，宜温肺汤；实热则气喘，面目苦肿，宜二母汤。肾劳，矜持志节所成，虚寒则遗精白浊，腰脊如折，宜羊肾丸；实热则小便黄赤涩痛，阴生疮，宜地黄丸。肝伤筋极，虚则手足拘挛，腹痛，指甲痛，转筋，宜木瓜散，当归、枸杞、续断，实则咳而胁下痛，脚心痛不可忍，手足甲青黑，宜五加皮散。心伤脉极，虚则咳而心痛，咽肿，喉中介介如梗，宜茯神汤，远志、酸枣仁、朱砂、龙齿，实则血焦发落，唇舌赤，语涩肌瘦，宜麦门冬汤。脾伤肉极、虚则四肢倦，关节痛，不食，阴引肩背皆强，宜半夏汤，豆蔻、厚朴、陈皮、益智；实则肌肉痹，腠理开，汗大泄，四肢缓弱急痛，宜薏苡仁散。肺伤气极，虚则皮毛焦，津液枯，力乏，腹胀喘息，宜紫菀汤，人参、黄芪、白石英；实则喘息冲胸，心恚腹满，热烦呕，口燥咽干，宜前胡汤。肾伤骨极，虚则面肿垢黑，脊痛气衰，毛髮枯槁，宜鹿角丸，益智、五味、鹿茸；实则面焦耳鸣，小便不通，手足痛，宜玄参汤。脏腑气虚，视听已卸，精极，虚则遗精白浊，体弱，小腹急，茎弱核小，宜磁石丸，鹿茸；苁蓉、破故纸、龙骨、人参、附子、钟乳；实则目昏毛焦，虚热烦闷，泄精，宜石斛汤。《古今录验》五蒸汤，甘草炙一两，茯苓三两，人参二两，干地黄三两，竹叶二把，葛根三两，知母二两，黄芩二两，粳米二合，石膏五两碎，上十味㕮咀。以水九升，煮小麦一升，至六升去麦，入药煎至二升半，分三服。实热：黄连、黄芩、黄柏、大黄。虚热：乌梅、秦艽。柴胡，气也；青蒿、鳖甲、蛤蚧、牡丹皮、小麦，血也。肺鼻干，乌梅、紫菀、天门冬、麦门冬。皮舌白唾血，石膏、桑白皮。肤昏昧嗜睡，牡丹皮。气遍身气热，喘促鼻干，人参、黄芩、栀子。大肠鼻右孔干痛，芒硝、大黄。脉唾白浪语，经络溢，脉缓急不调，当归、生地黄。心舌干，黄连、生地黄。血髮焦，地黄、当归、桂心、童子小便。小肠下唇焦，木通、赤茯苓、生地黄。脾唇焦，芍药、木瓜、苦参。肉食无味而呕，烦躁不安，芍药。胃舌下痛，石膏、粳米、大黄、芒硝、葛根。肝眼黑，前胡、川芎、当归。筋甲焦，川芎、当归。胆眼白失色，柴胡、栝蒌。三焦乍寒乍热，石膏、竹叶。肾两耳焦，石膏、知母、生地黄、寒水石。脑头眩闷热，羌活、地黄、防风。髓髓沸骨中热，当归、地黄、天门冬。骨齿黑腰痛足逆冷，疳虫食脏，鳖甲、当归、地骨皮、牡丹皮、生地黄。肉肢细趺肿，脏腑俱热，石膏、黄柏。胞小便黄赤，生地黄、泽泻、茯苓、沉香、滑石。膀胱左耳焦，泽泻、茯苓、滑石。凡此诸蒸，皆因热病后食肉油腻，行房饮酒犯之而成。久蒸不除，变成疳病即死矣。

《珍珠囊》云：地为阴，骨为里，皮为表，地骨皮泻肾火，牡丹皮泻包络火，总治热在外无汗而骨蒸。知母泻肾火，治热在内有汗而骨蒸。四物汤加二皮，治妇人骨蒸。《玄珠》云：五行六气，水特五之一耳。一水既亏，岂能胜五火哉，虚劳等证蜂起矣。其体虚者，最易感于邪气，当先和解，微利微下之，从其缓而治之，次则调之。医者不知邪气加于身而未除，便行补剂，邪气得补，遂入经络，至死不悟。如此误者，何啻千万，良可悲哉。夫凉剂能养水清火，热剂能燥水补火，理易明也。劳为热证明矣，还可补乎。惟无邪无热无积之人，脉举按无力而弱者，方可补之。又必察其胃中及右肾二火亏而用之。心虚则动悸恍惚，忧烦少色，舌强，宜养荣汤、琥珀定神丸之类，以益其心血。脾虚面黄肌瘦，吐利清冷，腹胀肠鸣，四肢无力，饮食不进，宜快胃汤、进食丸之类，以调其饮食。肝虚目昏，筋脉拘挛，面青恐惧，如人将捕之状，宜牛膝益中汤、虎骨丹之类，以养助其筋脉。肺虚呼吸少气喘乏，咳嗽嗌干，宜枳实汤加人参、黄芪、阿胶、苏子，以调其气。肾虚腰背脊膝厥逆而痛，神昏耳鸣，小便频数，精漏，宜八味丸加五味、鹿茸，去附子，用山药等丸，以生其精。陈藏器诸虚用药凡例：虚劳头痛复热，加枸杞、萎蕤。虚而欲吐，加人参。虚而不安，亦加人参。虚而多梦纷纭，加龙骨。虚而多热，加地黄、牡蛎、地肤子、甘草。虚而冷，加当归、川芎、干姜。虚而损，加钟乳、棘刺、苁蓉、巴戟天。虚而大热，加黄芩、天门冬。虚而多忘，加茯苓、远志。虚而口干，加麦门冬、知母。虚而吸吸，加胡麻、覆盆子、柏子仁。虚而多气兼微咳，加五味子、大枣。虚而惊悸不安，加龙齿、沙参、紫石英、小草；若冷则用紫石英、小草；若客热即用沙参；龙齿，不冷不热皆用之。虚而身强，腰中不利，加磁石、杜仲。虚而多冷，加桂心、吴茱萸、附子、乌头。虚而劳，小便赤，加黄芩。虚而客热，加地骨皮、白水黄芪。虚而冷，加陇西黄芪。虚而痰复有气，加生姜、半夏、枳实。虚而小肠利，加桑螵蛸、龙骨、鸡肶胵。虚而小肠不利，加茯苓、泽泻。虚而损，溺白，加厚朴。髓竭不足，加地黄、当归。肺气不足，加天门冬、麦门冬、五味子。心气不足，加上党人参、茯苓、菖蒲。肝气不足，加天麻、川芎。脾气不足，加白术、白芍药、益智。肾气不足，加熟地黄、远志、牡丹皮。胆气不足，加细辛、酸枣仁、地榆。神昏不足，加朱砂、预知子、茯神。

《证治要诀》云：五劳皆因不量才力，勉强云为，忧思过度，嗜欲无节，或病失调将，积久成劳。其证头旋眼晕，身疼脚弱，心怯气短，自汗盗汗，或发寒热，或五心常热，或往来潮热，或骨蒸作热，夜多恶梦，昼少精神，耳内蝉鸣，口中无味，饮食减少，此皆劳伤之症也。五脏虽皆有劳，心肾为多。心主血，肾主精，精竭血燥则劳生焉。治劳之法，当以调心补肾为先，不当用峻烈之剂，惟当温养滋补，以久取效。天雄、附子之类投之，适足以发其虚阳，缘内无精血，不足当此猛剂。然不可因有热，纯用甜冷之药，以伤其胃气。独用热药者，犹釜中无水而进火也。过用冷药者，犹釜下无火而添水也。非徒无益，而又害之。宜十全大补汤或双和散，或养荣汤、七珍散、乐令建中汤，皆可选用，间进双补丸。诸发有杂病，如咳嗽吐血不得卧，盗汗，寒热，潮热等，已见各门。审知因虚劳得之，并宜用前药，未效，用十四味建中汤，无热，脉不数，乃可用。或大建中汤。渴而不胜热药者，七珍散加木香、五味子各七分。热多，黄芪鳖甲散或人参散。独五心发热，将欲成劳者，茯苓补心汤。饮食减少，畏食而呕者，难独用前滞甜药，须斟酌用前快脾之剂，缩砂、陈皮却不可少，仍下鹿茸橘皮煎丸。如不呕不畏食，用前十全大补汤、双和散等药，亦当少加快脾之剂以为之防。有患精血不足，明知当补肾，方欲一取之归芪等药，其人素减食，又恐不利于脾，方欲理脾，则不免用疏刷之药，又恐愈耗肾水，全一举而两得之功，莫若鹿茸橘皮煎丸为第一。故曰精不足者，补之以味。又曰：补肾不如补脾，以脾上交于心，下交于肾故也。道家交媾心肾，以脾为黄婆者，即此意。若肾元大段虚损，病势困笃，则肾又不容少缓，不必拘于此说。要知于滋肾之中，佐以砂仁、澄茄之类，于壮脾之中，参以北五味、黄芪之属，此又临时审病用药之活法。《难经》曰：肾有两者，非皆肾也。其左为肾，右为命门。命门者诸精神之所舍，原气之所系也。男子以藏精，女子以系胞，故知肾有二也。男子藏精者，气海也。女子系胞者，血海也。所主者二，受病者一也。是故左肾为阴，合主地道生育之化，故曰元气之舍也。若夫肾之藏精者，是受五脏六腑之精，输纳入精房、血海而藏之。然精有阴有阳，阴阳平则两肾和而不偏，不平则偏，阴阳俱不足，则两肾俱虚。故东垣治两虚者，以仲景八味丸补之。偏于左肾之阴精不足，则以地黄丸主之，以三才封髓丹主之。右肾之阳火不足，则以八味丸、天真丸之类主之。此用方之凡例也。丹溪论劳瘵主乎阴虚者，盖自子至巳属阳，自午至亥属阴，阴虚则热在午后子前，寤属阳，寐属阴，阴虚则汗从寐时盗出也。升属阳，降属阴，阴虚则气不降，气不降则痰涎上逆，而连绵吐出不绝也。脉浮属阳，沉属阴，阴虚则浮之洪大，沉之空虚也。此皆阴虚之证，用四物汤加黄柏、知母主之。然世医遵用治疾，乃百无一效者，何哉？盖阴既虚矣，火必上炎，而川芎、当归皆味辛气大温，非滋虚降火之药。又川芎上窜，尤非虚炎短乏者所宜。地黄泥膈，非胃弱食少痰多者所宜。黄柏、知母苦辛大寒，虽曰滋阴，其实燥而损血；虽曰降火，其实苦先入心，久而增气，反能助火；至其败胃，所不待言。用药如此，乌能奏功也。予每用薏苡仁、百合、天门冬、麦门冬、桑根白皮、地骨皮、牡丹皮、枇杷叶、五味子、酸枣仁之属，佐以生地汁、藕汁、乳汁、童子小便等。如咳嗽则多用桑皮、枇杷叶。有痰则增贝母。有血则多用薏苡仁、百合，增阿胶。热盛则多用地骨皮。食少则用薏苡仁至七八钱。而麦门冬常为之主，以保肺金而滋生化之源，无不应手而效。盖诸药皆禀燥降收之气，气之薄者，为阳中之阴，气薄则发泄，辛甘淡平寒凉是也。以施于阴虚火动之症，犹当溽暑伊郁之时，而商飚飒然倏动，则炎歊如失矣。与治暑热用白虎汤同意。然彼是外感，外感为有馀，故用寒沉藏之药，而后能辅其偏。此是内伤，内伤为不足，但用燥降收之剂，而已得其平矣。此用药之权衡也。虚劳之疾，百脉空虚，非粘腻之物填之，不能实也；精血枯涸，非滋湿之物濡之，不能润也。宜用人参、黄芪、地黄、天麦门冬、枸杞子、五味子之属，各煎膏。另用青蒿以童便熬膏，及生地汁、白莲藕汁、人乳汁、薄荷汁，隔汤炼过，酌定多少，并麋角胶、霞天膏，合和成剂，每用数匙，汤化服之。如欲行瘀血，加入醋制大黄末子、玄明粉、桃仁泥、韭汁之属。欲止血，加入京墨之属。欲行痰，加入竹沥之属。欲降火，加入童便之属。凡虚劳之症，大抵心下引胁俱疼，盖滞血不消，新血无以养之也。尤宜用膏子，加韭汁、桃仁泥。呼吸少气，懒言语，无力动作，目无精光，面色㿠白，皆兼气虚，用麦门冬、人参各三钱，橘红、桔梗、炙甘草各半两，五味子二十一粒，为极细末，水浸油饼为丸，如鸡头子大。每服一丸，细嚼津唾咽下，名补气丸。气虚则生脉散，不言白术。血虚则三才丸，不言四物。大略前言薏苡仁之属治肺虚，后言参芪地黄膏子之类治肾虚。盖肝心属阳，肺肾属阴，阴虚则肺肾虚矣。故补肺肾即是补阴，非四物、黄柏、知母之谓也。劳瘵兼痰积，其证腹胁常热，头面手足则于寅卯时分乍有凉时者是也。宜以霞天膏入竹沥，加少姜汁，调玄明粉行之。若顽痰在膈上胶固难治者，必以吐法吐之，或沉香滚痰丸、透膈丹之类下之，甚则用倒仓法。若肝有积痰污血结热而劳瘵者，其太冲脉必与冲阳脉不相应，宜以补阴药吞当归龙荟丸。古方柴胡饮子、防风当归饮子、麦煎散皆用大黄，盖能折炎上之势而引之下行，莫速乎此。然惟大便实者乃可。若溏泄，则虽地黄之属亦不宜，况大黄乎。透肌解热，柴胡、干葛为要剂，故治骨蒸方中多用之。如秦艽鳖甲散、人参地骨皮散、人参柴胡散，皆退热之剂，然非常用多服之药也。《衍义》云：柴胡，《本经》并无一字治劳，今治劳方中鲜有不用者，凡此误世甚多。尝原病劳有一种真脏虚损，复受邪热者，如《经验方》治劳热，青蒿煎丸用柴胡，正合宜耳，服之无不效。热去即须急已。若无邪热，不死何待。又大忌芩、连、柏，骤用纯苦寒药，反泻其阳。但当用琼玉膏之类，大助阳气，使其复还寅卯之位，微加泻阴火之药是也。有重阴覆其阳，火不得伸，或洒洒恶寒，或志意不乐，或脉弦数，四肢五心烦热者，火郁汤、柴胡升麻汤，病去即已，不可过剂。服寒凉药，证虽大减，脉反加数者，阳郁也。宜升宜补，大忌寒凉，犯之必死。男子肌瘦，气弱咳嗽，渐成劳瘵，用猪肚丸，服之即肥。有面色如故，肌体自充，外看如无病，内实虚损，俗呼为桃花蛀，当看有何证候，于前项诸药审而用之。上所列五劳六极二十三蒸诸治法，亦略备矣。然当以脾肾二脏为要，何以言之。肾乃系元气者也，脾乃养形体者也。经曰形不足，温之以气者也。谓真气有少火之温，以生育形体。然此火不可使之热，热则壮，壮则反耗真气也。候其火之壮少，皆在两肾间。经又曰：精不足，补之以味。五味入胃，各从所喜之脏而归之，以生津液，输纳于肾者。若五味一有过节，反成其脏有馀，胜克之祸起矣。候其五味之寒热，初在脾胃，次在其所归之脏，即当补其不足，泻其有馀，谨守精气，调其阴阳，使神内藏。夫如是，则天枢开发，而胃和脉生，故荣卫以周于内外，无不被滋养而病愈矣。劳疾久而嗽血，咽疼无声，此为自下传上；若不嗽不疼，久而溺浊脱精，此为自上传下，皆死证也。骨蒸之极，声嗄咽痛，面黧脉躁，汗出如珠，喘乏气促，出而无入，毛焦唇反，皆死证也。又骨肉相失，声散呕血，阳事不禁，昼凉夜热者死。

附：水丘先生紫庭治瘵秘方：人有传尸、殗殜、伏连、五劳、七伤、二十六蒸，其候各异，其源不同。世医不明根本，妄投药石，可胜叹哉。予休心云水，远绝人事，遂以所传枢要精微，以示世医，使之明晓。夫传尸劳者，男子自肾传心，心而肺，肺而肝，肝而脾；女子自心传肺，肺而肝，肝而脾，脾而肾，五脏复传六腑而死矣。或连及亲族，至于灭门，其源皆由房室、饮食过度，冷热不时，忧思悲伤，有欲不遂，惊悸喜惧。或大病后行房，或临尸哭泣，尸气所感。邪气一生，流传五脏，蠹食伤心。虽有诸候，其实不离乎心阳肾阴也。若明阴阳用药，可以返魂夺命，起死回生。人知劳之名，未知其理，人生以血为荣，气为卫，二者运转而无壅滞，劳何由生。故劳者倦也，血气倦则不运，凝滞疏漏，邪气相乘。心受之为盗汗虚汗，忧悲恐惧，恍惚不安。肾受之为骨蒸，为鬼交，阳虚好色愈甚。肝受之为瘰疬，胁满痞聚，拳挛拘急，风气乘之为疼痛。脾受之为多思虑慕，清凉不食，多食无味。肺受之为气喘痰涎，睡卧不安，毛髮焦枯。至于六腑，亦各有证。今人多用凉药则损胃气，虽卢扁亦难矣。予之所论，但在开关把胃，何则？劳病者，血气不运，遂致干枯，此关脉闭也。故先用开关药通其血脉。既开关，则须起胃。盖五脏皆有胃气，邪气附之则五脏衰弱，若不把胃，则他药何由而行，故开关把胃乃治劳妙法也。然必须明阴阳，且如起胃，阳病药不可过暖，阴病药不可过凉。今人言丁香、厚朴、肉桂、苁蓉可补五脏，不知用之则喘息闭嗽，如火益热。或以治鬼为先务，要当法药相济，道力资扶，然后鬼尸可逐也。此论上合黄帝、岐、扁，下明脏腑阴阳，非患人有福，亦不遭逢，宝之！

总论病证：如夜梦鬼交，遗精自泄。梦魂不安，常见先亡，恐怖鬼神。思量饮食，食至不进。目睛失白，骨节疼痛。五心烦热，头髮作滞。面脸时红，如傅胭脂。唇红异常，肌肤不润，言语气短。大便秘涩，或时溏利。小便黄赤，或时白浊。项生瘰疬，腹中气块。鼻口生疮，口舌干燥，咽喉不利，仰卧不得。或时气喘，涕唾稠粘，上气愤满，痰吐恶心，腹胁妨闷。阴中冷痛，阴痒生疮，多湿转筋拘急。或忿怒悲啼，舌直苦痛，目睛时疼，盗汗，抬肩喘息，阳道虚刚。如手足心烦疼，口干舌疮，小便黄赤，大便难及热，多咽喉痛，涎唾黄粘，及兼前项一二证，即是阳病。当用阳病开关散，为泻阳而补阴。如大便溏利，小便白浊，饮食不化，胃逆口恶，虽有热，痰唾白色及小便多，仍兼前项数症，即是阴病。当用阴病开关药。凡劳病虚极，亦多令人烦躁，大小便不利，宜兼诸脉证审之。阴阳二症，皆用起胃散。又歌诀云：水丘道人年一百，炼得龙精并虎魄。流传此法在人间，聊向三天助阴德。扶危起死莫蹉跎，此药于人有效多。不问阴阳与冷热，先将脾胃与安和。脾经虚冷易生寒，最是难将热药攻。闭却大便并上气，为多厚朴与苁蓉。此法精关两道方，病人入口便知良。但须仔细看形候，莫向阴中错用阳。涕唾稠粘小便赤，干枯四体无筋力。乌龙膏子二十丸，便似焦枯得甘滴。遗精梦泄腹膨高，咳嗽阴疼为患劳。此病是阴须识认，便当急下玉龙膏。嗽里痰涎仰卧难，阴阳交并候多端。却须兼服诃黎散，治取根源病自安。

七宝丸：泻骨蒸传尸邪气，阳病可服。黄连四两，为细末；用猪肚一个洗净，入药末，线缝之，用童便五升，文火煮令烂干为度。以肚细切同药烂研，置风中吹干，丸如桐子大，朱砂、麝香作衣。空心，麦门冬水下，或用阳病开关散咽下。无朱砂亦可。

阳病开关散：北柴胡去芦、桔梗炒、秦艽、麦门冬去心各半两，芍药、木香、泽泻各一两，木通半两，甘草一钱炙，当归、桑白皮蜜炙、地骨皮各一两，㕮咀。每服三钱，水一盏，姜三片，煎六分，空心服。小便多即病去也。

阴病开关散：当归、赤芍药、肉桂、白芷、甘草炙各半两，木香二钱，制枳壳三钱，天南星一钱去皮姜汁浸一宿焙，㕮咀。每服三钱，姜三片，煎七分，入无灰酒三分盏，童便三分盏，又煎七分温服。

先服此起胃散一二日后，不问退否，兼玉龙膏服之。

起胃散：阴阳二候皆用。黄芪炙二两，白术炒一两，白芷半两，人参半两，山药一两，㕮咀。每服三钱，加木瓜煎。或加沉香、茯苓、甘草各半两。

乌龙膏：乌梅去核、柴胡、紫菀、生干地黄、木香各一两，秦艽实好者、贝母面炒去心、防风各三钱，杏仁五两面炒为末，皂角六十片，二十片去黑皮醋炙为末，二十片烧灰存性，二十片汤浸去黑皮，用精猪肉剁烂如泥，同皂角一处，入水五升细揉汁，入童便三升，无灰酒一升，并熬如膏，和前药末为丸，如梧桐子大。每服二十丸，空心，麦门冬汤下，甚者二十日效。

玉龙膏：青蒿子、柴胡、白槟榔各二两，制鳖甲、白术、赤茯苓、木香、牡蛎各半两，地骨皮半两，人参一两，生干地黄一两，当归三钱，朱砂一钱，豆豉心二合，虎头骨斫开酒炙黄赤色一两，肉苁蓉酒浸一宿炙一两，鳖甲汤煮去皮裙，酒浸炙黄赤，皆为末。又加乌梅肉、枳壳。上前件末成，却以杏仁五升，壮者，以童便浸，春夏七日，秋冬十日，和瓶日中晒，每日一换新者，日数足，以清水淘去皮尖焙干，别以童便一升，于银石器内，以文火煎至随手烂，倾入砂盆，用柳木槌研烂为膏，细布滤过，入酥一两，薄荷自然汁二合搅匀，和药用槌捣五百下，丸如梧桐子大。空心，汤下十五丸加至三十丸。如觉热，减丸数服，热少还添。加减经月日，诸症皆退，进食安卧，面有血色，乃药行也。当勤服无怠。忌苋菜、白粥、冷水、生血、雀、鸽等物。

诃黎散：治劳嗽上气。赤茯苓二两，诃黎勒皮二两，木香半两，槟榔一两，当归一两炒，大黄一两炒，吴茱萸汤泡七次半两，㕮咀。每服三钱，生姜三片，水一盏，煎六分，温服。

传尸劳

《本事方》云：葛稚川言鬼疰者，是五尸之一疰。又按诸鬼邪为害，其变动乃有三十六种至九十九种。大约使人淋漓沉沉，默默的不知其所苦，而无处不恶。累年积月，渐就顿滞，以至于死。传于旁人，乃至灭门。觉知是候者，急治獭肝一具，阴干取末，水服方寸匕，日三服效，未知再服，此方神良。《紫庭方》云：传尸、伏尸皆有虫，须用乳香熏病人之手，乃仰手掌，以帛覆其上，熏良久，手背上出毛长寸许，白而黄者可治，红者稍难，青黑者即死。若熏之良久无毛者，即非此症，属寻常虚劳症也。又法：烧安息香令烟出，病人吸之嗽不止，乃传尸也。不嗽，非传尸也。《直指方》云：瘵虫食人骨髓，血枯精竭，不救者多。人能平时爱护元气，保养精血，瘵不可得而传。惟夫纵欲多淫，精血内耗，邪气外乘，是不特男子有伤，妇人亦不免矣。然而气虚腹馁，最不可入劳瘵之门吊丧问丧，衣服器用中，皆能乘虚而染触。间有妇人入其房，睹其人，病者思之，劳气随入，染患日久，莫不化而为虫。治疗之法，大抵以保养精血为上，去虫次之。安息、苏合、阿魏、麝、犀、丹砂、雄黄，固皆驱伐恶气之药，亦须以天灵盖行乎其间。盖尸疰者鬼气也，伏而未起，故令淹缠，得枯骸枕骨治之，鬼气飞越，不复附人，于是乎瘥。外此则虎牙骨、鲤鱼头，皆食人之类也，其亦枕骨之亚乎。要之发用以前，当以川芎、当归，先立乎根本之地。先用芎归血余散，吞北斗符，次用鳖甲生犀散取虫。苏游论曰：传尸之候，先从肾起，初受之，两胫酸疼，腰背拘急，行立脚弱，饮食减少，两耳飕飕，真似风声，夜卧遗泄，阴汗痿弱。肾既受讫，次传于心，心初受气，夜卧心惊，或多恐悸，心悬悬，气吸吸欲尽，梦见先亡，有时盗汗，饮食无味，口内生疮，心气烦热，惟欲眠卧，朝轻夕重，两颊口唇悉皆纹赤，如傅胭脂，有时手足五心烦热。心受已，次传于肺，肺初受气，咳嗽上气，喘卧益甚，鼻口干燥，不闻香臭，如或忽闻，惟觉朽腐气，有时恶心欲吐，肌肤枯燥，时或疼痛，或似虫行，干皮细起，状如麸片。肺既受已，次传于肝，肝初受气，两目䀮䀮，面无血色，常欲颦眉，视不能远，目常干涩，又时赤痛，或复睛黄，常欲合眼，及时睡卧不着。肝既受已，次传于脾，脾初受气，两胁虚胀，食不消化，又时泻利，水谷生虫，有时肚痛腹胀雷鸣，唇口焦干，或生疮肿，毛发干耸，无有光润，或时上气，撑肩喘息，利赤黑汁，见此症者，乃不治也。

夫骨蒸、殗殜、伏连、尸疰、劳疰、虫疰、毒疰、热疰、冷疰、食疰、鬼疰，善皆曰传尸。以疰者注也，病自上注也，其变有二十二种，或三十六种，或九十九种。大略令人寒热盗汗，梦与鬼交，遗精白浊，髮干而耸，或腹内有块，或脑后两边有小结，复连数个，或聚或散，沉沉默默，咳嗽痰涎，或咯脓血如肺痿肺痈状，或腹下利，羸瘦困乏，不自胜持，积月累年，以至于死。死复传注亲属，乃至灭门者是也。更有蜚尸、遁尸、寒尸、丧尸与尸疰，谓之五尸，及大小附著等证，乃挟诸鬼邪而害人。其证多端，传变推迁，难以推测。故自古及今，愈此病者，十不一得。所谓狸骨、獭肝、天灵盖、铜锁鼻，徒有其说，未尝取效。惟膏肓俞、四花穴，若及早灸之，可否几半，晚亦不济矣。

上清紫庭追劳方云：三尸九虫之为害，治者不可不知其详。九虫之内，三虫不传，猬、蛔、寸白也。其六虫者，或脏种毒而生，或亲属习染而传。疾之初觉，精神恍惚，气候不调，切在戒忌酒色，调节饮食。如或不然，五心烦热，寝汗忪悸，如此十日，顿成羸瘦，面黄光润，此其证也。大抵六虫，一旬之中，遍行四穴，周而复始。病经遇木气而生，立春一日后方食起，三日一食，五日一退，方其作苦，百节皆痛，虫之食也。退即还穴醉睡，一醉五日，其病乍静。候其退醉之时，乃可投符用药。不然，虫熟于符药之后，不能治也。一虫在身中，占十二穴，六虫共占七十二穴。一月之中，上十日虫头向上，从心至头游四穴，中十日虫头向内，从心至脐游四穴，下十日虫头向下，从脐至足游四穴。阳日长雄，阴日长雌。

其食先脏腑脂膏，故其色白。五脏六腑一经食损，即皮聚毛脱。妇人即月信不行，血脉皆损，不能荣五脏六腑也。七十日后食人血肉尽，故其虫黄赤。损于肌肉，故变瘦劣，饮食不为肌肤，筋缓不能收持。一百二十日外，血肉食尽，故其虫紫。即食精髓，传于肾中食精，故其虫色黑。食髓即骨痿不能起于床。诸虫久即生毛，毛色杂花，钟孕五脏五行之气，传之三人即自能飞，其状如禽，亦多品类。传入肾经，不可救治。利药下虫后，其虫色白，可三十日服药补。其虫黄赤，可六十日服药补。其虫紫黑，此病已极，可百二十日服药补。又云：虫头赤者，食患人肉，可治。头口白者，食患人髓，其病难治，只宜断后。故经曰：六十日者，十得七八。八十日内治者，十得三四。过此以往，未知生全，但可为子孙除害耳。

第一代为初劳病，谓初受其疾，不测病源，酒食加餐，渐觉羸瘦，治疗蹉跎，乃成重病。医人不详其故，误药多死。

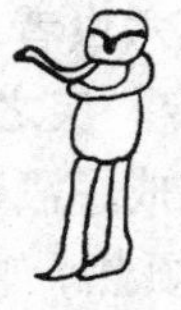

此虫形如婴儿，背上毛长三寸，在人身中。

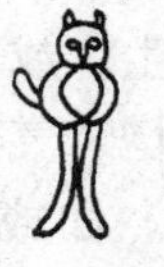

此虫形如鬼状，变动在人脏腑中。

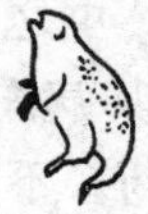

此虫形如蛤蟆，变动在人脏腑中。

已上诸虫，在人身中萦著之后，或大或小，令人梦寐颠倒，魂魄飞扬，精神离散，饮食不减，形容渐羸，四肢酸疼，百节劳倦，憎寒壮热，背膊拘急，头脑疼痛，口苦舌干，面无颜色，鼻流清涕，虚汗常多，行步艰辛，眼睛多痛。其虫遇丙丁日食起，醉归心俞穴中，四穴轮转，周而复始。候虫大醉，方可医灸，取出虫后，用药补心。此用守灵散

第二代为觉劳病，谓传受此病已觉病者，患人乃自知夜梦不祥，与亡人为伴侣，醒后全无情思，昏沉似醉，神识不安，所食味辄成患害，或气痰发动，风毒所加，四体不和，心胸满闷，日渐羸瘦，骨节干枯，或呕酸水，或是醋心，唇焦口苦，鼻塞胸痛，背膊酸疼，虚汗常出，腰膝刺痛。如此疾状，早须医治，过时难疗，致伤性命。

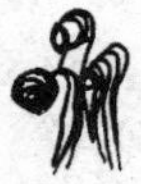

此虫形如乱丝，长三寸许，在人脏腑中。

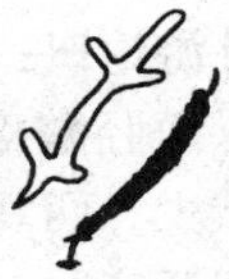

此虫形如蜈蚣，或似守宫，在人脏腑中。

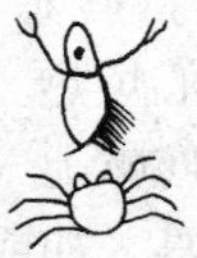

此虫形如虾蟹，在人脏腑中。

已上诸虫，在人身中，令人气喘，唇口多干，咳嗽憎寒，心烦壅满，毛髪焦落，气胀吞酸，津液渐衰，次多虚渴，鼻流清水，四肢将虚，脸赤面黄，皮肤枯瘦，腰膝无力，背脊酸疼，吐血唾脓，语言不利，鼻塞头痛，胸膈多痰。重者心闷吐血，僵仆在地，不能自知。其虫遇庚辛

日食起，醉归肺俞穴中，四穴轮转，周而复始。俟虫大醉，方可治医，取出其虫，补肺则差。虚成散[1]

第三代为传尸劳病，谓传受病人自寻得知之，日渐消瘦，顿改容颜，日日恓惶，夜夜忧死，不遇良医，就死伊迩。

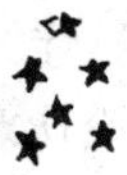

此虫形如蚊蚁，俱游人脏腑中。

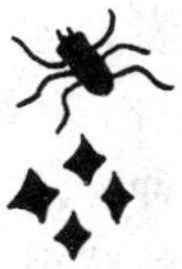

此虫形如蜣螂，大如碎血片，在人脏中。

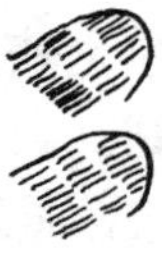

此虫形如刺猬，在人腹中。

已上诸虫，在人身中，令人三焦多昏，日常思睡，呕吐苦汁，或吐清水，或甜或苦，粘涎常壅，腹胀虚鸣，卧后多惊，口鼻生疮，唇黑面青，日渐消瘦，精神恍惚，魂魄飞扬，饮食不消，气咽声干，目多昏泪。其虫遇庚寅日食起，醉归厥阴穴中，四穴轮转，周而复始。俟虫大醉，方可治取，虫出之后，补气即差。

第四代

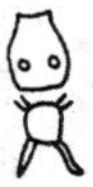

此虫形如乱丝，在人腹脏之中。

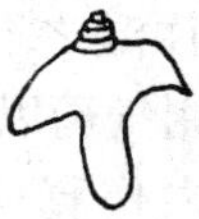

此虫形如猪肺，在人腹内之中。

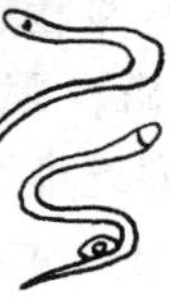

此虫形如蛇虺。在人五脏之中。

已上诸虫，在人身中，令人脏腑虚鸣，呕逆伤中，痃癖气块，憎寒壮热，肚大筋生，腰背疼痛，或虚或瘦，泻利无时，行履困重，四肢憔悴，上气喘急，口苦舌干，饮食及水过多，要吃酸咸之物。其虫遇戊己日食起，醉归脾俞穴中，四穴轮转，周而复始。俟虫大醉，方可治取，虫出之后，补脾为瘥。魂停散[2]

第五代

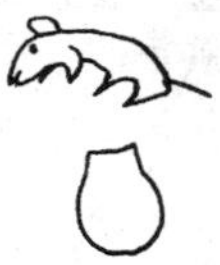

此虫形如鼠，似小瓶，浑无表里背面。

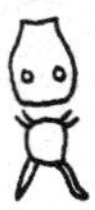

此虫形如有头无足，有足无头。

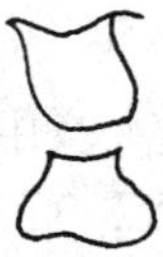

此虫变动，形如血片，在于阳宫。

已上诸虫，入肝经而归肾，得血而变

---

① 散：原脱，据修敬堂本补。
② 散：原脱，据修敬堂本补

更也。令人多怒气逆，筋骨拳挛，四肢解散，唇黑面青，憎寒壮热，腰背疼痛，起坐无力，头如斧斫，眼睛时痛，翳膜多泪，背膊刺痛，力乏虚羸，手足干枯，卧着床枕，不能起止，有似风中，肢体顽麻，腹内多痛，眼见黑花。忽然倒地，不省人事，梦寐不祥，觉来遍体虚汗，或有面色红润如平时者，或有通灵而言未来事者。其虫遇癸未日食起，醉归肝俞穴中，四穴轮转，周而复始。俟虫大醉，方可医救，取虫出后，补肝乃瘥。金明散[①]

第六代此代虫有翅足全者，千里传疰，所谓飞尸，不以常法治也。

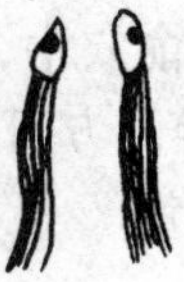

此虫形如马尾，有两条，一雌一雄。

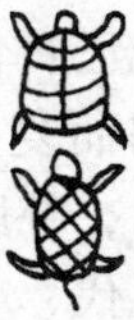

此虫形如龟鳖，在人五脏中。

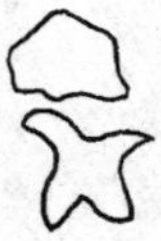

此虫形如烂面，或长或短，或如飞禽。

已上诸虫，在人身中，居于肾脏，透连脊骨，令人思食，百味要吃，身体危羸，腰膝无力，髓寒骨热，四体干枯，眼见火生，或多黑暗，耳内虚鸣，阴汗燥痒，冷汗如油，梦多鬼交，小便黄赤，醒后昏沉，脐下结硬，或奔心腹，看物如艳，心腹闷乱，骨节疼痛，食物进退，有时喘嗽。其虫遇丑亥日食起，醉归肾俞穴中，四穴轮转，周而复始。俟虫大醉可医治，取虫后，补肾填精瘥。育婴散

寒热门

发热

凡病鲜有不发热者，而内伤外感，其大关键也，已各立门，详其治法。此又立发热门者，重在内伤，示人治热之都例也。《明医杂著》云：世间发热症，类伤寒者数种，治各不同。张仲景论伤寒、伤风，此外感也。因风寒之邪感于外，自表入里，故宜发表以解散之，此麻黄、桂枝之义也。以其感于冬春之时，寒冷之月，即时发病，故谓之伤寒。而药用辛热以胜寒。若时非寒冷，则药当有变矣。如春温之月，则当变以辛凉之药，如夏暑之月，则当变以甘苦寒之药。故云伤寒不即病，至春变温，至夏变热，而其治法必因时而有异也。又有一种冬温之病，谓之非其时而有其气。盖冬寒时也，而反病温焉，此天时不正，阳气反泄，用药不可温热。又有一种时行寒疫，却在温暖之时，时行温暖，而寒反为病。此亦天时不正，阴气反逆，用药不可寒凉。又有一种天行温疫热病，多发于春夏之间，沿门阖境相同者，此天地之疠气，当随令参气运而施治，宜用刘河间辛凉甘苦寒之药，以清热解毒。已上诸症，皆外感天地之邪者。若夫饮食劳倦，为内伤元气，此则真阳下陷，内生虚热。故东垣发补中益气之论，用人参、黄芪等甘温之药，大补其气，而提其下陷，此用气药以补气之不足也。又若劳心好色，内伤真阴，阴血既伤，则阳气偏胜，而变为火矣。是谓阴虚火旺劳瘵之症。故丹溪发阳有馀阴不足之论，用四物加黄柏、知母，补其阴而火自降，此用血

① 散：原脱，据修敬堂本补

药以补血之不足者也。益气补阴，皆内伤症也，一则因阳气之下陷，而补其气以升提之；一则因阳火之上升，而滋其阴以降下之。一升一降，迥然不同矣。又有夏月伤暑之病，虽属外感，却类内伤，与伤寒大异。盖寒伤形，寒邪客表，有余之症，故宜汗之。暑伤气，元气为热所伤而耗散，不足之症，故宜补之。东垣所谓清暑益气者是也。又有因时暑热，而过食冷物以伤其内，或过取凉风以伤其外，此则非暑伤人，乃因暑而自致之之病，治宜辛热解表，或辛温理中之药，却与伤寒治法相类者也。凡此数症，外形相似，而实有不同。治法多端，不可或谬。故必审其果为伤寒、伤风、及寒疫也，则用仲景法。果为温病及瘟疫也，则用河间法。果为气虚也，则用东垣法。果为阴虚也，则用丹溪法。如是则庶无差误以害人矣。今人但见发热之症，一皆认作伤寒外感，率用汗药以发其表，汗后不解，又用表药以凉其肌，设是虚证，岂不死哉。间有颇知发热属虚而用补药，则又不知气血之分，或气病而补血，或血病而补气，误人多矣。故外感之与内伤，寒病之与热病，气虚之与血虚，如冰炭相反。治之若差，则轻病必重，重病必死矣。可不畏哉。内外伤辨：人迎脉大于气口为外感，气口脉大于人迎为内伤。外感则寒热齐作而无间，内伤则寒热间作而不齐。外感恶寒，虽近烈火不能除；内伤恶寒，得就温暖而必解。外感恶风，乃不禁一切风寒；内伤恶风，唯恶夫些少贼风。外感证显在鼻，故鼻气不利而壅盛有力；内伤证显在口，故口不知味而腹中不和。外感则邪气有馀，故发言壮厉，先轻而后重；内伤则元气不足，故出言懒怯，先重而后轻。外感头痛，常常而痛；内伤头痛，时止时作。外感手背热，手心不热；内伤手心热，手背不热。东垣辨法，大要如此。有内伤而无外感，有外感而无内伤，以此辨之，则判然矣。若夫内伤外感兼病而相合者，则其脉证并见而难辨，尤宜细心求之。若显内证多者，则是内伤重而外感轻，宜以补养为先。若是外证多者，则是外感重而内伤轻，宜以发散为急。此又东垣未言之意也。东垣云：五脏有邪，各有身热，其状各异，以手扪摸有三法：以轻手扪之则热，重按之则不热，是热在皮毛血脉也。重按至筋骨之分则热，蒸手极甚，轻摸之则不热，是热在筋骨间也。轻手扪之则不热，重手加力按之亦不热，不轻不重按之而热，是热在筋骨之上，皮毛血脉之下，乃热在肌肉也。此谓三法，以三黄丸通治之。细分之，则五脏各异矣。肺热者，轻手乃得，微按全无，瞥瞥然见于皮毛上，为肺主皮毛故也。日西尤甚，乃皮毛之热也。其证必见喘咳，洒淅寒热，轻者泻白散，重者凉膈散、白虎汤之类治之，及地黄地骨皮散。海藏云：皮肤如火燎，而以手重取之不甚热，肺热也。目白睛赤，烦躁引饮，单与黄芩一物汤。丹溪青金丸、黄芩末粥丸，亦名与点丸，伐脾肺火，此二方泻肺中血分之火。泻白散泻肺中气分之火。心热者，心主血脉，微按至皮肤之下，肌肉之上，轻手乃得。微按至皮毛之下则热，少加力按之则全不热，是热在血脉也。日中大甚，乃心之热也。其证烦心心痛，掌中热而哕，以黄连泻心汤、导赤散、朱砂丸、安神丸、清凉散之类治之。千金地黄丸、门冬丸、清心丸、火府丹、导赤散泻丙，泻心汤泻丁，火府丹丙丁俱泻。脾热者，轻手扪之不热，重按至筋骨又不热，不轻不重，在轻手重手之间，此热在肌肉，遇夜尤甚。其证必怠惰嗜卧，四肢不收，无气以动。以泻黄散、调胃承气汤，治实热用之。人参黄芪散、补中益气汤，治中虚有热者用之。肝热者，按之肌肉之下，至骨之上，乃肝之热，寅卯间尤甚，其脉弦。其证四肢满闷，便难，转筋，多怒多惊，四肢困热，筋痿不能起于床。泻青丸、柴胡饮之类治之。两手脉弦者，或寅申发者，皆肝热也，俱宜用之。当归龙荟丸、回金丸、佐金丸。肾热者，轻按之不热，重按之至骨，其热蒸手，如火如炙，其人骨酥酥然，如虫蚀其骨，困热不任，亦不能起于床。滋肾丸、六味地黄丸主之。以脉言之，则轻按之如三菽之重，与皮毛相得，洪大而数者，肺热也。如六菽之重，与血脉相得，洪大而数者，心热也。如九菽之重，与肌相得，洪大而数者，脾热也。如十二菽之重，与筋相得，洪大而数者，肝热也。按之至骨，举指来疾，洪大而数者，肾热也。有表而热者，谓之表热。无表而热者，谓之里热。故苦者以治五脏，五脏属阴而居于内。辛者以治六腑，六腑属阳而在于外。故曰内者下之，外者发之。又宜养血益阴，身热自除。以脉言之，浮数为外热，沉数为内热。浮大有力为外热，沉大有力为内热。昼则发热，夜则安静，是阳气自旺于阳分也。昼则安静，夜则发热烦躁，是阳气下陷入阴中也，名曰热入血室。昼则发热烦躁，夜亦发热烦躁，是重阳无阴，当亟泻其阳，峻补其阴。昼热则行阳二十五度，柴胡饮子。夜热则行阴二十五度，四顺饮子。平旦发热，热在行阳之分，肺气主之，故用白虎汤以泻气中之火。日晡潮热，热在行阴之分，肾气主之，故用地骨皮散以泻血中之火。白虎汤治脉洪，故抑之，使秋气得以下降也。地骨皮散治脉弦，故举之，使春气得以上升也。气分热，柴胡饮子、白虎汤。血分热，清凉饮子、桃仁承气汤。牵牛，味辛烈，能泻气中之湿热，不能除血中之湿热。防己，味苦寒，能泻血中之湿热，又能通血中之滞塞。骨肉筋血皮毛，阴足而热反胜之，是为实热。骨痿、肉燥、筋缓、血枯、皮聚毛落，阴不足而有热疾，是为虚热。能食而热，口舌干燥，大便难者，实热也。以辛苦大寒之剂下之，泻热补阴。经云：阳盛阴虚，下之则愈。脉洪盛有力者是已。不能食而热，自汗气短者，虚热也。以甘寒之剂泻热补气。经云：治热以寒，温而行之。脉虚弱无力者是已。《金匮》云：热在上焦者，因咳为肺痿。热在中焦者，为坚。热在下焦者，为尿血，亦令淋闭不通。《灵枢》云：肘前热者，腰以上热。手前独热者，腰以下热。肘前独热者，膺前热。肘后独热者，肩背热。臂中独热者，腰腹热。肘后以下三四寸热者，肠中有虫。掌中热者，腹中亦热。又云：胃足阳明之脉盛，则身以前皆热。又云：胃中热则消谷，令人悬心善饥，脐已上皮热。肠中热则出黄如糜，脐已下皮热。盖胃居脐上，故胃热则脐已上热。肠居脐下，故肠热则脐已下热。如肝胆居胁，肝胆热则当胁亦热。肺居胸背，肺热则当胸背亦热。肾居腰，肾热则当腰亦热。可类推也。上焦热，身热脉洪，无汗多渴者，宜桔梗汤。易老法：凉膈散减大黄、芒硝，加桔梗，同为舟楫之剂，浮而上之，治胸膈中与六经热。以手足少阳之气，俱下膈络胸中，三焦之气同相火游于身之表，膈与六经乃至高之分，此药浮载亦至高之剂。故施于无形之中，随高而走，去胸膈中及六经之热也。三焦热用药大例：上焦热，栀子、黄芩。中焦热，小便不利，黄连、芍药。下焦热，黄柏、大黄。上焦热，清神散、连翘防风汤、凉膈散、龙脑饮子、龙脑鸡苏丸、犀角地黄汤。中焦热，小承气汤、调胃承气汤、洗心散、四顺清凉饮、桃仁承气汤、泻脾散、贯众散。下焦热，大承气汤、五苓散、立效散、八正散、石韦散，四物汤、三才封髓丹、滋肾丸。通治三焦甚热之气，三黄丸、黄连解毒汤。暴热者，病在心肺。积热者，病在肾肝。暴热者，宜局方雄黄解毒丸。积热者，宜局方妙香丸。暴者上喘也，病在心肺，谓之高喘，宜木香金铃子散。上焦热而烦者，宜牛黄散。有病久憔悴，发热盗汗，谓之五脏齐损，此热劳骨蒸之病也。瘦弱虚损，烦喘，肠澼下血，皆蒸劳也。治法宜养血益阴，热自能退，此谓不治而治也。钱氏地黄丸主之。黄连解毒汤，治大热甚烦躁，错语不得眠。加防风、连翘为金花丸，治风热。加柴胡，治小儿潮热。与四物相合各半，治妇人潮热。阴覆乎阳，火不得伸，宜汗；经曰：体若燔炭，汗出而散是也。脉弦而数，此阴气也。宜风药升阳，以发火郁，则脉数峻退矣。凡治此病脉数者，当用黄柏，少加黄连、柴胡、苍术、黄芪、甘草，更加升麻；得汗则脉必下，乃火郁则发之意也。男妇四肢发热，肌肉热，筋痹热，骨髓中热，如火燎火烧，扪之令人亦热。四肢主属脾，脾者土也，热伏地中，此病多因血虚而得。又因胃虚，过食冷物、冰水无度，郁遏阳气于脾土中，经曰：火郁则发之，柴胡升阳汤。五心烦热，是火郁于地中，四肢，土也，心火下陷在脾土之中，故宜升发火郁，以火郁汤主之。手足心热，用栀子、香附、苍术、白芷、半夏、川芎末之，神曲糊丸。两手大热为骨厥，如在火中，可灸涌泉穴三壮立愈。《素问》：帝曰：人有四肢热，逢风寒如炙如火者何也？岐伯曰：是人者，阴气虚，阳气盛。四肢者，阳也，两阳相得，而阴气虚少，少水不能灭盛火，而阳独治，独治者，不能生长也，独胜而止耳。逢风如炙如火者，是人当肉烁也。仲景有三物黄芩汤，治妇人四肢烦热。小儿斑后馀热不退，痂不收敛，大便不行，是谓血燥，则当以阴药治之，因而补之，用清凉饮子通大便而泻其热。洁古云：凉风至而草木实，夫清凉饮子，乃秋风彻热之剂也。伤寒表邪入于里，日晡潮热，大渴引饮，谵语狂躁，不大便，是胃实，乃可攻之。夫胃气为热所伤，以承气汤泻其上实，元气乃得周流，承气之名，于此具矣。今世人以苦泄火，故备陈之。除热泻火，非甘寒不可，以苦寒泻火，非徒无益，而反害之。故有大热脉洪大，服苦寒剂而热不退者，加石膏。如症退而脉数不退，洪大而病有加者，宜减苦寒，加石膏。如大便软或泄者，加桔梗，食后服。此药误用，则其害非细，用者旋旋加之。如食少者，不可用石膏，石膏善能去脉数，如病退而脉数不退者，不治。肌热燥热，目赤面红，烦渴引饮，日夜不息，脉浮大而虚，重按全无，为血虚发热，症似白虎，唯脉不长实为辨也。误服白虎必危，宜当归二钱，黄芪一两，水煎服。有肾虚火不归经，游行于外而发热者，烦渴引饮，面目俱赤，遍舌生刺，两唇黑裂，喉间如烟火上冲，两足心如烙，痰涎壅盛，喘急，脉洪大而数无伦次，按之微弱者是也。宜十全大补汤，吞八味丸。或问燥热如此，复投桂、附，不为以火济火乎？曰：心包络相火附于右尺命门，男子以藏精，女子以系胞，因嗜欲竭之，而火无所附，故厥而上炎。桂、附与火同气也，而其味辛，能开腠理，致津液，通气道，据其窟宅而招之，同气相求，火必下降矣。且火从肾出者，是水中之火也。火可以水折，而水中之火，不可以水折，故巴蜀有火井焉，得水则炽，得火则熄，则桂、附者，固治相火之正药欤。杨仁斋云：凡壮热烦躁，用柴胡、黄芩、大黄解利之。其热乍轻而不退，盍用黄芩、川芎、甘草、乌梅作剂，或用黄连、生地黄、赤茯苓同煎，临熟入灯心一捻主之，其效亦速。盖川芎、生地黄皆能调血，心血一调，其热自退。其人脉涩，必有漱水之症，必有呕恶痰涎之证，必有两脚厥冷之证，亦必有小腹结急之证，或唾红，或鼻衄，此皆滞血作热之明验也。用药不止于柴胡、黄芩，当以川芎、白芷、桃仁、五灵脂、甘草佐之。大便秘结者，于中更加大黄、浓蜜，使滞血一通，黑物流利，则热不复作。东垣云：发热昼少而夜多，太阳经中尤甚。昼病则在气，夜病则在血，是足太阳膀胱血中浮热，微有气也。既病人大小便如常，知邪气不在脏腑，是无里证也。外无恶寒，知邪气不在表也。有时而发，有时而止，知邪气不在表，不在里，在经络也。夜发多而昼发少，是邪气下陷之深也。此杂证当从热入血室而论，泻血汤主之。丹溪治阴虚发热者，于血药四物汤亦分阴阳，血之动者为阳，芎、归主之。血之静者为阴，生地黄、芍药主之。若血之阴不足，虽芎、归辛温，亦在所不用。若血之阳不足，虽姜、桂辛热，而亦用之。与泻火之法，有正治，有从治，皆在临机应变。饮酒发热者，缘酒性大热有毒，遇身之阳气本盛，得酒则热愈炽，刚而又刚，阴气破散，阳气亦亡，故难治矣。然耗之未至于亡者，则犹可治。一富家子二十馀岁，四月间病发热，脉之浮沉皆无力而虚，热有往来，潮作无时，间得洪数之脉，随热进退，因知非外感之热，必是饮酒留毒在内，今因房劳，气血虚乏而病作。问之果得其情，遂用补气血药加葛根以解酒毒。服一帖微汗，反懈怠，热如故。因思是病气血皆虚，不禁葛根之散而然也。必得鸡矩子，方可解其毒，偶得干者少许，加于药中，其热即愈。治酒肉发热，青黛、瓜蒌仁、姜汁。又有服金石辛热者，甘草、乌豆汤下。火邪者，艾汤下。冷饮食者，干姜汤下。炙煿者，茶清、甘草汤下。三消、诸失血后、蓐劳、久痢、诸虚复发热者，皆非美证。有当直攻其发者，有不当专治其热者。因他病而发为热者也，当随证用药，不可一概求之。其他诸证作热，当自治其本病，即于本证药中，加入退热药。《元戎》谓参苏饮治一切发热，皆能作效，不必拘其所因。谓中有风药解表，有气药和中，则外感风寒及内积痰饮并可用也。而合四物汤名茯苓补心汤，尤能治虚热，则此方乃虚实表里兼治之剂，然不可过。如素有痰饮者，俟热退即以六君子汤调之。素阴虚者，俟热退即用三才丸之属调之。

治各有五：一治曰和。假令小热之病，当以凉药和之。和之不已，次用取。二治曰取。为热势稍大，当以寒药取之。取之不已，次用从。三治曰从。为势既甚，当以温药从之。为药气温也，味随所为。或以寒因热用，味通所用。或寒以温用，或以汗发之。不已，又用折。四治曰折。为病势极甚，当以逆制之。逆制之不已，当以下夺之。下夺之不已，又用属。五治曰属。为求其属以衰之。缘热深陷在骨髓间，无法可出，针药所不能及，故求其属以衰之。求属之法，是同声相应，同气相求。经曰：陷下者灸之。夫衰热之法，同前所云，火衰于戌，金衰于辰之类是也。如或又不已，当广其法而治之。譬如孙子之用兵，若在山谷则塞渊泉，在水陆则把渡口，在平川广野当清野千里。塞渊泉者，刺俞穴。把渡口者，夺病发时前。清野千里者，如肌羸瘦弱，宜广服大药以养正。治热以寒，温而行之有三，皆因大热在身，止用黄芪、人参、甘草，此三味者，皆甘温，虽表里皆热，燥发于内，扪之肌热于外，能和之，汗自出而解矣。此温能除大热之至理，一也。热极生风，乃左迁入地，补母以虚其子，使天道右迁顺行，诸病得天令行而必愈，二也。况大热在上，其大寒必伏于内，温能退寒，以助地气，地气者，在人乃胃之生气，使真气旺，三也。

〔**诊**〕 脉浮大而无力为虚。沉细而有力为实。沉细或数者死。病热有火者生，心脉洪是也。无火者死，沉细是也。浮而涩，涩而身有热者死。热而脉静者，难治。脉盛，汗出不解者死。脉虚，热不止者死。脉弱，四肢厥，不欲见人，食不入，利下不止者死。

潮　　热

潮热，有作有止，若潮水之来，不失其时，一日一发。若日三五发，即是发热，非潮热也。有虚有实，惟伤寒日晡发热，乃胃实，别无虚证。其馀有潮热者，当审其虚实。若大便坚涩，喜冷畏热，心下愊然，睡卧不着，此皆气盛，所谓实而潮热者也。轻宜参苏饮，重则小柴胡汤。若气消乏，精神憔悴，饮食减少，日渐尪羸，虽病暂去而五心常有馀热，此属虚证，宜茯苓补心汤、十全大补汤、养荣汤之类。病后欠调理者，八珍散主之。有潮热似虚，胸膈痞塞，背心疼痛，服补药不效者，此乃饮证随气而潮，故热随饮而亦潮，宜于痰饮门求之。外有每遇夜身发微热，病人不觉，早起动作无事，饮食如常，既无别证可疑，只是血虚，阴不济阳，宜润补之。茯苓补心汤。候热稍减，继以养荣汤、十全大补汤。脉滑，肠有宿食，常暮发热，明日复止者，于伤饮食门求之。湿痿夜热，以黄芩、黄柏、黄连、白芍药为末粥丸。潮热者，黄芩、生甘草。辰戌时发加羌活。午间发黄连。未时发石膏。申时发柴胡。酉时发升麻。夜间发当归梢。有寒者，加黄芪、参、术。分昼夜例见前发热门。

恶　　寒

振寒、气分寒、三焦寒、寒痹、血分寒、五脏寒。

经曰：恶寒战栗，皆属于热。又曰：战栗如丧神守，皆属于火。恶寒者，虽当炎月，若遇风霜，重绵在身，如觉凛凛战栗，如丧神守，恶寒之甚也。《原病式》曰：病热证而反觉自冷，此为病热，实非寒也。或曰：往往见有服热药而愈者，何也？曰：病热之人，其气炎上，郁为痰饮，抑遏清道，阴气不升，病热尤甚。积痰得热，亦为暂退，热势助邪，其病益深。或曰：寒势如此，谁敢以寒凉药与之，非杀而何？曰：古人遇战栗之证，有以大承气汤下燥粪而愈者。恶寒战栗，明是热证，但有虚实之分耳。昼则恶寒，是阴气上溢于阳分也。夜则恶寒，是阴血自旺于阴分也。有卫气虚衰，不能实表温分肉而恶寒者，丹溪用参、芪之类，甚者加附子少许，以行参、芪之气是也。有上焦之邪隔绝荣卫，不能升发出表而恶寒者，丹溪治一女子，用苦参、赤小豆为末，齑水吐后，用川芎、苍术、南星、黄芩、酒曲糊丸是也。有酒热内郁不得泄而恶寒者，丹溪治一人形瘦色黑，平生喜饮酒，年近半百，且有别馆，一日大恶寒战，且自言渴，却不能饮，其脉大而弱，唯右关稍实，略类弦，重取则涩，以黄芪一物，与干葛同煎与之，尽黄芪二两，干葛一两，脉得小，次日安。六月大热之气，反得大寒之病，气难布息，身凉脉迟，何以治之？曰：病有标本，病热为本，大寒为标，用凉则顺时而失本，用热则顺本而失时，故不从标本，而从乎中治。中治者何？用温是已。然既曰温，则不能治大寒之病。治大寒者，非姜、附不可。若用姜、附，又似非温治之例。然衰其大半乃止，脉得四至，馀病便无令治之足矣。虽用姜、附，是亦中治也，非温而何。经曰：用热远热，虽用之不当，然胜至可犯，亦其理也。丹溪治色目妇人，年近六十，六月内常觉恶寒战栗，喜炎火御绵，多汗如雨，其形肥肌厚，已服附子十余帖，浑身痒甚，两手脉沉涩，重取稍大，知其热甚而血虚也，以四物去川芎，倍地黄，加白术、黄芪、炒黄柏、生甘草、人参，每服一两重。方与一帖，腹大泄，目无视，口无言，知其病势深，而药无反佐之过也。仍用前药，热炒与之。盖借火力为向导，一帖利止，四帖精神回，十帖全安。又治蒋氏年三十馀，形瘦面黑，六月喜热恶寒，两手脉沉而涩，重取似数，以三黄丸下之，以姜汤每服三十粒，二十帖，微汗而安。妇人先病恶寒，手足冷，全不发热，脉八至，两胁微痛，治者便作少阳治之。阳在内伏于骨髓，阴在外致使发寒，治当不从内外，从乎中治也，宜以小柴胡调之，倍加姜枣。脾胃之虚，怠惰嗜卧，四肢不收，时值秋燥令行，湿热少退，体重节痛，口舌干，食无味，大便不调，小便频数，不嗜食，食不消，兼见肺病，洒淅恶寒，气惨惨不乐，面色恶而不和，乃阳气不伸故也，升阳益胃汤主之。背恶寒是痰饮。仲景云：心下有留饮，其人背恶寒，冷如冰。治法，茯苓丸之类是也。身前寒属胃。经云：胃足阳明之脉气虚，则身以前皆寒栗。治法宜针补，三里穴是也。手足寒者，厥也。掌中寒者，腹中寒。鱼上白肉有青血脉者，胃中有寒，理中之类治之。黄芪补胃汤，治表虚恶贼风。上焦不通，则阳气抑遏，而皮肤分肉无以温之，故寒栗。东垣升阳益胃汤，用升发之剂开发上焦，以伸阳明出外温之也。丹溪吐出湿痰，亦开发上焦，使阳气随吐升发出外温之也，故寒栗皆愈。

〔**振寒**〕　谓寒而颤振也。经云：阳明所谓洒洒振寒者，阳明者，午也，五月盛阳之阴也，阳盛而阴气加之，故洒洒振寒也。此当泻阳者也。又云：寒气客于皮肤，阴气盛，阳气虚，故为振寒寒栗。此当补阳者也。又云：厥阴在泉，风淫所胜，病洒洒振寒，治以辛凉。又云：阳明司天之政，清热之气，持于气交，民病振寒。四之气，寒雨降，病振栗。治视寒热轻重，多少其制。六脉中之下得弦细而涩，按之无力，腹中时痛，心胃相控睾隐隐而痛，或大便溏泄，鼻不闻香臭，清浊涕不止，目中泪出，喘喝痰嗽，唾出白沫，腰沉沉苦痛，项背胸胁时作痛，目中流火，口鼻恶寒，时时头痛目眩，苦振寒不止，或嗽或吐，或呕或哕，则发躁蒸蒸而热，如坐甑中，必得去衣居寒处，或饮寒水则便如故。其振寒复至，或气短促，胸中满闷而痛，如有膈咽不通，欲绝之状。甚则口开目瞪，声闻于外，而泪涕痰涎大作。其发躁方过，而振寒复至，或面白而不泽者，脱血也。悲愁不乐，情惨意悲，健忘，或善嚏，此风热大损寒水，燥金之复也。如六脉细弦而涩，按之空虚，此大寒证也，亦伤精气，以辛甘温热润之剂，大泻西北二方则愈。

〔**寒痹**〕　帝曰：人身非衣寒也，中非有寒气也，寒从中生者何？岐伯曰：是人多痹气也，阳气少阴气多，故身寒如从水中出。帝曰：人有身寒，汤火不能热，厚衣不能温，然不冻栗，是为何病？岐伯曰：是人者，素肾气胜，以水为事，太阳气衰，肾脂枯不长，一水不能胜两火。肾者水也，而生于骨，肾不生则髓不能满，故寒甚至骨也。所以不能冻栗者，肝一阳也，心二阳也，肾孤脏也，一水不能胜二火，故不能冻栗，名曰骨痹，是人当挛节也。治法当求之痹门。

〔气分寒〕　桂枝加附子汤，桂枝加芍药人参新加汤。

〔血分寒〕　巴戟丸、神珠丸。

〔三焦寒①〕　上焦寒：陈皮、厚朴、藿香、胡椒，理中丸、铁刷汤、桂附丸。中焦寒：白术、干姜、丁香，大建中汤、二气丹、附子理中丸。下焦寒：肉桂、附子、沉香，八味丸、还少丹、天真丹。海藏云：下焦寒，四逆例。干姜味苦，能止而不行，附子味辛，能行而不守，泄小便不通。二药皆阳，气化能作小便。若姜、附、术三味，内加茯苓以分利之为佳。附生用而不炮，则无火力，热则行而不止，兼以水多煎，少则热直入下焦。

〔五脏寒②〕　五脏寒方：肝寒，双和汤。心寒，定志丸、菖蒲丸。脾寒，益黄散。肺寒，小青龙汤。肾寒，八味丸。通治大寒，四逆汤、大已寒丸、沉香桂附丸。

王太仆云：小寒之气，温以和之。大寒之气，热以取之。甚寒之气，则下夺之。夺之不已，则逆折之。折之不尽，则求其属以衰之。东垣云：治寒以热，凉而行之有三：北方之人，为大寒所伤，其足胫胀，乃寒胜则浮，理之然也。若火炙汤浴，必脱毛见骨，须先以新汲水浴之，则时见完复矣。更有大寒冻其面或耳，若近火汤，必脱皮成疮，须先于凉房处浴之，少时以温手熨烙，必能完复。此凉而行之，除其大寒之理，一也。大寒之气，必令母实，乃地道左迁入肺，逆行于天，以凉药投之，使天道右迁而顺天令，诸病得天令行而必愈，二也。况大寒在外，其大热伏于地下者，乃三焦包络天真之气所居之根蒂也。热伏于中，元气必伤，在人之身乃胃也，以凉药和之，则元气充盛而不伤，三也。

往来寒热

凡病多能为寒热，但发作有期者疟也，无期者诸病也。〔内因〕　经云：荣之生病也，寒热少气，血上下行。小柴胡与四物各半汤。〔外因〕　经云：风气盛于皮肤之间，内不得通，外不得泄，风者善行而数变，腠理开则洒然寒，闭则热而闷，其寒也则衰饮食，其热也则消肌肉，故使人怢栗而不能食，名曰寒热。又云：因于露风，乃生寒热。又云：风盛为寒热。解风汤、防风汤。〔肺〕　经云：脉之至也，喘而虚，名曰肺痹，寒热，得之醉而使内也。又曰：肺脉微急，为肺寒热。〔脾〕　经云：脾脉小甚为寒热。〔太阳〕　经云：三阳为病发寒热。〔阳维〕　经云：阳维为病苦寒热。〔火热攻肺〕　经云：少阴司天，热气下临，肺气上从，喘呕寒热。又云：少阳司天，火气下临，肺气上从，寒热胕肿。又云：少阴司天，热淫所胜，寒热，皮肤痛。又云：岁木不及，燥乃大行，复则病寒热，疮疡。治以寒剂。〔寒热相错〕　经云：阳明司天之政，天气急，地气明，民病寒热发暴。三之气，燥热交合，民病寒热。又云：阳明司天，燥气下临，肝气上从，民病寒热如疟。又云：少阴司天之政，四之气，寒热互至，民病寒热。治视寒热多少其制。皮寒热者，不可附席，毛发焦，鼻槁腊，不得汗，取三阳之络，以补手太阴。肌寒热者，肌痛，毛发焦而唇槁腊，不得汗，取三阳于下，以去其血者，补足太阴，以出其汗。骨寒热者，病无所安，

---

① 三焦寒：原脱，据“恶寒”下小注补。

② 五脏寒：原脱，据“恶寒”下小注补。

汗注不休。齿未槁，取其少阴于阴股之络；齿已槁，死不治。骨厥亦然。无汗而寒热者，属表可治。寒热汗出不休，骨寒热者，已入骨髓，故难治也。灸寒热之法，先灸项大椎，以年为壮数，王注云：如患人之年数。次灸橛骨，以年为壮数。尾穷谓之橛骨。视背腧陷者灸之，膏肓等腧陷者，为筋骨之间陷中也。王注：以背胛骨际有陷处也。举臂肩上陷者灸之，肩髃穴也。两季胁之间灸之，京门穴也。外踝上绝骨之端灸之，阳辅穴也。足小指、次指间灸之，侠溪穴也。腨下陷脉灸之，承筋穴也。外踝后灸之，昆仑穴也。缺盆骨上切之坚动如筋者灸之，当随其所有而灸之。膺中陷骨间灸之，天突穴也，未详是否。掌束骨下灸之，阳池穴也，未详是否。脐下关元三寸灸之，毛际动脉灸之，气冲穴也。膝下三寸分间灸之，三里穴也。足阳明跗上动脉灸之，冲阳穴也。巅上一灸之。百会穴也。凡当灸二十九处，灸之不已者，必视其经之过于阳者，数刺其俞而药之。按：项大椎至巅上一灸之，二十九处也。已上出“骨空论”。邪在肺，则病皮肤痛，寒热，上气喘，汗出，咳动肩背，取之膺中外腧，背三节五脏之傍，以手疾按之快然，乃刺之，取之缺盆中以越之。小腹满大，身时寒热，小便不利，取足厥阴。络病者，善太息，口苦，下利，寒热，取阳陵泉。病风，且寒且热，汗出，一日数过，先刺诸分理络脉；汗出且寒且热，三日一刺，百日而已。凡刺寒热，皆多血络，必间日而一取之，血尽乃止，乃调其虚实。寒热，五处及天柱、风池、腰腧、长强、大杼、中膂、内俞、上窌、龂交、上脘、关元、天牖、天容、合谷、阳谿、关冲、中渚、阳池、消泺①、少泽、前谷、腕骨、阳谷、少海、然谷、至阴、昆仑主之。身寒热，阴都主之。寒热，刺脑户。风寒热，液门主之。心如悬，阴厥，脚腨后廉急，不可前却，癃癖便脓血，足跗上痛，舌卷不能言，善笑，心下痞，四肢倦，溺青、赤、白、黄、黑，青取井，赤取荥，黄取输，白取经，黑取合。血痔泄，后重，腹痛如癃状，卧仆必有所扶持，及失气涎出，鼻孔中痛，腹中常鸣，骨寒热无所安，汗出不休，复溜主之。骨寒热，溲难，肾腧主之。肺寒热，呼吸不得卧，上气，呕沫，喘，气相追逐，胸满胁膺急，息难，振栗，脉鼓，气鬲，胸中有热，支满，不嗜食，汗不出，腰脊痛，肺俞主之。咳而呕，鬲寒，食不下，寒热，皮肉肤痛，少气不得卧，胸满支两胁，鬲上兢兢，胁痛腹䐜，胃脘暴痛，上气，肩背寒痛，汗不出，喉痹，腹中痛，积聚，默默然嗜卧，怠惰不欲动，身常湿湿，一作温。心痛无可摇者，鬲俞主之。咳而胁满急，不得息，不得反侧，腋胁下与脐相引，筋急而痛，反折，目上视，眩，耳中翛然，肩项痛，惊狂，衄，少腹满，目䀮䀮生白翳，咳引胸痛，筋寒热，唾血，短气，鼻酸，肝俞主之。寒热食多身羸瘦，两胁引痛，心下贲痛，心如悬，下引脐，少腹急痛，热，面急，一作黑。目䀮䀮，久喘咳少气，溺浊赤，肾俞主之。寒热，咳呕沫，掌中热，虚则肩背寒栗，少气不足以息，寒厥，交两手而瞀，口沫出。实则肩背热痛，汗出，暴四肢肿，身湿摇肘寒热，饥则烦，饱则善面色变，一作痈。口噤不开，恶风泣出，列缺主之。寒热，胸背急，喉痹，咳上气喘，掌中热，数欠伸，汗出，善忘，四肢厥逆，善笑，溺白，列缺主之。胸中膨膨然，甚则交两手而瞀，暴痹喘逆，刺经渠及天府，此谓之大腧。肺系急，胸中痛，

① 泺：原作“烁”，据文义改。

恶寒，胸满悒悒然，善呕胆汁，脑中热，喘，逆气，气相追逐，多浊唾，不得息，肩背风汗出，面腹肿，鬲中食噎不下，喉痹，肩息肺胀，皮肤骨痛，寒热烦满，中府主之。寒热，目䀮䀮，善咳，喘逆，通谷主之。烦心咳，寒热善哕，劳宫主之。寒热，唇口干，身热喘息，目急痛，善惊，三间主之。一本云：寒热，心背引痛胸中，不得息，咳唾血涎，烦中善饥，食不下，咳逆，汗不出，如疟状，目泪出，悲伤，心腧主之。寒热善呕，商丘主之。呕，厥寒，时有微热，胁下支满，喉痛嗌干，膝外廉痛，淫泺胫痠，腋下肿，马刀瘘，肩肿吻伤痛，大冲主之。寒热头痛，喘喝，目不能视，神庭主之。其目泣出，头不痛者，听会取之。寒热，头痛如破，目痛如脱，喘逆烦满，呕吐流汗，头维主之。寒热，胸满头痛，四肢不举，腋下肿，上气，胸中有声，喉中鸣，天池主之。寒热头痛，水沟主之。寒热善怖，头重足寒，不欲食，脚挛，京骨主之。下部寒，热病汗不出，体重，逆气，头眩痛，飞阳主之。肩背痛，寒热，瘰疬绕颈，有大气，暴聋，气蒙瞀，耳目不开，头颔痛，泪出，目鼻衄，不得息，不知香臭，风眩，喉痹，天牖主之。寒热痠痛，四肢不举，腋下肿，马刀挟瘿，髀膝胫骨淫泺，痠痹不仁，阳辅主之。寒热，颈瘰疬，咳呼吸，灸手三里，左取右，右取左。寒热，颈瘰疬，大迎主之。寒热瘰疬，胸中满，有大气，缺盆中满痛者死。外溃不死。肩引项不举，缺盆中痛，汗不出，喉痹，咳嗽血，缺盆主之。寒热，颈瘰疬，肩痛不可举臂，臑腧主之。寒热，颈瘰疬，耳鸣无闻，痛引缺盆，肩中热痛，手臂不举，肩贞[1]主之。寒热瘰疬，目不明，咳上气唾血，肩中腧主之。寒热，颈腋下肿，申脉主之。寒热，颈颔肿，后溪主之。胸中满，耳前痛，齿热痛，目赤痛，颈肿，寒热，渴饮辄汗出，不饮则皮干热烦，曲池主之。振寒，小指不用，寒热汗不出，头痛，喉痹，舌急卷，小指之间热，口中热，烦心，心痛，臂内廉痛，聋，咳，瘈疭，口干，头痛不可顾，少泽主之。振寒寒热，肩臑肘臂头痛，不可顾，烦满身热，恶寒，目赤痛眦烂，生翳膜，暴痛，鼽衄，耳聋，臂重痛，肘挛，痂疥，胸[2]满引臑，泣出而惊，颈项强，身寒，头不可顾，后溪主之。振寒寒热，颈项肿，实则肘挛，头眩痛，狂易，虚则生疣，小者痂疥，支正主之。寒热，悽厥鼓颔，承浆主之。肩痛引项，寒热，缺盆主之。身热汗不出，胸中热满，天窌主之。寒热肩肿，引胛中肩臂痠痛，臑腧主之。臂厥，肩膺胸满痛，目中白翳，眼青转筋，掌中热，乍寒乍热，缺盆中相引痛，数咳喘不得息，臂内廉痛，上鬲饮已烦满，太渊主之。寒热，腹䐜央央然，不得息，京门主之。善啮颊齿唇，热汗不出，口中热痛，冲阳主之。胃脘痛，时寒热，皆主之。寒热篡反出，承山主之。寒热篡后出，瘈疭，脚腨痠重，战栗不能久立，脚急肿痛，跗筋足挛，少腹痛引喉嗌，大便难，承筋主之。寒热胫肿，丘墟主之。寒热，痹胫不收，阳交主之。跟厥膝急，腰脊痛引腹，篡阴股热，阴暴痛，寒热膝痠重，合阳主之。寒热解懒，一作烂。淫泺胫痠，四肢重痛，少气难言，至阳主之。寒热，腰痛如折，束骨主之。寒热骨痛，玉枕主之。黄帝曰：人之善病寒热，何以候之？少俞答曰：小骨弱肉者，善病寒热。黄帝曰：何以候骨之大小，肉之坚脆，色之不一也？少俞答

---

① 贞：原作“真”，据文义改。
② 胸：原作“脑”，形误，据《外台秘要》改。

曰：颧骨者，骨之本也。颧大则骨大，颧小则骨小。皮肤薄而其肉无䐃，其臂濡濡然，其地色炲然，不与天同色，污然独异，此其候也。然臂薄者，其髓不满，故善病寒热也。问曰：病者有洒淅恶寒，而复发热者何也？曰：阴脉不足，阳往从之，阳脉不足，阴往乘之。何谓阳不足？假令寸口脉微，名曰阳不足，阴气上入阳中，则洒淅恶寒也。何谓阴不足？假令尺脉弱，名曰阴不足，阳气下陷入阴中，则发热也。凡治寒热用柴胡之属者，升阳气使不下陷入阴中，则不热也。用黄芩之属者，降阴气使不得上入阳中，则不寒也。上俱《灵》《素》《难》《甲乙》《金匮》之文，备载之者，以世医书多不列寒热门，仅仅《纲目》有之，又止针法，少用药之方。然知针所取之经络，则知药之所取，亦犹是矣。吾非不能一一以药代之，但不欲印定后人眼目。仲景曰：妇人中风七八日，续得寒热，发作有时，经水适断，此为热入血室，其血必结，故使如疟状，发作有时，小柴胡汤主之。小柴胡加减法：如寒热往来，经水不调，去半夏，加秦艽、芍药、当归、知母、地骨皮、牡丹皮、川芎、白术、茯苓。如小柴胡汤与四物汤各半，名调经汤。无孕呕者，加半夏。无汗者，加柴胡。恶寒者，加桂。有汗者，加地骨皮。嗽者，加紫菀。通经，加京三棱、广茂。劳者，加鳖甲。完颜小将军病寒热间作，腕后有斑三五点，鼻中微血出，两手脉沉涩，胸膈四肢，按之殊无大热，此内伤寒也。问之，向者卧殿角伤风，又渴饮冰酪水，此外感者轻，内伤者重，外从内病俱为阴也。故先斑后衄，显内阴证。寒热间作，脾亦有之，非徒少阳之寒热也。与调中汤数服而愈。《脉经》云：大肠有宿食，寒栗发热，有时如疟，轻则消导，重则下之。当求之伤食门。血中风气，体虚发渴，寒热，地骨皮散。寒热体瘦，肢节疼痛，口干心烦，柴胡散。产后往来寒热，柴胡四物汤、黄芪丸。师尼寡妇，独阴无阳，欲心萌而不遂，阴阳交争，寒热互作，全类温疟，久则成劳，其肝脉弦长而上鱼际，宜抑阴地黄丸。结热在里，往来寒热者，大柴胡汤。武阳仇天祥之子，病发寒热，诸医作骨蒸劳治之，半年病甚。戴人往视之，诊其手脉，尺寸皆潮于关，关脉独大。戴人曰：肺痈也。问其乳媪，曾有痛处？乳媪曰无。戴人令儿去衣，举其两手，观其两胁下，右胁稍高。戴人以手侧按之，儿移身避之，按其左胁则不避。戴人曰：此肺部有痈，已吐脓矣。

〔诊〕　寸口脉沉而喘，曰寒热。脉沉数细散者，寒热也。沉细为寒，数散为热。脉涩洪大，寒热在中。尺肤烘然，先热后寒，寒热也。言初扪尺肤则热，久之则寒也。尺肤先寒，久之而热者，亦寒热也。言初扪尺肤则寒，久之则热也。寒热夺形，脉坚搏，是逆也。尺肉热者，解㑊安卧，脱肉者寒热，不治。诊寒热，赤脉上下贯瞳子，见一脉，一岁死；见一[①]脉半，一岁半死；见二脉，二岁死；见二脉半，二岁半死；见三脉，三岁死。见赤脉，不下贯瞳子，可治也。寒热病者，平旦死。

外热内寒外寒内热

仲景云：病人身大热，反欲得近衣者，热在皮肤，寒在骨髓也。《活人》云：先与桂枝汤治寒，次与小柴胡汤治热也。又云：病人身大寒，反不欲近衣者，寒在皮肤，热在骨髓也。《活人》云：先与白虎加人参汤治热，次与桂枝麻黄各半汤以

① 一：原脱，据文义补。

解其外。

上热下寒上寒下热

《脉经》云：热病所谓阳附阴者，腰以下至足热，腰以上寒，阴气下争还心腹满者死。所谓阴附阳者，腰以上至头热，腰以下寒，阴气上争还得汗者生。《灵枢经》云：上寒下热，先刺其项太阳，久留之，已刺则熨项与肩胛，令热下合乃止，此所谓推而上之者也。上热下寒，视其虚脉而陷之于经络者取之，气下乃止，此所谓引而下之者也。东垣云：另有上热下寒。经曰：阴病在阳，当从阳引阴，必须先去[①] 络脉经隧之血。若阴中火旺，上腾于天，致六阳反不衰而上充者，先去五脏之血络，引而下行，天气降下，则下寒之病自去矣。慎勿独泻其六阳，此病阳亢，乃阴火之邪滋之，只去阴火，只损血络经隧之邪，勿误也。圣人以上热下寒，是有春夏无秋冬也。当从天外引阳下降入地中，此症乃上天群阴火炽，而反助六阳不能衰退，先于六阳中决血络出血，使气下降，三阴虽力微，能逐六阳下行，以阴血自降故也。亦可谓老阳变阴之象也。故经云：上热下寒，视其虚脉下陷于经络者取之，此所谓引而下之也。但言络脉皆是也。病大者，三棱针决血，去阳中之热，热者，手太阳小肠中留火热之邪，致此老阳不肯退化为阴而下，故先决去手太阳之热血，使三阴得时之用而下降，以行秋令，奉收道下入地中而举藏也。乃泻老阳在天不肯退化行阴道者也。至元戊辰春，中书参政杨公正卿，年逾七十，病面颜郁赤，若饮酒状，痰稠粘，时眩运，如在风雾中，一日会都堂，此症忽来，复加目瞳不明，遂归。命予诊候，两寸脉洪大，尺脉弦细无力，此上热下寒明矣。欲药之，为高年气弱不任。记先师所论，凡上热譬犹鸟巢高颠，射而取之，即以三棱针于颠前髪际，疾刺二十余，出紫黑血约二合许，即时头目清利，诸苦皆去，自后不复作。中书左丞姚公茂六旬有七，宿有暗风，至元戊申末，因酒病发，头面赤肿而痛，耳前后肿尤甚，胸中烦闷，嗌咽不利，身半已下皆寒，足胫尤甚，由是以床相接作坑，身半已上常卧于床，饮食减少，精神困倦而体痛。命予治之，诊得脉浮数，按之弦细，上热下寒明矣。《内经》云：热胜则肿。又曰：春气者，病在头。《难经》云：畜则肿热，砭射之也。盖取其易散，故遂于肿上约五十余刺，出血紫黑约一杯数，顷时疼痛消散。又于气海中大艾灸百壮，乃助下焦阳虚，退其阴寒。次于三里二穴各灸三七壮，治足胻下寒，引导阳气下行故也。遂制一方，名曰既济解毒汤，以热者寒之。然病有高下，治有远近，无越于此。以黄芩、黄连苦寒，酒制为引，用泻其上热。桔梗、甘草辛甘温升，佐诸苦药治其热。柴胡、升麻苦平，味薄者也，阳中之阳，散发上热。连翘苦辛平，散结消肿。当归辛温，和血止痛。酒煨大黄苦寒，引苦性上行止烦热。投剂之后，肿散痛减，大便利。再服，减大黄。慎言语，节饮食，不旬日良愈。

疟

《内经》论病诸篇，唯“疟论”最详，语邪则风寒暑湿四气，皆得留着而病疟。论邪入客处所，则有肠胃之外，荣气之舍，脊骨之间，五脏募原，与入客于脏腑浅深不同。语其病状，则分寒热先后，遇寒热之多寡，则因反时而病，以应令气生长化收藏之变，此皆外邪所致者也。及乎语温疟在脏者，止以风寒中于肾。语瘅疟

---

① 去：原作“由”，据《脾胃论》改。

者，止以肺素有热。然冬令之寒，既得以中于肾，则其馀四脏令气之邪，又宁无入客于所属之脏者乎。既肺本气之热为疟，则四脏之气郁而为热者，又宁不似肺之为疟乎。此殆举一隅，可以三隅反也。故陈无择谓内伤七情，饥饱房劳，皆得郁而蕴积痰涎，其病气与卫气并则作疟者，岂非用此例以推之欤。夫如是，内外所伤之邪皆因其客在荣气之舍，故疟有止发之定期。荣气有舍，犹行人之有传舍也。故疟荣卫之气，日行一周，历五脏六腑十二经络之界分，每有一界分，必有其舍，舍有随经络沉内薄之疟邪，故与日行之卫气相集则病作，离则病休。其作也，不惟脉外之卫虚并入于阴，《灵枢》所谓足阳明与荣俱行者，亦虚以从之。阳明之气虚，则天真因水谷而充大者亦暂衰。所以疟作之际，禁勿治刺，恐伤胃气与天真也。必待阴阳并极而退，其荣卫天真胃气离而复集，过此邪留所客之地，然后治之。或当其病未作之先，迎而夺之。丹溪谓疟邪得于四气之初，弱者即病，胃气强者，伏而不得动，至于再感，胃气重伤，其病乃作。此谓外邪必用汗解，虚者先以参术实胃，加药取汗，唯足厥阴最难得汗，其汗至足方佳。大率取汗，非用麻黄辈，但开郁通经，其邪热即散为汗矣。又云：疟发于子半之后，午之前，是阳分受病，其病易愈。发于午之后，寅之前，阴分受病，其病难愈。必分受病阴阳气血药以佐之，观形察色以别之。盖尝从是法，而治形壮色泽者，病在气分，则通经开郁以取汗。色稍夭者，则补虚取汗。挟痰者，先实其胃一二日，方服劫剂。形弱色枯者，则不用取汗，亦不可劫，但补养以通经调之。其形壮而色紫黑者，病在血分，则开其阻滞。色枯者，补血调气。夫如是者，犹为寻常之用。至于取汗不得汗，理血而汗不足，若非更求药之切中病情，直造邪所着处，何能愈之乎。经云：夏伤于暑，秋必痎疟。暑者，季夏也，季夏者，湿土也，君火持权，不与之子，暑湿之令不行也。湿令不行，则土亏矣。所胜妄行，木气太过，少阳旺也。所生者受病，则肺金不足，所不胜者侮之，故水得以乘之土分。土者，坤也，坤土，申之分，申为相火，水入于土，则水火相干，阴阳交争，故为寒热。兼木气终见三焦，是二少阳相合也。少阳在湿土之分，故为寒热。肺金不足，洒淅寒热。此皆往来未定之气也，故为痎疟，久而不愈。疟不发于夏，而发于秋者，以湿热在酉之分，方得其权，故发于大暑以后也。在气则发早，在血则发晏，浅则日作，深则间日。或在头项，或在背中，或在腰脊，虽上下远近之不同，在太阳一也。或在四肢者，风淫之所及，随所伤而作，不必尽当风府也。先寒而后热者，谓之寒疟。先热而后寒者，谓之温疟。二者不当治水火，当从乎中治。中治者，少阳也。渴者，燥胜也。不渴者，湿胜也。疟虽伤暑，遇秋而发，其不应也。秋病寒甚，太阳多也。冬寒不甚，阳不争也。春病则恶风，夏病则多汗。汗者，皆少阳虚也。其病随四时而作，异形如此。又有得之于冬，而发之于暑，邪客于肾，足少阴也。有藏之于心，内热熏于肺，手太阴也。至于少气烦冤，手足热而呕，但热而不寒，谓之瘅疟，足阳明也。治之奈何？方其盛也，勿敢必毁，因其衰也。治法，易老疟论备矣。易老云：夏伤于暑，湿热闭藏而不能发泄于外，邪气内行，至秋而发为疟也。初不知何经受病，随其受而取之。有中三阳者，有中三阴者，经中邪气，其证各殊，同伤寒论之也。五脏皆有疟，其治各异。肺疟，令人心寒，寒甚热，热间善惊，如有所见者，桂枝加芍药汤。心疟，令人烦心甚，欲得清水，反寒多不甚热，桂枝黄芩汤。肝疟，令人色苍苍然，太息，其状若死者，四逆汤、通脉四逆汤。脾疟，令人寒，腹中痛，热则肠中鸣，鸣已汗出，小建中汤、芍药甘草汤。肾疟，令人洒洒然，腰脊痛宛转，大便难，目眴眴然，手足寒，桂枝加当归芍药汤。足太阳之疟，令人腰痛头重，寒从背起，先寒后热，熇熇暍暍然，热止汗出，难已，羌活加生地黄汤、小柴胡加桂汤。足少阳之疟，令人身体解㑊，寒不甚，热不甚，恶见人，见人心惕惕然，热多汗出甚，小柴胡汤。足阳明之疟，令人先寒，洒淅洒淅，寒甚久乃热，热去汗出，喜见日月光火气乃快然，桂枝二白虎一、黄芩芍药加桂汤。足太阴之疟，令人不乐，好太息，不嗜食，多寒热汗出，病至则善呕，呕已乃衰，小建中汤、异功散。足少阴之疟，令人呕吐甚，多寒热，热多寒少，欲闭户牖而处，其病难已，小柴胡加半夏汤。足厥阴之疟，令人腰痛，少腹满，小便不利如癃状，非癃也，数便，噫，恐惧，气不足，腹中悒悒，四物柴胡苦楝附子汤。在太阳经者，谓之风疟，治多汗之。在阳明经者，谓之热疟，治多下之。在少阳经者，谓之风热疟，治多和之。此三阳受病，皆谓暴疟也。发在夏至后处暑前者，此乃伤之浅者，近而暴也。在阴经者，则不分三经，皆谓之温疟，宜以太阴经论之。其发处暑后冬至前者，此乃伤之重者，远而深也。痎疟者，老疟也，故谓之久疟。疟疾处暑前发，头痛项强，脉浮恶风有汗，桂枝羌活汤。疟疾头痛项强，脉浮恶寒无汗，麻黄羌活汤。发疟如前证而夜发者，麻黄黄芩汤。桃仁散血缓肝，夜发乃阴经有邪，此汤散血中风寒也。疟疾身热目痛，热多寒少，脉长，睡卧不安，先以大柴胡汤下之，微利为度。如下过微邪未尽者，宜白芷汤以尽其邪。疟无他证，隔日发，先寒后热，寒少热多，宜桂枝石膏汤。疟寒热大作，不论先后，此太阳阳明合病也，谓之大争。寒作则必战动，经曰热胜则动也。发热则必汗泄，经曰汗出不愈，知为热也。阳盛阴虚之证，当实内治外，不治，恐久而传入阴经也，桂枝芍药汤主之。如前药服之，寒热转大者，知太阳、阳明、少阳三阳合病也，宜桂枝黄芩汤和之。服药已，如外邪已罢，内邪未已，再诠下药。从卯至午时发者，宜大柴胡汤下之。从午至酉发者，知邪在内也，宜大承气汤下之。从酉至子发者，或至寅时发者，知邪在血也，宜桃仁承气汤下之。前项下药，微利为度，更以小柴胡汤彻其微邪之气。大法：先热后寒者，小柴胡汤。先寒后热者，小柴胡加桂枝汤。多热但热者，白虎加桂枝汤。多寒但寒者，柴胡桂姜汤。此以疟之寒热多少定治法也。若多寒而但有寒者，其脉或洪实，或滑，当作实热治之。若便用桂枝，误也。如或多热而但有热者，其脉或空虚，或微弱，当作虚寒治之。若便用白虎，亦误也。所以欲学者，必先问其寒热多少，又诊脉以参之，百无一失矣。仲景云：疟脉自弦，弦数者多热，弦迟者多寒，弦小紧者可下之，弦迟者可温之，弦紧者可发汗及针灸也，浮大者可吐之，弦数者风疾发也，以饮食消息止之。阴气孤绝，阳气独发，则热而少气烦冤，手足热而欲呕，名曰瘅疟。若但热不寒者，邪气内藏于心肺，外舍于分肉之间，令人消烁脱肉。又云：温疟者，其脉如平，身无寒但热，骨节疼烦，时时呕逆，以白虎加桂枝汤主之。疟多寒者，名曰牝疟，蜀漆散主之。外台牡蛎汤亦主之。予弱冠游乡校时，校师蒋先生之内，患牝疟身痛，逾月不瘥，困甚。时予初知医，延予诊治，告以医欲用姜、附温之。予曰：溽暑未衰，明系热邪，安得寒而温之。经云：阳并于阴则阴实而阳虚，阳明虚则寒栗鼓颔也。巨阳虚则腰背头项痛，三阳俱虚则阴气胜，阴气胜则骨寒而痛。寒生于内，故中外皆寒，此所云寒，乃阴阳交争互作之寒，非真寒也，岂得用桂、附温之。乃处一方，以柴胡、升麻、葛根、羌活、防风补三阳之虚，升之也，何曰补？曰虚亦非真虚，以陷入阴分而谓之虚，故升之即补矣。以桃仁、红花引入阴分，而取阳以出还于阳分，以猪苓分隔之，使不复下陷，一剂而病良已。疟病发渴，小柴胡去半夏加栝蒌根汤。亦治劳疟。张子和法：白虎加人参汤、小柴胡汤、五苓散、神佑丸。服前三服未动，次与之承气汤，甘露饮调之，人参柴胡饮子补之。在上者，常山饮吐之。刘立之法：先当化痰下气，调理荣卫。草果平胃散、理中汤加半夏、藿香正气散、不换金正气散、对金饮子，皆要药也。俟荣卫正，方进疟药。杨仁斋法：风疟自感风而得，恶风自汗，烦躁头疼，转而为疟。风，阳气也，故先热后寒，可与解散风邪，如川芎、白芷、青皮、紫苏之类，或细辛、槟榔佐之。温疟一证，亦先热后寒，此为伤寒坏病，与风疟大略则同，热多寒少，小柴胡汤。热少寒多，小柴胡汤内加官桂。寒疟自感寒而得，无汗恶寒，挛痛面惨，转而为疟。寒，阴气也，故先寒后热，可与发散寒邪，生料五积散、增桂养胃汤，或良姜、干姜、官桂、草果之类，甚则姜附汤，附子理中汤。暑疟者，暑胜热多得之，一名瘅疟。阴气独微，阳气独发，但热不寒，里实不泄，烦渴且呕，肌肉消铄，用小柴胡汤、香薷散，呕者缩脾饮加生姜温服，下消暑丸。热多燥甚者，少与竹叶汤。常山、柴胡，于暑证最便。湿疟者，冒袭雨湿，汗出澡浴得之，身体痛重，肢节烦疼，呕逆胀满，用五苓散、除湿汤加苍术、茯苓辈。寒多者，术附汤最良。牝疟者，久受阴湿，阴盛阳虚，阳不能制阴，所以寒多不热，气虚而泄，凄惨振振，柴胡桂姜汤，减半黄芩，加半夏。食疟，一名胃疟，饮食无节，饥饱有伤致然也。凡食啖生冷，咸藏鱼盐肥腻，中脘生痰，皆为食疟。其状苦饥而不能食，食则中满，呕逆腹痛，青皮、陈皮、半夏、草果、缩砂、白豆蔻作剂，或四兽汤下红丸子。瘴疟，挟岚瘴溪源蒸毒之气致然也。自岭以南，地毒苦炎，燥湿不常，人多瘴疟。其状：血乘上焦，病欲来时，令人迷困，甚则发躁狂妄，亦有哑不能言者。皆由败血瘀于心，毒涎聚于脾，坡仙指为脾胃实热所致，又有甚于伤暑之疟耳。治之须用凉膈疏通大肠；小柴胡加大黄，治瘴木香丸，观音丸，皆为要药。戴复庵法：不问寒热多少，且用清脾饮，草果饮，二陈汤加草果，生料平胃散加草果、前胡。初发之际，风寒在表，虽寒热过后而身体常自疼，常自畏风，宜草果饮；或养胃汤，每服加川芎、草果各半钱。热少者进取微汗；寒多者宜快脾汤，或养胃汤，每服更加草果半钱。服药后寒仍多者，养胃汤，每服加熟附、官桂各半钱。独寒者尤宜。不效则七枣汤。热多者，宜驱疟饮或参苏饮，每服加草果半钱。大热不除，宜小柴胡汤，渴甚则佐以五苓散，入辰砂少许。独热无寒，宜小柴胡汤。热虽剧不甚渴者，于本方加桂四分。热多而脾气怯者，柴朴汤。寒热俱等者，常服宜如上项二陈汤、平胃散加料之法。发日进，柴胡桂姜汤，候可截则截之。有独热用清脾饮效者，内烦增参作一钱。食疟，乃是饮食伤脾得之，或疟已成而犹不忌口，或寒热正作时吃食，其人噫气吞酸，胸膈不利。宜生料平胃散，每服加草果、砂仁各半钱，仍佐以红丸子、七香丸。暑疟，其人面垢口渴，虽热已过后，无事之时，亦常有汗，宜养胃汤一帖，香薷饮一帖，和匀作二服。渴甚汗出多者，加味香薷饮，间进辰砂五苓散。不问已发未发，其人呕吐，痰食俱出，宜多服二陈汤，加草果半钱。又恐伏暑蕴结为痰，宜消暑丸。按：戴院使处元末国初大乱之后，草昧之初，故其用药多主温热，医者当更斟酌于天时方土物情之间，而得其宜，以为取舍可也。仲景、易老治疟法晰矣，然用之外因暑邪，病在盛热之时为宜，若深秋凄清之候，与七情痰食诸伤，未可泥也，故又备诸治法。然暑月之疟，必脉浮有表证，始可用麻、桂、羌活等表药。脉洪数长实有热证，始可用白虎等药。脉沉实有里证，始可用大柴胡、承气等药。若弦细芤迟，四肢倦怠，饮食少进，口干，小便赤，虽得之伤暑，当以清暑益气汤、十味香薷饮投之，虽人参白虎非其治也。至于内外俱热，烦渴引饮，自汗出而不衰，虽热退后脉长实自如，即处暑后进白虎何害，是又不可泥矣。《澹寮》云：用药多一冷一热，半熟半生，分利阴阳。按：局方交解饮子，即半熟半生之例也。东垣云：秋暮暑气衰，病热疟，知其寒也，《局方》用双解饮子是已。治瘴疟尤妙。邑令刘蓉川先生，深秋患疟而洞泄不止，问予以先去其一为快，予以此方投之，一服而二病俱愈。外祖母虞太孺人，年八十馀，夏患疟，诸舅以年高不堪，惧其再发，议欲截之。予曰：欲一剂而已亦甚易，何必截乎。乃用柴胡、升麻、葛根、羌活、防风之甘辛气清以升阳气，使离于阴而寒自已，以知母、石膏、黄芩之苦甘寒引阴气下降，使离于阳而热自已，以猪苓之淡渗分利阴阳，使不得交并，以穿山甲引之，以甘草和之，果一剂而止。故赵以德云：尝究《本草》，知母、草果、常山、甘草、乌梅、槟榔、穿山甲，皆言治疟。集以成方者，为知母性寒，入足阳明药，将用治阳明独盛之火热，使其退就太阴也。草果性温燥，治足太阴独盛之寒，使其退就阳明也。二经合和，则无阴阳交错之变，是为君药也。常山主寒热疟，吐胸中痰结，是为臣药也。甘草和诸药，乌梅去痰，槟榔除痰癖、破滞气，是佐药也。穿山甲者，以其穴山而居，遇水而入，则是出阴入阳，穿其经络于荣分，以破暑结之邪，为之使药也。然则此方乃脾胃有郁痰伏涎者用之收效。若无痰，止于暑结荣分，独应是太阴血证而热者，当发唇疮而愈，于此方则无功矣。柴、升等药，外因为宜。知母等药，内因为宜。东南濒海，海风无常，所食鱼盐，人多停饮，故风疟、食疟所由以盛，乌头、草果、陈皮、半夏施得其宜。西北高旷，隆冬则水冰地裂，盛夏则烁石流金，人多中寒伏暑，故多暑疟、寒疟，柴胡、恒山故应合用。东南西北往来其间，病在未分之际，可与藿香正气散、草果饮，是犹养胃汤也。治北方疟，以马鞭草茎叶煎一盏，露一宿，早服。寒多加姜汁。戴云：近世因寒热发作，见其指甲青黑，遂名曰沙，或戛或挑，或灌以油茶，且禁其服药，此病即是南方瘴气。生料平胃散加草果、槟榔，正其所宜，岂有病而无药者哉。按南人不以患疟为意，北人则畏之，北人而在南方发者尤畏之。以此见治者当知方土之宜也，上三条姑引其端耳。《洁古家珍》治久疟不能食，胸中郁郁欲吐而不能吐者，以雄黄散吐之。按此必上部脉浮滑有力，确知胸中有澼而后可用，不然能无虚虚之祸。杨仁斋云：有中年人脏腑久虚，大便尝滑，忽得疟疾，呕吐异常，唯专用人参，为能止呕，其他疟剂，并不可施，遂以茯苓二陈汤加人参、缩砂，而倍用白豆蔻，进一二服，病人自觉气脉顿平，于是寒热不作。盖白豆蔻能消能磨，流行三焦，荣卫一转，寒热自平。继今遇有呕吐发疟之症，或其人素呕而发疟，谨勿用常山，惟以生莱菔、生姜各碾自然汁半盏，入蜜三四匙，乌梅二枚同煎，吞局方雄黄丸三四粒，候其利下恶血痰水，即以人参、川芎、茯苓、半夏、砂仁、甘草调之。万一呕不止，热不退，却用真料小柴胡汤，多加生姜主治。其或呕吐大作而又发热，且先与治疟生熟饮，呕定以小柴胡汤继之。按：仁斋论治虽悉，而用药不甚中肯綮。若审知胸中有澼而吐，不若以逆流水煎橘皮汤导而吐之。若吐不出，便可定之，抑之使下，于随证药中加枇杷叶、芦根之属。大抵当审其所以吐之故，从其本而药之，难以言尽也。仁斋又云：疟家多蓄痰涎黄水，常山为能吐之利之，是固然矣。其有纯热发疟，或蕴热内实之证，投以常山，大便点滴而下，似泄不泄，须用北大黄为佐，大泄数下，然后获愈。又云：凡疟皆因腹中停蓄黄水，惟水不行，所以寒热不歇，此疟家受病之处也。治法：暑疟纯热，以香薷饮加青皮、北大黄、两个乌梅同煎，侵晨温服。寒疟多寒，以二陈汤加青皮、良姜，多用姜同煎，侵晨吞神保丸五粒，并欲取下毒水，则去其病根，寒热自解。又云：疟有水有血，水即水饮也，血即瘀血也。唯水饮所以作寒热，唯瘀血所以增寒热。常山逐水利饮固也，苟无行血药品佐助其间，何以收十全之效耶？继自今疟家，或衄血，或大便血丝，或月候适来适去，皆是血证，当于疟药中加五灵脂、桃仁为佐，入生姜、蜜同煎以治之。又云：疟之经久而不歇，其故何耶？有根在也，根者何？曰饮、曰水、曰败血是耳。惟癖为疟之母，惟败血为暑热之毒，惟饮与水皆生寒热，故暑之脉虚，水饮之脉沉，癖之脉结。挟水饮者，为之逐水消饮；结癖者，胁必病，为之攻癖；败血暑毒，随证而疏利之。寒热不除，吾未之信。按：仁斋之论固是矣，其于治，未也。大黄止能去有形之积，不能去水，其取瘀血，亦必醋制，及以桃仁之属引之而后行，不然不行也。常山治疟，是其本性，虽善吐人，亦有蒸制得法而不吐者，疟更易愈，其功不在吐痰明矣。亦非吐水之剂，但能败胃耳。内弟于中甫多留饮，善患疟，尝一用常山截之，大吐，疟亦不止，反益重。今谈及之，犹兀兀欲呕也。甲午，以多饮茶过醉，且感时事愤懑于中，饮大积腹中，常辘辘有声。夏秋之交，病大发，始作寒热，寒热已而病不衰。予见其呕恶，用瓜蒂散、人参芦煎汤导吐之，不得吐，因念积饮非十枣汤不能取，乃用三药以黑豆煮制，晒干研为末，枣肉和丸如芥子大，而以枣汤下之。初服五分后，见其不动，复加五分，无何腹痛甚，以枣汤饮之，大便五六行，皆溏粪无水，时盖晡时也，夜半乃大下积水数斗而疾平。然当其下时，瞑眩特甚，手足厥冷，绝而复苏，举家号泣，咸咎予之孟浪，嗟乎！药可轻试哉。王海藏云：水者，肺肾脾三经所主，有五脏六腑十二经之部分，上而头，中而四肢，下而腰脚，外而皮毛，中而肌肉，内而筋骨。脉有尺寸之殊，浮沉之别，不可轻泻。当知病在何经何脏，方可用之，若误投之则害深矣。况仁斋所用，尤非治水之药，其诛罚无过，不为小害。故愚谓病人果有积水瘀血，其实者，可用小胃丸行水，抵当汤行血。其虚者，不若且以淡渗之剂加竹沥、姜汁以治痰，而于随证药中加桃仁、韭汁之属以活血，疾亦当以渐而平。慎无急旦夕之功，而贻后悔也。疟发已多遍，诸药未效，度无外邪及虚人患疟者，以人参、生姜各一两煎汤，于发前二时，或发日五更，连进二服，无不愈者。愈后亦易康复，不烦调将。近因人参价高，难用济贫，以白术代之，夜发则用当归，亦莫不应手而愈。《金匮》：问曰：疟以月一日发，当十五日愈，设不差，当月尽日解也。如其不差，当云何？师曰：此结为癥瘕，名曰疟母，急宜治之，可用鳖甲煎丸。疟母丸：鳖甲醋炙二两，三棱、莪术各醋煮一两，香附醋制二两，阿魏醋化二钱，醋糊为丸服之，积消及半即止。诸久疟及处暑后冬至前后疟，及非时之间日疟，并当用疟母法治之，以鳖甲为君。疟之间日而作者，其气之舍深，内薄于阴，阳气独发，阴邪内着，阴与阳争不得出，故间日而作也。其有间二日，或至数日发者，邪气与卫气客于六腑，而有时相失，不能相得，故休数日乃作也。丹溪曰：三日一作者，邪入于三阴经也。作于子午卯酉日者，少阴疟也。作于寅申巳亥日者，厥阴疟也。作于辰戌丑未日者，太阴疟也。当更参之证与脉，而后决其经，以立治法。

〔淹疾疟病〕　肝病面青，脉弦皮急，多青则痛，形盛，胸胁痛，耳聋，口苦，舌干，往来寒热而呕，以上是形盛，当和之以小柴胡汤也。如形衰骨摇而不能安于地，此乃膝筋，治之以羌活汤。《本草》云：羌活为君也。疟证取以少阳，如久者发为痒疟，宜以镵针刺绝骨穴，复以小柴胡汤治之。心病面赤，脉洪身热，赤多则热，暴病壮热恶寒，麻黄加知母、石膏、黄芩汤主之。此证如不发汗，久不愈，为疟也。淹疾颇肿，面赤身热，脉洪紧而消瘦，妇人则亡血，男子则失精。脾病面黄，脉缓，皮肤亦缓，黄多则热，形盛，依伤寒说是为湿温，其脉阳浮而弱，阴小而急，治在太阴，湿温自汗，白虎汤如苍术主之。如久不愈为温疟重暍，白虎加桂枝主之。淹疾肉消，食少无力，故曰热消肌肉，宜以养血凉药。《内经》曰：血生肉。肺病面白，皮涩，脉亦涩，多白则寒，暴病涩痒，气虚，麻黄加桂枝，令少汗出也。《伤寒论》云：夏伤于暑，汗不得出为痒。若久不痊为风疟，形衰面白脉涩，皮肤亦涩，形羸气弱，形淹，卫气不足。肾病面黑，身凉，脉沉而滑，多黑则痹，暴病形冷恶寒，三焦伤也，治之以姜附汤或四逆汤。久不愈为疟，暴气冲上吐食，夜发，俗呼谓之夜疟，太阳经桂枝证，形衰淹疾，黑瘅羸瘦，风痹痿厥，不能行也。外有伤寒，往来寒热如疟，劳病往来寒热亦如疟，谓之如疟，非真疟也。然伤寒寒热如疟，初必恶风寒，发热，头痛体疼，自太阳经而来。劳病寒热如疟，初必五心烦热，倦怠咳嗽，久乃成寒热，与正疟自不同。诸病皆有寒热，如失血痰饮，癥瘕积聚，小肠疝疝，风寒暑湿，食伤发劳，劳瘵，脚气，疮毒，已各见本门，其余不能尽举。应有发寒热者，须问其元有何病而生寒热，则随病施治。凡寒热发作有期者，疟也。无期者，诸病也。

厥

楼全善曰：王太仆云：厥者，气逆上也。世谬传为脚气，读此始知其病，上古称之为脚气也。经曰寒厥者，手足寒也。曰热厥者，手足热也。曰痿厥者，痿病与厥杂合，而足弱痿无力也。曰痹厥者，痹病与厥病杂合，而脚气顽麻肿痛也。曰厥逆者，即前寒厥、热厥、痿厥、痹厥、风厥等气逆上，而或呕吐，或迷闷，或胀，或气急，或小腹不仁，或暴不知人，世所谓脚气冲心者是也。今人又以忽然昏运不省人事为厥。或问：世以手足冷者名为厥，何如？曰：非也。在张仲景论伤寒，则以手足热者为热厥，手足冷者为寒厥，冷者曰逆。谓凡厥者，阴阳不相顺接便为厥，厥者，手足逆冷也。是故于阳虚而不接者则温之，于阳陷而伏深，不与阴相顺者则下之，于邪热入而未深者，则散其传阴之热，随其浅深轻重以为治。此乃为伤寒之邪自表入里，至太阴手足厥者，独归于二经也。盖自伤寒六经传邪者论，故厥阴是两阴交尽之经，热传至此，乃极深之时，故曰厥阴。及《内经·厥论篇》之义则不然，概以足之三阳起于足五指之表，三阴起于足五指之里，故阳气胜则足下热，阴气胜则从五指至膝上寒。论得寒厥之由，则谓前阴者宗筋之所聚，太阴阳明之所合也。此人质壮，秋冬阴气盛，阳气衰之时也，夺于所用，下气上争不能复，精气溢下，邪气因从之而上，阳气衰，不能渗营其经络，阳气日损，阴气独在，故手足为之寒也。论得热厥之由，则谓人必数醉，若饱以入房，气聚于脾中，肾气有衰，阳气独胜，故手足为之热也。观其微旨，殆将为肾得先身生之精，元气从此而充，二脏相因，脉道乃行，运阴阳于内外，各有所司，阳主表，其气温，阴主里，其气寒，表里之脉，循环相接于四肢，是故举此脾胃伤于酒色，致阴阳二厥之大者为例，著于篇首。续叙十二经之厥逆者，止出本经气逆病形，皆不言手足之厥，亦不及受病之由，亦非一言而可足。既设二例在前，于此便可推而及之，故不复言也。虽然更以诸篇有关于厥者，详陈以明之。如“太阴阳明论”曰：阳明者，五脏六腑皆禀气于胃，今脾病不能与胃行其津液于三阴，胃亦不能行津液于三阳，四肢不得禀水谷气，日以益衰，阴道不利，筋骨肌肉皆无气以生。即此而言，脾胃有更实更虚，互相盛衰，衰者不行津液，盛者独行，独行必寒，此脾胃之致厥一也。又十二经皆禀气于胃，受胃之寒，则经气亦寒，受胃之热，则经气亦热。因之经脉不和，比流行相接之际，必有所遗寒热于四末，此脾胃之致厥二也。更有脾胃是肾之胜脏，脾胃有邪，必乘于肾，肾乃治下主厥者也。肾受邪则厥，此脾胃之致厥三也。《灵枢》曰：冲脉者，与少阴大络同出于肾，为五脏六腑之海，故五脏六腑皆禀焉。其上者，渗诸阳，灌诸精，其下者，并少阴之经，渗三阴，灌诸络，而温肌肉，其别络结则跗上不动，不动则厥，厥则寒矣。夫冲脉者，是行肾脏治内之阳者，阳即火也，故阳动之以正，则为生物温养之少火，动之以妄，则为炎炽害物之壮火，火壮则元真之阳亦衰。李东垣谓火与元气不两立，一胜则一负是也。如前厥论，谓下气上争，邪气因从之而上者，非别有其邪，即此火所乱，阴阳之淫气起而上逆者也。故经以逆气为冲脉之病，病机亦言诸逆冲上，皆属于火。诸厥皆属于下。然而在肾之阴阳和则下治，不和则下不治，不治则寒热之厥生矣，此肾主厥之道也。至于冲脉与胃，皆以海名，故十二经禀气而致厥病悉同。又若他篇论厥，有谓因阳气烦劳则张，精绝辟积于夏，使人煎厥者；有二阳一阴发病，为风厥者；有志不足则厥者；有脏厥者；有暴不知人之厥者；有五络俱竭而尸厥者。凡此诸因上逆之邪，皆相火与五火相扇而起，起则变乱其经气，所以属风寒燥湿热之五气相从而起，五气多相兼化，风燥同热化，湿同寒化，病甚则手足经从其所化之寒热以为厥。盖所逆之气自下而上者，非得之火炎之势而能之乎。如三焦、足少阳、冲、任、督，皆自司相火在下者，然而统属乎肾。何则？足少阴子与手少阴午对化者，寄于其间，如是则肾之元气安于治下。若相火妄动，须当先救其肾，分正治从治，折其冲逆，辨五气所从之盛衰者补泻之。虽然，亦有不因气逆而遽冷者，如《原病式》谓阴水主清净，故病寒则四肢冷是也。乃为阳虚而阴独在故寒，即仲景所谓先厥后热，因寒邪外中，阳气未能胜之，故先厥也。虽邪有内外之分，然在温之则一耳。

〔寒热二厥〕　《素问》黄帝曰：厥之寒热者，何也？岐伯对曰：阳气衰于下则为寒厥，阴气衰于下则为热厥。帝曰：热厥之为热也，必起于足下者，何也？岐伯曰：阳气起于足五指之表，阴脉者，集于足下而聚于足心，故阳气胜则足下热也。帝曰：寒厥之为寒也，必从五指而上于膝者，何也？岐伯曰：阴气起于五指之里，集于膝下而聚于膝上，故阴气胜则从五指至膝上寒。其寒也，不从外，皆从内也。帝曰：寒厥何为而然也？岐伯曰：前阴者，宗筋之所聚，太阴阳明之所合也。春夏则阳气多而阴气少，秋冬则阴气盛而阳气衰，此人者质壮，以秋冬夺于所用，下气上争不能复，精气溢下，邪气因从之而上也。气因于中，阳气衰，不能渗荣其经络，阳气日损，阴气独在，故手足为之寒也。帝曰：热厥何如而然也？岐伯白：酒入于胃，则络脉满而经脉虚，脾主为胃行其津液者也。阴气虚则阳气入，阳气入则胃不和，胃不和则精气竭，精气竭则不荣其四肢也。此人必数醉，若饱以入房，气聚于脾中不得散，酒气与谷气相搏，热盛于中，故热遍于身，内热而溺赤也。夫酒气盛而慓悍，肾气日衰，阳气偏胜，故手足为之热也。《灵枢·癫狂》篇，厥逆为病也，足暴清，胸若将裂，肠若将以刀切之，烦而不能食，脉大小皆涩。暖取足少阴，清取足阳明。清则补之，温则泻之。《儒门事亲》云：西华李政之病寒厥，其妻病热厥，前后十馀年，其妻服逍遥散十馀剂，终无效。一日命予诊之，二人脉皆浮大而无力。政之曰：吾手足之寒，时时渍以热汤，渍而不能止；吾妇手足之热，终日沃以冷水，沃而不能已者，何也？予曰：寒热之厥也。此皆得之贪饮食，纵嗜欲，遂出《内经·厥论》证之。政之喜曰：十年之疑，今而释然，纵不服药，愈过半矣。仆曰：热厥者，寒在上也。寒厥者，热在上也。寒在上者，以温剂补肺金。热在上者，以凉剂清心火。分取二药，令服之不辍。不旬日，政之诣门谢曰：寒热厥者皆愈矣。《原病式》谓厥者有阴阳之辨，阴厥者，原病脉候皆为阴证，身凉不渴，脉迟细而微也。阳厥者，原病脉候皆为阳证，烦渴谵妄，身热而脉数也。若阳厥极深，或失下而至于身冷，反见阴证，脉微欲绝而死者，正为热极而然也。王安道曰：热极而成厥逆者，阳极似阴也。寒极而成厥逆者，独阴无阳也。阳极似阴用寒药，独阴无阳用热药，不可不辨也。叶氏曰：《内经》所谓寒热二厥者，乃阴阳之气逆而为虚损之证也。寒厥补阳，热厥补阴，正王太仆所谓壮水之主，以镇阳光，益火之原，以消阴翳。此补其真水火之不足耳。仲景、河间、安道所论厥证，乃伤寒手足之厥冷也，证既不同，治法亦异。寒厥，表热里寒，下利清谷，食入即吐，脉沉伏，手足冷，四逆汤主之。热厥，腹满身重，难以转侧，面垢谵语遗溺，厥冷自汗，脉沉滑，白虎汤主之。热厥，手足热而游赤，宜升阳泄火汤。若大便结实，大柴胡汤主之。寒厥，手足冷，以附子理中汤。指尖冷，谓之清，理中汤主之。

〔寒厥手足冷〕　脉沉数实为热。东垣治中书贴合公脚膝尻腰背冷，脉沉数有力，用黄柏滋肾丸，再服而愈。又治中书左丞姚公茂，上热下寒，用既济解毒汤良愈。丹溪治吕宗信，腹有积块，足冷至膝，用大承气加减下之愈。此皆寒厥有热也。脉沉细微为寒。罗谦甫治征南副元师大忒木儿，年六十，秋七月征南，至仲冬，病自利完谷不化，脐腹冷痛，足胻寒，以手搔之不知痛痒，常烧石以温之，亦不得暖。诊之，脉沉细而微，此年高气弱，深入敌境，军务烦冗，朝夕形寒，饮食失节，多饮乳酪，履于卑湿，阳不外固，由是清湿袭虚，病起于下，故胻寒而逆。《内经》云：感于寒而受病，微则为咳，盛则为泄为痛，此寒湿相合而为病也。法当急退寒湿之邪，峻补其阳，非灸不能病已。先以大艾炷于气海灸百壮，补下焦阳虚，次灸三里各三七壮，治胻寒而逆，且接引阳气下行。又灸三阴交，以散足受寒湿之邪。遂处方云：寒淫所胜，治以辛热，湿淫于外，平以苦热，以苦发之。以附子大辛热，助阳退阴，温经散寒为君。干姜、官桂大热辛甘，亦除寒湿，白术、半夏苦辛温而燥脾湿，故以为臣。人参、草豆蔻、甘草大温中益气，生姜大辛温，能散清湿之邪，葱白辛温，能通上焦阳气，故以为佐。又云：补下治下制以急，急则气味厚，故大作剂服之。不数服，泻止痛减，足胻渐温，调其饮食，十日平复。明年秋，过襄阳值霖雨，阅旬余，前证复作，再依前灸，添阳辅各二七壮，再以前药投之，数服愈。《内经》寒厥，皆属肾虚。云：肾藏志，志不足则厥。又云：肾虚则清厥，意不乐。又云：下虚则厥。又云：诸厥固泄，皆属于下是也。《灵枢·逆顺肥瘦》篇：黄帝曰：少阴之脉独下行，何也？岐伯曰：不然。夫冲脉者，五脏六腑之海也，五脏六腑皆禀焉。其上者，出于颃颡，渗诸阳，灌诸精；其下者，注少阴之大络，出于气冲，循阴股内廉，入腘中，伏行骭骨内，下至内踝之后属而别；其下者，并于少阴之经，渗三阴；其前者，伏行出跗属，下循跗，入大指间，渗诸络而温肌肉。故别络结则跗上不动，不动则厥，厥则寒矣。经云：经络坚紧，火所治之。盖灸以治之，或汤酒渍之也。运气寒厥有二：一曰寒。经云：水平气曰静顺，静顺之纪，其病厥。又云：岁水太过，寒气流行，邪害心火火燥悸阴厥；又云：岁金不及，炎火乃行，复则病阴厥且格是也。二曰湿。经云：太阴司天之政，天气下降，地气上腾，民病寒厥是也。《千金方》：治丈夫腰脚冷不随，不能行方：上醇酒三斗，水三斗，合著瓮中，温渍至膝，三日止。冷则瓮下常着灰火，勿令冷。东垣云：经云：厥在于足，宗气不下，脉中之血凝而留止，非火调弗能取之。洁古云：身热如火，足冷如冰，可灸阳辅穴。又云：胻瘦冷，绝骨取之。

〔**热厥手足热**〕 丹溪曰：司丞叔平生脚自踝以下常觉热，冬不可加绵于上。尝自言曰：我资禀壮不怕冷。予曰：此足三阴虚，宜断欲事，以补养阴血，庶乎可免。笑而不答，年方十七患瘵，半年而死。《千金方》：手足烦者，小便三升，盆中温渍手足。《素问》：热厥，取足太阴、少阳，皆留之。

暴不知人之厥，已前见卒中暴厥门，但有轻而未至于卒仆者，难以诸中目之，故复附见于此。厥有涎潮，如拽锯声在咽中，为痰厥，先用瓜蒂散，或稀涎散，或人参芦煎汤探吐，随用导痰汤，多加竹沥，少加姜汁。暴怒气逆而昏运者，为气厥，宜八味顺气散，或调气散，或四七汤。手足搐搦为风厥，宜小续命汤。因酒而得为酒厥，宜二陈汤加干葛、青皮，或葛花解酲汤。又有骨枯爪痛为骨厥，身立如椽为骭厥，喘而惋[1]为阳明厥，此皆由气逆也。厥亦有腹满不知人者，一二日稍知人者，皆卒然闷乱者，皆因邪气乱，阳气逆，是少阴肾脉不至也。肾气衰少，精血奔逸，使气促迫，上入胸胁，宗气反结心下，阳气退下，热归股腹，与阴相助，令身不仁。又五络皆会于耳，五络俱绝，则令人身脉皆动，而形体皆无知，其状如尸，故曰尸厥。正由脏气相刑，或与外邪相忤，则气郁不行，闭于经络，诸脉伏匿，昏不知人。唯当随其脏气而通之，寒则热之，热则寒之，闭则通之。仲景云：尸厥脉动而无气，气闭不通，故静而死也。菖蒲屑内鼻孔中吹之，令人以桂屑著舌下。又剔取左角髪方寸，烧灰末，酒和灌之，立起。以竹管吹其两耳。还魂汤：奄忽死去，四肢逆冷，不醒人事，腹中气走如雷鸣，此尸厥也。以焰硝五钱，硫黄二钱，研细作三服，每服好陈酒一大盏煎，觉硝焰起，倾于盆内，盖著温服，如人行五里，又进一服，不过三服即醒。灸百会四十九壮，气海、丹田三百壮，身温灸止。如无前药，用黑附子一只炮制，人参一两，分作二服，酒三盏煎服，或生姜汁、酒合煎亦妙。灸百会，艾炷止许如绿豆大，粗则伤人。

〔诊〕　沉微不数为寒厥。沉伏而数为热厥。细为气虚。大如葱管为血虚。浮数为痰。弦数为热。浮者外感。脉至如喘为气厥。寸沉大而滑，沉为实，滑为气，实气相搏，血气入脏，唇口青、身冷死。如身和、汗自出为入腑，此为尸厥。

---

① 惋：原作“强”，据《素问》改。

第二册

诸气门

诸气

经云：诸痛皆因于气。百病皆生于气。怒则气上，喜则气缓，悲则气消，恐则气下，寒则气收，热则气泄，惊则气乱，劳则气耗，思则气结，九气不同也。按：子和云：天地之气，常则安，变则病。而况人禀天地之气，五运迭侵于外，七情交战于中，是以圣人啬气如持至宝，庸人役物而反伤太和，此轩岐所以论诸痛皆因于气，百病皆生于气，遂有九气不同之说。气本一也，因所触而为九，怒、喜、悲、恐、寒、热、惊、思、劳也。盖怒气逆甚则呕血及飧泄，故气逆上矣。怒则阳气逆上而肝木乘脾，故甚则呕血及飧泄也。喜则气和志达，荣卫通利，故气缓矣。悲则心系急，肺布叶举，而上焦不通，荣卫不散，热气在中，故气消矣。恐则精却，却则上焦闭，闭则气逆，逆则下焦胀，故气不行矣。寒则腠理闭，气不行，故气收矣。热则腠理开，荣卫通，汗大泄，故气泄矣。惊则心无所倚，神无所归，虑无所定，故气乱矣。劳则喘息汗出，内外皆越，故气耗矣。思则心有所存，神有所归，正气留而不行，故气结矣。尝考其为病之详，变化多端。如怒气所至为呕血，为飧泄，为煎厥，为薄厥，为阳厥，为胸满胁痛，食则气逆而不下，为喘渴烦心，为消瘅，为肥气，为目暴盲，耳暴闭，筋缓，发于外为痈疽。喜气所至为笑不休，为毛革焦，为内病，为阳气不收，甚则为狂。悲气所致为阴缩，为筋挛，为肌痹，为脉痿，男为数溲血，女为血崩，为酸鼻辛频，为目昏，为少气不能报息，为泣则臂麻。恐气所至为破䐃脱肉，为骨痠痿厥，为暴下绿水，为面热肤急，为阴痿，为惧而脱颐。惊气所至为潮涎，为目睘，为口呿，为痴痫，为不省人，为僵仆，久则为痺痹。劳气所至为嗌噎病，为喘促，为嗽血，为腰痛骨痿，为肺鸣，为高骨坏，为阴痿，为唾血，为冥目视，为耳闭，男为少精，女为不月，衰甚则溃溃乎若坏都，汩汩乎不可止。思气所至为不眠，为嗜卧，为昏瞀，为中痞，三焦闭塞，为咽嗌不利，为胆瘅呕苦，为筋痿，为白淫，为得后与气，快然如衰，为不嗜食。寒气所至为上下所出水液，澄澈清冷，下利清白云云。热气所至为喘呕吐酸，暴注下迫云云。窃又稽之《内经》治法，但以五行相胜之理，互相为治。如怒伤肝，肝属木。怒则气并于肝，而脾土受邪。木太过则肝亦自病。喜伤心，心属火。喜则气并于心，而肺金受邪。火太过则心亦自病。悲伤肺，肺属金。悲则气并于肺，而肝木受邪。金太过则肺亦自病。恐伤肾，肾属水。恐则气并于肾，而心火受邪。水太过则肾亦自病。思伤脾，脾属土。思则气并于脾，而肾水受邪。土太过则脾亦自病。寒伤形，形属阴。寒胜[1]热则阳受病，寒太过则阴亦自病。热伤气，气属阳。热胜寒则阴受病，热太过则阳亦自病。凡此数者，更相为治。故悲可以治怒，以怆恻苦楚之言感之。喜可以治悲，以谑浪亵狎之言娱之。恐可以治喜，以迫遽死亡之言怖之。怒可以治思，以污辱欺罔之言触之。思可以治恐，以虑彼志此之言夺之。凡此五者，必诡诈谲怪无所不至，然后可以动人耳目，易人视听。若胸中无才器之人，亦不敢用此法也。热可以治寒，寒可以治热，逸可以治劳，习可以治惊。经曰：惊者平之。夫惊以其忽然而遇之也，使习见习闻则不惊矣。如丹溪先生治一女子，许婚后，夫经商二年不归，因不食，困卧如痴，他无所病，但向里床坐，此思想气结也，药难独治，得喜可解，不然令其怒。脾主思，过思则脾气结而不食。怒属肝木，怒则木气升发而冲开脾气矣。因激之大怒而哭至二时许，令解之，与药一帖，即求食矣。然其病虽愈，必得喜方已，乃给以夫回，既而果然病不举。又如子和治一妇人，久思而不眠，令触其怒，妇果怒，是夕困睡，捷于影响。惟劳而气耗，恐而气夺者为难治。喜者少病，百脉舒和故也。又闻庄先生治喜劳之极而病者，庄切其脉，为之失声，佯曰：吾取药去。数日更不来，病者悲泣，后即愈矣。《素问》曰：惧胜喜，可谓得玄关者也。凡此之类，《内经》自有治法，庸工废而不行，亦已久矣。幸河间、子和、丹溪数先生出，而其理始明，后之学者，宜知所从事。丹溪云：冷气、滞气、逆气，皆是肺受火邪，气得炎上之化，有升无降，熏蒸清道，甚而转成剧病。《局方》类用辛香燥热之剂，以火济火，咎将谁执。气无补法，世俗之言也。以其为病，痞闷壅塞，似难于补。不思正气虚者不能运行，邪滞著而不出，所以为病。经曰：壮者气行则愈，怯者著而成病。苟或气怯，不用补法，气何由行。气属阳，无寒之理。上升之气觉恶寒者，亢则害，承乃制也。气有馀，便是火。冷生气者，高阳生之谬言也。自觉冷气自下而上者，非真冷也。盖上升之气，自肝而出，中挟相火自下而上，其热为甚，火极似水，阳亢阴微也。按：河间论气为阳而主轻微，诸所动乱劳伤，乃阳火之化，神狂气乱而病热矣。又云：五志过极，皆为火也。而其治法，独得言外之意。凡见喜、怒、悲、恐、思之证，皆以平心火为主。至于劳者伤于动，动便属阳，惊者骇于心，心便属火，二者必以平心火为主。俗医不达此者，遂有寒凉之谤。气郁，用香附、苍术、抚芎。调气用木香，然味辛，气能上升，如气郁而不达，固宜用之。若阴火冲上而用之，则反助火邪矣。故必用黄柏、知母，而少用木香佐之。气从左边起者，肝火也。气刺痛，皆属火。当降火药中加枳壳。破滞气用枳壳，枳壳能损至高之气，二三服即止，恐伤真气，气实者可服。实热在内，相火上冲，有如气滞，用知母、黄柏、芩、连。阴虚气滞，用四物以补血。因事气郁不舒伸而痛者，木香调达之。忧而痰气，香附五钱，瓜蒌一两，贝母、山楂各三钱，半夏一两。禀受素壮而气刺痛，用枳壳、乌药。因死血而痛者，桃仁、红花、归头。解五脏结气，益少阴经血，用栀子炒黑为末，入汤同煎，饮之甚效。河间云：妇人性执，故气疾为多，宜正气天香汤先导之。戴复庵云：七气致病，虽本一气，而所以为气者，随症而变，《三因方》论最详。喜、怒、忧、思、悲、恐、惊，谓之七

---

① 胜：原作“受”，据敬修本改。

气。有痰在咽喉间，如绵絮相似，咯不出，咽不下，并宜四七汤，未效，进丁沉透膈汤。内有热者不宜。审知是思虑过度，宜四七汤去茯苓，加半夏、人参、菖蒲。审知是盛怒成疾，面色青黄，或两胁胀满，宜调气散，或四七汤加枳壳、木香各半钱。因惊恐得疾，心下怔忡者，见惊悸门。脉滑者，多血少气。涩者，少血多气。大者，血气俱多。小者，血气俱少。下手脉沉，便知是气，其或沉滑，气兼痰饮。脉弦软，或虚大，虚滑微弱，饮食不节，劳伤过度，精神倦怠，四肢困乏，法当补益，补中益气汤、调中益气汤、十全大补汤。夏月清暑益气汤、四君、四物之类加减。脉结涩，或沉弦，急疾收敛，四肢腹胁腰胯间牵引疼痛，不能转侧，皆由七情郁滞，挫闪伤损，谨察病原，随证疏导。三因七气汤、流气饮子、大七气汤、苏子降气汤、化气散、四磨汤、大玄胡汤选用。脉沉滑，气兼痰饮者，二陈汤、桔梗半夏汤、四七汤、枳壳、乌药、紫苏、大腹皮、桑白皮之类，随证加减。

郁

《六元正纪大论》曰：木郁达之，土郁夺之，火郁发之，金郁泄之，水郁折之。然调其气，过者折之，以其畏也，所谓泻之。王安道曰：木郁达之五句，治郁之法也。调其气一句，治郁之馀法也。过者折之三句，调气之馀法也。夫五法者，经虽为病由五运之郁所致而立，然扩而充之，则未尝不可也。且凡病之起也多由乎郁，郁者，滞而不通之义。或因所乘而为郁，或不因所乘而本气自郁，皆郁也。岂惟五运之变能使然哉。郁既非五运之变可拘，则达之、发之、夺之、泄之、折之之法，固可扩焉而充之矣。木郁达之，达者，通畅之也。如肝性急，怒气逆，胠胁或胀，火时上炎，治以苦寒辛散而不愈者，则用升发之药，加以厥阴报使而从治之。又如久风入中为飧泄，及不因外风之人而清气在下为飧泄，则以轻扬之剂举而散之。凡此之类，皆达之之法也。王氏谓吐之令其条达，为木郁达之。东垣谓食塞胸中，食为坤土，胸为金位，金主杀伐，与坤土俱在于上而旺于天，金能克木，故肝木生发之气伏于地下，非木郁而何？吐去上焦阴土之物，木得舒畅则郁结去矣，此木郁达之也。窃意王氏以吐训达，此不能使人无疑者，以为肺金盛而抑制肝木欤，则泻肺气举肝气可矣，不必吐也。以为脾胃浊气下流，而少阳清气不升欤，则益胃升阳可也，不必吐也。虽然木郁固有吐之之理，今以吐字总该达字，则是凡木郁皆当用吐矣，其可乎哉。至于东垣所谓食塞肺分，为金与土旺于上而克木，又不能使人无疑者，夫金之克木，五行之常道，固不待夫物伤而后能也。且为物所伤，岂有反旺之理。若曰吐去其物以伸木气，乃是反为木郁而施治，非为食伤而施治也。夫食塞胸中而用吐，正《内经》所谓其高者因而越之之义耳，恐不劳引木郁之说以汩之也。火郁发之，发者，汗之也，升举之也。如腠理外闭，邪热怫郁，则解表取汗以散之。又如龙火郁甚于内，非苦寒降沉之剂可治，则用升浮之药，佐以甘温，顺其性而从治之，使势穷则止。如东垣升阳散火汤是也。凡此之类，皆发之之法也。土郁夺之，夺者，攻下也，劫而衰之也。如邪热入胃，用咸寒之剂以攻去之。又如中满腹胀，湿热内甚，其人壮气实者，则攻下之，其或势盛而不能顿除者，则劫夺其势而使之衰。又如湿热为痢，有非力轻之剂可治者，则或攻或劫，以致其平。凡此之类，皆夺之之法也。金郁泄之，泄者，渗泄而利小便也，疏通其气也。如肺金为肾水上原，金受火烁，其令不行，原郁而渗道闭矣。宜肃清金化，滋以利之。又如肺气膹满，胸凭仰息，非利肺气之剂，不足以疏通之。凡此之类，皆泄之之法也。王氏谓渗泄、解表、利小便，为金郁泄之。夫渗泄、利小便，固为泄金郁矣，其解表二字，莫晓其意，得非以人之皮毛属肺，其受邪为金郁，而解表为泄之乎。窃谓如此，则凡筋病便是木郁，肉病便是土郁耶，此二字未当于理，今删去。且解表间于渗泄利小便之中，是渗泄利小便为二治矣。若以渗泄为滋肺生水，以利小便为直治膀胱，则直治膀胱，既责不在肺，何为金郁乎，是亦不通。故予易之曰，渗泄而利小便也。水郁折之，折者，制御也，伐而挫之也，渐杀其势也。如肿胀之病，水气淫溢而渗道以塞，夫水之所不胜者土也。今土气衰弱不能制之，故反受其侮，治当实其脾土，资其运化，俾可以制水而不敢犯，则渗道达而后愈。或病势既旺，非上法所能遽制，则用泄水之药以伐而挫之，或去菀陈垄，开鬼门，洁净府，三治备举，迭用以渐平之。王氏所谓抑之制其冲逆，正欲折挫其泛滥之势也。夫实土者，守也。泄水者，攻也。兼三治者，广略而决胜也。守也、攻也、广略也，虽俱为治水之法，然不审病者之虚实、久近、浅深，杂焉而妄施治之，其不倾踣者寡矣。且夫五郁之病，固有法以治之矣，然邪气久客，正气必损，今邪气虽去，正气岂能遽平哉。苟不平调正气，使各安其位，复其常，于治郁之馀，则犹未足以尽治法之妙，故又曰然调其气。苟调之而其气犹或过而未服，则当益其所不胜以制之，如木过者当益金，金能制木，则木斯服矣。所不胜者，所畏者也，故曰过者折之，以其畏也。夫制物者，物之所欲也。制于物者，物之所不欲也。顺其欲则喜，逆其欲则恶。今逆之以所恶，故曰所谓泻之。王氏以咸泻肾，酸泻肝之类为说，未尽厥旨。虽然自调其气以下，盖经之本旨。故予推其义如此。若扩充为应变之用，则不必尽然也。丹溪言郁有六，气、血、湿、热、痰、食也。气郁，胸胁痛，脉沉而涩，宜香附、苍术、抚芎。湿郁，周身走痛，或关节痛，遇阴寒则发，其脉沉细，宜苍术、川芎、白芷、茯苓。热郁，目瞀，小便赤，其脉沉数，宜山栀、青黛、香附、苍术、抚芎。痰郁，动则喘，寸口脉沉滑，宜海石、香附、南星、瓜蒌仁。血郁，四肢无力，能食便红，其脉芤，宜桃仁、红花、青黛、川芎、香附。食郁，嗳酸，腹满不能食，右寸脉紧盛，宜香附、苍术、山楂、神曲、针砂。上诸郁药，春加防风，夏加苦参，秋冬加吴茱萸。苍术、抚芎，总解诸郁。凡郁皆在中焦，以苍术、抚芎开提其气以升之，假令食在气上，气升则食自除矣。馀仿此。或问方论分门叙证，未尝有郁病之名，今出六郁之药，何也？曰：夫人气之变，一如天地六淫而分之，故郁者，燥淫为病之别称也。燥乃阳明秋金之位化。经曰：金木者，生成之终始。又曰：木气之下，金气乘之。盖物之化，从于生，物之成，从于杀。造化之道，于生杀之气，未始相离，犹权衡之不可轻重也。生之重，杀之轻，则气殚散而不收。杀之重，生之轻，则气敛涩而不通，是谓郁矣。郁有外邪内伤，外邪者，《内经》有六气五运胜克之郁，内应乎人气而生病者是也。用五郁而治，木郁者达之，火郁者发之，水郁者折之，土郁者夺之，金郁者泄之。内伤者，人之天真与谷气并，分布五脏，名五阳者，金、木、水、火、土之五气也，各司一脏，而金木则统为生杀之纪纲。以其五阳，又复相通移，五五二十五阳，于是一脏一五气，各有生、长、化、收、藏之用。虽各自为之用，然必归于肺。肺属金、主气，分阴阳，其化燥，其变敛涩，敛涩则伤其分布之政，不惟生气不得升，而收气亦不得降。故经曰：逆秋气则太阴不收，肺气焦满。又曰：诸气怫郁，皆属于肺，此之谓也。今观此集所云，郁病多在中焦，及六郁凡例之药，诚得其要矣。中焦者，脾胃也，水谷之海，法天地，生万物，体乾建之化，具坤静之德，五性备而冲和之气，五脏六腑皆禀之以为主，荣卫由谷气之精悍所化，天真亦由谷气而充大。东垣所谓人身之清气、荣气、运气、卫气、春升之气，皆胃气之别称。然而诸气岂尽是胃气者哉，乃因胃气以资其生故也。脾胃居中，心、肺在上，肾、肝在下，凡有六淫七情劳役妄动上下，所属之脏气，致虚实胜克之变，过于中者，而中气则常先，是故四脏一有不平，则中气不得其和而先郁矣。更有因饮食失节，停积痰饮，寒温不适所，脾胃自受，所以中焦致郁之多也。今以其药兼升降而用之者，盖欲升之，必先降之，而后得以升也。欲降之，必先升之，而后得以降也。老氏所谓：将欲取之，必先与之。其苍术，足阳明药也，气味雄壮辛烈，强胃强脾，开发水谷气，其功最大。香附阴血中快气药也，下气最速，一升一降，以散其郁。抚芎者，足厥阴直达三焦，俾生发之气上至头目，下抵血海，通疏阴阳气血之使者也。然用此不专开中焦而已，其胃主行气于三阳，脾主行气于三阴，脾胃既布，水谷之气行，纵是三阴三阳各脏腑自受其燥金之郁者，亦必因胃气可得而通矣。天真等气之不达，亦必可得而伸矣。况苍术尤能径入诸经，疏泄阳明之湿，通行敛涩者也。观此六郁药之凡例，其升降消导，皆因《内经》变而致，殆将于受病未深者设也。若或气耗血衰，津液枯竭，病已入深，宁复令人守此，不从病机大要治法，以有者求之，无者求之，盛者责之，虚者责之，必先五胜者哉。不然，如前条中风、伤寒外邪者，尚分虚实论治，何乃郁病属内伤多者，反不分之乎。先生之意当不止是，集书者不能备其辞也。曰：子言郁乃燥淫之别称，刘河间则又以怫郁属热者何也？曰：燥之为气，有凉有热而燥者，秋风气至大凉，革候肃杀坚劲，生气不扬，草木敛容，人物之象一也。在人身则腠理闭密，中外涩滞，气液皆不滑泽，是以《原病式》叙诸涩枯涸，干劲皴揭者，在燥淫条下。从化何如，《内经》有之，少阴、少阳热火下临，肺气上从，白起金用草木眚①。河间又谓六气不必一气独为病，气有相兼，或风热胜湿成燥涩者，或肺受火热、致金衰耗津而燥者，或火热亢极，兼贼鬼水化、反闭塞而燥者，或因寒邪外闭腠理，阳气郁而成燥，其病在外，甚亦入内。或口食生冷，阳气内郁而成燥热者。其病在肉里，甚亦在外。或兼于湿者，湿主于否，因致怫郁成热以燥者。或兼风者，因热伤肺金不能平木，而生风胜湿而燥也。《易》曰：燥万物者，莫熯乎火。燥之从化者，其此之谓欤。至于论郁之为病，外在六经九窍四属，内在五脏六腑，大而中风、暴病、暴死、颠狂、劳瘵、消渴等疾，小而百病，莫不由是气液不能宣通之所致。治郁之法，有中外四气之异，在表者汗之，在内者下之。兼风者散之，热微者寒以和之，热甚者泻阳救水，养液润燥，补其已衰之阴。兼湿者，审其湿之太过不及，犹土之旱涝也。寒湿之胜，则以苦燥之，以辛温之。不及而燥热者，则以辛润之，以寒调

---

① 眚：原作“青”，据修敬堂本改。

之。大抵须得仲景之法治之，要各守其经气而勿违。然方论止叙风寒湿热四气之病，无燥火二淫之故。殆是从四时令气之伤人者，于秋不言伤其燥，而乃曰伤其湿者，为相火代君火行令于暑，故止言热而不言火。夫如是之天气合四时者尚不能明，况能推究人以一气之变，亦如天气六淫之分者乎。且人气之燥火二淫，常通贯于风寒湿热病中，尤多于四气之相移也。何以言之？在病之冲逆奔迫即属之火，气液不得通即属之燥。其火游行于五者之间，今不以为言，尚不可也，抑夫燥者，正属五行金气所化，而亦舍之，此何理焉。及观其所立气门，多是二淫之病，可见其不识人气有六化六变之道，宜乎其治气病之法，无端绪矣。

〔诊〕　郁脉多沉伏，郁在上则见于寸，郁在中则见于关，郁在下则见于尺。郁脉，或促、或结、或涩。滑伯仁云：气血食积痰饮，一有留滞于其间，则脉必因之而止涩矣。但当求其有神，所谓神者，胃气也。

痞

胀在腹中，胀有形。胸痹，痞在心下，痞无形。内附。

或问：痞属何脏？邪属何气？曰：尝考之《内经》，有阳明之复，心痛痞满者。注以清甚于内，热郁于外。太阳之复，心胃生寒，心痛痞闷者。注以心气内燔。备化之纪，病痞。卑监之纪，留满痞塞。太阴所至，为积饮否隔。注皆以阴胜阳也。由是观之，则是受病之脏者，心与脾也。因而怫郁壅塞不通为痞者，火与湿也。其论致病所由之邪，则不可一言而尽。天气之六淫外感，人气之五邪相乘，阴阳之偏负，饮食七情之过节，皆足以乱其火土之气。盖心，阳火也，主血。脾，阴土也，主湿。凡伤其阳则火怫郁而血凝，伤其阴则土壅塞而湿聚。二脏之病，相去不离方寸间，至于阴阳之分、施治之法，便不可同也，何则？《金匮要略·水病篇》谓：心下坚大如盘，边如旋杯，水饮所作者。二条同是语也，但一条之上有气分二字，用桂枝去芍药，加麻黄附子细辛汤，治为水寒之邪闭结，气海之阳不布，荣卫不行；一条用枳术汤，为中焦水停土壅故也。又“胸痹篇”云：胸痹心下痞，留气结在胸，胸满，胁下逆抢心，枳实薤白桂枝汤主之，人参汤亦主之。一证列二方，原其意，盖是留气结在胸为重者，便须补中。又心中痞，诸逆心悬痛，桂枝生姜枳实汤主之。《伤寒论》中有谓病人手足厥冷，脉作紧，邪结在胸中者，当吐之。脉浮大，心下反硬，有热属脏者，下之。兹二者为不汗下而痞满，从其邪有高下，故吐下之不同。若经汗下而心下痞，则以诸泻心汤。大抵痞与结胸，同是满硬，但结胸则涌治，岂非仲景治痞亦在心脾二脏，从火土之阴阳者欤？各适其宜而治。高者越之，下者竭之，上气不足推而扬之，下气不足温而行之，高者抑之，下者举之，郁者开之，结者解之，寒者热之，热者寒之，虚则补，实则泻，随机应变以为治。东垣云：夫痞者，心下满而不痛是也。太阴者湿也，主壅塞，乃土来心下为痞满也。伤寒下太早亦为痞，乃为寒伤其荣，荣者血也，心主血，邪入于本，故为心下痞闷。仲景立泻心汤数方，皆用黄连以泻心下之土邪，其效如响应桴。故《活人书》云：审知是痞，先用桔梗枳壳汤，非以此专治痞也。盖因先错下必成痞证，是邪气将陷而欲过胸中，故先用截，散其邪气，使不至于痞。先之一字，早用之义也。若已成痞而用之，则失之晚矣。不惟不能消痞，而反损胸中之正气，则当以仲景痞药治之。经云：察其邪气所在而调治之，正谓此也。非止伤寒如此，至于酒积杂病下之太过，亦作痞伤。盖下多亡阴，亡阴者，谓脾胃水谷之阴亡也。故胸中之气因虚下陷于心之分野，则致心下痞，宜升胃气，以血药兼之。若全用气药导之，则其痞益甚，甚而复下之，气愈下降，必变为中满膨胀，皆非其治也。又有虚实之殊，如实痞大便闭者，厚朴枳实汤主之。虚痞大便利者，白芍陈皮汤主之。如饮食所伤痞闷者，当消导之，去其胸中窒塞，上逆兀兀欲吐者，则吐之，所谓在上者，因而越之也。海藏云：治痞独益中州脾土，以血药治之，其法无以加矣。伤寒痞者从血中来，杂病痞者亦从血中来，虽俱为血证，然伤寒之证从外至内，从有形至无形，故无形气证以苦泄之，有形血证以辛甘散之。中满者勿食甘，不满者复当食也。中满者，腹胀也。如自觉满而外无腹胀之形，即非中满，乃不满也。不满者病也，当以甘治之可也。主方黄芪补中汤加柴胡、升麻。缘天地不交为痞，今以猪苓、泽泻从九天之上而降，柴胡、升麻从九地之下而升，则可以转否而为泰矣。无形气证以苦泄之，枳实、黄连之类，大消痞丸、黄连消痞丸、失笑丸。有形血证以辛甘散之，枳实理中丸、人参汤、半夏泻心汤。伤寒五六日，不论已下未下，心下痞满，泻心汤、小柴胡汤加枳、桔主之。少阴面赤下利，心下痞，泻心汤加减例，易老单用泻心汤，用钱氏法，后随症加减。烦者加山栀，躁加香豉，呕加半夏，满加枳实、厚朴，腹痛加芍药，脉迟加附子，下焦寒加干姜，大便硬加大黄。如用姜、附，先煎令熟，使热不僭，后加黄连同用。痞而头目不清者，以上清散主之。胸中不利者，悉利于表。饮食伤脾痞闷，轻者大消痞丸、枳术丸、回金丸之类。甚者微下之、吐之。下之者，槟榔丸、煮黄丸。吐之者，二陈汤及瓜蒂散探吐之。若酒积杂病下之太过，亦作痞满，宜升提胃气，以血药兼之。湿者，四肢困重，小便短，宜平胃和五苓以渗之。郁者，越鞠丸。热则烦渴溺赤，以苦寒泄之，大消痞丸。煎汤用黄连及葛根、升麻发之。便结即利之。寒则中清，以辛甘散之，枳实理中丸、挝脾汤加丁香，或丁沉透膈汤。戴复庵以诸痞塞及噎膈，乃是痰为气所激而上气，又为痰所隔而滞，痰与气搏不能流通，并宜用二陈汤加枳实、砂仁、木香，或木香流气饮入竹沥、姜汁服。因七气所伤，结滞成痰，痞塞满闷，宜四七汤或导痰汤加木香半钱，或下来复丹。脾胃弱而转运不调为痞，宜四君子汤。伤于劳倦者，补中益气汤，大病后元气未复而痞者，亦宜之。脉之右关多弦，弦而迟者，必心下坚，此肝木克脾土，郁结涎闭于脏腑，气不舒则痞，木香顺气汤。挟死血者，多用牡丹皮、江西红曲、麦芽炒研、香附童便制、桔梗、川通草、穿山甲、番降香、红花、山楂肉、苏木各钱许，酒、童便各一盅煎。甚者加大黄，临服入韭汁、桃仁泥。此方一应大怒之后作痞者，皆可服。

〔胸痹〕 心下满而不痛为痞，心下满而痛为胸痹。《金匮方》：胸痹，胸中气塞，短气，茯苓杏仁甘草汤主之。橘枳姜汤主之。胸痹缓急者，薏苡仁附子散主之。此二条不言痛。支饮胸满者，枳朴大黄汤主之。不言痹。胸痹之病，喘息咳唾，胸背痛，短气，寸口脉沉而迟，关上小紧数者，以栝蒌薤白白酒汤主之。胸痹不得卧，心痛彻背，栝蒌薤白半夏汤主之。胸痹心中痞，留气结在胸，胸满胁下逆抢心，枳实薤白桂枝汤主之。人参汤亦主之。一味瓜蒌，取子熟炒，连皮或煎或丸，最能荡涤胸中垢腻。

水胀总论

许学士云：脐腹四肢悉肿者为水，但腹胀四肢不甚肿为蛊。蛊即胀也。然胀亦有头面手足尽肿者，大抵先头足肿，后腹大者，水也。先腹大，后四肢肿者，胀也。《灵枢经·五癃津液别》篇：黄帝问曰：水谷入于口，输于肠胃，其液别为五。天寒衣薄则为溺与气，天热衣厚则为汗，悲哀气并则为泣，中热胃缓则为唾，邪气内逆则气为之闭塞而不行，不行则为水胀。予知其然也，不知其何由生？愿闻其道。岐伯曰：水谷皆入于口，其味有五，各注其海，津液各走其道。故三焦出气，以温肌肉，充皮肤，为其津；其流而不行者为液。天暑衣厚则腠理开，故汗出，寒留于分肉之间，聚沫则为痛。天寒则腠理闭，气湿不行，水下留于膀胱则为溺与气。五脏六腑，心为之主，耳为之听，目为之候，肺为之相，肝为之将，脾为之卫，肾为之主外，故五脏六腑之津液尽上渗于目。心悲气并则心系急，心系急则肺举，肺举则液上溢。夫心系与肺不能常举，乍上乍下，故咳而泣出矣。中热则胃中消谷，消谷则虫上下作，肠胃充郭故胃缓，胃缓则气逆，故唾出。五谷之津液和合而为膏者，内渗入于骨空，补益脑髓，而下流于阴股。阴阳不和，则使液溢而下流于阴，髓液皆减而下，下过度则虚，虚故腰背痛而胫酸。阴阳气道不通，四海闭塞，三焦不泻，津液不化，水谷并于肠胃之中，别于迴肠，留于下焦，不得渗膀胱，则下焦胀，水溢则为水胀。“水胀”篇：黄帝问于岐伯曰：水与肤胀、鼓胀、肠覃、石瘕、石水，何以别之？岐伯答曰：水始起也，目窠上微肿，如新卧起之状，其颈脉动时咳，阴股间寒，足胫肿，腹乃大，其水已成矣。以手按其腹，随手而起，如裹水之状，此其候也。黄帝曰：肤胀何以候之？岐伯曰：肤胀者，寒气客于皮肤之间，鼟鼟然不坚，腹大，身尽肿，皮厚，按其腹，窅而不起，腹色不变，此其候也。鼓胀何如？岐伯曰：腹胀身皆大，大与肤胀等也，色苍黄，腹筋起，此其候也。肠覃何如？岐伯曰：寒气客于肠外，与卫气相搏，气不得营，因有所系，癖而内著，恶气乃起，瘜肉乃生，其始生也，大如鸡卵，稍以益大，至其成，如怀子之状，久者离岁，按之则坚，推之则移，月事以时下，此其候也。石瘕何如？岐伯曰：石瘕生于胞中，寒气客于子门，子门闭塞，气不得通，恶血当泻不泻，衃以留止，日以益大，状如怀子，月事不以时下，皆生于女子，可导而下。黄帝曰：肤胀、鼓胀可刺耶？岐伯曰：先泻其胀之血络，后调其经，刺去其血络也。石水，脐以下肿，其脉沉。

水肿

《素问·汤液醪醴论》：帝曰：其有不从毫毛而生，五脏阳以竭也。津液充郭，其魄独居，孤精于内，气耗于外，形不可与衣相保，此四极急而动中，是气拒于内而形施于外，治之奈何？岐伯曰：平治于权衡，去宛陈莝，微动四极，温衣，缪刺其处，以复其形；开鬼门，洁净府，精以时服，五阳以布，疏涤五脏。故精自生，形自盛，骨肉相保，巨气乃平。释云：不从毫毛生者，明其邪不自腠理入，是水从内而溢出于外者也。五脏阳以竭者，为由脾胃虚弱。夫脾胃者土也，法天地，生万物，故水谷入胃，清阳化气，浊阴成味，五脏禀其气曰阳，禀其味曰精，即经之谓五阳者，胃脘之阳是也。气和精生。今不得禀水谷气，则无气以生，不得禀五味，则无精以化。肺主气而魄藏焉，无气则魄独居，肾为阳，故动之，经脉行则脾胃之水谷得以化，四脏亦得以禀之，然后可以施治。其水在表在上者汗之，在下在里者分利之。夫如是，此条所治，正与“评热论”阴虚者对待而言也。彼为肾之阴虚，不能敌夫所凑之阳，此为胃之阳虚，不能制夫溢水之阴也。仲景法：诸有水者，腰以下肿，当利小便，腰已上肿，当发汗乃愈，防己黄芪汤、防己茯苓汤、蒲灰散。已上利小便。越婢汤、越婢加术汤、甘草麻黄汤、麻黄附子汤、杏子汤。已上发汗。观此可见仲景之法，一出于《内经》。后世治水肿方，有五皮散、香苏散，中用姜、橘、紫苏、大腹皮辛以散之，茯苓、防己、木通、桑皮淡以渗之，是开鬼门洁净府同用也。

丹溪云：因脾虚不能制水，水渍妄行，当以参、术补脾气得实，则自能健运，自能升降，运动其枢机，则水自行，非五苓之行水也。又云：《内经》曰，诸气膹郁，皆属于肺。诸湿肿满，皆属于脾。诸腹胀大，皆属于热。是三者相因而为病。盖湿者土之气，土者火之子，故湿每生于热，热气亦能自湿者，母气感子，湿之变也。湿气盛，肺气不行而膹郁矣。故水肿病者，脾失运化之职，清浊混淆，因郁而为水。脾土既病，肺为之子，而肺亦虚，荣卫不布，气停水积，凝聚浊液，渗透经络，涵流溪谷，窒碍津液，久久灌入隧道，血亦化水矣。凡治肿，皆宜以治湿为主，所挟不同，故治法亦异。更宜清心经之火，补养脾土，火退则肺气下降而水道通，脾土旺则运化行，清浊分，其清者复回而为气、为血、为津液。其败浊之甚者，在上为汗，在下为溺，以渐而分消矣。卢砥镜治水肿类例，以肺金盛而生水，水溢妄行，气息闭、枢机壅而为肿，必欲导肾以决去之，岂理也哉。夫肺者肾之母，其气清肃，若果由肺盛生水，则将奉行降令，通调水道，下输膀胱，水精四布，五经并行，而何病肿之有。

或问：丹溪所论水病之源，在于脾土。卢氏论水，宗于“水热篇”，阴盛水溢，其源在肾。所起不同，故治必异。今如丹溪之论，则《内经》非欤？曰：不然。试用“水热篇”三章之义绎之，则晰然矣。首章问：少阴何以主肾，肾何以主水？曰：肾者至阴也，至阴者盛水也。肺者太阴也，少阴者冬脉也。故其本在肾，其末在肺，皆积水也。此以少阴经脉在上主肾行冬令，至阴盛水，气化之常者而言也，非是为病之因也。当时若遇邪伤，则二脏之气停而皆积水矣。今卢氏不求其为因所感之邪，而致气停水积，乃辄以至阴盛水，谓是脏气有馀而生病者，误矣。不然，何乃次章复问：肾何以能聚水而生病？曰：肾者胃之关也，关门不利，故聚水而从其类也。上下溢于皮肤，故为胕肿，胕肿者，聚水而生病也。此承上章积水之病，故注文以肾主下焦，膀胱为腑，主其分注，开窍二阴，故肾气化则二阴通，二阴闭则胃填满，故云肾者胃之关也。关闭则水积。然而气停水溢之义，尚有可言者焉，当是下焦之气也。何则？《灵枢·本输》篇曰：少阳者属肾，上连肺，故将两脏；三焦者，决渎之府也，水道出焉，属膀胱，是孤府也。“宣明五气篇”：下焦溢为水。注文以分注之所，气窒不泻，则溢而为水也。又曰：三焦病者，腹气满，小腹尤坚，不得小便，窘急，溢则水，留即为胀。以此观之，其下焦少阳之经气，当相火之化，六气中惟相火有其经，无其腑脏，游行于五者之间，故曰少阳为游部，其经脉之在上者，布膻中，散络心包，在下者，出于委阳，上络膀胱。岂非上佐天道之施化，下佐地道之生发，与手厥阴为表里，以行诸经之使者乎。是故肾经受邪，则下焦之火气郁矣。火气郁则水精不得四布，而水聚矣。火郁之久必发，发则与冲脉之属火者，同逆而上。盖冲脉者，十二经之海，其上者，出于项颡，渗诸阳，灌诸精；其下者，并少阳下足，渗三阴，灌诸络。由是水从火溢，上积于肺，而为喘呼不得卧；散聚于阴络，而为胕肿；随五脏之虚者，入而聚之，为五脏之胀。夫如是之病，皆相火泛滥其水而生病者也。非相火则水不溢，而止为积水之病。如《内经》所谓阴阳结斜，多阴少阳曰石水，少腹肿；三阴结寒为水；肾肝并沉为石水之类是也。又尝推其肾气不化之由，多是四气相乘害之。盖胃是肾之胜脏，或湿热盛而伤之，或胃气不足下陷而害之，或心火太过下乘而侮之，或燥金敛涩之，或风木摇撼之，与夫劳役色欲，七情外感，皆足以致肾气之不足也。夫胃之关，不惟因肾气不化而后闭，其胃之病者，而关亦自闭矣。其水不待肾水而生，所饮之水亦自聚矣。盖胃主中焦，为水谷之海，胃气和则升降出纳之气行，水谷各从其道而输泄也。胃气不和，则出纳之关皆不利，故水谷之津液皆积聚而变水也，即《灵枢·经脉》篇曰：胃所生病，大腹水肿，膝膑肿痛。“津液”篇曰：五谷之津液，因阴阳不和，则气道不通，四海闭塞，三焦不泻，津液不化，水谷并于肠胃之中，留于下焦，不得渗膀胱，则下焦胀，水溢则为水胀。王叔和《脉经》曰：脾常怀抱其子，子，肺金也。子畏火伤，下避水中，木畏金乘，下为荆棘，脾复畏木居一隅，水遂上溢而为胀也。即此诸论观之，所谓关门不利云云者，盖以二脏相因而然耳。第三章问：诸水皆生于肾乎？曰：肾者，牝脏也。地气上者，属于肾，而生水液也。故曰至阴勇而劳甚，则肾汗出，肾汗出，逢于风，内不得入于脏腑，外不得越于皮肤，客于玄府，行于皮里，传为胕肿，本之于肾，名曰风水。观是章所谓地气上者，指人形体皆禀地之阴以生者而言也。肾居五脏之下，是至阴，主水，以生津液，是故津液在百体，犹水在地中行，五气所化之五液，悉属于肾。今因劳火迫于肾气之液，发出为汗，因逢风而玄府闭，其汗与风相搏，遂结于皮肤，于是五气所化新旧之液，则皆类聚而成水矣。用是比例推之，则肾气之劳，不止房事一端而已。如夜行劳甚，渡水跌仆，持重远行，极怒惊恐之类，岂无越出肾液于表，亦得以逢于风者乎。此圣人之言简而意博，举一而可十者也。又按：“评热篇”曰：有病肾风者，面胕痝然壅，害于言，虚不当刺。不当刺而刺，后五日其气必至。至必少气时热，时热从胸背上至头，汗出手热，口干苦渴，小便黄，目下肿，腹中鸣，身重难以行，月事不来，烦而不能食，不能正偃，正偃则咳，病名曰风水。此肾虚不可妄治，治之则阴愈虚而阳必凑之，转及五脏，有是热病状也。用此比类前后所叙，诸水溢之病，未有不因肾虚得之。设不顾虚，辄攻其水，是重虚其阴也。虚则诸邪可入，而转生病矣。《内经》又谓肝肾脉并浮为风水，此尤见是阴虚之甚者也。何则？夫肾肝二脏，同居下焦。肾为阴主静，其脉沉。肝为阳主动，其脉浮。而阴道易乏，阳道易饶，为二脏俱有相火故也。若相火所动，不得其正，动于肾者，犹龙火之于海，故水附而龙起。动于肝者，犹雷火之出于地，疾风暴发，故水如波涌。今水从风，是以肝肾并浮也。王注以为风薄于下，似若水风之邪，世人莫知肝木内发之风也。

《灵枢·水胀》篇有水胀、肤胀、鼓胀、肠覃、石瘕、石水之病。治肤胀、鼓胀者，先泻其胀之血络，后调其经，刺去其血络也。观此肤胀，与“胀论”篇谓荣气循脉，卫气逆为脉胀，卫气并脉循分肉为肤胀，三里而泻，近者一下，远者三下，无问虚实，工在疾泻。此篇之鼓胀，亦与“腹中论”中之鼓胀同其病状。彼则治之以鸡矢醴，一剂知，二剂已。若饮食不节，其病虽已，当病气复聚于腹也。何与此篇治是二证，皆先泻其胀之血络，刺去其血，而复调其经，如是之不同，何哉？盖彼以气聚之病，此以气停与血相搏，故血凝于络，气凝于经，而生水液为胀，故治不同也。

仲景云：风水，其脉自浮，外证骨节疼痛，恶风。《针经·论疾诊尺》篇云：视人之目窠上微肿，如新卧起状，其颈脉动，时咳，按其手足上，窅而不起者，风水[①]肤胀也。又仲景云：太阳[②]，脉浮而紧，法当骨节疼痛，反不痛，身体反重而酸，其人不渴，汗出即愈，为风水。风水，脉浮，身重，汗出恶风者，防已黄芪汤主之。风水恶风，一身悉肿，脉浮不渴，续自汗出，无大热，越婢汤主之。恶风者，加附子一枚炮。续法：风水，身体浮肿，发歇不定，肢节疼痛，上气喘急，大腹皮散主之。风水毒气，遍身肿满，楮白皮散主之。皮水，其脉亦浮，外证胕肿，按之没指，不恶风，其腹如鼓，不渴，当发其汗。又云：渴而不恶寒者，此是皮水。盖法当风水恶寒不渴，皮水不恶寒而渴。假令皮水不渴，亦当发汗也。皮水为病，四肢肿，水气在皮肤中，四肢聂聂动者，防已茯苓汤主之。厥而皮水者，蒲灰散主之。续法：皮水，身体面目悉浮肿，木香丸主之。正水，其脉沉迟，外证自喘。石水，其脉自沉，外证腹满不喘。“大奇论”：肾肝并沉为石水，并浮为风水。续法：石水四肢细瘦，腹独肿大，海蛤丸主之。石水，病腹光紧急如鼓，大小便涩，槟榔散主之。黄汗，其脉沉迟，身发热，胸满，四肢头面肿，久不愈，必致痈脓。又云：身肿而冷，状如周痹，胸中窒，不能食，反聚痛，暮躁不得眠，此为黄汗。治法见黄疸门。里水者，一身面目黄肿，其脉沉，小便不利，故令病水。假如小便自利，此亡津液，故令渴，越婢加术汤主之。甘草麻黄汤亦主之。水之为病，其脉沉小属少阴，浮者为风，无水虚胀者为气。水发[③]其汗即已，脉沉者宜麻黄附子汤，浮者宜杏子汤。心水者，其身重而少气，不得卧，烦而躁，其阴大肿。肝水者，其腹大不能自转侧，胁下腹中痛，时时津液微生，小便续通。肺水者，身肿，小便难，时时鸭溏。脾水者，其腹大，四肢苦重，津液不生，但苦少气，小便难。肾水者，其腹大，脐肿，腰痛不得溺，阴下湿如牛鼻上汗，其足逆冷，面黄瘦，大便反坚。诸病水者，渴而不利，小便数者，皆不可发汗。问曰：病者苦水，面目四肢身体皆肿，小便不利，脉之，不言水，反言胸中痛，气上冲咽，状如炙肉，当微咳喘，审如师言，其脉何类？师曰：寸口脉沉而紧，沉为水，紧为寒，沉紧相搏，结在关元，始时当微，年盛不觉，阳衰之后，荣卫相干，阳损阴盛，结寒微动，肾[④]气上冲，喉咽塞噎，胁下急痛。医以为留饮而大下之，气击不去，其病不除；后重吐之，胃家虚烦，咽燥欲饮水，小便不利，水谷不化，面目手

① 水：原脱，据《金匮要略》补。
② 阳：原作“阴”，据《金匮要略》改。
③ 发：原脱，据《金匮要略》补。
④ 肾：原作“紧”，据《金匮要略》改。

足浮肿；又与葶苈丸下水，当时如小差，食饮过度，肿复如前，胸胁苦痛，象若奔豚，其水扬溢，则浮咳喘逆。当先攻击冲气，令止，乃治咳，咳止，其喘自瘥，先治新病，病当在后。

上仲景治水诸方，皆用脉病为本，然后量轻重虚实而施治，皆守圣经之法耳。奈何今世俗之医，因病者急求一时之效，以破气去水为功，不知过一二日，则病复至而不可救矣。呜呼！予每痛夫世人病水肿多死不救者有二，一以病人不善调摄，二以医误投下药之过，竭其阴阳，绝其胃气，故多死。于是详摘《素》《灵》《金匮》之言而稍发明之，有志者当不厌其繁也。

肿病不一，或遍身肿，或四肢肿，面肿脚肿，皆谓之水气。然有阳水，有阴水，并可先用五皮饮，或除湿汤加木瓜、腹皮各半钱；如未效，继以四磨饮兼吞桂黄丸，仍用赤小豆粥佐之。遍身肿，烦渴，小便赤涩，大便多闭，此属阳水，轻宜四磨饮，添磨生枳壳，兼进保和丸；重则疏凿饮子利之，以通为度。亦有虽烦渴而大便已利者，此不可更利，宜用五苓散加木通、大腹皮半钱，以通小便。遍身肿，不烦渴，大便自调或溏泄，小便虽少而不赤涩，此属阴水，宜实脾饮。小便多少如常，有时赤，有时不赤，至晚则微赤，却无涩滞者，亦属阴也，不可遽补，木香流气饮，继进复元丹。若大便不溏，气息胀满，宜四磨饮下黑锡丹。四肢肿，谓之肢肿，宜五皮饮加姜黄、木瓜各一钱，或四磨饮，或用白术三两，㕮咀，每服半两，水一盏半，大枣三枚，拍破，同煎至九分，去渣温服，日三无时，名大枣汤。面独肿，苏子降气汤，兼气急者尤宜，或煎熟去滓后，更磨沉香一呷。有一身之间，唯面与双脚浮肿，早则面甚，晚则脚甚；经云：面肿为风，脚肿为水，乃风湿所致。须问其大小腑通闭，别其阴阳二症。前后用药，惟除湿汤加木瓜、腹皮、白芷各半钱，可通用；或以苏子降气汤，除湿汤各半帖煎之。罗谦甫导滞通经汤，治面目手足浮肿。感湿而肿者，其身虽肿，而自腰下至脚尤重，腿胀满尤甚于身，气或急或不急，大便或溏或不溏，但宜通利小便为佳，以五苓散吞木瓜丸。内犯牵牛，亦不可轻服。间进除湿汤，加木瓜、腹皮各半钱，炒莱菔子七分半。因气而肿者，其脉沉伏，或腹胀，或喘急，宜分气香苏饮。饮食所伤而肿，或胸满，或嗳气，宜消导宽中汤。不服水土而肿者，胃苓汤、加味五皮汤。有患生疮，用干疮药太早，致遍身肿，宜消风败毒散。若大便不通，升麻和气饮。若大便如常或自利，当导其气自小便出，宜五皮饮和生料五苓散。腹若肿，只在下，宜除湿汤和生料五苓散，加木瓜如泽泻之数。已上数条为有馀之证。

大病后浮肿，此系脾虚，宜加味六君子汤：白术三钱，人参、黄芪各一钱半，白茯苓二钱，陈皮、半夏曲、芍药、木瓜各一钱，炙甘草、大腹皮、木瓜各五分，姜、枣煎服。小便不利，间入五苓散。有脾肺虚弱，不能通调水道者，宜用补中益气汤补脾肺，六味丸补肾。有心火克肺金，不能生肾水，以致小便不利而成水证者，用人参平肺散以治肺，滋阴丸以滋小便。若肾经阴亏，虚火烁肺金，而小便不生者，用六味地黄丸以补肾水，用补中益气汤以培脾土，肺脾肾之气交通，则水谷自然克化。二经既虚，渐成水胀，又误用行气分利之药，以致小便不利，喘急痰盛，已成蛊证，宜加减金匮肾气丸主之。已上数条，为不足之证。

不足者，正气不足。有馀者，邪气有

馀。凡邪之所凑，必正气虚也。故以治不足之法，治有馀则可，以治有馀之法，治不足则不可。

洁古法：如水肿，因气为肿者，加橘皮。因湿为肿者，煎防已黄芪汤，调五苓散。因热为肿者，八正散。如以热燥于肺为肿者，乃绝水之源也。当清肺除燥，水自生矣，于栀子豉汤中加黄芩。如热在下焦阴消，使气不得化者，当益阴而阳气自化，黄柏内加黄连是也。如水胀之病，当开鬼门，洁净府也，白茯苓汤主之。白茯苓汤能变水，白茯苓、泽泻各二两，郁李仁五钱，水一碗，煎至一半，生姜自然汁入药，常服无时，从少至多，服五七日后，觉腹下再肿，治以白术散：白术、泽泻各半两，为末，煎服三钱。或丸亦可，煎茯苓汤，下三十丸，以黄芪芍药建中汤之类调养之。平复后，忌房室猪鱼盐面等物。香薷熬膏，丸如桐子大，每服五丸，日三，渐增，以小便利为度。冬瓜，不限多少任吃。鲤鱼一头，重一斤已上者，煮熟取汁，和冬瓜、葱白作羹食之。青头鸭或白鸭，治如食法，细切，和米并五味，煮熟作粥食之，宜空腹时进。

何柏斋学士云：造化之机，水火而已，宜平不宜偏，宜交不宜分。水为湿为寒，火为燥为热，火性炎上，水性润下，故火宜在下，水宜在上，则易交也。交则为既济，不交则为未济，不交之极，则分离而死矣。消渴证，不交而火偏盛也；水气证，不交而水偏盛也。制其偏而使之交，则治之之法也。小火不能化大水，故必先泻其水，后补其火。开鬼门，泻在表在上之水也。洁净府，泻在里在下之水也。水势既减，然后用暖药以补元气，使水火交，则用药之次第也。又云：卢氏以水肿隶肝肾胃而不及脾，丹溪非之似矣，然实则皆非也。盖造化生物，天地水火而已矣。主之者天也，成之者地也，故曰乾知太始，坤作成物。至于天地交合变化之用，则水火二气也。天运水火之气于地之中，则物生矣。然水火不可偏盛，太旱物不生，火偏盛也；太涝物亦不生，水偏盛也；水火和平则物生矣，此自然之理也。人之脏腑，以脾胃为主，盖饮食皆入于胃而运以脾，犹地之土也。然脾胃能化物与否，实由于水火二气，非脾胃所能也。火盛则脾胃燥，水盛则脾胃湿，皆不能化物，乃生诸病。水肿之证，盖水盛而火不能化也。火衰则不能化水，故水之入于脾胃者，皆渗入血脉骨肉，血亦化水，肉发肿胀，皆自然之理也。导去其水，使水气少减，复补其火，使二气平和则病去矣。丹溪谓脾失运化，由肝木侮脾，乃欲清心经之火，使肺金得令以制肝木，则脾土全运化之职，水自顺道，乃不为肿，其词迂而不切，故书此辨之。按：何公虽于医学未精，其论水火，则医书所未发，是可存也，故附著于此。

〔诊〕　目窠微肿，如卧蚕之状，曰水。足胫肿，曰水。颈脉动，喘疾咳，曰水。病下利后，渴饮水，小便不利，腹满因肿，此法当病水。若小便自利及汗出者，自当愈。趺阳脉当伏，今反数，本自有热，消谷，小便数，今反不利，此欲作水。寸口脉浮而迟，浮脉则热，迟脉则潜，热潜相搏，名曰沉。趺阳脉浮而数，浮脉则热，数脉则止，热止相搏，名曰伏。沉伏相搏，名曰水。沉则络脉虚，伏则小便难，虚难相搏，水走皮肤，则为水矣。脉得诸沉，当责有水，身体肿重，水病脉出者死。《三因》云：大抵浮脉带数，即是虚寒潜止于其间，久必沉伏，沉伏则阳虚阴实，为水必矣。面痝然浮肿疼痛，其色炲黑，多汗恶风者，属肾风。阳水兼阳证，脉必沉数。阴水兼阴证，脉必沉迟。沉而滑，为风水。浮而迟，弦而紧，皆为肿。水病脉洪大者可治，微细者不可治又云：浮大轻者生，沉细虚小者死。又云：实者生，虚者死。唇黑则伤肝。缺盆平则伤心。脐出则伤脾。足心平则伤肾。背平则伤肺。凡此五伤，必不可治。

胀　满

仲景云：胀满，按之不痛为虚，痛者为实，可下之。腹胀时减，复如故，此为寒，当与温药。腹满不减，减不足言，须当下之，宜大承气汤。心下坚大如盘，边如旋杯，水饮所作，枳术汤主之。腹满，口舌干燥，此肠胃间有水气，防己椒苈丸主之。病腹满，发热十日，脉浮而数，饮食如故，厚朴七物汤主之。脾虚满者，黄芪汤芍药停湿。脾实满不运，平胃散苍术泄湿。　东垣云：腹胀满，气不转者，加厚朴以破滞气，腹中夯闷，此非腹胀满，乃散而不收，可加芍药收之，是知气结而胀，宜厚朴散之，气散而胀，宜芍药收之。“六元政纪论”云：太阴所至为中满，太阴所至为畜满，诸湿肿满，皆属脾土。论云：脾乃阴中之太阴，同湿土之化，脾湿有馀，腹满食不化。天为阳为热，主运化也。地为阴为湿，主长养也。无阳则阴不能生化，故云脏寒生满病。“调经篇”云：因饮食劳倦，损伤脾胃，始受热中，末传寒中，皆由脾胃之气虚弱，不能运化精微而制水谷，聚而不散而成胀满。经云：腹满䐜胀，支膈胠胁，下厥上冒，过在太阴、阳明，乃寒湿郁遏也。《脉经》所谓胃中寒则胀满者是也。腹满，大便不利，上走胸臆，喘息喝喝然，取足少阴。又云：胀取三阳，三阳者，足太阳寒水为胀，与“通评虚实论”说，腹暴满，按之不下，取太阳经络胃之募也正同。取者，泻也。经云：中满者，泻之于内者是也。宜以辛热散之，以苦泻之，淡渗利之，使上下分消其湿，正如开鬼门，洁净府，温衣，缪刺其处，是先泻其血络，后调其真经，气血平，阳布神清，此治之正也。或问：诸胀腹大，皆属于热者何也？此乃病机总辞。假令外伤风寒，有馀之邪自表传里，寒变为热，而作胃实胀满，仲景以大承气汤治之。亦有膏粱之人，湿热郁于内而成胀满者，此热胀之谓也。大抵寒胀多而热胀少，治之者宜详辨之。诸腹胀大，皆属于热，此乃八益之邪，有馀之证，自天外而入，是感风寒之邪自表传里，寒变为热，作胃实腹病，日晡潮热，大渴引饮，谵语，是太阳阳明并大实大满者，大承气汤下之。少阳阳明微满实者，小承气汤下之。经云：泄之则胀已，此之谓也。假令痎疟为胀满，亦有寒胀、热胀，是天之邪气，伤暑而得之，不即时发，至秋，暑气衰绝而疟病作矣，知其寒也，《局方》用交解饮子者是也。内虚不足，寒湿令人中满，及五脏六腑俱有胀满，更以脉家寒热多少较之。胃中寒则胀满，浊气在上则生䐜胀，取三阳。三阳者，足太阳膀胱寒水为胀，腹暴满，按之不下，取太阳经络者，胃之募也正同。腹满䐜胀，支膈胠胁，下厥上冒，过在太阳、阳明，此胃之寒湿郁遏也。太阴䐜胀，后不利，不欲食，食则呕，不得卧。按《内经》所说，寒胀之多如此中满。治法当开鬼门，洁净府。开鬼门者，谓发汗也。洁净府者，利小便也。中满者，泻之于内，谓脾胃有病，当令上下分消其气，下焦如渎，气血自然分化，不待泄滓秽。如或大实大满，大小便不利，从权，以寒热药下之。或伤酒湿面及味厚之物，膏粱之人，或食已便卧，使湿热之气不得施化，致令腹胀满，此胀亦是热胀。治热胀，分消丸主之。如或多食寒凉，及脾胃久虚之人，胃中寒则胀满，或脏寒生满病，以治寒胀中满，分消汤主之。中满热胀、鼓胀、气胀，皆分消丸主之。中满寒胀，寒疝，大小便不通，阴躁，足不收，四肢厥逆，食入反出；下虚中满，腹中寒，心下痞，下焦躁寒沉厥，奔豚不收，皆分消汤主之。中满腹胀，内有积聚，坚硬如石，其形如盘，令人不能坐卧，大小便涩滞，上喘气促，面色痿黄，通身虚肿，广茂溃坚汤主之。二服后中满减半，止有积不消，再服半夏厚朴汤。“阴阳应象论”云：清气在下则生飧泄，浊气在上则生䐜胀，此阴阳反作，病之逆从也。夫䐜胀者，以寒热温凉论之，此何腹胀也？曰：此饮食失节为胀，乃受病之始也。湿热亦能为胀，右关脉洪缓而沉弦，脉浮于上，是风湿热三脉相合而为病也。是脾胃之令不行，阴火亢甚，乘于脾胃，盛则左迁而阳道不行，是六腑之气已绝于外，火盛能令母实，风气外绝。风气外绝者，是谷气入胃，清气、营气不行，便是风气也。异呼同类，即胃气者是也。经云：虚则兼其所胜，土不胜者，肝之邪也。是脾胃之土不足，水火大胜者也。经云：浊阴出下窍，浊阴走五脏，浊阴归六腑，浊阴归地，此平康不病之常道，反此则为胀也。“阴阳论”云：饮食不节，起居不时者，阴受之，阴受之则入五脏，入五脏则䐜胀闭塞。“调经篇”云：下脘不通，则胃气热，热气熏胸中，故内热。下脘者，幽门也。人身之中，上下有七冲门，皆下冲上也。幽门上冲吸门，吸门者，会厌也，冲其吸入之气，不得下归于肾，肝为阴火，动相拒，故咽膈不通，致浊阴之气不得下降，而大便干燥不行，胃之湿与客阴之火俱在其中，则腹胀作矣。治在幽门，使幽门通利，泄其阴火，润其燥血，生益新血，幽门通利则大便不闭，吸门亦不受邪，其膈咽得通，䐜满腹胀俱去，是浊阴得下归地矣。故经曰：中满者，泻之于内，此法是也。通幽汤、润肠丸。胀而大便燥结，脉沉之洪缓，浮之弦者，宜沉香交泰丸。范天骒夫人，先因劳役饮食失节，加之忧思气结，病心腹胀满，旦食则不能暮食，两胁刺痛，诊其脉弦而细，至夜，浊阴之气当降而不降，䐜胀尤甚。大抵阳主运化，饮食劳倦损伤脾胃，阳气不能运化精微，聚而不散，故为胀满。先灸中脘，乃胃之募穴，引胃中生发之气上行阳道，后以木香顺气汤助之，则浊阴之气自此而降矣。经曰：留者行之，结者散之。以柴胡、升麻之苦平，行少阳、阳明二经，发散清气，运行阳分为君；以生姜、半夏、草豆蔻、益智仁之甘辛大热，消散中寒为臣；以厚朴、木香、苍术、青皮之辛苦大温，通顺滞气，以陈皮、当归、人参辛甘温，调和荣卫，滋养中气，浊气不降，宜以苦泄之，吴茱萸之苦热，泄之者也，气之薄者，为阳中之阴，茯苓甘平、泽泻咸平，气薄，引浊阴之气自上而下，故以为佐。气味相合，散之，泄之，上之，下之，使清浊之气，各安其位也。《灵枢经》云：腹满，大便不利，上走胸臆，喘息喝喝然，取足少阴。取者泻也，宜以辛热散之，良姜、肉桂、益智仁、草豆蔻仁、厚朴、升麻、甘草、独活使、黄柏少许引用。又方：桂枝、桔梗、人参、陈皮、青皮少许、良姜、白术、泽泻、吴茱萸。太阴所至为畜满。辨云：脾为阴中之太阴；又云：脾为阴中之至阴，乃为坤元，亘古不迁之土。天为阳，火也，地为阴，水也，在人则为脾同阴水之化，脾有馀则腹胀满，食不化，故无阳则不能化五谷，脾盛乃大寒为胀满，故《脉经》云：胃中寒则胀满。大抵此病，皆水气寒湿为之也。治宜大辛热之剂必愈，然亦有轻重。木香塌气丸。丹溪云：脾者，具坤静之德，而有乾健之运，故能使心肺之阳降，肾肝之阴升，而成天地交之泰，是为平人。今也七情内伤，六淫外感，饮食失节，房劳致虚，脾土之阴受伤，转输之官失职，胃虽受谷，不能运化，故阳升阴降，而成天地不交之否，清浊相混，隧道壅塞而为热，热留为湿，湿热相生，遂成胀满，经云鼓胀是也。以其外虽坚满，中空无物，有似于鼓。以其胶固难治，又名曰蛊，若虫之侵蚀，而有蛊之义焉。宜补其脾，又须养肺金以制木，使脾无贼邪之患，滋肾水以制火，使肺得清化之令，却咸味，断妄想，远音乐，无有不安。医者不察，急于取效，病者苦于胀满，喜行利药以求通快，不知宽得一日半日，其胀愈甚，而病邪甚矣，真气伤矣。或问：方论或以胃冷中虚，或以旦食则不能暮食，由至阴居中，五阳不布然也。今丹溪乃云湿热相生，则固无寒者欤？曰：初病因寒饮食，与外受寒气，亦或有之，若丹溪之所言者，则非一日之病，初虽因寒，阳气被郁，久亦成热矣。经曰诸腹胀大，诸病有声，鼓之如鼓，皆属于热是也。今使心肺之阳降，肾肝之阴升，即是五阳布之也。何必姜、附之热乎。然先以救其脾胃虚弱者为本，从而视其标之有馀者治之，此亦圣人之旨也。《灵枢·胀论》谓五脏六腑皆有胀，其胀皆在脏腑之外，排脏腑而郭胸腹，胀皮肤。胸腹者，脏腑之郭也。各有畔界，各有形状。荣气循脉，卫气逆为脉胀。卫气并脉，循分肉为肤胀。夫诸胀者，皆因厥气在下，荣卫留止，寒气逆上，真邪相攻，两气相搏，乃合为胀也。凡此诸胀，其道在一，明知逆顺，针数不失。泻虚补实，神去其室，致邪失正，真不可定，粗之所败，谓之天命。补虚泻实，神归其室，久塞其空，谓之良工。以此而观，则圣人未尝不以补虚为要。曰《灵枢·胀论》多言由厥气在下，寒气逆上而为胀也，更有他邪之可言乎？曰：考之《内经·脉要精微篇》谓：胃脉实，气有馀则胀。“腹中论”谓：病心腹满，旦食不能暮食，名为鼓胀。有病热者，三阳盛，入于阴，故病在头与腹，乃䐜胀而头痛。有病膺肿颈痛。胸满腹胀，名曰厥逆。“风论”谓：胃风鬲塞不通，腹善满，失衣则䐜胀。“调经篇”谓：形有馀则腹胀，泾溲不利，志有馀则腹胀飧泄。“至真大要篇”谓：诸湿肿满，皆属于脾。“六元正纪大论”谓：土郁之发，心腹胀，肠鸣而数后。水运太过，阴厥，上下中寒，甚则腹大胫肿，寝汗憎寒。“至真大要论”谓：厥阴司天，食则呕，腹胀，溏泄。在泉，病腹胀，善噫。少阴司天，腹䐜胀，腹大满，彭彭而喘咳。阳明之复，胀而泄，呕苦咳哕。阳明[①]初之气，病中热胀，面目浮肿。“太阴阳明论”谓：饮食起居失节，入五脏则䐜满闭塞，下为飧泄。“缪刺论”谓：有所堕坠，恶血留内，腹中满胀，不得前后，先饮利药，此上伤厥阴之脉，下伤少阴之络。“诊要”谓：手少阴终者，面黑，齿长而垢，腹胀闭，上下不通而终。足太阴终者，腹胀闭不得息，善噫善呕，呕则逆，逆则面赤，不逆则上下不通，面黑皮毛焦而终。“阴阳别论”谓：二阴一阳发病，善胀，心满善气，为肾胆同逆，三焦不行，气蓄于上。“阴阳应象论”：浊气在上，则生䐜胀。“六元正纪论”谓：太阴所至为蓄满。又云：太阴所至为中满。“脉解篇”谓：太阴，子也，十一月万物气皆藏于中，故曰病胀；所谓上走心为噫者，阴盛而上走于阳明，阳明络属心，故上走心为噫；所谓

① 阳明：原作“太阴”，据《素问》改。

食则呕者，物盛满而上溢，故呕；所谓得后与气，则快然如衰者，十二月阴气下衰，而阳气且出。《灵枢·水胀》篇谓：鼓胀者，腹胀身[①]皆大，与肤胀等，色苍黄，腹筋起，此其候也。“经脉”篇谓：胃气不足，胃中寒则胀满，身以前皆寒。有脾是动病，胃脘痛，腹胀，得后与气，则快然如衰。“邪气论”谓：胃病者，腹䐜胀，胃脘当心而痛，上支两胁，膈咽不通，饮食不下。又胃是动病，贲响腹胀。“本神”篇谓：脾气实则腹胀，泾溲不利。“经脉”篇[②]谓：足太阴之别公孙，虚则鼓胀。“师传”篇[③]谓：胃[④]中寒，肠中热，则胀而泄。“胀论”篇谓：荣气顺脉，卫气逆为脉胀。卫气并脉，循分肉为肤胀。脾胀者，善哕，四肢烦悗，体重不能胜衣，卧不安。胃胀者，腹满，胃脘痛，鼻闻焦臭，妨于食，大便难。肺胀者，虚满而喘咳。大肠胀者，肠鸣而痛，濯濯有声。肾胀者，腹满引背，央央然腰髀痛。膀胱胀者，少腹满而气癃。肝胀者，胁下满而痛引少腹。胆胀者，胁下痛胀，口中苦，善太息。三焦胀者，气满于皮肤中，轻轻然不坚。心胀者，烦心短气，卧不安。小肠胀者，少腹䐜胀，引腰而痛。二经诸条之论，各邪所生之胀，各胀之病状如此。李东垣尝引“五常政大要”云，下之则胀已者，谓西北二方，地形高寒，及“异法方宜论”云，北方之人，脏寒生满病，亦谓适寒凉者胀，皆秋冬之气也。二者尽由寒凉在外，六阳在于坤土之中，坤土者，人之脾胃也。五脏之病，外寒必内热，然阴盛阳虚，故下之则愈。又曰：大抵寒胀多而热胀少，治者宜详辨之。予因是而思，岂独寒热而已。凡治是病，必会通圣经诸条之旨，然后能识脏腑之部分形证，邪气之所自来，纵是通腹胀满，卒难究竟者，亦必有胀甚之部，与病先起处，即可知属何脏腑之气受邪而不行者为先，而后及乎中焦气交之分，于是转运不前，壅聚通腹胀满也。若脾胃受邪，便先是胃脘心下痞气起，渐积为通腹胀也。腹属脾也，属脾胃者，则饮食少，属他腑脏者，则饮食如常，此亦可验。又须分其表里浅深，以胀在皮肤孙络之间者，饮食亦如常，其在肠胃肓膜之间者，则饮食减少，其气壅塞于五脏，则气促急不食而病危矣。是故病在表者易治，入腑者难治，入脏者不治。更要分虚寒实热，其脏腑之气本盛，被邪填塞不行者为实。其气本不足，因邪所壅者为虚。实者祛之，虚者补之，寒者热之，热者寒之，结者散之，留者行之。邪从外入内而盛于中者，先治其外，而后调其内，阴从下逆上而盛于中者，先抑之而调其中，阳从上降下而盛于中者，先举之亦调其中，使阴阳各归其部。故《内经》治法谓：平治权衡，去菀陈莝，开鬼门，洁净府，宣布五阳，巨气乃平，此之谓也。每见俗工不明其道，专守下之则胀已者一法耳。虽得少宽一二日，然真气未免因泻而下脱，而邪气既不降，必复聚成胀，遂致不救，可胜叹哉。因书一二证以验之。嘉定沈氏子，年十八，患胸腹身面俱胀满，医治半月不效，诊其脉，六部皆不出也。于是用紫苏、桔梗之类，煎服一盏，胸有微汗，再服则身尽汗，其六部和平之脉皆出，一二日其证悉平。又一男子，三十馀岁，胸腹胀大，发烦躁渴，面赤不得卧而足冷。予以其人素饮酒，必酒后入内，夺于所用，精气溢下，邪气因从之上逆，逆则阴气在上，故

① 身：原作“者”，据《灵枢》改。
② 《经脉》篇：原作《师传》，据《灵枢》改。
③ 《师传》篇：原作“又”，据引文内容补。
④ 胃：原脱，据《灵枢》改。

为䐜胀。其上焦之阳，因下逆之邪所迫，壅塞于上，故发烦躁，此因邪从下上[①]而盛于上者也。于是用吴茱萸、附子、人参辈，以退阴逆，水冷饮之，以解上焦之浮热，入咽觉胸中顿爽，少时，腹中气喘如牛吼，泄气五七次，明日其证愈矣。风寒暑湿胀，藿香正气散。七情胀，五膈宽中散、木香流气饮、沉香降气汤。或饮食所伤，脾胃虚弱，以致水谷聚而不化，此寒湿郁遏而胀，香砂调中汤。大怒而胀，分心气饮。忧思过度而胀，紫苏子汤。湿热内甚，心腹胀满，小便不利，大便滑泄及水肿，大橘皮汤。失饥伤饱，痞闷停酸，早食暮不能食，名谷胀，大异香散。鸡矢醴，治心腹胀满，旦食不能暮食。由脾元虚弱，不能克制于水，水气上行浸渍于土，土湿不能运化水谷，气不宣流，上下痞塞，故令人中满。旦，阳气方长，谷气易消，故能食。暮，阴气方进，谷不得化，故不能食。其脉沉实滑，病名谷胀。用鸡矢白半升，以好酒一斗，渍七日，每服一盏，食后，临卧温服。脾土受湿，不能制水，水渍于肠胃，溢于皮肤，漉漉有声，怔忪喘息，名水胀，大半夏汤。烦躁漱水，迷忘惊狂，痛闷喘恶，虚汗厥逆，小便多，大便血，名血胀，人参芎归汤。有因积聚相攻，或疼或胀者，初用七气消聚散；日久元气虚，脾胃弱而胀者，参术健脾汤，少佐消导药。瘀蓄死血而胀，腹皮上见青紫筋，小水反利，脉芤涩，妇人多有此疾，先以桃仁承气汤，势重者，抵当汤，如虚人不可下者，且以当归活血散调治。劳倦所伤，脾胃不能运化而胀者，补中益气汤加减，法见劳倦门。大病后饮食失调，脾胃受伤，运化且难而生胀者，先以化滞调中汤，次以参苓白术散。泻利后并过服通利药，以致脾胃太弱而胀，专以补脾为主，若泻痢未止，间用胃风汤。喘满不得卧，虚者，人参生脉散之类；实者，葶苈汤之类。胸膈满胀，一身面目尽浮，鼻塞咳逆，清涕流出，当用小青龙汤二三服，分利其经，却进消胀药。经久患泄泻，昼夜不止，乃气脱也，宜用益智子，煎浓汤服，立愈。凡腹胀、小腹胀，有肾热、三焦虚寒、石水、肠痈、女劳疸。《金匮》云：寸口脉迟而涩，迟则为寒，涩则为血不足。趺阳脉微而迟，微则为气，迟则为寒，寒气不足则手足逆冷，手足逆冷则荣卫不利，荣卫不利则腹胀肠鸣相逐，气转膀胱，荣卫俱劳；阳气不通即身冷，阴气不通即骨寒，阳前通则恶寒，阴前通则痹不仁；阴阳相得，其气乃行，大气一转，其气乃散，实则失气，虚则遗尿，名曰气分。寸口脉沉而迟，沉则为水，迟则为寒，寒水相搏，趺阳脉伏，水谷不化，脾气衰则骛溏，胃气衰则身体肿；少阳脉卑，少阴脉细，男子则小便不利，妇人则经水不通，经为血，血不利则为水，名曰血分。师曰：寸口脉沉而数，数则为出，沉则为入，出则为阳实，入则为阴结。趺阳脉微而弦，微则无胃气，弦则不得息。少阴脉沉而滑，沉则为在里，滑则为实，沉滑相搏，血结胞门，其瘕不泻，经络不通，名曰血分。问曰：病有血分、水分，何也？师曰：经水前断后病水，名曰血分，此病为难治。先病水后经水断，名曰水分，此病易治。何以故？去水，其经自当下。气分谓气不通利而胀，血分谓血不通利而胀，非胀病之外，又有气分、血分之病也。盖气血不通利，则水亦不通利而尿少，尿少则腹中水渐积而为胀。但气分心下坚大而病发于上，血分血结胞门而病发于下。气分先病水胀后经断，血分先经断后病水胀也。刘立之云：

① 下上：原作上下，据文义改。

气分之证，当以下气消膨为先，如枳壳散、木香流气饮、三和散之类是也。《金匮》方：气分心下坚大如盘，边如旋杯，水饮所作，桂枝去芍加麻辛附子汤主之。《良方》加味枳术汤，治气分胀满。妇人血分，如夺命丹、黑神散，皆为要药。血分一证，大小产后多有之，唯产前脚肿不同，产后则皆败血所致，当于血上治之。

〔**肠覃**〕　肠覃者，寒气客于肠外，与卫气相搏，气不得荣，因有所系，癖而内着，恶气乃起，瘜肉乃生，其始生也，大如鸡卵，稍以益大，至其成，如怀子之状，久者离岁，按之则坚，推之则移，月事以时下，此其候也。夫肠者大肠也，覃者延也。大肠以传导为事，乃肺之腑也。肺主卫，卫为气，得热则泄，得冷则凝。今寒客于大肠，故卫气不荣，有所系止而结瘕，在内贴着，其延久不已，是名肠覃也。气散则清，气聚则浊，结为瘕聚，所以恶气发起，瘜肉乃生，小渐益大，至期而鼓，其腹如怀子之状也。此气病而血未病，故月事不断，应时而下，本非胎娠，可以此为辨矣。晞露丸、木香通气散主之。

〔**石瘕**〕　瘕者，生于胞中，寒气客于子门，子门闭塞，气不得通，恶血当泻不泻，衃以留止，日以益大，状如怀子，月事不以时下，皆生于女子，可导而下。夫膀胱为津液之腑，气化则能出焉。今寒客于子门，则气塞而不通，血壅而不流，衃以留止，结硬如石，是名石瘕也。此病先气病而后血病，故月事不来，则可宣导而下出者也。《难经》云：任之为病，其内苦结，男子生七疝，女子为瘕聚。此之谓也。非大辛之剂不能已也，可服见睍丸、和血通经汤。

〔**诊**〕　脉盛而紧，大坚以涩，迟而滑，皆胀也，关上脉虚则内胀。胀脉，浮大洪实者易治，沉细微弱者难治。唇偏举者，脾偏倾，脾偏倾则善满善胀。腹胀，身热脉大，是逆也，如是者，不过十五日死矣胀或兼身热，或兼如疟状，皆不可治，累验。腹大胀，四末清，脱形，泄甚，是逆也，如是者，不及一时死矣。腹胀便血，其脉大时绝，是逆也。呕咳腹胀且飧泄，其脉绝，是逆也。少阴终者，面黑齿长而垢，腹胀闭，上下不通而终矣。太阴终者，腹胀闭，不得息，善噫善呕，呕则逆，逆则面赤，不逆则上下不通，不通则面黑皮毛焦而终矣。

积　聚

《内经》论积：有寒气客于小肠募原之间，络血之中，血泣不得注于大经，血气稽留成积，谓之瘕者。有小肠移热于大肠，为伏瘕，为沉者。有脾传肾为疝瘕者。有任脉为病，女子瘕聚者。有厥阴司天，溏泄瘕水闭者。有二阳三阴脉并绝，浮为血瘕。有肾脉小急，亦为瘕。有伏梁二：其一谓少腹盛，上下左右皆有根，裹大脓血居肠胃之外。其二谓气溢于大肠，而着于肓，肓之原在脐下，故环脐而痛。《灵枢经》言积皆生于风雨寒暑，清湿喜怒。喜怒不节则伤脏，脏伤则病起于阴；阴既虚矣，则风雨袭阴之虚，病起于上而生积；清湿袭阴之虚，病起于下而成积。虚邪中人始于皮肤，皮肤缓则腠理开，开则邪从毛发入，入则抵深，深则毛发立，毛发立则淅然，故皮肤痛。留而不去，传舍于络脉，则痛于肌肉，其痛之时息，大经乃代。传舍于经，则洒淅善惊。传舍于输，则六经不通，四肢则肢节痛，腰脊乃强。传舍于伏冲之脉，则体重身痛。传舍于肠胃，则贲响腹胀，多寒则肠鸣飧泄食不化，多热则溏出糜。传舍于肠胃之外，募原之间以上数端，皆邪气袭虚，留而不去，以次相传，未曾留着，无有定所。若留着而有定所，则不能传矣，下文是也，留着于脉，稽留而不去，息而成积，不一其处。或着孙络之脉者，往来移行肠胃之间，水凑渗注灌，濯濯有音，有寒则䐜满雷引，故时切痛。或着于阳明之经者，则挟脐而居，饱食则益大，饥则益小。或着于缓筋者，似阳明之积，饱食则痛，饥则安。或着于肠胃募原者，痛而外连于缓筋，饱食则安，饥则痛。或着于伏冲之脉者，按之应手而动，发手则热气下于两股，如汤沃之状。或着于膂筋，在肠后者，饥则积见，饱则积不见，按之不得。或着于输之脉者，闭塞不通，津液不下，孔窍干壅，此邪气之从外入内，从上下也。此谓风雨袭阴之虚，病起于上而积生也。积之始生，得寒乃生，厥乃成积也。厥气生足悗，足悗生胫寒，胫寒则血脉凝涩，血脉凝涩则寒气上入于肠胃，入于肠胃则䐜胀，䐜胀则肠外之汁沫迫聚不得散，日以成积。卒然多食饮则肠满，起居不节，用力过度，则络脉伤。阳络伤则血外溢，血外溢则衄血。阴络伤则血内溢，血内溢则后血。肠胃之络伤，则血溢于肠外，肠外有寒汁沫与血相搏，则并合凝聚不得散而积成矣。卒然外中于寒，若内伤于忧怒，则气上逆，气上逆则六输不通，温气不行，凝结蕴裹而不散，津液涩渗，着而不去，而积皆成矣此谓清湿袭阴之虚，病起于下而成积也。《内经》言积始末，明且尽矣。《难经》五积，不过就其中析五脏相传，分部位以立其名。《金匮要略》以坚而不移者为脏病，名曰积。以推移而不定者为腑病，名曰聚。然而二者原其立名之由，亦不过就其肓膜结聚之处，以经脉所过部分，属脏者为阴，阴主静，静则牢坚而不移，属腑者为阳，阳则推荡而不定，以故名之耳。又有谷气者，即饮食之气渗注停积之名也。《巢氏病源》于积聚之外，复立癥瘕之名，谓由寒温不调，饮食不化，与脏气相搏结所生。其病不动者癥也。虽有癖而可推移者瘕也。瘕者假也，虚假可动也。张子和谓五积者，因受胜己之邪，而传于己之所胜，适当旺时，拒而不受，复还于胜己者，胜己者不肯受，因留结为积，故肝之积得于季夏戊己日云云。此皆抑郁不伸而受其邪也。岂待司天克运，然后为郁哉。故五积六聚，治同郁断，如伏梁者火之郁，火郁则发之是也，复述九积丸。食积，酸心腹满，大黄、牵牛之类，甚者礞石、巴豆。酒积，目黄口干，葛根、麦蘖之类。甚者甘遂、牵牛。气积，噫气痞塞，木香、槟榔之类，甚者枳壳、牵牛。涎积，咽如拽锯，朱砂、腻粉之类，甚者瓜蒂、甘遂。痰积，涕唾稠粘，半夏、南星之类，甚者瓜蒂、藜芦。癖积，两胁刺痛，三棱、广茂之类，甚者甘遂、蝎稍。水积，足胫胀满，郁李、商陆之类，甚者甘遂、芫花。血积，打扑肭瘀，产后不月，桃仁、地榆之类，甚者虻虫、水蛭。肉积，赘瘤核疬，腻粉、白丁香，砭刺出血，甚者硇砂、阿魏。每见子和辩世俗之讹，必引《内经》为证。若此者，论病是从《难经》五积之名，论治立九积丸是从《病源》攻其所食之物，《内经》之义则未有发明。然则用《内经》之义而治当何如？曰：《内经》分六淫六邪，喜怒饮食，起居房劳，各有定治之法。今既论积瘕由内外邪所伤，岂不以诸邪之治法，尽当行于其间乎。邪自外入者，先治其外，邪自内生者，先治其内。然而天人之气，一阴阳也。是故人气中外之邪，亦同天地之邪也。从手经自上而下者，同司天法平之。从足经自下而上者，同在泉法治之。从五脏气之相移者，同五运郁法治之。从肠胃食物所留者，则夺之消之，去[①] 菀陈莝也。若气血因之滞者，则随其所在以疏通之。因身形之虚，而邪得以入客稽留者，必先补其虚，而后泻其邪。大抵治是病必分初中末三法，初治其邪入客后积块之未坚者，当如前所云，治其始感之邪与留结之客者，除之、散之、行之，虚者补之，约方适其主所为治。及乎积块已坚，气郁已久，变而为热，热则生湿，湿热相生，块日益大，便从中治，当祛湿热之邪，其块之坚者削之，咸以软之，比时因邪久凑，正气尤虚，必以补泻迭相为用。若块消及半，便从末治，即住攻击之剂，因补益其气，兼导达经脉，使荣卫流通，则块自消矣。凡攻病之药，皆是伤气损血。故经曰：大毒治病，十去其五，小毒治病，十去其七，不得过也。洁古云：壮人无积，虚人则有之，皆由脾胃怯弱，气血两衰，四时有感，皆能成积。若遽以磨坚破结之药治之，疾似去而人已衰矣。干漆、硇砂、三棱、牵牛、大黄之类，得药则暂快，药过则依然，气愈消，疾愈大，竟何益哉。故善治者，当先补虚，使血气壮，积自消，如满座皆君子，则小人自无容地也。不问何脏，先调其中，使能饮食，是其本也。东垣云：许学士云，大抵治积，或以所恶者攻之，所喜者诱之，则易愈。如硇砂、阿魏治肉积，神曲、麦蘖治酒积，水蛭、虻虫治血积，木香、槟榔治气积，牵牛、甘遂治水积，雄黄、腻粉治痰积，礞石、巴豆治食积，各从其类也。若用群队之药分其势，则难取效。须要认得分明，是何积聚，兼见何证，然后增加佐使之药。不尔，反有所损，要在临时通变也。治积当察其所痛，以知其病有馀不足，可补可泻，无逆天时。详脏腑之高下，如寒者热之，结者散之，客者除之，留者行之，坚者削之，强者夺之，咸以软之，苦以泻之，全真气药补之，随其所积而行之。节饮食，慎起居，和其中外，可使必已。不然，遽以大毒之剂攻之，积不能除，反伤正气，终难复也，可不慎欤。肝之积，名曰肥气，在左胁下，如覆杯，有头足，久不愈，令人呕逆，或两胁痛，牵引小腹，足寒转筋，久则如疟，宜大七气汤煎熟待冷，却以铁器烧通红，以药淋之，乘热服，兼吞肥气丸。肺之积，名曰息贲，在右胁下，大如覆杯，气逆背痛，或少气喜忘目瞑，肤寒皮中时痛，如虱缘针刺，久则咳喘，宜大七气汤加桑白皮、半夏、杏仁各半钱，兼吞息奔丸。心之积，名曰伏梁，起脐上，大如臂，上至心下，久不愈，令人病烦心腹热咽干，甚则吐血，宜大七气汤加石菖蒲、半夏各半钱，兼吞伏梁丸。脾之积，名曰痞气，在胃脘，大如覆杯，痞塞不通，背痛心疼，饥减饱见，腹满吐泄，久则四肢不收，发黄疸，饮食不为肌肤，足肿肉消，宜大七气汤下红丸子，兼吞痞气丸。肾之积，名曰贲豚，发于少腹，上至心，若豚状，或下或上无时，饥见饱减，小腹急，腰痛，口干目昏，骨冷，久不已，令人喘逆，骨痿少气，宜大七气汤倍桂加茴香、炒楝子肉各半钱，兼吞奔豚丸。杂积通治，《万病》紫菀丸，《局方》温白丸、厚朴丸。热积，寒取之，《千金》硝石丸、醋煮三棱丸、神功助化散、圣散子。寒积，热取之，鸡爪三棱丸、硇砂煎丸、红丸子。胃弱少食，勿与攻下，二贤散常服，块亦自消。惊风成块者，妙应丸加穿山甲炒、鳖甲烧各三钱，玄胡索、蓬术各四钱，每五十丸，加至七十丸，以利为度。胁痛有块，龙荟丸加姜黄、桃仁各半两，蜜丸。龙荟丸加白鸽粪，大能消食积，或入保和

---

① 去：原脱，据石经堂本补。

丸。肉积，阿魏丸。有正当积聚处，内热如火，渐渐遍及四肢，一日数发，如此二三日又愈，此不当攻其热。又有元得热病，热留结不散，遂成癥癖，此却当用去热之剂。有病癥瘕腹胀，纯用三棱、莪术以酒煨服，下一物如黑鱼状而愈，或加入香附子用水煎，多服取效。又有病此者，用姜苏汤吞六味丸。六味者，乃小七香丸、红丸子、小安肾丸、连翘丸、三棱煎、理中丸六件等也。有饮癖结成块，在胁腹之间，病类积聚，用破块药多不效，此当行其饮，宜导痰汤、五饮汤。何以知为饮，其人先曾病，瘥，口吐涎沫清水，或素来多痰者是也。又多饮人结成酒癖，肚腹积块，胀急疼痛，或全身肿满，肌黄少食，宜十味大七气汤，用红酒煎服。腹中似若瘕癖，随气上下，未有定处，宜散聚汤。若气作痛，游走心腹间，攻刺上下，隐若雷鸣，或已成积，或未成积，沉香降气散戴用全蝎一个劈破煎汤，调苏合香丸。已上磨积之药，必用补气血药相兼服之，积消及半即止。若纯用之致死，乃医杀之也。贴块：三圣膏、琥珀膏，大黄、朴硝各等分为末，大蒜捣膏和匀贴。熨癥方：吴茱萸碎之，以酒和煮，热布裹熨癥上，冷更炒，更番用之，癥移走，逐熨之，候消乃止。

〔妇人血块〕　加减四物汤、当归丸、牡丹散。

〔息积〕　乃气息痞滞于胁下，不在脏腑荣卫之间，积久形成，气不干胃，故不妨食，病者胁下满，气逆息难，频岁不已，化气汤。

〔倒仓法〕　用肥嫩黄牡牛肉二十斤必得三十斤方可，宁使多，勿使不及，切成小块，去筋膜，长流水煮糜烂，以布滤去滓，取净汁再入锅中，慢火熬至琥珀色则成矣。令病人预先断欲食淡，前一日不食晚饭，设密室，令明快而不通风，置秽桶及瓦盆，贮吐下之物，置一磁盆，盛所出之溺。至日，病者入室，以汁饮一盅，少时又饮一盅，积数十盅。寒月则重汤温而饮之，任其吐利，病在上者欲其吐多，病在下者，欲其利多，上中下俱有者，欲其吐利俱多，全在活法而为之缓急多寡也连进之急，则逆上而吐多，缓则顺下而利多矣。视其所出之物，必尽病根乃止。吐利后必渴，不得与汤，以所出之溺饮之，名轮回酒，非惟可以止渴，抑且可以浣濯馀垢。行后倦睡觉饥，先与稠米汤饮，次与淡稀粥，三日后方与少菜羹，次与厚粥软饭，调养半月或一月，觉精神焕发，形体轻健，沉疴悉安矣。其后忌牛肉数一作五年。夫牛，坤土也，黄土之色也，以顺为性，而效法乎乾以为功者，牡之用也。肉者，胃之乐也，熟而为液，无形之物也，横散入肉络，由肠胃而渗透肌肤皮毛爪甲，无不入也。积聚久而形质成，依附肠胃回薄曲折处，以为栖泊之窠臼，阻碍津液气血，熏蒸燔灼成病，自非刮肠剖骨之神妙，可以铢两丸散窥犯其藩墙户牖乎。肉液之散溢，肠胃受之，其厚皆倍于前，有似乎肿，其回薄曲折处，肉液充满流行，有如洪水泛涨，浮槎陈朽皆推逐荡漾，顺流而下，不可停留，表者因吐而汗，清道者自吐而涌，浊道者自泄而去，凡属滞碍，一洗而空。牛肉全重厚和顺之性，盎然涣然，润泽枯槁，补益虚损，宁无精神焕发之乐乎。

〔霞天膏〕　即倒仓法。有人指授韩懋天爵投煎剂治痰，而遂推广之。黄牯牛一具，选纯黄肥泽无病才一二岁者，上洗净，取四腿项脊，去筋膜，将精肉切作块子如栗大，秤三十斤或四五十斤，于静室以大铜锅或新铁锅，加长流水煮之，不时搅动，另以一新锅煮沸汤旋加，常使水淹肉五六寸，掠去浮沫，直煮至内烂如泥，漉去渣，却将肉汁以细布漉入小铜锅，用一色桑柴文武火候，不住手搅，不加熟水，只以汁渐如稀饧，滴水不散，色如琥珀，其膏成矣。此节火候，最要小心，不然坏矣。大段每肉十二斤，可炼膏一斤，磁器盛之。用调煎剂，初少渐多，沸热自然溶化，用和丸剂，则每三分搀白面一分，同煮为糊，或同炼蜜。寒天久收若生霉，用重汤煮过，热天冷水窨之，可留三日。

〔诊〕　细而附骨为积。寸口见之，积在胸中。微出寸口，积在喉中。关上，积在脐傍。上关下，积在心下。微下关，积在少腹。尺中，积在气街。脉出在右，积在右。脉出在左，积在左。脉左右两出，积在中央。沉而有力为积。脉浮而毛，按之辟易，胁下气逆，背相引痛，为肺积。沉而芤，上下无常处，胸满悸，腹中热，名心积。弦而细，二胁下痛，邪走心下，足肿寒重，名肝积。沉而急，苦肾与腰相引痛，饥见饱减，名肾积。浮大而长，饥减饱见，腹满泄呕，胫肿，名脾积。寸口沉而横，胁下及腹有横积痛，左手脉横癥在左，右手脉横癥在右。脉头大者在上，头小者在下。脉弦，腹中急痛，为瘕。脉细微者，为癥。脉沉重而中散者，因寒食成癥，脉左转而沉重者，气癥在胃中，右转出不至寸口者，内有肉癥也。脉细而沉时直者，身有痈，若腹中有伏梁。脉沉小而实者，胃中有积聚，不下食，食即呕吐。脉沉而紧者，心下有寒时痛，有积聚。关上脉大而尺寸细者，必心腹冷积。迟而滑，中寒有癥结。弦而伏者，腹中有癥不可转也，必死不治。虚弱者死，坚强急者生。

痰　饮

痰皆动于脾湿，寒少而热多。湿在肝经，谓之风痰。湿在心经，谓之热痰。湿在脾经，谓之湿痰。湿在肺经，谓之气痰。湿在肾经，谓之寒痰。风痰，脉弦面青，四肢满闷，便溺秘涩，心多躁怒，水煮金花丸、川芎防风丸。热痰，脉洪面赤，烦热心痛，唇口干燥，多喜笑，小黄丸、小柴胡汤加半夏。湿痰，脉缓面黄，肢体沉重，嗜卧不收，腹胀而食不消，白术丸、局方防己丸。气痰，脉涩面白，气上喘促，洒淅寒热，悲愁不乐，玉粉丸、局方桔梗汤。寒痰，脉沉面色黧黑，小便急痛，足寒而逆，心多恐怖，姜桂丸、局方胡椒理中丸、金匮吴茱萸汤。心下痞闷，加枳实五钱。身热甚，加黄连五钱。体重，加茯苓、白术各一两。气逆上，加苦葶苈五钱。气促，加人参、桔梗各五钱。浮肿，加郁李仁、杏仁各五钱。大便秘，加大黄五钱以上本出咳嗽门，咳嗽当参看。

痰分五色：色白，西方本色。色黄，逆而之坤。色红，甚而之丙，金受火囚为难治。青色，受风之羁绊。黑如烟煤点，顺而之北方，不治自愈。

经曰：饮入于胃，游溢精气，上输于脾，脾气散精，上归于肺，通调水道，下输膀胱，水精四布，五经并行。安有所谓痰者哉。痰之生，由于脾气不足，不能致精于肺，而淤以成焉者也。故治痰先补脾，脾复健运之常，而痰自化矣。然停积既久，如沟渠壅遏淹久，则倒流逆上，瘀浊臭秽，无所不有。若不疏决沟渠，而欲澄治已壅之水而使之清，无是理也。《金匮》云：其人素盛今瘦，水走肠间，辘辘有声，谓之痰饮。当以温药和之。又云：心下有痰饮者，桂苓甘术汤主之。饮后水流在胁下，咳唾引痛，谓之悬饮，十枣汤主之。此药太峻，以小胃丹代之差缓，然虚人切不可用。饮水流行归于四肢，当汗出而不汗出，身体疼重，谓之溢饮，当发其汗。大青龙汤、小青龙汤主之。咳逆倚息短气，不得卧，其形如肿，谓之支饮。又云：呕家本渴，今反不渴，心下有支饮故也，小半夏汤主之。又云：心下有支饮，其人苦冒眩，泽泻汤主之。通用海藏五饮汤、局方倍术丸。丹溪曰：痰之源不一，有因痰而生热者，有因热而生痰者，有因气而生者，有因风而生者，有因惊而生者，有积饮而生者，有多食而成者，有因暑而生者，有伤冷物而成者，有脾虚而成者，有嗜酒而成者。其为病也，惊痰则成心包痛，颠疾。热痰则成烦躁，头风，烂眼燥结，怔忡懊侬，惊眩。风痰成瘫痪大风，眩晕暗风，闷乱。饮痰成胁痛，四肢不举，每日呕吐。食痰成疟痢，口出臭气。暑痰中晕眩冒，黄疸头疼。冷痰，骨痹四肢不举，气刺痛。酒痰，饮酒不消，但得酒次日又吐，脾虚生痰，食不美，反胃呕吐。气痰，攻注走刺不定。妇人于惊痰最多，盖因产内交接，月事方行，其惊因虚而入，结成块者为惊痰，必有一块在腹，发则如身孕转动跳跃，痛不可忍。按：热痰，用黄连利膈丸，当下者，用妙应丸加盆硝等分，每服三两丸，亦可用滚痰丸。惊痰，用妙应丸加朱砂二钱，全蝎三钱，每用八九丸，常与之三五服去尽。惊气成块，妙应丸加穿山甲炒、鳖甲烧各三钱，玄胡索、蓬术各四钱，每服五十丸，加至七十丸，以利为度。寒痰，妙应丸加胡椒、丁香、蝎、桂各等分，每服二十五丸。风痰，祛风丸、导痰丸。酒痰，妙应丸加雄黄、全蝎各二钱，每服十丸。饮痰，小胃丹。食痰，保和丸。暑痰，消暑丹。庞安常有言，人身无倒上之痰，天下无逆流之水，故善治痰者，不治痰而治气，气顺则一身之津液亦随气而顺矣。并宜苏子降气汤、导痰汤各半帖和煎。或小半夏茯苓汤加枳实、木香各半钱，吞五套丸。或以五套丸料，依分两作饮子煎服亦好。平居皆无他事，只有痰数口，或清或坚，宜二陈汤、小半夏茯苓汤。痰多，间进青州白丸子和来复丹，名来白丸，如和以八神来复丹，即名青神丸，此非特治痰饮，尤甚疗喘嗽，呕逆翻胃。痰饮流入四肢，令人肩背酸疼，两手软痹，医误以为风，则非其治，宜导痰汤加木香、姜黄各半钱。大凡病痰饮而变生诸证，不当为诸证牵掣，妄言作名，且以治饮为先，饮消则诸证自愈。故如头风，眉棱角疼，累以风药不效，投以痰药收功。如患眼赤羞明而痛，与之凉药弗瘳，畀以痰剂获愈。凡此之类，非一而足，散在各证门中，不复繁引。有阴血不足，阴火上逆，肺受火侮，不得清肃下行，由是津液凝浊，生痰不生血者，此则当以润剂，如门冬、地黄、枸杞子之属，滋其阴，使上逆之火得返其宅而息焉，而痰自清矣。投以二陈，立见其殆。肾虚不能纳气归原，出而不纳则积，积而弗散则痰生焉，八味丸主之。脉来细滑或缓，痰涎清薄，身体倦怠，手足酸软，此脾虚挟湿，六君子汤，或补中益气加半夏、茯苓。脉来结涩，胸膈不利，或作刺痛，此挟气郁，宜七气汤、越鞠丸。有人坐处，率吐痰涎满地，其痰不甚稠粘，只是沫多，此气虚不能摄涎，不可用利药，宜六君子汤加益智仁一钱以摄之。丹阳贡鲁庵，年七十馀，膈间有痰不快，饮食少思，初无大害，就医京口，投以越鞠丸、清气化痰丸，胸次稍宽，日日吞之，遂不辍口，年馀困顿不堪，僦舟来就予诊治，则大肉已脱，两手脉如游丝，太溪绝，不至矣。见予有难色，因曰：吾亦自分必死，但膈间胀不可忍，大便秘结不通，诚为宽须臾，即死瞑目矣。固强予疏方，以至亲难辞，教用大剂人参、白术煎汤进之，少顷如厕，下积痰数升，胸膈宽舒，更数日而殁。

咳　嗽附肺痿、肺

咳谓无痰而有声，肺气伤而不清也。嗽谓无声而有痰，脾湿动而为痰也。咳嗽是有痰而有声，盖因伤于肺气而咳，动于脾湿，因咳而为嗽也。经言脏腑皆有咳嗽，咳嗽属肺，何为脏腑皆有之？盖咳嗽为病，有自外而入者，有自内而发者，风寒暑湿，外也。七情饥饱，内也。风寒暑湿先自皮毛而入，皮毛者，肺之合，故虽外邪欲传脏腑，亦必先从其合而为嗽，此自外而入者也。七情饥饱，内有所伤，则邪气上逆，肺为气出入之道，故五脏之邪上蒸于肺而为嗽，此自内而发者也。然风寒暑湿有不为嗽者，盖所感者重，径伤脏腑，不留于皮毛。七情亦有不为嗽者，盖病尚浅，止在本脏，未即上攻。所以伤寒以有嗽为轻，而七情饥饱之嗽，久而后见，治法当审脉证三因。若外因邪气，止当发散，又须原其虚实冷热。若内因七情，则随其部经，在与气口脉相应，当以顺气为先，下痰次之。有停饮而咳，又须消化之方，不可用乌梅、罂粟酸涩之药。其寒邪未除，亦不可便用补药。尤忌忧思过度，房室劳伤，遂成瘵疾，宜养脾生肺也。《仁斋直指》云：感风者鼻塞声重，伤冷者凄清怯寒，挟热为焦烦，受湿为缠滞，瘀血则膈间腥闷，停水则心下怔忪，或实或虚，痰之黄白，唾之稀稠，从可知也。治嗽大法：肺脉浮为风邪所客，以发散取之。肺脉实为气壅内热，以清利行之。脉濡散为肺虚，以补肺安之。其间久嗽之人，曾经解利，以致肺胃俱寒，饮食不进，则用温中助胃，加和平治嗽之药。至若酒色过度，虚劳少血，津液内耗，心火自炎，遂使燥热乘肺，咯唾脓血，上气涎潮，其嗽连续而不已。唯夫血不荣肌，故邪在皮毛，皆能入肺，而自背得之尤速，此则人参、芎、归，所不可无。一种传注，病涉邪恶，五脏反克，毒害尤深。近世率用蛤蚧、天灵盖、桃柳枝、丹砂、雄黄、安息香、苏合香丸通神之剂。然则咳嗽证治，于此可以问津索途矣，抑犹有说焉？肺出气也，肾纳气也，肺为气之主，肾为气之本。凡咳嗽暴重，动引百骸，自觉气从脐下逆奔而上者，此肾虚不能收气归元也，当以破故纸、安肾丸主之，毋徒从事于宁肺。感风而嗽者，恶风自汗，或身体发热，或鼻流清涕，其脉浮，宜桂枝汤加防风、杏仁、前胡、细辛。感寒而嗽者，恶寒发热无汗，鼻流清涕，其脉紧，宜杏子汤去干姜、五味，加紫苏，干葛，或二陈加紫苏、葛根、杏仁、桔梗。暴感风寒，不恶寒发热，止是咳嗽鼻塞声重者，宁嗽化痰汤。薛新甫云：春月风寒所伤，咳嗽声重，头疼，用金沸草散。咳嗽声重，身热头痛，用局方消风散。盖肺主皮毛，肺气虚则腠理不密，风邪易入，治法当解表兼实肺气。肺有火则腠理不闭，风邪外乘，治宜解表兼清肺火，邪退即止。若数行解散，则重亡津液，邪蕴而为肺疽、肺痿矣。故凡肺受邪不能输化，而小便短少，皮肤渐肿，咳嗽日增者，宜用六君子汤以补脾肺，六味丸以滋肾水。夏月喘急而嗽，面赤潮热，其脉洪大者，黄连解毒汤。热躁而咳，栀子汤。咳唾有血，麦门冬汤。俱吞六味丸，壮水之主以制阳光，而保肺金。秋月咳而身热自汗，口干便赤，脉虚而洪者，白虎汤。身热而烦，气高而短，心下痞满，四肢困倦，精神短少者，香薷饮。若病邪既去，宜用补中益气汤，加干山药、五味子以养元气，柴胡、升麻各二分以升生气。冬月风寒外感，形气病气俱实者，宜华盖散、加减麻黄汤。所谓从表而入，自表而出，若形气病气俱虚者，宜补其元气，而佐以解表之药。若专于解表，则肺气益虚，腠理益疏，外邪乘虚易入，而其病愈难治矣。《活法机要》云：夏月嗽而发热者，谓之热痰嗽，小柴胡汤四两，加石膏一两，知母半两用之。冬月嗽而发寒热，谓之寒嗽，小青龙加杏仁服之。感湿而嗽者，身体痛重，或有汗，或小便不利，此多乘热入水，或冒雨露，或浴后不解湿衣，致有此患，宜白术酒。热嗽，咽喉干痛，鼻出热气，其痰嗽而难出，色黄且浓，或带血缕，或出血腥臭，或坚如蛎肉，不若风寒之嗽痰清而白，宜金沸草散，去麻黄、半夏，加薄荷、枇杷叶、五味、杏仁、桑根白皮、贝母、茯苓、桔梗，入枣子一个同煎，仍以辰砂化痰丸，或薄荷煎、八风散含化。有热嗽诸药不效，竹叶石膏汤，去竹叶，入粳米，少加知母，多服五味、杏仁、枇杷叶，此必审是伏热在上焦心肺间可用。冷热嗽，因增减衣裳，寒热俱感，遇乍寒亦嗽，乍热亦嗽，饮热亦嗽，饮冷亦嗽，宜金沸草散、消风散各一帖和煎，或应梦人参散，或款冬花散，以薄荷代麻黄，或二母散，仍以辰砂化痰丸、八风丹吞化。七情饥饱嗽，无非伤动脏腑正气，致邪上逆，结成痰涎，肺道不利。宜顺气为先，四七汤一帖，加杏仁、五味子、桑白皮、人参、阿胶、麦门冬、枇杷叶各一钱。有饮冷热酒，或饮冷水，伤肺致嗽，俗谓之凑肺，宜紫菀饮。有嗽吐痰与食俱出者，此盖饮食失节，致肝气不利，而肺又有客邪，肝浊道，肺清道，清浊相干，宜二陈汤加木香、杏仁、细辛、枳壳各半钱。食积痰嗽发热，二陈汤加瓜蒌、莱菔子、山楂、枳实、曲蘖。《机要》云：痰而能食者，大承气微下之；痰而不能食者，厚朴汤主之。嗽而失声，润肺散，或清音丸。戴云：有热嗽失声咽疼，多进冷剂，而声愈不出者，宜以生姜汁调消风散，少少进之，或只一味姜汁亦得，冷热嗽后失声者尤宜。嗽而失声者，非独热嗽有之，宜审其证用药，佐以橄榄丸含化，仍浓煎独味枇杷叶散热服。声哑者，寒包其热也，宜细辛、半夏、生姜辛以散之。亦有痰热壅于肺者，金空则鸣，必清金中邪滞，用清咽宁嗽汤。劳嗽，有因久嗽成劳者，有因病劳乃嗽者，其证寒热往来，或独热无寒，咽干嗌痛，精神疲极，所嗽之痰，或浓或淡，或时有血，腥臭异常，语声不出者，薏苡仁五钱，桑根白皮、麦门冬各三钱，白石英二钱，人参、五味子、款冬花、紫菀、杏仁、贝母、阿胶、百合、桔梗、秦艽、枇杷叶各一钱，姜、枣、粳米同煎，去渣调钟乳粉。亦宜蛤蚧散，或保和汤、知母茯苓汤、紫菀散、宁嗽汤。经年累月，久嗽不已，服药不瘥，馀无他证，却与劳嗽不同。戴用三拗汤、青金丸。予谓其不妥，独宜保肺而已，一味百部膏可也。《衍义》云：有妇人患肺热久嗽，身如炙，肌瘦，将成肺劳，以枇杷叶、木通、款冬花、紫菀、杏仁、桑白皮各等分，大黄减半，各如常制治讫，同为末，蜜丸如樱桃大，食后、夜卧各含化一丸，未终剂而愈。有风寒者，可用熏法。有热者，可用枳壳汤。有实积者，可用款气丸、利膈丸、马兜铃丸。脾胃如常，饮食不妨者，加味人参清肺汤、参粟汤。《素问》云：咳嗽烦冤者，是肾气之逆也，八味丸、安肾丸主之。有暴嗽，服诸药不效，或教之进生料鹿茸丸、大菟丝子丸方愈。有本有标，却不可以其暴嗽而疑遽补之非，所以易愈者，亦觉之早故也。时行嗽，发热恶寒，头痛鼻塞，气急，状如伤冷热，连咳不已，初得病即伏枕一两日即轻，俗呼为蛤蟆瘟，用参苏饮加细辛半钱。洁古云：咳而无痰者，以辛甘润其肺，蜜煎生姜汤、蜜煎橘皮汤、烧生姜、胡桃，皆治无痰而嗽者。《本事方》补肺法：生地黄二斤净洗，杏仁二两，生姜、蜜各四两，捣如泥，入瓦盆中，置饭上蒸五七度，每五更挑三匙咽下。《金匮》方，咳而上气，喉中水鸡声，射干麻黄汤主之。咳嗽喉中作声，一味白前妙。《千金》有白前汤。一男子五十馀岁，病伤寒咳嗽，喉中声如齁，与独参汤一服而齁声徐，至二三帖咳嗽亦渐退，凡服二三斤，病始全愈。丹溪云：上半日嗽多，属胃中有火。午后嗽多，属阴虚。黄昏嗽多，此火气浮于肺，不宜用凉药，宜敛而降之。有一咳即出痰者，脾湿胜而痰滑也。有连咳十数不能出痰者，肺燥胜痰涩[①]也。滑者宜南星、半夏、皂角灰之属燥其脾，若利气之剂，所当忌也。涩者宜枳壳、紫苏、杏仁之属利其肺，若燥肺之剂，所当忌也。形肥，或有汗，或脉缓，体重嗜卧之人咳者，脾湿胜也。宜白术、苍术、茯苓之属燥之。形瘦，或夏月无汗，或脉涩之人咳者，肺燥胜也，宜杏仁、瓜蒌之属润之。凡咳嗽面赤，胸腹胁常热，唯于足乍有凉时，其脉洪者，热痰在胸膈也，宜小陷胸汤、礞石丸之类清膈降痰。甚而不已者，宜吐下其痰热也。面白悲嚏，或胁急胀痛，或脉沉弦细迟而咳者，寒饮在胸腹也，宜辛甘热去之，半夏温肺汤。丹溪治饮酒伤肺痰嗽，以竹沥煎入韭汁，就吞瓜蒌、杏仁、青黛、黄连丸。按此恐太寒，闭遏热气，不得发舒，不若先以辛散之，而后以酸收之，甚者吐之，后与五苓、甘露，胜湿去痰之剂。吃醋抢喉，咳嗽不止，用甘草二两，去赤皮，作二寸段，中半劈开，用猪胆汁五枚浸三日取出，火上炙干为细末，炼蜜丸。每服四十丸，茶清吞下，临卧服。咸物所伤，哮嗽不止，用白面二钱，砂糖二钱，通搜和，用糖饼灰汁捻作饼子，放在炉内爆熟，铲出，加轻粉四钱，另炒略熟，将饼切作四亚，掺轻粉在内，令患人吃尽，吐出病根即愈。

肺咳之状，咳而喘息有音，甚则唾血，麻黄汤。心咳之状，咳则心痛，喉中介介如梗状，甚则咽肿喉痹，桔梗汤。肝咳之状，咳而两胁下痛，甚则不可以转，转则两胠下满，小柴胡汤。仲景云：咳引胁痛为悬饮，宜十枣汤。丹溪云：咳引胁痛，宜疏肝气，用青皮、枳壳、香附子等，实者白芥子之属。脾咳之状，咳则右胁下痛，阴阴引肩背，甚则不可以动，动则咳剧，升麻汤。肾咳之状，咳则腰背相引而痛，甚则咳涎，麻黄附子细辛汤。五脏之久嗽，乃移于六腑。脾咳不已，则胃受之，胃咳之状，咳而呕，呕甚则长虫出，乌梅丸。肝咳不已，则胆受之，胆咳之状，咳呕胆汁，黄芩加半夏生姜汤。肺咳不已，则大肠受之，大肠咳状，咳而遗矢[②]，赤石脂禹馀粮汤、桃花汤，不止，用猪苓分水散。心咳不已，则小肠受之，小肠咳状，咳而失气，气与咳俱失，芍药甘草汤。肾咳不已，则膀胱受之，膀胱咳状，咳而遗溺，茯苓甘草汤。久咳不已，则三焦受之，三焦咳状，咳而腹满不欲食饮，此皆聚于胃，关于肺，使人多涕唾，而面浮肿气逆也，钱氏异功散。

〔肺痿〕 仲景云：热在上焦者，因咳为肺痿，肺痿之病，从何得之？师曰：

---

① 涩：原作“湿”，据修敬堂本改。
② 矢：原作“失”，据文义改。

或从汗出，或从呕吐，或从消渴，小便利数，或从便难，又被快药下利，重亡津液故得之。肺痿，咳吐涎沫不止，咽燥而渴，生姜甘草汤主之，生姜五两，人参二两，甘草四两，大枣十五枚，水七升，煮取三升，分温三服。炙甘草汤，治肺痿涎唾多，心中温温液液者，用甘草一味，水三升，煮半升，分温三服。桂枝去芍药加皂荚汤，治肺痿吐涎沫，桂枝、生姜各三两，甘草一两，大枣十枚，皂荚十枚去皮弦炙焦，水七升，微火煮取三升，分三温服。肺痿，吐涎沫而不咳者，其人不渴必遗尿，小便数。所以然者，以上虚不能制下故也。此为肺中冷，必眩，多涎唾，甘草干姜汤以温之。甘草炙四两，干姜炮二两，水三升，煮取一升五合，分温再服。若服汤口渴，属消渴。肺痿，咳唾咽燥，欲饮水者自愈。自张口者，短气也。咳而口中自有津液，舌上苔滑，此为浮寒，非肺痿也。肺痿，或咳沫，或咳血，今编咳沫者于此，咳血者入血证门。

〔肺胀〕　仲景云：咳而上气，此为肺胀，脉浮大者，越婢加半夏汤主之。又云：肺胀，咳而上气，烦躁而喘，脉浮者，心下有水，小青龙汤加石膏主之。丹溪治主收敛，用诃子为主，佐以海石、香附童便浸三日、瓜蒌仁、青黛、半夏曲、杏仁，姜汁、蜜调噙之。肺胀而嗽，或左或右，不得眠，此痰夹瘀血碍气而病，宜养血以流动乎气，降火疏肝以清痰，四物汤加桃仁、诃子、青皮、竹沥、韭汁之属，壅遏不得眠者，难治。

〔诊〕　浮为风。紧为寒。数为热。细为湿。浮紧则虚寒。沉数则实热。弦涩则少血。洪滑则多痰。涩为房劳。右关濡伤脾。左关弦短伤肝。浮短伤肺。脉出鱼际，为逆气喘息。弦为饮，咳而浮，四十日已。咳而眩，实者吐之愈。咳而脉虚，必苦冒。脉沉不可发汗。脾脉微为咳。肺脉微急为咳唾血。浮直而濡者，易治。喘而逆上气，脉数有热，不得卧，难治。上气喘，面浮肿，肩息，脉浮大者死。久嗽脉弱者可治，实大数者死。上气喘息低昂，脉滑手足温者生，脉涩四肢寒者死。咳而脱形，身热脉小，坚急以疾，是逆也，不过十五日死。咳嗽羸瘦，脉形坚大者死，咳嗽，脉沉紧者死，浮直者生，浮软者生，小沉伏匿者死。咳而呕，腹满泄，弦急欲绝者死。

喘

喘者，促促气急，喝喝息数，张口抬肩，摇身撷肚。短气者，呼吸虽数而不能接续，似喘而不摇肩，似呻吟而无痛，呼吸虽急而无痰声。逆气者，但气上而奔急，肺壅而不下，宜详辨之。或问：喘病之源何如？曰：尝考古今方论，自《巢氏病源》称为肺主气，为阳气之所行，通荣脏腑，故气有馀，俱入于肺，或为喘息上气，或为咳嗽。因此至严氏谓人之五脏，皆有上气，而肺为之总，由其居于五脏之上，而为华盖，喜清虚而不欲窒碍。调摄失宜，或为风寒暑湿邪气所侵，则肺气胀满，发而为喘，呼吸促迫，坐卧不安。或七情内伤，郁而生痰，脾胃俱虚，不能摄养一身之痰，皆能令人发喘。治之之法，当究其源。如感外邪则祛散之，气郁则调顺之，脾胃虚者温理之。《圣济方》又云：呼随阳出，气于是升，吸随阴入，气于是降，一升一降，阴阳乃和。所谓上气者，盖气上而不下，升而不降，痞满膈中，气道奔迫，喘息有音者是也。本于肺脏之虚，复感风邪，肺叶胀举，诸脏又上冲而壅遏，此所以有上气之候也。历代医者用此调气之说，以为至当，无复他论。及观刘河间《原病式》则以喘病叙于热淫条下，谓火热为阳，主乎急数，故热则息数气粗而为喘也。与巢氏所云气为阳，有馀则喘较之，则刘氏之言为胜。何则？阴阳各因其对待而指之，形与气对，则以形为阴，气为阳。寒与热对，则以寒为阴，热为阳。升与降对，则以降为阴，升为阳。动与静对，则以静为阴，动为阳。巢氏不分一气中而有阴阳寒热升降动静备于其间，一皆以阳为说，致后人止知调气者调其阳而已。今刘氏五运所主之病机，则是一气变动而分者也。其病机如何？曰：不独病之有机，于化生者亦有之，知生化之机，则可以知为病之机也。盖一气运行，升降浮沉者，由生气根于身中，而神居之，主阴阳动静之机也。其机动而清静者，则生化治，动而烦扰者，则苛疾作矣。其动有甚衰，以致五行六气胜负之变作，故《内经·至真大要篇》立病机一十九条，而统领五运六气之大纲。如喘者，谓诸喘皆属于上。王注以上乃上焦气也。炎热薄烁，心之气也。承热分化，肺之气也。又谓诸逆冲上，皆属于火。是故河间叙喘病在热淫条下，诚得其旨矣。曰：喘病之纲，属热属火，则闻命矣。亦有节目之可言者乎？曰：予尝考之《内经》《灵枢》诸篇，有言喘喝，有言喘息，有言喘逆，有言喘嗽，有言喘呕，有言上气而喘。诸喘之形状，或因热之微甚，或邪之所自故也。其独喘者，《内经·逆调篇》谓：卧则喘，是水气之客也。"经脉别论[①]篇"谓：夜行喘出于肾，淫气病肺；有所堕恐，喘出于肝，淫气害脾；有所惊恐，喘出于肺，淫气伤心；渡水跌仆，喘出于肾与骨。"痹论"谓：肺痹者，烦满喘呕。肠痹者，中气喘争。"大奇论篇"谓：肺痈者，喘而两胠满。"至真大要论"谓：太阴司天客胜，首面胕肿，呼吸气喘。"太阴阳明篇"谓：邪入六腑，身热喘呼，不得卧。"脉解篇"谓：阳明之厥，则喘而惋，惋则恶人，连脏则死，连经则生。其言喘喝者，喝谓大呵出声。"生气通天篇"谓：阳气者，因于暑，烦则喘喝。"五常政篇"：坚成之纪，喘喝胸满仰息。《灵枢·本神》篇：肺实者，喘喝胸满仰息。"经脉"篇谓：肺所生病，则上气喘喝，烦心胸满。肾是动病者，喝喝而喘，坐而欲起。其言喘息者，"玉机真藏篇"谓：大骨枯槁，大肉陷下，胸中气满，喘息不便，内痛引肩项，身热，脱肉破䐃，真脏见，十月死。注云：是脾脏也。皆以至其月真脏脉见，乃予之期日。又谓：秋脉不及，其气来毛而微，其病在中，令人喘，呼吸少气而咳，上气见血，下闻病音。注云：音是肺中喘息之声也。"举痛篇"谓：劳则喘息汗出，内外皆越，故气耗矣。"逆调篇"：起居如故，而息有音。"风论篇[②]"：息而恶风口干善渴，不能劳事。"奇病篇"谓：有病癃，一日数十溲，身热如炭，颈膺如格，人迎躁盛，喘息气逆，此有馀也。太阴脉微细如发，此不足也。病在太阴，其盛在胃，颇在肺，病名厥，死不治。"缪刺篇"谓：邪客手阳明之络，令人气满胸中，喘息而支胠，胸中热，刺其井。"痿论篇"谓：肺者脏之长，为心之盖也。有所失亡，所求不得，则发肺鸣，鸣则肺热叶焦，发为痿躄。注云：鸣者，喘息之声也。"阴阳别论篇"谓：阴争于内，阳扰于外，魄汗未藏，四逆而起，起则熏肺，使人喘鸣。又二阳之病发心脾，传为息贲，死不治。注云：息奔者，喘息而上奔，脾胃肠肺及心，互相传克故死。《灵枢·五邪》篇谓：邪在肺，上气喘汗出。"本藏"篇谓：肺

① 别论：原脱，据《素问》补。

② 风论篇：原脱，据《素问》补。

高则上气肩息，肝高则上支贲，切胁悗，为息贲。“经筋”篇谓：太阴筋病，甚成息贲，胁急。其言上气而喘逆者，“经脉别论[①]篇”谓：太阳独至，厥喘虚气逆，是阴不足，阳有馀。“至真大要论”谓：阳明在泉，主胜则腰重腹痛，少腹生寒，寒厥，上冲胸中，甚则喘，不能久立。“痹论篇”谓：心痹者，烦则心下鼓，暴上气而喘。“脉解篇”谓：呕咳上气而喘者，阴气在下，阳气在上，诸阳气浮，无所依从故也。东垣解以此论秋冬之阴阳也。经气之燥寒在上阳也，脏气之金水在下阴也。所谓上喘而为水者，阴气下而复上，邪客脏腑间，故为水也。“脉要篇”谓：肝脉搏坚而长，当病坠若搏。因血在胁下，令人喘逆。其言喘咳者，“藏气法时篇”谓：肺病者，喘咳逆气，肩背痛。又肾病者，腹大胫肿，喘咳身重，寝汗憎风。“刺热篇”谓：肺热病者，恶风寒，舌上黄，身热，热争则喘咳，痛走胸膺背，头痛，汗出而寒。“五常政篇”谓：从革之纪，发喘咳。“气交变篇”谓：岁火太过，肺金受邪，少气喘咳，血溢血泄，嗌燥，中热，肩背热。岁金太过，甚则火气复之，喘咳逆气，肩背痛，咳逆甚而血溢。岁水太过，害在心火，病在中，上下寒甚则腹大胫肿，喘咳，寝汗出，憎风。“六元正纪篇”谓：少阴司天，三之气，大火行，病气厥心痛，寒热更作，咳喘。终之气，燥令行，馀火内格，肿于上，咳喘，甚则血溢，内作寒中。“至真大要论篇”谓：少阴司天，胸中热，肱满，寒热喘咳，唾血。少阴司天，客胜少气发热，甚则胕肿血溢，咳喘。《灵枢·经脉》篇谓：肺是动病，肺胀满膨膨而喘咳，缺盆中痛。其言喘呕者，“痹论篇”谓：肺痹者，烦满喘而呕。“至真大要篇”谓：少阴司天，喘，呕寒热。其言喘咳上气者，“调经篇”谓：气[②]有馀喘咳上气。“玉机篇”谓：肺脉不及，喘，少气而咳，上气见血，下闻病音。夫诸篇节目之多如此，然犹是设为凡例者耳。何则？盖圣人之言，举一邪而诸邪具，举一脏而五脏具，用是推之，其阴阳之变，百病之生，莫不各有所穷。其理之极致，唯张仲景得其旨，在伤寒证中，诸喘症者，皆因其邪动之机，以致方药务不失其气宜。若夫从后代集证类方者，不过从巢氏、严氏之说而已。独王海藏辩华佗云：肺气盛为喘。《活人》云：气有馀则喘，气盛当认作气衰，有馀当认作不足，肺气果盛与有馀，则清肃下行，岂复为喘。以其火入于肺，炎烁真气，衰与不足而为喘焉。所言盛与有馀者，非肺气也，肺中之火也。此语高出前辈，发千古所未发，惜乎但举其端，未尽乎火所兼行之气。何则？如外感六淫，郁而成火者，则必与六淫相合，因内伤五邪相胜者，亦必与邪相并，遂有风热、暑热、湿热、燥热、寒热之分，诸逆冲上之火亦然，而有所从之气在焉。盖相火出于肝肾，厥阳之火气起于五脏。夫火生于动，五脏主藏精，宅神乃火也。至若阴精先有所伤而虚，不能闭藏其气，遇有妄动，其神至则火随发而炎起，起于肾者，本脏寒水之气从之；起于肝者，本脏风木之气从之；起于脾者，湿气从之；起于心者，热气从之；起于肺者，燥气从之。所从者得以附火之炎而逆也。诸逆之气盛，先入于所胜之脏，甚而至于上焦，或因火而径冲于肺，此亦火之合并脏气五邪者也。此外，复有心火因逆气不得下降，奔迫于上者；有脏气之俱不足，其火浮溜于上而虚者；有离其宫室，而务于取

---

① 别论：原脱，据《素问》改。

② 气：原作“风”，据《素问》改。

胜，反自虚者。更有人之禀素弱者，有常贵后贱之脱营，常富后贫之气离守者。夫如是之病，虽有当攻之实，亦不重泻，大抵必从病机。“大要”治法曰：谨守病机，各司其属。有者求之，无者求之，盛者责之，虚者责之。必先五胜，疏其血气，令其调达，而致和平。凡处治虚实之法，尽在此数语矣。予今独引《内经》、《灵枢》诸篇纲目之详如此条者，盖欲令人知是集之百病，尽有纲目之当察，因书以为例。丹溪云：喘因气虚，火入于肺，有痰者，有火炎者，有阴虚，自小腹下起而上逆者，有气虚而致气短者，有水气乘肺者。戴复庵云：痰者，凡喘便有痰声，火炎者，乍进乍退，得食则减，食已则喘。大概胃中有实火，膈上有稠痰，得食，坠下稠痰，喘即止，稍久食已入胃，反助其火，痰再升上，喘反大作。俗不知此，作胃虚治，以燥热之药，以火济火也。一人患此，诸医作胃虚治之不愈，后以导水丸，利五六次而愈，此水气乘肺也。若气短喘急者，呼吸急促而无痰声，有胃虚喘者，抬肩撷肚，喘而不休是也。盖肺主清阳上升之气，居五脏之上，通荣卫，合阴阳，升降往来，无过不及，何病之有。若内伤于七情，外感于六气，则肺气不清而喘作矣。外感风寒暑湿，脉人迎大于气口，必上气急不得卧，喉中有声，或声不出，审是风寒者，局方三拗汤、华盖散、三因神秘汤。审是湿者，渗湿汤。审是暑者，白虎汤。通用秘传麻黄汤加减，麻黄，有汗不去节，无汗去根节，川升麻、北细辛、桑白皮、桔梗、生甘草各等分，热加瓜蒌根，湿加苍术、姜、葱煎，温热服，或加川芎、干葛，则群队矣，暑喘勿用。仲景云：上气喘而躁者，属肺胀，欲作风水，发汗则愈。又云：咳而上气，此为肺胀，其人喘，目如脱状，脉浮大者，越婢加半夏汤主之。又云：肺胀，咳而上气，烦躁而喘，脉浮者，心下有水，小青龙加石膏主之。东垣麻黄定喘汤、麻黄苍术汤。以上皆外因。七情郁结，上气喘急，宜四磨汤、四七汤。内因。罗谦甫治石怜吉歹元帅夫人，年逾五十，身体肥盛，时霖雨不止，又饮酒及潼乳过，腹胀喘满，声闻舍外，不得安卧，大小便涩滞，气口脉大，两倍于人迎，关脉沉缓而有力。此霖雨之湿，饮食之热，湿热大盛，上攻于肺，神气躁乱，故为喘满。邪气盛则实，实者宜下之。故制平气散以下之，一服减半，再服喘愈，止有胸膈不利，烦热口干，时时咳嗽，再与加减泻白散全愈。内外俱因。仲景云：膈间支饮，其人喘满，心下痞坚，面色黧黑，其脉沉紧，得之数十日，医吐之不愈。木防己汤主之；虚者即愈，实者三日复发，与不愈者，宜木防己汤去石膏，加茯苓、芒硝汤主之。支饮不得息，葶苈大枣泻肺汤主之。云岐云：四七汤治痰涎咽喉中，上气喘逆甚效。风痰作喘，千缗汤、半夏丸。经验方：定喘化痰，猪蹄甲四十九个净洗控干，每个指甲内入半夏、白矾各一字，装罐子内，封闭勿令烟出，火煅通赤，去火毒，细研，入麝香一钱匕，糯米饮下。人参半夏丸，化痰定喘。楼全善云：予平日用此方治久喘，未发时服此丸，已发时用沉香滚痰丸微下，累效。槐角利膈丸，亦可下痰。楼全善云：凡下痰定喘诸方，施之形实有痰者神效。若阴虚而脉浮大，按之涩者，不可下，下之必反剧而死。以上治痰例。初虞世云：火喘，用白虎汤加瓜蒌仁、枳壳、黄芩，神效。双玉散治痰热而喘，痰涌如泉，寒水石、石膏各等分，为细末，人参汤下三钱，食后服。以上治实火例。经云：岁火大过，炎暑流行，肺金受邪，民病少气咳喘。又热淫所胜，病寒热喘咳，宜以人参、麦门冬、五味子救肺，童便、炒黄柏、知母降火。平居则气平和，行动则气促而喘者，此冲脉之火，用滋肾丸。仲景云：火逆上气，咽喉不利，止逆下气，麦门冬汤主之。保命天门冬丸。以上治虚火例。丹溪云：喘须分虚实，久病是气虚，用阿胶、人参、五味补之。新病是气实，用桑白皮、葶苈泻之。《金匮》云：无寒热，短气不足以息者，实也。或又曰实喘者，气实肺盛，呼吸不利，肺窍壅滞，右寸沉实，宜泻肺。虚喘者肾虚，先觉呼吸气短，两胁胀满，左尺大而虚，宜补肾。邪喘者，由肺受寒邪，伏于肺中，关窍不通，呼吸不利，右寸沉而紧，亦有六部俱伏者，宜发散，则身热退而喘定。《三因》又云：肺实者，肺必胀，上气喘逆，咽中逆，如欲呕状，自汗。肺虚者，必咽干无津，少气不足以息也。《永类钤方》云：右手寸口气口以前阴脉，应手有力，肺实也，必上气喘逆，咽塞欲呕，自汗，皆肺实证。若气口以前阴脉，应手无力，必咽干无津少气，此肺虚证。上分虚实例。从前皆泻实例。今述补虚例于后。东垣云：肺胀膨膨而喘咳，胸膈满，壅盛而上奔者，于随证用药方中，多加五味子，人参次之，麦门冬又次之，黄连少许。如甚则交两手而瞀者，真气大虚也。若气短加黄芪、五味子、人参，气盛去五味子、人参，加黄芩、荆芥穗。冬月去荆芥穗，加草豆蔻仁。丹溪云：气虚者，用人参、蜜炙黄柏、麦冬、地骨皮之类。《本草》治咳嗽上气喘急，以人参一味为末，鸡子清投新水调下一钱。昔有二人同走，一含人参，一不含，俱走三五里许，其不含者大喘，含者气息自如，此乃人参之力也。楼全善治一妇人，五十馀岁，素有痰嗽，忽一日大喘，痰出如泉，身汗如油，脉浮而洪，似命绝之状，速用麦门冬四钱，人参二钱，五味子一钱五分，煎服一帖，喘定汗止，三帖后，痰亦渐少，再与前方，内加瓜蒌仁一钱五分，白术、当归、芍药、黄芩各一钱，服二十馀帖而安。此实麦门冬、五味子、人参之功也。如自汗兼腹满，脉沉实而喘者，里实也。宜下之。以上治气虚例。丹溪云：喘有阴虚，自小腹下火起而上者，宜四物汤加青黛、竹沥、陈皮，入童便煎服。有阴虚挟痰喘者，四物汤加枳壳、半夏，补阴降火。愚谓归、地泥膈生痰，枳、半燥泄伤阴，不如用天门冬、桑皮、贝母、马兜铃、地骨皮、麦门冬、枇杷叶之属。以上治阴虚例。东垣曰：病机云：诸痿喘呕，皆属于上。辩云，伤寒家论喘呕以为火热者，是明有馀之邪中于外，寒变而为热，心火太旺攻肺，故属于上。又云：膏粱之人，奉养太过，及过爱小儿，亦能积热于上而为喘咳，宜以甘寒之剂治之。《脉经》又云，肺盛有馀，则咳嗽上气喘渴，烦心胸满短气，皆冲脉之火行于胸中而作也。系在下焦，非属上也。故杂病不足之邪，起于有馀病机之邪，自是标本病传，多说饮食劳役，喜怒不节，水谷之寒热，感则害人六腑，皆由中气不足。其䐜胀腹满，咳喘，呕食不下，皆以大甘辛热之剂治之，则立已。今立热喘、寒喘二方于后。人参平肺散，治心火刑肺，传为肺痿，咳嗽喘呕，痰涎壅盛，胸膈痞闷，咽嗌不利。参苏温肺汤，治形寒饮冷则伤肺，喘，烦心胸满，短气不能宣畅。调中益气汤加减法，如秋冬月胃脉四道，为冲脉所逆，并胁下少阳脉二道而反上行，病名曰厥逆。其证气上冲咽不得息，而喘息有音不得卧，加茱萸五分或一钱，汤洗去苦，观厥气多少而用之。如夏月有此证，为大热也。盖此症随四时为寒热温凉，宜以酒黄连、酒黄柏、酒知母各等分，为细末，熟汤丸如桐子大。每服二百丸，白汤送下，空心服。仍多饮热汤，服毕少时，便以美膳压之，使不得胃中停留，直至下元，以泻冲脉之邪也。大抵治饮食劳倦所得之病，乃虚劳七损症也。当用温平甘多辛少之药治之，是其本法也。如时止见寒热病，四时症也。又或将理不如法，或酒食过多，或辛热之食作病，或寒冷之食作病，或居大寒大热之处益其病，当临时制宜，暂用大寒大热治法而取效，此从权也。不可以得效之故，而久用之，必致夭横矣。《黄帝针经》曰：从下上者，引而去之。上气不足，推而扬之。盖上气者，心肺上焦之气，阳病在阴，从阴引阳，宜以入肾肝下焦之药，引甘多辛少之药，使升发脾胃之气，又从而去邪气于腠理皮毛也。又曰：视前痛者，当先取之。是先以缪刺，泻其经络之壅塞者，为血凝而不流，故先取之，而后治他病。以上分寒热例。胃络不和，喘出于阳明之气逆。阳明之气下行，今逆而上行，古人以通利为戒，如分气紫苏饮，指迷七气汤加半夏，二陈汤加缩砂，施之为当。真元耗损，喘生于肾气之上奔。真阳虚惫，肾气不得归元，固有以金石镇坠，助阳接真而愈者，然亦不可峻骤，且先与安肾丸、八味丸辈，否则人参煎汤，下养正丹主之。肺虚则少气而喘。经云：秋脉者，肺也，秋脉不及则喘，呼吸少气而咳，上气见血，下闻病音，其治法则门冬、五味、人参之属是也。肺痹、肺积则久喘而不已。经云：淫气喘息，痹聚在肺。又云：肺痹者，烦满喘而呕。是肺痹而喘治法，或表之，或吐之，使气宣通而愈也。《难经》又云：肺之积名息贲，在右胁下，如杯，久不已，令人喘咳，发肺痈。治法则息贲丸，以磨其积是也。上治肺喘例。胃喘则身热而烦。经云：胃为气逆。又云：犯贼风虚邪者，阳受之，阳受之则入六腑，入六腑则身热，不时卧，上为喘呼。又云：阳明厥则喘而惋，惋则恶人，或喘而死者，或喘而生者，何也？厥逆连脏则死，连经则生是也。惋，王注谓：热内郁而烦。凡此胃喘治法，宜加减白虎汤之类是也。上治胃喘例。肾喘则呕咳。经云：少阴所谓呕咳，上气喘者，阴气在下，阳气在上，诸阳气浮，无所依从，故呕咳、上气喘也。东垣治以泻白散是也。上治肾喘例。

〔喘不得卧〕　凡喘而不得卧，其脉浮，按之虚而涩者，为阴虚，去死不远。慎勿下之，下之必死。宜四物加童便、竹沥、青黛、门冬、五味、枳壳、苏叶服之。《素问·逆调论》：夫不得卧，卧则喘者，是水气之客也。夫水者，循津液而流也，肾者水脏，主津液，主卧与喘也。东垣云：病人不得眠，眠则喘者，水气逆行，上乘于肺，肺得水而浮，使气不流通，其脉沉，大宜神秘汤主之。仲景云：咳逆倚息不得卧，小青龙汤主之。支饮亦喘不得卧，加短气，其脉平也。青龙汤下已，多唾口燥，寸脉沉，尺脉微，手足厥逆，气从小腹上冲胸咽，手足痹，其面翕然如醉状，因复下流阴股，小便难，时复冒者，与茯苓桂枝五味子甘草汤，治其气冲。冲气即低，而反更咳胸满者，用桂枝茯苓五味甘草汤去桂，加干姜、细辛各三两，以治其咳满。咳满即止，而更复渴，冲气复发者，以细辛、干姜为热药也，服之当遂渴，而渴反止者，为支饮也。支饮者，法当冒，冒者必呕，呕者复纳半夏以去其水。于桂苓甘草五味汤中去桂，加干姜、细辛、半夏是也。水去呕止，其人形肿者，加杏仁半升主之。其证应纳麻黄，以其人遂痹，故不纳之。若逆而纳之必厥。所以然者，以其人血虚，麻黄发其阳故也。用茯苓四两，甘草、干姜、细辛各三两，五味子、半夏、杏仁去皮尖各半升，上煎去渣，温，日三服。若面热如醉，此胃为热所冲，熏其面，加大黄三两以利之。《素问·逆调论》：不得卧而息有音，是阳道之逆也。足三阳者下行，今逆而上行，故息有音也。阳明者，胃脉也。胃者六府之海，其气亦下行，阳明逆，不得从其道，故不得卧也。《下经》曰：胃不和则卧不安，此之谓也。治法已见前。

〔哮〕　与喘相类，但不似喘开口出气之多。如《圣济总录》有名呷嗽者是也。以胸中多痰，结于喉间，与气相系，随其呼吸，呀呷于喉中作声。呷者口开，呀者口闭，乃开口闭口尽有其声。盖喉咙者，呼吸之气出入之门也。会厌者，声音之户也。悬雍者，声之关也。呼吸本无声，胸中之痰随气上升，沾结于喉咙及于会厌悬雍，故气出入不得快利，与痰引逆相击而作声也。是痰得之食味咸酸太过，因积成热，由来远矣，故胶如漆，粘于肺系。特哮出喉间之痰去，则声稍息，若味不节，其胸中未尽之痰，复与新味相结，哮必更作，此其候矣。丹溪云：哮主于痰，宜吐法。治哮必用薄滋味，不可纯作凉药，必带表散。治哮方：用鸡子略击破壳，不可损膜，浸尿缸内三四日夜，煮吃效。盖鸡子能去风痰。又方：用猫屎烧灰，沙糖汤调下立效。哮喘遇冷则发者有二证：其一属中外皆寒，治法乃东垣参苏温肺汤、调中益气加茱萸汤，及紫金丹，劫寒痰者是也。其二属寒包热，治法乃仲景、丹溪用越婢加半夏汤等发表诸剂，及预于八九月未寒之时，先用大承气汤下其热，至冬寒时无热可包，自不发者是也。遇厚味即发者，清金丹主之。

〔产后喘〕　产后喉中气急喘促者，因所下过多，荣血暴竭，卫气无主，独聚肺中，故令喘也。此名孤阳绝阴，为难治。陈无择云：宜大料芎归汤，或用独参汤尤妙。若恶露不快，散血停凝，上熏于肺，亦令喘急，宜夺命丹、参苏饮、血竭散。若因风寒所伤，宜旋覆花汤。若因忧怒郁结，用小调经散，以桑白皮、杏仁煎汤调服。楼全善治浦江吴辉妻，孕时足肿，七月初旬产，后二月洗浴即气喘，但坐不得卧者五个月，恶风，得暖稍宽，两关脉动，尺寸皆虚，百药不效，用牡丹皮、桃仁、桂枝、茯苓、干姜、枳实、厚朴、桑白皮、紫苏、五味子、瓜蒌仁煎汤服之即宽，二三服得卧，其痰如失。盖作污血感寒治之也。若伤咸冷饮食而喘者，宜见晛丸。

〔诊〕　喘者，肺主气，形寒饮冷则伤肺，故其气逆而上行，冲急喝喝而息数，张口抬肩，摇身滚肚，是为喘也。喘逆上气，脉数有热，不得卧者，难治。上气面浮肿，肩息，脉浮大者危。上气喘息低昂，脉滑，手足温者生；脉涩，四肢寒者死。右寸沉实而紧，为肺感寒邪，亦有六部俱伏者，宜发散，则热退而喘定。右寸沉实为肺实，左尺大为肾虚。

短　气

短气者，气短而不能相续，似喘而非喘，若有气上冲，而实非气上冲也。似喘而不摇肩，似呻吟而无痛。《金匮》云：平人无寒热，短气不足以息者，实也。丹溪治白云许先生脾疼胯疼短气，用大吐大下者二十馀日，凡吐胶痰一大桶，如烂鱼肠或如柏油条者数碗而安。仲景论短气皆属饮。《金匮》云：夫短气有微饮，当从小便去之，苓桂术甘汤主之，肾气丸亦主之。又云：咳逆倚息，短气，不得卧，其形如肿，谓之支饮。又云：支饮亦喘而不得卧，加短气，其脉平也。又云：膈上有留饮，其人气短而渴，四肢历节痛，脉沉者，有留饮。又云：肺饮不弦，但苦喘短气。其治法，危急者，小青龙汤。胀满者，厚朴大黄汤。冒眩者，苓桂术甘汤及泽泻汤。不得息，葶苈大枣汤。吐下不愈者，木防已汤之类是也。

〔**胸痹**〕 胸中气塞[①]，短气，茯苓杏仁甘草汤主之，橘枳姜汤亦主之。胸痹，喘息咳唾，胸背痛[②]，短气，栝蒌薤白半夏汤主之。

〔**磨积**〕 孙兆正元散，治气不接续气短，兼治滑泄及小便数，蓬莪术一两，金铃子去核二钱半，为末，入硼砂一钱，拣过研细和匀，每服二钱，盐汤或温酒调下，空心服。

〔**补虚**〕 东垣云：胸满少气短气者，肺主诸气，五脏之气皆不足，而阳道不行也。气短小便利者，四君子汤去茯苓，加黄芪以补之。如腹中气不转者，更加甘草一半。肺气短促或不足者，加人参、白芍药。中焦用白芍药，则脾中阳升，使肝胆之邪不敢犯之。如衣薄而短气，则添衣，于无风处居止，气尚短，则以沸汤一碗，熏其口鼻，即不短也。如厚衣于不通风处居止而气短，则宜减衣，摩汗孔令合，于漫风处居止。如久居高屋，或天寒阴湿所遏，令气短者，亦如前法熏之。如居周密小室，或大热而处寒凉气短，则就风日。凡短气，皆宜食滋味汤饮，令胃气调和。戴复庵云：短乏者，下气不接上，呼吸不来，语言无力，宜补虚，四柱饮，木香减半，加黄芪、山药各一钱。若不胜热药及痰多之人，当易熟附子作生附，在人活法，馀皆仿此。药轻病重，四柱饮不足取效，宜于本方去木香，加炒川椒十五粒，更不效，则用椒附汤。上焦干燥，不胜热药者，宜于椒附汤中加人参一钱，寻常病当用姜附，而或上盛燥热不可服者，唯此最良。气短乏力之人，于进药之外，选一盛壮男子吸自己之气，嘘入病人口中，如此数次，亦可为药力一助。此法不特可治虚乏，寻常气暴逆致呃者，用之良验。

〔**针灸**〕 《灵枢》云：短气，息短不属，动作气索，补足少阴，去血络。

〔**诊**〕 寸口脉沉，胸中短气，阳脉微而紧，紧则为寒，微则为虚，微紧相搏，则为短气。

少　气

少气者，气少不足以言也。《素问》云：三阳绝，三阴微，是为少气。又云：怯然少气者，是水道不行，形气消索也。又云：言而微，终日乃复言者，此夺气也。其治法则生脉散、独参汤之属是也。运气少气有二：一曰火热。经云：火郁之发，民病少气。又云：少阴之复，少气骨痿。又云：少阳之复，少气脉痿。治以诸寒是也。二曰风湿。经云：太阳司天之政，四之气，风湿交争，风化为雨，民病大热少气是也。针灸少气有三：一曰补肺。经云：肺藏气，气不足则息微少气，补其经隧，无出其气。又云：肺虚则少气不能报息，耳聋嗌干，取其经太阴、足太阳之外，厥阴内血者是也。二曰补肾。经云：少气，身漯漯也，言吸吸也，骨痠，体懈惰不能动，补足少阴是也。三曰补气海。经云：膻中者，为气之海，其输上在于柱骨之上下，前在于人迎；气海不足，则气少不足以言，审守其输，调其虚实。所谓柱骨之上者，盖天容穴也。人迎者，结喉两旁之脉动处也。乃取天容、人迎二穴补之也。

〔**诊**〕 鱼际络青短者，少气也。脾

---

① 塞：原作“寒”，据《金匮要略》改。
② 痛，原脱，据《金匮要略》补。

脉搏坚而长，其色黄，当病少气，一呼脉一动，一吸脉一动，曰少气。尺坚大脉小甚少气，悗有加立死。谓尺内坚而脉反小，而少气悗加也。

第 三 册

诸 呕 逆 门

呕吐膈气总论

《洁古家珍》：吐证有三，气、积、寒也。皆从三焦论之，上焦在胃口，上通于天气，主内而不出。中焦在中脘，上通天气，下通地气，主腐熟水谷。下焦在脐下，下通于地气，主出而不纳。是故上焦吐者，皆从于气。气者，天之阳也。其脉浮而洪。其症食已暴吐，渴欲饮水，大便燥结，气上冲胸而发痛。其治当降气和中。中焦吐者，皆从于积，有阴有阳，食与气相假为积而痛。其脉浮而弦。其证或先痛而后吐，或先吐而后痛。法当以小毒药去其积，槟榔、木香和其气。下焦吐者，皆从于寒，地道也，其脉大而迟。其证朝食暮吐，暮食朝吐，小便清利，大便秘而不通。治法宜毒药通其闭塞，温其寒气，大便渐通，复以中焦药和之，不令大腑秘结而自愈也。《此事难知》：问：呕吐哕，胃所主，各有经乎？答曰：胃者总司也，内有太阳、阳明、少阳三经之别，以其气血多少，而为声物有无之不同。即吐属太阳，有物无声，乃血病也。有食入即吐，食已则吐，食久则吐之别。呕属阳明，有物有声，气血俱病也。仲景云：呕多虽有阳明证，不可下。哕属少阳，无物有声，乃气病也。此以干呕为哕也。医家大法：食刹则吐为之呕，生姜半夏汤。食入则吐为之暴吐，生姜橘皮汤。食已则吐为之呕吐，橘皮半夏汤。食久则吐为之反胃，水煮金花丸。食再则吐为之翻胃，易老紫沉丸。旦食不能暮食则吐，食不下，脉实而滑，半夏生姜大黄汤下之。洁古论吐分三焦，其说盖本于黄帝，所谓气为上膈，食饮入而还出。为下膈，食晬时乃反出之。其上焦食已暴吐者，今世谓之呕吐也。中下二焦食久而吐，食再而吐者，今世谓之膈气反胃也。分呕吐、膈气为二门。赵以德云：夫阴阳气血，随处有定分，独脾胃得之，则法天地人而三才之道备。故胃有上、中、下三脘，上脘法天为阳，下脘法地为阴，中脘法气交之分。阳清而阴浊，故阳所司者气，阴所司者血。然阳中亦有阴，阴中亦有阳，于是上脘气多血少，则体乾道之变化动也。下脘血多气少，则体坤道之资生静也。中脘气血相半，故运上下动静升降之气行。由是物之入胃，各从其类聚。水饮者，物之清。谷食者，物之浊。然清中有浊，浊中有清，故饮之清者，必先上输于司气之肺，而后四布为津为液。清中之浊者，则下输膀胱为便溺出焉。食之清者，亦必先淫精于司血之心肝，以养筋骨经脉，更化荣卫，流注百骸。浊中之浊者，则自下脘变糟粕，传送下大肠出焉。若邪在上脘之阳则气停，气停则水积，故饮之清浊混乱，则为痰、为饮、为涎、为唾，变而成呕。邪在下脘之阴则血滞，血滞则谷不消，故食之清浊不分，而为噎塞、为痞满、为痛、为胀，变而成吐。邪在中脘之气交者，尽有二脘之病。是故呕从气病，法天之阳，动而有声，与饮俱出，犹雷震必雨注也。吐从血病，法地之阴，静而无声，与食俱出，象万物之吐出于地也。气血俱病，法阴阳之气交，则呕吐并作，饮食皆出。然在上脘，非不吐食也，设阳中之阴亦病，则食入即吐，不得纳于胃也。非若中脘之食已而后吐，下脘之食久而方出。其下脘，非不呕也，设阴中之阳亦病，则吐与呕齐作，然呕少于吐，不若上脘之呕多于吐也。

呕　吐

漏气、走哺、干呕、恶心、呕苦、吐酸吞酸、呕清水、吐涎沫、呕脓、呕虫

东垣曰：夫呕、吐、哕者，皆属于胃，胃者总司也，以其气血多少为异耳。且如呕者，阳明也。阴明多血多气，故有声有物，气血俱病也。仲景云：呕多虽有阳明症，慎不可下。孙真人曰：呕家多服生姜，乃呕吐之圣药也。气逆者必散之，故以生姜为主。吐者，太阳也。太阳多血少气，故有物无声，乃血病也。有食入则吐，有食已则吐，以陈皮去白主之。哕者，少阳也。少阳多气少血，故有声无物，乃气病也。以姜制半夏为主。故朱奉议治呕、吐、哕，以生姜、半夏、陈皮之类是也。究三者之源，皆因脾气虚弱，或因寒气客胃，加之饮食所伤而致也。宜以丁香、藿香、半夏、茯苓、陈皮、生姜之类主之。若但有内伤而有此疾，宜察其虚实，使内消之，痰饮者必下之，当分其经，对证用药，不可乱也。《金匮》方，诸呕吐，谷不得下者，小半夏汤主之。又云：呕家本渴，渴者为欲解，今反不渴，心下有支饮故也，小半夏汤主之。用半夏一升，生姜半斤，水七升，煮取一升半，分温再服。又云：卒呕吐，心下痞，有水眩悸者，小半夏加茯苓汤主之。即前方加茯苓四两也。然则生姜、半夏，固通治呕吐之正剂矣，然东垣云：辛药生姜之类治呕吐，但治上焦气壅表实之病。若胃虚谷气不行，胸中闭塞而呕者，唯宜益胃，推扬谷气而已，勿作表实用辛药泻之。故服小半夏汤不愈者，服大半夏汤立愈，此仲景心法也。寒而呕吐，则喜热恶寒，四肢凄清，或先觉咽酸，脉弱小而滑，因胃虚伤寒饮食，或伤寒汗下过多，胃中虚冷所致，当以刚壮温之，宜二陈汤加丁香十粒，或理中汤加枳实半钱，或丁香吴茱萸汤、藿香安胃散、铁刷汤，不效则温中汤，甚则附子理中汤，或治中汤加丁香，并须冷服。盖冷遇冷则相入，庶不吐出。罗谦甫云：诸药不愈者，红豆丸神效。曾有患人用附子理中汤、四逆汤加丁香，到口即吐，后去干姜，只参、附，加丁、木二香，煎熟，更磨入沉香，立吐定。盖虚寒痰气凝结，丁、附既温，佐以沉、木香则通，干姜、白术则泥耳。热呕，食少则出，喜冷恶热，烦躁引饮，脉数而洪，宜二陈汤加黄连、炒栀子、枇杷叶、竹茹、干葛、生姜，入芦根汁服。《金匮》方，呕而发热者，小柴胡汤主之。洁古用小柴胡汤加青黛，以姜汁打糊丸，名清镇丸，治呕吐脉弦头痛，盖本诸此。胃热而吐者，闻谷气即呕，药下亦呕，或伤寒未解，胸中有热，关脉洪者是也，并用芦根汁。《金匮》方，呕吐而病在膈上，后思水解，急与之，思水者，猪苓散主之。呕而胸满者，吴茱萸汤主之。呕而渴，煮枇杷叶汁饮之。呕而肠鸣，心下痞者，半夏泻心汤主之。气呕吐，胸满膈胀，关格不通，不食常饱，食则常气逆而吐，此因盛怒中饮食而然，宜二陈汤加枳实、木香各半钱，或吴茱萸汤，不效则丁沉透膈汤，

及五膈宽中汤。食呕吐，多因七情而得，有外感邪气，并饮食不节而生，大概治以理中为先，二陈汤加枳实一钱，或加南星七分，沉香、木香各四分亦好，或只服枳南汤，或导痰汤。又有中脘伏痰，遇冷即发，俗谓之冷痛，或服新法半夏汤，或挝脾汤。有痰饮，粥药到咽即吐，人皆谓其反胃，非也，此乃痰气结在咽膈之间，宜先以姜苏汤下灵砂丹，俟药可进，则以顺气之药继之。外有吐泻及痢疾，或腹冷痛，进热药太骤，以致呕逆，宜二陈汤加砂仁、白豆蔻各半钱，沉香少许。呕吐诸药不效，当借镇重之药以坠其逆气，宜姜苏汤下灵砂丹百粒，俟药得止，却以养正丹、半硫丸导之。呕吐津液既去，其口必渴，不可因渴而遽以为热。若阴虚邪气逆上，窒塞呕哕，不足之病，此地道不通也。正当用生地黄、当归、桃仁、红花之类，和血、凉血、润血，兼用甘草以补其气，微加大黄、芒硝以通其闭，大便利，邪气去，则气逆呕哕自不见矣。复有胸中虚热，谷气久虚，发而为呕哕者，但得五谷之阴以和之，则呕哕自止。

〔漏气〕 身背皆热，肘臂牵痛，其气不续，膈间厌闷，食入即先呕而后下，名曰漏气。此因上焦伤风，闭其腠理，经气失道，邪气内着，麦门冬汤主之。

〔走哺〕 下焦实热，大小便不通，气逆不续，呕逆不禁，名曰走哺，人参汤主之。

〔吐食〕 上焦气热上冲，食已暴吐，脉浮而洪，宜先降气和中，以桔梗汤调木香散二钱，隔夜空腹服之，三服后，气渐下，吐渐去，然后去木香散，加芍药二两，黄芪一两半，同煎服之，病愈则止。如大腑燥结，食不尽下，以大承气汤去芒硝微下之，少利为度，再服前药补之。如大便复结，又依前微下之。《保命集》用荆黄汤调槟榔散。中焦吐食，由食积与寒气相格，故吐而疼，宜服紫沉丸。金匮大黄甘草汤，治食已即吐，又治吐水。吐食而脉弦者，由肝胜于脾而吐，乃由脾胃之虚，宜治风安胃，金花丸、青镇丸主之。金匮茯苓泽泻汤，治胃反，吐而渴欲饮水者。

〔干呕〕 《金匮》方，干呕哕，若手足厥者，陈皮汤主之。卒干呕不息，取甘蔗汁温服半升，日三。或入生姜汁，捣葛根绞取汁服。

〔恶心〕 恶心干呕，欲吐不吐，心下映漾，人如畏船，宜大半夏汤，或小半夏茯苓汤，或理中汤、治中汤皆可用。《金匮》方，病人胸中似喘不喘，似呕不呕，似哕不哕，彻心中愦愦[①]然无奈者，生姜半夏汤主之。胃气虚弱，身重有痰，恶心欲吐，是邪气羁绊于脾胃之间，当先实其脾胃，茯苓半夏汤主之。旧有风证，不敢见风，眼涩眼黑，胸中有痰，恶心兀兀欲吐，但遇风觉皮肉紧，手足难举动，重如石，若在暖室，少出微汗，其证随减，再遇风，病复如是，柴胡半夏汤主之。仲景云：病人欲吐者，不可下之，又用大黄甘草治食已即吐，何也？曰：欲吐者，其病在上，因而越之可也。而逆之使下，则必抑塞愦乱而益以甚，故禁之。若既已吐矣，吐而不已，有升无降，则当逆而折之，引令下行，无速于大黄者也，故不禁也。兵法曰：避其锐，击其惰，此之谓也。丹溪泥之，而曰：凡病呕吐，切不可下，固矣夫。

〔呕苦〕 经云：善呕，呕有苦，长太息，邪在胆，逆在胃。胆液泄则口苦，胃气逆则呕苦，故曰呕胆。取[②]三里，

---

① 愦愦：原作“愤愤”，据《金匮要略》改。
② 呕胆。取：原作“呕取胆”，据《素问》改。

以下胃气逆，则刺少阳血络，以闭胆逆，却调虚实，以去其邪。又云：口苦呕宿汁，取阳陵泉，为胃主呕而胆汁苦，故独取胆与胃也。阳明在泉，燥淫所胜，病善呕，呕有苦。又云：阳明之胜，呕苦，治以苦温、辛温。是运气呕苦，皆属燥也。

〔吐酸〕 吞酸附　东垣曰：病机云，诸呕吐酸，皆属于热。辨云，此上焦受外来客邪也，胃气不受外邪故呕。《伤寒论》云：呕家虽有阳明证，不可攻之，是未传入里，三阴不受邪也，亦可见此症在外也。仲景以生姜、半夏治之。孙真人云：呕家多用生姜，是呕家圣药。以杂病论之，呕吐酸水者，甚则酸水浸其心，不任其苦，其次则吐出酸水，令上下牙酸涩不能相对，以大辛热剂疗之必减。吐酸，呕出酸水也。酸味者收气也，西方肺金旺也。寒水乃金之子，子能令母实，故用大咸热之剂泻其子，以辛热为之佐，以泻肺之实。以病机之法作热攻之者误矣。盖杂病醋心，浊气不降，欲为中满，寒药岂能治之乎。丹溪曰：或问吞酸，《素问》明以为热，东垣又以为寒，何也？曰：吐酸与吞酸不同，吐酸似吐出酸水如醋，平时津液随上升之气郁而成积，成积既久，湿中生热，故从木化，遂作酸味，非热而何。其有郁积之久，不能自涌而出，伏于肺胃之间，咯不得上，咽不得下，肌表得风寒则内热愈郁而酸味刺心，肌表温暖，腠理开发，或得香热汤丸，津液得行亦可暂解，非寒而何。《素问》言热者，言其本也。东垣言寒者，言其末也。但东垣不言外得风寒，而作收气立说，欲泻肺金之实。又谓寒药不可治酸，而用安胃汤、加减二陈汤，俱犯丁香，且无治热湿郁积之法，为未合经意。予尝治吞酸，用黄连、茱萸各制炒，随时令迭为佐使，苍术、茯苓为辅，汤浸蒸饼为小丸吞之，仍教以粝食蔬果自养，则病易安。中脘有饮则嘈，有宿食则酸，故常嗳宿腐，气逆，咽酸水；亦有每晨吐清酸水数口，日间无事者；亦有膈间常如酸折，皆饮食伤于中脘所致。生料平胃散加神曲、麦芽各一钱，或八味平胃散，有热则咽醋丸。膈间停饮积久，必吐酸水，神术丸。酒癖停饮吐酸水，干姜丸。风痰眩冒，头痛恶心，吐酸水，半夏、南星、白附生为末，滴水丸桐子大，以生面为衣，阴干。每服十丸至二十丸，姜汤送下。参萸丸，可治吞酸，亦可治自利。酸心，用槟榔四两，陈皮二两，末之。空心生蜜汤下方寸匕。

〔呕清水〕 经云：太阴之复，呕而密默，唾吐清液，治以甘热。是呕水属湿，一味苍术丸主之。《金匮》方，心胸中有停痰宿水，自吐出水后，心胸间虚，气满不能食，茯苓饮主之。能消痰气，令能食。又云：渴欲饮水，水入则吐者，名曰水逆，五苓散主之。《千金方》治痰饮，水吐无时节者，其原因冷饮过度，遂令脾胃气羸，不能消于饮食，饮食入胃则皆变成冷水，反吐不停者①，赤石脂散主之。赤石脂捣筛服方寸匕，酒饮时稍加至三匕，服尽一斤，终身不吐痰水，又不下利。

〔吐涎沫〕 《金匮》方，干呕吐逆，吐涎沫，半夏干姜散主之。半夏、干姜各等分，杵为散，取方寸匕，浆水一升半，煎至七合，顿服之。干呕，吐涎沫，头痛者，吴茱萸汤主之。妇人吐涎沫，医反下之，心下即痞，当先治其吐涎沫，小青龙汤主之；涎沫止，乃治痞，泻心汤主之。

〔呕脓〕 仲景云：呕家虽有痈脓，不可治呕，脓尽自愈。《仁斋直指》以地黄丸汤主之。

---

① 者：原作“皆”据《千金方》改。

〔**呕虫**〕 仲景以吐蛔为胃中冷之故，则成蛔厥，宜理中汤加炒川椒五粒，槟榔半钱，吞乌梅丸。胃咳之状，咳而呕，呕甚则长虫出，亦用乌梅丸。取胃三里。有呕吐诸药不止，别无他证，乃蛔在胸膈作呕，见药则动，动则不纳药，药出而蛔不出，虽非吐蛔之比，亦宜用吐蛔药，或于治呕药中入炒川椒十粒，蛔见椒则头伏故也。

〔**诊**〕 形状如新卧起，阳紧阴数，其人食已即吐。阳浮而数，亦为吐。或浮大，皆阳偏胜阴不能配之也，为格，主吐逆，无阴和之。寸紧尺涩，其人胸满不能食而吐。寸口脉数，其人则吐。寸口脉细而数，数则为热，细则为寒，数为呕吐。《金匮》问：数为热，当消谷引食，而反吐者，何也？曰：以发其汗，令阳微，膈气虚，脉乃数，数为客热，不能消谷，胃中虚冷故吐也。趺阳脉微而涩，微则不利，涩则吐逆，谷不得入。或浮而涩，浮则虚，虚伤脾，脾伤则不磨，朝食暮吐，名反胃，寸口脉微而数，微则血虚，血虚则胃中寒。脉紧而涩者，难治。关上脉浮大，风在胃中，心下澹澹，食欲呕。关上脉微浮，积热在胃中，呕吐蛔虫。关上脉紧而滑者，蛔动。脉紧而滑者，吐逆。脉小弱而涩，胃反。浮而洪为气。浮而匿为积。沉而迟为寒。趺阳脉浮，胃虚，呕而不食，恐怖者难治，宽缓生。寒气在上，阴气在下，二气并争，但出不入。先呕却渴，此为欲解；先渴却呕，为水停心下，属饮。脉弱而呕，小便复利，身有微热，见厥者死。呕吐大痛，色如青菜叶者死。

胃　反即膈噎

《金匮要略》云：发汗令阳微，膈气虚，脉乃数，数为客热，不能消谷，胃中虚冷，其气无馀，朝食暮吐，变为胃反。又云：趺阳脉浮而涩，浮则为虚，涩则伤脾，脾伤则不磨，朝食暮吐，暮食朝吐，宿食不化，名曰胃反。《伤寒论》：太阳病，吐后汗出，不恶寒发热，关脉细数，欲食冷食，朝食暮吐。注以晨食入胃，胃虚不能克化，至暮胃气行里，与邪相搏，则食反出也。《巢氏病源》亦曰：荣卫俱虚，血气不足，停水积饮在胃脘，即脏冷，脏冷则脾不磨，而宿食不化，其气逆而成反胃，则朝食暮吐，甚则食已即吐。王太仆注《内经》亦曰：食不得入，是有火也；食入反出，是无火也。由是后世悉以胃虚为寒，而惟用辛香大热之剂以复其阳。虽有脉数，为邪热不杀谷者，亦用之。殊不思壮火散气，其大热之药，果能复气乎。丹溪谓膈噎反胃之病，得之七情六淫，遂有火热炎上之化，多升少降，津液不布，积而为痰为饮，被劫时暂得快，七情饮食不节，其证复作，前药再行，积成其热，血液衰耗，胃脘干槁，其槁在上，近咽之下，水饮可行，食物难入，入亦不多，名之曰噎。其槁在下，与胃为近，食虽可入，难尽入胃，良久复出，名之曰膈，亦曰反胃。大便秘少若羊矢。然必外避六淫，内节七情，饮食自养，滋血生津，以润肠胃，则金无畏火之炎，肾有生水之渐，气清血和则脾气健运，而食消磨传送行矣。此论膈噎之久病者也。然而亦有病未久，而食入即反出之不已与膈噎形状同者，何以言之？《内经》谓厥阴之复，呕吐，饮食不入，入而复出，甚则入脾，食痹而吐。王注：食痹者，食已心下痛，阴阴然不可忍也，吐也乃止，止胃气逆而不下行也。又胃脉软散，当病食痹。又肺病传之肝，曰肝痹，胁痛出食。与夫《金匮要略》复有肝中寒、心中风、厥阴之为病，三者皆食入则吐，则必又从其病由之邪而治也。大抵反胃亦必如前条治吐分气、积、寒三法可也。奈后世概用调气之剂，制一方名十膈散，治十般膈气，今人守之为良方，略古圣贤而勿论。夫治病之道，非中其邪，而病岂能愈乎。予试以昔尝求邪而得验者明之。一男子壮年，食后必吐出数口，却不尽出，膈上时作声，面色如平人，知其病不在脾胃而在膈间，问其得病之由，乃因大怒未止，辄吃面，即时有此证。料之以怒甚则血菀于上，积在膈间，有碍气之升降，津液因聚为痰为饮，与气相搏而动，故作声也。用二陈汤加香附、韭汁、莱菔子，服二日，以瓜蒂散、酸浆吐之，再一日又吐，痰中见血一盏，次日复吐，见血一钟，其病即愈。一中年人中脘作痛，食已则吐，面紫霜色，两关脉涩，知其血病也。问之，乃云跌仆后中脘即痛，投以生新推陈血剂，吐出停血碗许，则痛不作而食亦不出矣。咽喉闭塞，胸膈膨满，似属气滞，暂宜香砂宽中丸，开导结散而已。然服耗气药过多，中气不运而致者，当补气而使自运，补气运脾汤。李绛疗反胃呕吐无常，粥饮入口即吐，困倦无力垂死者，以上党人参三大两，劈破，水一大升，煮取四合，热顿服。大便燥结如羊矢，闭久不通，似属血热，止可清热润养，小著汤丸，累累加之，关扃自透。滋血润肠汤、姜汁炙大黄、人参利膈丸、玄明粉少加甘草。然服通利药过多，致血液耗竭而愈结者，当补血润血而使自行。有因火逆冲上，食不得入，其脉洪大有力而数者，滋阴清膈散，加枇杷叶二钱，芦根一两。或痰饮阻滞而脉结涩者，二陈汤入竹沥、姜汁。痰多，食饮才下，便为痰涎裹住不得下者，以来复丹控其痰涎，自制涤痰丸，半夏曲、枯矾、皂角火炙刮去皮弦子、玄明粉、白茯苓、枳壳各等分，霞天膏和丸。有因脾胃阳火内衰，其脉沉微而迟者，以辛香之药温其气，却宜丁沉透膈汤、五膈宽中散、嘉禾散之类，仍以益阴之药佐之。瘀血在膈间，阻碍气道而成者居多，以代抵当丸作芥子大，取三钱，去枕仰卧，细细咽之，令其搜逐停积，至天明利下恶物，却好将息自愈。五灵脂治净为细末，黄犬胆汁和丸如龙眼大，每服一丸，好酒半盏温服，不过三服效，亦行瘀血之剂也。亦有虫者，以秦川剪红丸取之，此丸亦取瘀血。本事方芫花丸，治积聚停饮痰水生虫，久则成反胃及变为胃痈。其说在《灵枢》及《巢氏病源》。有实积而无内热者，古方厚朴丸、万病紫菀丸，当如方服之，能取下虫物。治反胃，用新汲水一大碗，留半碗，将半碗水内细细浇香油，铺满水面上，然后将益元散一帖，轻轻铺满香油面上，须臾自然沉水底，此即阴阳升降之道也。用匙搅匀服，却将所留水半碗荡药碗，漱口令净，吐既止，却进末子凉膈散，通其大小便。未效，再进一帖益元及凉膈即效也。此方极验。童便降火、竹沥行痰、韭汁行血、人乳汁、牛乳汁补虚润燥、芦根汁止呕、茅根汁凉血、姜汁佐竹沥行痰、甘蔗汁和胃、驴尿杀虫，仍入烧酒、米醋、蜜各少许和匀，隔汤顿温服。自制通肠丸，大黄酒浸、滑石飞研各二两，陈皮去白、厚朴姜制各一两半，人参、当归、贯众去毛、干漆炒烟尽各一两，木香、槟榔各七钱半，三棱煨、蓬术煨、川芎、薄荷、玄明粉、雄黄、桃仁泥、甘草各五钱，俱各另取细末，用竹沥、童便、韭汁、人乳、驴尿、芦根汁、茅根汁、甘蔗汁、烧酒、米醋、蜜各二杯，姜汁一杯，隔汤煮浓，和丸如芥子大。每服三钱，去枕仰卧，唾津咽下，通利止后服。服此丸及前诸汁后，得药不反，切不可便与粥饭及诸饮食，每日用人参五钱，陈皮二钱，作汤细啜，以扶胃气，觉稍安，渐渐加人参，旬日半月间，方可小试陈仓米饮及糜粥。仓廪未固，不宜便贮米谷，常见即食粥饭者，遂致不救。又有反胃，因叫呼极力，破损气喉，气喉破漏，气壅胃管，胃受气亦致反胃，法在不治，或用牛喉管焙燥服之。

张子和“十膈五噎浪分支派疏”：病派之分，自巢氏始，病失其本，亦自巢氏始，何则？老子曰：少则得，多则惑。且俗谓噎食一症，在《内经》原无多语，惟曰：三阳结谓之膈。三阳者，大肠、小肠、膀胱也。结谓结热也。小肠结热则血脉燥，大肠结热则后不圊，膀胱结热则津液涸，三阳俱结则前后秘涩。下既不通，必反上行，此所以噎食下，纵下而复出也。谓胃为水谷之海，日受其新，以易其陈，一日一便，乃常度也。今病噎者，三五七日不便，乖其度也。岂非三阳俱结于下，大肠枯涸，所食之物为咽所拒，纵入太仓，还出喉咙，此阳火不下推而上行也。经曰：少阳所至，为呕，涌溢食不下。又“气厥论”云：肝移寒于心，为狂，膈中。注阳与寒相搏，故膈食而中不通，此膈热与寒为之也，非独专于寒也。“六节藏象”云：人迎四盛以上为格阳。王太仆云：阳盛之极，故膈拒而食不入。《正理论》云：格则吐逆，故膈亦当为格。后世强分为五噎，后又别为十膈五噎，其派既多，其惑滋甚。人之溢食，初未必遽然也。初或伤酒食，或胃热欲吐，或胃风欲吐，医氏不察本原，火裹烧姜，汤中煮桂、丁香未已，豆蔻继之，荜拨未已，胡椒继之。虽曰和胃，胃本不寒。虽曰补胃，胃本不虚。设如伤饮，止可逐饮。设如伤食，止可逐食。岂可言虚，便将热补。素热之人，三阳必结，三阳既结，食必上潮。医者犹云胃寒不纳，烧针著艾。三阳转结，分明一句：到了难从，不过抽薪退热最为紧要。扬汤止沸，愈急愈增。岁月深深，为医所误，人言可下，退阳养阴，张眼吐舌，恐伤元气，上在冲和。闭塞不通，肠宜通畅，是以肠鸣，肠既不通，遂成噎[①]病。或曰忧恚气结，亦可下乎？予曰：忧恚盘礴，便同火郁，太仓公见此皆下。法废以来，千年不复。今代刘河间治膈气噎食用承气三乙汤，独超近代。今予不恤，姑示后人：用药之时，更详轻重。假如闭久，慎勿顿攻。总得攻开，必虑后患。宜先润养，小著汤丸，累累加之，关扃自透。其或咽噎，上阻痰涎，轻用苦酸，微微涌出。因而治下，药势易行，设或不行，蜜盐下导，始终勾引，两药相通，结散阳消，饮食自下。莫将巴豆，耗却天真，液燥津枯，留毒不去。人言此病，曾下夺之，从下夺来，转虚转痞。此为巴豆，非大黄、牵牛之过也。箕城一酒官，病呕吐，逾年不愈，皆以胃寒治之，丁香、半夏、青、陈、姜、附，种种燥热，烧锥燎艾，莫知其数，或少愈，或复剧，且十年，大便涩燥，小便赤黄。予视之曰，诸痿喘呕，皆属于上。王太仆云：上谓上焦也。火气炎上之气，谓皆热甚而为呕。以四生丸下三十，行燥粪肠垢何啻如斗，其人昏困一二日，频以冰水呷之，渐投凉乳酪、芝麻饮，时时咽之。数日后大啜饮食，精神气血如昔，继生三子，至五十岁。

〔诊〕　寸口脉微而数，微则无气，无气则荣虚，荣虚则血不足，血不足则胸中冷。趺阳脉浮而涩，浮则为虚，涩则伤脾，脾伤则不磨，朝食暮吐，暮食朝吐，完谷不化，名曰胃反。脉紧而涩，其病难治。脉弦者虚也，胃气无馀，朝食暮吐，变为胃反，寒在于上，医反下之，令脉反

① 噎：原作“膪”，据文义改。

弦，故名曰虚，胃脉软而散者，当病食痹。至真要论云：食痹而吐。肾脉微缓为洞，洞者食不化，下嗌还出。沉缓而无力，或大而弱，为气虚。数而无力，或涩小，为血虚。数而有力为热。寸关沉，或伏、或大而滑数，是痰。寸关脉沉而涩，是气。反胃之脉，沉细散乱，不成条道，沉浮则有，中按则无，必死不治。更参面色，不欲黄白，亦不欲纯白，皆恶候也。年高病久，元气败坏，手足寒冷，粪如羊矢，沫大出者，皆不治。

噎

噎谓饮食入咽而阻碍不通，梗涩难下，有下者，有不得下者，有吐者，有不吐者，故别立门。血槁者，地黄、麦门冬、当归煎膏，入韭汁、乳汁、童便、芦根汁、桃仁泥，和匀，细细呷之。大便秘涩，加桃仁泥、玄明粉，或用人参散。有实积者，可暂用厚朴丸，亦可用昆布丸。食物下咽，屈曲自膈而下，梗涩作微痛，多是瘀血，用前膏子药润补之，后以代抵当丸行之。有生姜汁煎方，用生姜汁、白蜜、牛酥各五两，人参去芦末、百合末各二两，内铜锅中，慢火煎如膏，不拘时候含一匙，如半枣大，津咽；或煎人参汤，调下一茶匙亦得，此虚而燥者宜之。手巾布裹舂杵头糠，时时拭齿，治卒噎。刮舂米杵头细糠吞之，或煎汤呷，或炼蜜丸，含咽津亦得。杵头糠、人参末、石莲肉末、柿霜、玄明粉等分，舐吃。枇杷叶拭去毛炙、陈皮去白各一两，生姜半两，水煎分温三服。噎病，喉中如有肉块，食不下，用昆布二两，洗去咸水，小麦二合，水三大盏煎，候小麦烂熟去滓，每服不拘时，吃一小盏，仍拣取昆布，不住含三两片咽津极效。噎病声不出，竹皮饮。东垣曰：堵塞咽喉，阳气不得出者，曰塞。阴气不得下降者，曰噎。夫噎塞迎逆于咽喉胸膈之间，令诸经不行，则口开目瞪气欲绝，当先用辛甘气味俱阳之药，引胃气以治其本，加堵塞之药以泻其标也。寒月阴气大助阴邪于外，于正药内加吴茱萸，大热大辛苦之味，以泻阴寒之气。暑月阳盛，则于正药中加青皮、陈皮、益智、黄柏，散寒气泄阴火之上逆，或以消痞丸合滋肾丸。滋肾丸者，黄柏、知母，微加肉桂，三味是也。或更加黄连别作丸。二药七八十丸。空心约宿食消尽服之，待少时以美食压之，不令胃中停留也。已上诸法，悉于补中益气汤加减之。

膈咽不通并四时换气用药法：《黄帝针经》云：胃病者，腹䐜胀，胃脘当心而痛，上支两胁，膈咽不通，饮食不下，取三里。夫咽者，咽物之门户也。膈者，上焦心肺之分野。不通者，升降之气上不得下交通。又云：清气在下，则生飧泄，泄黄如糜，米谷不化者是也。浊气在上，则生䐜胀，腹中胀满，不得大便，或大便难，先结后溏皆是也。浊气在上，当降而不降者，乃肾肝吸入之阴气不得下，而反在上也。胃气逆上，或为呕，或为吐，或为哕者，是阴火之邪上冲，而吸入之气不得入，故食不下也。此皆气冲之火，逆胃之脉，反上而作者也。清气在下则生飧泄者，胃气未病之日，当上行心肺而经营也，因饮食失节，劳役形体，心火乘于土位，胃气弱而下陷入阴中，故米谷入而不得升，反降而为飧泄也。膈咽之间，交通之气不得表里者，皆冲脉上行，逆气所作也。盖胃病者，上支两胁，膈咽不通，饮食不下，取三里者是也。《针经》云：清浊相干，乱于胸中，是为大悗，悗者惑也。气不交通，最为急证，不急去之，诸变生矣。圣人治此有要法，阳气不足，阴气有馀，先补其阳，后泻其阴，是先令阳气升发在阳分，而后泻阴也。春夏之月，阳气在经，当益其经脉，去其血络。秋冬阳气降伏，当先治其脏腑。若有噎有塞，塞者，五脏之所生，阴也，血也；噎者，六腑之所生，阳也，气也。二者皆由阴中伏阳而作也。今立四时用药并治法于后。冬三月，阴气在外，阳气内藏，当外助阳气，不得发汗，内消阴火，勿令泄泻，此闭藏周密之大要也。盛冬乃水旺之时，水旺则金旺，子能令母实，肺者肾之母，皮毛之阳，元本虚弱，更以冬月助其令，故病者善嚏，鼻流清涕，寒甚则出浊涕，嚏不止，比常人尤大恶风寒，小便数而欠，或上饮下便，色清而多，大便不调，夜恶无寐，甚则为痰咳，为呕，为哕，为吐，为唾白沫，以至口开目瞪，气不交通欲绝者，吴茱萸丸主之。夏三月大暑，阳气在外，阴气在内，以此病而值此时，是天助正气而锉其邪气，不治而自愈矣。然亦有当愈不愈者，盖阴气极盛，正气不能伸故耳。且如膈咽不通，咽中如梗，甚者前证俱作，治法当从时，用利膈丸泻肺火，以黄芪补中汤送下。如两足痿厥，行步恇怯，欹侧欲倒，臂臑如折，及作痛而无力，或气短气促而喘，或不足以息，以黄芪、人参、甘草、白术、苍术、泽泻、猪苓、茯苓、橘皮等作汤，送下滋肾丸一百五十丸。六七月之间，湿热之令大行，气短不能言者，加五味子、麦门冬。如心下痞，膨闷，食不下，以上件白术、苍术等汤，送下消痞丸五七十丸，更当审而用之。

〔诊〕　寸口脉浮大，医反下之，此为大逆。浮即无血，大即为寒，寒气相搏，即为肠鸣。医不知而反与饮水，令汗大出，水得寒气，冷必相搏，其人即噎。寸口脉紧而芤，紧则为寒，芤则为虚，虚寒相搏，脉为阴结而迟，其人则噎。

吐　利

成无己云：若止呕吐而利，经谓之吐利是也。上吐下利，躁扰烦乱，乃谓之霍乱。其与但称吐利者有异也。盖暴于旦夕者为霍乱，可数日久者为吐利。《纲目》以霍乱与伤寒吐利合为一门，今仍分为二，而以徐而日久者入此门。《脉经》云：心乘肝必吐利。《内经》云：厥阴所至，为呕泄。又云：木太过曰发生，发生之纪，上征则气逆，其病吐利，是风木之为吐利者也。又云：水太过曰流衍，流衍之纪，其动漂泄沃涌，是寒水之为吐利者也。漂泄谓泻利，沃涌为吐沫也。《金匮》云：干呕而利者，黄芩加半夏生姜汤主之。黄芩汤亦主之。海藏云：上吐下泻不止，当渴而反不渴，脉微细而弱者，理中汤主之。丹溪云：泄泻或呕吐，生姜汁汤调六一散服。洁古云：有痰而泄利不止，甚则呕而欲吐，利下而不能食，由风痰羁绊脾胃之间，水煮金花丸主之。

霍　乱

陈无择曰：霍乱者，心腹卒痛，呕吐下利，憎寒壮热，头痛眩晕，先心痛则先吐，先腹痛则先利，心腹俱痛，吐利并作，甚则转筋入腹则毙。盖阴阳反戾，清浊相干，阳气暴升，阴气顿坠，阴阳痞隔，上下奔迫，宜详别三因以调之。外因：伤风则恶风有汗，伤寒则恶寒无汗，冒湿则重著，伤暑则烦热。内因：九气所致，郁聚痰涎，痞隔不通，遂致满闷，随其胜复，必作吐利。或饱食脍炙，恣餐乳酪、冰脯、寒浆、旨酒，胃既䐜胀，脾脏停凝，必因郁发，遂成吐利，当从不内外因也。或问：霍乱病亦复有他论者乎？曰：尝考之《内经》，有太阴所至，为中满霍乱吐下。有土郁之发，民病呕吐霍乱注下。上湿土霍乱，即仲景五苓散、理中丸之类。有岁土不及，风乃大行，民病霍乱飧泄。上土虚风胜霍乱，即罗谦甫桂苓白术散之类。有热至则身热霍乱吐下。上热霍乱，即《活人书》香薷散之类。《灵枢》有足太阴之别，名曰公孙，去本节后一寸，别走阳明；其别者，入络肠胃。厥气上逆则霍乱，实则肠中切痛，虚则蛊胀，取之所别。有清气在阴，浊气在阳，营气顺脉，卫气逆行，清浊相干，乱于肠胃，则为霍乱。取之足太阴、阳明，不下，取之三里。巢氏因此一条乃云：霍乱者，由阴阳清浊二气相干，乱于肠胃间，因遇饮食而变，发则心腹绞痛。挟风而实者，身发热，头痛体疼。虚者但心腹痛而已。亦有因饮酒食肉腥脍，生冷过度，居处不节，或露卧湿地，或当风取凉，风冷之气归于三焦，传于脾胃，水谷不化，皆成霍乱。自巢氏之说行，后世守之以为法，无复知《内经》诸条者矣。至刘河间乃云吐下霍乱，三焦为水谷传化之道路，热气甚则传化失常，而吐泻霍乱，火性躁动故也，世俗止谓是停食者误也。转筋者，亦是脾胃土衰，肝木自甚，热气燥烁于筋，则筋挛而痛，亦非寒也。张戴人则以风湿暍三气合而为邪。盖脾湿土为风木所克，郁则热乃发，发则心火炎上故呕吐，呕吐者，暍也。脾湿下注故注泄，注泄者，湿也。风急甚故筋转，转筋者，风也。可谓善推病情者乎。王海藏亦谓风湿热外至，生冷物内加，内外合病者，此条殆似之矣。凡治病当从《内经》随宜施治，安可执一端而已哉。然则此病当以何为要？曰：脾胃之湿为本，诸邪感动者为病之由。然其间脾胃有虚有实，邪有阴阳相干之孰甚，皆宜消息处治。至若《明理论》谓伤寒吐利者，由邪气所伤。霍乱吐利者，由饮食所伤。其有兼伤寒之邪，内外不和者，加之头痛发热而吐利者，是霍乱伤寒也。原仲景之意，岂必在饮食始为是病，彼于寒邪传入中焦，胃气因之不和，阴阳否隔者，安得不有以致之乎。不然，何以用理中、四逆等汤治之。此疾多生夏秋之交，纵寒月有之，亦多由伏暑而然。病之将作，必先腹中疞痛，吐泻之后，甚则转筋，此兼风也。手足厥冷，气少唇青，此兼寒也。身热烦渴，气粗口燥，此兼暑也。四肢重著，骨节烦疼，此兼湿也。伤风、伤寒，当于伤寒吐利门中求之。若风暑合病，宜石膏理中汤。暑湿相搏，宜二香散。夏月中暑霍乱，上吐下利，心腹撮痛，大渴烦躁，四肢逆冷，汗自出，两脚转筋，宜香薷饮，井底沉极冷，顿服之。桂苓白术汤亦妙。罗谦甫治蒙古人，因食酒肉、饮潼乳，得吐泻霍乱症，脉沉数，按之无力，所伤之物已出矣。即以新汲水半碗调桂苓白术散，徐徐服之，稍得安静，又于墙阴掘地约二尺许，入新汲水搅之澄清，名曰地浆，用清一杯再调服之，渐渐气和，吐泻遂止。翌日微烦渴，却以钱氏白术散时时服之良愈。或问：用地浆者何也？曰：坤为地，地属阴土，平曰静顺，感至阴之气，又于墙阴贮新汲水，取重阴之气也。阴中之阴能泄阳中之阳。霍乱症由暑热内伤而得之，故痹论云：阴气者，静则神藏，躁则消亡。又加暑热，七神迷乱，非至阴之气何由息乎。又治提学侍其公七十九岁，中暑霍乱吐泻，昏冒不知人，脉七八至洪大无力，头热如火，足寒如冰，半身不遂，牙关紧急，此年高气弱，不任暑气，阳不维阴则泻，阴不维阳则吐，阴阳不相维则既吐且泻矣。前人见寒多以理中汤，热多以五苓散，作定法治之。今暑气极盛，阳明得时之际，况因动而得之，中暑明矣。非甘辛大寒之剂不能泄其暑热，坠浮焰之火而安神明也。遂以甘露散甘辛大寒泻热补气，加茯苓以分阴阳，冰水调灌之，渐省人事，诸症悉去后，慎言语，节饮食三日，以参术调中汤以意增减服之，理其正气，逾旬方平复。戴氏云：人于夏月多食瓜果及饮冷乘风，以致食留不化，因食成痞，隔绝上下，遂成霍乱，六和汤倍藿香煎熟，调苏合香丸。湿霍乱，除湿汤、诃子散。七情郁结，五脏六腑互相刑克，阴阳不和，吐利交作，七气汤。霍乱转筋，吐泻不止，头目昏眩，须臾不救者，吴茱萸汤。霍乱吐利转筋，四肢逆冷，须臾不救，急以茱萸食盐汤。霍乱多寒，肉冷脉绝，宜通脉四逆汤。有宜吐者，虽已自吐利，还用吐以提其气，用二陈汤探吐，或樟木煎汤亦可吐，或白矾汤亦可吐。《三因》吐法：用极咸盐汤三升，热饮一升，刺口令吐，宿食便尽，不吐更服，吐讫仍饮，三吐乃止，此法胜他法远矣，俗人鄙而不用，坐观其毙，哀哉。吐后随证调理，亦有可下者。《保命集》云：夫伤寒霍乱者，其本在于阳明胃经也。胃者水谷之海，主禀四时，皆以胃气为本，与脾脏为表里，皆主中焦之气，腐熟水谷。脾胃相通，湿热相合，中焦气滞，或因寒饮，或因饮水，或伤水毒，或感湿气，冷热不调，水火相干，阴阳相搏，上下相离，荣卫不能相维，故转筋挛痛，经络乱行，暴热吐泻。中焦，胃气所主也。有从标而得之者，有从本而得之者，有从标本而得之者。六经之变，治各不同，察其色脉，知犯何经，随经标本各施其治，此治霍乱之法也。如头痛发热，邪自风寒而来，中焦为热相半之分，邪稍高者居阳分，则为热，热多饮水者，五苓散以散之。如邪稍下者居阴分，则为寒，寒多不饮水者，理中丸以温之。如吐利后，有表者解之汗出，厥者温之。如既吐且利，小便利，大汗出，内外热者，亦温之。如吐下后汗出，厥逆不解，脉欲绝者，四逆等汤治之。伤寒吐泻转筋，身热脉长，阳明本病也。宜和中平胃散、建中汤，或四君子汤。脉浮自汗者，四君子汤加桂五钱主之。脉浮无汗者，四君子加麻黄五钱主之。伤寒吐泻转筋、胁下痛，脉弦者，木克土也，故痛甚。平胃散加木瓜五钱亦可治，宜建中加柴胡木瓜汤。伤寒吐泻后，大小便不通，胃中实痛者，四君子加大黄一两主之。伤寒吐泻转筋，腹中痛，体重，脉沉而细者，宜四君子加芍药高良姜汤。伤寒吐泻，四肢拘急，脉沉而迟，此少阴霍乱也。宜四君子加姜附厚朴汤。厥阴霍乱，必四肢逆冷，脉微缓，宜建中加附子当归汤。戴复庵云：霍乱之病，挥霍变乱，起于仓卒，与中恶相似，但有吐利为异耳。其证胸痞腹疠，气不升降，甚则手足厥逆，冷汗自出，或吐而不泻，或泻而不吐，或吐泻兼作，或吐泻不透，宜苏合香丸以通其痞塞，继进藿香正气散加木香半钱，仍以苏合香丸调吞来复丹。若果泻已甚，则不可用来复丹，泻而不吐，胸膈痞满，先以阴阳汤，或浓盐汤顿服，以导其吐。已吐未吐，并藿香正气散，间进苏合香丸。吐而不泻，心腹疠痛，频欲登圊，苦于不通，藿香正气散加枳壳一钱，多下来复丹。欲捷则用生枳壳。若更不能作效，逼迫已甚，其势不容，不用神保丸，但神保虽能通利，亦入大肠而后有功。若隔于上而不能下，转服转秘，须用来复丹研末汤调，吞下养正丹百粒，庶可引前药到下。吐泻兼作，心腹缠扰未安者，藿香正气散加官桂、木香各半钱，不愈则投四顺汤。吐利不止，元气耗散，病势危笃，或水粒不入，或口渴喜冷，或恶寒战掉，手足逆冷，或发热烦躁欲去衣被，此盖内虚阴盛，却不可以其喜冷欲去衣被为热，宜理中汤，甚则附子理中汤，不效则四逆汤，并宜放十分冷服。霍乱已透，而馀吐馀泻未止，腹有馀痛，宜一味报秋豆叶煎服，干者尤佳。霍乱并诸吐泻后，胸膈高起，痞塞欲绝，理中汤加枳实半钱，茯苓半钱，名枳实理中汤。吐泻已愈而力怯，精神未复者，十补散。

〔转筋〕　陈氏云：转筋者，以阳明养宗筋，属胃与大肠。今暴吐下津液顿亡，外感四气，内伤七情，饮食甜腻，攻闭诸脉，枯削于筋，宗筋失养，必致挛缩。甚则舌卷囊缩者，难治也。刘宗厚云：冷热不调，阴阳相搏，故转筋挛痛，甚者遍体转筋，此实阴阳之气反戾，风寒乘之，筋失血气所荣，而为挛缩急痛也。又河间论转筋皆属火，丹溪谓属血热。二公之论转筋，非因于霍乱者也。其不因霍乱而转筋者，诚如二公之言。亦有血虚筋失所养，则转而急痛不能舒也。若夫霍乱而转筋，则陈氏、刘氏备矣。亦有荣血中素有火热，卒然霍乱而风寒外束，荣中之热内郁，而其势猖狂，则筋亦为之转动也。大抵霍乱见此症甚者，多不可救，宜急治之，木瓜煮汁饮之；香薷煮汁饮之；烧栀子二十枚，研末熟水调下。热者宜之。理中汤去术，加生附子一枚。或理中汤加冻胶锉炒一钱，或以造曲蓼汁暖热浸，或用浓盐汤浸，仍令其紧缚腿胫；若筋入腹及通身转筋者，不可治。寒者宜之。直指木瓜汤。皂角末一小豆许，入鼻中取嚏。蓼花一把，去两头，以水二升半，煮一升半，顿服之。灸承山二十七壮，神效。

〔烦渴〕　陈氏云：阴阳反戾，清浊相干，水与谷并，小便闭涩，既走津液，肾必枯燥，引饮自救，烦渴必矣。止渴汤主之。霍乱烦渴，以增损缩脾饮主之，能解伏热，消暑毒，止吐利。霍乱之后，服热药太多，烦躁作渴，尤宜服之。霍乱吐泻后，烦渴饮水，宜茯苓泽泻汤。霍乱已愈，烦热多渴，小便不利，宜小麦门冬汤。霍乱后，恶心懒食，口干多渴，宜白术散。霍乱后，利不止，冷汗出，腹胁胀，宜乌梅散。霍乱后，下利无度，腹中疞痛，宜黄连丸。霍乱后，下利见血，宜止血汤，赤石脂汤。洁古老人云：霍乱转筋，吐泻不止，病在中焦，阴阳交而不和，发为疼痛。此病最急，不可与分毫粥饮，谷气入胃则必死矣。《保命集》云：凡霍乱，慎勿与粟米粥汤，入胃即死。如吐泻已多，欲住之后，宜以稀粥渐渐补养，以迟为妙。

〔诊〕　霍乱，遍身转筋，肚痛，四肢厥冷欲绝者，其脉洪大易治。脉微，囊缩舌卷，不治。霍乱之后，阳气已脱，或遗尿而不知，或气少而不语，或膏汗如珠，或大躁欲入水，或四肢不收，皆不可治也。

〔干霍乱〕　忽然心腹胀满搅痛，欲吐不吐，欲泻不泻，躁乱愦愦无奈，俗名搅肠沙者是也。此由脾土郁极而不得发，以致火热内扰，阴阳不交，或表气发为自汗，或里气不通而作腹痛。然膈上为近阳也，膈下为近阴也。若欲阴阳之气行，必先自近，从上开之，阳气得通，则先下之阳也。若欲阴阳之气行，必死于其火也。曰：方论皆谓脾胃有宿食，与冷气相搏，子何言为火耶？曰：神志昏冒，烦躁闷乱，非诸躁狂越之为属火者乎。不急治即死，非暴病暴死之属火者乎。但处治不可过于攻，攻之过则脾愈虚。亦不可过于热，热之过则内火愈炽。不可过于寒，寒之过则火必与捍格，须反佐以治。然后郁可升，食可出，而火可散矣。古方有用盐熬，调以童便，非独用其降阴之不通，阴既不通，其血亦不行，兼用行血药也。此诚良法，足可为处方者比类矣。丹溪云：吐提其气，最是良法。吐中兼有发散之义。有用解散者，不用凉药，但二陈汤加川芎、苍术、防风、白芷。戴复庵法：先以浓盐汤顿服，次调苏合香丸，吞下来复丹，仍进藿香正气散加木香、枳壳各半钱。厚朴汤、活命散、冬葵子汤。刺委中穴，并十指头出血亦好。

〔妊娠霍乱〕 若先吐或腹痛吐利，是因于热也。若头痛体疼发热，是挟风邪也。若风折皮肤，则气不宣通，而风热上冲为头痛。若风入肠胃，则泄利呕吐，甚则手足逆冷，此阳气暴竭，谓之四逆。妊娠患，多致损胎也。薛氏曰：若因内伤饮食，外感风寒，用藿香正气散。若因饮食停滞，用平胃散。果脾胃顿伤，阳气虚寒，手足厥冷，须用温补之剂，治当详审，毋使动胎也。人参散、人参白术散、缩脾饮、木瓜煎、竹茹汤、四君子汤、理中丸、香薷饮。

〔产后霍乱〕 陈氏云：因脏腑虚损，饮食不消，触冒风冷所致。若热而饮水者，五苓散。寒而不饮水者，理中丸。虚冷者加附子，来复丹尤妙。予谓宜参之于《保命集》治法。

关　格

关者不得小便，格者吐逆，上下俱病者也。格则吐逆：九窍、五脏，阴极自地而升，是行阳道，乃东方之气，金石之变，上壅是也。极则阳道不行，反闭于上，故令人吐逆，是地之气不能上行也，逆而下降，反行阴道，故气填塞而不入，则气口之脉大四倍于人迎，此清气反行浊道也，故曰格。关则不便：下窍、六腑，阳极自天而降，是行阴道，乃西方之气，膏粱之物，下泄是也。极则阴道不行，反闭于下，故不得小便，是天之气不得下通也。逆而上行，反行阳道，故血脉凝滞而不通，则人迎之脉大四倍于气口，此浊气反行清道也，故曰关。或问：关格之病因何如？曰：《内经》以脏腑阴阳之病，诊见于外者，则在人迎气口。谓人迎一盛病在少阳，二盛病在太阳，三盛病在阳明，四盛已上为格阳。寸口一盛病在厥阴，二盛病在少阴，三盛病在太阴，四盛已上为关阴。人迎与寸口俱盛，四倍已上为关格。关格之脉赢，不能极于天地之精气则死矣。注谓格者阳盛之极，故格拒而食不得入也。关者阴盛之极，故关闭而溲不通也。《灵枢》亦尝三言之，其二者，皆如《内经》之论人迎气口之盛分经脉也。但更谓盛者是足经，盛而躁者是手经。至人迎四盛，且大且数，名曰溢阳。溢阳为外格。手太阴脉口四盛，且大且数，名曰溢阴，溢阴为内关。内关不通，死不治。人迎与太阴脉口俱盛四倍以上，命曰关格，关格者与之短期。而人迎与脉口俱盛三倍以上，命曰阴阳俱溢，如是不开，则血脉闭塞，气无所行，流淫于中，五脏内伤矣。凡刺之道，从所分人迎一盛、三盛、五盛泻其阳，补其所合之阴，二泻一补；寸口亦然，分泻其阴，补其所合之阳，二补一泻，皆以上气和乃止。其一言邪在腑则阳脉不和，阳脉不和则气留之，气留之则阳气盛矣。阳气太盛则阴不利，阴脉不利则血留之，血留之则阴气盛矣。阴气太盛则阳气不能荣也，故曰关。阳气太盛则阴气不能荣也，故曰格。阴阳俱盛不得相荣也，故曰关格。关格者，不得尽期而死也。由此而观，前之论人迎寸口者，为人迎主外，气口主内，故分三阴三阳，气之多寡，定一盛二盛三盛而言也。若此之不言人迎寸口者，殆亦有谓焉。何则？此因论脉度及之，而以手足十二经周行上下者，是大经隧，然一阴一阳经相为脏腑之表里者，即有支横之路，通其内外，脏腑之阴阳气，与之相荣，故在两手寸关尺六部以为诊法。浮则为腑，沉则为脏者，于阴阳之盛，岂尽从其部而见耶，故不复言人迎气口耳。及张仲景之言关格者，则可见矣。如谓寸口脉浮而大，浮为虚，大为实，在尺为关，在寸为格，关则不得小便，格则吐逆。又谓心脉洪大而长，是心之本脉也。上微头小者，则汗出，下微本大者，则为关格不通，不得尿。头无汗者可治，有汗者死。又云：趺阳脉伏而涩，伏则吐逆，水谷不化，涩则食不得入，名曰关格。盖胃者水谷之海，营之居也。营者，营卫之根源，营之机不动，则卫气不布，卫气不布则脉伏，伏则谷不化而吐逆，荣气不行则脉涩，涩则食不入，如是皆为外格，未见内关之病，亦通言为关格矣。注乃又以涩脉为脾病，且脾者阴脏也。脾病则阴盛，阴盛当为内关，岂以外格其饮食不入耶。盖关格之名义，格者扞扞其外，入者不得内，关者闭塞其内，出者不得泄，岂不明且尽乎。后世妄以小便不通为格，大便不通为关，泛指在下阴阳二窍者为言，及乎阴阳之大法者，不复穷已。抑非独此也，复有以阴阳格绝之证，通为关格之病者，是非错乱，有可叹焉。夫隔绝之证，具于《内经》者，有曰隔则闭绝，上下不通者，暴忧之病也。注云：忧愁则气闭塞不行，血脉断绝，故大小便不得通。有曰：病久则传化之行上下不并，良医勿为。又有三阳结谓之隔。注云：小肠膀胱热结也，小肠热结则血脉燥，膀胱热结则津液涸，故隔塞而不便。又谓三阳积则九窍皆塞。又谓阳蓄积病死而阳气当隔，隔者当泻，不亟正治，粗乃败之。原此数条，其与关格果何如耶？丹溪书云：必用吐，提其气之横格，不必在出痰也。又云：有痰，二陈汤吐之，吐中便有降。中气不运者，补气药中升降，此盖窃其治小便之法填于条下，蹈世俗之弊而不悟，悲夫！又考之王氏《脉经》从《八十一难》谓：有太过，有不及，有阴阳相乘，有覆有溢，有关有格，然关之前者，阳之动也，脉当见九分而浮，过者，法曰太过，减者，法曰不及。遂上鱼为溢，为外关内格，此阴乘之脉也。关以后者，阴之动也，脉当见一寸而沉，过者，法曰太过，减者，法曰不及。遂入尺为覆，为内关外格，此阳乘之脉也。故覆溢是其真脏之脉，人不病自死。大抵亦人迎气口之互见者也。云岐子云：阴阳易位，病名关格，胸膈上阳气常在，则热为主病。身半以下，阴气常在，则寒为主病。寒反在胸中，舌上白苔，而水浆不下，故曰格，格则吐逆。热在丹田，小便不通，故曰关，关则不得小便。胸中有寒，以热药治之。丹田有热，以寒药治之。若胸中寒热兼有，以主客之法治之，治主当缓，治客当急，柏子仁汤、人参散、既济丸、槟榔益气汤、木通二陈汤、导气清利汤、加味麻仁丸、皂角散。孙尚药治奉职赵令仪女，忽吐逆，大小便不通，烦乱，四肢渐冷，无脉，凡一日半，与大承气汤一剂，至夜半，渐得大便通，脉渐和，翼日乃安。

呃　逆

呃逆，即《内经》所谓哕也。或曰：成无己、许学士固以哕为呃逆，然东垣、海藏又以哕为干呕，陈无择又以哕名咳逆，诸论不同，今子独取成、许二家之说，何也？曰：哕义具有《内经》，顾诸家不察耳。按《灵枢·杂病》篇末云：哕以草刺鼻，嚏，嚏而已；无息而疾迎引之立已；大惊之亦可已。详此经文三法，正乃治呃逆之法。按：呃逆用纸捻刺鼻便嚏，嚏则呃逆立止。或闭口鼻气使之无息，亦立已。或作冤盗贼大惊骇之，亦已。此予所以取成、许二家之论哕为呃逆，为得经旨也。若以哕为干呕，设使干呕之人，或使之嚏，或使之无息，或使之大惊，其干呕能立已乎？哕非干呕也明矣。若以哕名咳逆，按《内经·生气通天论》曰：秋伤于湿，上逆而咳。《阴阳应象论》曰：秋伤于湿，冬生咳嗽。以此论之，则咳逆为咳嗽无疑，以春夏冬三时比例自见。孙真人《千金》曰：咳逆者嗽也，本自明白，后人不知何以将咳逆误作呃逆，失之远矣。赵以德曰：成无已云，哕者俗谓之咳逆，呃呃然有声，然引咳逆是哕，非也。《内经》以哕与咳逆为两证，哕是胃病，咳逆是肺病，谓胃气逆为哕。注云：胃为水谷之海，肾与为关，关闭不利，则气逆而上，胃以包容水谷，性喜受寒，寒谷相搏，故为哕也。又谓阳明之复，咳哕。太阳之复，呕出清水及为哕噫。少阴之复，哕噫。《灵枢》亦谓谷入于胃，胃气上注于肺。今有故寒气与新谷气俱还入于胃，新故相乱，真邪相攻，气并相逆，复出于胃故为哕，补手太阴，泻足少阴。张仲景言哕者，皆在阳明证中，谓湿家下之太早则哕，而阳明病不能食，攻其热必哕，皆因下后胃气虚而哕者也。至有风热内壅，气不能通，有潮热，时时哕者，与小柴胡汤和解之。哕而腹满，视前后知何部不利，利之者，此皆可治之证。至若病极谵语，甚者至哕，又不尿，腹满加哕者，皆不治。丹溪先生亦尝谓呃逆，气逆也，气自脐下直冲，上出于口而作声之名也。《内经》谓诸逆冲上，皆属于火。东垣谓是阴火上冲，而吸之气不得入，胃脉反逆，由阴中伏阳而作也，从四时用药法治。古方悉以胃弱言之，而不及火，且以丁香、柿蒂、竹茹、陈皮等剂治之，未审孰为降火，孰为补虚。人之阴气，依胃为养，胃土伤损则木气侮之，此土败木贼也。阴为火所乘，不得内守，木挟相火乘之，故直冲清道而上，言胃弱者，阴弱也，虚之甚也。病人见此，似为危证。然亦有实者，不可不知。嗟乎！圣人之言胃气逆为哕者，非由一因而逆，缘王太仆用《灵枢》之意，竟作肾寒逆上之病注之，由是后代方论，或用热剂治寒，或用辛温散气。安知脾与胃，一阴一阳也，二者不和亦逆。肾肝在下，相凌亦逆，且肾之逆，未可便谓之寒也。左肾主水，性本润下，乌能自逆，必右肾相火炎上，挟其冲逆，须观所挟多寡，分正治反治以疗之。肝木之风，从少阳相火冲克者，亦必治火，皆当如先生所言者以治。若别有其故而哕者，又必如仲景法，随其攸利而治之。刘宗厚曰：呃逆一证，有虚有实，有火有痰，有水气，不可专作寒论。盖伤寒发汗吐下之后，与泻利日久，及大病后、妇人产后有此者，皆脾胃气血大虚之故也。若平人食入太速而气噎，或饮水喜笑错喉而气抢，或因痰水停隔心中，或因暴怒气逆痰厥，或伤寒热病失下而有此者，则皆属实也。夫水性润下，火性炎上，今其气自下冲上，非火而何。大抵治法，虚则补之，虚中须分寒热，如因汗吐下后，误服寒凉过多，当以温补之。如脾胃阴虚，火逆上冲，当以平补之。挟热者，凉而补之。若夫实者，如伤寒失下，地道不通，因而呃逆，当以寒下之。如痰饮停蓄，或暴怒气逆痰厥，此等必形气俱实，别无恶候，皆随其邪之所在，涌之泄之，清之利之也。胃伤阴虚，木挟相火直冲清道而上者，宜参术汤下大补阴丸。吐利后胃虚寒者，理中汤加附子、丁香、柿蒂。吐利后胃虚热者，橘皮竹茹汤。《三因方》云：凡吐利后多作哕，此由胃中虚、膈上热故哕，或至八九声相连，于气不回，至于惊人者，若伤寒久病得此甚恶，《内经》所谓坏病者是也。丹溪治赵立道年近五十，质弱多怒，暑月因饥后大怒，得滞下病，口渴，自以冷水调生蜜饮之，痢渐缓，五七日后，诊脉稍大不数，遂令止蜜水，渴时且以参术汤调益元散与之，痢亦渐收。七八日后觉倦甚发呃，知其因下久而阴虚也，令守前药。然利尚未止，又以炼蜜与之。众皆尤药之未当，欲用姜附。曰：补药无速效，附子非补阴者，服之必死。众曰：冷水饮多，得无寒乎？曰：炎暑如此，饮凉非寒，勿多疑，待以日数，药力到当自止。又四日而呃止，滞下亦安。又治陈择仁年近七十，素厚味，有久嗽病，新秋患滞下，食大减，至五七日后呃作，脉皆大豁，众以为难。丹溪曰：形瘦者尚可为，以参术汤下大补丸，七日而安。楼全善治其兄九月得滞下，每夜五十馀行，呕逆食不下，五六日后加呃逆，与丁香一粒噙之立止，但少时又至，遂用黄连泻心汤加竹茹饮之，呃虽少止，滞下未安。若此者十馀日，遂空心用御米壳些少涩其滑，日间用参、术、陈皮之类补其虚。自服御米壳之后，呃声渐轻，滞下亦收而安。以上吐利后补虚例。仲景云：哕而腹满，视其前后，知何部不利，利之即愈。大肠结燥，脉沉数者，调胃承气汤。大便不通，哕数谵语，小承气汤。丹溪治超越陈氏，二十馀岁，因饱后奔走数里患哕，但食物则连哕百馀声，半日不止，饮酒与汤则不作，至晚发热，脉涩数，以血入气中治之，用桃仁承气汤加红花煎服，下污血数次，即减，再用木香和中丸，加丁香服之，十日而愈。上下例，有实积者宜之。又治一女子，年逾笄，性躁味厚，炎月因大怒而呃作，作则举身跳动，脉不可诊，神昏不知人，问之乃知暴病。视其形气俱实，遂以人参芦二两煎汤，饮一碗，大吐顽痰数碗，大汗昏睡一日而安。人参入手太阴，补阴中之阳者也。芦则反是，大泻太阴之阳。女子暴怒气上，肝主怒，肺主气，经曰：怒则气逆；因怒逆肝木，乘火侮肺，故呃大作而神昏。参芦善吐；痰尽则气降而火衰，金气复位，胃气得和而解。上宣例，痰郁者宜之。《三因》云：哕而心下坚痞眩悸者，膈间有痰水所为，虚不禁吐者，宜二陈汤、导痰汤加姜汁、竹沥。亦有污血而哕者，丹溪治超越陈氏用桃仁承气汤是也。虚不禁下者，于蓄血门求轻剂用之。仲景云：哕逆者，陈皮竹茹汤主之。又云：干呕哕，若手足厥者，陈皮汤主之。《本事方》用枳壳五钱，木香二钱半，细末，每服一钱，白汤调下。《孙兆方》用陈皮二两去白，水煎，通口服，或加枳壳一两。此皆破气之剂，气逆者宜之。唯陈皮竹茹汤，气逆而虚者宜之。水寒相搏者，小青龙汤；寒甚加附子尖炒。洁古柿钱散、宝鉴丁香柿蒂散、羌活附子汤，皆热剂，唯寒呃宜之。戴复庵以热呃，唯伤寒有之。其他病发呃者，皆属寒，用半夏一两，生姜一两半，水一碗，煎半碗热服。或用丁香十粒，柿蒂十个切碎，白水一盏半煎。或理中汤加枳壳、茯苓各半钱，半夏一钱；不效，更加丁香十粒。亦有无病偶然致呃，此缘气逆而生，重者或经一二日，宜小半夏茯苓汤加枳实半夏汤，或煎汤泡萝卜子研取汁，调木香调气散，乘热服；逆气用之最佳。若胃中寒甚，呃逆不已，或复加以呕吐，轻剂不能取效，宜丁香煮散，及以附子粳米汤，增炒川椒、丁香，每服各二三十粒。治呃逆，于脐下关元灸七壮，立愈，累验。又方：男左女右，乳下黑尽处一韭叶许，灸三壮，甚者二七壮。

〔诊〕 心脉小甚为哕。肺脉散者不治。哕声频密相连者为实，可治。若半时哕一声者为虚，难治，多死在旦夕。

〔产后呃逆〕 此恶候也。急灸期门三壮，神效。屈乳头向下尽处是穴，乳小者，乳下一指为率。男左女右，与乳正直下一指陷中动脉处是穴，炷如小豆大，穴真病立止。丁香散、羌活散，桂心五钱，姜汁三合，水煎服。参附汤。上皆热剂。干柿一个切碎，以水一盏，煎六分热呷。内有热，不禁热剂者可用。

噫 气

《内经》所谓噫，即今所谓嗳气也。“宣明五气论”以心为噫。“痹论”以心痹者，脉不通，烦则心下鼓，暴上气而喘，嗌干善噫。“至真大要论”以太阳司天，少阴之复，皆为哕噫。“四时刺逆从论”刺中心一日死，其动为噫。“阴阳别论”二阳一阴发病，主惊骇背痛，善噫善欠，名曰风厥。“脉解”：太阴所谓上走心为噫者，阴盛而上走于阳明，阳明络属心，故曰上走心为噫也。此乃噫从心出者也。厥阴在泉，腹胀善噫，得后与气，则快然如衰。“玉版论”：太阴终者，善噫。《灵枢》云：足太阴是动病，腹胀善噫。又云：寒气客于胃，厥逆从下上散，复出于胃，故为噫。仲景谓，上焦受中焦气未和不能消，是故能噫。卫出上焦。又云：上焦不归者，噫而酢酸。不归，不至也。上焦之气不至其部，则物不能传化，故噫而吞酸。由是观之，噫者是火土之气郁而不得发，故噫而出。王注解心为噫之义，象火炎上，烟随焰出。如痰闭膈间，中气不得伸而嗳者，亦土气内郁也。仲景云：痞而噫，旋覆代赭汤主之。《本事方》：心下蓄积，痞闷或作痛，多噫败卵气，枳壳散主之。丹溪云：胃中有实火，膈上有稠痰，故成嗳气。用二陈汤加香附、栀子仁、黄连、苏子、前胡、青黛、瓜蒌，或丸或汤服之

〔诊〕 寸口脉弱而缓，弱者阳气不足，缓者胃气有馀，噫而吞酸，食卒不下，气填于膈上。寸脉紧，寒之实也。寒在上焦，胸中必满而噫。趺阳脉微而涩，微无胃气，涩即伤脾，寒在膈而反下之，寒积不消，胃微脾伤，谷气不行，食已自噫。寒在胸膈，上虚下实，谷气不通，为闭塞之病。趺阳脉微涩，及寸脉紧而噫者，皆属寒。太阴终者，腹胀闭，噫气呕逆。

诸逆冲上

逆气，五脏皆有。一曰心、小肠。经云：诸逆冲上，皆属于火。又云：少腹控睾，引腰脊，上冲心，邪在小肠，取之肓原以散之，刺太阳以予之，取厥阴以下之，取巨虚、下廉以去之，按其所过之经以调之是也。二曰胃。经云：胃为气逆是也。胃逆有呕有吐有哕，故刺呕吐取中脘、三里也。刺哕取乳下黑根尽处，及脐下三寸，皆大验也。治各见本门。三曰肺、大肠。经云：肺苦气上逆，急食苦以泄之。又云：腹中常鸣，气上冲胸，喘不能久立，邪在大肠，刺肓之原，巨虚、下廉是也。其肺逆曰咳喘，取天突、人迎泄之也。治亦各有门。四曰肝。经云：肝气逆则耳聋不聪，颇肿，取血是也。五曰肾。即奔豚气逆、脚气冲心之类是也。治亦各有门。六曰肾。经云：督脉别络生病，从少腹上冲心而痛，不得前后，为冲疝是也。

运气厥逆有三：一曰风火。经云：少阳司天，火气下临，风行于地，厥逆，膈不通是也。二曰寒。经云：水郁之发，善厥逆是也。三曰湿。经云：太阴司天，湿

气下临，厥逆是也。

经云：逆气象阳。凡气逆必见象阳证，面赤脉洪，当以法降其逆乃愈。若以气象阳盛而用寒药攻之，则不救矣。气上冲心，咽不得息，治法见伤寒厥阴病条。东垣云：如秋冬之月，胃脉四道，为冲脉所逆，并胁下少阳脉二道而反上行，病名曰厥逆。经曰：逆气上行，满脉去形，七神昏绝，离去其形而死矣。其症气上冲咽不得息，喘息有声不得卧，于调中益气加吴茱萸半钱或一钱，观厥气多少用之。如夏月有此症，为大热也。盖此症随四时为寒热温凉，宜以酒黄连、酒黄柏、酒知母各等分，为细末，熟汤为丸，如桐子大，每服二百丸，空心白汤下，仍多饮汤，服毕少时，便以美饮食压之，使不得胃中停留，直至下焦，以泻冲脉之邪也。戴复庵云：虚炎之证，阴阳不升降，下虚上盛，气促喘息，宜苏子降气汤去前胡，下黑锡丹或养正丹，气急甚而不能眠卧者，沉附汤或正元散，或四柱散去木香用沉香，并以盐煎，下黑锡丹，或灵砂丹、三炒丹，不效则以前药下朱砂丹。此多用香燥刚热之剂。若阴虚内热者，误用立殆。医者审之。

诸 血 门

诸见血证

附九窍出血，毛孔出血

东垣云：衄血出于肺，以犀角、升麻、栀子、黄芩、芍药、生地、紫参、丹参、阿胶之类主之。咯唾血者出于肾，以天门冬，麦门冬、贝母、知母、桔梗、百部、黄柏、远志、熟地黄之类主之。如有寒者，干姜、肉桂之类主之。痰涎血者出于脾，葛根、黄芪、黄连、芍药、甘草、当归、沉香之类主之。呕血出于胃，实者犀角地黄汤主之。虚者小建中汤加黄连主之。

海藏云：胸中聚集之残火，腹里积久之太阴，上下隔绝，脉络部分，阴阳不通，用苦热以定于中，使辛热以行于外，升以甘温，降以辛润，化严肃为春温，变凛冽为和气，汗而愈也。然馀毒土苴犹有存者，周身阳和尚未泰然，胸中微躁而思凉饮，因食冷物服凉剂，阳气复消，馀阴再作，脉退而小，弦细而迟，激而为衄血、唾血者有之，心肺受邪也。下而为便血、溺血者有之，肾肝受邪也。三焦出血，色紫不鲜，此重沓寒湿化毒，凝泣水谷道路，浸渍而成。若见血证，不详本源，便用凉折，变乃生矣。阳证溢出鲜血，阴证下如豚肝。

上而血者，黄芪桂枝汤、白芍当归汤。中而血者，当归建中汤、增损胃风汤。下而血者，芎归术附汤、桂附六合汤。若三血证在行阳二十五度见，黄芪四君子汤主之。若三血证在行阴二十五度见，当归四逆加吴茱萸主之。

吐血、衄血、便血，其人阴虚阳走，其脉沉而散，其外证虚寒无热候，宜乌金丸、散止之，法宜上用散，下用丸。次以木香理中汤和大七气汤，入川芎煎，调苏合香丸温之。《仁斋直指》云：血遇热则宣流，故止血多用凉药。然亦有气虚挟寒，阴阳不相为守，荣气虚散，血亦错行，所谓阳虚阴必走是耳。外证必有虚冷之状，法当温中，使血自归于经络，可用理中汤加南木香，或局方七气汤加川芎，或甘草干姜汤，其效甚著。又有饮食伤胃，或胃虚不能传化，其气逆上，亦令吐衄，木香理中汤、甘草干姜汤。出血诸证，每以胃药收功，木香理中汤，或参苓白术散二分，枳壳散一分，夹和，米汤乘热调下，或真方四君子汤，夹和小乌沉汤，米汤调下。以上并用姜枣略煎亦得。上药不惟养胃，盖以调气辈与之并行。若夫桔梗枳壳汤，夹和二陈汤，姜枣同煎，入苏合香丸少许佐之，又调气之上药也。

经云：岁火太过，炎暑流行，肺金受邪，民病血溢血泄。又云：少阳之复，火气内发，血溢血泄。是火气能使人失血者也。而又云：太阳司天，寒淫所胜，血变于中，民病呕血血泄，鼽衄善悲。又云：太阳在泉，寒淫所胜，民病血见。是寒气能使人失血也。又云：太阴在泉，湿淫所胜，民病血见。是湿气能使人失血也。又云：少阴司天之政，水火寒热持于气交，热病生于上，冷病生于下，寒热凌犯而争于中，民病血溢血泄。是寒热凌犯能使人失血也。太阴司天之政，初之气，风湿相薄，民病血溢。是风湿相薄血溢也。又云：岁金太过，燥气流行，病反侧咳逆，甚而血溢。是燥气亦能使血溢也。然则六气皆能使人失血，何独火乎。撄宁生《卮言》云：古人言诸见血非寒证，皆以血为热迫，遂至妄行，然皆复有所挟也。或挟风，或挟湿，或挟气，又有因药石而发者，其本皆热。上中下治，各有所宜。在上则栀子、黄芩、黄连、芍药、犀角、蒲黄，而济以生地黄、牡丹皮之类。胃血，古人有胃风汤，正是以阳明火邪为风所扇，而血为之动，中间有桂，取其能伐木也。若苍术、地榆、白芍药之类，而济以火剂。大肠血，以手阳明火邪，为风为湿也。治以火剂、风剂，风能胜湿也。如黄连、黄芩、芍药、柏皮、荆芥、防风、羌活之类，兼用鸡冠花，则又述类之义也。惊而动血者，属心。怒而动血者，属肝。忧而动血者，属肺。思而动血者，属脾。劳而动血者，属肾。血溢、血泄、诸蓄妄证，其始也，予率以桃仁、大黄行血破瘀之剂折其锐气，而后区别治之。虽往往获中，然犹不得其所以然也。后来四明遇故人苏伊举，间论诸家之术，伊举曰：吾乡有善医者，每治失血蓄妄，必先以快药下之。或问失血复下，虚何以当？则曰：血既妄行，迷失故道，不去蓄利瘀，则以妄为常，曷以御之，且去者自去，生者自生，何虚之有。予闻之愕然曰：名言也。昔者之疑，今释然矣。

妇人之于血也，经水蓄而为胞胎，则蓄者自蓄，生者自生。及其产育为恶露，则去者自去，生者自生。其酝而为乳，则无复下，满而为月矣。失血为血家妄逆，产妇为妇人常事，其去其生则一也。失血家须用下剂破血，盖施之于蓄妄之初，亡血虚家不可下，盖戒之于亡失之后。

〔九窍出血〕　南天竺饮主之。或用血馀灰，自鬓为佳，无即父子一气者，次则男胎鬓，又次则乱鬓，皂角水净洗，晒干烧灰为末，每二钱以茅草根、车前草煎汤调下。荆叶捣取汁，酒和服。刺蓟一握绞汁，酒半盏和服。如无生者，捣干者为末，冷水调三钱。

〔血从毛孔出〕　名曰肌衄，用人中白不拘多少，刮在新瓦上，用火逼干，研令极细，每服二钱，入麝香少许，温酒调下。外以男胎鬓烧灰掩之。未效，以郁金末水调，鹅翎扫之即止。《九灵山房集》云：湖心寺僧履师，偶搔腘中疥，忽自出血，汩汩如涌泉，竟日不止，疡医治疗弗效。邀吕元膺往视时，已困极无气可语，及持其脉，惟尺脉如蛛丝，他部皆无，即告之曰：夫脉，血气之先也，今血妄溢，故荣气暴衰，然两尺尚可按，惟当益荣以泻其阴火。乃作四神汤加荆芥穗、防风，不间晨夜并进，明日脉渐出，更服十全大补汤一剂遂痊。

凡九窍出血皆可用：墙头苔藓可以

塞，车前草汁可以滴，火烧莲房用水调，锅底黑煤可以吃，石榴花片可以塞，生莱菔汁可以滴，火烧龙骨可以吹，水煎茅花可以吃。《玉机微义》曰：经云：荣者，水谷之精也，和调五脏，洒陈于六腑，乃能入于脉也。源源而来，生化于脾，总统于心，藏受于肝，宣布于肺，施泄于肾，灌溉一身。目得之而能视，耳得之而能听，手得之而能摄，掌得之而能握，足得之而能步，脏得之而能液，腑得之而能气，是以出入升降濡润宣通者，由此使然也。注之于脉，少则涩，充则实。常以饮食日滋，故能阳生阴长，取汁变化而赤为血也。生化旺则诸经恃此而长养，衰耗竭则百脉由此而空虚，可不谨养哉。故曰：血者神气也，得之则存，失之则亡。是知血盛则形盛，血弱则形衰，神静则阴生，形役则阳亢。阳盛则阴必衰，又何言阳旺而生阴血也。盖谓血气之常，阴从乎阳，随气运行于内，苟无阴以羁束，则气何以树立，故其致病也易，调治也难，以其比阳常亏而又损之，则阳易亢阴易乏之论，可以见矣。诸经有云：阳道实，阴道虚，阴道常乏。阳常有馀，阴常不足。妇人之生也，年至十四经行，四十九而经断，可见阴血之难成易亏如此。阴气一伤，所变立至，妄行于上则吐衄，衰涸于外则虚劳，妄[1]反于下则便红，积热膀胱则癃闭溺血，渗透肠间则为肠风，阴虚阳搏则为崩中，湿蒸热瘀则为滞下，热极腐化则为脓血。火极似水，血色紫黑。热胜于阴，发为疮疡，湿滞于血则为痛痒，瘾疹皮肤则为冷痹。蓄之在上则人喜忘，蓄之在下则人喜狂，堕恐跌仆则瘀恶内凝。若分部位，身半以上同天之阳，身半以下同地之阴。此特举其所显之证者。治血必血属之药，欲求血药，其四物之谓乎。河间谓随证辅佐，谓之六合汤者，详言之矣。予故陈其气味、专司之要，不可不察。夫川芎，血中气药也，通肝经，性味辛散，能行血滞于气也。地黄，血中血药也，通肾经，性味甘寒，能生真阴之虚也。当归分三治，血中主药也，通肝经，性味辛温，全用能活血，各归其经也。芍药，阴分药也，通脾经，性味酸寒，能和血，治虚腹痛也。若求阴药之属，必于此而取则焉。《脾胃论》有云：若善治者，随证损益，摘其一二味之所宜为主治可也。此特论血病而求血药之属者也。若气虚血弱，又当如长沙血虚以人参补之，阳旺则生阴血也。若四物者，独能主血分受伤，为气不虚也。辅佐之属，若桃仁、红花、苏木、血竭、牡丹皮者，血滞所宜。蒲黄、阿胶、地榆、百草霜、棕榈灰者，血崩所宜。乳香、没药、五灵脂、凌霄花者，血痛所宜。苁蓉、琐阳、牛膝、枸杞子、益母草、夏枯草、败龟板者，血虚所宜。乳酪，血液之物，血燥所宜。干姜、肉桂，血寒所宜。生地黄、苦参，血热所宜。特取其正治大略耳。人能触类而长，可以应无穷之变矣。

〔诊〕 脱血而脉实者难治。病若吐血复衄衄，脉当沉细，反浮大而牢者死。吐血衄血，脉滑弱小者生，实大者死。汗出若衄，其脉滑小者生，大躁者死。呕血胸满引痛，脉小而疾者逆也。脉至而搏，血衄身热者死。吐血，咳逆上气，其脉数而有热，不得卧者死。诸见血，身热脉大者难治，难治者，邪胜也。身凉脉静者易治，易治者，正气复也。衄血者，若但头汗出，身无汗，及汗出不至足者死。血溢上行，或唾、或呕、或吐，皆凶也。若变而下行为恶利者顺也。血上行为逆，其治难。下行为顺，其治易。故仲景云：蓄血

① 妄：原作“忘”，据文义改。

证，下血者，当自愈。若无病之人，忽然下利者，其病进也。今病血证上行而复下行恶利者，其邪欲去，是知吉也。

鼻衄出血

《三因方》云：衄者，因伤风寒暑湿，流传经络，涌泄于清气道中而致者，皆外所因。积怒伤肝，积忧伤肺，烦思伤脾，失志伤肾，暴喜伤心，皆能动血，随气上溢而致者，属内所因。饮酒过多，啖炙煿辛热，或坠堕车马伤者损致者，皆非内非外因也。鼻通于脑，血上溢于脑，所以从鼻而出，宜茅花汤调止衄散，时进，折二泔，仍令其以麻油滴入鼻，或以莱菔汁滴入亦可。茅花、白芍药对半尤稳。糯米炒微黄为末，新水下二钱。乱发烧灰存性，细研，水服方寸匕，并吹鼻中。萱草根捣汁，每一盏入生姜汁半盏相和，时时细呷。竹蛀屑，水饮调。百药煎，半烧半生，水酒调服。白及末，新汲水调下神效。治鼻衄久不止，或素有热而暴作者，诸药不效神法：以大白纸一张，作十数摺，于冷水内浸湿，置顶中，以热熨斗熨之，至一重或二重纸干立止。又方：用线扎中指中节，如左鼻孔出血扎左指，右鼻孔出血扎右指，两鼻孔齐出，则左右俱扎之。血衄不愈，以三棱针于气街穴出血，更用五味子十粒，麦门冬、当归、黄芪、生地、人参各一钱，水煎，空心热服。六脉细弦而涩，按之空虚，其色必白而夭不泽者，脱血也。此大寒证，以辛温补血养血，以甘温、甘热滑润之剂佐之即愈，理中汤、小建中汤。六脉俱大，按之空虚，心动面赤，善惊上热，乃手少阴心脉也，此气盛多而亡血。以甘寒镇坠之剂，大泻其气以坠气浮，以甘辛温微苦，峻补其血，三黄补血汤。实热衄血，先服朱砂、蛤粉，次服木香、黄连。大便结者下之，用大黄、芒硝、甘草、生地。溏软者，栀子、黄芩、黄连、犀角地黄汤，可选用之。有头风自衄，头风才发则衄不止，宜芎附饮，间进一字散。下虚上盛而衄，不宜过用凉剂，宜四物汤加参、芪、麦门、五味、磨沉香，下养正丹、八味地黄丸。伤湿而衄，肾著汤加川芎，名除湿汤。伏暑而衄，茅花汤调五苓散。上膈极热而衄，金沸草散去麻黄、半夏，加茅花如荆芥数，或用黄芩芍药汤加茅花一撮。虚者茯苓补心汤、生料鸡苏散。饮酒过多而衄，茅花汤加干葛、鸡矩子，或理中汤去干姜，用干葛，加茅花。攧而衄不止，苏合香丸一丸，或以小乌沉汤一钱，白汤调下，或煎浓紫苏汤，独调小乌沉汤，或添入黑神散一钱，盐汤调下亦得。仍蓦然以水噀其面，使惊则血止。非特攧而衄，凡五窍出血皆治。曾病衄，后血因旧路，一月或三四衄，又有洗面而衄，日以为常，此即水不通借路之意，并宜止衄散，茅花煎汤调下。或四物汤加石菖蒲、阿胶、蒲黄各半钱，煎熟，调火煅石膏末一匙头许，兼进养正丹。前诸证服药不效，大衄不止者，养正丹多服，仍佐以苏子降气汤，使血随气下。衄后头晕，四物汤、十全大补汤。有先因衄血，衄止而变生诸证，或寒热间作，或喘急无寐，病状不一，渐成劳惫，当于虚损诸证详之。

舌衄

舌上忽出血如线，用槐花炒研末掺之，麦门冬煎汤调妙香散。香薷汁，服一升，日三。发灰二钱，米醋调服，且敷血出处。文蛤散，治热壅舌上出血如泉。五倍子、白胶香、牡蛎粉等分为末，每用少许掺患处。或烧热铁烙孔上。

齿衄

血从齿缝中，或齿龈中出，谓之齿衄，亦曰牙宣。有风壅，有肾虚。风壅者，消风散内服外擦。外用加盐。肾虚者，以肾主骨，牙者骨之馀，火乘水虚而上炎，服凉药而愈甚，宜盐汤下安肾丸，间黑锡丹，仍用青盐炒香附黑色为末擦之。亦有胃热牙疼而龈间出血，以至崩落，口臭不可近人者，内服清胃散、甘露饮，外用大黄米泔浸令软、生地黄大者薄切二味，旋切，各用一二片合定，贴所患牙上，一夜即愈，忌说话。尝治三人不咳唾而血见口中，从齿缝舌下来者，每用益肾水泻相火治之，不旬日愈。《医旨绪馀》云：有侄女十岁，因毁齿动摇、以苎麻摘之，血出不止，一日夜积十一盆，用末药止其处，少顷复从口出。诊其脉皆洪大有力。以三制大黄末二钱，枳壳汤少加童便调下，去黑粪数块，其血顿止。一男子每齿根出血盈盆，一月一发，百药不效，知其人好饮，投前剂一服而安。一老妪患此，一发五七日，日约升馀，投前剂亦安。所下皆有黑粪，是知此疾多阳明热盛所致。缘冲任二脉皆附阳明，阳明一经气血俱多，故一发如潮涌。急则治其标，故投以釜底抽薪之法，应手而愈。要知肾虚血出者，其血必点滴而出，齿亦攸攸而疼，必不如此之暴且甚也。

耳衄

耳中出血，以龙骨吹入即止。左关脉弦洪，柴胡清肝散。尺脉或躁或弱，六味地黄丸。

吐血

夫口鼻出血，皆系上盛下虚，有升无降，血随气上，越出上窍。法当顺其气，气降则血归经矣，宜苏子降气汤，加人参、阿胶各一钱，下养正丹。亦有气虚不能摄血者，其脉必微弱虚软，精神疲惫，宜独参汤，或人参饮子、团参丸。上膈壅热吐血，脉洪大弦长，按之有力，精神不倦，或觉胸中满痛，或血是紫黑块者，用生地黄、赤芍、当归、牡丹皮、荆芥、阿胶、滑石、大黄、玄明粉、桃仁泥之属，从大便导之，此釜底抽薪法也。血从下出者顺，从上出者逆，一应血上溢之证，苟非脾虚泄泻，羸瘦不禁者，皆当以大黄醋制，和生地黄汁，及桃仁泥、牡丹皮之属，引入血分，使血下行以转逆而为顺，此妙法也。不知此而日从事于芩、连、栀、柏之属，辅四物而行之，使气血俱伤，脾胃两败。今医治血证，百岂有一生者耶？血既下行之后，用薏苡仁多用、百合、麦门冬、鲜地骨皮。嗽渴加枇杷叶、五味子、桑根白皮。有痰加贝母。皆气薄味淡，西方兑金之本药，因其衰而减之，自不再发，于虚劳证为尤宜。急欲止之，用血馀灰二钱，以白汤化阿胶二钱，入童便、生藕汁、刺蓟汁、生地黄汁各一杯，仍用好墨磨浓黑，顿温服。胸中烦热，吐血不止，口舌干燥，头疼，石膏散。冒雨著汤，郁于经络，血溢妄行，从鼻则衄。衄行清道，吐行浊道。流入胃脘，令人吐血，用肾著汤，头痛加川芎，最止浴室中发衄。吐血在暑天，病人口渴面垢，头晕干呕，煎茅花灯心麦门冬汤，仍入藕节汁、侧扇柏汁、茅根汁、生姜汁少许，生蜜亦少许，调五苓散。血止用生地黄、当归、牡丹皮、赤芍药、百草霜末，煎服一二帖，却用黄芪六一汤调理。怒气伤肝者，唇青面黑，当用鸡苏丸，煎四物汤吞下，并用十四友丸、灯心麦门冬汤吞下。盖其中有理肝之药。打扑伤损吐血，先以藕节汁、侧扇柏汁、茅根汁、韭汁、童便磨墨汁、化阿胶止之。却以川芎、当归、白芍药、百合、荆芥穗、阿胶、牡丹皮、紫金藤、大黄、滑石、红花煎汤，调番降香末、白及末与服。戴复庵先用苏合香丸，却以黑神散和小乌沉汤，童便调治。劳心吐血，用莲心五十粒，糯米五十粒，研末温酒调服，及天门冬汤。劳力太过，吐血不止，苏子降气汤加人参、阿胶，用猪肝煮熟，蘸白及末食之。吐血久不止，松花散、百花煎，并常服大阿胶丸。未效，以伏龙肝二钱，米饮调下，速止。或饮酒之后，闷吐之时，血从吐后出，或因啖辛热而得吐血之证，名曰肺疽，宜大蓟散。古方用红枣烧存性，百药煎煅等分为末，米饮调服二钱。饮酒伤胃吐血，理中汤加金钩子、干葛、茅花。酒色过度，饥饱吐血效方：枇杷叶、款冬花、北紫菀、杏仁、鹿茸、桑白皮、木通、大黄为末，炼蜜丸，噙化。内损吐血下血，或饮酒太过，劳伤于内，其血妄行，出如涌泉，口鼻皆流，须臾不救即死。用侧柏叶蒸焙一两半，荆芥穗烧灰，人参各一两，为细末，入飞罗面一钱，新汲水调如稀糊，不拘时啜服。伤胃吐血，因饮食太饱之后，胃中冷不能消化，便烦闷，强呕吐，使所食之物与气共上冲蹙，因伤裂胃口，吐血色鲜正赤，腹亦绞痛，自汗，其脉紧而数者，为难治也。宜理中汤加川芎、干葛各半钱，或只依理中本方，加川芎、扁豆尤好，不必干葛。若渴甚用葛，丸则白术丸。《曹氏必用方》云：吐血须煎干姜、甘草作汤与服，或四物理中汤亦可，如此无不愈者。若服生地黄、竹茹、藕汁，去生便远。《三因方》云：理中汤能止伤胃吐血，以其方最理中脘，分利阴阳，安定血脉。按：患人果身受寒气，口受冷物，邪入血分，血得冷而凝，不归经络而妄行者，其血必黯黑，其色必白而夭，其脉必微迟，其身必清凉，不用姜桂而用凉血之剂，殆矣。临病之工，宜详审焉。有时或吐血两口，随即无事，数日又发，经年累月不愈者，宜黑神散和小乌沉汤常服。吐血人多发渴，名为血渴，十全大补汤，或黄芪、人参、五味子、地黄、麦门冬、葛根、枇杷叶，量胃气虚实用之。吐甚头晕，发为寒热者，降气汤合四物汤各半帖，加阿胶一钱。若单发热者，茯苓补心汤。吐血之后有潮热咳嗽，脉洪大而数，五至以上，不可治也。《金匮方》，心气不足，吐血、衄血，泻心汤主之。大黄二两，黄连、黄芩各一两，水三升，煮取一升顿服之。此正谓心手少阴经之阴气不足，本经之阳亢甚无所辅，肺肝俱受其火而病作，以致阴血妄行而飞越，故用大黄泄去亢甚之火，黄芩救肺，黄连救肝，使之和平，则阴血自复而归经矣。云岐子加生地，名犀角地黄汤。又云：吐血不止，柏叶汤主之：柏叶、干姜各二两，艾三把，以水五升，取马通汁一升，合煮取一升，分温再服。凡吐血不已，则气血皆虚，虚则生寒，是故用柏叶，柏叶生而西向，乃禀兑金之气而生，可制肝木，木主升，金主降，取其升降相配，夫妇之道和则血得以归藏于肝矣，故用是为君。干姜性热，止而不走，用补虚寒之血。艾叶之温，能入内而不炎于上，可使阴阳之气反归于里，以补其寒，用二味为佐。马通者，为血生于心，心属午，于是用午兽之通，主降火消停血，引领而行为使。仲景治吐血，唯此二方，可以为准绳，触类而长之。

咳　嗽　血

或问：咳血止从肺出，他无可言耶？曰：肺不独咳血，而亦唾血。盖肺主气，气逆为咳，肾主水，水化液为唾。肾脉上入肺，循喉咙，挟舌本。其支者，从肺出络心，注胸中。故二脏相连，病则俱病，于是皆有咳唾血也。亦有可分别者，涎唾中有少血散漫者，此肾从相火炎上之血也。若血如红缕在痰中，咳而出者，此肺络受热伤之血也。其病难已。若咳白血必死。白血，浅红色，似肉似肺也。然肝亦唾血，肝藏血，肺藏气，肝血不藏，乱气自两胁逆上，唾而出之。《内经》有血枯证，先唾血，为气竭伤肝也。热壅于肺能嗽血，久嗽损肺亦能嗽血。壅于肺者易治，不过凉之而已。损于肺者难治，渐以成劳也。热嗽有血，宜金沸草散加阿胶一钱，痰盛加瓜蒌仁、贝母。劳嗽有血，宜补肺汤加阿胶、白及一钱。嗽血而气急者，补肺汤加阿胶、杏仁、桑白皮各一钱，吞养正丹，或三炒丹，间进百花膏，亦可用七伤散、大阿胶丸。丹溪云：咳血乃火升痰盛。身热多是血虚。痰带血丝出，童便，竹沥止之。经血逆行，或血腥吐血、唾血，韭汁服立效。韭汁、童便合和，隔汤炖热，磨郁金浓汁，荡匀服之，其血自消。《千金方》治一切肺病咳唾，唾脓血用好酥三十斤，炼取凝当中醍醐，服一合，日三升，即止。薏苡仁十两，杵碎，水三升，煎取一升，入酒少许服。或以薏苡仁细末，煮猪肺，白蘸食之。上气喘息，咳嗽，唾血咯血，人参细末，鸡子清调三钱，五更初服，便去枕仰卧，忌酸咸酢酱面等物，及过醉饱。嗽咯血成劳，眼睛疼，四肢困倦，脚膝无力，五味子黄芪散。脉大，发热，喉中痛，是气虚，用参、芪、蜜炙黄柏、荆芥、地黄、当归、韭汁、童便，少加姜汁，磨郁金饮之。嗽血久而成劳，或劳病成而嗽血，肌肉消瘦，四肢倦怠，五心烦热，咽干颊赤，心忡潮热，盗汗减食，黄芪鳖甲散、人参黄芪散。阴虚火动而嗽血者，滋阴保肺汤。二三年间，肺气上喘咳嗽，咯唾脓血，满面生疮，遍身黄肿，人参蛤蚧散。蛤蚧补肺劳虚嗽有功，治久嗽不愈。肺间积虚热，久则成疮，故嗽出脓血，晓夕不止，喉中气塞，胸膈噎痛，用蛤蚧、阿胶、生犀角、鹿角胶、羚羊角各一两，除胶外皆为屑，次入胶，分四服，每服用河水三升，于银石器内慢火煮至半升，滤去滓，临卧微温，细细呷之。其渣候服尽再捶，都作一服，以水三升，煎至半升，如前服。伤寒后伤肺咳唾脓血，胸胁胀满，上气羸瘦，麦门冬汤。脉浮大者作虚治，用前虚劳条诸补药。若浮大而上壅甚者，鸡苏丸。脉沉滑有力者，当用攻，攻中有补。丹溪治台州林德芳，年三十馀得咳而咯血，发热，肌体渐瘦，众医以补药调治数年，其证愈甚。诊其六脉皆涩，此因好色而多怒，精血耗少，又因补塞药太多，荣卫不行，瘀血内积，肺气壅遏不能下降。治肺壅非吐不可，精血耗少非补不可。唯倒仓法二者俱备，但使吐多于泻耳，兼灸肺俞五次而愈。脉浮数忌灸，若误灸之必唾血，唾血而脉浮数，其不可灸又可知也。《脉经》云：肺伤者，其人劳倦则咳唾血。此为一项，以人参救肺散治之。其脉细紧浮数，皆唾血，此为躁扰嗔怒，得之肺伤气壅所致。此为一项，以降气宁神之药治之。猪心一个，竹刀切开，勿令相离，以沉香末一钱重，半夏七个，入在缝中，纸裹，蘸小便内令湿，煨熟取出，去半夏，只吃猪心，此方嗽血、吐血均治。热嗽咽疼，痰带血丝，或痰中多血，其色鲜者，并宜金沸草散。若服凉药不愈，其色瘀者，此非热证，宜杏子汤。咳嗽甚而吐血者，鲜桑白皮一斤，米泔浸三宿，净刮上黄皮，锉细，入糯米四两，焙干，一处捣为末，每服一二钱，米饮调下。久嗽咯血成肺痿，及吐白涎，胸膈满闷不食，扁豆散。肺痿吐脓血，甘桔加阿胶紫菀汤。肺痿痰嗽，痰中有血线，盗汗发热，热过即冷，食减，劫劳散，前薏苡仁一味方。咳而胸满，心胸甲错，振寒，脉数，咽干不渴，时出浊唾腥臭，久之吐脓如粥者，肺痈也。然待吐脓而后觉为痈，不已晚乎。《千金》云：咳唾脓血，其脉数实者为肺痈。若口中辟辟燥①，咳即胸中隐痛，脉反滑数，此肺痈也。更于本门细查之。

咯　血

咯血，不嗽而咯出血也。咯与唾少异，唾出于气，上无所阻；咯出于痰，气郁于喉咙之下，滞不得出，咯而乃出。求其所属之脏，咯、唾同出于肾也。治咯血之方，宜用童便、青黛，以泻手足少阳三焦与胆所合之相火，而姜汁为佐，用四物、地黄、牛膝辈，以补肾阴安其血也。撄宁生《卮言》云：咯血为病最重，且难治者，以肺手太阴之经气多血少。又肺者金象，为清肃之脏，金为火所制，迫而上行，以为咯血，逆之甚矣。上气见血，下闻病音，谓喘而咯血且咳嗽也。初得病，且宜白扁豆散去半夏，加贝母，入生地黄、藕节尤佳。及浓磨京墨调黑神散、小乌沉汤各一钱。或新掘生地黄净洗，生姜少许，捣汁去滓温进。又有以生姜一片，四面蘸百草霜含咽，如百草霜已淡，吐出再蘸，如姜已无味，则吐出易之。劳瘵吐咯血，七珍散加阿胶、当归各半钱，恶甜人更加百药煎半钱，仍调钟乳粉尤佳。一味钟乳粉，用糯米饮调，吐血、嗽血亦治。因饱屈身伤肺，吐咯血者，白及枇杷丸，或白及莲须散。治咯血，黄药子、汉防已各一两为末，每服一钱匕，水一盏，小麦二十粒同煎，食后温服。白及一两，藕节半两为末，每一钱汤调服。新绵灰半钱，酒调下。薏苡仁为末，熟煮猪胰，切片蘸药，食后微空时取食之。青黛一钱，杏仁四十粒去皮尖，以黄明蜡煎黄色，取出研细，二味同研匀，却以所煎蜡少许，溶开和之，捏作钱大饼子，每服用干柿一个，中破开，入药，一饼合定，以湿纸裹，慢火煨熟，取出，糯米粥嚼下。

溲　血

痛者为血淋。不痛者为溺血。血淋别见淋门。经云：悲哀太甚则胞络绝，胞络绝则阳气内动，发则心下崩，数溲血也。又云：胞移热于膀胱则癃、溺血，是溺血未有不本于热者。陈无择以为心肾气结所致，曾不思圣人之言简意博，举一而可十者也。血虽主于心，其四脏孰无血以为养，所尿之血，岂拘于心肾气结者哉。若此类推之，则五脏凡有损伤妄行之血，皆得如心下崩者渗于胞中，五脏之热，皆得如膀胱之移热传于下焦。何以言之？肺金者，肾水之母，谓之连脏，况恃之通调水道下输膀胱者也。肺有损伤妄行之血，若气逆上者，既为呕血矣。气不逆者如之何？不从水道下降入于胞中耶，其热亦直抵肾与膀胱可知也。脾土者，胜水之贼邪也，水精不布则壅成湿热，湿热必陷下，伤于水道，肾与膀胱俱受其害，害则阴络伤，伤则血散入胞中矣。肝属阳，主生化，主疏泄，主纳血。肾属阴血，闭藏而不固，必渗入胞中。正与《内经》所谓伤肝血枯症，时时前后血者类也。大抵溲血、淋血、便血三者，虽以前后阴所出之窍血有不同，然于受病则一也。故治分标本亦一也。其散血止血之药，无越于数十品之间，惟引导佐使、各走其乡者少异

① 辟辟燥：原脱，据《千金方》补。渣：原作查，据文义改。

耳。先与生料五苓散和四物汤，若服药不效，其人素病于色者，此属虚证，宜五苓散和胶艾汤，吞鹿茸丸。或八味地黄丸，或鹿角胶丸，或辰砂妙香散和五苓散，吞二项丸子。若小便自清，后有数点血者，五苓散加赤芍药一钱。亦有如砂石而色红，却无石淋之痛，亦属虚证。宜五苓散和胶艾汤，或五苓散和辰砂妙香散，吞鹿茸丸、八味丸、鹿角胶丸。干胶炙捣末，酒和服。鹿角胶尤妙，每服一二两；髮灰二钱，茅根、车前草煎汤调下。当归四两，酒三升，煮取一升，顿服。镜面草自然汁，加生蜜一匙服之。以八正散加麦门冬、葱煎服。小便涩痛，药内调海金砂末。夏枯草烧灰存性为末，米饮或凉水调下。车前草自然汁数合，空心服。实者，可以调胃承气汤加当归下之。《脉经》云：尺脉滑，气血实，妇人经脉不利，男子尿血，宜服朴硝煎、大黄汤，下去经血，针关元泻之。

咳而且溲血，脱形，其脉小劲，是逆也。咳，溲血，形肉脱，脉搏，是逆也。

下　血肠风、脏毒

血之在身，有阴有阳，阳者顺气而行，循流脉中，调和五脏，洒陈六腑，如是者谓之荣血也。阴者居于络脉，专守脏腑，滋养神气，濡润筋骨。若其脏感内外之邪，伤则或循经之阳血至其伤处，为邪气所阻，漏泄经外；或居络之阴血，因著留之邪，僻裂而出，则皆渗入肠胃而泄矣。世俗每见下血，率以肠风名之，不知风乃六淫中之一耳。或风有从肠胃经脉而入客者，或肝经风木之邪内乘於肠胃者，则可谓之肠风。若其他不因风邪，而肠胃受火热二淫，与寒燥湿怫郁其气，及饮食用力过度，伤其阴络之血者，亦谓之肠风，可乎？许学士谓下清血色鲜者，肠风也。血浊而色黯者，脏毒也。肛门射如血线者，脉痔也。然肠风挟湿者，亦下如豆汁及紫黑瘀血，不必尽鲜，正当以久暂为别耳。然要之皆俗名也。世医编书者，或以泻血为肠风，或分泻血与肠风脏毒为二门，皆非也。先血而后便，此近血也，由手阳明随经下行，渗入大肠，传于广肠而下者也，赤小豆当归散主之。先便而后血，此远血也，由足阳明随经入胃，淫溢而下者也，黄土汤主之。下血腹中不痛，谓之湿毒下血，血色不鲜，或紫黑，或如豆汁，黄连汤主之。下血腹中痛，谓之热毒下血，血色鲜，芍药黄连汤主之。东垣治宿有肠血症，因五月大热吃杏，肠澼下血，远三四尺散漫如筛，腰沉沉然，腹中不痛，血色紫黑，是阳明、少阳经血证，升麻补胃汤。湿毒。太阴阳明腹痛，大便常溏泄，若不泄，即秘而难见，在后传作湿热毒，下鲜红血，腹中微痛，胁下急缩，脉缓而洪弦，中指下得之，按之空虚，和中益胃汤。湿热。肠澼下血，另作一派，其血唧出有力而远射四散如筛下，腹中大作痛，乃阳明气冲热毒所作也。升阳除湿和血汤。湿热。肠澼下血，红或深紫黑色，腹中痛，腹皮恶寒，右三部脉，中指下得之俱弦，按之无力，关脉甚紧，肌表阳明分凉，腹皮热，而喜热物熨之，内寒明矣，益智和中汤。挟寒。夫肠澼者，为水谷与血另作一派，如唧桶涌出也。夏湿热太甚，正当客气盛而主气弱，故肠澼之病甚也，以凉血地黄汤主之：黄柏、知母炒各一钱，青皮炒、槐子炒、当归、熟地各五分，水一盏，煎七分，温服。如小便涩，脐下闷，或大便前后重，调木香、槟榔细末各半钱，稍热于食前空心服。如里急后重又不去者，当下之。如腹中动摇有水声，而小便不调者，停饮也。诊是何脏，以去水饮药泻之。假令脉洪大，用泻火利小便之类是也。如胃虚不能食而大渴不止，不可用淡渗之药止之，乃胃中元气少故也，与七味白术散补之。如发热恶热，烦躁，大渴不止，肌热不欲近衣，其脉洪大，按之无力，或无目痛鼻干者，非白虎汤证也。此血虚发躁，当以黄芪一两，当归二钱，㕮咀，水煎服。如大便秘塞，或里急后重，数至圊而不能便，或少有白脓，或少有血，慎勿利之，利之则必致病重及郁结不通，以升阳除湿防风汤，升其阳则阴气自降矣。《素问》云：结阴者，便血一升，再结二升，三结三升。骆龙吉云：结阴之病，阴气内结，不得外行，血无所禀，渗入肠间，故便血也，其脉虚涩者是也。因血结不行故下，古方有结阴丹。罗谦甫治因强饮酸酒得腹痛，次传泄泻，十馀日便后见血，或红或紫，肠鸣腹痛，服凉药如故，仍不欲食，食则呕酸，心下痞，恶冷物，口干烦躁，不得安卧，其脉弦细而微迟，手足稍冷，以平胃地榆汤，温中散寒，除湿和胃，数服病减大半，又灸中脘二七壮，引胃气上升，次灸气海百壮，生发元气。灸则强食生肉，又以还少丹服之，至春再灸三里二七壮，温脾壮胃，生发元气，次服芳香之剂，慎言语，节饮食而愈。八物汤去生地黄、甘草，加官桂，名胃风汤，治风冷乘虚入客肠胃，水谷不化，泄泻注下，及肠胃湿毒，下如豆汁，或下瘀血，日夜无度，盖亦结阴之类也。为阴气内结，故去甘寒而加辛热，结者散之也。洁古云：如下血，防风为上使，黄连为中使，地榆为下使。若血瘀色紫者，陈血也，加熟地黄。若血鲜色红者，新血也，加生地黄。若寒热者，加柴胡。若肌热者，加地骨皮。此证乃甲欺戊也，风在胃口中焦，湿泄不止，湿既去尽而反生燥，庚欺甲也。本无金气，以甲胜戊亏，庚为母复雠也。故经曰：亢则害，承乃制，是反制胜己之化也。若脉洪实痛甚者，加酒浸大黄。戴复庵以色鲜为热，色瘀为寒。热血，连蒲散。寒血，理物汤。血色鲜红者，多因内蕴热毒，毒气入肠胃，或因饮酒过多，及啖糟脏炙煿，引血入大肠，故泻鲜血，宜连蒲散吞黄连阿胶丸，及香连丸，或一味黄连煎饮。大泻不止者，四物汤加黄连、槐花，仍取血见愁草少许，生姜捣取汁，和米饮服。于血见愁草中，加入侧柏叶，与生姜同捣汁尤好。有暑毒入肠胃下血者，一味黄连煎汤饮。肠风下血，以香附末加百草霜，米饮调服。加入麝香少许，其应尤捷。冷气入客肠胃下瘀血，理中汤不效，宜黑神散米饮调下，或用胶艾汤加米汤煎，吞震灵丹。攧扑内损，恶血入肠胃，下出浊物如瘀血者，宜黑神散加老黄茄为末酒调。酒积下血不止，粪后见，用神曲一两半，白酒药二丸，同为末，清水调捏作饼子，慢火上炙黄为细末。每服二钱，白汤调下。亦治泄泻。海藏治梅师大醉，醒发渴，饮水及冰茶后，病便鲜红，先与吴茱萸丸，翌日又与平胃、五苓各半散三大服，血止复自利，又与神应丸四服，自利乃止。或问：何不用黄连之类以解毒？曰：若用寒药，其疾大变，难治。寒饮内伤，复用寒药，非其治也。况血为寒所凝，入大肠间而便下血，温之乃行，所以得热则自止。唐生病因饮酪水及食生物，下利紫黑血十馀行，脾胃受寒湿毒，与六神平胃散半两，加白术三钱，以利腰脐间血，一服愈。撄宁生《卮言》云：肠风则足阳明积热久而为风，风有以动之也。脏毒则足太阴积热久而生湿，从而下流也。风则阳受之，湿则阴受之。戴氏《要诀》云：脏毒者，蕴积毒气久而始见；肠风者，邪气外入随感随见。《三因方》五痔、脏毒、肠风之辨甚详，脏毒、肠风之血出于肠脏间，五痔之血出于肛门蚀孔处，治各不同。无择翁乌连汤，治脉痔，外无形而所下血一线如箭，或点滴不能已，此由脉窍中来也，详见痔门。肠风、脏毒不拘粪前粪后，并宜米饮汤调枳壳散，下酒煮黄连丸，或枳壳散下乌梅丸。此乃因登厕粪中有血，却与泻血不同，或用小乌沉汤和黑神散，米饮调下。血色清鲜者，以瓦松烧灰研细，米饮调服，宜减桂五苓散加茅花半钱，吞荆梅花丸，仍以侧柏叶同姜捣烂，冷水解下，侵些米饮佳。如血色淡浊者，胃风汤吞蒜连丸，或乌荆丸，或棕灰散，仍以米饮调香附末，或三灰散。肠风，腹中痛，下清血，先当解散肠胃风邪，甚者肛门肿疼，败毒散加槐角、荆芥，或槐花汤、枳壳散。脏毒腹内略疼，浊血兼花红脓并下，或肛门肿胀，或大肠头突出，大便难通，先以拔毒疏利之剂，追出恶血脓水，然后以内托并凉血祛风量用，人虚兼以参、芪、苓、术助养胃气。诸般肠风脏毒，并宜生银杏四十九个，去壳膜烂研，入百药煎末，丸如弹子大。每两三丸，空心细嚼米饮下。下血久，面色痿黄，渐成虚惫，下元衰弱，宜黄芪四君子汤下断红丸，或十全大补汤，或黄芪饮。

〔中蛊脏腑败坏下血〕 如鸡肝，如烂肉，其证唾水沉，心腹绞痛者是也。治之方，马蔺根末，水服方寸匕，随吐则出。白蘘荷叶，密安病人席下，勿令病人知觉，自呼蛊主姓名。蚯蚓十四枚，以苦酒三升渍之，服其汁。猬毛烧末，水服方寸匕。吐毒。苦瓠一枚，水二升，煮取一升服。吐。或用苦酒一升，煮瓠令消，服之。

〔诊〕 肾脉小搏沉，为肠澼下血，血温身热者死。淫而夺精，身热色夭然，及酒后下血，血笃重是逆也。心肝澼亦下血，二脏同病者可治，其脉小沉涩为肠澼，其身热者死，热见七日死。身热则死，身寒则生。脉悬绝则死，滑大则生。脉沉小留连者生，数疾且大有热者死。腹胀便血，脉大时绝，是逆也。如此者不及一时而死矣。胃移热于脾，传为虚，肠澼死不治。脾脉外鼓，沉为肠澼，久自已。肝脉小缓为肠澼，易治。

蓄　血

夫人饮食起居一失其宜，皆能使血瘀滞不行，故百病由污血者多，而医书分门类，症有七气而无蓄血，予故增著之。衄血，蓄血上焦。心下手不可近，畜血中焦。脐腹小肿大痛，蓄血下焦。三焦蓄血，脉俱在左手中。蓄血上焦，《活人》犀角地黄汤。蓄血中焦，仲景桃仁承气汤。蓄血下焦，仲景抵当汤、韩氏地黄汤、生漆汤。海藏云：蓄血可用仲景抵当汤、丸，恐庸医不知药性，用之太过，有不止、损血之候，老弱虚人之禁也。故立生地黄汤，虻虫、水蛭、大黄、桃仁，内加生地黄、干漆、生藕、蓝叶之辈也。又云：生漆汤一方，亦恐抵当汤、丸下之太过也。是以知干漆为破血之剂，比之抵当汤则轻，用之通则重用之，破积治食则重也。食药内干漆、硇砂，非气实不可用也。如牙齿等蚀，数年不愈，当作阳明蓄血治之，以桃仁承气汤，细末，炼蜜丸桐子大服之。好饮者多有此疾，屡服有效。若登高坠下，重物撞打，箭镞刃伤，心腹胸中停积郁血不散，以上中下三焦部分分之，以易老犀角地黄汤、桃仁承气汤、抵当汤丸子类下之。亦有以小便同酒煎治之者，更有内加生地黄、当归煎服者，亦有加大黄者。又法：虚人不禁下之者，以四物汤加穿山甲煎服妙。亦有用花蕊石散，以童子小便煎服，或酒调下。此药与寒药，正分阴阳，不可不辨也。

第四册

诸痛门

头痛

偏头痛、雷头风、大头天行、眉棱骨痛、头风屑、头重、头摇

医书多分头痛、头风为二门，然一病也，但有新久去留之分耳。浅而近者名头痛，其痛卒然而至，易于解散速安也。深而远者为头风，其痛作止不常，愈后遇触复发也。皆当验其邪所从来而治之。世俗治头痛，不从风则从寒，安知其有不一之邪乎。试考《内经》论头痛所因以明之。如风从外入，振寒汗出头痛。新沐中风为首风，当先风一日，头痛不可以出内。大寒内至骨髓，髓以脑为主，脑逆故头痛齿亦痛。少阳司天之政，初之气，风胜乃摇，候乃大温，其病气怫于上头痛。二之气，火反郁，白埃四起，其病热郁于上头痛。少阳司天，火淫所胜，民病头痛，发热恶寒如疟。岁金不及，炎火乃行，复则阴厥且格，阳反上行，头脑户痛，延及脑顶发热。太阳之胜，热反上行，头项顶巅脑户中痛，目如脱。太阳之复，心痛痞满，头痛。太阴司天，湿淫所胜，腰脊头项痛时眩。太阴在泉，湿淫所胜，病冲头痛，目似脱，项似拔。太阴之复，头顶痛重，而掉瘛尤甚。阳明之复，咳哕嗽烦心，病在膈中，头痛。伤寒一日，巨阳受之，头项痛，腰脊强。《灵枢》谓风痹，股胫烁，足如履冰，时如入汤，烦心头痛时眩，悲恐短气，不出三年死。凡此皆六气相侵，与清阳之真气相薄而痛者也。至于头痛甚则脑尽痛，手足寒至节即死。头痛巅病，下虚上实。注以肾虚不能引膀胱之气故尔。心烦头痛耳鸣，九窍不利，肠胃之所生。心热病者，卒心痛烦闷，头痛面赤，刺手少阴、太阳。肺热病者，头痛不堪，汗出而寒，刺手太阴、阳明。肾热病者，项痛员员澹澹然，刺足少阴、太阳。《灵枢》谓厥头痛，面若肿起而烦心，取足阳明、太阴。厥头痛，头脉痛，心悲善泣，取血与厥阴。厥头痛，贞贞头重而痛，取手、足少阴。厥头痛，意善忘，按之不得，取头面左右动脉，后取足太阴。厥头痛，项先痛，腰脊为应，先取天柱，后取足太阳。厥头痛，头痛甚，耳前后脉涌有热，泻出其血，后取足少阳。头痛不可取于腧者，有所击堕，恶血在于内，若肉伤，痛未已，可侧取不可远取也。头痛不可刺者，大痹为恶，日作者，可令少愈，不可已。头半寒痛，先取手少阳、阳明，后取足少阳、阳明。膀胱足太阳所生病，头囟顶脑户中痛。胆足少阳所生病，头痛。凡此皆脏腑经脉之气逆上，乱于头之清道，致其不得运行，壅遏经隧而痛者也。盖头象天，三阳六腑清阳之气皆会于此，三阴五脏精华之血亦皆注于此。于是天气所发六淫之邪，人气所变五贼之逆，皆能相害，或蔽覆其清明，或瘀塞其经络，因与其气相薄，郁而成热则脉满，满

则痛。若邪气稽留，则脉亦满而气血乱，故痛甚，是痛皆为实也。若寒湿所侵，虽真气虚，不与相薄成热，然其邪客于脉外则血泣脉寒，寒则脉缩卷紧急，外引小络而痛，得温则痛止，是痛为虚也。如因风木痛者，则抽掣恶风，或有汗而痛。因暑热痛者，或有汗，或无汗，则皆恶热而痛。因湿而痛者，则头重而痛，遇天阴尤甚。因痰饮而痛者，亦头昏重而痛，愦愦欲吐。因寒而痛者，绌急恶寒而痛。各与本脏所属风寒湿热之气兼为之状而痛。更有气虚而痛者，遇劳则痛甚，其脉大。有血虚而痛者，善惊惕，其脉芤。用是病形分之，更兼所见证察之，无不得之矣。东垣曰："金匮真言论"云，东风生于春，病在肝，俞在颈项。故春气者，病在头。又诸阳会于头面，如足太阳膀胱之脉，起于目内眦，上额交巅。直入络脑，还出别下项，病则冲头痛。又足少阳胆之脉，起于目锐眦，上抵头角，病则头角额痛。夫风从上受之，风寒伤上，邪从外入客经络，令人振寒头痛，身重恶寒，治在风池、风府，调其阴阳。不足则补，有馀则泻，汗之则愈，此伤寒头痛也。头痛耳鸣，九窍不利者，肠胃之所生，乃气虚头痛也。如气上不下，头痛巅疾者，下虚上实也，过在足少阴、巨阳，甚则入肾，寒湿头痛也。有厥逆头痛者，所犯大寒，内至骨髓，髓以脑为主，脑逆故令头痛齿亦痛。有心烦头痛者，病在膈中，过在手巨阳、少阴，乃湿热头痛也。凡头痛皆以风药治之者，总其大体而言之也。高巅之上，惟风可到，故味之薄者，阴中之阳，自地升天者也。然亦有三阴三阳之异。太阳经头痛，恶风寒，脉浮紧，川芎、独活之类为主。少阳经头痛，脉弦细，往来寒热，用柴胡、黄芩主之。阳明经头痛，自汗发热，不恶寒，脉浮缓长实者，升麻、葛根、石膏、白芷主之。太阴经头痛，必有痰，体重，或腹痛为痰癖，脉沉缓者，苍术、半夏、南星主之。少阴经头痛，三阴三阳经不流行，而足寒气逆为寒厥，其脉沉细，麻黄附子细辛汤主之。厥阴经头疼，项痛，或吐痰沫，冷厥，其脉浮缓，吴茱萸汤主之。三阳头痛药，羌活、防风、荆芥、升麻、葛根、白芷、柴胡、川芎、芍药、细辛、葱白连须。阴证头痛，只用温中药，如理中、姜、附之类。风湿热头痛，上壅损目及脑痛，偏正头痛，年深不愈，并以清空膏主之。如苦头痛，每料中加细辛二钱。如太阴脉缓有痰，名曰痰厥头痛，去羌活、防风、川芎、甘草，加半夏一两半。如偏头痛服之不愈，减羌活、防风、川芎一半，加柴胡一倍。如发热恶热而渴，此阳明头痛，只与白虎汤加白芷。丹溪云：东垣清空膏，诸般头痛皆治，惟血虚头痛，从鱼尾相连痛者不治。又云：治少阳头痛。如痛在太阳、厥阴者勿用，盖谓头巅痛也。头旋眼黑，头痛，宜安神散、川芎散。热厥头痛，虽严寒犹喜风寒，微来暖处，或见烟火，其痛复作，宜清上泻火汤，后用补气汤。风热头痛，石膏散、荆芥散。冬月大寒犯脑，令人脑痛齿亦痛，名曰厥逆，出"奇病论"中，宜羌活附子汤。头痛，胸中痛，食减少，咽嗌不利，寒冷，脉左寸弦急，宜麻黄吴茱萸汤。湿热在头而头痛者，必以苦吐之，轻者用透顶散搐鼻取涎。新沐中风为首风，头面多汗恶风，当先风一日则病甚，至其风日则少愈，大川芎丸主之。风气循风府而上，则为脑风，项背怯寒，脑户极冷，神圣散主之。凡治头痛，皆用芎、芷、羌、防等辛温气药升散者，由风木虚不能升散，而土寡于畏，得以壅塞而痛，故用此助肝木，散其壅塞也。若风盛疏散太过而痛，服辛散药反甚者，则宜用酸涩，收而降之乃愈，乳香盏落散之类是也。已上外因。头痛耳鸣，九窍不利，肠胃之所生，东垣以为此气虚头痛也，用人参、黄芪主之。罗谦甫治柏参谋六十一岁，先患头昏闷微痛，医作伤寒解之，汗出后痛转加，复汗解，病转加而头愈痛，每召医用药雷同，到今痛甚不得安卧，恶风寒，不喜饮食，脉弦细而微，气短促，懒言语。经曰：春气病在头。今年高气弱，清气不能上升头面，故昏闷。此病本无表邪，因发汗数四，清阳之气愈亏损，不能上荣，亦不能外固，所以病增甚。宜升阳补气，头痛自愈，制顺气和中汤。经曰：阳气者，卫外而为固也。误汗之，卫外之气损，故黄芪甘温，补卫实表为君。人参甘温补气，当归辛温补血，芍药味酸，收卫气为臣。白术、陈皮、炙甘草苦甘温，养卫气，生发阳气，上实皮毛腠理为佐。柴胡、升麻苦辛，引少阳、阳明之气上升，通百脉灌溉周身者也。川芎、蔓荆子、细辛辛温，体轻浮，清利空窍为使。一服减半，再服全愈。血虚头痛，自鱼尾眉尖后近鬓际曰鱼尾。上攻头痛，当归、川芎主之。当归一两，酒一升，煮取六合，饮至醉，效。当归、川芎、连翘、熟苄各二钱，水煎去渣，入龙脑薄荷末二钱，乘沸泡之，鼻吸其气，候温即服，服即安卧，效。气血俱虚头痛者，于调中益气汤加川芎、蔓荆子、细辛，其效如神。痰厥头痛，眼黑头旋，恶心烦乱，半夏白术天麻汤主之。痰厥头痛，非半夏不能疗。眼黑头旋，风虚内作，非天麻不能解。天麻苗，谓之定风草，独不为风所摇，以治内风之神药。内风者，虚风是也。黄芪甘温，泻火补元气，实表虚，止自汗。人参甘温，调中补气泻火。二术甘温，除湿补中益气。泽泻、茯苓利小便导湿。橘皮苦温，益气调中而升阳。炒面消食，荡胃中滞气。麦芽宽中助胃气。干姜辛热，以涤中寒。黄柏苦寒用酒洗，以疗冬日少火在泉而发躁也。东垣壮岁病头痛，每发时两颊尽黄，眩运，目不欲开，懒于言语，身体沉重，兀兀欲吐，数日方过。洁古老人曰：此厥阴、太阴合而为病，名曰风痰，宜以局方玉壶丸治之，可加雄黄、白术以治风湿，更有水煮金花丸，灸侠溪二穴各二七壮，不旬日愈。鼻鼽腹肿头痛，病在胃。经云：阳明所谓客孙脉，则头痛鼻鼽腹肿者，阳明并于上，上者则其孙络太阴也，故头痛鼻鼽腹肿也。动作头重痛，热气潮者属胃。丹溪云：头痛如破，酒炒大黄半两，茶煎服。楼全善云：病在胃而头痛者，必下之方愈也。如孙兆以利膈药，下张学士伤食头痛。郭茂恂以黑龙丹，下其嫂产后污血头痛，皆下咽即安是也。心烦头痛，病在膈中，过在手巨阳、少阴，乃湿热头痛也①，东垣清空膏之类治之。头痛巅病，下虚上实，过在足少阴、巨阳，甚则入肾，许学士谓之肾厥头痛也。其脉举之则弦，按之则坚，用玉真丸治之。戴复庵用正元散，或大三五七散，入盐煎服；或于正元散内入炒椒十五粒，下来复丹，间进黑锡丹。有服诸药不效，其痛愈甚，宜茸朱丹。《素问》曰：头疼巅疾，下虚上实，过在足少阴、巨阳，甚则入肾。徇蒙招尤，目眩耳聋，下实上虚，过在足少阳、厥阴，甚则入肝。下虚者，肾虚也，故肾虚则头痛。上虚者，肝虚也，故肝虚则头晕。徇蒙者，如以物蒙其首，招摇不定，目眩耳聋，皆晕之状也。故肝厥头晕、肾厥巅痛不同如此。肝厥宜钩藤散。伤食头痛，胸膈痞塞，咽酸，噫败卵臭，畏食，虽发热而身不痛，宜治中汤加砂仁一钱，

① 乃湿热头痛也：原脱，据修敬堂本补。

或红丸子。伤酒头痛，恶心呕吐出宿酒，昏冒眩晕，宜葛花解酲汤。怒气伤肝，及肝气不顺，上冲于脑，令人头痛，宜沉香降气散，并苏子降气汤，下养正丹。上热头目赤肿而痛，胸膈烦闷，不得安卧，身半已下皆寒，足胻尤甚，大便微秘，宜既济解毒汤。外有臭毒头痛，一味吃炒香附愈。头痛连睛痛，石膏、鼠粘子炒为末，茶清食前调下。头风搐鼻，白芷散、川芎散、如金散、瓜蒂神妙散、火筒散、郁金散。

〔偏头风〕　头半边痛者是也。丹溪云：有痰者多。左属风，荆芥、薄荷。左属血虚，川芎、当归。右属痰，苍术、半夏。右属热，黄芩、川芎散、细辛散；荜茇、猪胆搐鼻中，蓖麻子半两去皮，大枣十五枚去核，上共捣令熟，涂纸上，用箸一只卷之，去箸，纳鼻中良久，取下清涕即止；生萝卜汁，仰卧注鼻中，左痛注右，右痛注左。一妇人患偏头痛，一边鼻塞不闻香臭，常流清涕，时作臭气，服遍治头痛药，如芎、蝎等皆不效。后一医人教服局方芎犀丸，不十数服，忽作嚏，突出一铤稠脓，其疾遂愈。

〔雷头风〕　头痛而起核块者是也。或云头如雷之鸣也，为风邪所客，风动则作声也。夫治雷头风，诸药不效者，证与药不相对也。夫雷者，震也。震仰盂，故东垣制药用荷叶者，象震之形，其色又青，乃述类象形。当煎《局方》中升麻汤主之，名曰清震汤。张子和用茶调散吐之，次用神芎丸下之，然后服乌荆丸及愈风饼子之类。衰者用凉膈散消风散热。头上赤肿结核，或如酸枣状，用排针出血则愈。亦有因痰火者，痰生热，热生风故也。痰火上升，壅于气道，兼乎风化，则自然有声，轻如蝉鸣，重如雷声，故名雷头风也。用半夏牙皂、姜汁煮，一两，大黄酒浸透，湿纸包煨，再浸再煨三次，二两，白僵蚕、连翘、橘红、桔梗、天麻各五钱，片芩酒炒七钱，薄荷叶三钱，白芷、青礞石、粉草各一钱，末之，水浸蒸饼丸如绿豆大。食后临卧，茶吞二钱，以痰利为度，然后用清痰降火煎药调理。

〔真头痛〕　天门真痛，上引泥丸，夕发旦死，旦发夕死。为脑为髓海，真气之所聚，卒不受邪，受邪则死，不可治。古方云与黑锡丹，灸百会，猛进参、沉、乌、附，或可生。然天柱折者，亦难为力矣。

〔大头痛〕　头肿大如斗是也，是天行时疫病。东垣监济源税时，长夏多疫疠，初觉憎寒体重，次传面目肿盛，目不能开，上喘，咽喉不利，舌干口燥。俗云大头天行，亲戚不相访问，如染之多不救。张县丞亦患此，医以承气汤加蓝根下之稍缓，翼日其病如故，下之又缓，终莫能愈，渐至危笃。东垣诊视，具说其由曰：夫身半已上，天之气也，身半已下，地之气也。此虽邪热客于心肺之间，上攻头而为肿盛，以承气下之，泻胃中之实热，是诛罚无过，殊不知适其病所为故。遂处方用黄连、黄芩，味苦寒，泻心肺间热以为君。橘红、玄参苦寒，生甘草甘寒，泻火补气以为臣。连翘、鼠粘子、薄荷叶苦辛平，板蓝根味甘寒，马屁勃、白僵蚕味苦平，散肿消毒定喘以为佐。新升麻、柴胡苦平，行少阳、阳明二经不得伸。桔梗味辛温，为舟楫，不令下行。共为细末。用汤调，时时服之，拌蜜为丸噙化，服尽良愈。乃施其方，全活甚众，名普济消毒饮子。海藏云：大头病者，虽在身半已上，热伏于经，以感天地四时非节瘟疫之气所着以成此疾。至于溃裂脓出，而又染他人，所以谓之疫疠也。大抵足阳明邪热太甚，实资少阳相火为之炽，多在少阳，或在阳明，甚则逆传。视其肿势在何部分，随其经而取之。湿热为肿，木盛为痛。此邪发于首，多在两耳前后所，先见出者为主为根。治之宜早，药不宜速，恐过其病，所谓上热未除，中寒已作，有伤人命矣。此疾是自外而之内者，是为血病。况头部分受邪见于无形之处，至高之分，当先缓而后急。先缓者，谓邪气在上，着无形之部分，既着无形，所传无定，若用重剂大泻之，则其邪不去，反过其病矣。虽用缓药，若又急服之，或食前，或顿服，咸失缓体，则药不能除病矣。当徐徐渍无形之邪，或药性味形体据象服饵，皆须不离缓体及寒药，或酒炒浸之类皆是也。后急者，谓前缓剂已经高分泻邪气入于中，是到阴部，染于有形质之所，若不速去，反损阴也。此却为客邪，当急去之，是治客以急也。且治主当缓者，谓阳邪在上，阴邪在下，各为本家病也。若急治之，不惟不能解其纷，而反致其乱矣，此所以治主当缓也。治客当急者，谓阳分受阳邪，阴分受阴邪，主也。阴分受阳邪，阳分受阳邪，客也。凡所谓客者，当急去之，此治客以急也。假令少阳、阳明之为病，少阳为邪者，出于耳前后也。阳明者，首面大肿也。先以黄芩、黄连、甘草，通炒过锉煎，少少不住服呷之。或服毕，再用大黄或酒浸、或煨，又以鼠粘子新瓦上炒香，㕮咀，煎去渣，内芒硝各等分，亦细细呷之，当食后用。徐得微利及邪气已，只服前药。如不已，再服后药，依前次第用之，取大便利、邪已即止。如阳明渴者，加石膏。少阳渴者，加瓜蒌根汤。阳明行经加升麻、葛根、芍药之类，太阳行经加羌活、防风、荆芥之类，选而加之，并与上药均合，不可独用散也；黑白散；甘桔汤加鼠粘子、连翘、大黄、玄明粉、白僵蚕、荆芥；僵蚕一两，锦纹大黄二两，姜汁丸弹子大，新汲泉水和生蜜调服。外用井底泥，调大黄、芒硝末敷之。

〔**眉棱骨痛**〕　眉骨者，目系之所过，上抵于脑，为目属于脑也。若诸阳经或挟外邪，郁成风热毒，上攻于头脑，下注于目睛，遂从目系过眉骨，相并而痛。若心肝壅热，上攻目睛而痛，则亦目系与眉骨牵连并痛。若胸膈风痰上攻者亦然。若太阴之胜，湿气内郁，寒迫下焦，痛留项，互引眉间，其痛有酸者，有抽掣者，有重者，有昏闷者，便可审是孰气之胜也。东垣选奇汤，治眉骨痛不可忍，神效。丹溪云：属风热与痰，治类头风。风热者，宜祛风清上散。因痰者，二陈汤加酒黄芩、白芷。因风寒者，羌乌散。戴云：眼眶痛有二证，皆属肝。有肝虚而痛，才见光明则眼眶骨痛甚，宜生熟地黄丸。有肝经停饮，发则眉棱骨痛不可开，昼静夜剧，宜导痰汤，或小芎辛汤加半夏、橘红、南星、茯苓。

〔**头风屑**〕　罗谦甫云：肝经风盛，木自摇动，《尚书》云：满招损。老子云：物壮则老。故木陵脾土，金来克之，是子来为母复仇也。使梳头有雪皮，见肺之证也，肺主皮毛。大便实，泻青丸主之。虚者，人参消风散主之。万病紫菀丸，治头多白屑，每服三丸至五七丸，姜汤下。按上治法，必有风热上攻，头目眩痛诸证，而后用之。若止是白屑，但宜白芷、零陵香之属，外治而已。

〔**头重**〕　何因得之？曰：因天之湿淫外着也，因人之湿痰上蒸也，因在下之阴气逆于上也，皆得而头重。何以言之？头象于天，其气极清，地气重浊，地者阴也，土湿也。若外着内蒸，必壅蔽清道，致气血不利，沉滞于经隧脉络故重。《内经》曰：阳气者，因于湿，首如裹，是外湿蔽着者也。又曰：脾热病者，先头重，是胃脉引其热上于头也。太阴之复，饮发于中，湿气内逆太阳，上留而重痛，胸中掉瘛尤甚。太阳之胜，湿气内郁，亦头重。巨阳之厥，肿首头重，发为眴仆。《灵枢》谓督脉之别，名曰长强，挟膂上项，散头上，下当肩胛左右，别走太阳。虚则头重高摇之。挟脊之有过者，取之所别也。东垣云：头重如山，此湿气在头也，红豆散鼻内搐之。又方：羌活根烧、连翘各三钱，红豆半钱，右为末，搐鼻。为饮除湿药，则过病所，诛罚无过，故于鼻取之。犹物在高巅之上，必射而取之也。丹溪云：壮实人气实有痰，或头病，或眩晕，大黄酒浸三次，为末。茶调服。

〔头摇〕　风也，火也，二者皆主动，会之于巅，乃为摇也。《内经》曰：徇蒙招尤，目瞑耳聋，下实上虚，过在足少阳、厥阴。注谓：徇，疾也。蒙，目不明。招，掉摇不定也。尤，甚也。目疾不明，首掉尤甚。又太阴之复，头项痛重，掉瘛尤甚。注谓：湿气内逆太阳，上留胸中而掉瘛也。《灵枢》谓督脉之别长强，虚则头重高摇之。然病机有谓诸风掉眩，皆属肝木。夫头之巅，足太阳之所过，督脉与厥阴之所会，是故三经所逆之火，留聚于此者，皆从风木而为掉摇也。张仲景又言，心绝者，亦直视摇头也。

〔诊〕　寸口之脉，中手短者，曰头痛。推而下之，下而不上，头顶痛。寸口紧急，或短或弦或浮，皆头痛。浮滑为风痰，易治。短涩难治。浮紧为太阳。弦细少阳。浮缓长阳明。沉缓太阴。沉细少阴。浮缓厥阴。浮弦为风。浮洪为火。右寸滑或大，或弦而有力，皆痰火积热。细或缓，兼体重者湿。左脉不足，血虚。右脉不足，气虚。左右俱不足，气血俱虚。右寸紧盛，食积。右关洪大，为胃热上攻。寸口弦细，为鬲上有风涎冷痰，或呕吐。沉细为阴毒伤寒，但头痛身不热也。诊头痛目痛，久视无所见者死。病苦头痛目痛，脉急短涩死。

面　痛

面痛皆属火。盖诸阳之会，皆在于面，而火阳类也。心者生之本，神之变，其华在面，而心君火也。暴痛多实，久痛多虚。高者抑之，郁者开之。血热者凉血，气虚者补气。不可专以苦寒泻火为事。许学士医检正患鼻颎间痛，或麻痹不仁，如是数年，忽一日连口唇颊车发际皆痛，不开口言语，饮食皆妨。在颎与颊上常如糊，手触之则痛，此足阳明经络受风毒，传入经络，血凝滞而不行，故有此证。或以排风、小续命、透髓丹之类与之，皆不效。制犀角升麻汤赠之，数日愈。夫足阳明胃也，经云：肠胃为市；又云：阳明多血多气；胃之中腥膻五味无所不纳，如市廛无所不有也。以其腐熟饮食之毒聚于胃，此方以犀角为主，解饮食之毒也。阳明经脉环唇挟舌，起于鼻，合颎中，循颊车，上耳前，过客主人，循鬓际至头颅，今所患皆一经络也，故以升麻佐之，馀药皆涤除风热。升麻、黄芩专入胃经。老母年七十馀，累岁患颊车痛，每多言伤气、不寐伤神则大发，发之剧则上连头，下至喉内及牙龈，皆如针刺火灼，不可手触。乃至口不得开，言语饮食并废，自觉火光如闪电，寻常涎唾稠粘，如丝不断，每劳与饿则甚，得卧与食则稍安。知其虚也，始以清胃散、犀角升麻汤、人参白虎汤、羌活胜湿汤加黄芩、甘、桔皆不效，后改用参、芪、白术、芎、归、升、柴、甘、桔之类，稍佐以芩、栀、连翘、鼠粘，空腹进之，而食远则服加减甘露饮，始渐安。第老人性躁不耐闲，劳与多言时有之，不能除去病根，然发亦稀少，即发亦不如往岁之剧矣。从子鐇因丧子郁结，复多饵鹿角胶诸种子药，或于食后临卧辄进之，以至积成胃热，遂患面痛如老母证。服清胃散、甘露饮，大加石膏过当，而见虚证。又服参、芪等补药过当，而复见火证。门人施生以越鞠加山栀、连翘、贝母、橘红之属，开其郁结，而始向安。诸方书无面痛门，今补之，且具载上三条，以见用药不可执一耳，非三条之足以尽是病也。

颈项强痛

经云：东风生于春，病在肝，腧在颈项。诸痉项强，皆属于湿。缺盆之中，任脉也，名曰天突。当缺盆中央动脉是。一次任脉侧之动脉，足阳明也，名曰人迎。挟喉两旁动脉。二次脉，手阳明也，名曰扶突。挟喉动脉之后，曲颊之前一寸后是。三次脉，手太阳也，名曰天窗。手阳明之后，当曲颊之下。四次脉，足少阳也，名曰天容。曲颊之后，当耳之下。五次脉，手少阳也，名曰天牖。耳后当完骨上。六次脉，足太阳也，名曰天柱。挟项大筋中。七次脉，颈项中央之脉，督脉也，名曰风府。足阳明，挟喉之动脉也，其腧在膺中。手阳明次在其腧外，不至曲颊一寸。太阳当曲颊。足少阳在耳下曲颊之后。手少阳出耳后上，加完骨之上。足太阳，挟项大筋之中。然则颈强急之证，多由邪客三阳经也。寒搏则筋急，风搏则筋弛，左多属血，右多属痰。颈项强急，发热恶寒，脉浮而紧，此风寒客三阳经也，宜驱邪汤。颈项强急，动则微痛，脉弦而数实、右为甚，作痰热客三阳经治，宜消风豁痰汤。颈项强急，动则微痛，脉弦而涩，左为甚，作血虚邪客太阳、阳明经治，宜疏风滋血汤。颈项强急，寒热往来，或呕吐，或胁痛，宜小柴胡汤、升麻防荆汤。颈项强急，腰似折，项似拔，加味胜湿汤。精神短少，不得睡，项筋肿急难伸，禁甘温，宜苦寒，养神汤主之。本事方椒附散，治肾气上攻，项背不能转侧，于虚寒者为宜。丹溪治一男子。项强不能回顾，动则微痛，其脉弦而数实，右手为甚，作痰客太阳经治之，用二陈汤加酒洗黄芩、羌活、红花，服后二日愈。许学士治一人患筋急，项不得转侧，自午后发至黄昏时定，此患必从足起。经言十二经络各有筋，惟足太阳之筋，自足至项。大抵筋者，肝之合也。日中至黄昏，天之阳，阳中之阴也。又曰：阳中之阴，肺也。自离至兑，阴旺阳弱之时，故《灵宝毕法》云：离至乾，肾气绝而肝气弱。肝肾二脏受阴气，故发于是时，授以木瓜煎方，三服而愈。戴云：颈痛，非是风邪，即是气挫，亦有落枕而成痛者，并宜和气饮，食后服。按：人多有挫闪，及久坐失枕，而致项强不可转移者，皆由肾虚不能生肝，肝虚无以养筋，故机关不利，宜六味地黄丸常服。《内经》刺灸项颈痛有二：其一取足手太阳，治项后痛。经云：足太阳之脉，是动则病项如拔，视虚、盛、寒、热、陷下取之。又云：项痛不可俯仰，刺足太阳。不可以顾，刺手太阳。又云：大风项颈痛，刺风府。风府在上椎。又云：邪客于足太阳之络，令人头项肩痛，刺足小指爪甲上与肉交者各一痏，立已。不已则刺外踝下三痏，左取右，右取左，如食顷是也。其二取足、手阳明，治颈前痛。经云：足阳明之脉所生病者，颈肿。又云：手阳明之脉，是动则病颈肿。皆视盛、虚、寒、热、陷下取之也。

心痛胃脘痛膈痛心瘥

或问：丹溪言心痛即胃脘痛，然乎？

曰：心与胃各一脏，其病形不同，因胃脘痛处在心下，故有当心而痛之名，岂胃脘痛即心痛者哉。历代方论将二者混同叙于一门，误自此始。盖心之脏君火也，是神灵之舍，与手少阴之正经，邪皆不得而伤。其受伤者，乃手心主包络也，如包络引邪入于心之正经脏而痛者，则谓之真心痛，必死，不可治。夫心统性情，始由怵惕思虑则伤神，神伤脏乃应而心虚矣。心虚则邪干之，故手心主包络受其邪而痛也。心主诸阳，又主血，是以因邪而阳气郁伏过于热者痛，阳气不及惟邪胜之者亦痛，血因邪泣在络而不行者痛，血因邪胜而虚者亦痛。然方论虽有九种心痛，曰饮、曰食、曰风、曰冷、曰热、曰悸、曰虫、曰疰、去来。其因固多，终不得圣人之旨，岂复识六淫五邪不一之因哉。且五脏六腑任督支脉络于心，脏腑经脉挟其淫气，自支脉乘于心而为痛者，必有各腑脏病形与之相应而痛。如《灵枢》谓厥心痛，与背相控，善瘛，如从后触其心，伛偻者，肾心痛也。厥心痛，腹胀胸满，心尤痛甚，胃心痛也。厥心痛，痛如以锥针刺其心，心痛甚者，脾心痛也。厥心痛，色苍苍如死状，终日不得太息，肝心痛也。厥心痛，卧若徒居心痛间，动作痛益甚，色不变，肺心痛也。更以阳明有馀，上归于心，滑则病心疝。又心痛引少腹满，上下无定处，溲便难者，取足厥阴。心痛腹胀，啬然大便不利，取足太阴。心痛，短气不足以息，取手太阴。心痛引背不得息，刺足少阴；不已，取手少阳。与夫《内经》于六气五运，司上下胜复，淫邪应脏气盛衰而相乘者，亦必有诸淫气之病状与心而痛。是故苟不能遍识诸脏腑所从来之病因，将何以施治哉。胃脘痛亦如心痛，有不一之因。盖胃之真湿土也，位居中焦，禀冲和之气，多气多血，是水谷之海，为三阳之总司，五脏六腑十二经脉皆受气于此。是以足之六经，自下而上，凡壮则气行而已，胃脘弱则着而成病。其冲和之气，变至偏寒偏热，因之水谷不消，停留水饮食积，真气相搏为痛，惟肝木之相乘者尤甚。胃脘当心而痛，上支两胁里急，饮食不下，膈咽不通，食则为食痹者，谓食已心下痛，吐出乃止。又肾气上逆者次之，逆则寒厥，入胃亦痛。夫如是，胃脘之受邪，非止其自病者多。然胃脘逼近于心，移其邪上攻于心，为心痛者亦多。若夫心痛之病形，如前所云者则详矣。今欲分胃脘不一病因之状当何如？曰：胃之湿土主乎痞，故胃病者，或满或胀，或食不下，或呕吐，或吞酸，或大便难，或泻利，面色浮而黄者，皆是胃之本病也。其有六淫五邪相乘于胃者，大率与前所列心痛之形状相类，但其间必与胃本病参杂而见之也。《活法机要》云：诸心痛者，皆少阴、厥阴气上冲也。有热厥心痛者，身热足寒，痛甚则烦躁而吐，额自汗出，知其为热也，其脉浮大而洪，当灸太溪及昆仑，谓表里俱泻之，是为热病汗不出，引热下行，表汗通身而出者愈也。灸毕服金铃子散则愈，痛止，服枳术丸，去其馀邪也。有大实心中痛者，因气而食，卒然发痛，大便或秘久而注闷，心胸高起，按之愈痛，不能饮食，急以煮黄丸利之，利后以藁本汤去其邪也。有寒厥心痛者，手足厥逆而通身冷汗出，便溺清利，或大便利而不渴，气微力弱，急以术附汤温之。寒厥暴痛，非久病也，朝发暮死，急当救之。是知久病无寒，暴病非热也。丹溪云：凡心膈痛须分新久，若明知身受寒气，口吃寒物而得者，于初得之日，当与温散或温利之。温散谓治身受寒气于外者，如陈无择麻黄桂枝汤，治外因心痛之类是也。温利谓治口食寒物于里者，如仲景九痛丸、洁古煮黄丸，治大实心痛之类是也。病得之稍久，则成郁矣，郁则蒸热，热则生火。若欲行温散、温利，宁无助火添病耶。由是方中多以山栀仁为热药之向导，则邪易伏，病易退，正气复而病安矣。大概胃口有热而作痛，非山栀不可，须姜汁佐之，多用台芎开之。《金匮要略》云：心中寒者，其人病心如啖蒜状，剧者心痛彻背，背痛彻心，譬如蛊注，其脉浮者，自吐乃愈。心痛彻背，背痛彻心，乌豆赤石脂丸主之。胸痹不得卧，心痛彻背者，栝蒌薤白半夏汤主之。心胸中大寒痛，呕不能饮食，腹中寒，上冲皮起，出见有头足，上下痛而不可触近，大建中汤主之。心中痞，厥逆，心悬痛，桂枝生姜枳实汤主之。上仲景方，大抵皆温散之剂，有寒结而痛者宜之。左脉浮弦或紧，兼恶风寒者，有外邪，宜藿香正气散，或五积散加姜、葱之类。外吸凉风，内食冷物，寒气客于肠胃之间，则卒然而痛者，二陈、草果、干姜、吴茱萸，扶阳助胃汤，草豆蔻丸之类。心膈痛，曾服香燥热药，复作复劫，转转深痼，宜山栀子炒黑二两，川芎、香附盐水浸炒各一两，黄连酒炒、黄芩酒炒、木香、槟榔各二钱五分，赤曲、番降香各五钱，芒硝二钱，为细末。生姜汁、童子小便各半盏，调二钱，痛时呷下。仲景云：按之心下满痛者，此为实也。当下之，宜大柴胡汤。凡脉坚实，不大便，腹满不可按，并可承气汤下之。有实积者，脉沉滑，气口紧盛，按之痛，宜小胃丹，津下十五丸，亦可服厚朴丸、紫菀丸。痰积作痛，星半安中汤、海蛤丸。火痛，清中汤。心膈大痛，攻走腰背，发厥呕逆，诸药不纳者，就吐中以鹅翎探吐之，以尽其痰积而痛自止。《外台》治卒心痛：黄连八两，水七升，煮五升，绞去渣，温服五合，日三。《肘后》治卒心痛：龙胆草四两，酒三升，煮一升半，顿服。仲景云：心伤者，其人劳役即头面赤而下重，心中痛而自烦，发热，脐跳，其脉弦，此为心脏所伤也。可服妙香散。钱氏云：心虚者炒盐补之。《图经》、《衍义》谓蛎粉治心痛，皆心伤之正药也。以物拄按而痛者，挟虚，以二陈汤加炒干姜和之。按之痛止者为虚，宜酸以收之，勿食辛散之剂。又有病久气血虚损，及素作劳羸弱之人，患心痛者，皆虚痛也。有服大补之剂而愈者，不可不知。气攻刺而痛，宜加味七气汤、沉香降气散、正气天香散。治心痛，但忍气则发者，死血作痛，脉必涩，作时饮汤水下或作呃，壮人用桃仁承气汤下，弱人用归尾、川芎、牡丹皮、苏木、红花、玄胡索、桂心、桃仁泥、赤曲、番降香、通草、大麦芽、穿山甲之属，煎成入童便、酒、韭汁，大剂饮之，或失笑散。虫痛，面上白斑，唇红能食，或食即痛，或痛后便能饮食，或口中沫出。上半月虫头向上易治，下半月虫头向下难治。先以鸡肉汁及糖蜜饮之，引虫头向上，用集效丸，或万应丸、剪红丸之类下之。若因蛔作痛，蛔攻啮心痛有休止，其人吐蛔，或与之汤饮药饵，转入转吐，盖缘物入则蛔动，蛔动则令人恶心而吐，用川椒十数粒煎汤，下乌梅丸。仲景云：蛔虫为病，令人吐涎心痛，发作有时，毒药不止，甘草粉蜜汤主之。为脾受肝制而急，故虫不安，用粉蜜之甘缓以安之。有肾气逆上攻心以致心痛，用生韭研汁，和五苓散为丸，空心茴香汤下。病人旧有酒积、食积、痰积在胃脘，一遇触犯，便作疼痛，挟风寒，参苏饮加姜、葱；挟怒气，二陈加青皮、香附、姜汁炒黄连；挟饮食，二陈加炒山栀、蘖曲、草果、山楂；挟火热者，二陈加枳实、厚朴、姜汁炒黄连、山栀、加减越鞠丸。川芎、苍术、香附、神曲、贝母、炒栀子、砂仁、草果，参酌脉病施治。服寒药多致脾胃虚弱，胃脘痛。宜温胃汤。寒湿所客，身体沉重，胃脘痛，面色痿黄，宜术桂汤。心脾痛，用荔枝核为末，每服一钱，热醋汤调下；刘寄奴末六钱，玄胡索末四钱，姜汁热酒调服效；白矾、辰砂糊丸，好醋吞下神效。心胃腹胁散痛，二陈加苍术诸香药治之，或沉香降气散；不愈，则和其血。热饮痛，黄连、甘遂作丸服之。冬寒停饮，桂黄散。心极痛，以生地黄汁调面煮吃，打下虫积效。实痛者，手不可近，六脉沉细甚，有汗，大承气加桂。强壮痛甚者，加桃仁、附子。连小腹虚寒作痛，小建中汤。寒热呕吐而痛，脉沉弦，大柴胡汤。脾虚积黄而痛，胃苓汤。胃虚感冷而痛，理中汤。内伤发热不食，胃口作痛，补中益气汤加草豆蔻，热痛加栀子。肥人心脾胃脘当心痛，或痞气不食，用草豆蔻、炒三棱、白术各一两，白豆蔻仁、桂枝、小草远志、莪术、丁香、丁皮、木香、藿香，炊饼丸梧桐子大，姜汤下三五十丸。胃脘停湿者，温中丸。脾胃不和而痛，大安丸。因气者，加减木香槟榔丸。咳逆上气，痰饮心痛，海蛤粉煅，瓜蒌仁带穰等分为末，和匀米糊丸。丹溪治许文懿公，因饮食作痰成心脾痛，后触风雪腿骨痛，医以黄芽岁丹乌附治十馀年，艾灸万计，又冒寒而痛加，胯难开合，脾疼时胯稍轻，胯痛则脾疼止。此初因中脘有食积痰饮，续冒寒湿，郁遏经络，气血不行，津液不通，痰饮注入骨节，往来如潮，涌上则为脾疼，降下则为胯痛，须涌泄之。以甘遂末一钱，入猪腰子内煨食之，连泄七行，足便能步。后呕吐大作，不食烦躁，气弱不语。记《金匮》云：无寒热而短气不足以息者，实也。其病多年郁结，一旦泄之，徒引动其猖獗之势，无他制御之药故也。仍以吐剂达其上焦，次第治及中下二焦。连日用瓜蒂、藜芦、苦参等药，俱吐不透，而哕躁愈甚，乃用附子尖三枚，和浆水以蜜饮之方，大吐胶痰一大桶。以朴硝、滑石、黄芩、石膏、连翘等一斤浓煎，置井中极冷饮之，四日服四斤，后腹微痛，二便秘，脉歇至于卯酉时。予谓卯酉为手足阳明之应，此乃胃与大肠有积滞未尽，当速泻之。诸医惑阻，乃作紫雪，三日服至五两，腹减稍安，后又小便闭痛，饮以萝卜子汁，得吐立通。又小腹满痛，以大黄、牵牛等分水丸，服至三百丸，下如烂鱼肠者二升许，脉不歇。又大便迸痛，小腹满闷，又与前丸药百粒，腹大绞痛，腰胯重，眼火出，不言语，泻下秽物如柏油条一尺许，肛门如火，以水沃之。自病半月不食不语，至此方啜稀粥，始有生意，数日平安。自呕吐至安日，脉皆平常弦大，次年行倒仓法全愈。治一人以酒饮牛乳患心痛，年久无汗，医多以丁、附，羸弱食减，每痛以物拄之，脉迟弦而涩，又苦吞酸，以二陈加芩、连、白术、桃仁、郁李仁、泽泻，每旦服之，涌出酸苦黑水，并如烂木耳者，服至二百馀帖，脉涩退，至添纯弦而渐充满。时令暖，意其欲汗而血气未充，以参、术、归、芍、陈皮、半夏、甘草。痛缓与麻黄、苍术、芎、归，才下咽，忽运厥，须臾而苏，大汗痛止。一童子久疟方愈，心脾痛，六脉伏，痛减时气口紧盛，馀部弦而实。意其宿食，询之果伤冷油面食，以小胃丹津咽下十馀粒，禁馀食三日，与药十二次，痛止。后又与谷太早，忽大痛连胁，乃禁食，亦不与药，盖宿食已消，今因新谷与馀积相迸而痛，若再药攻，必伤胃气。至夜心嘈索食，先以白术黄连陈皮丸服之，以止其嘈，此非饥也，乃馀饮未了，因气而动耳。若与食，复痛，询其饥作膈间满闷，又与前丸子，一昼夜不饥而昏睡，后少与粥渐安。一妇因久积忧患后心痛，食减羸瘦，渴不能饮，心与头更换而痛，不寐，大便燥结，以四物加陈皮、甘草百馀帖未效。予曰：此肺久为火所郁，气不得行，血亦蓄塞，遂成污浊，气壅则头痛，血不流则心痛，通一病也。治肺当自愈。遂效东垣清空膏例，以黄芩细切，酒浸透，炒赤色，为细末，汤下，头稍汗，十馀帖，汗渐通身而愈。因其膝下无汗，瘦弱脉涩，小便数，大便涩，当补血以防后患，以四物汤加陈皮、甘草、桃仁、酒芩，服之愈。一妇春末心脾疼，自言腹胀满，手足寒时，膝须绵裹火烘，胸畏热，喜掀露风凉，脉沉细涩，稍重则绝，轻似弦而短，渴喜热饮，不食。以草豆蔻仁三倍，加黄连、滑石、神曲为丸。以白术为君，茯苓为佐，陈皮为使，作汤下百丸，至二斤而安。一妇形瘦色嫩味厚，幼时曾以火烘湿鞋，湿气上袭，致吐清水吞酸，服丁香热药，时作时止，至是心疼，有痞块、略吐食，脉皆微弦，重似涩，轻稍和。与左金丸三四十粒，姜汤下三十馀次，食不进。予曰：结已开矣，且止药。或思饮，与水，间与青绿丸，脉弦渐添。与人参、酒芍药引金泻木，渐思食。若大便秘，以生芍药、陈皮、桃仁、人参为丸与之，又以蜜导，便通食进。一老人心腹大痛，昏厥，脉洪大，不食，不胜一味攻击之药，用四君子加川归、沉香、麻黄服愈。东垣治一妇人重娠六个月，冬至因恸哭，口吸风寒，忽病心痛不可忍，浑身冷气欲绝。曰：此乃客寒犯胃，故胃脘当心而痛。急与草豆蔻、半夏、干生姜、炙甘草、益智仁之类。或曰：半夏有小毒，重娠服之可乎？曰：乃有故而用也。岐伯曰：有故无殒，故无殒也。服之愈。滑伯仁治一妇人，盛暑洞泄，厥逆恶寒，胃脘当心而痛，自腹引胁，转为滞下，呕哕不食，人皆以中暑霍乱治之益甚。脉三部俱微短沉弱，不应呼吸，此阴寒极矣。不亟温之，则无生意。遂以姜、附三四进，间以丹药，脉稍有力，厥逆渐退，更服姜、附，七日而安。厥心痛者，他脏病干之而痛，皆有治也。真心痛者，心脏自病而痛，故夕发旦死，旦发夕死，无治也。然心脏之经络有病，在标者，其心亦痛而有治。经云：心手少阴之脉，是动则病嗌干心痛，渴而欲饮。又心主手少阴之脉，所生病者，心痛，掌中热，皆视盛、虚、热、寒、陷下取之。又经云：手心主之别，名曰内关，去腕二寸，出于两筋之间。实则心痛，取之两筋间也。又云：邪在心则病心痛喜悲，时眩仆，视有馀不及，调其俞是也。

〔卒急心痛〕　若脉洪大而数，其人火热盛者，用前黄连、龙胆草单方饮之。若无热者，荔枝核之类治之。若中恶心痛，腹胀大便不通者，走马汤治之。《海上方》急救男子妇人心疼，牙关紧急欲死者，用隔年陈葱白三五根，去皮须叶，擂为膏，将病人口斡开，用匙将膏送入咽喉，用香油四两灌送下，油不以多少，但得葱下喉，其人必苏。一方：用香油顿服一盏亦妙。经云：邪客于足少阴之络，令人卒心痛，暴胀，胸胁支满，无积者，刺然骨之前出血，如食顷而已。不已，左取右，右取左。病新发者，五日已。

〔膈痛〕　与心痛不同，心痛则在歧骨陷处，本非心痛，乃心支别络痛耳。膈痛则痛横满胸间，比之心痛为轻，痛之得名，俗为之称耳。诸方称为烦躁忪悸，皆其证也。五苓散泻心、小肠之热，恐非其对，不若用四物汤、十全大补汤去桂，生血而益阴，此以水制火之义。膈痛多因积冷与痰气而成，宜五膈宽中散，或四七汤加木香、桂各半钱，或挝脾汤加木香。膈痛而气上急者，宜苏子降气汤去前胡，加木香如数。痰涎壅盛而痛者，宜小半夏茯苓汤加枳实一钱，间进半硫丸。

〔**心瘥**〕　亦痰饮所致，俗名饮瘥。有胃口热食易消故瘥。《素问》谓之食瘥。亦类消中之状，俗名肚瘥。痰气，宜小半夏茯苓汤加枳实一钱。胃中热，宜二陈汤加黄连一钱，或五苓散去桂加辰砂。亦有病瘥，呷姜汤数口，或进干姜剂而愈，此膈上停寒，中在伏饮，见辛热则消。予读中秘书时，馆师韩敬堂先生常患膈痛，诊其脉洪大而涩，予用山栀仁、赤曲、通草、大麦芽、香附、当归、川芎煎汤，加姜汁、韭汁、童便、竹沥之类，饮之而止。一日劳倦忍饥，痛大发，亟邀予至火房问曰，晨起痛甚，不能待公，服家兄药，药下咽如刀割，痛益甚，不可忍，何也？予曰：得非二陈、平胃、乌药、紫苏之属乎？曰：然。曰：是则何怪乎其增病也。夫劳饿而发，饱逸则止，知其虚也。饮以十全大补汤，一剂而痛止。

〔**诊**〕　脉多见于右关，阴弦为痛，微急为痛。微大为心痹引背痛。短数为痛。涩为痛。痛甚者，脉必伏。大是久病。洪大数，属火热。滑大属痰。右手实者，痰积。沉滑者，有宿食。弦迟者，有寒。沉细而迟者，可治。坚大而实，浮大而长，滑而利，数而紧，皆难治。真心痛，手足俱青至节者，不治。

胸　　痛

心痛条有膈痛，痞条有胸痹，宜与此条参看

经云：南风生于夏，病在心，俞在胸胁。又云：仲夏善病胸胁。此则胸连胁痛属心。肝虚则胸痛引背胁，肝实则胸痛不得转侧，喜太息，肝著则常欲蹈压其胸。经云：春脉如弦，其气不实而微，此谓不及，令人胸痛引背，下则两胁胀满，此肝虚而其脉证见于春如此也，宜补肝汤。《金匮》云：肝中寒者，两臂不举，舌本燥，喜太息，胸中痛不得转侧，食则吐而出汗也。肝著，其人常欲踏其胸上，先未苦时，但欲饮热，旋覆花汤主之。《素问》曰：阳明所谓胸痛短气者，水气在脏腑也。水者，阴气也，阴气在中，故胸痛少气也，轻者五苓散，重者用张子和法取之。《脉经》云：寸口脉沉，胸中引胁痛，胸中有水气，宜泽漆汤，及刺巨阙泻之。水　杜壬治胸胁痛彻背，心腹痞满，气不得通，及治痰咳，大栝蒌去穰，取子熟炒，连皮研和，面糊为丸，如桐子大，米饮下五十丸。《斗门方》治胸膈壅滞，去痰开胃，用半夏洗净焙干，捣罗为末，生姜自然汁和为饼子，用湿纸裹，于慢火中煨令香熟，水一盏，用饼子一块如弹丸大，入盐半分，煎取半盏，温服。痰。丹溪治一人鬲有一点相引痛，吸气皮觉急，用滑石一两，桃仁半两，枳壳炒一两，黄连炒半两，甘草炙二钱，为细末，每服钱半，以萝卜汁煎熟饮之，一日五六次。又治一人因吃热补药，又妄自学吐纳，以致气乱血热，嗽血消瘦，遂与行倒仓法。今嗽血消瘦已除，因吃炒豆米，膈间有一点气梗痛，似有一条丝垂映在腰，与小腹亦痛，大半偏在左边，此肝部有污血行未尽也。用滑石一两，黄丹三钱，枳壳一钱，黄连五钱，生甘草二钱，红花一钱，柴胡五钱，桃仁二两，为细末，每服一钱半，以萝卜汁煎沸服之。胸痛连胁，胁支满膺背肩胛，两臂内亦痛。经云：岁火太过，则有此证。其脉若洪数，宜用降火凉剂。胸痛引背，两胁满，且痛引少腹。经谓岁金太过，与岁土不及，风木大行而金复，则有此疾。是为金邪伤肝，宜用补肝之剂。胸中痛，连大腹、小腹亦痛者，为肾虚，宜先取其经少阴、太阳血，后用补肾之药。胸连胁肋髀膝外皆痛，为胆足少阳木所生病，详盛、虚、热、寒、陷下取之。手心主之筋，其病当所过者支转筋，前及胸痛息贲，治在燔针劫刺，以知为数，以痛为输。又足太阳之筋、足少阳之筋痛，皆引胸痛，治在燔针劫刺，以知为数，以痛为输也。

腹　痛

或问：腹痛何由而生？曰：邪正相搏，是以作痛。夫经脉者，乃天真流行出入脏腑之道路也。所以水谷之精悍为荣卫，行于脉之内外，而统大其用，是故行六气，运五行，调和五脏，洒陈六腑，法四时升降浮沉之气，以生长化收藏，其正经之别脉，络在内者，分守脏腑部位，各司其属，与之出纳气血。凡是荣卫之妙用者，皆天真也。故经曰：血气，人之神，不可不谨养，养之则邪弗能伤矣。失之则荣气散解，而诸邪皆得从其脏腑所虚之舍而入客焉。入客则气停液聚，为积为痰，血凝不行，或瘀或蓄，脉络皆满，邪正相搏，真气迫促，故作痛也。脾胃内舍心腹，心肺内舍胸膺、两胁，肝内舍胠胁、小腹，肾内舍小腹、腰脊，大小肠、冲任皆在小腹，此脏腑所通之部位也。曰："举痛论"叙腹痛一十四条，属热者止一条，馀皆属寒。后世方论，因尽作风冷客之攻击而作痛。今子乃云诸邪，何哉？曰：方论不会通诸篇之旨，因不解篇末复谓百病皆生于气，列九气之状，其间虽不言痛，必亦为或有作痛者故也。不然，何乃出于诸痛篇之末耶？试以《灵枢·百病始生篇》观之，其旨则显然矣。所论邪有三部，风雨伤于上，清湿伤于下，伤于上者，病从外入内，从上下也，次第传入。舍于输之时，六经不通，或着络脉，或着经脉，或着输脉，或着伏冲之脉，或着肠胃之膜原，皆得成积而痛。伤于下者，病起于足，故积之始生，得寒乃生，厥乃成积。厥气生足悗，悗生胫寒，胫寒则血脉凝涩，血脉凝涩则寒气上入于肠胃，入于肠胃则䐜胀，肠外之汁沫迫聚不得散，日以成积。伤于脏者，病起于阴，故卒然多食饮，则肠满，起居不节，用力过度，则络脉伤，阳络伤则[1]血外溢，血外溢则衄血。阴络伤则血内溢，血内溢则后血。肠胃之络伤，则血溢于肠外，肠外有寒，汁沫与血相搏，则并合凝聚不得散而积成矣。卒然外中于寒，若内伤于忧怒，则气上逆，气上逆则六输不能，温气不行，凝结蕴裹而不散，津液涩渗，着而不去，而积皆成矣。自今观之，此篇所谓成积作痛，未至于癥瘕结块之积，乃汁沫聚而不散之积也。与"举痛论"所谓血气稽留不得行而成积同也。岂七情叙于篇末者之不同然于作痛乎。然推原二篇之意，"百病始生篇"在乎三部之邪会而为痛，故相连而为言。"举痛论"在乎其邪各自为病，所以独引寒淫一者，亦为寒邪之能闭塞阳气最甚故也。用是为例，其他则可自此而推之矣。至如七情之气逆，即伤其荣卫而不行，荣卫不行则液聚血凝，及饮食用力过度者亦然，皆不待与寒相会，始成积作痛也。且如诸篇有言，胃气实而血虚，其脉软散者，当病食痹，谓食则痛也。有言岁土太过，湿淫所胜，大腹、小腹痛者。有言冲脉之病，其气溢于大肠，而着于膏肓之原，在脐下，故环脐而痛。有言脾传之肾，少腹冤热而痛。有言肝热病者，腹痛身热。有言肾虚者，亦大腹、小腹痛。

---

① 则：此下原衍"积"，据《灵枢》删。

有言厥阴之厥，小腹肿胀；太阴厥逆，心痛引背。有言六气司上下之胜之复等邪，各随其所入之部分而痛。岂非诸邪各有自径入作痛，初无与寒相关者耶。《难经》云：脐上牢若痛，心内证也；脐下牢若痛，肾内证也；脐右牢若痛，肺内证也；脐左牢若痛，肝内证也。方论之未备者，不独此而已。至若厥心痛，五邪相乘者，亦不能推及四脏与之无异，岂五五二十五阳之相移，独心而已哉。更于五脏之疝，不干涉于睾丸，止在腹中痛者，犹未明也。止知诸脉急者为疝，未知脉滑，微有热者，亦病疝也。其详备见疝条。且刘河间尝解急脉之意。急脉固是寒之象，然寒脉当短小而迟，非急数而洪也。由紧脉主痛，急而为痛甚，所以痛而脉有紧急者，脉为心之所养也。凡六气为病，则心神不宁，而紧急不得舒缓，故脉亦从之而见也。欲知何气之为病者，适其紧急相兼之脉而可知也。如紧急洪数，则为热痛类也。此论可谓善推脉理病情者也。曰：诸邪之作痛，则闻命矣，然其邪之博也，奈何以治？将亦有所守要约之方乎？曰：自博而求约，何患约之无其道，不自博而从事于约，约必失其道，失其道，宁无实实虚虚、诛伐无过之患乎。然其道要在于审经脉气血之虚实，辨六淫五邪之有无兼气，于是择“至真大要”诸治法中并五郁者之所当施，而后选其经，分祛邪补正，适所宜之药，配君臣佐使以为方。夫如是而约之，则犹约囊也，无不切中其病矣。东垣云：夫心胃痛及腹中诸痛，皆因劳力过甚，饮食失节，中气不足，寒邪乘虚而入客之，故卒然而作大痛。经言：得炅则止，炅者，热也。以热治寒，治之正也。然腹痛有部分，脏腑有高下，治之者亦宜分之。如厥心痛者，乃寒邪客于心包络也，前人以良姜、菖蒲大辛热之味末之，酒调服，其痛立止，此直折之耳。真心痛者，寒邪伤其君也，手足青至节，甚则旦发夕死，夕发旦死。中脘痛者，太阴也，理中、建中、草豆蔻丸之类主之。脐腹痛者，少阴也，四逆、姜附、御寒汤之类主之。少腹痛者，厥阴也，正阳散、回阳丹、当归四逆汤之类主之。杂证而痛者，苦楝汤、酒煮当归丸、丁香楝实丸之类主之。是随高下治之也。更循各脏部分穴俞而灸刺之，如厥心痛者，痛如针刺其心，甚者，脾之痛也，取之然谷、太谿，馀脏皆然。如腹中不和而痛者，甘草芍药汤主之。如伤寒误下，传太阴腹满而痛者，桂枝加芍药汤主之。痛甚者，桂枝加大黄汤主之。夏月肌热恶热，脉洪疾而痛者，黄芩芍药汤主之。又有诸虫痛者，如心腹懊憹，作痛聚往来上下行，痛有休止，腹热善渴涎出，面色乍青乍白乍赤，呕吐水者，蛔咬也。以手紧按而坚持之。无令得脱，以针刺之，久持之，虫不动，乃出针也。或局方化虫丸，及诸虫之药，量虚实用之，不可一例治也。海藏云：秋腹痛，肌寒恶寒，脉沉微，足太阴、足少阴主之，桂枝芍药汤。中脘痛，太阴也，理中、建中、黄芪汤之类。脐腹痛，少阴也，四逆、真武、附子汤之类。小腹痛，厥阴也，重则正阳散、回阳丹之类，轻则当归四逆汤之类。太阴传少阴痛甚者，当变下利而止。夏腹痛，肌热恶热，脉洪疾，手太阴、足阳明主之，芍药黄芩汤，治腹痛脉洪数。肚腹痛者，芍药甘草汤主之；稼穑作甘，甘者己也，曲直作酸，酸者甲也，甲己化土，此仲景妙方也。脉缓伤水，加桂枝、生姜。脉洪伤金，加黄芩、大枣。脉涩伤血，加当归。脉弦伤气，加芍药。脉迟伤火，加干姜。丹溪云：有寒、有热、有食积、有湿痰、有死血。绵绵痛而无增减，欲得热手按，及喜热食，其脉迟者，寒也。当用香砂理中汤，或治中汤、小建中汤、五积散等药。若冷痛用温药不效，痛愈甚，大便不甚通，当微利之，用藿香正气散，每服加官桂、木香、枳壳各半钱，吞下来复丹，或用苏感丸，不利，则量虚实用神保丸。时痛时止，热手按而不散，其脉洪大而数者，热也。宜二陈、平胃、炒芩连，或四顺清凉饮、黄连解毒汤、神芎丸、金花丸之类。若腹中常觉有热而痛，此为积热，宜调胃承气汤。感暑而痛，或泄利并作，其脉必虚豁，宜十味香薷饮、六和汤。感湿而痛，小便不利，大便溏泄，其脉必细，宜胃苓汤。痰积作痛，或时眩运，或呕冷涎，或下白积，或小便不利，或得辛辣热汤则暂止，其脉必滑，宜二陈加行气之剂，及星半安中汤。食积作痛，痛甚欲大便，利后痛减，其脉必弦，或沉滑，宜二陈平胃加山楂、神曲、麦芽、砂仁、草果，温中丸、枳术丸、保和丸、木香槟榔丸之类。酒积腹痛，用三棱、蓬术、香附、官桂、苍术、厚朴、陈皮、甘草、茯苓、木香、槟榔主之；多年败田螺壳，火煅存性，加三倍于木香槟榔丸中，更加山茵陈等分，其效甚速。气滞作痛，痛则腹胀，其脉必沉，宜木香顺气散。死血作痛，痛有常处而不移，其脉必涩或芤，宜桃仁承气汤；虚者加归、地蜜丸服，以缓除之。或用牡丹皮、江西红曲、麦芽、香附、川通草、穿山甲、番降香、红花、苏木、山楂、玄胡索、桃仁泥，酒、童便各一盅，煎至一盅，入韭汁服。七情内结，或寒气外攻，积聚坚牢如杯，心腹绞痛，不能饮食，时发时止，发即欲死，宜七气汤。腹痛有作止者，有块耕起往来者，吐清水者，皆是虫痛。或以鸡汁吞万应丸下之，或以椒汤吞乌梅丸安之。《金匮要略》：问曰：病腹痛有虫，其脉何以别之？师曰：腹中痛，其脉当沉，若弦，反洪大，故有蛔虫。关上脉紧而滑者，蛔毒。脉沉而滑者，寸白。肘后粗以下三四寸热者，肠中有虫。脾胃虚而心火乘之，不能滋荣上焦元气，遇冬，肾与膀胱之寒水旺时，子能令母实，致肺金大肠相辅而来克心乘脾胃，此大复其雠也。经曰：大胜必大复，故皮毛血脉分肉之间，元气已绝于外，又大寒大燥二气并乘之，则苦恶风寒，耳鸣，及腰背相引胸中而痛，鼻息不通，不闻香臭，额寒脑痛，目时眩，目不欲开，腹中为寒水反乘，痰唾涎沫，食入反出，腹中常痛，及心胃痛，胁下急缩，有时而痛，腹不能努，大便多泻而少秘，下气不绝或肠鸣，此脾胃虚之极也。胸中气乱，心烦不安，而为霍乱之渐，膈咽不通，噎塞极则有声喘喝闭塞，或日阳中，或暖房内稍缓，口吸风寒则复作，四肢厥冷，身体沉重，不能转侧，不可回顾，小便溲而时燥，以草豆蔻丸主之。此主秋冬寒凉大复气之药也。复气乘冬足太阳寒气、足少阴肾水之旺，子能令母实。手太阴肺实，反来侮土，火木受邪，腰背胸膈闭塞疼痛，善嚏，口中涎，目中泣，鼻中流浊涕不止，或有息肉，不闻香臭，咳嗽痰沫，上热如火，下寒如水，头作阵痛，目中流火，视物䀮䀮，耳鸣耳聋，头并口鼻或恶风寒，喜日阳，夜卧不安，常觉痰塞膈咽不通，口无滋味，两胁缩急而痛。牙齿动摇，不能嚼物，腰脐间及尻臀膝足寒冷，阴汗，前阴冷，行步欹侧，起居艰难，掌中寒，风痹麻木，小便数而昼多，夜频而少，气短喘喝，少气不足以息，卒遗失无度，妇人白带，阴户中大痛，牵心而痛，黧黑失色；男子控睾牵心，阴阴而痛，面如赭色，食少，大小便不调；烦心霍乱，逆气里急，而腹皮色白，后出馀气，腹不能努或肠鸣，膝下筋急，肩胛大痛。此皆寒水来复火土之雠也，以神圣复气汤主之。季秋心腹中大痛，烦躁，冷汗自出，宜益智和中丸。季秋客寒犯胃，心胃大痛不可忍者，麻黄草豆蔻丸。脾胃虚寒心腹满，及秋冬客寒犯胃，时作疼痛，宜厚朴汤。为戊火已衰，不能运化，又加客气聚为满痛，散以辛热，佐以苦甘温，以淡泄之，扶持胃气，以期平也。腹痛或大便利，或用手重按痛处，不痛者为虚，宜于以上治寒痛方中选用之。无寒者，芍药甘草汤。仲景云：虚劳，里急腹中痛，小建中汤主之。此补例也，温例也。痛而秘者，厚朴三物汤主之。此泻例也，寒例也。三阴受邪，于心脐少三腹疼痛气风等证，当归丸主之。失笑散，治心腹痛效。心痛门有刘寄奴玄胡索方，亦治腹痛，皆通理气血之剂也。有全不喜食，其人本体素怯弱，而又加以腹冷疼者，养胃汤，以人参、白术、苍术，仍加桂、茱萸各半钱，木香三分，应腹冷痛，或心脾疼者，加生姜，均治之。诸寒作痛，得炅则止者，熨之：用熟艾半斤，以白纸一张，铺于腹上，纸上摊艾令匀，又以憨葱数枝，批作两半片，铺于艾上，再用白纸一张覆之，以慢火熨斗熨之，冷则易之，觉腹中热、腹皮暖不禁，以帛三搭多缝带系之，待冷方解。一法用盐炒，布裹熨痛处，神效。腹痛证治，上条列之详矣。但有因别病而致痛者，不可不明。且如疝致腹痛，必是睾丸肿疼牵引而痛，或边有一条冲腹而痛。霍乱腹痛，必吐利兼作，甚有不呕不利，四肢厥冷痛极者，名干霍乱，又名搅肠沙。急用樟木煎汤大吐之；或用白矾末一钱，清汤调服探吐之；或用台芎为末，每一钱许入姜汁半盏，热汤调服。甚者面青昏倒不省人事，急以鼠矢一合，研为细末，滚汤调，澄清，通口服之；或刺委中并十指出血。肠内生痈，亦常腹痛，但小便数似淋，脉滑数，身甲错，腹皮急，按之濡，如肿状，或绕脐生疮，治法见本门。凡此数证，要当审辨，随其所因而施治，毋苟且而误人也。

〔**少腹痛**〕伤寒蓄血在下焦，宜抵当丸、桃仁承气之类。若因气郁而痛，以青皮主之。寒者，以桂枝、吴茱萸温之。苦楝丸、酒煮当归丸。若因疝、奔豚、癥聚者，更检本门施治。若身甲错，腹皮急，按之濡，如肿状，或绕脐生疮者，小肠痈也。急宜下之，或以云母膏、太乙膏作丸服。

〔**诊**〕　脉多细小紧急。滑为痰。弦为食。阴弦或紧，或尺紧而实，或伏者，可下。细小迟者生。坚大疾者，数而紧者，浮大而长者死。痛而喘，脐下或大痛，人中黑色者，不治。

胁　痛

或问：胁痛从肝治，复有可言者乎？曰：肝病内舍胠胁而胁痛也，则何异于心肺内舍应膺胁而痛者哉。若谓肝实病而胠胁痛也，则何异于肝内木不及、阳明所胜之胠胁痛者哉。若谓由是厥阴肝经所过而痛也，则何异于足少阳、手心主所过而胁痛者哉。若谓独经脉挟邪而痛也，则何异于经筋所过而痛者哉。岂执一说而可已乎。非察色按脉，遍识各经气变，虽在一病之中，而辨其异状者，卒不能也。且夫左右者，阴阳之道路也。是故肝生于左，肺藏于右，所以左属肝，肝藏血，肝阳也，血阴也，乃外阳而内阴也。右属肺，肺主气，肺阴也，气阳也，外阴而内阳也。由阴阳互藏，其左胁多因留血作痛，右胁悉是痰积作痛，其两胁之病，又可一概而言乎。若论其致病之邪，凡外之六淫，内之七情，劳役饮食，皆足以致痰气积血之病。虽然痰气固亦有流注于左者，然必与血相搏而痛，不似右胁之痛无关于血也。戴云：伤寒胁痛属少阳经，合用小柴胡汤。痛甚而不大便者，于内加枳壳。若寻常胁痛，不系正伤寒时，身体带微热者，《本事方》中枳壳煮散，用枳壳、桔梗、细辛、川芎、防风各四分，干葛钱半，甘草一钱。若只是胁痛，别无杂证，其痛在左，为肝经受邪，宜用川芎、枳壳、甘草。其痛在右，为肝经移病于肺，宜用片姜黄、枳壳、桂心、甘草。此二方出严氏《济生续集》，加减在人。又有肝胆经停痰伏饮，或一边胁痛，宜用严氏导痰汤。痰结成癖，间进半硫丸。盖枳壳乃治胁痛的剂，所以诸方中皆不可少。曾见潘子先说，有人胁痛，下青龙汤痛止，兼嗽得可，此其痛必在右胁故也。灼然知是寒气作痛，枳实理中汤为宜。挟外感风寒，有表证，宜芎葛汤。中脘不快，腹胁胀满，香橘汤。腹胁疼痛，气促喘急，分气紫苏饮。悲哀伤肝，气引两胁疼痛，枳壳煮散。右胁痛，推气散。左胁痛，枳芎散，或柴胡疏肝散。死血者，日轻夜重，或午后热，脉短涩或芤，桃仁承气汤加鳖甲、青皮、柴胡、芎、归之属。若跌扑胁痛者，亦是死血，宜复元活血汤、破血散瘀汤。怒气者，脉弦实有力，大剂香附合芎归之属。痰饮停伏者，脉沉弦滑，导痰汤加白芥子。戴云：停饮胁痛，本事方面丸最佳。食积痛，凡痛有一条扛起者是也，用保和丸，或吴茱萸炒黄连，神曲、麦芽、山楂、蓬术、三棱、青皮。发寒热胁痛，觉有积块，当归龙荟丸。经云：肝病者，两胁下痛引少腹，善怒。又云：肝气实则怒，左关必弦实鼓击，独大于诸脉，知肝火盛也，龙荟丸治肝实胁痛。其人气收者，善怒是也，甚则用姜汁吞下；经云：风木淫胜，治以辛凉是也。因惊伤肝胁痛，桂枝散。仲景云：胁下偏痛发热，其脉弦紧，此寒也。以温药下之，宜大黄附子汤。煮黄丸，治胁下痃癖痛如神。控涎丹，治一身气痛及胁走痛。痰挟死血，加桃仁泥。凡胁有痰流注，二陈加南星、川芎、苍术，实者控涎丹下之。枳实散，攻中有补，虚人可用。戴云：曾有人胁痛连膈，进诸气药，并自大便导之，其痛殊甚，后用辛热补剂，下黑锡丹方愈。此乃虚冷作痛，愈疏而愈虚耳。肝气不足，两胁下满，筋急，不得太息，四肢厥冷，发抢心腹痛，目不明了，爪甲枯，口面青，宜补肝汤。左胁偏痛久，宿食不消，并目䀮䀮昏风泪出，见物不审，而逆风寒偏甚，宜补肝散。肝虚寒，胁下痛，胀满气急，目昏浊，视物不明，其脉迟弱者，宜槟榔汤。肝气虚，视物不明，两胁胀满，筋脉拘急，面色青，小腹痛，用山茱萸、当归、山药、黄芪、五味子、木瓜、川芎各一两半，熟地黄、白术各一两，独活、酸枣仁各四铢为末，每三钱匕，枣二枚，水一盏，煎取八分，空心服。房劳过多，肾虚羸怯之人，胸膈之间多有隐隐微痛，此肾虚不能约气，气虚不能生血之故。气与血犹水也，盛则流畅，少则壅滞。故气血不虚则不滞，既虚则鲜有不滞者，所以作痛。宜用破故纸之类补肾，芎、归之类和血，若作寻常胁痛治，即殆矣。一人六月途行，受热过劳，性又躁暴，忽左胁痛，皮肤上一片红如碗大，发水泡疮三五点，脉七至而弦，夜重于昼，医作肝经郁火治之，以黄连、青皮、香附、川芎、柴胡之类，进一服，其夜痛极，且增热。次早视之，皮肤上红大如盘，水泡疮又加至三十馀粒，医教以水调白矾末敷，仍于前药加青黛、龙胆草进之，夜痛益甚，胁中如钩摘之状。次早视之，红已及半身矣，水泡又增至百数。乃载以询黄古潭，为订一方，以大瓜蒌一枚，重一二两者，连皮捣烂，加粉草二钱，红花五分，进药少顷即得睡，比觉已不痛矣。盖病势已急，而时医执寻常泻肝正治之剂，又多苦寒，愈资其燥，故病转增剧。水泡疮发于外者，肝郁既久，不得发越，乃侮所不胜，故皮腠为之溃也。瓜蒌味甘寒，经云：泄其肝者缓其中，且其为物，柔而滑润，于郁不逆，甘缓润下，又如油之洗物，未尝不洁，此其所以奏效之捷也欤。《九灵山房集》云：里钟姓者一男子，病胁痛，众医以为痈也，投诸香姜桂之属益甚。项彦章诊其脉告曰，此肾邪病，法当先温利而后竭之，投神保丸下黑溲痛止，即令更服神芎丸，或疑其太过，彦章曰：向用神保丸，以肾邪透膜，非全蝎不能引导，然巴豆性热，非得芒硝、大黄荡涤之，后遇热必再作，乃大泄数出病已。彦章所以知男子之病者，以阳脉弦，阴脉微涩，弦者，痛也。涩者，肾邪有馀也。肾邪上薄于胁不能下，且肾方恶燥，今以燥热发之，非得利不愈。经曰：痛随利减，殆谓此也。云中秦文山掌教平湖，与家兄同官，每患胁痛，遇劳忍饿则发，介家兄书来求方，予为处以人参、黄芪、白术、当归、川芎、地黄、牛膝、木瓜、山茱萸、石斛、薏苡仁、酸枣仁、柏子仁、桃仁之属，令常服之。后来谢云，自服药后，积久之疾，一朝而愈，不复发矣。闻魏昆溟吏部，亦以劳饿得胁痛，无大病也。而医者投以枳壳、青皮破气之药，痛愈甚，不数日而殒。予故著之以为世戒。

〔诊〕　合腋张胁者肺下，肺下则居贲迫肺，善胁下痛。青色粗理者肝大，肝大则逼胃迫咽，则苦膈中，且胁下痛。凡胁骨偏举者，肝偏倾，肝偏倾则胁下痛。揭唇者脾高，脾高则眇引季胁而痛。寸口脉弦者，即胁下拘急而痛，其人啬啬恶寒也。脉双弦，是两手俱弦也。沉涩是郁，细紧或弦者怒气。

腰　痛　肾著　腰胯痛　腰软

“六元正纪论”云：太阳所至为腰痛。又云：巨阳即太阳也，虚则头项腰背痛，足太阳膀胱之脉所过，还出别下项，循肩膊内，挟脊抵腰中。故为病项如拔，挟脊痛，腰似折，髀不可以曲，是经气虚则邪客之，痛病生矣。夫邪者，是风热湿燥寒，皆能为病。大抵寒湿多而风热少。然有房室劳伤，肾虚腰痛者，是阳气虚弱不能运动故也。经云：腰者肾之腑，转摇不能，肾将惫矣。宜肾气丸、茴香丸之类，以补阳之不足也。膏粱之人，久服汤药，醉以入房，损其真气，则肾气热，肾气热则腰脊痛而不能举，久则髓减骨枯，发为骨痿，宜六味地黄丸、滋肾丸、封髓丹之类，以补阴之不足也。《灵枢》云：腰痛，上寒取足太阴、阳明，上热取足厥阴，不可俯仰取足少阳。盖足之三阳，从头走足，足之三阴，从足走腹，经所过处，皆能为痛。治之者当审其何经，所过分野，循其空穴而刺之，审何寒热而药之。假令足太阳令人腰痛引项脊尻背如重状，刺其郄中太阳二经出血，馀皆仿此。彼执一方治诸腰痛者，固不通矣。有风、有湿、有寒、有热、有挫闪、有瘀血、有滞气、有痰积，皆标也。肾虚其本也。风伤肾而痛，其脉必带浮，或左或右，痛无常处，牵引两足，宜五积散，每服加防风半钱，全蝎三个；小续命汤、独活寄生汤皆可选用。《三因方》小续命汤加炒去皮桃仁，治风腰痛最妙。仍吞三仙丹。杜仲姜汁炒研末，每一钱，温酒调，空心服，治肾气腰痛，兼治风冷为患，名杜仲酒。《三因》又有牛膝酒，治肾伤风毒，攻刺腰痛不可忍者。伤湿而痛，如坐水中，盖肾属水，久坐水湿处，或为雨露所着，两水相得，以致腰痛，其脉必带缓，遇天阴或久坐必发，身体必带沉重，宜渗湿汤主之。不效，宜肾著汤，或生附汤。风湿腰痛，独活寄生汤。寒湿腰痛，五积散加桃仁、川芎，肉桂汤，麻黄苍术汤，并摩腰膏。湿热腰痛，苍术汤、独活汤、羌活汤。东垣云：如身重腰沉沉然，乃经中有湿热也，于羌活胜湿汤中加黄柏一钱，附子五分，苍术二钱。感寒而痛者，腰间如冰，其脉必紧，见热则减，见寒则增，宜五积散去桔梗，加吴茱萸半钱，或姜附汤加辣桂、杜仲，外用摩腰膏。伤热而痛者，脉必洪数而滑，发渴便闭，宜甘豆汤加续断、天麻，间服败毒散。若因闪挫，或攧扑伤损而痛者，宜乳香趁痛散，及黑神散，和复元通气散，酒调下。不效，则必有恶血停滞，宜先先用酒调下苏合香丸，仍以五积散加桃仁、大黄、苏木各一钱，当归倍原数。若因劳役负重而痛，宜和气饮，或普贤正气散，或十补汤下青娥丸。挫闪腰痛，不能转侧，用陈久神曲一大块，烧通红淬老酒，去曲，以酒通口吞青娥丸，仰卧片时。未效再服，不用丸亦得。又方：以茴香根同红曲擂烂，好热酒调服。东垣云：打扑伤损，从高坠下，恶血在太阳经中，令人腰脊痛，或胫腨臂膊中痛不可忍，鼻壅塞不通，地龙汤主之；橘核酒、熟大黄汤。丹溪治徐质夫年六十，因坠马腰痛，不可转侧，六脉散大，重取则弦小而长稍坚。此虽有恶血，未可驱逐，且以补接为先。遂令煎苏木、人参、黄芪、川芎、当归、陈皮、木通、甘草，服至半月，饮食渐进，遂与前药调下自然铜等药，一月而安。瘀血为病，其脉必涩，转侧若锥刀之刺，大便黑，小便赤黄或黑，日轻夜重，名沥血腰痛，宜调荣活络饮，或桃仁酒调黑神散，或四物汤加桃仁、红花之类；丹溪用补阴丸中加桃仁、红花主之。气滞而痛，其脉必沉，宜人参顺气散，或乌药顺气散，加五加皮、木香，入少甘草煎汤调下。或用降真香、檀香、沉香共一两重，煎汤空心服。痰注而痛，其脉必滑或伏，宜二陈汤加南星、香附、乌药、枳壳主之。食积腰腿痛，用龟板酒炙、柏叶酒制、香附五钱，辣芥子、凌霄花一钱五分，酒糊丸，煎四物汤加陈皮、甘草一分吞下。食积痰积，如气实脉有力者，宜下之。威灵仙治痛之要药，为细末，每服一钱，猪腰子一只批开，掺药在内，湿纸包煨熟，五更细嚼，热酒下，以微利为度。《本事方》治五般腰痛，用胡桃肉五个，去皮壳，研为膏，五灵脂、黑牵牛炒、白牵牛炒各三钱，狗脊微炒半两，萆薢炒三钱，没药三十文，巴豆五粒，用湿纸包煨，取肉去油，上为末。入前胡桃膏，醋糊丸如桐子大，每服十五丸，风腰疼，豆淋，无灰酒下。气腰疼，煨葱白酒下；血腰疼，当归酒下；打扑腰疼，苏木酒下。张子和治赵进道病腰疼一年不愈，诊其两手脉沉重有力，以通经散陈皮、当归、甘遂为末，每三钱，临卧温酒调下。下五七行，次以杜仲去粗皮细切，炒断丝为末，每服三钱，猪腰子一枚，薄批五七片，先以椒盐腌[1]去腥水，掺药在内，裹以荷叶，以湿纸数重封，文武火烧熟，临卧细嚼，温酒送下。每旦以无比山药丸一服，数日而愈。治腰痛牵引足膝脚胭，屡用神效：杜仲，姜汁炒去丝，续断、黑牵牛、破故纸、桃仁炒去皮尖、玄胡索各等分，为细末，酒煮面糊胡

---

① 腌：原作"淹"，据文义改。

桃肉，和丸如桐子大，每服五七十丸，食前温酒、白汤任下。已上俱用下药，实者宜之。腰胯连脚膝晓夜疼痛，宜虎骨散、补骨脂丸、百倍丸、养肾散，选而用之。大抵诸腰痛皆起肾虚，既挟邪气，则须除其邪。如无外邪积滞而自痛，则惟补肾而已。腰肢痿弱，身体疲倦，脚膝酸软，脉或洪或细而皆无力，痛亦攸攸隐隐而不甚，是其候也。亦分寒热二证，脉细而无力，怯怯短气，小便清利，是为阳虚，宜肾气丸、茴香丸、鹿茸、羊肾之属，或以大建中汤加川椒十粒，吞下腰肾丸，及生料鹿茸丸之类。仍以茴香炒研末，破开猪腰子，作薄片勿令断，层层掺药末，水纸裹煨熟，细嚼酒咽。此皆所以补阳之不足也。其脉洪而无力，小便黄赤，虚火时炎，是谓阴虚。东垣所谓膏粱之人，久服汤药，醉以入房，损其真气，则肾气热，肾气热则腰脊痛而不能举，久则髓减骨枯，发为骨痿，宜六味丸、滋肾丸、封髓丹、补阴丸之类。以补阴之不足也。杨仁斋云：经云：腰者肾之腑，转摇不能，肾将惫矣。审如是，则病在少阴，必究其受病之源，而处之为得。虽然宗筋聚于阴器，肝者肾之同系也。五脏皆取气于谷，脾者肾之仓廪也。郁怒伤肝则诸筋纵弛，忧思伤脾则胃气不行，二者又能为腰痛之冠，故并及之。郁怒伤肝发为腰痛，宜调肝散主之。忧思伤脾发为腰痛，宜沉香降气汤和调气散，姜、枣煎主之。煨肾丸，治肝肾损及脾损，谷不化，腰痛不起者神效。又有沮锉失志伤肾而痛者，和剂七气汤，多加白茯苓，少加乳香、沉香主之。疟痢后腰痛，及妇人月经后腰痛，俱属虚，宜补，于补气血药中，加杜仲、侧柏叶主之。丹溪云：久腰痛，必用官桂开之方止，腹胁痛亦然。橘香丸，治腰痛经久不瘥，亦用官桂开之之意也。

〔肾著〕　肾著为病，其体重，腰冷如冰，饮食如故，小便自利，腰以下冷痛，如带五千钱，治宜流湿，兼用温散，肾著汤。

〔腰胯痛〕　腰痛，足太阴膀胱经也。胯痛，足少阳胆经之所过也。若因伤于寒湿，流注经络，结滞骨节，气血不和，而致腰胯痛者，宜除湿丹，或渗湿汤加芍药、青皮、苍术、槟榔。有痰积郁滞经络，流搏瘀血，内亦作痛，用导痰汤加槟榔、青皮、芍药，实者禹攻散。湿热腰胯作疼，宜清湿散。

〔腰软〕　丹溪以为肾肝伏热，治宜黄柏、防己。

〔诊〕　大者肾虚。涩为瘀血。缓为寒湿。或滑或伏为痰。尺沉为腰背痛。尺脉沉而弦，沉为滞，弦为虚。沉弦而紧，为寒。沉弦而浮，为风。沉弦而涩细，为湿。沉弦而实，闪肭。肾惫及盛怒伤志，则腰失强，不能转摇而死。经云：肾者腰之府，转摇不能，肾将惫矣。得强者生，失强者死。又云：肾盛怒而不止则伤志，志伤则善忘其前言，腰脊不可以俯仰屈伸，毛悴色夭，死于季夏是也。

脊痛脊强

《内经》刺灸脊痛脊强有三法：其一取督脉。经云：督脉之别，名曰长强，别走太阳。实则脊强，取之所别也。其二取足太阳。经曰：厥挟脊而痛[1]至顶，头沉沉然，目𥈴𥈴然，腰脊强，取足太阳腘中血络是也。其三取小肠。经云：小腹控睾，引腰脊，上冲心，邪在小肠，取之肓原以散之，刺太阴以予之，取[2]厥阴以下之，取巨虚下廉以去之是也。脊痛项

① 痛：原作“头者”，据《素问》改。

② 以予之取：原脱，据《灵枢》补。

强，腰似折，项似拔，冲头痛，乃足太阳经不行也，羌活胜湿汤主之。打扑伤损，从高坠下，恶血在太阳经中，腰脊痛不可忍，地龙汤主之。

肩背痛

肩背分野属肺。经云：西风生于秋，病在肺，腧在肩背，故秋气者病在肩背。又云：肺病者喘咳逆气，肩背痛汗出。又云：秋肺太过为病，在外则令人逆气，背痛愠愠然。又云：肺手太阴之脉，气盛有馀则肩背痛，风寒汗出；气虚则肩背痛寒，少气不足以息。此肺金自病也。经云：岁火太过，民病肩背热。又云：少阴司天，热淫所胜，病肩背臑缺盆中痛，此肺金受火邪而病也。经云：邪在肾，则病肩背颈项痛，取之涌泉、昆仑，视有血者尽取之。是肾气逆上而痛也。东垣云：肩背痛不可回顾，此手太阳气郁而不行，以风药散之。《脉经》云：风寒汗出肩背痛中风，小便数而欠者，风热乘其肺，使肺气郁甚也。当泻风热以通气，防风汤主之。按：风寒汗出而肩背痛，小便数者，既以泻风热之药，通肺气之壅，则寒热气不足以息而肩背痛，小便遗失者，当以人参、黄芪之属，补肺气之虚，不言可知也。湿热相搏，肩背沉重而疼者，当归拈痛汤。当肩背一片冷痛，背膂疼痛，古方用神保丸愈者，此有积气故也。其人素有痰饮，流注肩背作痛，宜星香散，或导痰汤下五套丸。有肾气不循故道，气逆挟脊而上，致肩背作痛，宜和气饮加盐炒小茴香半钱，炒川椒十粒。或看书对弈久坐而致脊背疼者，补中益气汤，或八物汤加黄芪。有素虚人及病后心膈间痛，或牵引乳胁，或走注肩背，此乃元气上逆，当引使归元，不可复下疏刷之剂，愈刷愈痛，发汗人患此者众，惟宜温补，拘于气无补法之说误矣。汗者心之液，阳受气于胸中，汗过多则心液耗，阳气不足，故致疼也。丹溪治一男子忽患背胛缝有一线疼起，上跨肩至胸前侧胁而止，其痛昼夜不息，不可忍。其脉弦而数，重取豁大，左大于右。夫胛，小肠经也。胸胁，胆经也。此必思虑伤心，心脏未病而腑先病，故痛从背胛起，及虑不能决，又归之胆，故痛至胸胁而止。乃小肠火乘胆木，子来乘母，是为实邪。询之果因谋事不遂而病。以人参四钱，木通二钱，煎汤下龙荟丸，数服而愈。

〔诊〕　脉洪大，洪为热，大为风。脉促上击者，肩背痛。脉沉而滑者，背膂痛。

臂痛

臂痛有六道经络，究其痛在何经络之间，以行本经药行其气血，血气通则愈矣。以两手伸直，其臂贴身垂下，大指居前，小指居后而定之。则其臂臑之前廉痛者，属阳明经，以升麻，白芷、干葛行之；后廉痛者，属太阳经，以藁本、羌活行之；外廉痛者，属少阳经，以柴胡行之；内廉痛者，属厥阴经，以柴胡、青皮行之；内前廉痛者，属太阴经，以升麻、白芷、葱白行之；内后廉痛者，属少阴经，以细辛、独活行之。并用针灸法，视其何经而取之。臂为风寒湿所搏，或饮液流入，或因提挈重物，皆致臂痛。有肿者，有不肿者。除饮证外，其馀诸痛，并可五积散，及乌药顺气散，或蠲痹汤。若坐卧为风湿所搏，或睡后手在被外为寒邪所袭，遂令臂痛，宜五积散及蠲痹汤、乌药顺气散。审知是湿，蠲痹汤每服加苍术三匙，防己四分，或用五痹汤。曾有挈重伤筋，以致臂痛，宜琥珀散、劫劳散，或和气饮，每服加白姜黄半钱，以姜黄能入臂故也。痰饮流入四肢，令人肩背酸疼，两手软痹，医误以为风，则非其治，宜导痰汤加木香、姜黄各半钱。如未效，轻者指迷茯苓丸，重者控涎丹。控涎丹加去油木鳖子一两，桂五钱，治臂痛。每服二十丸，加至三十丸。外有血虚不荣于筋而致臂痛，宜蠲痹汤、四物汤各半帖，和匀煎服。有气血凝滞经络不行而致臂痛，宜舒筋汤。治臂痛：半夏一钱，陈皮半钱，茯苓五分，苍术二钱，威灵仙五分，酒芩、白术、南星、香附各一钱，甘草少许；红花、神曲炒为末；姜黄四两，甘草、羌活各一两，白术二两。茯苓丸，治臂痛如神：赤茯苓、防风、细辛、白术、泽泻、官桂各半两，瓜蒌根、紫菀、附子、黄芪、芍药、甘草炙各七钱半，生地黄、牛膝酒浸、山芋、独活、半夏酒浸、山茱萸各二钱半，为细末，炼蜜丸如桐子大，每服十丸，温酒下。

〔**手气手肿痛**〕　或掌指连臂膊痛，宜五痹汤、蠲痹汤。薄桂味淡，能横行手臂，令他药至痛处。白姜黄能引至手臂尤妙。

身体痛身体拘急

体痛，谓一身尽痛。伤寒、霍乱、中暑、阴毒、湿痹、痛痹，皆有体痛，但看兼证及问因诊脉而别之。治法已分见各门，其留连难已者，于此求之。寒而一身痛者，甘草附子汤。热者，拈痛汤。内伤劳倦饮食，兼感风湿相搏，一身尽痛者，补中益气汤加羌活、防风、升麻、藁本、苍术治之。湿热相搏，肩背沉重疼痛，上热胸膈不利，遍身疼痛，宜拈痛汤。阴室中汗出懒语，四肢困倦乏力，走注疼痛，乃下焦伏火不得伸浮，而躁热汗出，一身尽痛，盖风湿相搏也。以麻黄发汗，渐渐发之。在经者，亦宜发汗，况值季春之月，脉缓而迟，尤宜发之，令风湿去而阳气升，困倦乃退，血气俱得生旺也，麻黄复煎汤主之。丹溪用苍术一两，黄柏半两，羌活、威灵仙各二钱半，姜擂服。遍身皆痛如劳证者，《本事方》用黄芪、人参、甘草、附子炮、羌活、木香、知母、芍药、川芎、前胡、枳壳、桔梗、白术、当归、茯苓、半夏制，以上各五钱，柴胡、鳖甲醋炙各一两，桂心、酸枣仁各三分，杏仁炒半两，上为末。每服四钱，水一盏，姜三片，枣二个，乌梅三枚，葱白三寸，同煎至七分，空心温服。但少年虚损冷惫、老人诸疾，并皆治之。惟伤寒身体痛者不可服。活血丹与四物苍术各半汤相表里，治遍身骨节疼痛如神。

〔**身体拘急**〕　皆属寒与寒湿、风湿。经云：诸寒收引，皆属于肾。又云：太阴司天之政，民病寒厥拘急，初之气，风湿相搏，民病经络拘强，关节不利。治法盖小续命汤、仲景三黄汤之类是也。

〔**诊**〕　伤寒太阳经表证，六脉俱紧。阴毒伤寒，身如被杖，脉沉紧。伤寒发汗后，身体痛，气血未和，脉弦迟。伤湿流关节，一身尽痛，风湿相搏，肢体重痛，不可转侧，脉缓。虚劳人气血虚损，脉弦小或豁大。

痿痹门

痹

《内经》谓：风寒湿三气杂至合而为痹。其风胜者为行痹。行痹者，行而不定也，称为走注疼痛及历节之类是也。寒气胜者为痛痹。痛痹者，疼痛苦楚，世称为痛风及白虎、飞尸之类是也。湿气胜者为着痹。着痹者，着而不移，世称为麻木不仁之类是也。痹者闭也，五脏六腑正气为邪气所闭，则痹而不仁。《灵枢》云：病人一臂不遂，时复移在一臂者，痹也，非风也。《要略》曰：风病当半身不遂，若但臂不遂者，痹也。以冬遇此为骨痹，以春遇此为筋痹，以夏遇此为脉痹，以至阴遇此为肌痹，以秋遇此为皮痹。凡风寒湿所为行痹、痛痹、着痹之病，又以所遇之时，所客之处而命其名，非此行痹、痛痹、着痹之外，又别有骨痹、筋痹、脉痹、肌痹、皮痹也。陈无择云：三气袭人经络，入于骨则重而不举，入于脉则血凝不流，入于筋则屈而不伸，入于肉则不仁，入于皮则寒。久不已则入五脏，烦满喘呕者，肺也；上气嗌干，厥胀者，心也；多饮数溲，夜卧则惊者，肝也；尻以代踵，脊以代头者，肾也；四肢懈惰，发咳呕沫者，脾也。大抵显脏证则难治矣。又有肠痹、胞痹，及六腑各有俞，风寒湿所中，治之随其腑腧以施针灸之法，仍服发散等剂，则病自除。又有血痹、周痹、支饮作痹，皆以类相从也。风痹者，游行上下，随其虚邪与血气相搏，聚于关节，筋脉弛纵而不收，宜防风汤。寒痹者，四肢挛痛，关节浮肿，宜五积散。湿痹者，留而不移，汗多，四肢缓弱，皮肤不仁，精神昏塞，宜茯苓川芎汤。热痹者，脏腑移热，复遇外邪客搏经络，留而不行，阳遭其阴，故瘴痹，熻然而闷，肌肉热极，体上如鼠走之伏，唇口反裂，皮肤色变，宜升麻汤。三气合而为痹，则皮肤顽厚，或肌肉酸痛，此为邪中周身，搏于血脉，积年不已，则成瘾疹风疮，搔之不痛，头髮脱落，宜疏风凉血之剂。肠痹者，数饮而小便不通，中气喘争，时作飧泄，宜五苓散加桑皮、木通、麦门冬，或吴茱萸散。胞痹者，少腹膀胱按之内痛，若沃以汤，涩于小便，上为清涕，宜肾著汤、肾沥汤。血痹者，邪入于阴血之分，其状，体常如被风所吹，骨弱劳瘦，汗出，卧则不时摇动，宜当归汤。周痹者，在血脉之中，上下游行，周身俱痛也，宜蠲痹汤。支饮者，手足麻痹，臂痛不举，多睡眩冒，忍尿不便，膝冷成痹，宜茯苓汤。五脏痹，宜五痹汤，肝痹，加酸枣仁、柴胡；心痹，加远志、茯苓、麦门冬、犀角；脾痹，加厚朴、枳实、砂仁、神曲；肺痹，加半夏、紫菀、杏仁、麻黄；肾痹，加独活、官桂、杜仲、牛膝、黄芪、萆薢。痹在五脏之合者可治，其入脏者死。

〔诊〕　粗理而肉不坚者，善病痹。关中薄泽为风，冲浊为痹。浮络多青则痛，黑则痹。络脉暴黑者，留久痹也。脉大而涩，为痹。脉来急，亦为痹。肺脉微大为肺痹，引胸背起，恶日光。心脉微为心痹，引背善泪出。右寸沉而迟涩，为皮痹。左寸结不流利，为血痹。右关脉举按皆无力而涩，为肉痹。左关弦紧而数，浮沉有力，为筋痹。迟为寒。数为热。濡为湿。滑为痰。豁大、弦小为虚。

行痹即走注疼痛

行痹，走注无定，防风汤主之。黄柏、苍术各二钱，各用酒炒，煎就，调酒威灵仙末、羚羊角灰，臣苍术，佐芥子，使用姜一片，入药末一钱擂碎，以前药再温服。东垣云：身体沉重，走注疼痛，湿热相搏，而风热郁不得伸，附着于有形也，宜苍术、黄柏之类。湿伤肾，肾不养肝，肝自生风，遂成风湿，流注四肢筋骨，或入左肩髃，肌肉疼痛。渐入左指中，薏苡仁散主之。两手十指，一指疼了一指疼，痛后又肿，骨头里痛。膝痛，左膝痛了左膝痛，发时多则五日，少则三日，昼轻夜重，痛时觉热，行则痛轻肿却重。解云：先血后气，乃先痛后肿，形伤气也。和血散痛汤主之。走注又与历节不同，历节但是肢节疼痛，未必行也。《纲目》未免混淆。今以专主走注疼痛方具于后：如意通圣散、虎骨散、桂心散、仙灵脾散、没药散、小乌犀丸、没药丸、虎骨丸、十生丹、骨碎补丸、定神丸、八神丹、一粒金丹、乳香应痛丸。地龙一两，去土炒，水蛭半两，糯米内炒熟，麝香二钱半，另研，上为细末。每服一钱，以温酒调下，不拘时候。外贴方：牛皮胶一两，水溶成膏，芸薹子、安息香、川椒、附子各半两，为细末，入胶中和成膏，涂纸上，随痛处贴之。蓖麻子一两，去皮，草乌头半两，乳香一钱，另研，上以猪肚脂炼去沫成膏，方入药搅匀，涂摩攻注之处，以手心摩娑如火之热，却涂摩患处妙。

陈无择云：凡人忽胸背、手脚、颈项、腰膝隐痛不可忍，连筋骨牵引钩痛，坐卧不宁，时时走易不定，俗医不晓，谓之走注，便用风药及针灸，皆无益。又疑是风毒结聚欲为痈疽，乱投药饵，亦非也。此是痰涎伏在心膈上下变为疾，或令人头痛不可举，或神思昏倦多睡，或饮食无味，痰唾稠粘，夜间喉中如锯声，口流涎唾，手脚重，腿冷痹，气不通，误认为瘫痪，亦非也。凡有此疾，但用控涎丹，不过数服，其疾如失。痰挟死血，丹溪控涎散。

痛痹即痛风

留着之邪，与流行荣卫真气相击搏，则作痛痹。若不干其流行出入之道则不痛，但痿痹耳。随其痹所在，或阳多阴少则为痹热，或阴多阳少则为痹寒。虽曰风寒湿三气杂至合而为痹，至“四时刺逆从篇”，于六经皆云有馀不足悉为痹。注曰：痹，痛也，此非人气之邪亦作痛耶。且人身体痛，在外有皮、肉、脉、筋、骨之异，由病有不同之邪，亦各欲正其名，名不正将何以施治。如邪是六淫者，便须治邪；是人气者，便须补泻其气；病在六经四属者，各从其气。故制方须分别药之轻重缓急，适当其所，庶得经意。有风、有湿、有痰、有火、有血虚、有瘀血。诊其脉浮者，风也。缓细者，湿也。滑者，痰也。洪大者，火也。芤者，血虚也。涩者，瘀血也。因于风者，加减小续命汤，或乌药顺气散去干姜，加羌活、防风。因于湿者，遇阴雨即发，身体沉重，宜除湿蠲痛汤，佐以竹沥、姜汁，或大橘皮汤。伤湿而兼感风寒者，汗出身重恶风，喘满，骨节烦疼，状如历节风，脐下连脚冷痹，不能屈伸，宜防己黄芪汤，或五痹汤。因痰者，王隐君豁痰汤，二陈汤加姜汁、竹沥，甚者控涎丹。因火者，潜行散加竹沥。因湿热者，二妙散。因于血虚者，四物苍术各半汤，吞活血丹。因瘀血者，芎、归、桃仁、红花、水蛭，入麝香少许。肥人多湿痰。瘦人多血虚与热。上部痛，羌活、桂枝、桔梗、威灵仙。下部痛，牛膝、防己、木通、黄柏。上部肿痛，五积散、乌药顺气散加姜、葱煎，发其汗。下部肿痛，五苓、八正、大橘皮汤，加灯心、竹叶利小便。若肿痛而大便不通者，大柴胡汤、防风通圣散主之。大势既退，当随其所因之本病施治，防其再发，忌羊肉、法酒、湿面、房劳。寒湿相合，脑户痛，恶寒，项筋脊强，肩背胛卵痛，膝膑痛无力行步，能食，身沉重，其脉沉缓洪上急，宜苍术复煎散。目如火肿痛，两足及伏兔骨筋痛，膝少力，身重腰痛，夜恶寒痰嗽，项颈筋骨皆急痛，目多眵泪，食不下，宜缓筋汤。风湿客于肾经，血脉凝滞，腰背肿疼，不能转侧，皮肤不仁，遍身麻木，上项头目虚肿，耳内常鸣，下注脚膝重痛少力，行履艰难，项背拘急不得舒畅，宜活血应痛丸。昼则静，夜则动，其痛彻骨，如虎之啮，名曰白虎病。痛如掣者为寒多，肿满如脱者为湿多，汗出者为风多，于上药中求之。通用虎骨二两，犀角屑、沉香、青木香、当归、赤芍药、牛膝、羌活、秦艽、骨碎补、桃仁各一两，甘草半两，槲叶一握。每服五钱，水煎，临服入麝香少许。一人感风湿，得白虎历节风证，遍身抽掣疼痛，足不能履地者三年，百方不效。一日梦与木通汤愈，遂以四物汤加木通服，不效，后以木通二两，锉细，长流水煎汁顿服，服后一时许，遍身痒甚，上体发红丹如小豆大粒，举家惊惶，随手没去，出汗至腰而止，上体不痛矣。次日又如前煎服，下体又发红丹，方出汗至足底，汗干后通身舒畅而无痛矣。一月后人壮气复，步履如初，后以治数人皆验。盖痛则不通，通则不痛也。熨法：《灵枢经》：寒痹之为病也，留而不去，时痛而皮不仁。刺布衣者，以火焠之。刺大人者，以药熨之。用醇酒二十斤，蜀椒一升，干姜一斤，桂心一斤，凡四种，皆㕮咀，渍酒中，用绵絮一斤，细白布四丈，并纳酒中，置酒马矢煴中，盖封涂，勿使泄，五日五夜，出布绵絮曝干之，干复渍，以尽其汁，每渍必晬其日，乃出干之，并用渣与绵絮，复布为复巾，长六七尺，为六七巾，则用之，生桑炭炙巾，以熨寒痹所刺之处，令热入至于病所，寒复炙布以熨之，三十遍而止。汗出，以巾拭其身，亦三十遍而止。起步内中，无见风。每刺必熨，如此病已矣。此所谓内热也。内热之内音纳。《外台方》以三年酽醋五升，热煎三四沸，切葱白二三升，煮一沸，滤出，布帛热裹，当病上熨之，瘥为度。熏洗法：用樟木屑一斗，置大桶内，桶边放一兀凳，以急流水一担，熬沸，泡之桶内，安一矮凳子，令人坐桶边，放脚在桶内，外以草荐围之，勿令汤气入眼。

〔**肢节肿痛**〕　痛属火，肿属湿，兼受风寒而发动于经络之中，流注于肢节之间，用麻黄去节、赤芍药各一钱，防风、荆芥、羌活、独活、白芷、苍术、威灵仙、酒片芩、枳实、桔梗、葛根、川芎各五分，当归、甘草、升麻各二分。下焦加酒黄柏，肿多加槟榔、大腹皮，痛多加没药，妇人加酒红花。风湿相搏肢节疼痛，宜大羌活汤。《金匮方》：诸肢节疼痛，身体尫羸，脚肿如脱，头眩短气，兀兀欲吐，桂枝芍药知母汤主之。肥人多是风湿与痰饮流注经络而痛，宜南星、半夏。瘦人是血虚与热，四物加防风、羌活、酒芩。瘦人或性急躁而痛发热是血热，四物加酒炒芩、柏。脉濡滑者用燥湿，苍术、南星，兼行气，以木香、枳壳、槟榔。脉涩数为瘀血，芎、归、桃仁泥、红花，加大黄微利之。倦怠无力而痛，用参、术、南星、半夏之类。风热成历节，攻手指作赤肿麻木，甚则攻肩背两膝，遇暑热或大便秘即作，宜牛蒡子散。此病胸膈生痰，久则赤肿附著肢节，久久不退，遂成疠风。宜早治之。

着　痹即麻木

《原病式》列麻证在六气燥金诸涩条下，释之曰：物得湿则滑泽，干则涩滞，麻犹涩也。由水液聚少而燥涩，气行壅滞而不得滑泽通行，气强攻冲而为麻也。俗方治麻病，多用乌、附者，令气行之暴甚，以故转麻，因之冲开道路以得通利而麻愈也。然六气不必一气独为病，气有相兼，若亡液为燥，或麻木无热证，即当此法。或风热胜湿为燥，因而病麻，则宜以退风散热，活血养液，润燥通气之凉药调之。东垣则曰：麻者，气之虚也。真气弱，不能流通，填塞经络，四肢俱虚，故生麻木不仁。或在手，或在足，或通身皮肤尽麻者，皆以黄芪、人参、白术、甘草、五味、芍药、当归、升麻、柴胡之类，随时令所兼之气出入为方，但补其虚，全不用攻冲之剂。窃详刘李二公，生同时，居同地，无世运方土之异宜，何乃凡病遽有补攻之别如此，盖因悟入圣人之道不同。刘以人禀天赋本无亏欠，因邪入搅乱其气而后成病，所以攻邪为要，邪退则正气自安。李以人之真气，荣养百骸，周于性命，凡真气失调、少有所亏，则五邪六淫便得乘间而入，所以补正为要，正复则邪气自却。今宜酌量二公之法，当攻当补，从中调治，无执泥其说。丹溪又分麻木为二，以麻止习习然，尚无气血攻冲不行之状，木则气血已痹不仁，莫知其痛痒也。疠风初起者，其手足必先木，而后皮肤疡溃，与夫瘫痪者，手足亦时麻木，当自求之本门。《素问》曰：荣气虚则不仁，卫气虚则不用，荣卫俱虚，则不仁且不用。《灵枢》曰：卫气不行则为麻木。东垣治麻痹，必补卫气而行之，盖本诸此。浑身麻木不仁，或左或右，半身麻木，或面或头，或手臂，或脚腿，麻木不仁，并神效黄芪汤。皮肤间有麻木，此肺气不行也，芍药补气汤。如肌肉麻，必待泻营气而愈。如湿热相合，四肢沉痛，当泻湿热。治杜彦达左手右腿麻木，右手大指次指亦常麻木至腕，已三四年矣。诸医不效，求治明之，明之遂制人参益气汤，服二日便觉手心热，手指中间如气满胀，至三日后，又觉两手指中间皮肉如不敢触者，似痒痛满胀之意，指上瑟瑟，不敢用手擦傍触之，此真气遍至矣。遂于两手指甲傍，各以三棱针一刺之，微见血如黍粘许，则痹自息矣；又为处第二第三服之大效。左腿麻木沉重，除湿补气汤。《金匮方》：血痹，阴阳俱微，寸口关上微，尺中小紧，外证身体不仁，如风痹状，黄芪桂枝五物汤主之。李正臣夫人病，诊得六脉中俱弦，洪缓相合，按之无力。弦在其上，是风热下陷入阴中，阳道不行。其证闭目则浑身麻木，昼减而夜甚，觉而目开则麻木渐退，久则绝止。常开其目，此证不作，惧其麻木，不敢合眼，故不得眠。身体皆重，时有痰嗽，觉胸中常是有痰而不利，时烦躁，气短促而喘，肌肤充盛，饮食大小便如常，惟畏麻木不敢合眼为最苦。观其色脉，形病相应而不逆。《内经》曰：阳盛瞋目而动轻，阴病闭目而静重。又云：诸脉皆属于目。《灵枢》曰：开目则阳道行，阳气遍布周身，闭目则阳道闭而不行，如昼夜之分，知其阳衰而阴旺也。且麻木为风，虽三尺之童皆以为然，细校之则非。如久坐而起，亦有麻木。假为绳系缚之人，释之觉麻木作而不敢动，久则自已。以此验之，非有风邪，乃气不行也。不须治风，当补其肺中之气，则麻木自去矣。知其经脉，阴火乘其阳分，火动于中为麻木也，当兼去阴火则愈矣。时痰嗽者，秋凉在外，湿在上作也，当实其皮毛以温剂。身重脉缓者，湿气伏匿而作也。时见躁作，当升阳助气益血，微泻阴火，去湿通行经脉，调其阴阳则已。非五脏六腑之本有邪也，补气升阳和中汤主之。李夫人，立冬严霜时得病，四肢无力，乃痿厥，湿热在下焦也。醋心者，是浊气不降欲满也。合眼麻木者，阳道不行也。开眼不麻木者，目开助阳道，故阴寒之气少退也。头旋眩运者，风气下陷于血分不伸越而作也。温经除湿汤主之。湿气风证不退，眩运麻木不已，除风湿，羌活汤主之。停蓄支饮，手足麻痹，多睡眩冒，茯苓汤主之。《本事方》治风寒湿痹，麻木不仁，粥法：川乌生为末，用白米作粥半碗，入药末四钱，同米用慢火熬熟，要稀薄不要稠，下姜汁一茶匙许，蜜三大匙，搅匀，空心啜之，温为佳。如是湿，更入薏苡仁二钱，增米作一钟。服此粥，治四肢不随，痛重不能举者。左氏曰：风淫末疾。谓四肢为四末也。脾主四肢，风邪客于肝则淫脾，脾为肝克，故疾在末。谷气引风湿之药径入脾经，故四肢得安。然必真有风寒中于卫气，致卫气不行而不仁者，外必有恶风寒等证，然后可服。荣虚卫实，肌肉不仁，致令瘴重，名曰肉苛，宜前胡散、苦参丸。丹溪曰：手麻是气虚，木是湿痰死血。十指麻木，胃中有湿痰死血。气虚者，补中益气汤，或四君子加黄芪、天麻、麦门冬、川归。湿痰者，二陈汤加苍、白术，少佐附子行经。死血者，四物汤加桃仁、红花、韭汁。戴人以苦剂涌寒痰，次与淡剂。白术除湿、茯苓利水、桂伐木、姜、附寒胜加之。《内经》针灸着痹分新久，新者汤熨灸之，久者焠针刺之。取三里。陕帅郭巨济偏枯，二指着痹，足不能伸，迎洁古治之，以长针刺委中，深至骨而不知痛，出血一二升，其色如墨，又且缪刺之，如是者六七次，服药三月，病良愈。大理少卿韩珠泉，遍身麻痹，不能举动，求治于予。予以神效黄芪汤方加减授之，用芪一两二钱，参、芍各六钱，他称是。一服减半，彼欲速效，遂并两剂为一服之，旬日而病如失矣。予以元气初复，宜静以养之，完固而后可出。渠不能从，盛夏遽出见朝谒客，劳顿累日，偶从朝房出，上马，忽欲坠仆，从者扶至陈虚舟比部寓，邀予视之，予辞不治，数日而殁。呜呼，行百里者，半于九十，可不戒哉。

痿

痿者，手足痿软而无力，百节缓纵而不收也。圣人以痿病在诸证为切要，故特著篇目，分五脏之热，名病其所属皮、脉、筋、肉、骨之痿。致足不任于地，及叙五脏得热之邪，则以一脏因一邪所伤。观其微旨，是用五志、五劳、六淫，从脏气所要者，各举其一以为例耳。若会通八十一篇而言，便见五劳、五志、六淫，尽得成五脏之热以为痿也。何则？言肺气热则皮痿，因有所失亡，所求不得者，与他篇之谓始富后贫，虽不伤邪，皮焦筋屈，痿躄为挛者，同是一于七情之不扬。若病机之谓诸痿喘呕，诸气愤郁，皆属于上者言之，即此可推：何热而不为痿，何脉而不为热也。如言心气热为脉痿，因得之悲哀太甚，阳气内动而血崩，大经空虚，乃为脉痿，此以心为神明之官，主脉为要者言也。及乎推之五脏各有神，各有志，若怒则气上逆，甚则呕血之类，亦五志所动，以热伤血，血逆行于经脉亦必空虚。有若形乐志苦，病生于脉。则是五志皆得以痿其脉，不独悲哀一因也。且五志之在各脏，自伤其所属。若怒甚筋纵，其若不容与，形乐志乐，病生于肉，形苦志乐，病生于筋。又若忧恐喜怒，因太虚则五脏相乘，故病有五五二十五变，皆至于大骨枯槁，大肉陷下之病。其神志在五脏之为热病者不可胜计。如言肝脏气热，因思想无穷，所愿不得，犹肺之所求不得也。其入房太甚，宗筋弛纵，亦犹肾之远行劳倦也。即此可见，五劳各得伤其五脏所合之皮肉筋骨矣。如言脾脏气热，因得之有渐于湿，以水为事者，若岁运太阴湿土司天，在泉之湿，皆致肌肉痿，足痿不收，此是从五脏中举外感者为例耳，诸脏皆然。少阴之复为骨痿；少阳之复为脉痿；

阳明司天之政，四之气，亦为骨痿；厥阴司天，风气下临，脾气上从，而为肌肉痿。有因于湿，首如裹，湿热不攘，大筋软短，小筋弛长，软短为拘，弛长为痿。《灵枢》有八风之变，或伤筋，或伤肉，或伤骨，与邪客筋骨间者，热多则筋弛，骨消肉烁。夫其外淫而生五脏痿病者如此。然有不言邪，止从经脏之虚而论者，谓脾病者，身重肌肉痿，足痿不收，行善瘛；谓肾虚者，为跛为痱；谓三阳有馀，三阴不足为偏枯；谓足少阳之别，虚则痿厥，坐不能起；足阳明之别，虚则足不收，胫枯。又有饮食所伤，味过于咸，则大骨气劳；味过于辛，则筋脉沮弛。与夫膏粱之人，病偏枯痿厥。已上所陈，止就本条足痿不用者言耳。至若五脏尽热，神昏仆倒，手足俱不用，世俗所谓瘫痪者，岂非亦是痿之大者也。又若下条肺痿之为脏病者，而经又有心气痿者死，则是五脏尽有其痿，盖可知矣。《原病式》论小便遗失，谓肺热客于肾部，干于足厥阴之经，而气血不得宣通则痿痹，故神无所用，而不遂其机，因致溲便遗失。由是论之，凡神机气血或劣弱，或闭塞，即脏腑经络四属，若内若外，随处而不用。故《内经》重其事，叠出诸篇，后之览者，竟失其旨。集方论者，或并见虚劳证，或并见风门，赖丹溪始发挥千馀年之误，表而出之，而复语焉不详，可惜也。曰：《痿论》，阳明冲脉合宗筋，会于气街，因阳明虚，故宗筋纵，带脉不引而足痿，所以独取阳明。今子历陈受病之邪及诸痿证，又将若之何治，曰：圣人凡语其一，推之而可十可百，岂惟足痿而已乎。所谓各补其荥而通其俞，调其虚实，和其逆顺者，则治邪之法尽在其中矣。所云筋脉骨肉，各以其时受月则病已者，治四属内外诸痿之法，亦在其中矣。然而诸痿之病，未有不因阳明虚而得者，何以言之？按《灵枢》有谓真气所受于天，与谷气并而充身也。又谓谷始入于胃之两焦，以溉五脏，别出两行荣卫之道，其大气之搏而不行者，积于胸中，命曰气海。《素问》则谓足太阴者，三阴也，其脉贯胃属脾络嗌，故太阴为之行气于三阴。阳明者，表也，五脏六腑之海也，亦为之行气于三阳。脏腑各因其经而受气于阳明，故为胃行其津液。四肢不得禀水谷气，日以益衰，阴道不利，筋骨肌肉无气以生，故不用焉。而冲脉者，出于肾下，与任脉起于胞中，治血海亦云为五脏六腑之海也，五脏六腑皆禀焉。其上行者，渗三阳，灌诸精；其下行者，渗三阴，灌诸络而温肌肉，与阳明宗筋会于气冲。因言阳明虚则宗筋纵，带脉不引，故足痿不用也。即此而观，真气者，天之道也；谷气者，地之道也。地非天不生，天非地不成，是故真气与谷气并，而后生成形气之道立矣。故阳明虚，于五脏无所禀，则不能行血气，营阴阳，濡筋骨，利关节。气海无所受，则卫气不能温分肉，充皮肤，肥腠理，司开阖。血海无所受，则上下内外之络脉空虚，于是精神气血之奉生身、周于性命者劣弱矣。故百体中随其不得受水谷气处，则不用而为痿，治痿不独取阳明而何哉。丹溪云：肺金体燥，居上而主气，畏火者也。脾土性湿，居中而主，四肢，畏木者也。火性炎上，若嗜欲无节，则水失所养，火寡于畏而侮所胜，肺得火邪而热矣。木性刚急，肺受热邪则金失所养，木寡于畏而侮所胜，脾得木邪而伤矣。肺热则不能管摄一身，脾伤则四肢不能为用，而诸痿作矣。泻南方，则肺金清而东方不实，何脾伤之有。补北方，则心火降而西方不虚，何肺热之有。故阳明实[①]则宗筋润，能束骨而利机关矣。治痿之法，无出于此。骆龙吉亦曰风火相炽，当滋肾水。东垣先生取黄柏为君，黄芪等药为辅佐，而无一定之方。有兼痰积者，有湿多者，有热多者，有湿热相半者，有挟寒者，临病制方，其善于治痿乎。虽然药中肯綮矣，若将理失宜，圣医不治也。天产作阳，厚味发热，凡病痿者，若不淡薄滋味，吾知其必不能安全也。按丹溪以《难经》泻南补北之法，摘为治痿之方，亦是举其例耳。若胃口不开，饮食少进者，当以芳香辛温之剂进之，不可拘于此例，宜藿香养胃汤主之。况依《内经》当分五脏。肺热叶焦，则皮毛虚弱急薄，着则生痿躄。肺者脏之长，为心之盖也。有所失亡，所求不得，则发肺鸣，鸣则肺热叶焦，故曰五脏因肺热叶焦，发为痿躄。又曰：肺热者，色白而毛败，宜黄芪、天麦门冬、石斛、百合、山药、犀角、通草、桔梗、枯芩、栀子仁、杏仁、秦艽之属主之。心气热则下脉厥而上，上则下脉虚，虚则生脉痿，枢折挈，胫纵而不任地，悲哀太甚则胞络绝，胞络绝则阳气内动，发则心下崩，数溲血也。故本病曰大经空虚，发为肌痹，传为脉痿。又曰：心热者，色赤而络脉溢。宜铁粉、银屑、黄连、苦参、龙胆、石蜜、牛黄、龙齿、秦艽、白鲜皮、牡丹皮、地骨皮、雷丸、犀角之属主之。肝气热则胆泄口苦，筋膜干，筋膜干则筋急而挛，发为筋痿。思想无穷，所愿不得，意淫于外，入房太甚，宗筋弛纵，发为筋痿，及为白淫。故《下经》曰：筋痿者，生于肝使内也。又曰：肝热者，色苍而爪枯。宜生地黄、天门冬、百合、紫葳、白蒺藜、杜仲、萆薢、菟丝子、川牛膝、防风、黄芩、黄连之属主之。又方治筋痿，两手握固无力，两腿行动无力，急饥食少，口舌生疮，忽生痰涎，忽然睡中涎溢，身上躁热，忽时憎[②]寒，项颈强急，小便赤白不定，大腑忽冷忽热不调，用连翘、防风、荆芥穗、蔓荆子、羌活、独活、牡丹皮、山栀仁、秦艽、麻黄去根、木香各等分，为细末，每服一钱，食后白汤调下。脾气热则胃干而渴，肌肉不仁，发为肉痿。有渐于湿，以水为事，若有所留，居处相湿，肌肉濡渍，痹而不仁，发为肉痿。故《下经》曰：肉痿者，得之湿地也。又曰：脾热者，色黄而肉蠕动，宜苍白术，二陈，入霞天膏之属主之。肾气热则腰脊不举，骨枯而髓减，发为骨痿。有所远行劳倦，逢大热而渴，渴则阳气内伐，内伐则热舍于肾，肾者水脏也。今水不胜火则骨枯而髓虚，故足不任身，发为骨痿。故《下经》曰：骨痿者，生于大热也。又曰：肾热者，色黑而齿槁，宜金刚丸。肾肝俱损，骨痿不能起于床，筋弱不能收持，宜益精缓中，宜牛膝丸、加味四斤丸。肾肝脾俱损，谷不化，宜益精缓中消谷，宜煨肾丸。丹溪云：痿属湿热。有湿痰者，有气虚者，有血虚者，有食积妨碍不降者，有死血者。湿热，东垣健步丸，加黄柏、苍术、黄芩，或清燥汤。湿痰，二陈加苍术、黄柏之类，入竹沥、姜汁。血虚，四物汤加苍术、黄柏，下补阴丸。气虚，四君子汤加苍术、黄柏。气血俱虚，十全大补汤。食积，木香槟榔丸。死血，桃仁、红花、蓬术、归梢、赤芍药之类。痿病，食积妨碍不得降者，亦有死血者，俱宜下之。《保命集》云：四肢不举，俗曰瘫痪，经所谓脾太过则令人四肢不举。又曰：土太过则敦阜，阜，高也。敦，厚也。既厚

① 实：原作虚，据《局方发挥》改
② 憎：原作“增”，据文义改。

而又高，则令除去，此真所谓膏粱之疾，其治则泻，令气弱阳衰土平而愈。或三化汤，或调胃承气汤，选而用之。若脾虚则不用也。经所谓土不及则卑陷，卑，下也。陷，坑也。故脾病四肢不举。四肢皆禀气于胃，而不能至经，必因于脾，乃得禀受。今脾病不能与胃行其津液，四肢不得禀水谷气，气日以衰，脉道不利，筋骨肌内皆无气以生，故不用焉。其治可十全散、加减四物，去邪留正。又云：心热盛则火独光，火炎上，肾之脉常下行，今火盛而上炎用事，故肾脉亦随火炎烁而逆上行，阴气厥逆，火复内焰，阴上隔阳，下不守位，心气通脉，故生脉痿。膝腕枢如折去而不相提挈，经筋纵缓而不任地故也，可下数百行而愈。东垣补益肾肝丸、萧炳神龟滋阴丸、丹溪补益丸、虎潜丸、王启玄传玄珠耘苗丹，经验方：何首乌、牛膝等分，酒浸蜜丸，皆补益肾肝壮筋骨之药，下虚者选而用之。痿发于夏，俗名注夏。当从东垣法治之，详见伤暑门。

痿　厥

足痿软不收为痿厥，有二：一属肾、膀胱。经云：恐惧不解则伤精，精伤则骨酸痿厥，精时自下，是肾伤精脱也。又云：三阳为病，发寒热，下为痈肿，及为痿厥腨痛，是膀胱在下发病也。二属脾湿伤肾。经云：凡治痿厥发逆，肥贵人则膏粱之疾。又云：秋伤于湿，上逆而咳，发为痿厥是也。目中溜火，视物昏花，耳聋耳鸣，困倦乏力，寝汗憎风，行步不正，两脚欹侧，卧而多惊，腰膝无力，腰以下消瘦，宜补益肾肝丸。膝中无力，伸不能屈，屈不能伸，腰膝腿脚沉重，行步艰难，宜健步丸，愈风汤送下。腿脚沉重无力者，于羌活胜湿汤中加酒洗汉防己五分，轻则附子，重则川乌少许，以为引用而行经也。尝治一老人痿厥，累用虎潜丸不愈，后于虎潜丸加附子，立愈如神，盖附反佐之力。东垣治中书粘合公，三十二岁，病脚膝痿弱，脐下尻阴皆冷，阴汗臊臭，精滑不固，服鹿茸丸十旬不减。诊其脉沉数而有力，此醇酒膏粱滋火于内，逼阴于外。医见其证，不知阳强不能密致皮肤，以为内实有寒，投以热剂，反泻其阴而补其阳，是实实虚虚也。不危幸矣，复何望效耶。即处以滋肾大苦寒之剂，制之以急，寒因热用，饮入下焦，适其病所，泻命门相火之盛，再服而愈。求方不与，亦不著其方于书，恐过用之，则故病未已，新病复起也。此必滋肾丸、神龟滋阴丸之类，中病则已，可常服乎。热。《本事方》治脚膝无力，用菟丝子五两，石莲肉、山药、茴香各二两，白茯苓一两，五味子五钱，糊丸，每服五十丸，木瓜酒或盐汤下，空心、晚食前各一服。寒。人参酒浸服之，治风软脚弱可逐奔马，故曰奔马草，曾用有效。虚。仲景方，内极热则身体津脱，腠理开，汗大泄，厉风气，下焦脚弱，宜越婢加术汤。表。《斗门方》用商陆根细切煮熟，入绿豆烂煮为饭食之，及本事方左经丸、续骨丹，此中有湿痰污血，阻碍经络而得痿厥者宜之。里。

脚　气

脚气之名，起自后代，其顽麻肿痛者，则经所谓痹厥也。痿软不收者，则经所谓痿厥也。其冲心者，则经所谓厥逆也。东垣云：脚气之疾，实水湿之所为也。盖湿之害人皮肉筋脉而属于下，然亦有二焉。一则自外而感，一则自内而致，其治法自应不同，故详而论之。其为病也，有证无名。脚气之称，自晋苏敬始，关中河朔无有也。惟南方地下水寒，其清湿之气中于人，必自足始，故经曰清湿袭虚，则病起于下。或者难曰：今兹北方，其地则风土高寒，其人则腠理致密，而复多此疾者，岂是地湿之气感之而为耶？答曰：南方之疾自外而感者也，北方之疾自内而致者也。何以言之？北方之人常食潼乳，又饮酒无节，过伤而不厌，且潼乳之为物，其气味则潼乳，其形质则水也，酒醴亦然。人之水谷入胃，胃气蒸腾，其气与味宣之于经络，化之为血气，外①荣四末，内注五脏六腑，周而复始，以应刻数焉，是谓天地之纪。此皆元气充足，脾胃之气无所伤而然也。苟元气不充，则胃气之本自弱，饮食既倍，则脾胃之气有伤，既不能蒸化所食之物，其气与味，亦不能宣畅旁通，其水湿之性，流下而致之。其自外而入者，止于下胫肿而痛，自内而致者，乃或至于手节也。经云：足胫肿曰水。太阴所至，为重胕肿。此但言其自外者也。所治之法，前人方论备矣。自内而致者，治法则未有也。杨大受云：脚气是为壅疾，治以宣通之剂，使气不能成壅也。壅既成而盛者，砭恶血而去其重势。经曰：蓄则肿热，砭射之，后以药治之。按：东垣论南方脚气，外感清湿作寒治；北方脚气，内伤酒乳作湿热治。此实前人之未发者。后学泥之，遂成南北二派，互相诋毁。南毁北者曰：彼所论乃北方病也，彼所治乃北方法也，不可施于南。北毁南者曰：彼所论乃南方病也，彼所治乃南方法也，不可施于北。呜呼！立论之始，不究《内经》首尾所言，辄创其名，以致后人守其说者，知其一不知其二，故相乖迕若此。夫《素》、《灵》诸篇，上穷天文，下究地理，中知人事之变，叠出不一书者，为天地以二气食于人，而人以六经三阴三阳上奉之，是故三阴三阳，亦是在人之六经气也，内以养于脏腑，壮精神，运水谷，以为生化百骸之用。及乎天地六气一有不正则变，变则袭人身形之虚，入客以为病者，谓之外邪。若人之三阴三阳一有不正则变，变则淫泆病者，谓之内邪。二者皆得致周身之百病。况足之六经，皆起于脚五指，行过于腿膝，上属脏腑，统身半以下气血之运行，故外入之邪客之，则壅闭其经气，凝泣其络血。若人气内注之邪，着而留之，则亦必如外邪壅闭气血者无异也。及其冲痛痿痹厥逆之状，亦无异也。于是皆以脚气名也。此四方之所同，今乃以南方者，止中外邪之湿，北方者，止中内注之湿，岂理也哉。然北方纵无地之卑湿，其在践雨露，履汗袜，洗濯足，皆湿也。与夫脱卸靴履，汗出而风吹之，而血凝于足者，宁不与南方地之湿同类，尽属外中者乎。南方虽无潼乳之湿，其在酒食，与脏腑所伤，津液水谷停积之湿而下注者，宁不与北方潼乳同类，尽属内注者乎。能达此理，第恐自责辨邪之不易，奚暇相毁哉。《千金》云：凡脚气之病，始起甚微，多不令人识也。食饮嬉戏，气力如故，惟卒起脚屈弱不能动，有此为异耳。凡脚气之候，或见食呕吐，憎闻食臭，或有腹痛下利，或大小便闭涩不通，或胸中冲悸，不欲见光明，或精神昏愦，或喜迷忘，语言错乱，或壮热头痛，或身体极冷疼烦，或觉转筋，或肿或不肿，或胜腿顽痹，或时缓纵不随，或复百节挛急，或小腹不仁，此皆脚气状貌也。方书以肿者为湿脚气，不肿者为干脚气。不问久近、干湿及属何经，并可用除湿汤加木瓜、槟榔、白芷各半钱，或芎芷香苏散加赤芍药、萆薢各半钱，仍吞木瓜丸。脚气发动，两足痛不可忍者，五积散加全蝎三五个，入酒煎。脚气发动，必身痛发热，大类伤寒，若卒起

① 外：原作“水”，据石经堂本改。

脚弱，或少腹不仁，或举体转筋，或见食呕逆，或两胫赤肿，便当作脚气治。干者，于前二药中，或更加莱菔子炒研半钱。湿者，于前二药中加青橘皮十数片。《千金》云：若脉大而缓，宜服续命汤二剂立瘥。《活人》云：脚气属冷者，小续命汤煎成，旋入生姜自然汁，服之最快。若风盛，宜作越婢汤加白术二两。若脉浮大而紧转駃[1]，宜作竹沥汤。此最恶，脉细而駃亦恶。脉微而弱，宜服风引汤。此人脉多是因虚而得之。若大虚短气力乏，可间作补汤，随病冷热而用之。若未愈，更服竹沥汤即止。竹沥汤若不及热服，辄停在胸膈，更为人患，每服当使极热。若服竹沥汤得下者必佳也。若加服数剂，病及脉势未折，而苦胀满者，可以大鳖甲汤下之。汤势尽而不得下，可以汤丸助汤令下，下后更服竹沥汤，令脉势折，将息料理乃佳。东垣云：《外台》所录，皆谓南方卑湿雾露所聚之地，其民腠理疏，阳气不能外固，因而履之，则清湿袭虚，病起于下，此因血虚气弱，受清湿之邪气，与血并行于肤腠，邪气盛，正气少，故血气涩，涩则痹，虚则弱，故令疲弱也。后人名曰脚气。初觉即灸患处二三十壮，以导引湿气外出，及饮醪醴，以通经散邪。所制之方，寒药少，热药多，多用麻黄、川乌、姜、附之属。《内经》云：湿淫于外，以苦发之。麻黄苦温，发之者也。川乌辛热，走而不守，通行经络。姜、附辛甘大热，助阳退阴，亦能散清湿之邪。又察足之三阴三阳，是何经络所起，以引用药为主治，复审六气中何气当之，治以佐使之药。按：前廉为阳明，宜以白芷、升麻、葛根为引用。后廉为太阳，宜以羌活、防风为引用。外廉为少阳，宜以柴胡为引用。内廉为厥阴，宜以青皮、吴茱萸、川芎为引用。内前廉为太阴，宜以苍术、白芍药为引用。风胜者，自汗走注，其脉浮而弦，宜发散，越婢加术汤。寒胜者，无汗挛急掣痛，其脉迟而涩，宜温熨，酒浸牛膝丸。湿胜者，肿痛重着，其脉濡而细，宜分渗，除湿汤。暑胜者，烦渴热积，其脉洪而数，宜清利，清暑益气汤。若四气兼见，但推其多者为胜，分其表里以施治也。太阳经脚气病者，头痛目眩，项强，腰脊身体经络，外踝之后，循京骨至小指外侧皆痛，宜随四时之气发散而愈，麻黄左经汤。阳明经脚气病者，翕翕寒热，呻欠，口鼻干，腹胀，髀膝膑中循骱外臁，下足跗，入中趾内间皆痛，宜随四时气微利之，大黄左经汤。少阳经脚气病者，口苦上喘，胁痛面垢，体无光泽，头目皆痛，缺盆并腋下如马刀肿，自汗振寒发热，胸中胁肋髀膝、外至骱绝骨外踝，及诸节指皆痛，宜随四气和解之，半夏左经汤。三阳并合脚气病者，憎寒壮热，自汗恶风，或无汗恶寒，晕眩重着，关节掣痛，手足拘挛疼痛，冷痹，腰腿缓纵不随，心躁气上，呕吐下利，其脉必浮弦紧数，宜大料神秘左经汤、加味败毒散。太阴经脚气病者，腹满，夹咽连舌系急，胸膈痞满，循骱骨下股膝内前廉、内踝，过核骨后，连足大趾之端内侧皆痛，宜六物附子汤。少阴经脚气病者，腰脊痛，小趾之下连足心，循内踝，入跟中，上腨内，出腘中，内廉股肉皆痛，上行胸咽，饥不能食，面黑，小便淋闭，咳唾不已，善恐，心惕惕如将捕之，小腹不仁者难治。四气偏胜，各随其气所中轻重而温之，宜八味丸。厥阴经脚气病者，腰胁偏疼，从足大趾连足趺，上廉上腘，至内廉，循股环阴，抵小腹夹脐，诸处胀痛，两脚挛急，嗌干，呕逆洞泄，各随四气所

---

① 駃：通快。

中轻重而调之，神应养真丹。三阴并合脚气，四肢拘挛，上气喘满，小便秘涩，心热烦闷，遍身浮肿，脚弱缓纵不能行步，宜追毒汤。已上六经受风寒暑湿流注，自汗为风胜，无汗疼痛为寒胜，热烦为暑胜，重着肿满为湿胜，各随其气所胜者而偏调之，不可拘于一方也。湿热为病，肢节烦疼，肩背沉重，胸膈不利，兼遍身疼痛，流注手足，足胫肿痛不可忍者，当归拈痛汤主之。《本草》十剂云：宣可去壅，通可去滞。《内经》云：湿淫所胜，治以苦温。羌活苦辛，透关节胜湿，防风甘辛温，散经络中留湿，故以为君。水性润下，升麻、葛根苦辛平，味之薄者，阴中之阳，引而上行，以苦发之也。白术苦甘温，和平除湿，苍术体轻浮，气力雄壮，能除肤腠间湿，故以为臣。夫血壅而不流则为痛，当归身辛温以散之，使血气各有所归，人参、甘草甘温，补脾养正气，使苦药不能伤脾胃。仲景云：湿热相合，肢节烦疼，苦参、黄芩、知母、茵陈苦寒，乃苦以泄之者也；凡酒制炒，以为因用。治湿不利小便，非其治也。猪苓甘温平，泽泻咸平，淡以渗之，又能导其留饮，故以为佐。气味相合，上下分流其湿，使壅滞之气得宣通也。杨大受谓：脚气之疾，自古皆尚疏下，为疾壅故也。然不可太过，太过则损伤脾胃，使营运之气不能上行，反下注为脚气；又不可不及，不及则使壅气不能消散。今立三方于后，详虚实而用之。脚气初发，一身尽痛，或肢节肿痛，便溺阻隔，先以羌活导滞汤导之，后用当归拈痛汤除之。饮食不消，心下痞闷者，开结导饮丸。治廉平章，年三十八，身体充肥，脚气始发，头面浑身肢节微肿，皆赤色，足胫赤肿，痛不可忍，不敢扶策，手着皮肤其痛转甚，昼夜苦楚。此以北土高寒，故多饮酒，积久伤脾，不能运化，饮食下流之所致。投以当归拈痛汤一两二钱，其痛减半，再服肿痛悉除，止有左手指末微赤肿，以三棱针刺爪甲端，多出黑血，赤肿全去。不数日，因食湿面，肢体觉痛，再以枳实大黄汤治之。夫脚气之疾，皆水湿之为也。面滋其湿，血壅而不行，故肢节烦疼。经云：风胜湿，羌活辛温，透关节去湿，故以为主。血留而不能行则痛，当归之辛温，散壅止痛，枳实之苦寒，治痞消食，故以为臣。大黄苦寒，以导面之湿热，并治诸老血留结，取其峻驶，故以为使也。服后利下两行，痛止。控涎丹加胭脂一钱，槟榔、木瓜各一两，卷柏半两，先以盐水煮半日，次日白水煮半日，同前药为丸，每三十丸加至四五十丸，利下恶物立效。《衍义》云：有人嗜酒，日须五七十杯，后患脚气甚危，或教以巴戟半两，糯米同炒，米微转色，不用米，大黄一两，锉炒，同为末，熟蜜为丸，温水下五七十丸，仍禁酒遂愈。肾脏风壅积，腰膝沉重，威灵仙末，蜜和丸，如桐子大。酒下八十丸，平明微利恶物如青脓桃胶，即是风毒。脚气多属肺气，经云：肺病者，汗出，尻阴股膝、髀腨胻足皆痛，故戴人治脚气用涌法者，良由此也。又《千金方》多汗之者，亦泻肺之意也。古方用紫苏陈皮生姜汤，调槟榔末服之，于疏通肺气为佳。《三因》十全丹、续断丸、薏苡仁酒、虎骨酒，皆药性平良，病人下虚而无实积者，可以常服。

〔脚气冲心〕 丹溪用四物汤加炒柏，以附子末津调敷涌泉穴以艾灸，泄引其热下行。金匮八味丸，治脚气上攻入少腹不仁。已上虚者宜之。槟榔为末，童便调服。三脘散、大腹子散、桑白皮散、薏苡仁散，已上实者宜之。犀角散，热者宜之。茱萸木瓜汤、沉香散，无热者宜之。

〔脚气上气喘息〕 紫苏叶三两，桑白皮锉炒二两，前胡去芦一两，㕮咀，每服八钱，水二盏半，槟榔二枚，杏仁去皮尖二十枚，生姜五片，煎至一盏，温服无时。脚气喘急，此系入腹，宜苏子降气汤，仍佐以养正丹或四磨饮。脚气迫肺，令人喘嗽，宜小青龙汤，每服入槟榔一钱煎服。

〔脚气呕逆恶心〕 宜八味平胃散，加木瓜一钱。畏食者，宜生料平胃散，加木瓜一钱。二证并可用半夏散、橘皮汤。

〔小便不通〕 用生料五苓散一帖，除湿汤一帖，加木瓜二钱重，分二服。

〔大便不通〕 羌活导滞汤。

〔大小便俱不通〕 槟榔丸，或五苓散和复元通气散。

〔发热不退者〕 败毒散加木瓜一钱，或用败毒散、五积散各半帖和匀，名交加散，更加木瓜一钱。若久履湿，而得两脚或肿或疮，五苓散或和气饮，加木瓜、萝卜子各半钱，大黄一钱。脚气日久，脚胫枯细，或寒或热，或疼或痒，或一脚偏患软弱𨇤曳，状如偏风者，宜小续命汤加木瓜，或独活寄生汤、附子八味汤，吞活络丹、虎骨四斤丸之类。

〔脚气生疮〕 肿痛，心神烦热，犀角散。脚气腿腕生疮，用鹿茸丸、芎归散。脚气生疮肿痛，用漏芦、白蔹、槐白皮、五加皮、甘草各七钱半，蒺藜子二两，㕮咀，水煎去渣，看冷热于无风处淋洗之。脚气，跟注一孔，深半寸许，每下半日痛异常，此乃脚气注成漏，以人中白于火上煅，中有水出，滴入疮口。

〔脚心痛者〕 宜大圣散二钱重，入木瓜末一钱，豆淋酒调，仍用川椒、香白芷、草乌煎汤洗。脚气隐痛，行步艰辛，用平胃散加赤曲同煎服最妙，鸡鸣散亦佳。脚气有壅者，加减槟榔汤。无壅者，牛膝汤：川牛膝酒洗、白茯苓去皮、人参去芦各一两，当归去芦半两，为细末。每服三钱，空心、温酒调服。脚气两胫肿满，是为壅疾，南方多见，两足粗大，与疾偕老者，初起当以重剂宣通壅滞，或砭恶血而去其重势，后以药治。经曰：蓄则肿热，砭射之也。

〔渫洗〕 《活人书》云：凡脚气服补药，及用汤渫洗，皆医之大禁也，为南方外感湿气，乘虚袭人为肿痛而言，非为北方内受湿气，注下肿痛而言也。盖湿气不能外达，宜淋渫开导泄越其邪，名曰导气除湿汤。

《外台》云：第一忌嗔，嗔则心烦，烦则脚气发。第二禁大语，大语则伤肺，肺伤亦发动。又不得露足，当风入水，以冷水洗脚，两脚胫尤不宜冷，虽暑月常须着绵裤，至冬寒倍令两胫温暖，得微汗大佳。依此将息，气渐薄损，每至寅丑日割手足甲，割少侵肉去气。夏时腠理开，不宜当风卧睡，睡觉令人按捼，勿使邪气稽留，数劳动关节，常令通畅，此并养生之要，拒风邪之法也。寻常有力，每食后行三五百步，疲倦便止，脚中恶气随即下散，虽浮肿，气不能上也。凡治此疾，每旦早饭任意饱食，午饭少食，晚饭不食弥佳。恐伤脾胃营运之气，失其天度。况夜食则血气壅滞，而阴道增肿痛矣。第一凡饮食酒及湩酪勿使过度，过则伤脾胃，下注于足胫胕肿，遂成脚疾。第二欲不可纵，嗜欲多则脚气发。凡饮食之后，宜缓行二三百步，不至汗出，觉困则止，如此则不能成壅也。经云：逸者行之。又云：病湿痹，忌温食饱食，湿地濡衣。

〔诊〕 脉浮弦为虚，濡细为湿，洪数为热，迟涩为寒，微滑为虚，牢坚为实。浮为表，沉为里，沉弦为风，沉紧为寒，沉细为湿，沉数为热。结因气，散因忧，紧因怒，细因悲。入心则恍惚谬妄，呕吐食不入，眠不安，脉左寸乍大乍小乍无者不治。入肾则腰脚皆肿，小便不通，呻吟，口额黑，冲胸而喘，左尺绝者不治。但见心下急，气喘不停，或自汗数出，或乍寒乍热，其脉促短而数，呕吐不止者死。

第五册

诸风门

疠风

《素问·脉要精微论》曰：脉风成为疠风。论曰：风寒客于脉而不去，名曰疠风。疠风者，荣卫热胕，其气不清，故使鼻柱坏而色败，皮肤疡溃。又谓风气与太阳俱入，行诸脉俞，散诸分肉之间，与卫气相干，其道不利，故使肌肉膹䐜而有疡，卫气有所凝而不行，故其肉有不仁也。"长刺节论"曰：大风骨节重，鬚眉堕，名曰大风。刺肌肉为故，汗出百日。王注：以泄卫气之怫热。刺骨髓，汗出百日。王注：以泄荣气之怫热。二百日，鬚眉生而止。《灵枢》曰：疠风者，数刺其肿上，已刺，以锐针针其处，按出其恶气，肿尽乃止。常食方食，毋食他食。今观经之论治，分荣卫者如此。若古方虽多，但混泻其风热于荣卫，又无先后之分，至东垣、丹溪始分之。《活法机要》云：先桦皮散，从少至多，服五七日，灸承浆穴七壮，灸疮愈，再灸再愈，三灸之后，服二圣散泄热，祛血之风邪，戒房室，三年病愈。此先治其卫、后治其荣也。《试效方》治段库使用补气泻荣汤，此治荣多于治卫也。丹溪云：须分在上在下，在上者以醉仙散，取臭恶血于齿缝中出，在下者以通天再造散，取恶物蛔虫于谷道中出。所出虽有上下道路之异，然皆不外于阳明一经而已。看其疙瘩，上先见，在上体多者，病在上也。下先见，在下体多者，病在下也。上下同得者，病在上复在下也。阳明主胃与大肠，无物不受，此风之入人也，气受之在上多，血受之在下多，血气俱受者，上下皆多。自非医者神手，病者铁心，罕有免者。夫气为阳为卫，血为阴为荣，身半以上，阳先受之，身半以下，阴先受之。是故再造散治其病在阴者，用皂角刺出风毒于荣血中。肝主血，恶血留止，其属肝也。虫亦生于厥阴，风木所化，必用是治其脏气杀虫为主，以大黄引入肠胃荣血之分，利出瘀恶虫物。醉仙散治其病在阳者，用鼠粘子出风毒遍身恶疮，胡麻逐风补肺润皮肤，蒺藜主恶血身体风痒，通鼻气，防风治诸风，栝蒌根治瘀血消热胕肿，枸杞消风热散疮毒，蔓荆子主贼风，苦参治热毒风，皮肌烦躁生疮，赤癞眉脱，八味药治功固至矣，然必银粉为使，银粉乃是下膈通大肠之要剂，所以用其驱诸药入阳明经，开其风热怫郁痞隔，逐出恶风臭秽之毒，杀所生之虫，循经上行至牙齿软薄之分，而出其臭毒之涎水。服此药若有伤于齿，则以黄连末揩之，或先固济以解银粉之毒。银粉在醉仙散有夺旗斩将之功，遂成此方之妙用，非他方可企及，故丹溪取二方分用之，如破敌之先锋。至于馀邪未除者，但调和荣卫药中少加驱逐剂耳。

薛新甫曰：大抵此证，多由劳伤气血，腠理不密，或醉后房劳沐浴，或登山涉水外邪所乘，卫气相搏，湿热相火，血随火化而致。故淮阳闽广间多患之。眉毛先落者，毒在肺。面发紫泡者，毒在肝。脚底先痛或穿者，毒在肾。遍身如癣者，毒在脾。目先损者，毒在心。此五脏受病之重者也。一曰皮死，麻木不仁。二曰肉死，针刺不痛。三曰血死，烂溃。四曰筋死，指脱。五曰骨死，鼻柱坏。此五脏受伤之不可治也。若声哑目盲，尤为难治。治当辨本证兼证，变证类证，阴阳虚实而斟酌焉。若妄投燥热之剂，脓水淋漓，则肝血愈燥，风热愈炽，肾水愈枯，相火愈旺，反成坏证矣。

本证治法：疠疡所患，非止一脏，然其气血无有弗伤，兼证无有弗杂，况积岁而发现于外，须分经络之上下，病势之虚实，不可概施攻毒之药，当先助胃壮气，使根本坚固，而后治其疮可也。疠疡当知有变、有类之不同，而治法有汗、有下、有砭刺、攻补之不一。盖兼证当审轻重，变证当察先后，类证当详真伪，而汗下砭刺攻补之法，又当量其人之虚实，究其病之源委而施治焉。盖虚者形气虚也，实者病气实而形气则虚也。疠疡砭刺之法，子和张先生谓一汗抵千针，盖以砭血不如发汗之周遍也。然发汗即出血，出血即发汗，二者一律。若恶血凝滞在肌表经络者，宜刺宜汗，取委中出血则效。若恶毒蕴结于脏，非荡涤其内则不能瘥。若毒在外者，非砭刺遍身患处及两臂腿腕，两手足指缝各出血，其毒必不能散。若表里俱受毒者，非外砭内泄，其毒决不能退。若上体患多，宜用醉仙散，取其内蓄恶血于齿缝中出，及刺手指缝并臂腕以去肌表毒血，下体患多，宜用再造散，令恶血陈虫于谷道中出，仍针足指缝并腿腕，隔一二日更刺之，以血赤为度，如有寒热头疼等证，当大补血气。疠疡服轻粉之剂，若腹痛去后兼有脓秽之物，不可用药止之。若口舌肿痛，秽水时流作渴，发热喜冷，此为上焦热毒，宜用泻黄散。若寒热往来，宜用小柴胡汤加知母。若口齿缝出血，发热而大便秘结，此为热毒内淫，宜用黄连解毒汤。若大便调和，用济生犀角地黄汤。若秽水虽尽，口舌不愈，或发热作渴而不饮冷，此为虚热也，宜用七味白术散。疠疡手足或腿臂或各指拳挛者，由阴火炽盛亏损气血，当用加味逍遥散加生地黄，及换肌散兼服。疠疡生虫者，五方风邪翕合，相火制金，木盛所化，内食五脏，而证见于外也，宜用升麻汤，送泻青丸，或桦皮散，以清肺肝之邪，外灸承浆，以疏阳明任脉，则风热息而虫不生矣。肝经虚热者，佐以加味逍遥散、六味地黄丸。

兼证治法：

〔头目眩晕〕 若右寸尺关脉浮而无力，脾肺气虚也，用补中益气汤。若左关尺脉数而无力，肝肾气虚也，用六味地黄丸。若右寸尺脉浮大或微细，阳气虚也，用八味地黄丸。血虚者，四物汤加参、苓、白术。气虚者，四君子汤加当归、黄芪。肝经实热者，柴胡清肝散。肝经虚热者，六味地黄丸。脾气虚弱者，补中益气汤。脾虚有痰者，半夏白术天麻汤。砭血过多者，芎归汤。发热恶寒者，圣愈汤。大凡发热则真气伤矣，不可用苦寒药，恐复伤脾胃也。

〔口㖞目斜〕 若手足牵搐，或眉棱痒动，属肝经血虚风热，用加味逍遥散、六味地黄丸，以生肝血滋肾水。若寒热往来，或耳聋胁痛，属肝木炽盛，先用小柴胡合四物汤，以清肝火生肝血。若筋挛骨痛，或不能动履，用六味地黄丸、补中益气汤，以滋化源。若因服燥药而致者，用四物汤加生甘草、金银花，以解热毒益阴血。凡此俱属肝经血燥所致，须用六味地黄丸、补中益气汤为主。若因怒气房劳而甚者，用六味地黄丸、十全大补汤为主。若因劳伤形体而甚者，用补中益气汤、十全大补汤为主。

〔夏秋湿热行令〕 若饮食不甘，头目眩晕，遍身酸软，或两腿麻木，口渴自汗气促身热，小便黄数，大便稀溏，湿热伤元气也，用清燥汤。如在夏令，用清暑益气汤。若自汗盗汗气高而喘，身热脉大，元气内伤也，用补中益气汤。若呕吐少食，肚腹痞闷，大便不实，脾胃受伤也，用六君子汤。若胸腹不利，饮食少思，吐痰不止，脾胃虚痞也，用四君子汤。若形气倦怠，肢体麻木，饮食少思，热伤元气也，用人参益气汤。

〔热渴便浊〕 若夜安昼热者，热在气分也，用清心莲子饮。昼安夜热者，热在血分也，用四物二连汤，俱佐以六味地黄丸。若寒热往来者，肝经血虚也，用加味逍遥散、六味地黄丸。

〔小便不利〕 若因服燥药而致者，用四物汤加炒黑黄柏、知母、生甘草，以滋阴血。若频数而色黄者，用四物汤加参、术、麦门、五味子，以生气血。若短而色黄者，用补中益气汤加山药、麦门、五味，以滋化源。

〔大便不通〕 若血虚内热而涩滞者，用四物汤加麦门、五味子，以生血润燥。若因燥热之药而患者，用四物汤加连翘、生甘草，以生血清热。若服克伐之药而致者，用四君子汤加芎、归，以助气生血。若作渴饮冷者，热淫于内也，用竹叶石膏汤，以清胃火。若作渴饮汤者，肠胃虚热也，用竹叶黄芪汤，以补气生津。若内热作渴，面赤饮汤者，用四物汤送润肠丸，以凉血润燥。若肠胃满胀，燥在直肠而不通者，用猪胆汁导之。肠胃气虚血涸而不通者，用十全大补汤。若肝胆邪盛，脾土受侮，而不能输化者，用小柴胡汤加山栀、郁李仁、枳壳治之。

〔怔忡无寐或兼衄血便血〕 若内热晡热，作渴饮汤，肢体倦怠，此脾血虚而火动也，用四君子加芎、归。若思虑伤脾动火而致，用归脾汤加山栀。若发热晡热，用八珍汤加酸枣仁、茯神、远志。若因心血虚损，用柏子仁散。大抵此证皆心脾血少所致，但调补胃气，则痰清而神自安，不必专于清热治痰。

〔发热恶寒〕 若肢体倦怠，烦躁作渴，气高而喘，头痛自汗者，此内伤气血也，用补中益气汤加五味、麦门。倦怠食少，大便不调，小便频数，洒淅恶寒者，此脾肺气虚也，用升阳益胃汤。烦躁作渴，体倦少食，或食而不化者，此脾气虚热也，用六君子汤。

〔发热〕 在午前脉数而有力者，气分热也，用清心莲子饮；脉数而无力者，阳气虚也，用补中益气汤。午后脉数而有力者，血分热也，用四物汤加牡丹皮；脉数而无力者，阴血虚也，用四物汤加参、术。热从两胁起者，肝虚也，用四物汤加参、术、黄芪。从脐下起者，肾虚也，用四物汤加参、术、黄柏、知母、五味、麦门、肉桂，或六味丸。其热昼见夜伏，夜见昼止，或去来无定时，或起作无定处，或从脚起者，此无根虚火也，须用加减八味丸，及十全大补汤加麦门、五味，更以附子末唾津调搽涌泉穴。若形体恶寒，喜热饮食者，阳气虚寒也，急用八味丸。

〔口干〕 若恶冷饮食者，胃气虚而不能生津液也，用七味白术散。若喜冷饮食者，胃火盛而消烁津液也，须用竹叶石膏汤。夜间发热口渴者，肾水弱而不能上润也，当用六味地黄丸。若因汗下之后而有前患，胃气虚也，宜用八珍汤。

〔作渴〕 若烦躁饮冷者，属上焦实热，用凉膈散。兼大便秘结者，属下焦实热，用清凉饮。若用克伐之药而渴者，气血虚也，急用八珍汤、六味丸。

〔耳聋耳鸣〕 若左寸关脉弦数者，心肝二经虚热也，用四物汤加山栀、柴胡生阴血。右寸关脉浮大者，脾肺二经虚热也，用补中益气汤加山栀、桔梗培阳气。若因怒便作，用小柴胡汤加山栀、芎、归，清肝凉血。若午前甚，用小柴胡汤加参、芪、归、术，补气清肝。午后甚，用四物汤加酒炒黑黄柏、知母、五味，补阴降火。如两足心热，属肾虚，用六味丸以壮水之主。两足冷属阳虚，用八味丸以益火之源。

〔项强口噤腰背反张者〕 气血虚而发痉也。仲景云：足太阳病，发汗太多则痉，风病下之则痉，复发汗则加拘急，疮家发汗则痉。盖风能散气，故有汗而不恶寒曰柔痉。寒能涩血，故无汗而恶寒曰刚痉。皆因内虚复汗，亡津血，筋无所养而然。悉属虚象，非风证也。当大补气血为主。故产妇、溃疡、劳伤气血、湿热相火、误服克伐之剂者，多患之，其义可见。

〔妇女经闭〕 若因郁火伤脾，以归脾汤加山栀、丹皮。气血俱虚，以八珍汤加山栀、丹皮。若因服燥药伤血，以四物汤加生甘草。若经候过期而来者，气血虚也，八珍汤倍用参、术。先期而来者，血虚热也。四物汤倍加参、术、牡丹皮。将来而作痛者，气虚血滞也，四物汤加茯苓、白术、香附。色紫而成块者，血热也，四物汤加山栀、丹皮。作痛而色淡者，血气虚也，用八珍汤。其血崩之证，肝火不能藏血者，用加味逍遥散。脾虚不能统血者，用补中益气汤。凡此皆六淫七情亏损元气所致，当审其因而调补胃气为善。

变证治法：

〔身起疙瘩搔破脓水淋漓〕 若寒热往来者，肝经气血虚而有火也，用八珍散加丹皮、柴胡。寒热内热者，血气弱而虚热也，用八珍散倍用参、术。若恶寒形寒者，阳气虚寒也，用十全大补汤。若肌肤搔如帛隔者，气血不能外荣也，用人参养荣汤。若面部搔之麻痒者，气血不能上荣也，用补中益气汤。若痿软筋挛者，血气不能滋养也，用补中益气汤，佐以六味地黄丸。

〔口舌生疮或咽喉作痛〕 若饮食喜冷，大便秘结者，实热也，用四顺清凉饮。肌热恶热，烦渴引饮者，血虚也，用当归补血汤。饮食恶寒，大便不实者，虚热也，用十全大补汤。热从下或从足起者，肾虚热也，用加减八味丸。若饮食难化，四肢逆冷者，命门火衰也，用八味地黄丸。

〔牙齿作痛〕 或牙龈溃烂，若喜寒恶热，属胃火，加味清胃散为主。恶寒喜热，属胃虚，补中益气汤为主。

〔自汗〕 属气虚，用补中益气汤送六味地黄丸。盗汗属血虚，用当归六黄汤。内芩、连、黄柏，炒黑用。送六味地黄丸。若因劳心而致，以归脾汤倍用茯神、酸枣仁。

〔唾痰或作喘〕 若右寸脉浮缓者，肺气虚也，用六君子汤加桔梗。右寸脉洪滑者，肺经有热也，用泻白散。右寸关脉浮缓迟弱者，脾肺气虚也，用六君子汤加桔梗、黄芪。右寸关脉洪滑迟缓者，脾热传肺也，用泻白、泻黄二散。右尺脉微弱者，命门火衰而脾肺虚也，用人参理中丸，如不应，用八味地黄丸。右寸脉洪数者，心火克肺金也，用人参平肺散，如不应，用六味地黄丸。左寸关脉洪弦数者，心肝二经有热也，用柴胡清肝散，如不应，佐以牛黄清心丸清其风热。仍用六味地黄丸以镇阳光。左尺脉数而无力者，肾虚而水泛上也，用六味地黄加五味子以滋阴。如脉微细，或手足冷，或兼喘促，急用八味地黄丸以补阳。

〔**舌赤裂**〕 或生芒刺，兼作渴引饮，或小便频数，不时发热，或热无定处，或足心热起者，乃肾水干涸，心火亢盛，用加减八味丸主之，佐以补中益气汤。若误用寒凉之剂，必变虚寒而殁。

〔**口舌生疮作渴不止不时发热**〕 或昼热夜止，或夜热昼静，小便频数，其热或从足心，或从两胁，或从小腹中起，外热而无定处者，此足三阴亏损之证也。用加减八味丸为主，佐以十全大补汤。若误用寒凉治火之剂，复伤脾胃，胸腹虚痞，饮食少思，或大便不实，小便不利，胸腹膨胀，肢体患肿，或手足俱冷者，此足三阴亏损之虚寒证也。急用加减金匮肾气丸，亦有复生者。

〔**肚腹肿胀**〕 若朝宽暮急属阴虚，暮宽朝急属阳虚，朝暮皆急，阴阳俱虚也。阳虚者，朝用六君子汤，夕用加减肾气丸。阴虚者，朝用四物汤加参、术，夕用加减肾气丸。真阳虚者，朝用八味地黄丸，夕用补中益气汤。若肚腹痞满，肢体肿胀，手足并冷，饮食难化，或大便泄泻，口吸气冷者，此真阳衰败，脾肺肾虚寒，不能司摄而水泛行也，急用加减肾气丸，否则不救。

〔**发热恶寒**〕 若寸脉微，名阳气不足，阴气上入阳中则恶寒也，用补中益气汤。尺部脉弱，名阴气不足，阳气下陷于阴中则发热也，用六味地黄丸。若暑热令而肢体倦怠，此湿热所乘，属形气虚而病气实也，当专补阳气，用补中益气汤。若发热大渴引饮，目赤面红，此血虚发热，属形病俱虚也，当专补阴血，用当归补血汤。

〔**发热作渴**〕 若右寸关脉浮大而无力者，脾肺之气虚也，用补中益气汤。数而有力者，脾肺之气热也，用竹叶石膏汤。寸脉微数而无力者，肺气虚热也，用竹叶黄芪汤。尺脉微细或微数而无力者，命门火衰也，用八味地黄丸。左寸关脉数而有力者，心肝之气热也，用柴胡栀子散。数而无力者，心肝之气虚也，用六味地黄丸。尺脉数而无力者，肾经虚火也，用加减八味丸。大凡疮愈后口渴，或先渴而患疮，或口舌生疮，或咽喉肿痛，或唇裂舌黄目赤，痰涎上涌者，皆败证也。非此丸不能救。

〔**眼目**〕 昏弱，或内障黑花，属血虚神劳，用滋阴肾气丸。若视物无力，或见非常之状，属阴精虚弱，用滋阴地黄丸。若视物无力，或视物皆大，属阳盛阴虚，用六味地黄丸。若目紧体倦，或肌肤麻木，属脾肺气虚，用神效黄芪汤。若至夜目暗，灯下亦暗，属阳虚下陷，用决明夜灵散。若眼暗体倦，内障耳鸣，属脾胃气虚，用益智聪明汤。盖五脏六腑之精气皆禀受于脾土，上贯于目。脾为诸阴之首，目为血脉之宗，当补脾土为善。

〔**鼻衄吐血**〕 若左寸关脉数而无力，血虚也，四物加参、术。浮而无力，气虚也，补中益气汤。尺脉数或无力，肾虚也，六味地黄丸。右寸关脉数而有力者，肺胃热也，犀角地黄汤。数而无力者，肺胃虚热也，先用济生犀角地黄汤，后用四物汤加参、苓、白术。尺脉数无力，阴虚也，用六味地黄丸。若面黄、目涩眵多、手麻者，脾肺虚也，用黄芪芍药汤。

〔**饮食少思**〕 若因胃气虚而不能食，用四君子汤。若因脾气虚而不能化，用六君子汤。大便不实，或呕吐者，脾气虚寒也，用六君子汤加干姜、木香。若作呕口渴，或恶冷饮食者，胃气虚热也，用五味异功散。喜冷饮食者，胃气实热也，用泻黄散。

〔**带下**〕　因经行产后，外邪入胞，传于五脏而致之。其色青者，属于肝，用加味逍遥散加防风。湿热壅滞，小便赤涩，用前散加炒黑龙胆草。肝血不足，或燥热、风热，用六味丸、逍遥散。色赤者，属于心，用小柴胡汤加黄连、山栀、当归。思虑过伤者，用妙香散、六味丸。色白者，属于肺，用六味丸、补中益气汤加山栀。色黄者，属于脾，用六味丸、六君子汤加山栀、柴胡，不应，用归脾汤。色黑者，属于肾，用六味丸。气血俱虚，用八珍汤。阳气下陷，用补中益气汤。湿痰下注，前汤加茯苓、半夏、苍术、黄柏。气虚痰饮，四七汤送六味丸。若病久元气下陷，或克伐所伤，但壮脾胃升阳气为善。若拘于人之肥瘦，而用燥湿泻火之药，反伤脾胃，为患不浅。

〔**二便下血**〕　若右关脉浮数，气虚而热也，用四君子加升麻、当归。尺脉浮大或微弱，元气下陷也，用补中益气汤。左关脉洪数，血虚也，用四物汤加炒山栀、升麻、秦艽。脉迟缓或浮大，气虚也，用四君子汤加升麻、炮姜。尺脉洪数或无力者，肾虚也，用六味地黄丸。若因房劳伤损精气，阴虚火动而小便下血，诸血病者，不问脉证百端，但用前丸料煎服为善。

〔**泄泻**〕　在五更或侵晨，乃脾肾虚，五更服四神丸，日间服白术散，或不应，或愈而复作，急用八味丸，补命门火以生脾土，其泻自止。

〔**大便不通**〕　属脾肺亏损，大肠津液干涸，或血虚火烁，不可计其日期，饮食数多，必待腹满胀，自欲去而不能，乃热在直肠间也，用猪胆汁润之。若妄服苦寒辛散之剂，元气愈伤，或通而不止，或成中痞之证。若气血虚者，用八珍汤加麻子仁。肠胃虚者，用补中益气汤加麻子仁。肾液不能滋润，用六味地黄丸加麻子仁。若厚味积壅，小便淋秘者，肝肾虚也，用六味地黄丸以滋肾水，用补中益气汤以补脾胃。若发热晡热，用六君子汤、加味逍遥散，养阴血清风热。若兼筋骨痛，先用透经解挛汤、秦艽地黄汤，后用八珍散加牡丹皮、柴胡主之。若误服风剂而伤阴血者，用易老祛风丸。若两股或阴囊或两足，必用四生散、地黄丸为善。若误服草乌、川乌之类，或敷巴豆、砒石等味，肌肉腐溃，反成疠证，治者审之。

〔**面赤瘙痒或眉毛脱落**〕　属肺经风热，用人参消风散、桦皮散。气虚用补中益气汤加天麻、僵蚕。血虚用加味逍遥散加钩藤钩。面发紫泡或成块，或眉毛脱落，属肝经风热，先用小柴胡汤加山栀、丹皮、钩藤钩，后用加味逍遥散。凡证属肝经血燥生风，但宜滋肾水生肝血，则火自息，风自定，痒自止。

〔**遍身疙瘩或瘾疹瘙痒**〕　此风热伤血，用羌活当归散。气虚者，佐以补中益气汤加山栀、钩藤钩。血虚者，佐以加味逍遥散加钩藤钩。若手足皴裂，不问黯白，或在手足腿腕，搔起白皮，此风热而秘涩，用清胃散加芍药。盖肾开窍于二阴，精血不足则大便秘塞而不通矣，须用六味地黄丸、补中益气汤以滋化源。

〔**小便不利**〕　若不渴而不利者，热在下焦血分也，用滋肾丸。渴而不利者，热在上焦气分也，用清肺散。肾经阴虚而不利者，用六味地黄丸。热结膀胱而不利者，用五淋散。元气虚而不能输化者，用补中益气汤。脾肺之气燥而不能化生者，用黄芩清肺饮。若转筋便闭气喘，不问男女孕妇，急用八味丸，缓则不救。

〔**白浊**〕　足三阴经主之。属厚味湿热所致者，用加味清胃散。肝肾虚热者，用六味地黄丸为主，佐以逍遥散。脾肾虚热者，用六味丸，佐以六君子汤。肝脾郁滞者，六味丸佐以归脾汤。脾肺气虚者，六味丸佐以补中益气汤。湿痰下注者，益气汤佐以六味丸。

类证治法：

两臁如癣瘙痒，久则脓水淋漓，或搔起白皮者，名肾脏风也，用四生散以祛风邪，用六味地黄丸以补肾水。若头目不清，内热口干体倦，痰热血燥，秋间益甚，故俗名雁来风，宜用羌活白芷散、加味逍遥散。气虚者，佐以补中益气汤，加皂角刺、钩藤钩。血虚者，佐以八物汤，加柴胡、牡丹皮，或加味逍遥散兼服。肢体或腿臂腕间患痦瘤而游走不定者，赤曰赤游风，白曰白游风，为血虚阴火内动，外邪所搏之证。白用人参消风散，赤用加味逍遥散，气血俱虚用八珍汤，晡热内热用加味逍遥散、六味地黄丸。遍身或头面起疙瘩，或如霞片，或破而脓水淋漓，或痒痛寒热，乃肝火血虚也，用加味逍遥散。若口苦胁痛，小便淋沥，肝火血热也，用柴胡清肝散。若妇女夜间谵语发热，热入血室也，用小柴胡汤加山栀、生地黄。血虚者，四物合小柴胡汤。病退却用逍遥散，以健脾胃生阴血。此证多有因怒气而发者，治当审之。妇人肢体隐疹疙瘩，搔破成疮，脓水淋漓，热渴眩晕，日晡益甚者，用四物汤加柴胡、山栀、丹皮，清肝火补肝血。若烦热体倦，头目不清，用八珍散加丹皮、山栀，补脾气生阴血。若自汗盗汗，月水不调，肚腹作痛，用八珍汤、六味丸。若食少体倦，心忪盗汗，经闭寒热，用八珍汤佐以加味逍遥散。若病久元气怯弱，用十全大补汤佐以归脾汤。女子十三四或十六七而天癸未至，或妇人月经不调，发赤斑痒痛，此属肝火血热，用小柴胡汤加山栀、生地黄、牡丹皮、防风。生虫者，乃相火制金，不能平木而化耳，非风邪所生也，但滋肾水生肝血，或佐以灸承浆之类，说见本证。敷砒霜患处作痛，或腐溃，用湿泥频涂换之。若毒入腹，胸膈苦楚，或作吐泻，饮冷米醋一二杯即止，多亦不妨，生绿豆末、芝麻油俱可。敷贴雄黄药，闷乱或吐泻，用防己煎汤解之。服辛热药而眉髪脱落者，乃肝经血伤而火动，非风也，用四物汤、六味丸，以滋肝血生肾水。服川乌、草乌等药，闷乱流涎，或昏愦呕吐，或出血吐血，用大豆、远志、防风、甘草任用一味煎汤解之。大凡服风药过多，皆宜用之。未应，急用甘草、生姜汁。敷贴巴豆之药，患处作痛，肌肉溃烂，以生黄连为末，水调敷之。若毒入内吐泻等证，更以水调服一二钱。大小豆、菖蒲汁俱可。敷贴藜芦，毒入内，煎葱汤解之。服祛风克伐之药，呕吐少食，胸膈不利，或形气倦怠等证，用六君子汤以补阳气。若烦躁作渴，饮食不思，或晡热内热，面赤发热，用四物汤加参、术以生阴血，馀从各门治之。

薛新甫以邪之所凑，其气必虚，世医治疠，止知攻邪，而不知补虚，非徒无益，而又害之，故作《疠疡机要》三卷，循其法，虽不能去病，亦可以延天年，无夭枉之患，故备述于篇。乃至去病之法则前，再造醉仙之外，《千金翼》有耆婆治恶病阿魏雷丸散诸方，先服药出虫，看其形状，青黄赤白黑，然后与药疗之。此出西域异人，龙宫所秘，病者能洗涤身心，忏悔业障，精虔修治而用之，万无不瘥也。详具类方中，兹不赘。

破伤风

夫风者，百病之始也，清净则腠理闭拒，虽有大风苛毒，莫之能害。诸疮不瘥，荣卫虚，肌肉不生，疮眼不合而风邪入之，为破伤风之候。亦有因疮热郁结，多着白痂，疮口闭塞，气难宣通，故热甚而生风者。先辨疮口，平无汁者，中风也；边自出黄水者，中水也，并欲作痉。急治之。东垣云：破伤风者，通于表里，分别阴阳，同伤寒证治。人知有发表，不知有攻里、和解。夫脉浮而无力，太阳也，在表宜汗。脉长而有力，阳明也，在里宜下。脉浮而弦小者，少阳也，半在表半在里，宜和解。明此三法，而治不中病者，未之有也。此但云三阳，不及三阴者，盖风邪在三阳经，便宜按法早治而愈。若得传入三阴，其证已危，或腹满自利，口燥嗌干，舌卷卵缩，皆无生理，故置而勿论也。河间云：破伤风，风热燥甚，怫郁在表，而里气尚平者，善伸数欠，筋脉拘急，或时恶寒，或筋惕而搐，脉浮数而弦也，宜以辛热治风之药，开冲结滞而愈。犹伤寒表热怫郁，而以麻黄汤辛热发散也。凡用辛热开冲风热结滞，宜以寒药佐之则良，免致药中病而风热转甚也。如治伤寒发热，用麻黄、桂枝，加黄芩、知母、石膏之类是也。若止以甘草、滑石、葱、豉寒药发散甚妙。若表不已，渐传入里，里又未太甚，而脉弦小者，宜以退风热开结滞之寒药调之，或微加治风辛热药亦得，犹伤寒在半表半里而以小柴胡和解之也。若里势已甚，而舌强口噤，项背反张，惊惕搐搦，涎唾稠粘，胸腹满塞，便溺秘结，或时汗出，脉沉洪数而弦也。然汗出者，由风热郁甚于里，而表热稍罢，则腠理疏泄而心火热甚，故汗出也。法宜除风散结寒药下之，后以退风热、开结滞之寒药调之，则热退结散而风自愈矣。解表，羌活防风汤、防风汤、九味羌活汤、蜈蚣散。解后实之，白术防风汤。攻里，大芎黄汤、江鳔丸、左龙丸，后服小羌活汤。和解，羌活汤、地榆防风散、小柴胡汤。日久气血渐虚，邪气入胃，宜养血四物汤，加防风、藁本、白芷各等分，细辛减半，为粗末。每服五钱水煎。服风药过多自汗出者，白术黄芪汤。大汗不止，筋挛搐搦，白术升麻汤。搐痉不已，蠲痉汤。背后搐者，羌活、独活、防风、甘草。向前搐者，升麻、白芷、独活、防风、甘草。两傍搐者，柴胡、防风、甘草。右搐加滑石。手足颤掉不已，朱砂指甲散。四般恶证不可治：第一头目青黑色，第二额上汗珠不流，第三眼小目瞪，第四身上汗出如油。又痛不在疮处者伤经络，亦死证也。

〔外治〕　初觉疮肿，起白痂，身寒热，急用玉真散傅之，或用杏仁去皮细嚼，和雄黄飞罗，白面傅之。一方只用杏仁，白面等分和匀，新汲水调和如膏傅。肿渐消为度。若腰脊反张，四肢强直，牙关口噤，用鼠一头和尾烧作灰细研，以腊月猪脂和傅。牙关紧不能开，用蜈蚣一条，焙干研细末，擦牙吐涎立苏。狗咬破伤风，人参不拘多少，桑柴火上烧令烟绝，用盏子合研为末掺疮上，仍以鱼胶煮烊封固。《婴童百问》云：县尹张公尝言吾有一妙方，治破伤风如神，用人家粪堆内蛴螬虫一枚，烂草房上亦有之，捏住其脊，待其虫口中吐水，就抹在疮口上，觉麻即汗出，立愈。后试之，果然。其虫仍埋故处，勿伤其命。

痉

《说文》：强，直也，而无痓字。《广韵》：痓，恶也。非强直明矣。作痓者误，

今正之

《金匮》云：病者身热足寒，颈项强急，恶寒，时头热面赤目赤，独头动摇，卒口噤，背反张者，痓病也。《活人书》云：外证发热恶寒，与伤寒相似，但其脉沉迟弦细，而项背反张为异耳。太阳病，发热无汗，反恶寒者，名曰刚痓。太阳病，发热汗出而不恶寒，名曰柔痓。太阳病，其证备，身体强几几，然脉反沉迟，此为痓，栝蒌桂枝汤主之。太阳病，无汗而小便反少，气上冲胸，口噤不得语，欲作刚痓，葛根汤主之。刚痓为病，胸满口噤，卧不着席，脚挛急，必龂齿，可与大承气汤。此阳明经药也，阳明总宗筋，以风寒湿热之邪入于胃中，津液不行，宗筋无所养，故急宜此汤下湿热行津液。故《宣明》云：痓病目直口噤，背强如弓卧摇动，手足搐搦，宜三一承气汤下之。亦此意也。然非察证之明，的有实热者，亦不可轻用也。按：世知治痓之法创自仲景，而不知仲景之论伤寒，皆自《内经》中来，其所谓刚痓者，为中风发热重感于寒而得之，与《内经》所谓赫羲之纪，上羽，其病痓，其义一也。风淫之热与火运之热无少异，其重感于寒亦与上羽之寒同是外郁者，热因郁则愈甚，甚则热兼燥化而无汗，血气不得宣通，大小筋俱受热害而强直，故曰刚痓也。其所谓柔痓者，为太阳发热重感于湿而得之，即《内经》所谓诸痓项强，皆属于湿。又谓因于湿，首如裹，湿热不攘，大筋软短，小筋弛长，软短为拘，弛长为痿。肺移热于肾，传为柔痓。注云：柔谓筋柔而无力，痓谓骨强而不随。三者之义，比之仲景所言重感于湿为柔痓者，岂不同是小筋得湿则痿弛而无力者乎。其摇头发热，颈项强急，腰背反张，瘛疭口噤，与刚痓形状等者，又岂不同是大筋受热则拘挛强直者乎？后代方论，乃以无汗为表实，有汗为表虚。不思湿胜者自多汗出，乃以为表虚而用姜附温热等剂，宁不重增大筋之热欤。及守仲景方者，但知刚痓用葛根汤，柔痓用桂枝加葛根汤。而不解《金匮》于柔痓之脉沉迟者，在桂枝汤不加葛根而加栝蒌根。盖用葛根，不惟取其解肌之热，而取其体轻、可生在表阳分之津，以润筋之燥急。今因沉迟，沉乃卫气不足，故用桂枝以和之，迟乃荣血不足，故用栝蒌根，其体重、可生在表阴分之津，此仲景随脉浮沉，用药浅深之法也。至于太阳传入阳明，胸满口噤，卧不着席，脚挛龂齿者，与大承气，亦可见治痓，与伤寒分六经表里，无纤毫之异矣。至若所谓太阳病，发汗太过，及疮家不可汗而汗之，因致痓者；太阳病，发热脉沉细而病痓者；病者身热足寒，颈项强急，恶寒，时头热面赤，独头动摇，卒口噤背反张；若发其汗，寒湿相得，其表益虚，即恶寒甚，发其汗已，其脉如蛇者；暴腹胀大为欲解，脉如故，反伏弦为痓者，皆不出方言治。虽然，能识疗伤寒随机应变之法，则无患方之不足用也。海藏云：发汗太多因致痓，身热足寒，项强恶寒，头热面肿目赤，头摇口噤，背反张者，太阳痓也。若头低视下，手足牵引，肘膝相构，阳明痓也。若一目或左右斜视，并一手一足搐搦者，少阳痓也。汗之、止之、和之、下之，各随其经，可使必已。太阳痓属表，无汗宜汗之，有汗宜止之。阳明痓属里，宜下之。少阳痓属半表半里，宜和之。所谓各随其经也。神术汤加羌活、麻黄，治刚痓解利无汗。白术汤加桂心、黄芪，治柔痓解利有汗。太阳阳明加川芎、荆芥穗。正阳阳明加羌活、酒大黄。少阳阳明加防风、柴胡根。热而在表者加黄芩。寒而在表者加桂枝、黄芪、附子。热而在里者加大黄。寒而在里者加干姜、良姜、附子。上王氏分经论痓，固得仲景伤寒之法矣。其间用仲景方，去葛根、栝蒌根，更风药者，殆从风痓筋强而然也。及《原病式》论筋劲项强而不柔和者，则不然，乃邪在湿淫条下，谓土主安静故耳，亢则害，承乃制，故湿过极，反兼风化制之，然兼化者虚象，而实非风也，岂可尽从风治乎。又海藏分六经不及厥阴，厥阴固有痓矣。经云：厥阴在泉，客胜则大关节不利，内为痓强拘急，外为不便者，非乎。《灵枢》又谓足少阴筋病主痫瘛及痓，此非六阴经痓病之例乎。抑海藏所遗，非独此而已。至若《内经》有谓太阳所至为寝汗痓，手阳明、少阳厥逆，发呕喉痹、痓者，乃是人之六经所属，风寒湿热燥火之气自相盛衰，变而为痓者也，亦皆勿论。予尝思夫外感内伤之邪病痓，治法迥别，不可不辨。天气因八风之变，鼓舞六淫而入是为经，风外伤腠理，内触五脏，故治邪必兼治风。人气因五性劳役，感动厥阳，君相二火相扇，六经之淫邪而起，遂有五阳胜负之变，故胜者泻、负者补，必兼治火调胃土，以复火伤之气，盖不可差也。苟于内伤而用外感药以散邪，则原气愈耗，血竭神离，而至于不救矣。丹溪云：大率与痫相似，比痫为甚，盖因气血大虚，挟痰挟火而成。药宜人参、竹沥之类，不可用风药。一男子二十馀岁，患痘疮，靥谢后，忽患口噤不开，四肢强直不能屈，时或绕脐腹痛一阵，则冷汗如雨，痛定则汗止，时作时止，其脉极弦紧而急。此因劳倦伤血，山居多风寒乘虚而感。又因痘疮，其血愈虚。当用辛温养血，辛凉散风，遂用当归身、芍药为君，川芎、青皮、钩藤为臣，白术、陈皮、甘草为佐，桂枝、木香、黄连为使，更加红花少许，煎十二帖而安。薛新甫云：痓病，因伤寒汗下过度，与产妇、溃疡等病，及因克伐之剂，伤损气血而变。若金衰木旺，先用泻青丸，后用异功散，肾水虚用六味丸。肝火旺，先用加味小柴胡汤，次用加味四物汤，发热用加味逍遥散。若木侮脾土，用补中益气加芍药、山栀。脾经郁结，用加味归脾汤。脾土湿热，用三一承气汤。大凡病后气血虚弱，用参、术浓煎，佐以姜汁、竹沥，时时用之。如不应，用十全大补汤；更不应，急加附子，或用参附汤，缓则不救。虞抟[①] 治一妇人，年三十馀，身形瘦弱，月经后忽发痓，口噤，手足挛缩，角弓反张。此去血过多，风邪乘虚而入。用四物汤加防风、羌活、荆芥，少加附子行经，二帖病减半，六帖病全安。张子和治吕君玉妻，年三十馀，病风搐目眩，角弓反张，数日不食。诸医皆作风治不效。夫诸风掉眩，皆属肝木。曲直摇动，风之用也，阳主动，阴主静，由火盛制金，金衰不能平木，肝木茂而自病。因涌风涎二三升，次以寒剂下十馀行，又以排针刺百会穴，出血一杯立愈。上内伤例。痓，既以有汗无汗辨刚柔，又以厥逆不厥逆辨阴阳。仲景虽曰痓皆身热足寒，然阳痓不厥逆，其厥逆者，皆阴也。阳痓已前见。阴痓一二日，面肿，手足厥冷，筋脉拘急，汗不出，恐阴气内伤，宜八物白术散。若发热脉沉而细者，附太阴也，心腹痛，宜桂枝加芍药、防风、防己汤，又宜小续命汤。阴痓，手足厥逆，筋脉拘急，汗出不止，颈项强直，头摇口噤，宜附子散、桂心白术汤、附子防风散。上三阴例。

〔诊〕 太阳病，发热[②]，其脉沉而细者，名曰痓，为难治。痓脉伏，按之

---

① 抟：原作摶，今改。

② 热：原脱，据《金匮要略》补。

紧，如弦坚直，上下行。无择云：凡痉脉，皆伏弦沉紧。痉病，发其汗已，其脉沧沧如蛇，暴腹胀大者，为欲解，脉如故，反伏弦者痉。此痉字，恐当作死字。痉病有灸疮难治。

〔妊娠痉〕　多由风寒湿乘虚而感，皆从太阳经治之。恐仍当如前例，分六经表里。薛氏云：若心肝风热，用钩藤汤。肝脾血虚，加味逍遥散。肝脾郁怒，加味归脾汤。气逆痰滞，紫苏饮。肝火风热，钩藤散。脾郁痰滞，二陈、姜汁、竹沥。

〔产后痉〕　《良方》云：产后汗多变痉，因气血亏损，肉理不密，风邪所乘。其形口噤，背强如痫，或摇头马嘶，不时举发，气息如绝，宜速灌小续命汤。若汗出两手拭不及者，不治。《千金》治产中风，口噤面青，手足急强，用竹沥一升，分为五服，微温，频服大效。楼全善云：小续命汤、举卿古拜散、大豆紫汤，皆治产后痉，太阳、厥阴药也。邪实、脉浮弦有力者固宜，但产后血气大虚之人，不宜轻发其表，第用防风当归散治之为妙。薛氏云：产后痉，由亡血过多，筋无所养，与伤寒汗下过多，溃疡脓血大泄，皆败证也。急以十全大补汤，如不应，急加附子。亦有六淫七情所致者，治法见上。

瘛　疭

瘛者，筋脉拘急也，疭者、筋脉张纵也，俗谓之搐是也。《原病式》云：诸热瞀瘛，皆属于火。热胜风搏，并于经络，风主动而不宁，风火相乘，是以热瞀瘛生矣。治法，祛风涤热之剂折其火热，瞀瘛可立愈。若妄加灼艾，或饮以发表之剂，则死不旋踵矣。《素问》云：心脉急甚者为瘛疭，此心火虚寒也，治宜补心，牛黄散主之。《灵枢》云：心脉满大，痫瘛筋挛，此心火实热也，治宜泻心火，凉惊丸主之。肝脉小急，亦痫瘛筋挛，此肝虚也，续断丸主之。若肝脉盛者，先救脾，宜加减建中汤。《素问》云：脾脉急甚者，亦为瘛疭，此脾虚肝乘之而瘛也，故宜实土泻肝木之剂。热伤元气，四肢困倦，手指麻木，时时瘛疭，人参益气汤主之。尹氏表姑，年近七十，暑月得病，手足常自搐搦，如小儿惊风状，医者不识以讯予，予曰：此暑风也，缘先伤于暑，毛孔开而风乘之。宜香薷饮加羌活、防风各一钱，黄芪二钱，白芍药一钱半，二剂而病如失。风虚昏愦，不自觉知，手足瘛疭，或为寒热，血虚不能服发汗药，独活汤主之。虚风证，能食麻木，牙关紧急，手足瘛疭，目肉蠕瞤，面肿，此胃中有风，胃风汤主之。肝劳虚寒，胁痛胀满，眼昏不食，挛缩瘛疭，续断丸主之。风气留滞，心中昏愦，四肢无力，口眼瞤动，或时搐搦，或渴或自汗，续命煮散主之。运气瘛疭有二：其一曰火，经曰：火郁之发，民病呕逆，瘛疭。又曰：少阳所至，为暴注，瞤瘛。又曰：少阳司天，客胜则为瘛疭是也。其二曰水，经曰：阳明司天，燥气下临，木气上从，民病胁痛目赤，掉振鼓栗。又曰：岁土太过，雨湿流行，民病足痿不收，行善瘛。又曰：太阴之复，头顶痛重，而掉瘛尤甚是也。

〔产后瘛疭〕经云：肝主筋而藏血。盖肝气为阳为火，肝血为阴为水，前证因产后阴血去多，阳火炽盛，筋无所养而然耳。故痈疽脓水过多，金疮出血过甚，则阳随阴散，亦多致此。治法当用加味逍遥散，或八珍散加丹皮、钩藤以生阴血，则阳火自退，诸证自愈。如不应，当用四君、芎、归、丹皮、钩藤以补脾土。盖血生于至阴，至阴者，脾土也。故小儿吐泻之后，脾胃亏损，亦多患之，乃虚象也。

无风可逐，无痰可消。若属阳气脱陷者，用补中益气加姜、桂；阳气虚败者，用十全大补加桂、附，亦有复生者。此等证候，若肢体恶寒，脉微细者，此为真状。若脉浮大，发热烦渴，此为假象，唯当固本为善。无力抽搐，戴眼反折，汗出如珠者，皆不治。古方：海藏愈风汤、交加散、增损柴胡汤、秦艽汤。

颤 振

颤，摇也，振，动也，筋脉约束不住，而莫能任持，风之象也。《内经》云：诸风掉眩，皆属肝木。肝主风，风为阳气，阳主动，此木气太过而克脾土，脾主四肢，四肢者，诸阳之末，木气鼓之故动，经谓风淫末疾者此也。亦有头动而手足不动者，盖头乃诸阳之首，木气上冲，故头独动而手足不动；散于四末，则手足动而头不动也，皆木气太过而兼火之化也。木之畏在金，金者土之子，土为木克，何暇生金。《素问》曰：肝一阳也，心二阳也，肾孤脏也，一水不能胜二火。由是木挟火势而寡于畏，反侮所不胜，直犯无惮。《难经》谓木横乘金者是也。此病壮年鲜有，中年以后乃有之，老年尤多。夫老年阴血不足，少水不能制盛火，极为难治。前哲略不及之，唯张戴人治新寨马叟，作木火兼痰而治得效。遇此证者，当参酌厥旨而运其精思云。新寨马叟，年五十九，因秋欠税，官杖六十，得惊气成风搐已三年矣。病大发则手足颤掉不能持物，食则令人代哺，口目张睒，唇舌嚼烂，抖擞之状，如线引傀儡，每发，市人皆聚观，夜卧发热，衣被尽蹇，遍身燥痒，中热而反外寒，久欲自尽，手不能绳，倾产求医，至破其家而病益坚。叟之子，邑中旧小吏也，以父母病讯戴人，戴人曰：此病甚易治，若隆暑时，不过一涌再涌，夺则愈矣。今已秋寒，可三之，如未，更刺腧穴必愈。先以通圣散汗之，继服涌剂，涌痰一二升，至晚又下五七行，其疾小愈，待五日再一涌，出痰三四升，如鸡黄成块状，如汤热。叟以手颤不能自探，妻与代探，咽嗌肿伤，昏愦如醉，约一二时许稍稍省，又下数行，立觉足轻颤减，热亦不作，足亦能步，手能巾栉，自持匙箸。未至三涌，病去如濯。病后但觉极寒，戴人曰：当以食补之，久则自退。盖大疾之去，卫气未复，故宜以散风导气之药，切不可以热剂温之，恐反成他病也。孙一奎曰：据戴人此治，非真知为痰火盛实，莫敢如此疗也。木之有馀，由金之衰弱，病既久矣，恐亦有始同而终异者，况吐汗下之后，谓绝不必补养，可乎？病之轻者，或可用补金平木清痰调气之法，在人自斟酌之。中风手足亸曳，星附散、独活散、金牙酒，无热者宜之。摧肝丸，镇火平肝，消痰定颤，有热者宜之。气虚而振，参术汤补之。心虚而振，补心丸养之。挟痰，导痰汤加竹沥。老人战振，宜定振丸。

挛

《内经》言挛皆属肝，肝主身之筋故也。又阳明之复，甚则入肝，惊骇筋挛。又脾移寒于肝，痈肿筋挛。有热、有寒、有虚、有实。热挛者，经所谓肝气热则筋膜干，筋膜干则筋急而挛。又云：因于湿，首如裹，湿热不攘，大筋软短，小筋弛长，软短为拘，弛长为痿之类是也。丹溪云：大筋软短者，热伤血不能养筋，故为拘挛。小筋弛长者，湿伤筋不能束骨，故为痿弱。筋膜干者用生苄、当归之属濡之。大筋软短者，薏苡仁散主之。《衍义》云：筋急拘挛有两等，《素问》大筋受热则缩而短，故挛急不伸，则可用薏苡仁。

若《素问》言因寒筋急，不可用也。寒挛者，经所谓寒多则筋挛骨痛者是也，乌头汤、千金薏苡仁汤。虚挛者，经所谓虚邪搏于筋，则为筋挛。又云：脉弗荣则筋急。又仲景云：血虚则筋急。此皆血脉弗荣于筋而筋成挛。故丹溪治挛用四物加减，《本事》治筋急极用养血地黄丸，盖本乎此。实挛者，丹溪治一村夫，背伛偻而足挛，已成废人，诊其脉，两手皆沉弦而涩，遂以戴人煨肾散与之，上吐下泻，过月馀久，吐泻交作，如此凡三帖，然后平复。东垣治董监军，腊月大雪初霁出外，忽觉有风气，暴仆，诊得六脉俱弦甚，按之洪实有力，其证手挛急，大便秘涩，面赤热，此风寒始至加于身也。四肢者脾也，以风寒之邪伤之，则搐急而挛痹，乃风淫末疾而寒在外也。《内经》云：寒则筋挛，正此谓也。本人素多饮酒，内有实热，乘于肠胃之间，故大便闭涩而面赤热。内则手足阳明受邪，外则足太阴脾经受风寒之邪。用桂枝、甘草以却其寒邪，而缓其急搐；用黄柏之苦寒滑以泻实而润燥，急救肾水；用升麻、葛根以升阳气，行手足阳明之经，不令遏绝；更以桂枝辛热，入手阳明之经为引，用润燥；复以芍药、甘草，专补脾气，使不受风寒之邪而退木邪，专益肺金也；加人参以补元气为之辅佐；加当归身去里急而和血润燥，名之曰活血通经汤。更令暖房中近火摩搓其手乃愈。《本事方》春夏服养血地黄丸、秋服羚羊角汤、冬服乌头汤。下虚则挟腰膝疼痛，防风散。上虚则挟心神烦热，不得睡卧，麦门冬散、黄芪丸。外感风湿四肢拘挛，苍耳子捣末煎服。酒煮木瓜令烂，研作粥浆，用裹筋急处，冷即易。灸筋急不能行，内踝筋急，灸内踝四十壮，外踝筋急，灸外踝三十壮，立愈。

眩　晕

眩谓眼黑眩也，运如运转之运，世谓之头旋是也。《内经》论眩，皆属肝木，属上虚。丹溪论眩，主于补虚治痰降火。仲景治眩，亦以痰饮为先也。赵以德曰：丹溪先生主火而言者，道也。然道无所之而不在，道之谓何？阴阳水火是也。其顺净清谧者水之化，动扰挠乱者火之用也。脑者，地气之所生，故藏于阴，目之瞳子，亦肾水至阴所主，所以二者皆喜静谧而恶动扰，静谧则清明内持，动扰则掉扰散乱，是故脑转目眩者，皆由火也。《灵枢》曰：五脏六腑之精气，皆上注目而为之精，筋骨血气之精与脉并为目系，上属于脑，后出于项中，故邪中于项，因逢其身之虚，其入深，则随眼系以入于脑，入于脑则脑转，脑转则引目系急，目系急则目眩以转矣。所谓邪者，风寒湿热内外之诸邪也。然诸邪尽谓以火之所成眩者何？《内经》谓诸风掉眩，皆属肝木者，是专言风邪矣。《原病式》释之曰：风火皆属阳，多为兼化，阳主乎动，两动相搏，则头目为之眩运而旋转，火本动也，焰得风则自然旋转，于是乎掉眩。掉，摇也，眩，昏乱旋运也，此非风邪之因火所成者欤。然风有内外，外入者，兼火化者则如是。若内发者，尤是因火所生之风也。及诸篇中考之，有谓厥阴司天，客胜，耳鸣掉眩。厥阴之胜者亦然。此司天之气，从上受者，外入者也。又谓发生之纪，与岁木运太过，皆掉眩巅疾，善怒。肝脉[1]太过，善忘，忽忽冒眩巅疾。又狥蒙招尤，过在足少阳、厥阴者，言目瞤动蒙暗也。巢氏亦谓胁下痛头眩者，肝实也。此或得于肝脏，应天气者所动，或因本脏虚

① 脉：原作“肺”，据《素问》改。

实之气自动，皆名之为风，非火之烈焰，何能上于巅也。至于木郁之发，甚则耳鸣眩转，目不识人，善暴僵仆者，尤是肝木中火发之甚也。此天气内应于脏，与肝虚实之气动者，是皆名内发之风者也。又谓太阳之胜，热反上行，头项顶脑中痛，目如脱。注文谓寒气凌逼，阳不胜之，太阳之气，标在于巅，入络于脑，故病如是。谓太阳司天，善悲，时眩仆。《灵枢》谓邪在心者病亦同。二者皆是邪逼于心下，致神志不安则悲，心火不行则妄动上炎。谓太阴之复，阴气上厥，饮发于中，头项胸痛而掉瘛尤甚。注文谓湿气内逆，寒气不行，太阳上留，故为是病。谓太阴在泉，病冲头痛，目似脱。注文云亦是足太阳病也。谓太阴司天，头项痛，善眩。《灵枢》谓邪在肾，颈项时眩。此皆湿邪害肾，逼太阳之气留于上而然也。至于《金匮要略》谓心下有支饮，其人苦冒眩者，亦是格其心火不行而上冲也。谓尺脉浮为伤肾，趺阳脉紧为伤脾，风寒相搏，食谷即眩。谓阳明脉迟，食难用饱，饱则发烦头眩。二者因脾胃虚而阳气不足，所以外见迟紧之脉，内受湿饮之郁，不足之微阳者，始与所郁之热，并而冲上于胸目也。用此比类言之，则眩运之病，非一邪而可终。若夫太乙天真元气，皆得胃脘之阳以行于周身，分三阴三阳之经脉。六气应天之阴阳，运行于表者，谓之六化。布五行于五脏，属之气，应地之阴阳运行于里者，谓之五阳。虽然表里固分为二，及乎一经合一脏相通气而行，则表里必似二而一，一而二者也。悉如其天之有德、有化、有用、有变于气交者，备在身形之中。经曰：成败倚伏，皆生于动，动之清静则生化治，动之躁乱则苛疾起。自此言之，掉眩由人气所动者，岂止如《金匮》所云湿饮而已。若此五阳六化妄动而病者，又可胜数哉。且夫凡有过节，即随其所动经脏之气而妄起，因名曰厥阳之火。厥阳之火有五，谓之五邪。五邪之变，遂胜克之病作。又或肾水不足，或精血伤败，不能制其五阳之火独光，或中土虚衰，不能堤防下气之逆，则龙雷之火得以震动于巅，诸火上至于头，重则搏击为痛，轻则旋转为眩运矣。夫如是比类之道，在经有之，诸治病循法守度，援物比类，化之冥冥，循上及下。何必守经，不引比类，是知不明也，其此之谓欤。或曰：治诸邪当何如？曰：夫火因动而起，但各从其所动之因而治之。因实热而动者，治其热。因邪搏击而动者，治其邪。因厥逆逼上者，下治所厥之邪。因阴虚而起者，补其阴，抑其阳，按而收之。因阳虚而气浮上者，则补其阳，敛其浮游之气。因五志而动者，各安其脏气以平之。因郁而发者，治其所郁之邪，开之、发之。因精血不足者补之，不已，则求其属以衰之。因胜克而动者，从盛衰之气而补泻之。中气虚衰而动者，补其土以安之。上焦清明之气虚，不能主持而动者，亦当补中焦之谷气，推而扬之。因五脏六腑上注之精气不足而动者，察其何者之虚而补之。如是，虽不专治其火，而火自息矣。凡治百病之由火生者皆然，非唯掉眩而已。严氏云：外感六淫，内伤七情，皆能眩运，当以脉证辨之。风则脉浮有汗，项强不仁，局方消风散、本事川芎散、羚羊角散、都梁丸、青州白丸子。寒则脉紧无汗，筋挛掣痛，不换金正气散加芎、芷、白芍药，甚则姜附汤、济生三五七散。暑则脉洪大而虚，自汗烦闷，黄连香薷饮、十味香薷饮、消暑丸。湿则脉细沉重，吐逆涎沫，肾著汤加川芎名除湿汤、渗湿汤、济生芎术散。风热，羌活汤、钩藤散。寒湿，芎术除眩汤、理中汤，仍吞来复丹，甚者养正丹。七情相干，眩运欲倒，用十四友丸、安肾丸二药夹和，以和剂七气汤送下，仍间用乳香泡汤下。有气虚者，乃清气不能上升，或汗多亡阳所致。当升阳补气，黄芪、人参、白术、川芎、当归、甘菊花、柴胡、升麻之类。《直指方》云：淫欲过度，肾家不能纳气归元，使诸气逆奔而上，此眩运出于气虚也，宜益气补肾汤。有血虚者，乃因亡血过多，阳无所附而然，当益气补血芎归汤之类。《直指方》云：吐衄崩漏，肝家不能收摄荣气，使诸血失道妄行，此眩晕生于血虚也，宜补肝养荣汤。有因虚致晕，虽晕醒，时面常欲近火，欲得暖手按之，盖头面乃诸阳之会，阳气不足故耳。丹溪云：一男子年七十九岁，头目昏眩而重，手足无力，吐痰口口相续，左手脉散大而缓，右手缓而脉大不及于左，重按皆无力，饮食略减而微渴，大便三四日一行。众人皆与风药，至春深必死。予曰：此大虚证，当以补药作大剂服之。众怒而去。予教用人参、当归身、黄芪、芍药、白术，浓煎作汤，使下连柏丸三十粒。如此者服一年半，而精力如少壮时。连柏丸，冬加干姜少许，馀三时皆依本法。连柏皆姜汁炒为细末，又以姜汁煮糊为丸。东垣云：范天骒之内，素有脾胃之病，时显烦躁，胸中不利，大便不通，初冬出外晚归，为寒气怫郁，闷乱大作，火不得伸故也。医疑有热，治以疏风丸。大便行而病不减，又疑药力少，复加七八十丸，下两行，前证仍不减，复添吐逆，食不能停，痰吐稠粘，涌出不止，眼黑头旋，恶心烦闷，气短促，上喘无力，不欲言，心神颠倒，兀兀不止，目不敢开，如在风云中，头苦痛如裂，身重如山，四肢厥冷，不得安卧。予谓前证乃胃气已损，复下两次，则重损其胃，而痰厥头痛作矣。制半夏白术天麻汤治之而愈。中脘伏痰，呕逆眩晕，旋覆花汤主之。《金匮方》：卒呕吐，心下痞，膈间有水，眩悸者，半夏加茯苓汤主之。假令瘦人脐下有悸，吐涎沫而头眩，此水也，五苓散主之。又云：心下有支饮，短气倚息，形如肿，为支饮。其人苦冒眩，泽泻白术汤主之。泽泻五两，白术二两，水二升，煮一升，分温再服。痰闭不出者，吐之。青黛散搐鼻取涎，治眩神效。头风眩运，可用独圣散吐之，吐讫可用清上辛凉之药，防风通圣散加半夏等味；仲景云：此痰结胸中而致也。大小便结滞者，微利之，河间搜风丸。体虚有寒者，温之；仲景云：风虚头重眩，苦极，不知食味，暖肌补中益精气，白术附子汤主之。肝厥，状如痫疾，不醒呕吐，醒后头虚运发热，用麻黄、钩藤皮、石膏、干葛、半夏曲、柴胡、甘草、枳壳、甘菊为粗末，每服四钱，水一钟半，生姜三片，枣一枚，同煎至八分，去渣温服。钩藤散：钩藤、陈皮、半夏、麦门冬、茯苓、石膏、人参、甘菊、防风各等分，甘草减半，为粗末，每服四钱，水一钟半，生姜七片，煎八分温服。戴复庵云：有眩晕之甚，抬头则屋转，眼常黑花，观见常如有物飞动，或见物为两，宜小三五七散；或芎附汤、生料正元饮加鹿茸一钱，下灵砂丹；或用正元饮加炒川椒一十五粒，下茸朱丸。若不效，则独用鹿茸一味，每服半两，用无灰酒一盏半，煎至一盏，去滓，入麝香少许服。缘鹿茸生于头，头晕而治以鹿茸，盖以类相从也。曾有头痛不愈，服茸朱丹而效。上一条，为虚寒者设也。若实热者用之殆矣。故丹溪云：眩运不可当者，大黄三次酒炒干为末，茶调下，每服一钱至二钱。刘宗厚以眩晕为上实下虚所致，而又明之曰：所谓虚者，血与气也；所谓实者，痰涎风火也。是固然矣。

然《针经·胃风篇》云：上虚则眩。又"五藏生成篇"云：徇蒙招尤，目瞑耳聋，下实上虚。蒙，昏冒也，招，摇掉也，瞑，黑眩也，即眩运之证。则刘氏所称，无乃与之冰炭乎？盖知虚者正气虚，实者邪气实，邪之所凑，其气必虚，留而不去，其病为实。则虚即实，实即虚，何冰炭之有。然亦当从寸部以定虚实。上虚者，以鹿茸法治之。上实者，以酒大黄法治之。《本事方》治虚风头旋，吐痰涎不已，以养正丹主之，称其升降阴阳，补接真气，非止头旋而已。严氏云：世所谓气不归元，而用丹药镇坠、沉香除气之法。盖香窜散气，丹药助火，其不归之气，岂能因此而复耶！《内经》云：治病必求其本气之归，求其本而用药则善矣。

〔诊〕　左手脉数热多。脉涩有死血。右手脉实痰积。脉大是久病。

神　志　门

癫狂痫总论

《素问》止言癫而不及痫。《灵枢》乃有痫瘛、痫厥之名。诸书有言癫狂者，有言癫痫者，有言风痫者，有言惊痫者，有分癫痫为二门者，迄无定论。究其独言癫者，祖《素问》也。言癫痫、言癫狂者，祖《灵枢》也。要之癫痫狂大相径庭，非名殊而实一之谓也。《灵枢》虽编癫狂为一门，而形证两具，取治异途，较之于痫，又不侔矣。徐嗣伯云：大人曰癫，小儿曰痫。亦不然也。《素问》谓癫为母腹中受惊所致，今乃曰小儿无癫，可乎？痫病，大人每每有之，妇人尤多。今据经文，分辨于后。癫者，或狂或愚，或歌或笑，或悲或泣，如醉如痴，言语有头无尾，秽洁不知，积年累月不愈，俗呼心风。此志愿高大而不遂所欲者多有之。狂者，病之发时，猖狂刚暴，如伤寒阳明大实发狂，骂詈不避亲疏，甚则登高而歌，弃衣而走，逾垣上屋，非力所能，或与人语所未尝见之事，如有邪依附者是也。痫病，发则昏不知人，眩仆倒地，不省高下，甚而瘛疭抽掣，目上视，或口眼㖞斜，或口作六畜之声。赵以德曰：考之《内经》有痫有癫，以痫而名者，曰心脉满大，痫瘛筋挛。注云：心脉满大，则肝气下流，热气内搏，筋干血枯，故痫瘛筋挛。曰肝脉小急，痫瘛筋挛。注云：肝养筋藏血，肝气受病，故痫瘛筋挛。曰二阴急为痫厥。注云：少阴也。曰治痫惊脉。王注云：阳陵泉也，阳陵泉乃足少阳合穴也，曰厥狂颠疾，久逆之所生也。《灵枢》以痫名者，曰足少阴筋病，主痫瘛及痉，曰暴挛痫眩，足不任身，取天柱。以癫名者，肺脉急甚为癫疾。肾脉急甚为骨癫疾。"癫狂篇"则曰：癫疾始生，先不乐，头重痛，视举目赤，甚作极已而烦心，候之于颜。取手太阳、阳明、太阴，血变而止。治癫疾者，常与之居，察其所当取之处，病至，视之有过者泻之，置其血于瓠壶中，至其发时，血独动矣，不动，灸穷骨二十壮，穷骨者，骶骨也。骨癫疾者，顑齿诸腧分肉皆满，而骨居；汗出烦悗，呕多沃沫，气下泄，不治。筋癫疾者，身倦挛急，大刺项大经之大杼。呕多沃沫，气下泄，不治。脉癫疾者，暴仆，四肢之脉皆胀而纵。脉满，尽刺之出血；不满，灸之挟项太阳，灸带脉于腰相去三寸，诸分肉本输；呕多沃沫，气下泄，不治。癫疾发如狂者，死不治。气下泄不治者，癫本由邪入于阴，阴气满，风闭塞于下而逆上，今气下泄，则自肾间正气虚脱于下故死。癫发如狂死不治者，由心之阳不胜其阴气之逆，神明散乱，阳气暴绝故如狂，犹灯将灭而明也。虽然，未可以一概论也，盖必诊脉而后定。阴下脱者，尺脉不应。如狂者，寸脉不应。若尺寸俱实，则是阴阳交错，既癫而又狂，则不可与此同语矣。何以言之？《内经》复谓阳明之厥，则癫疾欲走，腹满不得卧而妄言者。盖足阳明者，胃脉也，与足太阴脾为表里，脾为阴，胃为阳，阴脉从足而上行，阳脉从头而下行，二者有更虚更实之变，是故阳明之厥者，由太阴之脉逆上，阳明之脉不得下行而返上，故曰厥，厥则畜积于中，畜之未甚则癫，甚则为热，热则狂而妄言也。不独阳明之厥有是证，凡足三阳之厥皆然。何则？如经所谓癫疾厥狂，久逆之所生是也。《灵枢·经脉篇》言：足太阳脉所生病者，为狂癫之疾。凡经脉称是动者，为气病。所生病，为血病。血者，阴也。足太阳内与肾少阴为表里，外与诸阳主气，故得为癫，亦得为狂也。及考越人书于“二十难”曰：经言脉有阴阳，更有相乘，更相伏也。脉居阴部而反阳脉见者，为阳乘阴也；虽时沉涩而短，此谓阳中伏阴也。脉居阳部而反阴脉见者，为阴乘阳也；脉虽时浮滑而长，为阴中伏阳也。重阳者狂，重阴者癫。详《难经》之言，自阴阳相伏相乘，至于重阴重阳，皆为癫狂之病，以此诸阴阳之交错，尽能致其病，非一因而已。夫如是，始与《内经》之意合。奈何诸家之注，止从重阴重阳为癫狂，于前乘伏则勿论及。按王叔和《脉经》云：阴附阳则狂，阳附阴则癫者，则与《难经》伏匿之意，即是舍己宫观而之他邦者。何以言之？《脉经》论热病条谓，阳附阴者，腰以下至足热，腰以上寒。阴附阳者，腰以上至头热，腰以下寒。盖阴虚气不能治于内，则附阳而上升，阳无承而不下降，故上热而下寒。阳虚气不能卫于外，则下陷附于阴，故下热上寒。及用脉论癫狂，则谓心脉急甚为瘛疭，肝脉微涩为瘛疭筋挛，脾脉急甚为瘛疭，脉气弦急病在肝，少食腹满，头眩筋挛癫疾，脉大、脉坚实者癫病，脉洪大长者风眩癫疾，心气虚者精神离散，阴气衰则为癫疾，阳气衰则为狂。及定生死脉则云：诊癫病，虚则可治，实则死。脉实坚者生，脉沉细小者死。脉搏大滑，久久自已，沉小急实不可治，小坚急亦不可治，脉实而紧急癫痫可治。又有论奇经之癫痫者，前部左右弹者，阳跷也，动苦腰痛癫痫，恶风偏枯，僵仆羊鸣，身强皮痹，取阳跷，在外踝上三寸直绝[①]骨是。后部左右弹者，阴跷也，动苦癫痫寒热[②]，皮肤强痹。从少阳斜至太阳，是阳维也，动苦癫痫，僵仆羊鸣，手足相引，甚者失音不能言，癫疾，直取客主人，两阳维脉，在外踝绝骨下二寸。从少阴斜至厥阴，是阴维也，动苦癫痫。尺寸俱浮，直下直上，此为督脉，腰背强痛，不得俯仰，大人癫病，小儿痫疾。脉来中央浮，直上下痛者，督脉也，动苦腰背膝寒，大人癫，小儿痫也，灸顶上三丸。或曰：奇经之癫痫，古今所无，《脉经》独言之，何也？曰：岂无所自者哉。按：越人《难经》曰：奇经八脉者，不拘于十二经，何也？盖经有十二，络有十五，凡二十七气，相随上下，独八脉不拘于经也。比于圣人图设沟渠，沟渠满溢，流入深湖，故圣人不能拘通也。而人脉隆盛，入于八脉，而不环周，故十二经亦不能拘之。其受邪气，蓄则肿热，砭射之也。今于冲、任、带且勿论，独用五脉病癫痫者，言督脉者。注云：其脉之流行，起自下极，循脊中，上行至大椎，与手足三阳脉交会，上至喑门

① 绝：原脱，据《脉经》补。
② 热：原脱，据《脉经》改。

穴与阳维会，上至百会与太阳交会，下至于鼻柱，下水沟穴与手阳明交会。据此推之，实为诸阳之海，阳脉之都纲也。病则脊强而厥。阳维、阴维者，维络一身，阳维维于阳，阴维维于阴，为病心苦痛。阳跷脉者，起于跟中，循外踝上行入风池。阴跷脉者，亦起跟中，循内踝上行至咽喉。注云：跻，捷疾也，言此脉是人行走之机要，动足之所由，故曰跻脉焉。阴跷为病，阳缓而阴急。阳跻为病，阴缓而阳急。然而言二跻之所行，尚未及二脉皆上交会于目内眦，阳脉交于阴则目闭，阴脉交于阳则目开。若《灵枢·癫狂篇》首叙目之外、内、上、下眦者，正为癫则目闭，狂则目开之不同也。故《大惑》诸篇亦曰：卫气留于阴，不得行于阳，留于阴则阴气盛，阴气盛则阴跻满，不得入于阳则阳气虚，故目闭也。卫气不得入于阴，常留于阳，留于阳则阳气满，阳气满则阳跻盛，不得入于阴则阴气虚，故目不[①]瞑矣。由是而推，昼夜荣卫行五十度，而寤寐之机，岂不在二脉乎。二脉者，足少阴肾之别脉也。督与肾之大络，同起于会阴，《脉经》谓阳维从少阳斜至太阳，阴维从少阴斜至厥阴，自其肾肝同在下焦，主地道资生言之。可见五脉皆是辅相天机，动用于形体之要者也，故不随十二经之环周。嗟乎！巢氏方不达王叔和之指，撰为《病源》，不复收采，于是后失传焉。不独此也，至于圣人之旨，亦不皆及，辄立五癫之说。一曰阳癫，发如死人，遗尿，食顷乃解。二曰阴癫，初生小儿，脐疮未愈，数洗浴，因此得之。三曰风癫，发时眼目相引，牵纵反僵，羊鸣，食顷乃解，由热作汗出当风，因房室过度，醉饮，令人心意逼迫，短气脉悸得之。四曰湿癫，眉头痛，身重，坐热沐头，湿结脑沸未止得之。五曰马癫，发时反目口噤，手足相引，身体皆然。诸癫发则仆地吐沫无知，若强倞起，如狂及遗矢者难治。脉虚则可治，实则死。由是后代钱氏方论，遂增五兽所属为五脏之癫，各有其状。犬癫者，反折上窜犬吠，肝也。鸡癫者，惊跳反折鸡叫，肺也。羊癫者，目瞪吐舌，摇头羊叫，心也。牛痫者，目直视，腹满牛叫，脾也。猪痫者，如尸，吐沫猪叫，肾也。却无马癫。及《三因方》论，则复有马痫者，作嘶鸣搐搦腾踊，多因挟热者，惊心动胆，摄郁涎入心之所致也。诸方皆以初因涎郁闭塞，脏气不动，因之倒仆口吐涎沫也。安知口吐涎沫，岂止素积于胸中者哉。大抵癫痫之发，厥乃成。厥由肾中阴火上逆，而肝从之，故作搐搦，搐搦则遍身之脂液促迫而上，随逆气吐出于口也。盖诸方不察其病源，故论如此。其源何如？大抵虽曰癫由邪入于阴，然如前所云，相乘相附，交错之变，于所病经脉，一一当较量而治。更分其有从标而得者，有从本而得者。标者，止在经脉气不通，眩运倒仆；本者，深入两肾间动气中，当时肾受伤而虚。肾藏志，志不足则神躁扰，所以《灵枢》云：其先不乐也。所谓肾间者，以肾居两傍，各有肾俞一穴，离脊中三寸，又有志室二穴。杨上善谓七节之傍，中有小心者，指此也。越人分之，左属肾，右为命门。命门者，精神之所舍，原气之所系。及论右肾之气与左肾相通，则谓之两肾间动气，是人生命也，系於生气之原，五脏六腑十二经脉之根本，呼吸之门也。夫如是者，即《内经》所谓肾治于里者是也。所谓生气者，阳从阴极而生，即苍天之气所自起之分也。故经曰：苍天之气清净则志意治，顺之则阳气固，虽有贼邪，弗能害也。或经

① 不：原脱，据修敬堂本补。

脉引入外感，内伤深入于根本，伤其生气之原，邪正混乱，天枢不发，卫气固留于阴而不行，不行则阴气蓄满，郁极乃发，发则命门之相火自下焦逆上，填塞其音声，惟迫出其羊鸣者，一二声而已，遍身之脂液，脾之涎沫，皆迫而上胸臆流出于口，五脏六腑十二经脉筋骨肉，皆不胜其冲逆，故卒倒而不知也。食顷，火气退散乃醒，醒后若邪气从病发而散，生气得复，则癫不再作。或邪不散，仍与生气混乱，或邪虽退而生气之原尚虚，当时不治，则邪易入而复作也。如此者，多成常证。故《内经》曰：癫疾者，初病岁一发，不治，月四五发也。或曰：子以癫痫之疾，有由邪入两肾间而作者，此言古今未尝闻，将有所自乎？曰：方论未之考尔。《内经》既有二阴之癫，《灵枢》又有足少阴筋病之痫。二阴，非肾之经乎。肾间动气，非肾之气乎。更以胎痫言之，便可推之，肾间动气，本受父母精气，既为立命之门，安得各经引邪深入者，不止于此乎。若夫以胎始论之，则七节之傍，命门穴在其后，脐在其前，肾在两傍，胎在其中，是故子脐系以胞蒂，随母呼吸，母呼亦呼，母吸亦吸，通母之生气，食母谷气，以化育内外百骸之形者，皆是肾间动气所致也。当母受惊之邪，子在母腹，随呼吸得之，与肾间动气混在其中，虽生出腹后一二岁始发，或八九岁后发，盖小儿初生之阳，如日方升，邪不易入，故痫未发。必待复感之邪入深，与所感母腹之邪相搏而后作。夫如是，大人与小儿病此癫疾者，纵得禀质强壮，终因邪害其生命之原，难得中寿。若发频而志愚者，仅至四十，阴气衰半而已。小儿质弱目瞪者，则不过岁月，远亦难出成人之年。盖肾间生命之气虚而不复，故不得寿也。诸方中所治皆不及此，何哉？李东垣昼发灸阳跷，夜发灸阴跻，为二跻能行下焦之阴阳，阴阳行则动气中之邪因而可散故也。

癫

癫病，俗谓之失心风。多因抑郁不遂，侘傺无聊而成。精神恍惚，言语错乱，喜怒不常，有狂之意，不如狂之甚。狂者暴病，癫则久病也。宜星香散加石菖蒲、人参各半钱，和竹沥、姜汁，下寿星丸。或以涌剂，涌去痰涎后，服宁神之剂。因惊而得者，抱胆丸。思虑伤心而得者，酒调天门冬地黄膏，多服取效。有心经蓄热，发作不常，或时烦躁，鼻眼觉有热气，不能自由，有类心风，稍定复作，清心汤加石菖蒲。有病癫人，专服四七汤而愈。盖痰迷为癫，气结为痰故也。四川真蝉肚郁金七两，明矾三两，细末，薄荷丸如桐子大。每服五六十丸，汤水任下。此病由七情得之，痰涎包络心窍，此药能去郁痰。孙兆治相国寺僧充，忽患癫疾半年，名医皆不效，召孙疗之。孙曰：但有咸物，尽与食之，但待云渴，可来取药，今夜睡着，明日便愈也。至夜僧果渴，孙乃与酒一角，调药一服与之，有顷，再索酒，与之半角，其僧遂睡两昼夜乃觉，人事如故。僧谢之，问其治法，曰：众人能安神矣，而不能使神昏得睡，此乃《灵苑方》中朱砂酸枣仁乳香散也，人不能用耳。陈良甫治一女人，眼见鬼物，言语失常，循衣直视，医用心药不效，投养正丹二帖，煎乳香汤送下，以三生饮佐之，立愈。滑伯仁治一僧，病发狂谵妄，视人皆为鬼，诊其脉累累如薏苡子，且喘且搏。曰：此得之阳明胃实。《素问》云：阳明主内，其经血气俱多，甚则弃衣，升高逾垣妄骂，遂以三化汤三四下，复进以火剂即愈。一妓心痴，狂歌痛哭，裸裎妄骂，瞪视默默，脉之沉坚而结，曰：得之忧愤沉郁，食与痰交积胸中，涌之皆积痰裹血，复与火剂清上膈而愈。一人方饭间，坐甫定，即抟炉中灰杂饭猛噬，且喃喃骂人，令左右掖而脉之，皆弦直上下行，而左手寸口尤浮滑。盖风痰留心胞证也。法当涌其痰而凝其神，涌出痰沫四五升即熟睡，次日乃寤，寤则病已去矣。徐以治神之剂调之如旧。若脉乍大乍小，乍有乍无，忽六部一息四至如常，忽如雀啄、如屋漏、如虾游鱼戏，此鬼祟之征也，宜以针灸治之。扁鹊曰：百邪所病者，针有十三穴也。凡针之体，先从鬼宫起，次针鬼信，便至鬼垒，又至鬼心，未必须并针，止五六穴即可知矣。若是邪蛊之精，便自言说，论其由来，往验有实，立得其精邪，必须尽其命求去治之。男从左起针，女从右起针。若数处不言，便遍穴针也。依诀而行，针灸等处，并宜主之，仍须依法治之，万不失一。黄帝掌诀，别是术家秘要，缚鬼禁劫，五岳四渎，山精鬼魅，并悉禁之，有在人两手中十指节间。第一针人中，名鬼宫。从左边下针，右边出之。第二针手大指爪甲下，名鬼信。入肉三分。第三针足大指爪甲下，名鬼垒。入肉二分。第四针掌后横纹，名鬼心。针入半寸，即太渊穴。第五针外踝下白肉际，足太阳，名鬼路。火针七锃三下，即申脉穴。第六针大椎上入发际一寸，名鬼枕。火针七锃三下。第七针耳前发际宛宛中，耳垂下五分，名鬼床。火针七锃三下。第八针承浆，名鬼市，从左出右。第九针手横纹上三寸两筋间，名鬼路。即劳宫穴。第十针直鼻上入发际一寸，名鬼堂。即上星穴。火针七锃三下。十一针阴下缝，灸三壮；女人即玉门头，名鬼藏。十二针尺泽横纹外头接白肉际，名鬼臣。即曲池穴。火针七锃三下。十三针舌头一寸，当舌中下缝，刺贯出舌上，名鬼封。仍以一板横口吻，先针头，令舌不得动。以前若是手足皆相对，针两穴；若是孤穴，即单针之。秦承祖灸鬼法：以病者两手大拇指相并，用细麻绳扎缚定，以大艾炷骑缝灸之，甲及两指角肉，四处着火，一处不着即无效，灸七壮神验。

狂

《难经》曰：狂之始发，少卧而不饥，自高贤也，自辩智也，自贵倨也，妄笑好歌乐，妄行不休是也。《素问·病能篇》，帝曰：有病怒狂者，此病安生？岐伯曰：生于阳也。阳气者，暴折而难决，故善怒，病名曰阳厥。曰：何以知之？曰：阳明者常动，巨阳、少阳不动，不动而动大疾，此其候也。治之夺其食即已。夫食入于阴，长气于阳，故夺其食即已。使之服以生铁落为饮，夫生铁落者，下气疾也。阳气怫郁而不得疏越，少阳胆木挟三焦少阳相火、巨阳阴火上行，故使人易怒如狂。其巨阳、少阳之动，脉可诊也。夺其食，不使胃火复助其邪也。饮以生铁落，金以制木也。木平则火降，故曰下气疾速。气即火也。"阳明脉解篇"：帝曰：阳明病甚则弃衣而走，登高而歌，或至不食数日，逾垣上屋，所上之处，皆非其素所能也，病反能者何也？岐伯曰：四肢者，诸阳之本也，阳盛则四肢实，实则能登高也。热盛于身，故弃衣欲走也。阳盛则使人妄言骂詈，不避亲疏，而不欲食，不欲食，故妄走也。"脉解篇"云：阳明所谓病至则欲乘高而歌，弃衣而走者，阴阳复争，而外并于阳，故使之弃衣而走也。治法：上实者，从高抑之，生铁落饮、抱胆丸、养正丹；在上者，因而越之，瓜蒂散、来苏膏。子和治一人落马发狂，以车轴埋之地中，约高二丈许，上安中等车轮，其辋上凿一穴，如作盆之状，缚病人在其上，使之伏卧，以软裀衬之，又令一人于下坐，机一枚，以棒搅之，转千百遭，病人吐出青黄涎沫一二斗许，病人自言不堪，因解之，索水，与冰水饮数升而愈。阳明实则脉伏，宜下之，大承气汤、海藏治许氏病阳厥狂怒，骂詈亲疏，或哭或歌，六脉举按无力，身表如冰石，发即叫呼声高，因不与之食，用大承气汤下之，得渣秽数升，狂稍宁，数日复发，复下，如此五七次，行大便数斗，疾瘥，身温脉生良愈。此易老夺食之法也。当归承气汤，《保命集》云：若阳狂奔走，骂詈不知亲疏，此阳有馀阴不足，大黄、芒硝去胃中实热，当归补血益阴，甘草缓中，加姜枣者，胃属土，此引入胃中也。经所谓微者逆之，甚者从之，此之谓也。以大利为度。微缓，以瓜蒂散，入防风末、藜芦末吐之，其病立安。后用调心散、洗心散、凉膈散、解毒汤等调之。子和治一人，以调胃承气大作汤，下数十行，三五日复上涌一二升，三五日复下之。凡五六十日下百馀行，吐亦七八度，如吐时，暖室置火，以助其汗。此三法并施例也。郁者发之。子和治一叟，年六十，值徭役烦扰而暴发狂，口鼻觉如虫行，两手爬搔，数年不已。诊其脉，两手皆洪大如絙。断之曰，肝主谋，胆主决，徭役迫遽，财不能支，则肝屡谋而胆屡不能决，屈无所伸，怒无所泄，心火盘薄，乘阳明金，然胃本属土，而肝属木，胆属相火，火随木气而入胃，故暴发狂。乃命置燠室中涌而汗出，如此三次。《内经》曰：木郁则达之，火郁则发之，正谓此也。又以调胃承气汤半斤，用水五升，煎半沸，分作三服，大下二十行，血水与瘀血相杂而下数升，来日乃康，以通圣散调其后。虚者补之，宁志膏、一醉膏、辰砂散。盖狂之为病少卧，少卧则卫独行，阳不行阴，故阳盛阴虚。今昏其神得睡，则卫得入于阴，而阴得卫填不虚，阳无卫助不盛，故阴阳均平而愈矣。经云：悲哀动中则伤魂，魂伤则狂妄不精，不精则不正，此悲哀伤魂而狂，当以喜胜之，以温药补魂之阳。楼云：仲景防己地黄汤，《本事》惊气丸之类是也。经云：喜乐无极则伤魄，魄伤则狂，狂者意不存人，此喜乐伤魄而狂，当以恐胜之，以凉药补魄之阴。楼云：辰砂、郁金、白矾之类是也。初虞世用苦参末蜜丸桐子大，每服十丸，薄荷汤化下。盖子午乃少阴君火对化，故药之味苦而气寒者，类能助水而抑火。诸躁狂越，皆属于火。故苦参一味能疗之。戴院使主治痰宁心，用辰砂妙香散，加金箔、真珠末，杂青州白丸子末，浓姜汤调下，吞十四友丸。滑石六一汤，加真珠末，白汤调下。热入血室，发狂不认人，牛黄膏主之。《金匮》云：病如狂状妄行，独语不休，无寒热，其脉浮，防己地黄汤主之。有妇人狂言叫骂，歌笑不常，似祟凭依，一边眼与口角吊起，或作狂治，或作心风治，皆不效。乃是旧有头风疾，风痰使然，用芎辛汤加防风，数服顿愈。

痫

痫病与卒中、痓病相同，但痫病仆时口中作声，将醒时吐涎沫，醒后又复发，有连日发者，有一日三五发者。中风、中寒、中暑之类，则仆时无声，醒时无涎沫，醒后不复再发。痓病虽亦时发时止，然身强直，反张如弓，不如痫之身软，或如猪犬牛羊之鸣也。《原病式》以由热甚而风燥为其兼化，涎溢胸膈，燥烁而瘛疭、昏冒、僵仆也。《三因》以惊动脏气不平，郁而生涎，闭塞诸经，厥而乃成。或在母腹中受惊，或感六气，或饮食不节，逆于脏气而成。盖忤气得之外，惊恐得之内，饮食属不内外。所因不同，治法亦异。如惊者，安神丸以平之。痰者，三圣散以吐之。火者，清神汤以凉之。可下，则以承气汤下之。丹溪大法：分痰与热多少治之，以黄芩、黄连、栝蒌、半夏、南星为主。有热，以凉药清其心。有痰，必用吐，吐后用东垣安神丸，及平肝之药，青黛、柴胡、川芎之类。子和法：痫病不至目瞪如愚者，用三圣散投之，更用火盆于暖室中，令汗吐下三法并行，次服通圣散，百馀日愈矣。虚不禁吐下者，星香散加人参、菖蒲、茯苓、麦门冬各一钱，全蝎三个，入竹沥，下酥角丸、杨氏五痫丸、犀角丸、龙脑安神丸、参朱丸、琥珀寿星丸。或用天南星九蒸九晒为末，姜汁打糊丸如桐子大，每服二十丸，煎人参、麦门冬、茯神、菖蒲汤，入竹沥下。治法杂论云：凡病发项强直视，不省人事，此乃肝经有热也。或有咬牙者，先用葶劳苦酒汤吐之，吐后可服泻青丸下之，次服加减通圣散。显咬牙证，用导赤散治之则愈。如病发者，可用轻粉、白矾、代赭石发过米饮调下；经云：重剂以镇之。海藏云：治长洪伏三脉风痫、惊痫、发狂，恶人与火者，灸第三椎、第九椎，服局方妙香丸，以针穿一眼子透，冷水内浸少时，服之如本方。若治弦细缓三脉诸痫似狂者，李仲南五生丸。昼发治阳跷，升阳汤。夜发治阴跷。先灸两跷各二七壮，然后服前药。凡灸痫，必须先下之，乃可灸，不然则气不通，能杀人。平旦发者，足少阳；晨朝发者，足厥阴；日中发者，足太阳；黄昏发者，足太阴；人定发者，足阳明；半夜发者，足少阴，煎药中各加引经药。《千金》云：病先身热，瘛疭惊啼而后发，脉浮洪者，为阳痫，病在六腑，外在肌肤，犹易治也。先身冷，不惊掣，不啼叫，病发脉沉者，为阴痫，病在五脏，内在骨髓，难治也。刘宗厚曰：阴阳痫犹急慢惊，阳痫惊不因吐下，由其有痰有热，客于心胃之间，因闻大惊而作，若热盛，虽不闻惊亦自作也，宜用寒药以攻治之。阴痫亦本于痰热所作，医以寒凉攻下太过，损伤脾胃，变而成阴，宜用温平补胃燥痰之药治之。若曰不因坏证而有阴阳之分，则是指痰热所客表里脏腑浅深而言，痫病岂本自有阴寒者哉。病久成积，厚朴丸，从本方春秋加添外，又于一料中加人参、菖蒲、茯苓各一两五钱，和剂服之。积久生虫，妙功丸取之。病愈后，痰热药中加养血宁神之药，如四物、酸枣仁、远志、麦门冬、安神丸、至宝丹，服饵不辍，仍加谨节，疾不再作矣。

〔诊〕　脉洪、长、伏为风痫。弦、细、缓为诸痫。浮为阳痫。沉为阴痫。虚弦为惊。沉数为实热。沉小急实者，虚而弦急者，皆不治。

烦躁总论

成氏曰：烦为扰乱而烦，躁为愤激而躁，合而言之，烦躁为热也。析而言之，烦，阳也，躁，阴也，烦为热之轻者，躁为热之甚者。陈氏曰：内热曰烦，外热曰躁。东垣“烦躁发热论”[①]：《黄帝针经·五乱》篇云：气乱于心则烦心密默，俛首静伏云云。气在于心者，取少阴心主之俞。又云：咳喘烦冤者，是肾气之逆也。又云：烦冤者，取足少阴。又云：烦冤者，取足太阴。仲景分之为二，烦也，躁也。盖火入于肺则烦，入于肾则躁。俱在于肾者，以道路通于肺母也。大抵烦躁者，皆心火为病，心者君火也，火旺则金烁水亏，唯火独存，故肺肾合而为烦躁。

① 烦躁发热论：《东垣试效方》目录上作“躁热发热论”，内文作“烦热发热论”。

又脾经络于心中，心经起于脾中，二经相搏，湿热生烦。夫烦者，扰扰心乱，兀兀欲吐，怔忡不安。躁者，无时而热，冷汗自出，少时则止，经云阴躁者是也。仲景以栀子色赤而味苦，入心而治烦，盐豉色黑而味咸，入肾而治躁，名栀子豉汤，乃神药也。若有宿食而烦者，栀子大黄汤主之。运气烦躁有二：一曰热助心火烦躁，经云：少阴之复，燠热内作，烦躁鼽嚏。又云：少阳之复，心热烦躁，便数憎风是也。二曰寒攻心虚烦躁，经云：岁水太过，寒气流行，邪害心火，病身热烦心躁悸，阴厥是也。先贤治烦躁俱作，有属热者，有属寒者。治独烦不躁者，多属热。唯悸而烦者，为虚寒。治独躁不烦者，多属寒。唯火邪者为热。盖烦者心中烦、胸中烦，为内热也。躁者身体手足躁扰，或裸体不欲近衣，或欲在井中，为外热也。内热者，有本之热，故多属热。外热者，多是无根之火，故属寒也。

〔诊〕 内外俱虚，身体冷而汗出，微呕而烦扰，手足厥逆，体不得安静者死。热病七八日，其脉微细，小便不利，加暴口燥，脉代，舌焦干黑者死。

虚　烦

懊憹瞀闷，并虚烦之剧者，不别立门

《活人》云：虚烦似伤寒非伤寒也。成无己云：伤寒有虚烦，有心中烦，有胸中烦。二说不同，考之于书，成无己之言，实出仲景，《活人》无据，然往往有非因伤寒而虚烦者，今故两存之。陈无择云：虚烦，身不觉热，头目昏疼，口干嗌燥不渴，清清不寐，皆虚烦也。《保命集》云：起卧不安，睡不稳，谓之烦，宜栀子豉汤、竹叶石膏汤。《活人》云：但独热者，虚烦也。诸虚烦热与伤寒相似，但不恶寒，身不疼痛，故知非伤寒也，不可发汗。头不痛，脉不紧数，故知非里实也，不可下。病此者，内外皆不可攻，攻之必遂烦渴，当与竹叶汤。若呕者，与陈皮汤一剂，不愈，再与之。三因淡竹茹汤，东垣朱砂安神丸。仲景云：下利后更烦，按之心下濡者，为虚烦也，栀子豉汤主之。《素问》：帝曰：有病身热，汗出烦满，烦满不为汗解，此为何病？岐伯曰：汗出而身热者，风也；汗出而烦满不解者，厥也；病名曰风厥。帝曰：愿卒闻之。岐伯曰：巨阳主气，故先受邪，少阴与其为表里，得热则上从之，从之则厥也。帝曰：治之奈何？岐伯曰：表里刺之，饮之服汤。表谓太阳，里谓少阴，刺以治风，汤以止逆上之肾气，如仲景止逆下气，麦门汤之类。丹溪治一女子，年二十馀岁，在室素强健，六月间发烦闷，困惫不食，发时欲入井，六脉皆沉细而弱数，两日后微渴，众以为病暑，治不效，四五日加呕而人瘦，手心极热，喜在阴处，渐成伏脉，时妄语，乃急制局方妙香丸如桐子大，以井水下一丸，半日许大便药已出，病无退减，遂以麝香水洗药，以针穿三窍，次日以凉水送下，半日许大便下稠痰数升，是夜得睡，困顿伏枕，旬日而愈。因记《金匮》云：昔肥而今瘦者，痰也。遂作此药治之。温胆汤，治大病后虚烦不得眠。审知有饮者用之，无饮者勿用。金匮酸枣汤，治虚劳虚烦不得眠。上九法治热烦，前五法烦热怔忡，知热在心肺也，故用竹叶、石膏、朱砂镇坠其热，使下行也。第六法烦而下利，知热在上也，故用栀豉汤吐之。第七法烦而汗出不解，知表里有邪也，故用表里饮汤。第八法脉沉口渴手心热，知热不在表也，故用妙香丸下之。第九法温胆、酸枣，治不得眠也。凡心虚则烦心，肝肾脾虚亦烦心。经云：夏脉者心也，其不及者，令人烦心。又云：肝虚、肾虚、脾虚，皆令人体重烦冤，是知烦多生于虚也。大法：津液去多，五内枯燥而烦者，八珍汤加竹叶、酸枣仁、麦门冬。荣血不足，阳胜阴微而烦者，人参、生地黄、麦门冬、地骨皮、白芍药、竹茹之属，或人参养荣汤下朱砂安神丸。肾水下竭，心火上炎而烦者，竹叶石膏汤下滋肾丸。病后虚烦，有饮，温胆汤；无饮，远志汤。产、痘、滞下后虚烦，为血液耗散，心神不守，危矣！宜猛进独参汤。烦而小便不利，五苓散。心中蕴热而烦，清心莲子饮。烦而呕，不喜食，陈皮汤。

运气烦有五：一曰热助心实而烦。经云：少阴司天，热淫所胜，病胸中烦热，嗌干。又云：少阳司天，火淫所胜，病烦心，胸中热。又云：少阳之胜，烦心心痛，治以咸寒是也。二曰心从水制而烦。经云：太阳司天，寒气下临，心气上从，寒清时举，火气高明，心热烦是也。三曰金攻肝虚而烦。经云：岁金太过，燥气流行，肝木受邪，民病体重烦冤是也。四曰土攻肾虚而烦。经云：岁土太过，雨湿流行，肾水受邪，民病体重烦冤。又云：岁水不及，湿乃大行，民病烦冤足痿是也。五曰木攻脾虚而烦。经云：岁木太过，风气流行，脾土受邪，民病体重烦冤。盖肝虚、肾虚，皆令人体重烦冤。故金太过则肝虚，土太过则肾虚，木太过则脾虚，凡此三太过之岁，则肝、肾、脾受邪而虚，皆病体重烦冤也。

灸刺烦心有四：其一取心俞。经云：心主手厥阴心包络之脉，所生病者，烦心心痛，掌中热，详盛、虚、寒、热、陷下取之。又云：气乱于心，则烦心密默，俯首静伏，取之手少阴心主之腧是也。其二取肾、膀胱俞。经云：肾足少阴之脉，所生病者，烦心心痛，痿厥，足下热痛，视盛、虚、热、寒、陷下取之。又云：舌纵涎下，烦悗，取足少阴。又云：足少阴之别，名曰大钟，当踝后绕跟，别走太阳，其病气逆则烦闷，取之所别也。又汗屈烦满不解，表里取之，巨阳、少阴也。其三取肺俞。经云：手太阴之脉，所生病者，烦心胸满，视盛、虚、热、寒、陷下取之。又云：振寒洒洒，鼓颔，不得汗出，腹胀烦冤，取手太阴是也。其四取脾俞。经云：脾足太阴之脉，所生病者，烦心，心下急痛，溏瘕泄，水闭，视盛、虚、热、寒、陷下取之是也。

〔胎前烦〕 妊娠烦闷，名曰子烦。以四月受少阴君火以养精，六月受少阳相火以养气，若母心惊胆寒，多有是证。《产宝》云：是心肺虚热，或痰积于胸。若三月而烦者，但热而已。若痰饮而烦者，吐涎恶食。内热者，竹叶汤、竹茹汤、益母丸。气滞者，紫苏饮。痰滞者，二陈、白术、黄芩、枳壳。气郁者，分气饮加川芎。脾胃虚弱者，六君、紫苏、山栀。

〔产后烦〕 《金匮》云：妇人在草蓐，自发露得风，四肢苦烦热，头痛者，与小柴胡汤；头不痛但烦者，三物黄芩汤主之。又云：妇人产中虚，烦乱呕逆，安中益气，竹皮大丸主之。产后馀血不尽，奔心烦闷，生藕汁饮二升，竹沥亦得。产后馀血攻心，或下血不止，心闷，面青冷，气欲绝，羊血一盏顿服，如不定，更服。产后血虚气烦，生地黄汁、清酒各一盏相和，煎一沸，分二服。蒲黄方寸匕。以东流水和服良。产后去血过多，血虚则阴虚，阴虚生内热，心胸烦满短气，头疼闷乱，晡时辄甚，与大病后虚烦相类，宜和剂人参当归散。产后短气欲绝，心中烦闷，竹叶汤、甘竹汤。产后虚烦不得眠，芍药栀豉汤、酸枣汤。经验方：治产后烦躁，禹余粮一枚，状如酸馅者，入地埋一半，四面紧筑，用炭一秤发顶火一斤，煅去火三分耗二为度，用湿砂土罨一宿，方取出，打去外面一重，只使里面，细研，水淘澄五七度，将纸衬干，再研数千遍，用甘草煎汤，调二钱匕。

躁

经云：诸躁狂越，皆属于火。又曰：阴盛发躁，名曰阴躁，欲坐井中，宜以热药治之。何也？成无己曰：虽躁欲坐井中，但欲水不得入口是也。东垣云：阴躁之极，欲坐井中，阳已先亡，医犹不悟，复指为热，重以寒药投之，其死也何疑焉。况寒凉之剂入腹，周身之火得水则升走矣，宜霹雳煎、理中汤、四逆汤之类治之。

谵　妄尸疰

丹溪“虚病痰病有似鬼祟论”：血气者，身之神也。神既衰乏，邪因而入，理或有之。若夫血气两亏，痰客中焦，妨碍升降，不得运用，以致十二官各失其职，视听言动皆有虚妄，以邪治之，其人必死。吁哉冤乎！谁执其咎。宪幕之子傅兄，年十七八，时暑月因大劳而渴，欲饮梅浆，又连得大惊三四次，妄言妄见，病似鬼邪，诊其脉，两手皆虚弦而带沉数。予曰：数为有热，虚弦是大惊，又梅浆之酸，郁于中脘，补虚清热，导去痰滞，病乃可安。遂与人参、白术、陈皮、茯苓、芩、连等药浓煎汤，入竹沥、姜汁。与旬日未效，众皆尤药之不对。予脉之，知其虚之未完，与痰之未导也，仍与前方入荆沥，又旬日而安。外弟戚，一日醉饱后，乱言妄见，询之，系伊亡兄附体，言出前事甚的，乃叔在边叱之曰：非邪！乃食鱼生与酒太过，痰所为耳。灌盐汤一大碗，吐痰一二升，汗因大作，历一宵而安。金氏妇壮年，暑月赴筵归，乃姑询其坐次失序，遂赧然自愧，因此成疾，言语失伦，其中多间一句曰：奴奴不是。脉大率皆数而弦。予曰：此非邪，乃病也。但与补脾清热导痰，数日当自安。其家不信，邀数巫者，喷水而咒之，旬馀而死。或曰：病非邪而以邪治之，何遽至于死？予曰：暑月赴宴，外境蒸热，辛辣适口，内境郁热，而况旧有积痰，加之愧闷，其痰与热，何可胜言。今乃惊以法尺，是惊其神而血不宁也。喷以法水，是沈其体、密其肤，使汗不得泄，汗不出则蒸热内燔，血不宁则阴消而阳不能独立也，不死何为。或曰：《外台秘要》有禁咒一科，庸可废乎？予曰：移精变气，乃小术耳，可治小病。若内有虚邪，当用正大之法，自有成式，昭然可考。然符水惟膈上热病，一呷冷凉，胃热得之，岂不暂快，亦可取安。若内伤而虚，与冬令严寒，符水下咽，必冰胃而致害。彼郁热在上，热邪在表，须以汗解；卒得清冷，肤腠固密，热何由解，必致内攻，阴阳离散，血气乖争，去死为近，又何讶焉。仲景云：邪哭使魂魄不安者，血气少也。血气少者属于心，心气虚者其人多畏，合目欲眠，梦远行，则精神离散，魂魄妄行。阴气衰者为癫，阳气衰者为狂。运气谵妄有二：一曰火邪助心。经云：岁火太过，上临少阴、少阳，病反谵妄狂越。又云：火太过曰赫曦，其动炎灼妄扰。又云：少阴所至为谵妄。又云：少阴之复，振栗谵妄。又云：少阳之胜，心痛烦心，善惊谵妄，治以咸寒是也。二曰寒邪伤心。经云：岁水太过，寒气流行，邪害心火，病身热烦心，躁悸阴厥，上下中寒，谵妄心痛，上临太阳，渴而妄冒。又云：阳明司天之政，四之气，寒雨降，振栗谵妄，治以甘热是也。

〔中风〕　或歌哭，或笑语，无所不

至，加减续命汤。

〔**中恶**〕 卒心腹胀满，吐利不行，如干霍乱状，由人精神不全，心志多恐，遂为邪鬼所击或附着，沉沉默默，妄言谵语，诽谤骂詈，讦露人事，不避讥嫌，口中好言未然祸福，及至其时毫发未失，人有起心已知其故，登高陟险如履平地，或悲泣呻吟不欲见人，如醉如狂，其状万端，但随方俗考验治之。

〔**尸疰等证**〕 飞尸者，发无由渐，昏然而至，其状心腹刺痛，气息喘急胀满。遁尸者，停遁在人肌肉血脉之间，触即发动，亦令人心腹胀满刺痛，喘急，攻胁冲心，瘥后复发。沉尸者，发时亦心腹绞痛，胀满喘急，虽歇之后，犹沉痼在人腑脏，令人无处不恶。风尸者，在人四肢，循环经络，其状冷跃去来，沉沉默默，不知痛处，冲风则发。伏尸者，其病隐伏五脏，积年不除，未发身体都如无患，发则心腹刺痛，胀满喘急。又有诸尸疰候者，则是五尸内之尸疰，而挟外鬼邪之气，流注身体，令人寒热淋漓，或腹痛胀满喘急，或垒块踊起，或挛引腰脊，或举身沉重，精神杂错，恒觉昏谬，每节气改变，辄致大恶，积年累月，渐至顿滞，以至于死，死后复易傍人，乃至灭门，故为尸疰。皆用忍冬藤叶，锉数斛，煮令浓，取汁煎服日三瘥。太乙神精丹、苏合香丸，治此疾第一。因丧惊忧悲哀烦恼，感尸气成诸证变动不已，似冷似热，风气触则发，用雄朱散。顷在徽城，日常修合神精丹一料。庚申予家一妇人，梦中见二苍头，一前一后，手中持一物，前者云：到也未？后应云：到也。击下爆然有声，遂魇。觉后，心一点痛不可忍，昏闷一时许。予忽忆神精丹有此一证，取三料令服之，少顷已无病矣。云：服药觉痛止神醒，今如常矣。日后相识稍有邪气，与一二服无不应验，方在《千金》中，治中风之要药。但近世少得曾青、磁石，为难合耳。

〔**产后谵妄**〕 陈氏云：产后狂言谵语，乃心血虚也，用朱砂末酒调，下龙虎丹参丸、琥珀地黄丸。薛新甫云：前证当固胃气为主，而佐以见证之药为善。若一于攻痰则误矣。郭氏论产后乍见鬼神者何？答曰：心主身之血脉，因产耗伤血脉，心气虚则败血得积，上干于心，心不受触，遂致心中烦躁，起卧不安，乍见鬼神，言语颠倒，俗人不识，呼为风邪，如此但服调经散，每服加龙胆一捻，得睡即安。产后发热，狂言奔走，脉虚大者，四物汤加柴胡。不愈，加甘草、柴胡、生地黄等分煎服亦可。

循衣摸床

循衣撮空摸床，多是大虚之候，不问杂病伤寒，以大补之剂投之，多有得生者。东垣云：循衣撮空，许学士说作肝热，风淫末疾，故手为之循衣撮空，此论虽然，莫若断之为肺热，似为愈矣。其人必谵语妄言，经云：肺入火为谵语，兼上焦有疾，肺必主之，手经者，上焦也，二者皆当。其理果如何哉？天地互为体用，此肺之体，肝之用。肝主诸血，血者阴物也，此静体何以自动？盖肺主诸气，为气所鼓舞，故静得动。一者说肝之用，一者说肺之体，此天地互为体用，二者俱为当矣。是知肝藏血，自寅至申行阳二十五度，诸阳用事，气为肝所使。肺主气，自申至寅行阴二十五度，诸阴用事，血为肺所用。海藏云：妇人血风证，因大脱血崩漏，或前后失血，因而枯燥，其热不除，循衣撮空摸床，闭目不醒，扬手掷足，摇动不宁，错语失神，脉弦浮而虚，内躁热之极也。气粗鼻干不润，上下通燥，此为难治，宜生地黄黄连汤主之。大承气汤气药也，自外而之内者用之。生地黄黄连汤血药也，自内而之外者用之。气血合病，循衣撮空证同，自气而之血，血而复之气，大承气汤下之。自血而之气，气而复之血，地黄黄连汤主之。二者俱不大便。

〔诊〕　病人循衣缝谵语者，不可治。病人阴阳俱绝，掣衣撮空妄言者死。

喜笑不休

喜笑皆属心火。经曰：心藏神，神有馀则笑不休。又云：在脏为心，在声为笑，在志为喜。又云：精气并于心则喜。又云：火太过为赫曦，赫曦之纪，其病笑狂妄。又云：少阴所至，为喜笑者是也。河间云：笑，蕃茂鲜淑，舒荣彰显，火之化也，故喜为心火之志也。喜极而笑者，犹燔烁太甚而鸣笑之象也。故病笑者，心火之盛也。一妇病喜笑不休，已半年矣，众人皆无术，求治于戴人。戴人曰：此易治也。以沧盐成块者二两馀，用火烧令通赤，放冷研细，以河水一大碗，同煎至三五沸，放温，分三次啜之，以钗探于喉中，吐出热痰五升。次服降火剂，火主苦，解毒是也，不数日而笑定矣。《内经》曰：神有馀者，笑不休也。所谓神者，心火是也。火得风而焰，故笑之象也。五行之中，惟火有笑。尝治一老男子笑不休，口流涎，黄连解毒汤加半夏、竹叶、竹沥、姜汁而笑止矣。刺灸喜笑，独取心主一经。经云：心主手厥阴之脉，是动则病面赤目黄，喜笑不休，详盛、虚、热、寒、陷下取之。

怒

怒在阴阳，为阴闭遏其阳，而阳不得伸也。经云：阴出之阳则怒。又云：血并于上，气并于下，心烦冤善怒。东垣云：多怒者，风热陷下于地是也。怒属肝胆。经云：在脏为肝，在志为怒。又云：肝藏血，血有馀则怒。又云：胆为怒是也。丹溪治怒方：香附末六两、甘草末一两，上和匀，白汤调服五钱。运气：怒皆属木太过。经云：木太过曰发生，发生之纪，其病怒。又云：岁木太过，风气流行，甚则善怒。又云：岁土不及，风反大行，民病善怒是也。怒在禁忌多生厥逆。经云：阳气者，大怒则形气绝，而血菀于上，使人薄厥。又云：暴怒伤阳。又云：怒则气逆，甚则呕血及飧泄是也。大法以悲胜之，或用药益肺金以平肝木。

善太息

运气：善太息，皆属燥邪伤胆。经云：阳明在泉，燥淫所胜，病善太息。又云：阳明之胜，太息呕苦。又云：少阴司天，地乃燥，凄怆数至，胁痛，善太息是也。《内经》灸刺善太息，皆取心胆二经。经云：黄帝曰：人之太息者，何气使然？岐伯曰：思忧则心系急，心系急则气道约，约则不利，故太息以出之，补手少阴心主，足少阳留之也。又曰：胆病者，善太息，口苦，呕宿汁，视足少阳脉之陷下者灸之。又云：胆足少阳之脉，是动则病口苦，善太息，视盛、虚、实、寒、热、陷下取之是也。

悲

悲属肺。经云：在脏为肺，在志为悲。又云：精气并于肺则悲。仲景云：妇人脏躁，喜悲伤欲哭，象如神灵所作，数欠伸，甘麦大枣汤主之，甘草三两，小麦一升，大枣十枚。水六升，煮三升，温分三服。运气：悲皆属寒水攻心。经云：火不及曰伏明，伏明之纪，其病昏惑悲忘，从水化也。又云：太阳司天，寒气下临，心气上从，喜悲数欠。又云：太阳司天，寒淫所胜，善悲，时眩仆。又云：太阳之复，甚则入心，善忘善悲，治以诸热是也。针灸悲有二：其一取心。经云：邪在心则病心痛善悲，时眩仆，视有馀、不足而调其输也。其二取厥阴。经云：厥阴根于大敦，结于玉英，络于膻中，厥阴为阖，阖折即气绝而喜悲，悲者取之厥阴，视有馀、不足，虚、实、寒、热、陷下而取之也。

惊悸恐总论

或问：惊悸、怔忡、恐怖之别？曰：悸即怔忡也。怔忡者，本无所惊，自心动而不宁。惊者，因外有所触而卒动。张子和云：惊者为自不知故也。恐者为自知也。盖惊者闻响即惊，恐者自知，如人将捕之状，及不能独自坐卧，必须人为伴侣，方不恐惧。或夜必用灯照，无灯烛亦恐惧者是也。《内经》无有称惊怖者，始于《金匮要略》奔豚条云：有惊怖，继之云惊恐，由是而见，惊怖即惊恐。怖，惧也，恐，亦惧也，于义且同。凡连称其名以为提纲者，多是一阴一阳对待而言。如喜怒并称者，喜出于心，心居于阳，怒出于肝，肝居于阴。志意并称者，志是静而不移，意是动而不定，静则阴也，动则阳也。惊恐并称者，惊因触于外事，内动其心，心动则神摇。恐因惑于外事，内歉其志，志歉则精却。是故《内经》谓惊则心无所依，神无所归，虑无所定，故气乱矣。恐则精却，却则上焦闭，闭则无气还，无气还则下焦胀，故气不行矣。又谓尝贵后贱，尝富后贫，悲忧内结，至于脱营失精，病深无气，则洒然而惊，此类皆是病从外事所动内之心神者也。若夫在身之阴阳盛衰而致惊恐者，惊是火热烁动其心，心动则神乱，神用无方，故惊之变态亦不一状，随其所之，与五神相应而动，肝藏魂，魂不安则为惊骇，为惊妄。肺藏魄，魄不安则惊躁。脾藏意，意不专则惊惑。肾藏志，志慊则惊恐，心惕惕然。胃虽无神，然为五脏之海，诸热归之则发惊狂，若闻木音亦惕然心欲动也。恐者则是热伤其肾，肾伤则精虚，精虚则志不足，志本一定而不移，故恐亦无他状。《内经》于惊之病邪，有火热二淫，司天在泉胜复之气，有各经热病所致，有三阳积并，有气并于阳，皆为诸惊等病，故病机统而言曰：诸病惊骇，皆属于火也。于恐病之邪者，有精气并于肾则恐，有血不足则恐，有阴少阳入，阴阳相搏则恐，有胃气热、肾气微弱则恐，肾是动病者恐。然于肝之惊恐互相作者，以其脏气属阳居阴，纳血藏魂，魂不安则神动，神动则惊。血不足则志歉，志歉则恐。故二者肝脏兼而有之。似此之类，于火热二淫属感邪之外，馀者之惊恐，皆因人气之阴阳所动而内生者也。虽然，亦非独火热二淫而已，于阳明脉急，则亦为惊矣。曰：惊恐二病，与内外所因，其治法同乎？异乎？曰：惊则安其神，恐则定其志，治当分阴阳之别，何得而同也。夫《易》之为卦，乾坤交，坎离列，坎离交而后为既济，而人以五脏应之，心为离火，内阴而外阳，肾为坎水，内阳而外阴，内者是主，外者是用。又主内者五神，外用者五气。是故心以神为主，阳为用，肾以志为主，阴为用。阳则气也、火也。阴则精也、水也。及乎水火既济，全在阴精上奉以安其神，阳气下藏以定其志。不然则神摇不安于内，阳气散于外，志惑于中，阴精走于下。既有二脏水火之分，治法安得无少异。所以惊者，必先安其神，然后散乱之气可敛，气敛则阳道行矣。恐者必先定其志，然后走失之精可固，精固则阴气用矣。于药而有二脏君臣佐使之殊用，内外所感者，亦少异焉。为外事惊者，虽子和氏谓惊者平之，平，常也，使病者时时闻之习熟，自然不惊，固是良法，不若使其平心易气以先之，而后药之也。吾谓内气动其神者，则不可用张氏之法，唯当以药平其阴阳之盛衰，而后神可安，志可定矣。人之所主者心，心之所养者血，心血一虚，神气失守，失守则舍空，舍空而痰入客之，此惊悸之所由发也。或耳闻大声，目击异物，遇险临危，触事丧志，心为之忤，使人有惕惕之状，是则为惊。心虚而停水，则胸中渗漉，虚气流动，水既上乘，心火恶之，心不自安，使人有怏怏之状，或筑筑然动，是则为悸。惊者与之豁痰定惊之剂，悸者与之逐水消饮之剂。所谓扶虚，调养心血，和平心气而已。若一切以刚燥从事，或者心火自炎，又有热生风之证。

惊

《素问》云：东方青色，入通于肝，其病发惊骇。脾移热于肝，则为惊衄。二[①]阳一阴发病，主惊骇，背痛，善噫，善欠者，名曰风厥。三阳一阴，太阳脉胜，一阴不得止，内乱五脏，外为惊骇。胃足阳明之脉，是动则病，闻木音则惕然而惊，心欲动。阳明所谓甚者恶人与火，闻木音则惕然而惊者，阳气与阴气相搏，水火相恶，故惕然则惊也。黄帝问曰：足阳明之脉病，恶人与火，闻木音则惕然而惊，钟鼓不为动，闻木音而动何也？岐伯曰：阳明者胃脉也，胃者土也，故闻木音而惊者，土恶木也。由是观之，肝、胆、心、脾、胃皆有惊证明矣。运气：惊悸有三，一曰肝木不及，金来乘之。经曰：木不及曰委和，委和之纪，其发惊骇。又云：阳明之复，则入肝，惊骇筋挛是也。二曰火邪助心。经云：少阳所至为惊恐。又云：少阳所至为惊躁。又云：少阳之胜，善惊是也。三曰寒邪伤心。经云：岁水太过，寒气流行，病烦心躁悸是也。东垣云：六脉俱大，按之空虚，必面赤善惊上热，乃手少阴心之脉也。此气盛多而亡血，以甘寒镇坠之剂，泻火与气，以坠气浮。以甘辛温微苦峻补其血，熟地黄、生地黄、柴胡、升麻、白芍药、牡丹皮、川芎、黄芪之类以补之，以防血溢上竭。甘寒镇坠之剂，谓丹砂之类。《三因》云：五饮停蓄，闭于中脘，最使人惊骇，属饮家。五饮汤丸。心胆虚怯，触事易惊，或梦寐不祥，遂致心惊胆慑，气郁生涎，涎与气搏，变生诸证，或短气悸乏，或复自汗者，并温胆汤主之。呕则以人参代竹茹。若惊悸眠多异梦随即惊觉者，宜温胆汤加酸枣仁、莲肉各一钱，以金银煎下十四友丸，或镇心丹、远志丸、酒调妙香散、琥珀养心丹、定志丸、宁志丸。卧而多惊魇，真珠母丸、独活汤。羌活胜湿汤，治卧而多惊悸、多魇溲者。邪在少阳厥阴也，加柴胡五分。如淋，加泽泻五分。此下焦风寒二经合病也。经曰：肾肝之病同一治。为俱在下焦，非风药行经不可也。丹溪云：病自惊而得者，则神出于舍，舍空得液则成痰矣。血气入舍，则痰拒其神不得归焉。寿星丸，或控涎丹加辰砂、远志。惊悸因事有所大惊而成者，其脉大动，动脉之状，如豆厥厥动摇、无头尾者是也。东垣云：外物惊，宜镇平，以黄连安神丸。密陀僧研极细末，茶汤调一钱匕，治惊气入心络不能语者。昔有为狼及大蛇所惊，皆以此而安。盖惊则气上，故以重剂坠之。热郁有痰，寒水石散。气郁有痰，加味四七汤。虚而有痰，十味温胆汤、养心汤。《金匮》云：病有奔豚，

① 二：原作“一”，据《素问》改。

有吐脓，有惊怖，有火邪，此四病皆从惊发得之。经云：阳气者，开阖不得，寒气从之，乃生大偻，陷脉为瘘，留连肉腠，俞气化薄，传为善畏，及为惊骇者，是瘘疮所为之惊骇也。盖俞则瘘疮之俞窍，其痛气留连肉腠之间，恐人触着而痛，故化惕惕然之心，内薄而传为善畏惊骇之疾也。

〔诊〕　寸口脉动而弱，动即为惊，弱即为悸。趺阳脉微而浮，浮为胃气虚，微则不能食，如恐怖之脉，忧迫所作也。寸口紧，趺阳浮滑，气虚是以悸。惊主病者，其脉止而复来，其人目睛不转，不能呼气。

悸

《伤寒明理论》释悸字云：悸，心忪也。筑筑惕惕然动，怔怔忪忪不能自安也。则悸即怔忡。，而今人分为两条，谬矣。心悸之由，不越二种，一者虚也，二者饮也。气虚者，由阳气内虚，心下空虚，火气内动而为悸也。血虚者亦然。其停饮者，由水停心下，心为火而恶水，水既内停，心不自安，故为悸也。有汗吐下后正气内虚而悸者，有邪气交击而悸者，有荣卫涸流脉结代者，则又甚焉。必生津液益血以实其虚，此从伤寒而论者；若杂病，则考诸《内经》云：心痹者，脉不通，烦则心下鼓。胆病者，口苦呕宿汁，心下澹澹恐，如人将捕之状。足阳明是动，闻木音则惕然而惊。心包络是动病，心中澹澹大动。肾是动病，善恐，心惕然如人将捕之。《原病式》云：因水衰火旺，其心胸躁动，谓之怔忡，然后知悸之为病，是心脏之气不得其正，动而为火邪者也。盖心为君火，包络为相火，火为阳，阳主动，君火之下，阴精承之，相火之下，水气承之。夫如是而动，则得其正而清净光明，为生之气也。若乏所承，则君火过而不正，变为烦热，相火妄动，既热且动，岂不见心悸之证哉。况心者神明居之。经曰：两精相搏之谓神。又曰：血气者，人之神。则是阴阳气血在心脏未始相离也。今失其阴，偏倾于阳，阳亦以失所承而散乱，故精神怔怔忡忡不能自安矣。如是者，当自心脏中补其不足之心血，以安其神气。不已，则求其属以衰之，壮水之主以制阳光也。又包络之火，非惟辅心，而且游行于五脏，故五脏之气妄动者，皆火也。是以各脏有疾，皆能与包络之火合动而作悸。如是者，当自各脏补泻其火起之由，而后从包络调之平之，随其攸利而治。若各脏移热于心，而致包络之火动者，治亦如之。若心气不足，肾水凌之，逆上而停心者，必折其逆气，泻其水，补其阳。若左肾之真水不足，而右肾之火上逆，与包络合动者，必峻补左肾之阴以制之。若内外诸邪郁其二火不得发越，隔绝荣卫，不得充养其正气者，则皆以治邪解郁为主。若痰饮停于中焦，碍其经络不得舒通，而郁火与痰相击于心下以为怔忡者，必导去其痰，经脉行，则病自已。丹溪云：怔忡，大概属血虚与痰。有虑便动者，属虚。时作时止者，痰因火动。瘦人多是血虚，肥人多是痰饮。真觉心跳者是血少，宜四物安神之类。《金匮》云：食少饮多，水停心下，甚者则悸，微者短气。又云：心下悸者，半夏麻黄丸主之。亦可用温胆汤，或导痰汤加炒酸枣仁，下寿星丸，及茯苓饮子、茯苓甘草汤、姜术汤、五苓散之类，火盛加黄连。脉结代而悸，炙甘草汤。久思所爱，触事不意，虚耗真血，心血不足，遂成怔忡，宜养荣汤。感风寒暑湿，闭塞诸经而怔忡者，各见本门。或有阴火上冲，怔忡不已，甚者火炎于上，或头晕眼花，或齿落头秃[1]，或手指如许长大，或见异物，或腹中作声，此阴火为患也，治宜滋阴抑火汤。心不宁者，加养心之剂。日久服降火药不愈，加附子从治，或入参芪亦可。有失志者，由所求不遂，或过误自咎，懊恨嗟叹不已，独语书空，若有所失，宜温胆汤去竹茹，加人参、柏子仁各一钱，下定志丸，仍佐以酒调辰砂妙香散。有痞塞不饮食，心中常有所歉，爱处暗地，或倚门后，见人则惊避，似失志状，此为卑惵之病，以血不足故耳，宜人参养荣汤。脾胃不足者，谷神嘉禾散加当归、黄芪各半钱。

恐

脏腑恐有四：一曰肾。经云：在脏为肾，在志为恐。又云：精气并于肾则恐是也。二曰肝胆。经云：肝藏血，血不足则恐。戴人曰：胆者，敢也，惊怕则胆伤矣。盖肝胆实则怒而勇敢，肝胆虚则善恐而不敢也。三曰胃。经云：胃为恐是也。四曰心。经云：心怵惕思虑则伤神，神伤则恐惧自失者是也。运气善恐，皆属肝木虚。经云：木不及曰委和，委和之纪，其病摇[2]动注恐是也。针灸善恐有三：其一取肾。经云：肾足少阴之脉，是动病，气不足，则善恐，心惕惕如人将捕之。虚则补之，寒则留之是也。其二取肝。经云：肝虚则目䀮䀮，䀮䀮无所见，耳无所闻，善恐，如人将捕之，取其经，厥阴与少阳是也。其三取胆。经云：胆病者，善太息，口苦呕宿汁，心下澹澹，恐人将捕之，取阳[3]陵泉。又云：善呕，呕有苦，善太息，心中澹澹，恐人将捕之，邪在胆，逆在胃，胆液泄则口苦，胃气逆则呕苦，故曰呕胆。取三里，以下胃气逆，则刺[4]少阳[5]血络以闭胆逆，却调其虚实，以去其邪是也。丹溪治周本心，年六十，形气俱实，因大恐，正月间染病，心不自安，如人将捕之状，夜卧亦不安，两耳后亦见火光炎上，食饮虽进而不知味，口干而不欲食，以人参、白术、当归身为君，陈皮为佐，加盐炒黄柏，炙玄参各少许煎服自愈，月馀而安。经云：恐伤肾，此用盐炒黄柏、炙玄参，引参、归等药入补肾足少阴络也。本事方人参散、茯神散、补胆防风汤，皆治胆虚之剂。

健忘

黄帝曰：人之善忘者，何气使然？岐伯曰：上气不足，下气有馀，肠胃实而心气虚，虚则荣卫留于下，久之不以时上，故善忘也。肾盛怒而不止则伤志，志伤则喜忘其前言。血并于下，气并于上，乱而喜忘。火不及曰伏明，伏明之纪，其病昏惑悲忘。太阳司天，寒气下临，心气上从，善忘。太阳之复，甚则入心，善忘善悲。人生气禀不同，得气之清，则心之知觉者明，得气之浊，则心之知觉者昏。心之明者，无有限量，虽千百世已往之事，一过目则终身记而不忘，岂得忘其目前者乎。心之昏者，精神既短，则目前不待于伤心，而不能追忆其事矣。刘河间谓水清明而火昏浊，故上善若水，下愚若火，此禀质使之然也。设禀质清浊混者，则不耐于事物之扰，扰则失其灵而健忘也。盖气与血，人之神也。经曰：静则神藏，躁则消亡。静乃水之体，躁乃火之用。故性静则心存乎中，情动则心忘于外，动不已则忘亦不已，忘不已则存乎中者几希，存乎中者几希则语后便忘，不俟终日已。所以

① 秃：原作“脱”，据石经堂本改。
② 摇：原作“淫”，据《素问》改。
③ 阳：原作“阴”，据《灵枢》改。
④ 刺：原脱，据《灵枢》补。
⑤ 阳：原作“阴”，据《灵枢》改。

世人多忘者，役役扰扰，纷纭交错，当事于一生，其气血之阴者将竭。必禀质在中人以上，清明有所守，不为事物所乱者，百难一人也。由是言之，药固有安心养血之功，不若平其心，易其气，养其在己而已。若夫痰之健忘者，乃一时之病。然病忘之邪，非独痰也。凡是心有所寄，与诸火热伤乱其心者，皆得健忘。如《灵枢》谓盛怒伤志，志伤善忘。《内经》谓血并于下，气并于上，乱而善忘。夫如是，岂可不各从所由而为治耶。思虑过度，病在心脾，宜归脾汤，有痰加竹沥。有因精神短少者，人参养荣汤、小定志丸、宁志膏。有因痰迷心窍者，导痰汤下寿星丸，或加味茯苓汤。上虚下盛，于补心药中加升举之剂。心火不降，肾水不升，神志不定，事多健忘，宜朱雀丸。千金孔子大圣枕中方，龟甲、龙骨、远志、菖蒲四味，等分为末，酒服方寸匕，日三服，常令人大聪明。治多忘方：菖蒲一分，茯苓、茯神、人参各五分，远志七分，为末。酒服方寸匕，日三夜一，五日效。《圣惠方》：菖蒲、远志各一分，捣为细末。戊子日服方寸匕，开心不忘。《肘后方》治人心孔昏塞，多忘喜误，丁酉日密自至市，买远志著巾角中，为末服之，勿令人知。《本草》：商陆花主人心昏塞，多忘喜误，取花阴干百日捣末，日暮水服方寸匕，卧思念所欲事，即于眼中自见。

杂　门

汗　总　论

《素问》云：阳气有馀，为身热无汗，阴气有馀，为多汗身寒，阴阳有馀，则无汗而寒。又云：饮食饱甚，汗出于胃。惊而夺精，汗出于心。持重远行，汗出于肾。疾走恐惧，汗出于肝。摇体劳苦，汗出于脾。凡眠熟而汗出，醒则倏收者，曰盗汗，亦曰寝汗。不分寤寐，不由发表而自然汗出者，曰自汗。若劳役因动汗出，非自汗也。伤寒脉紧，麻黄、葱、豉发之，汗出于卫。伤寒脉缓，白术、桂枝止之，汗出于荣。往来寒热，眩，柴胡、连翘和之，汗出于少阳。体若燔炭，地骨皮、秦艽解之，汗出于三焦。厥而抑郁，柴胡、麻黄发之，汗出于血。热聚于胃，大黄、芒硝下之，汗出于足阳明。阴毒大汗，附子、干姜温之，汗出于三阳。

自　汗头汗、手足汗、无汗

心之所藏在内者为血，发于外者为汗。汗者，乃心之液。而自汗之证，未有不由心肾俱虚而得之。故阴阳虚必腠理发热自汗，此固阴阳偏胜而致。又有伤风、中暑、病湿，兼以惊怖、房室、劳极，则历节、肠痈、痰饮、产蓐等证，亦能令人自汗。仲景谓肉极则自津脱，腠理开，汗大出。巢氏云：虚劳病，若阳气偏虚，则津发泄为汗。又云：心脏热则腠理开，腠理开出汗出。诸家言汗出之义，大约如此。尝因是而究之，汗者津之泄也，津与气同类，气之所至，津即有之，以故知《内经》之言心为汗者，大矣哉。盖心是主阳之脏，阳乃火也，气也。故五脏六腑表里之阳，皆心脏主之，以行其变化。是故津者，随其阳气所在之处而生，亦随其火扰所在之处泄出为汗，其汗尽由心出也。不然，何《内经》言风、言劳动、言阳阴相争者，其汗各由其所在脏腑而出之乎。然五脏六腑，又必以十二经脉、荣卫为要，因经脉是司其出入行气之隧道。荣行脉中以滋阴血，卫行脉外以固阳气，阳气固则腠理肥，玄府密，而脏腑经脉荣卫通贯若一。内之脏腑与表之经脉离居，则两者出入之机皆废，于是邪在于内则玄府不密，而汗从腑脏出，邪在表则腠理不固，而汗从经脉出，所以自汗之由，不可胜计。至若脏腑之阴拒格，卫气浮散于外，无所依从，或胃气虚衰，水谷气脱散者，或肺气微弱不能宣行荣卫而津脱者，如是自汗，虽病重而尚有可治，独三阳之绝汗出者，则不可治矣。阴虚阳必凑，故发热自汗，当归六黄汤加地骨皮。阳虚阴必乘，故发厥自汗，黄芪建中汤，甚者加附子，或芪附汤。滑伯仁治一妇，暑月身冷自汗，口干烦躁，欲卧泥水中，脉浮而数，按之豁然虚散。曰：《素问》云，脉至而从，按之不鼓，诸阳皆然，此为阴盛格阳。得之饮食生冷，坐卧当风，以真武汤冷饮之，一进汗止，再进躁去，三进全安。阴阳俱虚，热不甚，寒不甚，秋冬用桂枝，春夏用黄芪。脉证无热者，亦用桂枝，脉证有热者，亦用黄芪。或身温如常而汗出冷者，或身体冷而汗亦冷，别无他病，并属本证。戴复庵用黄芪建中汤，加浮麦少许煎。黄芪六一汤，或玉屏风散。“平人气象论”云：尺涩脉滑，谓之多汗。王注：谓尺肤涩而尺脉滑也。肤涩者，荣血内涸。又《针经》云：腠理发泄，汗出溱溱，是谓津[1]。津脱者，腠理开，汗大泄。按：此二经论自汗多而血涸津脱者，东垣周卫汤，虽曰治湿胜自汗，内有血药，实润剂也，可以治此。湿胜自汗，以东垣法治之。东垣曰：西南坤土也，在人则为脾胃。阳之汗，以天地之雨名之。湿主淋淫，骤注者湿胜也。阴滋其湿，为露为雨，此阴寒隔热火也。隔者解也，阴湿寒下行，地之气也。仲景云：汗多则亡阳，阳去则阴胜也。重虚则表阳虚极矣，甚为寒中。湿胜则音声如从瓮中出，若中水也。相家有言，土音如居深瓮里，言其壅也、远也、不出也，其为湿也审矣。又知此二者，亦为阴寒。《内经》云：气虚则外寒，虽见热中，蒸蒸为汗，终传大寒。知始为热中者，表虚无阳，不任外寒，终传为寒中者，多成痹寒矣。夫色以候天，脉以候地，形者乃候地之阴阳也。故以脉气候之，皆有形之可见者也。治张芸夫，四月天寒，阴雨寒湿相杂，因官事饮食失节劳役所伤，病解之后，汗出不止，沾濡数日，恶寒，重添厚衣，心胸闷躁，时躁热，头目昏愦，壅塞食少减，此乃胃外阴火炽甚，与夫雨之湿气挟热，两气相合，令湿热大作，汗出不休，兼见风邪以助东方甲乙，以风药去其湿，以甘药泻其热，羌活胜湿汤主之。有痰证冷汗自出者，宜七气汤，或理气降痰汤，痰去则汗自止。火气上蒸胃中之湿，亦能作汗，可用凉膈散。有气不顺而自汗不止，须理气使荣卫调和，小建中汤加木香。《素问》：帝曰：有病身热解惰，汗出如浴，恶风少气，此为何病？岐伯曰：病名酒风。帝曰：治之奈何？岐伯曰：以泽泻、术各十分，麋衔五分，合以三指撮，为后饮。麋衔，一名薇衔，俗名吴风草。又云：饮酒中风，则为漏风。漏风之状，或多汗，常不可单衣，食则汗出，甚则身汗喘息，恶风，衣裳濡，口干善渴，不能劳事，河间以白术散主之，此即酒风也。凡五脏风皆自汗恶风。因饮食汗出日久，心中虚风虚邪，令人半身不遂，见偏风痿痹之病，先除其汗，慓悍之气，按而收之，安胃汤。有病后多汗，服正元散诸重剂不愈，唯八珍散宜之。有别处无汗，独心孔一片有汗，思虑多则汗亦多，病在心，宜养心血。用豮猪心一个，破开带血，入人参、当归二两缝之，煮熟去药，止吃猪心，仍以艾汤调茯苓末服之。若服药汗仍

[1] 津：此下原衍“脱”字，据《灵枢》删。

出者，有热，牡蛎散。无热，小建中汤加熟附子一钱，不去皮，或正元散，仍以温粉扑之。大汗不止，宜于诸药中入煅牡蛎粉二钱半，并吞朱砂丹，或茸朱丹。常自汗出，经年累月者，多用黑锡丹。久病及大病新愈汗出者，亦可用此。若不宜热补，须交济其阴阳自愈，当以灵砂丹主之。凡此皆为无他病而独汗出者设，非谓有兼病者也。若服诸药欲止汗固表而并无效验，药愈涩而汗愈不收止，可理心血。盖汗乃心之液，心无所养不能摄血，故溢而为汗，宜大补黄芪汤加酸枣仁。有微热者，更加石斛，兼下灵砂丹。汗出如胶之粘，如珠之凝，及淋漓如雨，揩拭不逮者，难治。

〔诊〕 肺脉软而散者，当病灌汗，至今不复散发也。肺脉缓甚为多汗。

〔头汗〕 阴阳俱虚，枯燥，头汗，亡津液也。热入血室，头汗。伤湿额上汗，因下之，微喘者死。胃上热熏，额汗发黄。头汗，小便不利而渴，此瘀血在里也。心下懊侬，头汗。伤寒结胸，无大热，以水结在胸胁间，头汗。往来寒热，头汗。海藏云：头汗出，剂颈而还，血证也。额上偏多，何谓也？曰：首者六阳之所会也，故热熏蒸而汗出也。额上偏多以部分，左颊属肝，右颊属肺，鼻属中州，颐属肾，额属心。三焦之火涸其肾水，沟渠之馀迫而上入于心之分，故发为头汗，而额上偏多者，属心之部，而为血证也。饮酒、饮食头汗出者，亦血证也。至于杂证，相火迫肾水上行，入于心为盗汗，或自汗，传而为头汗出者，或心下痞者，俱同血证例治之。无问伤寒、杂病、酒积，下之而心下痞者，血证也。何以然？曰：下之亡阴，亡阴者则损脾胃而亡血，气在胸中，以亡其血，陷之于心之分也，故心下痞。世人以为血病，用气药导之则痞病愈甚，而又下之，故变而为中满鼓胀，非其治也。然则当作何治？曰：独益中州脾土，以血药治之，其法无以加矣。头汗出，胸胁满，小便不利，往来寒热，心烦，呕而不渴，柴胡桂姜汤。身微热，表虚，头汗出不已，或因医者发汗以致表虚者，黄芪汤。

〔手足汗〕 一男子手足汗，医用芩、连、柏并补剂，皆不效。又足汗常多，后以八物、半、苓为君，白附、川乌佐使，其汗即无。治脚汗，白矾、干葛各等分为末，每半两、水三碗，煎十数沸洗，日一次，三五日自然无汗。

〔阴汗〕 别见。

〔无汗〕 经云：夺血者无汗，夺汗者无血。东垣云：真气已亏，胃口火盛，汗出不休，胃中真气已竭。若阴火已衰，无汗反燥，乃阴中之阳，阳中之阳俱衰，四时无汗，其形不久，湿衰燥旺，理之常也。其形不久者，秋气主杀，生气乃竭，生气者，胃之谷气也。乃春少阳生化之气也。丹溪云：盛夏浴食无汗为表实。治谢老夏月无汗久嗽，用半夏、紫苏二味为末，入莎末、枕流末、蚬壳灰、蛤粉之属。仁陷末神曲，以栝蒌穰、桃仁泥半两为丸，先服三拗汤三帖，却服此丸子。

盗　汗

卫气至夜行于阴，或遇天之六淫在于表，或遇人气兴衰所变，如天之五邪六淫者，相乘于里，或脏腑经脉之阴阳，自相胜负，则皆有以致阳气之不足。然而非惟寒湿燥同其阴者，能伤其阳而已，至若风火热同其阳者，则亦伤之，而相火出肾肝表里四经者尤甚。夫火与元气不两立，故火盛则阳衰。卫与阳一也，阳衰则卫虚，所虚之卫行阴，当瞑目之时，则更无气以固其表，故腠理开津液泄而为汗。迨寤则目张，其行阴之气复散于表，则汗止矣。夫如是者，谓之盗汗，即《内经》之寝汗也。《内经》谓肾病者，腹大胫肿，喘咳，寝汗，憎风。又岁水太过，甚则土气乘之者，病亦若是。注曰：肾邪攻肺，心内微，心液为汗，故寝汗。仲景《伤寒论》中名盗汗，谓阳明病当作里实而脉浮者，必盗汗。又三阳合病，目合则汗。成无已谓伤寒盗汗，非若杂病者之责其阳虚而已，是由邪在半表半里使然也。何者？若邪气一切在表，干于卫则自汗出，此则邪气侵行于里，外连于表邪，及睡则卫气行于里，乘表中阳气不致，津液得泄而为盗汗，亦非若自汗，有为之虚者，有为之实者，其于盗汗，悉当和表而已。今观仲景二论，似若不同，究其微旨，则一而已矣。何则？《内经》论其源，则心肾者乃阴阳之主。所以论汗必自心之阳，论寝必自肾之阴。仲景之云，从其邪之所在之阴阳，便成盗汗，是指阴阳之流者耳。抑究其源流，悉是卫气之为用。卫气者，由谷气之所化，肺脏之所布。然天真之阳必得是而后充大，无是则衰微。故“生气通天论”所言，阳气者，如苍天之气，顺之则阳固，与阳因而上，卫外者之类，皆指卫气也，所以王注以卫气合天地之阳气。若夫成无已之释仲景者固善矣，抑亦未为至当，虚劳杂病之人，岂可独责其阳虚，而不有阴虚之可责者乎。予每察杂病之盗汗，有冷有热，岂无其故哉。因热邪乘阴虚而发者，所出之汗必热。因寒邪乘阳虚而发者，所出之汗必冷。其汗冷之义，即《内经》所谓阴胜则身寒，汗出，身上清也。非独为自汗，虽盗汗亦然。其温汗之义，殆以所乘之热，将同于伤寒郁热在表里而汗者也。虽然邪乘之重者，亢则害，承乃制，兼化水为冷者有之，相火出于肾，挟水化而为冷者有之，此又不可不审也。盖成无已因《金匮要略》叙杂病云：平人脉虚弱微细，善盗汗。又以《巢氏病源》以虚劳之人盗汗，有阳虚所致，因即谓杂病之盗汗，悉由于阳虚也。且以《金匮要略》言之，脉虚弱者，乃阳气之虚，细弱者，乃阴气之虚。何独举阳而遗其阴，亦智士之一失也。然虚劳之病，或得于大病后阴气未复，遗热尚留，或得之劳役七情色欲之火，衰耗阴精，或得之饮食药味，积成内热，皆有以伤损阴血，衰惫形气。阴气既虚，不能配阳，于是阳气内蒸，外为盗汗，灼而不已，阳能久存而不破散乎。当归六黄汤治盗汗之圣药。宜润剂者，六黄汤。宜燥剂者，正气汤。无内热者，防风散、白术散。肝火，当归龙荟丸。虚者，黄芪连翘汤。实者，三黄连翘汤。身热，加地骨皮、柴胡、黄芩、秦艽。肝虚，加酸枣仁。肝实，加龙胆草。右尺实大，黄柏、知母。烦心，黄连、生地黄、当归、辰砂、麦门冬。脾虚，人参、白术、白芍药、干山药、白扁豆、浮麦。亦可用山药一味为末，临卧酒调下三钱。经霜桑叶末，茶调服。豆豉微炒，酒渍服。外用五倍子或何首乌为末，津唾调填脐中，以帛缚定。脏腑盗汗皆属肾。经云：肾病者，寝汗出，憎风是也。运气：盗汗皆属寒水。经云：岁水太过，寒气流行，甚则劳汗出，憎风。又云：太阳所至，为寝汗痉是也。

多卧不得卧卧不安内附

《灵枢·大惑论》云：卫气不得入于阴，常留于阳，留于阳则阳气满，阳气满则阳跻盛，不得入于阴则阴气虚，故目不瞑矣。卫气留于阴，不得行于阳，留于阴则阴气盛，阴气盛则阴跻满，不得入于阳则阳气虚，故目闭也。“寒热”病[1]云：足太阳有通项入于脑者，正属目本，名曰眼系，头目苦痛，取之在项中两筋间。入脑乃别，阴跻阳跻，阴阳相交，阳入阴，阴出阳，交于目锐眦。阳气盛则瞋目，阴气盛则瞑目。“四十六难”曰：老人卧而不寐，少壮寐而不寤者，何也？然经言少壮者血气盛，肌肉滑，气道通，荣卫之行不失于常，故昼日精，夜不寤。老人血气衰，肌肉不滑，荣卫之道涩，故昼日不能精，夜不寐也。故知老人不得寐也。海藏云：胆虚不眠，寒也。酸枣仁炒为末，竹叶汤调服。胆实多睡，热也。酸枣仁生为末，姜茶汁调服。

《素问》：帝曰：人有卧而有所不安者，何也？岐伯曰：脏有所伤，及精有所倚，则卧不安，故人不能悬其病也。羌活胜湿汤，治卧而多惊，邪在少阳、厥阴也。诸水病者，故不得卧，卧则惊，惊则咳甚。

不得卧

《灵枢·邪客》篇：帝问曰：夫邪气之客人也，或令人目不瞑不卧出者，何气使然？伯高曰：五谷入于胃也，其糟伯、津液、宗气分为三隧，故宗气积于胸中，出于喉咙，以贯心脉，而行呼吸焉。营气者，泌其津液，注之于脉，化以为血，以荣四末，内注五脏六腑，以应刻数焉。卫气者，出其悍气之慓疾，而先行于四末、分肉、皮肤之间，而不休者也。昼日行于阳，夜行于阴，常从足少阴之分间，行于五脏六腑。今厥气客于五脏六腑，则卫气独卫其外，行于阳不得入于阴。行于阳则阳气盛，阳气盛则阳跻陷，陷当作满。不得入于阴，阴虚故目不瞑。黄帝曰：善。治之奈何？伯高曰：补其不足，泻其有馀，调其虚实，以通其道，而去其邪。饮以半夏汤一剂，阴阳已通，其卧立至。黄帝曰：善。此所谓决渎壅塞，经络大通，阴阳和得者也。愿闻其方。伯高曰：其汤方，以流水千里以外者八升，扬之万遍，取其清五升煮之，炊以苇薪火，沸置秫米一升，秫米，北人谓之黄米，可以酿酒。治半夏五合，徐炊令竭为一升半，去其滓，饮汁一小杯，日三，稍益，以知为度。故其病新发者，覆杯则卧，汗出则已矣。久者三饮而已也。《素问·逆调论》：阳明者，胃脉也。胃者，六腑之海，其气亦下行。阳明逆不得从其道，故不得卧也。《下经》曰：胃不和则卧不安，此之谓也。《金匮》虚劳，虚烦不得眠，酸枣汤主之。本事方鳖甲丸。《圣惠方》治骨蒸烦，心不得眠，用酸枣仁一两，水一大盏半，研绞取汁，下米二合，煮粥候熟，下地黄汁一合，更煮过，不计时服之。胡洽治振悸不得眠，人参、白术、茯苓、甘草、生姜、酸枣仁六物煮服。以上皆补肝之剂。温胆汤，治大病后虚烦不得眠。并《内经》半夏汤，皆去饮之剂。六一散加牛黄，治烦不得眠。戴云：不寐有二种，有病后虚弱及年高人阳衰不寐，有痰在胆经，神不归舍，亦令不寐。虚者，六君子汤加炒酸枣仁、炙黄芪各一钱。痰者，宜温胆汤减竹茹一半，加南星、炒酸枣仁各一钱，下青灵丹。大抵惊悸健忘，怔忡失志，心风不寐，皆是胆涎沃心，以致心气不足。若用凉心之剂太过，则心火愈微，痰涎愈盛，病愈不减，惟当以理痰气为第一义，导痰汤加石菖蒲半钱。喘不得卧，以喘法治之。厥不得卧，以脚气法治之。

多卧

《灵枢·大惑》篇黄帝曰：人之多卧

---

[1] 病：原作“论”，据《灵枢》改。

者，何气使然？岐伯曰：此人肠胃大而皮肤湿，而分肉不解焉。肠胃大则卫气留久，皮肤湿则分肉不解，其行迟。夫卫气者，昼日常行于阳，夜行于阴，故阳气尽则卧，阴气尽则寤。故肠胃大则卫气行留久，皮肤湿、分肉不解则行迟，留于阴也久，其气不精则欲瞑，故多卧矣。其肠胃小，皮肤滑以缓，分肉解利，卫气之行于阳也久，故少瞑焉。黄帝曰：其非常经也，卒然多卧者，何气使然？岐伯曰：邪气留于上焦，上焦闭而不通，已食若饮汤，卫气留久于阴而不行，故卒然多卧焉。运气：多睡皆属内热。经云：阳明司天之政，初之气，阴始凝，气始肃，病中热善眠是也。酸枣仁一两，生用，腊茶二两，以生姜汁涂，炙微焦，捣罗为末，每服二钱，水七分盏，煎六分，温服无时。灸法，无名指第二节尖一壮，屈手指取之。

怠惰嗜卧

东垣云：脉缓怠惰嗜卧，四肢不收，或大便泄泻，此湿胜，从平胃散。又云：怠惰嗜卧，有湿，胃虚不能食，或沉困，或泄泻，加苍术，自汗加白术。食入则困倦，精神昏冒而欲睡者，脾虚弱也。六君子汤加神曲、麦芽、山楂之属。四肢懒惰，人参补气汤。丹溪云：脾胃受湿，沉困无力，怠惰嗜卧者，半夏、白术。肥人是气虚，宜人参、二术、半夏、甘草。又云：是湿，苍术、茯苓、滑石。黑瘦人是热，黄芩、白术。饮食太过，转运不调，枳实、白术。按：人之虚实寒热，当审脉证定之，岂可以肥瘦为准，学者无以辞害意可也。

身　重

《素问·示从容论》有云：肝虚、肾虚、脾虚，皆令人体重烦冤。运气：身重有五。一曰湿。乃湿制肾虚而重。经云：太阴所至为身重。又云：太阴之复，体重中[①]满。又云：岁土太过，湿气流行，民病体重烦冤。又云：土郁之发，民病身重是也。二曰湿热。经云：少阳司天之政，四之气。炎暑间化，其病满身重是也。三曰寒湿。经云：太阴司天之政，三之气，感于寒湿，民病身重是也。四曰风乃木制，脾虚而重。经云：岁木太过，风气流行，民病体重烦冤。又云：岁土不及，风乃大行，民病体重烦冤。又云：厥阴在泉，风淫所胜，病身体皆重是也。五曰金乃燥制，肝虚而重。经云：岁金太过，燥气流行，民病体重烦冤是也。东垣云：身重者，湿也。补中益气汤加五苓散去桂主之。洁古云：起卧不能谓之湿，身重是也。小柴胡汤、黄芪芍药汤。仲景云：风湿脉浮身重，汗出恶风者，防己黄芪汤主之。洁古云：夏月中风湿，身重如山，不能转侧，除风胜湿去热之药治之。仲景云：肾著之病，其人身体重，腰中冷，如坐水中，形如水状，反不渴，小便自利，饮食如故，病属下焦，身劳汗出，表里冷湿，久久得之，腰以下冷痛，腹重如带五千钱，甘姜苓术汤主之。脾胃虚弱，元气不能荣于心肺，四肢沉重，食后昏闷，参术汤主之。针灸身重有二法：其一取脾。经云：脾病者，身重肉痿，取其经太阴、阳明、少阴血者。又云：脾足太阴之脉，是动则病腹胀，身体皆重，视盛、虚、热、寒、陷下取之也。其二取肾。经云：肾病者，身重，寝汗出，憎风，取其经少阴、太阳血者是也。

---

① 中：原作“身”，据《素问》改。

不　能　食饥不能食、恶食

心下不痞满，自不能食也。东垣云：胃中元气盛，则能食而不伤，过时而不饥，脾胃俱旺则能食而肥，脾胃俱虚则不能食而瘦。故不能食，皆作虚论。若伤食恶食，自有本门，不在此例。病人脉缓怠惰，四肢重著，或大便泄泻，此湿胜也，从平胃散加味。病人脉弦，气弱自汗，四肢发热，或大便泄泻，皮毛枯槁髪脱，从黄芪建中汤加味。病人脉虚气弱，脾胃不和，从四君子、六君子汤加味。有痰，从二陈汤加味，兼下人参半夏丸。虚而有痰，用人参四两，半夏一两，姜汁浸一宿，曝干为末，面糊丸，食后生姜汤下。痰积痞隔，食不得下，皂荚烧存性，研末，酒调下一钱匕。和中汤、七珍散、六神汤、钱氏异功散，皆四君子加减例，开胃进食之正剂也。罗谦甫云：脾胃弱而饮食难任者，不可一概用克伐之剂，宜钱氏异功散补之，自然能食。设或嗜食太过伤脾，而痞满呕逆，权用枳实丸一服，慎勿多服。楼全善尝治翁氏久疟，食少汗多，先用补剂加黄连、枳实，月馀食反不进，汗亦不止。因悟谦甫此言，遂减去枳、连，纯用补剂，又令粥多于药而食进，又于原方内加附子三分半，一服而愈。宽中进食丸、和中丸、木香枳术丸、木香干姜枳术丸，皆有行气之剂，气滞者宜之。许学士云：有人全不进食，服补脾药皆不效。予授二神丸服之，顿能进食。此病不可全作脾气治。盖肾气怯弱，真元衰削，是以不能消化饮食，譬之鼎釜之中，置诸水谷，下无火力，终日米不熟，其何能化。黄鲁直尝记服菟丝子，淘净，酒浸曝干，日挑数匙，以酒下之，十日外饮啖如汤沃雪，亦知此理也。今按治法，虚则补其母，不能食者，戊己虚也，火乃土之母，故以破故纸补肾为癸水，以肉豆蔻厚肠胃为戊土，戊癸化火，同为补土母之药也。杨仁斋云：脾肾之气交通，则水谷自然克化。《瑞竹堂方》谓二神丸，虽兼补脾胃，但无斡旋，往往常加木香以顺其气，使之斡旋，空虚仓廪，仓廪空虚则能受物，屡用见效，其殆使之交通之力欤。严用和云：人之有生不善摄养，房劳过度，真阳衰虚，坎水不温，不能上蒸脾土，冲和失布，中州不运，是致饮食不进，胸膈痞塞，或不食而胀满，或食而不消，大腑溏泄。古人云：补肾不如补脾。予谓补脾不如补肾，肾气若壮，丹田火盛，上蒸脾土，脾土温和，中焦自治，膈开能食矣。薛新甫云：予尝病脾胃，服补剂及针灸脾俞等穴不应，几殆。吾乡卢丹谷先生，令予服八味丸，饮食果进，三料而平。予兄年逾四十，貌丰气弱，遇风则眩，劳则口舌生疮，胸常有痰，目常赤涩。又一人脾虚发肿，皆以八味丸而愈。按此皆补肾之验。戴复庵云：脾运食而传于肺，脾气不足故不喜食，宜启脾丸、煮朴丸。若脾虚而不进食者，当实脾，宜鹿茸橘皮煎丸。若脾虚寒而不进食者，理中汤。未效，附子理中汤加砂仁半钱，或丁香煮散。心肾虚致脾气不足以运者，鹿茸橘皮煎丸。脾上交于心，下交于肾者也。

〔饥不能食〕　《灵枢·大惑》篇：黄帝曰：人之善饥而不嗜食者，何气使然？岐伯曰：精气并于脾，热气留于胃，胃热则消谷，消谷故善饥，胃气逆上则胃脘寒，故不嗜食也。运气：饥不欲食皆属湿邪伤肾。经云：太阴司天，湿淫所胜，民病心如悬，饥不欲食，治以苦热是也。针灸饥不欲食有二法：其一清胃。经云：胃者水谷之海，其腧上在气冲，下至三里，水谷之海不足，则饥不受谷，审守其腧，调其虚实是也。其二取肾。经云：肾足少阴之脉，是动则病饥不欲食，心如悬，苦饥状，视盛、虚、热、寒、陷下取之也。

〔恶食〕　经云：太阴所谓恶闻食臭者，胃无气故恶食臭也。用大剂人参补之。丹溪云：恶食者，胸中有物，导痰补脾，二陈加二术楂芎汤。失笑丸，治虚痞恶食。

喑

喑者，邪入阴部也。经云：邪搏阴则为喑。又云：邪入于阴，搏则为喑。然有二证：一曰舌喑，乃中风舌不转运之类是也。一曰喉喑，乃劳嗽失音之类是也。盖舌喑但舌本不能转运言语，而喉咽音声则如故也。喉喑但喉中声嘶，而舌本则能转运言语也。

〔舌喑〕　经云：心脉涩甚为喑。又云：心脉搏坚而长，当病舌卷不能言。楼全善云：人舌短言语不辨，乃痰涎闭塞舌本之脉而然。尝治一中年男子，伤寒身热，师与伤寒药五帖日后，变神昏而喑，遂作体虚有痰治之，人参五钱，黄芪、白术、当归、陈皮各一钱，煎汤，入竹沥、姜汁。饮之十二日，其舌始能语得一字，又服之半月，舌渐能转运言语，热除而瘥。盖足少阴脉挟舌本，脾足太阴之脉连舌本，手少阴别系舌本，故此三脉虚，则痰涎乘虚闭塞其脉道，而舌不能转运言语也。若此三脉亡血，则舌无血营养而喑。经云：刺足少阴脉重虚出血，为舌难以言。又云：刺舌下中脉太过，血出不止为喑。治当以前方加补血药也。又尝治一男子五十馀岁，嗜酒吐血桶许后不食，舌不能语，但渴饮水，脉略数。与归、芎、芍、地各一两，术、参各二两，陈皮一两半，甘草二钱，入竹沥、童便、姜汁，至二十馀帖能言。若此三脉风热中之，则其脉弛纵，故舌亦弛纵，不能转运而喑。风寒客之，则其脉缩急，故舌强舌卷而喑，治在中风半身不收求之也。丹溪治一男子三十五岁，因连日劳倦发喊，发为疟疾，医与疟药，三发后变为发热舌短，言语不辨，喉间痰吼有声，诊其脉洪数似滑，遂以独参汤加竹沥两蚶壳许，两服后，吐胶痰三块，舌本正而言可辨，馀证未退，遂煎人参黄芪汤，服半月而诸证皆退，粥食调补两月，方能起立。针灸喑有二法：其一取脾。经云：脾足太阴之脉，是动则病舌本强，视盛、虚、热、寒、陷下取之也。其一取心。经云：手少阴之别，名曰通里，去腕一寸五分，别而上行，入于心中，系舌本，虚则不能言，取之掌后一寸是也。

〔喉喑〕　《灵枢经·忧恚无言》篇：黄帝问于少师曰：人之卒然忧恚而言无音者，何道之塞？何气出行，使音不彰？愿闻其方。少师答曰：咽喉者，水谷之道也。喉咙者，气之所以上下者也。会厌者，声音之户也。口唇者，音声之扇也。舌者，音声之机也。悬雍垂者，音声之关也。颃颡者，分气之所泄也。横骨者，神气所使，主发舌者也。故人鼻洞涕出不收者，颃颡不开，分气失也。是故厌小而疾薄，则发气疾，其开阖利，其出气易；其厌大而厚，则开阖难，其气出迟，故重言也。人卒然无音者，寒气客于厌，则厌不能发，发不能下，至其开阖不致，故无音。黄帝曰：刺之奈何？岐伯曰：足之少阴上系于舌，络于横骨，终于会厌。两泻其血脉，浊气乃辟，会厌之脉，上络任脉，取之天突，其厌乃发也。“杂病”篇：厥气走喉而不能言，手足清，大便不利，取足少阴。丹溪治俞继道遗精，误服参芪及升浮剂，遂气壅于上焦而喑，声不出，用香附、童便浸透为末调服，而疏通上焦以治喑。又用蛤粉、青黛为君，黄柏、知母、香附佐之为丸，而填补下焦以治遗，十馀日良愈。出声音方：诃子炮去核，木通各一两，甘草半两，用水三升，煎至升半，入生姜、地黄汁一合，再煎数沸，放温，分六服，食后，日作半料。河间诃子汤，诃子折逆气，破结气，木通通利机窍，桔梗通利肺气，童便降火润肺，故诸方通用之。发声散，开结痰。《肘后方》：陈皮五两，水三升，煮取一升，去渣顿服，泄滞气下痰。《千金》云：风寒之气客于中，滞而不发，故喑不能言，宜服发表之药，不必治喑。以紫梗荆芥根一两，研汁，入酒相和，温服半盏，服无时。又方：用蘘荷根二两绞汁，酒一大盏和匀，温服半盏，无时，此皆治风冷失音。冬月寒痰结咽喉不利，语声不出。经云：寒气客于会厌，卒然而哑是也。玉粉丸主之。肺间邪气，胸中积血作痛，失音，蛤蚧丸。暴嗽失音，宜润燥通声膏。咳嗽声嘶者，此血虚受热也。用青黛、蛤粉，蜜调服之。槐花，瓦上炒令香熟，于地上出火毒，三更后，床上仰卧随意服，治热而失音。杏仁三分去皮尖炒，另研如泥，桂一分和，取杏核大，绵裹含，细细咽之，日五夜三。又方：以桂末着舌下，咽津妙。此治寒而失音。《孙兆口诀》云：内侍曹都使，新造一宅，落成迁入，经半月，饮酒大醉，卧起失音不能语。孙用补心气薯蓣丸，以细辛、川芎治湿，十日其病渐减，二十日全愈。曹既安，见上，问谁医？曰：孙兆郎中。上乃召问曰：曹何疾也？对曰：凡新宅壁土皆湿，地亦阴多，人乍来阴气未散，曹心气素虚，饮酒至醉，毛窍皆开，阴湿之气从而入乘心经，心经既虚，而湿气又乘之，所以不能语。臣先用薯蓣丸使心气壮，然后以川芎、细辛又去湿气，所以能语也。运气，喑有二：一曰热助心实。经云：少阴之复，暴喑，治以苦寒是也。二曰寒攻心虚。经云：岁火不及，寒乃大行，民病暴喑，治以咸温是也。狐惑声哑，其证默默欲眠，目不能闭，起居不安是也。针灸喑有三法：其一取足少阴篇首所引二段经文是也。其二取足阳明。经云：足阳明之别，名曰丰隆，去踝八寸，别走太阴，下络喉嗌，其病气逆则喉痹卒喑，取之所别是也。楼全善治一男子四十九岁，久病痰嗽，忽一日感风寒，食酒肉，遂厥气走喉病暴喑。与灸足阳明丰隆二穴各三壮，足少阴照海穴各一壮，其声立出。信哉，圣经之言也。仍用黄芩降火为君，杏仁、陈皮、桔梗泻厥气为臣，诃子泄逆，甘草和元气为佐，服之良愈。其三取手阳明。经云：暴喑气哽，取扶突与舌本出血。舌本，廉泉穴也。

〔妊娠喑〕 《素问》：黄帝曰：人之重身，九月而喑，此为何也？岐伯曰：胞之络脉绝也。帝曰：何以言之？岐伯曰：胞络者，系于肾，少阴之脉贯肾、系舌本，故不能言。帝曰：治之奈何？岐伯曰：无治也。当十月复。王注云：少阴，肾脉也，气不荣养，故不能言。

〔产后喑〕 陈氏云：产后不语，因心气虚而不能通于舌，则舌强不能言语者，宜服七珍散。馀当推其所因而治之。薛新甫曰：经云大肠之脉散舌下。又云：脾之脉，是动则病舌本强，不能言。又云：肾之别脉，上入于心系舌本，虚则不能言。窃谓前证，若心肾气虚，用七珍散。肾虚风热，地黄饮。大肠风热，加味逍遥散加防风、白芷。脾经风热，秦艽升麻汤。肝经风热，柴胡清肝散加防风、白芷。脾气郁结，加味归脾汤加升麻。肝木太过，小柴胡加钩藤钩。脾受土侮，六君加升麻、白芷、钩藤钩。肝脾血虚，用佛手散。脾气虚，用四君子。气血俱虚，八珍汤；如不应，用独参汤；更不应，急加附子补其气而生其血。若径用血药则误矣。郭氏论人心有七孔三毛，产后虚弱，多致停积败血闭于心窍，神志不能明了。心气通于舌，心气闭塞则舌亦强矣，故令不语，但服七珍散。胡氏孤凤丹散，治产后闭目不语，用白矾细研，每服一钱，热水调下。

消　瘅口燥咽干

渴而多饮为上消。经谓膈消。消谷善饥为中消。经谓消中。渴而便数有膏为下消。经谓肾消。刘河间尝著《三消论》谓：五脏六腑四肢，皆禀气于脾胃，行其津液，以濡润养之。然消渴之病，本湿寒之阴气极衰，燥热之阳气太盛故也。治当补肾水阴寒之虚，而泻心火阳热之实，除肠胃燥热之甚，济身中津液之衰。使道路散而不结，津液生而不枯，气血和而不涩，则病自已矣。况消渴者，因饮食服饵之失宜，肠胃干涸，而气不得宣平，或精神过违其度而耗乱之，或因大病阴气损而血液衰，虚阳慓悍而燥热郁甚之所成也。若饮水多而小便多，曰消渴。若饮食多，不甚渴，小便数而消瘦者，名曰消中。若渴而饮水不绝，腿消瘦而小便有脂液者，名曰肾消。一皆以燥热太甚，三焦肠胃之腠理怫郁结滞，致密壅滞，虽复多饮于中，终不能浸润于外，荣养百骸，故渴不止，小便多出或数溲也。张戴人亦著三消之说，一从火断，谓火能消物，燔木则为炭，燔金则为液，燔石则为灰，煎海水则为盐，鼎水则干。人之心肾为君火，三焦胆为相火，得其平则烹炼饮食，糟粕去焉。不得其平，则燔灼脏腑而津液耗焉。夫心火甚于上为膈膜之消，甚于中为肠胃之消，甚于下为膏液之消，甚于外为肌肉之消。上甚不已则消及于肺，中甚不已则消及于脾，下甚不已则消及于肝肾，外甚不已则消及于筋骨，四脏皆消尽，则心始自焚而死矣。故治消渴一证，调之而不下，则小润小濡，固不能杀炎上之势。下之而不调，亦旋饮旋消，终不能沃膈膜之干。下之调之而不减滋味，不戒嗜欲，不节喜怒，则病已而复作。能从此三者，消渴亦不足忧矣。然而二公备引《内经》诸条言消渴者，表白三消所由来之病源，一皆燥热也。虽是心移寒于肺为肺消者，火与寒皆来乘肺，肺外为寒所薄，气不得施，内为火所烁故，然太阳寒水司天，甚则渴饮者，水行凌火，火气内郁，二者固属外之寒邪，则已郁成内之燥热也。或曰：夫寒与热反，若冰炭之不同炉，而今之燥热，由外寒所郁也。将用凉以治内热，必致外寒增而愈郁；用温以散外寒，必致内热增而愈渴。治之奈何？曰：先治其急，处方之要，备在《本经》，谓处方而治者，必明病之标本，达药之所能，通气之所宜，而无加害者，可以制其方也。所谓标本者，先病而为本，后病而为标，此为病之本末也。标本相传，先当救其急也。又六气为本，三阴三阳为标。假若胃热者，热为本，胃为标也。处方者，当除胃中之热，是治其本也。故六气乃以甚者为邪，衰者为正，法当泻甚补衰，以平为期。养正除邪，乃天之道也，为政之理也，捕贼之义也。即此观之，处方之要，殆尽此矣。若太阳司天，寒水之胜，心火受郁，内热已甚，即当治内热为急；内热未甚，即当散寒解郁为急。如《宣明论》立方，著《内经》诸证条下者，其治漏风而渴，用牡蛎、白术、防风，先治漏风为急也。若心移寒于肺为肺消者，则以心火乘肺，伤其气血为急，所移之寒，非正当其邪也，故用黄芪、人参、熟地黄、五味子、桑白皮、麦门冬、枸杞子，先救气血之衰，故不用寒药泻内热也。若心移热于肺，传为膈消者，则以肺热为急，用麦门冬治肺中伏火止渴为君，天花粉、知母泻热为臣，甘草、五味子、生地黄、葛根、人参，生津益气为佐。然心火上炎于肺者，必由心有事焉，不得其正，以致其脏气血之虚，故厥阳之火上逆也。所以用茯神安心定志养精神，竹叶以凉之，用麦门冬之属以安其宅，则火有所归息矣。因是三条消渴之方，便见河间处方，酌量标本缓急轻重之宜，通脏腑切当之药者如此，可谓深得仲景处方之法者也。仲景云：男子消渴，小便反多，饮一斗而小便一斗，肾气丸主之。脉浮，小便不利，微热消渴者，与渴欲饮水，水入即吐者，皆以五苓散利之。脉浮发热，渴欲饮水，小便不利者，猪苓汤主之。兼口干舌燥者，白虎汤加人参主之。即此便见表里分经，因病用药，岂非万世之准则哉。坎☵，乾水也，气也，即小而井，大而海也。兑☱，坤水也，形也，即微而露，大而雨也。一阳下陷于二阴为坎，坎以气潜行乎万物之中，为受命之根本，故润万物莫如水。一阴上彻于二阳为兑，兑以形普施于万物之上，为资生之利泽，故说万物者，莫说乎泽。明此二水，以悟消渴、消中、消肾三消之义治之，而兼明导引之说，又有水火者焉。三焦为无形之火，内热烁而津液枯，以五行有形之水制之者，兑泽也，权可也。吾身自有上池真水，亦气也，亦无形也，天一之所生也。以无形之水，沃无形之火，又常而可久者，是为真水火，升降既济，而自不渴矣。

〔**上消者**〕　上焦受病。《逆调论》云：心移热于肺，传为膈消是也。舌上赤裂，大渴引饮，少食，大便如常，小便清利，知其燥在上焦，治宜流湿润燥，以白虎加人参汤主之。能食而渴为实热，人参石膏汤，加减地骨皮散。不能食而渴为虚热，白术散，门冬饮子。有汗而渴者，以辛润之。无汗而渴者，以苦坚之。太阳经渴，其脉浮无汗者，五苓散、滑石之类主之。太阳无汗而渴，不宜服白虎汤，若得汗后脉洪大而渴者，宜服之。阳明经渴，其脉长有汗者，白虎汤、凉膈散之类主之。阳明汗多而渴，不宜服五苓散。若小便不利，汗少，脉浮而渴者，宜服之。少阳经渴，其脉弦而呕者，小柴胡汤加栝蒌之类主之。太阴经渴，其脉细不欲饮，纵饮，思汤不思水者，四君子、理中汤之类主之。少阴经渴，其脉沉细，自利者，猪苓汤、三黄丸之类主之。厥阴经渴，其脉微引饮者，宜少少与之。小便不利而渴，知内有热也，五苓散、猪苓散泄之。小便自利而渴，知内有燥也，甘露饮、门冬饮润之。大便自利而渴，先用白芍、白术各炒为末调服，后随证用药。大便不利而渴，止渴润燥汤。上焦渴，小便自利，白虎汤。中焦渴，大小便俱不利，调胃承气汤。下焦渴，小便赤涩，大便不利，大承气汤。戴院使云：心消之病，往往因嗜欲过度，食啖辛热，以致烦渴，引饮既多，小便亦多，当抑心火使之下降，自然不渴，宜半夏泻心汤，半夏非所宜用。去干姜，加栝蒌、干葛如其数，吞猪肚丸，或酒煮黄连丸，仍佐独味黄连汤，多煎候冷，遇渴恣饮，久而自愈。若因用心过度，致心火炎上而渴者，宜黄芪六一汤，加莲肉、远志各一钱，吞玄兔丹，仍以大麦煎汤，间下灵砂丹。渴欲饮水不止，仲景以文蛤一味捍为散，沸汤和服方寸匕。经验方用大牡蛎，于腊月或端午日，黄泥裹煅通赤，放冷，取出为末，用鲫鱼煎汤下一钱匕。盖二药性收涩，最能回津，《纲目》以为咸软，非也。《三因方》用糯谷旋炒作爆，桑根白皮厚者切细，等分，每服一两，水一碗，煮至半碗，渴即饮之。夫水谷之气上蒸于肺而化为津，以溉一身，此金能生水之义，二药固肺药也，而又淡渗，故取之。《保命集》用蜜煎生姜汤，大器倾注，时时呷之。法曰，心肺之病，莫厌频而少饮。经云：补上治上宜以缓。又云：辛以润之。开腠理，致津液，肺气下流，故火气降而燥衰矣。有食韭苗而渴愈者，亦辛润之意也。丹溪云：消渴饮缲丝汤，能引清气上朝于口。予谓蚕与马，同属午也，心也，作茧成蛹，退藏之际，故能抑心火而止渴焉。饮多停积，有化水丹，又有神仙减水法。东垣治张芸夫病消渴，舌上赤裂，饮水无度，小便数，制方名曰生津甘露饮子。《内经》云：热淫所胜，佐以甘苦，以甘泻之。热则伤气，气伤则无润。折热补气，非甘寒之剂不能，故以石膏之甘寒为君。王太仆云：壮水之主，以制阳光，故以柏、连、栀子、知母之苦寒，泻热补水为臣。以当归、杏仁、麦门冬、全蝎、连翘、白葵花、兰香、甘草，甘寒和血润燥为佐。升麻、柴胡苦平，行阳明、少阳二经。荜澄茄、白豆蔻、木香、藿香反佐以取之。又用桔梗为舟楫，使浮而不下也。为末汤浸，蒸饼和成剂，晒干杵碎，如黄米大。每于掌内舐之，津液送下，不令药过病处也。许学士治一卒病渴，日饮水三斗，不食已三月，心中烦闷，此心中有伏热，与火府丹，每服五十丸，温水下，日三，次日渴止，又次日食进。此方本治淋，用以治渴效。信乎！药贵变通用之。经云：少阳司天之政，三之气，炎暑至，民病渴。又云：少阴之复，渴而欲饮。又云：少阳之复，嗌络焦槁，渴引水浆。是热助心盛而渴，治以诸寒剂，世之所知也。经云：太阳司天，寒气下临，心火上从，嗌干善渴。又云：太阳司天，寒淫所胜，民病嗌干，渴而欲饮。又云：寒水太过，上临太阳，民病渴而妄冒。是寒攻心虚而渴，治以诸热剂，则世之所未知也。东垣云：消渴末传能食者，必发脑疽背疮，不能食者，必传中满鼓胀。《圣济总录》皆为必死不治之证，洁古分而治之，能食而渴者，白虎加人参汤主之。不能食而渴者，钱氏白术散倍加葛根主之。上下既平，不复传下消矣。或曰：末传疮疽者，何也？此火邪胜也，其疮痛甚而不溃，或溃赤水者是也。经曰：有形而不痛者，阳之类也。急攻其阳，无攻其阴，治在下焦，元气得强者生，失强者死。末传中满者，何也？以寒治热，虽方士不能废绳墨而更其道也。然脏腑有远近，心肺位近，宜制小其服，肾肝位远，宜制大其服，皆适其所至所为。故知过与不及，皆诛罚无过之地也。如膈消、中消，制之太急，速过病所，久而成中满之疾。正谓上热未除，中寒复生者，非药之罪，失其缓急之宜也。处方之际，宜加审焉。虽为三条，而分经止渴，中下亦同例，当参考焉。

〔中消者〕 胃也，渴而多饮，善食而瘦，自汗，大便硬，小便频数赤黄，热能消谷，知热在中焦也，宜下之，以调胃承气汤，又三黄丸主之。胃热则善消水谷，可饮甘辛降火之剂，用黄连末，生地、白藕各自然汁，牛乳各一升，熬成膏，和黄连末一斤，丸如桐子大。每服三五十丸，少呷白汤下，日进十服。消渴中消，自古只治燥止渴，误矣。三阳结谓之消，三阳者，阳明也。手阳明大肠主津液所生病，热则目黄口干，是津液不足也。足阳明主血所生病，热则消谷善饥，血中伏火，是血不足也。结者、津液不足，结而不润，皆燥热为病也。此因数食甘美而多肥，故其气上溢，转为消渴，治之以兰，除陈气也。不可服膏粱芳草石药，其气悍烈，能助热燥也。越人云：邪在六腑则阳脉不和，阳脉不和则气留之，气留之则阳脉盛矣，阳脉太盛则阴气不得荣也。故肌肉皮肤消削是也，和血益气汤主之。戴云：消脾缘脾经燥热，食物易化，皆为小便，转食转饥。然脾消又自有三，曰消中，曰寒中，曰热中。宜用莲茗饮，加生地黄、干葛各一钱。或乌金散，或止用莲茗饮。顺利散、参蒲丸、加味钱氏白术散、和血益气汤、清凉饮子、甘露膏、黄连猪肚丸、烂金丸、天门冬丸、猪肾荠苨汤。《内经》言：大肠移热于胃，善食而瘦，谓之食㑊。胃移热于胆，亦曰食㑊。食㑊者，谓食移易而过，不生肌肤，亦易饥也。东垣云：善食而瘦者，胃伏火邪于气分则能食，脾虚则肌肉削也，即消中也。运气消中皆属热。经云：少阴之胜，心下热善饥。又云：少阳之胜，热客于胃，善饥，治以寒剂是也。针灸消中，皆取于胃。经云：邪在脾胃，阳气有馀，阴气不足，则热中善饥，取三里灸。又云：胃足阳明之脉气盛，则身以前皆热，于胃则消谷善饥。热则清之，盛则泻之。

〔**下消者**〕 病在下焦，初发为膏淋，谓淋下如膏油之状，至病成，烦躁引饮，面色黧黑，形瘦而耳焦，小便浊而有脂液，治宜养血以分其清浊而自愈矣，以六味地黄丸主之。益火之源以消阴翳，则便溺有节。八味丸。壮水之主以制阳光，则渴饮不思。六味丸。《金匮》治男子消渴，小便反多，如饮水一斗，小便亦一斗，肾气丸主之。子和治肾消，以肾气丸本方内加山药一倍外，桂、附从四时加减，冬一两，春秋五钱，夏二钱半。又法，肾气丸去附子，加五味子一两半。楼全善云：肾消者，饮一溲二，其溲如膏油，即膈消、消中之传变。王注谓肺脏消燥，气无所持是也。盖肺藏气，肺无病则气能管摄津液，而津液之精微者，收养筋骨血脉，馀者为溲。肺病则津液无气管摄，而精微者亦随溲下，故饮一溲二而溲如膏油也。筋骨血脉无津液以养之，故其病成，渐形瘦焦干也。然肺病本于肾虚，肾虚则心寡于畏，妄行凌[①] 肺，而移寒与之，然后肺病消。故仲景治渴而小便反多，用肾气丸补肾救肺，后人因名之肾消及下消也。或曰：经既云肺消死不治，仲景复用肾气丸治之，何也？曰：饮一溲二者，死不治。若饮一未至溲二者，病尚浅，犹或可治。故仲景肾气丸治饮水一斗，小便亦一斗之证。若小便过于所饮者，亦无及矣。肾消服滋补丸药外，宜多煎黄芪汤饮之。戴院使云：若因色欲过度，水火不交，肾水下泄，心火自炎，以致渴浊，不宜备用凉心冷剂，宜坚肾水以济心火，当用黄芪饮，加苁蓉、五味各半钱，吞八味丸，及小菟丝子丸、玄兔丹、鹿茸丸、加减安肾丸、或灵砂丹。肾消[②] 为病，比诸消为重，古方谓之强中。又谓之内消。多因恣意色欲，或饵金石，肾气既衰，石气独在，精水无所养，故常发虚阳，不交精出，小便无度，唇口干焦，黄芪饮，吞玄兔丹。八味丸、鹿茸丸、加减肾气丸、小菟丝子丸、灵砂丹，皆可选用。未效，黄芪饮加苁蓉、五味、山茱萸各四分，荠苨汤、苁蓉丸、天王补心丹、双补丸、肾沥散、金银箔丸、白茯苓丸。

〔**通治**〕 三消丸，用好黄连治净为细末，不拘多少，切冬瓜肉，研取自然汁，和成饼，阴干，再为细末，用汁浸和，加至七次，即用冬瓜汁为丸桐子大。每服三十丸，以大麦仁汤入冬瓜汁送下。

---

① 凌：原作“陵”，据文义改。
② 肾消：原作“消肾”据文义改。

寻常渴，止一服效。酒色过度，积为酷热，熏蒸五脏，津液枯燥，血泣，小便并多，肌肉消烁，专嗜冷物寒浆，勿投凉剂，以龙凤丸主之。戴云：诸消不宜用燥烈峻补之剂，惟当滋养，除消脾外，心肾二消，宜用黄芪六一汤，或参芪汤吞八味丸，或玄兔丹，或小菟丝子丸。又用竹龙散皆可，又用六神饮，亦治肾消。惟脾消则加当归去黄芪。三消小便既多，大便必秘，宜常服四物汤，润其大肠，如加人参、木瓜、花粉在内，仍煮四皓粥食之，糯米泔折二，亦可冷进。三消久而小便不臭，反作甜气，在溺桶中涌沸，其病为重。更有浮在溺面如猪脂，溅在桶边如柏烛泪，此精不禁，真元竭矣。按：消渴小便甜，许学士论之甚详，其理未畅。大抵水之在天地与人身，皆有咸有甘，甘者生气，而咸者死气也，坡仙《乳泉赋》备矣。小便本咸而反甘，是生气泄也。生气泄者，脾气下陷入肾中也。脾气入肾者，土克水也。三消久之，精血既亏，或目无见，或手足偏废如风疾，然此证肾消[1]得之为多，但用治下消中诸补药，滋生精血自愈。三消病退后而燥渴不解，此有馀热在肺经，可用参、苓、甘草少许，生姜汁冷服。虚者可用人参汤。渴病愈后再剧，舌白滑微肿，咽喉咽唾觉痛，嗌肿，时渴饮冷，白沫如胶，饮冷乃止，甘草石膏丸。渴疾愈，须预防发痈疽，黄芪六一汤下忍冬丸。凡诸虚不足，胸中烦躁，时常消渴，唇口干燥，或先渴而欲发疮，或病痈疽而后渴者，并宜黄芪六一汤多服。已发者，蓝叶散、玄参散、荠苨丸。消渴后成水气，方书虽有紫苏汤、瞿麦汤、葶苈丸，皆克泄之剂，不若五皮饮送济生肾气丸，及东垣中满分消诸方为妥。

〔**口燥咽干**〕此寻常渴，非三消证。东垣云：饮食不节，劳倦所伤，以致脾胃虚弱，乃血所生病，主口中津液不行，故口干咽干，病人自以为渴，医以五苓散治之，反加渴燥，乃重竭津液以致危亡。经云：虚则补其母，当于心与小肠中补之，乃脾胃之根蒂也。以甘温之药为之主，以苦寒为之使，以酸为之臣，佐以辛。心苦缓，急食酸以收之。心火旺则肺金受邪，金虚则以酸补之，次以甘温及甘寒之剂，于脾胃中泻心火之亢盛，是治其本也。补中益气汤，加五味子、葛根。本事方黄芪汤亦可。戴云：无病自渴，与病瘥后渴者，参术饮、四君子汤、缩脾汤，俱加干葛。或七珍散加木瓜一钱。生料五苓散加人参一钱，名春泽汤。以五苓散加四君子汤，亦名春泽汤，尤是要药。更兼作四皓粥食之。诸病久损，肾虚而渴，并宜八味丸及黄芪饮，四物汤加人参、木瓜各半钱，或七珍散、大补汤并去术，加木瓜如数。诸失血及产妇蓐中渴，名曰血渴，宜求益血之剂，已于吐血证中论之。有无病忽然大渴，少顷又定，只宜蜜汤及缩脾汤之类。折二泔冷进数口亦可。酒渴者，干葛汤调五苓散。又有果木渴，因多食果子所致，药中宜用麝香。

〔**诊**〕 髑骬弱小以薄者心脆，肩背薄者肺脆，胁骨弱者肝脆，唇大而不坚者脾[2]脆，耳大不坚者肾脆，皆善病消瘅易伤。心脉微小为消瘅，滑甚为善渴。滑者阳气胜。肺、肝、脾、肾脉微小，皆为消瘅。诸脉小者，阴阳俱不足也。勿取以针，而调以甘药。心脉软而散者，当消渴自已。濡散者，气实血虚。洪大者，阳馀阴亏。寸口脉浮而迟，浮为虚，卫气亏；迟为劳，荣气竭。趺阳脉浮而数，浮为风，数消谷。脉实大，病久可治。悬小

---

① 肾消：原作"消肾"据文义改。
② 脾：原作"脉"，据《灵枢》改。

坚，病久不可治。数大者生。细小浮短者死。病若开目而渴，心下牢者，脉当得紧实而数，反得沉涩而微者，死也。心移寒于肺消者，饮一溲二不治。

黄　疸食劳、疳黄、目黄

色如熏黄，一身尽痛，乃湿病也。色如橘子黄，身不痛，乃疸病也。疸分为五：黄汗、黄疸、谷疸、酒疸、女劳疸。

〔黄汗〕　汗出染衣，黄如柏汁是也。问曰：黄汗之为病，身体肿，一作强。发热汗出而渴，状如风水，汗沾衣，色正黄如柏汁，脉自沉，何从得之？师曰：以汗出入水中浴，水从汗孔入得之，宜芪芍桂酒汤主之。黄汗之病，两胫自冷，假令发热，此属历节。食已汗出，又身常暮盗汗出者，此劳气也。若汗出已，反发热者，久久其身必甲错。若发热不止者，必生恶疮。若身重，汗出已辄轻者，久久必身瞤，又胸前痛，腰上有汗，腰下无汗，腰髋弛痛，如有物在皮中状，剧者不能食，身疼重，烦躁，小便不利者，此为黄汗，桂枝加黄芪汤主之。按汗出浴水，亦是仲景举一隅耳。多由脾胃有热，汗出逢闭遏，湿与热罨而成者，宜黄芪汤。治阴黄汗染衣，涕唾黄，用蔓菁子捣末，平旦以井花水服一匙，日再，加至两匙，以知为度。每夜小便中浸少许帛子，各书记日，色渐退白则瘥，不过服五升而愈。

〔黄疸〕　食已即饥，遍身俱黄，卧时身体带青带赤，憎寒壮热，此饮食过度，脏腑热，水谷并积于脾胃，风湿相搏，热气熏蒸而得之。师曰：病黄疸，发热烦喘，胸满口燥者，以病发时火劫其汗，两热所得，然黄皆从湿得之，一身发热而黄，肚热，热在里，当下之。黄疸脉浮而腹中和者，宜汗之，桂枝加黄芪汤热服，须臾饮热粥以助药力，取微汗为度，未汗更服。若腹满欲呕吐，懊侬而不和者，宜吐之，不宜汗。黄疸腹满，小便不利而赤，自汗出，此为表和里实，当下之，宜大黄硝石汤。黄疸病，小便色不变，欲自利，腹满而喘，不可除热，热除必哕，哕者，小半夏汤主之。黄疸病，茵陈五苓散主之。

〔谷疸〕　食毕即头眩，心中怫郁不安，遍身发黄。趺阳脉紧而数，数则为热，热则消谷；紧则为寒，食即为满。尺脉浮为伤肾，趺阳脉紧为伤脾。风寒相搏，食谷则眩，谷气不消，胃中苦浊，浊气下流，小便不通，阴被其寒，热流膀胱，身体尽黄，名曰谷疸。阳明病脉迟者，食难用饱，饱则发烦，头眩心烦，小便难，此欲作谷疸，虽下之，腹满如故，所以然者，脉迟故也。谷疸之为病，寒热不食，食即头眩，心胸不安，久久发黄为谷疸，茵陈汤主之。续法：谷疸丸、宝鉴茵陈栀子汤、红丸子。

〔酒疸〕　身目发黄[①]，则心下懊侬而热，不能食，时时欲吐。足胫满，小便黄，面发赤斑，此因饥中饮酒，大醉当风入水所致。夫病酒黄疸者，必小便不利，其候心中热，足下热，是其证也。酒黄疸者，或无热，静言了了，腹满欲吐，鼻燥，其脉浮者，先吐之；沉弦者，先下之。酒疸，心中热，欲呕者，吐之即愈。酒疸下之，久久为黑疸，目青面黑，心中如啖蒜韭状，大便正黑，皮肤爪之不仁，其脉浮弱，虽黑微黄，故知之。三因白术汤。酒黄疸，心中懊侬或热痛，栀子大黄汤主之。续法：葛根汤，小柴胡加茵陈、豆豉、大黄，黄连葛根汤。戴云：饮酒即睡，酒毒熏肺，脾土生肺金，肺为脾之

① 黄：此下原衍“腹如水状不治”，据《金匮》删。

子，子移病而克于母，故黄。又肺主身之皮肤，肺为酒毒熏蒸，故外发于皮而黄。法宜合脾肺而治，宜藿枇饮。葛根煎汤，或栀子仁煎汤，调五苓散。或生料五苓散加干葛一钱，或葛花解酲汤。酒疸发黄，心胸坚满，不进饮食，小便黄赤，其脉弦涩，当归白术汤。酒疸后变成腹胀，渐至面足俱肿，或肿及遍身，宜藿香脾饮加木香、麦蘖各半钱。

〔女劳疸〕　额上黑，微汗出，手足中热，薄暮即发，膀胱急，小便自利，或云小便不利，发热恶寒，此因过于劳伤，极于房室之后，入水所致。腹如水状不治。黄家，日晡时发热而反恶寒，此为女劳。得之膀胱急，少腹满，一身尽黄，额上黑，足下热，因作黑疸。其腹胀如水状，大便黑，或时溏，此女劳之病，非水也，腹满者难治，硝石散主之。续法：加味四君子汤、脾气不健，大便不实者用之。滑石散、小便不利者用之。东垣肾疸汤。

〔通治〕　丹溪云：五疸不要分，同是湿热，如罨曲相似，轻者小温中丸，重者大温中丸。按：丹溪之言，已得大意，其用药则未备也。考之《内经》，病有上、中、下之分，有谓目黄曰黄疸者，有谓黄疸暴病，久逆之所生者，及少阴、厥阴司天之政，四之气，溽暑，皆发黄疸者，悉是上焦湿热病也。有谓食已如饥曰胃疸者，与脾风发瘅，腹中热出黄者，又脾脉搏坚而长，其色黄者，《灵枢》谓脾所生病黄瘅，皆中焦湿热病也。有谓溺黄赤，安卧者，黄疸，及肾脉搏坚而长，其色黄者，《灵枢》谓肾所生病，皆下焦湿热也。独张仲景妙得其旨，推之于伤寒证中，或以邪热入里，与脾湿相交则发黄。或由内热已盛，复被火者，两阳熏灼，其身亦黄。或阳明热盛，无汗，小便不利，湿热不得泄亦发黄。或发汗已，身目俱黄者，为寒湿在里不解而黄也。或食难用饱，饱则头眩，必小便难，欲作谷疸。疸者，单也，单阳而无阴也。成无己释诸黄，皆由湿热二者相争则黄。湿家之黄，黄而色暗不明；热盛之黄，其黄如橘子色。大抵黄家属太阴，太阴者，脾之经也。脾属土，黄色，脾经为湿热蒸之，则色见于外。或脉沉小，腹不利者，乃血在下焦之黄也。凡此，必须当其病用其药，直造病所，庶无诛伐无过，夭枉之失也。大法宜利小便，除湿热。脉浮，腹中和，宜汗。脉浮，心中热，腹满欲吐者，宜吐。脉沉，心中懊侬或热痛，腹满，小便不利而赤，自汗出，宜下。脉不浮不沉微弦，腹痛而呕，宜和解。脉沉细无力，身冷而黄，或自汗泄利，小便清白，为阴黄，宜温。男子黄，大便自利，宜补。饥饱劳役，内伤中州，变寒病生黄，非外感而得，宜补。治疸须分新久。新病初起，即当消导攻渗，如茵陈五苓散、胃苓饮、茯苓渗湿汤之类，无不效者。久病又当变法也，脾胃受伤日久，则气血虚弱，必用补剂，如参术健脾汤、当归秦艽散，使正气盛则邪气退，庶可收功。若口淡怔忡，耳鸣脚软，或微寒热，小便赤白浊，又当作虚治，宜养荣汤或四君子汤吞八味丸，五味子、附子者，皆可用。不可过用凉剂强通小便，恐肾水枯竭，久而面黑黄色，不可治矣。然有元气素弱，避渗利之害，过服滋补，以致湿热愈增者，则又不可拘于久病调补之例也。发汗，桂枝加黄芪汤，麻黄醇酒汤。吐，瓜蒂散、藜芦散、二陈汤探吐。下，栀子大黄汤、大黄硝石汤、黄连散。利小便，五苓散、益元散。除湿热，茵陈五苓散、茯苓渗湿汤。和解，小柴胡汤。搐鼻，瓜蒂散。温，茵陈附子干姜汤。补，养荣汤、补中汤、大小建中汤、理中汤。干黄，燥也，小便自利，四肢不沉重，渴而引饮，栀子柏皮汤。湿黄，脾也，小便不利，四肢沉重，似渴不欲饮者，大茵陈汤。大便自利而黄，有实热者，茵陈栀子黄连三物汤。无实热者，小建中汤。往来寒热，一身尽黄者，小柴胡加栀子汤。腹痛而呕者，小柴胡汤。诸疸，小便不利为里实，宜利小便，或下之。无汗为表里，宜发汗，或吐之，吐中有汗。诸疸，小便黄赤色者为湿热，可服利小便清热渗湿之药。若小便色白，是无热也，不可除热。若有虚寒证者，当作虚劳治之。故仲景云：男子黄，小便自利，当与虚劳小建中汤。若欲自利，腹满而喘，不可除热而除之，必哕，小半夏汤主之。要当详审，勿令误也。海藏云：内感伤寒，劳役形体，饮食失节，中州变寒，病生黄，非外感而得，只用理中、大小建中足矣。不必用茵陈。戴复庵云：诸失血后，多令面黄。盖[①]血为荣，面色红润者，血荣之也。血去则面见黄色，譬之竹木，春夏叶绿，遇秋叶黄，润与燥之别也。宜养荣汤、枳归汤、十全大补汤。妨食者，四君子汤加黄芪、扁豆各一钱，即黄芪四君子汤。加陈皮名异功散。亦有遍身黄者，但不及耳目。病疟后多黄，盖脾受病，故色见于面。宜理脾为先，异功散加黄芪、扁豆各一钱。诸病后黄者皆宜。黑疸已前见酒疸、女劳疸二条，此证多死，宜急治，用土瓜根一斤，捣碎，绞汁六合，顿服，当有黄水随小便出，更服之。

〔**食劳疳黄**〕一名黄胖。夫黄疸者，暴病也。故仲景以十八日为期。食劳黄者，宿病也，至有久不愈者，故另为此条。　大温中丸、小温中丸、暖中丸、枣矾丸。上前三方，以针砂、醋之类伐肝，以术、米之类助脾。后一方，以矾、醋之酸泻肝，以枣肉之甘补脾。实人及田家作苦之人宜之。若虚人与豢养柔脆者，宜佐以补剂。

〔**目黄**〕经云：目黄者曰黄疸，亦有目黄而身不黄者，故另为条。　经云：风气自阳明入胃，循脉而上至目眦，其人肥，风气不得外泄，则为热中而目黄。烦渴引饮。河间青龙散主之。黄疸目黄不除，以瓜蒂散搐鼻取黄水。

〔**诊**〕　脉沉，渴欲饮水，小便不利者，皆发黄。腹胀满，面痿黄，躁不得睡，属黄家。黄疸之病，当以十八日为期，治之十日以上宜瘥，反剧为难治。疸病，渴者难治。不渴者，可治。脉洪大，大便利而渴者死。脉微小，小便利，不渴者生。发于阴部，其人必呕。发于阳部，其人必振寒而发热。凡黄家，候其寸口脉，近掌无脉，口鼻并冷，不可治。疸毒入腹喘满者危。凡年壮气实，脉来洪大者易愈。年衰气虚，脉来微涩者难瘥。年过五十，因房劳饮酒，七情不遂而得，额黑呕哕，大便自利，手足寒冷，饮食不进，肢体倦怠，服建中、理中、渗湿诸药不效者，不可为也。

嘈　杂

嘈杂与吞酸一类，皆由肺受火伤，不能平木，木挟相火乘肺，则脾冲和之气索矣。谷之精微不行，浊液攒聚，为痰为饮，其痰亦或从火木之成化酸，肝木摇动中土，故中土扰扰不宁，而为嘈杂如饥状，每求食以自救，苟得少食，则嘈杂亦少止，止而复作。盖土虚不禁木所摇，故治法必当补土伐木治痰饮。若不以补土为君，务攻其邪，久久而虚，必变为反胃，为泻、为痞满、为眩运等病矣。脉洪大者

---

① 盖：原作“为”，据石经堂本改。

火多，二陈汤加姜汁炒山栀、黄连。脉滑大者痰多，二陈汤加南星、栝蒌、黄芩、黄连、栀子。肥人嘈杂，二陈汤少加抚芎、苍术、白术、炒栀子。脉弦细，身倦怠者，六君子汤加抚芎、苍术、白术、姜汁炒栀子。有用消克药过多，饥不能食，精神渐减，四君子加白芍、陈皮、姜汁炒黄连。心悬悬如饥，欲食之时，勿与以食，只服三圣丸佳。心下嘈杂者，导饮丸最妙。

欠　嚏

肾主欠嚏。经云：肾为欠为嚏是也。运气：欠嚏有三：一曰寒。经云：太阳司天，寒气下临，心气上从，寒清时举，鼽嚏，喜悲，数欠是也。二曰火。经云：少阳司天之政，三之气，炎暑至，民病嚏欠是也。三曰湿郁其火。经云：阳明司天之政，初之气，阴始凝，民病中热，嚏欠是也。

〔欠伸〕　经云：二阳一阴发病，主惊骇背痛，善噫善欠。王注云：气郁于胃，故欠生焉。运气：欠伸皆属风。经云：厥阴在泉，风淫所胜，病善伸数欠，治以辛是也。《灵枢·口问》篇：黄帝曰：人之欠者，何气使然？歧伯曰：卫气昼日行于阳，夜半则行于阴，阴者主夜，夜者卧；阳者主上，阴者主下，故阴气积于下，阳气未尽，阳引而上，阴引而下，阴阳相引故数欠。阳气尽，阴气盛，则目瞑；阴气尽，阳气盛，则寤矣。泻足少阴，补足太阳。针灸欠伸有二法，此其一也。其二取胃。经云：胃足阳明之脉，是动则病振寒，善伸数欠，视盛、虚、热[①]、寒、陷下调之也。仲景云：中寒家，善欠。

〔嚏〕　《灵枢·口问》篇：黄帝曰：人之嚏者，何气使然？歧伯曰：阳气和利，满于心，出于鼻，故为嚏。补足太阳荥、眉本。一曰眉上也。运气：嚏有三：一曰热火。经云：少阴司天之政，热病生于上，民病血溢，鼽嚏。又云：少阴司天，热气下临，肺气上从，病嚏鼽衄。又云：少阴之复，燠热内作，烦躁鼽嚏。又云：少阳所至为鼽嚏。又云：少阳司天，火气下临，肺气上从，咳嚏鼽衄，治以诸寒是也。二曰金不及，火乘之。经曰：金不及曰从革，从革之纪，其病嚏咳鼽衄，从火化者是也。三曰燥金。经云：阳明所至，为鼽嚏是也。刘河间云：嚏，鼻中因痒而气喷作于声也。鼻为肺窍，痒为火化，心火邪热干于阳明，发于鼻而痒，则嚏也。或故以物扰之痒而嚏者，扰痒属火故也。或视日而嚏者，由目为五脏神华，太阳真火晃曜于目，心神躁乱而热发于上，则鼻中痒则嚏也。仲景云：其人清涕出，发热色和者善嚏。

---

① 热：原作"实"，据文义改。

第六册

大小腑门

泄泻滞下总论

泄泻之证，水谷或化或不化，并无努责，惟觉困倦。若滞下则不然，或脓或血，或脓血相杂，或肠垢，或无糟粕，或糟粕相杂。虽有痛不痛之异，然皆里急后重，逼迫恼人。

洁古论曰：脏腑泻利，其证多种。大抵从风湿热论之，是知寒少热多，寒则不能久也。故曰暴泄非阴，久泄非阳。论云：春宜缓形，形缓动则肝木乃荣，反静密则是行秋令，金能制木，风气内藏，夏至则火盛而金去，独火木旺而脾土损矣。轻则飧泄，身热脉洪，谷不能化。重则下利，脓血稠粘，里急后重。故曰诸泄稠粘，皆属于火。经曰：溲而便脓血，知气行而血止也，宜大黄汤下之，是为重剂；黄芩芍药汤，是为轻剂。是实则泄其子，木能自虚而脾土实矣。故经曰：春伤于风，夏为飧泄。此逆四时之气，人所自为也。此一节热泄，所谓滞下也。有自太阴脾经受湿，而为水泄虚滑，身重微满，不知谷味。假令春宜益黄散补之，夏宜泄之。法云宜补、宜泄、宜和、宜止。和则芍药汤，止则诃子汤。久则防变而为脓血，是脾经传受于肾，谓之贼邪，故难愈也。若先利而后滑，谓之微邪，故易安也。此皆脾土受湿，天之所为也。虽圣智不能逃，口食味，鼻食气，从鼻而入，留积于脾，而为水泄也。此一节湿泄，所谓泄泻也。有厥阴经动下利不止，其脉沉而迟，手足厥逆，脓血稠粘，此为难治，宜麻黄汤、小续命汤汗之。法云谓有表邪缩于内，当散表邪而自愈。此一节风泄，所谓久泄也。有暴下无声，身冷自汗，小便清利，大便不禁，气难布息，脉微呕吐，急以重药温之，浆水散是也。此一节寒泄，所谓暴泄也。故法曰后重者宜下，腹痛者宜和，身重者宜除湿，脉弦者去风。脓血稠粘者，以重药竭之。身冷自汗者，以毒药温之。风邪内缩者，宜汗之则愈。鹜溏为利，宜温之而已。又曰在表者发之，在里者下之，在上者涌之，在下者竭之。身表热者内疏之，小便涩者分利之。又曰盛者和之，去者送之，过者止之。兵法曰：避其来锐，击其惰归，此之谓也。凡病泄而恶寒，太阴传少阴，为土来克水也。用除湿白术、茯苓，安脾芍药，桂枝、黄连破血。火邪不能胜水，太阴经不能传少阴，而反助火邪上乘肺经，而痢必白脓也，加当归、芍药之类是已。又里急后重，脉大而洪实，为里实证，而痛甚是有物结坠也，宜下之。若脉浮大，慎不可下。虽里急后重，脉沉细而弱者，谓寒邪在内而气散也，可温养而自安。里急后重闭者，大肠气不宣通也，宜加槟榔、木香，宣通其气。若四肢慵倦，小便少或不利，大便走沉困，饮食减少，宜调胃去湿，白术、芍药、茯苓三味水煎服。白术除脾胃之湿，芍药除胃之湿热，四肢困倦，茯苓能通水道走湿。如发热恶寒腹不痛，加黄芩为主。如未见脓而恶寒，乃太阴欲传少阴也，加黄连为主，桂枝佐之。如腹痛甚，加当归、倍芍药。如见血，加黄连为主，桂枝、当归佐之。如烦躁，或先便白脓后血，或发热，或恶寒，非黄连不能止上部血也。如恶寒脉沉，先血后便，非地榆不能除下部血也。如恶寒脉沉，或腰痛，或脐下痛，非黄芩不能除中部血也。如便脓血相杂而脉浮大，慎勿以大黄下之，下之必死。谓气下竭也，而阳无所收。凡阴阳不和，惟以分阴阳之法治之。又曰：暴泄非阴，久泄非阳。有热者脉疾，身动声亮，暴注下迫，此阳也。寒者脉沉而细，身困，鼻息微者，姜附汤主之。身重不举，术附汤主之。渴引饮者，是热在膈上，水多入则自胸膈入胃中，胃本无热，因不胜其水，胃受水攻，故水谷一时下。此证当灸大椎三五壮立已，乃督脉泻也。如用药使，车前子、雷丸、白术、茯苓之类，五苓散亦可。又有寒泄者，大腹满而泄。又有鹜溏者，是寒泄也。鹜者，鸭也，大便如水，其中有少结粪者是也。如此者，当用天麻、附子、干姜之类。又法曰泄有虚实寒热，虚则无力，不及拈衣，未便已泄出，谓不能禁固也。实则数至圊而不便，俗云虚坐努责是也。里急后重，皆依前法，进退大承气汤主之。太阳病为挟热痢，凉膈散主之。表证误下，因而不利不止，为挟热利。阳明为痼瘕，进退大承气汤主之。太阴湿胜濡泻，不可下，而可温，四逆汤主之。少阴蛰风不动，禁固可涩，赤石脂丸、干姜汤主之。厥阴风泄以风治，宜小续命汤、消风汤主之。少阳风气自动，大柴胡汤主之。胃泄，饮食不化，色黄。承气汤。脾泄，腹胀满泄注，食即呕吐逆。建中、理中汤。大肠泄，食已窘迫，大便色白，肠鸣切痛。干姜附子汤。小肠泄，溲而便脓血，少腹痛。承气汤。大瘕泄，里急后重，数至圊而不能便，茎中痛。五泄之病，胃、小肠、大瘕三证，皆以清凉饮子主之，其泄自止。厥阴证，加甘草以缓之。少阴证，里急后重加大黄。又有太阴、阳明二证，当进退大承气汤主之。太阴证，不能食是也，当先补而后泄之，乃进药法也。先煎厚朴半两，制，水煎，二三服后，未已，谓有宿食未消，又加枳实二钱，同煎，二三服泄又未已，如稍进食，尚有热毒，又加大黄三钱推过，泄止住药。如泄未已，为肠胃有久尘垢滑粘，加芒硝半合，宿垢去尽则愈也。阳明证，能食是也，当先泄而后补，谓退药法也。先用大承气汤五钱，水煎服，如利过泄未止，去芒硝；后稍热退，减大黄一半，再煎两服，如热气虽已，其人必腹满，又减去大黄，与枳实厚朴汤，又煎三两服；如腹满退，泄亦自愈，后服厚朴汤数服则已。按进退承气法，须审之脉证，的知有积热，及形病俱实，而后可下。此以上虽出《洁古家珍》、东垣《活法机要》，而多出于刘河间《保命集》之文，故其用药于疏荡为多，观者会其意，毋泥其辞可矣。东垣云：胃气和平，饮食入胃，精气则输于脾，上归于肺，行于百脉，而养荣卫也。若饮食一伤，起居不时，损其胃气，则上升精华之气反下降，是为飧泄，久则太阴传少阴而为肠澼。假令伤寒冷饮食，䐜满而胀，传为飧泄者，宜温热之剂以消导之。伤湿热之物而成脓血者，宜苦寒之剂以内疏之。风邪下陷者升举之。湿气内盛者分利之。里急者下之。后重者调之。腹痛者和之。洞泄肠鸣无力，不及拈衣，其脉细微而弱者，温之收之。脓血稠粘，数至圊而不能便，其脉洪大而有力者，下之寒之。大抵治病，当求其所因，察何气之胜，取相克之药平之，随其所利而利之，以平为期。此治之大法也。泻利久不止，或暴下者，皆太阴受病，不可离甘草、芍药。若不受湿则不利，故须用白术。是以圣人立法，若四时下利，于芍药、白术内，春加防风，夏加黄芩，秋加厚朴，冬加桂、附。然更详外证寒热处之，如里急后重，须加大黄。如身困倦，须用白术。若自汗逆冷气息微，加桂、附以温之。如或后重，脓血稠粘，虽在盛冬，于温药内亦加大黄。

〔诊〕　胃脉虚则泄。脉滑按之虚绝者，其人必下利。肺脉小甚为泄。小者，气血皆虚。肾脉小甚为洞泄。小者，气血皆少，肾主闭藏，今气血俱少，无以闭藏，故泄。尺寒脉细，谓之后泄。尺肤寒，其脉小者，泄，少气。下利脉沉弦者，下重。下利寸口反浮数，尺中自涩者，必清脓。病[①]若腹大而泄者，脉当细微而涩，反紧大而滑者死。泄而脉大者，难治。病泄脉洪大，是逆也。泄注脉缓，时小结者生，浮大数者死。下利脉大为不止。下利日十馀行，脉反实者死。大便赤瓣，飧泄脉小者，手足寒难已。飧泄脉小，手足温易已。腹鸣而满，四肢清泄，其脉大，是逆也。如是者，不过十五日死矣。腹大胀，四末清，脱形泄甚，是逆也。如是者，不及一时死矣。下利，手足厥冷无脉者，灸之不温，若脉不还，反微喘者死。下利后脉绝，手足厥冷，晬时脉还，手足温者生，脉不还者死。病者痿黄，燥而不渴，胸中寒而利不止者死。假令下利，寸口关上尺中悉不见脉，然尺中时一小见，脉再举头者，肾气也。若见损脉来，为难治。下利如鱼脑者，半死半生。下利如尘腐色者死。纯血者死。如屋漏汁者死。下利如竹筒注者，不可治。脉细，皮寒，气少，泄利前后，饮食不入，此谓五虚，不治。若用参术膏早救之，亦有生者。下则泄泻，上则吐痰，皆不已，为上下俱脱，死。

泄　泻

《金匮·下利病脉证并治》：夫六腑气绝于外者，手足寒，上气脚缩。五脏气绝于内者，利不禁，甚者手足不仁。下利，脉沉弦者下重，脉大者为未止，脉微弱数为欲自止，虽发热不死。下利，手足厥冷无脉者，灸之不温，若脉不还，反微喘者死。少阴负趺阳者，为顺也。下利，有微热而渴，脉弱者，当自愈。下利，脉数有微热，汗出，今当自愈。设脉紧，为未解。下利，脉数而渴者，当自愈，设不差[②]，必清浓血，以有热也。清，古圊字。下利，脉反弦，发热身汗者，自愈。下利气者，当利小便。下利，寸脉反浮数，尺中自涩者，必清脓血。下利清谷，不可攻其表，汗出必胀满。下利脉沉而迟，其人面少赤，身微热，下利清谷者，必郁冒，汗出而解，病人必微厥，所以然者，其面戴阳，下虚故也。下利后脉绝，手足厥冷，晬时脉还，手足温者生，脉不还者死。下利腹胀满，身体疼痛者，先[③]温其里，后攻其表，温里宜四逆汤，攻表宜桂枝汤。下利，三部脉皆平，按之心下坚者，急下之，宜大承气汤。下利脉迟而滑者，实也。利未欲止，急下之，宜大承气汤。下利脉反滑者，当有所去，下乃愈，宜大承气汤。下利已瘥，至年月日时复发者，以病不尽故也。当下之，大承气汤。以上数承气汤，本虚者当别议。下利

① 病：此上原衍“溲”，据文义删。
② 不差：原脱，据《金匮》补。
③ 先：原作“必”，按文义改。

谵语者，有燥矢故也。小承气汤主之。下利便脓血者，桃花汤主之。热利下重者，白头翁汤主之。下利后更烦，按之心下濡者，为虚烦也，栀子豉汤主之。下利清谷，里寒外热，汗出而厥者，通脉四逆汤主之。下利腹痛，紫参汤主之。干呕下利，黄芩汤主之。上此下利一章，后世名医诸书，皆以为法。古之所谓下利，即今之所谓泄泻也。内有治伤寒数方，仲景用治杂病，今全录之，使后人知云治伤寒有法，治杂病有方者，非也。伤寒杂病同一法矣。

丹溪云：有湿，有气虚、火、痰、食积。戴复庵云：泻水腹不痛者，湿也。饮食入胃，辄后之完谷不化者，气虚也。腹痛泻水，肠鸣，痛一阵泻一阵者，火也。或泻或不泻，或多或少者，痰也。腹痛甚而泻，泻后痛减者，食积也，湿多成五泄。戴云：飧泄者，水谷不化而完出，湿兼风也。溏泄者，渐下污积粘垢，湿兼热也。鹜泄者，所下澄彻清冷，小便清白，湿兼寒也。濡泄者，体重软弱，泄下多水，湿自甚也。滑泄者，久下不能禁固，湿胜气脱也。湿泻脉濡细，乃太阴经脾土受湿，泄水虚滑，身重微满，不知谷味，口不渴，久雨泉溢河溢，或运气湿土司令之时，多有此疾，宜除湿汤吞戊己丸，佐以胃苓汤，重者术附汤。东垣云：予病脾胃久衰，视听半失，此阴盛乘阳，加之气短，精神不足，此由弦脉令虚，多言之过也。皆阳气衰弱不得舒伸，伏匿于阴中耳。癸卯岁六七月间，淫雨阴寒，逾月不止，时人多病泄利。一日，予体重肢节疼痛，大便泄并下者三，而小便闭塞。思其治法，按《内经》标本论，大小不利，无问标本，先利小便。又云：在下者引而竭之，亦是先利小便也。又云：诸泄利，小便不利，先分别之。又云：治湿不利小便，非其治也。皆言当利小便，必用淡味渗泄之剂以利之，是其法也。噫！圣人之法，虽布在方策，其不尽者，可以意求耳。今客邪寒湿之淫，从外而入里，以暴加之，若从以上法度，用淡渗之剂以除之，病虽即已，是降之又降，是复益其阴而重竭其阳，则阳气愈削而精神愈短矣。是阴重强、阳重衰，反助其邪之谓也。故必用升阳风药即瘥，以羌活、独活、柴胡、升麻各一钱，防风根半钱，炙甘草半钱，同㕮咀，水二盅，煎至一盏，去渣稍热服。大法云：湿寒之胜，助风以平之。又曰：下者举之，得阳气升腾而去矣。又法云：客者除之，是因曲而为之直也。夫圣人之法，可以类推，举一而知百者也。若不达升降浮沉之理，而一概施治，其愈者幸也。湿兼寒泻，《内经》曰：湿胜则濡泄。《甲乙经》云：寒气客于下焦，传为濡泄。夫脾者，五脏之至阴，其性恶寒湿。今寒湿之气内客于脾，故不能裨助胃气腐熟水谷，致清浊不分，水入肠间，虚莫能制，故洞泄如水，随气而下，谓之濡泄。法当除湿利小便也，治之以对金饮子。湿兼热泻，益元散、参萸丸。湿兼风，见飧泄条。寒泻，脉沉细或弦迟，身冷口不渴，小便清白，或腹中绵绵作疼，宜理中汤、附子温中汤、浆水散。暴泄如水，周身汗出，一身尽冷，脉沉而弱，气少而不能语，甚者加吐，此谓紧病，宜以浆水散治之。若太阳经伤动，传太阴下利，为鹜溏，大肠不能禁固，卒然而下，中有硬物，欲起而又下，欲了而又不了，小便多清，此寒也，宜温之，春夏桂枝汤，秋冬白术汤。理中汤治泄泻，加橘红、茯苓各一两，名补中汤。若溏泄不已者，于补中汤内加附子一两。不喜饮食，水谷不化者，再加砂仁一两，共成八味。仲景云：下利不止，医以理中与之，利益甚。理中者，理中焦。此利在下焦，赤石脂禹余粮汤主之。用此加法则能理下焦矣。戴云：寒泻，寒气在腹，攻刺作痛，洞下清水，腹内雷鸣，米饮不化者，理中汤，或附子补中汤，吞大已寒丸，或附子桂香丸。畏食者，八味丸。元是冷泻，因泻而烦躁引饮，转饮转泻者，参附汤、连理汤。如寒泻服上药未效，宜木香汤，或姜附汤、六柱汤，吞震灵丹、养气丹。手足厥逆者，兼进朱砂丹。药食方入口而即下者，名曰直肠，难治。如泻已愈，而精神未复旧者，宜十补饮。寒泻腹中大疼，服前药外，兼进乳豆丸。服诸热药以温中，并不见效，登圊不迭，秽物随出，此属下焦，宜桃花丸二五粒，诃梨勒丸以涩之。按：戴方多过于亢热，用者审之。热泻，脉数疾或洪大，口干燥，身多动，音声响亮，暴注下迫，益元散加芩、连、灯心、淡竹叶之属。泄而身热，小便不利，口渴者，益元、五苓。若火多，四苓加木通、黄芩。泄而困倦不便者，及脉数虚热者，宜参、术、滑石、苓、通。泄而脉滑坚者，实热，宜大承气汤。戴云：热泻，粪色赤黄，弹响作疼，粪门焦痛，粪出谷道，犹如汤热，烦渴，小便不利，宜五苓散吞香连丸。凡泻，津液既去，口必渴，小便多是赤涩，未可便作热论，的知热泻，方用冷剂。不然，勿妄投以致增剧。玉龙丸，治一切伏暑泄泻神效。理中汤加茯苓、黄连，名连理汤，用之多有奇功。且如今当暑月，若的知暑泻，自合用暑药，的知冷泻，自合用热药，中间有一等盛暑，又复内伤生冷，非连理汤不可。下泄无度，泄后却弹过响，肛门热，小便赤涩，心下烦渴，且又喜冷，此药为宜。若元是暑泻，经久下元虚甚，日夜频并，暑毒之势已，然而泻不已，复用暑药，则决不能取效，便用姜附辈，又似难施，疑似之间，尤宜用此。气泻，肠鸣气走，胸膈痞闷，腹急而痛，泻则腹下稍可，须臾又急，亦有腹急气塞而不通者，此由中脘停滞，气不流转，水谷不分所致。戴法用大七香丸，入米煎服。久而不愈者，五膈宽中散吞震灵丹，仍佐以米饮调香附末、调气散。金匮诃梨勒散，治气利。气虚泻，用四君子汤加曲糵、升、柴，吞二神加木香丸。积滞泄泻，腹必耕痛方泄者是也；或肚腹满，按之坚者亦是也。受病浅者，宜神曲之类消导之；病深而顽者，必用进退承气之类，下之方安。伤食泻，因饮食过多，脾胃之气不足以运化而泻。其人必噫气如败卵臭，宜治中汤加砂仁半钱，曲糵枳术丸，或七香丸、红丸子杂服。食积腹疼而泻，不可遽用治中兜住，宜先用消导推荡之药。或因食一物过伤而泻，后复食之即泻者，以脾为所伤未复而然，宜大建脾汤，寒者可用。仍烧所伤之物，存性为末，三五钱重，调服。因食冷物停滞伤脾，脾气不暖，所食之物不能消化，泻出而食物如故，宜治中汤加干葛，吞酒煮黄连丸，有脾气久虚，不受饮食者，食毕即肠鸣腹急，尽下所食之物方快，不食则无事，俗名录食泻，经年累月，宜快脾丸。因伤于酒，每晨起必泻者，宜理中汤加干葛，吞酒煮黄连丸。或葛花解酲汤吞之。因伤面而泻者，养胃汤加莱菔子炒研一钱，痛者更加木香五分，泻甚者去藿香，加炮姜如其数。痰泻，二陈汤、海石、青黛、黄芩、神曲、姜汁、竹沥为丸。每服三五十丸。少者必用吐法，吐之方愈。一男子夜数如厕，或教以生姜一两，碎之，半夏汤洗，与大枣各三十枚，水一升，磁瓶中慢火烧为熟水，时时呷之，数日便已。每日五更即泄泻，有酒积、有寒积、有食积、有肾虚，俗呼脾肾泄。有人每早须大泻一行，或腹痛，或不腹痛，空心服热药亦无效。有人教以夜食前，又进热药一服遂安，后如此常服愈。盖暖药虽平旦服之，至夜力已尽，无以敌一夜阴气之故也。有人每五更将天明时必溏利一次，有人云此名肾泄，服五味子散顿愈。有人久泄，早必泄一二行，泄后便轻快，脉滑而少弱，先与厚朴和中丸五十丸，大下之后，以白术为君，枳壳、半夏、茯苓为臣，厚朴、炙甘草、芩、连、川芎、滑石为佐，吴茱萸十馀粒为使，生姜煎服，十馀帖而愈。戴云：有每日五更初洞泻，服止泻药并无效，米饮下五味丸，或专以北五味煎饮。虽节省饮食，大段忌口，但得日间上半夜无事，近五更其泻复作。此病在肾分。水饮下二神丸及椒朴丸，或平胃散下小茴香丸。二神丸合五味子散，名为四神丸，治泻尤妙。小便不利而泄，若津液偏渗于大肠，大便泻而小便少者，用胃苓散分利之。若阴阳已分而小便短少，此脾肺气虚不能生水也，宜补中益气汤加麦门、五味。阴火上炎而小便赤少，此肺气受伤，不能生水也，用六味地黄丸加麦门、五味。肾经阴虚，阳无所生，而小便短少者，用滋肾丸、肾气丸。肾经阳虚，阴无所化，而小便短少者，用益气汤、六味丸。若误用渗泄分利，复伤阳气，阴无所生，而小便益不利，则肿胀之证作而疾危矣。凡大便泄，服理中汤，小便不利，大便反泄，不知气化之过。本肺不传化，以纯热之药治之，是以转泄，少服则不止，多服则愈热，所以不分。若以青皮、陈皮之类治之则可。经云：膀胱者，州都之官，津液藏焉，气化则能出矣。泄而口渴引饮，此为津液内亡，用钱氏白术散，或补中益气汤。肾水不足之人患泄，或过服分利之剂而渴者，加减八味丸。失治，必变小便不利，水肿胀满等危证矣。水渍入胃，名为溢饮滑泄，渴能饮水，水下复泄，泄而大渴，此无药证，当灸大椎。在第一椎下陷中。滑泻，东垣云：中焦气弱，脾胃受寒冷，大便滑泄，腹中雷鸣，或因误下，末传寒中，复遇时寒，四肢厥逆，心胃绞痛，冷汗不止，此肾之脾胃虚也，沉香温胃丸治之。薛氏曰：前证若脾胃虚寒下陷者，用补中益气汤，加木香、肉豆蔻、补骨脂。若脾气虚寒不禁者，用六君子汤，加炮姜、肉桂。若命门火衰，脾土虚寒者，用八味丸。若脾肾气血俱虚者，用十全大补汤送四神丸。若大便滑利，小便闭涩，或肢体渐肿，喘嗽唾痰，为脾肾气血俱虚，宜用十全大补汤送四神丸。若大便滑利，小便闭涩，或肢体渐肿，喘嗽唾痰，为脾胃亏损，宜金匮加减肾气丸。《保命集》云：虚滑久而不止者，多传变为利，太阴传少阴是为鬼邪，先以厚朴枳实汤，防其传变。按：此法实者用之，虚者不若四神丸实肾之为得也。收涩之剂，固肠丸、诃子散，皆治热滑。扶脾丸、桃花丸、诃子丸、赤石脂禹馀粮汤，皆治寒滑。泻已愈，至明年此月日时复发者，有积故也。脾主信，故至期复发。热积，大承气汤。寒积，感应丸。虚者，以保和丸加三棱、蓬术之属投之。赵以德云：昔闻先生言泄泻之病，其类多端，得于六淫五邪、饮食所伤之外，复有杂合之邪，似难执法而治，乃见先生治气暴脱而虚，顿泻，不知人，口眼俱闭，呼吸微甚，殆欲绝者，急灸气海，饮人参膏十馀斤而愈。治阴虚而肾不能司禁固之权者，峻补其肾。治积痰在肺，致其所合大肠之气不固者，涌出上焦之痰，则肺气下降，而大肠之虚自复矣。治忧思太过，脾气结而不能升举，陷入下焦而成泄泻者，开其郁结，补其脾胃，使谷气升发也。凡此之类，不可枚举。因问先生治病何其神也？先生曰：无他，圆机活法，具在《内经》，熟之自得矣。

〔**飧泄**〕 水谷不化而完出是也。《史记·仓公传》迥风即此。经云：清气在下，则生飧泄。又曰：久风入中，则为肠风飧泄。夫脾胃土也，气冲和以化为事，今清气下降而不升，则风邪久而干胃，是木贼土也，故冲和之气不能化而令物完出，谓之飧泄。或饮食太过，肠胃所伤，亦致米谷不化，此俗呼水谷利也。法当下者举之而消克之也，以加减木香散主之。东垣云：清气在下者，乃人之脾胃气衰，不能升发阳气，故用升麻、柴胡，助甘辛之味，以引元气之升，不令下陷为飧泄也。又云：凡泄则水谷不化，谓之飧泄。是清气在下，乃胃气不升，上古圣人皆以升浮药扶持胃气，一服而愈，知病在中焦脾胃也。《脉诀》曰：湿多成五泄。湿者，胃之别名也。病本在胃，真气弱。真气者，谷气也。不能克化饮食，乃湿盛故也。以此论之，正以脾胃之弱故也。初病夺食，或绝不食一二日，使胃气日胜，泄不作也。今已成大泄矣，经云：治湿不利小便，非其治也。又云：下焦如渎。又云：在下者引而竭之。惟此证不宜。此论其病得之于胃气下流，清气不升，阳道不行，宜升宜举，不宜利小便。《灵枢》云：头有疾，取之足，谓阳病在阴也。足有疾，取之上，谓阴病在阳也。中有疾，傍取之。傍者，少阳甲胆是也。中者，脾胃也。脾胃有疾，取之足少阳。甲胆者，甲风是也，东方春也。胃中谷气者，便是风化也。作一体而认，故曰胃中湿胜而成泄泻，宜助甲胆风胜以克之，又是升阳助清气上行之法也。又一说，中焦元气不足，溲便为之变，肠为之苦鸣，亦缘胃气不升，故令甲气上行。又云：风胜湿也。大抵此证，本胃气弱，不能化食，夺食则一日而可止。夫夺食之理，为胃弱不能克化，食则为泄，如食不下，何以作泄，更当以药滋养元气令和，候泄止渐与食，胃胜则安矣。若食不化者，于升阳风药内加炒曲同煎。兼食入顿至心头者，胃之上口也，必口沃沫，或食入反出，皆胃土停寒，其右手关脉中弦，按之洪缓，是风热湿相合，谷气不行，清气不升，为弦脉之寒所隔，故不下也。曲之热亦能去之。若反胃者，更加半夏、生姜，入于风药内同煎。夺食少食，欲使胃气强盛也。若药剂大则胃不胜药，泄亦不止，当渐渐与之。今病既久，已至衰弱，当以常法治之，不可多服饵也。人之肉，如地之土，岂可人而无肉，故肉消尽则死矣。消瘦之人，有必死者八，《内经》有七，《外经》有一。又病肌肉去尽，勿治之，天命也。如肌肉不至瘦尽，当急疗之，宜先夺食而益胃气，便与升阳；先助真气，次用风药胜湿，以助升腾之气，病可已矣。馀皆勿论，此治之上法也。治用升阳除湿汤之类是也。春伤于风，夏生飧泄，木在时为春，在人为肝，在天为风。风者，无形之清气也，当春之时，发为温令，反为寒折，是三春之月行三冬之令也，以是知水为太过矣。水既太过，金肃愈严，是所胜者乘之而妄行也。所胜者乘之，则木虚明矣。故经曰：从后来者为虚邪。木气既虚，火令不及，是所生者受病也，故所不胜者侮之，是以土来木之分，变而为飧泄也。故经曰：清气在下，则生飧泄。以其湿令当权，故飧泄之候发之于夏也。若当春之时，木不发生，温令未显，止行冬令，是谓伤卫，以其阳气不出地之外也，当以麻黄汤发之。麻黄味苦，味之薄者，乃阴中之阳也。故从水中补木而泻水，发出津液为汗也。若春木既生，温令已显，阳气出于地之上，寒再至而复折之，当以轻发之，谓已得少阳之气，不必用麻黄也。春伤于风，夏生飧泄，所以病发于夏者，以木绝于夏，而土旺于长夏，湿本有下行之体，故飧泄于夏也。不病于春者，以其春时风虽有伤，木实当权，故飧泄不病于木之时，而发于湿之分也。经曰：至而不至，是为不及，所胜妄行，所不胜者薄之，所生者受病，此之谓也。仲景法：下利清谷，里寒外热，汗出而厥者，通脉四逆汤主之。河间法：飧泄，风冷入中，泄利不止，脉虚而细，日夜数行，口干腹痛不已，白术汤主之。东垣云：泄利飧泄，身热，脉弦腹痛而渴，及头痛微汗，宜防风芍药汤。东垣所云：内动之风也。经云：春伤于风，夏生飧泄。又云：久风为飧泄。又云：虚邪之中人也，始于皮肤，留而不去，传舍于络脉；留而不去，传舍于经；留而不去，传舍于输；留而不去，传舍于伏冲之脉；留而不去，传舍于肠胃。在肠胃之时，贲响腹胀，多寒则肠鸣飧泄，食不化，则非内动之风也。洁古云：大渴引饮，多致水谷一时下者，宜灸大椎三五壮，或用车前子、雷丸、白术、茯苓及五苓散等药渗之。又如久风为飧泄者，则不饮水而谷完出，治法当以宣风散导之，后服苍术防风汤。飧泄以风为根，风非汗不出。有病此者，腹中雷鸣，泄注水谷不分，小便涩滞，皆以脾胃虚寒故耳，服豆蔻、乌梅、粟壳、干姜、附子，曾无一效，中脘脐下灸已数千，燥热转甚，津液涸竭，瘦削无力，饮食减少。延予视之，予以“应象论”曰，热气在下，水谷不分，化生飧泄，寒气在上，则生䐜胀，而气不散，何也？阴静而阳动故也。诊其脉，两手皆浮大而长，身表微热，用桂枝麻黄汤，以姜枣煎，大剂连进三服，汗出终日，至旦而愈。次以胃风汤和其脏腑，调养阴阳，食进而愈。经云：脾虚则腹满肠鸣，泄食不化。又云：飧泄取三阴。三阴者，太阴也。宜补中益气汤，以白芍药代当归主之。又云：肾藏志，志有馀，腹胀飧泄，泻然筋血。又云：肝足厥阴之脉，所生病者，胸满呕逆，飧泄，视盛、虚、寒、热、陷下施法。此皆内因无风者也。

滞　下痢疾

古以赤为热，白为冷。至金，河间、李东垣始非之。刘谓诸痢皆由乎热，而以赤属之心火，黄属之脾土，白属之肺金，青属肝木，黑乃热之极而反兼肾水之化。其诸泻利皆兼于湿，湿主于痞，以致怫郁，气不得宣通，湿热甚于肠胃之中，因以成肠胃之燥，故里急后重，小便赤涩。谓治诸痢，莫若以辛苦寒药而治，或微加辛热佐之。辛能开郁，苦能燥湿，寒能胜热，使气宣平而已。行血则便血自愈，调气则后重自除。李从脾胃病者而论，则曰：上逆于肺为白，下传于阴为赤。《卫生宝鉴》因谓太阴主泻，传于少阴为痢。由泄亡津液而火就燥，肾恶燥，居下焦血分也，其受邪者，故便脓血。然亦赤黄为热，青白为寒。丹溪谓滞下，因火热下迫而致里急后重，用刘氏之治湿热，李氏之保脾土，更复一一较量气血虚实以施治。三家皆发前代之未发，而举其要也。予尝因是而研究之，自其五色分五脏者言，则可见湿热之中，具有五邪之相挟。自其上逆下传气血者言，则可见五脏六腑十二经脉之气血，诸邪皆得伤之，而为痢之赤白。本自其湿热为病者言，则可见由来致成湿热之故非一端。自其分痢有虚实者言，则可见凡在痢病者中所有之证，如烦躁者，咽干舌黑者，哕噫后重者，腹痛者，胀满者，脚痛肿弱之类，悉有虚实之殊。是故予于痢证，直断之种种为邪入胃以成湿热，经脏[①]受伤，其气伤则病于肺，血伤则传于心，心肺者，气血之主也，气血所行之方既病，安得不归所主之脏乎。而大小肠者，心肺之合也，出纳水谷，糟粕转输之官。胃乃大小肠之总司，又是五脏六腑十二经脉禀气之海。苟有内外之邪，凡损伤于经脏者，或移其邪入胃，胃属土，湿之化，胃受邪则湿气不化，怫郁而成湿热矣。或心肺移气血之病，传之于合，大肠独受其病，则气凝注而成白痢，小肠独受其病，则血凝注而成赤痢，大小肠通受其病，则赤白相混而下。胃之湿热，淫于大小肠者亦如之，其色兼黄。若色之黑者有二，如色之焦黑，此极热兼水化之黑也。如黑之光若漆者，此瘀血也。或曰：治利从肠胃，世人所守之法也。今乃复求其初感之邪，与初受之经，将何为哉？曰：病在肠胃者，是其标也，所感之邪与初受之经者，是其本也。且《内经》于治标本，各有所宜，施之先后，况所传变之法，又与伤寒表里无异，何可不求之乎，岂止此而已。至若肠胃自感而病，亦当以邪正分，或正气先虚而受邪，或因邪而致虚，则以先者为本，后者为标。与夫积之新旧亦如之。旧积者，停食结痰所化之积也。新积者，旧积去后而气血复郁所生者也。旧积当先下之，新积则不宜下，其故何哉？盖肠胃之腐熟水谷，转输糟粕者，皆荣卫洒陈六腑之功。今肠胃有邪，则荣卫行至此，其机为之阻，不能施化，故卫气郁而不舒，荣血泣而不行，于是饮食结痰停于胃，糟粕留于肠，与所郁气泣血之积，相挟成滞下病矣。如是者必当下之，以通壅塞，利荣卫之行。至于升降仍不行，卫气复郁，荣血复泣，又成新积，故病如初。若是者，不必求邪以治，但理卫气以开通腠理，和荣血以调顺阴阳，阴阳调，腠理开，则升降之道行，其积不治而自消矣。然而旧积亦有不可下者，先因荣卫之虚，不能转输其食积，必当先补荣卫，资肠胃之真气充溢，然后下之，庶无失矣。予数见俗方，惟守十数方治利，不过攻之、涩之而已矣，安知攻病之药，皆是耗气损血之剂，用之不已，甚至于气散血亡，五脏空虚，精惫神去而死。其固涩之，又皆足以增其气郁血泣之病，转生腹胀，下为足肿，上为喘呼，诸疾作焉。世人之法，何足守乎。

丹溪云：痢初得之，必用调胃承气，及大小承气。有男子五十馀，下利，昼有积，淡红色，夜无积，食自进。先吃小胃丹两服，再与四十丸，次六十丸，去积，却与断下。按此惟实者宜之，虚者以芍药汤、益元散、保和丸之类荡积。芍药汤，治下血调气。经曰：溲而便脓血，知气行而血止也。行血则便血[②]自安，调气则后重自除。益元散，治身发热，下痢赤白，小便不利，荡胃中积聚。下痢势恶，频并窘痛，或久不愈，诸药不止，须吐下之，以开除湿热痞闷积滞，而使气液宣行者，宜玄青丸逐之。《玄珠》利积丸亦可。《玄珠》云：下痢赤白，腹满胀痛，里急，上渴引饮，小水赤涩，此积滞也。宜泄其热中，用清肠丸、导气丸推其积滞而利自止矣。凡治积聚之证，轻则温而利之，清肠丸是也；重者天真散、舟车丸下之。下后勿便补之，其或力倦，自觉气少，恶食，此为挟虚证，宜加白术、当归身尾，甚者加人参。若又十分重者，止用此药加陈皮补之，虚回而痢自止矣。丹溪治叶先生患滞下，后甚逼迫，正合承气证，但气口虚，形虽实而面黄积白，此必平昔食过

① 脏：原作“经”，据文义改。
② 血，原脱，据文义补。

饱而胃受伤。宁忍二三日辛苦，遂与参、术、陈皮、芍药等补药十馀帖，至三日后胃气稍完，与承气二帖而安。苟不先补完胃气之伤，而遽行承气，宁免后患乎。以上荡积。戴云：痢疾，古名滞下。以气滞成积，积成痢，治法当以顺气为先，须当开胃，故谓无饱死痢疾也。凡痢初发，不问赤白，里急后重，频欲登圊，及去而所下无多，既起而腹内复急，宜用藿香正气散加木香半钱，吞感应丸，或苏合香丸，吞感应丸。以上调气。赤痢，血色鲜红，或如蛇虫形而间有血鲜者，此属热痢，宜藿香正气散加黑豆三十粒，五苓散加木香半钱，粟米少许，下黄连丸，或黄连阿胶丸、茶梅丸。热甚，服上项药未效，宜白头翁汤。赤痢发热者，败毒散加陈仓米一撮煎。若血色黯如瘀，服凉药而所下愈多，去愈频者，当作冷痢，宜理中汤，或四君子汤加肉果一钱，木香半钱。加减平胃散、青六丸，治血痢佳。诸血痢不止，宜多用地榆。《易简方》云：血痢当服胃风汤、胶艾汤之类。心经伏热下纯血，色必鲜红。用犀角生磨汁半盅，朱砂飞研二钱，牛黄三分，人参末三钱，和丸如麻子大。灯心、龙眼肉煎汤，下六七分。脾经受湿下血痢，用苍术地榆汤。血痢久不止，腹中不痛，不里急后重，槐花丸。干姜于火上烧黑，不令成灰，磁碗合，放冷为末，每服一钱，米饮调下，治血痢神效。仲景云：小肠有寒者，其人下重便血，可以此治之。以上赤痢。东垣云：大便后有白脓，或只便白脓，因劳倦气虚伤大肠也，以黄芪、人参补之。如里急频见污衣者，血虚也，宜加当归。如便白脓，少有滑，频见污衣者气脱，加附子皮，甚则加御米谷。如气涩者，只以甘药补气，当安卧不言，以养其气。戴云：白痢下如冻胶，或如鼻涕，此属冷痢。先宜多饮除湿汤，加木香一钱，吞感应丸，继进理中汤。亦有下如鲊色，或如腊茶色，亦宜用前白痢药。白蜡治后重白脓。以上白痢。若感暑气而成痢疾者，其人自汗发热，面垢，呕逆，渴饮引饮，腹内攻刺，小便不通，痢血频并，宜香薷饮加黄连一钱，佐以五苓散、益元散，白汤调服。不愈，则用蜜水调，感暑成痢，疼甚，食不进，六和汤、藿香正气散各半帖，名木香交加散。以上暑痢。老人深秋患痢，发呃逆，呕者，黄柏炒燥研末，陈米饭为丸，小豌豆大，每服三十丸，人参、白术、茯苓三味浓煎汤下，连服三剂即愈。切不可下丁香等热药。治冷利，腹中不能食，肉豆寇去皮，醋面裹煨熟，捣末，粥饮下二钱匕。世俗治夏中暑痢疾，用黄连香薷饮加甘草、芍药、生姜神效者，盖夏月之痢，多属于暑。洁古治处暑后秋冬间下痢，用厚朴丸大效者，盖秋之痢多属于寒积，经所谓必先岁气，无伐天和者也。以上秋痢。《金匮》下痢腹痛，紫参汤主之。洁古云：厚朴丸治处暑后秋冬间腹痛下痢大效。丹溪曰：初下痢腹痛，不可用参、术，然气虚胃虚者可用。初得之，亦可用大承气、调胃承气下之，看其气病、血病，然后加减用药。腹痛者，肺经之气郁在大肠之间者，以苦梗发之，然后用治痢药，气用气药，血用血药。其或痢后糟粕未实，或食粥稍多，或饥甚方食，肚中作疼，切不可惊恐，当以白术、陈皮各半煎汤，和之自安。粥多及食肉作痛者，宜夺食。夺食者，减其粥食，绝其肉味也。因伤冷水泻，变作赤白痢，腹痛减食热燥，四肢困倦无力，宜茯苓汤。下痢之后，小便利，而腹中满痛不可忍，此名阴阳反错，不和之甚也，越桃散主之。治痢止痛如神方，拣净川连片一两，净枳壳片一两，槐花三二两，用水浸，片时漉净，同川连先炒老黄色，次入枳壳再炒，待燥拣出槐花不用，止将黄连五钱，枳壳五钱，作一服，水煎七分去渣，调乳香、没药净末各七分五厘服之，次照前方再服一剂，腹痛即止，痢即稀，神效。此方有服之如醉者，乃药力行也，不妨。仲景建中汤，治痢不分赤白久新，但腹中大痛者神效。其脉弦急或涩，浮大按之空虚，或举按皆无力者是也。下利脓血稠粘。腹痛后重，身热久不愈，脉洪疾者，芍药黄芩汤。脓血痢无度，小便不通，腹中痛，当归导气汤。以上腹痛。下利赤白，里急后重，香连丸。亦可用连二钱，姜半钱，为末和匀，温酒下。仲景云：热利下重者，白头翁汤主之。下利脓血，里急后重，日夜无度，宜导气汤。大瘕泄者，里急后重，数至圊而不能便，茎中痛，用清凉饮子主之，其泄自止。茎中痛者，属厥阴，加甘草梢。里急后重多者，属少阴，加大黄，令急推去旧物则轻矣。《内经》曰：因其重而减之。又云：在下者引而竭之。里急后重，数至圊而不能便，皆宜进退大承气汤主之。下利赤白，后重迟涩，宜感应丸。或曰：治后重疏通之剂，罗谦甫水煮木香膏，东垣白术安胃散等方已尽矣。又有用御米壳等固涩之剂亦愈者，何也？曰：后重本因邪压大肠坠下，故大肠不能升上而重，是以用大黄、槟榔辈，泻其所压之邪。今邪已泻，其重仍在者，知大肠虚滑不能自收而重，是以用御米壳等涩剂固其滑，收其气，用亦愈也。然大肠为邪坠下之重，其重至圊后不减；大肠虚滑不收之重，其重至圊后随减。以此辨之，百不失一也。其或下坠异常，积中有紫黑色，而又痛甚，此为死血证，法当用桃仁泥、滑石粉行之。或口渴及大便口燥辣，是名挟热，即加黄芩。或口不渴，身不热，喜热手熨荡，是名挟寒，即加干姜。后重，积与气坠下，服升消药不愈者，用秦艽、皂角子、煨大黄、当归、桃仁、枳壳、黄连等剂，若大肠风盛，可作丸服。其或下坠在血活之后，此为气滞证，宜前药加槟榔一枚。后重当和气。积与气坠下者，当兼升兼消。升谓升麻之类，消谓木香、槟榔之类。《金匮方》：泻利下重者，以水五升，煮薤白三升，至二升去渣，以四逆散方寸匕内汤中，煮取一升半，分温再服。凡用诸承气等药挨积之后，仍后重者，乃阳不升也，药中当加升麻升其阳，其重自去也。东垣云：里急后重，数至圊而不能便，或少有白脓，或少血者，慎勿利之，宜升阳除湿防风汤。以上里急后重。其或气行血和积少，但虚坐努责，此为亡血证。倍用当归身尾，却以生地黄、生芍药、生桃仁佐之，复以陈皮和之，血生自安。虚坐而不得大便，皆因血虚也。血虚则里急，加当归身。凡后重逼迫而得大便者，为有物而然。今虚坐努责而不得大便，知其血虚也。故用当归为君，生血药佐之。以上虚坐努责。《内经》脓血稠粘，皆属相火。夫太阴主泻，少阴主痢，是先泄亡津液而火就燥，肾恶燥，居下焦血分，其受邪者，故便脓血。然赤黄为热，青白为寒，治须两审。治热以坚中丸、豆蔻丸、香连丸。治寒白胶香散。或多热少寒，水煮木香膏。虚滑频数，宜止宜涩，宜养脏汤。溲而便脓血者，小肠泄也。脉得五至以上洪大者，宜七宣丸。脉平和者，立秋至春分，宜香连丸。春分至立秋，宜芍药柏皮丸。四时皆宜，加减平胃散。如有七宣丸证者，亦宜服此药，去其馀邪，兼平胃气。以上脓血稠粘。其或缠滞，退减十之七八，秽积未尽，糟粕未实，当以炒芍药、炒白术、炙甘草、陈皮、茯苓煎汤，下固肠丸三十粒。然固肠丸性燥，恐尚有滞气未尽行者，但当单饮此汤，固肠丸未宜遽用。盖固肠丸者，虽有去湿实肠之功，其或久痢体虚气弱，滑泄不止，又当以诃子、肉豆蔻、白矾、半夏等药涩之，甚者添牡蛎，可择用之。然须以陈皮为佐，恐太涩亦能作疼。又甚者，灸天枢、气海。此二穴大能止泄。仲景云：下利便脓血者，桃花汤主之。丹溪云：桃花汤主病属下焦，血虚且寒，非干姜之温、石脂之涩且重，不能止血；用粳米之甘，引入肠胃。水煮木香膏、易简断下汤、白术安胃散、养脏汤。五倍子为丸，赤痢，甘草汤下；白痢，干姜汤下，各十丸。乌梅二个煎汤。石榴一个烧灰，用酸石榴一个煎汤，调二钱。以上滑脱。东垣治一老仆，脱肛日久，近复下利，里急后重，白多赤少，不任其苦，此非肉食膏粱者也。必多蔬食，或饮食不节，天气已寒，衣盖又薄，寒侵形体不禁，而肠头脱下者，寒也，滑也。真气不禁，形质不收，乃血脱也。此乃寒滑，气泄不固，故形质下脱也。当以涩去其脱而除其滑，以大热之剂除寒补阳，以补气之药升阳益气，以微酸之味固气上收，名之曰诃子皮散，一服减半，再服全愈。养脏汤、地榆芍药汤。戴云：脱肛一证，最难为药，热则肛门闭，寒则肛门脱。内用磁石研末，每二钱，食前米饮调下。外用铁锈磨汤温洗。以上脱肛。滞下，大便不禁，其大孔开如空洞不闭者，用葱和花椒末捣烂，塞谷道中。并服酸涩固肠之剂收之，如御米壳、诃子皮之类是也，神效。大孔开。痢久大孔痛，亦有寒热者，熟艾、黄蜡、诃子烧熏之。因热而痛，槟榔、木香、黄连、黄芩加干姜。因寒而痛，炒盐熨之，炙枳实熨之。丹溪用瓦片敲圆如铜钱状，烧红，投童子小便中，急取起，令干纸裹安痛处，因时寒恐外寒乘虚而入也，以人参、当归、陈皮作浓汤饮之，食淡味自安。大孔痛。痢疾不纳食，或汤药入口，随即吐出者，俗名噤口。有因邪留，胃气伏而不宣，脾气涩而不布，故呕逆而食不得入者，有阳气不足，胃中宿食因之未消，则噫而食卒不下者；有肝乘脾胃发呕，饮食不入，纵入亦反出者；有水饮所停，气急而呕，谷不得入者；有火气炎炽，内格呕逆，而食不得入者；有胃气虚冷，食入反出者；有胃中邪热不欲食者；有脾胃虚弱不欲食者；有秽积在下，恶气熏蒸而呕逆，食不得入者。当各从其所因以为治。以脉证辨之，如脾胃不弱，问而知其头疼心烦，手足温热，未尝多服凉药者，此乃毒气上冲心肺，所以呕而不食。宜用败毒散，每服四钱，陈仓米一百粒，姜三片，枣一枚，水一盏半，煎八分，温服。若其脉微弱，或心腹膨胀，手足厥冷，初病则不呕，因服罂粟壳、乌梅苦涩凉药太过，以致闻食先呕者，此乃脾胃虚弱。用山药一味，锉如小豆大，一半入银瓦铫内炒熟，一半生用，同为末，饭饮调下。又方：用石莲槌去壳，留心并肉，碾为末。每服二钱，陈米饮调下。此疾盖是毒气上冲心肺，借此以通心气，便觉思食效。丹溪用人参、黄连姜汁炒浓煎汁，终日细细呷之，如吐再吃，但一呷下咽便开，痢亦自止，神效。杨仁斋用参苓白术散，加石菖蒲末，以道地粳米饮乘热调下。或用人参、茯苓、石莲子肉，入些菖蒲与之。戴复庵用治中汤加木香半钱，或缩砂一钱。以上噤口痢。其或在下则缠滞，在上则呕食，此为毒积未化，胃气未平证。当认其寒则温之，热则清之，虚则用参、术补之，毒解积下，食自进矣。泄痢久不安，脓血稠粘，里急后重，日夜无度，宜大黄汤。用大黄一两，锉，用好酒两大盏，浸半日，同煮至一盏半，去渣，分为二次，顿服之。痢止停服，未止再服，以利为度。又服芍药汤以和之，所以御其毒也。服前药痢已除，宜以白术黄芩汤和之。丹溪治一人患痢百馀日，百法不效，六脉促急，沉弦细弱芤，左手为甚，昼夜十行，视之秽物甚少，虽下清涕，中有紫黑血丝，食全不进。此非痢也，宜作瘀血治之。以桃仁、乳香、没药、滑石，佐以槟榔、木香、神曲，糊为丸，米饮下百馀粒。至夜半不动，又依前法下二百粒。至天明下秽如烂鱼肠者二升半，困顿终日，渐与粥食而安。按：此方恐当有大黄，无则难下。又治族叔年七十，禀壮形瘦，夏末患泄痢至秋，百方不应，视之病虽久而神不瘁，小便涩少而不赤，两手脉俱涩而颇弦，自言胸微闷，食亦减。因悟此必多年沉积，癖在肠胃。询其平生喜食何物，曰：喜食鲤鱼，三年无日不用。此积痰在肺，肺为大肠之脏，宜大肠之不固也。当与澄其源而流自清，以茱萸、陈皮、青葱、蔍苜根、生姜煎浓汤，和以砂溏，饮一碗许，自以指探喉中，至半时吐痰半升如胶，其夜减半，次早又服，又吐半升而痢自止。又与平胃散加白术、黄连，旬日而安。收涩用木香散、诃黎勒丸。久痢。休息痢，多因兜住太早，积不尽除；或因痢愈而不善调理，以致时止时作，宜四君子汤加陈皮一钱，木香半钱，吞驻车丸。只缘兜住积滞，遂成休息。再投去积，却用兜剂。张文仲用虎骨炙焦，捣末调服，日三匙效。久痢、休息痢，虚滑甚者，用椿根白皮东南行者，长流水内漂三日，去黄皮切片，每一两配人参一两，入煨木香二钱，粳米一撮，煎汤饮之。休息痢。劳痢，因痢久不愈，耗损精血，致肠胃空虚，变生他证，或五心发热如劳之状，宜蕷莲饮，赤多倍莲肉，白多倍山药。痢后调补，宜四君子汤加陈皮一钱半，即异功散。或七珍散。恶甜者，生料平胃散加人参、茯苓各半钱。诸病坏证，久下脓血，或如死猪肝色，或五色杂下，频出无禁，有类滞下，俗名刮肠。此乃脏腑俱虚，脾气欲绝，故肠胃下脱，若投痢药则误矣；六柱饮去附子，加益智仁、白芍药，或可冀其万一。痢后风，若痢后下虚，不善调将，或多行，或房劳，或感外邪，致两脚痿软，若痛若痹，遂成风痢，独活寄生汤，吞虎骨四斤丸。或用大防风汤，或多以骨碎补三分之一同研取汁，酒解服。外以杜牛膝、杉木节、白芷、南星、萆薢，煎汤熏洗。丹溪云：痢后风，系血入脏腑下未尽，复还经络不得行故也。松明节一两，以乳香二钱炒焦存性，苍术、黄柏各一两，紫葳一两半，甘草半两，桃仁去皮不去尖一两，俱为末，每服三钱，生姜同杵细，水荡起二三沸服。邻人鲍子年二十馀，因患血痢，用涩药取效，后患痛风，号叫撼邻里。予视之曰：此恶血入经络证。血受湿热，久为凝浊，所下未尽，留滞隧道，所以作痛，经久不治，恐成枯细。遂与四物汤、桃仁、红花、牛膝、黄芩、陈皮、甘草煎，生姜汁研潜行散，入少酒，饮之数十帖，又与刺委中出黑血，近三合而安。《宝鉴》云：且如泻痢止，脾胃虚难任饮食，不可一概用克伐之剂，若补养其脾胃气足，自然能饮食，宜钱氏方中异功散。设或喜嗜饮食太过，有伤脾胃，而心腹痞满，呕逆恶心，则不拘此例。当权用橘皮枳实丸一服，得快勿再服。若饮食调节无伤，则胃气和平矣。

大小便不通

脉盛，皮热，腹胀，前后不通，瞀闷，此谓五实。脾胃气滞，不能转输，加以痰饮食积，阻碍清道，大小便秘涩不快，升柴二术二陈汤数服，能令大便润而小便长。湿热痰火结滞，脉洪盛，大小便秘赤，肢节烦疼，凉膈散、通圣散、金匮厚朴大黄汤选用。丹溪治一妇人，脾疼后患大小便不通，此是痰隔中焦，气聚上焦，二陈加木通，初服后吐，渣再服。烧皂角灰为末，粥清调下。推车客七个，土狗七个，二物新瓦上焙干为末。以虎目树皮即虎杖。向东南者，煎浓汤服之。连根葱一二茎带土，生姜一块，淡豆豉二十一粒，盐二匙，同研烂作饼，烘热掩脐中，以帛扎定，良久气透自通，不通再换一饼。阴证大小便不通，及诸杂病阴候，大小便不通危急者，用牡蛎、陈粉、干姜炮各一两，上为细末。男病用女人唾调，手内擦热，紧掩二卵上，得汗出愈。女病用男子唾调，手内擦热，紧掩二乳上，得汗出愈。盖卵与乳乃男女之根蒂，坎离之分属也。非急不用。

大便不通

洁古云：脏腑之秘，不可一概治疗。有虚秘，有实秘。胃实而秘者，能饮食，小便赤，当以麻仁丸、七宣丸之类主之。胃虚而秘者，不能饮食，小便清利，厚朴汤主之。胃气实者，秘物也。胃气虚者，秘气也。有风秘、有冷秘、有气秘、有热秘，有老人津液干燥，及妇人分产亡血，乃发汗利小便，病后血气未复，皆能作秘。不可一例用硝黄利药。巴豆、牵牛，尤在所禁。风秘者，由风搏肺脏，传于大肠，故传化难。或其人素有风病者，亦多有秘，宜小续命汤，去附子，倍芍药，入竹沥一杯，吞润肠丸，或活血润肠丸。冷秘，由冷气横于肠胃，凝阴固结，津液不通，胃气闭塞，其人肠内气攻，喜热恶冷，宜藿香正气散加官桂、枳壳各半钱，吞半硫丸。热药多秘，惟硫黄暖而通。冷药多泄，惟黄连肥肠而止泄。气秘，由气不升降，谷气不行，其人多噫。宜苏子降气汤加枳壳，吞养正丹，或半硫丸、来复丹。未效，佐以木香槟榔丸。有气作痛，大便秘塞，用通剂而便愈不通，又有气秘，强通之，虽通复秘，或迫之使通因而下血者，此当顺气，气顺则便自通，又当求温暖之剂。热秘，面赤身热，肠胃胀闷，时欲得冷，或口舌生疮，此由大肠热结，宜四顺清凉饮，吞润肠丸，或木香槟榔丸；实者承气汤。仲景云：脉有阳结阴结者，何以别之？曰：其脉浮而数，能食不大便者，此为实，名曰阳结也，期十七日当剧。其脉沉而迟，不能食，身体重，大便反硬，名曰阴结也，期十四日当剧。东垣云：阳结者散之，阴结者热之，前所云实秘、热秘，即阳结也。前所云虚秘、冷秘即阴结也。，老人虚秘，及出汗、利小便过多，一切病后血气未复而秘者，宜苏子降气汤，倍加当归，吞威灵仙丸；或肉黄饮，苁蓉润肠丸尤宜。东垣云：津液耗而燥者，以辛润之。肾主五液，津液盛则大便如常，若饥饱劳役损伤胃气，及食辛热厚味之物而助火邪，伏于血中，耗散真阴，津液亏少，故大便结燥。又有年老气虚，津液不足而结者。肾恶燥，急食辛以润之是也。血虚津液枯竭而秘结者，脉必小涩，面无精光，大便虽软，努责不出，大剂四物汤，加陈皮、甘草、酒红花，导滞通幽汤、益血丹。血少兼有热者，脉洪数，口干，小便赤少，大便秘硬。润燥汤、活血润燥丸、四物汤加酒芩、栀子、桃仁、红花。大法云：大便秘，服芎神丸。大便不通，小便反利，不知燥湿之过，本大肠少津液，以寒燥之药治之，是以转燥，少服则不剂，多服则亡血，所以不通。若用四物、麻子、杏仁之类则可。经云：燥则为枯，湿剂所以润之。“金匮真言论”云：北方黑色，入通于肾，开窍于二阴，故肾阴虚则小大便难，宜以地黄、苁蓉、车前、茯苓之属，补真阴、利水道，少佐辛药，开腠理、致津液而润其燥，施之于老人尤宜。若大小便燥结之甚，求通不得，登厕用力太过，便仍不通，而气被挣脱，下注肛门，有时泄出清水，而里急后重不可忍者，胸膈间梗梗作恶，干呕有声，渴而索水，饮食不进，呻吟不绝，欲利之则气已下脱，命在须臾，再下即绝。欲固之，则溺与燥矢膨腹肠间，恐反增剧。欲升之使气自举，则秽物不为气所结，自然通利，则呕恶不堪，宜如何处。家姑年八十馀，尝得此患，予惟用调气利小便之药，虽小获效，不收全功。尝慰之，令勿急性，后因不能食，遽索末药，利下数行，不以告予，自谓稍快矣。而脉忽数动一止，气息奄奄，瘸然床褥。予知真气已泄，若不收摄，恐遂无救，急以生脉药投之，数剂后结脉始退。因合益血润肠丸与服，劝以勿求速效，勿服他药，久之自有奇功。如言调理两月馀，而二便通调，四肢康胜矣。便秘自是老人常事，俗以为后门固，寿考之征，而一时难堪，辄躁扰而致疾，予所处方，不犯大黄，可以久服，故表而出之。《元戎》五燥大便秘：东方其脉弦，风燥也，宜泻风之药治之，独活、羌活、防风、茱萸、地黄、柴胡、川芎。南方其脉洪，热燥也，宜咸苦之药治之，黄芩、黄连、大黄、黄柏、芒硝。西南方其脉缓，土燥也，宜润湿之药治之，芍药、半夏、生姜、乌梅、木瓜。西方其脉涩，血燥也，宜滋血之药治之，杏仁、麻仁、桃仁、当归；气结用木香、槟榔、枳实、陈皮、地黄、郁李仁、北方其脉迟，寒燥也，宜温热之药治之，当归、肉桂、附子、乌头、硫黄、良姜、巴豆。润肠丸加减法：如病人不小便，因大便不通而涩其邪，盛者急加酒洗大黄以利之。如血燥者，加桃仁、酒洗大黄。如风结燥者，加麻仁、大黄。如风涩者，加煨皂角仁、大黄、秦艽以利之。如脉涩，觉身痒气涩者，加郁李仁、大黄以除气燥。如寒阴之病，为寒结闭者，以《局方》中半硫丸，或加煎附子生姜汤，冰冷与之。其病虽阴寒之证，当服阳药补之。若大便恒不甚通者，亦当十服中与一服利药，微通其大便，不令秘结，乃治之大法也。若病人虽是阴证，或是阴寒之证，其病显躁，脉坚实，亦宜阳药中少加苦寒之剂，以去热躁，躁止勿加。如阴躁欲坐井中者，其二肾脉按之必虚，或沉细而迟，此为易辨。如有客邪之病，亦从权加之。有物有积而结者，当下之。食伤太阴，肠满食不化，腹响响然，不能大便者，以苦泄之，七宣丸、木香槟榔丸。桃杏仁俱治大便秘，当以血气分之。年老虚人大便燥秘者，脉浮在气，杏仁、陈皮主之。脉沉在血，桃仁、陈皮主之。所以俱用陈皮者，以手阳明病与手太阴为表里也。又云：盛则难便，行阳气也；败则便难，行阴血也。注夏大便涩滞者，血少，血中伏火也。黄芪人参汤，加生地黄、当归身、桃仁泥、麻仁泥润之。如润之，大便久不快利者，少加煨大黄微利之。如加大黄久不快利者，非血结、血秘，是热则生风，病必湿风证，止当服黄芪人参汤，只用羌活、防风各半两，水四盏，煎至一盏，去渣空心服之，其大便必大走也。大便不通，五日一遍，小便黄赤，浑身肿，面上及腹尤甚，色黄，麻木，身重如山，沉困无力，四肢痿软，不能举动，喘促，唾清水，吐秽痰白沫如胶，时躁热，发欲去衣，须臾而过，振寒，顶额有时如冰，额寒尤甚，头旋眼黑，目中溜火，冷泪，鼻不闻香臭，小腹急痛，当脐有动气，按之坚硬而痛，宜麻黄白术汤。此病宿有风湿热伏于荣血之中，其水火乘于阳道而上盛，元气短少上喘，为阴火伤其气，四肢痿，在肾水之间，乃所胜之病，今正遇冬寒得时，乘其肝木，又实其母，肺金克木凌火，是大胜必有大复。其证善怒，欠，多嚏，鼻中如有物，不闻香臭，目视𥆧𥆧，多悲健忘，少腹急痛，遍身黄，腹大胀，面目肿尤甚，食不下，痰唾涕有血，目眦疡，大便不通，只二服皆愈。凡诸秘，服药不通，或虚人畏服利药者，用蜜煎导。或用盐及皂角末，和入蜜煎中尤捷，盖盐能软坚润燥，皂角能通气疏风故也。冷秘，用酱生姜导。或于蜜煎中，加草乌头末，以化寒消结。热者，猪胆汁导。乌梅汤浸去核，为丸如枣子大，亦可导。酱瓜削如枣，亦可导。丹溪云：予观古方通大便，皆用降气品剂，盖肺气不降，则大便难传送，用枳壳、沉香、诃子、杏仁等是也。又老人、虚人、风人，津液少而秘者，宜以药而滑之，用胡麻、麻仁、阿胶等是也。如妄以峻利药逐之，则津液走，气血耗，虽暂通而即秘矣，必更生他病。昔王少府患此疾，有人以驶药利之者屡矣，后为肺痿咯脓血，卒至不通而死。

闭癃遗尿总论

遗尿者，溺出不自知也。闭癃者，溺闭不通而淋沥滴点也。唯肝与督脉、三焦、膀胱主之。肝脉、督脉主之者，经云：肝足厥阴之脉，过阴器，所生病者，遗溺闭癃。又云：督脉者，女子入系廷孔，其孔，溺孔之端也。其男子循茎下至篡，与女子等，其生病癃痔遗溺。故遗溺闭癃，皆取厥阴俞穴及督脉俞穴也。三焦主之者，经云：三焦下脉在于足太阳之前，少阳之后，出于腘中外廉，名曰委阳，足太阳络也。三焦者，足太阳、少阳之所将，太阳之别也，上踝五寸，别入贯腨肠，出于委阳，并太阳之正，入络膀胱，约下焦，实则闭癃，虚则遗溺。遗溺则补之，闭癃则泻之是也。膀胱主之者，经云：膀胱不利为癃，不约为遗溺是也。然遗溺闭癃，不取膀胱俞穴者，盖膀胱但藏溺，其出溺，皆从三焦及肝、督脉也。闭癃合而言之，一病也。分而言之，有暴久之殊。盖闭者暴病，为溺闭点滴不出，俗名小便不通是也。癃者久病，为溺癃淋沥点滴而出，一日数十次，或百次，名淋病是也。今分其病立为二门。

小便不通

丹溪大法：小便不通，有热、有湿、有气结于下。宜清、宜燥、宜升，有隔二、隔三之治。如因肺燥不能生水，则清金，此隔二。如不因肺燥，但膀胱有热，则宜泻膀胱，此正治也。如因脾湿不运而精不升，故肺不能生水，则当燥脾健胃，此隔三。车前子、茯苓清肺也。黄柏、知母泻膀胱也。苍术、白术健胃燥脾也。《宝鉴》小便不利有三，不可一概而论。若津液偏渗于肠胃，大便泄泻而小便涩少，一也，宜分利而已。若热搏下焦津液，则热湿而不行，二也，必渗泄则愈。若脾胃气涩，不能通调水道、下输膀胱而化者，三也，可顺气，令施化而出也。东垣大法：小便不通。皆邪热为病，分在气在血而治之。以渴与不渴而辨之，如渴而不利者，热在上焦肺分故也。夫小便者，是足太阳膀胱经所主也。肺合生水，若肺热不能生水，是绝其水之源。经云：虚则补其母，宜清肺而滋其化源，故当从肺之分，助其秋令，水自生焉。又如雨如雾如霜，皆从天而降下也。且药有气之薄者，乃阳中之阴，是感秋清肃杀之气而生，可以补肺之不足，淡味渗泄之药是也。茯苓、泽泻、琥珀、灯心、通草、车前子、木通、瞿麦、扁畜之类，以清肺之气，泄其火，滋水之上源也。如不渴而小便不通者，热在下焦血分，故不渴而小便不通也。热闭于下焦者，肾也、膀胱也，乃阴中之阴，阴受热邪，闭塞其流。易上老云：寒在胸中，遏塞不入，热在下焦，填塞不便，须用感北方寒水之化，气味俱阴之药，以除其热，泄其闭塞。《内经》云：无阳则阴无以生，无阴则阳无以化。若服淡渗之药，其性乃阳中之阴，非纯阴之剂，阳无以化，何以补重阴之不足也。须用感地之水而生大苦之味，感天之寒气而生大寒之药，此气味俱阴，乃阴中之阴也。大寒之气，人感之生膀胱。寒水之运，人感之生肾。此药能补肾与膀胱。受阳中之阳热火之邪，而闭其下焦，使小便不通也。夫用大苦寒之药，治法当寒因热用。又云：必伏其所主，而先其所因，其始则气同，其终则气异也。如热在上焦，以栀子、黄芩。热在中焦，以黄连、芍药。热在下焦，以黄柏。热在气分，渴而小便闭，清肺散、猪苓汤、五苓散、茯苓琥珀汤、红秫散。热在血分，不渴而小便闭，滋肾丸、黄连丸、导气除燥汤。东垣治一人病小便不利，目睛突出，腹胀如鼓，膝以上坚硬，皮肤欲裂，饮食不下，服甘淡渗泄之药皆不效。曰：疾急矣。非精思不能处。思之半夜，曰：吾得之矣。经云：膀胱者，津液之府，必气化而能出焉。多服淡渗之药而病益甚，是气不化也。启玄子云：无阳则阴无以生，无阴则阳无以化。甘淡气薄皆阳药，独阳无阴，欲化得乎。遂以滋肾丸群阴之剂投服，再服即愈。渴而腹冷，水气也。《金匮》云：小便不利者，有水气，其人苦渴，栝蒌瞿麦丸主之。以小便利，腹中温为度。小便不通，腹下痛，状如覆碗，痛闷难忍者，乃肠胃干涸，膻中气不下。经云：膀胱者，州都之官，津液藏焉，气化则能出矣。膻中者，臣使之官，三焦相火，肾为气海也。王注曰：膀胱津液之府，胞内居之，少腹处间毛内藏胞器，若得气海之气施化，则溲便注下。气海之气不及，则隐秘不通，故不得便利也。先用木香、沉香各三钱，酒调下，或八正散，甚则宜上涌之，令气通达，便自通利，经所谓病在下，上取之。王注曰：热攻于上，不利于下，气盛于上，则温辛散之，苦以利之。一方：煎橘红茯苓汤，调木香、沉香末服之，空心下。丹溪云：小便不通，属气虚、血虚、有实热、痰气闭塞，皆宜吐之，以提其气，气升则水自降，盖气承载其水者也。气虚用参、术、升麻等，先服后吐，或就参、芪药中调理吐之。血虚用四物汤，先服后吐，或就芎归汤探吐之。痰多，二陈汤，先服后探吐之。痰气闭塞，二陈加香附、木通探吐之。实热当利之，或用八正散，盖大便动则小便自通矣。或问：以吐法通小便，方论中未尝有之，理将安在？曰：取其气化而已。何则？《内经》谓三焦者，决渎之官，水道出焉。膀胱者，州都之官，津液藏焉，气化则能出矣。故上中下三焦之气，有一不化，则不得如决渎之水而出矣，岂独下焦膀胱气塞而已哉。上焦肺者，主行荣卫，通调水道，下输膀胱，而肾之合足三焦，下输又上连肺，此岂非小便从上焦之气化者乎。张仲景有言，卫气行则小便宣通，其义亦在是矣。《内经》又谓脾病则九窍不通，小便不利，是其一也。此岂非小便从中焦之气化者乎。由是而言之，三焦所伤之邪不一，气之变化无穷，故当随处治邪行水，求其气化，亦无穷也。然而大要，在乎阴与阳无相偏负，然后气得以化。若“方盛衰论”曰：至阴虚，天气绝，至阳盛，地气不足。夫肾肝在下，地道也。心肺在上，天道也。脾胃居中，气交之分也。故天之阳绝而不交于地者，尚且白露不下。况人同乎天，其在上之阳不交于阴，则在下之阴无以为化，而水道其能出乎。东垣引《八十一难经》谓，有阴阳相乘，有覆有溢，而为内关，不得小便者。有或在下之阴虚，在上之阳盛，不务其德而乘之，致肾气之不化者。必泻其阳而举之，则阴可得而平也。若此条所叙之证，皆用吐法，盖因气道闭塞，升降不前者而用耳。何尝舍众法而独施是哉。丹溪尝曰：吾以吐通小便，譬如滴水之器，上窍闭则下窍无以自通，必上窍开而下窍之水出焉。予尝推是开窍之法，用之多验，姑书一二证以明之。甲午秋，治一妇人，年五十，初患小便涩，医以八正散等剂，展转小便不通，身如芒刺加于体。予以所感霖淫雨湿，邪尚在表，因用苍术为君，附子佐之，发其表，一服即汗，小便即时便通。又治马参政父，年八旬，初患小便短涩，因服药分利太过，遂致闭塞，涓滴不出。予以饮食太过，伤其胃气，陷于下焦，用补中益气汤，一服小便通。因先多利药，损其肾气，遂致通后遗尿，一夜不止，急补其肾，然后已。凡医之治是证，未有不用泄利之剂者，安能顾其肾气之虚哉？表而出之，以为世戒。有瘀血而小便闭者，宜多用牛膝。《本事方》云：顷在毗陵，有一贵官妻妾，小便不通，脐腹胀痛不可忍，众医皆作淋治，如八正散之类数种，皆不通，病愈甚。予诊之曰，此血瘕也。非瞑眩药不可去。乃用桃仁煎，初服至日午，大痛不可忍，卧少顷，下血块如拳者数枚，小便如黑豆汁一二升，痛止得愈。此药猛峻，气虚血弱者，宜斟酌之。大抵小腹痛胀如覆碗者为实，亦分在气在血，气壅塞于下者，木香流气饮。血污于下者，桃仁煎、代抵当丸、牛膝膏。经云：肾合膀胱，膀胱者，津液之府也。小肠属肾，肾上连肺，故将两脏。三焦者，中渎之府也，水液出焉。是属膀胱，乃肾之府也。又云：膀胱者，州都之官，津液藏焉，气化则能出矣。由是言之，膀胱藏水，三焦出水，治小便不利，故刺灸法但取三焦穴，不取膀胱也。小肠属肾、肺，故东垣用清肺饮子、滋肾丸利小便也。运气：小便不利有三：其一，属湿邪攻三焦。经云：太阴在泉，湿淫所胜，病小腹痛肿，不得小便。又云：水不及曰涸流，涸流之纪，上宫与正宫同，其病癃闭是也。其二，属风邪攻脾。经云：厥阴司天，风淫所胜，病溏瘕泄，水闭是也。其三，属燥热。经云：阳明司天之政，天气急，地气明，民病癃闭。初之气，其病小便黄赤，甚则淋。又云：少阴司天之政，地气肃，天气明。二之气，其病淋是也。良法治小便不通，诸药不效，或转胞至死危困，用猪尿胞一个，底头出一小眼子，翎筒通过，放在眼儿内，根底以细线系定，翎筒子口细杖子堵定，上用黄蜡封尿胞口，吹满气七分，系定了，再用手捻定翎筒根头，放了黄蜡，塞其翎筒在小便出里头，放开翎筒根头，手捻其气透于里，小便即出，神效。

〔妊娠小便不通〕 妊娠胎满逼胞，多致小便不利，若胞系了戾，小便不通，名曰转胞。丹溪以为多因胎妇虚弱，忧闷性躁，食味厚。古方用滑利疏导药鲜效。若脬为胎坠而不通，但升举其胎，胞系疏而小便自行。若脐腹作胀而小便淋闷，此脾胃气虚，胎压尿胞，四物、二陈、参、术，空心服后，探吐数次自安。薛氏云：前证亦有脾肺气虚，不能下输膀胱者；亦有气热郁结，膀胱津液不利者；亦有金为火燥，脾土湿热甚而不利者，更当详审施治。《金匮要略》问曰：妇人病饮食如故，烦热不得卧，而反倚息者，何也？师曰：此名转胞，不得溺也。以胞系了戾，故致此病。但利小便则愈，宜肾气丸主之。即八味丸，酒下十五丸至三十丸，日再服。又云：妊娠有水气，身重[①]，小便不利，洒淅恶寒，起即头眩，葵子茯苓散主之。又云：妊娠小便难，饮食如故，归母苦参丸主之。丹溪治一妇转胞，小便闭，脉似涩，重取则弦，左稍和，此得之忧患。涩为血少气多，弦为有饮。血少则胞不举，气多有饮，中焦不清而溢，则胞知所避而就下，故坠。以四物汤加参、术、半夏、陈皮、甘草、生姜，空心饮，随以指探吐之，俟气定又与，至八帖而安。此恐偶中，后又治数人皆效。又一妇四十一岁，孕九月转胞，小便闭，脚肿形瘁，脉左稍和而右涩，此饱食气伤胎系，弱不能自举而下坠，压着膀胱，偏在一边，气急为其所闭，所以水窍不能出也。宜补血养气，气血既正，胎系自举，则不下坠，方有安之理。遂用人参、当归身尾、白芍药、白术、陈皮、炙甘草、半夏、生姜煎汤，浓与四帖，次早以渣煎，顿服探吐之，小便即通，皆黑水。后就此方加大腹皮、枳壳、青葱叶、砂仁二十帖与之，而得以安产。一孕妇小便不通，脉细弱，乃气血俱虚，胎压膀胱下口，用补药升起恐迟，反加急满。令稳婆以香油抹手，入产户托起其胎，溺出如注。却以参、芪、升麻大剂服之。一法：将孕妇倒竖起，胎自运，溺自出，胜手托远矣。

〔产后小便不通〕 旧方：用陈皮去白为末，空心酒调二钱，外用盐填脐中，却以葱白剥去粗皮，十馀根作一缚，切作一指厚，安盐上，用大艾炷满葱饼上，以火灸之，觉热气入腹内，即时便通。按：此唯气壅不得通者宜之。若气虚源涸与夫热结者，不可泥也。

淋胞痹

淋之为病，尝观《病源候论》谓由肾虚而膀胱热也。膀胱与肾为表里，俱主水，水入小肠与胞，行于阴为溲便也。若饮食不节，喜怒不时，虚实不调，脏腑不和，致肾虚而膀胱热，肾虚则小便数，膀胱热则水下涩，数而且涩，则淋沥不宣，故谓之淋。其状小腹弦急，痛引于脐，小便出少气数，及分石淋、劳淋、血淋、气淋、膏淋、冷淋。其石淋者，有如沙石。劳淋者，劳倦即发。血淋者，心主血，气通小肠，热甚则搏于血脉，血得热则流行，入胞中与溲俱下。膏淋者，肥液若脂膏，又名肉淋。气淋者，胞内气胀，小腹坚满，出少喜数，尿有余沥。冷淋者，冷气客于下焦，邪正交争，满于胞内，水道不宣，先寒战，然后便数成淋，可谓悉病情矣。考之《内经》，则淋病之因，又不止此。大纲有二：曰湿、曰热。谓太阴作初气，病中热胀，脾受积湿之气，小便黄赤，甚则淋。少阳作二气，风火郁于上而热，其病淋。盖五脏六腑十二经脉气皆相通移，是故足太阳主表，上行则统诸阳之气，下行则入膀胱。又肺者，通调水道，下输膀胱。脾胃消化水谷。或在表在上在中，凡有热则水液皆热，转输下之，然后膀胱得之而热矣。且小肠是心之府，主热者也。其水必自小肠渗入膀胱，胞中诸热应于心者，其小肠必热，胞受其热，经谓胞移热于膀胱者，则癃溺血是也。由此而言，初起之热邪不一，其因皆得传于膀胱而成淋。若不先治其所起之本，止从末流胞中之热施治，未为善也。予尝思之，淋病必由热甚生湿，湿生则水液浑，凝结而

---

① 身重：原作“重身”，据《金匮要略》改。

为淋。不独此也，更有人服金石药者，入房太甚，败精流入胞中，及饮食痰积渗入者，则皆成淋。丹溪尝治一小儿，在胎受久服金石药之馀毒，病淋一十五年，以紫雪治愈。凡治病不求其本，可乎？小便涩痛，常急欲溺，及去点滴，茎中痛不可忍者，此五淋病，生料五苓散加阿胶，或车前子末，或五苓散、益元散等分和服，并可吞火府丹，佐以导赤散、石韦散。若热极成淋，服药不效者，宜减桂五苓散，加木通、滑石、灯心、瞿麦少许，仍研麦门冬草、连根车前草、白龙草各自然汁，和蜜水调下。气淋，气壅不通，小便淋结，脐下妨闷疼痛，瞿麦汤、石韦散、榆枝汤、木香流气饮。气虚淋，八物加杜牛膝、黄芩汁煎服。老人气虚亦能淋，参、术中加木通、山栀。血受伤者，补血行血自愈，勿作淋治。死血作淋，牛膝膏妙。但虚人能损胃，不宜食。《千金》云：用牛膝以酒煮服，治小便淋痛。《肘后方》用牛膝根茎叶，亦以酒煮服，治小便不利，茎中痛欲死，及治妇人血结坚痛如神。盖牛膝治淋之圣药也，但虚人当用补剂监制之耳。血淋，用侧柏叶、生藕节、车前草等分捣汁，调益元散、立效散、瞿麦散、小蓟饮子、柿蒂散、当归汤、羚羊角饮、鸡苏饮子、金黄散、髪灰散。戴氏云：血淋一证，须看血色分冷热。色鲜者，心、小肠实热。色瘀者，肾、膀胱虚冷。若的是冷淋及下元虚冷血色瘀者，并宜汉椒根锉碎，不以多少，白水煎，候冷进。按：血多有热极兼水化而黑凝者，未可便以为冷也。膏淋，鹿角霜丸、沉香散、沉香丸、磁石丸、海金砂散、菟丝丸。戴云：有似淋非淋，小便色如米泔，或便中有如鼻涕之状，此乃精溺俱出，精塞溺道，故便欲出不能而痛。宜大菟丝子丸、鹿茸丸之类。按：此即膏淋也。砂石淋，乃是膀胱蓄热而成，正如汤瓶久在火中，底结白碱而不能去，理宜清彻积热，使水道通则砂石出而可愈，宜神效琥珀散、如圣散、石燕丸、独圣散。石首鱼脑骨十个，火煅，滑石二钱，琥珀三分。俱为细末，每服一钱，空心煎木通汤调下。鳖甲九肋者一个，酥炙令脆，为细末。每服一匙，酒煎服，当下砂石。雄鹊烧灰，淋取汁饮之，石即下。石淋，小便时砂石下流，塞其水道，痛不可忍，经及时日，水道不通，其气上攻，头痛面肿，重则四肢八节俱肿。其石大者如梅核，坚硬如有棱角，其石小者，唯碎石相结，通下即碎。宜服此取石方，用冬葵子、滑石、射干、知母，以上各一分，通草三分，为细末，每服二钱半，水一盏半，苦竹叶十片同煎，取一盏，去滓，食前热服。又大腑热头痛，若体气壮健，先进后方药两三盏，然后进取石方。用麻黄去节、羌活、射干、荆芥穗、紫菀、防风、知母、蔓荆子、牵牛各一分，半夏二铢，为细末，每服二钱，水一盏，煎九分，去滓，食后热服。石淋，导水用蝼蛄七枚，以盐一两，同于新瓦上铺盖焙干，研为细末，每服一钱匕，温酒调服。劳淋，地黄丸、黄芪汤、白芍药丸。冷淋，肉苁蓉丸、泽泻散、沉香散、槟榔散、生附散。戴氏云：进冷剂愈甚者，此是冷淋，宜地髓汤下附子八味丸。有因服五苓散等药不效，用生料鹿茸丸却愈。此皆下元虚冷之故，乃刘河间则谓亦由热客膀胱，郁结不能渗泄，非真冷也。小便淋，茎中痛不可忍，相引胁下痛，宜参苓琥珀汤。有小便艰涩如淋，不痛而痒者，虚证也，宜八味丸、生料鹿茸丸之类。若因思虑过度致淋，宜归脾汤，或辰砂妙香散，吞威喜丸，或妙香散和五苓散。汗多而小便赤涩，暑月多有此证。盛暑所饮既多，小便反涩少而赤，缘上停为饮，外发为汗，津液不通，小肠涩闭，则水不运下。五苓散一名导逆，内有术、桂收汗，猪苓、泽泻、茯苓分水道，收其在外者使之内，又从而利导焉。发者敛之，壅者通之，义取于此。然有虚劳汗多而赤涩者，却是五内枯燥，滋腴既去，不能生津，故溺涩而赤，不宜过用通小便之剂竭其肾水，唯当温养润肺。十全大补汤、养荣汤之类，自足选用。汗者心液，心主血，血荣则心得所养，汗止津全，不待通而溺自清矣。诸失精血及患痈毒人，或有小便赤涩之证，此亦是枯竭不润之故，并宜前法。

〔**胞痹**〕 “痹论”云：小腹膀胱，按之内痛，若沃以汤，涩于小便，上为清涕。夫膀胱者，州都之官；津液藏焉，气化则能出矣。今风寒湿邪气客于胞中，则气不能化出，故胞满而水道不通。其证小腹膀胱按之内痛，若沃以汤，涩于小便，以足太阳经，其直行者，上交巅，入络脑，下灌鼻窍，则为清涕也，肾著汤、茯苓丸、巴戟丸、肾沥汤。

〔**妊娠淋**〕 乃肾与膀胱虚热，不能制水，然妊妇胞系于肾，肾间虚热而成斯证。甚者心烦闷乱，名曰子淋也。若颈项筋挛，语涩痰甚，用羚羊角散。若小便涩少淋沥，用安荣散。若肝经湿热，用龙胆泻肝汤。若肝经虚热，用加味逍遥散。腿足转筋，而小便不利，急用八味丸，缓则不救。若服燥剂而小便频数或不利，用生地、茯苓、牛膝、黄柏、知母、芎、归、甘草。若频数而色黄，用四物加黄柏、知母、五味、麦门、玄参。若肺气虚而短少，用补中益气加山药、麦门。若阴挺痿痹而频数，用地黄丸。若热结膀胱而不利，用五淋散。若脾肺燥不能化生，宜黄芩清肺饮。若膀胱阴虚，阳无所生，用滋肾丸。若膀胱阳虚，阴无所化，用肾气丸。

〔**产后淋**〕 因热客于脬，虚则频数，热则涩痛，气虚兼热，血入胞中，则血随小便出而为血淋也。若膀胱虚热，用六味丸。若阴虚而阳无以化，用滋阴肾气丸。盖土生金，金生水，当滋化源。陈氏云：治产前后淋，其法不同。产前当安胎，产后当去血。瞿麦、蒲黄，最为产后要药。茅根汤，主治产后诸淋。

〔**诊**〕 肾脉滑实为癃㿉。痹脉滑甚为㿉癃。少阴脉数，妇人则阴中生疮，男子则气淋。盛大而实者生，虚小而涩者死。下焦气血干者死。鼻头色黄者，小便难。《素问·奇病论》：病有癃者，一日数十溲，此不足也。身热如炭，颈膺如格，人迎躁盛，喘息气逆，此有馀也。太阴脉细微如发者，此不足也。其病安在？名为何病？岐伯曰：病在太阴，其盛在胃，颇在肺，病名曰厥。死不治。

小 便 数

运气：小便数，皆属火。经云：少阳之复，便数憎风是也。小便数，唯二脏有之。一属肺。经云：肺手太阴之脉，气盛有馀则肩背痛，风寒汗出中风，小便数而欠是也。以刺言之，泻手太阴则愈。一属肝。经云：足厥阴之疟，令人如癃状而小便不利。又云：肝痹者，夜卧则惊，多饮数小便是也。视虚实、补泻之则愈。数而少，茯苓琥珀汤利之。数而多，薯蓣、莲肉、益智仁之属收之。生薯蓣半斤，刮去皮，以刀切碎，于铛中煮酒沸，下薯蓣，不得搅，待熟加盐、葱白，更添酒，空腹下二三盏妙。莲肉去皮，不以多少，用好酒浸一两宿，猪肚一个，将酒浸莲肉入肚中多半为度，水煮熟，取出莲肉，切，焙干为细末，酒煮面糊为丸，如芡实大，每服五十丸，食前米饮汤下，名水芝丸。夜多小便，益智二十四个为末，盐五分，水一盏，煎八分，临卧温服。卫真汤并丸、桑螵蛸散。戴氏云：小便多者，乃下元虚冷，肾不摄水，以致渗泄，宜菟丝子丸、八味丸、玄兔丹、生料鹿茸丸。有人每日从早至午前定尿四次，一日之间，又自无事。此肾虚所致，亦犹脾肾泄，早泄而晚愈，次日又复然者也。若小便常急，遍数虽多而所出常少，放了复急，不涩痛，却非淋证。亦有小便毕少顷，将谓已尽，忽再出些少者。多因自忍尿，或忍尿行房事而然。宜生料五苓散，减泽泻之半，加阿胶一钱，吞加减八味丸。此丸须用五味子者。有盛喜致小便多，日夜无度，乃喜极伤心，心与小肠为表里，宜分清饮、四七汤各半帖和煎，仍以辰砂妙香散，吞小菟丝子丸或玄兔丹。若频频欲去而溺不多，但不痛耳。此肾与膀胱俱虚，客热乘之，虚则不能制水，宜补肾丸、六味地黄丸。热入水道，涩而不利，八正散，或五苓散加黄柏、知母、麦门冬、木通。大便硬，小便数者，是谓脾约。脾约丸主之。

小便不禁

《原病式》云：热甚客于肾部，干于足厥阴之经，廷孔郁结极甚，而气血不能宣通，则痿痹，神无所用，故津液渗入膀胱而旋溺遗失，不能收禁也。考之《内经》，则谓督脉生病为遗溺。《灵枢》谓肝所生病为遗溺。盖因二经循阴器，系廷孔，病则荣卫不至，气血劳劣，莫能约束水道之窍，故遗失不禁。刘河间可谓得此旨矣。然《内经》复言膀胱不约为遗溺。《灵枢》言手太阴之别，名曰列缺，其病虚则欠㰦，小便遗数。由此观之，则又不独病在阴器廷孔而已。夫如是者，内由三焦决渎之失常也。何则？手少阳之脉，从缺盆布膻中，下膈循属三焦。足太阳之脉，从肩髆内挟脊，抵腰中，入循膂，属膀胱。三焦虚则膀胱虚，故不约也。肺从上焦通调水道，下输膀胱，肾又上连肺，故将两脏，是子母也。母虚子亦虚，此上中下三焦气虚，皆足以致遗溺矣。由是而知三焦所部，五脏之淫气变而为五邪者，悉能干于下焦肾肝膀胱出水之窍，而为不禁之病，何止于热极郁结痿痹肾部而已乎。又自《内经》所谓太阴在泉，客胜，湿客下焦，溲便不时，太阴之复，甚则入肾，窍泄无度者观之，则知湿主于痞，况是所胜之邪，其不为郁结痿痹者乎。从而思之，圣人之言，举一隅便当以三隅反，前所谓肝肾膀胱之病，不言其邪，可见诸邪尽能病之也。次言手太阴列缺虚者，为子母脏气之要也。可见所生、所胜、不胜之五邪，皆足以乘之也。其言太阴之胜复，则湿为所胜之重者也。其他风寒燥热，虽不及言，可知在其中矣。治法：上虚补气，下虚涩脱。东垣云：小便遗失者，肺金虚也。宜安卧养气，禁劳役，以黄芪、人参之类补之。不愈，当责有热，加黄柏、生地。下虚谓膀胱下焦虚。经云：水泉不止者，是膀胱不藏也。仲景云：下焦竭则遗溺失便，其气不能自禁制，不须治，久则愈。又云：下焦不归则遗溲，世用桑螵蛸、鸡膍胵之类是也。古方多燥热，如二气丹、家韭子丸、菟丝子丸、固脬丸、白茯苓散、鹿茸散、菟丝子散，内有桂、附，唯真虚寒者宜之。桑螵蛸散、鹿角霜丸、阿胶饮、鹿茸散，温补而不僭。小便不禁而淋沥涩滞者，泽泻散、茯苓丸。滑脱者，牡蛎丸。如白薇散、鸡肠散，内俱有寒药，内热者宜之。楼全善治一男子遗溺不觉，脉洪大盛，以黄柏、知母、杜牛膝为君，青皮、甘草为臣，木香为佐，桂些少反佐，服数帖大效。此法与千金白薇散，皆河间所谓热甚，廷孔郁结，神无所用，不能收禁之意也。遗尿有实热者，用神芎导水丸，每服百丸，空心白汤下。若一服利，止后服。此谓淫气遗溺，痹聚在肾，痹谓气血不通宣也。戴云：睡着遗尿者，此亦下元冷，小便无禁而然，宜大菟丝子丸，猪胞炙碎煎汤下；凡遗尿皆属虚。通用方：薏苡仁盐炒煎服。鸡肠一具，以水三升，煮取一升，分三服。一方：用雄鸡烧灰为末，用三指撮，温浆水调一钱，向北斗服之，更良。雄鸡喉咙及矢白，胜胵里黄皮，烧为末，麦粥清调服。羊脬盛水贮令满，系两头煮熟，开取水顿服之。鸡胜胵一具，并肠洗净烧灰，男用雌，女用雄，为细末，每服二钱，空心温酒调服。一方加猪脬灰。燕蓐草主眠中遗尿不觉，烧令黑，研，水进方寸匕。膀胱咳者，咳而遗溺。

〔妊娠尿出不知〕 用白薇、芍药为末，酒调下。或白矾、牡蛎为末，酒调二钱。或鸡毛灰末，酒服一匕。或炙桑螵蛸、益智仁为末，米饮下。薛氏云：前证若脬中有热，宜加味逍遥散。若脾肺气虚，宜补中益气汤加益智。若肝肾阴虚，宜六味丸。

〔产后小便数〕 乃气血虚不能制故也。薛氏曰：若因稳婆不慎，以致胞损而小便淋沥者，用八珍汤以补气血，兼进补脬饮。若因膀胱气虚而小便频数，当补脾肺。若膀胱阴虚而小便淋沥，须补肺肾。

妇人产蓐，产理不顺，致伤膀胱，遗尿无时，宜补脬饮、桑螵蛸散、白薇散。薛氏曰：前证若脾肺阳虚，用补中益气汤。若肝肾阴虚，用六味地黄丸。若肝肾之气虚寒，用八味地黄丸。若肝脾气血虚热，用加味逍遥散，佐以六味丸。丹溪云：尝见尿胞因收生者不谨，以致破损而得淋沥病，遂为废疾。有妇年壮，难产得此，因思肌肉破伤在外者，可以补完。胞虽在腹，恐亦可治。诊其脉虚甚，遂与峻补，以参、芪为君，芎、归为臣，桃仁、陈皮、黄芪、茯苓为佐，煎以猪羊胞中汤，极饥时饮之。但剂小者，率用一两，至一月而安。盖令气血骤长，其胞自完，恐稍缓亦难成功矣。

小便黄赤

诸病水液浑浊，皆属于热。小便黄者，少腹中有热也。脏腑小便黄有四：一属肝热。经云：肝热病者，小便先黄是也。二属胃实。经云：胃足阳明之脉，气盛则身已前皆热，其有馀于胃则消谷善饥，溺色黄是也。三属肺虚。经云：肺手太阴之脉，气虚则肩背痛寒，少气不足以息，溺色变是也。四属肾虚。经云：冬脉者，肾脉也，冬脉不及则令人眇清脊痛，小便变是也。运气：小便黄有二：一属风。经云：厥阴之胜，胠胁气并，化而为热，小便黄赤是也。二属热。经云：少阴司天，热淫所胜，病溺色变。又云：少阳之胜，溺赤善惊。又云：阳明司天，燥气下临，暴热至乃暑，阳气郁发，小便变是也。盖暴热谓地气少阴之热也。邪之所在，皆为不足。中气不足，溲便为之变，补足外踝下留之；用药则补中益气汤是已。小便黄，无如黄柏、知母效。《脉经》云：尺涩，足胫逆冷，小便赤，宜服附子四逆汤，足太冲补之。

遗　精

丹溪书分梦遗、精滑为二门。盖梦与鬼交为梦遗，不因梦感而自遗者为精滑，然总之为遗精也。其治法无二，故合之。或问：精滑何因得之？曰：《金匮要略》谓虚劳之病，脉浮大，手足烦，阴寒精自出。又谓脉弦而大，此名革，亡血失精。又谓小腹弦急，阴头寒，脉动微紧，男失精，女子梦交通。《巢氏病源》以虚劳病分出五劳、七伤、六极、二十三蒸之名。于七伤中精连，蒸病中玉房蒸，男则遗沥漏精，与尿精，闻见精出，及失精等候皆混同，仍类虚劳门，为肾主脏精，故尽作肾气衰弱之病，似若他脏无损焉，岂其然哉。夫五脏皆藏精者也。尝考《灵枢·本神》篇，首谓天之在我者德也，地之在我者气也，德流气薄而生者也，故生之来谓之精，两精相搏谓之神。如是者，通言一身主宰之精神也。因心肾是水火之脏，法天地施化生成之道，故藏精神为五脏之宗主。其次言所以任物者谓之心，心有所忆谓之意，意有所存谓之志，因志而存变谓之思，因思而远慕谓之虑，因虑而处物谓之智。如是者，皆因心神随物所感，变而分之，是谓五志，遂有五神脏之名。五神既分，则于德化政令性味，各司其属者之用，于是心肾之水火，亦俯从五神之列。然而所主之精，神则并行，未始相离，而五神五变者分之如此，则精亦从神之所变，随处与之合矣。故五脏各得藏其精，神以行其用，是之谓藏真主，所以属本气生化者也。苟有一脏之真不得其正，则一脏之病作矣。苟一脏之精神伤之甚者，则必害其心肾之主精神者也。如所谓怵惕思虑则伤神，神伤则恐惧，流淫而不止。喜乐恐惧则伤精，精伤则骨痠痿厥而不举。喜乐者，惮散而不藏。恐惧者，荡燀而不收。是故主藏精者不可伤，伤则失守而阴虚，阴虚则无气，无气则死矣。如是者，精神之在五脏，伤之则淫邪立至。心之在志为喜，在气为火为热。肾之在志为恐，在气为水为寒。于是怵惕思虑伤其神，神伤则火动不止，火动不止则肾水恐惧之志者并矣。恐甚不解则动中而肾自伤，肾主藏精，与所受五脏六腑所输至之精，皆不得藏而时自下矣。此乃以心肾主宰精神者言也。至若他脏之精，各得而泄，有所据乎？曰：《内经》所谓思想无穷，所愿不得，意淫于外，入房太甚，宗筋弛纵，发为白淫，其病筋痿。筋痿者，生于肝，使内。王注以白淫是白物淫衍，如精之状，因溲而下。虽云如精，殆非将化未成之精而径出者乎。何以言之？精有谓生来之精者，先身生之精也。有谓食气入胃，散精于五脏者；有谓水饮自脾肺输肾而四布，五经并行之精者，此水谷日生之精也。然饮食日生之精，皆从生来元精之所化，而后分布其脏，盈溢则输之于肾，肾乃元气之本，生成之根，以始终化之养之之道也。若饮食之精，遇一脏有邪，则其脏之食味化之不全，不得入与元精俱藏而竟泄出。与夫所谓脾移热于肾，少腹冤热而痛出白者，义亦如之。王注虽谓消脂烁肉，无乃消其肾所藏之精欤。盖使二脏无病，则此白物其不为精乎。使二脏有病，则所藏之精，其不变为白物而出之乎。以此比例，则肺脾二脏之精，宁不有似肝脏之伤神动气，致精失守而走泄者乎。然则治当何如？曰：独肾泄者，治其肾。由他脏而致肾之泄者，则两治之。在他脏自泄者，治其本脏，必察四属以求其治。大抵精自心而泄，则血脉空虚，本纵不收。自肺而泄者，皮革毛焦，喘急不利。自脾而泄者，色黄肉消，四肢懈惰。自肝而泄者，色青而筋痿。自肾而泄者，色黄黑，髓空而骨惰。即脉亦可辨也。或问：夜梦交接之理何如？曰：《内经》曰：肾者主水，受五脏六腑之精而藏之。又曰主蛰，封藏之本，精之处也。又曰：阴阳之要，阳密乃固，故阳强不能密，阴气乃绝。阴平阳秘，精神乃治。阴阳离决，精气乃绝。又曰：阴阳总宗筋之会，会于气街。《灵枢·淫邪发梦》篇曰：厥气客于阴器则梦接内。盖阴器者，宗筋之所系也。而足太阴、阳明、少阴、厥阴之筋，皆结聚于阴器，与冲、任、督三脉之所会。然厥阴主筋，故诸筋皆统属于厥阴也。肾为阴，主藏精。肝为阳，主疏泄。阴器用泄精之窍，是故肾之阴虚则精不藏，肝之阳强则气不固。若遇阴邪客于其窍，与所强之阳相感，则精脱出而成梦矣。所谓阳强者，非脏之真阳强也，乃肝脏所寄之相火强耳。盖水为阴，火为阳，故通言火为阳，然分言之，则为二。若火盛不已，反消亡其脏之真阳也。肝乃魂之居，脏之真阳虚，则游魂为变，变则为梦，与肝虚病者多梦亡人无异。曰：如子所言，梦遗则从肝肾得之乎。曰：不然。病之初起，亦有不在肾肝，而在心肺脾胃之不足者，然必传于肝肾而后精方走也。盖有自然相传之理存焉。何则？宗筋者，上络胸腹，挟脐，下合横骨。故《内经》谓其总阴阳之会，会于气街，主束骨而利机关也。夫五脏俱有火，其相火之寄于肝者，善则发生，恶则为害，独甚于他火。故平人肝气之刚勇，充于筋而为罢极之本也。其阴器既宗筋之所聚，乃强于作用，皆相火充其力也。若遇接内，得阴气与合，则三焦上下内外之火，翕然而下从，百体玄府悉开，其滋生之精，尽趋会于阴器以跃出，岂止肾之所藏者而已哉。所谓厥气客于阴器则梦者，其厥气亦身中阴分所逆之气，与接内之气同是阴类故梦，犹接内之精脱也。若思欲不已，精气已客于阴器，至卧故成梦而泄矣。但梦者，因真阳虚而得之，故精脱之后，其气未能卒复，未免形体衰惫，不比平人接内之气，一二时便可复也。曰：治法当何如？曰：病从他脏而起，则以初感病者为本，肾肝聚病处为标。若由肾肝二脏自得者，独治肾肝。由阴阳离决，水火不交通者，则既济之。阴阳不相抱负者，则因而和之。阳虚者，补其气。阴虚者，补其血。阳强者，泻其火。火有正治反治，从多从少，随其攸利。经曰：思想无穷，所愿不得，意淫于外，入房太甚，宗筋弛纵，发为白淫梦遗等证。先贤治法有五：其一，用辰砂、磁石、龙骨之类，镇坠神之浮游，河间秘真丸、本事八仙丹之属是也。其二，思想结成痰饮，迷于心窍而遗者，许学士用猪苓丸之类，导利其痰是也。其三，思想伤阴者，洁古珍珠粉丸、海藏大凤髓丹、本事清心丸、丹溪用海蛤粉、青黛、香附、黄柏、知母之类，降火补阴是也。其四，思想伤阳者，谦甫鹿茸、苁蓉、菟丝子等补阳是也。其五，阴阳俱虚者，丹溪治一形瘦人便浊梦遗，作心虚治，用珍珠粉丸、定志丸服之是也。戴氏云：遗精得之有四。有用心过度，心不摄肾，以致失精者。有因思色欲不遂，致精失位输泻而出者。有色欲太过，滑泄不禁者。有年壮气盛，久无色欲，精气满泄者。然其状不一，或小便后出、多不可禁者，或不小便而自出，或茎中出而痒痛，常如欲小便者。并宜先用辰砂妙香散，吞玉华白丹，佐以威喜丸，或分清饮，别以绵裹龙骨同煎。或分清饮半帖，加五倍、牡蛎粉、白茯苓、五味子各半钱。失精梦泄，亦有经络热而得者，若以虚冷用热剂，则精愈失。本事方清心丸，用黄柏、脑子者最良。大智禅师云：梦遗不可全作虚冷，亦有经络热而得之者。尝治一男子，至夜脊心热，梦遗，用珍珠粉丸、猪苓丸遗止。终服紫雪，脊热始除。又一男子，脉洪腰热遗精，用沉香和中丸下之，导赤散治其火而愈。于此知身有热而遗者，皆热遗也。若是用心过度而得之，宜远志丸，用交感汤加莲肉、五味子吞下，仍佐以灵砂丹。若审是思色欲不遂得之，且以四七汤，吞白丸子。甚者耳闻目见，其精即出，名曰白淫，妙香散吞玉华白丹。初虞世方，治清滑不禁，用青州白丸子，辰砂为衣，服之神效。若审是色欲过度，下元虚惫，泄滑无禁，宜正元饮，加牡蛎粉、肉苁蓉各半钱，吞养气丹或灵砂丹，仍佐以鹿茸丸、山药丸、大菟丝子丸、固阳丸之类。按：此项药太僭燥，若妄用过剂，则阴水耗竭，壮火独炎，枯脂消肉，骨立筋痿，而成不救之疾矣。用者审之。若审是壮盛满溢者，本事方清心丸。梦遗，俗谓之夜梦鬼交，宜温胆汤去竹茹，加人参、远志、莲肉、酸枣仁炒、茯苓各半钱，吞玉华白丹、固阳丸。梦遗亦备前四证，宜审其所感，用前药。楼全善云：愚壮年得梦遗症，每四五十日必一遗，累用凤髓丹、河间秘真丸，虽少效，终不除根。后改用菖蒲、远志、韭子、桑螵蛸、益智、酸枣仁、牡蛎、龙骨、琐阳等剂为丸，服之良愈。又一中年男子梦遗，以珍珠粉丸等药与服，了无一效，亦以远志、菖蒲等剂服之，随手而愈。又云：王元珪虚而泄精，脉弦大，累与加减八物汤，吞河间秘真丸，及珍珠粉丸，其泄不止。后用五倍子一两，茯苓二两，为丸。服之良愈。此则五倍子涩脱之功，敏于龙骨、牡蛎也。又云：详古治梦遗方，属郁滞者居大半，庸医不知其郁，但用龙骨、牡蛎等涩剂固脱，殊不知愈涩愈郁，其病反甚。尝治一壮年男子梦遗白浊，少腹有气冲上，每日腰热，卯作酉凉，腰热作则手足冷，前阴无气。腰热退则前阴气耕，手足温。又旦多下气，暮多噫，时振，隔一旬、二旬必遗，脉旦弦滑而大，午洪大，予知其有郁滞也。先用沉香和中丸大下之，次用加减八物汤，吞滋肾丸百粒。若稍与蛤粉等涩药，则遗与浊反甚，或一夜二遗。遂改用导赤散，大剂煎汤服之。遗浊皆止，渐安。又一中年男子梦遗，医或与涩药反甚，连遗数夜。愚先与神芎丸大下之，却制猪苓丸服之，皆得痊安。又丹溪治镇守万户萧伯善，便浊精滑不禁，百药不效，与试倒仓法而安。于此见梦遗属郁滞者多矣。叶氏云：遗滑之证，予累见人多作肾虚，而用补涩之药无效，殊不知此因脾胃湿热所乘，饮酒厚味痰火之人，多有此疾。肾虽藏精，其精本于脾胃，饮食生化而输于肾，若脾胃受伤，湿热内郁，使中气淆而不清，则所输皆浊气，邪火扰动，水不得而安静，故遗滑也。治以苍白二陈汤，加黄柏、升麻、柴胡，俾清气升，浊气降，而脾胃健运，则遗滑自止矣。其有欲心太炽，思想无穷而致者，当从心治，心清则神宁，而火不妄起，宜远志丸、茯神汤。房劳无度致肾虚者，必兼见怯弱等证，方可用补肾药。故治有多端，须当审察，不可偏作肾虚治也。赵以德治郑叔鲁，二十馀岁，攻举子业，读书夜至四鼓犹未已，遂发此病，卧间玉茎但着被与腿，便梦交接脱精，悬空则不梦，饮食日减，倦怠少气。此用心太过，二火俱起，夜不得睡，血不归肝，肾水不足，火乘阴虚入客下焦，鼓其精房，则精不得聚藏而欲走，因玉茎着物，犹厥气客之，故作接内之梦。于是上补心安神，中调脾胃升举其阳，下用益精生阴固阳之剂，不三月而病安矣。一老人年六十患疟嗽，自服四兽饮，多积成湿热，乘于下焦，几致危困。诊其脉，尺部数而有力。与补中益气加凉剂，三日与黄柏丸。次早诊之，尺脉顿减。问之曰：夜来梦交接否？曰：然，幸不泄。曰：年老精衰，固无以泄，其火热结于精房者，得泄火益阴之药，其火散走于阴器之窍，病可减矣。再服二日又梦，其疟嗽全愈。亦有鬼魅相感者，《大全良方》论妇人梦与鬼交者，由脏腑虚，神不守，故鬼气得为病也。其状不欲见人，如有对晤，时独言笑，或时悲泣是也。脉息乍大乍小，乍有乍无，皆鬼邪之脉。又脉来绵绵，不知度数，而颜色不变，亦其候也。夫鬼本无形，感而遂通。盖因心念不正，感召其鬼，附邪气而入，体与相接，所以时见于梦。治之之法，则朱砂、雄黄、麝香、鬼箭、虎头骨，辟邪之属是也。蒋右丞子，每夜有梦，招以德治之，连二日诊脉，观其动止，终不举头，但俯视，不正当人，知为阴邪相着，叩之不肯言其所交之鬼状。其父遂问随出之童仆，乃言一日至城隍庙，见侍女，以手于其身摩久之，三五日遂闻病此，即令法师入庙，毁其像，小腹泥土皆湿，其病即安。试观张仲景治下焦真阳与精血两虚，病小腹弦急，脉芤动微紧，男子失精，女子梦交通，则用桂枝、龙骨之属，温之固之。若阳浮上而不降，作悸衄，手足烦热，咽干口燥，阴独居于内，而为里急，腹中痛，梦失精者，小建中汤和之，皆可取以为法也。医家大法曰：尝治脱真不止者，以涩剂收止之；则不能收不能止，不若泻心火；若泻心火不能止之，不若用升阳之剂，加风药之类止之。非此能止之也，举其气，上而不下也。

赤白浊

溺与精所出之道不同，淋病在溺道，故《纲目》列之肝、胆部。浊病在精道，故《纲目》列之肾、膀胱部。今患浊者，虽便时茎中如刀割火灼而溺自清，唯窍端时有秽物如疮脓目眵，淋漓不断，初与便溺不相混滥，犹河中之济焉，至易辨也。每见时医以淋法治之，五苓、八正杂投不已而增剧者，不可胜数。予每正之，而其馀尚难以户说也。盖由精败而腐者什九，由湿热流注与虚者什一。丹溪云：属湿热，有痰有虚。赤属血，由小肠属火故也。白属气，由大肠属金故也。或曰思虑过度，嗜欲无穷，俾心肾不交，精元失守，以为赤白二浊之患。赤浊者，为心虚有热，由思虑而得之。白浊者，为肾虚有寒，因嗜欲而得之。叶氏曰：《原病式》以赤白浊均属于热，其辨甚明。然因于虚寒者，不可谓无，如上所言是也。但热多寒少耳。虚热者，清心莲子饮。虚寒者，萆薢分清饮。白浊，有湿痰流注，宜燥中宫之湿，赤者，湿伤血也。有胃中浊气下流，渗入膀胱而白浊者，苍白二陈汤加升提之剂。虚劳者，用补阴药。胃弱者，参、术加升麻、柴胡。心经伏暑赤浊者，四苓散加香薷、麦门冬、人参、石莲肉。戴氏云：有白浊人服玄兔丹不愈，服附子八味丸即愈者，不可不知。有小便如常，停久才方淀浊，有小便出即如米泔，若小儿疳病者，宜分清饮加茯苓半钱，下小菟丝子丸。如服药未效，宜四七汤吞青州白丸子，及辰砂妙香散吞玄兔丹，及小菟丝子丸、山药丸。如白浊甚，下淀如泥，或稠粘如胶，频逆而涩痛异常，此非是热淋，此是精浊窒塞窍道而结，宜五苓妙香散，吞八味丸、小菟丝子丸，或萆薢分清饮。精者，血之所化，有浊去太多，精化不及，赤未变白，故成赤浊，此虚之甚也。何以知之？有人天癸未至，强力好色，所泄半精半血。若溺不赤，无他热症，纵虽赤浊，不可以赤为热，只宜以治白浊法治之。若溺赤，下浊亦赤，口渴，时发热者，辰砂妙香散吞灵砂丹，或清心莲子饮。发热不退，口燥舌干之甚者，此乃精亏内燥，肾枯不润，四物汤吞玄兔丹和加减八味丸，久服乃效。按：既热燥如此，而用药无一凉补濡润之剂，非其治也。曷若以生地、麦门冬、五味、盐炒黄芪、淡竹叶、地骨皮、山药之类治之。或问：丹溪云白浊之病因，何与前人所论不同？将古今异也。子能与我折衷乎？曰：辨古今之得失，必以《内经》证之，是病自巢氏《病源候论》曰：白浊者，由劳伤肾，肾气虚冷故也。由是历代方论宗其说，无异词，不唯白浊之理不明，所治之法亦误。不思《内经》本无白浊之名，唯言少阴在泉，客胜，溲便变；少阳在泉，客胜，则溲白；又言思想无穷，入房太甚，发为白淫，与脾移热于肾出白，二者皆随溲而下。夫如是，非白浊之源乎。《原病式》因举《内经》谓诸病水液浑浊，皆属于热，言天气热则水浑浊，寒则清洁。水体清，火体浊，又如清水为汤则自然白浊也。可谓发圣人之旨，以正千载之误矣。然不读其书者，世犹未尽知斯道也。予尝闻先生论白浊，多因湿热下流膀胱而成。赤白浊，即《灵枢》所谓中气不足，溲便为之变是也。必先补中气使升举之，而后分其脏腑气血赤白虚实以治，与夫其他邪热所伤者，固在泻热补虚，设肾气虚甚，或火热亢极者，则不宜峻用寒凉之剂，必以反佐治之，要在权衡轻重而已。“痿论”曰：思想无穷，所愿不得，意淫于外，入房太甚，宗筋弛纵，发为筋痿，及为白淫。夫肾藏天一，以悭为事，志意内治则精全而涩，若思想外淫，房室太甚，则固有淫泆不守，辄随溲溺而下也。然本于筋痿者，以宗筋弛纵也，宜内补鹿茸丸、茯菟丸、金箔丸、珍珠粉丸。

〔诊〕 脉洪大而涩，按之无力，或微细，或沉紧而涩，为元气不足。若尺脉虚，或浮者，急疾者，皆难治。迟者易治。

前阴诸疾

阴缩阴纵、阴痿、阴汗臊臭、阴冷阴痒、阴肿痛、阴吹

前阴所过之脉有二：一曰肝脉。二曰督脉。经云：足厥阴之脉，入毛中，过阴器，抵少腹，是肝脉所过也。又云：督脉者，起于小腹以下骨中央，女子入系廷孔，循阴器，男子循茎下至篡，与女子等，是督脉所过也。

〔阴缩阴纵〕 阴缩，谓前阴受寒入腹内也。阴纵，谓前阴受热挺长不收也。经曰：足厥阴之筋，伤于寒则阴缩入，伤于热则纵挺不收，治在行水清阴气是也。丹溪治鲍兄，二十馀岁，玉茎挺长，肿而痿，皮塌常润，磨股不能行，两胁气上，手足倦弱。先以小柴胡加黄连，大剂行其湿热，略加黄柏，降其逆上之气。其挺肿渐收渐减及半，但茎中有坚块未消，遂以青皮为君，佐以散风之剂末服，外以丝瓜汁调五倍子末傅而愈。平江王氏子年三十岁，忽阴挺长，肿而痛，脉数而实，用朴硝荆芥汤浸洗，又用三一承气汤大下之愈。《内经》刺灸前阴挺长之法有一：经云：足厥阴之别，名曰蠡沟，去内踝五寸，别走少阳，其病实则挺长，取之所别是也。《内经》诊阴缩而死者，皆属肝伤。经云：肝悲哀动中则伤魂，魂伤则狂妄不精，不精则不正，当阴缩而挛筋，两胁骨不举，毛悴色夭，死于秋。又云：厥阴终者，喜溺，舌卷，卵上缩是也。

〔阴痿〕 阴痿，皆耗散过度，伤于肝筋所致。经云：足厥阴之经，其病伤于内，则不起是也。肾脉大甚为阴痿。运气：阴痿皆属湿土制肾。经云：太阴司天，湿气下临，肾气上从，阴痿，气衰而不举是也。仲景八味丸治阳事多痿不振。今依前方，夏减桂、附一半，春秋三停减一，疾去精足，全减桂、附，只依六味地黄丸。此法可治伤于内者。阴痿弱，两丸冷，阴汗如水，小便后有馀滴臊气，尻臀并前阴冷，恶寒而喜热，膝亦冷。此肝经湿热，宜固真汤、柴胡胜湿汤。此法可治

湿气制肾者。肾脉大，右尺尤甚，此相火盛而反痿，宜滋肾丸，或凤髓丹。

〔**阴汗臊臭阴冷阴痒**〕　阴汗湿痒，用大蒜煨，剥去皮，烂研，同淡豆豉末搜和丸，桐子大，朱砂为衣。每服三十丸，枣二枚，灯心数茎，煎汤，空心送下。阴汗不止，内服青蛾丸，外用炉甘石一分，真蛤粉半分，干扑。或密陀僧和蛇床子研末扑之。东垣治一富者，前阴间常闻臊臭，又因连日饮酒，腹中不和。夫前阴者，足厥阴之脉，络阴器，出其挺末。臭者，心之所走，散入于五方为臭，入肝为臊臭，此其一也。当于肝经中泻行间，是治其本，后于心经中泻少冲，以治其标。如恶针，当用药除之。治法当求其本。连日饮酒，夫酒者，气味俱能生湿热，是风湿热合于下焦为邪。故经云：下焦如渎。又云：在下者引而竭之。酒者，是湿热之水，亦宜决前阴以去之，是合下焦二法治之，宜龙胆泻肝汤。柴胡入肝为引用，泽泻、车前子、木通，其淡渗之味，利小便亦除臊臭，是谓在下者引而竭之。生地黄、草龙胆之苦寒，泻酒湿热，更兼车前子之类，以彻肝中邪气。肝主血，用当归以滋肝中血不足也。面色痿黄，身黄，脚软弱无力，阴汗，阴茎有夭色，宜温肾汤。前阴如冰冷并冷汗，两脚痿弱无力，宜补肝汤。溺黄臊臭淋沥，两丸如冰，阴汗浸两股，阴头亦冷，正值十二月天寒凛冽，霜雪交集，寒之极矣，宜清震汤。两外肾冷，两髀枢阴汗，前阴痿弱，阴囊湿痒臊气，宜柴胡胜湿汤。《千金方》：有人阴冷，渐渐冷气入阴囊肿满，恐死，日夜痛闷，不得眠，取生椒，择之洗净，以布帛裹着丸囊，令厚半寸，须臾热气大通，日再易之，取出瘥。《本事方》：曾有人阴冷，渐次冷气入阴囊肿满，昼夜闷疼，不得眠，煮大蓟汁服立瘥。前阴两丸湿痒，秋冬尤甚，冬月减，宜椒粉散。肾囊湿痒，先以吴茱萸煎汤洗之。后用吴茱萸半两，寒水石三钱，黄柏二钱半，樟脑、蛇床子各半两，轻粉一钱，白矾三钱，硫黄二钱，槟榔三钱，白芷三钱，为末掺之。

〔**阴肿痛**〕　风热客于肾经，肾虚不能宣散而肿，发歇疼痛，圣惠沉香散：沉香五钱，槟榔一两，丹参、赤芍药、白蒺藜去刺炒，制枳壳、赤茯苓各七钱半，空心温服。肿而有气，上下攻注胀闷，圣惠木香散：木香半两，赤茯苓一两，牡丹皮、泽泻各七钱半，防风半两，槟榔一两，郁李仁一两，汤浸去皮，微炒为末，食前温酒服。小蟠葱散：五苓散生料，和四两重，依方加槟榔半两，茴香炒八钱，川楝肉半两，姜葱煎，空心服。肿痛不可忍，雄黄二两研，白矾二两，甘草二尺，煮水三升，稍热浴之。又鸡翅烧灰为末，空心粥饮调下二钱，患左取左翅，患右取右翅。又取伏龙肝，以鸡子白和傅之。又马齿苋捣汁，或桃仁去皮捣烂，或蛇床子末，鸡子黄和，三者各可傅之。痛用苦楝树向阳根、木香、吴茱萸、槟榔为末，醋糊丸，热酒不拘时服。卒痛如刺，大汗出，小蒜一升，韭根一斤，杨柳根一斤，锉，酒三升煎沸，乘热熏之。阴茎痛，是厥阴经气滞兼热，用甘草梢，盖欲缓其气耳。若病淋而作痛，似难一概论之。必须清肺气，而清浊自分矣。气虚六君，血虚四物等，各用黄柏、知母、滑石、石韦、琥珀之类。妇人阴肿肾痛，枳实半斤，切碎，炒热，布裹包熨之，冷即易。

〔**阴吹**〕　胃气下泄，阴吹而正喧，此谷气之实也。膏髮煎导之。

疝

或问疝病，古方有以为小肠气者，有以为膀胱气者。唯子和、丹溪专主肝经而言，其说不同，何以辨之？曰：小肠气，小肠之病。膀胱气，膀胱之病。疝气，肝经之病。三者自是不一，昔人以小肠、膀胱气为疝者误也。殊不知足厥阴之经，环阴器，抵少腹，人之病此者，其发睾丸胀痛，连及少腹，则疝气之系于肝经可知矣。小肠气，俗谓之横弦竖弦，绕脐走注，少腹攻刺。而膀胱气则在毛际之上、小腹之分作痛，与疝气之有形如瓜，有声如蛙，或上于腹，或下于囊者不同也。但小肠、膀胱因经络并于厥阴之经，所以受病连及于肝，则亦下控引睾丸为痛，然止是二经之病，不可以为疝也。赵以德曰：此条本为睾丸之症立名，然《内经》以疝者痛也，有腹中脏腑之痛，一以疝而名者，故通叙于此。其腹中五脏之疝，得以就此而考焉，有睾丸之痛。《内经》谓任脉为病，男子内结七疝，女子带下瘕聚。冲脉为病，逆气里急。然称任脉有七疝名、无疝之状，及按诸篇以双字命其名者，曰㿗疝者，以三阳为病，发寒热，痿厥，其传为㿗疝。及阳明司天与之胜，肝是动病，足阳明筋病，皆为㿗疝。谓厥疝者，面黄，脉之至，大而[1]虚，有积气在腹中，厥气，名曰厥疝。谓疝瘕，脾传之肾[2]，病名疝瘕。少腹冤热而痛，出白，一名曰蛊。谓冲疝者，以冲、任、督生病，上冲心痛，不得前后。谓卒疝者，邪客厥阴之络，则卒疝暴痛，与厥阴别，蠡沟气逆，亦睾丸卒痛。为㿉癃疝者，厥阴之阴盛而脉胀不通。谓狐疝者，肝所生病也，殆非及此双字之名者。由任脉行诸经之会，而有七疝者欤。此外独称一字疝者，则有太阴在泉，主胜寒气厥阳，甚则为疝；有太阳在泉，小腹控睾，上引心痛；有小腹痛，不得大小便，名曰疝，得之寒；有足太阴筋，病阴器纽痛，上引脐；有心疝脉急，小肠为使，小肠当有形；有肾脉大急深，皆为疝。心脉搏滑急为心疝。肺脉沉搏为肺疝。三阴急为疝。《灵枢》有谓心脉微滑为[3]心疝。肝脉甚滑为㿉疝。脾脉微大为疝气，腹中裹大脓血在肠胃之外。甚滑为㿉癃。肾脉滑甚为癃㿉。诸脉之滑者，为阳气甚盛，微有热。夫如是者，名为七疝，中分邪气之寒热者也。《内经》又云：少阳脉滑，病肺风疝。太阴脉滑，病脾风疝。阳明脉滑，病心风疝。太阳脉滑，病肾风疝。少阳脉滑，病肝风疝。所言风者，非外入之风，由肝木阳脏动之风也。故经云：脉滑曰风。然连以疝称者，盖肾肝同居下焦，而足厥阴佐任脉之生化，因肝肾之气并逆，所以任之阴气为疝，肝之阳气为风，所以风疝连称也。李东垣谓脉滑者为丙丁火，热并于下，不胜壬癸，从寒水之化，故生㿗疝，亦用热治。《内经》初不见于尺部而言也，岂不为外寒郁内热之故，乃曰热火从寒化，恐理未当。而经更有茎垂者，身中之机，阴阳之候，津液之道也。或饮食不节，喜怒不时，津液内溢，下流于睾，血道不通，日久不休，俯仰不便，趋翔不能，此病荥然有水，不上不下，若此者，亦㿉疝之一也。张仲景言疝，皆由寒邪得之，亦同《内经》之云，脉者当温散之。或曰：《内经》言疝，似若各从诸经脉所生，今子何为尽属于任脉乎？曰：任脉是疝病之本源，各经是疝病之支流。何

---

① 而：原作“有”，据修敬堂本改。

② 脾传之肾：原作“以脾传邪之间”，据《素问》改。

③ 心脉微滑为：原脱，据《灵枢》补。

以言之？盖肾脏以四方分部者言，则属五行之寒水。以居在下位者言，则属地道之阴。阴形偶，故肾有两，两其形则地道刚柔立焉。胞居两形之间，出纳肾脏之精血，以行坤土之化，生成百骸万象，及夫生长壮者已之，天癸与作强伎巧之用悉在于斯。然而坤土居尊，不自司其职，司其职者乃冲任二脉，起于胞中者，行其化也。是故五脏六腑之经，皆受气于六脉，因以海名之。所以二脉贵乎流通，而恶闭塞。流通则天之阳气下降，与之从事，故施化之道行；闭塞则天之阳绝，故地之阴亦结，而百病作矣。疝者是其二也，所致任脉之病者，若刚柔自相胜负，与内外邪之感伤，皆得使其阴阳不和，阴偏胜则寒气冲击，阳偏胜则热气内入，阴反之外，悉致任脉为疝。纵其邪不自任脉而起，初由各经所受而得者，亦必与任脉相犯故也。所犯者何？或所胜之经脉相传，或受不以次所乘，或任脉过处与受邪之经相会，或六经受气之际，挟邪犯其海，则皆足以感动任脉，内舍结固不化之阴，上击脏腑，则为腹中之疝，下入厥阴，会于阴器，则为睾丸之疝。盖疝自立名，独为任脉所职，在地之阴，特然起击者而命之也。若诸经受邪，不与任脉相干，则不名为疝矣。不然，何《内经·举痛》篇、《灵枢·百病始生》篇专为发明经脉腹中诸痛者，乃无一字名其疝也。始可见任脉者，是疝病之本源，诸经所云疝者，是其支流馀裔耳。若夫巢氏所叙七疝者，曰：厥疝、癥疝、寒疝、气疝、盘疝、胕疝、狼疝也。其厥逆心痛，诸饮食吐不下，名曰厥疝。腹中气乍满，心下尽痛，气积如臂，名曰癥疝。寒饮食即胁下腹中尽痛。名曰寒疝。腹中乍满乍减而痛，名曰气疝。腹中痛在脐旁，名曰盘疝。腹中脐下有积聚，名曰胕疝。小腹与阴相引而痛，大便难，名曰狼疝。及言诸疝之候，止以阴气积于内，为寒气所加，使荣卫不调，血气虚弱，故风冷入于腹内而成疝也。小儿㿗者，阴核肿大，由啼哭躯气不止，动于阴气，结聚不散所致者也。观于五疝，皆是痛在心腹之疝也。独举胠疝属小儿病者耳。后人述其说，更举《内经》谓脾风传之于肾，名曰[1] 疝瘕，少腹冤热[2] 而痛，一名曰蛊者，谓之蛊病。又立阴疝条，即㿗疝也。将以足七疝之数。此言五条为心腹痛者之治疗，则曰：若因七情所伤者，当调气安其五脏。外邪所干者，当温散之。治之不当，内外之气交入于肾者为肾气，入于膀胱者为膀胱气，入于小肠者为小肠气。肾与膀胱一脏一府，其气通于外肾，小肠系于睾丸，系会故也。又谓阴疝一名㿗疝，其种有四积，肠㿗、气㿗、卵胀、水㿗是也。若寒温之气，有连于小肠者，即小腹控睾丸而痛，阴丸上下，谓之肠㿗。寒气客于经筋，足厥阴脉受邪，脉胀不通，邪结于睾卵，谓之卵胀。肾虚之人，因饮食不节，喜怒不时，津液内结，谓之水㿗。至张戴人非之曰：此俗工所立谬名也。盖环阴器上抵少腹，乃属足厥阴肝经之部分，是受疝之处也。或在泉寒胜，水气挛缩郁于此经。或司天燥胜，木气抑郁于此经。或忿怒悲哀，忧抑顿挫结于此经。或药淋外固，闭尾缩精壅于此经。了不相干膀胱、肾、小肠之事，乃厥阴肝经之职也。凡疝者，非肝木受邪，则肝木自甚也。由是于阴疝中亦立七疝之名，曰寒疝、水疝、筋疝、血疝、气疝、狐疝、㿗疝也。寒疝，其状囊冷结硬如石，阴茎不举，或连控睾丸而痛。得于坐卧湿地及砖石，或冬月涉水，或值雨

① 曰：此下原衍“蛊”字，据《素问》删。
② 热：原脱，据《素问》补。

雪，或风冷处使内过劳，宜以温剂下之，久而无子。水疝，其状肾囊肿痛，阴汗时出，或囊肿状如水晶，或囊痒搔出黄水，或小腹按之作水声。得之饮水醉酒，使内过劳，汗出而遇风，寒湿之气聚于囊中，故水多令人为卒疝，宜以逐水之剂下之。筋疝，其状阴茎肿胀，或溃、或脓、或痛，而里急筋缩，或茎中痛，痛极则痒，或挺纵不收，或白物如精随溲而下。得于房室劳伤，及邪术所使，宜以降心火之药下之。血疝，其状如黄瓜，在小腹两旁，横骨两端约中，俗云便痈。得于春夏重感大燠，劳于使内，气血流溢，渗入脬囊，留而不去，结成痈肿，脓少血多，宜以和血之剂下之。气疝，其状上连肾区，下及阴囊，或因号哭忿怒，则气郁乏而胀，怒哭号罢，则气散者是也，宜以散气之剂下之。或小儿亦有此疾，俗曰偏气。得于父已年老，或年少多病，阴痿精怯，强力入房，因而有子，胎中病也。此病不治。狐疝，其状如瓦，卧则入小腹，行立则出小腹入囊中。狐则昼出穴而溺，夜入穴而不溺。此疝出入上下往来，正与狐相类，亦与气疝大同小异，令人带钩钤是也，宜以逐气流经之药下之。㿗疝，其状阴囊肿缒，如升如斗，不痒不痛是也，得之地气卑湿所生。故江淮之间，湫塘之处，多感此疾，宜以去湿之药下之。诸疝下去之后，可调则调，可补则补，各量病势，勿拘俗法。经所谓阴盛而腹胀不通者，㿗癃疝也，不可不下，其论如此。戴人既曰用《内经》《灵枢》《明堂》之论，要穷疝病之源，而不及于任脉生病之源，何也？盖因力辨阴器与小肠、肾、膀胱了不相干，是属足厥阴部分受病之原立说，所以不及于任脉。然已三见于论中矣。其间引治疝之穴，多与任脉所会，一也。又称冲、任、督与厥阴会于曲骨，环阴器，二也。复言凡精滑白淫，皆男子之疝也。血涸不月，罢腰，膝上热，嗌干，少腹有块，女子之疝也。但女子不谓之疝而谓之瘕，即任脉内结之病尤明者，三也。凡戴人辩论之词，强直专主其一，则不复顾其二，在㿗疝中有无六经外证之可辨，若果有膀胱、小肠之证者，又安得不从之。如《灵枢》谓小肠病者，小腹痛，腰脊控睾丸而痛之类。论治法亦然。因病在下必先下之，更不问虚弱之人于首尾，不可下者下之，有不旋踵之祸，岂待下后始补而可回其生乎。然而戴人之书，其词直，其义明，读之使人豁然以去胸中之茅塞，诚是诸医书之冠。及乎详玩之，则少温润反覆之意。且夫阴阳变化，生病于无穷，治法亦无穷，非一人所能究。学者当因其已明，益其未至，然后得为善用其书者。丹溪先生尝论睾丸连小腹急痛者，或有形，或无形，或有声，或无声，人皆以为经络得寒收引不行而作痛，不知此病始于湿热，郁遏至久，又感外寒，湿热被郁而作痛也。其初致湿热之故，盖大劳则火起于筋，醉饱则火起于胃，房劳则火起于肾，大怒则火起于肝。火郁之久，湿气便盛，浊液凝聚，并入血隧，流于厥阴。肝属木，性急速，火性又暴烈，为寒所束，宜其痛甚而暴也。此论亦就厥阴受病处发明戴人之未至者也，诚有功于后学。盖㿗疝不离此三者之邪，热则纵，寒则痛，湿则肿，须分三者多少而治之。两丸俱病固然也，设有偏于一者，予又不能无其说焉。肾有两，分左右，其左肾属水，水生肝木，木生心火，三部皆司血，统纳左之血者，肝木之职也。其右属火，火生脾土，土生肺金，三部皆司气，统纳右之气者，肺金之职也。是故诸寒收引则血泣，所以寒血从而归肝，下注于左丸。诸气愤郁则湿聚，所以气湿从而归肺，下注于右丸。

且夫睾丸所络之筋，非尽由厥阴，而太阴、阳明之筋亦入络也。往往见人偏患于左丸者，则痛多肿少；偏于右丸者，则痛少肿多。此便可验也。姑书治效者一二症以明之。予壮年啖柑橘过多，积成饮癖，在右胁下隐隐然，不敢复啖数年已。一日山行，大劳饥渴甚，遇橘芋食之，橘动旧积，芋复滞气，即时右丸肿大，寒热交作。因而思之，脾肺皆主右，故积饮滞气下陷，太阴、阳明之经筋俱伤，其邪从而入于囊中，著在睾丸筋膜而为肿胀。张戴人有言，病分上下治，虽是木郁为疝，在下则不可吐，亦当从下引而竭之。窃念病有不同，治可同乎？今犯饥劳伤脾，脾气下陷，必升举之，则胃气不复下陷而积可行；若用药下之，恐重陷胃气也。先服调胃剂一二帖，次早注神使气至下焦，呕逆而上，觉肋下积动到中焦，则吐而出之，吐后癞肿减半，次早复吐，吐后和胃气疏通经络，二三日愈。凡用此法治酒伤与饮水注右丸肿者皆效。又治一人病后饮水，患左丸痛甚，灸大敦，用摩腰膏，内用乌、附、丁、麝者，以摩其囊上，抵横骨端，灸温帛覆之，痛即止，一宿肿亦全消矣。

历代独治外束之寒　《发明》云：男子七疝痛不可忍者，妇人瘕聚带下，皆任脉所主阴经也。乃肝肾受病，治法同归于一，宜丁香楝实丸。凡疝气带下，皆属于风，全蝎治风之圣药也。川楝、茴香皆入小肠经，当归、玄胡索活血止痛。疝气带下，皆积寒邪入于小肠之间，故用附子佐之。丁香、木香为引导药也。罗谦甫治火儿赤纽邻久病疝气，复因七月间饥饱劳役，过饮湩乳，所发甚如初，面色青黄不泽，脐腹阵痛，搐撮不可忍，腰曲不能伸，热物熨之稍缓，脉得细小而急。《难经》云：任之为病，男子内结七疝。皆积寒于小肠之间所致也，非大热之剂，即不能愈，遂制一方，名之曰沉香桂附丸。脐下撮急疼痛，并脐下周身一遭皆急痛，小便频数清，其五脉急洪缓涩沉，按之皆虚，独肾脉按之不急，皆虚无力，名曰肾疝，宜丁香疝气丸。男子妇女疝气，脐下冷痛，相引腰胯而痛，宜当归四逆汤。发明天台乌药散、川苦楝散、简易木香楝子散，皆用巴豆炒药。许学士云：大抵此疾因虚而得之，不可以虚骤补。邪之所凑，其气必虚，留而不去，其病则实。故必先涤去所蓄之邪热，然后补之。是以诸药多借巴豆气者，盖为此也。《金匮方》：寒疝腹中痛，逆冷，手足不仁，若身疼痛，灸刺诸药不能治，抵当乌头桂枝汤主之。用乌头一味，以蜜二升，煎减半去渣，以桂枝汤五合和之，令得一升后，初服二合；不知，再服三合；又不知，复加至五合。其知者，如醉状，得吐者为中病。海藏以附子建中汤加蜜煎治疝，即此法也。腹痛，脉弦而紧，弦则卫气不行，即恶寒，紧则不欲食，弦紧相搏，即为寒疝。寒疝绕脐痛，若发则自汗出，手足厥冷，其脉沉弦者，大乌头煎主之。《衍义》云：葫芦巴，《本经》云：得茴香、桃仁，治膀胱气甚效。尝合用桃仁麸炒各等分，半酒糊丸，半为散，每服五七十丸，空心食前盐酒下。散以热米饮调下，与丸子相间，空心各一二服效。宝鉴葫芦巴丸。

丹溪治内郁之湿热　煎方：枳实九粒炒、桃仁十四个炒、山栀仁九个炒、吴茱萸七粒炒、山楂四粒炒、生姜如指大，上六味，同入擂盆擂细，取顺流水一盅，入瓶内煎至微沸，带渣服。如湿胜癞疝者，加荔枝核。如痛甚者，加盐炒大茴香二钱。如痛处可按者，加薄桂少许。丸方：山栀二两炒，山楂四两炒，枳实炒、茴香炒各二两，柴胡、牡丹皮、八角茴香各一两炒，桃仁、茱萸炒各半两，末之，酒糊丸，空心盐汤下五六十丸。阳明受湿热，传入大肠，发热恶寒，小腹连毛际间闷痛不可忍，用栀子仁炒、桃仁炒、枳实炒、山楂各等分，同研细，入生姜汁半合，用水一小盅，荡起煎令沸，热服之。一方加茱萸。

寒热兼施　《灵枢》云：胃中热，肠中寒，则疾饥，小腹痛胀。丹溪云：愚见有用川乌头、栀子等分，作汤用之，其效亦敏。后因此方随症与形加减用之，无有不效。盖川乌头治外束之寒，栀子仁治内郁之热也。又云：诸疝痛处，用手按之不痛者属虚，必用桂枝、炒山栀细切、川乌头等分，为细末，生姜自然汁打糊为丸，如桐子大，每服三四十丸，空腹白汤下。罗谦甫云：阴疝，足厥阴之脉，环阴器，抵少腹，或痛因肾虚寒、水涸竭，泻邪补肝，蒺藜汤主之。

补例　丹溪云：疝有挟虚而发者，其脉不甚沉紧，而大豁无力者是也。然其痛亦轻，唯觉重坠牵引耳。当以参术为君，疏导药佐之。盖疏导药即桃仁、山楂、枳实、栀仁、茱萸、川楝、玄胡索、丁香、木香之类是也。海藏云：姬提领因疾服凉剂数日，遂病脐腹下大痛，几至于死，与姜附等剂，虽稍苏，痛不已，随本方内倍芍药服之愈。《金匮方》：寒疝腹中痛，及胁痛里急，当归生姜羊肉汤主之。《衍义》云：张仲景治寒疝，用生姜羊肉汤服之，无不应验。有一妇人，产当寒月，寒气入产门，腹脐以下胀满，手不欲犯，此寒疝也。师将治之以抵当汤，谓有瘀血。非其治也，可服仲景羊肉汤，二服遂愈。

肝气　肝足厥阴经之病，必小腹引胁而痛。经云：厥阴之复，小腹坚满，里急暴痛，是风气助肝盛而然，治法当泻肝也。又云：岁金太过，民病两胁下痛，小腹痛。又云：岁木不及，燥乃大行，民病中清，胠胁痛，少腹痛。又云：岁土不及，风乃大行，民病腹痛，复则胸胁暴痛，下引小腹者，是燥邪攻肝虚而然，治法当补肝泻金也。又云：寒气客于厥阴之脉，则血泣脉急，故胁肋与小腹相引痛。又云：肝病者，两胁下痛引小腹，取其经厥阴、小肠。又云：邪客厥阴之络，令人卒疝暴痛，刺足大指爪甲上与肉交者各一痏，男子立已，女子有顷已。左取右，右取左。泻肝，山栀、川芎、桂、芍之属。补肝，当归、生姜、羊肉之属。

小肠气　小肠之病，小腹引睾丸，必连腰脊而痛。经云：少阴之脉，心下热，善饥，脐下痛。又云：少阴之复，燠热内作，小腹绞痛者，是热助小肠盛而然，治法当泻小肠也。又太阳在泉，寒淫所胜，与太阳之复，皆病小腹控睾，引腰脊，上冲心痛，及太阴司天，大寒且至，病小腹痛者，是寒邪攻小肠虚而然，治法当补小肠，泻寒邪也。《宝鉴》引“至真大要论”云：小腹控睾，引腰脊，上冲心，唾出清水，及为哕噫，甚则入心，善悲善忘。《甲乙经》曰：邪在小肠也，小肠病者，小腹痛引腰脊，贯肝肺，其经虚不足，则风冷乘间而入，邪气既入，则厥之证上冲肝肺，客冷散于胸，结于脐，控引睾丸，上而不下，痛而入腹，甚则冲心胸。盖其经络所属所系也。治之方：茴香炒、楝实锉炒、食茱萸、陈皮、马蔺花醋炒各一两，芫花醋炒五钱，上为末，醋糊丸，如桐子大。每服十丸至二十丸，温酒送下。又方：益智仁、蓬术各半两，茴香、山茱萸肉、牛膝、续断、川芎、葫芦巴、防风、牵牛炒熟、甘草各二钱半，为细末，每服三钱，水一盏二分，煎两三沸，空心连滓服，白汤调下二钱匕亦得。

膀胱气　膀胱之病，小腹痛肿，不得

小便是也。经云：太阴在泉，病小腹痛肿，不得小便，是湿邪攻膀胱虚而然，治法当补膀胱，泻湿土邪也。又云：膀胱病者，小腹偏肿而痛，以手按之即欲小便而不得，取委中央。又云：小腹痛肿，不得小便，邪在三阳，取之足太阳大络。即委阳穴。许学士云：顷在岳城日，歙尉宋荀甫膀胱气作疼不可忍，医者以刚剂与之，痛愈甚，小便不通三日矣，脐下虚胀心闷。予因候之，见其面赤黑，脉洪大。予曰：投热药太过，阴阳痞塞，气不得通。为之奈何。宋尚手持四神丹数粒云：医谓不止更服此。予曰：若服此定毙，后无悔。渠求治予，适有五苓散一两许，分三服，用连须葱一茎，茴香一撮，盐一钱，水一盏半，煎至七分，令接续三服，中夜下小便如墨汁者一二升，腰下宽得睡。翌日诊之，脉已平安矣。续用硇砂丸与之，数日瘥。楼全善治谢人妻，小腹疼痛，小便不通，先艾灸三阴交，以茴香、丁香、青皮、槟榔、桂、茱萸、玄胡索、山楂、枳实，又倍用黄柏，煎服愈。

心疝　心脉微滑为心疝。心脉搏滑急为心疝。帝曰：诊得心脉而急，此为何病？岐伯曰：病名心疝，小腹当有形也。心为牡脏，小肠为之使，故曰少腹当有形也。木香散、广藏煮散。

〔**㿗疝**〕　睾囊肿大，如升如斗是也。丹溪云：下部㿗气不痛之方，细思非痛断房事与厚味不可，用药唯促其寿。若苍术、神曲、白芷、山楂、川芎、枳实、半夏皆要药。人视其药皆鄙贱之物，已启慢心，又不能断欲以爱护其根本，非惟无益，而反被其害者多矣。且其药宜随时月寒热，更按君臣佐使加减。大抵㿗疝属湿多。苍术、神曲、白芷散水、山楂、川芎、枳实、半夏、南星。有热加山栀一两。坚硬加朴硝半两。秋冬加吴茱萸二钱半，神曲糊丸。又方：南星、山楂、苍术各二两，白芷、半夏、枳实、神曲各一两，海藻、昆布各半两，玄明粉、吴茱萸各二两，为末，酒糊丸。又方：治木肾不痛，南星、半夏、黄柏酒洗、苍术盐炒、枳实、山楂、白芷、神曲炒、滑石炒、茱萸、昆布，酒糊丸，空心盐汤下。治㿗胀，用香附子不拘多少为末，每用酒一盏，海藻一钱，煎至半盏，先捞海藻细嚼，用所煎酒调末二钱服。楮叶雄者，晒干为末，酒糊丸，空心盐酒下。无实者为雄。洁古海蛤丸。㿗气痛者易治，荔核散、三层茴香丸、宣胞丸、地黄膏子丸、安息香丸、念珠丸，随宜选用。阴囊肿胀，大小便不通，宜三白散。偏坠初生，用穿山甲、茴香二味为末，酒调下，干物压之。外用牡蛎煅、良姜各等分，为细末，津唾调敷大者一边，须臾，如火热痛即安。丹溪治一人，因饮酒后饮水与水果，偏肾大，时作蛙声，或作痛。炒枳实一两，茴香盐炒，栀子炒，各三钱，研、煎，下保和丸。一人膀胱气下坠如蛙声，臭橘子核炒十枚，桃仁二十枚，萝卜自然汁研，下保和丸。一人左肾核肿痛，此饮食中湿坠下成热。以橘核五枚，桃仁七枚，细研，顺流水一盏，煎沸热，下保和丸。木肾，以枇杷叶、野紫苏叶、苍耳叶、水晶葡萄叶，浓煎汤熏洗。雄黄一两研，矾二两，生甘草半两，水五升煎洗。荆芥穗一两，朴硝二两，为粗末，萝卜、葱同煎汤淋洗。大黄末，醋和涂之，干即易。马鞭草捣涂。蔓菁根捣敷。经云：阳明司天，燥淫所胜，丈夫㿗疝，妇人小腹痛。又云：阳明之胜，外发㿗疝，是燥邪攻肝气虚而然，治法当补肝泻燥金也。又云：厥阴所谓㿗疝，妇人少腹肿者。厥阴者辰也，三月阳中之阴，邪在中，故曰㿗疝少腹肿也。所谓癃疝肤胀者，曰阴亦盛而脉胀不通，故曰㿗癃疝也。三阳为病，发寒热，下为痈肿，及为痿厥腨痟，其传为㿗疝。东垣曰："阴阳别论"云：三阳为病，发寒热，下为痈肿，及为痿厥腨痟，其传为索泽，又传为㿗疝。夫热在外寒在内则累垂，此九夏之气也。寒在外热在内则卵缩，此三冬之气也。足太阳膀胱之脉，逆上迎手太阳小肠之脉，下行至足厥阴，肝之脉不得伸，其任脉并厥阴之脉，逆则如巨川之水，致阳气下坠，是风寒湿热下出囊中，致两睾肿大，谓之曰疝，太甚则为㿗。足厥阴之脉与太阳①膀胱寒水之脉，同至前阴之末。伤寒家说，足厥阴肝经为病，烦满囊缩，急下之，宜大承气汤以泻大热。《灵枢经》云：足厥阴肝经，筋中为寒则筋挛，卵缩为大寒。前说囊缩为大热，此说为大寒；此说囊缩垂睾下引㿗疝、脚气为大寒，风湿盛下垂为寒，与上二说不同，何也？曰：以平康不病人论之，夏暑大热，囊卵累垂，冬天大寒，急缩收上，与前三说又不同，何也？是相乖耶？不相乖耶？答曰：伤寒家囊卵缩，大热在内，宜承气汤急下之，与经筋说囊卵缩，大寒在外，亦是热在内，与伤寒家同。故再引平康人以证之，冬天阳气在内，阴气在外，人亦应之，故寒在外则皮急，皮急则囊缩。夏月阴气在内，阳气在外，人亦应之，故热在外则皮缓，皮缓则囊垂，此㿗疝之象也。三说虽殊，其理一也。用药者宜详审之。以上三论，各有所主，兼此考订，则脉证阴阳寒热虚实之辨判然矣。《内经》刺灸㿗疝有四法：其一铍石取睾囊中水液。经云：腰脊者，身之大关节也。肢胫者，人之管以趋翔也。茎垂者，身中之机，阴精之候，津液之道也。故饮食不节，喜怒不时，津液内溢，乃下流于睾，血道不通，日久不休，俯仰不便，趋翔不能。此病荥，然有水，不上不下。铍石所取，形不可匿，常不得蔽，命曰去爪。其法今世人亦多能之。睾丸囊大如斗者，中藏秽液必有数升，信知此出古法也。其二取肝。经云：足厥阴之脉，是动则病，丈夫㿗疝，妇人小腹肿是也。是于足厥阴肝经，视盛、虚、热、寒、陷下，而施补、泻、留、疾与灸也。其三取肝之络。经云：足厥阴之别，名曰蠡沟，去内踝五寸，别走少阳，其别者，循胫上睾，结于茎。其病气逆则睾肿卒疝，取之所别是也。是于内踝上五寸，贴胫骨后近肉处，蠡沟取之也。其四取足阳明筋。经云：足阳明之筋，聚于阴器，上腹。其病转筋，髀前肿，㿉疝，腹筋急。治在燔针劫刺，以知为数，以痛为输是也。是于转筋痛处用火针刺之也。

〔**狐疝**〕 卧则入腹，立则出腹，偏入囊中者是也。仲景方：阴狐疝气有大小，时时上下者，蜘蛛散主之。《内经》刺灸狐疝，但取足厥阴一经。经云：肝足厥阴之脉，所生病者，狐疝是也。随其经盛、虚、寒、热、陷下取之也。耳后陷者肾下，肾下则腰尻痛，不可俯仰，为狐疝。

通治　不问何证，皆可用生料五积散，每服一两，入盐炒吴茱萸、茴香各一钱，生姜三片，葱白五寸煎，空心热服。服药未效，大痛攻刺不已，阴缩，手足厥冷，宜香附子，仍炒盐乘热，用绢裹熨脐下。若大小腑不甚通者，五苓散加桂，下青木香丸。初发或头疼身热，或憎寒壮热，并宜参苏饮加木香。有逆上攻，心下不觉痛，而见心疼者，宜以生韭捣取自然汁，和五苓散为丸，茴香汤下。有肾气才动，心气亦发，上下俱疼者，宜异功散吞茱萸内消丸。或且专治下，下痛定则上痛

---

① 太阳：原作"大肠"，据文义改。

定矣。神方治疝气上冲，如有物筑塞心胸欲死，手足冷者，二三服除根。硫黄火中熔化，即投水中去毒，研细，荔核切片炒黄，陈皮各等分，上为末，饭丸桐子大。每服十四五丸，温酒下，其疼立止，患人自觉疼甚，不能支持，止与六丸，不可多也。食积与瘀血作痛者，导积行血则愈。于伤食、畜血二门求之。

〔诊〕　寸口弦紧为寒疝，弦则卫气不行，气不行则恶寒，紧则不欲[1]食。寸口迟缓，迟为寒，缓为气，气寒相搏，转绞而痛。沉紧豁大为虚。弦急搏皆疝，视在何部而知其脏，心脉微滑为心疝，肝脉滑为㿗疝，肾脉滑为癃㿗，大急沉为肾疝，肝脉大急沉为肝疝，心脉搏急为心疝，肺脉沉搏为肺疝，脾脉紧为脾疝，寸弦而紧，弦紧相搏为寒疝。趺阳虚迟为寒疝。肝脉滑甚为㿗疝，肾肝滑甚为癃㿗。东垣曰：夫滑脉关以上见者为大热，盖阳与阳并也，故大热。滑脉尺部见为大寒，生㿗疝。滑脉者，命门包络之名也，为丙，丙丁热火并于下，盖丙丁不胜壬癸，从寒水之化也。故生㿗疝。

交　肠

交肠之病，大小便易位而出。或因醉饱，或因大怒，遂致脏气乖乱，不循常道。法当宣吐以开提其气，使阑门清利，得司泌别之职则愈矣。宜五苓散、调气散各一钱，加阿胶末一钱，汤调服。或研黄连阿胶丸为末，加木香少许，再以煎药送下。丹溪治马希圣，年五十馀，性嗜酒，常痛饮不醉，糟粕出前窍，便溺出后窍，六脉皆沉涩。与四物汤加海金沙、木香、槟榔、木通、桃仁服而愈。此人酒多气肆，酒升而不降，阳极虚；酒湿积久生热，煎熬血干，阴亦大虚。阴阳偏虚，皆可补接。此人中年后阴阳俱虚时暂可活者，以其形实，酒中谷气尚在。三月后，其人必死，后果然。

肠　鸣

《内经》肠鸣有五：一曰脾虚。经云：脾虚则腹满肠鸣，飧泄，食不化。取其经，太阴、阳明、少阴血者是也。二曰中气不足。经云：中气不足，肠为之苦鸣。补足外踝下，留之五分，申脉穴也。三曰邪在大肠。经云：肠中雷鸣，气上冲胸，邪在大肠。刺肓之原，巨虚、上廉、三里是也。四曰土郁。经云：土郁之发，肠鸣而为数后是也。五曰热胜。经云：少阴在泉，热淫所胜，病腹中肠鸣，气上冲胸，治以咸寒是也。东垣云：如胃寒泄泻肠鸣，于升阳除湿汤加益智仁五分，半夏五分，生姜、枣子和煎。丹溪云：腹中水鸣，乃火击动其水也，二陈汤加芩、连、栀子。腹中鸣者，病本于胃也。楼全善云：肠鸣多属脾胃虚。一男子肠鸣食少，脐下有块耕动，若得下气多乃已，已则复鸣。医用疏气药与服，半年不效。予用参、术为君，甘草、连、芩、枳、干姜为臣，一帖肠鸣止，食进。又每服吞厚朴红豆丸，其气耕亦平。经云：脾胃虚则肠鸣腹满。又云：中气不足，肠为之苦鸣，此之谓也。肺移寒于肾为涌水，涌水者，按之腹不坚，水气客于大肠，疾行则鸣濯濯，如囊裹水浆之声也，河间葶苈丸主之。

脱　肛

《难经》云：虚实出焉，出者为虚，入者为实。肛门之脱，非虚而何哉。盖实则温，温则内气充而有所蓄；虚则寒，寒则内气馁而不能收。况大肠有厚薄，与肺

① 欲：原作“饮”，据《金匮》改。

为表里，肺脏蕴热则闭，虚则脱。《本草》有云：补可以去弱，涩可以去脱。若脱甚者，既补之，必兼涩之。设不涩于内，亦须涩于外，古方用五倍子末托而上之，一次未收，至五七次必收而不复脱矣。久利、妇人、小儿、老人有此疾者，产育及久痢用力过多，小儿气血未壮，老人气血已衰，故肛易于出，不得约束禁固也。肛门为大肠之候，大肠受热受寒皆能脱出，当审其因证，寒者以香附子、荆芥等分，煎汤洗之。热者以五倍子、朴硝煎汤洗之。亦用木贼烧灰，不令烟尽，入麝香少许，大便了，贴少许。或以五倍子末摊纸上贴肛，缓缓揉入。有肠头作痒，即腹中有虫。丈夫因酒色过度。大肠者，传导之官。肾者，作强之官。盖肾虚而泄母气，肺因以虚，大肠气无所主，故自脱肛。治法实元气去蕴热之剂，外用前药洗之，医治无不愈矣。大肠热甚与肠风者，凉血清肠散。泻痢后大肠气虚，肛门脱出，不肿不痛，属气血虚，宜补气血为主。赤肿有痛，宜凉血祛风为主。补气血，八珍汤、十全散。凉血，生苄、赤芍、槐花、槐角、黄栝蒌、鸡冠花。疏风，防风、羌活、荆芥。久泻痢者，补养脾胃，宜参术实脾汤。用力过多者，十全大补汤、参术芎归汤、诃子人参汤，内加升提药。大肠虚而挟热，脱肛红肿，宜缩砂汤、槐花散、薄荷散。大肠虚而挟寒，脱肛不红肿，宜猬皮散、香荆散。日久不愈，常宜服收肠养血和气汤。涩脱，龙骨散、涩肠散。外治：阳证，蟠龙散。阴证，伏龙肝散。五倍子末煎汤，加白矾洗。五倍、荆芥、小便浓煎洗。荆芥、龙脑薄荷、朴硝煎汤洗。皂角捶碎，煎汤浸。生栝蒌捣汁浸。葱汤洗软，芭蕉叶托上。生铁三斤，水一斗，煮取五升，出铁，以汁洗。内服磁石散。鳖头烧灰涂。

谷道痒痛

谷道痒，多因湿热生虫，欲成痔瘘。宜以雄黄入艾绵烧烟熏之，并纳蜣螂丸。蜣螂丸，治肛门痒，或出脓血，有虫旁生孔窍内，用蜣螂七枚，五月五日收，去翅足，炙为末，新牛粪半两，肥羊肉一两，炒令香，上共如膏，丸如莲子大。炙令热，以新绵薄裹，纳下部中半日，少吃饭，即大便中虫出，三五度永瘥。治谷道䘌赤肿，或痒或痛，用杏仁捣作膏傅之。或炒令黄，以绵蘸涂谷道中。《外台》治下部虫啮，杵桃叶一斛，蒸之令极热，纳小口器中，以下部榻上坐，虫立死。治肛门肿痛，用木鳖子去壳，取肉四五枚，研如泥，安新瓦器或木盆，以沸汤冲动，洗了，另用少许涂患处。

〔诊〕　䘌蚀阴脱，其脉虚小者生，紧急者死。

痔

《巢氏病源》有五痔之论云：肛边生鼠乳，出在外，时时出脓血者，牡痔也。肛边肿，生疮而出血者，牝痔也。肛边生疮，痒而复痛出血者，脉痔也。肛边肿核痛，发寒热而血出者，肠痔也。因便而清血随出者，血痔也。又有酒痔，肛边生疮，亦有血出。又有气痔，大便难而血出，肛亦出外，良久不肯入。诸痔皆由伤风，房室不慎，醉饱合阴阳，致劳损血气而经脉流溢，渗漏肠间，冲发下部，久不瘥变为瘘也。《圣济总录》叙痔之形状，谓由五腑之所传，大肠之所受，可谓得其始末矣。若《内经》所谓因而饱食，筋脉横解，肠澼为痔。又谓少阴之复为痔。注又以小肠有热则户外为痔。又谓督脉生病癃痔。盖督脉自会阴合篡间，绕篡后，别绕臀。是督脉者，与冲任本一脉，初与阳明合筋，会于阴器，故属于肾而为作强者也。由是或因醉饱入房，精气脱舍，其脉空虚，酒毒之热乘之，流着是脉，或因淫极而强忍精不泄，或以药固其精，停积于脉，流注篡间，从其所过大肠肛门之分以作痔也。与《灵枢》所谓膀胱足太阳之脉及筋，皆抵腰中，入络肾。其支者贯臀。故主筋生病者为痔，亦与督脉病痔之理同也。自此推之，足厥阴之筋脉，环前后二阴，宁不为痔乎。每见患鼠痔者，其发则色青痛甚，岂非因肝苦急，苦痛甚，故本色见耶。方论有谓五痔溃皆血脓者，独为热甚血腐者言也。至若溃出黄水者，则为湿热矣。更宜于东垣方论求之。东垣治湿热风燥四气：《内经》曰：因而饱食，筋脉横解，肠澼为痔。夫大肠，庚也，主津，本性燥清肃杀之气，本位主收。其所司行津液，以从足阳明中州戊土之化，若旺则能生化万物，而衰亦能殒杀万物，故曰：万物生于土而归于土也。然手足之阳明同司其化焉。既在西方本位，为之害蜚司杀之府，因饱食行房，忍泄前阴之气，归于大肠，以致木乘火势而侮燥金，以火就燥，则大便闭而痔漏作矣。其疾甚者，当以苦寒泻火，以辛温和血润燥，疏风止痛，是其治也。以秦艽、当归梢和血润燥，以桃仁润血，以皂角仁除风燥，以地榆破血止血，以枳实之苦寒补肾以下泄胃实，以泽泻之淡渗，使气归于前阴，以补清燥受胃之湿邪也。白术之苦甘，以苦补燥气之不足，其甘味以泻火而益元气也。故曰甘寒泻火，乃假枳实之寒也。古人用药，为下焦如渎。又曰：在下者引而竭之。多为大便秘涩，以大黄推去之。其津血益不足，以当归和血，及油润之剂，大便自然软利矣。宜作锉汤以与之，是下焦有热以急治之之法也。以地榆恶人而坏胃，故宿食消尽，空心作丸服之，曰秦艽白术丸。又云：痔疮若破，谓之痔漏，大便秘涩，必作大痛。此由风热乘食饱不通，气逼大肠而作也。受病者燥气也，为病者胃热也，胃刑大肠则化燥，火以乘燥热之实，胜风附热而来，是湿热风燥四气相合，故大肠头成块者湿也，作大痛者风也，大便燥结者，主病兼受火邪热也，当去此四者。其西方肺主诸气，其体收下，亦助病为邪，须当以破气药兼之，治法全矣。不可作丸，以锉汤与之，效如神速，秦艽苍术汤主之。痔漏经年，因而饱食，筋脉横解，肠澼为痔，治法当补北方泻中央，宜红花桃仁汤。痔漏大便结燥疼痛，秦艽当归汤。痔漏，大便硬，努出大肠头，下血，苦痛不能忍，当归郁李仁汤。痔漏成块下垂，不任其痒，秦艽羌活汤。《脉诀》云：积气生于脾脏旁，大肠疼痛阵难当，渐交稍泻三焦火，莫漫多方立纪纲。七圣丸主之。痔漏，每日大便时发疼痛。如无疼痛者，非痔漏也，秦艽防风汤主之。丹溪专一凉血为主：人参、黄连、生地凉血、当归和血、川芎和血、槐角凉生血、条芩凉大肠、枳壳宽肠、升麻提起，上煎汤服之。外以涩药芦甘石童便煅、牡蛎粉、龙骨、海蛤、蜜陀僧之类敷之。薛新甫云：初起焮痛便秘，或小便不利者，宜清热凉血，润燥疏风，若气血虚而寒凉伤损者，调养脾胃，滋补阴精。若破而久不愈，多成痔漏，有穿臀穿阴穿肠者，宜养元气补阴精为主。大便秘涩或作痛者，润燥除湿。肛门下坠或作痛者，泻火除湿。下坠肿痛或作痒者，祛风胜湿。肿痛小便涩滞者，清肝导湿。若有患痔而兼疝，患疝而兼下疳，皆属肝肾不足之变症。但用地黄丸、益气汤以滋化源为善。若专服寒凉治火者，无不致祸。牡痔：乳香散、猪蹄灰丸。牝痔：槟榔散、榼藤散、麝香散。酒痔：赤小豆散、干葛汤。

气痔：橘皮汤、威灵仙丸、熏熨方。血痔：地榆散、椿皮丸、猪脏丸。肠痔：皂角煎丸、鳖甲丸。脉痔：刺猬皮丸、桑木耳散。痛甚：秦艽当归汤、七圣丸、能消丸、地榆散、试虫散、龙脑散、白圣散、黑玉丹，或用荔枝草煎汤，入朴硝洗之效。痒甚：秦艽羌活汤。外用槐白皮浓煎汁，安盆中坐熏之，冷即再暖，良久欲大便，当虫出。或用水银、枣膏各二两，研匀，捏如枣形，薄绵裹纳之，明日虫出。若痛者，加粉草三大分作丸。或用威灵仙、枳壳麸炒各一两，为粗末，熬水熏洗，冷却再暖，临卧避风洗三次，挹干，贴蒲黄散，或用艾入雄黄末烧烟熏之。下血不止：芎归丸、黑丸子、臭樗皮散、二矾丸、苦楝丸、槐角地榆汤、槐角枳壳汤。外敷血竭末。气滞发痔：荆枳汤。血瘀作痛：逐瘀血汤。血痔、久痔，洁古用黑地黄丸主之，云治痔之圣药也。运气：痔发皆属寒。经云：太阳之胜，痔疟发，治以苦热是也。则痔固有寒者矣，《本事》四方用桂附，乃其治乎。熏痔方，用无花果叶煮水熏，少时再洗。又法：烧新砖，以醋沃，坐熏良。洗药方，治翻花痔。用荆芥、防风、朴硝煎汤洗之，次用木鳖子、五倍子研细调傅。如肛门肿热，再以朴硝末水调淋之良。又方：无花果叶七片，五倍二钱，皮硝二钱，水一碗煎八分，砂锅内乘热熏洗。敷药：鸡内金、蒲黄、血竭各等分为末，湿则干掺，干则油调傅。又方：茄蒂、何首乌、文蛤酥炙，各等分，蜜、姜汁、鸡子清搅匀调傅。膏药：杏仁去皮五钱，蓖麻子去壳七钱，乳香二钱，没药四钱，血竭六钱，片脑一钱，铜绿二钱，沥青三钱，松香二两，穿山甲灰炒研末二钱，人乳一酒盅。先将蓖麻、杏仁捣如泥，次入松香捣烂，次第入诸药，量入人乳，捣令软硬得所，再捣五六百下，收磁器中封固，临时以手捻如钱，摊厚纸或帛上，拔腐去脓生新肉。

李防御专科治痔九方，朝贵用之屡效。盖其用药简要，有次第，制造有法，无苦楚而收效甚速。凡痔出外，或翻若莲花，复便血疼痛，不可坐卧，甚者用下药，早上药一次，午一次，晚又一次，至夜看痔头出黄水膏如泉，当夜不可再上药，且令黄水出尽，次日看痔消缩一半。若更上药一二日为好。若年高人应外肾牵引疼痛，可用人以火烘热手，于小便间熨之，其痛自定。黄水未尽，可再傅一日，药仍须勤用，晓外科人早晚看照，黄水流至尽，是病根已去也。水澄膏系护肉药，郁金、白及二味，各等分，细末。候痔出，侧卧，以盐汤洗净拭，用新水和蜜，盏内调匀，却入药末，同敷在谷道四向好肉上，留痔头在外，用纸盖药，仍用笔蘸温水涂纸，令常润泽。却用下枯药，好白矾四两，通明生砒二钱半重，朱砂一钱，生研如粉细。三味，先用砒末安建盏中，次用白矾末盖之，用火煅令烟断，其砒尽从烟去，止是借砒气在白矾中，将枯矾取出为细末，先看痔头大小多寡，将矾末抄上掌中，加朱砂少许，二味以津唾调匀得所，用蓖子调涂痔头上，周遭令遍，日三上。须仔细详看痔头颜色，欲其转焦黑，乃取落之。渐至夜，自有黄水膏出，以多为好，方是恶毒水，切勿他疑。中夜再上药一次，来日依旧上三次，有小疼不妨。如换药，用新瓦器盛新水或温水，在痔边以笔轻手刷洗旧药，却上新药，仍用前护药。老弱人用药要全无疼痛，只增加朱砂末于矾末内，自然力慢，不可住药，但可少遍数，直候痔头焦枯，方可住也。次用荆芥汤洗，以荆芥煎汤，入瓦器时洗之。润肠丸，用大黄煨净、制枳壳、当归各等分，蜜丸，每服二三十丸，白汤下，以防肛门急燥，欲大便出无涩痛而已。又龙石散，用龙骨煅、出火毒，软石膏煅、出火毒，白芷、黄丹作末，掺疮口。又导赤散，用生地黄、木通、黄芩等分煎，以防小便赤涩。又双金散，用黄连、郁金等分为末，用蜜水调敷痔头，有小痛即敷之。若得脑子末傅尤佳。又痔头收敛，即可服十宣散，以生气血。又国老汤，生甘草治痔本药也，煎水熏洗，生肌解石毒，疮极痒亦主之。共九方。

周先生枯痔法：明矾、赤石脂五钱，辰砂痛加一钱，黄丹，上为末。先用郁金末护肛门，如无郁金，用姜黄末代之，调涂四围好肉。如不就，加绿豆粉打合，却将枯药傅上。如肛门疼，急浓煎甘草汤放温，拂四围肛门上，就与宽肠药，槐花、大黄、枳壳、木通、连翘、瞿麦、当归，上半酒半水煎。枯药，早晨上一次，日午一次，洗去旧药，申时又洗去，又上一次，如要急安，至夜半子时又洗、上一次。至次日且看痔头淡淡黑色，两三日如乌梅，四五日内用竹蓖子轻轻敲打痔头，见如石坚，至七八日便住，更不须上枯药，且待自然，如萝卜根乃脱去也。洗用甘草、荆芥、槐花，洗去旧药，方上新药。凡医痔之法，且如明日要下手，今日先与此药，所以宽大肠，使大便软滑，不与痔相碍，且不泄泻。痔头未脱落者，须要日日与之。以大黄一两煨，枳壳炒，当归酒洗一两，同为细末，丸如桐子大，好酒吞下。治枯痔头虑生他症，凡用枯药，或触坏肾根，或水道赤涩痛，与此方：大黄、木通、生地各一两，滑石、瞿麦各半两，同为细末，每用四钱煎服。催痔方，如枯尽未脱落，以此催之：好磁石一钱，白僵蚕、生川乌五分，同为细末，冷水调傅上立脱。凡用枯药，去尽乳头，恐留痔硬头，损破肛门四围成疮，用此药：龙骨一钱，石膏一钱，没药五分，腻粉五分，同研十分细。先以荆芥汤洗，次掺之。切忌毒物、生姜。痔脱后，用甘草汤，豆豉汤洗，再用荆芥、五倍子煎水洗，便不生脓。治痔脱后肉痒方：用大粉草浓煎汤洗。收肠方：凡用枯药脱下乳头，随即与此以收其肠，此方补气，又收脓去血，生肉令痕壮。人参、当归各一两，川芎、甘草、白芷、防风、厚朴、桔梗、桂枝、黄芪，上细末，半酒半水煎。如恶酒者，酒少水多煎之。夏月减桂、朴，加芩、柏。

治痔切勿用生砒，毒气入腹，反至奄忽。忌吃生冷硬物冷菜之类，及酒湿面、五辣辛热大料物，及干姜之类，犯之无效。

灸法　大蒜十片，头垢捏成饼子，先安头垢饼于痔头上，外安蒜片，以艾灸之。唐峡州王文显，充西路安抚司判官，乘骡入骆谷，有痔疾，因此大作，其状如胡瓜贯于肠头，热如煻灰火，至驿僵仆。主驿吏云，此病予曾患来，须灸即瘥，用柳枝浓煎汤，先洗痔，便以艾炷其上，连灸三五壮，忽觉一道热气入肠中，因转泻鲜血秽物，一时出，至痛楚，泻后遂失胡瓜所在，登骡驰去。秘传痔漏隔矾灸法：皂矾一斤，用新瓦一片，两头用泥作一埧，先用香油刷瓦上焙干，却以皂矾置瓦上煅枯，去砂为末，穿山甲一钱，入紫罐内煅存性为末，木鳖子亦如前法煅过，取末二钱五分，乳香、没药各一钱五分，另研。上件和匀，冷水调，量疮大小作饼子贴疮上，用艾炷灸三四壮，灸毕就用熏洗药，先熏后洗，日六度，三五日后，如前法再灸，以瘥为度。熏洗方：皂矾如前制过，约手规二把，知母末一两，贝母末一两，葱七茎。先用水同葱煎三四沸，倾入瓶内，再入前药，令患者坐瓶口上熏之，待水温倾一半洗患处，留一半俟再灸，复热熏洗，以瘥为度。

第七册

七窍门上

目

经云：瞳子黑眼法于阴，白眼赤脉法于阳。故阴阳合转而精明。此则眼具阴阳也。又曰：五脏六腑之精气，皆上注于目而为之精。精之窠为眼，骨之精为瞳子，筋之精为黑眼，血之精为络，其窠气之精为白眼，肌肉之精为约束，裹撷筋骨气血之精而与脉并为系，上属于脑，后出于项中。此则眼具五脏六腑也。后世五轮八廓之说，盖本诸此。脏腑主目有二：一曰肝。经云：东方青色，入通于肝，开窍于目，藏精于肝。又云：人卧血归于肝，肝受血而能视。又云：肝气通于目，肝和则目能辨五色矣。二曰心。经云：心合脉。诸脉者，皆属于目是已。至东垣又推之而及于脾，如下文所云。东垣曰："五藏生成篇"云，诸脉者，皆属于目，目得血而能视。《针经九卷·大惑论》云：心事烦冗，饮食失节，劳役过度，故脾胃虚弱，心火太盛，则百脉沸腾，血脉逆行，邪害孔窍，天明则日月不明也。夫五脏六腑之精气，皆禀受于脾土而上贯于目。脾者诸阴之首也，目者血气之宗也。故脾虚则五脏之精气皆失所司，不能归明于目矣。心者君火也，主人之神，宜静而安，相火代行其令。相火者包络也，主百脉皆荣于目。既劳役运动，势乃妄行，及因邪气所并而损其血脉，故诸病生焉。凡医者不理脾胃及养血安神，治标不治本，不明正理也。阳主散，阳虚则眼楞急，而为倒睫拳毛。阴主敛，阴虚不敛，则瞳子散大，而为目昏眼花。《灵枢·癫狂篇》云：目眦外决于面者为锐眦，在内近鼻者为内眦，上为外眦，下为内眦。"论疾诊尺篇"云：诊目[①]痛，赤脉从上下者，太阳病。从下上者，阳明病。从外走内者，少阳病。太阳病宜温之散之。阳明病宜下之寒之。少阳病宜和之。《保命集》云：眼之为病，在腑则为表，当除风散热。在脏则为里，当养血安神。暴发者为表而易疗，久病者为里而难治。除风散热者，泻青丸主之。养血安神者，定志丸主之。妇人熟地黄丸主之。或有肥体气盛，风热上行，目昏涩，槐子散主之。此由胸中浊气上行也，重则为痰厥，亦能损目。常使胸中气清，自无此病也。又有因目疾服凉药多则损气者，久之眼渐昏弱，乍明乍暗，不能视物，此则失血之验也。熟干地黄丸、宣风散、定志丸，相须养之。或有视物不明，见黑花者，此之谓肾气弱也。当补肾水，驻景丸是也。或有暴失明者，谓眼居诸阳交之会也，而阴反闭之，此风邪内满，当有不测之病也。子和曰：圣人虽言目得血而能视，然血亦有太过不及也。太过则目壅塞而发痛，不及则目耗竭而失明。故年少之人多太过，年老之人多不及。但年少

① 目：原作"脉"，据《灵枢》改。

之人则无不及，年老之人，其间犹有太过者，不可不察也。夫目之内眦，太阳经之所起，血多气少。目之锐眦，少阳经也，血少气多。目之上纲，太阳经也，亦血多气少。目之下纲，阳明经也，血气俱多。然阳明经起于目两旁交颈之中，与太阳、少阳俱会于目，惟足厥阴经连于目系而已。故血太过者，太阳、阴明之实也。血不及者，厥阴之虚也。故出血者，宜太阳阳明，盖此二经血多故也。少阳一经，不宜出血，血少故也。刺太阳、阳明出血则目愈明，刺少阳出血则目愈昏。要知无使太过不及，以养血脉而已。凡血之为物，太多则滥，太少则枯。人热则血行疾而多，寒则血行迟而少，此常理也。目者，肝之外候也。肝主目，在五行属木。虽木之为物，太茂则蔽密，太衰则枯瘁矣。夫目之五轮，乃五脏六府之精华，宗脉之所聚，其白人属肺金，肉轮属脾土，赤脉属心火，黑水神光属肾水，兼属肝木，此世俗皆知之矣。及有目疾，则不知病之理。岂知目不因火则不病，何以言之？白轮变赤，火乘肺也。肉轮赤肿，火乘脾也。黑水神光被翳，火乘肝与肾也。赤脉贯目，火自甚也。能治火者，一句可了。故《内经》曰：热胜则肿。凡目暴赤肿起，羞明瘾涩，泪出不止，暴翳目瞒，皆太热之所为也。治火之法，在药则咸寒，吐之下之。在针则神廷、上星、囟[①]会、前顶、百会血之。翳者可使立退，痛者可使立已，昧者可使立明，肿者可使立消。惟小儿不可刺囟会，为肉分浅薄，恐伤其骨。然小儿水在上，火在下，故目明。老人火在上，水不足，故目昏。《内经》曰：血实者宜决之。又经曰：虚者补之。实者泻之。如雀目不能夜视及内障，暴怒大忧之所致也。皆肝主目血少禁出血，止宜补肝养肾。至于暴赤肿痛，皆宜以铫针刺前五穴出血而已，次调盐油以涂发根，甚者虽至于再，至于三可也。量其病势，以平为期。按：此谓目疾出血，最急于初起热痛暴发，或久病郁甚，非三棱针宣泄不可。然年高之人，及久病虚损并气郁者，宜从毫针补泻之则可，故知子和亦大略言耳。于少阳一经，不宜出血，无使太过不及，以养血脉而已，斯意可见。

〔五轮〕 金之精腾结而为气轮，木之精腾结而为风轮，火之精腾结而为血轮，土之精腾结而为肉轮，水之精腾结而为水轮。气轮者，目之白睛是也。内应于肺[②]，西方庚辛申酉之令，肺主气，故曰气轮。金为五行之至坚，故白珠独坚于四轮。肺为华盖，部位至高，主气之升降，少有怫郁，诸病生焉。血随气行，气若怫郁，则火胜而血滞，火胜而血滞，则病变不测。火克金，金在木外，故气轮先赤。金克木而后病及风轮也。金色尚白，故白泽者顺也。风轮者，白内青睛是也。内应于肝，东方甲乙寅卯厥阴风木，故曰风轮。目窍肝，肝在时为春，春生万物，色满宇宙，惟目能鉴，故属窍于肝也。此轮清脆，内包膏汁，有涵养瞳神之功。其色青，故青莹者顺也。世人多黄浊者，乃湿热之害。唯小儿之色最正，至长食味，则泄其气而色亦易矣。血轮者，目两角大小眦是也，内应于心，南方丙丁巳午火，心主血，故曰血轮。夫火在目为神光，火衰则有昏瞑之患，火炎则有焚燥之殃。虽有两心，而无正轮。心，君主也，通于大眦，故大眦赤者，实火也。心包络为小心，小心，相火也，代君行令，通于小眦，故小眦赤者，虚火也。若君主拱默，则相火自然清宁矣。火色赤，唯红活为顺

① 囟：原作“顶”，据下文改。
② 肺：原作“肿”，据文义改。

也。肉轮者，两睥是也。中央戊己辰戌丑未之土，睥主肉，故曰肉轮。睥有两叶，连动磨化水谷，外亦两睥，动静相应。开则万用，如阳动之发生；闭则万寂，如阴静之收敛。土藏万物而主静，故睥合则万有寂然而思睡，此藏纳归静之应也。土为五行之主，故四轮亦为睥所包涵，其色黄，得血而润，故黄泽为顺也。华元化云：目形类丸，瞳神居中而前，如日月之丽东南而晚西北也。内有大络六，谓心、肺、脾、肝、肾、命门各主其一。中络八，谓胆、胃、大小肠、三焦、膀胱各主其一，外有旁支细络，莫知其数，皆悬贯于脑下，连脏腑，通畅血气往来，以滋于目。故凡病发则有形色丝络显见，而可验内之何脏腑受病也。外有二窍以通其气，内有诸液出而为泪。有神膏、神水、神光、真气、真元、真精，此皆滋目之源液也。神膏者，目内包涵膏液，如破则黑稠水出是也。此膏由胆中渗润精汁积而成者，能涵养瞳神，衰则有损。神水者，由三焦而发源，先天真一之气所化，在目之内，虽不可见，然使触物损破，则见黑膏之外，有似稠痰者是也。在目之外，则目上润泽之水是也。水衰则有火胜燥暴之患，水竭则有目轮大小之疾，耗涩则有昏眇之危。亏者多，盈者少，是以世无全精之目。神光者，谓目自见之精华也。夫神光发于心，原于胆火之用事。神之在人也大矣，在足能行，在手能握，在舌能言，在鼻能嗅，在耳能听，在目能视。神舍心，故发于心焉。真血者，即肝中升运滋目经络之血也。此血非比肌肉间易行之血，因其脉络深高难得，故谓之真也。真气者，盖目之经络中往来生用之气，乃先天真一发生之元阳也，大宜和畅。少有郁滞，诸病生焉。真精者，乃先后天元气所化精汁，起于肾，施于胆，而后及瞳神也。凡此数者，一有所损，目则病矣。大概目圆而长，外有坚壳数重，中有清脆，内包黑稠神膏一函，膏外则白稠神水，水以滋膏，水外则皆血，血以滋水，膏中一点黑莹是也。胆所聚之精华，唯此一点，烛照鉴视，空阔无穷者，是曰水轮。内应于肾，北方壬癸亥子水也。其妙在三：胆汁、肾气、心神也。五轮之中，四轮不鉴，唯瞳神乃照物者。风轮则有包卫涵养之功，风轮有损，瞳神不久留矣。或曰：瞳神水也、气也、血也、膏也。曰：非也。非血、非气、非水、非膏，乃先天之气所生，后天之气所成。阴阳之妙用，水火之精华，血养水，水养膏，膏护瞳神，气为运用，神则维持，喻以日月，理实同之。而午前则小，午后则大，亦随天地阴阳之运用也。大抵目窍于肝，主于肾，用于心，运于肺，藏于脾。有大有小，有圆有长，亦由禀受之异。男子右目不如左目精华，女子左目不如右目光彩，此各得其阴阳气分之王也。然聪愚佞直柔刚寿夭，亦能验目而知之，神哉！岂非人身之至宝乎。

〔八廓〕　应乎八卦，脉络经纬于脑，贯通脏腑，达血气往来，以滋于目。廓如城郭，然各有行路往来，而匡廓卫御之意也。乾居西北，络通大肠之腑，脏属肺，肺与大肠相为阴阳，上运清纯，下输糟粕，为传送之官，故曰传道廓。坎正北方，络通膀胱之腑，脏属于肾，肾与膀胱相为阴阳，主水之化源，以输津液，故曰津液廓。艮位东北，络通上焦之腑，脏配命门，命门与上焦相为阴阳，会合诸阴，分输百脉，故曰会阴廓。震正东方，络通胆腑，脏属于肝，肝胆相为阴阳，皆主清净，不受浊秽，故曰清净廓。巽位东南，络通中焦之腑，脏属肝络，肝与中焦相为阴阳，肝络通血以滋养中焦，分气以化生，故曰养化廓。离正南方，络通小肠之腑，脏属于心，心与小肠相为脏腑，为谓阳受盛之胞，故曰胞阳廓。坤位西南，络通胃之腑，脏属于脾，脾胃相为脏腑，主纳水谷以养生，故曰水谷廓。兑正西方，络通下焦之腑，脏配肾络，肾与下焦相为脏腑，开主阴精化生之源，故曰开泉廓。脏腑相配，《内经》已有定法，而三焦分配肝肾者，此目之精法也。盖目专窍于肝，而主于肾，故有二络之分配焉。左目属阳，阳道顺行，故廓之经位法象亦以顺行。右目属阴，阴道逆行，故廓之经位法象亦以逆行。察乎二目两眦之分，则昭然可见阴阳顺逆之道矣。

〔**开导说**〕 夫目之有血，为养目之源，充和则发生长养之功全而目不病，亏滞则病生矣。犹物之有水，为生物之泽，时中则灌溉滋生之得宜而物秀，旱涝则物坏矣，皆一气使之然也。是故天之六气不和，则阴阳偏胜，旱涝承之；水之盈亏不一，物之秀槁不齐，雨椧失时而为物害也。譬之山崩水涌，滂沛妄行，不循河道而流，任其所之，不得已而疏塞决堤以泄其溢，使无沦溺昏垫之患。人之六气不和，水火乖违，淫亢承之，血之旺衰不一，气之升降不齐，荣卫失调，而为人害也。盖由阴虚火盛，炎炽错乱，不遵经络而来，郁滞不能通畅，不得已而开涩导瘀，以泻其馀，使无胀溃损珠之患，与战理同。其所有六，谓迎香、内睥、上星、耳际、左右太阳穴也。内睥，正队之冲锋也，其功虽迟，渐收而平顺；两太阳，击其左右翼也，其功次之；上星穴，绝其饷道也；内迎香，抵贼之巢穴也，成功虽速，乘险而征；耳际，击其游骑耳，道远功卑，智者不取。此实拯危之良术，挫敌之要机，与其闭门捕贼，不若开门逐之为良法也。盖病浅而邪不胜正者，固内治而邪自退矣。倘或六阳炎炽，不若开导通之，纵使其虚，虽有所伤，以药内治之功而补其所亏，庶免瘀滞至极，而有溃烂枯凸之患。惜乎开导之法，利害存焉。有大功于目而人不知，有隐祸于目而人亦不知。其摧锋挫锐，临大敌而拯祸乱，此其功之大也。耗液伤膏，弱光华而乏滋生，此其祸之隐也。唯能识证之轻重、目之虚实而伐之，无过不及之弊，庶可为医之良者。

〔**点服药说**〕 病有内外，治各不同。内疾已成，外证若无，点之何益。外有红丝赤脉，若初发乃微邪，退后乃馀贼，点亦可消，服之犹愈。内病始盛而不内治，只泥外点者，不唯徒点无功，且有激发之患。内病既成，外病已见，必须内外夹攻，点服并行。奈之何，人有愚拗不同，有喜服而畏点者，有喜点而畏服者。不知内疾既发，非服不除；外疾既成，非点不退。浚其流，不若塞其源；伐其枝，不若斫其根；扬汤止沸，不如釜底抽新，此谓治本也。内病既发，不服而除者，吾未之见也。物污须濯，镜垢须磨，脂膏之釜，不经洗涤，乌能清净，此谓治标也。若外障既成，不点而去者，吾亦未之见也。若内障不服而点者，徒激其火，动其气血，反损无益。服而点者亦然。外障服而不点，病初发浮嫩不定者，亦退。既已结成者，服虽不发不长，所结不除，当内外夹攻，方尽其妙。

〔**钩割针烙说**〕 钩者，钩起之谓。割，割去也。针非砭针之针，乃针拨瞳神之针。烙即熨烙之烙。此四者，犹斩刈之刑，剪戮凶顽之法也。要在审鞫明而详夺定，然后加刑，先灭巨魁，次及从恶，则情真罪当，而良善无侵滥之忧，强暴无猖獗之患。在治法，乃开泄郁滞涤除瘀积之术也。要在证候明而部分当，始可施治，先伐标病，后去本病，则气和血宁，而精膏无伤耗之患，轮廓无误损之失。如钩，先须识定何处皮肉筋脉浮浅，而手力亦随病轻重行之。如针，先须识定内障证候可针，岁月已足，气血宁定者方与之，庶无差谬。针后当照证内治其本，或补或泻，各随其证之所宜。若只治其标，不治其本，则气不定，不久复为害矣。割，如在气、血、肉三轮者可割。而大眦一块红肉，乃血之英，心之华也，若误割之则目盲，因神在而伤者死。有割伤因而惹风，及元虚之人，犯燥湿盛者，溃烂为漏，为目枯丸障。若掩及风轮之重厚者，虽可割，亦宜轻轻从旁浅浅披起，及诸病如攀睛胬肉，鸡冠蚬肉，鱼子石榴，赤脉虬筋，内睥粘轮等证可割。馀病及在风轮之浅者，误割之则珠破而目损。烙能治残风溃眩、疮烂湿热久不愈者。轻则不须烙而治自愈。若红障血分之病，割去者必须用烙定，否则不久复生。在气分之白者，不须用烙。凡针烙，皆不可犯及乌珠，不惟珠破，亦且甚痛。虽有恶障厚者，钩割亦宜轻轻浅浅披去外边，其内边障底，只点药缓伐，久自潜消。若镰割风毒流毒瘀血等证，当以活法审视，不可拘于一定。针瞳神反背，又与内障之针不同，在心融手巧，轻重得宜，须口传亲见，非笔下之可形容。大抵钩割针烙之治，功效最速，虽有拨乱反正，乃乘险救危，要在心小而胆大，证的而部当，必兼内治，方尽其术。

目　　痛

目痛有二，一谓目眦白眼痛，一谓目珠黑眼痛。盖目眦白眼，疼属阳，故昼则疼甚，点苦寒药则效。经所谓白眼赤脉法于阳故也。目珠黑眼，疼属阴，故夜则疼甚，点苦寒则反剧。经所谓瞳子黑眼，法于阴故也。楼全善云：夏枯草治目珠疼，至夜则疼甚者神效。或用苦寒药点眼上反疼甚者，亦神效。盖目珠者连目本，目本又名目系，属厥阴之经也。夜甚及用苦寒点之反甚者，夜与寒亦阴故也。丹溪云：夏枯草有补养厥阴血脉之功，其草三四月开花，遇夏至阴生则枯，盖禀纯阳之气也。故治厥阴目疼如神者，以阳治阴也。予周师目珠疼，及连眉棱骨痛，及头半边肿痛，遇夜则作，用黄连膏子点上则反大疼，诸药不效，灸厥阴、少阳则疼随止，半月又作，又灸又止者月馀，遂以夏枯草二两，香附二两，甘草四钱，同为细末。每服一钱五分，用茶清调服。下咽则疼减大半，至四五日良愈。又一男子年六十岁，亦目珠连眉棱骨痛，夜甚，用苦寒剂点亦甚，与前证皆同，但有白翳二点在黑目及外眦，与翳药皆不效。亦以此药间东垣选奇汤，又加四物黄连煎服，并灸厥阴、少阳而安。倪仲贤论七情五贼劳役饥饱之病云："阴阳应象大论"曰，天有四时，以生长收藏，以生寒暑燥湿风。寒暑燥湿风之发耶，发而皆宜时，则万物俱生。寒暑燥湿风之发耶，发而皆不宜时，则万物俱死。故曰生于四时，死于四时。又曰：人之五脏，化为五气，以生喜怒忧悲恐。喜怒忧悲恐之发耶，发而皆中节，则九窍俱生。喜怒忧悲恐之发耶，发而皆不中节，则九窍俱死。故曰生于五脏，死于五脏。目，窍之一也。光明视见，纳山川之大，及毫芒之细，悉云霄之高，尽泉沙之深。至于鉴无穷为有穷，而有穷又不能为穷，反而聚之，则乍张乍敛，乍动乍静，为一泓一点之微者，岂力为强致而能此乎，是皆生生自然之道也。或因七情内伤，五贼外攘，饥饱不节，劳役异常，足阳明胃之脉，足太阴脾之脉，为戊己二土，生生之源也。七情五贼，总伤二脉，饥饱伤胃，劳役伤脾，戊己既病，则生生自然之体，不能为生生自然之用，故致其病，曰七情五贼劳役饥饱之病。其病红赤睛珠痛，痛如刺，刺应太阳，眼睫无力，常欲垂闭，不敢久视，久视则酸疼。生翳皆成陷下，所陷者，或圆或方，或长或短，或如点，或如缕，或如锥，或如凿。有犯此者，柴胡复生汤主之，黄连羊肝丸主之。睛痛甚者，当归养荣汤主之，助阳活血汤主之，加减地黄丸主之，决明益阴丸主之，加当归黄连羊肝丸主之，龙脑黄连膏主之。以上数方，皆群队升发阳气之药，其中有用黄连黄芩之类者，去五贼也。搐鼻碧云散，亦可间用。最忌大黄、芒硝、牵牛、石膏、栀子之剂，犯所忌则病愈剧。又论亡血过多之病曰："六节藏象论"曰：肝受血而能视。"宣明五气篇"曰：久视伤血。"气厥论"曰：胆移热于脑，则辛颎鼻渊，传为衄衊瞑目。《四时刺逆从论》[①]曰：冬刺经脉，血气皆脱，令人目不明。由此推之，目为血所养明矣。手少阴心生血，血荣于目，足厥阴肝开窍于目。肝亦主血，故血亡目病，男子衄血、便血，妇人产后崩漏，亡之过多者，皆能病焉。其证睛珠痛，珠痛不能视，羞明瘾涩，眼睫无力，眉骨太阳因为酸疼，芎归补血汤主之，当归养荣汤主之，除风益损汤主之，滋阴地黄丸主之。诸有热者，加黄芩；妇人产漏者，加阿胶；脾胃不佳，恶心不进食者，加生姜。复其血，使得其所养则愈，然要忌咸物，"宣明五气篇"曰：咸走血，血病无多食咸是也。

〔白眼痛〕　多有赤脉，视其从上而下者，太阳病也，羌活为使。从下而上者，阳明病也，升麻为使。从外走内者，少阳病也，柴胡为使。太阳病宜温之散之，阳明病宜下之，少阳病宜和之。又恶寒脉浮为有表，宜选奇汤、防风饮子等散之。脉实有力，大腑闭，为有里，宜泻青丸、洗肝散等微利之。亦有不肿不红，但沙涩昏痛者，乃气分隐伏之火，脾肺络有湿热，秋天多有此患，故俗谓之稻芒赤，亦曰白赤眼也。通用桑白皮散、玄参丸、泻肺汤、大黄丸、洗眼青皮汤、朱砂煎。

〔天行赤热证〕　目赤痛，或睥肿头重，怕热羞明，涕泪交流等证，一家之内，一里之中，往往老幼相传者是也。然有虚实轻重不同，亦因人之虚实，时气之轻重何如，各随其所以，而分经络以发病，有变为重病者，有变为轻病者，有不治而愈者，不可概言。此一章专为天时流行热邪相感染，而人或素有目疾，及痰火热病，水少元虚者，则尔我传染不一。其丝脉虽多赤乱，不可以为赤丝乱脉证，常时如是之比。若感染轻而源清，邪不胜正者，则七日而自愈。盖火数七，故七日火气尽而愈。七日不愈而有二七者，乃再传也。二七不退者，必其犯触及本虚之故，防他变证矣。

〔暴风客热证〕　非天行赤热，尔我感染之比，又非寒热似疟，目痛则病发，病发则目痛之比，乃素养不清，躁急劳苦，客感风热，卒然而发也。虽有肿胀，乃风热夹攻，火在血分之故。治亦易退，非若肿胀如杯等证，久积退迟之比。

〔火胀大头证〕　目赤痛而头面浮肿，皮肉燥赤也。状若大头伤寒，夏月多有此患。有湿热、风热，湿热多泪而睥烂，风热多胀痛而憎寒。若失治则血滞于内，虽得肿消而目必有变矣。

〔羞明怕热证〕　谓明热之处而目痛涩，畏避不能开也。凡病目者，十之六七，皆有此患。病源在于心、肝、脾三

---

① 四时刺逆从论：原作"缪刺论"，据《素问》改。

经。总而言之，不过一火燥血热，病在阳分。是以见明见热则恶类而涩痛畏避。盖己之精光弱而不能敌彼之光，是以阴黑之所则清爽。怕热无不足之证，羞明有不足之证。若目不赤痛而畏明者，乃不足之证，为血不足，胆汁少而络弱，不能运精华以敌阳光之故。今人皆称为怕日羞明者，俗传音近之误。盖日热二音类近，习俗呼误已久，不察其理，遂失其正，只以怕热羞明论之，其理灼然可见。夫明字所包已广，何用再申日字，若以日字专主阳光言之，则怕热一证无所归矣。

〔睑硬睛疼证〕 不论有障无障。但两睑坚硬而睛疼，头或痛者尤急，乃风热在肝，肝虚血少，不能营运于目络，水无所滋，火反乘虚而入，会痰燥湿热，或头风夹搏，故血滞于睥肉，睛因火击而疼，轻则内生椒疮，重则为肿胀如杯、瘀血灌睛等证。治当敷退稍软，翻睥开导之吉。若坚硬之甚，且渐渐肿起，而痛及头脑，虽已退而复来，其胀日高，虽敷治不退不软者，此头风欲成毒也。宜服通肝散、二术散。若有障膜，用春雪膏点之。

〔赤痛如邪证〕 每目痛则头亦痛，寒热交作如疟状，凡病发则目痛，目痛则病发，轻则一年数发，重则一月数发。盖肝肾俱虚之故。热者，内之阴虚，火动邪热也；寒者，荣卫虚，外之腠理不实而觉寒也。若作风寒疟疾，或用峻削之治，则血愈虚而病愈深矣，宜小柴胡合四物汤主之，不效则活血益气汤。

〔气眼证〕 才怒气则目疼，宜酒调复元通气散。

〔痛如针刺证〕 目珠痛如针刺，病在心经，实火有馀之症。若痛蓦然一二处如针刺，目虽不赤，亦是心经流火。别其痛在何部分，以见病将犯其经矣。宜服洗心散，次服还睛散，及乳香丸、补肝散。按：此证多有体劳目劳，荣气不上潮于目，而如针刺之痛者，宜养其荣。若降火则殆矣。

〔热结膀胱证〕 目病则小便不通利，而头疼寒热者方是。若小便清利者，非也。乃热蒸于膀胱，先利清其水，后治其目则愈矣。盖太阳经脉，循目络上行巅顶，故头疼，火极则兼水化。又血虚者表疏，故发寒热，热甚则水气闭涩，而神水被蒸乏润，安得不竭。

〔大小雷头风证〕 此证不论偏正，但头痛倏疾而来，疼至极而不可忍，身热目痛，便秘结者，曰大雷头风。若痛从小至大，大便先润后燥，小便先清后涩，曰小雷头风。大者害速，小者稍迟。虽有大小之说，而治则同一。若失缓，祸变不测，目必损坏，轻则粿凸，重则结毒。宜早为之救，免于祸成而救之不逮。世人每虑此患害速，故疑于方犯，惑于鬼祟，深泥巫祝，而弃医治，遂致祸成，悔无及矣。

〔左右偏头风证〕 左边头痛右不痛，曰左偏风。右边头痛左不痛，曰右偏风。世人往往不以为虑，久则左发损左目，右发损右目，有左损反攻右，右损反攻左，而二目俱损者。若外有赤痛泪热等病，则外证生。若内有昏眇眩运等病，则内证生矣。凡头风痛左害左，痛右害右，此常病易知者。若难知者，左攻右，右攻左。痛从内起止于脑，则攻害也迟，痛从脑起止于内，则攻害也速。若痛从中间发，及眉梁内上星中发者，两目俱害。亦各因其人之触犯感受，左右偏胜，起患不同，迟速轻重不等。然风之害人尤惨。若能保养调护，亦可免患。愚者骄纵不知戒忌，而反触之，以致患成而始悔，良可痛哉。

〔阴邪风证〕 额板骨、眉棱骨痛也。发则多于六阳用事之时。元虚精弱者，则有内证之患。若兼火者，则有外证之病。

〔**阳邪风证**〕　脑后枕骨痛也。多发于六阴用事之月。发则有虚运耳鸣之患，久而不治，内障成矣。

〔**卒脑风证**〕　太阳内如槌似钻一团而痛也。若痛及目珠，珠外有赤脉纵贯及瘀滞者，必有外之恶证来矣。若珠不赤痛，只自觉视如云遮雾障，渐渐昏眇者，内证成矣。急早治之，以免后虑。

〔**巅顶风证**〕　天灵盖骨内痛极如槌如钻也。阳分痛尤甚，阴分痛稍可。夹痰湿者，每痛多眩运。若痛连及珠子而胀急瘀赤者，外证之恶候。若昏眇则内证成矣。成内证者，尤多于外者。

〔**游风证**〕　头风痛无常位，一饭之顷，游易数遍，而不能度其何所起止也。若痛缓而珠赤，赤而有障起者，必变外障。痛甚而肿胀紧急者，必有瘀滞之患。久而失治，不赤痛而昏眇者，内证来成外证者多，然为害迟如各风耳。

〔**邪风证**〕　人素有头风，因而目病，或素目病，因而头风，二邪并立搏夹而深入脑袋，致伤肝胆诸络，故成此患。头痛则目病，目病则头痛，轻则一年数发，重则一月数发，头风目病常并行而不相悖也。非若雷头风风火搏激而瘀滞之急者，又非若天行赤热传染之邪，客风暴热之风火寄旅无定，及诸火胀头痛之比。此专为自家本病久成者，非若彼之标病新来之轻者。若赤痛胀急，则有外证之候。若无赤痛而只内胀，及赤痛不甚，无瘀滞之证，而只昏眇者，内证成矣。

目　赤

《内经》目赤有三：一曰风助火郁于上。经云：少阴司天之政，二之气，阳气布，风乃行，寒气时至，民病目瞑[①]，目赤，气郁于上而热。又云：少阳司天之政，初之气，风胜乃摇，候乃大温，其病气怫于上，目赤是也。二曰火盛。经曰：火太过曰赫曦，赫曦之纪，其病目赤。又云：火郁之发，民病目赤，心热。又曰：少阳司天之政，三之气，炎暑至，目赤。又云：少阳之胜，目赤是也。三曰燥邪伤肝。经云：岁金太过，燥气流行，民病目赤。又云：阳明司天，燥气下临，肝气上从，胁痛、目赤是也。倪仲贤论心火乘金水衰反制之病曰：天有六邪，风寒暑湿燥火也。人有七情，喜怒忧思悲恐惊也。七情内召，六邪外从，从而不休，随召见病，此心火乘金，水衰反制之原也。世病目赤为热，人所共知者也。然不审其赤分数等，治各不同。有白睛纯赤，热气炙人者，乃淫热反克之病也，治如淫热反克之病。有白睛赤而肿胀，外睫虚浮者，乃风热不制之病也，治如风热不制之病。有白睛淡赤，而细脉深红，纵横错贯者，乃七情五贼劳役饥饱之病也，治如七情五贼劳役饥饱之病。有白睛不肿不胀，忽如血贯者，乃血为邪胜，凝而不行之病也，治如血为邪胜凝而不行之病。有白睛微变青色，黑睛稍带白色，白黑之间赤环如带，谓之抱轮红者，此邪火乘金水衰反制之病也。此病或因目病已久，抑郁不舒，或因目病误服寒凉药过多，或因目病时内多房劳，皆能内伤元气。元气一虚，心火亢盛，故火能克金。金乃手太阴肺，白睛属肺。水乃足少阴肾，黑睛属肾。水本克火，水衰不能克反受火制，故视物不明，昏如雾露中，或睛珠高低不平，其色如死，甚不光泽，赤带抱轮而红也。口干舌苦，眵多羞涩，稍有热者，还阴救苦汤主之，黄连羊肝丸主之，川芎决明散主之。无口干舌苦，眵多羞涩者，助阳活血汤主

① 瞑：原作“瞶”，据《素问》改。

之，神验锦鸡丸主之，万应蝉花散主之。有热无热，俱服千金磁朱丸，镇坠心火，滋益肾水，荣养元气，自然获愈也。噫！天之六邪未必能害人也，唯人以七情召而致之也。七情匿召，六邪安从？反此者，岂止能避而已哉，犹当役之而后已也。论淫热反克之病曰：膏粱之变，滋味过也。气血俱盛，禀受厚也。亢阳上炎，阴不济也。邪入经络，内无御也。因生而化，因化而热，热为火，火性炎上。足厥阴肝为木，木生火，母妊子，子以淫胜，祸发反克，而肝开窍于目，故肝受克而目亦受病也。其病眵多，眊矂紧涩，赤脉贯睛，脏腑秘结者为重。重者芍药清肝散主之，通气利中丸主之。眵多，眊矂紧涩，赤脉贯睛，脏腑不秘结者为轻。轻者减大黄、芒硝，芍药清肝散主之，黄连天花粉丸主之。少盛，服通气利中丸。目眶烂者，内服上药，外以黄连芦甘石散收其烂处，兼以点眼春雪膏、龙脑黄连膏、搐鼻碧云散，攻其淫热，此治淫热反克之法也。非膏粱之变，非气血俱盛，非亢阳上炎，非邪入经络，毋用此也。用此则寒凉伤胃，生意不上升，反为所害。论风热不制之病曰：风动物而生于热，譬以烈火焰而必吹，此物类感召而不能违间者也。因热而召，是为外来。久热不散，感而自生，是为内发。内外为邪，唯病则一。淫热之祸，条已如前。益以风邪，害岂纤止。风加头痛，风加鼻塞，风加肿胀，风加涕泪，风加脑巅沉重，风加眉骨痠疼，有一于此，羌活胜风汤主之。风加痒，则以杏仁龙脑草泡散洗之。病者有此数证，或不服药，或误服药，翳必随之而生矣。馀文详外障条。七情五贼劳役饥饱之病见目痛。论血为邪胜，凝而不行之病曰：血阴物，类地之水泉，性本静，行其势也。行为阳，是阴中之阳，乃坎中有火之象，阴外阳内故行也。纯阴故不行也，不行则凝，凝则经络不通。经曰：足阳明胃之脉，常多气多血。又曰：足阳明胃之脉，常生气生血。手太阳小肠之脉，斜络于目眦，足太阳膀胱之脉，起于目内眦，二经皆多血少气，血病不行，血多易凝。“灵兰秘典论”曰：脾胃者，食廪之官，五味出焉。五味淫则伤胃，胃伤血病，是为五味之邪从本生也。又曰：小肠者，受盛之官，化物出焉。遇寒则阻其化。又曰：膀胱者，州都之官，津液藏焉。遇风则散。其脏一阻一散，血亦病焉，是为风寒之邪从末生也。凡是邪胜血病不行，不行渐滞，滞则易凝，凝则病始外见，以其斜络目眦耶，以其起于目内眦耶，故病环目青黤，如被物伤状，重者白睛亦黤，轻者或成斑点，然不痛不痒，无泪眵眊矂羞涩之证，是曰血为邪胜，凝而不行之病。此病初起之时，大抵与伤风证相似，一二日则显此病也。川芎行经散主之，消凝大丸子主之。睛痛者，更以当归养荣汤主之，如此则凝复不滞，滞复能行，不行复行，邪消病除，血复如故。戴复庵云：赤眼有数种，气毒赤者，热壅赤者，有时眼赤者，无非血壅肝经所致。盖肝主血，通窍于眼，赤眼之病，大率皆由于肝。宜黑神散、消风散等分，白汤调，食后、睡时服。仍用豆腐切片傅其上，盐就者可用，酸浆者不可用，即乌豆傅罨之意。风热赤甚者，于黑神散、消风散二药中，放令消风头高，间以折二泔，睡时冷调洗肝散，或菊花散服；仍进四物汤，内用生地黄、赤芍药，只须半帖，食后作一服，却加赤茯苓半钱，醉将军一钱；即酒蒸大黄。早晨盐汤下养正丹二三十粒。若不便于过凉之剂，则不必用洗肝散，宜黑神散二钱，消风散一钱。寻常赤眼，用黄连研末，先用大菜头一个，切了盖，剜中心作一窍，入连末在内，复以盖遮住，竹签签定，慢火内煨熟，取出候冷，以菜头中水滴入眼中。若赤眼久而不愈，用诸眼药无效者，早起以苏子降气汤下黑锡丹，日中以酒调黑神散，临睡以消风散下三黄丸。此数药，不独治久赤，诸眼疾皆治之。海藏云：目赤暴作云翳，痛不可忍，宜四物龙胆汤。眼赤暴发肿，散热饮子、泻青丸。肝脏实热，眼赤疼痛，竹叶汤、龙胆饮、决明子汤、麦门冬汤、泻肝散、羊肝丸。服寒凉药太过，目赤而不痛，内服助阳和血补气汤，外用碧天丸洗之。目赤肿，足寒者，必用时时温洗其足，并详赤脉处属何经，灸三里、临泣、昆仑等穴，立愈。赤眼痒痛，煎枸杞汁服。治暴赤眼，古铜钱刮净姜上取汁于钱唇，点目热泪出，随点随愈。有疮者不可用。或削附子赤皮末，加蚕屎著眦中。或本事针头丸，皆治阴病目赤。九节黄连、秦皮粗末，加滑石煎汤洗，或用艾烧烟，以碗盖之，候烟上煤，取下，入黄连，以温水调洗，及前煨菜汁方，皆治阳病目赤。

〔瘀血灌睛证〕 为病最毒，若人偏执己见，不用开镰者，其目必坏。初起不过红赤，次后紫胀，及后则白珠皆胀起，甚则胀为形如虾座。盖其病乃血灌睛中，瘀塞不通，在睥则肿胀如杯、椒疮之患。在珠则白轮涌起、凝脂翳、黄膜上冲、痕粎成窟、花翳白陷、鹘眼凝睛等恶证出也。失治者，必有青黄牒出粎凸之祸。凡见白珠赤紫，睥肿，虬筋紫胀，傅点不退，必有瘀滞在内，可翻睥内视之。若睥内色晕泛浮椒疮或粟疮者，皆用导之之法则吉。不然，将有变证生焉。宜服宣明丸、分珠散、麦门冬汤、通血丸，及滕归糖煎散等剂。

〔血灌瞳神证〕 谓视瞳神不见其黑莹，但见其一点鲜红，甚则紫浊色也。病至此，亦甚危，且急矣。初起一二日尚可救，迟则救亦不愈。不但不愈，恐其人亦不久。盖肾之真一有伤，胆中精汁皆损，故一点元阳神气灵光见其血之英色，而显于肾部，十患九不治者。今人但见瘀血灌睛，便呼为血灌瞳神，谬矣。

〔色似胭脂证〕 不论上下左右，但见一片或一点红血，俨似胭脂抹者是也。此血不循经络而来，偶然客游肺膜之内，滞成此患。若欲速愈者，略略于相近处睥内开导治之，或就于所滞之处开之亦好。若畏开者，内外夹治亦退，只是稍迟。独于内治亦退，其效尤迟。亦有寡欲慎火者，不治自愈。若犯禁而变，则瘀滞转甚，因而感激风热者，他证生焉。

〔赤脉贯睛证〕 或一赤脉，或二三赤脉，不论粗细多少，但在这边气轮上起，贯到内轮，经过瞳外，接连那边气轮者，最不易治，且难退而易来。细者稍轻，粗者尤重。从上下者重，从下上者稍轻。贯过者有变证，丝粗及有傍丝虬乱者有变证。凡各障外有此等脉罩者，虽在易退之证，亦退迟也。贯虽未连，而侵入风轮，或一半，或三分之二、之一，皆不易退，盖得生气之故也。此证专言脉已挂侵风轮之重，非比赤丝乱脉止在气轮之轻者。今人但见丝脉，便呼为赤脉贯睛，非也。夫丝脉在风轮、气轮上下粗细连断为病，各有缓急常变不同。既不能明其证，又何能施疗乎。

〔赤丝乱脉证〕 谓气轮有丝脉赤乱，久久常如是者。然害各不同。或因目痛，火虽退，不守禁戒，致血滞于络而赤者。或因冒风沙烟瘴，亲火向热，郁气劳心，恣酒嗜燥，竭视劳瞻而致，有所郁滞而赤者。有痛不痛，有泪无泪，有羞明不羞明，为病不等。盖病生在气轮白珠上，有丝脉纵横，或稀密粗细不等，但常常如是，久而不愈者也。非若天行客风等证之暴壅赤脉贯睛之难恶者比。若只赤乱，或昏昧涩紧不爽，或有微微泪湿者轻，因而犯戒者变重。若脉多赤乱，兼以枯涩而紧痛，泪湿而烂肿者重。验之当以大脉为主，从何部分而来，或穿连某位，即别其所患在何经络，或传或变，自病合病等证，分其生克承制，然后因其证而投其经以治之。治外者，细脉易退，大脉虬紫者退迟。虽点细而脉大者，必须耐久去尽方已，庶无再来之患。不然，他日犯禁，其病复发，若有别证，火亦循此而至。凡丝脉沿到风轮上者，病尤重而能变。若因其滞而日积月累，一旦触发，脉紫胀及睥肿者，用开导之。凡见丝脉虬紫，内服外点，点时细缩，不点即胀，久久亦然，及因而激动滞病变者，珠虽不紫，睥虽不肿，亦有积滞在内深处，乃积滞尚轻，而在络中幽深之所，故未胀出耳。揭开上睥深处看之，其内必有不平之色在焉。因其滞而量其轻重，略略导之，不可过，过则有伤真血，水亏膏涩，目力昏弱之患。

〔附目珠俱青证〕　乃目之白珠变青蓝色也。病在至急。盖气轮本白，被郁邪蒸逼，走散珠中，膏汁游出在气轮之内，故色变青蓝，瞳神必有大小之患。失治者，瞳神损而为终身痼疾矣。然当各因其病而治其本。如头风者，风邪也。伤寒、疟疾，痰火热邪也。因毒者，毒气所攻也。馀仿此。

目肿胀

风眼肿，用枸杞白皮、鸡子白皮等分，研令极细，每日三次吹鼻内。肝经实热眼赤肿痛，麦门冬汤、泻肝散、龙胆饮。风热上攻，目赤肿痛，金丝膏、琥珀煎、涤风散。白睛肿胀痛，大黄丸、桑白皮散、洗眼青皮汤、玄参丸、泻肺汤、朱砂煎。

〔肿胀如杯证〕　谓目赤痛、睥胀如杯覆也，是邪在木火之有馀。盖木克土，火生土，今肝邪实而传脾土，土受木克，而火不能生，火邪反乘虚而为炎燥之病，其珠必疼尤重，而睥亦急硬。若暴风客热作肿者，必热泪多而珠疼稍缓。然风热自外客感易退，治亦易愈。若木火内自攻击，则病亦退迟。重则疼滞闭塞，血灌睛中而变证不测矣。须用开导之法，轻则敷治而退，重则必须开导，此大意也。若敷治不退，及退而复来，并开导不消，消而复发，痛连头脑而肿愈高，睥愈实者，此风热欲成毒之候也。

〔形如虾座证〕　因瘀滞已甚，血胀无所从出，遂致壅起，气轮状如虾座，甚则吐出睥外者，病尤急。非比鱼胞气分之可缓者。瘀血灌睛证与此证，病虽一种，灌睛则概言而未至于极，此则极矣。有半边胀起者，有通珠俱被胀起盖定乌珠者，又有大眦内近鼻梁处胀出一片，如皮如肉状似袋者，乃血胀从额前中落来，故胀起了大眦里白上宽皮也，不可割，为血英在此处，误割者为漏为瞎，不可不辨认仔细。只用开导，血渐去而皮渐缩。小眦胀出如袋者亦然。其病大意是血气两盛之患，宜以开导为先，次看馀证，从而治之。在肺部最重，久则移传于肝，而风轮有害也。

〔状如鱼胞证〕　气轮努胀，不紫不赤，或水红，或白色，状如鱼胞。乃气分之证，金火相搏所致。不用镰导，唯以清凉，则自消复。若有微红及赤脉者，略略于上睥开之，不可过，此亦是通气之说，虽不通亦可。若头痛泪热及内燥而赤脉多者，防有变证，宜早导之，庶无后患。

〔鹘眼凝睛证〕　有项强头疼，面脸赤燥之患，其状目如火赤，绽大胀于睥间，不能敛运转动，若庙塑凶神之目，犹鹘鸟之珠赤而绽凝者。凝，定也。乃三焦关格阳邪实盛亢极之害。风热壅阻，诸络涩滞，目欲爆出矣。大宜于内迎香、太阳、两睥、上星等处要隘之所，并举而劫治之。

〔**因风成毒证**〕 初发时，乃头风湿热、瘀血灌睛、睑硬睛疼等病，失于早治，虽治不得其法，遂致邪盛搏夹成毒，睥与珠通行胀出，如拳似碗，连珠带脑痛不可当，先从乌珠烂起，后烂气轮，有烂沿上下睑并脑及颧上肉尽空而死。若饮食少，脾泄脏结者，死尤速。若能饮食而脏调者，死迟。人至中年患此者，百无一二可生。若患头疼肿胀珠凸等证，治退复发，再治再发，痛胀如前者，即成此患。若已成者，虽治之胀少退，痛少止，决又发，发时再治，至于数四，终当一发不复退矣。既成此证，必无可生之理。未成者，十分用心调摄，疗治得宜，犹有可生。凡目病但见头脑痛甚，珠及睥胀而瘀努硬紧，虽敷镰亦不软，总开时略软，少顷如故者，皆此病来也。宜向内寻其源而救之，庶无噬脐之悔。

〔**旋胪泛起证**〕 气轮自平，水轮自明，唯风轮高泛起也。或只半边泛起者，亦因半边火来之故。乃肝气独盛，胆液滞而木道涩，火郁风轮，故随火胀起。或在下，或在上，或在两傍，各随其火之所来，从上胀者多。非比旋胪尖起已成证而俱凸起顶尖不可医者，乃止言风轮胀起者耳。

〔**旋螺尖起证**〕 乃气轮以裹乌珠，大概高而绽起，如螺师之形圆而尾尖，视乌珠亦圆绽而中尖高，故曰旋螺尖起。因亢滞之害，五气壅塞，故胀起乌珠。在肝独盛，内必有瘀血，初起可以平治。失于内平之法，则瘀虽退而气定膏凝，不复平矣。病甚膏伤者，珠外亦有病，如横翳玉翳水晶沉滑等证在焉。盖初起时本珠欲凸之候，因服寒凉之剂救止，但失于戕伐木气，故血虽退而络凝气定，不复平也。

〔**神珠自胀证**〕 目珠胀也，有内外轻重不同。若轻则自觉目内胀急不爽，治亦易退。重则自觉在胀痛甚，甚则人视其珠，亦觉渐渐胀起者，病亦发见于外已甚。大凡目珠觉胀急而不赤者，火尚微，在气分之间。痛者重，重则变赤，痛胀急重者，有瘀塞之患。疼滞甚而胀急，珠觉起者，防鹘眼之祸。若目不赤，止觉目中或胀或不胀，时作有止不一者，为火无定位，游客无常之故。有风邪湿热气胜怫郁者，皆有自胀之患，但经血部至于痛者，皆重而有变矣。

〔**珠突出眶证**〕 乌珠忽然突出眶也。与鹘眼证因滞而慢慢胀出者不同。其故不一，有因真元将散，精华衰败，致络脉俱损，痒极揩擦而出者，其人不久必死。有酒醉怒甚，及呕吐极而挣出者，有因患火证热盛而关格亢极而胀出者，有因怒甚吼喊而挣出者，此皆因水液衰少，精血耗损，故脉络涩脆，气盛极，火无所从出，出而窍涩，泄之不及，故涌胀而出。亦有因打扑而出者。凡出虽离两睑而脉皮未断者，乘热捺入，虽入脉[①]络损动，终是光损。若突出搁[②]在睑中而含者，易入，光不损。若离睑脉络皮俱断而出者，虽华佗复生，不能救矣。

目 痒

因风而痒者，驱风一字散。因火而痒者，于赤痛门求降火之剂。因血虚而痒者，四物汤。

---

① 脉：原作“胀”，据文义改。

② 搁：原作“阁”，据文义改

〔**痒若虫行证**〕 非若常时小痒之轻，乃如虫行而痒不可忍也。为病不一，须验目上有无形证，决其病之进退。至如有障无障，皆有痒极之患，病源非一。有风邪之痒，有血虚气动之痒，有虚火入络，邪气行动之痒，有邪退火息，气血得行，脉络通畅而痒。大凡有病之目，常时又不医治而自作痒者，痒一番则病重一番。若医治后而作痒，病必去速。若痒极难当，时时频作，目觉低陷者，命亦不久。有极痒而目脱者，死期至矣。痒而泪多者，血虚夹火。大抵痛属实，痒属虚，虽有火，亦是邪火乘虚而入，非其本病也。

外障

在睛外遮暗。《内经》诊目痛，赤脉从上下者，太阳病。从下上者，阳明病。从外走内者，少阳病。按：此论表里之翳明矣。用以治病，如鼓应桴也。凡赤脉翳初从上而下者，属太阳。以太阳主表，其病必连眉棱骨痛，或脑顶痛，或半边头肿痛是也。治法宜温之散之。温则腊茶、盐川附等分，煎服立愈。薛立斋尝以此证用川附一钱作一服，随愈。一方：附子半两，芽茶一大撮，白芷一钱，细辛、川芎、防风、羌活、荆芥各半钱，煎服神效。散则简要夏枯草散、必与退云丸相兼服。东垣选奇汤、羌活除翳汤之类是也。赤脉翳初从下而上者，或从内眦出外者，皆属阳明。以阳明主里，其证多热，或便实是也。治法宜下之寒之。下则局方流气饮、钱氏泻青丸、局方温白丸，加黄连、黄柏之类，累用累验。寒则一味黄连羊肝丸之类是也。楼全善云：妻侄女形肥，笄年时得目疾，每一月或二月一发，发时红肿涩痛难开，如此者三年，服除风散热等剂及寻常眼药，则左目反有顽翳，从锐眦来遮瞳神，右目亦有翳从下而上。经云：从外走内者，少阳病。从下上者，阳明病。予谓此少阳阳明二经有积滞也。脉短滑而实，晨则似短。洁古云：短为有积滞遏抑脏腑，宜下之。遂用温白丸减川芎、附子三之二，多加龙胆、黄连。如东垣五积法，从二丸每日加一丸，加至大利，然后减丸。又从二丸加起，忽一日于利下，下黑块血若干如墨，大而硬坚，从此渐觉痊而翳尽去矣。赤脉翳初从外眦入内者，为少阳。以少阳主半表半里，治法宜和解之，神仙退云丸、羌活退翳汤、消翳散之类是也。翳膜者，风热重则有之，或斑入眼，此肝气盛而发在表也。翳膜已生，在表明矣，宜发散而去之。若反疏利，则邪气内搐，为翳益深。邪气未定，谓之热翳而浮。邪气已定，谓之冰翳而沉。邪气牢而深者，谓之陷翳。当以焮发之物，使其邪气再动，翳膜乃浮，佐之以退翳之药，而能自去也。病久者不能速效，宜以岁月除之。新翳所生表散方，东垣羌活除翳汤。有热者，退云丸之类。焮发陷翳，保命集羚羊角散之类，用之在人消息，若阴虚有热者，兼服神仙退云丸。东垣云：阳不胜其阴，乃阴盛阳虚，则九窍不通，令青白翳见于大眦。乃足太阳、少阴经中郁遏，足厥阴肝经气不得上通于目，故青白翳内阻也。当于太阳、少阴经中九原之下，以益肝中阳气冲天上行，此当先补其阳，后于足太阳、少阴标中，泻足厥肝经阴火，乃次治也。《内经》曰：阴盛阳虚，则当先补其阳，后泻其阴，此治法是也。每日清晨以腹中无宿食服补阳汤，食远服升阳泄阴丸，临卧服连柏益阴丸。若天色变，大寒大风，并大劳役，预日饮食不调，精神不足，或气弱，俱不得服。候体气和平，天气如常服之。先补其阳，使阳气上升，通于肝经之末，利空窍于眼目矣。魏邦彦夫人目翳暴生，从下而起，其色绿，肿痛不可忍。先师曰：翳从下而上，病从阳明是也。绿非五方之正色，殆肺肾合为病邪，乃就画家以墨、腻粉合成色，谛视之，与翳同色，肺肾为病无疑矣。乃泻肺肾之邪，而入阳明之药为之使，既效，而他日病复作者三，其所从来之经，与翳色各异，乃以意消息之。曰：诸脉皆属于目，脉病则从之。此必经络不调，则目病未已也，问之果然。因视所不调者治之，病遂不作。翳除尽，至其年月日期复发者，或间一月或二月一发，皆为积治。如脉滑者，宜温白丸，加黄连、草龙胆，如东垣五积法服之。倪仲贤论风热不制之病曰：翳如云雾，翳如丝缕，翳如秤星。翳如秤星者，或一点或三四点，而至数十点。翳如螺盖者，为病久不去，治不如法，至极而致也。为服寒凉过多，脾胃受伤，生意不能上升，渐而致也。然必要明经络，庶能应手。翳凡自内眦而出，为手太阳、足太阳受邪，治在小肠、膀胱经，加蔓荆子、苍术，羌活胜风汤主之。自锐眦客主人而入者，为足少阳、手少阳、手太阳受邪，治在胆与三焦、小肠经，加龙胆草、藁本，少加人参，羌活胜风汤主之。自目系而下者，为足厥阴、手少阴受邪，治在肝经、心经，加黄连，倍加柴胡，羌活胜风汤主之。自抵过而上者，为手太阳受邪，治在小肠经，加木通、五味子，羌活胜风汤主之。热甚者，兼用治淫热之药搐鼻碧云散，俱治以上之证，大抵如开锅法，搐之随效，然力少而锐，宜不时用之以聚其力。虽然始者易而久者难，渐复而复，渐复而又复可也。急于复者则不治。今世医用磨翳药者有之，用手法揭翳者有之。噫！翳犹疮也，奚斯愈乎？非徒无益而又害之。论奇经客邪之病曰：人之有五脏者，犹天地之有五岳也。六府者，犹天地之有四渎也。奇经者，犹四渎之外，别有江河也。奇经客邪，非十二经之治也。十二经之外，别有治奇经之法也。“缪刺论”曰：邪客于足阳跷之脉，令人目痛，从内眦始。启玄子王冰注曰：以其脉起于足，上行至头，而属目内眦，故病令人目痛从内眦始也。《针经》曰：阴跻脉入鼽，属目内眦，合于太阳阳跻而上行，故阳跷受邪者，内眦即赤，生脉如缕，缕根生瘀肉，瘀肉生黄赤脂，脂横侵黑睛，渐蚀神水，此阳跻为病之次第也。或兼锐眦而病者，以其合于太阳故也，锐眦者，手太阳小肠之脉也。锐眦之病必轻于内眦者，盖枝蔓所传者少，而正受者必多也。俗呼为攀睛，即其病也。还阴救苦汤主之，拨云退翳丸主之，栀子胜奇散主之，万应蝉花散主之，磨障灵光膏主之，消翳复明膏主之，朴硝黄连芦甘石泡散主之。病多药不能及者，宜治以手法，先用冷水洗，如针内障眼法，以左手按定，勿令得动移，略施小眉刀尖，剔去脂肉，复以冷水洗净，仍将前药饵之，此治奇经客邪之法也，故并置其经络病始。七情五贼劳役饥饱之病见，目痛条。内急外弛之病。见倒睫拳毛。

〔黄膜上冲证〕　在风轮下际坎位间，神膏之内，有翳生而色黄，如年少人指甲内际白岩相似，与凝脂翳同一气脉，但凝脂翳在轮外生，点药可去者，此则在膏，内热蒸起，点药所不能除。若漫及瞳神，其珠必损，不可误认为涌波可缓者之证，此是经络阻塞极甚，三焦关格，火土邪之盛实者，故大便秘小便涩而热蒸，从膏内作脓溃起之祸也。失治者，目有粿凸之患。通脾泻胃汤、神消散、皂角丸、犀角饮选用。

〔赤膜下垂证〕　初起甚薄，次后甚大，大者病急，其患有障色赤，多赤脉贯白轮而下也。乌珠上半边近白际起障一片，仍有赤丝牵绊，障大丝粗，赤甚泪涩，珠疼头痛者，病急而有变，丝细少色微赤，珠不疼头不痛者，缓而未变，亦有珠虽不疼，头亦不痛，若无他证；或只涩赤而生薄障，障上仍有细丝牵绊；或于障边丝下，仍起星数点，此星亦是凝脂之微病也。此等皆是火在内滞之患，其病尚轻，治亦当善。盖无形之火潜入膏内，故作是疾，非比有形血热之重也。若障上有丝，及星生于丝梢，皆是退迟之病，为接得丝脉中生气，故易生而难退。虽然退迟，翳薄丝细，赤不甚者，只用善逐之足矣。甚者，不得已而开导之。大抵白珠上半边有赤脉生起，垂下到乌珠者，不论多寡，但有疼痛虬赤，便是凶证来了。总是丝少赤微，但从上而落者，退亦迟，治当耐久。若贯过瞳神者，不问粗细联断，皆退迟。此证是湿热在脑，幽隐之火深潜在络，故有此脉之赤，四围虽无瘀血，其深处亦有积滞，缘滞尚深而火尚伏，故未甚耳。一旦触发，则其患迸发，疾亦盛矣。内无涩滞，外无此病，轻者消散，重者开导，此定法也。内服炙肝散。外用紫金膏点之。次服通肝散、神消散、皂角丸。

〔**凝脂翳**〕　此证为病最急，起非一端，盲瞽者十有七八。在内轮上有点，初起如星，色白中有粎，如针刺伤后，渐长大变为黄色，粎亦渐大为窟者。有初起如星，色白无粎，后渐大而变色黄，始发出粎者。有初起便带鹅黄色，或有粎，或无粎，后渐渐变大者。或初起便成一片，如障大而厚，色白而嫩，或色淡黄，或有粎，或无粎而变者。或有障，又于障内变出一块如黄脂者。或先有痕粎，后变出凝脂一片者。所变不一，祸则一端。大法：不问星障，但见起时肥浮脆嫩，能大而色黄，善变而速长者，即此证也。初起时微小，次后渐大，甚则为窟、为漏、为蟹睛，内溃精膏，外为枯凸。或气极有声，爆出稠水而破者，此皆郁遏之极，蒸烁肝胆二络，清气受伤，是以蔓及神膏溃坏，虽迟不过旬日，损及瞳神。若四围见有瘀滞者，因血阻道路，清汁不得升运之故。若四围不见瘀赤之甚者，其内络深处，必有阻滞之故。凡见此证，当作急，晓夜医治，若迟，待长大，蔽满乌珠，虽救得珠完，亦带病矣。去后珠上必有白障如鱼鳞外圆翳等状，终身不能脱。若结在当中，则视昏眇。凡目病有此证起，但是头疼珠痛，二便燥涩，即是急之极甚。若二便通畅，祸亦稍缓。有一于斯，犹为可畏。

〔**花翳白陷证**〕　因火烁络内，膏液蒸伤，凝脂从四围起而漫神珠，故风轮皆白或微黄，视之与混障相似而嫩者。大法：其病白轮之际，四围生漫而来，渐渐厚阔，中间尚青未满者，瞳神尚见，只是四围高了，中间低了些，此金克木之祸也。或有就于脂内下边起一片黄膜，此二证夹攻尤急。亦有上下生起。名顺逆障，内变为此证者。此火土郁遏之祸也。亦有不从沿际起，只自凝脂翳色黄或不黄，初小后大，其细条如翳，或细颗如星，这边起一个，那边起一个，四散生将起来，后才长大牵连混合而害目，此木火祸也。以上三者，必有所滞，治当寻其源，浚其流。轻则清凉之，重则开导之。若病漫及瞳神，不甚厚重者，速救亦有挽回之理，但终不得如旧之好。凡疾已甚，虽瞳神隐隐在内，亦不能救其无疾，止可救其粎凸而已。知母饮子、桑白皮汤。

〔**蟹睛证**〕　谓真睛膏损，凝脂翳破坏风轮，神膏绽出黑颗，小则如蟹睛，大则如黑豆，甚则损及瞳神，内视瞳神亦如杏仁、枣核状者，极甚则细小无了者，至极则青黄牒出者。此证与黑翳如珠状类，而治大不同。夫黑翳如珠，源从膏内生起，非若此因破而出，故大不同。然有虚实二证，虚者软而不疼，来迟去速。实者坚而多痛，来速去迟。其视有二，其治则一。虽有妙手，难免瘢黡之患。

〔斑脂翳证〕 其色白中带黑，或带青，或焦黄，或微红，或有细细赤脉绊罩，有丝绊者，则有病发之患。以不发病者论，大略多者粉青色，结在风轮边傍，大则掩及瞳神。掩及瞳神者，目亦减光，虽有神手，不能除去。治者但可定其不垂不发，亦须内外夹治，得气血定久，瘢结牢固，庶不再发。若治欠固，或即纵犯，则斑迹发出细细水泡，时起时隐，甚则发出大泡，起而不隐，又甚则于本处作痛，或随丝生障，或蟹睛再出矣。其病是蟹睛收回，结疤于风轮之侧，非若玛瑙内伤，因内伤气血，结于外生之证，犹有可消之理，故治亦不同耳。

〔黄油证〕 生于气轮，状如脂而淡黄浮嫩，乃金受土之湿热也。不肿不疼，目亦不昏，故人不求治，无他患，至老只如此，略有目疾发作，其证则为他病之端矣。揭开上睥，目上边气轮上有黄油者，是湿热从脑而下，目必有病，又非两傍可缓之比，或有头风之患，然此病为患又缓，治亦容易。但不治者，恐贻后患，故宜预自保重而去之。疠风目上有此者又重，与常人不同。

〔状如悬胆证〕 有翳从上而下，贯及瞳神，色青或斑，上尖下大，薄而圆长，状如胆悬，以此得名。盖脑有瘀热，肝胆膏汁有损，变证急来之候，宜作紧医治。若眼带细细赤脉紫胀而来者尤急，头疼者尤恶。内必有滞，急向四周寻其滞而通之，庶免损坏之患。

〔玉粒分经〕 此证或生于睥，或生于气轮。生于气轮者，金火亢承之证，燥热为重。生于睥者，湿热为重，由土之燥滞。其形圆小而颗坚，淡黄色或白肉色，当辨其所生部分而治之，故曰玉粒分经。初起不疼，治亦易退，亦有轻而自愈者。若恣酒色，嗜辛热火毒，多怒忿躁急之人，及久而不治，因而积久者，则变大，大而坚，坚而疼，或变大而低溃，色白或淡黄，如烂疮相似者，证尚轻。若复不知禁忌，且犯戒者，则烂深。烂深复至于不戒不治者，则变为漏矣。不可误认为粟疮。

〔银星独见〕 乌珠上有星，独自生也。若连萃而相生相聚者，不是星。盖星不能大，大而变者亦不是。有虚实自退不退之证。虚实者，非指人之气血而言，乃指络间之火而言。若络间之虚火客游，因而郁滞于风轮，结为星者，其火无源，不得久滞，火退气散膏清而星自消。若火有源而来，气实壅滞于络者，则水不清，故星结不散，其色白圆而颗小浮嫩者，易退易治。沉涩坚滑者，宜作急治之，恐滞久气定，治虽退而有迹，为冰瑕矣。夫星者，犹天之有星，由二气而结，其大小亦由积受盛衰之所致，无长大之理。故人之患星，亦由火在阴分故为星，星亦不能大。若能大者，此必是各障之初起也。障犹云，云随天地之气而聚散，障因人之激戒而消长。即如凝脂一证，初起白颗小而圆嫩，俨然一星，不出一二日间，渐渐长大，因而触犯，遂致损目。若误认为星，则谬于千里矣。亦有凝脂虽成，因无根客火郁在膏中，作此一点，无所触犯，善于护养，水清而退者，便谓是星退，医者亦谓是星退，遂误认为星，终身执泥不改者，误人多矣。每见世人用愚夫蠢妇执草抡丝，朝灯对日，咒诅[1] 诡魇，谓之结眼，间有凝脂、水晶、银星，虚火聚开翳

① 诅：原作“咀”，据文义改。

障等证，偶然而退，遂以为功，骇羡相传，眇医弃药，智者尚蒙其害，况愚人乎。夫人之目，因气血不能清顺，是故壅滞而生病焉。调养缄护，尚恐无及，乃反劳挣强，视搏此阳光。即无病之目，精强力盛者，且不能与之敌，而况病目，能无损乎。虽幸自病退者，光亦渺茫难醒。大凡见珠上有星一二颗；散而各自生，过一二日看之不大者方是。若七日而退者，火数尽之故。若连萃贯串相生及能大者，皆非星也。又有一等愚人，看各色障翳，亦呼为星者，抑又谬之甚矣。

〔**聚开障证**〕　谓障或圆或缺，或厚或薄，或如云似月，或数点如星，痛则见之，不痛则隐，聚散不一，来去无时，或月数发，或年数发。乃脑有湿热之故，痰火人患者多。久而不治，方始生定。因而触犯者，有变证，生成不退，各随所发形证而验之。镇心丸、退血散、连翘散、磨睛膏、美玉散。

〔**聚星障证**〕　乌珠上有细颗，或白色，或微黄。微黄者急而变重。或联缀，或团聚，或散漫，或一同生起，或先后逐渐一而二，二而三，三而四，四而六七八十数馀，如此生起者。初起者易治，生定者退迟。能大者有变。团聚生大而作一块者，有凝脂之变。联缀四散，傍风轮白际而起，变大而接连者，花翳白陷也。若兼赤脉爬绊者退迟。若星翳生于丝尽头者，亦退迟进速，且有变，盖接得脉络生气之故。此证大抵多由痰火之患，能保养者庶几，斫丧犯戒者，变证生焉。羚羊角散。

〔**垂帘障证**〕　生于风轮，从上边而下，不论厚薄，但在外色白者方是。若红赤，乃变证，非本病也。有初起水膏不清而便成此者，有起先赤色，火退后膏涩结为此者，因其自上而下，如帘之垂，故得此名。有证数般相似，缓急不同，治亦各异，不可误认混呼而误人。一胬[1]肉初生，亦在风轮上边起，但色如肉，且横厚不同。一偃月侵睛，亦在上边起，是气轮膜内垂下，白色而薄，与此在外有形者不同。一赤膜下垂，因瘀滞火实之急者不同。此则只是白障漫漫生下来，而为混障者，间有红，亦是略略微红而已。因其触犯，搏动其火，方有变证。其病从上而下，本当言顺，何以逆称？盖指火而言，火本炎上，今反下垂，是其逆矣。羌活除翳汤。

〔**涌波翳证**〕　障从轮外自下而上，故曰涌波。非黄膜上冲从内向上之急甚者可比。白者缓而不变，赤者急而有变。亦有激犯变发他证者，就于此障之内，变出黄膜。治宜先去上冲，后治此证，则万无一失矣。流气饮。

〔**逆顺障证**〕　色赤而障，及丝脉赤乱，纵横上下，两边生来。若是色白而不变者，乃是治后凝定，非本证生来如是，治亦不同。若色浮嫩能大，或微黄色者，又不是此证，乃花翳白陷也。凡见风轮际处，由白珠而来无数粗细不等赤脉，周围圈圆侵入黑睛，黑睛上障起昏涩者，即此证。必有瘀滞在内。盖滞于左，则从左而来，滞于右，则从右而来，诸络皆有所滞，则四围而来。睥虽不赤肿，珠虽不胀痛，亦有瘀滞于内，不可轻视。若伤于膏水，则有翳嫩白，大而变为花翳白陷。若燥涩甚者，则下起一片，变为黄膜上冲之证。若头疼珠痛胀急者，病又重而急矣。消翳散。

〔**阴阳翳证**〕　乌珠上生二翳，俱白色，一中虚，一中实，两翳联串如阴阳之图。若白中略带焦黄色，或纯白而光滑沉涩者，皆不能去尽。若有细细赤丝绊者，

---

① 胬：原作“努”，据文义改。

退尤迟。大抵此证，非心坚耐久，不能得其效也。羌活退翳散。

〔**玛瑙内伤证**〕 其障薄而不厚，圆斜不等，其色昏白而带焦黄，或带微微红色，但如玛瑙之杂者。是虽生在轮外，实是内伤肝胆，真气清液受伤，结成此翳，最不能治尽。或先有重病，退后结成者，久久耐心医治，方得减薄，若要除净，须华佗更生可也。

〔**连珠外翳证**〕 与聚星似是而非。盖聚星在可治之时，而色亦不同，此则凝定之证，形色沉滑坚涩等状。虽有妙手久治，亦难免遗迹滞，如冰瑕之患也。

〔**剑脊翳证**〕 亦名横翳。色白，或如糙米色者，或带微微焦黄色者，但状如剑脊，中间略高，两边薄些，横于风轮之外者，即此证也。厚薄不等，厚者虽露上下风轮，而瞳神被掩，视亦不见。薄者瞳神终是被掩，视亦昏眊，较之重者稍明耳。纵色嫩根浮者，亦有瘢痕。若滑涩根深沉者，虽有妙手坚心，止可减半。若微微红丝罩绊者，尤为难退易来。以上不论厚薄，非需之岁月，必无功耳。七宝汤、皂角丸、生熟地黄丸。

〔**冰瑕翳证**〕 薄薄隐隐，或片或点，生于风轮之上，其色光白而甚薄，如冰上之瑕。若在瞳神傍侧者，视亦不碍光华。若掩及瞳神者，人看其病不觉，自视昏眊渺茫。其状类外圆翳，但甚薄而不圆。又似白障之始，但经久而不长大。凡风轮有痕粎者，点服不久，不曾补得水清膏足，及凝脂、聚星等证初发，点服不曾去得尽绝，并点片脑过多，障迹反去不得尽，而金气水液凝滞者，皆为此证。大抵虽治不能速去，纵新患者，必用坚守确攻，久而方退。若滑涩沉深及患久者，虽极治亦难尽去。

〔**圆翳外障证**〕 薄而且圆，其色白，大小不等，厚薄不同。薄者最多，间有厚者，亦非堆积之厚，比薄者稍厚耳。十有九掩瞳神，亦名遮睛障。病最难治，为光滑深沉之故。有阴阳二证之别。阳者，明处看则不甚鲜白，暗处看则明亮而大。阴者，暗处看则昏浅，明处看则明大。然虽有阴阳验病之别，而治法则同。虽坚心久治，亦难免终身之患。

〔**水晶障证**〕 色白如水晶，清莹见内，但高厚满珠，看虽易治，得效最迟。盖虽清而滑，根深气结故也。乃初起膏伤时，内服寒凉太过，外点冰片太多，致精液凝滞，结为此病。非比白混障之浮嫩可治者，当识别之，庶无舛误。其名有三，曰水晶、曰玉翳浮瞒、曰冰轮。如冰冻之坚。若傍斜细看，则白透睛瞳内，阴处与日中看，其形一同。治虽略减，难免终身之患。

〔**鱼鳞障证**〕 色虽白涩而不光亮，状带欹斜，故号鱼鳞。乃气结膏凝不能除绝者。如凝脂翳损及大片，病已甚，不得已大用寒凉，及冰片多点者，往往结为此也。

〔**蚂蝗积证**〕 与胬[①] 肉大同小异。盖杀伐内外药治皆同，但胬[②] 肉有不用割而治愈，故曰小异也。亦有是胬[③] 肉先起，后变为重，其状两头尖薄，中间高厚，肉红色，若蚂蝗状横卧于中，四匝有薄薄肉油，紫赤筋脉围绕。乃血分之病，久久方成，最不易治，且难去而易来，风疾人每多患此。治之必先用钩割，十去五六，方用杀伐之药则有功。不割则药力不敌病势，徒费其力。然割须用烙其根处，不尔则朝去暮生，枉受痛楚。多则有激邪

---

① 胬：原作“努”，据文义改。
② 胬：原作“努”，据文义改。
③ 胬：原作“努”，据文义改。

之祸，变证出焉。外虽劫治，内须平治。不然外虽平而内必发，徒劳无功。此状乃横条，非若胬攀漫积之谓也。

〔胬肉证〕 多起上轮，有障如肉，或如黄油，至后渐渐厚而长积赤瘀，努起如肉，或赤如朱。凡性躁[①]暴悖，恣嗜辛热之人，患此者多。久则漫珠积肉，视亦不见。治宜杀伐，久久自愈。积而无瘀，甚恶证，及珠尚露者，皆不必用钩割之治。一云胬肉攀睛，或先赤烂多年，肝经为风所冲而成。或用力作劳，有伤肝气而得，或痒或痛，自两眦头努出，心气不宁，忧虑不已，遂乃攀睛，或起筋膜。宜服洗刀散，及二黄散、定心丸。

〔肺瘀证〕 由眦而起，贯过气轮，如皮似筋，横带至于风轮，光亦不损，甚则掩及瞳神，方碍瞻视。大抵十之八九，皆由大眦而起。有赤白二证。赤者血分，白者气分，其原在心肺二经。初起如薄薄黄脂，或赤脉数条，后渐渐大而厚，赤者少，白者多，虽赤者亦是白者所致，盖先有白而不忌火毒辛热，故伤血而赤，非血分之本病也。治赤虽退，其质不退，必须杀伐。杀伐之治，虽不见形势之恶，久而且痛，功亦迟缓，不若一割即去，烙之免其再发。大抵眼科钩割一法，唯此患最为得效。

〔鸡冠蚬肉〕 二证形色相类，经络相同，治亦一法。故总而言之，非二病同生之谓也。其状色紫如肉，形类鸡冠、蚬肉者即是。多生睥眦之间，然后害及气轮而遮掩于目。治者须用割治七八，后用杀伐，不然药徒费功。若割亦用烙定方好。其目大眦内有红肉一块，如鸡冠、蚬肉者，乃心经血部之英华。若误割者，轻则损目，重则丧命，慎之！抽风汤、决明散。

〔鱼子石榴〕 二证经络同，治法亦同。故总而言之，亦非二病同生。鱼子障非聚星之比，又非玉粒之比，其状生肉一片，外面累累颗颗丛生于目，或淡红色，或淡黄色，或肉色。石榴状，如榴子绽露于房，其病红肉颗，或四或六或八，四角生来，障满神珠，视亦不见。以上二障，俱是血部瘀实之病，目疾恶证，治用割。割后见三光者，方可伐治。三光瞑黑者，内必瞳神有损，不必治也。

〔轮上一颗如赤豆证〕 气轮有赤脉灌注，直落风轮，风轮上有颗积起色红，初如赤小豆，次后积大，专为内有瘀血之故。急宜开导，血渐通，颗亦渐消。病到此，十有九损。若白珠上独自有颗鲜红者，亦是瘀滞。上下无丝脉接贯者，只用点服自消。若有贯接者，必络中有血灌来，宜向所来之处寻看，量其轻重而导之。若白轮有红颗而胀急涩痛者，有变。而急痛连内而根深接内者，火疳也，又非此比。若白珠虽有红颗而珠不疼，虽疼不甚者病轻，治亦易退，善消可矣。

〔睛中一点似银星证〕 白点一颗，如星光滑，当睛中盖定，虽久，不大不小，傍视瞳神在内，只是小些，其视光华亦损。乃目痛时不忌房事，及服渗泄下焦寒凉之药过多，火虽退而肾络气滞膏凝，结为此病。虽服不退，点亦不除，终身之患也。

〔五花障证〕 生于神珠之上，斑斑杂杂。盖五脏经络间之气俱伤，结为此疾。其色或白，或糙米色，或肉色，中带焦黄微红蓝碧等色，斑斓驳杂不一。若中有一点黑色者，乃肾络气见，虽治不能尽去。此状与斑脂翳、玛瑙内伤形略相似。斑脂翳，乃破而结成瘢痕不能去者。玛瑙内伤，乃小而薄，未掩瞳神之轻者。此则

---

① 躁：原作“燥”，据文义改。

高厚显大，生在膏外可退，故不同耳。

〔**混障证**〕　谓漫珠皆一色之障也。患之者最多，有赤白二证。赤者易治于白者，赤者怕赤脉外爬，白者畏光滑如苔，有此二样牵带者，必难退而易发。若先因别证而成混障，则障去而原病见矣。若无别证，到底只是一色者。若混障因而犯禁触发者，则变证出，先治变证，后治本病。一云：混睛证，白睛先赤而后痒痛，迎风有泪，闭涩难开，或时无事，不久亦发，年深则睛变成碧色，满目如凝脂赤路，如横赤丝。此毒风积热，宜服地黄散，外点七宝膏。

〔**惊振外障证**〕　目被物撞触而结为外障也。与伤在膏上急者不同。初撞目时，亦有珠疼涩胀之苦，为其伤轻而瘀自潜消，故痛虽止而不戒禁，有所触发其火，致水不清，气滞络涩而生外障。有撞虽轻，反不知害，有所触犯，遂为外障者。有撞重不戒，反触而变为凶疾者。凡外障结而珠疼头痛及肿胀者，皆是恶证，防变，急宜治之。治见为物所伤条。

〔**黑翳如珠证**〕　非蟹睛、木疳之比。木疳是大者，生则瞳损不可治。此则至大方损珠，后损瞳神也。又非蟹睛因破流出之比，此肝气有馀，欲泛起之患，故从风轮际处发起黑泡，如珠子圆而细，或一或二，或三四五六，多寡不一。其证火实盛者痛，虚缓者不痛，治亦易平。若长大则有裂目之患。先服羚羊角散，后服补肾丸。

〔**木疳证**〕　生于风轮者多，其色蓝绿青碧，有虚实二证。虚者大而昏花，实者小而痛涩。非比蟹睛因破而出，乃自然生出者。大小不一，亦随其变长也。

内　障

在睛里昏暗，与不患之眼相似，唯瞳神里有隐隐青白者，无隐隐青白者亦有之。楼全善云：内障先患一目，次第相引，两目俱损者，皆有翳在黑睛内遮瞳子而然。今详通黑睛之脉者，目系也。目系属足厥阴、足太阳、手少阴三经。盖此三经脏腑中虚，则邪乘虚入，经中郁结，从目系入黑睛内为翳。《龙木论》所谓脑脂流下作翳者，即足太阳之邪也。所谓肝气冲上成翳者，即足厥阴之邪也。故治法以针言之，则当取三经之腧穴，如天柱、风府、太冲、通里等穴是也。其有手巧心审谛者，能用针于黑眼里拨其翳，为效尤捷也。以药言之，则当补中疏通此三经之郁结，使邪不入目系而愈。饮食不节，劳伤形体，脾胃不足，内障眼病，宜人参补胃汤、益气聪明汤、圆明内障升麻汤、复明散。楼云：上四方治目不明，皆气虚而未脱，故可与参、芪中微加连、柏。若气既脱，则黄柏等凉剂不可施。经云：阳气者，烦劳则张，精绝，目盲不可以视，耳闭不可以听之类，是其证也。内障，右眼小眦青白翳，大眦亦微显白翳，脑痛，瞳子散大，上热恶热，大便涩后痞难，小便如常，遇热暖处，头疼暗胀能食，日没后、天阴暗则昏。此证可服滋阴地黄丸。翳在大眦，加升麻、葛根。翳在小眦，加柴胡、羌活。东垣云：肝木旺则火之胜，无所畏惧而妄行也，故脾胃先受之，或病目而生内障者。脾裹血，胃主血，心主脉，脉者，血之府也。或曰心主血，又曰脉主血，肝之窍开于目也。治法亦地黄丸、当归汤之类是也。倪仲贤论阴弱不能配阳之病曰：五脏无偏胜，虚阳无补法，六腑有调候，弱阴有强理，心肝脾肺肾，各有所滋生，一脏或有馀，四脏俱不足。此五脏无偏胜也。或浮或为散，是曰阳无根，益之欲令实，翻致不能禁。此虚阳无补法也。膀胱大小肠三焦胆包络，俾之各有主，平秘永不危。此六腑有调候也。衰弱不能济，遂使阳无御，反而欲匹之，要以方术盛。此弱阴有强理也。“解精微论”曰：心者五脏之专精，目者其窍也，又为肝之窍。肾主骨，骨之精为神水。故肝木不平，内挟心火，为势妄行，火炎不制，神水受伤，上为内障，此五脏病也。劳役过多，心不行事，相火代之。“五藏生成论”曰：诸脉皆属于目。相火者，心包络也，主百脉，上荣于目。火盛则百脉沸腾，上为内障，此虚阳病也。膀胱、小肠、三焦、胆脉俱循于目，其精气亦皆上注而为目之精，精之窠为眼，四腑一衰，则精气尽败，邪火乘之，上为内障，此六腑病也。神水黑眼皆法于阴。白眼赤脉皆法于阳。阴齐阳侔，故能为视。阴微不立，阳盛即淫。“阴阳应象大论”曰：壮火食气，壮火散气，上为内障，此弱阴病也。其病初起时，视觉微昏，常见空中有黑花，神水淡绿色，次则视歧，睹一成二，神水淡白色。可为冲和养胃汤主之，益气聪明汤主之，千金磁朱丸主之，石斛夜光丸主之。有热者，泻热黄连汤主之。久则不睹，神水纯白色，永为废疾也。然废疾亦有治法，先令病者以冷水洗眼如冰，气血不得流行为度，用左手大指、次指按定眼珠，不令转动，次用右手持鸭舌针，去黑睛如米许，针之令入。白睛甚厚，欲入甚难，必要手准力完，重针则破。然后斜回针首，以针刀刮之，障落则明。有落而复起者，起则重刮，刮之有至再三者，皆为洗不甚冷，气血不凝故也。障落之后，以绵裹黑豆数粒，令如杏核样，使病目垂闭，覆眼皮上，用软帛缠之，睛珠不得动移为度，如是五七日才许开视，视勿劳也。亦须服上药，庶几无失。此法治者五六，不治者亦四五。五脏之病，虚阳之病，六腑之病，弱阴之病，四者皆为阴弱不能配阳也，学者慎之。

〔青风内障证〕　视瞳神内有气色昏蒙，如晴山笼淡烟也。然自视尚见，但比平时光华，则昏矇日进。急宜治之，免变绿色。变绿色则病甚而光没矣。阴虚血少之人，及竭劳心思、忧郁忿恚、用意太过者，每有此患。然无头风痰气夹攻者，则无此患。病至此亦危矣。不知其危而不急救者，盲在旦夕耳。羚羊角汤、白附子丸、补肾磁石丸、羚羊角散、还睛散。

〔绿风内障证〕　瞳神气色浊而不清，其色如黄云之笼翠岫，似蓝靛之合藤黄，乃青风变重之证，久则变为黄风。虽曰头风所致，亦由痰湿所攻，火郁忧思忿怒之过。若伤寒疟疫热蒸，先散瞳神，而后绿后黄，前后并无头痛者，乃痰湿攻伤真气，神膏耗混，是以色变也。盖久郁则热胜，热胜则肝木之风邪起，故瞳愈散愈黄。大凡病到绿风危极矣，十有九不能治也。一云：此病初患则头旋，两额角相牵瞳人，连鼻隔皆痛，或时红白花起，或先左而后右，或先右而后左，或两眼同发。或吐逆，乃肺之病。肝受热则先左，肺受热则先右，肝肺同病则齐发。先服羚羊角散，后服还睛散。

〔黑风内障证〕　与绿风候相似，但时时黑花起。乃肾受风邪，热攻于眼。宜凉肾白附子丸、补肾磁石丸、还睛散。

〔黄风内障证〕　瞳神已大，而色昏浊为黄也。病至此。十无一人可救者。

〔银风内障证〕　瞳神大成一片，雪白如银。其病头风痰火人，偏于气忿怒郁，不得舒而伤真气，此乃痼疾。恐金丹不能为之返光矣。

〔丝风内障证〕　视瞳神内隐隐然若有一丝横经，或斜经于内，自视全物亦有如碎路者。乃络为风攻，郁其真气，玄府有一丝之遏，故视亦光华有损。久而不治则变重，为内证之笃矣。

〔乌风内障证〕 色昏浊晕滞气，如暮雨中之浓烟重雾。风痰人嗜欲太多，败血伤精，肾络损而胆汁亏，真气耗而神光坠矣。

〔偃月内障证〕 视瞳神内上半边，有隐隐白气一湾，如新月覆垂向下也。乃内障欲成之候。成则为如银翳。脑漏人，及脑有风寒不足，阴气怫郁者患之。与偃月侵睛，在轮膜中来缓者不同。

〔仰月内障证〕 瞳神下半边，有白气隐隐一湾，如新月仰而从下生向上也。久而变满，为如银内障。乃水不足，木失培养，金反有馀，故精液亏而元气郁滞于络而为病也。

〔如银内障证〕 瞳神中白色如银也。轻则一点白亮，如星似片；重则瞳神皆雪白而圆亮。圆亮者，一名圆翳内障，有仰月偃月变重为圆者，有一点从中起，视渐昏而渐变大不见者。乃郁滞伤乎太和清纯之元气，故阳光精华为其闭塞而不得发见。亦有湿冷在脑，脑油滴落而元精损，郁闭其光。非银风内障已散大而不可复收之比。年未过六十，及过六十而血气未衰者，拨治之，皆有复明之理。

〔如金内障证〕 瞳神不大不小，只是黄而明莹。乃是元气伤滞所成，因而痰湿阴火攻激，故色变易。非若黄风之散大不可医者。

〔绿映瞳神证〕 瞳神乍看无异，久之专精熟视，乃见其深处隐隐绿色，自视亦渐觉昏眇，病甚始觉深绿，而变有气动之患。盖痰火湿热害及于清纯太和之元气也。久而不治，反有触犯者，为如金、青盲等证。其日中及日映红光处，看瞳神有绿色，而彼自视不昏者，乃红光烁于瞳神，照映黑红相射，而光映为绿之故，非绿色自生之谓。及春夏瞳神亦觉色微绿莹者，乃肝胆清纯之正气，而视亦不昏，不可误认为此。但觉昏眇而瞳神绿色，明处暗处看之，皆一般气浊不清者，是此证也。

〔云雾移睛证〕 谓人自见目外有如蝇蛇旗旆，蛱蝶绦环等状之物，色或青黑粉白微黄者，在眼外空中飞扬撩乱，仰视则上，俯视则下也。乃玄府有伤，络间精液耗涩，郁滞清纯之气，而为内障之证。其原皆属胆肾。黑者，胆肾自病。白者，因痰火伤肺，金之清纯不足。黄者，脾胃清纯之气有伤其络。盖瞳神乃先天元阳之所主，禀聚五脏之精华，因其内损而见其状。虚弱不足人，及经产去血太多，而悲哭太过，深思积忿者，每有此病。小儿疳证、热证、疟疾、伤寒日久，及目痛久闭，蒸伤精液清纯之气，亦有此患。幼而无知，至长始晓，气络已定，治亦不愈。今人但见此证，则曰鬼神现象，反泥于禳祷而不求内治，他日病愈盛而状愈多，害成而不可救矣。

〔圆翳内障证〕 黑睛上一点圆，日中见之差小，阴处见之则大，或明或暗，视物不明。医者不晓，以冷药治之，转见黑花。此因肝肾俱虚而得也。宜服皂角丸合生熟地黄丸，及补肺散、补肾丸、镇肝丸、虎精丸、聚宝丸、化毒丸、青金丹、卷云膏。

〔冰翳内障证〕 如冰冻坚实，傍观目透于瞳神内，阴处及日中看之，其形一同，疼而泪出。此因胆气盛，遂使攻于肝而得之。宜服七宝丸、皂角丸、合生熟地黄丸、通肝散、羊肝丸、泻肝丸、分珠散。

〔滑翳内障证〕 有如水银珠子，但微含黄色，不疼不痛，无泪，遮绕瞳神。宜服皂角丸、生熟地黄丸、还睛丸、羊肝丸、黄连膏。

〔涩翳内障〕　微如赤色，或聚或开，两傍微光，瞳神上如凝脂色，时复涩痛，而无泪出。宜服皂角丸、生熟地黄丸。

〔散翳内障证〕　形如鳞点，或睑下起粟子而烂，日夜痛楚，瞳神最疼，常下热泪。宜服皂角丸、生熟地黄丸，八味还睛散。四物汤、谷精散、磨风膏、宣肺汤、清金散、雄猪散。

〔浮翳内障证〕　上如冰光白色，环绕瞳神，初生目小眦头。至黑珠上，不痒不痛，无血色相潮。宜服皂角丸合生熟地黄丸。宣肺汤、七宝散、白万膏、细辛散、川芎散。

〔沉翳内障证〕　白藏在黑水下，向日细视，方见其白，或两眼相传，疼痛则早轻夜重，间或出泪。宜服皂角丸及生熟地黄丸。灵宝丹、救睛丹、羊肝丸、美玉散、二和散。

上自圆翳以下七证，虽有治法，终难奏功，唯金针拨之为善。

〔偃月侵睛证〕　风轮上半边气轮交际，从白膜内隐隐白片薄薄盖向下来，其色粉青。乃非内非外，从膜中而来者，初不以为意，久之始下风轮而损光。或沿遍风轮周匝，而为枣花，为害最迟，人每忽之，常中其患。乃脑有风湿，久滞郁中，微火攻击，脑油滴下，亲火嗜燥，好酒暴怒，激走其郁者，为变亦急。凡鬓经水不待干而湿蒸，及痰火人好燥腻湿热物者，皆有此患。坠翳丸。

〔枣花障证〕　甚薄而白，起于风轮周匝，从白膜之内四围环布而来也。凡性躁急，及患痰火，竭视劳瞻，耽酒嗜辣，伤水湿热之人，多罹此患。久则始有目急干涩，昏花不爽之病。犯而不戒，甚则有瞳神细小内障等变。或因人触激，火入血分，泪而赤痛者，亦在变证之例。虽有枣花锯齿之说，实无正形，又有二十四枚、四十枚之数，百无一二，不必拘拘泥于此说。凡见白圈傍青轮际，从白膜四围圈圆而来，即是此证。若白而嫩，在风轮外四围生起，珠赤痛者，是花翳白陷，不可误认为此。一云：此候周围如锯齿四五枚，相合赤色，刺痛如针，视物如烟，晨轻，昼则痛楚，迎风有泪，昏暗不见。宜皂角丸、生熟地黄丸。桑白皮汤、蕤生散。

〔白翳黄心证〕　四边皆白，中心一点黄，大小眦头微赤，时下涩泪，团团在黑珠上。乃肝肺相传，停留风热。宜服还睛散及皂角丸合生熟地黄丸。

〔黑花翳证〕　其状青色，大小眦头涩痛，频频下泪，口苦，不喜饮食。盖胆受风寒。宜凉胆丸、还精丸、四物汤、灵宝丸、青金散、皂角丸、生熟地黄丸。

〔五风变成内障证〕　其候头旋偏肿痛甚，瞳人结白，颜色相间，却无泪出。乃毒风脑热所致。日中如坐暗室，常自忧叹。宜除风汤、皂角丸、合生熟地黄丸。

《龙木论》内障根源歌：不疼不痛渐昏濛，薄雾轻烟渐渐浓，或见花飞蛇乱出，或如丝絮在虚空。此般状样因何得，肝脏停留热与风。大叫大啼惊与恐，脑脂流入黑睛中。初时一眼先昏暗，次第相牵与一同。苦口何须陈逆耳，只缘肝气不相通。此时服药宜销定，将息多乖即没功。日久既应全黑暗，时名内障障双瞳。名字随形分十六，龙师圣者会推穷，灵药这回难得效，金针一拨日当空。强修将息依前说，莫遣依前病复踪。

针内障眼法歌：内障由来十六般，学医人子审须看，分明一一知形状，下针方可得安然。若将针法同圆翳，误损神光取瘥难。冷热光明虚与实，调和四体待令安。不然气闷违将息，呕逆劳神翳却翻。咳嗽震头皆未得，多惊先服镇心丸。若求凉药银膏等，用意临时体候看。老翳细针初复嫩，针形不可一般般。病虚新产怀娠月，下手才知将息难。不雨不风兼皓月，清斋三日在针前，安心定意行医道，念佛亲姻莫杂喧。患者向明盘膝坐，提撕腰带得心安。针者但行贤哲路，恻隐之情实善缘。有血莫惊须住手，裹封如旧再开看。忽然惊振医重卜，服药三旬见朗然。七日解封难见日，花生水动莫他言，还睛丸散坚心服，百日分明复旧根。

针内障后法歌：内障金针针了时，医师言语要深知。绵包黑豆如球子，眼上安排日系之。卧眠头枕须安稳，仰卧三朝莫厌迟。封后忽然微有痛，脑风牵动莫他疑。或针或烙依经法，痛极仍将火熨之。拟吐白梅含咽汁，吐来仰卧却从伊。起则恐因遭努损，虽然稀有也须知。七朝豉粥温温食，震着牙开事不宜。大小便时须缓缓，无令自起与扶持。高声叫唤言多后，惊动睛轮见雪飞。如此志心三十日，渐行出入认亲知。狂心莫忆阴阳事，夫妇分床百日期。一月不须临洗面，针痕湿着痛微微。五腥酒面周年断，服药平除病本基。

上《龙木论》金针开内障大法。谨按其法，初患眼内障之时，其眼不痛不涩不痒，头不旋不痛，而翳状已结成者，宜金针拨去其翳，如拨云见日而光明也。今具其略于后。开内障图：圆翳初患时，见蝇飞花发垂蚁，薄烟轻雾，先患一眼，次第相牵，俱圆翳，如油点浮水中，阳看则小，阴看则大，金针一拨即去。　滑翳翳如水银珠，宜金针拨之。　涩翳翳如凝脂色，宜针拨之。　浮翳藏形睛之深处，细看方见，宜针深拨之。　横翳横如剑脊，两边薄，中央厚，宜针于中央厚处拨之。

已上五翳，皆先患一目，向后俱损。初患之时，其眼痛涩，头旋额痛，虽有翳状，亦难针拨。独偃月翳、枣花翳，黑水凝翳，微有头旋额痛者，宜针轻拨之。冰翳初患时头旋额痛者，眼睑骨、鼻颊骨痛，目内赤涩，先患一眼，向后翳如冰冻坚白，宜于所过经脉，针其俞穴，忌出血，宜针拨动，不宜强拨。　偃月翳初患时微微头旋额痛，先患一目，次第相牵俱损，翳一半厚一半薄，宜针，先从厚处拨之。　枣花翳初患时微有头旋眼涩，眼中时时痒痛，先患一眼，向后俱翳，周围如锯齿，轻轻拨去，莫留短脚。兼于所过之经，针灸其腧。　散翳翳如酥点，乍青乍白，宜针拨之。　黑水凝翳初患时头旋眼涩，见花黄黑不定，翳凝结青色，宜针拨之。惊振翳头脑被打筑，恶血流入眼内，至二三年成翳，翳白色，先患之眼不宜针，牵损后患之眼宜针之。　虽不痛不痒，其翳黄色、红色者，不宜针拨。翳状破散者，不宜针拨。中心浓重者，不宜针拨。拨之不动者，曰死翳，忌拨。独白翳黄心，宜先服药，后针之。若无翳者，名曰风赤，不宜针。　白翳黄心翳四边白中心黄者，先服逐翳散，次针足经所过诸穴，后用金针轻拨。若先患一眼，向后俱损。　乌风无翳，但瞳人小，三五年内结成翳，青白色，不宜针。视物有花为虚，宜药补，不宜药泻。　肝风无翳，眼前多见虚花，或白或黑。或赤或黄，或见一物二形，二眼同患，急宜补治，切忌房劳。

五风变初患时头旋额痛，或一目先患，或因呕吐，双目俱暗，瞳子白如霜。　绿风初患时头旋额角偏痛，连眼睑眉及鼻颊骨痛，眼内痛涩，先患一眼，向后俱损，无翳，目见花或红或黑。　黑风初患时头旋额偏痛，连眼睑鼻颊骨痛，眼内痛涩，先患一眼，向后俱损，无翳，眼见黑花。

青风初患时微有痛涩，头旋脑痛，先患一眼，向后俱损，无翳，劳倦加昏重。　雷头风变初患时，头旋恶心呕吐，先患一目，次第相牵俱损，瞳神或大或小，凝脂结白。

瞳神散大

东垣云：凡心包络之脉，出于中，代心君行事也。与少阳为表里。瞳子散大者，少阴心之脉挟目系，厥阴肝之脉连目系，心主火，肝主木，此木火之势盛也。其味则宜苦、宜酸、宜凉。大忌辛辣热物，是泻木火之邪也，饮食中常知此理可也。以诸辛主散，热则助火，故不可食。诸酸主收心气，泻木火也。诸苦泻火热，则益水也。尤忌食冷水大寒之物，此物能损胃气，胃气不行则元气不生，元气不生，缘胃气下陷，胸中三焦之火，及心火乘于肺，上入胸灼髓，火主散溢，瞳子之散大者，以此大热之物，直助火邪，尤为不可食也。药中去茺蔚子，以味辛及主益肝，是助火也，故去之。加黄芩半两，黄连三钱。黄连泻中焦之火，黄芩泻上焦肺火，以酒洗之，乃寒因热用也。亦不可用青葙子，为助阳火也。更加五味子三钱，以收瞳神之散大也。且火之与气，势不两立。故经曰：壮火食气，气食少火，少火生气，壮火散气。诸酸物能助元气。孙真人曰：五月常服五味子，助五脏气以补西方肺金。又经云：以酸补之，以辛泻之，则辛泻气明矣。或曰：药中有当归，其味亦辛甘，而不去何也？此一味辛甘者，以其和血之圣药也。况有甘味，又欲以为向导，为诸药之使，故不去也；熟地黄丸。瞳神散大，而风轮反为窄窄一周，甚则一周如线者，乃邪热郁蒸，风湿攻击，以致神膏游走散坏。若初起即收可复，缓则气定膏散，不复收敛。未起内障颜色，而止是散大者，直收瞳神，瞳神收而光自生矣。散大而有内障起者，于收瞳神药内，渐加攻内障药治之。多用攻内障发药，攻动真气，瞳神难收。病既急者，以收瞳神为先，瞳神但得收复，目即有生意，有何内障。或药或针，庶无失收瞳神之悔。若只攻内障，不收瞳神，瞳神愈散，而内障不退，缓而疑不决治者，二证皆气定而不复治，终身疾矣。大抵瞳神散大，十有七八皆因头风痛攻之害，虽有伤寒、疟疾、痰湿、气怒忧思、经产败血等久郁热邪火证，而蒸伤胆中所包精汁亏耗，不能滋养目中神膏，故精液散走而光华失，皆水中隐伏之火发。夫水不足不能制火，火愈胜阴精愈亏，故清纯太和之气皆乖乱，气既乱而精液随之走散矣。凡头风攻散者，又难收如他证。譬诸伤寒、疟疾、痰火等热证，炎燥之火热邪蒸坏神膏，内障来迟，而收亦易敛。若风攻则内障即来，且难收敛，而光亦损耳。《保命集》当归汤。

瞳神紧小

倪仲贤论强阳搏实阴之病曰：强者盛而有力也，实者坚而内充也。故有力者强而欲搏，内充者实而自收，是以阴阳无两强，亦无两实。惟强与实，以偏则病，内搏于身，上见于虚窍也。足少阴肾为水，肾之精上为神水。手厥阴心包络为相火，火强搏水，水实而自收。其病神水紧小，渐小而又小，积渐至如菜子许，又有神水外围相类虫蚀者，然皆能睹而不昏，但微觉眊矂涩耳。是皆阳气强盛而搏阴，阴气坚实而有御。虽受所搏，终止于边鄙皮肤也，内无所伤动。治法当抑阳缓阴则愈。以其强耶故可抑，以其实耶惟可缓，而弗宜助，助之则反胜。抑阳，酒连散主之。大抵强者则不易入，故以酒为之导引，欲其气味投合，入则可展其长，此反治也。还阴救苦汤主之，疗相火药也。亦宜用搐鼻碧云散。《秘要》云：瞳子渐渐细小如簪脚，甚则小如针，视尚有光，早治可以挽住，复故则难。患者因恣色之故，虽病目亦不忌淫欲，及劳伤血气，思竭心意，肝肾二经俱伤，元气衰弱，不能升运精汁，以滋于胆，胆中三合之精有亏，则所输亦乏，故瞳中之精亦日渐耗损，甚则陷没俱无，而终身疾矣。亦有头风热证，攻走蒸干精液而细小者，皆宜乘初早救，以免噬脐之悔也。

瞳神欹侧

谓瞳神歪斜不正，或如杏仁、枣核、三角、半月也。乃肾胆神膏损耗，瞳神将尽矣。若风轮破损，神膏流绽，致瞳神欹侧者，轮外必有蟹睛在焉。蟹睛虽平，而瞳神不得复圆，外亦结有脂翳，终身不脱。若轮外别无形证，而瞳神欹侧者，必因内伤肾水肝血，胆乏化源，故膏液日耗而瞳神欲没，甚为可畏，宜急治之。虽难复圆，亦可挽住，而免坠尽无光之患。

目昏花

运气：目昏有四：一曰风热。经云：少阳司天之政，风热参布，云物沸腾，太阴横流，寒乃时至，往复之作，民病聋瞑。此风热参布目昏也。二曰热。经云：少阴在泉，热淫所胜，病目瞑。治以咸寒。此热胜目昏也。三曰风。经云：岁水不及，湿乃大行，复则大风暴发，目视䀮䀮。此风胜目昏也。四曰燥。经云：阳明司天，燥淫所胜，目昧眦伤。治以苦热是也。经云：肝虚则目䀮䀮无所见，耳汩汩无所闻，善恐，如人将捕之状。海藏云：目瞑，肝气不治也。镇肝明目，羊肝丸、补肝散、养肝丸。许学士云：《素问》曰：久视伤血。血主肝，故勤书则伤肝，主目昏。肝伤则自生风，热气上腾致目昏。亦不可专服补药，但服益血镇肝明目药自愈。经云：胆移热于脑，则辛頞鼻渊，传为衄衊瞑目。《千金方》用牛胆浸槐子，阴干百日，食后每日吞一枚，可以治之。经云：肾足少阴之脉，是动则病，坐而欲起，目䀮䀮如无所见。又云：少阴所谓起则目䀮䀮无所见者，阴内夺故目䀮䀮无所见也。此盖房劳目昏也。左肾阴虚，益本滋肾丸、六味地黄丸。右肾阳虚，补肾丸、八味地黄丸。刘河间云：目昧不明，热也。然玄府者，无物不有，人之脏腑皮毛、肌肉筋膜、骨髓爪牙，至于世之万物，尽皆有之，乃气出入升降之道路门户也。人之眼耳鼻舌，身意神识，能为用者，皆升降出入之通利也。有所闭塞者，不能为用也。若目无所见，耳无所闻，鼻不闻臭，舌不知味，筋痿骨痹，爪退齿腐，毛发堕落，皮肤不仁，肠胃不能渗泄者，悉由热气怫郁，玄府闭密，而致气液、血脉、荣卫、精神不能升降出入故也。各随郁结微甚，而为病之重轻，故知热郁于目，则无所见也。故目微昏者，至近则转难辨物，由目之玄府闭小，如隔帘视物之象也。或视如蝇翼者，玄府有所闭合者也。或目昏而见黑花者，由热气甚而发之于目，亢则害，承乃制，而反出其泪泣，气液眯之，以其至近，故虽微而亦见如黑花也。楼全善曰：诚哉！河间斯言也。目盲耳聋，鼻不闻臭，舌不知味，手足不能运用者，皆由其玄府闭塞，而神气出入升降之道路不通利。故先贤治目昏花，如羊肝丸，用羊肝引黄连等药入肝，解肝中诸郁。盖肝主目，肝中郁解，则目之玄府通利而明矣。故黄连之类，解郁热也。椒目之类，解湿热也。茺蔚之类，解气郁也。芎、归之类，解血郁也。木贼之类，解积郁也。羌活之类，解经郁也。磁石之类，解头目郁，坠邪气使下降也。蔓菁下气通中，理亦同也。凡此诸剂，皆治气血郁结目昏之法，而河间之言，信不诬矣。至于东垣、丹溪治目昏，用参芪补血气，亦能明者，又必有说通之。盖目主气血，盛则玄府得利，出入升降而明，虚则玄府无以出入升降而昏，此则必用参芪四物等剂，助气血运行而明也。倪仲贤论气为怒伤散而不聚之病曰：气阳物，类天之云雾，性本动。聚其体也，聚为阴，是阳中之阴，乃离中有水之象，阳外阴内故聚也。纯阳故不聚也。不聚则散，散则经络不收。经曰：足阳明胃之脉，常多气多血。又曰：足阳明胃之脉，常生气生血。七情内伤，脾胃先病。怒，七情之一也。胃病脾病，气亦病焉。"阴阳应象大论"曰：足厥阴肝主目，在志为怒，怒甚伤肝、伤脾胃，则气不聚，伤肝则神水散。何则？神水，亦气聚也。其病无眵泪痛痒、羞明紧涩之证，初但昏如雾露中行，渐空中有黑花，又渐睹物成二体，久则光不收，遂为废疾。盖其神水渐散而又散，终而尽散故也。初渐之次，宜以千金磁朱丸主之，镇坠药也。石斛夜光丸主之，羡补药也。益阴肾气丸主之，壮水药也。有热者，滋阴地黄丸主之。此病最难治，饵服上药，必要积以岁月，必要无饥饱劳役，必要驱七情五贼。必要德性纯粹，庶几易效。不然必废，废则终不复治。久病光不收者，亦不复治。一证因为暴怒，神水随散，光遂不收，都无初渐之次，此一得永不复治之证也。又一证为物所击，神水散，如暴怒之证，亦不复治，俗名为青盲者是也。世病者多不为审，第曰目昏无伤，始不经意，及成，世医亦不识，直曰热致，竟以凉药投，殊不知凉药又伤胃。况凉为秋为金，肝为春为木，又伤肝矣。往往致废而后已。病者不悟药之过，犹诿之曰命也，医者亦不自悟，而曰病拙，悲夫！

〔视瞻昏眇证〕　谓目内外别无证候，但自视昏眇蒙昧不清也。有神劳，有血少，有元气弱，有元精亏而昏眇者，致害不一。若人年五十以外而昏者，虽治不复光明。盖时犹月之过望，天真日衰，自然日渐光谢，不知一元还返之道，虽有妙药，不能挽回，故曰不复愈矣。此专言平人视昏，非因目病昏眇之比。各有其因，又当分别。凡目病外障而昏者，由障遮之故。欲成内障而昏者，细视瞳内亦有气色。若有障治愈后昏眇者，因障遮久，滞涩其气，故光隐眊，当培其本而光自发。有目病渐发渐生，痛损经络，血液涩少，故光华亏耗而昏。有因目病治失其中，寒热过伤，及开导针烙炮炙失当，当而失中，伤其血气，耗其光华而昏者。以上皆宜培养根本，乘其初时而治之。久则气脉定，虽治不愈。若目在痛时而昏者，此因气塞火壅，络不和畅而光涩，譬之烟不得透，火反不明。如目暴痛，愈后尚昏者，血未充足，气未和畅也。宜谨慎保养，以免后患。若目病愈久而昏眇不醒者，必因六欲七情、五味四气、瞻视哭泣等故，有伤目中气血精液脉络也。早宜调治，久则虽治亦不愈矣。若人年未五十，目又无痛赤内障之病，及斫丧精元之过，而视昏眇无精彩者，其人不寿。凡人年在富强，而多丧真损元，竭视苦思，劳形纵味，久患头风，素多哭泣，妇女经产损血者，目内外别无证候，只是昏眊，月复月而年复年，非青盲则内障来矣。

〔睛黄视眇证〕　风轮黄亮如金色，而视亦昏眇，为湿热重而浊气熏蒸清阳之气，升入轮中，故轮亦色易。好酒嗜食，湿热燥腻之人，每有此疾。与视瞻昏眇证本病不同。

〔干涩昏花证〕　目自觉干涩不爽利，而视物昏花也。乃劳瞻竭视，过虑多思，耽酒恣燥之人，不忌房事，致伤神水，目上必有证如细细赤脉，及不润泽等病在焉。合眼养光良久，则得泪略润，开则明爽，可见水少之故。若不戒谨保养，甚则有伤神水，而枯涩之变生矣。治惟滋阴养水，略带抑火，以培其本，本正则清纯之气和，而化生之水润。若误认火实，用开烙针泄之治者，则有紧缩细小之患。

〔**起坐生花证**〕　内外别无证候，但其人动作少过，起坐少频，或久坐，或久立、久眠、久视，便觉头眩目花昏晕也。乃元气弱，阴精亏损，水少液伤，脉络衰疲之咎。怯弱证，阴虚水少痰火人，每多患此。

〔**萤星满目证**〕　自见目前有无数细细红星，如萤火飞伏撩乱，甚则如灯光扫星之状。其人必耽酒嗜燥，劳心竭肾，痰火上升，目络涩滞，精汁为六贼之邪火熏蒸所损，故阳光散乱而飞伏，水不胜火之患。久而不治，内障成矣。非若起坐生花证，与有火人昏花中亦带萤星之轻者。此言其时时屡见萤星之重者耳。养肝丸、羚羊羌活汤、菊睛丸、明目生熟地黄丸、石决明丸、加减驻景丸、补肾磁石丸、千金神曲丸、三仁五子丸、补肝丸、羚羊角饮、蕤仁丸、熟干地黄丸、摩顶膏、决明丸、白龙粉、煮肝散、服椒方、芎劳散。

暴　盲

平日素无他病，外不伤轮廓，内不损瞳神，倏然盲而不见也。病致有三，曰阳寡、曰阴孤、曰神离，乃否塞关格之病。病于阳伤者，缘忿怒暴悖，恣酒嗜辣，好燥腻，及久患热病痰火人得之，则烦躁秘渴。病于阴伤者，多色欲悲伤，思竭哭泣太频之故，患则类中风、中寒之起。伤于神者，因思虑太过，用心罔极，忧伤至甚，惊恐无措者得之，患则其痴病人如痴骇病发之状，屡有因头风痰火、元虚水少之人，眩运发而醒则不见。能保养者，亦有不治自愈。病复不能保养，乃成痼疾，其证最速。而异人以为魇魅方犯，鬼神为祟之类，泥于禳祷，殊不知急治可复，缓则气定而无用矣。丹溪治一老人病目，暴不见物，他无所苦，起坐饮食如故，此大虚证也。急煎人参膏二斤，服二日，目方见。一医与青礞石药。朱曰：今夜死矣。不悟此病得之气大虚，不救其虚，而反用礞石，不出此夜必死，果至夜半死。一男子四十馀岁，形实，平生好饮热酒，忽目盲脉涩，此因热酒所伤胃气，污浊之血，死在其中而然也。遂以苏木作汤，调人参膏饮之。服二日，鼻内两手掌皆紫黑。曰：此病退矣，滞血行矣。以四物加苏木、红花、桃仁、陈皮煎，调人参末，服数日而愈。一男子五十五岁，九月间早起，忽开眼无光，视物不见，急就睡片时，却能见人物，竟不能辨其何人何物，饮食减平时之半，神思极倦，脉之，缓大四至之上，重按则散而无力。朱作受湿治。询之，果因卧湿地半个月得此证。遂以白术为君，黄芪、茯苓、陈皮为臣，附子为佐，十馀帖而安。上三方，治目暴盲，皆为气脱而用参、术追回者也。经云：上焦开发，宣五谷味，熏肤充身泽毛，若雾露之溉，是谓气。气脱者目不明，即其证也。

青　盲

目内外并无障翳气色等病，只自不见者，是乃玄府幽邃之源郁遏，不得发此灵明耳。其因有二：一曰神失。二曰胆涩。须讯其为病之始，若伤于七情则伤于神，若伤于精血则损于胆，皆不易治，而失神者尤难。有能保真致虚，抱元守一者，屡有不治而愈。若年高及疲病，或心肾不清足者，虽治不愈。世人但见目盲，便呼为青盲者，谬甚。夫青盲者，瞳神不大不小，无缺无损，仔细视之，瞳神内并无些少别样气色，俨然与好人一般，只是自看不见，方为此证。若有何气色，即是内障，非青盲也。

雀　盲

俗称也，亦曰鸡盲。本科曰高风内障，至晚不明，至晓复明也。盖元阳不足之病。或曰：既阳不足，午后属阴，何未申尚见？子后属阳，何丑寅未明？曰：午后虽属阴，日阳而时阴，阳分之阴，且太阳明丽于天，目得其类故明。至酉日没，阴极而瞑，子后虽属阳，夜阴而时阳，阴分之阳，天地晦黑，理之当瞑。虽有月灯而不见者，月阴也，灯亦阴也，阴不能助内之阳，病轻者视亦稍见，病重者则全不见。至寅时阳盛，日道气升而稍明，卯时日出如故。若人调养得宜，神气融和，精血充足，阳光复盛，不治自愈。若不能爱养，反致丧真，则变为青盲、内障，甚则有阴阳乖乱，否塞关格，为中满而死者。食以牛猪之肝，治以补气之药即愈，益见其元气弱而阳不足也。倪仲贤论阳衰不能抗阴之病：或问曰：人有昼视通明，夜视罔见，虽有火光月色，终不能睹物者何也？答曰：此阳衰不能抗阴之病，谚所谓雀盲者也。《黄帝·生气通天论》曰：自古通天者，生之本，本于阴阳。天地之间，六合之内，其气九州九窍，五脏十二节，皆通乎天气。又曰：阴阳者，一日而主外，平旦人气生，日中而阳气隆，日西而阳气已虚，气门乃闭。又曰：阳不胜其阴，则五脏气争，九窍不通是也。问曰：阳果何物耶？答曰：凡人之气，应之四时者，春夏为阳也。应之一日者，平旦至昏为阳也。应之五脏六腑者，六腑为阳也。问曰：阳何为而不能抗阴也？答曰：人之有生，以脾胃中州为主也。“灵兰秘典”曰：脾胃者，仓廪之官，在五行为土，土生万物，故为阳气之原。其性好生恶杀，遇春夏乃生长，遇秋冬则收藏。或有忧思恐怒、劳役饥饱之类，过而不节，皆能伤动脾胃；脾胃受伤，则阳气下陷；阳气下陷，则于四时一日五脏六腑之中阳气皆衰；阳气既衰，则于四时一日五脏六腑之中阴气独盛；阴气既盛，故阳不能抗也。问曰：何故夜视罔见？答曰：目为肝，肝为足厥阴也。神水为肾，肾为足少阴也。肝为木，肾为水，水生木，盖亦相生而成也。况怒伤肝，恐伤肾，肝肾受伤，亦不能生也。昼为阳，天之阳也。昼为阳，人亦应之也。虽受忧思恐怒、劳役饥饱之伤，而阳气下陷，遇天之阳盛阴衰之时，我之阳气虽衰，不得不应之而升也，故犹能昼视通明。夜为阴，天之阴也。夜为阴，人亦应之也。既受忧思恐怒、劳役饥饱之伤，而阳气下陷，遇天阴盛阳衰之时，我之阳气既衰，不得不应之而伏也，故夜视罔所见也。问曰：何以为治？答曰：镇阴升阳之药，决明夜灵散主之。三因蛤粉丸。《千金方》：地肤子五钱，决明子一升，二味为末，以米饮汁和丸，食后服二十丸至三十丸，日日服至瘥止。苍术四两，米泔水浸一宿，切作片，焙干为末，每服三钱。猪肝二两，批开，掺药在内，用麻线缚定，粟米一合，水一碗，砂锅内煮熟熏眼，候温、临卧服大效。又方：苍术一两，捣罗为末，每服一钱，不计候。

真睛膏损

此证乃热伤真水，以致神膏缺损。若四围赤甚痛极者，由络间瘀滞，火燥了神膏。若凝脂翳碎坏神膏而缺者，是热烂了神膏，为病尤急。若四围不甚赤痛，不是凝脂所损者，为害稍缓。乃色欲烦躁，恣辛嗜热之故。大略是蒸郁烁损了肝胆络分之病。其状风轮有证，或痕或粎，长短大小不一，或粎小如针刺伤者，或粎大如簪脚刺伤者，或痕如指甲刻伤者，或风轮周匝有痕长甚者。凡有此等，皆系内有郁滞，热蒸之甚，烁坏了神膏之故。急须早治，勿使深陷为窟而蟹睛突出。若至深大，纵蟹睛未出而翳满，亦有白晕，如冰瑕翳等病结焉。乃药气填补其膏，故有此瘢。若久服久点，方得水清膏复。若治少间怠，则白晕终身难免，浅小者方得如故，深大者亦有微微之迹。盖神膏乃先天二五精气妙凝，自然至清至粹者，今以后天药物之气味而补其缺损，乃于浊中熏陶其含蕴之清也。非识鉴之精，需以岁月，鲜能复其初焉。

膏伤珠陷

谓目珠子觉低陷而不鲜绽也。非若青黄牒出诸漏等病，因损破膏流水耗而粎低之比。盖内有所亏，目失其养，源枯络伤，血液耗涩，精膏损涸之故。所致不一，有恣色而竭肾水者，有嗜辛燥而伤津液者，有因风痰湿热久郁而蒸损精膏者，有不当出血而误伤经络及出血太过，以致膏液不得滋润涵养者，有哭损液汁而致者，有因窍因漏泄其络中真气，及元气弱不能升载精汁运用者。大抵系元气弱而膏液不足也。凡人目无故而自低陷者，死期至矣。若目至于外有恶证，内损精膏者，不治。

神水将枯

视珠外神水干涩而不莹润，最不好识，虽形于言不能妙其状。乃火郁蒸膏泽，故精液不清，而珠不莹润，汁将内竭。虽有淫泪盈珠，亦不润泽，视病气色，干涩如蜒蝣唾涎之光，凡见此证，必有危急病来。治之缓失则神膏干涩，神膏干涩则瞳神危矣。夫神水为目之机要，其病幽微，人不知之，致变出危证，而救之已迟。其状难识，非心志巧、眼力精，虽师指不得尽其妙。若小儿素有疳证，粪如鸭溏，而目疾神水将枯者死。五十以外人，粪如羊矢，而目病神水将枯者死。热结膀胱证，神水将枯者，盖下水热蒸不清，故上亦不清，澄其源而流自清矣。一云：瞳神干缺证，其睛干涩，全无泪液，或白或黑，始则疼痛，后来稍定而黑不见，此证不可治疗，宜泻胆散。

辘轳转关

目病六气不和，或有风邪所击，脑筋如拽，神珠不待人转，而自蓦然察上，蓦然察下，下之不能上，上之不能下，或左或右，倏易无时。盖气搏激不定，筋脉振惕，缓急无常，被其牵拽而为害。轻则气定脉偏而珠歪，如神珠将反之状，甚则翻转而为瞳神反背矣。天门冬饮子、泻肝散、聚宝丹、雄猪散、牛蒡子丸、还睛丸、退血散。

双目睛通

眀目。《甲乙经》云：眀目者，水沟主之。此证谓幼时所患目珠偏斜，视亦不正，至长不能愈者。患非一端，有因脆嫩之时，目病风热，攻损脑筋急缩者；有因惊风天吊，带转筋络，失于散治风热，遂致凝滞经络而定者；有因小儿眠之牖下亮处，侧视久之，遂致筋脉滞定而偏者。凡有此病，急宜乘病嫩血气未定治之。若至长，筋络血气已定，不复愈矣。此专言幼患至长不可医者，非神珠将反急病之比。

神珠将反

谓目珠不正，人虽要转而目不能转。

乃风热攻脑，筋络被其牵缩紧急，吊偏珠子，是以不能运转。甚则其中自闻刮聒，有声时响。血分有滞者，目亦赤痛。失治者，有反背之患。与双目睛通初起状相似而不同。

瞳神反背

因六气偏胜，风热搏急，其珠斜翻侧转，白向外而黑向内也。药不能疗，止用拨治，须久久精熟，能识其向入何眦，或带上带下之分，然后拨之，则疗在反掌。否则患者徒受痛楚，医者枉费心机。今人但见目盲内障，或目损风水二轮，坏而膏杂，白掩黑者，皆呼为瞳神反背，谬矣。夫反背实是斜翻乌珠向内，岂有珠正向外，而可谓之反背者哉。

青黄牒出

风轮破碎，内中膏汁叠出也。不治者，甚则膏尽珠粎。有因自破牒出，而火气得以舒泄，内外不治，致气定而胀出不收者。有医以寒凉逐退内火，外失平治，滞定为凸起者，乃不治之病。初起由风热攻击，及撞损真膏等害，血气瘀滞亢极，攻碎神珠，神珠之中膏汁俱已溃烂而出，纵有妙手，不复可救，但可免其粎凸而已。珠上膏水斑杂，结为翳状，如白混障者，南人呼为白果。即华元化复生，何能为也。

珠中气动

视瞳神深处，有气一道，隐隐袅袅而动，状若明镜远照一缕清烟也。患头风痰火病，郁久火胜搏激，动其络中真一之气，游散飘耗，急宜治之。动而定，后光冥者，内证成矣。

倒睫拳毛

眼睫毛倒卷入眼中央是也。久则赤烂，毛刺于内，神水不清，以致障结，且多碍涩泪出之苦。人有拔去剪去者，有医以夹板腐去上睥者，得效虽速，殊不知内病不除，未几复倒。譬之草木，粪壤枯瘦则枝叶萎垂，即朝摘黄叶，暮去枯枝，徒伤其本，徒速其槁，不若培益粪壤，滋调水土，本得培养，则向之黄者翠而垂者耸矣。夹之一治，乃劫法耳。其经久睥坏而宽甚者，药攻甚迟，不得已而夹去之，内当服药以治其本，不然，未几而复宽睫矣。拔剪之法，未闻其妙，屡有内多湿热，外伤风邪，致烂弦极丑，一毛俱无如风疾者，有毛半断者，有夹而复睫，云是尚宽，复夹至于三四，目亦急缩细小，徒损无益，终莫之悟，愚之甚也。倪仲贤论内急外弛之病曰：阴阳以和为本，过与不及，病皆生焉。急者，紧缩不解也。弛者，宽纵不收也。紧缩属阳，宽纵属阴。不解不收，皆为病也。手太阴肺，为辛为金也，主一身皮毛，而目之上下睫之外者，亦其属也。手少阴心为丁，手太阳小肠为丙，丙丁为火，故为表里，故分上下，而目之上下睫之内者，亦其属也。足厥阴肝为乙，乙为木，其脉循上睫之内，火其子也，故与心合。心、肝、小肠三经受邪，则阳火内盛，故上下睫之内紧缩而不解也。肺金为火克，受克者必衰，衰则阴气外行，故目之上下睫之外者，宽纵而不收也。上下睫既内急外弛，故睫毛皆倒而刺里，睛既受刺，则深赤生翳，此翳者，睛受损也。故目所病者皆具，如羞明沙涩，畏风怕日，沁烂，或痛或痒，生眵流泪之证俱见。有用药夹施于上睫之外者，欲弛者急，急者弛，而睫毛无倒刺之患者，非其治也。此徒能解厄于目前，而终复其病也。何则？为不审过与不及也，为不能除其原病也。治法当攀出内睑向外，速以三棱针乱刺出血，以左手大指甲迎其针锋。后以黄芪防风饮子主之，无比蔓荆子汤主之，决明益阴丸主之，菊花决明散主之，搐鼻碧云散亦宜兼用。如是则紧缩自弛，宽纵渐急，或过不及，皆复为和。药夹之治，慎勿施也，徒为苦耳，智者审之。泻肝散、洗刀散、石膏羌活散、五蜕还光丸、皂角丸、五蜕散、青黛散。以无名异末，掺卷纸中，作捻子点着，至药末处吹杀，以烟熏之自起。蚕沙一两，虢丹五钱，慢火熬成膏，入轻粉五分，熬黑色，逐时汤泡洗。摘去拳毛，用虱子血点入眼内，数次即愈。

睥急紧小

谓眼楞紧急缩小，乃倒睫拳毛之渐也。若不曾治而渐自缩小者，乃膏血精液涩耗，筋脉紧急之故。若治而急小者，治之之故。患者多因睥宽倒睫，枷去上睥，失于内治，愈后复倒复枷，遂致精液损而脉不舒，睥肉坏而血不足，目故急小。有不当割导而频数开导，又不能滋其内，以致血液耗而急小者。凡因治而愈者，若不乘时滋养，则络定气滞，虽治不复愈矣。神效黄芪汤。有翳，拨云汤。小角偏紧，连翘饮子。楼全善云：阳虚则眼楞紧急，阴虚则瞳子散大。故东垣治眼楞紧急，用参芪补气为君，佐以辛味疏散之，而忌芍药、五味子之类酸收是也。治瞳子散大，用地黄补血为君，佐以酸味收敛之，而忌茺蔚子、青葙子之类是也。

睥肉粘轮

目内睥之肉，与气轮相粘不开，难于转运。有热燥血涌者，目必赤痛。有热退血散，失于治疗者，其状虽粘，必白珠亦痛。止须用镰割之治。若赤痛时生粘者，必有瘀滞，宜渐导渐镰。如别病虽退，而粘生不断，亦须镰割渐开，仍防热血复粘生合，须用药时分之。排风散。

胞肉胶粘证

两睥腻沫，粘合难开，夜卧尤甚。轻则如胶粘刷，重则结硬，必得润而后可开也。其病重在脾肺湿热之故。夫肺主气，气化水为泪，泪为热击而出，邪热蒸之，浑浊不清，出而为脾土燥湿所滞，遂阻腻凝结而不流，燥甚则结硬而痛，故当以清凉滋润为主。虽有障在珠，亦是水不清内滞之故，非障之愆。久而不治，则有疮烂之变，内则有椒疮、粟疮，羞明瘀滞等证生矣。

睥翻粘睑证

乃睥翻转贴在外睑之上，如舌舐唇之状。乃气滞血涌于内，皮急系吊于外，故不能复转。有自病壅翻而转，有因翻睥看病，为风热搏滞，不得复返而转。大抵多风湿之滞所致。故风疾人患者多，治亦难愈。非风者易治。宜用镰劆开导之法。

睥轮振跳

谓目睥不待人之开合，而自牵拽振跳也。乃气分之病，属肝脾二经络牵振之患。人皆呼为风，殊不知血虚而气不顺，非纯风也。若有湿烂及头风病者，方是风邪之故。久而不治，为牵吊败坏之病。

血瘀睥泛

谓睥内之肉紫淤浮泛，如臭血坏泛之状，其色紫晕泛起，甚则细细如泡，无数相连成片。盖睥络血滞，又不忌火毒燥腻，致积而不散，其血皆不莹泽而瘀泛，睥内肉坏，或碎睥出血，因而冒风，风伤其血，血滞涩而睥肉不得润泽，此乃久积之病也，非比暴疾。治以活血为上，甚者方以劫治，轻者止用杀伐之治足矣。

睥虚如球

谓目睥浮肿如球状也。目尚无别病，久则始有赤丝乱脉之患。火重甚，皮或红，目不痛。湿痰与火夹搏者，则有泪，有眦烂之候。乃火在气分之虚证，不可误认为肿如杯覆，血分之实病。以两手掌擦热拭之少平，顷复如故，可见其血不足，而虚火壅于气也。

风沿烂眼

丹溪云：风沿眼系上膈有积热，自饮食中挟怒气，而成顽痰痞塞，浊气不降，清气不上升，由是火益炽而水益降，积而久也，眼沿因脓渍而肿，于中生细小虫丝，遂年久不愈而多痒者是也。用紫金膏，以银钗脚揩去油腻点之。试问若果痒者，又当去虫，以绝根本。盖紫金膏只是去湿与去风凉血而已。若前所谓饮食挟怒成痰，又须更与防风通圣散，去硝黄，为细末，以酒拌匀，晒干，依法服之。禁诸厚味及大料物，方尽诸法之要。

〔风弦赤烂证〕　乃目睥沿赤烂垢腻也。盖血虚液少不能滋养睥肉，以致湿热滞于脾络，常时赤烂如是者，非若迎风因邪乘虚之比。久而不治，则拳毛倒入，损甚则赤烂湿垢而拳毛皆坏。若先有障而后赤烂者，乃经络涩滞，神水不清而烂，治其障，通其脉络而自愈。有因毛倒而拔剪，损动精液，引入风邪，以致坏烂，各因其源而浚之。一法劫治，以小烙铁卷纸，蘸桐油烧红烙之，烂湿而痒者，颇获其效。若失于内治，终难除根。

〔迎风赤烂证〕　谓目不论何风，见之则赤烂，无风则否，与风弦赤烂入睥络之深者不同。夫风属木，木强土弱，弱则易侵，因邪引邪，内外夹攻，土受木克，是以有风则病，无风则愈。赤烂者，木土之正病耳。赤者，木中火证；烂者，土之湿证。若痰、若湿盛者，烂胜赤。若火、若燥盛者，赤胜烂。心承肺承者，珠亦痛赤焉。此专言见风赤烂之患，与后章迎东、迎西、迎风冷热泪症入内之深者，又不同。

〔眦赤烂证〕　谓赤烂唯眦有之，目无别病也。若目有别病而赤烂者，乃因别火致伤其眦，又非此比。赤胜烂者火多，乃劳心忧郁忿悖，无形之火所伤。烂胜赤者湿多，乃恣燥嗜酒，哭泣过多，冒火冲烟，风热熏蒸，有形所伤，病属心络，甚则火盛水不清，而生疮于眦边也。要分大小二眦，相火君火虚实之说。洗刀散、菊花通圣散内服。黄连散洗。芦甘石散点。二蚕沙，香油浸月馀，重绵滤过点。紫金膏用水飞过，虢丹，蜜多水少，文武火熬，以器盛之，点。治眼赤瞎，以青泥蛆淘净，晒干末之。仰卧合目，用药一钱，放眼上，须臾药行，待少时去药，赤瞎自无。东垣云：目眶赤烂岁久，俗呼赤瞎是也。常以三棱针刺目外，以泄湿热，立愈。治风弦烂眼秘穴：大骨空，在手大指第二节尖，灸九壮，以口吹火灭。小骨空，在手小指二节尖，灸七壮，亦吹火灭。

目泪不止

《灵枢》：黄帝曰：人之哀而泣涕者，何气使然？岐伯曰：心者，五脏六腑之主也。目者，宗脉之所聚也，上液之道也。口鼻者，气之门户也。故悲哀愁忧则心动，心动则五脏六腑皆摇，摇则宗脉感，宗脉感则液道开，液道开故涕泣出焉。液者，所以灌精濡空窍者也。故上液之道开则泣，泣不止则液竭，液竭则精不灌，精不灌则目无所见矣。故命曰夺精。补天柱经侠颈。又云：五脏六腑，心为之主，耳为之听，目为之视，肺为之相，肝为之荣，脾为之卫，肾为之主外。故五脏六腑之津液，尽上渗于目。心悲气并则心系急，心系急则肺举，肺举则液上溢。夫心系与肺不能常举，乍上乍下，故咳而泣出矣。《素问·解精微论》曰：厥则目无所见。夫人厥则阳气并于上，阴气并于下。阳并于上则火独光也。阴并于下则足寒，足寒则胀也。夫一水不胜五火，故目眦盲，是以气冲风泣，下而不止。夫风之中目也，阳气内守于精，是火气燔目，故见风则泣下也。有以比之，夫火疾风生乃能雨，此之类也。肝为泪，运气泪出，皆从风热。经曰：厥阴司天之政，三之气，天政布，风乃时举，民病泣出是也。张子和曰：凡风冲泪出，俗言作冷泪者非也。风冲于内，火发于外，风热相搏，由是泪出，内外皆治可愈。治外以贝母一枚，白腻者，加胡椒七粒，不犯铜铁研细，临卧点之。治内以当归饮子服之。经云：风气与阳明入胃，循脉而上至目内眦，则寒中而泣出。此中风寒泪出也，河间当归汤主之。东垣云：水附木势，上为眼涩，为眵为冷泪，此皆由肺金之虚，而肝木寡于畏也。

〔迎东证〕 谓目见东南二风则涩痛泪出，西北风则否。与迎风赤烂、迎风泪出末同而本异。各证不论何风便发，此二证则有东西之别，以见生克虚实之为病。迎风之泪，又专言其泪，不带别病。而本病之深者，又非迎东、迎西有别病之比，故治亦不同。迎东与迎西又不同。迎东乃肝之自病，气盛于血，发春夏者多。非若迎西，因虚受克而病发也。

〔迎西证〕 谓目见西北二风则涩痛泪出，见东南风则否，乃肝虚受克之病，秋冬月发者多。治当补肝之不足，抑肺之有馀。

〔迎风冷泪证〕 不论何时何风，见则冷泪交流。若赤烂障翳者，非也。乃水木二家，血液不足，阴邪之患。与热泪带火者不同。久而失治，则有内障视眇等阴证生焉。与无时冷泪又不同。此为窍虚，因邪引邪之患。无时冷泪则内虚，胆肾自伤之患也。

〔迎风热泪证〕 不论何时何风，见之则流热泪。若有别证及分风气者非也。乃肝胆肾水木之精液不足，故因虚窍不密，而风邪引出其泪，水中有隐伏之火发，故泪流而热。久而不治，反有触犯者，则变为内障，如萤星满目等证也。

〔无时冷泪证〕 目不赤不痛苦，无别病，只是时常流出冷泪，甚则视而昏眇也。非比迎风冷泪，因虚引邪病尚轻者。盖精液伤耗，肝胆气弱膏涩，肾水不足，幽隐之病已甚。久而失治，则有内障青盲视瞻昏眇之患。精血衰败之人，性阴毒及悲伤哭泣久郁者，又如产后悲泣太过者，每多此疾。且为患又缓，人不为虑，往往罹其害，而祸成也，悔已迟矣。

〔无时热泪证〕 谓目无别病，止是热泪不时常流也。若有别病而热泪流出者，乃火激动其水，非此病之比。盖肝胆肾水耗而阴精亏涩，及劳心竭意，过虑深思，动其火而伤其汁也。故血虚膏液不足，人哭泣太伤者，每每患此。久而失治，触犯者，变为内障。因其为患微缓，故罹害者多矣。肝虚，还睛补肝丸、枸杞酒、二妙散。肝实，洗肝汤、羚羊角散。肝热，决明子方、凉胆丸。风热，羌活散、青葙子丸。风冷，羌活散。风湿，菊花散、蝉蜕饼子、川芎丸。外点真珠散、乳汁煎。食盐如小豆大，内目中习习去盐，以冷水洗目瘥。开元铜钱一百文，背上有月者更妙，甘草去皮三钱，青盐一两半，于白磁器内，用无根水一大碗，浸七日，每着一盏洗。无力换。洗到十日，约添甘草、青盐，每日洗三次。忌食五辛驴马鸡鱼荤酒。治冷泪久而眼昏。乌鸡胆汁，临卧点眼中，治迎风冷泪不止。乌贼鱼骨，研极细末，点目中，治无时热泪。目中溜火，恶日与火，隐涩，小角紧，久视昏花，迎风有泪，连翘饮子主之。

〔气壅如痰证〕　睥内如痰，白沫稠腻甚多，拭之即有者，是痰火上壅、脾肺湿热所致。故好酒嗜燥悖郁者，每患此疾。若觉睥肿及有丝脉虬赤者，必滞入血分，防瘀血灌睛等变生矣。

目疮疣

《内经》运气目眦疡有二：一曰热。经云：少阴司天之政，三之气，大火行，寒气时至，民病目赤眦疡，治以寒剂是也，二曰燥。经云：岁金太过，民病目赤肿眦疡。又云：阳明司天，燥淫所胜，民病目眯眦疡，治以温剂是也。

〔实热生疮证〕　轻重不等，痛痒不同。重则有堆积高厚，紫血脓烂而腥臭者，乃气血不和，火实之邪，血分之热尤重。如瘀滞之证，膏混水浊，每每流于睥眦成疮，血散而疮自除。勤劳湿热人，每患睥眦成疮，无别痛肿证者，亦轻而无妨。若火盛疮生，堆重带肿痛者，又当急治，恐浊气沿于目内而病及于珠。若先目病后生疮，必是热沿他经。凡见疮生，当验部分，以别内之何源而来，因其轻重治之。

〔椒疮证〕　生于睥内，累累如疮，红而坚者是也。有则沙擦，开张不便，多泪而痛，今人皆呼为粟疮，误矣。粟疮亦生在睥，但色黄软而易散。此则坚而难散者。医者率以龙须、灯心等物出血取效，效虽速，不知目以血为荣，血损而光华有衰弱之患。轻则止须善治，甚重至于累累，连片疙瘩，高低不平，及血瘀滞者，不得已而导之，中病即止，不可太过。过则血损，恐伤真水，失养神膏。大概用平熨之法，退而复来者，乃内有瘀滞，方可量病渐导。若初治便用开导者，得效最速。切莫过治。

〔粟疮证〕　生于两睥，细颗，黄而软者是。今人称椒疮为粟疮，非也。椒疮红而坚，有则碍睛，沙涩不便，未至于急。粟疮见若目痛头疼者，内必有变证，大意是湿热郁于土分为重。椒疮以风热为重。二证虽皆属于血分，一易散，一不易散，故治亦不同。有素好湿热燥腻者，亦有粟疮，若睛虽赤而痛不甚者，虽有必退，与重者不同。又不可误认为玉粒，玉粒乃淡黄色，坚而消迟，为变亦迟者。

〔睥生痰核证〕　乃睥外皮肉有赘如豆，坚而不疼，火重于痰者，皮或色红，乃痰因火滞而结。此生于上睥者多，屡有不治自愈。有恣嗜辛辣热毒、酒色斫丧之人，久而变为瘘漏重疾者，治亦不同。若初起劫治，则顷刻平复矣。

〔木疳证〕　前见。

〔火疳证〕　生于睥眦气轮，在气轮为害尤急。盖火之实邪在于金部，火克金，鬼贼之邪，故害最急。初起如椒疮榴子一颗小而圆，或带横长而圆如小赤豆，次后渐大，痛者多，不痛者少。不可误认为轮上一颗如赤豆之证，因瘀积在外易消者。此则从内而生也。

〔土疳证〕　谓睥上生毒，俗呼偷针眼是也。有一目生又一目者，有止生一目者，有邪微不出脓血而愈者，有犯触辛热燥腻、风沙烟火，为漏为吊败者，有窍未实。因风乘虚而入，头脑俱肿，目亦赤痛者。其病不一，当随宜治之。巢氏曰：凡眼内眦头忽结成皰，三五日间便生脓汁，世呼为偷针。此由热气客在眦间，热搏于津液所成。但其势轻者，小小结聚，汁溃热歇乃瘥。谨按：世传眼眦初生小皰，视其背上即有细红点如疮，以针刺破，眼时即瘥，故名偷针，实解太阳经结热也。人每试之有验。然巢氏但具所因，而不更分经络，其诸名实所过者多矣。治偷针眼方：南星，生为末三钱，生地黄不拘多少，一处研成膏。贴太阳两边，肿自消。又方：生姜捣细罨之，泪出即愈。

〔**金疳证**〕　初起与玉粒相似，至大方变出祸患，生于睥内，必碍珠涩痛以生障翳。生于气轮者，则有珠痛泪流之苦，子后午前阳分气升之时尤重，午后入阴分则病略清宁。久而失治，违戒反触者，有变漏之患。

〔**水疳证**〕　忽然一珠生于睥眦气轮之间者多，若在风轮，目必破损，有虚实大小二证。实者小而痛甚，虚者大而痛缓。状如黑豆，亦有横长而圆者，与木疳相似，但部分稍异，色亦不同。黑者属水，青绿蓝碧者属木。久而失治，必变为漏。头风人每有此患。风属木，肝部何以病反属水，盖风行水动，理之自然。头风病目，每伤瞳神，瞳神之精膏被风攻郁，郁久则火胜，其清液为火击散走，随其所伤之络结滞为疳也。疳因火滞，火兼水化，化因邪胜，不为之清润，而反为之湿热，湿热相搏而为漏矣。故水疳属肾与胆也。倪仲贤论血气不分混而遂结之病曰：轻清圆健者为天，故首象天。重浊方厚者为地，故足象地。飘腾往来者为云，故气象云。过流循环者为水，故血象水。天降地升，云腾水流，各宜其性，故万物生而无穷。阳平阴秘，气行血随，各得其调，故百骸理而有馀。反此则天地不降升，云水不腾流，各不宜其性矣。反此则阴阳不平秘，气血不行随，各不得其调矣。故曰人身者，小天地也。《难经》云：血为荣，气为卫，荣行脉中，气行脉外，此血气分而不混，行而不阻也明矣。故如云腾水流之不相杂也。大抵血气如此不欲相混，混则为阻，阻则成结，结则无所去还，故隐起于皮肤之中，遂为疣病。然各随经络而见，疣病自上眼睫而起者，乃手少阴心脉、足厥阴肝脉血气混结而成也。初起时但如豆许，血气衰者，遂止，不复长。亦有久止而复长者。盛者则渐长，长而不已，如杯如盏，如碗如斗，皆自豆许致也。凡治在初，须择人神不犯之日，大要：令病者食饱不饥，先汲得冷井水洗眼如冰，勿使气血得行，然后以左手持铜箸按眼睫上，右手翻眼皮令转，转则疣肉已突，换以左手大指，按之勿令得动移，复以右手持小眉刀尖略破病处，更以两手大指甲捻之令出，则所出者如豆许小黄脂也。恐出而根不能断，宜更以眉刀尖断之，以井水再洗，洗后则无恙。要在手疾为巧，事毕须投以防风散结汤，数服即愈。此病非手法则不能去，何则？为血气初混时，药自可及，病者则不知其为血气混也，比结则药不能及矣，故必用手法去。去毕则又以升发之药散之。药手皆至，庶几了事。

漏　睛

眦头结聚生疮，流出脓汁，或如涎水粘睛上下，不痛，仍无翳膜。此因心气不宁，并风热停留在睑中，宜服五花丸、白薇丸。歌曰：原因风热睑中停，凝结如脓似泪倾。驱毒除风无别病，黄连膏子点双睛。合用糖煎散、三和散、密蒙花散。倪仲贤论热积必溃之病曰：积者，重叠不解之貌。热为阳，阳平为常，阳淫为邪，常邪则行，行则病易见，易见则易治，此则前篇淫热之病也。深邪则不行，不行则伏，因伏而又伏，日渐月聚，势不得不为积也。积已久，久积必溃，溃始病见，病见则难治。难治者，非不治也。为邪积久，比溃已深。何则？溃犹败也。知败者，庶可以救。其病隐涩不自在，稍觉眊矂，视物微昏，内眦穴开，窍如针目，按之则泌泌脓出。有两目俱病者，有一目独病者。目属肝，内眦属膀胱，此盖一经积邪之所致也，故曰热积必溃之病，又曰漏睛眼者是也，竹叶泻经汤主之。大便不硬者，减大黄为用，蜜剂解毒丸主之。不然药误病久，终为祸害

〔大眦漏证〕　大眦之间生一漏，时流血水，其色紫晕，肿胀而疼。病在心部，火之实毒。治法宜补北方，泻南方。

〔小眦漏证〕　小眦间生一漏，时流血，色鲜红。病由心包络而来，相火横行之候。失治则神膏损而明丧矣。当于北方中补而抑之。

〔阴漏证〕　不论何部生漏，但从黄昏至天晓则痛胀流水，作青黑色，或腥臭不可闻，日间则稍可，非若他证之长流。乃幽阴中有伏隐之火，随气升而来，故遇阴分即病重。治当温而清之。

〔阳漏证〕　不论何部分生漏，但日间胀痛流水，其色黄赤，遇夜则稍可，非若他漏长流也。治当补正气，清金火。

〔正漏证〕　有漏生于风轮，或正中，或略偏，病至此，目亦危矣。若初发破浅，则流出如痰白膏，犹为可救。至于日久而深，则流出青黑膏汁，损及瞳神，即有金丹妙药，难挽先天二五元精，丧明必矣。病属肝肾二部，目窍于肝，主于肾，故曰正漏耳。

〔偏漏证〕　漏生在气轮，金坚而位傍，为害稍迟，故曰偏漏。其流如稠浊白水，重则流脓。久而失治，水泄膏枯，目亦损矣。

〔外漏证〕　生于两睥之外，或流脓，或流稠臭水，胀痛则流出，不胀则略止，其害目迟于各漏。久而失治，则睥坏气泄，膏水耗损，目亦坏矣。

〔窍漏证〕　乃目傍窍中流出薄稠水，如脓腥臭，拭之即有，久则目亦模糊也。人嗜燥耽酒，痰水湿热者，每患此疾。久而不治，亦有暗伤神水，耗涩神膏之害，与气壅如痰相似，彼轻此重。如痰乃在外水不清，睑内欲出不得出者；此则从内，邪气熏蒸而出，欲罢不能者。治亦深浅迟速不同。

能远视不能近视

东垣云：能远视不能近视者，阳气有馀，阴气不足也，乃血虚气盛。血虚气盛者，皆火有馀，元气不足。火者，元气、谷气、真气之贼也。元气之来也徐而和，细细如线。邪气之来也紧而强，如巨川之水，不可遏也。海藏云：目能远视，责其有火。不能近视，责其无水。法当补肾地芝丸主之。《秘要》云：阴精不足，阳光有馀，病于水者，故光华发见散乱，而不能收敛近视。治之在心肾，心肾平则水火调，而阴阳和顺，阴阳和顺则收敛发用各得其宜。夫血之所化为水，在身为津液，在目为膏汁。若贪淫恣欲，饥饱失节，形脉甚劳，过于悲泣，皆斫耗阴精，阴精亏则阳火盛，火性炎而发见，阴精不能制伏挽回，故越于外而远照。不能治之，而反触激者，有内障之患。

能近视不能远视

东垣云：能近视不能远视者，阳气不足，阴气有馀，乃气虚而血盛也。血盛者，阴火有馀也。气虚者，元气虚弱也。

此老人桑榆之象也。海藏云：目能近视，责其有水；不能远视，责其无火，法宜补心，局方定志丸主之。《秘要》云：此证非谓禀受生成近覷之病，乃平昔无病，素能远视，而忽然不能者也。盖阳不足，阴有馀，病于火者，故光华不能发越于外，而偎敛近视耳。治之在胆肾，胆肾足则神膏厚，神膏厚则经络润泽，经络润泽则神气和畅而阳光盛矣。夫气之所用谓之火，在身为运用，在目为神光，若耽酒嗜燥、头风痰火、忿怒暴悖者，必伤神损气，神气弱必发用衰，发用衰则经络涩滞，经络涩滞则阴阳偏胜，而光华不能发达矣。

目妄见

《灵枢·大惑论》：帝曰：予尝上清冷之台，中阶而顾，匍匐而前，则惑。予私异之，窃内怪之，独瞑独视，安心定气，久而不解，独搏独眩，披髪长跪，俯而视之，复久之不已也。卒然自止，何气使然？岐伯曰：五脏六腑之精气，皆注于目而为之精。精之窠为眼，骨之精为瞳子，筋之精为黑眼，血之精为络，其窠气之精为白眼，肌肉之精为约束，裹撷筋骨血气之精而与脉并为系，上属于脑，后出于项中。故邪中于项，因逢其身之虚，其入深，则随眼系以入于脑，入于脑则脑转，脑转则引目系急，目系急则目眩以转矣。邪中其精，其精所中不相比也则精散，精散则视岐，故见两物。又云：目者，五脏六腑之精也，荣卫魂魄之所常营也，神气之所生也。故神劳则魂魄散，志意乱，是故瞳子黑睛法于阴，白眼赤脉法于阳也。故阴阳合转而睛明也。目者，心之使也，心者，神之舍也，故神精乱而不转，卒然见非常处，精神魂魄散不相得，故曰惑也。帝曰：予疑其然。予每之东苑，未曾不惑，去之则复，予唯独为东苑劳神乎？何其异也？岐伯曰：不然也。心有所喜，神有所恶，卒然相感则精气乱，视误故惑，神移乃复，是故间者为迷，甚者为惑。《素问》云：夫精明者，所以视万物，别白黑，审长短。以长为短，以白为黑，如是则精衰矣。东垣益气聪明汤之类主之。

〔神光自见证〕 谓目外自见神光出现，每如电闪掣，甚则如火焰霞明，时发时止，与视瞻有色之定者不同。乃阴精亏损，清气怫郁，玄府太伤，孤阳飞越，神光欲散，内障之重者。非若萤星，痰火之轻也。

〔黑夜精明证〕 夫人体天地之阴阳，昼明夜晦，理之常也。今晦冥之中倏忽见物，是背于阴阳矣。乃水火不交，精华关格，乖乱不和，阳光飞越之害。不能培养阴精，以留制阳光，而自以为精华之盛，至于光坠而盲始悔之，不已晚乎。

〔视正反邪证〕 谓物本正而目见为邪也。乃阴阳偏胜，神光欲散之候。阳胜阴者，因恣辛嗜酒怒悖，头风痰火气伤之病。阴胜阳者，因色欲哭泣饮味，经产血伤之病。此内之玄府，郁滞有偏，而气重于半边，故发见之火亦偏而不正耳。治用培其本而伐其标。久而失治，内障成焉。

〔视定反动证〕 谓物本定而目见为动也。乃气分火邪之害，水不能救之故。上旋眩运，振掉不定，光华欲坠，久则地石亦觉振动而不定，内障成矣。恣酒嗜燥，头风痰火人，阴虚血少者，屡有此患。《云麓漫抄》云：淮南陈吉老，儒医也。有富翁子，忽病视正物皆以为斜，几案书席之类，排设整齐，必更移令斜，自以为正，以至书写尺牍，莫不皆然。父母甚忧之，更历数医，皆不谙其疾。或以吉老告，遂以子往求治。既诊脉后，令其父先归，留其子，设乐开宴，酬劝无算，至醉乃罢。扶病者坐轿中，使人舁之，高下其手，常令倾倒，展转久之，方令登榻而卧，达旦酒醒，遣之归家，前日斜视之物皆理正之。父母跃然而喜，且询治之之方。吉老云：令嗣无他疾，醉中尝闪倒，肝之一叶搭于肺上不能下，故视正物为斜。今复饮之醉，则肺胀，展转之间，肝亦垂下矣。药安能治之哉。富翁厚为之酬。

〔视物颠倒证〕　谓目视物皆振动而倒植也。譬之环舞后定视，则物皆移动而倒植。盖血气不正，阴阳反复，真元有伤，阴精衰弱，阳邪上干，虚眩而运掉，有一年数发，有一月数发者。若发一视倒而视冥不醒者，神光坠矣。须因其所发时令，及别其因虚、因风、因痰、因火而治之。若以风眩不足为虑，反斫丧而激触者，内障之患，终莫能逃。《九灵山房集》云：元末四明有吕复，别号沧洲翁，深于医道。临川道士萧云泉，眼中视物皆倒植，请治于复。复问其因，萧曰：某尝大醉，尽吐所饮酒，熟睡至天明，遂得此病。复切其脉，左关浮促，即告之曰：尝伤酒大吐时，上焦反覆，致倒其胆腑，故视物皆倒植，此不内外因而致内伤者也。法当复吐，以正其胆。遂以藜芦、瓜蒂为粗末，用水煎之，使平旦顿服，以吐为度。吐毕，视物如常。

〔视一为二证〕　谓一物而目视为二，即《内经》所谓视歧也。乃精华衰乱，偏隔败坏，病在肾胆，肾胆真一之精不足，而阳光失其主倚，故视一为二。若目赤痛者，乃火壅于络，阴精不得升运以滋神光，故反为阳邪错乱神光而歧其视。譬诸目痛时，见一灯火为二、三灯也。许学士云：荀牧仲尝谓予曰：有人视一物为两，医作肝气盛，故见一为二，服泻肝药皆不验，此何疾也？予曰：孙真人曰：《灵枢》有云，目之系，上属于脑，后出于项中云云，则视歧，故见两物也。令服驱风入脑药得愈。

〔视瞻有色证〕　非若萤星、云雾二证之细点长条也。乃目凡视物有大片，甚则通行，当因其色而别其证以治之。若见青绿蓝碧之色，乃肝肾不足之病，由阴虚血少，精液衰耗，胆汁不足，气弱而散，故视亦见其色，怯弱证人，眼前每见青绿色，益见其阴虚血少之故也。若见黄赤者，乃火土络有伤也。痰火湿热人，每有此患。夫阴虚水少，则贼火得以燥烁，而清纯太和之气为之乖戾不和，故神光乏滋运之化源，而视亦因其本而见其色也。因而不能滋养，反有触犯者，内障生焉。若见白色者，病由金分元气有伤，及有痰沫阻滞道路者，皆有此患。若视有大黑片者，肾之元气大伤，胆乏所养，不久盲矣。

〔视赤如白证〕　谓视物却非本色也。因物着形之病，与视瞻有色，空中气色不同。或观太阳若冰轮，或睹灯火反粉色，或视粉墙如红如碧，或看黄纸似绿似蓝等类，此内络气郁，玄府不和之故。当因其色而别之，以知何脏腑乘侮之为病而施治。

〔光华晕大证〕　谓视日与灯烛，皆生红晕也，甚则通红，而人物在灯光之下亦大矣。皆是实火阳邪发越于上之害，诸络必有滞涩，轻者晕小而淡，重者晕大而浓。治虽外证已退，目视尚有晕者，阳邪未平，阴精未盛，犹宜滋养化源，而克制其火耳。《道山清话》云：张子颜少卿晚年，常目光闪闪然，中有白衣人如佛相者。子颜信之弥谨，乃不食肉，不饮酒，然体瘠而多病矣。一日从汪寿卿求脉，寿卿一见大惊，不复言，但投以大丸数十，小丸千馀粒，祝曰：十日中服之当尽，却以示报。既如期，视所见白衣人，衣变黄而光无所见矣。乃欲得肉食，又思饮酒，又明日俱无所见，觉气体异他日矣，乃诣寿卿以告。寿卿曰，吾固知矣。公脾初受病，为肺所乘，心，脾之母也，公既多疑，心气不固，自然有所睹，吾以大丸实其脾，小丸补其心，肺为脾之子，既不能胜其母，其病自愈也。《北梦琐言》曰：有少年苦眩运眼花，常见一镜子，赵卿诊之曰：来晨以鱼鲙奉候。及期延于内，从容久饥，候客退方得攀接，俄而台上施一瓯芥醋，更无他味，少年饥甚，闻芥醋香，径啜之，逡巡再啜，遂觉胸中豁然，眼花不见。卿曰，郎君吃鱼鲙太多，芥醋不快，又有鱼鳞在胸中，所以眼花，故权诳而愈其疾也。

〔视直如曲证〕《梦溪笔谈》云：有一人家妾，视直物如曲，弓弦、界尺之类，视之皆如钩。医僧奉真亲见之。

目闭不开

足太阳之筋为目上纲，足阳明之筋为目下纲，热则筋纵目不开。

目直视

视物而目睛不转动者是也。若目睛动者，非直视也。伤寒直视者，邪气壅盛，冒其正气，使神气不慧，脏腑之气不上荣于目，则目为之直视。伤寒至于直视，为邪气已极，证候已逆，多难治。经曰：衄家不可发汗，发汗则额上陷，脉紧急，直视不能稙，不能眠。以肝受血而能视，亡血家肝气已虚，目气已弱，又发汗亡阳，则阴阳俱虚所致，此虽错逆，其未甚也。逮狂言反目直视，又为肾绝。直视摇头，又为心绝。皆脏腑气脱绝也。直视谵语喘满者死。下利者亦死。又，剧者发狂则不识人，循衣摸床，惕而不安，微喘直视，脉弦涩者死，皆邪气盛而正气脱也。《素问》曰：少阳终者，其百节纵，目瞏绝系。王注曰：瞏，谓视如惊貌。瞏音琼，目系绝，故目不动而直视。

目上视

经云：瞳子高者，太阳不足。戴眼者，太阳已绝。太阳之脉，其终也戴眼、反折瘛疭。针灸法见中风。

目为物所伤

倪仲贤论曰：志于固者，则八风无以窥其隙；本于密者，则五脏何以受其邪。故生之者天也，召之者人也。虽生弗召，莫能害也，为害不已，召之甚也。“生气通天论”曰：风者，百病之始也。清静则肉腠闭拒，虽有大风苛毒，弗之能害。“阴阳应象论”曰：邪风之至，疾如风雨，故善治者治皮毛。夫肉腠固、皮毛密，所以为害者安从来也。今为物所伤，则皮毛肉腠之间为隙必甚，所伤之际，岂无七情内移，而为卫气衰惫之原，二者俱召，风安得不从，故伤于目之上下左右者，则目之上下左右俱病，当总作除风益损汤主之。伤于眉骨者，病自目系而下，以其手少阴有隙也，加黄连除风益损汤主之。伤于额者，病自抵过而上，伤于耳中者，病自锐眦而入，以其手太阳有隙也，加柴胡除风益损汤主之。伤于额交巅耳上角及脑者，病自内眦而出，以其足太阳有隙也，加苍术除风益损汤主之。伤于耳后耳角耳前者，病自客主人斜下，伤于颊者，病自锐眦而入，以其手少阳有隙也，加枳壳除风益损汤主之。伤于头角耳前后及目锐眦后者，病自锐眦而入，以其足少阳有隙也，加龙胆草除风益损汤主之。伤于额角及巅者，病自目系而下，以其足厥阴有隙也，加五味子除风益损汤主之。诸有热者，更当加黄芩，兼服加减地黄丸。伤甚者，须从权，倍加大黄，泻其败血。“六节藏象论”曰：肝受血而能视。此盖滋血、养血、复血之药也，此治其本也。又有为物暴震，神水遂散，更不复治，故并识之于此。

〔惊振外障〕　前见。

〔惊振内障证〕　因病目再被撞打，变成内障，日夜疼痛淹淹，障子赤膜绕目，不能视三光，亦如久病内障。宜补肝丸、补肾丸、石决明丸及皂角丸，合生熟地黄丸。

〔物损真睛证〕　谓被物触打，径在风轮之急者，物大则状大，物小则状小，有黄白二色，黄者害速，白者稍迟。若尖细之物触伤，浅小者可治可消。若粗厉之物，伤大而深及缺损神膏者，虽愈亦有瘢痕。若触及破膏者，必有膏汁，或青黑色，或白色如痰者流出，为害尤急。纵然急治，瞳神虽在，亦难免欹侧之患。绽甚而瞳神已去者，不治。物有尖小而伤深膏破者，亦有细细黑颗如蟹睛出，愈后有瘢。且如草木刺、金石屑、苗叶尖、针尖触在风轮，浅而结颗，黄者状如粟疮，急而有变；白者状如银星，为害稍缓。每见耘苗人、竹木匠，往往误触竹丝、木屑、苗叶在风轮而病者。若飞扬之物重大，而打破风轮者，必致青黄牒出，轻而膏破者，膏汁流出黑颗为蟹睛。又轻而伤浅者，黑膏未出，有白膏流出，状如稠痰，凝在风轮，欲流不流，嫩白如凝脂者，此是伤破神珠外边上层气分之精膏也。不可误认为外障。若视昏者，瞳神有大小欹侧之患，久而失治，目必枯凸。大凡此病不论大小黄白，但有泪流赤胀证者，急而有变，珠疼头痛者尤急。素有痰火、风湿、斫丧之人，病已内积，未至于发，今因外伤而激动其邪，乘此为害，痛甚便涩者最凶。又如木竹芒刺误触，断在风轮膏内者，必晓夜胀痛难当，急宜取出。物若粗大入深者，于此损处必有膏出为蟹睛，治亦有瘢。取迟，膏水滞结障生者，物去而治障，障自退。障若大而厚者，虽退亦有迹。失取而攻损瞳神者，不治。若刺伤断在气轮皮内，取迟者，必有瘀血灌胀，取去物而先导之，后治馀证。大抵此证物尖细者，伤亦小，易退而全好。粗大者，伤亦大，难退而有迹，小者能大，大者损目，风轮最急，气轮次之。其小物所触浅细者，年少精强，及善于护养，性情纯缓之人，亦有不治而愈者，必其内外别无他证也。

〔振胞瘀痛证〕　谓偶被物撞打，而血停滞于睑睥之间，以致胀痛也。缓而失治，则胀入珠内，瘀血灌睛，而睛有损坏之患，状亦与胀如杯覆同。外治开导，敷治亦同，内治不同。盖胀如杯覆，因火从内起而后壅滞。此因外触凝滞，脉道阻塞而后灌及神珠。或素有痰火风邪，因而激动，乘虚为患。又当验其形证丝络，各随其经而治之。

〔触伤真气证〕　乃被物撞打而目珠痛，痛后视复如故，但过后渐觉昏冥也。盖打动珠中真气，络涩滞而郁遏，精华不得上运，损及瞳神，而为内障之急。若初觉昏暗，速治之，以免内障结成之患。若疾已成，瞳神无大小欹侧者，犹可拨治，内宜调畅气血，无使凝滞。此证既成，即惊振内障。

〔飞丝入目证〕　谓风飏游丝偶然撞入目中而作痛也。若野蚕蜘蛛木虫之丝，患尚迟。若遇金蚕老鹳丝，其目不出三日迸裂。今人但患客风暴热，天行赤热，痛如针刺，一应火实之证，便呼为天丝眼，不知飞丝入目，乃人自知者，但回避不及，不意中被其入也。入目之时，亦自知之，倏然而痛，泪涌难开，岂可以之混治他证乎。治飞丝入目方，头垢点入眼中。柘树浆点了，绵裹箸头，蘸水于眼上，缴拭涎毒。火麻子一合，杵碎，井水一碗，浸搅，却将舌浸水中，涎沫自出，神效。一方用茄子叶碎杵，如麻子法尤妙。飞丝入眼，眼肿如眯，痛涩不开，鼻流清涕，用京墨浓磨，以新笔涂入目中，闭目少时，以手张开，其丝自成一块，看在眼白上，却用绵轻轻惹下则愈。如未尽再涂。

〔物偶入睛证〕 谓偶然被物落在目中而痛也。凡人被物入目，不可乘躁便擦，须按住性，待泪来满而擦，则物润而易出。如物性重及有芒刺不能出者，急令人取出，不可揉擦，擦则物愈深入而难取。若入深须翻上睥取之，不取则转运阻碍，气滞血凝而病变。芒刺金石棱角之物，失取碍久及擦重者，则坏损轮膏，如痕糀凝脂等病，轻则血瘀水滞，为痛为障等病，有终不得出而结于睥内者，必须翻而寻看，因其证而治之。此与眯目飞扬不同。飞扬，细沙擦眯已成证者，此则未成证。若已成证，则大同小异，终彼轻而此重也。

〔眯目飞扬证〕 因出行间，风吹沙土入目，频多揩拭，以致气血凝滞而为病也。初起涩湿赤脉，次后泪出急涩，渐渐重结为障翳。然有轻重赤白，亦因人之感受血气部分，或时令之寒热不同耳。或变或不变，亦随人之戒触所致。当辨形证、别经络而施治。治眯目，盐与豉置水中浸之，视水，其渣立出。物落眼中，用新笔蘸缴出。又方：浓研好墨点眼，立出。治稻麦芒入眼，取蛴螬，以新布覆目上，待蛴螬从布上摩之，其芒出着布上。

伤寒愈后之病

倪仲贤曰：伤寒病愈后，或有目复大病者，以其清阳之气不升，而馀邪上走空窍也。其病隐涩赤胀，生翳羞明，头脑骨痛，宜作群队升发之剂，饵之数服斯愈。《伤寒论》曰：冬时严寒，万类深藏，君子固密，不伤于寒。触冒之者，乃名伤寒。其伤于四时之气者，皆能为病。又"生气通天论"曰：四时之气更伤五脏，五脏六腑一病，则浊阴之气不得下，清阳之气不得上，今伤寒时病虽愈，浊阴清阳之气犹未来复，浊阴清阳之气未复，故馀邪尚炽不休，走上而为目之害也。是以一日而愈者，馀邪在太阳。二日而愈者，馀邪在阳明。三日而愈者，馀邪在少阳。四日而愈者，馀邪在太阴。五日而愈者，馀邪在少阴。六日而愈者，馀邪在厥阴。七日而复，是皆清阳不能出上窍而复受其害也。当为助清阳上出则愈，人参补阳汤主之，羌活胜风汤主之，加减地黄丸主之，搐鼻碧云散亦宜用也。忌大黄、芒硝苦寒通利之剂，犯之不可复治。

妊娠目病

其病多有馀，要分血分、气分。气分则有如旋胪泛起、瞳神散大等证；血分则有如瘀血凝脂等病。盖其否隔阴阳涩滞与常人不同，为病每多危急，人不知虑，屡见临重而措手不及者，内伐又恐伤胎泄气，不伐又源不澄、病不去，将奈何？吁！能知其胎系固否，善施内护外劫之治，则百发百中矣。

产后目病

产则百脉皆动，气血俱伤，太虚不足，邪易以乘，肝部发生之气甚弱，血少而胆失滋养，精汁不盛，则目中精膏气液皆失化源，所以目病者多。然轻重内外不同。有劳瞻竭视，悲伤哭泣，而为无时冷热泪，内障昏眇等证。有窍不密，引入风邪，为湿烂头风者。有因虚沐髮，湿气归脑，而为内障诸病者。有因虚劳役，恣辛嗜热，及患热病而伤目血为外障者。皆内不足所致。善知爱护者，疾微而不变。不知保养，反纵斫丧，则变重不一。大抵产后病宜早治，莫待其久，久则气血定而病深，治亦不易。其外证易知者，人皆知害而早治，其内证害缓者，人多忽之，比其成也，为无及之悔者多矣。参看目痛条，亡血过多之病。

因　风　证

谓患风病人目疾也。风在五行为木，在脏为肝，在窍为目，本乎一气。久风则热胜，热胜则血弱。风久必郁，郁则火生，火性炎上，故患风人未有目不病者。然各因其故而发，有日浅而郁未深，为偏㖞歪斜者；有入脾而脾反湿胜而赤烂者；有血虚筋弱而振搐者；有不禁反伤精神，及恣燥嗜热助邪，乖乱清和融纯之气，氤郁而为内障者；有风盛血滞，结为外障，如胬肉等证者。加以服饵香燥之药，耽酒纵辛，阴愈亏而火愈烁，病变瘀变重者，治各因其证而伐其本，内外常劫不同。大抵风病目者，当去风为先。不然，目病虽退而复来，虽治至再至三，风不住，目病终无不发之理。

因　毒　证

谓人生疮疡肿毒累及目病也。夫六阳火燥有馀，水不能制，致妄乱无拘，气滞血壅而始发疮疡肿毒，火性炎上，目窍高，火所从泄，浊能害清，理之自然。肝胆，清净融和之腑；疮毒痈疽，浊乱之邪；邪既炽盛，侵搅清和，因素斫丧，肝肾有亏，阴虚血少，胆之精汁不光，化源弱而目络少滋，故邪得乘虚入目而为害。若病目正在病毒之时，治毒愈而目亦愈。若毒愈而目不愈者，乃邪入至高之深处，难以自退，当浚其流，澄其源。因而触激甚者，有瘀滞之变。

因　他　证

谓因患别病而害及目也。所致不同，有阴病而阴自伤，有阳病而阳自损，有寒病热药太过伤其神气，有热病寒药太过耗其精血。补者泻之，泻则损其元；泻者补之，补则助其邪。针砭之泄散真气，炮灸之激动火邪。实实虚虚，损不足益有馀之故。不同，亦各因人触犯感受，脏腑经络衰旺，随其所因而入为病，内外轻重不等。当验其标而治其本，譬如伤寒阳证，热郁蒸损瞳神，内证也。热盛血滞，赤痛泪涩者，外证也。阴证脱阳目盲，内证也。服姜附温热之剂多，而火燥赤涩者，外证也。疟疾之热损瞳神，内证也。火滞于血而赤涩，外证也。泻利后昏眇，为谷气乏，土府清纯之气伤，不能发生长养，津液耗而膏汁不得滋润，内证也。山岚瘴气目昏者，邪气蒙蔽正气，外证也。蛊胀中满赤痛者，阴虚难制阳邪，内证也。气证多怫郁，弱证多昏花，皆内证也。痰证之腻沫，火证之赤涩，皆外证也。馀仿此。梦灵丸、明目生熟地黄丸，合皂角丸、茺蔚子丸。

痘疹馀毒证

痘疹为毒最重，为自禀受以来，蕴积恶毒深久之故，古称曰百岁疮。谓人生百岁之中，必不能免。一发，则诸经百脉清纯太和之气皆为其扰乱一番，正气大虚，而邪得以乘之，各因所犯而为疾。况目又清纯之最者，通于肝胆，肝胆为清净之府，邪正不并立，今受浊邪熏灼，则目有失发生长养之源，而病亦易侵，皆由人不能救而且害之之故也。或于病中食物太过，怀藏太暖，误投热药，多食甘酸而致病者。或于病后因虚未复，恣食辛辣燥腻，竭视劳瞻，好烘多哭，冲冒风沙烟瘴而致病者。有为昏蒙流泪之内证者，有为赤烂星障之外证者，有馀邪蕴积为凝脂、黄膜、花翳、蟹睛等证之重而目眯凸者，有馀邪偶流为赤丝、羞明、微星、薄翳等证之轻而病自消者。轻重浅深，亦各随人之犯受所患不一，当验其证而审其经以治之，不可执一，反有激变之祸。盖痘疹之后，人同再造，比之常人不同，若有所误，贻害终身。行斯道者，宜加谨焉。大抵治之早则易退而无变，迟则虽无变，恐血气凝定，即易治之证亦退迟矣。今人但见痘后目疾，便谓不治，不知但瞳神不损者，纵久远亦有可治之理。惟久而血定精凝障翳，沉滑涩损者，则不治耳。倪仲贤云：瘢疹馀毒所害者，与风热不制之病，稍同而异，总以羚羊角散主之，便不硬者，减硝黄。未满二十一日而病作者，消毒化瘢汤主之。海藏云：东垣先生治瘢后风热毒，翳膜气晕遮睛，以泻青丸子泻之大效，初觉易治。馀详见痘疹门。

时复证

谓目病不治，忍待自愈，或治失其宜，有犯禁戒，伤其脉络，遂致深入，又不治之，致搏夹不得发散之故。或年之月、月之日，如花如潮，至期而发，至期而愈。久而不治，及因激发，遂成大害。未发者，问其所发之时令，以别病本在何经位。已发者，当验其形证丝脉，以别其何部分，然后治之。

第八册

七窍门下

耳

耳属足少阴肾经。《中藏》曰：肾者，精神之舍，性命之根，外通于耳，《素问》曰：肾在窍为耳，肾和则耳能闻五音矣。又曰：肾者主为外，使之远听，视耳好恶，以知其性。故耳好前居牙车者肾端正。注：牙车即颊车穴也，在耳下曲颔端陷中。耳偏高者肾偏倾，耳高者肾高，耳后陷者肾下，耳坚者肾坚，耳薄不坚者肾脆。《玄珠》曰：耳薄而黑或白者，肾败也。又属手少阴心经。《素问》曰：南方赤色，入通于心，开窍于耳。又曰：手少阴之络，会于耳中。又属手太阴肺经。李东垣曰：耳本主肾，而复能听声者，声为金，是耳中有肺水，土生于申也。王太仆曰：手太阴肺络，会于耳中，肺虚则少气不能报息而耳聋。又属足厥阴肝经。《素问》曰：肝病气逆则耳聋不聪。朱丹溪曰：耳聋属热，少阳、厥阴热多。又属手足少阳三焦胆，手太阳小肠经之会。《灵枢》曰：少阳根于窍阴，结于窗龙。窗龙者，耳中也。《素问》曰：一阳独啸，少阳厥也，其终者耳聋。注：啸，耳中鸣如啸声也。胆及三焦脉皆入耳，故气逆上则耳中鸣。又曰：少阳主胆，其脉循胁络于耳，故伤寒三日少阳受之，则胸胁痛而耳聋，九日少阳病衰，耳聋微闻。《灵枢》曰：手太阳所生病者，耳聋，目黄。又属手足阳明大肠胃经。《素问》曰：头痛耳鸣，九窍不利，肠胃之所生也。《灵枢》曰：聋而痛者，取手阳明。聋而不痛者，取足少阳。又曰：耳者，宗脉之所聚也。胃中空则宗脉虚，虚则下溜，脉有所竭者，故耳鸣。又属足太阳膀胱经。《素问》曰：太阳所谓耳鸣者，阳气万物盛上而跃，故耳鸣也。又属手足少阴心肾，太阴肺脾，足阳明胃经之络。《素问》曰：此五络皆属于耳中，上络左角，邪客之则病。耳前属手足少阳三焦胆，足阳明胃经之会。《素问》曰：上部人，耳前之动脉。注：在耳前陷者中，动应于手，手少阳脉气之所行也。耳后属手足少阳三焦胆经之会。李东垣曰：少阳者，邪出于耳前后也。按：此语并证上文。耳下曲颊属足少阳胆，阳明大肠经之会，又属手太阳小肠经。《灵枢》曰：手太阳当曲颊。曲颊前属足少阳胆，阳明大肠经之会。前寸许属手阳明大肠经。曲颊后属足少胆经。《灵枢》曰：足少阳在耳下曲颊之后。

《保命集》云：夫耳者，以窍言之水也，以声言之金也，以经言之手足少阳俱会其中也。有从内不能听者主也，有从外不能入者经也。若有蝉鸣者，有若钟声者，有若火熇熇然者，各随经见之，其间虚实不可不察也。假令耳聋者，何谓治肺？肺主声，鼻塞者肺也。何谓治心？心主臭。如推此法，皆从受气于始，肾受气于巳，心受气于亥，肝受气于申，肺受气于寅，脾受气于四季，此治法皆生长之道也。赵以德曰：耳者肾之窍，足少阴经之所主，然心亦寄窍于耳，在身十二经脉中，除足太阳手厥阴外，其馀十经脉络皆入耳中。盖肾治内之阴，心治外之阳，合天地之道，精气无处而不交通，故清净精明之气上走空窍，耳受之而听斯聪矣，因此耳属二脏之窍也。于是诸经禀其阴阳五行精明者皆上入之，所以宫商角徵羽之五音，从斯辨矣。经曰：积阳为天，积阴为地，清阳出上窍是也。若二气不调则交通不表，故阳气者闭塞，地气者冒明。而阳气之闭塞者，或因烦劳，阴虚气浮；或因卫气不下，循脉积聚于上；或得于邪风与阳并盛；或因热淫之胜；或因三焦之火独光，而耳中浑浑焞焞；或因经脏积热所致；或因大怒气上而不下。夫如是者，皆由心气虚实不调。虚则不能治其阳下与阴交，实则恃阳强而与阴绝。经曰：至阴虚，天气绝是也。而地气之冒明者，或忧愁不解，阴气闭塞，不与阳通；或内外湿饮痞隔，其气不得升降，则耳中亦浑浑焞焞；或肾精脱，若热病之精脱，二者尺脉绝则死；或耳中因二气不和，结干耵聍塞之。夫如是，皆由肾气不和，虚则阴气微不能上交于阳，而阳是暴实，则阴气逆，不纳其阳也。《灵枢》曰：肾气通于耳，肾和则能闻五音。五脏不和，则七窍不通。故凡一经一络有虚实之气入于耳中者，皆足以乱二脏主窍之精明。至于聋聩，此言暴病者也。若夫久聋者，于肾亦虚实之异。左肾为阴主精，右肾为阳主气，精不足，气有馀，则聋为虚。其人瘦而色黑，筋骨健壮，此精气俱有馀，固藏闭塞，是聋为实，乃高寿之兆也。二者皆禀赋使然，不须治之。又有乍聋者，经曰：不知调阴阳七损八益之道，早衰之节也。其年五十，体重，耳目不聪明矣，此亦无治也。唯暴聋之病，与阴阳隔绝之未甚，经脉欲行而未通，冲击其中，鼓动听户，随其气之微甚而作嘈嘈风雨诸声者，则可随其邪以为治，补不足，泻有馀，务使阴阳和平，自然清净之气上走耳中而听斯聪矣。曰：若子所表，言水火同开此窍，何《原病式》之非温补耶？曰：心在窍为舌，以舌非孔窍，因寄窍于耳，则是肾为耳窍之主，心为耳窍之客。以五脏开窍于面部，分阴精阳气言之，在肾肝居阴，故耳目二窍阴精主之；在心肺脾居阳，故口舌鼻三窍阳气主之。所以阴精主者，贵清凉而恶烦热；阳气主者，贵温暖而恶寒凉。洁古老人尝有是论，信耳目之不可以温补也。《仁斋直指》云：肾通乎耳，所主者精，精气调和，肾气充足，则耳闻而聪。若劳伤气血，风邪袭虚，使精脱肾惫，则耳转而聋。又有气厥而聋者，有挟风而聋者，有劳伤而聋者，盖十二经脉上络于耳，其阴阳诸经适有交并，则脏气逆而为厥，厥气搏入于耳，是为厥聋，必有时乎眩晕之证。耳者，宗脉之所附，脉虚而风邪乘之，风入于耳之脉，使经气否而不宣，是为风聋，必有时乎头痛之证。劳役伤于血气，淫欲耗其精元，瘦悴力疲，昏昏愦愦，是为劳聋。有能将适得所，血气和平，则其聋暂轻；其或日就劳伤，风邪停滞，则为久聋之证矣。外此又有耳触风邪，与气相击，其声嘈嘈，眼或见火，谓之虚鸣。热气乘虚随脉入耳，聚热不散，脓汁出焉，谓之脓耳。人耳间有津液，轻则不能为害，若风热搏之，津液结鞕成核塞耳，亦令暴聋，谓之耵耳。前是数者，肾脉可推，风则浮而盛，热则洪而实，虚则涩而濡。风为之疏散，热为之清利，虚为之调养。邪气并退，然后以通耳调气安肾之剂主之。风虚耳聋，排风汤、桂星散、羊肾羹、鱼脑膏、磁石丸、姜蝎散。风热耳聋，犀角饮子、芍药散、犀角散、茯神散。耳聋皆属于热，少阳厥阴热多，宜开痰散风热，通圣散、滚痰丸之类。耳因郁聋，以通圣散，内加大黄酒煨，再用酒炒三次，后入诸药通用酒炒。厥聋，和剂流气饮加石菖蒲，每服三钱，以生姜、葱白同煎，食后服。沉香降气汤，或苏子降气汤、不换金正气散、指迷七气汤。轻者吞来复丹，重者吞养正丹。凡治耳聋，皆当调气。气逆耳聋有三，肝与手太阳、少阳也。经云：肝气逆则头痛，耳聋不聪，颊肿。又云：太阳所谓浮为聋者，皆在气也。罗谦甫云：手太阳气厥而耳聋者，其候聋而耳内气满也。手少阳气厥而耳聋者，其候耳内浑浑焞焞，此皆气逆而聋也。治法宜四物汤吞龙荟丸降火，及复元通气散调气是也。耳聋有湿痰者，槟榔神芎丸下之。耳聋面颊黑者，为精脱肾虚。罗谦甫云：经曰：精脱者则耳聋。夫肾为足少阴之经，乃脏精而气通于耳，耳者宗脉之所聚也。若精气调和则肾脏强盛，耳闻五音，若劳伤气血兼受风邪，损于肾脏而精脱者，则耳聋也。然五脏六腑十二经脉有络于耳者，其阴阳经气有相并时，并则脏气逆，名之曰厥，厥气相搏，入于耳之脉，则令聋。其肾病精脱耳聋者，其候颊颧色黑。手少阳之脉动，则气厥逆而耳聋者，其候耳内浑浑焞焞也。手太阳厥而耳聋者，其候聋而耳内气满也，宜以烧肾散主之。烧肾散、益肾散、补肾丸、苁蓉丸、肉苁蓉丸、桑螵蛸汤，肾虚有寒者宜之。本事地黄汤，肾虚有热者宜之。

耳　聋

耳聋，少气嗌干者，为肺虚。东垣曰："藏气法时论"云，肺虚则少气不能报息，耳聋嗌干。注云：肺之络，会于耳中故聋，此说非也。盖气虚必寒，盛则气血俱涩滞而不行也。耳者，宗气也，肺气不行故聋也，宜生脉散嚼下蜡弹丸。耳聋多恐者为肝虚。经云：肝虚则目䀮䀮无所见，耳无所闻，善恐。治法用四物汤加防风、羌活、柴胡、菖蒲、茯神等分煎汤，服二十馀帖，却用姜蝎散开之。本草云：肝虚则生姜补之是也。劳聋，宜益气聪明汤。头目不清，清神散。气闭不通，通气散，秘传降气汤加菖蒲。外治：通神散、通耳法、追风散、萆麻丸、雄黄散、透耳筒、鲫鱼胆膏、蝎梢膏丸、鼠胆丸、鸡卵方、灸方、驴脂方、醋附方、龟尿方、干地龙方、鱼脑膏。

〔**久聋**〕　萆麻子丸、天雄鸡子方、通气散、水银方、大蒜方、胜金透关散。

〔**暴聋**〕　蒲黄膏、龙脑膏，川椒、巴豆、菖蒲、松脂以蜡熔为筒子，内耳中，一日一易。或用雄黄一钱，巴豆肉一个，研细，葱涎和作锭子，纸卷塞耳中。或用凌霄花叶，杵自然汁滴耳中。罗谦甫云：夫卒耳聋者，由肾气虚，为风邪所乘，搏于经络，随其血脉上入耳，正气与邪气相搏，故令卒聋也。楼全善云：暴聋皆是厥逆之气。经云，暴厥而聋，偏塞闭不通，内气暴薄也。又云，少阳之厥，暴聋是也，宜于前厥聋条求其治法。运气耳聋有四：一曰湿邪伤肾三焦聋。经云：太阴在泉，湿淫所胜，民病耳聋，浑浑焞焞，治以苦热是也。二曰燥邪伤肝聋。经云：岁金太过，燥气流行，肝木受邪，民病耳聋无所闻是也。三曰火邪伤肺聋。经云：岁火太过，炎暑流行，肺金受邪，民病耳聋是也。四曰风火炎扰于上聋。经云：少阳司天之政，风热参布，云物沸腾，民病聋瞑。三之气。炎暑至，民病热中，聋瞑，治以寒剂是也。

耳　鸣

经云：耳者，宗脉之所聚也。故胃中空则宗脉虚，虚则下溜，脉有所竭，故耳鸣。补客主人，手大指爪甲上与肉交者也。又云：上气不足，耳为之苦鸣。补足外踝下，留之。又云：脑为髓之海，其输上在百会，下在风府。髓海不足，则脑转耳鸣。审守其输，调其虚实。又云：液脱者，脑髓消，胫酸，耳数鸣。凡此皆耳鸣之属虚者也。经云：太阳所谓耳鸣者，阳气万物盛上而跃，故耳鸣也。又云：厥阴司天，风行太虚，云物摇动，目转耳鸣。三之气，天政布，气乃时举，民病耳鸣。又云：厥阴之脉，耳鸣头眩。又云：少阳所至为耳鸣，治以凉寒。凡此皆耳鸣之属实者也。王汝言云：耳或鸣甚如蝉，或左或右，或时闭塞，世人多作肾虚治不效，殊不知此是痰火上升，郁于耳中而为鸣，郁甚则壅闭矣。若遇此证，但审其平昔饮酒厚味，上焦素有痰火，只作清痰降火治之。大抵此证多先有痰火在上，又感恼怒而得，怒则气上，少阳之火客于耳也。若肾虚而鸣者，其鸣不甚，其人多欲，当见劳怯等证。丹溪云：耳鸣因酒过者，用大剂通圣散，加枳壳、柴胡、大黄、甘草、南星、桔梗、青皮、荆芥。如不愈，用四物汤。薛新甫云：若血虚有火，用四物加山栀、柴胡。若中气虚弱，用补中益气汤。若血气俱虚，用八珍汤加柴胡。若怒便聋，而或曰耳属肝胆经气，实用小柴胡加芎、归、山栀，虚用八珍汤加山栀。若午前甚者，阳气实热也，小柴胡加黄连、山栀。阳气虚用补中益气汤加柴胡、山栀。午后甚者，阴血虚也，四物加白术、茯苓。若肾虚火动，或痰盛作渴者，必用地黄丸。胃中空，宗脉虚，上气不足，皆参芪为君，柴升佐之。耳中哄哄然，是无阴也。又液脱者，脑髓消，胫酸，耳数鸣，宜地黄丸。肾虚，耳中潮声蝉声无休止时，妨害听闻者，当坠气补肾，正元饮咽黑锡丹，间进安肾丸，有热者龙齿散。肾脏风耳鸣，夜间睡着如打战鼓，更四肢抽掣痛，耳内觉有风吹奇痒，宜黄芪丸。肾者，宗脉所聚，耳为之窍。血气不足，宗脉乃虚，风邪乘虚随脉入耳，气与之搏，故为耳鸣。先用生料五苓散，加制枳壳、橘红、紫苏、生姜同煎，吞青木香丸，散邪疏风下气，续以芎归饮和养之。耳中耵聍，耳鸣耳聋，内有污血，宜柴胡聪耳汤。馀法与耳聋相参用之。外治：麝香散、吴茱萸散，及乌头烧灰、菖蒲等分末之，绵包塞耳，或用生地黄截塞耳，数易之，以瘥为度。

耳　肿　痛

属少阳相火。经云：少阳之胜，耳痛。治以辛寒是也。生犀丸、犀角饮子、解热饮子。耳内痛生疮，用黍粘子汤。耳湿肿痛，用凉膈散加酒炒大黄、黄芩、酒浸防风、荆芥、羌活服之，更以脑多麝香少，湿加枯矾，吹入耳中。《丹铅续录》云：王万里时患耳痛，魏文靖公劝以服青盐、鹿茸，煎雄、附为剂，且言此药非为君虚损服之，曷不观《易》之坎为耳痛，坎水脏，在肾开窍于耳，而水在志为恐，恐则伤肾，故为耳痛。气阳运动常显，血阴流行常幽，血在形，如水在天地间，故坎为血卦，是经中已著病证矣，竟饵之而良愈。外治：白龙散、杏仁膏、菖蒲挺子。或用穿山甲二片，土狗子二个，夹在穿山甲内，同炒焦，黑色为度，入麝香少许同研细，吹一字于耳内。亦治耳聋。或用草乌削如枣核大，蘸姜汁塞耳内。一方不用姜汁。或用郁金研细末，每以净水调一字，倾入耳，却急倾出。或用油胡桃肉为末，狗胆汁和为丸，如桐子大，绵裹安耳中。或用食盐炒热，用枣面蒸熟，青花布包定枕之。

耳　痒

沈存中云：予为河北察访使时，病赤目四十馀日，黑睛傍黯赤成疮，昼夜痛楚，百疗不瘥。郎官丘革相见问予：病目如此，曾耳中痒否？若耳中痒，即是肾家风，有四生散疗肾风，每作二三服即瘥。闾里号为圣散子。予传其方合服之，午时一服，临卧一服，目反大痛，至二鼓时乃能眠，及觉，目赤稍散，不复痛矣，更进三四服，遂平安如常。是时孙和甫学士帅镇阳，闻予说大喜曰：吾知所以自治目矣。向久病目，尝见吕吉甫参政云，顷目病，久不瘥，因服透冰丹乃瘥，如其言修合透冰丹一剂，试服了二三十服，目遂愈。乃知透冰丹亦疗肾风耳。《圣惠》云：有人耳痒，一日一作可畏，直挑剔出血稍愈。此乃肾脏虚，致浮毒上攻，未易以常法治也，宜服透冰丹。勿饮酒、啖湿面、蔬菜、鸡、猪之属，能尽一月为佳，不能戒无效。

停　耳

罗谦甫云：耳者，宗脉之所聚，肾气之所通，足少阴之经也。若劳伤气血，热气乘虚入于其经，邪随血气至耳，热气聚则生脓汁，故谓之停耳也。内服柴胡聪耳汤、通气散、蔓荆子散。外用红绵散、松花散、白莲散、麝香散、杏仁膏、矾石散、葱涎膏、菖蒲散、竹蛀散、蝎倍散、立效散、香附散、三黄散、二圣散。如壮盛之人，积热上攻，耳中出脓水不瘥，用无忧散送雄黄丸，泻三四五行瘥。

耳内疮

罗谦甫云：耳内生疮者，为足少阴，是肾之经也，其气通于耳，其经虚，风热乘之，随脉入于耳，与气相搏，故令耳门生疮也。曾青散主之，黄连散亦可。内服黍粘子汤。薛新甫云：耳疮属手少阳三焦经，或足厥阴肝经，血虚风热，或肝经燥火风热，或肾经风火等因。若发热焮痛，属少阳、厥阴风热，用柴胡栀子散。若内热痒痛，属前二经血虚，用当归川芎散。若寒热作痛，属肝经风热，用小柴胡汤加山栀、川芎。若内热口干，属肾经虚火，用加味地黄丸，如不应，用加减八味丸。馀当随证治之。

冻耳成疮方：柏叶三两，微炙为末，杏仁四十九枚，汤浸去皮，研成膏，乱痺两鸡子大，食盐、乳香各半两，细研，黄蜡一两半，清油一斤，上先煎油令沸，即下乳髪，以消尽为度，次下诸药，煎令焦黄，滤去滓，更以绵重滤过，再以慢火煎之，后下乳香、黄蜡等，搅令稠稀得所，于磁器盛，每用鹅翎旋取涂之。又方：柏白皮、榆白皮、桑白皮、杏仁汤浸去皮各二两，甘草一两，羊脑髓半斤，上锉，以羊脑髓煎令黄，滤去滓，于磁器盛，每用鹅翎蘸药涂之。

虫入耳

薛新甫云：先君尝睡间，有虫入耳，痛瞀，将生姜擦猫鼻，其尿自出，取尿滴耳内，虫即出而愈。又有百户张锦谓予曰，耳内生疮，不时作痛，痛而欲死，痛止如故。诊其脉皆安静，予谓非疮也。话间痛忽作，予度其有虫入耳，令回，急取猫尿滴耳，果出一臭虫，遂不复痛。或用麻油滴之，则虫死难出。或用炒芝麻枕之，则虫亦出，但俱不及猫尿之速也。治百虫入耳：蓝汁、葱汁、韭汁、莴苣汁、鸡冠血、酸醋、香油、稻秆灰汁，俱灌入耳中。桃叶挼细塞耳。白胶香烧烟熏入耳。猪肉少许，炙香，置耳孔边。麻油作煎饼，侧卧以耳枕之。以火照之。以刀两口于耳上相击作声。水银一大豆倾入耳中，欹耳孔向下，于耳上击铜器物数声。白矾、雄黄等分为细末，香油调成膏，每用皂角子大塞耳。川椒为末一钱，醋半盏浸良久，少少滴耳中。用口气尽力吸出最妙。

〔蜒蚰入耳〕 立验散：硇砂、胆矾等分研细，鹅翎管吹一字入耳中，虫化为水。鸡一只，去毛足，以油煎令黄，箸穿作孔，枕之。绿矾为末，水调灌耳。雄黄为末，醋调灌耳。蜗牛一个，槌碎，置耳边。牛乳一盏，少少灌入耳内，若入腹者，饮一二升，当化为黄水。驴乳三合灌耳中，其虫从左耳入，右耳出。

〔蜈蚣入耳〕 用煎鸡枕之，或用炙猪肉掩两耳。韭汁或姜汁灌耳中。蜈蚣及蚁入耳，用猪脂一指大，炙令香，安耳边即出。又用生姜汁灌耳中即出。大蒜汁亦可。

〔蚁入耳〕 捣韭汁灌。大蒜汁亦可。鲮鲤甲烧灰为末，水调滤过，滴入耳中。

〔飞蛾入耳〕 酱汁灌入耳即出，或以鹅管极气吸之出，或击铜器于耳边。

〔苍蝇入耳〕 最害人，速用皂角子虫研烂，生鳝血调灌入耳中。

〔蚤虱入耳〕 痛，菖蒲为末，炒，乘热以绵裹着耳边。

〔水入耳〕 以薄荷汁点立效。治耳中有物不可出，以麻绳剪令头散，敷好胶，着耳中，使其物粘之，徐徐引出效。用弓弦尤妙。

鼻

頞中，頞，亦作頞，鼻山根也，俗呼鼻梁。属阳明胃经、督脉之会。《素问》曰：胆移热于脑则辛頞鼻渊，传为衄衊瞑目。注：足太阳膀胱脉，起目内眦，上额交巅络脑；阳明脉起于鼻，交頞中，旁约太阳之脉。今脑热则足太阳逆，与阳明之脉俱盛，薄于頞中，故頞辛鼻渊。頞辛者，鼻酸痛也。鼻渊者，浊涕下而不止如水泉也。热盛则阳络溢，阳络溢故衄。衄者，鼻出汗血也，又谓之衊。血出甚则阳明太阳脉衰，不能荣养于目，故目瞑。瞑，暗也。鼻属手太阴肺经。《素问》曰：西方白色，入通于肺，开窍于鼻，畏热。《灵枢》曰：肺病者，喘息鼻张。又曰：肺虚则鼻塞不利，和则能知香臭矣。乔岳曰：肺绝则无涕，鼻孔黑燥，肝逆乘之而色青。东垣曰：伤风，鼻中气出粗，合口不开，肺气通于天也。又属手少阴心经。李东垣曰：鼻本主肺，而复能闻香臭者，鼻中有心，庚金生于己也。《素问》曰：五气入鼻，藏于心肺，心肺有病，而鼻为之不利也。又属手足阳明大肠胃经、督脉之交会。刘河间曰：伤风寒于腠理而为鼻塞者，寒能收敛，阳气不通畅也。《素问》曰：伤寒二日阳明受之，阳明主肉，其脉侠鼻，故鼻干不得卧。王海藏曰：石膏发汗辛寒，入手太阴经。仲景治伤寒阳明经证乃用之者何也？盖胃脉行身之前，而胸为胃肺之室，邪热在阳明，则肺受火制，故用辛寒以清肺，所以号为白虎汤也。《素问》又曰：运气阳明所至为鼽嚏。注：鼽，鼻窒也。嚏，喷嚏也。其在小儿面部，谓之明堂。《灵枢》曰：脉见于气口，色见于明堂。明堂者，鼻也。明堂广大者寿，小者殆，况加疾哉。按：此语即相家贵隆准之说也。然须视其面部何如。愚尝见明堂虽小，与面相称者，寿可八十，要不可执一论也。属足太阴脾经。《素问》曰：脾热病者，鼻先赤。侠鼻孔两旁五分名迎香穴。属手足阳明大肠胃经之会，直两目瞳子，名巨髎穴。属足阳明胃经、阴厢脉之会。馀处无恙，独鼻尖色青黄者，其人必为淋也。鼻尖微白者，亡血也。赤者，血热也。黄者，小便难也。

鼻　塞

皆属肺。经云：肺气通于鼻，肺和则鼻能知香臭矣。又云：五气入鼻，脏于心肺，心肺有病，而鼻为之不利也。又云：西方白色，入通于肺，开窍于鼻，藏精于肺。又云：肺主臭，在藏为肺，在窍为鼻是也。东垣曰："金匮真言论"云：西方白色，入通于肺，开窍于鼻，藏精于肺。夫十二经脉三百六十五络，其气血皆上走于面，而走空窍，其精阳气上走于目而为睛，其别气走于耳而为听，其宗气出于鼻而为臭。《难经》云：肺气通于鼻，肺和则能知香臭矣。夫阳气、宗气者，皆胃中生发之气也。其名虽异，其理则一。若因饥饱劳役损脾胃，生发之气既弱，其营运之气不能上升，邪塞孔窍，故鼻不利而不闻香臭也。宜养胃气、实营气，阳气、宗气上升，鼻管则通矣。又一说，《难经》云：心主五臭，肺主诸气，鼻者肺窍，反闻香臭者何也？盖以窍言之肺也，以用言之心也，因卫气失守，寒邪客于头面，鼻亦受之不能为用，是不闻香臭矣。故经曰：心肺有病，鼻为之不利。洁古曰：视听明而清凉，香臭辨而温暖者是也。治法宜先散寒邪，后补卫气，使心肺之气得交通，则鼻利而闻香臭矣。丽泽通气汤主之。眼多眵泪，温肺汤。咳嗽上喘，御寒汤。目中溜火，气寒血热，泪多，脐下冷，阴汗，足痿弱，温卫汤。耳鸣，口不知谷味，气不快，四肢困倦，行步不正，髮脱落，食不下，膝冷，阴汗，带下，喉中介介，不得卧，口舌嗌干，太息，头不可回顾，项筋紧急，脊强痛，头旋眼黑头痛，呵欠嚏喷，温卫补血汤。人参汤、辛夷散、增损通圣散、辛夷汤、醍醐散、通关散、防风汤、排风散、荜澄茄丸，皆治鼻塞之剂，宜审表里寒热而用之。小蓟一把，水二升，煮一升，去渣温服。外治：通草散、菖蒲散、瓜蒂散、蒺藜汁、葫芦酒，或用生葱分作三段，早用葱白，午用葱管中截，晚换葱管末梢一截，塞入鼻中，令透里方效。王汝言曰：鼻塞不闻香臭，或但遇寒月多塞，或略感风寒便塞，不时举发者，世俗皆以为肺寒，而用解表通利辛温之药不效，殊不知此是肺经素有火邪，火郁甚则喜得热而恶见寒，故遇寒便塞，遇感便发也。治法清肺降火为主，而佐以通气之剂。若如常鼻塞不闻香臭者，再审其平素，只作肺热治之，清金泻火清痰，或丸药噙化，或末药轻调，缓服久服，无不效矣。此予所亲见而治验者。其平素原无鼻塞旧证，一时偶感风寒，而致窒塞声重，或流清涕者，自作风寒治。薛新甫云：前证若因饥饱劳役所伤，脾胃发生之气不能上升，邪害空窍，故不利而不闻香臭者，宜养脾胃，使阳气上行则鼻通矣，补中益气汤之类是也。孙氏姑，鼻不闻香臭有年矣，后因他疾，友人缪仲淳为处方，每服用桑白皮至七八钱，服久而鼻塞忽通。鼻塞久而成齆，盖由肺气注于鼻，上荣头面，若上焦壅滞，风寒客于头脑，则气不通，冷气停滞，搏于津液，脓涕结聚，则鼻不闻香臭，遂成齆也。内服芎䓖散、山茱萸丸。外用赤龙散、通顶散、雄黄散、黄白散、通草散。

鼻 鼽

谓鼻出清涕也。《内经》运气鼻鼽有二：一曰火攻肺虚鼻鼽。经云：少阴司天，热气下临，肺气上从，鼽衄鼻窒。又云：少阴司天，热淫所胜，民病鼽衄嚏呕。又云：少阳司天，火淫所胜，甚则鼽衄。又云：少阳之复，烦躁鼽嚏。又云：少阴司天，客胜则鼽嚏。又云：岁金不及，炎火乃行，民病鼽嚏。又云：金不及曰从革，从革之纪，其病嚏咳鼽衄，治以诸寒是也。二曰金助肺实鼻鼽。经云：阳明所至为鼽嚏，治以温剂是也。孙一奎曰：大肠，肺之府也。胃，五脏之所受气者也。经曰：九窍不利，肠胃之所生也。鼻主无形者。经曰：清气通于天。又曰：鼻主天气。设肠胃无痰火积热，则平常上升之气皆清气也。纵火热主令之岁，何尝病耶。若肠胃素有痰火积热，则其平常上升之气皆氲而为浊矣。金职司降，喜清而恶浊，今受浊气熏蒸，凝聚既久，壅遏郁结而为涎涕，至于痔珠瘜肉之类，皆由积久燥火内燔，风寒外束，隧道壅塞，气血升降被其妨碍，浇培弥厚，犹积土而成阜也。即非火热主令之岁，有不病者乎。治者无拘于运气之说可也。细辛散、本事通草丸、三因辛夷散、千金细辛膏、川椒散、塞鼻柱膏，皆温热之剂，真是脑冷者，乃可用。白芷丸，有外感者可服。丹溪云：肥人鼻流清涕，乃饮食痰积也。苍术、片芩、南星、川芎、白芷、辛夷、甘草，或末或丸皆可，白汤下。

鼻 渊

谓鼻出浊涕也。经云：胆移热于脑则辛频鼻渊。鼻渊者，浊涕不止也。传为衄衊瞑目，又云：泣涕者脑也，故脑渗为涕。故得之气厥也。王太仆注云：脑液下渗则为浊涕，涕下不止如彼水泉，故曰鼻渊也。频，谓鼻频也。足太阳脉起于目内眦，上额交巅，上入络脑。足阳明脉起于鼻，交频中，傍约太阳之脉。今脑热则足太阳逆，与阳明之脉俱盛，薄于频中，故鼻频酸痛也。热盛则阳络溢，阳络溢则衄出汗血也。血出甚，阳明、太阳脉衰，不能荣养于目，故目瞑。厥者，气逆也。皆由气逆而得之，宜服防风汤。运气鼻渊皆属热，经云：少阴之复，甚则入肺，咳而鼻渊，治以苦寒是也。仲景云：肺中寒者，吐浊涕。《原病式》曰：夫五行之理，微则当其本化，甚则兼其鬼贼，故经曰亢则害，承乃制也。《易》曰：燥万物者，莫熯乎火。以火炼金，热极而反化为水，故其热极则反汗出也。由是肝热甚则出泣，心热甚则出汗，脾热甚则出涎，肺热甚则出涕，肾热甚则出唾。经曰：鼻热甚出浊涕。又曰：胆移热于脑，则辛频鼻渊。故凡痰涎涕唾稠浊者，火热盛极消烁致之也。或言鼽为肺寒者，误也。但见鼽涕鼻窒，遇寒则甚，遂以为然，岂知寒伤皮毛则腠理致密，热气怫郁而病愈甚也。三因苍耳散、严氏辛夷散，皆表剂也。丹溪治鼻渊药，南星、半夏、苍术、白芷、神曲、酒芩、辛夷、荆芥。楼全善治一中年男子，右鼻管流浊涕有秽气，脉弦小，寸滑，左寸涩，先灸上星、三里、合谷，次以酒芩二两，苍术、半夏各一两，辛夷、细辛、川芎、白芷、石膏、人参、葛根各半两，分七帖服之全愈，此乃湿热痰积之证也。孙一奎云：尝以防风通圣散，除硝黄，其滑石、石膏减半，倍加辛夷花，先服三五帖，再用此为丸，每服七十丸，早晚白汤吞，服半斤则瘳矣。抑金散。戴复庵云：有不因伤冷而涕多，涕或黄或白，或时带血，如脑髓状，此由肾虚所生，不可过用凉剂，宜补脑散，仍以黑锡丹、紫灵丹、灵砂丹。亦有痰气者，宜南星饮。头风鼻涕下如白带，宜辛夷丸。久患鼻脓极臭者，以冷水调百草霜末服。治脑漏验方：人参、白术、川芎、当归各一钱，黄芪、防风各七分，陈皮八分，白芷、木通各五分，辛夷四分，细辛、升麻、炙甘草各三分，水煎，食后半饱服。又方：川芎二钱，防风一钱二分，白芷、荆芥穗、黄芩、石膏各一钱，细辛、升麻、木通各七分，藁本、桔梗各五分，甘草三分，末之。每七钱加煅过黄鱼脑中骨三钱，茶清调下。虚人加人参、麦门冬。鼻中时时流臭黄水，甚者脑亦时痛，俗名控脑砂，有虫食脑中，用丝瓜藤近根三五尺许，烧存性，为细末，酒调服即愈。又方：沉香少许，宿香去白二钱，雄黄、皂角各少许，白牛毛、橙叶焙干各二钱，上为细末，吹入鼻中，倘有少血出不妨，血出加炒山栀子。灸法：囟会在鼻心直上，入髮际二寸，再容豆是穴，灸七壮。又，灸通天，在囟会上一寸，两傍各一寸，灸七壮。左臭灸左，右臭灸右，俱臭俱灸。曾用此法灸数人，皆于鼻中去臭积一块如朽骨，臭不可言，去此全愈。

鼻瘜肉

《韩氏医通》云：贵人鼻中肉赘，臭不可近，痛不可摇，束手待毙。予但以白矾末，加硇砂少许吹其上，顷之化水而消，与胜湿汤加泻白散二帖愈。此厚味拥湿热蒸于肺门，如雨霁之地，突生芝菌也。肺虚而壅，鼻生瘜肉，不闻香臭，羊肺散。胃中有食积热痰流注，宜星、半、苍术、酒芩、连、神曲、辛夷、细辛、白芷、甘草，消痰积之药内服。外用蝴蝶矾二钱，细辛一钱，白芷五分，为末，绵裹纳鼻中频换。辛夷膏、轻黄散、黄白散、二丁散、瓜丁散、地龙散，皆外治之药。

鼻疮

内服：乌犀丸、甘露饮、黄连阿胶丸。外治：地黄煎、辛夷膏、杏仁研乳汁傅，乌牛耳垢傅，黄柏、苦参、槟榔为末，猪脂调傅。青黛、槐花、杏仁研傅。

鼻疳蚀

椿根汤、乌香散，蓝靛傅令遍，日十度。夜四度，立瘥。

鼻干无涕

犀角散、桑根白皮散、吹鼻散。

鼻痛

气道壅塞故痛，内服人参顺气散，外敷白芷散。风冷搏于肺脏，上攻于鼻，则令鼻痛，没药散。肺受风，面色枯白，颊时赤，皮肤干燥，鼻塞干痛，此为虚风，白鲜皮汤。鼻塞眼昏疼痛，脑闷，葫芦酒。卒食物从鼻中缩入脑中，介介痛不出，以牛脂或羊脂如指头大内鼻中，以鼻吸取脂入，须臾脂消，则物逐脂俱出也。

鼻赤

一名酒皶鼻，乃血热入肺也。肺气通于鼻，为清气出入之道路，多饮酒人，邪热熏蒸肺叶，伏留不散，故见于鼻。或肺素有风热，虽不饮酒，其鼻亦赤，谓之酒皶，盖俗名也。宜一味折二泔，食后冷饮。或以枇杷叶拭去毛，不须涂炙，锉细，煎浓汤候冷，调消风散，食后临卧进。亦可服升麻防风散、泻青丸。秘方：用枇杷叶去毛、大山栀、苦参、苍术米泔浸炒各等分为末。每服一钱半，酒调，白滚汤咽下。晚服之，去右边赤。早服之，去左边赤，其效如神。外用硫黄入大菜头内煨碾涂之。或以生白矾研末，每洗面时置掌中滴酒擦患处，数日即白。或以白盐常擦。或以牛、马耳垢，水调敷。或以生半夏末，水调敷。或以青黛、槐花、杏仁研敷。或以杏仁一味，乳汁研敷。或用硫黄一两，白果烧灰一钱，琥珀三分，轻粉五分，白矾五分，各为末。用烧酒一碗入酒壶，将前药装内封固，悬空锅内，热汤浸壶，慢火炖① 一二时，取出放冷。日用烧酒涂，夜用沉底药末敷。

鼻紫黑

丹溪云：诸阳聚于头，则面为阳中之阳，鼻居面中央，而阳明起于頞中，一身之血运到面鼻阳部，皆为至清至精之气矣。酒性善行而喜升，大热而有峻急之毒。多酒之人，酒气熏蒸面鼻，血得酒为极热，热血得冷为阴气所搏，污浊凝结，滞而不行，宜其先为紫而后为黑色也。须用融化滞血使得流通，滋生新血可以运化，病乃可愈。予尝以酒制四物汤，加酒炒片芩、陈皮、生甘草、酒红花、生姜煎，调下五灵脂末饮之。气弱形肥者，加酒黄芪，无有不应。入好酒数滴，为引使。

口

口者，脾之所主，胃大肠脉之所挟。经云：中央黄色，入通于脾，开窍于口，脏精于脾。又云：脾主口，在脏为脾，在窍为口。又云：脾气通于口，脾和则口能知五味矣，此脾之主于口也。又经云：胃足阳明之脉，挟口下交承浆。又云：大肠手阳明之脉，挟口交人中，此胃大肠之脉挟于口也。脾热则口甘，肝热则口酸，心热则口苦，肺热则口辛，肾热则口咸，胃热则口淡。

〔口甘〕　生地黄、芍药、黄连，及三黄丸。

〔口苦〕　柴胡、黄芩、黄连、苦参、龙胆草，及小柴胡汤加麦门冬、酸枣仁、地骨皮、远志。《内经》曰：有病口苦，名曰胆瘅。乃肝主谋虑，胆主决断，盛汁七合，是清净之府，取决于胆，胆或不决，为之恚怒，则气上逆，胆汁上溢故口苦，或热甚使然也，龙胆泻肝汤主之。

〔口酸〕　黄连、龙胆泻肝、神曲、萝卜消食郁。

〔口辛〕　黄芩、栀子泻肺、芍药泻脾、麦门清心。

〔口淡〕　白术、半夏、生姜、茯苓燥脾渗湿。

〔口咸〕　知母、乌贼鱼骨淡胃。

〔口涩〕　黄芩泻火、葛根生津、防风、薄荷疏风、栝蒌、茯苓行痰。

〔口糜〕《内经》云：膀胱移热于小肠，膈肠不便，上为口糜。东垣云：好饮酒人多有此疾。易老用五苓散、导赤散相合服之，神效。经云：少阳② 之复，火气内发，上为口糜。治以苦寒，胡黄连散、必效散，皆苦寒之剂，以辛温佐之。口糜，野蔷薇根煎汤漱之良。

〔口疮〕　有二：一曰热。经云：少阳司天，火气下临，肺气上从，口疡是也。二曰寒。经云：岁金不及，炎火乃行，复则寒雨暴至，阴厥且格，阳反上行，病口疮是也。或问口疮如何得之？曰：经云：膀胱移热于小肠，膈肠不便，上为口糜。盖小肠者，心之府也。此举由邪热之端耳。心属君火，是五脏六腑之火主，故诸经之热皆应于心，心脉布舌上，若心火炎上，熏蒸于口，则为口舌生疮。脾脉布舌下，若脾热生痰，热涎相搏，从相火上炎，亦生疮者尤多。二者之病，诸

① 炖：原作“顿”，据文义改。
② 少阳：原作“少阴”，据《素问》改。

寒凉剂皆可治。但有涎者，兼取其涎。然则有用理中汤加附子以治者，又何如？曰：夫火有虚实，因诸经元有热而动者谓之实，无热而动者谓之虚。实则正治，寒凉之剂是也。虚则从治，如此用温热是也。理中汤者，因胃虚谷少，则所胜肾水之气[①]逆而承之，反为寒中，脾胃衰虚之火被迫炎上作为口疮，故用参、术、甘草补其土，姜、附散其寒，则火得所助，接引其退舍矣。至《圣济总录》有谓元藏虚冷上攻口疮者，用巴戟、白芷、高良姜末，猪腰煨服。又有用丁香、胡椒、松脂、细辛末，苏木汤调涂疮上。及不任食者，用当归、附子、白蜜含咽者。有用生附涂脚心者。有用吴茱萸末，醋熬膏，入生地龙末，涂两足心者。若此之类，皆是治龙火。按：寒水上迫，心肺之阳不得下降，故用温热之剂，或散于上，或散于下，或从阴随阳，所攸利者也。胃中有热，脉洪大，宜服凉膈散、甘桔汤加芩、三补丸、金花丸，漱以黄连升麻汤，敷以绿袍散、蜜柏散。丹溪用西瓜浆水徐徐饮之，如无，以皮烧灰噙之，外用细辛、黄柏末掺，取涎。胡氏方：以好墨研蝼蛄极细，敷之立效。按：此治膀胱移热于小肠者之正剂也。盖蝼蛄专走小肠膀胱，而通利膈肠者。因力峻气猛，阴虚气上致疮者，戒勿用。唯体实有热在上焦者，宜之。张子和治一男子病口疮数年，上至口，中至咽嗌，下至胃脘皆痛，不敢食热物。一涌一泄一汗，十去其九，次服黄连解毒汤，十馀日皆释。以上治实热。服凉药不愈者，此酒色过度，劳役不睡，舌上光滑而无皮，或因忧思损伤中气，虚火泛上无制，用理中汤，甚者加附子，或官桂噙之。薛新甫云：口疮，上焦实热，中焦虚寒，下焦阴火，各经传变所致，当分别治之。如发热作渴饮冷，实热也，轻则用补中益气汤，重则用六君子汤。饮食少思，大便不实，中气虚也，用人参理中汤。手足逆冷，肚腹作痛，中气虚寒也，用附子理中汤。晡热内热，不时而热，血虚也，用八物加丹皮、五味、麦门冬。发热作渴唾痰，小便频数，肾水亏也，用加减八味丸。食少便滑，面黄肢冷，火衰土虚也，用八味丸。日晡发热，或从腹起，阴虚也，用四物、参、术、五味、麦门。不应，用加减八味丸。若热来复去，昼见夜伏，夜见昼伏，不时而动，或无定处，或从脚起，乃无根之火也，亦用前丸，及十全大补加麦门、五味，更以附子末，唾津调搽涌泉穴。若概用寒凉损伤生气，为害匪轻。以上治虚火。治少阴口疮，半夏散。声绝不出者，是寒遏绝阳气不伸。半夏制一两，桂、乌头各一字，同煎一盏，分二服。治太阴口疮，甘矾散。以甘草二寸，白矾栗子大，含化咽津。治赤口疮，乳香散。以乳香、没药各一钱，白矾半钱，铜绿少许，研为末，掺之。治白口疮，没药散。以乳香、没药、雄黄各一钱，轻粉半钱，巴豆霜少许，为末掺之。口疮久不愈，以五倍末搽之，或煎汤漱，或煎汤泡白矾、或胆矾漱。盖酸能收敛。戴复庵云：下虚上盛，致口舌生疮，若用镇坠之药，以降气汤，或盐水下养正丹，或黑锡丹，仍于临卧热汤洗足，炒拣净吴茱萸，小撮拭足了，便乘炒热置足心，用绢片扎之，男左女右。

〔口臭〕　常熟严文靖公，年逾七十，未断房室，日服温补之药无算，兼以人参煮粥，苁蓉作羹，致滋胃热，满口糜烂，牙齿动摇，口气臭秽，殆不可近，屡进寒凉清胃之药不效，有欲用姜桂反佐者，请决于予。予曰：用之必大剧，主用加减甘

① 之气：原作"气之"，据文义乙转。

露饮，八剂而平。香薷煮浓汁含之。噙鸡舌香，即沉香花。如无，沉香可代。口中如胶而臭，知母、地骨皮、桑白皮、山栀、麦门冬、甘草，盐汤噙，早起汲井中第一汲水，即井华水，含之，吐弃厕下，即瘥。心气不足口臭，益智仁加甘草少许为末，干咽或汤点。张子和治一男子二十馀岁，病口中气出臭如登厕。夫肺金本主腥，金为火所乘，火主臭，应便如是也。久则成腐，腐者肾也。此亢极则反兼水化也。病在上宜涌之，以茶调散涌而去其七分，夜以舟车丸、浚川散下五七行，比旦而臭断。药性犷悍，不宜轻用。罗谦甫治梁济民膏粱多饮，因劳心过度，肺金有伤，以致气出腥臭，涕唾稠粘，咽嗌不利，口苦干燥，以加减泻白散主之。《难经》云：心主五臭，入肺为腥臭，此其一也。因洪饮大热之气所伤，从心火刑于肺金，以桑白皮、地骨皮苦微寒，降肺中伏火而补气为君；以黄芩、知母苦寒，治气腥臭，清利肺气为臣；肺欲收，急食酸以收之，五味子酸温，以收肺气，麦门冬苦寒，治涕唾稠粘，口苦干燥为佐；桔梗辛温，体轻浮，治痰逆，利咽膈为使也。

齿

齿统属足少阴肾经。《素问》曰：丈夫五八肾气衰，髪堕齿槁。又曰：肾热者，色黑而齿槁。少阴终者，面黑，齿长而垢。齿分上下断。亦作龈，齿根肉也。上断属足阳明胃经。《素问》曰：邪客于足阳明之经，令人鼽衄，上齿寒。《针经》曰：上爿痛，喜寒而恶热，取足阳明之原冲阳穴，在两足跗上五寸骨间动脉中。注：爿，判也。左半为爿，右半为片。朱丹溪曰：当灸三里穴。三里，足阳明经之合穴也，在两膝下外侧辅骨下三指地，离骱骨外一指许，两筋间宛宛也。下断属手阳明大肠经。张洁古曰：秦艽去下牙痛，及除本经风湿。《针经》曰：下爿痛，喜热而恶寒，取手阳明之原合谷穴，在两手大指、次指歧骨间陷中。朱丹溪曰：当灸三间穴。三间，手阳明经之俞穴也，在两手大指、次指本节后，内侧骨上缝中赤白肉际。男子八岁，肾气实而齿生更，三八真牙生，五八则齿槁，八八而齿去矣。女子亦然，以七为数。盖肾主骨，齿乃骨之馀，髓之所养也，故随天癸之盛衰也。足阳明之支者，入于上齿。手阳明之支者，入于下齿。若骨髓不足，阳明脉虚，则齿之诸病生矣。何以言之？阳明金也，齿属肾水也，阳明之支入齿间，此乃母气荣卫其子也。故阳明实则齿坚牢，阳明虚则齿浮动。所以齿痛者，乃阳明经有风冷湿热之邪乘虚而入，聚而为液为涎，与齿间之气血相搏击而痛也。若热涎壅盛则肿而痛也，热不盛则齿断微肿而根浮也。有虫牙痛者，由湿热生虫，蚀其根而作痛也。有齿间血出者，由阳明之支有风热之邪，入齿断搏于血，故血出也。有齿齲者，亦以阳明入风热之邪搏齿断，气血腐化为脓出臭汁，谓之齿齲，亦曰风齲。有齿䘌者，是虫蚀齿至断，脓烂汁臭也。有齿挺者，由气热传入脉至齿断间，液沫为脓，气血竭，肉断消，故齿根露而挺出也。有齿动摇者，阳明脉虚，气血不荣，故齿动摇也。有齿历蠹者，由骨髓气血不能荣盛，故令牙齿黯黑，谓之历齿。其齿黄黑者亦然。以此而言，岂非诸齿病皆因阳明之所致哉。东垣云：夫齿者肾之标，口者脾之窍，诸经多有会于口者。其牙齿是手足阳明之所过，上断隶于坤土，乃足阳明胃脉之所贯络也，止而不动。下断嚼动而不休，手阳明大肠脉之所贯络也。手阳明恶寒饮而喜热，足阳明喜寒饮而恶热，故其病不一。牙者肾之标，亦喜寒，寒者坚牢，为病不同，热甚则齿动断断袒脱，作痛不已，故所治疗不同也。有恶热而作痛者，有恶寒而作痛者，有恶寒又恶热而作痛者，有恶寒饮少、热饮多而作痛者，有恶热饮少、寒饮多而作痛者，有牙齿动摇而作痛者，有齿袒而作痛者，有齿断为疳所蚀缺少、血出而作痛者，有齿断肿起而作痛者，有脾胃中有风邪，但觉风而作痛者，有牙上多为虫所蚀，其齿缺少而色变为虫牙痛者，有胃中气少不能于寒、袒露其齿作痛者，有牙齿疼痛而臭秽之气不可近者，痛既不一，岂可一药而尽之哉。刘宗厚云：头面外冒风寒，或口吸寒冷致牙疼者，皆外因也。实热、阴虚火动、骨蒸所致，气郁血热，虫蛀，皆内因也。硬物所支，打击等致，皆不内外因也。薛新甫云：湿热甚而痛者，承气汤下之，轻者清胃散调之。大肠热而龈肿痛者，清胃散治之，重则调胃汤清之。六郁而痛者，越鞠丸解之。中气虚而痛者，补中益气汤补之。思虑伤脾而痛者，归脾汤调之。肾经虚热而痛者，六味丸补之。肾经虚寒而痛者，还少丹补之，重则八味丸主之。其属风热者，独活散；不愈，茵陈散。风寒入脑者，羌活附子汤。病证多端，当临证制宜。牙痛有风毒、热壅、龋蛀、肾虚，未辨何证，俱用消风散揩抹，诸证皆宜：香附炒黑三分，炒盐一分，研匀，揩用如常。风寒湿犯脑痛，项筋急，牙齿摇，肉龈袒脱疼痛，宜羌活散。冬月时，风寒湿头疼，项筋急，牙齿动摇疼痛，宜麻黄散。大寒犯脑连头痛，齿亦痛，宜细辛散、白芷散、蝎梢散。牙齿寒痛，用牢牙地黄散擦，或露蜂房、川椒去目炒等分为粗末煎漱，或荔枝壳或核烧灰存性，擦痛处。牙痛用清凉药便痛甚者，从治之。用荜拨、川椒、薄荷、荆芥、细辛、樟脑、青盐为末，擦牙上。得热而痛，得凉则止者，以辛凉药治之。东垣治刘经历内子，年三十馀，病齿痛不可忍，须骑马外行，口吸凉风则痛止，至家则痛复作，此湿热之邪也。足阳明贯于上齿，手阳明贯于下齿，阳明多血多气，又加以膏粱之味，助其湿热，故为此痛。因立一方，不须骑马出外，当令风寒之气常生于齿间，以黄连、梧桐律之苦寒，新薄荷叶、荆芥穗之辛凉，四味相合而作风寒之气，治其湿热，更以升麻之苦平，引入阳明经为使，牙齿骨之馀，以羊胫骨灰补之为佐，麝香少许入内为引用，名曰馘鬼散，为细末擦之神效。又以调胃承气汤，去芒硝，加黄连，以治其本，服之下三五行，其病良愈，不复作。风毒牙痛，内服独活散，外用皂角寸节，实之以盐，火煨熟，汤泡，通口漱，吐下涎沫。风毒及热壅上攻，牙龈痛，或齿缝有红肉努出，宜消风散，食后临卧入茶点，仍入荆芥、防风、白芷、蜂房之属，煎冷频频漱口。若热壅甚，牙肿连颊，痛不可忍，宜金沸草散，去麻黄，加薄荷如其数。《三因方》云：一妇人牙痛，治疗不效，口颊皆肿，以金沸草散大剂煎汤，熏漱而愈。阳明热牙疼，大黄炒焦黑存性，香附亦然，为末，入青盐少许，擦无时。因服补胃热药，致上下牙疼痛不可忍，牵引头脑，满面发热大痛，阳明之别络入脑，喜寒恶热，乃手阳明经中热盛而作，其齿喜冷恶热，清胃汤主之。仓公治齐中大夫病龋齿，灸左手阳明脉，苦参汤日漱三升，五六日愈。寒热皆痛，当归龙胆散、益智木律散。寒多热少者，微恶热饮，大恶寒饮，宜草豆蔻散。热多寒少者，微恶寒饮，大恶热饮，宜麝香散、立效散。上片牙疼，升麻散。下片牙疼，白芷散。平昔多食肉人，口臭，牙齿动摇欲落，或血出不止，乃内伤湿热膏粱之疾也，宜神功丸、牢牙散、调胃承气去硝加黄连汤。肾虚牙浮而痛，甚则憎寒壮热全具，如欲脱之状，宜安肾丸、八味丸、还少丹，间进黑锡丹。病齿非肿非疼，虚不能嚼食，用局方嘉禾散，姜煎，食后一服，次以地骨皮煎汤漱之，候空心，以羊腰子一对，切片勿令断，以葱丝、椒末、青盐、蒺藜去刺末，固元散贰钱，拌匀，掺于腰子内，以豆蔻叶或荷叶包裹，煨令熟，食之，服经两日，顿觉快利，饮食如故。擦药，用牢牙散。引涎止痛方，枯矾、露蜂房微炙等分为末，每服贰钱，水煎乘热煠牙，冷即吐之。或用蟾酥、银朱掺和为丸，如萝卜子大，每用一丸搽患处，便不疼，至三丸吐浓涎数口，全愈。塞耳方：雄黄定痛膏、透关散，及巴豆一粒，煨黄熟去壳，用蒜一瓣，切一头作盖，剜去中心，入巴豆其中，以盖合之，用绵裹，随患左右塞耳中。常用刷牙，牢牙散、白牙散、麝香刷牙散、羊胫骨灰散、长春散、沉香散、朱砂散、妙应散。

龋　蛀

海藏云：牙齿等龋数年不愈，当作阳明蓄血治之，桃仁承气汤为细末，炼蜜丸如桐子大，服之；好饮过者，多得此疾，屡服有效。蛀牙痛，用巴豆一粒烂研，一方香油灯上烧过。搓乳香细末丸之，塞蛀孔中。内藜芦细末于孔中，勿咽津。用不蛀皂角一锭，去皮子，却于每皂子处安巴豆一粒，盐泥固济，烧灰研细末，用剜耳子抄少许，填入蛀孔内。雄雀粪绵裹塞孔内，日一二易。芦荟、白胶香，塞蛀孔内。松脂锐如锥者，塞孔中，少顷虫出脂上。芦荟四分炒研细，先用盐揩净齿，傅少许。鹤虱枝插患处。芜荑仁安蛀齿上，有缝就以窒之。吴茱萸、雄黄各等分，樟脑、乳香各少许，末之，擦痛处。鹤虱、细辛、白芷、干茄等分为末，揩痛处。如有蛀孔，用饭丸药末，塞孔中。虫蚀牙根肉腐，用棘针烧取沥，频傅之，或煮汁含之。亦可煮郁李根白皮浓汁含。温米醋漱，出虫自愈。香白芷、细辛煎漱。天仙子烧烟，用竹筒抵牙，引烟熏之，即虫死不再发。用小瓦片置油拌韭子烧烟，搁在水碗上，以漏斗覆之，以蛀牙受漏斗口中烟，其牙内虫如针者，皆落水碗中。蛀牙有孔，疼痛不断根者，用雄黄、乳香各壹钱，樟脑少许，末之，黄蜡为丸，随孔大小纳一丸，以铁打条一尺五寸长，如箸小头大，作一勾头如钳尾状，火烧红，笔管筒住，只留勾头，勿令热伤唇舌，须先以箸挑开口唇，然后以头勾烇荡药上，须熔开觉热为度，以水漱之神效。有牙虫已出，其孔穴空虚而痛者，宜用乳香少许，火炙令软以实之。

牙断宣露

用栝蒌根贰两，砂锅内甘草水煮软，取出令干，鸡舌香十枚，白芷半两，麝香壹分，上为细末。每用少许揩牙，误咽无妨。蚯蚓矢，水和为泥，火烧令赤，研如粉，腊月猪脂和，傅上，日三次，永瘥。一方：同入磁瓶内，黄泥固济，煻火煨烧一夜，候冷取出，细研用，如常法揩牙。生地黄一斤，于木臼内捣碎，入盐二合和之，上用白面裹，可厚半寸以来，煨于煻灰火中，断烟始成。去焦面，入麝香壹分，同研末，每用少许贴齿根上。蔓荆子、生地黄、地骨皮、青蒿各壹两，郁李根皮贰两，每服半两，水煎，热含冷吐。

牙齿动摇

东垣云：还少丹常服牢牙齿。地黄丸亦好。阴虚内热者，甘露饮。外用：五灵膏、宣牙膏、五倍子散、生姜、地黄汁制，皂角散、土蒺藜散、黑铅砂贴搽。生地细锉，绵裹着齿上咂之，日三四，并咽津效。

牙齿不生

用黑豆三十枚，牛粪火内烧令烟尽，取出细研，入麝香少许研匀，先以针挑破不生处，令血出，却涂药在上。不可见风，忌酸碱物。雄鼠矢三七枚，麝香半钱，同研细揩齿。露蜂房散、川升麻散。

唇

唇属足太阴脾经。《素问》曰：脾者，仓廪之本，营之居也，其华在唇。《灵枢》曰：脾者主为卫，使之迎粮，视唇舌好恶，以知吉凶。故唇上下好者脾端正，唇偏举者脾偏倾，揭唇者脾高，唇下纵者脾下，唇坚者脾坚，唇大而不坚者脾脆，脾病者唇黄，脾绝者唇四面肿。又曰：唇舌者，肌肉之本也。足太阴气绝，则脉不荣肌肉，脉不荣则肌肉软，肌肉软则舌萎、人中满，人中满则唇反，唇反者，肉先死。甲笃乙死，木胜土也。又属足阳明胃经。《灵枢》曰：足阳明所生病者，口㖞唇胗。注：所生病者，血也。胗，古疹字，唇疡也。又曰：阳明气至则啮唇。《中藏》曰：胃中热则唇黑。又属手少阴心经。《玄珠》曰：上下唇皆赤者，心热也。上唇赤下唇白者，肾虚而心火不降也。又属手太阴肺经。钱仲阳曰：肺主唇白，白而泽者吉，白如枯骨者死。唇白当补脾肺，盖脾者肺之母也，母子皆虚，不能相营，其名曰怯，故当补。若深红色，则当散肺虚热。侠口统属冲任二脉。《灵枢》曰：冲任二脉，皆起于胞中，上循背里，为经络之海，其浮而外者，循腹右上行，会于咽喉，别而络唇口，故气血盛则充肤热肉，血独盛则澹渗皮肤而生毫毛，妇人数脱血，是气有馀血不足，冲任之脉不营唇口，所以无须也。上唇侠口属手阳明大肠经。下唇侠口属足阳明胃经。燥则干，热则裂，风则瞤，寒则揭。

若唇肿起白皮皱裂如蚕茧，名曰茧唇。有唇肿重出如茧者，有本细末大、如茧如瘤者。或因七情动火伤血，或因心火传授脾经，或因厚味积热伤脾。大要审本证，察兼证，补脾气，生脾血，则燥自润，火自除，风自息，肿自消。若患者忽略，治者不察，妄用清热消毒之药，或用药线结去，反为翻花败证矣。肾虚唇茧，时出血水，内热口干吐痰，体瘦，宜济阴地黄丸。肝经怒火，风热传脾，唇肿裂，或患茧唇，宜柴胡清肝散。胃火血燥，唇裂为茧，或牙龈溃烂作痛，宜清胃散，或加芍、芎、柴胡，可治脾胃肝胆经热。风热传脾，唇口瞤皱，或头目眩，或四肢浮肿如风状，宜羌活散。风热客于脾经，唇燥裂无色，宜泻黄饮子。中气伤损，唇口生疮，恶寒发热，肢体倦怠，宜补中益气汤。思虑伤脾，血耗唇皱，宜归脾汤。意思过度，蕴热于脾，沛裂无色，唇燥口干生疮，年久不愈，内服五福化毒丹，外用橄榄烧灰末，猪脂调涂，或用核中仁细研傅之。又：硫黄、白矾灰、朱砂、水银、麝香、黄柏为末，和水银磁器中，腊月猪脂和如泥。光净拭唇，却以膏涂之。又：八月蓝叶绞汁洗，不过二日瘥。又：诃子肉、五倍子等分为末，干贴。又：黄连壹分，干姜半分炮，为细末，傅之。又：大铜钱四文，石上磨以猪脂，磨取汁涂。又：蛇蜕灰、晚蚕蛾末，油调敷。又：以甑上滴下汗傅之，白荷花瓣贴之，皆神效。紧唇，白灯散，或皂角末少许，水调涂。风湿入脾，唇口瞤动瘴揭，头目眩痛，结核，浮肿，用薏苡仁炒、防己、赤小豆炒、甘草炙等分，姜煎。圣惠独活散，加白蔹、黄芪、枳壳，或升麻饮。外用松脂半两，大黄、白蔹、赤小豆、胡粉各贰钱半，为细末，鸡子清调涂。脾热，唇焦枯无润泽，宜生地黄煎。冬月唇干拆血出方，桃仁捣烂，猪脂调涂。唇舌者，肌肉之本也。唇反者，肉先死。

舌

舌属手少阴心经。《素问》曰：心在窍为舌，畏寒。《内经》曰：心气通于舌，心和则舌能知五味矣。病则舌卷短，颧赤，其脉搏坚而长。乔岳曰：心绝则舌不能收，及不能语。又属足太阴脾经。李东垣曰：舌者心也，复能知味，是舌中有脾也。《灵枢》曰：足太阴之正，贯舌中。《素问》曰：中央黄色，入通于脾，故病在舌本。《灵枢》又曰：足太阴是动则病舌本强，所生病者舌本痛。又曰：刺舌下中脉太过，血出不止为喑。注：舌下脉，脾脉也。喑，不能言也。孙景思曰：舌者，心气之所主，脾脉之所通，二脏不和，风邪中之，则舌强不能言；壅热攻之，则舌肿不能转。更有重舌木舌，舌肿出血等证，皆由心脾二经风热所乘而然也。又兼属足阴明胃经。张鸡峰曰：脾胃主四肢，其脉连舌本，而络于唇口。胃为水谷之海，脾气磨而消之，由是水谷之精化为营卫，以养四肢。若起居失节，饮食不时，则致脾胃之气不足，而营卫之养不周，风邪乘虚而干之，则四肢与唇口俱痹，语言蹇涩，久久不治，变为痿疾。经云：治痿独取阴明，谓足阳明也。治法宜多用脾胃药，少服去风药，则可安矣。又属足少阴肾经。《灵枢》曰：足少阴之正，直者系舌本，舌纵涎下，烦悗，取足少阴。《玄珠》曰：舌之下窍，肾之津液所朝也。注：下窍，廉泉穴也，一名舌本，在颔下结喉上。《素问》曰：刺足少阴脉，重虚出血，为舌难以言。又属足厥阴肝经。《灵枢》曰：肝者筋之合也，筋者聚于阴器，而脉络于舌本。

舌主尝五味，以荣养于身，资于脾，以分布津液于五脏，故心之本脉系于舌根，脾之络脉系于舌旁，肝脉循阴器络于舌本，心脾虚风热乘之则为病。风寒湿所中，则舌卷缩而不能言，宜小续命汤。挟热，升麻汤加桔梗漱之，碧雪傅之。七情所郁，则舌肿满不得息，宜《本事方》乌、星、姜末，贴手足心。心热则裂而疮，木舌重舌，宜三黄丸，真蒲黄掺之；三因龙石散，三黄丸末，水调贴脚心；升麻汤加桔梗、玄参、黄芩。又：白矾、大黄、朴硝擦漱。又：醋调五灵脂末、乌贼骨、真蒲黄末涂之，服散肝经实热之药。脾热则滑而苔，脾闭则白苔如雪，宜薄荷汁、白蜜、姜片揩之。肝壅则血上涌，宜蒲黄或槐花末掺之，服清肝之药。薛新甫云：如口舌肿痛，或状如无皮，或发热作渴，为中气虚热，宜清热补气汤。若眼如烟触，体倦少食，或午后益甚，为阴血虚热，宜清热补血汤。若咽痛舌疮，口干足热，日晡益甚，为肾经虚火，宜六味丸。若四肢逆冷，恶寒饮食，或痰甚眼赤，为命门火衰，宜八味丸。若发热作渴，饮冷便闭，为肠胃实火，宜凉膈散。若发热恶寒，口干喜汤，食少体倦，为脾经虚热，宜加味归脾汤。若舌本作强，腮颊肿痛，为心脾壅热，宜玄参升麻汤。若痰盛作渴，口舌肿痛，为上焦有热，宜清热化痰汤。若思虑过度，口舌生疮，咽喉不利，为脾经血伤火动，宜加味归脾汤。若恚怒过度，寒热口苦，而舌肿痛，为肝经血伤火动，宜小柴胡汤加丹皮、山栀。血虚者，用八珍加参、术、柴胡、山栀、丹皮，虚甚须加炮姜。

舌肿痛

舌根肿胀为重舌，舌肿而不柔和者为木舌，风寒伤于心脾，令人憎寒壮热，齿浮舌肿痛，宜金沸草散漱口，吐一半，吃一半。治舌肿，黄药汤。或乱髪烧灰，水调下。外用釜底煤研细醋调，傅舌上下，脱去更傅，能先决去血，竟傅之尤佳。一方用盐等分，井花水调傅。硼砂细末，切生姜蘸药揩舌肿处，即退。蓖麻取油，蘸纸捻烧烟熏之愈。好胆矾研细傅之。舌上肿硬出血，海螵蛸、蒲黄各等分研细，井花水调傅。

木舌

肿胀，马牙硝丸、牛黄散、玄参散、飞矾散、炒虫散、百草霜散。

重舌

用一味真蒲黄末掺之。又用皂角刺煅，朴硝少许，研匀，先以手蘸水擦口内并舌上下，将药掺之，涎出自消。又用五灵脂壹两，去砂石研末，米醋一大碗煎，逐旋噙漱口。又用皂角不蛀者四五挺，去皮弦，炙令干，荆芥穗少许研细末，以米醋调涂肿处。又以蛇蜕烧灰，研极细，少许傅之。乌犀膏、牛黄散、黄药汤。亦可以铍刀刺之，出血愈。《三因》云：凡舌肿，下必有噤虫，状如蝼蛄、卧蚕，有头尾，其头小白，可烧铁烙，烙头上即消。不急治，能杀人。东垣云：廉泉一穴，一名舌本，在颔下结喉上，治舌下肿难言，舌纵涎出，口禁，舌根急缩，下食难。“刺疟论”云：舌下两脉者，廉泉也。“刺禁论”云：刺舌下脉太过，血不止为喑。“刺节真邪论”云：取廉泉穴，血变而止。以明宜出血禁用针。或问：取廉泉穴二说不同，一说取颔下结喉上，一说取舌下两脉，何者为当？答曰：舌本者，乃舌根蒂也。若取舌下两脉，是取舌稍也，舌标也，此法误也。当取颔下者为当，此舌根也。况足阳明之脉，根于厉兑，结于廉泉，颔下乃足阳明之所行也。若取舌下两脉，非足阳明经也。戊与癸合，廉泉足少阴也，治涎下。解云：胃中热上溢，廉泉开，故涎下，当出血泻胃中热。又知非舌下两脉也，颔下结喉上者为准矣；“胀论”曰：廉泉、玉英者，津液之道路也。张戴人治南邻朱老翁，年六十馀岁，身热数日不已，舌根肿起，和舌尖亦肿，肿至满口，比原舌大三倍。一外科以燔针刺其舌两旁下廉泉穴，病势转凶，将至颠殰。戴人曰：血实者宜决之，以寔针磨令锋极尖，轻砭之，日砭八九次，出血约一二盏，如此者三次，渐觉血少痛减肿消。夫舌者，心之外候也。心主血，故血出则愈。又诸痛痒疮疡，皆属心火。燔针艾火，皆失此义也。薛新甫云：凡舌肿胀甚，宜先刺舌尖，或舌上，或边傍出血泄毒，以救其急。惟舌下廉泉穴，此属肾经，虽宜出血，亦当禁针，慎之。

舌强

三因矾石散，治风寒湿舌强不能语。牛黄散治舌肿强，又用蛇蜕烧存性，全蝎等分，为细末傅之。

舌卷

经云：邪客手少阳之络，令人喉痹舌卷，口干心烦，臂外廉痛，手不及头，刺手中指、次指爪甲上去端如韭叶，各一痏。又云：手少阳① 之筋，其病支痛转筋，舌卷，治在燔针劫刺，以知为数，以痛为输。又云：厥阴络者，甚则舌卷卵上

---

① 少阳：原作“阳明”，据《灵枢》改。

缩。又云：肝者，筋之合也。肝脉弗荣则筋急，筋急则引舌与卵，故唇青舌卷卵缩，则筋先死，庚笃辛死。

舌疮

风热，口中干燥，舌裂生疮，宜甘露饮、栝蒌根散、甘露丸。外傅芦荟散、玄参散、绿云散。并以白矾末汤化洗足。曾有舌上病疮，久蚀成穴，累服凉剂不效，后有教服黑锡丹，遂得渐愈。此亦下虚故上盛也。又有舌无故常自痹者，不可作风治，由心血不足，理中汤加当归服之。

舌出不收

心经热甚，及伤寒热毒攻心，及伤寒后不能调摄，往往有之，宜用珍珠末、冰片等分，傅之即收。或用巴豆一枚，去油取霜，用纸捻卷之，内入鼻中，舌自收。此治伤寒后不能调摄者。治一妇人产子，舌出不能收，令以朱砂末傅其舌，乃令作产子状，以二女掖之，乃于壁外潜累盆盎置危处，堕地作声，声闻而舌卷矣。

舌纵涎下多唾

《灵枢[①]·口问篇》：黄帝曰：人之涎下者，何气使然？岐伯曰：饮食者皆入于胃，胃中有热则虫动，虫动则胃缓，胃缓则廉泉开，廉泉开故涎下。补足少阴。萧炳治口角流涎不止，口目㖞邪，手足痿软，用神龟滋阴丸、通天愈风汤、清心导痰丸、清心牛黄丸。楼全善治宣文炳口流涎不止，喜笑舌喑，脉洪大，用连、芩、柏、栀、白术、苍术、半夏、竹沥、姜汁服之，五日涎止笑息。流涎者，自然流出也。仲景云：大病瘥，喜出唾，久不了了者，胃上有寒，当以丸药温之，宜理中丸。东垣云：多唾或唾白沫者，胃口上停寒也，药中加益智仁。

自啮舌

《灵枢经》：黄帝曰：人之自啮舌者，何气使然？岐伯曰：此厥逆走上，脉气皆至也。少阴气至则啮舌，少阳气至则啮颊，阳明气至则啮唇矣。视主病者，则补之。

面

面统属诸阳。《灵枢》曰：诸阳之会，皆在于面。又属足阳明胃经。《素问》曰：五七阳明脉衰，面始焦，髪始堕。六八衰竭，面焦髪鬓颁白。《灵枢》曰：邪中于面则下阳明。《中藏》曰：胃热则面赤如醉人。《素问》又曰：已食如饥者胃疸。面肿曰风。注：胃阳明之脉行于面故耳。又属足太阳膀胱经。《灵枢》曰：足太阳之上，血多气少则面多少理，血少气多则面多肉肥而不泽，血气和则美色。俱有馀则肥泽，俱不足则瘦而无泽。又统属手少阴心经。《素问》曰：心者，生之本，神之变也，其华在面。又曰：心之合脉也，其荣色也。又以五色候五脏，故面青属肝。《素问》曰：生于肝，如以缟裹绀，故青欲如苍璧之泽，不欲如蓝。注：缟，缯之精白者。绀，深青扬赤色。又曰：青如翠羽者生，如草兹者死。注：兹，滋也，如草初生之色也。赤属心。《素问》曰：生于心，如以缟裹朱，故赤欲如白裹朱，不欲如赭。注：赭，赤土也。又曰：赤如鸡冠者生，如衃血者死。注：衃血，凝血也。黄属脾。《素问》曰：生于脾，如以缟裹栝蒌实，故黄欲如罗裹雄黄，不欲如黄土。又曰：黄如蟹腹者生，如枳实者死。白属肺。《素问》曰：生于肺，如以缟裹红，故白欲如鹅羽，不欲如盐。又

---

① 灵枢：原作“素问”，据引文改。

曰：白如豕膏者生，如枯骨者死。黑属肾。《素问》曰：生于肾，如以缟裹紫，故黑欲如重漆色，不欲如地苍。又曰：黑如乌羽者生，如炲者死。注：炲，煤也。又曰：五脏六腑固尽有部，视其五色，黄赤为热，白为寒，青黑为痛。

《灵枢·邪气脏腑病形篇》，黄帝曰：首面与身形也，属骨连筋同血，合于气耳。天寒则裂地凌冰，其卒寒或手足懈惰，然而其面不裂，何也？岐伯答曰：十二经脉，三百六十五络，其血气皆上于面而走空窍，其精阳气上走于目而为睛，其别气走于耳而为听，其宗气上出于鼻而为臭，其浊气出于胃，走唇舌而为味，其气之津液皆上熏于面，而皮又厚，其肉坚，故天气[①]甚寒，不能胜之也。叶氏曰：手足六阳之经，皆上至于头，而唯阳明胃脉，起鼻交颏中，入上齿中，侠口环唇，循颊车，上耳前，过客主人，故人之面部，阳明之所属也。其或胃中有热则面热，升麻汤加黄连。胃中有寒则面寒，升麻汤加附子。若风热内甚而上攻，令人面目浮肿，或面鼻紫色，或风刺瘾疹，随其证而治之。李氏云：风邪入皮肤，痰饮渍腑脏，则面䵟黯。脾应见于面，肺应皮毛，二经风湿搏而为热湿，故面生疮。

面　　肿

面肿为风，宜用羌活、防风、升麻、白芷、牛蒡子之属。外杵杏仁如膏傅之。馀见水肿门。

面 寒 面 热

丹溪云：面热火气，因郁热。面寒属胃虚。东垣云：饮食不节则胃病，胃病则气短精神少，而生大热，有时而火上行独燎其面。《针经》云：面热者，足阳明病。咳逆停息不得卧，面热如醉，此为胃热上冲熏其面，茯苓桂枝五味子甘草汤加大黄以利之。罗谦甫疗杨郎中之内，五十一岁，身体肥盛，患头目昏闷，面赤热多，服清上药不效，诊其脉洪大有力。《内经》云：面热者，足阳明病。《脉经》云：阳明经气盛有馀，则身已前皆热，况其人素膏粱积热于胃，阳明多血多气，木实则风热上行，诸阳皆会于头目，故面热之病生矣。先以调胃承气汤柒钱，加黄连叁钱，犀角壹钱，疏下一两行，彻其本热，次以升麻加黄连汤，去经络中风热上行，如此则标本之邪俱退矣。又治尼长老，六十一岁，身体瘦弱，十月间病头面不耐寒气，弱不敢当风行，诸治不效。诊之，其脉皆弦细而微，其人年高，素食茶果而已，阳明之经本虚。《脉经》云：气不足则身以前皆寒栗，又加看诵损气，由此胃气虚，经络之气亦虚，不能上荣头面，故恶风寒。先以附子理中丸温其中气，次以升麻汤加附子主之。或曰：升麻加黄连汤治面热，升麻加附子汤治面寒，有何依据？答曰：出自仲景，云岐子注《伤寒论》中辨葛根汤云：尺寸脉俱长者，阳明受病也，当二三日发，以其脉夹鼻络目，故身热目疼鼻干，不得卧，此阳明经受病也。始于鼻，交颏中，从头至足，行身之前，为表之里。阳明经标热本实，从标脉浮而长，从本脉沉而实。阳明为病，主蒸蒸而热，不恶寒，身热为标病；阳明本实者，胃中燥，鼻干目疼为本病。阳明为肌肉之本，禁不可发汗；在本者不禁下，发之则变黄证。太阳主表，荣卫是也。荣卫之下，肌肉属阳明。二阳并病，葛根汤主之。卫者桂枝，荣者麻黄，荣卫之中，桂枝麻黄汤各半主之。荣卫之下，肌肉之分者，葛根汤主之，又名解肌汤。故阳明为肌肉之

---

① 气：原作"热"，据《灵枢》改。

本，非专于发汗止汗之治。桂枝麻黄两方，互并为一方，加葛根者，便作葛根汤。故荣卫，肌肉之次也。桂枝、芍药、生姜、甘草、大枣止汗，麻黄、桂枝、生姜、甘草发汗，葛根味薄，独加一味者，非发汗止汗也。从葛根以解肌，故名葛根汤。钱仲阳制升麻汤，治伤寒瘟疫，风热壮热，头痛肢体痛，疮疹已发未发，用葛根为君，升麻为佐，甘草、芍药安其中气。朱奉议作《活人书》，将升麻汤列作阳明经解药。予诊杨氏妇，阳明经标本俱实，先攻其里，后泻经络中风热，故用升麻汤加黄连，以寒治热也。尼长老，阳明经标本俱虚，先实其里，次行经络，故用升麻汤加附子，以热治寒也。仲景乃群方之祖，信哉。

面　青

《难经》云：肝，外证面青，善洁善怒。

面　尘

运气面尘有二：一曰燥金制肝。经云：阳明司天，燥淫所胜，民病嗌干面尘。又云：阳明在泉，燥淫所胜，病嗌干面尘。又云：金郁之发，嗌干面尘。宜治以湿剂是也。二曰火。经云：少阳之复，厥气上行，面如浮尘，目乃瞤瘈，治以寒剂是也。针灸面尘，皆取肝胆二经。经云：肝足厥阴之脉，是动病甚则嗌干，面尘脱色。又云：胆足少阳之脉，是动病甚则面微有尘。皆视盛、虚、热、寒、陷下取之也。

面　赤

《难经》云：心，外证面赤，口干善笑。东垣云：面赤为邪气怫郁在经，宜表不宜下。仲景云：下利脉沉而迟，其人面赤，身有微热，下利清谷者，以郁冒汗出而解。此面赤亦表而解也。运气面赤皆属寒。经云：太阳司天，寒淫所胜，民病面赤目黄。治以热剂是也。针灸面赤，皆取心主。经云：心主手厥阴之脉，是动则病面赤目黄。视盛、虚、热、寒、陷下取之也。治面赤，用好柏铿碎肆两，人乳浸拌匀，以日晒干，再浸拌匀，如此六七次为妙，然后为细末，临卧清茶或汤调下二钱，有奇效。

面　黄

《难经》云：脾，外证面黄，善噫，善思，善味。《素问》云：阳明经终者，口目动作，善惊妄言，色黄。治法见黄疸门。

面　白

《难经》云：肺，外证面白，善嚏，悲愁不乐，欲哭。血脱者，色白夭然不泽，其脉空虚。肺病面白不悦，则为脱气、脱血、脱津、脱液、脱精、脱神，巴戟丸主之。脉紧者，寒也。或面白善嚏，或面色恶，皆寒也。以羌活、防风、甘草、藁本四味，泻足太阳，少加附子以通其脉；面色恶，悲恐者，更加桂、附。太阳终者，戴眼反折，瘛疭，其色白，绝汗出。少阳终者，耳聋，百节皆纵，目睘绝系，其色青白。

面　黑

《难经》云：肾，外证面黑，善恐欠。罗谦甫治一妇人，年几三十，忧思不已，饮食失节，脾胃有伤，面色黧黑不泽，环唇尤甚，心悬如饥状，又不欲食，气短而促。大抵心肺在上，行荣卫而光泽于外，宜显而脏。肝肾在下，养筋骨而强于内，当隐而不见。脾胃在中，主传化精微，以灌四旁，冲和而不息。其气一伤，则四脏失所，忧思不已，气结而不行，饮食失节，气耗而不足，使阴气上溢于阳中，故黑色见于面。又经云：脾气通于口，其华在唇。今水反来侮土，故黑色见于唇，此阴阳相反，病之逆也。“上古天真论”云：阳明脉衰于上，面始焦。故知阳明之气不足，非助阳明生发之剂，无以复其色，故以冲和顺气汤主之。《内经》曰：上气不足，推而扬之。以升麻苦平，葛根甘温，自地升天，通行阳明之气为君。人之气，以天地之风名之，气留而不行者，以辛散之。防风辛温，白芷甘辛温，以散滞气为臣。苍术苦辛，蠲除阳明经之寒，白芍药之温酸，安太阴经之怯弱。《十剂》云：补可去弱，人参、羊肉之属。人参、黄芪、甘草甘温，补益正气为佐①。至真要大论云：辛甘发散为阳。生姜辛热，大枣甘温，和荣卫，开腠理，致津液，以复其阳气，故以为使。每服早饭后、午饭前，取阳升之时，使人之阳气易达故也。数服而愈。孙兆治一人，满面黑色，相者断其死。孙诊之曰：非病也，乃因登溷，感非常臭气而得。去至臭，无如至香，令用沉、檀碎劈，焚于炉中，安帐内以熏之，明日面色渐变，旬日如故。盖肾臭腐属水，脾臭香属土。今夫厕臭者，腐臭也，故闻之则入肾而面黑。沉香者，香臭也，故熏之则脾土胜肾水而色还也。浙全夫人，忽日面上生黑斑数点，日久满面俱黑，遍求医治不效。忽遇一草泽医人云：夫人中食毒，治之一月平复。后校其方，止用生姜汁服之。问其故，云食斑鸠，盖此物常食半夏苗，中毒，故以姜解之。针灸面黑有二法：其一取胃。经云：胃足阳明之脉，是动则病洒洒振寒，颜黑。其二取肾。经云：足少阴之脉，是动则病饥不欲食，面如漆柴。视盛、虚、热、寒、陷下取之也。少阴终者，面黑，齿长而垢，腹胀闭。太阴终者，腹胀闭不得息，善噫呕逆则面赤，不逆则面黑，皮毛黑。洗面药七白散，白蔹、白术、白牵牛、白附子、白芷、白芍药、白僵蚕。

面上细疮，常出黄水，桃花阴干，加当归或杏花作末洗面。面上热毒恶疮，柏连散涂。面上五色疮，用盐汤绵浸塌疮上，日五六度易瘥。面上黄水疮，并目生疮，三月三日桃花阴干为末，食后熟水下方寸匕，日三良。面上豆痕，或斑鼾黡，密陀僧细末，夜以人乳汁调傅有效。面上粉刺，用不语唾涂之，或捣菟丝子汁涂之，或以白矾末少许，酒调涂之。《斗门方》治黑鼾，令人面色好，白僵蚕、黑牵牛、北细辛，粗末作澡豆，去小儿胎秽。面里皮痛，何首乌末，姜汁调成膏傅之，帛盖，以火炙鞋底热熨之。面赤酒皶，生附子、川椒、野葛少许，锉，醋浸一宿，取出，用猪脂同煎，以附子黄为度，去滓，时时涂之。又：硫黄半两，蜗牛壳自死枯干小者为上，木香各半两，虢丹半两，俱为末，杏仁半两，去皮研膏，入腊月猪脂调成膏。夜卧时用浆水先洗面，令干，以药涂患处，平明洗去。湿癣，以米泔水洗，却上前药。指爪破面，用生姜自然汁调轻粉，傅破处，更无瘢瑕。

颊　腮

颛，颃也，俗呼颧骨。属手足少阳三焦胆，手太阳小肠经之会，又属手少阴心经。《灵枢》曰：心病者颧赤。乔岳曰：心绝则虚阳上发，面赤如脂。按：如脂者，如女人以粉傅面，以丹傅颧也。夫白者肺之候，丹者心之候，《发明》谓之火克金，是从所不胜来者，为贼邪，其病不

① 佐：原作“臣”，据文义改。

治。故《脉诀》云：面赤如妆，不久居也。又属足少阴肾经。《灵枢》曰：肾病者，顴与颜黑。颊面旁也。属手足少阳三焦胆，手太阳小肠，足阳明胃经之会。《素问》曰：少阳之脉色荣颊前，热病也。注：足少阳部在颊，色，赤色也；前，当依《甲乙经》作筋。《灵枢》曰：邪气中于颊，则下少阳。又曰：少阳气至则啮颊。《素问》又曰：少阳之厥，则暴聋颊肿而热。又曰：上部地，两颊之动脉。注：在鼻孔下两旁，近于巨髎穴之分，动应于手足阳明脉气之所行也。巨髎直两目瞳子。又属足厥阴肝经。《素问》曰：肝病气逆则颊肿。其在小儿面部。左颊属足厥阴肝经。《素问》曰：肝热病者，左颊先赤。右颊属手太阴肺经。《素问》曰：肺热病者，右颊先赤。颊侧蕃也。属足少阳胆，阳明胃经之会。颐，本作臣，颔中也。属足阳明胃经。《素问》曰：阳明虚则寒栗鼓颔，终则口耳动作。注：口耳动作，谓目睒睒而鼓颔也。又属足少阴肾经。《素问》曰：肾热病者颐先赤。侠颐，属足阳明胃经。《素问》曰：病上冲喉者，治其渐，渐者上侠颐也。注：阳明之脉渐上颐而环唇，故名侠颐为渐，即大迎穴也，在曲颔下一寸三分，骨陷中动脉。

《内经》取治面颊肿痛有三法：其一，取手阳明。经云：𩕳痛，刺足阳明曲周动脉，见血立已。不已，按人迎于经立已。又云：厥胸满面肿，唇漯漯然，暴言难，甚则不能言，取足阳明。又云：厥头痛，面若肿起而烦心，取之足阳明、太阴，为烦心也。又云：𩕳痛，刺手阳明与𩕳之盛脉出血是也。其二，取手太阳。经云：手太阳之脉，是动则颔肿不可以顾。所生病者，目黄颊痛。视盛、虚、热、寒、陷下取之也。其三，取手足少阳。经云：三焦手少阳之脉，所生病者，颊痛。又云：胆足少阳之脉，所生病者，颔肿。视盛、虚、热、寒、陷下取之也。又云：肝气逆则头痛，耳聋，颊痛。取血者，盖取足少阳之血也。丹溪治朱奶，两腮热肿，膈壅之病也。用干葛、桔梗壹钱半，升麻壹钱，苏叶壹钱半，甘草炙七分，薄荷壹钱，姜壹片，水煎服。东垣云：咽痛颔肿，脉洪大面赤者，羌活胜湿汤，加黄芩、桔梗、甘草各半钱治之。如耳鸣目黄，颊颔肿，颈、肩、臑、肘、臂外后廉痛，面赤，脉洪大者，以羌活、防风、甘草、藁本通其经血，加黄芩、黄连消其肿，以人参、黄芪益其元气，而泻其火邪。两腮肿，以细辛、草乌等分为末，入蚌粉，以猪脂调傅肿处。或用醋调赤小豆末，傅之亦妙。口含白梅，置腮边良久，肿退出涎，患消矣。消时肿必先向下。痄腮用柏叶、车前草、柏子仁杵碎，热傅患处。或用鸡子清调赤小豆末。详见疡科。平江陈氏，因惊惧后，常用手指甲拄掐两颊，遂两颊破损，心中懊侬不安，脉数而实，诸药不愈，用《活幼口议》牛黄清心凉膈丸，数服如失。《三因方》，凡伸欠颊车蹉，但开不能合，以酒饮之，令大醉，睡中吹皂角末，搐其鼻，嚏透即自止。

咽　喉

咽在喉之前，所以咽物。杨上善谓：喉咙之后属咽者非。属手太阳小肠，少阴心，足太阴脾，厥阴肝经之会。《素问》曰：咽主地气，地气通于嗌，足太阴脉布胃中，络于嗌，故病则腹满而嗌干。《灵枢》曰：足太阴之正，上结于咽。又属足少阴肾经。《灵枢》曰：足少阴所生病者，口热舌干，咽肿上气，嗌干及痛。《素问》曰：邪客于足少阴之络，令人嗌痛，不可内食，无故善怒，气上走贲上。注：贲，鬲也。贲上，贲门也。《难经》：胃为贲门。旧注：气奔而上者非。朱丹溪曰：手足阴阳合生见证曰咽肿，足少阴、厥阴。又属足阳明胃经。《灵枢》曰：阳明之脉上通于心，上循咽，出于口。又属足厥阴肝，少阳胆经。《素问》曰：肝者中之将也，取决于胆，咽为之使。《灵枢》曰：足少阳之正，上挟咽，出颐颔。《素问》又曰：一阴一阳代绝，此阴气至心，上下无常，出入不知，喉咽干燥，病在脾土。注：一阴厥阴脉，一阳少阳脉，并木之气也。木克土，故咽喉病虽在脾土，实由肝胆之所为也。侠咽属手少阴心，足太阴脾经之会。喉在咽之后，所以候气。属手太阴肺，足阳明胃、少阴肾、厥阴肝经、任脉之会。《灵枢》曰：手太阴之正，出缺盆，循喉咙。《素问》曰：喉主天气，天气通于肺，谓之肺系。又属手少阴心，少阳三焦经。《灵枢》曰：手少阴之正，上走喉咙，出于面。《素问》曰：心咳之状，咳则心痛，喉中介介如哽状，甚则咽肿喉痹。张洁古曰：三焦通喉，喉和则声鸣利，不和则暴喑热闭。《素问》又曰：邪客于手少阳之络，令人喉痹舌卷，口干心烦。又曰：运气少阳所至为喉痹，耳鸣，呕涌。又曰：一阴一阳结，谓之喉痹。注：一阴手少阴心也，一阳手少阳三焦也，二脉并络于喉，气热内结，故为喉痹。又属手足阳明大肠胃，手少阳三焦经之合。《灵枢》曰：手阳明之正，上循喉咙，出缺盆。又曰：喉痹不能言，取足阳明，能言取手阳明。《素问》曰：手阳明、少阳厥逆，发喉痹嗌肿，痓。注：痓谓骨强而不随也。朱丹溪曰：手足阴阳经合生见证曰，喉痹，手足阳明、手少阳。又属足太阴脾经。《千金方》曰：喉咙者，脾胃之候也。喉咙后属手[①]厥阴心包经。结喉两旁应手大动脉名人迎脉，一名五会。属足阳明胃经。《内经》曰：颈侧侠喉之动脉人迎，人迎足阳明胃脉也。阳明者常动。注：动谓动于结喉旁也。《素问》曰：其脉之动，常左小而右大，左小常以候脏，右大常以候腑。按：此动字与上文不同，谓左右手二脉之动也。人迎后属手阳明大肠经。

经云：咽喉者，水谷之道也。喉咙者，气之所以上下者也。会厌者，音声之户也。悬雍者，音声之关也。咽与喉，会厌与舌，此四者同在一门，而其用各异。喉以纳气，故喉气通于天。咽以纳食，故咽气通于地。会厌管乎其上，以司开合，掩其厌则食下，不掩其喉必错。必舌抵上腭，则会厌能闭其喉矣。四者交相为用，缺一则饮食废而死矣。或问：咽喉有痹有肿，二者之外，又有缠喉风、乳鹅生疮诸病，何邪致之？何经病之？与治法大略，愿闻其说！曰：十二经脉皆上循咽喉，尽得以病之，然统其所属者，乃在君相二火。何则？经曰：喉主天气，咽主地气。又曰：诸逆冲上，皆属于火是也。盖肺主气，天也，脾主食，地也，于是喉纳气，咽纳食。纳气者从金化，纳食者从土化。金性燥，土性湿。至于病也，金化变动为燥，燥则涩，涩则闭塞而不仁，故在喉谓之痹。土化变动为湿，湿则泥，泥则壅胀而不通，故在咽谓之肿。痹肿之病虽少异，然一时火郁于上焦，致痰涎气血聚结于咽喉也。自其咽肿形状分之，则有缠喉风、乳蛾之名。缠喉风者，其肿透达于外，且麻且痒且痛。乳蛾者，肿于咽两傍，名双乳蛾；一边肿者，名单乳蛾。喉痹之暴发暴死者，名走马喉痹。《内经》又有嗌塞咽喉干者，亦皆因诸经所致，中间虽有经气之寒热不等，其为火证一也。大抵治法，视火微甚，微则正治，甚则反

---

① 手：原作足，据石经本改。

治，撩痰出血，三者随宜而施，或更于手大指少商出血行气。若肿达于外者，又必外傅以药。予尝治是证，每用鹅翎蘸米醋缴喉中，摘去其痰。盖醋味酸能收，其痰随翎而出，又能消积血。若乳蛾甚而不散，上以小刀就蛾上刺血，用马牙硝吹点咽喉，以退火邪。服射干、青黛、甘、桔、栀、芩、矾石、恶实、大黄之类，随其攸利为方，以散上焦之热。外所傅药，如生地龙、韭根、伏龙肝之类皆可用。若夫生疮，或白或赤，其白者多涎，赤者多血，大率与口疮同例，如蔷薇根皮、黄柏、青黛煎噙细咽亦佳。凡经云喉痹者，谓喉中呼吸不通，言语不出，而天气闭塞也。云咽痛、云嗌痛者，谓咽喉不能纳唾与食，而地气闭塞也。云喉痹咽嗌痛者，谓咽喉俱病，天地之气并闭塞也。盖病喉痹者，必兼咽嗌痛，病咽嗌痛者，未必兼喉痹也。

喉　痹

作痛，或有疮，或无疮，初起通用甘桔汤。不效，加荆芥壹钱半重，名如圣汤。或如圣汤中更加连翘、黍粘子各壹分，防风、竹茹半分；或甘露饮。喉痹恶寒，及寸脉小弱于关尺者，皆为表证，宜甘桔汤、半夏桂枝甘草汤，详寒热发散之。若水浆不得入口者，用解毒雄黄丸四五粒，以极酸醋磨化，灌入口内，吐出浓痰，却服之。间以生姜自然汁一蚬壳，噙下之神效。楼全善云：喉痹恶寒者，皆是寒折热，寒闭于外，热郁于内，姜汁散其外寒，则内热得伸而愈矣。切忌胆矾酸寒等剂点喉，反使其阳郁结不伸，又忌硝黄等寒剂下之，反使其阳下陷入里，则祸不旋踵矣。韩祗和云：寸脉弱小于关者，宜消阴助阳。东垣云：两寸脉不足，乃阳气不足，故用表药提其气，升以助阳也。或三部俱小弱，亦用其法也。喉痹，乡村病皆相似者，属天行运气之邪，治必先表散之，亦大忌酸药点之，寒药下之，郁其邪于内不得出也。其病有二：其一属火。经云：少阳所至为喉痹。又云：少阳司天之政，三之气，炎暑至，民病喉痹，治宜仲景桔梗汤。或面赤斑者，属阳毒。宜阳毒诸方汗之。其二属湿。经云：太阴之胜，火气内郁，喉痹。又云：太阴在泉，湿淫所胜，病嗌肿喉痹，治宜活人半夏桂枝甘草汤。或面青黑者，属阴毒，宜阴毒诸方汗之。楼全善云：洪武戊辰春，乡村病喉痹者甚众，盖前年终之气，及当年初之气，二火之邪也。予累用甘桔汤加黄连、半夏、僵蚕、鼠粘子根等剂发之。挟虚者，加参、芪、归辈。水浆不入者，先用解毒雄黄丸，醋磨化之灌喉，痰出，更用生姜汁灌之，却用上项药，无不神验。若用胆矾等酸寒点过者，皆不治，盖邪郁不出故也。《三因方》治卒喉痹不得语，小续命汤加杏仁七个煎，甚妙。活人半夏桂枝甘草汤，治暴寒中人咽痛，此外感风寒作喉痹者之治法也。喉痹不恶寒者，及寸脉大滑实于关尺者，皆属下证，宜硝石、青黛等寒药降之，或白矾等酸剂收之也。韩祗和云：寸脉大于关尺者，宜消阳助阴。东垣云：两寸脉实为阴盛阳虚，下之则愈。故予每用此法治急喉痹，如鼓应桴。或三部俱实，亦可用其法也。《外台》疗喉痹神验，朴硝一两，细细含咽汁，立愈。或含黄柏片，或咽莱菔汁，或吹蠡鱼胆，或噙李实根，及玉钥匙、玉屑无忧散、清心利膈汤、碧玉散、防风散、追风散，皆寒降之剂也。白矾末，或用乌鸡子清调灌，或枯而吹之，用灯盏底油脚灌下，或同马屁勃等分为细末，以鹅翎吹入喉中。或用一握金烧灰，拌炒青色为度，吹入患处。或用牙皂和霜梅为末噙之，或用鸭嘴胆矾末以箸蘸药点患处，及开关散、七宝散，皆酸收之剂也。丹溪治风热痰喉痹，先以千缗汤，次以四物汤，加黄柏、知母养阴，则火降矣。七情郁结，气塞不通，宜五香散。血壅而为痹，宜取红蓝花汁服之，无鲜者，则浓煎绞汁亦得。或用茜草一两煎服，或用杜牛膝捣自然汁和醋服，或用马鞭草捣自然汁服，或用射干切一片含咽汁，皆破血之剂也。喉闭者，先取痰，瓜蒂散、解毒雄黄丸、乌犀膏，或用鹅翎蘸桐油探吐之，或用射干逆流水吐之，或用远志去心为末，每半钱，水小半盏调服。口含竹管，或用皂角揉水灌下。或用返魂草根，即紫菀一茎，净洗，入喉中取寒痰出，更以马牙硝津咽之。或用土乌药即矮樟根醋煎，先噙后咽。牙关闭者，搐鼻取之，备急如圣散、一字散，或用巴豆油染纸作捻子，点火吹灭，以烟熏入鼻中，即时口鼻涎流，牙关开矣。经云：寒气客于会厌，卒然如哑，宜玉粉丸。陈脏器每治脏寒咽闭，吞吐不利，用附子去皮脐，炮裂，以蜜涂炙，令蜜入内，含之勿咽。急喉痹，有声如鼾，有如痰在喉响者，此为肺绝之候，速宜参膏救之，用姜汁、竹沥放开服。如未得参膏，或先煎独参汤救之，服早者十全七八，次则十全四五，迟则十不全一也。治喉痹逡巡不救方：皂荚去皮弦子，生，半两为末，以箸头点少许在肿痛处，更以醋糊调药末，厚涂项上，须臾便破血出，瘥。针法治喉闭，刺少商出血，立愈。孙兆治文潞公喉肿，刺之，呕出脓血升馀而愈。楼全善治一男子喉痹，于太溪穴刺出黑血半盏而愈。由是言之，喉痹以恶血不散故也。凡治此疾，暴者必先发散，发散不愈，次取痰，取痰不愈，次去污血也。

咽 嗌 痛

咽唾与食，则痛者是也。经云：形苦志苦，病生于咽嗌，治之以百药。又云：肝者中之将也，取决于胆，咽为之使。丹溪云：咽痛必用荆芥。阴虚火炎上者，必用玄参。气虚，人参加竹沥。血虚，四物加竹沥。阴气大虚，阳气飞越，痰结在上，遂成咽痛，脉必浮大，重取必涩，去死为近，宜补阴敛阳。人参一味浓煎汤，细细饮之。此证皆是劳嗽日久者有之，如用实喉痹条下诸方，无益有害。咽疮，多虚火游行无制，客于咽喉，宜用人参、蜜炙黄柏、荆芥治之。实热咽痛，三黄丸，或用黄连、荆芥、薄荷为末，蜜、姜汁调噙，或山豆根噙之，及用黄柏、黄连、大黄水调涂足心与患处，及龙麝聚圣丹、祛毒牛黄丸、咽喉备急丹。浮热，表散之，增损如圣汤、利膈汤、桔梗汤。散之不已则收之，或单用硼砂，或和胆矾、白僵蚕、白霜梅和噙，或用百药煎去黑皮，硼砂、甘草、生白矾等分为细末，每服壹钱，食后米饮调，细细咽下。戴云：热壅咽痛，或嗽中带血者，宜金沸草散，佐以辰砂化痰丸。咽喉痛用诸冷药不效者，宜枳南汤。有咽疼服冷剂反甚者，宜用姜汁，详见嗽门。然生疮损了者，戒勿用，用之辣痛，又能散不收。若热壅上焦，咽喉疼痛，而吞咽干物，不若常时之润，睡觉口舌全无津液者，如圣汤加人参半钱，玄参七分，或佐以碧云散、鸡苏丸。有上证兼心头烦躁，辰砂五苓散。咽痛妨闷，咽物则微痛，不宜寒药过泄之。用栝蒌一个，白僵蚕微炒半两，桔梗七钱半，甘草炒贰钱，为细末。每用少许干掺咽喉中。若肿痛，左右有红，或只一壁红紫长大，水米难下，用此散壹钱，朴硝壹钱，和匀，掺喉中咽津。如喉中生赤肿，或有小白头疮，用前散壹钱匕，白矾细研半钱，干掺。《内经》：运气咽嗌痛，皆属寒。云：太阳在泉，寒淫所胜，民病嗌痛颔肿是也。《三因方》蜜附子，治感寒咽门闭不能咽，大附子壹枚，生，去皮脐，切作大片，蜜涂炙令黄，噙咽津。甘味尽，更以附子片涂蜜炙用之。咽痛用诸药不效者，此非咽痛，乃是鼻中生一条红线如髪，悬一黑泡，大如樱珠，垂挂到咽门而止，口中饮食不入，须用深取牛膝根，直而独条者，洗净，入好醋三五滴，同研细，就鼻孔滴二三点入去，则丝断珠破，其病立安。乳蛾一名悬痈，罗青散、粉香散、玄参散、射干丸、烧盐散、马牙硝散、射干散、硼砂散、启关散。

咽喉生疮

黄芪散、桃红散、琥珀犀角膏、救命散、牛蒡子丸、硼砂散。

咽喉如有物噎塞

经云：胆病者，善太息，口苦呕宿汁，嗌中介介然，数唾，取阳陵泉。又云：心咳之状，喉中介介如梗状，取心之俞大陵。仲景云：妇人咽中如有炙脔，半夏厚朴汤主之。射干散、含化龙脑丸、木香散、络石汤、四味汤、杏仁煎丸。有人患缠喉风。食不能下，大麦面作稀糊咽之。咽喉塞，鼻中疮出，及干呕头痛食不下，生鸡子一个，开头取白去黄，着米醋拌，煨煻火，顿沸起擎下，沸定，须频三度，就热饮醋尽，不过一二次瘥。王医师法：冬月于临卧时食生莱菔三五片，无咽喉之疾。

诸物梗喉

《三因方》煮薤白令半熟，以线缚定，手执线头，少嚼薤白咽之，度薤白至哽处便牵引，哽即出矣。秘方：用倾银炉上倒挂灰尘，砂糖和丸，咽之自下。骨梗，槿树叶油、马屁勃、砂糖三味，熬膏为丸，噙化。苎麻根杵烂，丸如弹子大，将所哽物煎汤化下。以犬吊一足，取其涎，徐徐咽之。剪刀草，如野茨菰生于篱堑间，其根白，研之则如胶，用顺水吞下，即吐出骨，不过两三口效。研萱草根，顺水下亦佳。朴硝研，对入鸡苏，丸如弹子大，含化，不过三四丸。南硼砂，井花水洗涤，含化，最软骨。贯众浓煎壹盏半，分叁服连进，片时一咯骨自出。鱼骨哽，以皂角少许吹入鼻中，得嚏哽出。细茶、五倍子等分为末，吹入咽喉，立愈。食橄榄即下，或用其核为末，顺流水下。鱼骨在肚中刺痛，煎茱萸汁壹盏饮之，骨软而出。鸡骨鲠，用水帘草捣汁饮之，骨自消。野苎根，洗净、捣烂如泥，每用龙眼大，如被鸡骨所伤，鸡羹化下；鱼骨所伤，鱼汤化下。稻芒糠谷哽喉，将鹅吊一足取涎，徐徐咽下即消。或取荐头草嚼亦妙。吞钉铁金银铜钱等物，但多食肥肉，自随大便而下。吞钱及铁物在喉不得下，南烛根烧细末，汤调壹钱下之。吞铁或针，用饧糖半斤，浓煎艾汁调和服。或用磁石磨如枣核大，钻眼以线穿，令吞喉间，针自引出。磁石须阴阳家用验者。张子和治一小儿，误吞钱在喉中不下，以净白表纸卷实如箸，以刀纵横乱割其端，作鬅鬙之状，又别取一箸缚针钩于其端，令不可脱，先下咽中轻提轻抑探之，觉钩入于钱窍，然后以纸卷纳之咽中，与钩尖相抵，觉钩尖入纸卷之端，不碍肌肉，提之而出。吞钱，烧炭末，白汤调服数匙，即出；或服蜜升许。或食荸荠、茨菰，其钱自化；或用艾一把，水五升，煎至一升，顿服即下；或用百部根四两，酒一升，渍一宿，温服一升，日再。吞钗，取薤白曝令萎黄，煮使熟，勿切，食一大枣即出。吞钱钗及环，饴糖一斤[①] 渐渐食之。吞髪绕喉不出，取自乱髪作灰，白汤调服一钱。陈无择云：凡治哽之法，皆以类推，如鸬鹚治鱼哽，磁石治针哽，髪灰治发哽，狸虎治骨哽，亦各从其类也。

四　肢

阳主四肢。经云：四肢者，诸阳之本也。又云：阳受气于四肢是也。阳实则肢肿。经云：结阳肿四肢是也。阳虚则肢满。经云：冬气满在四肢是也。脾主四肢。经云：四肢皆禀气于胃，而不得至经，必因于脾，乃得禀者是也。脾实则四肢不举。经云：脾脉太过为病，在外则令人四肢不举者是也。脾虚则四肢不用。经云：脾脏肉，形不足则四肢不用。又云：四肢懈惰，此脾精之不行是也。治见痿及中风。五脏有邪，留在支节。经云：肺心有邪，其气留于两肘；肝有邪，其气留于两股；脾有邪，其气留于两髀；肾有邪，其气留于两膝是也。治见痛痹。运气四肢不举，皆属湿。经云：土太过曰敦阜，敦阜之纪，其病腹满，四肢不举是也。

筋

《灵枢·经筋篇》云：足太阳之筋，起于足小指，上结于踝，邪上结于膝，其下循足外侧，结于踵，上循跟，结于腘。其别者，结于踹外，上腘中内廉，与腘中并上结于臀，上挟脊上项。其支者，别入结于舌本。其直者，结于枕骨，上头下颜结于鼻。其支者，为目上纲，下结于頄音求。其支者，从腋后外廉，结于肩髃。其支者，入腋下，上出缺盆，上结于完骨。其支者，出缺盆，邪上出于頄。其病小指支跟肿痛，腘挛，脊反折，项筋急，肩不举，腋支缺盆中纽痛，不可左右摇。治在燔针劫刺，以知为数，以痛为腧，名曰仲春痹。足少阳之筋，起于小指次指，上结外踝，上循胫外廉，结于膝外廉。其支者，别起外辅骨，上走髀，前者结于伏兔之上，后者结于尻。其直者，上乘䏚季胁，上走腋前廉，系于膺乳，结于缺盆。直者上出腋，贯缺盆，出太阳之前，循耳后，上额角，交巅上，下走颔，上结于頄。支者结于目眦为外维。其病小指次指支转筋，引膝外转筋，膝不可屈伸，腘筋急，前引髀，后引尻，即上乘䏚季胁痛，上引缺盆、膺、乳、颈，维筋急。从左之右，右目不开，上过右角，并跻脉而行，左络于右，故伤左角，右足不用，命曰维筋相交。治在燔针劫刺，以知为数，以痛为腧，名曰孟春痹也。足阳明之筋，起于中三指，结于跗上，邪外上加于辅骨，上结于膝外廉，直上结于髀枢，上循胁属脊。其直者，上循骭[②]，结于膝。其支者，结于外辅骨，合少阳。其直者，上循伏兔，上结于髀，聚于阴器，上腹而布，至[③] 缺盆而结，上颈，上挟口，合于頄，下结于鼻，上合于太阳，太阳为目上网，阳明为目下网。其支者，从颊结于耳前。其病足中指支胫转筋，脚跳坚，伏兔转筋，髀前肿，㿉疝，腹筋急，引缺盆及颊，卒口僻，急者目不合，热则筋纵，目不开。颊筋有寒，则急引颊移口；有热则筋弛纵缓，不胜收故僻。治之以马膏，膏其急者，以白酒和桂，涂之其缓者，以桑

① 斤：原作“片”，据《外台秘要》改。
② 骭：原作“髀”，据《灵枢》改。
③ 至：原作“置”，据《灵枢》改。

钩钩之，即以生桑灰置之坎中，高下以坐等，以膏熨急颊，且饮美酒，啖美炙肉，不饮酒者，自强也，为之三拊而已。治在燔针劫刺，以知为数，以痛为腧，名曰季春痹也。足太阴之筋，起于大指之端内侧，上结于内踝。其直者，络于膝内辅骨，上循阴股，结于髀，聚于阴器，上腹结于脐，循腹裹结于肋，散于胸中。其内者，着于脊。其病足大指支内踝痛，转筋痛，膝内辅骨痛，阴股引髀而痛，阴器纽痛，下引脐两胁痛，引膺中脊内痛。治在燔针劫刺，以知为数，以痛为输，名曰孟秋痹也。足少阴之筋，起于小指之下，并足太阴之筋，邪走内踝之下，结于踵，与太阳之筋合，而上结于内辅之下，并太阳之筋，而上循阴股，结于阴器，循脊内夹膂，上至项，结于枕骨，与足太阳之筋合。其病足下转筋，及所过而结者皆痛及转筋，病在此者主痫瘛及痉，在外者不能俯，在内者不能仰。故阳病者腰反折不能俯，阴病者不能仰。治在燔针劫刺，以知为数，以痛为输。在内者，熨引饮药。此筋折纽，纽发数甚者，死不治，名曰仲秋痹也。足厥阴之筋，起于大指之上，上结于内踝之前，上循胫，上结内辅之下，上循阴股，结于阴器，络诸筋。其病足大指支内踝之前痛，内辅痛，阴股痛转筋，阴器不用，伤于内则不起，伤于寒则阴缩入，伤于热则纵挺不收。治在行水清阴气。其病转筋者，治在燔针劫刺，以知为数，以痛为输，名曰季秋痹也。手太阳之筋，起于小指之上，结于腕，上循臂内廉，结于肘内锐骨之后，弹之应小指之上，入结于腋下。其支者，后走腋后廉，上绕肩胛，循颈出走太阳之前，结于耳后完骨。其支者，入耳中。直者，出耳上，下结于颔，上属目外眦。其病小指支肘内锐骨后廉痛，循臂阴入腋下，腋下痛，腋后廉痛，绕肩胛引颈而痛，应耳中鸣痛引颔，目瞑良久乃得视，颈筋急则为筋瘘颈肿。寒热在颈者，治在燔针劫刺之，以知为数，以痛为输。其为肿者，复而锐之。本支者，上曲牙，循耳前，属目外眦，上颔结于角。其痛当所过者支转筋。治在燔针劫刺，以知为数，以痛为输[①]，名曰仲夏痹也。手少阳之筋，起于小指次指之端，结于腕，上循臂结于肘，上绕臑外廉，上肩走颈，合手太阳。其支者，当曲颊入系舌本。其支者，上曲牙，循耳前，属目外眦，上乘颔结于角。其病当所过者即支转筋，舌卷。治在燔针劫刺，以知为数，以痛为输，名曰季夏痹也。手阳明之筋，起于大指次指之端，结于腕，上循臂，上结于肘外，上臑结于髃。其支者，绕肩胛挟脊，直者从肩髃上颈。其支者，上颊结于烦。直者，上出手太阳之前，上左角，络头，下右颔。其病当所过者支痛及转筋，肩不举，颈不可左右视。治在燔针劫刺，以知为数，以痛为输，名曰孟夏痹也。手太阴之筋，起于大指之上，循指上行，结于鱼后，行寸口外侧，上循臂，结肘中，上臑内廉，入腋下，出缺盆，结肩前髃，上结缺盆，下结胸里，散贯贲，合贲下，抵季胁。其病当所过者支转筋，痛甚成息贲，胁急吐血。治在燔针劫刺，以知为数，以痛为输，名曰仲冬痹也。手心主之筋，起于中指，与太阴之筋并行，结于肘内廉，上臂阴，结腋下，下散前后挟胁。其支者，入腋散胸中，结于臂。其病当所过者支转筋，前及胸痛息贲。治在燔针劫刺，以知为数，以痛为输，名曰孟冬痹也。手少阴之筋，起于小指之内侧，结于锐骨，上结肘内廉，上入腋，交太

---

① 本支者……以痛为输。与下文手少阳之筋文重，疑衍。

阴，挟乳里，结于胸中，循臂，下系于脐。其病内急，心承伏梁，下为肘网。其病当所过者支转筋，筋痛。治在燔针劫刺，以知为数，以痛为输。其成伏梁唾血脓者，死不治。经筋之病，寒则反折筋急，热则筋弛纵不收，阴痿不用，阳急则反折，阴急则俯不伸。焠刺者，刺寒急也。热则筋纵不收，无用燔针。名曰季冬痹也。足之阳明，手之太阳，筋急则口目为噼，眦急不能卒视，治皆如上方也。形乐志苦，病生于筋，治之以熨引。诸筋病皆属于节。经云：诸筋者，皆属于节。又云：手屈而不伸者，病在筋是也。肝主诸筋。经云：肝主筋。又云：在脏为肝，在体为筋。又云：酸生肝，肝生筋，筋生心是也。筋病忌风，忌食酸辛，忌久行。经云：风伤筋，燥胜风，酸伤筋，辛胜酸。又云：酸走筋，筋病无多食酸。又云：多食辛则筋急而爪枯。又云：久行伤筋是也。

转　筋

经云：足太阳之下，血气皆少，则善转筋，踵下痛。丹溪云：转筋皆属血热，四物加黄芩、红花、苍术、南星。有筋转于足大指，转上至大腿近腰结了，乃因奉养厚、饮酒感寒而作，加酒芩、苍术、红花、南星、姜煎服。仲景云：转筋之为病，其臂脚直，脉上下行，微弦，转筋入腹者，鸡矢白散主之。用鸡矢白一味为散，取方寸匕，以水六合，和温服。《圣惠方》治肝虚转筋，用赤蓼豆叶切作三合，水一盏，酒三合，煎至四合去渣，温分二服。孙尚药治脚转筋疼痛挛急，松节二两，细锉如米粒，乳香一钱。上件药，用银、石器内慢火炒令焦，只留一分性，出火毒，研细，每服一钱至二钱，热木瓜酒调下。同是筋病，皆治之。《外台》治转筋，取故绵以酽醋浸，甑中蒸及热，用绵裹病人脚，令更易勿停，瘥止。丹溪云：转筋遍身入肚不忍者，作极咸盐汤于槽中暖浸之。《灵枢·四时气篇》：转筋于阳治其阳，转筋于阴治其阴，皆焠刺之。楼全善云：此则经所谓以痛为输之法，盖用火烧燔针劫刺，转筋之时，当察转筋之痛在何处，在阳刺阳，在阴刺阴，随其所痛之处刺之，故曰以痛为输也。若以一针未知，则再刺之，以知觉应效为度，故曰以知为数也。窦太师云：转筋而疼，灸承山而可治。

霍乱转筋，已见霍乱门。此谓不霍乱而筋自转。

骨

肾主骨，在体为骨，在脏为肾。又云：肾之合骨也，其荣髮也。又云：少阴者，冬脉也，伏行而濡骨髓也。骨病忌食甘苦、久立。经云：多食甘则骨痛而髮落。又云：苦走骨，骨病无多食苦。又云：久立伤骨是也。骨病不屈，经云：手屈而不伸者，病在筋；伸而不屈者，病在骨。在骨守骨，在筋守筋是也。骨度，详《灵枢·骨度篇》。骨空，详《素问·骨空篇》。

肉

脾主肉，经云：脾主肉，在体为肉，在脏为脾。又云：邪在脾胃，则病肌肉痛是也。脾病在溪，经云：北方黑色，入通于肾，故病在溪。溪者，肉之小会也。《素问·气穴论》：帝曰：愿闻溪谷之会也，岐伯曰：肉之大会为谷，肉之小会为溪，肉分之间，溪谷之会，以行荣卫，以会大气。邪溢气壅，脉热肉败，荣卫不行，必将为脓，内消骨髓，外破大腘，留于节凑，必将为败。积寒留舍，荣卫不居，卷肉缩筋，肋肘不得伸，内为骨痹，外为不仁，命曰不足，大寒留于溪谷也。溪谷三百六十五穴会，亦应一岁，其小痹淫溢，循脉往来，微针所及，与法相同。形乐志乐，病生于肉，治之以针石。湿伤肉，甘伤肉。经云：湿伤肉，风胜湿；甘伤肉，酸胜甘。又云：甘走肉，肉病无多食甘。又云：多食酸则肉胝䐢而唇揭是也。坐乐伤肉，经云：久坐伤肉。又云：形乐志乐，病生于肉，治之以针石是也。

皮　肤

《素问·皮部篇》：黄帝问曰：余闻皮有分部，脉有经纪，筋有结络，骨有度量，其所生病各异，别其分部，左右上下，阴阳所在，病之始终，愿闻其道。岐伯对曰：欲知皮部，以经脉为纪者，诸经皆然。阳明之阳，名曰害蜚，上下同法，视其部中有浮络者，皆阳明之络也。其色多青则痛，多黑则痹，黄赤则热，多白则寒，五色皆见，则寒热也。络盛则入客于经，阳主外，阴主内。少阳之阳，名曰枢持，上下同法，视其部中有浮络者，皆少阳之络也。络盛则入客于经，故在阳者主内，在阴者主出，以渗于内，诸经皆然。太阳之阳，名曰关枢，上下同法，视其部中有浮络者，皆太阳之络也。络盛则入客于经。少阴之阴，名曰枢儒一作檽，上下同法，视其部中有浮络者，皆少阴之络也。络盛则入客于经。其入经也，从阳部注于经；其出者，从阴内注于骨。心主之阴，名曰害肩，上下同法，视其部中有浮络者，皆心主之络也。络盛则入客于经。太阴之阴，名曰关蛰，上下同法，视其部中有浮络者，皆太阴之络也。络盛则入客于经。凡十二经络脉者，皮之部也。是故百病之始生也，必先于皮毛，邪中之则腠理开，开则入客于络脉，留而不去，传入于经，留而不去，传入于府，廪于肠胃。邪之始入于皮也，泝然起毫毛，开腠理；其入于络也，则络脉盛色变；其入客于经也，则感虚乃陷下。其留于筋骨之间，寒多则筋挛骨痛，热多则筋弛骨消，肉烁䐃破，毛直而败。帝曰：夫子言皮之十二部，其生病皆何如？岐伯曰：皮者，脉之部也，邪客于皮则腠理开，开则邪入客于络脉，络脉满则注于经脉，经脉满则入舍于腑脏也。故皮者有分部，不与而生大病也。帝曰：善，皮肤属肺。经云：肺之合皮也，其荣毛也。又云：肺主皮毛，在藏为肺，在体为皮毛是也。毛折爪枯，为手太阴绝。经云：手太阴者，行气温于皮毛者也。气不荣则皮毛焦，皮毛焦则津液去。皮绝者，津液既去则爪枯毛折，毛折者，毛先死矣。

皮　肤　痛

属心实。经云：夏脉者心也，夏脉太过，则病身热肤痛，为浸淫。运气皮肤痛，皆属火邪伤肺。经云：少阴在泉，热淫所胜，病寒热皮肤痛。又云：少阳[1]司天，火淫所胜，热上皮肤痛。又云：少阴之复，咳，皮肤痛。治以诸寒是也。针灸皮肤痛取肺，经云：邪在肺则病皮肤痛。寒热，上气喘，汗出，咳动肩背，取之膺中外腧，背三节五椎之傍，以手疾按之快然，乃刺之。取之缺盆中以越之是也。升麻汤。

皮 肤 索 泽

即仲景所谓皮肤甲错，盖皮肤涩而不滑泽者是也。三阳为病发寒热，其传为索泽。王注云：索，尽也，精血枯涸，故皮肤润泽之气皆尽也。运气皮肤索泽，属燥

① 阳：原作“阴”，据《灵枢》改。

伤胆气。经云：阳明在泉，燥淫所胜，病体无膏泽，治以苦寒是也。仲景云：五劳虚极羸瘦，腹满不能饮食，食伤、忧伤、饮伤、房室伤、饥伤、劳伤、经络荣卫伤，内有干血，肌肤甲错，两目黯黑，缓中补虚，大黄㽵虫丸主之。咳有微热，烦满，胸中甲错，是为肺痈，苇茎汤主之。尺肤粗如枯鱼之鳞者，水泆饮也。针灸皮肤索泽，取足少阳。经云：足少阳之脉，是动则病体无膏泽，视盛、虚、热、寒、陷下取之也。

髭　髮

《内经》云：肾者主蛰，封藏之本，精之处也。其华在髮。肾之合骨也，其荣髮也。多食甘则骨痛而髮落。王注云：甘益脾，胜于肾，肾不胜，故骨痛而髮落。女子一七岁肾气实，齿更髮长；五七阳明脉衰，面始焦，髮始堕。丈夫八岁肾气实，髮长齿更；五八肾气衰，髮堕齿槁。《巢氏病源》云：足少阳胆之经，其荣在须。足少阴肾之经，其华在髮。冲任之脉，为十二经之海，谓之血海，其别络上唇口。若血盛则荣于头髮，故须髮美。若血气衰弱，经脉虚竭，不能荣润，故须髮脱落。帝曰：妇人无须者，无气血乎？岐伯曰：冲脉、任脉皆起于胞中，上循胸里，为经络之海。其浮而外者，循腹上行，会于咽喉，别络唇口。今妇人之生，有馀于气，不足于血，以其数脱血也。女人月月而经通，故曰数脱血。冲任之脉不荣口唇，故须不生焉。又曰：人有伤于阴之气，绝而不起，阴不用，然其须不去，宦者独去，其故何也？岐伯曰：宦者去其宗筋，伤其冲脉，血泻不复，皮肤内结，唇口不荣，故须不生。有人未尝有所伤，不脱于血，其须不生，何也？曰：此天之所不足也，禀冲任不盛，宗筋不成，有气无血，唇口不荣，故须不生。髭须黄赤者，多热多气，白者少血少气，黑色者多血少气。美眉者太阳多血，通髯极须者少阳[①]多血，美须者阳明多血，此其时然也。

髮黄白

张天师草还丹，七宝美髯丹。单用自己髮，不足则父子一气者，又不足则无病童男女髮与胎髮，用皂角水洗净，无油气为度，入新锅内，上用小锅盖之，盐泥固口，勿令泄气，桑柴慢火煅三炷香，冷定取出，研为细末，每用一二分，空心酒调下。揩齿变白髮方：酸石榴皮一个，泥裹烧令通赤，候冷去泥，用茄子根与槐枝同烧，令烟绝，急以器盖之，候冷，用槐枝、马齿苋墙上生者好，不令人见采，薄荷、石膏、五倍子烧熟、川升麻各一两，为末揩牙，不但变白为黑，亦且坚牙甚妙。东垣青丝散，西岳石碑方。拔白生黑良日：正月四日、二月八日、三月十三、四月十六、五月二十、六月二十、七月二十八、八月十九、九月二十五、十月一日、十一月十一日、十二月十日，早起拔之永不白。又正月五日、十三日，二月八日、十八日，三月三日，四月十三、二十五，五月五日、十五日，六月十四、二十四，七月十八、二十八，八月九日、十日，九月八日、十八日，十月十三、二十三，十一月十日，十二月十六日，已上月日，并用午时前拔之。凡拔时先以水于石上磨丁香汁，候拔了，急手傅于毛孔中，即生黑者。李卿换白髮方云：刮老生姜皮一大升于铛中，以文武火煎之，不得令过沸其铛，唯得多油腻者尤佳，更不须洗刮，便以姜皮置铛中，密封固济，勿令通

---

① 阳：原作“阴”，据《灵枢》改。

气，令一精细人守之，地色未分时，便须煎之缓缓，不得令火急，如其人稍疲，即换人看火，一伏时即成，置磁钵中研极细。李方虽曰一伏时，若火候匀，至日西即药成也。使时以小簪脚蘸取如麻子大，先于白髪下点药讫，然后拔之再点，以手指熟捻之，令入肉，第四日当有黑者生，神效。

髪落不生

东垣云：脉弦气弱，皮毛枯槁，髪脱落，黄芪建中汤主之。髪脱落及脐下痛，四君子汤加熟地黄。丹溪治胡氏子，年十七八岁，髪脱不留一茎，饮食起居如常，脉微弦而涩，轻重皆同，比厚味成热湿，痰在膈间，又日多吃梅，酸味收湿热之痰，随上升之气至于头，熏蒸髪根之血，渐成枯槁，遂一时尽脱。遂处以补血升散之药，用防风通圣散，去芒硝，唯大黄三度酒炒，兼以四物汤酒制合和，作小剂煎，以灰汤入水频与之，两月馀后诊其脉，湿热渐解，停药，淡味调养，又二年，髪长如初而愈。甜瓜叶治人无髪，捣汁涂之即生。滋荣散，三圣膏。治髪落不生令长，麻子一升，熬令黑，压油，以傅头髪上。《千金》云：麻叶、桑叶二味，以泔煮，沐髪七次，可长六尺。眉毛堕落，生半夏、羊矢烧焦，等分为末，姜汁调涂。又用七月乌麻花阴干为末，生乌麻油浸，每夜傅之。乌麻，即秋麻是也。

腋

腋谓臂下胁上际也，属手厥阴心包络经。丹溪云：手足阴阳合生见证曰腋肿，手厥阴、足少阳。又属足厥阴肝经。《灵枢》曰：肝有邪，其气留于两腋。腋前属手太阴肺经。腋后属少阴心经。腋下属足厥阴肝经。下六寸属足太阴脾之大络。《灵枢》曰；脾之大络，名曰大包，出渊腋下三寸，布胸胁。注：大包、渊腋并穴名，穴各有二。渊腋在腋下三寸宛宛中，举臂取之。

腋　肿

《内经》针灸腋肿有二法：其一取胆。经云：胆足少阳之脉，所生病者，缺盆中肿痛，腋下肿是也。其二取心。经云：心主手厥阴脉，是动则痛，手心热，腋肿。皆视虚、实、寒、热、陷下，施补、泻、疾、留、灸也。

腋　气

亦曰狐臭，有窍，诸药鲜能除根，止堪塞窍耳。用铜青好者，不拘多少，米醋调成膏，先用皂角煎汤，洗净腋下，以轻粉掺过，却使上件涂之，立效。

蛊　毒

凡蛊毒有数种，曰蛇毒、蜥蜴毒、蛤蟆毒、蜣螂、草毒等，皆是变乱元气，人有故造作之者，即谓之蛊也。多因饮食内行之，与人祸患，祸患于他则蛊主吉利，所以人畜事之，中其毒者，心腹绞痛，如有物啮，或吐下血皆如烂肉，或好卧暗室不欲光明，或心性反常乍嗔乍喜，或四肢沉重百节酸疼，或乍寒乍热，身体习习而痹，胸中满闷，或头目痛，或吐逆不定，或目面青黄，甚者十指俱黑，诊其脉缓大而散，皆其候也。然其毒有缓有急，急者仓卒或数日便死，缓者延引岁月，游走肠内，蚀五脏尽则死。凡入蛊乡，见人家门限屋梁绝无尘埃洁净者，其家必蓄蛊，当用心防之，如不得已吃其饮食，即潜地于初下箸时，收藏一片在手，尽吃不妙，少顷即将手藏之物，埋于人行十字路下，则蛊反于本家作闹，蛊主必反来求。或食时让主人先动箸，或明问主人云，莫有蛊么，以箸筑卓而后食，如是则蛊皆不能为害。南方有蛊毒之乡，于他家饮食，即以犀角搅之，白沫起即为有毒，无沫者即无毒也。欲知蛊主姓名者，以败鼓皮烧作末，令病人饮服方寸匕，须臾自呼蛊家姓名，可语之令呼唤将去则愈，治之亦有方。验蛊法：令病人唾于水内，沉者是蛊，浮者即非。或令含黑豆验之，若豆胀皮脱者是蛊，豆不胀皮不脱即非。又初虞世方云：嚼黑豆不腥，嚼白矾味甜，皆中毒之候也。凡初中蛊在膈上者，用归魂散吐之。已下膈者，雄朱丸下之。吐利后，犹觉前后心刺痛拘急，咽中如矛刺者，此是取利后气之候也，更不须再服吐利药，但服桔梗散，自然平复。《西溪丛话》云：泉州一僧能治金蚕蛊毒，如中毒者，先以白矾末令尝不涩，次食黑豆不腥，乃中毒也。即浓煎石榴皮汁饮之，即吐出有虫皆活，无不愈者。李晦之云，凡中毒以白矾、茶芽捣为末，冷水服。广南挑生杀人，以鱼肉延客，对之行厌胜法，鱼肉能反生于人腹中，而人以死，相传谓人死阴役于其家。昔雷州推官符昌言于乾道五年，新勘一公事，买肉置之盘中，俾囚作法以验其术，有顷肉果生毛，何物淫鬼乃能尔也。然解之亦甚易，但觉有物在胸膈，则急服升麻以吐之；觉在腹中，急服郁金以下之，雷州镂板印行者，盖得之于囚也。《夷坚志》云：陈可大知肇庆府，肋下忽肿起如痈状，顷之大如碗。识者云：此中挑生毒也。俟五更以绿豆嚼试，若香甘则是，已而果然。使捣川升麻，取冷熟水调二大盏服之，遂洞下，泻出生葱数茎，根茎皆具，肿即消，续煎平胃散调补，且食白粥，经旬复常。雷州康财妻，为蛮巫用鸡挑生，值商人杨一者善医，与药服之，食顷，吐积肉一块，剖开筋膜中有生肉，鸡形已具。康诉于州，捕巫置狱，而呼杨令具疾证，及所用药。略云：凡吃鱼肉瓜果汤茶皆可挑，初中毒觉胸腹稍痛，明日渐加搅刺，满十日则内物能动，腾上则胸痛，沉下则腹痛，积而瘦悴其候也。在上鬲则取之，法用热茶一瓯，投胆矾半钱于中，候矾化尽，通口呷服，良久，以鸡翎探候中，即吐出毒物。在下鬲则泻之，以米饮下郁金末三钱，毒即泻下，乃以人参、白术各半两为末，同无灰酒半升纳瓶内，慢火熬半日许，度酒熟，取出温服之，日一杯，五日乃止。佛说解蛊毒神咒，凡在旅中饮食，先默念七遍，其毒不行。咒曰：姑苏琢，磨耶琢，吾知蛊毒生四角，父是穹隆穷，母是耶舍女，眷属百千万，吾今悉知汝，摩诃萨摩诃。凡见饮食上有蛛丝，便莫吃。又法，每遇所到处，念药王万福七遍，亦验。灸蛊毒法：当足小指尖灸三炷，即有物出。酒上得者，酒出。肉果上得者，肉果上出。饭上得者，饭出。馀如方。

［诊］　《脉诀》云：凡脉尺寸紧数，形又似钗，直吐转增，此患蛊毒急须救，脉逢数软病延生。经云：脉浮涩而疾者生，微细者死，洪大而速者生。

虫

虫由湿热郁蒸而生，观之日中有雨，则禾节生虫，其理明矣。善乎，张戴人推言之也。曰：水火属春夏，湿土属季夏，水从土化，故多虫焉。人患虫积，多由饥饱调燮失宜，或过餐鱼鲙白酒，或多食牛羊，或误啖鳖苋，中脘气虚，湿热失运，故生寸白诸虫，或如蚯蚓，或似龟鳖，小儿最多，大人间有。其候心嘈腹痛，呕吐涎沫，面色痿黄，眼眶鼻下青黑，以致饮食少进，肌肉不生，沉沉默默欲眠，微有寒热，如不早治，相生不已。古人云：虫长一尺则能害人，虫若贯串，杀人甚急。治法追虫取积，以剪红丸、尊神丸、遇仙丹。夫人腹中有尸虫，此物与人俱生，而为人大害。尸虫之形，状似大马尾，或如薄筋，依脾而居，乃有头尾，皆长三寸。又有九虫：一曰伏虫，长四分；二日蛔虫，长一尺；三曰白虫，长一寸；四曰肉虫，状如烂杏；五曰肺虫，状如蚕；六曰胃虫，状如蛤蟆；七曰弱虫，状如瓜瓣；八曰赤虫，状如生肉；九曰蛲虫，至细微，形如菜虫状。伏虫则群蛊之主也。蛔虫贯心杀人。白虫相生，子孙转多，其母转大，长至四五丈，亦能杀人。肉虫令人烦满。肺虫令人咳嗽。胃虫令人呕吐，胃逆喜哕。弱虫又名膈虫，令人多唾。赤虫令人肠鸣。蛲虫居胴肠之间，多则为痔，剧则为癞，因生疮痍，即生诸痈疽、癣瘘瘑疥。龋虫无所不为，人亦不必尽有，有亦不必尽多，或偏有，或偏无类，妇人常多，其虫凶恶，人之极患也。常以白筵草沐浴佳，根叶皆可用，既是香草，且是尸虫所畏也。凡欲服补药及治诸病，皆须去诸虫，并痰饮宿澼，醒醒除尽，方可服补药。不尔，必不得药力。凡得伤寒及天行热病，腹中有热，又人食少，肠胃空虚，三虫行作求食，蚀人五脏及下部。若齿断无色，舌上尽白，甚者唇里有疮，四肢沉重，忽忽喜眠。当数看其上唇内有疮。唾血，唇内如粟疮者，心内懊侬痛闷，此虫在上蚀也。九虫皆由脏腑不实，脾胃皆虚，杂食生冷、甘肥油腻、咸藏等物，节宣不时，腐败停滞，所以发动。又有神志不舒，精魄失守，及五脏劳热，又病馀毒，气血积郁而生。或食瓜果与畜兽内藏，遗留诸虫子类而生。虫之为候，呕恶吐涎，口出清沫，痛有去来，乍作乍止。寸白虫色白形扁，损人精气，力乏腰疼。蛲虫细如菜虫，能为痔漏、疮癞、疥癣、痈疽等患。寸白、蛲、蛔是三者，皆九虫数中之一物也。外此又有儿童疳䘌，昏睡烦躁，鼻烂汁臭，齿断生疮，下利黑血。虫食下部为狐，下唇有疮；虫食其脏为惑，上唇有疮。三虫者，谓长虫、赤虫、蛲虫也。乃有九种，而蛲虫及寸白，人多病之。寸白从食牛肉饮白酒所成，相连一尺则杀人，服药下之，须结裹溃然出尽乃佳，若断者相生未已，更宜速治之。蛲虫多是小儿患之，大人亦有。其病令人心痛，清朝口吐汁、烦躁则是也。其馀各种，皆不利人，人胃无不有者，宜服九虫丸以除之。蛔虫者，是九虫之一也，长一尺，亦有长五六寸。或因脏腑虚弱而动，或因食甘肥而动，其发动则腹中痛，发作种聚，行来上下，痛有休息，亦攻心痛，腹中热，口中喜涎，及吐清水，贯伤心者则死。诊其脉，腹中痛，其脉法当沉弱弦，今反洪而大，则蛔虫也。蛔虫，九虫之数，人腹中皆有之。小儿失乳而哺早，或食甜过多，胃虚虫动，令人腹痛恶心，口吐清水，腹上有青筋。火煨使君子与食，以壳煎汤送下，甚妙。然世人多于临卧服之，又无日分，多不验。唯是于月初四五间，五更服之。至日午前虫尽下，可以和胃温平药，一两日调理之，不可多也。九虫在人腹中，月上旬头向上，中旬横之，下旬头向下，故中下旬用药即不入虫口，所以不验也。牛马之生子，上旬生者行在母前，中旬生者并肩而行，下旬生者后随之。猫之食鼠亦然，上旬食上段，中旬中段，下旬下段，自然之理，物皆由之而莫知之。《客座新闻》云：青阳夏戚宗阳，家素业医，任江阴训科。有儒生之父患腹胀，求其诊视，乃曰：脉洪而大，湿热生虫之象，况饮食如常，非水肿蛊胀之证，以石榴皮、椿树各东行根，加槟榔，三味各五钱，用长流水煎，空心顿服之。少顷，腹作大痛，泻下长虫一丈许，遂愈。《本事方》云：肺虫如蚕能杀人，居肺叶之内，蚀人肺系，故成瘵疾，由是咳嗽咯血声嘶，药所不到，治之为难。《道藏经》中载：诸虫头皆向下，唯自初一至初五以前虫头向上，故用药多取效者此也。又姚宽《西溪丛话》云：五脏虫皆上行，唯有肺虫下行最难治。用獭爪为末调药，于初四、初六日治之，此日肺虫上行也。二说小异，姑两存之，以备参考。《泊宅编》：永州通判厅军员毛景得奇疾，每语喉中必有物作声相应，有道人教令诵本草药名，至蓝而默然，遂取蓝捩汁而饮之，少顷，吐出肉块长一寸馀，人形悉具，自后无声。陈正敏《遁斋闲览》载：杨勔中年得异疾，每发言应答，腹中有小声效之，数年间其声浸大，有道人见而惊曰，此应声虫也，久不治，延及妻子，宜读本草，遇虫不应者，当取服之。勔如言读至雷丸，虫无声，乃顿服之，遂愈。正敏后至长沙，遇一丐者，亦有是疾，环而观之甚众，教使服雷丸，丐者亦愈。《丁志》记：齐州士曹席进孺，招所亲张彬秀才为馆舍，彬嗜酒，每夜必置数升于床隅，一夕忘设，至夜半大渴，求之不可得，忿闷呼躁，俄顷，呕吐一物于地，旦起视之，见床下肉块如肝而黄，上如蜂窠，犹微动，取酒沃之，唧唧有声，始悟平生酒病根本，亟投诸火中，后遂不饮。《庚志》记：赵子山字景高，寓居邵武军天王寺，苦寸白虫为挠。医者戒云：是疾当止酒。而以素所耽嗜，欲罢不能，一夕醉于外舍，归已夜半，口干咽燥，仓卒无汤饮，适廊庑下有瓮水，月色下照，莹然可掬，即酌而饮之，其甘如饴，连饮数酌，乃就寝。迨晓，虫出盈席，觉心腹顿宽，宿疾遂愈。一家皆惊异，验其所由，盖寺仆日织草履，浸红藤根水也。吴少师在关外，尝得疾，数月间肌肉消瘦，每日饮食下咽少时，腹如万虫攒攻，且痒且痛，皆以为劳瘵也。张锐是时在成都，吴遣驿骑招致。锐到兴元，即切脉，戒云：明日早，且忍饥，勿啖一物，俟锐来为之计。旦而往，天方剧暑，白请选一健卒，趋往十里外，取行路黄土一银盂，而令厨人旋治面，将午乃得食，才放箸，取土适至，于是温酒一升，投土搅其内，出药百粒，进于吴，饮之，觉肠胃掣痛，几不堪忍，急登溷。锐密使别坎一穴，便掖吴以行，须臾，暴下如倾，秽恶斗许，有蚂蝗千馀，宛转盘结，其半已困死。吴亦惫甚，扶憩竹榻上，移时方餐粥一器，三日而平。始信去年正以夏夜出师，中途燥渴，命候兵持马盂挹涧水，甫入口，似有物焉，未暇吐之，则径入喉矣，自此遂得病。锐曰：虫入人肝脾里，势须滋生，常日遇食时则聚丹田间，吮咂精血，饱则散处四肢，苟惟知杀之而不能扫尽，故无益也。锐是以请公枵腹以诱之，此虫喜酒，又久不得土味，乘饥毕集，故一药能洗空之耳。吴大喜，厚赂以金帛，送之归。泻出后，宜以四物汤加黄芪煎服，生血调理。蔡定夫戡之子康积，苦寸白为孽，医者使之碾槟榔细末，取石榴东引根煎汤调服之，先炙肥猪肉一大脔，寘口中嚼咀其津膏而勿食。云此虫惟月三日以前其头向上，可用药攻打，馀日即头向下，纵有药皆无益。虫闻肉香咂啖之意，故空群争赴之，觉胸中如万箭攻攒，是其候也。然后饮前药。蔡悉如其戒，不两刻腹中雷鸣，急登厕，虫下如倾，命仆以杖挑拔，皆联绵成串，几长数丈，尚蠕蠕能动，举而抛于溪流，宿患顿愈。

证治准绳·类方

目　　录

第一册

卒中暴厥

苏合香丸　疗传尸骨蒸，殗殜肺痿，疰忤鬼气，卒心痛，霍乱吐利，时气鬼魅瘴疟，赤白暴痢，瘀血月闭，痃癖丁肿，惊痫，鬼忤中人，小儿吐乳，大人狐狸等病。

白术　青木香　乌犀角屑　香附子炒，去毛　朱砂研，水飞　诃梨勒煨，取皮　白檀香　安息香另末，无灰酒一升熬膏　沉香　麝香研　丁香　荜拨各二两　龙脑研　苏合香油入安息香膏内。各一两　熏陆香别研，一两

上为细末，入研药匀，用安息香膏并炼白蜜和剂，每服旋丸如梧桐子大。早朝取井华水，温冷任意，化服四丸，老人小儿化服一丸，温酒化服亦得，并空心服之。用蜡纸裹一丸如弹子大，绯绢袋当心带之，一切邪神不敢近。

易简三生饮　治卒中昏不知人事，口眼㖞斜，半身不遂，咽喉作声，痰气上壅，无问外感风寒，内伤喜怒，或六脉沉伏，或指下浮盛，并宜服之。兼治痰厥、饮厥，及气虚眩晕，悉有神效。但口开手散，眼合遗尿，声如鼾鼻者难治。

南星一两　川乌去皮　生附子各半两　木香二钱半

上㕮咀，每服半两，水二盏，姜十片，煎至六分，去渣温服。或口噤不省人事者，用细辛、皂角各少许，为细末，以芦管吹入鼻中，候喷嚏，其人少苏，然后进药。痰涎壅盛者，每服加全蝎四枚，仍用养正丹镇坠之。一方，气盛人止用南星半两，木香一钱，加生姜七片，名星香散。一方，气虚人用生附子并木香如前敷煎，名附香饮。亦有天雄代附子者，并治卒中始作，无不克效。因气中，以净汤化苏合香丸，乘热灌服，仍用前药汁浓磨沉香一呷许，再煎一沸服之，候服前药已定，审的是风，方用醒风汤、小续命汤之类。中寒则用附子理中汤、姜附汤之类。中湿则白术酒、术附汤之类皆可用。中暑不录于此。痰饮厥逆，气虚眩晕，止守本方。

胜金丸《本事》　治中风忽然昏倒若醉，形体昏闷，四肢不收，风涎潮于上膈，气闭不通。

生薄荷半两　猪牙皂角二两，捶碎，水一升，二味一处浸取汁，慢火研成膏　瓜蒂末，一两　藜芦二两　朱砂半两，研

上将朱砂末二分，与二味末研匀，用膏子搜和，丸如龙眼大，以朱砂为衣。温酒化下一丸，甚者二丸，以吐为度。得吐即醒，不醒者不可治。《必用方》论中风无吐法，引金虎、碧霞为戒。且如卒暴涎生，声如引锯，牙关紧急，气闭不行，汤药不能入，命在须臾者，执以无吐法可乎？但不当用银粉药，恐损脾，坏人四肢尔。罗谦甫方，有粉霜、铅粉，无藜芦，治法同。

治急中风，口闭涎上，欲垂死者，一服即瘥。

江子二粒，去皮膜　白矾如拇指大一块，为末

上将二味在于新瓦上煅令江子焦赤为度，炼蜜丸，如芡实大。每服一丸，用绵裹，放患人口中近喉处，良久吐痰，立愈。更参中风门口噤条。

附：**还魂汤**《千金》　治卒感忤，鬼击飞尸，诸奄忽气绝无复觉，或已死绞口，口噤不开，去齿下汤。汤入口不下者，分病人髪，左右捉踏肩引之，药下复增，取尽一升，须臾立苏。

麻黄三两　桂心二两　甘草一两　杏仁七十粒

上㕮咀，水八升，煮取三升，分三服。《肘后方》云：张仲景方无桂心，只三味。

中　风

小续命汤《千金》　通治八风五痹痿厥等疾，以一岁为总，六经为别，春夏加石膏、知母、黄芩，秋冬加官桂、附子、芍药，又于六经别药内，随证细分加减，自古名医，不能越此。

麻黄去节　人参去芦　黄芩去腐　芍药　甘草炙　川芎　杏仁去皮尖，炒　防己　官桂各一两　防风一两半　附子炮，去皮脐，半两

上除附子、杏仁外，为粗末，后入二味和匀。每服五钱，水一盏半，生姜五片，煎至一盏，去滓，稍热服，食前。

附：云岐子加减法：如精神恍惚，加茯苓、远志。心烦多惊者，加犀角屑半两。骨节间烦痛有热者，去附子，倍芍药，骨间冷痛，倍用桂枝，附子。躁闷小便涩者，去附子，倍芍药，入竹沥一合煎。脏寒下痢者，去防己、黄芩，倍附子，加白术一两。热痢不可用附子。脚弱加牛膝、石斛各一两，身疼痛加秦艽一两，腰痛加桃仁、杜仲各半两，失音加杏仁一两。如或歌笑，语无所不及者，用麻黄三两，人参、桂枝、白术各二两，无附子、防风、生姜，有当归一两。自汗者，去麻黄、杏仁，加白术。春加麻黄一两，夏加黄芩七钱，秋加当归四两，冬加附子半两。

疏风汤洁古　治表中风邪，半身不遂，麻木，语言微涩，季春初夏宜服。

麻黄三两，去节　杏仁炒，去皮，益智仁各一两　炙甘草　升麻各半两

上㕮咀，每服五钱，水一小碗，煎至六分，去渣温服。脚蹬热水葫芦，候大汗出，去葫芦。冬月忌服。

三化汤洁古

厚朴姜制　大黄　枳实　羌活各等分

每服三两，水三升，煎至一升半，终日服，以微利则止。

麻仁丸见大便不通

大秦艽汤洁古

秦艽　石膏各二两　甘草　川芎　当归　芍药　羌活　独活　防风　黄芩　白术　白芷　茯苓　生地黄　熟地黄各一两　细辛半两

上十六味，㕮咀。每服一两，水二盏，煎至一盏，去滓温服，无时。如遇天阴，加生姜七片煎。如心下痞，每服一两，加枳实一钱煎。此是秋冬药，如春夏加知母一两。

羌活愈风汤洁古　疗肝肾虚，筋骨弱，语言难，精神昏愦，是中风湿热内弱者，是为风热体重也，或瘦，一臂肢偏枯，或肥而半身不遂，或恐而健忘，喜以多思，思忘之道，皆精不足也。故心乱则百病生，心静则万病息，此药能安心养神，调阴阳，无偏胜。

羌活　甘草炙　防风　防己　黄芪

蔓荆子 川芎 独活 细辛 枳壳 麻黄去根 地骨皮 人参 知母 甘菊花 薄荷叶 白芷 枸杞子 当归 杜仲炒 秦艽 柴胡 半夏 厚朴姜制 前胡 熟地黄各二两 白茯苓 黄芩各三两 生地黄 苍术 石膏 芍药各四两 官桂一两

上三十三味，重七十五两，㕮咀，每服一两，水二盅，煎至一盅，温服。天阴加生姜三片煎，空心一服，临卧再煎渣服。俱要食远空心咽下二丹丸，为之重剂；临卧咽下四白丹，为之轻剂。立其法是动以安神，静以清肺。

假令一气之微汗，用愈风汤三两，加麻黄一两，匀作四服，每服加生姜五七片，空心服，以粥投之，得微汗则佳。如一旬之通利，用愈风汤三两，加大黄一两，亦匀作四服，每服加生姜五七片，临卧煎服，得利为度。

此药常服之，不可失于四时之辅。如望春大寒之后，本方中加半夏、人参、柴胡各二两，木通四两，谓迎而夺少阳之气也。如望夏谷雨之后，本方中加石膏、黄芩、知母各二两，谓迎而夺阳明之气也。如季夏之月，本方中加防己、白术、茯苓各二两，谓胜脾土之湿也。如初秋大暑之后，本方中加厚朴二两，藿香、桂各一两，谓迎而夺太阴之气也。如望冬霜降之后，本方中加附子、官桂各一两，当归二两，谓胜少阴之气也。如得春气候，减冬所加药，四时加减类此。虽立此四时加减，更宜临病之际，审证之虚实，土地之所宜，邪气之多少。此药具七情六欲四气，无使五脏偏胜，及不动于荣卫。如风秘服之，则永不燥结，久泻服之，能自调适。初觉风气，能便服此药，及新方中天麻丸各一料，相为表里，乃治未病之圣药也。若已病者，更宜常服，无问男女，小儿风痫，急慢惊风，皆可服之。如解利四时伤寒，随四时加减服。

四白丹洁古 清肺气，养魄，谓中风者多昏冒，气不清利也。兼能下强骨髓。

白术 砂仁 白茯苓 香附 防风 川芎 甘草 人参各半两 白芷一两 羌活 独活 薄荷各二钱半 藿香 白檀香各一钱半 知母 细辛各二钱 甜竹叶二两 麝香一钱，另研 龙脑另研 牛黄另研。各半钱

上为末，蜜丸，每两作十丸。临卧服一丸，分五七次细嚼之，煎愈风汤送下。

二丹丸见健忘。前方清肺，此方安神。清中清者，归肺以助天真；清中浊者，坚强骨髓。浊中之清者，荣养于神；浊中之浊者，荣华腠理。

天麻丸洁古 风能动而多变，因热胜则动，宜以静胜躁，是养血也。宜和，是行荣卫，壮筋骨也。非大药不能治。

附子一两，炮 天麻酒浸三宿，晒干 牛膝酒浸一宿，焙干 萆薢另研 玄参各六两，杜仲七两，炒去丝 当归十两，全用 羌活十两或十五两 生地黄十六两 独活五两

上为末，炼蜜丸，桐子大。每服五七十丸，病大者加至百丸，空心食前温酒或白汤下。平明服药，日高饥则食，不饥且止。大忌壅塞，失于通利，故服药半月稍觉壅塞，微以七宣丸疏之，使药再为用也。牛膝、萆薢强壮筋骨，杜仲使筋骨相着，羌活、防风治风要药，当归、地黄养血和荣卫，玄参主用，附子佐之行经也。

如风痫病不能愈者，吐论厚朴丸，出《洁古家珍》，其本方后另有此病加添药。如中风自汗，昏冒，发热不恶风寒，不能安卧，此是风热烦躁，泻青丸主之。如小便少，不可以药利之，既自汗津液外泄，小便内少，若利之使荣卫枯竭，无以制火，烦热愈甚，俟热退汗止，小便自行也。兼此证属阳明经，大忌利小便，须识之。

泻青丸　治中风自汗，昏冒，发热不恶寒，不能安卧，此是风热烦躁之故也。见头痛。

至宝丹《和剂》　治卒中急风不语，中恶气绝，中诸物毒，暗风，中热疫毒，阴阳二毒，山岚瘴气毒，蛊毒，水毒，产后血晕，口鼻血出，恶血攻心烦躁，气喘吐逆，难产闷乱，死胎不下，已上诸疾，并用童子小便一合，生姜自然汁三五滴，入小便内温过，化下三丸至五丸，神效。又疗心肺积热，伏热呕吐，邪气攻心，大肠风秘，神魂恍惚，头目昏眩，眠睡不安，唇口干燥，伤寒狂语。

人参　天竺黄　生乌犀屑研　朱砂研，飞　雄黄研，飞　生玳瑁屑研　琥珀研。各一两　麝香研　龙脑研。各二钱半　金箔半入药，半为衣　银箔研。各五十片　牛黄研　天南星水煮软切片。各半两　安息香一两半，为末，以无灰酒搅澄飞过，滤去沙土，大约得净数一两，火熬成膏

上将生犀、玳瑁为细末，入馀药研匀，将安息香膏重汤煮烊，入诸药中和搜成剂，盛不津器中，并旋丸如桐子大。用人参汤化下三丸至五丸。又疗小儿诸痫急惊心热，卒中客忤，不得眠睡烦躁，风涎搐搦，每二岁儿服二丸，人参汤化下。

活命金丹《宝鉴》　治中风不语，半身不遂，肢节顽麻，痰涎上潮，咽嗌不利，饮食不下，牙关紧急，口噤。及解一切酒毒药毒，发热腹胀，大小便不利，胸膈痞满，上实下虚，气闭面赤，汗后余热不退，劳病诸药不治，无问男女老幼皆可服。

贯众　甘草　板蓝根　干葛　甜硝各一两　川大黄一两半　牛黄研　珠子粉　生犀角　薄荷各五钱　辰砂四钱，研。一半为衣　麝香研　桂　青黛各三钱　龙脑研，二钱

上为末，与研药和匀，蜜水浸蒸饼为剂，每两作十丸，朱砂为衣，就湿用真金箔四十片为衣，腊月修合，瓷器收贮，多年不坏。如疗风毒，茶清化下；解毒药，新汲水化下；汗后余热、劳病及小儿惊热，并用薄荷汤化下。已上并量大小，加减服之。

射干汤　治肝经受病，多汗恶风，善悲嗌干，善怒，时憎女子。目下青黄色可治，急灸肝腧百壮，更宜行经顺气。若目下大段青黑，一黄一白者，不可治。

射干　白芍药各一两　薏苡仁二两　桂心　牡蛎　石膏各半两

上为㕮咀，每服五钱，水二盏，煎至一盏，去滓，不拘时温服。

犀角散　治肝中风，流注四肢，上攻头面疼痛，言语謇涩，上焦风热，口眼㖞斜，脚膝痛无力。

犀角屑　石膏各一两　羌活去芦　羚羊角屑各七钱半　人参去芦　甘菊花　独活去芦　黄芪去芦　芎䓖　白术　黄芩　天麻　枳壳去瓤，麸炒　当归去芦　酸枣仁　防风去芦　白芷各半两　甘草炙，二钱半

上㕮咀，每服五钱，水一盏，生姜五片，煎至六分，去滓温服，无时。

治肝中风，心神烦热，言语謇涩，不得眠卧。

竹沥　荆沥　葛根汁各三合　生姜汁　白蜜各一合

上五味，相调和令匀。每温服一合，宜频频饮之。

远志汤　治心经受病，多汗恶风，善怒赤色，口不能言，但得偃卧，不可转侧，闷乱冒绝汗出，风中于心也。唇色正赤，犹可治，急灸心腧百壮。或青黄不定，面色聤聤，战慄动者，不可治。

远志去心，二钱半　人参去芦　石菖蒲　羌活去芦　细辛洗，去苗　麻黄根。各半两　赤芍药　白术各一两

上为细末，每服二钱，煎小麦汤下，

不拘时，日进二服。

牛黄散 治心脏中风，恍惚恐惧闷乱，不得睡卧，语言错乱。

牛黄另研 麝香另研 犀角屑 羚羊角屑 龙齿另研 防风 天麻 独活 人参去芦 沙参 茯神去木 川升麻 甘草炙 白鲜皮 远志去心 天竺黄另研。各二钱半 龙脑另研，一钱 朱砂水飞 铁粉另研 麦门冬去心。各半两

上为细末，研令匀。每服二钱，煎麦门冬汤调下，不拘时。

麻黄散 治心脏中风，虚寒，颤，心惊掣悸，语声混浊，口喎，冒昧好笑。

麻黄去节 白术 防风 芎䓖各一两 甘草炙 汉防己各半两 当归去芦 人参去芦 远志去心 川升麻 桂心 茯神去木 羌活去芦。各七钱半

上㕮咀，每服五钱，水一中盏，姜五片，煎至五分，去滓，入荆沥半合，更煎一二沸，温服无时。

茯神散 治心脏中风，精神不安，语涩昏闷，四肢沉重。

茯神去木 羌活 麻黄去节 龙齿另研。各一两 赤芍药 甘草炙。各半两 蔓荆子 薏苡仁 麦门冬去心 人参去芦 防风 远志去心 犀角屑各七钱半

上㕮咀，每服四钱，水一盏半，生姜四片，煎至一盏，去滓温服，不拘时。

犀角丸 治心脏中风，言语颠倒，神思错乱，头面心胸烦热，或时舌强语涩，惊悸不安。

犀角屑 羚羊角屑 天麻 防风去芦 远志去心 羌活去芦 沙参去芦 茯神去木 川升麻 天门冬去心 葳蕤去皮 玄参各七钱半 牛黄另研 麝香另研。各二钱半 龙齿另研 铁粉另研 朱砂各一两，水飞 金箔研 银箔研。各五十片

上为细末，入研令匀，炼蜜和捣五七百下，丸如梧子大。每服五十丸，薄荷汤下，不拘时。

石斛酒 治心脏中风，下注腰脚，除头面游风，兼补虚损。

石斛四两 黄芪去芦 人参去芦 防风各一两半 丹砂水飞 杜仲去粗皮，锉 牛膝酒浸 五味子 白茯苓去皮 山药 山茱萸 萆薢各二两 细辛去苗，一两 天门冬去心 生姜各三两 薏苡仁 枸杞子各半升

上㕮咀，酒五斗，同浸一宿。每服二三合，加至一升。酒力须要相续，不可断绝。

白术汤 治脾经受病，多汗恶风，身体怠惰，四肢不动，不能饮食，口色黄者可治。其状但踞而腹满，通身黄色，口吐咸水，风中于脾也，急灸脾腧百壮。目下及手足青色者不可治。

白术去芦 厚朴姜制 防风各一两 附子炮，去皮脐 橘皮去白 白鲜皮 五加皮各半两

上㕮咀，每服五钱，水二盏，生姜五片，煎一盏半，去滓温服，无时。

防风散 治脾脏中风，手足缓弱，舌强语涩，胸膈烦闷，志意恍惚，身体沉重。

防风去芦 麻黄去节 人参去芦 芎䓖 附子炮，去皮脐 桂心 黄芪去芦 赤茯苓去皮 酸枣仁 白术 独活去芦 桑白皮锉 羚羊角屑各七钱半 甘草炙，半两

上为㕮咀，每服四钱，水一中盏，姜五片，煎至六分，去滓温服，不拘时。

七圣散 治脾脏中风，心腹烦躁，头面微肿，冷汗频出。

枳壳去瓤，麸炒 天麻各一两 川大黄 地骨皮 白蒺藜 芎䓖各半两 薏苡仁七钱半

上为细末，每服二钱，温水调下，不拘时。忌食生冷、油腻、猪、鸡。

五味子汤 治肺经受病，多汗恶风，

时咳，短气，昼瘥夜甚，其状偃卧胸满，息促冒闷，风中于肺也。其鼻两边下至于口，上至于眉色白，急灸肺腧百壮。若色黄，其肺已伤，化而为血，不可治也。若妄掇空指地，拈衣摸床，如此数日，必死矣。

五味子 杏仁炒，去皮尖 桂心各半两 防风 炙甘草 赤芍药 川芎各一两 川椒二钱半

上㕮咀，每服五钱，水二盏，煎至一盏半，去滓温服，不拘时。

萆薢散 治肾经受病，则多汗恶风，面庞浮肿，脊骨痛，不能行立，肌肤变色，但坐而腰痛，此风中肾经也。视胁下左右上下有赤黄色如[①]饼者可治，急灸肾腧百馀壮。齿黄，鬓鬣直[②]，面如土色者，不可治。

萆薢酒浸 狗脊 杜仲去皮，锉，炒 白茯苓去皮。各一两 何首乌 天雄炮，去皮脐 泽泻各半两

上为细末，每服二钱，米饮调下，无时。

独活散 治肾脏中风，腰脊疼痛，不得俯仰，两脚冷痹，缓弱不随，头昏耳聋，语音浑浊，四肢沉重。

独活去芦 附子炮，去皮脐 当归去芦 防风 天麻 桂心各一两 川芎 甘菊花 枳壳去瓤，麸炒 山茱萸去核 黄芪 丹参去芦 牛膝酒浸 萆薢酒浸 甘草炙 细辛去苗 菖蒲 白术各半两

上㕮咀，每服四钱，水一盏半，生姜五片，煎至一盏，去滓温服，无时。

风中腑兼中脏治验 张安抚，年六十一岁。己未冬月，患半身不遂，语言謇涩，心神昏愦，烦躁自汗，表虚恶风，如洒冰雪，口不知味，鼻不闻香臭，耳闻木音则惊怖，小便频多，大便结燥，欲用大黄之类下之，则平日饮食减少不敢用，不然则又满闷，昼夜不得瞑目而寐，最苦于此，约有三月余，凡三易医，病全不减。至庚申三月七日，又因风邪加之，痰嗽，咽干燥疼痛不利，唾多，中脘气痞似噎。予因思经云：风寒伤形，忧恐忿怒伤气，气伤脏乃病，脏病形乃应。又云：人之气，以天地之疾风名之。此风气下陷入阴中，不能生发上行，则为疾矣。又云：形乐志苦，病生于脉，神先病也。邪风加之，邪入于经，动无常处，前证互相出现。治病必求其本，邪气乃复，论时月则宜升阳，补脾胃，泻风木。论病则宜实表里，养卫气，泻肝木，润燥，益元气，慎喜[③]怒，是治其本也。宜以**加减冲和汤**主之。

柴胡 黄芪各五分 升麻 当归 甘草炙。各三分 半夏 黄柏酒洗 黄芩 陈皮 人参 芍药各二分

上㕮咀，作一服，水二盏，煎至一盏，去渣温服。自汗加黄芪五分，嗽者加[④]五味子二十粒。昼夜不得睡，乃因心事烦扰，心火内动，上乘阳分，卫气不得交，入阴分，故使然也。以朱砂安神丸服之，由是昼亦得睡。十日后，安抚曰：不得睡三月有余，今困睡不已，莫非它病生乎？予曰：不然，卫气者，昼则行阳二十五度，夜则行阴二十五度，此卫气交入阴分，循其天度，故安抚得睡也，何病之有焉。止有眼白睛红，隐涩难开，宜以**当归连翘汤**洗之。

黄连 黄柏各五分 连翘四分 当归 甘草各三分

上作一服，水二盏，煎一盏，时时热

① 如：此下原衍“如饼”，据《奇效良方》删。
② 直：原作“至”，据石经堂改。
③ 喜：原脱，据《卫生宝鉴》补。
④ 嗽者加：原脱，据《卫生宝鉴》补。

洗。十三日后，至日晡，微有闷乱不安，于前冲和汤又加柴胡三分，以升少阳之气，饮三服。至十五日全得安卧，减自汗恶寒，躁热胸膈痞；原小便多，服药后小便减少，大便一二日一行，鼻闻香臭，口知味，饮食如常，脉微弦而柔和，按之微有力，止有咽喉中妨闷，会厌后肿，舌赤，早晨语言快利，午后微涩，宜以**玄参升麻汤**治之。

升麻 黄连各五分 黄芩炒，四分 连翘 桔梗各三分 鼠粘子 玄参 甘草 僵蚕各二分 防风一分

上㕮咀，总作一服，水二盏，煎至七分，去滓，稍热噙漱，时时咽之，前证良愈。止有牙齿无力，不能嚼物，宜以**牢牙散**治之。

羊胫骨灰 升麻各二钱 生地黄 黄连 石膏各一钱 白茯苓 人参各五分 梧桐泪三分

上为细末，入麝香少许① 研匀，临卧擦牙后，以温水漱之。

安抚初病时，右肩臂膊痛无主，持不能举，动多汗出，肌肉瘦，不能正卧，卧则痛甚。经云：汗出偏沮②，使人偏枯。余思《针经》云：虚与实邻，决而通之。又云：留瘦不移，节而刺之，使经络通和，血气乃复。又云：陷下者灸之。为阳气下陷入阴中，肩膊时痛，不能运动，以火导之，火引而上。补之温之，已上证皆宜灸刺，为此先刺十二经之井穴，于四月十二日，右肩臂上肩井穴内，先针后灸二七壮，及至灸疮发，于枯瘦处渐添肌肉，汗出少，肩臂微有力。至五月初八日，再灸左肩井，次于尺泽穴，各灸二十八壮，引气下行，与正气相接。次日臂膊又添气力，自能摇动矣。时值仲夏，暑热渐盛，以**清肺饮子**补肺气，养脾胃，定心气。

白芍药五分 人参 升麻 柴胡各四分 天门冬 麦门冬各三分 陈皮二分半 甘草生二分，炙二分 黄芩 黄柏各二分

上㕮咀，作一服，水二盏，煎至一盏，去滓温服，食后。汗多，加黄芪五分。后以**润肠丸**，治其胸膈痞满，大便涩滞。

麻子仁另研泥 大黄酒煨。各一两半 当归尾 枳实麸炒 白芍药 桃仁泥 升麻各半两 人参 生甘草 陈皮各三钱 木香 槟榔各二钱

上除桃仁、麻仁外，为末，却入二仁泥，蜜和丸，如桐子大，每服七八十丸，温水食前服。初六日得处暑节，暑犹未退，宜微收，实皮毛，益胃气，秋以胃气为本。以**益气调荣汤**主之，药中加时药，使邪气不能伤也。

人参三分，为臣，益气和中 陈皮二分，为佐，顺气和中 熟地二分，为佐，养血润燥，泻阴火 白芍四分，为佐，补脾，微收，治肝木之邪 白术三分，为佐，养胃和中，厚肠胃 升麻二分，为使，使阳明气上升，滋荣百脉 当归二分，为佐，和血润燥 黄芪五分，为君，实皮毛，止自汗，益元气 半夏三分，佐，疗风痰，强胃进食 甘草二分，炙，为佐，引用调和胃气，温中益气 柴胡二分，为使，引少阳之气，使出于胃中，乃行于天上 麦门冬三分，为佐，犹有暑气未退，故加之安肺气，秋分节不用

上㕮咀，作一服，水二盏，煎至一盏，去滓，温服。忌食辛热之物，反助暑邪，秋气不能收，正气得复而安矣。

四物汤见鼻衄。

〔小便不利〕

三因白散子 治肝肾中风，涎潮壅塞不语，呕吐痰沫，头目眩晕。兼治阴证伤寒，六脉沉伏，及霍乱吐泻，小便淋沥不通。

---

① 少许：原脱，据《卫生宝鉴》补。
② 偏沮：原作“怛阻”，据《素问》改。

大附子去皮脐，生　滑石桂府者。各半两　制半夏七钱半

上为末，每服二钱，水二盏，姜七片，蜜半匙，煎七分，空心冷服。霍乱，加藿香；小便不利，加木通、灯心、茆根煎。

〔痰涎壅盛〕

二陈汤见痰饮。

星香汤《易简》　治中风痰盛，服热药不得者。

南星八钱　木香一钱

每服四钱，水一盏，姜十片，煎七分，不拘时温服。

藿香正气散　治伤寒头疼，憎寒壮热，或感湿气，霍乱吐泻。常服除山岚瘴气，伏暑吐泻，脚转筋。加香薷、扁豆、黄连，名藿薷汤。

大腹皮　白芷　茯苓　苏茎叶　藿香各三两　厚朴　白术　陈皮去白　苦梗　半夏各二两　炙甘草一两

上㕮咀，每服三钱，姜三片，枣一枚煎，热服。

四君子汤见虚劳。

养正丹见气。

青州白丸子《和剂》　治男妇手足瘫痪，风痰壅盛，呕吐涎沫，及小儿惊风，妇人血风。

半夏生，七两，水浸洗　南星生，三两　白附子生，二两　川乌生，半两，去皮脐

上为末，以生绢袋盛，于井花水内摆出，如未出者，更以手揉出，如有滓更研，再入绢袋，摆尽为度，置磁盆中，日晒夜露，至晓撇去旧水，别用井水搅，又晒，至来日早再换新水，搅如此法，春五日，夏三日，秋七日，冬十日，去水晒干后如玉片，研细，以糯米粉煎粥清丸，绿豆大。姜汤下二十丸，无时。如瘫痪风，温酒下；小儿惊风，薄荷汤下三五丸。

碧霞丹　治卒中急风，眩晕僵仆，痰涎壅塞，心神迷闷，牙关紧急，目睛上视，及五种痫病，涎潮搐搦。

石绿研九度飞，十两　附子尖　乌头尖　蝎梢各七十个

上三味，为末，入石绿令匀，面糊为丸，如鸡头实大。每服急用薄荷汁化下一丸，更入酒半合，温暖服之，须臾吐出痰涎，然后随证治之，如牙关紧急，斡开灌之，立验。

〔口噤〕

稀涎散　治中风不语，牙关紧急，单蛾双蛾。

江子仁六粒，每粒分作两半　牙皂三钱，切片　明矾一两

上先将矾化开，却入二味搅匀，待矾枯为末，每用三分吹入，诸病皆愈。痰涎壅盛者，以五分灯心汤下，喉中之痰逆上者即吐，膈间者即下。

凡中风口噤不能开，用白盐梅揩齿，即能开。

〔口眼㖞斜〕

清阳汤东垣　治口㖞斜，颊腮紧急，胃中火盛，汗不出而小便数。

黄芪　当归身　升麻各二钱　葛根一钱半　炙甘草　红花　黄柏酒　桂枝各一钱　苏木　生甘草各五分

㕮咀，作一服，酒三盏，煎至一盏三分，去滓稍热，食前服讫，以火熨摩紧急处即愈。夫口㖞筋急者，是筋脉血络中大寒，此药少代燔针劫刺，破恶血以去凝结，内泄冲脉之火炽。

秦艽升麻汤《宝鉴》　治中风手足阳明经，口眼㖞斜，四肢拘急，恶风寒。

升麻　葛根　甘草炙　芍药　人参各半两　秦艽　白芷　防风　桂枝各三钱

每服一两，水二盏，连须葱根白三茎，煎至一盏，去滓，稍热服，食后。服

药毕，避风寒卧，得微汗出则止。

〔半身不遂〕

顺风匀气散《良方》 治中风中气，半身不遂，口眼㖞斜，先宜服此。

白术四钱 人参 天麻各一钱 沉香 白芷 紫苏 木瓜 青皮 甘草炙。各半钱 乌药三钱

分作二帖，每帖水二盏，生姜三片，煎八分，温服，二滓并煎。风气腰痛，亦宜服之。

虎骨散《简易》 治半身不遂，肌肉干瘦，为偏枯，忌用麻黄发汗，枯津液，惟此方润筋去风。

当归二两 赤芍药 续断 白术 藁本 虎骨各一两 乌蛇肉半两

为细末，每服二钱，食后温酒调下。骨中烦疼加生地黄一两，脏寒自利加天雄半两。

虎胫骨酒《济生》 治中风偏枯不随，一切诸风挛拳。

石斛去根 石楠叶 防风 虎胫骨酥炙 当归 茵芋叶 杜仲炒 川牛膝 芎䓖 狗脊燎去毛 川续断 巴戟去心。各一两

上锉如豆，囊药，以酒一斗，渍十日，每热服一盏，无时。

黄芪酒 治风湿痹，身体𤸷麻，皮肤瘙痒，筋脉拘挛，言语謇涩，手足不遂，时觉不仁。见着痹。

治半身不遂，口眼㖞斜，头目眩晕，痰火炽盛，筋骨时疼。此乃原于血虚血热，挟痰挟火，经络肌表之间，先已有其病根，后因感冒风寒，或过嗜醇酒膏粱而助痰火，或恼怒而逆肝气，遂有此半身不遂之证。其在于经络肌表筋骨之间，尚未入脏腑，并以此方治之。盖此方有补血活血之功不致于滞，有健脾燥湿消痰之能不致于燥，又清热运动疏风，开经络，通腠理，内固根本，外散病邪，王道剂也，多服见功。

白术 川芎各一钱半 南星 半夏 芍药 茯苓 天麻各一钱 川当归 生地黄 熟地黄 牛膝 酸枣仁 黄芩 橘红各八分 羌活 防风 桂各六分 红花 甘草炙。各四分 黄柏三分

水煎，入竹沥、姜汁，侵晨服。

〔失音不语〕

地黄饮子《宣明》 治舌喑不能言，足废不能用，肾虚弱，其气厥，不至舌下。

熟地黄 巴戟去心 山茱萸去核 肉苁蓉酒浸，焙 石斛 附子炮 五味子 白茯苓 菖蒲 远志去心 官桂 麦门冬去心。各等分，锉

上为末，每服三钱，生姜五片，枣一枚，薄荷七叶，水一盏半，煎八分，服无时。

涤痰汤 治中风痰迷心窍，舌强不能言。

南星姜制 半夏汤洗七次。各二钱半 枳实麸炒 茯苓去皮。各二钱 橘红一钱半 石菖蒲 人参各一钱 竹茹七分 甘草半钱

上作一服，水二盅，生姜五片，煎一盅，食后服。

凉膈散见发热。

加味转舌膏

连翘 远志 薄荷 柿霜各一两 石菖蒲六钱 栀子炒 防风 桔梗 黄芩酒炒 玄明粉 甘草 酒大黄各五钱 犀角 川芎各三钱

上为末，炼蜜丸，弹子大，朱砂五钱为衣。食后临卧，薄荷汤嚼下一丸。

解语汤一方，有石菖蒲、远志。

羌活 防风 天麻 肉桂 川芎 南星 陈皮 白芷 当归 人参 甘草 酸枣仁 羚羊角各等分

水煎，入竹沥半盏，再一二沸服。

诃子汤见喑。

正舌散《宝鉴》　治中风，舌强语涩。

雄黄研　荆芥穗各等分

上为末，每服二钱，豆淋酒调下。

茯神散《宝鉴》　治证同前。

茯神心炒，一两　薄荷焙，二两　蝎梢去毒，五钱

上为末，每服一二钱，温酒调下。

治中风不语　取龟尿少许，点于舌，神效。

取龟尿法：置龟于新荷叶上，以猪鬃鼻内戳之，立出。

清心散

青黛　硼砂　薄荷各二钱　牛黄　冰片各三分

上为末，先以蜜水洗舌，后以姜汁擦舌，将药末蜜水调稀，搽舌本上。

〔**身痛**〕

铁弹丸《和剂》　治卒暴中风，神志昏愦，牙关紧急，目睛直视，手足瘛疭，口面㖞斜，涎潮语涩，筋挛骨痛，瘫痪偏枯，或麻木不仁，或瘙痒无常，应是风疾，及打扑伤损，肢节疼痛，皆治之，通经络，活血脉。

乳香另研　没药另研。各一两　川乌头炮，去皮脐，为末，一两半　五灵脂酒浸，淘去砂石，晒干，四两，为末　麝香细研，一钱

上先将乳香、没药于阴凉处细研，次入麝，次入药末，再研匀，滴水和丸，如弹子大。每服一丸，食后临卧，薄荷酒磨化服。

十味锉散《易简》　治中风血弱，臂痛连及筋骨，举动艰难。

附子三两，炮　当归洗　黄芪炙　白芍药各二两　川芎　防风　白术各一两半　肉桂一两　茯苓　熟地黄各七钱半

每服四钱，水一盏，姜八片，枣三枚煎，食后临卧服。

蠲痹汤　治风湿相搏，身体烦疼，手足冷痹，四肢沉重。见痹。

〔**昏冒**〕

至圣保命金丹《宝鉴》　治中风口眼㖞斜，手足亸曳，语言謇涩，四肢不举，精神昏愦，痰多。

贯众一两　生地黄七钱　大黄半两　青黛　板蓝根各三钱　朱砂研　牛黄研　蒲黄　薄荷各二钱半　珠子研　龙脑研。各一钱半　麝香研，一钱

上十二味，为末，入研药和匀，蜜丸芡实大，金箔为衣。每用一丸，细嚼，茶清送下，新汲水亦得。如病人嚼不得，用薄荷汤化下，无时。此药镇坠痰涎，大有神效。

牛黄清心丸《和剂》　治诸风缓纵不随，语言謇涩，心怔健忘，恍惚去来，头目眩冒，胸中烦郁，痰涎壅塞，精神昏愦。又治心气不足，神志不定，惊恐怕怖，悲忧惨戚，虚烦少睡，喜怒无时，或发狂癫，神情昏乱。

白芍药　麦门冬去心　黄芩　当归去苗　防风去苗　白术各一两半　柴胡　桔梗　芎䓖　白茯苓去皮　杏仁去皮尖双仁，麸炒黄，别研。各一两二钱半　神曲研　蒲黄炒　人参去芦。各二两半　羚羊角屑　麝香研　龙脑研。各一两　肉桂去粗皮　大豆黄卷碎，炒　阿胶碎，炒。各一两七钱半　白蔹　干姜炮。各七钱半　牛黄研，一两二钱　犀角屑二两　雄黄研，飞，八钱　干山药七两　甘草锉，炒，五两　金箔一千二百片，内四百片为衣　大枣一百枚，蒸熟，去皮核，研成膏

上除枣、杏仁、金箔、二角屑及牛黄、雄黄、麝四味外，为细末，入余药和匀，用炼蜜与枣膏为丸，每两作十丸，金箔为衣。每服一丸，温水化下，食后服。小儿惊痫，即酌度多少，以竹叶汤温化。

防风通圣散见眩晕。

三一承气汤《宣明》 治伤寒大承气汤证腹满实痛，调胃承气汤证谵语下利，小承气汤证内热不便，三一承气汤合而为一也。及治中风僵仆，风痫发作，并皆服之，此下剂也。

大黄锦纹者 芒硝 厚朴去皮 枳实各半两 甘草一两

水一盅半，生姜三片，煎至七分，内硝煎二沸，去滓温服，不拘时，以利为度。

防风丸《和剂》 治一切风及痰热上攻，头痛恶心，项背拘急，目眩旋晕，心忪烦闷，手足无力，骨节疼痹，言语謇涩，口眼瞤动，神思恍惚，痰涎壅滞，昏愦健忘，虚烦少睡。

防风洗 川芎 天麻去苗，酒浸一宿 甘草炙。各二两 朱砂研，为衣，半两

上为末，炼蜜为丸，每两作十丸，以朱砂为衣。每服一丸，荆芥汤化服，茶、酒嚼下亦得，无时。

犀角丸《和剂》 除三焦邪热，疏一切风气，治风盛痰实，头目昏重，肢节拘急，痰涎壅滞，肠胃燥涩，大小便难。

黄连去须 犀角镑。各十两 人参去芦，二十两 大黄八十两 黑牵牛一百二十两，炒，别捣取粉，六十两

上与牵牛粉合和，为细末，炼蜜丸，梧子大。每服十五丸至二十丸，临卧温汤下。更量虚实加减。

排风汤《和剂》 治男妇风虚冷湿气入脏，狂言妄语，精神错乱。肝风发则面青心闷，吐逆呕沫，胁满，头眩重，耳不闻人声，偏枯筋急，曲拳而卧。心风发则面赤，翕然而热，悲伤瞋怒，目张呼唤。脾风发则面黄，身体不仁，不能行步，饮食失味，梦寐倒错，与亡人相随。肺风发则面白，咳逆唾脓血，上气奄然而极。肾风发则面黑，手足不随，腰痛难以俯仰，痹冷骨疼，若有此候，令人心惊，志意不定，恍忽多忘。服此汤安心定志，聪耳明目，通治[1]脏腑诸风疾。

白鲜皮 当归酒浸一宿 肉桂去粗皮 芍药白者 杏仁去皮尖，麸炒 甘草炒 防风 芎䓖 白术各二两 独活 麻黄去根节 茯苓去皮。各三两

上为粗末，每服三钱，水一盏半，姜四片，煎八分，去滓温服，不拘时。

八风散《和剂》 治风气上攻，头目昏眩，肢体拘急烦疼，或皮肤风疮痒痛，及治寒壅不调，鼻塞声重。

藿香去土，半斤 白芷 前胡去芦。各一斤 黄芪去芦 甘草炙 人参去芦。各二斤 羌活去芦 防风去芦。各三斤

上为细末，每服二钱，水一盏，入薄荷少许，煎至七分，去滓，食后温服，腊茶清调一大钱亦得。小儿虚风，乳香、腊茶清调下半钱，更量儿大小加减服。

骨碎补丸《和剂》 治肝肾风虚，上攻下疰，筋脉拘挛，骨节疼痛，头面浮肿，手臂少力，腰背强痛，脚膝缓弱，屈伸不利，行履艰难。

荆芥穗 白附子炮 牛膝酒浸，焙干 肉苁蓉酒浸一宿，切片，焙。各一两[2] 骨碎补去毛，炒 威灵仙去苗 缩砂仁各半两 地龙去土，微炒 没药各二钱半 自然铜醋淬九遍 草乌头炮，去皮脐 半夏汤洗七次。各半两

上为细末，酒煮面糊为丸，如梧子大。每服五丸至七丸，温酒下，妇人醋汤或当归酒下。妊娠不宜服。

乌荆丸见下血。

大三五七散《和剂》 治八风五痹，瘫痪亸曳，口眼㖞斜，眉角牵引，项背拘强，牙关紧急，心中愦闷，神色如醉，遍

---

① 治：原脱，据文义补。

② 各一两：原脱，据《和剂局方》补。

身发热，骨节烦疼，肌肉麻木，腰膝不仁，皮肤瞤动，或如虫行。又治阳虚头痛，风寒入脑，目旋运转，如舟船之上，耳内蝉鸣，或如风雨之声，应风寒湿痹脚气缓弱等疾。

山茱萸 干姜炮 茯苓去皮。各三斤 细辛一斤八两 防风四斤 附子炮，去皮脐，三十五枚

上为细末，温酒调下二钱，食前服。

四生散《和剂》 治男妇肝肾风毒上攻，眼赤痒痛，不时羞明多泪，下疰脚膝生疮，及遍身风癣，服药不验，居常多觉两耳中痒。

黄芪 川羌活 蒺藜沙苑者 白附子各等分，生用

上为细末，每服二钱，薄荷酒调下。如肾脏风下疰生疮，以猪腰批开，入药二钱合定，纸裹煨熟，空心细嚼，以盐酒送下。

省风汤《和剂》 治卒急中风，口噤全不能言，口眼㖞斜，筋脉挛急，抽搐疼痛，风盛痰实，旋晕僵仆，头目眩重，胸膈烦满，左瘫右痪，手足麻痹，骨节烦疼，步履艰辛，恍忽不定，神志昏愦，一切风证，可预服之。

防风 南星生用。各四两 半夏白好者，水浸洗，生用 黄芩去粗皮 甘草生用。各二两

㕮咀，每服四大钱，水二大盏，姜十片，煎一中盏，去滓温服，无时。

四生丸《和剂》 治左瘫右痪，口眼㖞斜，中风涎急，半身不遂，不能举者，悉皆疗之。

五灵脂去石 骨碎补 川乌头去皮尖 当归各等分

上为细末，用无灰酒打面糊为丸，如桐子大。每服七丸，渐加至十五丸，温酒下。服此药莫服灵宝丹，恐药无效。

轻脚丸 治左瘫右痪，脚弱不能行履。

木鳖子别研 白胶香别研 白芍药各二两 草乌去皮尖，四两 赤小豆一两，别研为末，打糊

上末之，赤豆糊为丸，如梧子大。每七丸，加至十丸，温酒或木瓜汤下，病在上食后临卧服，病在下空心服。忌热物少时。

伏虎丹《和剂》 专治左瘫右痪。

生干地黄 蔓荆子 白僵蚕炒去丝。各二钱半 五灵脂去皮，半两 踯躅花炒 南星 白胶香 草乌炮。各一两

末之，酒煮半夏末为糊丸，如龙眼大。每一丸分四服，酒吞下，日进二服。此建康乌衣巷有老人姓钟，素好道，因酒患风，百治无效，一日忽有道人至，授此方药服之，道人忽不见，已而病除，乃知仙方。

换腿丸《和剂》 治肾经虚弱，下注腰膝，或当风取凉，冷气所乘，沉重少力，移步迟缓，筋脉挛痛，不能屈伸，脚心隐痛，有妨履地。大治干湿脚气，赤肿痛楚，发作无时，呻吟难忍，气满喘促，举动艰难，面色黧黑，传送秘涩，并皆疗之。

薏苡仁 石楠叶 南星洗，姜制炒 川牛膝酒浸，焙 肉桂去粗皮 当归去芦 天麻去苗 附子炮，去皮脐 羌活 防风去杈 石斛去根 萆薢微炙 黄芪蜜炙 续断各一两 苍术米泔浸，一两半 槟榔半两 干木瓜四两

上为细末，面糊丸，梧子大。每服三十丸至五十丸，空心温酒或木瓜汤下，日二三服。常服舒筋轻足，永无脚气之患。昔有人患此疾，服之一月，脚力顿健，委有换腿之功。

左经圆《和剂》 治左瘫右痪，手足颤掉，言语謇涩，浑身疼痛，筋脉拘挛，不得屈伸，项背强直，下注脚膝，行履艰

难，及跌扑闪朒，外伤内损。常服通经络，活血脉，疏风顺气，壮骨轻身。

生黑豆一斤，以蟹螯二十一枚去头足同煮，候豆胀为度，去之取豆焙干　川乌炮，去皮脐，二两　乳香研，一两　没药一两半　草乌炮，四两

上为末，醋糊为圆，如梧子大。每服三十圆，温酒下，不拘时。

木瓜圆《和剂》　治肾经虚弱，下攻腰膝，沉重少力，腿脚肿痒，注破生疮，脚心隐痛，筋脉拘挛，或腰膝缓弱，步履艰难，举动喘促，面色黧黑，大小便秘涩，饮食减少，无问久新，并宜服之。

熟地黄洗，焙　陈皮去白　乌药各四两　黑牵牛三两　石楠藤　杏仁去皮尖　当归　苁蓉酒浸，焙　干木瓜　续断　牛膝酒浸。各二两　赤芍药一两

上为细末，酒糊为圆，如桐子大。空心木瓜汤吞三五十圆，温酒亦得。

犀角防风汤《统旨》　治一切诸风，口眼㖞斜，手足亸曳，语言謇涩，四肢麻木。

犀角磨水，临服时入　防风　甘草炙　天麻　羌活各五分　滑石一钱五分　石膏七分　麻黄　独活　山栀各五分　荆芥　连翘　当归　黄芩　全蝎炒　薄荷　桔梗　白术　细辛各四分

水二盅，姜五片，煎一盅，稍热服，取汗。大便秘结，加大黄一钱。

追风如圣散《统旨》　治男妇诸般风证，左瘫右痪，半身不遂，口眼歪斜，腰腿疼痛，手足顽麻，语言謇涩，行步艰难，遍身疮癣，上攻头目，耳内蝉鸣，痰涎不利，皮肤瘙痒，偏正头风，无问新旧，及破伤风，角弓反张，蛇犬咬伤，金刃所伤，血出不止，敷之立止。

川乌　草乌　苍术各四两　金钗石斛一两　川芎　白芷　细辛　当归　防风　麻黄　荆芥　何首乌　全蝎　天麻　藁本各五钱　甘草三两　人参三钱　两头尖二钱

上为细末，每服半钱匕，临卧茶清下，温酒亦可，不许多饮酒。服后忌一切热物饮食一时，恐动药力。

蠲风饮子《正传》　治中风瘫痪，口眼㖞斜，及一切手足走注疼痛，肢节挛急，麻痹不仁。

防风去芦　杜仲去粗皮，姜汁炒　羌活　白芷　川当归酒洗，去芦　川芎　生地黄酒浸　白芍药　川牛膝去芦，酒洗　秦艽去芦　何首乌　萆薢　苍术米泔浸一宿　白术　木通　大枫子肉　威灵仙　血藤即过山龙　防己　丁公藤各一两　荆芥穗　海桐皮去粗皮　五加皮　南星煨裂　半夏汤泡七次　橘红　赤茯苓去皮　桑寄生　天麻　僵蚕炒去丝嘴　钩藤各半两　薄桂去粗皮　草乌去皮尖　甘草节　川乌去皮脐，炮　猪牙皂角各二钱半　两头尖　阴地蕨一名地茶　大蓟　小蓟　理省藤　桑络藤各一两半　生姜一两，另捣细

上各切细，用无灰好酒二斗五升，以瓷罐盛酒浸药，皮纸十数重封口，冬半月，夏七日，秋、春十日。每清晨午前午后临卧各服一大白盏。忌鸡、猪、鱼、羊、驴、马、飞禽、虾、蟹等肉味，及煎煿油腻，水果生冷，花麦热面，一切动气发风之物。

豨莶丸《济生》　治中风口眼㖞斜，时吐涎沫，语言謇涩，手足缓弱。

豨莶草一名火枕草，生于沃壤间，带猪苓气者是

上五月五日，六月六日，采叶洗净，不拘多少。九蒸九曝，每蒸用酒蜜洒之，蒸一饭顷，日干为末，炼蜜丸，桐子大。每服百丸，空心温酒米饮任下。

一方：每豨莶一斤，加四物料各半两，川乌一钱半，羌活、防风各二钱。

拯济换骨丹《元戎》　治半身不遂，

口眼㖞斜，手足不仁，言语謇涩，或骨痛连髓，或痹袭皮肤，或中急风，涎潮不言，精神昏涩，行步艰难，筋脉拘急，左瘫右痪，一切风疾。

槐荚子生 人参 桑白皮 苍术 白芷 何首乌 蔓荆子 威灵仙 防风各二两 五味子 苦参 香附 川芎各一两 麝香二钱 龙脑二钱，另研，一本无

上一十四味，为细末，入麝香令匀，又用麻黄十斤，去根节，天河水三石三斗，熬至六斗，滤去滓，再煎至二升半，入银石器内熬成膏，入前药和匀，杵三五千下，每一两作十丸，朱砂为衣。每服一丸，先捣碎，酒一盏，自晨浸至晚，食后临卧，搅匀服之。神清无睡，是药之验，再服须更隔五日服之。如中风无汗宜服。若体虚自汗服之，是重亡津液也。若风盛之人，当于密室温卧取汗。

搜风顺气丸《圣惠》 治三十六种风，七十二般气，去上热下冷，腰脚疼痛，四肢无力，多睡少食，渐渐羸瘦，颜色不完黄赤，恶疮下疰，口苦无味，憎寒毛耸，节年癥癖气块，丈夫阳事断绝，女子久无子嗣，久患寒疟，吐逆泻利，变成劳疾，百节酸疼，小儿老人皆可服，补精驻颜，疏风顺气。

车前子二两半 白槟榔 火麻子微炒，去壳，另研 郁李仁汤泡，去皮，研 免丝子酒浸，焙炮，晒干 牛膝酒浸二宿 干山药各三两 枳壳去瓤，麸炒 防风去杈 独活各一两 锦纹大黄五钱，半生半熟

上为末，炼蜜丸，桐子大。每服二十丸，酒、茶、米饮任下，百无所忌，早晨、临卧各一服。服经一月消食，二月去肠内宿滞，三月无倦少睡，四月精神强胜，五月耳目聪明，六月腰脚轻健，一年百病皆除，老者返少。如服药觉脏腑微动，以羊肚肺羹补之。久患肠风便血，服之除根。如颤语謇涩，及瘫痪服之，随即平复。酒后一服，宿醒消尽，百病不生。孕妇勿服。

愈风丹 治足三阴亏损，风邪所伤，致肢体麻木，手足不随等证。

天麻 牛膝酒浸，焙 萆薢 玄参各六两 杜仲七两 羌活十四两 当归 熟地黄 生地黄各一斤 独活五两 肉桂三两

上为末，炼蜜丸，桐子大。用白汤下五七十丸。

史国公浸酒方 专治左瘫右痪，四肢顽麻，骨节酸疼，诸般寒湿风气。

当归 虎胫骨酒浸一日，焙干酥炙 羌活 鳖甲炙 萆薢 防风去芦杈 秦艽 川牛膝 松节 晚蚕砂各二两 枸杞子五两 干茄根八两，飯上蒸熟

用无灰酒一斗，绢袋盛药，入酒内，封十日。取饮时不可面向坛口，恐药气冲人头面，饮酒不可间断。饮尽，药滓晒干为末，米糊丸，梧子大。空心酒下五十丸。忌食发风动气之物。

中 寒

苏合香丸见卒中。

五积散《和剂》 治感冒寒邪，头疼身痛，项背拘急，恶寒呕吐，或有腹痛。又治伤寒发热，头疼恶风，无问内伤生冷，外感风寒，及寒湿客于经络，腰脚酸疼，及妇人经血不调，或难产并治。

白芷 茯苓 半夏汤洗七次 当归 川芎 甘草炙 肉桂 芍药各三两 枳壳去瓤，麸炒 麻黄去节根 陈皮去白。各六两 桔梗去芦，十二两 厚朴去粗皮，姜制 干姜各四两，爁 苍术泔浸，去皮，二十四两

上㕮咀，每服四钱，水一盏，姜三片，葱白三根，煎七分，热服。冒寒用煨姜，挟气则加茱萸，妇人调经、催产则加

艾醋。

姜附汤《发明》　治中寒口噤，四肢强直，失音不语，忽然晕倒，口吐涎沫，状如暗风，手足厥冷，或复烦躁。兼治阴证伤寒，大便自利而发热者。

干姜　熟附子各等分

上㕮咀，每服四钱，水一盏半，煎至七分，去滓温服。或虑此药性太燥，即以附子理中汤，相继服饵。姜、附本治伤寒经下后，又复发汗，内外俱虚，身无大热，昼则烦躁，夜则安静，不呕不渴，六脉沉伏，并宜服此，不知脉者，更宜审之。兼治中脘虚寒，久积痰水，心腹冷痛，霍乱转筋，四肢厥逆。一方，附子汤以生用者，名曰白通汤。内加白术倍之，甘草减半，名生附子白术汤。治中风湿，昏闷恍惚，腹胀满，身重，手足瘈疭，漐漐自汗，失音不语，便利不禁。

一方，用姜附汤加麻黄、白术、人参、甘草等分，名附子麻黄汤。治中寒湿，昏晕缓弱，腰脊强急，口眼㖞僻，语声浑浊，胸腹膜胀，气上喘急，不能转动，更宜审而用之。

附子理中汤

干姜炮　白术　人参　甘草炙。各二钱半　附子炮，二钱

水二盅，煎八分，食前温服。

不换金正气散《和剂》　治四时伤寒，温疫时气，头疼壮热，腰背拘急，山岚瘴气，寒热往来，霍乱吐泻，脏腑虚寒，下痢赤白。

苍术制　橘皮去白　半夏曲炒　厚朴姜制　藿香各二钱　甘草炙，一钱

上作一服，水二盅，生姜五片，红枣二枚，煎至一盅，去滓，食前稍热服。忌生冷油腻毒物。若出远方，不服水土，尤宜服之。

中暑

来复丹《和剂》　治上盛下虚，里寒外热，伏暑泄泻如水。

硝石一两，同硫黄为末，入瓷碟内，以微火炒，用柳蓖搅，不可火太过，恐伤药力，再研极细，名二气末　太阴玄精石研，飞　舶上硫黄透明者。各一两　五灵脂水澄去砂，晒干　青皮去白　陈皮去白。各二两

上用五灵脂、二橘皮为末，次入玄精石末，及前二气末，拌匀，好醋打糊为丸，豌豆大。每服三十丸，空心米饮下。

苏合香丸见卒中。

却暑散《得效》

赤茯苓去皮　甘草生，各四两　寒食面　生姜各一斤

上为细末，每服二钱，不拘时，新汲水或白汤调服。

香薷饮《和剂》　治伏暑引饮，口燥咽干，或吐或泻，并皆治之。一方，又加黄连四两，用姜汁同炒令黄色，名黄连香薷散。如有搐搦，加羌活煎服。

香薷去土，一斤　白扁豆微炒，半斤　厚朴去皮，姜汁炙熟，半斤

上㕮咀，每服三钱，水一盏，入酒少许，煎七分，沉冷，不拘时服。

香薷汤《和剂》

白扁豆炒　茯神　厚朴去粗皮，锉，姜汁炒。各一两　香薷二两　甘草炙，半两

上为细末，每服二钱，不拘时，沸汤点服，盐汤点亦得。

大顺散《和剂》　治冒暑伏热，引饮过多，脾胃受湿，水谷不分，霍乱呕吐，脏腑不调。

甘草锉寸长，三十斤　干姜　杏仁去皮尖，炒　肉桂去粗皮。各四斤

上先将甘草用白砂炒及八分黄熟；次

入干姜同炒，令姜裂；次入杏仁同炒，令杏仁不作声为度，用筛筛净；后入桂，一处捣罗。每服二钱，水一盅，煎七分，温服，如烦躁，井花水调服，不拘时，以沸汤点服亦得。

枇杷叶散《和剂》　治中暑伏热，烦渴引饮，呕哕恶心，头目昏眩。

枇杷叶去毛，炙　陈皮汤浸，去瓤，焙　丁香　厚朴去皮，涂姜汁炙。各半两　白茅根　麦门冬去心　干木瓜　甘草炙。各一两　香薷七钱半

上捣罗为末，每服二钱，水一盏，生姜三片，煎七分，温服，温汤调服亦得，如烦躁用井花水调下。小儿三岁以下，可服半钱，更量大小加减。

二气丹《济生》　治伏暑伤冷，二气交错，中脘痞结，或泻或呕。

硝石　硫黄各等分

上为末，于银石器内火炒令黄色，再研，用糯米糊丸，如桐子大。每服四十丸，不拘时，新井水送下。

星香散见中风。

缩脾饮《和剂》　消暑气，除烦渴。

缩砂仁　乌梅肉净　草果煨，去皮　甘草各四两，炙　干葛锉　白扁豆去皮，炒。各二两

每服四钱，水一碗，煎八分，去滓，水沉冷服以解烦，或欲热欲温任意服，代熟水饮之极妙。

苍术白虎汤见伤暑。

补中益气汤见劳倦。

生脉散《医录》　治热伤元气，肢体倦怠，气短懒言，口干作渴，汗出不止。或湿热大行，金为火制，绝寒水生化之源，致肢体痿软，脚欹眼黑，最宜[1]服之。

人参五钱　五味子　麦门冬各三钱

上水煎服。

大黄龙丸《百一》　治中暑身热头疼，状如脾寒，或烦渴呕吐，昏闷不食。

舶上硫黄　硝石各一两　白矾　雄黄　滑石各半两　白面四两

上五味，研末，入面和匀，滴水丸，如梧子大。每服三十丸，新井水下。《管见》云：有中暍昏死，灌之立苏。

地榆散《良方》　治中暑昏迷，不省人事，欲死，并治血痢。

地榆　赤芍药　黄连去须　青皮去白。各等分

上为末，每服三钱，浆水调服，如无，只以新汲水亦得，若血痢，水煎服。

中湿

除湿汤《百一》　治寒湿所伤，身体重着，腰脚酸疼，大便溏泄，小便或涩或利。

半夏曲炒　厚朴姜制　苍术米泔制。各二两　藿香叶　陈皮去白　白茯苓去皮。各一两　甘草炙，七钱　白术生用，一两

上㕮咀，每服四钱，水一盏，姜七片，枣一枚，煎七分，食前温服。

白术酒《三因》　治中湿骨节疼痛。

上用白术一两，酒三盏，煎一盏，不拘时频服。不能饮酒，以水代之。

中气

苏合香丸见卒中。

八味顺气散《济生》　凡中风人，先服此药顺气，次进治风药。

白术　白茯苓　青皮去白　香白芷　陈皮去白　天台乌药　人参各一两　炙甘草半两

---

① 宜：此下衍“宜”字，据文义删。

上为细末，每服三钱，水一盏，煎七分，温服。

木香调气散《和剂》　治气滞胸膈，虚痞恶心，宿冷不消，心腹刺痛。

白豆蔻仁　丁香　檀香　木香各二两　藿香叶　炙甘草各八两　缩砂仁四两

上为细末，每服二钱，入盐少许，沸汤不拘时点服。

四七汤见气。　星香散见中风。

三和丹　即养正丹、黑锡丹、来复丹。

中　食

藿香正气散见中风。

八味顺气散见中气。

加减平胃散东垣　治脾胃不和，不思饮食，心腹胁肋胀满刺痛，口苦无味，胸满短气，呕哕恶心，噫气吞酸，面色痿黄，肌体瘦弱，怠惰嗜卧，体重节痛，常多自利，或发霍乱，及五噎八噫，膈气反胃等证。

厚朴去粗皮，姜制炒，三斤二两　苍术去粗皮，米泔浸，五斤　陈皮三斤二两，去白　甘草锉，炒，三十两

上为细末，每服二钱，水一盏，姜三片，枣二枚，同煎至七分，去滓温服；或去姜、枣，带热服，空心食前；入盐一捻，沸汤点服亦得。常服调气暖胃，化宿食，消痰饮，辟风寒冷湿四时非常之气。如小便赤涩，加白茯苓、泽泻。米谷不化，饮食伤，多加枳实。胃中气不快，心下痞气，加枳壳、木香。脾胃困弱，不思饮食，加人参、黄芪。心下痞闷腹胀者，加厚朴，甘草减半。遇夏加炒黄芩。遇雨水湿润时加茯苓、泽泻。如有痰涎，加半夏、陈皮。凡加时，除苍术、厚朴依例加之，如一服五钱，有痰用半夏一两。咳嗽，饮食减少，脉弦细，加归身、黄芪。脉洪大缓，加黄芩、黄连。大便硬，加大黄三钱，芒硝二钱，先嚼麸炒桃仁烂，以药送下。

海藏加减平胃散例：若泄泻脾湿，加茯苓、丁香、白术，为调胃散。一法加藿香、半夏。加干姜为厚朴汤。若温疫时气，二毒伤寒，头痛壮热，加连须葱白五寸，豆豉三十粒，煎二三沸，取微汗出愈。若五劳七伤，脚手心热，烦躁不安，百节酸疼，加柴胡。若痰嗽疟痢，加姜制半夏。若小肠气痛，加茴香。若水气肿满，加桑白皮。若妇人赤白带下，加黄芪。若酒伤，加丁香。若饮冷伤，加高良姜。若滑脱泄泻，加肉豆蔻。若风痰四肢沉困，加荆芥。若腿膝冷痛，加牛膝。若浑身虚肿拘急，加地骨皮。若腿膝湿痹，加菟丝子。若白痢加吴茱萸，赤痢加黄连。若头风，加藁本。若转筋霍乱，加樟木皮。若七邪六极，耳鸣梦泄，盗汗，四肢沉重，腿膝痿弱，妇人宫脏久冷，月事不调者，加桂枝。若胃寒呕吐，多加生姜。一法加茯苓、丁香各三两。若气不舒快，中脘痞塞，加砂仁、香附各三两，生姜煎服。若与五苓散相半，为对金饮子。若与六一散相合，为黄白散。若与钱氏异功散相合，为调胃散。若饮食进退，加神曲、麦芽。冬月加吴茱萸、川椒、干姜、桂，为吴茱萸汤。若加藁本、桔梗，为和解散，治伤寒吐利。若加藿香、半夏，为不换金正气散。若疟寒热者，加柴胡。若小肠气痛者，加苦楝、茴香。

中　恶

苏合香丸见卒中。

调气平胃散

木香　乌药　白豆蔻仁　檀香　砂仁

各一钱 藿香一钱二分 苍术一钱半 厚朴姜汁炒 陈皮各一钱 甘草五分

水二盅，生姜三片，煎八分，食前服。

伤 暑

白虎加人参汤

知母六两 石膏一斤，碎 甘草二两 粳米六合 人参六钱二字半

以水一斗，煮米熟，汤成去滓，温服一升，日三。

白虎加苍术汤

前方内去人参，加苍术二两，增水作四服。

香薷饮 香薷汤俱见中暑。

六和汤《澹寮》 治心脾不调，气不升降，霍乱吐泻，寒热交作，伤寒阴阳不分，冒暑伏热烦闷，或成痢疾，中酒烦渴畏食。

香薷二钱 缩砂仁 半夏汤洗七次 杏仁去皮尖 人参去芦 甘草炙。各五分 赤茯苓去皮 藿香去土 白扁豆姜汁略炒 厚朴姜制 木瓜各一钱

水二盅，姜五片，红枣一枚，煎一盅，不拘时服。

五苓散见消渴。

消暑丸《和剂》 治伏暑引饮，脾胃不利。

半夏一斤，用醋五升煮干 甘草生用 茯苓去皮。各半斤

上为末，姜汁煮糊丸，无见生水，如桐子大，每服五十丸，不拘时，热汤送下。中暑为患，药下即苏。伤暑发热头痛，服之尤妙，夏月常服，止渴利小便，虽饮水多，亦不为害，应是暑药，皆不及此。若痰饮停积，并用生姜汤下。入夏之后，不可缺此。

枇杷叶散 来复丹 却暑散俱见中暑。 小半夏茯苓汤见痰饮。平胃散见中食。理中汤见霍乱。 春泽汤即五苓散加人参一钱。缩脾饮见中暑。藿香正气散见中风。苏合香丸见卒中。胃苓饮即平胃散、五苓散并用。 辰砂五苓散即五苓散加辰砂等分，桂减三之一。

酒煮黄连丸《和剂》 治伏暑发热，呕吐恶心，并治膈热，解酒毒，厚肠胃。

黄连去鬚，十二两 好酒五斤

上将黄连以酒煮干，研为末，滴水丸，如梧桐子大。每服三五十丸，空心熟水送下。

益元散即天水散 治伤寒表里俱热，烦渴口干，小便不通，及霍乱吐泻，下利肠澼，偏主石淋，及妇人产难，催生下乳，神效。

桂府滑石腻白者，六两 粉草，一两，研烂

上为极细末，每服三钱，白汤调下，新水亦得。加薄荷末少许，名鸡苏散；加青黛末少许，名碧玉散，治疗并同，但以迴避世俗之轻侮耳。

十味香薷饮《百一》 消暑气，和脾胃。

香薷一两 人参去芦 陈皮汤泡，去白 白术 白茯苓 白扁豆炒，去壳 黄芪去芦 干木瓜 厚朴姜汁制，炒黑色 炙甘草各半两

上为细末，每服二钱，不拘时，热汤或冷水调下。

三黄丸见发热。 养胃汤见疟。 四君子汤见虚劳。 星香散见中风。 消风散见眩晕。 二陈汤见痰饮。 白虎汤调胃承气汤并见发热。

三黄石膏汤

黄连二钱 黄柏 山栀 玄参各一钱 黄芩 知母各一钱五分 石膏三钱 甘草七分

上水煎服。

清暑益气汤

黄芪一钱半，汗少减五分 苍术一钱半 升麻一钱 人参去芦 白术 陈皮 神曲 泽泻各五分 甘草炙 黄柏酒浸 葛根 青皮去瓤 当归身 麦门冬去心。各三分 五味子九粒

水二大盏，煎至一盏，去滓，食远稍热服。剂之多少，临时斟酌。

黄芪人参汤

黄芪一钱，如自汗过多者加一钱 人参去芦 白术各五分 苍术半钱，无汗一钱 橘皮不去白 甘草炙 当归身酒洗 麦门冬去心。各二分 黄柏酒洗 神曲炒。各三分 升麻六分 五味子九粒

水二盏，煎至一盏，去滓，稍热食远或空心服之。忌酒、湿面、大料物之类，及过食冷物。如心下痞闷，加黄连二三分。胃脘当心痛，减大寒药，加草豆蔻仁五分。胁下痛或缩急，加柴胡二三分。头痛，目中溜火，加黄连二三分，川芎三分。头目不清利，上壅上热，加蔓荆子三分，藁本二分，细辛一分，川芎三分 生地黄二分。如气短精神少，梦寐间困乏无力，加五味子九粒。大便涩滞，隔一二日不见者，致食少食不下，血中伏火，而不得润也，加当归身、生地黄各五分，桃仁三粒，去皮尖，另研，麻子仁研泥，五分。如大便通行，所加之药勿再服。如大便又不快利，勿用别药，少加大黄煨，半钱。如又不利，非血结血秘而不通也，是热则生风，其病人必显风证，单血药不可复加，止常服黄芪人参汤，只用羌活半两，防风半两，二味以水四盏，煎至一盏，去滓，空心服之，大便必大走也，一服便止。胸中气滞，加青皮，并去白陈皮倍之，去其邪气。此病本元气不足，惟当补元气，不当泻之。气滞太甚，或补药太过，或人心下有忧滞郁结之事，更加木香二分或三分，砂仁二分或三分，白豆蔻仁二分，与正药同煎服。腹痛不恶寒者，加芍药半钱，黄芩二分，却减五味子。

人参益气汤见着痹。

清燥汤东垣

黄芪一钱半 黄连去须 苍术 白术各一钱 陈皮五分 五味子九粒 人参 白茯苓 升麻各三分 当归一钱二分 泽泻五分 柴胡 麦门冬 生地黄 神曲炒 猪苓 黄柏酒制 甘草炙。各二分

每服半两，水二盏，煎一盏，去滓，稍热空心服。

泼火散 治伤暑烦躁，口苦舌干，头痛恶心，不思饮食，昏迷欲死者，即中暑门地榆散。

水葫芦丸 治冒暑毒，解烦渴。

川百药煎三两 人参二钱 麦门冬 乌梅肉 白梅肉 干葛 甘草各半两

上为细末，面糊为丸，如鸡头实大。每服含化一丸，夏月出行，可度一日。

香薷丸《和剂》 治大人小儿伤暑伏热，燥渴瞀闷，头目昏眩，胸膈烦满，呕哕恶心，口苦舌干，肢体困倦，不思饮食，或发霍乱，吐利转筋。

香薷去根，一两， 紫苏去粗梗 干木瓜 藿香洗去沙土 茯神去木。各五钱 甘草炙赤色 檀香锉 丁香各二钱半

上为细末，炼蜜和丸，每两作三十丸。每服一丸至二丸，细嚼，温汤下。

伤 湿

除湿汤见中湿。

肾着汤《三因》 治肾虚伤湿，身重腰冷，如坐水中，不渴，小便自利。

干姜炮 茯苓各四两 甘草炙 白术各二两

每服四钱，水一盏，煎七分，空心温服。

渗湿汤《和剂》 治寒湿所伤，身体重着，如坐水中，小便赤涩，大便溏泄。

苍术 白术 甘草炙。各一两 茯苓去皮 干姜炮。各二两 橘红 丁香各二钱半

每服四钱，水一盏，枣一枚，姜三片，煎七分，食前，去滓温服。

五苓散见消瘅。戊己丸见泄泻。

败毒散《活人》

羌活 独活 前胡 柴胡 芎䓖 枳壳 白茯苓 桔梗 人参已上各一两 甘草半两

上为细末，每服二钱，水一盏，入生姜二片，煎至七分，温服，或沸汤点亦得。治伤寒温疫，风湿风眩，拘蜷风痰，头疼目眩，四肢痛，憎寒壮热，项强睛疼，及老人小儿皆可服。或瘴烟之地，或瘟疫时行，或人多风痰，或处卑湿脚弱，此药不可缺也。日二三服，以知为度。烦热口干，加黄芩。

桂枝汤仲景

桂枝 芍药 生姜各三两 甘草二两，炙 大枣十二枚，擘

上㕮咀，以水七升，微火煮取三升，去滓，适寒温，服一升。服已须臾，啜热稀粥一升余，以助药力，温覆令一时许，遍身漐漐微似有汗者益佳；不可令如水流漓，病必不除。若一服汗出病差，停后服，不必尽剂。

五积散见中寒。 防己黄芪汤见身重。 五痹汤见痹。 青木香丸见气。

清热渗湿汤

黄柏盐水炒，二钱 黄连 茯苓 泽泻各一钱 苍术 白术各一钱半 甘草五分

水二盅，煎八分服。如单用渗湿，去黄连、黄柏，加橘皮、干姜。

拈痛汤见身体痛。

术附汤 治风湿相搏，身体疼烦，不能转侧，不呕不渴，大便坚硬，小便自利。及风虚头目眩重甚者，不知食味。此药暖肌补中，助阳气，止自汗。见心痛。

伤 燥

滋燥养荣汤 治皮肤皴揭，筋燥爪干。

当归酒洗，二钱 生地黄 熟地黄 白芍药 秦艽 黄芩各一钱五分 防风一钱 甘草五分

上水煎服。

大补地黄丸 治精血枯涸燥热。

黄柏盐酒炒 熟地黄酒蒸。各四两 当归酒洗 山药 枸杞子甘州佳。各三两 知母盐酒炒 山茱萸肉 白芍药各二两 生地黄二两五钱 肉苁蓉酒浸 玄参各一两五钱

上为细末，炼蜜丸，如桐子大。每服七八十丸，空心淡盐汤送下。

清凉饮子 治上焦积热，口舌咽鼻干燥。

黄芩 黄连各二钱 薄荷 玄参 当归 芍药各一钱五分 甘草一钱

用水二盅，煎至八分，不拘时服。大便秘结，加大黄二钱。

导滞通幽汤 治大便燥涩。 润肠丸俱见大便不通。

八正散见淋。

伤饮食

葛花解酲汤东垣 治饮酒太过，呕吐痰逆，心神烦乱，胸膈痞塞，手足颤摇，饮食减少，小便不利。

青皮去瓤，三钱 木香五分 橘红 人参 猪苓去皮 白茯苓各一钱半 神曲炒 泽泻 干姜 白术各二钱 白豆蔻 葛花

砂仁各五钱

上为极细末，每服三钱，白汤调服，但得微汗，则酒病去矣。此盖不得已而用之，岂可恃此酗饮成病，自损元气，惟病酒者宜之。

五苓散见消瘅。

瓜蒂散　治大满大实，气上冲逆，上部有脉，下部无脉，填塞闷乱者用之。如尺寸俱盛者，宜用备急丸。

瓜蒂炒　赤小豆煮，等分

上为细末，每服二钱，温浆水调下，取吐为度。仲景以香豉七合煮汁，和散一匕服之。若不至两尺脉绝者，不宜便吐，此药恐损元气，令人胃气不复。若止胸中窒塞，闷乱不通，以物探之，得吐则已。如探不去，方以此剂吐之。

治中汤　即理中汤加陈皮、青皮等分。

红丸子《和剂》　壮脾胃，消宿食，去膨胀。

京三棱浸软，切片　蓬莪术煨　青皮去白　陈皮去白。各五斤　干姜炮　胡椒各三斤

上为末，用醋面糊丸，如梧桐子大，矾红为衣。每服三十丸，食后姜汤送下，小儿临时加减与服。

易简红丸子修合治疗之法，并见《局方》

蓬术　三棱　橘皮　青皮　胡椒　干姜　阿魏　矾红

上每服六十丸，姜汤下。大治大人小儿脾胃之证，极有神效。但三棱、蓬术本能破癥消癖，其性猛烈，人不以此为常服之剂，然今所用者，以生产之处隔绝，二药不得其真，乃以红蒲根之类代之，性虽相近，而功力不同。应老弱虚人小儿妊妇，以其治病不能伤耗真气，但服之弗[1]疑。此药须是合令精致，用好米醋煮陈米粉为丸。若修合之时，去阿魏、矾红，名小橘皮煎，治寻常饮食所伤，中脘痞满，服之应手而愈。大病之后，谷食难化，及治中脘停醋，并生姜汤下。脾寒疟疾，生姜、橘皮汤下。心腹胀痛，紫苏、橘皮汤下。脾疼作楚，菖蒲汤下。酒疸谷疸，遍身昏黄，大麦汤下。两胁引乳痛，沉香汤下。酒积食积，面黄腹胀，时或干呕，煨姜汤下。妇人脾血作楚，及血癥气块，经血不调，或过时不来，并用醋汤咽下，寒热往来者，尤宜服之。产后状如癫痫者，此乃败血上攻，迷乱心神所致，当以此药，热醋汤下，其效尤速。男子妇人癫疾，未必皆由心经蓄热，亦有因胆气不舒，遂致痰饮上迷心窍，故成斯疾。若服凉剂过多，则愈见昏乱，常以此药，衣以辰砂，用橘叶煎汤咽下，名小镇心丸。妊妇恶阻呕吐，全不纳食，百药不治，惟此最妙，乃佐二陈汤服之。但人疑其堕胎，必不信服，每易名用之，时有神效，但恐妊妇偶尔损动，必归咎此药耳。

大七香丸《和剂》　治脾胃虚冷，心膈噎塞，渐成膈气，脾泄泻利，反胃呕吐。

香附子二两　麦蘖一两　丁香皮三两半　缩砂仁　藿香　官桂　甘草　陈皮各二两半　甘松　乌药各六钱半

上十味，为末，蜜丸弹子大。每服一丸，盐酒、盐汤任嚼下。忌生冷肥腻物。

小七香丸《和剂》　温中快膈，化积和气。治中酒呕逆，气膈食噎，茶酒食积，小儿疳气。

甘松八两　益智仁六两　香附子炒　丁香皮　甘草炙。各十二两　蓬术煨　缩砂各二两

上为末，蒸饼为丸，绿豆大。每服二十丸，温酒、姜汤、熟水任下。

---

① 弗：原作“兼”，据石经堂本改。

上二黄丸东垣　治伤热食痞闷，兀兀欲吐，烦乱不安。

黄芩二两　黄连酒洗，一两　升麻　柴胡各三钱　甘草二钱　枳实炒，半两

上为末，汤浸蒸饼丸。每服五七十丸，白汤下。

枳术导滞丸东垣　治伤湿热之物，不得旋化，而作痞满，闷乱不安。

黄芩　茯苓　白术　黄连各三钱　泽泻二钱　枳实麸炒，去瓤　神曲炒。各五钱　大黄煨，一两

上为末，汤浸蒸饼为丸。食远，白汤下五十丸。

保和丸丹溪　治食积酒积。

山楂肉二两　半夏姜制　橘红　神曲　麦芽炒　白茯苓各一两　连翘　莱菔子炒　黄连各半两

上为末，滴水为丸。加白术二两，名大安丸。

枳术丸洁古　治痞积，消食强胃。海藏云：本仲景枳术汤也，今易老改为丸，治老幼虚弱，饮食不化，或脏腑软弱者。

枳实去瓤，麸炒，一两　白术二两

上为末，荷叶裹烧饭为丸，如桐子大。每服五十丸，白术汤下。服白术者，本意不取其食速化，但久服令人胃气强实，不复伤也。

曲蘖枳术丸　治强食所致心胸满闷不快。

神曲炒　麦蘖炒　枳实去瓤，麸炒。各一两　白术二两

上制服如枳术丸法。

木香枳术丸　破滞气，消饮食，开胃进食。

木香　枳实各一两　白术二两

亦照前法丸服

槟榔丸　消宿食，破滞气。

槟榔三钱　木香　人参各二钱　陈皮五钱　甘草一钱

上为末，蒸饼丸。每服二三十丸，食前白汤下。

木香槟榔丸见气。

三黄枳术丸丹溪　治伤肉食湿面辛辣厚味之物，填塞闷乱，胸膈不快。

黄芩二两　黄连酒炒　大黄煨　神曲炒　白术　陈皮各一两

上为末，汤浸蒸饼为丸，如绿豆大。每服五十丸，白汤下。

除湿益气丸东垣　治伤湿面，心腹满闷，肢体沉重。

枳实炒　白术　黄芩生用　神曲炒。各一两　红花三钱　萝卜子炒，半两

上为末，荷叶烧饭丸。每服五十丸，白汤下。

白术丸　治伤豆粉湿面油腻之物。

白术　半夏制　神曲炒　枳实炒。各一两　橘红七钱　黄芩半两　枯白矾三分

上为末，汤浸蒸饼为丸。量所伤多少，加减服之。如素食多用干姜，故以黄芩泻之。

附：治食索粉片积方　用紫苏浓煎汁，加杏仁泥，服之即散。

半夏枳术丸　治因冷食内伤。一方，有泽泻一两，为小便淋故也。

半夏姜制　枳实炒。各一两　白术二两

上为末，荷叶烧饭为丸，桐子大。每服五十丸，白汤下。

木香干姜枳术丸　破滞气，消寒饮食。

木香三钱　干姜炮，五钱　枳实炒，一两　白术一两半

上为末，荷叶烧饭为丸。食前白汤下五十丸。

丁香烂饭丸　治食伤太阴，又治卒心胃痛。

丁香　木香　广茂炮　京三棱炮　甘

草各一钱，炙　丁香皮　甘松净　缩砂仁　益智仁各三钱　香附子半两

上为末，汤浸蒸饼为丸，如绿豆大。每服三十丸，白汤下，或细嚼亦可。

感应丸《和剂》　治中虚积冷，气弱有伤，停积胃脘，不能传化。或因气伤冷，或因饥饱食，饮酒过多，心下坚满，两胁胀痛，心腹大痛，霍乱吐泻，大便频数，后重迟涩，久痢赤白，脓血相杂，米谷不化，愈而复发。又治中酒呕吐，痰逆恶心，喜睡头旋，胸膈痞满，四肢倦怠，不思饮食，不拘新旧冷积，并皆治之。

南木香　肉豆蔻　丁香各一两半　干姜炮，一两　巴豆七十粒，去皮心膜，研出油　杏仁一百四十粒，汤泡，去皮尖，研　百草霜二两

上前四味为末外，入百草霜研，与巴豆、杏仁七味同和匀，用好黄蜡六两，溶化成汁，以重绢滤去滓，更以好酒一升，于银石器内煮蜡数沸倾出，候酒冷，其蜡自浮于上，取蜡秤用。丸春夏修合，用清油一两，铫内熬令香熟，次下酒煮蜡四两，同化成汁，就铫内乘热拌和前项药末。秋冬修合，用清油一两半，同煎煮熟成汁，和匮药末成剂，分作小锭，油纸裹放，旋丸服之。每三十丸，空心姜汤下。

雄黄圣饼子《脾胃》　治一切酒食所伤，心腹满不快。

巴豆一百枚，去油膜　雄黄半两　白面十两，炒，又罗过

上二味，为细末，同面和匀，用新汲水搅和作饼，如手大，以水再煮，候浮于汤上，看硬软，捏作饼子。每服五七饼，加至十饼、十五饼，嚼食，一饼利一行，二饼利二行，食前茶、酒任下。

木香槟榔丸《宝鉴》　治一切气滞，心腹痞满，胁肋胀闷，大小便涩滞不快利者。

木香　槟榔　青皮去白　陈皮去白　枳壳麸炒　广茂煨，切　黄连各一两　黄柏去粗皮　香附拣，炒　大黄炒。各三两　黑牵牛生，取头末，四两

上为末，滴水丸，如豌豆大。每服三五十丸，食后姜汤送下，加至微利为度。

消积集香丸《宝鉴》　治寒饮食所伤，心腹满闷疼痛，及消散积聚痃癖气块久不愈者。

木香　陈皮　青皮　京三棱炮　广茂炮　黑牵牛炒　白牵牛炒　茴香炒。各半两　巴豆半两，不去皮，用白米一勺同炒，米黑去米。

上为末，醋糊丸，如桐子大。每服七丸至十丸，温姜汤下，无时，以利为度。忌生冷硬物。

备急丹　治心腹百病，卒痛如锥刺，及胀满下气皆治之。易老名独行丸，《脾胃论》名备急大黄丸。

川大黄末　干姜末　巴豆去皮心，研，去油用霜

上各等分，和合一处，研匀，炼蜜丸，臼内杵千百下如泥，丸如小豆大。夜卧温水下一丸，如下气实者加一丸，如卒病不计时候。妇人有胎不可服。

神保丸《和剂》　治心膈痛，腹痛血痛，肾气胁下痛，大便不通，气噎，宿食不消。

木香　胡椒各二钱半　巴豆十粒，去皮心膜，研　干蝎七枚

上四味，为末，汤浸蒸饼为丸，麻子大，朱砂三钱为衣。每服五丸，心膈痛，柿蒂、灯心汤下；腹痛，柿蒂、煨姜煎汤下；血痛，炒姜醋汤下；肾气胁下痛，茴香酒下；大便不通，蜜汤调槟榔末一钱下；气噎，木香汤下；宿食不消，茶酒浆饮任下。

三棱消积丸《脾胃》　治伤生冷硬物，不能消化，心腹满闷。

神曲炒　京三棱炮　广茂炮。各七钱　怀香炒　青皮　陈皮各五钱　丁皮　益智各三钱　巴豆和米皮炒焦，去米，五钱

上为末，醋面糊为丸，如桐子大。每服十丸至二十丸，温姜汤下，食前服。量虚实加减。得更衣，止后服。

神应丸《元戎》　治伤一切冷物潼乳，腹痛肠鸣飧泄。许学士云：此方得之王景长之家，近世名医多用，即知此方乃古方也，惟此为真，《局方》高殿前家亦非也。本方虽云秘者能下，泄者能止，用之少效，予反复本草味药性，但言巴豆得火者良，予改法为神应丸。

木香一钱　丁香别研　干姜炮　百草霜研细。各半两，已上四味，为末和匀　杏仁半两　巴豆半两，炒去油尽，微存性　蜡二两，醋煮去垢，先备下

上同研为泥，上四味和匀，重罗细，入泥中，熔化蜡，入小油半两，同药研及数百回后，至凝可搓作挺，蜡纸封裹。每挺可重一钱，米饮下。

獭肝丸　治食鱼鲙不消生瘕，常欲食鲙者。

獭骨肝肺　大黄各八分　芦根　鹤骨各七分　桔梗五分　干姜　桂心各四分　斑蝥二十一枚，炙

上为细末，炼蜜和丸。酒服十丸至十五丸，日再，瘥。

治食鲙在心胸间不化，吐不出，速下除之，久成癥病方。仲景

陈皮一两　大黄　朴硝各二两

上三味，用水一大升，煮取半升，顿服消。

又用马鞭草捣汁饮。

又饮姜叶汁一升亦消。

又可服吐药吐之。

治食狗肉不消，心下坚，或腹胀，口干大渴，心急发热，狂言妄语，或洞下方。

上用杏仁一升，去皮研，以沸汤三升和绞汁，三服，狗肉原片皆出净。

又方　以芦根，水煮汁饮之消。

当归四逆汤见厥。　通脉四逆汤见泄泻。　理中丸见痞。　五积散见中寒。　养胃汤见伤暑。　芎芷香苏饮见脚气。

和解散《和剂》　治四时伤寒头痛，烦躁自汗，咳嗽吐利。

厚朴去粗皮，姜汁制　陈皮洗。各四两　藁本　桔梗　甘草各半斤　苍术去皮，一斤

上为粗末，每服三钱，水一盏半，姜三片，枣二枚，煎七分，不拘时热服。

冲和汤，即参苏饮加木香。

半夏茯苓汤见痰饮。　理中汤见霍乱。　缩脾饮见中暑。　酒煮黄连丸见伤暑。

枳实半夏汤《和剂》

枳实　半夏各等分　加麦蘖

每服七钱，水二盏，姜五片，煎八分，温服无时。

曲蘖丸　治酒积癖不消，心腹胀满，噫酸，哕逆不食，胁肋疼痛。

神曲炒　麦蘖炒。各一两　黄连半两，锉，同巴豆三粒炒黄，去巴豆

上为细末，沸汤搜和，丸如梧桐子大。每服五十丸，食前姜汤下。

酒癥丸　治饮酒过度，头旋，恶心呕吐，酒停遇酒即吐，久而成癖者。

雄黄如皂角子大　巴豆不去油皮　蝎梢各十五枚

上研细，入白面五两半，水和丸，如豌豆大。候稍干，入麸炒香，将一丸放水中，浮即去麸。每服二丸，温酒下，茶亦可。

饮酒令无酒气方《千金》，下同。

干蔓青根二七枚，三遍蒸，为末，取两钱许，酒后水服。

治恶酒健嗔方　取其人床上尘，和酒饮之。空井中倒生草烧灰饮之，勿令知。

断酒方　酒七升，著瓶中，熟朱砂半两著酒中，急塞瓶口，安著猪圈中，任猪摇动，经七日，取酒尽饮。

又方　故毡中葈耳子七枚，烧作灰，黄昏时暖一杯酒，呪言与病狂人饮也，勿令知之，后不喜饮酒也。

又方　白猪乳汁一升饮之，永不饮酒。

又方　鸬鹚屎烧灰，水服方寸匕，永断。

又方　自死蛴螬干，捣末和酒与饮，永世闻酒名即呕，神验。

又方　酒客吐中肉七枚，阴干，烧末服之。

法制陈皮　消食化气，宽利胸膈，美进饮食。

茴香炒　甘草炙。各二两　青盐炒，一两　干生姜　乌梅肉各半两　白檀香二钱半

上六味，为末，外以陈皮半斤，汤浸去白净四两，切作细条子。用水一大碗，煎药末三两，同陈皮条子一处慢火煮，候陈皮极软控干，少时用干药末拌匀焙干。每服不拘多少，细嚼，温姜汤下，无时。

法制槟榔　治酒食过度，胸膈膨满，口吐清水，一切积聚。

鸡心槟榔一两，切作小块　缩砂取仁　白豆蔻取仁　丁香切作细条　粉草切作细块。各一两　橘皮去白，切作细条　生姜各半斤，切作细条　盐二两

上件用河水两碗浸一宿，次日用慢火，砂锅内煮干焙干，入新瓶收。每服一撮，细嚼酒下；或为细末，汤调服亦可。

伤劳倦

补中益气汤东垣

黄芪病甚热甚者一钱　人参三分，有嗽去之　甘草炙，五分　当归身酒制　橘皮　升麻　柴胡各二分　白术三分　薛新甫常用方：芪、参、术各一钱半，归一钱，橘七分，柴、升各五分。

水二盏，煎至一盏，量气弱气盛，临病斟酌水盏大小，去渣，食远稍热服。如伤重者，不过二服而愈，若病久者，以权立加减法治之。详见论中。

朱砂安神丸见虚烦。

小建中汤即桂枝芍药汤。

桂枝去粗皮　甘草炙　生姜切。各三两　芍药六两　大枣十二枚，擘　胶饴一升

上六味，以水七升，煮取三升，去滓，内胶饴，更上微火消解，温服一升，日三服。呕家不可用建中汤，以甜故也。

理中汤见霍乱。　平胃散见中食。　抵当汤丸俱见畜血。　神圣复气汤见腹痛。

白术附子汤

白术　附子炮　陈皮　苍术制　厚朴制　半夏汤泡　茯苓去皮　泽泻各一两　猪苓去皮，半两　肉桂四钱

每服五钱，水一盏，生姜三片，煎至半盏，食前温服。量虚实加减。

草豆蔻丸见心痛。　清暑益气汤见伤暑。

当归补血汤《宝鉴》

黄芪一两　当归二钱，酒洗

上㕮咀，作一服，水三盏，煎至一盏，去滓温服，食前。

治虚寒，育气汤以下诸方，散见各门及《卫生宝鉴》中，不复繁引。

菟丝子丸《和剂》　治肾气虚损，五劳七伤，脚膝酸疼，面色黧黑，目眩耳鸣，心忡气短，时有盗汗，小便滑数。

菟丝子酒洗制　鹿茸酥炙，去毛　泽泻　石龙芮去土　肉桂　附子炮，去皮。各一两　石斛去根　熟地黄　白茯苓　牛膝酒浸，焙　山茱萸肉　续断　防风　杜仲制　肉

苁蓉酒浸，焙　补骨脂去毛，酒炒　荜澄茄　巴戟肉　沉香　株香炒。各七钱半　五味子　川芎　桑螵蛸酒浸，炒　覆盆子各半两

上为细末，酒煮面糊丸，如桐子大。每服三十丸，温酒、盐汤任下。

十补丸　治肾脏虚冷，面黑足寒，耳聋膝软，小便不利。

附子炮　五味子各二两　山茱萸肉　山药　牡丹皮　鹿茸制　桂心　茯苓　泽泻各一两

上为末，炼蜜丸，如桐子大。每服六七十丸，盐汤下。

治虚热，人参黄芪散诸方，亦散见虚劳各门及《宝鉴》中，不复繁引。

调中益气汤东垣

黄芪一钱　人参　甘草炙　当归　白术各半钱　白芍药　柴胡　升麻各三分　橘皮二分　五味子十五粒

水二盏，煎至一盏，去滓温服，食前。

升阳顺气汤东垣

黄芪一两　半夏三钱，汤洗七次　草豆蔻二钱　神曲一钱五分，炒　升麻　柴胡　当归身　陈皮已上各一钱　甘草炙　黄柏已上各五分　人参去芦，三分

上㕮咀，每服三钱，水二盅，生姜三分，煎至一盅，去滓温服，食前。

升阳补气汤东垣

厚朴姜制，五分　升麻　羌活　白芍药　独活　防风　甘草炙　泽泻已上各一钱　生地黄一钱半　柴胡二钱半

上为粗末，每服五钱，水二盏，生姜二片，枣二枚，煎至一盏，去滓，食前大温服。

门冬清肺饮东垣

紫菀茸一钱五分　黄芪　白芍药　甘草各一钱　人参去芦　麦门冬去心，各五分　当归身三分　五味子三粒

上分作二服，每服水二盏，煎至一盏，去滓，食后温服。

大阿胶丸见吐血。　**人参清镇丸**见咳嗽。**皂角化痰丸**见痰饮。　**白术和胃丸**，即和中丸。见不能食。

虚　劳

仲景大黄䗪虫丸　结在内者，手足脉必相失，宜此方，然必兼大补剂琼玉膏之类服之。

大黄十分，古以二钱半为一分，当是二两半，蒸　黄芩二两　甘草三两　桃仁一升　杏仁一升　地黄十两　芍药四两　干漆一两　虻虫一升　水蛭百枚　蛴螬一升　䗪虫半升

上十二味，末之，炼蜜为丸，小豆大。酒饮服五丸，日三服。

陈大夫传仲景百劳丸见畜血。

四君子汤　治真气虚弱，及短气脉弱。

白术　人参　黄芪　茯苓各等分

上为粗末，每服五钱，水一盏，煎至七分，食远温服。一方，无黄芪，有甘草减半。加陈皮，名异功散。加陈皮、半夏，名六君子汤。

四物汤　益荣卫，滋气血。

熟地黄补血。如脐下痛，非此不能除，乃通肾经之药也　川芎治风，泄肝木也。如血虚头痛，非此不能除，乃通肝经之药　芍药和血理脾。如腹中虚痛，非此不能除，乃通脾经之药也　当归如血刺痛，非此不能除，乃通肾经之药

上为粗末，水煎。又春则防风四物，加防风，倍川芎。夏则黄芩四物，加黄芩，倍芍药。秋则门冬四物，加天门冬，倍地黄。冬则桂枝四物，加桂枝，倍当归。若血虚而腹痛，微汗而恶风，四物茂桂，谓之腹痛六合。若风眩，加秦艽、羌活，谓之风六合。若发热而烦，不能睡卧，加黄连、栀子，谓之热六合。若中湿

身沉重无力，身凉微汗，加白术、茯苓，谓之湿六合。若气虚弱，起则无力，尪然而倒，加厚朴、陈皮，谓之气六合。若虚寒脉微自汗，气难布息，便清白，加干姜、附子，谓之寒六合。若身热脉躁，头昏项强者，加柴胡、黄芩。若因热生风者，加川芎、柴胡、防风。若目赤暴发，作云翳，疼痛不可忍，宜四物龙胆汤。方见眼目门。　若疮疾，加荆芥，酒煎常服。若虚烦不得睡，加竹叶、人参。若虚热，四物与参苏饮相合，名补心汤主之。若烦躁大渴，加知母、石膏。若阴虚致热与血相搏，口舌干，渴饮水，加瓜蒌、麦门冬。若诸痛有湿者，宜四物与白术相半，加天麻、茯苓、穿山甲，酒煎。若四肢肿痛，不能行动，四物苍术各半汤主之。若呕者，加白术、人参、生姜。若水停心下，微吐逆者，加猪苓、茯苓、防己。若治燥结，四物与调胃承气汤各半，为玉烛散。若脏闭涩者，加大黄、桃仁。若老人风秘，加青皮等分煎。若流湿润燥，宜四物理中各半汤。若滑泻者，加官桂、附子。若血痢，加胶艾煎。若腹胀，加厚朴、枳实。若虚劳气弱，咳嗽喘满，宜厚朴六合。四物汤四两，厚朴姜制一两，枳实麸炒半两。若血气上冲，心腹胁下满闷，宜治气六合。四物汤四两，加木香、槟榔各一两。若发寒热者，加干姜炒黑、牡丹皮、白芍药、柴胡。若虚壮热似伤寒者，加人参、柴胡。四物与桂枝、麻黄、白虎、柴胡、理中、四逆、茱萸、承气、凉膈等皆可作各半汤，此易老用药大略也。四物汤加减治妇人杂病方二十六道，见妇人部。四物汤加减治妊娠伤寒方名六合汤一十五道，见伤寒部。四物汤加减调经方七道见调经。

八物汤偶方，四物、四君子二方和合也。

白术　茯苓　人参、黄芪　当归　芍药　川芎　熟地黄

上为散，每五钱，水二盏，煎至一盏，去滓，食后温服。

十全大补散　治男子妇人诸虚不足，五劳七伤，不进饮食，久病虚损，时发潮热，气攻骨脊，拘急疼痛，夜梦遗精，面色痿黄，脚膝无力，喘嗽中满，脾肾气弱，五心烦闷，并皆治之。

肉桂　甘草　芍药　黄芪　当归　川芎　人参　白术　茯苓　熟地黄各等分

上为粗末，每服二大钱，水一盏，生姜三片，枣二枚，煎至七分，不拘时温服。肉桂、芍药、甘草，小建中汤也；黄芪与此三物，即黄芪建中汤也；人参、茯苓、白术、甘草，四君子汤也；川芎、芍药、当归、地黄，四物汤也。以其气血俱衰，阴阳并弱，法天地之成数，故名十全散。

圣愈汤　治一切失血，或血虚烦渴躁热，睡卧不宁，或疮证脓水出多，五心烦热作渴等证。

熟地黄生者，自制　生地黄　当归酒拌。各一钱　人参　黄芪炒　川芎各二钱

上水煎服。

金刚丸　牛膝丸　煨肾丸并见痿。

六味丸一名地黄丸，一名肾气丸　治肾经不足，发热作渴，小便淋闭，气壅痰嗽，头目眩晕，眼花耳聋，咽燥舌痛，齿牙不固，腰腿痿软，自汗盗汗，便血诸血，失音，水泛为痰，血虚发热等证，其功不能尽述。

熟地黄八两，杵膏　山茱萸肉　干山药各四两　牡丹皮　白茯苓　泽泻各三两

上各另为末，和地黄膏，加炼蜜丸，桐子大。每服七八十丸，空心食前滚汤下。

八味丸　治命门火衰，不能生土，以

致脾胃虚弱，饮食少思，大便不实，脐腹疼痛，夜多漩溺等证。即六味丸加肉桂、附子各一两。

加减八味丸 治肾水不足，虚火上炎，发热作渴，口舌生疮，或牙龈溃烂，咽喉作痛，或形体憔悴，寝汗发热，五脏齐损。即六味丸加肉桂一两 五味子二两。

黑地黄丸《保命》 加五味子为肾气丸 治阳盛阴衰，脾胃不足，房室虚损，形瘦无力，面多青黄，而无常色，此补气益胃之剂也。

苍术一斤，油浸 熟地黄一斤 五味子半斤 干姜秋冬一两，夏半两，春七钱

上为细末，枣肉丸，如梧子大。食前米饮或酒服百丸。治血虚久痔甚妙。

经云：肾苦燥，急食辛以润之。此药开腠理，生津液，通气，又五味子酸以收之，此虽阳盛而不燥热，乃是五脏虚损于内，故可益血收气，此药类象神品方也。

还少丹《杨氏》 大补心肾脾胃，治①一切虚损，神志俱耗，筋力顿衰，腰脚沉重，肢体倦怠，血气羸乏，小便浑浊。

干山药，牛膝酒浸 远志去心 山茱萸去核 白茯苓去皮 五味子 巴戟酒浸，去心 肉苁蓉酒浸一宿 石菖蒲 楮实 杜仲去粗皮，姜汁、酒拌，同炒断丝 舶茴香各一两 枸杞子 熟地黄各二两 此据《宝鉴》所定。考杨氏原方，山药、牛膝各一两半，茯苓、茱萸、楮实、杜仲、五味、巴戟、苁蓉、远志、茴香各一两，菖蒲、地黄、枸杞各半两

上为细末，炼蜜同枣肉为丸，如桐子大。每服三十丸，温酒或盐汤下，日三服，食前。五日觉有力，十日精神爽，半月气壮，二十日目明，一月夜思饮食，冬月手足常暖。久服令人身体轻健，筋骨壮盛，悦泽难老。更看体候加减，如热加山栀子一两，心气不宁加麦门冬一两，少精神加五味子一两，阳弱加续断一两。常服固齿，无瘴疟。妇人服之，容颜悦泽，暖子宫，去一切病。

和中丸见不能食。

续断汤《济生》，下同 治肝劳虚寒，胁痛胀满，挛缩，烦闷，眼昏，不食。

川续断酒浸 川芎 当归酒浸，去芦 陈皮去白 半夏制 干姜炮。各一两 肉桂不见火 炙甘草各半两

㕮咀，每服四钱，水一盏，姜五片，煎服无时。

羚羊角散 治肝劳实热，两目赤涩，烦闷热壅。

羚羊角镑 柴胡去芦 黄芩 当归 决明子 羌活 赤芍药 炙甘草各等分

煎服法同前续断汤。

远志饮子 治心劳虚寒，梦寐惊悸。

远志去心 茯神去木 肉桂 人参 酸枣仁炒 黄芪 当归酒浸。各一两 甘草炙，半两

煎服法同前。

酸枣仁汤 治心肾水火不交，精血虚耗，痰饮内蓄，怔忡恍惚，夜卧不安。

酸枣仁泡，去皮，炒，一两半 远志肉 黄芪 莲肉去心 罗参 当归酒浸，焙 白茯苓茯神各一两 陈皮净 粉草炙。各半两

㕮咀，每服四钱，水一盏半，姜三片，枣一枚，瓦器煎七分，日三服，临卧一服。

黄芩汤 治心劳实热，口疮烦渴，小便不利。

泽泻 栀子仁 黄芩 麦门冬去心 木通 生地黄 黄连 甘草炙。各等分

每服四钱，水一盏，姜五片，煎服无时。

白术散 治脾寒虚劳，呕吐不食，腹

---

① 治：原脱，据《卫生宝鉴》补。

痛泄泻，胸满喜噫。

白术 人参 草果仁 厚朴制 肉豆蔻面裹煨熟，取出去面，用豆蔻 陈皮净 木香 麦蘖炒。各一两 甘草炙，半两

㕮咀，每服四钱，水一盏，姜五片，枣一枚，煎服无时。

小甘露饮 治脾劳实热，身体眼目悉黄，舌干，咽喉肿痛。

黄芩 升麻 茵陈 栀子仁 桔梗炒 生地黄 石斛 甘草炙。各等分

每服四钱，水一盏，姜五片同煎，温服无时。

温肺汤 治肺劳虚寒，心腹冷痛，胸胁逆满，气穿背痛，饮食即吐，虚乏不足。

人参 钟乳粉 制半夏 肉桂不见火 橘红 干姜炮。各一两 木香不见火 甘草炙。各半两

煎服法同前。

二母汤 治肺劳实热，面目浮肿，咳嗽喘急，烦热颊赤，骨节多痛，乍寒乍热。

知母 贝母去心膜 杏仁去皮尖，炒 甜葶苈炒，各半两 制半夏 秦艽 橘红各一两 炙甘草半两

煎服法同前。

羊肾丸 治肾劳虚寒，面肿垢黑，腰脊引痛，屈伸不利，梦寐惊悸，小便白浊。

熟地黄酒蒸，焙 杜仲炒 菟丝子酒蒸，别研 石斛去根 黄芪 续断酒浸 肉桂 磁石煅醋淬 牛膝酒浸，去芦 沉香别研 五加皮洗 山药炒。各一两

上为细末，用雄羊肾两对，以葱、椒、酒煮烂，入少酒糊杵丸，如梧子大。每七十丸，空心盐汤送下。

地黄汤 治肾劳实热，腹胀耳聋，常梦大水。

生地黄 赤茯苓 玄参 石菖蒲 人参 黄芪 远志肉甘草煮 炙甘草各一两

㕮咀，每服四钱，水一盏，姜五片，煎服无时。

木瓜散 治筋虚极，脚手拘挛，十指甲痛，数转筋，甚则舌卷卵缩，唇青面黑。

木瓜去子 虎胫骨酥炙 五加皮洗 当归酒浸 桑寄生 酸枣仁制 人参 柏子仁 黄芪各一两 炙甘草半两

煎服法同前。

五加皮汤 治筋实极，咳则两胁下痛，不可转动，并脚心痛不可忍，手足爪甲青黑，四肢筋急。

羌活 羚羊角镑 赤芍药 防风 五加皮洗 秦艽 枳实麸炒，去穰 甘草炙。各半两

煎服法同前。

茯神汤 治脉虚极，咳则心痛，喉中介介如梗状，甚则咽肿。

茯神去木 人参 远志甘草煮，去心 通草 麦门冬去心 黄芪 桔梗炒 甘草炙。各等分

㕮咀，每服四钱，水一盏，姜五片，煎服无时。

麦门冬汤 治脉实极，气衰血焦，发落好怒，唇口赤甚。

麦门冬去心 远志甘草煮，去心 人参 黄芩 生地黄洗 茯神 石膏煅。各一两 甘草炙，半两

煎服法同前。

半夏汤 治肉虚极，体重，连肩胁不能转，动则咳嗽，胀满痰饮，大便不利。

制半夏 白术 人参 茯苓 陈皮净 附子炮 木香 肉桂 大腹皮 炙甘草各等分

煎服法同前。

薏苡仁散 治肉实极，肌肤淫淫如鼠

走，津液开泄，或时麻痹不仁。

薏苡仁　石膏煅　川芎　肉桂　防风　防己　羚羊角镑　赤芍药　杏仁去皮，麸炒　甘草炙。各等分

煎服法同前。

紫菀汤　治气虚极，皮毛焦枯，四肢无力，喘急短气。

紫菀茸洗　干姜炮　黄芪　人参　五味子　钟乳粉　杏仁麸炒，去皮　甘草炙。各等分

㕮咀，每服四钱，水一盏，姜五片，枣一枚，煎服无时。

前胡汤　治气实极，胸膈不利，咳逆短气，呕吐不食。

前胡　制半夏　杏仁制炒　紫苏子炒　枳实麸炒　净陈皮　桑白皮炙　甘草炙。各等分

㕮咀，每服四钱，水一盏，姜五片，煎服无时。

鹿角丸　治骨虚极，面肿垢黑，脊痛不能久立，血气衰惫，髮落齿枯，甚则喜睡。

鹿角二两　牛膝酒浸，焙，去芦，一两半

上为细末，炼蜜丸，如梧子大。每服七十丸，空心盐汤下。

玄参汤　治骨实极，面色焦枯，隐曲膀胱不通，牙齿脑髓苦痛，手足酸疼，大小便秘。

玄参　生地黄洗　制枳壳　车前子　黄芪　当归酒浸　麦门冬去心　白芍药各一两　炙甘草半两

㕮咀，每服四钱，水一盏，姜五片，煎服无时。

磁石丸　治精虚极　体气瘦悴，梦中走泄，后遗沥不已，小便白浊，甚则阴痿。

磁石二两，煅，醋淬　肉苁蓉酒浸，焙　鹿茸酒蒸　续断酒浸　杜仲姜炒　赤石脂煅　柏子仁炒，另研　熟地黄酒蒸，焙　山茱萸肉　菟丝子酒蒸，另研　巴戟去心　韭子炒。各一两

上为细末，酒糊丸，梧子大。每服七十丸，空心，盐酒、盐汤任下。

石斛汤　治精实极，眼视不明，齿焦髮落，通身虚热，甚而胸中烦闷，夜梦遗精。

小草　石斛　黄芪　麦门冬去心　生地黄洗　白茯苓　玄参各一两　甘草炙，半两

㕮咀，每服四钱，水一盏，姜五片，煎服无时。

人参养荣汤《和剂》　治脾肺俱虚，发热恶寒，肢体瘦倦，食少作泻等证。若气血虚而变见诸证，勿论其病，勿论其脉，但用此汤，其病悉退。

白芍药一钱五分　人参　陈皮　黄芪蜜炙　桂心　当归　白术　甘草炙。各一钱　熟地黄　五味子炒，杵　茯苓各七分半　远志五分，去心

上姜、枣，水煎服。

双和汤《和剂》　治虚劳，养气血。

白芍药七两半　熟地黄酒洗　黄芪去芦，蜜炙　当归去芦，洗，酒浸，焙　川芎各三两　炙甘草　肉桂不见火。各二两二钱半

上为末，每服三钱，水一盏，姜三片，枣一枚，煎七分，空心温服。

七珍散见不能食。

乐令建中汤《和剂》　治脏腑虚损，身体消瘦，潮热自汗，将成劳瘵。此药大能退虚热，生血气。

前胡　细辛净　黄芪蜜涂炙　人参　桂心　橘皮去白　当归洗去土　白芍药　茯苓去皮　麦门冬去心　甘草炙。各一两　半夏汤洗七次，切，七钱半

每服四钱，水一盏，姜四片，枣一枚，煎七分，不拘时热服。

究原双补丸《简易》　治一切虚损，

五劳七伤，面目黧黑，唇口干燥，目暗耳鸣，夜梦惊恐，四肢酸疼。

鹿角霜三两 黄芪炙 沉香 熟地黄洗，再蒸 菟丝子酒浸，蒸，焙 覆盆子去枝蒂 人参去芦 宣木瓜 白茯苓去皮 五味子炒 薏苡仁炒 肉苁蓉洗，酒浸 石斛去根，炒， 当归去芦，酒浸 泽泻去土，蒸。各一两 麝香一钱，另研 朱砂半两，为衣，别研

上为末，炼蜜丸，如桐子大。每服七十丸，空心盐汤送下。

十四味建中汤《和剂》 治荣卫失调，气血不足，积劳虚损，形体羸瘠，短气嗜卧，欲成劳瘵。

当归酒浸，焙 白芍药 白术 麦门冬去心 甘草炙 肉苁蓉酒浸 人参 川芎 肉桂 附子炮 黄芪炙 制半夏 熟地黄酒蒸，焙 茯苓各等分

㕮咀，每服三钱，水一盏，姜三片，枣一枚，空心温服。

参术膏 治中风虚弱，诸药不应，或因用药失宜，耗伤元气，虚证蜂起，但用此药，补其中气，诸证自愈。

人参 白术各等分

上水煎稠，汤化服之。

黄芪鳖甲散见咳嗽血。

人参散《本事》 治邪热客经络，痰嗽烦热，头目昏痛，盗汗倦怠，一切血热虚劳。

黄芩半两 人参 白术 茯苓 赤芍药 半夏曲 柴胡 甘草 当归 干葛各一两

每服三钱，水一盏，姜四片，枣二枚，煎七分，不拘时温服。

易简逍遥散《元戎》 治血虚劳倦，五心烦热，肢体疼痛，头目昏重，心忪颊赤，口燥咽干，发热盗汗，减食嗜卧。及血热相搏，月水不调，脐腹胀痛，寒热如疟。又疗室女荣卫不和，痰嗽潮热，肌肤羸瘦，渐成骨蒸。加山栀、牡丹皮，为加味逍遥散。

白茯苓 白术 当归 白芍药 柴胡各一两 甘草半两

上㕮咀，每服四钱，水一盅，煨生姜一块，切片，煎至六分，去滓热服，无时。

清骨散 专退骨蒸劳热。

银柴胡一钱五分 胡黄连 秦艽 鳖甲醋炙 地骨皮 青蒿 知母各一钱 甘草五分

水二盅，煎八分，食远服。血虚甚加当归、芍药、生地。嗽多加阿胶、麦门冬、五味子。

秦艽扶羸汤 治肺痿骨蒸，已成劳嗽，或寒或热，声嗄不出，体虚自汗，四肢怠惰。

软柴胡二钱 人参 鳖甲醋炙 秦艽 当归酒洗 紫菀 半夏各一钱 地骨皮一钱半 甘草五分

热甚者加青蒿，汗多加黄芪，去半夏、生姜。

水二盅，姜三片，乌梅、大枣各一枚，煎七分，食后服。

保真汤 治劳证体虚骨蒸，服之决补。

当归 生地黄 熟地黄 黄芪蜜水炙 人参 白术 甘草 白茯苓各五分 天门冬去心 麦门冬去心 白芍药 黄柏盐水炒 知母 五味子 软柴胡 地骨皮 陈皮各一钱 莲心五分

水二盅，姜三片，枣一枚，煎八分，食远服。

茯苓补心汤见鼻衄。 鹿茸橘皮煎丸见不能食。

三才封髓丹《宝鉴》 降心火，益肾水，滋阴养血，润补不燥。

天门冬去心 熟地黄 人参各半两 黄

柏三两　砂仁一两半　甘草七钱半，炙

上六味，为末，面糊丸，桐子大。每服五十丸，用苁蓉半两，切作片，酒一盏，浸一宿，次日煎三四沸，去滓，空心食前送下。

天真丹《宝鉴》　治下焦阳虚。

沉香　穿心巴戟酒浸　茠香炒　萆薢酒浸，炒　葫芦巴炒香　破故纸炒香　杜仲麸炒去丝　琥珀　黑牵牛盐炒去盐。各一两　官桂半两

上十味，为末，用浸酒打糊为丸，如桐子大。每服五十丸，空心温酒送下，盐汤亦得。

天真丸《御药》　治一切亡血过多，形槁肢羸，食饮不进，肠胃滑泄，津液枯竭。久服生血养气，暖胃驻颜。

精羊肉七斤，去筋膜脂皮，批开，入下药末　肉苁蓉十两　当归十二两，洗，去芦　山药湿者去皮，十两　天门冬去心，焙干，一斤

上四味，为末，安羊肉内裹缚，用无灰酒四瓶，煮令酒尽，再入水二升，煮候肉糜烂，再入：

黄芪末五两　人参末三两　白术末二两

熟糯米饭焙干作饼，将前后药末和丸，梧子大。一日二次，服三百丸，温酒下。如难丸，用蒸饼五七枚焙干，入臼中杵千下丸之。

生脉散见中暑。

三才丸

天门冬　地黄　人参各等分

上为末，炼蜜丸，空心服。

霞天膏见积聚。　滚痰丸见痰饮。倒仓法见积聚。　当归龙荟丸见胁痛。

柴胡饮子《宝鉴》　解一切肌骨蒸热，寒热往来，及伤寒发汗不解，或汗后余热劳复，或妇人经病不快，产后但有此证，并宜服之。

黄芩　甘草炙　大黄　芍药　柴胡　人参　当归各半两

㕮散，每服四钱，水一盏，姜三片，煎至六分，去滓温服。

防风当归饮子《保命》　治烦热，皮肤索泽，食后煎服，宜以此饮下地黄丸。

柴胡　人参　黄芩　甘草　防风　大黄　当归　芍药各半两　滑石二钱

上㕮咀，每服五钱，水一盏半，姜三片，煎七分，温服。如痰嗽，加半夏。如大便黄，米谷完出，惊悸，溺血淋闭，咳血衄血，自汗头痛，积热肺痿，后与大金花丸。

大金花丸

黄柏　黄芩　黄连　山栀各一两

上为细末，水丸小豆大。每服一百丸，温水下，日二三服。或大便实加大黄，自利不用大黄①。如中外热者，此药作散煎服，名解毒汤。腹痛呕吐欲作利者，每服解毒汤半两，加半夏、茯苓、厚朴各三钱，姜三片。如白脓后重，下利后重者，加大黄三钱。

麦煎散　治少男室女，骨蒸黄瘦，口臭，肌热盗汗，妇人风血攻疰四肢。

赤茯苓　当归　干膝　鳖甲醋炙　常山　大黄煨　柴胡　白术　生地黄　石膏各一两　甘草半两

上为末，每服三钱，小麦五十粒，水煎，食后临卧服。若有虚汗，加麻黄根一两。

秦艽鳖甲散《宝鉴》，下同　治骨蒸壮热，肌肉消瘦，唇②红颊赤，气粗，困倦盗汗。

鳖甲一两，去裙，醋炙　柴胡　地骨皮各一两　秦艽　知母　当归各半两

上为粗末，每服半两，水一盏，入乌

① 不用大黄：原脱，据《保命集》补。
② 唇：原作"舌"，据《卫生宝鉴》改。

梅一枚，青蒿五叶，同煎至七分，去滓温服，临卧，空心各一服。《元戎》地骨皮枳壳散，有枳壳各等分，无青蒿，有桃柳枝头各七个，姜三片。又去秦艽、当归，加贝母，为柴胡鳖甲散，大便硬者服之。大便溏者，半气半血，服逍遥散。

人参地骨皮散　治脏中积冷，营中热，按之不足，举之有馀，阴不足而阳有馀也。

茯苓半两　知母　石膏各一两　地骨皮　人参　柴胡　生地黄各一两五钱

上㕮咀，每服一两，生姜三片，枣一枚，水煎，细细温服。间服生精补虚地黄丸。

人参柴胡散　即前人参散，无黄芩。

火郁汤　柴胡升麻汤俱见发热。

猪肚丸

牡蛎煅　白术各四两　苦参三两

上为细末，以猪肚一具，煮极烂，剉研如膏和丸，如桐子大。每服三十丸，米饮送下，日三四服。此药神应，瘦者服之即肥，莫测其理。

传　尸　劳

芎归血余散《直指》

室女顶门生髪一小团，井水洗去油腻，法醋浸一宿，日中晒干，纸裹① 火烧存性　真川芎半两　当归三两　木香　桃仁水浸，去皮，焙。各二钱　安息香　雄黄各一钱　全蝎二枚　江上大鲤鱼头生截断，一枚，醋炙酥

上为末，分作四服，每服井水一大碗，净室中煎七分，入红硬降真香末半钱，烧北斗符入药，月初五更，空心向北目天，咒曰：瘵神瘵神，害我生人，吾奉帝敕，服药保身，急急如律令！咒五遍，面北服药毕，南面吸生气入口腹中，烧降香置床底下，午时又如前服药。

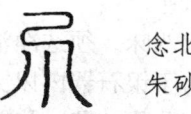

北斗符　敕  念北斗咒　朱砂书符

鳖甲生犀散《直指》　治瘵疾，杀瘵虫，取出恶物。

天灵盖一具，男者色不赤可用，女者色赤勿用，以檀香煎汤候冷洗。咒曰：电公灵，雷公圣，逢传尸，即须应，急急如律令！咒七遍讫，次用酥炙黄　生鳖甲一枚，去裙，醋炙黄　虎长牙二枚，醋炙酥，如无，则用牙关骨半两　安息香　桃仁水浸，去皮，焙　槟榔鸡心者。各半两　生犀角　木香　甘遂　降真香　干漆杵碎，炒烟略尽存性　阿魏酒浸，研。各三钱　雷丸二钱　穿山甲取四趾，醋炙焦　全蝎三个　蚯蚓十条，生研和药

上件为末，每服半两，先用豉心四十九粒，东向桃、李、桑、梅小梢各二茎，长七寸，生蓝青七叶，青蒿一小握，葱白连根洗五茎，石臼内同杵，用井水一碗半，煎取一盏，入童子尿一盏，内药末，煎取七分，入麝一字，月初旬五更空心温服，即以被覆汗。恐汗中有细虫，软帛拭之，即焚其帛。少时必泻虫，以净桶盛，急钳取虫，付烈火焚之，并收入磁器中，瓦片傅雄黄盖之，泥和灰扎，埋深山绝人行处。

天灵盖散即前方之变。

天灵盖两指大，洗咒炙如前法　槟榔如鸡心者五枚，为末　阿魏五钱，细研　辰砂另研　麝香另研。各二钱半　安息香铜刀子切，入乳钵内研，同诸药拌和，七钱半　连珠甘遂五钱，为末，一方不用此味

上六味，研极细，和令匀，每服三大钱，用后汤使下。

薤白二七茎　青蒿二握　甘草二茎，五寸许　葱白二七茎　桃枝以下并用向东南嫩者　柳枝　桑白皮一云桑枝　酸石榴根一云枝。各二

① 裹：原作“揔”，据《直指方》改。

握，七寸许

上八味，须选净洁处采，用童子小便四升，于银石器内以文武火煎至一升，滤去滓，分作三盏，将前药末调下，五更初服，男患女煎，女患男煎。服药后如觉欲吐，即用白梅肉止之。五更尽，觉脏腑鸣，须转下虫及恶物黄水，异粪异物。若一服未下，如人行五七里，又进一服，至天明更进一服，并温吃。如泻不止，用龙骨、黄连等分为末，熟水调下五钱，次吃白梅粥补之。

五痨麝香散　治男子妇人传尸，骨蒸实热。

天灵盖二钱半　柴胡一两　犀角屑半两　甘草三寸，患人中指长，男左女右　东引桃枝　青蒿　东引柳枝　石榴皮四味各一握　阿胶　薤白　葱白各七寸　麝香二钱半

上为末，用童便二升半浸药一宿，明日早晚煎至升半，去滓服之。若男病女煎，女病男煎。忌猫、鸡、犬、驴、马、僧、尼、孕妇、生人、孝子见之。煎成分为三服，入槟榔末三分，温服。初服约人行三五里远，便再进一服。倘恶心，以白梅含止之。服三五服病止，即泻出异物若虫，如头髪马尾，身赤口黑，身上如蚁行，不可名状。泻后葱粥饮补之，同时药煎补五脏茯神散。忌风一月，忌食油腻、湿面、咸味，并牛、猪、鸡、鸭、犬等物。服此药无不当日瘥。凡天下治劳，服之亦须累日及年，犹未全去病源者，不似此方。至年远重病，不过两剂，如病未多，即一剂饮子，便当服此。

茯神散　不问远年近日取效，下虫红色便可治，肚下黑次之，肚下白色是食髓也，万不一瘥，补方服此。

白茯神　茯苓　人参　远志去心　龙骨　肉桂　甘草　陈皮各一两　当归　五味子各一两半　黄芪二两　大枣五十六枚

上为散，分作八服，每服入枣七枚，生姜二钱，用水一升半，煎至一升，趁前药后吃，亦空心服，神效。

补肝脏劳极。**金明散**

人参　知母　茯苓　秦艽去芦　丁香　甘草炙　石膏煅。各等分

上为细末，每服二钱，水一盏，葱白三寸，同煎至八分，通口服。

补心脏劳极。**守灵散**

白茯苓　丁香　诃子各一两，去核　桔梗　芍药　羌活　甘草炙。各二钱五分

上为细末，每服二钱，入银耳环一只，葱白二寸，同煎至八分，通口服。

补脾脏劳极。**魂停散**

白药子　桔梗　人参　诃子皮　茯苓　甘草炙　丁香各等分

上为细末，每服二钱，水一盏，入蜜一匙，同煎至八分，通口服。

补肺脏劳极。**虚成散**

枳实去瓤，麸炒　秦艽去芦　白茯苓　芍药　麻黄去节　玄胡索　当归洗净　茴香炒。各半两　甘草二钱半，炙

上为极细末，每服二钱，水一盏，银环一对，蜜五点，煎至八分，通口服。

补肾脏虚劳。**育婴散**

香附子二钱半，炒　黑附子一枚，炮　白蒺藜二钱半，去角　木香一钱　白茯苓半两　甘草钱，炙

上为细末，每服二钱，水一盏，姜七片，葱白同煎至七分，空心服。

紫河车丹　治飞虫鬼疰，虚劳羸瘦，喘嗽气。其法：取首胎男子者，以皂角水洗净，次以铫子内用米醋渫洗控干，将一小小焙笼，以纸周围密糊，不令失火气，或无小焙笼，只用小篮子去系，蜜糊，安紫河车于上，用烈火焙，更将盖子盖之，焙令极干，约只有十二三文重，候极干，更入后药。

人参一两半 白术炒 白茯苓 茯神 当归 熟地黄各一两 木香半两 乳香另研 没药各四钱 朱砂二钱，另研 麝香二分

上为细末，诸药和匀，以红酒糊为丸，如桐子大。每服五十丸，煎人参汤下，空心服之，日午四服。或炼蜜为丸亦可。

犀角紫河车丸《宝鉴》 治传尸劳，三月必平复。其余劳证，只消数服，神效。

紫河车一具，用米泔浸一宿，洗净焙干 鳖甲酥炙 桔梗去芦 胡黄连 芍药 大黄 败鼓皮心醋炙 贝母去心 龙胆草 黄药子 知母各二钱半 芒硝 犀角镑 蓬术各一钱半 朱砂研，二钱

上为细末，炼蜜丸，如梧子大，朱砂为衣。空心食前，温酒服二十丸，如膈热食后服。重病不过一料。

秘方鬼哭饮子 专取传尸劳虫。

天灵盖酥炙 鳖甲醋炙 软柴胡各二钱半 木香一钱二分 鼓心醋炙黄 阿魏 安息香 甘草各一钱 桃仁去皮尖，另研，十一枚 贯众二钱半 青蒿半握

上十一味，细切，杵为粗末，先以童便二升隔夜浸，露星月下，至四更时，煎至八分，去滓，分作三服，每服调蜈蚣散一钱，五更初温服，稳卧至三点，又进一服。至日出时，觉腹中欲利，如未利再进一服，已利勿服。

蜈蚣散

赤脚蜈蚣以竹筒盛，姜汁浸，焙干，一条 乌鸡粪二钱半，先将鸡于五日前以火麻子喂之，然后取其粪用 槟榔二钱半 辰砂一钱二分半 麝香一钱，另研

上以五味为细末，和匀，入前煎药内服。凡合药宜六甲建除日，忌妇人、孝服、鸡、犬见之，亦不可令患者知。如利下恶物并虫，急用火烧，其病者所穿衣服被褥尽烧之。食葱粥将息，以复元气，务要清心静养。

发　热

三黄丸东垣 治丈夫妇人三焦积热。上焦有热，攻冲眼目赤肿，头项肿痛，口舌生疮；中焦有热，心膈烦躁，饮食不美；下焦有热，小便赤涩，大便秘结。五脏俱热，即生痈疖疮痍。及治五般痔疾，肛门肿痛，或下鲜血。

黄连净 黄芩净 大黄各十两

上为细末，炼蜜丸，如梧子大。每服三十丸，食后熟水吞下。视脏腑虚实加减。小儿积热亦宜服。一方，用脑、麝为衣，丸如豆大，夜间噙化一二丸，亦好。

泻白散钱氏

桑白皮炒黄 地骨皮各一两 甘草炒，半两

上为细末，每服二钱，水一盏，入粳米百粒煎，食后服。易老加黄连。海藏云：治肺热传骨蒸热，自宜用此以直泻之。用山栀、黄芩方能泻肺，但当以气血分之。

凉膈散 治大人小儿积热，烦躁多渴，面热唇焦，咽燥舌肿喉闭，目赤鼻衄，颔[1] 颊结硬，口舌生疮，谵语狂妄，肠胃燥涩，便溺闭结，睡卧不安，一切风壅。

栀子仁 连翘 薄荷 黄芩 甘草各一两半 大黄 芒硝各半两

上为粗末，每一两，水二盏，竹叶七片，煎至一盏，去滓，入蜜少许，食后服，加姜煎亦得。去六经热，减大黄、芒硝，加桔梗、甘草、人参、防风。治肺经邪热，咳嗽有痰，加半夏。凉膈与四物各

---

① 颔：原作“领”，据文义改。

半服，能益血泄热，名双和散。钱氏去连翘，加藿香、石膏，为泻黄散。《宝鉴》连翘四两，硝、黄各二两，余各一两。

《本事方》　治大人小儿五脏积热，烦躁多渴，唇裂喉闭，目赤，鼻颔结硬，口舌生疮。阳明证伤寒，发狂见鬼谵语，大小便闭。一切风壅，并皆治之。

山栀仁　甘草　赤芍药各一两　大黄　朴硝　连翘　薄荷叶　干葛各二两

上为散，每服二钱，水一盏，入竹叶七片，蜜三匙，同煎至七分，去滓，食后服。唯阳明证伤寒忌下。此药《局方》亦载。缘味数与用药大段不同，予姪妇忽患热病欲死，付之一服立效，后来累服验，幸毋忽。

白虎汤仲景

知母六两　石膏一斤，碎　甘草二两　粳米六合

上四味，以水一斗，煮米熟，汤成去滓，温服一升，日三服。

地骨皮散钱氏　治壮热作渴。

地骨皮　茯苓　甘草　柴胡　半夏　人参　知母各等分

上为末，每服一二钱，水煎。

泻心汤钱氏

黄连一两，去鬚，为极细末，每服一字至半钱、一钱，临卧温水调下。海藏云：易老单方泻心汤出于此，乃实邪也，实则泻其子。

导赤散钱氏　丹溪云：导赤散正小肠药也。

生地黄　木通　甘草各等分

上同为末，每服三钱，水一盏，入竹叶七片，同煎至五分，食后温服。一本用黄芩，不用甘草。

朱砂安神丸见虚烦。

钱氏安神丸

麦门冬去心，焙　马牙硝　白茯苓　干山药　寒水石研　甘草各半两　朱砂一两，研　龙脑一字，研

上为细末，炼蜜为丸，如鸡头实大。每服半丸，砂糖水化下，无时。

千金地黄丸《本事》治心热。

黄连四两，为末　生地黄半斤，研取汁，连滓拌黄连末，和匀，晒干用

上再为细末，炼蜜丸，桐子大。门冬汤下三十丸。

门冬丸　治心经有热。

麦门冬一两，去心　黄连半两

上为细末，蜜丸如桐子大。食后熟水下三十丸。

清心丸海藏　治热。

黄柏二两，生用　麦门冬去心　黄连各一两　龙脑一钱

上为末，炼蜜丸，如桐子大。每服十丸，临卧门冬酒下，或薄荷汤亦得。

黄连清膈丸东垣　治心肺间有热，及经中热。

麦门冬去心，一两　黄连去芦，五钱　鼠尾黄芩净剉，三钱

上为细末，炼蜜丸，如绿豆大。每服二十丸，温水送下，无时。

朱砂凉膈丸东垣　治上焦虚热，肺脘咽膈有气如烟抢上。

黄连　山栀子各一两　人参　茯苓各五钱　朱砂三钱，另研　脑子五分，另研

上为细末，炼蜜丸，如梧子大，朱砂为衣。熟水送下五七丸，日进三服，食后。

火府丹见淋。

泻黄散钱氏

藿香七钱　山栀仁一两　石膏半两　甘草二两　防风四两

上锉，同蜜酒微炒香，为细末，每服二钱，水一盏，煎清汁饮。海藏云：此剂泻肺热。

调胃承气汤仲景

大黄去皮，酒浸，四两　甘草炙，二两　芒硝半升

上三味，㕮咀，以水三升，煮取一升，去滓，内芒硝，更上火微煮令沸，少少温服。

人参黄芪散见嗽血。　补中益气汤见劳倦。　泻青丸见中风。　柴胡饮子见虚劳。　当归龙荟丸见胁痛。

回金丸丹溪　伐肝经火，亦审虚实用之。

黄连六两　吴茱萸一两

上为末，粥丸。

佐金丸　佐肺金以伐肝木之邪。

片芩六两　吴茱萸汤洗三次，一两

上为末，粥丸，如桐子大。每服三五十丸，白术、陈皮煎汤下。

六味地黄丸见虚劳。

四顺饮子一名清凉散

大黄蒸　甘草炙　当归酒洗　芍药各等分

上㕮咀，每服五钱，用水一盏半，薄荷十叶，同煎至七分，去滓温服。

桃仁承气汤见畜血。

桔梗汤海藏

桔梗　连翘　山栀子　薄荷　黄芩　甘草各等分

上为粗末，竹叶白水煎，温服。汗之热服，春倍加防风、羌活，夏倍加黄芩、知母，季夏淫雨倍加羌活，秋加桂五钱，冬加桂一两，亦可以意消息，随证加减而用之。

清神散《和剂》　消风壅，化痰涎，治头目眩，面热。

檀香锉　人参去芦　羌活去苗　防风去芦。各一两　薄荷去土　甘草　荆芥穗各二两　石膏研，四两　细辛去苗，焙，五钱

上为末，沸汤点服二钱，或入茶末点服。此方虚热可用。

龙脑饮子《和剂》　治蕴积邪热，咽喉肿痛，眼赤口疮，心烦鼻衄。上中二焦药也。

砂仁　栝蒌根各三两　藿香叶二两四钱　石膏四两　甘草蜜炙，十六两　栀子微炒，十二两

上为末，每服二钱至三钱，新汲水入蜜调下。

龙脑鸡苏丸　治上焦热，除烦解劳，去肺热咳衄，血热惊悸，脾胃热口甘吐血，肝胆热泣出口苦，肾热神志不定，上而酒毒膈热消渴，下而血滞五淋血崩等疾。

薄荷一斤　麦门冬去心，二两　甘草一两半　生地黄六两，另末　黄连一两　黄芪　新蒲黄炒　阿胶炒　人参各二两，已上俱末　木通二两　银柴胡二两，锉，同木通沸汤浸一日夜，绞取汁

上为细末，好蜜二斤，先煎一两沸，然后下生地黄末，不住手搅，时加木通、柴胡汁，慢火熬膏，勿令火紧，膏成然后加前药末和丸，如豌豆大。每服二十丸，白汤下。虚劳虚烦栀子汤下，肺热黄芩汤下，心热悸动恍惚人参汤下，吐、咳、唾、衄四血去心麦门冬汤下。肝热防风汤下，肾热黄柏汤下。已上并食后临卧服。治五淋及妇人漏下车前子汤下，痰嗽者生姜汤下，茎中痛者蒲黄、滑石，水一盅调下，气逆橘皮汤下，室女虚劳，寒热潮作，柴胡、人参汤下。

洗心散　治心肺积热，风壅上攻，头目昏痛，肩背拘急，肢节烦疼，口苦唇焦，咽喉肿痛，痰涎壅滞，涕唾稠粘，小便赤涩，大便秘滞。

白术一两半　麻黄　当归　荆芥　芍药　甘草　大黄各六两

上为细末，每服二钱，水一盏，入生

姜、薄荷少许，同煎至七分，温服。

泻脾散　即泻黄散。

贯众散《宝鉴》　解一切诸热毒，或中食毒、酒毒、药毒，并皆治之。

黄连　贯众　甘草　骆驼蓬各三钱

上为末，每服三钱，冷水调下。

大承气汤见大便不通。　立效散　八正散　石韦散俱见淋。　三才封髓丹见虚劳。　滋肾丸见小便不通。

黄连解毒汤仲景

黄连七钱半　黄柏　栀子各半两　黄芩一两

每服五钱，水一盏半，煎至一盏，去滓热服，未知再服。

雄黄解毒丸见咽喉。　妙香丸疏决肠胃，制伏木火。见痫。　木香金铃散见喘。

大黄散《保命》　治上焦热而烦，不能卧睡。

山栀仁　大黄　郁金各半两　甘草二钱半

上为末，每服五钱，水煎温服，微利则已。

钱氏地黄丸即六味地黄丸。

柴胡升阳汤东垣

柴胡　升麻　葛根　独活　羌活各半两　防风二钱半　甘草生二钱，炙二钱　人参　白芍药各半两

上㕮咀，每服半两，水三大盏，煎至一盏，去滓，稍热服。忌冷物冰水月余。

火郁汤东垣

升麻　葛根　白芍药　柴胡根各一两　炙甘草　防风各五钱

上㕮咀，每服三四钱，水二大盏，入连须葱白三寸煎，去滓，稍热服。

三物黄芩汤见虚烦。　十全大补汤见虚劳。

泻血汤东垣

生地黄酒洗，炒　熟地黄　蒲黄　丹参酒炒　当归酒洗　汉防己酒洗，炒　柴胡去芦　甘草梢炙　羌活已上各一两　桃仁汤浸，去皮，三钱

上为粗末，每服五钱，水一盏半，煎一盏，去柤，空心温服。

退热汤东垣　治表中虚热，或遇夜则甚。

黄芪一钱　柴胡七分　生甘草　黄连酒制　黄芩　芍药　地骨皮　生地黄去血热　苍术各五分　当归身　升麻各三分

上㕮咀，作一服，水二盏，煎至一盏，去滓，食远温服。

参苏饮《易简》　治感冒发热头疼，或因痰饮凝积发以为热，并宜服之。若感冒发热，亦如服养胃汤法，以被盖卧，连进数服，微汗即愈。尚有余热，更徐徐服之，自然平治。因痰饮发热，但连日频进此药，以热退为期，不可预止。虽有前胡、干葛，但能解肌耳。既有枳壳、橘红辈，自能宽中快膈，不致伤脾。兼大治中脘痞满，呕逆恶心，开胃进食，无以逾此，毋以性凉为疑。一切发热，皆能取效，不必拘其所因也。小儿室女，亦宜服之。

干葛洗　前胡去苗　半夏汤洗七次，姜汁制炒　人参　茯苓去皮。各七分半　木香　紫苏叶　枳壳去瓤，麸炒　桔梗去芦　甘草炙　陈皮去白。各五分

水一盏半，姜七片，枣一枚，煎六分，去滓温服，不拘时。《易简方》不用木香，只十味。

附：**紫雪**《和剂》　疗脚气毒遍内外，烦热不解，口中生疮，狂易叫走，瘴疫毒疠，卒死温疟，五尸五疰，心腹诸疾，疞刺切痛，及解诸热药毒发，邪热卒黄等，并解蛊毒鬼魅野道热毒，又治小儿惊痫百病。

黄金一百两 石膏 寒水石 磁石 滑石

已上四味各三斤，捣碎，水一斛，煮至四斗，去滓，入下项：

犀角屑 羚羊角屑 青木香捣碎 沉香捣碎。各五两 玄参洗，焙，捣碎 升麻各一斤 甘草锉，炒，八两 丁香一两，捣碎

已上八味，入前药汁中，再煮取一斗五升，去滓，入下项：

朴硝精者十斤 消石四升，如阙，芒硝亦得，每升重七两七钱半

已上二味，入前药汁中，微火上煎，柳木篦搅不住手，候有七升，投在木盆中，半日欲凝，入下项：

麝香当门子一两二钱半，研 朱砂飞研，三两

已上二味，入前药中搅调令匀，寒之二日。

上件药成霜雪紫色，每服一钱或二钱，用冷水调下，大人小儿临时以意加减，食后服。

潮热

参苏散见发热。 小柴胡汤见往来寒热。 茯苓补心汤见鼻衄。十全大补汤 养荣汤 八珍散 即七珍散加白扁豆俱见虚劳。

四物二连汤 治血虚五心烦热，昼则明了，夜则发热。

当归 生地黄 白芍药炒。各一钱 川芎七分 黄连炒，五分 胡黄连三分

上每服五钱，水煎。

恶寒

三黄丸见发热。 小柴胡汤见往来寒热。

升阳益胃汤东垣

黄芪二两 半夏汤洗，脉涩者可用 人参去芦 甘草炙。各一两 独活 防风以秋旺，故以辛温泻之 白芍药何故秋旺用人参、白术、芍药之类反补旺肺，为脾胃虚则肺最受邪，故因时而补易为力也 羌活各五钱 橘皮四钱，不去白 茯苓小便利，不渴者勿用 柴胡 泽泻不淋勿用 白术各三钱 黄连一钱

上㕮咀，每服三钱，水三盏，姜五片，枣二枚，煎至一盏，去滓温服，早饭后午饭前服之。禁忌如前。渐加至五钱止。服药后，如小便利而病加增剧，是不宜利小便，当少去茯苓、泽泻。若喜食，初一二日不可饱食，恐胃再伤，以药力尚浅，胃气不得转运升发也。须薄滋味，或美食助其药力，益升浮之气，而滋其胃气。慎不可淡食，以损药力，而助邪气之降沉也。可以小役形体，使胃与药得转运升发。慎勿大劳，使气复伤，若脾胃得安静尤佳。若胃气稍强，少食果以助谷药之力。经云：五谷为养，五果为助者也。禁忌如前者，服药讫，忌语话一二时辰，及酒湿面大料物，及冷蒸寒凉淡渗之物。

茯苓丸见臂痛。

黄芪补胃汤东垣

黄芪五钱 甘草三钱 香白芷二钱五分 藁本 升麻各二钱 草豆蔻 橘皮各一钱半 麻黄 当归各一钱 莲花青皮七分 柴胡六钱 黄柏少许

上㕮咀，每服五钱，水二盏，煎至一盏，去渣，稍热食前服。

桂枝加附子汤仲景

桂枝去粗皮，四两 附子三枚，炮，去皮，切作八片 芍药三两[1] 生姜三两，切 甘草二两，炙 大枣十二枚，擘

以水六升，煮取二升，去滓，分温三服。

---

① 芍药三两：原脱，据《伤寒论》补。

桂枝新加汤又名桂枝芍药半夏生姜汤

桂枝汤内加人参一两，芍药、生姜各三钱。加水四升。

巴戟丸《发明》 治肝肾俱虚，收敛精气，补真戢阳，充悦肌肤，进美饮食。

白术 五味子 川巴戟去心 茴香炒 熟地黄 肉苁蓉酒浸 人参 覆盆子 菟丝子酒浸 牡蛎 益智仁 骨碎补洗，去毛 白龙骨各等分

上十三味，为末，蜜丸桐子大，焙干。每服三十丸，食前米饮下，日三服。此药补精气，止汗。

神珠丹一名离珠丹 治下焦元气虚弱，小腹疼痛，皮肤燥涩，小便自利，足胻寒而逆。

杜仲炒去丝 萆薢 巴戟各二两 龙骨一两 破故纸三两，炒 诃子五个 胡桃仁一百二十个 砂仁半两 朱砂一钱，另研

上九味，为末，酒糊丸，如桐子大，朱砂为衣，每服三十丸，温酒或盐汤送下。气不化，小便不利，湿肌润滑。热蒸阴少，气不化，气走小便自利，皮肤燥涩，为迫津液不能停，离珠丹主之。弦数者，阳陷于内，从外而之内也。弦则带数，甲终于甲也。紧则带洪，壬终于丙也。若弦虚则无火，细则有水，此二脉从内之外也，不宜离珠丹。

胡椒理中丸见痰饮。

铁刷汤 治积寒痰饮，呕吐不止，胸膈不快，不下饮食。

半夏四钱，汤泡 草豆蔻 丁香 干姜炮 诃子皮各三钱 生姜一两

上六味，㕮咀，水五盏，煎至二盏半，去滓，分三服无时。大吐不止，加附子三钱，生姜半两。

桂附丸《宝鉴》 疗风邪冷气入乘心络，脏腑暴感风寒，上乘于心，令人卒然心痛，或引背膂，乍间乍甚，经久不差。

川乌炮，去皮脐 黑附炮，去皮脐。各三两 干姜炮 赤石脂 川椒去目，微炒 桂去粗皮。各二两

上六味，为末，蜜丸如桐子大。每服三十丸，温水送下，觉至痛处即止；若不止，加至五十丸，以知为度。若早服无所觉，至午时再服二十丸。若久心痛服尽一料，终身不发。

大建中汤 治内虚里急少气，手足厥冷，小腹挛急，或腹满弦急，不能食，起即微汗，阴缩，或腹中寒痛，不堪劳，唇口干，精自出，或手足乍寒乍热而烦冤酸疼，不能久立，多梦寐。

黄芪 当归 桂心 芍药各二钱 人参 甘草各一钱 半夏泡，焙 黑附子炮，去皮。各二钱半

上八味，㕮咀，每服五钱，水二盏，姜三片，枣二枚，煎至一盏，去滓，食前温服。

二气丹 助阳退阴，正气和中。治内虚里寒，冷气攻击，心胁腹满刺痛，泄利无度，呕吐不止，自汗时出，小便不禁，阳气渐微，手足厥冷。及伤寒阴证，霍乱转筋，久下冷痢，少气羸困，一切虚寒痼冷。

硫黄细研 肉桂去粗皮。各二钱半 干姜炮 朱砂别研为衣。各二钱 黑附子大者一枚，去皮脐，炮制，半两

上为细末，研匀，面糊为丸，梧子大。每服三十丸，空心煎艾盐汤下。

附子理中丸 治脾胃冷弱，心腹疞疼，呕吐泻利，霍乱转筋，体冷微汗，手足厥冷，心下逆冷满闷，腹中雷鸣，饮食不进，及一切沉寒痼冷，并皆治之。

人参去芦 附子炮，去皮脐 干姜炮 甘草炙 白术各等分

上为末，炼蜜和丸，每一两作十丸。每服一丸，以水一盏化破，煎至七分，稍

热服，食前。

八味丸　还少丹　天真丹　双和汤俱见虚劳。　定志丸见惊。

益黄散钱氏

陈皮一两　青皮　诃子肉　甘草各半两　丁香二钱

上为细末，每服二钱或三钱，水煎服。海藏云：此剂泻脾以燥湿。

小青龙汤见咳嗽。　四逆汤见厥。

大已寒丸《和剂》　治脏腑虚寒，心腹疞痛，泄泻肠鸣，自利自汗，米谷不化，手足厥冷。

荜拨　肉桂各四两　干姜炮　良姜各六两

上为细末，水煮面糊丸如梧子大。每服二十丸，米饮汤下，食前服。

往来寒热

小柴胡汤仲景　治伤寒四五日，往来寒热，胸满心烦喜呕，风温身热，少阳发热。

柴胡半斤　黄芩　人参　甘草　生姜各三两　半夏半升，洗　大枣十二枚，擘

上七味，水一斗，煮取六升，去滓，再煎取三升，温服一升，日三服。

加味小柴胡汤　即前方加山栀、牡丹皮。

柴胡四物汤《保命》　治日久虚劳，微有寒热，脉沉而数。

川芎　当归　芍药　熟地黄各一钱半　柴胡八钱　人参　黄芩　甘草　半夏各三钱

上为末，水煎服。

解风汤《宣明》　治中风寒热，头目昏眩，肢体疼痛，手足麻痹，上膈壅滞。

人参　川芎　独活　甘草　麻黄去节，汤洗，焙。各一两　细辛半两

上为末，每服三钱，水一盏，生姜五片，薄荷叶少许，同煎至八分，不拘时服。

防风汤　治中风寒热。

防风　甘草　黄芩　桂枝　当归　白茯苓各一两　秦艽　干葛各一两半　杏仁五十枚

上为散，水、酒、姜、枣煎服。

调中汤《宝鉴》

白茯苓　干姜　白术　甘草各等分

每服五钱，水一盏半，煎七分服。

地骨皮散云岐

柴胡　地骨皮　桑白皮　枳壳　前胡　黄芪各七钱半　白茯苓　五加皮　人参　甘草　桂心　芍药白条。各半两

上每服三钱，生姜三片，水煎服。

柴胡散

柴胡　黄芪　赤茯苓　白术各二两　人参　地骨皮　枳壳麸炒　桔梗　桑白皮　赤芍药　生地黄各七钱半　麦门冬去心，三两　甘草半两

上每服四钱，姜五片，水煎服。

柴胡清肝散见耳衄。

佐金丸　治肝火胁肋刺痛，往来寒热，头目作痛，泄泻淋闭，一切肝火之证，并皆治之。见发热。

黄芪丸　治产后蓐劳，寒热进退，头目眩痛，骨节酸疼，气力虚乏。

黄芪　鳖甲　当归炒。各一两　桂心　白芍药　续断　川芎　牛膝　苁蓉　沉香　柏子仁　枳壳各六钱半　五味子　熟地黄各半两

上为细末，炼蜜为丸，如桐子大，每服四五十丸，粥饮下，食后。

抑阴地黄丸《本事》

生地黄三两　柴胡　秦艽　黄芩各半两　赤芍药一两

上细末，炼蜜丸，如桐子大。每服三

十丸，乌梅汤吞下，不拘时候，日三服。昔齐褚澄疗师尼寡妇别制方，盖有为也。此二种寡居，独阴无阳，欲心萌而多不遂，是以阴阳交争，乍寒乍热，全类温疟，久则为劳。尝读《史记·仓公传》，济北王侍人韩女，病腰背痛寒热，众医皆以为寒热也。仓公曰：病得之欲男子不可得也。何以知其然？诊其脉，肝脉弦出寸口，是以知之。盖男子以精为主，妇人以血为主，男子精盛则思室，妇人血盛则怀胎，夫肝摄血故也，厥阴弦出寸口，又上鱼际，则阴血盛可知。褚澄之言，信有为矣。上地黄丸，虽曰抑阴，实补阴泻阳之剂也。

外热内寒，外寒内热

桂枝汤见伤湿。　小柴胡汤见往来寒热。　白虎汤见发热。

桂枝麻黄各半汤

桂枝去粗皮，一两六钱六分羡　芍药　生姜切　甘草炙　麻黄各一两，去节　大枣四枚　杏仁二十四枚，汤浸，去皮尖及双仁者

上七味，以水五升，先煮麻黄一二沸，去上沫，内诸药，煮取一升八合，去滓，温服六合。

上热下寒，上寒下热

既济解毒汤《宝鉴》　治上热头目赤肿而痛，胸膈烦闷，不得安卧，身半以下皆寒，足胻尤甚，大便微秘。

大黄酒煨，大便利勿用　黄连酒炒　黄芩酒炒　甘草炙　桔梗各二钱　柴胡　升麻　连翘　当归身各一钱

上㕮咀，作一服，水二盅，煎至一盅，去渣，食后温服。忌酒、湿面、大料物及生冷硬物。

疟

桂枝加芍药汤《保命》，下同

桂枝三钱　黄芪　知母　石膏　芍药各半两

上为粗末，每服五七钱，水煎。

桂枝黄芩汤

柴胡一两二钱　黄芩　人参　甘草各四钱半　半夏四钱　石膏　知母各五钱　桂枝二钱

上为粗末，依前煎服。

四逆汤见厥。　通脉四逆汤见泄泻。　芍药甘草汤见腹痛。　桂枝加当归芍药汤　即桂枝汤加当归、芍药。　小柴胡汤往来寒热。　黄芩芍药汤见滞下。　白虎汤见发热。　小建中汤见劳倦。　异功散　即四君子汤加陈皮。　四物柴胡苦楝附子汤　即四物汤加三物。见虚劳。

桂枝羌活汤《保命》下同

桂枝　羌活　防风　甘草炙。各半两

上为粗末，每服半两，水一盏半，煎至一盏，迎发而服之。吐者，加半夏曲等分。

麻黄羌活汤

麻黄去节　羌活　防风　甘草炙。各半两

同前服法。如吐，加半夏曲等分。

麻黄黄芩汤

麻黄一两，去节　桃仁三十枚，去皮　黄芩五钱　甘草炙，三钱　桂枝二钱半

上为细末，同前服法。

桃仁味苦甘辛，肝者血之海，血受邪则肝气燥，经所谓肝苦急，急食甘以缓之，故桃仁散血缓肝。谓邪气深远而入血，故夜发乃阴经有邪，此汤发散血中风寒之剂。

白芷汤

白芷一两　知母一两七钱　石膏四两

上为粗末，同前法煎服。

桂枝石膏汤

桂枝五钱 石膏 知母各一两半 黄芩一两

上为粗末，分作三服，水一盏，同煎服。

大柴胡汤

柴胡半斤 黄芩 芍药各三两 半夏半升，洗 生姜五两，切 枳实四枚，炙 大枣十二枚，擘 大黄二两

上七味，以水一斗二升，煮取六升，去滓再煎，温服一升，日三服。

大承气汤见大便不通。 桃仁承气汤见畜血。

柴胡桂姜汤

柴胡半斤 桂枝三两，去粗皮 栝蒌根四两 干姜 黄芩 牡蛎煅。各二两 甘草一两，炙

上七味，以水一斗二升，煮取六升，去滓，再煎取三升，温服一升，日三服。

白虎加桂枝汤《金匮》 《脉经》云：朝发暮解，暮发朝解。

知母六两 甘草炙，二两 石膏一斤 桂去粗皮，三两 粳米二合

上锉散，每五钱，水一盏半，煎至八分，去滓温服，汗出即愈。

蜀漆散《金匮》

蜀漆洗[①]，去腥 云母烧三日夜 龙骨等分

上杵为散，未发前以浆水服半钱匕。如温疟，加蜀漆一钱，临发时服一钱匕。

牡蛎汤 治牡疟

牡蛎四两，熬 麻黄去节 蜀漆各三两 甘草二两

以水八升，先煮蜀漆、麻黄，去上沫，得六升，内诸药煮取二升，温服一升。若吐则勿更服。

五苓散见消瘅 神佑丸见痰饮。 甘露饮 即桂苓甘露饮见霍乱。

人参柴胡饮子《事亲》

人参 柴胡 黄芩 甘草 大黄 当归 芍药各等分

上为粗末，每服三钱，水一盏，生姜三片，煎至七分，去滓温服。

平胃散见中食。 理中汤见痞。 藿香正气散见中风。 不换金正气散见中寒。

对金饮子《和剂》 治寒热疟疾愈后调理脾胃。

橘红炒赤黄色，半斤 厚朴姜制 苍术制 甘草炙。各二两

㕮咀，每服四钱，水一盏，姜三片，枣一枚，煎服。一方，加草果，倍用苍术，名草果平胃散。

五积散见中寒。

人参养胃肠《和剂》 加桂，治感寒发疟。

草果 茯苓 人参去芦。各半两 甘草炙，七钱 橘红七钱半 厚朴去粗皮，姜制 苍术汤洗，炒 半夏汤洗。各一两 藿香洗去土，五钱

上㕮咀，每服四钱，水一盏半，姜七片，乌梅一枚，煎至七分，去滓热服。脉弱无力，或寒多者，加干姜、附子。如脉洪有力，热多者，加黄芩、黄连、柴胡。朴、苍、藿香发散也，半、果、茯、橘劫痰也，人参惟虚人最宜。

姜附汤 附子理中汤并见中寒。 香薷饮见伤暑。 缩脾饮见中暑。 消暑丸见伤暑。 竹叶石膏汤见消瘅。 除湿汤见中湿。 术附汤见心痛。

四兽汤《简易》 治食疟诸疟，和胃消痰。

半夏制 人参 茯苓 白术 橘红 草果 生姜 乌梅 大枣各等分 甘草炙，

---

① 洗：原作“烧”，据《金匮要略》改。

减半

上以盐少许淹食顷，湿纸厚裹，慢火煨香熟。每服四钱，水一碗，煎半温服。

红丸子见伤食。

治瘴木香丸《直指》

牵牛一斤，淘去浮者，焙，捣取末四两，别顿　鸡心槟榔　陈橘红各二两　青木香　人参　熟附子　厚朴制　官桂去粗皮　京三棱　羌活　独活　干姜炮　甘草炙　川芎　川大黄锉，焙　芍药各半两　肉豆蔻六个

上为末，磁器密收，临用秤牵牛末一两，诸药末共一两，研和，炼蜜丸，桐子大。每服二十丸，橘皮煎汤下。以通利为度。

观音丸《直指》　取下暑毒瘴毒。

圆白半夏生　乌梅肉　母丁香　川巴豆不去油。每件各十枚

上为末，姜面糊丸，麻子大，上下以厚纸盖贴，有油又再易纸。每服五丸，临卧冷水下。此方舟人于海角遇一白衣授之。

清脾饮《济生》　治瘴疟，脉来弦数，但热不寒，或热多寒少，口苦咽干，小便赤涩。

青皮　厚朴姜制　白术　草果仁　柴胡去芦　茯苓去皮　黄芩　半夏汤洗七次　甘草炙。各等分

每服四钱，水一盏半，生姜三片，枣一枚，未发前服。忌生冷油腻。

草果饮《和剂》　治寒热疟疾初愈，服此进食理脾。

草果仁　紫苏　良姜炒　川芎　青皮去白，炒　白芷　甘草炒。各等分

上㕮咀，每服四钱，水一盅，姜三片煎，热服。

七枣汤《济生》　治五脏气虚，阴阳相胜，痎疟发作无时，或寒多热少，或单寒者。

附子一枚，炮制，以盐水浸再泡，如此七次，不浸，去皮脐。又方，以川乌代附子，以水调陈壁土为糊，浸泡七次

上分作二服，每服水一碗，姜七片，枣七枚，煎七分，临发日早温服。

驱疟饮《和剂》

前胡　柴胡各四两　桂心　桔梗　厚朴　半夏各三两　黄芪　干姜炮　甘草各二两

每服四钱，水一盏半，姜三片，枣四枚，煎七分，不拘时温服。

参苏饮见发热。

柴朴汤

柴胡　独活　前胡　黄芩　苍术　厚朴　陈皮　半夏曲　白茯苓　藿香各一钱　甘草三分

水二盅，生姜五片，煎一盅，发日五更服。气弱加人参、白术，食不克化加神曲、麦芽、山楂。

七香丸见伤食。

加味香薷饮

香薷二钱　厚朴制　扁豆炒　白术炒　白芍药炒　陈皮　白茯苓　黄芩各一钱　黄连姜汁炒　甘草炙　猪苓　泽泻各五分　木瓜七分

上生姜煎服。口渴实者加天花粉、葛根、知母，虚者加五味子、麦门冬、人参。

交加双解饮子《和剂》　治疟疾，辟瘴气，神效。

肉豆蔻　草豆蔻各二枚，一枚用水和面裹煨，一枚生用　厚朴二寸，一半用姜汁浸炙，一半生用　甘草大者二两，一半炙用，一半生用　生姜二块，如枣大，一块湿纸裹煨，一块生用

每服分一半，用水一碗，煎至一大盏，去滓，空心服。

雄黄散

雄黄　瓜蒂　赤小豆各等分

上为细末，每服半钱，温水调下，以

吐为度。

小胃丹见痰饮。

鳖甲煎丸《金匮》 治疟母。

鳖甲炙，三两 乌扇烧 黄芩 鼠妇熬 大黄 桂枝 石韦去毛 厚朴 紫葳 阿胶各七钱半 干姜 人参 瞿麦 桃仁各五钱 柴胡 蜣螂熬。各一两五钱 芍药 牡丹皮 䗪虫炒。各一两二钱半 蜂窠炙，一两 葶苈炒 半夏各二钱半 赤硝三两

上二十三味，为末，取煅灶下灰一斗，清酒一斛五斗，浸灰，候酒尽一半，着鳖甲于中，煮令泛烂如胶漆，绞取汁，内诸药煎为丸，如桐子大。空心服七丸，日三服。《千金方》用鳖甲十二片，又以海藻三分，大戟一分，䗪虫五分，无鼠妇、赤硝二味，以鳖甲煎和诸药为丸。

疟母丸

青皮 桃仁 红花 神曲 麦芽 鳖甲醋煮，为君 三棱 蓬术 海粉 香附俱用醋煮

上为末，神曲糊为丸，如桐子大。每服五七十丸，白汤下。

鳖甲饮子《济生》 治疟疾久不愈，胁下痞满，腹中结块，名曰疟母。

鳖甲醋炙 白术 黄芪 草果仁 槟榔 川芎 橘红 白芍药 甘草炙 厚朴制。各等分

上㕮咀，四钱，水一盏，姜七片，枣一枚，乌梅少许，煎七分，温服无时。

消癖丸 治疟母停水结癖，腹胁坚痛。

芫花炒 辰砂研细。等分

上为细末，蜜丸小豆大。每服十丸，浓枣汤下。下后即服养胃汤。

碧霞丹《百一》 治久疟不愈。

巴豆取肉去油，别研，按东方甲乙木 肉桂去粗皮，研细，按南方丙丁火 硫黄去砂石，细研，按中央戊己土 白矾别研细，按西方庚辛金 青黛别研细，按北方壬癸水

上件等分，五月一日修治，用纸裹，以盘盛，依前方位排定，忌猫、犬、妇人见之，安顿净神前，端午日午时，用五家粽尖和药令匀，丸梧子大。令患人以绵裹一丸塞鼻中，男左女右，于未发前一日安之，约度寻常发过少许方除。

芎归鳖甲饮 治劳疟，表里俱虚，真元未复，疾虽暂止，少劳复来。

川芎 当归 鳖甲醋炙 茯苓 青皮 陈皮 半夏 芍药

上㕮咀，各等分，每帖二两，用水二盅，生姜五片，枣二枚，乌梅一枚，煎至一盅，食远服。热多加柴胡，寒多加草果。

四将军饮 治寒热疟疾，作而仆厥，手足俱冷，昏不知人，此虽一时急用之有验。

附子炮，去皮，二钱 诃子二钱半 陈皮三钱 甘草一钱半

上作一服，水二盅，生姜七片，枣七枚，煎至一盅，不拘时服。

祛疟饮 三发后可用，因其衰而减之，立效。

知母去毛净，盐酒炒过，五钱 贝母去心，九分 陈皮去白 山楂肉 枳实去瓤。各一钱半 槟榔八分 柴胡去苗净，七分 紫苏一钱 甘草去皮，炙，三分

用水二盅，煎至一盅，滓亦用水二盅，煎至八分，俱露一宿，临发日天明服头煎，未发前一个时辰服二煎。

又方 史崇质传云：得之四明胡君，屡试屡验。

黄芪蜜炙，一钱六分 人参 白术 白茯苓 砂仁 草果 陈皮去白 五味子各一钱 甘草七分 乌梅三枚，去核

水二盅，生姜三片，枣二枚，煎一盅，温服。

厥

参芪益气汤 治气虚阳厥，脉伏，手足厥冷。

人参 黄芪 白术各一钱半 五味子二十粒，捶碎 麦门冬去心 陈皮 炙甘草各一钱

阳虚，加附子童便煮，一钱。

水二盅，姜三片，枣二枚，煎八分，食前服。

芎归养荣汤 治血虚阴厥，脉伏虚细，四肢厥冷。

当归酒洗 川芎 白芍药煨。各一钱半 熟地黄 黄柏酒炒 知母酒炒。各一钱 枸杞子 麦门冬去心。各八分 甘草五分

水二盅，煎八分，入竹沥半盏，姜汁二三匙，食前服。

升阳散火汤 治热厥。即柴胡升阳汤。见发热。 六味丸壮水之主，以制阳光。 八味丸益火之源，以消阴翳。并见虚劳。

四逆汤 治阴证脉沉，身痛而厥。

甘草炙，二两 干姜一两半，炮 附子一枚，去皮，破八片，生用

上㕮咀，以水三升，煮取一升二合，去滓，分温再服。强人可大附子一枚，干姜三两。

白虎汤见发热。

升阳泄火汤一名补脾胃泻阴火升阳汤

羌活 黄芪 甘草炙 苍术米泔浸，去黑皮，切片曝干，锉碎秤。各一两 人参 黄芩各七钱 柴胡一两半 黄连去鬚，酒制，半两 升麻八钱 石膏少许，长夏微用，过时去之，从权

上㕮咀，每服秤三钱，水二盏，煎至一盏，去滓，大温服，早饭后，午饭前，间日服。

大柴胡汤见疟。 附子理中汤见中寒。 理中汤见劳倦。 滋肾丸见小便不通。 既济解毒汤见上热下寒。 大承气汤见大便不通。

加减白通汤《宝鉴》 治形寒饮冷，大便自利，完谷不化，脐腹冷痛，足胻寒而逆。

附子炮，去皮 干姜炮。各一两 官桂去粗皮 甘草炙 草豆蔻面裹煨 半夏汤泡七次 人参 白术各半两

每服五钱，水二盏半，生姜五片，葱白五根，煎一盏三分，去渣，空心宿食尽，温服。

瓜蒂散见伤食。 稀涎散见中风。 导痰汤见痰饮。八味顺气散见中气。 调气散 四七汤并见气。 小续命汤见中风。 葛花解酲汤见伤饮。 还魂汤见卒中。

返魂丹 治尸厥不语。

朱砂水飞 雄黄另研，水飞 生玳瑁屑 麝香另研 白芥子各二钱半

上件药，同研如粉，于瓷器中熔安息香和丸，如绿豆大。或冲恶不语，每服五丸，用童便化下。小儿热风，只服一丸。

第二册

气

正气天香散河间　治九气。

乌药二两　香附末八两　陈皮　紫苏叶　干姜各一两

上为细末，每服一钱匕，盐汤调服。

沉香降气散《约说》　治阴阳壅滞，气不升降，胸膈痞塞，喘促短气。又治脾胃留饮，噫醋吞酸，胁下妨闷。

沉香二钱八分　缩砂仁七钱半　甘草炙，五钱五分　香附子盐水炒，去毛，六两二钱五分

上为极细末，每服二钱，入盐少许，沸汤调服，不拘时，淡姜汤下亦得。

四七汤《和剂》　治喜怒忧思悲恐惊之气结成痰涎，状如破絮，或如梅核，在咽喉之间，咯不出，咽不下，此七情所为也。中脘痞满，气不舒快，或痰饮呕逆恶心，并皆治之。

半夏汤泡五次，一钱五分　茯苓去皮，一钱二分　紫苏叶六分　厚朴姜制，九分

水一盏，生姜七片，红枣二枚，煎至八分，不拘时服。

丁沉透膈汤见反胃。　木香调气散见中气。　补中益气汤　调中益气汤并见劳倦。　十全大补汤见虚劳。　清暑益气汤见伤暑。　四君子汤见虚劳。　四物汤见鼻衄。

七气汤《和剂》　治七情之气，郁结于中，心腹绞痛不可忍者。

人参去芦　肉桂去皮　甘草炙。各一两　半夏汤泡七次，焙干，五两

上㕮咀，每服三钱，水一盏，姜三片，煎至八分，食远服。

指迷七气汤　治七情相干，阴阳不得升降，气道壅滞，攻冲作疼。

香附子二钱　青皮去白　陈皮去白　桔梗　蓬术　官桂　藿香　益智仁　半夏汤洗七次　甘草炙。各一钱

水二盅，生姜三片，红枣二枚，煎一盅，食远服。

三因七气汤见霍乱。

流气饮子　治男子妇人五脏不和，三焦气壅，心胸痞闷，咽塞不通，腹胁膨胀，呕吐不食，上气喘急，咳嗽痰盛，面目浮，四肢肿，大便秘涩，小便不通。忧思太过，郁结不散，走注疼痛，脚气肿痛，并皆治之。

紫苏叶　青皮去白　当归　芍药　乌药　茯苓去皮　桔梗　半夏汤洗　川芎　黄芪　枳实麸炒。各一钱　防风去芦　陈皮去白　甘草炙　木香　大腹子连皮　槟榔　枳壳麸炒。各半钱

水二盅，生姜三片，红枣一枚，煎至一盅，去滓，不拘时服。

大七气汤见积聚。

苏子降气汤《和剂》　治虚阳上攻，气不升降，上盛下虚，痰涎壅盛，胸膈噎塞，并久年肺气至效。

紫苏子炒　半夏汤泡。各二钱半　前胡去芦　甘草炙　厚朴去皮，姜制炒　陈皮去白。各一钱　川当归去芦，一钱半　沉香七分

水二盅，生姜三片，煎至一盅，不拘时服。虚冷人加桂五分，黄芪一钱。

秘传降气汤 治男子妇人上热下虚，饮食过度，致伤脾胃，酒色无节，耗损肾元，水火交攻，阴阳关隔，遂使气不升降。上热则头目昏眩，痰实呕逆，胸膈不快，咽喉干燥，饮食无味。下弱则腰脚无力，大便秘涩，里急后重，脐腹冷疼。若治以凉，则脾气怯弱，肠鸣下利。治以温，则上焦壅热，口舌生疮。及脚气上攻，与久痢不瘥，宜先服此药，却以所主药治之。气壅耳聋，泛热咽疼，亦效。

桑白皮二两，炒 枳壳汤浸，去瓤，麸炒 柴胡去毛芦，洗 陈皮炒黄色 甘草炒。各一两 五加皮酒浸半日，炒黄 骨碎补燎去毛，锉，炒 地骨皮炒黄 桔梗炒黄 草果去皮膜，净洗，炒黄 诃子炮，取肉 半夏生姜自然汁和成饼，再碎炒。以上各半两

上锉散，和匀，以碗盛，饭甑上蒸一伏时，倾出摊令冷收之，每服二钱，紫苏三叶，生姜三片，水一盏，同煎七分，食后通口服。痰咳加半夏曲，心肺虚每料加人参、茯苓各一两，上膈热加北黄芩五钱，下部大段虚加少许炮附子煎，如使附子，多加生姜，妇人血虚加当归一两。

四磨汤《济生》 治七情伤感，上气喘息，妨闷不食。

人参 槟榔 沉香 天台乌药

上四味，各浓磨水，取七分，煎三五沸，放温空心服，或下养正丹尤佳。

养正丹《和剂》 治上盛下虚，气不升降，元阳亏损，气短身羸，及中风涎潮，不省人事，伤寒阴盛，自汗唇青，妇人血海久冷。

水银 黑锡去滓净秤，与水银结砂子 硫黄研 朱砂研细。各一两

上用黑盏一只，火上熔黑铅成汁，次下水银，以柳条搅，次下朱砂，搅令不见星子，放下少时，方入硫黄末，急搅成汁和匀，如有焰以醋洒之，候冷取出，研极细，煮糯米糊丸，绿豆大。每三十丸，盐汤、枣汤任下。

养气丹《和剂》 治诸虚百损，真阳不固，上实下虚，气不升降，或喘或促，一切体弱气虚之人，妇人血海冷惫诸证。

禹馀粮火煅醋淬七次，半斤，为末 代赭石如上法，一斤 紫石英火煅一次 赤石脂火煅一次 磁石火煅醋淬十次。各半斤

以上五石，各以水再研，挹其清者，置之纸上，用竹筛盛，滴尽水，候干，各用瓦瓶盛贮，以盐水纸筋和泥固济阴干，以硬炭五十斤，分作五处，煅此五石末，以纸灰盖之，火尽再煅，如此三次，埋地坑内两日出火毒，再研细，入后药：

附子炮，二两 肉苁蓉酒浸一宿，焙，一两半 茴香炒 破故纸酒炒 木香不见火 肉桂 肉豆蔻面裹煨 巴戟肉盐汤浸 丁香 沉香 山药 当归酒浸一宿，焙干 白茯苓 鹿茸酥炙 远志去心 阳起石煅，别研 钟乳粉 乳香 没药并另研 朱砂或煅或蒸，或黄芪、当归煮熟 五灵脂主补虚，虚者须保胃气。此品要精制净去砂土，若过用令人膨饱伤胃。已上各一两净作末

上入前药同研极匀，有糯米糊丸，每一两作五十丸，阴干，入布袋内擦光，每服二十丸，空心，温酒、姜盐汤任下，妇人艾、醋汤下。

复原通气散《和剂》 治气不宣流，或成疮疖，并闪挫腰胁，气滞疼痛。

舶上茴香炒 穿山甲蛤粉炒，去粉用。各二两 玄胡索去皮 白牵牛炒 陈皮去白 甘草炙。各一两 南木香不见火，一两半

上为细末，每服二钱，用热酒调，病在上食后服，病在下食前服，不饮酒者，煎南木香汤调。

木香流气饮《和剂》 治诸气痞塞不

通，胸膈膨胀，面目虚浮，四肢肿满，口苦咽干，大小便秘。

半夏汤洗七次，焙，二两　青皮去白　厚朴姜制，去粗皮　紫苏去梗　香附子去毛，炒　甘草炙。各一斤　陈皮去白，二斤　肉桂去粗皮，不见火　蓬莪术煨　丁香皮不见火　大腹皮制　槟榔　麦门冬去心　木香不见火　草果仁各六两　木通去节，八两　藿香叶　白芷　赤茯苓去皮　白术　干木瓜　人参去芦　石菖蒲各四两

上㕮咀，每服四钱，水一盏半，姜三片，枣二枚，煎七分，热服。

蟠葱散《和剂》　治男妇脾胃虚冷，气滞不行，攻刺心腹，痛连胸胁，膀胱小肠肾气，及妇人血气刺痛。

延胡索三两　肉桂去粗皮　干姜炮。各二两　苍术米泔浸一宿，切，焙　甘草炙。各半斤　缩砂去皮　丁皮　槟榔各四两　三棱煨　蓬术煨　茯苓去皮　青皮去白。各六两

上为末，每服二钱，水一盏，连根葱白一茎，煎七分，空心热服。

分心气饮真方《直指》　治忧思郁怒诸气，痞满停滞，噎塞不通，大小便虚秘。

紫苏茎叶三两　半夏制　枳壳制。各一两半　青皮去白　陈橘红　大腹皮　桑白皮炒　木通去节　赤茯苓　南木香　槟榔　蓬莪术煨　麦门冬去心　桔梗　辣桂　香附　藿香各一两　甘草炙，一两二钱半

上锉散，每服三钱，水一大盏，生姜三片，枣二枚，灯心十茎，煎七分，不拘时服。一人瘴疟经年，虚肿腹胀，食不知饱，以此药吞温白丸，初则小便数次，后则大便尽通，其病顿愈。

分气紫苏饮　治男子妇人脾胃不和，胸膈噎塞胁疼，气促喘急，心下胀满，饮食不思，呕逆不止。

紫苏　五味子去梗　桑白皮炙　陈皮去白　桔梗去芦　草果仁　大腹皮　茯苓去皮　甘草炙。各一钱半

水二盅，生姜三片，煎一盅，入盐少许，食远服。

沉香升降散《御药》　治一切气不升降，胁肋刺痛，胸膈痞塞。

沉香　槟榔各二钱半　人参　大腹皮炒　诃子各半两，煨，去核　白术　乌药　香附子炒　紫苏叶　厚朴去粗皮，姜制，　神曲炒　麦糵炒。各一两　三棱煨　蓬术煨　益智仁各二两　陈皮去白　姜黄　甘草炒。各四两

上为细末，每服二钱，食前用沸汤调服。一方，加红花。

木香槟榔丸《御药》　疏导三焦，宽利胸膈，破痰逐饮，快气消食。

木香　槟榔　枳壳麸炒　杏仁去皮尖，炒　青皮去瓤。各一两　半夏曲　皂角去白，酥炙　郁李仁去皮。各二两

上为细末，别以皂角四两，用浆水一碗，搓揉熬膏，更入熟蜜少许，和丸梧子大。每服五十丸，食后姜汤下。

青木香丸《和剂》　治胸膈噎塞，气滞不行，肠中水声，呕哕痰逆，不思饮食。常服宽中利膈。

黑牵牛二百四十两，炒香，取末一百二十两　补骨脂炒香　荜澄茄各四十两　木香二十两　槟榔用酸粟米饭裹，湿纸包，火中煨令纸焦，去饭，四十两

上为细末，清水滴为丸，如绿豆大。每服三十丸，茶汤、熟水任下。

沉香化气丸　专攻赤白青黄等色痢疾，诸般腹痛，饮食伤积、酒积、痰积、血积，跌扑损伤，五积六聚，胸膈气逆痞塞，胃中积热，中满腹胀，疟痞茶癖，及中诸毒恶气，伤寒大便不通，下后遗积未尽，感时疫气瘴气，并诸恶肿疮疡肿毒，及食诸般牛畜等物中毒，不问妇人男子小儿并皆治之。

大黄锦纹者　黄芩条实者。各一两　人参官拣者，去芦　白术去芦，肥者。各三钱　沉香上好角沉水者，四钱，另为末

上将前四味锉碎，用雷竹沥七浸七曝，候干为极细末，和沉香末再研匀，用竹沥入姜汁少许为丸，如绿豆大，朱砂为衣，晒干，不见火。每服一钱，淡姜汤送下，小儿六分。

王氏博济利膈丸　治三焦气不顺，胸膈壅塞，头眩目昏，涕唾痰涎，精神不爽。

牵牛四两，半生半熟　皂角不蛀者，涂酥炙，二两

上为末，生姜自然汁糊丸如梧子大。每服二十丸，荆芥汤临卧送下。

一块气丸

官桂　玄胡索　蓬术炮　姜黄　砂仁　枳实　枳壳　黑牵牛取头末　槟榔　大黄醋煮　雷丸　使君子取肉　白豆蔻　丁香各半两　芫花酒浸，炒　香附子醋浸　京三棱炮　陈皮去白　胡椒各一两　糖球　青皮各一两半　川乌二钱半，酒浸，炒　锡灰　大麦芽用江子炒熟，去江子。各四两　萝卜子一两，用江子炒熟，去江子　江子一两，去油　沉香　木香各四钱　皂角半斤，去皮，醋浸，炒

上为末，酒糊丸，如梧子大。每服五七丸，诸般病证各随后项汤使下。孕妇不可服，忌一切热物。妇人一切血气当归酒下，血崩燕子泥汤下。小儿脱肛艾汤下；小儿奶脾橘皮汤下；小儿惊风，一岁一丸，薄荷汤下；白痢干姜汤下；小儿脾积，使君子、猪胆、芦荟汤下；赤痢甘草汤下。一切吐逆生姜汤下，心膈膨胀新汲水下，下元冷好酒下，风热闭塞，大小便不通，井花水、豆粉调下。妇人经脉不通，红花、当归酒下，赤白带下，蔓荆子汤下，血昏当归酒下。胎前产后，吴茱萸一两重，酒一升，煎至二沸下，血块气血等，生姜、橘皮煎汤，入醋少许下，常服者淡姜汤下，小女红脉不通，红花、当归酒下。男子小肠气茴香汤下，咳嗽乌梅汤下，腰疼牵牛汤下，伤寒葱白汤下。

神保丸　治诸气刺痛，流入背膂及胁下，诸药不能治者。见伤食。

清咽屑自制　治喉中如有物，咯之不出，咽之不下，俗名梅核气，仲景所谓咽中如有炙脔者是也。四七汤是其主方，但汤药入咽即过病所，今推广为屑，取其缓下。

半夏制，一两　橘红　川大黄酒制。各五钱　茯苓　紫苏叶　风化硝　真僵蚕炒　桔梗各二钱半　连翘　诃子肉　杏仁　甘草各一钱二分

上为末，姜汁、韭汁和捏成饼，晒干，筑碎如小米粒大。每用少许置舌上，干咽之，食后临卧为佳。

郁

越鞠丸丹溪　解诸郁

香附　苍术米泔浸一宿，炒　川芎各二两　山栀炒　神曲各一两五钱

为末，滴水丸，如绿豆大。每服一百丸，白汤下。

气郁汤　治因求谋不遂，或横逆之来，或贫窘所迫，或暴怒所伤，或悲哀所致，或思念太过，皆为气郁，其状胸满胁痛，脉沉而涩者是也。

香附童便浸一宿，焙干，杵去毛，为粗末，三钱　苍术　橘红　制半夏各一钱半　贝母去心　白茯苓　抚芎　紫苏叶自汗则用子　山栀仁炒。各一钱　甘草　木香　槟榔各五分

生姜五片煎。如胸胁作痛，此有血滞也，宜参血郁汤治之。

湿郁汤　治因雨露所袭，或岚气所侵，或坐卧湿地，或汗出衣衫，皆为湿郁，其状身重而痛，倦怠嗜卧，遇阴寒则

发，脉沉而细缓者是也。

苍术三钱　白术　香附　橘红　厚朴姜汁炒　半夏制　白茯苓　抚芎　羌活　独活各一钱　甘草五分

生姜五片，水煎。

虞抟云：一男子年二十九，三月间房事后，骑马渡溪，遇深渊沉没，幸得马健无事，连湿衣行十五里抵家，次日憎寒壮热，肢节烦疼，似疟非疟之状。一医作虚证治，而用补气血药，服之月余不效。又易一医，作劳瘵治，用四物汤加知、柏、地骨皮之类，及丹溪大补阴丸，倍加紫河车服，至九月反加满闷不食。乃顾倩有乳妇人在家，止吃人乳汁四五杯，不吃米粒。召予诊视，六脉皆洪缓，重按若牢，右手为甚。予作湿郁处治，用平胃散倍苍术，加半夏、茯苓、白术、川芎、香附、木通、砂仁、防风、羌活，加姜煎服，黄昏服一帖，一更时又进一帖，至半夜遍身发红丹如瘾疹，片时随没而大汗，索粥，与稀粥二碗，由是前病除减能食，仍与前方服三帖，后以茯苓渗湿汤倍加白术，服二十余帖平安。

血郁汤　凡七情郁结，盛怒叫呼，或起居失宜，或挫闪致瘀，一应饥饱劳役，皆能致血郁，其脉沉涩而芤，其体胸胁常有痛如针刺者是也。

香附童便制，二钱　牡丹皮　赤曲　川通草　穿山甲　降真香　苏木　山楂肉　大麦芽炒，研。各一钱　红花七分

水、酒各一半煎，去滓，入桃仁去皮泥七分，韭汁半盏，和匀通口服。

热郁汤　有阴虚而得之者，有胃虚食冷物，抑遏阳气于脾土中而得之者，其治法皆见发热条中。此则治夫非阴虚，非阳陷，亦不发热，而常自蒸蒸不解者也。

连翘四钱　薄荷叶　黄芩各一钱五分　山栀仁二钱　麦门冬去心，三钱　甘草五分　郁金一钱　瓜蒌皮穰二钱

竹叶七片煎。

问：何不用苍术、香附、抚芎？曰：火就燥，燥药皆能助火，故不用也。

痰郁于痰饮门求之，食郁于伤食门求之，故不著方。

痞

海藏云：仲景诸泻心等汤，手少阴也。以其心下痞，故入阳明例。

大黄黄连泻心汤　治太阳病，医发汗，遂发热恶寒，因复下之，心下痞，表里俱虚，阴阳血气并竭，无阳则阴独①，复加烧针因胸烦，面青黄肤瞤者难治。若色微黄，手足温者易愈。心下痞，按之濡，其脉关上浮者。

大黄二两　黄连一两　加黄芩，为伊尹三黄汤。

上锉如麻豆，沸汤二升渍之，须臾绞去滓，分温再服。

附子泻心汤　治心下痞，而复恶寒汗出。本以下之，故心下痞，与泻心汤痞不解，其人渴②而口燥烦，小便不利者，五苓散主之。

大黄　黄连　黄芩各一两　附子一枚，炮，去皮，切，别煮取汁

上四味，切三味，以麻沸汤二升渍之，绞去滓，内附子汁，分温再服。

生姜泻心汤　治伤寒汗出解之后，胃中不和，心下痞硬，干噫食臭，胁下有水气，腹中雷鸣下利者。

生姜　半夏洗。各二两　甘草炙　黄芩　人参各一两半　干姜　黄连各半两　大枣六枚，擘

① 独：原作“毒”，据《伤寒论》改。
② 渴：原作“泻”，据《伤寒论》改。

上八味，以水五升，煮取三升，去滓，再煎取一升半，温服半升。

伊尹甘草泻心汤 治伤寒中风，医反下之，其人下利日数十行，米谷不化，腹中雷鸣，心下痞硬而满，干呕心烦不安，医见心下痞，谓病不尽，复下之，其痞益甚，此非结热，但以胃中虚，客气上逆，故使[1] 硬，宜此汤治之。

甘草二两 半夏一两 黄芩 干姜各三两半 黄连 人参各半两，大枣六枚

上七味，以水五升，煮取三升，去滓，再煎取一升半，温服半升，分三。

半夏泻心汤 治心下满[2] 而不痛者，痞也，痛即为结胸。

半夏半升，泡 黄芩 干姜 人参各三两 黄连一两 甘草炙，二两 大枣十二枚

上七味，以水一斗，煮取六升，去滓，再煮取三升，分温三服。

钱氏泻心汤见发热。

黄芪补中汤东垣

黄芪 人参各二钱 甘草 白术 苍术 陈皮各一钱 泽泻 猪苓 茯苓各五分

水一盅，煎七分，温服，送下大消痞丸。

大消痞丸东垣 治一切心下痞满，积年久不愈者。

白术 姜黄各一两 黄芩去焦 黄连炒。各六钱 枳实麸炒，五钱 半夏汤洗七次 陈皮 人参各四钱 泽泻 厚朴 砂仁各三钱 猪苓二钱五分 干生姜 神曲炒 炙甘草各二钱

上为细末，汤浸蒸饼为丸，如桐子大。每服五七十丸至百丸，食远白汤下。

黄连消痞丸东垣 治心下痞满，壅塞不散，烦热喘促不宁。

黄连一两 黄芩炒，二两 半夏九钱 枳实炒，七钱 橘红 猪苓各五钱 茯苓 白术 炙甘草各三钱 泽泻 姜黄各一钱 干生姜二钱

制丸，服法同上。

失笑丸一名枳实消痞丸 东垣 治右关脉浮弦，心下湿痞，恶食懒倦，开胃进食。

枳实 黄连各五钱 白术 人参 半夏曲各三钱 厚朴炙，四钱 干生姜 炙甘草 白茯苓 麦蘖各二钱

上为细末，汤浸蒸饼为丸，桐子大。每服五七十丸，白汤下，不拘时。量虚实加减服。

刘宗厚云：以上二方，并半夏泻心汤加减法也。内有枳术[3] 汤、四君子、五苓、平胃等，利湿消痞补虚之药也。

黄芩利膈丸东垣 除胸中热，利膈上痰。

黄芩生、炒各一两 白术 枳壳 陈皮 南星各三钱 半夏 黄连 泽泻各五钱 白矾五分

上为末，水浸蒸饼丸。每服三五十丸，白汤下，食远服。合加薄荷叶一两，玄明粉二钱。

葶苈丸一名人参顺气饮子 治心下痞，胸中不利。

半夏洗 厚朴炙 石膏 青皮已上各五分 当归身七分 白豆蔻仁 缩砂仁 茵陈酒制炒 干葛已上各一钱 炙甘草 羌活 黄芩一半酒洗，一半炒 苦葶苈酒洗，炒 人参 柴胡据 独活已上各三钱

上为细末，汤浸蒸饼和匀，筛子内擦如米大。每服二钱，临卧用一口汤下。

消痞汤一名木香化滞汤 治因忧气郁结中脘，腹皮里微痛，心下痞满，不思饮食。

---

① 使：原作“便”，据《伤寒论》改。
② 心下满：原作“下利”，据《伤寒论》改。
③ 术：原作“实”，据《玉机微义》改。

枳实炒　当归梢各二分　陈皮　生姜　木香各三分　柴胡四分　草豆蔻　炙甘草各五分　半夏一钱　红花少许　《试效方》有益智三分，无木香。

上为粗末，作一服，水二盏，生姜三片，煎至一盏，食远服。忌酒湿面。

理中丸　治胃寒而痞。

人参　甘草　白术　干姜已上各三两

上四味，捣筛为末，蜜和丸，如鸡子黄大。以沸汤数合，和一丸研碎，温服之，日三四，夜二服。腹中未热，益至三四丸。

增损理中丸《伤寒》　治太阴下之胸满硬。诸结胸宜服此。

人参　白术各一两　甘草　黄芩各半两　枳壳十二片

上为细末，炼蜜丸，如弹子大。沸汤化一丸。渴者加栝蒌根，汗出者加牡蛎。

枳实理中丸《伤寒》　治寒实结胸。

茯苓　人参　白术　干姜　甘草各二两　枳实十六片

上为细末，炼蜜丸，如鸡子黄大。每服一丸，热汤化下，连进二三服。

活人桔梗枳壳汤　治伤寒痞气，胸满欲绝。

桔梗　枳壳去瓤，炒。各三两

上锉，水煎，分作二服。

此手太阴经药也。《活人书》云：审知是痞，先用此汤，无不验也。缘枳壳行气下膈，故效。

上清散一名通气防风汤　清利头目，宽快胸膈。

黄芪三钱　甘草二钱　人参　葛根各一钱五分　防风根一钱　蔓荆子半钱

上分作二服，每服水一盏半，煎至一盏，去渣，临卧温服。以夹衣盖覆面首，不语，须臾汗出为效。未服药，预一日不语，服毕亦一日不语。

枳术丸见伤食。

回金丸　泻肝火，行湿与热，能开痞结，治肝邪，补脾土。见发热。

槟榔丸见伤食。　煮黄丸见心痛。　瓜蒂散见伤食。　二陈汤见痰饮。　平胃散见中食。　五苓散见消瘅。　越鞠丸见郁。　挝脾汤见呕吐。　丁沉透膈汤见反胃。　木香流气饮　四七汤并见气。　导痰汤见痰饮。　来复丹见中暑。　四君子汤见虚劳。　补中益气汤见劳倦。　木香顺气汤见胀满，但减人参。

木香宽中散　治七情伤于脾胃，以致胸膈痞满，停痰气逆，或成五膈之病。

青皮　陈皮　丁香各四两　厚朴制，一斤　甘草炙，五两　白豆蔻二两　香附炒　砂仁　木香各三两

上为末，每服二钱，姜、盐汤点服。属脾胃虚损之证，不可多服，当与六君子汤兼服之。

宣明槟榔散　治伤寒阴证，下后成痞，满而不痛，按之虚软。

槟榔　枳壳各等分

上为末，每服三钱，煎黄连汤调下。

三脘痞气丸《宝鉴》　治三焦痞滞，水饮停积，胁下虚满，或时刺痛。

木香　白豆蔻仁　青皮炒　京三棱炮　橘红各一两　半夏汤炮七次，二两　槟榔　砂仁　沉香　大腹子各五钱

上为末，神曲糊丸，梧桐子大。每服五六十丸，食后陈皮汤送下。

平补枳术丸　调中，补气血，消痞清热。

白术三两　白芍酒炒，一两半　陈皮　枳实去穰，炒　黄连姜汁炒。各一两　人参　木香各五钱

上为末，荷叶打米糊为丸，如桐子大。每服六七十丸，米饮下。

方广云：白术补脾气为君；白芍药补

脾血为臣；陈皮以和胃，枳实消痞，黄连清热为佐；人参以补元气，木香以调诸气为使。如此平补气血，廓清痰火，兼通气道，则病邪日消，而脾胃日壮矣。

济生瓜蒌实丸　治胸膈痞痛彻背，胁胀，喘急妨闷。

瓜蒌实研　枳实去瓤，麸炒　桔梗　半夏各等分

上为末，姜汁打糊为丸，梧子大。每服五七十丸，食后淡姜汤下。

按：此方瓜蒌以润肺涤痰，枳壳破滞气，半夏豁痰燥湿，桔梗开膈载药，可谓善治痞闷喘急矣。然痰因火动者，加黄连尤妙，盖黄连佐枳壳消痞甚速。

茯苓杏仁甘草汤仲景，下同

茯苓三两　杏仁五十枚　甘草一两

上三味，以水一斗，煮取五升，温服一升，日三服。

橘枳生姜汤

橘皮一斤　枳实三两　生姜半斤

上三味，以水五升，煮取二升，分温再服。

薏苡仁附子散

薏苡仁十五两　大附子十枚，炮

上二味，杵为散，服方寸匕，日三服。

厚朴大黄汤

厚朴一尺[1]　大黄六两　枳实四枚，锉

上三味，以水五升，煮取二升，分温再服。

栝蒌薤白白酒汤

栝蒌一枚　捣　薤白半斤　白酒七升

上三味，同煮取二升，分温再服。

栝蒌薤白半夏汤

栝蒌一枚，薤白三两　白酒一斗　半夏半斤

上四味，同煮至四升，温服一升，日三服。

枳实薤白桂枝汤

枳实四枚，锉　厚朴四两　薤白半斤　桂枝一两　栝蒌一枚，捣

上五味，以水五升，先煮厚朴、枳实，取二升，去滓，纳诸药，煮数沸，分温三服。

人参汤

白术　人参　甘草　干姜各三两

上四味，以水八升，煮取三升，温服一升，日三服。

利膈散　治胸痹，喘息不通。

人参去芦　赤茯苓　前胡各一两　干姜炮　桂心　甘草炙。各半两　陈皮去白，焙　诃梨勒去核　白术各七钱半

上㕮咀，每服五钱，用水一大盏，姜三片，煎至五分，去滓，不拘时，频频温服。

半夏汤　治胸痹，心下坚痞，急痛彻背，短气烦闷，自汗出。

半夏汤洗，切，焙，二两半　瓜蒌实一枚　薤白切，二合

上锉片，每服五钱，水二盏，生姜三片，煎至一盏，去滓，食前温服，日三服。

吴茱萸散　治胸痹，咽喉噎塞，不能下食。

吴茱萸汤浸，焙炒　半夏汤泡　赤茯苓去皮　鳖甲去裙襕，酥炙黄　京三棱　前胡去芦　青皮去白，焙　厚朴去粗皮，姜汁炙　槟榔　白术　桂心各一两　枳壳麸炒，半两

㕮咀，每服五钱，水一大盏，姜三片，枣三枚，煎至五分，去滓，不拘时，稍热服。

豆蔻汤　治胸痹，心下坚痞。

白豆蔻去皮　官桂去粗皮　木香　人参各半两　京三棱煨　神曲炒。各一两　陈皮去

[1] 尺：原作“两”，据《金匮要略》改。

白　麦蘖炒。各七钱半　干姜炮　甘草炙。各二钱半

上㕮咀，每服三钱，水二盏，生姜三片，盐少许，煎至七分，去滓，食前温服。

枳实散　治胸痹，心下坚痞，胸背拘急，心腹不利。

枳实麸炒　赤茯苓去皮　前胡去芦　陈皮去白。各一两　木香半两

上㕮咀，每服五钱，用水一大盏，姜三片，煎五分，去滓，食前温服。

半夏汤　治胸痹短气。

半夏汤洗，焙　柴胡各半两　赤茯苓去皮　前胡去苗　官桂去粗皮　人参各七钱半　甘草炙，二钱半

㕮咀，每服五钱，水二盏，生姜五片，枣三枚擘开，煎至一盏，去滓，不拘时温服。

熨背散　治胸痹，心背疼痛气闷。

乌头　细辛　附子　羌活　蜀椒　桂心已上各一两　川芎一两二钱半

上捣筛，以少醋拌，帛裹，微火炙令暖，以熨背上，取瘥乃止。忌生冷如常法。

枳实散　治胸痛及背痛。

枳实麸炒，二两　官桂去粗皮，一两二钱半

上为细末，每服二钱，温酒调服，橘皮汤调亦可，空心、日午、临卧各一服。

透膈汤　治脾胃不和，中脘气滞，胸膈满闷，噎塞不通，噫气吞酸，胁肋刺痛，呕逆痰涎，食饮不下。

木香　白豆蔻　缩砂仁　槟榔　枳壳麸炒　厚朴姜制炒　半夏汤泡　青皮去白　陈皮去白　大黄　朴硝　甘草炙。各一钱

上作一服，水二盅，姜三片，红枣一枚，煎至一盅，食远服。

水　肿

海藏水气问难

经云：诸水身半以下肿者，当利小便，身半以上，当发汗。经云：身半以上，天气主之，身半以下，地气主之。天气主之者，其在皮也，其在皮者，故汗而发之。

问曰：肌肉之外，皮肤之里，首至足一身皆肿者，当作何治？答曰：亦宜汗之也，与身半以上同法。身半以上汗之者，尺寸之天地也，故汗之。肌肉之外，皮肤之里，一身尽肿者，从天而汗之，此表里之浮沉，凡治之法，当如是也。肺心肝肾中州已上俱宜汗，中州已下皆宜下①，如小便利而渴，不宜汗，不宜下，以其重亡津液故也。

问曰：仲景云：少阴脉紧而沉，紧则为痛，沉则为水，小便则难。脉得诸沉，当附骨，身体肿重，水病脉出者死。王叔和云：水气浮大即延生。二者不同，何也？答曰：少阴证当沉，故脉出者死也。此水附骨，以当沉而下出，则当微出本部，即是得生也。此个出字，出本部之外，故死也。经云：阴阳俱虚，脉出者死，与此同意。水气浮大即延生者，总而言之也。五脏六腑，上下表里，及诸部分，俱在其中矣。此阴盛而阳虚也，故暴出者死。何以然？少阴沉，知周身无阳也。水病滞塞不通，脉暴出，阳何以周流于一身，养育一体，故死也。腹上肿者属厥阴，腰肿者属肾。

水气求责法

有沉而有力，有沉而无力。有浮而有力，有浮而无力。中得之，亦有有力无

---

① 下：原作“汗”，据石经堂本改。

力。

水气脉并药

肺沉大肠浮

大腹皮　茯苓　甘遂　大戟　芫花　旋覆花　紫菀　陈皮　桑皮　杏仁　木香　葶苈　麻黄　栀子　芍药　白术　生姜皮

心沉小肠浮

桂　枳实　牵牛　芍药　木通

脾沉胃浮

白术　芍药　生姜　赤小豆　枣　槟榔　黄芪　甘草　石膏

肝沉胆浮

川芎　芍药　细辛

肾沉膀胱浮

泽泻　茯苓　猪苓　白术　木通　灯草　通草　牡蛎　滑石　泽兰　附子　葶苈　瞿麦　车前子　防已

海藏集仲景水气例水气源流，并出《素问·水热穴论》。

高低内外，轻重表里，随经补泻，要当谨察肺、胃、肾三经，病即瘥也。

仲景葶苈大枣泻肺汤　治喘嗽痰涎，面目浮肿。

甜葶苈　苦葶苈等分　大枣

仲景枳术汤　治心下水结如盘。

仲景牡蛎泽泻散　治腰已下有水气。

仲景生姜泻心汤　治两胁水气，腹中雷鸣。

仲景甘草附子白术桂枝汤　治阴证自汗，身微肿，风湿相搏，小便不利。

仲景真武汤　治少阴三二日不已，至四五日，腹痛，小便不利，四肢沉重疼痛，则不利，此为水气。其人或咳，或小便利，不利而呕者。

仲景十枣汤　大戟　芫花　甘遂各等分

三花神祐丸　十枣汤加牵牛　大黄　轻粉水丸。

除湿丹　神祐丸加乳香　没药

玄青丹　神祐丸加黄连　黄柏　青黛

上已上四方①，药极有毒，不可轻也。

防已黄芪汤仲景，下同

防已一两　黄芪一两二钱半　白术七钱半　甘草炙，半两

上锉，每服五钱匕，生姜四片，枣一枚，水一盏半，煎取八分，去滓温服，良久再服。腹痛，加芍药。一法，洁古用此汤调五苓散，治因湿为肿者。又云：防已黄芪汤，治风水脉浮为在表，其人或头汗出，表无他证，病者但下重，从腰已上为和，腰以下常肿，及身重难以屈伸。

越婢汤　加术四两，即越婢加术汤。又见痿厥。

麻黄六两　石膏半斤②　生姜三两　大枣十五枚　甘草二两

以水六升，先煮麻黄，去上沫，内诸药，煮取三升，分温三服。

大腹皮散

大腹皮　桑白皮　川芎各二两　汉防已　羌活　青皮去白　大黄炒　槟榔　桂心各一两　甘草炙，半两

上㕮咀，每服五钱，水一大盏，煎五分，去滓，不拘时温服。

楮白皮散

楮白皮　猪苓去皮　木通各二两　紫苏茎叶　桑白皮各三两　陈皮去白，一两

上㕮咀，每服五钱，水一大盏，生姜三片，煎至六分，去滓，不拘时温服。

防已茯苓汤

防已　黄芪　桂枝各三两　茯苓六两　甘草二两

---

① 方：原作“味”，据石经堂改。

② 斤：原作“两”，据《金匮要略》改。

水六升，煮取二升，分温三服。

蒲灰散见淋。

木香丸

木香　苦葫芦子炒　乳香各二钱五分　槟榔二枚，一生一炮　甘遂炒令黄　朱砂细研。各半钱

为细末，以烂饭和，分作四十九丸，面裹，于铫内水煮熟，令患人和汁吞之，以尽为度。清晨服药，至午时其水便下，不计行数，水尽自止。

海蛤丸

海蛤研　防己各七钱五分　陈皮炒，去白　郁李仁去皮，炒。各半两　赤茯苓去皮　桑白皮　葶苈隔纸炒。各一两。

上为细末，炼蜜和丸，如桐子大。每服二十丸，加至三十丸，米饮送下，早晚各一服。

槟榔散

槟榔半两。另研末　商陆　生姜各一两　桑白皮一两半　甘草炙，二钱半

上除槟榔外，用水二大盏，煎至一大盏，去滓，五更初分作二服，每服调槟榔末二钱半服，至平明当利，如未利再服。

甘草麻黄汤

甘草二两　麻黄四两

水五升，先煮麻黄，去上沫，内甘草，煮取三升，温服一升，重覆汗出，不汗再服。慎风寒。

麻黄附子汤

麻黄三两　甘草二两　附子一枚，炮

水七升，先煮麻黄，去上沫，内二味，煮取二升半，温服八合，日三服。

杏子汤未见，恐是麻黄杏仁甘草石膏汤。

五皮散《和剂》　治风湿客于脾经，气血凝滞，以致面目虚浮，四肢肿满，心腹膨胀，上气促急。兼治皮水，妊娠胎水。

五加皮　地骨皮　生姜皮　大腹皮　茯苓皮各等分　一方，加白术，磨沉香、木香入。

上㕮咀，每服三钱，水一盏，煎七分，热服无时。

五皮散《澹寮》　治他病愈后，或疟痢后，身体目四肢浮肿，小便不利，脉虚而大。此由脾肺虚弱，不能运行诸气，诸气不理，散漫于皮肤肌腠之间，故令肿满也，此药最宜。

大腹皮　赤茯苓皮　生姜皮　陈皮　桑白皮炒。各等分

上为粗末，每服五钱，水一大盏，同煎八分，去滓温服，不拘时，日三服。并忌生冷、油腻、坚硬之物。

香苏散《宝鉴》　治水气虚肿，小便赤涩。

陈皮去白，一两　防己　木通　紫苏叶各半两

上为末，每服二钱，水二盏，生姜三片，煎至一盏，去滓，食前温服。

除湿汤见中湿。　四磨汤见气。　桂黄丸缺。　保和丸见伤食。

疏凿饮子《济生》　治水气通身浮肿，喘呼气急，烦躁多渴，大小便不利，服热药不得者。

泽泻　商陆　赤小豆炒　羌活去芦　大腹皮　椒目　木通　秦艽去芦　茯苓皮　槟榔各等分

上㕮咀，每服四钱，水一盏，姜五片，煎七分，不拘时温服。

实脾饮《济生》　治阴水发肿，用此先实脾土。

厚朴去皮，姜制　白术　木瓜去穰　大腹子　附子炮　木香不见火　草果仁　白茯苓去皮　干姜炮。各一两　甘草炙，半两

上㕮咀，每服四钱，水一盏，姜五片，枣一枚，煎七分，不拘时温服。

五苓散见消瘅。木香流气饮见气。

复元丹《三因》　治脾肾俱虚，发为水肿，四肢虚浮，心腹坚胀，小便不通，两目下肿。

附子炮，二两　南木香煨　茴香炒　川椒炒出汗　厚朴去粗皮，姜制　独活　白术炒　陈皮去白　吴茱萸炒　桂心各一两　泽泻一两半　肉豆蔻煨　槟榔各半两

上为细末，糊丸如梧桐子大。每服五十丸，不拘时，紫苏汤送下。

黑锡丹见诸逆冲上。苏子降气汤见气。

导滞通经汤《宝鉴》治脾湿有余，及气不宣通，面目手足浮肿。

木香　白术　桑白皮　陈皮各五钱　茯苓去皮，一两

上㕮咀，每服五钱，水二盏，煎至一盏，去渣温服，空心食前。

《内经》曰：湿淫所胜，平以苦热，以苦燥之，以淡泄之。陈皮苦温，理肺气，去气滞，故以为主。桑白皮甘寒，去肺中水气，水肿肤胀，利水道，故以为佐。木香苦辛温，除肺中滞气；白术苦甘温，能除湿和中，以苦燥之；白茯苓甘平，能止渴除湿，利小便，以淡渗之，故以为使也。

至元戊寅五月间，霖淫积雨不止，鲁齐许平仲先生，时年五十有八，面目肢体浮肿，大便溏多，腹胀肠鸣时痛，饮食减少。命予治之，脉得弦细而缓。先生曰：年壮时多曾服牵牛、大黄药，面目四肢，时有浮肿，今因阴雨，故大发。予曰：营运之气，出自中焦，中焦者胃也，胃气弱，不能布散水谷之气，荣养脏腑经络皮毛，气行而涩为浮肿，大便溏多而腹肿肠鸣，皆湿气胜也。四时五脏皆以胃气为本，五脏有胃气，则和平而身安。若胃气虚弱，不能运动，滋养五脏，则五脏脉不和平。本脏之气盛者，其脉独见，轻则病甚，过则必死。故经曰：真脏之脉弦，无胃气则死。先生之疾，幸而未至于甚，尚可调补。人知服牵牛、大黄为一时之快，不知其为终身之害也。遂用平胃散加白术、茯苓、草豆蔻仁，数服而腹胀溏泻肠鸣时痛皆愈，饮食进，止有肢体浮肿，以导滞通经汤主之，良愈。

木瓜丸见中风。

分气香苏饮

桑白皮炒　陈皮　茯苓　大腹皮　香附炒。各一钱　紫苏一钱半　桔梗　枳壳各八分　草果仁七分　五味子十五粒

水二盅，姜三片，煎八分，入盐少许，食前服。

消导宽中汤

白术一钱五分　枳实麸炒　厚朴姜制　陈皮　半夏　茯苓　山楂肉　神曲炒　麦芽炒　萝卜子炒。各一钱

水二盅，姜三片，煎八分服。小便不利，加泽泻、猪苓。

胃苓汤

苍术　厚朴姜汁炒　陈皮　白术　茯苓各一钱半　泽泻　猪苓各一钱　甘草六分　官桂五分

上水加生姜煎服。

加味五皮汤　即五皮散内，脚肿加五加皮、木瓜、防己。不服水土，入胃苓汤。

消风败毒散

人参　独活　柴胡　桔梗　枳壳麸炒　羌活　茯苓　川芎　前胡　甘草　荆芥　防风各一钱

水二盅，姜三片，煎八分，食远服。

升麻和气散《和剂》

干姜半钱　干葛一两　大黄蒸，半两　熟枳壳半钱　桔梗　熟苍术　升麻各一两　芍药七钱半　陈皮　甘草各一两半　当归

熟半夏　白芷　茯苓各二钱

每服四钱，水一盏，姜三片，灯心十茎，煎七分，食前温服。

补中益气汤见劳倦。　六味丸见虚劳。　人参平肺散见喘。　滋阴丸即益阴肾气丸，见目。

加减《金匮》肾气丸　治肺肾虚，腰重脚肿，小便不利；或肚腹肿胀，四肢浮肿；或喘急痰盛，已成蛊证，其效如神。此证多因脾胃虚弱，治失其宜，元气复伤而变证者，非此药不能救。

白茯苓三两　附子五钱　川牛膝　官桂　泽泻　车前子　山茱萸　山药　牡丹皮各一两　熟地黄四两，捣碎，酒拌杵膏

上为末，和地黄，炼蜜丸如桐子大。每服七八十丸，空心白汤下。《济生》以附子为君，此薛新甫重定者。

调胃白术泽泻散《元戎》　治痰病化为水气，传为水鼓，不能食。

白术　泽泻　芍药　陈皮　茯苓　生姜　木香　槟榔各等分

上为末。

一法，加白术，本药各半，治脐腹上肿如神。心下痞者加枳实，下盛者加牵牛。

八正散见淋。　栀子豉汤见虚烦。

附方

汉防己煮散　主水肿上气方。褚澄秘之。

汉防己　泽漆叶　石韦去毛　桑白皮　泽泻　丹参　茯苓　橘皮　白术各三两　生姜切，十两　郁李仁五合　通草一两

上十二味，捣筛为散，以水一升七合，内四方寸匕，煮取八合，顿服，日二。小便利为度。

葶苈丸　治肺气咳嗽，面目浮肿，喘促不安，小便赤色。

甜葶苈隔纸炒　贝母煨黄色　木通各一两　杏仁去皮尖双仁，炒　防己各二两

上为细末，用枣肉和丸，如梧桐子大。每服五十丸，桑白皮煎汤，食前送下。

白术木香散　治喘嗽肿满，变成水病者，不能食，不能卧，小便秘者宜服。

白术　猪苓去皮　槟榔　赤茯苓　泽泻各一钱半　木香　甘草各一钱　官桂七分　滑石三钱　陈皮二钱

上作一服，水二盅，生姜三片，煎一盅，食前服。

分气补心汤　治心气郁结，发为四肢浮肿，上气喘急。

木通　川芎　前胡去苗　大腹皮泡　青皮　白术　枳壳麸炒　甘草各一钱，炙　香附去毛，炒　白茯苓　桔梗各一钱半　细辛　木香各五分

上作一服，水二盅，姜三片，红枣二枚，煎至一盅，食前服。

调荣饮　治瘀血留滞，血化为水，四肢浮肿，皮肉赤纹，名血分。

蓬术　川芎　当归　延胡索　白芷　槟榔　陈皮　赤芍药　桑白皮炒　大腹皮　赤茯苓　葶苈炒　瞿麦各一钱　大黄一钱半　细辛　官桂　甘草炙。各五分

上作一服，煎服法同前。

当归散　水肿之疾，多由肾水不能摄养心火，心火不能滋养脾土，故土不制水，水气盈溢，气脉闭塞，渗透经络，发为浮肿之证，心腹坚胀，喘满不安。

当归　桂心　木香　赤茯苓　木通　槟榔　赤芍药　牡丹皮　陈皮　白术各一钱三分

上作一服，水二盅，紫苏五叶，木瓜一片，煎一盅，不拘时服。

乌鲤鱼汤　治水气四肢浮肿。

乌鲤鱼一尾　赤小豆　桑白皮　白术　陈皮已上各三钱　葱白五茎

上用水三碗同煮，不可入盐，先吃鱼，后服药，不拘时候。

无碍丸　治脾病洪流，四肢浮肿。

大腹皮二两　槟榔　郁李仁　蓬术　三棱已上各一两　木香半两

上为细末，用炒麦蘖面煮糊为丸，如梧子大。每服七八十丸，食前生姜汤送下。

木香分气汤　治气留滞四肢，腹急中满，胸膈胁肋膨胀，虚气上冲，小便臭浊。

木香　猪苓　泽泻　赤茯苓　半夏　枳壳　槟榔　灯心草　苏子各等分

上锉散，每服一两，水二盏煎，入麝香末少许同服。

防己散　治皮水肿，如裹水在皮肤中，四肢习习然动。

汉防己　桑白皮　黄芪　桂心各一两　赤茯苓二两　甘草炙，半两

上㕮咀，每服五钱，水一大盏，煎至五分，去滓，不拘时温服。

导水茯苓汤　治水肿，头面手足遍身肿如烂瓜之状，手按而塌陷，手起随手而高突，喘满倚息，不能转侧，不得着床而睡，饮食不下，小便秘涩，溺出如割而绝少，虽有而如黑豆汁者，服喘嗽气逆诸药不效，用此即愈。亦尝验其病重之人，煎此药时，要如熬阿剌吉酒相似，约水一斗，止取药一盏，服后小水必行时，即渐添多，直至小便变清白色为愈。

赤茯苓　麦门冬去心　泽泻　白术各三两　桑白皮　紫苏　槟榔　木瓜各一两　大腹皮　陈皮　砂仁　木香各七钱半

上㕮咀，每服半两，水二盏，灯草二十五根，煎至八分，去滓，空心服。如病重者，可用药五两，再加去心麦门冬二两，灯草半两，以水一斗，于砂锅内熬至一大碗，再下小铫内煎至一大盏，五更空心服，滓再煎服，连进此三服，自然利小水，一日添如一日。

沉香琥珀丸　治水肿一切急难证，小便不通。

琥珀　杏仁去皮尖　紫苏　赤茯苓　泽泻各半两　葶苈炒　郁李仁去皮　沉香各一两半　陈皮去白　防己各七钱半

上为细末，炼蜜为丸，如梧子大，以麝香为衣。每服二十五丸，加至五十丸，空心，人参煎汤送下。量虚实加减。

人参木香散　治水气病。

人参　木香　茯苓　滑石　琥珀　海金砂　枳壳　槟榔　猪苓　甘草各等分

上为细末，每服五钱，生姜三片，水一盏，煎至七分，不拘时温服，日进三服。

大沉香尊重丸　治蛊胀腹满，水肿遍身，肿满气逆，呕哕喘乏，小便赤涩，大便不调，一切中满下虚危困之病。

沉香　丁香　人参　车前子　葶苈炒　槟榔各二钱　青皮　白牵牛　枳实炒　木通各四钱　胡椒　海金砂　蝎梢去毒　木香　茯苓　肉豆蔻各二钱半　白丁香一钱半　萝卜子六钱，炒　滑石三钱　郁李仁去皮，一两二钱半

上为细末，生姜自然汁，煮糊为丸，如梧子大。每服二十丸，不拘时姜汤送下，日进三服。忌盐、鱼、果、肉、面食，只可食白粥。

续随子丸　治通身肿满，喘闷不快。

人参　木香　汉防己　赤茯苓面蒸　大槟榔　海金砂各五钱，另研　续随子一两　葶苈四两，炒

上为末，枣肉丸，如梧子大。每服二十丸至三十丸，煎桑白皮汤送下，食前。

胀　满

大承气汤见大便不通。

枳术汤《金匮》

枳实七枚 白术二两

上㕮咀，以水五升，煮取三升，分温三服。腹中软，即当散也。

防己椒苈丸《金匮》

防己 椒目 葶苈炙 大黄各一两

末之，蜜为丸，桐子大。先食饮服十丸，日三服，稍增。口中自有津液，渴者加芒硝五钱。

厚朴七物汤《金匮》

厚朴半斤 甘草 大黄各三两 大枣十枚 枳实五枚，锉 桂枝三两 生姜五两

水一斗，煮取四升，温服八合，日三服。呕者加半夏五合，下利去大黄，寒多者加生姜至半斤。

黄芪汤疑即黄芪建中汤。

平胃散见中食。双解饮子见疟。

中满分消丸东垣 治中满热胀，有寒者不治。

黄芩去腐，炒，夏月一两二钱 黄连净炒。各五钱 姜黄 白术 人参去芦 甘草炙 猪苓去皮。各一钱 白茯苓去皮 干生姜 砂仁各二钱 枳实炒黄 半夏汤泡。各五钱 厚朴姜制，一两 知母炒，四钱 泽泻 陈皮各三钱

上除茯苓、泽泻、生姜外，共为细末，入上三味和匀，汤浸蒸饼为丸，如桐子大。每服一百丸，焙热，白汤下，食后服。量病人大小加减。

中满分消汤东垣 治中满寒胀。

黄芪 吴茱萸 厚朴 草豆蔻仁 黄柏各五分 益智仁 半夏 茯苓 木香 升麻各三分 人参 青皮 当归 黄连 泽泻 生姜 麻黄不去节 柴胡梢 干姜 川乌 荜澄茄各二分

水二盏，煎至一盏，去滓，稍热服，食前。大忌房劳、酒、面、生冷、硬物、油腻。

广茂溃坚汤东垣

广茂煨 黄连 柴胡去芦 甘草生用 神曲炒 泽泻各三分 陈皮去白 吴茱萸汤泡 青皮去白 升麻各二分 黄芩去黑皮 草豆蔻仁煨 厚朴姜制 当归梢 益智仁各五分 红花二分 半夏七分 如渴加葛根四分。

水二盅，先浸药少时，煎至一盅，稍热服。忌酒、湿面。

半夏厚朴汤

半夏一钱 厚朴八分 炒曲六分 当归梢 猪苓 京三棱 升麻各四分 肉桂 苍术 白茯苓 泽泻 橘皮 生黄芩 草豆蔻仁 生甘草 柴胡各三分 木香 青皮各二分 吴茱萸 干生姜 黄连各一分 红花 苏木各半分 桃仁七个 昆布少许 渴加葛根三分。

水二盅，煎至一盅，去渣，稍热服。二服后，前证又减一半，却于前药中加减服之。

通幽汤 润肠丸俱见大便不通。

沉香交泰丸

沉香 橘红 白术各三钱 厚朴姜制，五钱 吴茱萸汤泡 枳实麸炒 青皮去白 木香 白茯苓 泽泻 当归各二钱 大黄酒浸，一两

上为细末，汤浸蒸饼为丸，桐子大。每服五十丸，加至七八十丸，温汤下。微利为度。

木香顺气汤《宝鉴》 治浊气在上，则生䐜胀，两胁刺痛，脉弦而细者。

木香 苍术 草豆蔻面裹煨。各三分 厚朴制，四分 青皮 益智仁 陈皮 泽泻 白茯苓去皮 半夏 干生姜 吴茱萸汤泡。各二分 当归 人参各五分 升麻 柴胡去芦。各一钱

水二盏，煎至一盏，去渣温服，食前。忌生冷、硬物。

木香塌气丸 治中满腹胀，下焦虚损者。

萝卜子炒 陈皮去白。各五钱 胡椒二钱 草豆蔻面裹煨 木香 青皮各三钱 蝎梢去毒，二钱半

上为细末，面糊为丸，如桐子大。每服三十丸，温米饮下。忌油腻，服白粥百日，重者一年。小儿丸如麻子大，桑白皮汤下十丸，日三服。大人阴囊红肿冰冷，须用青盐、干姜、白面各三钱，水和膏，摊纸上涂贴。

元戎木香塌气丸 治单腹胀。

丁香 胡椒各二钱 郁李仁四钱 蝎尾 木香 槟榔各半两 枳实 白牵牛各一两

上为细末，饭丸绿豆大。每服十丸至十五丸，陈皮、生姜汤任下。

木香散 治单腹胀。

木香 青皮 白术 姜黄 草豆蔻各半两 阿魏 荜澄茄各一两

上为细末，醋糊丸，如绿豆大，每服二十丸，生姜汤送下。

藿香正气散见中风。 五膈宽中散见反胃。 木香流气饮 沉香降气汤俱见气。

香砂调中汤 治饮食所伤脾胃，呕吐，胸满嗳噫，或胸腹胀痛。

藿香 砂仁各一钱二分 苍术二钱，米泔浸一宿，炒 厚朴姜制 陈皮 半夏 茯苓 青皮 枳实麸炒。各一钱 甘草三分 大便泻，去枳实、青皮，加曲蘖、山楂、肉果、黄连。

水二盅，姜三片，煎八分，食前服。

分心气饮

紫苏梗一钱半 青皮 芍药 大腹皮 陈皮各一钱 木通 半夏各八分 官桂六分 赤茯苓 桑皮炒。各五分

水二盅，姜三片，灯心十茎，煎八分，食前服。

紫苏子汤《济生》 治忧思过度，致伤脾胃，心腹膨胀，喘促烦闷，肠鸣气走，漉漉有声，大小便不利，脉虚紧涩。

真紫苏子炒，捶碎，一钱 大腹皮 草果仁 半夏制 厚朴制 木香 陈皮去白 木通 白术 枳实麸炒。各一钱 人参五分 甘草炙，三分

水一盅半，姜五片，煎八分，食远服。

大橘皮汤

橘皮 厚朴姜制。各一钱半 猪苓 泽泻 白术各一钱二分 槟榔 赤茯苓 陈皮 半夏 山楂肉 苍术 藿香 白茯苓各一钱 木香五分 滑石三钱

水二盅，姜三片，煎八分，食前服。

大异香散

三棱 蓬术 青皮 半夏曲 陈皮 藿香 桔梗 枳壳炒 香附炒 益智各一钱半 甘草炙，半钱

上分作二帖，每帖用水二盅，生姜三片，枣一枚，煎至一盅，去渣，食远服。

大半夏汤

半夏汤泡 陈皮 茯苓 桔梗 槟榔 甘草各等分

上锉碎，每服三钱，水一盏半，生姜三片，煎至八分，去滓，食前温服。

人参芎归汤《直指》 治烦躁喘急，虚汗厥逆，小便赤，大便黑，名血胀。

人参 辣桂去粗皮 五灵脂炒。各二钱五分 乌药 蓬术煨 木香 砂仁 炙甘草各半两 川芎 当归 半夏汤泡。各七钱五分

上㕮咀，每服一两五钱，生姜五片，红枣二枚，紫苏四叶煎，空心服。

七气消聚散

香附米一钱半 青皮 蓬术 三棱俱醋炒 枳壳麸炒 木香 砂仁各一钱 厚朴姜制 陈皮各一钱二分 甘草炙，四分

水二盅，姜三片，煎八分，食前服。

参术健脾汤

人参 白茯苓 陈皮 半夏 缩砂仁 厚朴姜制。各一钱 白术二钱 炙甘草三分

水二盅，姜三片，煎八分服。加曲、蘖、山楂肉，消胀尤妙。

桃仁承气汤　抵当汤俱见畜血。

当归活血散

赤芍药　生地黄　当归须酒洗。各一钱半　桃仁去皮尖，炒　红花酒洗　香附童便浸。各一钱　川芎　牡丹皮　玄胡索　蓬术各八分，炮　三棱炮　青皮各七分

水二盅，煎七分，空心服。

补中益气汤见劳倦。

化滞调中汤

白术一钱五分　人参　白茯苓　陈皮　厚朴姜制　山楂肉　半夏各一钱　神曲炒　麦芽炒。各八分　砂仁七分　胀甚者，加萝卜子炒一钱，面食伤尤宜用。

水二盅，姜三片，煎八分，食前服。

参苓白术散见滞下。　胃风汤见下血。　人参生脉散　葶苈大枣泻肺汤俱见喘。　小青龙汤见咳嗽。

枳壳散《本事》　治五种积气，三焦痞塞，胸膈满闷，呕吐痰逆，口苦吞酸。常服顺气宽中，除痃癖，消积聚。

枳壳　三棱　陈皮　益智仁　莪术　槟榔　肉桂各一两　干姜　厚朴　甘草　青皮　肉豆蔻　木香各半两

㕮咀，每服三钱，水一盏，姜、枣同煎至七分，热服，不拘时。

索氏三和汤三倍加白术方

白术　厚朴　陈皮各三两　槟榔　紫苏各二两　木通　甘草　海金砂　大腹皮　白茯苓　枳壳各一两

上水煎服。

桂枝去芍药加麻黄附子细辛汤

桂枝　生姜各三两　甘草一两　大枣十二个　麻黄　细辛各二两　附子一个，炮

上七味，以水七升，先煮麻黄，去上沫，内诸药，煮取二升，分温三服。当汗出，如虫行皮中即愈。

加味枳术汤　治气为痰饮所隔，心下坚胀，名曰气分。歌云：气分中满并胸痹，三者虽殊皆此类。胸痹气实中满虚，气分挟饮兹为异。趺阳微迟寸迟涩，两处推求病端的。阴气不通则骨疼，阳气不通身冷剧。阴气前通痹不仁，阳气前通恶寒慄。阴阳相得气乃行，气转即散分虚实。实则失气虚遗尿，腹满肠鸣何以疗。心下坚大似旋盘，桂附术汤为最妙。

枳壳麸炒　辣桂　紫苏茎叶　陈皮　槟榔　桔梗　白术　五灵脂炒　木香各二钱半　半夏　茯苓　甘草各五钱

上㕮咀，每服五钱，水二盏，生姜三片，煎至一盅，去滓，食前温服。

调荣饮　治血分见水肿。

夺命丹　治瘀血入衣胞，胀满难下，急服此药，血即消，衣自下。

附子半两，炮　牡丹皮一两　干漆一两，碎之，炒令烟尽

上为细末，好醋一升，大黄末一两，同熬成膏，和药丸如桐子大。温酒吞五七丸。

黑神散见鼻衄。

椒仁丸　治先因经水断绝，后至四肢浮肿，小便不通，血化为水。

椒仁　甘遂　续随子去皮，研　附子炮　郁李仁　黑牵牛炒　五灵脂研碎　当归　吴茱萸　延胡索各五钱　芫花醋浸，一钱　蚖青十枚，去头翅足，同糯米炒黄，去米不用　斑蝥十枚，去头足翅，糯米炒黄，去米　胆矾　信砒各一钱　石膏二钱

上为末，面糊为丸，如豌豆大。每服一丸，橘皮汤下。此方药虽峻厉，所用不多，若畏而不服，有养病害身之患，常治虚弱之人，亦未见其有误也。

人参丸　治经脉不利，化为水，流走四肢，悉皆肿满，名曰血分。其候与水相类，若作水治之，非也，宜用此。

人参 当归 大黄湿纸裹，饭上蒸熟，去纸，切，炒 桂心 瞿麦穗 赤芍药 白茯苓各半两 葶苈炒，另研，一钱

上为末，炼蜜丸，如桐子大。每服十五丸，加至二三十丸，空心饮汤下。

晞露丸《宝鉴》 治寒伤于内，气凝不流，结于肠外，久为癥瘕，时作疼痛，腰不得伸。

京三棱 蓬莪术二味各一两，并酒浸，入巴豆三十粒，切碎，同炒深黄色，去巴豆不用 干漆洗去腥，炒烟尽 川乌炮。各半两 硇砂四钱，另研 轻粉一钱，另研 茴香盐炒 青皮去白 雄黄另研 穿山甲炒。各三钱 麝香五分，另研

上为细末，研匀，生姜汁煮面糊和丸，如梧子大。每服二十丸至三十丸，生姜汤送下，温酒亦得，空心食前。

木香通气散《宝鉴》 治寒气结瘕，腹大坚满，痛不可忍。

木香 戎盐炒 京三棱炮。各半两 厚朴一两，姜制 枳实麸炒 甘草炙。各三钱 干姜炮 蓬茂炮。各二钱

上为末，每服三钱，淡生姜汤调下，食前。

见晛丸《宝鉴》 治寒气客于下焦，血气闭塞而成瘕聚，坚大久不消者。

附子炮，去皮脐，四钱 鬼箭羽 紫石英各三钱 泽泻 肉桂 玄胡索 木香各二钱 槟榔二钱半 血竭一钱半，另研 水蛭一钱，炒烟尽 京三棱五钱，锉 桃仁三十粒，汤浸，去皮尖，麸炒，研 大黄二钱，锉，用酒同三棱浸一宿，焙

上十三味，除血竭、桃仁外，同为末，入另研二味和匀，用元浸药酒打糊丸，如桐子大。每服三十丸，淡醋汤送下，食前，温酒亦得。

和血通经汤《宝鉴》 治妇人室女受寒，月事不来，恶血积结，坚硬如石。

当归 京三棱炮。各五钱 广茂炮 木香 熟地黄 肉桂各三钱 红花 贯众 苏木各二钱 血竭一钱，另研

上十味，除血竭外，同为细末和匀，每服三钱，热酒一盏调下，食前。忌生冷及当风大小便。

附方

小温中丸丹溪 治胀是脾虚，不能运化，不可下之。

陈皮 半夏汤泡，去皮脐 神曲炒 茯苓各一两 白术二两 香附子不要烘晒 针砂各一两半，醋炒红 苦参炒 黄连炒。各半两 甘草三钱

上为末，醋、水各一盏，打糊为丸，如桐子大。每服七八十丸，白术六钱，陈皮一钱，生姜一片，煎汤吞下。虚甚加人参一钱。各用本方去黄连，加厚朴半两。忌口。病轻者，服此丸六七两，小便长。病甚服一斤，小便始长。

禹余粮丸《三因》 治十种水气，脚膝肿，上气喘满，小便不利，但是水气，悉皆主之。许学士及丹溪皆云：此方治膨胀之要药。

蛇含石大者三两，以新铁铫盛，入炭火中烧蛇黄与铫子一般红，用钳取蛇黄倾入醋中，候冷取出，研极细 禹余粮石三两 真针砂五两，先以水淘净炒干，入余粮一处，用米醋二升，就铫内煮醋干为度，后用铫并药入炭中烧红，钳出倾药净砖地上，候冷研细

以三物为主，其次量人虚实，入下项。治水多是取转，惟此方三物，既非大戟、甘遂、芫花之比，又有下项药扶持，故虚人老人亦可服。

羌活 木香 茯苓 川芎 牛膝酒浸 桂心 白豆蔻炮 大茴香炒 蓬术炮 附子炮 干姜炮 青皮 京三棱炮 白蒺藜 当归酒浸一宿。各半两

上为末，入前药拌匀，以汤浸蒸饼，捩去水，和药再杵极匀，丸如桐子大。食前温酒白汤送下三十丸至五十丸。最忌

盐，一毫不可入口，否则发疾愈甚。但试服药，即于小便内旋去，不动脏腑，病去日日三服，兼以温和调补气血药助之，真神方也。

木香化滞散 破滞气，治心腹满闷。

木香 姜黄 青皮去白 缩砂仁去壳 人参 槟榔 白术各二钱 白豆蔻去壳 藿香叶 橘皮 大腹子 白茯苓去皮 白檀香 桔梗各五分 甘草炙，四分

上为细末，每服三钱，水一盏半，煎至一盏，稍热服，食前，沸汤点服亦可。忌生冷硬物。

导气丸 治诸痞塞，关格不通，腹胀如鼓，大便结秘，小肠肾气等疾，功效尤速。

青皮用水蛭等分同炒赤，去水蛭 莪术用虻虫等分同炒赤，去虻虫 胡椒茴香炒，去茴香 三棱干漆炒，去干漆 槟榔斑蝥炒，去斑蝥 赤芍川椒炒，去川椒 干姜硇砂炒，去硇砂 附子青盐炒，去青盐 茱萸牵牛炒，去牵牛 石菖蒲桃仁炒，去桃仁

上各等分，锉碎，与所制药炒熟，去水蛭等不用，只以青皮等十味为细末，酒糊为丸，如梧桐子大。每服五十丸，加至七十丸，空心用紫苏汤送下。

三棱煎丸 治心腹坚胀，胁下满硬，胸中痞塞，喘满短气。常服顺气消积滞，除膨胀。

京三棱生，半斤，捣为细末，以酒三升，于银石器内熬成膏 杏仁汤泡，去皮尖，炒令黄色 干漆炒烟尽 麦蘖炒。已上各三两 青皮去白 萝卜子炒 神曲炒。已上各二两 硇砂飞研，一两

上为细末，以三棱膏和丸，如桐子大。每服二十丸，食后温米饮送下。

沉香散 治腹胀气喘，坐卧不得。

沉香 木香各二钱半 枳壳麸炒 萝卜子炒。各三钱

上作一服，水二盅，生姜三片，煎至一盅，不拘时服。

温胃汤 治忧思聚结，脾肺气凝，阳不能正，大肠与胃气不平，胀满，上冲咳，食不下，脉虚而紧涩。

附子炮，去皮脐 厚朴去皮，生用 当归 白芍药 人参 甘草炙 橘皮各一钱半 干姜一钱一分 川椒去闭口，炒出汗，三分

上作一服，水二盅，姜三片，煎至一盅，食前服。

木通饮 治胁肋刺痛膨胀，小便赤涩，大便不利，或浮肿。

木通 陈皮 紫苏茎 甘草炙。各三钱

上作一服，水二盅，生姜三片，红枣二枚，灯心十茎，煎至一盅，不拘时服。

参香散 治一切气，脾虚作胀，痞气。

人参 官桂 甘草炙。各七分 桑白皮 桔梗 陈皮 枳实麸炒 麦门冬去心 青皮 大腹皮 半夏各一钱 紫苏子 茯苓 香附子 木香各一钱二分

上作一服，水二盅，生姜三片，红枣二枚，煎至一盅，食前服。

平肝饮子 治喜怒不节，肝气不平，邪乘脾胃，心腹胀满，头眩呕逆，脉来浮弦。

防风去芦 枳壳麸炒 桔梗去芦 赤芍药 桂枝各一钱半 木香不见火 人参 槟榔 川芎 当归 陈皮 甘草炙。各八分

上作一服，水二盅，生姜五片，煎至一盅，不拘时服。

强中汤 治食啖生冷，过饮寒浆，有伤脾胃，遂成胀满，有妨饮食，甚则腹痛。

人参 青皮去白 陈皮去白 丁香各二钱 白术一钱半 附子炮，去皮脐 草果仁 干姜炮。各一钱 厚朴姜制 甘草炙。各五分

呕加半夏，伤面加莱菔子各一钱。

水二盅，姜三片，红枣二枚，煎一

蛊，不拘时服。

甘露散　肿胀用下药，得利后以此补之。

人参　白术　茯苓　猪苓各半两　滑石六两　泽泻　甘草各一两[①]

上为细末，每服三钱，食前白滚汤调下。

敷药　治腹满紧硬如石，或阴囊肿大，先用甘草嚼，后用此。

大戟　芫花　甘遂　海藻各等分

上为细末，用酽醋调面和药，摊于绵纸上，覆贴肿处，仍以软绵裹住。

积块丸　治癥瘕积聚癖块，一应难消难化，腹中饱胀，或虫积疼痛，皆能取效如神，不伤元气。

京三棱　莪术各用醋煨　自然铜　蛇含石各烧红醋淬七次，以上各二钱　雄黄　蜈蚣全用焙燥。各一钱二分　木香一钱半　铁华粉用糯米醋炒，一钱　辰砂　沉香各八分　冰片五分　芦荟　天竺黄　阿魏　全蝎洗，全用焙干。各四钱

上为极细末，用雄猪胆汁炼为丸，黑狗胆汁尤妙，丸如梧桐子大。每服七八分，重者一钱，五更酒送下，块消即止，不必尽剂。

孙一奎曰：予在吴下时，有吴生讳震者，博雅君子也。一日偶谈及鼓胀，乃诘予曰：鼓有虫否乎？予卒不敢应，俯思久之，对曰：或有之。《本事方》云：脐腹四肢悉肿者为水，但只腹胀而四肢不甚肿者为蛊。注谓：蛊[②]，即鼓胀也。由是参之，古人曾以蛊、鼓同名矣。且蛊以三虫为首，岂无旨哉。愚谓鼓胀，即今云气虚中满是也。以其外坚中空，腹皮绷急，有似于鼓，故以鼓胀名也。彼蛊证者，中实有物，积聚已久，理或有之。吴生曰：子质何其敏也。予堂嫂病鼓三载，腹大如箕，时或胀痛，四肢瘦削，三吴名剂，历尝不瘳，吴俗死者，多用火葬，烧至腹，忽响声如炮，人皆骇然，乃见虫从腹中爆出，高二三丈许，烧所之天为昏，俄而坠地，细视之皆蛔也，不下千万数，大者长尺余，虫腹中复生小虫，多者十五六条，或十数条，或五六条，虫在人腹中蕃息若此，曷不令人胀哉？惜乎诸书未有言及者。予闻之恍然，如梦始觉，然犹未亲见其异也。岁万历癸巳，赴督漕理刑吴比部之召而至淮阴，有王乡宦者，其子年十六，新娶后腹胀大，按之有块，形如稍瓜，四肢瘦削，发热昼夜不退，已年半矣。医惟以退热消胀之剂投之，其胀愈大，其热愈炽，喉中两耳俱疮，余诊视之，脉滑数，望其唇则红，其腹则疼，又多嗜肥甘，余思诸凡腹疼者，唇色淡，不嗜饮食，今若此者，得非虫乎？投以阿魏积块丸，服之果下虫数十，大者二，一红一黑，长尺余，虫身红线自首贯尾，虫腹中有虫，大者数条，小者亦三四条，虫下则热渐减，胀渐消，三下而愈，益信前闻之不虚也。

积　聚

大七气汤《济生》　治积聚癥瘕，随气上下，心腹㽲痛，上气窒塞，小腹胀满，大小便不利。

京三棱　蓬莪术　青皮　陈皮各去白　藿香叶　桔梗去芦　肉桂不见火　益智仁各一两半　甘草炙，七钱半　香附炒，去毛，一两半

㕮咀，每服五钱，水二盏，煎至一盏，食前温服。

肥气丸东垣　治肝之积在左胁下，如

---

① 两：原作“钱”，据《奇效良方》改。

② 蛊：原作“鼓”，据《赤水玄珠》改。

覆杯，有头足，久不愈，令人咳逆，痎疟连年不已，其脉弦而细。

柴胡二两　黄连七钱　厚朴半两　椒炒去汗，去目及闭口者，四钱　甘草炙，三钱　广茂炮　昆布　人参各二钱半　皂角去皮弦子，煨　白茯苓去皮。各一钱半　川乌炮，去皮脐，一钱二分　干姜　巴豆霜各五分

上除茯苓、皂角、巴豆外，为极细末，再另研茯苓、皂角为细末，和匀，方旋入巴豆霜和匀，炼蜜丸，如桐子大。初服二丸，一日加一丸，二日加二丸，渐加至大便微溏，再从两丸加服，周而复始，积减大半勿服。在后积药，依此法服之。春夏秋冬另有加减法在各条下，秋冬加厚朴一半，通前重一两，减黄连一钱半。若治风痫，于一料中加人参、茯苓、菖蒲各三钱，黄连只依春夏用七钱，虽秋冬不减，淡醋汤送下，空心服。

加减肥气丸东垣　春夏合此。治同前。

柴胡　厚朴　人参　干姜各半两　川乌　巴豆霜各三钱　肉桂二钱　黄连一两　川椒　甘草各五分

上除巴豆霜外，同为细末，旋入巴豆研匀，炼蜜丸，如梧子大。初服二丸，一日加一丸，二日加二丸，渐加至大便微溏，再从二丸加服，淡醋汤下，空心服。秋冬去生姜半钱，加厚朴一倍，减黄连一半。

三因肥气丸

当归头　苍术各一两半　青皮一两，炒　蛇含石火煅醋淬，七钱半　三棱　蓬术　铁华粉各三两，与三棱、蓬术同入醋煮一伏时

上为末，醋煮米糊丸，如绿豆大。每服四十丸，用当归浸酒下，食远服。

鳖甲丸　治肥气，体瘦无力，少思饮食。

鳖甲一枚，可用重四两者，净洗，以醋和黄泥固济，背上可厚三分，令干　京三棱炮，锉　枳壳麸炒微黄，去瓤。各三两　川大黄锉，炒，二两　木香不见火　桃仁汤浸，去皮尖双仁者，用面炒微黄，细研如膏。各一两半

上除鳖甲外，捣为细末，后泥一风炉子，上开口，可安鳖甲，取前药末并桃仁膏内鳖甲中，用好米醋二升，时时旋取入鳖甲内，以慢火熬令稠，取出药，却将鳖甲净洗去泥，焙干，捣为细末，与前药同和捣为丸，如梧桐子大，每服二十丸，空心温酒送下，晚食前再服。

息贲丸东垣　治肺之积在右胁下，覆大如杯，久不已，令人洒淅寒热，喘嗽发肺痈，其脉浮而毛。

厚朴姜制，八钱　黄连炒，一两三钱　人参去芦，二钱　干姜炮　白茯苓去皮，另末　川椒炒去汗　紫菀去苗。各一钱半　桂枝去粗皮　桔梗　京三棱炮　天门冬　陈皮　川乌炮，去皮脐　白豆蔻各一钱　青皮五分　巴豆霜四分

上除茯苓、巴豆霜旋入外，余药共为细末，炼蜜丸，如桐子大。每服二丸，一日加一丸，二日加二丸，加至大便微溏，再从二丸加服，煎淡姜汤送下，食远。周而复始，积减大半勿服。秋冬加厚朴五钱，通前一两三钱，黄连减七钱，用六钱。

加减息贲丸东垣　仲夏合此。其积为病，寒热喘咳，气上奔，脉涩，失精亡血，气滞则短气，血凝泣则寒热相参，气分寒，血分热，治法宜益元气，泄阴火，破气削其坚也。

川乌　干姜　白豆蔻　桔梗各一钱　紫菀　厚朴　川椒炒去汗　天门冬去心　京三棱　茯苓各一钱半　人参　桂枝各二钱　陈皮八钱　黄连一两三钱　巴豆霜四分　红花少许　青皮七分

上为末，汤泡蒸饼为丸，如桐子大。

初服二丸，一日加一丸，二日加二丸，加至大便微溏为度，再从二丸加服，煎生姜汤送下，食前。忌酒、湿面、腥、辣、生冷之物。

三因息贲汤

半夏汤泡 桂心 人参去芦 吴茱萸汤泡 桑白皮炙 葶苈 炙甘草各一钱半

上作一服，用水二盅，生姜五片，红枣二枚，煎至一盅，食前服。

半夏汤 治肺积息贲咳嗽。

半夏汤泡去滑，焙干 细辛去苗叶 桑根白皮炙 前胡去芦。各一两半 桔梗炒 贝母去心 柴胡去苗 诃梨勒煨，去核 人参去芦 白术 炙甘草各一两

上㕮咀，每服三钱，水一盏，生姜三片，枣三枚擘破，同煎至七分，去滓温服，食后、临卧各一服。

枳实散 治息贲气 腹胁胀硬，咳嗽见血，痰粘不利。

枳实麸炒 木香 槟榔 赤茯苓去皮 五味子 甜葶苈隔纸炒令紫色 诃梨勒去核 甘草微炙。各半两 杏仁一两，汤洗，去皮尖双仁，麸炒黄色

上㕮咀，每服三钱，水一中盏，生姜半分，煎至六分，去滓温服，不拘时。

伏梁丸东垣 治心之积，起脐上，大如臂，上至心下，久不愈，令人烦心，其脉沉而芤。

黄连去须，一两半 人参去芦 厚朴去粗皮，姜制。各半两 黄芩三钱 肉桂 茯神去皮 丹参炒。各一钱 川乌炮，去皮脐 干姜炮 红豆 菖蒲 巴豆霜各五分

上除巴豆霜外，为末，另研巴霜，旋入和匀，炼蜜为丸，如桐子大。初服二丸，一日加一丸，二日加二丸，渐加至大便微溏，再从二丸加服，淡黄连汤下，食远，周而复始，积减大半勿服。秋冬加厚朴半两，通前共一两，减黄连半两，只用一两，黄芩全不用。

三因伏梁丸

茯苓去皮 人参去芦 厚朴去粗皮，姜制炒 枳壳去瓤，麸炒 三棱煨 半夏汤泡七次 白术各等分

上为细末，面糊丸，如梧子大。每服五十丸，食远用米饮汤下。

干漆丸 治伏梁气，横在心下，坚牢不散，胸中连背多疼。

干漆捣碎，炒烟尽 芫花醋拌炒 鳖甲去裙，襕，醋涂炙 硇砂研。已上各一两 桃仁去皮尖，麸炒 木香不见火 川乌头去皮脐，锉，盐拌炒黄。各半两 雄黄细研 麝香研。各二钱半

上为细末，入别研药令匀，醋煮面糊为丸，如绿豆大。每服十丸，食前用温酒送下。

半夏散 治伏梁积，心下硬急满闷，不能食，胸背疼痛。

半夏汤泡去滑 鳖甲醋炙。各一两半 川大黄锉，炒 诃梨勒皮 桂心 前胡 当归焙 青橘皮去白 槟榔 木香 京三棱炮。各一两

上为末，每服三钱，水一中盏，生姜半分，煎至六分，去滓，不拘时，稍热服。

治伏梁气在心下，结聚不散。

用桃奴三两，为末，空心温酒下。桃奴，是实著树不落者，正月采树上干桃是也。

痞气丸东垣 治脾之积，在胃脘，腹大如盘，久不愈，令人四肢不收，发黄疸，饮食不为肌肤，其脉浮大而长。

厚朴制，半两 黄连去须，八钱 吴茱萸洗，三钱 黄芩 白术各二钱 茵陈酒制炒 缩砂仁 干姜炮。各一钱半 白茯苓另为末 人参 泽泻各一钱 川乌炮，去皮脐 川椒各五分 巴豆霜另研 桂各四分

上除茯苓、巴豆霜另研为末旋入外，余药同为细末，炼蜜丸，桐子大。初服二

丸，一日加一丸，二日加二丸，渐加至大便微溏，再从二丸加服，淡甘草汤下，食远，周而复始，积减大半勿服。

加减痞气丸东垣 孟秋合此。

厚朴一钱 黄芩酒制 黄连酒制 益智仁 当归尾 橘皮去白 附子各三分 半夏五分 吴茱萸 青皮 泽泻 茯苓 神曲炒 广茂 昆布 熟地黄 人参 炙甘草 巴豆霜 葛根各二分 红花半分

上为细末，蒸饼为丸，如桐子大。依前服法。

三因痞气丸

赤石脂火煅醋淬 川椒炒去汗 干姜炮。各二两 桂心 附子各半两，炮 大乌头炮，去皮脐，二钱半

上为细末，炼蜜和丸，如梧子大，以朱砂为衣。每服五十丸，食远米汤下。

蒜红丸 治脾积，腹胀如鼓，青筋浮起，坐卧不得者。

丁香 木香 沉香 缩砂仁 青皮去白 槟榔 陈皮去白 蓬莪术 草果去皮 牵牛各一两 粉霜 肉豆蔻面裹煨。各一钱 白茯苓去皮 人参各半两 蒜二百瓣，半生用，半火煨熟

上为细末，以生熟蒜研膏，生绢绞取汁，和药为丸，如梧子大。每服五七丸，加至十五丸，食后淡盐汤送下。忌咸酸鱼鲊茶酱，淹藏鸡鸭，生冷马牛杂肉之类，只可食淡白粥百日。

鳖甲丸 治痞气，当胃脘结聚如杯，积久不散，腹胁疼痛，体瘦成劳，不能饮食。

鳖甲三两，去裙襕，以米醋一小盏，化硇砂一两，用涂鳖甲炙，以醋尽为度 附子炮，去皮脐 京三棱炮 干漆捣碎，炒烟尽 木香各一两 吴茱萸半两，汤泡微炒 川大黄二两，锉碎，醋拌炒令干

上为细末，醋煮面糊丸，如桐子大。每服二十丸，空心温酒送下。

匀气汤 治脾积痞气，胃脘不安，肌瘦减食。

陈曲炒 麦蘖炒 桂心去粗皮 郁李仁半生，半炒 厚朴去粗皮，姜汁炙 白术各一两 大腹子二枚，连皮 牵牛一两，半生半炒 良姜炮，半两 甘草炙，二两

㕮咀，每服三钱，水一盏，生姜三片，枣一枚擘破，同煎至七分，去滓，食远稍热服，日三。

沉香饮子 治痞气，升降阴阳。

沉香 木香 羌活 桑白皮微炒 人参 独活 白茯苓 紫苏叶各等分

㕮咀，每服三大钱，水一盏半，生姜五片，大枣二枚，煎至七分，去滓，食前温服，二滓又作一服。

奔豚丸东垣 治肾之积，发于小腹，上至心下，若豚状，或上或下无时，久不已，令人喘逆，骨痿少气。及治男子内结七疝，女子瘕聚带下，其脉沉而滑。

厚朴姜制，七钱 黄连炒，五钱 苦楝子酒煮，三钱 白茯苓另末 泽泻 菖蒲各二钱 玄胡索一钱半 附子去皮 全蝎 独活各一钱 川乌头炮 丁香各五分 巴豆霜四分 肉桂二分

上除巴豆霜、茯苓另为末旋入外，余药为细末炼蜜丸，如梧子大。初服二丸，一日加一丸，二日加二丸，渐加至大便微溏，再从二丸加服，淡盐汤下，食远，周而复始，积减大半勿服。秋冬加厚朴半两，通前一两二钱。如积势坚大，先服前药不减，于一料中加存性牡蛎三钱，疝、带下勿加。如积满腹或半腹，先治其所起是何积，当先服本脏积药，诸疾自瘉，是治其本也，余积皆然。如服药人觉热，加黄连。如服药人气短，加厚朴。如服药人闷乱，减桂。

三因奔豚汤

甘李根皮焙 干葛 川芎 当归 白

芍药　黄芩　甘草炙。各一钱半　半夏汤泡七次，二钱

上作一服，水二盅，姜五片，煎至一盅，食前服。

沉香石斛汤　治肾脏积冷，奔豚气攻，少腹疼痛，上冲胸胁。

沉香　石斛　陈曲炒。各一两　赤茯苓去皮　人参　巴戟去心　桂心去粗皮　五味子微炒　白术　芎䓖各七钱半　木香　肉豆蔻各半两

㕮咀，每服三钱，水一盏，生姜三片，枣三枚擘破，煎至六分，去滓，食前热服。

木香槟榔散　治积气不散，结伏奔豚，发即上冲心胸，令人喘逆，骨痿少力。

木香　槟榔煨　磁石火煅，醋淬　诃梨勒去核　牡蛎　桂心去粗皮　怀香子炒　芎䓖　沉香　白芷炒。各半两　陈橘皮汤浸去白，七钱半

上为细末，每服二钱，炒生姜、盐汤下。

万病紫菀丸《元戎》　治脐腹久患痃癖如碗大，及诸黄病，每地气起时，上气冲心，绕脐绞痛，一切虫咬，十种水病，十种蛊病，及反胃吐食，呕逆恶心，饮食不消，天行时病，女人多年月露不通，或腹如怀孕多血，天阴即发。又治十二种风顽痹，不知年岁，昼夜不安，梦与鬼交，头多白屑，或哭或笑，如鬼魅所著，腹中生疮腹痛，服之皆效。

紫菀去苗土　菖蒲九节者，去毛　吴茱萸汤洗七次，焙干　柴胡去鬚　厚朴姜制，一两　桔梗去芦　茯苓去皮　皂荚去皮弦子，炙　桂枝　干姜炮　黄连去鬚，八钱　蜀椒去目及闭口者，微炒出汗　巴豆去皮膜，出油研　人参去芦。各半两　川乌炮，去皮脐，半两加三钱　羌活　独活　防风各半两

上为细末，入巴豆研匀，炼蜜丸，如桐子大。每服三丸，渐加至五丸、七丸，生姜汤送下，食后，临卧服。有孕者不宜服。此方分两，一依元板善本校定，厚朴、黄连下有分两而无各字，川乌乃云半两加三钱，不知何谓。考温白丸方，惟川乌二两半，余药各半两，亦恐有讹，重于变古，姑仍之。

痔漏肠风酒下，赤白痢诃子汤下，脓血痢米饮汤下，堕伤血闷，四肢不收酒下，蛔虫咬心槟榔汤下，气噎忧噎荷叶汤下，打扑损伤酒下，中毒帚灰、甘草汤下，一切风升麻汤下，寸白虫槟榔汤下，霍乱干姜汤下，咳嗽杏仁汤下，腰肾痛豆淋酒下，阴毒伤寒温酒下，吐逆生姜汤下，饮食气块面汤下，时气井花水下，脾风陈皮汤下，头痛水下，心痛温酒下，大小便不通灯草汤下，因物所伤以本物汤下，吐水梨汤下，气病干姜汤下。小儿天吊风搐防风汤下，防己亦可，小儿疳痢葱白汤下，小儿乳食伤白汤下。月信不通红花酒下，妇人腹痛川芎酒下，怀孕半年后胎漏艾汤下，有子气冲心酒下，产晕痛温酒下，血气痛当归酒下，产后心腹胀满豆淋汤下，难产益智汤下，产后血痢当归汤下，赤白带下酒煎艾汤下，解内外伤寒粥饮下，室女血气不通酒下，子死腹中葵子汤下。又治小儿惊痫，大人颠狂，一切风，及无孕妇人身上顽麻，状如虫行，四肢俱肿，呻吟走痛等疾。杨驸马患风气冲心，饮食吐逆，遍身枯瘦，日服五丸至七丸，至二十日，泻出肉块，如虾蟆五六枚，白脓二升愈。赵侍郎先食后吐，目无所见，耳无所闻，服至五十日，泻青蛇五七条，长四寸许，恶脓三升愈。王氏患大风病，眉髮堕落，手掌生疮，服之半月，泻出癞虫二升，如马尾，长寸许，后愈。李灵患肥气，日服五丸，经一月，泻出肉鳖三枚愈。茹黄门卒中风病，发时服药，

泄出恶脓四升，赤黄水一升，一肉虫如乱髪，愈。李知府妻杨氏，带下病七年，月崩不止，骨痿着床，日服五丸至十丸、十五丸，取下脓血五升，黄水一升，肉块如鸡子状，愈。此药治一切万病如神，唯初有孕者不宜服。

温白丸《和剂》　治心腹积聚，久癥癖块，大如杯碗，黄疸宿食，朝起呕吐，支满上气，时时腹胀，心下坚结，上来抢心，旁攻两胁，十种水气，八种痞塞，翻胃吐逆，饮食噎塞，五种淋疾，九种心痛，积年食不消化，或疟疾连年不瘥，及疗一切诸风，身体顽麻，不知痛痒，或半身不遂，或眉髪堕落，及疗七十二种风，三十六种遁尸疰忤，及癫痫，及妇人诸疾，断绪不生，带下淋沥，五邪失心，忧愁思虑，饮食减少，月水不调，及腹中一切诸疾，有似怀孕，连年羸瘦困惫，或歌或哭，如鬼所使，但服此药，无不除愈。即前万病紫菀丸方减羌活、独活、防风。

易老治五积：肺息贲，人参、紫菀；心伏梁，菖蒲、黄连、桃仁；脾痞气，吴茱萸、干姜；肝肥气，柴胡、川芎；肾奔豚，丁香、茯苓、远志。俱于温白丸内加之。

万病感应丸　于上温白丸内加羌活、三棱、甘遂、杏仁、防风各一两五钱，威灵仙一两，却减蜀椒。

厚朴丸见反胃。

千金硝石丸　止可磨块，不令困人，须量虚实。

硝石六两　大黄八两　人参　甘草各三两

上为细末，以三年苦酒醋也三升，置器中，以竹片作准，每入一升作一刻，先入大黄，不住手搅使微沸尽一刻，乃下余药，又尽一刻，微火熬便可丸，如鸡子黄大，每服一丸。如不用大丸，作梧子大，每服三十丸。服后下如鸡肝、米泔、赤黑色等物。下后忌风冷，宜软粥将息。

醋煮三棱丸《宝鉴》　治一切积聚，不拘远年近日，治之神效。

京三棱四两，醋煮软，竹刀切片，晒干　川芎二两，醋煮微软，切片　大黄半两，醋浸，湿纸裹，煨过切

上为末，醋糊丸，如桐子大。每服三十丸，温水下，无时。病甚者一月效，小者半月效。

神功助化散太无　专治男子妇人腹中痞块，不拘气血食积所成，此方之妙，不可尽述。

地萹蓄　瞿麦穗　大麦蘖各五钱　神曲二钱半　沉香　木香各一钱半　甘草五钱　大黄二两

上为细末，净依分两和匀，男以灯心、淡竹叶二味等分煎汤，及无灰酒同调服，汤多于酒；妇人用红花、灯心、当归等分煎汤，及无灰酒同调服，酒多于汤。忌油腻动气之物，及房事一月，药须于黄昏服，大小便见恶物为度。

圣散子《宝鉴》　治远年积块，及妇人干血气。

硇砂　大黄各八钱　麦蘖六两，炒取净面　干漆炒烟尽，三两　萹蓄　茴香炒　槟榔各一两　妇人干血气，加穿山甲二两，炮。

上为细末，每服五钱，临卧温酒调下，仰卧，此药只在心头。至天明大便如烂鱼肠，小便赤为验。药并无毒，有神效。小儿用一钱，十五以上三钱，空心服之更效。此按古本校定，今《纲目》刻本硇砂乃六两，大黄乃八两，岂不误人。

鸡爪三棱丸《宝鉴》　治五脏痃癖气块。

鸡爪三棱　石三棱　京三棱　木香　青皮去白　陈皮去白。各半两　硇砂三钱　槟榔　肉豆蔻各一两

上为细末，生姜汁打面糊为丸，桐子大。每服二十丸，姜汤下，空心、临卧各一服。忌一切生冷硬粘物。

硇砂煎丸《宝鉴》 消磨积块痃癖，一切凝滞。

黑附子二枚。各重五钱以上，正坐妥者，炮裂，去皮脐，剜作瓮子 硇砂 木香各三钱 破故纸隔纸微炒 荜拨各一两

上将硇砂末，用水一斛，续续化开，纳在瓮内，火上熬干，为末，安在附子瓮内，却用剜出附子末填，盖口，用和成白面，裹约半指厚，慢灰火内烧匀黄色，去面，同木香等为细末，却用元裹附子熟黄面为末，醋调煮糊为丸，如桐子大。每服十五丸至三十丸，生姜汤下。

红丸子见伤饮食。

削坚丸 治五积六聚，气结成块，食积癖瘕，心腹胀满，瘦悴少食。

鳖甲醋浸两宿，去裙襕，再蘸醋炙黄，取末秤 干漆捣碎，炒令烟出，取末秤 京三棱锉如半枣大，好醋浸两宿，焙，取末秤。已上各二两半 细松烟墨烧去胶 沉香 肉桂去粗皮 干姜炮 没药另研 萝卜子 干蝎去毒，炒 胡椒 槟榔 木香 硇砂通明者，为末，用汤内飞另研。各半两 乳香另研 粉霜另研 轻粉各二钱半

为细末，研匀，好醋煮薄面糊为丸，如小绿豆大。每服二十丸，淡醋煎生姜汤送下，日进二服，夜间一服。如未利，渐加丸数服，微利即减。

二贤散 消积块，进饮食。

橘红一斤，净 甘草四两 盐半两

上用水二四碗，从早煮至夜，以烂为度，水干则添水，晒干为末，淡姜汤调下。有块者，加姜黄半两，同前药煮。气滞加香附二两，同前药煮；气虚者加沉香半两，另入；噤口痢，加莲肉二两，去心，另入。

妙应丸，即控涎丹。见行痹。 龙荟丸见胁痛。

阿魏丸 去诸积。

山楂肉 南星皂角水浸 半夏同南星浸 麦芽 神曲 黄连各一两 连翘 阿魏醋浸 贝母 瓜蒌各半两 风化硝 石碱 胡黄连 白芥子各二钱半 萝卜子蒸，一两

上为末，姜汁浸炊饼丸。一方，加香附、蛤粉治嗽。

阿魏丸 去肉积。

阿魏 山楂肉各一两 连翘五钱 黄连六钱半

上三味，为末，以阿魏醋煮为糊丸，如梧桐子大。每服五六十丸，食前用白汤送下。脾胃虚者，用白术三钱，陈皮、茯苓各一钱，煎汤送下。

导痰汤 五饮汤俱见痰饮。

散聚汤《三因》 治九气积聚，状如癥瘕，随气上下，发作心腹绞痛，攻刺腰胁，小腹䐜胀，大小便不利。

半夏汤洗七次 槟榔 当归各七钱半 陈皮去白 杏仁去皮尖，麸炒 桂心各二两 茯苓 炙甘草 附子炮，去皮脐 川芎 枳壳去瓤，麸炒 厚朴姜制 吴茱萸汤浸。各一两

每服四钱，水一盏，姜三片，煎七分，食前温服。大便不利，加大黄。

沉香降气散见气。 苏合香丸见中风。

宣明三棱汤 治癥瘕痃癖，积聚不散，坚满痞膈，食不下，腹胀。

京三棱二两 白术一两 蓬术 当归各半两 槟榔 木香各七钱半

上为末，每服三钱，沸汤调下。

三圣膏

用石灰十两，细筛过，炒红，急用好醋熬成膏，入大黄末一两，官桂末半两，搅匀，以瓦器封贮，纸摊贴患处，火烘热贴，大黄须锦纹者。

阿魏膏　治一切痞块。更服胡连丸。

羌活　独活　玄参　官桂　赤芍药　穿山甲　生地黄　两头尖　大黄　白芷　天麻各五钱　槐、柳、桃枝各三钱　红化四钱　木鳖子二十枚，去壳　乱髮如鸡子大一团

上用香油二斤四两，煎黑去渣，入髮煎，髮化仍去渣，徐下黄丹煎，软硬得中，入芒硝、阿魏、苏合油、乳香、没药各五钱，麝香三钱，调匀即成膏矣。摊贴患处，内服丸药。黄丹须用真正者效。凡贴膏药，先用朴硝随患处铺半指厚，以纸盖，用热熨斗熨良久，如硝耗，再加熨之，二时许方贴膏药。若是肝积，加芦荟末同熨。

加减四物汤东垣　治妇人血积。

当归　川芎　芍药　熟地黄　广茂　桂去粗皮　京三棱　干漆炒烟尽。各等分

上为粗末，每服二钱，水二盏，煎法如常。

当归丸丹溪　治妇人月经不调血积证。

当归　赤芍药　川芎　熟地黄　广茂　京三棱各半钱　神曲　百草霜各二钱半

上为细末，酒糊为丸，桐子大。温水下。

牡丹散云岐　治妇人久虚羸瘦，血块走注，心腹疼痛。

牡丹皮　桂心　当归　玄胡索各一两　莪术　牛膝　赤芍药各三两　京三棱一两半

上为粗末，每服三钱，水、酒各半盏煎服。

化气汤《三因》　治息积。

砂仁　桂心　木香各二钱半　甘草炙　茴香炒　丁香皮　青皮炒　陈皮　干姜　蓬术炮。各半两　胡椒　沉香各一钱

上为细末，每服二钱，姜、苏、盐汤调下，妇人醋汤下。

痰　饮

水煮金花丸洁古

南星　半夏各一两，俱生用　天麻五钱　雄黄二钱　白面三两

上为细末，滴水为丸。每服五十丸至百丸，先煎浆水沸，下药煮令浮为度，漉出，淡浆水浸，另用生姜汤下。

防风丸《和剂》　治一切风及痰热上攻，头痛恶心，项背拘急，目眩旋运，心忪烦闷，手足无力，骨节疼痹，言语謇涩，口眼瞤动，神思恍惚，痰涎壅塞，昏愦健忘，虚烦少睡。

防风洗　川芎　天麻去苗，酒浸一宿　甘草炙。各二两　朱砂半两，研，水飞

上为末，炼蜜为丸，每两作十丸，以朱砂为衣。每服一丸，荆芥汤化服，茶、酒嚼下亦得，无时。

川芎丸《和剂》　消风壅，化痰涎，利咽膈，清头目。治头痛旋运，心松烦热，颈项紧急，肩背拘倦，肢体烦疼，皮肤瘙痒，脑昏目疼，鼻塞声重，面上游风，状如虫行。

川芎　龙脑薄荷叶焙干。各七十五两　桔梗一百两　甘草爁，三十五两　防风去苗，二十五两　细辛洗，五两

上为细末，炼蜜搜和，每一两半分作五十丸。每服一丸，腊茶清细嚼下，食后、临卧。

化痰玉壶丸见头痛。

丹溪搜风化痰丸

人参　僵蚕　槐角　白矾　天麻　陈皮去白　荆芥各一两　半夏四两，汤浸　辰砂半两

上为末，姜汁浸[1]蒸饼为丸[2]，辰砂为衣。每服四十丸，姜汤下。

小黄丸洁古　治热痰咳嗽。

南星汤洗　半夏汤洗　黄芩各一两

上为细末，姜汁浸蒸饼为丸，桐子大。每服五七十丸，生姜汤下，食后。

小柴胡汤见寒热。

白术丸洁古　治湿痰咳嗽。

南星　半夏各一两，俱汤洗　白术一两半

上为细末，汤浸蒸饼为丸，如梧子大。每服五七十丸，食后生姜汤下。

玉粉丸洁古　治气痰咳嗽。

南星　半夏各一两，俱汤洗　橘皮去白，二两

上为细末，汤浸蒸饼为丸，如桐子大。每服五七十丸，人参、生姜汤下，食后。

桔梗汤《和剂》　除痰下气。治胸胁胀满，寒热呕哕，心下坚痞，短气烦闷，痰逆恶心，饮食不下。

桔梗细锉，微炒　半夏汤洗七次，姜汁制　陈皮去白。各十两　枳实麸炒赤黄色，五两

上为粗末，每服二钱，水一中盏，入姜五片，同煎至七分，去滓，不拘时温服。

姜桂丸洁古　治寒痰咳嗽。

南星洗　半夏洗　官桂去粗皮。各一两

上为细末，蒸饼为丸，桐子大。每服三五十丸，生姜汤送下，食后。痰而能食，大承气汤微下之；痰而不能食，厚朴汤主之。

胡椒理中丸《和剂》　治肺胃虚寒，气不宣通，咳嗽喘急，逆气虚痞，胸膈噎闷，胁腹满痛，迫塞短气，不能饮食，呕吐痰水不止。

款冬花去梗　胡椒　甘草炙　荜拨　良姜　细辛去苗　陈皮去白　干姜各四两　白术五两

上为细末，炼蜜为丸，如梧子大。每服三十丸，加至五十丸，温汤、温酒、米饮任服，无时，日二。

吴茱萸汤仲景

吴茱萸一升，洗　人参三两　生姜六两，切　大枣十二枚，擘

上四味，以水七升，煮取二升，去滓，温服七合，日三服。

桂苓术甘汤见短气。　十枣汤见水肿。

小胃丹

芫花好醋拌匀过一宿，于瓦器内不住手搅炒令黑，不可焦　甘遂湿面裹，长流水浸半月，煮，晒干　大戟长流水煮一时，再用水洗，晒干。各半两　大黄湿纸裹煨勿令焦，切，焙干，再以酒润，炒热焙干，一两半　黄柏炒，三两

上为末，以白术膏丸，如萝卜子大。临卧津液吞下，或白汤送下。取膈上湿痰热积，以意消息之。欲利，空心服。一方，加木香、槟榔各半两。

大青龙汤仲景

麻黄六两，去节　桂枝二两，去粗皮　甘草二两，炙　杏仁四十粒，去皮　生姜三两，切　大枣十二枚，擘　石膏如鸡子大，碎如米

上七味，以水九升，先煮麻黄，减二升，去上沫，内诸药煮取三升，去滓，温服一升。

小青龙汤见咳嗽。　小半夏汤见呕吐。

泽泻汤仲景

泽泻五两　白术二两

水二升煮一升，分温再服。

倍术丸《和剂》　治五饮：一曰留饮，停水在心下；二曰澼饮，水在两胁；三曰痰饮，水在胃中；四曰溢饮，水溢在

---

① 浸：原作“研”，据《丹溪心法》改。

② 丸：此下原衍“除”，据《丹溪心法》删。

膈；五曰流饮，水在胁间，沥沥有声。皆由饮水过多，或饮冷酒所致。

白术二两 桂心 干姜各一两

上为末，蜜丸。每服二十丸，温米饮下，加至三十丸，食前服。

大五饮丸《千金翼》

远志去心 苦参 藜芦 白术 乌鱼骨 甘遂 大黄 石膏 桔梗 五味子 半夏汤泡 紫菀 前胡 芒硝 栝蒌 桂心 肉苁蓉 贝母 芫花 人参 当归 茯苓 芍药 大戟 葶苈 黄芩各一两 常山 甘草 薯蓣 厚朴 细辛各七钱半 巴豆三十粒，去皮心，熬

上三十二味，为细末，炼蜜丸，桐子大，酒下三丸，日三服，稍加之。忌肉食、生物、饧饴、冷水。

五饮汤海藏 治五饮最效。

旋覆花 人参 陈皮去白 枳实 白术 茯苓 厚朴制 半夏制 泽泻 猪苓 前胡 桂心 白芍药 炙甘草已上各等分

上每一两，分四服，姜十片，水二盏，煎至七分，去滓，温服无时。因酒成饮，加葛根、葛花、砂仁。

黄芩利膈丸见痞。

滚痰丸《养生主论》 痰之为病，或偏头风，或雷头风，或太阳头痛，眩晕如坐舟车，精神恍惚。或口眼瞤动，或眉棱耳轮俱痒。或颔腮四肢游风肿硬，似疼非疼。或浑身燥痒，搔之则瘾疹随生，皮毛烘热，色如锦斑。或齿颊似痒似痛，而疼无定所，满口牙浮，痛痒不一。或嗳气吞酸，鼻闻焦臭，喉间豆腥气，心烦鼻塞，咽嗌不利，咯之不出，咽之不下，或因喷嚏而出，或因举动而唾，其痰如墨，又如破絮，或如桃胶，或如蚬肉。或心下如停冰铁，闭滞妨闷，嗳嚏连声，状如膈气。或寝梦刑戮，刀兵剑戟。或梦入人家，四壁围绕，暂得一窦，百计得出，则不知何所。或梦在烧人，地上四面烟火，枯骨焦气扑鼻，无路可出。或不因触发，忿怒悲啼雨泪而寤。或时郊行，忽见天边两月交辉，或见金光数道，回头无有。或足膝酸软，或骨节腰肾疼痛，呼吸难任。或四肢肌骨间痛如击戳，乍起乍止，并无常所。或不时手臂麻疼，状如风湿。或卧如芒刺不安，或如毛虫所螫。或四肢不举，或手足重滞。或眼如姜蜇，胶粘痒涩，开合甚难。或阴晴交变之时，胸痞气结，闭而不发，则齿痒咽痛，口糜舌烂，及其奋然而发，则喷嚏连声，初则涕唾稠粘，次则清水如注。或眼前黑暗，脑后风声，耳内蝉鸣，眼瞤肉惕。治之者，或曰腠理不密，风府受邪，或曰上盛下虚，或曰虚，或曰寒，或曰发邪。惟洞虚子备此疾苦，乃能治疗。病势之来，则胸腹间如有二气交纽，噎塞烦郁，有如烟火上冲，头面烘热，眼花耳鸣，痰涎涕泪，并从肺胃间涌起，凛然毛竖，喷嚏千百，然后遍身烦躁，则去衣冻体，稍止片时。或春秋乍凉之时，多加衣衾，亦得暂缓。或顿饮冰水而定，或痛饮一醉而宁，终不能逐去病根。乃得神秘沉香丸方，屡获大效，愈人数万，但不欲轻传匪人，故以隐语括之。诗曰：甑里翻身甲带金，于今头戴草堂深，相逢二八求斤正，硝煅青礞倍若沉。十七两中零半两，水丸梧子意须斟，除驱怪病安心志，水泻双身却不任。

大黄蒸少顷，翻过再蒸少顷，即取出，不可过 黄芩各八两 青礞石硝煅如金色 沉香百药煎此用百药煎，乃得之方外秘传。盖此丸得此药，乃能收敛周身顽涎聚于一处，然后利下，甚有奇功。曰倍若沉者，言五倍子与沉香，非礞倍于沉之谓也。以上各五钱

上为末，水丸如梧子大。白汤食后空心服。

一切新旧失心丧志，或癫或狂等证，

每服一百丸，气盛能食狂甚者加二十丸，临时加减消息之。一切中风瘫痪，痰涎壅塞，大便或通或结者，每服八九十丸，或加至百丸，永无秘结之患。一切阳证，风毒脚气，遍身游走疼痛，每服八九十丸，未效加至百丸。一切无病之人，遍身筋骨疼痛不能名者，或头疼，牙痛，或摇或痒，风蛀等证，风寒鼻塞，身体或疼或不疼，非伤寒证者，服八九十丸，痰盛气实者加之。一切吞酸嗳逆膈气，及胸中疼闷，腹中气块冲上，呕沫吐涎，状如反胃，心下恍惚，如畏人捕，怵惕不安，阴阳关格，变生乖证，食饥伤饱，忧思过虑，心下嘈杂，或痛或哕，或昼夜虚饱，或饥不喜食，急慢喉闭，赤眼，每用加减服。一切新旧痰气喘嗽，或呕吐头运目眩，加减服之。一切腮颔肿硬，若瘰疬者，及口糜舌烂，咽喉生疮者，每服六七十丸，加蜜少许，一处嚼碎噙化，睡时徐徐咽之。曾有口疮者，服二三十丸，依前法噙之，二三夜瘥。一切男妇大小虚实，心疼连腹，身体羸瘦，发时必呕绿水黑汁冷涎，乃至气绝，心下温暖者，量虚实加减服之。若事属不虞之际，至于百丸，即便回生。未至颠危者，虚弱疑似之间，只服三十丸或五十丸，立见生意，然后续续进之，以瘥为度。兼服生津化痰，温中理气之药。一切荏苒疾病，凡男妇患非伤寒内外等证，或酒色过度，或吐血，或月事愆期，心烦志乱，或腹胀胁痛，劳倦痰眩，或暴行日中，因暑伏痰，口眼㖞斜，目痛耳愦鼻塞，骨节酸疼，干呕恶心，诸般内外疼痛，百药无效，众医不识者，依前法加减服之效。大抵服药，须临卧在床，用熟水一口许咽下便卧，令药在喉膈间，徐徐而下。如日间病出不测，疼痛不可忍，必欲急除者，须是一依前卧法服，大半日不可食汤水，及不可起身行坐言语，真候药丸除逐上焦痰滞恶物过膈入腹，然后动作，方能中病，每夜须连进二次，次日痰物既下三五次者，仍服前数，下五七次，或直下二三次，而病势顿已者，次夜减二十丸。头夜所服并不下恶物者，次夜加十丸，人壮病实者，多加至百丸，惟候虚实消息之。或服过仰卧，咽喉稠粘，壅塞不利者，痰气泛上，乃药病相攻之故也。少顷药力既胜，自然宁贴。往往病久结实于肺胃之间，或只暴病全无泛滥者，服药下咽即仰卧，顿然百骸安静，五脏清宁，次早先去大便一次，其余遍数皆是痰涕恶物，看甚么粪，用水搅之，尽是痰片粘涎。或稍稍腹痛，腰肾拘急者，盖有一种顽痰恶物，闭气滑肠，里急后重者，状如痢疾，片晌即已。若有痰涎易下者，快利不可胜言，顿然满口生津，百骸爽快。间有片时倦怠者，盖因连日病苦不安，一时为药力所胜，气体暂和，如醉得醒，如浴方出，如睡方起。此药并不洞泄，刮肠大泻，但取痰积恶物自肠胃次第而下，腹中糟粕，并不相伤，其推下肠腹之粪，则药力所到之处，是故先去其粪。其余详悉，不能备述，服者当自知之。

利痰丸《玄珠》

南星　皂角　石膏　牵牛头末　芫花已上各二两

上为细末，用姜汁糊丸，如梧子大。每服一二十丸，量人虚实用之，姜汤下。一方，加青盐五钱，巴豆少许，青礞石硝煅如金色五钱。若风痰壅塞，此药乃为先锋，服之痰即已，如寒不宜用。

导痰丸《玄珠》

大半夏六两，分作三分，一分用白矾一两，为末浸水；一分用肥皂角一两为末浸水；一分用巴豆肉一百粒，为末浸水

上件余药在下，以半夏在上，浸至十日或半月，要常动水，令二药相透，次相

合处，拣去巴豆并皂角，将余水以慢火煮令水干，取出半夏，切，捣碎晒干，或阴干亦佳，后入：

甘遂制 百药煎各二两 全蝎 僵蚕各一两

上为细末，薄糊丸，如梧子大。每服十丸或十五丸，亦量人虚实，白汤下。

妙应丸，即控涎丸。见行痹。

祛风丸《宝鉴》 有人喜食酸咸，酒色过节，渗注成痰饮，聚于胸膈，满则呕逆，恶心涎流，一臂麻木，升则头目昏眩，降则腰脚疼痛，深则左瘫右痪，浅则厥然仆地。此药宽中祛痰，搜风理气，和血驻颜，延年益寿。

半夏曲 荆芥各四两 槐角子炒 白矾生 橘红 朱砂各一两

上为末，姜汁糊丸。每服五六十丸，生姜、皂角子仁汤送下，日三服。

川芎丸《本事》治膈上痰。

川芎二两，细锉，慢火熬熟 川大黄二两，蒸令干

上件焙干为末，用不蛀皂角五七挺，温水揉汁，绢滤出渣，瓦罐中熬成膏，和前二味为丸，如桐子大。每服十五丸，小儿三丸，姜汤下。

保和丸见伤食。 消暑丸见伤暑。 苏子降气汤见气。

导痰汤《济生》治痰涎壅盛，胸膈留饮，痞塞不通。

半夏汤洗七次，四两 天南星炮，去皮 枳实去瓤，麸炒 赤茯苓去皮 橘红各一两 甘草炙，半两

上㕮咀，每服四钱，水二盏，姜十片，煎八分，食后温服。

小半夏茯苓汤《和剂》

半夏 茯苓各等分

每服五钱，水一盏半，姜五片，煎七分，服无时。

丁香五套丸 治胃气虚弱，三焦痞涩，不能宣行水谷，故为痰饮，结聚胸膈，呕吐恶心，胀满不食。常服温脾顺气。方见肩背痛。

二陈汤《和剂》 治痰饮为患，或呕逆恶心，或头眩心悸，或中脘不快，或食生冷，饮酒过度，脾胃不和，并宜服之。

半夏汤洗七次 橘红各五两 白茯苓三两 炙甘草一两半

上㕮咀，每服四钱，水一盏，姜七片，乌梅一枚，煎六分，不拘时热服。

青州白丸子见中风。 来复丹见中暑。

八神来复丹《济生》

硝石一两，同硫黄为末，磁器内以微火炒，用柳篦搅，不可火太过，恐伤药力，再研极细，名二气末 太阴玄精石飞研，一两 五灵脂水澄清，滤去砂石，晒干 青皮去白 陈皮去白。各二两 舶上硫黄透明 沉香 木香坚实者 天南星粉白者。各一两

上为末，飞面糊丸，如梧桐子大。每服三十丸，空心米饮送下。

八味丸见虚劳。

六君子汤

人参 白术 茯苓 陈皮 制半夏各一钱 炙甘草五分

水二盏，姜五片，煎至一盅，去滓，不拘时温服。

理中化痰丸 治脾胃虚寒，痰涎内停，呕吐少食，或大便不实，饮食难化，咳唾痰涎。此属中气虚弱，不能统涎归源也。

人参 白术炒 干姜 甘草炙 茯苓 半夏姜制

上为末，水丸桐子大。每服四五十丸，白汤下。

补中益气汤见伤劳倦。 七气汤见气。 越鞠丸见郁。

附方

橘皮汤　治胸膈停痰。

橘皮　茯苓　半夏各一钱半　旋覆花　青皮　桔梗　枳壳姜制　细辛　人参各一钱　甘草半钱

上作一服，用水二盅，姜五片，煎一盅，食远服。

前胡半夏汤　治痰盛。

前胡　半夏姜制　茯苓各二钱　陈皮　木香　紫苏　枳壳　甘草各一钱

上作一服，用水二盅，生姜三片，乌梅一个，煎至一盅，食远服。

桔梗汤　治胸膈胀满，短气，痰盛呕逆，或吐涎沫。

桔梗炒　半夏姜制　陈皮去白。各三钱　枳实麸炒，一钱半

上作一服，水二盅，姜五片，煎一盅，不拘时服。

枇杷叶散　治痰逆。此药温胃，可思饮食。

青皮去白，焙　草豆蔻各半两　前胡　枇杷叶拭去毛，炙黄　半夏汤泡　茯苓去皮　人参　大腹皮　白术　厚朴去粗皮，姜汁炙。各一两

上㕮咀，每服四钱，水一中盏，生姜半分，煎至六分，去滓，不拘时热服。

旋覆花散　治心胸痰热，头目旋痛，饮食不下。

旋覆花　甘草炙。各半两　枳壳去瓤，麸炒　石膏细研。各二两　赤茯苓　麦门冬去心　柴胡去苗　人参各一两　犀角屑　防风去叉　黄芩各七钱半

上㕮咀，每服五钱，水一大盏，生姜半分，煎至五分，去滓，食后良久温服。

化涎散　治热痰，利胸膈，止烦渴。

凝水石煅，研，一两　铅白霜另研　马牙硝另研　雄黄另研。各一钱　白矾枯，研　甘草炙。各二钱半　龙脑少许

上为细末，研匀，每服一钱，不拘时，水调下。小儿风热痰涎，用砂糖水调下半钱。此药大凉，不可多服。

辰砂化痰丸　治风痰，安神志，利咽膈，清头目。

辰砂飞研，为衣　白矾枯，研。各半两　天南星炮，一两　半夏曲三两

上为细末，姜汁煮面糊和丸，如桐子大。辰砂为衣，每服三十丸，食后生姜汤下。

半夏利膈丸　治风痰壅盛，头疼目眩，咽膈不利，涕唾稠粘。并治酒过停饮，呕逆恶心，胸胁引痛，腹内有声。

半夏汤洗，三两　白附子生用，二两　白茯苓去皮　白矾生用　人参去芦　白术　滑石　贝母各一两　天南星生用，一两半

上为细末，面糊和丸，如梧子大。每服三十丸，食后姜汤下。

破痰消饮丸　治一切停痰留饮。

陈皮去白　川姜炮　京三棱炮，捶碎　草果面裹煨　良姜湿纸裹煨　蓬术炮　青皮各一两　半夏汤泡七次，三两

上为细末，水煮面糊和丸，桐子大，阴干。每服五十丸，食远姜汤送下。

化痰铁刷丸　治男妇风痰、酒痰、茶痰、食痰、气痰，一切痰逆呕吐，头疼目眩，肺痿咯脓，声如拽锯，并皆治之。此药坠痰，止嗽定喘。

白附子炮　南星炮　半夏洗　白矾生用。各半两　寒水石　皂角去子。各一两　干姜七钱半　硇砂　轻粉各一钱

上为细末，水煮面糊和丸，如梧子大。每服二三十丸，食后用淡姜汤下。

沉香堕痰丸　治宿食不消，咽膈不利，咳嗽痰涎，头目昏晕，呕逆恶心，胸膈不快。

沉香　木香各二钱　青皮去白，二钱半　槟榔大者二枚，用面裹煨熟　半夏曲二两

上为细末，用生姜汁浸蒸饼和丸，如小豆大。每服二十丸，不拘时，姜汤下。

茯苓丸一名《指迷》茯苓丸 本治臂痛，具《指迷方》中，云：有人臂痛，不能举手足，或左右时复转移，由伏痰在内，中脘停滞，脾气不流行，上与气搏。四肢属脾，脾滞而气不下，故上行攻臂，其脉沉细者是也。后人为此臂痛，乃痰证也，但治痰而臂痛自止。及妇人产后发喘，四肢浮肿者，用此而愈。

半夏二两 茯苓一两 枳壳去瓤，麸炒，半两 风化朴硝二钱五分，如一时未易成，但以朴硝撒在竹盘中，少时盛水，置当风处，即干如芒硝，刮取用亦可

上为细末，生姜汁煮面糊为丸，如桐子大。每服三十丸，姜汤送下。累有人为痰所苦，夜间两臂如人抽搐，两手战掉，茶盏亦不能举，服此随愈。痰药方多，唯此立见功效。

神仙坠痰丸 治痰饮，胸膈痞塞。此药下痰。

皂角无虫蛀者，刮去皮弦，酥炙黄色，去子净，一两六钱 白矾一两二钱，生用 黑牵牛一斤，取头末四两

为细末，滴水丸，梧子大。每服三十丸，渐加至百丸，空心温酒送下。看病轻重，轻者五日、十日愈，重者半月、一月愈。久服永无瘫痪之疾。

搜饮丸 治证同前。

木瓜一枚，切下顶，去瓤作罐，用生白矾、半夏曲等分，为细末，填木瓜内，却用原顶盖定，麻缕扎缚，于饭甑上炊两次，烂研，以宿蒸饼和丸，如桐子大。每服三五十丸，不拘时，姜汤下。

治悬饮，心腹气滞，两胁多疼。

半夏三两，捣为末 皂角六两，三两去黑皮，酥炙令黄 捣为末，三两去皮子捣碎，以酒一升，挼取汁，去滓，煎成膏，将半夏以膏和作饼，以青蒿盖出青衣，如造曲法，捣罗为细末 旋覆花一两 木香 槟榔各二两

上为细末，酒煮面糊和丸，如桐子大。每服二十丸，食前用姜汤下。

破饮丸 治五饮停蓄胸膈，呼吸之间痛引两胁，胀满气促，胸腹结为癥癖，支满胸膈，旁及两胁，抢心疼痛，饮食不下，反胃吐逆，九种心疼，积年宿食不消，久疟久痢，遁尸疰忤，颠痫厥运，心气不足，忧愁思虑，妇人腹中诸病，悉能治之。

荜拨 丁香不见火 缩砂仁 蝎梢 胡椒 木香不见火 乌梅肉 青皮 巴豆去皮膜。各等分

上将青皮、巴豆以浆水同浸一宿，次日滤出同炒，青皮焦去巴豆，水淹乌梅肉，蒸一炊久，细研为膏，入药末和匀，丸如绿豆大。每服五七丸，临睡生姜汤送下。

八珍丸 治膈痰结实，满闷喘逆。

丹砂研，半两 犀角镑 羚羊角镑 茯神去木 牛黄研 龙脑研。各二钱半 牛胆南星 硼砂研。各一两

上为细末，研匀，炼蜜和丸，如鸡头实大。每服一丸，食后细嚼，人参、荆芥汤下。

鹅梨煎丸 治热痰，凉心肺，利胸膈，解热毒，补元气。

大鹅梨二十枚，去皮核，用净布绞取汁 薄荷生，半斤，研汁 皂角不蛀者十挺，去皮子，浆水二升，挼取浓汁 白蜜半升 生地黄半斤，研取汁，同上五味，慢火熬膏，和下药 人参 白茯苓去皮 白蒺藜炒，去刺 肉苁蓉酒浸，切，焙干 牛膝酒浸 半夏汤泡 木香各一两 槟榔煨，二两 防风去杈 青橘皮去白 桔梗炒 羌活 白术 山药各七钱半 甘草炙。半①两

上为细末，同前膏拌匀，杵令得所，

① 半：此前原衍“各”字，依文义删。

丸如梧子大。每服十五丸，加至二十丸，食后荆芥汤送下，日二服。

麝香丹砂丸　治痰热，咽膈不利，头目昏痛。

麝香另研　木香　丁香　犀角　甘草炙。各二钱半　龙脑另研，一钱　人参　藿香去梗　牛胆南星　防风去叉　黄芪各半两　麦门冬去心，七钱半　丹砂另研，一两

上为细末，炼蜜和丸，如鸡头实大。每服一丸，食后嚼破，用荆芥汤下。

金珠化痰丸　治痰热，安神志，除头痛眩晕，心忪恍惚，胸膈烦闷，涕唾稠粘，咳嗽，咽嗌不利。

皂角子仁炒　天竺黄另研　半夏汤浸洗七次，生姜二两去皮，同捣作饼，炙微黄　白矾透明者，枯过另研。以上各四两　龙脑另研，半两　辰砂水飞，研，二两

上将皂角仁、半夏为末，与诸药研匀，生姜汁煮面糊丸，如桐子大，金箔二十片为衣。每服十五丸，加至二十五丸，食后姜汤下。

皂角化痰丸东垣　治劳风，心脾壅滞，痰涎盛多，喉中不利，涕唾稠粘，嗌塞吐逆，不思饮食，或时昏愦。

皂角木白皮酥炙　白附子炮　半夏汤洗七次　天南星炮　白矾枯　赤茯苓去皮　人参各一两　枳壳炒，二两

上为细末，生姜汁面糊丸，如梧子大。每服三十丸，温水送下，食后。

法制清气化痰丸　顺气快脾，化痰消食。

半夏　南星去皮脐　白矾　皂角切　干姜各四两

上先将白矾等三味，用水五碗，煎取水三碗，却入半夏二味浸两日，再煮至半夏、南星无白点为度，晒干。

陈皮　青皮去瓤　紫苏子炒　萝卜子炒，另研　杏仁去皮尖，炒，研　葛根　神曲炒　麦糵炒　山楂　香附各二两

上为末，蒸饼丸，桐子大。每服五七十丸，临卧食后茶汤下。

薛新甫曰：一男子素厚味，胸满痰盛，余以膏粱之人，内多积热，与此丸服之而愈。彼见有验，修合馈送，脾胃虚者，无不受害。

飞矾丹　化痰神效。

白矾通明者，二两，枯　白僵蚕一两半，用米醋浸一宿，炒　半夏汤洗七次　南星各一两，切作片子，用皂角一两半，去皮弦，用水一小碗同熬，水尽去皂角不用，只用南星

细末，姜汁糊丸，如桐子大，水丸亦可。每服十五丸至二十丸，姜汤下。又治喉闭，用薄荷两叶，以新汲水浸少时，嚼薄荷吞药，用水送下。咽不得，即用十五丸捣细，用皂角水调，灌下即开。又治小儿急慢惊风，牙关紧急，不可开者，亦用皂角水调涂牙龈上，入咽即活。

法制半夏《御药》　消饮化痰，壮脾顺气。

用大半夏，汤洗泡七遍，以浓米泔浸一日夜，每半夏一两，用白矾一两半，研细，温水化浸半夏，上留水两指许，频搅，冬月于暖处顿放，浸五日夜，取出焙干，用铅白霜一钱，温水化，又浸一日夜，通七日尽取出，再用浆水慢火煮，勿令滚，候浆水极熟，取出焙干，以磁器收贮。每服一二粒，食后细嚼，温姜汤下。又一法，依前制成半夏，每一两，用白矾水少许渍半夏，细飞朱砂末淹一宿，敛干焙用，依前法。亦可用生姜自然汁渍焙用。

神芎导水丸《心印》　下同

黄芩一两　黄连　川芎　薄荷各半两　大黄二两　滑石　黑牵牛头末。各四两

河间制，治一切热证，其功不可尽述。设或久病热郁，无问瘦悴老弱，并一切证可下者，始自十丸以为度。常服此

药，除肠胃积滞，不伤和气，推陈致新，得利便快，并无药燥搔扰，亦不困倦虚损，遂病人心意。或热甚必急须下者，使服四五十丸，未效再服，以意消息。常服二三十丸，不动脏腑，有益无损。或妇人血病下恶物，加桂半两，病微者常服，甚者取利，因而结滞开通，恶物自下也。凡老弱虚人，脾胃经虚，风热所郁，色黑齿槁，身瘦萎黄，或服甘热过度，成三消等病，若热甚于外则肢体躁扰，病于内则神志躁动，怫郁不开，变生诸证，皆令服之。惟脏腑滑泄者，或里寒脉迟者，或妇人经病，产后血下不止，及孕妇等，不宜服。

十枣汤见水肿。

舟车神祐丸

甘遂　芫花　大戟各一两，俱醋炒　大黄二两　黑牵牛头末四两　青皮　陈皮　木香　槟榔各半两　轻粉一钱　取蛊，加芫荑半两

为末，水丸。空心服。

河间依仲景十枣汤例制出此方，主疗一切水湿为病。戴人云：十枣泄诸水之上药，所谓温药下者是已。如中满腹胀，喘嗽淋闭，水气蛊肿，留饮癖积，气血壅滞，不得宣通，风热燥郁，肢体麻痹，走注疼痛，久新疟痢等，患妇人经病带下，皆令按法治之，病去如扫，故贾同知称为神仙之奇药也。缘此方河间所定，初服五丸，日三服，加至快利后，却常服以病去为度。设病愈后，平人能常服保养，宣通气血，消运饮食。若病痞闷极甚者便多服，反烦满不开，转加痛闷，宜初服二丸，每服加二丸，加至快利为度，以意消息。小儿丸如麻子大，随强弱增损，三四岁者三五丸，依前法加减。至戴人变为神芎丸，神秘不传。然每令病人夜卧先服百余粒，继以浚川等药投之，五更当下，种种病出，投下少末，再服和膈药，须以利为度，有五日一下者，三日一下者，病轻者可一二度止，重者五六度方愈，是擒纵卷舒之妙，临证制宜，非言可谕。观其药虽峻急，认病的确，自非老手谙练，有大负荷者，焉敢见诸行事。予每亲制用之，若合符节，然又随人强弱，当依河间渐次进服，强实之人，依戴人治法行之，神效。

大圣浚川散

大黄煨　牵牛取头末　郁李仁各一两　木香三钱　芒硝三钱　甘遂半钱

评曰：此下诸积之圣药也。诸湿为土，火热能生湿土，故夏热则万物湿润，秋凉则湿复燥干，湿病本不自生，因于火热怫郁，水液不能宣通，停滞而生水湿也。凡病湿者，多自热生，而热气多为兼病。《内经》云：明知标本，正行无间者是也。夫湿在上者，目黄而面浮；在下者，股膝肿厥；在中者，肢满痞膈痿逆；在阳不去者，久则化气；在阴不去者，久则成形。世俗不详《内经》所言留者攻之，但执补燥之剂，怫郁转加，而病愈甚也。法当求病之所在而为施治，泻实补虚，除邪养正，以平为期而已。又尝考戴人治法，假如肝木乘脾土，此土不胜木也，不胜之气，寻救于子，已土能生庚金，庚为大肠，味辛者为金，故大加生姜，使伐肝木，然不开脾土，无由行也，遂以舟车丸先通闭塞之路，是先泻其所不胜，后以姜汁调浚川散大下之，是泻其所胜也。戴人每言，导水丸必用禹功散继之，舟车丸必以浚川散随后。如寒疝气发动，腰脚胯急痛者，亦当下之，以泻其寒水。世俗闇于治体，一概卤莽，有当下而非其药，终致委顿而已。岂知巴豆可以下寒，甘遂、芫花可以下湿，大黄芒硝可以下燥，如是分经下药，兼食疗之，非守一

方，求其备也。故戴人曰：养生与攻疴，本自不同，今人以补剂疗病，宜乎不效，是难言也。

咳　嗽

《金匮》：咳而脉浮者，**厚朴麻黄汤**主之。

厚朴五两　麻黄四两　石膏如鸡子大　杏仁　半夏　五味子各半升　干姜　细辛各二两　小麦一升

上以水一斗三升，先煮小麦熟，去渣，内诸药，煮取三升，温服一升，日三服。

安肾丸《直指》　治肾经虚寒，咳嗽痰唾，面色黯黑，小腹动气作痛。见喘。

桂枝汤见伤湿。

易简杏子汤　治咳嗽，不问外感风寒，内伤生冷，及虚劳咯血，痰饮停积，皆治疗之。

人参　半夏　茯苓　细辛减半　干姜减半　甘草　桂枝减半　五味子　芍药各等分

上㕮咀，每服四钱，水一盏半，杏仁去皮尖锉五枚，生姜三片，煎至六分，去渣温服。

若感冒得加麻黄等分。若脾胃素实者，用御米壳去筋膜，锉碎，以醋淹炒，等分加之，每帖加乌梅一枚煎服，尤妙。呕逆恶心者，不可用此。若久年咳嗽，气虚喘急，去杏仁、人参，倍加麻黄，芍药、干姜、五味子各增一半，一名小青龙汤。

附：**济生橘苏散**　治伤风咳嗽，身热有汗恶风，脉浮数有热，服杏子汤不得者。

橘红　紫苏叶　杏仁去皮　五味子　制半夏　桑白皮炙　贝母去心　白术各一两　甘草炙，半两

上㕮咀，每服四钱，水一盏，生姜五片，煎七分，温服，无时。

二陈汤见痰饮。

宁嗽化痰汤　治感冒风寒，咳嗽鼻塞。

桔梗　枳壳麸炒　半夏姜汤泡七次　陈皮　前胡　干葛　茯苓各一钱　紫苏一钱二分　麻黄一钱，冬月加，夏月减　杏仁炒，去皮尖　桑皮各一钱　甘草四分

水二盅，姜三片，煎八分，食远热服。

金沸草散《和剂》　治肺感寒邪，鼻塞声重，咳嗽不已。

旋覆花去梗　麻黄去节　前胡去芦。各七分　荆芥穗一钱　甘草炒　半夏汤洗七次，姜汁浸　赤芍药各五分

水一盏半，生姜三片，枣一枚，煎八分，不拘时温服。

消风散见眩晕。　六君子汤见痰饮。　六味丸见虚劳。　黄连解毒汤见发热。

栀子仁汤

郁金　枳壳麸炒　升麻　山栀仁炒。各等分

上每服五钱，水煎。

麦门冬汤　治火热乘肺，咳嗽有血，胸膈胀满，五心烦热。

麦门冬　桑白皮炒　生地黄各一钱　半夏　紫菀　桔梗　淡竹叶　麻黄各七分　五味子　甘草各五分

上姜水煎服。

白虎汤见发热。

香薷饮见中暑。　补中益气汤见劳倦。

华盖散《和剂》　治肺受风寒，咳嗽声重，胸膈烦满，头目昏眩。

麻黄去根节　紫苏子炒　杏仁炒，去皮尖　桑白皮炒　赤茯苓去皮　橘红已上各一钱　甘草五分

水二盅，生姜五片，红枣一枚，煎至一盅，去滓，不拘时服。

加减麻黄汤　治肺感寒邪咳嗽。

麻黄去节，二钱　杏仁炒，去皮尖　半夏姜制　陈皮各一钱　辣桂　甘草炙。各半钱

水二盅，生姜四片，紫苏半钱，同煎至一盅，去滓，不拘时服。

小柴胡汤见往来寒热。

小青龙汤

麻黄　芍药　干姜　炙甘草　细辛　桂枝各三两　五味子　半夏各半升，汤洗

上八味，以水一斗，先煮麻黄减二升，去上沫，内诸药，煮取三升，去滓，温服一升。

白术酒见中湿。　辰砂化痰丸见痰饮。

八风丹　治诸风及痰热上攻，头痛面赤，目眩旋运，鼻塞咽干，颈项不利，痰唾稠浊，神情如醉，百节疼痛，耳啸蝉鸣，面上游风，口眼蠕动。

滑石细研　天麻酒浸。各一两　龙脑研　麝香研。各二钱五分　白僵蚕微炒　白附子炮。各半两　半夏白矾制，二两　凝水石火烧通赤，细研水飞，半斤

上件药，捣罗为细末，入研者药同研令匀，炼蜜和丸，如樱桃大。每服一丸，细嚼，温荆芥汤下，茶清亦得，食后服。

竹叶石膏汤见消瘅。

应梦人参散《和剂》

甘草炙，六两　人参　桔梗　青皮　白芷　干葛　白术各三两　干姜炮，五钱半

每服三钱，水一盏，姜二片，枣二枚，煎七分，不拘时热服。

观音应梦散《夷坚志》

人参一寸，用官拣者　胡桃二枚，去壳，不去皮

上以水二盏，姜五片，枣二枚，临卧煎服。盖人参定喘，带皮胡桃能敛肺也。

款冬花散《和剂》

知母　桑叶洗，焙　款冬花去梗。各十两　阿胶炒　麻黄去根节　贝母去心，炒　杏仁去皮尖。各四十两　甘草炙　半夏汤洗，姜制。各二十两

每服三钱，水一盏，姜三片，煎七分，食后温服。

二母散《和剂》

知母　贝母各等分

每服五钱，水二盏，姜三片，煎八分，温服无时。

四七汤见气。

紫菀茸汤《济生》　治饮食过度，或食煎煿，邪热伤肺，咳嗽咽痒，痰多唾血，喘急胁痛，不得睡卧。

紫菀茸洗　款冬花　百合蒸，焙　杏仁去皮尖　阿胶蛤粉炒　经霜桑叶　贝母去心　蒲黄炒　半夏各一两，制　犀角镑　甘草炙　人参各半两

上㕮咀，每服四钱，水盏半，姜五片，煎八分，食后温服。

润肺丸《统旨》

诃子　五味子　五倍子　甘草各等分

上为末，蜜丸噙化。久嗽，加罂粟壳。

清音丸《统旨》

桔梗　诃子各一两　甘草五钱　硼砂　青黛各三钱　冰片三分

上为细末，炼蜜丸，如龙眼大，每服一丸，噙化。

橄榄丸《得效》

百药煎　乌梅　甘草　石膏各等分

上为末，炼蜜丸，如弹子大。临卧噙化一丸。

清咽宁肺汤《统旨》

桔梗二钱　山栀炒　黄芩　桑皮　甘草　前胡　知母　贝母各一钱

水二盅，煎八分，食后服。

蛤蚧汤 治咳嗽吐脓血，及肺痿羸瘦，涎涕稠粘。

蛤蚧酒浸，酥炙 知母焙 贝母焙 鹿角胶炙令燥 枇杷叶去毛，炙 葛根 桑皮炙 人参 甘草炙 杏仁汤浸，去皮尖双仁，炒。已上各一两

每服三钱，水一盏半，煎至八分，去滓，不拘时温服。

保和汤 治劳证久嗽，肺燥成痿，服之决效。

知母 贝母 天门冬去心 麦门冬去心 款冬花各一钱 天花粉 薏苡仁炒 杏仁去皮尖，炒。各五分 五味子十二粒 马兜铃 紫菀 桔梗 百合 阿胶蛤粉炒 当归 百部各六分 粉草炙 紫苏 薄荷各四分

水二盅，姜三片，煎七分，入饴糖一匙，食后服。

吐血或痰带血，加炒蒲黄、生地黄、小蓟。痰多加橘红、茯苓、瓜蒌仁。喘去紫苏、薄荷，加苏子、桑皮、陈皮。

知母茯苓汤 治肺痿喘嗽不已，往来寒热，自汗。

知母 白术各八分 茯苓去皮 五味子 人参 半夏汤泡七次 柴胡 甘草炙。各一钱 薄荷 川芎 阿胶各半钱 款冬花 桔梗 麦门冬 黄芩各七分

水二盅，生姜五片，煎至一盅，食后服。

紫菀散 治咳中有血，虚劳肺痿。

人参 紫菀各一钱 茯苓 知母 桔梗各一钱半 阿胶蛤粉炒，一钱 贝母一钱二分 五味子十五粒 甘草五分

水二盅，煎八分，食后服。

五味子汤 治咳嗽，皮肤干燥，唾中有血，胸膈疼痛。

五味子炒 桔梗炒 紫菀 甘草炒 续断各五分 竹茹一钱 赤小豆一撮 生地黄 桑白皮炒。各二钱

上水煎服。

本事鳖甲丸 治劳嗽虚证，及鼻流清涕，耳作蝉鸣，眼见黑花，一切虚证，丈夫妇人皆可服。

五味子二两 鳖甲 地骨皮各三两

上为末，炼蜜丸，如梧子大。空心食前，温酒或盐汤任意服三五十丸，妇人醋汤下。此方乃曲江人家秘方，服效者众，且处方有理。

三拗汤《和剂》 治寒燠不常，暴嗽喘急，鼻塞痰壅。

麻黄不去节 杏仁不去尖 甘草不炙。各等分，一本甘草减半

每服五钱，水一盅，生姜五片，煎服。有汗即愈。

青金丸《三因》 治肺虚风壅，咳嗽喘满，咯痰血。

杏仁去皮尖，二两，用牡蛎煅成粉，与杏仁同炒黄色，去牡蛎粉不用 青黛一两

上为末，研匀，用黄蜡一两熔化搜和丸，如弹子大，压扁如饼。每用梨三个，或软柿饼一个去核，入药在内，湿纸裹煨，约药熔方取出，去火毒，细嚼，糯米饮下。

一方，名甲乙饼，治咳出血片，兼痰内有血丝，不问年深日近，但只声在，一服取效。上用青黛一两，牡蛎粉七钱，杏仁七粒去皮尖研，蜡丸，汤使同上。

人参养肺丸 治肺胃俱伤，气奔于上，客热熏肺，咳嗽喘急，胸中烦悸，涕唾稠粘，吐血呕血，并皆治之。

人参去芦 黄芪蜜炙。各一两八钱 白茯苓去皮 瓜蒌根各六钱 杏仁炒，去皮，二两四钱 半夏曲炒，四两 皂角子三十个，炒，去皮

上为细末，炼蜜和丸，如弹子大。每服一丸，食后细嚼，用紫苏汤送下，喘用桑白皮汤下。

宁肺汤 治荣卫俱虚，发热自汗，肺

气喘急，咳嗽痰涎。

人参 当归 白术 熟地黄 川芎 白芍药 五味子 麦门冬去心 桑白皮 白茯苓去皮 甘草炙。已上各一钱 阿胶蛤粉炒，一钱半

上作一服，用水二盅，生姜五片，煎至一盅，食后服。

贝母散 治暴发咳嗽，多日不愈。

贝母 杏仁去皮尖 桑白皮各二钱 五味子 知母 甘草各一钱 款冬花一钱半

上作一服，用水二盅，生姜三片，煎至一盅，食后服。

治嗽得效方 治诸嗽久不瘥。

人参 款冬花 白矾枯 佛耳草 甘草各二钱

上锉碎，作一服，用水二盅，生姜三片，枣一枚，乌梅半个，煎至七分，食后服。

治嗽补虚方

牛骨一副，取髓 白沙蜜八两 杏仁四两，汤去皮尖，另研如泥 干山药刮去皮，四两，研为细末 胡桃肉四两，去皮，另研如泥

上将牛骨髓、沙蜜，砂锅内煎熬沸，以绢帛滤去滓，盛在瓷瓶内，将山药、杏仁、胡桃三味亦入瓶内，以纸密封瓶口，重汤内煮一日一夜取出，每日早晨用白汤化一匙服。

雌黄丸 治暴嗽，久嗽，劳嗽。

上以金粟丸叶子雌黄一两，研细，用纸筋泥固济小盒子一个，令干，勿令泥厚，将药入盒子内，水调赤石脂封盒子口，更以泥封之，候干，坐盒子于地上，上面以未入窑瓦坯子拥盒子，令作一尖子，上用炭十斤簇定，顶上着火，一熨斗笼起，令火从上渐炽，候火销三分去一，看瓦坯通红，则去火候冷，开盒子取药，当如镜面光明红色，入乳钵内细研，汤浸蒸饼和丸，如粟米大。每服三丸、五丸，食后用甘草汤下，服后睡良久，妙。

紫金散 治一切痰嗽，日夜不得眠卧。

天南星去皮脐 白矾 甘草已上各半两 乌梅取肉，二两

上为粗散，用慢火于银石器内炒令紫色，放冷，研为细末。每服二钱，临卧时身体都入铺卧内，用齏汁七分，温汤三分，暖令稍热，调前药末服之。咽下便仰卧低枕，想药入于肺中，须臾得睡，其嗽立止。

治久咳嗽上气，心胸烦热，唾脓血。

紫苏子微炒 鹿角胶捣碎，炒 杏仁汤泡，去皮尖双仁，炒微黄。以上各三两 生姜汁一合 白蜜一中盏 生地黄汁一合

上前三味，都捣令熟，入姜汁、地黄汁、蜜相和，以慢火熬成膏，于不津器中密封之。每服半匙许，用温粥饮调下，日三四服。

苏子煎 治上气咳嗽。

紫苏子 生姜汁 生地黄汁 白蜜 杏仁各一升

上捣苏子，以地黄汁、姜汁浇之，以绢绞取汁，更捣以汁浇之，绞令味尽，去滓，熬令杏仁微黄黑如脂，又以汁浇之，绢绞往来六七度，令味尽去滓，内蜜合和，置铜器中，于汤上煎之，令如饴。每服方寸匕，日三夜一。一方，无地黄汁。

救急疗上气咳，肺气胸痛。《病源》：咳嗽上气者，肺气有余也。肺感于寒，则成咳嗽。肺主气，气有余则喘咳上气。此为邪搏于气，气壅滞不得宣通，是为有余，故咳嗽而上气也。其状，喘咳上气，及多涕唾，面目浮肿，则气逆也。

杏仁三大升，去皮尖及双仁者，研如泥 白蜜一大升 牛酥二大升

上将杏仁于磁盆中，用水研取汁五升，净磨铜铛，勿令脂腻，先倾三升汁于

铛中，刻木记其深浅，又倾汁二升，以缓火煎，减至于所记处，即内蜜、酥等，煎还至木记处，药乃成，贮于不津磁器中。每日三度，以暖酒服一大匙，不能饮酒，和粥服亦得。服至一七日唾色变白，二七日唾稀，三七日咳断。此方非独治咳，兼补虚损，去风冷，悦肌肤白如瓠。妇人服之尤佳。

百合汤 治肺气壅滞，咳嗽喘闷，膈脘不利，气痞多渴，腰膝浮肿，小便淋涩。

百合 赤茯苓 陈皮汤浸，去白 紫苏茎叶 人参 大腹皮 猪苓去黑皮 桑根白皮 枳壳麸炒 麦门冬去心 甘草炙。各一两 马兜铃七枚，和皮

上粗捣筛，每服四钱，水一盏半，入生姜一枣大，同煎至八分，去滓，不拘时温服。

葶苈散 治咳嗽面目浮肿，不得安卧，涕唾稠粘。

甜葶苈隔纸炒 郁李仁汤去皮，炒 桑白皮各一两 紫菀去苗土 旋覆花 槟榔 木通各半两 大腹皮七钱半

上为散，每服三钱，水一中盏，生姜半分，煎至六分，去滓，不拘时温服。

天门冬丸 治肺脏壅热，咳嗽痰唾稠粘。

天门冬去心，一两半，焙 百合 前胡 贝母煨 半夏汤洗去滑 桔梗 桑白皮 防已 紫菀 赤茯苓 生干地黄 杏仁汤浸，去皮尖双仁，麸炒黄，研如膏。已上各七钱半

上为细末，炼蜜和捣二三百杵，丸如桐子大。每服二十丸，不拘时，生姜汤送下，日三服。

前胡散 治咳嗽，涕唾稠粘，心胸不利，时有烦热。

前胡 桑白皮 贝母煨。各一两 麦门冬一两半，去心 甘草炙，二钱半 杏仁半两，汤浸，去皮尖双仁，炒

上为散，每服四钱，以水一中盏，入姜半分，煎至六分，去滓温服，无时。

〔久嗽〕

丹溪：肺受风寒久嗽，非此不能除。南星、款花、鹅管石、佛耳草、雄黄。为末拌艾，以姜一厚片，留舌上，次用艾上烧之，须令烟入喉中。一方，无佛耳草，有郁金。又方，鹅管石、雄黄各一分半，另为末，款花、佛耳草各一分半，另为末。却用纸一幅，方方阔四五寸，以鸡子清涂中央，四旁各悬一寸许不涂，然后以鹅管石、雄黄末掺于鸡子清上，又以款花、佛耳草末掺其上覆之，又用箭箸从不涂纸旁卷起为一纸筒，用糊粘牢其旁，抽箭箸出，焙干。用时将一纸筒含在口，一头火烧，以口吸烟令满咽之，咽至烧筒尽为度，却吃茶二三口压之。

疗久嗽薰法：每旦取款花如鸡子，少许蜜拌花使润，纳一升铁铛中，又用一瓦碗钻一孔，孔内安小竹筒，或笔管亦得，其筒稍长，置碗铛相合及插筒处，皆面糊涂之，勿令泄气，铛下着炭火，少时款冬烟自竹管出，以口含筒吸取咽之。如胸中稍闷，须举头，即将指按住竹筒，勿令漏烟出气，及烟尽止。凡如是，五日一为之，至六日则饱食羊肉馄饨一顿，永瘥。一法，不用铛碗，用有嘴瓦瓶烧药，盖住瓶口，却以口于瓶嘴吸烟咽之，尤捷。

枳壳汤洁古 治久嗽胸膈不利者，多上焦发热。

枳壳炒，三两 桔梗二两 黄芩一两半

上为细末，每早取二两半，水三盏，煎至一盏，日作三服，午时、中时、卧时各一服，三日七两半服尽。又服半夏汤，用半夏姜制切片，每三钱半，水盏半，姜五片，煎至一盏，食后，日二三服。二三日服了，再服枳壳丸，尽其痰为度。论

曰：先消胸中痰气，后去膈上痰，再与枳术丸，谓首尾合治，尽消其气，令痰不复作也。

款气丸洁古　治久嗽痰喘，肺气浮肿。

青皮　陈皮　槟榔　木香　杏仁　茯苓　郁李仁去皮　川当归　广茂　马兜铃炮　葶苈各三钱　人参　防己各四钱　牵牛头末，二两半

上为细末，姜汁面糊丸，如梧桐子大。每服二十丸，加至七十丸，食后姜汤送下。

马兜铃丸洁古　治多年喘嗽不止，大有神功。

马兜铃去土　半夏汤洗七次，焙干　杏仁去皮尖，麸炒。各一两　巴豆二十一粒，去皮油，研

已上除巴豆、杏仁另研外，余为细末，用皂角膏子为丸，如梧子大，雄黄为衣。每十丸，临卧煎乌梅汤下，以利为度。

贝母汤《本事》　治诸嗽久不瘥。

贝母一两，去心，姜制　黄芩半两　干姜生　五味子　陈皮各一两　桑白皮半两　半夏　柴胡　桂心各一两　木香　甘草各二钱半

上为粗末，每服五钱，水一盏半，加杏仁七粒去皮尖，生姜七片，煎去滓，热服。有蒋氏之妻积年嗽，制此方授之，一服瘥，以治诸般嗽悉愈。上方有寒有热，有收有散，诸嗽通用也。

人参散　治诸咳嗽喘急，语言不出。年久者多服见效。

人参　知母　贝母　马兜铃去皮用肉　麻黄去节　杏仁生用　半夏已上各一钱半　天仙藤一钱

上作一服，水二盅，乌梅一枚，蜜一匙，煎至一盅，临睡服。

人参清肺汤《和剂》　治肺胃虚寒，咳嗽喘急，坐卧不安，并治久年劳嗽，吐血腥臭。

地骨皮　人参去芦　阿胶麸炒　杏仁去皮尖，麸炒　桑白皮去粗皮　知母　乌梅去核　炙甘草　罂粟壳去蒂盖，蜜炙。各等分

上㕮咀，每服三钱，水一盏半，乌梅、枣子各一枚，煎一盏，临卧温服。

参粟汤《和剂》

人参　款冬花　罂粟壳醋炙。各等分

每服四钱，水一盅，阿胶一钱，乌梅一个，煎七分，临卧温服。

丹溪久嗽丸子

海蛤粉研细　胆星臣　杏仁臣　诃子佐　青黛佐　皂角使

上为末，姜汁丸，如桐子大。姜汤下。

久嗽乃积痰久留肺脘，粘滞如胶，气不能升降，或挟湿与酒而作。

香附子童便浸　僵蚕炒　海蛤粉　瓜蒌仁　蜂房　杏仁　姜汁　竹沥　神曲各等分

上为末，蜜调噙化。

谢老人形实，夏月无汗，成久嗽痰。

半夏姜制　紫苏叶各一两

上二味，入莎末、蚬壳末、神曲末，以瓜蒌瓤、桃仁半两和丸。先服三拗汤三帖，方服此丸子。

男子五十岁，旧年因暑月入冷水作劳患疟，后得痰嗽，次年夏末得弦脉而左手虚，叩之必汗少而有痰，身时时发热，痰如稠黄胶，与下项方药，仍灸大椎、风门、肺俞五处。

半夏一两　白术七钱　茯苓六钱　黄芩　陈皮　桔梗　枳壳　石膏煅。各半两　僵蚕炒，二钱半　五味子一钱半

上用神曲糊丸。姜汤下三十丸。先与三拗汤加黄芩、白术二帖，夜与小胃丹十丸，以搅其痰。

〔肾气〕

八味丸见虚损。　生料鹿茸丸见溲血。

大菟丝子丸《和剂》　治肾气虚损，五劳七伤，脚膝酸疼，面色黧黑，目眩耳鸣，心忡气短，时有盗汗，小便滑数。

菟丝子净洗，酒浸　泽泻　鹿茸去毛，酥炙　石龙芮去土　肉桂去粗皮　附子炮，去皮。各一两　石斛去根　熟干地黄　白茯苓去皮　牛膝酒浸一宿，焙干　续断　山茱萸去核　肉苁蓉酒浸，切，培　防风去芦　杜仲去粗皮，炒去丝　补骨脂去毛，酒炒　荜澄茄　沉香　巴戟去心　茴香炒。各三两　五味子　桑螵蛸酒浸，炒　覆盆子去枝叶萼　芎䓖各半两

上为细末，酒煮面糊丸，如桐子大。每服二十丸，空心温酒、盐汤任下。

〔时行〕

参苏饮见发热。

〔干咳嗽〕

丹溪云：干咳嗽极难治，此系火郁之证，乃痰郁其火邪在中，用苦桔梗以开之，下用补阴降火之剂，不已即成劳，倒仓法好。此不得志者有之，宜用补阴方，四物汤加竹沥、炒柏之类。

海藏云：甘桔汤，此仲景少阴咽痛药也。孙真人治肺痈吐脓血，用生甘草加减二十余条。甘桔汤方，用桔梗三两，甘草一两，白水煎服。

咳逆气者加陈皮，咳嗽者加贝母、知母，咳发渴者加五味子，吐脓血者加紫菀，肺痰者加阿胶，面目肿者加茯苓，呕者加生姜、半夏，少气者加人参、麦门冬，肤痛者加黄芪，目赤者加栀子、黄连，咽痛者加鼠粘子、竹茹，声不出者加半夏、桂枝，疫毒头肿者加鼠粘子、大黄、芒硝，胸痛膈不利者加枳壳，心胸痞者加枳实，不得眠者加栀子，发狂者加防风、荆芥，酒毒者加葛根、陈皮。

一中年妇人干咳，寸脉滑动似豆状，余皆散大不浮，左大于右，每五更心躁热有汗，但怒气则甚，与桔梗不开，诸药不效，遂以石膏、香附为君，芩、连、青黛、门冬、瓜蒌、陈皮、炒柏、归、桔为臣，五味、砂仁、川芎、紫菀佐之，凡二十余帖而安。

〔喉中有声〕

射干麻黄汤仲景

射干　细辛　紫菀　款冬花各三两　麻黄　生姜各四两　五味子　半夏各半升　大枣七枚

水一斗二升，先煮麻黄两沸，去上沫，纳诸药，煮取三升，分温三服。

白前汤《千金》　治咳逆上气，身体浮肿，短气胪满，旦夕倚壁不得卧，喉中水鸡声。

白前　紫菀　半夏　大戟各三两

水一斗，浸一宿，明旦煮取三升，分三服。

清金汤　治丈夫妇人远年近日咳嗽，上气喘急，喉中涎声，胸满气逆，坐卧不宁，饮食不下。

陈皮去白　薏苡仁　五味子　阿胶炒　茯苓去皮　紫苏　桑白皮　杏仁去皮尖，炒　贝母去心　款冬花　半夏曲　百合各一钱　粟壳蜜炒　人参　甘草炙。各半钱

上作一服，水二盅，生姜三片，枣二枚，乌梅一枚，煎一盅，食后服。

〔失音〕

杏仁煎　治咳嗽，失音不出。

杏仁去皮尖，三两，研　生姜汁　白蜜　饧糖各一两半　桑皮　贝母去心　木通各一两二钱半　紫菀去土　五味子各一两

上剉碎，用水三升，熬至半升，去滓，入前杏仁等四味，再熬成膏，每服一匕，含化。一方，加款冬花、知母各一两。

通声煎　治咳嗽气促，胸中满闷，语声不出。

杏仁一升，去皮尖双仁，炒，另研如泥　木通　五味子　人参　桂心去粗皮　细辛　款冬花　菖蒲　竹茹　酥已上各三两　白蜜　生姜汁各一升　枣肉二升

上前八味，锉如麻豆大，以水五升，微火煎五七沸，去滓，内酥、蜜、姜汁并枣肉，再煎令稀稠得所，每服一匙，用温酒一小盏化下。一方无酒，含咽之。

〔热痰〕

小陷胸汤仲景

黄连一两　半夏半升，洗　栝蒌实大者一枚

上以水六升，先煮栝蒌，取三升，去滓，内诸药，煮取二升，去滓，分温三服。

青礞石丸　去痰，或痞痛，经络中有痰。

青礞石煅，五钱　半夏二两　风化硝二钱　白术一两　陈皮　茯苓各七钱半　黄芩半两

上炒神曲，姜汁糊丸。

又方：**礞石丸**

礞石半两，煅　半夏七钱半　南星　茯苓各五钱　风化硝二钱

上为末，神曲糊丸。

痰嗽化痰方

白芥子去壳　滑石各半两　贝母　南星各一两　风化硝二钱半　黄芩酒洗，一两半

上为末，汤浸蒸饼丸。丹溪云：胁下痰，非芥子不能除。

人参半夏丸《宝鉴》　化痰坠涎，止嗽定喘。疗风痰食痰，一切痰逆呕吐，痰厥头痛，或风气偏正头痛，或风壅头目昏，或耳鸣，鼻塞，咽干，胸膈不利。

人参　茯苓去皮　南星　薄荷各半两　寒水石　白矾生用　半夏　姜屑各一两　蛤粉二两　藿香二钱半

上为末，水面糊为丸，如桐子大。每服三十丸，姜汤下，食后，日三服，白汤亦得。一方，加黄连半两　黄柏二两，尤效。又治酒病，调和脏腑殊妙。

人参清镇丸　治热止嗽，消痰定喘。

人参　柴胡各一两　黄芩　半夏　甘草炙。各七钱　麦门冬　青黛各三钱　陈皮二钱　五味子十三粒

上为末，面糊丸，如桐子大。每服三十丸，温白汤送下，食后。

玉液丸　治风壅，化痰涎，利咽膈，清头目，止咳嗽，除烦热。

寒水石煅令赤，出火毒，水飞过，三十两　半夏汤洗，焙，为细末　白矾枯，研细。各十两

上研和匀，面糊丸，如桐子大。每服三十丸，食后用淡生姜汤下。

〔寒痰〕

半夏温肺汤《拔粹》　治心腹中脘痰水冷气，心下汪洋，嘈杂，常多涎唾，口中清水自出，胁肋急胀，痛不欲食，此胃气虚冷所致，其脉沉弦细迟。

旋覆花　人参　细辛　桂心　甘草　陈皮　桔梗　芍药　半夏制。各半两　赤茯苓七钱半

上㕮咀，每服四钱，生姜三片，水煎，食后服。

温中化痰丸　治停痰留饮，胸膈满闷，头眩目晕，咳嗽涎唾，或饮酒过多，呕哕恶心。

良姜炒　青皮去白　干姜炒　陈皮去白。各五钱

上为细末，醋煮面糊为丸，如桐子大。每服五十丸，食后用米饮送下。

〔风痰〕

祛痰丸　治风痰喘嗽。

人参去芦　陈皮去白　青皮去白　茯苓去皮　白术煨　木香　天麻各一两　槐角子

半夏汤泡七次。各七钱半　猪牙皂角去皮弦子，酥炙，五钱

上为细末，姜汁煮面糊为丸，如梧子大。每服五七十丸，食后温酒送下，生姜汤亦可。

〔气痰〕

星香丸　治诸气嗽生痰。

南星　半夏各三两，用白矾一两入水，同二味浸一宿　陈皮五两，米泔浸一周时，去白，取净三两　香附子三两，皂角水浸一周时，晒干

上四味，俱不见火，碾为细末，姜汁煮面糊和丸，如梧子大。每服五十丸，食后淡生姜汤送下。

〔湿痰〕

白术汤　治五脏受湿，咳嗽痰多，上气喘急，身体重痛，脉濡细。

白术三钱　白茯苓去皮　半夏汤泡七次　橘红各二钱　五味子　甘草炙。各一钱

上作一服，用水二盅，生姜五片，煎至一盅，不拘时服。

麻黄汤　治肺脏发咳，咳而喘急有声，甚则唾血。

麻黄三钱　桂枝二钱　甘草一钱　杏仁二十粒

上水煎服。

桔梗汤　治心脏发咳，咳而喉中如梗状，甚则咽肿喉痹。

苦桔梗三钱　甘草六钱

上水煎服。

小柴胡汤见往来寒热。

升麻汤　治脾脏发咳，咳而右胁下痛，痛引肩背，甚则不可以动。

升麻　白芍药　甘草各二钱　葛根三钱

上水煎服。

麻黄附子细辛汤　治肾脏发咳，咳则腰背相引而痛，甚则咳涎。又治寒邪犯齿，致脑齿痛，宜急用之，缓则不救。

麻黄　细辛各二钱　附子一钱

上水煎服。

乌梅丸　治胃腑发咳，咳而呕，呕甚则长虫出。

乌梅三十枚　细辛　附子　桂枝　人参　黄柏各六钱　干姜一两　黄连一两五钱　当归　蜀椒各四两

上为末，先用酒浸乌梅一宿，去核蒸之，与米饭捣如泥为丸，桐子大。每服三十丸，白汤下。

黄芩半夏生姜汤　治胆腑发咳，呕苦水如胆汁。

黄芩炒　生姜各三钱　甘草炙　半夏各二钱

上姜、水煎服。

赤石脂禹余粮汤　治大肠腑发咳，咳而遗矢。

赤石脂　禹余粮各二两，并打碎

上水煎服。

芍药甘草汤　治小肠腑发咳，咳而失气。

芍药　甘草炙。各四钱

上水煎服。

茯苓甘草汤　治膀胱腑发咳，咳而遗溺。

茯苓二钱　桂枝二钱五分　生姜五大片　炙甘草一钱

上水煎服。

钱氏异功散　治久咳不已，或腹痛少食，面肿气逆。又治脾胃虚弱，饮食少思等证。

人参　茯苓　白术　甘草　陈皮各等分

上每服三五钱，姜、枣水煎服。

〔肺痿〕

人参养肺汤　治肺痿咳嗽有痰，午后热，并声嘶者。

人参去芦　阿胶蛤粉炒　贝母　杏仁炒　桔梗　茯苓　桑皮　枳实　甘草已上各

一钱　柴胡二钱　五味子半钱

上水二盅，生姜三片，枣一枚，煎至一盅，食远服。

〔肺胀〕

越婢加半夏汤见喘。

喘

三拗汤　华盖散俱见咳嗽。渗湿汤见伤湿。白虎汤见发热。

越婢加半夏汤《金匮》

麻黄六两　石膏半斤　生姜三两　甘草一两　半夏半升　大枣十五枚

上六味，以水六升，先煮麻黄，去上沫，内诸药，煮取三升，分温三服。

小青龙加石膏汤《金匮》

麻黄　芍药　桂枝　细辛　甘草　干姜各三钱　五味子　半夏各半升　石膏二两

上九味，以水一斗，先煮麻黄，去上沫，内诸药煮取三升，强人服一升，羸者减之，日三服，小儿服四合。

麻黄定喘汤东垣　治小儿寒郁而喘，喉鸣，腹内鸣坚满，鼻流清涕，脉沉急而数。

麻黄　草豆蔻各一钱　益智仁一分半　厚朴　吴茱萸各二分　甘草　柴胡梢　黄芩生。各一分　当归尾　苏木　升麻　神曲各半分　红花少许　全蝎一枚

上分二服，水一大盏，煎七分，稍热服，食远。忌风寒，微汗效。

麻黄苍术汤东垣　治秋暮冬天每夜连声嗽不绝，大喘，至天明日高方缓，口苦，两胁下痛，心下痞闷，卧而多惊，筋挛肢节痛，痰唾涎沫，日晚神昏呵欠，不进饮食。

柴胡根　羌活根　苍术各五分　麻黄八分　防风根　甘草根生　归梢各四分　黄芩　熟甘草各三分　五味子九个　草豆蔻六分　黄芪一钱半

上分二帖，水煎，稍热服，临卧。

四磨汤　四七汤俱见气。

平气散《宝鉴》

白牵牛二两，半生半炒，取头末一半　青皮去白　鸡心槟榔各三钱　陈皮去白，半两　大黄七钱

上为细末，每服三钱，生姜汤一盏调下，无时。

《内经》曰：肺苦气上逆，急食苦以泻之。故白牵牛苦寒，泻气分湿热上攻喘满，故以为君。陈皮苦温，体轻浮，理肺气；青皮苦辛平，散肺中滞气，故以为臣。槟榔辛温，性沉重，下痰降气，大黄苦寒荡涤满实，故以为使也。

加减泻白散

桑白皮一两　地骨皮　知母　陈皮去白　桔梗各五钱　青皮去白　黄芩　炙甘草各三钱

上㕮咀，每服五钱，水二盏，煎至一盏，食后温服。

木防己汤《金匮》

木防己三两　石膏鸡子大一块　桂枝二两　人参四两

上四味，以水六升，煮取二升，分温再服。

木防己加茯苓芒硝汤

木防己　桂枝各二两　人参　茯苓各四两　芒硝三合

上五味，以水六升，煮取二升，去滓，内芒硝，再微煎，分温再服，微利则愈。

葶苈大枣泻肺汤《三因》　治肺痈，胸膈胀满，上气喘急，身面目俱浮肿，鼻塞声重，不知香臭。

葶苈不以多少，炒令黄

上件细研，丸如弹子大，水三盏，枣十枚，煎一盏，去枣，入药煎七分，食后

服。法令先投小青龙汤三服，乃进此药。即《济生》葶苈散，汤使不同。《济生方》炒甜葶苈、桔梗、瓜蒌子、薏苡仁、升麻、桑皮、葛根各一两，炙甘草半两。

千缗汤《妇人大全》 治喘急有风痰者。

半夏七个，炮制，四片破之 皂角去皮弦 甘草炙。各一寸 生姜如指大

上用水一碗，煮去半，顿服。一方，不用甘草，但用半夏末一两，皂角半两，生姜七片，同入纱袋中，水三升，煎至一盏五分，以手揉洗取清汁，分作三服，并服二服效。

半夏丸《保命》 治因伤风而痰作喘逆，兀兀欲吐，恶心欲倒。

半夏一两 槟榔 雄黄各三钱

上为细末，姜汁浸蒸饼为丸，桐子大。每服三五十丸，姜汤下。小儿丸如米大。

人参半夏丸见嗽。 沉香滚痰丸见痰饮。

槐角利膈丸《宝鉴》 治风胜痰实，胸满，及喘满咳嗽。

皂角一两，酥炙，去皮弦子 半夏 槐角炒。各半两 牵牛一两半

上同为细末，生姜汁面糊丸，如桐子大。每服三十丸，食后生姜汤下。

定喘饼子《宝鉴》

芫花醋浸一宿，炒 桑白皮炒 吴茱萸炒 马兜铃 陈皮去白。各一两 寒食面三两 白牵牛三两，半生半炒，取头、末二两

上为末，和匀，滴水丸如樱桃大，捏饼子。取热灰半碗，在锅内同炒饼子热，每夜服一饼，嚼烂，煎马兜铃汤下。如患人心头不快，加上一饼或二饼，至微明利下，神效。妇人有胎者不可服。

木香金铃散《保命》 治暴热心肺，上喘不已。

大黄五钱 金铃子去核 木香各三钱 朴硝二钱 轻粉少许

上为末，柳白皮煎汤调下，食后，三四钱，以利为度。

麦门冬汤《金匮》

麦门冬七升 半夏一升 人参二两 甘草二两 粳米三合 大枣十二枚

上六味，以水一斗二升，煮取六升，温服一升，日三夜一服。

天门冬丸《保命》 治妇人喘嗽，手足烦热，骨蒸寝汗，口干引饮，面目浮肿。

天门冬十两，去心 麦门冬八两，去心 生地黄三斤，取汁为膏

上前二味为细末，膏子为丸，如桐子大。每服五十丸，逍遥散下。逍遥散须去甘草，加人参。或与王氏《博济方》人参荆芥散亦得。如面肿不已，经曰：面肿因风，故宜汗。麻黄、桂枝可发其汗，后与柴胡饮子去大黄。咳论曰：治脏者治其腧，治腑者治其合，浮肿者治其经。治腧者治其土也，治合者亦治其土也，如兵围魏救赵之法也。

人参平肺散东垣 治肺受热而喘。

桑白皮炒，二钱 知母一钱半 甘草炙 茯苓 人参 地骨皮 天门冬去心。各一钱 青皮 陈皮各六分 五味子三十粒，捶碎

水二盅，生姜五片，煎一盅，食远温服。如热甚，加黄芩、薄荷叶各一钱。

参苏温肺汤东垣 治肺受寒而喘。

人参 肉桂 甘草 木香 五味子 陈皮 制半夏 桑白皮 白术 紫苏茎叶各二两 白茯苓一两

上㕮咀，每服五钱，水一盏半，生姜三片，煎至七分，去滓，食后温服。如冬寒，每服不去节麻黄半分，先煎去沫，下诸药。

调中益气汤见劳倦。 分气紫苏饮见

气。

指迷七气汤 即大七气汤去三棱，加半夏。见积聚。

安肾丸和剂 治肾经久积阴寒，膀胱虚冷，下元衰惫，耳重唇焦，腰腿肿疼，脐腹撮痛，两胁刺胀，小腹坚疼，下部湿痒，夜梦遗精，恍惚多惊，皮肤干燥，面无光泽，口淡无味，不思饮食，大便溏泄，小便滑数，精神不爽，事多健忘。常服补元阳，益肾气。

肉桂去粗皮，不见火 川乌头炮，去皮脐。各十六两 桃仁麸炒 白蒺藜炒，去刺 巴戟去心 山药 茯苓去皮 肉苁蓉酒浸，炙 石斛去根，炙 萆薢 白术 破故纸各四十八两

上为末，炼蜜为丸，如梧子大。每服三十丸，温酒或盐汤送下，空心食前。小肠气，茴香酒下。

小安肾丸附 治肾气虚乏，下元冷惫，夜多旋溺，肢体倦怠，渐觉羸瘦，腰膝沉重，嗜卧少力，精神昏愦，耳作蝉鸣，面无颜色，泄泻肠鸣，眼目昏暗，牙齿蛀痛。

香附子 川乌头 川楝子以上各一斤，用盐四两，水四升，同煮候干，切，焙 茮香十二两 熟地黄八两 川椒去目及闭口者，微炒出汗，四两

上六味，为细末，酒糊为丸，如桐子大。每服二十丸至三十丸，空心临卧，盐汤、盐酒任下。

八味丸见虚劳。 养正丹见气。 息贲丸见积聚。

加减泻白散《发明》 治阴气在下，阳气在上，咳嗽呕吐喘促。

桑白皮一两 茯苓三钱 地骨皮七钱 甘草 陈皮 青皮去白 五味子 人参去芦。各半两

上㕮咀，每服四钱，水一盏半，入粳米数十粒同煎，温服，食后。

定喘奇方 治稠痰壅盛，体肥实而喘者。

广橘红二两，用明矾五钱同炒香，去矾不用 半夏一两半 杏仁麸炒 瓜蒌仁去油。各一两 炙甘草七钱 黄芩酒拌晒干，五钱 皂角去皮弦子，烧存性，三钱

上为末，蒸饼用淡姜汤打糊为丸，绿豆大。每食后白汤下一钱。日二次。服三五日，大便下稠痰而愈。虚弱人，每服七分。

人参定喘汤 治肺气上逆喘，喉中有声，坐卧不安，胸膈紧痛，及治肺感寒邪，咳嗽声重。

人参去芦 麻黄去节 阿胶蛤粉炒 半夏曲 五味子 罂粟壳去蒂，蜜炙 甘草各一钱 桑白皮二钱

上作一服，用水二盅，姜三片，煎至一盅，食后服。

团参散 治肺气不利，咳嗽上喘。

紫团参 紫菀茸各三钱 款冬花二钱

上作一服，水二盅，乌梅一枚，煎一盅，食远服。

杏参散 治坠堕惊恐，或度水跌仆，疲极喘息。

杏仁炒，去皮尖 人参去芦 橘红 大腹皮 槟榔 白术 诃子面裹煨，去核 半夏汤泡 桂心不见火 紫菀洗 桑白皮 甘草炙。各一钱

上作一服，水二盅，姜三片，紫苏七叶，煎一盅，去滓，服无时。

紫苏子汤 治忧思过度，邪伤脾肺，心腹膨胀，喘促烦闷，肠鸣气走，漉漉有声，大小便不利，脉虚紧而涩。见胀满。

五味子汤 治喘促，脉伏而数者。

五味子二钱 人参去芦 麦门冬去心 杏仁去皮尖 橘皮去白。各二两半

上作一服，用水二盅，生姜三片，红枣三枚，煎至一盅，去滓，不拘时服。

九宝汤　治经年喘嗽通用。

麻黄去节　陈皮　桂枝　紫苏　桑皮炒　杏仁去皮尖，炒　大腹皮　薄荷　甘草炙。各一钱六分

上作二帖，每帖用水二盏，生姜五片，乌梅一枚，食远煎服。

加味控涎丸　治风热上攻壅盛，中脘停痰，留饮喘急，四肢浮肿，脚气入腹，及腹中诸气结聚，服之得利即效。

大戟　芫花醋炒　甘遂　苦葶苈炒。各三钱　巴豆去油，一钱　牵牛头末炒，一两

上为细末，滴水和丸，如粟米大。每服三丸，茶清下，汤亦可。

皱肺丸　治喘。

款冬花　知母　秦艽　百部去心　紫菀茸　贝母　阿胶　糯米炒。各一两　杏仁去皮尖，别研，四两

上为末，将羊肺一具，先以水灌洗，看容得水多少，即以许水更添些，煮杏仁令沸滤过，灌入肺中系定，以糯米泔煮熟，研细成膏，搜和前药末，杵数千下，丸如梧子大。每服五十丸，食前用桑白皮煎汤下。

百花膏　治喘嗽不已，痰中有血。

百合蒸，焙　款冬花各等分

上为细末，炼蜜丸如龙眼大。每服一丸，食后细嚼，生姜汤送下，噙化尤佳。

〔喘不得卧〕

三因神秘汤《发明》

紫苏叶　陈皮去白　生姜　桑白皮炒　人参各五钱　白茯苓去皮　木香各三钱

上㕮咀，以水三升，煎至一升，去滓，大温分三服。

小青龙汤见咳嗽。

桂苓五味甘草汤《金匮》

桂枝去皮　茯苓各四两　甘草炙，三两　五味子半升

上四味，以水八升，煮取三升，分温三服。

真应散《三因》　治远年喘急不能眠，百药不效者。

白石英四两，通明者，以生绢袋盛，用雄猪肚一具，以药入内缝定，煮熟取药出，再换猪肚一具，如前法煮三次，煮了取药出，晒干研。

上为末，以官局款冬花散二钱，入药末二钱，再加桑白皮二寸，生姜三片，枣子一枚，水一盏半，煎至七分，通口服。猪肚亦可食，只不得用酱、醋、盐、椒、姜等调和。款冬花散方，用款冬花一钱，贝母、知母、桑叶、杏仁、半夏、阿胶、甘草各二钱，麻黄去节四钱，为粗末是也。

〔哮〕

紫金丹《本事》　治多年肺气喘急哮嗽，夕不得卧。

砒水飞，半钱　淡豆豉好者二钱，用水略润少时，以纸挹干，研膏

上用豉膏子和砒同杵极匀，如麻子大。每服五丸至十丸，量大小与之，并用腊茶清极冷吞下，临卧，以知为度。

简易黄丸子　消痰定喘及齁䶎。

雄黄研　雌黄研。各一钱　山栀仁七枚　绿豆四十九粒　明砒一字，研细，并生用

上为末，稀糊丸，绿豆大。每服一二丸，薄荷茶清冷下，临卧服。

清金丹　治食积痰壅，哮喘咳嗽，遇厚味发者用之。

罗卜子淘净蒸熟，晒干为末，一两　猪牙皂角烧存性，三钱

上以生姜汁浸蒸饼丸，如小绿豆大。每服三五十丸，咽下，劫喘，以姜汁炼蜜丸，如梧子大，每服七八十丸，噙下止之。

治远年近日哮喘痰嗽

蝉退去足　轻粉另研　马兜铃各一两　五灵脂生　雄黄生　杏仁去皮尖　砒生。各五

钱 淡豆豉四十九粒

上为末，用生姜、葶苈自然汁，合轻粉诸药为丸，小弹子大。每服一丸，细嚼，临卧姜汤下。

治齁嗽方

苏子二钱 麻黄去节 款冬花 桑叶蜜炙 半夏各三钱 杏仁去皮尖 甘草各一钱半 白果二十一枚，去壳衣，炒黄色

水三盅，不用姜，煎二盅，徐徐频服。

又方 治同前。

用糯米泔水，磨茶子滴入鼻中，令吸入口内服之，口中横咬竹管一根，片时间则涎自口鼻中流出如绵，当日立愈，二次绝根。

治水哮

芫花为末 大水上浮萍滤过 大米粉

上三味，搜为粿，清水煮熟，恣意食之。

又方 青皮一枚半开者，入巴豆，一粒，铁线缚定，烧存性，为末，姜汁并酒各一呷同调服，过口便定。

定喘汤

白果二十一枚，去壳切碎，炒黄色 麻黄 款冬花 桑皮蜜炙 法制半夏如无，以甘草汤泡七次，去皮用。各三钱 苏子二钱 杏仁 黄芩炒。各一钱半 甘草一钱

水三盅，煎二盅，分二服，不用姜，徐徐服，无时。

压掌散 治男妇哮喘痰嗽。

麻黄去节，二钱半 炙甘草二钱 白果五个，打碎

上水煎，临卧服。

〔产后喘〕

芎归汤

川芎三钱 当归酒拌，五钱

上水煎服。

夺命丹见胀满。

二味参苏饮 治产后瘀血入肺，咳嗽喘急。

人参一两 苏木二两

上作一剂，水煎服。若既愈，即当用六君子汤以补脾胃。若口鼻黑气起，急用此药加附子五钱，亦有得生者。

血竭散 治产后败血冲心，胸满上喘。

真血竭如无，紫矿代 没药等分

上研细，频筛再研，取尽为度，每服二钱，用童便合好酒大半盏，煎一沸，温服，方产下一服，上床良久再服。其恶血自循经下行，更不冲上，免生百病。

旋覆花汤《三因》 治产后伤风寒，咳喘嗽，痰涎壅盛，坐卧不宁

旋覆花 赤芍药 荆芥穗 半夏曲 五味子 麻黄 茯苓 杏仁 甘草 前胡各等分

每服四钱，水一盏半，姜五片，枣一枚，煎七分，食前温服。

小调经散 产后四肢浮肿者，败血循经流入四肢，淫留日深，腐烂如水，故令四肢肿，面黄，服此血行肿消则愈。

没药 琥珀 桂心 芍药 当归各一钱 细辛 麝香各五分

上为细末，每服半钱，姜汁、酒各少许调停服。

见晛丸 治伤咸冷饮食而喘者。

姜黄 三棱 荜澄茄 陈皮 良姜 人参 蓬术各等分

上为细末，用萝卜浸煮烂研细，将汁面糊丸，如桐子大。罗卜子汤下。

短 气

苓桂术甘汤仲景

茯苓四两 桂枝 白术各三两 甘草二两

上四味，以水六升，煮取三升，分温

三服。

肾气丸，即八味丸。见虚劳。 小青龙汤见咳嗽。 厚朴大黄汤见痞。 泽泻汤见眩晕。 葶苈大枣汤 木防己汤并见喘。 茯苓杏仁甘草汤 橘枳姜汤 栝蒌薤白半夏汤并见痞。

四柱饮《和剂》 治元脏气虚，真阳耗散，两耳蝉鸣，脐腹冷痛，大小便滑数。

木香湿纸裹煨 茯苓 人参 附子炮，去皮脐。各等分

每服二钱，用水一盏，生姜三片，枣一枚，盐少许，煎七分，空心食前温服。

椒附丸《和剂》 补虚壮气，温和五脏。治下经不足，内挟积冷，脐腹弦急，痛引腰背，四肢倦怠，面色黧黑，唇口干燥，目暗耳鸣，心忪短气，夜多异梦，昼少精神，时有盗汗，小便滑数，遗沥白浊，脚膝缓弱，举动乏力，心腹胀满，不进饮食，并宜服之。

附子炮，去皮脐 川椒去子，炒出汗 槟榔各半两 陈皮去白 牵牛微炒 五味子 石菖蒲 干姜炮。各一两

上八味，锉碎，以好米醋于磁器内，用文武火煮令干，焙，为细末，醋煮面糊为丸，如梧桐子大。每服三十丸，盐酒或盐汤空心食前吞下，妇人血海冷当归酒下，泄泻饭饮下，冷痢姜汤下，赤痢甘草汤下。极暖下元，治肾气亏乏，及疗腰疼。

半夏汤 治胸痹短气。

半夏汤洗，焙 柴胡各半两 前胡去苗 赤茯苓去皮 官桂去粗皮 人参各七钱 甘草二钱半

㕮咀，每服五钱，水二盏，姜五片，枣三枚擘开，煎一盏，去滓，不拘时温服。

麦门冬饮子 治吐血久不愈，或肺气虚而短气不足以息，或肾虚发热，唾痰，皮毛枯燥。

五味子十粒 麦门冬去心 当归身 人参各五分 黄芪一钱 生地黄五钱

上为粗末，作一服，水二盏，煎至一盏，去渣，稍热服，不拘时。以三棱针于气冲出血，立愈。

第三册

呕吐膈气

生姜半夏汤《元戎》 止呕吐，开胃消食。

半夏㕮咀 生姜切片。各三钱

上量水多少，煎至七分服。

姜橘汤《活人》 治呕哕，手足逆。

橘皮去白 生姜切片。各三钱

水一盅，煎七分。

橘皮半夏汤《元戎》 治积气痰痞，不下饮食，呕吐不止。

陈皮去白 半夏各二两 生姜一两半

上㕮咀，水五盅，煎至二大盅，去滓，分三服，食后临卧服。

水煮金花丸见痰饮。 紫沉丸见呕吐。

半夏生姜大黄汤 治反胃。

半夏二两 生姜一两半 大黄二两

水五升，煮取三升，分温再服。

呕 吐

大半夏汤仲景 治胃反呕吐。

半夏二升，洗完用 人参三两 白蜜一升

以水一斗三升，和蜜扬之二百四十遍，煮药取三升，温服一升，余分再服。

二陈汤见痰饮。

理中汤见霍乱。

治中汤 即理中汤加陈皮、青皮等分。

丁香吴茱萸汤东垣 治呕吐哕，胃寒所致。

吴茱萸 草豆蔻 人参 苍术 黄芩各一钱 升麻七分 当归一钱半 柴胡 半夏 茯苓 干姜 丁香 甘草各五分

上为细末，每服半两，水二盏，煎至一盏，去渣，食前热服。忌冷物。

藿香安胃散东垣 治脾胃虚弱，不进饮食，呕吐不待腐熟。

藿香一钱半 丁香 人参各二钱 橘红五钱

上为细末，每服二钱，水二盏，生姜三片，同煎至一盏，去渣凉服，食前，和渣服亦可。

铁刷汤见恶寒。

温中汤 即理中汤加丁香。

红豆丸《宝鉴》 治诸呕逆膈气，反胃吐食。

丁香 胡椒 砂仁 红豆各二十一粒

上为细末，姜汁糊丸，皂角子大。每服一丸，以大枣一枚，去核填药，面裹煨熟，去面细嚼，白汤下，空心日三服。

小柴胡汤见往来寒。

猪苓散仲景

猪苓 茯苓 白术各等分

上杵为散，饮服方寸匕，日三服。

吴茱萸汤见伤寒吐。

半夏泻心汤见痞。

丁香透膈汤 五膈宽中汤俱见胃反。

枳南汤见咽喉。

导痰汤见痰饮。

新法半夏汤《和剂》 治脾胃气弱，痰饮不散，呕逆酸水，腹肋胀痞，头旋恶心，不思饮食。

缩砂仁 神曲炒 陈皮去白 草果仁各一两 白豆蔻仁 丁香各半两 大半夏四两，汤洗七次，切作两片，白矾末一两，沸汤浸一昼夜，洗去矾，俟干，一片切作两片，姜汁浸一昼夜，隔汤炖，焙干为末，姜汁拌成饼，炙黄用 甘草二两，半生半炙

上为细末，每服二钱，先用生姜自然汁调成膏，入炒盐汤，不拘时点服。

挝脾汤《和剂》

麻油四两 良姜十五两 茴香炒，七两半 甘草十一两七钱

上炒盐一斤，同药炒，为细末。每服一钱，不拘时，白汤点服。

灵砂丹《和剂》 治上盛下虚，痰涎壅盛。最能镇坠，升降阴阳，和五脏，助元气。

水银一斤 硫黄四两

上二味，用新铫内炒成砂子，入水火鼎煅炼，为末，糯米糊丸，如麻子大。每服三丸，空心，枣汤、米饮、井花水、人参汤任下，量病轻重，增至五七丸。忌猪羊血、绿豆粉、冷滑之物。

养正丹见气。

半硫丸见大便闭。

竹茹汤《本事》 治胃热呕。

干葛 半夏姜汁半盏，浆水一升，煮耗一半。各三钱 甘草二钱

上为末，每服五钱，水一盅，姜三片，竹茹一弹大，枣一枚，同煎至七分，去渣温服。

槐花散《良方》 大凡吐多是膈热，热且生痰，此药能化胃膈热涎，有殊效。

皂角去皮，烧烟绝 白矾熬沸定 槐花炒黄黑色 甘草炙

上各等分，为末，每服二钱，白汤调下。

枇杷叶饮《本事》 止呕哕，和中利膈。

枇杷叶去毛，二钱 人参 半夏各一钱 茯苓五钱 茅根二两 生姜七片

水煎，去渣，入槟榔末五分，和匀服。

〔漏气〕

麦门冬汤《三因》 治漏气。因上焦伤风，开其腠理，上焦之气慓悍滑疾，遇开即出，经气失道，邪气内着，故有是证。

麦门冬去心 生芦根 竹茹 白术各五两 甘草炙 茯苓各二两 人参 陈皮 萎蕤各三两

上锉散，每服四大钱，水一盏半，姜五片，陈米一撮，煎七分，去滓热服。

〔走哺〕

人参汤《三因》 治走哺。盖下焦气起于胃下口，别入回肠，注于膀胱，并与胃传糟粕，而下大肠。今大小便不通，故知下焦实热之所为也。

人参 黄芩 知母 萎蕤 茯苓各三钱 芦根 竹茹 白术 栀子仁 陈皮各半两 石膏煅，一两

上为锉散，每服四钱，水一盏半，煎七分，去滓温服。

〔吐食〕

桔梗汤《家珍》 治上焦气热上冲，食已暴吐，脉浮而洪。

桔梗 白术各一两半 半夏曲二两 陈皮去白 枳实炒 白茯苓 厚朴各一两，姜制炒

上粗末，每服一两，水一盏，煎至七分，取清温服。

木香散

木香 槟榔各等分

上为细末，前药调服。

大承气汤见大便不通。

荆黄汤《保命》　治证同桔梗汤。

荆芥一两　人参五钱　甘草二钱半　大黄二钱

上粗末，作一服，水二盏，煎至一盏，去渣，调槟榔散二钱，空心服。

槟榔散

槟榔二钱　木香一钱半　轻粉少许

上为细末，同煎药下。亦用水浸蒸饼为丸，如小豆大，每服二十丸，食后服。

紫沉丸《洁古》　治中焦吐食，由食积与寒气相格，故吐而疼。

砂仁　半夏曲各三钱　乌梅去核　丁香　槟榔各二钱　沉香　杏仁去皮尖　白术　木香各一钱　陈皮五钱　白豆蔻　巴豆霜各五分，另研

上为细末，入巴豆霜令匀，醋糊为丸，如黍米大。每服五十丸，食后姜汤下，愈则止。小儿另丸。一法，反胃吐食，用橘皮一个，浸少时去白，裹生姜一块，面裹纸封，烧令熟，去外面，煎汤下紫沉丸一百丸，一日二服，后大便通，至不吐则止，此主寒积气。《病机》有代赭石，肉果，无白术。

大黄甘草汤《金匮》

大黄四两　甘草一两

水三升，煮取一升，分温再服。

金花丸洁古　治吐食而脉弦者，由肝胜于脾而吐，乃由脾胃之虚，宜治风安胃。

半夏汤洗，一两　槟榔二钱　雄黄一钱半

上细末，姜汁浸蒸饼为丸，如桐子大。小儿另丸，姜汤下，从少至多，渐次服之，以吐止为度。

青镇丸　治呕吐脉弦，头痛而有汗。

柴胡一两　黄芩七钱半　甘草　人参各五钱　半夏三钱，洗　青黛二钱半

上细末，姜汁浸蒸饼丸，桐子大。每服五十丸，姜汤下。

茯苓泽泻汤《金匮》

茯苓半斤　泽泻四两　甘草二两　桂枝二两　生姜四两　白术三两

上以水一斗，煮取三升，内泽泻，再煮取二升半，温服八合，日三服。

〔干呕〕

陈皮汤《金匮》

陈皮四两　生姜半斤

水七升，煮取三升，温服一升，下咽即愈。

〔恶心〕

生姜半夏汤《金匮》

半夏半升　生姜一斤

以水三升，煮半夏，取二升，内生姜汁，煮取一升半，少冷，分四服，日三夜一服。止，停后服。

茯苓半夏汤《拔粹》

炒曲三钱　大麦糵半两，炒黄　陈皮　天麻各二钱　白术　白茯苓　半夏各一两

上为粗末，每服五钱，水二盏，生姜五片，煎至一盏，去渣热服。

柴胡半夏汤《拔粹》

半夏二钱　苍术　炒曲各一钱　生姜三片　柴胡　藁本　升麻各五分　白茯苓七分

上为粗末，水二盏，煎至五沸，去渣温服。

〔吐酸〕

八味平胃散《三因》　厚朴去皮，姜炒　升麻　射干米泔浸　茯苓各一两半　大黄蒸　枳壳去瓤，麸炒　甘草炙。各一两　芍药半两

每服四钱，水一盏，煎七分，空心热服。

咽醋丸丹溪

吴茱萸去枝梗，煮，晒干　陈皮去白　黄芩炒。各五钱　苍术七钱半　黄连一两，细切，用陈壁泥同炒

上为细末，曲糊丸，桐子大。

神术丸《本事》 治停饮成癖，久则呕吐酸水，吐已停久复作，如潦水之有科臼，不盈科则不行也。脾土恶湿，而水则流湿，莫若燥脾以胜湿，崇土以堆科臼，则疾当去矣。

苍术一斤，米泔浸 生芝麻五钱，用水二盏，研细取浆 大枣十五枚，煮熟去皮核，研细

上以苍术焙干为末，然后以芝麻浆及枣肉和匀杵丸，如梧桐子大。每服五十丸，温汤下。忌桃、李、雀、蛤。初服觉燥，以山栀末一钱，汤调服。

干姜丸《圣惠》

干姜 枳壳 橘红 葛根 前胡各五钱 白术 半夏曲各一两 吴茱萸 甘草各二钱半

上细末，炼蜜丸，桐子大。每服三十丸，米饮下。

参萸丸丹溪 治湿热滞气者，湿热甚者用为向导，上可治吞酸，下可治自利。

六一散七两，即益元散 吴茱萸二两，煮过

一方，去茱萸，加干姜一两，名温六丸。

〔呕清水〕

茯苓饮《金匮》

茯苓 人参 白术各三两 枳实二两 陈皮五钱 生姜四两

水六升，煮取一升八合，分温三服，如人行八九里进之。

五苓散见消瘅。

〔吐涎沫〕

吴茱萸汤见伤寒吐。

小青龙汤见咳嗽。

〔呕脓〕

地黄汤《直指》 治脓血呕吐。

生地黄洗，焙 川芎各一两 半夏制 甘草炙。各七钱半 南星汤洗七次 芍药 白芷 茯苓 北梗 前胡 知母 人参各半两

每服三钱半，姜五片，乌梅一个，煎服。

〔呕虫〕

乌梅丸见伤寒蛔厥。

反胃

香砂宽中汤《统旨》 治气滞，胸痞噎塞，或胃寒作痛者。

木香临服时，磨水入药三四匙 白术 陈皮 香附各一钱半 白豆蔻去壳 砂仁 青皮 槟榔 半夏曲 茯苓各一钱 厚朴姜制，一钱二分 甘草三分

水二盅，姜三片，煎八分，入蜜一匙，食前服。

补气运脾汤《统旨》 治中气不运，噎塞。

人参二钱 白术三钱 橘红 茯苓各一钱半 黄芪一钱，蜜炙 砂仁八分 甘草四分，炙 有痰加半夏曲一钱。

水二盅，姜一片，枣一枚，煎八分，食远服。

滋血润肠汤《统旨》 治血枯及死血在膈，饮食不下，大便燥结。

当归酒洗，三钱 芍药煨 生地黄各一钱半 红花酒洗 桃仁去皮尖，炒 大黄酒煨 枳壳麸炒。各一钱

水一盅半，煎七分，入韭菜汁半酒盏，食前服。

人参利膈丸《宝鉴》 治胸中不利，大便结燥，痰嗽喘满，脾胃壅滞，推陈致新，治膈气之圣药也。

木香 槟榔各七钱半 人参 当归酒洗 藿香 甘草 枳实麸炒黄。各一两 大黄酒湿，蒸熟 厚朴姜制。各二两

上为细末，滴水为丸，如桐子大。每服三五十丸，食后诸饮送下。

滋阴清膈饮《统旨》　治阴火上冲，或胃火太盛，食不入，脉洪数者。

当归　芍药煨　黄柏盐水炒　黄连各一钱半　黄芩　山栀　生地黄各一钱　甘草三分

水二盅，煎七分，入童便、竹沥各半酒盏，食前服。

二陈汤见痰饮。

来复丹见中暑。

丁沉透膈汤《和剂》　治脾胃不和，痰逆恶心，或时呕吐，饮食不进。十膈五噎，痞塞不通，并皆治之。

白术二两　香附子炒　缩砂仁　人参各一两　丁香　麦糵　木香　肉豆蔻　白豆蔻　青皮各半两　沉香　厚朴姜制　藿香　陈皮各七钱半　甘草炙，一两半　半夏汤洗七次　神曲炒　草果各二钱半

每服四钱，水一大盏，姜三片，枣一枚，煎七分，不拘时热服。

五膈宽中散《和剂》　治七情四气伤于脾胃，以致阴阳不和，胸膈痞满，停痰气逆，遂成五膈。并治一切冷气。

白豆蔻去皮，二两　甘草炙，五两　木香三两　厚朴去皮，姜汁炙熟，一斤　缩砂仁　丁香　青皮去白　陈皮去白。各四两　香附子炒，去毛，十六两

上为细末，每服二钱，姜三片，盐少许，不拘时，沸汤点服。

谷神嘉禾散《和剂》　治脾胃不和，胸膈痞闷，气逆生痰，不进饮食，或五噎五膈。

白茯苓去皮　缩砂去皮　薏苡仁炒　枇杷叶去毛，姜汁炙香　人参去芦。各一两　白术炒，二两　桑白皮炒　槟榔炒　白豆蔻炒，去皮　青皮去白　谷糵炒　五味子炒。各半两　沉香　杜仲去皮，姜汁、酒涂炙　丁香　藿香　随风子　石斛酒和炒　半夏姜汁捣和作饼，炙黄色　大腹子炒　木香各七钱半　甘草炙，两半　陈皮去白　神曲炒。各二钱半

每服三钱，水一盏，姜三片，枣二枚，煎七分，不拘时温服。五噎，入干柿一枚；膈气吐逆，入薤白三寸，枣五枚。

代抵当丸见畜血。

秦川剪红丸《良方》　治膈气成翻胃，服此吐出瘀血及下虫而效。

雄黄别研　木香各五钱　槟榔　三棱煨　蓬术煨　贯仲去毛　干漆炒烟尽　陈皮各一两　大黄一两半

上为细末，面糊为丸，如梧桐子大。每服五十丸，食前用米饮送下。

芫花丸《本事》

芫花醋炒，一两　干漆[①]　狼牙根　桔梗炒黄　藜芦炒　槟榔各半两　巴豆十粒，炒黑

上为细末，醋糊为丸，如赤豆大。每服二三丸，加至五七丸，食前生姜汤下。此方常服，化痰、消坚、杀虫。予患饮癖三十年，暮年多嘈[②]杂，痰饮来潮迟即吐，有时饮半杯酒即止，盖合此症也。因读巢氏《病源》论酒瘕云：饮酒多而食谷少，积久渐瘦，其病常欲思酒，不得酒则吐，多睡，复不能食，是胃中有虫使然，名为酒瘕，此药治之。要之，须禁酒即易治，不禁无益也。

厚朴丸　主翻胃吐逆，饮食噎塞，气上冲心，腹中诸疾。

厚朴　蜀椒去目，微炒　川乌头炮，去皮。各一两五钱　紫菀去土苗　吴茱萸汤洗　菖蒲　柴胡去苗　桔梗　茯苓　官桂　皂角去皮弦，炙　干姜炮　人参各二两　黄连二两半　巴豆霜半两

上为细末，入巴豆霜匀，炼蜜为剂，旋旋丸如桐子大。每服三丸，渐次加至五七丸，以利为度，生姜汤下，食后而卧。

① 干漆：原作"牛膝"，据《本事方》改。
② 多嘈：原作"尝多"，据《本事方》改。

此药治效，与《局方》温白丸同，及治处暑以后秋冬间下痢，大效。春夏加黄连二两，秋冬再加厚朴二两。如治风，于春秋所加黄连、厚朴外，更加菖蒲、茯苓各一两半。如治风痫不愈者，依春秋加药外，更加人参、菖蒲、茯苓各一两半，如心之积，加菖蒲、白茯苓为辅。如肝之积，加柴胡、蜀椒为辅。如肺之积，加黄连、人参为辅。如脾之积，加茱萸、干姜为辅。秋冬久泻不止，加黄连、茯苓。

万病紫菀丸见积聚。

益元散见伤暑。

三乙承气汤子和

北大黄去粗皮　芒硝即焰硝　厚朴姜制　枳实生用。各半两　甘草去皮，炙，一两　当归酒洗，焙，二钱半重

上㕮咀，每服半两，水盏半，生姜五片，枣二枚擘开，同煎七分，去滓热服，不拘时候。病重者，每服一两，加姜二片，枣一枚，若不纳药，须时时呷服之，以通为度。虽为下药，有泄有补，卓有奇功。刘河间又加甘草，以为三一承气，以甘和其中，最得仲景之秘。试论只论四味，当归不在试论之列，不可即用，然等分不多，纵用亦无妨。

四生丸子和　治一切结热。常服肢体润泽，耐老。

北大黄去粗皮，酒洗，纸包煨香，不可过，存性，一两　黑牵牛三两，取头末一两　皂角去皮，生用，一两　芒硝生用，半两

上为末，滴水为丸，梧桐子大。每服二三十丸，白汤送下。

对金饮子子和

净陈皮八两，焙制　苍术四两，焙　人参一两　厚朴四两，姜炒　甘草炙，三两　黄芩二两半，去皮心黑灰　黄芪一两

㕮咀，每服半两，水盏半，生姜五片，枣二枚，同煎七分，去滓热服，先服承气汤，夜服四生丸。如已效，进食不格拒，方用对金饮子。然初病作，且于呕吐胃热类内选用清利之药，审其虚实重轻，方用前药更佳。

噎

人参散见大便秘。

厚朴丸见反胃。

昆布丸《良方》　治五噎，咽喉妨塞，食饮不下。

昆布洗去咸水　麦门冬去心，焙　天门冬去心，焙　诃梨勒去核。各一两半　木通　川大黄微炒　川朴硝　郁李仁汤浸，去皮，微炒　桂心　百合各一两　羚羊角屑　杏仁汤浸，去皮尖，麸炒黄　紫苏子微炒　射干各半两　柴胡去芦　陈皮汤浸，去白　槟榔各二钱半

上为细末，炼蜜和捣三百杵，丸如梧桐子大。每服三十丸，不拘时，热酒送下。夜饭后用绵裹弹子大一丸噙化。

代抵当丸见畜血。

竹皮散《良方》　治噎声不出。

竹皮一方用竹叶　细辛　通草　人参　五味子　茯苓　麻黄　桂心　生姜　甘草各一两

上㕮咀，以水一斗，煮竹皮，下药煮取三升，分三服。

补中益气汤见劳倦。

吴茱萸丸东垣　大理脾胃，胸膈不通，调中顺气。

吴茱萸　草豆蔻仁各一钱二分　橘皮　益智仁　人参　黄芪　升麻各八分　白僵蚕　泽泻　姜黄　柴胡各四分　当归身　甘草炙。各六分　木香二分　青皮三分　半夏一钱　大麦蘖一钱五分

上为细末，用汤浸蒸饼为丸，如绿豆大。每服三十丸，细嚼，白汤送下，无时。

利膈丸见反胃。

黄芪补中汤见痞。

滋肾丸见小便不通。

消痞丸见痞。

吐　利

黄芩加半夏生姜汤仲景

黄芩三两　甘草炙，二两　芍药三两　半夏半斤　生姜四两　大枣二十枚

上水一斗，煮取三升，温服一升，日再夜一服。

黄芩汤《外台》

黄芩二两　人参　干姜各三两　桂枝一两　半夏半两　大枣十二枚

上水七升，煮取三升，温分三服。

理中丸见痞。

六一散　即益元散。见伤暑。

水煮金花丸洁古　治风痰。

半夏汤洗　天南星洗　寒水石烧存性。各一两　天麻半两　雄黄一钱半　白面四两

上为末，滴水为丸，桐子大。每服百丸，先煎浆水沸，下药煮令浮为度，漉出，生姜汤下，食前。

霍　乱

加减理中汤《良方》

人参　干姜　白术各三钱　甘草炙，一钱

水二盅，煎一盅，不拘时服。

若为寒湿气所中者，加附子一钱，名附子理中汤。

若霍乱吐泻者，加橘红、青皮各一钱半，名治中汤。

若干霍乱心腹作痛，先以盐汤少许频服，候吐出令透，即进此药。

若呕吐者，于治中汤内加丁皮、半夏各一钱，生姜十片煎。

若泄泻者，加橘红、茯苓各一钱，名补中汤。

若溏泄不已者，于补中汤内加附子一钱；不喜饮食，水谷不化者，再加砂仁一钱。

若霍乱呕吐，心腹作痛，手足逆冷，于本方内去白术，加熟附子，名四顺汤。

若伤寒结胸，先加桔梗、枳壳等分，不愈者，及诸吐利后胸痞欲绝，心胸高起急痛，手不可近者，加枳实、白茯苓各一钱，名枳实理中汤。

若渴者，再于枳实理中汤内加栝蒌根一钱。

若霍乱后转筋者，理中汤内加火煅石膏一钱。

若脐上筑者，肾气动也，去术，加官桂一钱半。肾恶燥，去术；恐作奔豚，故加官桂。

若悸多者，加茯苓一钱。

若渴欲饮水者，加白术半钱。

若寒者，加干姜半钱。

若腹满者，去白术，加附子一钱。

若饮酒过多，及啖炙煿热食，发为鼻衄，加川芎一钱。

若伤胃吐血，以此药能理中脘，分利阴阳，安定血脉，只用本方。

二香散《良方》　治暑湿相搏，霍乱转筋，烦渴闷乱。

藿香　白术　厚朴　陈皮　茯苓　半夏　紫苏　桔梗　白芷　香薷　黄连　扁豆各一钱　大腹皮　甘草各半钱

水二盅，姜五片，葱白三根，煎至一盅，不拘时服。

香薷散《活人》　治阴阳不顺，清浊相干，气郁中焦，名为霍乱。此皆饱食多饮，复睡冷席，外邪内积，结而不散，阴阳二气，壅而不反，阳气欲降，阴气欲

升，阴阳交错，变成吐利，百脉混乱，荣卫俱虚，冷搏筋转，皆宜服此。

厚朴去皮，姜汁炒　黄连姜汁炒。各二两　香薷四两　甘草半两

上为末，每服四钱，水煎，不犯铁器，慢火煎之。兼治不时吐利，霍乱，腹撮痛，大渴烦躁，四肢逆冷，冷汗自出，两脚转筋，痛不可忍者，须井中沉令极冷，顿服之乃效。

桂苓白术散《宝鉴》　治冒暑饮食所伤，传受湿热内盛，霍乱吐泻，转筋急痛，满腹痛闷，小儿吐泻惊风，皆宜服此。

桂枝　人参　白术　白茯苓各半两　泽泻　甘草　石膏　寒水石各一两　滑石二两

一方，有木香、藿香、葛根各半两。

上为细末，每服三钱，白汤调下，或新汲水姜汤下亦可。

桂苓甘露饮《宝鉴》　流湿润燥，治痰涎，止咳嗽，调脏腑寒热呕吐，服之令人遍身气液宣平，及治水肿泄利。

肉桂　藿香　人参各半两　木香二钱半　白茯苓去皮　白术　甘草　泽泻　葛根　石膏　寒水石各一两　滑石二两

上为末，每服三钱、白汤、冷水任调下。

六和汤见伤暑。

苏合香丸见卒中。

除湿汤见中湿。

诃子散《三因》　治老幼霍乱，一服即效。

诃子炮，去核　甘草炙　厚朴姜制　干姜炮　神曲炒　草果去壳　良姜炒　茯苓　麦芽炒　陈皮各等分

上为细末，每服二钱，候发不可忍时，用水煎，入盐少许服之。

七气汤《三因》　治七气郁结五脏之间，互相刑克，阴阳不和，挥霍变乱，吐利交作。

半夏汤泡　厚朴　白芍药　茯苓各二钱　桂心　紫苏　橘红　人参各一钱

上作一服，用水二盅，生姜七片，红枣一枚，煎至一盅，不拘时服。

吴茱萸汤《良方》　治冒暑伏热，腹痛作泻或痢，并饮水过度，霍乱吐泻，其证始因饮冷，或冒寒，或忍饥，或大怒，或乘舟车，伤动胃气，令人上吐下泻并行，头旋眼晕，手脚转筋，四肢逆冷，用药迟慢，须臾不救。

吴茱萸　木瓜　食盐各半两

上同炒令焦，先用瓷瓶盛水三升，煮令百沸，入药煎至二升已下，倾一盏，冷热随病人服之。卒无前药，用枯白矾为末，每服一大钱，沸汤调服。更无前药，用盐一撮，醋一盏，同煎至八分，温服。或盐梅咸酸等物皆可服。

通脉四逆汤见泄泻。　五苓散见消瘅。　四逆汤见厥。　平胃散见中食。　建中汤见伤寒吐。

建中加木瓜柴胡汤　平胃散加木瓜亦可。

桂枝二两半　芍药二两　甘草一两　胶饴半升　生姜一两半　大枣六枚　木瓜　柴胡各五钱

每服一两，水三盏，煎一盏半，去渣，下胶饴两匙服。

四君子加白芍药高良姜汤

四君子汤各一两　白芍药　良姜各五钱

同前法煎服。

四君子加姜附厚朴汤

四君子汤各一两　生姜　附子炮　厚朴姜制。各三钱

同前法煎服。

建中加附子当归汤

桂枝一两　芍药二两　甘草半两　胶饴

半升　附子炮　当归各三钱　生姜一两半　大枣六枚

同前法煎。

藿香正气散见中风。　来复丹见中暑。　神保丸见伤饮食。　养正丹见气。

四顺汤　即理中汤倍加甘草。　十补散　即十全大补汤。

木瓜汤《直指》　治吐泻不已，转筋扰闷。酸木瓜一两　茴香二钱半，微炒　吴茱萸半两，汤洗七次　甘草炙，二钱

上锉散，每四钱，姜五片，紫苏十叶，空腹急煎服。

止渴汤《良方》

人参去芦　麦门冬去心　茯苓去皮　桔梗　瓜蒌根　葛根　泽泻　甘草炙。各五钱

上为细末，每服二钱，不拘时，蜜汤调下。

增损缩脾饮《宝鉴》

草果　乌梅　甘草　砂仁各四两　干葛二两

每服五钱，生姜五片同煎，以水浸极冷，旋旋服之，无时。

茯苓泽泻汤《三因》

茯苓八两　泽泻四两　甘草炙　桂心各二两　白术三两

每服四钱，生姜三片同煎，食前服。一方，有小麦五两。

麦门冬汤《良方》

麦门冬去心　白茯苓去皮　半夏汤泡七次　橘皮　白术各一钱半　人参　小麦　甘草炙。各一钱

水二盅，生姜五片，乌梅少许，同煎至一盅，不拘时服。

白术散《良方》　治伤寒杂病一切吐泻烦渴，霍乱虚损气弱，保养衰老，及治酒积呕哕。

白术　茯苓去皮　人参　藿香各半两　葛根一两　木香二钱半　甘草炙，一两半

上为细末，每服二钱，白汤调下。如烦渴，加滑石二两，甚者加姜汁，续续饮之，无时。

乌梅散《良方》

乌梅肉微炒　黄连去须，微炒　当归微炒　附子炮裂，去皮脐　熟艾已上各七钱半　阿胶捣碎，炒令燥　肉豆蔻去壳　赤石脂已上各一两　甘草炙，半两

上为细末，不拘时，粥饮调下二钱。

黄连丸《良方》

黄连去须，微炒　黄柏微炒　厚朴去皮，生姜汁涂炙令香。已上各七钱半　当归微炒　干姜炮裂　木香不见火　地榆已上各半两　阿胶捣碎，炒黄燥，一两

上为末，炼蜜和捣二三百杵，丸如桐子大。每服二十丸，不拘时，粥饮送下。

止血汤《良方》　治霍乱下焦虚寒，或便利后见血。

当归焙　桂心去粗皮　续断各三两　生地黄焙　干姜炮制。各四两　阿胶炙令燥　蒲黄　甘草炙。各二两

上捣筛，每服三钱，水一盏，煎七分，去滓温服，日三服。

赤石脂汤《良方》　治霍乱下焦热结，或利下脓血烦痛。

赤石脂四两　升麻　白术各一两半　乌梅去核，炒干　干姜炮裂。各一两　陈廪米微炒　栀子仁各半两

上捣筛，每服五钱，水一盏半，煎八分，去滓，空心温服。

厚朴汤《良方》　治干霍乱。

厚朴去皮，生姜汁涂炙令香　枳壳去瓤，麸炒　高良姜　槟榔　朴硝各七钱半　大黄炒，二两

上捣筛，每服三钱，水一盏半，煎一盏，温服。

活命散　治脾元虚损，霍乱不吐泻，腹胀如鼓，心胸痰壅。

丁香七粒　菖蒲根半两　甘草炙，一两　生姜半两　盐一合

上锉碎，用童便一盏半，煎一盏，分二次温服。

冬葵子汤《良方》　治干霍乱，大小便不通，手足俱热，闷乱。

冬葵子　滑石研　香薷各二两　木瓜一枚，去皮瓤

上捣筛，每服五钱，水二盅，煎一盅，温服，日四五服。

人参散《大全》　治脾胃虚寒，霍乱吐泻，心烦腹痛，饮食不入。

人参　厚朴姜制　橘红各一钱　当归　干姜炮　甘草炙。各五分

上用枣，水煎服。

人参白术散《良方》　治脾胃虚弱，吐泻作渴，不食。

白术　茯苓　人参　甘草炒　木香　藿香各五分　干葛一钱

上用水煎服。吐甚，加生姜汁频饮之。

木瓜煎《良方》　治吐泻转筋，闷乱。

吴茱萸汤炮七次　生姜切。各二钱半　木瓜木刀切，一两半

每服二三钱，用水煎。

关　格

柏子仁汤

人参　半夏　白茯苓　陈皮　柏子仁　甘草炙　麝香少许，另研

上生姜煎，入麝香调匀和服。加郁李仁更妙。

人参散

人参　麝香　片脑各少许

上末，甘草汤调服。

既济丸《会编》　治关格，脉沉细，手足厥冷者。

熟附子童便浸　人参各一钱　麝香少许

上末，糊丸如桐子大，麝香为衣。每服七丸，灯心汤下。

槟榔益气汤《会编》　治关格劳后，气虚不运者。

槟榔多用　人参　白术　当归　黄芪　陈皮　升麻　甘草　柴胡　枳壳

上生姜煎服。

木通二陈汤《会编》　治心脾疼后，小便不通，皆是痰隔于中焦，气滞于下焦。

木通　陈皮去白　白茯苓　半夏姜制　甘草　枳壳

上生姜煎服，服后探吐。更不通，加味小胃丹，加味控痰丸。

导气清利汤《会编》　治关格吐逆，大小便不通。

猪苓　泽泻　白术　人参　藿香　柏子仁　半夏姜制　陈皮　白茯苓　甘草　木通　栀子　黑牵牛　槟榔　枳壳　大黄　厚朴姜制　麝香少许

上生姜煎服，兼服木香和中丸。吐不止，灸气海、天枢；如又不通，用蜜导。

加味麻仁丸《会编》　治关格大小便不通。

大黄一两　白芍药　厚朴姜汁炒　当归　杏仁去皮尖　麻仁　槟榔　南木香　枳壳各五钱　麝香少许

上为末，蜜丸。熟水下。

皂角散《会编》　治大小便关格不通，经三五日者。

大皂角烧存性

上为末，米汤调下。又以猪脂一两煮熟，以汁及脂俱食之。又服八正散加槟榔、枳壳、朴硝、桃仁、灯心草、茶根。

大承气汤见伤寒潮热。

呃逆

大补阴丸丹溪 降阴火，益肾水。

黄柏盐酒拌，新瓦上炒褐色 知母去皮，酒拌湿炒。各四两 熟地黄怀庆肥大沉水者，酒洗，焙干用 败龟板酥炙黄。各六两

上细末，猪脊髓加炼蜜为丸，如桐子大。每服五十丸，空心姜、盐汤下。

大补丸丹溪 治肾经火，燥下焦湿。

黄柏酒炒褐色

为末，水丸。随证用药送下。

理中汤见霍乱。

橘皮竹茹汤

陈皮二升 竹茹二升 大枣三十枚 生姜半斤 甘草五两 人参一两

以水一斗，煮取三升，温服一升，日五服。

黄连泻心汤见痞。 小承气汤见大便不通。 调胃承气汤见发热。 桃仁承气汤见畜血。 木香和中丸见大便不通。 二陈汤 导痰汤并见痰饮。

陈皮汤

陈皮四两 生姜半斤

以水七升，煮取三升，温服一升，下咽即愈。

小青龙汤见咳嗽。

柿钱散洁古

柿钱 丁香 人参各等分

上为细末，水煎，食后服。

丁香柿蒂散《宝鉴》

丁香 柿蒂 青皮 陈皮各等分

上为粗末，每服三钱，水一盏半，煎七分，去渣温服，无时。

羌活附子汤《宝鉴》

羌活 附子炮 木香 茴香炒。各五钱 干姜一两

上为细末，每服二钱，水一盏半，盐一撮，煎二十沸，和滓热服。

小半夏茯苓汤见呕吐。 枳实半夏汤见伤饮食。 木香调气散见中气。 丁香煮散见不能食。

丁香散《妇人良方》 治心烦呃噫。

丁香 白豆蔻各半两 伏龙肝一两

上为末，煎桃仁、吴茱萸汤，每服一钱调下。

羌活散同上 治呃逆。

羌活 附子炮 茴香炒。各半两 木香 白姜炮。各一钱

上为末，每服二钱，水一盏，盐一捻，煎服。

参附汤同上 治阳气虚寒，自汗恶寒，或手足逆冷，大便自利；或脐腹疼痛，呃逆不食；或汗多发痉等症。

人参一两 附子炮，五钱

上姜、枣，水煎，徐徐服。去人参，加黄芪，名芪附汤。

噫

旋覆代赭汤见伤寒痞。

枳壳散《本事》 治心下蓄积，痞闷或作痛，多噫败卵气。

枳壳 白术各半两 香附一两 槟榔二钱

上为细末，每服二钱，米饮调下，日三服，不拘时候。

丹溪治宣州人，与前方，证皆除，气上筑心膈，噫气稍宽，脉之右关弱短，左关左尺长洪大而数，此肝有热，宜泻肝补脾。

青皮一钱 白术二钱半 木通 甘草二分

煎，下保和丸十五粒，抑青丸二十粒。

噫气，胃中有火有痰。

南星制　半夏　软石膏　香附

各等分，水煎服。

诸逆冲上

调中益气汤见劳倦。

苏子降气汤见诸气。

黑锡丹《和剂》　治痰气壅塞，上盛下虚，心火炎盛，肾水枯竭，一应下虚之证，及妇人血海久冷无子，赤白带下。

沉香　胡芦巴酒浸，炒　附子炮　阳起石研细水飞。各一两　肉桂半两　破故纸　舶茴香炒　肉豆蔻面裹煨　木香　金铃子蒸，去皮核。各一两　硫黄　黑锡去滓秤。各二两

上用黑盏或新铁铫内如常法结黑锡、硫黄砂子，地上出火毒，研令极细，馀药并细末和匀，自朝至暮，以研至黑光色为度，酒糊丸，如梧子大，阴干，入布袋内擦令光莹。每四十丸，空心盐姜汤或枣汤下，女人艾枣汤下。

养正丹见中风。

沉附汤《直指》

附子生，一钱　沉香　辣桂　荜澄茄　甘草炙。各半钱　香附一钱

水二盏，姜七片，煎八分，空心温服。

正元散见自汗。　四柱汤见泄泻。　灵砂丹见呕吐。　三炒丹见嗽血。　朱砂丹见泄泻。

诸见血证

南天竺饮《圣济》　治血妄行，九窍皆出，服药不止者。

南天竺草生瞿麦是，如拇指大一把，锉碎　生姜一块，如拇指大　山栀子三十枚，去皮　灯心如小拇指一把　大枣去核，五枚　甘草炙，半两

水一大碗，煎至半碗，去渣，不拘时温服。

四神汤《元戎》　治妇人血气，心腹痛不可忍者。

当归　川芎　赤芍药各一两　干姜炮，半两

上为细末，酒调服三钱。

十全大补汤见虚损。

茜根汤《普济》　治吐血、咯血、呕血等症。

四物汤加童便浸香附一钱五分，茜草根二钱半，忌铁。

水煎，二三服立愈。

生血地黄百花丸《良方》　治诸虚不足，下血、咯血、衄血、肠澼内痔，虚劳寒热，肌肉枯瘦。

生地黄十斤，捣汁　生姜半斤，捣汁　藕四斤，捣汁　白沙蜜四两　无灰酒一升

已上五味，用银器或砂锅内熬至二碗许，渐成膏，一半磁器收之，一半入干山药末三两，再熬一二十沸，次入后药：

当归焙　熟地黄焙　肉苁蓉酒浸，焙　破故纸　阿胶麸炒　黄芪蜜炙　石斛去根，焙　覆盆子　远志去心　麦门冬去心　白茯苓去皮　枸杞子已上各二两

上为细末，以山药膏子和丸，如梧桐子大。每服五十丸，用温酒调地黄膏子送下，空心食前，日进三服。

生地黄饮子《良方》　治诸吐血、下血、溺血、衄血。

生地黄　熟地黄　枸杞子　地骨皮　天门冬　黄芪　芍药　黄芩　甘草各等分

上锉碎，每服一两，水二盏，煎七分，食后温服。如脉微身凉恶风，加桂半钱，吐血者多有此证。

必胜散《元戎》　治男女血妄行，吐血、呕血、咯血、衄血。

人参　当归　熟地黄　小蓟并根用

川芎　蒲黄炒　乌梅肉

上等分，粗末，水煎，去滓温服，无时。

柏皮汤《元戎》　治衄血、吐血、呕血，皆失血虚损，形气不理，羸瘦，不能食，心忪少气，燥渴发热。

生地黄　甘草　黄柏　白芍药各一两

上㕮咀，用醇酒三升，渍之一宿，以铜器盛，米饮下蒸一炊时久，渍汁半升服，食后。时对病增损。《肘后》用熟地黄，水、酒煎饮清。

犀角地黄汤　治主脉浮，客脉芤，浮芤相合，血积胸中，热之甚，血在上焦，此药主之。

犀角　大黄各一钱　黄芩三钱　黄连二钱　生地黄四钱

水二盅，煎至一盅，食后服。

鼻　衄

茅花汤《活人》

茅花

每服三钱，水一盏半，煎七分，不拘时温服。

止衄散《得效》

黄芪六钱　赤茯苓　白芍药　川当归　生地黄　阿胶各三钱

上为细末，食后黄芪汤调服二钱。

理中汤见霍乱。　小建中汤见伤劳倦。

三黄补血汤东垣

熟地黄二钱　生地黄三钱　当归　柴胡各一钱半　白芍药五钱　川芎二钱　牡丹皮　升麻　黄芪各一钱，补之，治血溢者上竭

上粗末，每服半两，水二盏，煎五沸，去渣温服，食前。

两手脉芤，两头则有，中间全无而虚曰芤。血至胸中，或衄血、吐血，犀角地黄汤主之。

犀角地黄汤《活人》　易老云：此药为最胜。

犀角如无以升麻代之　芍药　生地黄　牡丹皮

上㕮咀，水煎服。

热多者，加黄芩。脉大来迟，腹不满，自言满者，无热也，不用黄芩。升麻与犀角性味主治不同，以升麻代之，以是知引入阳也，治疮疹太盛。如元虚人，以黄芩芍药汤主之。黄芩芍药汤，用黄芩、芍药、甘草。一方，加生姜、黄芪，治虚家不能饮食，衄血吐血。

芎附饮《三因》

川芎二两　香附四两

上为细末，每服二钱，不拘时，茶汤调服。

一字散《济生》

雄黄　细辛各半两　川乌尖生，五个

上为细末，每服一字，姜汁、茶芽煎汤，不拘时调服。

四物汤见虚劳。　养正丹见气。　八味丸见虚劳。　肾著汤见伤湿。　五苓散见消瘅。　金沸草散见嗽。

黄芪芍药汤东垣　治鼻衄血，面多黄，眼涩多眵[1]，手麻木。

黄芪一两　甘草炙，二两　升麻一两　葛根　羌活各半两　白芍药二钱

上为粗末，每服半两，水二盏，煎至一盏，去渣温服。

六脉细弦而涩，按之空虚，其色必白而夭不泽者，脱血也。此大寒证，以辛温补血养血，以甘温滑润之剂佐之即愈，此脱血伤精气之证也。六脉俱大，按之空虚，心动面赤，善惊上热，乃手少阴心脉也。此因气盛多而亡血，以甘寒镇坠之剂

① 眵：原作"眩"，据《兰室秘藏》改。

泻火与气，以坠浮气，以辛温微苦峻补其血，再用三黄补血汤。

茯苓补心汤《三因》

木香五分 紫苏叶 干葛 熟半夏 前胡去苗 茯苓去皮。各七分 枳壳去瓤，麸炒 桔梗去芦 甘草炙 陈皮去白。各五分 生地黄 白芍药 川芎 当归各一钱

姜五片，枣一枚，水二盅，煎一盅，食远温服。

生料鸡苏散《玄珠》 治鼻衄血者，初出多不能止，用黄丹吹入鼻中，乃肺金受相火所制然也。

鸡苏叶 黄芪去芦 生地黄 阿胶 白茅根各一两 麦门冬去心 桔梗 蒲黄炒 贝母去心 甘草炙。各五钱

每服四钱，姜三片，水煎服。

苏合香丸见中风。

小乌沉汤《和剂》 调中快气，治心腹刺痛。

乌药去心，十两 甘草炒，一两 香附子沙盆内淅去毛皮，焙干，二十两

上为细末，每服一钱，不拘时，沸汤点服。

黑神散《和剂》

黑豆炒，半升，去皮 干熟地黄酒浸 当归去芦，酒制 肉桂去粗皮 干姜炮 甘草炙 芍药 蒲黄各四两

上为细末，每服二钱，酒半盏，童子小便半盏，不拘时，煎调服。

苏子降气汤见诸气。 十全大补汤见虚损。

地黄散《元戎》 治衄血往来，久不愈。

生地黄 熟地黄 地骨皮 枸杞子

上等分，焙干，为细末。每服二钱，蜜汤调下，无时。

舌 衄

妙香散见心痛。

戎盐丸《奇效》，下同 治舌上黑有数孔，大如箸，出血如涌泉，此心脏病。

戎盐 黄芩一作葵子 黄柏 大黄各五两 人参 桂心 甘草各二两

上为细末，炼蜜和丸，如梧桐子大。每服十丸，米饮送下，日三服。亦烧铁烙之。

香参丸 治心脏热盛，舌上出血。

人参 生蒲黄 麦门冬去心 当归切，焙。各半两 生地黄一两，焙 甘草二钱半，炙

上为细末，炼蜜和丸，如小弹子大。每服一丸，温水化下，一日三四服。

升麻汤 治心脏有热，舌上出血如涌泉。

升麻 小蓟根 茜根各一两半 艾叶七钱半 寒水石三两，研

每服三钱匕，水一盏，煎至七分，去滓，入生地黄汁一合，更煎一二沸温服。

寸金散 治心经烦热，血妄行，舌上血出不止。

新蒲黄三钱匕 新白面三钱匕 牛黄研 龙脑研。各半钱匕

上研匀，每服一钱，生藕汁调服，食后。

熟艾汤 治心经蕴热，舌上血出，及诸失血。

熟艾以糯米半合同炒 松黄 柏叶炙。各半两

每服三钱匕，水一盏，煎七分，去渣，不拘时温服。

紫霜丸《良方》 治舌上出血，窍如针孔。

紫金砂即露蜂房顶上实处是，研，一两 芦荟研，三钱 贝母去心，四钱

上为细末，炼蜜和丸，如樱桃大。每服一丸，水一小盏化开，煎至五分，温服。吐血、衄血，用温酒化开服。

治舌上出血如簪孔方

黄连半两　黄柏三两　栀子二十枚

上以酒二升，渍一宿，煮三沸，去滓顿服。

圣金散《良方》　治舌上出血不止。

黄药子一两　青黛二钱五分

上为细末，每服一钱匕，食后新汲水调下，日二服。

黄柏散《良方》　治舌出血不止，名曰舌衄。

黄柏不据多少，涂蜜，以慢火炙焦，研为末

每服二钱匕，温米饮调下。

齿　衄

消风散见头痛。　安肾丸见咳嗽喘。　黑锡丹见诸逆冲上。　清胃散见齿。　甘露饮见齿。

雄黄麝香散《奇效》，下同　治牙龈肿烂出血。

雄黄一钱半　麝香一字　铜绿　轻粉　黄连　黄丹炒。各一钱　血竭　白矾枯。各半钱

上为细末，研匀，每用些少，傅患处。

黄连散　治齿龈间出血，吃食不得。

黄连　白龙骨　马牙硝各一两　白矾一分　龙脑一钱

上为细末，每用少许，傅牙根下。

生肌桃花散　治牙龈内血出，或有窍，时出血。

寒水石煅，三钱　朱砂飞，一钱　甘草炒，一字　片脑半字

上为细末，研匀，每用少许，贴患处。

郁金散　治齿出血。

郁金　白芷　细辛各等分

上为细末，擦牙，仍以竹叶、竹皮浓煎，入盐少许含，盐傅亦可。

治牙宣出血

明白矾煅，二钱　乳香半钱　麝香少许

上研细，轻手擦良久，盐汤灌漱。

神效散　治牙缝血出。

草乌　青盐　皂荚各等分

上入瓦器内，烧灰存性。每用一字揩齿，立效。

治满口齿血出

上用枸杞为末，煎汤漱之，然后吞下，立止。根亦可。一方，用子汁含满口，更后吃。

治齿缝忽然血出不止方

上用梧桐泪，研为细末，干贴齿缝，如血不止再贴。

治齿缝中血出

上以纸纴子，蘸干蟾酥少许，于血出处按之，立止。

耳　衄

柴胡清肝散薛氏　治肝胆三焦风热疮疡，或怒火憎寒发热，或疮毒结于两耳前后，或身外侧至足，或胸乳小腹下，或两股内侧至足等证。

柴胡　黄芩炒　人参各三分　山栀炒　川芎各五分　连翘　桔梗各四分　甘草三分

上水煎服。

六味地黄丸见虚劳。

麝香佛手散《奇效》　治五般耳出血水者。

麝香少许　人牙煅过存性，出火毒

上为细末，每用少许，吹耳内即干。及治小儿痘疮出现而靥者，酒调一字服之，即出。

芍药散　治热壅生风，耳内痛与头相连，血水流出。见耳。

吐血

苏子降气汤　养正丹俱见气。

人参饮子《奇效》　治脾胃虚弱，气促气虚，精神短少，衄血、吐血。

人参去芦，二钱　五味子二十粒　黄芪去芦　麦门冬去心　白芍药　当归身各一钱半　甘草炙，一钱

上作一服，水二盅，煎至一盅，食远服。

团参丸《奇效》　治吐血咳嗽，服凉药不得者。

人参　黄芪　飞罗面各一两　百合五钱

上为细末，滴水和丸，如梧桐子大。每服三五十丸，用茅根汤下，食远服。

石膏散《奇效》

石膏　麦门冬各二两　黄芩　生地黄　升麻　青竹茹　葛根　瓜蒌根各一两　甘草炙，半两

每三钱，水一中盏，煎六分，去滓，不拘时温服。

肾著汤见伤温。　五苓散见消瘅。

鸡苏丸《奇效》　治虚热，昏冒倦怠，下虚上壅，嗽血、衄血。

鸡苏叶八两　黄芪　防风去芦　荆芥各一两　菊花三钱　片脑半钱　川芎　生地黄　桔梗　甘草各半两

上为细末，炼蜜和丸，如弹子大。每服一丸，细嚼，麦门冬去心煎汤下，不拘时服。又治肺损吐血，日渐乏力，行步不得，喘嗽痰涎，饮食不美，或发寒热，小便赤涩，加车前子三钱，用桑枝锉炒香煎汤嚼下。

龙脑鸡苏丸《和剂》　治胸中郁热，肺热咳嗽，吐血，鼻衄，血崩，下血，血淋，凉上膈虚劳烦热。

柴胡二两，锉，同木通以沸汤大半升浸一二宿，绞汁后入膏　木通二两，锉，同柴胡浸　阿胶　蒲黄　人参各二两　麦门冬去心，四两　黄芪一两　鸡苏净叶一斤，即龙脑薄荷　甘草一两半　生干地黄末六两，后入膏

上为细末，以蜜二斤，先炼一二沸，然后下生地黄末，不住手搅，时时入绞下柴胡、木通汁，慢慢熬成膏，勿令焦，然后将其余药末同和为丸，如豌豆大。每服二十丸，熟水下。

十四友丸见惊。　苏合香丸见中风。　黑神散　小乌沉汤俱见鼻衄。

天门冬汤《奇效》　治思虑伤心，吐血、衄血。

天门冬去心　远志去心，甘草煮　黄芪去芦　白芍药　麦门冬去心　藕节　阿胶蛤粉炒　生地黄　当归去芦　人参　没药　甘草炙。各一钱

水二盅，生姜五片，煎至一盅，不拘时服。

松花散《奇效》　治吐血久不止。

松花一两半　生地黄　鹿角胶炒黄　薯蓣已上各一两　艾叶二钱半　茜草根　白茯苓　紫菀去苗　人参　百合　刺蓟　甘草炙赤。各半两

上为细末，每服二钱，不拘时，米饮调下。

百花煎《奇效》　治吐血不止，咳嗽，补肺。

生地黄汁　藕汁各一升　黄牛乳一升半　胡桃仁十枚，研如糊　生姜汁半升　干柿五枚，细锉，研如糊　大枣二十一枚，煮，去皮核，研如糊　清酒一升，将上七味同酒入银锅煎沸，方下后药　黄明胶炙燥，为末　秦艽各半两，为末　杏仁汤浸，去皮尖双仁，炒，研如糊，三两，同入煎中

上相次下煎，减一半，却入好蜜四两，徐徐着火，养成煎，后入磁盒中盛。

每日三度，每服一匙，糯米饮调下，酒亦可。

大阿胶丸《和剂》　治肺虚客热，咳嗽咽干，多唾涎沫，或有鲜血，并劳伤肺胃，吐血、呕血。

麦门冬去心　丹参　贝母炒　防风各半两　山药　五味子　熟地黄　阿胶炒　茯苓各一两　茯神　柏子仁　百部根　制杜仲各半两　远志肉　人参各二钱半

上为细末，蜜丸，弹子大。每一丸，用水一盏，煎至六分，和滓服。

大阿胶丸《宝鉴》　治嗽血、唾血。

阿胶微炒　卷柏　生地黄　熟地黄　大蓟独根者，晒干　鸡苏叶　五味子各一两　柏子仁另研　茯苓　百部　远志　人参　麦门冬　防风各半两　干山药一两

上为细末，炼蜜丸，如弹子大。煎小麦、麦门冬汤，嚼下一丸，食后。

大蓟散《得效》　治食啖辛热，伤于肺经，呕吐出血，名曰肺疽。

大蓟根洗　犀角镑　升麻　桑白皮去皮，炙　蒲黄炒　杏仁去皮尖。各二钱　甘草炙　桔梗炒。各一钱。

水二盅，生姜五片，煎至一盅，不拘时服。

理中汤见霍乱。　十全大补汤见虚损。　茯苓补心汤见鼻衄。

四生丸　治吐衄，血热妄行。

生荷叶　生艾叶　侧柏叶　生地黄各等分

上捣烂为丸，如鸡子大。每服一丸，用水二盅，煎一盅，去渣服。

咳　嗽　血

金沸草散见嗽。

补肺汤《和剂》　治肺气不足，久年咳嗽，以致皮毛焦枯，唾血腥臭，喘乏不已。

钟乳碎如米粒　桑白皮　麦门冬去心。各三两　白石英碎如米粒　人参去芦　五味子拣　款冬花去梗　肉桂去粗皮　紫菀洗去土。各二两

上为粗末，每服四钱，水二盏，姜五片，大枣一枚，粳米三十余粒，煎一盏，食后温服。

养正丹见气。　灵砂丹见呕吐。

三炒丹《和剂》

吴茱萸去枝梗，洗净，以破故纸一两同炒　草果仁以舶上茴香一两炒　胡芦巴以山茱萸一两同炒，俱候香熟，除去同炒之药。已上各一两

上为末，酒煮面糊丸，如梧桐子大。每服六十丸，不拘时，盐汤下。

百花膏《济生》

款冬花　百合蒸，焙。各等分

上为末，炼蜜丸，如龙眼大。每服一丸，临卧嚼姜汤下。

七伤散丹溪　治劳嗽吐血痰。

黄药子　白药子各一两半　赤芍药七钱半　知母　玄胡索各半两　郁金二钱半　当归半两　山药　乳香　没药　血竭各二钱

上为末，每服二钱，茶汤下。本草云：黄药子、白药子治肺热有功。一法，红花、当归煎汤下。

大阿胶丸见吐血。

五味子黄芪散《宝鉴》　治因嗽咯血成劳，眼睛疼，四肢困倦，脚膝无力。

黄芪　麦门冬　熟地黄　桔梗各半两　甘草二钱半　白芍药　五味子各二钱　人参三钱

上为粗末，每服四钱，水一盅半，煎七分，日三服。

黄芪鳖甲散《宝鉴》　治虚劳客热，肌肉消瘦，四肢倦怠，五心烦热，口燥咽干，颊赤心忡，日晚潮热，夜有盗汗，胸胁不利，食减多渴，咳嗽稠粘，时有脓血。

黄芪一两　黄芩　桑白皮　半夏　甘草炙　知母　赤芍药　紫菀各五钱　秦艽　白茯苓焙　生地黄　柴胡　地骨皮各六钱六分　肉桂　人参　桔梗各三钱二分　鳖甲去裙，酥炙　天门冬去心，焙。各一两

上为粗末，每服二大钱，水一大盏，食后煎服。

人参黄芪散《宝鉴》　治虚劳客热，肌肉消瘦，四肢倦怠，五心烦热，咽干颊赤，心忡潮热，盗汗减食，咳嗽脓血。

人参　桔梗各一两　秦艽　鳖甲去裙，酥炙　茯苓各二两　知母二钱半　半夏汤洗　桑白皮各一两半　紫菀　柴胡各二两半　黄芪三两半

上为粗末，每服五钱，水煎服。

滋阴保肺汤《统旨》

黄柏盐水炒　知母各七分　麦门冬去心，三钱，　天门冬去心，一钱二分　枇杷叶去毛炙，一钱半　当归　芍药煨　生地黄　阿胶蛤粉炒。各一钱　五味子十五粒　橘红　紫菀各七分　桑白皮一钱半　甘草五分

上水煎服。

人参蛤蚧散《宝鉴》　治三二年间肺气上喘咳嗽，咯唾脓血，满面生疮，遍身黄肿。

蛤蚧一对全者，河水浸五宿，逐日换水，洗去腥气，酥炙黄色　杏仁去皮尖，炒，五两　甘草炙，三两　人参　茯苓　贝母　知母　桑白皮各二两

上为细末，磁器内盛。每日如茶点服。神效。

麦门冬汤《元戎》

麦门冬去心　桑白皮　生地黄各一两　半夏汤洗七次　紫菀　桔梗炒　淡竹茹　麻黄去根节。各七钱五分　五味子　甘草炙。各半两

上为粗末，每服五钱，水二盏，生姜二钱半，枣三枚劈破，同煎去渣，食后温服。

鸡苏丸见吐血。倒仓法见积聚。

人参救肺散《奇效》　治咳吐血。

人参　黄芪　当归尾　熟地黄各二钱　桑白皮　升麻　白芍药　柴胡各一钱　苏木　陈皮　甘草各半钱

水二盅，煎至一盅，食远服。

杏子汤见嗽。

白扁豆散《本事》

白扁豆　生姜各半两　枇杷叶去毛　半夏　人参　白术各二钱半　白茅根七钱半

水三升，煎一升，去渣，下槟榔末一钱和匀，分作四服，不拘时候。

甘桔汤见咽喉。

劫劳散《大全》　治肺痿痰嗽，痰中有红线，盗汗发热，热过即冷，饮食减少。

白芍药六两　黄芪　甘草　人参　当归　半夏　白茯苓　熟地黄　五味子　阿胶炒。各二两

每服三钱，水一盏半，生姜二片，枣三枚，煎九分，无时温服，日三。

噙化丸丹溪

香附童便浸　北杏仁童便浸，去皮尖，炒　山栀仁炒　青黛　海粉　瓜蒌仁　诃子肉　马兜铃

上为细末，入白硼砂少许，炼蜜少加姜汁为丸。每噙化一丸，白汤下。

天一丸丹溪　此壮水之主，以制阳光剂也。与前方相兼服，治阴虚火动咳血等症，甚效。

怀地黄　牡丹皮　黄柏童便浸，晒干　知母童便浸，晒干　枸杞子　五味子　麦门冬　牛膝　白茯苓

上为末，炼蜜丸，桐子大。空心汤吞下八九十丸。

咯 血

四物汤见虚劳。 白扁豆散见嗽血。 黑神散 小乌沉汤俱见鼻衄。 七珍散见不能食。

白及枇杷丸戴氏

白及一两 枇杷叶去毛，蜜炙 藕节各五钱

上为细末，另以阿胶五钱，锉如豆大，蛤粉炒成珠，生地黄自然汁调之，火上顿化，入前件为丸，如龙眼大。每服一丸，噙化。

白及莲须散戴氏

白及一两 莲花须金色者佳 侧柏叶 沙参各五钱

上为极细末，入藕节汁、地黄汁，磨京墨令黑，调药二钱，如稀糊啜服。

溲 血

五苓散见消瘅。 四物汤见虚劳。

胶艾汤《和剂》

阿胶碎，炒燥 芎䓖 甘草炙。各一两 当归 艾叶微炒。各三两 白芍药 熟干地黄各四两

每服三钱，水一盏，酒六分，煎八分，空心稍热服。

鹿茸丸《济生》

川牛膝去芦，酒浸 鹿茸去毛，酒蒸 五味子各二两 石斛去根 棘刺 杜仲去皮，炒 阳起石煅 川巴戟去心，山药炒 菟丝子淘净，酒蒸 附子炮，去皮尖 川楝子取肉，炒 磁石煅 官桂不见火 泽泻各一两 沉香半两，另研

上为末，酒糊丸，如梧桐子大。每服七十丸，空心温酒送下。

八味地黄丸见虚劳。

鹿角胶丸《济生》 治房室劳伤，小便尿血。

鹿角胶半两 没药另研 油头发灰各三钱

上为末，用茅根汁打面糊为丸，如桐子大。每服五十丸，盐汤下。

辰砂妙香散见心痛。 调胃承气汤见发热。

玉屑膏《三因》 治尿血并五淋砂石，疼痛不可忍受者。

黄芪 人参各等分

上为末。用萝卜大者，切一指厚，三指大，四五片，蜜淹少时，蘸蜜炙干，复蘸复炙，尽蜜二两为度，勿令焦，至熟蘸黄芪、人参末吃，不以时，仍以盐汤送下。

小蓟饮子《济生》 治下焦结热，尿血成淋。

生地黄四两 小蓟根 滑石 通草 蒲黄炒 藕节 淡竹叶 当归去芦，酒浸 山栀仁 甘草炙。各半两

上㕮咀，每服四钱，水一盏，煎八分，空心温服。

当归散《玄珠》 治妇人小便出血，或时尿血。

当归 羚羊角 赤芍药各五钱 生地黄一两 大蓟叶七钱半

分作三帖，水煎，食前服。

治血淋方

牛膝一两 黄柏 知母 泽泻各一两 麦门冬 天门冬 山栀仁各一两半 生地黄二两

上为末，粥糊丸，如梧桐子大。每空心白汤吞下八九十丸。

又方

人参 白术 川当归 熟地黄 川芎 山楂 茯苓各八分 黄芪七分 升麻三分

上水煎服。

又方

牡丹皮　当归　生地黄　山栀子　白芍药　甘草梢　滑石　泽泻　白茯苓　木通各等分

每服五七钱，加生姜皮二分，灯心一分，水煎，食前服。

瞿麦散《奇效》下同　治血淋尿血。

瞿麦穗　赤芍药　车前子　白茅根无根用花　赤茯苓　桑白皮炒　石韦去毛　生干地黄　阿胶炒　滑石　黄芩　甘草炙。各二钱

上为细末，每服二钱，入血馀烧灰一钱，食前沸汤调服。

柿蒂散　治血淋

上用干柿蒂，烧灰存性，为末。每服二钱，空心米饮调下。

当归汤　治血淋及五淋等疾。

当归去芦　淡竹叶　灯心　竹园荽　红枣　麦门冬去心　乌梅　木龙一名野葡萄藤　甘草

上各等分，锉碎，煎汤作熟水，患此疾者多渴，随意饮之。

羚羊角饮　治血淋，小便结热涩痛。

羚羊角屑　栀子仁　葵子炒。已上各一两　青葙子　红蓝花炒　麦门冬去心　大青　大黄炒。各半两

上捣筛，每服三钱匕，水一盏，煎七分，去滓，不拘时温服。

鸡苏饮子　治血淋不绝。

鸡苏一握，切　石膏八分，碎　竹叶一握，切　生地黄一升，切　蜀葵子四分，为末

上先将四味，以水五升，煮取二升，去滓，下葵子末，分温二服，如人行五里久进一服。忌芜荑、蒜、面、炙肉等。

金黄散　治小便血淋疼痛。

大黄煨　人参　蛤粉　黄蜀葵花焙。各等分

上为细末，每服一钱匕，灯心煎汤调服，日三。

神效方　治血淋。

海螵蛸　生干地黄　赤茯苓各等分

上为细末，每服一钱，用柏叶、车前子煎汤下。

髮灰散　治血淋，若单单小便出血如尿。

上用乱髮烧灰，入麝香少许，每服一钱，用米醋温汤调下。

治尿血方

淡竹叶　麦门冬　白茅花　车前子　陈柳枝　天门冬去心　地榆　香附子　郁金　灯心各半钱。

上以水二碗，煎八分，去滓，调四苓散，空心服。

四苓散

茯苓去皮　猪苓去皮　白术　泽泻各等分

上为细末，每服二钱，空心用前煎药调服。

蒲黄丸　治虚损，膀胱有热、尿血不止。

蒲黄　葵子　赤茯苓　黄芪已上各一两　车前子　当归微炒　荆实已上各七钱半　麦门冬去心　生地黄各二两

上为细末，炼蜜和捣二三百杵，丸如梧桐子大。每服三十丸，食前用米饮送下。

牡蛎散　治劳损伤中尿血。

牡蛎煅，为粉　车前子　白龙骨煅令赤　熟地黄　黄芩　桂心各一两

上为细末，每服二钱，食前米饮调下。

如神散　治心脏有热，热乘于血，血渗小肠，故尿血也。

阿胶蛤粉炒，一两　山栀仁　车前子　黄芩　甘草各二钱半

上细末，每服半钱或一钱，井花水调服，日三。

鹿茸散 治小便尿血，日夜不止。

鹿茸酒洗，去毛，涂酥炙令黄 生地黄焙 当归焙。已上各二两 蒲黄一合 冬葵子炒，四两半

上为极细末，每服三钱匕，空心用温酒调服，日二。一方，治下元虚惫尿血，炼蜜为丸，如梧桐子大。每服二十丸，食前用炒盐汤下。

治小便频数，卒然下血不止，并不疼痛。此缘心中积恶，机谋艰险，长怀嫉妬，多积忿气，伤损肝心正气；又因色伤，小肠气虚，血乘虚妄行，故有此疾，宜服此方。

桑寄生一两 熟地黄 茯苓各半两 人参 川芎 独活 蒲黄各二钱半 甘松 沉香各八分四厘

上为细末，每服三钱匕，水一盏，煎一二沸，便泻出去滓，非时吃。服此药后，其血已安，校觉丹田元气之虚，腰膝沉重，多困少力者，宜用桑寄生为细末，每服一二钱，非时点服补之。

犀角地黄汤 治小肠淋沥出血，疼痛难忍，及治心血妄行衄血等疾，食后临卧服之，用丝茅根煎服。余癸丑夏，尝苦淋漓之疾，出血不已，得黄应明授此方，数服而愈。

犀角如无，以升麻代之，半两 芍药二钱 牡丹皮半两 生地黄二钱

上锉碎，作一服，水一盏，煎八分，空心服。

下 血

赤小豆当归散《金匮》

赤小豆五两，水浸令芽出，曝干 当归一两

上捣为末，浆水服方寸匕，日三服。

黄土汤《金匮》

甘草 熟地黄 白术 附子炮 阿胶 黄芩各三两 灶中黄土半升

水八升，煮取三升，分温二服。

黄连汤洁古

黄连 当归各五钱 甘草炙，二钱半

每服五钱，水煎。

芍药黄连汤洁古

芍药 黄连 当归各半两 大黄一钱 淡桂五分 甘草炙，二钱

每服五钱，水煎。痛甚者，调木香、槟榔末一钱。

升麻补胃汤东垣

升麻 柴胡 防风各一钱半 黄芪 羌活各一钱 独活 白芍药 牡丹皮 熟地黄 生地黄 甘草炙。各五分 葛根 当归身各三分 肉桂少许

上作二服，水二盏，煎一盏，去渣，稍热食前服。

和中益胃汤东垣

熟地三钱 当归身酒洗，三分 升麻五分 柴胡五分 苏木一分 藁本二分 甘草炙，三分 益智三分

水三大盏，煎至一盏，去渣，午饭前服。

升阳除湿和血汤东垣

生地黄 牡丹皮 炙甘草 生甘草各五分 白芍药一钱半 黄芪一钱 升麻七分 熟地黄 当归身 苍术 秦艽 肉桂各三分 陈皮二分

水四大盏，煎至一盏，稍热空心服。

益智和中汤东垣

白芍药一钱五分 当归身 黄芪 升麻 炙甘草各一钱 牡丹皮 柴胡 葛根 益智仁 半夏各五分 桂枝四分 肉桂一分 干姜少许

上为粗末，水三盏，煎一盏，去渣，食后温服。

七味白术散见消瘅。

升阳除湿防风汤东垣

苍术泔[1]浸，去皮净，炒，四钱　白术　白茯苓　白芍药各一钱　防风二钱

上除苍术另作片，水一碗半，煮至二大盏，内诸药，同煎至一大盏，去渣，稍热空心食前服。

如飧泄不禁，以此药导其湿。如飧泄及泄不止，以风药升阳，苍术益胃去湿。脉实，腹胀闭塞不通，宜从权，以苦多甘少药泄之。如得通，复以升阳汤助其阳。或不便，以升阳汤中加泄药通之。

结阴丹《宝鉴》　治肠风下血，脏毒下血，诸大便血疾。

枳壳麸炒　威灵仙　黄芪　陈皮去白　椿根白皮　何首乌　荆芥穗各半两

上为末，酒糊丸，如桐子大。每服五七十丸，陈米饮入醋少许，煎过放温送下。

平胃地榆汤《宝鉴》

苍术　升麻　黑附子炮。各一钱　地榆七分　白术　陈皮　茯苓　厚朴　干姜　葛根各半钱　甘草炙　当归　炒曲　白芍药　益智仁　人参各三分

水二盏，生姜三片，枣二枚，煎至一盏，去渣，食前温服。

胃风汤《易简》

人参　茯苓　川芎　官桂　当归　芍药　白术各等分

每服二钱，水一大盏，粟米百余粒，同煎七分，去渣，稍热空心服。小儿量力增减。

若加熟地、黄芪、甘草等分为十味，名十补汤。若虚劳嗽加五味子，若有痰加半夏，若发热加柴胡，若有汗加牡蛎，若虚寒加附子，若寒甚加干姜，皆依本方等分。若骨蒸发热，饮食自若者，用十补汤加柴胡一两。若气弱加人参，若小便不利加茯苓，若脉弦涩加川芎，若恶风加官桂，若脉涩加当归，若腹痛加白芍药，若胃热湿盛加白术。

连蒲散

黄连　蒲黄炒。各一钱二分　黄芩　当归　生地黄　枳壳麸炒　槐角　芍药　川芎各一钱　甘草五分

水二盅，煎八分，食前服。酒毒加青皮、干葛，湿毒加苍术、白术。

理物汤　即理中汤、四物汤并用。

黄连阿胶丸见滞下。　香连丸见滞下。　四物汤见虚劳。　理中汤见霍乱。　黑神散见鼻衄。　胶艾汤见溲血。　震灵丹见泄泻。　驻车丸见滞下。　吴茱萸丸见噎。　平胃散见中食。　五苓散见消瘅。　神应丸见伤食。

枳壳散《和剂》

枳壳去瓤，炒，二十四两　甘草爁，六两

上为末，每服一钱，空心沸汤点服。

酒煮黄连丸见伤暑。　乌梅丸见伤寒厥。　小乌沉汤见鼻衄。

乌连汤《三因》

黄连　乌头炮。各等分

每服三钱，水一盏，煎五分，空心温服。热加黄连，冷加乌头。

荆梅花丸缺。

蒜连丸《济生》

独头蒜一个　黄连去须，不拘多少，研末

上先用独头蒜煨香熟，和药拌匀丸，如梧桐子大。每服四十丸，空心陈米饮送下。

乌荆丸《和剂》　治诸风纵缓，言语謇涩，遍身麻痛，皮肤瘙痒；并妇人血风，头疼眼晕；及肠风脏毒，下血不止；有病风挛搐，头颔宽亸不收，六七服瘥。

川乌炮，去皮脐，一两　荆芥穗二两

上为末，醋糊丸，如梧桐子大。每服二十丸，酒、汤任下。有疾，食空时日进

---

①　泔：原作“酒”，据《脾胃论》改。

三四服；无疾，早晨一服。

棕灰散《事亲》

败棕不拘多少，烧灰存性，为细末

上每服二钱，空心，好酒或清米饮调服。

三灰散《杨氏》

干侧柏略焙，为末，五钱 桐子炭再烧作炭，为末，二钱 棕榈烧存性，为末，勿令化作白灰，三钱

上分作二服，空心糯米饮调下。

败毒散见伤湿。

槐花汤《统旨》

槐花炒 侧柏叶杵 荆芥穗 枳壳麸炒黄色。各二钱五分

水二盅，煎八分，空心温服。

断红丸《济生》

侧柏叶炒黄 川续断酒浸 鹿茸火去毛，醋煮 附子炮，去皮脐 阿胶蛤粉炒成珠子 黄芪去芦 当归去芦，酒浸。已上各一两 白矾枯，半两

上为末，醋煮米糊丸，如梧桐子大。每服七十丸，空心米饮送下。

十全大补汤见虚损。 黄芪饮 即黄芪六一汤。见自汗。

附方

〔痔下血不止〕

芎归丸

川芎 当归 神曲炒 槐花微炒 黄芪 地榆已上各半两 荆芥穗 头髪烧存性 木贼 阿胶炒。各一两

上为细末，炼蜜为丸，如梧桐子大。每服五十丸，食前用米饮送下。

黑丸子《良方》 专治久年痔漏下血。

百草霜 白姜各一两 木馒头三两 乌梅 败棕 柏叶 乱髪已上各一两二钱半，俱各烧存性，为末 桂心三钱 白芷五钱

上为细末，研匀，醋糊为丸，如梧桐子大。每服三五十丸，空心用米饮汤送下。

加味四君子汤 治五痔下血，面色萎黄，心忪耳鸣，脚弱气乏，口淡食不知味。

人参 白术 茯苓 白扁豆蒸 黄芪 甘草各等分

上为细末，每服二钱，白汤点服。一方，有五味子，无甘草。

臭樗皮散《良方》 治痔漏下血及脓不止。

臭樗皮微炒 酸石榴皮 黄连去须 地榆 阿胶炒令黄。各一两 艾叶三分，微炒

上为细末，每服二钱，食前粥饮调下。

神效方《良方》 治痔疾下血，日夜不止。

白矾五两 绿矾三两 黄丹 伏龙肝 猬皮各二两

上捣碎，入磁罐子内，用炭火五七斤，烧炭尽为度，候冷取出，研如粉，以面糊为丸，如梧桐子大，每服十丸，空心米饮下。

地榆散《良方》 治血痔。

上用地榆为细末，每服二钱匕，食前米饮调下，日三服。

治血箭痔

上用苦楝子肉，为细末，酒煮糊为丸，如梧桐子大，每服三十丸，空心苍耳子煎汤送下，日三服。

止血方 治痔疮血出不止。

上用明血竭，为末傅之。

治痔疾便血方

上用活鲫鱼一个，八两重者，洗净，鳞、尾、肠、肚皆不去。用棕皮二两，洗净寸截，先将棕一两，铺在瓦罐子内，次安鱼，上面却将棕一两盖之，即闭罐口，黄泥固济、火畔炙干。量罐子开一地坑，先安小砖一片，后坐罐子，四面用熟炭火

六七斤烧煅，候烟绝取罐子，于净地以瓦盆合定，净土拥，勿令透气，经一宿出火毒，开取药细研。每服一钱，食前用米饮调下。忌动风之物。

猪脏丸 治大人小儿大便下血日久，多食易饥，腹不痛，里不急。先用海螵蛸炙黄，去皮，白者为末，以木贼草煎汤调下，三日后效。

黄连二两，锉碎 嫩猪脏二尺，去肥

上以黄连塞满猪脏，扎两头，煮十分烂，研细，添糕糊丸，如梧桐子大。每服三五十丸，食前米饮送下。

槐角散 治脾胃不调，胀满下血。

槐角二两 枳壳 当归 苍术 陈皮 厚朴制。各一两 乌梅 甘草各半两

上㕮咀，每服五钱，水一盏，煎七分，去滓，食前服。

猪脏丸 治痔瘘下血。

猪脏一条，洗净控干 槐花炒，为末，填入脏内，两头扎定，石器内米醋煮烂

上捣和丸，如梧桐子大。每服五十丸，食前当归酒下。

鲫鱼方 治肠风血痔，及下痢脓血，积年泻血，面色萎黄。

大活鲫鱼一尾，不去鳞肚，下穿孔，去其肠秽，入白矾 白矾一块，如金橘大

上用败棕皮重包，外用厚纸裹，先煨令香熟，去纸，于熨斗内烧，带生存性，为细末。每服一钱，空心温米饮调下。一方，瓦瓶内盖定，炭火烧为灰，软饭和丸，如梧桐子大。每服二十丸，食前粥饮下。

胜金丸一名百药散 治肠风下血，溺血不止，及脏毒或便血。

百药煎三两，一两生用，一两炒焦，一两烧存性

上为细末，软饭和丸，如桐子大。每服五十丸，空心米饮下。一方，为细末，米汤调二钱服。

四季侧柏散 治肠风脏毒，下血不止。

侧柏叶烧存性，春采东，夏采南，秋采西，冬采北

上为细末，每服二钱，糯米饮调下。一方，用叶一斤，洗炙为末，每服二钱，食前枳壳汤调下。

肠风黑散 治脏毒下血。

荆芥烧 枳壳炒。各二两 乱鬏 槐花 槐角 猬皮炙 甘草炙。各一两半。

上同入磁瓶内，泥固济，烧存三分性，出火气，同枳壳炙木馒头为末，每服二钱，食前温酒调服，水煎亦可。

黄连散 治肠风下血，疼痛不止。

黄连 贯众 鸡冠花 乌梅肉 大黄各一两 甘草炙，三分

上为细末，每服二钱，不拘时，米汤调下。

椿皮丸 治痔漏下血疼痛。

东行椿根白皮

上为细末，醋糊和丸，如梧桐子大。每服七十丸，空心用米汤送下。

卷柏丸 治脏毒。

卷柏生石上，高四五寸，根黄如丝，茎[①]细，上有黄点子，取枝焙干用 黄芪各等分

上为细末，每服二钱，空心米饮调服。

治肠风脏毒方

山里果晒干

上为细末，每服二钱，空心米饮调下。

畜 血

犀角地黄汤见鼻衄。 桃仁承气汤

---

① 茎：原脱，据“世医得效方”补。

抵当汤并见伤寒畜血。

许州陈大夫传**仲景百劳丸方** 治一切劳瘵积滞疾，不经药坏证者宜服。

当归炒 乳香 没药各一钱 虻虫十四个，去翅足 人参二钱 大黄四钱 水蛭十四个，炒 桃仁十四个，浸，去皮尖

上为细末，炼蜜为丸，桐子大。都作一服，可百丸，五更用百劳水下，取恶物为度，服白粥十日。百劳水，杓扬百遍，乃仲景甘澜水也。

抵当丸与汤四味同，但分两减半，捣细，水调服。前之百劳丸，乃是此抵当丸内加人参、当归、没药、乳香，蜜丸，甘澜水下。

通经丸方 乃仲景抵当丸内加穿山甲、广茂、桃仁、桂，蜜丸。妇人伤寒妊娠不可以此丸下，当以四物汤、大黄各半汤下之。

又方 卫州张推官在勘院，王公以职医宿直夜，口传此方，治人效者不可胜数，寻常凝滞，其效尤速，任冲不调，经脉闭塞，渐成癥瘕。

虻虫麸炒，四十个 水蛭炒，四十个 斑蝥去翅足，炒 杜牛膝各一两 当归 红花各三钱 滑石二钱半

上细末，每服一钱，生桃仁七个细研，入酒调下。如血未通再服，以通为度，食前。

地黄汤韩氏《微旨》 治病人七八日后，两手脉沉迟细微，肤冷，脐下满，或喜或妄，或狂或躁，大便实而色黑，小便自利者，此畜血证具也。若年老及年少气虚弱者，宜此方主之。

生地黄自然汁一升，如无生地黄，只用生干地黄末，一两 生藕自然汁半升，如无藕，以蓟刺汁半升，如无蓟刺汁，用蓟刺末一两 蓝叶一握，切碎，干者末，一两 虻虫三十个，去足翅，炒黄 大黄一两，锉如骰子大 桃仁半两 水蛭十个，麸炒[①] 干漆炒烟尽，半两[②]

上同一处，水三升半，同慢火熬及二升以来，放冷，分三服。投一服，至半日许血未下，再投之。此地黄汤，比抵当汤丸其实甚轻也。如无地黄与藕汁，计升数添水同煎。

生漆汤《元戎》 病人七八日后，两手脉沉细而数，或关前脉大，脐下满，或狂走，或喜妄，或谵语，不大便，小便自利，若病人年少气实，即血凝难下，恐抵当丸力不能及，宜此。

生地黄汁一升，如无汁，用生干地黄三两半 犀角一两，镑，为末 大黄三两，锉碎如骰子大 桃仁三十个，擂碎

上作一处，用水三升，好酒一升，慢火熬，三升以来，倾出滤去滓，再入锅，投点光生漆一两半，再熬之，至二升即住，净滤去滓，放冷，作三服，每投服，候半日许血未下，再投一服，候血下即止。服药如无生地黄汁，更添水一升同煎。

活人大黄汤《元戎》 治阳毒伤寒未解，热结在内，恍惚如狂者。

桃仁二十粒，麸炒黄 官桂七钱 芒硝二钱半 大黄 甘草 木通 大腹皮各一两

上㕮咀，每服四钱，水一盅，煎至六分，去滓温服，无时。此方细末，蜜丸桐子大，温酒下二三十丸，治妇人经闭或不调。若瘀血已去，以复元通气散加当归煎服亦可。又法，筋骨损伤，用左经丸之类；或用草乌头，枣肉为丸，服之以行诸经者，以其内无瘀血，故用之。药剂寒热温凉不一，惟智者能择之，而不可偏执也。

---

① 麸炒：原在“桃仁半两”之下，据《伤寒微旨论》移此。

② 干漆炒烟尽，半两：原脱，据《伤寒微旨论》补。

代抵当丸 行瘀血。自制。

大黄川产如锦纹者，去皮及黑心，四两 芒硝一两，如欲稳，以玄明粉代 桃仁麸炒黄，去皮尖，另研如泥，六十枚 当归尾 生地黄 穿山甲蛤粉炒。各一两 桂三钱或五钱

上为极细末，炼蜜丸，如桐子大。畜血在上焦，丸如芥子大，临卧去枕仰卧，以津咽之，令停留喉下，搜逐膈上；中焦食远，下焦空心，俱桐子大，以百涝水煎汤下之。用归地者，欲下血而不损血耳，且引诸药至血分也，诸药皆犷悍，而欲以和剂之也。如血老成积，此药攻之不动，宜去归、地，加广茂，醋浸透焙干，一两，肉桂七钱。

通真丸 妇人通经，男子破血。

大黄去皮，米醋同煮烂 桃仁各四两，去皮尖，另研 天水末四两，天水一名益元散 干漆二两，用瓦上焙烟尽 杜牛膝二两，生

上为末，醋糊丸，如桐子大。每服六七十丸。

大内伤丸 治血瘀。

白术黄土炒 枳壳麸炒 黄芩酒炒。各六钱 厚朴姜汁炒 香附童便炒 苍术米泔水洗，葱汁炒 草果炒 木瓜 赤曲炒 三棱蜜炙。各五钱 蓬术蜜水炒，七钱 青皮麸炒 川芎 白芍药酒炒 神曲炒 枳实麸炒 石菖蒲各一两 小茴香炒 肉桂 甘草炙 乳香出汗。各一两

前药二十一味，共为细末，神曲糊丸，如弹子大，朱砂一两为衣。汤、酒任下，多不过二丸。

上部内伤方

牡丹皮一钱 江西红曲八分 香附八分，童便制 麦芽一钱 桔梗五分，中部不用 川通草一钱 穿山甲一钱，麸炒，有孕不用 降香一钱，为末，红花七分 山楂八分 苏木一钱，捶碎

上酒、水各一盅，煎八分。甚者加童便一盅。如痰盛加姜制半夏七分半，有孕者油炒。如痛甚加真乳香、没药各七分半。中部加枳壳，胁痛加柴胡。

第四册

头痛

麻黄附子细辛汤见伤寒太阳。

吴茱萸汤见伤寒吐。

清空膏东垣

羌活 防风各一两 柴胡七钱 川芎五钱 甘草炙，一两半 黄连炒，一两 黄芩三两，一半酒制，一半炒

上为细末，每服二钱，热盏内入茶少许，汤调如膏，抹在口内，少用白汤临卧送下。

白虎汤见伤寒发热。

安神散东垣

黄芪 羌活 酒黄柏各一两 防风二钱半 酒知母 酒生地黄 柴胡 升麻各五钱 炙甘草 生甘草各三钱

每服半两，水二盏，煎至一盏半，加蔓荆子半钱，川芎三分，再煎至一盏，临卧去渣热服。东垣、丹溪治虚热头痛，大率皆以酒芩、酒连、酒柏加风剂也。

川芎散《宝鉴》 治头风，偏正头痛昏眩，妙方。

川芎 细辛 羌活 槐花 甘草炙 香附子 石膏各半两 荆芥 薄荷 菊花 防风去叉 茵陈各一两

上为末，每服二钱，食后茶清调下，日三服。忌动风物。

清上泻火汤东垣 昔有人年少时气弱，于气海、三里节次约灸五七百壮，至年老添热厥头痛，虽冬天大寒，独喜风寒，其头痛便愈，微来暖处，或见烟火，其痛复作，五七年不愈，皆灸之过也。

羌活三钱 酒知母 酒黄芩各一钱半 黄芪 酒黄柏各一钱 防风 升麻各七分 柴胡 藁本 酒黄连 生地黄 甘草各五分 川芎 荆芥 蔓荆子各二分 苍术 当归各三分 细辛 红花各少许

分作二服，每服水二盏，煎至一盏，去渣，稍热服，食远。

补气汤东垣 服前药之后服此药。

黄芪八分 甘草炙 当归身各二钱 柴胡 升麻各二分 细辛少许 麻黄炒 苦丁香各半钱

上水煎服。

石膏散《宝鉴》

麻黄去根节 石膏各一两 何首乌半两 葛根七钱半

上为细末，每服三钱，生姜三片，水煎，稍热服。

石膏散《宝鉴》

川芎 石膏乱纹好者 白芷各等分

上为细末，每服四钱，热茶清调下。

荆芥散《本事》 治头风。

荆芥 石膏煅存性，等分

上为细末，每服二钱，姜三片，葱白三寸和须，使水一盏，煎至七分，食后服。

治丈夫妇人风虚头疼，气虚头疼，妇人胎前产后伤风头疼，一切头疼，并皆治之。

茵陈拣净，五两 麻黄 石膏煅存性。各

二两

上为末，每服一钱，腊茶调下，食后服，服毕仰卧霎时。

羌活附子汤东垣

黄芪　麻黄各一钱　羌活　苍术各半钱　防风　升麻　甘草各二分　黑附子一分　白芷　白僵蚕　黄柏各三分

水煎，去渣温服，食后。若有寒嗽，加佛耳草三分。

麻黄吴茱萸汤东垣

苍术一钱　麻黄　羌活各五分　吴茱萸三分　藁本　柴胡　升麻　黄芪　当归　黄柏　黄连　黄芩各二分　半夏　川乌　蔓荆子各一分　细辛　红花各少许

水二盏，煎至一盏，去渣，稍热服，食远。

透顶散《本事》　治偏正头风，夹脑风，并一切头风，不问年深日近。

细辛表白者，三茎　瓜蒂七个　丁香三粒　糯米七粒　脑子　麝香各一黑豆大

上将脑、麝，乳钵内研极细，却将前四味研匀，另自治为末，然后入乳钵内，荡起脑、麝令匀，用瓦罐子盛之，谨闭罐口。患人随左右搐之，一大豆许，良久出涎一升许则安。

大川芎丸河间　治头风旋晕眩急，外合阳气，风寒相搏，胃膈痰饮，偏正头疼，身体拘倦。

川芎一斤　天麻四两，用郓州者

上为末，炼蜜丸，每两作十丸。每服一丸，细嚼，茶、酒下，食后服。

神圣散河间　治脑风，邪气留饮不散，项背怯寒，头痛不可忍者。

麻黄去节　细辛去苗　干蝎[①]生一半，炒一半　藿香叶各等分

上为末，每服二钱，煮荆芥、薄荷，酒调下，茶调亦得。并治血风证。

乳香盏落散《宝鉴》　治男子妇人偏正头疼不可忍者。

御米壳去蒂，四两　陈皮　甘草炙　桔梗去芦　柴胡去苗。各一两

上为细末，每服二钱，水一盅，入灯心十茎，长四指，同煎七分，去渣，食后温服。

顺气和中汤　治气虚头痛。

黄芪一钱半　人参一钱　白术　陈皮　当归　芍药各五分　甘草炙　升麻　柴胡各三分　蔓荆子　川芎　细辛各二分

水二盏，煎至一盏，去渣温服，食后。服之减半，再服而愈。

调中益气汤见劳倦。　半夏白术天麻汤见眩晕。

玉壶丸《和剂》　治风痰吐逆，头痛目眩，胸膈烦满，饮食不下，及咳嗽痰盛，呕吐涎沫。

天南星生　半夏生。各一两　天麻半两　头白面三两

上为细末，滴水为丸，如梧桐子大。每服三十丸，用水一大盏，先煎令沸，下药煮五七沸，候药浮即熟，漉出放温，别用生姜汤下，不计时候服。

水煮金花丸见痰饮。

玉真丸《本事》　治肾气不足，气逆上行，头痛不可忍，谓之肾厥，其脉举之则弦，按之则坚。

硫黄二两　石膏煅通赤，研　半夏汤洗　硝石研。各一两

上为细末，研匀，生姜汁糊丸，如桐子大，阴干。每服二十丸，姜汤或米饮下。

更灸关元百壮。《良方》中黄丸子亦佳。虚寒甚者，去石膏，用钟乳粉一两。

正元散见劳倦。　大三五七散见中风。　来复丹见中暑。　黑锡丹见痞。

---

① 蝎：原作"葛"，据《宣明论》改。

茸朱丹魏氏

好辰砂　草乌　瞿麦　黄药子各一两

上为粗末，瓷碗一个，以姜汁涂炙数次，入砂在内，上铺诸药，复以盏盖了，掘一小坑，安碗在内，用熟炭五斤，煅令火尽，吹去草药灰，取辰砂研细，或只独用辰砂末。每服一钱半，淡姜汤下。或加用鹿茸，爁去毛，切片酒浸，为末三两，和黄枣肉丸，如梧桐子大。每服三四十丸，人参汤下，空心服。熟砂有毒，更宜斟酌。

钩藤散见眩晕。　治中汤　红丸子二方并见伤食。　葛花解酲汤见伤饮。　沉香降气散见气。　苏子降气汤见气。　养正丹见气。　既济解毒汤见上热下寒。

白芷散东垣　治风头痛，搐鼻。

石膏　芒硝各二钱　薄荷三钱　郁金　白芷各二钱

上为细末，口含水搐鼻。

若症在太阳，加羌活二钱，防风一钱，红豆二粒，为末搐之。

川芎散东垣　搐鼻。

青黛二钱半　蔓荆子　川芎各一钱二分　郁金　芒硝各一钱　石膏一钱三分　细辛根一钱　薄荷叶二钱　红豆一粒

上为末。

瘦人搐鼻药丹溪

软石膏　朴硝半钱　脑子　檀香皮　荆芥　薄荷叶各一钱　白芷　细辛各三钱

如圣散《宝鉴》　治眼目偏痛，头风。

麻黄烧灰，半两　盆硝二钱半　麝香　脑子各少许

上为细末，搐之。

又方

杨梅青　硝石　伏龙肝

各等分，为末搐鼻。

瓜蒂神妙散河间　治偏正头目昏眩，及偏正头痛。

焰硝　雄黄　川芎　薄荷叶　道人头即苍耳子　藜芦各一分　天竺黄一钱半

上为细末，含水，鼻中搐一字，神验。

火筒散初虞　治头风。

蚯蚓粪四钱　乳香二钱　麝香少许

上为末，用纸筒自下烧上，吸烟搐鼻内。

一滴金丸《奇效》　治首风，及偏正头风。

人中白　地龙各一分

上为细末，用羊胆汁和丸，如芥子大。每用一①丸，新汲水一滴化开，滴入两鼻中。

治八般头风《本事》

草乌尖　细辛等分　黄丹少许

上为细末，用苇管搐入鼻中。

《斗门方》　治卒头上痛。皂荚末吹鼻，嚏即止。

头风摩散方《金匮》

大附子一枚，炮　食盐等分

上二味为末，以方寸匕摩疹上，令药力行。

《圣惠》治风头痛，每天欲阴风雨先发者。用桂心一两，为末，以酒调如膏，用傅顶上并额角。

治头风饼子《圣惠》

五倍子　全蝎　土狗各七个

上为末，醋糊作如钱大饼子，发时再用醋润透，贴太阳穴上，炙热贴之，仍用帕子缚之，啜浓茶，睡觉即愈。

冲和膏《玄珠》　治偏正头风肿痛，并眼痛者。

紫荆皮炒，五两　独活去节，炒，三两　赤芍药炒，二两　白芷　菖蒲各一两

---

① 一：原脱，据《奇效良方》补。

上为末，葱头煎浓汤调涂。

秘方贴头风热痛

用大黄、朴硝各等分，为末，井底泥和捏作饼，贴两太阳穴。

秘方茶调散《玄珠》　治风热上攻，头目昏痛，及头风热痛不可忍。

片芩二两，酒拌炒三次，不可令焦　小川芎一两　细芽茶三钱　白芷五钱　薄荷三钱　荆芥穗四钱

头巅及脑痛，加细辛、藁本、蔓荆子各三钱。

上为细末，每服二三钱，用茶清调下。

芎术汤《奇效》，下并同　治湿头痛，眩晕痛极。

川芎　附子生，去皮脐　白术已上各三钱　桂心去皮　甘草各一钱

上作一服，水二盅，生姜七片，枣二枚，煎至一盅，食远服。

川芎散　治风盛膈壅，鼻塞清涕，热气上攻，眼目多泪生眵，及偏正头痛。

川芎　柴胡各二钱　细辛　半夏曲　人参　前胡　防风　甘菊花　甘草炙。各一钱　薄荷少许

上作一服，水二盅，姜三片，煎至一盅，食后服。

菊花散　治风热上攻，头痛不止。

甘菊花去梗　旋覆花去梗　防风去芦　枳壳去瓤，麸炒　川羌活去芦　蔓荆子　石膏　甘草炙。各一钱半

上作一服，水二盅，姜五片，煎一盅，不拘时服。

芎辛导痰汤　治痰厥头痛。

川芎　细辛　南星　陈皮去白　茯苓已上各一钱半　半夏二钱　枳实麸炒　甘草各一钱

上作一服，水二盅，姜七片，煎至一盅，食后服。

大追风散　治久新偏正头疼，肝脏久虚，血气衰弱，风毒上攻，头目眩晕，心烦，百节酸疼，鼻塞声重，项背拘急，皮肤瘙痒，面上游风，状若虫行，一切头风。兼治妇人血风攻注。此药消风化痰，清利头目。

川乌炮，去皮脐　防风　川芎　荆芥　僵蚕炒去丝　石膏煅　甘草炙。已上各一两　白附子炮　全蝎去毒，炒　羌活　地龙去土，炒　南星　天麻　白芷已上各五钱　乳香研　没药研　草乌炮　雄黄已上各一钱半

上为细末，每服半钱，临睡细茶汤调服。

止痛太阳丹　天南星　川芎各等分

上为细末，用连须葱白，同捣烂作饼，贴于太阳痛处。

治气攻头疼不可忍者

蓖麻子　乳香各等分①

上同捣烂作饼，贴太阳穴上。如痛定，急去顶上解开头发出气，即去药。一方，无乳香。

治头痛不可忍方

上用蒜一颗，去皮，研取自然汁，令病人仰卧垂头，以铜箸点少许，滴入鼻中，急令搐入脑，眼中泪出，瘥。

治头痛

上用水调决明子末，贴太阳穴。一方，作枕，去头风，明目。

急风散　治男女偏正头风，夹脑风，太阳穴痛，坐卧不安。

川乌生，去皮脐　辰砂研。各一两　南星生，二两

上为细末，用酒调涂痛处，小儿贴囟门。

点头散　治偏正头疼。

川芎二两　香附子四两，炒，去毛

①　各等分：原脱，据《奇效良方》补。

上为细末，每服二钱，食后用茶清调服。

芎犀丸　治偏正头疼，一边鼻不闻香臭，常流清涕，或作臭气一阵，服芎、蝎等药不效者，服此不十服愈，及治喷嚏稠浓。

川芎　朱砂研，内一两为衣　石膏研　片脑已上各四两　人参　茯苓　甘草炙　细辛已上各二两　犀角生用　栀子各一两　阿胶炒，一两半　麦门冬去心，三两

上为细末，炼蜜为丸，如弹子大。每服一丸或二丸，食后细嚼，茶、酒任下。

胡芦巴散　治气攻头痛如破。

胡芦巴炒　三棱剉，醋浸炒干　干姜炮。各一两

上为细末，每服二钱，不拘时，温生姜汤或温酒调服。及治瘴疟瘥后头痛。

〔**偏头风**〕

川芎散《宝鉴》

甘菊花　石膏　川芎　白僵蚕生。各六钱

上为极细末，每服三钱，茶清调下。

洁古方　治头痛连睛痛。

石膏　鼠粘子炒

上为细末，茶清食前调下。

细辛散东垣

细辛两分　川芎七分　柴胡两分　黄芩酒炒，一钱　生黄芩五分　瓦粉两分　甘草炙，一钱半　黄连酒炒，七分　芍药半钱

每服三钱，水煎，食后温服。

治偏头疼方

郁金一颗　苦胡芦子一合

上为细末，用白绢子裹药末一钱，于新汲水内浸过，滴向患处鼻中，得黄水出即瘥。

仙灵脾浸酒方　治偏头风，手足不遂，皮肤不仁。用仙灵脾一斤，细锉，以无灰酒两斗浸之，春五、夏三、秋七、冬十日，取出药。每日随性暖酒饮之，常令醺醺，不得大醉，酒尽再合。合时忌鸡、犬见之。

白附散《本事》　治风寒客于头中疼痛，牵引两目，遂至失明。

白附子一两　麻黄不去节　川乌　南星各半两　全蝎五个　干姜　朱砂　麝香各两钱半

上为细末，酒调一字服。略睡少时效。

治偏头风

猪牙皂角去皮筋　香白芷　白附子各等分

上为末，每服一钱，腊茶调下。右疼右边卧，左疼左边卧，皆疼仰卧，食后服。

一粒金东垣　治偏头风。

荜拨以猪胆汁拌匀，入胆内悬待阴干用　玄胡索　青黛　白芷　川芎各一两

上为细末，无根水为丸。每用一丸，以无根水化开，搐鼻内，外以铜钱咬口内出涎。

〔**雷头风**〕

清震汤《保命》　治头面疙瘩，憎寒拘急，发热，状如伤寒。

升麻　苍术米泔浸一宿。各四钱　荷叶一个，全者

用水二盅，煎八分，食后服。

茶调散即二仙散。

大黄　黄芩各二两　牵牛　滑石各四两

上为细末，滴水为丸，如小豆大。温水下十五丸，每服加十丸，以利为度，日三服。

神芎丸子和　治心经积热，风痰壅滞，头目赤肿，或有疮疖，咽膈不利，大小便闭涩，一切风热之证，并宜服之。

大黄生　黄芩各二两　牵牛生　滑石各四两　黄连　薄荷叶　川芎各半两

为末，滴水丸，梧桐子大，每服五十丸，食后温水送下。

乌荆丸见中风。

愈风饼子子和

川乌炮，半两　川芎　甘菊　白芷　防风　细辛　天麻　羌活　荆芥　薄荷　甘草炙。各一两

上为细末，水浸蒸饼为剂，捏作饼子。每服三五饼，细嚼，茶酒送下，不计时候。

凉膈散见发热。

黑锡丹《和剂》　治真头痛。

沉香　附子制　胡芦巴　肉桂各半两　茴香　破故纸　肉豆蔻　金铃子　木香各一两　黑锡　硫黄与黑锡结砂子。各二两

上为末，同研匀，酒煮面糊和丸，如梧桐子大，阴干，以布袋擦令光莹。每服四十丸，空心姜、盐汤送下。一方有阳起石半两，巴戟一两。

普济消毒饮子东垣

黄芩　黄连各半两　人参三钱　橘红　玄参　甘草生。各二钱　连翘　鼠粘子　板蓝根　马屁勃各一钱　白僵蚕炒　升麻各七分　柴胡　桔梗各二钱

上共为细末，用汤调，时时服。或拌蜜为丸，噙化。或加防风、薄荷、川芎、当归身，㕮咀如麻豆大，每服五钱，水煎去渣，热服之，食后时时服之。如大便硬，加酒煨大黄一钱，或二钱以利之。肿热甚者，宜砭刺之。

黑白散洁古　治大头病，如神。

乌黑蛇酒浸　白花蛇去头尾，酒浸　雄黄二钱　大黄煨，半两

上为极细末，每服一二钱，白汤调，无时。

甘桔汤见咽喉。

〔眉棱骨痛〕

选奇汤东垣

防风　羌活各三钱　酒黄芩一钱，冬不用。如能食，热痛者加之　甘草三钱，夏生，冬炙用

每服三钱，水煎，稍热服，食后时时。

祛风清上散《统旨》　治风热上攻，眉棱骨痛。

酒黄芩二钱　白芷一钱半　羌活　防风　柴胡梢各一钱　川芎一钱二分　荆芥八分　甘草五分

水二盅，煎八分，食后服。

二陈汤见痰饮。

羌乌散丹溪　治因风眉骨痛不止者。

川乌　草乌各一钱，此二味俱用童便浸二宿　细辛　羌活　片芩酒拌炒　甘草炙。各半钱

上为细末，分二服，茶清调下。

生熟地黄丸见目。导痰汤见痰饮。

小芎辛汤《良方》　治风寒在脑，或感湿邪头痛脑晕，及眉棱眼眶痛者。

川芎三钱　细辛洗去土　白术各二钱　甘草一钱

水二盅，姜三片，煎八分，食远服。

上清散《奇效》　治头痛、眉骨痛、眼痛不可忍者。

川芎　郁金　芍药　荆芥穗　芒硝已上各半两　薄荷叶　乳香　没药已上各一钱　片脑半钱

上为细末，每用一字，鼻内搐之。

治眉心并眉梁骨疼者。用二陈汤煎饮，下青州白丸子，立验。

〔头风屑〕

泻青丸

当归去芦，焙称　草龙胆焙称　川芎　栀子　川大黄煨　羌活　防风去芦

上各等分，为末，炼蜜为丸，鸡头大。每服一丸，煎竹叶汤同砂糖温水化下。

人参消风散《宝鉴》　治诸风上攻，头目昏痛，项背拘急，肢体烦疼，肌肉蠕动，目眩旋运，耳啸蝉鸣，眼涩好睡，鼻塞多嚏，皮肤顽麻，燥痒瘾疹。又治妇人血风，头皮肿痒，眉骨疼旋欲倒，痰逆恶心。

芎䓖　羌活　防风　人参　茯苓去皮　白僵蚕炒　藿香叶　荆芥穗　甘草炙　蝉壳去土。各二两　厚朴去皮，姜制　陈皮去白。各半两

上为细末，每服二钱，茶清调下。如久病偏头风，每三日服，便觉轻减。如脱着沐浴，暴感风寒，头痛声重，寒热倦疼，用荆芥茶清调下半盏。小儿虚风，目涩昏倦，及急慢惊风，用乳香、荆芥汤调下亦得。

紫菀丸见积聚。

〔头重〕

红豆散

麻黄根炒，半钱　苦丁香半钱　红豆十粒　羌活烧　连翘各三钱

上五味，为细末，鼻内搐之。

治头内如虫蛀响，名天白蚁。用茶子细末吹鼻中。

颈项强痛

驱邪汤《会编》

麻黄　桂枝　杏仁　甘草　防风　羌活　独活　川芎　藁本　柴胡　家葛　白芷　升麻

上生姜、薄荷水煎服。又方，多加紫金藤。

消风豁痰汤

黄芩酒炒　羌活　红花　半夏姜制　陈皮　白茯苓　甘草　独活　防风　白芷　家葛　柴胡　升麻

上生姜煎服。又方，多加紫金藤。

疏风滋血汤

当归　川芎　白芍药　熟地黄　羌活　独活　红花　牛膝　防风　白芷　家葛　升麻　甘草　柴胡　桃仁

上生姜煎服。又方，多加紫金藤。

升麻防荆汤

柴胡　黄芩　半夏姜制　甘草　防风　荆芥　羌活　独活　家葛　升麻　赤芍药　川芎　白芷

上生姜、薄荷煎服。无汗加麻黄，有汗加桂枝。

加味胜湿汤

羌活　独活　藁本　防风　蔓荆子　川芎　苍术泔浸，炒　黄柏酒炒　荆芥　甘草炙

上生姜煎服。又方，多加紫金藤。

发热恶寒有外邪者，加麻黄、桂枝；腰痛沉沉者，加熟附、防已；虚极者，去黄柏，加人参。

养神汤东垣

黄芪一钱　人参三分　甘草七分　苍术五分　白术三分　柴胡四钱　升麻四钱　归身五分　麦芽五分　木香一分　川芎三分　半夏七分　橘皮一钱　黄连五分　黄芩酒浸，二分　黄柏一分

㕮咀，每服五钱，水二盏，煎去渣，稍热服，无时。

椒附散《本事》　治项筋痛连背髀，不可转移。

大附子一枚，六钱以上者，炮，去皮脐，末之

上末每二大钱，好川椒二十粒，用白面填满，水一盏半，生姜七片，同煎至七分，去椒入盐，空心服。予一亲患此，服诸药无效，尝忆《千金髓》有肾气攻背强一证，处此方与之，一服瘥。

木瓜煎《本事》

本瓜两个，取盖去瓤　没药研，二两　乳香研，二钱半

二味内木瓜中，盖合，竹签签定，饭上蒸三四次，研成膏。每服三五匙，地黄酒化下生地黄汁半盏，和无灰酒二盏，用八分一盏，暖化服。

和气饮见水肿。六味地黄丸见虚损。

心痛胃脘痛

金铃子散《保命》 治热厥心痛，或作或止，久不愈者。

金铃子 玄胡索各一两

上为末，每服三钱，酒调下。痛止，与枳术丸。枳术丸见伤食。

煮黄丸洁古 治饮食过多，心腹胀满，胁肋走气，痃癖刺痛，如神。

雄黄研，一两 巴豆五钱，去皮心，研如泥

上入白面二两，同研匀，滴水丸，如桐子大。滚浆水煮十二丸，滤入冷浆水内，令沉冷，每用时用浸药冷浆下一丸，一日十二时尽十二丸，以微利为度，不必尽剂。

藁本汤洁古 治大实心痛，大便已利，宜以此撤其痛也。

藁本半两 苍术一两

每服一两，水二盏，煎至半盏，温服。

术附汤《活人》 治寒厥暴心痛，脉微气弱。

附子炮，去皮脐，一两 白术四两 甘草炙，一两

上粗末，每三钱，水一盏半，姜五片，枣一枚，煎至一盏，去渣温服，食前。

麻黄桂枝汤《三因》 治外因心痛，恶寒发热，内攻五脏，拘急不得转侧。

麻黄去节，汤浸，焙 桂心 芍药 细辛去苗 干姜 甘草炙。各七钱半 半夏 香附各五钱

每服五钱，水盏半，生姜五片，煎七分，去渣，食前服。大便秘，入大黄，量虚实加减。

九痛丸《金匮》 治九种心痛。

附子炮，二两 生狼牙炙香 巴豆去皮心，炒，研如脂。各半两 人参 干姜 吴茱萸各一两

上为末，炼蜜丸，如桐子大。酒下，强人初服三丸，日三服，弱者二丸。兼治卒中恶，腹胀，口不能言。又治连年积冷，流注心胸痛，并冷肿上气，落马坠车血疾等证，皆主之。忌口如常法。

乌头赤石脂丸《金匮》

蜀椒一两 乌头炮，二钱五分 附子炮，半两 干姜炮，一两 赤石脂二两

末之，蜜丸如桐子大。先食服一丸，日三服；疾未已，稍加服。

栝蒌薤白半夏汤《金匮》

栝蒌实一枚 薤白三两 白酒一斗 半夏半升

上同煮至四升，服一升，日三服。

大建中汤《金匮》

蜀椒二合，去汗 干姜四两 人参二两

以水四升，煮取二升，去渣，内胶饴一升，微火煎取一升半，分温再服。如一炊顷，可饮粥二升，后更服。当一日食糜，温覆之。

桂枝生姜枳实汤《金匮》

桂枝 生姜各一两 枳实五个

水六升，煮取三升，分温三服。

藿香正气散见中风。 五积散见中寒。

扶阳助胃汤 罗谦甫治漕运使崔君长男云卿，年二十五，体本丰肥，奉养高粱，时有热证，友人劝食寒凉物，因服寒药。至元庚辰秋疟发，医以砒霜等药治之，新汲水下，禁食热物。疟病未除，反添吐泻，脾胃复伤，中气愈虚，腹痛肠

鸣，时复胃脘当心而痛，不任其苦，屡医未效，至冬不瘥。延至四月间，劳役烦恼过度，前证大作，请予治之。诊视脉得弦细而微，手足稍冷，面色青黄不泽，情思不乐，恶人烦冗，饮食减少，微饱则心下痞闷，呕吐酸水，每发作冷汗时出，气促闷乱不安，须人额相抵而坐。少时易之，予思《内经》云：中气不足，溲便为之变，肠为之苦鸣；下气不足，则为痿厥心悗。又曰：寒气客于肠胃之间，则卒然而痛，得热则已。非甘辛大热之剂，则不能愈，遂制此方。

附子炮，去皮脐，二钱　干姜炮，一钱半　草豆蔻　益智仁　拣参　甘草炙　官桂　白芍药各一钱　吴茱萸　陈皮　白术各五分

《内经》曰：寒淫于内，治以辛热，佐以苦温。附子、干姜大辛热，温中散寒，故以为君。草豆蔻、益智仁辛甘大热，治客寒犯胃，为佐。脾不足者，以甘补之。炙甘草甘温，白术、陈皮苦温，补脾养气；水挟木气，亦来侮土，故作急痛，桂辛热以退寒水，芍药味酸以泻木来克土，吴茱萸苦热泄厥气上逆于胸中，为使。上锉如麻豆大，都作一服，水二盏，姜三片，枣二枚，同煎至一盏，去渣温服，食前。三服大势去，痛减半。至秋先灸中脘三七壮，以助胃气。次灸气海百余壮，生发元气，滋荣百脉。以远少丹服之，喜饮食，添肌肉，皮肤润泽。明年春，灸三里二七壮，乃胃之合穴，亦助胃气，引气下行。又以芳香助脾，服育气汤加白檀香平治之。戒以惩忿窒欲，慎言语，节饮食，一年而平复。

草豆蔻丸东垣　治客寒犯胃，热亦宜用，止可一二服。

草豆蔻一钱四分，面裹煨熟，去皮　吴茱萸汤泡去苦　益智仁　僵蚕炒。各八分　当归身　青皮各六分　神曲　姜黄各四分　生甘草三分　桃仁去皮，七个　半夏汤泡七次，一钱　泽泻一钱，小便利减半。一作一分，疑误　麦糵炒黄，一钱半　炙甘草六分　柴胡四分，详胁下痛多少与之　人参　黄芪　陈皮各八分

上除桃仁另研如泥外，为极细末，同研匀，汤浸炊饼为丸，桐子大。每服三十丸，熟白汤送下，食远，旋斟酌多少用之。

大柴胡汤见伤寒往来寒热。　大承气汤见伤寒潮热。　小胃丹见痰饮。厚朴丸见积聚。　紫菀丸见积聚。

星半安中汤《统旨》　治痰积作痛。

南星　半夏各一钱半，俱姜汤泡　滑石　香附　枳壳麸炒　青皮醋炒　木香　苍术米泔浸一宿，炒　砂仁　山栀炒黑　茯苓　橘红各一钱　甘草炙，五分

气攻痛者，去南星、滑石，加厚朴、玄胡索各一钱；痰甚，加白螺蛳壳烧灰一钱，临服入。

水二盅，姜三片，煎八分，食前服。

海蛤丸丹溪　治痰饮心痛。

海蛤烧为灰，研极细，过数日火毒散用之　瓜蒌仁带瓤同研

上以海蛤入瓜蒌内，干湿得所，为丸。每服五十丸。

清中汤《统旨》　治火痛。

黄连　山栀炒。各二钱　陈皮　茯苓各一钱半　半夏一钱，姜汤泡七次　草豆蔻仁捶碎　甘草炙。各七分

水二盅，姜三片，煎八分，食前服。

妙香散《良方》　治心气不足，精神恍惚，虚烦少睡，夜多盗汗。常服补益气血，安镇心神。

山药姜汁炙　茯苓去皮　茯神去皮木　远志去心，炒　黄芪各一两　人参　桔梗去芦　甘草炙。各半两　木香煨，二钱半　辰砂三钱，另研　麝香一钱，另研

上为细末，每服二钱，不拘时，温酒

调下。

加味七气汤《统旨》 治七情郁结，心腹痛，或因气而攻痛。

蓬术 青皮 香附俱米醋炒。各一钱半 玄胡索一钱 姜黄一钱 草豆蔻仁八分 三棱炮，七分 桂心五分 益智仁七分 陈皮八分 藿香七分 炙甘草四分

水二盅，煎八分，食前服。 死血胃脘痛，加桃仁、红花各一钱。

沉香降气散 正气天香散并见气。 桃仁承气汤见伤寒畜血。

失笑散《经验》 治妇人心痛气刺不可忍。

五灵脂净好者 蒲黄等分

上为末，每二钱，用黄醋一杓熬成膏，再入水一盏，煎至七分，热服。

手拈散《奇效》 治心脾气痛。

延胡索 五灵脂 草果 没药各等分

上为细末，每服三钱，不拘时，温热酒调下。

集效丸 万应丸 剪红丸三方并见虫。 乌梅丸见伤寒蛔厥。

甘草粉蜜汤《金匮》

甘草二两 粉一两 蜜四两

以水三升，先煮甘草，取二升，去渣，内粉、蜜搅令和，煎如薄粥，温服一升，瘥即止。

五苓散见伤寒渴。 参苏饮见发热。 二陈汤见痰饮。 越鞠丸见郁。

温胃汤东垣 治服寒药多，致脾胃虚弱，胃脘痛。

白豆蔻三分 益智 砂仁 厚朴 甘草 干姜 姜黄各二分 黄芪 陈皮各七分 人参 泽泻各三分

上为细末，每服三钱，水一盏，煎至半盏，食前温服。

术桂汤东垣 治寒湿所客，身体沉重，胃脘痛，面色痿黄。

麻黄一钱 桂枝五分 杏仁十粒 草豆蔻仁 半夏 泽泻 炒曲各五分 苍术三钱 陈皮 白茯苓各一钱 猪苓 黄芪各五分 炙甘草二分

水二大盏，煎至一盏，去渣，稍热服，食前。

桂黄散 大承气汤 小建中汤 大柴胡汤三方，并见伤寒。 胃苓汤见泄泻。 理中汤见伤寒。 补中益气汤见劳倦。 温中丸见黄疸。 大安丸即保和丸加白术二两，见伤食。 木香槟榔丸见伤食。 紫雪见发热。 小胃丹见痰饮。左金丸见发热。 十全大补汤见虚劳。 五膈宽中散见反胃。 四七汤见中气。 挝脾汤见呕吐。 苏子降气汤见痰饮。 小半夏茯苓汤同上。 半硫丸见大便秘。

附方

拈痛丸《奇效》，下同 治九种心痛。

五灵脂 蓬莪术煨 木香 当归各等分

上为细末，炼蜜和丸，如梧桐子大。每服二十丸，食前，用橘皮煎汤送下。

大沉香丸 治冷气攻冲，心腹刺痛，亦治卒暴心痛。

沉香 干姜炮 姜黄 辣桂 檀香已上各四钱 甘松洗，焙 白芷 天台乌药 甘草已上各八两 香附一斤 白豆蔻仁二两

上为细末，炼蜜和丸，如弹子大。每服一丸，食前细嚼，用生姜汤下。

沉香降气汤加乳香，治阴阳不和，心腹刺痛。方见气门。

灵脂酒 治热气乘心作痛。

五灵脂去砂石，炒 玄胡索 没药炒。各等分

上为细末，每服二钱，温酒调下。

芜荑散 治大人小儿蛔咬心痛。经云：虫贯心则杀人。欲验之，大痛不可忍，或吐青黄绿水涎沫，或吐虫出，发有

休止，此是蛔心痛也，宜速疗之。

芜荑　雷丸各半两　干漆捶碎，炒大烟尽，一两

上为细末，每服三钱，温水七分盏，调和服，不拘时。甚者不过三服。小儿每服半钱。

蚕沙散　治男子妇人心气痛不可忍者。

上用晚蚕沙为末，滚汤泡过，滤清汁服之，不拘时候。

治男妇急心气疼，禁了牙关欲死者，可急救。

上将隔年老葱白三五根，去皮须叶，捣为膏，将病人口斡开，用银铜匙送葱膏入咽喉中，用香油四两灌送葱膏，油不可少用，但得葱膏下喉中，其人即苏，少时将腹内所停虫病等物化为黄水，微利为佳，除根永不再发。

《海上方》　治一切心痛，不问新久，并宜服之。

上用生地黄，随人所食多少，捣绞取汁，溲面作馎饦或冷淘食。良久当利出虫，长一尺许，头似守宫，后不复患矣。食冷淘不用盐。

白螺壳丸丹溪　治痰积胃脘作痛。

白螺壳火煅　滑石炒　苍术　山栀子　红曲炒　香附童便浸　南星煨裂。各一两　枳壳麸炒黄　青皮　木香　半夏　砂仁各半两　桃仁炒，去皮尖，三十枚

上为末，春加川芎，夏加黄连，秋冬加吴茱萸，用生姜汁浸蒸饼为丸，绿豆大。每服五十丸。

麻黄豆蔻丸东垣　治客寒犯胃，心头大痛不可忍。见腹痛。

加味枳术丸《正传》　治清痰、食积、酒积、茶积、肉积在胃脘，当心而痛，及痞满恶心，嘈杂嗳气，吞酸吐呕，脾疼等证。

白术三两　枳实麸炒黄色　苍术米泔浸三宿，焙　猪苓去黑皮　麦蘖面炒黄　神曲炒微黄　半夏汤泡透。各一两　泽泻去毛　赤茯苓去皮　川芎　黄连陈壁土炒，去土　白螺壳煅。各七钱　缩砂仁　草豆蔻　黄芩陈壁土同炒　青皮去白　莱菔子炒　干生姜各五钱　陈皮去白　香附米童便浸　瓜蒌仁　厚朴姜制炒　槟榔各三钱　木香　甘草各二钱

吞酸，加吴茱萸汤泡，寒月五钱，热月二钱半。久病挟虚，加人参、白扁豆、石莲肉各五钱。时常口吐清水，加炒滑石一两，牡蛎五钱。

上为细末，用青荷叶泡汤，浸晚粳米研粉作糊为丸，如桐子大。每服七十丸，多至百丸，清米饮送下。

胸　痛

补肝汤见胁痛。　旋覆花汤方未考。《金匮》妇人门有旋覆花汤，未知是否？　五苓散见伤寒渴。　泽漆汤见咳嗽。　倒仓法见积聚。

腹　痛

理中汤见伤寒吐利。　小建中汤见伤寒腹痛。　草豆蔻丸见心痛。　四逆汤见伤寒下利。　正阳散　回阳丹俱见伤寒囊缩。　当归四逆汤见伤寒厥。

四物苦楝汤　即四物汤四两，加玄胡索、苦楝实各一两。

酒煮当归丸　丁香楝实丸二方即一方，见疝门。

芍药甘草汤《金匮》

芍药二两　甘草一两

上㕮咀，每服五钱，水煎服。

海藏云：白收而赤散也，酸以收之，甘以缓之。桂枝加芍药汤见伤寒热入血室。

桂枝加大黄汤见伤寒腹满。 黄芩芍药汤见滞。 化虫丸见虫。

桂枝芍药汤见伤寒。 真武汤见伤寒下利。

香砂理中汤 即理中汤加藿香、砂仁。

治中汤 即理中汤加陈皮、青皮等分。

五积散见中寒。 藿香正气散见中风。 来复丹见中暑。 苏感丸 即苏合香丸、感应丸并用。见中风并伤食。 神保丸见伤食。 四顺清凉饮。 黄连解毒汤俱见发热。 神芎丸见头痛。

大金花丸子和

黄连 黄柏 黄芩 大黄各等分

上为末，水丸，新水下三十丸。加栀子减大黄，名栀子金花丸。

调胃承气汤见伤寒。 十味香薷饮见伤暑。 六和汤见伤暑。 胃苓汤见泄泻。 星半安中汤见心痛。 温中丸 枳术丸 木香槟榔丸俱见伤食。

木香顺气散《统旨》 治气滞腹痛。

木香 香附 槟榔 青皮醋炒 陈皮 厚朴姜汁炒 苍术米泔浸一宿，炒 枳壳麸炒 砂仁各一钱 甘草炙，五分

水二盅，姜三片，煎八分，食前服。

桃仁承气汤见伤寒畜血。 七气汤见气。

七气汤 治喜怒忧思悲恐惊七气为病则心腹刺痛不可忍者，或外感风寒湿气作痛，亦宜服之。

半夏汤泡洗，三钱 桂心不见火 玄胡索炒，去皮。各二钱半 人参去芦 乳香 甘草各一钱

上作一服，用水二盅，生姜五大片，红枣二枚，煎一盅，食远服。

万应丸见虫。 乌梅丸见伤寒蛔厥。

神圣复气汤东垣

柴胡 羌活各一钱 藁本 甘草各八分 半夏汤泡 升麻各七分 白葵花五朵，去心 归身酒洗浸，六分 人参 防风 桃仁汤浸去皮，研 郁李仁汤浸，去皮。各五分 干姜炮 黑附子炮，去皮脐。各三分

上作一服，水五盏，煎至二盏，入：

黄芪 草豆蔻面煨，去皮秤。各一钱 陈皮五分

上件入在内，再煎至一盏，再入下项药：

黄柏五分，酒浸 黄连三分，酒浸 枳壳三分 生地黄二分，酒浸

已上四味，预一日另用新水浸，又次入：

细辛二分 川芎三分 蔓荆子三分

预一日用水半大盏，分作二处，浸此三味并黄柏等，煎[1]正药作一大盏，不去渣，入此浸药，再上火煎至一大盏，去渣，稍热服，空心，又能治咬颊、咬唇、咬舌、舌根强硬等证，如神。忌肉汤及食肉，使不助经络中火邪也。大抵肾并膀胱经中有寒，肺气元气不足者，皆宜服之，神验。于月生月满时，隔三五日一服，如病急不拘时候。

益智和中丸东垣

草豆蔻仁四钱 益智仁一钱三分 砂仁七分 甘草炙，二钱半 黄芪 当归身 人参 干姜 麦门冬 曲末 陈皮各五分 桂枝 桂花各一钱半 大麦蘖炒，三钱半 黄连 生地黄各一钱 姜黄三分 木香二分

上为细末，汤浸蒸饼为丸，如梧桐子大。每服三二十丸，温水送下，细嚼亦可。

麻黄草豆蔻丸东垣

麻黄去节，二钱 草豆蔻 炒曲各一钱 益智八分 升麻 大麦蘖 砂仁 黄芪

---

① 煎：原作“药前”，据《脾胃论》改。

半夏汤泡 白术 陈皮去白。各五分 柴胡 甘草炙 吴茱萸 当归身 青皮 木香 厚朴各二钱 荜澄茄 红花 苏木各五分

上为末，汤浸蒸饼为丸，如桐子大。每服三五十丸，细嚼，温水送下。

厚朴汤东垣

厚朴姜制 陈皮去白。各二两 甘草炙 干姜各五钱 茯苓去皮，一两

上㕮咀，每服一两，水煎服。

厚朴三物汤《金匮》

厚朴八两① 大黄四两 枳实五个

上以水一斗二升②，先煮朴、枳二味至五升，下大黄，煮取三③升，温服一升，以利为度。

当归丸海藏

四物汤各半两 防风 独活 全蝎各五钱 桺香炒 续断各一两 苦楝 玄胡索各七钱 木香 丁香各二钱半

上为细末，酒糊丸，梧桐子大。空心温酒送下三五十丸。

失笑散见心痛。 养胃汤见伤暑。

〔**少腹痛**〕

抵当丸 桃仁承气汤二方俱见畜血。

苦楝丸 治奔豚，小腹痛，神效。

川苦楝子 茴香各二两 附子一两，炮，去皮脐

上三味，酒二升，煮尽为度，焙干，细末之，每秤药末一两，入玄胡索半两，全蝎一十八个，炒丁香一十八粒，别为末，和匀，酒糊为丸，桐子大。温酒下五十丸，空心服。痛甚，加当归煎酒下。

云母膏 太乙膏俱见疡科。

胁 痛

加味小柴胡汤《良方》 治伤寒胁痛。

柴胡 黄芩各二钱 人参去芦 半夏各一钱半 牡蛎粉 枳壳麸炒 甘草各一钱

上作一服，水二盅，姜三片，红枣二枚，煎一盅，食远服。

枳壳煮散《本事》 治悲哀烦恼伤肝气，至两胁骨疼，筋脉紧，腰脚重滞，两股筋急，两胁牵痛，四肢不能举，渐至脊膂挛急，此药大治胁痛。

枳壳麸炒，四两，先煎 细辛 川芎 桔梗 防风各二两 葛根一两半 甘草一两

上为粗末，每服四钱，水一盏半，姜枣同煎至七分，去渣，空心食前温服。

导痰汤见痰饮。 半硫丸见大便不通。

芎葛汤《本事》 治胁下痛不可忍者。

川芎 干葛 桂枝 枳壳麸炒 细辛 芍药 麻黄 人参去芦 防风各半两 甘草炙，二钱

上作粗末，每服五钱，水二盅，生姜三片，煎至七分，去渣温服，日三。有汗避风。

香橘汤《良方》 治七情所伤，中脘不快，腹胁胀满。

香附子炒 橘红 半夏姜制。各三钱 甘草炙，一钱

上作一服，水二盅，生姜五片，红枣二枚，煎至一盅，食远服。

分气紫苏饮《良方》

紫苏叶 桑白皮 五味子去梗 桔梗去芦 草果仁 大腹皮 白茯苓 陈皮 甘草炙。各一钱半

上作一服，水二盅，生姜三片，入盐少许，煎至一盅，空心服。

---

① 八两：原作“一两”，据《金匮要略》改。
② 一斗二升：原作“二斗”，据《金匮要略》改。
③ 三：原作“二”，据《金匮要略》改。

推气散《济生》　治右胁疼痛，胀满不食。

片姜黄　枳壳麸炒　桂心不见火。各五钱　甘草炙，二钱

上为细末，每服二钱，姜、枣汤调下，食远服。

枳芎散《济生》　治左胁刺痛，不可忍者。

枳实　川芎各半两　粉草炙，二钱

上引同上，酒调亦可。

柴胡疏肝散《统旨》

柴胡　陈皮醋炒者，二钱　川芎　芍药　枳壳麸炒。各一钱半　甘草炙，五分　香附一钱半

上作一服，水二盅，煎八分，食前服。

桃仁承气汤见伤寒畜血。

复元活血汤《发明》　治从高坠下，恶血流于胁下，及疼痛不可忍者。

柴胡半两　瓜蒌根　当归各三钱　红花　甘草　穿山甲炮。各二钱　大黄酒浸，一两　桃仁酒浸，去皮尖，研如泥，五十枚

《黄帝针经》云：有所堕坠，恶血留内。若有所大怒，气上而不行，下干胁则伤肝。肝胆之经俱行于胁下，经属厥阴、少阳，宜以柴胡为引，用为君。以当归和血脉，又急者痛也，甘草缓其急，亦能生新血，甘生血。阳生阴长故也，为臣。穿山甲、瓜蒌根、桃仁、红花破血润血，为之佐。大黄酒制，以荡涤败血，为之使。气味和合，气血各有所归，痛自去矣。

上件除桃仁外，锉如麻豆大，每服一两，水一盏半，酒半盏，同煮至七分，去滓，大温服之，食前，以利为度。得利痛或不尽，服乳香神应散。

破血散疼汤东垣　治乘马跌伤，损其脊骨，恶血流于胁下，其痛苦楚，不能转侧，妨于饮食。

羌活　防风　中桂各一钱　苏木一钱五分　连翘　当归尾　柴胡各二钱　水蛭三钱，炒烟尽，别研　麝香少许，别研

分作二服，每服水一大盏，酒二大盏，除水蛭、麝香别研如泥，煎馀药作一大盏，去渣，上火令稍热，二味调入，空心服。

导痰汤见痰饮。保和丸见伤食。

当归龙荟丸钱氏

当归焙　草龙胆　山栀　黄连　黄柏　黄芩各一两　大黄　芦荟　青黛各半两　木香二钱半　麝香半钱，别研

上为细末，炼蜜丸，如小豆大，小儿如麻子大。生姜汤下二三十丸。忌发热诸物。兼服防风通圣散。

桂枝散《本事》　治因惊伤肝，胁骨里疼痛不已。

枳壳一两，小者　桂枝半两

上为细末，每服二钱，姜、枣汤调下。

大黄附子汤《金匮》

大黄三两　附子三枚，炮　细辛二两

上三味，用水五升，煮取二升，分温三服；若强人，煮取二升半，分温三服，服后如人行四五里，更进一服。

煮黄丸见心痛。控涎丹见行痹。

枳实散《本事》　治男子两胁疼痛。

枳实一两　白芍药炒　雀脑芎　人参各半两

上细末，姜、枣汤调二钱，酒亦得，食前，日三服。

黑锡丹见头痛。

补肝散滑氏

山茱萸　柏心　薯蓣　天雄　茯苓　人参各五分　川芎　白术　独活　五加皮　大黄各七分　橘皮三分　防风　干姜　丹参　厚朴　细辛　桔梗各一两半　甘草　菊花各一两　贯众半两　陈麦曲　大麦蘖各

一升

上为末，酒服方寸匕，日二。若食不消，食后服。若止痛，食前服。

补肝汤滑氏

山茱萸 甘草 桂心各三两 桃仁 细辛 柏子仁 茯苓 防风各三两 大枣二十四枚

上㕮咀，以水九升，煮五升，去渣，分三服。

补肝散滑氏 治肝肾二经气血亏损，胁胀作痛，或胁胀头眩，寒热发热，或身痛经不调。

山茱萸肉 当归 五味子炒，杵 山药 黄芪炒 川芎 木瓜各半两 熟地黄自制 白术炒。各一钱 独活 酸枣仁炒。各四钱

上为末，每服五钱，枣水煎服。

槟榔汤滑氏

槟榔二十四个 附子七枚 母姜七两 茯苓 橘皮 桂心各三两 桔梗 白术各四两

上㕮咀，以水九升，煮三升，去渣温服，每服一升。

若气喘者，加芎䓖三两，半夏四两，甘草二两。

神保丸见伤食。 神芎丸见头痛。

治胁下风气作块，寒疝发则连小腹痛揍心，其积属肝，在右胁下，故病发则右胁手足头面昏痛，不思饮食。

干葛一两 麻黄五钱 附子一个 川芎 防风 当归 枳实 芍药 桂枝 羌活 甘草各四钱

上为粗末，每服四钱，水一盏半，生姜三片，同煎至七分，去渣服，日三。有汗避风。

薏苡仁丸 治胁痛如前，兼去手足枯悴。

薏苡仁一两 石斛用细者，二钱 附子半两 牛膝 生地黄各三钱 细辛 人参 枳壳 柏子仁 川芎 当归各半两 甘草 桃仁各一两

上为细末，蜜丸，如桐子大。每服三四十丸，酒吞下，食前，日三服。丸子食前，煮散食后，相兼服为佳。

沉香导气散 治一切气不升降，胁肋痞塞。

沉香二钱半 人参五钱 槟榔二钱半 白术 乌药 麦蘖炒 神曲炒 紫苏叶 大腹皮炒 厚朴制。各一两 诃子皮炮，半两 香附炮，一两半 姜黄 橘红 甘草各四两 京三棱二两 广茂炮，四两 益智二两 红花四两

上为细末，每服二钱，食前沸汤点服。

气针丸《奇效》，下同 治久积风壅，心胸筑痛，两胁心胸似有针刺，六脉沉伏，按之手不可近。此药屡试神验，常服疏滞气，止刺痛。

木香 槟榔 青皮 陈皮 大黄已上各四两 牵牛取头末半斤，半生半炒

上为细末，炼蜜和丸，如梧桐子大。每服三十丸，姜汤送下，食前服。量虚实加减。

治胁痛如打

芫花 菊花 踯躅花各等分

上用布囊贮[1]，蒸热以熨痛上，冷复易之。

木通散 治男子妇人胁肋苦痛。

木通去节 青皮去白 萝卜子炒 茴香炒 川楝子取肉，用巴豆半两，同炒黄，去巴豆。各一两 滑石另研 莪术 木香已上各半两

上为细末，每服三钱，不拘时，用葱白汤调服，甚者不过三服。

芍药散 治妇人胁痛。

白芍药 玄胡索炒 肉桂已上各一两

---

① 贮：原脱，据《奇效良方》补。

香附子二两，醋一升，盐半两，同煮干

上为细末，每服二钱，不拘时，白汤调下。

白术丸　治息积病，胁下满逆妨闷，喘息不便，呼吸引痛。不可针灸，宜导引服药。

白术　枳实　官桂已上各一两半　人参二两　陈皮　桔梗醋炒　甘草炙。已上各一两

上为细末，炼蜜和丸，如桐子大。每服五十丸，不拘时，温酒送下，日三服。

芎归芍药汤　治肝积，气滞左胁下，遇发作手足头面昏痛。

川芎　当归　芍药　桂枝　防风　枳实　羌活　甘草各一钱六分　干葛四分　麻黄　侧子二分

上㕮咀，分作二帖，每帖用水二盅，生姜五片，煎至七分，去滓，不拘时服。有汗避风。

乳香神应散附　治从高坠下，疼痛不可忍，及腹中疼痛。

乳香　没药　雄黑豆　桑白皮　独科栗子各一两　破故纸二两，炒香

上为细末，每服半两，醋一盏，于砂石器内煎至六分，入麝香少许，去滓温服。

腰　痛

五积散见中寒。　小续命汤见中风。

独活寄生汤《宝鉴》　治肾气虚弱，冷卧湿地，腰腿拘急，筋骨挛痛。当风取凉过度，风邪流入脚膝，为偏枯冷痹，缓弱疼痛，或腰痛牵引，脚重行步艰难。

独活　桑寄生如无，以川续断代　杜仲去皮，切，炒去丝　牛膝　细辛　秦艽　茯苓　桂心　防风　芎䓖　人参各一钱半　甘草　当归　芍药　干地黄各一钱

水二大盏，生姜五片，同煎至七分，食前服。

三仙丹《和剂》

川乌头一两，生，去皮，锉作骰子块，用盐半两，同炒黄色，去盐　茴香净秤三两，炒令香透　苍术二两，米泔浸一宿，刮去皮，切碎，以葱白一握，同炒黄色，去葱

上为末，酒煮面糊丸，如梧桐子大。每服二十丸，空心温酒、盐汤任下。

牛膝酒《三因》

牛膝　川芎　羌活　地骨皮　五加皮　薏苡仁　甘草各一两　海桐皮二两　生地黄十两

上锉，以绢袋裹，入好酒二斗，浸二七日，夏三五宿，每服一杯，日三四杯，令酒气不绝为佳。一方，入杜仲一两，炒断丝。

渗湿汤　肾着汤俱见伤湿。

生附汤　治受湿腰痛。

附子生用　白术　茯苓　牛膝　厚朴　干生姜　甘草炙。已上各一钱　苍术炒　杜仲去皮，姜制炒。各二钱

上作一服，水二盅，生姜三片，红枣二枚，煎至一盅，食前服。

川芎肉桂汤东垣　丁未年冬，曹通甫自河东来，有役人小翟，宿于寒湿之地，腰痛不能转侧，两胁搐急作痛，月馀不愈。腰痛论中所说，皆为足太阳、足少阴血络中有凝血作痛，间有一二症，属少阳胆经外络脉病，皆宜去血络之凝乃愈。其《内经》有云：冬三月禁不得针，只宜服药通其经络，破其血络中败血，此方主之。

羌活一钱半　柴胡一钱　独活五分　肉桂　苍术各一钱　防风　汉防己各三分　桃仁五枚，去皮，另研如泥　归梢　甘草炙　川芎各一钱　炒曲五分

上㕮咀，水、酒煎，去渣，食远热服。

麻黄苍术汤《良方》 治寒湿所客，身体沉重，腰痛，面色萎黄不泽。

麻黄 泽泻 炒曲 白茯苓 橘皮各一钱 半夏 桂枝 草豆蔻 猪苓各半钱 黄芪三钱 杏仁十个 苍术 甘草炙。各二钱

上作一服，水二盅，煎一盅，食前服。

摩腰膏丹溪 治老人腰痛，妇人白带。

附子尖 乌头尖 南星各二钱半 朱砂 雄黄 樟脑 丁香各一钱半 干姜一钱 麝香大者五粒，小则加之

上为末，蜜丸如龙眼大。每一丸，用生姜汁化开如厚粥，火上烘热，放掌上摩腰中，候药尽贴腰上，即烘绵衣缚定，腰热如火，间二日用一丸。

苍术汤东垣 治湿热腰腿疼痛。

苍术五钱，去湿止痛 柴胡三钱，行经 防风一钱半，去风胜湿 黄柏一钱半，始得之时，寒也，久不愈，寒化为热，除热止痛

水二盅，煎至一盅，空心食前服。

独活汤东垣 治因劳役，得腰痛如折，沉重如山。

羌活二钱 防风 独活 肉桂各三钱 甘草炙，二钱 当归尾五钱 桃仁五十粒 连翘五钱 汉防己 黄柏酒浸。各一两 泽泻 大黄煨。各三钱

上㕮咀，每服五钱，如麻头大，酒半盏，水一盏，去渣热服。

羌活汤东垣 治腰膝无力沉重。

羌活三钱 防风一钱半 甘草生熟各半钱 草豆蔻 黄柏 葛根各五分 砂仁一钱 陈皮六分 知母二钱半 黄芪二钱 苍术 升麻 独活 柴胡各一钱

上为粗末，作二服，水二盏，煎至一盏，去渣，空心服。

羌活胜湿汤东垣 治脊痛项强，腰似折，项似拔，冲头痛，乃足太阳经不行也。

羌活 独活 藁本 防风各一钱 蔓荆子三分 川芎二分 甘草炙，五分

上㕮咀，作一服，水二盏，煎一盏，去渣，食后温服。

姜附汤见中寒。

甘豆汤《直指》 治内蓄风热入肾，腰痛，大小便不通。

黑豆二合 甘草二钱 加续断、天麻。间服败毒散。

上加生姜七片引，水煎服。

败毒散《直指》 伤寒热症通用。

人参 赤茯苓 川芎 北梗 羌活 独活 前胡 柴胡 枳壳制 甘草炒。各等分

上锉散，每服三钱，生姜五片，煎服。人参羌活散，用药亦同。

乳香趁痛散《直指》 治打坠腰痛。

虎胫骨酒炙黄 败龟酒炙。各二两 骐𬳶竭 赤芍药 当归 没药 防风 自然铜煅，醋粹，细研 白附子炮 辣桂去粗皮 白芷 苍耳子微炒 骨碎补炒，去毛。各三两 牛膝 天麻 槟榔 五加皮 羌活各一两

上末，每服一钱，温酒调下。加全蝎妙。脚气通用。

黑神散见鼻衄。 复元通气散见诸气。 和气饮见水肿。 苏合香丸见中风。

普贤正气散《和剂》

陈皮 半夏 苍术 厚朴 藿香 甘草 生姜各等分

每服五钱，水二盏，葱二段，黑豆百粒，煎八分，不拘时热服。

十补汤 即大补十全散见虚损。

青娥圆《直指》 治肾虚腰痛。益精助阳，乌鬚壮脚，用安胎饮吞，神效。

破故纸四两，炒香 杜仲去粗皮，锉，四两，用生姜二两半擦淹炒干

上为末，用胡桃肉三十个研膏，入少熟蜜圆，桐子大。每服五十圆，调气散食前下。调气饮方见胀满门。

地龙汤东垣

中桂四分　桃仁六个　羌活二钱　独活　甘草　黄柏各一钱　麻黄五分　地龙四分　苏木六分　当归梢一钱

上为粗末，每服五钱，水二盏，煎一盏，食远热服。

橘核酒《三因》　治打扑腰痛，恶血瘀蓄，痛不可忍。用橘核炒去皮研细，每服二钱匕，酒调服。或用猪腰子一个，去筋膜破开，入药同葱白、茴香、盐，湿纸裹，煨熟细嚼，温酒下。

熟大黄汤《三因》　治坠堕闪挫，腰痛不能屈伸。

大黄切如指大　生姜切。各半两

上同炒令焦黄色，以水一盏，浸一宿，五更去渣服。天明取下如鸡肝者，即恶物也。

调荣活络饮　治失力腰闪，或跌扑瘀血，及大便不通而腰痛。

川大黄　当归条　川牛膝去芦，酒洗　杏仁去皮，研如泥。各二钱　赤芍药　红花　羌活　怀生地黄酒洗。各一钱　川芎一钱半　桂枝三分

水一盅半，煎至八分，食前温服。

人参顺气散《良方》　治气滞腰痛。

人参　川芎　桔梗　白术　白芷　陈皮　枳壳　麻黄去节　乌药　白姜炮　甘草炙。各①一钱

水二盅，煎至一盅，或为细末，食前用甘草汤调服。一方，加五加皮一钱。

乌药顺气散见中风。

无比山药丸子和　治诸虚百损，五劳七伤，肌体消瘦，目暗耳鸣。

赤石脂煅　茯神去皮木　山茱萸去核　熟干地黄酒浸　巴戟去心　牛膝去苗，酒浸　泽泻已上各一两　杜仲去皮，切，姜汁炒　菟丝子酒浸　山药以上各三两　五味子拣，六两　肉苁蓉酒浸，四两

上为细末，炼蜜为丸，如梧桐子大。每服三十丸，空心温酒或盐汤送下。

虎骨散《良方》，下同　治腰胯连脚膝晓夜疼痛。

虎胫骨酥炙　败龟板酥炙　当归　芎䓖　萆薢　牛膝　桂心　羌活已上各一两

上细末，每服二钱，空心温酒调下。

补骨脂丸　治腰脚疼痛不止。

补骨脂微炒　牛膝去苗。各三两　骨碎补一两　桂心一两半　槟榔二两　安息香二两，入胡桃仁捣熟。

上为细末，炼蜜入安息香，和捣百余杵，丸如梧子大。每服十丸至二十丸，空心温酒下。

百倍丸　治男妇腰膝疼痛，筋脉拘急。

败龟板　虎骨二味各醋浸一宿，蘸醋炙令黄为度　苁蓉酒浸一宿　牛膝酒浸一宿　乳香另研　没药另研　木鳖子去壳　骨碎补去毛　自然铜醋淬七次　破故纸炒。已上各等分

上为细末，以浸苁蓉、牛膝酒煮面糊和丸，如梧桐子大。每服三十丸，食前温酒下。

养肾散　治腰脚筋骨疼痛，不能步履。

苍术去皮，一两　全蝎半两　天麻三钱　黑附子炮，去皮脐　草乌去尖。各二钱

上为细末，每服一钱，淋黑豆酒调下。药气所至，麻痹少时，瘳。

八味丸见虚劳。

大建中汤《和剂》

当归　白芍药　白术　麦门冬去心　黄芪　甘草　肉苁蓉酒浸　人参　川芎

---

① 各：原脱，据《奇效良方》补。

肉桂　附子炮，去皮　半夏　熟地黄　茯苓各等分

每服五钱，水二盏，姜三片，枣二枚，煎八分，空心温服。

鹿茸丸见溲血。

麋茸丸《本事》　治肾虚腰痛，不能转侧。

麋茸一两，鹿茸亦可　菟丝子取末一两　舶上茴香半两

上为末，以羊肾二对，用酒浸，煮烂去膜，研如泥和丸，如桐子大，阴干，如羊肾少，入酒糊佐之。每服三五十丸，温酒或盐汤下。

六味丸见虚劳。　滋肾丸见小便不通。　封髓丹见遗精。

补阴丸丹溪

败龟板酒炙　黄柏酒炒　知母　侧柏叶　枸杞子　五味子　杜仲姜汁炒去丝　砂仁各等分　甘草减半

上为末，猪脊髓加地黄膏为丸。

调肝散　治郁怒伤肝，发为腰痛。

半夏制，三分　辣桂　宣木瓜　当归　川芎　牛膝　细辛各二分　石菖蒲　酸枣仁汤去皮，微炒　甘草炙。各一分

每三钱，姜五片，枣二枚，煎服。

沉香降气汤　调气散并见诸气。　煨肾丸见痿。　七气汤见腹痛。

橘香丸《良方》

橘核炒　茴香炒　胡芦巴炒　菴䕡子炒　破故纸炒　附子炮。各等分

上为细末，酒煮面糊和丸，如梧子大。每服三四十丸，食前用盐汤送下。

治腰痛

杜仲　肉苁蓉　破故纸　人参　当归　秋石　川巴戟　鹿角霜各等分

为末，用猪腰子一个，洗净血水，淡盐浥过，劈开两半，勿令断，中间细花开，用前药掺入，另用稀绢一块包裹，线缚定，外用小糖罐入酒少许，罐上用纸封固，毋令走泄药气，煮腰子候熟，取食之，饮醇酒三杯，立愈。

立安丸《奇效》，下同　治五种腰痛。常服补暖肾经，壮健腰脚。

破故纸　干木瓜　杜仲去皮，姜炒去丝　牛膝酒浸　续断已上各一两　萆薢二两

上细末，炼蜜丸，如梧子大。每服五十丸，空心用温酒或盐汤送下。

二至丸　治老人虚弱，肾气虚损，腰痛不可屈伸。

附子炮，去皮脐　桂心不见火　杜仲去皮，锉，炒去丝　补骨脂炒。各一两　鹿角镑　麋角镑。各二两　鹿茸酒炙　青盐另研。各半两

上细末，酒煮糊和丸，如梧桐子大。每服七十丸，空心用胡桃肉细嚼，用盐汤或盐酒送下。

如恶热药者，去附子，加肉苁蓉一两。

速效散　治男女腰痛不可忍者。

川楝子取肉，巴豆五粒去壳同炒赤，去巴豆　茴香盐炒香，去盐　破故纸炒。已上各一两

上为细末，每服三钱，空心热酒调服。

散滞丸　治腰痛不可忍者。

上用黑牵牛，不以多少，碾取头末，去滓不用。取大蒜，每一瓣入巴豆肉一粒在内，以湿纸裹定，煨令香熟，去巴豆。将蒜研细，和牵牛末为丸，如梧子大。每服五丸，空心食前醋茶汤下，量虚实服。一方，无巴豆，以朱砂为衣，每服二十丸，酒下，只一服便安。

治腰痛方

胡桃肉　补骨脂　杜仲各四两

上㕮咀，作二帖，每帖用水二盏煎，空心服。

张走马家飞步丸　此第一方筋骨药能去筋脉骨节手足腰背诸般疼痛挛缩不伸之患。

乳香一两，另研　白芍药　川乌生，去皮脐　草乌生，去皮脐　白胶香　木鳖子取肉，另研去油。已上各二两

上为细末，用赤小豆末煮糊为丸，如梧子大。每服十五丸，木瓜汤下，病在上食后服，病在下空心服。忌热物片时。

虎骨散　治腰胯连脚膝晓夜疼痛。

虎胫骨酥炙　败鳖酥炙　当归　芎䓖　萆薢　牛膝　桂心　羌活各一两

上为细末，每服二钱，食前温酒调服。

神应丸　治肾经不足，风冷乘之，腰痛如折，牵引背膂，俯仰不利①，或劳役伤于肾，或寝湿地，或坠堕伤损，风寒客搏，皆令腰痛。

威灵仙　桂心　当归各二两

上细末，酒煮面糊丸，梧子大。每服二三十丸，食前用温酒或茴香汤下，妇人桂心汤下。

如神汤一名舒筋汤　治男妇腰痛，闪肭血滞，腹中疞痛，产后服之更妙。

玄胡索微炒　当归　桂心各等分

上细末，每服二钱，不拘时，温酒调服。一方，加杜仲，或加桃仁、牛膝、续断亦可。

牵牛丸　治冷气流注，腰疼不可俯仰。

黑牵牛　玄胡索微炒　补骨脂三味另炒，另捣取末。各二两

上煨蒜研膏，丸如梧子大。每服五十丸，食前葱、酒、盐汤任下。一方，不用玄胡、骨脂，用麸炒为末，酒糊丸。

立安散　专治腰痛。

杜仲炒　橘核炒，取仁

等分，细末，每服二钱，不拘时，用盐酒调服。

补骨脂丸　治腰痛不可忍。

补骨脂二两，酒浸一宿，用麸炒，为末入　杏仁汤泡，去皮尖，研　桃仁炮，去皮尖，研。各一两

上和匀，以浸药酒煮面糊和丸，如梧桐子大。每服五十丸，空心盐汤或盐酒下。

菴䕡丸　治坠堕闪肭，血气凝滞腰痛。

菴䕡子　当归酒浸，焙　威灵仙　破故纸炒　杜仲炒　桂心各五钱　乳香别研　没药别研。各二钱半

上为细末，酒煮面糊丸，如梧子大。每服七十丸，空心用盐汤或盐酒任下。

治腰痛如神方

杜仲炒去丝　木香各四两　官桂一两

上为细末，每服二钱，空心温酒调下。此药活血化气。

药棋子《本事》　治腰痛气滞者。

黑牵牛不拘多少，以新瓦火烧赤，便以牵牛倒在瓦上，自然一半生一半熟，不得搅动，取头末一两，入硫黄一分，同研匀，分三服。每用白面一匙，水和捏如棋子样，五更初用水一盏煮熟送下，痛住即止；未住，明日五更再服。

〔肾着〕

除湿丹《统旨》

槟榔　甘遂　芍药煨　威灵仙　泽泻　葶苈各二两　乳香　没药各一两　大戟炒，三两　陈皮四两　黑牵牛头末，一两

上为末，面糊丸，如桐子大。每服三十丸，空心用灯草汤送下。

渗湿汤见伤湿。导痰汤见痰饮。

禹功散子和

黑牵牛四两　茴香炒，一两

上为末，姜汁调一二钱服。

清湿散《统旨》

黄柏盐水拌炒，一钱五分　泽泻一钱　苍

---

①　不利：原脱，据《局方》补。

术一钱半，米泔浸炒　杜仲　白芍药煨　牛膝酒浸　木瓜　威灵仙　陈皮各一钱　甘草三分

痛甚者，加乳香、没药末五分，临服调入。

水二盅，姜三片，煎八分，食前服。

〔脊痛脊强〕

羌活胜湿汤见前腰痛。　地龙汤同上。

肩背痛

通气防风汤东垣

柴胡　升麻　黄芪各一钱　防风　羌活　陈皮　人参　甘草各五分　藁本　青皮各三分　黄柏一分　白豆蔻仁二分

水煎，温服，食后。气盛者宜服，面白脱色气短者勿服。

当归拈痛汤见身痛。　神保丸见伤食。　星香散见中风　导痰汤见痰饮。

丁香五套丸《和剂》

南星每个切作十数块，同半夏先用水浸三日，每日易水，次用白矾二两，研碎调入水内，再浸三日，洗净焙干　半夏切破。各二两　干姜炮　白术　良姜　茯苓各一两　丁香不见火　木香　青皮　陈皮去白。各半两

上为末，用神曲一两，大麦蘖二两，同研取末打糊，丸如梧桐子大。每服五十丸，加至七十丸，不拘时，温熟水送下。

和气饮见水肿。　补中益气汤见劳倦。　八物汤见虚劳。　龙荟丸见胁痛。

加减当归饮子《玄珠》　治肩背忽痛。

当归　防风　柴胡　生地黄　大黄各一两半　芍药　黄芩　人参各一两　黄连五钱　滑石六两　甘草一两三钱

上每服六七钱，水煎。

治背痛方

姜黄四两　甘草炙　羌活　白术各一两

上每服一两，水煎。

臂痛

五积散见中寒。　乌药顺气散见中风。　蠲痹汤见痹。五痹汤见痹。

琥珀散《济生》

赤芍药　蓬莪术　京三棱　牡丹皮去木　刘寄奴去梗　玄胡索炒，去皮　乌药　当归去芦，酒浸　熟地黄酒浸　官桂不见火。各一两

上前五味，用乌豆一升，生姜半斤，切片，米醋四升，同煮豆烂为度，焙干，入后五味，同为细末。每服二钱，空心温酒调服。

劫劳散《和剂》

人参　甘草　黄芪　当归　芍药　熟地黄　阿胶　紫菀各等分

每服五钱，水二盏，姜三片，枣二枚，煎八分，食前温服。又方有五味子。

和气饮见水肿。　导痰汤见痰饮。

指迷茯苓丸

治中脘留伏痰饮，臂痛难举，手足不得转移，此治痰之第一方也。

半夏二两　茯苓一两　枳壳去瓤，麸炒，半两　风化朴硝二钱五分

上为末，姜汁面糊丸，如梧桐子大。每服三十丸，姜汤下。

控涎丹见行痹。　四物汤见鼻衄。

舒经汤　治臂痛不能举。有人常苦左臂痛，或以为风为湿，诸药悉投，继以针灸，俱不得效，用此方而愈。盖是气血凝滞经络不行所致，非风非湿，腰以下食前服，腰以上食后服。

片姜黄二钱，如无，则以嫩莪术代之　赤芍药　当归　海桐皮去粗皮　白术已上各一钱半　羌活　甘草炙。各一钱

上作一服，水二盅，生姜三片，煎至一盅，去滓，磨沉香汁少许，食前服。

身体痛

甘草附子汤见伤寒身痛。

当归拈痛汤东垣 治湿热为病，肢节烦疼，肩背沉重，胸膈不利，遍身疼痛，流注手足，足胫肿痛不可忍。

羌活 甘草炙 黄芩酒炒 茵陈酒炒。各半两 人参 苦参酒洗 升麻 葛根 苍术 当归身各二钱 白术一钱半 泽泻 猪苓 防风 知母酒洗。各三钱

水煎，不拘时服。

补中益气汤见劳倦。

麻黄复煎汤东垣 治阴室中汗出懒语，四肢困倦乏力，走注疼痛，乃下焦伏火不得伸，浮而躁热汗出，一身疼痛，盖风湿相搏也。以麻黄发汗，渐渐发之，在经者亦宜发汗，况值季春之月，脉缓而迟，尤宜发之，令风湿去而阳气升，困倦乃退，血气俱得生旺也。

麻黄去节，用水五盏，先煎令沸去沫，渣再煎至三盏，方入下药 黄芪各二钱 白术 人参 柴胡根 防风 生地黄各五分 甘草三分 羌活 黄柏各一钱 杏仁三个，去皮尖

上入麻黄汤内，煎至一盏，临卧服，勿饱服。

四物苍术各半汤 即四物汤与苍术各半两，煎服下活血丹。

活血丹《元戎》

熟地黄三两 当归 白术 白芍药 续断 人参各一两

末之，酒糊丸，如桐子大。每服百丸。

痹

防风汤见行痹。 五积散见中寒。

茯苓川芎汤

赤茯苓一钱半 桑白皮 防风 苍术米泔浸一宿，炒 麻黄 芍药煨 当归酒洗。各一钱 官桂五分 川芎一钱二分 甘草四分

水二盅，枣二枚，煎八分，食前温服。

升麻汤河间

升麻三钱 茯神去皮木 人参 防风 犀角镑 羚羊角镑 羌活各一钱 官桂三分

水二盅，煎八分，入竹沥半酒盏，不拘时服。

五苓散见伤寒。

吴茱萸散

吴茱萸 肉豆蔻面裹煨 干姜炮 甘草炙 砂仁 神曲炒。各一钱 白术 厚朴姜汁制 陈皮各二钱

上为细末，每服二钱，空心米饮调下。

肾着汤见腰痛。

肾沥汤

麦门冬去心 五加皮 犀角各一钱半 杜仲姜汁炒去丝 桔梗 赤芍药煨 木通各一钱 桑螵蛸一个

水二盅，入羊肾少许，煎八分，食前服。

当归汤

当归二钱，酒洗 赤芍药煨，一钱半 独活 防风 赤茯苓 黄芩 秦艽各一钱 杏仁八分，去皮尖 甘草六分 桂心三分

水二盅，姜三片，煎八分，不拘时温服。

蠲痹汤 治周痹及手足冷痹，脚腿沉重，或身体烦疼，背项拘急。

当归酒洗 赤芍药煨 黄芪 姜黄 羌活各一钱半 甘草五分

水二盅，姜三片，枣二枚，不拘时服。

茯苓汤

半夏汤泡七次 赤茯苓 橘红各二钱

枳壳麸炒 桔梗去芦 甘草炙。各一钱

水二盅，姜五片，煎八分，不拘时服。

加味五痹汤 治五脏痹症。

人参 茯苓 当归酒洗 白芍药煨 川芎各一钱，肝、心、肾痹倍之 五味子十五粒 白术一钱，脾痹倍之 细辛七分 甘草五分

水二盅，姜一片，煎八分，食远服。

肝痹，加酸枣仁、柴胡。

心痹，加远志、茯神、麦门冬、犀角。

脾痹，加厚朴、枳实、砂仁、神曲。

肺痹，加半夏、紫菀、杏仁、麻黄。

肾痹，加独活、官桂、杜仲、牛膝、黄芪、萆薢。

石楠散《奇效》，下同 治热痹，肌肉热极，体上如鼠走，唇口反坏，皮肤色变，兼治诸风。

石楠叶醋炙 山芋 萎蕤锉 天雄炮，去皮脐 升麻各一两 黄芪锉 桃花生用 菊花未开者，炒 甘草各五钱 石膏另研，一两 珍珠另研，二钱半 山茱萸去核，一两半 丹砂二钱半，别研，仍与珍珠、石膏末一处同研极细

上为细末，入别研药，更研令匀。每服一钱，渐加至二钱，空心用温酒调服。

人参散 治肝痹气逆，胸胁引痛，眠卧多惊，筋脉挛急，此药镇肝去邪。

人参二两 杜仲去粗皮，炒 黄芪蜜炙 酸枣仁微炒 茯神去木。各一两 五味子 细辛去苗 熟地黄 秦艽去苗土 羌活去芦 丹砂细研 芎䓖各半两

上为细末，入丹砂再研令匀。每服一钱，不拘时，温酒调下，日三服。

防风丸 治热痹。

防风去叉 羌活去芦 茯神去木 五加皮 枳壳麸炒 牛膝酒浸 桂心去粗皮 麦门冬去心 人参 玄参 薏苡仁 生地黄焙 芍药 丹参各一两 槟榔二两 磁石火煅醋淬，四两 大黄锉，炒 松子仁 木香各半两

上为细末，炼蜜为丸，如梧桐子大。每服三十丸，渐加至四十丸，空心温酒下。

巴戟天汤 治冷痹，脚膝疼痛，行履艰难。

巴戟天去心，三两 附子炮，去皮脐 五加皮各二两 牛膝酒浸，焙 石斛去根 甘草炙 萆薢各一两半 白茯苓去皮 防风去叉。各一两七钱半

上锉如麻豆大，每服五钱，生姜三片，水一盏半，煎至一盏，去滓，空心温服。一方，无生姜。

补肝汤 治肝痹，两胁下满，筋急不得太息，疝瘕四逆，抢心腹痛，目不明。

乌头四枚，炮，去皮脐 附子二枚，炮，去皮脐 山茱萸去核。各七钱半 官桂去粗皮，七钱半 薏苡仁 甘草炙 独活各半两 白茯苓去皮，一两二钱 柏子仁另研 防风去叉 细辛各二两

上锉如麻豆大，入研药拌匀。每服五钱，水一盏半，大枣二枚去核，同煎至八分，去滓，不拘时温服。

萆薢丸 治肝痹，缓筋脉，去邪毒，调荣卫。

萆薢 羌活去芦 天麻酒浸一宿，切，焙。各一两 附子炮，去皮脐，半两 乳香别研 没药别研。各二钱半

上为细末，入乳香、没药同研匀，炼蜜丸，弹子大。每服一丸，空心温酒化下，日再服。

犀角散 治心痹，精神恍惚，恐畏闷乱，不得睡卧，志气不定，语言错误。

犀角屑 牛黄别研 麝香另研 羚羊角屑 白鲜皮 茯神去木 沙参去芦 天竺黄别研 防风 天麻 独活 人参 升麻 龙齿 远志去心 甘草炙。各二钱五分 麦门

冬去心　丹砂别研。各半两　龙脑别研，一钱二分

为细末，入别研药，再研令极细。每服二钱，不拘时，用麦门冬汤调下。

茯神汤　治心痹，神思昏塞，四肢不利，胸中烦闷，时复恐悸。

茯神去木　羌活去芦　麻黄去根节　麦门冬去心，焙　龙齿各一两　远志去心　犀角屑　薏苡仁　人参去芦　蔓荆子　防风各七钱五分　赤芍药　甘草炙。各半两

上㕮咀，每服三钱，水一盅，生姜五片，同煎至七分，去滓，不拘时温服。

枳实散　治心痹，胸中气坚急，心微痛，气短促，咳唾亦痛，不能饮食。

枳实麸炒　桂心　细辛　桔梗各七钱五分　青皮去白，一两

上㕮咀，每服三钱，水一中盏，姜一钱半，煎至六分，去滓，不拘时温服。

黄芪丸　治脾痹，肌肉消瘦，心腹胀满，水谷不化，食即欲呕，饮食无味，四肢怠惰，或时自利。

黄芪锉　石斛去根　附子炮，去皮脐　肉苁蓉酒浸，切，焙　益智去皮　白术　人参各一两　厚朴去皮，姜汁炙　桂心各一两半　五味子　当归　白豆蔻去壳　枳实麸炒　沉香锉　良姜各七钱五分　诃梨勒煨，去核，二两　吴茱萸汤泡　丁香各半两

为细末，煮枣肉和捣五百杵，丸如梧子大。每服三十丸，食前用温酒送下。

温中法曲丸　治脾痹，发咳呕汁。

法曲炒　枳实麸炒　白茯苓　吴茱萸汤浸，焙，炒　桂心　厚朴去皮，姜汁炙　当归切，焙　甘草炙。各三两　麦蘖微炒，五合　细辛去苗　干姜炮　麦门冬去心，焙　附子炮，去皮脐　桔梗炒　人参已上各二两

上为细末，炼蜜丸，如桐子大。每服七十丸，食前熟水下，日三服。

当归汤　治肺痹，上气闭塞，胸中胁下支满，乍作乍止，不得饮食，唇干口燥，手足冷痛。

当归切，焙　防风去杈　黄芪已上各二两　杏仁去皮尖，炒，五十粒　黄芩去腐　细辛去苗　麻黄去根节，水煮二三沸，掠去沫，控干　人参以上各一两　桂心三两　柴胡去苗，八两　半夏汤泡去滑，五两

上㕮咀，每服四钱，水一盏，姜七片，枣二枚，煎七分，去滓，不拘时温服，日三夜二。

五味子汤　治肺痹，上气发咳。

五味子三两　麻黄去根节　细辛去苗　紫菀去苗土　黄芩去腐　甘草炙。各二两　当归焙　人参　桂心各一两　紫苏子炒，八两　半夏汤洗七次，三两

上㕮咀，每服四钱，水一盏，生姜五片，煎至六分，去滓，不拘时温服。上气病，亦单煮紫苏子及生紫苏叶，冬月煮干枝茎叶服。

紫苏子汤　治肺痹，胸心满塞，上气不下。

紫苏子炒，八两　半夏汤洗，五两　陈皮去白　桂心各三两　人参　白术　甘草炙。各二两

上㕮咀，每服四钱，水一盏，入生姜五片，枣二枚，煎至七分，去滓，不拘时温服。

舒筋丸　治筋骨不能屈伸。

海桐皮　没药　血竭　木香各二钱　肉桂　牛膝　虎骨　防风　木瓜　天麻各二钱半　乳香三钱　甜瓜仁半两　沉香　楮实子各一钱半　自然铜　当归各一钱

上为细末，炼蜜为丸，如弹子大。每服一丸，细嚼，用温酒送下。忌热物。未服药，先饮酒半盏，后服药。

行　痹

防风汤河间

防风　当归酒洗　赤茯苓去皮　杏仁去皮尖，炒。各一钱　黄芩　秦艽　葛根各二钱　羌活八分　桂枝　甘草各五分

水二盅，姜三片，煎七分，入好酒半盏，食远服。

薏苡仁散《本事》

薏苡仁一两　当归　小川芎　干姜　茵芋　甘草　官桂　川乌　防风　人参　羌活　白术　麻黄　独活各半两

为细末，每服二钱，空心临卧酒调下，日三服。

和血散痛汤东垣

羌活身　升麻　麻黄去节。各一钱半　桃仁十个　柴胡二钱　红花一分　当归身一分　防风一钱　甘草炙，二分　独活五分　猪苓五分　黄柏一钱　防已六分　知母酒，一钱　黄连酒，二分

上分作四服，每服水一大盏，煎至一半，去渣，空心热服。

如意通圣散《集验》，下同　治走注风疼痛。

当归去芦　陈皮去白　麻黄去节　甘草炙　川芎　御米壳去顶隔　丁香各等分

上用慢火炒令黄色，每服五钱，水二盏，煎至一盏，去渣温服。如腰脚走注疼痛，加虎骨、没药、乳香同煎。如心痛，加乳香、良姜同煎。如赤眼，加草龙胆、黄连同煎。此药治诸痛之仙药也，又可服一粒金丹。

虎骨散　治风毒走注，疼痛不定，少得睡卧。

虎胫骨醋炙　败龟醋炙。各二两　麒麟竭另研　没药另研　自然铜醋焠　赤芍药　当归去芦　苍耳子炒　骨碎补去毛　防风各七钱半，去芦　牛膝酒浸　天麻　槟榔　五加皮　羌活去芦。各一两　白附子炮　桂心　白芷各半两

上为细末，每服二钱，温酒调下，不拘时候。

桂心散　治风走注疼痛。

桂心　漏芦　威灵仙　芎䓖　白芷　当归去芦　木香　白僵蚕炒　地龙炒，去土。各半两

上为细末，每服二钱，温酒调下，不拘时候。

仙灵脾散　治风走注，往来不定。

仙灵脾　威灵仙　芎䓖　苍耳子炒　桂心各一两

上细末，每服一钱，温酒调，不拘时服。

治风走注疼痛

地龙一两，去土，炒　麝香二钱半，另研

上为细末，每服一钱，以温酒调下，不拘时。

又方　治男妇走注疼痛，麻木困弱。

水蛭半两，糯米内炒熟　麝香二钱半，另研

上为细末，每服一钱，以温酒调下，不拘时，日进二服。

没药散　治遍身百节风虚劳冷，麻痹困弱，走注疼痛，日夜不止。

没药二两，另研　虎骨四两，醋炙

上为细末，每服五钱，温酒调下，不拘时候，日进二服。

小乌犀丸　治一切风走注，肢节疼痛不可忍者。

乌犀角屑　干蝎炒　白僵蚕炒　地龙去土　朱砂水飞　天麻　羌活去芦　芎䓖　防风去芦　甘菊花　蔓荆子各一两　干姜炮　麝香另研　牛黄各半两，研　虎胫骨醋炙　败龟醋炙　白花蛇酒浸　天南星姜制　肉桂去粗皮　附子炮，去皮脐　海桐皮　木香　人参去芦　当归各七钱半，去芦

上为细末，入研令匀，以炼蜜和丸，如弹子大。每服一丸，用温酒或薄荷汤嚼下。

没药丸　治风毒走注疼痛，四肢麻痹。

没药另研 五加皮 干山药 桂心 防风去芦 羌活去芦 白附子炮 香白芷 骨碎补去毛 苍耳炒 自然铜各半两，醋焠 血竭二钱半，另研 虎胫骨醋炙 败龟各一两，醋炙

上为细末，同研令匀，以酒煮面糊为丸，如梧子大。每服二十丸，空心温酒送下，日进二服。

虎骨丸 治男子妇人走注疼痛，麻木困弱。

虎骨四两，醋炙 五灵脂炒 白僵蚕炒 地龙去土，炒 白胶香另研 威灵仙各一两 川乌头二两，炮，去皮脐 胡桃肉二两半，去内皮，捣研如泥

为细末，同研令匀，以酒煮面糊和丸，如梧桐子大。每服十丸至十五丸，空心温酒送下，日进二服。妇人当归酒送下。打扑损伤，豆淋酒送下。老幼加减服之。

十生丹 治风走注疼痛。

天麻 防风去芦 羌活去芦 独活去芦 川乌 草乌头去芦 何首乌 当归去芦 川芎 海桐皮各等分，并生用

上为细末，以炼蜜为丸，每丸重一钱。每服一丸，细嚼，冷茶清送下，病在上食后服，病在下空心服。忌食热物一日。

骨碎补丸 治走注疼痛。

骨碎补一两半 威灵仙 草乌头各一两，炒 天南星姜制 木鳖子去壳 枫香脂另研 自然铜醋焠 地龙各一两，去土，炒 没药另研 乳香另研。各半两

上为细末，同研令匀，醋煮面糊为丸，如梧子大。每服五丸，加至十丸，用温酒下，不拘时候，日进二服。

定痛丸 治风虚走注疼痛。

威灵仙 木鳖子去壳 川乌炮，去皮脐 防风去芦 香白芷 五灵脂 地龙各半两，去土，炒 水蛭糯米炒熟 朱砂各三钱，水飞

上捣，研为细末，酒煮面糊和丸，如梧子大，以朱砂为衣。每服十丸，空心温酒送下。妇人红花酒下。常服轻身壮骨。

八神丹 治风虚走注疼痛，昏迷无力，四肢麻木。

地龙去土，炒 五灵脂炒 威灵仙 防风去芦 木鳖子去壳 草乌头各一两，炒 白胶香另研 乳香另研。各三钱

上为细末，酒煮面糊丸，如桐子大。每服五七丸至十丸，温酒送下，不拘时。若汗出，其痠麻自散，是其效也，老幼加减服之。

一粒金丹 治腰膝风走注疼痛。

草乌头锉，炒 五灵脂各一两 地龙去土，炒 木鳖子去壳。各半两 白胶香一两，另研 细墨煅 乳香各半两，研 没药另研 当归各一两，去芦 麝香一钱，另研

上为细末，以糯米糊和丸，如桐子大。每服二丸至三丸，温酒下。服药罢，遍身微汗为效。

乳香应痛丸 治风走注疼痛。

乳香半两，另研 五灵脂 赤石脂各一两，研 草乌头一两半，炒 没药五钱，另研

上为细末，醋糊和丸，如小豆大。每服十五丸，空心温酒送下，日进二服。

控涎丹《三因》

甘遂去心 紫大戟去皮 白芥子真者。各等分

上为末，煮糊丸，如桐子大，晒干。临卧淡姜汤或熟水下五七丸至十丸。痰猛气实，加丸数不妨。

控涎散丹溪 治身及胁走痛，痰挟死血。加桃仁泥丸，治走注疼痛。

威灵仙一钱 川芎七分 栀子炒，一钱 当归一钱 肉桂一分 苍术一钱 桃仁七粒 甘草五分

上用生姜五片，水二盏，煎半干，入

童便半盏，竹沥半盏，沸热服。忌肉、面、鸡。

治痛风走注疼痛丹溪

黄柏酒炒　苍术酒炒。各二钱

上作一服，煎就调酒威灵仙末　羚羊角灰臣　苍术佐　芥子使　用姜一片，入药末一钱，擂碎，以前药再温服。

龙虎丹丹溪　治走注疼痛，或麻木不遂，或半身疼痛。

草乌　苍术　白芷各一两

上研为末，水拌发热过，再入乳香二钱，当归、牛膝各半两，酒糊丸，弹子大。酒化下。

透骨丹《集验》，下同　治男妇一切走注疼痛不可忍。

地骨皮　甜瓜子炒　芸薹子葱捣为饼。各三两　乳香另研　没药另研　草乌头各一两，锉，炒　苍术　牛膝酒浸　赤芍药　当归去芦　川乌头炮，去皮脐　自然铜醋煅　五灵脂各二两

上为细末，醋糊丸，梧子大。每服十丸，加至十五丸，以温酒送下，不拘时候。

先用甜瓜子一两，炒香研烂，酒煎数沸，量虚实调黑牵牛末五钱服之，以利为度，然后服此。

神效膏　治风走注疼痛，上下不定。

牛皮胶一两，水溶成膏　芸薹子　安息香　川椒生用　生附子各半两

上为细末，入胶中和成膏，纸摊，随痛处贴之。

神效万全方神效膏　治风毒走注疼痛。

牛膝二两，酒煮研为膏　芸薹子　安息香酒熬为膏　川椒生用　附子生用。各半两

上三味，为细末，入牛膝、安息膏中，调匀摊纸，随患处贴之。

摩风膏　治风毒攻注，筋骨疼痛。

蓖麻子一两，去皮，研　草乌头半两，生用　乳香一钱，另研

上以猪肚脂炼去沫成膏，方入药搅匀，涂摩攻注之处，以手心摩挲如火之热，却涂摩患处，大妙。

治风走注疼痛不定方

芫花　桑白皮　川椒各二两　桂心一两　柳蛀屑半两　麦麸一升

上为粗末，用醋一升，拌炒令热，以青布裹，熨痛处，冷即更入醋再炒，依前熨之，以瘥为度。

又方

芫花一斤　黑豆五升　生姜半斤，切

上件同炒，旋入醋拌，用青布裹熨，痛止更再炒熨，以效为度。

治风走注疼痛，及四肢顽痹强硬，屈伸不得，宜用此方。

皂荚一斤，不蛀者　食盐五升

上细锉皂荚，和盐炒热，以青布裹，熨痛处，立瘥。

痛　痹

小续命汤见中风。

乌药顺气散　治风气攻注四肢，骨节疼痛，遍身顽麻。及疗瘫痪，步履艰难，脚膝痿弱。

麻黄去根节　陈皮　乌药各二钱　白僵蚕去丝嘴，炒　干姜炮。各五分　川芎　枳壳　桔梗　白芷　甘草炒。各一钱

水二盅，姜三片，枣一枚，煎八分，食远服。

除湿蠲痛汤

苍术米泔浸，炒，二钱　羌活　茯苓　泽泻　白术各一钱半　陈皮一钱　甘草四分

水二盅，煎八分，入姜汁、竹沥各三二匙服。在上痛者，加桂枝、威灵仙、桔梗；在下痛者，加防己、木通、黄柏、牛

膝。

防己黄芪汤见身重。　五痹汤见痹。

豁痰汤《养生》　治一切痰疾。余制此剂，为滚痰丸相副。盖以小柴胡为主，合前胡半夏汤，以南星、紫苏、橘皮、厚朴之类出入加减。素抱痰及肺气壅塞者，以柴胡为主，馀者并去柴胡，用前胡为主。

柴胡洗去土并苗，四两　半夏洗去滑，四两　黄芩去内外腐，三两　人参去芦，风壅者不用　赤甘草各二两　带梗紫苏　陈皮去白　厚朴去粗皮，姜汁制　南星去脐。各二两　薄荷叶一两半　羌活去芦，一两，无怒气者不用　枳壳去瓤，一两，麸炒

上方，中风者去陈皮，入独活。胸膈不利者去陈皮，加枳实去瓤麸炒，更加赤茯苓去皮。内外无热者去黄芩，虚弱有内热者勿去黄芩，加南木香。一切滚痰气之药，无有出其上者。气无补法之说，正恐药味窒塞之故，是以选用前件品味，并是清疏温利，性平有效者也。

二陈汤见痰饮。　控涎丹见行痹。

潜行散丹溪　治痛风。

黄柏不以多少，酒浸，焙干为末

生姜汁和酒调服，必兼四物等汤相间服妙。

二妙散丹溪　治筋骨疼痛因湿热者。如有气加气药，如血虚加补血药，如痛甚以姜汁热辣服之。

黄柏炒　苍术炒制，去皮

上为末，生姜研，入汤煎沸调服。此二物皆有雄壮之气，如表实气实者，少酒佐之。一法，二妙为君，加甘草、羌活各二钱，陈皮、芍药各一钱，酒炒威灵仙半钱，为末服之佳。

四物苍术各半汤　活血丹俱见身体痛。　五积散见中寒。　五苓散见伤寒渴。　八正散见淋。　大橘皮汤见胀满。　大柴胡汤见伤寒潮热。　防风通圣散见眩晕。

苍术复煎散东垣

苍术四两，水二碗，煎至二大盏，去渣，入下药　羌活一钱　升麻　柴胡　藁本　泽泻　白术各五分　黄柏三分　红花少许

上为粗末，用苍术汤二盏，煎至一盏，去渣，空心温服。微汗为效。忌酒面。

缓筋汤东垣

羌活　独活各二钱　藁本　麻黄　柴胡　升麻　草豆蔻　生地黄　当归身　黄芩　黄柏各三分　炙甘草　生甘草根　熟地黄各二分　苍术五分　苏木一分

上粗末，水二盏，煎至一盏，去渣，食远热服。

活血应痛丸《宝鉴》

狗脊去毛，六两　苍术米泔浸一宿，十两　香附炒，十二两　陈皮九两　没药一两二钱　草乌炮，二两半　威灵仙三两

上为细末，酒煮面糊为丸，如桐子大。每服十五丸，温酒或热汤送下，不拘时候。常服和血脉，壮筋骨，使气脉宣通。忌桃、李、雀、鸽诸血物。

大羌活汤《宝鉴》　真定府张大，素嗜酒，五月间病手指节肿痛，屈伸不利，膝膑亦然，心下痞闷，身体沉重，不欲饮食，食即欲吐，面色萎黄，精神短少。至六月间，求予治之。诊其脉沉而缓，缓者脾也。《难经》云：俞主体重节痛。俞者，脾之所主，四肢属脾，盖其人素饮酒，加之时助，湿气大胜，流于四肢，故为肿痛。《内经》云：诸湿肿满，皆属脾土。仲景云：湿流关节，肢体烦痛，此之谓也。《内经》云：湿淫于内，治以苦温，以苦发之，以淡渗之。又云：风胜湿。羌活、独活苦温，透关节而胜湿，故以为君。升麻苦平，威灵仙、苍术、防风苦辛

温，发之者也，故以为臣。血壅而不流则痛，当归辛温以散之，甘草甘温益气，泽泻咸平，茯苓甘平，导湿而利小便，以淡渗之，使气味相合，上下分散其湿也。

羌活 升麻各一钱 独活七分 苍术 防风去芦叉 甘草 威灵仙去芦 茯苓去皮 当归 泽泻各半钱

上锉作一服，水二盏，煎至一盏，温服，食前一服，食后一服。忌酒、面、生冷、硬物。

桂枝芍药知母汤仲景

桂枝 知母 防风各四两 芍药三两 附子炮 甘草 麻黄各二两 白术 生姜各五两

水七升，煮取二升，温服七合，日三服。

乌头汤仲景 治病历节，不可屈伸疼痛。

麻黄 芍药 黄芪各三两 甘草炙 川乌五枚，㕮咀，以蜜二升，煎取一升，即去乌头

上㕮咀五味，以水三升，煮取一升，去渣，纳蜜再煎，服七合，不时尽服之。

牛蒡子散《本事》

牛蒡子 新豆豉炒 羌活各三两 生地黄二两半 黄芪一两半

上为细末，汤调二钱，空心食前，日三服。

犀角汤《千金》 治热毒流入四肢，历节肿痛。

犀角二两 羚羊角一两 前胡 黄芩 栀子仁 射干 大黄 升麻各四两 豉一升

上㕮咀，每服五钱，水二盏煎服。

茵芋丸《本事》 治历节肿满疼痛。

茵芋 朱砂 薏苡仁各一两 牵牛一两半 郁李仁半两

上为细末，炼蜜杵丸，如桐子大，轻粉滚为衣。每服十丸至十五丸，五更温水下，到晚未利可二三服，快利为度，白粥将息。

趁痛散

乳香 没药 桃仁 红花 当归 羌活 地龙酒炒 牛膝酒洗 甘草 五灵脂酒炒 香附童便浸

上为末，每服二钱，酒调。或加酒炒芩、柏。

治酒湿痰痛风

黄柏酒炒 威灵仙酒炒。各五钱 苍术 羌活 甘草三钱 陈皮 芍药各一钱

上为末，每服一钱或二钱，沸汤入姜汁调服。

治气实表实骨节痛方

滑石飞，六钱 甘草一钱 香附 片芩各三钱

上为末，姜汁糊丸，梧子大。每服五七十丸，白汤送下。

治食积肩腿痛

龟板酒浸，炙，一两 酒柏叶 香附各五钱 辣芥子 凌霄花各一钱半

上为末，酒糊为丸，桐子大。煎四物，加陈皮、甘草汤下。

丹溪治一男子，家贫多劳，秋凉忽浑身发热，两臂膊及腕、两足并胯皆疼痛如煅，昼轻夜剧，医与风药则增痛，与血药则不效，惟待毙而已。脉之，两手俱涩而数，右甚于左，饮食则如平时，形瘦削，盖大痛而瘦，非病也。用苍术、酒黄柏各一钱，生附子一片，生甘草三分，麻黄五分，研桃仁五粒，作一帖煎，入姜汁些少令辣。服至四帖后，去附子，加牛膝一钱。至八帖后，来告急云：气上喘促，不得睡，痛似微减，意其血虚，因服麻黄过剂，阳虚被发动而上奔，当与补血镇坠及酸剂收之。遂以四物汤加川芎、芍药、人参各二钱，五味子十二粒，与二帖服之，喘随定，是夜遂安。三日脉之，数减大

半，涩脉如旧，问其痛，则曰不减，然呻吟之声却无。察其起居，则疲弱无力，病人却自谓不弱，遂以四物汤加牛膝、白术、人参、桃仁、陈皮、甘草、槟榔，入姜三片煎服，如此药与五十帖而安。一月后，因负重担复痛作，饮食亦减，再与此药，加黄芪三分，又二十帖全愈。

一人年逾六十，性急，作劳患两腿痛，动作则痛甚。视之曰：此兼虚证，当补血则病自安。遂与四物加桃仁、陈皮、牛膝、生甘草煎，入姜研潜行散，热饮，三四十帖而安。

何县长年四十余，形瘦性急，因作劳背痛、臂疼、骨节疼，足心发热，可与四物汤带热下大补丸、保和丸，共六十粒，食前服。

一妇人脚疼怕冷，夜剧日轻。

生地黄　白芍药　归尾各五钱　黄柏炒　黄芩　白术　苍术　陈皮各三钱　牛膝二钱　甘草梢一钱

上分四帖，水煎，带热服。

朱阃内年三十，味厚性急，患痛风挛缩，数月医不应。予视之曰：此挟痰与气证，当和血疏痰导气，病自安。遂以潜行散入生甘草、牛膝、枳壳、通草、陈皮、桃仁、姜汁煎饮，半年而安。

陆郎左腿叉骨臼痛，小便赤涩，此积忧痰涎所为。

白术　枳壳　赤芍药各一钱　条芩　连翘　通草　甘草梢各三分

上锉，水煎服。

一妇脚叉骨痛

苍术　白术　陈皮　芍药各三分　木通二钱　甘草五分

作二服，水煎，下大补丸五十粒。

经验九藤酒　治远年痛风，及中风左瘫右痪，筋脉拘急，日夜作痛，叫呼不已等证，其功甚速。

青藤　钩钩藤　红藤即理省藤　丁公藤又名风藤　桑络藤　菟丝藤即无根藤　天仙藤即青木香　阴地蕨名地茶，取根。各四两　五味子藤俗名红内消　忍冬藤各二两

上细切，以无灰老酒一大斗，用磁罐一个盛酒，其药用真绵包裹，放酒中浸之，密封罐口，不可泄气，春秋七日，冬十日，夏五日。每服一盏，日三服，病在上食后及卧后服，病在下空心食前服。

加味二妙丸　治两足湿痹疼痛，或如火燎，从足胕热起，渐至腰胯，或麻痹痿软，皆是湿为病，此药主之。

苍术四两，米泔浸　黄柏二两，酒浸，日干　川牛膝去芦　当归尾酒洗　川萆薢　防己　龟板酥炙。各一两

上为细末，酒煮面糊为丸，如梧桐子大。每服一百丸，空心姜、盐汤下。

熏洗痛风法　治手足冷痛如虎咬者。

上用樟木屑一斗，以急流水一担熬沸，以樟木屑置于大桶内，桶边放一兀凳，用前沸汤泡之，桶内安一矮凳子，令人坐桶边，放脚在内，外以草荐一领围之，勿令汤气入眼，恐坏眼，其功甚捷。

着　痹　即麻木

神效黄芪汤东垣

黄芪二钱　人参去芦　白芍药　炙甘草各一钱　蔓荆子剉，二分　陈皮去白，五分

水一盏八分，煎至一盏，去渣，临卧稍热服。如小便淋涩，加泽泻五分；如有大热证，加黄柏酒炒四次三分；麻木不仁，虽有热不用黄柏，再加黄芪一钱；如眼缩小，去芍药。忌酒、醋、湿面、大料物、葱、韭、蒜及淡渗、生冷、硬物。如麻木重甚者，加芍药、木通各一钱。

芍药补气汤东垣

黄芪一两　白芍药一两半　陈皮一两

泽泻半两　甘草一两，炙

上每服一两，用水二大盏，煎至一盏，去渣温服。

人参益气汤　治五六月间，两手麻木，四肢困倦，怠惰嗜卧，乃湿热伤元气也。

黄芪八钱　人参　生甘草各五钱　炙甘草二钱　五味子一百二十粒　升麻二钱　柴胡二钱半　芍药三钱

上㕮咀，每服半两，水二盏，煎一盏，去渣，空心服。服后少卧，于麻痹处按摩屈伸少时，午饭前又一服，日二服。

第二次药煎服如前。

黄芪八钱　红花五分　陈皮一钱　泽泻五分

第三次服药。

黄芪六钱　黄柏一钱二分　陈皮三钱　泽泻　升麻各二钱　白芍药五钱　生甘草四钱　五味子一百粒　生黄芩八钱　炙甘草一分

分作四服，煎服如前法，稍热服。秋凉去五味子，冬月去黄芩，服之大效。

除湿补气汤东垣

黄芪八钱　甘草梢六钱　五味子一百二十粒　升麻梢六钱　当归　柴胡梢　泽泻各二钱　红花二钱半　陈皮一钱　青皮四钱

分作四服，水三大盏，煎至一盏，去渣，稍热服，食前。

黄芪桂枝五物汤仲景

黄芪　芍药　桂枝各三两　生姜六两　大枣十二枚

水六升，煮取二升，温服七合，日三服。一方，有人参。

补气升阳和中汤东垣

黄芪五钱　人参三钱　甘草炙，四钱　陈皮　当归身各二钱　甘草根生，一钱，去肾热　佛耳草四钱　白芍药三钱　草豆蔻一钱半，益阳退寒　黄柏一钱，酒洗，除湿泻火　白术二钱　苍术一钱半，除湿调中　白茯苓一钱，除湿导火　泽泻一钱，用同上　升麻一钱，行阳明经　柴胡一钱

每服三钱，水二大盏，煎至一盏，去渣，稍热服，早饭后、午饭前服之。

温经除湿汤东垣　治肢节沉重，疼痛无力之圣药也。

羌活七分　独活　黄柏　麻黄去节　当归各三分　柴胡　黄芪　黄连　木香　草豆蔻　神曲各二分　人参　甘草炙　泽泻　猪苓　白术各一钱　陈皮　苍术各二钱　白芍药三钱　升麻五分

上作二服，用水二大盏，煎至一盏，去渣，稍热服，食远。

除风湿羌活汤东垣

羌活　防风各一两　柴胡五分　藁本三分　独活五分　苍术米泔制，一钱　茯苓二钱　泽泻二分　猪苓去皮，二分　甘草炙，五分　黄芪一钱　陈皮三分　黄柏三分　黄连去须，一分　升麻七分　川芎三分，去头痛

每服三钱或五钱，水二盏，煎至一盏，去渣，稍热服。量虚实施用，如不尽证候，依加减法用之。

茯苓汤《济生》

半夏汤泡　赤茯苓去皮　陈皮各一两　枳实去瓤，麸炒　桔梗去芦　甘草炙。各半两

每服四钱，水一盏，姜七片，煎服，不拘时。

前胡散河间

前胡　白芷　细辛　官桂　白术　川芎各三两　附子炮　吴茱萸汤泡，炒　当归各二两　川椒去目并闭口者，生用，二两

上锉，以茶、酒三升拌匀，同窨一宿，以炼成猪脂膏五斤入药煎，候白芷黄紫色，漉去渣成膏，在病处摩之。大凡瘾瘕疮痍皆治，并去诸风痛痒，伤折坠损。

苦参丸

苦参二两，取粉　丹参去土，炙　沙参去土　人参　防风去杈　五加皮　蒺藜炒，去

刺 乌蛇酒浸，用肉 蔓荆子 败龟板酥炙黄 虎骨酥炙黄 玄参坚者。各一两

上为细末，用不蛀皂角一斤锉碎，以水三升挼取汁，去滓，于无油铁器内熬成膏，用炼蜜四两和丸，如梧桐子大。每服十五丸至二十丸，食后良久夜卧共三服，荆芥、薄荷酒下。

补中益气汤见劳倦。 四君子汤见虚劳。 二陈汤见痰饮。 四物汤见鼻衄。

清阳补气汤东垣 戊申春，节使赵君，年七旬，病体热麻，股膝无力，饮食有汗，妄喜笑，善饥，痰涎不利，舌强难言，声嗄不鸣，身重如山。求治于先师，诊得左手脉洪大而有力，是邪热客于经络中也。两臂外有数瘢，遂问其故，对以燃香所致。先师曰：君之病皆此也。夫人之十二经，灌溉周身，终而复始。盖手之三阳，从手表上行于头，加之以火邪，阳并于阳，势甚炽焉，故邪热毒行流散于周身而热麻。《针经》云：胃中有热则虫动，虫动则胃缓，胃缓则廉泉开，故涎下。热伤元气而沉重无力，饮食入胃，剽悍之气，不循常度，故多汗。心火盛则妄喜笑，脾胃热则消谷善饥，肺金衰则声嗄不鸣。仲景云：微数之脉，慎不可灸，焦骨[①]伤筋，血难复也。君奉养以膏粱之味，无故加以大毒，热伤于经络而为此病明矣。《内经》曰：热淫所胜，治以苦寒，佐以苦甘，以甘泻之，以酸收之。当以黄柏、知母之苦寒为君，以泻火邪，壮筋骨，又肾欲坚，急食苦以坚之。黄芪、生甘草之甘寒，泻热补表；五味子酸止汗，补肺气之不足，以为臣。炙甘草、当归之甘辛，和血润燥；柴胡升麻之苦平，行少阳、阳明二经，自地升天，以苦发之者也，以为佐。㕮咀同煎，取清汁服之，更髎刺四肢，以泻诸阳之本，使十二经络相接，而泄火邪，不旬日而良愈。

苍术四钱 藁本二钱 升麻六钱 柴胡三钱 五味子一钱半 黄柏酒制，三钱 知母酒，二钱 陈皮二钱半 甘草生，二钱 当归二钱 黄芪三钱

上㕮咀，每服五钱，水一盏半，煎至一盏，去渣，空心服。待少时，复以美膳压之。

续断丸《奇效》下同 治风湿流注，四肢浮肿，肌肉麻痹。

川续断 当归炒 萆薢 附子 防风 天麻各一两 乳香 没药各半两 川芎七钱半

上为细末，炼蜜丸，如桐子大。每服四十丸，空心用温酒或米饮送下。

防风汤 治血痹，皮肤不仁。

防风二钱 赤茯苓去皮 川独活 桂心 秦艽去芦 赤芍药 杏仁去皮尖 黄芩 甘草炙。各一钱 川当归去芦，洗，一钱半

上作一服，用水二盅，生姜五片，煎至一盅，不拘时候服。一方，有葛根、麻黄，无独活、赤芍。

羌活散 治风痹，手足不仁。

羌活 汉防己 防风 酸枣仁 道人头 川芎各一两 附子炮，去皮脐 麻黄去根节

天麻各一两半 黄松节 薏苡仁各二两 荆芥一握

上为细末，每服二钱，不拘时，用温酒调下。

乌头粥 治风寒湿痹，麻木不仁。

川乌头生研为细末

上用熟白米半碗，入药末四钱，同米以慢火熬熟作稀薄粥，不可稠，下生姜汁一茶脚许，白蜜三大匙，搅匀，空心温啜之为佳。如是中湿，更入薏苡仁末二钱，增米作一中碗，煮服。此粥大治手足四肢

---

① 骨：原作“枯”，据《伤寒论》改。

不随，及重痛不能举者，有此证者，预服防之。左氏云：风淫末疾。谓四肢为四末也。脾主四肢，风邪客于肝则淫脾，脾为肝克，故疾在末。谷气引风温之药径入脾经，故四肢得安。此汤剂极有功，余尝制此方以授人，服者良验。

蔓荆实丸　治皮痹不仁。

蔓荆实去浮皮，七钱五分　枳壳麸炒　蒺藜子炒，去刺　白附子炮　桔梗炒　羌活去芦　防风去杈。已上各半两　皂荚不蛀者半斤，锉碎，用新汲水浸一宿，以熟绢滤去滓，入面少许，同煎成膏和药

上为细末，以皂荚膏和丸，如梧桐子大。每服二十丸，食后用熟水送下。

黄芪酒一名小黄芪酒　治血痹及诸痹，甚者四肢不遂，风湿寒痹，举体肿满，疼痛不仁。兼治风虚痰癖，四肢偏枯，两脚软弱，手不能上头或小腹缩痛，胁下挛急，心下有伏水，胁下有积饮，夜梦悲愁不乐，恍惚善忘，由风虚五脏受邪所致。或久坐腰痛耳聋，卒起眼眩头重，或举体肿疼，饮食恶冷，啬啬恶寒，胸中痰满，心下寒疝。及治妇人产后馀疾，风虚积冷之不除者。

黄芪　独活　防风去叉　细辛去苗　牛膝　川芎　附子炮，去皮脐　甘草炙　蜀椒去目并合口者，炒出汗。已上各三两　川乌炮，去皮脐　山茱萸去核　秦艽去苗土　葛根各二两　官桂去粗皮　当归切，焙。各二两半　大黄生锉，一两　白术　干姜炮。各一两半

上锉如麻豆大，用夹绢囊盛贮，以清酒一斗浸之，春夏五日，秋冬七日。初服一合，日二夜一，渐增之，以知为度。虚弱者，加苁蓉二两；下利者，加女萎三两；多忘，加石斛、菖蒲、紫石英各二两；心下多水，加茯苓、人参各二两，山药三两。酒尽，可更以酒二斗重渍服之；不尔，可曝滓捣下筛，酒服方寸匕，不知，稍增之。服一剂得力，令人耐寒冷，补虚，治诸风冷，神妙。少壮人服勿熬炼，老弱人微熬之。

萆薢丸　治血痹，手足痹麻不仁，游走无定，及风痹等证。

萆薢炒　山芋　牛膝酒浸　山茱萸去核，炒　熟地黄焙　泽泻各一两　狗脊去毛　地肤子炒　白术各半两　干漆炒令烟尽　天雄炮，去皮脐　车前子炒　蛴螬研。各七钱五分　茵芋去皮茎，两钱五分

上除蛴螬生研外，捣为细末，和令匀，炼蜜为丸，如梧桐子大。每服十丸至十五丸，空心用温酒送下，日二夜一。

痿

藿香养胃汤《集验》　治胃虚不食，四肢痿弱，行立不能。皆由阳明虚，宗筋无所养，遂成痿躄。

藿香　白术　神曲炒　白茯苓　乌药　缩砂　半夏曲　薏苡仁　人参各一钱半　荜澄茄　甘草炒。各一钱

水二盅，生姜五片，枣二枚，煎一盅，不拘时服。

二陈汤见痰饮。　霞天膏见积聚。

金刚丸《保命》　治肾损，骨痿不能起于床，宜服此益精。

萆薢　杜仲炒去丝　苁蓉酒浸　菟丝子酒浸。各等分

上为细末，酒煮猪腰子捣和丸，如梧桐子大。每服五七十丸，空心用温酒送下。

牛膝丸《保命》　治肾肝损，骨痿不能起于床，筋弱不能收持，宜益精缓中。

牛膝酒浸　萆薢　杜仲炒去丝　白蒺藜　防风　菟丝子酒浸　肉苁蓉酒浸。等分　官桂减半

上制服同上金刚丸法。

加减四斤丸《三因》　治肾肝虚，热

淫于内，致筋骨痿弱，不自胜持，起居须人，足不任地，惊恐战掉，潮热时作，饮食无味，不生气力，诸虚不足。

肉苁蓉酒浸　牛膝酒浸　天麻　木瓜干　鹿茸燎去毛，切，酥炙　熟地黄　五味子酒浸　菟丝子酒浸，另研。各等分

上为细末，炼蜜丸，如梧桐子大。每服五十丸，空心温酒、米饮任下。一方，不用五味子，有杜仲。

煨肾丸《保命》　治肾肝损，及脾损谷不化，宜益精缓中消谷。

牛膝　萆薢　杜仲炒去丝　白蒺藜　防风　菟丝子酒浸　肉苁蓉酒浸　胡芦巴　破故纸酒炒。各等分　官桂减半

上为细末，将猪腰子制如食法，捣烂，炼蜜和杵丸，如梧桐子大。每服五七十丸，空心用温酒送下。治腰痛不起，甚效。

健步丸见痿厥。　清燥汤见伤暑。

补阴丸　黄柏　知母俱盐酒拌炒　熟地黄　败龟板酥炙。各四两　白芍药煨　陈皮　牛膝酒浸。各二两　虎胫骨酥炙　琐阳酒浸，酥炙　当归酒洗。各一两半　冬月加干姜五钱半

上为末，酒煮羯羊肉为丸，盐汤下。

四物汤　四君子汤　十全大补汤俱见虚劳。　木香槟榔丸见伤食　三化汤见中风。　调胃承气汤见伤寒潮热。　补益肾肝丸　神龟滋阴丸俱见痿厥。

补益丸丹溪　治痿。

白术二两　生地黄酒浸，一两半　龟板酒浸，炙　琐阳酒浸　当归身酒浸　陈皮　杜牛膝酒浸。各一两　干姜七钱半　黄柏炒　虎胫骨酒炙　茯苓各半两　五味子二钱　甘草炙，一钱　白芍药酒浸　菟丝子酒蒸熟，研如糊，入余药末晒干。各一两

诸药为末，紫河车为丸。如无紫河车，猪脑骨髓亦得。

虎潜丸丹溪

龟板　黄柏各四两　知母　熟地黄各二两　牛膝三两半　芍药一两半　琐阳　虎骨酥炙　当归各一两　陈皮七钱半　干姜半两

上为末，酒糊丸。加附子，治痿厥如神。

王启玄传**玄珠耘苗丹**三方序曰：张长沙戒人妄服燥烈之药，谓药势偏有所助，胜克流变，则真病生焉，犹悯苗之不长而揠之者也。若禀气血不强，合服此而不服，是不耘苗者也，故名耘苗丹。

上丹　养五脏，补不足，秘固真元，均调二气，和畅荣卫，保神守中。久服轻身耐老，健力能食，明目，降心火，益肾水，益精气。男子绝阳事无嗣，女子绝阴乃不能妊，以至腰膝重痛，筋骨衰败，面色黧黑，神志昏愦，寤寐恍惚，烦劳多倦，余沥梦遗，膀胱邪热，五劳七伤，肌肉羸瘦，上热下冷。服之半月，阴阳自和，肌肉光润，悦泽容色，开心意，安魂魄，消饮食，养胃气。

五味子四两　百部酒浸一宿，焙　菟丝子酒浸　肉苁蓉酒浸　杜仲炒去丝　远志去心　枸杞子　防风去芦　白茯苓去皮　巴戟酒浸，去心　蛇床子　柏子仁　山药各二两

上为细末，炼蜜丸，桐子大。每服五十丸，食前温酒、盐汤任下。

春煎干枣汤。夏加五味子四两，四季月加苁蓉六两，秋加枸杞子六两，冬加远志六两。食后兼服卫生汤。

中丹　补百损，体劣少气，善惊昏愦，上焦客热，中脘冷痰，不能多食，心腹痞满，脾胃气衰，精血妄行。

黄芪去芦　白芍药　当归去芦。各四两　白茯苓去皮　人参去芦　桂心各二两　川椒炒　大附子炮，去皮脐　黄芩各一两，为末，姜汁和作饼

上为细末，粟米饮搜和，捣千余下，丸如桐子大。每服五十丸，温酒送下，食

前。

小丹　补劳益血，去风冷百病，诸虚不足，老人精枯神耗，女子绝伤断产。久服益寿延年，安神志，定魂魄，滋气血脉络，开益智慧，释散风湿，耳目聪明，筋力强壮，肌肤悦泽，添精补髓，活血驻颜。

熟地黄　肉苁蓉各六两，酒浸　五味子　菟丝子各五两，酒浸　柏子仁　天门冬去心　蛇床子炒　覆盆子　巴戟酒浸，去心　石斛各三两　续断　泽泻　人参去芦　山药　远志炒，去心　山茱萸肉　菖蒲　桂心　白茯苓　杜仲炒去丝。各二两　天雄炮，去皮脐，一两

上为细末，炼蜜丸，如梧子大。每服三十丸，食前温酒送下，加至五十丸。忌五辛、生葱、芜荑、饧、鲤。

虚人加地黄，多忘加远志、茯苓，少气神虚加覆盆子，欲光泽加覆盆子，风虚加天雄，虚寒加桂心，小便赤浊加白茯苓，一倍泽泻，吐逆加人参。

卫生汤①

补虚劳，强五脏，除虚烦，养真气，退邪热，顺血脉，安和神志，润泽容色。常服通畅血脉，不生痈疡，养胃益津。自汗盗汗，并宜服之。

当归去芦　白芍药各四两　黄芪八两　甘草炙，一两

每服五钱，水一盏半，煎至七分，去渣服，不拘时候。年老加酒半盏煎。

痿　厥

补益肾肝丸东垣

柴胡　羌活　生地黄　苦参炒　防己炒。各五分　附子炮　肉桂各一钱　当归二钱

上细末，熟水丸，如鸡头大。每服五十丸，温水送下。

此药如在冬天中寒，或心肺表寒，目中溜火，嚏喷，鼻流清涕，咳嗽痰涎者，止可服一丸，须与姜附御汗汤等药相兼服之，不可单服此表药也。

健步丸东垣

羌活　柴胡各五钱　防风三钱　川乌一钱　滑石炒，半两　泽泻三钱　防己酒洗，一两　苦参酒洗，一钱　肉桂　甘草炙　瓜蒌根酒制。各半两

上为细末，酒糊丸，如桐子大。每服十丸，煎愈风汤，空心送下。

愈风汤见中风。　羌活胜湿汤见腰痛。　虎潜丸见痿。　滋肾丸见小便不通。

神龟滋阴丸　治足痿。

龟板四两，酒炙　黄柏炒　知母炒。各二两　枸杞子　五味子　琐阳各一两　干姜半两

末之，猪脊髓为丸，如桐子大，每服七十丸。

越婢加术汤

麻黄六两　石膏半斤　生姜　甘草各二两　白术四两　大枣十五枚

水六升，先煮麻黄，去上沫，内诸药，煮取三升，分温三服。如恶风，加附子一枚。

左经丸《本事》　治筋骨诸疾，手足不遂，行动不得，遍身风疮。

草乌白大者，去皮脐　木鳖去壳　白胶香　五灵脂各三两半　斑蝥五个，去头足翅，醋炙

上为末，用黑豆去皮，生杵取粉一升，醋糊共搜杵为丸，如鸡头大。每服一丸，温酒磨下。治筋骨疾，但未曾针伤损者，三五服立效。此药曾医一人软风不能行，不十日立效。专治心肾肝三经，通小

---

① 卫生汤：本方原在“上丹”方后，文中上丹、中丹、小丹三方系“玄珠耘苗丹”的三个方，其中挟有卫生汤，文义不属，故后移。

便，除淋沥，通荣卫，滑经络，大有奇功。

续骨丹《本事》　治两脚软弱，虚羸无力，及小儿不能行。

天麻明净者，酒浸　白附子　牛膝　木鳖子各半两　乌头一钱，炮　川羌活半两　地龙去土，一分　乳香　没药各二钱　朱砂一钱

上以生南星末一两，无灰酒煮糊为丸，如鸡头大，朱砂为衣。薄荷汤磨一丸，食前服。

脚　气

除湿汤见伤湿

芎芷香苏散《得效》

川芎七钱　甘草二钱　紫苏叶　干葛　白茯苓　柴胡各半两　半夏六钱　枳壳炒，三钱　桔梗生，二钱半　陈皮三钱半

每服三钱，水一盏，姜三片，枣一枚，煎八分，不拘时温服。

木瓜丸见水肿。　五积散见中寒。　续命汤见中风。　越婢加术汤见痿厥。

第一竹沥汤《千金》，下同　治两脚痹弱，或转筋皮肉不仁，腹胀起如肿，按之不陷，心中恶不欲食，或患冷方。

竹沥五升　甘草　秦艽　葛根　黄芩　麻黄　防已　细辛　桂心　干姜各一两　防风　升麻各一两半　茯苓三两　附子二枚　杏仁五十枚

水七升，合竹沥煮取三升，分三服，取汗。《千金翼方》无茯苓、杏仁，有白术一两。

第二大竹沥汤　治卒中风，口噤不能言，四肢纵缓，偏痹挛急，风经五脏，恍惚恚怒无常，手足不随方。

竹沥一斗四升　独活　芍药　防风　茵芋　甘草　白术　葛根　细辛　黄芩　芎䓖各二两　桂心　防已　人参　石膏　麻黄各一两　生姜　茯苓各三两　乌头一枚

以竹沥煮取四升，分六服。先未汗者取汗，一服相当即服止。

第三竹沥汤　治风毒入人五内，短气，心下烦热，手足烦疼，四肢不举，皮肉不仁，口噤不能语方。

竹沥一斗九升　防风　茯苓　秦艽各三两　当归　黄芩《千金翼》作芍药　人参　芎䓖《千金翼方》作防已　细辛　桂心　甘草　升麻《千金翼》作通草　麻黄　白术各二两　附子二枚　蜀椒一两　葛根五两　生姜八两

以竹沥煮取四升，分五服。初得病时，即须摩膏，日再，痹定止。《千金翼》无麻黄、蜀椒、生姜。

风引汤　治两脚疼痹肿，或不仁拘急，不得行方。

麻黄　石膏　独活　茯苓各二两　吴茱萸　附子　秦艽　细辛　桂心　人参　防风　芎䓖　防已　甘草各一两　干姜一两半　白术三两　杏仁六十枚

以水一斗六升，煮取三升，分三服，取汗。

大鳖甲汤　治脚弱风毒，挛痹气上，及伤寒恶风，温毒，山水瘴气热毒，四肢痹弱方。

鳖甲二两　防风　麻黄　白术　石膏　知母　升麻　茯苓　橘皮　芎䓖　杏仁去皮尖　人参　半夏　当归　芍药　萎蕤　甘草　麦门冬各一两　羚羊角屑，六铢　大黄一两半　犀角　雄黄　青木香各半两　大枣十枚　贝齿　乌头七枚　生姜三两　薤白十四枚　麝香三铢　赤小豆三合　吴茱萸五合

以水二斗，煮取四升，分六服，去渣，食前温服。如人行十里久，得下止。一方，用大黄半两煨，畏下可止用六铢。一方，用羚羊角半两，毒盛可用十八铢。胡洽有山茱萸半升，为三十二铢。《千金

翼方》无知母、升麻、橘皮、芎䓖、人参、当归、萎蕤。

乌头汤《金匮》 治脚气疼痛，不可屈伸。见痛痹。

麻黄汤《千金》 治恶风毒气，脚弱无力，顽痹，四肢不仁，失音不能言，毒气冲心，有人病者，但一病相当即服。此第一服，次服第二、第三、第四方。

麻黄一两 大枣二十枚 茯苓三两 杏仁三十枚 防风 白术 当归 升麻 芎䓖 芍药 黄芩 桂心 麦门冬 甘草各二两

上㕮咀，以水九升，清酒二升，合煮取二升半，分四服，日三夜一，覆令小汗，粉之，莫令见风。

第二服独活汤方

独活四两 熟地黄三两 生姜五两 葛根 桂心 甘草 芍药 麻黄各二两

上㕮咀，以水八升，清酒二升，合煎取二升半，分四服，日三夜一。脚弱特忌食瓠子、蕺菜，犯之一世治不愈。

第三服[①] **兼补厚朴汤** 并治诸气咳嗽，逆气呕吐方。

厚朴 芎䓖 桂心 熟地黄 芍药 当归 人参各二两 黄芪 甘草各三两 吴茱萸二升 半夏七两 生姜一斤

上㕮咀，以水二斗，煮猪蹄一具，取汁一斗二升，去上肥，内入清酒三升，合煮取三升，分四服，相去如人行二十里久更进服。

第四服风引独活汤兼补方

独活四两 茯苓 甘草各三两 升麻一两半 人参 桂心 防风 芍药 当归 黄芪 干姜 附子各二两 大豆二升

上㕮咀，以水九升，清酒三升，合煮三升半，分四服，相去如人行二十里久更进服。

酒浸牛膝丸《本事》 治腰脚筋骨酸无力。

牛膝三两，炙黄 川椒半两，去目并合口者 附子一个，炮，去皮脐 虎胫骨真者半两，醋炙黄

上㕮咀，用生绢作袋，入药扎口，用煮酒一斗，春秋浸十日，夏浸七日，冬浸十四日。每日空心饮一大盏。酒尽，出药为末，醋糊为丸。每服二十丸，空心温酒、盐汤任下。忌动风等物。

除湿汤见中湿。 清暑益气汤见伤暑。

麻黄左经汤《集验》，下同 治风寒暑湿，流注足太阳经，腰足挛痹，关节重痛，行步艰难，憎寒发热，无汗恶寒，或自汗恶风，头疼眩晕。

麻黄去节 干葛 细辛去苗 白术去芦 茯苓去皮 防己去皮 桂心 羌活去芦 防风去芦 甘草炙。各等分

上㕮咀，每服七钱，水二盏，姜五片，枣一枚，煎至一盏，空心服。

自汗去麻黄，加肉桂、芍药。重着加术、陈皮。无汗减桂，加杏仁、泽泻。

大黄左经汤 治风寒暑湿流注足阳明经，腰脚痹痛，行步艰难，涎潮昏塞，大小便秘涩，腹痛呕吐，或复下利，恶闻食气，喘满肩息，自汗谵妄，并宜服之。

大黄煨 细辛去苗 茯苓去皮 防己去皮 羌活去芦 黄芩 前胡去芦 枳壳去瓤，麸炒 厚朴姜制 甘草炙 杏仁去皮尖，麸炒

上各等分，每服七大钱，水一盏半，姜五片，枣一枚，煎，空心热服。腹痛加芍药，秘结加阿胶，喘急加桑白皮、紫苏，小便秘加泽泻，四肢疮痒浸淫加升麻，并等分。

附：荷叶藁本汤 治脚胫生疮，浸淫腿膝，脓水淋漓，热痹痒痛。

---

① 服：原脱，据《千金方》补。

干荷叶四个　藁本二钱半

上㕮咀，水二斗，煎至五升，去渣，温热得所，淋渫。仍服大黄左经汤佳。

半夏左经汤　治足少阳经受风寒暑湿，流注发热，腰脚俱痛，头疼眩晕，呕吐酸水，耳聋惊悸，热闷心烦，气上喘满，肩背腿痹，腰腿不随。

半夏汤洗七次，切片　干葛　细辛去苗　白术去芦　茯苓去皮　桂心　防风去芦　干姜炮　黄芩　甘草炙　柴胡去芦　麦门冬去心。各七钱半

上为㕮咀，每服七大钱，水一盏半，姜五片，枣二枚，煎至一盏，去渣，空腹服。热闷加竹沥，每服半合；喘满加杏仁、桑白皮。

大料神秘左经汤　治风寒暑湿流注足三阳经，手足拘挛疼痛，行步艰难，憎寒发热，自汗恶风；或无汗恶寒，头眩腰重，关节掣痛；或卒中昏塞，大小便秘涩；或腹痛呕吐下利，恶闻食臭，髀腿顽痹，缓纵不随，热闷惊悸，心烦气上，脐下冷痹，喘满气粗。

麻黄去节　干葛　细辛去苗　厚朴姜制　茯苓去皮　防己去皮　枳壳去瓤，麸炒　桂心　羌活去芦　防风去芦　柴胡去芦　黄芩　半夏汤洗七次　干姜炮　麦门冬去心　甘草炙。各等分

上㕮咀，每服五七钱，水一盏半，生姜五片，枣一枚，煎至一盏，去渣，空心服。自汗加牡蛎、白术，去麻黄。肿满加泽泻、木通。热甚无汗减桂，加橘皮、前胡、升麻。腹痛吐利去黄芩，加芍药、附子炮。大便秘加大黄、竹沥。喘满加杏仁、桑白皮、紫苏并等分。凡有此病，备细详证，逐一加减，无不愈者。

加味败毒散　治三阳经脚气流注，脚踝焮热赤肿，寒热如疟，自汗恶风，或无汗恶寒。

人参去芦　赤茯苓去皮　甘草炙　芎䓖　前胡去芦　羌活去芦　独活去芦　枳壳去瓤，麸炒　桔梗去芦　大黄煨　苍术米泔浸。各等分

上每服五七钱，水一盏半，姜五片，薄荷五叶，煎至一盏，去渣热服。皮肤瘙痒赤疹加蝉蜕。

六物附子汤　治四气流注于足太阳经，骨节烦疼，四肢拘急，自汗短气，小便不利，恶风怯寒，头面手足肿痛。

附子炮，去皮脐　桂心　防己去皮。各四两　白术去芦　茯苓去皮。各三两　炙甘草二两

上㕮咀，每服五钱，水二盏，生姜七片，煎至一盏，去渣空心温服。

八味丸　治少阴肾经脚气入腹，小腹不仁，上气喘急，呕吐自汗。此证最急，以肾乘心，水克火，死不旋踵。

牡丹皮　泽泻　茯苓①各三两　附子炮，去皮脐　桂心各二两　山茱萸　山药各四两　熟地黄八两

上为细末，炼蜜和丸，如梧桐子大。每服五十丸，食前，温酒、米汤送下。

神应养真丹　治厥阴肝经受邪，四气所伤肝脏，或左瘫右痪，涎潮昏塞，半身不遂，手足顽麻，语言謇涩，头旋目眩，牙关紧急，气喘自汗，心神恍惚，肢体缓弱，上攻头目，下注脚漆，荣气凝滞，遍身疼痛。兼治妇人产后中风，角弓反张，堕车落马，打扑伤损，瘀血在内等证。

当归酒浸，去芦　天麻　川芎　羌活去芦　白芍药　熟地黄各等分

上为细末，炼蜜和丸，如弹子大。每服一丸，木瓜、菟丝子煎酒下。脚痹薏苡仁煎酒下。中风温酒米汤下。一方，无羌活，入木瓜、熟阿胶等分。

追毒汤　治肝肾脾三经为风湿寒热毒

① 茯苓：此下原衍“去芦”，据《三因方》删。

气上攻，阴阳不和，四肢拘挛，上气喘满，小便秘涩，心热烦闷，遍身浮肿，脚弱缓纵，不能行步。

半夏汤洗七次　黄芪去芦　甘草炙　当归去芦　人参去芦　厚朴姜制　独活去芦　橘皮去白。各一两　熟地黄　芍药　枳实去瓤，麸炒　麻黄去节。各二两　桂心三两

上为㕮咀，每服八钱，水一大盏半，姜七片，枣三枚，煎至一大盏，去渣，空心温服，日三夜一。

抱龙丸　治肝肾脏虚，风湿寒邪流注腿膝，行步艰难，渐成风湿脚气，足心如火，上气喘急，小腹不仁，全不进食。

赤小豆四两　白胶香另研　破故纸炒　狗脊　木鳖子去壳，另研　海桐皮　威灵仙　草乌去芦，锉，以盐炒熟，去盐不用　五灵脂炒　地龙去土，炒。各一两

上为细末，酒糊和丸，桐子大，辰砂为衣。每服五十丸，空心盐、酒任下，临晚食前再进一服。

十全丹　治脚气上攻，心肾相系，足心隐痛，小腹不仁，烦渴，小便或秘或利，关节挛痹疼痛。

肉苁蓉酒浸　石斛　狗脊　萆薢酒浸　茯苓去皮　牛膝酒浸　枸杞子　远志去心。各一两　熟地黄　杜仲去粗皮，锉，炒去丝。各三两

上为细末，炼蜜和丸，桐子大。每服五十丸，温酒、盐汤任下。

四蒸木瓜丸　治肝肾脾三经气虚，受风寒暑湿搏著，流注经络，远年近日，治疗不痊，凡遇六气更变，七情心神不宁，必然动发，或肿满，或顽痹，憎寒壮热，呕吐自汗。

威灵仙苦葶苈同入　黄芪续断同入　苍术橘皮同入　乌药去木，与黄松节同入　大木瓜四枚

上各半两，以木瓜切去顶盖，去瓤，填药在内，却用顶盖簪定，酒洒蒸熟，三蒸三晒，取药出，焙干为末，研木瓜为膏，和捣千余下，丸如梧子大。每服五十丸，空心温酒、盐汤下。黄松节，即茯苓中木。

当归拈痛汤见身痛。

羌活导滞汤东垣

羌活　独活各半两　防己三钱　大黄酒煨，一两　当归三钱　枳实麸炒，二钱

每服五钱或七钱，水二盏，煎至七分，温服。微利则已，量虚实加减。

开结导饮丸东垣　治饮食不消，心下痞闷。

陈皮　白术　泽泻　茯苓　半夏制曲　麦蘖各一两　枳实炒　青皮　干姜各半两　如有积块者，加巴豆霜一钱半。

上为末，汤浸蒸饼为丸，如桐子大。每服三五十丸至七十丸，温汤下，食远服。

又方　治湿热并诸湿客搏，腰膝重痛，足胫浮肿。

槟榔　甘遂　赤芍药　威灵仙　泽泻　葶苈　乳香研。各二两　没药研，一两　牵牛半两　大戟炒，三两　陈皮四两

上为末，面糊为丸，如桐子大。每服五十丸，加至七八十丸，食前温水送下。得更衣，止后服。前药忌酒二日，又忌面及甘草三两日。食温淡粥补胃。

枳实大黄汤

羌活一钱半　当归一钱　枳实五分　大黄酒煨，三钱

水一盏半，煎至一盏，去渣温服，空心食前，以利为度。

控涎丹见行痹。

续断丸《本事》　治肝肾风虚气弱，脚不可践地，腰脊疼痛，风毒流注下经，行止艰难，小便馀沥。此药补五脏内伤，调中益气，凉血，强筋骨，益智，轻身耐老。

思仙木五两，即杜仲　五加皮　防风　薏苡仁　羌活　川续断各三两　萆薢四两　生地黄五两　牛膝酒浸，三两

上为末，好酒三升，化青盐三两，用木瓜半斤去皮子，以盐、酒煮成膏和杵，丸如梧子大。每服三五十丸，空心食前，温酒、盐汤任下。

薏苡仁酒《活人》　治脚痹。

薏苡仁　牛膝各二两　海桐皮　五加皮　独活　防风　杜仲各一两　熟地黄一两半　白术半两

上为粗末，入生绢袋内，用好酒五升浸，春秋冬二七日，夏月盛热，分作数帖，逐贴浸酒。每日空心温服一盏或半盏，日三四服，常令酒气醺醺不绝。久服觉皮肤下如数百条虫行，即风湿气散。

虎骨酒《本事》　去风，补血益气，壮筋骨，强脚力。

虎胫骨真者　萆薢　仙灵脾　薏苡仁　牛膝　熟地黄各二两

上细锉，绢袋盛，浸酒二斗。饮了一盏入一盏，可得百日。妇人去牛膝。

〔脚气冲心〕

三脘散《活人》　治脚气冲心腹气饱闷，大便秘滞。

独活　白术　木瓜焙干　大腹皮炙黄　紫苏各一两　甘草炙，半两　陈皮汤浸，去白　沉香　木香　川芎　槟榔面裹煨熟。各七钱半

上共杵为粗散，每服二钱半，水二盏，同煎至一盏，去渣，分三服热服。取便利为效。

大腹子散《活人》　治风毒脚气，肢节烦疼，心神壅闷。

大腹子　紫苏　木通　桑白皮　羌活　木瓜　荆芥　赤芍药　青皮　独活各一两　枳壳二两

每服四钱，水一盏，姜五片，葱白七寸，煎去渣，空心温服。

犀角散　治脚气冲心，烦喘闷乱，头痛口干，坐卧不得。

犀角屑　枳壳去瓤，麸炒　沉香各七钱半　槟榔　紫苏茎叶　麦门冬去心　赤茯苓去皮。各一两　木香　防风去芦。各半两　石膏研细，二两

上为㕮咀，每服八钱，以水一中盏半，煎至一大盏，去渣，入淡竹沥一合。更煎一二沸，温服，不拘时候。

茱萸木瓜汤　治脚气冲心，闷乱不识人，手足脉欲绝。

吴茱萸半两　干木瓜一两　槟榔二两

上为㕮咀，每服八钱，以水一中盏半，生姜五片，煎至一盏，去渣温服，不拘时候。

槟榔散　治脚气冲心，烦闷不识人。

槟榔　木香　茴香各半两

上为㕮咀，每服五钱，以童子小便一中盏，煎至七分，去渣温服，不拘时候。

木香散　治脚气冲心烦闷，脐下气滞。

木香半两　槟榔　木通各一两

上为㕮咀，每服八钱，以水一中盏半，入生姜五片，葱白七寸，煎至一盏，温服，不拘时。

地黄汤　治穿心脚气。

熟地黄四两　当归二两　芍药　川芎　牛膝酒浸　三柰子各一两　杜仲半两，姜制

上为㕮咀，每服五钱，水一盏半，煎至一盏，去渣温服。

沉香散　治脚气冲心，烦闷喘促，脚膝疼酸，神思昏愦。

沉香　赤芍药　木通　柴苏茎叶　诃梨勒皮　槟榔各一两　吴茱萸半两

上为㕮咀，每服八钱，水一中盏半，入生姜五片，煎至一大盏，去渣，不拘时温服。

〔上气喘急〕

桑白皮散《活人》 治脚气盛发，两脚浮肿，小便赤涩，腹胁胀满，气急，坐卧不得。

桑白皮 郁李仁各一两 赤茯苓二两 木香 防己 大腹子各一两半 紫苏子 木通 槟榔 青皮各七钱半

每服三钱，姜三片，水煎。

桑白皮散《集验》 治脚气上气，坐卧不得，咽喉不利，四肢烦疼。

桑白皮 赤茯苓去皮 柴胡去芦。各一两 生干地黄一两半 甘草炙，半两 射干 枳壳去穰，麸炒 贝母 前胡去芦 赤芍药 天门冬去心 百合 槟榔各七钱半

每服八钱，水一中盏，生姜五片，煎至六分，去渣温服，不拘时。

紫苏散 治脚气上气，心胸壅闷，不得眠卧。

紫苏叶 桑白皮 赤茯苓去皮 槟榔 木通去皮。各一两 甘草炙 紫菀 前胡去芦 百合 杏仁去皮尖。各七钱半

上㕮咀，每服八钱，水一中盏半，生姜五片，煎至一盏，去渣温服，不拘时。

治脚气上气，心腹妨闷。

槟榔二枚 杏仁二十枚，汤洗，去皮

上㕮咀，以水一大盏，煎至七分，去渣，分为二服，如人行七八里再服。

苏子降气汤 沉香降气汤 养正丹 四磨饮四方并见诸气。 小青龙汤见咳嗽。

〔呕逆〕

八味平胃散见呕吐。 平胃散见中食。

半夏散《集验》 治脚气烦闷呕逆，心胸壅闷，不能饮食。

半夏汤洗七次，切片 桂心各七钱半 赤茯苓去皮 人参去芦 陈橘皮去白 前胡去芦 槟榔各一两 紫苏叶一两半

上㕮咀，每服五钱，水一中盏半，生姜七片，淡竹茹二钱，煎至七分，去渣温服，无时。

草豆蔻散 治脚气发时呕逆，胸中满闷，不下饮食。

草豆蔻仁 紫苏叶 赤茯苓去皮 前胡去芦 木通去皮，锉 槟榔各一两 吴茱萸二钱半 半夏汤泡七次，切片 枳实去穰，麸炒。各七钱半

上㕮咀，每服八钱，水一中盏半，生姜七片，煎至一盏，去渣温服，无时。

人参散 治脚气呕逆心烦，不能饮食。

人参去芦 赤茯苓去皮 槟榔 陈橘皮去白 麦门冬去心。各一两 桂心七钱半

上煎服法俱同上。

橘皮汤 治脚气痰壅呕逆，心胸满闷，不思饮食。

陈橘皮去白 人参去芦 紫苏叶各一两

上为㕮咀，每服八钱，水一中盏半，生姜五片，煎至一盏，去渣温服，不拘时。

〔肿满〕

沉香散 治脚气心腹胀满，四肢壅闷，不思饮食。

沉香 枳壳去瓤，麸炒 桂心各七钱半 大腹皮 赤茯苓去皮 槟榔 赤芍药 川大黄煨 诃梨勒皮 桑白皮各一两，锉 吴茱萸汤洗 木香各半两

上为㕮咀，每服八钱，水一中盏半，生姜五片，煎至一盏，去渣温服，不拘时。

鳖甲散 治脚气，心腹胀满，小便不利。

鳖甲去裙襕，醋炙焦黄 赤茯苓去皮 槟榔各一两 郁李仁汤浸，去皮 木通去皮。各七钱半

上为㕮咀，每服八钱，水一中盏半，

煎至一大盏，去渣温服，不拘时。

木香散　治脚气心腹胀满，坚硬不消。

木香　诃梨勒皮　槟榔各一两　桂心七钱半　川大黄煨　鳖甲醋炙。各一两

每服八钱，水一盏半，姜五片，煎一盏，服无时。

高良姜丸　治脚气心腹胀满，两膝疼痛。

高良姜　当归去芦　威灵仙　槟榔　羌活去芦。各七钱半　牵牛炒　萝卜子炒。各二两　桂心　陈橘皮去白。各半两

上为细末，炼蜜和捣二三百下，丸梧桐子大。每服三四十丸，温酒送下，不拘时，以利为度。

茱萸丸　治脚气入腹，腹胀不仁，喘闷欲死。

吴茱萸　木瓜各等分

上为细末，酒糊和丸，如梧桐子大。每服五十丸至百丸，温酒送下。或以木瓜蒸烂研膏为丸尤佳。

大腹皮散　治脚气风毒，头面脚膝浮肿，心腹痞闷。

大腹皮　桑白皮　赤茯苓去皮，　郁李仁　槟榔　枳壳麸炒，去瓤　紫苏茎叶。各一两　防风去芦　木香　羌活去芦。各半两　木通去皮　羚羊角屑各七钱半

上为㕮咀，每服八钱，水一中盏半，生姜五片，煎至一大盏，去渣，食前温服。

大腹皮散　治诸证脚气肿满，小便不利。

大腹皮三两　木瓜　紫苏子　槟榔　荆芥穗　乌药　陈橘皮去白　紫苏叶各一两　萝卜子半两　沉香　桑白皮　枳壳去瓤，麸炒。各一两半

上为㕮咀，每服八钱，水一盏半，姜五片，煎至一大盏，去渣温服。御医楚侍药方，加木通、白茯苓、炒茴香、炙甘草四味。

木通散　治脚气遍身肿满，喘促烦闷。

木通去皮　紫苏叶　猪苓去皮。各一两　桑白皮　槟榔　赤茯苓去皮。各二两

上为㕮咀，每服四钱，水一中盏半，生姜五片，葱白二五寸，煎至一大盏，去渣温服，不拘时。

〔大小便不通〕

五苓散见消瘅。

槟榔丸　治脚气发时，大小便秘涩，腹中满闷，膀胱里急，四肢烦疼。

槟榔　赤茯苓去皮　紫苏叶　大麻仁　郁李仁各一两　川大黄煨，二两　木香　桂心各半两　枳壳去瓤，麸炒　木通去皮　泽泻　羚羊角屑各七钱半

上为细末，炼蜜和捣二三百下，丸如梧子大。每服三四十丸，食前温水送下，以利为度。

泽泻散　治脚气大小便秘涩，膀胱气壅，攻心腹痞闷。

泽泻　赤茯苓去皮　枳壳去瓤，麸炒。各七钱半　木通去皮，锉　猪苓去芦　槟榔各一两　牵牛二两，炒

上为细末，每服二钱，生姜、葱白汤调下，日二三服，以利为度。

复元通气散见诸气。

〔发热〕

败毒散　治足三阳经热证。若自汗恶风，加肉桂；无汗恶寒，加去节麻黄；若风湿发热焮肿，加苍术、槟榔、大黄，微利愈。见伤湿。

和气饮见水肿。　独活寄生汤见腰痛。

附子八味汤《活人》

附子炮，去皮脐　干姜炮　芍药　茯苓　甘草炙　桂心各三两　白术四两　人参三

两

每服四钱，水一盏，煎七分，食前温服。又方，去桂心，加干地黄三两。

活络丹《和剂》

川乌炮，去皮脐　草乌炮，去皮脐　地龙去土　天南星炮。各六两　乳香研　没药研。各二两二钱

上为末，酒面糊丸，如梧桐子大。每服二十丸。空心日午冷酒送下，荆芥汤下亦可。

虎骨四斤丸《和剂》

宣州木瓜去瓤　天麻去芦　肉苁蓉洗净　牛膝去芦。各焙干秤，一斤　附子炮，去皮尖，二两　虎骨涂酥炙，一两

上以上各如法修制，先将前四味用无灰酒五升浸，春秋各五日，夏三日，冬十日，取出焙干，入附子、虎骨共研为末，用浸药酒打面糊丸，如梧子大。每服五十丸，食前盐汤送下。

〔生疮〕

犀角散　治脚气风毒，生疮肿痛，心神烦热。

犀角屑　天麻　羌活去芦　枳壳去瓤，麸炒　防风去芦　黄芪　白蒺藜　黄芩　白鲜皮各七钱半　槟榔一两　甘草半两，炙　乌蛇二两，酒浸

上为㕮咀，每服八钱，以水一中盏半，生姜五片，煎至一大盏，去渣温服，不拘时候。

鹿茸丸　治脚气腿腕生疮。

鹿茸酥炙，另捣成泥　五味子　当归去芦　熟地黄

上等分，为细末，酒糊和丸，如梧桐子大。每服三四十丸，温酒或盐汤食前下，次服后方。

芎归散

川芎　当归去芦

上二味等分，为细末，每服二三钱，煎荆芥汤调下，食后空心，日进二服。

〔脚心痛〕

大圣散《济生》

木香不见火　人参　甘草炙。各半两　白茯苓去皮　川芎　麦门冬去心　黄芪去芦，蜜炙　当归去芦，酒浸。各一两

每服四钱，水一盏，姜五片，煎七分，温服，不拘时。

鸡鸣散　治脚气疼痛，不问男女皆可服。如人感风湿，流注脚足，痛不可忍，筋脉浮肿，宜服之。

槟榔七枚　陈皮去白　木瓜各一两　吴茱萸　紫苏叶各三钱　桔梗去芦　生姜和皮。各半两

上㕮咀，只作一遍煎，用水三大碗，慢火煎至一碗半，去渣，再入水二碗煎渣，取一小碗，两次药汁相和，安置床头，次日五更分作三五服，只是冷服，冬月略温服亦得。服了用干物压下，如服不尽，留次日渐渐服之亦可，服药至天明，大便当下黑粪水，即是元肾家感寒湿毒之气下也。至早饭痛住肿消，只宜迟吃饭，候药力作效。此药不是宣药，并无所忌。

加减槟榔汤　治一切脚气脚弱，名曰壅疾，贵乎疏通，春夏多宜服之。

槟榔　陈皮去白　紫苏茎叶。各一两　甘草炙，半两

每服五钱，水一盏半，生姜五片，煎至八分，去渣温服，不拘时。

如脚痛不已者，加木瓜、五加皮煎。妇人脚痛，加当归煎。室女脚痛，多是肝血盈实，宜加赤芍药煎，师尼寡妇亦然。中满不食者，加枳实煎。痰厥或呕者，加半夏煎。腹痛大便不通者，用此汤下青木香丸；如更不通，加大黄煎。小便不利者，加木通煎。转筋者，加吴茱萸煎。脚肿而痛者，加大腹皮、木瓜煎。足痛而热，加地骨皮煎。

导气除湿汤

威灵仙　防风　荆芥穗　当归　地骨皮　升麻　白芍药　蒴藋叶

上等分锉细，水二斗，煮取一斗五升，去渣，热淋洗，无时。

第五册

疠风

桦皮散《保命》 治肺壅风毒，遍身瘾疹瘙痒。

荆芥穗二两， 枳壳去瓤，烧存性 桦皮各四两，炒存性 甘草炙，半两 杏仁二两，去皮尖，水一碗，煎令减半，取出令干，另研

上为末，每服二钱，食后温酒调下。

二圣散《保命》 疏风和血。

大黄半两 皂角刺三钱

上将皂角刺烧灰研细，用大黄半两，煎汤调下二钱。早服桦皮散，中以升麻汤下泻青丸，晚服二圣散。此为缓治。

补气泻荣汤东垣

升麻 连翘各六分 苏木 当归 全蝎 黄连 地龙去土 黄芪各五分 黄芩生，四分 甘草一分半 白豆蔻二分 人参二分 生地黄四分 桃仁三粒 桔梗五分 麝香少许 梧桐泪一分 水蛭三条，炒令烟尽 虻虫去翅足，微炒，三个

上锉如麻豆大，除连翘另锉，梧桐泪研，白豆蔻二分，为细末，二味另放，麝香、虻虫、水蛭三味为末另放外，都作一服，水二大盏，酒一匙，入连翘，煎至一盏六分，再入梧桐泪、白豆蔻二味并麝香等三味，再上火煎一二沸，去渣，稍热，早饭后午饭前服。忌酒、湿面、生冷、硬物。

醉仙散《宝鉴》 治疠风遍身麻木。

胡麻子炒 牛蒡子炒 枸杞子 蔓荆子炒。各一两 白蒺藜 苦参 防风 瓜蒌根各五钱

上为细末，每一两五钱，入轻粉二钱拌匀。每服一钱，茶清调，晨、午各一服。至五七日，于牙缝中出臭涎，令人如醉，或下脓血，病根乃去。仍量人病之轻重虚实用，病重者须先以再造散下之，候元气将复，方用此药。忌一切炙煿厚味，止可食淡粥时菜。诸蛇以淡酒蒸熟食之，可以助药势。

通天再造散 治大风恶疾。

郁金半两 大黄煨 皂角刺黑大者，炒。各一两 白牵牛六钱，半生半炒

上为末，每服五钱，日未出时，面东以无灰酒调下。

泻黄散见发热。 小柴胡汤见往来寒热。 黄连解毒汤见发热。 犀角地黄汤见诸血。 七味白术散见消瘅。

加味逍遥散 治血虚有热，遍身瘙痒，心烦目昏，怔忡颊赤，口燥咽干，发热盗汗，食少嗜卧。

当归 芍药酒炒 茯苓 白术炒。各一钱 柴胡五分 牡丹皮 甘草炙 山栀炒。各八分

上作一剂，水煎服。

宝鉴换肌散 治疠风久不愈，或眉毛脱落，鼻梁崩坏，其效如神。

白花蛇 黑花蛇各三两，酒浸 地龙去土 当归 细辛 白芷 天麻 蔓荆子 威灵仙 荆芥穗 菊花 苦参 紫参 沙参 木贼草 白蒺藜炒 不灰木 甘草 天门冬去心 赤芍药 九节菖蒲 定风草

何首乌不犯铁　胡麻子炒　川芎　草乌头炮，去皮脐　苍术　木鳖子各一两

上各另为末，每服五钱，温酒调下，食后，酒多尤妙。

升麻汤　治风热身如虫行，或唇反绽裂。

升麻三分　茯苓　人参　防风　犀角镑　羌活　官桂各二钱

上每服四钱，水煎。下泻青丸。方见中风。

六味丸　八味丸俱见虚劳。　补中益气汤见劳倦。　四物汤　四君子汤俱见虚劳。　柴胡清肝散见耳衄。　半夏白术天麻汤见眩晕。　芎归汤见喘。　圣愈汤见虚劳。　柴胡四物汤见往来寒热。　十全大补汤见虚劳。　清燥汤　清暑益气汤　人参益气汤俱见伤暑。　清心莲子饮见赤白浊。　四物二连汤见潮热。　竹叶石膏汤见消渴。　润肠丸见大便不通。　归脾汤见健忘。　八珍汤见虚劳。　升阳益胃汤见恶寒。　加减八味丸见虚劳。　凉膈散　清凉饮俱见发热。　人参养荣汤见虚劳。　当归补血汤见劳倦。

加味清胃散　治热毒在表，以此发散之。

升麻　白芷　防风　白芍药　干葛　甘草　当归　川芎　羌活　麻黄　紫背浮萍　木贼草各等分

上每服五七钱，水煎。

当归六黄汤见盗汗。　泻白散见发热。　人参理中丸见痞。　人参平肺散见喘。　牛黄清心丸见中风。　加减金匮肾气丸见水肿。　竹叶黄芪汤见消渴。　柴胡栀子散见耳。　滋阴地黄丸　神效黄芪汤　决明夜灵散　益气聪明汤　黄芪芍药汤俱见眼。　五味异功散见不能食。　妙香散见狂。　四七汤见气。　四神丸见泄泻。

透经解挛汤　治风热筋挛骨痛。

穿山甲三钱，炮　荆芥　红花　苏木　羌活　当归　防风　蝉蜕去土　天麻　甘草各七分　白芷一钱　连翘　川芎各五分

上水、酒各半煎服。

秦艽地黄汤　治风热血燥，筋骨作痛。

秦艽　生地黄　当归　川芎　羌活　防风　荆芥　甘草　白芷　升麻　白芍药　大力子蒸　蔓荆子各一钱

上水煎服。

易老祛风丸　治疥癞风疮。

黄芪　枳壳炒　防风　芍药　甘草　地骨皮　枸杞子　熟地黄　生地黄各酒拌杵膏

上各另为末，入二黄膏加炼蜜丸，桐子大。每服七八十丸，白汤下。

四生散见中风。　消风散见眩晕。

羌活当归散　治风毒血热，头面生疮，或赤肿，或成块，或瘾疹瘙痒，脓水淋漓。

羌活　当归　川芎　黄连酒浸炒　鼠粘子蒸　防风　荆芥　甘草　黄芩酒浸，炒　连翘　白芷　升麻各一钱

上用酒拌晒干，水煎服。

清肺饮　黄芩清肺饮俱见小便不通。　五淋散见淋。

羌活白芷散　治风热血燥，手掌皴裂，或头面生疮，或遍身肿块，或脓水淋漓。

羌活　白芷　软柴胡　荆芥　蔓荆子　防风　猪牙皂角　甘草　黄芩酒炒　黄连酒炒。各一钱

上水煎服。

海藏愈风丹　治疠病，手足麻木，眉毛脱落，遍身生疮。及疠风瘾疹，皮肤瘙痒，搔破成疮，并皆主之。

苦参一斤，取末四两　皂角一斤，锉寸许，

无灰酒浸一宿，以水一碗，挼成汁去渣，入砂器中，文武火熬　土花蛇一条，去肠阴干，酒浸，取净肉，晒干为末，大风症用之　白花蛇　乌梢蛇各一条，依前酒浸，取肉为末

上为末，入前二味和丸，梧桐子大。每服六七十丸，空心煎通圣散送下，干物压之，日三服。间日浴之，汗出为度。

愚按：前方果系疠风，用之必效。若肝经血热，脾经血虚，肾经虚火，脾肺气虚，遍身作痒，搔破成疮，或内热生风而眉鬓脱落，或皮肤赤晕，或搔起白屑而类疠风者，服之反成疠风矣。

当归饮　治血热瘾疹痒痛，或脓水淋漓、发热等症。

当归　白芍药　川芎　生地黄　防风　白蒺藜　荆芥各一钱五分　黄芪炒　甘草　何首乌各一钱

上水煎服。

胡麻散　治风热瘾疹瘙痒，或兼赤晕寒热，形病俱实者。

胡麻一两二钱　苦参　何首乌不见铁器　荆芥穗各八钱　威灵仙　防风　石菖蒲　牛蒡子炒　甘菊花　蔓荆子　白蒺藜炒，去刺　甘草炒。各六钱

上为末，每服三钱，酒调下。

耆婆治恶病论曰：疾风有四百四种，总而言之，不出五种，即是五风所摄云。何名五风？一曰黄风，二曰青风，三曰白风，四曰赤风，五曰黑风，其风合五脏，故曰五风。五风生五种虫，黄风生黄虫，青风生青虫，白风生白虫，赤风生赤虫，黑风生黑虫，此五种虫，食人五脏。若食人脾，语变声散；若食人肝，眉睫堕落；若食人心，遍身生疮；若食人肺，鼻柱崩倒，鼻中生息肉；若食人肾，耳鸣啾啾，或如车行雷鼓之声；若食人皮，皮肤顽痹；若食人筋，肢节堕落。五风合五脏，虫生至多，入于骨髓，来去无碍，坏于人身，名曰疾风。疾风者，是疠病之根本也。病之初起，或如针锥所刺，名曰刺风；如虫走，名曰游风；遍身掣动，名曰瞤风；不觉痛痒，名曰顽风；肉起如桃李小枣核，从头面起者，名曰顺风；从两脚起者，名曰逆风；如连钱团圆，赤白青乌斑驳，名曰瘑风。或遍体生疮，或如疥癣，或如鱼鳞，或如榆荚，或如钱孔，或痒或痛，黄汁流出，肢节坏烂，悉为脓血，或不痒不痛，或起或灭，青黄赤白黑变易不定。病起之由，皆因冷热交通，流入五脏，通彻骨髓，用力过度，饮食相违，房室不节，虚动劳极，汗流遍体，因兹积热彻五脏，饮食杂秽，虫生至多，食人五脏、骨髓、皮肉、筋节，久久坏散，名曰疠风。是故论曰：若欲疗之，先服阿魏雷丸散出虫，看其形状青黄赤白黑，然后与药疗，千万无有不差。胡云迦摩罗病，世医拱手，无方对治，名曰正报，非也。得此病者，多致神仙，往往人得此疾，弃家室财物入山，遂得疾愈，而为神仙。今人患者，但离妻妾，无有不差。

阿魏雷丸散方

阿魏　紫雷丸　雄黄　紫石英各三分　朱砂　滑石　石胆　雌黄　藋芦　白蔹　犀角各半两　斑蝥去足翅　芫青去足翅。各四十枚　牛黄五分　紫铆一两

上一十五味，捣筛为散，空心服一钱匕，清酒二合，和药饮尽。大饥即食小豆羹饮为良，莫多食，但食半腹许即止。若食多饱，则虫出即迟。日西南空腹更一服，多少如前。若觉小便似淋时，不问早晚，即更服药，多少亦如前，大饥即食。若觉小便时，就盆子中尿，尿出看之，当有虫出，或当日即出，或二日三日乃出，或四日五日出，或杀药人七日始出。其虫大者如人指，小者大如小麦，或出三四枚，或五六枚，或七八枚，或十枚，或三

二十枚。黄虫似地黄色，赤虫似碎肉凝血色，白虫似人涕唾，或似鱼脑，或似姜豉汁，青虫似绿，或似芫青色，黑虫似墨色，或似烂椹，又似黑豆豉。其虫得药者死，死者即从小便中出，大便中亦有出者，不净不可得见。若出黑色虫，即是黑风，不可理之，无方可对。若出黄虫，即是黄风，当用小便七八升，大瓮盛之，如灶法安瓮，不津者，盛小便，中当令使暖，入中浸身，一日再三度，一入中坐浸如炊二三斗米顷。若心闷即出，汤数食莫令饥，虚则于人无力。七七四十九日即为一彻，以差为度。或一二年忌房室，房室脉通，其虫得便病，即更加其患，非冷热风治如此，此是横病，非正报也。若出青虫，即是青风，患气由冷风至多，其虫皆青，即是东方木中毒风，青虫宜服自身小便，亦名清阳，亦名远中水。服法，空腹服，一七日一服六合，旦起日初出即服，服不过一升。饥即食。不得食五辛、猪肉、鸡、犬、秽食臭恶之食，大嗔怒、房室皆忌之。服法第一忌之至二七日，一日再服，服别四合，服小便常取空腹，服之则不过一升。三七日，一日三服，至四七日，小便一出即服，乃至周年，以差为度，服之不过一升。百日外，小便至少，一日之中止可一度、二度，服之大香美好，如羹如浆，忌法三年，犯即难差，不犯永愈。青虫如此，是横病，非正报也。出白虫者即是白风，赤虫者即是赤风，同为一等疗，二风由热为根，虫皆赤白，乃是南风、西风入五脏，通彻骨髓，成患为疾。此之二风，与苦参消石酒饮之，除患最疾，热去其患即愈也。

苦参消石酒方浸酒法在后

苦参　消石　清酒

上三味，先与清酒下消石浸之，二七日或三七日，然后与苦参同入酒瓮中盛，浸之七日，渐渐服之。饮法，空腹服之，一日三服，初七日中一服如半鸡子许，七日后可饮一升，任情饮之，多则为善，患去则速，风动亦多，勿使醉吐，宁渐少饮，不用多饮。赤白二风，此药至日，无有不愈，馀非难治，何以故？热为根本，故苦参能治热，消石除热消虫。赤白二虫，但闻消石气，皆变为水，能去热根本。若患赤白二风，不问年月，多者五年以外，加黄消石，加酒，苦参乃至三四两，无有不愈。乃至三十年，无鼻柱，肢节堕落者，但非黑虫，皆得永愈。第一忌房室，大嗔怒，大热食，禁粘食、五辛、生冷、大醋、酪、白酒、猪、鱼、鸡、犬、驴、马、牛、羊等肉，皆为大忌，自馀不禁。此为对治，非正报也。若人顽痹，不觉痛痒处者，当作大白膏药摩之，一日三四度，七日彻，或二三七日彻，乃至七七四十九日，名曰一大彻，顽痹即觉痒，平复如本，即止摩。若不平复，但使摩之，以差为限，不过两大彻，三大彻无有不愈。针刺灸烧割劫，亦不及摩之为良，乃至身上多有疮痕生，摩之悉愈。

大白膏方

白芷　白术　前胡　吴茱萸各一升　芎䓖二升　蜀椒　细辛各三两　当归　桂心各二两　苦酒四升

上一十味，以苦酒浸药经一宿，取不中水猪脂十斤，铜器中煎令三沸，三上三下，候白芷色黄膏成，贮以瓶中，随病摩之即愈。若遍体生疮，脓血溃坏，当作大黑膏摩之。

大黑膏方

乌头　芎䓖　雄黄　胡粉　木防己　升麻　黄连　雌黄　藜芦　矾石各半两　杏仁去皮尖　巴豆各四十枚　黄柏一钱八分　松脂　乱髪各如鸡子大

上一十五味，捣筛为末，以猪脂二斤

合药煎，乱髮消尽膏成。用涂疮上，日三傅，先以盐汤洗，然后涂之。勿令妇人、小儿、鸡、犬见。若患人眉睫堕落不生者，服药后经一百日外，即以铁浆洳其眉睫处所，一日三度洗之，生毛则速，出一大彻，眉睫如本，与不患时同也。

浸酒法

苦参去上黄皮，薄切曝干，捣令散，莫使作末，秤取三十斤，取不津瓮受两斛者，瓮底钻作孔，瓮底著二三十青石子，如桃李鸡子许，丸过底孔上二三寸，然后下苦参、消石末、酒一时著瓮中，遣童子年十三四者，和合调停，然后即与五六重故纸扎瓮口，用小瓮口合上，泥之莫使漏气。取酒服时法，孔中出酒服之，一日一服，或再服亦得，还如法密塞孔，勿漏泄，不得开瓮口取酒，酒欲尽时，开瓮取苦参滓，急绞取酒，其滓去却，其酒密处盛之，莫使漏气。服酒法，一一如前，无有不愈。若患不差除者，皆由年多，十年者更作此药酒至两剂，无有不愈，依法如前。虽良医治之，亦须好酒。须行忠直，不得不孝不义，患除则速矣。

论曰：苦参处处有之，至神良。黄消石出龙窟，其状有三种，一者黄消石，二者青消石，三者白消石，其形如盐雪，体濡，烧之融似曲鳝，见盐为水。消石真者烧炼皆融，真伪可辨。三种消石，黄者为上，青者为中，白者为下，用之杀虫，皆不如黄者最良，是百药之王，能杀诸虫，可以长生，出乌场国，采无时。服药时，先令服长寿延年符，能荡除身中五脏六腑游滞恶气皆出尽，然后服药得力，其疾速验无疑，符力亦是不思议神力，先服药者，无有不效。又生造药入瓮中时，令童子小儿和合讫，即告符书镇药，符镇在瓮腹，令药不坏，久久为好，一切神鬼不敢近之矣。

先服此符，然后服药，一服之后，更不须再服。书符用六合日，勿令小儿、女子、六畜鸡犬等见之，符成不忌。

雷丸散

长寿延年符

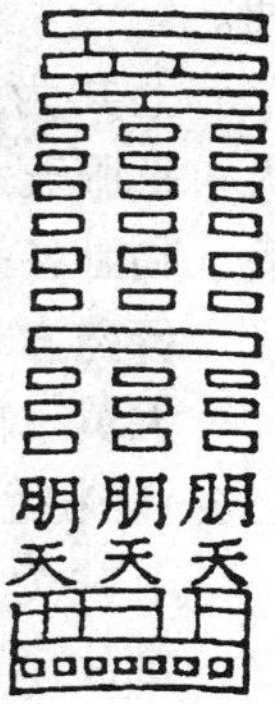

此符式合用朱书之

雷丸　朱砂细研，水飞　阿魏各一两　硝石五两，一两细研，四两浸酒用　雄黄细研，水飞　雌黄细研。各七钱半　紫石英细研，水飞　犀角屑　藜芦各半两　斑蝥去头足翅　芫青去头足翅。各二十个，用芝麻一合同炒，芝麻熟去之，只用斑、芫二味

上为细末，取苦参五两，同硝石捣碎，用生绢袋盛，入瓷瓶中，用无灰酒一斗，浸七日，密封。每服一中盏，温过，食前调雷丸散二钱。

雷丸散

雷丸　雄黄研，水飞　朱砂研，水飞　滑石　紫石英研　犀角屑　牛黄各半两，研　斑蝥去头足翅　芫青各二十个，去头足翅，并用糯米炒　白蔹　阿魏各二钱半

上为细末，入研令匀，每服一钱，空心清酒调下。

上二方，皆本耆婆方而增损之，传用皆效。以药有难致，拘方取足，则毕世不成矣。小有出入，亦何不可，故备列焉。

治疠风。**白花蛇丸**　丹阳荆上舍得疠疾，一僧疗之而愈，以数百金求方，秘不肯传，馆宾袁生，窥知藏衲衣领中，因醉之而窃录焉，用者多效。

防风去苗，二两　荆芥穗一两半　金银花去叶，二两　川芎一两　枸杞子甘州，二两　黄芩　黄连　山栀子　黄柏　全蝎用醋浸一日去盐味。各一两　蝉蜕二两，用草鞋踏去土　漏芦半斤，洗净，去苗，取四两　乌药　何首乌不犯铁　牛膝去芦　牛蒡子　连翘　天花粉　白蒺藜　威灵仙　细辛　金毛狗脊

胡麻子炒　蔓荆子各一两　槐花　苦参　生地黄各二两　白花蛇一条，去头尾，连骨生用　乌梢蛇一条，去头尾，生用

如上头面者，加香白芷一两。如肌肉溃烂，加大皂角一两。一僧，加风藤一两。

上共为细末，米糊为丸，如梧桐子大。每服五六十丸，茶清送下，空心、午后、临卧各一服。

行药方

大黄　白牵牛　槟榔已上各一两　甘草三两　轻粉五分

上共为细末，每服二钱，用白蜜三匙，姜汁二匙调服，五更时进。病势重者，七日行一次；稍轻者，半月一次；轻者，一月一次或二十日一次，以三五遍为度。

防风天麻丸　治疠风癞病。此方料是神仙所传，一年中常疗数人，初服药有呕吐者，不可怪，服药得安如故，其效如神。

防风去芦　天麻　升麻　白附子炮　定风草　细辛去苗　川芎　人参去芦　丹参去芦　苦参去芦　玄参去芦　紫参去芦　蔓荆子　威灵仙　穿山甲炒　何首乌各一两，另捣为末　蜈蚣一对

上为细末，与何首乌末拌匀，每药末二两，胡麻一斤，淘净晒干，炒香熟，另碾为极细末，与药末一处拌匀，炼蜜和丸，共作九十丸。每服一丸，细嚼，温浆水送下，不拘时候，日三服。宜食淡白粥一百二十日。病人大忌房劳，将息慎口。

歙墨丸　治疠风神效。

歙墨烧存性　两头尖　甘草炙　香白芷　防风去芦。各二两　乳香三钱，另研　川芎一两　五灵脂三两，净　麝香三钱，另研

上为细末，酒糊丸，每两作十丸。每服一丸，食后细嚼，温酒送下，茶清亦得，日进二服。

乳香丸　治疠风神效。

通明乳香二十两　苦参肥好者，去芦，锉，四两

上先用好酒五升，浸苦参于瓶内，以重汤煮一伏时，常用文武火慢熬，令小沸为候，一伏时取出，滤去渣。将酒浸乳香于银砂石器内，煎如饧，入天麻四两，为末，大麻仁二两，另研如膏，入于乳香膏内，搅令匀，慢火熬之，可丸如梧桐子大。每服二十丸，用大麻仁酒送下，空心及晚食前服之。

大麻仁酒法　大麻仁三升，水淘净候干，以酒一斗，浸一宿，和酒研取白汁，用生绢滤过，却入瓷瓶中，重汤煮数沸即止。每服一小盏，温过下药。仍兼紫茄子根散相间服之。

紫茄子根散

紫茄子根一斤，细切，曝干，捣罗为末　白芍药二两，末　炙甘草一两，末

上件药末，相和令匀，每服二钱，温水调下，日进三服，自早至晚，常令均匀服之。

神仙退风丹

知母　贝母　乌梅肉　海桐皮　金毛狗脊

上各等分，为细末，炼蜜和丸，如梧子大。每日空心、日中、临睡各服三十丸，又每夜第一次睡觉时，急于头边取三十丸便服，并用羊蹄根自然汁下。大忌酒及房事，一切发风之物，只吃淡粥一百日，皮肉渐皆复旧，半年后须忌房事。服药时，每夜专用一二勤谨人就病人睡处坐守，等候第一次睡觉时，便扶起吃药一服。华宫使亲见林承服之取效。治疠风如此神妙，若不禁忌，恐无益也。

天麻散　治一切疠风癞疾。

天麻二两　何首乌　胡麻子各三两　蔓

荆子　威灵仙　菖蒲　荆芥穗　地骨皮　苦参去芦　白蒺藜　甘菊花　牛蒡子炒。各一两　薄荷半两

上为细末，每服三钱，温酒调下，茶清亦得，日进二服，先食前服半月，次食后服半月，大有神效。

蔓荆子散　治肺脏蕴热，风毒如癞，变成恶风。

蔓荆子生用　甘菊花　枸杞子　苦参去芦。各四两　天麻二两　天南星姜制　胡麻各一两，炒熟，捣为末

上为细末，每服二钱，煎荆芥汤调下，茶清亦可，日进二服，不拘时候。

苦参散

苦参取头末秤，二两　猪肚一具，去脂

上用苦参末掺猪肚，用线缝合，隔宿煮软取出，洗去元药。先不吃饭一日，至第二日先饮新水一盏，后将猪肚食之，如吐了，再食之。食罢待一二时，用肉汤调无忧散五七钱，取出小虫一二万为效。后用不蛀皂角一斤，去皮弦及子，捶碎，用水四碗，煮至一碗，用生绢滤去渣，再入苦参末，搅熟稀面糊膏子相似，取出放冷，再入后药相和。

何首乌去皮，二两　防风去芦，一两半　当归去芦，一两　芍药五钱　人参去芦，三钱

上为细末，入皂角膏子为丸，如桐子大。每服三五十丸，温酒或茶清送下，不拘时候，日进三服。后用苦参、荆芥、麻黄煎汤洗浴。

何首乌散　治疠风癞疾。

何首乌一斤，入白米泔浸一七日，夏月逐日换水，用竹刀刮令碎，九蒸九晒　胡麻子四两，九蒸九晒

上为细末，每服二钱，食前温酒或薄荷汤调下。

追命散

川大黄　皂角刺各半斤　川郁金五两

上为细末，每服三大钱，用好真小油，入无灰酒调药末，觑虚实加减服之。取下虫，多年者其虫色黑，日近者其虫色赤。隔三二日再服，直候无虫，方是病瘥，即止其药，后只服平常风药及诸补药，此药大有功效。下药切不可许病人知，恐虫藏匿，则病难愈。六十日内，用清斋，戒房色欲，却一切俗念，亦不可嗔怒。常净口，念孝敬善言，救苦救难观世音菩萨名号万千百声，最好心绝一切恶念，此疾易疗，故发善言戒劝，伏幸听信。

六香散　淋渫癞病，其效如神。

甘松去土　零陵香　香白芷　茅香去土，锉　香附子炒　藿香　川芎各二两　三柰子半两

上除三柰子另研，余七味同为㕮咀，分作四剂。每用一剂，以水六大碗，煎至三碗，去柤，却入三柰子搅匀，乘热洗疮。若疮不破，用镵针于疙瘩疮上刺破，令恶血出尽，然后淋洗，一伏时洗一番。浴室毋令透风，卧处须令暖和得所。一月之间，不可出外，水火亦就其中，洗了拭干，用八金散点，若热不可饮冷水。

八金散

金精石　银精石　阳起石　玄精石　磁石　石膏　滑石　禹余粮石

上件各等分，碾末，入金银钳锅子内盛之，用盐泥固济口，以文武火煅炼红透，放冷，研如粉，入水银半两，轻粉一钱，研令不见星子，却入馀药再研匀。令患人先洗疮拭干，便用小油调稠硬作剂子，于有疮处擦上药，兼治疙瘩。擦药之后，大忌饮水，宜禁身静坐，至三日，口中涎出为度。二次药了，用贯众汤漱其口，不可咽下药汁，两手便洗净，不可近口鼻耳目。第四日一伏时，依前上药，第七日不可更用，见效即止。

贯众汤 漱口安牙。

贯众四两

上为㕮咀，用净黑豆半升，水三碗者软，若用前药毕，将此药急漱其口，以去其毒，恐伤牙齿也。一方，加黄连。

渫洗疠疮药

何首乌 荆芥 防风 马鞭草 蔓荆子各等分

每用十两，水一斗，煎数沸，无风处洗，出汗。

解毒散 治风疮，解外毒。

巴豆肉 皮硝各一两 黄蜂窠 黑狗脊各七钱 白芷 雄黄 猪牙皂角 羊蹄根 轻粉 蝉蜕去土 枯矾 寒水石各五钱

上为末，腊猪油调搽。外毒既去，却搽黄连散。

愚按：洗药虽能疏通腠理，而损元气；解毒散虽能攻毒，而伤良肉，不宜多用。

黄连散 治疠疮，清热解毒。

黄连五两 五倍子一两

上为末，唾津调涂之。

白丁香散 治疠风眼中生胬肉。

白丁香 贝母

上为细末，人乳汁调点眼内。

治疠风眉鬓已落，却令再生。

乌芝麻油一升 丁香一两 生姜汁 铁生末各一合 附子 木香 诃梨勒皮 垣衣各七钱半 羊粪三十粒

上为细末，入油及生姜汁中，以不津器盛，于马粪中埋三七日，药成。涂药法：用中指点，于生铁器内摩三七下，即涂要生处，熟揩之，以干为度，十五日内，眉鬓皆生。

侧柏叶丸 治疠风癞疾，令眉鬓再生。

侧柏叶不拘多少

上件药，九蒸九曝，为细末，炼蜜和丸，如梧子大。每服五十丸，熟水送下，日三夜一服之。

生眉膏 治眉毛脱落。

白花蛇 乌蛇 羊粪炒黑 土马鬃 半夏各等分，炒黑色

上为细末，用生姜自然汁调匀，擦在眉上，一日涂一次为佳。

鹤 膝 风

蛜蝌丸《宝鉴》 治鹤膝风及腰膝风缩。胡楚望博士病风疰，手足指节如桃李，痛不可忍，服之悉愈。

蛜蝌一条，头尾全者 白附子 阿魏研 桂心 白芷各一两 乳香七钱五分 当归 北漏芦 芍药 威灵仙 地骨皮 牛膝 羌活 安息香 桃仁已上各一两，生，同安息香研 没药七钱五分

上十六味，蛜蝌、桃仁、白附子、阿魏、桂心、白芷、安息、乳香、没药九味，同童子小便并酒二升炒熟另处，入馀药为末，蜜丸弹子大。空心温酒化下一丸，无时。

换骨丹 通治风，兼治鹤膝风。

防风 牛膝 当归 虎骨酥炙。各一两 枸杞子二两半 羌活 独活 败龟板 秦艽 萆薢 松节 蚕沙各一两 茄根洗净，二两 苍术四两

上酒浸，为末服。酒糊丸服亦可。

经进地仙丹 治肾气虚惫，风湿流注，脚膝酸疼，行步无力。

川椒去目及闭口者，炒出汗 附子炮 苁蓉酒浸，焙。各四两 菟丝子制 覆盆子 羌活 白附子 防风 牛膝酒浸 何首乌 南星姜制 萆薢 赤小豆 狗脊去毛 乌药 骨碎补去毛。各三两 人参 黄芪各一两半 茯苓 白术 甘草各一两 地龙去土 木鳖去壳。各三两 川乌炮，一两

上为细末，酒糊丸，桐子大。每服四十丸，空心温酒下。

五积散见中寒。　小续命汤见中风。　六味丸　十全大补汤俱见虚劳。

大防风汤　治足三阴经亏损，外邪乘虚，患鹤膝风，或附骨疽肿痛，或肿而不痛。不问已溃未溃，用三五剂后，更用调补之剂。

川芎一钱五分　辣桂　黄芪各五分　白芍药　附子　牛膝各一钱　白术　羌活　人参　防风各二钱　杜仲　熟地黄　炙甘草各五分

上水煎服。

补中益气汤见劳倦。　四物汤　四君子汤　六君子汤　八珍汤　八味丸俱见虚劳。　当归补血汤见劳倦。

破　伤　风

羌活防风汤《保命》　治破伤风，脉浮弦，初传在表。

羌活　防风　川芎　藁本　当归　芍药　甘草各四两　地榆　细辛各二两

上㕮咀，每服五钱，水二盏，煎八分，热服。量紧慢加减用之。热盛加黄芩、黄连各二两，大便秘加大黄一两，自汗加防风、白术各半两。

防风汤　治破伤风同伤寒表证，未传入里，急宜服此。

防风　羌活　独活　川芎各等分

上㕮咀，水煎服。后宜调蜈蚣散，大效。

九味羌活汤

羌活　防风　苍术各一两半　细辛五钱　川芎　白芷　生地黄　黄芩　甘草各一两

已上九味，㕮咀，每服一两，水煎。

蜈蚣散

蜈蚣一对　鱼鳔五钱，炒　左盘龙半两，炒烟尽

上为细末，用防风汤调服。如前药解表不已，觉直转入里，当服左龙丸，服之渐渐看大便软硬，加巴豆霜。

白术防风汤　若服前药已过，脏腑和，有自汗者，宜服此药。

白术　黄芪各一两　防风二两。

上㕮咀，每服七钱，水二盏，煎一盏，去滓温服。

破伤风，脏腑秘，小便赤，用热药自汗不休，故知无寒也，宜速下之。先用芎黄汤三二服，后用大芎黄汤下之。

芎黄汤

川芎一两　黄芩六钱　甘草炙，二钱

上为㕮咀，每服五七钱，水一盏半，同煎至一盏，去渣温服，不拘时候。

大芎黄汤

川芎五钱　大黄生　黄芩　羌活去芦。各一两。

上为㕮咀，依前煎服，以利为度。

江鳔丸　治破伤风惊而发搐，脏腑秘涩，知病在里。

江鳔半两，炒　野鸽粪半两，炒　雄黄一钱，水飞　蜈蚣一对　天麻一两　白僵蚕半两，炒

上为细末，分作三分，先用二分，烧饭为丸，如桐子大，朱砂为衣；又用一分，入巴豆霜一钱同和，亦以烧饭为丸，不用朱砂为衣。每服朱砂为衣丸药二十丸，入巴豆霜丸药一丸，次服二丸，渐加至利为度，再服朱砂为衣丸药，病愈止。

左龙丸

左盘龙　白僵蚕　鳔并锉炒。各半两　雄黄一钱，水飞研

上为细末，烧饭为丸，如梧桐子大。每服十五丸，温酒送下。如里证不已，当于左龙丸药末一半内，加巴豆霜半钱，烧

饭为丸，如梧子大，每服一丸，同左龙丸一处合服，名左龙丹。每服药中加一丸，如此渐加服至十丸，以利为度。若利后更服后药，若搐痓不已，亦宜服后药羌活汤。

羌活汤 治破伤风，搐闭不通。

羌活去芦 独活去芦 防风去芦 地榆各一两

上为㕮咀，每服一两，水二盏半，煎至一盏，去渣温服。如有热加黄芩，有涎加半夏。若病日久，气血渐虚，邪气入胃，宜养血为度。

地榆防风散 治半表半里，头微汗，身无汗。

地榆 防风 地丁香 马齿苋各一两

上为细末，每服三钱，温米饮调下。

养血地黄当归散 治破伤风，日久渐虚，邪气入内。

当归去芦 地黄 芍药 川芎 藁本去芦 防风去芦 白芷各一两 细辛去苗，五钱

上为㕮咀，每服五钱，水一盏半，煎一盏，温服。

白术黄芪汤

白术二钱 黄芪三钱 防风一钱半

上水煎，食前服。

白术升麻汤

白术 黄芪各二钱 干葛五分 升麻 黄芩各一钱 甘草五分

上水煎，食远服。

蠲痓汤

羌活 独活 防风 地榆各一钱 杏仁七枚，去皮捣碎，蒸令熟，研成膏

上前四味，以水一盏，煎七分，入杏仁和匀服之。兼以搽疮上，瘥。

朱砂指甲散

人手足指甲炒烟起，六钱 独活 朱砂另研 天南星姜制。各二钱

上制度为细末，分作三服，酒调下。

玉真散

南星 防风各等分

上为末，生姜汁调服，伤处以此贴之。

痓

麻黄加独活防风汤仲景 治刚痓。

麻黄去节 桂枝各一两 芍药三两 甘草半两 独活 防风各一两

上剉细，每服一两，用水二盅，煎至一盅半，温服。

栝蒌桂枝汤仲景 治柔痓。

栝蒌根二两 桂枝三两 芍药三两 甘草二两 生姜三两 大枣十二枚

上六味，以水九升，煮取三升，分温三服，取微汗。汗不出，食顷啜粥发之。

葛根汤《金匮》

葛根四两 麻黄三两，去节 桂二两，去皮 芍药 炙甘草各二两 生姜三两 大枣十二枚

上七味，㕮咀，以水一斗，先煮麻黄、葛根减二升，去沫，内诸药，煮取三升，去滓，温服一升，覆取微汗，不须啜粥，馀如桂枝汤法将息及禁忌。

大承气汤

大黄四两，酒洗 厚朴去皮，炙，八两 枳实五枚，炙 芒硝三合

上四味，以水一斗，先煮二物，取五升，去滓；内大黄，煮取二升，去滓；内芒硝，更上火微一二沸，分温再服。得下，止服。

海藏神术汤 治内伤冷饮，外感寒邪而无汗者。

苍术制 防风各二两 甘草一两，炒

上㕮咀，加葱白、生姜同煎服。如太阳证，发热恶寒，脉浮而紧者，加羌活二

钱。如太阳证，脉浮紧中带弦数者，是兼少阳也，加柴胡二钱。如太阳证，脉浮紧带洪者，是兼阳明也，加黄芩二钱。妇人服者，加当归或木香汤或加藁本汤各二钱。如治吹乳，煎成调六一散三五钱，神效。

海藏白术汤 治内伤冷物，外感风寒有汗者。

白术三两 防风二两 甘草一两，炙

上㕮咀，每服三钱，水一盏，姜三片，煎至七分，温服，一日止一二服。待二三日，渐渐汗少为解。

又白术汤 上解三阳，下安太阴。

白术如汗之，改用苍术 防风各一两。

上㕮咀，水煎至七分，温服。用后方加减。若发热引饮者，加黄芩、甘草。头疼恶风者，加羌活散三钱。羌活一两半，川芎七钱，细辛去苗，二钱半。若身热目痛者，加石膏汤四钱。石膏二钱，知母半两，白芷七钱。腹中痛者，加芍药汤三钱。芍药一两，桂枝半两。往来寒热而呕者，加柴胡散三钱。柴胡一两，半夏半两。心下痞者，加枳实一钱。若有里证，加大黄一钱。量虚实加减之，邪去止服。

桂枝葛根汤 治伤风项背强，及有汗不恶风柔痓。制服法，一与前葛根汤同，止无麻黄三两。

桂枝加川芎防风汤 治发热自汗，而不恶寒者，名曰柔痓。

桂枝 芍药 生姜各一两半 甘草 防风 川芎各一两 大枣六枚。

每服一两，水三盏，煎至一盏半，去渣温服。

柴胡加防风汤 治汗后不解，乍静乍躁，目直视，口噤，往来寒热，脉弦，此少阳风痓。

柴胡 防风各一两 半夏制，六钱 人参 黄芩各五钱 生姜 甘草各六钱半 大枣三枚

上煎服法一与前同。

防风当归汤 治发汗过多，发热，头面摇，卒口噤，背反张者，太阳兼阳明也。宜去风养血。

防风 当归 川芎 地黄各一两。

每服一两，水三钱，煎至二盏，温服。

泻青丸见中风。 异功散见不能食。 六味丸见虚劳。 加味小柴胡汤见往来寒热。 加味四物汤即四物汤加柴胡、牡丹皮、山栀。见虚劳。 加味逍遥散见虚劳。 补中益气汤见劳倦。 加味归脾汤见健忘。 三一承气汤见中风。 十全大补汤见虚劳。 参附汤见自汗。

八物白术散 治伤寒阴痓一二日，面肿，手足厥冷，筋脉拘急，汗不出，恐阴气内伤。

白术 茯苓 五味子各半两 桂心三分 麻黄半两 良姜一分 羌活半两 附子三分

每服四钱，水一大盏，姜五片，同煎至五分，去渣温服，无时。

桂枝加芍药防风防己汤 治发热，脉沉而细者，附太阴也，必腹痛。

桂枝一两半 防风 防己各一两 芍药二两 生姜一两半 大枣六枚

每服一两，水三盏，煎至一盏半，去渣温服。亦宜小续命汤。

附子散 治伤寒阴痓，手足厥冷，筋脉拘急，汗出不止，头项强直，头摇口噤。

桂心三钱 附子一两，炮 白术一两 川芎三钱 独活半两

每服三钱，水一盏，枣一枚，煎至五分，去滓温服。

桂心白术汤 治伤寒阴痓，手足厥冷，筋脉拘急，汗出不止。

白术 防风 甘草 桂心 川芎 附子各等分

每服五钱，水二盅，生姜五片，枣二枚，同煎至七分，去渣温服。

附子防风散 治伤寒阴痉，闭目合面，手足厥逆，筋脉拘急，汗出不止。

白术一两 防风 甘草 茯苓 附子 干姜各七钱五分 柴胡一两半 五味子一两 桂心半两

每服三钱，水二盏，生姜四片，同煎，去渣温服。

小续命汤见中风。

附方

羚羊角散 治伤寒阳痉，身热无汗，恶寒，头项强直，四肢疼痛，烦躁心悸，睡卧不得。

羚羊角屑 犀角屑 防风去芦 茯神去木 柴胡去芦 麦门冬去心 人参去芦 葛根 枳壳去瓤，麸炒 甘草炙。各二钱半 石膏 龙齿各各半两，另研

上为㕮咀，每服五钱，水一中盏，煎至五分，去渣温服，不拘时。

麦门冬散 治伤寒阳痉，身体壮热，项背强直，心膈烦躁，发热恶寒，头面赤色，四肢疼痛。

麦门冬去心 地骨皮 麻黄去节 赤茯苓去皮 知母 黄芩 赤芍药 白鲜皮 杏仁麸炒，去皮尖 甘草炙 犀角屑各七钱半

上为㕮咀，每服五钱，水一大盏，煎至五分，去渣温服，不拘时。

石膏散 治伤寒阳痉，通身壮热，目眩头痛。

石膏二两 秦艽去土 龙齿各一两，另研 犀角屑 前胡去芦。各半两

上为㕮咀，每服五钱，水一大盏，入豆豉五十粒，葱白七茎，同煎至五分，去渣，入牛黄末一字，搅令匀，温服，不拘时候。

防风散 治伤寒阳痉，壮热不解，筋脉拘急，牙关紧痛。

防风去芦 木通 麦门冬去心 川升麻 虎杖 葛根各一两 甘草炙，七钱半 石膏二两

上为㕮咀，每服五钱，水一大盏，煎至五分，去渣温服，不拘时候。

牛黄散 治伤寒阳痉，发热恶寒，头项强直，四肢拘急，心神烦躁。

牛黄另研 麝香另研 犀角屑 朱砂水飞 人参去芦 赤茯苓去皮 防风去芦 芎䓖 甘草炙 麦门冬去心 桂心 地骨皮 天麻各二钱半。

上为细末，同研匀，每服二钱，竹沥调下，不拘时候。

瘈疭

牛黄散 治心虚风，筋脉挛搐，神昏语涩。

牛黄 龙脑 朱砂 麝香各一钱 蝉蜕 乌蛇肉一两，酒浸 全蝎炒 僵蚕炒 桑螵蛸 羚羊角 阿胶炒 天麻 防风 甘菊花 蔓荆子 桂心 细辛 侧子炮，去皮 独活已上各半两 犀角半两 麻黄七钱半

上为细末，和匀再研，每服一钱，豆淋酒下。

凉惊丸

龙胆末 防风末 青黛研。各三钱匕 钓钩藤末，二钱匕 牛黄 麝香各一字匕 黄连末，五钱匕 龙脑一钱匕，研

上同研，面糊为丸，粟米大。每服三五丸至一二十丸，煎金银汤送下，温服。

续断丸 治肝劳虚寒，胁痛眼昏，挛缩胕瘀。

续断酒浸 川芎 当归酒浸 半夏姜制

橘红　干姜炮。各一两　桂心　甘草炙。各半两

上为细末，蜜丸如桐子大。每服百丸，白汤下。

加减建中汤见劳倦。　人参益气汤见着痹。

独活汤　治中风自汗。

独活　羌活　人参　防风　当归　细辛　茯神　远志　半夏　桂心　白薇　菖蒲　川芎各五钱　甘草炙，二钱半

每服一两，水二盏，姜五片，煎八分，食后温服。

胃风汤

白芷一钱二分　升麻二钱　葛根　苍术　蔓荆子　当归身各一钱　甘草炙　柴胡　藁本　羌活　黄柏　草豆蔻　麻黄不去节。各五分

水二盅，姜三片，枣二枚，煎八分，温服。

续命煮散

防风　独活　当归　人参　细辛　葛根　芍药　川芎　甘草　熟地黄　远志　荆芥　半夏各五钱　桂心七钱半

每服一两，水二盏，生姜三片，煎至八分，通口服。汗多者，加牡蛎粉一钱半。

独活散　消风化痰。

细辛　石膏研　甘草炙。各半两　防风　藁本　旋覆花　川芎　蔓荆子　独活各一两

上为末，每服三钱，姜三片，水一大盏，煎七分，食后服。

加味逍遥散　八珍散　四君子汤俱见虚劳。　补中益气汤见劳倦。　十全大补汤见虚劳。

海藏愈风汤一名举卿古拜饮　治一切失血，筋脉紧急，产后与汗后搐搦。

荆芥为细末

先以炒大豆黄卷，以酒沃之，去黄卷，取清汁调前末三五钱，和滓服之。轻者一服，重者二三服即止。气虚者忌服。童便调亦得。

交加散　治瘈疭，或颤振，或产后不省人事，口吐痰涎。

当归　荆芥穗等分

上为细末，每服二钱，水一盏，酒少许，煎七分，灌下，神效。

增损柴胡汤　治产后或经适断，手足牵搐，涎潮昏闷。

柴胡八钱　黄芩四钱　人参　半夏各三钱　石膏四钱　黄芪五钱　知母　炙甘草各二钱

上为粗末，每服半两，水二盏，姜五片，枣四枚，煎八分服。

秦艽汤　前症已去，次服此药，去其风邪。

秦艽　芍药　柴胡各一钱七分　甘草炙，一钱三分　黄芩　防风各一钱二分　人参　半夏各一钱一分

上分二帖，每帖水二盏，姜三片，煎八分，食远服。

颤　振

星附散　治中风，虽能言，口不㖞斜，手足亸曳。

天南星姜制　半夏姜制　人参　黑附子去皮脐　白附子　茯苓　川乌去皮脐　僵蚕　没药各等分

上㕮咀，每服五钱，水、酒各一盏，煎八分，热服，并进得汗为度。

独活散见瘈疭。

金牙酒　疗积年八风五疰，举身亸曳，行步跛躃不能收持。

金牙碎如米粒，用小绢袋盛　地肤子无子，用茎叶。一方用蛇床子　熟地黄　蒴藋根　附

子 防风 细辛 莽草各四两 川椒四合 羌活一斤。一方用独活

上十味，㕮咀，盛以绢袋，用酒四斗，于磁器中渍，封固勿令泄气，春夏三四宿，秋冬六七宿，酒成去滓，日服一合。常令酒气相接，不尽一剂，病无不愈。

摧肝丸 镇火平肝，消痰定颤。

牛胆南星 钩钩藤 黄连酒炒 滑石水飞 铁华粉各一两 青黛三钱 僵蚕炒，五钱 天麻酒洗，二两 辰砂飞，五钱 大甘草二钱

上末，以竹沥一碗，姜汁少许，打糊丸，绿豆大。食后及夜茶下一钱五分。忌鸡、羊肉。

参术汤 治气虚颤掉。

人参 白术 黄芪各二钱 白茯苓 炙甘草 陈皮各一钱 甚者加附子童便制，一钱。

水二盅，煎八分，食前服。

秘方补心丸 治心虚手振。

当归酒洗，一两半 川芎 粉甘草各一两 生地黄一两半 远志去心，二两半 酸枣仁炒 柏子仁各三两，去油 人参一两 朱砂五钱，另研 金箔二十片 麝香一钱 琥珀三钱 茯神去皮木，七钱 牛胆南星五钱 石菖蒲六钱

上为细末，蒸饼糊丸，如绿豆大，朱砂为衣。每服七八十丸，津唾咽下，或姜汤送下。

导痰汤见痰饮。

秘方定振丸 治老人战动，皆因风气所致，及血虚而振。

天麻蒸熟 秦艽去芦 全蝎去头尾 细辛各一两 熟地黄 生地黄 当归酒洗 川芎 芍药煨。各二两 防风去芦 荆芥各七钱 白术 黄芪各一两五钱 威灵仙酒洗，五钱

上为末，酒糊丸，如梧桐子大。每服七八十丸，食远，用白汤或温酒送下。

挛

薏苡仁散《心印》 治筋脉拘挛，久风湿痹。

薏苡仁一升

捣散，以水二升，取末数匙，作粥，空腹食之。

乌头汤《本事》 治寒冷湿痹，留于筋脉，挛缩不能转侧，冬月服之。

大乌头 细辛 川椒 甘草 秦艽 附子 官桂 白芍各一两七钱半 干姜 白茯苓 防风炙 当归各一两 独活一两二钱半

上为粗末，每服三钱，水一盏半，枣二枚，同煎至八分，去渣，空心食前服。

千金薏苡仁汤 治筋挛不可屈伸。

白蔹 薏苡仁 芍药 桂心 酸枣仁 干姜 牛膝 甘草各一两 附子三枚

以醇酒二斗，渍一宿，微火煎三沸，每服一升，日三。扶杖起行。不耐酒，服五合。

养血地黄丸 春夏服之。

熟地黄 蔓荆子各二钱半 山茱萸五钱 黑狗脊炙 地肤子 白术 干漆炒 蛴螬炒 天雄 车前子各七钱半 萆薢 山药 泽泻 牛膝各一两

上为细末，炼蜜和杵，丸如梧子大。每服五十丸，温酒下，空心临卧服。

煨肾散

用甘遂末三钱，豮猪腰子细批破，少盐椒淹透，掺药末在内，荷叶包裹烧熟，温酒嚼服之。

活血通经汤

桂枝 酒柏各二钱 葛根 升麻 炙甘草 当归 人参各一钱 芍药五分

水二盏，煎至一盏，去渣 热服。

羚羊角汤 治筋痹，肢节束痛，秋宜服之。

羚羊角　肉桂　附子　独活各一两三钱半　白芍药　防风　芎䓖各一两

上为粗末，每服五大钱，水一盏半，生姜三片，同煎至八分，取清汁服，日可二三服。

防风散　治风虚劳，筋脉拘挛，腰膝疼痛。

防风去芦　五加皮　萆薢酒浸　薏苡仁　海桐皮　枳壳去瓤，麸炒　赤芍药　桂心　熟干地黄　黄芪去芦　杜仲炒去丝　牛膝各一两，酒浸　续断　鼠粘子　羚羊角屑各七钱半

上为细末，每服二钱，温酒调下，日三四服。忌生冷、油腻、毒、滑、鱼肉。

麦门冬散　治风虚劳，筋脉拘挛，四肢疼痛，心神烦热，不得睡卧。

麦门冬去心　茯神去木　柴胡去芦　黄芪去芦　白术去芦。各一两　防风去芦　赤芍药　枳壳去瓤，麸炒　芎䓖　酸枣仁　羚角屑各七钱半　甘草炙，半两

每服五钱，水一中盏，生姜五片，煎至七分，去渣温服。

黄芪丸　治风虚劳，四肢羸瘦，心神虚烦，筋脉拘挛疼痛，少得睡卧。

黄芪去芦　人参去芦　熟干地黄　白茯苓去皮　薏苡仁　山茱萸各一两　酸枣仁　羌活去芦　当归去芦　桂心　枸杞子　羚羊角屑各七钱半　防风去芦　远志去心。各半两

上为细末，炼蜜和捣三二百下，丸如梧桐子大。每服三十丸，温酒送下，不拘时候。

附：风拘挛方

三黄汤《集验》　治中风手足拘挛，百节疼痛，烦热心乱，恶寒，不进饮食。兼治贼风，腲腿风，半身不随，失音不语。

麻黄一两，去节　黄芪去芦，半两　黄芩七钱半　独活一两，去芦

上为㕮咀，每服四钱，水一盏半，煎至七分，去渣温服，不拘时候。取汗为效。心热加大黄半两，胀满加枳实二钱半，气逆加人参七钱半，心悸加牡蛎七钱半，渴加瓜蒌根七钱半，寒加附子一枚，炮熟入药。

地黄汤　治中风四肢拘挛。

干地黄　甘草炙　麻黄各一两，去节

上为㕮咀，用酒三升，水七升，煎至四升，去渣，分作八服，不拘时，日进二服。

木瓜散　治中风虚极，筋脉挛急，手足拘挛，屈伸短缩，腹中疼痛，手足爪甲疼痛，脚转筋甚，舌卷囊缩，面色苍，唇青白，不思饮食。

木瓜　虎胫骨醋炙　五加皮　当归去芦　桑寄生　酸枣仁　人参去芦　柏子仁　黄芪各一两　甘草炙，半两

上为㕮咀，每服四钱，水一盏半，生姜五片，煎至七分，去渣温服，不拘时。

三圣散　一名舒筋散　大治手足拘挛，口眼㖞斜，左瘫右痪，骨节酸疼，脚弱无力，行步不正，一切风疾。

当归去芦　肉桂去粗皮　玄胡索

上等分，为细末，每服二钱，空心临卧温酒调下，日进三服。唯孕妇不可服。

酸枣仁丸　治风毒流注，四肢筋脉拘挛疼痛，少得睡卧。

酸枣仁　羚羊角屑　晚蚕沙炒　防风去芦　槟榔各一两半　附子炮，去皮脐　藁本　柏子仁　羌活去芦　赤芍药各一两　熟地黄二两

上为细末，炼蜜和捣二三百下，丸桐子大。每服三十丸，温酒送下，不拘时，日进二服。

百倍丸　治男女中风，腰膝疼痛，筋脉拘挛，行步艰难。

败龟醋炙　虎骨粉　肉苁蓉酒浸　牛膝酒浸　木鳖子去壳　乳香另研　没药另研　骨碎补去毛　破故纸炒　自然铜醋淬。各等分。

上为细末，酒煮面糊和丸，如梧桐子大。每服四五十丸，空心温酒送下，日进二服。

续断丹　治中风寒湿，筋挛骨痛。

续断　萆薢酒浸　牛膝酒浸　干木瓜　杜仲锉，炒去丝。各二两

上为细末，以炼蜜和丸，每两作四丸。每服一丸，细嚼，温酒下，不拘时。

羚羊角散　治肝风筋脉拘挛，四肢疼痛。

羚角屑一两　甘草炙　栀子仁各半两　川升麻　防风去芦　酸枣仁　桑白皮　羌活去芦。各七钱半

上为㕮咀，每服三钱，水一中盏，入生姜五片，煎至六分，去渣温服，不拘时。忌热面、猪肉、大蒜。

酸枣仁散　治肝风筋脉拘挛，四肢疼痛，心神烦闷，睡卧不得。

酸枣仁一两　桑白皮　芎䓖　甘菊花　枳壳去瓤，麸炒　甘草炙。各半两　羌活去芦　防风去芦。各七钱半　羚羊角屑半两

上㕮咀，每服三钱，水一中盏，生姜五片，煎至六分，去渣温服，不拘时。

防风散　治肝风筋脉拘挛，四肢疼痛，心膈痰壅，不思饮食。

防风去芦　麻黄去节。各一两　赤茯苓去皮　麦门冬去心　薏苡仁　牛膝酒浸　羚羊角屑　犀角屑各一两　半夏汤洗七次　白术去芦　芎䓖　人参去芦　当归去芦　大黄　炙甘草各半两　杏仁麸炒，去皮尖，七钱半

上为㕮咀，每服五钱，水一中盏，生姜五片，同煎至六分，去渣温服，不拘时候。

眩　晕

消风散见头痛。

川芎散《本事》　治风眩头晕。

山茱萸一两　山药　甘菊花　人参　茯神　小川芎各半两

上为细末，每服二钱，酒调下，无时，日三服。不可误用野菊花。

羚羊角散　治一切头眩。

羚羊角　茯神各二钱半　芎䓖　防风　白芷　甘草　半夏汤洗。各半两　枳壳　附子各二钱半

上为粗末，每服四钱，水一盅，生姜五片，慢火煎七分，温下。

都梁丸《百一》　治风吹项背，头目昏黑眩痛。

香白芷大块者，用沸汤泡洗四五次，焙干

上为末，炼蜜丸，如弹子大。每服一丸，细嚼，用荆芥汤点茶下。

青州白丸子见中风。

芎䓖散　治风头旋，眼目昏痛，眩晕，倦怠心忪。

芎䓖　前胡　白僵蚕炒　人参各一两　蔓荆子　天麻酒浸，焙　防风去杈。各半两

上为细末，每服二钱，食后温酒调下。

白术饮　治风邪在胃，头旋不止，复加呕逆。

白术　厚朴去皮，姜炙　甘菊花各半两　防风去杈　白芷　人参各一两

上㕮咀，每服五钱，水一盏半，生姜五片，煎一盏，食前温服。

防风饮子　疗风痰气发即头旋，呕吐不食。

防风　人参　橘皮各二两　白术　茯神各三两　生姜四两

上锉碎，以水六升，煮取三升，去

滓，分温四服，一日令尽。忌醋、桃、李、雀肉、蒜、面。

菊花散 治一切风，头目昏眩，面浮肿。

菊花 旋覆花 牛蒡子 羌活 独活 甘草炙。各等分

上㕮咀，每服五钱，水二盅，生姜三片，煎至一盅，食远服。

不换金正气散 姜附汤俱见中寒。

济生三五七散 治阳虚风寒入脑，头痛目眩运转，如在舟车之上，耳鸣，风寒湿痹，脚气缓弱等疾。

天雄炮，去皮 细辛洗去土。各三两 山茱萸去核 干姜炮。各五两 防风 山药炒。各七两

上为细末，每服二钱，食前温酒调下。

黄连香薷饮 十味香薷饮 消暑丸俱见伤暑。 肾著汤 渗湿汤俱见伤湿。

济生芎术汤 治冒雨中湿，眩晕呕逆，头重不食。

川芎 半夏制 白术各一两 甘草炙，半两

每服四钱，水一盏，生姜七片，同煎，不拘时服。一方，有附子、桂心，无半夏。

羌活汤东垣 治风热壅盛上攻，头目昏眩。

羌活 防风 黄芩酒洗。各一两 柴胡七钱 黄连酒煮，一两 黄柏酒炒 瓜蒌酒洗。各半两 甘草炙，七钱 白茯苓五钱 泽泻三钱

上为粗末，每服五钱，水煎取清，食后或先卧通口热服之，日二服。

钩藤散《本事》 治肝厥头晕。清头目。

钩藤 陈皮 半夏 麦门冬 茯苓各半两 石膏一两，生[①] 人参 甘菊花 防风各半两 甘草二钱半

上为细末，每服四钱，水一盅半，姜七片，煎八分，温服。

仙术芎散 治风热壅塞，头目昏眩。消痰饮，明耳目，清神。

川芎 连翘 黄芩 山栀子 菊花 防风 大黄 藿香叶 当归 芍药 桔梗已上各七分 石膏 滑石各一钱半 苍术 甘草各一钱 薄荷叶 缩砂仁 荆芥各四分

上作一服，水二盅，煎至一盅，食后服。

蔓荆子散 治风头旋晕闷，起则欲倒。

蔓荆子 甘菊花 半夏汤泡 羚羊角屑 枳壳麸炒 茯神去木 芎䓖 黄芩 防风各七钱半 麦门冬去心，焙 石膏各一两 地骨皮 赤箭 细辛 甘草炙。各半两

上㕮咀，每服三钱，水一中盏，生姜半分，煎至六分，去滓，不拘时，温服。忌热面、饴糖、羊肉。

羌活汤 治风头眩，筋脉拘急，痰涎壅滞，肢节烦疼。

羌活 前胡去苗 石膏研碎 白茯苓去皮 芎䓖 枳壳麸炒 黄芩去黑心 甘菊花 防风 细辛去叶 甘草炙，锉 蔓荆子 麻黄去根节，煮，掠去沫，焙。各一两

上㕮咀，每服三钱，水一盏，生姜三片，鸡苏三叶，同煎至七分，去滓，不拘时服。

芎术除眩汤《直指》 治感湿感寒，头重眩晕。

附子生 白术 川芎各半两 官桂 甘草炙。各二钱半

上锉，每服三钱，姜七厚片，同煎，食前服。

理中汤见霍乱。来复丹见中暑。养正丹见气。十四友丸见惊。安肾丸见喘。七

---

① 一两，生：原脱，据《本事方》补。

气汤见气。

益气补肾汤

人参　黄芪各一钱二分　白术二钱　白茯苓一钱　甘草炙，五分　山药　山茱萸肉各一钱半

水二盅，枣二枚，煎八分，食用服。

补肝养荣汤

当归　川芎各二钱　芍药　熟地黄　陈皮各一钱半　甘菊花一钱　甘草五分

水二盅，煎八分，食前服。若肾虚气不降者，去菊花，入前补肾汤。

芎归汤　治产后去血过多，眩晕不省，及伤胎崩中，金疮、拔齿，去血过多，悬虚心烦，眩晕头重，目暗，举头欲倒。用川芎、当归各等分。每服五钱，水煎，不拘时服。

守中丸　治风头眩脑转，目系急，忽然倒仆。

人参　白术　甘菊花　枸杞子　山药各二两　白茯苓去皮，十两　麦门冬去心，三两　生地黄二十斤，绞取汁

上为细末，先用生地黄汁于银器内，入酥三两，白蜜三两，同煎，逐旋掠取汁上金花令尽，得五升许，于银器内拌炒前七味药，渐渐令尽，候干，入白蜜同捣数千杵，丸如梧子大。每服五十丸，空心温酒送下。服百日后，五脏充满，肌肤滑润。此药须择四季旺相日或甲子日修合，亦名五芝地仙金髓丸。

半夏白术天麻汤东垣

天麻五分　半夏汤洗，一钱半　白术一钱　人参　苍术　橘皮　黄芪　泽泻　白茯苓各五分　神曲一钱，炒　大麦蘖一钱半　干姜三分　黄柏二分

上件㕮咀，每服半两，水二盏，煎至一盏，去渣，带热服，食前。

此头痛苦甚，谓之足太阴痰厥头疼，非半夏不能疗。眼黑头旋，风虚内作，非天麻不能除。其苗为定风草，亦治内风之神药也。内风者，虚风是也。黄芪甘温，泻火补元气。人参甘温，泻火补中益气。二术俱甘苦温，除湿补中益气。泽泻、茯苓利小便导湿。橘皮苦温，益气调中升阳。神曲消食，荡胃中滞气。大麦蘖宽中，助胃气。干姜辛热，以涤中寒。黄柏苦大寒，酒洗，以主冬天少火在泉发躁也。上气虚挟痰眩晕。余尝治一人卧则稍轻，但举足则头旋眼黑，以天麻、半夏、茯苓、白附、陈皮、僵蚕、参、芪、甘草、当归、生姜、黄芩煎汤服之，五六日愈，盖仿此方加减之也。

旋覆花汤《济生》

旋覆花　半夏　橘红　干姜各一两　槟榔　人参　甘草　白术各半两

上锉，每服一两，姜水煎服。

半夏加茯苓汤见呕吐。

茯苓半夏汤　治胃气虚弱，身重有痰，恶心欲吐。风邪羁绊于脾胃之间，当先实其脾胃。

茯苓　白术　半夏　炒曲各一钱　大麦蘖一钱半　陈皮　天麻各三钱

上作一服，水二盅，姜五片，煎至一盅，食前服。

柴胡半夏汤　治风证不敢见风，眼涩头痛，有痰，眼黑，恶心兀兀欲吐，风来觉皮肉紧，手足重难举，居暖处有微汗便减，如见风即复作。一名补肝汤。

柴胡　苍术各一钱半　半夏二钱半　白茯苓二钱　炒曲　藁本各一钱　升麻半钱

上作一服，水二盅，姜五片，煎至一盅，食远服。

玉液汤　治七情所伤，气郁生涎，随气上逆，头目眩晕，心嘈忪悸，眉棱骨痛。

半夏肥大者六钱，汤泡七次，切作片

上作一服，水一盅半，生姜十片，煎

至八分，去滓，入沉香末少许，不拘时温服。

五苓散见消瘅。

人参前胡汤 治风痰头晕目眩。

人参去芦，一钱半 前胡 南星汤泡 半夏曲 木香 枳壳麸炒 橘红 赤茯苓 紫苏叶 甘草炙。各一钱

上作一服，水二盅，生姜五片，煎一盅，食后服。

汉防己散 治上焦风痰攻注，头目旋晕，心神烦乱。

汉防己 麦门冬去心，焙 前胡已上各一两 半夏汤泡 旋覆花 防风 细辛 甘草炙。已上各半两 赤茯苓 人参 芎䓖 羚羊角屑 枳实麸炒 荆芥已上各七钱五分

上㕮咀，每服三钱，水一中盏，生姜半分，煎至六分，不拘时温服。忌饴糖、羊肉。

羚犀汤 治暗风，头旋眼黑，昏眩倦怠，痰涎壅盛，骨节疼痛。

羚羊角屑 旋覆花 紫菀去苗土 石膏 甘草炙。各一两 细辛去叶，半两 前胡七钱五分 犀角屑二钱五分

上㕮咀，每服三钱，水一盏，生姜三片，枣一枚，煎七分，去滓，食后温服。

人参丸 治风头旋目眩，痰逆恶心，胸膈痞滞，咳嗽痰涎，喘满呕逆，不欲饮食。

人参 白术 旋覆花炒 炙甘草各一两 麦门冬去心，焙 枳壳麸炒 前胡各二两 木香半两

上为细末，汤浸蒸饼为丸，如梧桐子大。每服五十丸，食后温生姜汤下。

祛痰丸 治风头旋，痰逆恶心，胸膈不利。

南星生 半夏生 赤茯苓去皮 陈皮去白 干姜炮。各等分。

上为细末，面糊丸，如梧子大。每服五十丸，不拘时，温米饮送下。

天南星丸 治风虚痰，头目旋晕，肢节拘急。

天南星炮 附子炮，去皮脐 白附子炮 华阴细辛 旋覆花 半夏汤泡 芎䓖各半两 天麻一两

上为细末，面糊丸，如梧子大。每服三十丸，加至五十丸，不拘时，用荆芥、薄荷煎汤下。

麝香天麻丸 治风痰气厥头疼，目眩旋晕，四肢倦怠，睡卧不宁，精神不爽。

麝香二钱，研 天麻酒浸 防风 芎䓖各一两 甘菊花七钱五分 南星一枚，重一两者，先用白矾汤洗七次，后用水煮令软，切片焙干

上为细末，炼蜜丸，鸡头实大。每服一丸，不拘时，细嚼，荆芥汤送下。

青黛散子和

猪牙皂角一个 玄胡索一分 青黛少许

上为末，水调豆许，鼻内灌之，其涎自出。先仰卧灌鼻，俟喉中酸味，即起身涎出，口咬铜钱一文，任流下。

瓜蒂神妙散见头痛，但河间方无瓜蒂一分。

神芎散 治风热上攻，头目眩痛，上壅鼻塞，并牙关闷痛。

川芎 郁金 荆芥 薄荷 红豆各等分

上为细末，入盆硝研匀，鼻内搐之，力慢加药。

郁金散 治头痛眩晕。

郁金 滑石 川芎各等分

上为细末，每服一二钱，空心用齑汁调服。此木郁达之之法也。若胸中有宿痰，宜瓜蒂散吐之。

独圣散

瓜蒂不以多少 郁金各等分

上为细末，每服一钱或二钱，齑汁调下，用鸡翎探吐。后服愈风饼子。方见头

痛。

防风通圣散河间

防风　川芎　当归　芍药　大黄　薄荷叶　麻黄　连翘　芒硝盆硝是。以上各半两　石膏　黄芩　桔梗各一两　滑石三两　甘草二两　荆芥　白术　栀子各二钱半

上为末，每服二钱，水一大盏，生姜三片，煎至六分，温服。涎嗽，加半夏半两，制。如服药，不可无生姜同煎。

贾同知通圣散

防风　芍药各二钱半　甘草　滑石各三两　薄荷　黄芩　石膏　桔梗各一两　川芎　当归　大黄　麻黄　连翘各半两　荆芥三钱半　白术　山栀子各二钱半　无芒硝，无缩砂。

崔宣武通圣散

防风　芍药　荆芥　当归　白术　山栀子各二钱半　川芎　大黄　薄荷　麻黄　连翘　黄芩　桔梗　缩砂各半两　甘草　石膏各一两　滑石三两

刘庭瑞通圣散　有缩砂，无芒硝，其余皆同。缘庭瑞于河间守真先生得师傅之秘，从二年，始受于方，斯可取为端，而可准凭以用之。兼庭瑞以用治病，百发百中，何以疑之，因录耳。以前药庭瑞临时以意加减，一依前法，嗽加姜制半夏半两。

若劳汗当风，寒薄为皶，郁乃痤。此劳汗出于玄府，脂液所凝。去芒硝，倍加芍药、当归发散玄府之风，当调其荣卫。俗云风刺，或生瘾疹，或赤或白，倍加麻黄、盐豉、葱白出其汗，麻黄去节。亦去芒硝，以咸走血而内凝，故不用之。发汗罢，依前方中加四物汤、黄连解毒，三药合而饮之，日二服。故《内经》曰：以苦发之，为热在肌表连内也。小便淋闭，去麻黄，加滑石、连翘，煎药中调木香末一钱匕。麻黄主于表，而不主于里，故去之。腰胁走注疼痛者，加硝石、当归、甘草，一服各二钱，调车前子末、海金砂末各一钱。故经曰：腰者肾之府。破伤风者，如在表则辛以散之，在里则苦以下之，兼散之，汗下后通利荣血，祛逐风邪，每一两加荆芥穗、大黄各二钱，调全蝎末一钱，羌活末一钱。诸风痫搐，小儿急慢惊风，大便秘结，邪热暴甚，肠胃干燥，寝汗咬牙，上窜睡语，筋转惊悸，肌肉蠕动，每一两加大黄二钱，栀子二钱，茯苓末二钱匕。如肌肉蠕动者，调羌活末一钱。经曰：肌肉蠕动，命曰微风。风伤于肺，咳嗽喘急者，每一两加半夏、桔梗、紫菀各二钱。如打扑伤损，肢节疼痛，腹中恶血不下，每一两加当归、大黄各三钱半，调没药、乳香末各二钱。解利四时伤寒，内外所伤，每一两加益元散一两，葱白十茎，盐豉一合，生姜半两，水一碗，同煎至五七沸，或煎一小碗，温冷服一半，以箸投之即吐，吐罢后服一半，稍热服，汗出立解。如饮酒中风，身热，头痛如破者，加黄连须二钱，葱白十茎，依法立愈。慎勿用桂枝麻黄汤解之。头旋脑热，鼻塞，浊涕时下，每一两加黄连、薄荷各二钱半。《内经》曰：胆移热于脑，则辛頞鼻渊。鼻渊者，浊涕下不已。王注曰：胆液不澄，则为浊涕不已，如水泉者，故曰鼻渊也。此为足太阳脉与阳明脉俱盛也。如气逆者，调木香末一钱。

搜风丸河间　治邪气上逆，风热上攻，头目眩晕，大小便结滞。

人参　茯神各半两　滑石二两　藿香二钱半　干姜　白矾生。各一两　蛤粉　南星一作半两　大黄　黄芩各二两　牵牛四两　薄荷半两　半夏　寒水石各一两

上为末，滴水丸，小豆大。每服十丸，生姜汤下，加至二十丸，日三服。

白术附子汤仲景　治风虚头重眩，苦

极不知食味。

白术二两 附子一两半，炮，去皮 甘草炙，一两

每服五钱，姜五片，枣一枚，水一盅，煎至七分，去渣温服。

芎附汤见鼻衄。 正元散见自汗。 灵砂丹见呕吐。 养正丹见气。 茸朱丸见头痛。

沉香磁石丸 治上盛下虚，头目眩晕，耳鸣耳聋。

沉香别碎 蔓荆子 青盐别研 甘菊花各半两 巴戟去心 葫芦巴 山药炒 川椒去目，炒 磁石火煅醋淬，细研水飞 山茱萸去核 阳起石火煅，研 附子炮，去皮脐。各一两

上为细末，用酒煮米糊和丸，梧子大。每服五十丸，加至七十丸，空心用盐汤送下。

松花浸酒方 治风头旋，脑皮肿痹。

上以松花并台，春三月取五六寸，如鼠尾者，不拘多少，蒸，细切一升，生绢囊盛贮，以酒三升，浸五日。每日空心暖饮五合，晚食前再服。

癫

星香散见中风。 寿星丸见痫。

抱胆丸 治男妇一切癫痫风狂，或因惊恐怖畏所致。及妇人产后血虚，惊气入心，并室女经脉通行，惊邪蕴结，累效。

水银二两 朱砂一两，细研 黑铅一两半 乳香一两，细研

上将黑铅入铫子内，下水银结成砂子，次下朱砂、滴乳，乘热用柳木槌研匀，丸鸡头大。每服一圆，空心井花水吞下。病者得睡，切莫惊动，觉来即安。再一圆可除根。

清心汤 即凉膈散加黄连、麦门冬。见发热。 四七汤见气。 《灵苑》辰砂散见狂。 养正丹见气。 三生饮见卒中。 三化汤见中风。

五邪汤 治中风神思昏愦，五邪所侵，或歌，或哭，或笑，或喜，或怒，发则无时。

防风去芦 桂心 白芍药 远志去心 独活去芦 甘草炙 白术去芦 人参去芦 秦艽去芦土 牡蛎煅 石膏 禹余粮醋淬。各二两 雄黄水飞 防已去皮 石菖蒲 茯神去木 蛇蜕皮炒。各一两

每服四钱，水二盏，煎一盏，去渣温服，不拘时候，日进二服。

九精丸 一名九物牛黄丸 治男子沾鬼魅欲死，所见惊怖欲走，时无休止，邪气不能自绝者。

牛黄土精，一云火精 龙骨水精 荆实人精 玄参玄武精，去芦 赤石脂朱雀精 玉屑白虎精 曾青苍龙精 空青天精，研 雄黄地精，无石者妙，研。已上各一两

上九味，名九精，上通九天，下通九地。为细末，炼蜜和丸，如小豆大。每服一丸，日三服，以知为度。

附方

独效苦丁香散《得效》 治忽患心疾，癫狂不止。得之惊忧之极，痰气上犯心包，当伐其源。

上以苦丁香即瓜蒂半两，为末。每服一钱重， 井花水调满一盏投之。得大吐之后熟睡，勿令人惊起。凡吐能令人目翻，吐时令闭双目，或不省人事，则令人以手密掩之。信乎深痼之疾，必投瞑眩之药。吐不止，以生麝香少许，温汤调下即解。

控涎丹 下痰涎。见行痹。

甘遂散 治癫痫，及妇女心风血邪。

甘遂一钱，为末，用猪心取三管血三条和甘遂，多少和之，将心批作二片，入

药在内，合之线缚，外用皮纸裹湿，慢火煨熟，勿令焦，取药细碾，入辰砂末一钱和匀，分作四丸。每服一丸，将所煨猪心煎汤化下。再服，用别猪心亦可。过半日，大便下恶物后，调和胃气。凡此病乍作乍醒者苏，不食迷痴者不治。

泻心汤 治心受积热，谵言发狂，逾墙上屋。

大黄 黄芩 黄连各五钱。

上锉散，每服四钱，水一盏半，煎服。

引神归舍丹 治心气，亦治心风。

大天南星刮去皮，取心秤一两，生用 附子一枚，重七钱以上者，炮，去皮脐 朱砂一两，水飞

上为末，用猪心血圆，梧子大。如不稠粘，用面糊少许。煎忘忧草根汤下，子午之交各一服。

秘方半夏丸《集验》 治心风狂。张德明传，其内人失心狂数年，服此药而愈。后再作，服人参琥珀丸而安。

半夏一两，用生姜汁煮三五十沸，取出切作块，更煮令熟，焙干，为细末 麝香一钱，研 水银半两 生薄荷一大握，和水银研如泥

上件药，入薄荷泥内，更研千百下，丸如芥子。每服十五丸，金银汤临卧下，三日再服。

人参琥珀丸

人参去芦 琥珀另研 茯神去木 白茯苓去皮 石菖蒲节密小者 远志各半两，酒浸半日，去心 乳香另研 酸枣仁温酒浸半日，去壳，纸上炒令香熟 朱砂另研，水飞。各二钱半

上为细末，炼蜜丸，桐子大。每服二十丸，食后温酒送下，日再服，如不能饮，枣汤下。可常服。

宁志丸《得效》

好朱砂一两，将熟绢一小片包裹，线扎。豮猪心一枚，竹刀切开，不犯铁，用纸拭去血，入朱砂包于猪心内，再用线缚合，又用甜笋壳重裹，麻皮扎定。无灰酒二升，入银器或砂罐内煮，酒尽去包，取出朱砂另研。将猪心竹刀细切，砂盆内研烂，却入后药末并朱砂、枣肉为丸，留少朱砂为衣。药末须隔日碾下，枣肉于煮猪心日绝早煮熟，去皮核取肉四两用。患心风服此一料，其病顿减。

人参 白茯苓 当归洗去土及芦 石菖蒲 乳香别研 酸枣仁用五两许，汤浸去皮，可取半两净仁，炒令赤香熟为度。已上各半两

上为末，和丸如梧子大，以留下朱砂为衣。每服五十丸，人参汤下。

蕊珠丸

大猪心一枚，取血 大朱砂一两，为末 青靛花一匙

上先将青靛花、猪心血一处同研，次以朱砂末共丸，如梧子大。每服二十丸，茶、酒任下，不拘时。

一醉散 即一醉膏。见狂。

天门冬煎 治风癫。

天门冬十斤，汤浸二日，去心 生地黄肥净者，三十斤

上二味，安木臼内，捣一二千杵，取其汁，再入温汤更捣，又取其汁，不论几次，直待二药无味方止，以文武火熬成膏子，盛瓷器内。每服一匙，温酒化下，不拘时，日进三服。

狂

生铁落饮

生铁四十斤，入火烧赤沸，砧上锻之，有花出如兰如蛾，纷纷坠地者，是名铁落。用水二斗，煮取一斗，入后药：

石膏三两 龙齿研 白茯苓去皮 防风去芦。各一两半 玄参 秦艽各一两

上为粗散，入铁汁中，煮取五升，去

渣，入竹沥一升和匀，温服二合，无时，日五服。

朱砂圆　镇心神，化痰涎，退潮热，利咽膈，止烦渴。

铁粉　天竺黄各一两　金银箔各二十片　人参二钱　脑子半钱　生麝香一钱　轻粉二钱　真犀角二钱　海金砂一两　朱砂五钱

上为末，水圆，朱砂为衣，共圆作六百圆，每一圆至五圆。痰盛潮热，薄荷、砂糖、生葛自然汁、井水下；狂言谵语，涎壅膈上，地龙三两，薄荷及砂糖水研；心神不宁，金银箔、薄荷汤化下。

抱胆丸见癫。　养正丹见气。瓜蒂散见伤食。

来苏膏《瑞竹》　治远年近日，风痫心病，风狂中风，涎沫潮闭，牙关不开，及破伤风搐。

皂角一两，肥大不蛀者，去皮弦

上将皂角切碎，用浆水一大碗，春秋浸三四日，冬七日，夏一二日，揉开取净浸透皂角汁，入银器或砂锅内，以文武火熬，用新柳条、槐枝搅，熬似膏药，取出，摊于夹纸上，阴干收顿。如遇病人，取手掌大一片，用温浆化在盏内，用小竹管盛药水，将病人扶坐定，头微抬起，以药吹入左右鼻孔内，良久扶起，涎出为验。欲要涎止，将温盐汤，令病人服一二口便止。忌鸡、鱼、生硬、湿面。

大承气汤见大便不通。

当归承气汤《保命》

当归　大黄各一两　甘草半两　芒硝七钱

上锉如麻豆大，每二两，水一大碗，姜五片，枣十枚，煎至一半，去渣，热温服。

洗心散　治风壅涎盛，心经积热，口苦唇燥，眼涩多泪，大便秘结，小便赤涩。

白术一两半　麻黄和节　当归去苗，洗　荆芥穗　芍药　甘草　大黄面裹煨，去面，切，焙。各六两

上锉散，每服三钱，水一盏半，生姜三片，薄荷叶七皮，水煎服；为末，茶清调亦可。

凉膈散　解毒汤俱见发热。

宁志膏《本事》

人参　酸枣仁各一两　辰砂五钱　乳香二钱半

上为细末，炼蜜和丸，如弹子大。每服一丸，薄荷汤送下。

予族弟妇，缘兵火失心，制此方与之，服二十粒愈，亲旧传去，服之皆验。

一醉膏　治心恙

用无灰酒二碗，香油四两，和匀，用杨柳枝二十条，逐条搅一二百下，候香油与酒相入成膏，煎至八分，灌之，熟睡则醒，或吐下即安矣。

灵苑辰砂散　治风痰诸痫，狂言妄走，精神恍惚，思虑迷乱，乍歌乍哭，饮食失常，疾发仆地，吐沫戴目，魂魄不守。

辰砂一两，须光明有墙壁者　酸枣仁半两，微炒　乳香半两，光莹者

上量所患人饮酒几何，先令恣饮沉醉，但勿令吐，至静室中，以前药都作一服，温酒调作一盏调之，令顿饮。如饮酒素少人，但以随量取醉。服药讫，便安置床枕令卧，病浅者半日至一日，病深者三两日，令家人潜伺之，鼻息匀调，但勿唤觉，亦不可惊触使觉，待其自醒，即神魂定矣。万一惊寤，不可复治。吴正肃公少时心病，服此一剂，五日方寤，遂瘥。

祛风一醉散　治阳厥气逆，多怒而狂。

朱砂水飞，半两　曼陀罗花二钱半

上为细末，每服二钱，温酒调下。若

醉便卧，勿令惊觉为佳。有痰者，先服胜金丸。一方，加乳香二钱，依前法服之。

防己地黄汤 治病如狂状，妄言独语不休，无寒热，其脉浮。

防己一钱 桂枝 防风各三钱 甘草二钱

上四味，以酒一杯，渍一宿，绞取汁；生地黄二斤，㕮咀，蒸之如斗米饭久，以铜器盛其汁，更绞地黄汁和，分再服。

惊气丸《本事》 治惊痉，积气，风邪发则牙关紧急，涎潮昏塞，醒则精神若痴。

附子 木香 白僵蚕 白花蛇 橘红 天麻 麻黄 干葛各半两 紫苏叶一两 南星洗，切，姜汁浸一宿，半两 朱砂一钱，留少许为衣

上为末，加脑麝少许，同研极匀，炼蜜杵丸，如龙眼大。每服一丸，金银薄荷汤化下，温酒亦得。

此予家秘方也。戊申年，军中一人犯法，褫衣将受刑而得释，精神顿失如痴，予与一丸，服讫而寐，及觉病已失矣。提辖张载扬，其妻因避寇，失心已数年，予授此方，不终剂而愈。又黄彦奇妻，狂厥者逾十年，诸医不验，予授此方，去附子，加铁粉，亦不终剂而愈。铁粉非但化痰镇心，至如摧抑肝邪特异。若多恚怒，肝邪太盛，铁粉能制伏之。《素问》云：阳厥狂怒，治以铁落饮，金制木之意也。此亦前人未尝论及。

牛黄膏《保命》 治热入血室，发狂不认人者。

牛黄二钱半 朱砂 郁金 牡丹皮各三钱 脑子 甘草各一钱

上为细末，炼蜜丸，如皂角子大。新汲水化下。

妙香散见心痛。 青州白丸子见中风。 十四友丸见惊。 六一散 即天水散。见伤暑。

痫

龙脑安神丸《集验》 治男妇小儿五积癫痫，无问远年近日，发作无时，但服此药，无不痊愈。

龙脑研 麝香研 牛黄各三钱，研 犀角屑 茯神去木 人参去芦 麦门冬去心 朱砂水飞。各二两 金箔三十五片 马牙硝二钱 甘草炙 地骨皮 桑白皮各一两，炒

上为细末，炼蜜和丸，如弹子大，金箔为衣。如有风痫病岁久，冬月用温水化下，夏月用凉水化下，不拘时候。如病二三年，日进三服。小儿一丸，分作二服。又治男妇虚劳发热喘嗽，新汲水一盏化开服，其喘满痰嗽立止。又治男子妇人语涩舌强，食后温凉水化下，日进三服。

龙齿丹 治因惊神志恍惚，久而成痫，时发时止。

龙齿研 白僵蚕炒 白花蛇肉酒浸 朱砂水飞 铁粉研 石菖蒲 远志去心 木香 橘红去白 麻黄去节 天麻 天南星姜制 人参去芦。各半两 紫苏子一两 龙脑研，半钱 全蝎二钱半，炒 麝香一钱，另研

上为细末，次入研药和匀，炼蜜为丸，每一两作十五丸。每服一丸，空心薄荷汤下。

三圣散

瓜蒂拣净，炒微黄 防风去芦。各三两 藜芦《圣惠方》减用之，或一两，或半两，或三钱。

上为粗末，每服约半两，以齑汁三茶盏，先用二盏煎三五沸，去齑汁，次入水一盏，煎至三沸，却将先二盏同一处熬二沸，去渣澄清，放温，徐徐服之。以吐为度，不必尽剂。

清神汤 治心热，痰迷胞络。

茯神去皮木 黄连各二钱 酸枣仁炒 石菖蒲 柏子仁去壳 远志各一钱，甘草同煮，去骨 甘草五分

痰壅，加南星、半夏、橘红、瓜蒌仁、竹沥 姜汁。

水二盅，煎八分，食远服。

承气汤见大便不通。 东垣安神丸见虚烦。 通圣散见眩晕。 星香散见中风。

杨氏五痫丸 治癫痫潮发，不问新久。

白附子半两，炮 半夏二两，汤洗 皂角二两，捶碎，用水半升，揉汁去渣，与白矾一处，熬干为度，研 天南星姜制 白矾生 乌蛇酒浸。各一两 全蝎炒，二钱 蜈蚣半条 白僵蚕炒，一两半 麝香三字，研 朱砂二钱半，水飞 雄黄水飞，一钱半

上为细末，生姜汁煮面糊为丸，如梧桐子大。每服三十丸，温生姜汤送下，食后服。

犀角丸河间 治风癫痫，发作有时，扬手掷足，口吐痰涎，不省人事，暗倒屈伸。

犀角末半两 赤石脂三两 朴硝二两 白僵蚕一两 薄荷叶一两

上为末，面糊丸，如梧子大。每服二三十丸，温水下，日三服，不拘时。如觉痰多即减数。忌油腻、炙爝。

参朱丸 治风痫，大有神效。

人参 蛤粉 朱砂各等分

上为细末，獖猪心血为丸，如梧子大。每服三十丸，金、银煎汤下，食远服。

琥珀寿星丸《局方》用南星一斤，朱砂二两，琥珀一两，无猪心血。

天南星一斤 掘坑深二尺，用炭火五斤，于坑内烧热红，取出炭，扫净，用好酒一升浇之，将南星趁热下坑内，用盆急盖讫，泥壅合，经一宿取出，再焙干为末。

琥珀四两，另研 朱砂一两，研飞，以一半为衣

上和匀，猪心血三个，生姜汁打面糊，搅令稠粘，将心血和入药末，丸如桐子大。每服五十丸，煎人参汤空心送下，日三服。

葶苈苦酒汤 治发狂烦躁，面赤咽痛。

苦酒一升半 葶苈一合 生艾汁无生艾，以熟艾汁半升

上煎取七合，作三服。

泻青丸见头痛。 导赤散见发热。

妙香丸 治丈夫妇人时疾伤寒，解五毒，治潮热积热，及小儿惊痫百病。

巴豆三百一十五粒，去皮心膜，炒熟，研如面 牛黄研 龙脑研 腻粉研 麝香研。各三两 辰砂飞研，九两 金箔研，九十片

上合研匀，炼黄蜡六两，入白蜜三分，同炼令匀，为丸，每两作三十丸。如治潮热积热，伤寒结胸，发黄，狂走躁热，口干面赤，大小便不通，煎大黄、炙甘草汤下一丸。毒利下血，煎黄连汤调腻粉少许。如患酒毒、食毒、茶毒、气毒、风痰伏痞吐逆等，并用腻粉、龙脑、米饮下。中毒吐血，闷乱烦躁欲死者，用生人血下立愈。小儿百病惊痫，急慢惊风，涎潮搐搦，用龙脑、腻粉、蜜汤下绿豆大二丸。诸积食积热，颊赤烦躁，睡卧不宁，惊哭泻利，并用金、银、薄荷汤下，更量岁数加减。如大人及妇人因病伤寒时疾，阴阳气交结，伏毒气胃中，喘躁眼赤，潮发不定，再经日数七八日已下至半月日未安，医所不明，证候脉息交乱者，可服一丸，或分作三丸亦可。并用龙脑、腻粉、米饮调半盏已来，下此一服。取转下一切恶毒涎，并药丸泻下。如要却收，水洗

净，以油单纸裹，埋入地中，五日取出，可再与大人小儿依法服。一丸救三人，即不堪使。如要药速行，即用针刺一孔子，冷水浸少时，服之即效更速。

五生丸 李仲南传，治痫有神。

南星 半夏 川乌 白附子各一两 大豆去皮秤，二钱半

上为细末，滴水为丸，桐子大。每服三丸至五丸，不得过七丸，姜汤下。

又五生丸 治风痫。

川乌头 附子各生用，去皮脐 天南星生 半夏生 干生姜各半两

上为细末，醋煮大豆汁作糊和丸，如梧桐子大。每服五丸，冷酒送下，不拘时。

升阳汤 治阳跻痫。足太阳下行，宜升阳气。

麻黄八钱，不去节 羌活一两半 防风根八钱，炙 甘草五钱

每服三钱，水五大盏，煎至一盏，去渣，稍热服，宿食消尽，腹中空服之。后避风寒一二时辰乃效。

厚朴丸见反胃。

妙功丸 治诸痫，无不愈者。

丁香 木香 沉香各半两 乳香研 麝香另研 熊胆各二钱半 白丁香三百粒 轻粉四钱半 雄黄研 青皮去白 黄芩 胡黄连各半两 黄连 黑牵牛炒 荆三棱煨 甘草炙 蓬莪茂 陈皮去白 雷丸 鹤虱各一两 大黄一两半 赤小豆三百粒 巴豆七粒，去皮心膜油

上为细末，荞面一两半作糊，和匀，每两作十丸，朱砂水飞一两为衣，阴干。每服一丸，用温水浸一宿，去水，再用温水化开，空心服之，小儿加减服。十年病一服即愈，若未愈，三五日再服，重者不过三服。

昔有一人好酒，得痫病二十年，用药一服，取下虫一枚，约长四五寸，身有鳞，其病遂愈。

金匮风引汤 除热癫痫。

大黄 干姜 龙骨各四两 桂枝去皮，三两 甘草炙 牡蛎煅。各二两 凝水石 滑石 赤石脂 石膏 紫石英 白石脂各六两

上一十二味，杵粗末筛，以韦囊盛之，取三指撮，井花水三升，煮三沸，去渣，温服一升。深师云：大人风引[1]，少小[2]惊痫，后瘈疭日数十发，医所不治，除热方效，宜风引也。

治痫疾

川芎二两 防风 猪牙皂角 郁金 明矾各一两 蜈蚣黄脚、赤脚各一条

上六味，为细末，蒸饼丸，如梧子大。空心茶清下十五丸，一月除根。

神应丹 治诸痫。

好辰砂不以多少

上细研，猪心血和匀，以蒸饼裹剂蒸熟，就热取出，丸如桐子大。每服一丸，人参汤下，食后临卧。

珠子辰砂丹 治风痫久不愈。

山药 人参 远志 防风 紫石英 茯神 虎骨 虎睛 龙齿 五味子 石菖蒲 丹参 细辛各二钱半 真珠末四分 辰砂二钱，研，为衣

上为末，面糊丸，如桐子大，朱砂为衣。每服三五十丸，煎金、银汤送下，日进三服。忌鱼、肉、湿面、动风之物。

治风痫及心风病

皂角三挺，捶碎，挼滤取汁，熬[3]如稀糊，摊纸上曝令干。取两叶如小钱大，用温浆水浸洗下，去纸，注于两鼻内各一蚬壳许，须臾涎下，咬箸沥涎尽，后

---

① 引：原作“强”，据《金匮要略》改。
② 小：原作“水”，《金匮要略》改。
③ 熬：原脱，据《医学纲目》补。

用：

赭石生，一两　白矾生，二两

上为末，稀糊丸，如桐子大。每服三十丸，冷水送下，无时，以效为度。

法煮蓖麻子　治诸痫病，不问年深日近。

蓖麻子取仁，二两　黄连一两，锉如豆大

上用银石器，内水一大碗，慢火熬，水尽即添水，熬三日两夜为度，去黄连，只用蓖麻子仁，风干不得见日，用竹刀切，每个作四段，每服五粒，作二十段，荆芥汤下，食后，日二服。凡服蓖麻子者，终身忌食豆，若犯之则腹胀而死。

银箔丸　治风痫积年不瘥，风痰渐多，得热即发。

银箔三十片　铁粉研　防风去芦　人参去芦　川升麻　生地黄　犀角屑　龙齿研　熊胆各一两　乌蛇肉酒浸　麦门冬去心。各一两半

上为细末，炼蜜和捣三五百下，丸如梧桐子大。每服二三十丸，食后温水送下，日进二服。

牛黄丸　治风痫病，精神不全，常有痰涎在胸膈，呕吐不出，烦闷气壅。

牛黄研　麝香各半两，研　虎睛一对　蜣螂去头足翅　犀角屑　安息香　独活去芦　茯神去木　远志去心　甘草各一两，炙　防风去芦，一两半　人参去芦　铁粉研　朱砂水飞　龙齿各二两，研

上为细末，同研令匀，炼蜜和捣五七百下，丸如梧子大。每服三十丸，荆芥汤下，不拘时。

胜金丸　治风痫有惊骇，不时旋晕潮搐，口吐痰沫，忽然仆地，不省人事。

天南星姜制　皂角去皮弦子　川乌头生用　细辛去苗　桔梗去芦　威灵仙　何首乌　白矾枯　白僵蚕炒　乌蛇酒浸。各一两　荆芥穗　川芎各二两

上为细末，酒糊丸，如桐子大。每服二十丸，食后温酒送下，日二。

雌雄丸又名六珍丹　治风痫失性，颠倒欲死，或作牛吼、马嘶、鸡鸣、羊叫、猪声，脏腑相引，气争掣纵吐沫。

雌黄叶子者　雄黄水飞　真珠各一两　铅二两，熬成屑　朱砂半两，水飞　水银一两半

上为细末，同研极匀，炼蜜和丸，如梧桐子大。每服三丸至五丸，姜、枣汤送下。

虎睛丸　治痫疾潮搐，精神恍惚，烦乱不宁，口干喜水，或时谵语。

虎睛一对　犀角屑　远志去心　栀子仁　大黄各一两

上为细末，炼蜜和丸，如绿豆大。每服二十丸，温酒送下，食后服。

控涎丸　治诸痫久不愈，顽涎聚散无时，变生诸证。

川乌生用　半夏汤洗　白僵蚕炒。各半两。锉碎，生姜汁浸一宿　全蝎七枚，炒　铁粉三钱，研　甘遂二钱半，面裹煨

上为细末，生姜自然汁打糊为丸，如绿豆大，朱砂为衣。每服十五丸，食后生姜汤送下。忌食甘草。

虚　烦

栀子豉汤仲景

栀子十四枚，擘　香豉四合

上二味，以水四升，先煮栀子，得二升半，内豉，煮取一升半，去滓，分二服，温进一服，得吐者，止后服。

竹叶石膏汤　治大病后，表里俱虚，内无津液，烦渴心躁，及诸虚烦热。方见消瘅。

人参竹叶汤《三因》　治汗下后，表里虚烦，不可攻者。

淡竹叶一握　人参　炙甘草各二两　制

半夏二两半 石膏 麦门冬去心。各五两

㕮咀，每服四钱，水一盏半，姜五片，粳米一撮，煎熟去滓，空心服。《剂生方》除石膏，加茯苓、小麦。

陈皮汤《三因》 治动气在下，不可发汗，发之反无汗，心中大烦，骨节疼痛，目眩恶寒，食反呕逆，谷不得入。

陈皮一两半，去白 甘草炙，五钱 人参二钱五分 竹茹五钱

上锉如麻豆大，每服五钱，水一盏半，姜三片，枣一枚，煎七分，食前服。

淡竹茹汤《三因》 治心虚烦闷，头疼气短，内热不解，心中闷乱。及妇人产后心虚惊悸，烦闷欲绝。

麦门冬去心 小麦各二两半 甘草炙，一两 人参 白茯苓各一两半 半夏汤洗七次，二两

上锉散，每服四钱，水二盏，姜七片，枣三枚，淡竹茹一块如指大，煎至七分，食前服。

朱砂安神丸东垣 治心乱烦热怔忡，心神颠倒，兀兀欲吐，胸中气乱而热，有似懊侬之状。皆膈上血中伏热，蒸蒸不安，宜用权法，以镇阴火之浮行，以养上焦之元气。用甘草之甘温补之，当归、生地又为长生阴血之圣药。黄连去心烦，除湿热。朱砂纳浮游之火，而安神明。

朱砂一钱，研，水飞 黄连净酒炒，一钱半 甘草炙，五分 生地黄 当归头各一钱

上为极细末，蒸饼为丸，如黄米大。每服十丸，津下。

麦门冬汤见喘。 妙香丸见痫。 温胆汤见惊。 酸枣汤见不得卧。 八珍汤 人参养荣汤俱见虚劳。 滋肾丸见小便不通。

远志汤 治心虚烦热，夜卧不宁，及病后虚烦。

远志黑豆、甘草同煮，去骨 黄芪 当归酒洗 麦门冬去心 酸枣仁炒，研 石斛各一钱半 人参去芦 茯神去皮木。各七分 甘草五分 烦甚者，加竹叶、知母

水二盅，煎八分，食远服。

五苓散见消瘅。清心莲子饮见赤白浊。

济生小草汤 治虚劳忧思过度，遗精白浊，虚烦不安。

小草 黄芪去芦 当归去芦，酒浸 麦门冬去心 石斛去根 酸枣仁炒，研 人参各一两 甘草炙，半两

上锉散，每服三钱，水一盏，生姜五片，煎服，不拘时。

地仙散 治大病后烦热不安，一切虚烦热。

地骨皮去木，二两 防风去芦，一两 甘草炙，半两

上锉散，煎同上，

竹叶汤 治妊娠苦烦闷，名曰子烦。

防风 黄芩 麦门冬各二两 白茯苓四两

上锉散，每服四钱，水二盏，竹叶十数片，煎七分，温服。

竹茹汤 治妊娠烦躁，或胎不安。

淡竹茹一两

水煎服。

益母丸

知母不以多少，炒

上为末，枣肉为丸，弹子大。每服一丸，人参煎汤化下。

紫苏饮 治子悬腹痛，或临产惊恐气结，连日不下，或大小便不利。

当归 甘草炒 大腹皮黑豆浸水泡 人参 川芎 橘皮 白芍药炒。各五分 紫苏一钱

上姜、葱，水煎服。

分气饮 治脾胃虚弱，气血不和，胸膈不利，或痰气喘嗽，饮食少思。

陈皮　茯苓　半夏姜汁炒黄色　桔梗炒　大腹皮　紫苏梗　枳壳麸炒　白术炒　山栀炒。各一钱　甘草炙，五分

上姜、枣，水煎服。

三物黄芩汤仲景

黄芩一两　苦参二两　干地黄四两

上以水八升，煮取二升，温服一升。多吐下虫。

竹皮大丸

生竹茹　石膏各五钱　桂枝二钱半　甘草一两七钱半　白薇二钱半

上五味，末之，枣肉和丸，弹子大。以饮服一丸，日三夜二服。有热者，倍白薇；烦喘者，加柏实二钱半。

人参当归散

生干地黄　人参　当归　肉桂　麦门冬去心。各一两　白芍药二两

㕮咀，每服四钱，水二盏，先以粳米一合，淡竹叶十片煎，去米、叶，入药并枣三枚煎，温服。血热甚者，加生地黄。

甘竹汤　治产后内虚，烦热短气。

甘竹茹一升　人参　茯苓　甘草各一两　黄芩三两

上㕮咀，水六升，煮一升，分三服。

芍药栀豉汤　治妇人产后虚烦，不得眠者。

芍药　当归　栀子各五钱　香豉半合

上如前栀子豉汤修服。产后伤寒，便同下后变证。按：此方虽云岐法，不若仲景酸枣汤稳当。

躁

霹雳煎　阴盛隔阳，身冷脉沉，烦躁，不饮水。

附子一枚，炮

上取出，用冷灰培之，以半两，入真腊茶一大钱，同研匀，更分二服，每用水一盏，煎至六分，临熟入蜜半匙，候温冷服。须烦躁止，得睡汗出，瘥。

理中汤见霍乱。

谵　妄

加减续命汤《三因》

麻黄三两　人参　桂枝　白术各二两　当归　防己　黄芩　甘草　白芍药　芎䓖　杏仁各一两

上锉散，每服四大钱，水一盏半，枣二枚，煎七分，不拘时服。

桃奴汤　治五尸及心腹暴痛。

桃奴　当归去芦　人参去芦　干姜炮　芎䓖　甘草炙　桂心各三两　鬼箭　犀角屑各一两　麝香半钱，研

㕮咀，每服四钱，水二盏，煎至一盏半，去渣温服，不拘时，日进二服。若腹胀者，加大黄一两。

太一备急散一名雄黄散　治卒暴中恶客忤，五尸入腹，鬼刺鬼痱，及中蛊疰吐血，心腹痛满，并阴毒伤寒，六七日不瘥者。

雄黄研，水飞　朱砂研，水飞。各二两　川椒　桂心　芫花醋拌炒。各半两　巴豆去皮心膜油　藜芦各二钱半　附子炮，去皮脐　野葛七钱半

上为细末，盛瓷器内，封之勿令泄气。若有急疾者，每服一钱，温水调下，不拘时候，老幼减半服之。病在头自衄，病在膈自吐，病在腹自利。此药如汤泡雪，随手而应，不可不知。

乌头汤　治八风五尸，恶气游走，腹中绞痛，流入四肢，来往不定。

川乌头生用，去皮脐　赤芍药　干姜炮　桂心　细辛去苗　熟地黄　当归去芦　吴茱萸各一两　炙甘草二两

上为㕮咀，每服三钱，水一盏半，煎

至一盏，去渣，空心温服，日二。

仲景三物备急丸 治诸卒暴病，若中恶客忤，心腹胀满，卒痛如刀锥刺，口噤气急，停尸卒死。

大黄煨 干姜炮。各一两 巴豆三十粒，去心膜油，研泥

上件皆须精新，多少随意，先捣大黄、干姜为细末，将研巴豆入药中，合捣千下；或用炼蜜和丸，如小豆大，温水苦酒服之，每服三丸，送下喉未醒，更服三丸，腹中鸣转得利便活。若口噤，斡齿灌之，如药入喉中即瘥。

太一神精丹 治客忤霍乱，腹痛胀满，尸疰恶风，癫狂鬼语，蛊毒妖魅，瘟疟，一切恶毒。

雄黄油煎七日 雌黄 朱砂光莹者 磁石 曾青各一两 金牙石六钱

上各研细，将雄雌二黄、朱砂醋浸三日，曾青用好酒于铜器中浸，纸封，曝百日，急用七日亦得，如天阴用火焙干，六味同研匀，用砂合盛令药满，得三分许，以此准合子大小，先以赤石脂末固缝，外用六一泥固济讫，须候透干，以晴明六合吉日合。别用泥作三个柱子，高五寸，令平稳，如鼎足状，安合子下，置炭火三斤，逐旋添炭，常令及五斤，只在合底，不得过口，煅五日为度。放冷水中浸合子，候泥透剥去泥，将合子轻手取开，其药精英五色尽在盖上，亦有三色者，纯白为上。研细，枣肉丸，如粟米大。每服一丸，米饮服之。如口噤牙紧，斡前两齿，灌下即苏。

六一泥法：矾石黄泥裹，火烧一伏时，研细 黄矾远看如金丝色精明，其色本绿，以黄泥裹，火烧通赤如血，取出研细 蚯蚓粪 咸土 盐各一两 黄泥一斤 同为末，以纸一处捣和成泥。

八毒赤丸《宝鉴》 治鬼疰病。入国信副使许可道，到雄州病，请予看脉。予诊之，脉中乍大乍小，乍短乍长，此乃气血不匀，邪气伤正。本官说：在路宿邯郸驿中，梦青衣妇人，不见面目，以手去胁下打了一拳，遂一点痛，往来不止，兼之寒热而不能食，乃鬼击也。予曰：可服八毒赤丸。本官言：尝读《名医录》云：此药为杀鬼杖。予遂予药三粒，临卧服，旦下清水二斗，立效。又进曰：海青陈庆玉第三子，因昼卧水仙庙中，梦得一饼食之，心怀忧思，心腹痞满，饭食减少，约一载有余，渐渐瘦弱，腹胀如蛊，屡易医药及师巫祷之，皆不效，又不得安卧，召予治之。予诊之，问其病始末，因思之，疾既非外感风寒，又非内伤生冷，将何据而医？因思李子豫八毒赤丸颇相当，遂合与五七丸，服之下青黄涎斗余，渐渐气调，以别药理之，数月良愈，不二年，身体壮实如故，故因录之。此药可谓神妙，宜斋戒沐浴，志心净室中修合。

雄黄 礜石 朱砂 附子炮 藜芦 牡丹皮 巴豆各一两 蜈蚣一条

上八味为末，炼蜜丸，如小豆大。每服五七丸，冷水送下，无时。

雄朱散 治因丧惊忧，悲哀烦恼，感尸气成诸证，变动不已，似冷似热，风气触则发。

雄黄 朱砂 桔梗 羌活 芍药 当归 升麻 川芎 龙脑 川乌 南星炮 山栀 陈皮 木香 莽草 白术 枳壳 槟榔 黄芩各等分 麻黄五分 紫苏子 白僵蚕炒 虎胫骨醋炙 鬼箭羽炒。各等分 蜈蚣二条，酒炙

上为末，每服二钱，酒调下，日三服。此方分两有误。

仲景还魂汤见卒中。

人参散 治心脏风邪，有如鬼语，闷乱恍惚。

人参去芦 赤茯苓去皮 石菖蒲 鬼箭 犀角屑各七钱半 龙齿一两，研

上㕮咀，每服四钱，水一中盏，煎至七分，去渣温服，不拘时。

茯神散 治心脏风邪，见鬼妄语，有所见闻，心悸恍惚。

茯神去木，一两 远志去心 黄连 沙参去芦。各半两 人参去芦 石菖蒲 羚羊角屑各七钱半 赤小豆四十九粒 甘草二钱半，炙

上㕮咀，每服五钱，水一中盏，煎至七分，去渣温服，不拘时候。

金箔丸 治心脏风邪，恍惚狂言，意志不定。

金箔二百片 腻粉半两

上用新小铛子，中先布金箔，逐重用粉隔之，然后下牛乳一小盏，用文火煎至乳尽，金箔如泥，即于火上焙干，研为末，蒸饼和丸，如小豆大，每服五丸。食后新汲水下。

镇心丸 治心风，狂言多惊，迷闷恍惚。

牛黄研 铅霜各七钱半，研 朱砂水飞 龙齿研 龙胆草 天竺黄研 远志去心 生干地黄各半两 金箔五十片 人参去芦 茯神去木 犀角屑各一两 铁粉七钱半，研

上为细末，入另研药和匀，炼蜜丸，如小豆大。每服七丸，煎竹叶汤送下，不拘时。

九物牛黄丸即九精丸 五邪汤并见痫。

琥珀地黄丸 治产后恶露未尽，胸腹作痛，或小便不利。

琥珀另研 延胡索糯米同炒赤，去米 当归各一两 蒲黄四两，炒香 生地黄研取汁，留滓 生姜各二斤，研取汁，留滓，银石器用姜汁炒地黄滓，地黄汁炒姜滓。各干为末

上为末，炼蜜丸，如弹子大，每服一丸，当归煎汤化下。

夺命散 治产后血晕，入心经，语言颠倒，健忘失志。

没药 血竭等分

上研细末，用童便、细酒各半盏，煎一二沸，调下二钱，良久再服。其恶血自下行。

又方 治产后败血冲心，发热，狂言奔走，脉虚大者。

干荷叶 生地黄 牡丹皮等分

上浓煎，调蒲黄二钱匕，一服即定。

调经散 治产后心中烦躁，起卧不安，乍见鬼神，言语颠倒，此药主之。每服加龙胆一捻，得睡即安。

没药 琥珀并细研 桂心各一钱 芍药 当归各二钱半 细辛五分 麝香少许

上为末，每服半钱，姜汁、温酒各少许调服。

柏子仁散 治产后狂言，由内虚败血挟邪攻心。

柏子仁 远志去心 人参 桑寄生 防风 琥珀 当归炒 生地黄焙 甘草各等分

上为粗末，先用白羊心一个切片，以水一大盏半，先煮至九分，去羊心，入药末五钱，煎至六分，去渣，不拘时温服。

循衣撮空

生地黄黄连汤

川芎 生地黄 当归各七钱 赤芍药 栀子 黄芩 黄连各三钱 防风一两

上为粗末，每服三钱，水一盏，煎至七分，去渣，取清饮，无时，徐徐与之。若脉实者，加大黄下之。

大抵此证，非大实即大虚，当审其因，察其脉，参其证，而分若黑白矣。实而便秘，大承气泻之；虚而便滑，独参汤补之；厥逆者，加附子。娄全善云：尝治

循衣摸床者数人，皆用大补气血之剂。惟一人兼瞤振脉代，遂于补剂中略加桂二分，振亦止，脉和而愈。

喜笑不休

黄连解毒汤见发热。

治喜笑欲死者。针列缺二穴，在手大指后臂上三寸，及大陵二穴，在掌后横纹中，针三分。

治喜死，四肢冷，气绝色不变者。刺阳池穴，用口温针，勿令针入三分，徐徐出针，以手扪其穴，即复苏也。

善太息

半夏汤 治胆腑实热，精神恍惚，寒湿泄泻，或寝汗憎风，善太息。

半夏一钱五分 黄芩 远志各一钱 生地黄二钱 秫米一合 酸枣仁三钱，炒 宿姜一钱五分

上长流水煎服。

惊

五饮汤见痰饮。

温胆汤《三因》 治心胆虚怯，触事易惊，或梦寐不祥，遂致心惊胆慑，气郁生涎，涎与气搏，变生诸证，或短气悸乏，或复自汗。

半夏汤洗 枳实 竹茹各一两 橘皮一两半，去白 甘草炙，四钱 白茯苓七钱

每服四钱，水一盏半，生姜七片，枣一枚，煎七分，食前热服。

十四友丸 补诸虚不足，益血，收敛心气。治怔忡不宁，精神昏愦，睡卧不安。

柏子仁另研 远志汤浸，去心，酒洒蒸 酸枣仁炒香 紫石英明亮者 干熟地黄 当归洗 白茯苓去皮 茯神去木 人参去芦 黄芪蜜炙 阿胶蛤粉炒 肉桂去粗皮。各一两 龙齿二两 辰砂别研，二钱半

上为末，炼蜜丸，如梧子大。每服三四十丸，食后枣汤送下。

平补镇心丹《和济》 治心血不足，时或怔忡，夜多异梦，如堕崖谷。常服安心肾，益荣卫。

酸枣仁去皮，炒，二钱半 车前子去土 白茯苓去皮 麦门冬去心 五味子去枝梗 茯神去木 肉桂去皮，不见火。各一两二钱半 龙齿 熟地黄酒浸，蒸 天门冬去心 远志去心，甘草水煮 山药姜汁制。各一两半 人参去芦 朱砂细研为衣。各半两

上为末，炼蜜丸，如桐子大。每服三十丸，空心米汤、温酒任下。

又**平补镇心丹** 治证同前。

熟干地黄 生干地黄 干山药 天门冬 麦门冬去心 柏子仁 茯神各四两，一方七两 辰砂别研，为衣 苦梗炒。各三两 远志去心，甘草煮三四沸，七两 石菖蒲节密者，十六两 当归去芦，六两 龙骨一两

上为细末，炼蜜为丸，如梧子大。每服三十丸，空心米饮吞下，温酒亦得，渐加至五十丸，宜常服。

远志丸 治因事有所大惊，梦寐不祥，登高涉险，神魂不安，心志恐怯。

远志去心，姜汁淹 石菖蒲各五钱 茯神去皮木 茯苓 人参 龙齿各一两

上为末，炼蜜丸，如桐子大，辰砂为衣。每服七十丸，食后临卧熟水下。

妙香散见狂。

琥珀养心丹 治心血虚，惊悸，夜卧不宁，或怔忡心跳者。

琥珀另研，二钱 龙齿煅，另研，一两 远志黑豆、甘草同煮，去骨 石菖蒲 茯神 人参 酸枣仁炒。各五钱 当归 生地黄各

七钱　黄连三钱　柏子仁五钱　朱砂另研，三钱　牛黄另研，一钱

上为细末，将牛黄、朱砂、琥珀、龙齿研极细，以猪心血丸，如黍米大，金箔为衣。每服五十丸，灯心汤送下。

定志丸　治心气不足，惊悸恐怯。

菖蒲炒　远志去心。各二两　茯神　人参各参两

上为末，炼蜜为丸，如桐子大，朱砂为衣。每服五十丸，米汤下。一方，去茯神，名开心散，服二钱匕，不时。

宁志丸　治心虚血少，多惊。

人参去芦　茯神去木　白茯苓去皮　柏子仁　远志酒浸，去心，焙　酸枣仁酒浸，去壳，微炒　当归　琥珀已上各半两　石菖蒲　朱砂另研　乳香各二钱半

上为细末，炼蜜为丸，如梧子大。每服三十丸，食后用枣汤送下。

人参远志丸　治心气不安　惊悸恍惚。

人参去芦　远志去心　酸枣仁炒　黄芪已上各半两　桔梗去芦　官桂去皮　丹砂各二钱半　天门冬去心　白茯苓去皮　菖蒲各七钱半

上为细末，炼蜜丸，如桐子大。每服三十丸，食远米汤下。

真珠母丸《本事》　治肝经因虚，内受风邪，卧则宽散而不收，若惊悸状。

珠母研细，七钱五分　当归　熟地黄各一两半　人参　酸枣仁　柏子仁　犀角　茯苓各一两　沉香　龙齿各半钱

上为细末，炼蜜丸，如桐子大，辰砂为衣。每服四五十丸，金银薄荷汤下，日午后卧时服。

独活汤

独活　羌活　防风[①]　人参　前胡　细辛　半夏曲[②]　五味子　沙参　白茯苓　酸枣仁炒　甘草各一两

上为粗末，每服四大钱，水一盏半，姜三片，乌梅半个，同煎至七分，去渣，不拘时服。

绍兴癸丑，予待次四明，有董生者，患神气不宁，每卧则魂飞扬，觉身在床，而神魂离体，惊悸多魇，通夕无寐，更医不效。予为诊视，询之曰：医作何病治？董曰：众皆以为心病。予曰：以脉言之，肝经受邪，非心病也。肝气因虚，邪气袭之，肝藏魂者也，游魂为变。平人肝不受邪，卧则魂归於肝，神静而得寐。今肝有邪，魂不得归，是以卧则魂飞扬若离体也。肝主怒，故小怒则剧。董欣然曰：前此未之闻，虽未服药，已觉沉痾去体矣，原求治之。予曰：公且持此说，与众医议所治之方，而徐质之。阅旬日复至云：医遍议古今方，无与病相对者，故予处此二方以赠，服一月而病悉除。此方用真珠母为君，龙齿佐之，真珠母入肝经为第一，龙齿与肝同类也。龙齿、虎睛，今人例以为镇心药，殊不知龙齿安魂，虎睛定魄。各言其类也。盖东方苍龙木也，属肝而藏魂；西方白虎金也，属肺而藏魄。龙能变化，故魂游而不定，虎能专静，故魄止而有守。予谓治魄不宁者，宜以虎睛，治魂飞扬者，宜以龙齿。万物有成理而不失，在夫人达之而已。

羌活胜湿汤见腰痛。　寿星丸见痫。　控涎丹见行痹。　黄连安神丸见虚烦。

寒水石散《三因》　治因惊心气不行，郁而生涎，涎结为饮，遂成大疾，忪悸陨获不自胜持。少遇惊则发，尤宜服之。但中寒者不可服。

寒水石煅　滑石水飞。各一两　生甘草二钱半

上为末，每服二钱，热则新汲水下，

---

① 防风：原脱，据《本事方》补。

② 曲：原脱，据《本事方》补。

寒则姜、枣汤下。加龙胆少许尤佳。

加味四七汤《得效》 治心气郁滞，豁痰散惊。

半夏姜制，二钱半 厚朴姜制炒 茯苓去皮。各一钱半 紫苏叶 茯神去皮。各一钱 远志去心 石菖蒲 甘草各半钱

水二盅，姜三片，红枣一枚，煎一盅，不拘时服。

十味温胆汤 治证见前温胆汤下。兼治四肢浮肿，饮食无味，心虚烦闷，坐卧不安。

半夏汤泡 枳实麸炒 陈皮去白。各二钱 白茯苓去皮，一钱半 酸枣仁炒 远志去心，甘草汁煮 五味子 熟地黄酒洗，焙 人参去芦。各一钱 粉草炙，半钱

水二盅，生姜五片，红枣一枚，煎一盅，不时服。

养心汤 治心虚血少，惊惕不宁。

黄芪炙 茯神去木 白茯苓去皮 半夏曲 当归 川芎各一钱半 远志去心，姜汁淹，焙 酸枣仁去皮，隔纸炒香 辣桂 柏子仁 五味子 人参各一钱 甘草炙，半钱

水二盅，生姜五片，红枣二枚，煎一盅，食前服。加槟榔、赤茯苓，治停水怔悸。

附方

茯神散 治风惊，心神不定，常多恐怖。

茯神去木 生干地黄 人参去芦 石菖蒲 沙参去心。各一两 天门冬去心，一两半 甘草炙 远志去心 犀角屑各半两

上㕮咀，每服五钱，水一中盏，入赤小豆二十粒，同煎至七分，去渣温服，不拘时候。

人参散 治风惊，闷乱恍惚。

人参去芦 甘草炙 龙齿各二两 犀角屑 生干地黄 白茯苓去皮。各一两 麦门冬去心，一两半

上㕮咀，每服五钱，水一中盏，煎至七分，去滓温服，不拘时。

金箔散 治风惊，手足颤掉，神昏错乱。

金箔 银箔各五十片 铁粉二两，另研 人参去芦 琥珀另研 酸枣仁 犀角屑各一两 龙齿另研 茯神去木 麦门冬去心。各一两半 防风去芦 葳蕤 玄参去芦 露蜂房各七钱半 牛黄半两，另研

上为细末，入牛黄、金银箔，更研令匀，每服一钱，薄荷酒调下，不拘时候。

铁粉散 治风惊。

铁粉研 光明砂水飞 铅霜研 天竺黄研。各一两

上细研如粉，每服半钱，不拘时，竹沥调下。

铁精丸 治惊风恍惚，寝寐不安。

铁精另研 龙齿研 犀角屑 麦门冬去心 人参去芦。 茯神去木 防风去芦。各一两 石菖蒲 远志各七钱半，去心 生干地黄一两半

上为细末，炼蜜和捣三二百下，丸如梧桐子大。每服二十丸，不拘时，粥饮送下。

菖蒲丸 治同前。

石菖蒲 远志去心 铁粉研 朱砂各一两，水飞 金箔五十片 羚羊角屑七钱半 防风去芦，七钱 白茯苓去皮 人参去芦。各一两半

上为细末，入研令匀，炼蜜和丸，如梧子大。每服二十丸，粥汤下，不拘时。

茯神丸 治心脏风虚，惊悸心忡，常多健忘。

茯神去木 人参去芦 麦门冬去心 熟干地黄 黄芩 薏苡仁 柏子仁 犀角屑各一两 龙齿研 云母粉各一两半 防风去芦 黄芪各七钱半

上为细末，入研令匀，炼蜜和捣二三百下，丸如梧子大。每服二十丸，温粥饮

下，无时。

人参丸 治心脏风虚，惊悸心忡，或因忧虑之后，时有恍惚，心神不安。

人参去芦 熟干地黄 龙齿各一两，研 茯神去木，一两半 白术去芦 甘草炙 麦门冬去心。各半两 防风去芦，七钱半 金箔 银箔各五十片

上为细末，入研令匀，炼蜜和捣二三百下，丸如梧子大。每服十五丸，不拘时，粥饮送下。

悸

半夏麻黄丸《金匮》

半夏 麻黄各等分

上二味，为末，炼蜜和丸，如小豆大。饮服三丸，日三服。

温胆汤见惊。 导痰汤见痰饮。 寿星丸见痫。

茯苓甘草汤 治心下停水忪悸。

茯苓去皮 桂枝各三钱 生姜半两 甘草二钱

水二盅，煎至一盅，不拘时服。

茯苓饮子《济生》 治痰饮蓄于心胃，怔忡不已。

赤茯苓去皮 半夏汤泡 茯神去木 麦门冬去心 橘皮去白。各一钱半 槟榔 沉香不见火 甘草炙。各一钱

水二盅，姜三片，煎八分，食远服。

姜术汤 治停饮怔忡。

白姜生 白术 茯苓 半夏曲各一钱 辣桂 甘草各五分

水一盅，姜三片，红枣一枚，煎六分，不拘时服。

五苓散见消瘅。

炙甘草汤一名复脉汤 治脉结代，心动悸。

甘草一两二钱一字 人参六钱二字 生地黄一两半 桂枝 麻子仁 麦门冬各一两 阿胶六钱二字

水酒合五升，生姜一两，大枣十二枚，清酒二升三合，水二升七合，煮取二升，去滓，内阿胶烊尽，分三服。

人参养荣汤见虚劳。

《和剂》排风汤 治风虚冷湿，闭塞诸经，令人怔忡，宜加炒酸枣仁。方见中风。

滋阴抑火汤

当归 芍药煨 生地黄 川芎 黄连 知母 熟地黄各一钱 肉桂 甘草各五分

若身如飞扬，心跳不定，加紫石英、人参各一钱。

上水二盅，煎七分，入童便半盏，食前服。

定志丸见惊。 妙香散见狂。 谷神嘉禾散见反胃。

附方

济生益荣汤 治思虑过多，耗伤心血，心血既伤，神无所守，是以怔忡恍惚，善悲忧，少颜色，夜多不寐，小便或浊。

当归去芦，酒浸 黄芪去芦 小草 酸枣仁炒，去壳 柏子仁炒 茯神去木 木香不见火 白芍药 人参去芦 麦门冬去心 紫石英煅，研 甘草炙。各一钱

上作一服，水二盅，姜三片，红枣一枚，煎一盅，不拘时服。

秘传酸枣仁汤 治心肾水火不交，精血虚耗，痰饮内蓄，怔忡恍惚，夜卧不安。

酸枣仁去皮，炒 远志去心，制 黄芪 白茯苓 莲肉去心 当归酒浸 人参 茯神各一两 陈皮 粉草炙。各半两

上㕮咀，每服四钱，水一盏半，生姜三片，枣一枚，以瓦器煎七分，日二服，临卧一服。

叶氏镇心爽神汤 治心肾不交，上盛下虚，心神恍惚，睡多惊悸，小便频数，遗泄白浊。

石菖蒲去毛，半两 甘草炙，四钱 人参去芦 赤茯苓 酸枣仁炒 当归酒浸，焙。各三钱 南星炮 陈皮去白 干山药 细辛去苗 紫菀去芦 半夏制 川芎不焙 五味子 通草 麦门冬去心 覆盆子 柏子仁炒 枸杞子各二钱半

上㕮咀，每服四钱，水一盏，蜜一匙，煎五分，去滓，入麝香少许，再煎一二沸，温服，不拘时。

俞居士选奇方 治心常忡悸，行险惧往，忘前失后。

白檀香 白茯苓 桂心各十二分 石菖蒲 天竺黄 熟地黄 苏合香 犀角各四分

天门冬去心 远志去心 人参各六分 甘草十分

上为细末，炼蜜丸，如樱桃大。每服一丸，食后噙化，或米饮咽下。

参乳丸 治心气不足，怔忡自汗。

人参去芦，一两 乳香三钱，另研 当归二两

上为细末，研匀，山药煮糊丸，如桐子大。每服三十丸，食后枣汤送下。

龙齿丹 治心血虚寒，怔忡不已，痰多恍惚。

龙齿 远志去心，甘草水煮 酸枣仁炒，去壳，研 官桂去皮，不见火 当归去芦，酒浸 琥珀 附子炮，去皮脐，切作片，姜汁浸一宿 南星锉碎，姜汁浸一宿。各一两 木香不见火 沉香另研，不见火 紫石英煅，醋淬 熟地黄酒蒸，焙。各半两

上为细末，炼蜜为丸，如梧桐子大，朱砂为衣。每服五十丸，不拘时，用枣汤送下。

灵砂宁志丸 治男妇大病后，损伤荣卫，失血过多，精气虚损，心神恍惚，不得眠睡，饮食全减，肌体瘦弱。

辰砂二两，不夹石者，用夹绢袋盛悬于银石器内，用椒红三两，取井花水调椒入于器内，可八分，别用锅子注水，置朱砂器在内，重汤煮令鱼眼沸，三昼夜为度，取出辰砂，细研水飞 白术 鹿茸燎去毛，酥炙黄 黄芪蜜炙。各三两 石菖蒲二两 茯神去木 人参各三两

上为末，入辰砂研匀，枣肉和杵一二千下，丸如桐子。每服三十丸，空心温酒米饮任下。

附：**枣肉灵砂** 专治虚人夜不得睡，梦中惊魇，自汗忪悸。

灵砂二钱，研 人参半钱 酸枣仁肉一钱

为末，枣肉丸，如绿豆大。临卧枣汤吞五七粒。

辰砂远志丸 安神镇心，消风化痰。

石菖蒲去毛 远志去心 人参 茯神去木 辰砂各半两 川芎 山药 铁粉 麦门冬去心 细辛 天麻 半夏曲 南星炒黄 白附子生。各一两

为末，用生姜五两取汁，入水煮糊丸，如绿豆大，别以朱砂为衣。每服三十粒，临卧姜汤下。

叶氏人参固本丸 夫心生血，血生气，气生精，精盛则鬚髪不白，容貌不衰。今人滋补血气，多用性热之药，殊非其治。此方盖用生地黄能生精血，用天门冬引入所生之地；熟地黄能补精血，用麦门冬引入所补之地；又以人参能通心气，使五味并归于心。

生地黄洗 熟地黄洗，再蒸 天门冬去心 麦门冬去心。各一两 人参半两

上为末，炼蜜丸，如梧桐子。空心温酒或盐汤下三十丸。

济生方心丹 治男妇心气不足，神志不宁，一切心疾并治之。

朱砂五十两 远志去心，甘草煮 熟地黄酒洗，蒸，焙 新罗人参 木鳖仁炒，去壳

当归去芦，酒浸，焙　麦门冬去心　石菖蒲　石莲肉去心，炒　黄芪去芦　茯神去木　柏子仁拣净　茯苓去皮　益智仁各三两　白术五两

上加人参等十四味。各如法修制，锉碎拌匀，次将朱砂滚和，以夹生绢袋盛贮，用麻线紧扎袋口。却用瓦锅一口，盛水七分，重安银罐一个于锅内，入白蜜二十斤，将药袋悬之中心，不令着底，使蜜浸过药袋。以桑柴火烧令滚沸，勿使火歇，煮三日蜜焦黑，再换蜜煮，候七日足住火，取出淘去众药，洗净朱砂令干，入牛心内，仍用银锅于重汤内蒸，如汤干，复以热水从锅弦添下，候牛心蒸烂，取砂再换牛心，如前法蒸凡七次，其砂已熟，即用沸水淘净焙干，入乳钵，玉杵研至十分细，米粽为丸，如豌豆大，阴干。每服二十丸，食后参汤、枣汤、麦门冬汤任下。

补心神效丸《百一》

黄芪蜜炙，焙　茯神去木　人参去芦　远志去心。各四两　熟干地黄三两　柏子仁别研　酸枣仁去壳　五味子各二两　朱砂①一分②，别研

上为末，炼蜜和丸，如桐子大。每服五十丸，米饮温酒任下。盗汗不止，麦麸汤下。乱梦失精，人参、龙骨汤下。卒暴心痛，乳香汤下。虚烦发热，麦门冬汤下。吐血，人参汤下。大便下血，当归③地榆汤下。小便出血，茯苓、车前子汤下。中风不语，薄荷、生姜汤下。风痫涎潮，防风汤下。

八物定志丸　补益心神，安定魂魄，治痰，去胸中邪热。

人参一两半　菖蒲　远志去心　茯苓　茯神去皮。各一两　朱砂一钱　白术　麦门冬去心。各半两

上为细末，炼蜜丸，如桐子大。米饮下三十丸，不拘时。

天王补心丸　宁心保神，益血固精，壮力强志，令人不忘。除怔忡，定惊悸，清三焦，化痰涎，祛烦热，疗咽干，育养心神。

人参去芦，五钱　当归酒浸　五味子　麦门冬去心　天门冬去心　柏子仁　酸枣仁各一两　白茯苓去皮　玄参　丹参　桔梗　远志各五钱　生地黄四两　黄连酒洗，炒，二两

上为末，炼蜜丸，如桐子大，朱砂为衣。每服二三十丸，临卧灯草、竹叶煎汤下。此方闻人道长所常服，当提学南畿，心神甚劳而不伤，此丹之功也。与刘松石中丞所传，少石菖蒲、熟地黄、杜仲、百部、茯神、甘草六味。

补心丹《玄珠》　治心气不足，惊悸健忘。又能安养心神，兼治五脏，无偏胜之弊，可以久服。

麦门冬二两半　远志甘草汤煮　石菖蒲　香附童便浸。各二两　天门冬　栝蒌根　白术　贝母　熟地黄　茯神　地骨皮各一两半　人参　川当归　牛膝　黄芪各一两　木通八钱

为细末，大枣肉为丸，桐子大。用酒或圆眼汤吞下五十丸。

天地丸　治心血燥少，口干咽燥，心烦喜冷，怔忡恍惚，小便黄赤，或生疮疡。

天门冬去心，二两　熟地黄九蒸九曝，一两

上为细末，炼蜜丸，如梧子大。每服百丸，不拘时，用人参煎汤下。

---

① 砂：原脱，据《百一选方》补。

② 一分：原作“一两”，据《百一选方》改。

③ 当归：原脱，据《百一选方》补。

恐

人参散 治胆虚常多畏恐，不能独卧，如人捕之状，头目不利。

人参 枳壳 五味子 桂心 甘菊花 茯神 山茱萸 枸杞子各七钱半 柏子仁 熟地黄各一两

上为细末，每服二钱，温酒调下。

茯神散 治胆虚冷，目眩头疼，心神恐畏，不能独处，胸中满闷。

茯神一两 远志 防风 细辛 白术 前胡 人参 桂心 熟地黄 甘菊花各七钱半 枳壳半两

上为末，每服三钱，水一盏，姜三片，煎至六分，温服。

补胆防风汤 治胆虚目暗，喉痛数唾，眼目眩冒，五色所障，梦见被人斗讼，恐惧面色变者。

防风一钱 人参七分 细辛 芎䓖 甘草 茯苓 独活 前胡各八分

上为粗末，每服四大钱，水一盏半，枣二枚，煎八分，食前服。

一士人苦学，久困场屋得疾，吐衄盈盆，尪羸骨立，夜卧交睫，则梦斗争败负，恐怖之状，不可形容，如是者十年矣。每劳则发，医以补心安神药投之，漠如也。一日读《素问·脏气法时论》，乃知人魂藏于肝，肝又藏血，作文既苦，衄血过度，则魂失养，故交睫则若魇，乃肝虚胆怯，故多负多恐耳。非峻补不奏功，而草木之药，不堪任重，乃以酒熔鹿角胶空腹饮之，五日而睡卧安，半月而肌肉生，一月而神气安，始能出户。盖鹿角胶峻补精血，血旺而神自安也。

健 忘

归脾汤《济生》 治思虑过度，劳伤心脾，健忘怔忡。

人参 茯神 龙眼肉 黄芪 酸枣仁炒，研 白术各二钱半 木香 炙甘草各五分

水二盅，生姜五片，红枣一枚，煎一盅，服无时。薛新甫加远志、当归各一钱。

加味归脾汤即前方加牡丹皮、山栀各一钱，治脾经血虚发热等证。人参养荣汤见虚劳。小定志丸 宁志膏见狂。寿星丸见痫。 导痰汤见痰饮。

朱雀丸《百一》 治心肾不交，心神不定，事多健忘。

沉香半两 茯神二两

上为细末，蜜丸如小豆大。每服三十丸，食后用人参汤下。

加味茯苓汤《得效》 治痰迷心窍，多忘失事。

半夏汤泡 陈皮 白茯苓 益智仁 香附 人参各一钱 甘草炙，五分

水一盅半，姜三片，乌梅一枚，煎七分，食远服。

读书丸

石菖蒲 菟丝子酒煮 远志各一两 地骨皮二两 生地黄 五味子 川芎各一两

上为末，薄糊丸，桐子大。每服七八十丸，临卧白汤下。

二丹丸 治健忘。养神定志，和血安神，外华腠理。

天门冬去心 熟地黄 丹参各一两半 白茯苓去皮 麦门冬去心 甘草各一两 远志去心 人参去芦。各半两

上为细末，炼蜜和丸，如桐子大，以朱砂半两，研极细为衣。每服五十丸，加至百丸，空心煎愈风汤送下。方见风门。

菖蒲益智丸 治善忘恍惚，破积聚止痛，安神定志，聪明耳目。

菖蒲炒 远志去心，姜汁淹炒 川牛膝酒浸 桔梗炒 人参各三两七钱半 桂心三钱 茯苓一两七钱半 附子一两，炮，去皮脐

上为细末，炼蜜丸，如梧子大。每服三十丸，食前用温酒或米汤送下。

健志丸 久服令人不忘，耳目聪明，身体轻健。

天门冬去心 远志去心 白茯苓去皮 熟地黄各等分

上为细末，炼蜜和丸，如梧子大。每服四五十丸，空心米饮送下，日进二服。

大益智散 治心志不宁，语言健忘。

熟地黄 人参去芦 白茯苓去皮 苁蓉酒浸。各二两 菟丝子酒浸 远志去心。各七钱半 蛇床子二钱半

上为细末，每服一钱，食后米饮调下，日进二服，忌食猪肉。

不忘散

石菖蒲 白茯苓去皮 茯神去木 人参去芦。各一两二钱半 远志去心，一两七钱半

上为细末，每服一钱，食后温酒调下。

开心散 治好忘。

石菖蒲一两 白茯苓去皮，二两 远志去心 人参去芦。各二钱半

上为细末，每服一钱，食后米饮调下。

苁蓉散 久服至老不忘。

肉苁蓉酒浸 续断各二钱半 远志去心 石菖蒲 白茯苓去皮。各七钱半

上为细末，每服二钱，食后温酒调下。

自　汗

桂枝汤 治伤寒脉浮，自汗恶寒。方见伤湿。 术附汤 治中湿脉细，自汗体重。方见心痛。 防已黄芪汤见身重。 当归六黄汤见盗汗。

黄芪建中汤 治血气不足，体常自汗。

黄芪 桂各一钱半 白芍药三钱 甘草一钱

每服五钱，水一盅半，姜五片，枣二枚，煎八分，去滓，入稠饧一大匙，再煎服。旧有微溏或呕者，不用饧。

芪附汤《济生》 治气虚阳弱，虚汗不止，肢体倦怠。

黄芪去芦，蜜炙 附子炮，去皮脐。各等分

上㕮咀，每服四钱，水一盏，生姜十片，煎八分，食前温服，未应更加之。

参附汤 治真阳不足，上气喘急，自汗盗汗，气短头晕。

人参一两 附子炮，去皮脐，半两

上分作三服，姜水煎。

黄芪六一汤 治男妇诸虚不足，肢体劳倦，胸中烦悸，时常焦渴，唇口干燥，面色萎黄，不能饮食。常服平补气血，安和脏腑。

黄芪六两，去芦，蜜炙 甘草一两，炙

每服五钱，水一盏，枣一枚，煎七分，不拘时温服。一方，加白术、白芍药。

玉屏风散《得效》

防风 黄芪各一两 白术二两

每服三钱，水二盏，姜三片，煎六分，不拘时温服。

调[①] 卫汤东垣 治湿胜自汗，补卫气虚弱，表虚不任外寒。

黄芪 麻黄根各一钱 生甘草 当归梢 生黄芩 半夏汤洗七次。各五分 猪苓 羌活各七分 麦门冬去心 生地黄各三分

① 调：原作“周”，据《脾胃论》改。

五味子七粒　苏木　红花各一分

上㕮咀如麻豆大，作一服，水二盏，煎至一盏，去渣，稍热服。中风证必自汗，汗多不得重发，故禁麻黄而用根节也。

羌活胜湿汤

甘草炙，三钱　黄芪七分　生甘草五分　生黄芩　酒黄芩各三分　人参三钱，助气益胃，已上药泻胸中热　川芎　藁本　防风各三分　独活二分　升麻　柴胡各五分，已上风药胜其湿　细辛　蔓荆子各三分　薄荷一分，已上清利头目

上作一服，水二盏，煎一盏半，后入细辛等四味，再煎至一盏，热服。

七气汤见气。

理气降痰汤

桔梗　枳壳麸炒　橘红　半夏曲炒　茯苓去皮　香附童便浸　贝母各一钱二分　桂枝　甘草各五分

水二盅，煎八分，食远服。

凉膈散见发热。

建中汤　治表虚自汗。

芍药五钱　官桂　甘草炙。各二钱

上作一服，水二盅，生姜五片，枣二枚，煎至一盅，食前服。本方加黄芪二钱，名黄芪建中汤，治虚劳自汗；加当归，名当归建中汤，治妇人血虚自汗；其自汗漏不止者，加桂一钱，熟附子半个，名桂枝附子汤，煎，空心服。

白术散《宣明》　治虚风多汗，食则汗出如洗，少气痿劣，久不治，必为消渴证。

牡蛎煅，三钱　白术一两二钱半　防风二两半

上为末，每服一钱，温水调下，不拘时候。如恶风，倍防风、白术；如多汗面肿，倍牡蛎。

安胃汤东垣　治因饮食汗出，日久心虚，风虚邪入，令人半身不遂，见偏风痿痹之病，先除其汗，慓悍之气，按而收之。

黄连去须　五味子　乌梅肉　生甘草各五分　熟甘草三分　升麻梢二分

水二盏，煎一盏，食远温服。忌湿面、酒、五辛、大料物之类。

正元散　治下元气虚，脐腹胀满，心胁刺痛，泄利呕吐，自汗，阳气甚微，手足厥冷，及伤寒阴证，霍乱转筋，久下冷利，少气羸困，一切虚寒。

红豆炒　干姜炮　陈皮去白。各三钱　人参　白术　甘草炙　茯苓去皮。各二两　肉桂去粗皮　川乌炮，去皮。各半两　附子炮，去皮尖　山药姜汁浸，炒　川芎　乌药去木　干葛各一两　黄芪炙，一两半

上为细末，每服三钱，水一盏，姜三片，枣一枚，盐少许，煎七分，食前温服。常服助阳消阴，正元气，温脾胃，进饮食。

八珍散见虚劳。

牡蛎散《三因》　治诸虚不足，及新病暴虚，津液不固，体常自汗，亦治盗汗不止。

黄芪　麻黄根　牡蛎煅，研。各等分

《得效方》有知母。又方，上三味各一两，白术半两，甘草二钱半。

上锉散，每服三钱，水一盏半，小麦一百粒，煎八分，不拘时服。

茸朱丹见头痛。　黑锡丹见诸逆冲上。　灵砂丹见呕吐。　朱砂丹删。

大补黄芪汤《魏氏》

黄芪蜜炙　防风　山茱萸肉　当归　白术炒　肉桂　川芎　炙甘草　五味子　人参各一两　白茯苓一两半　熟地黄二两　肉苁蓉酒浸，三两

每服五钱，水二盅，姜三片、枣二枚，煎八分，不拘时温服。

实表散《澹寮》　治感冒，腠理不

密，自汗。

附子炮　肉苁蓉酒炙　细辛　五味子各一两

上㕮咀，以黄芪建中汤相停和合匀，依本方姜、枣加炒浮小麦煎，不三四服安。

黄芪汤《济生》　治喜怒惊恐，房室虚劳，致阴阳偏虚，或发厥自汗，或盗汗不止。

黄芪去芦，蜜水炙，一两半　白茯苓去皮　熟地黄酒蒸　肉桂不见火　天门冬去心　麻黄根　龙骨各一两　五味子　小麦炒　防风去芦　当归去芦，酒浸　甘草炙。各半两

上锉散，每服四钱，生姜五片煎，不拘时候。

发厥自汗加熟附子，发热自汗加石斛。未效，或多吃面食则安。

抚芎汤《澹寮》　治自汗头眩，痰逆恶心。

抚芎　白术略炒去油　橘红各一两　甘草炙，半两

上锉散，每服四钱，生姜七片煎，温服。

止自汗方

用川郁金研细末，临卧以唾津调敷乳上。

止汗温粉

川芎　白芷　藁本各一两　米粉三两

上为末，每用绵包裹，扑于身上。

止汗红粉

麻黄根　牡蛎煅。各一两　赤石脂　龙骨各半两

上为末，以绢袋盛贮，如扑粉用之。

止汗粉

麻黄根　牡蛎粉　败扇灰　瓜蒌已上各三两　白术二两　米粉三升

上为末，和搅令匀，以生绢袋盛，用粉身体，日三两度。忌桃、李、雀肉。仍灸大椎五六百炷，日灸二七五七，任心灸亦得，汗即渐止。

加脑子收阳粉　治一切虚汗、盗汗、自汗及漏风等证汗泄不禁，服诸药不能止者。

麻黄根　藁本　白芷　牡蛎煅　龙骨已上各半两　米粉二两　脑子半钱

上为细末，研匀，以纱帛包裹，于汗处扑敷之，汗止为度。

黄芪汤

绵黄芪　陈皮去白。各一两半

上为细末，每服三钱，用大麻仁一合烂研，以水投，取浆一盏，滤去滓，于银石器内煎，候有乳起，即入白蜜一大匙，再煎令沸，调药末空心服。治高年老人大便秘涩甚者，两服愈。

三拗汤见咳嗽。

盗　汗

当归六黄汤

当归　生地黄　熟地黄　黄柏　黄芩　黄连各一钱　黄芪二钱

上作一服，水二盅，煎至一盅，临卧服。

正气汤

黄柏炒，一钱　知母炒，一钱半　甘草炙，五分

上为粗末，作一服，水二盏，煎一盏，卧时服。

防风散

防风五钱　川芎二钱半　人参一钱二分半

上为细末，每服二钱，临卧米饮调下。

白术散

白术不拘多少，锉作小块或稍大　浮麦一升

上用水煮干，如术尚硬，又加水一二升，煮软取出，去麦不用，切作片，焙

干，研为细末，每服二三钱，不拘时，另用浮麦煎汤调服。

麦煎散　治荣卫不调，夜多盗汗，四肢烦疼，饮食进退，面黄肌瘦，并皆治之。

柴胡去苗　秦艽各二两　鳖甲二两，醋煮三五十沸去裙襕，再用醋炙黄　干漆炒烟尽　人参　茯苓　干葛　川乌炮，去皮尖　玄参各一两

上为细末，每服二钱，先用小麦三七粒，煎汤一盏，去麦，入药再煎三五沸，食后服。

大建中汤　治虚热盗汗，百节酸疼，腰痛，肢体倦怠，日渐羸弱，口苦舌涩，心怔短气。

绵黄芪炙　远志灯心煮，去心　当归酒洗　泽泻各二钱　白芍药　龙骨煅　人参各一钱半　炙甘草一钱

上作一服，水二盅，姜五片，煎一盅，食前服。

气弱加炮附子二钱，腰痛筋急加官桂去皮一钱。

四白散　治男妇血虚发热，夜多盗汗，羸瘦，脚痛不能行。

白术　白扁豆　藿香　益智　厚朴　黄芪　陈皮各一两　白茯苓　人参　半夏　乌药　白豆蔻　甘草各半两　芍药一两半　檀香　沉香各二钱半

上锉碎，每服三钱，水二盏，生姜三片，枣一枚，煎至一盏，去滓，食前温服。

又方　治盗汗，夜卧床蓐衣被尽湿。

麻黄根　牡蛎煅为粉。各三两　黄芪　人参各二两　龙骨打碎　枸杞根用白皮。各四两　大枣七枚，擘破

上切，以水六升，煮取二升五合，去滓，分温六服。如人行八九里久中任食，一日令尽。忌蒜、热面等物。

青蒿散　治虚劳盗汗骨蒸，咳嗽胸满，皮毛干枯，四肢懈惰，骨节疼痛，心腹惊悸，咽燥唇焦，颊赤烦躁，涕唾腥臭，困倦少力，肌体潮热，饮食减少，日渐瘦弱。

天仙藤　鳖甲醋炙　香附子炒，去毛　桔梗去芦　柴胡去苗　秦艽　青蒿各一两　乌药半两　炙甘草一两半　川芎二两半

上锉散，每服姜三片煎，不拘时温服。小儿骨蒸劳热，肌瘦减食者，每一钱，水盏半，小麦三十粒煎服。

补中益气汤　治内伤气虚自汗。方见内伤劳倦。　如脉洪大，心火炎上者，加五味子、麦门冬、黄连各一钱。如左关脉浮弦，自汗挟风邪也，加桂枝五分，白芍药一钱。如一切虚损之证，自汗不休者，加麻黄根、浮小麦。阳虚甚者，加附子，但升麻、柴胡俱用蜜水炒。尺脉虚大者，加炒黄柏、知母、熟地黄。

白术汤

白术四两，分作四处，一两同黄芪炒，一两同石斛炒，一两同牡蛎炒，一两同麸皮炒。各味以炒黄色为度，去馀药不用

上用白术研末，每服三钱，粟米煎汤送下，尽四两为效。

茯苓汤　治虚汗盗汗。

上用白茯苓为末，每服二钱，煎乌梅、陈艾汤调下。

柏子仁丸《本事》　戢阳气，止盗汗，进饮食，退经络热。

柏子仁　半夏曲各二两　牡蛎甘锅子内火煅，用醋焠七次，焙干　人参　麻黄根慢火炙，拭去汗　白术　五味子各一两　净麸炒，半两

上为末，枣肉丸，桐子大。空心米饮下三五十丸，日二服，得效减一服，得愈即住。作散亦可。

椒目散　治盗汗，日久不止。

椒目　麻黄根等分

为细末，每服一钱，无灰热酒食后调服。

治盗汗外肾湿

人参 苦参 龙胆草 麻黄根各三钱

末之，炼蜜丸，桐子大，每服三十丸，烧麸汤下。

当归龙荟丸见胁痛。 牡蛎散见自汗。

不得卧

酸枣汤仲景 治虚劳虚烦不得眠。

酸枣仁二升 甘草一两 知母 茯苓 芎䓖各二两 深师有生姜二两。

上五味，以水八升，煮酸枣仁，得六升，内诸药，煮取三升，分温三服。

鳖甲丸《本事》 治胆虚不得眠，四肢无力。

鳖甲 酸枣仁 羌活 牛膝 黄芪 人参 五味子各等分

上为细末，炼蜜杵为丸，如桐子大。每服三四十丸，温酒送下。

温胆汤见惊。 六一散见伤暑。 六君子汤见虚劳。 青灵丹缺。 益荣汤见悸。 导痰汤见痰饮。 真珠母丸 独活汤俱见惊。 羌活胜湿汤 治卧而多惊，邪在少阳厥阴也。方见腰痛。

怠惰嗜卧

平胃散见中食。六君子汤见虚劳。

人参补气汤 治四肢懒倦。

黄芪一钱半 人参 防风 升麻 黄柏 知母各七分 白芍药 生地黄各五分 熟地黄六分 生甘草一分 炙甘草三分 五味子二十粒 肉桂二分

上为粗末，水二盏，煎至一盏，去滓，空心热服。

升阳益胃汤 治脾胃虚乏，怠惰嗜卧，四肢不收，时值秋燥令行，湿热少退，体重节痛，口苦舌干，饮食无味，大便不调，小便频数，不嗜食，食不消，兼见肺病洒淅恶寒，惨惨不乐，面色恶而不和，乃阳气不伸故也。方见恶寒门。

身 重

补中益气汤见劳倦。 五苓散见消瘅。 小柴胡汤见往来寒热。 黄芪芍药汤见鼻衄。

防己黄芪汤仲景 治身重，汗出恶风。

防己一两 黄芪一两二钱半 白术七钱半 甘草炙，半两

上锉，每服五钱匕，生姜四片，枣一枚，水一盏半，煎至八分，去滓温服，良久再服。腹痛加芍药。

甘姜苓术汤仲景

甘草 白术各二两 干姜 茯苓各四两

水五升，煮取三升，分温二服，腰中自温。

参术汤东垣

黄芪二钱 人参 陈皮 青皮各五分 升麻 柴胡 酒黄柏各三分 神曲七分 当归二分 苍术一钱 甘草炙，四分

水二盏，煎至一盏，带热服，食前。

不 能 食

平胃散见中食。 黄芪建中汤见自汗。 四君子汤 六君子汤俱见虚劳。 二陈汤见痰饮。 人参半夏丸见咳嗽。

和中丸东垣 开胃进食。

干姜一钱 甘草炙 陈皮各一钱 木瓜一枚 人参 白术各三钱

上为末，蒸饼为丸。食前白汤下三五

十丸。

又和中丸　治久病厌厌不能食，而脏腑或秘、或结、或溏，此皆胃虚之所致也。常服和中理气，消痰去湿，厚肠胃，进饮食。

白术二两四钱　厚朴姜制，二两　陈皮去白，一两六钱　半夏汤泡，一两　槟榔五钱　枳实五钱　甘草炙，四钱　木香二钱

上八味，为末，生姜自然汁浸蒸饼和丸，如梧子大。每服三十丸，温水送下，食远服。

七珍散《本事》　开胃养气，温脾进食。《续易简》十珍散，即此加扁豆、砂仁、桔梗、五味子。

人参　白术　黄芪蜜炙　山药　白茯苓　粟米微炒　甘草各等分

上为细末，每服三钱，姜、枣煎服。如故不思饮食，加扁豆一两，名八珍散。

六神汤海藏　治伤寒虚羸，不思饮食。

人参　白术　黄芪各一两　枳壳　白茯苓各半两　甘草二钱

上为末，每服五钱，姜、枣同粳米合许煎，食前服。

钱氏异功散　治脾胃虚弱，难任饮食。

人参　白茯苓　白术　甘草　橘红　木香各等分

上姜、枣水煎服。

宽中进食丸　滋形气，喜饮食。

草豆蔻仁五钱　半夏曲七钱　大麦芽面炒，一两　神曲炒，半两　砂仁　甘草炙。各一钱半　陈皮三钱　木香五分　白术　白茯苓各三钱　干姜　猪苓去黑皮　泽泻　人参　青皮各一钱　枳实炒，四钱

上为末，汤浸蒸饼为丸。每服三五十丸，白汤下。按：此方轻重悬绝，理不可晓，疑有舛误，以重改古本，姑仍之。

木香枳术丸　木香干姜枳术丸俱见伤食。

二神丸《本事》　治脾胃虚弱，全不进食，及泄泻不止。

破故纸炒，四两　肉豆蔻生，二两

上为末，用肥枣四十九枚，生姜四两切片，同煮烂，去姜，取枣剥去皮核，肉研为膏，入药末和杵丸，如桐子大。每服三四十丸，盐汤下。

八味丸见虚劳。

启脾丸杨氏　治脾胃不和，气不升降，中满痞塞，心腹膨胀，肠鸣泄泻，不思饮食。

人参　白术　青皮汤洗，去瓤　陈皮汤洗，去白　神曲炒　麦蘖炒　缩砂仁　干姜炮　厚朴去粗皮，剉，生姜汁制。各一两　甘草炙，一两半

上为细末，炼蜜丸，如弹子大。每服一丸，食前细嚼，用米饮送下。

煮朴丸即厚朴煎丸《百一》　温中下气，理脾进食。常云：补肾不如补脾，胃壮则饮食进，而精血自盛矣。

紫油厚朴一斤，锉　生姜一斤，不去皮，切片　二味用水五升同煮干，去姜，以厚朴焙干。舶上茴香　干姜各四两　附子炮，二两　甘草二两，锉半寸长　同干姜二味，再用水五升，同前厚朴煮水尽去甘草，只用姜、朴二味焙干。

上为细末，生姜煮枣肉为丸，梧子大。每服五十丸，米饮下。

理中丸见痞。

鹿茸橘皮煎丸《和剂》　治脾胃俱虚，不进饮食，肌体瘦悴，四肢乏力。常服壮脾胃，益肾。

荆三棱煨　当归　萆薢　厚朴姜制　肉桂　肉苁蓉酒浸，焙　附子炮　巴戟去心　阳起石酒浸，研如粉　石斛去根　牛膝去芦，酒浸　鹿茸茄子者，燎去毛，劈开酒浸，炙　菟丝子酒浸，焙　吴茱萸淘去浮者，焙　杜仲姜

汁炒去丝　干姜炮。各三两　甘草炙，一两　橘皮去白，十五两，另为末

上为细末，用酒五升，于银石器内，将橘皮煎熬如饧，却入诸药末在内搅和，捣五百杵，丸如梧子大。每服三十丸，空心温酒、盐汤任下。

丁香煮散　治翻胃呕逆。

丁香　石莲肉各十四枚　北枣七枚，切碎　生姜七片　黄秫米半合，洗

水一碗半，煮稀粥，去药啜粥。

失笑丸见痞。

附方

参术调中汤　治内伤自利，脐腹痛，肢体倦，不喜食，食即呕，嗜卧懒言，足胻冷，头目昏。

人参　黄芪各五钱　当归身　厚朴姜制　益智仁　草豆蔻　木香　白术　甘草炙　神曲炒　麦糵面　橘皮各三钱

上十二味，锉如麻豆大，每服一两，水二盏，姜三片，煎至一盏，去滓温服，食前。

育气汤　通流百脉，调畅脾元，补中脘，益气海，祛阴寒，止腹痛，进饮食，大益脏虚疼痛。

木香　丁香　藿香　人参　白术　白茯苓　缩砂　白豆蔻　荜澄茄　炙甘草各半两　干山药一两　陈橘皮去白　青皮去白。各二钱半　加白檀香半两

上为末，每服一钱至二钱，用木瓜汤调下，空心食前，盐汤亦得。

凝神散　收敛胃气，清凉肌表。

人参　白术　茯苓　山药各一钱半　白扁豆　知母　生地黄　粳米　甘草各一钱　淡竹叶　地骨皮　麦门冬各五分

上作一服，水二盅，姜三片，红枣一枚，煎至一盅，食远服。

加减思食丸　治脾胃俱虚，水谷不化，胸膈痞闷，腹胁时胀，连年累月，食减嗜卧，口苦无味，虚羸少气。又治胸中有寒，饮食不下，反胃恶心，霍乱呕吐。及病后心虚不胜谷气，或因病气衰，食不复常，并宜服之。

神曲炒黄　麦糵炒黄。各二两　乌梅四两　干木瓜切，半两　白茯苓去皮　拣甘草细锉，炒。各二钱半

上为细末，炼蜜为丸，如樱桃大。每服一丸，不拘时，细嚼，白汤送下。如渴时，噙化一丸，生津液，进饮食。一方，无木瓜、茯苓，有人参、干姜各三钱。

和胃丸　治脾胃虚冷，食即呕逆，水谷不化，或时泄利。

厚朴去粗皮，生姜汁炙透，四两　干姜炮　当归切，焙。各一两半　槟榔锉　桔梗焙　人参各一两　半夏汤洗七次，去滑　陈皮汤浸，去白，焙　白术各二两　甘草炙，半两　诃梨勒皮七钱半

上为细末，酒煮糊丸，如桐子大。每服十五丸，渐加至二十丸，温生姜、枣汤下，米饮亦得，不拘时。

生胃丹

大南星四两，用黄土半斤，将生姜汁拌黄土成曲剂包裹，慢火煨香透，去土不用，将南星切细焙干，同后药研　丁香不见火　木香不见火　厚朴去皮，姜制炒　神曲炒　麦糵炒　缩砂仁　白豆蔻仁　青皮去白。各一两　半夏二两　人参　沉香不见火　甘草炙。各半两　粟米一升，用生姜二斤，和皮捣取自然汁浸，蒸，焙

上为细末，法丸如绿豆大。每服七十丸，不拘时，淡姜汤下。

养胃进食丸　治脾胃虚弱，心腹胀满，面色萎黄，肌肉消瘦，怠惰嗜卧，全不思食。

常服滋养脾胃，进美饮食，消痰逐饮，辟风寒湿冷邪气。

苍术五两，泔浸，去皮　神曲二两半，炒　白茯苓去皮，二两　厚朴姜制，二两　大麦糵炒　陈皮去白。各一两半　白术二两　人参

甘草炙。各一两

上九味，为末，水面糊丸，如桐子大。每服三十丸至五十丸，食前温姜汤送下，粥饮亦得。

资生丸　健脾开胃，消食止泻，调和脏腑，滋养荣卫。余初识缪仲淳时，见袖中出弹丸咀嚼，问之，曰：此得之秘传，饥者服之即饱，饱者食之即饥，因疏其方。余大善之，而颇不信其消食之功，已于醉饱后顿服二丸，径投枕卧，夙兴了无停滞，如信此方之神也。先恭简年高脾弱，食少痰多，馀龄葆摄，全赖此方，因特附著于此，与世共之。

白术米泔水浸，用山黄土拌蒸九次，晒九次，去土，切片焙干，三两　人参去芦，人乳浸透，饭锅上蒸熟，三两　白茯苓去粗皮，水飞去筋膜，人乳拌，饭锅上蒸，晒干，一两五钱　橘红　山楂肉蒸　神曲炒。各二两　川黄连姜汁炒　白豆蔻仁微炒　泽泻去毛，炒。各三钱半　桔梗米泔浸，炒　真藿香洗　甘草蜜炙，去皮。各五钱　白扁豆炒，去壳　莲肉去心。各一两　薏苡仁淘净，炒，三两　干山药炒　麦芽面炒　芡实净肉炒。各一两五钱

末之，炼蜜丸，每丸二钱重。每服一丸，醉饱后二丸，细嚼，淡姜汤下。

健脾丸　治一应脾胃不和，饮食劳倦。

白术白者，二两半，炒　木香另研　黄连酒炒　甘草各七钱半　白茯苓去皮，二两　人参一两五钱　神曲炒　陈皮　砂仁　麦芽炒，取面　山楂取肉　山药　肉豆蔻面裹煨熟，纸包搥去油。已上各一两

上为细末，蒸饼为丸，如绿豆大。每服五十丸，空心、下午各一次，陈米汤下。

冲和丸　养心扶脾，疏肝开胃。

人参　石斛　白豆蔻仁　广陈皮各一两　山楂肉二两

上各取净末和匀，碗盛碟盖，饭上蒸过，候冷方开。此调胃补心，接丹田之气也。

远志甘草汤泡，去心，一两　香附童便浸半日，洗净醋炒　山栀仁炒焦。各二两

上各取净末，如上法蒸过，勿令泄气。此透畅心胞，达膈间之滞气也。

海石　苍术米泔浸洗，去皮，炒黄。各二两

如上法蒸。此消痰饮，通内外之用也。

川芎二两　北柴胡　青黛各一两

如上法蒸。此疏肝郁，伐肝邪者也。夫心为脾母，补母则子旺；肝为脾贼，平贼则脾安，安谷则昌。用谷蘖取粉，打糊为丸，如梧子大，晒干，用益元散五钱、飞过辰砂五钱为衣。食后少顷白汤下五十丸。胃开气顺，少觉舒泰，则减数服之。可与补中益气汤、六君子汤相兼服。

瘖

诃子汤河间　治失音，不能言语。

诃子四个，半生半炮　桔梗一两，半生半炙　甘草二寸，半炙半生

上为细末，每服二钱，童便一盏，水一盏，煎五七沸，温服，甚者不过三服愈。桔梗通利肺气，诃子泄肺导气，童便降火甚速。

又方

桔梗三两　大诃子四个　甘草二两，制度同上

每服一钱匕，入砂糖一小块，不用童便，独用水五盏，煎至三盏，时时细呷，一日服尽，其效甚速。

发声散海藏　治咽喉语声不出。

栝蒌皮剉　白僵蚕去头　甘草各等分。各炒黄

上为细末，每服三钱，温酒或生姜自然汁调下，用五分，绵裹噙化，咽津亦得，日两三服。

玉粉丸《宝鉴》 治冬月寒痰结，咽喉不利，语声不出。

半夏洗，五钱 草乌一字，炒 桂一字

上为末，生姜汁浸蒸饼为丸，如芡实大。每服一丸，至夜含化。

蛤蚧丸丹溪 治肺间邪气，胸中积血作痛失音，并治久咳失音。

蛤蚧一对，去嘴足，温水浸去膜，刮了血脉，用好米醋炙 诃子煨，去核 阿胶炒 生地黄 麦门冬去心 北细辛去苗 甘草炙。各半两

上为末，炼蜜丸，如枣大。每服一丸，食后含化。

治暴嗽失音语不出方《千金》

杏仁研如泥 姜汁 砂糖 白蜜各一升 五味子 紫菀各三两 通草 贝母各四两 桑白皮五两

上以水九升，煮五味子、紫菀、通草、贝母、桑白皮，取三升，去滓，入杏仁泥、姜汁、白蜜和匀，微火煎取四升，初服四合，日再夜一，后稍加。

通声膏方

五味子 款冬花 通草各三两 人参 细辛 桂心 青竹皮 菖蒲各二两 杏仁泥一升 白蜜二斤 枣膏 姜汁各一升 酥五升

上以水五升，微火煎，三上三下，去渣，纳姜汁、枣膏、酥、蜜，煎令调和，酒服如枣二大丸。

七珍散 治产后不语。

人参 石菖蒲 生地黄 川芎各一两 细辛 防风 辰砂另研。各半两

上为细末，每服一钱，薄荷汤下。

地黄饮子见中风。 加味逍遥散见疠风。 加味归脾汤见健忘。 八珍汤见虚劳。 秦艽升麻汤见中风。 柴胡清肝散见耳衄。 小柴胡汤见往来寒热。 六君子汤 四君子汤俱见虚劳。 佛手散即芎归散见喘。

消 瘅

肾气丸 即八味丸见虚劳。

五苓散《金匮》 治小便不利而渴。

猪苓去皮，七钱半 泽泻一两二钱七分 茯苓七钱半 桂去皮，半两 白术七钱半

上五味，为末，以白饮和服方寸匕，日三服，多饮暖水，汗出愈。

猪苓汤《金匮》 治发热脉浮①，渴欲饮水，小便不利。

猪苓去皮 茯苓 阿胶 滑石 泽泻各一两

上五味，以水四升，先煮四味，取二升，去滓，内胶烊消，温服七合，日三服。

白虎加人参汤见伤暑。

文蛤散《金匮》 治渴欲饮水不止。

用文蛤四两，杵为散，以沸汤五合，和服方寸匕。

人参石膏汤《保命》 治膈消，上焦烦渴，不欲多食。

人参五钱 石膏一两 知母七钱 甘草四钱

每服五钱，水煎，食后温服。

加减地骨皮散钱氏 治上消。

知母 柴胡 甘草炙 半夏 地骨皮 赤茯苓 白芍药 黄芪 石膏 黄芩 桔梗各等分

上为细末，每服三钱，姜五片，水煎，食远温服。

竹叶石膏汤仲景

石膏一斤 竹叶二把 半夏半升，汤洗 粳米半升 麦门冬去心，一升 人参三两 甘草二两，炙

上七味，以水一斗，煮取六升，去

① 脉浮：原脱，据《金匮要略》补。

滓，内粳米煮，米熟汤成，去米，温服一升，日三服。

竹叶黄芪汤 治气血虚，胃火盛而作渴。

淡竹叶 生地黄各二钱 黄芪 麦门冬 当归 川芎 黄芩炒 甘草 芍药 人参 半夏 石膏煅。各一钱

上水煎服。

宣明黄芪汤 治心移寒于肺，为肺消，饮少溲多，当补肺平心。

黄芪三两 五味子 人参 麦门冬 桑白皮锉。各二两 枸杞子 熟地黄各一两半

上为末，每服五钱，水二盏，煎至一盏，去渣温服，无时。

钱氏白术散 治虚热而渴。

人参 白术 白茯苓 藿香去土 木香 甘草各一两 干葛二两

上为末，每服三钱，煎，温服。如饮水多，多与服之。海藏云：四君子加减法，治湿胜气脱，泄利太过。

宣明麦门冬饮子 治心移热于肺，传为膈消，胸满心烦，精神短少。

人参 茯神 麦门冬 五味子 生地黄 炙甘草 知母 葛根 栝蒌根各等分

上㕮咀，每服五钱，加竹叶十四片，煎至七分，温服，无时。

易老门冬饮子 治老弱虚人大渴。

人参 枸杞子 白茯苓 甘草各七钱半 五味子 麦门冬去心。各半两

上姜水煎服。

白虎汤 凉膈散并见发热。 小柴胡汤见往来寒热。 四君子理中汤见虚劳霍乱。

加减三黄丸子和 治丹石毒及热渴，以意测度，须大实者方用。

黄芩春四两，夏秋六两，冬三两 大黄春三两，夏一两，秋二两，冬四两 黄连春四两，夏七两，秋三两，冬二两

上为末，炼蜜丸，如梧子大。每服十丸。服一月病愈。

止渴润燥汤 治消渴，大便干燥，喜温饮，阴头短缩，舌上白燥，唇裂口干，眼涩难开，及于黑处如见浮云。

升麻一钱半 柴胡七钱 甘草梢五分 杏仁六个，研 桃仁研 麻仁研 当归身 防风根 荆芥穗 黄柏酒浸 知母 石膏各一钱 熟地黄二钱 小椒 细辛各一分 红花少许

上水煎去滓，食后热服。

调胃承气汤见发热。 大承气汤见大便不通。 半夏泻心汤见痞。

猪肚丸《三因》 治强中消渴。

黄连去须 粟米 栝蒌根 茯神各四两 知母 麦门冬去心。各二两

上为细末，将大猪肚一个，洗净，入药末于内，以麻线缝合口，置甑中炊极烂，取出药，别研，以猪肚为膏，再入炼蜜，搜和前药杵匀，丸如梧子大。每服五十丸，参汤下。又方，加人参、熟地黄、干葛。又方，除知母、粟米，用小麦。

酒煮黄连丸见伤暑。 黄芪饮 即黄芪六一汤。见自汗。 玄兔丹见小便数。 灵砂丹见呕吐。

化水丹洁古 治手足少阴渴，饮不止，或心痛者。《本事》治饮冷水多。

川乌脐大者四枚，炮，去皮 甘草炙，一两 牡蛎生，三两 蛤粉用厚者，炮，六两

上为细末，醋浸蒸饼为丸。每服十五丸，新汲水下；心痛者，醋汤下，立愈。饮水一石者，一服愈。海藏云：此药能化停水。

神仙减水法 名斩龙刽子手 治三焦虚热，三消渴疾，日夜饮水无度，此药主之。

人参 天花粉 知母 宣黄连 苦参 麦门冬 浮萍 白扁豆 黄芪各一两

黄丹少许

上为细末，每服一钱，新汲水调下。

生津甘露饮子 治消渴膈消，大渴饮水无度，上下齿皆麻，舌根强硬肿痛，食不下，腹时胀满疼痛，浑身色黄，目白睛黄，甚则四肢痿弱无力，面尘脱色，胁下急痛，善嚏，善怒，健忘，臀肉腰背疼寒，两丸冷甚。

石膏二钱半，一方用一两二钱 桔梗三钱 人参 甘草炙 升麻 姜黄一作一钱 山栀仁一作一钱 知母酒洗。各二钱 白豆蔻 白芷 连翘 甘草生 荜澄茄各一钱 黄连 木香 柴胡各三分 藿香二分 白葵花 麦门冬 当归身 兰香各五分 黄柏酒炒 杏仁去皮。各一钱半 全蝎一枚，去毒

上为末，汤浸蒸饼和匀成剂，捏作饼子，晒干，杵碎如黄米大。每服二钱，抄在掌内，以舌舐之，随津咽下，或白汤少许送亦得。

此治制之缓也，不惟不成中满，亦不传疮疡下消矣。

火府丹见淋。

和血益气汤 治口舌干，小便数，舌上赤脉。生津液，除干燥，长肌肉。

生地黄酒浸 黄柏酒浸 升麻各二钱 防己酒浸 知母酒浸 羌活各一钱 石膏一钱半 黄连酒浸，一钱六分 杏仁去皮尖，炒，十二枚 当归酒浸，八分 红花三分 桃仁去皮尖，炒，十二枚 麻黄 柴胡各六分 甘草生五分，炙六分

水三盅，煎至一盅半，分二服，无时。

黄连膏 治证同前。

黄连一斤，碾成末 牛乳汁 白莲藕汁 生地黄汁各一斤

上将汁熬膏，搓黄连末为丸，如小豆大。每服二十丸，少呷汤下，日进十服。

生地黄膏 治证同前。

生地黄碗大一握 冬蜜一碗 人参半两 白茯苓去皮，一两。

上先将地黄洗捣烂，以新汲水调开，同蜜煎至一半，人参，苓末拌和，以磁器密收，匙挑服。

莲茗饮缺。

乌金散《三因》 治热中，多因外伤燥热，内用意伤脾，饮啖肥腻，热积胸中，致多食数溲，小便过於所饮，亦有不渴而饮食自消为小便者。

黄丹炒 细墨烧。各一两

上为末，研匀，每服三钱，食后。先用水漱口，待心中热渴欲水，便以冷水调下。

顺利散洁古 治中热在胃而能食，小便赤黄，微利至不欲食为效，不可多利。

厚朴 枳实各一两 大黄煨，四两

每服五钱，水煎，食远服。

参蒲丸 治食㑊，胃中结热，消谷善食，不生肌肉。

人参 赤茯苓 菖蒲 远志 地骨皮 牛膝酒浸。各一两

上为末，炼蜜丸。每服二十丸，米饮下。

加味钱氏白术散 治消中，消谷善饥。

人参去芦 白茯苓去皮 白术各二钱 枳壳去瓤，麸炒 柴胡 藿香 干葛 北五味子 木香 甘草炙。各一钱

水煎，食远服。

清凉饮子 治消中，能食而瘦，口舌干，自汗，大便结，小便数。

羌活梢 柴胡梢 黄芪根 甘草梢生 黄芩酒制 知母酒制 甘草炙。已上各一钱 酒生地黄 防风梢 防己各五分 桃仁 杏仁各五粒 当归六分 红花少许 升麻梢四分 黄柏酒 龙胆草 石膏各一钱半

上水二盏，酒一小盏，煎服。

甘露膏　治消渴饮水极多，善食而瘦，自汗，大便结燥，小便频数。又名兰香饮子。

石膏二钱　知母一钱半　甘草生一钱，炙五分　防风根一钱　人参　制半夏　兰香　白豆蔻　连翘　桔梗　升麻各五分

上为末，水浸蒸饼丸，或捏剂作薄饼子，晒干，碎如米大。每用淡姜汤调下二钱。

烂金丸　治热中消渴止后，补精血，益诸虚，解劳倦，去骨节间热，宁心强志，安神定魄，固脏腑，进饮食，免生疮疡。

大猪肚一具　黄连三两　生姜研　白蜜各二两　先将猪肚净洗控干，复以葱、椒、醋、面等同药以水、酒入银石器内，煮半日漉出黄连，洗去蜜、酒令尽，锉研为细末，再用水调为膏；入猪肚内，以线缝定，仍入银石器内，水煮烂，研如泥，搜和下项药：

人参　五味子　杜仲去皮，切，姜汁炒去丝　山药　石斛　山茱萸去核　车前子　新莲肉去皮心　鳖甲醋炙　熟地黄　当归各二两　磁石锻　白茯苓　槐角子炒　川芎各一两　黄芪四两　菟丝子酒浸，蒸，研，五两　沉香半两　麝香一钱，别研入

上为细末，用猪肚膏搜和得所如膏，少添熟蜜，捣数千杵，丸如梧子大。每服五十丸，食前用温酒或糯米饮送下。一方，有白术二两，阳起石一两。

天门冬丸　治初得消中，食已如饥，手足烦热，背膊疼闷，小便白浊。

天门冬去心　土瓜根干者　瓜蒌根　熟地黄　知母焙　肉苁蓉酒浸一宿，切，焙　鹿茸酒炙　五味子　赤石脂　泽泻已上各一两半　鸡内金三具，微炙　桑螵蛸十枚，炙　牡蛎煅，二两　苦参一两

上为细末，炼蜜丸，如梧子大。每服二十丸，用粟米饮送下，食前。

猪肾荠苨汤　治消中，日夜尿八九升者。

猪肾一具　大豆一升　荠苨　石膏已上各三两　人参　茯苓一作茯神　知母　葛根　黄芩　磁石绵裹　瓜蒌根　甘草已上各二两

上㕮咀，用水一斗五升，先煮猪肾、大豆，取一斗，去滓下药，煮取三升，分作三服，渴急饮之。下焦热者，夜辄服一剂，渴止勿服。

小菟丝子丸见赤白浊。　鹿茸丸见溲血。　安肾丸见喘。　荠苨汤即前猪肾荠苨

苁蓉丸

苁蓉酒浸　磁石煅碎　熟地黄　山茱萸　桂心　山药炒　牛膝酒浸　茯苓　黄芪盐汤浸　泽泻　鹿茸去毛，切，醋炙　远志去心，炒　石斛　覆盆子　五味子　萆薢　破故纸炒　巴戟酒浸　龙骨　菟丝子酒浸　杜仲去皮，锉，姜汁制炒丝断。各半两　附子一个，重六钱者，炮，去皮脐

上为末，炼蜜丸，如梧桐子大。每服五十丸，空心米饮送下。

天王补心丹《得效》　宁心保神，益血固精，壮力强志，令人不忘。清三焦，化痰涎，祛烦热，除惊悸，疗咽干口燥，育养心气。

熟地黄洗　人参去芦　白茯苓去皮　远志去心　石菖蒲去毛　玄参　柏子仁　桔梗去芦　天门冬去心　丹参洗　酸枣仁去壳，炒　甘草炙　麦门冬去心　百部洗　杜仲姜汁炒断丝　茯神去木　当归去芦尾　五味子去枝梗。各等分

上为末，炼蜜丸，每两作十丸，金箔为衣。每服一丸，灯心、枣汤食后临卧化下；或作梧桐子大丸吞服亦可。

双补丸《得效》　治肾虚水涸，燥渴劳倦。

鹿角胶二两　白茯苓去皮　人参去芦

薏苡仁炒 熟地黄洗，蒸 肉苁蓉酒浸，焙干 菟丝子酒浸，蒸，焙 覆盆子 五味子 石斛酒浸，焙 当归去芦，酒浸，焙 黄芪去芦，蜜炙 宣木瓜各一两 沉香不见火 泽泻蒸。各半两 生麝一钱，另研

上为细末，炼蜜为丸，如桐子大，朱砂为衣。每服五十丸，空心枣汤送下。

肾沥散 治消肾，肾气虚损发渴，小便数，腰膝痛。

鸡胜胵微炙 远志去心 人参 桑螵蛸微炒 黄芪 泽泻 桂心 熟地黄 白茯苓 龙骨 当归已上各一两 麦门冬去心 川芎各二两 五味子 炙甘草 玄参各半两 磁石三两，研碎，水淘去赤汁

上锉碎，每服用羊肾一对，切去脂膜，先以水一盏半煮肾至一盏，去水上浮脂及肾，次入药五钱，生姜半分，煎至五分，去滓，空心服，晚食前再服。

金银箔丸 治消肾，口干眼涩，阴痿，手足烦疼，小便多。

金箔一百片 银箔一百片，俱细研 丹砂细研 瓜蒌根各二两 巴戟去心 山药 五味子 泽泻各一两半 天门冬去心 肉苁蓉酒浸一宿，切，焙干。各二两半 黄连四两 白茯苓去皮 生地黄焙 葛根各三两 麦门冬去心，焙，三两半

上除别研药外为细末，再研匀，炼蜜和丸，如梧桐子大。每服二十丸，加至三十丸，不拘时，粟米饮送下。

白茯苓丸 治消肾，因消中之后，胃热入肾，消烁肾脂，令肾枯燥，遂致此疾，两腿渐细，腰脚无力。

白茯苓 覆盆子 黄连 瓜蒌根 萆薢 人参 熟地黄 玄参已上各一两 石斛去根 蛇床子各七钱半 鸡胜胵三十具，微炒

上为细末，炼蜜和捣三五百杵，丸如桐子大。每服三十丸，食前煎磁石汤送下。

龙凤丸

鹿茸一两，酒炙 菟丝子酒浸 山药各二两

上为细末，炼蜜丸，如桐子大。每服三十丸，食前米饮送下，浓煎人参汤亦可。

一方，用面糊为丸，盐酒、盐汤任下。一名龙肝凤髓丸。

参芪汤

人参 桔梗 天花粉 甘草各一两 绵黄芪盐汤浸，炙 白芍药各二两 白茯苓 北五味子各一两半

上锉，每服四钱，水一盏半，煎八分，日进四服，留滓合煎。一方，有干葛、木瓜、乌梅。

加减八味丸 治肾水枯竭，不能上润，心火上炎，不能既济，心烦躁渴，小便频数，白浊阴痿，饮食不多，肌肤渐削，或腿肿，脚先瘦小。

白茯苓去皮 牡丹皮去骨 泽泻酒润，蒸。各八钱 五味子微炒，一两半 山茱萸肉焙 肉桂去粗皮，不见火 熟地黄蒸七次，焙 山药微炒。各二两

上各研末秤，和匀，炼蜜丸，梧子大。五更初温酒、盐汤任下三五十丸，午前、晚间空腹再服。此药不惟止渴，亦免生痈疽，久服永除渴疾，气血加壮。

竹龙散《三因》 治消渴。

五灵脂另研 生黑豆去皮。各等分

上为末，每服二钱，不拘时，冬瓜煎汤调服，瓜叶、子皆可，一日两服，少渴者只一服。渴止后宜八味丸，仍以五味子代附子。此方沈存中载于《灵苑方》，得效者甚多。

六神汤《三因》 治三消渴疾。

莲房 干葛 枇杷叶去毛 甘草炙 栝蒌根 黄芪各等分

上为锉散，每服四钱，水一盏，煎七

分，空心温服。小便不利，加茯苓。

四物汤见鼻衄。

芎归汤　治失血，烦热作渴，或头痛眩晕。

川芎三钱　当归酒拌，五钱

上水煎服。

甘草石膏汤　治渴病全愈再剧，舌白滑微肿，咽喉咽唾觉痛，嗌肿，时渴饮冷，白沫如胶，饮冷乃止。即止渴润燥汤无麻仁，有生地黄。

忍冬丸　治渴疾愈，须预防发痈疽。

忍冬草不以多少，根茎花叶皆可用之，一名老公须一名蜜啜花，一名金银花，一名左缠藤，水洗净用

上用米曲酒，于瓶内浸，以糠火煨一宿，取出晒干，入甘草少许，为末，即以所浸酒煮糊为丸，如梧桐子大。每服五十丸至百丸，酒饮任下。一方，用忍冬草煎服。此藤凌冬不凋，三月开花五出，黄白相间，微香，蒂带红。《外科精要》又以酒煮窨服，取时不犯铁气，服至大小肠通利，此药到得力。用干者，不及生者效速。仍治五种飞尸，酒研傅疮亦好，但留一口泄毒气，真经效奇药也。此药不特治痈，亦能止渴，并五痔诸漏。

蓝叶散　治渴利，口干烦热，背生痈疽，赤焮疼痛。

蓝叶　升麻　玄参　麦门冬去心　黄芪　葛根　沉香　赤芍药　犀角屑　甘草生用。各一两　大黄二两，微炒

上㕮咀，每服四钱，水一中盏，煎至六分，去滓，不拘时温服。

玄参散　治渴利烦热，生痈疽，焮肿疼痛。

玄参　芒硝　大黄微炒　犀角屑　羚羊角屑　沉香　木香　黄芪各一两　甘草生用，七钱半

上为细末，每服二钱，不拘时，用温水调下。

荠苨丸　治强中为病，茎长兴盛，不交精溢自出，消渴之后，多作痈疽，皆由过服丹石所致。

荠苨　大豆去皮　茯神去木　磁石煅，研极细　玄参　石斛去根　瓜蒌根　地骨皮去木　鹿茸各一两　沉香不见火　人参各半两　熟地黄酒蒸，一两

上为细末，用猪肾一具，如食法烂煮，杵和丸，如梧桐子大。如难丸，入少酒糊丸，或炼蜜丸亦可。每服七十丸，空心盐汤下。

紫苏汤　治消渴后遍身浮肿，心膈不利。

紫苏茎叶　桑白皮　赤茯苓各一两　郁李仁去皮，炒，二两　羚羊角镑　槟榔各七钱半　桂心去皮　枳壳麸炒　独活　木香各半两

上㕮咀，每服四钱，水一盏半，生姜半分，煎至八分，去滓，不拘时，温服。

瞿麦汤　治消渴欲成水气，面目并足膝胫浮肿，小便不利。

瞿麦穗　泽泻　滑石各半两　防己七钱半　黄芩　大黄各二钱半　桑螵蛸炒，十四枚

上㕮咀，每服三钱，用水一盏，煎至七分，去滓，空心温服，良久再服。

葶苈丸　治消渴后成水病浮肿。

甜葶苈隔纸炒　瓜蒌仁　杏仁汤浸，去皮尖及双仁者，麸炒黄　汉防己各一两

上为细末，炼蜜和捣一二百杵，丸如桐子大。每服三十丸，食前赤茯苓煎汤下，日三四服。

五皮饮　济生肾气丸俱见水肿。　中满分消汤丸见胀满。

补遗人参白术汤《儒门事亲》　治胸膈瘅热，烦满不欲食，或瘅成为消中，善食而瘦，或燥郁甚而消渴，多饮而数小便，或热病，或恣酒色，误服热药者，致

脾胃真阴血液损虚，肝心相搏，风热燥甚，三焦肠胃燥热怫郁，而水液不能宣行，则周身不得润泽，故瘦瘁黄黑，而燥热消渴，虽多饮而水液终不能浸润于肠胃之外，渴不止而便注为小便多也。叔世俗流，不明乎此，妄为下焦虚冷，误死多矣。又如周身风热燥郁，或为目瘴，痈疽疮疡，上为喘嗽，下为痿痹，或停积而湿热内甚，不能传化者，变水肿腹胀也。凡多饮数溲为渴，多食数溲为消中，肌肉消瘦，小便有脂液者，为消肾，此世之所传三消病也。虽经所不载，以《内经》考之，但燥热之微甚者也。此药兼疗一切阳实阴虚，风热燥郁，头目昏眩，风中偏枯，酒过积毒，一切肠胃涩滞壅塞，疮疥痿痹，并伤寒杂病烦渴，气液不得宣通，并宜服之。

人参 白术 当归 芍药 大黄 山栀子 泽泻各半两 连翘 栝蒌根 干葛 茯苓各一两 官桂 木香 藿香各二钱半 寒水石二两 甘草三两 石膏四两 滑石 芒硝各半斤

上为粗末，每服五钱，水一盏，姜三片，同煎至半盏，绞汁，入蜜少许，温服，渐加至两许，无时，日三服。或得脏腑疏利亦不妨，取效更妙，后却常服之，或兼服消痞丸。若觉肠胃结滞，或湿热内甚自利者，去大黄、芒硝。

生地黄饮子《简易》 治消渴咽干，面赤烦躁。

人参去芦 生干地黄洗 熟干地黄洗 黄芪蜜炙 天门冬 麦门冬俱去心 枳壳去瓤，麸炒 石斛去根，炒 枇杷叶去毛，炒 泽泻 甘草炙。各等分

上锉散，每服三钱，水一盏，煎至六分，去滓，食后临卧服。此方乃全用二黄丸、甘露饮料，生精补血润燥止渴，佐以泽泻、枳壳疏导二腑，使心火下行，则小腑清利，肺经润泽则大腑流畅，宿热既消，其渴自止，造化精深，妙无逾此。

黄芪汤 治诸渴疾。

黄芪蜜炙 茯苓去皮木 瓜蒌根 麦门冬去心 生地黄 五味子 炙甘草各一钱半

水二盅，煎至一盅，食远服。

梅苏丸 治消渴，膈热烦躁，生津液。

白梅肉 紫苏叶 乌梅肉各半两 麦门冬去心，七钱半 百药煎三两 诃梨勒煨，用皮 人参各二钱半 甘草炙，一两半

上为细末，炼黄蜡汁和为丸，如鸡头实大。每服一丸，不拘时，含化咽津，行路解渴。

杀虫方 治消渴有虫。

苦楝根，取新白皮一握，切焙，入麝香少许，水二碗，煎至一碗，空心饮之，虽困顿不妨。自后下虫三四条，类蛔虫而色红，其渴顿止。乃知消渴一证，有虫耗其津液。出《夷坚志》

口燥咽干

本事黄芪汤 治心中烦躁，不生津液，不思饮食。

黄芪 熟地黄 白芍药 五味子 麦门冬各三两 甘草 人参 天门冬各五钱 白茯苓一两

上㕮咀，每服三钱，姜、枣、乌梅煎，去滓，食后服。

参术饮 即参苓白术散。见滞下。

参香散《和剂》 治心气不宁，诸虚百损，肢体沉重，情思不乐，夜多异梦，盗汗失精，恐怖烦悸，喜怒无时，口干咽燥，渴欲饮水，饮食减少，肌肉瘦瘁，渐成劳瘵。常服补精血，调心气，进饮食，安神守中，功效不可具述。

人参 山药 黄芪制 白茯苓去皮 石莲肉去心 白术煨。各一两 乌药 缩砂仁 橘红 干姜炮。各半两 丁香 南木香

檀香各二钱半　沉香二钱　甘草七钱半，炙

上为锉散，每服四钱，水一大盏，生姜三片，枣一枚，煎七分，去滓，空心服。

一方，有炮附子半两

四君子汤见虚劳。　缩脾饮见中暑。七珍散见不能食。　大补汤见虚劳。

干葛汤

葛根二两　枳实去白，麸炒　栀子仁　豆豉各一两　甘草炙，半两

每服四钱，水一盏，煎八分，不拘时，温服。

乌梅木瓜汤　治饮酒多，发积为酷热，熏蒸五脏，津液枯燥，血泣，小便并多，肌肉消烁，专嗜冷物寒浆。

木瓜干　乌梅捶破，不去仁　麦糵炒　甘草　草果去皮。各半两

上锉散，每服四钱，水一盏半，姜五片，煎七分，不拘时服。

枳椇子丸　治证同前。

枳椇子二两　麝香一钱

上为末，面糊丸，如桐子大。每服三十丸，空心盐汤下。

三神汤　治证同前。

乌梅肉　远志去心，甘草水煮过，用姜汁拌炒。各一两　枳实去瓤，一两　夏加黄连五钱，春秋冬不用。

上锉散，每服四钱，水二盏，糯禾根一握，煎七分，去滓，不拘时，温服。若无糯禾根，白茅根亦可；如无白茅根，禾杆绳亦可。

防椒苈黄丸　治腹满口干舌燥，此肠间有水气也。见胀满。

牛黄丸　治心脾壅热，口舌干燥及烦渴。

牛黄三分，细研　黄连去须　大黄锉，炒。各二两　麦门冬去心，焙，一两半　朱砂半两，细研，水飞　麝香少许　山栀仁　马牙硝细研　芎䓖　黄芩　炙甘草各一两

上为细末，研匀，炼蜜和丸，如弹子大。每服一丸，食后竹叶煎汤化下。

瓜蒌根散　治风热口中干燥，舌裂成疮。

瓜蒌根　胡黄连　黄芩各七钱半　白僵蚕炒　白鲜皮，大黄锉，炒。各半两　牛黄研　滑石研。各二钱半

上为细末，研匀，每服二钱，竹叶汤调服，无时。

甘露丸　解壅毒，退风热，治口舌干燥。

寒水石二斤，烧令赤，摊地上一宿，出火毒　马牙硝三两，细研　铅霜细研　甘草炙赤　龙脑细研。各七钱半

上为细末，研匀，以糯米饭和丸，如弹子大。每服半丸，食后用新汲水磨化服。

含化丸　治上焦烦热，口舌干燥，心神不清，头目不利。

石膏细研，水飞过　寒水石研细　白蜜各半斤

上以水四大盏，煎取一大盏半，绵滤过，入蜜同煎令稠，丸如鸡头实大。常含一丸，咽津。

黄疸

芪芍桂苦酒汤《金匮》

黄芪五两　白芍药　桂枝各三两

上三味，以苦酒一升，水七升相和，煮取三升，温服一升，当心烦，服至六七日乃解。若心烦不止者，以苦酒阻故也。

桂枝加黄芪汤《金匮》　治黄疸脉浮而腹中和者，宜汗之。若腹满欲呕吐，懊憹而不和者，宜吐之，不宜汗。

桂枝　白芍药　生姜各三两　黄芪　甘草各二两　大枣十二枚

上六味，以水八升，煮取三升，温服一升，须臾饮热稀粥一升馀，以助药力，取微汗，若不汗更服。

黄芪汤《济生》 治黄汗身体肿，发热不渴，汗出染衣黄色。

黄芪去芦，蜜炙 赤芍药 茵陈蒿各二两 石膏四两 麦门冬去心 淡豆豉各一两 甘草炙，半两

上㕮咀，每服四钱，水一盏，生姜五片，煎七分，去滓，食前服。一方，入竹叶十四片，不用姜。一方，无甘草。

大黄硝石汤《金匮》

大黄 黄柏 硝石各四两，一作滑石 栀子十五枚

上四味，以水六升，煮取二升，去滓，内硝石，更煮取一升，顿服。

小半夏汤见呕吐。

茵陈五苓散 用茵陈末十分，五苓散五分。二物和，先食饮方寸匕，日二服。

茵陈五苓散 治伤寒、温湿热病感冒后发为黄疸，小便黑赤，烦渴发热，不得安宁。此盖汗下太早，服药不对证，因感湿热病，以致遍身发黄，尝用茵陈五苓散治之，甚效。

上用生料五苓散一两，加入茵陈半两，车前子一钱，木通、柴胡各一钱半，酒后得证，加干葛二钱，并前药和匀，分二服，每服水一碗，灯草五十茎，同煎八分，去滓，食前服。滓再煎，连进数服，小便清利为愈。

加减五苓散 治饮食伏暑，郁发为疸，烦渴引饮，小便不利。

茵陈 猪苓去皮 白术 赤茯苓去皮 泽泻各二钱

水二盅，煎一盅，不拘时服。一方，有桂心。

茵陈汤《金匮》 治寒热不食，食即头眩，心胸不安，久久发黄，名为谷疸。

茵陈蒿六两 栀子十四枚 大黄二两

上三味，以水一斗，先煮茵陈减六升，内二味，煮取三升，去滓，分温三服。小便当利尿如皂角汁状，色正赤，一宿腹减，黄从小便去也。

谷疸丸《济生》

苦参三两 龙胆草一两 牛胆一枚，取汁

上为细末，用牛胆汁入少炼蜜和丸，如桐子大。每服五十丸，空心热水或生姜、甘草煎汤送下。兼红丸子服亦可。方见伤食。

茯苓茵陈栀子汤《宝鉴》 完颜正卿，丙寅二月间，因官事劳役，饮食不节，心火乘脾，脾气虚弱。又以恚怒气逆伤肝，心下痞满，四肢困倦，身体麻木，次传身目俱黄，微见青色，颜黑，心神烦乱，怔忡不安，兀兀欲吐，口生恶沫，饮食迟化，时下完谷，小便癃闭而赤黑，辰巳间发热，日暮则止，至四月尤盛，其子以危急求请治之，具说其事。诊其脉浮而缓。《金匮要略》云：寸口脉浮为风，缓为痹，痹非中风，四肢苦烦，脾色必黄，瘀热已行。趺阳脉紧为伤脾，风寒相搏，食谷则眩，谷气不消，胃中苦浊，浊气下流，小便不通，阴被其寒，热流膀胱，身体尽黄，名曰谷疸，此方主之。

茵陈叶一钱 茯苓去皮，五分 栀子仁 苍术去皮，炒 白术各三钱 黄芩生，六分 黄连去须 枳壳麸炒 猪苓去皮 泽泻 陈皮 汉防己各二分 青皮去白，一分

上作一服，用长流水三盏，煎至一盏，去渣温服，食前。一服减半，二服良愈。《内经》云：热淫于内，治以咸寒，佐以苦甘。又湿化于火，热反胜之，治以苦寒，以苦泄之，以淡渗之。以栀子、茵陈苦寒能泻湿热而退其黄，故以为君。《难经》云：并主心下满，以黄连、枳实苦寒泄心下痞满；肺主气，今热伤其气，

故身体麻木，以黄芩苦寒泻火补气，故以为臣。二术苦甘温，青皮苦辛温，能除胃中湿热，泄其壅滞，养其正气；汉防已苦寒，能去十二经留湿；泽泻咸平，茯苓、猪苓甘平，导膀胱中湿热，利小便，而去癃闭也。

栀子大黄汤 治酒疸，心中懊侬或热痛。

山栀十四枚 大黄一两 枳实五枚 豆豉一升

上四味，以水六升，煎取二升，分温三服。

葛根汤《济生》 治酒疸。

干葛二钱 栀子仁 枳实去瓤，麸炒 豆豉各一钱 甘草炙，五分

水一盅，煎至七分，不拘时，温服。

葛花解醒汤见伤饮。 小柴胡汤见往来寒热。

藿枇饮戴氏

藿香叶 枇杷叶去毛 桑白皮 陈皮 干葛 白茯苓 鸡距子各等分

水煎，下酒煮黄连丸

五苓散见消瘅。

当归白术汤《三因》

当归 黄芩 茵陈 甘草炙。各一钱 白术二钱 半夏汤泡 杏仁去皮尖，麸炒 枳实麸炒 前胡各一钱半 茯苓二钱

水二盅，生姜三片，煎至一盅，食后服。

藿香脾饮

厚朴去粗皮，姜汁浸，炙 甘草炙 半夏生，微热汤泡，切作四块，用姜汁浸一宿，以粟米炒黄 藿香叶一两 陈皮去白，半两

每服二钱，水一盏，姜三片，枣一枚，煎七分，不拘时，热服，日进二三服。

白术汤《三因》 治酒疸因下后变为黑疸，目青面黑，心中如啖蒜虀状，大便黑，皮肤不仁，其脉微而数。

白术 桂心各一钱 枳实麸炒 豆豉 干葛 杏仁 甘草炙。各五分

水一盅，煎至七分，食前服。

酒煮黄连丸 治酒疸。见伤暑。

硝石散《金匮》

硝石 矾石各等分，烧

上二味，为末，以大麦粥汁和服方寸匕，日三服。病随大小便去，小便正黄，大便正黑，是其候也。

加味四君子汤 治色疸。

人参 白术 白茯苓 白芍药 黄芪炙 白扁豆炒。各二钱 甘草炙，一钱

水二盅，生姜五片，红枣二枚，煎一盅，服无时。

滑石散 治女劳疸。

滑石一两半 白矾一两，枯

上为细末，每服二钱，用大麦粥清，食前调服。以小便出黄水为度。

按：此即前硝石方，硝与滑字形相近，未知孰是，两存之。

肾疸汤东垣 治肾疸目黄，浑身金色，小便赤涩。

升麻根半两 苍术一钱 防风根 独活根 白术 柴胡根 羌活根 葛根各半钱 白茯苓 猪苓 泽泻 甘草根各三分 黄柏二分 人参 神曲各六分

分作二帖，水煎，食前稍热服。

小菟丝子丸，治女劳疸。见赤白浊。

胃苓饮 即平胃散、五苓散并用。见中食并消瘅。

茯苓渗湿汤《宝鉴》 治黄疸，寒热呕吐，渴欲饮水，身体面目俱黄，小便不利，全不食，不得卧。

茵陈七分 白茯苓六分 木猪苓 泽泻 白术 陈皮 苍术米泔浸一宿，炒 黄连各五分 山栀炒 秦艽 防已 葛根各四分

水二盅，煎七分，食前服。

参术健脾汤　治发黄日久，脾胃虚弱，饮食少思。

人参　白术各一钱五分　白茯苓　陈皮　白芍药煨　当归酒洗。各一钱　炙甘草七分

水二盅，枣二枚，煎八分，食前服。色疸，加黄芪、炒白扁豆各一钱。

当归秦艽散　治五疸，口淡咽干，倦怠，发热微寒。

白术　茯苓　秦艽　当归　川芎　芍药　熟地黄酒蒸　陈皮各一钱　半夏曲　炙甘草各五分

水二盅，姜三片，煎八分，食前服。《济生》有肉桂、小草，名秦艽饮子。

养荣汤　四君子汤　八味丸俱见虚劳。

麻黄醇酒汤《金匮》　治黄疸。

用麻黄三两，以好清酒五升，煮取二升五合，顿服尽。冬月用酒煮，春月用水煮。瓜蒂散见伤食。

《百一》治疸，取藜芦置灰内，炮之少变色，捣为末，水服半钱匕。小便不利，数服。

黄连散《宝鉴》　治黄疸，大小便秘涩壅热，累效。

黄连二两　大黄醋拌炒，二两　黄芩　甘草炙。各一两

上为极细末，食后温水调下二钱，日三服。先用瓜蒂散搐鼻，取下黄水，却服此药。

嗃鼻瓜蒂散《宝鉴》　治黄疸浑身如金色。

瓜蒂二钱　母丁香一钱　黍米四十九粒　赤小豆五分

上为细末，每夜临卧时先含水一口，却于两鼻孔嗃上半字便睡，至明日取下黄水，便服黄连散。病轻者五日效，重者半月效。

茵陈附子干姜汤《宝鉴》　至元丙寅六月，时雨霖霪，人多病温疫。真定韩君祥，因劳役过度，渴饮凉茶，又食冷物，遂病头痛，肢节亦疼，身体沉重，胸满不食，自以为外感，用通圣散二服，后添身体困甚，方命医治之，医以百解散发其汗。越四日，以小柴胡汤二服，后加烦躁。又六日，以三乙承气汤下之，躁渴尤甚。又投白虎加人参汤、柴胡饮之类，病愈增。又易医用黄连解毒汤、朱砂膏、至宝丹，十七日后，病热转增传变，身目俱黄，肢体沉重，背恶寒，皮肤冷，心下痞硬，按之则痛，眼涩不欲开，目睛不了了，懒言语，自汗，小便利，大便了而不了，命予治之。诊其脉紧细，按之虚空，两寸脉短不及本位。此证得之因时热而多饮冷，加以寒凉药过度，助水乘心，反来侮土，先囚其母，后薄其子。经云：薄所不胜，乘所胜也。时值霖雨，乃寒湿相合，此谓阴证发黄，以茵陈附子干姜汤主之。经云：寒淫于内，治以甘热，佐以苦辛。湿淫所胜，平以苦热，以淡渗之，以苦燥之。附子、干姜辛甘大热，散其中寒，故以为君。半夏、草蔻辛热，白术、陈皮苦甘温，健脾燥湿，故以为臣。生姜辛温以散之，泽泻甘平以渗之，枳实苦微寒，泻其痞满，茵陈微苦寒，其气轻浮，佐以姜、附，能去肤腠间寒湿而退其黄，故为佐使也。煎服一剂，前证减半，两服悉去，又服理中数服，气得平复。

附子炮，去皮，三钱　干姜炮，二钱　茵陈一钱二分　草豆蔻煨，一钱　白术四分　枳实麸炒　半夏制　泽泻各半钱　白茯苓　橘红各三分

上生姜五片，水煎，去滓凉服。

治阴黄，汗染衣，涕唾黄。

上用蔓菁子捣末，平旦以井花水服一匙，日再，加至两匙，以知为度。每夜小

便中浸少许帛子。各书记日，色渐退白则瘥，不过服五升而愈。

秦艽汤一名秦艽散　治阴黄，不欲闻人言，小便不利。

秦艽去苗土，一两　旋覆花　赤茯苓去皮　炙甘草锉。各半两

上㕮咀，每服四钱匕，以牛乳汁一盏，煎至六分，去滓，不拘时，温服。

补中汤东垣　治面黄多汗，目眦赤，四肢沉重，减食，腹中时痛，咳嗽，两手左脉短，右脉弦细兼涩，右手关脉虚。

升麻　柴胡各二钱　当归身二分　苍术五分　泽泻四分　五味子二十一粒　炙甘草八分　黄芪二钱五分　神曲三分　红花少许　大麦糵五分

上作二服，水煎，食前。

小建中汤见劳倦。　大建中汤见恶寒。　理中汤见霍乱。

栀子柏皮汤　治伤寒及湿家发黄。

栀子十五枚　甘草一两　黄柏二两

水四升，煮取一升半，去滓，分温再服。

大茵陈汤　治黄疸，及头汗出欲发黄。

茵陈蒿半两　大黄三钱　肥栀子三枚半

水三升三合半，先煮茵陈减一半，内二味，煮取一升，去滓，分三服。小便利出如皂角汁，一宿腹减，黄从小便出也。

茵陈栀子黄连三物汤　治大便自利而黄。

茵陈蒿三钱　栀子　黄连各二钱

水二盏，煎八分，去滓服。

山茵陈散　治疸证发热，大小便秘涩。

山茵陈　栀子各二钱　赤茯苓　枳实各一钱半　葶苈　甘草各一钱

上作一服，水二盅，姜三片，煎一盅，食前服。

一清饮　治疸证发热，诸热通用。

柴胡三钱　赤茯苓去皮，二钱　桑白皮炒　川芎各一钱半　甘草炙，一钱

水二盅，姜三片，红枣一枚，煎一盅，食前服。

十全大补汤见虚劳。

小温中丸丹溪　治黄胖。宜草野贫贱人服，盖其饮食无积，但补阴燥湿而已。

针砂一斤，以醋炒为末，入糯米炒极黄为末，亦用一斤，醋糊丸，如桐子大。每米饮下四五十丸。忌口。轻者服五两，重者不过七两愈。

大温中丸丹溪　治黄胖。朱先生晚年定者。

香附一斤，童便浸，春夏一宿，秋冬三宿　甘草二两　针砂炒红醋淬三次，一斤　苦参春夏二两，秋冬一两，　厚朴姜制炒黑，五两　芍药五两　陈皮三两　山楂五两　苍术五两，泔浸　青皮六两　白术　茯苓各三两

上为细末，醋糊丸，如桐子大。面黑筋骨露气实者，米饮下五六十丸；面肥白与气虚羸弱者，白术汤下三四十丸。忌一切生冷、油腻、鸡、鹅、羊、鸭、生硬并糍粽难化之物。服过七日后，便觉手掌心凉，口唇内有红晕起，调理半月愈。

暖中丸　治黄胖，杀肝邪，舒脾气。虚者不宜用。

陈皮　苍术　厚朴制　三棱　白术　青皮各五钱　香附一斤　甘草二两　针砂十两，炒红醋淬

上为末，醋糊丸。空心盐、姜汤下五十丸，晚食前酒下亦可。忌狗肉。

枣矾丸《宝鉴》　治食劳黄，目黄、身黄。

皂矾不拘多少，置砂锅内炒通赤，用米醋点之，烧用木炭

上为末，枣肉丸。每服二三十丸，食

后姜汤下。一方用白矾。

又方《必用》

皂矾五两，煅　枣肉二两　蒸粉三两

上为末，生姜汁丸。每服二三十丸，一日二次，米饮下，食前。

胆矾丸《本事》　治男妇食劳食气，面黄虚肿，痃癖气块。

胆矾无石者，三钱　黄蜡二两　青州大枣五十枚

上以砂锅或石器内用头醋三升，先下胆矾共枣子，慢火熬半日，取出枣子去核，次下蜡，再慢火熬一二时辰如膏，入好蜡茶二两，同和为丸，桐子大。每服二十丸，茶清下，日三服，食后。如久年肠风痔疾，陈米饮下，日三服，一月见效。

青龙散《宣明》　治风气传化，腹内瘀结而目黄，风气不得泄，为热中，烦渴引饮。

地黄　仙灵脾　防风各二钱半　荆芥穗一两　何首乌去黑皮，米泔浸一宿，竹刀切，二钱半

上为末，每日三服，食后沸汤调下一钱。

嘈　杂

二陈汤见痰饮。　六君子汤见虚劳。

三圣丸　治嘈杂，神效。

白术四两　橘红一两　黄连炒，五钱

上为细末，神曲糊丸，如绿豆大。每服七八十丸，食远津唾下，或姜汤下。

导饮丸丹溪　治水饮。

吴茱萸三钱　白茯苓一两　黄连五钱　苍术一两　独活七钱

上为细末，神曲糊丸服。

第六册

泄泻滞下总治

大黄汤 芍药汤俱滞下。 益黄散见发热 诃子汤泄泻 麻黄汤伤寒。 小续命汤中风。 浆水散泄泻。 姜附汤中寒。 术附汤心痛。 大承气汤大便不通。 凉膈散发热。 四逆汤泄泻。赤石脂丸滞下。 消风散头痛。 大柴胡汤往来寒热。 建中汤伤湿。 理中汤霍乱。 干姜附子汤中寒。 清凉饮子见发热。

泄 泻

四逆汤厥。 桂枝汤伤湿。 大承气汤 小承气汤俱大便不通。 桃花汤 白头翁汤俱滞下。 栀子豉汤虚损。

通脉四逆汤《金匮》

附子大者一枚，生用 干姜三两，强者四两 甘草炙，二两

上三味，以水三升，煮取一升一合，去滓，分温再服。

紫参汤《金匮》

紫参半斤 甘草三两

上二味，以水五升，先煮紫参，取三升，内甘草，煮取一升半，分温三服。

黄芩汤《金匮》

黄芩 人参 干姜各三两 桂枝一两 大枣十二枚 半夏半升

上六味，以水七升，煮取三升，分温三服。

除湿汤见中湿。

戊己丸《和剂》 治脾胃不足，湿热乘之，泄泻不止，米谷不化。

黄连去须 吴茱萸去梗，炒 白芍药各五两

上为末，面糊丸，如梧桐子大。每服三十丸，空心米饮下。

胃苓汤一名对金饮子 治脾湿太过，泄泻不止。

平胃散 五苓散各等分

上锉，水煎服，极效。

术附汤见心痛。

升阳除湿汤东垣 治脾胃虚弱，不思饮食，泄泻无度，小便黄，四肢困弱。自下而上，引而去之。

苍术一钱 柴胡 羌活 防风 神曲 泽泻 猪苓各半钱 陈皮 大麦蘖 炙甘草各三分 升麻五分

水二盏，煎一盏，去滓，空心服。如胃寒肠鸣，加益智、半夏各五分，姜、枣同煎。非肠鸣不用。

人参升胃汤 治一日大便三四次，溏而不多，有时泄泻，腹鸣，小便黄。

黄芪二钱 人参 陈皮 炙甘草各一钱 升麻七分 柴胡 当归身 益智各五分 红花少许

水二盏，煎至一盏，去滓，稍热，食前服。

升阳除湿防风汤下血。

对金饮子

平胃散五钱 五苓散二钱半 草豆蔻面裹煨熟，半两

上相和，作四服，水一盏半，生姜三片，枣二枚，煎至一盏，去滓，食前温服。

当归散　治肠胃寒湿濡泻，腹内疞刺疼痛。

当归切，焙　干姜炮　肉豆蔻去壳，炮　木香各半两　诃梨勒炮，去核　黄连去鬚，炒。各七钱半

上为细末，每服三钱，用甘草、生姜各一分，黑豆一合，并半生半炒，水四盏，煎取二盏，作二次，空心，日午调服。

水煮木香膏见滞下。

益元散　治身热泄泻，小便不利。见伤暑。

参萸丸丹溪　治湿热滞气者，湿热甚者用为向道，上可治吞酸，下可治自利。

六一散七两，即益元散　吴茱萸二两，煮过　一方，去吴茱萸，加干姜一两，名温六丸。

上取细末，粥丸。

坚中丸　治脾胃受湿，滑泄注下。

黄连去鬚　黄柏　赤茯苓　泽泻　白术各一两　陈皮　肉豆蔻　人参　白芍药　官桂　半夏曲各半两

上十一味，为末，汤浸蒸饼为丸，如梧子大。每服五七十丸，温米饮，食前下。

理中汤见霍乱。

附子温中汤《宝鉴》　治中寒腹痛自利，米谷不化，脾胃虚弱，不喜饮食，懒言，困倦嗜卧。

附子炮，去皮脐　干姜炮。各七钱　人参　甘草炙　白芍药　白茯苓去皮　白术各五钱　厚朴姜制　草豆蔻面裹煨，去皮　陈皮各三钱

每服五钱或一两，水二盏半，姜五片，煎至一盏，食前温服。

浆水散洁古

半夏二两　良姜二钱半　干姜　肉桂　甘草　附子炮。各五钱

上为细末，每服三五钱，浆水二盏，煎至一盏，热服，甚者三四服。若太阳经伤动，传太阴下痢为鹜溏，大肠不能禁固，卒然而下，中有硬物，欲起而又下，欲了而又不了，小便多清，此寒也，宜温之，春夏桂枝汤，秋冬白术汤。谦甫云：鹜溏者，大便如水，其中有少结粪是也。

桂枝汤

桂枝　芍药　白术各半两　甘草炙，二钱

上切，每服半两，水一盏，煎至七分，去滓温服。

白术散

白术　芍药各三钱　干姜炮，半两　甘草炙，二钱

上为粗末，如前服之。甚则除去干姜，加附子三钱，谓辛能发散也。

赤石脂禹馀粮汤仲景

赤石脂　禹馀粮各一两

上分三服，水一盏半，煎至八分，去滓服。

附：**赤石脂丸**仲景

赤石脂　干姜各一两　黄连　当归各二两

为细末，炼蜜丸，梧子大。每服三十丸，米饮下。

附子补中汤　即理中汤加附子。见霍乱。　大已寒丸见恶寒。

桂香丸《三因》　治脏腑虚，为风寒所搏，冷滑注下不禁，老人虚人危笃累效。

附子　肉豆蔻　白茯苓各一两　桂心　干姜　木香各半两　丁香二钱五分

上为末，面糊丸，如梧子大。空心米饮下五十丸。

八味汤杨氏　治脾胃虚寒，气不升降，心腹刺痛，脏腑虚滑。

吴茱萸汤洗七次　干姜炮。各二两　陈皮　木香　肉桂　丁香　人参去芦　当归洗，焙。各一两

上㕮咀，每服四钱，水一盏，煎七分，温服无时。

参附汤《得效》

人参一两　附子炮，半两

每服五钱，水二盏，姜十片，煎八分，温服无时。

连理汤　即理中汤加茯苓、黄连。

木香散《和剂》　治脾胃虚弱，内挟风冷，泄泻注下，水谷不化，脐下㽲痛，腹中雷鸣，及积寒久痢，肠滑不禁。

丁香　木香　当归去芦，洗，焙　肉豆蔻仁炮　甘草炙。各二两　附子去皮脐，醋煮，切片，焙　赤石脂各一两　藿香叶洗，焙，四两　诃子皮一两五钱

上为末，每服一钱，水一盏半，生姜二片，枣一枚，煎六分，空心温服。

姜附汤见中寒。

四柱散《济生》　治元脏气虚，真阳耗散，腹脐冷痛，泄泻不止。

白茯苓　附子炮　人参　木香各一两

上㕮咀，每服三钱，水一盏半，姜五片，盐少许，煎，空心服。滑泄不止，加豆蔻、诃子煎，名六柱散。《活人》有白术，无诃子。

震灵丹紫府元君南狱魏夫人方，出《道藏》，一名紫金丹　治男子真元衰惫，五劳七伤，脐腹冷疼，肢体酸痛，上盛下虚，头目晕眩，心神恍惚，血气衰微。及中风瘫痪，手足不遂，筋骨拘挛，腰膝沉重，容枯肌瘦，目暗耳聋，口苦舌干，饮食无味。心肾不足，精滑梦遗，膀胱疝坠，小肠淋沥，夜多盗汗，久泻久痢，呕吐不食，八风五痹，一切沉寒痼冷，服之如神。及治妇人血气不足，崩漏虚损带下，久冷胎脏无子。

禹馀粮火煅醋淬，不计遍数，手捻得碎为度　紫石英　丁头代赭石如禹馀粮炮制　赤石脂各四两

已上四味，并作小块，入甘锅内，盐泥固济，候干用炭十斤煅通红，火尽为度，入地埋，出火毒二宿。

滴乳香另研　五灵脂去砂石，筛　没药去砂石，研。各二两　朱砂水飞过，一两

上八味，并为细末，以糯米粉煮糊为丸，如鸡头实大，晒干出光。每一丸，空心温酒或冷水任下。常服镇心神，驻颜色，温脾胃，理腰膝，除尸疰蛊毒，辟鬼魅邪疠。久服轻身，渐入仙道。忌猪羊血，恐减药力。妇人醋汤下，孕妇不可服，极有神效。

养气丹　治久冷泄泻，及休息痢疾，每服三十丸，多服收效。方见气门。

朱砂丹削。

陈曲丸《宝鉴》　磨积，止泻痢，治腹中冷疼。

陈曲一两半　官桂　人参　干姜　白术　当归　甘草炙　厚朴各半两

上为末，炼蜜丸，如桐子大。每服三五十丸，温酒或淡醋汤任下，食前，日二服。

玉粉散　治冷极泄泻，久作滑肠不禁，不思饮食，宜服。

红豆拣净　大附子炮，去皮脐　干姜炮。各半两　舶上硫黄另研，二钱半

上四味，为末，入研药匀。每服二钱，空心，半稀半稠粟米饮下，至晚又一服。重者十服必效，轻者三五服安。

十补饮　即十全大补汤。见虚劳。

乳豆丸《得效》　治滑泄不止，诸药无效。

肉豆蔻生，为末

上用通明乳香，以酒浸过，研成膏，如梧桐子大。每服五十丸，空心米饮送下。

桃花丸《和剂》　治肠胃虚弱，冷气乘之，脐腹搅痛，下痢纯白；或冷热相搏，赤白相杂，肠滑不禁，日夜无度。

赤石脂　干姜炮。各等分

上为末，面糊为丸，如梧子大。每服三十丸，空心食前米饮送下，日三。

若痢久虚滑，去积不已，用苍术二两，防风一两，锉，水一碗，煎至半碗，下此丸或赤石脂丸，小便利则安。

诃黎勒丸《济生》　治大肠虚冷，泄泻不止，腹胁引痛，饮食不化。

诃黎勒面裹煨　附子炮　肉豆蔻面裹煨　木香　吴茱萸炒　龙骨生用　白茯苓去皮　荜拨各等分

上为细末，生姜汁煮面糊为丸，如桐子大。每服七十丸，空心米饮下。

香连丸见滞下。

玉龙丸　治一切暑毒伏暑，腹胀疼痛，神效。

硫黄　硝石　滑石　明矾各一两

用无根水滴为丸。《夷坚》甲志云：昔虞丞相自渠州被召，途中冒暑得疾，泄利连月，梦壁间有韵语方一纸，读之数过，其词曰：暑毒在脾，湿气连脚，不泄则痢，不痢则疟。独炼雄黄，蒸饼和药，甘草作汤，服之安乐。别作治疗，医家大错，如方制药，服之遂愈。

曲术丸　治时暑暴泻，壮脾温胃，及治饮食所伤，胸膈痞闷。

神曲炒　苍术米泔浸一宿，炒。各等分

上为细末，面糊丸，如梧桐子大。每服三十丸，温米饮下，不拘时。

大七香丸伤食。　五膈宽中散反胃。

调气散　即木香调气散。见气。

诃黎勒散《金匮》

诃黎勒十枚

上一味为散，粥饮和，顿服。

四君子汤见虚劳。

二神加木香丸即枣肉丸　治脾肾虚寒，或肠鸣泄泻，腹胁虚胀，或胸膈不快，食不消化。

破故纸四两，炒　木香一两，不见火　肉豆蔻二两，面裹煨香，去面

上三味，为细末，灯心煮枣肉为丸，如梧子大。每服七十丸，空心姜汤下。

附：**加味六君子汤**　治一切脾胃虚弱泄泻之证。及伤寒病后米谷不化，肠中虚滑，发渴微痛，久不瘥者。及治小儿脾疳，泄泻得痢。

人参　白术　白茯苓　黄芪　山药　甘草　砂仁各一两　厚朴　肉豆蔻面裹煨，另研。各七钱半

上为细末，每服二钱，用饭汤调服，不拘时候。如渴，煎麦门冬汤调服。

白术芍药汤　治脾经受湿，水泄注下，体重困倦，不欲饮食，水谷不化等证。

白术炒　芍药炒。各四钱　甘草炒，二钱

上水煎服。

曲蘖枳术丸

白术米泔浸一日，四两　黑枳实去瓤，麸炒，二两　陈皮去白　半夏姜汤泡七次　神曲炒　麦芽炒　山楂肉各一两五钱　如胃寒或冬月，加砂仁一两。气滞不行，加木香五钱。常有痰火，又兼胸膈痞闷，加黄连、茯苓各一两。

上为细末，用鲜荷叶数片，煮汤去叶，入老仓米，如寻常造饭法，甑内以荷叶铺盖，方全气味，乘热捣烂，以细绢绞精华汁，揉拌成剂，为丸如桐子大。每服百丸，食远白汤送下。

治中汤　七香丸　红丸子俱伤食。

香茸丸　治饮酒多，遂成酒泄，骨

立，不能食，但再饮一二盏，泄作几年矣。

嫩鹿茸草火燎去毛，用酥炙黄　肉豆蔻火煨。各一两　生麝香另研，一钱

上为末，白陈米饭为丸，如梧子大。每服五十丸，空腹米饮下。热者服酒煮黄连丸。

平胃散　专治酒泄，饮后独甚。加丁香、缩砂、麦蘖、神曲各五钱，为末，空腹米饮调二钱，立愈。

大健脾散《百一》　治脾胃虚寒，不进饮食。

荜澄茄　干姜　白豆蔻　丁香各半两　白茯苓　甘草　肉豆蔻　半夏姜汁浸一宿　缩砂仁　青皮　檀香　厚朴姜汁制　茯香　神曲　橘红各一两　白术四两　川乌炮，去皮脐　草果仁　附子炮，去皮尖。各二两

上㕮咀，每服三钱，水一盏半，姜七片，枣一枚，煎七分，空心温服。

大藿香散《百一》　治一切脾胃虚寒，呕吐霍乱，心腹撮痛，如泄泻不已，最能取效。

藿香　木香　制青皮麸炒　神曲炒　人参　肉豆蔻面裹煨　良姜炒　麦蘖炒　诃子煨，去核　白茯苓　甘草炒　制厚朴　陈皮去白。各一两　干姜炮，半两

为细末，每服四钱。吐逆泄泻，不下食，或呕酸苦水，煨生姜半块，盐一捻，水煎服。水泻滑泄，肠风脏毒，陈米饮入盐热调下。赤白痢，煎甘草、黑豆汤下。脾胃虚冷，宿滞酒食，痰气作晕，入盐少许，嚼姜、枣汤热服。胃气吃噫，生姜自然汁，入盐点服。此药大能顺气消食，利膈开胃。

酒煮黄连丸伤暑。

快脾丸魏氏

生姜六两，净洗，切片，以飞面四两和匀，就日中晒干　橘皮一两　甘草炙　丁香不见火。各二两　缩砂仁三两

上为末，炼蜜丸，如弹子大。每服二丸，食前姜汤送下。

葛花解酲汤伤饮。　养胃汤见疟。二陈汤痰饮。

木香和中丸　治腹痛泄泻，脉滑者，神效累验。见大便不通。

五味子散　治肾泄。

五味子二两　吴茱萸半两

上炒香熟，研为细末。每服二钱，陈米饮下。

昔一人，每五更将天明时，必溏利一次，如是数月。有人云：此名肾泄，感阴气而然，服此顿愈。

五味子丸《本事》

益智仁炒　苁蓉酒浸，焙　川巴戟去心　人参　五味子去梗　骨碎补去毛　土茴香炒　白术　覆盆子　白龙骨　熟地黄洗　牡蛎　菟丝子各等分

上为末，炼蜜丸，梧桐子大。每服七十丸，空心盐汤下。

五味子丸　治下元虚寒，火不生土，及肾中之土不足，以致关门不闭，名曰肾泄，亦名脾肾泄。

人参　五味子　破故纸炒　白术各二两　山药炒　白茯苓各一两半　吴茱萸　川巴戟去心　肉果面裹煨。各一两　龙骨煅，五钱

上为末，酒糊丸，如梧桐子大。每服七十丸，空心盐汤下。

金锁正元丹《和剂》　治肾虚泄泻，小便频数，盗汗遗精，一切虚冷之证。

龙骨煅，另研　朱砂另研。各三两　茯苓八两　紫巴戟去心　肉苁蓉洗，焙　胡芦巴焙。各一斤　补骨脂酒浸，炒，十两　五倍子八两

上为末，酒糊丸，桐子大。每服三十丸，空心温酒，盐汤任下。

椒朴丸魏氏

益智仁去壳，炒　川椒炒出汗　川厚朴姜制炒　陈皮　白姜　茴香炒。各等分

上用青盐等分，于银石器内，以水浸干药，用慢火煮干焙燥，为细末，酒糊丸，如梧子大。每服三十丸，加至四十丸，空心盐汤、温酒任下。

小茴香丸《本事》

舶上茴香炒　胡芦巴　破故纸炒香　白龙骨各一两　木香一两半　胡桃肉三七个，研　羊腰子三对，破开，盐半两擦，炙熟，研如泥

上为末，酒浸蒸饼杵熟，丸如梧桐子大。每服三五十丸，空心温酒送下。

香姜散　治晨泄，又名瀼泄。

生姜四两，切如豆大　黄连二两，锉

上一处，淹一宿，慢火炒姜紫色，去姜不用。将黄连末每服二钱，用腊茶清调一剂而愈。又用米饮酒调，治白痢尤妙。若欲速效，一料只作二服。

四神丸　治脾胃虚弱，大便不实，饮食不思，或泄泻腹痛等证。

肉豆蔻二两　补骨脂四两　五味子二两　吴茱萸浸，炒，一两

上为末，生姜八两，红枣一百枚，煮熟取枣肉和末丸，如桐子大。每服五七十丸，空心或食前白汤送下。

澹寮四神丸　治肾泄脾泄。

肉豆蔻生，二两　破故纸炒，四两　茴香炒，一两　木香半两

上为细末，生姜煮枣肉为丸，如梧子大，盐汤下。一方，去木香、茴香，入神曲、麦蘖，如前作丸。

补中益气汤劳倦。　六味丸虚劳。　滋肾丸小便不通。　金匮加减肾气丸水肿。　钱氏白术散　加减八味丸并消瘅。

止泻秘方

人参去芦　白术　干姜炮　诃子去核　茯苓去皮　木香　藿香去土　肉豆蔻面裹煨　甘草炙。各一钱半

作一服，水二盅，煎至一盅，去滓，食前通口服。

沉香温胃丸缺。

厚朴枳实汤河间

厚朴　枳实　诃子半生半熟。各一两　木香半两　黄连　炙甘草各二钱　大黄三钱

上为细末，每服三钱或五钱，水一盏半，煎至一盏，去滓温服。

固肠丸丹溪

樗皮四两　滑石二两

上为末，粥丸。

此丸性燥，若滞气未尽者，不可遽用。

诃子散河间　治泄久，腹痛渐已，泻下渐少，宜此药止之。

诃子一两，半生半熟　木香半两　甘草二钱　黄连三钱

上为细末，每服二钱，以白术芍药汤调下。如止之不已，宜因其归而送之，于诃子散内加厚朴一两，竭其邪气也。

扶脾丸东垣　治脾胃虚寒，腹中痛，溏泄无度，饮食不化。

白术　茯苓　橘皮　半夏　甘草炙　诃梨勒皮　乌梅肉各二钱　红豆　干姜　藿香各一钱　肉桂半钱　麦蘖　神曲炒。各四钱

上为末，荷叶裹烧饭为丸，如桐子大。每服五十丸，温水食前下。

诃子丸《本事》　治脾胃不和，泄泻不止，诸药不效。

诃子皮　川姜　肉豆蔻　龙骨　木香　赤石脂　附子各等分

上为细末，米糊丸，如桐子大。每服四十丸，米饮下。

大断下丸《得效》　治下痢滑数，肌肉消瘦，饮食不入，脉细皮寒，气少不能言，有时发虚热。由脾胃虚耗，耗则气夺，由谷气不入胃，胃无主以养，故形气

消索，五脏之液不收，谓之五虚，此为难治，略能食者生。

附子炮　肉豆蔻　牡蛎煅秤。各一两　细辛　干姜炮　良姜　白龙骨　赤石脂　酸石榴皮醋煮干为度，焙干。各一两半　白矾枯　诃子去核。各一两

上为末，米糊丸，如梧子大。每服三十丸，粟米汤下。

豆蔻饮《得效》　治滑泄，神效。

陈米一两　肉豆蔻面裹煨　五味子　赤石脂研。各半两

上为末，每服二钱，粟米汤饮调下，日进三服。

荜拨丸《得效》　治滑泄，寒者宜之。

荜拨　川姜炮　丁香不见火　附子炮，去皮脐　吴茱萸炒　良姜　胡椒已上各一两　山茱萸去核　草豆蔻去皮。各半两

上为末，枣肉丸，梧子大。每服五十丸，食前陈米饮下，日三服。

固肠丸《得效》　治脏腑滑泄，昼夜无度。

吴茱萸拣净　黄连去须　罂粟壳去梗蒂。各等分

上为末，醋糊丸，梧子大。每服三十丸，空心米饮送下。

龙骨散　治水泻腹痛，不纳饮食。

龙骨　当归炒　肉豆蔻面裹煨　木香各一两　厚朴二两，去粗皮，姜汁炙

上为细末，每服二钱，食前用粥饮调下。

固肠散　治脾胃虚弱，内受寒气，泄泻注下，水谷不分，冷热不调，下痢脓血，赤少白多，或如鱼脑，肠滑腹痛，遍数频并，心腹胀满，食减乏力。

陈米炒，二十两　木香不见火，一两　肉豆蔻生用　罂粟壳去蒂盖，蜜炙。各二两　干姜炮　甘草炙。各二两半

上为细末，每服二钱，酒一盏，生姜二片，枣一枚，煎至七分，不拘时，温服。如不饮酒，水煎亦得。忌酒、面、鱼腥等物。

南白胶香散　治脾胃虚寒，滑肠久泻，脐腹疼痛无休止。

御米壳醋炒，四两　龙骨　南白胶香各三两　甘草七钱，炙　干姜半两，炮

上五味，为粗末，每服五钱，水一盏半，煎至一盏，去滓，食前温服。忌冷物伤胃。

感应丸　保和丸并伤食。

〔飧泄〕

加减木香散《宝鉴》

木香　良姜　升麻　槟榔　人参各二钱半　神曲炒，二钱　肉豆蔻煨　吴茱萸泡　干姜炮　陈皮　砂仁各五分

上为粗末，每服四钱，水一盏半，煎至一盏，去滓，食前温服。宜加白术。

通脉四逆汤　升阳除湿汤俱见前。

白术汤河间

厚朴姜制　当归去芦　龙骨各五钱　白术一两　艾叶半钱，熟炒

上为末，每服三钱，水一盏，生姜三片，同煎至八分，去滓，空心温服。

防风芍药汤东垣

防风　芍药　黄芩各等分

上粗末，每服半两，或一两，水二盅，煎至一盅，温服无时。

宣风散

槟榔二个　陈皮　甘草各五钱　牵牛四两，半生半炒

上为末，每服三五分，蜜汤调下。

苍术防风汤洁古

麻黄一两　苍术去皮，四两　防风五钱

上粗末，每服一两，生姜七片，水二盏，煎至一半，去滓温服。如止后服补本丸。

补本丸

苍术 川椒去目，炒。各一两

末之，醋糊丸，如桐子大。每服五十丸，食前温水下。一法，恶痢久不效者弥佳，小儿丸如米大。

胃风汤 治风冷虚气入客肠胃，水谷不化，泄泻注下，腹胁虚满，肠鸣疠痛，及肠胃湿毒，下如豆汁，或下瘀血。方见下血门。

鞠䓖丸 治中风湿，脏腑滑泻。

附子 芎䓖 白术 神曲各等分

上四味，为末，面糊丸，如梧子大。每服三五十丸，温米饮下。此药亦治飧泄，甚妙。

《素问》云：春伤于风，夏必飧泄，米谷不化。盖春木旺，肝生风邪，淫于脾经，夏饮冷当风，故多飧泄也。

吴茱萸散 治肠痹，寒湿内搏，腹满气急，大便飧泄。

吴茱萸汤泡，焙炒 肉豆蔻 干姜炮 甘草炙。各半两 缩砂仁 陈曲炒 白术各一两 厚朴去粗皮，姜汁炙 陈皮去白，焙 良姜各二两

上为细末，每服一钱，食前用米饮调服。

草豆蔻散 治肠痹，风寒湿内攻，腹疼飧泄。

草豆蔻 陈皮去白，焙。各一两 官桂去粗皮 白豆蔻仁 肉豆蔻 当归切，焙 木香 白术 丁香 良姜各半两

上为细末，每服一钱，食前生姜、枣汤调服。

滞 下

大黄汤洁古 治泻痢久不愈，脓血稠粘，里急后重，日夜无度。

上用大黄一两，锉碎，好酒二大盏，浸半日许，煎至一盏半，去滓，分作二服，顿服之，痢止勿服，如未止再服，取利为度。后服芍药汤和之，痢止再服白术黄芩汤，盖彻其毒也。

芍药汤 行血调气。经曰：溲而便脓血，知气行而血止，行血则便自愈，调气则后重除。

芍药一两 当归 黄连 黄芩各半两 大黄三钱 桂二钱半 甘草炒 槟榔各二钱 木香一钱

如便后脏毒，加黄柏半两。

上九味，㕮咀，每服五钱，水二盏，煎至一盏，去滓温服。如痢不减，渐加大黄，食后。

白术黄芩汤 服前药痢疾虽除，更宜调和。

白术一两 黄芩七钱 甘草三钱

上㕮咀，作三服，水一盏半，煎一盏，温服清。

调胃承气汤发热。 大小承气汤大便不通。 小胃丹痰饮。 益元散伤暑。 保和丸伤食。

玄青丸 治下痢势恶，频并窘痛，或久不愈，诸药不能止，须吐下之，以开除湿热，痞闷积滞，而使气液宣行者，宜此逐之。更兼宣利积热，酒食积，黄瘦中满，水气肿胀。兼疗小儿惊疳积热，乳癖诸证。

黄连 黄柏 大黄 甘遂 芫花醋拌炒 大戟各五钱 轻粉二钱 青黛一两 牵牛四两，取头末二两

上九味，为末研匀，水丸小豆大。初服十丸，每服加十丸，空心、日午、临卧三服，以快利为度，后常服十五丸。数日后得食力，如利尚未痊，再加取利，利后却常服，以意消息，病去为度，后随证止之。小儿丸如黍米大，退惊疳积热，不须下者，常服十丸。此药峻利，非有实积者，不宜轻用，慎之。

利积丸《玄珠》，下同

黄连四两　天水散八两　当归二两　萝卜子炒　巴豆去油，同黄连炒　乳香各一两

上为末，醋糊丸，如桐子大。弱者服十五丸，实者二十五丸。

导气丸

青木香　萝卜子　茴香　槟榔　黑牵牛各四两

为细末，薄粥为丸，如梧子大，每服三十丸。

舟车神祐丸见痰饮。　藿香正气散中风。　感应丸见伤食。　苏合香丸卒中。　五苓散消瘅。

黄连丸《济生》

干姜炮　黄连去须　缩砂仁炒　川芎　阿胶蛤粉炒　白术各一两　乳香另研，三钱　枳壳去穰，麸炒，半两

上为末，用盐梅三个取肉，少入醋同杵，丸如梧子大。每服四十丸，白痢干姜汤下，赤痢甘草汤下，赤白痢干姜、甘草汤下，俱食前服。

黄连阿胶丸《和剂》　治冷热不调，下痢赤白，里急后重，脐腹疼痛，口燥烦渴，小便不利。

黄连去须，三两　阿胶碎，炒，一两　茯苓去皮，二两

上以连、苓为细末，水熬阿胶膏搜和，丸如桐子大。每服三十丸，空心温米饮下。

茶梅丸　用腊茶为细末，不以多少，用白梅肉和丸，赤痢甘草汤下，白痢乌梅汤下，泄泻不止陈米饮下，每服二十丸，团茶尤佳。

大凡痢疾，不以赤白分冷热，若手足和暖则为阳，宜先服五苓散，粟米饮调下，次服感应丸二十粒即愈。若手足厥冷则为阴，宜已寒丸附子之类，如此治痢无不效。有人夏月患痢，一日六七十行，用五苓散立止。

白头翁汤《金匮》

白头翁二两　黄连　黄柏　秦皮各三两

上四味，以水七升，煮取二升，去滓，温服一升，不愈更服。

阿胶梅连丸　治下痢，无问久新赤白青黑疼痛诸证。

阿胶净草灰炒透明白，研不细者再炒，研细尽　乌梅肉炒　黄连　黄柏炒　赤芍药　当归炒　赤茯苓去皮　干姜炮。各等分

上八味，为末，入阿胶末和匀，水丸如桐子大。每服十丸，温米饮送下，食前。

败毒散伤湿。　理中汤霍乱。　四君子汤虚劳。

加减平胃散洁古　经云：四时皆以胃气为本。久下血则脾胃虚损，血水流于四肢，却入于胃而为血痢，宜服此滋养脾胃。

白术　厚朴　陈皮各一两　木香　槟榔各三钱　甘草七钱　桃仁　人参　黄连　阿胶炒　茯苓各五钱

上㕮咀，每服五钱，姜三片，枣一枚，水煎，温服，无时。

血多加桃仁，热泄加黄连，小便涩加茯苓、泽泻，气不下后重加槟榔、木香，腹痛加官桂、芍药、甘草，脓多加阿胶，湿多加白术。脉洪大加大黄。

青六丸丹溪　去三焦湿热。治泄泻多与清化丸同服，并不单服。兼治产后腹痛或自利者，能补脾补血，亦治血痢效。

六一散三两　红曲炒，半两，活血

上饭为丸。一方，酒糊丸。

胃风汤下血。　胶艾汤溲血。

苍术地榆汤洁古　治脾经受湿，下血痢。

苍术三两　地榆一两

每一两，水二盏，煎一盏，温服。

槐花散洁古

青皮　槐花　荆芥穗各等分

上为末，水煎，空心温服。

地榆散见中暑。

茜根丸　治一切毒痢，及蛊注下血如鸡肝，心烦腹痛。

茜根洗　川升麻　犀角镑　地榆洗　当归去芦，酒洗　黄连去须　枳壳去瓤，麸炒　白芍药各等分

上为末，醋煮面糊为丸，如梧桐子大。每服七十丸，空心用米饮汤下。

地榆丸　治泻痢或血痢。

地榆微炒　当归微炒　阿胶糯米炒　黄连去须　诃子取肉，炒　木香晒干　乌梅去核，取肉秤。各半两

上为细末，炼蜜为丸，如桐子大。每服二三十丸，空心陈米饮吞下。

先公顷在括苍，病痢逾月，得此方而愈。顷在霅上，士人苏子病此危甚，其妇翁孙亿来告，急此方以与之，旋即痊安。

玉粉散　治血痢，解脏腑积热毒。

上以海蛤为细末，每服二钱，蜜水调服。

犀角散　治热痢下赤黄脓血，腹痛，心烦困闷。

犀角屑　黄连去须，微炒　地榆　黄芪各一两　当归半两，炒　木香二钱半

上为散，每服三钱，以水一盏，煎至六分，去滓温服，无时。

黄连丸一名羚羊角丸　治一切热痢及休息痢，日夜频并，兼治下血，黑如鸡肝色。

黄连去须，二两半　羚羊角镑　黄柏去粗皮。各一两半　赤茯苓去黑皮，半两

上为细末，炼蜜和丸，如梧子大。每服二十丸，姜、蜜汤下，暑月下痢，用之尤验。一方，用白茯苓、腊茶送下。

生地黄汤　治热痢不止。

生地黄半两　地榆七钱半　甘草炙，二钱半

上㕮咀，如麻豆大，用水二盏，煎至一盏，去滓，分温二服，空心日晚再服。

郁金散　治一切热毒痢，下血不止。

川郁金　槐花炒。各半两　甘草炙，二钱半

上为细末，每服一二钱，食前用豆豉汤调下。

蒲黄散　治血痢。

蒲黄三合　干地黄　桑耳　甘草　芒硝　茯苓　人参　柏叶　阿胶　艾叶　生姜各二两　禹馀粮　黄连各一两　赤石脂一两二钱半

上㕮咀，以水一斗，煮取四升，分作五服。

茜根散　治血痢，心神烦热，腹中痛，不纳饮食。

茜根　地榆　生干地黄　当归微炒　犀角屑　黄芩各一两　栀子仁半两　黄连二两，去须，微炒

上㕮咀，每服四钱，以水一中盏，入豉五十粒，薤白七寸，煎至六分，去滓，不拘时，温服。

聚珍丸　治血痢，酒痢尤效。

川百药煎　陈槐花炒。各半两　感应丸一帖　薄荷煎两帖　麝香少许

上件为末，拌匀，炼蜜为丸，如梧桐子大。每服二十丸，食前服，男子用龙牙草煎汤下，女人用生地黄煎汤下。

除湿汤见中湿。

十宝汤　治冷痢如鱼脑者，三服见效，甚疾。

黄芪四两　熟地黄酒浸　白茯苓　人参　当归酒浸　白术　半夏　白芍药　五味子　官桂各一两　甘草半两

上为粗末，每服二钱，水一盏，生姜

三片，乌梅一个，煎至七分，食前温服。

豆蔻丸　治白滞痢，腹脏撮痛。

肉豆蔻面裹煨熟　草豆蔻面裹煨熟　枇杷叶去毛，炙　缩砂仁　母丁香各一两　木香　沉香各半两　地榆二两　墨烧红，为末，半两

上为细末，烧粟米饭为丸，如樱桃大。每服二丸，食前用米饮化下。

万补丸　治脾胃久虚，大肠积冷，下痢白脓，或肠滑不固，久服诸药不效，服之神验，并产前产后皆可服。

人参　当归切，焙　草豆蔻炮，去皮　嫩茄茸酥炙　乳香各一两半　白术　阳起石火锻，细研　肉桂去皮　缩砂仁　赤石脂　钟乳粉　肉豆蔻面裹煨　沉香　白姜炮　荜拨牛乳半盏，慢火煎干　茴香炒　丁香　厚朴去皮，姜制　白茯苓各一两　地榆　大麦蘖炒　神曲炒。各半两　附子七钱，炮，去皮脐　肉苁蓉二两，净洗，用酒浸一宿，切，焙　罂粟壳和米者二十枚，炙

上为细末，研匀，用木瓜十五枚，去瓤蒸烂，同药末捣和得所，丸如梧桐子大，晒干。每服三十丸，食前米饮下。频并者，加至五七十丸。

香薷饮　六和汤俱伤暑。　厚朴丸积聚。　紫参汤泄泻。

茯苓汤东垣

茯苓六分　泽泻一钱　当归身四分　芍药一钱半　苍术二钱[①]　生姜二钱　娶桂五分　生黄芩三分　猪苓六分　炙甘草五分　升麻　柴胡各一钱

上作二服，水煎，稍热服。

神效越桃散《宝鉴》

大栀子　良姜各三钱

上为末，米饮或酒调下三钱。

建中汤见劳倦。

芍药黄芩汤东垣　治泄痢腹痛或后重，身热久不愈，脉洪疾者，及下痢脓血稠粘。

黄芩　芍药各一两　甘草五钱

上㕮咀，每服一两，水一盏半，煎至一盏，温服，无时。如痛，加桂少许。

当归导气汤东垣

甘草一钱半　当归　芍药各一钱　木香　槟榔各三钱　青皮　槐花炒。各七分　泽泻五分　生地黄一钱半或二钱酒浸，阴干

上共为末，用水煎，食前温服。如小便利，去泽泻。

圣饼子《宝鉴》　治泻痢赤白，脐腹撮痛，久不愈者。

定粉　密陀僧　舶上硫黄各三钱　黄丹二钱　轻粉少许

上五味，为末，入白面四钱匕，滴水丸，如指头大，捻成饼，荫干。食前温浆水磨下。大便黑色为效。

通神丸　治脓血杂痢，后重疼痛，日久不瘥。

没药研　五灵脂去砂石，研　乳香研。各一钱　巴豆霜研，半钱

上同研匀，滴水为丸，如黄米大。每服七丸，食前煎生木瓜汤下。小儿服三丸，随岁加减。

鱼鲊汤　治痢下五色脓血，或如烂鱼肠，并无大便，肠中搅痛不可忍，呻吟叫呼，声闻于外。

粉霜研　轻粉　朱砂研　硇砂去砂石，研　白丁香各一钱　乳香半钱　巴豆二七粒，去壳不去油

上为末，蒸枣肉为丸。婴儿三丸，如粟米大，二三岁如麻粒大，四五岁每服三四丸，并旋丸，煎鲊汤吞下，仍间服调胃药。此证缘久积而成，故小儿多有之。

香连丸《直指》　治下痢赤白，里急后重。

---

① 钱：原作“分”，据《兰室秘藏》改。

黄连去芦，二十两，用吴茱萸十两，同炒令赤，拣去茱萸不用　木香四两八钱八分，不见火

上为细末，醋糊丸，如桐子大。每服三十丸，空心饭饮下。

导气汤　治下痢脓血，日夜无度，里急后重。

木香　槟榔　黄连各六分　大黄　黄芩各一钱半　枳壳一钱，麸炒　芍药六钱　当归三钱

上㕮咀，作二服，水二盏，煎一盏，去滓，食前温服。

清凉饮子见发热。

进承气法　治太阴证，不能食是也。当先补而后泻，乃进药法也。先锉厚朴半两，姜制，水一盏，煎至半盏服。若二三服未已，胃有宿食不消，加枳实二钱，同煎服。二三服泄又未已，如不加食，尚有热毒，又加大黄三钱。推过泄未止者，为肠胃久有尘垢滑粘，加芒硝半合，垢去尽则安矣。后重兼无虚证者宜之。若力倦气少，脉虚不能食者，不宜此法。盖厚朴、枳实，大泻元气故也。

退承气法　治阳明证，能食是也。当先泻而后补，乃退药法也。先用大承气五钱，水一盏，依前法煎至七分，稍热服。如泻未止，去芒硝，减大黄一半，煎二服。如热气虽已，其人心腹满，又减去大黄，但与枳实厚朴汤，又煎二三服。如腹胀满退，泄亦自安，后服厚朴汤数服则已。

水煮木香膏《宝鉴》　治脾胃受湿，脏腑滑泄，腹中疼痛，日夜无度，肠鸣水声，不思饮食，每欲痢时，里急后重，或下赤白，或便脓血等，并皆治之。

御米壳蜜水浸湿炒黄，六两　乳香研　肉豆蔻　砂仁各一两半　当归　白芍药　木香　丁香　诃子皮　藿香　黄连去须　青皮去白　厚朴姜制　甘草炙　陈皮去白。各一两　干姜炮　枳实麸炒。各半两

上十七味，为细末，炼蜜丸，如弹子大。每服一丸，水一盏，枣一枚擘开，煎至七分，和滓稍热食前服。

白术安胃散《宝鉴》　治一切泻痢，无问脓血相杂，里急后重窘痛，日夜无度。及治小肠气痛，妇人脐下[①]虚冷，并产后儿枕痛，虚弱寒热不止者。

御米壳三两，去顶蒂，醋煮一宿　茯苓　车前子　白术　乌梅肉各一两　五味子各半两

上为粗末，每服五钱，水二盏，煎至一盏，空心温服。

升阳除湿防风汤见下血。

三奇散　治痢后里急后重。

枳壳　黄芪　防风各等分

上为末，每服二钱，用蜜汤调下，或米饮调亦得。

治里急后重

好蛤粉　穿山甲炒

上二味，等分，为末，每服一钱，空心用好酒调服。

木香黄连汤　治下痢脓血，里急后重，神效。

木香　黄连　川木通　川黄柏　枳壳麸炒　陈皮各二钱半　大黄三钱

上㕮咀，分作二帖，用水二盏，煎至八分，去滓，食前温服。

坚中丸　白胶香散俱泄泻。

纯阳真人养脏汤《和剂》　治大人小儿冷热不调，下痢赤白，或便脓血，有如鱼脑，里急后重，脐腹㽲痛。及脱肛坠下，酒毒、温毒便血，并宜服之。

人参　白术　当归各六钱　白芍药　木香各一两六钱　甘草　肉桂各八钱　肉豆蔻面裹煨，半两　御米壳蜜炙，三两六钱　诃子

---

① 下：原作“上”，据《卫生宝鉴》改。

肉一两二钱

上为㕮咀，每服四钱，用水一盏半，煎至八分，去滓，食前温服。忌酒、面、生冷、鱼腥、油腻之物。脏腑滑泄，夜起久不瘥者，可加附子四片煎服。

七宣丸见大便不通。

芍药柏皮丸

芍药　黄柏各等分

上为细末，醋糊为丸，如桐子大。每服五七十丸，食前温汤下。

固肠丸见泄泻。

桃花汤《金匮》　治下利脓血。

赤石脂，一升，一半锉，一半筛末　干姜一两　粳米一升

上三味，以水七升，煮米令熟，去滓，温七合，内赤石脂末方寸匕，日三服。若一服愈，馀勿服。

易简断下汤　治下痢赤白，无问新久长幼。

白术　茯苓各一钱　甘草五分　草果连皮一枚

上㕮咀，用罂粟壳十四枚，去筋膜并萼蒂，剪碎，用醋淹，为粗末，用作一服，水一大碗，姜七片，枣子、乌梅各七枚，煎至一大盏，分二服服之。赤痢者加乌豆二粒，白痢者加干姜五钱。

罂粟壳治痢，服之如神，但性紧涩，多令人呕逆，既以醋制，加以乌梅，不致为害。然呕吐人，则不可服。大率痢疾，古方谓之滞下，多因肠胃素有积滞而成。此疾始得之时，不可遽止，先以巴豆感应丸十馀粒，白梅汤下，令大便微利，仍以前药服之，无不应手作效。若脾胃素弱，用豆蔻、橘红、罂粟壳各等分，为末，醋煮面糊为丸，桐子大，每服五十丸，乌梅汤下。兼治泄泻暴下不止，一服既愈，更令药力相倍为佳。如觉恶心，却以理中汤、四物汤加豆蔻、木香辈调其胃气，仍以二陈汤煮木香丸以定其呕逆。大凡痢疾，乃腹心之患，尊年人尤非所宜。若果首尾用平和之剂，决难作效，必致危笃，虽欲服此，则已晚矣。其秦艽、地榆、黄柏、木通之类，其性苦寒，却难轻服。血痢当服胃风汤并胶艾汤之类。白者宜服附子理中汤、震灵丹之属，更宜审而用之。若五色杂下，泄泻无时，当用熟乌头一两，厚朴、干姜、甘草各一分，生姜煎服。今之治痢，多用驻车丸、黄连阿胶丸之类，其中止有黄连肥肠，其性本冷，若所感积轻，及馀痢休息不已，则服之取效，若病稍重，则非此可疗。

诃子皮散东垣

御米壳五分，去花萼，蜜炒　干姜六分，炮　陈皮五分　诃子皮七分，煨，去核

水煎服。或为末，白汤调服亦可。

地榆芍药汤《保命》　治泄痢脓血脱肛。

苍术八两　地榆　卷柏　芍药各三两

上㕮咀，每服二两，水煎温服，病退勿服。

败毒散见伤湿。

参苓白术散《和剂》　治久泻及大病后、痢后调理，消渴者尤宜。

人参　干山药　莲肉去心　白扁豆去皮，姜汁浸炒。各一斤半　白术於潜者，二斤　桔梗炒令黄色　砂仁　白茯苓去皮　薏苡仁　炙甘草各一斤

上为细末，每服二钱，米汤调下；或加姜、枣煎服。或枣肉和药，丸如桐子大，每服七十丸，空心用米汤送下；或炼蜜丸，如弹子大，汤化下。

治中汤见呕吐。

仓廪汤　治禁口痢有热，乃毒气冲心，食即吐。

人参　茯苓　甘草炙　前胡　川芎　羌活　独活　桔梗　柴胡　枳壳　陈仓米

各等分

上㕮咀，每服五钱，水一盏半，生姜三片，煎至七分，去滓，不拘时，热服。

木香散《本事》　治隔年痢不止，并治血痢尤捷。

木香半两[①] 锉，用黄连半两同炒　罂粟壳半两[②] 锉，用生姜半两同炒　甘草炙，一两

上为细末，入麝香少许，每服一钱，陈米饮下。

诃梨勒丸《宝鉴》　治休息痢，昼夜无度，脐腹撮痛，诸药不效。

椿根白皮二两　诃子半两，去核　母丁香三十粒

为细末，醋糊丸，如梧子大。每服五十丸，陈米饮汤入醋少许，一日三服效。椿树，俗谓虎眼树，又谓之樗。

芜荑丸　治久痢不瘥，有虫，并下部脱肛。

芜荑炒　黄连去须。各二两　蚺蛇胆半两

上为细末，炼蜜丸，如梧桐子大。每服三十丸，食前用杏仁汤下，日再服。

驻车丸《和剂》　治一切下痢，无问冷热。

阿胶捣碎，蛤粉炒成珠，为末，以醋四升熬成膏，十五两　当归去芦，十五两　黄连去须，三十两　干姜炮，十两

上为末，醋煮阿胶膏丸，梧桐子大。每服三十丸，食前米饮下，日三服。小儿丸如麻子大，更量岁数加减服。

归连丸　治痢，无问冷热及五色痢，入口即定。

当归　黄柏　黄芩　阿胶　熟艾各二两　黄连一两

上为末，以醇醋二升，煮胶烊，下药煮，令可为丸，如豆大。每服七八十丸，日二夜一，用米汤下。若产妇痢，加蒲黄一两，炼蜜和丸。

麦蘖丸　治休息痢，不能饮食及羸瘦。

大麦蘖炒　附子炮裂，去皮脐　陈曲炒　官桂去皮　乌梅肉炒　白茯苓去皮　人参各一两

上为细末，炼蜜和丸，如梧桐子大。每服三十丸，煮枣肉饮下，不拘时。一方，用七月七日曲。

治休息痢羸瘦

黄连去须，为末　定粉研。各半两　大枣二十枚，去核

上舂枣如泥，铺于纸上，安二味药裹之，烧令通赤，取出候冷，细研为末，每服使好精羊肉半斤，切作片子，用散药三钱，掺在肉上，湿纸裹烧熟，放冷食之，不过三两服效。

又方

杏仁一两，汤浸，去皮尖及双仁，麸炒黄色　豮猪肝一具，去筋膜，切作片

上件，将肝用水洗去血，切作片，于净铛内一重肝，一重杏仁，入尽，用童子小便二升，入铛中盖定，慢火煎令小便尽即熟，放冷，任意食之。

又方一名　**羊肝散**

砂仁一两，去皮　肉豆蔻半两，去壳

上为细末，用羊肝半具，细切拌药，以湿纸三五重裹上，更以面裹，用慢火烧令熟，去面并纸，入软饭捣和，丸如梧子大。每服三十丸，食前粥饮下。

薤莲饮

石莲肉　干山药各等分

上为细末，生姜、茶煎汤，调下三钱。

异功散　七珍散俱不能食。　六柱饮泄泻。　独活寄生汤见腰痛。　虎骨四斤丸脚气。　大防风汤鹤膝风。　橘皮枳术

---

① 半两：原脱，据《本事方》补。
② 半两：原脱，据《本事方》补。

丸伤食。

附方

神效参香散 治大人小儿脏气虚怯，冷热不调，积而成痢，或下鲜血，或如豆汁，或如鱼脑，或下瘀血，或下紫黑血，或赤白相杂，里急后重，日夜频数，无问新久，并皆治之。

白扁豆炒 木香 人参去芦。各二两 茯苓去皮 肉豆蔻煨。各四两 罂粟壳去蒂 陈皮去白。各十两

上为细末，每服三钱，用温米饮调下，无时。

黑丸子 治脾胃怯弱，饮食过伤，留滞不化，遂成痢下。服此药推导，更须斟酌受病浅深，增减丸数，当逐尽积滞方佳，然后徐徐补之。

乌梅肉 杏仁去皮尖，另研 半夏汤泡七次 缩砂各十四粒 百草霜六钱 巴豆霜去油，半钱

上为细末，和匀，稀糊为丸，如黍米大。每服十五丸，加至二十丸，用白汤送下。看人虚实，加减丸数服之。

不二散 治诸般泻痢，神效。

罂粟壳 青皮去瓤，焙干 陈皮去白，焙干。各二两 当归去芦，炒 甘草炙 甜藤如无，只以干葛代之。各一两

上件㕮咀，每服三钱，水一盏，煎七分，去滓，通口服。如患赤白痢，用酸石榴皮一片同煎，极妙。

神效鸡清丸 治一切泻痢。

木香二两 黄连二两半 肉豆蔻七个大者，生用

上先为细末，取鸡子清搜和药作饼子，于慢火上炙令黄色变红，极干再研为末，用面糊丸，如桐子大。每服五十丸，空心米饮下。

御米丸 治一切泻痢。

肉豆蔻 诃子肉 白茯苓 白术各一两 石莲肉 当归各半两 乳香三钱 罂粟壳一两半，蜜炙

上为细末，水糊为丸，如梧桐子大。每服三五十丸，空心用米饮送下。如血痢，减豆蔻、白术、当归、粟壳。

犀角丸 但是痢，服之无不瘥者。

犀角屑取黑色文理粗者，产后用弥佳 宣州黄连 苦参多实轻捣 金州黄柏赤色紧薄者 川当归五味俱取细末

上各捣研为末。各等分，和匀，空腹，烂煮糯米饮调方寸匕服之，日再服。忌粘滑、油腻、生菜。

瓜蒌散 治五色痢，久不愈者。

瓜蒌一个，黄色者，以炭火煨存性用，盖在地下一宿，出火毒

上研为细末，作一服，用温酒调服。胡大卿有一仆人，患痢半年，至杭州遇一道人传此方而愈。

葛根汤 专治酒痢。

葛根 枳壳 半夏 生地黄、杏仁去皮尖 茯苓各二钱四分 黄芩一钱二分 甘草炙，半钱

上分作二帖，水二盏，黑豆百粒，生姜五片，白梅一个，煎至一盏，去滓，食前温服。

神效散 治休息痢，气痢，脓血不止，疼痛困弱。

当归 乌梅肉 黄连各等分

上为细末，研大蒜作膏和丸，如梧子大。每服三四十丸，厚朴煎汤下。一方，加阿胶。

又方 治赤白痢新旧疾。

上用盐霜梅三个，用黄泥裹，于慢火煨干，研为细末，用米汤调下。

治肠蛊，先下赤，后下黄白沫，连年不愈。兼治痢下，应先白后赤，若先赤后白，为肠蛊。

上用牛膝一两，切，捶碎，以醇酒一升渍一宿，平旦空心服之，再服愈。

阿胶丸 治冷热不调，痢下脓血下止，腹痛不可忍。

阿胶锉碎，炒令燥 干姜炮 木香 黄连炒 当归炒 黄芩各一两 赤石脂 龙骨各二两 厚朴一两半，去粗皮，生姜汁涂炙

上为细末，炼蜜和丸，如梧子大。每服三十丸，不拘时以粥饮下。

木香散 治冷热痢，虚损腹痛，不能饮食，日渐乏力。

木香 干姜炮 甘草炙 黄芩各半两 柏叶炙 当归炒 白术 干熟地黄各七钱半 黄连炒，五钱

上锉散，每服三钱，水一中盏，煎至五分，去滓，不拘时，温服。

杨子建**万全护命方** 今有人患痢，其脉微小，再再寻之，又沉而涩，此之一候，若下白痢，其势虽重，庶几可治。若是下血，切忌发热，通身发热者死，热见七日死。已上所陈，虽未足以达痢之渊源，亦足以明其粗迹。议者谓：如子所言，自甲子至于癸亥，每六十年中，未尝有一年不生痢疾，今世人所患痢疾，于数年中间忽止有一年，其故何也？答曰：六十年中，未尝有一年无木土相攻，未尝无土火相郁，未尝无水火相犯。但五运之政，譬如权衡，一年间五行气数，更相承制，得其平等，则其疾自然不作。若或一气太过，一脏有馀，痢疾之生，应不旋踵。予故备陈其粗，以开后学之未悟，庶几诊疗之间，无差误之过者矣。但毒痢伤人不一，惟水邪犯心为重。世人初患痢时，先发寒热，投药治之，其热不退，发热太甚，食则呕逆，下痢不止，心热如火，只要入凉处，只思吃冷水，忽思狂走，浑身肌肉疼痛，着手不得，此候十难治其三四也。治疫毒痢方，须是子细首尾读此方论，令分明识病根源，然后吃药。但毒痢初得时，先发寒热，忽头痛，忽壮热，忽转数行，便下赤痢，忽赤白相杂，忽止下白痢，或先下白痢，后变成赤痢，或先下赤痢，后却变成白痢，并宜吃此方。但初下痢时，先发寒热头痛，即是寒邪犯心。寒气犯心，水火相战，故初病时，先发寒热，水火相犯，血变于中，所以多下赤痢，如紫草水，如苋菜水，无色泽者，寒邪犯心之重也。先发寒热，而所下之痢止白色者，寒邪犯心之未动也。先下白痢，而后有赤痢之变者，寒邪犯心，其势渐加也。先下赤痢，而后变成白痢者，寒邪犯心，其势渐减也。赤白相等者，水火相犯，其气相等，寒湿之气相搏也。忽有赤多而白少，忽有赤少而白多，此寒邪之势有多少，毒痢之病有重轻，以白多为轻，赤多为重。治之之法，先夺其寒，则其所下之药一也。以太岁分之，则丙子、丙午、甲子、甲午、庚子、庚午年，丙寅、丙申年，甲寅、甲申年，庚寅、庚申并辰戌之年，运遇丙甲及庚运所临，其害尤甚。及丑未之年，宜有此候，又兼无问太岁，盖天地变化，其候多端，难可穷尽。今此但世人亦不必撞定太岁，但看一年中春夏之内，多有寒肃之化，阳光少见，忽寒热二气更相交争，忽于夏月多寒湿之化，寒邪犯心所受之痢，先发寒热，忽头痛，忽先转数行，后有赤痢，忽赤白相杂，忽止下痢，并宜吃此通神散，吃后取壮热便退。若两三盏后，壮热不退，更不吃此方，自别有方论在下。

麻黄去根节 官桂去粗皮。各七钱半 大川芎 白术各二两 藁本 独活 桔梗 防风 芍药 白芷各半两 牡丹皮去心 甘草各二钱半 细辛三钱三分羡 牵牛一钱七分

上为细末，每服二钱，非时熟汤调下，和滓热吃。若吃两三盏后，寒热不退，更不请吃，自别有方论在下。

若吃此药后，寒热已退，赤痢已消

减，便修合第二方、第三方药吃，取安效。若寒热已退，赤痢未消减，更服两三盏，然不可多吃，一日只两盏。后赤痢消减，忽变成白痢，旋次修合第二方吃，候出后度数减少，便修合第三方吃，取平安。但六甲之年，六庚之岁，春夏之内，时气多寒，人得痢疾，此药通神。若是六甲之年，丑未之岁，湿化偏多，人得痢疾，先发寒热，即于方内添草豆蔻一两，同修合也。又不问太岁，但一年间，春夏之内多寒，人有痢疾，先发寒热，并宜此方。

治毒痢初得时，先发寒热，吃前方寒热已退，赤痢已消减，宜进此还真散。若吃前方药，寒热未退，赤痢未消减，更不宜进此药。但天地变化，其候非常，痢疾证候多端，此不得不尽其仔细。

诃子五枚，用面裹火煨熟，不要生，亦不要焦，去面不用，就热咬破诃子，擘去核不用，只用皮，焙干

上捣罗为细末，每服二钱匕，以米汤一盏半，同药煎取一盏，空心和滓吃，若吐出一两口涎更佳。如此吃经数盏，大腑渐安，出后减少，修合第三方药吃，以牢固大肠。若吃前方药，壮热未退，血痢未减，不可进此药。

治疫毒痢吃前面两方药，病势已减，所下之痢，止馀些小，或下清粪，或如鸭粪，或如茶汤，或如烛油，或只馀些小红色，宜吃此方，以牢固大肠，还复真气，舶上硫黄丸。

舶上硫黄二两，去砂石，细研为末　薏苡仁二两，炒，杵为末

上二味相和令匀，滴熟水和为丸，如桐子大。每服五十丸，空心米汤下。

黄芪散　治热痢下赤黄脓，腹疼心烦。

黄芪锉　龙骨　当归各七钱半　生干地黄五钱　黄连去须，微炒，一两　黄柏　黄芩　犀角屑　地榆各半两

上为细末，每服二钱，不拘时，粥饮调下。

秘传斗门散　治八种毒痢，脏腑撮痛，脓血赤白，或下瘀血，或成片子，或五色相杂，日夜频并。兼治禁口恶痢，里急后重，渴不止，全不进食，他药不能治者，立见神效。

黑豆炒，去皮，十二两　干姜炮，四两　罂粟壳蜜炒，半斤　地榆炒　甘草炙。各六两　白芍药三两

上㕮咀，每服三钱，水一盏，煎七分，温服。

栝蒌根汤　治下痢冷热相冲，气不和顺，本因下虚，津液耗少，口干咽燥，常思饮水，毒气更增，烦躁转甚，宜服此药救之。

栝蒌根　白茯苓　甘草炙。各半两　麦门冬去心，二钱半

上㕮咀，每服五钱，水一盏半，枣二枚擘破，煎至七分，去滓服，不拘时。

陈米汤　治吐痢后大渴，饮水不止。

上用陈仓米二合，水淘净，以水二盏，煎至一盏，去滓，空心温服，晚食前再煎服。

治痢后渴

上用糯米二合，以水一盏半同煮，研绞汁，空心顿服之。

泽漆汤　治痢后肿满，气急喘嗽，小便如血。

泽漆叶微炒，五两　桑根白皮炙黄　郁李仁汤浸，去皮尖，炒熟。各三两　陈皮去白　白术炒　杏仁汤浸，去皮尖双仁，炒。各一两　人参一两半

上㕮咀，每服五钱，水二盏，生姜三片，煎取八分，去滓温服，候半时辰再服。取下黄水数升，或小便利为度。

茯苓汤　治痢后遍身浮肿。

赤茯苓去黑皮　泽漆叶微炒　白术微炒。各一两　桑根白皮炙黄　黄芩　射干　防己　泽泻各三两

上㕮咀，每服五钱匕，先以水三盏，煮大豆一合，取二盏，去滓内药，煎取一盏，分为二服，未瘥，频服两料。

上二方，须以《济生》肾气丸佐之，后方虚者禁用。

大小便不通

二陈汤痰饮。　凉膈散发热。　通圣散眩晕。　厚朴大黄汤见痞。

甘遂散

上以甘遂二两，赤皮者，为末，炼蜜二合和匀，每一两重分作四服，日进一服，蜜水下，未知，日二服，渐加之。

又方　葵子末三合，青竹叶一把，水一升，煮五沸，顿服。

又方　葵子末三合，水一升，煮去滓，分作二服，入猪脂二两，空心服。

三白散　治阴囊肿胀，大小便不通。

白牵牛二两　桑白皮　白术　木通去节　陈皮各半两

上为细末，每服二钱，姜汤调下，空心服，未觉再进。

大便不通

麻仁丸《和剂》　治肠胃热燥，大便秘结。

厚朴去皮，姜制炒　芍药　枳实麸炒。各半斤　大黄蒸，焙，一斤　麻仁别研，五两　杏仁去皮尖，炒，五两半

上为末，炼蜜和丸，如梧子大。每服二十丸，临卧用温水下。大便通利则止。

宝鉴麻仁丸　顺三焦，和五脏，润肠胃，除风气。治冷热壅结，津液耗少，令人大便秘难，或闭塞不通。若年高气弱及有风人大便秘涩，尤宜服之。

枳壳去瓤，麸炒　白槟榔煨半生　菟丝子酒浸，别末　山药　防风去杈枝　山茱萸　肉桂去粗皮　车前子各一两半　木香　羌活各一两　郁李仁去皮，另研　大黄半蒸半生　麻仁另捣研。各四两

上为细末，入别研药和匀，炼蜜丸，如桐子大。每服十五丸至二十丸，温汤下，临卧服。

七宣丸《和剂》　疗风气结聚，宿食不消，兼砂石皮毛在腹中，及积年腰脚疼痛，冷如冰石，脚气冲心烦愦，头旋暗倒，肩背沉重，必腹胀满，胸膈痞塞。及风毒连头面肿，大便或秘，小便时涩，脾胃虚痞不食，脚转筋挛急掣痛，心神恍惚，眠寐不安。东垣云：治在脉则涩，在时则秋。

桃仁去皮尖，炒，六两　柴胡去苗　诃子皮　枳实麸炒　木香各五两　甘草炙，四两　大黄面裹煨，十五两

上为末，炼蜜丸，如桐子大。每服二十丸，食前临卧各一服，米饮下，以利为度。觉病势退，服五补丸。此药不问男女老幼皆可服。量虚实加减丸数。

七圣丸《和剂》　治风气壅盛，痰热结搏，头目昏重，涕唾稠粘，心烦面热，咽干口燥，肩背拘急，心腹胁肋胀满，腰腿重疼，大便秘，小便赤，睡卧不安。东垣云：治在脉则弦，在时则春。

肉桂去皮　川芎　大黄酒蒸　槟榔　木香各半两　羌活　郁李仁去皮。各一两

上七味，为末，炼蜜丸，如桐子大。每服十五丸，食后温汤送下。山岚瘴地最宜服，虚实加减之。

厚朴汤洁古

厚朴制　陈皮　甘草各三两　白术五两　半夏曲　枳实麸炒。各二两

上为粗末，每服三五钱，水一盏半，

姜三片，枣一枚，煎至八分，食前大温服。

〔风秘〕

小续命汤中风。

皂角丸《得效》 专治有风人脏腑秘涩，大效。

猪牙皂角 厚枳壳去瓤 羌活 桑白皮 槟榔 杏仁制同下，另研 麻仁另研 防风 川白芷 陈皮去白。各等分

上为细末，蜜丸如桐子大。每服三五十丸，温白汤送下，蜜汤亦可。

又方**皂角丸** 治大肠有风，大便秘结，尊年之人宜服。

皂角炙，去子 枳壳去瓤，麸炒。各等分

上为末，炼蜜和丸，如桐子大。每服七十丸，空心食前米饮送下。

疏风散 治风毒秘结。

枳壳制，半两 防风 羌活 独活 槟榔 白芷 威灵仙 蒺藜炒赤，去刺 麻仁炒，另研 杏仁汤洗，去皮尖，炒，另研 甘草炙。各一两

上锉散，每服二钱半，生姜五片，蜜一匙，水一盏半，煎服。

枳壳丸 治肠胃气壅风盛，大便秘实。

皂角去皮弦子，炙 枳壳炒 大黄 羌活 木香 橘红 桑白皮 香白芷各等分

上为末，炼蜜丸，如桐子大。每服七十丸，空心米饮下。又方，只用枳实、皂角等分，饭饮丸亦妙。

二仁丸 专治虚人老人风秘，不可服大黄药者。

杏仁去皮尖，麸炒黄 麻仁各另研 枳壳去瓤，麸炒赤 诃子慢火炒，槌去核。各等分

上为末，炼蜜丸，梧子大。每服三十丸，温汤下。

〔冷秘〕

藿香正气散中风。

半硫丸《和剂》 治年高冷秘、虚秘及痃癖冷气。

半夏汤洗七次，焙干，为细末 硫黄明净好者，研令极细，用柳木槌子杀过

上以生姜自然汁同熬，入干蒸饼末搅和匀，入臼内杵数百下，丸如梧子大。每服十五丸至二十丸，无灰温酒或生姜汤任下，妇人醋汤下，俱空心服。

〔气秘〕

苏子降气汤 养正丹并气。 来复丹中暑。 木香槟榔丸气。

六磨汤 治气滞腹急，大便秘涩。

沉香 木香 槟榔 乌药 枳壳 大黄各等分

上各件，热汤磨服。

三和散《和剂》 治五脏不调，三焦不和，心腹痞闷，胁肋膜胀，风气壅滞，肢节烦疼，头面虚浮，手足微肿，肠胃燥涩，大便秘难，虽年高气弱，并可服之。又治背痛胁痛，有妨饮食，及脚气上攻，胸腹满闷，大便不通。

羌活去芦 紫苏去粗梗 宣州木瓜薄切，焙干 沉香 大腹皮炙焦黄。各一两 芎䓖三两 甘草炒 陈皮去白 木香 槟榔面裹煨熟，去面 白术各七钱半

上为粗末，每服二大钱，水一盏，煎至六分，去滓温服，不拘时。

橘杏丸《得效》 治气秘，老人、虚弱人皆可服。

橘红取末 杏仁汤浸，去皮尖，另研。各等分

上和匀，炼蜜丸，如桐子大。每服七十丸，空心米饮送下。

苏麻粥 顺气，滑大便。

紫苏子 麻子仁不拘多少

上二味研烂，水滤取汁，煮粥食之。

小通气散 治虚人忧怒伤肺，肺与大肠为传送，致令秘涩。服燥药过，大便

秘，亦可用。

陈皮去白　苏嫩茎叶　枳壳去穰　木通去皮节。各等分

上锉散，每服四钱，水一盏煎，温服立通。

〔热秘〕

四顺清凉饮发热。

大承气汤《宣明》

大黄　芒硝　厚朴去粗皮　枳实各半两

上锉如麻豆大，分半，用水一盏半，生姜三片，煎至六分，内硝煎，去滓服。

小承气汤

大黄半两　厚朴去粗皮　枳实各三钱

上锉如麻豆大，分作二服，水一盏，生姜三片，煎至半盏，绞汁服，未利再服。

大黄饮子　治身热烦躁，大便不通。

大黄湿纸裹煨，二钱　杏仁炒，去皮尖　枳壳麸炒　栀子仁　生地黄各一钱半　川升麻一钱　人参　黄芩各七分　甘草炙，五分

上作一服，水二盅，姜五片，豆豉二十一粒，乌梅一枚，煎至一盅，不拘时服。

脾约麻仁丸　治肠胃热燥，大便秘结。

麻仁另研，五两　大黄一斤，蒸，焙　厚朴去粗皮，姜制炒　枳实麸炒　芍药各八两　杏仁去皮尖，炒，五两半

上为细末，炼蜜为丸，如梧子大。每服二十丸，临睡用温白汤送下。大便利即止。

〔虚秘〕

威灵仙丸《得效》　治年高气衰，津液枯燥，大便秘结。

黄芪蜜炙　枳实　威灵仙各等分

上为末，蜜丸如梧子大。每服五七十丸，不拘时，姜汤、白汤任下。忌茶。一方，有防风，无黄芪。

苁蓉润肠丸《济生》　治发汗、利小便亡津液，大腑秘结，老人虚人皆可服。

肉苁蓉酒浸，焙，二两　沉香另研，一两

上为末，麻子仁汁打糊丸，如梧子大。每服七十丸，空心米饮送下。

四物汤见虚劳。

导滞通幽汤东垣　治幽门不通上冲，吸门不开，噎塞，气不得上下，大便难，脾胃初受热中，多有此证，治在幽门，以辛润之。

当归身　升麻梢　桃仁泥　甘草炙。各一钱　红花少许　熟地黄　生地黄各五分

水二大盏，煎至一盏，调槟榔细末五分，稍热服。一方，加麻仁、大黄各等分，唯红花少许，名润燥汤。

益血丹海藏　治大便燥，久虚亡血。

当归酒浸，焙　熟地黄各等分

上为末，炼蜜丸，如弹子大。细嚼，酒下一丸。

五仁丸《得效》　治津液枯竭，大肠秘涩，传导艰难。

桃仁　杏仁炒，去皮。各一两　柏子仁半两　松子仁一钱二分半　郁李仁一钱，炒　陈皮四两，另为末

上将五仁另研如膏，入陈皮末研匀，炼蜜丸，如梧子大。每服五十丸，空心米饮下。

黄芪汤　治年高老人大便秘涩。

绵黄芪　陈皮去白。各半两

上为末，每服三钱，用大麻仁一合烂研，以水投，取浆水一盏，滤去滓，于银石器内煎，候有乳起，即入白蜜一大匙，再煎令沸，调药末，空心食前服。秘甚者，不过两服愈，常服即无秘涩之患。此药不冷不燥，其效如神。

益血润肠丸

熟地黄六两　杏仁炒，去皮尖　麻仁各三两，以上三味俱杵膏　枳壳麸炒　橘红各二两五

钱　阿胶炒　肉苁蓉各一两半　苏子　荆芥各一两　当归三两

末之，以前三味膏同杵千馀下，仍加炼蜜丸，如桐子大。每服五六十丸，空心白汤下。

〔实秘〕

神芎丸见头痛。

木香和中丸

木香　沉香　白豆蔻　枳实炒　槟榔　蓬术　青皮　陈皮　当归酒洗　黄芩　木通　黄连　缩砂　猪牙皂角去皮弦并子，蜜水润，炙干　郁李仁汤去皮　三棱各净末，一两　大黄四两　香附三两　黄柏二两　牵牛头末三两

为末，水丸。每服三钱重，白汤下，或姜汤下。

脾积丸　治饮食停滞，腹胀痛闷，呕恶吞酸，大便秘结。

蓬莪术三两　京三棱二两　青皮去白，一两　良姜同蓬术、三棱用米醋一升于磁瓶内煮干，乘热切，焙　南木香各半两　不蛀皂角三大锭，烧存性　百草霜村庄家锅底者佳

上末，用川巴豆半两，去壳研如泥，渐入药末研和，面糊丸，麻子大。每服五十丸，加至六十丸，橘皮煎汤下。

穿结药　治大实大满，心胸高起，气塞不通者，为结也。

蟾酥　轻粉　麝香各等分　巴豆少许，另研

上研极细，用孩儿乳汁和丸，如黍米大。每服二三丸，不拘时，姜汤下。

〔通治〕

润肠丸东垣　治胃中伏火，大便秘涩，或干燥不通，全不思食，乃风结血秘，皆令闭塞，须润燥和血疏风，则自然通矣。

羌活　当归梢　大黄煨。各半两　麻仁　桃仁泡，去皮尖。各一两

上为末，除麻仁、桃仁另研如泥外，为细末，炼蜜为丸，如桐子大。每服三五十丸，空心白汤送下。

活血润肠丸　治大便风秘、血秘，时常结燥。

当归梢一钱　防风二钱　羌活　大黄煨。各一两　麻子仁二两半　桃仁二两，研如泥　皂角仁炮存性，去皮秤一两。其性得湿则滑，滑则燥结自除。

上除桃仁、麻仁另研如泥外，为极细末，炼蜜为丸，如桐子大。每服五十丸，白汤下。二三服后，须以苏子、麻子粥，每日早晚食之，大便日久再不结燥。馀药以磁器盛之，纸密封，勿使见风。

神功丸《宝鉴》　治三焦气壅，心腹痞闷，大腑风热，大便不通，腰腿疼痛，肩背重疼，头昏面热，口苦咽干，心胸烦躁，睡卧不安，及治脚气，并素有风人大便结燥。

火麻仁另捣如膏　人参各二两　诃梨勒皮　大黄锦纹者，面裹煨。各四两

上为细末，入麻仁捣研匀，炼蜜为丸，如桐子大。每服二十丸，温汤下，温酒、米饮皆可服，食后临卧。如大便不通，可倍丸数，以利为度。

黄芪人参汤伤暑。

麻黄白术汤

麻黄不去根节　白豆蔻　炒曲各五分　吴茱萸　白茯苓　泽泻各四分　桂枝　厚朴　柴胡　白术　苍术　青皮去穰　黄连酒浸　黄柏酒浸　黄芪　人参　猪苓各三分　升麻　橘红各二分　杏仁四枚　生甘草　熟甘草各一分

上㕮咀，分作二服，每服水二大盏半，先煎麻黄沸去沫，再入诸药，同煎至一盏，去渣，稍热服，食远。

小便不通

〔气分热〕

清肺散东垣　治渴而小便闭　或黄或涩。

茯苓二钱　猪苓三钱　泽泻　瞿麦　琥珀各五分　灯心一分　萹蓄　木通各七分　通草二分　车前子一钱，炒

上为细末，每服五钱，水一盏半，煎至一盏，稍热服。

黄芩清肺饮见淋　猪苓汤　五苓散并消瘅。　茯苓琥珀汤小便数。

红秫散　治小便不通，上喘。

萹蓄一两半　灯心一百根　红秫黍根二两

上㕮咀，每服五钱，用河水二盏，煎至七分，去滓热服，空心食前。

〔**血分热**〕

滋肾丸　治下焦阴虚，脚膝软无力，阴汗，阴痿，足热不能履地，不渴而小便闭。

黄柏酒洗，焙　知母酒洗，焙。各二两　肉桂二钱

《内经》曰：热者寒之。又云：肾恶燥，急食辛以润之。以黄柏之苦寒，泻热补水润燥，故以为君。以知母苦寒，泻肾火，故以为佐。肉桂辛热，寒因热用也。

上为细末，熟水为丸，如芡实大。每服百丸，加至二百丸，百沸汤空心下。

黄连丸　即滋阴化气汤洁古　治因服热药，小便不利，诸药莫能效者，或脐下痛不可忍者。

黄连炒　黄柏炒　甘草各等分

上㕮咀，水煎，温服，食前。如再不通，加知母。

导气除燥汤东垣　治小便不通，乃血涩致气不通而窍涩也。

知母三钱，酒制　黄柏四钱，酒制　滑石二钱，炒黄　泽泻末三钱　茯苓去皮，二钱

上和匀，每服半两，水煎，稍热空心服。如急闭小便，不拘时服。

〔**水气**〕

栝蒌瞿麦汤仲景　治小便不利而渴，亦气分药也。

瓜蒌根二两　茯苓　薯蓣各三两　附子炮，一枚　瞿麦一两

上为末，炼蜜丸，如桐子大。每服三丸，日三服。不知，增至七八丸。以小便[1]利，腹中温，谓之知。

八正散《宝鉴》　治大人小儿心经邪热，一切蕴毒，咽干口燥，大渴引饮，心忪面赤，烦躁不宁，目赤睛疼，唇焦鼻衄，口舌生疮，咽喉肿痛。又治小便赤涩，或癃闭不通，及热淋、血淋，并宜服之，亦气分药也。

瞿麦　萹蓄　车前子　滑石　甘草炙　山栀子仁　木通　大黄面裹煨，去面，切，焙。各一斤

上为散，每服二钱，水一盏，入灯心，煎至七分，去滓温服，食后临卧。小儿量力，少少与之。

桃仁煎《本事》　治妇人积血。

桃仁　大黄　朴硝各一两　虻虫半两，炒黑

上四味为末，以醇醋二升半，银石器内慢火煎取一升五合，下大黄、虻虫、桃仁等，不住手搅，良久出之，丸如梧子大。前一日不晚食，五更初温酒吞下五丸。日午取下如赤豆汁，或如鸡肝、蛤蟆衣状，未下再作，如见鲜血即止，续以调血气药补之。此方出《千金》，药峻，不可轻用。

代抵当丸畜血。　牛膝膏见淋。

以上三方，皆血分药也。

木香流气饮水肿。

〔**实证**〕

白花散《宝鉴》　治膀胱有热，小便

---

[1] 便：原作“腹”，据《金匮要略》改。

不通。

朴硝不以多少，为末

上每服二钱，用茴香汤调下，食前。

木通汤　治小便不通，小腹痛不可忍。

木通　滑石各半两　牵牛取头末，二钱半

上作一服，水二盅，灯心十茎，葱白一茎，煎至一盅，食前服。

〔**虚证**〕

八味丸　治肾虚小便不通，或过服凉药而秘涩愈甚者，每服五十丸，温盐汤下。方见虚劳。

琥珀散　治老人虚人心气闭塞，小便不通。用琥珀为末，每服一钱，浓煎人参汤下，有验。

利气散　治老人气虚，小便闭塞不通。

绵黄芪去芦　陈皮去白　甘草各等分

上锉散，每服三钱，水一盏煎服，自然流通。

参芪汤　治心虚客热乘之，小便涩数，数而沥。

赤茯苓七钱半　生干地黄　绵黄芪去芦　桑螵蛸微炙　地骨皮去骨。各半两　人参去芦　北五味子去梗　菟丝子酒浸。研　甘草炙。各二钱半

上锉散，新汲水一盏煎，临熟入灯心二十一茎，温服。

〔**转胞**〕

滑石散　治胞为热所迫，或忍小便，俱令水气迫于胞，屈辟不得充张，外水应入不得入，内溲应出不得出，小腹急痛，不得小便，小腹胀，不治害人。

寒水石二两　葵子一合　白滑石　乱发灰　车前子　木通去皮节。各一两

上锉散，水一斗，煮取五升，时时服一升，即利。

八味丸　治虚人下元冷，胞转不得小便，膨急切痛，经四五日困笃欲死，每服五十丸，盐汤下。方见虚劳。

葱白汤　治小便卒暴不通，小腹膨急，气上冲心，闷绝欲死。此由暴气乘膀胱，或从惊忧，气无所伸，郁闭而不流，气冲胞系不正。

陈皮三两　葵子一两　葱白二茎

上锉散，水五升，煮取二升，分三服。

洗方　治胞转，小便不能通。先用：

良姜　葱头　紫苏茎叶各一握

上煎汤，密室内熏洗小腹、外肾、肛门，留汤再添，蘸绵洗，以手抚于脐下，拭干，绵被中仰坐，垂脚自舒其气。次用：

蜀葵子二钱半　赤茯苓　赤芍药　白芍药各半两

上锉散，每服三钱，煎取清汁，再暖，乘热调苏合香丸三丸，并研细青盐半钱，食前温服。

又法　炒盐半斤，囊盛熨小腹。

葱熨法　治小便难，小肠胀，不急治杀人。用葱白三斤，细锉，炒令熟，以帕子裹，分作两处，更替熨脐下，即通。

治忍小便胞转方

上以自爪甲烧灰，水服。

治男子妇人过忍小便胞转

上以滑石末，葱汤调服。

〔**通治**〕

蒲黄散　治心肾有热，小便不通。

蒲黄生用　木通　荆芥　车前子　桑白皮炒　滑石　灯心　赤芍药　赤茯苓　甘草炙。各等分

上为细末，每服二钱，食前用葱白、紫苏煎汤调服。

通心饮　治心经有热，唇焦面赤，小便不通。

木通　连翘各等分

上为细末，每服一二钱，不拘时，麦门冬煎汤或灯心煎汤调服。

治小便不通，数日欲死者，神效。

桃枝　柳枝　木通　旱莲子　汉椒　白矾枯。各一两　葱白一握　灯心一束

上细锉，以水三斗，煎至一斗五升，用磁瓶一个[①]，热盛一半药汁，薰外肾，周回以被围绕，辄不得外风入，良久便通，如赤豆汁。若冷即换之，其功甚大。一方，无旱莲子。

独蒜涂脐方　治小便不通。

大蒜独颗者一枚　栀子三七枚　盐花少许

上捣烂，摊纸花子上贴脐，良久即通；未通，涂阴囊上，立通。

牛膝汤　治小便不通，茎中痛，及治女人血结，腹坚痛。

牛膝根叶一握，生用　当归焙，一两　黄芩去黑心，半两

上锉碎，每服五钱匕，水一盏半，煎七分，去滓温服，日三。

〔妊娠〕

葵子茯苓散仲景

葵子　茯苓各三两

上二味，杵为散，饮服方寸匕，日三服。小便利则愈。

归母苦参丸仲景

当归　贝母　苦参各四两

上三味，为末，炼蜜丸，如小豆大。饮服三丸至十丸。男子加滑石半两。

淋

《金匮要略》曰：淋之为病，小便如粟状，小腹弦急，痛引脐中。趺阳脉数，胃中有热，即消[②]谷引食，大便必坚，小便即数。淋家不可发汗，发汗则必便血。小便不利者，有水气，其人苦渴，用后丸主之。

栝蒌瞿麦丸

栝蒌根二两　茯苓　薯蓣各三两　附子一枚，炮　瞿麦一两

上五味，末之，炼蜜丸，梧子大。饮服三丸，日三服，不知，增至七八丸。以小便利，腹中温为知。

小便不利，蒲灰散主之。滑石白鱼散、茯苓戎盐汤并主之。

蒲灰散

蒲灰一两七钱半　滑石五钱

上二味，杵为散，饮服方寸匕，日三服。

滑石白鱼散

滑石　乱发烧存性　白鱼各五钱

上三味，杵为散，饮服半钱匕，日三服。

茯苓戎盐汤

茯苓半斤　白术二两　戎盐弹丸大一枚

上三味，先将茯苓、白术煎成，入戎盐再煎，分温三服[③]。

五苓散见消瘅。

〔热淋〕

益元散见伤暑。

火府丹《本事》　治心经蕴热，小便赤少，五淋涩痛。

黄芩一两　生干地黄二两　木通三两

上为末，炼蜜丸，如桐子大。每服五十丸，木通煎汤下。

导赤散　治心虚蕴热，小便赤淋，或成淋痛。见发热。

石韦散《和剂》　治肾气不足，膀胱有热，水道不通，淋沥不宣，出少起数，脐腹急痛，蓄作有时，劳倦即发，或尿如豆汁，或便出砂石，并皆治之。

---

① 个：原作“所”，据《圣惠方》改。

② 消：原作“满”，据《金匮要略》改。

③ 先将茯苓、白术煎成，入戎盐再煎，分温三服：原脱，据《金匮要略》补。

芍药 白术 滑石 葵子 瞿麦 石韦去毛 木通各二两 当归去芦 甘草炙 王不留行各一两

上为细末，每服二钱，煎小麦汤调下，日二三服，空心。

地肤子汤《济生》 治诸病后体虚触热，热结下焦，遂成淋疾，小便赤涩，数起少出，茎痛如刺，或尿出血。

地肤子 猪苓各一钱半 海藻洗去咸 甘草梢 瞿麦去梗 通草 黄芩 知母 枳实麸炒 升麻 葵子各一钱

上作一服，水二盅，姜三片，煎一盅，不拘时服。

五淋散 治膀胱有热，水道不通，淋沥不止，脐腹急痛，或尿如豆汁，或如砂石，膏淋尿血，并皆治之。

山茵陈 淡竹叶各一钱 木通 滑石 甘草炙。各一钱半 山栀仁炒 赤芍药 赤茯苓各二钱

上作一服，水二盅，煎至一盅，食前服。

郁金黄连丸 治心火炎上，肾水不升，致使水火不得相济，故火独炎上，水流下淋，膀胱受心火所炽，而脬囊中积热，或癃闭不通，或遗泄不禁，或白浊如泔水，或膏淋如脓，或如栀子汁，或如砂石，或如粉糊相似，俱为热证，此药治之。

郁金 黄连各一两 琥珀研 大黄酒浸 黄芩各二两 白茯苓 滑石各四两 黑牵牛炒，取头末，三两

上为细末，滴水为丸，如梧桐子大。每服五十丸，空心白汤下。

琥珀茯苓丸 治膀胱经积热，以致小便癃闭淋沥。

琥珀另研 赤茯苓去皮 滑石桂府者，另研 知母去毛 黄柏去粗皮 蛤粉另研 川木通去皮 当归 泽泻各二两 人参 赤芍药 山栀仁 黄连去须 大黄蒸 黄芩去腐 白术 瞿麦 扁蓄 猪苓各一两 木香半两

上为细末，入另研药研匀，滴水和丸，如桐子大。每服四十丸，清晨用温白汤送下。

榆白皮汤 治热淋，小腹胀满，数涩疼痛。

榆白皮 赤茯苓 甘遂煨 瞿麦 犀角屑 山栀子 木通 子芩 滑石各半两 川芒硝一两

上为散，每服三钱，水一盏，煎至五分，去滓，食前温服。

瞿麦汤 治心经蕴热，小便淋涩赤痛。

瞿麦穗七钱半 冬瓜子 茅根各半两 黄芩去黑心，六钱 木通二钱半 竹叶一把 滑石二两，研为细末，分作三帖 葵子二合

上除滑石外，粗捣筛，分作三剂，每剂用水三盏，煎至二盏，去滓，入滑石末一帖搅匀，食前分温服。

麦门冬散 治心热气壅，涩滞成淋，脐下妨闷。

麦门冬去心 木通 赤芍药 葵子各一两 滑石二两 川芒硝一两半

上为散，每服四钱，水一盏，生姜半分，葱白二茎，煎至六分，去滓，食前温服。

四汁饮 治热淋，小便赤涩疼痛。

葡萄取自然汁 生藕取汁 生地黄取汁 白蜜各五合

上和匀，每服七分一盏，银石器内慢火熬沸，不拘时，温服。

治热淋方

上用大田螺十五枚，以净水养，待田螺吐出泥，澄去上面清水，以底下浓泥，入腻粉半钱，调涂脐上，尿立通。将田螺便放长江，如留田螺或杀，其病则不效。

又方 用白茅根切四斤，以水一斗五升，煮取五升，服一升，日三夜二。又方，用泉水饮之。

〔气淋〕

瞿麦汤

瞿麦穗 黄连去须 大黄蒸 枳壳去瓤，麸炒 当归切，焙 羌活去芦 木通 牵牛 延胡索 桔梗 大腹皮 射干各一两半 桂心去粗皮，半两

上㕮咀，每服四钱匕，水一盏半，生姜七片，煎至八分，去滓，不拘时，温服。

石韦散

石韦去毛 赤芍药各半两 白茅根 木通 瞿麦 川芒硝 葵子 木香各一两 滑石二两

上为㕮咀，每服四钱，水一盏，煎至六分，去滓，食前温服。

榆枝汤

榆枝半两 石燕子三枚

上捣筛，每服三钱匕，水一盏，煎至七分，不拘时，温服。

木香流气饮见气。

沉香散 治气淋，多因五内郁结，气不舒行，阴滞于阳，而致壅滞，小腹胀满，便尿不通，大便分泄，小便方利。

沉香 石韦去毛 滑石 王不留行 当归各半两 葵子 白芍药各七钱半 甘草 橘皮各二钱半

上为末，每服二钱，煎大麦汤下。

八物汤虚劳。

〔血淋〕

牛膝膏 治死血作淋。

桃仁去皮，炒 归尾酒洗。各一两 牛膝四两，去芦，酒浸一宿 赤芍药 生地黄酒洗。各一两五钱 川芎五钱

俱锉片，用甜水十盅，炭火慢慢煎至二盅，入麝香少许，分作四次，空心服。如夏月，用凉水换，此膏不坏。

立效散 治小便淋闭作痛，有时尿血，下焦结热。

瞿麦穗 山栀子炒 甘草各三钱

上作一服，水二盅，煎至一盅，食前服。

小蓟饮子 柿蒂散 当归汤 羚羊角饮 鸡苏饮子 金黄散 神效方 髪灰散并见溲血。

车前草方 治小肠有热，血淋急痛。

上用生车前草洗净，臼内捣细，每服准一盏许，井水调，滤清汁，食前服。若沙石淋，则以寒水石火煅，研为细末和之。

〔膏淋〕

鹿角霜丸《三因》

鹿角霜 白茯苓 秋石各等分

上为细末，糊丸如梧桐子大。每服五十丸，米饮下。

沉香散 治膏淋，脐下妨闷，不得快利。

沉香 陈皮汤浸，去白，焙 黄芪各七钱半 瞿麦三两 榆白皮 韭子炒 滑石各一两 黄芩 甘草炙。各半两

上为细末，每服二钱，食前用清粥饮调服。

沉香丸

沉香 肉苁蓉酒浸，切，焙 荆芥穗 磁石火煅醋淬三七次 黄芪 滑石各一两

上为细末，蜜丸如梧子大。每服三十丸，温酒送下。

磁石丸

泽泻 肉苁蓉酒浸，切，焙 磁石火煅醋淬三七次 滑石各一两

制丸服法同上。

海金沙散

海金沙 滑石各一两，为末 甘草二钱半，为末

上研匀，每服二钱，食前煎麦门冬汤调服，灯心汤亦可。

菟丝子丸

菟丝子去尘土，水淘净，酒浸控干，蒸，捣，焙　桑螵蛸炙。各半两　泽泻二钱半

上为细末，炼蜜丸，如桐子大。每服二十丸，空心清米饮送下。

大菟丝子丸咳嗽。　鹿茸丸溲血。

〔沙石淋〕

神效琥珀散　治石淋，水道涩痛，频下沙石。

琥珀　桂心　滑石　川大黄微炒　葵子　腻粉　木通　木香　磁石火煅酒粹七次，细研水飞。各半两

上为细末，每服二钱，用灯心、葱白汤调服。

如圣散　治沙淋。

马蔺花　麦门冬去心　白茅根　车前子　甜葶苈　苦葶苈炒　檀香　连翘各等分

上为末，每服四钱，水煎服。如渴，加黄芩同煎，入烧盐少许服。

石燕丸《三因》　治石淋，因忧郁，气注下焦，结所食咸气而成，令人小便磣痛不可忍，出沙石而后小便通。

石燕火烧令通赤，水中淬三次，研极细水飞，焙干　石韦去毛　瞿麦穗　滑石各一两

上为细末，面糊丸，梧桐子大。每服十丸，食前用瞿麦、灯心煎汤送下，日二三服。甚即以石韦去毛、瞿麦穗、木通各四钱，陈皮、茯苓各三钱，为末，每服三钱，以水一盏，煎七分，去渣服。

独圣散　治沙石淋。

黄蜀葵花子俱用，炒，一两

上为细末，每服一钱匕，食前米饮调服。

〔劳淋〕

地黄丸　治肾虚劳，膀胱结淋沥。

生地黄切，焙　黄芪各一两半　防风去杈　远志甘草水煮，去心　茯神去木　鹿茸去毛，酥炙　黄芩去黑心　栝蒌已上各一两　人参一两二钱半　石韦去毛　当归焙。各半两　赤芍药　戎盐研　蒲黄　甘草炙。各七钱半　车前子　滑石各二两

上为细末，蜜丸如梧子大。每服二十丸，食前温酒下，盐汤亦可。

黄芪汤　治肾虚变劳淋，结涩不利。

黄芪二两　人参　五味子　白茯苓去皮　旱莲子　磁石火煅醋淬　滑石各一两　桑白皮七钱半　枳壳去瓤，麸炒　黄芩各半两

上捣筛，每服三钱匕，水一盏，煎七分，服无时。

白芍药丸　治劳淋，小腹疼痛，小便不利。

白芍药　熟地黄　当归　鹿茸各一两

上为细末，蜜丸如梧桐子大。每服三十丸，阿胶汤下。

〔冷淋〕

肉苁蓉丸

肉苁蓉酒浸，切，焙　熟地黄　山药　石斛去根　牛膝酒浸，切，焙　官桂去粗皮　槟榔各半两　附子炮，去皮脐　黄芪各一两　黄连去㾦，七钱半　细辛去苗叶　甘草炙。各二钱半

上为末，蜜丸梧子大。每服二十丸，盐酒下。

泽泻散　治冷淋，小便涩痛胀满。

泽泻　鸡苏　石韦去毛，炙　赤茯苓去皮　蒲黄　当归　琥珀另研　槟榔各一两　枳壳麸炒　桑螵蛸炒。各半两　官桂七钱半

上为细末，每服二钱匕，用冬葵子煎汤调服，或木通汤亦可。

沉香散　治冷淋，脐下妨闷，小便疼痛不可忍。

沉香　石韦去毛　滑石　当归　王不留行　瞿麦各半两　葵子　赤芍药　白术各七钱半　甘草炙，二钱半

上为细末，每服二钱，空心用大麦汤调服，以利为度。

槟榔散　治冷淋，腹胁胀满，小肠急痛。

槟榔　当归　木香各半两　母丁香　桂心各二钱半　龙脑一钱，细研　猪苓一两，去黑皮

为细末，每服一钱，不拘时，生姜、葱汤调服。

生附散　治冷淋，小便秘涩，数起不通，窍中疼痛，憎寒凛凛。多因饮水过度，或为寒泣，心虚气耗，皆有此证。

附子生用，去皮脐　滑石各半两　瞿麦　半夏汤洗七次　木通各七钱半

上为末，每服二大钱，水二盏，生姜七片，灯心二十茎，蜜半匙，煎七分，空心服。

地髓汤　治五淋，小便不利，茎中痛欲死。

牛膝一合，净洗，以水五盏，煎耗其四，留其一，去滓，加麝香少许研调服，无时。

八味丸见虚劳。

〔痛〕

参苓琥珀汤《宝鉴》　治小便淋沥，茎中痛不可忍，相引胁下痛。

人参五分　茯苓四分　琥珀　泽泻　柴胡　当归梢各三分　玄胡索七分　川楝子去核，炒　甘草生。各一钱

上作一服，用长流水三盏，煎至一盏，食前服。

车前子散　治诸淋，小便痛不可忍。

车前子　淡竹叶　赤茯苓　荆芥穗各二钱半　灯心二十茎

上作一服，新汲水二盅，煎至一盅，食前服。

二神散　治诸淋急痛。

海金沙七钱　滑石五钱

上为细末，每服二钱半，用灯心、木通、麦门冬，新汲水煎，入蜜少许，食前调服。

海金沙散　治诸淋涩痛。

海金沙　肉桂　炙甘草各二钱　赤茯苓　猪苓　白术　芍药各三钱　泽泻五钱　滑石七钱　石苇一钱，去毛

上为细末，每服三钱，水一盏，灯心三十茎，同煎至七分，去滓，空心温服。

治淋痛方

滑石四两　茯苓　白术　贝母　通草　芍药各二两

上为末，酒调服方寸匕，日二服，十日瘥。

瞑眩膏　治诸淋疼痛不可忍，及沙石淋皆治。

上用大萝卜，切一指厚，四五片，以好白蜜二两浸少时，安净铁铲上，慢火炙干，再蘸蜜再炙，反复炙令香软，不可焦，待蜜尽为度，候温细嚼，以盐汤一盏送下，立效。

治尿淋痛

益元散三钱　茴香二钱，微炒黄，研碎

上为细末，水一盅半，煎至一盅，不拘时服。

〔虚〕

归脾汤健忘。　辰砂妙香散心痛。　威喜丸遗精。　十全大补汤　养荣汤并虚劳。　清心莲子饮白浊。　茯苓丸小便不禁。

〔通治〕

五淋散　治肾气不足，膀胱有热，水道不通，淋沥不宣，出少起多，脐腹急痛，蓄作有时，劳倦即发。或尿如豆汁，或如砂石，或冷淋如膏，或热淋便血，并皆治之。

山栀子仁　赤芍药去芦，锉。各二十两。一方用白芍药　当归去芦　甘草生用。各五两

赤茯苓六两，一方用白

上为细末，每服二钱，水一盏，煎八分，空心食前服。或以五苓散和之，用竹园荽、门冬草、葱头、灯心煎汤调服。

通草汤 治诸淋。

通草 葵子 茅根 王不留行 蒲黄炒 桃胶 瞿麦 滑石各一钱半 甘草炙，一钱

上作一服，水二盅，煎至一盅，不拘时服。

琥珀散 治五淋涩痛，小便有脓血出。

琥珀 海金沙 没药 蒲黄炒。各等分

上为细末，每服三钱，食前通草煎汤调服。

淡竹叶汤 治诸淋。

淡竹叶 车前子 大枣 乌豆炒，去壳 灯心 甘草各一钱半

上作一服，水二盏，煎七分，去滓温服，不拘时。

沉香琥珀散 治诸淋不通，皆可服。

沉香 琥珀各三钱 通草 忘忧根 萹蓄 小茴香炒 木通 麒麟竭 滑石 海金沙 木香各半两

上为粗散，每服一两，水二盏半，灯心一把，竹叶十片，连根葱白三茎，同煎七分，去滓，空心食前温服。

如便硬加大黄半两，水道涩痛加山栀半两，淋血加生地黄一两，瀑流水煎，极验。

琥珀散 治五淋。

琥珀 滑石各二两 木通 当归 木香 郁金 萹蓄各一两

上为末，每服五钱，水一盏，芦苇叶五片，同煎，食前，日三服。

〔胞痹〕

肾着汤 治胞痹小便不通。见伤湿。

茯苓丸 治胞痹，小便内痛。

赤茯苓 防风 细辛 白术 泽泻 官桂各半两 瓜蒌根 紫菀 附子 黄芪 芍药 甘草炙。各七钱五分 生地黄 牛膝酒浸 山药 独活 半夏汤泡 山茱萸各二钱五分

上为细末，蜜丸如桐子大。每服十丸，食前温酒下。

巴戟丸 治胞痹，脐腹痛，小便不利。

巴戟去心，一两半 桑螵蛸切破，麸炒 杜仲去粗皮，酥炙 生地黄焙 附子炮，去皮脐 肉苁蓉酒浸，去皮，切，焙 续断 山药各一两 远志去心，三钱 石斛去根 鹿茸酥炙 菟丝子酒浸一宿，别捣 山茱萸去核 五味子 龙骨 官桂各七钱半

上为细末，入别捣药，研和令匀，炼蜜为丸，如桐子大。每服三十丸，空心用温酒下，日再。

肾沥汤见痹。

〔妊娠〕

羚羊角散 治血风，身体疼痛，手足无力。

羚羊角镑 酸枣仁炒 生地黄 槟榔各一两 五加皮 防风 赤芍药 当归酒洗 骨碎补炒 海桐皮 川芎各五钱 甘草三钱

上为末，每服二钱，温酒调下。

安荣散 治子淋甚妙。

麦门冬去心 通草 滑石 当归 灯心 甘草 人参 细辛各五分

上水煎服。

龙胆泻肝汤 治肝经湿热，两拗肿痛，或腹中疼痛，或小便涩滞等证。

龙胆草酒拌，炒黄 泽泻各一钱 车前子炒 木通 生地黄酒拌 当归酒拌 山栀炒 黄芩炒 甘草各五分

上水煎服。

加味逍遥散 八味丸俱虚劳。

地黄丸、肾气丸，即六味丸。虚劳。

地肤大黄汤　治子淋。

大黄炒　地肤草各三两　知母　黄芩炒　猪苓　赤芍药　通草　升麻　枳实炒　甘草各二两

上每服四钱或五钱，水煎服。

茅根汤《三因》　治产后诸淋。

白茅根八两　瞿麦　白茯苓各四两　葵子　人参各二两　蒲黄　桃胶　滑石　甘草各一两　紫贝十个，烧　石首鱼枕石二十个[①]煅

上锉为散，每服四钱，水一盏半，姜三片，灯心二十茎，煎至七分，去渣温服。亦可为末，木通煎汤调下。

小　便　数

茯苓琥珀汤《宝鉴》　治膏粱湿热内蓄，不得施化，膀胱窍涩，小便数而少，脐腹胀满，腰脚沉重，不得安卧，脉沉缓，时时带数。

茯苓去皮　白术　琥珀各半两　炙甘草　桂心各三钱　泽泻一两　滑石七钱　木猪苓半两

上为细末，每服五钱，煎长流甘澜水一盏调下，空心食前，待少时以美膳压之。

《内经》曰：甘缓而淡渗。热搏津液内蓄，脐胀腹满，当须缓之泄之，必以甘淡为主，是用茯苓为君。滑石甘寒，滑以利窍，猪苓、琥珀之淡以渗泄而利水道，故用三味为臣。脾恶湿，湿气内蓄则脾气不治，益脾胜湿，必用甘为助，故以甘草、白术为佐。咸入肾，咸味下泄为阴，泽泻之咸以泻伏水；肾恶燥，急食辛以润之，津液不行，以辛散之。桂枝味辛，散湿润燥，此为因用，故以二物为使。煎用长流甘澜水，使不助其肾气，大作汤剂，令直达于下而急速也。

卫真汤《本事》　治丈夫妇人元气衰惫，荣卫怯弱，真阳不固，三焦不和，上盛下虚，夜梦鬼交，觉来盗汗，面无精光，唇口舌燥，耳内蝉鸣，腰痛背倦，心气虚乏，精神不宁，惊悸健忘，饮食无味，日渐瘦悴，外肾湿痒，夜多小便，肿重冷痛，牵引小腹，足膝缓弱，行步艰难。妇人血海久冷，经候不调，或过期不至，或一月两来，赤白带下，漏分五色，子宫感寒，久不成孕，并皆治之。此药大能生气血，遇夜半子时肾水旺极之际，补肾实脏，男子摄血化精，诸病未萌之前，皆能制治，使不复为梗。

人参一两半　当归酒浸，一宿　青皮去白　丁香各一两　生地黄　川牛膝童便、酒各半盏浸一宿。各二两　白茯苓　木香　肉豆蔻　熟地黄温水洗　山药各三两　金钗石斛五两

上为细末，每三大钱，酒调下，盐汤亦得，空心食前一服，妇人诸病，童便同酒调，空心服。

又方　治男妇一切虚冷之疾，活血驻颜，减小便，除盗汗。治妇人久不生产，似带疾而非，时有遗沥。

山药二两　苍术切，焙　川楝子　茴香　吴茱萸汤洗　破故纸炒　胡芦巴炒。各一两　川姜炮　川乌炮　草乌炮。各半两

上各炮制如法，同为细末，醋糊丸，如梧子大。每服十五丸，空心温酒、盐汤任下，妇人艾醋汤下，日二服。耳目永不昏聋，髦鬓不白。

桑螵蛸散《衍义》　能安神魂，定心志，治健忘，小便数，补心气。

桑螵蛸　远志　菖蒲　龙骨　人参　茯苓　当归　龟板醋炙。各一两

上为末，每服二钱，人参汤调下。

菟丝子丸《济生》　治小便多，或致

---

① 二十个：原脱，据《三因方》补。

失禁。

菟丝子酒蒸，二两　牡蛎煅取粉　附子炮　五味子　鹿茸酒炙。各一两　肉苁蓉酒浸，二两　鸡肶胵炙　桑螵蛸酒炙。各半两

为细末，酒糊丸，如梧子大。每服七十丸，空心盐汤、盐酒任下。

八味丸虚劳。　玄菟丹白浊。　鹿茸丸溲血。

姜附赤石脂朱砂丹　治小便数而不禁，怔忡多忘，魇梦不已，下元虚冷，遗尿精滑，或阳虚精漏不止，或肾气虚寒，脾泄肾泄等证。

附子生　干姜各半两　赤石脂一两半，水飞

上为细末，酒糊丸，绿豆大。每服十五至二三十丸，大便不和，米饮下；小便不禁，茯苓汤下。

五苓散　加减八味丸俱消瘅。　分清散白浊。　四七汤见气。　辰砂妙香散心痛。　小菟丝子丸白浊。　六味地黄丸虚劳。　八正散小便不通。　脾约丸大便不通。

附方

肉苁蓉丸　治禀赋虚弱，小便数亦不禁。

肉苁蓉八两　熟地黄六两　五味子四两　菟丝子捣研，二两

上为细末，酒煮山药糊和丸，如桐子大。每服七十丸，空心用盐、酒送下。

萆薢丸　治小便频数。

上用川萆薢一斤，为细末，酒煮面糊为丸，如梧子大。每服七十丸，食前用盐、酒送下。

缩泉丸　治脬气不足，小便频多。

乌药　益智仁各等分

上为细末，酒煮山药糊和丸，如梧桐子大。每服五十丸，空心用盐、酒下。

止夜起小便多方

益智子二十个，和皮锉碎　赤茯苓三钱

上用水一碗，煎至六分，临睡热服。

猪肚丸　治小便频数。

猪肚一个，以莲子一升，同煮一周日，取出去皮心，焙干为末　舶上茴香　破故纸　川楝子　母丁香各一两

上为细末，炼蜜丸，如梧子大，每服五十丸，空心温酒送下。

鸡肶胵丸　治小便数而多。

鸡肶胵二两，微炙　麦门冬去心，焙　熟地黄　黄连去须　龙骨各一两　土瓜根半两

上为细末，炼蜜和捣二三百杵，丸如桐子大。每服三十丸，食前米饮下。

治小便数，气少走泄。

上用香附子为末，食前汤、酒任调服。

双白丸　治下焦[①]真气虚弱，小便频多，日夜无度。

白茯苓去皮　鹿角霜各等分

上为细末，酒煮糊和丸，如梧桐子大。每服三十丸，空心用盐汤送下。

小便不禁

二气丹　治虚寒小便不禁。见恶寒。

家韭子丸《三因》　治少长遗溺，及男子虚剧，阳气衰败，小便白浊，夜梦泄精。此药补养元气，进美饮食。

家韭子炒，六两　鹿茸四两，酥炙　肉苁蓉酒浸　牛膝酒浸　熟地黄　当归各二两　菟丝子酒浸　巴戟去心。各一两半　杜仲炒　石斛去苗　桂心　干姜各一两

上为末，酒糊丸，如桐子大。每服五十丸，加至百丸，空心食前盐汤、温酒任下。小儿遗尿者，多因胞寒，亦禀受阳气不足也，别作小丸服。

菟丝子丸见小便数。

---

① 焦：原脱，据《奇效良方》补。

固脬丸

菟丝子二两，制　茴香一两　附子炮，去皮脐　桑螵蛸炙焦。各半两　戎盐二钱五分

上为细末，酒煮面糊为丸，如梧子大。每服三十丸，空心米饮下。

白茯苓散

白茯苓　龙骨　干姜炮　附子炮，去皮脐　续断　桂心　甘草炙。各一两　熟地黄　桑螵蛸微炒。各二两

上锉碎，每服四钱，水一盏，煎六分，食前温服。

鹿茸散　治小便不禁，阴痿脚弱。

鹿茸二两，去毛，酥炙　韭子微炒　羊踯躅酒拌炒干　附子炮　泽泻　桂心各一两

上为细末，每服二钱，食前粥饮调服。

菟丝子散　治小便多或不禁

菟丝子二两，酒浸三日，晒干，另捣为末用　牡蛎煅粉　附子炮，去皮脐　五味子各一两　鸡胜胵中黄皮，微炒　肉苁蓉各二两，酒浸，炙黄

上制服法同上。

桑螵蛸散　治小便频数，如稠米泔色，由劳伤心肾得之。

桑螵蛸盐炙　远志去心　龙骨　石菖蒲盐炙　人参　茯神去木　鳖甲醋炙　当归各等分

上为细末，每服二钱，临卧人参汤调服。

鹿角霜丸　治上热下焦寒，小便不禁。

上用鹿角带顶骨者，不拘多少，锯作挺子，长三寸，洗了用水桶内浸，夏三冬五昼夜，用浸水同入镬内煮之，觉汤少添温汤，日夜不绝，候角酥糜为度，轻漉出，用刀刮去皮，如雪白，放在筛子上，候自干，微火焙之，其汁慢火煎为膏，候角极干，为细末，酒糊和丸，如桐子大。每服三四十丸，空心温酒、盐汤任下。

阿胶饮　治小便遗失。

阿胶炒，三两　牡蛎烧粉　鹿茸酥炙　桑螵蛸酒炙，无则缺之，或以桑耳代。各等分

上锉散，每服四钱，水一盏，煎七分，空心服。

鹿茸散　治肾脏虚，腰脐冷疼，夜遗小便。

鹿茸去毛，酥炙黄　乌贼鱼骨去甲，微炙。各三两　白芍药　当归　桑寄生　龙骨另研　人参各一两　桑螵蛸一两半，中劈破，慢火炙黄

上为细末，入龙骨同研令匀，每服一钱，用温酒调，空心、日晚、临卧各一服。

泽泻散　治遗尿，小便涩。

泽泻　牡丹皮　牡蛎煅为粉　鹿茸去毛，酥炙　赤茯苓　桑螵蛸微炒　阿胶捣碎，炒黄。各一两

上为细末，每服二钱，食前酒调服。

茯苓丸　治心肾俱虚，神志不守，小便淋沥不止，用赤茯苓、白茯苓等分，为细末，以新汲水挼洗，澄去筋脉，控干，复研为末，别取地黄汁与好酒，同于银石器内熬成膏，搜和丸，如弹子大。每服一丸，细嚼，空心用盐酒送下。

牡蛎丸

牡蛎白者三两，盛磁器内，更用盐泥四两，盖头铺底，以炭五斤烧半日，取出研　赤白脂三两，捣碎，醋拌匀湿，于生铁铫子内慢火炒令干，二味各研如粉

上同研匀，酒煮糊丸，如梧子大。每服五十丸，空心盐汤下。

白薇散

白薇　白蔹　白芍药各等分

上为末，每服二钱，粥饮调下。

鸡肠散

黄鸡肠雄者四具，切破，净洗，炙令黄　黄连去须　肉苁蓉酒浸，切，焙　赤石脂另研

白石脂另研　苦参各五两

上为细末，更研匀，每服二钱，食前酒调服，日二夜一。

神芎导水丸痰饮。　大菟丝子丸咳嗽。　加味逍遥散虚劳。　补中益气汤劳倦。　六味丸　八珍汤俱虚劳。

补脬饮　治产后伤动，胞破不能小便而淋漏。

生黄丝绢一尺，剪碎　白牡丹根皮，用千叶者　白及各一钱，俱为末

上用水一碗，煮至绢烂如饧，空心顿服。服时不得作声，作声则不效。

桑螵蛸散　治阳气虚弱，小便频数，或为遗尿。

桑螵蛸三十个，炒　鹿茸酥炒　黄芪各三两　牡蛎煨　人参　赤石脂　厚朴各二两

上为末，每服二钱，空心粥饮调服。

遗　精

〔镇固〕

秘真丸河间　治白淫，小便不止，精气不固，及有馀沥，及梦寐阴人通泄。

龙骨一两　大诃子皮五枚　缩砂仁半两　朱砂一两，研细，留一分为衣

上为末，面糊丸，绿豆大。每服一二十丸，空心温酒、熟水任下，不可多服。

八仙丹《本事》　治虚损，补精髓，壮筋骨，益心智，安魂魄，令人悦泽，驻颜轻身，延年益寿，闭固天癸。

伏火朱砂　真磁石　赤石脂　代赭石　石中黄　禹馀粮石　乳香　没药各一两

上为末，研匀极细，糯米浓饮丸，桐子大或豆大。每服一粒，空心盐汤下。

金锁正元丹《和剂》　治真气不足，吸吸短气，四肢倦怠，脚膝酸软，目暗耳鸣，遗精盗汗，一切虚损之证。

五倍子八两　补骨脂酒浸，炒，十两　肉苁蓉洗　紫巴戟去心　胡芦巴炒。各一斤　茯苓去皮，六两　龙骨二两　朱砂三两，别研

上为末，入研药令匀，酒糊丸，如梧子大。每服二十丸，空心温酒、盐汤任下。

王荆公妙香散　安神闭精，定心气。

龙骨五色者　益智仁　人参各一两　白茯苓去皮　远志去心　茯神去木。各半两　朱砂研　甘草炙。各二钱半

上为细末，每服二钱，空心用温酒调服。

真珠丸　治虚劳梦泄，镇精。

真珠六两，以牡蛎六两，用水同煮一日，去牡蛎，取真珠为末

上为细末，却入水于乳钵内研，三五日后，宽着水飞过，候干，用蒸饼和丸，如梧子大。每服二十丸，食前温酒送下。

〔涩补〕

金锁丹《本事》　治梦泄遗精，关锁不固。

舶上茴香　胡芦巴　破故纸炒　白龙骨各一两　木香一两半　胡桃三十个，去壳研膏　羊肾三对，取开，用盐半两擦炙熟，捣研如膏

上为末，和二膏研匀，酒浸蒸饼杵熟，丸如桐子大。每服三五十丸，空心盐汤下。

固真丹《宝鉴》

晚蚕蛾二两　肉苁蓉　白茯苓　益智各一两　龙骨半两，另研

上为细末，用鹿角胶酒浸化开，丸如桐子大。每服三粒，空心温酒下，干物压之。

补真玉露丸　治阳虚阴盛，精脱，淫泺胫酸。

白茯苓去皮　白龙骨水飞　韭子酒浸，炒　菟丝子酒浸。各等分，火日修合

上为末，醋糊丸，如桐子大。每服五十丸，温酒、盐汤下，空心食前，待少时以美膳压之。

金锁玉关丸　治遗精白浊，心虚不宁。

鸡头肉　莲子肉　莲花蕊　藕节　白茯苓　白茯神　干山药各二两

上为细末，用金樱子二斤，去毛茨捶碎，水一斗，熬至八分，去滓，再熬成膏，仍用少面糊和为丸，如梧子大。每服五七十丸，不拘时，温米饮送下。

固真散　治才睡着即泄精。

白龙骨一两　韭子一合

上为细末，每服二钱匕，空心用酒调服。此二药大能涩精，固真气，暖下元。

〔凉补涩〕

以苦坚之，降火滋阴。

珍珠粉丸洁古　治白淫，梦遗泄精，及滑出不收。

黄柏皮新瓦上炒赤　真蛤粉各一斤

上为细末，滴水丸，如桐子大。每服百丸，空心温酒送下。

法曰：阳盛乘阴，故精泄也。黄柏降火，蛤粉咸而补肾阴。

大凤髓丹海藏　治心火狂阳太盛，补肾水真阴虚损，心有所欲，速于感动，应之于肾，疾于施泄。此方固真元，降心火，益肾水，神效。

黄檗炒，二两　缩砂一两　甘草半两　半夏炒　木猪苓　茯苓　莲花蕊　益智仁各二钱五分

上为末，芡实粉打糊为丸，如桐子大。每服五七十丸。

用黄柏、甘草、缩砂三味，为正凤髓丹；只用黄柏、甘草二味，为小凤髓丹。古人云：泻心者，非也，乃泻相火，益肾水之剂。

清心丸《本事》　治经络热，梦遗，心忡恍惚，膈热。

上用好黄柏皮一两，研为细末，生脑子一钱，同研匀，炼蜜为丸，如桐子大。每服十丸，加至十五丸，浓煎麦门冬汤下。

滋肾丸见小便不通。

既济丹　治水火不济，心有所感，白浊遗精，虚败不禁，肾虚不摄精髓，久而不治，若更多服热药，遂致日增其病，腰脚无力，日渐羸弱。

天门冬去心，焙　桑螵蛸蜜炙　黄连去须　鸡胜胵炒　麦门冬去心，焙　海螵蛸蜜炙　远志去心　牡蛎煅　龙骨五色者　泽泻各一两

上为细末，炼蜜丸，如梧子大，朱砂为衣。每服三十丸，空心用灯心、枣汤吞下，日二三服。

〔热补涩〕

桂枝加[①] 龙骨牡蛎汤《金匮》　夫失精家，少腹弦急，阴头寒，目眩发落，脉极虚芤迟，为清谷亡血失精，脉得诸芤动微紧，男子失精，女子梦交，此方主之。

桂枝　芍药　生姜各三两　甘草二两　大枣十二枚　龙骨煅　牡蛎煅。各三两

上七味，以水七升，煮取三升，分温三服。

天雄散《金匮》

天雄炮　龙骨各三两　白术八两　桂枝六两

上四味，杵为散，酒服半钱匕，日三服，不知[②]，稍增之。

玉华白丹《和剂》　清上实下，助养根元，扶衰救危，补益脏腑。治五劳七伤，夜多盗汗，肺痿虚损，久嗽上喘，霍乱转筋，六脉沉伏，唇口青黑，腹胁刺痛，大肠不固，小便滑数，梦中遗泄，肌肉瘦悴，目暗耳鸣，胃虚食减，久疟久

---

① 加：原脱，据《金匮要略》补。
② 知：原作“止”，据《金匮要略》改。

痢，积寒痼冷，诸药不愈者，服之如神。

钟乳粉炼成者，一两　白石脂净瓦阁起煅红，研细水飞　阳起石用甘锅，于大火中煅令通红，取出酒淬，放阴地令干。各半两　左顾牡蛎七钱，洗，用韭叶捣汁，盐泥固济，火煅，取白者

上四味。各研令极细如粉，方拌和作一处令匀，研一二日，以糯米粉煮糊为丸，如芡实大，入地坑出火毒一宿。每服一粒，空心浓煎人参汤放冷送下，熟水亦得。常服温平，不仅不燥，泽肌悦色，祛除宿患。妇人久无妊者，以当归、熟地黄浸酒下，便有符合造化之妙。或久冷崩带虚损，脐腹撮痛，艾醋汤下，服毕以少白粥压之。忌猪羊血、绿豆粉，恐解药力。尤治久患肠风脏毒。

正元散自汗。　养正丹见气。　鹿茸丸溲血。　山药丸腰痛。　大菟丝子丸咳嗽。

固阳丸《和剂》

黑附子炮，三两　川乌头炮，二两　白龙骨一两　补骨脂　舶上茴香　川楝子各一两七钱

上为末，酒糊丸，如桐子大。每服五十丸，空心温酒送下。

益智汤　治肾经虚寒，遗精白浊，四肢烦倦，时发蒸热。

鹿茸去毛，酥炙　巴戟去心　肉苁蓉酒洗　附子炮，去皮脐　桂心　山茱萸　白芍药　防风　枸杞子　牛膝酒浸　熟地黄酒浸　甘草炙。各一钱

上作一服，水二盅，生姜五片，盐少许，煎一盅，空心服。

鹿茸益精丸　治心虚肾冷，漏精白浊。

鹿茸去毛，酥炙黄　桑螵蛸瓦上焙　肉苁蓉　巴戟去心　菟丝子酒浸　杜仲去粗皮，切，姜汁炒去丝　益智仁　禹馀粮火煅醋淬　川楝子去皮核，取肉焙　当归各三两　韭子微炒　破故纸炒　山茱萸　赤石脂　龙骨另研。各半两　滴乳香二钱半

为细末，酒煮糯米糊为丸，如桐子大。每服七十丸，食前白茯苓煎汤送下。

固精丸　治嗜欲过度，劳伤肾经，精元不固，梦遗白浊。

肉苁蓉酒浸，焙干　阳起石火煅，研细　鹿茸去毛，酥炙　川巴戟去心，酒浸　赤石脂火煅七次　白茯苓去皮　附子炮，去皮脐　鹿角霜　龙骨生用　韭子炒。各等分

上为细末，酒煮糊为丸，如梧子大。每服七十丸，空心用盐汤送下。

心肾丸　治水火不济，心下怔忡，夜多盗汗，便赤梦遗。

牛膝去苗，酒浸　熟地黄　苁蓉酒浸。各二两　菟丝子酒浸，研，三两　鹿茸去毛，酥炙　附子炮，去皮脐　人参去芦　黄芪蜜炙　五味子　茯神去木　山药炒　当归去芦　酒浸　龙骨煅　远志甘草水煮，剥去心，姜汁炒。各一两

上为细末，酒煮糊丸，如桐子大。每服七十丸，空心枣汤送下。

秘精丸　治元气不固，遗精梦泄。

大附子炮，去皮脐　龙骨煅通赤　肉苁蓉酒浸一宿　牛膝酒浸，焙干　巴戟去心。各一两

上为细末，炼蜜丸，如梧桐子大。每服三十丸，空心盐酒或盐汤下。

水中金丹　治元脏气虚不足，梦寐阴人，走失精气。

阳起石　木香　乳香研　青盐各二钱半　杜仲去皮，姜汁制炒　骨碎补炒　茴香炒。各半两　白龙骨一两，紧者，捶碎，绢袋盛，大豆同蒸，豆熟取出，焙干，研　黄狗肾一对，用酒一升煮熟，切作片，焙干　白茯苓一两，与肾为末

上为细末，酒煮面糊为丸，如皂子大。每服二丸，空心用温酒下。忌房事。

香茸丸　滋补精血，益养真元。治下焦阳竭，脐腹疞痛，饮食减少，目视茫茫，夜梦鬼交，遗泄失精，肌肉消瘦。

鹿茸　麋茸二味俱用火燎去毛，酥炙。各二两　麝香别研，半两　沉香　五味子　白茯苓去皮　白龙骨火煅　肉苁蓉酒浸一宿，切，焙干。各一两

上为细末，和匀，用熟地黄三两，焙干为细末，以酒二升熬成膏搜药，入臼内捣千杵，如硬，更入酒少许，丸如梧子大。每服五十丸，空心温酒、盐汤任下。

既济固真丹　治水火不既济，精神恍惚，头目昏眩，阳道痿弱，阴湿多汗，遗沥失精，脾胃虚怯，心肾不宁。凡肾水欲升而沃心，心火欲降而滋肾，则坎离既济，阴阳协和，火不炎上则神自清，水不渗下则精自固。常服壮阳固气，温脾益血。

白茯苓　沉香　肉苁蓉酒浸一宿，如无，以鹿茸酥炙代之　北五味子　附子　龙骨各一两　川巴戟去心　当归酒浸　川椒去目。各半两　柏子仁去壳，炒　酸枣仁去壳，炒　金铃子去核，炒　菟丝子酒浸，别研　益智仁　补骨脂炒。各二两

上共为细末，酒糊为丸，如梧桐子大。以辰砂末三钱为衣，每服五七十丸，空心用盐酒送下。

内固丸　涩精健阳。

天雄　龙骨　鹿茸　牡蛎　韭子各半两

上为细末，酒煮面糊丸，如桐子大。每服三十丸，空心冷酒送下，临卧再服。

〔**平补**〕

心肾丸　治心肾不足，精少血燥，心下烦热，怔忡不安，或口干生疮，目赤头晕，小便赤浊，五心烦热，多渴引饮，但是精虚血少，不受峻补，并宜服之。

菟丝子淘净酒蒸，捣　麦门冬去心。各二两

上为细末，炼蜜丸，如桐子大。每服七十丸，空心食前盐汤下。

枸杞丸　补精气。

枸杞子冬采者佳　黄精各等分

为细末，二味相和，捣成块，捏作饼子，干复研末，炼蜜为丸，如梧子大。每服五十丸，空心温水送下。

葛玄真人**百补交精丸**　治梦泄，精滑不禁。

熟地黄酒浸一宿，切，焙干，四两　五味子去梗，六两　杜仲去粗皮，锉碎，慢火炒断丝，三两　山药　牛膝去苗，锉碎，酒浸一宿，焙干　肉苁蓉酒浸一宿，切碎，焙干。各二两　泽泻　山茱萸去核　茯神去木　远志去心　巴戟去心　石膏火煅赤，去火毒　柏子仁微炒，另研　赤石脂各一两

上为细末，炼蜜丸，如梧子大。每服二十丸，空心酒送下，男女并宜服之。

柏子仁丸　治虚劳梦泄。

柏子仁　枸杞子炒。各一两　地肤子一两半　韭子三两，须十月霜后采者，酒浸，曝干微炒

上为细末，以煮枣肉和捣百馀杵，丸如梧子大。每服三十丸，空心及晚食前以粥饮下。

九龙丹　治精滑。

枸杞子　金樱子去核　莲花蕊　芡实去壳　莲肉　山茱萸肉　当归酒洗　熟地黄酒蒸，另研　白茯苓各二两

上为末，酒糊丸，如桐子大。每服百丸，或酒或盐汤送下。如精滑便浊者，服二三日，溺清如水，饮食倍常，行步轻健。

固本锁精丸　治元阳虚惫，精气不固，梦寐遗精，夜多盗汗，及遗泄不禁等症。此药大补元气，涩精固阳，累有神效。

山药　枸杞子　北五味子　山茱萸肉　琐阳　黄柏酒拌晒干，炒赤　知母酒拌晒干，炒。各二两　人参　黄芪　石莲肉　海蛤粉各二两半

上为细末，用白术六两碎切，用水五

碗，煎至二碗，将术捣烂，再用水五碗，煎二碗，去滓，与前汁同熬至一碗如膏，搜和前药为丸，如桐子大。每服六七十丸，空心盐汤或温酒下。

〔**疏滞养窍**〕

以行为止

猪苓丸《本事》

用半夏一两，破如豆大。猪苓末二两，先将一半炒半夏色黄，不令焦，出火毒，取半夏为末，糊丸桐子大，候干，更用前猪苓末一半同炒微裂，入砂瓶内养之。空心温酒、盐汤下三四十丸，常服于申未间，温酒下。

半夏有利性，而猪苓导水，盖肾闭，导气使通之意也。

四七汤见气。　白丸子中风。

威喜丸《和剂》　治丈夫元阳虚惫，精气不固，馀沥常流，小便浊，梦寐频泄。及妇人血海久冷，白带、白漏、白淫，下部常湿，小便如米泔，或无子息。

黄蜡四两　白茯苓去皮，四两，作块，用猪苓二钱半，同于瓷器内煮二十馀沸，出，日干，不用猪苓

上以茯苓为末，熔黄蜡搜为丸，如弹子大。空心细嚼，满口生津，徐徐咽服，以小便清为度。忌米醋，尤忌使性气，只吃糠醋。

分清饮白浊。

三仙丸　治梦泄。

益智仁二两，用盐二两炒，去盐　乌药一两半，炒　山药一两，为末打糊

上为细末，用山药末煮糊和丸，如梧桐子大。每服五十丸，用朱砂末为衣，空心临卧以盐汤送下。凡病精泄不禁，自汗头眩虚极，或寒或热，用补涩之药不效，其脉浮软而散，盖非虚也，亦非房室过度，此无他，因[①]有所睹，心[②]有所慕，意有所乐，欲想方兴，不遂所欲，而致斯疾。既以药补，且固不效，将何治之？缘心有爱则神不归，意有想则志不宁。当先和荣卫，荣卫和则心安；次调其脾，脾气和则志舍定。心肾交媾，精神内守，其病自愈。其法用人参三钱，当归一钱，洗焙为末，作三服，糯米饮调服，服毕自汗止而寒热退。头眩未除，川芎三钱，人参一钱，焙为末，作三服，沸汤调服。头眩遂瘥，精不禁者，用白芍药半两，丁香三钱，木香三钱，锉散，每服用生姜五片，枣二枚，以水同煎，空心服。即心安神定，精固神悦。

紫雪见发热。　沉香和中丸即滚痰丸，见痰饮。　导赤散见发热。　温胆汤见惊。　神芎丸头痛。　倒仓法积聚。　二陈汤痰饮。

乌金散　疗虚梦泄，遗精不禁。

上用九肋鳖甲，不以多少，去裙襴，净洗过，烧灰存性，研为细末，每服一字，用清酒小半盏，童便小半盏，陈葱白七八寸，同煎至七分，去葱白和滓，日西时服，须臾得粘臭汗为度，次日进粟米粥，忌食他物。

治男子梦与鬼交，心神恍惚。

刮鹿角屑三指撮，日二服，酒下。《食疗》同。本草云：鹿角屑逐恶气、恶血。

〔**治心**〕

定志丸见惊。　辰砂妙香散心痛。　交感汤未考。　灵砂丹呕吐。

远志丸《济生》

茯神去木　白茯苓去皮　人参　龙齿各一两　远志去心，姜汁浸　石菖蒲各一两

上为末，蜜丸桐子大，以辰砂为衣。每服七十丸，空心热姜汤下。

---

① 因：原作“心”，据《世医得效方》改。
② 心：原作“因”，据《世医得效方》改。

茯神汤　治欲心太炽，思想太过，梦泄不禁，夜卧不宁，心悸。

茯神去皮。一钱半　远志去心　酸枣仁炒。各一钱二分　石菖蒲　人参　白茯苓各一钱　黄连　生地黄各八分　当归一钱，酒洗　甘草四分

水二盅，莲子七枚，捶碎，煎八分，食前服。

赤白浊

清心莲子饮《和剂》　治心虚有热，小便赤浊。

黄芩　麦门冬去心　地骨皮　车前子　甘草炙。各[①]一钱　石莲肉　白茯苓　黄芪蜜炙　人参各七分半

一方，加远志、石菖蒲各一钱。

上另用麦门冬二十粒，水二盏，煎一盅，水中沉冷，空心温服。发热，加柴胡、薄荷。

萆薢分清饮杨氏　治真元不固，不时白浊或小便频数，凝如膏糊等证。

益智仁　川萆薢　石菖蒲　乌药各等分

上㕮咀，每服四钱，水一盏，入盐一捻，煎七分，食前温服。一方，加茯苓、甘草。

苍白二陈汤　即二陈汤加二术。痰饮。

四苓散溲血。

玄菟丹《和剂》　治三消渴利神药。常服禁遗精，止白浊，延年。

菟丝子酒浸通软，乘湿研，焙干，别取末，十两　五味子酒浸，别为末秤，七两　白茯苓　干莲肉各三两

上为末，别碾干山药末六两，将所浸酒馀者添酒煮糊，搜和得所，捣数千杵，丸如梧子大。每服五十丸，空心食前米饮下。

八味丸虚劳。

小菟丝子丸《和剂》　治肾气虚损，五劳七伤，少腹拘急，四肢酸疼，面色黧黑，唇口干燥，目暗耳鸣，心忪气短，夜梦惊恐，精神困倦，喜怒无常，悲忧不乐，饮食无味，举动乏力，心腹胀满，脚膝痿缓，小便滑数，房室不举，股内湿痒，水道涩痛，小便出血，时有遗沥，并宜服之。久服填骨髓，续绝伤，补五脏，去万病，明视听，益颜色，轻身延年，聪耳明目。

石莲肉二两　白茯苓焙，一两　菟丝子酒浸，研，五两　山药二两，内七钱半打糊

上为细末，用山药糊搜和为丸，如梧子大。每服五十丸，温酒或盐汤下，空心服。如脚膝无力，木瓜汤下，晚食前再服。

四七汤见气。　青州白丸子中风。辰砂妙香散心痛。　山药丸腰痛。　灵砂丹呕吐。　加减八味丸消瘅。

内补鹿茸丸《宝鉴》，下同　治劳伤思想，阴阳气虚，益精，止白淫。

鹿茸酥炙　菟丝子酒浸，蒸焙　蒺藜炒　沙苑蒺藜　肉苁蓉　紫菀　蛇床子酒浸，蒸　黄芪　桑螵蛸　阳起石　附子炮　官桂各等分

上为细末，蜜丸如桐子大。每服三十丸，食前温酒下。

茯菟丸　治思虑太过，心肾虚损，真阳不固，溺有馀沥，小便白浊，梦寐频泄。

菟丝子酒浸，五两　石莲子去壳，二两　白茯苓去皮，三两

为细末，酒糊丸，如桐子大。每服三五十丸，空心盐汤下。

金箔丸　治下焦虚，小便白淫，夜多异梦，遗泄。

---

① 各：原脱，据《局方》补。

原蚕娥　破故纸炒　韭子炒　牛膝酒浸　肉苁蓉　龙骨　山茱萸　桑螵蛸　菟丝子酒浸。各等分。

上为细末，蜜丸如桐子大。每服三十丸，空心温酒下。

王瓜散　治小便自利如泔色，此肾虚也。

王瓜根　桂心各一两　白石脂　菟丝子酒浸　牡蛎盐泥裹烧赤，候冷去泥。各二两

上为末，每服二钱，煎大麦汤调下，日三服，食前。

珍珠粉丸见遗精。

秘真丹　治思想无穷，所愿不协，意淫于外，作劳筋绝，发为筋痿，及为白淫，遗溲而下，故为劳弱。

羊胫炭烧红窨杀　厚朴姜制。各三两　朱砂一两

上为细末，酒煮糊和丸，如桐子大。每服五十丸，空心温酒送下。

莲实丸　治下元虚冷，小便白淫。

莲实去壳　巴戟去心　附子炮，去皮脐　补骨脂炒。各二两　山茱萸　覆盆子各一两　龙骨研，半两

上为细末，煮米糊为丸，如梧子大。每服二十丸，加至三十丸，空心盐汤下。

龙骨汤　治小便白淫，及遗泄精，无故自出。

龙骨五两，另研　牡蛎煅　官桂去粗皮　熟地黄　白茯苓去皮　人参　甘草炙。各二两

上为散，每服五钱匕，水一盏半，煎至八分，去滓，空心服。

附方

加味清心饮　治心中客热烦躁，赤浊肥脂。

白茯苓去皮　石莲肉各一钱半　益智仁　麦门冬去心　人参去芦　远志水浸，去心，姜汁炒　石菖蒲　车前子　白术　泽泻　甘草炙。各一钱

作一服，水二盅，灯心二十茎，煎至一盅，食前服。有热，加薄荷少许。

莲子六一汤　治心热赤浊。

石莲肉连心，六两　甘草炙，一两

为细末，每服二钱，空心用灯心煎汤调服。

香苓散《得效》　治男妇小便赤浊，诸药不效者。

五苓散　辰砂妙香散

上和匀，用天麦二门冬去心煎汤，空心调服一大钱，日三服，顿愈。

龙齿补心汤　治诸虚不足，虚热潮来，心神惊惕，睡卧不宁，小便油浊。

龙齿另研，煅　人参去芦　熟地黄洗，焙　当归酒浸，焙干　桔梗去芦　酸枣仁炒　白茯苓去皮　茯神去皮木　肉桂去皮　麦门冬去心　绵黄芪蜜炙　远志水浸，去心，姜制炒　枳壳麸炒　半夏曲　白术各一钱　甘草炙，半钱

上作一服，水二盅，生姜三片，粳米一撮，煎一盅，服无时。

瑞莲丸　治思虑伤心，便下赤浊。

白茯苓去皮　石莲肉去心，炒　龙骨生用　天门冬去心　麦门冬去心　柏子仁炒，另研　紫石英火煅，研细　远志甘草水煮，去心　当归去芦，酒浸　酸枣仁炒　龙齿各一两　乳香半两，另研

上为细末，炼蜜为丸，如梧子大。以朱砂为衣，每服七十丸，空心温酒或枣汤送下。

远志丸　治小便赤浊如神。

远志半斤，以甘草水煮，去心　茯神去木　益智仁各二两

上为细末，酒煮面糊为丸，如梧子大。每服五十丸，临卧枣汤送下。

锁精丸　治小便白浊。

破故纸炒　青盐各四两　白茯苓　五

倍子各二两

上为细末，酒煮糊为丸，如梧子大。每服三十丸，空心用温酒或盐汤送下。

固精丸 治下虚胞寒，小便白浊，或如米泔，或若凝脂，腰重少力。

牡蛎煅 白茯苓去皮 桑螵蛸酒浸，炙 白石脂 韭子炒 五味子 菟丝子酒浸，焙干 龙骨各等分

上为细末，酒煮糊为丸，如梧子大。每服七十丸，空心盐汤送下。

四精丸 治白浊烦渴。

鹿茸 肉苁蓉 山药 茯苓去皮。各等分

为细末，米糊丸，桐子大。空心枣汤下三十丸。

大茴香丸 治小便白浊，出髓条。

大茴香 酸枣仁炒 破故纸炒 白术 白茯苓 左顾牡蛎砂锅内慢火煅爆为度 益智仁 人参各等分

为细末，用青盐酒糊丸，如梧子大。每服二十丸，食前用温酒或米饮下。

水陆二仙丹 治白浊。

金樱子去子洗净，甑中蒸熟，用汤淋之，取汁入银铫内，慢火熬稀膏，和芡粉 芡实肉研为粉。各等分

上以前膏同酒糊为丸，如桐子大。每服三十丸，食前温酒下。一方，用乳汁丸，盐汤下。

赤脚道人龙骨丸 治白浊。

龙骨 牡蛎各半两

上研为末，入鲫鱼腹内，湿纸裹，入火内炮熟，取出去纸，将药同鱼肉搜和丸，如桐子大。每服三十丸，空心米饮送下。鲫鱼不拘大小，只着尽上件药为度。更加茯苓、远志各半两，尤佳。

地黄丸 治心肾水火不济，或因酒色，遂至已甚，谓之土淫。盖脾有虚热而肾不足，故土邪干水。先贤常言：夏则土燥而水浊，冬则土坚而水清，此其理也。医者往往峻补，其疾反甚。此方中和，水火既济，而土自坚，其流清矣。

熟地黄十两，蒸九次，曝九次 菟丝子酒浸 鹿角霜各五两 茯苓去皮 柏子仁各三两 附子炮，去皮脐，一两

上为细末，另用鹿角胶煮糊为丸，如桐子大。每服一百丸，空心用盐酒送下。

子午丸 治心肾俱虚，梦寐惊悸，体常自汗，烦闷短气，悲忧不乐，消渴引饮，漩下赤白，停凝浊甚，四肢无力，面黄肌瘦，耳鸣眼昏，头晕，恶风怯寒，并皆治之。

榧子去壳，二两 莲肉去心 枸杞子 白龙骨 川巴戟去心 破故纸炒 真琥珀另研 苦楮实去壳 白矾枯 赤茯苓去皮 白茯苓去皮 莲花蕊盐蒸 芡实 白牡蛎煅 文蛤各一两 朱砂一两半，另研为末

上为细末，用肉苁蓉一斤二两，酒蒸烂，研为膏和丸，如桐子大，朱砂为衣。每服五十丸，空心浓煎萆薢汤下。忌劳力房事，专心服饵，渴止浊清，自有奇效。

通灵散 治心气不足，小便滑，赤白二浊。

益智仁 白茯苓 白术各等分

上为细末，每服二钱，不拘时用白汤或温酒调服。

虚惫便浊，滴地成霜方

莲肉去心 干藕节 龙骨 远志各一两 白矾枯 灵砂各二钱半

上为细末，糯米糊为丸，梧子大。每服十五丸，食前白汤下。

小温金散 治心肾虚热，小便赤白淋沥，或不时自汗等证。

人参 莲肉去心 巴戟肉 益智仁 黄芪蜜炙 萆薢酒浸，炒 麦门冬去心 赤茯苓去皮 甘草炙。各一钱

上用灯心十茎，枣一枚，水煎服。

前阴诸疾

〔阴缩〕

附子理中汤中寒。　承气汤大便不通。

正阳散　治阴缩囊缩，大小便俱通，地道不塞，不渴不饮，邪不在里，宜温之、灸之，外相接，以复阳气。

附子炮，去皮脐　皂角酥炙，去皮弦。各一两　干姜炒　甘草炙。各二钱半　麝香一钱，研极细

上为细末，每服二钱，水一盏，煎五分，不拘时，和滓温服。

〔阴纵〕

小柴胡汤往来寒热。　三一承气汤中风。

〔阴痿〕

八味丸　六味丸并虚劳。

固真汤东垣　正月内定此方。

升麻　柴胡　羌活各一钱　炙甘草　泽泻各一钱半　草龙胆炒　知母炒　黄柏各二钱

上锉如麻豆大，水三盏，煎至一盏，稍热空腹服，以美膳压之。

柴胡胜湿汤东垣　治两外肾冷，两髀枢阴汗，前阴痿弱，阴囊湿痒臊气。

泽泻　升麻各一钱半　生甘草　黄柏酒制。各二钱　草龙胆　当归梢　羌活　柴胡　麻黄根　汉防己　茯苓各一钱　红花少许　五味子二十粒

上水三大盏，煎至一盏，稍热服，食前。忌酒、湿面、房事。

滋肾丸见小便闭。风髓丹遗精。

〔阴汗臊臭冷痒〕

青娥丸腰痛。

龙胆泻肝汤　治阴部时复湿痒及臊臭。

柴胡梢　泽泻各一钱　车前子　木通各五分　当归梢　龙胆草　生地黄各三分

上㕮咀，水三大盏，煎至一盏，空心稍热服，更以美膳压之。

温肾汤东垣　二月定此方。

麻黄　柴胡梢各六分　泽泻二钱　防风根　苍术各一钱半　白术　猪苓　升麻　白茯苓　黄柏酒。各一钱

上件分作二服，每服水二大盏，煎至一盏，稍热服，食前，天晴明服之，候一时辰许方食

补肝汤东垣

黄芪七分　人参　白茯苓　葛根各三分　甘草炙　苍术各五分　猪苓　升麻各四分　知母　柴胡　羌活　陈皮　归身　黄柏炒　防风　泽泻　曲末　连翘各二分

水二大盏，煎一盏，稍热空心食前服。忌酒、湿面。

清震汤东垣　十二月定此方。

羌活　酒黄柏各一钱　升麻　柴胡　苍术　黄芩各五分　防风　猪苓　麻黄根各三分　藁本　甘草炙　当归身各二分　红花一分　泽泻四分

水二盏，煎一盏，临卧服。忌同前。

椒粉散东垣

麻黄根[①]一钱　黑狗脊　蛇床子各五分　斑蝥两枚　猪苓　当归身　川椒各三分　轻粉　红花各少许　肉桂二分

上为极细末，干掺上。避风寒湿冷处坐卧。

大蒜丸　治阴汗湿痒。

上用大蒜，不以多少，煨，剥去皮烂研，同淡豆豉末搜丸，如梧子大，朱砂为衣。每服三十丸，枣子，灯心煎汤送下。

青娥丸　治同上，酒服五十丸，大效。见腰痛。

治阴汗湿痒方

---

① 根：原脱，据《兰室秘藏》补。

炉甘石二钱半　真蛤粉一钱二分半

上为粉扑傅。

治阴汗不止方　小安肾丸，用干旧酱煎汤，入盐少许吞下。见喘。

又洗方　蛇床子酒浸炒，白矾，陈酱煎水淋洗。

〔阴肿痛〕

蟠葱散《和剂》　治男子妇人脾胃虚冷，攻筑心腹，胁肋刺痛，胸膈痞闷，背膊连项拘急疼痛，不思饮食，时或呕逆，霍乱转筋，腹冷泄泻，膀胱气刺，小肠及外肾肿痛。及治妇人血气攻刺，癥瘕块硬，带下赤白，或发寒热，胎前产后恶血不止，脐腹疼痛，一切虚冷。

延胡索三两　苍术泔浸一宿，去皮　甘草爁。各半斤　茯苓白者，去皮　蓬术　三棱煨　青皮去白。各六两　丁皮　缩砂仁　槟榔各四两　肉桂去粗皮　干姜炮。各二两

上捣罗为末，每服二钱，水一盏，连根葱白一茎，煎七分，空心食前稍热服。

五苓散消痺。　六君子汤　四物汤并虚劳。

治阴忽疼痛

桃仁汤浸，去皮尖双仁，麸炒微黄　苦楝子　菻香子　没药各一两

上为细末，每服二钱　食前热酒调服。

治蚯蚓吹肾囊肿方

用盐汤洗之，又以炒盐包熨痛处。

〔阴吹〕

猪膏髪煎仲景

猪膏半斤　乱髪鸡子大，三枚

上二味，和膏中煎之，髪消药成。分再服，病从小便出。

蝉蜕散　治脬囊肿，小儿坐地为蚓或蚁吹着。

蝉蜕半两

上用水一碗，煎汤洗，再温再洗。仍与五苓散加灯心煎服。

疝

〔治外束之寒〕

丁香楝实丸东垣　治男子七疝，痛不可忍，妇人瘕聚带下。

当归去芦　附子炮，去皮脐　川楝子　茴香炒。各一两

上四味，锉碎，以好酒三升同煮，酒尽焙干，作细末，每药末一两，再入下项药：

丁香　木香各五分，一作二钱　全蝎十三个　玄胡索五钱，一作一两

上四味，同为细末，入前项当归等末拌匀，酒糊丸，如桐子大。每服三十丸至百丸，空心食前温酒送下。一方无当归、木香，名苦楝丸。

沉香桂附丸《宝鉴》　治中气虚弱，脾胃虚寒，饮食不美，气不调和，退阴助阳，除脏腑积冷，心腹疼痛，胁肋膨胀，腹中雷鸣，面色不泽，手足厥逆，便利无度。又治下焦阳虚，及疗七疝，痛引小腹不可忍，腰屈不能伸，喜热熨稍缓。

沉香　附子炮，去皮脐　川乌炮，去皮脐　干姜炮　良姜炒　官桂　吴茱萸汤浸去苦　茴香炒。各一两

上研为末，醋煮面糊为丸，如桐子大。每服五十丸至七八十丸，食前米饮下，日二。忌生冷。

丁香疝气丸东垣　治肾疝。

当归　茴香各一两　玄胡索　甘草梢各五钱　麻黄根节　丁香　川乌　肉桂　防己各二钱半　羌活七钱半　全蝎三十个

上为细末，酒糊丸，如豌豆大。每服五十丸，淡盐汤、温酒送下，须空心宿食消尽服之。

当归四逆汤《宝鉴》

当归梢七分　附子炒　官桂　茴香炒

柴胡各五分　芍药四分　玄胡索　川楝子　茯苓各三分　泽泻二分

上研为粗末，都作一服，水煎，空心服。

天台乌药散东垣

天台乌药　木香　茴香炒　青皮去白　良姜炒。各五钱　槟榔锉，二枚　川楝子十个　巴豆十四枚

上八味，先以巴豆打碎，同楝实用麸炒，候黑色，去巴豆、麸俱不用，外为细末，每服一钱，温酒调下，痛甚者，炒生姜热酒下。

川苦楝散东垣

木香　川楝子锉细，用巴豆十粒打破，一处炒黄，去巴豆　茴香盐一匙，炒黄去盐。各一两

上为细末，每服二钱，空心食前温酒调下。

木香楝子散《易简》　治小肠疝气，膀胱偏坠，久药不效者，服此神效。

川楝子三十个，巴豆二十枚同炒黄赤色，去巴豆不用　萆薢半两　石菖蒲一两，炒　青木香一两，炒　荔枝核二十枚，炒

上研为细末，每服二钱，入麝香少许，空心炒茴香盐酒调下。

乌头桂枝汤仲景

乌头

上一味，以蜜二斤，煎减半，去滓，以桂枝汤五合解之，得一升后，初服二合不知，即服三合，又不知，复加至五合。其知者如醉状，得吐者为中病。桂枝汤方见伤湿。

乌头煎仲景

乌头大者五枚，熬，去皮，不㕮咀

上以水三升，煮取一升，去滓，纳蜜二升，煎令水气尽，取二升，强人服七合，弱人服五合，不瘥，明日更服，又不可日再服。

胡芦巴丸《和剂》　治小肠疝气，偏坠阴肿，小腹有形如卵，上下来去，痛不可忍，或绞结绕脐攻刺，呕吐闷乱。

胡芦巴炒，一斤　茴香盐炒，十二两　吴茱萸洗，　炒，十两　川楝子去核，炒，一斤二两　巴戟去心，炒　川乌炮，去皮。各六两

上为末，酒糊丸，如桐子大。每服十五丸至二十丸，空心温酒下。小儿五丸，茴香汤下，食前。一方，有黑牵牛。

〔治内郁之湿热〕

加味通心散《得效》　治肾与膀胱实热，小肠气痛，小腑不通。

瞿麦穗　木通去皮节　栀子去壳　黄芩　连翘　甘草　枳壳去瓤　川楝子去核。各等分

上锉散，每服五钱　水一盏半，灯心二十茎，车前草五茎同煎，空心温服。

八正散　治肾气实热，脉洪数，小腹、外肾、肛门俱热，大小便不利作痛。每服四钱，灯心二十茎，枳壳半斤去瓤煎，食前温服。热盛加淡竹叶二十皮。方见小便不通。

加减柴苓汤　治诸疝。此和肝肾，顺气消疝治湿之剂。

柴胡　甘草　半夏　茯苓　白术　泽泻　猪苓　山栀炒　山楂　荔枝核各等分

㕮咀片，水二盅，姜三片，煎至八分，空心服。

〔寒热兼施〕

蒺藜汤《宝鉴》　治阴疝牵引小腹痛，诸厥疝即阴疝也，房欲劳痛不可忍者。

蒺藜炒，去尖　附子炮，去皮脐　山栀仁各等分

上为末，每服三钱，水一盏半，煎至七分，食前温服。

丹溪方

橘核　桃仁　栀子　吴茱萸　川乌各等分

上研，水煎服。

治疝作急痛

苍术　香附子俱盐炒　茴香炒，为佐　黄柏酒炒，为君　青皮　玄胡索　益智　桃仁为臣　附子盐水炒　甘草为使

上研末，作汤服后，一痛过，更不再作矣。

仓卒散　治寒疝入腹，心腹卒痛，及小肠膀胱气疞刺，脾肾气攻，挛急极痛不可忍，屈伸不能，腹中冷重如石，白汗出。

山栀子四十九个，烧半过　附子一枚，炮

上锉散，每服二钱，水一盏，酒半盏，煎七分，入盐一捻，温服即愈。暑证，香薷散加瞿麦、木通，每服四钱，盐少许，煎服。

〔补〕

当归生姜羊肉汤　治寒疝腹中痛，及胁痛里急者。

当归三两　生姜五两　羊肉一斤

水八升，煮取三升，温服七合，日三服。若寒多者，加生姜十片。痛多而呕者，加陈皮二两，白术一两。如加生姜等者，亦加水五升，煮取三升二合服之。

补肾汤　治寒疝入腹，小肠疞痛，时复泄泻，胸膈痞塞。

沉香五分　人参　茯苓　附子炮，去皮脐　黄芪　白术　木瓜各一钱半　羌活　芎䓖　紫苏　炙甘草各一钱

上作一服，水二盅，姜三片，红枣一枚，煎一盅，食前服。呕吐加半夏一钱，生姜七片，煎服。

〔泻〕

敌金丸　治疝气，外肾肿胀极大，或生疮出黄水，其痛绕腹，寒热往来。

京三棱煨　蓬术煨　猪苓　白附子　萝卜子　赤芍药　黑牵牛　川楝子　山茵陈　青木香　陈橘皮　五灵脂　海藻酒浸，焙　穿山甲灰火煨焦　姜黄　小茴香　海浮石米醋浸，煅红醋淬，再煅再淬，黑色为度。各一两　青皮去白，二两，一两生用，一两锉，以斑蝥五十枚，去头足翅同炒黄色，去斑蝥　香附子净三两，一两生用，一两以巴豆五十粒去壳同炒色焦，去巴豆不用　泽泻一两半　南木香半两　丁香二钱半

上为细末，酒煮面糊为丸，如梧子大。每服二十丸，用温酒下。此药能泄，斟酌用之。

腰子散　治肾气作痛。

黑牵牛炒熟　白牵牛炒熟，等分

为细末，每用三钱，猪腰子一对，薄切开，缝入川椒五十粒，茴香一百粒，以牵牛末遍掺入腰子中，线扎，湿纸数重裹，煨香熟，出火气。灯后空心嚼吃，好酒送下。少顷就枕，天明取下恶物即愈。

治肾气疼痛方　丈夫肾气，妇人血气疼痛，不可胜忍，面青唇黑，几于不救。丈夫则攻击脏腑，腰背拳曲，妇人则腹中成块，结为癥瘕，骤然疼痛，便至危困，经年累月，疼无暂停者，并宜服之。

当归　芍药各一两　没药　麒麟竭　蓬术　玄胡索　三棱　牵牛醋煮焙干　木香各半两　芫花四两　狼毒半两，捶碎，同芫花于瓦器内醋炒黄色

上先修制芫花、狼毒，乳钵内研如泥，又将麒麟竭等亦作一处，研如飞尘，馀药又作一处为细末，方将芫花、狼毒、麒麟竭、没药等末相和匀，更研千遍。每服一钱半，气痛时葱酒调下，和滓吃。不可饱食后吃。若大腑秘热，出后不通，唇皮焦黑，口中涎溢，吃药一服效。

〔肝气〕

木香汤　治寒疝攻注，胸胁满痛，汗出。

木香七钱半　槟榔　细辛去苗　赤茯苓去皮　人参去芦　芍药　当归切，焙　官桂去粗皮　前胡去芦　青皮去白，焙。各一两

上锉，每服三钱，水一盏，煎七分，去滓服，无时。

〔小肠气〕

喝起丸 治小肠气及腰痛。

杜仲酥炙去丝 胡芦巴芝麻炒 破故纸炒 小茴香盐水浸一宿 萆薢各一两 胡桃肉汤浸，去皮，研泥

上为细末，入胡桃肉和匀，丸如桐子大。每服三十丸或五十丸，空心盐酒或盐汤下。

夺命丹 治远年近日小肠疝气，偏坠搐痛，脐下胀痛，以致闷乱，及外肾肿硬，日渐滋长，阴间湿痒，抓之成疮。

吴茱萸一斤，去枝梗净，四两酒浸，四两盐汤浸，四两醋浸，四两童便浸。各浸一宿，焙干 泽泻二两，去灰土，切作片，去粗皮，酒浸一夜

上为细末，酒糊丸，如桐子大。每服五十丸，食前盐酒或盐汤送下。

救痛散 治小肠疝气，筑心疼痛不可忍。

肉豆蔻面裹煨 木香煨。各半两 荆三棱煨 马蔺花醋炒 金铃子去核 茴香炒。各一两

为细末，每服一大钱，痛时热酒调服，立效。

〔膀胱气〕

五苓散加川楝子一分，治疝气卒痛，小便涩。方见消瘅。

《澹寮》云：治疝气发作，痛不可忍，真料五苓散一帖，连根葱白一寸，灯心七茎，煎汤吞下青木香丸五十粒，即效。又法，以青木香丸二百粒，斑蝥七枚，去头翅，为粗末，瓦铫以文武火同炒令药微香，用瓷碟盖之，放冷处，去斑蝥，取丸子分二服，空心茴香酒吞下，累效。

硇砂丸《本事》

木香 沉香 巴豆肉各一两 青皮二两 铜青半两，研 硇砂一分[1]，研

上二香及青皮三味，同巴豆慢火炒令紫色，去巴豆，为细末，入硇砂二味，同研匀，蒸饼和，丸如桐子大。每服七丸至十丸，盐汤下，日二三服，空心食前。

加味通心饮见前。

济生葵子汤 治膀胱湿热，腹胀，小便不通，口舌干燥。

赤茯苓 猪苓 葵子 枳实 瞿麦 车前子 木通 黄芩 滑石 甘草各等分

每服五钱，入姜煎，空心服。

葱白散 治一切冷气不和，及本脏膀胱发气，攻刺疼痛，及治妇人产后腹疼，或血刺痛，及治脏腑宿冷，百节倦痛怯弱，伤劳滞癖，久服尽除，但妇人一切疾病宜服。

川芎 当归 枳壳去瓤，麸炒 厚朴姜汁制炒 青皮 官桂去粗皮 干姜炮 川楝子炒 茴香炒 神曲炒 麦蘖炒 干地黄 三棱煨 人参 茯苓 芍药 蓬术醋浸，焙 木香炮。各一两

上为末，每服三钱，水一盏，葱白二寸，煎七分，入盐少许热服。如大便秘涩加大黄煎，大便溏利加诃子煎，食前服。

茴香散 治膀胱气痛。

茴香 蓬术 京三棱 金铃子肉各一两 炙甘草半两

上为细末，每服二钱，热酒调服。每发痛甚连日，只二三服立定。

治奔豚气

穿山甲麸炒 破故纸麸炒 香附去毛。各半两 土狗十枚，去头尾，瓦上焙干 海藻焙 茴香 木香各一两 黑牵牛头末四两 全蝎十五枚，去毒 吴茱萸一两半

为末，用大萝卜一枚，剜去心肉，装入茱萸，以糯米一碗同萝卜煮，饭烂为度，出茱萸晒干，同诸药为末，次将萝卜

① 分：原作“钱”，据《本事方》改。

细切，入米饭捣丸，如桐子大。每服二十丸，加至三十丸，食前盐酒送下。

〔心疝〕

木香散 治心疝，小腹痛闷不已。

木香 陈皮 良姜 干姜 诃子去核 枳实各一钱半 草豆蔻 黑牵牛 川芎各一钱

水二盅，煎至一盅，食前服。或为细末，每服二钱，白汤调服。

广茂煮散 治心疝心痛，肢体虚冷。

蓬莪术煨 槟榔生锉 官桂去皮 附子炮，去皮脐 甘草炙。各半两 芎䓖 白术各七钱半

上锉碎，每服二钱，水一盏，煎七分，温服，无时。

〔癞疝〕

海蛤丸洁古

海蛤烧，醋淬七次 当归 海金沙 腻粉 硇砂各一钱 海藻 粉霜各五分 水蛭二十一条，炒 青黛 滑石 乳香各一钱 朱砂二钱，另研 地龙二十一条，去头足

为细末，盐煮面糊为丸，如小豆大，朱砂为衣。每服十丸，灯心汤空心服，小便下冷脓恶物乃效，却以黄连、紫河车、板蓝根各二钱煎汤漱口，以固牙齿。或去板蓝根，加贯众。

荔核散 治疝气，阴核肿大，痛不可忍。

荔枝核十四枚，烧灰存性，用新者，八角茠香炒 沉香 木香 青盐 食盐各一钱 川楝肉 小茠香各二钱

上为细末，每服三钱，空心热酒调服。

三层茴香丸 治肾与膀胱俱虚，为邪气搏结，遂成寒疝，伏留不散，脐腹疼痛，阴核偏大，肤囊壅肿，重坠滋长，有妨行步，瘙痒不止，时出黄水，浸成疮疡，或长怪肉，屡治不痊，以致肾经闭结，阴阳不通，外肾肿胀，冷硬如石，渐大，皆由频服热药内攻，或因兜取，以致如此。用药温导阳气，渐退寒邪，补虚消疝，暖养肾经，能使复元。一应小肠气寒疝之疾，久新不过三料。

第一料

舶上茴香用盐半两，同炒焦黄，和盐秤 川楝子炮，去核 沙参洗，锉 木香各一两

上为细末，水煮米糊为丸，如桐子大。每服二十丸，空心用温酒或盐汤下，日三服。小病一料可安，才尽便可用第二料。

第二料药加：

荜拨一两 槟榔半两

上共前药六味重五两半，为末，依前糊丸。丸数汤使亦如前。若病未愈，服第三料。

第三料药加：

白茯苓四两，紧实者，去黑皮 黑附子炮，去皮脐秤，半两，或加作一两

上通前八味，重十两，并依前糊丸汤使，丸数加至三十丸。小肠气发频及三十年者，寒疝气如栲栳大者，皆可消散，神效。

宣胞丸 治外肾肿痛。

黑牵牛半生半熟，取头末一两 川木通一两，炒 青木香一两，斑蝥七枚同炒香，用斑蝥五枚

上为细末，酒糊为丸，如桐子大。每服三十丸，温酒、盐汤任下。

地黄膏子丸海藏 治男子妇人脐下奔豚气块，小腹疼痛，卵痛即控睾相似，渐成肿，阴阴痛，上冲心腹不可忍者。

血竭 沉香 木香 广茂炮 玄胡索 人参 蛤蚧 当归 川芎 川楝子麸炒 续断 白术 全蝎 茴香炒 柴胡 吴茱萸 没药已上分两不定，随证加减用之

气多加青皮，血多加肉桂。

上为细末，地黄膏子丸，如桐子大。空心温酒下二十丸，日加一丸，至三十丸。

安息香丸《易简》　治阴气下坠痛胀，卵核肿大，坚硬如石，痛不可忍。

玄胡索炒　海藻洗　昆布洗　青皮去白　茴香炒　川楝子去核　马蔺花各一两半　木香半两，不见火　大戟酒浸三宿，切片焙干，三钱半

上为细末，另将硇砂、真阿魏、真安息香三味各二钱半，用酒一盏，醋一盏，将上三味淘去砂土，再用酒、醋合一盏熬成膏，入麝香一钱，没药二钱半，俱各另研细，入前药一同和丸，如绿豆大。每服十丸至十五丸，空心用绵子灰调酒下。

念珠丸《本事》　治膀胱疝气，外肾肿痛不可忍。

乳香　硇砂飞。各三钱　黄蜡一两

上二味，同研匀，溶蜡和丸，分作一百八丸，以线穿之，露一宿，次日用蛤粉为衣。旋用乳香汤下。

秘传**茱萸内消丸**　治肾虚为邪所袭，留伏作痛，阴癞偏大，或生疮出黄水。

吴茱萸半酒半醋浸一宿，焙干　山茱萸蒸，去核　马蔺花醋浸，焙　黑牵牛炒，取头末　延胡索略炒　川楝子蒸，去皮核　舶上茴香盐炒　海藻洗去咸，焙　橘皮　青皮去白　官桂各一两　桃仁去皮，炒　白蒺藜炒，杵去刺　木香各半两

为细末，酒煮稀糊为丸，如桐子大。每服四十丸，食前温酒、盐汤任下。

济生橘核丸　治四种癞病，卵核肿胀，偏有小大，或坚硬如石，痛引脐腹，甚则肤囊肿胀成疮，时出黄水，或成痈溃烂。

橘核炒　海藻　昆布　海带各洗　川楝肉炒　桃仁麸炒。各一两　制厚朴　木通　枳实麸炒　延胡索炒　桂心　木香各半两

为细末，酒糊丸，如梧子大。每服七十丸，空心盐酒、盐汤下。虚寒甚者，加炮川乌一两。坚胀久不消者，加硇砂二钱，醋煮旋入。

昆布丸　治阴疝肿大偏坠。

昆布　海藻各洗去咸，炙　芜荑仁炒　蒺藜子炒，去角　槟榔锉。各一两半　枳壳去穰，麸炒　大麻仁研。各二两　诃梨勒炒，去核　黄芪　木香各七钱五分　陈皮去白，炒　桃仁去皮尖，炒，研　菟丝子酒浸一宿，另研。各一两

上为细末，研匀，炼蜜和丸，如梧桐子大。每服三十丸，空心用温酒或盐汤送下。

雄黄洗方　治阴疝肿痛不能忍，及阴肿大如斗核痛者。

雄黄研　甘草各一两　白矾研，二两

上为细末，每用药一两，热汤五升，通手洗肿处，良久再暖洗至冷，候汗出瘥。

香附散　治癞疝胀及小肠气。

上用香附，不拘多少，为末。每用酒一盏，入海藻一钱，煎至半盏，先捞海藻细嚼，用煎酒调香附末二钱服。一方，以海藻为末，用热酒调尤妙，甚者灌之。一方，热酒下荆芥末。

三白散大小便不通。　保和丸伤食。

海藻丸　治偏坠小肠气效。

海藻　海带各一两　斑蝥二十八枚，去足翅　巴豆二十八个，去壳，完全者

上斑蝥、巴豆二味同装生绢袋中，用好醋一碗，以瓦铫盛，四味同煮，将干，去斑蝥、巴豆不用，只将海带二味细研为末，以淡豆豉一百粒，以煮药馀醋略浸，蒸饼为膏，和药末为丸，如梧子大。每服用麝香少许，朱砂三钱，乳钵细研至无声，却入麝香再研匀为衣，日干，以新瓦瓶收之。每初服七粒，再服十粒，三服十

五粒，若未愈再进三两服。皆用十五粒，仍用盐炒茴香细嚼，酒吞下，空心服。忌鸭子并鲊酱动气等物。久病三五服效。此药贵新合效速，若合下稍久，多服为佳。

〔狐疝〕

蜘蛛散

蜘蛛十四枚，炒焦　桂半两[1]　要入厥阴，取其肉厚者。

上为散，每服一钱，蜜丸亦可。

雷公云：凡使勿用五色者，兼大身上有刺毛者，并薄小者。须用屋西南有网，身小尻大，腹内有苍黄脓者真也。凡用去头足了，研如膏投药中，此馀之法，若仲景炒焦用，全无功矣。

一方，治水癞偏大，上下不定，疼痛不止。牡蛎不拘多少，盐泥固济，炭三斤，煅令火尽冷，取二两，干姜一两，焙，为细末，二味和匀，冷水调得所，涂病处，小便大利即愈。

〔通治〕

五积散中寒。　青木香丸见气。　参苏饮发热。　异功散即五积散。

川楝子丸　治疝气，一切下部之疾悉皆治之，肿痛缩小，虽多年，服此药永去根本。

川楝子净肉一斤，分四处，四两用麸一合，斑蝥四十九个，同炒麸黄色，去麸、斑蝥不用。四两用麸一合，巴豆四十九粒，同炒麸黄色，去麸、巴豆不用。四两用麸一合，巴戟一两，同炒麸黄色，去麸、巴戟不用。四两用盐一两，茴香一合，同炒黄色，去盐及茴香不用　木香一两，不见火　破故纸一两，炒香为度

上为末，酒糊丸，如梧子大。每服五十丸，盐汤下，甚者日进三两服，空心食前。

木香导气丸　治男子小肠气肚疼，一切气积，以补下元虚冷，脾胃不和，并宜服之，有效。

木香　乳香　川楝子去核　八角茴香　丁香　香附子　破故纸　胡芦巴　荆三棱　甘草各一两　杜仲半两，炒去丝

上为细末，酒糊为丸，梧桐子大。每服三十丸，加至五十丸，用温酒或盐汤空心送下，日进三服。

立效散　治疝因食积作痛。

山楂一钱五分，醋炒　青皮一钱二分，醋炒　小茴香盐水炒　枳实麸炒　苍术米泔浸一宿，炒　香附　吴茱萸　山栀炒黑　川楝肉各一钱

水二盅，姜三片，煎八分，食前服。

桃仁当归汤　治疝因瘀血作痛。

桃仁去皮尖，二钱　当归尾酒洗　玄胡索各一钱半　川芎　生地黄　赤芍药炒　吴茱萸　青皮醋炒。各一钱　牡丹皮八分

水二盅，姜三片，煎八分，食前服。

交　肠

五苓散见消瘅。　木香调气散见气。　黄连阿胶丸滞下。　四物汤虚劳。

肠　鸣

升阳除湿汤泄泻。　二陈汤痰饮。

河间葶苈丸　治涌水，疾行则腹鸣，如囊裹水浆之声。

葶苈隔纸炒　泽泻　椒目　杏仁　桑白皮　猪苓去黑皮。各五钱

上为末，炼蜜丸，如桐子大。每服二十丸，葱白汤下，以利为度。

脱　肛

凉血清肠散

生地黄　当归　芍药各一钱二分　防风　升麻　荆芥各一钱　黄芩炒　黄连　香附炒　川芎　甘草各五分

上水煎服。

[1] 两：原作“钱”，据《金匮要略》改。

参术实脾汤

白术黄土炒，二钱　人参二钱　肉果面裹煨，一钱半　白茯苓　白芍药炒　陈皮各一钱　附子炮，八分　甘草炙，七分

用水二盅，生姜三片，枣二枚，煎一盅服。下陷加升麻。

十全大补汤见虚劳。

参术芎归汤　治泻痢，产育气虚脱肛，脉濡而弦者。

人参　白术　川芎　当归　升麻　白茯苓　山药　黄芪酒炒　白芍药炒。各一钱　炙甘草五分

上生姜水煎服。

诃子人参汤　治证同前。

诃子煨，去核　人参　白茯苓　白术　炙甘草　莲肉　升麻　柴胡各等分

上水加生姜煎服。

缩砂散　治大肠虚而挟热，脱肛红肿。

缩砂仁　黄连　木贼各等分

上为细末，每服二钱，空心米饮调下。

槐花散

槐花　槐角炒香黄。各等分

上为末，用羊血蘸药，炙热食之，以酒送下。

薄荷散　治阳证脱肛。

薄荷　骨碎补　金樱根　甘草

上水煎，入酒一匙，空心服。

猬皮散　治肛门脱出不收。

猬皮一张，罐内烧存性　磁石半两，火煅醋淬七次　桂心三钱　鳖头一枚，慢火炙焦黄

上为细末，每服三钱，食前米饮调下。

香荆散

香附　荆芥穗各半两　缩砂二钱半

上为细末，每服三钱，食前白汤下。

收肠养血和气丸　治脱肛，日久肠虚，大肠不时脱。

白术炒，当归　白芍药炒　川芎　槐角炒　山药　莲肉各一两　人参七钱　龙骨煅　五倍子炒　赤石脂各五钱

上末之，米糊丸，如梧桐子大。每服七十丸，米饮送下。

龙骨散　治大肠虚，肛门脱出。

龙骨　诃子各二钱半，没石子二枚　粟壳　赤石脂各二钱

上末之，每服一钱，米饮调下。

涩肠散　治久痢大肠脱。

诃子　赤石脂　龙骨各等分

上末之，腊茶少许和药掺肠头上，绢帛揉入。又以鳖头骨煅，少入枯矾为末，入药同上。

蟠龙散　治阳证脱肛。

地龙一两　风化硝二两

上末之，用一二钱，肛门湿则干涂，燥则清油调涂，先以见毒消荆芥、生葱煮水，候温洗，轻轻拭干，然后傅药。

伏龙肝散　治阴证脱肛。

伏龙肝一两　鳖头骨五钱　百药煎二钱半

上末之，每用一二钱，浓煎紫苏汤，候温洗，和清油调涂，并如前法。

磁石散

磁石半两，火煅醋淬七次

上为末，每服一钱，空心米饮调下。

痔

秦艽白术丸东垣　治痔并漏有脓血，大便燥硬，作痛不可忍。

秦艽去芦　桃仁去皮尖，另研　皂角仁去皮，烧存性。各一两　当归梢酒洗　泽泻　枳实麸炒黄　白术各五钱　地榆三钱

上为细末，和桃仁泥研匀，煎熟汤打面糊为丸，如芡实大，令药光滑，焙干。每用五七十丸，空心服，少时以美膳压

之。忌生冷硬物冷水菜之类，并湿面及五辛辣热大料物，犯之则药无验矣。

秦艽苍术汤东垣

秦艽去苗　桃仁去皮尖，另研　皂角仁烧存性，末　苍术制。各一钱半　防风　黄柏酒洗，五分。若大肠头沉重者，湿胜也，更加之。如天气大热，或病人燥热喜冷，以意加之　当归梢酒洗　泽泻各一钱　梭身槟榔五分，末　大黄少许。虽大便过涩，亦不宜多用。

上除槟榔、桃仁、皂角仁三味外，馀药㕮咀如麻豆大，都作一服，水三盏，煎至一盏二分，去滓，入槟榔等三味，再上火煎至一盏，空心候宿食消尽热服之，待少时以美膳压之，不犯胃也。服药日忌生冷、硬物、冷菜之类，及酒、湿面、大料物、干姜之类，犯之其药无效。如有白脓，加白葵花五朵去萼，青皮半钱，不去白，入正药中同煎。又用木香三分，为细末，同槟榔等三味，再上火同煎，依上法服饵。古人治此疾，多以岁月除之，此药一服立愈，若病大者，再服而愈。

红花桃仁汤东垣

黄柏　生地黄各一钱半　猪苓　泽泻　苍术　当归梢　汉防己　防风各一钱　麻黄　红花　桃仁各半钱

水三盏，煎一盏，稍热食前服。

秦艽当归汤东垣

大黄煨，四钱　秦艽　枳实各一钱　泽泻　当归梢　皂角仁　白术各五分　桃仁二十枚　红花少许

水三盏，煎一盏，食前稍热服。

当归郁李仁汤东垣

郁李仁　皂角仁各一钱　枳实七分　秦艽　麻仁各一钱半　当归尾　生地黄　苍术各五分　大黄煨　泽泻各三分

上除皂角仁别为末外，馀药用水三盏，煎一盏，去渣，入皂角仁末，空心食前服。

秦艽羌活汤东垣

羌活一钱二分　秦艽　黄芪各一钱　防风七分　升麻　炙甘草　麻黄　柴胡各五分　藁本三分　细辛　红花各少许

水二盏，煎至一盏，空心服。

七圣丸　治大肠痛不可忍。见大便不通。

搜风顺气丸　治痔漏，风热秘结。

车前子一两五钱　大麻子微炒　大黄五钱，半生半熟　牛膝酒浸　郁李仁　菟丝子酒浸　枳壳　山药各二钱

上为末，炼蜜丸，如桐子大。每服三十丸，温汤下。

秦艽防风汤　治痔漏，每日大便时发疼痛，如无疼痛者，非痔漏也，此药主之。

秦艽　防风　当归身　白术各一钱五分　炙甘草　泽泻各六分　黄柏五分　大黄煨　橘皮各三分　柴胡　升麻各二分　桃仁三十个　红花少许

水三盏，煎一盏，稍热空心服。

〔牡痔〕

乳香散

乳香　猪牙皂角　鲮鲤甲各二两　箬叶去头粗梗，锉，四两　蛇蜕一条，头尾俱全者　黄牛角尖长二寸者一对，锉

上入砂罐内，盖口，盐泥固济晒干，用炭十斤煅，候碧焰出，去火放冷，取出研细。每服二钱匕，以胡桃肉一枚，细研拌药，空心酒调下。

猪蹄灰丸

猪悬蹄甲烧存性，研，一两　水银三大豆许

上先取水银，用蒸枣肉二枚研匀，次入猪蹄灰和为丸，如芡实大。先以盐汤洗下部，内一丸，夜卧再用，以瘥为度。

〔牝痔〕

槟榔散　治风气稽留下部，结成牝

痔，生疮下血，肿痛。

槟榔锉，炒　泽泻酒浸　瞿麦　甜葶苈隔纸炒　防己　藁本去苗土　陈皮去白，炒　郁李仁同陈皮炒　滑石各半两　芫花醋拌炒黄　木香各一两　干漆炒烟尽，一钱二分半

上为细末，每服二钱，不拘时，温酒调下，日三。

榼藤散　治痔下血不止，生疮肿痛。

榼藤子取仁　龟甲醋炙　黄芪　槐子炒　川大黄炒　蛇蜕烧灰。各一两　藁本　桂心各半两　当归锉，炒　蜂房炙。各七钱半　猪后悬蹄甲七枚，炙焦黄

上为细末，每服二钱，食前米饮下。

麝香散　治牝痔及一切内外痔，疼痛不可忍。用新黄大瓜蒌一枚，以刀开下顶子，不去瓤，选不蛀皂角子填满，以开下顶盖合，别用纸筋泥固济，约三指厚，以炭火簇合烧令红，放一地坑内出火毒，一宿取出，入麝香末一钱，研令极细，以瓷盒盛，每服一钱匕，米饮调下。

〔酒痔〕

赤小豆散

赤小豆炒熟　生地黄　黄芪各一两　赤芍药　白蔹　桂心各半两　当归微炒　黄芩各七钱半

上为细末，每服二钱，食前槐子煎汤调下。

干葛汤

干葛　枳壳炒　半夏姜制　生地黄　茯苓　杏仁各一钱半　黄芩　甘草炙。各五分

水二盅，黑豆一百粒，姜五片，白梅一个，同煎至一盅，食前服。

〔气痔〕

橘皮汤

橘皮　枳壳炒　槐花炒　川芎各一钱半　桃仁去皮，炒　木香　槟榔　紫苏茎叶　香附　甘草炙。各一钱

水二盅，姜三片，红枣二枚，煎一盅，食前服。

威灵仙丸　治气痔，大便涩。

威灵仙去土　乳香另研　枳壳麸炒。各一两

上为细末，以粟米饭和为丸，如桐子大。每服十五丸，食前米饮送下，日三服。

熏熨方　治气痔脱肛。

枳壳麸炒　防风各一两，去杈　白矾枯，二钱五分，另研

上㕮咀拌匀，水三碗，煎至二碗，乘热熏之，仍以软帛蘸汤熨之，通手即淋洗。

〔血痔〕

地榆散　椿皮丸　猪脏丸俱下血。

〔肠痔〕

皂角煎丸　治内痔，肠头里面生核，寒热往来。

满尺皂角三挺，去弦核，醋炙　白矾煅　刺猬皮炙黄　薏苡仁　白芷各一两　桃仁去皮，炒　甜葶苈炒　川芎　桔梗各半两　猪后蹄垂甲十枚，烧存性

上为细末，蜜丸如桐子大。每服五十丸，空心桑白皮煎汤下。

治肠痔，**鳖甲丸**

鳖甲　刺猬皮炙焦黑　穿山甲炙焦　白矾枯　附子　猪牙皂角各半两，炙焦，存性二分

上为细末，研匀，蒸饼丸，桐子大。米饮下二十丸，食前日三服。

又方

槐花炒　白矾枯。各一两　附子五钱

上为细末，研匀，蒸饼丸，如桐子大。每服二十丸，米饮下，食前，日三服。

〔脉痔〕

猬皮丸　治诸痔出血，里急疼痛。

猬皮一两，炙焦　槐花微炒　艾叶炒黄

白芍药　枳壳炒　地榆　川芎　当归　白矾煅　黄芪　贯众各半两　头发三钱，烧存性　猪后悬蹄垂甲十枚，炙焦　盈尺皂角一挺，去弦核，醋炙黄

上为细末，蜜丸如桐子大。每服五十丸，食前米饮送下。

桑木耳散　治痔疾，肛边痒痛。

桑木耳炙　槐木耳炙　猬皮炙黄　羌活　当归炒。各一两　枳壳二两，炒

上为细末，每服二钱，食前粥饮调下。

〔风痔〕

治风痔不问有头无头，定三日安。

藜芦烧灰　天麻各五钱　皂角针去皮条，炒，二钱　干姜半两　莲子草　明矾　硫黄各一两　大苦瓜蒌一枚　麝香五分

上将瓜蒌开一孔，入矾并硫黄在内，孔如小钱大，就将元掩合定，绵纸糊却，用瓦罐子盛，坐瓶上，炭火煅令烟尽为度，候冷取出研细，同前六味药末和匀，炼蜜丸，如桐子大。每服十丸至十五丸，空心温酒下，日三服，三日效。忌油、面、醃藏牛马肉、鱼腥、生冷、行房、行远劳力一切等事。

〔痛甚〕

能消丸

威灵仙一名能消，去苗土，四两　卷柏去根　猬皮烧灰存性　防风去杈　阿胶炙燥。各半两　糯米炒，一合

上为细末，蜜丸如梧子大。每服十丸，加至二十丸，不拘时用人参汤送下，日二服。

试虫散

臭椿皮　景天阴干，即慎火草　地骨皮各二两　马牙硝一两

上为细末，用精猪肉一大片，掺药末三钱匕在肉上，就上坐一二时，起看有虫即出，无即已。

龙脑散　治痔疮热痛。

鲫鱼一条，去肠肚，入谷精草填满，烧存性

上为末，入龙脑少许，蜜调傅之。

白金散　治久新痔痛如神。

上用海螵蛸，去粗皮，为细末，每用二三钱，生麻油调成膏，以鸡翎拂上，每日夜用之，日久自消。

烟熏方　治痔漏痛。

白鳝鱼骨　熟艾各等分

上锉碎和匀，用新盆子一个，盛药在内，用纸封盆口上，通一窍，以火烧药，候烟出窍上，坐熏之，烟尽即止。

黑玉丹　治新久肠风痔瘘，着床疼痛不可忍者，服此药不过三四次，便见功效。初得此疾，发痒或疼，谷道周回多生梗核，此是痔，如破是瘘，只下血是肠风。皆酒、色、气、风、食五事过度，即成此疾。人多以外医涂治，病在肠，自有虫，若不去根本，其病不除，此药真有奇效。

刺猬皮　槐角各三两　猪后悬蹄甲四十九枚　牛角䚡锉　乱发皂角水洗　败棕各二两，以上六味，俱装锅内烧存性　苦楝皮一两二钱半　芝麻生　雷丸各一两　乳香五钱　麝香一钱

上为末，酒煮面糊丸，如桐子大。每服八粒，先嚼胡桃一枚，以温酒吞下，或海藻煎酒吞下，空心食前日三服。切忌别药，不过三五日，永除根本。

地榆散　治痔疮肿痛。

地榆　黄芪　枳壳　槟榔　川芎　黄芩　槐花　赤芍药　羌活各一钱　白蔹　蜂房炒焦　甘草炙。各半钱

上作一服，水二盅，煎至一盅，食前服。

〔痒〕

秦艽羌活汤见前。

皂刺丸　治痔漏而复痒。

皂角刺二两，烧烟尽存性　防风　槐花各

七钱半　蛇床子　白矾煅　枳壳　白蒺藜炒，去刺　羌活各半两　蜂房炒焦　五倍子各二钱半

上为细末，醋调绿豆粉煮糊为丸，如梧子大。每服五十丸，食前用苦楝根煎汤送下。仍用热童便入白矾末，淋洗肛门。

蒲黄散　治痔漏。

蒲黄　血竭半两

上为细末，每用少许，贴患处。

斗门方　治痔有头如鸡冠者。用黄连末傅之，更加赤小豆末尤良。　一方，用黄连，木香末傅妙。

〔下血不止〕

芎归丸　黑丸子　臭樗皮散　二矾丸并下血。

槐角地榆汤　治痔漏，脉芤下血者。

地榆　槐角　白芍药炒　栀子炒焦　枳壳炒　黄芩　荆芥

上入生地黄，水煎服。

槐角枳壳汤　治痔漏下血。

槐角炒　枳壳炒　黄连　黄芩　当归　白芍药　赤茯苓　甘草　乌梅烧存性

上入生地黄煎服。

〔气滞〕

荆枳汤

荆芥穗　枳壳炒　槐花　紫苏茎叶　香附　甘草炙。各等分

上为细末，每服二钱，空心米饮调下。

〔血瘀〕

逐瘀汤　通利大小便肠，取下恶物。

川芎　白芷　赤芍药　干地黄　枳壳　阿胶　茯苓　五灵脂　蓬术　茯神　木通　甘草生。各一钱　桃仁去皮尖，炒　大黄各一钱半

上作二服，用水二盅，生姜三片，蜜三匙，同煎，食前服，以利为度。

〔血虚〕

黑地黄丸见虚劳。

加味四君子汤　治五痔下血，面色痿黄，心忡耳鸣，脚弱气乏，口淡食不知味。

人参　白术　茯苓　白扁豆蒸　黄芪　甘草各等分

上为细末，每服二钱，白汤点服。一方，有五味子，无甘草。

〔积滞〕

治痔方神妙

当归　川芎　黄连　全蝎　三棱　蓬术　羌活　独活　山茱萸去核。各半两　枳壳去瓤，十二两　商陆白者，一两　巴豆去壳，不拘数　木香　甘草节　鼠粘子炒　苦参　藁本　猪牙皂角去皮弦净　柴胡　刺猬皮炒。各一两

上将巴豆二粒或三粒，入枳壳内，线扎定，却用醋煮烂讫，冷水洗净，去巴豆不用，晒焙干，入前药同为细末，醋煮面糊为丸，如桐子大。每服三四十丸，空心醋汤下。更用五倍子、羌活、独活煎汤洗。如大便燥结，用煮过巴豆六七粒，加入同丸。一方，加白术、半夏、荆芥、薄荷、槟榔各一两。

第七册

目

目痛

补肝散《简易》 治肝虚目睛疼，冷泪不止，筋脉痛及羞明怕日。

夏枯草五钱 香附子一两

上为末，每服一钱，腊茶调下，服无时。

《本事方》治睛疼难忍者。

川当归 防风 细辛 薄荷各等分

上为末，每服二钱，麦门冬熟水调下，食后、日午、夜卧各一服。

止痛散《保命》 治两额角痛，目睛痛，时见黑花，及目赤肿痛，脉弦，作内障也，得之于饥饱劳役。

柴胡一两半 甘草炙。七钱半 瓜蒌根二两 当归一两 黄芩四两，一半酒浸，一半炒 生地黄一两

上为粗末，每服三钱，水一盏半，姜三片，枣一枚，临卧热服。小便不利，加茯苓、泽泻各五钱。

桔梗丸《保命》 治太阳经卫虚血实，目肿赤，睑重，头中湿淫肤翳，睛痛肝风盛，眼黑肾虚。

桔梗一斤 牵牛头末二两

上为细末，炼蜜丸，如桐子大。每服四五十丸至一百丸，食前温水下，日二次。

柴胡复生汤《原机》 治红赤羞明，泪多眵少，脑巅沉重，睛珠痛应太阳，眼睫无力，常欲垂闭，不敢久视，久视则酸疼，翳陷下，所陷者或圆或方，或长或短，如缕、如锥、如凿。

柴胡六分 苍术 茯苓 黄芩各半钱 薄荷 桔梗 炙甘草 白芍药各四分 羌活 独活 藁本 蔓荆子 川芎 白芷各三分半 五味子二十粒

水二盏，煎至一盏，去滓，食后热服。

上方以藁本、蔓荆子为君，升发阳气也。川芎、白芍、羌活、独活、白芷、柴胡为臣，和血补血，疗风，行厥阴经也。甘草、五味子为佐，为协诸药，敛脏气也。薄荷、桔梗、苍术、茯苓、黄芩为使，为清利除热，去湿分上下，实脾胃二土，疗目中赤肿也。此病起自七情五贼，劳役饥饱，故使生意下陷，不能上升，今主以群队升发，辅以和血补血，导入本经，助以相协收敛，用以清利除热，实脾胃也。睛珠痛甚者，当归养荣汤主之。

当归养荣汤 治睛珠痛甚不可忍，馀治同上。

白芍药 熟地黄 当归 川芎各一钱 羌活 防风 白芷各七分半

上煎服法同上。

上方以七情五贼，劳役饥饱，重伤脾胃。脾胃者，多血多气之所，脾胃受伤，则血亦病。血养睛，睛珠属肾。今生意已不升发，又复血虚不能养睛，故睛痛甚不可忍。以防风升发生意，白芷解利，引入

胃经为君。白芍药止痛，益气通血，承接上下为臣。熟地黄补肾水真阴为佐。当归、川芎行血补血，羌活除风，引入少阴经为使。血为邪胜，睛珠痛者，及亡血过多之病，俱宜服也。服此药后，睛痛虽除，眼睫无力，常欲垂闭不减者，助阳活血汤主之。

助阳活血汤　治眼睫无力，常欲垂闭，馀治同上。

黄芪　炙甘草　当归　防风各五分　白芷　蔓荆子各四分　升麻　柴胡各七分

水二盏，煎至一盏，去滓，稍热服。

上方以黄芪治虚劳，甘草补元气为君。当归和血补血为臣。白芷、蔓荆子、防风主疗风，升阳气为佐。升麻导入足阳明、足太阴脾胃，柴胡引至足厥经肝经为使。心火乘金，水衰反制者，亦宜服也。有热者，兼服黄连羊肝丸。

黄连羊肝丸　治目中赤脉，红甚眵多，馀治同上。

黄连一钱　白羯羊肝一个

先以黄连研为细末，将羊肝以竹刀刮下如糊，除去筋膜，入擂盆中研细，入黄连末为丸，如桐子大。每服三五十丸，加至七八十丸，茶清汤下。忌猪肉及冷水。

上方以黄连除热毒、明目为君。以羊肝，肝与肝合，引入肝经为使。不用铁器者，金克木，肝乃木也，一有金气，肝则畏而不受。盖专治肝经之药，非与群队者比也。肝受邪者，并皆治之。睛痛者加当归。

决明益阴丸　治畏日恶火，沙涩难开，眵泪俱多，久病不痊者，立皆治之，馀治同上。

羌活　独活　归尾酒制　五味子　甘草炙　防风各五钱　石决明煅，三钱　草决明　黄芩　黄连酒制　黄柏　知母各一两

上为末，炼蜜丸，桐子大。每服五十丸，加至百丸，茶汤下。

上方以羌活、独活升清阳为君。黄连去热毒，当归尾行血，五味收敛为臣。石决明明目磨障，草决明益肾疗盲，防风散滞祛风，黄芩去目中赤肿为佐。甘草协和诸药，黄柏助肾水，知母泻相火为使。此盖益水抑火之药也。内急外弛之病，并皆治之。

加减地黄丸　除风益损汤俱见为物所伤。　龙脑黄连膏　嗜鼻碧云散俱见目赤。

当归补血汤《原机》　治男子衄血、便血，妇人产后崩漏亡血过多，致睛珠疼痛，不能视物，羞明酸涩，眼睫无力，眉骨太阳俱各酸痛。

当归　熟地黄各六分　川芎　牛膝　白芍药　炙甘草　白术　防风各五分　生地黄　天门冬各四分

水二盏，煎至一盏，去滓，稍热服。恶心不进食者，加生姜煎。

上方专补血，故以当归、熟地黄为君。川芎、牛膝、白芍药为臣，以其祛风续绝定痛，而通补血也。甘草、白术大和胃气，用以为佐。防风升发，生地黄补肾，天门冬治血热，谓血亡生风燥，故以为使。

滋阴地黄丸见目昏。　选奇汤见头痛。

抵圣散　治目偏风牵疼痛。

荆芥穗二两　芎䓖　羌活去芦　楮实麸炒　木贼各一两　甘草炙，半两

上为细末，每服二钱，食后茶清调服。

菊花散《本事》　治肝肾风毒热，气上冲眼痛。

甘菊花　牛蒡子炒。各八两　防风三两　白蒺藜去刺，一两　甘草一两五钱

上为细末，每服二钱，熟水调下，食

后临卧。

泻青丸 治眼暴发赤肿疼痛。见头痛。

洗肝散《和剂》 治风毒上攻，暴作赤目，肿痛难开，隐涩眵泪。

薄荷叶 当归 羌活 防风 山栀仁 甘草炙 大黄 川芎各二两

上为细末，每服二钱，食后熟水调下。

四物龙胆汤海藏 治目赤，暴作云翳，疼痛不可忍。

四物汤各半两 羌活 防风各三钱 草龙胆酒拌炒焦 防己各二钱

上水煎服。

本事地黄丸 治风热上攻，眼目涩痛，不可服补药者。

熟地黄一两半 黄连 决明子各一两 没药 菊花 防风 羌活 肉桂 朱砂各半两

细末，蜜丸梧子大。每服三十丸，食后熟水下。

桑白皮散 治肺气壅塞，毒热上攻，眼目白睛肿胀，日夜疼痛，心胸烦闷。

桑白皮 玄参 川升麻 旋覆花去枝梗 赤芍药 杏仁 甘菊花去枝梗 甜葶苈炒 防风去芦 黄芩 枳壳去瓤，麸炒 甘草炙。各一两

上㕮咀，每服四钱，水一盏半，生姜三片，煎至八分，去滓，食后温服。

大黄丸 治白睛肿胀，痛不可忍。

大黄锉，炒 蔓荆子去皮 甘菊花 土瓜根 防风去杈 陈皮去白 青皮去瓤 黄连去须 前胡 丹参 吴蓝 萎蕤各一两 决明子微炒 冬瓜子 青葙子 地肤子 车前子各一两半

上为细末，炼蜜和丸，如梧桐子大。每服三十丸，食前用温酒送下。

玄参丸 治肺脏积热，白睛肿胀，遮盖瞳人，开张不得，赤涩疼痛。

玄参 川升麻 汉防己 羚羊角屑 沙参 车前子 栀子仁 桑根白皮 杏仁汤浸，去皮尖双仁，麸炒黄。各一两 大麻仁 川大黄微炒。各一两半

上为细末，炼蜜和丸，如桐子大。每服二十丸，食后以温水送下，临卧时再服。

泻肺汤 治暴风客热外障，白睛肿胀。

羌活 玄参 黄芩各一两半 地骨皮 桔梗 大黄 芒硝各一两

上锉碎，每服五钱，水一盏，煎至五分，去滓，食后温服。

朱砂煎 治眼白睛肿起，赤涩疼痛。

朱砂细研 杏仁汤浸，去皮尖 青盐各二钱半 马牙硝细研 黄连研末。各半两

上研匀，绵裹，以雪水三合，浸一宿，滤入磁盒中，每用以铜箸点之。

洗眼青皮汤 治眼白睛肿起，赤磣痛痒。

青皮去粗皮 桑根白皮 萎蕤各一两 川大黄 玄参 栀子仁 青盐汤澄下。各半两 竹叶一握

以水二大盏，煎至一盏半，入盐，滤去滓，微热淋洗，冷即再暖。

附方

治睛痛难忍者

白芷 细辛 防风 赤芍药各等分

上为末，每服三钱，水一盏，入砂糖二钱，同煎至七分，去滓，不拘时，温服。

决明子丸 治风热上冲眼目，或因外受风邪，疼痛，视物不明。

决明子炒 细辛去苗 青葙子 蒺藜炒，去角 茺蔚子 芎䓖 独活 羚羊角镑 升麻 防风去杈。各半两 玄参 枸杞子 黄连去须。各三两 菊花一两

上为细末，炼蜜和丸，如梧桐子大。每服二十丸，加至三十丸，淡竹叶煎汤送下。

乳香丸 治眼疼头痛，或血攻作筋急，遍身疼痛。

五灵脂二钱 乳香 没药 夏蚕沙 草乌各半两 木鳖子五枚

上为末，酒煮面糊丸，梧桐子大。每服七丸，薄荷茶汤下。如头疼，连进三服即止。

住痛解毒丸

川芎 荆芥 朴硝 白芷 石膏 菊花各一两 硼砂五两 没药五钱 麝香少许

上为细末，米糊丸，梧桐子大，温汤下。

定痛饮

防己一两 当归 黄芩各五钱

上㕮咀，水一盏半，煎至一盏，入红酒半盏，温服。

救苦散 治眼睛痛不堪忍。

川芎 当归 防己 防风各半两

上为细末，每服三钱，热酒调服。

一捻金 治眼睛痛。

乳香 没药 黄连 雄黄 盆硝各等分

上为细末，鼻内搐之。一方加脑、麝少许。

点眼金华水 治肝脏有热，血脉壅滞，津液不荣，目中涩痛。

黄连末一分 硇砂豌豆大，研 乳香黑豆大，研 铜绿一字，煅过 腻粉一钱匕，研 杏仁七枚，去皮尖双仁，研 龙脑研 滑石研 艾灰研。各半钱匕 青石老钱三文，与诸药同浸

上已上九味，研细令匀，与古老钱在绵子内，以井华水浸三七日后，点目眦头。

黄牛胆煎 治眼涩痛。

黄牛胆汁 鲤鱼胆汁 猪胆汁 羊胆汁各半合 胡黄连研末 熊胆 黄连研末 青皮研末。各二钱半 白蜜三两

上将诸药末与蜜并胆汁和匀，入瓷瓶内，以油纸封头牢系，坐饭甑中蒸，待饭熟为度，用新净绵滤过。每以铜箸取如麻子大，点目眦，日二三度。

治眼涩痛方 治目涩痛，不能视物及看日光，并见灯火不得者，用熟羊头眼中白珠子二枚，于细石上和枣汁研之，取如小豆大，安眼睛上，仰卧，日二夜二，不过三四度瘥。

局方汤泡散 治肝经风热上壅，眼目赤涩，睛疼多泪。

赤芍 当归 黄连等分

上为末，每二钱，汤顿调热洗，日三五次。《御药院方》加荆芥。

三因立胜散 治风热攻眼，隐涩羞明肿痛。

黄连 秦皮 防风 黄芩各等分

上㕮咀，水煎热，用新羊毫笔蘸刷洗眼。

〔天行赤热证〕

须审系何气，参上法并目赤条，分经络阴阳表里以施治，不拘一方。

〔暴风客热证〕

风胜者，羌活胜风汤见外障。热胜者，《局方》洗心散、东垣泻热黄连汤。风热俱盛，洗肝散见前。泻青丸见头痛。

局方洗心散 治风壅壮热，头目昏痛，热气上冲，口苦唇焦，咽喉肿痛，心神烦躁，多渴，五心烦热，小便赤涩，大便秘滞。

大黄煨 甘草 当归 芍药 麻黄 荆芥穗各六钱 白术五钱

上为末，每服二三钱，生姜、薄荷汤煎服。

以白术合大黄入心，故名洗心。而从

以麻黄、荆芥，亦是表里药。

东垣**泻热黄连汤**　治眼暴发赤肿疼痛。

黄芩酒制炒　黄连制同上　草龙胆　生地黄　柴胡各一两　升麻半两

㕮咀，每服四钱，水煎去滓，日午前、饭后热服。

按：此手少阴、太阴、足阳明、少阳、少阴药也。

〔火胀大头证〕

普济消毒饮子见头痛。

〔羞明怕热证〕

决明益阴丸见前。　明目细辛汤见目赤。　连翘饮子见睥急紧小。　吹云膏见通治。

〔睑硬睛疼证〕

通肝散见内障。

二术散　治睑硬睛疼，去翳障。

蝉蜕　白术　黄连　枸杞子　苍术米泔浸，炒　龙胆草　地骨皮　牡丹皮各等分

上为末，每服一钱，食后荆芥汤下。

〔赤痛如邪证〕

小柴胡汤见往来寒热。　合四物汤见虚劳。

〔气眼证〕

复元通气散见气。

治气眼方

石决明　草决明　楮实子　香附子　木贼　甘草　蝉蜕去足　川芎各等分

上为细末，茶清下。

又方

石决明　草决明　香附子　蚌粉各等分

上为细末，每服二钱，茶清调下。

通明散　治气眼。凡人之目，必患后损其经络，喜怒哀乐之情有伤于心，发作不时，此乃气轮受病故也。

升麻　山栀子各一两半　细辛　川芎　白芷　防风　羌活　草决明　白及　白蔹　夏枯草各一两　杨梅皮　蝉蜕　五倍子各五钱　甘草一钱

上㕮咀，每服三钱，水一盏半，淡竹叶七皮，同煎，食后温服

〔痛如针刺证〕

洗心散见前。　加味八正散见后。　还睛散见内障。

补肝散　治眼痛如针刺，外障。

人参　茯苓　芎䓖　五味子　藁本各一两　细辛　茺蔚子各一两半

上为细末，每服一钱，空心米饮调服。

〔热结膀胱证〕

五苓散见消瘅。　导赤散见淋。　益元散见伤暑。

加味八正散　治心热冲眼，赤肿涩痛，热泪羞明。

瞿麦　萹蓄　滑石　车前子　甘草　栀子　木通　大黄　桑白皮　灯心　苦竹叶　生地黄

上水煎，食后服。

〔大小雷头风证〕

〔左右偏头风证〕治见头痛门。

磁石丸　治雷头风变内障。

磁石烧赤，醋淬三次　五味子炒　干姜　牡丹皮　玄参已上各一两　附子炮，半两

上为细末，炼蜜和丸，如梧桐子大。每服十丸，食前茶清或盐汤送下。

三因羌活散　治风毒气上攻，眼目昏涩，翳膜生疮，及偏正头疼，目小，黑花累累者。

羌活　川芎　天麻　旋覆花　青皮　南星炮　藁本各一两

上为末，每服二钱，水煎，入生姜三片，薄荷七叶。

参芪羚角汤　治风牵眼，偏斜外障。

羚羊角镑　防风　五味子　赤茯苓

人参各一两　黄芪　茺蔚子　知母各一两半

上水煎，食后服。

槐子丸　治肝虚风邪所攻，致目偏视。

槐子仁二两　酸枣仁微炒　覆盆子　柏子仁　车前子　蔓荆子　茺蔚子　牛蒡子　蒺藜子各一两

上为末，炼蜜丸，梧子大。每服三十丸，空心温白汤送下。

〔**阴邪风证**〕

选奇汤　祛风清上散俱见头痛。

上清散　治头风痛，眉骨痛，眼痛。

川芎　郁金　赤芍药　荆芥穗　薄荷叶　芒硝各半两　乳香另研　没药另研。各一钱　脑子另研，半钱

上为细末，每用一字，鼻内搐之，甚妙。

〔**阳邪风证**〕

小芎辛汤见头痛。

〔**卒脑风证**〕

外证，羌活胜风汤见外障。内证，冲和养胃汤见内障。

〔**巅顶风证**〕

挟痰湿者，动辄眩晕。用：

大黄酒蒸九次，二两　酒芩七钱　白僵蚕　酒天麻　陈皮盐煮，去白　桔梗各五钱　半夏牙皂、姜汁煮，一两　薄荷叶三钱　白芷　青礞石各二钱

上末之，滴水丸，如绿豆大。食后、临卧茶吞二钱。分外内证，治同前。

〔**游风证**〕

加减知母汤

知母二钱　黄芪去芦　白术　羌活　防风　明天麻　甘菊花　山茱萸肉　蔓荆子　藁本　川芎　当归各一钱　细辛　甘草各五分

水二盅，煎至一盅，温分二服，日三。头面肿，加牛蒡子炒研，二钱。

〔**邪风证**〕

羌活胜风汤见外障。

目　赤

还阴救苦汤《原机》　治目久病，白睛微变青色，黑睛稍带白色，黑白之间赤环如带，谓之抱轮红，视物不明，昏如雾露中，睛白高低不平，其色如死，甚不光泽，口干舌苦，眵多羞涩，上焦应有热邪。

升麻　苍术　桔梗　甘草炙　柴胡　防风　羌活各半两　细辛二钱　藁本四钱　川芎一两　红花一钱　当归尾七钱　黄连　黄芩　黄柏　知母　连翘　生地黄各半两　龙胆草三钱　每服七钱，水二盏，煎至一盏，去滓热服。

上方以升麻、苍术、甘草诸主元气为君，为损者温之也。以柴胡、防风、羌活、细辛、藁本诸升阳化滞为臣，为结者散之也。以川芎、桔梗、红花、当归尾诸补行血脉为佐，为留者行之也。以黄连、黄芩、黄柏、知母、连翘、生地黄、龙胆草诸去除热邪为使，为客者除之也。奇经客邪之病，强阳搏实阴之病，服此亦具验。

菊花决明散　治证同上。

草决明　石决明东流水煮一伏时，另研极细入药　木贼草　防风　羌活　蔓荆子　甘菊花　甘草炙　川芎　石膏另研极细入药　黄芩各半两

为细末，每服二钱，水一盏半，煎八分，连末服，食后。

上方以明目除翳为君者，草决明、石决明、木贼草也。以散风升阳为臣者，防风、羌活、蔓荆子、甘菊花也。以和气顺血为佐者，甘草、川芎也。以疗除邪热为使者，黄芩、石膏也。内急外弛之病，亦宜其治。

神验锦鸠丸　治证同上，兼口干舌苦，眵多羞涩，上焦邪热。

甘菊花　牡蛎洗，煅粉。各五钱　肉桂二两　瞿麦　蕤仁去皮　草决明　羌活各三两　白茯苓四两　蒺藜炒，去尖　细辛　防风　黄连各五两　斑鸠一只，跌死，去皮毛肠嘴爪，文武火连骨炙干　羯羊肝一具，竹刀薄批，炙令焦，忌用铁刀　蔓菁子二升，淘净，绢袋盛，甑蒸一伏时，晒干

上为细末，炼蜜为剂，杵五百下，丸如梧子大。每服二十丸，加至三五十丸，空心温汤下。

上方以甘菊花、草决明主明目为君。以蕤仁、牡蛎、黄连、蒺藜除湿热为臣。以防风、羌活、细辛之升上，瞿麦、茯苓之分下为佐。以斑鸠补肾，羊肝补肝，肉桂导群药入热邪为使。此方制之大者也，肾肝位远，服汤药散不厌频多之义也。

万应蝉花散　治证同上。

蝉蜕去土，半两　蛇蜕炙，三钱　川芎　防风　羌活　炙甘草　当归　白茯苓各一两　赤芍药三两　苍术四两　石决明东流水煮一伏时，研极细，一两半

上为细末，每服二钱，食后临卧时浓米泔调下，热茶清亦得。

上方制之复者也。奇之不去，则偶之，是为重方也。今用蝉蜕，又用蛇蜕者，取其重蜕之义，以除翳为君也。川芎、防风、羌活皆能清利头目为臣也。甘草、苍术通主脾胃，又脾胃多气多血，故用赤芍药补气，当归补血为佐也。石决明镇坠肾水，益精还阴，白茯苓分阴阳上下为使也。亦治奇经客邪之病。

黄连羊肝丸　助阳活血汤俱见目痛。

千金磁朱丸见内障。

芍药清肝散《原机》　治眵多眊燥，紧涩羞明，赤脉贯睛，脏腑秘结者。

白术　川芎　防风　羌活　桔梗　滑石　石膏各三分　黄芩　薄荷　荆芥　前胡　炙甘草　芍药各二分半　柴胡　山栀　知母各二分　大黄四分　芒硝三分半

水二盅，煎至一盅，食后热服。

上方为治淫热反克而作也。风热不制之病，热甚大便硬者，从权用之，盖苦寒之药也。苦寒败胃，故先以白术之甘温，甘草之甘平主胃气为君。次以川芎、防风、荆芥、桔梗、羌活之辛温升散清利为臣。又以芍药、前胡、柴胡之微苦，薄荷、黄芩、山栀之微苦寒，且导且攻为佐。终以知母、滑石、石膏之苦寒，大黄、芒硝之大苦寒，祛逐淫热为使。大便不硬者，减大黄、芒硝，此逆则攻之治法也。大热服者，反治也。

通气利中丸　治证同上。

白术一两　白芷　羌活各半两　黄芩　滑石取末。各一两半　大黄二两半　牵牛取末，一两半

除滑石、牵牛另研极细末外，馀合为细末，入上药和匀，滴水为丸，如桐子大。每服三十丸，加至百丸，食后临睡茶汤下。

上方以白术苦甘温，除胃中热为君；白芷辛温解利，羌活苦甘平微温，通利诸节为臣；黄芩微苦寒，疗热滋化，滑石甘寒，滑利小便，以分清浊为佐；大黄苦寒，通大便，泻诸实热，牵牛辛苦寒，利大便，除风毒为使，逆攻之法也。风热不制之病，热甚而大便硬者，亦可兼用。然牵牛有毒，非神农药，今与大黄并用者，取性猛烈而快也。大抵不宜久用，久用伤元气，盖从权之药也。量虚实加减。

黄连天花粉丸　治同上。

黄连　菊花　川芎　薄荷各一两　连翘二两　天花粉　黄芩　山栀子各四两　黄柏六两

为细末，滴水丸，如梧子大。每服五十丸，加至百丸，食后临卧茶清下。

上方为淫热反克，脏腑不秘结者作也。风热不制之病，稍热者亦可服。以黄连、天花粉之苦寒为君，菊花之苦甘平为臣，川芎之辛温，薄荷之辛苦为佐，连翘、黄芩之苦微寒，黄柏、栀子之苦寒为使。合之则除热清利，治目赤肿痛。

黄连炉甘石散 治眼眶破烂，畏日羞明，馀治同上。

炉甘石一斤 黄连四两 龙脑量入

先以炉甘石置巨火中，煅通红为度。另以黄连，用水一碗，瓷器盛贮，纳黄连于水内，却以通红炉甘石淬七次，就以所贮瓷器置日中晒干，然后同黄连研为细末。欲用时，以一二两再研极细，旋量入龙脑，每用少许，井花水调如稠糊，临睡以箸头蘸傅破烂处，不破烂者，点眼内眦，锐眦尤佳。不宜使入眼内。

上方以炉甘石收湿除烂为君，黄连苦寒为佐，龙脑去热毒为使。诸目病者俱可用，病宜者治病，不宜者无害也。奇经客邪之病，量加朴硝泡汤，滴眼瘀肉黄赤脂上。

龙脑黄连膏 治目中赤脉如火，溜热炙人，馀治同上。

黄连半斤 龙脑一钱

先锉黄连令碎，以水三大碗，贮瓷器内，入黄连于中，用文武火慢熬成大半碗，滤去滓，入薄瓷碗内，重汤顿成膏半盏许，龙脑以一钱为率，用则旋量入之。以箸头点入眼内，不拘时。

上方以黄连治目痛，解诸毒为君，龙脑去热毒为臣，乃君臣药也。诸目痛者俱宜用。

蕤仁春雪膏 治红赤羞明，眦燥痒痛沙涩。

蕤仁去油，四钱 龙脑五分

先以蕤仁研细，入龙脑和匀，用生好真蜜一钱二分，再研调匀。每用箸头点内眦锐眦。

上方以龙脑除热毒为君，生蜜解毒和百药为臣，蕤仁去暴热，治目痛为使。此药与黄连炉甘石散、龙脑黄连膏并用。

嗃鼻碧云散 治肿胀红赤，昏暗羞明，隐涩疼痛，风痒鼻塞，头痛脑酸，外翳攀睛，眵泪稠粘。

鹅不食草二钱 青黛 川芎各一钱

为细末，先噙水满口，每用如米许，嗃入鼻内，以泪出为度，无时。

上方以鹅不食草解毒为君，青黛去热为佐，川芎大辛，除邪破留为使，升透之药也。大抵如开锅盖法，常欲使邪毒不闭，令有出路。然力少而锐，嗃之随效，宜常嗃以聚其力。诸目病俱可用。

羌活胜风汤见外障。

川芎行经散 治目中青黤，如物伤状，重者白睛如血贯。

羌活 白芷 防风 荆芥 薄荷 蔓荆子 独活各四分 柴胡 炙甘草 当归 川芎 枳壳各六分 桔梗五分 茯苓三分 红花少许

水二盏，煎至一盏，去渣，大热服，食后。

上方以枳壳、甘草和胃气为君。白芷、防风、荆芥、薄荷、独活疗风邪，升胃气为臣。川芎、当归、红花行滞血，柴胡去结气，茯苓分利除湿为佐。羌活、蔓荆子引入太阳经，桔梗利五脏为使。则胃脉调，小肠、膀胱皆邪去凝行也。见热者，以消凝大丸子主之。

消凝大丸子 治证同上。或有眵泪沙涩并治。

川芎 当归 桔梗 炙甘草 连翘 菊花各七钱 防风 荆芥 羌活 藁本 薄荷各半两 滑石 石膏 白术 黄芩 山栀各一两

先将滑石、石膏另研，馀作细末，和

匀，炼蜜为剂，每剂一两，分八丸。每服一丸或二丸，茶汤嚼下。

上方消凝滞药也。君以川芎、当归治血和血。臣以羌活、防风、荆芥、藁本、薄荷、桔梗疗风散邪，引入手足太阳经。佐以白术、甘草、滑石、石膏调补胃虚，通泄滞气，除足阳明经热。使以黄芩、山栀、连翘、菊花去热除烦。淫反克，风热不制者，俱宜服也。

黑神散见鼻衄。　消风散见头痛。　洗肝散见目赤。

菊花散《和剂》　治肝受风毒，眼目赤肿，昏暗羞明，多泪涩痛。

白蒺藜炒，去刺　羌活去芦，不见火　木贼去节　蝉蜕去头足。各三两　菊花去梗，六两

为细末，每服二钱，食后茶清汤调服。

四物汤见虚劳。　养正丹　苏子降气汤并见气。　黑锡丹见诸逆冲上。　三黄丸见发热。　四物龙胆汤见目痛。

散热饮子《保命》　治眼赤暴发肿。

防风　羌活　黄芩　黄连各一两

每服半两，水二盏，煎，食后温服。

大腑秘加大黄一两，痛甚加川当归、地黄，烦躁不得卧加栀子一两。

泻青丸见头痛。

竹叶汤　治肝脏实热，目赤肿痛。

淡竹叶　黄芩去黑心　犀角屑　木通炒。各一两　车前子　黄连去须　玄参各一两二钱半　芒硝二两　栀子仁　大黄微炒。各一两半

上㕮咀，每服五钱，水一盏半，煎至八分，去滓，食后温服。

龙胆饮　治同前。

龙胆草　栀子仁各二钱　防风　山茵陈　川芎　玄参　荆芥　甘菊花　楮实　甘草各一钱

上为细末，每服一钱半，食后茶清调下。

决明子汤　治肝脏实热，目眦生赤肉，涩痛。

决明子炒　柴胡去苗　黄连去须　苦竹叶　防风去杈　升麻各七钱半　细辛去苗，二钱半　菊花　甘草炙。各半两

上㕮咀，每服五钱，水一盏半，煎八分，去滓，食后温服。

麦门冬汤　治肝实热，毒气上熏于目，赤肿痛痒。

麦门冬去心　秦皮去粗皮　赤茯苓去黑皮　萎蕤各一两半　大黄生用　升麻各一两

上锉片，每服五钱，水一盏半，入竹叶十片，煎至八分，去滓，入朴硝末一钱，更煎令沸，空心温服。

泻肝散　治肝热，赤眼肿痛。

栀子仁　荆芥　大黄　甘草已上各等分

每服二钱，水煎，食后服。

羊肝丸见目痛。

助阳和血补气汤东垣　治眼发，上热壅，白睛红，多眵泪，无疼痛而隐涩难开。此服苦寒药太过，而真气不能通九窍也，故眼昏花不明。宜助阳和血补气。方见目痛。

退赤散

大黄　黄芩　黄连　白芷　赤芍药　当归　山栀子各等分

上锉为散，桑白皮同煎，食后服。

退赤丸

生地黄　草决明　黄芩　当归　白术　木通　连翘　甘草各等分

上为细末，炼蜜丸，如梧桐子大。每服四十丸，淡竹叶煎汤吞下。

退赤

山栀子一两　当归酒浸，五钱　大黄煨　甘草炙。各二钱

上㕮咀，为散，每服三钱，水一盏半，煎至七分，去滓温服。

去赤脉

赤芍药二两　川芎　熟地黄　当归　山栀子各一两

上㕮咀，为散，水煎服。

碧天丸东垣　治目疾累服寒凉不愈，两目蒸热，有如火熏，赤而不痛，红丝血脉满目贯睛，瞀闷昏暗，羞明畏日，或上下睑赤烂，或不伏风土，而内外锐眦皆破，以此洗之。

瓦粉炒，一两　铜绿七分，为末　枯白矾二分，是一钱中五分之一

上研铜绿、白矾令细，旋旋入瓦粉研匀，热水和之，共为一百[1]丸。每用一丸，热汤半盏，浸一二个时辰，洗至觉微涩为度，少合眼半时辰许，临卧更洗了，瞑目就睡，尤神妙。一丸可洗十日，如再用，汤内顿热。此药治其标，为里热治已去矣。里实者不宜用此，当泻其实热。

本事针头丸　治男妇室女小儿诸般赤眼。

川乌尖七枚，怀干　白僵蚕七枚，去嘴，怀干　硼砂十文

上为末，用猪胆汁调药成软块，摊碗内，荆芥、艾各一两，皂角小者一茎，烧，将药碗覆熏之，常将药膏搅匀转，又摊又熏，以皂角、荆芥、艾尽为度，再搜成块，用油纸裹，入地中出火毒，冬天两日夜，夏天一夜，春秋一日夜，取出，丸如针头大。每一丸点眼中妙。

救苦丸《保命》　治眼暴赤，发嗔痛甚者。

黄连一两　川当归二钱　甘草一钱

上锉细，水半碗，浸一宿，以慢火熬约至减半，绵绞去渣令净，再熬作稠膏，摊在碗上，倒合，以物盖之，用熟艾一大块如弹大，底下然之，熏膏子，艾尽为度，入下项药：

朱砂一钱，飞　脑子五分　乳香　没药研。各等分

上研入膏，和丸如米大。每用两丸，点眼两角，仰面卧，药化方起。

广大重明汤东垣　治两目睑赤烂，热肿疼痛，并稍赤，及眼睑痒极，抓至破烂赤肿，眼楞生疮痂，目多眵痛，隐涩难开。

草龙胆梢　防风　甘草根　细辛各等分

上锉如麻豆大，内甘草不锉，只作一挺，先以水一大碗半，煎草龙胆一味，干一半，再入馀三味，煎至小半碗，去渣，用清汁带热洗，以重汤顿令极热，日用五七次。洗毕，合眼须臾即去，胬肉纵长及痒亦减矣。

涤风散　治风毒攻眼，赤肿痒痛。

黄连去须　蔓荆子各半两　五倍子三钱

上锉细，分三次，新汲水煎，滤清汁，以手沃洗。

截恶眼立效方

明矾好者，黑豆大　山栀子一枚，剥去皮

上咬碎，用无糨绢帛包定，以井水小半盏浸之，候水浸透，水黄洗眼，二三十次一宿，次早无事，立效。

攻毒散　治风毒上攻，两眼暴赤，隐涩难开。

上用干姜，不以多少，洗净㕮咀，每用二钱，以薄绵紧裹，沸汤泡，乘热洗，如冷再温洗。

汤泡散　治肝虚风热攻眼，赤肿羞明，渐生翳膜。

杏仁　防风　黄连去须　赤芍药　当归尾各半两　铜青二钱　薄荷叶三钱

上锉散，每用二钱，极沸汤泡，乘热先熏后洗，冷则再暖用，日两三次。一方，入白盐少许，闭目沃洗。盐亦散血。

---

① 一百：原脱，据《兰室秘藏》补。

垂柳枝煎 治风赤眼。

垂柳枝 桃枝 枸杞枝 桑枝各长二寸。各七茎 马牙硝二钱半，细研 竹叶四十九片 黄连去鬚 决明子各半两 龙脑细研，半钱

上除硝、龙脑外，以浆水二大盏，于铜器中煎至一半，去滓，以绵滤净，入硝及龙脑搅匀，更煎令稠。每以铜箸头取如小豆许点眼，日三五次。

又方 治一切风赤眼，眼皮上瘙痒赤烂，久治不效。此药之功，不可具述。

轻粉十字 白蜜 白蜡各三株 腊月猪脂半两

上先溶猪脂成油，渐下蜜，次下蜡，候三味总化成油，入轻粉搅令匀，非时搽眼赤皮上。

铜青汤 治风弦赤眼。

铜青黑豆大 防风一寸许 杏仁二粒，去尖，不去皮

上各细切，于盏中新汲水浸，汤瓶上顿令极热洗之。如痛，加当归数片。

治风赤涩痛 取诃黎勒核，入白蜜，研注目中，神良。一方，以鹰嘴者一枚，滴蜜于石，磨点。

治风热生肤赤白眼，及去眼中风痒痛。捣枸杞子汁点眼，立验。亦治暴赤眼，风热赤膜。一方，用叶捣汁，含一满口，待稍温，就咽之。

拜堂散 治风赤眼。

上以五倍子研细末，贴破赤处。

熏洗方 治风眼烂弦，临洗加轻粉少许。凡时气赤眼，自外而入，非脏腑病者，不必服药，熏洗足矣。

黄连去毛 川芎去芦 荆芥穗各一钱半 蔓荆子一钱，去膜 五倍子三钱，剪碎去垢，铫内火炒，待赤色，铺纸地上，用盖片时，出火气

上锉碎，作三服，每服用生绢一小方洗净，入药绢内，以线扎定，水煎，仍以纸糊瓶口，勿令气出，却于无风处，就瓶口纸上破小孔，向眼熏之；候气稍平，揭去纸，就瓶口熏之；气温倾药水出，用净绢蘸洗，如此三次为验。仍避风毒。

嗜鼻药 治目风热，肿赤难开。

雄黄水透 辰砂各二钱半 细辛半两 片脑 麝香各少许

上为细末，口含水少许，嗜鼻中。

〔瘀血灌睛〕

宣明丸 治眼内血灌瞳神，赤肿涩痛，大热上壅。

赤芍药 当归 黄连 生地黄 大黄 川芎 薄荷 黄芩各等分

上为末，炼蜜丸，梧子大。每服三十丸，食后米饮下。

分珠散 治眼患血灌瞳神，恶血不散。

槐花 白芷 地黄 栀子 荆芥 甘草 黄芩 龙胆草 赤芍药 当归各一两

上水煎服。春加大黄泻肝，夏加黄连泻心，秋加桑白皮泻肺。

麦门冬汤 治血灌瞳神，昏涩疼痛，及辘轳转关外障。

麦门冬去心，焙 大黄炒 黄芩去黑心 桔梗锉，炒 玄参各一两 细辛去苗 芒硝研。各半两

上锉碎，每服五钱匕，水一盏半，煎至七分，去滓，下芒硝少许，食后温服。

通血丸 治血灌瞳神。

生地黄 赤芍药 甘草各五钱 川芎 防风 荆芥 当归各一两

上为末，炼蜜丸，如弹子大。食后荆芥、薄荷汤嚼下。血既散而归肝，又恐目生花，须再用前还睛散服之。

胆归糖煎散 治血灌瞳神，及暴赤目疼痛，或生翳膜。

龙胆草 细辛 当归 防风各二两

上用砂糖一小块，同煎服。

车前散 治肝经积热，上攻眼目，逆

顺生翳，血灌瞳人，羞明多泪。

车前子炒 密蒙花去枝 草决明 白蒺藜炒，去刺 龙胆草洗净 黄芩 羌活 菊花去枝 粉草各等分

上为细末，每服二钱，食后米汤调服。

真珠散 治眼血灌瞳人，生障膜。

真珠 水晶 琥珀 马牙硝各半两 朱砂一两 龙脑一分

上同研如粉，以铜箸取如半小豆大点之。

〔血灌瞳神〕

四物汤地黄用生，芍药用赤。 益阴肾气丸见内障。

单方，用生地黄汁，温服一盏，频服以瘥为度。

〔色似胭脂〕

退血散

当归 赤芍药 木贼 防风 细辛 龙胆草各等分

㕮咀，白水煎，先乘热熏眼，后温服。

〔赤脉贯睛〕

芍药清肝散见前。

〔赤丝乱脉〕

点眼蕤仁膏 治风热眼，飞血赤脉，痒痛无定。

蕤仁去皮，细研，半两 好酥一栗子大

上将蕤仁与酥和研匀，摊碗内，用艾一小团烧烟出，将碗覆烟上熏，待艾烟尽即止，重研匀。每以麻子大点两眦头，日二度。

鱼胆傅眼膏 治飞血赤脉作痛，及暴赤眼涩。

鲤鱼胆五枚 黄连去须，研末，半两

上以胆汁调黄连末内，瓷盒盛，饭上蒸一次取出，如干，入蜜少许，调似膏。涂傅目眦，日五七度。

〔目珠俱青〕

还阴救苦汤见前。

目肿胀

麦门冬汤 泻肝散 龙胆饮俱见目赤。

金丝膏 治风热上攻，目赤肿痛。

黄连去须，二两 大黄 黄柏去粗皮 龙胆草 山栀仁 当归各一两 青竹叶一百片，切 大枣二十枚，去核 灯心切 硼砂明者 乳香研。各二钱五分

上用水五升，不拘冬夏，浸一时辰取出，于银石器内慢火熬，不令大沸，候泣尽汁，辍下火放冷，用绢绞取汁，于无风尘处澄一时辰，去滓，于银器内用慢火熬令减半，入白蜜半斤同搅，候有蜜者，以手挑起，有丝则止，放冷，再以夹绢袋滤过，用瓷盒盛之。每取一茶脚许，研龙脑一字极细，入膏同研一二千遍令匀，取少许点之。

琥珀煎 治风毒冲目，肿赤痒痛。

乳香另研，二钱 蕤仁另研，半两 滑石另研 铅丹另研。各二两 黄连另研 青皮各一两 黄芩去黑心 白蜜各四两 木鳖子十枚，去壳 槐枝 柳枝并用新青者各一十枚，每枝长一寸半

上将槐、柳枝、青皮、黄芩、滑石以水三碗，同煎至两碗，去滓，下乳香、蕤仁、铅丹、木鳖子与蜜，同熬如琥珀色，却下黄连末，再煎至一碗半，用熟绢滤去渣，入瓷器内密封，绳系，坠井底一宿，出火毒。每用铜箸点，以目涩为度。熬点俱忌铁器。

涤风散见目赤 大黄丸 桑白皮散 青皮汤 玄参丸 泻肺汤 朱砂煎俱见前目痛条。

〔肿胀如杯〕

洗肝散见前。 泻青丸见头痛。

神芎丸 治湿热内甚，目赤肿，或白

睛黄色。

大黄　黄芩各二两　牵牛　滑石各四两　黄连　薄荷　川芎各半两

上为末，水丸如小豆大。温水下十丸，至十五、二十丸。

〔形如虾座〕

宣明丸　分珠散俱见前。

〔状若鱼胞〕

桑白皮散　玄参丸　泻肺汤见目痛。

〔鹘眼凝睛〕

四物汤加醉将军　连翘散见目赤。

〔旋胪泛起〕

泻肝散

升麻　大黄　赤芍药　黄芩　薄荷　栀子　木贼　陈皮　黄连　朴硝　菊花　甘草　防风　五灵脂　葶苈　细辛各等分

上为细末，每服二钱，为散亦可，水煎服，食后。老人加枳壳、厚朴。

救睛丸　治睛肿，旋螺突出，青盲有翳。

苍术　枳实　甘草　川芎　荆芥　蝉蜕　薄荷　当归　木贼　草决明　谷精草各等分

上为末，炼蜜丸，弹子大。每服一丸，食后茶清磨下。

〔旋螺尖起〕

搜风散　治旋螺尖起外障。

防风　大黄　天门冬　五味子　桔梗　细辛　赤芍药　茺蔚子等分

上水煎，食后服。

法制黑豆

大黄　黄连　黄芩各半两　甘草　密蒙花　朴硝各一两

上为末，用黑豆一升，水三碗，入药煮干，将豆每服二十粒，细嚼，清米泔送下。

还睛丸

川芎　白蒺藜　白术　木贼　羌活　菟丝子　熟地黄　甘草各等分

上为细末，炼蜜丸，如弹子大。空心熟汤嚼下。

〔神珠自胀〕

查前去风热剂中加破血收敛之药。

〔珠突出眶〕

分珠散见目赤。

糖煎散　治风毒攻眼，赤肿昏花，隐涩难开。

龙胆草　防己　大黄　荆芥穗　赤芍药　土当归　甘草　防风各一两　川芎半两

上㕮咀，为散，每服四钱，水一盏，砂糖一小块，同煎服。

水淋法　治眼睛肿胀突出，新汲水沃眼中，频数换水，眼睛自入。更以麦门冬、桑白皮、栀子仁煎汤，通口服。

田螺膏　治眼睛肿胀突出，及赤眼生翳膜。

田螺七枚，去壳　撮地金钱多　生地黄根　田茶菊叶

上同捣烂，贴太阳穴及眼胞。

洗障散附　治障眼及眼胞赤肿，翳膜遮睛。

田茶菊　七层楼　铁梗子　鸡屎子

上水煎，上碗，入盐少许泡，去渣洗眼。

洗翳散　治同上。

赤梗酸枇草，捣烂，沸汤泡，滤清洗眼，神效。

土朱膏　治患眼赤肿闭合。

土朱三分　石膏煅，一分　片脑少许

上为末，新汲水入蜜调，敷眼眦头尾及太阳处。更以栀子煎汤，调治眼流气饮末服之。

清凉膏　治暴赤火眼，肿痛难开，及瘴眼，并打扑伤损眼。

大黄　朴硝　黄连　黄柏　赤芍药　当归　细辛　薄荷　芙蓉叶各等分

上为末，用生地黄汁、鸡子清、蜜同调匀，贴太阳穴及眼胞上。

地黄膏　治赤肿疼痛，外障等眼。

大黄　黄柏　黄连　黄芩　赤芍药　当归　绿豆粉　芙蓉叶　薄荷各等分

上制贴法俱同上。

目　痒

驱风一字散　治目痒极难忍。

川乌炮　川芎　荆芥各五钱　羌活　防风各二钱半

上为末，每服二钱，食后薄荷汤调下。

乳汁煎见目泪。

四生散　治肾风上攻眼目作痒，或作昏花。

白附子　黄芪　独活　蒺藜各等分

上为末，每服二钱，用猪腰子一枚，批开入药，湿纸包裹煨熟，细嚼，盐汤下，风癣酒下。

人参羌活散　治肝热，眼涩痒昏朦。

羌活　独活　人参　川芎　柴胡　桔梗　枳壳　赤茯苓　前胡　天麻　甘草　地骨皮

上水煎服，或加防风、荆芥。

菩萨散　治风毒攻眼，昏泪飕痒。

苍术　防风　蒺藜炒。各二两　荆芥二两半　甘草盐水炒，七钱半

上末，每服一钱，入盐少许，沸汤调下。或用消风散夹和亦佳。

杏仁龙胆草泡散　治风上攻，眦燥赤痒。

龙胆草　当归尾　黄连　滑石另研取末　杏仁去皮尖　赤芍药各一钱

以白沸汤泡，顿蘸洗，冷热任意，不拘时候。

上方以龙胆草、黄连苦寒去热毒为君。当归尾行血，杏仁润燥为佐。滑石甘寒泄气，赤芍药苦酸除痒为使。惟风痒者可用。

外　障

简要夏枯草散即补肝散，见目痛。选奇汤眉痛。

羌活除翳汤东垣　治太阳寒水，翳膜遮睛，不能视物。

麻黄根二钱半　薄荷叶二钱　生地黄酒洗，一钱　当归根　川芎各三钱　黄柏四钱　知母五钱，酒制　荆芥穗煎成方入　藁本各七钱　防风一两　羌活一两半　川椒五分　细辛少许

上㕮咀，每服三钱，水三大盏，煎至一盏半，入荆芥穗，再煎至一盏，去滓，食后稍热服。忌酒、湿面。

拨云汤东垣　戊申六月，徐总管患眼疾，于上眼皮下出黑白翳二个，隐涩难开，两目紧缩而无疼痛，两手寸脉细紧，按之洪大无力，知足太阳膀胱为命门相火煎熬，逆行作寒水翳，及寒膜遮睛，与下项药一服神效。外证呵欠善悲，健忘嚏喷，时自泪下，面赤而白，能食，不大便，小便数而欠，气上而喘。

黄芪　柴胡各七分　细辛叶　葛根　川芎各五分　生姜　甘草梢　川升麻　藁本　知母　当归身　荆芥各一钱　防风　羌活　黄柏各一钱半。

水二大盏，煎至一盏，稍热服，食后。

流气饮《和剂》　治肝经不足，内受风热上攻，眼目昏暗，视物不明，常见黑花，当风多泪，怕日羞明，堆眵赤肿，隐涩难开，或生障翳，倒睫拳毛，眼弦赤烂，及妇人血风眼，及时行暴赤肿眼，眼胞紫黑，应作眼病，并宜服之。

大黄煨　川芎　菊花去梗　牛蒡子炒　细辛去苗　防风去苗　山栀子去皮　白蒺

藜炒，去刺　黄芩去芦　蔓荆子　荆芥去梗　木贼去根节　甘草炙　玄参去芦。各一两　草决明一两半　苍术米泔浸一宿，控炒，三两

上捣罗为末，每服二钱半，临卧时用冷酒调下。小儿有患，只令乳母服之。

拨云散《宝鉴》　治眼因发湿热不退，而作翳膜遮睛，昏暗羞明，隐涩难开。

川芎　草龙胆　楮实　薄荷　羌活　荆芥穗　石决明　草决明　苍术　大黄　甘草　木贼　密蒙花　连翘　川椒　甘菊花　桔梗　石膏　地骨皮　白芷　白蒺藜　槟榔以上各半两　石燕一对，重半两

上捣罗细末，每服三钱，温茶清一盏调下，食后，日三服。忌杂鱼鸟诸肉。

温白丸见积聚。

神仙退云丸东垣　治一节翳晕，内外障昏无睛者。

川芎　当归各一两半　犀角酒洗　枳实　川楝子　蝉蜕洗　薄荷叶不见火　甘菊花各半两　瓜蒌仁生者，六钱　蛇退　密蒙花　荆芥穗各二钱，此三味同甘草焙干，去甘草不用　地骨皮洗　白蒺藜微炒，去刺　生地黄酒洗，焙干　羌活各一钱　川木贼一两半，去节，童便浸一宿，焙干

上为细末，炼蜜和丸，每一两作十丸。米泔汤调服，日进二三丸，食后。妇人当归汤下，有气者木香汤下。使之在人消息。

《本事方》治诸眼患，因热病后毒气攻眼，生翳膜遮障，服此药逐旋消退，不犯刀针。

青葙子　防风　枳壳各一两　茺蔚子　细辛　黄连各半两　枸杞子　泽泻　生地黄　石决明各一两半　车前子　川当归　麦门冬去心。各二两。

上各如法修事，焙干为末，炼蜜丸，如梧子大。每服三十丸，饭饮吞下。忌一切热毒物。

羌活退翳汤

羌活　五味子　黄连　升麻　当归身各二钱　黄芩　黄柏酒炒　草龙胆酒洗　芍药　甘草各五钱　柴胡　黄芪各三钱　防风一钱半　石膏二钱半

上锉细，分作二服，水二盏，煎至一盏，入酒少许，去渣，临卧热服。忌言语。

消翳散一名龙胆饮子

青蛤粉　谷精草　川郁金各半两　羌活　龙胆草　黄芩各三钱，炒　升麻二钱　麻黄一钱半　蝉蜕一作蛇蜕　甘草根炙。各五分

上为细末，每服二钱，食后温茶调下。

又方

川芎　羌活　旋覆花　防风各二两　甘草　苍术米泔浸一宿，去皮，日干，不见火　楮实　楮叶并八月采，阴干。各一两　甘菊花　枳实　蝉蜕　木贼各一钱半

上木臼中杵为末，茶清调下二钱，早食后、临卧各一服。治暴赤眼。忌湿面及酒。楮实须真，无实者取叶，不尔，诸药无效。合时不得焙及犯铁器。予观此方，取楮叶必无实者，盖阴阳二合相匹配耳。有实者阳也，无实取叶者阴也，所以不得真楮实者，悉无效。

五秀重明丸《宝鉴》　治眼膜遮睛，隐涩昏花，常服清利头目。

甘菊花开头五百朵　荆芥五百穗　木贼去节，五百节　楮实五百枚　川椒开口者，五百粒

上为细末，炼蜜为丸，如弹子大。每服一丸，细嚼，时时咽下，食后。噙化，无时、临卧。大忌酒、面、热物。已上二方，无热者宜之。

羚羊角散《保命》　治冰翳久不去者。

羚羊角　升麻　细辛各等分　甘草半钱

上为末，一半炼蜜为丸，每服五七十丸；用一半为散，以泔水煎，吞丸子，食后。

补阳汤东垣

柴胡去苗，二两　独活　甘草梢　熟地黄　人参去芦　黄芪一方用黄芩　羌活　白术各一两　白芍药　泽泻研为末　防风　陈皮去白。各半两　当归身去芦，酒制　生地黄炒　白茯苓去皮　知母炒黄色。各三钱　肉桂一钱

上为粗末，每服半两，水二盏，煎至一盏，去滓温服，空心。使药力行尽，方许食。

连柏益阴丸

羌活　独活　甘草根炒　当归身酒制　防风　五味子各半两　黄连酒洗或拌，锉，炒火色，一两　石决明燃存性，五钱　草决明　黄芩　黄柏　知母各一两

上为细末，炼蜜丸，如绿豆大。每服五十丸，渐加百丸止，临卧清茶送下。常以助阳汤多服，少服此药，一则妨饮食，二则力大，如升阳汤不可多服。

升阳泄阴丸一名升阳柴胡汤

羌活　独活　甘草根　当归身　白芍药　熟地黄各一两　人参　生地黄酒洗，炒　黄芪　白术　楮实酒炒。各半两　泽泻　陈皮　白茯苓　防风各三钱　知母酒炒，三钱，如大暑加一钱　柴胡去苗，一钱半　肉桂半钱

上㕮咀，每服五钱，水煎热服。另合一料，炼蜜丸，如桐子大。食远茶清送下，每日五十丸，与前药各一服，不可饱服。如天气热甚，加五味子三钱或半两，天门冬去心半两，楮实亦加半两。

上上三方，合治一证。空心，补阳汤；临卧，连柏丸；食远，升阳泄阴丸。

羌活胜风汤《原机》　治眵多眊燥，紧涩羞明，赤脉贯睛，头痛鼻塞，肿胀涕泪，脑巅沉重，眉骨酸疼，外翳如云雾丝缕，秤星螺盖。

白术五分　枳壳　羌活　川芎　白芷　独活　防风　前胡　桔梗　薄荷各四分　荆芥　甘草各三分　柴胡七分　黄芩五分

作一服，水二盏，煎至一盏，去滓热服。

上方为风热不制而作也。夫窍不利者，皆脾胃不足之证。故先以白术、枳壳调治胃气为君。羌活、川芎、白芷、独活、防风、前胡诸治风药皆主升发为臣。桔梗除寒热，薄荷、荆芥清利上焦，甘草和百药为佐。柴胡解热，行少阳、厥阴经，黄芩疗上热，主目中赤肿为使。又治伤寒愈后之病。热服者，热性炎上，令在上散，不令流下也。生翳者，随翳所见经络加药。翳凡自内眦而出者，加蔓荆子治太阳经，加苍术去小肠、膀胱之湿。内眦者，手太阳、足太阳之属也。自锐眦而入客主人斜下者，皆龙胆草，为胆草味苦，与胆味合，小加人参，益三焦之气，加藁本乃太阳经风药。锐眦客主人者，足少阳、手少阳、手太阳之属也。凡自目系而下者，倍加柴胡行肝气，加黄连泻心火。目系者，足厥阴、手少阴之属也。自抵过而上者，加木通导小肠中热，五味子酸以收敛。抵过者，手太阳之属也。

嗃鼻碧云散见目痛。　还阴救苦汤见目赤。

拨云退翳丸　治阳跻受邪，内眦即生赤脉缕，缕根生瘀肉，瘀肉生黄赤脂，脂横侵黑睛，渐蚀神水，锐眦亦然，俗名攀睛。

蔓荆子　木贼去节　密蒙花各二两　川芎　白蒺藜去刺　当归各一两半　菊花　荆芥穗　地骨皮各一两　川椒皮七钱　天花粉六钱　薄荷叶　楮桃仁　黄连　蝉蜕各半两

蛇蜕炙　甘草炙。各三钱

为细末，炼蜜成剂，每两作八丸，每服一丸，食后临卧，细嚼，茶清下。

上方为奇经客邪而作也。《八十一难经》曰：阳跻脉者起于跟中，循外踝，上行入风池。风池者，脑户也。故以川芎治风入脑，以菊花治四肢游风，一疗其上，一平其下为君。蔓荆子除手太阴之邪，蝉蜕、蛇蜕、木贼草、密蒙花除郁为臣。薄荷叶、荆芥穗、白蒺藜诸疗风者，清其上也，楮桃仁、地骨皮诸通小便者，利其下也为佐。黄连除胃中热，天花粉除肠中热，甘草和协百药，川椒皮利五脏明目，诸所病处血亦病，故复以当归和血为使也。楮桃仁，即楮实子也。

栀子胜奇散　治证同上，并有眵泪，羞涩难开。

蛇蜕　草决明　川芎　荆芥穗　蒺藜炒　谷精草　菊花　防风　羌活　密蒙花　甘草炙　蔓荆子　木贼草　山栀子　黄芩各等分

为细末，每服二钱，食后临睡，热茶清调下。

上方以蛇蜕之咸寒，草决明之咸苦为君，为味薄者通，通者通其经络也。川芎、荆芥穗之辛温，白蒺藜、谷精草之苦辛温，菊花之苦甘平，防风之甘辛为臣，为气辛者发热，发热者升其阳也。羌活之苦甘温，密蒙花之甘微寒，甘草之甘平，蔓荆子之辛微寒为佐，为气薄者发泄，发泄者，清利其诸关节也。以木贼草之甘微苦，山栀子、黄芩之微苦寒为使，为厚味者泄，泄者攻其壅滞有馀也。

磨障灵光膏　治证同上。

黄连锉如豆大，一两，童便浸一宿，晒，为末　黄丹水飞，三两　卢甘石六两，另以黄连一两，锉置水中，烧芦甘石通红，淬七次　当归取细末，二钱　轻粉另研　硇砂另研末　白丁香取末　海螵蛸取末。各一钱　麝香另研　乳香另研。各半钱　龙脑少许，末

先用好白沙蜜一十两，或银器、砂锅内熬五七沸，以净纸搭去蜡面，除黄丹外，下馀药，用柳木搅匀，次下黄丹再搅，慢火，徐徐搅至紫色，却将乳香、麝香、轻粉、硇砂和匀，入上药内，以不粘手为度，急丸如皂角子大，以纸裹之。每用一丸，新汲水化开，旋入龙脑少许，时时点翳上。

上方以黄连去邪热，主明目为君。以黄丹除热除毒，卢甘石疗湿收散为臣。以当归和血脉，麝香、乳香诸香通气，轻粉杀疮为佐。以硇砂之能消，海螵蛸之磨翳，白丁香之主病不移，龙脑之除赤脉，去外障为使也。

消翳复明膏　治证同上。

黄丹水飞，四两　诃子八个，去核，取末　海螵蛸三钱，取末　青盐另研，一两　白蜜一斤

先将蜜熬数沸，净纸搭去蜡面，却下黄丹，用棍搅匀，旋下馀药，将至紫色取出。

黄连十两　龙胆草二两　木贼一两　杏仁七十五粒，去皮尖　蕤仁半两

通入瓷器内，水一斗浸之，春秋五日，夏三日，冬十日，入锅内，文武火熬至小半升，滤去渣，重汤炖[①]成膏子，却入前药熬之，搅成紫色，入龙脑一钱，每用少许点上。药干，净水化开用。

上方以黄连为君，为疗邪热也。蕤仁、杏仁、龙胆草为臣，为除赤痛，润烦燥，解热毒也。黄丹、青盐、龙脑、白蜜为佐，为收湿烂，益肾气，疗赤肿，和百药也。诃子、海螵蛸、木贼草为使，为涩则不移，消障磨翳也。

---

① 炖：原作“顿”，依文义改。

万应蝉花散见前。

〔**黄膜上冲证**〕

通脾泻胃汤

防风　大黄　玄参　知母各一两　天门冬　黄芩各一两半　麦门冬　茺蔚子各二两

每服五钱，水一盏，煎五分，去滓，食远温服。

神消散　治眼内黄膜上冲，赤膜下垂。

黄芩　蝉退　甘草　木贼各五钱　谷精草　苍术各一两　龙退三条，炒

上末，每服二钱，夜卧冷水调下。

皂角丸　治内外一切障膜。此药能消膜退翳，如十六般内障，同生熟地黄丸用之，神效。

龙退七条　蝉退　玄精石生　穿山甲炒　当归　白术　白茯苓　谷精草　木贼各一两　白菊花　刺猬皮蛤粉炒　龙胆草　赤芍药　连翘各一两五钱　豮猪爪三十枚，蛤粉炒　人参　川芎各半两

上末，一半入猪牙皂角二挺烧灰和匀，炼蜜丸，桐子大，每服三十丸，空心食前杏仁汤下；一半入仙灵脾一两，为末和匀，每服用猪肝夹药，煮熟细嚼，及用原汁送下，日三。

犀角饮　治黄膜上冲。

犀角二两　白附子炮　麦门冬各二钱半　车前子　羌活　黄芩各五钱

上水煎，食后温服。

〔**赤膜下垂**〕

炙肝散　治外障，赤肉翳膜，遮睛不明。

石决明洗　谷精草各四两　皂角炙，去皮子，二钱半　黄芩去黑心　木贼各五两　甘草炙，二两　苍术米泔浸七日，切片，焙，半斤

上为细末，每用豮猪肝一叶，去筋膜，劈数缝，掺药末五钱于缝内，仍掺盐一钱，合定，用旋着湿柳枝三四条阁起，慢火炙香熟，早晨空心冷吃尽，仍吃冷饭一盏压之。仍于三里穴灸二三七壮，三日后有泪下为验，七日翳膜必退，每旦用新水漱口。

洗眼紫金膏《和剂》　治远年近日，翳膜遮障，攀睛胬肉，昏暗泪多，瞻视不明。或风气攻注，睑生风粟，或连眶赤烂，怕日羞明，隐涩难开。

黄连去须，半两　赤芍药　当归　朱砂另研　乳香另研　硼砂另研。各二钱半　雄黄研飞，二钱　麝香另研，半钱

上为细末，入研药，拌匀再研，炼蜜丸，如皂角子大。每服一丸，安净盏内，沸汤泡开，于无风处洗，药冷，闭目少时，候三两时再煨热，依前洗，一帖可洗三五次。不得犯铜铁器内洗。如暴赤眼肿者，不可洗。

通肝散见风障。

〔**花翳白陷证**〕

知母饮子

知母　茺蔚子各二两　防风　细辛各一两半　桔梗　大黄　茯苓　芒硝各一两

每服五钱，水一盏，煎至五分，去滓，食后温服。

蕤仁散　治目生花翳，多年不退。

蕤仁汤浸，去赤皮　秦艽去苗。各一两　枳壳炒黄　赤茯苓各一两半　川大黄炒，半两　车前子　青葙子，赤芍药各七钱半　柴胡去苗，一两

上为细末，每服三钱，水一盏，煎六分，连滓热服。

洗肝散　治花翳。

川芎　当归尾　赤芍药　防风　生地黄　白蒺藜　木贼　蝉蜕　羌活　薄荷　苏木　菊花　红花各五钱　甘草三钱

㕮咀，每服三钱，水一盏半，松丝十馀根，煎服。外用通明散、七宝膏、卢甘

散点。

桑白皮汤　治目生花翳白点，状如枣花。

桑白皮　木通各一两半　泽泻　犀角屑　黄芩　茯神　玄参　旋覆花　川大黄炒。各一两　甘菊花半两　甘草炙，二钱半

上为细末，每服二钱匕，水一盏，煎六分，连滓温服。

琥珀散　治目积年生花翳。

琥珀　珊瑚　朱砂　硇砂白者　马牙硝各半两　乌贼鱼骨半两　先于粗石磨去其涩，用好者一钱　真珠末一两

上研极细令匀，每服三五次点。

鸡距丸　治花翳泪出。

干姜炮，七钱半　蕤仁细研　鸡舌香　胡粉各半两　黄连一两，研末　矾石熬，研，一钱二分半

为细末，枣肉丸如鸡距。注眼大眦，日再。

〔蟹睛证〕

防风泻肝散　治蟹眼睛疼。

防风　远志　桔梗　羚羊角　甘草　赤芍药　细辛　人参　黄芩各等分

上为细末，温水调服。

磁石丸　治肝肾虚，蟹眼睛疼。

黄芪　青盐　人参　紫巴戟　苁蓉　附子　木香　沉香　防风　牛乳　牛膝　覆盆子　桂心　干姜　远志　熟地黄　茯苓　磁石　苍术　陈皮　白术　川芎　槟榔　大腹皮　白芷　青皮　乌药　独活各等分

上为细末，炼蜜丸，如梧桐子大。每服三十丸，温盐汤送下。

七宝丸　治内障冰翳，如冰冻坚结睛上，先以针拨取之，后以此药散翳。

石决明捣研，二两　茺蔚子　人参各一两　琥珀捣研，七钱半　龙脑二钱半，研　熊胆　真珠捣研。各半两

上为细末，炼蜜和丸，如梧桐子大。每服十五丸，加至二十丸，食前茶清下。

七宝汤　治内障横翳，横著瞳人，中心起而剑脊，针拨后用。

羚羊角镑　犀角镑。各一两　胡黄连　车前子　石决明刮洗，捣研　炙甘草各半两　丹砂另研

上除丹砂、决明外，粗捣筛，每服三钱匕，水一盏，煎七分，去滓，入丹砂末半钱，决明末一字，再煎两沸，食后温服。

清凉散　治冰瑕深翳。

蔓荆子　荆芥　苦竹叶　甘草各半两　栀子二钱半

上薄荷水煎服。

洗刀散　治风热弦烂，眼目赤肿，内外障翳，羞明怕日，倒睫出泪，两睑赤烂，红筋瘀血，宜用此药。

防风　连翘　羌活　独活　草决明　蔓荆子　木贼　玄参各一两　当归　荆芥　滑石　薄荷　麻黄　白术　赤芍药　大黄各五钱　黄芩　川芎　栀子　桔梗　石膏　芒硝　蝉蜕　白菊花　蒺藜各四钱　甘草　细辛　各三钱

上姜同煎，食后服。再用清凉洗眼之药。

二黄散　治胬肉攀睛。

黄芩　大黄　防风　薄荷各等分

上水煎，入蜜少许，食后服。

定心丸　治胬肉攀睛。

石菖蒲　枸杞子　白菊花各五钱　辰砂二钱　远志二钱半　麦门冬去心，一两

上为末，炼蜜丸，如桐子大。每服三十丸，食后熟水下。

南硼砂散　治胬肉瘀突，及痘疮入眼生翳膜。

南硼砂一钱，即白官砂是　片脑一分

上研细末，点眼，用玄参、麦门冬、

生地黄煎汤，调洗心散末服。

抽风汤　治鸡冠蚬肉外障。

防风　桔梗　大黄　细辛　黄芩　玄参　芒硝　车前子

上水煎，食远服。

地黄散　治混睛或白睛，先赤而后痒痛，迎风有泪，隐涩难开。

生地黄一两　芍药　土当归　甘草各半两

每服三钱，水一盏半，煎至七分，食后温服。

七宝膏　治混睛外障。

真珠　水晶　贝齿各一两　石决明　琥珀各七钱半　空青　玛瑙　龙脑各半两

上为细末，研匀，水五升，石器内煎至一升，去滓，再煎至一盏，入蜜半两，煎和为膏，每至夜卧时点之。早晨不得点。

羚羊角饮子　治黑翳如珠外障。

羚羊角　五味子　细辛　大黄　知母　芒硝各一两　防风二两

上锉碎，每服五钱，水一盏，煎至五分，去滓，食后温服。

补肾丸　治证同上。

人参　茯苓　细辛　五味子　肉桂　桔梗各一两　干山药　柏子仁各二两半　干地黄一两半

上为细末，炼蜜和丸，如梧桐子大。每服十丸，空心茶下。

退热饮子　治膜入水轮外障。

防风　黄芩　桔梗　茺蔚子各二两　大黄　玄参　细辛　五味子各一两

上锉碎，每服一钱，水一盏，煎五分，去滓，食后温服。

青葙子丸　治肝心毒热，丁翳入黑睛。

青葙子　蓝实　枳壳去瓤，麸炒　大黄锉，炒　菊花　甘草炙。各二两　草决明　黄连去须　茺蔚子　细辛去苗　麻黄去根节　车前子各一两半　鲤鱼胆　鸡胆各一枚，阴干　羚羊角镑，三两

上为细末，炼蜜丸，如梧子大。每服二十丸，食后茶清送下，日三。兼治内外一切眼病。

琥珀煎　治眼生丁翳，久治不瘥。

琥珀　龙脑各二钱半　贝齿　朱砂各半两　马牙硝炼过者，七钱半

上同研如面，以水一大盏，别入白蜜一两搅和，入通油瓷瓶中，用重汤煮，以柳木篦煎取一合已来即住，以绵滤于不津瓷瓶中盛之，或铜器亦得。每取少许点之。一方，为细末点。

荆防菊花散　治眼中肤翳，侵及瞳人，如蝇翅状。

白菊花　防风去杈　木通　仙灵脾　木贼　荆芥去梗　甘草炙。各等分

上为末，每服一钱，食后茶清调下。

白鲜皮汤　治目肤翳，睛及瞳人上有物如蝇翅状，令人视物不明。

白鲜皮　款冬花　车前子　柴胡去苗　枳壳去瓤，麸炒　黄芩去黑心。各一两　百合二两　菊花　蔓荆子各一两半　甘草炙，半两

上锉碎，每服五钱，水一盏半，煎八分，去滓，食后温服，临卧再服。

菊花散　治肝受风毒，眼目昏蒙，渐生翳膜。

蝉蜕　木贼各一两　蒺藜炒　羌活各三两　白菊花四两　荆芥　甘草各二两

上为末，每服二钱，食后茶清调下。

磨光散　治诸风攻眼，消磨翳膜。

蒺藜炒　防风　羌活　白菊花　甘草　石决明煅　草决明　蝉蜕　蛇蜕炒　川芎各等分

上为末，每服一钱，麦门冬汤食后临卧服。

甘菊花散 治肝气壅塞，翳膜遮睛，隐涩难开。

甘菊花一两 木贼 防风去杈 白蒺藜 甘草炙。各半两 木香二钱半

上为细末，每服一钱匕，不拘时，沸汤点服。

道人开障散 治诸障翳。

蛇蜕洗，焙，剪细 蝉蜕洗，焙 黄连去须。各半两 绿豆一两 甘草二钱，生用

上锉细，每服二钱，食后临卧新水煎服。

拨云散 能散风毒，退翳障，及赤烂弦者。

羌活 防风 川芎 白蒺藜 荆芥 蝉蜕 甘菊花各二两

上为细末，每服二钱，食后桑白皮煎汤调服。

五退散 治眼中翳障。

蝉蜕 蛇退 蚕退 猪退蹄 鲮鲤甲 防风 菊花 草决明 石决明 甘草各等分

上为细末，每服二钱，食后薄荷煎汤调服。

朱僧热翳方

蝉退洗，晒 蒺藜炒，去角。各半两 防风 甘菊花 羌活 川芎 细辛 荆芥穗 秦皮 楮实 藁本 甘草 木贼去节，童便浸一宿。各二钱半，晒干

上为细末，每服一钱，茶清调下。

珍珠退翳散

珍珠少许 白泽石膏 乌贼鱼骨 真蚌粉等分

上为细末，每服一钱，用第二次米泔调，食后临卧常服。

决明子散 治眼卒生翳膜，视物昏暗，及翳覆裹瞳人。

决明子 黄连去须 川升麻 枳壳去瓤，麸炒 玄参各一两 黄芩七钱半 车前子 栀子仁 地肤子 人参去芦。各半两

上锉碎，每服三钱，水一中盏，煎至六分，去滓，食后温服。

真珠散 治眼忽生翳膜，赤涩疼痛。

真珠研，半两 青葙子 黄芩各二两 人参去芦 甘菊花 石决明捣碎，细研水飞，芎䓖 甘草炙。各一两

上为细末，每服一钱，食后温浆水调下。

开明丸 治年深日近翳障昏盲，寂无所见，一切目疾。

熟地黄一两半，酒浸 菟丝子 车前子 麦门冬去心 蕤仁去皮 决明子 地肤子 茺蔚子 枸杞子 黄芩 五味子 防风去芦 泽泻 杏仁炒，去皮尖 细辛去叶，不见火 青葙子 北葶苈炒。各一两 官桂半两 羊肝须用白羊者，只用肝，薄切，瓦上焙干了作末，或只以肝煮烂研为丸，庶可久留，少则以蜜渍之

上为细末，丸如梧桐子大。每服三十丸，热水下，日三。仍忌生姜、糟酒、炙煿等热物。

秘传去翳圣金膏

炉甘石五两，用童便煅淬三十次，却研极细，用黄连、龙胆草各一两，当归三钱，煎水两碗，飞过讫，重汤蒸干，再研约一日，要如面极细，芦甘石须拣白色者佳 黄连五两，水洗净晒干，却将一两切碎煎水，四两碾为细末，重罗过，再研极细，用水飞过，却于砂铫内煮，此药最难，冬月用雪水和药晒干，再研方细 密陀僧火煅醋淬，研极细，水飞过，半两 乌贼鱼骨半两，研细入煎 乳香要通明滴乳，用黄连等水研飞过 没药研，用黄连等水飞。各三钱 白丁香水飞过，重汤内煮干，再研入煎 南硼砂研细入 轻粉研细入。各一钱 鹰条一钱，以上一碗飞过，同白丁香，用水淘飞过，合研入煎，须多淘净秤 硇砂半钱，洗去泥，以水入铁铫内煮干，如盐样白方好，再研细，入药煎， 黄丹一两，用铁铫火煅过，研细末，入水飞，重汤煮干，再研一时，顷入煎 蜜四两，用水一盏，铜铫内煮，以葱白二茎搅蜜，候煎了，取铫顿地上，用净纸一片，揭去面上蜡 龙胆草一两，截碎，水煎 当归半

两净，以一半焙干，研细末，再用些水研，一半煎水用

上先以黄连、当归、龙胆草三味截碎，用铫子煎二大碗水，用此水研乳香、没药飞过，可用此水飞过鹰条、白丁香，独将黄连四两洗净令干，碾为细末，重罗了，又研飞过，或别作法度，但要极细，于砂铫内用净蜜四两同煮，却旋入诸药，煎成膏，可丸即止，独后入下二味。

麝香半钱重，用当门子，研细罗过　片脑半钱重，研细罗过，候药煎成膏，却入此二味

此药远年目疾皆治，须随病轻重，为大小丸与之。每以净汤一鸡弹壳大化开，日洗五七次；或如麦粒大，点眼尤妙。

卷帘散　治久新病眼，昏涩难开，翳膜遮睛，或成胬肉，连睑赤烂，常多冷泪，或暴发赤眼肿痛。

炉甘石四两，碎　朴硝半两，细研　黄连七钱，捶碎，以水一碗煮数沸，滤去滓

上先将炉甘石末入甘锅内，开口煅令外有霞色为度；次将黄连、朴硝水中浸飞过，候干；又入黄连半钱水飞过，再候干。次入：

腻粉另研　硇砂另研　白矾半生用，半飞过　黄连研为末。各半两　铜青一两半　白丁香另研　乳香另研　铅白霜另研　青盐　胆矾另研。各一字

上为细末，同前药研匀，每用少许点眼。

照水丸　治目生翳障。

龙脑　滑石　丹砂通明者　乌贼鱼骨去甲

上各一钱研细，再同研匀。先用黄蜡皂子大，于新白瓷盏内慢火熔，以纱帛子滤在净盏内，再熔了，将前药末同拌和，捏作饼子，如半破豌豆大，用薄绢或纱袋子盛了，以硇砂半两放净碗内，上交横安竹片，放药在上面铺着，借硇砂气熏，用大碟子一片合碗上，勿令透气，撅一地坑，放药碗在坑内，用竹箪一片盖了，然后以黄土盖之，七日出，净瓷瓶中收，其硇砂不用。如患浮翳膜侵瞳人，及一切目疾，但临卧将一饼劄在眼眦头即睡，至晓用水一碗，向东觑水碗，其药自落在水中，净浴却，用绢帛子裹起，安洁净处，临卧依前再使。每饼可用半月，候药力慢时，方易一饼，如两目有疾，即用两饼。

通光散　治攀睛，翳膜昏涩，风毒肿痛，洗眼方。

上用瓜蒌一枚，割下顶盖，取瓤并子，同猪胆子捣匀，却装在瓜蒌内，用元盖盖之，坐净土上，取桑条子十两，约长四五寸，簇瓜蒌上，用炭火烧，扇之，烟尽将成灰即住火，扇冷，和灰通研极细，每用二钱，沸汤浸，澄清去脚洗之。

指甲散　治眼翳及诸物入眼。

上以左手中指甲洗净候干，以刀刮其屑，用灯草蘸点眼中翳处，一二次即去。或用怀孕妇人爪甲屑，置目中去翳。

珊瑚散　治眼赤痛，生翳障，远视不明，痒涩。

珊瑚七钱半　朱砂五钱　龙脑半钱

上各研细令匀，每以铜箸取一米许，日三四度点之，神效。

青金丸　治风毒攻眼，成外障翳膜。

铜青真者　蕤仁去皮尖，与铜青同浸二宿，去水研　石决明净水磨，沥干　生犀角净水磨，纸上飞过。各一钱　龙脑研　白丁香水研飞，去滓　海螵蛸水飞过。各半钱

上将铜青与蕤仁先研如糊，次入白丁香研，次入四味研极细，用好墨研浓汁，于净器中和熟为丸，如绿豆大。每用人乳汁化开点眼，未用者，常以龙脑养于瓷器中。

猪胆方

上以猪胆一枚，用银铫或瓦铫煎成膏，入冰脑如黍米大，点入眼中。微觉翳

轻，又将猪胆白膜皮阴干，合作小绳如钗股大小，止用一头烧灰，待冷点翳，数日后翳退，双目如旧。此治翳，如重者尤良，不过三五度差。

疗翳五十年不瘥

贝齿一枚，烧 豆豉三十粒 三年苦酒三升，一作三年醋

上先渍贝齿三宿，消尽后内豆豉，微火煎如胶，取三合药置筒中，夜卧时着如小麦大于眦头，明日以汤洗之。

治赤眼后生翳膜

上以兰香子洗净晒干，每用一粒，以箸头点大眦头，闭目，即觉药在目内团圆旋转，药力过即不转，须臾自随眵泪出，惹翳膜在上，如鱼眼，再入一粒，以病退为度。一方，为细末，每取如米大点眼眦头。

昔卢州知录彭大辩父，在临安暴得此疾，一僧以此药治之，坐间了然，因得此方，屡以治人。

枸杞煎 治眼中翳少轻者，兼治眼涩痛。

上取枸杞及车前子叶等分，手中熟挼，使汁欲出，又别取桑叶两三重裹之，悬于阴地经宿，乃摘破桑叶，取汁点目中，不过三五度瘥。

雀乳散 治眼热毒，卒生翳及赤白膜。

上以雄雀粪细研，用人乳汁和点之。

真珠膏 治眼虚热，目赤痛，卒生翳膜昏暗。

真珠一两，研 麝香 朱砂 胡粉各二钱半 贝齿五枚，烧灰 鲤鱼胆二枚 白蜜四两，煎滤过

上除鱼胆、蜜外，都研如粉，以鱼胆汁、蜜于铜器中调令匀，慢火煎成膏。每以铜箸取少许点之，日三四。

鸡子壳散 治眼卒生翳膜。

鸡子壳抱出子者，去膜，取白壳研，二钱半 贝齿三枚，煅灰

上研极细，入瓷盒中盛，取少许，日三五度点之。

羌活退翳膏一名复明膏 治足太阴寒水膜子遮左右睛，白翳在上，视物不明。

羌活根七分 椒树西北根二分，东南根二分 当归梢六分 黄连二钱 防风根 柴胡根 麻黄去节根 升麻根 生地黄各三分 甘草梢四分 蕤仁六个 汉防己 藁本各二分

上用净新汲水一大碗，先将汉防己、黄连、甘草梢、生地黄煎至一半，下馀药外药，再煎至一盏，去滓，入银石器中再煎如膏，点之有效为度。

蝎附散 搐鼻退翳膜。

全蝎 附子尖 姜黄 青黛各二钱半 薄荷一两 鹅不食草半两

上为细末，口含水，搐少许。

玉饼子 治翳膜。

海螵蛸 蛤粉南康真者。各五分 片脑半分 黄蜡五分

上为末，先熔蜡，持起搅微冷，入末为丸，如青葙子大，带扁些。每用一饼，临卧纳入眼中翳膜上，经宿以水照之，其饼自出。

照水丸 治翳神验。

海螵蛸一钱 朱砂五分 片脑半分 黄蜡八分

上末，先熔蜡，搅微冷，入末和为丸，如麻子大，带扁些。临卧纳眼中翳膜上，次日照水自落。

内　障

人参补胃汤《试效》 治劳役所伤，饮食不节，内障昏暗。

黄芪 人参各一两 炙甘草八钱 蔓荆子二钱半 黄柏酒拌四遍 白芍药各三钱

上㕮咀，每服三五钱，水二盏，煎至一盏，去滓，食远稍热服，临卧。三五服后，两目广大，视物如童时，觉两脚踏地，不知高下，盖冬天多服升阳药故也。病减住服，候五七日再服。此药春间服，乃时药也。

圆明内障升麻汤即冲和养胃汤。

黄芩黄连汤

黄芩酒洗炒　生地黄酒洗　草龙胆酒洗炒四次。以上各一两　黄连去须，酒洗炒，七钱

上㕮咀，每服二钱，水二盏，煎数沸，去滓，再煎至一盏，热服。午后、晚间俱不可服，唯午饭时服之方效。

复明散　治内障。

黄芪一钱半　生地黄　柴胡　连翘　甘草炙。各一钱　当归二钱　苍术　川芎　陈皮各五分　黄柏三分

水二大盏，煎至一盏，去渣，稍热服，食后。忌酒、湿面、辛热大料之物。

羌活退翳丸一名地黄丸　治内障，右眼小眦青白翳，大眦微显白翳，脑痛，瞳子散大，上热恶热，大便涩或时难，小便如常，遇天热暖处，头痛睛胀，能食，日没后、天阴则昏暗。此证亦可服滋阴地黄丸。

熟地黄八钱　生地黄酒制　黄柏酒制　当归身酒制　茺蔚子　丹参各半两　黑附子炮　寒水石生用。各一钱　芍药一两三钱　防己酒制，二钱　知母酒制　牡丹皮　羌活　川芎各三钱　柴胡半两或三钱

上为细末，炼蜜丸，如小豆大。每服五七十丸，空心白汤送下。如消食未尽，候饥时服之。忌语言，随后以食压之。

东垣《兰室秘藏》方云：翳在大眦，加葛根、升麻；翳在小眦，加柴胡、羌活，是也。

当归汤见瞳子散大。

冲和养胃汤　治内障初起，视觉微昏，空中有黑花，神水变淡绿色，次则视物成二，神水变淡白色，久则不睹，神水变纯白色。

柴胡七钱　人参　当归酒浸　炙甘草　白术　升麻　葛根各一两　黄芪　羌活各一两半　白芍药六钱　防风五钱　白茯苓三钱　五味子二钱　干生姜一钱

上㕮咀，每服六钱，水三盏，煎至二盏，入黄芩、黄连各一钱，再煎至一盏，去滓，稍热食后服。

上方因肝木不平，内挟心火，故以柴胡平肝，人参开心，黄连泻心火为君。酒制当归荣百脉，五味敛百脉之沸，心包络主血，白芍药顺血脉，散恶血为臣。白茯苓泻膀胱之湿，羌活清利小肠之邪，甘草补三焦，防风升胆之降为佐，阴阳皆总于脾胃，黄芪补脾胃，白术健脾胃，升麻、葛根行脾胃之经，黄芩退壮火，干生姜入壮火为导为使。此方逆攻从顺，反异正宜俱备。

益气聪明汤　治证同上。并治耳聋、耳鸣。

黄芪　人参各一钱二分半　升麻七钱半　葛根三钱　蔓荆子一钱半　芍药　黄柏酒炒。各一钱　炙甘草半钱

每服四钱，水二盏，煎至一盏，去渣，临睡热服，五更再煎服。

上方以黄芪、人参之甘温治虚劳为君。甘草之甘平，承接和协，升麻之苦平微寒，行手阳明、足阳明、足太阴之经为臣。葛根之甘平，蔓荆子之辛温，皆能升发为佐。芍药之酸微寒，补中焦，顺血脉，黄柏之苦寒，治肾水膀胱之不足为使。酒制又炒者，因热用也。或有热，可渐加黄柏，春夏加之，盛暑倍加之，加多则不效，脾胃虚者去之。热倍此者，泻热黄连汤主之。

泻热黄连汤　治内障证同上，有眵泪

眊燥。

黄芩酒炒　黄连酒洗　柴胡酒炒　生地黄酒洗。各一两　龙胆草三钱　升麻五钱

每服三钱，水二盏，煎至一盏，去滓，午食前热服。午后服之，则阳逆不行，临睡休服，为反助阴也。

上方治主治客之剂也。治主者，升麻主脾胃，柴胡行肝经为君，生地黄凉血为臣，为阳明太阴厥阴多血故也。治客者，黄连、黄芩皆疗湿热为佐，龙胆草专除眼中诸疾为使，为诸湿热俱从外来为客也。

千金磁朱丸　治神水宽大渐散，昏如雾露中行，渐睹空中有黑花，渐睹物成二体，久则光不收，及内障神水淡绿色、淡白色者。

磁石吸针者　辰砂　神曲

先以磁石置巨火中煅醋淬七次，晒干，另研极细二两，辰砂另研极细一两，生神曲末三两，与前药和匀，更以神曲末一两，水和作饼，煮浮为度，搜入前药，炼蜜为丸，如梧桐子大。每服十丸，加至三十丸，空心饭汤下。

上方以磁石辛咸寒，镇坠肾经为君，令神水不外移也。辰砂微甘寒，镇坠心经为臣，肝其母，此子能令母实也，肝实则目明。神曲辛温甘，化脾胃中宿食为佐。生用者，发其生气；熟用者，敛其暴气也。服药后，俯视不见，仰视渐睹星月者，此其效也。亦治心火乘金，水衰反制之病。久病累发者，服之则永不更作。空心服此，午前更以石斛夜光丸主之。

按：此方磁石法水入肾，朱砂法火入心，而神曲专入脾胃，乃道家黄婆媒合婴姹之理。倪生释之，为费词矣。或加沉香半两，升降水火尤佳。

石斛夜光丸　治证同上。

天门冬焙　人参　茯苓各二两　麦门冬　熟地黄　生地黄各一两　菟丝子酒浸　甘菊花　草决明　杏仁去皮尖　干山药　枸杞子　牛膝酒浸。各七钱半　五味子　蒺藜　石斛　苁蓉　川芎　炙甘草　枳壳麸炒　青葙子　防风　黄连　乌犀角镑　羚羊角镑。各半两

为细末，炼蜜丸，如桐子大。每服三五十丸，温酒、盐汤任下。

上方羡补药也。补上治下，利以缓，利以久，不利以速也。故君以天门冬、人参、菟丝子之通肾安神，强阴填精也。臣以五味子、麦门冬、杏仁、茯苓、枸杞子、牛膝、生熟地黄之敛气除湿，凉血补血也。佐以甘菊花、蒺藜、石斛、肉苁蓉、川芎、甘草、枳壳、山药、青葙子之治风疗虚，益气祛毒也。使以防风、黄连、草决明、羚羊角、生乌犀之散滞泄热，解结明目也。阴弱不能配阳之病，并宜服之，此从则顺之治法也。

益阴肾气丸　治证上同。

熟地黄酒，三两　生地黄酒制炒，四两　当归尾酒制　牡丹皮　五味子　干山药　山茱萸　柴胡各半两　茯苓　泽泻各二钱半

为末，炼蜜丸，如桐子大，水飞辰砂为衣。每服五七十丸，空心淡盐汤下。

上方壮水之主，以镇阳光，气为怒伤，散而不聚也，气病血亦病也。肝得血而后能视，又目为心之窍，心主血，故以熟地黄补血衰，当归尾行血，牡丹皮治积血为君。茯苓和中益真气，泽泻除湿泻邪气，生地黄补肾水真阴为臣。五味子补五脏，干山药平气和胃为佐。山茱萸强阴益精，通九窍，柴胡引入厥阴经为使。蜜剂者，欲泥膈难下也。辰砂为衣者，为通于心也。然必兼《千金》磁朱丸服之，庶易效。

滋阴地黄丸　治证同上，眵多眊燥者并治。

黄芩　当归身酒制　熟地黄各半两　天

门冬焙　甘草炙　枳壳　柴胡　五味子各三钱　人参　地骨皮各二钱　黄连一两　生地黄酒制，一两半

为细末，炼蜜丸，桐子大。每服百丸，食后茶汤下，日三服。

上方治主以缓，缓则治其本也。以黄连、黄芩苦寒，除邪气之盛为君。当归身辛温，生熟地黄苦甘寒，养血凉血为臣。五味子酸寒，体轻浮上，收神水之散大，人参、甘草、地骨皮、天门冬、枳壳苦甘寒，泻热补气为佐。柴胡引用，为使也。亡血过多之病，有热者，亦宜服。

羚羊角汤　治青风内障，劳倦加昏重，头旋脑痛，眼内痛涩者。

羚羊角　人参　玄参　地骨皮　羌活各一两　车前子一两半。

上为末，以水一盏，散一钱，煎至五分，食后去滓温服。

楼全善云：此方并后羚羊角散、补肝散、羚羊角引子，皆以羚羊角、玄参、细辛、羌活、防风、车前子为君。盖羚羊角行厥阴经药也。丹溪云：羚羊角入厥阴经甚捷，是也。玄参、细辛，行少阴经药也。海藏云：玄参治空中氤氲之气，无根之火，为圣药也。羌活、防风、车前子行太阳经药也。如筋脉枯涩者，诸方中更加夏枯草，能散结气，有补养厥阴血脉之功，尝试之有验。然此诸方，又当悟邪之所在，若气脱者，必与参膏相半服之；气虚者，必与东垣补胃人参汤、益气聪明汤之类相半服之；血虚者，必与熟地黄丸之类相兼服之。更能内观静守，不干尘累，使阴气平伏，方许作效。

杏仁方　治肝肾风虚，瞳人带青，眼多黑暗。润泽脏腑，洗垢开光，能驱风明目。

上用杏仁五枚去皮尖，五更初就床端坐，勿言勿呼，息虑澄神。嚼杏仁一粒勿咽，逐一细嚼五粒，候津液满口，分为三咽，直入肝肾，惟在久而成功。

羚羊角散　治绿风内障，头旋目痛，眼内痛涩者。

羚羊角　防风　知母　人参　茯苓　玄参　黄芩　桔梗　车前子各一两　细辛三两

上为末，以水一盏，散一钱，煎五分，食后去渣温服。

又**羚羊角散**　治绿风内障。

白菊花　川乌炮　川芎　车前子　防风各五钱　羌活　半夏　羚羊角　薄荷各二钱半　细辛二钱

上生姜煎服；或为末，荆芥汤调服。

白附子散　补肾磁石丸俱见目昏花。

还睛散　治眼翳膜，昏涩泪出，瘀血胬肉攀睛。

川芎　草龙胆　草决明　石决明　荆芥　枳实　野菊花　野麻子　白茯苓去皮　炙甘草　木贼　白蒺藜　川椒炒，去子　仙灵脾　茵陈各半两

上为细末，每服二钱，食后茶清调下，日三服。忌杂鱼肉及热面、荞麦等物。一方，有楮实子，无仙灵脾、茵陈、枳实三味。

芦荟丸　治黑水凝翳内障，不痛不痒，微有头旋，脉涩者。

芦荟　甘草各二钱半　人参　牛胆各半两　柏子仁　细辛各一两　羚羊角二两，蜜炙

上为末，炼蜜丸，如桐子大。空心茶清下十丸。

大黄泻肝散　治乌风。

郁李仁　荆芥各二钱半　甘草　大黄各五钱

上水煎，食后服。

坠翳丸　治偃月内障，及微有头旋额痛。

青羊胆　青鱼胆　鲤鱼胆各七个　熊

胆二钱半　牛胆半两　石决明一两　麝香少许

上为细末，面糊为丸，如桐子大。每服十丸，空心茶清下。

磁石丸　治雷风内障，头旋，恶心呕吐。

磁石烧赤醋淬二次　五味子　牡丹皮　干姜　玄参各一两　附子炮，半两

上为末，炼蜜丸，如桐子大。食前茶下十丸。

补肝散　治肝风内障，不痛不痒，眼见花发黄白黑赤，或一物二形难辨。

羚羊角　防风各三两　人参　茯苓各二两　细辛　玄参　车前子　黄芩炒　羌活各一两

上为末，食后米饮调服一钱。

又补肝散　治圆翳内障。

熟地黄　白茯苓　白菊花　细辛　白芍药　柏子仁　甘草　防风　北柴胡

上水煎，食后服。

补肾丸　治圆翳内障。

巴戟　山药　破故纸炒　牡丹皮　茴香各五钱　肉苁蓉　枸杞子各一两　青盐二钱半

上为末，炼蜜为丸，如梧桐子大。每服三十丸，空心盐汤下。

羚羊角饮子《龙木》　治圆翳内障，不痛不痒。

羚羊角三两　细辛　知母　车前子　人参　黄芩各二两　防风二两半

上为末，每服一钱，以水一盏，煎至五分，食后去滓温服。

皂角丸见外障。

生熟地黄丸《和剂》　治肝虚目暗，膜入水轮，眼见黑花如豆，累累数十；或见如飞虫，诸治不瘥；或视物不明，混睛冷泪，翳膜遮障，内外障眼，并皆治之。

石斛　枳壳　防风　牛膝各六两　生地黄　熟地黄各一斤半　羌活　杏仁各四两　菊花一斤

上末，炼蜜丸，如桐子大。每服三十丸，以黑豆三升炒令烟尽为度，淬好酒六升，每用半盏，食前送下，或蒺藜汤下。

通肝散　治冰翳内障。

栀子　蒺藜炒　枳壳　荆芥各四两　车前子　牛蒡子炒。各二钱　甘草四钱

上末，每服二钱，苦竹叶汤食后调下。

八味还睛散　治散翳内障。

蒺藜炒　防风　甘草炙　木贼　栀子各四两　草决明八钱　青葙子炒　蝉蜕各二钱

上末，每服二钱，麦门冬汤调，食后服。

空青丸　治沉翳，细看方见其病最深。

空青一钱，一方用一铢　细辛　五味子　石决明另研　车前子各一两　知母　生地黄　防风各二两

上为细末，炼蜜丸，如桐子大。每服十丸，空心茶汤下。

凉胆丸　治眼状青色，大小眦头涩痛，频频下泪，口苦，少饮食，兼治黑花翳。

黄连洗，不见火　黄芩　荆芥　龙胆草各半两　芦荟　防风各一两　黄柏去粗皮　地肤子各二钱半

上为细末，炼蜜和丸，如梧子大。每服二十丸，食后薄荷汤送下。

还睛丸

川芎　白蒺藜　木贼　白术　羌活　菟丝子　熟地黄　甘草各等分

上为细末，炼蜜丸，如弹子大。空心熟汤嚼下。

又方

川乌　地黄　白术　茯苓　石决明　杏仁　川芎　菟丝子各三两　当归　防风　荆芥　蔓荆子各半两

上为末，猪胆汁和丸，如梧子大。每服三十丸，麦门冬汤下。

除风汤 治五风变成内障，头旋偏肿痛，瞳人结白者。

羚羊角 车前子 芍药 人参 茯苓 大黄 黄芩 芒硝各一两

上为末，水一盏，散一钱，煎至五分，食后去滓温服。

《本事方》治内障。

白羯羊肝只用子肝一片，薄切，新瓦上焙 熟地黄一两半 菟丝子 蕤仁 车前子 麦门冬 地肤子去壳 泽泻 防风 黄芩 白茯苓 五味子 杏仁炒 桂心炒 细辛 枸杞子 茺蔚子 苦葶苈 青葙子各一两

上为细末，炼蜜丸，如桐子大。每服三四十丸，温汤下，日三服，不拘时候。

张台卿尝苦目暗，京师医者令灸肝俞，遂转不见物，因得此方，眼目遂明。一男子内障医治无效，因以余剂遗之，一夕灯下语其家曰：适偶有所见，如隔门缝见火者，及旦视之，眼中翳膜俱裂如线。张云：此药灵，勿妄与人，忽之则无验，予益信之，且欲广其传也。

罗汉应梦丸 治内障，及因病赤眼，食咸物而得者。

夜明沙净 当归 蝉蜕洗 木贼去节。各等分

上为末，用羯羊子肝四两，水煮烂，捣如泥，入前药末捣和，丸如桐子大。每服五十丸，食后熟水下，百日眼如故。

昔日徐道亨奉母至孝，患眼食蟹，遂内障，暗诵般若经，与市得钱米，既侍母，忽一夕梦罗汉授此方服，眼得复明。

神仙碧霞丹 治内障。

当归 没药各二钱 血竭 白丁香 硼砂 片脑 麝香各一钱 马牙硝 乳香各半钱 黄连三钱 铜绿一两半，为衣

上为细末，熬黄连膏和丸，如鸡头实大。每用新汲水半盏，于瓷盒内浸，常用每一丸，可洗四五日，大病不过一月，小病半月，冷泪三日见效。

内外障通治

远志丸 清心明目，益肝退翳。

远志水浸，去心，晒干，姜汁蘸焙 车前子 白蒺藜炒，去刺 细辛各七钱半 全蝎五枚 蝉壳一两，洗，焙 熟地黄洗，焙 茯神去木 川芎 人参 茺蔚子 芦荟研 琥珀 生地黄 蔓荆子各半两

上为细末，炼蜜为丸，如梧子大。每服五十丸，空心用米饮，临睡用菖蒲汤下。

局方明目地黄丸 治男女肝肾俱虚，风邪所乘，热气上攻，目翳遮睛，目涩多泪。

牛膝酒浸，三两 石斛 枳壳炒 杏仁去皮，炒 防风各四两 生熟地黄各一斤

上为末，炼蜜丸，如梧子大。每服三十丸，食前盐汤下。

固本还睛丸 治远年一切目疾，内外翳膜遮睛，风弦烂眼，及老弱人目眵多糊，迎风冷泪，视物昏花等证。

天门冬 麦门冬 生地黄 熟地黄各三两 白茯苓 枸杞子 人参 山药各一两五钱 川牛膝 石斛 草决明 杏仁 菟丝子酒煮，焙 白菊花 枳壳各一两 羚羊角屑 乌犀角屑 青葙子 防风各八钱 五味子 甘草炙 蒺藜 川芎 黄连各七钱

上为末，炼蜜丸，梧子大。每服五十丸，盐汤下。

还睛丸 治眼目昏翳。

蝉蜕 苍术 熟地黄 川芎 蒺藜炒。各一两 羌活 防风 茺蔚子 木贼 白菊花 荆芥 蔓荆子 杏仁 菟丝子酒煮焙 石决明煅 蛇皮酒浸，洗净焙。各五钱

上为末，炼蜜丸，如弹子大。每服一丸，细嚼，薄茶下。

仙术散 治眼中翳膜。

蛇皮用皂角水洗 木贼 蝉蜕 蒺藜炒 谷精草 防风 羌活 川芎 杏仁 甘草各二钱五分 苍术一两二钱半

上细末，每服一钱，食后蜜汤下。

梦灵丸 治内外障眼。

防风蜜炙 威灵仙 枸杞子 蕤仁去壳 苍术米泔浸 石决明水一升煮干 蚌粉飞过 谷精草各一两 菊花二两

上为细末，用雄猪肝一具，竹刀切去筋膜，和药捣千余杵，入面少许共捣，丸梧桐子大。每服三十丸，食后盐汤下。忌煎煿、酢、豆腐等毒物。

五退还光丸 治内外障眼。

蝉蜕炒 蛇蜕炒 猪前爪烧存性 刺猬皮麸炒，去麸 苍术泔水浸，炒干 枳实 防风 草决明各一两 蚕蜕半两

上为细末，炼蜜丸，如梧桐子大。每服二十丸，茶清送下，一日二服。

空青丸 治肝肾久虚，目暗，渐生翳膜。

空青研细水飞 真珠研。各二钱半 犀角屑 羚羊角屑 防风去杈 防已 升麻锉。各半两 麦门冬去心，焙 人参 茺蔚子 阳起石细研 前胡去芦。各一两 虎睛一对

上为细末，炼蜜丸，如梧子大。每服五丸，加至十丸，麦门冬煎汤送下，温椒汤亦得。

蕤仁丸 治内外障眼。

蕤仁三两 车前子 黄连去须。各二两 青葙子汤浸 黄芩去黑心 秦艽去苗 生地黄 羚羊角末 防风去杈。各一两半 人参 天门冬焙，去心 升麻 苦参炒 地肤子 菊花 玄参炒 羌活去芦 决明子炒 地骨皮 甘草炙 丹砂各一两二钱半 麦门冬去心，焙，七钱半

上为细末，炼蜜丸，如桐子大。每服二十丸，加至三十丸，食后煎百合汤送下。但有瞳人，不拘内外翳，并治之。

观音丸 治内外障失明，或欲结青光内障，或赤脉疼痛。

血竭 熊胆研。各二钱 人参 蛇蜕皂角水洗，新瓦焙。各半两 地骨皮洗，晒 木贼去节，童便浸、焙 苍术童便浸二宿，晒 鹰爪黄连去须 威灵仙 蔓荆子 茺蔚子 车前子 川芎 当归 羌活 蝉蜕洗，晒 石决明半生。各一两 蚕蜕纸二十幅，炒焦

上为细末，用羯羊肝一具，去筋膜，慢火煮半生半熟，带血性，和药同捣，以粟米粉用肝汁煮糊，丸如梧子大。每服七八十丸，食后温米泔或石菖蒲汤送下。

八子丸 治风毒气眼，翳膜遮睛，不计久新，及内外障眼。

青葙子 决明子炒 葶苈子炒 车前子 五味子 枸杞子 地肤子 茺蔚子 麦门冬去心，焙 细辛去苗 官桂去粗皮 生地黄洗，焙 赤茯苓去黑皮 泽泻去土 防风去杈 黄芩去黑心。各一两

上为细末，炼蜜和丸，如梧桐子大。每服二十丸，加至三十丸，茶清送下，温米饮亦得，日三。

灵圆丹 治男子妇人攀睛翳膜，痒涩羞明，赤筋碧晕，内外障瘀肉，风赤眼。

苍术米泔浸，四两 川芎 柴胡 白附子 远志去心 羌活 独活 甘菊花 石膏 防风 全蝎 青葙子 青皮 陈皮 荆芥 仙灵脾酥炙 木贼去节 楮实 黄芩 甘草各一两

上为细末，水浸蒸饼丸，如弹子大。每服一丸，食后细嚼，荆芥汤或茶清送下，日二服。忌酒、面。

磨翳丸 治眼生诸般翳膜，大效。

木贼 黄连 川芎 谷精草 当归 白芷 赤芍药 蝉蜕 荆芥 防风 羌活

大黄　独活　黄芩　白菊花　生地黄　石膏煅　龙蜕　栀子　青葙子　蚕蜕　甘草　石决明煅　草决明　蔓荆子各等分

上为末，米糊丸，如桐子大。每服三十丸，食后茶清下。

退翳丸　治一切翳膜。

蝉蜕　白菊花　夜明沙　车前子　连翘各五钱　黄连一两　蛇蜕一条，炒

上为末，米泔煮猪肝丸，如梧子大。每服三十丸，薄荷汤下。

石决明散　治障膜。

石决明煅　枸杞子　木贼　荆芥　晚桑叶　谷精草　粉草　金沸草　蛇蜕　苍术　白菊花各等分

上为末，每服二钱，茶清调，食后服。

韩相进灵丹　去内外障。

防风　石决明　威灵仙　蕤仁　蛤粉　谷精草　枸杞子　苍术　甘草　菊花各一两

上为末，用雄猪肝一具，竹刀批开，去膜，擂极烂和药为丸，如绿豆大。每服三十丸，盐汤下。

治内外障有泪

羌活　甘草　苍术　川芎　木贼　菊花　石决明　石膏　蒺藜　蛇蜕　旋覆花　蝉蜕　青葙子　楮实各等分

上为细末，炼蜜丸，龙眼大。食后茶清汤嚼下。

甘菊汤　治内外障翳，一切眼疾。

甘菊花　升麻　石决明　旋覆花　芎䓖　大黄炒。各半两　羌活去芦　地骨皮　石膏碎　木贼炒　青葙子　车前子　黄芩去黑心　防风去芦　栀子仁　草决明炒　荆芥穗　甘草炙。各一两　黄连去须，二钱半

上锉碎，每服三钱，水一盏，蜜少许，同煎至七分，去滓，夜卧，食后温服。

太阴玄精石散　治内外障眼。

玄精石一两，细研，须真者　蝉蜕洗去土　菊花去枝梗。各一两　石决明煅存性　羌活各半两　甘草四两

上为细末，每服一钱，食后麦门冬汤调下。

煮肝散　治内外障翳眼。

上用猪肝二两批开，以夜明砂末二钱匕掺在肝内，麻绳缚定，用水一盏，煮令肝转色白，取出烂嚼，用煮肝汤送下，食后服。

蝉花散　治肝经蕴热，风毒之气内搏，上攻眼目，翳膜遮睛，赤肿疼痛，昏暗，视物不明，隐涩难开，多生眵泪，内外障眼。

蝉蜕洗净去土　菊花去梗　谷精草洗去土　白蒺藜炒　防风不见火　羌活　密蒙花去枝　草决明炒　黄芩去土　川芎不见火　蔓荆子　山栀子去皮　荆芥穗　木贼草　甘草炙。各等分

上为细末，每服二钱，用茶清调服，或荆芥汤入茶少许调服亦可，食后，临卧皆可服。

开明散　治风毒气眼，朦涩障膜。

甘菊花去萼，二两　防风　羌活　蒺藜炒，去刺　川芎　天麻　茯苓　苍术童便浸一宿，焙　蝉蜕各半两　荆芥　茺蔚子　华阴细辛　甘草炙。各二钱半

上为细末，每服二钱，食后盐汤调服。

草龙胆散　治上焦风热气毒攻冲眼目，暴赤碜痛，羞明多眵，迎风有泪，翳膜胬肉攀睛。

龙胆草去芦　木贼去节　菊花去梗　草决明微炒　甘草炙。各二两　香附子炒，去毛　川芎不见火。各四两

上为细末，每服二钱，用麦门冬，熟水入砂糖少许同煎，食后调服，或米泔调

服亦可。

单服苍术法 补下元，明目，治内外障。

金州苍术拣大块，刮令净秤一斤，分作四分，一分用无灰好酒浸三日，一分用米醋浸三日，一分用童便浸三日，一日两换，一分用米泔浸五日，一日一换

上浸日数足，漉出，更不淘洗，切作片，或晒，或焙干，入黑芝麻三四两，同入鏊上炒令甘香，捣为细末，以前浸药余酒煮糊为丸，如桐子大，若酒少，入醋些少丸。每服四五十丸，白汤或酒送下。

菩萨膏 治内外障。

滴乳 南硼砂各二钱 片脑半钱 蕤仁四十九粒，去皮熬 芜荑四十九粒 白沙蜜一两

上先将芜荑、蕤仁研去油，入诸药再研，取沙蜜于汤瓶上蒸熔，以纸滤过，同诸药搅匀，用瓶盛贮纸封。遇患挑少许在盏内，沸汤泡洗。

洗眼方 治内外障翳膜，赤脉昏涩。

上以桑条于二三月间采嫩者，曝干，净器内烧过，令火自灭成白灰，细研，每用三钱，入瓷器或银石器中，以沸汤泡，打转候澄，倾清者入于别器内，更澄，以新绵滤过极清者，置重汤内令热，开眼淋洗，逐日一次，但是诸眼疾皆效。

立应散 治内外障翳，昏涩多泪，及暴赤眼，一切目疾，并皆治之，三次嗃鼻。

香白芷洗 当归去芦，洗 雄黄另研，后入 鹅不食草净洗 川附子炮。各等分 踯躅花减半

上为细末，入麝香少许和匀，含水，嗃鼻内，去尽浊涕眼泪为度。

治内外障眼嗃药

麻黄根一两 当归身一钱

上同为粗末，炒黑色，入麝香、乳香少许，乃为细末。口含水，鼻内嗃之。

蟾光膏 治远年病目，不通道路，退去云膜，须用十二月开成日合。

白沙蜜四两，用隔年葱根去须皮，切短，与蜜同熬，去白膜，候葱熟为度，以绵滤净，纸取蜡面 黄丹 密陀僧各水飞，三钱，生用 炉甘石火煅，五钱，水飞

已上三味，研极细，入前蜜中，桃、柳无节者各一枝搅匀。

当归 赤芍药各半两 黄连去芦。各二两 杏仁汤泡，去皮尖 川芎各五钱 秦皮 诃子皮 防风 石膏 玄精石 井泉石 无名异 玄参 代赭石 石决明各三钱

已上十五味，㕮咀，用雪水或长流水五升，于银器内熬至二升，滤去滓净，再熬至一升，倾入前药蜜内，银器内慢火熬紫金色时，再下后药，勿令过火。

乳香 没药 琥珀 朱砂 蕤仁各三钱

已上五味，先干研极细，入蕤仁研细，水飞澄清极细，方倾入前药，一同复熬，以箸点药于水中不散为度，勿令过与不及，取下，于土中埋七日取出，置于银器或瓷器中，如法收贮，便再添入后细药，以桃、柳枝搅匀。

南硼砂 珍珠 龙脑 珊瑚枝各一枝 麝香半钱

上五味，研极细，入药中封定，如有取不尽药，用净水斟酌洗渲熬过，另于洗眼，或膏子稠了，倾些小调解。

碧霞膏 治内外障并效。

炉甘石 黄丹各四两 铜绿二两 黄连一两 当归尾二钱 乳香 没药 朱砂 硼砂 血竭 海螵蛸 青盐 白丁香 轻粉各一钱 麝香五分

上为细末，黄连膏为丸，如皂角子大。每用一丸，新汲水半盏于瓷盒内浸洗。每一丸可洗四五次，大病不过一月，小病半月，冷泪三日见效。

日精月华光明膏 能开一切内障，善治翳膜遮睛，及攀睛胬肉，不日扫除，无问年久日深，或一目两目俱患，但能见人影者，悉皆治之，如云开见日。

黄连四两，研末 当归一两 诃子一对，去核研 石决明二两，研细 石膏一两半，研，用蜡人水或雪水浸三日 大鹅梨二十枚，捶碎，用布扭去滓 猪胰二具，草挟扭去筋膜 炉甘石四两，火烧，童子小便淬烧五次 黄丹四两，炒，研细 马牙硝飞，二钱半 铜绿研 真胆矾研 硼砂另研。各一钱半 没药四钱，另研 乳香三钱，另研 防风一钱 天花粉半钱 轻粉一钱，另研 麝香半钱，另研 片脑半钱，另研

上先将黄连等五味浸三日，却用大砂锅一口，内药水，再添满七分熬，重绵滤过，至四五碗，却入鹅梨、猪胰，再熬至三碗，再滤过，再下锅，入炉甘石、黄丹，再熬至二碗，又滤过，却下马牙硝等八味，以槐、柳枝不住手搅匀，候成膏，仍滤净入瓶内，却入脑、麝、粉三味搅匀，以油纸密封，勿令水入，放冷水内浸三日取出。每用以铜箸点眼良。

瞳神散大

熟地黄丸 治血弱阴虚，不能养心，致火旺于阴分，瞳子散大。少阴为火，君主无为，不行其令，相火代之，与心包络之脉出心系，分为三道，少阳相火之体无形，其用在其中矣。火盛则能令母实，乙木肝旺是也。其心之脉挟目系，肝之脉连目系，况手足少阳之脉同出耳中，至耳上角斜起，终于目外小眦。风热之盛，亦从此道来，上攻头目，致偏头肿闷，瞳子散大，视物昏花，血虚阴弱故也。法当养血、凉血、益血、收火、散火，而除风热则愈矣。

熟地黄一两 柴胡去苗，八钱 生地黄七钱半，酒浸，焙 当归身酒洗 黄芩各半两 天门冬去心，焙 五味子 地骨皮 黄连各三钱 人参去芦 枳壳炒 甘草炙。各二钱

上为细末，炼蜜丸，如绿豆大。每服一百丸，茶汤送下，食后，日二服，制之缓也。大忌辛辣物助火邪，及食寒冷物损其胃气，药不上行也。又一论云：瞳子黑眼法于阴，由食辛热之物助火，乘于胸中，其睛故散，睛散则视物亦大也。

保命集当归汤 治翳，补益瞳子散大。

黄连 柴胡各一钱 当归身 黄芩 芍药各二钱 熟地黄 甘草炙。各三钱

上水煎，临卧服。

济阴地黄丸 治足三阴亏损，虚火上炎，致目睛散大，视物不的；或昏花涩紧，作痛畏明；或卒见非常之处等证。其功效与六味、还少丹相似。

五味子 麦门冬 当归 熟地黄 肉苁蓉 山茱萸 干山药 枸杞子 甘菊花 巴戟肉各等分

上为末，炼蜜丸，桐子大。每服七八十丸，空心白汤下。

瞳神紧小

抑阳酒连散 治神水紧小，渐如菜子许，及神水外围相类虫蚀者，然皆能睹物不昏，微有眊矂羞涩之证。

生地黄 独活 黄柏 防风 知母 防己各三分 蔓荆子 前胡 羌活 白芷 生甘草各四分 黄芩酒制 栀子 寒水石 黄连酒制。各五分

水二盏，煎至一盏，去滓，大热服。

上方抑阳缓阴之药也。以生地黄补肾水真阴为君，独活、黄柏、知母俱益肾水为臣，蔓荆子、羌活、防风、白芷群队升阳之药为佐者，谓既抑之，令其分而更不相犯也。生甘草、黄芩、栀子、寒水石、防己、黄连寒而不走之药为使者，惟欲抑之，不欲袪除也。酒制者，为引导也。

还阴救苦汤 嗜鼻碧云散俱目赤。

目昏花

羊肝丸 镇肝明目。

羯羊肝一具，新瓦盆中爆了，更焙之，肝大止用一半 甘菊花 羌活 柏子仁 细辛 官桂 白术 五味子各半两 黄连七钱半

上为细末，炼蜜丸，如梧子大。空心食前温汤下三四十丸。

千金补肝散 治目失明。

青羊肝一具，去膜薄切，以瓦瓶子未用者，入肝于中，炭火炙之，为极细末 决明子半升① 蓼子一合，熬令香

上为末，食后服方寸匕，日二，加至三匕，不过一二剂。能一岁服，可夜读细书。

养肝丸《济生》 治肝血不足，眼目昏花，或生眵泪。

当归酒洗 车前子酒蒸，焙 防风去芦 白芍药 蕤仁另研 熟地黄酒蒸，焙 川芎 枳实各等分

上为末，炼蜜为丸，如桐子大。每服七十丸，熟水送下，不拘时。一方，无川芎、枳实。

地黄丸一名菊花丸 治用力劳心肝虚，风热攻眼，赤肿羞明，渐生翳膜。兼肝肾风毒热气上冲目痛。久视伤血，血主肝，故勤书则伤肝而目昏。肝伤则木生风而热气上凑，目昏亦盛。不宜专服补药，当益血镇肝，而目自明矣。

熟地黄一两半 甘菊花 防风 光明朱砂 羌活 桂心 没药各半两 决明子 黄连各一两

上为细末，炼蜜丸，如梧子大。每服三十丸，食后熟水下，日三。

晋范甯尝苦目痛，就张湛求方，湛戏之曰：古方，宋阳子少得其术，以授鲁东门伯，次授左丘明，遂世世相传，以及汉杜子夏，晋左太冲，凡此诸贤，并有目疾。得此方云：省读书一，减思虑二，专内视三，简外观四，旦起晚五，夜早眠六。凡六物，熬以神火，下以气筛，蕴于胸中，七月然后纳诸方寸，修之一时，近能数其目睫，远视尺箠之余。长服不已，非但明目，且亦延年。审如是而行，非可谓之嘲戏，亦奇方也。

补肝汤 治肝虚两胁满痛，筋脉拘急，不得喘息，眼目昏暗，面多青色。

防风去杈 细辛去苗 柏子仁 白茯苓去皮 官桂去粗皮 山茱萸 蔓荆子去浮皮 桃仁汤浸，去皮尖双仁，炒 甘草微炒。各等分

上㕮咀，每服五钱，水一盏半，大枣二枚擘破，同煎至八分，温服，无时，日再。

雷岩丸 治男妇肝经不足，风邪内乘上攻，眼睛泪出，羞明怕日，多见黑花，翳膜遮睛，睑生风粟，或痒或痛，隐涩难开；兼久患偏正头风，牵引两目，渐觉细小，视物不明，皆因肾水不能既济肝木。此药久服，大补肾脏，添目力。

枸杞子 菊花各二两 肉苁蓉 巴戟酒浸一宿，去皮心 牛膝各一两 川椒三两，去目 黑附子青盐二钱，以泔水三升同煮水尽，去皮脐

上为细末，浸药酒煮面糊和丸，梧子大。每服十丸，空心酒下。

补肝丸 治眼昏暗，将成内障。

茺蔚子 青葙子 枸杞子 五味子 决明子 杏仁 茯苓去皮。各一两 干地黄三两 菟丝子二两 山药 车前子 地骨皮焙 柏子仁 大黄 黄芩去黑心 黄连去须 人参 细辛 防风去杈 甘草炙。各一两半

上为细末，炼蜜丸，如梧子大。每服

---

① 决明子半升：原脱，据《千金方》补。

二十丸，加至三十丸，食后米饮下。

石决明丸 治证同上

石决明 槐子 肉苁蓉酒浸一宿，去鳞甲，炙干 菟丝子酒浸三日，曝干，另研为末 阳起石酒煮七日，细研水飞过 熟地黄各一两 桂心半两 磁石一两半，火煅醋淬七次，细研水飞过

上为细末，炼蜜和捣二三百杵，丸如梧子大。每服二十丸，旋加至三十丸，食前盐汤下。

益本滋肾丸

黄柏去粗皮 知母去毛。各锉碎，酒洗炒。各等分

上为极细末，滴水丸，如桐子大。每服一百五十丸，空心热汤下，服后以干物压之。

补肾丸 治肾气不足，眼目昏暗，瞳人不明，渐成内障。

磁石煅醋淬七次，水飞过 菟丝子酒蒸二次。各二两 五味子 枸杞子 石斛去根 熟地黄酒蒸，焙 覆盆子酒浸 楮实子 苁蓉酒浸，焙 车前子酒蒸。各一两 沉香 青盐二味另研。各半两

上为末，炼蜜丸，如桐子大。每服七十丸，空心盐汤下。

六味地黄丸 八味地黄丸并见虚劳。《千金》滋朱丸 石斛夜光丸 益阴肾气丸 滋阴地黄丸并见内障。

羚羊羌活汤 治肝肾俱虚，眼见黑花，或作蝇翅。

羚羊角屑 羌活 黄芩去黑心 附子去皮脐 人参 泽泻 秦艽去苗 山茱萸 车前子 青葙子 决明子微炒 柴胡去苗。各一两半 黄芪二两 甘草微炙，一两

每服五钱 水一盏半，煎至八分，去滓，不拘时温服，日再。

菊睛丸 治肝肾不足，眼昏，常见黑花，多泪。

枸杞子三两 苁蓉酒浸，炒 巴戟去心。各一两 甘菊花四两

上为末，炼蜜为丸，如梧子大。每服五十丸，温酒、盐汤食远任下。余太宰方，加熟地黄二两。

石决明丸 治肝虚血弱，日久昏暗。

知母焙 山药 熟地黄焙 细辛去苗。各一两半 石决明 五味子 菟丝子酒浸一宿，另捣为末。各一两

上为细末，炼蜜丸，如桐子大。每服五十丸，空心米饮送下。

驻景丸 治肝肾虚，眼昏翳。

熟地黄 车前子各三两 菟丝子酒煮，五两

为末，炼蜜丸，桐子大。每服五十丸，食前白茯苓、石菖蒲汤任下。又方，加枸杞子一两半，尤佳。

加减驻景丸 治肝肾气虚，视物䀮䀮，血少气多。

车前子略炒 五味子 枸杞子各二两 当归去尾 熟地黄各五两 楮实无翳者不用 川椒炒。各一两 菟丝子酒煮，焙，半斤

上为细末，蜜水煮糊丸，如桐子大。每服三十丸，空心温酒送下，盐汤亦可。

白附子散 治发散初起黑花，昏蒙内障。

荆芥 白菊花 防风 木贼 白附子 粉草 苍术 人参 羌活 蒺藜

上水煎，食后服。

补肾磁石丸 治肾肝气虚上攻，眼目昏暗，远视不明，时见黑花，渐成内障。

磁石火煅红醋淬 甘菊花 石决明 肉苁蓉酒浸，切，焙 菟丝子酒浸一宿，慢火焙干。各一两

上为细末，用雄雀十五只，去毛、嘴、足，留肚肠，以青盐二两，水三升，同煮令雄雀烂，水欲尽为度，取出先捣如膏，和药末为丸，如梧子大。每服二十丸，空心温酒送下。

千金神曲丸 即磁朱丸。见前。

三仁五子丸 治肝肾不足，体弱眼昏，内障生花，不计近远。

柏子仁 薏苡仁 酸枣仁 菟丝子酒制 五味子 枸杞子酒蒸 覆盆子酒浸 车前子酒浸 肉苁蓉 熟地黄 白茯苓 当归 沉香各等分

上为细末，炼蜜丸，如桐子大。每服五十丸，空心用盐酒送下。

羚羊角散 治肝脏实热，眼目昏暗，时多热泪。

羚羊角镑 羌活去芦 玄参 车前子 黄芩去黑心 山栀仁 瓜蒌各半两 胡黄连 菊花各七钱半 细辛去苗，二钱半

上为细末，食后竹叶煎汤调服二钱。

蕤仁丸 治眼见黑花飞蝇，涩痛昏暗，渐变青盲。

蕤仁去皮 地肤子 细辛去苗 人参 地骨皮去土 石决明洗净，别捣罗 白茯苓去皮 白术各二两 熟地黄焙 楮实各三两 空青另研 防风去杈。各一两半 石胆研如粉，半两 鲤鱼胆五枚 青羊胆一枚

上为细末，研匀，以胆汁同炼蜜搜和丸，如桐子大。每服二十丸，食后米饮送下。

熟地黄丸见瞳神散大。

摩顶膏 治肝肾虚风上攻，眼生黑花，或如水浪。

空青研 青盐研。各半两 槐子 木香 附子各一两 牛酥二两 鹅脂四两 旱莲草自然汁一升 龙脑半钱 丹砂二钱半，研

上为细末，先以旱莲草汁、牛酥、鹅脂银器中熬三五沸，下诸药末，煎减一半即止，盛瓷器中。临卧用旧铧铁一片，重二三两，蘸药于顶上摩二三十遍，令人发窍中，次服决明丸。忌铁器。

又方 治眼前见花，黄黑红白不定。

附子炮裂，去皮脐 木香各一两 朱砂二钱半 龙脑半钱 青盐一两半 牛酥二两 鹅脂四两

上将前药为末，同酥、脂以慢火熬成膏。每用少许，不拘时，顶上摩之。

决明丸 治眼见黑花不散。

决明子 甘菊花各一两 防风去芦 车前子 芎䓖 细辛 栀子仁 蔓荆子 玄参 白茯苓 薯蓣各半两 生地黄七钱半

上为细末，炼蜜和捣二三百杵，丸如梧子大。每服二十丸，食后煎桑枝汤送下，日三。

白龙粉 治肾水衰虚，肝经邪热，视物不明，或生障翳，胬肉攀睛，或迎风泪出，眼见黑花，或如蝇飞，或如油星，或睛涩肿痛，或痒不可忍，并皆治之。

上用硝三斗，于二九月造，一大罐热水化开，以绵滤过，入银器或石器内煎至一半已上，就锅内放温，倾银盆内，于露地放一宿，次日结成块子，于别水内洗净，再用小罐热水化开熬，入萝卜二个，切作片子同煮，以萝卜熟为度，倾在瓷器内，捞萝卜不用，于露地露一宿，次日结成块子，去水，于日中晒一日，去尽水，入好纸袋盛，放于透风日处挂晒，至风化开成用，逐旋于乳钵内嚹研极细。点眼如常法。亦名玄明粉。

煮肝散 治眼生黑花，渐成内障，及斗睛偏视，风毒攻眼，肿痛涩痒，短视，倒睫，雀目。

羌活去芦 独活去芦 青葙子 甘菊花各一两

上为细末，每服三钱匕，羊子肝一叶锉细，淡竹叶数片，同裹如粽子，别用雄黑豆四十九粒，米泔一碗，银石器内同煮，黑豆烂泔干为度。取肝细嚼，温酒下，又将豆食尽，空心、日午、夜卧服。

服椒方 治肝肾虚风上攻，眼目生黑花，头目不利，能通神延年。用川椒一

斤，拣净，去目及合口者，于铫内炒令透，于地上铺净纸二重，用新盆合定，周回用黄土培之半日，去毒出汗，然后取之，曝干为度，只取椒于瓷盒子内收。每日空心，新汲水下十粒。

芎䓖散　治目晕昏涩，视物不明。

芎䓖　地骨皮　荆芥穗　何首乌去黑皮　菊花　旋覆花　草决明　石决明刷净　甘草炙。各一两　青葙子　蝉蜕去土　木贼各半两　白芷二钱半

上为细末，每服一钱匕，食后米泔水调下。

磁石丸　治眼因患后起早，元气虚弱，目无翳膜，视物昏暗，欲成内障。

磁石二两，煅醋淬七次，杵碎，细研水飞过　肉苁蓉一两，酒浸一宿，刮去皱皮，炙令干　菟丝子酒浸五日，曝干，另研为末，三两　补骨脂微炒　巴戟去心　石斛去根　远志去心　熟地黄各一两　木香　五味子　甘草炙赤　桂心各半两

上为细末，研匀，炼蜜和捣二三百杵，丸如梧子大。每服三十丸，食前温酒送下。一方，有茯神，无远志、石斛。

四物五子丸　治心肾不足，眼目昏暗。

当归酒浸　川芎　熟地黄　白芍药　枸杞子　覆盆子　地肤子　菟丝子酒浸，炒　车前子酒蒸，量虚实加减。各等分

上为细末，炼蜜和丸，如桐子大。每服五十丸，不拘时，盐汤送下。

杞苓丸　治男子肾脏虚耗，水不上升，眼目昏暗，远视不明，渐成内障。

枸杞子四两，酒蒸　白茯苓八两，去皮　当归二两　菟丝子四两，酒浸，蒸　青盐一两，另研

上为细末，炼蜜和丸，如桐子大。每服七十丸，食前用白汤送下。

瑞竹四神丸　治肾经虚损，眼目昏花，补虚益损，及云翳遮睛。

甘州枸杞子一斤，拣色赤滋润者，以酒一杯润之，分作四分，一分同川椒一两炒，一分同小茴香一两炒，一分同芝麻一合炒，一分独炒用

炒过，将川椒等筛去不用，再加熟地黄、白术、白茯苓各一两，共为细末，炼蜜和丸，如梧子大。每服五七十丸，空心温酒送下。或加甘菊花一两。

夜光丸一名双美丸　治眼目昏暗及诸疾，兼退翳膜。

蜀椒去目并合口者，炒出汗，一斤半，捣末一斤　甘菊花取末一斤

上和匀，取肥地黄十五斤，切，捣研，绞取汁八九升许，将前药末拌浸令匀，曝稍干，入盘中摊曝，三四日内取干，候得所即止，勿令太燥，入炼蜜二斤，同捣数千杵，丸如梧桐子大。每服三十丸，空心日午熟水下。久服目能夜视，髪白再黑，通神强志，延年益寿。一方，用熟地黄二两，酒浸，九蒸九曝，食后细嚼，新淅米十粒，以汤送下，或茶下亦得。

密蒙花散　治冷泪昏暗。

密蒙花　甘菊花　杜蒺藜　石决明　木贼去节　白芍药　甘草炙。各等分

上为细末，每服一钱，茶清调下。服半月后，加至二钱。

流气饮　治风热上攻，视物不明，常见黑花。见外障。

还睛补肝丸　治肝虚两目昏暗，冲风泪下。

白术　细辛去苗　芎䓖　决明子微炒　人参　羌活去芦　当归切，焙　白茯苓去皮　苦参　防风去杈　官桂去粗皮　地骨皮　玄参　黄芩去黑心　五味子　车前子微炒　菊花　青葙子　甘草炙。各等分

上为细末，炼蜜为丸，如梧子大。每服三十丸，加至四十丸，不拘时，米饮

下。

镇肝丸　治肝经不足，内受风热，上攻眼目，昏暗痒痛，隐涩难开，多眵洒泪，怕日羞明，时发肿赤，或生翳障。

远志去心　地肤子　茺蔚子　白茯苓去皮　防风去芦　决明子　蔓荆子　人参各一两　山药　青葙子　柴胡去苗　柏子仁炒　甘草炙　地骨皮　玄参　车前子　甘菊花各半两　细辛去苗

上为细末，蜜水煮糊丸，如桐子大。每服三十丸，食后用米汤下，日三。

真珠煎　治肝虚寒，目茫茫不见物。

真珠二钱半，细研　鲤鱼胆二枚　白蜜二两

上合和，铜器中微火煎取一半，新绵滤过，瓷瓶中盛。每以铜箸点如黍米着目眦，即泪出，频点取瘥。

又方

以黄柏一爪甲许，每朝含，使津置掌中，拭目讫，以水洗之，至百日眼明。此终身行之，永除眼疾。

治暑月或行路，目昏涩多眵粘者，以生龙脑薄荷五七叶，净洗，手揉烂，以生绢捩汁，滴入眼中妙。

治眼目昏暗

用园桑老皮烧灰，水一盏，煎至七分，去滓澄清，洗一周年，如童子眼光明。并开洗眼日于后：

正月初八　二月初十　三月初五　四月初八　五月初八　六月初七　七月初七　八月初三　九月初十　十月初九　十一月初十　十二月二十二

又方　用朴硝六钱重，用水一盏，煎至八分，候冷定澄清，下次分定，每月一日洗，至一年之间，眼如童子光明。

正月初一　二月初八　三月初四　四月初五　五月初五　六月初四　七月初五　八月初一　九月十三　十月十三　十一月十六　十二月初五

青鱼胆方　治目暗。

上用青鱼胆汁滴目中。

又方　用鹰眼睛一对，炙干捣末，研令极细，以人乳汁再研，每以铜箸取少许，点于瞳人上，日夜三度，可以夜见物。或取腊月鸲鹆眼，依上法用效，三日见碧霄中物，忌烟熏。

金丝膏　治一切目疾，昏暗如纱罗所遮，或疼痛。

宣黄连半两，锉碎，水一盏，浸一宿取汁，再添水半盏浸滓，经半日绞取汁，与前汁放一处，滓别用水半盏浸　蜜一两　白矾一字　井盐一分，如无，以青盐代　山栀子好者二钱，捶碎，与黄连滓同煮五七十沸，取尽力揉滤去滓，与前黄连汁一处入馀药

上用银瓷器内熬十馀沸，用生绢上细纸数重再滤过，用时常点。

点盐法　明目，去昏翳，大利老眼，得补益之良。

上以海盐，随多少，净拣，以百沸汤泡去不净，滤取清汁，于银石器内熬取雪白盐花，用新瓦器盛。每早用一大钱，作牙药揩擦，以水漱动，用左右手指背递互口内，蘸盐津洗两眼大小眦内，闭目良久，却用水洗面，名洞视千里，明目坚齿，实为妙法。东坡手录，目赤不可具汤浴，并忌用汤泡足，汤驱体中热并集于头目，丧明必矣。

青　盲

救睛丸见旋螺尖起。

雀　盲

决明夜灵散　治目至夜则昏，虽有灯月，亦不能睹。

石决明另研　夜明砂另研。各二钱　猪肝一两，生用，不食猪者，以白羯羊肝代

上二药末和匀，以竹刀切肝作两片，

以药铺于一片肝上，以一片合之，用麻皮缠定，勿令药得泄出，淘米泔水一大碗，贮沙罐内，不犯铁器，入肝药于中，煮至小半碗，临睡连肝药汁服之。

上方以决明镇肾经益精为君，夜明沙升阳主夜明为臣，米泔水主脾胃为佐，肝与肝合，引入肝经为使。

蛤粉丸　治雀目，日落不见物。

蛤粉细研　黄蜡等分

上熔蜡，搜粉为丸，如枣大。每用猪肝一片二两许，批开裹药一丸，麻线缠，入罐内，水一碗，煮熟倾出，乘热熏目，至温吃肝，以愈为度。

泻肺饮　治肝虚雀目，恐变成内障。

防风去杈　黄芩去黑心　桔梗炒　芍药　大黄炒。各一两

上锉碎，每服三钱匕，水一盏半，煎至一盏，入芒硝半字，去滓放温，食后临卧服。

猪肝散　治雀目。

蛤粉　黄丹　夜明沙各等分

上末，猪肝切开，入药末，用线扎，米泔水煮熟。不拘时嚼服，原汁送下。

夜明丸　治雀目青盲。

夜明沙　木贼　防风　田螺壳　青木香　细辛各等分

上为末，烂煮猪肝，用末药，于净沙盆内研令极匀，丸如桐子大。每服三十丸，米饮或酒下。

转光丸　治肝虚雀目、青盲。

生地黄　白茯苓　川芎　蔓荆子　熟地黄　防风　山药　白菊花　细辛各等分

上为末，炼蜜和丸，如梧子大。每服二十丸，空心桑白皮汤送下。

灸雀目疳眼法《宝鉴》

小儿雀目，夜不见物，灸手大拇指甲后一寸内臁横纹头白肉际，灸一炷，如小麦大。

小儿疳眼，灸合谷二穴各一壮，炷如小麦大，在手大指、次指两骨间陷者中。按：灸法详见《资生》等经，兹不备录。

神水将枯

泻胆散　治瞳仁干缺外障。

玄参　黄芩　地骨皮　麦门冬　知母各一两　黄芪　茺蔚子各一两半

每服五钱，水一盏，煎五分，去滓，食后温服。

辘轳转关

天门冬饮子

天门冬　茺蔚子　知母各二两　五味子　防风各一两　人参　茯苓　羌活各一两半

每服五钱，水一盏，煎五分，去滓，食后温服。

玄参泻肝散

麦门冬二两　大黄　黄芩　细辛　芒硝各一两　玄参　桔梗各一两半

上水煎，食后服。

麦门冬汤见目赤。

双目睛通

牛黄膏　治小儿通睛。

牛黄一钱　犀角二钱　甘草一分二厘　金银箔各五片

上为末，炼蜜丸，绿豆大。每服七丸，薄荷汤下。

倒睫拳毛

黄芪防风饮子　治眼棱紧急，以致倒睫拳毛，损睛生翳，及上下睑眦赤烂，羞涩难开，眵泪稠粘。

蔓荆子　黄芩各半钱　炙甘草　黄芪　防风各一钱　葛根一钱半　细辛二分　一方有人参一钱　当归七分半

水二盏，煎至一盏，去滓，大热服。一方只葛根、防风、蔓荆子、细辛、甘草，馀药不用，名神效明目汤。

上方以蔓荆子、细辛为君，除手太阳、手少阴之邪，肝为二经之母，子平母安，此实则泻其子也。以甘草、葛根为臣，治足太阴、足阳明之弱，肺为二经之子，母薄子单，此虚补其母也。黄芪实皮毛，防风散滞气，用之以为佐。黄芩疗湿热，去目中赤肿，为之使也。

无比蔓荆子汤 治证同上。

黄芪 人参 生甘草各一钱 黄连 柴胡各七分 蔓荆子 当归 葛根 防风各五分 细辛叶三分

水二盏，煎至一盏，去滓，稍热服。

上方为肺气虚，黄芪、人参实之为君。心受邪黄连除之，肝受邪柴胡除之，小肠受邪蔓荆子除之为臣。当归和血，葛根解除为佐。防风疗风散滞，生甘草大泻热火，细辛利九窍，用叶者，取其升上之意为使也。

决明益阴丸见目痛。 菊花决明散见目赤。 泻肝散 洗刀散 五退还光散 五退散 皂角丸俱见前。

青黛散 治眼倒睫，神效。

枣树上黄直棘针 刺猬皮炒焦 白芷 青黛各等分

为细末，口噙水，左眼倒睫，左鼻内嗃之，右眼倒睫，右鼻内嗃之。

四退散 治倒睫拳毛。

蝉蜕、蛇蜕醋煮 猪蹄蜕炒 蚕蜕 荆芥各二钱半 川乌炮 穿山甲烧 粉草各半两

上为末，每服一钱，淡盐汤调下。又方，加防风、石决明、草决明各五钱。

起睫膏

木鳖子去壳，一钱 自然铜五分，制

上捣烂，为条子，嗃鼻。又以石燕末，入片脑少许研，水调敷眼弦上。

起倒睫 用石燕为细末，先镊去睫毛，次用水调末，贴眼弦上，常以黄连水洗之。

睥急紧小

神效黄芪汤 治两目紧急缩小，羞明畏日，或隐涩难开，或视物无力，睛痛昏花，手不得近，或目少睛光，或目中热如火，服五六次，神效。

黄芪二两 人参去芦 炙甘草 白芍药各一两 陈皮去白，半两 蔓荆子二钱

每服四五钱，水一盏八分，煎至一盏，去滓，临卧稍热服。如小便淋涩，加泽泻五分。如有大热证，加黄柏三钱，酒炒四次。如麻木不仁，虽有热不用黄柏，再加黄芪一两，如眼紧小，去芍药。忌酒、醋、湿面、大料物、葱、韭、蒜及淡渗，生冷硬物。

拨云汤见外障。

连翘饮子 治目中溜火，恶日与火，隐涩，小角紧，久视昏花，迎风有泪。

连翘 当归 红葵花 蔓荆子 人参 甘草生用 生地黄各三分 柴胡二分 黄芩酒制 黄芪 防风 羌活各半钱 升麻一钱

上锉，每服五钱，水二盏，煎至一盏，去滓，食后稍热服。

雷岩丸见目昏。 蝉花无比散见通治。

睥肉粘轮

排风散 治两睑粘睛外障。

天麻 桔梗 防风各二两 五味子 乌蛇 细辛 芍药 干蝎各一两

上为细末，每服一钱，食后米饮调下。

龙胆丸 治眼两胞粘睛，赤烂成疮。

苦参　龙胆草　牛蒡子各等分

上为末，炼蜜丸，如梧桐子大。每服二十丸，食后米泔下。

广大重明汤见外障。

风沿烂眼

紫金膏见前。

菊花通圣散　治两睑溃烂，或生风粟。

白菊花一两半　滑石三两　石膏　黄芩　甘草　桔梗　牙硝　黄连　羌活各一两　防风　川芎　当归　赤芍药　大黄　薄荷　连翘　麻黄　白蒺藜　芒硝各半两　荆芥　白术　山栀子各二钱半

上㕮咀，每服三钱，水一盏半，生姜三片，同煎七分，食后服。

洗刀散见前。

柴胡散　治眼眶涩烂，因风而作，用气药燥之。

柴胡　羌活　防风　赤芍药　桔梗　荆芥　生地黄　甘草

上水煎服。

拨云散见外障。　蝉花无比散见通治。

黄连散　治眼烂弦风。

黄连　防风　荆芥　赤芍药　五倍子　蔓荆子　覆盆子根即甜勾根

上煎沸，入盐少许，滤净，又入轻粉末少许和匀，洗眼亦效。

炉甘石散　治烂风眼。

以炉甘石不拘多少，先用童便煅淬七次，次用黄连浓煎汁煅淬七次，再用谷雨前茶芽浓煎煅淬七次，又并三汁馀者合一处，再煅淬三次，然后安放地上一宿出火气，细细研入冰片、麝香，点上神妙。煅时须用好紫销炭极大者凿一穴，以安炉甘石。

目泪不止

当归饮子

当归　大黄　柴胡　人参　黄芩　甘草　芍药各一两，滑石半两

上锉细，每服三钱至五钱，水一盏，生姜三片，同煎七分，去滓温服。

河间当归汤　治风邪所伤，寒中目，泪自出，肌瘦，汗不止。

当归　人参各三两　官桂　陈皮各一两　干姜炮　白术　白茯苓　甘草　川芎　细辛　白芍药各半两

上为末，每服二钱，水一盏，生姜三片，枣二枚，同煎至八分，去渣热服，不计时，并三服。

枸杞酒　治肝虚，当风眼泪。

上用枸杞子最肥者二升，捣破，内绢袋，置罐中，以酒一斗浸讫，密封勿泄气，候三七日，每日取饮之，勿醉。

二妙散　养肝气。治目昏，视物不明，泪下。

当归　熟地黄各等分

上为细末，每服二钱匕，不拘时，无灰酒调下。治肝虚，或当风眼泪，镇肝明目。

上用腊月牯牛胆，盛黑豆不计多少，浸候百日开取，食后、夜间吞三七粒，神效。

洗肝汤　治肝实眼。

人参　黄芩去黑心　赤茯苓去黑皮　山栀子仁　芎䓖　柴胡去苗　地骨皮　甘菊花　桔梗炒。各一两　黄连去须　甘草炙。各半两

上㕮咀，每服三钱，水一盏，入苦竹叶七片，煎至七分，去滓，食后服。

泻肝汤　治目热泪生粪者，脾肝受热故也。

桑白皮一两　地骨皮二两　甘草五钱，

炒

上㕮咀，每服三钱，白水煎，食后服。

木贼散　治眼出冷泪，实则用此。

木贼　苍术　蒺藜　防风　羌活　川芎　甘草

上水煎服。

决明子方　治肝经热，止泪明目，治风赤眼。

上以决明子，朝朝取一匙，挼令净，空心水吞下。百日见夜光。一方，取决明作菜食之。

羌活散　治目风冷泪，久不瘥。

羌活去芦，二两　木香　官桂去粗皮　胡黄连　山药　升麻　艾叶焙。各一两　牛膝酒浸，切，焙　山茱萸去核　白附子炮。各七钱半

上锉，每服三钱，水一盏，煎至八分，去滓，食后温服，日三。

羌活散　治风气攻眼，昏涩多泪。

羌活　川芎　天麻　旋覆花　藁本　防风　蝉蜕洗　甘菊花　细辛　杏仁去皮。各一两　炙甘草半两

上为细末，每服二钱，新水一盏半煎，食后服。

菊花散　治目风泪出。

苍术四两，肥者，用银石器，入河水同皂荚一寸煮一日去皂荚取术，铜刀刮去黑皮，曝干，取三两　菊花　木贼新者　草决明洗，曝干　荆芥穗　旋覆花　甘草炙。各一两　蝉蜕洗，焙，七钱半　蛇蜕洗，炙，二钱半

上为细末，用不津器盛。每服一钱，腊茶半钱同点，空心临卧时服。

蝉蜕饼子　治目风冷泪，去翳晕。

蝉蜕洗，焙　木贼新者　甘菊花各一两　荆芥穗　芎䓖各二两　苍术米泔浸，焙，三两　甘草炙，半两

上为细末，炼蜜和，捏作饼子，如钱大。每服一饼，食后细嚼，腊茶送下，日三。

阿胶散　治目有冷泪，流而不结者，肝经受风冷故也。

阿胶　马兜铃各一两半　紫菀　款冬花各一两　甘草半两　白蒺藜二钱半，炒　糯米一两

上㕮咀，每服二钱，水一盏半，煎八分，温服，不拘时候。

本事方　治头风冷泪。庞安常二方。

甘菊花　决明子各二钱　白术　羌活　川芎　细辛　白芷　荆芥穗各半两

上为细末，每服一钱，食后温汤调下。日三。

又方

川芎　甘菊　细辛　白芷　白术各等分

上为末，蜡丸如黍米大，夜卧纳二丸目中①，一时辰换一丸。

川芎丸《本事》　治风盛隔壅，鼻塞清涕，热气攻眼。下泪多眵，齿间紧急，作头痛。

川芎　柴胡各一两　半夏曲　甘草炙　甘菊　人参　前胡　防风各半两

上每服四钱，水一盏，生姜四片，薄荷五叶，同煎至七分，去渣温服。

银海止泪方

苍术米泔浸，一两半　木贼去节，二两　香附子炒，去毛

上为末，炼蜜丸，如桐子大。食后盐汤下三丸。

治冷泪方

夏枯草　香附子各等分

上为细末，麦门冬汤调下。

又方　用胞枣一枚，去核，以花椒二

① 纳二丸目中：原作“服一丸日中”，据《本事方》改。

十粒入内，用湿纸裹煨熟，细嚼，白汤下。

立应散　治冷泪。

橡斗子一个　甘草三钱

上为细末，每服二钱，熟水调下。

楮实散　治冷泪。

楮实子去白膜，炒　夏枯草　甘草各半两　香附子炒　夏桑叶各一两

上为细末，熟水调服，不拘时。

白僵蚕散　治冲风泪出。

白僵蚕炒　粉草　细辛　旋覆花　木贼各五钱　荆芥二钱半　嫩桑叶一两

上水煎，食后温服。

真珠散　治肝虚，目风泪出。

真珠研　丹砂研。各三分　干姜研，二分　贝齿五枚，以炭火煅，为细末

上研极细令匀，以熟绢帛罗三遍。每仰卧以少许点眼中，合眼少时。

乳汁煎　治风泪涩痒。

人乳一升　黄连去须，研取末，七钱半　蕤仁研烂，一两　干姜炮，为末，二钱半

上除乳外，再同研极细，以乳渍一宿，明旦内铜器中，微火煎取三合，绵滤去滓。每以黍米大点眦中，勿当风点。

止泪散　治风眼流泪不止。

炉甘石一钱　海螵蛸三分　片脑五厘

上研细，点眼大眦头目并口，泪自收。二药燥，要加脑和，则不涩也。

麝香散　治眼冷泪不止。

香附子　川椒目各等分　苍术　麝香各少许

上为细末，吹鼻中。

目疮疣

消毒饮　治睑生风粒。

大黄　荆芥　牛蒡子　甘草

上水煎，食后温服。

防风散结汤　治目上下睫隐起肉疣，用手法除病后服之。

防风　羌活　白芍药　当归尾　茯苓　苍术　独活　前胡　黄芩各五分　炙甘草　防己各六分　红花　苏木各少许

上作一服，水二盏，煎至一盏，热服，渣再煎。

上方以防风、羌活升发阳气为君。白芍药、当归尾、红花、苏木破凝行血为臣。茯苓泻邪气，苍术去上湿，前胡利五脏，独活除风邪，黄芩疗热滋化为佐。甘草和诸药，防己行十二经为使。病在上睫者，加黄连、柴胡，以其手少阴足厥阴受邪也。病在下睫者，加藁本、蔓荆子，以其手太阳受邪也。

漏　睛

五花丸　治漏睛脓出，目停风热在胞中，结聚脓汁，和泪相杂，常流涎水，久而不治，至乌珠坠落。

金沸草四两　巴戟三两　川椒皮　枸杞子　白菊子各二两

上末，炼蜜丸，梧桐子大，每服二十丸。空心盐酒下。

白薇丸　治漏睛脓出。

白薇五钱　防风　蒺藜　石榴皮　羌活各三钱

上末，米粉糊丸，桐子大。每服二十丸，白汤下。

糖煎散见外障。

治眼脓漏不止

黄芪　防风　大黄　黄芩各三两　人参　远志去心　地骨皮　赤茯苓　漏芦各二两

上每服五钱，水煎，食后服。

竹叶泻经汤　治眼目隐涩，稍觉眊矂，视物微昏，内眦开窍如针，目痛，按之浸浸脓出。

柴胡　栀子　羌活　升麻　炙甘草

黄连　大黄各五分　赤芍药　草决明　茯苓　车前子　泽泻各四分　黄芩六分　青竹叶十片

作一服，水二盏，煎至一盏，食后稍热服。

上方逆攻者也。先以行足厥阴肝、足太阳膀胱之药为君，柴胡、羌活是也。二经生意，皆总于脾胃，以调足太阴、足阳明之药为臣，升麻、甘草是也。肝经多血，以通顺血脉，除肝邪之药；膀胱经多湿，以利小便，除膀胱湿之药为佐，赤芍药、草决明、泽泻、茯苓、车前子是也。总破其积热者，必攻必开，必利必除之药为使，栀子、黄芩、黄连、大黄、竹叶是也。

蜜剂解毒丸　治证同上。

石蜜炼，一斤　山栀十两末　大黄五两末　杏仁去皮尖，二两，另研

蜜丸，梧子大。每服三十丸，加至百丸，茶汤下。

上方以杏仁甘润治燥为君，为燥为热之原也。山栀微苦寒治烦为臣，为烦为热所产也。石蜜甘平温，安五脏为佐，为其解毒除邪也。大黄苦寒，性走不守，泻诸实热为使，为攻其积，不令其重叠不解也。

东垣龙胆饮子　治疳[①]眼流脓，生疳翳，湿热为病。

黄芩炒　青蛤粉　草龙胆酒拌炒焦　羌活各三钱　升麻二钱　麻黄一钱半　蛇蜕　谷精草　川郁金　炙甘草各半钱

上为细末，食后茶调服二钱。

能远视不能近视

地芝丸　亦能治脉风成疠。

生地黄焙　天门冬去心。各四两　枳壳炒　甘菊花去蒂。各二两

上为细末，炼蜜丸，如桐子大。每服一百丸，茶清送下。

能近视不能远视

定志丸

远志去苗心　菖蒲各二两　人参　白茯苓去皮。各一两

为细末，炼蜜丸，以朱砂为衣。每服十丸，加至二十丸，米饮下，食后。

目闭不开

助阳活血汤见目痛。

目为物所伤

除风益损汤

熟地黄　当归　白芍药　川芎各一钱　藁本　前胡　防风各七分

作一服，水二盏，煎一盏，去滓，大热服。

上方以熟地黄补肾水为君，黑睛为肾之子，此虚则补其母也。以当归补血，为目为血所养，今伤则血病；白芍药补血又补气，为血病气亦病也，为臣。川芎治血虚头痛，藁本通血去头风为佐。前胡、防风通疗风邪，俾不凝留为使。兼治亡血过多之病。伤于眉骨者，病自目系而下，以其手少阴有隙也，加黄连疗之。伤于䪼者，病自抵过而上，伤于耳者，病自锐眦而入，以其手太阳有隙也，加柴胡疗之。伤于额交巅耳上角及脑者，病自内眦而出，以其足太阳有隙也，加苍术疗之。伤于耳后、耳角、耳前者，病自客主人斜下，伤于颊者，病自锐眦而入，以其足少阳有隙也，加龙胆草疗之。伤于额角及巅者，病自目系而下，以其足厥阴有隙也，加五味子疗之。凡伤甚者，从权倍加大黄，泻其败血。眵多泪多，羞涩赤肿者，

① 疳：原作“肝”，据《兰室秘藏》改。

加黄芩疗之。

加减地黄丸 治目为物伤。

生地黄酒蒸 熟地黄各半斤 牛膝 当归各三两 枳壳二两 杏仁去皮 羌活 防风各一两 一本各等分

为细末，炼蜜丸，如桐子大。每服三十丸，空心食前温酒送下，淡盐汤亦可。上方以地黄补肾水真阴为君，夫肾水不足者，相火必盛，故生熟地黄退相火也。牛膝逐败血，当归益新血为臣。麸炒枳壳和胃气，谓胃为多血生血之所，是补其原；杏仁润燥，谓血少生燥，为佐。羌活、防风俱升发清利，大除风邪为使①。七情五贼，饥饱劳役之病睛痛者，与当归养荣汤兼服。伤寒愈后之病，及血少血虚血亡之病，俱互服也。

补肝丸 补肾丸 石决明丸 皂角丸 生熟地黄丸俱见内外障。

加味四物汤 治打损眼目。

当归 川芎 白芍药 熟地黄 防风 荆芥各等分

上㕮咀为散，每服三钱，水一盏半，煎至一盏，再入生地黄汁少许，去滓温服。再以生地黄一两，杏仁二十粒去皮尖，研细，用绵子裹药，敷在眼上令干，再将瘦猪肉薄切粘于眼上，再服《局方》黑神散。

局方黑神散

蒲黄 熟地黄 肉桂 当归 赤芍药 白姜 甘草各等分

上为末，童子小便、生地黄汁相和调服。

内消散 治伤损眼。

羌活 独活 苏木 红内消 当归 川芎 大黄 钩藤 白芷 红花 桃仁 甘草节 赤芍药 生地黄 瓜蒌根 紫金皮 金锁匙 血竭草

上水煎，食后服。次用生地黄一两，杏仁五十枚，捣烂贴眼上，复以精猪肉贴之。

又方

羌活 独活 红内消 苏木 赤芍药 钩藤 白芷各五钱 甘草节三钱 地榆 瓜蒌根各四钱

上㕮咀，每服三钱，白水煎，食后服。

经效散 治撞刺生翳。

大黄 当归 芍药各半两 粉草 连翘各二钱半 北柴胡一两 犀角一钱

上水煎，食后服。

一绿散 治打扑伤损眼胞，赤肿疼痛。

芙蓉叶 生地黄各等分

上捣烂，敷眼胞上；或为末，以鸡子清调匀敷。

治目被物刺损有翳

生地黄 生薄荷 生巨叶 生土当归 朴硝

上不拘多少，研烂，贴太阳二穴。

伤寒愈后之病

人参补阳汤 治伤寒馀邪不散，上走空窍，其病隐涩赤胀，生翳羞明，头脑骨痛。

羌活 独活各六分 白芍药 生地黄 泽泻各三分 人参 白术 茯苓 黄芪 炙甘草 当归 熟地黄酒洗，焙。各四分 柴胡 防风各五分

作一服，水二盏，煎至一盏，去渣热服。

上方分利阴阳，升降上下之药也。羌活、独活为君者，导阳之升也。茯苓、泽泻为臣者，导阴之降也。人参、白术大补脾胃，内盛则邪自不容，黄芪、防风大实

① 使：原脱，据《审视瑶函》补。

皮毛，外密则邪自不入，为之佐也。当归、熟地黄俱生血，谓目得血而能视，生地黄补肾水，谓神水属肾，白芍药理气，柴胡行经，甘草和百药，为之使也。

羌活胜风汤见外障。 加减地黄丸见前。 嗃鼻碧云散见目赤。

前胡犀角汤 治伤寒两目昏暗，或生浮翳。

前胡去芦 犀角屑 蔓荆子 青葙子 防风去杈 栀子仁 麦门冬去心 生地黄焙 菊花 羌活去芦 决明子微炒 车前子微炒 细辛 甘草炙。各一两 黄芪一两半

上锉，每服五钱，水一盏半，煎至八分，去滓，食后温服。

茺蔚子丸 治时气后目暗，及有翳膜。

茺蔚子 泽泻各一两半 枸杞子 青葙子 枳壳去瓤，麸炒 生地黄焙。各一两 石决明 麦门冬去心，焙 细辛去苗叶 车前子各二两 黄连去须，三两

上为细末，炼蜜丸，如梧子大。每服三十丸，食后浆水送下。

泻肝散 治天行后赤眼外障。

知母 黄芩 桔梗各一两半 茺蔚子 大黄 玄参 羌活 细辛各一两

上锉，每服五钱，水一盏半，煎至五分，去滓，食后温服。

痘疹馀毒

羚羊角散 治小儿斑疹后馀毒不解，上攻眼目，生翳羞明，眵泪俱多，红赤肿闭。

羚羊角镑 黄芩 黄芪 草决明 车前子 升麻 防风 大黄 芒硝各等分

作一服，水一盏，煎半盏，去滓，稍热服。

上方以羚羊角主明目为君。升麻补足太阴以实内，逐其毒也；黄芪补手太阴以实外，御其邪也，为臣。防风升清阳，车前子泻浊阴为佐。草决明疗赤痛泪出，黄芩、大黄、芒硝用以攻其锢热为使。然大黄、芒硝乃大苦寒之药，智者当量其虚实以为加减。未满二十一日而目疾作者，消毒化斑汤主之。

消毒化斑汤 治小儿斑疹未满二十一日而目疾作者，馀治同上。

羌活 升麻 防风 麻黄各五分 黄连 当归 酒黄柏 连翘各三分 藁本 酒黄芩 生地黄 苍术泔浸炒 川芎 柴胡各二分 细辛 白术 生苓 陈皮 生甘草 苏木 葛根各一分 吴茱萸 红花各半分

作一服，水二盏，煎至一盏，去滓，稍热服。

上方功非独能于目，盖专于斑者而置也。今以治斑之剂治目者，以其毒尚炽盛，又旁害于目也。夫斑疹之发，初则膀胱壬水克小肠丙火，羌活、藁本乃治足太阳之药；次则肾经癸水又克心火，细辛主少阴之药，故为君。终则二火炽盛，反制寒水，故用黄芩、黄连、黄柏以疗二火，酒制者，反治也；生地黄益寒水，故为臣。麻黄、防风、川芎升发阳气，祛诸风邪，葛根、柴胡解利邪毒，升麻散诸郁结，白术、苍术除湿和胃，生甘草大退诸热，故为佐。气不得上下，吴茱萸、陈皮通之；血不得流行，苏木、红花顺之；当归愈恶疮；连翘除客热，故为使。此方君臣佐使，逆从反正，用药治法具备，通造化，明药性者，能知也。如未见斑疹之前，小儿耳尖冷，呵欠，睡中惊，嚏喷眼涩，知其必出斑者，急以此药投之，甚者则稀，稀者立已，已后无二出之患。

决明散 治小儿痘疹入眼。

决明子 赤芍药 炙甘草各二钱五分 天花粉五钱

上为末，麝香少许和剂，三岁半钱，米泔调，食后服。

密蒙散　治小儿痘疹，并诸毒入眼。

密蒙花二钱半　青葙子　决明子　车前子各五分

上为末，羊肝一片，切开作三片，掺药，合作一片，湿纸裹，于灰火中煨熟，空心食之。

蛇皮散　治小儿痘疮，入眼成翳。

蛇皮炙黄　天花粉各等分

上为末，三岁一钱，掺入羊肝内，米泔水煮食之。

又方，蝉蜕为末，羊肝汤调下。

蝉蜕散　治小儿痘疮入眼，半年已里者，一月取效。

猪悬蹄甲二两，烧存性，为末　蝉蜕一两，为末　羯羊肝焙干，末，二钱半

上药，三岁一钱，猪肝汤调下，食后，一日四服。一年外难治。

浮萍散　治豌豆疮入眼疼痛，恐伤目。

上以浮萍草，阴干为末，三岁一钱，羊肝一片，盏内杖子刺碎，入沸汤半盏绞汁调下，食后，三两服立效。

泻青丸见头痛。

退翳散　治目内翳障，或疮疹后馀毒不散。

真蛤粉另研　谷精草生研为末。各一两

上研匀，每服二钱，用猪肝三指大一片，批开掺药在上，卷定，再用麻线扎之，浓米泔一碗，煮肝熟为度，取出放冷，食后临睡细嚼，却用元煮米泔送下。忌一切毒物。如斋素，只用白柿同煎前药令干，去药食白柿。

孙盈仲云：凡痘疮不可食鸡、鸭子，必生翳膜。钱季华之女，年数岁，疮疹后两眼皆生翳，只服此药。各退白膜三重，瞳子方瞭然也。

谷精散　治瘢疮翳膜眼。

谷精草　猪蹄蜕炒　绿豆皮　蝉蜕各等分

上为末，每服三钱，食后米泔调下。

神功散　治证同上。

蛤粉　谷精草各一两　绿豆皮　羌活　蝉蜕各五钱

上为末，每服三钱，用猪肝一具，入药末，线缝，煮汁同服。

通神散　治斑疮入目内生翳障。

白菊花　绿豆皮　谷精草各等分

上为末，每服一钱，干柿一个，米泔一盏同煎，候水干吃柿，不拘时，吃三五七次，七日得效，远者不过半月。

鳝血方　治痘疮入眼生翳膜。

鳝鱼系其尾，倒垂之，从项下割破些少，取生血点之于翳上，白鳝鱼尤佳。若翳已凝，即用南硼砂末，以灯心蘸点翳上。仍用威灵仙、仙灵脾洗晒等分，为末，每一钱，米泔水调服。

〔通治目疾诸方〕

蝉花无比散《和剂》　治大人小儿远年近日一切风眼、气眼攻注，眼目昏暗，睑生风粟，或痛或痒，渐生翳膜遮睛，视物不明。及久患偏正头风，牵搐两眼，渐渐细小，连眶赤烂。小儿疮疹入眼，白膜遮睛，赤涩隐痛。常服驱风、退翳、明目。

蛇蜕微炙，一两　蝉蜕去头足翅，二两　羌活　当归洗，焙　石决明用盐入东流水煮一伏时，漉出捣如粉　川芎各三两　防风去杈　茯苓去皮　甘草各四两，炙　赤芍药十三两　蒺藜炒，去刺，半斤　苍术浸，去皮炒，十五两

上为末，每服三钱，食后米泔调服，茶清亦得。忌食发风毒等物。

还睛丸《和剂》　治男妇风毒上攻，眼目赤肿，怕日羞明，多饶眵泪，隐涩难开，眶痒赤痛，睑眦红烂，瘀肉侵睛。或

患暴赤眼，睛痛不可忍者，并服立效。又治偏正头痛，一切头风，头目眩晕。

白术生用　菟丝子酒浸，另研　青葙子去土　防风去芦　甘草炙　羌活去苗　白蒺藜炒，去尖　密蒙花　木贼去节。各等分

为细末，炼蜜丸，如弹子大。每服一丸，细嚼，白汤下，空心食前，日三。

七宝散　治风眼，除瘀热。

当归　芍药　黄连　铜绿各二钱，细研　杏仁七粒，去皮　白矾　甘草各一钱

上㕮咀，以水同放瓷盏内，于锅中顿煎至八分，去滓澄清，临卧洗之。

拨云散　治男妇风毒上攻，眼目昏暗，翳膜遮障，羞明热泪，隐涩难开，眶痒赤痛，睑眦红烂，瘀肉侵睛。

羌活　防风　柴胡　甘草炒。各一两

上为细末，每服二钱，水一盏半，煎至七分，食后薄荷茶清调服，菊花汤调亦可。忌腌藏鱼鲊、盐、酱、湿面、炙煿发风等毒物。

蝉壳散　治眼目风肿，及生翳膜等疾。

蝉壳　地骨皮　黄连宣州者，去须　牡丹皮去木　白术　苍术米泔浸，切，焙　菊花各一两　龙胆草半两　甜瓜子半升

上为细末，每服一钱，荆芥煎汤调下，食后，临卧各一服。大治时疾后馀毒上攻眼目，甚效。忌热面、炒豆、醋、酱等。

局方密蒙花散　治风气攻注，两眼昏暗，眵泪羞明，并暴赤肿。

羌活　白蒺藜炒　木贼　密蒙花　石决明各一两　菊花二两

上为末，每服二钱，食后茶清调下。

三因羌活散　治风毒上攻，眼目昏涩，翳膜生疮。及偏正头风，目黑花累累者。

羌活　川芎　天麻　旋覆花　青皮　南星炮　藁本各一两

上为末，每服二钱，水煎，入姜三片，薄荷七叶。

本事方羊肝丸

菟丝子　车前子　麦门冬　决明子　茯苓　五味子　枸杞子　茺蔚子　苦葶苈　蕤仁　地肤子　泽泻　防风　黄芩　杏仁炒　细辛　桂心　青葙子各一两　白羯羊肝用子肝一片，薄切，新瓦上炒干　熟地黄一两半

上为细末，炼蜜为丸，如梧子大。每服三四十丸，温汤下，日三。

地黄散　治心肝壅热，目赤肿痛，赤筋白膜遮睛，散在四边易治，若遽遮黑睛，多致失明。及治疹痘入目者。

生地黄　熟地黄　当归　大黄各七钱半　谷精草　蒺藜　木通　黄连　防风　生犀角　木贼　玄参　羌活　蝉蜕　粉草各半两

上为末，每服半钱，煮猪、羊肝汁，食后调服。

补肝散　治三十年失明。

上用七月七日收蒺藜子，阴干捣末，食后水服方寸匕。

治积年失明方

上以决明子杵为末，食后以粥饮服方寸匕。

外　治

阳丹　治诸般外障，赤脉贯睛，怕日羞明，沙涩难开，胞弦赤烂，星翳覆瞳。

黄连　黄柏各一两　大黄　黄芩　防风　龙胆草各五钱　当归　连翘　羌活　栀子　白菊花　生地黄　赤芍药　苦参各三钱　苍术　麻黄　川芎　白芷　细辛　千里光　脑荷　荆芥　木贼各一钱半　一方，加鸡柏树根，不拘多少。此药树生，梗有小刺，叶如石榴叶，根色如黄芩，单

用亦可点洗。

上药以井水洗净，锉碎，以井水浸于铜器内，春三、夏二、秋四、冬五日晒，常将手挪出药味，晒出药力，熟绢滤净，留清汁一碗以飞药，留浊汁三碗以淬药，却用熔铜锅子一个，装打碎甘石一斤在内，新瓦盖上，松炭固济，烧令透极红色，钳出少时，淬入药汁内，煅淬三次，就将留下清汁飞细碾令千万馀下，澄清去浊晒干，再碾令无声为度，细绢重罗过，瓷器收贮听用。

炉甘石一钱　麝香三厘　片脑一分

上为细末，次入片脑碾嫩，熟绢罗过，瓷器收贮，点眼。如有翳膜，配合阴丹、一九、二八、三七、四六等丹。

阴丹　治翳膜遮睛，血灌瞳人，拳毛胬肉，烂弦风眼，诸般眼疾，大效如神。

炉甘石一两　铜青一钱九分　硇砂六分二钱半　没药二分　青盐三分七厘半　乳香三分七厘半　熊胆一分二厘半　密陀僧二分半

已上八味，用黄连五钱，龙胆草二钱半，煎汁滤净，将前药和一处入汁，碾细嫩晒干，再碾极细用之。

白丁香　海螵蛸　白矾生　轻粉各一分七厘半　硼砂二分半　雄黄　牙硝　黄丹　血竭　朱砂各一分二厘半　铅白霜　粉霜　鹰条　胆矾各七厘半　一方，有黄连六分二厘，胡连、脑荷、细辛、姜粉、草乌各一分二厘半。

按：已上六味，并无去翳之功，不用更妙，恐有碍眼作痛害眼之祸也。一方，有石蟹、贝齿、玄明粉、真珠、琥珀各二分。按已上五味，或多或少，皆可增入，以有磨翳消膜之功，不可缺也。上各另制细末，依方秤合和匀，碾令无声，至千万馀下，瓷器收贮听用。如有翳膜，配合阳丹、一九、二八、三七、四六等丹点眼，大效如神。

一九丹　阴一分　阳九分　硼九厘　矾生五厘

二八丹　阴二分　阳八分　硼八厘　矾生四厘

三七丹　阴三分　阳七分　硼七厘　矾生三厘

四六丹　阴四分　阳六分　硼六厘　矾生二厘

阴阳丹　阴五分　阳五分　硼五厘　矾生一厘

清凉丹　阳一钱　硼一分　矾生一厘

已上六丹，俱用麝香三厘，片脑一分，研匀点眼。

日精丹　治一切火热赤眼，烂弦风等症。夫日者，阳也，阳主轻清，故其丹轻也。专治一切眼目稍轻者，用此丹也。

黄连二两　黄柏三两　龙胆草　防风　大黄　赤芍药　黄芩　当归　栀子各五钱　白菊花　脑荷各二钱　又方，可加鸡柏树根，不拘多少为妙。

上浸药水煅淬炉甘石，收贮诸法，悉同阳丹。

炉甘石一两　朱砂　硼砂各二钱　麝香三分　白矾生一分

上为极细末，每末一钱，加片脑一分，研细罗过，点眼。如有翳膜，配和月华丹封匀点之。

月华丹　治诸般翳膜胬肉等证。夫月者，阴也，阴主重浊，故其丹重也。专治一切眼目稍重者，用此丹。

炉甘石一两　朱砂　硼砂各二钱　白丁香　真珠　珊瑚　琥珀　水晶　玛瑙　石蟹　贝齿　硇砂各二分　乳香　没药　轻粉　青盐　玄明粉　胆矾　海螵蛸　蚺蛇胆　黄丹　山猪胆　白矾生　雄黄　熊胆　牛黄各一分　麝香三分

上二十七味。各另修制净，秤合和匀，碾令千万馀下，瓷器收贮。如临用时，每末一钱，加梅花片脑一分，研匀罗过，点眼。如翳膜重厚者，加硇砂少许；如翳膜薄轻者，对和日精丹。

光明丹　治一切眼目翳膜胬肉，烂弦赤眼，眊矂紧涩，羞明恶日。以下诸方，甘石俱制过者。

炉甘石三钱　朱砂　硇砂各一钱　麝香一分

片脑三分

上各另制细末，秤合和匀，碾令千万馀下，罗过点眼。如翳膜，加石蟹、真珠各三分，硇砂、白丁香、熊胆、牛黄、琥珀、贝齿各一分，研细和匀点眼。要红，加朱砂一钱。

白龙丹　治一切火热眼，及翳膜胬肉。

炉甘石一钱　玄明粉五分　硼砂三分　片脑一分

上研细末点眼。

炉甘石散　治一切外障，白睛伤破，烂弦风眼。疗湿热，平风烂，住痛明目，去翳退赤除风，大效。

炉甘石一钱　片脑一分　黄连二分半

上制甘石二两，以黄柏一两，黄连五钱，煎浓汁滤净，投入甘石内晒干，以汁投晒尽为度，依方秤合和匀，研为细末，乳汁和调匀，用鸭毛刷烂处。又方以覆盆子根皮，即甜勾根，洗净砍烂，取汁和乳汁调刷烂处，大效。

紫金锭子　治一切眼疾，不分远年近日，诸般翳膜，血灌瞳仁，胬肉攀睛，拳毛倒睫，积年赤瞎，暴发赤肿，白睛肿胀，沙涩难开，眊矂紧涩，怕日羞明，眵多䁾泪，烂弦风痒，视物昏花，迎烟泪出，目中溜火，诸般目疾。

炉甘石　黄丹各半斤　黄连另研　朱砂各一两　当归　硼砂各半两　海螵蛸　白丁香　白矾生　硇砂　轻粉　贝齿　真珠　石蟹　熊胆　乳香　没药　麝香各一钱二分半　片脑二钱，其片脑久留，恐去气味，宜临用时加入

上除脑、麝外，馀各另制为末，秤合和匀，入黄连水，碾至千万馀下，日干，次入麝香，研细罗过，又次入片脑，再研复罗，入后膏搜和，作锭子阴干。

黄连一斤　当归　生地黄各四两　防风　黄柏　龙胆草各二两　蕤仁半两　诃子八枚　冬蜜八两，另熬酥干为度　鹅梨八枚，取汁　猪胰子四枚，以稻草挪洗去膏膜干净无油为度，再用布包捣烂入药

上将黄连等八味洗净锉碎，以水浸于铜器内，春五、夏三、秋四、冬七，滤去滓，以滓复添水熬三次，取尽药力，以密绢绵纸重滤过，澄去砂土，慢火煎熬，槐、柳枝各四十九条，互换，一顺搅，不住手，搅尽枝条，如饴糖相类，入蜜和匀，瓷器盛放汤瓶口上，重汤蒸炖成膏，复滤净，滴入水中，沉下成珠可丸为度，待数日出火毒，再熔化，入末和匀杵捣，为丸锭，阴干，金银箔为衣。每以少许，新汲水浸化开，鸭毛蘸点眼大眦内，又可以热水泡化洗眼，药水冷又暖洗，日洗五七次，日点十馀次，大效。

熊胆膏锭　治风热上攻，眼目昏花，眵多䁾泪，眊矂紧涩，痒极难忍，胬肉攀睛，沙涩难开，翳膜覆瞳，目眶岁久赤烂，俗呼为赤瞎是也。当以棱针刺目眶外，以泻湿热。如倒睫拳毛，乃内睑眼皮紧，当攀出内睑向外，以棱针刺出血，以泻伏火，使眼皮缓，则毛立出，翳膜亦退。一切目疾，悉皆治之。

炉甘石六两　黄丹三两　黄连一两　当归　朱砂　硼砂各二钱　白丁香　海螵蛸　白矾生　轻粉各一钱　乳香　没药　熊胆　麝香各五分　片脑一钱，临时加入

上除脑、麝，馀各另制细末，秤合和匀，入黄连末、当归末，水调匀，绵绢滤

净去滓，入末，碾至千万馀下，晒干，入麝香，碾极嫩罗过，次入片脑，碾匀复罗，却入后膏成剂。

黄连半斤　龙胆草　防风　当归　生地黄各二两　诃子八枚，去核研末　蕤仁二钱半　鹅梨四个，取汁　猪胰子二个，同前制入　冬蜜二两，同前制炼

上黄连下九味，洗净锉碎，以井水浸于铜器内或瓷器内，春五、夏二、秋三、冬七日，滤去滓，以滓复煎三四次，取尽药力，以熟密绢开绵纸在上，滤过澄清去砂土，慢火煎熬，槐、桑、柳枝各四十九条，长一尺，搅不住手，互换搅尽枝条，待如饴糖相类，入蜜和匀，瓷碗盛放汤瓶口上，蒸炖成膏，复滤净，滴入水中，沉下成珠可丸为度，待数日出火毒，再熔化，入末和匀，杵为丸锭，阴干，金银箔为衣。每以少许，井水化开，鸭毛蘸点眼，又以热汤泡化洗眼。

开明膏　治眼目昏花，视物不明，或生云翳白膜，内外障眼，风赤冷泪，一切眼疾。

黄丹二两　青盐五钱　海螵蛸飞　朱砂　硼砂各一钱半　诃子二枚，去核，研末　冬蜜四两，熬一大沸，去末取净者　槐柳枝各四十九条

上将蜜炼沸滤过，瓷器盛放汤瓶口上，入黄丹、诃子蒸熬紫色，重汤炖成膏，槐、柳枝一顺搅不住手，互换搅令条尽，滴水中不散为度，再又滤净，入后膏和剂。

黄连研末，二两，罗过细　槐柳枝各五钱

上入水二大碗，熬一碗，滤去滓，以净汁再熬，稀稠得所，入蜜药和匀，瓷器盛顿汤瓶口上，重汤成膏，放在地上数日出火毒，次入前药末，搅匀点眼。昔人曾以此药救人，大效。

消翳复明膏　治眼目昏花，翳膜遮睛，内外障眼，一切眼疾。

黄丹一两　青盐二钱半　海螵蛸　真珠各七分半　熊胆　麝香各二分　片脑五分，临时加入　诃子二枚，去核，研末　槐柳枝各四十九条　冬蜜熬一沸，去白沫滤净，四两

上将蜜和黄丹炼至紫色，旋下馀药，熬至滴水沉下成珠为度，除脑、麝成膏后入。

黄连二两半　防风　当归　龙胆草　生地黄各五钱　木贼　白菊花各二钱半　蕤仁一钱　杏仁五分

上如前煎熬成膏，入蜜和匀，瓷碗盛放汤瓶口上，蒸炖成膏，滤净，入脑、麝和匀，点眼，又以热汤泡化洗眼。

炉甘石膏　治眼目昏花，视物不明。

炉甘石　化赭石　黄丹各一两　冬蜜八两　诃子二枚，取末　槐柳枝各四十九条

上为细末，入黄连水，再碾至千万馀下，却以蜜炼去白沫，入末同熬成膏，柳条搅不住手，滤净，入后膏子和剂。

再以黄连研末一两，入水于铜锅煎熬成膏，滤去滓，取净入前蜜药，瓷碗盛放汤瓶口上，蒸炖成膏，槐柳枝一顺搅不住手，互换枝条搅尽，滤净，出火毒，点眼，又以热汤泡化洗眼。

夜光膏　治赤眼翳膜昏花，馀证同上。

黄丹四两　炉甘石二两　青盐六钱　鹅梨十枚，取汁　冬蜜一斤，炼一沸

上将丹、石碾细末，以青盐另碾末，却将鹅梨汁和蜜熬稀稠，入甘石、黄丹炼紫色，次入青盐熬匀，槐柳枝搅不住手，入后膏和剂。

黄连八两　当归二两　诃子四枚，去核，研末　猪胰子二个，如前搓洗

上各洗净碎锉，水浸三五宿，滤去滓，以滓复煎，取尽药力，以熟绢绵纸滤净，澄去沙土，慢火煎熬，以槐、柳枝各

四十九条，一顺搅不住手，待如饴糖相类，滤净，入前蜜药，瓷器盛放汤瓶口上，重汤炖成膏，候出火毒。每以少许点眼大眦，以热汤泡化洗眼。凡修合眼药，宜腊月妙，正月、十一月次之，馀月不宜。

黄连膏　治目中赤脉如火，溜热炙人，馀同上。

黄连八两　片脑一钱

上以黄连去芦，刮去黑皮，洗净锉碎，以水三大碗，贮于铜锅内煎，或以瓷器内煎，用文武火熬减大半碗，滤去渣，以渣复煎，滤净澄清，入薄瓷器盛，放汤瓶口上，重汤蒸炖成膏，熬熔再复滤净，待数日出火毒。临时旋加片脑，以一钱为率，用则酌量加之，以少许点眼大眦内。又方，加熊胆、蚺蛇胆各少许，更妙。

又方

黄连八两　杏仁　菊花　栀子　黄芩　黄柏　龙胆草　防风　当归　赤芍药　生地黄各一两

上以水煎脓汁，去滓再煎，滤净，碗盛放汤瓶口上，重汤蒸炖成膏，滴入水中可丸为度，以阳丹收为丸。临用加片脑少许研和，以井水化开，鸭毛蘸点眼。

又方

黄连　鸡柏根各多用　地薄荷　田茶菊　嫩柏叶　苦花子　苦参根　地胡椒　七层楼　地芫荽　千里光即黄蛇草。各等分

上以水煎，去滓滤净复煎，候汁如稀饴样，入冬蜜相停，即以碗盛放汤瓶口上，重汤蒸炖成膏，入阳丹一两和匀，更入朱砂、硼砂各一钱，片脑、麝香各一分为妙。

日精月华光明膏　治翳膜胬肉，诸般眼疾，大效。

炉甘石　黄丹各八两　绿豆粉炒黑，四两　黄连一两　当归　朱砂　硼砂　玄明粉　决明粉各二钱　轻粉　白矾生　白丁香　海螵蛸　自然铜　硇砂各一钱　熊胆　乳香　没药　鹰条　雄黄　青盐　胆矾　铜青　牙硝　山猪胆各二分半　麝香五分　片脑一钱　樟脑半钱　又方，有贝子煅、贝齿、石燕、石蟹、水晶、真珠、玛瑙、琥珀、珊瑚各一钱，若加此九味，要去绿豆粉不用，有豆粉，即半真半伪。

上各另制细末，依方秤合和匀，碾至千万馀下，熟绢罗过，入后膏子成剂。

鸡柏根一斤　黄连半斤　龙胆草　黄柏　生地黄　苦参各二两　大黄　黄芩　栀子　赤芍药　防风　菊花　玄参　当归各一两　羌活　木贼　蒺藜　连翘　蔓荆子　细辛　川芎　白芷各五钱　夜明沙　蛇蜕　蝉蜕各二钱半　又方，福建地有后十一味草药在内，用之效速，他处无此草药，不用亦效。

苦花子　地薄荷　地西瓜　田茶菊　七层楼　千里光　铁梗子　地园荽　地胡椒　蛇不见　水杨梅根皮以上各生采各一握，捣烂，另煎脓汁，入前药同煎成膏　冬蜜半斤

上各洗净锉碎，入井水于铜器内浸三宿，慢火煎熬浓汁，滤去滓，以滓再煎再滤，慢火煎熬，槐、柳、桑枝搅，熬如饴糖，入蜜和匀，更入羯羊胆、雄猪胆各二枚和匀，瓷碗顿放汤瓶口上，蒸成膏，复滤净，滴沉水中成珠可丸为度，待数日出火毒，再熔化，入诸药末和匀，杵为丸锭，阴干，用金银箔为衣。每以少许，井水化开，鸭毛蘸点眼，又以热汤泡化洗眼，大有神效。

碧玉散　治眼睛肿胀，红赤昏暗，羞明怕日，隐涩难开，疼痛风痒，头重鼻塞，脑鼻痠疼，翳膜胬肉，眵泪稠粘，拳毛倒睫，一切眼证。

踯躅花　脑荷　羌活　川芎　细辛　防风　荆芥　蔓荆子　白芷各一钱　风化

硝　石膏煅　青黛　黄连各三钱　鹅不食草三两

上为细末，吹鼻中，一日吹二次。

乳香散　治内外障眼，攀睛瘀肉，倒睫拳毛，翳膜遮睛，一切目疾。

防风　荆芥　川芎　白芷　细辛　藁本　羌活　白菊花　石菖蒲　天麻　蔓荆子　瓜蒂　赤小豆　汉防已　菟丝子　谷精草　自然铜制　郁金　当归　石膏煅　乳香　没药　雄黄　蛇蜕炒焦　蝉蜕炒焦　穿山甲烧　鸡子蜕烧　脑荷各五分　麝香　片脑各半分

上为细末，每用少许，吹鼻中。

吹云膏　治视物睛困无力，隐涩难开，睡觉多眵，目中泪下，及迎风寒泣，羞明怕日，常欲闭目，喜在暗室，塞其户牖，翳膜遮睛，此药多点神效。

黄连三钱　蕤仁　升麻各三分　青皮　连翘　防风各四分　生地黄一钱半　细辛一分　柴胡五分　当归身　生甘草各六分　荆芥穗一钱，取浓汁

上锉，除连翘外，用净水二碗，先熬诸药去半碗，入连翘熬至一大盏，去滓，入银盏内，文武火熬至滴入水成珠，加熟蜜少许，熬匀点之。

金露膏　除昏退翳，截赤定疼。

蕤仁捶碎　黄丹各一两　黄连半两　蜜六两

上先将黄丹炒令紫色，入蜜搅匀，下长流水四升，以嫩柳枝五七茎，一把定搅之，次下蕤仁，候滚十数沸，又下黄连，用柳枝不住手搅，熬至升七八合，笊篱内倾药在纸上，慢慢滴之，勿令尘污，如有瘀肉，加硇砂末一钱，上火上慢开，入前膏子内用。

《龙木论》云：患伤寒热病后，切不可点，恐损眼也，斯言可以为药禁云。

宝鉴春雪膏　治风热上攻眼目，昏暗痒痛，隐涩难开，多眵泪，羞明疼痛，或生翳膜。

黄连四两，锉，用童便二升浸一宿，去黄连，以汁焠甘石　南炉甘石十二两，煅，用黄连汁淬　硇砂一钱细研，水调在盏内炖干为度　好黄丹六两，水飞　乳香　乌贼骨烧存性　当归各三钱　白丁香半钱　麝香　轻粉各少许

上各研另贮，先用好蜜一斤四两，炼去蜡，却下甘石末，不住手搅，次下丹，次下诸药末，不住手搅，至紫金色不粘手为度，搓作挺子。每用一粒，新水磨化，时时点之。忌酒、湿面、荞麦。

点眼金丝膏　治男妇目疾，远年近日，翳膜遮睛，拳毛倒睫，黑花烂弦，迎风冷泪，及赤眼肿痛，胬肉攀睛。

硇砂研　晋矾研　青盐研。各一钱　乳香好者细研　片脑研。各二钱　当归锉，净洗　黄丹研。各半两　黄连一两

上用好蜜四两，除片脑外，和七味内，入青笙竹筒内，油单纸裹筒口五七重，紧系定，入汤瓶中，文武火煮一周时，取出劈破，新绵滤去药滓，方下片脑和匀，瓷瓶收贮，再用油单纸五七重封系瓶口，埋露地内去火毒，候半月取出，每用粟米大点眼。

龙脑膏　治远年近日翳膜遮膜，攀睛瘀血，连眶赤烂，视物昏暗，隐涩多泪，迎风难开。

炉甘石不以多少，拣粉红梅花色佳，用甘锅子盛煅七次，入黄连水淬七次　黄连不以多少，捶碎，水浸一宿去滓，将煅红炉甘石淬七次，同黄连水细研飞过，候澄下，去上面水，暴干，再用乳钵研极细，罗过用，三钱　龙胆草不以多少，洗净日干，不见火，研末，一钱　桑柴皮罗过，二钱　黄丹罗过，半钱

上同白蜜四两，一处入黑瓷器内，文武火慢熬，以竹篦子搅如漆色不粘手为度，切勿犯生水，仍不用铁器熬药，药成，依旧以瓷器盛炖。每用如皂子大，新

冷水半盏化开，先三日不用，每日洗数次无妨。药盏须用纸盖，不可犯尘灰，截赤眼极效。

散血膏　治赤肿不能开，睛痛，热泪如雨。

紫金皮　白芷　大黄　姜黄　南星　大柏皮　赤小豆　寒水石

上为细末，生地黄汁调成膏，敷眼四围。

又方　用生田螺肉、生地黄同真黄土研烂，贴太阳穴。

又方，用黄丹，蜂蜜调贴太阳穴，立效。

又方，用南星　地黄　赤小豆

上研烂，贴太阳穴。

清凉膏

生南星　薄荷叶各半两　荆芥　百药煎各三钱

上为末，井水调成膏。贴眼角上，自然清凉。

洗眼方　治昏膜，止疼去风。

秦皮　杏仁　黄连　甘草　防风　当归㮶各等分　滑石少许

上为末，水一盏，煎至半盏，去滓，时时带温洗。

又方

铜绿半斤　炉甘石一斤　黄连　黄芩　黄柏三味各等分

上将前二味，同碾细罗过，将后三味浓煎，调末为丸，临时用将冷水浸开洗之。

第　八　册

耳

耳　聋

〔风虚〕

排风汤见中风。

桂星散

辣桂　川芎　当归　石菖蒲　细辛　木通　木香　白蒺藜炒，去刺　麻黄去节　甘草炙。各一钱　白芷梢　天南星煨裂。各一钱半

水二盅，葱白二根，紫苏五叶，姜五片，煎至一盅，食后服。一方，加全蝎去毒一钱。

磁石羊肾丸　治风虚不爽，时有重听，或有风痹之状。

磁石二两，火煅醋淬七次，用葱子一合，木通三两，入水同煎一昼夜，去葱、木通　川椒去目　石枣去核　防风　远志肉　白术　茯苓　细辛　菟丝子酒浸　川芎　山药　木香　鹿茸酒浸一宿，炙　当归　黄芪　川乌炮。各一两　石菖蒲一两半　肉桂六钱半　熟地黄九蒸，二两

上为细末，用羊肾两对，去膜，以酒煮烂，和诸药末捣，以煮肾酒打糊和丸，如梧子大。每服百十丸，空心温酒、盐汤任下。仍服清神散，二药相间服。忌牛肉、鸡、鸭子。

清神散　治气壅，头目不清，耳常重听。

甘菊花　白僵蚕炒。各半两　羌活　荆芥穗　木通　川芎　防风各四钱　木香一钱　石菖蒲　甘草各一钱半

上为细末，每服二钱，食后茶清调饮。

磁石浸酒方　治风邪之气干于脑，或入于耳，久而不散，经络痞塞，不能宣利，使人耳中悾悾然，或作旋运。

磁石五两，捣碎，水淘去赤汁　山茱萸　天雄炮，去皮脐。各二两　木通　防风　薯蓣　菖蒲　远志去心　芎䓖　细辛　蔓荆子　白茯苓　干姜炮　肉桂　甘菊花各一两　熟地黄三两

上锉细和匀，以生绢袋盛，用酒二斗，浸七日。每日任性饮之，以瘥为度。

鱼脑膏　治风聋年久及耳鸣。

生鲤鱼脑二两　当归切，焙　细辛去苗荚　附子炮，去皮脐　白芷　菖蒲各半两

上除鱼脑外，为细末，以鱼脑置银器中，入药在内，微火煎，候香滤去滓，倾入瓷器中候凝，丸如枣核大，绵裹塞耳中。一方，无菖蒲，有羊肾脂，同鱼脑先熬，次下诸药。

羊肾羹

杜仲去粗皮，炙黄　黄芪各半两　磁石五两，捣碎，水淘去赤汁，绵裹悬煎，不得到铛底　羊肾一只，去脂膜，切　肉苁蓉一两，酒浸一宿，去皮，炙干

上以水三大碗，先煮磁石，取汁二大碗，下杜仲等，又煎取一盏半，去滓，入羊肾，粳米一合，葱白、姜、椒、盐、

醋，一如作羹法，空心服。

磁石丸

磁石火煅醋淬七次　防风　羌活　黄芪盐水浸，焙　木通去皮　白芍药　桂心不见火。各一两　人参半两

上为末，用羊肾一对，去脂膜捣烂，打酒糊为丸，如桐子大。每服五十丸，空心温酒、盐汤下。

姜蝎散　治耳聋气塞肾虚等证。

上用全蝎四十九个，去虿炮湿。以糯米半升，于大瓦铺平，将蝎铺米上，焙令米黄为度，去米不用。又切生姜四十九片，每片置蝎再焙，姜焦为度，去姜不用，将蝎研为细末。三五日前，每日先服黑锡丹三五服，临服药时，令夜饭半饱，服时看其人酒量，勿令大醉，服已令熟睡，勿得叫醒，却令人轻唤，如不听得，浓煎葱白汤一碗令饮，五更耳中闻百十攒笙响，便自此闻声。一方，无糯米制，银石器中炒。

〔风热〕

犀角饮子　治风热上壅，耳内聋闭，臖肿掣痛，脓血流出。

犀角镑　木通　石菖蒲　甘菊花去根枝　玄参　赤芍药　赤小豆炒。各二钱　甘草炙，一钱

水二盅，生姜五片，煎至一盅，不拘时服。

芍药散　治热壅生风，耳内痛与头相连，脓血流出。

赤芍药　白芍药　川芎　木鳖子　当归　大黄　甘草各一钱半

水二盅，煎至一盅，食后服。

犀角散　治风毒壅热，心胸痰滞，两耳虚聋，头重目眩。

犀角屑　甘菊花　前胡　枳壳麸炒黄　石菖蒲　羌活　泽泻　木通　生地黄各半两　麦门冬去心，二两　甘草炙，二钱半

上为末，每服三钱，水煎去滓，食后温服。

茯神散　治上焦风热，耳忽聋鸣，四肢满急，胸膈痞闷不利。

茯神去木　麦门冬去心。各一两　羌活　防风去杈　蔓荆子　薏苡仁　石菖蒲　五味子　黄芪各半两　薄荷　甘草各二钱半

上为末，每服三钱，生姜三片，水煎去滓，食后温服。

通圣散见眩晕。　滚痰丸见痰饮。

解仓饮子　治气虚热壅，或失饥冒暑，风热上壅，耳内聋闭彻痛，脓血流出。

赤芍药　白芍药各半两　当归　炙甘草　大黄蒸　木鳖子去壳。各一两

上锉散，每服四钱，水煎，食后临卧服。

〔气逆〕

流气饮　沉香降气汤　苏子降气汤俱见气。　不换金正气散见中寒。　指迷七气汤见气。　来复丹见中暑。　养正丹见气。　龙荟丸见胁痛。　复元通气散见气。

〔湿痰〕

槟榔神芎丸

大黄　黄芩各二两　牵牛　滑石各四两　槟榔二两

上为末，滴水丸，桐子大。每服十丸，次加十丸，白汤下。

〔肾虚寒〕

烧肾散《宝鉴》方无巴戟。

磁石一两，煅醋淬七次，研飞　附子一两，炮，去皮　巴戟一两　川椒一两，去目及闭口者，微炒去汗

上为末，每服用猪肾一枚，去筋膜细切，葱白、薤[①] 白各一分，入散药一钱，

---

① 薤：原作"韭"，据《圣惠方》改。

盐花一字，和匀，用十重湿纸裹，于塘灰火内煨熟，空心细嚼，酒解薄粥下之，十日效。

苁蓉丸《济生》 治肾虚耳聋，或风邪入于经络，耳内虚鸣。

肉苁蓉酒浸，焙 山茱萸肉 石龙芮 石菖蒲 菟丝子酒浸，蒸，焙 羌活 鹿茸去毛，酒蒸，焙 石斛去根 磁石火煅醋淬，水飞 附子炮。各一两 全蝎去毒，七个 麝香半字，旋入

上为末，蜜丸桐子大。每服百丸，空心盐酒、盐汤任下。

益肾散 治肾虚耳聋。

磁石制 巴戟 川椒开口者。各一两 石菖蒲 沉香各半两

上为细末，每服二钱，用猪肾一只细切，和以葱白、少盐并药，湿纸十重裹，煨令香熟，空心细嚼，温酒送下。

补肾丸 治肾虚耳聋。

巴戟去心 干姜炮 芍药 山茱萸 桂心 远志去心 细辛 菟丝子酒制 泽泻 石斛 黄芪 干地黄 当归 蛇床子 牡丹皮 肉苁蓉酒浸 人参 附子炮 甘草已上各二两 石菖蒲一两 茯苓半两 防风一两半 羊肾二枚

上为细末，以羊肾研烂细，酒煮面糊丸，如桐子大。每服五十丸，空心盐酒送下。

肉苁蓉丸 治肾虚耳聋。

肉苁蓉酒浸，焙 菟丝子酒浸，另研 山芋 白茯苓去皮 人参 官桂去粗皮 防风去杈 熟地黄 芍药 黄芪各半两 附子炮，去皮脐 羌活去芦 泽泻各二钱半 羊肾一对，薄切，去筋膜，炙干

上为细末，炼蜜和丸，如桐子大。每服三十丸，空心用温酒送下。

桑螵蛸汤 治虚损耳聋。

桑螵蛸十枚，炙 当归 白术米泔浸，炒 白茯苓去皮 官桂去粗皮 附子炮 牡荆子 磁石火煅醋淬 菖蒲米泔浸，焙 干地黄焙。各一两 大黄锉，炒 细辛去苗 川芎 牡丹皮各半两

上㕮咀，每服三钱匕，先以水三盏，煮猪肾一只，取汁一盏，去肾，入药煎至七分，去滓，食前温服。

八味丸 治耳聩及虚鸣。

上用好全蝎四十九枚，炒微黄，为末。每服三钱，以温酒调，仍下八味丸百粒，空心，只三两服见效。方见脚气。

羊肾丸 治肾虚耳聋，或劳顿伤气，中风虚损，肾气升而不降，或耳虚鸣。

山茱萸 干姜 川巴戟 芍药 泽泻 北细辛 菟丝子酒浸 远志去心 桂心 黄芪 石斛 干地黄 附子 当归 牡丹皮 蛇床子 甘草 苁蓉酒浸 人参各二两 菖蒲一两 防风一两半 茯苓半两

上为末，以羊肾一双研细，以酒煮面糊丸，梧子大。食前盐酒下三十丸至五十丸，立效。

安肾丸 治虚弱耳聋。

大安肾丸四两 磁石半两，醋煅 石菖蒲 羌活各半两

上三件，为末，混合为丸，梧子大。每服四五十丸，盐汤、温酒任下。

地黄丸 治劳损耳聋。

大熟地黄洗，焙 当归 川芎 辣桂 菟丝子酒浸三日，蒸干，捣末 大川椒出汗 故纸炒 白蒺藜炒，杵去刺 胡芦巴炒 杜仲姜制，炒去丝 白芷 石菖蒲各二钱半 磁石火烧醋淬七次，研细水飞，三钱七分半

上件药，为细末，炼蜜为丸，如梧桐子大。每服五十丸，以葱白、温酒空心吞下，晚饭前再服一服。

〔肾热〕

地黄汤《本事》

生地黄一两半 枳壳 羌活 桑白皮

各一两　磁石捣碎，水淘三二十次，去尽赤汁为度，二两　甘草　防风　黄芩　木通各半两

上件药，为粗末，每服四钱，水煎去滓，日二三服。

〔肺虚〕

蜡弹丸《三因》　治耳虚聋。

白茯苓二两　山药炒，三两　杏仁炒，一两半，去皮尖

上三味，研为末，和匀，用黄蜡一两熔和为丸，如弹子大。盐汤嚼下。有人止以黄蜡细嚼，点好建茶送下，亦效。

山药、茯苓、杏仁皆入于太阳，山药大补阴气，惟杏仁利气，乃补中有通也。少气嗌干者，门冬、人参、五味汤嚼下。

益气聪明汤见目。

〔气闭〕

通气散

茴香　木香　全蝎　玄胡索　陈皮　菖蒲各一钱　羌活　僵蚕　川芎　蝉蜕各半钱　穿山甲二钱　甘草一钱半

上件药，为细末，每服三钱，不拘时候，温酒调服。

复元通气散　治诸气涩耳聋，腹痈便痈，疮疽无头，止痛消肿。

青皮　陈皮去白。各四两　甘草三寸半，炙　连翘一两

上为末，热酒调服。

菖蒲散

石菖蒲十两，一寸九节者　苍术五两，生用

上锉成块子，置瓶内，以米泔浸七日，取出苍术，只将菖蒲于甑上蒸三两时，取出焙干，捣为细末。每服二钱，糯米饮调服，日三次。或将蒸熟者作指头大块子，食后置口中，时时嚼动咽津亦可。

秘传降气汤加石菖蒲，治气壅耳聋，大有神效。方见气门。

〔外治〕

通神散

全蝎一枚　地龙　土狗各二个　明矾半生半煅　雄黄各半两　麝香一字

上为细末，每用少许，葱白蘸药引入耳中，闭气面壁，坐一时，三日一次。

通耳法

磁石用紧者，如豆大一块　穿山甲烧存性，为末，一字

上二味，用新绵子裹了，塞所患耳内，口中衔少生铁，觉耳内如风雨声即愈。

追风散

藜芦　雄黄　川芎　石菖蒲　全蝎　白芷　藿香　鹅不食草　薄荷　苦丁香各等分　麝香少许

上为细末，每用些少吹鼻中。如无鹅不食草，加片脑少许。

蓖麻丸

蓖麻子去壳　松脂　黄蜡　杏仁去皮、双仁，炒。各半两　乳香　食盐　巴豆炒。各二钱半

上件药，捣如膏，捻如枣核样，以黄蜡薄卷之，大针扎两三眼子，两头透，用塞耳，经宿黄水出愈。

透耳筒

椒目　巴豆　菖蒲　松脂各一钱

上件药，为末，摊令薄，卷作筒子，塞耳内，一日一易。

雄黄散

雄黄　防风　礜石　石菖蒲　乌头　川椒开口者，炒出汗。各二钱半　大枣核十枚

上为末，以香炉中安艾一弹子大，次着黄柏末半钱匕于艾上，覆以药二钱匕着艾上，火燃向耳熏之。

又方

一豆三猫不出油，麝香少许用真修。

炼蜜为丸麦粒大，绵裹锭子耳中投。

鲫鱼胆膏

鲫鱼胆一个　乌驴脂少许　生油半两

上和匀，内楼葱管中七日，滴入耳内。

蝎梢膏

蝎梢七枚，焙　淡豉二十一粒，拣大者焙干　巴豆七粒，去心膜，不去油

上先研蝎梢、淡豉令细，别研巴豆成膏，同研匀，捏如小枣核状，用葱白小头取孔，以药一粒在内，用薄绵裹定。临卧时置耳中，一宿取出，未通再用，以通为度。

鼠胆丸

曾青一钱　龙脑半钱　凌霄花三钱

上为细末，每用一字吹入，后用鼠胆滴入，随用绵子塞之，从晚至鸡鸣取出。

鸡卵方

新鸡卵一个　巴豆一粒，去心膜

上先以鸡卵上开一孔，将巴豆纳卵中，以纸两重，面粘贴盖，却与鸡抱，以其馀卵雏出为度。取汁滴于耳内，日二次。

治耳聋灸方　用苍术一块，长七分，将一头削尖，一头截平，将尖头插入耳内，平头上安箸头大艾炷灸之，轻者七壮，重者十四壮，觉耳中有热气者效。

又方　用竹筒盛鲤鱼脑，炊饭处蒸之令烊，注耳中；一方生用，以绵裹包入耳中。

一方，用鲤鱼胆汁滴入耳中。

又方　用蜡纸一张，剪作四片，每一片于箸上紧卷，抽却箸，以蜡纸卷子安耳中燃之，待火欲至耳，急除去，当有恶物出在残纸上，日一角，用了以蜡塞定。

又方　用甘遂半寸，绵裹插两耳中，却将甘草口中嚼。

又方　用生菖蒲捩汁，滴耳中。

通耳丹　治耳聋。

安息香　桑白皮　阿魏各一两半　朱砂半钱

上用巴豆七个，蓖麻仁七个，大蒜七个，研烂，入药末和匀，枣核大，每用一丸，绵裹内耳中，如觉微痛即出之。

又方　用驴生脂和生姜熟捣，绵裹塞耳。一方，有川椒，无生姜。

又方　用附子，以醇醋煮一宿，削如枣核，以绵裹塞耳中。一方，治风聋，仍灸上星二七壮，令气通耳中即愈。

又方　取龟一枚，安于盆中，荷叶上养之，专看叶上有尿，收取滴耳中。一方，用秦龟雄者，置碗或盘内，以镜照之，龟见镜中影，往往淫发而失溺，急以物收取用之。又一法，以纸炷火上焫热，以点其尻，亦能失尿。

又方　以干地龙入盐，贮在葱尾内，为水点之；一方为末，用绵裹如枣核大塞耳中；一方用白颈者，安葱叶中，面对头，蒸熟化为水，以滴耳中。

蓖麻子丸　治久聋。

蓖麻子二十一个，去油用　皂角煨，取肉，半锭　生地龙中者一条　全蝎二个，焙　远志去心　磁石火煅醋淬七次，研细水飞　乳香各二钱

上为细末，以黄蜡熔和为丸，塞耳中。

又方

天雄二钱五分　附子一枚

上为细末，将鸡子开一孔，取去黄，用清和药，仍入壳中封固，令鸡抱之，俟雏出药成，取出，以绵裹塞耳中，取瘥为度。

又方**通气散**

穿山甲　蝼蛄各半两　麝香一钱

上为细末，以葱涎和剂塞耳；或为细末。葱管盛少许，放耳中。

又方

水银二钱半　蚯蚓中者一条

上就楼葱丛内，以一茎去尖头，入水

银。蚯蚓在内，即系却头，勿令倾出，候蚓化为水，滴入耳中。

又方 用大蒜一瓣，一头剜一坑子，以巴豆一粒去皮，慢火炮令极热，入在蒜内，以新绵裹定，塞耳中。

胜金透关散

川乌头一个，炮 细辛各二钱 胆矾半钱 鼠胆一具

上为细末，用鼠胆调和匀，再焙令干，研细，却入麝香半字，用鹅毛管吹入耳中，吹时口含茶清，待少时。

蒲黄膏 治卒耳聋。

细辛 蒲黄各一分 曲末 杏仁汤浸，去皮尖双仁。各三分

上为末，研杏仁如膏，和捻如枣核大，绵裹塞耳中，日一易。

龙脑膏

龙脑一钱二分，研 椒目半两，捣末 杏仁二钱半，去皮

上件捣研合匀，绵裹枣核大，塞耳中，日二易。

治暴耳聋 用鸡心槟榔一个，以刀子从脐剜取一窍，如钱眼大，实以麝香，坐于所患耳内，从上以艾炷灸之，不过二三次效。

耳 鸣

通圣散见眩晕。 四物汤见虚劳。 补中益气汤见劳倦。 八珍汤见虚劳。 小柴胡汤见寒热。 地黄丸即六味丸见虚劳。 正元散见自汗 黑锡丹见诸逆冲上。 安肾丸见喘。

龙齿散 治肾虚热毒乘虚攻耳，致耳内常鸣如蝉声，不可专服补药。

龙齿 人参 白茯苓 麦门冬去心 远志去心。各半两 丹砂 铁粉 龙脑 牛黄 麝香各二钱半，俱另研

上为细末，研匀，每服半钱匕，食后用沸汤调服，日三次。

黄芪丸

黄芪一两 沙苑蒺藜炒 羌活各半两 黑附子大者一个 羯羊肾一对，焙干

上为细末，酒糊丸，如桐子大。每服四十丸，空心食前煨葱、盐汤下。

五苓散见消瘅。 青木香丸见气。

芎归饮

川芎 当归 细辛各半两 石菖蒲 官桂 白芷各三钱

每服三钱，水二盏，入紫苏、姜、枣，煎至一盏，去滓，不拘时服。如虚冷甚者，酌量加生附子。

柴胡聪耳汤 治耳中干耵，耳鸣致聋。

柴胡三钱 连翘四钱 水蛭半钱，炒，另研 虻虫三个，去翅足，研 麝香少许，研 当归身 人参 炙甘草各一钱

上除另研外，以水二盏，入姜三片，煎至一盏，稍热下水蛭等末，再煎一二沸，食远稍热服。

芷芎散 治风入耳虚鸣。

白芷 石菖蒲炒 苍术 陈皮 细辛 厚朴制 半夏制 辣桂 木通 紫苏茎叶 炙甘草各一分 川芎二分

上锉散，每服三钱，姜五片，葱白二根，煎，食后临卧服。

麝香散 治耳内虚鸣。

麝香半钱 全蝎十四个 薄荷十四叶，裹麝香，全蝎，瓦上焙干

上为细末，滴水捏作挺子，塞耳内，极妙。

疗耳鸣沸闹

吴茱萸 巴豆去皮，炒 干姜 石菖蒲 磁石 细辛各一分

上为末，用鹅膏和少许，以绵裹塞耳中，以盐五升，布裹蒸熨耳门，令暖气通入耳内，冷即易之，如此数次。瘥后常以

乱髪卷塞耳中，慎风。一方，无磁石。

耳痛

生犀丸 治耳中策策疼痛。

犀角镑 牛黄研 南星 白附子炮 干姜炮 丹砂研 没药研 半夏汤洗 龙脑研 乳香研 乌蛇酒浸，去皮骨，炙 官桂各二钱半 防风 当归焙 麝香研。各半两

上为细末，炼蜜为丸，如桐子大。每服二十丸，空心温酒送下。

犀角饮子见前风热条。

解热饮子 治气虚热壅，耳内聋闭彻痛，脓血流出。

赤芍药 白芍药各半两 当归 川芎 炙甘草 大黄蒸 木鳖子去壳。各一两

上为锉散，每服四钱，水一盏，煎至七分，食后临卧服。

黍粘子汤东垣 治耳内痛生疮。

桔梗半两 桃仁一钱 柴胡 黄芪各三分 连翘 黄芩 黍粘子 当归梢 生地黄 黄连各二分 蒲黄 炙甘草 草龙胆 昆布 苏木 生甘草各一分 红花少许

水二盏，煎至一盏，去滓，稍热服，食后。忌寒药利大便。

凉膈散见发热。

白龙散 治小儿肾脏盛而有热，热气上冲于耳，津液结滞，则生脓汁。有因沐浴水入耳内，水湿停积，搏于血气，蕴积成热，亦令耳脓汁出，谓之停耳。久而不愈，则变成聋。

白矾枯 黄丹 龙骨各半两 麝香一钱

上研极细，先以绵杖子展尽耳内脓水，用药一字，分掺两耳，日二次。勿令风入。

杏仁膏 治耳中汁出，或痛或脓。

上用杏仁炒令赤黑，研成膏，薄绵裹内耳中，日三四度易之，或乱髪裹塞之亦妙。一方，治耳卒痛或水出，用杏仁炒焦为末，葱涎搜和为丸，以绵裹塞耳亦可，又治耳肿兼有脓。

菖蒲挺子 治耳中痛。

菖蒲一两 附子炮，去皮脐，半两

上为细末，每用不以多少，油调滴耳内效。一法，用醋丸如杏仁大，绵裹置耳中，日三易。一法，捣菖蒲自然汁灌耳，神效。

治耳痛不可忍，用磨刀铁浆滴入耳中即愈。

耳痒

四生散见中风。

透冰丹 治一切风毒上攻，头面肿痒，痰涎壅塞，心胸不利，口舌干涩，风毒下疰，腰脚沉重，肿痛生疮，大便多秘，小便赤涩，及治中风瘫缓，一切风疾。

川大黄去粗皮 山栀子去皮 蔓荆子去白皮 白茯苓去皮 益智子去皮 葳灵仙去芦头，洗，焙干 白芷各半两 香墨烧醋淬讫，细研 麝香研。各一钱 茯神去木，半两 川乌二两，用河水浸半月，切作片，焙干，用盐炒 天麻去苗 仙灵脾叶洗，焙

上为细末，炼蜜和如麦饣干相似，以真酥涂，杵臼捣万杵，如干，旋入蜜令得所，和成剂，每服旋丸如梧子大，用薄荷自然汁同温酒化下两丸。如卒中风，涎潮昏塞，煎皂荚、白矾汤，放温化四丸灌之。瘫缓风，每日服三五丸，渐觉有效。常服一丸，疏痰利膈，用温酒下，食后服。小儿惊风，入腻粉少许，薄荷汁化下半丸，立效。治瘰疬，葱汤下一丸。忌动风毒物。

停耳

柴胡聪耳汤见前耳鸣条。

通气散

郁李仁去皮，研　芍药　人参各半两　大黄　山芋　官桂去皮。各一两　槟榔三枚　牡丹皮　木香　细辛去苗　炙甘草各二钱半

上为细末，研匀，每服一钱匕，空心温酒调服。

蔓荆子散　治内热耳出脓汁。

蔓荆子　赤芍药　生地黄　桑白皮　甘菊花　赤茯苓　川升麻　麦门冬去心　木通　前胡　炙甘草各一钱

水二盏，姜三片，红枣二枚，煎至一盏，食后服。

红绵散

白矾二钱　胭脂二字

上研匀，先用绵杖子展去脓及黄水尽，用别绵杖子引药入耳中，令到底，掺之即干。

松花散

枯矾半两　麻勃　木香　松脂　花胭脂各二钱半

上捣罗为末，每用先以绵杖子净拭后，用药吹入耳。

白莲散

枯矾　乌贼骨　黄连去须　龙骨各一两

上为细末，以绵裹枣核大，塞耳中，日三易。

麝香散

桑螵蛸一个，炙　麝香一字

上为末，研令匀，每用半字掺耳，如有脓，先用绵杖子捻干。一法，用麝香少，黄丹多，研匀入耳。

禹馀粮丸

禹馀粮火烧醋淬七次　乌贼鱼骨　釜底墨　伏龙肝各二钱半　生附子一枚，去皮脐

上件为末，以绵裹如皂角子大塞耳，日再易之。如不瘥者，内有虫也。

矾石散　治耳卒肿出脓并底耳，及治耳聋不瘥有虫。

上用枯矾研细，每以苇筒吹少许入耳中，日三四度，或以绵裹枣核大塞耳。一方，先以干盐掺之，次入矾末尤妙。一方，先以纸缠去耳中汁，次以矾末粉耳中，次以食盐末粉其上，食久乃起，不过再度永瘥。一方，不用盐。

又方　用商陆生者洗净，以竹刀削如枣核大，塞耳中。亦治耳内生疮。

葱涎膏　治耵聍塞耳聋，不可强挑。

葱汁三合　细辛去苗　附子各二钱半，炮，去皮

上以细辛、附子为末，葱汁调令稀，灌入耳中。

又方

龙骨　枯矾　胭脂　海螵蛸各等分　麝香少许

上为细末，先缴耳净，将药干掺耳中。

菖蒲散

菖蒲焙　狼毒　磁石火煅醋淬　附子炮，去皮　枯矾各半两

上为细末，以羊髓和少许，绵裹塞耳中。

竹蛀散

苦竹蛀末　枯白矾各二钱　干胭脂五分　麝香一钱

上研极细，以绵杖子卷之，用鹅毛管轻吹一字入耳。

蝎倍散

全蝎三钱，烧存性　五倍子一两，炒　枯矾一钱　麝香少许

上为细末，研匀，每用少许吹入耳中。一方，加干胭脂。

立效散

陈橘皮灯上烧黑，一钱，为末　麝香少许

上研匀，每用少许，先以绵拭耳内，脓净上药。

治停耳方

麝香炒，半钱　蝉壳半两，火烧存性

上研极细，先用绵展耳内脓令净，吹入药，柱耳门不得动，追出恶物即愈。

又方

狗胆一个，取汁　枯矾一钱，研

上以腊猪脂调和，纳耳中，以绵塞之，不经三两上，除根。

香附散　用香附去毛，研为末，以绵杖送入耳。

附子丸　治耳聋出脓疼痛，及耵聍塞耳。

附子炮，去皮脐　菖蒲米泔浸，焙　枯白矾　蓖麻仁另研　松脂各一两，研　干胭脂半两　杏仁二两，去皮尖双仁，炒，另研

上为细末，研匀，熔黄蜡和捻，如枣核大，针穿一孔令透，塞耳中，日一换。

一方，治耵聍，不用黄蜡，只捣成膏，绵裹如枣核大，塞耳。

治耳脓

密陀僧一钱　轻粉五分　麝香一字

上为细末，先以绵拭耳内脓，却掺药。

三黄散　治耳内流脓。

雄黄　硫黄　雌黄各等分

上为细末，以少许吹入耳中。

二圣散　治耳内出脓水。

羌活　白附子炮。各一两

上为细末，用猪、羊肾各一只，切开，每只入药末五分，不得着盐，湿纸裹煨熟，五更初温酒嚼下，续吃粥压之。

无忧散　按：《儒门事亲》方，黄芪、木通、桑白皮、陈皮各一两，胡椒、白术、木香各半两，牵牛头末四两。俱为细末，每服三五钱，食后以姜汁调下。此所用，似是《局方》中玉屑无忧散；雄黄丸，疑即解毒雄黄丸也。二方并见咽喉门。

耳内疮

曾青散

雄黄七钱半　曾青五钱　黄芩二钱半

上为细末，研匀，每用少许，纳耳中。有脓汁，用绵杖子拭干用之。

黄连散

黄连半两　枯白矾七钱半

上为细末，每用少许，绵裹纳耳中。

柴胡栀子散一名栀子清肝散　治三焦及足少阳经风热，耳内作痒生疮，或出水疼痛，或胸乳间作痛，或寒热往来。

柴胡　栀子炒　牡丹皮各一钱　茯苓　川芎　芍药　当归　牛蒡子炒。各七分　甘草五分

上水煎服。若太阳头痛，加羌活。

当归川芎散　治手足少阳经血虚疮证；或风热耳内痒痛，生疮出水；或头目不清，寒热少食；或妇女经水不调，胸膈不利，腹胁痞痛。

当归　川芎　柴胡　白术　芍药各一钱　山栀炒，一钱二分　牡丹皮　茯苓各八分　蔓荆子　甘草各五分

上水煎服。

若肝气不平寒热加地骨皮；肝气实加柴胡、黄芩；气血虚加参、芪、归、地；脾虚饮食少思加苓、术；脾虚胸膈不利加参、芪；痰滞胸膈不利加术、半；肝气不顺，胸膈不利，或小腹痞满，或时攻痛，加青皮；肝血不足，胸膈不利，或小腹痞满，或时作痛，加熟地；肝血虚寒，小腹时痛，加肉桂；日晡发热加归、地。

加味地黄丸　治肝肾阴虚疮证；或耳内痒痛出水；或眼昏，痰气喘嗽；或作渴发热，小便赤涩等证。

干山药　山茱萸肉　牡丹皮　泽泻　白茯苓　熟地黄　生地黄　柴胡　五味子各另为末，等分

上将二地黄掐碎，酒拌湿，杵膏，入前末和匀，加炼蜜为丸，如桐子大。每服百丸，空心白汤下。不应，用加减八味丸。

立验散 治蚰蜒入耳。

川芎 白芷 夜明沙炒 猪牙皂角炙 南星炮。各七钱半 百部 白丁香 藜芦各四钱 草乌半两 砒霜另研 荜拨各二钱 海金沙二钱半

上为细末，研匀，临时更用铅丹调色匀，瓷器收。如蚰蜒入耳，取少许，以醋一滴调化，以细翎蘸药入耳窍，微吹令药气行，立出。药不得多，多即蚰蜒成水不出。如蝎螫，先点少醋在螫处，掺药半字许，擦令热发即效。

鼻

鼻塞

丽泽通气汤

羌活 独活 防风 升麻 葛根各八分 麻黄存节，四分，冬加之 苍术一钱二分 川椒四分 白芷 黄芪各一钱六分 甘草炙，八分

上作一服，水二盏，生姜三片，枣二枚，葱白三寸，同煎至一盏，去滓，稍热服，食远。忌一切冷物，及风寒凉处坐卧行住。

温肺汤

升麻 黄芪 丁香各二钱 葛根 羌活 甘草炙 防风各一钱 麻黄四钱，不去节

上粗末，分二服，每服水二大盏，葱白二茎，煎至一盏，去滓，稍热食远服。

御寒汤 治寒气风邪，伤于皮毛，令人鼻塞，咳嗽上喘。

黄芪一钱 人参 升麻 陈皮各五分 甘草炙 款冬花 佛耳草 防风各三分 黄连 黄柏 羌活 白芷各二分 苍术七分

水二大盏，煎至一大盏，去滓，稍热食远服。

温卫汤

黄芪 苍术 升麻 知母 羌活 柴胡 当归身各一钱 人参 甘草炙 白芷 防风 黄柏 泽泻各五分 陈皮 青皮 木香 黄连各三分

水二盏，煎至一盏，去滓，食远温服，晴日服之。

温卫补血汤

黄芪一钱二分 升麻四分 柴胡 炙甘草 生甘草 地骨皮 桔梗 人参各三分 生地黄 白术 藿香 吴茱萸 黄柏各一分 苍术 陈皮 王瓜根 牡丹皮各二分 当归身二分半 桃仁三个 葵花七朵 丁香一个

水二盏，煎至一盏半，去滓，食前稍热服。

人参汤 治肺气上攻，鼻塞不通。

人参 白茯苓 黄芩 陈皮去白 羌活 麻黄去根节 蜀椒去目并合口者，炒出汗。各一钱半

水二盅，煎至一盅，食后服。

辛夷散 治肺虚为四气所干，鼻内壅塞，涕出不已，或气息不通，不闻香臭。

辛夷 川芎 木通去节 细辛洗去土 防风去芦 羌活 藁本 升麻 白芷 甘草炙。各等分 苍耳子减半

上为细末，每服二钱，食后茶清调服。

增损通圣散 治肺气不和，鼻塞不利。

鼠粘子 桔梗 桑皮 紫菀各一钱半 荆芥穗二钱 生甘草七分

水二盏，姜三片，煎一盅，食后服。

辛夷汤 治肺气不利，头目昏眩，鼻塞声重，咯咛稠粘。

辛夷去毛　川芎　白芷　甘菊花　前胡　石膏　白术　生地黄　薄荷　赤茯苓去皮　陈皮去白。各一两　炙甘草二两

上㕮咀，每服五钱，水一钱半，煎至一盏，去滓，食远温服。

醍醐散　治伤风鼻塞声重。

细辛半两　川芎一两　薄荷一两半　川乌炮，去皮脐　抚芎　白芷　甘草各二两

上为细末，每服一钱，葱、茶或薄荷汤调下。

通关散　治脑风，鼻息不通，不闻香臭，或鼻流清涕，多嚏，肩项拘急，头目昏痛，风府怯寒。

原蚕蛾瓦上焙黄　白附子炮　益智去皮　蒺藜炒，去角　薄荷　苦参各半两

上为细末，每服三钱，不拘时，温酒调下。

防风汤

防风半两　栀子七枚　升麻一两　石膏研，三两　麻黄去节，七钱半　官桂去皮，半两　木通一两二钱半

上㕮咀，每服三钱，水一盏，煎七分，去滓，空心温服，日再。

排风散　治鼻塞，或生瘜肉。

防风　秦艽去苗土　吴茱萸汤浸，焙　天雄炮，去皮脐　山芋各一两　羌活半两

上为细末，每服二钱，空心温酒调下。

荜澄茄丸

荜澄茄半两　薄荷叶三钱　荆芥穗二钱半

上为细末，炼蜜和丸，如樱桃大。不拘时，噙化一二丸。

菖蒲散　治鼻内窒塞不通，不得喘息。

菖蒲　皂角各等分

上为细末，每用一钱，绵裹塞鼻中，仰卧少时。

通顶散

胡黄连　滑石研。各二钱半　瓜蒂研，七枚　麝香研，一钱　蟾酥研，半钱

上研匀，每用少许，吹入鼻内即瘥。

芎䓖散

芎䓖　辛夷各一两　细辛去苗，七钱半　木通半两

上为细末，每用少许，绵裹塞鼻中，湿则易之，五七日瘥。

瓜蒂散

瓜蒂　藜芦各等分

上为末，每用一钱，绵裹塞鼻中，日二易之。一方，以狗胆汁和，绵裹塞鼻中。

蒺藜汁方　治鼻塞多年，不闻香臭，清水流出不止。

上取当道车碾过蒺藜一把，捣，以水三升，煎取熟，先仰卧，使人满口含饭，取一合汁，灌鼻中，使入不过再度，大嚏，必出一两个瘜肉，似赤蛹虫。一方，有黄连等分同煎。

鼻　齆

芎䓖散

芎䓖　槟榔　肉桂　麻黄去节　防己　木通　细辛　石菖蒲　白芷各一分　木香　川椒　炙甘草各半分

上㕮咀，每服三钱，水二盏，生姜三片，紫苏叶少许，煎至八分，去滓，食远温服。

山茱萸丸

山茱萸　大黄锉，炒　菊花各一两二钱半　朴硝三两七钱半　附子炮，去皮脐　独活各七钱半　秦艽去苗土　蔓荆子去白皮　栀子去皮，炒　防风　炙甘草各一两

上为细末，炼蜜为丸，如桐子大。每服三十丸，空心用温酒送下。老人亦宜服。妊娠去附子，加细辛半分。

赤龙散 大抵鼻者，由肺气注于鼻，上荣头面，若上焦壅滞，风寒客于头脑，则气不通，冷气停滞，搏于津液，脓涕结聚，则鼻不闻香臭，遂成齆也。

龙脑半钱，研 瓜蒂十四枚 黄连三大茎 赤小豆三十粒

上为细末，研匀，每用绿豆许，临卧吹入鼻中，水出愈。

通顶散

瓜蒂 藜芦各一分 皂角肉半分 麝香少许

上为细末，每用少许，吹入鼻中。

雄黄散

雄黄半钱 瓜蒂二枚 绿矾一钱 麝香少许

上为细末，每用少许，搐鼻中。亦治瘜肉。

黄白散

治鼻齆、瘜肉、鼻痔等证。

雄黄半钱 白矾 瓜蒂 细辛各一钱

上为细末，以雄犬胆汁和丸，绵裹塞鼻。一方，为末搐鼻。

通草散 治鼻齆，气息不通，不闻香臭，并鼻瘜肉。

木通 细辛 附子各等分

上为末，蜜和，绵裹少许，纳鼻中。

鼻 鼽

川椒散

治鼻流涕。

川椒开口者，炒出汗 诃子去核 辣桂 川白姜生用 川芎 细辛 白术各等分

上为细末，每用二钱，食后温酒调下。

细辛散 治肺伤风冷，鼻流清涕，头目疼痛，胸膈不利。

细辛一两 附子炮，去皮脐 白术 诃梨勒煨，去核 蔓荆子 芎䓖 桂心各七钱五分 枳壳麸炒 炙甘草各半两

上㕮咀，每服三钱，水一盏，生姜半分，煎至六分，去滓，食后温服。

本事通草丸 治鼻塞，清涕出，脑冷所致。

通草 辛夷各半两 细辛 甘遂 桂心 芎䓖 附子各一两

上细末，蜜丸，绵裹纳鼻中。密封勿令气泄，丸如麻子，稍加大，微觉少痛效，捣姜为丸即愈。

辛夷散《三因》 治鼻塞脑冷，清涕不已。

细辛 川椒 干姜 川芎 吴茱萸 辛夷 附子各七钱半 皂角屑半两 桂心一两 猪油六两

上煎猪脂成膏，以苦酒浸前八味，取入油煎，附子黄色止，以绵裹塞鼻中。

千金细辛膏 治鼻塞脑冷，清涕常流。

细辛 川椒 川芎 黑附子炮，去皮脐 干姜 吴茱萸各二钱半 桂心三钱三分 皂角屑一钱六分半

上用猪脂二两煎油，先一宿以米醋浸药，取入猪油内同煎，附子色黄为度，以绵蘸药塞鼻中。

塞鼻桂[①]**膏** 治鼻塞常有清涕。

桂心 细辛 干姜炮 川椒去目并合口者，炒出汗。各半两 皂荚二钱半

上为细末，以羊脂和成膏。每用如枣核大，绵裹塞鼻中。

白芷丸 治鼻流清涕不止。

白芷研为细末，以葱白捣烂和为丸，如小豆大。每服二十丸，茶汤下，无时。

鼻 渊

防风汤 治胆移热于脑，则辛频鼻

① 桂：原作"柱"据《圣惠方》改。

渊，浊涕不止，如涌泉不藏，久而不已，必成衄血之疾。

防风去芦，一两半　黄芩　人参　炙甘草　川芎　麦门冬去心。各一两

上为细末，每服二钱，沸汤点服，食后，日三。

苍耳散　治鼻流浊涕不止，名曰鼻渊。

辛夷仁半两　苍耳子炒，二钱半　香白芷一两　薄荷叶五分

上为细末，每服二钱，用葱、茶清食后调服。

辛夷散　治鼻中壅塞，涕出不已，或气息不通，不闻香臭。

辛夷仁　细辛去土叶　藁本去芦　升麻　川芎　白芷　木通去节　防风　甘草

上为末，每服二钱，食后茶清调服。

防风通圣散见眩晕。

抑金散　治肺热，鼻塞涕浊。

细辛白芷与防风，羌活当归半夏芎；
桔梗陈皮茯苓辈，十般等分锉和同；
三钱薄荷姜煎服，气息调匀鼻贯通。

补脑散缺。　黑锡丹见诸逆冲上。　紫灵丹缺。　灵砂丹见呕吐。

南星饮　治风邪入脑，宿冷不消，鼻内结硬物，窒塞，脑气不宣，遂流髓涕。

上等大白南星切成片，用沸汤烫两次，焙干，每服二钱，用枣七枚，甘草少许煎，食后服。三四服后，其硬物自出，脑气流转，髓涕自收。仍以大蒜、荜拨末，杵作饼，用纱衬炙热，贴囟前，熨斗火熨透。或香附末及荜拨末，入鼻中。

辛夷丸　治头风鼻涕，下如白带者

南星　半夏各姜制　苍术米泔浸　黄芩酒炒　辛夷　川芎　黄柏炒焦　滑石　牡蛎煅。各等分

上末糊丸，薄荷汤下。

川芎丸　治脑泻臭秽。

川芎生用，二两　苍术生用，一两　草乌生，去皮尖，半两

上为细末，面糊和丸，如桐子大。每服十丸，食后茶清送下。服药后，忌热物一时。

治鼻渊脑泻

上用生附子为末，煨葱涎和如泥，夜间涂涌泉穴。

鼻　痔

胜湿汤见腰痛。　泻白散见发热。

羊肺散

羊肺一具　白术四两　苁蓉　木通　干姜　川芎各一两

上五味，为细末，以水量打稀稠得所，灌肺中，煮熟焙干，细研为末，食后米饮服二钱。

细辛散　治鼻齆有瘜肉，不闻香臭。

北细辛　瓜蒂各等分

上为末，绵裹如豆大，塞鼻中。

消鼻痔方

苦丁香　甘遂各二钱　青黛　草乌尖　枯白矾各二分半

上为细末，麻油搜令硬，不可烂，旋丸如鼻孔大小，用药纳入鼻内，令至痔肉上，每日一次。

治鼻中窒塞，气息不通，皆有肉柱，若不得出，终不能瘥，余药虽渐通利，旋复生长，宜用此药。

地胆二十枚　白雄犬胆一枚

上先捣地胆为末，纳犬胆中，以绳系定三日，乃于日出时，令病人西首卧中庭，以鼻孔向日，傍人以故笔粘药，涂入鼻孔中，一日一度，至五六日，当鼻孔里近眼痛，此是欲落，更候三四傅之，渐渐嘘之即落，取将捐于四通道上。柱落后，急以绵塞之，慎风。

治瘜肉方

甘遂　朱砂　雄黄　雌黄　藜芦　瓜蒂　明矾煅。各等分

上为末，蜜调傅鼻。

辛夷膏　治鼻生瘜肉，窒塞不通，有时疼痛。

辛夷叶二两　细辛　木通　木香　白芷　杏仁汤浸，去皮尖，研。各半两

上用羊髓、猪脂二两和药，于石器内慢火熬成膏，取赤黄色，放冷，入龙脑、麝香各一钱，为丸，绵裹塞鼻中，数日内脱落即愈。此方有理。

轻黄散　治鼻中瘜肉。

轻粉　杏仁汤浸，去皮尖及双仁。各一钱　雄黄半两　麝香少许

上四味，用净乳钵内先研杏仁如泥，后入轻粉[①] 雄黄、麝香，同研极细匀，瓷合盖定。每有患者，不拘远近，夜卧用箸点粳米大在鼻中瘜肉上，隔一日，夜卧点一次，半月见效。

黄白散见前。

二丁散

苦丁香　丁香　粟米　赤小豆各七粒　石膏少许

上为细末，以竹筒吹入鼻中，如鼻不闻香臭，或偏头风，皆可吹。一方，无粟米、石膏。

治鼻痔方

明矾一两　蓖麻七个　盐梅五个，去核　麝香少许

上捣为丸，绵裹塞鼻内，令着瘜肉，候化清水出，四边玲珑，其瘜肉自下。

瓜丁散

瓜丁即瓜蒂　细辛各等分

上为细末，绵裹绿豆许，塞鼻中。

地龙散

地龙去土，炒，二钱半　猪牙皂角一挺

上煅存性，研为末，先洗鼻内令净，以蜜涂之，傅药少许在内，出清水尽，瘜肉自除。

通草膏　治鼻齆有瘜肉，不闻香臭。

通草　附子炮　细辛各等分

上为末，炼蜜丸，如枣核大。绵裹塞鼻内。

鼻　疮

乌犀丸

乌犀镑　羚羊角镑　牛黄研　柴胡净。各一两　丹砂研　天门冬去心，焙　贝母去心，炒　胡黄连　人参各半两　麦门冬去心，焙　知母各七钱半　黄芩　炙甘草各二钱半

上为细末，研匀，炼蜜丸，如梧子大。每服二十丸，空心温酒送下。

甘露饮见齿。　黄连阿胶丸见滞下。

地黄煎　治鼻生疮，痒痛不止。

生地黄汁　生姜汁各一合　苦参一两，锉　酥三合　盐花二钱，后入

上地黄汁、生姜汁浸苦参一宿，以酥和，于铜石器中煎九上九下，候汁入酥尽，去滓，倾入盒中，每用少许滴于疮上。诸风热疮亦佳。其盐花至半却下。

辛夷膏　治鼻内生疮疼痛，或塞不通。见前。

鼻 痈 蚀

椿根汤　治痈蚀口鼻。

椿根去皮，切，一升　葱白细切，半升　豆豉半升　盐半合　川椒去目并合口者，炒出汗，一合

上合和，以醋及清泔各三升，煎数十沸，去滓，约一升，分三服，有恶物下即效。小儿量大小加减。

乌香散　治鼻痈，侵蚀鼻柱。

草乌烧灰　麝香研。各等分

上研极细，以少许贴疮上。

---

① 轻粉：原无，据上文方药组成补。

鼻干无涕

犀角散 治肺热，心神烦闷。

犀角屑 木通 升麻 赤茯苓 黄芪 马牙硝 杏仁去皮尖双仁，炒黄。各半两 麦门冬去心，一两 朱砂研 龙脑研 炙甘草各二钱五分

上为细末，每服一钱，食后竹叶汤调下。

桑根白皮散 治肺脏积热，皮肤干燥，鼻痛无涕，头疼心闷。

桑根白皮 木通 大黄锉，炒。各二两 升麻一两半 石膏 葛根各三两 甘草炙赤，一两

每服三钱，水一盏，煎至六分，食后温服。

吹鼻散

龙脑半钱 马牙硝一钱 瓜蒂十四枚，为末

上研极细，每用一豆大，吹入鼻中。

鼻痛

人参顺气散又名通气祛风汤 治感风头疼，鼻塞声重，及一应中风者，先宜服此药疏通气道，然后进以风药。

干姜半两 人参 川芎去芦 炙甘草 干葛 苦梗去芦 厚朴去皮，姜制 白术去芦 陈皮去白 白芷各一两 麻黄去节，一两半

上㕮咀，每服三钱，水一盏，姜三片，枣一枚，薄荷五七叶，同煎八分，不拘时热服。如感风头疼，咳嗽鼻塞，加葱白煎。

白芷散

白芷 杏仁汤泡，去皮尖 细辛各一钱 全蝎二个，焙

上为细末，麻油调傅。

没药散 治风冷搏于肺脏，上攻于鼻，则令鼻痛。

没药 干蝎去土，炒 南星炮 白附子炮 雄黄研 当归焙 丹砂研 胡黄连 牛黄研 白芷 麝香研 官桂去皮 丁香 炙甘草各二钱半 乌蛇酒浸，去皮骨，炙，半两

上为细末，研匀。每服半钱，温酒调下，早晚各一服。

白鲜皮汤 治肺受风，面色枯白，颊时赤，皮肤干燥，鼻塞干痛，此为虚风。

白鲜皮 麦门冬去心 白茯苓去皮 杏仁去皮尖双仁，炒 细辛去苗 白芷各一两半 桑白皮 石膏研。各二两

每服三钱，水三盏，先煮大豆三合，取汁一盏，去豆下药，煎至七分，去滓，不拘时服。

葫芦酒 治鼻塞眼昏，疼痛脑闷。

上取苦葫芦子碎之，以醇酒半升浸，春三、夏一、秋五、冬七日，少少内鼻中。一方，用童便浸汁。

神效宣脑散 取黄水鼻中下。

川郁金 川芎 青黛 薄荷 小黄米各二分

上为细末，每用少许，口噙冷水，搐鼻中。

鼻赤

消风散见头痛。

升麻防风散 升麻 防风 人参各一两 蝎尾半两，炒 雄黄二钱 牛黄一钱 甘草 朱砂各二钱五分 麝香一钱 僵蚕半两，炒

上锉碎，炼蜜丸，如樱桃大，朱砂为衣。每服一丸，薄荷汤送下。

泻青丸见头痛。

栀子仁丸 治肺热，鼻发赤瘰。

栀子仁不拘多少

上为细末，以黄蜡为丸，如桐子大。每服二十丸，食后茶、酒任下。

白矾散　治肺风，酒皶鼻等疾。

白矾生　硫黄生　乳香各等分

上为末，每用手微抓动患处，以药擦之。

硫黄散　治酒皶鼻，鼻上生黑粉刺。

硫黄生　轻粉各一钱　杏仁二七个，去皮

上为细末，唾津调，临卧时涂鼻上，早晨洗去。

凌霄花散　治酒皶鼻。

凌霄花　山栀子各等分

上为细末，每服二钱，食后茶汤调服。

何首乌丸　治肺风，鼻赤、面赤。

何首乌一两半　防风　黑豆去皮　荆芥　地骨皮洗。各一两　桑白皮　天仙藤　苦参　赤土各半两

上为细末，炼蜜丸，如梧子大。每服三四十丸，食后茶清下。一方，有藁本一两。

大风油　治肺风，面赤、鼻赤。

草乌尖七个　大风油五十文　真麝香五十文

上以草乌尖为末，入麝研匀，次用大风油，瓷盒子盛，于火上调匀，先以生姜擦患处，次用药擦之，日三二次。兼服前何首乌丸，即除根本。

治赤鼻方

川椒　雄黄　枯矾　舶上硫黄　天仙子　三柰各一两　轻粉　麝香各少许

上为细末，小油调搽患处。

冬瓜子散　治鼻面酒皶如麻豆，疼痛，黄水出。

冬瓜子仁　柏子仁　白茯苓　葵子微炒　枳实麸炒。各一两　栀子仁二两

上为细末，每服二钱，食后米饮调下。

治肺风鼻赤

草乌尖七个　明矾半钱　麝香一字　猪牙皂角一钱

上为细末，以大枫油和匀，用瓷器火上熔开，先以姜擦，次以指蘸药擦之，日三次。

治酒皶鼻

生硫黄三钱　黄连　白矾　乳香各一钱半　轻粉半钱

上为细末，用唾津蘸药擦之，日二次。

治酒皶鼻，并治鼻上赘肉及雀斑等疾，亦可点痣。

黄丹五文　硇砂三十文，研极细　巴豆十粒，去壳心膜，纸裹[①]捶去油　酒饼药五十文，罐子盛

上同入饼药罐子中，慢火煎两三沸，取下，续入研细生矿灰三钱，鸡子清调匀。赤鼻，以鹅毛拭红处，一日一次上药，追出毒物，病退即止；次服消风散、桦皮散之类五七帖。雀斑，用小竹棒挑药点患处，才觉小肿，即洗去，不洗恐药力太猛。

治赤鼻及面上风疮

大枫油五十文　草乌一个，为末　轻粉　麝香各一百文

上先将草乌入油内熬令匀取出，少时下轻粉、麝香末搅匀。每用少许擦患处令热，旬日瘥。一方，无轻粉，用生姜擦患处傅药。

治鼻赤肺风

肺风鼻赤最难医，我有良方付与伊。

但用硫矾为细末，茄汁调涂始见奇。

荆芥散　治肺风皶疱。

荆芥穗四两　防风　杏仁去皮尖　蒺藜炒，去刺　白僵蚕炒　炙甘草各一两

上为细末，每服二钱，食后茶清调下。

---

① 裹：原脱，据文义补。

蓖麻子膏　治酒皶鼻，及肺风面赤生疮。

蓖麻子去壳，研　轻粉　沥青研　硫黄研　黄蜡各二钱　麻油一两

上熬成膏，以瓷器盛之，每用少许涂患处。

铅红散　治风热上攻阳明经络，面鼻紫赤刺瘾疹，俗呼肺风，以肺而浅在皮肤也。

舶上硫黄　白矾灰各半两

上为末，入黄丹少许，染与病人面色同，每上半钱，津液涂之，洗漱罢及临卧再上。兼服升麻汤下泻青丸，服之除其本也。

口

口　甘

三黄丸见发热。

口　苦

小柴胡汤见往来寒热。

龙胆泻肝汤

柴胡一钱　黄芩七分　生甘草　人参　天门冬去心　黄连　草龙胆　山栀　麦门冬　知母各五分　五味子七粒

水二盏，煎至一盏，去渣温服，食远。忌辛热物，大效。

口　糜

五苓散见消瘅。　道赤散见发热。

胡黄连散

胡黄连五分　藿香一钱　细辛　黄连各三钱

上为末，每半钱，干掺口内，漱吐之。

必效散

白矾　大黄各等分

上为细末，临卧干贴，沥涎尽，温水漱之。

黄柏散

黄柏蜜涂炙干，去火毒　白僵蚕直者，置新瓦上，下以火煿断丝，去火毒

上研极细，少许掺疮上及舌上，吐涎。

口　疮

凉膈散见发热。　甘桔汤见咽喉。

三补丸

黄芩　黄连　黄柏

等分，末之，水丸。每服三十丸，白汤下。

金花丸

黄连　黄柏　黄芩　栀子　大黄便秘加之

等分，末之，水丸。每服三十丸，白汤下。

黄连升麻汤

升麻一钱半　黄连三钱

上为细末，绵裹含，津咽。

绿袍散

黄柏四两　炙甘草二两　青黛一两

上先取二味为末，入青黛同研匀，干贴。

蜜柏散　黄柏不计多少，蜜炙灰色，为细末，干掺上，临卧。忌酒醋浆，犯之则疮难愈。

黄连散

黄连　朴硝　白矾各半两　薄荷一两

上为粗末，用腊月黄牛胆，将药入胆内，风头挂两月取下。如有口疮，旋将药研细，入于口疮上，去其热涎即愈。

蟾酥绵

蟾酥五皂角子大　硼砂　龙脑　麝香各一皂子大

上研极细，以温汤半盏化令匀，入绯绵秤半钱，蘸药汁晒干，候药汁尽，将绵寸截，每用一片，贴于患处，有涎即吐，一日三五次易之，取瘥。

黄连解毒汤见发热。 理中汤见霍乱。 降气汤 养正丹俱见气。 黑锡丹见诸逆冲上。

升麻饮 治口内生疮，齿龈肉烂。

升麻 玄参 黄连 羚羊角镑 黄芩 葛根 大黄 麦门冬去心 羌活 防风 甘菊花各半两 人参 知母 炙甘草各二钱半

上㕮咀，每服三钱，水一盏，煎至七分，去滓，食后温服。一方，无人参，有牛蒡子。

冰柏丸

龙脑少许 黄柏日干 硼砂研 薄荷叶各等分

上为细末，研匀，生蜜和丸，如龙眼大。每服一丸，津液化下。疮甚者，加脑子研。

口　臭

加减甘露饮《本事》 治男子妇人小儿胃客热，口臭牙宣，赤眼口疮，一切疮疼已散未散，皆可服之。丹溪云：甘露饮，心肺胃药也。

熟地黄 生地黄 天门冬去心 黄芩 枇杷叶去毛 山茵陈 枳壳 金钗石斛各一两 甘草 犀角各五钱

上为末，每服二钱，水一盏，煎至七分，去渣，食后临卧温服。小儿一服分作两服，更斟酌与之。

加减泻白散

桑白皮三钱 地骨皮一钱半 炙甘草一钱半 知母七分 黄芩五分 五味子二十一粒 麦门冬五分 桔梗二钱

上㕮咀，水二盏，煎至一盏，去滓温服，食远，一日二服。忌酒、湿面及辛热之物。

生香膏 治口气热臭。

上用干甜瓜子，去壳研细，蜜少许调成膏，食后含化，或傅齿上尤妙。一方，空心洗漱讫，含化一丸，如枣核大。

地骨皮丸 治肺热口臭，口中如胶，舌干发渴，小便多。

地骨皮 黄芪 桑白皮 山栀子 马兜铃各等分

上为细末，甘草膏和丸，如芡实大。每服一丸，食后噙化。

升麻黄连丸 治多食肉口臭，不欲闻其秽恶。

升麻 青皮各半两 黄连 黄芩酒洗。各二两 生姜 檀香 甘草生用。各二钱半

上为细末，水浸蒸饼为丸，如弹子大。每服一二丸，不拘时细嚼，白汤送下。

齿

清胃散 治因服补胃热药，致上下牙疼痛不可忍，牵引头脑，满面发热大痛。阳明之别络入脑，喜寒恶热，乃手阳明经中热盛而作，其齿喜冷恶热。

生地黄三分，酒洗 升麻一钱 牡丹皮半钱 当归身三分 拣黄连三分，如连不好，更加二分，夏倍之

上五味，同为细末，水煎至一半，去滓，候冷细呷之。

承气汤见大便不通。 调胃承气汤见发热。 越鞠丸见郁。 补中益气汤见劳倦。 归脾汤见健忘。 六味丸 还少丹 八味丸俱见虚劳。

独活散 治风毒牙痛，或牙龈肿痛。

独活 羌活 川芎 防风各五分 细辛 荆芥 薄荷 生地黄各二钱

上每服三五钱，水煎漱咽。

茵陈散　治牙齿疼痛，外面赤肿疼痛，及去骨槽风热。

茵陈　连翘　半夏　荆芥穗　麻黄　升麻　黄芩　牡丹皮　射干　羌活　独活　大黄炮　薄荷　僵蚕各二钱半　细辛半两　牵牛一两

上为细末，每服三钱，水一盏，先煎汤熟，下药末搅一搅，急泻出，食后连滓热服。

羌活附子汤东垣　治冬月大寒犯脑，令人脑齿连痛，名曰脑风，为害甚速，非此莫救。

麻黄去节　黑附子炮。各三分　羌活　苍术各五分　黄芪一分　防风　甘草　升麻　白僵蚕炒去丝　黄柏　白芷各三分　佛耳草有寒嗽者用之，如无不用

上水煎服。

消风散见头痛。

羌活散东垣

麻黄去根节　白芷各三钱　羌活根一钱半　防风根三钱　藁本　当归身各三分　细辛根　柴胡　升麻　苍术各五分　羊胫骨灰二钱半　草豆蔻　桂枝各一钱

上为细末，先用温水漱口净后搽之，其痛立止。

麻黄散东垣

麻黄根不去节　羊胫骨灰　龙胆草酒洗　生地黄各二钱　羌活一钱半　防风　藁本　升麻　黄连　草豆蔻各一钱　当归身　熟地黄各六分　细辛根少许

上极细末，依前搽之。

细辛散东垣　治寒邪风邪犯脑痛，齿亦痛。

麻黄去节，三钱　桂枝　羊胫骨灰各二钱半　羌活　草豆蔻各一钱半　柴胡　升麻　防风　白芷　藁本　苍术　当归身各五分　细辛三分

上为细末，先漱后擦之，神效。

白芷散东垣　治大寒犯脑，牙齿疼痛。

麻黄去节　草豆蔻各一钱半　黄芪　桂枝各二钱半　吴茱萸　白芷各四分　藁本三分　羌活八分　当归身　熟地黄各五分　升麻一钱

上为细末，先用水漱洗，以药擦之。

蝎梢散东垣　治大寒犯脑，牙疼。

麻黄去节，一钱半　当归身　柴胡　白芷各二分　桂枝　升麻　防风　藁本　黄芪各三分　羌活五分　羊胫骨灰二钱半　草豆蔻皮，一钱　蝎梢少许

上为末，用法如前。

牢牙地黄散东垣　治牙疼及脑寒痛。

麻黄　黄连　羊胫骨灰各一钱　升麻一钱半　草豆蔻一[①]钱二分　吴茱萸八分　益智仁　当归身各四分　藁本二分　防己　生地黄　人参　熟地黄　羌活各三分　黄芪　白芷各五分

上为末，先漱口净，擦患处。

独活散　治风毒攻蛀，齿龈肿痛。

羌活　防风　川芎　独活　石膏　荆芥　升麻　干葛　生地黄　细辛　白芷　赤芍药　黄芩　甘草

上薄荷煎服。

金沸草散见咳嗽。

当归龙胆散　治寒热牙疼。

升麻　麻黄　生地黄　当归梢　白芷　草豆蔻　羊胫骨灰　草龙胆　黄连各等分

上为末擦之。

益智木律散丹溪　治寒热牙疼。

草豆蔻二钱二分　益智仁　当归身　熟地黄　羊胫骨灰各五分　木律二分　升麻一钱半　黄连四分

---

① 一：原作“皮”，据《兰室秘藏》改。

上细末擦之。如寒牙疼，去木律。

草豆蔻散丹溪　治寒多热少，牙齿疼痛。

草豆蔻一钱二分　黄连　升麻各二钱半　细辛叶　防风各二分　熟地黄　羊胫骨灰各五分　当归身六分

上为细末，痛处擦之。

麝香散　治热多寒少，牙露龈肉脱，血出，齿动欲落，大作疼痛，妨食。

麝香少许　升麻一钱　黄连　草豆蔻各一钱半　熟地黄　麻黄各一分　益智仁二分半　羊胫骨灰二钱　人参　生地黄　当归　汉防己酒制。各三分

上为细末，每用少许，擦牙疼处，噙良久，有涎吐去。

立效散东垣　治牙齿痛不可忍，及头脑项背痛，微恶寒饮，大恶热饮，其脉上中下三部阳虚阴盛，是五脏内盛，六腑阳道微，脉微小，小便滑数。

防风一钱　升麻七分　炙甘草三分　细辛二分　草龙胆酒洗，四分

水一盏，煎至五分，去滓。以匙抄在口中，渫痛处，少时立止。如多恶热饮，更加草龙胆一钱；如更恶风作痛，加草豆蔻、黄连各五分，勿加龙胆。随寒热多少临时加减。

升麻散　治上爿牙疼。

细辛倍　黄柏　知母　防己　黄连　升麻　白芷　蔓荆子　牛蒡子　薄荷

上末，薄荷汤调服，及搽牙龈，或煎服亦可。

白芷散　治下爿牙疼。

白芷　防风　连翘　石膏煅　荆芥　赤芍药　升麻倍　薄荷

上件为细末，薄荷汤调服，及搽牙龈，或煎服亦可。

神功丸东垣

兰香叶如无藿香代之　当归身　木香各一钱　升麻二钱　生地黄酒洗　生甘草各三钱　黄连去须，拣净，酒洗秤　缩砂仁各五钱

上同为细末，汤浸蒸饼为丸，如绿豆大。每服一百丸，或加至二百丸，止，白汤下，食远服。兼治血痢，及血崩血下不止，血下褐色或紫色黑色，及肠澼下血，空心服，米汤下，其脉洪大而缓者。及治麻木，厥气上冲，逆气上行，妄闻妄见者。

牢牙散东垣　治牙龈肉绽有根，牙疳肿痛，动摇欲落，牙齿不长，牙黄口臭。

升麻　羌活　羊胫骨灰各一两　草龙胆酒洗，一两五钱

上为细末，以纱罗子罗骨灰作微尘末，和匀，卧时贴在牙龈上。升麻，古本作四分，亦一两也。

安肾丸见喘。《良方》于本方内去肉桂、茯苓二味，馀药等分。《统旨》无肉桂、川乌、桃仁、萆薢、白术，有杜仲、菟丝子。

八味丸　还少丹并见虚劳。　黑锡丹见诸逆冲上。　嘉禾散见反胃。

牢牙散　治牙无力，不能嚼物。

升麻三钱　生地黄　石膏各一钱　白茯苓　玄参各五分　羊胫骨灰　梧桐律各三分　黄连一钱三分　麝香少许，另研

上为细末，研匀，每用少许，临卧擦牙，复以温水漱去。

塞　耳

雄黄定痛膏

大蒜二枚　细辛去苗　盆硝另研。各二钱　雄黄另研，一钱　猪牙皂角四锭

上为细末，同大蒜一处捣为膏，丸如梧桐子大。每用一丸，将绵子裹药，左边牙疼放在左耳，右边牙疼放在右耳，良久痛止。一丸可治数人。

透关散

蜈蚣头　蝎梢去毒　草乌尖如麦粒大者　川乌底如钱薄者。各七枚　雄黄如麦大七粒，另研　胡椒七粒

上细末，用纸捻子蘸醋，点药少许，于火上炙干，塞两耳内，闭口少时即效。

刷　牙

牢牙散　去风冷蛀䘌宣露用之，甚效。

槐枝　柳枝各长四寸，四十九枝　皂角不蛀者，七茎　盐四十文重

上同入瓷瓶内，黄泥固济，糠火烧一夜，候冷取出研细，用如常法。

白牙散

升麻一钱　羊胫骨灰二钱　白芷七分　石膏一钱半　麝香少许

上为细末，先用温水漱口，擦之妙。

麝香刷牙散

麝香一分　升麻一钱　黄连二钱　白豆蔻　羊胫骨灰　草豆蔻各三钱半　当归身　防己酒浸　人参各三分　生地黄　熟地黄各二分　没石子三枚　五倍子一个

上为细末，用如前法。

刷牙方

羊胫骨灰一两　升麻一钱　黄连一钱

上为末擦之。

长春牢牙散　乌髭髪，去牙风。

川芎　砂仁　香附子　百药煎　丁香　升麻　五倍子　白茯苓　细辛　青盐　金丝矾　白蒺藜　檀香　甘松　破故纸各半两　石膏二两　没石子　诃子去核。各九个　胆矾三钱　麝香半钱

上为细末，研匀，早晚刷牙，次以温水漱口吐出。

沉香散　坚固牙齿，荣养髭髪。

沉香　诃子皮　青盐　青黛研。各二钱　白檀　母丁香各一钱半　当归　香附子炒，去毛　细辛去苗。各半两　荷叶灰　乳香研。各一钱　苦楝子破四片，炒，半两　龙脑另研　麝香另研。各半钱　酸石榴皮二两半

上为细末，每用半钱，如常刷牙，温水刷漱了，早晚二次。

朱砂散　揩牙令白净。

朱砂细研　茅香　藿香　丁皮　香附　甘松　白芷　升麻　黄丹各一两　石膏四两　寒水石八两　猪牙皂角二两　白檀　零陵香各半两

上为细末，研匀，每用揩齿，甚佳。

妙应散　牢牙疏风理气，乌髭髪。

人参　细辛去苗　白茯苓　香附子炒，去毛　川芎　白蒺藜炒，去角　砂仁各半两　百药煎　白芷　石膏煅　龙骨研。各六钱　麝香另研，少许

上为细末，早晨、临卧温水刷漱之。

䘌　蛀

桃仁承气汤见畜血。

动　摇

地黄丸

白茯苓去皮　人参　山芋各四两　枸杞根三两　生地黄五斤，取汁　白蜜一斤　酥少许

上将前四味为末，以好酒一斗，煎至三升，去滓，入地黄汁、白蜜、酥，同煎至可丸，即丸如小豆大。每服二十丸，用温酒送下，一日三服，渐加至五服。

甘露饮《和剂》　治丈夫妇人小儿胃中客热，牙宣口气，齿龈肿烂，时出脓血，目睑垂重，常欲合闭，或即饥烦，不欲饮食，及赤目肿痛，不任凉药，口舌生疮，咽喉肿痛，疮疹已发未发，皆可服之。又疗脾胃受湿，瘀热在里，或醉饱房劳，湿热相搏，致生疸病，身面皆黄，肢体微肿，胸满气短，大便不调，小便黄涩，或时身热，并皆治之。

枇杷叶刷去毛　干熟地黄去土　天门冬

去心，焙 枳壳去瓤，麸炒 山茵陈去梗 生干地黄 麦门冬去心，焙 石斛去芦 炙甘草 黄芩

上等分，为末，每服二钱，水一盏，煎至七分，去滓温服，食后临卧。小儿一服分两服，仍量岁数加减与之。

五灵膏 治牙齿动摇。

五灵脂半两 松脂 黄蜡各一两 黄丹二钱半 蟾酥半字

上于瓷器中，以慢火熬成膏，用白熟绢上摊，候冷剪作片子。每夜贴于龈上，有津即吐，误咽不妨。此药临卧时用一次，于恶硬物底一个牙根儿下里外贴之，亦不甚闷。若是牙儿坚固，自然得力，不恶硬物也。

治牙动摇疼痛

五倍子 白茯苓 细辛各五钱 青盐三钱

上为细末，早晚刷牙 久有大效。

宣牙膏 治牙齿动摇不牢，疼痛不止。

定粉 龙骨各二钱半 麝香一字 黄蜡一两

上为细末，研匀，将黄蜡熔化和药，放冷取出，熨斗烧热，铺纸，用药摊之匀薄，每用剪作纸条儿，临卧于齿患处齿龈间封贴一宿，至次日早晨取出药，每夜用之，如此半月，消牙齿肿闷，坐生龈肉，治疳蚀，去风邪，牢牙齿，大有神效。

五倍子散 治牙齿摇，及外物所伤，诸药不效，欲落者。

川五倍子 干地龙去土微炒。各半两

上为细末，先用生姜揩牙根，后以药末傅之，五日内不得咬硬物。如齿初折落时热贴齿槽中，贴药齿上即牢如故。

治牙齿动摇，髭鬓赤黄，一服髭黑牙牢。

生姜半斤，取汁 地黄一斤，洗净研细，取自然汁，仍留滓

上以不蛀皂角十茎，刮去黑皮弦，将前药汁蘸皂角，慢火炙干，再蘸再炙，用药尽为度，并前药滓同入瓷瓶内，用火煅存性为末。牙齿动摇，用药擦牙龈上。如髭黄，以铁器盛药末三钱，汤调过，三日后将药汁蘸擦髭鬓，临卧时用，次早已黑色，三夜三次用，其黑如漆甚妙。

治齿根动欲脱落

上用生地黄，绵裹著齿上咂之。又㕮咀，以汁渍齿根，日四五，夜著之并咽汁，十日大佳，如齿挺出，嚼之亦可。

土蒺藜散 治牙齿疼痛，龈肿摇动，及打动牙齿。

上用土蒺藜去角生用，不以多少，为粗末，每服五钱，以淡浆水半碗，煎七八沸，去滓，入盐末一捻，带热时时漱之，别无所忌。或用根烧灰，贴动牙即牢。

治牙齿动摇

上用黑铅半斤，大锅内熔成汁，旋入桑条灰，柳木捶研令沙，以熟绢罗为末。每日早晨如常揩牙，后用温水漱在盂内，以水洗眼。能明目乌髭鬓，及治诸般眼疾。

麝香矾雄散 治大人小儿牙齿动摇，龈腭宣露，骨槽风毒，宣蚀溃烂，不能下食。

麝香 龙骨 胆矾 雄黄

上为细末，每用一字，鹅毛蘸药扫患处。又用三钱，以水七分 煎至五分，热呷满口，候冷吐去；或每日揩牙，温水漱之。

熟铜末散 治牙齿非时脱落，令牢定。

熟铜末一两 当归 细辛 地骨皮 防风各二钱半

上为细末，研如粉。每用涂药在患处，以蜡纸封之，日夜二三度，三五日牢

定。一日忌嚼硬物。

露蜂房散　治牙齿不生，及齿风痛。

露蜂房炙　荆芥　川椒去目及合口者，炒出汗　地骨皮　松节　青盐　白矾枯。各一两

上为细末，每用半钱，绵裹，于患处咬之，有涎吐之。

川升麻散　治牙齿不生，齿风宣露。

川升麻　白附子炮。各一两

上为细末，研匀，于八月内取生地黄四斤，洗去土，绞取汁二大盏，即下药搅令匀，放瓷器中。每用以柳枝绵裹一头，点药炙令热，烙齿根下缝中，更涂膏少许即验。

唇

济阴地黄丸　治阴虚火燥，唇裂如茧。

五味子　熟地黄自制杵膏　麦门冬　当归　肉苁蓉　山茱萸去核　干山药　枸杞子　甘州菊花　巴戟肉各等分

上为末，炼蜜丸，桐子大。每服七八十丸，空心食前白汤送下。

柴胡清肝散

柴胡　黄芩炒。各一钱　黄连炒　山栀炒。各七分　当归一钱　川芎六分　生地黄一钱　升麻八分　牡丹皮一钱　甘草三分

上水煎服。若脾胃弱，去芩、连，加白术、茯苓。

清胃散见齿。　归脾汤见健忘。　补中益气汤见劳倦。

羌活散

羌活　茯苓　薏苡仁各等分

上每服三五钱，水煎，入竹沥一匙服。

泻黄饮子　治风热在于脾经，唇燥裂无色。

白芷　升麻　枳壳麸炒　黄芩　防风各一钱　半夏姜汤泡七次，一钱　石斛一钱二分　甘草七分

水二盅，姜三片，煎八分，食后服。

五福化毒丹　治唇舌肿破，生疮烦渴。

玄参洗，焙　桔梗各二两　人参半两　茯苓一两半　马牙硝风化　青黛各一两　麝香一字　甘草七钱半，焙

上为细末，研匀，炼蜜为丸，如皂角子大，以金银箔各四十片为衣。每服一二丸，薄荷汤化下。如口臭，以生地黄汁化下，食远服。

白灯散　治紧唇。

上缠白布作大灯炷如指，安斧刃燃热，令刃汗出，拭取傅唇上，日三二度。

独活散　治唇上生恶核肿，由脾胃热壅滞。

独活　升麻　桑寄生　犀角屑　沉香　连翘　汉防己　大黄炒。各七钱半　炙甘草半两

每服三钱，水一中盏，煎至六分，去渣，不拘时温服。

升麻饮　治脾胃有热，风冷相乘，唇肿生核疼痛。

升麻　前胡　犀角镑　薏苡仁　炙甘草各半两　葛根　龙胆草　青竹皮各二钱半

上㕮咀，每服五钱，水一盏半，煎至八分，去滓，食后服。

生地黄煎　治脾热唇焦枯，无润泽。

生地黄汁　生天门冬汁各半升　生麦门冬去心　萎蕤各二两　黄芪　升麻各一两半　细辛　川芎　白术　甘草生用。各一两

上细剉，绵裹，酒浸一宿，以猪脂二斤，煎至药色焦，绵滤去滓，内锅中，后下地黄、天门冬汁，熬令稠，瓷器盛。每服半匙，不拘时含咽下。

治唇生肿核方

松脂　大黄　白蔹　赤小豆　胡粉各等分

上为末，以鸡子清调傅。

黄柏散　治茧唇。

黄柏一两　五倍子二钱　密陀僧　甘草各一钱

上除黄柏外，馀药为末，用水调傅于柏上，火炙三五次，将柏切成片子，临睡贴之，天明即愈。

舌

小续命汤见中风。

升麻散《济生》　治热毒口舌生疮，咽喉肿痛。

升麻　赤芍药　人参　桔梗　干葛　甘草

上㕮咀，姜煎温服。一方，有黄连、大黄、黄芩、玄参、麦门冬。

碧雪《和剂》　治积热口舌生疮，心烦喉闭。

芒硝　青黛　寒水石　石膏煅。各飞研　朴硝　硝石　甘草[①]　马牙硝各等分

甘草煎汤二升，入诸药再煎，用柳枝不住搅令熔，方入青黛和匀，倾入砂盆内，冷即成霜，研末。每用少许，以津含化。如喉闭，以竹管吹入喉中。

《本事方》虚壅上攻，口舌生疮。

草乌一个　南星一个　生姜一块

为末，临卧醋调作掩子，贴手脚心。

三黄丸见发热。

龙石散《三因》　治上膈蕴热，口舌生疮，咽喉肿痛。

寒水石煅，三两　朱砂二钱半，另研　龙脑半字。

为末，少许掺患处。小儿疹毒攻口，用五福化毒丹后用此。

清热补气汤　治中气虚热，口舌如无皮状，或发热作渴。

人参　白术　茯苓　当归酒洗　芍药炒。各一钱　升麻　五味子　麦门冬　玄参　炙甘草各五分

上水煎服。如不应加炮姜，更不应加附子。

清热补血汤　治口舌生疮，体倦少食，日晡益甚，或目涩热痛。

当归酒洗　川芎　芍药　熟地酒洗。各一钱　玄参七分　知母　五味子　黄柏　麦门冬去心　柴胡　牡丹皮各五分

上水煎服。如不应，用补中益气汤加五味治之。

六味丸　八味丸俱见虚劳。　凉膈散见发热。　加味归脾汤即本方加当归、柴胡、山栀、丹皮。见健忘。

玄参升麻汤　治心脾壅热，舌上生疮，木舌舌肿，或连颊两项肿痛。

玄参　升麻　犀角　赤芍药　桔梗　贯众　黄芩　甘草各等分

上㕮咀，每服四钱，水一盏半，煎七分，去滓，不拘时服。

清热化痰汤　治上焦有热，痰盛作渴，口舌肿痛。

贝母　天花粉　枳实炒　桔梗各一钱　黄芩　黄连各一钱二分　玄参　升麻各七分　甘草五分

上水煎服。

小柴胡汤见往来寒热。　八珍汤见虚劳。

舌肿痛

金沸草散　世医用此发散伤寒伤风，及加杏仁、五味子治咳嗽皆效，独未知用之舌肿牙疼。辛未年有人患舌肿满塞，粥药不入，其势危甚，煎此一剂，乘热以纸

---

① 甘草：原脱，据《局方》补。

笼气熏之，遂愈。方见咳嗽。

黄药汤　治舌肿及重舌。

黄药　炙甘草各一两

上㕮咀，每服三钱，水一盏，煎至七分，去滓，食后温服。

木　舌

马牙硝丸

马牙硝研，七钱半　铅白霜　太阴玄精石　寒水石　麝香细研　大黄炒。各半两　枯白矾一钱二分　炙甘草二钱半

上为细末，研匀，炼蜜和丸，如小弹子大。含一丸，咽津。

牛黄散　治舌肿强。

牛黄研　汉防己各七钱半　犀角屑二钱半　羚羊角屑　人参　桂心　牛蒡子炒　生地黄　炙甘草各半两

上为细末，研匀，每服三钱，水一中盏，煎至六分，不拘时，连滓温服。

玄参散

玄参　升麻　大黄　犀角屑各七钱半　甘草半两

上㕮咀，每服五钱，水一盏，煎至五分，去滓，不拘时温服。

飞矾散

白矾飞　百草霜各等分

上研细末，捻糟茄自然汁调，若口噤，挑灌之妙。

䗪虫散

䗪虫五枚，炙　盐半两

上研细末，以水二盏，煎十沸，去滓，热含吐去，以瘥为度。

百草霜散　治舌肿起，如猪胞方，忽然硬肿，逡巡塞闷杀人。

上用釜下墨末，以醋调，厚傅舌上下，脱去更傅，须臾即消，若先决去血汁，更傅之尤佳。一方，釜下墨和盐等分，沥清水，涂肿处令遍表里，良久即愈。一方用醋调尤妙。一方，用井花水调釜下墨[1]、盐成膏，傅舌上立愈。

重　舌

乌犀膏见咽喉。

牛黄散　治重舌。

牛黄研　人参　大黄炒　麝香研　炙甘草各半两　丹砂研　当归切，焙。各二钱半　白茯苓去皮，七钱半

上为细末，每服半钱，食后沸汤调下，甚者加至一钱。

舌　强

矾石散　治风湿寒，舌强不能语。

枯矾　桂心各等分

上为末，每服一钱，安舌下。

舌　疮

甘露饮　治口舌生疮，牙宣心热。

枇杷叶　石斛　黄芩　麦门冬去心　生地黄　炙甘草各等分

上㕮咀，每服五钱，水二盏，煎八分，去滓，不拘时温服。

栝蒌根散　治风热，口中干燥，舌裂生疮。

栝蒌根　胡黄连　黄芩各七钱半　白僵蚕炒　白鲜皮　大黄锉，炒。各半两　牛黄研　滑石研。各二钱半

上为细末，研匀，每服二钱，不拘时，竹叶汤调服。

甘露丸　解壅毒，退风热。治口舌干燥。

寒水石二斤，烧令赤，摊于地上一宿，出火毒　马牙硝三两，细研　铅霜细研　龙脑细研　甘草炙赤。各七钱半

上为细末，研匀，以糯米饭和丸，如

---

① 釜下墨：原作“涂下黑”，据文义改。

弹子大。每服半丸，食后用新汲水磨化服。

芦荟散　治口舌生疮。

芦荟　青蒿研　蟾酥　羊蹄花各半两　白矾煅。研　麝香研　牛黄研。各一钱二分　干蜗牛研，三枚　瓜蒂二十枚　丁香　细辛去苗　丹砂研。各二钱半　马牙硝研，七钱半　熊胆研，一钱

上为细末，研匀，先以头髪裹指，于温水内蘸揩之，软帛挹却脓水，取少许药末掺疮上。或轻可即去蟾酥、芦荟，看病大小，以意加减用之。

玄参散　治口舌生疮，连齿龈烂痛。

玄参　升麻　独活　麦门冬去心　黄芩　黄柏　大黄炒　栀子仁　前胡　犀角　炙甘草各等分

上为末，每服五钱，水一盏，煎五分，不拘时温服。

绿云散　治舌上生疮。

铜绿　铅白霜各等分

上同研极细，每用少许，掺舌上。

黑锡丹见诸逆冲上。　理中汤见霍乱。

舌　纵

神龟滋阴丸　治足痿。

龟板炙，四两　知母酒炒　黄柏炒赤。各二两　琐阳酒洗　枸杞子　五味子各一两　干姜炮，半两

上为末，滴水丸，如桐子大。每服七十丸，空心盐汤下。

通天愈风汤

白术一钱半　桔梗三钱　人参　南星汤泡　贝母去心。各一钱　威灵仙　连翘　防风去芦　甘草　荆芥穗各五分　栝蒌仁十五粒　生姜三片

水一盅半，煎七分，去渣，入荆沥一呷，姜汁些少，半饥时服，吞下清心导痰丸五十粒，日一服。

清心导痰丸

白附子一两　南星姜制　半夏姜制。各二两　黄连炒，七钱半　天花粉一两　白僵蚕炒去丝嘴，半两　川乌盐制，二钱　郁金七钱半　天麻　羌活各半两

上为末，姜汁糊为丸，如桐子大。每服五十丸，用通天愈风汤吞下。

清心牛黄丸

胆星一两　牛黄二钱　黄连一两　当归身　甘草　辰砂各半两

上为末，汤浸蒸饼为丸，绿豆大。每服五十丸，临卧时唾津咽下。

面

升麻加黄连汤

升麻　葛根各一钱　白芷七分　甘草炙，五分　白芍药五分　酒黄连四分　生犀末三分　川芎三分　荆芥穗三分　薄荷三分

上锉如麻豆大，用水半盏，先浸川芎、荆芥、薄荷外，都作一服，水二盏，煎至一盏，入先浸三味，煎至七分，去渣，食后温服。忌酒、湿面、五辛。

升麻加附子汤

升麻　葛根　白芷　黄芪各七分　甘草炙，五分　黑附子七分，炮　人参　草豆蔻各五分　益智仁三分

上锉如麻豆大，都作一服，水三盏，连鬚白葱头二茎，同煎至一盏，去渣温服，食前。

茯苓桂枝五味子甘草汤见喘。　调胃承气汤见发热。　附子理中丸　巴戟丸俱见恶寒。

冲和顺气汤

升麻一钱　葛根一钱半　甘草四分　芍药三分　白芷一钱　黄芪八分　防风一钱　人参七分　苍术三分

上件㕮咀，都作一服，水二盏，姜三片，枣二枚，同煎至一盏，去渣温服。

犀角升麻汤 治风热头面肿痛，或咽喉不利，时毒等证。

犀角镑，七钱 升麻五钱 防风 羌活各五钱半 白芷 黄芩 白附子各二钱半 甘草一钱五分

上每服七钱，水煎。

治面上肺风疮

上用无灰酒，于沙碗钵内浓磨鹿角尖傅之。兼服治肾脏风黄芪丸即愈。见耳痒。

硫黄膏 治面部生疮，或鼻脸赤，风刺，粉刺，百药不效者，惟此药可治，妙不可言。每临卧时洗面令净，以少许如面油用之，近眼处勿涂，数日间疮肿处自平，赤亦消。风刺、粉刺一夕见效。

生硫黄 香白芷 栝蒌根 腻粉各半钱 芫青七个，去翅足 全蝎一个 蝉蜕五个，洗去泥

上为末，麻油、黄蜡约度如合面油多少，熬熔，取下离火，入诸药在内，如法涂之。一方，加雄黄、蛇床子各少许。

柏连散 治面上有热毒恶疮。

胡粉炒 大柏炙 黄连

上等分，为末，面脂调傅，猪脂亦可。

洗面药方 治面有䵟点，或生疮及粉刺之类，并去皮肤瘙痒垢腻，润泽肌肤。

皂角三斤，去皮弦子，另捣 糯米一升二合 绿豆八合，拣净另捣 楮实子五两 三柰子 缩砂连皮，半两 白及二两，肥者，锉 甘松七钱 升麻半两 白丁香五钱，腊月收，拣净

上七味，同为细末讫，和绿豆、糯米粉及皂角末一处搅匀，用之效。

面油摩风膏

麻黄二分 升麻根二钱，去皮 羌活去皮，一两 防风二钱 当归身一钱 白及一钱 白檀五分

上以绵裹定前药，于银石器中用油五两，同熬得所，澄清去渣，以黄蜡一两，再煎熬为度。

莹肌如玉散

白丁香一两 香白芷七钱 升麻半两 白及一两 麻黄去节，二钱 白牵牛一两 当归梢半两 白附子二钱半 白蒺藜一两 楮实子四钱 白茯苓三钱 连翘一钱半 白蔹一两 小椒一两

上为细末，每用半钱，多少洗之。

咽喉

喉痹

甘桔汤《和剂》 治风痰上壅，咽喉肿痛，吞吐有碍。

苦桔梗一两 炙甘草二两

每服三钱，水一盏，煎七分，食后温服。

荆芥汤《三因》 治咽喉肿痛，语声不出，咽之痛甚。

荆芥半两 桔梗二两 甘草一两

上锉散，每服四钱，水一盏，姜三片，煎六分，去滓温服。

甘露饮见齿。

半夏桂枝甘草汤《活人》 治暴寒中人咽痛。

半夏 桂枝 甘草各二钱半

水二盏，生姜五片，煎至八分，去滓，旋旋呷之。

解毒雄黄丸《和剂》 治缠喉风及急喉痹，卒然倒仆，牙关紧急，不省人事。

雄黄研飞 郁金各一两 巴豆去皮，出油，十四枚

上为细末，醋煮面糊为丸，如绿豆大。热茶清下七丸，吐出顽痰立苏，未吐

再服。如至死者，心头犹热，灌药不下，即以刀尺铁匙斡开口灌之，下咽无有不活。如小儿惊热，痰涎壅塞，或二丸三丸，量大小加减。一法，用雄黄丸三粒，醋磨化灌之尤妙，其痰立出即瘥。

小续命汤见中风。

玉钥匙《三因》　治风热喉痹及缠喉风。

焰硝一两半　硼砂半两　脑子一字　白僵蚕二钱五分

上为末，以竹管吹半钱入喉中，立愈。

玉屑无忧散《和剂》　治缠喉风，咽喉疼痛，语声不出，咽物有碍；或风涎壅滞，口舌生疮，大人酒癥，小儿奶癖，或误吞骨屑，哽塞不下。

玄参去芦　贯众去芦　滑石研　砂仁　黄连去须　甘草炙　茯苓　山豆根　荆芥穗各半两　寒水石煅，一两　硼砂一钱

上为细末，每服一钱，干掺舌上，以清水咽下。此药除三尸，去八邪，辟瘟疗渴。

清心利膈汤　治咽喉肿痛，痰涎壅盛。

防风　荆芥　薄荷　桔梗　黄芩　黄连各一钱半　山栀　连翘　玄参　大黄　朴硝　牛蒡子炒，研　甘草各七分

水二盅，煎至一盅，食远服。

碧玉散《宝鉴》　治心肺积热上攻，咽喉肿痛闭塞，水浆不下；或喉痹、重舌、木舌肿胀皆可服。

青黛　盆硝　蒲黄　甘草各等分

上为细末，研匀。每用少许，吹入咽喉内，细细咽下。若作丸，用砂糖为丸，每两作五十丸，每服一丸，噙化咽下。

防风散　治咽喉疼痛，虚者用少，实者用多。

防风去芦，一两　羌活　僵蚕炒　白药子蜜炙　硼砂　荆芥　黄药子　大黄湿纸包，煨令香熟　细辛　川芎　红内消　山豆根　郁金　甘草各半两　牙硝三钱　薄荷半斤

上为细末，研薄荷汁同蜜少许调，每服一匙，不拘时服。

追风散　治咽喉肿痛。

黄丹　朴硝　猪牙皂角煅　砂仁壳煅灰。各半两

上为细末，每用少许，以鹅毛蘸药入口中，傅舌上下及肿处，然后以温水灌漱。如咽喉间毒已破，疮口痛者，用猪脑髓蒸熟，淡姜、醋蘸吃下，立效。

开关散《宝鉴》　治缠喉风，气息不通。

白僵蚕炒去丝嘴　枯白矾各等分

上为细末，每服三钱，生姜、蜜水调下，细细服之。

七宝散　治喉闭及缠喉风。

僵蚕直者，十个　硼砂　雄黄　全蝎十个，头尾全者，去毒　明矾　猪牙皂角一挺，去皮弦。各一钱　胆矾半钱

上为细末，每用一字，吹入喉中即愈。

千缗汤见痰饮。　四物汤见虚劳。

五香散　治咽喉肿痛，诸恶气结塞不通，急宜服之。

木香　沉香　鸡舌香　熏陆香各一两　麝香三分

上为细末，研匀，每服二钱，水一盏，煎五分，不拘时服。

瓜蒂散　治缠喉风，咽中如束，气不通。

上用甜瓜蒂，不限多少，细研为末。壮年一字，十五岁已上及年老者服半字，早晨用井花水调下，一时须①，含砂糖一

---

① 须：原作“烦”，据《奇效良方》改。

块，良久涎如水出，年深者，涎尽有一块如涎布水上如鉴，涎尽食粥一两日，如吐多困甚，即咽麝香汤一盏。麝香须细研，以温水调下。此药不大吐逆，只吐涎水。上瓜蒂须采自然落者用，如未用，以槟榔叶裹，于东墙有风处挂令吹干用。

乌犀膏《必用》 治咽喉肿痛，及一切结喉烂喉，遁尸缠喉，痹喉急喉，飞丝入喉，重舌木舌等证。

皂荚两条，子捶碎，用水三升，浸一时久，挼汁去渣，入瓦器内熬成膏 好酒一合 焰硝 百草霜研，一钱同皂角膏搅匀令稠 人参一钱，为末 硼砂 白霜梅各少许，并研入膏中

上拌和前药，用鹅毛点少许于喉中，以出尽顽涎为度。却嚼甘草二寸，咽汁吞津。

若木舌，先以粗布蘸水揩舌冷，次用生姜片擦之，然后用药。

备急如圣散《宝鉴》 治时气缠喉风，渐入咽喉闭塞，水谷不下，牙关紧急，不省人事。

雄黄细研 藜芦厚者，去皮用仁 白矾飞 猪牙皂角去皮弦

上等分，为细末，每用一豆大，鼻内㗜之，立效。

一字散《必用》 治喉闭气塞不通，饮食不下。

雄黄另研 白矾生研 藜芦各一钱 猪牙皂角七锭 蝎梢七枚

上为末，每用一字，吹入鼻中，即时吐出顽涎愈。

玉粉丸见喑。

咽 痛

三黄丸见发热。

龙麝聚圣丹《宝鉴》，下同 治心脾客热，毒气攻冲，咽喉赤肿疼痛，或成喉痹，或结硬不消，愈而复发，经久不瘥。或舌本肿胀，满口生疮，饮食难咽，并宜服之。

南硼砂研 川芎各一两 生地黄 犀角屑 羚羊角屑 琥珀研 玄参 桔梗 升麻 铅白霜研 连翘各五钱 赤茯苓 马牙硝 脑子研 人参 麝香各三钱 朱砂飞 牛黄研。各二钱

上为细末，炼蜜为丸，每两作十丸，用金箔五十片为衣。每服一丸，薄荷汤或新汲水化下，或细嚼，或噙化津液咽下皆可，食后临卧服。

祛毒牛黄丸 治大人小儿咽喉肿痛，舌本强硬，满口生疮，涎潮喘急，饮食难进，胸膈不利。

牛黄研，三钱半 人参 琥珀研 犀角取细末 桔梗 生地黄沉水者佳 硼砂各半两 雄黄一两，飞 玄参 升麻各三钱 蛤粉水飞，四两 寒水石煅，二两 朱砂飞研，七钱 铅白霜 脑子各一钱

上为细末，炼蜜丸，如小弹子大，金箔为衣，瓷器内收。每服一丸，浓煎薄荷汤化下，或新汲水化服亦得，食后，日进二三服，噙化亦得。

咽喉备急丹

青黛 芒硝 白僵蚕各一两 甘草四两

上为细末，用腊月内牛胆有黄者，盛药其中，荫四十九日，多时为妙。

增损如圣汤《宝鉴》 治风热攻冲会厌，语声不出，咽喉妨闷肿痛。

桔梗二两 炙甘草一两半 枳壳汤浸，去瓤，二钱半 防风半两

上为细末，每服三钱，水一大盏，煎至七分，去渣，入酥如枣许，搅匀，食后温服。

利膈汤《本事》 治虚烦上壅，脾肺有热，咽喉生疮。

鸡苏叶 荆芥 防风 桔梗 人参 牛蒡子隔纸炒 甘草各一两

上为细末，每服一钱，沸汤点服。如咽痛口疮甚者，加僵蚕一两。

桔梗汤东垣　治咽肿，微觉痛，声破，季冬合之。

麻黄存节，五分　桔梗一钱　黄芩三钱　甘草一钱　白僵蚕三钱　马屁勃一两　桂枝少许　当归身三分

水二盏，煎去渣，稍热服，食后，徐徐呷之。

金沸草散　辰砂化痰丸俱见咳嗽。

发声散《宝鉴》　治咽痛不妨咽物，咽物则微痛，不宜用寒凉药过泄之，此妨闷明热也。

栝蒌一个　白僵蚕半两，炒　桔梗新白者，七钱半，炒　甘草二钱，炒

上为末，每用少许，干掺咽喉中。若大肿痛，左右有红，或只一壁红紫长大，而水米不下，用此药一钱，朴硝一钱匕，和匀，干掺喉中，咽津。如喉中生赤肿，或有小白头疮，用此药一钱匕，白矾半钱，细研如粉，和匀，干掺之

碧云散

白矾明净，一钱　巴豆一粒，去壳

上以白矾为末，瓦上熔成，入巴豆在矾内，候矾干为度，细研，分作四服，每一字以竹管吹入咽中，涎出为效。又方，用青矾。

鸡苏丸见吐血。　辰砂五苓散见消瘅。

乳　蛾

罗青散《瑞竹》　治单双乳蛾。

蒲黄五钱　罗青　盆硝研。各三钱　甘草二钱

上为细末，每服一钱，冷蜜水调，细细咽之；吞不下，鸡翎蘸药，喉内扫之，立效。

粉香散　吹乳蛾即开。

白矾三钱　巴豆三粒，去皮油　轻粉　麝香各少许

上于铁器上熬矾令沸，入巴豆在矾内，候枯，去巴豆不用，将矾研末，入粉、麝，吹喉中。

干姜散《三因》　治悬痈热，卒暴肿大。

干姜　半夏汤洗去滑，等分

上为细末，以少许著舌上，咽津。

玄参散《本事》　治悬痈痛，不下食。

玄参一两　升麻　射干　大黄各半两　甘草二钱半

上为细末，每服三钱[①]，用水一盏[②]煎至七分，放温，时时含咽，良验。

射干丸　治悬痈肿痛，咽喉不利。

射干　炙甘草　杏仁汤洗，去皮尖及双仁，麸炒微黄。各半两　川升麻　川大黄微炒　木鳖子各二钱半

上为细末，炼蜜和丸，如小弹子大，常含一丸，咽津。

烧盐散　治喉中悬痈垂长，咽中妨闷。

烧盐、枯矾研细。各等分，和匀，以箸头点之即消。

马牙硝散　治喉痛，及伤寒热后咽痛，闭塞不通，毒气上冲。

马牙硝细研，每服一钱，绵裹含咽津，以通为度。

射干散　治悬痈肿痛，咽喉不利，胸中烦热。

射干　天竺黄研　马牙硝研。各一两　犀角屑　玄参　川升麻　白矾　白药　黄药　炙甘草各半两

上为细末，研匀，炼蜜和捣三二百

---

① 每服三钱：原脱，据《本事方》补。

② 一盏：原脱，据《本事方》补。

杵，丸如小弹子大，不拘时，以绵裹一丸，含咽津。

硼砂散　治悬痈肿痛。

硼砂研　马牙硝　滑石　寒水石各二钱　片脑研，半钱　白矾一钱半

上为细末，每服半钱，不拘时，新汲水调服。

启关散　治风热客搏上焦，悬痈肿痛。

恶实炒　甘草生用。各一两

上为细末，每服二钱匕，水一盏，煎六分，旋含之，良久咽下。

咽喉生疮

黄芪散　治咽喉生疮疼痛。

黄芪　槟榔　紫菀洗去土　牛蒡子　栀子仁　赤茯苓　甘草生用。各半两　麦门冬去心　玄参各一两　川升麻　黄芩各三钱

上锉碎，每服一钱，水一盏，煎至六分，去滓温服。

桃红散　治喉中生疮，肿赤紫色，咽嗌痛，咽物有妨。

金箔十片　银箔十片　铅白霜少许　寒水石四两　太阴玄精石二两，二味捣碎。入一盒子内，火煅令通赤，取出，埋地土内出火毒，研细　马牙硝研　丹砂研　甘草炙，为末。各一两

上为细末，研匀，每服一字，甘草水调下；或以稀糯米粥丸，如豌豆大，含化咽津。

琥珀犀角膏　治咽喉口舌生疮菌。

真琥珀研　犀角屑，生用。各一钱　人参去芦　酸枣仁去皮，研　茯神去皮木　辰砂研。各二钱　片脑研，一字

上为细末，研匀，炼蜜和为膏，以瓷器收贮。候其疾作，每服一弹子大，以麦门冬去心，浓煎汤化下，一日连进五服。

救命散　治脾胃热毒上攻，咽喉有疮，并缠喉风。

腻粉三钱匕　五倍子二钱半　大黄锉，炒　白僵蚕直者，炒　黄连　生甘草各半两

上为细末，每服一字，大人以竹筒吸之，小儿以竹筒吹之。如馀毒攻心肺，咽有疮，用男孩儿妳汁调药一字，以鸡翎探之，呕者生，不呕者死。

牛蒡子丸　治咽喉内热毒所攻，生疮肿痛。

牛蒡子一两，微炒　川升麻　黄药子　干浮萍草　玄参　甘草生用。各半两

上为细末，炼蜜和丸，如小弹子大，常含一丸，咽津。

硼砂散　治心脾风热所发，咽喉生疮肿痛，或子舌胀，或木舌重舌肿闷塞，水浆不下。

硼砂研，三两　薄荷叶　蒲黄各一两　寒水石烧过，研，二两半　贯众　玄参　青黛研　白茯苓去皮　缩砂仁　滑石研　荆芥穗　山豆根　甘草生用。各半两

上为细末，研匀，每服半钱，不拘时用新汲水调下。或诸舌胀，掺在舌上咽津。

咽中如梗

半夏厚朴汤即四七汤，见气门。

射干散　治咽喉中如有物妨闷，噎塞疼痛，咽物不下。

射干　桔梗　川升麻　犀角屑各三钱　木香　木通锉。各半两　紫苏子炒　诃黎勒去核　槟榔　枳壳去瓤，麸炒　赤茯苓　炙甘草各一两

上锉细，每服三钱，水一盏，煎至八分，去滓，不拘时温服。

含化龙脑丸　治咽喉中有物如弹丸，日数深远，津液难咽，作渴疼痛，即须深针肿结处，散尽毒气。

龙脑研　麝香研。各二钱半　川升麻　马牙硝　钟乳粉　黄芪各一两　川大黄微炒

炙甘草各半两　生地黄五两，取汁和药

上为细末，研匀，以地黄汁更入炼蜜和丸，如弹子大。不拘时，以绵裹一丸，噙化咽津，以咽喉通利为度。

木香散　治咽喉中如有物噎塞，吞不能入，吐不能出

木香半两　紫雪　射干　羚羊角屑　犀角屑　槟榔各一两　玄参　桑根白皮　川升麻各一两半

上锉碎，每服三钱，水一盏，煎至六分，去渣，不拘时温服。

络石汤　治咽喉中如有物噎塞。

络石即石薜荔　紫菀去苗土。各半两　升麻　射干各七钱半　木通　赤茯苓去黑皮　桔梗炒。各一两

上锉碎，每服五钱匕，水一盏半，煎至八分，去滓，食后温服。如要通利，及汤成加芒硝末一钱匕，搅匀服之。

四味汤　治咽喉中如有物，咽吐不利。

半夏以生姜汁浸一宿，汤浸，切，洗　厚朴刮去粗皮，以生姜汁浸，炙黄　陈橘皮以汤浸，去白，焙。各一两　赤茯苓刮去黑皮，二两

上锉碎，每服三钱匕，水一盏，入生姜一枣大擘碎，煎至六分，去滓，食远温服。

杏仁煎丸　治咽喉食即噎塞，如有物不下。

杏仁汤浸，去皮尖及双仁，炒，半两　官桂去粗皮　枇杷叶拭去毛，炙　人参各一两

上为细末，炼蜜和丸，如樱桃大。每服一丸，含化咽津，以瘥为度。

皮　肤

桑皮饮　治皮肤痛，不可以手按。

桑白皮二钱　干葛　柴胡　枯黄芩　玄参各一钱　地骨皮　天门冬　麦门冬各一钱半　甘草　木通各四分

上水二盏，姜三片，葱一寸，煎八分，食远服，取微汗。

泽肤膏　治皮肤枯燥如鱼鳞。

牛骨髓　真酥油各等分

上二味，合炼一处，以净瓷器贮之，每日空心用三匙，热酒调服，蜜汤亦可。久服滋阴养血，止嗽荣筋。

大黄䗪虫丸见虚劳。

苇茎汤当于疡科求之。

髭　髪

〔张天师〕**草还丹**海藏　此上少阴下厥阴药也。

地骨皮　生地黄　菟丝子酒浸三宿，炒黄　牛膝　远志去心　石菖蒲各等分

上为细末，炼蜜丸，如桐子大，每服三十丸，空心温酒下，盐汤亦可。修合忌女人、鸡、犬见。

七宝美髯丹　补肾元，乌须髪，延年益寿。

何首乌赤白雌雄各一斤　川牛膝八两以何首乌先用米泔水浸一日夜，以竹刀刮去粗皮，切作大片，用黑豆铺甑中一层，却铺何首乌一层，再铺豆一层，却铺川牛膝一层，又豆一层，重重相间，面上铺豆覆之，以豆熟为度，取去豆晒干，次日如前用生豆再蒸，如法蒸七次，晒七次，去豆用　破故纸半斤，以水洗净，用黑芝麻同炒无声为度，去芝麻　白茯苓半斤，用人乳汁拌浸透，晒干蒸过　赤茯苓半斤，用黑牛乳汁浸透，晒干蒸过　菟丝子半斤，酒浸一宿，洗去砂土，晒干，蒸三次，晒三次　当归身半斤净身，去头尾，酒洗过　枸杞子半斤，去蒂枯者

上末之，炼蜜丸，如龙眼大。每日空心嚼二三丸，温酒下，或米汤、白汤、盐汤皆可。制药不犯铁器。

玄精丹　北方黑色，入通于肾，开窍于二阴，藏精于肾，其味咸，其类水，其

病在骨，此药主之。

血馀自己髪，及父子一本者，及少壮男女髪，拣去黄白色者，用灰汤洗二三次，再以大皂角四两捶碎，煮水洗净，务期无油气为佳，将髪扯碎晒干，每净髪一斤，用川椒四两拣去梗核，于大锅内髪一层，椒一层，和匀，以中锅盖之，盐泥固济，勿令泄气，桑柴慢火煅三炷香，退火待冷，取出约重四两有馀，于无风处研为细末　何首乌用黑豆九蒸九晒，拣去豆，取净末一斤　黑脂麻九蒸九晒，取净末八两　破故纸炒，取净末四两　生地黄怀庆沉水者，酒浸，杵膏八两　熟地黄同上制，八两　桑椹取净汁，熬膏四两　女贞实四两　旱莲草取净汁，熬膏四两　胡桃肉研膏，二两　胶枣肉研膏，二两　槐角子入牛胆内百日，四两

上以药末，入诸膏和匀，加炼蜜一斤成剂，入石臼内舂千馀下，如桐子大。每服六十丸，空心用何首乌酿酒，每温二三杯送下，日三。

青丝散东垣　补虚牢牙，黑髭鬓。

香白芷　白茯苓各五钱　母丁香　细辛　当归　川芎　甘草　甘松各三钱　升麻　旱莲草　地骨皮　生地黄　熟地黄　青盐　破故纸各二钱　寒水石七钱，煅　香附米一两，生姜汁浸一宿，炒　何首乌一两　麝香五分　高茶末

为末，庚日为始，背东面西擦牙，早不见日，夜不见灯，刷毕咽药，馀津润髭，一月顿黑。忌食萝卜。

擦牙方

六月六日，取槐枝，刀锉碎如黄豆粗，用一斗，著东流水一桶，煮至五分，捞去槐枝，又煎至三分；用食盐三斤，入锅炒干，取出研细；用黑铅一斤，锅煅成灰，与前盐罗成末，再入锅炒如砖色。每日擦牙，取漱口水通著打四鬓并髪，令自干，日久去头风，固齿，去酒刺，乌鬚髪。

擦牙乌鬚方

猪牙皂角七钱，炮　白茯苓去皮　破故纸　熟地黄酒浸，焙　五倍子制　青盐　细辛各三钱，去根土　桑椹子晒干，五钱

上为细末，每清晨擦牙，用水漱口，洗鬚鬓。不可将漱水入盆内，恐伤眼目。

易便擦牙方

用五倍子大者一百个，装食盐一斤，铺在锅内，大火烧过存性，为细末，每日擦之。

丁砂散《瑞竹》　掠髭髪。

大诃子一个　母丁香十五个　百药煎一钱　针砂少许，醋炒七次　高茶末

上为细末，用水一大碗，熬数沸，不去滓，收于净瓷器内。每夜临卧，温浆洗净髭髪，用药水掠之，次早再用温浆水净洗，百日其髭髪自黑。药用更浸一新钉尤妙。

诃子散《瑞竹》

诃子两个，去核　没食子　百药煎各三两　金丝矾一两半，研　针砂三两，用好醋一碗，瓷器浸三日，炒七次

上将荞面入针砂打糊，先一夜将针砂糊抹在头上，用荷叶包到天明，温浆水洗净。次夜却将前药末四味调入针砂糊内，用生姜一块捶碎，再加些少轻粉，一处调匀，抹在头上，仍用荷叶包到天明，用温浆水加清油数点在内洗净，其髪黑且光。

制五倍子法

拣大五倍子，去蛀屑，敲作碎粒，分粗细为二，先将粗片于瓦器中，内用文火炒成糊，次入细者同炒，初时大黑烟起，取出不住手炒，将冷又上火炒香黄烟起，又取开炒，再上火炒青黄烟间出，即住火。先以真青布一大片浸湿，将五倍子倾在布上，捏成一团，用脚踏成饼，上用湿泥一担盦一夜，色如乌鸦羽为妙，瓷器盛之，勿令泄气。

乌鬚易简方

制五倍子一钱　胆矾　白矾各七厘　盐

一分四厘　榆皮面二分

上俱研细末，茶清调如稀糊，隔汤顿稠，黄昏乘热刷上，待有一个更次洗去。

又方

金铅一钱　青锭粉三分　海沙一分　樟脑半分

上和匀，茶卤调搽髭髪，点线香一炷，完即洗去，以油润之。

点白方

每日拔去白鬚，即以银簪点丁香末和姜汁在根孔内，则再生黑鬚。

又方

银矿　当归各三钱　白矾生　飞面真粉各一分　朱砂一分半

上用清水调，拔去白髪，点如前。

浸油

银矿一两　当归三两　核桃油八两

上末，浸瓷罐内，七日后搽。

黑云散

五倍子炒　百药煎　生胡桃皮　青石榴皮　诃子肉　青木瓜皮　青柿子皮　何首乌　猪牙皂角炒黑　青矾　细辛　水银各等分

上以水银入石榴皮内月馀，再以榴皮晒干，同诸药研末，炼蜜丸，如小钱大，常于木炭灰内焙养，勿得离灰。如要乌鬚髪时，先用皂角水洗净，次用热酒调化涂之，好热醋亦可。

滋荣散《瑞竹》　长养髪，髪落最宜。

生姜焙干　人参各一两

上为细末，每用生姜一块，切片蘸药末，于髪落处擦之，二日一次。

三圣膏《必用》　治髭髪脱落，能令再生。

黑附子　蔓荆子　柏子仁各半两

上为末，乌鸡脂和匀，捣研干，置瓦盆内封固，百日取出，涂脱处，三五日即生。

腋　气

六物散　治漏腋，腋下、手掌、足心、阴下、股里常如汗湿污衣。

干枸杞根　干蔷薇根　甘草各二两　胡粉　商陆根　滑石各一两

上为末，以苦酒少许和涂，当微汗出，易衣更涂之，不过三著便愈，或一岁复发，又涂之。

治阴汗鸦臭，两腋下臭，不可与人同行。

白矾　密陀僧　黄丹各二钱半　麝香五分

上于乳钵内研如飞尘，以醋于手心内调药末，搽腋下，经两时辰许，却以香白芷煎汤洗之，一日用一次。

治腋臭神效

密陀僧四两　白矾枯过，二两　轻粉三钱

上为细末，频擦两腋下。擦至半月见效，半年全愈。

又方

密陀僧一两　白矾七钱　硇砂　麝香各少许

上为细末，先用皂角煎汤，洗后傅上。

又方

用白矾飞过，不以多少，临睡时以纸衬卓上，伸手托壁柱上，以药干揩，令腋下十分热痛，两腋揩遍。先于日中将所著上截衣服用灰汁净洗，又泡去衣袖中臭气，皆无气息如新衣，方可著。若洗气息不断，枉用其药。大概药无不验，多是衣服再作气，故不能断根。一方，用烧好矾石末，绢袋盛，常以粉腋下，不过十度。一方，唾调涂之。

治腋气方

上用热蒸饼一枚，擘作两片，掺密陀僧细末一钱许，急挟在腋下，略睡少时，候冷弃之。如一腋有病，只用一半。叶元方平生苦此疾，来绍兴偶得此方，用一次遂绝根本。

又方

捋去腋下毛，以甘遂半两为末，用猪肉两片薄批开，将甘遂掺肉上，午后贴放两腋下，候明旦五更，浓煎甘草半两为汤一碗服之，良久泻出秽物即愈。

又方　治腋气，先用刀削去腋毛净，用白淀粉，水调搽傅患处，至过六七日夜后，次日早看腋下，有一黑点如针孔大，用笔点定，即用艾炷灸七枚，灸过攻心中痛，当用后药下之。

青木香　槟榔　丁香　檀香　麝香　大黄

上煎服，以下为度。

蛊　毒

解毒丸洁古　善治男子妇人及小儿一切积热不解，停留作毒，上焦壅热，咽喉不利，口干多渴，伏暑困闷，霍乱不宁，或山岚瘴气，及食毒酒毒，吐逆不定，游风丹毒，迷惑昏困，不省人事，虚烦发躁，赤目口疮。善解四时伤寒之疾，发散瘟疫毒邪之气，及四方人不服水土，一切诸毒，并皆解之。常服补真益气，化毒除风，神效不可细述。

滑石　黄芩　贯众　茯苓　山栀子　干姜　草龙胆　大豆　青黛　甘草　薄荷　寒水石各一两　益智仁　砂仁　大黄　山豆根　生地黄　桔梗　百药煎　紫河车即蚤休　绿豆粉　马屁勃　板蓝根　黄药子各半两

上为细末，炼蜜为丸，如弹子大。每服一丸，新汲水化下，细嚼，或噙化亦得；小儿半丸；如妇人血晕不省，生姜、薄荷水磨下一丸。

又**解毒丸**　解世间不测一切毒。

山豆根　山茨菰　绿豆粉各三两　板蓝根　土马椶　黄药子　紫河车　续随子仁　木通　盆硝　藿香　五味子　薄荷　贯众　寒水石　白僵蚕　干葛　雄黄　百药煎各二两　茜草根　大黄　朱砂各一两　麝香半两　甘草腊月竹筒盛，置粪清内，春日开取阴干，四两

上为细末，蒸饼和丸，如弹子大，以螺青三两和匀，留一半为衣。每服半丸，用生姜、蜜水化下。

三因解毒丸　治误食毒草并百物毒，救人于必死。

板蓝根四两，干者洗净，晒干　贯众一两，锉，去毛　青黛研　甘草生用。各一两

上为末，炼蜜丸，如桐子大，以青黛另为衣。如稍觉精神恍惚，即是误中诸毒，急取十五丸烂嚼，用新水送下即解。或用水浸蒸饼为丸，尤佳。常服三五丸，大解暑热。

神仙解毒万病丹一名玉枢丹，一名紫金锭　治一切药毒，菰子毒，鼠莽毒，恶菌蕈、金石毒，吃疫死牛马肉毒，河豚毒，时行瘟疫，山岚瘴疟，忽喉闭，缠喉风，脾病黄肿，赤眼，疮疖，冲冒寒暑，热毒上攻，或自缢溺水，打扑伤损，痈疽发背未破，鱼脐疮肿，汤火所伤，百虫鼠犬蛇伤，男子妇人或中颠邪狂走，鬼胎鬼气，并宜服之。凡人居家或出入不可无此药，真济世卫家之宝。如毒药岭南最多，若游[1]宦岭表，才觉意思不快，便服之即安。二广山谷间有草，曰胡蔓草，又名断肠草，若人以急水吞之急死，缓水吞之缓死。又取毒蛇杀之，以草覆上。以水洒

① 游：原作“通”，据《百一选方》改。

之，数日菌生其上，取为末，酒调以毒人，始亦无患，再饮酒，即毒发立死。其俗淫，妇人多自配合，北人与人情分相好，多不肯逐北人回，阴以药置食中，北人还，即戒之曰：子某年来，若从其言，即复以药解之，若过期不往，必死矣，名曰定年药，北人届彼，亦宜志之。若觉中毒，四大不调，即便服之。或于鸡、豚、鱼、羊、鹅、鸭等肉下药，复食此物，即触发其毒，急服此药一粒，或吐或利，随服便瘥。昔有一女子久患劳瘵，病为尸虫所噬，磨一粒服之，一时久吐下小虫千馀条，一大者正为两段，后只服苏合香丸，半月遂复如常。至牛马六畜中毒，亦以此救之，无不效。

山茨菰南北处处有之，俗名金灯笼，叶似韭，花似灯笼，白色，上有黑点，结子三棱，二月开花，三月结子，四月初苗枯，即挖地得之，迟则苗腐烂，难寻矣。与有毒老鸦蒜极相类，但蒜无毛，茨菰上有毛包裹，宜辨。去皮，洗极净，焙，二两　川文蛤一名五倍子，捶破，洗刮内浮，焙干，二两　千金子一名续随子，去壳，拣色极白者，用纸包裹，换纸研数十次，去尽油，以色白再研纸无油成霜为度，用一两　麝香拣尽血毛皮壳，细研净，三钱　红芽大戟杭州紫大戟为上，江南土大戟次之，去芦根，洗极净，焙干，一两半。北方绵大戟，色白者大峻利，反能伤人，弱人服有吐血者，忌之慎之

上各研为细末，和匀，以糯米粥为剂，每料分作四十粒，于端午、重阳、七夕合，如欲急用，辰日亦得，于木臼中杵数百下。不得令妇人、孝子、不具足人、鸡、犬之类见之，切宜秘惜，不可广传，轻之无效。如痈疽发背未破之时，用冷水磨涂痛处，并磨服，良久觉痒立消。阴阳二毒，伤寒心闷，狂言乱语，胸膈壅滞，邪毒未发，及瘟疫山岚瘴气，缠喉风，冷水入薄荷一叶同研下。急中颠邪，喝叫乱走，鬼胎鬼气，并用暖无灰酒下。自缢落水死，心头暖者，及惊死、鬼迷死未隔宿者，并冷水磨灌下。蛇、犬、蜈蚣伤，并用冷水磨涂伤处。诸般疟疾，不问新久，临发时煎桃、柳枝汤磨下。小儿急慢惊风，五疳八痢，蜜水薄荷一叶同磨下。牙关紧急，酒磨涂，一丸分作三服，量大小与之。牙痛，酒磨涂，及含药少许吞下。汤火伤，东流水磨涂伤处。打扑伤损，炒松节无灰酒下。年深日近头疼，太阳疼，用酒入薄荷叶磨，纸花贴太阳穴上。诸般痫疾，口眼㖞斜，眼目掣眨，言语謇涩，卒中风口噤，牙关紧急，筋脉挛缩，骨节风肿，手脚疼痛，行步艰辛，一应风气疼痛，并用酒磨下。有孕妇人不可服。一方，加山豆根、全蝎、朱砂、雄黄各一两。

保灵丹

治蛊毒诸毒，一切药毒，神效。

朱砂净，细研，一两　大山豆根半两　雄黄　黄丹　麝香　黄药子　续随子生杵末。各二钱半　川巴豆肥者，取肉不去油，二钱半　斑蝥二钱半，去头足　糯米半生半炒　赤蜈蚣二条，一生一炙

上各修治，入乳钵研和，于端午、重阳、腊日修合，不令鸡、犬、妇人见，用糯米稀糊丸，如龙眼核大，阴干，瓷盒收。每一丸，好茶清吞下，不得嚼破，须臾病人自觉心头如拽断皮条声，将次毒物下，或自口出，或大便出，嫩则是血，老则成鳖或蜣螂诸杂带命之物，药丸凝血并下，以水洗净收，可救三人。如中毒口噤，即挑开下药，或蛇、蝎两汗诸毒，以好醋磨傅患处立解。服药已效，如知毒害之家，不必研究，若诉之，其毒再发不救。瘥后更忌酒肉毒食一月，惟软饭可也。或急用，但择吉日，精洁修合。

青黛雄黄散　凡始觉中毒，及蛇虫咬，痈疽才作，即服此，令毒气不聚。

好青黛　雄黄各等分

上研细，新汲水调下二钱。

归魂散 凡初中蛊在膈上者，当用此药吐之。

白矾 建茶各一两

上二味为细末，每服五大钱，新汲水调下，顿服，一时久，当吐毒出。此药入口，其味甘甜，并不觉苦味者是也。

雄朱丸 治蛊毒从酒食中著者。端午日合。

麝香二钱半，别研 雄黄 朱砂俱另研，水飞过 赤脚蜈蚣微炙，去足 续随子各一两

上为细末，入雄黄、朱砂、麝香研匀，以糯米煮粥和丸，如芡实大。每服一丸，热酒吞下，毒当与药俱下。

桔梗散

桔梗去芦，不以多少，择味苦者，锉碎微炒

上为细末，每服三钱，米饮调服，不拘时候。此药不吐不利，加之易为收买，多服有益。如服吐利药后，日进两三服，使毒气日渐消散，不致再发动也。

石刻方 治蛊毒，无论年代远近，但煮一鸭卵，插银钗于内，并噙之约一食顷，取视钗股俱黑，即中毒也。

五倍子二两 硫黄末一钱 丁香 麝香 轻粉各少许 糯米二十粒 甘草三寸，半生半炙

上用水十分，于瓶内煎七分，候药面生皱皮为熟，绢滤去滓，通口服。病人平正仰卧，令头高，觉腹中有物冲心者三次，即不得动，若吐，以盆桶盛之，如鲦鱼之类，乃是恶物，吐罢饮茶一盏，泻亦无妨，旋煮白粥补。忌生冷油腻鲊酱十日，后服解毒丸三五丸，经旬平复。

七宝丸 治蛊毒。

败鼓皮 蚕蜕纸各烧存性 刺猬皮 五倍子 续随子 朱砂研 雄黄研。各等分

上为细末，糯米稀糊和丸，如梧子大。每服七丸，空心用熟水送下。

东坡雄黄丸 治蛊毒及虫蛇畜兽毒。

雄黄 明矾生用。各等分

上于端午日合，研细，熔黄蜡和丸，如梧桐子大。每服七丸，念药王菩萨、药王菩萨七遍，白汤送下。

蜜髓煎 治中蛊毒，令人腹内坚痛，面目青黄，病变无常。

蜜一碗 猪骨髓五两，研

上同煎令熟，分作十服，日三服即瘥。

马兜铃根汤 治五种蛊毒，及草蛊术，在西京处及岭南人若行此毒，入人咽刺痛欲死者。用马兜铃根一两，细锉，以水一盏，煎至七分，去滓，空心顿服，当时吐出蛊，未吐再服，以快为度。一方，以苗为末，温水调服。一方，用根捣末，水服方寸匕。

治诸蛊毒方

上用鳗鲡鱼干末，空心服之，三五度瘥。一方，烧炙令香食之，尤佳。其鱼有五色纹者良。

铁精丸 治食中有蛊毒，腹内坚痛，面目青黄瘦瘁，淋露骨立，病变无常。

铁精乃煅铁炉中如尘紫色轻者为佳，不拘多少

上为细末，以生鸡肝捣和，丸如梧桐子大，曝干。每服五丸、七丸，温酒下。

治中蛊毒

上用山豆根，不以多少，密遣人和水研已，禁声，服少许，不止再服。

槲皮散 治蛊毒下血，如烂肉片，心腹疞痛，如有物啮，若不即治，食人五脏乃死。

槲木北阴白皮 桃根白皮各四两，并细锉 猬皮灰 乱髪灰各一两 火麻子汁五升

上先以水五盏，煮槲皮、桃根皮，取浓汁二盏，和麻子汁，每服暖汁一盏，调猬皮灰、髪灰二钱匕，令患人少食，旦服，须臾用水一盏，以鸡翎引吐于水中，

如牛涎，诸蛊并出。

治中蛊毒，下血如肝。

蓖麻子一粒，去皮　朴硝一钱

上细研作一服，新汲水调下，连作二三服效。

地榆散　治蛊毒下血，或腹痛，或不痛，百治不效，烦渴不止。

臭榆根东引根白皮，密炙焙干　地榆各半两

上为细末，每服一钱，热米饮调下。

苦瓠汤　治蛊毒吐血，或下血如烂肝。

上用苦瓠一枚切，以水二大盏，煎取一盏，去滓，空心分温二服，吐下蛊即愈。《范汪方》云：苦瓠毒，当临时量用之。《肘后方》云：用苦酒一升煮令消，饮之神验，一名苦葫芦。

疗卒中蛊下血如鸡肝者，昼夜出血石馀，四脏皆损，惟心未毁，或鼻破待死者。

上以桔梗捣屑，以酒服方寸匕，日三服。不能下药者，以物拗口开灌之。心中当烦，须臾自定，服七日止。当猪肝臁以补之，神良。

茜根散　治蛊注下血如鸡肝，体热，心腹中烦闷。

茜根　川升麻　犀角屑　地榆锉　黄芩　黄连炒。各一两

上为散，每服四钱，水一中盏，煎六分，去滓，不拘时温服。

雄黄散　治中蛊毒吐血。

雄黄二钱五分，研　伏龙肝半两，研　斑蝥去足翅，糯米炒，十四枚，去糯米　獭肝如枣大，炙

上为细末，每服二钱匕，空心以酪浆调下。或吐蛤蟆及蛇虫等出是效。

麦面散　治中蛊吐血。

上用小麦面二合，分为三服，以冷水调下，半日服尽，当下蛊即瘥。

黄龙汤　治因食中毒。

上将灶底当釜直下掘取赤土为细末，以冷水调，随多少服之。或以犀角水磨取汁饮，亦治食六畜肉中毒，大效。

解一切食毒，及饮酒不知中何毒，卒急无药可解。

荠苨　甘草生用。各二两

上细锉，以水五盏，同煎取二盏，停冷去滓，分三服。一方，解一切药毒，加蜜少许同煎服之。

食躁或躁方，用豉煮浓汁饮之。

解面毒方

上以萝卜啖之。麦面太热，萝卜能解其性。

治中豆腐毒方

上用生萝卜煎汤，如非时无萝卜，用子煎汤亦可。有人好食豆腐，因中其毒，医治不效，偶更医，医至中途，适见做豆腐之家夫妇相争，因问云：今早做豆腐，妻误将萝卜汤置腐锅中，今豆腐不成，盖豆腐畏萝卜也。医得其说，至病家凡用汤使，具以萝卜煎汤，或调或咽，病者遂愈。

解菰子毒及一切菌毒

上用芫花生者为末，每服一钱，新汲水下，以利为好。

中蕈毒方

忍冬草生啖之，即金银花也，又名老翁须，又名鸳鸯草。掘地作坑，以新汲水投坑中搅之，乘浑浊取出，以绢滤过，用瓷器盛。每服时调转，饮一盏，至三盏当效。人粪汁，饮一升。大豆浓煮汁饮之。服诸吐利药并解。取粪汁法，截淡竹去青皮，浸渗其中，取筒中汁是也。食枫树菌而笑不止，亦治以前方。

蕈毒吐泻不止者，用细茶芽研细，以新汲井水服，神效。治蕈毒欲死方，用石首鱼头，或鲞头亦妙，白水煮汁，灌之即

愈。治中蕈毒，用笆竹不入泥者数节，煎汤饮之，立效。荷叶杀蕈毒。

误食芋烦毒欲死，亦治以前方。其芋根，山东人名魁芋，人种芋三年不收，亦成野芋，并杀人。

蜀椒闭口者有毒，误食之戟人咽喉，气欲绝，或吐下白沫，身体痹冷，急治之，用肉桂煎汁饮之。或食蒜，或食地浆。或浓煮豆豉汁饮之，并解。

钩吻与芹菜相似，误食杀人，解之用荠苨八两，水六升，煮取二升，分温二服。钩吻生池傍，无他异，其茎有毛，以此别之。

菜中有水莨菪，叶员而光，有毒，误食之令人狂乱，状如中风，或吐血。治之用甘草，煮汁服之解。

春秋二时，龙带精入芹菜中，人偶食之为病，发时手青，腹满痛不可忍，名蛟龙病。治之用饧糖二三升，日两度服之。吐出如蜥蜴三五枚瘥。

食苦瓠中毒，治之用黍穰，煮汁服之解。

饮食中毒烦满，治之用苦参三两，苦酒一升半，煮半沸，三上三下，服之吐食出即瘥，或以水煮亦得。犀角汤亦解。

贪食食多不消，心腹坚满痛，治之用盐一升，水三升，煮令盐消，分三服，当吐出食便瘥。

治郁肉漏脯中毒

烧犬屎，酒服方寸匕；或服人乳汁；或饮韭汁二三升，亦良。郁肉，密器盖之，隔宿者是也。漏脯，茅屋漏下沾著者是也。

治黍禾中藏肝脯食之中毒方

大豆浓汁饮数升即解。亦治狸肉漏脯等毒。

治食生肉中毒方

掘地深三尺，取其下土三升，以水五升，煮数沸，澄清汁，饮一升即愈。

治自死六畜肉中毒方　用黄柏捣屑，服方寸匕。

治食自死鸟兽肝中毒方

上取故头巾垢一钱匕，热汤中烊服之。亦治卒心痛，以沸汤取汁饮之。头巾，即缚髻帛也。又方，饮豉汁数升良。

治食六畜肝中毒方　凡物肝脏不可轻啖，自死者尤毒。

上用豆豉，以水浸绞取汁，旋服之。

治食马肝牛肉毒方

上以人乳汁合豉浓汁服之，神效。

治马肝毒中人未死方

雄鼠屎二七粒，末之，水和服，日再服。屎尖者是。又人垢，取方寸匕服之佳。

治马肉中毒欲死方

香豉二两　杏仁三两，相和蒸一食顷，熟杵服，日再服。又方，煮芦根汁饮之良。

治啖蛇牛肉食之欲死方

饮乳汁一升立愈。以泔洗头，饮一升愈。牛膝细切，以水一斗，煮取一升，饮之即解。辨啖蛇牛肉，毛发向后顺者是也。

鸟兽有中毒箭死者，其肉毒。

用大豆煮汁及蓝汁服之即解。

治河豚毒方

五倍子　白矾

上等分，为细末，水调服之。

治食河豚鱼中毒，一时困殆，仓卒无药，以清油多灌之，使毒物尽吐出为愈。

食鱼后中毒物烦乱，用陈皮浓煎汁服之即解。

食鯸鳡鱼中毒，用芦根煮汁服之即解。

食蟹中毒，用紫苏煮汁，饮三升。紫苏子捣饮之亦良。冬瓜汁饮二升，吃冬瓜亦可。

食果中毒，用猪骨烧过末之，服方寸匕，亦治马肝、漏脯等毒。

误饮蛇交水毒方　陈斋郎，湖州安吉人，因涉春，渴，掬涧水两口咽，数日觉心腹微痛，日久疼甚服药，医诊之云：心脾受毒，今心脉损甚。斋答云：去年涉春渴饮涧水得此病。医云：吃却蛇在涧边遗下不净在涧水内，蛇已成形在腹中，食其心而痛也。遂以水调雄黄服之，果下赤蛇数条，皆能走。

误吞蜈蚣，用生鸡血令病人吃，须更以清油灌口中，其蜈蚣滚在血中吐出，继以雄黄细研，水调服愈。

治中诸药毒

生甘草　黑豆　淡竹叶各等分

上㕮咀，用水一碗，浓煎连服。

蓝根散　解药毒。

蓝根锉，一握　芦根锉，一握　绿豆研二钱半　淀脚一合，研

上先将二根，以水一碗，煎至七分，去滓，次入后二味和匀，分三服。或一二服利下恶物，不用再服。

粉草饮　凡中药毒，即令食生黑豆数粒，食之闻腥者，即非中毒也。若是吐逆躁烦，服药须极冷，即解也。

甘草生用，一两　白矾生，半两　延胡索一两

上锉细，每服半钱，水一盏，煎至六分，去滓放冷，细细呷之。

解一切药毒、草毒、六畜肉中毒方

上用白扁豆，生晒干，为细末，新汲水调下二三钱匕。

解药毒方

王仲礼嗜酒，壮岁时，疮瘡发于鼻，延于颡，心甚恶之。服药不效。僧法满，使服何首乌丸，当用二斤，适坟仆识草药，乃掘得之，其法忌铁器，但于砂钵中藉黑豆蒸熟，既成，香味可人，念所蒸水，必能去风证，以颒面，初觉极热，渐加不仁，至晚大肿，眉目耳鼻浑然无别，望之者莫不惊畏。王之母高氏曰：凡人感风癞，非一日积，吾儿遇毒何至于是。吾闻。

山豆根　赤小豆　黑蛤粉　生姜汁

上急命仆捣捩姜汁，以上三味为末调傅之。中夜肿消，到晓如初。盖先采何首乌择焉不精，为狼毒杂其中，以致此挠也。

解药过剂毒　服附子酒多，而觉头重如斗，唇裂血流，急求黑豆、绿豆各数合嚼之，及浓煎黑豆、绿豆汤并饮。服风药多，闷乱不省，醋灌，浓煎甘草同生姜自然汁顿饮之。又方，以螺青细研，新汲水调下。

白扁豆饮一名巴豆膏　解砒毒等。

上用白扁豆，不以多少，为细末，入青黛等分细研，再入甘草末少许，巴豆一枚，去壳不去油，别研为细末，取一半入药内，以砂糖一大块，水化开，添成一大盏饮之，毒随利去，后却服五苓散之类。

解砒毒、鼠莽毒，用旋刺下羊血及鸡、鸭血热服。

蓝饮子　解砒毒及巴豆毒。

用蓝根、砂糖，二味相和擂水服之，更入薄荷汁尤妙。

解砒毒方　其证烦躁如狂，心腹搅痛，头旋，欲吐不吐，面色青黑，四肢逆冷，命在须臾不救。

用绿豆半升，擂去滓，以新汲水调，通口服。或用真靛花二钱，分二服，以井花水浓调服之。又方，治闷绝，心头温者，新汲水调水粉服之。

治中砒毒方

用甘草汁同蓝汁饮之即愈。

解砒毒方

上以豆豉煎浓汁饮之。亦治服药过

剂，心中烦闷。

解砒毒，用早禾杆烧灰，新汲水淋汁滤过，冷服一碗，毒从利下即安。又方，用井花水调豆粉，或绿豆擂水汁皆可。

解砒毒

汉椒四十九粒　黑豆十四粒　甘草节二寸，碎之，　乌梅二个

水一盏，煎至七分，温服。

解鼠莽草毒，用枯过明矾，同上等好茶末少许，新汲水调服，人有用之累效。又用大黑江豆煮汁服之。如欲试其验，先刈鼠莽苗叶，以豆汁浇其根，从此败烂，不复生矣。又用枯莲房壳，带梗阴干，㕮咀，煎水二三碗灌之。如无，用荷叶中心蒂，或用藕节，煎汤一碗，温冷灌之，毒即散。

解巴豆毒方　其证口干，两脸赤，五心热，利不止，诸药不效者。

上用芭蕉根叶研取自然汁服，利止而安。

治药中用巴豆下利不止

干姜炮　黄连微炒。各一两

上为细末，每服二钱，水调下，如人行五里再服，又煮绿豆汤，冷服之瘥。

荠苨汤　疗石毒卒发者，慄慄如寒，或饮食，或不饮食。若服紫石英发毒者，亦热闷，昏昏喜卧，起止无气力，或寒，皆是脏腑气不和，以此治之。

荠苨四两　茯苓　黄芩　芍药各二两　蔓菁子一升　蓝子　人参　炙甘草各一两

以水一斗，先煮蔓菁子，取八升，去滓，内馀药，煎取三升，去滓，分三服，日三。若虚弱人，加人参一两；若上气，加茯苓、荠苨各一两，甚良。

治银毒方

黄连去毛　甘草生剉。各一两

上锉碎，以水三盏，煎取二盏，去滓，时时饮之良。

治丹砂毒方

用盐半两，以冷水搅匀令澄，旋旋服之。

治石钟乳毒方

上用紫石英为细末，每服一钱匕，温水调下，连三服。

黑铅酒　治中金石药毒。

黑铅一斤，以干锅溶作汁，投酒一升，如此十数回，候酒至半升，去铅，顿服之效。一方，以井水磨下。解砒毒。

解丹毒方　以地浆服之，甚效。

治一切药毒、蛊毒、金石毒

并用石蟹，以熟水磨服。

治五石毒　用荠脂汁生服良。

治丹石毒　以蚌肉食之良。

解漆毒方

一州牧，以生漆涂囚两眼，囚已盲，适有村叟怜而语之曰：汝急寻蟹，捣碎滤汁滴眼内，漆当随汁流散，疮赤愈矣。如其言访得一小蟹用之，目睛好略无损。

治中蛊毒

上用生苍耳七个　白矾半[①]两　皂角子少[②]许　嚼涂咬处，须男子嚼之，馀药傅肿处。

治溪毒中毒

上以知母连根叶捣作末服之，亦可服水捣取汁饮二升。夏月出行，多取此屑自随，欲入水，先取少许投水上流，便无畏。兼辟射工，亦可和水作汤浴之，甚佳。

葱白汤

治中水毒、溪毒，如伤寒状。

葱白一握，切　豉半升　葛根二两　升麻七钱半

上剉如豆大，每服四钱匕，水二盏，

---

① 半：原脱，据石经堂本补。
② 少：原脱，据石经堂本补

煎至一盏，去滓，不拘时温服，移时再服。

五加皮散 治中水毒、溪毒，如伤寒状。

上用五加皮研为细末，每服一钱匕，酒一盏调下，日二夜一，粥饮调亦得。一方，以五加皮根烧研为末，水调服。

牡丹散 治中水毒、溪毒，下部虫蚀生疮。

牡丹皮为细末，每服二钱匕，酒一盏调下，日三服。

虫

神效剪红丸

专取一切虫积，神效无比。凡人百病。皆因饮酒过度，食伤生冷，致使脾胃不和，心膈胀满，呕恶咽酸，常吐清水，面色痿黄，不进饮食，山岚瘴气，水肿蛊胀，齁鮯咳嗽，痰涎壅滞，酒积食积，气积气块，翻胃噎膈，呕逆恶心，肠风痔漏，脏毒酒痢，累蕴积热，上攻头目，下生疮癣。妇人血气，寒热往来，肌体羸弱，月经不调，赤白带下，鬼气鬼胎，产后诸疾。小儿五疳虫积，误吞铜铁，误食恶毒等物，并宜服之。每服五更鸡鸣时，用冷茶清吞下。更用马桶盛粪，于野地看之，庶见药功，易辨或虫或积，或如烂鱼冻，或作五色等积。若一次未见虫积，更看第二三次下来，此即是病根。有积消积，有气消气，有虫取虫，有块消块，若病根去，其病自消。若病浅，即一服见效，若源深，更须再一服。能宣导四时蕴积，春宣积滞，不生疮毒，夏宣暑湿，不生热痢，秋宣痰饮，不生瘴疟，冬宣风寒，不生瘟疫。此药温和，不动元阳真气，亦无反恶。小儿半服，孕妇休服，其效如神。

一上末，槟榔生研细，取净末一斤，以二两为母，馀十四两，上第一次，以一等罗筛过，取齐晒干。

二上末，商陆，即樟柳根，白者可用，赤者杀人，金毛狗脊、贯众各四两。已上三味，和一处研极细末，上第二次，以二等罗筛过，取齐晒干。又方，不用贯众，则虫出来犹未死也。

三上末，三棱醋煮、莪术醋煮各八两，青木香、西木香各四两，雷丸醋煮二两半，南木香二两。已上六味和一处，研极细末，上第三次，以三等罗筛过取齐。

四上末，大黄锄碎，酒浸晒干，研细，取净末一斤，上第四次，以四等罗筛，取齐晒干。

五上末，黑牵牛半生半炒，研细，取头末净一斤，上第五次，以五等罗筛过，取齐晒干。

又方有枳壳一斤为母，有藿香四两，和入诸香。

上作五处，另研极细末，要作五次上末，却用茵陈半斤，大皂角一斤，煎汁滤净，法水为丸，如绿豆大；晒干后用丁香末一两，或加芦荟末一两亦妙，以前净汁煎一滚，洒入丸药，旋摇令光莹为度；再以阿胶二两生，以前汁熬熔，洒入丸药，旋摇光莹，晒干。壮人每服五钱，弱人每服四钱，五更以茶清吞下，小儿减半。

万应丸 取虫积神效。

黑牵牛取头末 大黄 槟榔各八两 雷丸醋煮 南木香各一两 沉香五钱

上将黑牵牛、大黄、槟榔和一处为末，以大皂角、苦楝皮各四两，煎汁法水为丸，如绿豆大；后以雷丸、木香、沉香和一处研末为衣。每服三四十丸，五更用砂糖水送下。或作末服亦可。

追虫丸 取一切虫积。

黑牵牛取头末 槟榔各八两 雷丸醋炙

南木香各二两

上为末，茵陈二两，大皂角、苦楝皮各一两，煎浓汁，法水为丸，如绿豆大。大人每服四钱，小儿三钱或二钱、或一钱半，量人虚实，五更用砂糖水吞下。待追去恶毒虫积二三次，方以粥补之。

下虫丸 追虫取积。

苦楝皮去外粗皮，用根皮为上，树皮次之

上末，面糊丸，如弹子大。如欲服药，宜戒午饭，晡时预食油煎鸡卵饼一二个，待上床时，滚白汤化下一丸，至五更取下异虫为效。

化虫丸 治诸虫。

鹤虱去土 槟榔 苦楝根 胡粉炒。各一两 白矾枯，二钱半

上为末，米糊为丸，如桐子大。一岁服五丸，量人大小加减丸数，温浆水入生麻油三四点打匀送下，清米汤亦可，不拘时，其虫细小者皆化为水，大者自下。

集效丸

治因脏腑虚弱，或多食甘肥，致蛔虫动作，心腹绞痛，发则肿聚，往来上下，痛有休止，腹中烦热，口吐涎沫，是蛔咬，宜服此药。若积年不瘥，服之亦愈。又治下部有虫，生痔痒痛。

木香 鹤虱炒 槟榔 诃子面裹煨，去核 芜荑炒 附子煨，去皮脐 干姜各七钱半 大黄一两半 乌梅十四个，去核

上为末，炼蜜丸，如桐子大。每服三四十丸，食前用陈皮汤下，妇人淡醋汤送下。

秘方万应丸 治大人小儿腹内有虫，及积气块痛，小儿疳病。

三棱醋炒 莪术各五钱，醋炒 槟榔一两 陈皮麸炒黄色 橘红各五钱 芜荑二钱半 雷丸五钱 鹤虱三钱 微炒 干漆炒无烟，五钱 木香二钱，不见火 良姜二钱，陈壁土炒 砂仁二钱，去壳 使君子取肉 麦蘖面炒。各五钱 胡黄连炒 炙甘草各三钱 神曲炒黄色，五钱

上为细末，醋打米糊丸，如绿豆大，每服三五十丸，空心淡姜汤送下。

取虫积方

槟榔 牵牛各半斤 雷丸一两半 苦楝皮一两 大黄四两 皂角半斤 三棱 蓬术各二两，另剉同醋煮 木香随意加入

上为细末，煎皂角膏子，煮糊和丸，如黍米大。每服二钱，四更时分冷茶送下；小儿一钱。下虫，以白粥补之。

万灵丸 取积追虫。

黑牵牛一斤，取头末十两，生用 大腹子一斤，扁者，取末七两，生用，如尖者是槟榔 蓬术二两，煨 京三棱炮 雷丸炮 广木香各五两，煨

上为细末，研匀，用好紫色皂角半斤，去皮弦切碎，用水两大盏，浸一宿，冬月浸两宿，捞去粗滓，铜瓷器内熬数沸，白沫出为度，放冷和药，必须揉捣，为丸如梧桐子大。每服四钱重，五更时砂糖水送下，温冷不妨。至天明利三五行，看取下是何虫积，以温白粥补之。忌食生冷、鱼腥、硬物。孕妇勿服。

槟榔汤 治三虫并寸白虫。

上用槟榔三枚，以灰火煨过，粗捣筛，用水三盏，煎至一盏半，去滓，分三服，空心、日午、近夜各一服，其虫尽下；或和葱白、盐豉同煮饮之亦佳。一方，治寸白虫，用槟榔二七枚剉碎，以水二升半，煮皮取一升半，去滓内末，频服暖卧，虫出或不尽，更服取瘥止，宿勿食，旦服之。

麦门冬汤 治肺劳热生虫，其形如蚕，令人咳逆气喘，或谓忧膈、气膈、恚膈、寒膈、热膈，此皆从劳气所生，名曰膏肓病，针灸不至。

麦门冬去心，十两 干姜炮 蜀椒去目并

合口者，微炒出汗。各一两　黄芪锉　百部焙　白术　人参　桂去粗皮。各一两二钱半　远志去心　附子炮，去皮脐　细辛去苗叶　炙甘草各一两半　杏仁去双仁皮尖，焙干，麸炒令黄，半两

上为细末，炼蜜和，更于铁臼内涂酥杵令匀熟，丸如酸枣大，含化，稍稍咽津。一方，有槟榔。一方，无白术。

桑根白皮酒　治肺劳热生虫，在肺为病。

桑根白皮取东引者，锉，一升　吴茱萸根皮取东引者，净刷去土，五两　狼牙去连苗处，净刷去土，三两

上细锉，用酒七升，煮至二升，去滓，分作三服，每日空心一服。一方，无狼牙。

前胡汤　治脾劳有白虫，长一寸，在脾为病，令人好呕，胸中咳咳即呕而不出。

前胡去芦　白术锉　细辛去苗叶　赤茯苓　枳壳去穰，麸炒　常山锉　松萝　旋覆花各一两半　龙胆去苗　杏仁去双仁皮尖，麸炒。各一两

上锉碎，每服半两，水二盏，入竹叶十片，洗净细切，同煎至一盏，去滓，空心服，吐之即瘥。若腹中热满，加芒硝半钱，栀子仁一两，黄芩一两半，苦参一两。一方，用枳实，无枳壳。

茱萸根浸酒方　治脾劳热，有白虫在脾中为病，令人好呕。

吴茱萸根取东引者，一尺，锉　麻子八升，净拣　陈皮去白，炒，二两

上先捣碎，橘皮、麻子如泥，然后拌茱萸根，用酒一斗，浸一宿。慢火上微煎，绞去滓，分作五服，每空心温服，虫即下。凡合药时，忌言合杀虫药。一方，以水煎服。

雷丸丸　治心脏劳热伤心，有长虫，名曰蛊，长一尺，贯心为病。

雷丸灰火炮过　橘皮汤浸，去白，焙　桃仁去双仁皮尖，麸炒。各一两二钱半　贯众大者，去须，半两　白芜荑炒　青葙子炒　干漆炒烟出。各一两　狼牙去连苗处，净刷去土，一两半　乱发如鸡子大一块，烧为灰，研

上为细末，研匀，炼蜜和，更于铁臼内涂酥杵令匀熟，丸如梧桐子大。每服十五丸，空心用温酒送下，至晚再服，米饮亦得。一方，不用涂酥。一方，有僵蚕、吴茱萸根皮。

贯众散　治肾劳热，四肢肿急，有蛲虫如菜中虫，生于肾中。

贯众大者三枚，去须　干漆炒令烟绝，二两　吴茱萸水洗七遍，焙干，炒，一两半　槐白皮干者，锉　白芜荑炒。各一两　胡粉粉黄色，研，一两　杏仁去皮尖双仁，炒，半两

上为细末，研匀，每服二钱，空心井花水调下，日晚再服。

水银膏　治蛲虫咬人下部痒。

上水银一两，用蒸枣膏和丸，如人指大，绵裹，临卧内下部中一宿，内药时常留绵带子在外。一方云：水银损肠，宜慎之。

蚕蛹汁方　治蛔虫。

上取缫丝蚕蛹两合，烂研，生布绞取汁，空心顿饮之。非缫丝，即须依时收取蚕蛹，曝为细末，用时以意斟酌多少，和粥饮服之。

锡灰丸　取寸白诸虫。

锡灰一两　鸡心槟榔　贯众各半两　木香二钱半　轻粉　黄丹各二钱

上为细末，酒醋煮面糊为丸，如荔枝大。每服一丸，米泔浸软，日午先吃饭了，至黄昏不饥饱时吃肉脯一片引虫，少刻温酒嚼下，至天明虫出。又吃韭菜，亦治寸白虫。

治寸白虫令化为水

狗脊　贯众　白芜荑　酸石榴根锉。

各一两

上锉碎，每服半两，以浆水一大盏，煎至五分，去滓，四更初温服，先于晚间不得吃夜饭。

治寸白虫为水泻出永除方

榧子　槟榔　芜荑各等分

上为细末，每服二钱，温酒调服，先吃烧牛肉脯，后服药。

圣功散　治寸白虫，不拘久近，神效。

南木香　槟榔各等分

上为细末，每服三钱，浓米饮调下。黎明空心先熟嚼炙猪肉之属，只咽汁吐去滓，便服药，辰巳间虫下，其疾永除。

治寸白虫方

上用榧子四十九枚，去皮，以月上旬平旦空心服七枚，七日服尽，虫消成水，永瘥。又云：食实七枚，七日满，虫化为水。一方，以百枚，只燃啖之，食尽佳。不能者，但啖五十枚亦得，经宿虫消自下。一方，并治三尸虫。

又方

用黑铅灰、锡灰炒，四钱一服，先吃猪肉脯少许，一时来，却用砂糖浓水半盏调灰，五更服，虫尽下，白粥将息一日良。予宜和中，每觉心中多嘈杂，意谓饮作，又疑是虫，漫依良方所说服，翼日下虫二条，一长二尺五寸，头扁阔，尾尖锐，每寸作一节，斑斑如锦纹，一条皆寸断矣。

治湿䘌方

青黛二两　黄连　黄柏　丁香各一两　麝香二分

上为细末，以车脂和，如枣大，内下部，日一二度。

治虫蚀下部肛尽肠穿者

上取长股虾蟆青背者一枚，鸡骨一分，烧为灰合和，吹下部令深入，累用效。

证治准绳·伤寒

自　序

夫有生必有死，万物之常也。然死不死于老而死于病者，万物皆然，而人为甚。故圣人悯之而医药兴。医药兴，而天下之人又不死于病，而死于医药矣。智者愤其然，因曰：病而不药得中医[①]，岂不信哉。或曰：此但为伤寒言之也。虽然，微独伤寒，特伤寒为甚尔。盖医莫不宗本黄岐，今其书具在，然有论而无方。方法之备，自张仲景始。仲景虽独以伤寒著，然二千年以来，其间以医名世，为后学所师承者，未有不从仲景之书悟入，而能径窥黄岐之壸奥[②] 者也。故黄岐犹羲文[③] 也，仲景其孔子乎，易水师弟[④]，则濂洛[⑤] 诸贤，金华师弟[⑥]，则关闽[⑦] 诸大儒也，拟人者不伦于此矣。王好古曰：伤寒之法，可以治杂病，杂病法不可以治伤寒，岂诚然哉。伤寒法出于仲景，故可以治杂病，而为杂病法者，多未尝梦见仲景者也。故不可以治伤寒也。然则《伤寒论》可弗读乎。而世之医，有终身目不识者，独执陶氏《六书》[⑧]，以为枕中鸿宝尔。夷考陶氏之书，不过剽南阳[⑨] 唾余，尚未望见易水门墙，而辄诋《伤寒论》为非全书，聋瞽[⑩] 来学，盖仲景之罪人也。而世方宗之，夭枉可胜道哉。余少而读仲景书，今老矣，尚未窥其堂室。平生手一编，丹铅[⑪] 殆遍，纸败墨渝[⑫]。海虞严道彻见而爱之，欲寿诸梓，而余不之许，非靳之，盖慎之也。丁酉、戊戌间，因嘉善高生请，始辑《杂病准绳》，而不及伤寒，非后之，盖难之也。今岁秋，同年姜仲文知余所辑杂病外，尚有伤寒、妇、婴、疡科，为准绳者四，遣使来就钞，而不知余夺于幽忧冗病，未属草也。因感之而先成伤寒书八帙，始于八月朔，而告完于重九。或曰：以数十万言，成于四旬，不太草草乎？曰：余之酝酿于丹府[⑬]，而渔猎于书林，盖三十馀年矣，不可谓草草也。伤寒一病尔，而数十万言，不大繁乎？曰：吾犹病其略也。何也？是书之设，为因证检书而求治法者设也，故分证而不详，则虑其误也。详则多互见而复出，而又安得不繁。

① 得中医：符合医道（自然痊愈）。
② 壸（kǔn 捆）奥：内中奥妙。
③ 羲文：指易经，旧传由伏羲画卦，这里指深奥难懂。
④ 易水师弟：指易水学派张元素、李杲、王好古等。
⑤ 濂洛：宋代理学的两个主要学派。濂指原居道州营道濂溪的周敦颐；洛指洛阳程颢和程颐。
⑥ 金华师弟：指丹溪学派朱丹溪、赵道震、戴思恭、王履、王纶等。
⑦ 关闽：宋代理学另两个主要学派。关指讲学于关中的张载；闽指讲学于福建的朱熹。
⑧ 《六书》：即《伤寒六书》。
⑨ 南阳：指汉代医圣张仲景。
⑩ 聋瞽：聋指丧失听觉能力，瞽指丧失视物能力。聋瞽在这里作使动用法。
⑪ 丹铅：旧时点校书籍所用的丹砂与铅粉。这里借代点校。
⑫ 纸败墨渝：纸破损，色改变。形容反复翻读点校，已到纸破色变。
⑬ 丹府：即心间。丹，朱红色，这里指代心。

后之注仲景书，续仲景法者，或见其大全，或窥其一斑，皆可以为后学指南，具择而载之，而又安得不繁。且夫人读一书，解一语，苟迷其理，有碍于胸中，以问知者，则唯恐其不吾告与告之不详。余固驽①下，然学医之资，差不在人后。以余所白首不能究者，与天下后世共究之。将读之恐其易尽而顾患繁乎哉。丹阳贺知忍中秘心乎济物而勇于为义，愿为余流通，书未成，已鸠工庀具②矣。余之遄成以此，因叙于篇首。

时万历三十二年岁次甲辰重九日念西居士王肯堂宇泰甫书

① 驽：能力低下的马。这里比喻才能低劣。
② 鸠工庀具：即刻书的工具具备了。

凡 例

一、纂伤寒书者众矣。知尊仲景书，而遗后贤续法者，好古之过也，《类证》诸书是也。惟俗眼之便，而雅俗杂陈，淄渑莫辨，使世不知孰为仲景者，俗工之谬也，《琐言》、《蕴要》诸书是也。惟楼氏《纲目》，列六经正病于前，而次合病、并病、汗吐下后、诸坏病于后，又次之以四时感异气而变者，与妇婴终焉。而每条之中，备列仲景法，然后以后贤续法附之。既该括百家，又不相淆杂，义例之善，无出其右。此书篇目，大抵因之。

一、王叔和编次张仲景《伤寒论》，立三阳三阴篇。其立三阳篇之例，凡仲景曰太阳病者，入太阳篇；曰阳明病者，入阳明篇；曰少阳病者，入少阳篇。其立三阴篇，亦依三阳之例，各如太阴、少阴、厥阴之名入其篇也。其或仲景不称三阳三阴之名，但曰伤寒某病用某方主之，而难分其篇者，则病属阳证，发热、结胸、痞气、蓄血、衄血之类，皆混入太阳篇。病属阴证，厥逆、下利、呕吐之类，皆混入厥阴篇也。惟燥屎及屎硬、不大便、大便难等证，虽不称名，独入阳明篇者，由此证类属阳明胃实，非太阳、厥阴可入，故独入阳明也。所以然者，由太阳为三阳之首，凡阳明、少阳之病，皆自太阳传来，故诸阳证不称名者，皆入其篇。厥阴为三阴之尾，凡太阴、少阴之病，皆至厥阴传极，故诸阴证不称名者，皆入其篇。后人不悟是理，遂皆谓太阳篇诸证不称名者，亦属太阳，而乱太阳病之真。厥阴篇诸证不称名者，亦属厥阴，而乱厥阴病之真。为大失仲景之法也。今于各证分经处，尚多仍叔和之旧，学者当以意神而明之。

一、仲景立法，凡曰太阳病者，皆谓脉浮，头项强痛，恶寒也。凡曰阳明病者，皆谓胃家实也。凡曰少阳病者，皆谓口苦，咽干，目眩也。凡曰太阴病者，皆谓腹满时痛，吐利也。凡曰少阴病者，皆谓脉微细，但欲寐也。凡曰厥阴病者，皆谓气上撞心痛，吐蛔也。候如少阴病，不一一逐条曰脉微细，但欲寐，而总用少阴病三字括之者，省文也。故各条或曰少阴病，反发热，脉沉，用麻黄附子细辛汤者，谓脉沉细，但欲寐，而又反发热者，用其方也。或曰少阴病，得之二三日以上，心烦不卧，用黄连阿胶汤者，谓得脉微细，但欲寐，二三日后，变心烦不卧者，用其方也。后人不悟是理，遂皆不察少阴病三字，所括脉微细，但欲寐之证，但见发热脉沉，便用麻黄附子细辛汤，见心烦不卧，便用黄连阿胶汤，尤为大失仲景之法也。

一、解释仲景书者，惟成无己最为详明。虽随文顺释，自相矛盾者，时或有之，亦白璧微瑕，固无损于连城也。后此，赵嗣真、张兼善之流，皆有发明，并可为成氏忠臣，张公耳孙，故多采掇，使学者一览洞然，而一得之愚，亦时附焉。其文义浅近，不必训释者，则一切省之。内一字赵者，嗣真也。张者，兼善也。黄者，仲理也。活者，朱肱《活人书》也。庞者，安时也。许者，叔微学士也。本者，许之《本事方》也。韩者，祇和也。孙者，兆也。洁者，洁古张元素也。云者，洁古之子云岐子也。垣者，李东垣；而丹者，朱丹溪也。海者，王海藏也。王者，履也。罗者，天益也。戴者，元礼也。楼者，全善也。吴者，绶也。陶者，华也。其不系姓字者，自篇首辨证数语之外，皆仲景论文也。

一、仲景诸方，动以斤计，而又有称升、合、枚者。古今度量衡，轻重长短不同，难以遵用。《局方》《纲目》又一切裁损，每服五钱，则失之太小。陶氏、吴氏书，尽变古方，以便时用，则其失更远矣。今书方药分两，一切仍仲景之旧。增损出入，又当视病情时令，神而明之。一切古方，皆当如是施用，不独仲景书也。知此则又何以轻变古法为哉。陈无择以钱谱推测度量衡法，颇协时宜。今引其说于此，用古方者，宜详考焉。凡度者，分、寸、尺、丈、引。本以一黍之广为分，十分为寸，十寸为尺，十尺为丈，十丈为引。观今之尺，数等不同，如周尺长八寸，京尺长一尺六寸，淮尺长一尺二寸，乐尺长一尺二寸五分。并以小尺为率。小尺既自三微起，却自可准。唐武德年，铸开元钱，径八分，当十二钱半得一尺。排钱比之，十一个已及一尺。又不知唐用何尺。顾汉唐龠量，并用尺寸分布，尺寸如是不齐，将何凭据。博古君子，必有说矣。凡量者，龠、合、升、斗、斛。本以黄钟龠容十二铢。合龠为合，重二十四铢。今以钱准，则六铢钱四个，比开元钱三个重，升、斗、斛，皆垒而成数。汉唐同用。至赵宋绍兴，升容千二百铢，则古文六铢钱二百个，开元钱二百二十个。以绍兴一升，得汉五升。其馀私用，不足计也。凡衡者，铢、两、斤、钧、石。亦以黄钟龠所容重十二铢。两之为两，二十四铢为两，十六两为斤，三十斤为钧，四钧为石。每两则古文六铢钱四个，开元钱三个。至赵宋广科，以开元钱十个为两。今之三两，得汉唐十两明矣。《千金》本草，皆以古三两为今一两，以古三升为今一升，诸药类例，尤为难辨。且如半夏一升，准五两，不知用何升何两，此修合制度之要务，不可不知。汉铜钱质如周钱，文曰半两，重如其文。孝文五年，钱益多而轻，乃更铸四铢，其文曰半两，杂以铜铁锡，非殽杂伪巧，则不得赢。而奸或盗磨钱质取熔，有司言钱轻重，请郡国铸五铢钱，周郭有质，令不得磨取熔。则知汉以二半两钱为两，重十铢明矣。汉唐例以二十四铢为一两，抑未知修史人改作唐例，亦不可知。观钱谱，汉无六铢钱，至唐方有。今以五铢钱十六个，正得开元钱十个重。又以六铢钱十二个，正得开元钱九个重，则知开元钱每个以重八铢。唐武德四年，铸开元通宝，径八分，重二铢四，累积十钱为两，似难考据，明食货者，必有说焉。按药书，汉方汤液，太齐[①]三十馀两，小齐十有馀两，用水六升或七升，多煎取二升、三升，并分三服。若以古龠量水七升，煎今之三十两，未淹得过。况散末药只服方寸刀圭匕；丸子如梧桐子大，极至三十粒，汤液岂得如此悬绝。又如风引汤，一剂计五十五两，每两只用三指撮，水三升，煮三沸，去滓温服一升。观其煮制，每只三指撮，未应料齐如此之多，此又可疑也。今以臆说，汉方当用半两钱二枚为一两。且以术附汤方较，若用汉两，计一百八十铢，得开元钱二十二个半重。若分三服，已是今之七钱半重一服。若以唐方准计，三百三十六铢，得开元钱四十二个重，每服计今之十四钱重，大略可知，若以开元钱准得一百单五个重，分三服，每服计三十五

① 太齐：通“大剂”。下同。

钱重。此犹是小齐。况有大齐名件两数之多者，未易概举，留心此道，幸少详焉。吴绶曰：凡方称铢者，二十四铢为两，一两分为四分，六铢为一分，计二钱五分也。称字者，一钱有四字，一字计二分五厘也。世有古今，时有冬春，地有南北，药有良犷，人有强弱，不可执一。且如大陷胸汤，用大黄六两，今用六钱足矣。若人壮病大者宜之，人弱病小者，又当减半，或只用三四之一可也。芒硝一升，今用二三钱足矣。甘遂二两，只可用一分或半分而已。若无活法通变而胶柱鼓瑟，未有不至于杀人者，慎之！慎之！

一、《内经》云：风雨寒暑，不得虚，邪不能独伤人。至于丹溪，又云：伤寒属内伤者十居八九，当以补元气为主。由是言之，后人治伤寒者，既皆识仲景之法不尽，又不知其病本于内伤虚劳而思补养，但用汗下致死者，其杀人何异刀剑。兴言至此，切骨痛心。今虽以后贤补养之法，附载于篇，而书不尽言，言不尽意，尤望临病之工，重人命而惧阴谴，熟玩此书，无疑于心而后下手用药。即不能然，宁过于谨护元气，无孟浪汗下，而后庶几乎少失也。

一、屠鹏《四时治要》云：凡欲知阴别阳，须当观脉论形，视喘息，听音声，而治病所苦。按尺寸，观权衡，而知病所生。然后知其虚实，得其本末，更精加审察，徐徐取之。如仲景活人书，下证俱备，当行大承气，必先以小承气试之。合用大柴胡，必先以小柴胡试之。及阴证晓然，合用四逆汤，必先以理中汤、真武汤之属试之。此皆大贤得重敌之要，学者其可不审乎。按：汤剂丸散，生灵之司命也。死生寿夭，伤寒之瞬息也。岂以试为言哉。盖与其躁暴而多虞，宁若重敌而无失。鸡峰张锐者，宋之神医也。疗一伤寒，诊脉察色，皆为热极，煮承气汤，欲饮复疑，至于再三，如有掣其肘者，姑持药以待。病者忽发战悸，覆绵衾四五重，始稍定，有汗如洗，明日脱然。使其药入口，则人已毙矣。由是观之，则屠氏之探试，虽非仲景本旨，得非粗工之龟鉴欤。

目录

入门辨证诀

发热外感内伤辨

凡病鲜有不发热者，而内伤外感，其大关键也。人迎脉大于气口为外感，气口脉大于人迎为内伤。外感则寒热齐作而无间，内伤则寒热间作而不齐。外感恶寒，虽近烈火不能除，内伤恶寒，得就温暖而必解。外感恶风，乃不禁一切风寒，内伤恶风，唯恶夫些少贼风。外感证显在鼻，故鼻气不利而壅盛有力，内伤证显在口，故口不知味而腹中不和。外感则邪气有馀，故发言壮厉，先轻而后重，内伤则元气不足，故出言懒怯，先重而后轻。外感头痛，常常而痛，内伤头痛，时止时作。外感手背热，手心不热，内伤手心热，手背不热。东垣辨法，大要如此。有内伤而无外感，有外感而无内伤，以此辨之，判然矣。若夫内伤外感兼病而相合者，则其脉证并见而难辨，尤宜细心求之。若显内证多者，则是内伤重而外感轻，宜以补养为先。若是外证多者，则是外感重而内伤轻，宜以发散和解为急，此又东垣未言之意也。

伤寒类伤寒辨

冬温　温病　寒疫　热病　湿温　风温　霍乱　痉　伤食　虚烦　痰　脚气　内痈　蓄血

世传以痰、饮、脚气、虚烦四证为似伤寒。王叔和又以痉、湿、暍、霍乱等证似伤寒者，编入《伤寒论》中。然以形证较之，非止此数者而已。其内伤劳倦之似伤寒者，已前见。今以冬温等病，与伤寒辨析差别，胪列于下。

自霜降以后，天令寒冱，感之而病者，伤寒也。脉浮紧无汗，为伤寒；脉浮缓有汗，为伤风。

霜降已后，当寒而不寒，乃更温暖，因而衣被单薄，以致感寒而病者，冬温也。时气发斑，与伤寒热未已，再遇温热，为温毒。

春时天道和暖，有人壮热口渴，而不恶寒者，温病也。以辛温汗之则坏矣。若天令尚寒，冰雪未解，感寒而病者，亦曰伤寒。

三月以后，八月以前，天道或有暴寒，感之而病者，时行寒疫也。

夏至以后，时令炎热，有人壮热烦渴，而不恶寒者，热病也。热病与中暑相似，但热病脉盛，中暑脉虚。

夏月有病，头痛谵语，自汗身不甚热，两胫逆冷，四肢沉重，胸腹满者，湿温也。其人常伤于湿，因而中暑，湿热相搏，故发此病，不可发汗。

头痛身热，自汗，与伤寒同，而脉尺寸俱浮，身重，默默但欲眠，鼻息鼾，语言难出，四肢不收者，风温也。不可发汗。

病呕吐而利，头痛身痛，恶寒发热，或吐利止而发热者，霍乱也。

身热足寒，头项强急，恶寒，时头热，面赤，目脉赤，独头面摇，卒口噤，背反张者，痉也。恶寒无汗为刚痉，恶风有汗为柔痉。仰面而卧，开目为阳。合面而卧，闭目为阴。脉浮紧数为阳，脉沉细涩为阴。口中燥渴为阳，口中和为阴。阳痉易治，阴痉难治。

头疼发热，与伤寒同，而身不痛，右手气口脉紧盛，右关短滑，左手反平和者，伤食也。必兼中脘痞闷，噫气作酸，或恶闻食臭，或欲吐不吐，或吐之不尽等证。亦有停食而又感寒者，则左右手人迎、气口俱大。

烦热与伤寒相似，而脉不浮紧，头不疼，身不痛，不恶寒，或烦时头亦痛，烦止而痛止者，虚烦也。

憎寒发热，恶风自汗胸满，气上冲咽不得息，与伤寒相似，而头不痛，项不强，亦有时而头痛，但作止无常，其脉紧而不大者，痰也。痰在上焦，则寸口脉沉滑，或沉伏。痰在中焦，则右手关脉滑大。有气郁则沉而滑，夹食则短而滑。凡脉弦滑者有痰饮，偏弦者主饮，沉而弦者有悬饮内痛。凡左右关大，或关上脉浮而大，或目下如灰烟熏者，皆痰之候也。

发热憎寒，头疼，肢节痛，呕恶，与伤寒相似，而病起自脚，脚膝肿痛，两胫或肿满，或枯细，大便坚者，脚气也。

《伤寒论》云：诸脉浮数，当发热而洒淅恶寒，若有痛处，饮食如常者，畜积有脓也。此言内痈也。《素问》云：肝满、肾满、肺满皆实，即为肿。王注云：满，谓脉气满实。肿，谓痈肿。大抵口中咳即胸中隐痛，心胸甲错，振寒，脉数，咽干不渴，时出浊唾腥臭，久久吐脓如米粥者，肺痈也。小腹重而强，按之则痛，便数似淋，时时汗出，复恶寒，身皮甲错，腹皮急，如肿状，脉滑而数者，肠痈也。胃脘隐隐而痛，手不可近，胃脉沉细，人迎逆而盛者，胃脘痈也。内伤外感以人迎、气口别之，故内伤之脉人迎平，而胃脘痈之脉，人迎反盛，未有不误以为伤寒者，宜辨之早也。京口钱氏，室女，患肠痈发热。庸医作伤寒治之，禁绝饮食，旬馀而毙。垂毙之日，下脓数升，方知是痈，欲救已无及矣。呜呼！仲景之书，岂可以弗读哉。

发热如伤寒，而其人有所从高坠下，攧扑损伤，或盛怒叫呼，无何而病，小便自利，口不甚渴，按心下，或胁下，或脐腹间有痛处，或至手不可近者，蓄血也。劳逸饥饱，七情房室所伤，皆能瘀血，不止一途。友人缪仲淳，每服滋补丸药，多至数两，忽发热不已，投凉解之药，有加无损，沉困之极，殆将不支。余用畜血法治之，方烹煎次，仲淳闻其气，曰：一何香也。饮已而热退。明日，下黑粪斗许而安。然伤寒自有蓄血证，当于本科求之。此言杂证蓄血之类伤寒者耳。

帙之一

总例

四时伤寒不同　传变　汗下大法　可汗　不可汗　可下　不可下　可吐　不可吐　愈解　死证　阴阳　表里　伤寒杂病　类证杂论　察色要略

四时伤寒不同

阴阳大论云：春气温和，夏气暑热，秋气清凉，冬气冷冽，此则四时正气之序也。冬时严寒，万类深藏，君子固密，则不伤于寒。触冒之者，乃名伤寒耳。其伤于四时之气，皆能为病。即下文时行之气。以伤寒为毒者，以其最成杀厉之气也。中而即病者，名曰伤寒。不即病，寒毒藏于肌肤，至春变为温病，至夏变为暑病。暑病者，热极重于温也。《内经》曰：先夏至日为温病，后夏至日为暑病。温暑之病，本伤于寒而得之，故太医均谓之伤寒也。是以辛苦之人，春夏多温热病者，皆由冬时触寒所致，非时行之气也。《活人》云：夏月发热恶寒，头疼身重，肢节疼痛，其脉洪盛者是也。冬伤于寒，因暑气而发为热病。　凡时行者，春时应暖而反大寒，夏时应热而反大凉，秋时应凉而反大热，冬时应寒而反大温，此非其时而有其气，是以一岁之中，长幼之病多相似者，此则时行之气也。此辨伤寒时气之异。　夫欲候知四时正气为病，及时行疫气之法，皆当按斗历占之。

四时八节二十四气七十二候决病法：

立春正月节斗指艮	雨水正月中指寅
惊蛰二月节指甲	春分二月中指卯
清明三月节指乙	谷雨三月中指辰
立夏四月节指巽	小满四月中指巳
芒种五月节指丙	夏至五月中指午
小暑六月节指丁	大暑六月中指未
立秋七月节指坤	处暑七月中指申
白露八月节指庚	秋分八月中指酉
寒露九月节指辛	霜降九月中指戌
立冬十月节指乾	小雪十月中指亥
大雪十一月节指壬	冬至十一月中指子
小寒十二月节指癸	大寒十二月中指丑

二十四气，节有十二，中气有十二。五日为一候，气亦同，合有七十二候，决病生死，此须洞解之也。

九月霜降后宜渐寒，向冬大寒，至正月雨水节后，宜解也。所以谓之雨水者，以冰雪解而为雨水故也。至二月惊蛰节后，气渐和暖，向夏大热，至秋便凉。此为四时正气。　从霜降以后，至春分以前，凡有触冒冰雪，体中寒即病者，谓之伤寒也。九月、十月，寒气尚微，为病则轻。十一月、十二月，寒冽已严，为病则重。正月、二月，寒渐将解，为病亦轻。此以冬时不调，适有伤寒之人，即为病也。此为四时正气，中而即病者也。　其冬有非节之暖者，名曰冬温。冬温之毒，与伤寒大异。冬温复有先后，更相重沓，亦有轻重，为治不同，证如后章。此为时行之气。前云：冬时应寒而反大温者是也。冬温应常纪者有三岁，少阴司天之政，五之气；阳明司天之政，终之气；厥阴司天之政，终之气；皆病冬温。其不应常纪而反常者，则不可候之，而随时变易也。　从立春节后，其中无暴大寒，又不冰雪，而有人壮热为病者，此属春时阳气发于外，冬时伏寒，变为温病。此为温病也。《内经》曰：冬伤于寒，春必病温。外邪唤出内邪也。　春温应常纪者有四岁，少阳司天之政，初之气；太阳司天之政，初之气；阳明司天之政，终之气；太阴司天之政，二之气；皆病温。其不应常纪而反常者，不可候之，而随时变易也。

从春分以后，至秋分节前，天有暴寒者，皆为时行寒疫也。三月、四月，或有暴寒，其时阳气尚弱，为寒所折，病热犹轻。五月、六月，阳气已盛，为寒所折，病热则重。七月、八月，阳气已衰，为寒所折，病热亦微。其病与温及暑病相似，但治有殊耳。此辨时行与伤寒相似，治法不同，要在辨其病原，寒、热、温三者之异，则用药冷热之品味判然矣。　十五日得一气。于四时之中，一时有六气，四六名为二十四气也。　然气候亦有应至而不至，或有未应至而至者，或有至而太过者，皆成病气也。《素问·六微旨大论》：帝曰：其有至而至，有至而不至，有至而太过，何也？岐伯曰：至而至者和。至而不至，来气不及也。未至而至，来气有馀也。帝曰：至而不至，未至而至，何如？岐伯曰：应则顺，否则逆。逆则变生，变生则病。《金匮要略》曰：有未至而至，有至而不至，有至而不去，有至而太过，何谓[①]也？师曰：冬至之后，甲子夜半，少阳起，少阳[②]之时，阳始生，天得温和。以未得甲子，天因温和，此为未至而至也。以得甲子，而天未温和，此为至而不至也。以得甲子，而天大寒不解，此为至而不去也。以得甲子，而天温如盛夏五六月时，此为至而太过也。　但天地动静，阴阳鼓击者，各正一气耳。是以彼春之暖，为夏之暑，彼秋之忿，为冬之怒。是故冬至之后，一阳爻升，一阴爻降也。夏至之后，一阳气下，一阴气上也。斯则冬夏二至，阴阳合也。春秋二分，阴阳离也。阴阳交易，人变病焉。此君子春夏养阳，秋冬养阴，顺天地之刚柔也。小人触冒，必婴暴疹。须知毒烈之气，留在何经，而发何病，详而取之。是以春伤于风，夏必飧泄；夏伤于暑，秋必病疟；秋伤于湿，冬必咳嗽；冬伤于寒，春必病温。此必然之道，可不审明之。伤寒之病，逐日浅深，以施方治。经曰：未满三日者，可汗而已。其满三日者，可泄而已。　今世人伤寒，或始不早治，或治不对病，或日数久淹，困乃告医。医人又不依次第而治之，则不中病。皆宜临时消息制方，无不效也。　今采仲景旧论，录其证候，诊脉声色，对病真方，有神验者，拟防世急也。仲景之书，逮今千年而显用于世者，王叔和之力也。　又土地温凉，高下不同，物性刚柔，餐居亦异。是故黄帝兴四方之问，岐伯举四治之能，以训后贤，开其未悟者，临病之工，宜须两审也。［庞］　叔和非医方圆机，孰能臻此也。如桂枝汤，自西北二方居人，四时行之，无不应验。自江淮间，地偏暖处，惟冬及春可行之。自春末及夏至以前，桂枝、麻黄、青龙内宜加黄芩也。自夏至以后，桂枝内，又须随证增知母、大青、石膏、升麻辈取汗也。若时行寒疫，及病久

---

① 谓：原作“故”，据《金匮要略》改。

② 少阳：原作“少阴”，据《金匮要略》改。

虚寒者，正用古方，不待加减矣。夏至以后，虽宜白虎汤，自非新中暍而变暑病，乃汗后解表药耳，一白虎未能驱逐表邪故也。或有冬及始春寒甚之时，人患斯病，因汗下后，偶变狂躁不解，须当作内热治之，不拘于时令也。南方无霜雪之地，不因寒气中人，地气不藏，虫须泄毒，岚瘴间作，不用此治法，别有方也。又一州之内，有山居者，为居积阴之所。盛夏冰雪，其气寒，腠理闭，难伤于邪，其人寿。其有病者，多中风、中寒之疾也。有平泽居者，为居积阳之所。严冬生草，其气温，腠理疏，易伤于邪，其人夭。其有病者，多中温、中暑之疾也。

［王］　夫伤于寒，有即病者焉，有不即病者焉。即病者，发于所感之时。不即病者，过时而发于春夏也。即病谓之伤寒，不即病谓之温与暑。夫伤寒温暑，其类虽殊，其所受之原，则不殊也。由其原之不殊，故一以伤寒而为称。由其类之殊，故施治不得以相混。以所称而混其治，宜乎贻祸后人，以归咎于仲景之法，而委废其大半也。吁！可谓溺井怨伯益，失火怨燧人矣。夫法也，方也，仲景专为即病之伤寒设，不兼为不即病之温暑设也。后人能知仲景之书，本为即病者设，不为不即病者设，则尚恨其法散落，所存不多，而莫能御。夫粗工妄治之万变，果可惮烦而或废之乎。今人虽以治伤寒法治温暑，亦不过借用耳，非仲景立法之本意也。虽然，岂特可借以治温暑而已，凡杂病之治，莫不可借也。今人因伤寒治法可借以治温暑，遂谓其法通为伤寒温暑设，吁！此非识流而昧源者与？请以证之。夫仲景之书，三阴经寒证，居热证十之七八。彼不即病之温暑，但一于热耳，何由而为寒哉。夫惟后人以仲景书通为伤寒温暑设，遂致诸温剂皆疑焉而不取用。韩祗和虽觉桂枝汤之难用，但谓今昔之世不同，然未悟仲景书本为即病之伤寒设也。且其著《微旨》一书，又纯以温暑作伤寒立论，而即病之伤寒，反不言及。又以夏至前胸膈满闷，呕逆气塞，肠鸣腹痛，身体拘急，手足逆冷等证，视为温暑，谓与仲景三阴寒证，脉理同而证不同，遂别立温中法以治。夫仲景所叙三阴寒证，乃是冬时即病之伤寒，故有此证。今欲以仲景所叙三阴寒证，求对于春夏温暑之病，不亦昏乎？以余观之，其胸膈满闷，呕逆气塞等证，若非内伤冷物，则不正暴寒所中，或过服寒药所变，或内外俱伤于寒之病也。且祗和但曰寒而当温，然未尝求其所以为寒之故。能求其故，则知温暑本无寒证矣。朱奉议作《活人书》累数万言，于仲景《伤寒论》多有发明。其伤寒即入阴经为寒证者，诸家不识，而奉议识之。但惜其亦不知仲景专为即病者立法。故其书中，每每以伤寒温暑，混杂议论，竟无所别。况又视《伤寒论》为全书，遂将次传阴经热证，与即入阴经寒证，牵合为一立说。且谓：大抵伤寒阳明证宜下，少阴证宜温。而于所识即入阴经之见，又未免自相悖矣。夫阳明证之宜下者，固为邪热入胃。其少阴证，果是伤寒传经热邪，亦可温乎？况温病、暑病之少阴，尤不可温也。自奉议此说行，而天下后世蒙害者不无矣。迨夫成无己作《伤寒论注》，又作《明理论》，其表彰名义，纤悉不遗，可谓善羽翼仲景者。然即入阴经之寒证，又不及朱奉议能识，况即病立法之本旨乎，宜其莫能知也。惟其莫知，故于三阴诸寒证，止随文解义而已，未尝明其何由不为热而为寒也。至于刘守真出，亦以温暑作伤寒立论，而遗即病之伤寒。其所处辛凉解散之剂，固为昧者有中风、伤寒错治之失而立，盖亦不无桂枝、麻黄难用之惑

也。既惑于此，则无由悟夫仲景立桂枝、麻黄汤之有所主，用桂枝、麻黄汤之有其时矣。故其《原病式》有曰：夏热用麻黄、桂枝之类热药发表，须加寒药。不然则热甚发黄，或斑出矣。此说出于庞安常，而朱奉议亦从而和之。殊不知仲景立麻黄汤、桂枝汤，本不欲用于夏热之时也。苟悟夫桂枝、麻黄汤本非治温暑之剂，则群疑冰泮矣。何也？夫寒之初客于表也，闭腠理，郁阳气而为热，故非辛温之药，不能开腠理以泄其热，此麻黄汤之所由立也。至于风邪伤表，虽反疏腠理而不能闭，然邪既客表，则表之正气受伤而不能流通，故亦发热也。必以辛甘温之药发其邪，则邪去而腠理自密矣，此桂枝汤之所由立也。其所以不加寒药者，盖由风寒在表，又当天令寒冷之时，而无所避故也。后人不知仲景立法之意，故有惑于麻黄桂枝之热，有犯于春夏之司气而不敢用，于是有须加寒药之论。夫欲加寒药于麻黄、桂枝汤之中，此乃不悟其所以然，故如此耳。若仲景为温暑立方，必不如此，必别有法。但惜其遗佚不传，致使后人有多歧之患。若知仲景《伤寒论》专为即病伤寒作，则知麻黄、桂枝所以宜用之故。除传经热证之外，其直伤阴经，与太阳不郁热，即传阴经诸寒证，皆有所归著，而不复疑为寒药误下而生矣。若乃春夏有恶风、恶寒，纯类伤寒之证，盖春夏暴中风寒之新病，非冬时受伤，过时而发者，不然，则或是温暑将发，而复感于风寒。或因感风寒，而动乎久郁之热，遂发为温暑也。仲景曰：太阳病，发热而渴，不恶寒者，为温病。观此，则知温病不当恶寒而当渴，其恶寒而不渴者，非温病矣。仲景虽不言暑病，然暑病与温病同，但复过一时而加重于温病耳。其不恶寒而渴，则无异也。春夏虽有恶风、恶寒表证，其桂枝、麻黄二汤，终难轻用，勿泥于发表不远热之语也。于是用辛凉解散，庶为得宜。苟不慎而轻用之，诚不能免夫狂躁、斑黄、衄血之变，而亦无功也。虽或者行桂枝、麻黄于春夏而效，乃是因其辛甘发散之力，偶中于万一，断不可视为常道而守之。今人以败毒散、参苏饮、通解散、百解散之类，不问四时中风、伤寒，一例施之，虽非至正之道，较之不慎而轻用麻黄、桂枝，于春夏以至变者，则反庶几。然败毒散等，若用于春夏，亦止可治暴中风寒之证而已。其冬时受伤，过时而发之温病暑病，则不宜用也。用则非徒无益，亦反害之矣。若夫仲景于三阴经，每用温药，正由病之所必须，与用之有其时耳。若概以三阴寒证，视为杂病而外之，得无负于仲景济人利物之至仁而误后世乎？自近代先觉，不示伤寒温暑异治之端绪，但一以寒凉为主，而诸温热之剂，悉在所略。致使后之学者，视仲景书欲仗焉，而不敢以终决；欲弃焉，则犹以为立法之祖而莫能外。甚则待为文具，又甚则束之高阁，而谓其法宜于昔而不宜于今。由治乱动静之殊，治静属水，乱动属火。故其温热之药，不可用于今属火之时也。噫！斯言也，其果然耶？否耶？但能明乎仲景本为即病者设法，则桂枝、麻黄自有所用，诸温热之剂，皆不可略矣。若谓仲景法不独为即病者设，则凡时行及寒疫、温疟、风温等病，亦通以伤寒六经病诸方治之乎？《伤寒例》曰：冬温之毒，与伤寒大异，为治不同。又曰：寒疫与温及暑病相似，但治有殊耳。是则温暑及时行寒疫、温疟、风温等，仲景必别有治法。今不见者，亡之也。观其所谓为治不同，所谓温疟、风温、温毒、温疫，脉之变证，方治如说，岂非亡其法乎？决不可以伤寒六经病诸方通治也。叔和搜采仲景旧论之散落者以成书，功莫大矣。但惜其既以自己之说，混于仲景所言之中，又以杂脉杂病，纷纭并载于卷首，故使玉石不分，主客相乱。若先备仲景之言，而次[①]附己说，明书其名，则不致惑于后人而累仲景矣。余尝欲编类其书，以《伤寒例》居前，而六经病次之，相类病又次之，差后病又次之，诊察、治法、治禁、治误、病解、未解等又次之，其杂脉杂病，与伤寒有所关者，采以附焉，其与伤寒无相关者，皆删去。如此，庶几法度纯一，而玉石有分，主客不乱矣。然有志未暇，姑叙此以俟他日。

［伤寒温病热病说］

有病因，有病名，有病形。辨其因，正其名，察其形，三者俱当，始可以言治矣。且如伤寒，此以病因而为病名者也。温病、热病，此以天时与病形而为病名者也。由三者皆起于感寒，或者通以伤寒称之。夫通称伤寒者，原其因之同耳。至于用药，则不可一例而施也。何也？夫伤寒盖感于霜降后春分前，然不即发，郁热而发于春夏者也。伤寒，即发于天令寒冷之时，而寒邪在表，闭其腠理，故非辛甘温之剂，不足以散之，此仲景桂枝、麻黄等汤之所以必用也。温病、热病，后发于天令暄热之时，怫热自内而达于外，郁其腠理，无寒在表，故非辛凉或苦寒或酸苦之剂，不足以解之。此仲景桂枝、麻黄等汤，独治外者之所以不可用，而后人所处水解散、大黄汤、千金汤、防风通圣散之类，兼治内外者之所以可用也。夫即病之伤寒，有恶风、恶寒之证者，风寒在表，而表气受伤故也。后发之温病、热病，有恶风、恶寒之证者，重有风寒新中，而表气亦受伤故也。若无新中之风寒，则无恶风、恶寒之证。故仲景曰：太阳病，发热而渴，不恶寒者，为温病。温病如此，则知热病亦如此。是则不渴而恶寒者，非温热病矣。然或有不因新中风寒，亦见恶风、恶寒之证者，盖病人表气本虚，热达于表，又重伤表气，故不禁风寒，非伤风恶风，伤寒恶寒也。但卫虚则恶风，荣虚则恶寒耳。且温病、热病，亦有先见表证，而后传里者，盖怫热自内达外，热郁腠理，不得外泄，遂复还里，而成可攻之证，非如伤寒从表而始也。或者不悟此理，乃于春夏温病热病而求浮紧之脉，不亦疏乎？殊不知紧为寒脉，有寒邪则见之，无寒邪则不见也。其温病热病，或见紧脉者，乃重感不正之暴寒，与内伤过度之冷食也，岂其本然哉。又或者不识脉形，但见弦，便呼为紧，断为寒而妄治。盖脉之盛而有力者，每每兼弦。岂可错认为紧而断为寒。夫温病、热病之脉，多在肌肉之分而不甚浮，且右手反盛于左手者，诚由怫热在内故也。其或左手盛，或浮者，必有重感之风寒。否则非温病、热病，自是暴感风寒之病耳。凡温病、热病，若无重感，表证虽间见，而里病为多，故少有不渴者。斯时也，法当治里热为主，而解表兼之，亦有治里而表自解者。余每见世人治温热病，虽误攻其里，亦无大害，误发其表，变不可言，此足以明其热之自内达外矣。其间有误攻里而至大害者，乃春夏暴寒所中之疫证，邪纯在表，未入于里故也，不可与温病、热病同论。夫惟世以温病、热病混称伤寒，故每执寒字以求浮紧之脉，以用温热之药。若此者，因名乱实，而戕人之生，名其可不正乎。又方书多言四时伤寒，故以春夏之温病、热病，与秋冬之伤寒，一类视之而无所别。夫秋冬之伤寒，真伤寒也。春夏之伤寒，寒疫也。与温病、热病自是两

① 次：原作“欲”，据《医经溯洄集》改。

途，岂可同治。吁！此弊之来，非一日矣。虽然伤寒与温病、热病，其攻里之法，若果是以寒除热，固不必求异，其发表之法，断不可不异也。况伤寒之直伤阴经，与太阳虽伤，不及郁热，即传阴经为寒证而当温者，又与温病、热病大不同，其可妄治乎？或者知一不知二，故谓仲景发表药，今不可用，而攻里[①]之药乃可用。呜呼！其可用不可用之理，果何在哉？若能辨其因，正其名，察其形，治法其有不当者乎。彼时行不正之气所作，及重感异气而变者，则又当观其何时何气，参酌伤寒温热病之法，损益而治之，尤不可例以仲景即病伤寒药通治也。

传　变

凡伤于寒则为病热，热虽甚不死。《内经》曰：风寒客于人，使人毫毛毕直，皮肤闭而为热。是伤寒为病热也。《针经》曰：多热者易已，多寒者难已。是热虽甚不死。《内经》热论甚详，宜熟玩之。若两感于寒而病者，必死。表里俱病，谓之两感。　尺寸俱浮者，太阳受病也，当一二日发。以其脉上连风府，故头项痛，腰脊强。太阳多血少气，为三阳之长，其气浮于外，故尺寸俱浮。是邪气初入皮肤，外在表也，当一二日发。风府，穴名也，项中央。太阳之脉，从巅入络脑，还出别下项，是以上连风府。其经循肩膊内，侠脊，抵腰中，故病头项痛，腰脊强。　尺寸俱长者，阳明受病也，当二三日发。以其脉侠鼻络于目，故身热目疼，鼻干，不得卧。阳明血气俱多，尺寸俱长者，邪并阳明而血气淖溢也。太阳受邪不已，传于阳明，是当二三日发。其脉侠鼻者，阳明脉起于鼻交頞中。络于目，阳明之脉正上頔頞，还出，系目系。身热者，阳明主身之肌肉。《针经》曰：阳明气盛，则身以前皆热。目疼鼻干者，经中客邪也。不得卧者，胃气逆，不得从其道也。《内经》曰：胃不和则卧不安。　尺寸俱弦者，少阳受病也，当三四日发。以其脉循胁，络于耳，故胸胁痛而耳聋。《内经》曰：阳中之少阳，通于春气，少血多气。春脉弦，尺寸俱弦者，知少阳受邪也。二三日，阳明之邪不已，传于少阳，是当三四日发，胸胁痛而耳聋者，经壅而不利也。高文庄本作脉从巅入络肾，还出别下项，夹脊，抵腰中。凡太阳传至厥阴，自表至里，其汗下必因次第。有不经三阳，便自少阴、太阴、厥阴者，详后。则各依本经治之。此三经皆受病，未入于腑者，可汗而已。三阳受邪，为病在表，法当汗解。然三阳亦有便入腑者，入腑则宜下。故云未入于腑者，可汗而已。按：腑字，《素问》作脏字，理胜。盖腑为阳，脏为阴也。又况传阳明者，非入腑而何。

尺寸俱沉细者，太阴受病也，当四五日发。以其脉布胃中，络于嗌，故腹满而嗌干。阳极则阴受之，邪传三阳既遍，次乃传于阴经。在阳为在表，在阴为在里。邪在表，则见阳脉；邪在里，则见阴脉。阳邪传阴，邪气内陷，故太阴受病，而脉尺寸俱沉细也。自三阳传于太阴，是当四五日发也。邪入于阴，则渐成热，腹满而嗌干者，脾经壅而成热也。尺寸俱沉者，少阴受病也，当五六日发。以其脉贯肾，络于肺，系舌本，故口燥舌干而渴。少阴肾，水也，性趣下。少阴受病，脉尺寸俱沉也。四五日，太阴之邪不已，至五六日则传于少阴也，是少阴病当五六日发。人伤于寒，则为病热，谓始为寒，而终成热也。少阴为病，口燥舌干而渴，邪传入里，热气渐深也。《活人》云：经云，

---

① 里：原作“表”，据《医经溯洄集》改。

一二日少阴者，谓初中病时，便入少阴，不经三阳也。大抵伤寒发于阳，则太阳也；发于阴，则少阴也。凡病一日至十二三日，太阳证不能罢者，俱治太阳。有初得病，便见少阴证者，宜攻少阴，亦不必先自巨阳。盖寒入太阳，即发热而恶寒，入少阴，即恶寒而不热。　**尺寸俱微缓者，厥阴受病也，当六七日发。以其脉循阴器，络于肝，故烦满而囊缩。**缓者，风脉也。厥阴脉微缓者，邪传厥阴，热气已剧。近于风也。当六七日发，以少阴邪传于厥阴。烦满而囊缩者，热气聚于内也。[楼]　烦满，谓少腹烦满也。下文云：十二日，厥阴病，阴囊缩，少腹微下，谓向者囊之缩者，今复病少腹之烦满，故令微下也。　**此三经皆受病，已入于腑，可下而已。**三阴受邪，为病在里，于法当下。然三阴亦有在经者，在经则宜汗。故云已入于腑者，可下而已。经曰：临病之工，宜须两审。按：已入腑二句，恐是阳明经条下之错简。盖《素问》不如此说，但曰：三阴三阳，五脏六腑皆受病，荣卫不行，五脏不通则死矣。盖三阴经汗下温三法俱有，不特可下而已也。　**若两感于寒者，一日太阳受之，即与少阴俱病，则头痛口干，烦满而渴。二日阴明受之，即与太阴俱病，则腹满身热，不欲食，谵语。三日少阳受之，即与厥阴俱病，则耳聋，囊缩而厥。水浆不入，不知人者，六日死。若三阴三阳，五脏六腑皆受病，则荣卫不行，腑脏不通而死矣。**阴阳俱病，表里俱伤者，为两感。以其阴阳两感，病则两证俱见。至于传经，则亦阴阳两经俱传也。始得一日，头痛者太阳，口干烦满而渴者少阴。至二日，则太阳传于阳明，而少阴亦传于太阴。身热谵语者阳明，腹满不欲食者太阴。至三日，阳明传于少阳，而太阴又传于厥阴。耳聋者少阳，囊缩而厥者厥阴。水浆不入不知人者，胃气不通也。《内经》曰：五脏已伤，六腑不通，荣卫不行，如是之后，三日乃死。何也？岐伯曰：阳明者，十二经脉之长也。其血气盛，故云不知人。三日其气乃尽，故死矣。谓三日六经俱病，荣卫之气，不得行于内外，腑脏之气，不得通于上下。至六日，腑脏之气俱尽，荣卫之气俱绝，则死矣。按：太阴可传于少阴，少阴不可传于太阴，逆故也。此说未善。盖太阳为膀胱，少阴为肾，肾与膀胱为合。太阴为脾，阳明为胃，胃与脾合。少阳为胆，厥阴为肝，肝与胆合。阴道从阳，譬之妯娌，但以夫年为次，不以己齿为序也。

伤寒一日，太阳受之。脉若静者，为不传；颇欲吐，若躁烦，脉数急者，为传也。太阳主表，一日则太阳受邪，至二日当传阳明。若脉气微则不传。阳明胃经受邪则喜吐，寒邪传里者则变热。若颇欲吐，若烦躁，脉急数者，为太阳寒邪变热，传于阳明也。　**伤寒二三日，阳明少阳证不见者，为不传也。**伤寒二三日，无阳明少阳证，知邪不传，止在太阳经中也。

伤寒三日，三阳为尽，三阴当受邪。其人反能食而不呕，此为三阴不受邪也。四日表邪传里，里不和则不能食而呕。今反之，故知不传阴，但在阳也。

问曰：伤寒三日，脉浮数而微，病人身温和者，何也？答曰：此为欲解也。以夜半脉浮而解者，濈然汗出也。脉浮而解者，必能食也。脉不浮而解者，必大汗出也。三日，少阳脉小，欲已也。论见口苦舌干。

其不两感于寒，更不传经，不加异气者，至七日太阳病衰，头痛少愈也。八日阳明病衰，身热少歇也。九日少阳病衰，耳聋微闻也。十日太阴病衰，腹减如故，

则思饮食。十一日，少阴病衰，渴止舌干，已而嚏也。十二日，厥阴病衰，囊纵，少腹微下，大气皆去，病人精神爽慧也。

太阳病，头痛至七日已上自愈者，行其经尽故也。若欲再传经者，针足阳明，使不传则愈。

六七日，脉至皆大，烦而口噤不言，躁扰者，必欲解也。

伤寒六七日，无大热，其人躁烦，此为阳去入阴故也。

若过十三日已上，不间，间，谓病已。尺寸陷者，大危。

若更感异气，变为他病者，当依旧坏证而治之。若脉阴阳俱盛，重感于寒者，变为温疟。尺寸俱盛，先热后寒，宜小柴胡。先寒后热，宜加桂。但寒，柴胡加桂姜汤。但热，白虎加桂汤。有汗多烦渴，小便赤涩，素有瘴气，及不服水土，呕吐甚者，五苓散。 阳脉浮滑，阴脉濡弱者，更遇于风，变为风温。风温主四肢不收，头疼身热，常自汗出不解，气喘，尺寸俱浮，嘿嘿欲睡，治在少阴、厥阴，不可发汗。 阳脉洪数，阴脉实大者，遇温热，变为温毒，为病最重也。温毒必发斑。 阳脉濡弱，阴脉弦紧者，更遇温气，变为温疫。以冬伤于寒，发为温病，脉之变证，方治如说。见后条。

［戴］ 伤寒先犯太阳，以次而传，此特言其概耳。然其中变证不一，有发于阳，即少阴受之者。有夹食伤寒，食动脾，脾太阴之经，一得病即腹满痛者。亦有不循经而入，如初得病，径犯阳明之类，不皆始于太阳也。亦有首尾止在一经，不传他经。亦有止传一二经而止者，不必尽传诸经也。至如病之逾越，不可泥于次序，当随证施治。所以伤寒得外证为多。仲景云：日数虽多，有表证者，犹宜汗。日数虽少，有里证者，即宜下。

［海］ 阳中之阴水，太阳是也。为三阳之首，能循经传，亦能越经传。阳中之阳土，阳明是也。阳明为中州之主，主纳而不出。如太阳传至此，名曰循经传也。阳中之阳木，少阳是也。上传阳明，下传太阴。如太阳传至此，为越经传。阴中之阴土，太阴是也。上传少阳为顺，下传少阴为逆。如传少阴，为上下传也。如太阳传太阴，为误下传也。阴中之阳火，少阴是也。上传太阴为顺，下传厥阴为逆。如太阳至此，乃表传里也。阴中之阴木，厥阴是也。上传少阴为实，再传太阴为自安。

［海］ 太阳者，巨阳也，为诸阳之首。膀胱经病，若渴者，自入于本也，名曰传本。 太阳传阳明胃土者，名曰循经传。为发汗不尽，利小便，馀邪不尽，透入于里也。太阳传少阳胆木者，名曰越经传也。为元受病，脉浮自汗，宜用麻黄汤而不用故也。 太阳传太阴脾土者，名曰误下传。为元受病，脉缓有汗，当用桂枝而反下之所致也。当病腹痛，四肢沉重。

太阳传少阴肾水，名曰表传里。为病急当下，而反不攻不发，所以传里也。 太阳传厥阴肝木者，为阴不至于首，惟厥阴与督脉上行太阳相接，名循经得度传。

［吴］ 夫伤寒六经为病，阴阳虚实，或冷或热者，无非客邪之所为也。《内经》言：人伤于寒，则为病热者，言常而不言变也。仲景谓或寒或热而不一者，备常与变而弗遗也。盖阳邪传者常也，阴邪传者变也。且夫阳邪以日数次第而传者，一二日太阳，二三日阳明，三四日少阳，四五日太阴，五六日少阴，六七日厥阴也。七日经尽，当汗出而解。七日不解，为之再经。二七日不解，为之过经。过经不解，则为坏病。华佗云：伤寒一日在皮，二日

在肤，三日在肌，四日在胸，五日在腹，六日入胃，乃传里也。其治例曰：在皮肤者汗之，在肌肉者和之，在胸者吐之，在腹入里者下之也。《伤寒赋》曰：一二日可发表而散，三四日可和解而痊，五六日便实，方可议下。其例颇同也。殊不知此皆大约之法，言常而不言变也。盖寒之伤人，初无定规，或中于阴，或中于阳也。经言一二日，发热脉沉者，少阴病也。又：一二日，口中和，背恶寒者，少阴病也。此皆直中阴经之寒，非常而为变也。《活人书》曰：凡寒邪自背而入者，或中太阳，或中少阴。自面而入者，则中阳明之类，亦不专主于太阳也。又曰：寒邪首尾只在一经而不传者有之，有间传一二经者，有传过一经而不再传者，亦有足经冤热，而传入手经者。有误服药而致传变者，多矣。故经曰：一日，太阳受之，脉静者，为不传也。若脉数急，躁烦欲吐者，传也。又曰：二三日，阳明少阳病不见者，为不传。又曰：太阳病，脉浮紧，身疼痛，发热，七八日不解，此表证仍在，当发其汗。又少阴病，得之二三日，口燥咽干者，急下之，宜大承气汤。此皆不以日数而言也。守真曰：谁敢二三日便以大承气下之。盖圣人书不尽言，言不尽意，说其大概而已。盖太阳为诸经之首，传变居多，且热邪乘虚之经则传也。若经实，则不受邪而不传也。且夫太阳水，传阳明土，乃妻传夫，谓之微邪。阳明土，传少阳木，亦曰妻传夫，乃微邪也。少阳木，传太阴土，乃夫传妻，谓之贼邪。太阴土，传少阴水，亦曰夫传妻，乃贼邪也。少阴水，传厥阴木，母传子，谓之虚邪。太阳水，间传少阳木，乃母传子，亦曰虚邪也。太阳水，越经而传太阴土，谓之微邪，又曰误下传也。太阳水，传少阴水，此乃阴阳双传，即两感也。太阳水，传厥阴木，乃母传子，谓之虚邪，又曰首尾传也。夫伤寒传至厥阴肝经为尾，盖厥者尽也。正气将复，而邪气将解，水升火降，寒热作而大汗解也。若正气不复，邪无从解，阴气胜极，则四肢厥冷，舌卷耳聋，囊缩，不知人而死矣。赵氏曰：大抵邪在阳经则易治，传入阴经则危殆。盖阳微而阴盛，正虚而邪实也。况误下内陷，汗虚别经，则坏异倾危，可立而待。凡治伤寒之要，须读仲景之书，求其立法之意。不然，则疑信相杂，未免通此而碍彼也。熟读详玩，其例自见，则治法不差矣。若不得其例，而执论专方，胶柱鼓瑟，谬误其可免哉？许氏有曰：读仲景书，用仲景法，未尝守仲景方，可谓得古人心矣。学者可不于片言只字玩索其意与！幸相与勉之。陶氏曰：伤寒传足不传手经者，俗医之谬论也。夫人之气，自平旦会于膻中，朝行手太阴肺，以次分布诸经，所以一脉愆和，是百脉皆病。彼云传足不传手者，何所据乎？盖伤寒者，乃冬时感寒即病之名也。在时则足太阳少阴正司其令，触冒之者，则二经受病。其次则少阳、厥阴继冬而司春令，而亦受伤，何也？盖风木之令，起于大寒节，正当十二月中，至春分后，方行温令，故风寒亦能伤之。足阳明、太阴，中土也，与冬时无预，而亦伤之，何也？紫阳朱子曰：土无定位，无成名，无专气，寄旺于四季，能终始万物，则四时寒、热、温、凉之气，皆能伤之也。况表邪传里，必归于脾胃而成燥粪，用承气汤以除去之，胃气和矣。手之六经，主于夏秋，故不伤之。足之六经，盖受伤之，方分境界也。若言伤足不伤手则可，以为传足不传手则不可也。况风寒之中人，先入荣卫，昼夜循环，无所不至，岂间断于手经哉？《发明》曰：伤寒受病之由，皆出《热论》一篇而已，何独传足而不传手，何也？盖伤寒病，冬月得之，足太阳膀胱为首，次至足厥阴肝经为尾。此病惟伤北方及东方与戊土，上有足阳明胃湿之专位，兼丑上有足太阴脾土之专位，盖足之六经，皆在东北之方。经云：冬伤于寒，即发者为伤寒，春发为温病，夏发为温疫，为病最重，此之谓也。仲景云：无奇经则无伤寒。缘奇经皆附足六经，不附手经，是以寒邪只伤足经也。长夏为大热病者，夏火既旺，火之方与秋之分，皆手经居之，水之[①]方与春之分，皆足经不足，及夏火旺，客邪助于手经，则不足者愈不足矣。故所用之药，皆泄有馀，而非足经药，何者？泄有馀，则不足者补矣。此伤寒只[②]言足经，而不言手经也。大意如此。至于传手经者，亦有之矣。《此事难知》曰：伤寒传至五六日间，渐变神昏不语，或睡中独语一二句，目赤唇焦，舌干不饮水，稀粥与之则咽，终日不与则不思，六脉细数而不洪大，心下不痞，腹中不满，大小便如常，或传十日已来，形貌如醉人。医见神昏不已，多用承气汤下之，误矣。盖不知此热传手少阴心经也。然又未知自何经而来？答曰：本太阳经伤风。风为阳邪，阳邪伤卫，阴血自燥，热蓄膀胱，壬病逆传于丙，丙丁兄妹，由是传心。心火自上迫而熏肺，所以神昏也。谓肺为清虚之脏，内有火邪，致令神昏，宜栀子黄芩黄连汤。若脉在丙者，导赤散；脉在心者，泻心汤。若误用凉膈散，乃气中之血药也。如左手寸脉沉滑有力者，则可用之。或用犀角地黄汤，近于是也。本方所说，若无犀角，以升麻代之，是阳明经药也。此解阳明经血中热药，若脉浮沉俱有力者，是丙丁中俱有热也。可以导赤、泻心各半服之，则宜矣。此证膀胱传丙，足传手经也，下传上也，丙传丁也，表传里也。壬传丁者，坎传离也，越经传也。又谓腑传脏也。《活人》云：伤寒传足不传手，此言不尽意也。有从足经而传手经者，何以知之？经云：伤寒或止传一经，或间传一二经，不可拘以始太阳终厥阴也。但凭脉与外证治之，此活法也。与食则咽者，邪不在胃也。不与则不思者，以其神昏故也。热邪既不在胃，误与承气汤下之，其死也必矣。按：伤寒本只传足经，已上又例传手经之义，可谓发病机之秘矣。盖只是邪蕴日久，因足经实，手经虚，故冤热耳。有因汗下差误而传，有因七情或劳倦等而致者有之。大抵传手经必有所因，所以古人有救逆、复脉等法，岂但切中病情，实启后人之义例耳。

汗下大法

凡伤寒之病，多从风寒得之。始表中风寒，入里则不消矣。未有温覆而当，不消散者。不在证治，拟欲攻之，犹当先解表，乃可下之。若表已解而内不消，非大满，犹生寒热，则病不除。若表已解而内不消，大满大实坚，有燥屎，自可除下之，虽四五日不能为祸也。若不宜下而便攻之，内虚热入，协热遂利，烦躁诸变，不可胜数，轻者困笃，重者必死矣。夫阳盛阴虚，汗之则死，下之则愈。阳虚阴盛，汗之则愈，下之则死。夫如是，则神丹安可以误发，甘遂何可以妄攻，虚盛之治，相背千里，吉凶之机，应若影响，岂容易哉！况桂枝下咽，阳盛即毙，承气入胃，阴盛以亡。死生之要，在乎须臾，视身之尽，不暇计日。此阴阳虚实之交错，其候至微，发汗吐下之相反，其祸至速，而医术浅狭，懵然不知病源，为治乃误，

① 之：原脱，据《此事难知》补。
② 只：原作“先”，据《此事难知》改。

使病者殒没，自谓其分，至令冤魂塞于冥路，死尸盈于旷野。仁者鉴此，岂不痛欤！凡两感病俱作，治有先后，发表攻里，本自不同。而执迷用意者，乃云神丹甘遂，合而饮之，且解其表，又除其里，言巧似是，其理实违。夫智者之举措也，常审以慎。愚者之动作也，必果而速。安危之变，岂可诡哉！世上之士，但务彼翕习之荣，而莫见此倾危之败。惟明者居然能护其本，近取诸身，夫何远之有焉。凡发汗，温暖汤药，其方虽言日三服，若病剧不解，当促其间，可半日中尽三服。若与病相阻，即便有所觉，病重者，一日一夜，当晬时观之。如服一剂病证犹在，故当复作本汤服之。至有不肯汗出，服三剂乃解。若汗不出者，死病也。　服桂枝汤，大汗出，脉洪大者，复与桂枝汤如前法。发汗解，半日许复烦，脉浮数者，可更发汗。《活人》云：凡发汗，病证仍在者，三日内可二三汗之，令腰已下周遍为度。按：此等处，极要精审，不可孟浪。

凡服汤药发汗，中病即止，不必尽剂，吐下亦如之。

［许］　记一乡人，伤寒身热，大便不通，烦渴郁冒。医者用巴豆下之，顷得溏利，宛然如旧。予观之，阳明结热在里，非大柴胡、承气不可。巴豆止去积，不能荡涤邪热蕴毒。及进大柴胡等三服，得汗而解。尝谓仲景一百一十三方，为丸者有五，理中、陷胸、抵当、乌梅、麻仁是。以理中、陷胸、抵当皆大如弹子，煮化而服，与汤散无异。至于麻仁治脾约，乌梅治湿䘌，皆用小丸，以达下部。其他逐邪毒，破坚癖，导瘀血，润燥粪之类，皆凭汤剂，未闻用巴豆小丸药以下邪气也。既下而病不除，不免重以大黄、芒硝下之，安能无损也哉。

凡病若发汗，若吐，若下，若亡津液，阴阳自和者，必自愈。重亡津液，则不能作汗，故必待自和乃愈。　太阳病三日，已发汗，若吐若下若温针，仍不解者，此为坏证。桂枝不中与也。观其脉证，知犯何逆，随证治之。

［活］　未满三日可汗而已，满三日者可泄而已，此大略言之耳。凡病人有虚有实，邪气传受迟速不同，岂可拘以日数。仲景云：日数虽多，但有表证而脉浮者，犹宜发汗。日数虽少，若有里证而脉沉者，即宜下之。正应随脉治之。又况六气之邪，乘虚之经，皆自背得之，则入太阳，或入少阴。自面感之，则入阳明之类，不必皆始于太阳也。兼寒邪有首尾止在一经，或间传一二经，不可以一理推，但视脉与外证治之，此活法也。假令有人脉浮，头项强痛，发热而恶寒，每日如此，不以日数多少，正是太阳经受之，其馀经皆仿此。大抵伤寒，惟凭脉与外证以汗下之。若过日多，脉尚大浮数，按之不足者，尚责太阳也，可发汗而愈。若按之实者，汗之必死，须下之而愈也。若始病脉沉细数，外证或腹满咽干，或口燥舌干而渴，为热正责属里，可下之而愈。若无此证，表热脉沉，误下者必死。须用麻黄附子甘草汤、麻黄细辛附子汤，少发汗以治之。此皆仲景之确论也。

［戴］　伤寒要紧处，在分表里而为汗下。有病人自汗、自下者，有医用药汗之、下之者，中间节目颇多，汗药宜早，下药宜迟，此亦大纲之论耳。且如失血家不可发汗，淋家不可发汗，如此等类，岂宜遽用表剂，当徐徐解散。苟或不当汗而强汗，则津液耗竭，变生百病。因兹夭伤，岂可一以汗药宜早为说。阳明汗出而多，宜急下；少阴下利而渴，宜急下；厥阴舌卷囊缩，宜急下。如此等证，当用速利之剂，苟或当下而不下，则热毒转深，

遂致失下，不可救疗，岂可一以下药宜迟为说。

［洁］ 伤寒之法，先言表里，及有缓急。三阳表当急，里当缓。三阴表当缓，里当急。又曰：脉浮当汗，脉沉当下，脉浮汗急而下缓，谓三阳表也。脉沉下急而汗缓，谓三阴里也。麻黄汤谓之急，麻黄附子细辛汤谓之缓。《内经》云：有渍形以为汗。谓汗之缓，里之表也。又云：在皮者汗而发之。谓汗之急，表之表也。急汗者太阳，缓汗者少阴，是脏腑之输应也。假令附子麻黄细辛汤，是少阴证始得发热脉沉，里和无汗，故渍形为汗。今麻黄汤是太阳证头项痛，腰脊强，脉浮无汗，里和是也。在皮者汗而发之可也。经曰：治主以缓，治客以急，此之谓也。麻黄汤方见太阳病。

假令得肝脉，其外证善洁面青，善怒，其三部脉俱弦而浮，恶寒，里和清便自调，麻黄汤内加羌活、防风各三钱。谓肝主风，是胆经受病也。大便秘，或泄下赤水无数，皆里不和也。 假令得心脉，其外证面赤口干，善笑，其尺寸脉俱浮而洪，恶寒，里和清便自调，麻黄汤内加黄芩、石膏各三钱。谓心主热，是小肠受病也。 假令得脾脉，其外证面黄，善噫，善思，善味，尽寸脉俱浮而缓，里和，恶寒，麻黄汤内加白术、防风各三钱。谓脾主湿，是胃经受病也。 假令得肺脉，其外证面白，善嚏，悲愁不乐，欲哭，其尺寸脉俱浮而涩，里和，恶寒，麻黄汤内加桂枝、生姜各三钱。谓肺主燥，是大肠受病也。 假令得肾脉，其外证面黑，善恐、欠，尺寸脉俱沉而里和，恶寒，麻黄汤内加附子、生姜各三钱。谓肾主寒，是膀胱受病也。

已上五证，皆表之表也。谓在皮者，急汗而发之，皆府受病也。表之里者，下之当缓。谓随藏表证外显，尺寸脉俱浮，而复有里证。谓发热饮水，便利赤色，或泄下赤水，其脉浮，按之内实，或痛，麻黄汤方去麻黄、杏仁，随藏元加药同煎，分作五服。每下一证，初一服，加大黄五分。如邪未尽，又加大黄一钱。未尽，再加大黄一钱半，直候邪尽则止。此先缓而后急，是表之里，宜下之当缓也。

假令得肝脉，其内证满闷，淋沥便难，转筋，其尺寸脉俱沉而弦，里和，恶寒，肝经受病，麻黄附子细辛汤内加羌活、防风各三钱。 假令得心脉，其内证烦心，心痛，掌中热而哕，其尺寸脉俱沉洪，里和，恶寒，心经受病，于前汤内加黄芩、石膏各三钱。 假令得脾脉，其内证腹满胀，食不消，怠惰嗜卧，其尺寸脉俱沉缓，里和，恶寒，脾经受病，加白术、防已各三钱。 假令得肺脉，其内证喘嗽，洒淅寒热，其尺寸脉俱沉涩，里和，恶寒，肺经受病，加生姜、桂枝各三钱。 假令得肾脉，其内证泄泻下重，足胫寒而逆，其尺寸脉俱沉，里和，恶寒，此肾经受病，加姜、附各三钱。

已上五证，里之表也。宜渍形以为汗，皆藏受病也。里之里者，下之当急。谓随藏内证已显，尺寸脉俱沉，而复有里[①]证。谓小便赤，大便秘涩，或泻下赤水，或泻，或咳，不能饮食，不恶风寒，发热引饮，其脉俱沉，按之内实而痛，此谓里实，宜速下之。麻黄附子细辛汤内去麻黄，随藏元加药同煮，分作三服。每下一证，初一服加大黄三钱，邪尽即止。如邪未尽，第二服加大黄二钱。又未尽，第三服加大黄一钱。此先急而后缓，是里之里也，宜速下之。

---

① 里：原作“表”，据石经堂本改。

可　汗

大法春夏宜汗。　凡发汗，欲令手足俱周，时出似漐漐然，一时间许益佳，不可令如水流离。若病不解，当重发汗。汗多者必亡阳。阳虚，不得重发汗也。　凡服汤发汗，中病便止，不必尽剂也。　凡云可发汗，无汤者，丸散亦可用。要以汗出为解。然不如汤，随证良验。

太阳病，外证未解，脉浮弱者，当以汗解。　脉浮而数者，可发汗。　阳明病，脉迟，汗出多，微恶寒者，表未解也。可发汗。　夫病脉浮大。问病者，但言便硬耳。设利者为大逆，硬为实。汗出而解，何以故？脉浮，当以汗解。　伤寒，其脉不弦紧而弱。弱者必渴，被火必谵语，弱者发热脉浮，解之当汗出愈。病人烦热，汗出即解，又如疟状，日晡所发热者，属阳明也。脉浮虚者，当发汗。

病常自汗出者，此为荣气和。荣气和者，外不谐，以卫气不共荣气谐和故尔。以荣行脉中，卫行脉外，复发其汗，荣卫和则愈。　病人脏无他病，时发热，自汗出而不愈者，此卫气不和也。先其时发汗则愈。　太阳病不解，热结膀胱，其人如狂，血自下，下者愈。其外未解者，尚未可攻，当先解其外。　太阴病，脉浮者，可发汗。　伤寒，不大便六七日，头痛有热者，与承气汤。其小便清者，一云大便青。知不在里，续在表也，当须发汗。若头痛者，必衄。　下利，腹胀满，身体疼痛者，先温其里，乃攻其表。　下利后，身疼痛，清便自调者，急当救表。　太阳病，头痛，发热，汗出，恶风寒者。　太阳中风，阳浮而阴弱。阳浮者，热自发，阴弱者，汗自出，啬啬恶寒，淅淅恶风，翕翕发热，鼻鸣干呕者。　太阳病，发热汗出者，此为荣弱卫强，故使汗出。欲救邪风者。　太阳病，下之后，其气上冲者。　以上并属桂枝汤证。

太阳病，初服桂枝汤，反烦，不解者，先刺风池、风府，却与桂枝汤则愈。

烧针令其汗，针处被寒，核起而赤者，必发奔豚。气从少腹上撞心者，灸其核上各一壮，与桂枝加桂汤。　太阳病，下之微喘者，表未解也。宜桂枝加厚朴杏子汤。

脉浮而紧，浮则为风，紧则为寒，风则伤卫，寒则伤荣，荣卫俱病，骨节烦疼，可发其汗。　伤寒，脉浮紧，不发汗因致衄者。　阳明病，脉浮，无汗而喘者。　太阳病，脉浮紧，无汗，发热，身疼痛，八九日不解，表证仍在，当复发汗。服汤已，微除，其人发烦，目瞑，剧者必衄，衄乃解。所以然者，阳气重故也。　脉浮者，病在表，可发汗。　太阳病，头痛发热，身疼腰痛，骨节疼痛，恶风，无汗而喘者。　太阳与阳明合病，喘而胸满者。　阳明中风，脉但浮，无余证者。　太阳病，十日以去，脉但浮者。以上并属麻黄汤证。少阴病，始得之，反发热，脉沉者，麻黄附子细辛汤。

少阴病得之二三日，麻黄附子甘草汤微发汗。以二三日无里证，故微发汗也。

太阳中风，脉浮紧，发热，恶寒，身疼痛，不汗出而烦躁者，大青龙汤主之。若脉微弱，汗出恶风者，不可服之。服之则厥逆，筋惕肉瞤，此为逆也。伤寒，脉浮缓，身不疼，但重，乍有轻时，无少阴证者，可与大青龙汤发之。

伤寒，表不解，心下有水气，干呕，发热，喘咳。或渴，或利，或噎，或小便不利，少腹满，宜小青龙汤。　伤寒，心下有水气，咳而微喘，发热不渴，服汤已渴者，此寒去欲解也，宜小青龙汤。

太阳病，项背强几几，反汗出恶风

者，宜桂枝加葛根汤。　太阳病，项背强几几，无汗，恶风者，宜葛根汤。　太阳与阳明合病，必自下利，不呕者，宜葛根汤。　太阳与阳明合病，不下利，但呕者，宜葛根加半夏汤。　太阳病，桂枝证，医反下之，利遂不止，脉促者，表未解也。喘而汗出者，宜葛根黄芩黄连汤。

阳明中风，脉弦浮大，而短气，腹都满，胁下及心痛久，按之，气不通，鼻干，不得汗，嗜卧，一身及目悉黄，小便难，有潮热，时时哕，耳前后肿，刺之小差，外不解。过十日，脉续浮者，与小柴胡汤。　太阳病，十日以去，脉浮而细，嗜卧者，外已解也。设胸满胁痛者，与小柴胡汤。　中风，往来寒热，伤寒五六日以后，胸胁苦满，嘿嘿不欲饮食，烦心喜呕。或胸中烦而不呕，或渴，或腹中痛，或胁下痞硬，或心下悸，小便不利，或不渴，身有微热，或咳者，宜小柴胡汤。伤寒四五日，身热恶风，颈项强，胁下满，手足温而渴者，宜小柴胡汤。　伤寒六七日，发热，微恶寒，支节烦疼，微呕，心下支结，外证未去者，柴胡桂枝汤主之。

脉浮，小便不利，微热，消渴者，与五苓散，利小便发汗。

［张］　仲景之书，曲尽其妙，凡为汗证，关防无所不备。且如太阳中风，桂枝汤主之。加喘者，桂枝加厚朴杏子汤主之。几几，有汗恶风者，桂枝加葛根汤主之。若形如疟状，日二三度发者，桂枝麻黄各半汤主之。日再发者，桂枝二麻黄一汤主之。脉微弱者，不可汗，桂枝二越婢一汤主之。至于伤风，几几，无汗，恶风者，葛根汤主之。恶风，无汗而喘者，麻黄汤主之。复加烦躁者，大青龙汤主之。随其所感轻重，具众理以应之。可见汗证中间，其周详整密，无所不至矣。

［活］　伤寒，脉浮而紧，身体拘急，恶寒无汗[①]，寒多热少，面色惨而不舒，腰脊疼痛，手足四末微厥，此麻黄证也。

伤寒，脉浮而缓，寸大而尺弱，自汗，体热，头疼恶风，热多寒少[②]，其面光而不惨，烦躁，手足不冷，此桂枝证也。伤寒者，脉紧而涩，伤风者，脉浮而缓。伤寒，无汗；伤风，有汗。伤寒，畏寒不畏风；伤风，畏风不畏寒。大抵太阳病者，必脉浮发热，恶风恶寒。恶寒者，不当风而自憎寒；恶风者，当风而憎寒也。

六经皆有伤风伤寒，其证各异。太阳，脉浮有汗为中风；脉紧无汗为伤寒。阳明，善饥为中风；不食为伤寒。少阳，两耳聋目赤，胸满而烦，为中风；口苦，咽干，目眩为伤寒。若三阴伤风，无变异形证，但四肢烦疼，馀证同三阳也。　伤风见寒脉者，发热恶风，烦躁，手足温，而脉反浮紧。盖发热恶风，烦躁，手足温，为中风候，脉浮紧，为伤寒候也。　伤寒见风脉者，寒多热少，不烦躁，手足微厥，而脉反浮缓。盖寒多热少[③]，不烦躁，手足微厥，为伤寒候，脉浮缓，为中风候也。伤风见寒，伤寒见风，大青龙证也。

［楼］　伤寒发表，须当随证轻重而汗之。故仲景有发汗者，有和解者。发汗，如麻黄汤、桂枝汤、大青龙汤是也。和解，如小青龙汤、桂枝麻黄各半汤、白虎汤、桂枝二越婢一汤、柴胡桂枝之类是也。后人不能深究寒邪浅深，药性紧慢，一概用药，因致夭伤。其间纵或生全，往往汗后虚乏，遂至劳复，或变成百病，淹

① 汗：原作“热”，据《类证活人书》卷六改。
② 热多寒少：原作“寒多热少”，据《类证活人书》卷六改。
③ 寒多热少：原作“多热少寒”，据《类证活人书》卷六改。

引岁月。卒至不救。此皆由汗下过度，阴阳并竭，血气羸损，以致此祸。如遇病轻，但当和解之，所谓和其荣卫，以通津液，令其自解可也。丹溪治伤寒表证，用补中益气汤发散。海藏用神术汤、白术汤、九味羌活散发散。此皆和解之意，不使真气散失也。

伤寒连服汤剂而汗不出者，如中风法蒸之，使温热之气，于外迎之，无不得汗。其法用薪火烧地良久，扫去，以水洒之，取蚕沙、柏叶、桃叶、糠麸，皆铺烧地上，可侧手厚。上铺席，令病人当上卧，温覆之。移时汗立至，候周身至脚心漐漐，乃用温粉扑之，汗止，上床。最得力者，蚕沙、桃柏叶也。糠麸皆助其厚，多少随用。

凡感冒风寒，头痛憎寒拘急者，用葱白连根一握，生姜五片，陈皮一块，细茶一撮，白梅一个，用水二盅，煎至一盅，乘热熏头目，饮下，以衣温覆取汗。如急用，以白沸汤泡，盖定，候味出服之，亦佳。或葱白一握，淡豆豉半合，汤泡，服之佳。或紫苏葱白生姜汤亦可。或只一味紫苏，煎汤与之，亦能发汗也。　又方：七沸汤，用水七碗，烧锅令赤热，投水于中，取起再烧热，又以水投之。如此七次，取汤一碗，乘热饮之，以衣被温覆取汗，神效。治伤寒汗不出搐脚法：用海蛤粉、乌头各二两，穿山甲三两，为末，酒糊和丸，大一寸许，捏扁，置患人足心下，擘葱白盖药，以帛缠定。于暖室，取热汤浸脚至膝下，久则水温，又添热水，候遍身汗出为度。凡一二日一次浸脚，以知为度。

不　可　汗

脉沉为在里，而反发其汗，则津液越出，大便难，表虚里实，久则谵语也。论见谵语。　脉浮紧者，法当身疼痛，宜以汗解之。假令尺中迟者，不可发汗。何以知之？以荣气不足，血少故也。《活人》云：先以小建中汤加黄芪。如尺脉尚迟，再作一剂，却服柴胡桂枝二越婢一汤，其汤分小剂和解之愈。

［许］　一乡人丘生者，病伤寒，发热头疼，烦渴，脉虽浮数无力，尺以下迟而弱。予曰：此虽麻黄证，而尺迟弱。仲景云：尺中迟者，荣气不足，血气微少，未可发汗。予于建中汤加当归、黄芪，令饮。翼日，脉尚尔。其家煎迫日夜，督发汗药，几不逊矣，余忍之，但只用建中调荣而已。至五日，尺部方应，遂投麻黄汤，啜二服发狂，须臾稍定，略睡，已中汗矣。信知此事诚难。仲景虽云不避晨夜，即宜便治，医者亦须顾其表里虚实，待其时日。若不循次第，暂时得安，损亏五藏，以促寿限，何足贵哉。《南史》载范云病伤寒，恐不得预武帝九锡之庆，召徐文伯诊视，以实恳之。曰：可便得愈乎？文伯曰：便瘥，甚易。但恐二年后不复起耳。云曰：朝闻道，夕死犹可，况二年乎。文伯以火烧地，布桃叶，设席，置云于其上。顷刻汗解，扑以温粉。翼日果愈。云甚喜。文伯曰：不足喜也。后二年果卒。夫取汗先期，尚促寿限，况不顾表里，不待时日，便欲速效乎？每见病家不耐，病未三四日[①]，昼夜促汗，医者随情顺意，鲜有不败事者。予故书此以为戒。

少阴病，脉细沉数，病为在里，不可发汗。　少阴病，脉微，不可发汗，亡阳故也。　脉濡而弱，弱反在关，濡反在巅，微反在上，涩反在下。微则阳气不足，涩则无血。阳气反微，中风汗出而反躁烦，涩则无血，厥而且寒。阳微发汗，

① 日：原脱，据石经堂本补。

躁不得眠。 动气在右，不可发汗。发汗则衄而渴，心苦烦，饮即吐水。 动气在左，不可发汗。发汗则头眩，汗不止，筋惕肉瞤。 动气在上，不可发汗。发汗则气上冲，正在心端。 动气在下，不可发汗。发汗则无汗，心中大烦，骨节苦疼，目运恶寒，食则反吐，谷不得前。 咽中闭塞，不可发汗。发汗则吐血，气微绝，手足厥冷，欲得蜷卧，不能自温。 诸脉得数动微弱者，不可发汗。发汗则大便难，腹中干。一云小便难，胞中干。胃躁而烦。其形相象，根本异源。 脉濡而弱，弱反在关，濡反在巅，弦反在上，微反在下。弦为阳运，微为阴寒，上实下虚，意欲得温，微弦为虚，不可发汗。发汗则寒栗不能自还。 咳者则剧，数吐涎沫，咽中必干，小便不利，心中饥烦。晬时而发，其形似疟，有寒无热，虚而寒栗，咳而发汗，蜷而苦满，腹中复坚。 厥，脉紧，不可发汗。发汗则声乱咽嘶，舌萎，声不得前。 诸逆发汗，病微者难瘥；剧者言乱目眩者死，一云谵言目眩，睛乱者死。命将难全。 太阳病，得之八九日，如疟状，发热恶寒，热多寒少，其人不呕，清便续自可，一日二三度发，脉微而恶寒者，此阴阳俱虚，不可更发汗也。 太阳病，发热恶寒，热多寒少，脉微弱者，无阳也，不可发汗。 咽喉干燥者，不可发汗。 亡血不可发汗。发汗则寒栗而振。 衄家不可发汗。汗出必额上陷，脉急紧，直视不能眴，不得眠。 汗家不可发汗。发汗必恍惚心乱，小便已阴疼，宜禹馀粮丸。方本阙。 淋家不可发汗。发汗必便血。 疮家虽身疼痛，不可发汗。汗出则痓。 下利不可发汗。汗出必胀满。 咳而小便利，若失小便者，不可发汗。汗出则四肢厥，逆冷。 伤寒一二日至四五日，厥者必发热。前厥者，后必热。厥深者，热亦深；厥微者，热亦微。厥应下之，而反发汗者，必口伤烂赤。 伤寒脉弦细，头痛发热者，属少阳。少阳不可发汗。 伤寒头痛，翕翕发热，形象中风，常微汗出，自呕者，下之益烦，心懊侬如饥。发汗则致痓，身强，难以伸屈。熏之则发黄，不得小便，久则发咳唾。 太阳与少阳并病，头项强痛，或眩冒，时如结胸，心下痞硬者，不可发汗。 太阳病，发汗，因致痓。 少阴病，咳而下利，谵语者，此被火气劫故也。小便必难，以强责少阴汗也。 少阴病，但厥无汗，而强发之，必动其血。未知从何道出，或从口鼻，或从目出者，是名下厥上竭，为难治。

《永类钤方》云：伤寒发汗有四难。凡发热头疼，有汗而非无汗，恶风而非恶寒，例发其汗，汗不止，为漏风，间有发而为痓者，此分外证发汗之一难也。至于发热头痛，尺脉迟者，为荣虚血少，不可发汗；发热头痛，脉弦细，属少阳，不可汗，汗则谵语，此分脉发汗之二难也。动气在左，不可汗，汗则头眩，汗不止，则筋惕肉瞤。动气在右，不可汗，汗则衄而渴，心烦，饮则吐水。动气在上，不可汗，汗则气冲心。动气在下，不可汗，汗则无汗心烦，骨节疼，此分内证发汗之三难也。春宜汗，不可大发，以阳气尚微，冬不大汗，以阳气伏藏，汗之必吐利，口烂生疮，此知时发汗之四难也。

［云］ 太阳证，非头痛项强，不可发汗。非身热恶寒，不可发汗。非脉浮，不可发汗。

［活］ 其脉微弱，或尺脉迟者，不可表。 其人当汗而衄血者，不可表。 坏病者，不可表。 妇人经水适来者，不可表。 风温者，不可表。 湿温者，不可表。 虚烦者，不可表。 病人腹间左

右上下有筑触动气者，不可表。

太阳咽干，鼻衄淋漓，小便不利，皆不当汗。已经发汗，不得重发。如无以上忌证，虽经发汗，邪气未尽，亦当重发之。　当汗不汗则生黄，其证为风寒所伤，阳气下陷入内，而与寒水上行于经络之间，本当发汗，以撤其邪，医失汗之，故生黄也。脾主肌肉四肢，寒湿与内热相合，故生黄也。不当汗而汗，为畜血之证，燥火也。当益津液为上，而反汗以亡之，其毒扰阳之极则侵阴也，故燥血蓄于胸中也。　当汗而发汗过多，腠理开泄，汗漏不止，故四肢急，难以屈伸也。

可　下

大法秋宜下。　凡可下者，用汤胜丸散，中病便止，不必尽剂也。

下利，三部脉皆平，按之心下硬者，急下之。　下利，脉迟而滑者，内实也。利未欲止，当下之。　少阴病，得之二三日，口燥咽干者，急下之。　少阴病，六七日，腹满不大便者，急下之。阳明少阳合病，必下利，其脉不负者为顺也；负者失也。互相克贼，名为负也。脉滑而数者，有宿食，当下之。　问曰：人病有宿食，何以别之？师曰：寸口脉浮而大，按之反涩，尺中亦微而涩，故知有宿食。当下之。　下利不欲食者，以有宿食故也。当下之。　下利差，至其年月日时复发者，以病不尽故也，当下之。下利脉反滑，当有所去，下乃愈。　脉双弦而迟者，必心下硬，脉大而紧者，阳中有阴也，可下之。　阳明病，谵语有潮热，反不能食者，胃中有燥屎五六枚也。若能食者，但硬耳。　得病二三日，脉弱，无太阳柴胡证，烦躁，心下痞。至四五日，虽能食，以承气汤少少与微和之，令小安，至六日，与承气汤一升。若不大便六七日，小便少者，虽不大便，但初头硬，后必溏，此未定成硬也，攻之必溏。须小便利，屎定硬，乃可攻之。　阳明病，脉迟，虽汗出，不恶寒者，其身必重，短气，腹满而喘，有潮热者，此外欲解，可攻里也。手足濈然汗出者。此大便已硬也。　二阳并病，太阳证罢，但发潮热，手足漐漐汗出，大便难而谵语者，下之则愈。　病人小便不利，大便乍难乍易，时有微热，喘冒不能卧者，有燥屎也。　大下后，六七日不大便。烦不解，腹满痛者，此有燥屎也。所以然者，本有宿食故也。以上俱属大承气汤证。

阳明病，发热汗多者，急下之。　伤寒后，脉沉。沉者，内实也。下之解。　太阳病未解，脉阴阳俱停，必先振栗，汗出而解；但尺脉实者，下之而解。　病人无表里证，发热七八日，虽脉浮数者，可下之。伤寒发热，汗出不解，心中痞硬，呕吐而下利者。　伤寒十馀日，热结在里，复往来寒热者。　以上俱属大柴胡汤证。

少阴病，下利清水，色纯青，心下必痛，口干燥者，可下之。　病腹中满痛者，此为实也，当下之。　腹满不减，减不足言，当下之。　伤寒六七日，目中不了了，睛不和，无表里证，大便难，身微热者，此为实也，急下之。　汗出谵语者，以有燥屎在胃中，此为风也。须下者，过经乃可下之。下之若早者，语言必乱，以表虚里实故也。下之愈。　病人烦热，汗出则解。又如疟状，日晡所发热者，属阳明也。脉实者，可下之。　以上俱属大柴胡、大承气证。

下利谵语者，有燥屎也。　阳明病，其人多汗，以津液外出，胃中燥，大便必硬，硬则谵语。　以上俱属小承气汤证。

阳明病，脉迟，虽汗出，不恶寒者，其

身必重，短气，腹满而喘，有潮热者，此外欲解，可攻里也。手足濈然汗出者，此大便已硬也，大承气汤主之。若汗出多，微发热恶寒者，外未解也，桂枝汤主之。其热不潮，未可与承气汤。若腹大满不通者，与小承气汤，微和胃气，勿令至大泄下。　阳明病，潮热，大便微硬者，可与大承气汤，不硬者，不可与之。若不大便六七日，恐有燥屎，欲知之法，少与小承气汤，汤入腹中，转矢气者，此有燥屎也。乃可攻之。若不转矢气者，此但初头硬，后必溏，不可攻之，攻之必胀满不能食也。欲饮水者，与水则哕，其后发热者，大便必复硬而少也，宜以小承气汤和之。不转矢气者，慎不可攻也。　阳明病，谵语，发潮热，脉滑而疾者，小承气汤主之。因与承气汤一升，腹中转气者，更服一升。若不转气者，勿更与之。明日，又不大便，脉反微涩者，里虚也，为难治，不可更与承气汤。

阳明病，不吐不下，心烦者，属调胃承气汤。

太阳病不解，热结膀胱，其人如狂，血自下，下者愈。其外未解者，尚未可攻，当先解其外。外解已，但少腹急结者，乃可攻之，宜桃核承气汤。

太阳病六七日，表证仍在，脉微而沉，反不结胸，其人发狂者，以热在下焦，少腹当硬满，而小便自利者，下血乃愈。所以然者，以太阳随经，瘀热在里故也。宜下之。　太阳病，身黄，脉沉结，少腹硬满，小便不利者，为无血也。小便自利，其人如狂者，血证谛也。　阳明证，其人喜忘者，必有蓄血。所以然者，本有久瘀血，故令喜忘。屎虽硬，大便反易，其色必黑。　以上俱抵当汤证。　伤寒有热，少腹满，应小便不利。今反利者，为有血也。当下之，宜抵当丸。

阳明病，发热汗出者，此为热越，不能发黄也。但头汗出，身无汗，剂颈而还，小便不利，渴引水浆者，以瘀热在里，身必发黄，宜下之，以茵陈蒿汤。伤寒七八日，身黄如橘子色，小便不利，腹微满者，亦属茵陈蒿汤证。

但结胸，无大热者，以水结在胸胁也。但头微汗出者。　伤寒六七日，结胸热实，脉沉而紧，心下痛，按之石硬者。俱属大陷胸汤。　结胸者，项亦强，如柔痓状，下之则和，大陷胸丸。

太阳病，中风，下利呕逆，表解者，乃可攻之。其人漐漐汗出，发作有时，头痛，心下痞硬满，引胁下痛，干呕则短气，汗出不恶寒者，此表解里未和也。属十枣汤。

［吴］　经言：太阳病，发热汗出不解，其人蒸蒸发热者，属胃也。调胃承气汤下之。凡潮热腹痛者，大柴胡加厚朴下之。凡阳明病，汗多，胃中必燥，大便必硬，硬则谵语，小承气汤。若谵语，脉滑而疾，发潮热者，大柴胡汤。凡谵语，有潮热，不食者，胃中必有燥屎五六枚，小承气汤。若能食。大便硬者，大承气汤。凡汗出谵语，必有燥屎，调胃承气汤。凡潮热，手足漐漐然汗出，大便难而谵语者，大承气汤。凡五六日不大便，绕脐痛，烦躁发作有时者，此有燥屎也，调胃承气汤。凡曾经下后，又六七日不大便，烦热不解，腹满痛者，此有燥屎也，大承气汤。病人小便不利，大便乍难乍易，时有微热，喘满不能卧者，有燥屎也，大承气汤。凡吐后腹胀满者，调胃承气汤。凡汗吐下后，微烦，小便数而大便硬者，小承气汤。凡腹满不减者，小承气汤。凡下利，脉滑而数者，有宿食也，小承气汤。凡病腹中满痛者，有宿食也，小承气汤。凡脉沉有力，内实，潮热不解者，大柴胡

汤。大抵下药，必切脉沉实，或沉滑、沉疾有力者，可下也。再以手按脐腹硬者，或叫痛不可按者，则下之无疑也。凡下后不解者，再按脐腹有无硬处。如有手不可按，下未尽也，复再下之。若下后，腹中虚软，脉无力者，此为虚也，以参胡三白汤和之。若发热，或潮热，或往来寒热不解者，宜小柴胡汤增损和之。若烦热不得眠者，宜竹叶石膏汤，或十味温胆汤。

［活］　伤寒里证，须看热气浅深，故仲景有宜[①]下之者，如大小承气、十枣、大柴胡汤是也。有微和其胃气者，如调胃承气汤、脾约丸，少与小承气微和之之类是也。虚者十补勿一泻，强实者泻之，虚实等者虽泻勿大泄之，此《金匮》语也。故王叔和序伤寒，有承气之戒。

［垣］　药用大承气汤最紧，小承气次之，调胃承气又次之，大柴胡汤又次之。

［海］　大承气汤治大实大满，满则胸腹胀满，状若合瓦，大实则不大便也。痞满燥实四证俱备则用之，杂病则进退用之。大黄，治大实，芒硝，治大燥。此二味，治有形血药也。厚朴，治大满，枳实，治痞。此二味，治无形气药也。小承气汤治痞实而微满，状若饥人食饱饭，腹中无转矢气。即大承气只去芒硝。心下痞，大便或通，热甚，须可下，宜此方。调胃承气汤治实而不满者，腹如仰瓦，腹中有转矢气，有燥粪不大便而谵语，坚实之证宜用之。

上已上三法，不可差。差则无者生之，有者遗之。假令调胃承气证，用大承气下之，则愈后元气不复，以其气药犯之也。若大承气证用调胃承气下之，则愈后神痴不清，以其无气药也。小承气证若用芒硝下之，则或利不止，变而成虚矣。

［垣］　三一承气汤辨：实则泻之，人所共知。如缓急轻重之剂，则临时消息焉。如不恶寒，反恶热，发渴谵语，腹满而喘，手足濈然汗出，急下之，宜大承气汤。如邪未深，恐有燥粪，少腹痛，小承气汤试之，腹中转矢气者，有燥粪也。乃可攻之。不转矢气者，必初硬后溏，尚未可攻，攻之则腹满不能食。若腹不通，止与小承气汤和胃气，勿令大泄。如发汗，不恶寒但实者，胃实也。当和胃气，调胃承气汤主之。

［成］　大热结实者，与大承气汤。小热微结者，与小承气汤。以热不大甚，故于大承气汤中去芒硝，又以结不至坚，故减厚朴、枳实。如不至大坚，然邪热已甚而须攻下者，亦未可投大承气汤，必以轻缓之剂攻之，于大承气汤中减厚朴、枳实，加甘草，乃轻缓之剂，以调胃也。设若大承气汤证，反用调胃承气汤下之，则邪气不伏。小承气汤证，反用大承气汤下之，则过伤正气，而腹满不能食，故有勿大泄之戒。此仲景所以分而治之，未尝越圣人之制度。后之医者，以此三药，合而为一，且云通治三药之证，及伤寒、杂病内外一切所伤。若如此说，与仲景之方甚相背戾，且失轩岐缓急之旨。由是红紫乱朱[②]，迷惑世人，一唱百和，使病者暗受其弊，将何所咎哉！倘有公心审是非[③]者，当于《内经》仲景方中求之。责使药证相对，以圣贤之心为心，则方之真伪自可得而知矣。

［海］　伤寒外证，全是下证，而脉反细不可下者，泻心汤主之。脉有力者，黄连泻心汤。无力者，半夏泻心汤。

---

① 宜：原作“直”，据文义改。
② 朱：原作“失”，形误，据《卫生宝鉴》改。
③ 非：原脱，据《卫生宝鉴》补。

不　可　下

脉濡而弱，弱反在关，濡反在巅，微反在上，涩反在下。微则阳气不足，涩则无血。阳气反微，中风汗出而反躁烦，涩则无血，厥而且寒。阳微则不可下，下之则心下痞硬。　动气在右，不可下。下之则津液内竭，咽燥鼻干，头眩心悸也。动气在左，不可下。下之则腹内拘急，食不下，动气更剧，虽有身热，卧则欲踡。

动气在上，不可下。下之则掌握热烦，身上浮冷，热汗自泄，欲得水自灌。　动气在下，不可下。下之则腹胀满，卒起头眩，食则清谷，心下痞也。　咽中闭塞，不可下。下之则上轻下重，水浆不下，卧则欲踡，身急痛，下利日数十行。　诸外实者，不可下。下之则发微热，亡脉厥者，当脐握热。　诸虚者，不可下。下之则大渴。求水者易愈，恶水者剧。　脉濡而弱，弱反在关，濡反在巅，弦反在上，微反在下。弦为阳运，微为阴寒，上实下虚，意欲得温，微弦为虚，虚者不可下也。微则为咳，咳则吐涎。下之则咳止，而利因不休，利不休则胸中如虫啮，粥入则出，小便不利，两胁拘急，喘息为难，颈背相引，臂则不仁，极寒反汗出，身冷若冰，眼睛不慧，语言不休，而谷气多入，此为除中。一名消中。口虽欲言，舌不得前。　脉濡而弱，弱反在关，濡反在巅，浮反在上，数反在下。浮为阳虚，数为无血，浮为虚，数为热。浮为虚，自汗出而恶寒，数为痛，振而寒栗。微弱在关，胸下为急，喘汗而不得呼吸，呼吸之中，痛在于胁，振寒相搏，形如疟状。医反下之，故令脉数发热，狂走见鬼，心下为痞，小便淋漓，少腹甚硬，小便则尿血也。　脉濡而紧，濡则卫气微，紧则荣中寒。阳微卫中风，发热而恶寒，荣紧胃气冷，微呕，心内烦。医谓有大热，解肌而发汗。亡阳虚烦躁，心下若痞坚。表里俱虚竭，卒起而头眩。客热在皮肤，怅快不得眠。不知胃气冷，紧寒在关元。技巧无所施，汲水灌其身。客热应时罢，栗栗而振寒。重被而覆之，汗出而冒巅。体惕而又振，小便为微难。寒气因水发，清谷不容间。呕变反肠出，颠倒不得安。手足为微逆，身冷而内烦。迟欲从后救，安可复追还。　脉浮而大，浮为气实，大为血虚。血虚为无阴，孤阳独下阴部者，小便当赤而难，胞中当虚，今反小便利，而大汗出，法应卫家当微，今反更实，津液四射，荣竭血尽，干烦而不眠，血薄肉消，而成暴一作黑。液。医复以毒药攻其胃，此为重虚。客阳去有期，必下如污泥而死。　脉浮而紧，浮则为风，紧则为寒，风则伤卫，寒则伤荣。荣卫俱病，骨节烦疼，当发其汗，而不可下也。　趺阳脉迟而缓，胃气如经也。趺阳脉浮而数，浮则伤胃，数则动脾，此非本病，医特下之所为也。荣卫内陷，其数先微，脉反但浮，其人必大便硬，气噫而除。何以言之？本以数脉动脾，其数先微，故知脾气不治，大便硬，气噫而除。今脉反浮，其数改微，邪气独留，心中则饥，邪热不杀谷，潮热发渴，数脉当迟缓，脉因前后度数如法，病者则饥，数脉不时，则生恶疮也。

脉数者，久数不止，止则邪结，正气不能复，正气却结于藏，故邪气浮之，与皮毛相得。脉数者，不可下。下之必烦，利不止。　少阴病脉微，不可发汗，亡阳故也。阳已虚，尺中弱涩者，复不可下之。

脉浮大，应发汗，医反下之，此为大逆也。　脉浮而大，心下反硬，有热属脏者攻之，不令发汗。属腑者不令溲数。溲数则大便硬，汗多则热愈，汗少则便难，脉迟尚未可攻。　二阳并病，太阳初得病时，而发其汗，汗先出不彻，因转属阳明。续自微汗出，不恶寒。若太阳证不罢者，不可下，下之为逆。　结胸证，脉浮大者，不可下，下之即死。　太阳与阳明合病，喘而胸满者，不可下。　太阳与少阳合病者，心下硬，颈项强而眩者，不可下。　诸四逆厥者，不可下之。虚家亦然。　病欲吐者，不可下。　太阳病，有外证未解，不可下，下之为逆。　病发于阳，而反下之，热入因作结胸；病发于阴，而反下之，因作痞。　病脉浮而紧，而复下之，紧反入里，则作痞。　夫病阳多者热，下之则硬。　本虚，攻其热必哕。　无阳阴强，大便硬者，下之必清谷腹满。　太阴为病，腹满而吐，食不下，自利益甚，时腹自痛，下之必胸下结硬。

厥阴之为病，消渴，气上撞心，心中疼热，饥而不欲食，食则吐蛔，下之利不止。　少阴为病，饮食入口则吐，心中唱唱欲吐，复不能吐。始得之，手足寒，脉弦迟者，此胸中实，不可下也。　伤寒五六日，不结胸，腹濡脉虚，复厥者，不可下。此亡血，下之死。　伤寒，发热头痛，微汗出，发汗则不识人；熏之则喘，不得小便，心腹满；下之则短气，小便难，头痛背强，加温针则衄。　伤寒，脉阴阳俱紧，恶寒发热，则脉欲厥。厥者，脉初来大，渐渐小，更来渐大，是其候也。如此者恶寒，甚者，翕翕汗出，喉中痛；若热多者，目赤脉多，睛不慧，医复发之，咽中则伤；若复下之，则两目闭，寒多便清谷，热多便脓血；若熏之，则身发黄；若熨之，则咽燥。若小便利者，可救之。若小便难者，为危殆。　伤寒发热，口中勃勃气出，头痛，目黄，衄不可制，贪水者必呕，恶水者厥。若下之，咽中生疮，假令手足温者，必下重便脓血。头痛目黄者，若下之，则目闭。贪水者，若下之，其脉必厥，其声嘤，咽喉塞。若发汗，则战栗，阴阳俱虚。恶水者，若下之，则里冷，不嗜食，大便完谷出；若发汗，则口中伤，舌上白苔，烦躁，脉数实，不大便，六七日后，必便血。　若发汗，则小便自利也。　得病二三日，脉弱，无太阳柴胡证，烦躁，心下痞。至四日，虽能食，以承气汤少少与，微和之，令小安。至六日，与承气汤一升。若不大便六七日，小便少，虽不大便，但头硬，后必溏，未定成硬，攻之必溏。须小便利，屎定硬，乃可攻之。　脏结无阳证，不往来寒热，其人反静，舌上苔滑者，不可攻也。　伤寒呕多，虽有阳明证，不可攻之。　阳明病，潮热，大便微硬者，可与大承气汤。不硬者，不可与之。若不大便六七日，恐有燥屎，欲知之法，少与小承气汤。汤入腹中，转矢气者，此有燥屎也，乃可攻之。若不转矢气者，此但初头硬，后必溏，不可攻之。攻之必胀满，不能食也。欲饮水者，与水则哕。其后发热者，大便必复硬而少也。宜小承气汤和之。不转矢气者，慎不可攻也。　伤寒中风，医反下之，其人下利，日数十行，谷不化，腹中雷鸣，心下痞硬而满，干呕，心烦不得安。医见心下痞，谓病不尽，复下之。其痞益甚，此非结热，但以胃中虚，客气上逆，故使硬也。甘草泻心汤。

下利脉大者，虚也，以强下之故也。设脉浮革，因尔肠鸣者。当归四逆汤。　阳明病，身合色赤，不可攻之。必发热色黄者，小便不利也。　阳明病，心下硬满者，不可攻之。攻之利遂不止者死。利止者愈。　阳明病，自汗出，若发汗，小便自利者，此为津液内竭，虽硬不可攻之。须自欲大便，宜蜜煎导而通之，若土瓜根及猪胆汁，皆可为导。

［云］　非阳明之本病不可下。阳明

本病，胃家实故也。　非痞满燥实不可下。　非潮热、发渴，不可下。　非骂詈亲疏，不可下。　非脉沉数，不可下。　非弃衣而走，登高而歌，如见鬼状，不可下。

［活］　脉浮者，不可下。　脉虚者，不可下。　恶寒者，不可下。　呕吐者，不可下。　不转矢气者，不可下。转矢气者，下泄也。　小便清者，不可下。　大便坚，小便数者，不可用承气汤攻之。乃脾约丸证也。　大便硬，小便少者，未可攻。　阳明病，自汗出，若发汗，小便自利者，不可下。宜用蜜煎导之。

［吴］　凡有恶风、恶寒者；凡腹满，时减时满者；凡腹胀满，可揉可按虚软者；凡阴虚劳倦；凡手足逆冷，尺脉弱者；凡脉在表，俱不可下。凡脉沉不实、不疾，按之无力者；凡亡血虚家及妇人经水适来适断，或热入血室，与夫胎前、产后、崩漏等证，及小便频数，小便清而大便秘者，俱不可下。

［戴］　阳明下证已具，其人喘嗽，或微恶寒，为太阳阳明；或往来寒热，为少阳阳明。于阳明证中而有太阳少阳证未罢，此非正阳明也。慎未可遽下。所以古注阳明有三，常须识此。

可　吐

大法春宜吐。　凡用吐汤，中病即止，不必尽剂也。病如桂枝证，头不痛，项不强，寸脉微浮，胸中痞硬，气上撞咽喉，不得息者，此为有寒，当吐之。一云：此以内有久痰，宜吐之。　病胸上诸实，一作寒。　胸中郁郁而痛，不能食，欲使人按之，而反有涎唾，下利日十馀行，其脉反迟，寸口脉微滑，此可吐之。吐之，利则止。　少阴病，饮食入口则吐，心中嗢嗢欲吐，复不能吐者，宜吐之。　宿食在上脘者，当吐之。　病手足逆冷，脉乍结，以客气在胸中，心下满而烦，欲食不能食者，病在胸中，当吐之。

［吴］　凡病在膈上者；脉大，胸满多痰者；食在胃口，脉滑者，俱宜吐之。华佗谓伤寒三四日，邪在胸中者，宜吐之。凡吐用瓜蒂散，或淡盐汤，或温茶汤与之。如人弱者，以人参芦汤吐之亦可。若痰多者，以二陈汤一瓯，乘热与之，以指探喉中，即吐也。凡老人怯弱，与病劳内伤虚人，并妇人胎前产后，血虚脉弱小者，皆不可吐。凡药发吐者，如防风、桔梗、山栀，只用一味煎汤，温服之则吐。盖误吐则损人上焦元气，为患非轻，可不慎哉。

不　可　吐

太阳病，当恶寒发热，今自汗出，反不恶寒发热，关上脉细数者，以医吐之过也。若得病一二日吐之者，腹中饥，口不能食。三四日吐之者，不喜糜粥，欲食冷食，朝食暮吐，以医吐之所致也。此为小逆。　太阳病，吐之，但太阳病当恶寒，今反不恶寒，不欲近衣者，此为吐之内烦也。　少阴病，饮食入口则吐，心中嗢嗢欲吐，复不能吐，始得之，手足寒，脉弦迟者，此胸中实，不可下也。若膈上有寒饮，干呕者，不可吐也。当温之。　少阳中风，两耳无所闻，目赤，胸中满而烦者，不可吐下。吐下则悸而惊。　四肢厥逆、虚家、新产、脉微，皆不可吐。

愈　解

问曰：脉病欲知愈未愈者，何以别之？答曰：寸口关上尺中三处，大、小、浮、沉、迟、数同等，虽有寒热不解者，此脉为阴阳和平，虽剧当愈。《针经·禁服篇》云：寸口、人迎两者相应，若引绳大小齐等者，名曰平人。言手之寸口脉，与喉旁之人迎脉等齐为平人。后条云：六脉阴阳俱停，必先振栗，汗出而解者是也。

凡得病厥脉动数，服汤药更迟，脉浮大减小，初躁后静，此皆愈证也。 脉浮数而微，病人身温和者，欲解也。 凡病反能饮水者，为欲愈。 太阴中风，脉阳微阴涩而长者，为欲愈。 少阴中风，脉阳微阴浮者，欲愈。厥阴中风，脉微浮者，欲愈。 不浮未愈。

太阳病巳至未解。 阳明病申至戌解。

少阳病寅至辰解。 太阴病亥至丑解。

少阴病子至寅解。 厥阴病丑至卯解。

问曰：凡病欲知何时得？何时愈？答曰：假令日中得病，夜半愈者，以阳得阴则解也。夜半得病，日中愈者，以阴得阳则解也。 病家人请云：病人苦发热，身体疼，病人自卧。师到，诊其脉沉而迟者，知其瘥也。何以知之？表有病者，脉当浮大，今反沉迟，故知愈也。假令病人云：腹内卒痛，病人自坐。师到，脉之浮而大者，知其瘥也。何以知之？若里有病者，脉当沉而细，今脉浮大，故知愈也。

问曰：病有战而汗出者，因得解者，何也？答曰：脉浮而紧，按之反芤，此为本虚。故当战而汗出也。其人本虚，是以发战，以脉浮，故当汗出而解也。

若脉浮而数，按之不芤，此人本不虚。若欲自解，但出汗耳，不发战也。

问曰：病有不战而汗出解者，何也？答曰：脉大而浮数，故知不战汗出而解也。

问曰：病有不战不汗出而解者，何也？答曰：其脉自微，此以曾经发汗、若吐、若下、若亡血，以内无津液，待阴阳自和，必自愈。故不战不汗出而解也。

王海藏云：战而后解者，太阳也。不战有汗而解者，阳明也。不战无汗而解者，少阳也。

太阳病，未解，脉阴阳俱停，必先战栗，汗出而解。阳微者汗解；阴微者下解。

[海] 太阳传阳明，其中或有下证，阳明证反退，而无热与不渴，却显少阳证，是知可解也。 太阳证知可解者，为头不痛，项不强，肢节不痛，则知表易解也。 阳明证知可解者，为无发热、恶热，则知里易解也。 少阳知可解者，寒热日不移时而作，邪未退也。若用柴胡而移其时，早移之于晏，晏移之于早，气移之于血，血移之于气，是邪无可容之地，知可解也。 可解之脉，浮而虚；不可解之脉，浮而实。浮而虚者，只在表；浮而实者，知已在里也。汗多不解者，转属阳明也。

死　证

结胸证，其脉浮大者，不可下，下之则死。 结胸证悉具，烦躁者，亦死。 阳明病，心下硬满者，不可攻。攻之，利遂不止者死。 直视谵语，喘满者死，下利者亦死。 发汗多，重发汗者，亡其阳，谵语气短者死。 伤寒，若吐、若下不解，不大便五六日至十馀日，日晡所发潮热，不恶寒，独语如见鬼状者，发则不识人，循衣摸床，惕而不安，微喘直视，脉涩者死。 脉浮而芤，浮为阳，芤为阴，浮芤相搏，胃气生热，其阳即绝。 少阴病，但厥无汗，而强发之，必动其血，未知从何道出，或从口鼻，或从目出，是名下厥上竭，为难治。 少阴病，恶寒身踡而利，手足逆冷者，不治。 少阴病六七日，息高者死。 伤寒脉迟，六七日，而反与黄芩汤撤其热，脉迟为寒，今与黄芩汤复除其热，腹中当冷，不能食。今反能食，此名除中，必死。　伤寒六七日，脉微，手足厥冷，烦躁，灸厥阴，脉不还者死。　伤寒，发热下利，厥逆，躁不得卧者死。伤寒发热，下利至甚，厥不[①] 止者死。　伤寒六七日，不利，便发热而利，其人汗出不止者死。有阴无阳故也。　伤寒五六日，不结胸，腹[②] 濡，脉虚，复厥者，不可下。此为亡血，下之死。　发热而厥，七日下利者，为难治。　伤寒六七日，大下后，寸脉沉而迟，手足厥逆，下部脉不至，咽喉不利，唾脓血，泄利不止者，为难治。　下利，手足厥逆，无脉者，灸之不温，若脉不还，反微喘者死。　下利后，脉绝手足厥冷。晬时脉还，手足温者生；脉不还者死。　伤寒，下利日[③] 十馀行，脉反实者死。　呕而脉弱，小便复利，身有微热，见厥者，为难治。　湿家下之，额上汗出，微喘，小便利者死。若下利不止者，亦死。

附：死证歌

两感伤寒不须治，阴阳毒过七朝期，黑斑下厥与上竭，阳病见阴脉者危。舌卷耳聋囊更缩，阴阳交及摸寻衣，重暍除中皆不治，唇吻青兮面黑黧。咳逆不已并藏结，溲便遗尿便难医。汗出虽多不至足，口张目陷更何为。喘不休与阴阳易，离经脉见死当知。结胸证具烦躁甚，直视摇头是死时。少阳证与阳明合，脉弦长大救时迟。汗后反加脉躁疾，须知藏厥命难追。虾游屋漏并雀啄，鱼翔弹石解绳推。更有代脉皆不救，已上诸证死无疑。

附：

阴　阳

［**戴**］　凡治伤寒，须辨阴阳二候，不可误也。阳经有三：太阳、阳明、少阳是也。阴经亦有三：太阴、少阴、厥阴是也。经之阴阳，以脏腑言，腑为阳，膀胱、胃、胆是也；脏为阴，脾、肾、肝是也。病之阴阳，乃是外邪之阴阳，阴气阳气是也。　病在太阳，则热在皮肤之分，翕翕然，怫怫然而热，便有头疼、恶寒、体痛，其脉必浮而紧。　病在阳明，则热在肌肉之分，或壮热，或熇熇而热，或蒸蒸而热，便有头额痛，或潮热、自汗，其脉必长而数。　病在少阳，则必半表半里之热，或往来寒热，便有头角痛、口苦、呕而胸满、胁痛，其脉必弦而数。　病在太阴，则手足渐冷，脉息渐沉，或自利、腹满、呕吐不渴。　病在少阴，虽然发热，手足自冷，脉必沉细。　病在厥阴，则手足厥冷，脉微而缓，甚则唇青、舌卷、囊缩。　阳证：面红光彩，唇红口干舌燥，能饮水浆。其人身轻，易以转动。常欲开眼见人，目睛了了。喜语言，其声响亮。口鼻之气，呼吸出入，能往而能来。小便或赤，或黄。大便或秘，或硬。手足自温暖，爪甲俱红活。　阴证：面青黑，或有虚阳泛上，虽亦赤色，而不红活光彩。其人身重，难以转侧，或喜向壁卧，或踡卧欲寐，或闭目不欲见人，目睛不了了，懒言语，语无声。气难布息，鼻中呼不出，吸不入，往来口与鼻中，气冷，不欲饮水，面上恶寒有如刀刮。唇口或青或紫，舌色或青或紫，或白苔铺满而滑，不见红色。手足自冷，爪甲或青或紫，血自不红活。小便清白，或有淡黄，大便不实，或泻。虽肌表有热，以手按之则不甚热，阴甚者则冷透手也。　阴阳二

---

① 不：原脱，据《伤寒论》补。
② 腹：原作“脉”，据《伤寒论》改。
③ 日：原脱，据《伤寒论》补。

气，皆能犯藏府。故阳气犯太阳，则为伤风。恶风而有汗。阴气犯太阳，则为伤寒，恶寒而无汗。在太阳未得解，转入阳明、少阳二经，则纯乎阳，不如太阳之易治。若阳气未能罢，以次传入阴经，则为阴中之阳。盖缘阳经之阳气，来入阴经，虽有自利、欲寐、唇青、手足厥冷、舌卷囊缩等证，亦不可妄投热药，宜泻其阳之在阴经也。　若阳病下之太过，阳气已脱，遂变为阴，所谓害热未已，寒病复起。或初得病，便是阴证，此是阴中之阴。盖缘阴气攻阴经，阴自得传，非自传诸阳经来，只当以温药回其阳。故阳入阴者，变阳以救阴；阴入阳者，用阳以救阳，二者不可不辨。

［活］　太阳、阳明、少阳，皆属阳证也。太阳者，膀胱也。发热恶寒，头疼腰痛而脉浮也。阳明者，胃也。不恶寒，反恶热，濈濈汗出，大便秘，潮热而脉长也。少阳者，胆也。口苦咽干，胁下满，发热而呕，或往来寒热而脉弦也。麻黄汤、大青龙汤、桂枝汤，治太阳伤风寒也。大柴胡汤、调胃承气汤、小承气汤、大承气汤，治阳明伤寒也。小柴胡汤，治少阳伤寒也。其他药，皆发汗吐下后证也。若阳气独盛，阴气暴绝，即为阳毒。必发躁狂走，妄言，面赤咽痛，身斑斑如锦纹，或下利黄赤，脉洪实，或滑促。当以酸苦之药投之，令阴气复而大汗解矣。古人云：酸苦涌泄为阴，谓苦参、大青、葶苈、苦酒之类，皆复其阴气也。微用苦，甚则兼用酸苦，折热复阴。若热极发厥，阳证似阴者，学者当以脉别之。

太阴、少阴、厥阴，皆属阴证也。何谓太阴证？太阴脾之经，主胸膈䐜胀。何谓少阴证？少阴肾之经，主脉细心烦，但欲寐，或自利而渴。何谓厥阴证？厥阴肝之经，主消渴，气上冲心，心中疼热，饥不欲食，食则吐蛔，下之利不止也。三阴中寒，微则理中汤。稍厥，或中寒下利，即干姜甘草汤。大段重者，用四逆汤。无脉者，用通脉四逆汤。若阴气独盛，阳气暴绝，则为阴毒。其证四肢逆冷，脐腹筑痛，身如被杖，脉沉疾①，病或吐或利，当急灸脐下，服以辛热之药，令复阳气而大汗解矣。古人云：辛甘发散为阳，谓桂枝、甘草、干姜、附子之类，能复其阳气也。微用辛甘，甚则用辛苦。若阴极热躁，阴证似阳者，学者亦当以脉别之。

［罗］　阴证阳证辨　静江府提刑李君长子，年十九岁，四月病伤寒九日，医者作阴证治之，与附子理中丸数服，其证增剧。别易一医，又作阳证，议论差互，不敢服药。李君邀予往视，座间有数人，予不欲直言其证，但细为分解，令自忖度之。凡阳证者，身大热而手足不厥，卧则怛然，起则有力，不恶寒，反恶热，不呕不泻，渴而饮水，烦躁不得眠，能食而多语，其脉浮大而数者，阳证也。凡阴证者，身不热，而手足厥冷，恶寒蜷卧，恶闻人声，或自引衣盖覆，不烦渴，不饮食，小便自利，大便反快，其脉沉细而微迟者，阴证也。今诊其脉数，得六七至。其母云：夜来叫呼不绝，全不睡，又喜饮冰水。予闻其言，知阳证悉具，且三日不见大便，宜急下之。予遂以酒煨大黄六钱，甘草炙二钱，芒硝五钱，煎服。至夕下数行，燥粪二十馀块。是夜汗大出。明日往视之，身凉脉静矣。予思《素问·热论》云：治之各通其藏府。故仲景述《伤寒论》云：六经各异，传变不同。《活人》亦云：凡治伤寒，先须明经络，其义一也。昧者不学经络，不问病源，按寸握尺，妄意病证，不知邪气之所在，动致颠

① 疾：原作“实”，据《类证活人书》改。

覆，真盲医哉。昔韩子云：医之病，病在少思。真理致之言也，学者审之。

［吴］　夫阴证似阳者，乃水极似火也。盖伤寒传变，误服凉剂，攻热太速，其人素本肾气虚寒，遂变阴证。冷甚于内，逼其浮阳之火发于外，其人面赤烦躁，身有微热，渴欲饮水，复不能饮，大便秘结不通，小便淡黄，或呕逆，或气促，或郑言，或咽喉痛，所以状似阳证。或见面赤烦渴，大便秘结，作阳证妄投寒凉之药，下咽遂毙，可不谨哉！切其脉沉细迟微者，急以通脉四逆汤倍加人参、附子，以接其真阳之气。设或差迟，遂致阴盛阳衰，参、附亦不能救矣。此与阴盛隔阳例同。王太仆所谓身热脉数，按之不鼓击者，此名阴盛隔阳，非热也。

［楼］　《素问》云：脉从而病反。言证似阳者，脉亦从证似阳，而其病反是寒也。证似阴者，脉亦从证似阴，而其病反是热也。故皆反其脉证施治。如身热微热，烦躁面赤，其脉沉而微者，阴证似阳也。身热者，里寒故也。烦躁者，阴盛故也。面戴阳者，下虚故也。若医者不知脉，误谓实热，反与凉药，则气消成大病矣。《外台秘要》云：阴盛发躁，名曰阴躁，欲坐井中，宜以热药治之。故仲景少阴证，面赤者，四逆汤加葱白治之。［垣］寒凉之药入腹，周身之火，得水则升走，阴躁之极，故欲坐井中，是阳已先亡。医犹不悟，复认为热，重以寒药投之，其死何疑焉。

［垣］　或因吐，因呕，因嗽而发躁，蒸蒸身热，如坐甑中，欲得去衣居寒处，或饮寒水，则便如故，振寒复至，则气短促速，胸中满闷欲绝，甚则口开目瞪，声闻于外，而泪涕涎痰大作，其发躁须臾而已如前，六脉细弦而涩，按之而虚，此大寒证也。以辛寒甘温之剂，大泻南方，北方则愈。冯内翰侄，因病伤寒，目赤而烦渴，脉息七至，按之不鼓。经曰：脉至而从，按之不鼓，诸阳皆然，此阴盛格阳于外，非热也。与姜、附之剂，汗出愈。

［许］　伤寒六七日，无热，脉沉紧而细，烦躁不饮水，此阴盛格阳也，当用附子霹雳散。饮水者，不可与服。

［吴］　夫阳证似阴，乃火极似水也。盖伤寒热甚，失于汗下，阳气亢极，郁伏于内，反见胜己之化于外，故身寒逆冷，神气昏昏，状若阴证也。大抵唇焦舌燥能饮水，大便秘硬，小便赤涩，设有稀粪水利出者，此内有燥屎结聚，乃傍流之物，非冷利也。再审有矢气极臭者是也。其脉虽沉，切之必滑有力。或时躁热，不欲衣被，或扬手掷足，或谵语有力，此阳证也。轻者人参白虎汤，或小柴胡合解毒汤主之。内实者，须下之以调胃承气汤。或有潮热者，以大柴胡加芒硝。若大实大满，秘而不通者，以大承气汤下之。必须审察轻重，酌量用之。盖此与阳盛拒阴亦同。王太仆所谓病人身寒厥冷，其脉滑数，按之鼓击于指下者，此名阳盛拒阴，非寒也。

［活］　手足逆冷，大便秘，小便赤，或大便黑色，脉沉而滑者，阳证似阴也。轻者白虎汤，重者承气汤。伤寒失下，血气不通，令四肢逆冷，此是伏热深，故厥亦深，速以大承气汤加腻粉下之，汗出立愈。盖热厥与阴厥自不同，热厥者，微厥却发热。阴厥即不发热，四肢逆冷，恶寒，脉沉细，大小便滑泄。

上二节，言证似阳而脉病属阴，证似阴而脉病属阳，故反其证而治之。盖证似阳而脉病属阴者，世尚能辨。若脉证俱是阴，而病独属阳者，举世莫辨，而致夭折者，滔滔皆是。许学士云：熙宁中邠守迪，因其犹子病伤寒，见其烦渴而汗多，以凉药治之，遂成阴毒，数日卒。迪痛悼之，遂著阴毒形证诀三篇，盖伤世之意深矣。

论曰：阴盛则外寒，阳虚则外寒，属表，故表证条云：外寒者汗之则愈也；阳盛则内热，阴虚则内热，内热属里，故里证条云：内热者下之则愈也。

［赵］　《活人》第三十三问引《素问》云：阳虚则外寒，阴虚则内热，阳盛则内热，阴盛则外寒。故治伤寒者，阳虚阴盛，汗之则愈，下之则死；阴虚阳盛，下之则愈，汗之则死。阴阳虚盛，非谓分尺寸也。《难经》云阴阳虚盛者，说脉也。《素问》云阴阳虚盛者，说表里也。仲景论伤寒汗下，故引《素问》表里之说，与《外台》所论合矣。《外台》云：表病里和，汗之则愈；表和里病，下之则愈。愚详《素问》论阴阳虚盛四证者，杂病也。《难经》六难之文论脉也。《外台》所述之文，论伤寒表里也。但仲景所论阴阳虚盛之意理实奥焉。经曰：邪气盛则实，精气脱则虚。因正气先虚，以致邪气客之而为盛实，于是有阴虚阳盛，阳虚阴盛二证之别。今《活人书》却将《素问》所论杂病阴阳虚盛四证，合而引证仲景伤寒四证之法。又改阳盛内热作外热，阴盛内寒作外寒。所论初未尝合。愚因拓仲景所主阴阳虚盛之理而详说之。盖盛者指邪气而言，虚者指正气而言，阴阳虚盛，邪正消长之机也。且正气在人，阳主表而阴主里，邪气中人，表为阴而里为阳。若夫表之真阳先虚，故阴邪乘阳而盛实。表受邪者，阳虚也；脉浮紧者，阴邪盛于外也。是谓阳虚阴盛。所以用桂枝辛甘之温剂，汗之则阴邪消，温之则真阳长，使邪去正安故愈。又若里之真阴先虚，故阳邪入阴而盛实，里受邪者，阴虚也；脉沉实者，阳邪盛于内也。是谓阴虚阳盛。所以用承气酸苦之寒剂，下之则阳邪消，寒之则真阴长，邪去正安故愈。如其不然，阳盛而用桂枝，下咽即毙，阴盛而用承气，入胃即亡，是皆盛盛虚虚而致邪失正也。以是知仲景所主阳虚阴盛、阴虚阳盛二证之意深，盖指一为表证，一为里证，邪正消长而言，非兼言表和里病，里和表病，而谓之阴阳虚盛也。况和者，无病处也。以和字训虚字，恐碍理。

［王］　《难经》曰：伤寒阳虚阴盛，汗出而愈，下之即死。阳盛阴虚，汗出而死，下之则愈。嗟乎！其伤寒汗下之枢机乎。夫邪之伤于人也，有浅深焉。浅则居表，深则入里。居表则闭腠理，发怫热，见恶寒、恶风、头痛等证。于斯时也，惟辛温解散而可愈。入里则为燥屎，作潮热，形狂言、谵语、大渴等证。于斯时也，惟咸寒攻下而可平。夫寒邪外客，非阴盛而阳虚乎？热邪内炽，非阳盛而阴虚乎？汗下一差，生死反掌。吁！是言也，谓之伤寒汗下枢机，其不然欤！惜乎，释者旁求，厥义滋隐。《外台秘要》曰：此阴阳，指身之表里言。病者为虚，不病者为盛，表病里和，是阳虚阴盛也；表和里病，是阳盛阴虚也。窃意阴阳之在人，均则宁，偏则病。无过不及之谓均，过与不及之谓偏。盛则过矣，虚则不及矣。其可以盛为和乎？故《内经》云：邪气盛则实，精气夺则虚。且谓阳虚当汗，阴虚当下，乃遗邪气而反指正气为言，得无晦乎？《伤寒微旨》曰：此阴阳，指脉之尺寸言。尺脉实大，寸脉短小，名阴盛阳虚，可汗。寸脉实大，尺脉短小，名阳盛阴虚，可下。苟汗证已具，而脉未应，必待尺脉力过于寸而后行。下证已具，而脉未应，必待寸脉力过于尺而后用。窃意越人设难以病不以脉，其所答也，何反以脉不以病乎？且脉固以候病也。倘汗下之证

已急，不可少缓，待脉应而未应，欲不待则惑于心，欲待之则虑其变，二者之间，将从病欤？将从脉欤？吾不得无疑于此也。或诘予曰：仲景《伤寒论》引此而继以桂枝下咽，阳盛则毙，承气入胃，阴盛以亡之语。夫桂枝表药，承气里药，反则为害，是固然矣。然麻黄汤亦表药也，其不言之，何欤？且子以阴盛为寒邪，寒邪固宜用麻黄也。今反举桂枝，又何欤？予曰：何不味仲景之言乎？其曰：凡伤寒之病，多从风寒得之。又曰：脉浮而紧，浮则为风，紧则为寒。又桂枝汤条而曰啬啬恶寒，淅淅恶风。麻黄汤条而曰恶风。夫风寒分言，则风阳而寒阴。风苟行于天地严凝凛冽之时，其得谓之阳乎？是则风寒常相因耳。故桂枝、麻黄皆温剂也。以温剂为治，足以见风寒之俱为阴邪矣。但伤卫则桂枝，伤荣则麻黄，荣卫虽殊，其为表则一耳。仲景此言，但以戒汗下之误为主，不为荣卫设也。举桂枝则麻黄在其中矣。所谓阳盛即毙者，是言表证已罢，而里证既全，可攻而不可汗。所谓阴盛以亡者，是言里证未形，而表证独具，可汗而不可攻。由此观之，则越人、仲景之本旨，庶乎畅然于其中矣。

表　里

王海藏云：治伤寒须分表里，若表里不分，汗下差误，岂为上工。且如均是发热，身热不渴，为表有热，小柴胡加桂枝主之。厥而脉滑，为里有热，白虎加人参主之。均是水气，干呕微利，发热而咳，为表有水，小青龙加芫花主之。体凉表证罢，咳而胁下痛，为里有水，十枣汤主之。均是恶寒，有热而恶寒者，发于阳也，麻黄、桂枝、小柴胡主之。无热而恶寒者，发于阴也，附子、四逆主之。均是身体痛，脉浮发热，头痛身体痛者，为表未解，麻黄汤主之。脉沉自利，身体痛者，为里不和，四逆汤主之。以此观之，仲景表里之法甚详，学者宜深究心焉。

《活人》云：发热恶寒，身体痛而脉浮者，表证也。表证者，恶寒是也。恶寒者，属太阳，宜汗之。不恶寒，反恶热，手掌心并腋下濈濈汗出，胃中干燥、结聚、潮热，大便硬，小便如常，腹满而喘，或谵语，脉沉[1]而滑者，里证也。里证者，内热是也。内热者，属阳明，宜下之。伤寒始发热恶寒，今汗后不恶寒，但倍发热而躁；始脉浮而大，今脉洪实，或沉数细；始惺静，今狂语，此为胃实阳盛，再汗即死，须下之则愈。亦有始得病便变阳盛之证，须便下之，不可拘以日数。更有心胸连腹脐，大段疰闷，腹中痛，坐卧不安，冒闷喘急，极者亦不问他证，便下之。若失下，则气血不通，四肢便厥。医人不知，反疑是阴厥，复进热药，祸如反掌，不可不察也。

成无己曰：邪之客于表者，为寒邪与阳相争，则为寒矣。邪之入于里者，为热邪与阴相争，则为热矣。邪在半表半里，外与阳争而为寒，内与阴争而为热，是以往来寒热。邪居表多则多寒，邪居里多则多热，邪半在表半在里则寒热亦半矣。邪在表者，必渍形以为汗。邪在里者，必荡涤以取利。其馀不外不内，半表半里，又非发汗之所宜，亦非吐下之所对，是当和解则可矣。小柴胡为和解之剂也。

李东垣曰：邪在荣卫之间，谓之半表半里也。太阳阳明之间少阳，居身之半表半里也。五苓散分阴阳，膀胱经之半表半里也。理中汤治吐泄，上下之半表半里也。

［活］　伤寒表证当汗，里证当下，

---

① 沉：原作“浮”，据《类证活人书》改。

不易之法也。发表攻里，本自不同。甘遂神丹，不可合饮。桂枝承气，安可并进。然而假令病人脉浮而大，是表证当汗，其人发热烦渴，小便赤，却当下，此是表里俱见，五苓散主之。　假令伤寒不大便六七日，头痛有热者，是里证，当下。其人小便清者，知不在里，仍在表也，当须发汗。此是两证俱见，即未可下，宜与桂枝汤。假令病人心下满，口不欲食，大便硬，脉沉细，是里证，当下。其人头汗出，微恶寒，手足冷，却当汗。此两证俱见者，仲景所谓半在表半在里也，小柴胡主之。假令太阳病表证未除，而医数下之，遂挟热而利不止，心下痞硬，仲景谓之表里不解，桂枝人参汤主之。　本太阳病，医反下之，因尔腹痛，是有表，复有里，仲景用桂枝加芍药汤；痛甚者，桂枝加大黄。又云：太阳病桂枝证，医反下之，利遂不止，脉促者，表未解也。喘而汗出者，葛根黄芩汤主之。　烦躁口苦，腹满而喘，发热汗出，不恶寒，反恶热，此阳明证也。则脉反浮而紧，是有表里俱见，不可汗下，宜栀子汤吐之。　此仲景治伤寒有表复有里之法也。

王海藏云：大柴胡汤治表里内外俱热之证，治有表者，或脉浮，或头痛，或恶风，或恶寒，四证中，或有一二尚在者，乃十三日过经不解是也。治有里者，或谵语，或妄语，或掷手扬视，此皆里之急者也。若欲汗之，则里证已急，欲下之，则表证尚在，通宜大柴胡汤。

伤寒四五日后，以至过经，无表证，又于里证未可下者，皆可用小柴胡随证加减用之，以至十馀日亦可用。十馀日外，用小柴胡不愈者，若大便硬，看证可下，则用大柴胡下之。以过经，其人稍虚，当下者，用大柴胡汤则稳当。恐承气太紧，病人不禁也。仲景云：六七日，目中不了了，睛不和，无表里证，大便难，身微热，此为实也，当下之，宜大承气汤。又云：病人无表里证，发热七八日，脉虽浮数，可用大柴胡下之。假令已下，脉数不解，至六七日不大便者，有瘀血也，属抵当汤。

伤寒杂病

海藏王好古曰：世之治伤寒有法，疗杂病有方，是则然矣。然犹未也。吾谓治伤寒亦有法，疗杂病亦有方，方即法也，岂有异乎？要当全识。部分经络，表里脏腑，岂有二哉？以其后世才智之不及古也，所以分伤寒杂病为二门，故有长于此而短于彼者。逮夫国家取士，分科为七，宜乎愈学而愈陋，愈专而愈粗也。试以伤寒杂病二科论之，伤寒从外而之内者，法当先治外而后治内。杂病从内而之外者，法当先治内而后治外。至若于中外不相及，则治主病，其方法一也，亦何必分之为二哉？大抵杂病之外，不离乎表。伤寒之内，不离乎里。表则汗，里则下，中则和，不易之法，剂之寒热温凉，在其中矣。

［戴］　有伤寒杂病，有伤寒正病。伤寒杂病者，难以正病治。如病人证状不一，有冷有热，阴阳显在目前，当就其中大节先治，其馀证则徐治，然亦不可用独热独寒之剂。又如呕渴烦热，进小柴胡汤，呕渴烦热止矣，而下利不休。以小柴胡汤为非，则呕渴烦热不应止。以为是，则下利不应见。吐利厥逆，进姜附汤，吐利厥逆止矣，而热渴谵语，昏不知人。以姜、附为非，则吐利厥逆不应止。以为是，则热渴谵语不应见。此亦伤寒杂病，虽无前项冷热二证显然并见之迹，而阴中有阳，阳中有阴，潜伏其间，未即发见，用药一偏，此衰彼盛，医者当于有可疑之

处，能反覆体认，无致举一废一，则尽善矣。

类证杂论

三阳证有合阳，有纯阳。三阴证有盛阴，有纯阴。合阳者，经所谓合病者是也。纯阳者，经所谓脉阴阳俱盛，大汗出不解者死。又曰：凡发汗，服汤药，至有不肯汗者死。谓阳热甚而阴气绝也，故不能作汗。二者俱是有阳而无阴，故曰纯阳也。三阴有盛阴者，如少阴病，身体痛，手足寒，骨节痛，脉沉者，附子汤主之。谓手足寒，身体痛，脉沉者，寒盛于阴也。纯阴者，如少阴病，恶寒身蜷而利，手足逆冷者不治，谓无阳也。有寒客三阴，极而生热，则传阳明。凡邪初中三阴则寒，故宜温药发汗。及寒极变热，则复宜寒药下之。盖三阴三阳皆能自受邪，不止自太阳经传也。故经曰：阳明居中土也，万物所归，无所复传。如太阳入胃，则不传阳明。阳明入胃，则不传少阳。少阳入胃，则不传三阴。若三阴又有自受邪，变热入胃者。故经曰：伤寒脉浮而缓，手足自温者，系在太阴。太阴当发身黄，若小便自利者，不能发黄。至七八日，大便硬者，为阳明病也。此太阴之邪入阳明也。又少阴病六七日，腹胀不大便者，急下之，宜大承气汤。此少阴之邪入腑也。经曰：下利有谵语者，燥屎也，宜小承气汤。此厥阴之邪入腑也。三阴变热入腑者，往往有之，不可不察。有一阳中寒者，太阳十六证云：伤寒，脉浮，自汗出，小便数，心烦，微恶寒，脚[①]挛急，此邪中膀胱经虚寒也。宜桂枝加附子汤则愈。医以其证象于阳旦，若反与桂枝汤欲攻其表，此误也。得之便厥，咽中干，烦躁吐逆者，作甘草干姜汤，以复其阳。厥愈足温，更作芍药甘草汤，以伸其脚。若胃气不和，谵语者，少与调胃承气汤。若重发汗，复加烧针者，四逆汤主之。观仲景此治，其于坏病，何有此先汗而后下之法也。又如下利清谷，里寒外热，身体疼痛，急当救里，四逆汤。利止里和，清便自调，急当救表，桂枝汤。此先温而后汗之法也。孙兆曰：本是阳病热证，为医吐下过多，遂成阴病者，却宜温之。有本是阴病，与温药过多，致胃中热实，或大便硬，有狂言者，亦宜下也。

论中有称太阳经病者，太阴经病者，有称伤寒者，中风者，有但称厥者，下利者，有但称病者。凡称某经者，盖以邪中其经，故以经名之。非特谓伤寒之候，谓兼有杂病者。凡云伤寒而不云经者，故非杂病也。谓六经俱有之证，难以一经拘之。中风者亦然。凡云下利及厥，与夫称病人等名证者，谓六经、伤寒、中风、杂病等候俱有是证也。叔和类证编入各经，故有所未当者。如下利有谵语者有燥屎也，宜小承气汤，叔和编入厥阴下利条内，若以证言之，正当属阳明也。似此者非一，致令后人拘于六经，妄分寒热，有乖圣道。夫善治病者，须要详辨太阳传经之邪，各经直中之邪，曾无汗吐下之证，火逆水喷之证，结胸、发黄、血谛、痞利、厥逆之证。如中风、伤寒、杂病之候，一切之疾，不拘六经，但分表里。盖六经俱有表里二证，但有表证即发汗，但有里证即宜下，或表里二证俱见，则宜以攻里发汗之药，分表里病证多少用之。病在半表半里者，和解之，此传经之治也。杂病寒证在表者，辛温汗之，寒中里者，大热之剂救之。亦不过明其表里而已矣。

大凡初服药时无是证，服药后而生新证者，故经曰：若吐、若汗、若下后之证

---

① 脚：原脱，据《伤寒论》补。

是也，即坏病也。当救何逆而治之。若初服药有是证，服药后只是原证如故，不见新有证候者，只是病未退。仲景所谓服汤一剂尽，病证犹在者，更作服也。汗下同法。清碧杜先生曰：阳热病难疗，阴寒病易治。盖热者传经变态不一，阴寒不传，治之亦一定法耳。仁安严先生云：凡医他人治过伤寒，须究前证曾服何药，倘证交杂，先以重者为主，次论轻者。假如传经之邪，治有三法：在皮肤者汗之，在表里两间者和解之，在里者下之，此自外入内之治也。至若体虚之人，交接阴阳，饮食有节，则里虚中邪，又非在表可汗之法，必用大热之剂温散。经曰：阴中于邪，必内栗也。表气微虚，里气失守，故使邪中于阴也。方其里气不守而为邪中，正气怯弱，故成栗也。故经言寒则伤荣，荣者血也。血寒则凝而不行，致四肢血气不接而厥，身体冷而恶风寒，附子、干姜，适得其当。若寒退而热毒内攻，目中不了了，下利清水，腹满，又有急下之法，此论少阴经之治法也。若寒退而手足厥，其厥乍热乍凛，腹中痛而小便不利，又有四逆散之治法，所谓少阴传变，与太阳相同者此也。

大抵治伤寒必须审证施治，有脉与证相合者，则易于识别，若脉证不相符，却宜审的急缓治之。但凭证亦不可，但凭脉亦不可，务要脉证两得，方为尽善。上工治尤甚者为急，故虽有但凭证而不凭脉者，有但凭脉而不凭证者，如经曰：脉浮大，心下硬，有热属脏者攻之，不令发汗，此又非表邪可汗之脉法也。如促脉为阳盛，若下利喘而汗出，用葛根黄芩黄连汤。若厥冷脉促为虚脱，非灸非温不可，此又非阳盛之脉法也。如阳明脉迟，不恶寒，身体濈濈汗出，则用大承气，此又非诸迟为寒之脉法也。少阴病，始得之，反发热，脉沉，宜麻黄细辛附子汤微汗之，此又非脉沉在里之脉法也。但不恶寒三字为主。虽经云桂枝下咽，阳盛则毙，此定法也。如谵语而恶寒，必用桂枝先解之，已而下之，但以有表无表为辨耳。此仲景但凭证不凭脉之治法也。

如经所谓结胸证宜下之，其脉浮者，不可下，此又非发热七八日，虽脉浮数者可下之证也。谵语，发潮热，脉滑而疾者，小承气。因与一升，明日不大便，脉反微涩，不可更与承气也。此又非汤入腹中转失气者，乃可攻之之证也。发热恶寒，脉微弱，尺中迟者，俱不可汗，此又非在表宜汗之证也。此仲景凭脉不凭证之治法也。

盖以脉而知病之浅深，其证之必然者也。圆机之士，临病消息，脉证既决，又何难焉？医之玄微，其在斯乎！

凡经云某阳某阴病者，却要辨认疑似之间，商确得病证明白，然后用药，庶免差误。经曰：病有发热而恶寒者，发于阳也；无热而恶寒者，发于阴也。谓如伤寒或已发热，或未发热，必恶寒体痛，呕逆，脉阴阳俱紧者，谓继之以发热，此则发于阳也。其初未发热，与无热而恶寒，发于阴者相似，有不同者，头痛项强，阴证无头疼故也。若恶寒而蜷，脉沉细而紧者，此发于阴也。在阳者可发汗，在阴者宜温里。

如少阴脉沉，始得之反发热，似乎太阳，乃有不同者，其热不翕翕然，证无头疼。

少阴腹痛下利，与太阴相似，有不同者，太阴不渴，少阴则渴，手足有温厥之殊。

温病与痉病皆与太阳相似，有不同者，痉脉沉细，温病不恶风寒而渴。

伤寒与中暍相似，其不同者，伤风不

渴，中暍即渴。伤寒与冬温相似，其不同者，伤寒脉浮紧，冬温脉不浮。

时行传染与伤寒相似，其不同者，时行传染，脉不浮，伤寒脉浮。

太阳中湿与太阳伤寒相似，有不同者，湿脉沉而细也。答曰：脉虽相似而痉则不同，痉则身不疼，而湿则身疼也。

暑脉虚细，又曰微弱，又曰弦细芤迟，诸如此者，与痉脉、湿脉颇相似。虽然脉似而证不同，暑则自汗而渴，湿则不渴身疼，痉则身不疼也。

太阳中风见寒脉，用大青龙。其证与太阳伤寒相似，有不同者，中风见寒脉，有烦躁也，麻黄证则无烦躁。

太阳伤寒见风脉，用大青龙。其证与中寒湿相似，有不同者，其脉浮缓，寒湿则脉沉细微。经云：无少阴里证者。盖太阳与少阴为表里，今脉证俱属太阳表经，故云无少阴里证也。

小青龙证与小柴胡证相似，有不同者，小青龙无往来寒热，胸胁满硬痛之证，但有干呕发热而咳，此则为表不解，水停心下也。虽有或为之证，与小柴胡相似，终无半表半里之证为异耳。

察色要略

凡看伤寒，必先察其色。《内经》曰：声合五音，色合五行，声色符同，然后可以知五脏之病也。然肝色青，其声呼。肺色白，其声哭。心色赤，其声笑。脾色黄，其声歌。肾色黑，其声呻也。且夫四时之色，相生则吉，而相克则凶。如青赤见于春，赤黄见于夏，黄白见于长夏，白黑见于秋，黑青见于冬，此乃相生之色也。若肝病之色青而白，心病之色赤而黑，脾病之色黄而青，肺病之色白而赤，肾病之色黑而黄，此皆五行之相克，为难治矣。且以五脏之热色见于面者，肝热则左颊先赤，肺热则右颊先赤，心热则颜先赤，脾热则鼻先赤，肾热则颐先赤也。至于面黑者为阴寒，面青为风寒，青而黑主风、主寒、主痛，黄而白为湿、为热、为气不调，青而白为风、为气滞、为寒、为痛也。大抵黑气见于面，多凶，为病最重。若黑气暗中明，准头年寿亮而滋润者生，黑而枯夭者死也。此乃略举其要。《内经》以五色微诊，可以目察。《难经》曰：望而知之谓之神，故色不可不察也。

凡看伤寒，必先察色，然后切脉审证，参合以决死生吉凶。夫色有青黄赤白黑，见于面部皮肤之上，气有如乱丝乱发之状，隐于皮里也。盖五藏有五色，六经有六色，皆见于面，以应五行，相生者吉，相克者凶，滋荣者生，枯夭者死。自准头、年寿、命宫、法令、人中皆有气色，其滋润而明亮者吉，暗而枯燥者凶也。又当分四时生克之理而通察之。兹略具五色伤寒之要者列于下，以便览焉。

青色属木，主风、主寒、主痛，乃足厥阴肝经之色也。凡面青、唇青者阴极也。若舌卷囊缩者，宜急温之。如夹阴伤寒，小腹痛，则面青也。《内经》曰：青如翠羽者生，青如草兹者死，青而黑，青而红相生者生，如青白而枯燥者，相克乃死也。脾病见青气多难治。

赤色属火，主热，乃手少阴心经之色。在伤寒见之，而有三阳一阴之分也。如足太阳属水，寒则本黑，热则红也。经曰：面色缘缘正赤者，阳气怫郁在表，汗不彻故也。当发其汗。若脉浮数，表热，不汗出者，面色红赤而光彩也。经言阳明病，面合赤色者，不可攻之。合者，通也。谓表邪未解，不可攻里也。若阳明内实，恶热，不恶寒，或蒸蒸发热，或日晡潮热，大便秘结，谵语面赤者，此实热在里，可攻之也。如表里俱热，口燥舌干，饮水，脉洪，面赤，里未实者，且未可下，宜人参白虎汤和之也。如少阳经病，热在半表半里，面红，脉弦者，宜小柴胡汤和之，不可下也。经言少阴病，下利清谷，里寒外热，面赤者，四逆汤加葱白主之。此阴寒内极，逼其浮火，上行于面，故发赤色，非热也。若不察仔细，误投寒凉之剂即死，可不谨哉！又夹阴伤寒，虚阳泛上者，亦面赤也。但足冷，脉沉者是。又烦躁面赤，足冷脉沉，不能饮水者，此阴极也，宜温之。若久病虚人，午后面两颊颧赤者，此阴火也，不可作伤寒治之。然三阳之气，皆会于头额，其从额上至巅顶，络脑后者，太阳也。从额至鼻，下于面者，阳明也。从头角下耳中耳之前后者，少阳也。但有红气，或赤肿者以分之，盖大头伤寒证，正要知此部分可也。《内经》曰：心热则颜先赤，脾热则鼻先赤，肝热则左颊先赤，肺热则右颊先赤，肾热则颐先赤。若赤而青、赤而黄，为相生则吉，如赤而黑，为相克则凶。经言赤如鸡冠者生，如衃血者死。盖准头、印堂有赤气枯夭者死，明润者生也。如肺病见赤气者，则难治。

黄色属土，主湿，乃足太阴脾经之色。黄如橘子明者热也，黄如熏黄而暗者湿也。凡黄而白、黄而红相生则吉，若黄而青，相克者则凶也。《内经》曰：黄如蟹膏者生，黄如枳实者死。若准头、年寿、印堂有黄气明润者，病退而有喜兆也。若枯燥而夭者死。凡病欲愈，目眦黄也。长夏见黄白则吉，若黄青则凶也。

白色属肺金，主气血不足也。乃手太阴肺经之色，肝病见之难治。《内经》曰：白如豕膏者生，白如枯骨者死。凡印堂、年寿白而枯夭者凶，白而光润者吉。若白而黑、白而黄相生吉也。若白而赤，相克则凶矣。凡伤寒面白无神者，发汗过多，或脱血所致也。

黑色属水，主寒、主痛，乃足少阴肾经之色也。凡黑而白、黑而青相生则吉，若黑而黄，相克则凶。《内经》曰：黑如乌羽者生，黑如炲者死。若准头、年寿、印堂黑气枯夭者死，黑中明润者生也。黑气自鱼尾相牵入太阴者死，黑气自法令、人中入口者死，耳、目、口、鼻黑气枯夭者死。凡面准头、命宫明润者生，枯暗者死。若心病见黑气在头者死也。华佗曰：凡病人面色相等者吉，不相等者凶。如面青目白，面赤目青，面黄目青，面赤目白，面白目黑，面黑目白，面白目青，皆为不相等，故曰凶也。相等者，面目俱青俱红之类也。

察　　目

凡目睛明，能识见者可治。睛昏不识人，或反目上视，或瞪目直视，或目睛正圆，或戴眼反折，或眼胞陷下者，皆不治也。凡开目而欲见人者，阳证也。闭目而不欲见人者，阴证也。凡目中不了了，睛不和，热甚于内也。凡目疼痛者，属阳明之热。目赤者，亦热甚也。目瞑者，必将衄血也。白睛黄者，将发身黄也。凡病欲愈，目眦黄，鼻准明，山根亮也。

察　　鼻

鼻头色青者，腹中痛。苦冷者，死。微黑者，水气。黄色者，小便难。白色者，为气虚。赤色者，为肺热。鲜明者，有留饮也。鼻孔干燥者，属阳明之热，必将衄血也。鼻孔干燥，黑如烟煤，阳毒热深也。鼻孔冷滑而黑者，阴毒冷极也。鼻息鼾睡者，风温也。鼻塞浊涕者，风热也。鼻孔扇张者，为肺风肺绝而不治也。

察口唇

凡口唇焦干为脾热，焦而红者吉，焦而黑者凶。唇口俱赤肿者，热甚也。唇口俱青黑者，冷极也。口苦者，胆热也。口中甜者，脾热也。口燥咽干者，肾热也。舌干口燥而欲饮水者，阳明之热也。口噤难言者痉，风也。凡唇上有疮，为狐虫食其脏；下唇有疮，为惑虫食其肛也。若唇青舌卷，唇吻反青，环口黧黑，口张气直，口如鱼口，口唇颤摇不止，气出不返，皆不治也。

察耳

凡耳轮红润者生，或黄、或白、或黑、或青而枯燥者死。薄而白，薄而黑，皆为肾败。凡耳聋、耳中疼，皆属少阳之热，而为可治。若耳聋，舌卷唇青，此属厥阴，为难治也。

察舌

凡舌鲜红者吉，青为冷，青而紫者，为阴为寒也。赤而紫者，为阳为热也。黑者亢极，为难治。凡舌上苔白而滑者，表有寒也。又曰：丹田有热，而胸中有寒也。苔黄而燥渴者，热盛也。苔黑而燥渴者，热甚而亢极也。若不燥渴，舌上黑苔而滑者，为寒为阴也。舌卷而焦黑而燥者，阳毒热极也。舌青而苔滑者，阴毒冷极也。凡舌肿胀，舌上燥裂，舌生芒刺，皆热甚也。凡舌硬，舌强，舌短缩，神气昏乱，语言不清者，死也。又阴阳易病，吐舌数寸者，死也。舌乃心之窍，属火而色红者吉，惟黑者，乃水克火，故难治也。

察身

凡病人身轻，自能转侧者，易治。若身体沉重，不能转侧者，则难治也。盖阴证则身重，必足冷而蜷卧，恶寒，常好向壁卧，闭目不欲向明，懒见人也。又阴毒身如被杖之疼，身重如山而不能转侧也。又中湿、风湿皆主身重疼痛，不可转侧，要当辨之。大抵阳证身轻而手足和暖，开目而欲见人，为可治。若头重视身，此天柱骨倒而元气败也。凡伤寒传变，循衣摸床，两手撮空，此神去而魂乱也。凡病人皮肤润泽者生，而枯燥者死。经曰：脉浮而洪，身汗如油，喘而不休，形体不仁，乍静乍乱，此为命绝也。

帙之二

太阳病

发热 恶寒 恶风 头痛 项强 身体痛

［黄］ 经曰：太阳之为病，头项强痛而恶风寒，不传经者固有之，然而传者多矣。如经言伤寒一日，太阳受之，脉若静者为不传；颇欲吐，若烦躁，脉数急者为传也。又曰：伤寒二三日，阳明少阳证不见者，为不传也。太阳经治法有汗、吐、下、温、和解、调并刺俱有之。盖太阳所感非一，传变多端故也。虽发汗解肌一法，证有轻重，脉有浮沉，用药必宜随脉证用之，庶造仲景之深意。如发热恶寒，脉浮紧，麻黄汤。自汗恶风，脉浮缓，桂枝汤。此脉证相应之定法也。又如项背强几几，反汗出，恶风，桂枝加葛根。脉微而恶寒，桂枝麻黄各半汤。发热恶寒，热多寒少，脉微弱者，桂枝二越婢一汤。脉浮紧，自汗出，小便数，心烦，微恶寒，脚挛急，桂枝加附子汤。又如汗后复宜汗者，发汗遂漏不止，恶风，小便难，四肢微急，难以屈伸，桂枝加附子汤。服桂枝，大汗出，脉洪大者，与桂枝如前法。若如疟状，日再发，宜桂枝二麻黄一汤。仲景汗剂二十七汤，所治五十九证，大宜精别，如何而用青龙汤，如何而用五苓散，如何而用茯苓甘草汤之类。盖病有轻重，治有急缓故也。清碧杜先生曰：伤寒阳热之证，传经之邪，变态不一，辨之不精，则汗、吐、下三法之治一差，死生反掌矣。非比阴寒之邪，中在一经，不复传变，易于治也。不过随寒邪轻重，用温药治之，一定之法耳。今之庸工，好用热剂，而不知凉药之妙且难也。

汗：桂枝汤 桂枝加葛根汤 桂枝加厚朴杏子汤 桂枝加附子汤 桂枝去芍药汤 桂枝去芍药加附子汤 桂枝麻黄各半汤 桂枝二越婢一汤 桂枝二麻黄一汤 桂枝去桂加茯苓白术汤 葛根汤 葛根加半夏汤 葛根黄连黄芩汤 麻黄汤 大青龙汤 小青龙汤 桂枝加芍药人参新加汤 麻黄杏仁甘草石膏汤 五苓散 桂枝去芍药加蜀漆龙骨牡蛎救逆汤 桂枝加桂汤 桂枝甘草龙骨牡蛎汤 桂枝附子汤 茯苓甘草汤 文蛤散 去桂加白术汤 甘草附子汤

吐：栀子豉汤 栀子甘草豉汤 栀子生姜豉汤 栀子厚朴汤 栀子干姜汤 瓜蒂散

下：调胃承气汤 大柴胡汤 承气汤 柴胡加芒硝汤 桃仁承气汤 抵当丸 大陷胸汤 抵当汤 大陷胸丸 白散 十枣汤 大黄黄连泻心汤 附子泻心汤

温：甘草干姜汤 芍药甘草汤 四逆汤 干姜附子汤 茯苓桂枝甘草大枣汤 厚朴生姜甘草半夏人参汤 茯苓桂枝白术甘草汤 芍药甘草附子汤 茯苓四逆汤 桂枝甘草汤 真武汤 小建中汤 炙甘草汤

和解：小柴胡汤 柴胡加龙骨牡蛎汤

小陷胸汤　柴胡桂枝干姜汤　半夏泻心汤　生姜泻心汤　甘草泻心汤　柴胡桂枝汤　桂枝人参汤　白虎汤　白虎加人参汤　黄芩汤　黄芩加半夏生姜汤

调：赤石脂禹馀粮汤　旋覆代赭石汤　黄连汤

刺：纵横刺期门　服桂枝　刺风池风府　太少并病刺期门　热入血室刺期门　太少并病刺大椎　肺俞

太阳之为病，脉浮，头项强痛而恶寒。[成] 经曰：尺寸俱浮者，太阳受病，太阳主表，为诸阳主气。脉浮，头项强痛而恶寒者，太阳表病也。但有一毫头痛，即为在表。　太阳病，发热，汗出恶风，脉缓者，名为中风。太阳病，上条所揭云云者是也。后皆仿此。[成]　风，阳也。寒，阴也。风则伤卫，发热，汗出，恶风者，卫中风也。荣病则发热无汗，不恶风而恶寒；卫病则发热汗出，不恶寒而恶风。以卫为阳，卫外者也。病则不能卫固其外而皮腠疏，故汗出而恶风也。伤寒脉紧，伤风脉缓者，寒性劲急，而风性解缓故也。　太阳病，头痛发热，汗出，恶风者，桂枝汤主之。　太阳病，发热汗出者，此为荣弱卫强，故使汗出，欲救邪风者，宜桂枝汤。[成]　太阳中风，风并于卫，则卫实而荣虚。荣者，阴也。卫者，阳也。发热汗出，阴弱阳强也。《内经》曰：阴虚者，阳必凑之，故少气时热而汗出。与桂枝汤解散风邪，调和荣卫。

太阳中风，阳浮而阴弱，阳浮者，热自发，阴弱者，汗自出，啬啬恶寒，淅淅恶风，翕翕发热，鼻鸣干呕者，桂枝汤主之。[成] 阳以候卫，阴以候荣。阳脉浮者，卫中风也。阴脉弱者，荣气弱也。风并于卫，则卫实而荣虚，故发热汗自出也。经曰：太阳病，发热汗出者，此为荣弱卫强者是也。啬啬者，不足也，恶寒之貌也。淅淅者，洒淅也，恶风之貌也。卫虚则恶风，荣虚则恶寒，荣弱卫强，恶寒复恶风者，以自汗出则皮肤缓，腠理疏，是亦恶风也。翕翕者，熇熇然而热也。若合羽所覆，言热在表也。鼻鸣干呕者，风拥而气逆也。与桂枝汤，和荣卫而散风邪也。　病人脏无他病，时发热，自汗出而不愈者，此卫气不和也。先其时发汗则愈，宜桂枝汤主之。时发热，自汗出，谓有时而发热自汗出，有时而止。惟其时作时止，故病留连而不愈也。当其发热自汗之时，不可与药，当先其时作，候其时止而后与之，故曰先其时也。《素问》曰：当其盛而必毁，因其衰也，事必大昌。其是之谓欤。

桂枝汤方

桂枝三两，去皮　芍药三两　甘草二两，炙　生姜三两，切　大枣十二枚，擘

上五味，㕮咀，以水七升，微火煮取三升，去滓，适寒温，服一升。服已须臾，啜热稀粥一升馀，以助药力，温覆令一时许，遍身漐漐，微似有汗者益佳，不可令如水流漓，病必不除。若一服汗出病差，停后服，不必尽剂。若不汗，更服，依前法。又不汗，后服小促其间，半日许，令三服尽。若病重者，一日一夜服。周时观之，服一剂尽，病证犹在者，更作服。若汗不出，乃服至二三剂。禁生冷、粘滑、肉面、五辛、酒酪、臭恶等物。小促，宋板作少从客。

[成]　经云：桂枝本为解肌，若脉浮紧，发热汗不出者，不可与之。常须识此，勿令误也。盖桂枝汤本专主太阳中风，必也皮肤疏凑，又自汗，风邪干于卫气者，乃可投之也。仲景以解肌为轻，以发汗为重，故发汗、吐、下后，身疼不休者，津液内耗也。虽有表邪而止可解肌，故须桂枝汤少和之也。桂味辛热，用之为

君，桂犹圭也，宣导诸药，为之先聘，是谓辛甘发散为阳之意。盖发散风邪，必以辛为主。《内经》所谓风淫所胜，平以辛，佐以苦，以甘缓之，以酸收之。是以芍药为臣，而甘草为佐也。《内经》曰：风淫于内，以甘缓之，以辛散之。生姜味辛温，大枣味甘温，是用以为使。而此又不特专于发散，以脾主为胃行其津液，姜枣之用，专行脾之津液，而和荣卫者也。麻黄汤不用姜枣者，谓专于发汗，不待行化而津液得通矣。

［庞］　凡桂枝汤病证者，常自汗出，小便不数，手足温和，或手足指稍露之则微冷，覆之则温，浑身热，微烦，而又憎寒，始可行之。若病者无汗，小便数，或手足逆，身冷，不恶寒，反恶热，或饮酒后，慎不可行桂枝汤也。脉紧必无汗，设有汗，不可误作桂枝证。

［许］　有人病发热恶寒，自汗，脉微弱而浮，三服汤而愈。此方在仲景一百十三方内，独冠其首，今人全不用，何也？仲景云：太阳中风，阳浮而阴弱，阳浮者云云，至翕翕发热，宜桂枝汤。此脉与证，仲景说得甚明，后人看不透，所以不敢用也。假令寸口脉微，名曰阳不足，阴气上入阳中，则洒淅恶寒也。尺脉弱，名曰阴不足，阳气下陷入阴中，则发汗也。此谓元气受病而然也。又曰：阳微则恶寒，阴微则发热，医既汗之，使阳气微，又大下之，令阴气弱，此谓医所使也。大抵阴不足，阳往纵之，故内陷而发热。阳不足，阴往乘之，故阴上入阳中则恶寒。举此二端，明白易晓，何惮而不用桂枝汤哉。

［垣］　仲景治表虚，制此汤。桂枝味辛热发散，助阳体轻，本乎天者亲上，故桂枝为君，芍药、甘草佐之。如阳脉涩，阴脉弦，法当腹中急痛，乃制小建中汤，以芍药为君，桂枝、甘草佐之。一则治其表虚，一则治其里虚，故各有主用也。后学当触类而长之。　以桂枝易肉桂，治寒腹痛，神品药也。如夏中热腹疼，少加黄芩，去桂，痛立止。桂于春夏二时为禁药。

［陶］　桂枝、麻黄汤，为当时伤寒设。与过时之温暑者何预焉？若以此二汤通治春温夏暍之病，则误之甚矣。

太阳病，或已发热，或未发热，必恶寒，体痛，呕逆，脉阴阳俱紧者，名曰伤寒。［成］　经曰：凡伤于寒，则为病热。为寒气客于经中，阳经怫结而成热也。中风即发热者，风为阳也。及伤寒云，或已发热，或未发热，以寒为阴邪，不能即热，郁而方变热也。风则伤卫，寒则伤荣。卫虚者恶风，荣虚者恶寒。荣伤寒者，必恶寒也。气病者则麻，血病者则痛，风令气缓，寒令气逆，体痛呕逆者，荣中寒也。经曰：脉盛身寒，得之伤寒，脉阴阳俱紧者，知其伤寒也。但见恶寒，即为在表，此是要诀。　太阳病，头痛发热，身疼腰痛，骨节疼痛，恶风无汗而喘者，麻黄汤主之。［成］　寒则伤荣，头痛身疼，腰痛，以至牵连骨节疼痛者，太阳经荣血不利也。《内经》曰：风寒客于人，使人毫毛毕直，皮肤闭而为热者，寒在表也。风并于卫，卫实而荣虚者，自汗出而恶风寒也。寒并于荣，荣实而卫虚者，无汗而恶风也。以荣强卫弱，故气逆而喘，与麻黄汤以发其汗。

麻黄汤方

麻黄三两，去节　桂枝二两，去皮　甘草一两，炙　杏仁七十个，泡去皮尖

上四味，以水九升，先煮麻黄，减二升，去上沫，内诸药，煮取二升半，去滓。温服八合，覆取微似汗，不须啜粥，馀如桂枝法。凡用麻黄去节，先滚醋汤略

浸片时，捞起，以备后用，庶免太发。如冬月严寒，腠理致密，当生用。

一用麻黄后，汗出不止者，将病人髮披水盆中，足露出外，用炒糯米一升，龙骨、牡蛎、藁本、防风各一两，研为细末，周身扑之，随后秘方用药，免至亡阳而死，此良法也。

［吴］ 或云：发汗必用麻黄，亦有禁用者何也？凡伤寒发于天令寒冷之时，且其寒邪在表，闭其腠理，身疼拘急，恶寒而无汗者，须用麻黄辛苦之药，为能开发腠理，逐寒邪汗出而解也。惟夏月炎暑之时，为禁用之药。故宜辛凉之剂以发之，乃葛根、葱白、豆豉之类是也。若麻黄加凉剂在内亦可用，如通解散是也。

［成］ 本草言，轻可去实，即麻黄、葛根之属。实谓寒邪在表，汗不出而腠密，邪气胜而表实。轻剂所以扬之。麻黄，味甘苦。用以为君者，以麻黄为轻剂而专主发散也。风邪在表而肤理疏者，必以桂枝解其肌。今寒邪在经，表实而腠密，非桂枝所能独散，必专麻黄以发汗，而桂枝所以为臣也。《内经》曰：寒淫于内，治以甘热，佐以辛苦者，兹是类欤。《内经》曰：肝苦急，急食甘以缓之。肝者，荣之主也。伤寒荣胜卫固，血脉不流，必用味甘之物以缓之，故以甘草味甘平，杏仁味苦温，为之佐使。且桂枝汤主中风。风则伤卫，风邪并于卫则卫实而荣弱，仲景所谓汗出恶风者，此为荣弱卫强。故桂枝汤佐以芍药，用和荣也。麻黄汤主伤寒。寒则伤荣，邪并于荣则荣实而卫虚，《内经》所谓气之所并为血虚，血之所并为气虚者是矣。故麻黄汤佐以杏仁，用利气也。

太阳中风，脉浮紧，发热恶寒，身疼痛，不汗出而烦躁者，大青龙汤主之。若脉微弱，汗出恶风者，不可服。服之则厥逆，筋惕肉瞤，此为逆也。［成］此中风见寒脉也。浮则为风，风则伤卫。紧则为寒，寒则伤荣。荣卫俱病，故发热恶寒，身疼痛也。风并于卫者，为荣弱卫强，寒并于荣者，为荣强卫弱。今风寒两伤，则荣卫俱实，故不汗出而烦躁也。与大青龙汤发汗，以除荣卫风寒。若脉微弱，汗出恶风者，为荣卫俱虚，反服青龙汤则必亡阳，故生厥逆，筋惕肉瞤，此治之逆也。

伤寒，脉浮缓，身不疼，但重，乍有轻时，无少阴证者，大青龙汤发之。［成］此伤寒见风脉也。伤寒者身疼，此以风胜，故身不疼。中风者身重，此以兼风，故乍有轻时，不发厥吐利，无少阴里证者，为风寒外甚也。与大青龙汤，以发散表中风寒。

大青龙汤方

麻黄六两，去节　桂枝二两，去皮　甘草二两，炙　杏仁四十枚，去皮尖　生姜三两，切　大枣十二枚，擘　石膏鸡子大，碎

上七味，以水九升，先煮麻黄，减二升，去上沫，内诸药，煮取三升，去滓。温服一升，取微似汗。汗出多者，温粉粉之。一服汗者，停后服。若复服，汗多亡阳遂一作逆虚，恶风烦躁，不得眠也。

［成］ 青龙，东方甲乙木神也。应春而主肝，专发生之令，为敷荣之主，万物出甲，开则有两歧，肝有两叶以应之。谓之青龙者，以发散荣卫两伤之邪，是应肝木之体耳。桂枝汤主中风，麻黄汤主伤寒。中风脉浮紧，为中风见寒脉，伤寒脉浮缓，为伤寒见风脉，是风寒两伤也。风兼寒，寒兼风，虽欲与桂枝汤解肌以祛风，而不能已其寒，或欲以麻黄汤发汗以散寒，而不能去其风。兹仲景所以特处青龙汤而两解也。麻黄，味甘温。桂枝，味辛热。寒则伤荣，必以甘缓之，风则伤卫，必以辛散之。此风寒两伤，荣卫俱

病，故以甘辛相合而为发散之剂。表虚肤腠疏，则以桂枝为主。此为表实腠理密者，则以麻黄为主。是先麻黄为君，后桂枝为臣也。甘草味甘平，杏仁味甘苦，苦甘为助，佐麻黄以发表。大枣甘温，生姜味辛温，辛甘相合，佐桂枝以解肌。风阳邪，寒阴邪，风则伤阳，寒则伤阴，荣卫阴阳为风寒两伤，则非轻剂可独除散也。必须轻重之剂以同散之，乃得阴阳之邪俱已，荣卫之气俱和，是以石膏味苦辛微寒质重，而又专达肌表为使也。大青龙发汗之重剂，用之稍过，则有亡阳之失。经曰：若脉微弱，汗出恶风者不可服。服之则厥逆、筋惕肉瞤，此为逆也。又曰：一服汗者，停后服。若再服，汗多亡阳遂致恶风、烦躁、不得眠也。用者宜详审之。

［吴］　大青龙汤仲景治伤寒发热，恶寒烦躁者则用之。夫伤寒邪气在表，不得汗出，其人烦躁不安，身心无如之奈何，如脉浮紧或浮数者，急用此汤，发汗则愈。乃仲景之妙法也。譬若亢热已极，一雨而凉，其理可见也。若不晓此理，见其躁热，投以寒凉之药，其害岂胜言哉。若脉不浮紧而数，无恶风、恶寒、身疼者，亦不可用之也。如误用之，其害亦不浅也。所以脉证不明者，多不敢用也。

［许］　仲景治伤寒，一则桂枝，二则麻黄，三则青龙。桂枝治中风，麻黄治伤寒，青龙治中风见寒脉，伤寒见风脉，三者如鼎立。人皆能言之，而不晓前人处方用药之意，故医遂多不用，无足怪也。且脉缓而浮者，中风也。故啬啬恶风，淅淅恶寒，翕翕发热，仲景以桂枝对之。脉浮紧而涩者，伤寒也。故头痛发热，身疼腰痛，骨节疼痛，恶寒无汗而喘，仲景以麻黄对之。至于中风脉浮紧，伤寒脉浮缓，仲景皆以青龙对之。何也？予尝深究三旨，若证候与脉相对，无不应手而愈。何以言之？风伤卫，卫气也；寒伤荣，荣血也。荣行脉中，卫行脉外。风伤卫则风邪干阳，阳气不固，发越而为汗，是以自汗是表虚。故仲景用桂枝以发其邪，芍药以和其血。盖中风则病在脉之外，其病稍轻，虽同曰发汗，特解肌之药耳。故仲景于桂枝证云：令遍[①]身漐漐微似有汗，不可如水淋漓，病必不除。是知中风不可大发汗，汗过则反动荣血，邪气乘虚袭之，故病不除也。寒伤荣则寒邪入阴血，而荣行脉中者也。寒邪居脉中，非特荣受病，邪自内作，则并与卫气犯之，久则浸淫及骨，是以汗不出而热，齿干而烦冤。仲景以麻黄发其汗，又以桂枝辛甘[②]助其发散，欲涤除内外之邪，荣卫之病耳。大抵二药皆发汗，以桂枝则发其卫之邪，麻黄并荣与卫治之，亦自有浅深也。何以验之？仲景桂枝第十九证云：病当自汗出者，此为荣气和。荣气和者外不谐，以卫气不共荣气谐和故尔。以荣行脉中，卫行脉外。复发其汗，荣卫和则愈，宜桂枝汤。又四十七证云：发热汗出，此为荣弱卫强，故使汗出[③]。欲救邪风宜桂枝汤。是知中风汗出者，荣和而卫不和。又第一卷云：寸口脉浮而紧，浮则为风，紧则为寒，风则伤卫，寒则伤荣，荣卫俱病，骨节烦疼，当发其汗。是知伤寒浮紧者，荣卫俱病也。麻黄汤中并用桂枝，此仲景之言也。至于青龙，虽治伤风见寒脉，伤寒见风脉之病，然仲景又云：汗出恶风者，不可服之。服之厥逆，便有筋惕肉瞤之证，故青龙一证，尤难用药。须是形证谛当，然后可行。故王实夫证止用桂枝麻黄各半汤治之，盖慎之也。

---

① 遍：原作“半”，据《伤寒论》改。
② 辛甘：原作“甘草”，据《伤寒发微论》改。
③ 出：此下原衍“者”字，据《伤寒论》删。

［陶］ 热盛而烦，手足自温，脉浮而紧，此伤风见寒脉也。不烦少热，四肢微厥，脉浮而缓，此伤寒见风脉也。二者为荣卫俱病，法宜大青龙汤。但此汤险峻，须风寒俱甚，又加烦躁，乃可与之，不如桂枝麻黄各半汤为稳，尤不若九味羌活汤加石膏、知母、枳壳也。

温粉方

白术 藁本 川芎 白芷各等分

上研为细末，每末一两，入米粉三两，和匀。扑周身止汗。若汗过多，恐亡阳，遂厥逆恶风，烦躁不得眠，故宜以此粉止之。

太阳病，项背强几几，反汗出恶风者，桂枝加葛根汤主之。按《诗·豳风·狼跋》云：赤舄几几。注云：几几，绚貌。绚，谓拘。着舄屦头，为行戒，状如刀衣鼻，在屦头。言拘者，取自拘持，使低目不妄观视。按：此可以想见项背拘强之状。若作鸟羽释，则几当音殊，而于拘强之义，反不切矣。后证葛根汤者，乃桂枝汤中加麻黄葛根也。其证无汗，故以麻黄发之。此证有汗，故去麻黄而曰桂枝加葛根汤也。若有麻黄，则亦葛根汤矣。成氏不当设疑于注，以眩后学，故辨之。

桂枝葛根汤方

葛根四两 芍药二两 甘草二两 生姜三两，切 桂枝二两，去皮 大枣十二枚，擘

上七味，以水一斗，煮取三升，去滓。温服一升。

太阳病，项背强几几，无汗恶风，葛根汤主之。

葛根汤方

葛根四两 麻黄三两，去节 桂枝二两，去皮 芍药二两，切 甘草二两，炙 生姜三两，切 大枣十二枚，擘

上七味，㕮咀，以水一斗，先煮麻黄、葛根，减二升，去沫，内诸药，煮取三升，去滓。温服一升，覆取微似汗，不须啜粥，馀如桂枝法将息及禁忌。

《本草》云：轻可去实，麻黄，葛根之属是也。此以中风表实，故加二物于桂枝汤中也。

太阳病，得之八九日，如疟状，发热恶寒，热多寒少，其人不呕，清便欲自可，一日二三度发，脉微缓者，为欲愈也。脉微而恶寒者，此阴阳俱虚，不可更发汗、更下、更吐也。面色反有热色者，未欲解也。以其不能得小汗出，身必痒，宜桂枝麻黄各半汤。［成］伤寒八九日，则邪传再经，又遍三阳，欲传三阴之时也。传经次第，则三日传遍三阳，至四日阳去入阴，不入阴者为欲解。其传阴经，第六日传遍三阴，为传经尽而当解。其不解，传为再经者，至九日又遍三阳，阳不传阴则解。如疟，发作有时也。寒多者，为病进，热多者为病退。经曰：厥少热多，其病为愈。寒多热少，阳气退，故为进也。今虽发热恶寒，而热多寒少，为阳气进而邪气少也。里不和者，呕而利。今不呕，清便自调者，里和也。寒热间日发者，邪气深也。日一发者，邪气复（宋本作有）常也。日再发者，邪气浅也。日二三发者，邪气微也。《内经》曰：大则邪至，小则平。言邪甚则脉大，邪少则脉微。今日数多而脉微缓者，是邪气微缓也，故云欲愈。脉微而恶寒者，表里俱虚也。阳，表也。阴，里也。脉微为里虚，恶寒为表虚，以表里俱虚，故不可更发汗、更下、更吐也。阴阳俱虚则面色青白，反有热色者，表未解也，热色，为赤色也。得小汗则和，不得汗则邪气外散皮肤而为痒也。与桂枝麻黄各半汤小发其汗，以除表邪。首一节至寒少止，为自初至今之证。下文皆拟病防变之乱，当分作三截看，至欲愈也，是不须治。至吐也，

是宜温之。至末，是小汗之，麻黄发，桂枝止，一发一止，则汗不得大出矣。

桂枝麻黄各半汤方

桂枝一两十六铢，去皮　芍药　生姜切　甘草炙　麻黄去节。各一两　大枣四枚，擘　杏仁二十四枚，汤浸，去皮尖及双仁者

上七味，以水五升，先煮麻黄一二沸，去上沫，内诸药，煮取一升八合，去滓。温服六合。

太阳病，发热恶寒，热多寒少，脉微弱者，此无阳也，不可发汗，宜桂枝二越婢一汤。前脉微缓，面有热色，身痒，以桂麻各半小汗之者，犹未弱也。此微而加弱焉，则又虚于前证矣。虽小汗亦不宜，故云不可发汗，决词也，然病在太阳，表证未罢，桂枝发散之药，终不可无，但不令汗而已。

桂枝二越婢一汤方

桂枝去皮　芍药　甘草各七钱半　生姜一两二铢，切　大枣四枚，擘　麻黄去节，七钱半　石膏一两，碎，绵裹

上七味，㕮咀，以水五升，先煮麻黄一二沸，去上沫，内诸药，煮取二升，去滓。温服一升。本方当裁为越婢汤桂枝汤合饮一升，今合为一方桂枝二越婢一。

胃为十二经之主，脾治水谷为卑脏，若婢。《内经》曰：脾主为胃行其津液。是汤所以谓之越婢者，以发越脾气，通行津液。《外台方》一名越脾汤，即此义。

凡仲景称太阳病者，皆表症，发热恶寒，头项强痛也。若脉浮大，则与证相应，宜发汗。今见表证而脉反微，不与证应，故不可发汗。但用一二各半汤等和之可也。

若太阳中暍，发热恶寒，脉微弱，手足逆冷而渴者，白虎加人参汤。方论见暑病。

太阳病，六七日，表证仍在，脉微而沉，反不结胸，其人发狂者，以热在下焦，少腹当硬满，小便自利者，下血乃愈。所以然者，以太阳随经，瘀热[①]在里故也。抵当汤主之。方论见蓄血。　太阳病，身黄，脉沉结，少腹硬，小便不利者，为无血也。小便自利，其人如狂者，血证谛也。亦抵当汤主之。详蓄血。

凡仲景称太阳证，脉沉者，皆谓发热恶寒，头项强痛，而脉反沉也。其证兼发狂，小腹硬者，为蓄血。此条抵当汤是也。

兼关节痛，小便不利，身黄者，为湿痹，论见湿。

兼卒口噤，反张者，为痉。若无汗恶寒，名刚痉，宜葛根汤。若有汗，不恶寒，名柔痉，宜瓜蒌桂枝汤。详杂病痉门。

病发热头痛，脉反沉，若不瘥，身体疼痛，当救其里，宜四逆汤。　少阴病，始得之，反发热，脉沉者，麻黄附子细辛汤主之。

［赵］　窃详太阳病发热头痛，法当脉浮，今反沉。少阴脉沉，法当无热，今反热。仲景于此两证，各言反者，谓反常也。盖太阳病，脉似少阴，少阴脉，病似太阳，所以皆谓之反，而治之当异也。今究其旨，均是脉沉发热，以其有头痛，故为太阳病。阳证当脉浮，今反不能浮者，以里虚久寒，正气衰微所致。又身体疼痛，故宜救里，使正气内复，逼邪出外，而干姜，生附子亦能出汗而解。假使里不虚寒，则脉当见浮，而正属太阳麻黄证也。均是脉沉发热，以其无头疼，故名少阴病。阴病当无热，今反热，则寒邪在表，未传于里，但以皮腠郁闭为热，而在里无热，故用麻黄、细辛以发表间之热，

① 热：原作“血”，据《伤寒论》改。

附子以温少阴之经。假使寒邪入里，则外必无热，当见吐利厥逆等证，而正属少阴四逆汤也。由此观之，表邪浮浅，发热之反犹轻。正气衰微，脉沉之反为重。此四逆汤不为不重于麻黄附子细辛汤也。又可见熟附配麻黄，发中有补；生附配干姜，补中有发，仲景之旨微矣。

麻黄附子细辛汤方

麻黄二两，去节　细辛二两　附子一枚，炮，去皮，破八片

上三味，以水一斗，先煮麻黄，减二升，去上沫，内药煮取三升，去滓。温服一升，日再服。

［成］　《内经》曰：寒淫于内，治以甘热，佐以苦辛，以辛润之。麻黄之甘，以解少阴之寒，细辛、附子之辛，以温少阴之经。

［赵］　详仲景发汗汤剂，各分轻重不同，如麻黄、桂枝汤、青龙、各半、越婢等汤，各有差等。至于少阴发汗二汤，虽同用麻黄、附子，亦有加减轻重之别。故以加细辛为重，加甘草为轻，辛散甘缓之义也。其第一证以少阴本无热，今发热，故云反也。盖发热为邪在表而当汗，又兼脉沉，属阴而当温，故以附子温经，麻黄散寒。而热须汗解，故加细辛，是汗剂之重者。第二证既无里寒之可温，又无里热之可下，求其所以用麻黄、附子之义，则是脉亦沉，方可名曰少阴病，身亦发热，方行发汗药。又得之二三日，病尚浅，比之前证亦稍轻，故不重言脉证，而但曰微发汗，所以去细辛，加甘草，是汗剂之轻者。

凡仲景称太阳病不恶寒者，皆谓发热，头项强痛，脉浮而反不恶寒也。其证兼渴者为温病，兼汗出者为柔痉。方论见温病、柔痉。

伤寒六七日，发热，微恶寒，支节烦疼，微呕，心下支结，外证未去者，柴胡加桂枝汤主之。［成］伤寒六七日，邪当传里之时也。支，散也。呕而心下结者，里证也。法当攻里。发热，微恶寒，支节烦疼，为外证未去，不可攻里。与柴胡桂枝汤以和解之。按：支字训散字未莹。支节、支结复不同。支节，犹云枝节，古字通也。支结，犹云支撑而结。当活看，不可拘泥文字。若训作散，则不能结也。南阳云：外证未解，心下妨闷者，非痞也，谓之支结。

柴胡加桂枝汤方

桂枝去皮　黄芩　人参各一两半　甘草炙，一两　芍药　生姜切。各一两半　大枣六枚，擘　柴胡四两　半夏二合半

上九味，以水七升，煮取三升，去滓。温服。

凡仲景称表不解者，皆谓太阳病，发热，恶寒，头项强痛，脉浮也。盖病虽属太阳表证，而有里证兼之者，则不言太阳病，但称表不解也。其兼心下支结者，此条柴胡桂枝汤是也。

兼心下有水气，干呕而咳者，小青龙也。方论见咳。　兼胁痛，手足温而渴者，小柴胡也。　兼心下痞者，先用桂枝解表，后以泻心攻痞也。方论见痞。　兼下利，腹满胀者，先以四逆温里，后以桂枝攻表也。方论见下利。

太阳病，欲解时，从巳至未解。　太阳病未解，脉阴阳俱停，必先振栗，汗出而解。但阳脉微者，先汗出而解。阴脉微者，下之而解。若欲下之，调胃承气汤主之。　太阳病，脉浮紧，发热，身无汗，自衄者愈。

太阳外证未解，不可下之，下之为逆。欲解外者，宜桂枝汤主之。经云：本发汗而欲下之，为逆也。若先发汗，治不为逆。

［海］　大、小、调胃三承气汤，必须脉浮，头痛，恶风，恶寒，表证尽罢，而反发热，恶热，谵语，不大便，方可用之。若脉浮紧，下之必结胸；若脉浮缓，下之必痞气。

［许］　常记一亲戚，病伤寒，身热，头痛，无汗，大便不通，已四五日。予讯问之，医者治大黄、朴硝等欲下之。予曰：子姑少待，予为视之。脉浮缓，居密室中，自称甚恶风。予曰：表证如此，唯大便不通数日，腹且不胀，别无所苦，何遽便下之。大抵仲景法，须表证罢，方可下。不尔，则邪乘虚而入，不为结胸，则为热利也。予作桂枝麻黄各半汤，继以小柴胡，漐漐汗出，大便亦通而解。仲景云：凡伤寒之病，多从风寒得之，始则表中风寒，入里则不消矣。拟欲攻之，当先表解，乃可下之。若表已解而内不消，大满大坚实，有燥粪者，自可除下之。虽四五日，不能为祸也。若不宜下而便攻之，内虚热入，为挟热自利，烦躁之变，不可胜数，轻者困笃，重者必死矣。　原本正文重叠，予删正此段，其理甚明。大抵风寒入里不消，必有燥粪，或大便坚秘，须是脉不浮，不恶风，表证罢，乃可下之。大便虽四五日不通，亦无害。若不顾表而下，遂为挟热利也。

上桂枝、麻黄为长沙入手第一方，而粗工以之杀人者，往往而是。故易水师弟以它药代之。不知者谓长沙有遗巧，余谓此正易水师弟不及长沙处，而婆心切矣。中医守之，可以万全。今具摭为后贤表证治例，及补养兼发散二条于后，临病之工，宜详玩焉。

发　热

发热者，无休止时也。寒热者，寒已而热，热已而寒，相继而发也。潮热者，有时热，在时止，如潮汛之不失其期也。若发热，不恶寒而渴，为温病。发汗已，身体灼热者，为风温。若发热，手或微厥，下利清谷，此为阴证也。失下血气不通，四肢逆冷，却发热，此热深厥亦深也。头痛发热恶寒，身不疼痛，此伤食证也。不恶寒，身不痛，知非伤寒。头不疼，脉不紧，知非里实，但烦热者，虚烦也。

中风即发热者，风伤卫也。伤寒不即发热者，寒伤荣也。经云：伤寒一二日，或已发热，或未发热是也。凡翕翕发热，而有恶风，恶寒，头痛，脉浮者，表热也。此由风寒客于皮肤，阳气怫郁所致。宜汗之。若小便黄，非在外，凡蒸蒸发热，而兼有谵语，大便秘，小便赤，腹满恶热，脉滑实者，里热也。此由阳气下陷入阴中所致，宜下之。若小便清，非在内也。其在少阴、厥阴发热者，谓之反发热。惟太阴无发热之候。若脉阴阳俱盛，热不止者死。下利，发热，汗后复发热，脉躁疾不为汗衰，狂言不能食，阴阳不交者，死。《兰台治例》曰：邪中三阳，太阳证多与潮热若同而异。邪中三阴，少阴证多与烦躁相类而非。

发热恶寒，脉浮者，属表，即太阳证也。方论见前太阳病条。　发热汗出，不恶寒，反恶热者，属里，即阳明证也。方论见自汗。　发热，脉弦细，头痛者，属半表半里，即少阳证也。论见口苦，咽干。　发热而呕者，小柴胡汤。论见呕。　发热咳嗽，表不解者，小青龙汤。兼胁痛，喜呕者，小柴胡加干姜五味子汤。方论见咳。　发热而喘，表不解者，小青龙去麻黄加杏仁汤。兼胸满者，麻黄汤。方论见喘。　发热，口渴，有属表者，有属里者，治法方论甚众。并见渴门。

发热，汗解半日许，复烦躁，脉浮数

大者，可更发汗，宜桂枝汤。详烦。

发汗后，恶风寒者，虚故也。不恶寒，但恶热者，实也。当和胃气，宜调胃承气汤。经曰：汗出不恶寒者，此表解里未和，与调胃承气汤和胃气。

太阳病三日，发汗不解，蒸蒸发热者，属胃也。调胃承气汤主之。［海］大黄泄实，芒硝软坚，甘草和中，必燥实坚三证全者可用。

调胃承气汤方

大黄一两。［海］宜酒浸。盖邪气居高，非酒不到，譬如物在高巅，人迹所不及，必射而取之。故用酒浸引上。若生用，苦泄峻下，则遗高分之邪热，所以愈后或目赤，或喉闭，或头肿，膈上反生热证矣　甘草半两，炙。［海］甘以缓之　芒硝九钱。［海］辛以润之，咸以软之

上㕮咀，水一盏，煮大黄、甘草，至七分，去滓。入芒硝，更上火微煮，令沸，少少温服。

［成］《内经》曰：热淫于内，治以咸寒，佐以苦甘。芒硝咸寒以除热，大黄苦寒以荡实，甘草甘平助二物，推陈而缓中。

发热，汗出不解，心下痞硬，呕吐而利者，大柴胡汤。论见痞。　发汗后，身灼热，脉浮，汗出身重，多眠鼻鼾者，风温。论见风温。　发汗后，仍发热，心悸头眩，身瞤动，振振欲擗地者，宜真武汤。论见下利。　汗出热不去，内拘急，四肢疼，下利厥逆，恶寒者，宜四逆汤。论见下利。　大汗出，脉阴阳俱盛，不解者死。《内经》云：温病汗彻复热，而脉躁疾，不为汗衰，狂言不能食，谓之阴阳交者，必死也。

太阳病，先发汗不解，而复下之，脉浮者不愈。浮为在外，而反下之，故令不愈。今脉浮，故知在外，当须解外则愈。桂枝汤主之。　汗下后，仍头痛发热，心下满，小便不利者，桂枝去桂加茯苓白术汤。论见结胸。　大下后，身热不去，心中结痛者，栀子豉汤主之。论见心痛。　大下后，身热不去，微烦者，栀子干姜汤。方论见烦。　阳明病，下之，其外有热，手足温，心中懊侬，饥不能食，但头汗出者，栀子豉汤。论见烦。

太阳病，当恶寒发热，今自汗出，不恶寒发热，关上脉细数者，以医吐之过也。一二日吐之者，腹中饥，口不能食。三四日吐之者，不喜糜粥，欲食冷食，朝食暮吐，以医吐之所致也。此为小逆。［成］恶寒发热，为太阳表病。自汗出，不恶寒，发热者，阳明证。本太阳表病，医反吐之，伤动胃气，表邪乘虚传于阳明也。以关脉细数，知医吐之所致。病一二日，为表邪尚寒而未成热，吐之则表寒传于胃中，胃中虚寒，故腹中饥而口不能食。病三四日，则表邪已传成热，吐之则表热乘虚入胃，胃中虚热，故不喜糜粥，欲食冷食，朝食暮吐也。朝食暮吐者，晨食入胃，胃虚不能克化，故停久而复吐出者，知为医误吐之，胃虚所致。本太阳病，吐不为逆，以传阳明，故以为逆。然阳明虽为入腑，犹是阳经，故不为大逆，而曰小逆也。

瘥后更热者，小柴胡汤。脉浮者，以汗解。脉沉者，以下解。详劳复。

伤寒，脉浮滑，此表有热，里有寒，白虎汤主之。前篇云：热结在里，表里俱热者，白虎汤主之。又云：其表不解，不可与白虎汤。此云：脉浮滑，表有热，里有寒者，必表里字差矣。又阳明一证云：脉浮迟，表热里寒，四逆汤主之。又少阴一证云：里寒外热，通脉四逆汤主之。以此见差明矣。又阳明篇曰：脉滑而疾者，小承气汤。既用承气，是为里热也。又厥阴篇曰：脉滑而厥者，里有热，白虎汤主之。是谓滑为里热明矣。况知母、石膏，

性皆大寒，岂应以水济水，成氏随文释之，非也。

白虎汤方

知母六两　石膏一斤　甘草二两　粳米六合

上四味，以水一斗，煮米熟，汤成去滓。温服一升，日三服。

［成］　白虎，西方金神也，应秋而归肺。热甚于内者，以寒下之，热甚于外者，以凉解之，其有中外俱热，内不得泄，外不得发，非是汤则不能解。暑暍之气，得秋而止，故曰处暑。是汤以白虎名，谓能止热也。《内经》曰：热淫所胜，佐以苦甘。又曰：热淫于内，以苦发之。欲彻表热，必以苦为主，故以知母苦寒为君。热则伤气，寒以胜之，甘以缓之。热胜其气，必以甘寒为助，是以石膏甘寒为臣。脾苦湿，急食甘以缓之，热气内馀，消烁津液，必以甘平之物缓其中，故以甘草、粳米为使。是太阳中暍得此汤则顿除，即热见白虎而尽矣。立秋后不可服白虎，为大寒剂秋时服之，必为哕逆虚羸者多矣。

［垣］　身以前，胃之经也。胸，胃肺之室也。邪在阳明，肺受火制，故用辛寒以清肺，所以号为白虎汤也。

［海］　夫伤寒表证，发热恶热而渴，与下杂证同。但头痛身热，目痛鼻干，不得卧，白虎主之，乃阳明经病也。正阳阳明气病，脉洪大，先无形也。杂病里证，发热恶热而渴，但目赤者，病脏也。手太阴气不足，不能管领阳气也。宜以枸杞、生地黄、熟地黄之类主之。脉洪大，甚则呕血，先有形也。气病在里，误用血药无伤也。为安血而益阴也。血病在里，误用气药，如白虎汤者，非也，为泻肺而损阴也。

［垣］　辩误服白虎变证。　昔西台掾葛君瑞，二月中，病伤寒发热，以白虎汤主之。病者面黑如墨，本证遂不复见，脉沉细，小便不禁。东垣初不知也，及诊之，曰：此立夏以前，误服白虎。白虎大寒，非行经之药，止能寒脏腑，不善用之，则伤善气，本病曲隐于经络之间，或投以大热之药，求以去阴邪，他证必起，非所以救白虎也。可用温药升阳行经。有难者曰：白虎大寒，非大热何以救，君之证奈何？东垣曰：病隐经络间，阳道不行而本证见矣。又何难哉！果如其言而愈。

［张］《活人》谓白虎汤治中暍，并汗后一解表药耳，非正伤寒药也。而夏月阴气在内，白虎尤宜戒之。夫白虎汤具载仲景之书，证治昭然明白，何为言非正伤寒之药也。况《伤寒论》言无表证者，可与白虎汤。今云汗后一解，表药耳。于法既无表证，何解之有。又曰：夏月阴气在内，白虎尤宜戒之。而《明理论》又云：立秋后不可服，秋则阴气半矣，而白虎大寒，若不能禁，服之而为哕逆不能食，或虚羸者多矣。夫伤寒之法，有是证则投是药，安可拘于时而为治哉！假如秋冬之间患伤寒，身无表证而大烦渴，于法合用白虎汤，苟拘其时，何以措手？若以白虎为大寒，其承气又何行于冬令乎？既以夏宜戒，秋后不可行，然则宜乎何时也？虽然，经云：必先岁气，无伐天和。此言常也。假如贼邪变出阴阳寒热，亦当舍时从证，岂可以时令拘哉。

伤寒脉浮，发热，无汗，其表不解者，不可与白虎汤。若大渴欲饮水，无表证者，白虎加人参汤主之。［成］伤寒脉浮，发热无汗，其表不解，不渴者，宜麻黄汤，渴者宜五苓散，非白虎所宜。夫渴欲水，无表证者，乃可与白虎加人参汤，以散里热。临病之工，大宜精别。［张］经言可与某汤，或言不可与者，此设法御病也。又云宜某汤，此临证审决也。言某汤主之，乃对证施治也。此三者，方法之条目也。包藏深理，非一言可以具述。

脉浮而迟，表热里寒，下利清谷者，四逆汤。论见下列。　下利厥逆，汗出热不去者，四逆汤。

少阴病，下利清谷，厥逆，里寒外热者，通脉四逆汤。方论见下利。　身热，手足逆冷而脉虚，当夏月发者为中暑。论见中暑。

伤寒，表不解，干呕，发热而咳，下利者，小青龙去麻黄加芫花汤。论见咳。

太阳与阳明合病，必下利，其证头痛腰疼，身热鼻干，脉浮大而长者，宜葛根汤。论见合病。　发热下利，脉微迟，厥逆者，通脉四逆汤。　太阳与少阳合病，自下利，其证头寒胸满，往来寒热，脉浮大而弦者，宜黄芩汤。论见合病。　下利清谷，脉沉迟，其人面赤，微热而厥者，必郁冒，汗出自解。　发热，下利厥逆，躁不得卧者死。　发热而利，汗不止者死。二论俱见下利。

发热吐利，心下痞硬者，大柴胡汤；渴者五苓散；不渴者理中汤。论并见痞及吐利门。

发热，经水适来适断，小柴胡汤，刺期门。论见谵语疟状。　发热，脉数，消谷不大便者，有瘀血，宜抵当汤。论见蓄血。

［戴］　诸阳发热，已见前三阳经。阴不发热，惟少阴能发热，然少阴发热有二证。初得病即见少阴证，发热恶寒，头不疼，宜麻黄细辛附子汤。若下利清谷，身热躁扰，里寒外热，仲景谓之反发热，此乃阴盛隔阳，宜四逆汤、附子理中汤。盖阳气传阴经而下利者，乃是热利，阳陷入里，外所以无热。阴气入阴经而下利者，乃是里寒自利，寒既在里为主，则阳气必客于外，所以外反热。要知阴证发热，自是不同，发于阳而发热者，头必疼。发于阴而发热者，头不痛，此为验也。　又发汗后只恶寒者为虚，虚乃表虚。发汗后只恶热者为实，实乃里实。只恶寒者，是发其汗，或汗出太过，所谓阳微则恶寒，宜芍药甘草附子汤。只发热者，是表已解而里不消，所谓阴微则发热，宜大柴胡汤，或小承气汤。　又有汗下后，阴阳不相入，水火不相济，致馀热未退，不可更用冷药，内外俱未可，故宜小建中汤。若其人已虚，虚能生热，宜小建中汤加当归一钱，或四君子汤加黄芪半钱，或十全大补汤调其荣卫。虚者，四柱汤、真武汤。　审之是邪热未解，虽经汗下，却不畏虚而养病，宜竹叶石膏汤。

宋元诸贤表证发热治例

［洁］　有汗不得服麻黄，无汗不得服桂枝。然春夏汗孔疏，虽有汗不当服桂枝，宜用黄芪汤和解之。秋冬汗孔闭，虽无汗，不当服麻黄，宜用川芎汤和解之。春夏有汗，脉微而弱，恶风恶寒者，乃太阳证，秋冬之脉也，宜用黄芪汤，无汗亦用川芎汤。秋冬有汗，脉盛而浮，发热恶热者，乃阳明证，春夏之脉也，宜用黄芪汤，无汗亦用川芎汤。大抵有汗皆宜黄芪汤，无汗皆宜川芎汤主之。

黄芪汤　有汗则能止之。

白术　黄芪　防风各等分

上㕮咀。每服五七钱至一两，水煎，温服。汗多恶风甚者加桂枝。

川芎汤　无汗则能发之。

川芎　苍术　羌活各等分

上㕮咀。每服五七钱至一两，水煎，热服。无汗恶风甚者，加麻黄一二钱。

［海］**神术汤**　治内伤冷饮，外感寒邪无汗者。

苍术制　防风各二两　甘草一两，炒

上㕮咀，加葱白、生姜同煎服。如太阳证，发热恶寒，脉浮而紧者，加羌活二钱。如太阳证，脉浮紧中带弦数者，是兼少阳也，加柴胡二钱。如太阳证，脉浮紧中带洪者，是兼阳明也，加黄芩二钱。妇人服者，加当归，或加木香汤，或加藁本汤各二钱。如治吹奶，煎调六一散三五钱，神效。

又神术汤六气加减例

太阳寒水司天　加羌活、桂枝。馀岁非时变寒亦加，冬亦加。

阳明燥金司天　加白芷、升麻。馀岁非时变凉湿亦加，秋亦加。

少阳相火司天　加黄芩、地黄。馀岁非时变雨湿亦加，夏亦加。

太阴湿土司天　加白术、藁本。馀岁非时变热湿亦加，夏末秋初亦加。

少阴君火司天　加细辛、独活。馀岁非时变热亦加，春末夏初亦加。

厥阴风木司天　加川芎、防风。馀岁非时变温和亦加，夏亦加。

已上神术汤六气加减法，非止为司天之气设也。至于岁之主气，与月建日时同前应见者，皆当随所见依上例加减之。按：海藏此论，与戴人云“病如不是当年气，看与何年运气同，便向此中求妙法。方知皆在至真中”之歌相表里，实发前人之所未发也。盖海藏此论，所谓某气司天加某药者，治常气之法也。所谓随所应见加减者，治变气之法也。戴人所谓看与何年同气求治法者，亦治变气之法也。能将二公之法，扩充行之，则《内经》运气之本义灿然矣。夫《内经》论运气有常气，有变气。常气者，有定纪，如某年属某气司天当寒，某年属某气司天当热是也。变气者，无定纪，如某年属某气司天，当寒反热，当热反寒是也。王氏注文释以经无定纪之变气，作有定纪之常气，使后学皆以年岁占运气，而其应者，十无一二，是以人莫之信而其道湮晦久矣。二公生数千百年之后，复启其端而续之，与程朱续孔孟不传之绪同功也。今仆谨于海藏逐年司天加药之后，伸馀岁变常之义，同志者幸究心焉。

白术汤　治内伤冷物，外感风寒有汗者。

白术三两　防风二两　甘草一两，炙

上㕮咀。每服五钱，水一盏，姜三片，煎至七分，温服，一日止一二服。待二三日，渐渐汗少为解。

又白术汤　治伤寒，上解三阳，下安太阴。

白术如汗之，改用苍术　防风各二两

每服五钱，水煎七分，温服。用后方加减：若发热引饮，加黄芩、甘草。头疼恶风者，加羌活散三钱：羌活一两半，川芎七钱，细辛二钱半去芦。若身热目痛者，加石膏汤四钱：石膏二两，知母半两，白芷七钱。腹中痛，加芍药汤三钱：芍药二两，桂枝半两。往来寒热而呕者，加柴胡散三钱：柴胡一两，半夏半两。心下痞，加枳实一钱。若有里证，加大黄一钱，次二钱，又次三钱，邪去止之。

洁古云：有汗不得服麻黄，无汗不得服桂枝。若未瘥，则其变不可胜言。故立此法，使不犯三阳禁忌。解表神方。

九味羌活汤　陶尚文注云：不问四时，但有头疼，骨节痛，发热恶寒，无汗，脉浮紧者，宜用此汤以代麻黄为稳当。如头疼发热，恶风自汗，脉浮缓者，宜用加减冲和汤，即羌活汤中减苍术、细辛，加白术、黄芪是也。

羌活一两半，治太阳肢骨痛，君主之药也。然非无为之主，乃拨乱反正之君也。故大无不通，小无不入，关节痛者，非此不除　防风一两半，治一身尽痛。乃卒五卑贱之下职，听君命将令而行，随所使

所引而至　苍术一两半，雄壮上行之药，能除湿，下安太阴，使邪气不内传之于足太阴脾　细辛半两，治足少阴肾苦头痛　川芎一两，治厥阴头痛在脑　白芷一两，治阳明头痛在额　生地黄一两，治少阴心热在内　黄芩一两，治太阴肺热在胸　甘草一两，能缓里急，调和诸药，故有国老之称

以上九味，虽为一方，然亦不可执，当视其经络前后左右之不同，从其多少大小轻重之不一，增损用之，其效如神。㕮咀，水煎服。若急欲汗者，须热服，以热汤助之。若缓欲汗者，温服，不用汤助也。脉浮而不解者，先急后缓，脉沉而不解者，先缓后急。此汤不独解利，治杂病亦神。中风行经者，加附子。中风秘涩者，加大黄。中风并三气合而成痹等证，各随十二经上下内外，寒热温凉，四时六气，加减补泻用之。炼蜜作丸亦可。加生地黄各半，治两感伤寒如神。用豆淋酒煎，治破伤风。

[解表杂方]

和解散《和剂》　治四时伤寒，头痛烦躁，自汗咳嗽，吐利。平胃加藁、桔。

陈皮洗　厚朴去粗皮，姜汁炙。各四两　藁本　桔梗　甘草各半斤　苍术去皮，一斤

上为粗末。每服三钱，水一盏半，姜三片，枣二个，煎七分，不拘时热服。

十味芎苏散《澹寮》亦名芎芷香苏散　治四时伤寒，发热头痛。

川芎七钱　紫苏叶　干葛　柴胡　茯苓各半两　半夏六钱　陈皮三钱半　枳壳炒，三钱　桔梗二钱半　甘草二钱

上㕮咀。每服三钱，水一盏，姜三片，枣一枚，煎七分，温服无时。

养胃汤《和剂》　治外感风寒，内伤生冷，憎寒壮热，头目昏疼，不问风寒二证，夹食停痰，俱能治之。但感风邪，以微汗为好。

半夏汤洗七次　厚朴去粗皮，姜汁炒　苍术米泔浸一宿，洗切，炒。各一两　橘红七钱半　藿香叶洗去土　草果去皮膜　茯苓去黑皮　人参去芦。各半两　炙甘草二钱半

上㕮咀。每服四钱，水一盏半，姜七片，乌梅一个，煎六分，热服。兼治饮食伤脾，发为痎疟。寒多者，加附子为十味，名不换金散。

五积散《和剂》　治阴经伤寒，脾胃不和及感寒邪。

白芷　川芎　炙甘草　茯苓去皮　当归去芦　肉桂去粗皮　芍药　半夏汤洗七次。各三两　陈皮去白　枳壳去瓤，麸炒　麻黄去根节。各六两　干姜烂　厚朴去粗皮，姜制。各四两　苍术米泔浸，去皮，二十四两　桔梗去芦，十二两

上除肉桂、枳壳二味，别为粗末，慢火炒令色转，摊冷，次入枳、桂，令匀。每服三钱，水一盏半，姜三片，葱白三段，煎一盅不拘时热服。胃寒用煨姜，挟气加茱萸，调经催生，入艾、醋服。若脾胃不和，内伤冷物，浑身疼痛，头昏无力，胸膈不利，饮食不下，气脉不和，四肢觉冷，或睡里虚惊，至晚心躁困倦，即入盐少许，同煎。若阴经伤寒，手足逆冷，及虚汗不止，脉细疾，面青而呕，更宜加附子同煎，加减多少，并在临时消息之。

[海]　麻、桂、芍药、甘草，即麻黄桂枝各半汤也。苍术、甘草、陈皮、厚朴，即平胃也。枳、桔、陈、茯、半，即枳梗半夏等汤也。加芎、归治血。又加干姜，为厚朴散。此数药相合，为解表温中之剂，消痞调经之方，虽为内寒外感表里之分，所制实非仲景表里麻黄、桂枝、姜附之的方也。惟在活法者变而通之。

人参败毒散《和剂》　治伤寒头痛，壮热恶寒，及风痰咳嗽，鼻塞声重，风湿身肿，体痛恶风，疫疠，四时通用。伤风有汗，夏至后用。

羌活　独活　前胡　柴胡　芎䓖　枳壳　白茯苓　桔梗　人参已上各一两　甘草半两

上为末。每服三钱，水一盏，生姜三片，薄荷少许，同煎至七分，去滓温服。

参苏饮《元戎》　治内外感一切发热主药。又云：前胡、葛根自能解肌，枳壳、陈皮自能宽膈，大治中焦满痞。凡有热不得拘其所见，小儿室女，尤宜服之。

木香半两　紫苏叶　干葛　半夏汤洗七次，姜汁炒　前胡去苗　人参去芦　茯苓去皮。各七钱半　枳壳去瓤，麸炒　桔梗去芦　甘草炙　陈皮去白。各半两

上㕮咀。每服四钱，水一盏半，生姜七片，枣一枚，煎。不拘时，稍热服。若素有痰者，候热退，以二陈、六君子汤间服。

上方治痰饮停积，中脘闭塞，眩晕嘈烦，忪悸呕逆，及痰饮中人，停留关节，手脚嚲曳，口眼㖞斜，半身不遂，食已则呕，头疼发热，状如伤寒者悉治之。一法用此药三两，加四物汤二两合和，名茯苓补心汤，大治男子、妇人虚劳发热，或五心烦热，并衄血、吐血、便血，及妇人下血过多致虚热者，并宜服之。或因用心太过，发虚热者，及往来寒热者，用之神效。

加味香苏散《拔粹》

香附子三两　紫苏梗二两　陈皮一两　甘草半两

上为锉散。每服四钱，水一盏半，煎一盏，生姜三片，连根葱白二茎，同煎热服。

头痛加川芎、白芷。头痛如斧劈，加石膏、连鬚葱头。偏正头风，加细辛、石膏、薄荷。太阳穴痛，加荆芥穗、石膏。伤风自汗，加桂枝。伤寒无汗，加麻黄去节、干姜。伤风恶寒，加苍术。伤风咳嗽不止，加半夏、杏仁去皮尖。伤风胸膈痞塞，加制枳壳。伤风发热不退，加潼柴胡、黄芩。伤风，鼻塞声重，咽膈不和，加苦梗、旋覆花。伤风痰涎壅盛，加白附子、天南星。伤风，鼻内出血，加茅花。伤风，气促不安，加大腹皮、桑白皮。伤风，鼻塞不通，头昏，加羌活、荆芥。伤风不散，吐血不时，加生地黄。伤风不解，耳内出脓疼痛，加羌活、荆芥。伤风不解，咽喉肿痛，加苦梗。伤风中脘寒，不思饮食，加去白青皮、枳壳。伤风呕吐，恶心不止，加丁香、半夏。伤风头晕，眼花颠倒，支持不住，加熟附子。伤风时作寒栗，加桂枝。伤风痰壅，呕恶不止，加白附子、旋覆花、半夏。伤风后，时时作虚热不退，加人参。伤风，饮食不能消化，加缩砂仁、青皮。伤风一向不解，作潮热，白日至日中不退，日日如是，加地骨皮、潼柴胡、人参、菴蕳。初感风，头痛作热，鼻塞声重，加羌活、川芎。感风，腰疼不能伸屈，加官桂、桃仁。感风，浑身痛不止，加赤芍药、紫金皮。感风，颈项强急，不能转头，加羌活、官桂。腹肚疼痛，加木香。腹肚疼刺不可忍，加姜黄、茱萸七粒。小腹疼痛无时，不可忍，加木香、姜、枣。妇人忽然大便痛肿，不能下地，加木香、木瓜、茱萸。妇人被气所苦，胸膈痞疼，胁肋刺痛，小便急疼，加木香、枳壳。妇人被气疼所苦，加木香、缩砂仁。脾胃不和，中脘不快，加谷芽、神曲。伤食吐呕，泄泻腹痛，加干姜、木香。心卒痛者，加延胡索，酒一盏。饮酒太过，忽遍身发疸，或两目昏黄，加山茵陈、山栀子。中酒吐恶，加乌梅、丁香。妇人经水将行，先作寒热，加苏木、红花。妇人产后，作虚热不退，烦渴，加人参、地黄。产后发热不退，加人参、黄芪。产后腰疼不已，加当

归、官桂。冷嗽不已，加干姜、五味子、杏仁。脾寒，加良姜、青皮、草果。脚气，加木香、木瓜、牛膝、紫金皮、茱萸、川楝子。感风寒，发热头疼，加不换金正气散。感寒头痛，壮热感寒头痛，发热身疼，分阴阳，加败毒、石膏。妇人产后风，脚手疼痛，生料五积散、人参败毒散加木瓜，不换金正气散加生地黄、川芎同煎。

十神汤《和剂》　治时令不正，瘟疫妄行，感冒发热，或欲出疹。此药不问阴阳两感，风寒并宜服之。

川芎　甘草　麻黄去根节　干葛　紫苏　升麻　赤芍药　白芷　陈皮　香附子各等分

上㕮咀。每服五钱，姜葱煎。如头痛甚，更加葱白三茎。中满气实，加枳壳煎，并热服。

［吴］　此汤用升麻、葛根，能解利阳明经瘟疫时气，发散之药也，非正伤寒之药。若太阳经伤寒发热用之，则引邪入阳明经，传变发斑矣。慎之！

藿香正气散《和剂》　治伤寒头痛，憎寒壮热，或感湿气，霍乱吐泻，常服除山岚瘴气，伏暑吐泻，脚转筋。加香薷、扁豆、黄连，名藿薷汤。

大腹皮　白芷　茯苓去皮　紫苏茎叶　藿香各三两　厚朴去粗皮，姜制　白术　陈皮去白　苦梗　半夏曲各二两　甘草炙，一两

上㕮咀。每服三钱，姜三片，枣一枚，煎，热服。

［吴］　此方宋人所制，治内伤饮食，外感寒邪，憎寒拘急，头痛呕逆，胸膈满闷，与夫伤食伤冷，伤湿中暑，霍乱，山岚瘴气，不伏水土，寒热作疟，并宜增损用之。非正伤寒之药。若病在太阳经，头疼发热，骨节痛者，此方全无相干。如妄用之，先虚正气，逆其经络，虽出汗亦不解，变成坏证者多矣。凡伤寒发热，脉沉，与元气虚人，并夹阴伤寒发热者，皆不可用，切宜戒之。

大白术汤《保命》　和解四时伤寒，混解六经，不犯禁忌。

白术　石膏各二两　防风　羌活　川芎各一两　甘草五钱或一两　黄芩　枳实去瓤。各五钱　知母七钱　白芷一两半　细辛三钱

上为粗末。每服半两，水一盏半，煎至一盏，大温服。未解，更一服，两服。药渣又作一服。春倍防风、羌活，夏倍黄芩、知母，季夏雨淫，倍术、白芷，秋加桂枝五钱，冬加桂八钱或一两。

以上诸方，皆为元气不虚者设也。如芎苏香苏散则内伤少而外感多者宜之。和解散、养胃汤则外感少而风伤多者宜之。五积散则寒多者宜之，冬亦宜之。大白术汤则热多者宜之，春夏亦宜之。败毒散则宜于挟湿者。参苏饮则宜于挟痰者。十神、正气则吴氏之议当矣。大抵证兼表里，邪由错杂，似伤寒而非正伤寒者，乃可于诸方中斟酌选用。若脉证与麻黄、桂枝吻合，自当遵仲景法治之。即元气素虚，或平素有热，不宜麻、桂者，亦必如洁古、海藏法缓缓消减，庶无误尔。人命至重，死不复生，临病之工，宜详审焉。

戴院使元礼治法：伤风、伤寒初得病时，并宜和解散、芎芷香苏散，或养胃汤加草、芎各半钱，热服温覆。若的是伤风，有前自汗、恶风等证，可用桂枝汤，令其热服温覆。喘加杏仁一钱，咳加五味子一钱，渴加人参半钱。外热未止者，败毒散。热而有汗者，败毒散加桂枝半钱，或阳旦汤。呕者，不宜用桂枝汤，合于本方加半夏一钱，添姜煎，此非合病之呕，系伤寒杂病，即非正寒，故可用也。风寒二证，理当发汗，而其人虚不可汗者，宜桂枝汤加黄芪半钱。若的是伤寒，有前恶

寒无汗等证，可用五积散，厚被覆之，取汗，喘嗽者，杏子汤加麻黄半钱，欲汗而不得汗者，再进。已汗而身热不退者，参苏饮，或败毒散加桂枝半钱。呕者养胃汤，此非治合病之呕。若风寒俱伤，或恶风而无汗，或恶寒而无汗，疑似之间，只宜五积散半帖，加败毒散半帖，名交加散。喘嗽者，小青龙汤。有初得病，太阳证具，但寒而未即为热，至一二日后方热，此伤于寒。若伤风，即有热矣。但寒未热者，五积散发汗。有已服解表药，不恶风，不恶寒，诸表证已罢，于里又未躁，未渴，小便亦未赤，大便如常，独身热未除者，宜香苏散、败毒散、小柴胡汤加桂枝半钱。有已服解表药，证已罢，又无里证，其人体痛不减者，恐是发汗多，荣卫不和所致，宜小建中汤，用半厚半薄之桂。

河间刘氏治法：伤寒表实无汗，头项痛，腰脊强，身热恶寒，肩背拘急，手足指末微厥，脉浮紧而涩，当以清解散加天水散汗之。伤风表虚自汗，头项强痛，肢节烦疼，鼻鸣干呕，恶风，手足温，脉浮缓，当以通解散或天水散解之。或表虚，或表实，但口干烦渴者，悉宜双解散汗之。汗后馀热不解，以凉膈散退之。或日深，或日浅，但有表证，而脉沉数者，先以天水连翘饮子清之。待脉浮而里热减，然后以双解散汗之。伤寒表不解，脉浮，小便不利，微热口干，五苓散分之。表热多，里热少，益元一凉膈半和解之。里热多，表热少，凉膈一益元半调之。若表里俱热，头痛口干，自汗不止，白虎汤治之。或半在表，半在里，往来寒热，口苦舌干，耳聋干呕，胸胁痞痛，小柴胡汤和解之。或膈热呕吐不止者，半夏橘皮汤治之。或饮水不止，以成湿热，大便泄泻，小便赤涩，腹满急痛，头痛口干者，桂苓甘露饮主之；或湿热内余，而成下痢频并少腹而痛者，黄连解毒汤治之。伤寒日深，表里热势极甚，心下急郁微烦；或发热汗出不解，心下痞硬，呕吐下利；或阳明病多汗；或太阴腹满实痛；或少阴下利清水，心下痛，而口干；或无表里证，但发热七八日，脉虽浮数，宜双除表里之热，大柴胡汤微下之，或加小承气汤尤妙。伤寒日深，里热极甚，日晡潮热，谵言妄语，发狂，腹满实痛，法当大承气汤下之，或用三一承气汤尤良。

上戴氏用药偏热，刘氏用药偏寒，于世运风土，禀质感受，各有所宜。临病者，详审而酌施之，方许亲见长沙耳。刘氏所用诸方，前条无之，今列于后。

通圣散轻剂　治风热郁结，憎寒发热，筋脉挛痹，肢体焦痿，头目昏眩，耳鸣鼻塞，口苦舌干，咽喉不利，涕唾稠粘，咳嗽上气，肠胃燥涩，便血瘀血，疮疡肿痛，痎疟不痊，妇人产后血滞腹痛，小儿惊风积热，并坠马跌仆，疼痛，或伤寒，伤风等证，并皆治之。

防风　芒硝　连翘　川芎　麻黄　薄荷　白芍药　当归　大黄各五钱　黄芩　桔梗　石膏各一两　甘草二两　荆芥　山栀　白术各一钱　滑石三两

上㕮咀。每服一两或二两，水二盏，生姜三片，同煎七分，去滓，温服不拘时。如发散风寒，加葱白三茎；如治痰嗽，每服加半夏少许。

凉膈散清剂　治心火上盛，膈热有馀，目赤头眩，口疮唇裂，鼻衄吐血，咳嗽痰涎，淋闭不利，大小便不通，或伤寒半表半里，及胃热发斑，及阴耗阳竭，用以养阴退阳。或汗下后，馀热不解，并小儿疮痘黑陷，并皆治之。

连翘一两　甘草　山栀　黄芩　大黄　薄荷各五钱　朴硝二钱半

上㕮咀。每服一两，水一盅，竹叶三十片，同煎七分，去滓，入生蜜少许，食后温服。加黄连五钱，名清心汤。

天水散淡剂　治伤寒表里俱热，烦渴口干，小便不通，及霍乱吐泻，下利肠澼，偏主石淋及妇人产难，催生下乳，神仙之妙药也。

桂府滑石腻白者，六两　粉草一两，研

上为极细末，每服三钱，白汤调下，新汲水亦得。加薄荷末少许，名鸡苏散。加青黛末少许，名碧玉散。治疗并同，但以避世俗之轻侮尔。

三一承气汤　治伤寒大承气汤证，腹满，实痛；调胃承气证，谵语，下利；小承气汤证，内热不便；三一承气汤合而为一也，及治中风僵仆，风痫发作，并皆服之，此下剂也。

大黄　芒硝　厚朴　枳实各一两　甘草五钱。《宣明论方》甘草倍于四味

上㕮咀，分作三服。每服水二盏，生姜三片，同煎七分，去渣温服，不拘时候，以利为度。

双解散　治伤寒伤风，或有汗，或无汗，表证悉具，内热口干。

通圣　天水各一半

上为㕮咀。每服二两，水二大盅，生姜三片，葱白三根，同煎七分，去滓微热服，以取其汗。

清解散　治一切感冒。

苍术炒　荆芥各二两　甘草一两　麻黄一两半

上四味㕮咀。每服一两，水二盅，生姜三片，葱白一茎，同煎七分，去滓微热服，以被盖覆，取汗为度。

半夏橘皮汤　治一切呕吐不止。

人参　白术　白茯苓　甘草　黄芩　半夏　厚朴　藿香叶　葛根　橘皮各等分

上为㕮咀。每服一两，水一碗，煎七分，去滓，入生姜自然汁少许，温服不拘时。

[补养兼发散例]

丹溪云：有卒中天地之寒气者，有口食生冷之物者，故伤寒为病，必身犯寒气，口食寒物者。是以从补中益气汤加发散药，属内伤者，十居八九。其法邪之所凑，其气必虚，只用补中益气汤中，从所见之证，出入加减。气虚甚者，少用附子，以行参、术之气。补中益气汤，方见杂病劳倦门。　内伤之病，专主东垣内外伤辨甚详，世之病此者为多，但有挟痰，挟外邪者，郁热于内而发者，皆以补元气为主，宜看其所挟而兼用药。　一男子素嗜酒，因暴风寒，衣薄，遂觉倦怠，不思饮食，半日至睡后大发，遍身疼痛如被杖，微恶寒，天明诊之，六脉浮大，按之豁然，左为甚。予作极虚受风寒治之，人参为君，黄芪、白术、归身为臣，苍术、甘草、木通、干葛为佐使，大剂与之，至五帖后，通身汗如雨。凡三易被，得睡，觉来诸证悉除。　卢兄，年四十九岁，自来大便下血，脉来沉迟涩，面黄神倦者二年矣。九月间，因劳倦发热，自服参苏饮二帖，热退。早起小劳，遇寒，两手背与面紫黑，昏仆，少时却醒，身大热，妄语口干，身痛至不可眠，脉之三部不调，微带数，重取虚豁，左手大于右手，以人参二钱半，带节麻黄、黄芪各一钱，白术二钱，当归五分，与三五帖，得睡，醒来大汗如雨，即安。两日后再发，胁痛咳嗽，若睡时嗽不作而妄语，且微恶寒，诊其脉，似前而左略带紧。予曰：此体虚再感寒也。再以前药加半夏、茯苓，至十馀帖，再得大汗而安。后身倦不可久坐，不思饮食，用补中益气去凉药，加神曲、半夏、砂仁，五七十帖而安。　杭州叶君章，腊月，因斋素中饥而冒寒作劳，遂患

发热头痛。医与小柴胡汤，遂自汗神昏，耳聋，目不见物。予诊其脉，大如指，似有力，热不退。与人参、黄芪、白术、熟附子、炙甘草，作大剂服之，一日而汗少，二日而热减半，耳微有闻，目能视物。初用药至四帖，前药中加苍术，与两服，再得汗而热除。本日遂去苍术、附子，又与前药，作小剂服，三日而安。吕仲修，年六十六岁，正月间，因忍饥冒寒作劳，头痛恶寒，发热，骨节皆疼，无汗。至次日，妄语热愈甚，而妄语时止时作，热亦不为十分，自服参苏饮两帖，汗不出，又再进一服，以衣覆取汗，大出而热不退。至第四日，予诊其脉，两手皆洪数，而右为甚。此因饥而冒寒，加之作劳，阳明经虽受寒气，不可攻击，宜急以大剂补之，以回其虚。俟胃气充实，自能出汗而解。遂以参、芪、白术、归身、陈皮、炙甘草，每帖加熟附子一片，一昼夜服五帖。至第三日，口稍干，言语有次，诸证虽解，而热未退，遂去附子，加白芍。又两日，思食，却作肉羹间与之。又三日，精神全。二日许，自汗出而热退。诊其脉，不数，洪脉却尚有些。洪脉作大脉论，年高而误汗，此后必有虚证见。又与前药。至次日，言我大便，自病来不曾更衣，今谷道逼痛，虚坐努责，状如不堪。医者必欲投大黄、巴豆等剂。予谓大便非实秘，为是气因误汗而虚，不得充腹，无力可努。仍与前补药，以肉粥及苁蓉与之。一日半，煎浓葱椒汤浸下体，下大便软块者五六枚，诊其脉，仍旧大，未敛。此因气血未得回复。又与前药两帖，经两日，小便不通，少腹下妨闷，颇为所苦，但仰卧则点滴而出。予曰：补药服之未尽。于前药内倍加参、芪，大剂服。两日，小便方利而安。　汪机治一人，年三十馀，因冒寒发热。医用发表不愈，继用小柴胡，热炽汗多，遂昏昏愦愦，不知身之所在，卧则如云之停空，行则如风之飘毛，兼有消谷善饥，梦遗诸证。观其形，类肥者。曰：此内火燔灼而然，虚极矣。诊其脉，皆浮洪如指。曰：《脉经》云：脉不为汗衰者死。在法不治。所幸者，脉虽大，按之不鼓，形虽长而色尚苍，可救也。医以外感治之，所谓虚其虚，误矣。经云：邪之所凑，其气必虚，宜以内伤为重。遂用参、芪、归、术大剂，少加桂、附。服十馀帖，病减十之二三。再减桂、附，加芍药、黄芩。服十馀帖，病者始知身卧于床，足履于地。喜曰：可不死矣。服久果起。

薛院使己，治一人，年七十九，仲冬将出，少妾入房，致头痛发热，眩晕喘急，痰涎壅盛，小便频数，口干引饮，遍舌生刺，缩敛如荔枝然，下唇黑裂，面目俱赤，烦躁不寐，或时喉间如烟火上冲，急饮凉茶少解，已濒于死。脉洪大而无伦，且有力，扪其身烙手，此肾经虚火游行于外。投以十全大补加山茱萸、泽泻、丹皮、山药、麦门、五味、附子一盅，熟寐良久，脉证各减三四。再与八味丸服之，诸证悉退，后畏冷物而痊。

本事方**黄芪建中加当归汤**　治发热头疼，脉浮数而尺中迟弱者，宜先服此药补血，却与麻黄、桂枝辈。

黄芪　当归各一两半　白芍药　桂枝　甘草各一两

上㕮咀。每服五钱，姜三片，枣一枚，水煎，日三夜二服。如脉尚沉迟，再进一服。

[海]　黄芪汤治伤寒两感，拘急，三焦气虚自汗，及手足汗出，或手背偏多，或肢体振摇，腰腿沉重，面赤目红，但欲睡眠，头面壮热，两胁热甚，手足自温，两手心热，自利不渴，大便或难，或

如常度，或口干咽燥，或渴欲饮汤，不欲饮水，或少欲饮水，呕哕间作，心下满闷，腹中疼痛，或时喜笑，或时悲哭，或时太息，或时语言错乱，疑作谵语狂言者非也，神不守舍耳。始得病于寤寐之间，或恐悸，头项不甚痛，行步只如旧，此阴盛阳虚之故也。两手脉浮沉不一，或左或右，往来不定，有沉、涩、弱、微、弦五种阴脉形状，按之全无力，浮之损小，沉之亦损小，皆阴脉也。宜先缓而后急，缓宜用黄芪汤。

黄芪汤方

人参　生姜　黄芪[1]　白茯苓　白术　白芍药各一两　甘草七钱

呕者加藿香、陈皮各五钱，甚者加干姜，炮，一钱。

上㕮咀，水煎。量证加减多少用之。如大便秘结者，调中丸主之。

调中丸方

人参　白术　白茯苓　干姜　甘草各等分

上为末，炼蜜丸，每两作十丸或五丸。每服一二丸，水少许煎服。若病急者，黄芪汤，每服加干姜一钱，大便结者，理中丸主之。

理中丸方

人参　白术　干姜炮，恐热以生姜代之　甘草炙

上等分为末，炼蜜丸，每两作五丸。白汤化下，先缓后急也。若尤急者，无汗宜附子干姜甘草汤，若自汗者宜白术附子甘草汤，量脉证可于四逆汤、或真武汤、或通脉四逆汤选用之。

[丹]　《絜矩新书》谓：有杂合邪者，当以杂合法治之。譬如恶寒发热，得之感冒，明是外合之邪，已得浮数之脉，而气口又紧盛，明为食所伤。病者又倦怠脉重按俱有豁意，而胸膈痞满，间引两胁，其脉轻取又似乎弦，此又平昔多怒，肝邪之所为也。细取左尺大细沉弱，此又平时房劳之过也。治法宜以感冒一节且放后，先视其形色强弱厚薄，且以补中、化食、行滞、清凉胃火，而以姜辣行之，则中气稍回，伤滞稍行，津液得和，通体得汗，外感之邪自解。医者不肯详审求之，只顾表散外邪，又不推究兼见之邪脉，亦不穷问所得之病因，与性情之执着，巧施杂合治法，将见正气自虚，邪气愈固，皆拙工之过也。

[楼]　此篇集丹溪、海藏诸贤治伤寒，皆以补养兼发散之法，实本经成败倚伏生于动，动而不已则变作，及风雨寒热不得虚，邪不能独伤人之旨也。盖凡外伤风寒者，皆先因动作烦劳不已，而内伤体虚，然后外邪得入。故一家之中，有病者，有不病者，由体虚则邪入而病，体不虚则邪无隙可入而不病也。是故伤寒为病，属内伤者十居八九。后学无知，举世皆谓伤寒无补法，但见发热，不分虚实，一例汗下而致夭横者，滔滔皆是，此实医门之罪人也。今集此法于仲景之后，其应如响，使人遵之，不犯虚虚实实之戒也。

上《纲目》之文，余见世医泥于伤寒无补法，多犯虚虚实实之戒，故备述之，而删其纯内伤者，及丹溪医案之庸芜者，又增近代二医案，以为虚人感寒之活例云尔。神而明之，存乎其人，不可泥也。余尝治一刻字工人，新婚，冬月冒寒，表证悉具，令以人参、紫苏茎叶各一两，煎汤饮之，汗出而愈。一孕妇，春夏之交，患温病，头痛发热，不恶寒而渴，未及疗治，胎堕，去血无算，昏眩欲绝。余令以麦门冬斤许，入淡竹叶、香豉，频频饮之，亦汗出而愈。盖用劳复法治之，得此

① 黄芪：原作“黄芩”，据本方名改。

活法，则于治是病庶几可十全矣。

韩祗和氏解因时法

伤寒病有可汗者，论中但统言其可汗证及可汗脉，或云脉浮而数，或云脉浮紧，或云脉浮，无汗而喘，或云脉浮为在表。今略举数条，后人但凭其脉之大概，并不分脉浮有阴阳虚盛之理，又不知有可汗不可汗之证，误投发表药，则多变成阳毒之患矣。今举病人有汗恶风，无汗恶寒分二等，及据立春以后，立秋以前，气候轻重，各立方治之，庶学者易为开悟耳。

一病人二三月以前，两手脉浮数，或缓或紧，按之差软，寸关尺若力齐等，其力不甚大，不甚小者，亦未可便投解表药。此是见里证，未见表脉也。宜候寸脉力小如关尺，即可投解表药。大抵治伤寒病，见证不见脉，未可投药，见脉未见证，虽少投药，亦无害也。凡治杂病，以证为先，脉为后。治伤寒病，以脉为先，证为后。

一病人两手脉浮数而紧，名曰伤寒，若关前寸脉力小，关后尺脉力大，虽不恶风，不自汗出，此乃阴气已盛，先见于脉也。若不投药和之，后必恶风及自汗出。若立春以后，至清明以前，宜调脉汤主之。清明以后，至芒种以前，宜葛根柴胡汤主之。芒种以后，至立秋以前，宜人参桔梗汤主之。

调脉汤方

葛根一两　前胡去苗　防风各七钱半　甘草炙，半两

为粗末。每服五钱，水一盏，生姜一块，如小指大，劈破，煎七分，去滓，温服。如寸脉依前力小，加枣三枚，同煎。

葛根柴胡汤

葛根一两半　柴胡去芦，一两　芍药　桔梗　甘草炙。各七钱半　厚朴半两

上㕮咀。每服五钱，水一盏，生姜二片，煎至七分，去滓热服。如寸脉依前力小，加葱白三寸，同煎服。

人参桔梗汤

人参　桔梗各七钱半　麻黄去节，一两　石膏三两　甘草炙，七钱半

上每服五钱，水一盏，荆芥五穗，同煎至七分，去滓热服。如寸脉依前力小，加麻黄二分，去节，同煎服。

一病人两手脉浮数而缓，名曰中风。若寸脉力小，尺脉力大，虽不恶风，不自汗，此乃阴气已盛，先见于脉也。若不投药和之，后必恶风自汗出。若立春以后，清明以前，宜薄荷汤主之。清明以后，芒种以前，宜防风汤主之。芒种以后，至立秋以前，宜香芎汤主之。

薄荷汤

薄荷一两　葛根　人参　甘草炙。各半两　防风去芦，二两

上㕮咀。每服五钱，水一盏，煎至七分，去滓热服。如三五服，寸脉力尚小，加薄荷二分，同煎。

防风汤

防风去芦，一两　桔梗三钱　甘草炙　旋覆花各半两　厚朴三分

上㕮咀。每服五钱，水二盏，姜一块，同煎热服。如三五服，寸脉力尚小，加荆芥穗五七茎，同煎。

香芎汤

川芎二钱半　石膏二两　升麻三两　甘草炙　厚朴制。各半两

上㕮咀。每服五钱，水二盏，煎七分，温服。如三五服后，寸脉力尚小，加细辛二分，同煎。

前二段文，将中风、伤寒各立法者何？盖谓病人始得病三日以前，或因中风脉缓，或因伤寒脉紧，然脉虽先见，而证犹未见，尚可以药解之，故立方耳。

一病人两手脉浮数，或紧缓，寸脉

短，反力小于关尺脉者，此名阴盛阳虚也。若自汗出，恶风，是邪气在表，阴气有馀也。《素问》云：阴气有馀，为多汗身寒，即可投消阴助阳表剂以治之。若立春以后，清明以前，宜六物麻黄汤主之。清明以后，芒种以前，宜七物柴胡汤主之。芒种以后，立秋以前，宜发表汤主之。

六物麻黄汤

麻黄去节，一两　葛根　苍术各七钱半　人参　甘草炙。各半两

上㕮咀。每服五钱，水一盏，枣二枚，煎七分，热服。如三五服后，汗未止，恶风者，加荆芥七钱。三五服后，不恶风，犹汗者，加丁香皮半两。

七物柴胡汤

柴胡　苍术各二两　荆芥　麻黄各一两　甘草炙，七钱

上㕮咀。每服五钱，水一盏，姜一块，枣二枚，同煎七分，热服，如三五服后，汗未止，恶风者，入葱白三寸。如三五服后，汗未止，加当归一两，同煎。

发表汤

麻黄去节，一两　苍术二两　人参　当归各半两　炙甘草　丁香皮各七钱半

上㕮咀。每服五钱，水一盏，入姜一块，枣三枚，同煎至七分，去滓热服。如三五服，汗未止，犹恶风者，加桂枝七钱。如汗未止，更加细辛半两，以汗止为度。

一病人脉浮数，或紧或缓，其脉上出鱼际，寸脉大于关尺者，此名阳盛阴虚也。若发冒闷，口燥咽干者，乃是邪气在表，阳气独有馀也。《素问》曰：阳气有馀，为身热无汗是也。可投消阳助阴药以解表。若立春以后，至清明以前，宜人参汤主之。清明以后，至芒种以前，宜前胡汤主之。芒种以后，至立秋以前，宜石膏汤主之。

人参汤

人参半两　柴胡一两　芍药　炙甘草各七钱半　石膏二两

上㕮咀。每服五钱，水一盏，姜一块，煎七分，热服。如三五服后，热不解者，入豉三十粒，同煎服。

前胡汤

前胡一两　石膏二两　甘草炙，半两　桔梗　豉各七钱半

上每服五钱，水一盏，姜五片，煎七分去滓热服。如三五服，热尚未解，加豉三十粒煎，再服。

石膏汤

石膏三两　芍药　柴胡各一两　升麻　黄芩　炙甘草各七钱半

上㕮咀。每服五钱，水一盏半，豉一合，煎八分，热服。如三五服后，热未解者，加知母一两。又未解，加大黄一两。

一病人两手脉浮数，或紧或缓，三部俱有力，无汗恶风者，此是阴阳气俱有馀。《素问》曰：阴阳有馀，则无汗而寒是也。可用药平之。若立春以后，至清明以前，宜解肌汤主之。清明以后，至芒种以前，宜芍药汤主之。芒种以后，至立秋以前，宜知母汤主之。

解肌汤

石膏二两，麻黄去节，七钱半　甘草炙　升麻各半两

上㕮咀。每服五钱，水一盏，入豉半合，煎至八分，去滓热服。如三五服后，犹恶风者，加麻黄半两，石膏一两。

芍药汤

甘草炙，半两　芍药一两　石膏三两　荆芥穗一两

上㕮咀。每服五钱，水一盏，生姜一块，煎至七分，去滓热服。如三五服后，犹恶风者，每服加生姜一块，同煎服。

知母汤

知母一两　石膏二两　麻黄　升麻各一两　炙甘草半两

上㕮咀。每服五钱，水一盏，入生姜一块，同煎至七分，去滓温服。如三五服后，犹恶风者，加麻黄、升麻各半两。

前三段文，将中风、伤寒一法治者，因病人始得病后，脉证俱见，若投解剂，必不能愈。故立前方，同法治之。

仲景云：伤寒为病，脉缓者，为中风。脉紧者，名伤寒。今分此二端何也？始因冬寒毒之气中人，其内伏之阳，沉潜于骨髓之内，每至春夏发时，或因外伤寒而引内邪出，或因外伤风而引内邪出，及乎内邪既出而为病一也。古人云：立此二端，恐后人疑其紧脉与缓脉治别也。若中风与伤寒脉异，何故仲景无别法治之，此乃后人不究仲景之心也。病人始得病，一二日至五六日，尚有表脉及表证，亦可依脉证投药。凡投解表及发表药，每一日可饮三服，病证甚，可至五服外，不可顿服药也。如证未解，次日依前再投。如证依前未解，可作热粥投之，粥内加葱白亦可。如有汗出，勿厚衣盖覆，恐汗出太过，作亡阳证也。

海藏云：韩氏《微旨》可汗一篇，有和解因时法，言伤寒之脉，头小尾大；伤风之脉，头大尾小。李思训《保命新书》亦分尺寸，与仲景同之，非若前人总言尺寸脉俱浮而紧，尺寸脉俱浮而缓。紧则为伤寒无汗，缓则为伤风自汗。又有伤寒有汗者，伤风无汗者，脉亦互差，与证不同，前人已尽之矣。惟韩、李所言，头小尾大，即为伤寒，尾小头大，即为伤风。人病间有脉证未显于尺寸者，故韩、李述为和解因时法也。又恐后人疑其不与前圣合，遂于本方内又立加减法数条，亦不越前人之意，何其当哉！盖二公者，当宋全盛之时，故又戒麻黄、桂枝不可轻用，改用石膏、升麻、葛根、柴胡之平剂。当时则可，非百代常行之道，时世迁移之法也。可汗一篇，若随汤液，随证应见，自有定规，虽明哲不可逾也。

又：寸口脉小，饮冷与雾露所伤，同作中焦治。今韩、李云：伤寒寸小者，勿认与饮冷、雾露同伤一体也。饮冷、雾露所伤，寸口举按全无，是阴气在胃不和，阳气不能升越也。伤寒寸口小者，只于关部下至膀胱本部见之，寸口虽小，只是举之微小，沉得之有也。非若饮冷，举按全无也。若果寸口举按全无，即不可解表，只宜温中，不可不知。

恶　寒

此门系初稿，故仲景法与后人续法混列。以其颇有条理，不复改正，读者详之。

恶寒者，风寒客于荣卫，非寒热之寒，又非恶风也。故不待见风而后怯寒，虽身大热，亦不欲去衣被也。甚则向火增被，不能遏其寒。所以然者，由阴气上入阳中，或阳微，或风虚相搏之所致也。恶寒，一切属表，虽里证悉具而微恶寒者，亦表未解，犹当先解其外，俟不恶寒，乃可攻也。经云：发热恶寒，发于阳，可发汗。无热恶寒而蜷，脉沉细，发于阴，可温里。恶寒虽悉属表，亦有虚实之分。若汗出而恶寒为表虚，无汗而恶寒为表实，表虚可解肌，表实可发汗。

伤寒，太阳病在表，故恶寒。少阳半在表半在里，亦微恶寒。阳明在里，本不恶寒；或恶寒者，与太阳合病也。

［太阳］发热恶寒，脉浮。方论见前太阳病发热门。

［阳明］中风，口苦咽干，腹满微喘，发热恶寒，脉浮而紧，亦麻黄汤证也。阳

明病，脉迟汗多，微恶寒者，表未解，亦桂枝汤证也。三时用代药，如前例。

［少阳］证，头汗出，微恶寒，小柴胡加桂汤。

［三阴］惟少阴经有恶寒之证，太阴厥阴皆不恶寒，然少阴恶寒，又有二证，发于少阴者，无热而恶寒，宜温之，属理中汤、四逆汤。少阴无热恶寒，似与前太阳经未即热一条相似。所谓寒未即热者，为太阳证具而未热耳。此之无热恶寒，盖无太阳头痛等证，知为少阴也。

［少阴］病，下利恶寒而蜷，四逆汤、真武汤、小建中汤。若恶寒而蜷，时时自烦，欲去衣被者，《活人》用大柴胡汤下之。赵氏以为宜温散阴邪，导引真阳，汗而解可也。若下之，非惟不能解表，反虚其里，使恶寒之邪，乘虚内陷。纵使其脉沉滑而实，亦未可遽用大柴胡，必须先解表，使恶寒证罢，而后可用也。少阴病，恶寒身蜷而利，逆冷者，不治。无阳故也。少阴四逆，恶寒而身蜷，脉不至，不烦而躁者死。

外有太阴自利不渴，厥阴下利厥逆，俱或恶寒。太阴宜理中汤，厥阴宜四逆汤。前既言二阴不恶寒，今又言或恶寒，要知太阴、厥阴皆不恶寒者，此阳传阴者也。三阴皆能恶寒者，阴入阴者也。特在少阴为多耳。

恶寒，脉微则复利。利止，亡血也，四逆加人参汤主之。［成］恶寒，脉微而利者，阳虚阴胜也。利止则津液内竭，故云亡血。《金匮玉函》曰：水竭则无血，与四逆汤温经助阳，加人参生津液益血。

四逆加人参汤方

人参　干姜　甘草各一两　附子一枚，去皮，煨

上㕮咀。每服五钱，水煎温服。日三。

发汗病不解，反恶寒者，虚故也。芍药甘草附子汤主之。［成］发汗病解，则不恶寒。发汗病不解，表实者，亦不恶寒。今发汗病且不解，又反恶寒者，荣卫俱虚也。汗出则荣虚，恶寒则卫虚，与芍药甘草附子汤以补荣卫。

芍药甘草附子汤方①

芍药　炙甘草各三两　附子一枚，炮，去皮，破八片

已上三味，以水五升，煮取一升五合，去滓，分温服。疑非仲景意。［成］芍药之酸，收敛津液而益荣。附子之辛热，固阳气而补卫。甘草之甘，调和辛酸而安正气。

下后，复发汗，心振寒，脉微细者，此内外俱虚也，当归四逆汤、真武汤。

太阳病，下后，脉促胸满者，桂枝去芍药汤主之。

桂枝去芍药汤方

桂枝去粗皮　生姜切。各一两半　甘草炙，一两　大枣六枚

上㕮咀。每服五钱，水煎温服。

若微恶寒者，去芍药加附子汤主之。前方加附子半个，去皮，炮。《活人》云：芍药味酸，脉促胸满，恐成结胸，故去芍药，单用辛甘之味，发散毒气也。

伤寒，汗下后，心下痞而恶寒者，表未解也。先用桂枝汤解表，用大黄黄连泻心汤攻痞。若痞而汗出，恶寒者，表已解也，附子泻心汤主之。方论见痞。

［背恶寒］背负阳抱阴，背寒者，阳弱也。然有阴阳二证，少阴一证，以阴寒气盛，不能消耗津液，故口中和。三阳合病，以阳气陷入，津液为之涸，故舌干口燥。以此别之，思过半矣。口中和而背恶寒者，属少阴，宜附子汤。见欲寐嗜

① 芍药甘草附子汤方：原脱，据目录及文义补。

卧。舌干口燥，内有热证，口中不仁，背恶寒者，为三阳合病，宜白虎汤。见发热。经云：腹满身重，面垢谵语，遗尿，口中不仁，为三阳合病，白虎加人参汤主之。见渴。若自汗者，亦用白虎加人参汤。又阳明证，背微恶寒，无大热，口中燥渴者，亦用白虎加人参汤。中暑亦有背恶寒证，但面垢自汗，脉虚而伏，详见杂病中。凡脾胃素虚之人，遇暑月间饮冰水，或啖生冷，寒气蓄聚，阴上乘阳，故寒从背起，冷如掌大，此当以温药主之。大顺散之类。

恶　　风

卫气者，所以温分肉，充皮肤，肥腠理，司开阖者也。故风邪中于卫也，则必恶风。恶风，恶寒，俱为表证，但恶风比恶寒为轻耳。恶寒者虽不当风，而时自怯寒。恶风者，居密室之中，帏幕之内，则无所畏。或当风，或挥扇，则淅淅然而恶也。恶寒则有阴阳之分，恶风唯属阳耳。所以三阴之证，并无恶风。恶风虽在表，而发散又自不同，若无汗恶风则为伤寒，当发其汗，故用麻黄汤。若汗出恶风，则为中风，当解其肌，故用桂枝汤。里证虽具，而恶风未能，皆当先解其外也。

发热恶风为表虚，属太阳病。见发热太阳病条。发汗后，遂汗漏不止，其证似风湿相搏证，背恶风，汗出，小便不利，四肢难屈伸，但心下不满者，身不痛，用桂枝加附子汤。见自汗。风湿相搏者，骨节烦疼掣痛，用甘草附子汤。方见体痛。身热恶风，项强，胁满，手足温而渴者，用小柴胡汤。见胁痛。

头　　痛

伤寒头痛，虽属三阳，惟太阳经独多。盖太阳为病属表，而头痛专为主表。虽有伤寒六七日，头痛，不大便，有热而与承气汤下之者，却云若小便清者，知热不在里，仍在表，是知头痛属表明矣。太阴少阴二经之脉，从足至胸而还，不上循头，故无头痛。惟厥阴脉，循喉咙之后，上连目系，与督脉会于巅。亦有头痛，干呕吐涎沫，吴茱萸汤一证，却无身热，亦与阳证不同也。然风温病在少阴，湿温病在太阴而头反痛，至于阴毒亦然，是又不可拘拘为者。内因头痛作止有时，外因头痛常常有之，直须传入里方罢。

发热头痛恶风，属太阳。方论见太阳病发热。大便不利六七日，头痛身热，小便赤者，宜承气汤。若小便利者，知不在里，仍在表，须发汗。若头痛者必衄，宜桂枝汤。论见胃实。服桂枝汤，或下之，仍头项强痛，翕翕发热，兼心下满，微痛，小便不利者，桂枝去桂加茯苓白术汤。方论见项强。太阳中风，下利呕逆，表解者，可攻之。其人漐漐汗出，发作有时，头痛，心下痞硬，引胁下痛，干呕短气，汗出不恶寒者，表解里未和也，十枣汤。方论见胁满痛。

［张］　或谓十枣汤与桂枝去桂加茯苓白术汤二者，皆属饮家，俱有头项强痛之病，何也？此经络所系，非偶尔而言也。《针经》曰：太阳膀胱之脉，起于目内眦，皆上额交巅上，其支者，从巅上至耳上角，直者，从巅入络脑，还出别下项，循肩膊内，侠脊抵腰中，入循膂，络肾，属膀胱。上文所络肾者，即三焦也。夫三焦者，为阳气之父，决渎之官，引导阴阳，开通闭塞，水道出，以气化而言也。缘太阳经多血少气，既病则气愈弱，其时表病而里热未甚，微渴而恣饮水浆，为水多气弱不能施化，遂停伏于内。则本经血气因而凝滞，致有头痛项强之患矣。若伏饮流行，经络疏利，而头痛自愈矣。

病发热头痛，脉反沉，若不瘥，身痛，当救里，四逆汤。论见发热。（刺）太阳病，头痛，至七日已上自愈者，以行其经尽故也。若欲作再经者，针足阳明，使经不传则愈。伤寒自一日至六日，传三阳三阴经尽，至七日当愈。经曰：七日太阳病衰，头痛少愈。若七日不愈，则太阳之邪，再传阳明。针足阳明，为迎而夺之，使经不传，则愈。[吴]脉浮，头痛，太阳也。宜刺腕骨、京骨。又云：表证头疼，恶寒发热，刺合谷。

（和解）阳明身热头痛，漱水不欲咽，必发衄，脉数者，犀角地黄汤、茅花汤。见鼻衄。　阳明病，表里大热，烦渴引饮，头痛如破者，宜竹叶石膏汤。　阳明头痛，不恶寒，反恶热，大便实，调胃承气汤。阳明病，反无汗而小便利，二三日，呕而咳，手足厥者，必苦头痛，若不咳、不呕、手足不厥者，头不痛。《内经》曰：巨阳受邪，少阴为里，得热则上从之，从之，厥也。太阳与少阴为合，此证当是太阳未全罢耳。经又曰：阳明厥则喘而惋，惋则恶人[①]，小便利者，寒邪内攻，肢厥头痛者，寒邪外攻也。

[吴]　阳明头痛，额前目疼，鼻干，脉长也。无汗者，葛根加葱白、白芷汗之。若有汗，曾经发汗，头痛不解者，宜葛根葱白汤主之。若不恶风，而反恶热，自汗烦渴，脉洪数，饮水，头疼者，白虎加白芷汤主之。若内有燥屎，蒸蒸发热，头痛者，调胃承气汤主之。凡阳明头痛，无汗者，葛根、麻黄、葱白、白芷、石膏之属也。有汗则白芷、石膏、葛根、川芎汤也。

（和解）伤寒脉弦细，头痛发热者，属少阳，不可发汗。汗之则谵语，此属胃，胃和则愈，胃不和则烦而悸，宜小柴胡汤。论见口苦。

[吴]　少阳经头痛，头角或耳中痛，脉弦数，口苦，发热，往来寒热者，并用小柴胡汤和之。一方加川芎尤妙。盖川芎亦胆经药也。凡少阳头痛，不分有汗无汗，皆以柴胡汤主之。非次头痛，及发寒热，脉紧不大，即是上膈有痰，瓜蒂散吐之。

头痛，干呕吐涎沫者，吴茱萸汤。方论见吐。《活人》云：厥阴头痛，为欲愈，小建中汤。

[活]　若已发汗，或未发汗，头痛如破者，用连须葱白汤。

连须葱白汤方

葱白连须，切，半升　生姜二两

上以水二升，煮取一升，分二次温服。再不止者，宜服后方。

葛根葱白汤方

葛根　芍药　知母各半两　川芎　葱白　生姜各一两

上以水三升，煎至一升，热服。

若非次头疼，胸中满，及发寒热，脉紧而不大者，即是膈上有涎，宜用瓜蒂末一钱，暖水调下，吐涎立愈。

[云]　伤寒，汗下后，头痛起目眩者，宜**独活汤**。

防风　独活　旋覆花　当归各七钱

上㕮咀，姜水同煎服。

伤寒热病后，头痛不止者，用**石膏川芎汤**。

石膏　川芎各一两

上㕮咀。每服五钱，水煎服。

[海]太阳头痛，有汗桂枝汤，无汗麻黄汤。阳明头痛，白虎汤。少阳头痛，小柴胡汤。太阴头痛，脉浮，桂枝汤，脉

---

① 阳明厥，则喘而惋，惋则恶人：原作“阳明则喘而悽，悽则恶人”，据《素问·阳明脉解篇》改。

沉，理中汤，俱加川芎、细辛。少阴头痛，小柴胡汤、麻黄附子细辛汤。厥阴头痛，外伤本经，桂枝麻黄各半汤。呕而微吐苦水者，吴茱萸汤。

［垣］　太阴头痛者，必有痰也。少阴头痛者，足寒而气逆也。盖太阴、少阴二经，虽不至头，然痰与气逆，壅于膈中，则头上气不得畅降而为痛也。

［云］　如脉浮而头痛，过在手足太阳，刺完骨、京骨。如脉浮而长，过在手足阳明，刺合谷、冲阳。如脉浮而弦，过在手足少阳，刺阳池、丘墟、风府、风池，此刺头痛之法也。

［集］　伤寒头痛，刺合谷、攒竹。

项　强

发热恶风，项强者，属太阳。方论见太阳病发热。太阳病，项背强几几，反汗出恶风者，桂枝加葛根汤主之。太阳病，项背强几几，无汗而恶风者，葛根汤主之。皆发散之剂也，而有轻重不同者，盖发热汗出恶风为表虚，表虚者，可解肌。无汗恶风者，为表实，表实者，可发汗，是以为治不同也。太阳伤寒，项背强，其或太阳中风，加之寒湿而成痓者，亦项强也。经曰：病者身热足寒，颈项强急，恶风，时头热面赤，目脉赤，独头面摇动，卒口噤，背反张者，痓病也。《金匮》曰：太阳病，项背强几几然，脉反沉迟者，此为痓，桂枝加栝蒌汤主之。服桂枝汤，或下之，仍头项强痛，翕翕发热，无汗，心下满，微痛，小便不利者，桂枝去桂加茯苓白术汤。［张］或问：上条所云头项强痛，此邪气仍在表也。虽经汗下而未解，犹宜解散之，何故去桂加茯苓白术汤主之？是无意于表也。予曰：此非桂枝证，乃属饮家也。夫头颈强痛，既经汗下而未解，心下满而微痛，小便不利，此为水饮内蓄，邪不在表，故云去桂枝加茯苓、白术。若得小便利，水饮行，腹满减而热自除，则头项强痛悉愈矣。且如十枣汤证，头亦痛，乃邪热内蓄而有伏饮，故头痛。其水饮头痛，不须攻表，但宜逐饮，饮尽则病安矣。（和解）伤寒四五日，身热恶风，头项强，胁下满，手足温而渴者，小柴胡汤。若下后不能食，身黄，小便难者，与柴胡汤必反重。方论俱见胁痛。（下）结胸者，项强如柔痓状，下之则和，大陷胸丸。方论见结胸。（刺）太阳与少阳并病，头项强痛，或眩冒，时如结胸，心下痞硬者，当刺大椎第一间、肺俞、肝俞，不可汗，汗则谵语脉弦。五六日，谵语不止，刺期门。［成］太阳之脉，络头下项。头项强痛者，太阳表病也。少阳之脉，循胸络胁。如结胸状，心下痞硬者，少阳里病也。太阳少阳相并为病，不纯在表，故头项不但强痛，而或眩冒。亦未全入里，故时如结胸，心下痞硬，此邪在半表半里之间也。刺大椎第一间、肺俞，以泻太阳之邪；刺肝俞以泻少阳之邪。邪在表，则可发汗，邪在半表半里，则不可发汗。发汗亡津液，损动胃气。少阳之邪，因干于胃，土为木刑，则发谵语，脉弦。至五六日，传经尽，邪热去而谵语当止。若不止，为少阳邪热甚也，刺期门以泻肝胆之气。宜柴胡桂枝栝蒌实、柴胡加龙骨汤。太阳少阳并病，心下硬，颈项强而眩者，当刺大椎、肺俞，慎勿下之。［成］心下痞硬而眩者，少阳也。颈项强者，太阳也。刺大椎、肺俞，以泻太阳之邪。以太阳脉下项夹脊故尔。肝俞以泻少阳之邪，以胆为肝之腑故尔。太阳为在表，少阴为在里，即是半表半里证。前证云：不可发汗，汗则谵语。是发汗攻太阳之邪，少阳之邪益甚，于胃必发谵语。此云慎勿下之。攻少阳之邪，太阳之邪，乘虚入里，必作结胸。经曰：太阳少阳并病而反下之，成结胸。小柴胡加桂亦可。

桂枝去桂加茯苓白术汤方

芍药　生姜　白茯苓　白术各一两半　甘草一两　大枣六枚

上㕮咀。每服五钱，水煎温服，小便利即愈。

心下满痛，小便利者，成结胸。小便不利，为停饮。故加苓、术以行之。

项强，卒口噤，背反张为痉。方论见杂病痉门。

体　痛

体痛乃六经俱有之证，有表有里，有寒有热，有风有湿。如太阳伤寒，荣血不利，身疼者，宜发汗。若汗后，脉沉迟，体痛者，又宜温之。中暍身疼者，白虎汤解之。里寒外热身疼者，先当救里，而后攻表。寒在三阴，则脉沉身疼。风在三阳，则支节烦疼。四逆、柴胡之剂，可不审哉。太阳身痛，但拘急耳。中湿身痛，不可转侧。阴毒身痛，体势沉重，宛如被杖，以此别之。

[太阳]（汗）　发热恶寒，身体痛者，属太阳病，麻黄汤、大青龙汤是也。方论见太阳病发热，下同。（和解）若兼心下支结者，柴胡加桂枝汤。若兼下利清谷，腹胀者，先以四逆温里，后以桂枝发表。若尺脉迟者，血少荣气不足，《活人》先以黄芪建中汤养其血，俟尺脉回，却用柴胡等汤和解之。

黄芪建中汤方

黄芪　桂枝各一钱半　白芍药三钱　甘草一钱

上四味，以水一盅半，姜五片，枣二枚，煎至八分，去滓，入稠饧一大匙，再煎服。旧有微溏或呕者，不用饧。

按：热多寒少，尺脉迟者，荣血不足，黄芪建中汤。夫血不足，而用黄芪者，黄芪味甘，加以甘草，大能生血，此仲景之妙法。盖稼穑作甘，甘能补胃。胃为气血之海，气血所从以生。又《内经》曰：无阳则阴无以生。以甘益胃而生血，旨哉。今人但知参、芪为气药，故表而出之。

发汗后，身体痛，脉沉迟者，**桂枝加芍药生姜人参新加汤**主之。

桂枝　人参各一两半　芍药　生姜各二两　甘草一两　大枣六枚

上㕮咀。每服五钱，水煎温服。

[成]　汗后身痛，邪气未尽也。脉沉迟，荣血不足也。经云：其脉沉者，荣气微也。又云：迟者荣气不足，血少故也。与桂枝汤以解未尽之邪，加芍药、生姜、人参以益不足之血。

[张]　或云：经言表邪盛，脉浮而紧，法当身疼痛，宜以汗解之。况身疼皆系表邪未尽，此又加人参、芍药、生姜以益血何也？予曰：表邪盛则身疼，血虚则身亦疼。其脉浮紧者，邪盛也；其脉沉微者，血虚也。盛者损之则安，虚者益之则愈。仲景凡言发汗后，以外无表证，里无热证，止馀身疼一事而已。若脉稍浮盛，则为表邪未尽解。今言脉沉迟，此血虚而致然也。故加人参、生姜、芍药以益血。

（温）病发热头痛，脉反沉，若不瘥，身痛，当救里，四逆汤。论见发热。

伤寒八九日，风湿相搏，身体疼烦，不能自转侧，不呕不渴，脉浮虚而涩者，桂枝附子汤主之。［成］伤寒与中风家，至七八日再经之时，则邪气多在里，身必不苦疼痛。今日数多，复身体疼烦，不能自转侧者，风湿相搏也。烦者，风也；身疼不能自转侧者，湿也。经曰：风则浮虚。《脉经》曰：脉来涩者，为病寒湿也。不呕不渴，里无邪也。脉得浮虚而涩，身有疼烦，知风湿但在经也。与桂枝附子汤，以散表中风湿。

桂枝附子汤方

桂枝去粗皮，四两　附子三枚，炮，去皮，破八片　生姜三两，切　甘草炙，二两　大枣十二枚，擘

上五味，以水六升，煮取二升，去滓，分温三服。［成］风在表者，散以桂枝、甘草之辛甘，湿在经者，逐以附子之辛热，姜、枣辛甘，行荣卫，通津液，以和表也。

若其人大便硬，小便自利者，去桂枝加白术汤主之。［成］桂发汗走津液。此小便利，大便硬，为津液不足，去桂加术。风湿相搏，骨节烦疼，掣痛不能屈伸，近之则痛剧，汗出短气，小便不利，恶风不欲去衣，或身微肿者，**甘草附子汤**主之。

甘草　白术各一两　桂枝二两　附子一枚，炮

上㕮咀。作四剂，水煎温服。《活人》云：身肿者，加防风一两。悸气小便不利者，加白茯苓一两半。

［阳明］病欲食，小便反不利，大便自调，其人骨节疼，翕翕如有热，奄然发狂，濈然汗出而解者，此水不胜谷气，与汗共并，脉紧则愈。桂枝汤。

［太阴］中风，四肢烦疼，阳微阴涩而长者，为欲愈。

［少阴］病，身痛，手足寒，骨节痛，脉沉者，附子汤。少阴病至四五日，腹痛，小便不利，四肢沉重疼痛，自下利者，有水气，真武汤。

［厥阴］大汗出，热不去，内拘急，四肢疼，又下利，厥逆而恶寒者，四逆汤。

身体痛，下利。方论见下利条。身体痛，吐利，为霍乱。方论见吐利条。身体痛，手足寒，若脉沉，但欲寐者，附子汤。方论见但欲寐。若大汗出，热不去，内拘急，自利恶寒者，四逆汤。方论见下利。若夏月中暑，脉虚而渴者，白虎加人参汤。方论见中暑。身痛如被杖，面目青，咽痛者，为阴毒，升麻鳖甲去雄黄、蜀椒汤。方论见阴毒。

［垣］　风湿相搏，一身尽痛者，补中益气汤加羌活、防风、升麻、藁本、苍术治之。如病去，勿再服。以诸风药损人元气，而益其病故也。

［海］　神术汤，治风湿恶寒，脉紧无汗。白术汤，治风湿恶风，脉缓有汗。俱见伤寒发热条。

上二术汤治风湿，又当随证加减，其详并见痓条及白术、神术二汤后。

［活］　**杏仁汤**　治风湿，身体疼痛，恶风微肿。

桂枝二两　麻黄去节，汤泡，干　芍药　天门冬去心。各一两　生姜一两半　杏仁二十五枚，去皮尖，炒

上㕮咀，每服五钱，水煎温服。

［垣］　**麻黄复煎汤**　治阴室中汗出，懒语，四肢困倦乏力，走疰疼痛，乃下焦伏火不得伸浮，而躁热汗出，一身疼痛，盖风湿相搏也。以麻黄发汗，渐渐发之，在经者亦宜发汗，况值季春之月，脉缓而迟，尤宜发之，令风湿去而阳气升，困倦乃退，血气俱得生旺也。

麻黄去节，用水五盏先煎，令沸，去上沫，渣再煎，至三盏，方入下药　黄芪各二钱　白术　人参　柴胡根　防风　生地黄各五分　羌活　黄柏各一钱　甘草三分　杏仁三个，去皮尖

上㕮咀，作一服，入麻黄汤，煎至一盏，临卧服，勿饱服。

当归拈痛汤　治湿热为病，身体疼痛。方见杂病身体痛门。

帙之三

阳明病

胃实不大便　自汗　不得卧　潮热　谵语　狂乱　循衣摸床　渴　呕　干呕

［黄］　阳明之为病，胃家实是也。谓之正阳阳明，属下证，轻则大柴胡，重则大小承气，此邪自阳明经传入府者。经曰：阳明病，脉迟，虽汗出不恶寒者，其身必重，短气腹满，有潮热者，此外①欲解，可攻里也。手足濈然汗出者，此是大便已硬也，大承气主之。若汗多，微发热，恶寒者，外未解也，其热不潮，未可与承气汤。若腹满不通者，可与小承气汤，微和胃气，勿令大泄下。谓阳明亦有在经者，未全入腑，犹宜解外。纵有大满，大府不通，亦不过小承气微下之。入胃在经，犹宜两审也。其阳明一证，少有自病，多因太阳传入，兼与太阳阳明合病，用葛根汤者是也。少阳阳明合病，用黄芩芍药汤者是也。自少阳传入阳明，及未合并病者亦然。

阳明经治法，有汗、吐、下、温、和解、刺。

汗：桂枝汤　麻黄汤　五苓散此亦作汗剂　麻黄连轺赤小豆汤

吐：栀子豉汤

下：调胃承气汤　大承气汤　抵当汤　麻仁丸　茵陈蒿汤　小承气汤

温：吴茱萸汤　四逆汤

和解：白虎汤　白虎加人参汤　猪苓汤　小柴胡汤　蜜煎导　猪胆汁　土瓜根　栀子柏皮汤

刺：热入血室刺期门

问曰：病有太阳阳明，有正阳阳明，有少阳阳明，何谓也？答曰：太阳阳明者，脾约是也。经曰：趺阳脉浮而涩，浮则胃气强，涩则小便数，浮涩相搏，大便则难，其脾为约，麻仁丸主之。太阳病三日，发汗不解，蒸蒸发热者，属胃也，调胃承气汤主之。正阳阳明者，胃家实是也。少阳阳明者，发汗利小便已，胃中燥烦热，大便难是也。宜小承气汤微溏之，盖少阳复不可下也。　按：本草大黄酒浸入太阳经，酒洗入阳明经，病之高下，全在酒之多少以引之耳。又按：太阳阳明、正阳阳明，承气汤中俱用酒浸，惟少阳阳明为下经，故小承气汤中不用酒浸也。以此推之，则太阳阳明当用调胃承气汤，盖以调胃承气既附在太阳篇中，而大黄下注曰：酒浸。正阳阳明当用大承气，其大黄注曰：酒洗。少阳阳明当用小承气汤，不惟大黄不用酒浸洗，而少阳禁汗下，故去芒硝之峻剂，而且当少少与之也。书此以驳成氏之误。又须识太阳阳明脾约丸，少阳阳明又可大柴胡也。又有说，在不大便之条。　问曰：何缘得阳明病？答曰：太阳病，发汗，若下，若利小便，此亡津液，胃中干燥，因转属阳明。不更衣，内实，大便难者，此名阳明也。［成］本太

① 外：原脱，据《伤寒论》补。

阳病不解，因发汗，利小便，亡津液，胃中干燥，太阳之邪入府，转属阳明。古人登厕必更衣，不更衣者，通为不大便。不更衣则胃中物不得泄，故为内实。胃无津液，加之蓄热，大便则难，为阳明里实也。　**伤寒脉浮而缓，手足自温者，是系在太阴。太阴者，身当发黄，若小便自利者，不能发黄，至七八日，大便硬者，为阳明病也。**［成］浮为阳邪，缓为脾脉，伤寒脉浮缓，太阴客热。邪在三阳则手足热，邪在太阴则手足温，邪在少阴厥阴则手足寒。今手足自温，是知系在太阴也。太阴土也，为邪蒸之，则色见于外，当发身黄。小便自利者，热不内蓄，不能发黄。至七八日，大便硬者，即太阴之邪入府，转属阳明也。**阳明病，若能食，名中风；不能食，名中寒。**［成］阳明病，以饮食别受风寒者，以胃为水谷之海。风为阳邪，阳气杀谷，故中风者能食。寒为阴邪，阴邪不杀谷，故伤寒者不能食。　**阳明病，但头眩，不恶寒，故能食而咳，其人必咽痛；若不咳者，咽不痛。**按：目眩之眩，其字从目从玄，谓其眼中黑暗也。头眩之眩，当作若药不瞑眩之眩，训之谓眩愦乱也。谓其头岑岑然，愦乱而不宁也。凡书皆当活看，不可拘执。［成］阳明病，身不重痛，但头眩而不恶寒者，阳明中风而风气上攻也。经曰：阳明病，若能食名中风，风邪攻胃，胃气上逆则咳。咽门者，胃之系，咳甚则咽伤，故必咽痛。若胃气不逆则不咳，其咽亦不痛也。胃气主呕，肺气主咳。成氏以胃气上逆则咳，恐非。盖风邪侵肺也，肺虽不为足经。肺主气，风为气类。　**阳明病，不能食，攻其热必哕。所以然者，胃中虚冷故也。以其人本虚，故攻其热必哕。**［成］不能食，胃中本寒，攻其热，复虚其胃，虚寒相搏，故令哕也。经曰：关脉弱，胃气虚，有热不可大攻之。热去则寒起，此之谓也。　**阳明病，脉迟，食难用饱，饱则微烦，头眩，必小便难，此欲作谷疸，虽下之，腹满如故。所以然者，脉迟故也。**［成］阳明病，脉迟则邪方入里，未化为热也。胃中有寒食难用饱，饱则微烦，而头眩者，谷气与寒气相搏也。寒热相搏必小便难。利者不能发黄，言谷热得泄也。小便不利，则谷气酝酿成热，不得泄出，身必发黄。疸，黄也。以其发于谷气之热，故名谷疸。热实者下之则愈。脉迟为寒，故虽下之，只益其寒，腹满亦不减也。经曰：脉迟尚未可攻。　**阳明病欲解时，从申至酉止。**阳明燥金，旺于申酉戌，向旺时，是为欲解。　**伤寒呕多，虽有阳明证，不可攻也。**见呕。　**阳明病，面合赤色，不可攻之，必发热色黄，小便不利也。**［成］合，通也，阳明病，面色通赤者，热在经也。不可下之。下之虚其胃气，耗其津液，经中之热，乘虚入胃，必发热色黄，小便不利也。［张］夫阳明病，理必近于可下，但以面赤，其热犹在经。故云不可攻。若攻之则经中之热，悉入于胃，郁蓄而发黄色。譬如下之太早，成结胸之类。　**阳明病，心下硬满者，不可攻之，攻之利遂不止者死。利止者愈。**阳明病，腹满者，为邪气入腑，可下之。心下硬满，则邪气尚浅，未全入腑，不可便下之。得利止者，为邪气去，正气安，正气安则愈。若因下利不止者，为正气脱而死。尚浅，浅字不如高字。

胃实不大便

大便难　大便硬　燥屎

［成］　**不大便、大便难、大便硬、燥屎，悉属里证，宜下者多矣。然而有表未罢，风湿相搏，尤宜先解表，已而下之可也。如经曰：伤寒不大便六七日，头疼**

有热者，小便清，知不在里，仍在表是也。其证多见于阳明，盖胃土万物所归，无所复传，自太阳少阳传入者，众所共知，而于三阴传入者，鲜或能识。若能熟视其微，则三阴有急下之证多矣，岂非仲景之微意欤。

[胃实有表者先解表]

伤寒兼太阳不大便六七日有汗桂枝，头痛有热者，与承气汤。其小便清者，知不在里，仍在表也，须当发汗。若头痛者，必衄。宜桂枝汤。三时羌活汤。[成]不大便六七日，头痛有热者，故宜当下。若小便清者，知里无热，则不可下。经曰：小便数者，大便必硬，不更衣十日无所苦也。况此不大便六七日，小便清者，不可责邪在里，是仍在表也。与桂枝汤以解外。若头痛不已，为表不罢。郁甚于经。迫血妄行，上为衄也。　[丹]谨按：外证未解，不可下，下为逆。今头痛有热，宜解表，反与承气，正是责其妄下之过也。故下文又言小便清者，知其无里邪，不当行承气。又继之曰：当须发汗。曰：头痛必衄血，宜桂枝汤。反复告戒，论意甚明。而注反直曰：故当宜下。想因六七日不大便尔。虽不大便，他无所苦，候表解然后攻之，正仲景法也。注意似未莹。　阳明病无汗麻黄，脉浮，无汗而喘者，发汗则愈，宜麻黄汤。　阳明病（兼少阳），胁下硬满，大便不利而呕，舌上白胎者，可与小柴胡汤。上焦得通，津液得下，胃气因和，身濈然汗出而解也。阳明病，腹满不大便，舌上胎黄者，为邪热入府。可下。若胁下硬满，虽不大便而呕，舌上白胎者，为邪未入府，在表里之间，与小柴胡汤以和解之。上焦得通，则呕止，津液得下，则胃气因和，汗出而解。　阳明中风，脉弦浮大，而短气，腹都满，胁下及心痛，久按之气不通，鼻干，不得汗，嗜卧，一身及面目悉黄，小便难，有潮热，时时哕，耳前后肿，刺之小差。外不解，病过十日，脉续浮者，与小柴胡汤。脉但浮，无馀证者，与麻黄汤。若不尿，腹满加哕者，不治。[成]脉浮大为阳，风在表也；弦则为阴，风在里也。短气腹满，胁下及心痛，风热壅于腹中而不通也。若寒客于内而痛者，按之则寒气散而痛止，此以风热内壅，故虽久按，而气亦不通。阳明病，鼻干，不得卧，自汗出者，邪在表也。此鼻干，不得汗而嗜卧者，风热内攻，不干表也。一身及面目悉黄，小便难，有潮热，时时哕者，风热攻于胃也。阳明之脉，出大迎，循颊车，上耳过客主人。热胜则肿，此风热在经故耳。前后肿，刺之经气通，肿则小差。如此者，外证罢则可攻。若外证不解，虽过十日，脉续浮者，邪气犹在半表半里，与小柴胡汤。若其脉但浮而不弦，又无诸里证者，是邪但在表也，可与麻黄汤，以发其汗。若不尿，腹满加哕者，关格之疾也，故云不治。《难经》曰：关格者，不得尽其命而死。

[口苦咽干脉浮紧宜和]

阳明中风，口苦咽干，腹满微喘，发热恶寒，脉浮而紧，若下之则腹满、小便难也。发热恶寒，表未解也。而误下之，则亡阴。无阴则阳无以化。故腹满，小便难也。许学士云：宜小柴胡汤。　阳明腹满，脉浮紧，口苦咽干而喘，若发热汗出，不恶寒，反恶热，身重者，忌发汗，忌加烧针，忌下。论见自汗。　阳明病，脉浮而紧者，潮热发作有时，但浮者，必盗汗出。

上胃家实不大便，虽三尺之童，亦知可下也。殊不知仲景之法，虽有胃实证，若表未解，及有半表者，亦先用桂枝、柴胡以解外，然后视虚实消息之也。

[胃实表解无证者忌攻大便硬者导之]

阳明病，自汗出，若发汗，小便自利者，此为津液内竭，虽硬不可攻之。当须自欲大便时，宜用蜜煎导而通之。若土瓜根及入猪胆汁，皆可导之。

蜜煎导法

用蜜七合，入铜器中，微火熬，稍凝似饴状，搅之勿令焦，候可丸，以手捻作挺子，令头锐，大如指，长二寸许，乘热，急作之。纳谷道中，用手急捺住，欲大便时，乃去之。

又猪胆汁方

用大猪胆一个，泻汁，和醋少许，和匀，灌入谷道中，如饭时顷，大便自去。

[便硬无所苦者俟之]

太阳病，寸缓关浮尺弱，其人发热，汗出复恶寒，不呕，但心下痞者，此以医下之也。如其不下者，病人不恶寒而渴，此转属阳明也。小便数者，大便必硬，不更衣十日无所苦也。渴欲饮水，少少与之，但以法救之。渴者，宜五苓散。[成] 太阳病，脉阳浮阴弱，为邪在表。今寸缓关浮尺弱，邪气渐传里，则发热汗出复恶寒者，表未解也。传经之邪入里，里不和者，必呕。此不呕，但心下痞者，医下之早，邪气留于心下也。如其不下者，必渐不恶寒而渴，太阳之邪，转属阳明也。若吐，若下，若发汗后，小便数，大便硬者，当与小承气汤和之。此不因吐下发汗后，小便数，大便硬，若是无满实，虽不更衣，十日无所苦也。候津液进入胃中，小便数少，大便必自出也。渴欲饮水者，少少与之，以润胃气，但审邪气所在以法救之。如渴不止，与五苓散是也。[张] 或问：上条云，小便数者，大便必硬，不更衣十数日无所苦也。当有四五日，六七日不大便者，即为攻之。今言十日不更衣而不用攻伐何也？曰：此非结热，乃津液不足，虽十日不更衣，亦无所苦也。经曰：阳明病，本自汗出，医更重发汗，病已瘥，尚微烦不了了者，此大便必硬故也。以亡津液，胃中干燥，故令大便硬。当问其小便日几行，本小便日三四行，今日再行，故知大便不久出。为小便数少，以津液当还胃中，故知不久大便也。夫不便者，若有潮热谵语可下之证者，然后可以攻之。其不大便而无诸下证者，此津液不足，当须自审，慎勿以日数久而辄为攻下也。　阳明病，本自汗出，医更重发汗，病已差，尚微烦不了了者，此大便必硬故也。以亡津液，大便不久出，今为小便数少，以津液当还入胃中，故知不久必大便也。

[胃实表解有证者随证攻之]

阳明病，潮热，不大便六七日，恐有燥粪，欲知之法，少与小承气汤，转失气者，有燥屎，可攻。若不转失气者，无燥屎，不可攻。方论见潮热。　阳明病，汗出，大便硬而谵语者，宜小承气汤。方见谵语。不大便，腹满者，宜下之。若但绕脐痛者，则为燥屎，宜承气汤。　若心下至小腹满痛者，则为结胸，宜陷胸汤。论见腹痛。　阳明病，不吐不下，心烦者，可与调胃承气汤。[成] 注：吐后心烦，谓之内烦。下后心烦，谓之虚烦。今阳明病，不吐不下心烦，则是胃有郁热也，与调胃承气汤以下郁热。按：阳明一证，分为太阳、正阳、少阳三等，而以调胃、大、小承气下之者，按本草曰：大黄酒浸入太阳经，酒洗入阳明经，浸久于洗，得酒气为多，故能引之于至高之分。若物在山巅，人迹不及，必射以取之也。故仲景以调胃承气收入太阳门，而大黄下注曰酒浸。及详其用本汤，一则曰少少温服；二则曰当和胃气，与调胃承气汤。又详本汤之证，则曰：不吐不下心烦者；又发汗不解，蒸蒸发热；又吐后腹胀满。是太阳阳明去表未远，其病在上，不当攻下，故宜缓剂以调和之也。及至正阳阳明，则皆曰：急下之，与大承气汤。而大承气汤中大黄下注曰：酒洗。是洗轻于浸，微升其走下之性，以治其中也。至少阳阳明则去正阳而逼太阴，其分为下，故小承气汤中大黄不用酒制。少阳不宜下，故又曰：少与。曰：微溏之，勿令大泄下。此仲景之妙法也。东垣不审胃之云者，乃仲景置调胃承气于太阳篇，太阳不宜下，故又称胃以别之，却踵成氏之谬，以小承气治太阳脾约之证，以调胃承气治正阳阳明大承气之证，余故不能无辨。 **小便不利，大便乍难乍易，有微热，喘冒不卧者，宜大承气汤。**论见不得卧。 **伤寒六七日，目中不了了。睛不和，无表里证，大便难，身微热者，此为实也。急下之，宜大承气汤。**［成］诸脉皆属于目。伤寒六七日，邪气入里之时，目中不了了，睛不和者，邪热内甚，上熏于目也。无表里证，大便难者，里实也。身大热者，表热也。身微热者，里热也。《针经》曰：热病目不明，热不已者死。此目中不了了，睛不和，则证近危恶也。须急与大承气汤下之。 **趺阳脉浮而涩，浮则胃气强，涩则小便数，浮涩相搏，大便则难，其脾为约，麻仁丸主之。**［成］趺阳者，脾胃之脉。诊浮为阳，知胃气强；涩为阴，知脾为约。约者，俭约之约，又约束之约。《内经》曰：饮入于胃，游溢精气，上输于脾，脾气散精，上归于肺，通调水道，下输膀胱，水精四布，五经并行，是脾主内胃行其津液者也。今胃强脾弱，约束津液，不得四布，但输膀胱，致小便数，大便难，与脾约丸，通肠润燥。

麻仁丸方

麻子仁二升　芍药半斤　枳实半斤，炒　大黄去皮，一斤　厚朴去粗皮，炙，一尺　杏仁一斤，去皮尖，别熬作脂

上六味为末，炼蜜丸，如桐子大。饮服十丸，日三服，渐加，以知为度。

［成］《内经》曰：脾欲缓，急食甘以缓之。麻子、杏仁之甘，缓脾而润燥。津液不足，以酸收之，芍药之酸，以敛津液。肠燥胃强，以苦泄之，枳实、厚朴、大黄之苦，下燥结而泄胃强也。

阳明证，其人喜忘者，必有蓄血。所以然者，本有久瘀血，故令喜忘，屎虽硬，大便反易去声。其色必黑，宜抵当汤主之。方见蓄血。 **无表里证，下后，脉数不解，消谷易饥，六七日不大便者，有瘀血，宜抵当汤。**

［许］ 有一士人家病二人，皆旬日矣。一则身热无汗，大便不通，小便如涩，神昏而睡。诊其脉长大而实，予用承气下之而愈。一则阳明自汗，大便不通，小便利，津液少，口干燥，其脉亦大而虚，作蜜煎三易之，下燥粪得溏利而解。其家曰：皆阳明不通，何以治之异？予曰：二证虽相似，然自汗，小便利者，不可荡涤五脏，为无津液也。然则伤寒大证相似，两证稍有不同，宜仔细斟酌。正如格局看命，虽年月日时皆同，而贵贱穷通不相侔者，于一时中有浅深，故知不可不谨。

［便初硬后溏］

仲景论中有四证：内有二证不言小便，一证言小便不利，一证言小便少。其二证不言小便者，阳明病，潮热，不大便六七日，与小承气汤。不转失气者，此但初硬，后必溏，不可攻之。此胃中邪热未作实者也。又太阳病下之，心中懊侬而烦，腹满者，初硬后必溏，此虚烦热在上，胃中无燥屎者也。其一证小便不利者。阳明病，中寒不能食，小便不利，手足濈然汗出，此欲作痼瘕，必大便初硬后

溏。所以然者，以胃中水谷不别故也。又一证言小便少者。服承气汤一升，若不大便六七日，小便少者，虽不能食，但初硬后必溏，未定成硬，攻之必溏，须小便利，屎定硬，乃可攻之。是知仲景测大便法，皆以小便见之。如小便清，知不在里。利不止者，利其小便。小便数少，津液当还入胃中，必大便，皆可验者。然小便利，屎定硬。固为可攻，亦有小便自利，大便硬而不可攻者，何哉？阳明病，自汗或发汗，小便自利，此为津液内竭，虽硬不可攻之。当须自欲大便，宜蜜煎导。盖非里实，故不可攻也。太阳病又一证云：若吐，若下，若发汗，微烦，小便数，大便硬，与小承气汤和之。此两证，汗后大便硬，小便利皆同，而治法不同者，后证为有传邪，故微烦，又因发汗吐下后，小便数，内亡津液，大便硬，是热邪入里，故以小承气利之。至若前证小便自利，以无传邪，故无烦证，大便虽硬，不得为里热，但肠头干燥，止可用蜜导也。读仲景书者，宜详究焉。

不得卧

不得眠，阴阳皆有之。正病于不得眠者，阳明也。若少阴当病于欲寐，今乃不得眠，缘阳气入少阴经，非少阴正病也。有因汗下而然者，有不因汗下而然者，有因火逆而然者，治见本条。但不得眠，皆为热证。其有太阳汗下之后，昼日烦躁不得眠一证，虽用干姜附子汤，盖复其汗下所亡之阳，非治其所感之寒病也。不得眠为常证，然少阴脉沉细，自利，烦躁不得眠者死。伤寒发热，下利厥逆，烦躁不得卧者，亦死。俱为正气弱，阳不能复故也。《活人》云：汗为心之液。汗多则神昏，故不眠。大热则神不清，故不眠。大下则动血，心主血，故不眠。瘥后热气未散，阴气未复，故不眠。

［**太阳**］病二三日，不得卧，但欲起，心下必结，脉微弱者，此有寒分也。桂枝加厚朴杏子汤。　伤寒脉浮，以火劫之，惊狂起卧不得安者，桂枝去芍药加蜀漆龙骨牡蛎救逆汤。　下后复发汗，昼日烦躁不得眠，夜而安静，不呕不渴，无表证，脉沉微，身无大热，干姜附子汤。　衄家不可汗，汗则额上陷，脉急紧，直视不眴，不得眠。黄芩芍药汤。　伤寒下后，心烦腹满，卧起不安者，栀子厚朴汤。　发汗吐下后，虚烦不得眠，反复颠倒，心中懊憹，栀子豉汤。太阳病发汗后，胃中干燥，不得眠，欲饮水者，少与之则愈。

［**阳明**］身热目疼，鼻干，不得卧，尺寸脉俱长者，阳明受病也。病人小便不利，大便乍难乍易，时有微热，喘冒不能卧者，有燥屎也，宜大承气汤。　阳明病，脉浮而紧，咽燥口苦，腹满而喘，发热汗出，不恶寒，反恶热，身重，若加烧针，必怵惕烦躁不得眠，栀子豉汤。

［**少阴**］病，欲寐。二三日后，心烦不得卧者，黄连阿胶汤主之。

黄连阿胶汤方

黄连四两　黄芩二两　芍药二两　阿胶三两　鸡子黄二枚

上五味，以水五升，先煮三物，取二升，去滓，纳胶，烊尽小冷，纳鸡子黄，搅令相得，温服七合，日三服。

［成］阳有馀，以苦除之，黄连、黄芩之苦以除热。阴不足，以甘补之，鸡子黄、阿胶之甘以补血。酸，收也，泄也。芍药之酸，收阴气而泄邪热也。然服鸡子黄，其病有不愈者，今议加当归、人参、茯苓、白术各等分，与前药四味，服之立效。

少阴病，下利，欲寐，六七日后，咳

而呕渴，心烦不得眠者，宜猪苓汤。论见下利。　少阴病，但欲寐，脉沉细，不烦，欲吐，至五六日，自利，复烦躁不得寐者死。发热，下利，厥逆，烦躁不得卧者死。

［吴］　太阳脉浮数，身疼无汗，烦躁不眠者，宜汗之则愈。阳明标热，头额痛，目疼，身热，鼻干，不得卧，脉长者，宜葛根解肌汤汗之。若自汗，脉洪数，表里俱热，烦渴舌燥，饮水者，白虎加人参汤主之。若蒸蒸发热，大便秘硬者，调胃承气汤下之。外有伤寒已解，或因食复剧，烦闷干呕，口燥呻吟，错语不得眠者，黄连解毒汤主之。若表里大热，舌燥，饮水者，人参白虎汤合解毒汤主之。凡少阳发热，口苦心烦，不得眠，脉弦数者，小柴胡加黄连、山栀子之类。若虚弱人，津液不足者，加麦门冬、酸枣仁之类。太阳病，发汗后，不得眠，脉浮数，微热烦渴，小便不利者，五苓散主之。脉数大者，宜人参白虎汤，或竹叶石膏汤，不可用五苓也。凡汗下后，虚烦不得眠者，加味温胆汤、酸枣仁汤、栀子乌梅汤、朱砂安神丸之类选而用之。

附：

酸枣仁汤　治虚烦扰奔气在胸中，不得眠者。

酸枣仁炒　人参　茯苓各一钱半　桂心五分　石膏二分半　知母　甘草各一钱　生姜三片

上作一服，水二盅，煎至一盅，去滓，临卧服。

千金流水汤　治虚烦不得眠。

麦门冬去心　半夏　甘草　黄连　远志　人参　萆薢以上各一钱　茯神　酸枣仁各一钱半　桂心五分　生姜三片　米一合

上用长流水一盅半，先煮水，令蟹目沸，以杓扬万遍，取汤二盅，煎药至一盅，去滓温服。

加味温胆汤　治太阳病后，虚烦不得眠，此胆寒也。

半夏洗　酸枣仁炒。各一钱半　绿枳实　陈皮　甘草各一钱　人参二钱半　茯神二钱　竹茹一个　生姜三片

上用水二盅，煎至一盅，去滓温服。若心烦内热者，倍加黄连、麦门冬。若口燥舌干者，去半夏加麦门冬、五味子、天花粉。若有表热未清，加软苗柴胡。若内虚，大便自利者，去枳实，加白术、茯苓。若内实心烦颠倒者，加山栀仁。

酸枣汤　治吐下后，昼夜不得眠。

酸枣仁炒，二钱半　麦门冬　茯神　当归身各二钱　甘草　知母　川芎各一钱半　干姜三分　生姜三片

上煎法同前。

栀子乌梅汤

栀子　黄芩　甘草　人参　麦门冬各一钱　柴胡二钱　乌梅二枚　生姜三片　竹叶十四片

上煎法同前。

黄连解毒汤　治大热干呕，错语呻吟不得眠。

黄连二钱半　黄芩　黄柏各半两　栀子四个

水二盏半，煎至一盏半，去滓，分二服。

自　汗

附：盗汗　头汗　手足汗　无汗　不得汗

卫气者，护卫皮肤，肥实腠理，禁固津液，不得妄泄。邪气干之，则不能卫固于外，由是津液妄泄，濈濈然润，漐漐然出，不因发散而自汗出也。伤风则发热自汗。中暍则汗出恶风而渴；风湿甚者，则汗多而濡，是风与暑湿为邪，皆令自汗。

惟寒邪伤荣而不伤卫，是以肤腠闭密，汗不出也。始虽无汗，及传入里而为热，则荣卫通，腠理开，亦令汗自出矣。自汗又有表里之别，虚实之异。若汗出恶风，及微恶寒者，皆表未解，宜发散。至于漏不止而恶风，及发汗后，恶寒者，表虚也，宜温之。此皆邪气在表。若汗出不恶风寒者，此表解里病，下之则愈。如阳明发热汗出，此为热越，及阳明发热汗多，急下之者是也。自汗虽常证，或汗出发润如油，如贯珠，着身不流，皆为不治。必手足俱周，遍身悉润，漐漐然，一时汗出，热已身凉，乃为佳兆。

[身热汗出恶寒属表]

病常自汗出者，此为荣气和，荣气和者，外不谐，以卫气不共荣气和谐故尔，以荣行脉中，卫行脉外，复发其汗，荣卫和则愈，宜桂枝汤。风则伤卫，寒则伤荣，卫受风邪而荣不病者，为荣气和也。卫既客邪，则不能与荣气和谐，亦不能卫护皮腠，是以常自汗出。与桂枝汤解散风邪，调和荣卫则愈。馀详见前太阳病条。

兼项强痛者，桂枝加葛根汤。项强。兼骨节烦疼，不得屈伸，小便不利者，甘草附子汤。论见风湿身热条。　若发汗后，遂漏不止，恶风者，桂枝附子汤。论见后条。　汗出而渴者，五苓散。　不渴者，茯苓甘草汤。

《活人》云：伤风自汗，桂枝汤难用，须仔细消息之。假令伤风自汗，若脉浮而弱，设当行桂枝，服汤后，无桂枝脉息证候而烦者，即不可再服也。若伤风自汗出，而小便数者，切不可与桂枝也。又太阳病，自汗，四肢拘急，难以屈伸，若小便难者，可桂枝汤内加附子服之。若小便数者，慎不可与桂枝附子汤，宜服芍药甘草汤。若误行桂枝附子攻表，便咽干烦躁，厥逆呕吐，作甘草干姜汤与之，以复其阳。若厥愈足温，更作芍药甘草汤与之，其脚即伸。

[赵]　有发汗漏风小便难，与自汗小便数，二证相近似温，仲景亦恐后人误认，故重出一章问答以明之。前一证云：太阳病，发汗，遂漏不止，其人恶风，小便难，四肢微急，难以屈伸，桂枝附子汤主之。盖是因邪发汗，遂漏不止，乃服汗药太过，非自汗也。恶风者，馀邪未尽也。小便难，四肢急，为亡津液，筋失所养也。乃汗多亡阳，外虚经气，病带表邪，不在里也。故宜附子温经，桂枝解表，芍药益血舒筋也。此又一证云：盖是脉浮为虚也。汗自出，微恶寒者，阳虚无以卫外也。小便数，为下焦虚寒，不能制水也。心烦，为阴虚血少也。脚挛急，乃血为汗夺，筋无以润养也。此初得病，便自表里俱虚，外无阳证，病不在表，固不得与桂枝同法。设若误用桂枝攻表，重发其汗，是虚虚也。固得之便厥，咽干烦躁吐逆。厥为亡阳，不能与阴相顺接，咽干为津液寡，烦躁吐逆为寒格而上也。故宜干姜以温里复阳，甘草、芍药益其汗夺之血，然后可以复阴阳不足之气。得脚伸后，或谵语者，由自汗小便数，胃家先自津液干少，又服干姜性燥之药，以致阳明内结，谵语。虽然非邪实大满，故但用调胃承气以调之，仍少与之也。原其芍药甘草汤，乃是厥愈足温后，专治两胫挛急之药，非正治脉浮、自汗出、小便数之药也。今《活人书》却云：芍药甘草汤主脉浮、自汗出、小便数者何也？又云：通治误服桂枝汤后，病证仍存者。愚不知病证何似可用如上仲景药法，盖尝复玩味而䌷绎焉。自常人观之，岂不曰自汗小便数证，又无自利，遽用干姜温之，因而以致结燥谵语，后却用芒硝、大黄寒药，以解其热，似若失次。病家遇此，必咎医者，

以为误用干姜热燥之失，后药解先之差矣。殊不知仲景之意，不患乎干姜之热燥，惟患乎正气之虚。正气之长，邪气之所由消也。且自汗、小便数等证，为表里俱虚，治法必先复其阴阳不足之正气，然非干姜、芍药、甘草不可。至于正气阴阳已复，而内有所主，则虽胃燥谵语，不过大便内结，大黄、芒硝润滑而去之，而正气内强，不至下脱结燥而正气安矣。以上用药次第，先热复寒，先补后泻，似逆而实顺，非仲景之妙，孰能至是哉！后之学者，可不以此推广而应变，又何暇辩病家之谬谤也耶！

若夏月中暑，自汗身热，恶寒，脉微弱，口渴足冷者，白虎加人参汤主之。治法详见杂病中暑门。

［身热汗出不恶寒属里为阳明本证］

问曰：阳明外证云何？答曰：身热汗自出，不恶寒，反恶热也。大承气汤。问曰：病有得之一日，不发热而恶寒何也？答曰：虽得之一日，恶寒将自罢，即自汗出而恶热也。问曰：恶寒何故自罢？答曰：阳明居中土也，万物所归，无所复传，始虽恶寒，二日自止，此为阳明病也。伤寒转属阳明者，其人濈然微汗出也。中风则有汗，伤寒无汗，唯入阳明乃有汗。故经曰：阳明病，法多汗。

［兼便硬谵语者下之］

汗出身热，不恶寒，便硬，谵语者，宜承气汤。论见谵语。　阳明病，发热汗多者，急下之，宜大承气汤。

［许］　有人患伤寒，目痛鼻干，不得卧，大便不通，尺寸脉俱大，已数日。一夕汗出，予谓速以大柴胡汤下之。医骇曰：阳明自汗，津液已涸，法当用蜜煎，何须苦用下药。予谓曰：子虽知蜜煎为稳当，还用大柴胡汤，此仲景不传之妙，公安能知之。予力争，竟投大柴胡汤，二帖愈。仲景论阳明之病多汗者，急下之。人多谓已是自汗，若又下之，岂不表里俱虚。又如论少阴云：少阴病，一二日，口干燥者，急下之。人多谓病发于阴，得之日浅，但见干燥，若更下之，岂不阴气愈甚。举此二端，则其可疑者不可胜数。此仲景之书，世人罕能读也。予谓：仲景称急下之者，亦犹急当救表，急当救里之说，凡称急者有三处[①]，谓才觉汗多[②]，未至津液干燥，便速下之，则为精捷，免致用蜜煎也。若胸中识得了了，自无可疑。若未能了，误用之，反不若蜜煎之为稳也。

［兼脉浮紧口苦者忌汗下针宜和解］

阳明，脉浮而紧，咽燥口苦，腹满而喘，发热汗出，不恶寒，反恶热，身重。若发汗则心愦愦，反谵语。若加烧针，必怵惕烦躁不得眠。若下则胃中空虚，客气动膈，心中懊憹，舌上苔者，栀子豉汤主之。若渴欲饮水，口干舌燥者，白虎加人参汤主之。若脉浮发热，渴欲饮水，小便不利者，猪苓汤主之。注云：脉浮发热，口苦者，邪在表。脉紧自汗，腹满不恶寒者，邪在里。此表里俱有邪，宜和解。

［兼小便不利者分欲食不欲食］

阳明欲食，小便反不利，大便自调，其人骨节疼，翕翕如有热状，奄然发狂，濈然汗出而解，此水不胜谷气，与汗共并，脉紧则愈。桂枝汤、羌活汤之类。阳明病，若中寒，不能食，小便不利，手足濈然汗出，此欲作痼瘕，必大便初硬后溏，以胃中冷，水谷不别故也。厚朴生姜半夏甘草人参汤、吴茱萸汤、理中汤之类。

［兼心下痞］

① 处：原作“变”，据《普济本事方》改。
② 多：原脱，据《普济本事方》补。

汗出，心下痞满，有二证：其痞按之濡软不痛，而恶寒者，宜附子泻心汤。其痞按之硬，引胁痛，而身体不恶寒者，宜十枣汤。方论见痞门。

［兼下利］

汗出下利，热不去，厥逆恶寒者，四逆汤。　下利清谷者，通脉四逆汤。　汗出，下利，有微热者，其脉数，自愈，脉紧未愈。　六七日后，发热而利，其人汗出不止者死。俱见下利。

［兼吐利］

脉紧，反汗出，而咽痛吐利者，少阴病亡阳。　吐利汗出，手足厥冷，脉微欲绝者，四逆汤。　吐利止，汗出而厥，脉微欲绝者，通脉四逆加猪胆汁汤。俱见吐利。

［海］　太阳自汗，桂枝汤。　阳明自汗，白虎汤。　少阴自汗，四逆汤。阳明证，身热目痛，鼻干，不得卧，不恶寒而自汗，或恶热而尺寸俱浮者，白虎汤主之。伤寒，尺寸脉俱长，自汗大出，身表如冰石，脉传至于里，细而小，及疟疾但寒不热，其人动作如故，此阳明传入少阴，戊合癸，即夫传妇也。白虎加桂枝主之。然脉虽细小，当以迟疾别之，此证脉疾而非迟，故用此法。白虎加桂枝汤方见杂病疟门。如中暑自汗，微恶寒者，亦宜服之。

［活］　伤寒应发汗，而动气在左，不可发汗。发汗则头眩汗出，筋惕肉瞤，此为逆，难治。先服防风白术牡蛎散，次服建中汤。

防风白术牡蛎散　治发汗多，头眩汗出，筋惕肉瞤。

防风　牡蛎炒成粉　白术各等分

上为细末。每服二钱，以酒调下，米饮亦得，日二三服。汗止后，服小建中汤。

［集］　伤寒汗多不止：内庭泻　合谷泻　复溜泻

［似阳明外证］

太阳病，吐后，汗出不恶寒，发热，关上脉细数，曰小逆。吐后似阳明而关脉细。　太阳病，发热汗出，不恶寒者，为柔痓。柔痓似阳明而身反张。　发汗已，身灼热者，名风温。风温为病，脉浮，汗出，身重多眠。

［汗吐下后自汗］

二阳并病，太阳初得病时，发其汗，汗先出不彻，因转属阳明，续自微汗出，不恶寒。若太阳证不罢者，不可下。下之为逆。如此可小发汗。设面色缘缘正赤者，阳气怫郁在表，当解之、薰之；若发汗不彻，不足言，阳气怫郁不得越，当汗不汗，其人躁烦，不知痛处，乍在腹中，乍在四肢，按之不可得，其人短气但坐，以汗出不彻故也。更发汗则愈，何以知汗出不彻，以脉涩故知也。［成］太阳病未解，传并入阳明，而太阳证未罢者，名曰并病。续自微汗出，不恶寒者，为太阳证罢，阳明证具也，法当下之。若太阳证未罢者，为表未解，则不可下，当小发其汗，先解表也。阳明之脉循面，面色缘缘正赤者，阳气怫郁在表也。当解之薰之，以取其汗。若发汗不彻者，不足言，阳气怫郁，止是当汗不汗，阳气不得越散，邪无从出，壅甚于经，故躁烦也。邪循经行则痛无常处，或在腹中，或在四肢，按之不可得而短气，但责以汗出不彻，更发汗则愈。《内经》曰：诸过者切之，涩者阳气有余，为身热无汗，是以脉涩，知阳气壅郁而汗出不彻。凡经文言或、言若、言设、言假令者，皆更端之词，即成氏所谓或为之证也。不彻，不足言，正与可小字相反。因太阳故当汗，因并阳明，故当小发。先字最有次第，仲景之枢机也。下后不可更行桂枝汤，若汗出而喘，无大热者，与麻黄杏仁甘草石膏汤。　发汗后，不可更行桂枝汤。汗出而喘，无大热者，麻黄杏仁甘草石膏汤。　服桂枝大汗出，脉洪大者，仍与桂枝。若形如疟，日再发者，汗出必解，桂枝二麻黄一汤。　太阳病，发汗后，大汗出，胃中干燥，不得眠，欲饮水者，少少与之，胃和则愈。若脉浮，小便不利，微热，消渴者，五苓散。　伤寒五六日，呕而发热，柴胡证具，而以他药下之，柴胡证仍在者，复与柴胡汤。虽下之，不为逆，必蒸蒸而振，发热汗出而解。　太阳病，桂枝证，医反下之，利遂不止，脉促者，表未解也。喘而汗出者，葛根黄连黄芩汤主之。［成］经言不宜下而便攻之，内虚热入，挟热遂利。桂枝证者，邪在表也。而反下之，虚其肠胃，为热所乘，遂利不止。邪在表则见阳脉，邪在里则见阴脉。下利脉微迟，邪在里也，促为阳盛，虽下利而脉促者，知表未解也。病有汗出而喘者，为自汗而喘也，即邪气外甚所致。喘而汗出者，为因喘汗出也，即里热气逆所致，与葛根黄连黄芩汤，以散表邪，除里热。清肌脉促，有此证者，宜用此方。厥阴证脉促，手足厥，即以当归四逆汤[①]加吴茱萸主之。　脉浮数者，法当汗出而愈。若下之，身重心悸者，不可发汗，当自汗出乃解。所以然者，尺中脉微，此里虚，须表里实，津液自和，便自汗出愈。［成］经云：诸脉浮数，当发热而淅洒恶寒，言邪气在表也。是当汗出愈。若下之，身重心悸者，损其津液，虚其胃气。若身重心悸而尺脉实者，则下后里虚，邪气乘虚传里也。今尺脉微，身重心悸者，知下后里虚，津液不足，邪气不传里，但在表也。然以津液不足，则不可发汗，须里气实，津液足，便自汗出而愈。宜麻黄汤、桂枝加白术茯苓甘草汤。下后，桂枝加芍药汤。　太阳病，当恶寒发热，今自汗出，不恶寒，发热，关上脉细数者，以医吐之过也。详发热。　太阳病，寸缓关浮尺弱，其人发热，汗出恶寒，不呕，但心下痞者，此以医下之也。如不因下，病人不恶寒而渴者，此转属阳明，渴欲饮水，少少与之，宜五苓散。　伤寒大吐、大下之，极虚，复极汗出者，以其人外气怫郁，复与之水，以发其汗，因得哕。所以然者，胃中寒冷故也。详哕。

［亡阳］

伤寒脉浮，医以迫劫之，亡阳必惊狂，起卧不安者，桂枝去芍药加蜀漆牡蛎龙骨救逆汤主之。　太阳病，发汗，遂漏不止，其人恶风，小便难，四肢微急，难以屈伸者，桂枝加附子汤主之。　发汗多，若重发汗，亡其阳，谵语，脉短者死，脉自和者不死。亡阳胃燥，谵语者，脉短，津液已绝，不可复治。脉自和，为正气未衰，而犹可生也。宜小柴胡加桂。

脉阳微而汗出少者，为自和也。汗出多者，为太过。阳脉实，因发其汗，出多者，亦为太过。太过为阳绝于里，亡津夜，大便因硬也。少阴病，脉微，不可发汗，亡阳故也。阳已虚，尺脉弱涩者，复不可下之。脉微，为亡阳表虚，不可发汗；脉弱涩，为亡阴里虚，复不可下，宜桂枝芍药、炙甘草汤、四逆汤。　病人脉阴阳俱紧，反汗出者，亡阳也。此属少阴，法当咽痛而复吐利。或用桂枝加干姜汤、四逆汤。

［盗汗］

盗汗者，谓睡而汗出也。方其睡熟，凑凑然出，觉则止而不复出矣。睡则胃气行里，表中阳气不致，故津液得泄。觉则

① 汤：原作“阳”，据石经堂本改。

气行于表而汗止矣。杂病盗汗，责其阴虚。伤寒盗汗，由邪气在半表半里使然也。若邪气在表，则又谓之自汗矣。经曰：微盗汗出，反恶寒者，表未解也。又阳明当作里实而脉浮者，云必盗汗，是犹有表邪也。又三阳合病，目合则汗，是知盗汗邪在表里之间，而悉属和解明矣。非若自汗，有表里虚实之别也。　太阳病，脉浮动数。头痛发热，微盗汗出，反恶寒者，表未解也。详见结胸。　阳明病，脉浮而紧，必潮热发作有时。但浮者，必盗汗出。《活人》云：脉浮盗汗，黄芩汤或柴胡姜桂汤、桂枝茯苓白术汤。　三阳合病，脉浮大，上关上，但欲眠睡，目合则汗。［成］关脉以候少阳之气。太阳之脉浮，阳明之脉大，脉浮上关上，知三阳合病。胆热则睡。少阴病但欲眠睡，目合则汗出，以阴不得有汗。但欲眠睡，目合则汗，知三阳合病，胆有热也，小柴胡汤、泻心汤。［张］或谓此证俱属少阳篇中，亦可用小柴胡否？答曰：可用。夫三阳合病，其邪发见于脉也。浮者太阳也，大者阳明也。上关上者，少阳也。但欲眠睡，目合则汗，此胆有热。脉证相符，故出于少阳篇下。盖浮脉无证不可汗，大脉无证不可下，浮大之脉俱上关，知三阳合病而热在胆也。然胆居在半表半里，用小柴胡亦当。

［头汗］

头乃诸阳之会，热蒸于阳，故但头汗出也。三阴无头汗，其经不上头故也。遍身有汗，谓之热越，但头汗出而身无汗者，热不得越而上达也。如瘀热在里，身必发黄，及热入血室，与其虚烦，或阳明被火，及水结胸数者，皆但头汗出，俱是热不得越。故或吐、或下，以除其热也。且邪但在表，则无头汗之证必也。寒湿相搏，与邪在半表半里，乃有头汗也。如伤寒五六日，已发汗而复下之，胸胁满，微结，小便不利，渴而不呕，但头汗出，往来寒热，心烦。及伤寒五六目，头汗，微恶寒，手足冷，心下满，口不欲食，大便硬，脉细者，此皆邪在表里两间，令头汗出也。湿家但头汗出，欲得被覆向火者，寒湿相搏，故头汗也。此皆不得谓之逆。然小便不利而成关格，若头汗者，阳脱也。经云：关格不通，不得尿，头无汗者生，有汗者死。又湿家下后，头额汗出而微喘者，亦阳脱也。经云：湿家下之，额上汗出，小便不利者死；下利不止者亦死。二者乃头汗之逆。

［太阳］伤寒十馀日，热结在里，复往来寒热，大柴胡汤。但结胸，无大热者，此水结胸，但头微汗者，大陷胸汤。　伤寒五六日，已汗复下，胸胁满，微结，小便不利，渴而不呕，但头汗出，往来寒热，心烦者，此为未解也，柴胡桂枝干姜汤。　太阳病，中风，以火劫发汗，邪风被火热，血气流溢，失其常度，两阳相熏灼，其身发黄，阳盛则欲衄，阴虚①则小便难，阴阳俱虚竭，则身体枯燥，但头汗出，剂颈而还，腹满微喘，口干咽烂，或不大便，久则谵语，甚者至哕，手足躁扰，捻衣摸床。小便利者，其人可治。［成］风为阳邪，因火热之气，则邪气愈甚，迫于血气，使血气流溢，失其常度。风与火气，谓之两阳，两阳相熏灼，热发于外，必发身黄。若热搏于经络，为阳盛外热，迫血上行，必衄。热搏于内者，为阴虚内热，必小便难。若热消血气，血气少，为阴阳俱虚，血气虚少，不能荣于身体，为之枯燥。三阳经络至颈，三阴经络至胸中而还，但头汗，剂颈而还者，热气炎上，搏阳而不搏于阴也。《内

① 虚：原作“盛”，据《伤寒论》改。

经》曰：诸腹胀大，皆属于热。腹满微喘者，热气内郁也。《内经》曰：火气内发，上为口干咽烂者，火热上熏也。热气上而不下者，则大便不硬，若热气下入胃，消耗津液，则大便硬。故云或不大便，久则胃中燥热，必发谵语。《内经》曰：病深者，其声哕。火气太甚，正气逆乱则哕。又曰：四肢者，诸阳之本也。阳盛则四肢实，火热太甚，故手足躁扰，捻衣摸床。扰，乱也。小便利者，为火未剧，津液未竭而犹可治也。宜黄芩栀子柏皮汤。衄，黄芩汤。小便难，五苓散。小便利，津液未竭。其不利者，上干下竭，故名不治。大柴胡汤、承气汤。　太阳病，脉浮动数，头痛发热，微盗汗出，而反恶寒者，表未解也。医反下之，动数变迟，阳气内陷，心中因硬，则为结胸。若不结胸，但头汗出，馀处无汗，剂颈而还，小便不利，身必发黄。［赵］头汗出有数种，如发黄头汗出者，热不得越而上泄也。背强恶寒，头汗出者，寒湿客搏经络也。下血谵语，头汗出者，热入血室。虚烦懊憹，头汗出者，邪客胸中，熏发于上也。水结胸，头汗出者，水气停蓄，不得外行也。阳微结，与往来寒热，头汗出者，邪在半表半里也。发黄鼻衄，小便难，头汗出者，邪风火热，薰灼上炎也。此数者，皆为邪风所干而然。今《活人书》却称病人表实里虚，玄府不开，五内干枯，胞中空虚，津液寡所致。于上数证，皆非也。外有二证，又为头汗出之逆。经云：关格不通，不得尿，头无汗者生，有汗者死。又湿家下之，额上汗出微喘，小便利者死。下利不止者亦死。以阳气上脱故也。《活人书》此问不言，何以为可治不可治之别。

［阳明］病，发热汗出，此为热越，不能发黄也。但头汗出，身无汗，剂颈而还，小便不利，渴引水浆，此为瘀热在里，身必发黄，茵陈汤主之。或用茵陈五苓散。　三阳合病，腹满身重，难以转侧，口不仁而面垢，谵语遗尿，发汗则谵语，下之则额上生汗，手足逆冷。若自汗出者，白虎汤。　阳明病，被火，额上微汗出，小便不利，必发黄。［成］阳明病则为内热，被火则火热相合而甚，若遍身汗出而小便利者，热得泄越，不能发黄。今额上微汗出而小便不利，则热不得越，郁蒸于胃，必发黄也。茵陈五苓散、栀子柏皮汤。　阳明病，下之，其外有热，手足温者，不结胸，心中懊憹，饥不能食，但头汗出，栀子豉汤。　阳明病，下血谵语者，此为热入血室，但头汗出者，刺期门，随其实而泻之，濈濈然汗出而愈。［成］阳明病，热入血室，迫血下行，使下血谵语。阳明病，法多汗，以夺血者无汗。故但头汗出也。刺期门以散血室之热，随其实而泻之，以除阳明之邪，热散邪除，则荣卫得通，津液得复，濈然汗出而解。　伤寒五六日，头汗出，微恶寒，手足冷，心下满，口不欲食，大便硬，脉细者，此为阳微结，必有表复有里也。脉沉，亦在里也。头汗出为阳微。假令纯阴结，不得复有外证，悉入在里。此为半在里半在外也。脉虽沉紧，不得为少阴病。所以然者，阴不得有汗。今头汗出，故知非少阴也。可与小柴胡汤。若不了了者，得屎而解。［成］伤寒五六日，邪当传里之时，头汗出，微恶寒者，表仍未解也。手足冷，心下满，口不欲食，大便硬，脉细者，邪结于里也。大便硬为阳结，此邪热虽传于里，然以外带表邪，则热结犹浅，故曰阳微结。脉沉虽为在里，若纯阴结，则更无头汗、恶寒之表证。诸阴脉，皆至颈胸中而还，不上循头。今头汗出，知非少阴也。与小柴胡汤，以除半

表半里之邪。服汤已，外证罢而不了了者，为里热未除，与汤取其微利则愈。故云得屎而解。

［孙］　凡水结胸胁间，头必有汗，治以半夏茯苓汤。

［活］　病人表实里虚，玄府不开，则阳气上出，汗见于头。凡头汗出者，五脏干枯，胞中空虚，津液少也，慎不可下。下之谓重虚。

［海］　头汗出，剂颈而还，血证也。额上偏多者，属心部，为血证也。独益中州脾土，以血药治之，其法无以加矣。

［手足汗］

胃主四肢，为津液之主，故病则手足汗出也。手足汗出，为热聚于胃，是津液之旁达也。经曰：手足濈然汗出，大便已硬。又曰：手足濈然汗出，大便难而谵语，二者俱宜下之。又阳明中寒，不能食，小便不利，手足濈然汗出，此欲作痼瘕，不下为宜。二者俱手足汗出，一则大便初硬后溏，胃中冷，水谷不别，故不可下。一则大便难，谵语，为阳明证具，故宜下也。　二阳并病，太阳证罢，但发潮热，手足漐漐汗出，大便难而谵语，下之则愈，大承气汤。　阳明病，脉迟，虽汗出不恶寒，身重短气，腹满而喘，潮热者，此外欲解，可攻里也。手足濈然而汗出，此大便已硬也，大承气汤主之。详潮热。　阳明病，若中寒不能食，小便不利，手足濈然汗出，此欲作痼瘕，必大便初硬后溏，以胃中冷，水谷不别故也。厚朴生姜半夏甘草人参汤、吴茱萸汤、理①中汤。

［无汗］

有数种：寒邪在表而无汗者，邪气行于里而无汗者，水饮内蓄而无汗者，阳虚无汗者。经谓太阳病，无汗而喘；及脉浮紧，无汗发热；及不出汗而烦躁。阳明病，反无汗而小便利；二三日，呕而咳，手足厥，若头痛及鼻干不得汗；脉浮，无汗而喘；与其刚痉无汗。是数者，皆寒邪在表而无汗者也。经谓阳明病，无汗，小便不利，心中懊侬，身必发黄；及伤寒发热无汗，渴欲饮水，无表证者，白虎加人参汤；与夫三阴为病，不得有汗。惟少阴亡阳一证有得汗，是转属少阴者也。是数者，皆邪行于里而无汗者也。其水饮内蓄无汗者，经谓服桂枝汤，或下之，仍头痛项强，翕翕发热，无汗，心满微痛，小便不利，桂枝去桂加茯苓、白术是也。其阳虚无汗者，经谓脉浮而迟，迟为无阳，不能作汗，其身必痒是也。

太阳发热恶寒，身疼无汗而喘，麻黄汤证。发热恶寒，身疼，不汗出而烦躁，大青龙汤证。服桂枝，或下之，仍头项强痛，发热无汗，心满微痛，小便不利，桂枝去桂加茯苓白术汤证。项背强几几，无汗恶风，葛根汤证。阳明脉浮，无汗而喘，麻黄汤证。以上俱前见。

伤寒脉浮，发热无汗，其表不解，不可与白虎汤。渴欲饮水，无表证者，白虎加人参汤。阳明病，法多汗，反无汗，身如虫行皮中状者，久虚故也。胃为津液之主，病人久虚，津液竭，不能为汗。胃主肌肉，实则为痛，虚则为痒，宜用黄芪建中汤，得津液既和而阳明证仍在，以小柴胡汤徐解之。阳明病，反无汗而小便利，二三日，呕而咳，手足厥者，必苦头痛；若不咳不呕，手足不厥者，头不痛。阳明病，无汗，小便不利，心中懊侬者，必发黄。［成］阳明病，无汗而小便不利，热蕴于内而不得越，心中懊侬者，热气郁蒸，欲发于外而为黄也。宜茵陈五苓散、桂枝柏皮汤。

---

①　理：原脱，据石经堂本补。

少阴病，但厥无汗，强发之，必动其血，或从口鼻，或从目出，名下厥上竭，为难治。［成］但厥无汗，热行于里也。而强发汗，虚其经络，热乘经虚，迫血妄行，从虚而出，或从口鼻，或从目出。诸厥者，皆属于下。但厥，为下厥。血亡于上，为上竭。伤气损血，邪甚正虚，故为难治也。

［不得汗］

太阳病，以火熏之，不得汗，其人必躁，到经[①] 不解，必清血，名为火邪。［成］此火邪迫血而血下行也。太阳病，用火熏之，不得汗则热无从出，阴虚被火，必发躁也。六日传经尽，至七日，再到太阳经，则热气当解。若不解，热气迫血下行，必清血，清，厕也。柏皮汤、犀角地黄汤。　太阳病八九日，如疟状，发热恶寒，热多寒少，其人不呕，清便欲自可，一日二三度发，脉微缓者，为欲愈。脉微，恶寒者，此阴阳俱虚，不可更汗、吐、下也。面色反有热色者，以不得小汗出，身必痒。宜桂麻各半汤。　太阳病，二日反躁，凡熨其背而大汗出，大热入胃，胃中水竭，躁烦必发谵语。十馀日，振栗自下利者，为欲解。从腰已下不得汗，欲小便不得，反呕，欲失溲，足下恶风，大便硬，小便当数反不数，及不[②]多，大便已，头卓然痛，足心必热，谷气下流故也。或云：汗多先服桂枝汤，后用调胃承气汤，谷气下流，小和之，小承气汤。阳明中风，脉弦浮大而短气，腹满，胁下及心痛，久按之气不通，鼻干不得汗，嗜卧，一身面目悉黄，小便难，有潮热，时时哕者，柴胡汤。但脉浮，无馀证者，麻黄汤。　或当汗而汗之，服汤至三剂而不得汗者，死病也。　或热病脉躁盛而不得汗者，黄帝谓阳脉之极也死。此二者为真病不治。然有当和解之证，汗之而不得汗者和解之，力到汗自出而解矣，慎莫错会作死证也。

潮　热

潮热者，若潮汛之来，不失其时，一日一发，按时而发者，谓之潮热。若日三五发者，是即发热，非潮热也。潮热属阳明，阳明旺于未申。必于日晡时发，乃为潮热。

［太阳］病，重发汗而复下之，不大便五六日，舌上燥而渴，日晡小有潮热，从心下至少腹硬满而痛不可近者，大陷胸汤主之。［成］重发汗而复下之，则内外重亡津液，而热内结，致不大便五六日，舌上燥而渴也。日晡潮热者属胃，此日晡小有潮热，非但在胃，从心下至少腹硬满而痛不可近者，是一腹之中，上下邪气俱甚者也。宜陷胸汤以下其邪。［丹］谨按：太阳病已重发汗，表则虚矣，而复下之，里又虚矣。不大便五六日，可见津液之耗矣。非若前章之未曾发汗而但下之伤于早尔。今虽有硬痛，而可以迅攻之乎？若曰潮热于申酉，系阳明，属调胃承气证。既又曰：小有潮热，犹可疑待之间，将无他法以缓取之乎？潮热，本属阳明也。太阳潮热，惟此一证耳。杂病太阳潮热，则在巳午。更玩一小字，则知邪太阳为多，阳明为少。

［阳明］病，潮热，大便微硬，可与大承气汤，不硬者不与之。若不大便六七日，恐有燥粪，欲知之，可少与小承气汤，入腹中转失气者，此有燥粪，乃可攻之。若不转失气者，此但初头硬，后必溏，不可攻之。攻之必胀满不能食也。欲饮水者，与之则哕。其后发热者，必大便

---

① 经：原脱，据《伤寒论》补。
② 不：原脱，据《伤寒论》补。

复硬而少也。以小承气汤和之。不转失气者，慎不可攻也。　阳明病，脉迟，虽汗出，不恶寒者，其身必重，短气，腹满而喘，有潮热者，此外欲解，可攻里也。手足濈然汗出者，此大便已硬也，大承气汤主之。若汗多微发热，恶寒者，外未解也。其热不潮，未可与承气汤。若腹大满不通者，可与小承气汤微和胃气，勿令大泄下。　阳明病，谵语有潮热，反不能食者，胃中必有燥屎五六枚也。若能食者，但硬尔，宜大承气汤下之。胃热当消谷引食。反不能食者，胃中有燥屎而实也。若能食者，胃中虚热，虽硬不得为有燥屎。玩但字，则末句恐当在若能食者之上。燥屎在大肠而曰胃中者，伤寒传胃不传大肠。治病必求其本，故仲景从本言之。况承气能下燥，大肠同为燥金也。　二阳并病，太阳证罢，但发潮热，手足漐漐汗出，大便难而谵语者，下之则愈，宜大承气汤。［成］本太阳病，并于阳明，名曰并病，太阳证罢，是无表证。但发潮热，是属阳明。一身汗出，为热越，今手足漐漐汗出，是热聚于胃也，必大便难而谵语。经曰：手足濈然而汗出者，必大便已硬也。与大承气汤以下胃中实热。阳明病，谵语发潮热，脉滑而疾者，小承气汤主之。与汤一升，腹中转矢气者，更服一升。不转矢气，勿更与之。明日不大便，脉反微涩者，里虚也，为难治，不可更与承气汤也。［成］阳明病，谵语发潮热，若脉沉实者，内实也。则可下。若脉滑疾，为里热未实，则未可下，先与小承气汤和之。汤入腹中，转失气者，中有燥屎，可更与小承气汤一升以除之。若不转失气者，是无燥屎，不可更与小承气汤。至明日，邪气传时，脉得沉实紧牢之类，是里实也。反得微涩者，里气太虚也。若大便利后，脉微涩者，止为里虚而犹可。此不曾大便，脉反微涩，是正气内衰，为邪胜也，故曰难治。

大承气汤方海藏云：厚朴去痞，枳实泄满，芒硝软坚，大黄泄实，必痞满燥实四证全者，方可用之。

大黄四两，酒洗　厚朴炙，去粗皮，半斤　枳实五枚，炙　芒硝七钱半

上四味，以水一斗，先煮二物，取五升，去滓。内大黄，煮取二升，去滓。内芒硝，更上微火煎一二沸，分温再服。得下，馀勿服。

［成］　承，顺也。伤寒邪入胃者，谓之入府。府之为言聚也。胃为水谷之海，荣卫之原，水谷会聚于胃，变化为荣卫。邪气入胃，胃气郁滞，糟粕秘结，壅而为实，是正气不得舒顺也。本草云：通可去滞，泄可去闭。塞而不利，闭而不通，以汤荡涤，使塞者利，而闭者通，正气得以舒顺，故曰承气也。王冰曰：宜下必以苦，宜补必以酸。溃坚破结，苦寒为主，是以枳实为君。《内经》曰：燥淫于内，治以苦温。泄满除燥，苦温为辅，是以厚朴为臣。《内经》曰：热淫于内，治以咸寒。人伤于寒，则为病热。热气聚于胃，则谓之实。咸寒之物，以消实热，故以芒硝咸寒为佐。《内经》曰：燥淫所胜，以苦下之。热气内胜，则津液消而肠胃燥，苦寒之物，以荡涤其燥热，故以大黄为使。是以大黄有将军之号也。承气汤，下药也，用之尢宜审，如大满大实有燥屎，乃可投也。如非大满，则生寒证，而结胸、痞气之属，由是而生矣。

小承气汤方海藏云：大黄泄实，厚朴去痞，必痞实全者可用。

大黄四两　厚朴炙，去粗皮，二两　枳实三枚大者，炙

已上三味，以水四升，煮取一升二合，去滓，分温二服。初服汤，当更衣。

不尔者，尽饮之。若更衣者，勿再服。

大热结实者，与大承气汤；小热微结者，与小承气汤。热不大甚，故大承气去芒硝；结不至坚，故不减朴、枳也。

［吴］　或问承气汤，仲景有大、小、调胃之名，何也？然伤寒邪热传变入里，谓之入府。府者，聚也。盖邪热与糟粕蕴而为实也。实则潮热、谵语、手心濈濈汗出者，此燥屎所为也。如人壮大热大实者，宜大承气汤下之。小热小实者，与小承气汤下之。又热结不坚满者，故减去厚朴、枳实，加甘草而和缓之。故曰：调胃承气也。若病大而以小承气攻之，则邪气不伏。病小而以大承气攻之，则过伤正气。且不及，还可再攻，过则不能复救，可不谨哉。仲景曰：凡欲行大承气。先与小承气一盅，服之腹中转矢气，乃有燥屎也，可以大承气攻之。若不转矢气，慎不可攻。攻之则腹胀，不能食而难治。又曰：服承气汤得利，慎勿再服。此谆谆告诫也。凡用攻法，必须妙算，料量合宜，则应手而效。若不料量，孟浪攻之，必且杀人。

伤寒，若吐、若下后不解，不大便五六日，上至十馀日，日晡所发潮热，不恶寒，独语如见鬼状，若剧者，发则不识人，循衣摸床，惕而不安，微喘直视，脉弦者生，涩者死。但发热谵语者，大承气汤主之。一服利，止后服。详循衣摸床。阳明病，发潮热，大便溏，小便自利，胸胁满不去者，小柴胡汤主之。阳明为病，胃实是也。今便溏而言阳明病者，谓阳明外证，身热汗出，不恶寒，反恶热之病也。　阳明中风，脉弦浮大，短气，腹满，胁下及心痛，鼻干不得汗，嗜卧，身黄，小便难，时时哕而潮热者，小柴胡加茯苓主之。　伤寒十三日不解，胸胁满而呕，日晡所发潮热，已而微利。此本柴胡证，下之而不得利，今反利者，知医以丸药下之，非其治也。潮热者，实也。先宜小柴胡汤以解外，后以柴胡加芒硝汤主之

柴胡加芒硝汤方

柴胡一两　黄芩　人参　甘草炙　生姜各五钱　半夏汤浸，三个　大刺三枚　芒硝一两

每服五钱，水一盏半，煎至八分，去滓。纳芒硝，更微沸，温服。

阳明病，脉浮而紧，必潮热，发作有时。但浮者，必盗汗出。［成］浮为在经，紧者里实，脉浮紧者，表热里实也。必发潮热，发作有时。若脉但浮而不紧者，止是表热也，必盗汗出。盗汗者，睡而汗出也。阳明病，里热者，自汗；表热者，盗汗。

《活人书》冬月阳明，潮热，脉浮而紧者，发作有时。但脉浮者，必盗汗，黄芩汤主之。方见下利。

谵　语

阳明为病，胃家实是也。胃实则谵语，故谵语宜入阳明门。

［成］谵者，谓呢喃而语也。又作谵，谓妄有所见而言也。斯皆胃中热盛，上乘于心，心为热冒，则神识昏乱而语言谬妄也。轻者睡中呢喃，重者寤亦谬语。经谓谵语、独语、狂语，及语言不休，与言乱者，由其热之有轻重也。谵语错妄，若与人言有次，与独语如见鬼者，热之轻也。狂言无所知识，甚则至于喊叫，与语言不休者，热之甚也。迨夫言乱，乃狂言骂詈，不避亲疏，此为神明已乱，难可复制其猖狂也。谵语之由，又自不同：有火劫，有汗出，有下利，有下血，有燥屎在胃，有三阳合病，有过经，有亡阳等谵语者，俱已条具于后，兹不及赘。诸如此者，脉短则死，脉自和则愈。又身微热，

脉浮大者生，逆冷脉沉不过一日死。或气上逆而喘满，或气下夺而自利，皆为逆也。

[阳明胃实潮热宜下]

阳明病，谵语，发潮热，脉滑而疾者，小承气汤主之。因与承气汤一盏，腹中转矢气者，更服一盏，若不转矢气，勿更与之。明日不大便，脉反微涩者，里虚也，为难治。不可更与承气汤。　阳明病，谵语，有潮热，反不能食者，胃中必有燥屎五六枚。若能食者，但硬尔，宜大承气汤下之。　二阳并病，太阳病罢，但发热，手足漐漐汗出，大便难而谵语者，下之则愈，宜大承气汤。　阳明病其人多汗，以津液外出，胃中燥，大便必硬，硬则谵语，小承气汤主之。若一服谵语止，勿更服。

[胃实汗多宜下]

汗出谵语者，必有燥粪在胃中，此为风也。须下之，必过经乃可下。下之若早，语言必乱，以表虚里实故。下之则愈，宜大承气汤。夫实则谵语，虚则郑声。谵语者，谓乱言无次，数数更端也。郑声者，谓郑重频烦也，只将一句旧言，重叠频言之，终日殷勤，不换他声也。盖神有余，则能机变而乱语，数数更端。神不足，则无机变而只守一声也。　伤寒四五日，脉沉而喘满，沉为在里，而反发其汗，津液越出，大便为难，表虚里实，久则谵语。成氏谓郑声为郑卫之声，非是。前已辩明。

[火后]

形作伤寒，其脉不弦紧而弱，弱者必渴，被火者必谵语，弱者发热脉浮，解之当汗出愈。　太阳病，火劫汗后，身黄，小便难，身体枯燥，头汗，腹满微喘，或不大便，久则谵语。论见头汗。　太阳病二日，反躁，乃熨其背而大汗出，火热入胃，胃中水竭，躁烦，必发谵语。十馀日振栗自下利者，此为欲解。　少阴病，咳，咳而下利，谵语，小便难者，被火气劫汗故也。吐、下、汗、温针后，谵语，柴胡证罢者，此为坏病。知犯何逆，以法治之。详见坏证。

[汗后]

伤寒，脉浮，自汗，小便数，心烦，微恶寒，脚挛急，反与桂枝，欲攻其表，此误也。若胃气不和，谵语者，少与调胃承气汤。方论见厥。　三阳合病，腹满身重，难以转侧，口不仁而面垢，谵语遗尿。发汗则谵语，下之则额上生汗，手足逆冷。若自汗出者，白虎汤主之。论见身重。　伤寒四五日，脉沉而喘满。沉为在里，而反发其汗，津液越出，大便为难，表虚里实，久则谵语，大承气汤。见不大便。　伤寒，脉弦，头痛发热者，属少阳。少阳不可发汗，发汗则谵语，此属胃。胃和则愈，胃不和则烦而悸。见少阳病。　发汗多，亡阳谵语者，不可下。与柴胡桂枝汤，和其荣卫，以通津液。后自愈。　发汗多，又重发汗者，亡其阳，谵语脉短者死。脉自和者不死。　诸逆发汗，病微者瘥，剧者言乱目眩者死。

[下后]

伤寒八九日，下之，胸满烦惊，小便不利，谵语，一身尽痛，不可转侧者，柴胡加龙骨牡蛎汤。方论见惊。

[热入血室]

阳明病，下血谵语者，此为热入血室。但头汗出者，刺期门，随其实泻之，濈然汗出则愈。腹满谵语，脉浮紧者，亦刺期门。太阳少阳并病，发汗则谵语，脉弦，五六日谵语不止者，宜刺期门。　妇人中风，发热恶寒，经水适来，得之七八日，热除脉迟者身凉，胸满如结胸状，谵语[1]者，刺期门。若昼则明了。暮则谵语者，无犯胃气及上二焦，必自愈。《活人》以小柴胡汤主之。论见妇人伤寒。

伤寒十三日不解，过经谵语者，以有热也，当以汤下之。若小便利者，大便当硬，而反下利，脉调和者，知医以丸药下之，非其治也。若自下利者，脉当微厥，今反和者，此为内实也，调胃承气汤主之。［成］伤寒十三日，再传经尽，谓之过经。谵语者，阳明胃热也，当以诸承气汤下之。若小便利者，津液偏渗，大便当硬，反下利者，知医以丸药下之也。下利脉微而厥者，虚寒也。今脉调和，则非虚寒，由肠虚胃热，协热而利也，与调胃承气汤以下胃热。经文内实之实，当作热注。偏渗，偏当作漏。此段有五反一对，热与厥反，汤与丸反，便硬与下利反，脉微与脉和反，药下与自利反，小便与大便硬为一对，读者宜细心详之。

上下利谵语。其曰：脉调和而手足和，小便利者，阳也。故用承气下之，其脉当微厥，及少阴但欲寐，被火气劫汗，谵语，小便难者，阴也，故当用补剂和之。但欲寐、下利、谵语俱见下利少阴条。

［许］　有人病伤寒，下利身热，神昏多困，谵语，不得眠。或者见下利，便以谵语为阴虚证。予曰：此亦小承气证。众骇曰：下利而服小承气，仲景之法乎？予曰：此仲景之法也。仲景云：下利而谵语者，有燥粪也，属小承气汤而得解。予尝读《素问》云：微者逆之，甚者从之。逆者正治，从者反治。从多从少，视其事也。帝曰：何谓反治？岐伯曰：塞因塞用，通因通用。王冰注云：大热内结，注泻不止，热宜寒疗，结复须除，以寒下之，结散利止，则通因通用也。正合于此，又何疑焉。

［活］　大便秘，小便赤，手足温，脉洪数者，必谵语也，谓胃承气汤。谵语不恶寒，反恶热，白虎汤。已得汗，身和谵语者，柴胡桂枝汤。火迫而致谵语，亦白虎汤。

［海］　治老幼及虚人伤寒五六日，昏冒言妄，小便或淋或涩，起卧无度，或烦而不得眠，并宜白虎汤加山栀一钱。

［斗］　治热病及时疫，心躁狂乱奔走，状似癫痫，言语不定，久不得汗，及时疫不知人事者，以人中黄不拘多少，入罐内泥封固，武火煅半日，去火候冷，取出，于地上，以盆盖半日许，研如面，新汲水调下三钱。或未退再服愈。人中黄，即屎也。

［吴］　治伤寒热甚，心烦有痰，神昏谵语者，以竹沥一盏，生天花粉汁一盏服之，或加好金子三五钱，同煎妙。按：此诸方，内热不禁下者可用。

［补虚］

《素问》云：谵语者，气虚独言也。楼全善云：余用参、芪、归、术等剂治谵语，得愈者百十数。岂可不分虚实，一概用黄连解毒、大小承气等汤以治之乎。《难经》云：脱阳者见鬼。仲景谓亡阳谵语，亦此义。

［海］　黄芪汤，治伤寒或时悲哭，或时嬉笑，或时太息，或语言错乱失次。世疑作谵语狂言诸非也，神不守室耳。两手脉浮沉不一，举按全无力，浮之损小，沉之亦损小，皆阴脉也。甚者用调中丸，或理中丸。方见前补食条。

［丹］　浦江郑兄，年二十岁，九月间，发热头痛，妄言见鬼，医与小柴胡汤数帖，热愈甚。予视之，形肥，面亦带白，却喜筋骨稍露。诊其脉弦大而数实。

---

①　谵语：原脱，据《伤寒论》补。

脉本不实，凉药所致。此因劳倦成病，与温补药自安。遂以参、术为君，苓、芍为臣，黄芪为佐，附子一片为使，与二帖而证不减。或曰：脉既数大，狂热而又大渴，用附子误矣。予曰：此虚证而误投寒凉之药，人肥而脉左大于右，事急矣，非加附子、参、术，焉能有急效。再与一帖，乃去附子，作大剂与服，至五十帖，得大汗而愈。自后，又补养两月，气体方始平复。　一人，五月内患谵语，大发热，肢体不能举，喜冷饮。诊其脉洪大而数。用黄芪、茯苓，浓煎如膏，却用凉水调与之。三四服后，病者昏睡如死状，但颜色不改，气息如常，至次早方醒，诸证悉退而安。　卢兄汗后再发热，妄言，吕仲修汗后热不退，亦妄言；陶明节热退后不识人，言语谬妄，皆用参、芪、术、归等补剂而愈。信哉！谵语属虚者，十居八九。

［阴证］

手足冷，脉细微而谵语，用四逆汤。《活人》用白通汤，海藏用黄芪加干姜汤。

侯辅之脉极沉细，外热内寒，肩背胸胁斑出十数点，语言狂乱。或曰：发斑谵语，非热乎？予曰：非也。阳为阴逼，上入于肺，传之皮毛，故斑出。神不守舍，故错语如狂，非谵语也。肌表虽热，以手按之，须臾冷透如冰。与姜附等药，数日约二十馀两，得大汗而愈。后因再发，脉又沉迟，三四日不大便，与理中丸，三日内约半斤，其病全愈。以此知侯公之狂，非阳狂之狂，乃失神之狂，即阴虚也。

［诊］　直视、谵语、喘满者死，下利者亦死。　谵语妄言，身微热，脉浮大，手足温者生；逆冷，脉沉细者，不过一日死矣。

［郑声］

郑，字书曰：郑重频烦也。又曰：殷勤也。郑声，谓止将一事，频烦殷勤言之。盖神气不足，不能更易，而但守一声，与谵语之错出不伦者异矣。此虚实之分也。成氏以为郑卫之声，迂而凿矣。治法于前补虚条求之。

［吴］　大抵郑声乃因内虚，正气将脱而言，皆不足之貌。如手足并冷，脉息沉细，口鼻气息短少，所说言语轻微无力，气少难以应息者，皆元气将脱也。或吃逆不止，神昏，气促不知人事者死。如气息不促，手足颇温，其脉沉细而微者，急以附子汤倍人参主之。或以接气丹、黑锡丹兼进一二服，以助其真气也。或浓煎人参，徐徐与之。或未可用附子者，以三白汤倍人参主之。

［戴］　谵语属阳，郑声属阴。经云：实则谵语，虚则郑声。谵语者，颠倒错乱，言出无伦，常对空独语，如见鬼状。郑声者，郑重频烦，语虽谬而谆谆不已，老年人遇事则谇语不休，以阳气虚故也。此谵语、郑声虚实之所以不同也。二者本不难辨，但阳盛里实，与阴盛隔阳，皆能错语，须以他证别之。大便秘，小便赤，身热烦渴而妄言者，乃里实之谵语也。小便如常，大便洞下，或发躁，或反发热而妄言者，乃阴隔阳之谵语也。里实宜下，调胃承气汤。热躁甚而妄言不休，大渴喜饮，宜理中汤。阴隔阳，宜温胆汤、四逆汤、附子理中汤。又有不系正阳明，似困非困，间时有一二声谵语者，当随证施治。外有已得汗，身和而言妄者，此是汗出后津液不和，慎不可下，乃非阳非阴者，宜小柴胡汤和建中汤各半帖。和荣卫，通津液。若阳传入阴，自利，手足厥逆，语或错乱，此虽已自利，其中必有燥屎，犹当下之，阴中之阳，宜调胃承气汤，瘀血在里，大便黑，小便利，小腹痛，其人如狂，谵语者，桃核承气汤。妇

人伤寒，发热，经水适断，此热入血室，其血必结，亦能谵语，宜小柴胡汤。病后血气未复，精神未全，多于梦寐中不觉失声如魇，此不系谵语、郑声，宜温胆汤去竹茹，入人参半钱，或用六君子汤。

狂乱

经曰：邪入于阳则狂。又曰：重阳则狂。诸经之狂，为阳盛也。伤寒热毒在胃，并于心，至于发狂，为邪热极矣。狂之发作，少卧不饥，妄语笑，妄起行，弃衣而走，登高而歌，甚则逾垣上屋，皆独阳亢极使之，非吐下不能已。亦有当汗不汗，瘀热在里，下焦畜血而如狂者，小便必利，特如狂而未至于狂耳。其或熏熨迫汗，灼艾烧针，令人烦躁卧起不安，则谓之火邪惊狂。凡是数者，各有条例。其或狂言，目反直视，为肾绝。汗出辄复热，狂言不能食，皆死证也。非药石所能及矣。

阳明病，欲食小便反不利，大便自调，其人骨节疼，翕翕如有热状，奄然发狂，濈然汗出而解者，此水不胜谷气，与汗共并，脉紧则愈。［成］阳明病，客热初传于胃，胃热则消谷而欲食。阳明病，热为实者，则小便当数，大便当硬。今小便反不利，大便自调者，热气散漫，不为实也，欲食则胃中谷多。《内经》曰：食入于阴，长血气于阳。谷多则阳气胜，热消津液则水少。经曰：水入于经，其血乃成。水少则阴血弱。《金匮要略》曰：阴气不通则骨痛。其人骨节疼者，阴气不足也。热甚于表者，翕翕发热。热甚于里者，蒸蒸发热。此热气散漫，不专著于表里，故翕翕如有热状。奄，忽也。忽然发狂者，阴不胜阳也。《内经》曰：阴不胜其阳者，则脉流薄疾，并乃狂。阳明蕴热为实者，须下之愈。热气散漫，不为实者，必待汗出而愈。故云：濈然汗出而解也。水谷之等者，阴阳气平也。水不胜谷气，是阴不胜阳也。汗出则阳气衰，脉紧则阴气生，阴阳气平，两无偏胜则愈。故云：与汗共并，脉紧则愈。入府见表证，汗出解理顺，见汗脉紧，首尾如初尔，桂枝汤主之。此段发汗则愈。［汪］按：水阴气则谷阳气。伤寒以阳为主，水不胜谷，乃阴不胜阳，病渐向安，故阴气与汗共并而散，因见脉紧。紧者，阴寒脉也。此则变热入府，何以脉紧？盖由阴气与汗共并然也。且紧亦与长类，长为阳明本脉。成氏所注，汗出阳衰，脉紧阴生，阳衰阴生，则阴阳不平矣。下文乃云：阴阳气平，两无偏胜，不知何谓？ 太阳病，六七日，表证仍在，脉微而沉，反不结胸，其人发狂者，以热在下焦，少腹当硬满，小便自利，下血乃愈。所以然者，以太阳随经，瘀热在里故也。抵当汤主之。或云：桃仁承气汤。 太阳病不解，热结膀胱，其人如狂，血自下者愈。其外不解者，尚未可攻，当先解外。外解已，但少腹急结者，乃可攻之，宜桃仁承气汤。

［张］ 或云上二条证，俱系下焦蓄血，中间虽有轻重，未审缘何而致此也。此皆发汗未得其宜，或当汗不汗，或汗迟，或脉盛汗微，或覆盖不周而不汗，其太阳之邪，无从而出，故随经入府，结于膀胱。今小腹硬满，若小便不利者，血不蓄，若小便利者，乃蓄血证也。血或不蓄，为热迫之，血则自下，血下则热随血出而愈。若蓄血而不下，其处不解者，尚未可攻，当先解外。外已解，但少腹急结者，乃用桃仁承气汤攻之。此如狂者之所处也。其发狂者则不然，表证虽在，脉已沉微，邪气传里，其可已乎！下之则愈，故以抵当汤主之。

太阳病，身黄，脉沉结，少腹硬，小便不利者，为无血也。小便自利，其人如狂者，血证谛也，抵当汤主之。

伤寒脉浮，以火迫劫之，亡阳，必惊狂，起卧不安者，桂枝汤去芍药加蜀漆龙骨牡蛎救逆汤。方论见惊。　汗家重发汗，必恍惚心乱，小便已阴痛，与禹馀粮丸。方见痞。

附：

［阳毒］　《活人》云：凡病人烦躁狂走，妄言叫骂，面赤咽痛，鼻如烟煤，或身斑如锦，或下利赤黄，此阳毒也。表者阳毒升麻汤、黑奴丸；里者大黄散。杨仁斋用葶苈苦酒汤、栀子仁汤、三黄汤、大黄散、升麻葛根汤加大黄。狂走者水调瓜蒂末吐痰。

［本］　治伤寒发狂，弃衣奔走，逾墙上屋，**鹊石散**。

黄连　寒水石各等分

上为细末。每服二钱，浓煎甘草汤，候冷调下。

［云］　伤寒心风狂妄者，宜**防风黄连汤**。

黄连　大黄　防风　远志　茯神各半两

上为细末。每服一两，水煎服。

［海］　黄芪汤，治伤寒或歌、或笑、或悲哭，谵言妄语。方见发热。

陈志仁伤寒狂妄，每欲狂走，四五人扶捉不定，脉虚数，用柴胡汤反剧。以参、芪、归、术、甘草、陈皮煎汤，一服狂定，再服安睡。

脱阳者见鬼，脱阴者发狂，宜峻补其阴，天地煎之类是也。天门冬、地黄，煎膏为之。

［阴证］　乃是病发于少阴，不当正发汗。医见其恶寒，遂强发之，汗因漏不止，其人亡阳，故狂，大与阴极发躁同。当用阴躁之药，加以收汗之剂，玉屏风散入熟附子一钱，仍外以温粉傅之。或冷汗自出，手足逆冷，其人狂不止者，宜四逆汤冷进。

发狂而肌表虽或热，以手按之，则冷透手，或肩背胸膈有斑十数点，脉极沉细，用干姜附子汤，以人参冷进。

循衣摸床

循衣摸床，危恶之候也。有二证：其一，由太阳中风，以火劫汗，因成坏病，捻衣摸床，小便利者生，不利者死。其一，由阳明里热之极，循衣摸床，脉弦者生，涩者死。

太阳中风，以火发汗，邪风被火，两阳相薰，其身发黄，阳盛则欲衄，阴虚则小便难，但头汗出，口干咽烂，或不大便，久则谵语，甚者至哕，手足躁扰，捻衣摸床。小便利者可治。详头汗。　伤寒，若吐、若下后不解，不大便五六日，上至十馀日，日晡所发潮热，不恶寒，独语如见鬼状。若剧者，发则不识人，循衣摸床，惕而不安，微喘直视。脉弦者生，涩者死。微者，但发热谵语者，大承气汤主之。若一服利，止后服。［成］若吐若下，皆伤胃气。不大便五六日，上至十馀日者，亡津液，胃气虚，邪热内结也。阳明王于申酉戌，日晡所发潮热，热者阳明热甚也。不恶寒者，表证罢也。独语如见鬼状者，阳明内实也。以为热气有馀。若剧者，是热气大甚也。热大甚于内，昏冒正气，使不识人，至于循衣摸床，惕而不安，微喘直视。伤寒阳胜而阴绝者死，阴胜而阳绝者死。热剧者为阳胜，脉弦为阴有馀，脉涩为阴不足，阳热虽剧，脉弦知阴未绝，而犹可生；脉涩则绝阴，故不可治。其邪热微而未至于剧者，但发热谵语，可与大承气汤，以下胃中热。经曰：

凡服下药，中病即止，不必尽剂，此以热未剧，故云若一服利，则止后服。［赵］此段当分作三截看，自伤寒若吐、若下后不解，不大便五六日，上至十馀日，日晡所发潮热，不恶寒，独语如见鬼状止，为上一截，是将潮热谵语，不恶寒，不大便对为现证。下文又分作一截，以辨剧者、微者之殊。微者，但发热谵语，但字为义，以发热谵语之外，别无他证。其用承气汤，曰一服利，止后服。见其热轻。犹恐下之太过也。至于剧者，发则不识人，循衣摸床，惕而不安，微喘直视。如此热极证危，不可不决其死生以断之。以脉弦者生，涩者死。此阳热已极，若脉弦，为阴未绝，犹可下之，以复其阴。若脉涩，为阴绝，不可药而必死矣。今《活人书》但言剧者，而去其微者二字，混两证通作一证，总曰用承气汤。又将脉弦者生，涩者死，本剧者断语，移而继于微者服药之后，岂有但发热谵语，无别恶候，遽然脉涩而致于死耶？仲景论中虽别有潮热谵语，脉涩难治一证，乃是服承气汤后，未曾得大便，蕴毒不泄，脉反微涩，为正衰邪胜，故难治。此论中病微者，服汤得利后，则邪热因泄而解矣。尚何生死之议耶？又云：弦者，阳也。涩者，阴也。阳病见阴脉者生。在仲景法中，弦涩者属阴不属阳，得无疑乎？

［许］　有人病伤寒，大便不利，日晡发潮热，手循衣缝，两手撮空，直视喘急。更数医矣，见之皆走。此诚恶候，得之者，十中九死。仲景虽有证而无法，但云：脉弦者生，涩者死。已经吐下，难以下药，谩且救之。若大便得通，而脉弦者，庶可治也。与小承气汤，一服而大便利，诸疾渐退，脉且微弦。半月愈。或问曰：下之而脉弦者生，此何意也？予曰：《金匮玉函》云：循衣妄撮，怵惕不安，微喘直视，脉弦者生，涩者死。微者，但发热谵语者，承气汤主之。予尝观钱仲阳《小儿直诀》云：手寻衣领及捻物者，肝热也。此证在《玉函》列于阳明部，盖阳明者，胃也。肝有热邪，淫于胃经，故以承气泻之。且得弦脉，则肝平而胃不受克，此所谓有生之理。读仲景论，不能博通诸医书，以发明其隐奥，吾未之见也。海藏云：许学士作循衣撮空是肝热风淫末疾，此论诚当。然莫若以为肺热之邪，其人必妄言乱语。《难经》云：肺邪入心为谵语。

附：

［楼］　尝治循衣摸床数人，皆用大补气虚之剂。惟一人兼瞤振脉代，遂于补剂中略加桂二分，亦振止脉和而愈。

渴

经云：病人不恶寒而渴者，此转属阳明也。又曰：服柴胡汤已渴者，属阳明也。故以渴入阳明门。

［成］伤寒邪传里则渴，邪在表则不渴。夫三阳虽或有渴，不如三阴之甚也。故太阴腹满嗌干；少阴口燥舌干而渴；厥阴则消渴，消渴者，饮水多而小便少，谓其热能消水也。盖初传则热微而渴微，传深则热甚而渴甚也。凡渴，与水勿令极意。三阳微渴者，五苓散；大渴者白虎汤。三阴热甚而渴者，顺下之。其或渴微而强多饮之，则成悸动、支结、喘咳、噎哕、干呕、肿满、下利，小便不利，皆由此也。

［太阳］病发汗后，大汗出，胃中干，烦躁不得眠，欲饮水者，少少与之，令胃气和则愈。若脉浮，小便不利，微热消渴者，五苓散。［张］烦渴用白虎汤宜也。其用五苓散渗津液何哉？曰：白虎乃表证已解，邪传里而烦渴者用之。今脉尚浮，

身有微热而渴，乃表邪未全解，故用桂枝之辛和肌表，白术、茯苓之甘淡以润虚燥也。按：此说亦未莹。太阳，经也。膀胱，腑也。膀胱者，溺之室也。五苓散者，利溺药也。膀胱者津液之府，故东垣以渴为膀胱经本病。然则治渴者，当泻膀胱之热，泻膀胱之热者，利小便而已矣。

发汗已脉浮数烦渴者，五苓散。　本以下之，故心下痞，与泻心汤。痞不解，其人渴而口燥烦，小便不利者，五苓散。　中风发热，六七日不解而烦，有表里证，渴欲饮水，水入即吐，名曰水逆，五苓散。

五苓散方

猪苓去皮，十八铢　泽泻一两六铢半　茯苓十八铢　桂去粗皮，半两　白术十八铢

上五味为末，以白饮和服方寸匕，日三服。多饮暖水，汗出愈。

苓者，令也。通行津液，克伐肾邪，专为号令者，苓之功也。五苓之中，茯苓为主，故曰五苓散。《内经》曰：淡味渗泄为阳。水饮内蓄，须渗泄之，必以甘淡为主，故以茯苓甘平为君，猪苓甘平为臣。虽甘也，终归甘淡。脾恶湿，水饮内蓄，则脾气不治。益脾胜湿，必以甘温为助，故以白术甘温为佐。《内经》曰：咸味渗泄为阴，泄饮导溺，必以咸为助，故以泽泻为使。水蓄不行则肾气燥。《内经》曰：肾恶燥，急食辛以润之。散湿润燥，必以桂枝辛热为使。多饮暖水，令汗出而愈者，以辛散而水气外泄，故解。

服桂枝汤，大汗后，大烦渴不解，脉洪大者，白虎加人参汤。　太阳病，发热而渴，不恶寒者，为温病。柴胡、白虎、桂枝去桂加人参。　伤寒，无大热，口燥渴，心烦，背微恶寒，白虎加人参汤。　伤寒脉浮，发热无汗，其表不解者，不可与白虎汤。渴欲饮水，无表证者，白虎加人参汤主之。渴欲饮水，无表证者，太阳证罢，转属阳明也。下条意亦同，皆太阳转属阳明，故渴也。　伤寒病，若吐、若下后，七八日不解，热结在里，表里俱热，时时恶风，大渴，舌上干燥而烦，欲饮水数升者，白虎加人参汤主之。王注云：若纯在表，则恶风无时，今表里无热，故时时恶风也。

白虎加人参汤　治渴而脉洪，小便利者。

石膏碎，四两　知母一两半　甘草一两　粳米一合　人参五钱

上㕮咀。每服一两，水煎温服。

［许］　有人初病呕吐，俄为医者下之，已七八日而内外发热。予诊之曰：当用白虎加人参汤。或曰：既吐复下，且重虚矣。白虎可用乎？予曰：仲景云：若吐下后，七八日不解，热结在里，表里俱热者，白虎加人参汤，正相当也。盖始吐者，热在胃脘，而脉至今虚大，三投汤而愈。仲景既云：伤寒若吐、若下后，七八日不解，表里俱热者，白虎加人参汤主之。又云：伤寒脉浮，发热无汗，其表不解，不可与白虎。又云：脉浮滑，此以表有热，里有寒，白虎加人参汤主之。国朝林亿校正谓：张仲景于此表里自差矣。予谓不然。大抵白虎能除伤寒中渴，表里发热。故前后二证，或云表里俱热，或云表热里寒，皆可服之。一种脉浮无汗，其表不解，全是麻黄与葛根证，安可行白虎也。林亿见所称表里不同，便谓之差，是亦不思之过也。

［张］　用药有迟速之弊，故设法以关防。法有关防不尽者，则著方以拯治也。假如上二条，前条乃仲景设法以关防也，后条及伤寒病若吐若下后，七八日不解，结热在里，表里俱热，时时恶风，大渴，口舌干燥而烦，欲水数升者，以白虎

加人参汤主之。此二条则著方以拯治也。夫白虎汤专治大烦大渴，古人设法之意，惟恐表证未罢而辄用之，治有太速之弊。若背微恶寒，及时时恶风二证，其中烦渴已甚，非白虎不能遏也。必候表邪俱尽，未免有太迟之愆也。此乃法之关防不尽者，故著方以拯治也。苟不著方，必然违法，此方法之妙，所以不可偏废也。

[吴] 或问：白虎汤，仲景以表不解者不可与，又时时恶风，背上恶寒者，此有表也，又以白虎主之何也？盖石膏辛寒，解足阳明经本热，蒸蒸发热，潮热，表里皆热，舌燥烦渴之圣药也。且时时者，时或恶风而不常也。背上恶者，但觉微恶而不甚也。所有盛热燥渴而用则无疑矣。若夫表证恶寒，常在背上恶寒而不燥渴者，切不可用也。又太阳经发热而渴，无汗者，不可与之。但汗后，脉洪大而渴者，则可与也。如阴伤寒面赤、烦躁、身热，与其胃虚恶心，大便不实，脉弱食少，无大热者，切不可用也。如误用之，则倾危可立而待矣。

太阳病，重发汗而复下之，不大便五六日，舌上燥而渴，日晡小有潮热，从心下至少腹硬满而痛不可近者，大陷胸汤。

伤寒发热恶寒，大渴欲饮水，其腹必满，自汗出，小便利，其病欲解，此肝乘肺也。名曰横，刺期门。

[阳明] 病汗出多而渴者，不可与猪苓汤，以汗多，胃中燥，复利小便故也。白虎加人参汤、小柴胡汤去半夏加瓜蒌、竹叶。[张] 其阳明汗多，此阳明病未解而渴，胃中津液干燥，若与猪苓汤，复利其小便，是为实实虚虚之弊也。　阳明病，脉浮而紧，咽燥口苦，腹满而喘，发热汗出，不恶寒，反恶热，身重，若渴欲饮水，口干舌燥者，白虎加人参汤主之。

若脉浮，发热，渴欲饮水，小便不利者，猪苓汤主之。

[少阳] 伤寒中风，往来寒热，胸胁满，默默不欲饮食，心烦喜呕，或渴，或咳者，小柴胡汤。若渴者，去半夏加人参、栝蒌根。　伤寒四五日，身热恶风，项强，胁下满，手足温而渴者，小柴胡汤。　得病六七日，脉迟浮弱，恶风手足温，医二三下之，不能食，而胁下满痛，面目及身黄[①]，颈项强，小便难者，与柴胡汤，后必下重。本渴而饮水呕者，柴胡不中与也。或云：下重，渴欲饮水呕者，五苓加茵陈蒿汤。

[少阴] 渴而下利，属少阴，其病但兼欲寐，小便白者，四逆汤。兼咳呕，不得眠，小便不白者，猪苓汤。兼自利纯青色水者，大承气汤。有热者，白头翁汤。方论见下利。

[厥阴] 消渴，气上冲心，心疼，饥不欲食，食则吐蛔。若下之则利不止；若欲饮水，少少与之愈。邪传厥阴，则热已深也。邪自太阳传至太阴，则腹满而咽干，未成渴也。邪至少阴者，口燥舌干而渴，未成消也。至厥阴而消渴者，热甚能消水故也。饮水多而小便少者，谓之消渴。木生于火，肝气通心。厥阴客热，气上撞心，心中疼热。伤寒六七日，厥阴受病之时，为传经尽，则当入府，胃虚客热，饥不欲食，蛔在胃中，无食则动，闻食气而出，得食蛔出，此热在厥阴经也。设使下之，虚其胃气，厥阴木邪相乘，必吐下不止。按：成氏为表阳邪传里者，非也。消渴心中疼，热也。

[随病治例]

渴而头汗，小便不利，兼胁满，往来寒热者，柴胡桂枝干姜汤，兼发黄者，茵陈蒿汤。论见头汗。

---

① 黄：原脱，据《伤寒论》补。

表不解，心下有水气，干呕，发热，咳嗽，或渴，或利，或噎，或小便不利，少腹满，或喘，小青龙汤。　又心下有水气，咳而微喘，发热不渴。服汤已渴者，此寒去欲解也。小青龙汤。俱宜去半夏，加栝蒌根。

夏月，汗出恶寒，身热足冷而渴者，为中暑，白虎加人参汤及酒黄连主之。方见中暑。恶寒热者，证似表也。足冷者，不可表。

发热恶寒，腹满汗出，小便利而渴者，为肝乘脾，刺期门。论见腹满。　表解不恶寒而渴者，宜白虎汤。

渴而胁满，及往来寒热，其证未经汗者，小柴胡去半夏加人参瓜蒌汤。若汗下后者，柴胡桂枝干姜汤。详见胁满痛，并往来寒热。

渴而心下硬痛，日晡潮热，不大便者，为结胸，宜大陷胸汤。若但硬不痛者，为痞，与泻心汤。不解，反渴而小便不利者，宜五苓散。详见结胸、痞气二门。

病在阳明，应汗之，反以冷水潠之、灌之，其热益烦，肉上粟起，意欲饮水，反不渴者，服文蛤散。若不瘥，与五苓汤。论见结胸。

文蛤散方

文蛤一两。即海蛤粉也。河间、丹溪多用之，大能治痰

上一味为散，沸汤调服方寸匕。

渴欲饮水而不能饮者，丹田有热，胸中有寒。论见湿痹。

中风发热，六七日不解而烦，有表里证，渴欲饮水，水入则吐者，名曰水逆，五苓散主之。

渴欲饮水，若太阳发汗后，大汗出，烦躁不得眠者；及厥阴病，气起冲心，心疼，吐蛔者，少少与之愈。论见前条及气上冲。

凡得时气病，至五六日，而渴欲饮水不能多，不当与之。何者？以腹中热尚少，不能消之，更与水作病也。至七八日，大渴欲饮水者，犹当依证与之，与之常令不足，勿极意也。言能饮一斗，与五升。若饮而腹满，小便不利，若喘若哕，不可与之。忽然大汗出，是为自愈也。《活人》云：凡病非大渴不可饮水。若小渴咽干者，少少呷润之，令其胃中和乃佳。

凡得病，反能饮水，此欲愈也。但闻病饮水自愈，小渴者，亦强与之饮，因成其祸，不可复救。《活人》云：强饮水，致饮停心下，满结喘者，当以五苓散或陷胸汤主之。　下利，脉弱、脉数而渴者，自愈。论见下利。　渴而发热，其脉不弦紧而浮弱者，汗出愈。论见谵语。

［楼］《活人》云：切戒太阳证无汗而渴者，不可与白虎汤。阳明证，汗多而渴者，不可与猪苓汤。然太阳渴，终不可与白虎耶？太阳证，得汗后，脉洪大而渴者，方可与之也。阳明渴，终不可与五苓散耶？阳明证，小便不利，汗少，脉浮而渴者，方可与之也。

［赵］《活人》切戒太阳证无汗而渴者，不可与白虎汤。阳明证汗多而渴者，不可与五苓散。愚详仲景论治渴药有不可与之戒有二，伤寒脉浮，发热无汗，渴欲饮水，无表证者，白虎加人参汤。表不解，不可与。《活人》不云表不解，但云无汗不可与，则误矣。经云：阳明汗多而渴，不可与猪苓汤，《活人》改作五苓散。盖猪苓专渗泄，五苓兼汗利，安得而改之。经既云：汗多而渴者，不可与猪苓汤。而太阳伤寒，汗出而渴，复用五苓散者，盖渴虽同，汗之多寡则异。太阳属表，未至汗多胃燥，故用五苓渗热和表，

非若阳明属里，汗多而胃燥也。经又云：阳明发热汗多，急下之。均是阳明汗多，前证戒利小便，此证不戒利大便何也？盖渴者邪气散漫在经，未收敛入胃作实。此证不渴，则内已作实，外又发热，恐热内竭津液，故急下之。且猪苓、五苓又有可疑者，太阳病脉浮，小便不利，微热消渴者，五苓散。阳明脉浮，发热，渴欲饮水，小便不利者，猪苓汤。脉证皆同，何故用药之不同耶？然太阳邪在表，发汗不解，故用五苓，和表行津液。阳明邪已入里，热客下焦，故用猪苓，渗泻其热。噫！白虎、猪苓、五苓等药，若能证察于机微，治明于权变，则可与、不可与，庶得仲景之妙。外有自利而渴，条下注云：伤寒热入于藏，流于少阴之经。少阴主肾，肾恶燥，故渴而引饮。注用猪苓汤、白头翁汤。又后下利问中，重出自利而渴，条下却云：肾虚，故引水自救，通用白通、四逆、猪苓等汤。一问以渴为热，一问以渴为虚，冰炭不侔，何凭分别？又且分隶两门，设使后人临病检阅，前后两不相闻，疑误岂小。今详定少阴病，咳而下利呕渴，心烦不得眠；及厥阴证，下利欲饮水，是皆传经之邪热，脉必沉细数，仲景故以滑石、黄连等清利之。其或少阴自利而渴，欲吐不吐，心烦，但欲寐，是直入本经之阴邪也，脉必沉微，仲景故以附子、干姜温之。本问何不如此明示脉证，合为一门而明辨之，庶一见而两得焉。清之、温之，随其攸利，又何疑误之有？

［吴］ 凡渴，当分六经而治，太阳经标热在表则不渴。若热传入膀胱之本，则烦渴，脉浮数，小便不利也，五苓散。切不可与白虎汤。凡阳明病，脉长，标热，无汗而渴者，葛根解肌汤，或六神通解散倍葛根以汗解之。若阳明热传于胃中本热，恶热，濈濈汗出而渴，脉浮洪数者，人参白虎汤，五苓不中与也。若阳明本热，或蒸蒸而热，潮热，烦渴，舌燥口干饮水，大便实者，大柴胡汤，或调胃承气汤下之。若内未实，尚未可下，宜小柴胡增损用之。少阳脉弦数，口苦咽干，发热而渴者，小柴胡去半夏加瓜蒌根。馀见本条。太阴自利则不渴。惟少阴有口苦饮水，小便色白者，此下有寒也。脉沉者附子汤。若身寒厥逆，脉滑而口渴者，此里有热也，人参白虎汤。凡阴证烦躁口渴，不能用水，脉沉足冷者，宜四逆汤冷饮之。凡伤寒时气等证，欲饮水者，为欲愈。盖得水则能和其胃气，汗出而解。不与水则干燥无由而作汗，遂致闷乱而死也。凡与水，须察病人勇怯、邪热轻重多少与之。宁从不及，不可太过，恐水多不能渗化，停蓄为害多矣。其水须用新汲井中者为良。凡热病热甚，大便实者，以玄明粉一二钱，加入水中饮之最妙。凡中暑烦渴者，加辰砂天水散，调水中饮之尤良。如虚人烦渴不饮水，以灯心煎汤，浸水中与之。凡口渴，细茶汤、白梅汤、绿豆汤皆可饮。香水梨、雪梨、嫩藕、西瓜皆可食。凡用冰，须以凉水洗去盐味方可。

［戴］ 凡渴，问其所饮欲冷欲热，欲多欲少。若饮多而欲冷者，阳渴也。更须审其有何证在经也。其太阳证，小便不利而渴者，五苓散。其阳明证，大便不利而渴者，宜于前本经求之，已利犹渴，宜白虎汤。其少阳证，寒热往来而渴者，小柴胡汤去半夏加栝蒌根。如其数阴亦有自利而渴，各已见本经。但阴有渴，古人多用冷剂，以其皆挟阳气耳，经虽阴而病则阳也。然亦有下清谷，不系热利，纯是阴证而反见渴者，此是阴在下，隔阳于上，兼因泄泻，津液既去，枯燥而渴。其人虽

引饮，所饮自少，而常喜温，不可投冷剂，宜理中汤、或四逆汤加人参一钱；渴甚连理汤。有阳证不渴，阴证反渴者。阳明不甚渴，太阴乃大渴，不可不知。治渴一也。有坚肾水而渴止者，有利小便而渴愈者。坚肾水，则用天花粉之属。利小便，则用茯苓、猪苓之类。盖太阴以利小便为先，阳明以利小便为戒，少阳以胆经半表半里，未可下之。其人或大渴不止，当以小柴胡汤加天花粉之属坚其肾水，肾水既坚，自还渗入大肠，大便微通，热去而渴解。若病在太阳，太阳在膀胱肾经，非利小便，则热无从去，渴何由愈。外有非太阳证，烦躁发渴，此乃阴盛隔阳，不当润其渴，惟当治其阴。

附：

[罗]　伤寒食少而渴者，当以和胃之药止之。不可用凉药止之也。恐复损胃气，愈不能食，白术、茯苓是也。

[海]　秦二母病太阴病三日不解，后呕逆恶心，而脉不浮，与之半硫丸二三服。不止，复与黄芪建中汤。脉中极紧，无表里病，胸中大热，发渴引饮。皆曰阳证，欲饮之水。予反与姜、附等药。紧脉反沉细，阳犹未生，以桂、附、姜、乌之类酒丸，与百丸接之，二日中十馀服，病人身热烦躁不宁，欲作汗也。又以前丸接之，覆以厚衣，阳脉方出而作大汗。翌日，大小便始通，下瘀血一盆，如猪肝然，用胃风汤加桂附，三服血止。其寒甚如此，亦世所未见也。

少阴证，口燥舌干而渴，尺寸脉俱沉。沉迟则四逆汤，沉疾则大承气汤。少阴口燥舌干而渴，身表凉，脉沉细而虚者，泻心汤主之。此有形无形药也。

人参汤　治伤寒七八日，汗后，心烦燥渴。

人参　黄芩　柴胡　葛根各一两　山栀　甘草炙。各半两

上为细末。每服五钱，姜枣煎，温服。

[活]　阳毒倍常，燥盛大渴者，黑奴丸主之。方见阳毒。　风温加渴甚者，宜瓜蒌汤。方见风温。　中暑伏热，累治不瘥，其人发渴不已，酒蒸黄连丸主之。方见中暑。

[脉]　热病在肾，令人渴，口干，舌焦黄赤，昼夜欲饮水不止，腹大而胀，尚不厌饮，目无精光者，死不治。

呕　干呕欲吐

[成]　呕者，声物兼出也。俗谓之啘，非也。夫啘与哕，盖字异而音义俱同。吐者，但吐出其物而无声。故有干呕而无干吐。呕有责为热者，责为寒者。至于吐家则悉言虚冷也。呕又有停饮者，有胃脘有脓者，皆当明辨之。呕而发热者，柴胡汤证具，与其呕不止，心下急，郁郁微烦，大柴胡汤主之者，是邪热为呕也。膈上有寒饮干呕者，不可吐也，当温之，与其干呕吐涎沫，头痛者，吴茱萸汤主之，是寒邪为呕也。先呕后渴者，此为欲解。先渴后呕者，为水停心下，此属饮家，是停饮呕者。呕家有痈脓，不须治，脓尽自愈，是胃脘有脓而呕也。诸如此者，虽有殊别，大抵伤寒表邪欲传里，里气上逆则为呕也。是以半表半里证多云呕也。伤寒三日，三阳为尽，三阴当受邪，其人反能食而不呕，此为三阴不受邪。是知邪气传里者，必致呕也。至于干姜附子汤证云：不呕不渴，为里无热。十枣汤证云：干呕短气，汗出不恶寒者，此表解里未和也。即此视之，其呕为里热明矣。呕家之为病，气逆者必散之，痰饮者必下之。《千金》曰：呕家多服生姜，此是呕家圣药，是要散其逆气也。《金匮要略》

曰：呕家用半夏以去其水，水去呕则止，是要下其痰饮也。呕多虽有阳明证，不可攻也，谓其气逆而未收敛为实也。其呕而脉弱，小便复利，身有微热，见厥者，已为难治，盖谓其虚寒之甚也。医者必审其邪气之虚实，疾证之逆顺，为施药剂，治则当矣。

（汗）［太阳］病或已发热，未发热，必恶寒体痛，呕逆，脉阴阳俱紧者，名曰伤寒，麻黄汤。　太阳病，过经十馀日，反二三下之，后四五日，柴胡证仍在者，先与小柴胡汤。呕不止，心下急，郁郁微烦者，为未解也，与大柴胡汤下之则愈。按仲景虽曰：呕家虽有阳明证，不可攻，攻之为逆。然阳明伏热，熏蒸清道而呕且烦者，非以苦寒直折之不可也。故用大柴胡下之。　伤寒发热，汗出不解，心下痞硬，呕吐而下利者，大柴胡。　太阳病，过经十馀日，心下温温欲吐，而胸中痛，大便反溏，腹微满，郁郁微烦，先此时自极吐下者，与调胃承气汤。若不尔者，不可与。但欲呕，胸中痛，微溏者，此非柴胡证。以呕故知极吐下也。［成］心下温温欲吐，郁郁微烦，胸中痛，当责邪热客于胸中。大便反溏，腹微满，则邪热已下于胃也。日数虽多，若不经吐下，止是传邪，亦未可下，当与柴胡汤以除上中二焦之邪。若曾吐下，伤损胃气，胃虚则邪乘虚入胃为实，非柴胡汤所能去，调胃气汤下胃热，以呕知胃气先曾伤动也。按：经文温温当作嗢嗢，又以呕下当有阙文，盖呕家正为柴胡证也，岂逸微溏字耶。

（和）呕而发热者，小柴胡汤主之。　伤寒六七日，发热微恶寒，支节烦疼，微呕，心下支结，外证未去者，柴胡加桂枝汤主之。　太阳与阳明合病，不下利，但呕者，葛根加半夏汤主之。《活人》云：头疼身热痛，肌热目疼鼻干，脉浮而长是也。

葛根半夏汤方

葛根　半夏各二钱　麻黄　生姜各一钱半　甘草　芍药　桂枝各一钱　大枣二枚，擘

上㕮咀，以水一斗，先煎麻黄、葛根，減二升，去白沫，纳诸药，煎取三升，温服一升，覆取微汗。

［阳明］伤寒，发热无汗，呕不能食，而反汗出濈濈然者，是转属阳明也。大柴胡汤。　食欲欲呕者，属阳明也。吴茱萸汤主之。得汤反剧者，属上焦也。葛根半夏汤。　伤寒呕多，虽有阳明证，不可攻之，黄芩生姜半夏汤、小柴胡汤。《活人》用桔梗汤。　阳明病，胁下硬满，不大便而呕，舌上白苔者，可与小柴胡汤。　阳明病，反无汗，而小便利，二三日，呕而咳，手足厥者，必苦头痛。或用真武汤去茯苓。

［少阳］呕而往来寒热，胸胁苦满者，宜小柴胡。若兼下利者，乃太阳少阳合病，宜黄芩加半夏生姜汤。论见往来寒热及下利。太阳阳明合病，自下利为在表，当与葛根汤发汗。阳明少阳合病，自下利者为在里，可与承气汤下之。此太阳少阳合病，自下利为在半表半里，非汗下所宜，故与黄芩汤以和解之。呕者，胃气逆也，故加半夏、生姜以散逆气。　伤寒五六日，呕而发热者，柴胡汤证具，而以他药下之，柴胡证仍在者，复与柴胡汤。血弱气尽，腠理开，邪气因入，与正气相搏，结于胁下，正邪分争，往来寒热，休作有时，默默不欲饮食，脏腑相连，其痛必下，邪高痛下，故使呕也，小柴胡汤主之。邪气外甚，阳不主里，里气不和，气下而不上者，但下利而不呕。里气上逆而不下者，但呕而不下利也。与小柴胡汤以解半表半里之邪。　渴而饮水，呕者，柴

胡不中与也。《活人》云：宜治膈间水，赤茯苓汤主之。方见后。

［太阴］太阴之为病，腹满而吐，食不下，自利益甚，时腹自痛。若下之，必胸下结硬。

［少阴］病下利六七日，咳而呕渴，心烦，不得眠者，猪苓汤主之。　少阴病，下利，脉微涩，呕而汗出，必数更衣，反少者，当温其上，灸之。　少阴病，二三日不已，至四五日，腹痛，小便不利，四肢沉重疼痛，自下利者，此为有水气。其人或咳，或小便利，或下利，或呕者，真武汤去附子加生姜。

［厥阴］伤寒，热少厥微，指头寒，默默不欲食，烦躁。数日，小便利色白者，此热除也。欲得食，其病为愈。若厥而呕，胸胁烦满者，其后必便血，黄芩芍药汤、抵当汤。　呕而脉弱，小便复利，身有微热，见厥者难治，四逆汤。　伤寒，本自寒下，医复吐下之，寒格更逆吐下；若食入口即吐，干姜黄连黄芩人参汤。伤寒邪自传表，为本自寒下，医反吐下，损伤正气，寒气内为格拒。经曰：格则吐逆，食入口即吐，谓之寒格。更复吐下，则重虚而死。是更逆吐下，与干姜黄连黄芩人参汤以通寒格。［赵］仲景之意，以本因寒下，医复吐下，因成寒格吐证。经云：格则吐逆。若更复吐下，治之为逆。故用干姜以温里，黄连、黄芩反佐以取之，人参补正气也。今《活人》却言关脉迟，故用此药，何耶？虽然脉迟为胃中虚冷而吐者固也，又有脉数为胃中虚冷而吐者，仲景尝言之矣。病人脉数，数为客热，当消谷引食而反吐者，此以发汗令阳气微，膈气虚，脉乃数也。数为客热，不能消谷，以胃中虚冷故吐也。今以其脉异证同，故引此以为诊视之别。蛔厥者，其人当吐蛔。今病者静而复时烦，以为藏寒，蛔上入膈故烦，须臾复上，得食而呕。又烦者，蛔闻食臭出，其人当自吐蛔，乌梅丸。详吐蛔。

［渴］先渴却呕者，为水停心下，此属饮家。《活人》云：赤茯苓汤主之。先呕却渴者，此为欲解候也。《金匮》云：呕思水者，急与之。

［下利］呕而下利，有寒热者为阳，宜黄芩汤、大柴胡汤。无热者为阴，宜猪苓汤、真武汤。并见吐利门。

［烦］呕而心烦，若汗、吐、下后者，栀子生姜豉汤。若未曾吐、汗、下后，兼咳而渴者，宜猪苓汤。详见不得眠。

呕家有痈脓者，不必治，脓尽自愈。

服桂枝呕者，酒客病。

［戴］　阳明证具，虽显然有可下证者，兼之呕多，犹属上焦，未可逐下，宜小柴胡汤。若太阳不与少阳阳明合病，而独见太阳证，或吐泻者，恐病人膈间素有痰饮、停饮、伤滞，且以二陈汤定之。候呕吐定，徐进解太阳经药。若先呕却渴者，宜猪苓汤。先渴却呕者，宜治膈间之水，小半夏茯苓汤。渴欲饮水，水入即吐，吐已复渴，名曰水逆，由心经受热，而小肠不利也，宜五苓散。若少阴不渴而吐，或干呕者，理中汤去白术加生姜。呕而吐涎沫者，吴茱萸汤。太阴、厥阴间有呕吐。太阴宜理中汤，厥阴宜四逆汤，并加生姜煎。已上阴证，乃阴中之阴，宜用热剂。阳入阴者，能为利而不为呕，呕属上而近于外也，阳之所入者深，故利也。又有阳证病新瘥后见呕，别无所因，此馀热在胃脘也，宜竹叶石膏汤，或橘皮竹茹汤。大凡得之太阳而呕者，必是合病，呕乃病渐入内，非正太阳也。曾记有人初得病，太阳证，有呕吐不住，药投暖剂，莫能治之。知太阳已汗解，固当用冷剂。是太阳见呕，非合阳明，则合少阳，其呕为

热，用暖剂非矣。又记有人初病具太阳证而呕，一家少长，患状悉类，与养胃汤入服，无不立效，此时行之气，适然如此。是为伤寒杂病，又非可以正经伤寒律之也。

［吴］　初得之呕逆，呕唦清水，呕吐饮食者，皆着寒伤胃也。如恶寒拘急，未发热而呕逆，或吐食者，宜加减藿香正气散，或人参养胃汤。若已发热者，十味芎苏散发散，或葛根汤加生姜、半夏。若自汗者，不可发汗，宜正气散去紫苏以和之。凡发热口苦，脉弦数而呕，心烦而呕，胸胁满而呕，往来寒热而呕，日晡发热而呕，皆属少阳，并小柴胡倍加半夏、生姜主之。热少减黄芩，口干加葛根、栝蒌根，心烦加姜汁炒黄连，心下痞满加枳实。若潮热内实，不大便，呕不止，心下郁郁微烦者，大柴胡下。凡呕吐，胃家有热，脉弦数，口苦烦渴；胃有寒，脉弦迟，逆冷不食，有水气，先渴后呕，腹满怔忡，有脓血，喉中腥，气奔逆上冲，不烦。治之，呕脓尽自愈，此四者不可不辨。凡太阴腹满，吐食不下，或腹痛呕吐，脉沉者，理中汤加半夏、陈皮、藿香、厚朴、生姜之类，寒甚加附子。凡少阴饮食入口即吐，心下温温欲吐，复不能吐，手足寒，脉沉细者，四逆汤加半夏、生姜、橘皮之类。凡厥阴呕吐涎沫，逆冷，脉沉微者，吴茱萸四逆汤加半夏、生姜、陈皮之类。

［干呕欲吐］

太阳中风，阳浮而阴弱，阳浮者热自发，阴弱者汗自出，啬啬恶寒，淅淅恶风，翕翕发热，鼻鸣干呕者，桂枝汤。伤寒表不解，心下有水气，干呕发热而咳，或渴，或利，或噎，或小便不利，少腹满，或喘者，小青龙汤。

［张］　或问小青龙与小柴胡证，皆呕而发热[①]，表里之证，大概仿佛，何故二方用药之不同？曰：夫伤寒表不解，里热未甚，而渴欲饮水不能多，不当与之。以腹中热尚少而不能消，水饮停蓄，故作诸证。然水寒作病，非温热之剂，不能解，故用小青龙汤发汗散水。原其理，初无里证，因水寒以致然也。夫小柴胡证，系伤寒发热，热邪传里，在于半表半里之间，热气内攻，故生诸证。缘二证虽曰表里俱病，其中寒热不同，故用药有姜、桂、柴、芩之异也。

伤寒中风，医反下之，其人下利，日十数行，谷不化，腹中雷鸣，心下痞硬而满，干呕，心烦不得安。医见心下痞，谓病不尽，复下之，其痞益甚。此非热结，但以胃中虚，客气上逆，故便硬也，甘草泻心汤。伤寒一日，太阳受之，脉若静者，为不传，颇欲吐，若躁烦，脉数急者，为传也。宜与麻黄汤。表罢，小柴胡、白虎汤。　伤寒，胸中有热，胃中有邪气，腹中痛，欲呕吐者，黄连汤。　太阳中风，下利呕逆，表解者，可攻之。其人漐漐汗出，发作有时，头痛，心下痞硬满，引胁下痛，干呕短气，汗出不恶寒者，此表解里未和也，十枣汤。　太阳病不解，转入少阳者，胁下硬满，干呕不能食，往来寒热，尚未吐下，脉沉紧者，与小柴胡汤。［张］或云：干呕胁痛，小柴胡、十枣汤皆有之，一和解，一攻伐，何也？盖小柴胡，病在半表半里间，外有寒热往来，内有干呕诸病，所以不可攻下，宜和解以散表里之邪。夫十枣汤证，外无寒热，其人漐漐汗出，此表已解也。但头痛，心下痞硬满，引胁下痛，干呕短气者，邪热内蓄而有伏饮，是里未和也，与十枣汤以下热逐饮。已上二证，宜从表证

① 热：原作“汗”，据文义改。

以决，有表证而干呕胁痛者，乃柴胡汤证也。无表证而干呕胁痛，即十枣汤证也。上文所言头痛者，而饮家有此证，不可以常法拘，仲景所以述此者，恐后学见其头痛，以为表不解而不敢用也。 食谷欲吐者，属阳明也，吴茱萸汤。得汤反剧者，属上焦也，小柴胡汤、栀子豉汤、黄芩汤。食谷欲吐者，胃不受也，与吴茱萸汤以温胃。得汤反剧者，上焦不纳也。 少阴病，饮食入口即吐，心中嗢嗢欲吐，不能吐，始得之手足寒，脉弦迟者，此胸中实，不可下，当吐之。若膈上有寒饮，干呕者，不可吐也。急温之，宜四逆汤。少阴病，下利不止，厥逆无脉，干呕烦者，白通加猪胆汁汤。 少阴病，下利清谷，里寒外热，手足厥冷，脉微欲绝，身反不恶寒，其人面赤色，或腹痛，或干呕，或咽痛，或利止脉不出者，通脉四逆汤。少阴病，欲吐不吐，心烦，但欲寐，五六日，自利而渴者，属少阴也。少[1]阴病，脉微细沉，但欲卧，汗出不烦，自欲吐，至五六日自利，复烦躁不得卧者死。病解后，虚羸少气，欲吐者，竹叶石膏汤。

附：

赤茯苓汤 治伤寒呕哕，心下满，胸膈有停水，头眩心悸。

赤茯苓 人参各一两 半夏姜制 橘红 芎䓖 白术各半两

上㕮咀。每服四钱，姜五片，水煎服。

葛根汤 治伤寒干呕不止。

葛根 人参 麦门冬去心 炙甘草各一两 半夏姜制 黄芪各七钱半 白茯苓 白术各半两

上㕮咀。每服三钱，生姜三片，枣二枚，同煎服。

少阳病

口苦咽干 眩 往来寒热 胸胁痛 胸满 胸痛 耳聋

少阳经治法，虽悉属和解，然有误汗谵语属胃一证，宜调胃下之。少阳虽无汗解之法，然有小柴胡加姜、桂者，亦温解微汗之意。又此经本证胸胁痛，耳聋，寒热往来，干呕，或呕苦水，宜小柴胡汤和解之。倘不解者，却宜大柴胡汤下之。若胸胁多痰，瓜蒂散吐之。斯仲景之微旨也。

和解：小柴胡汤 小柴胡加桂汤

吐：瓜蒂散

下：调胃承气汤 大柴胡汤

少阳之病，口苦、咽干、目眩也。足少阳者，胆经也。《内经》曰：有病口苦者，名曰胆瘅。《甲乙经》曰：胆者中精之府，五脏取决于胆，咽为之使。少阳之脉，起于目锐眦。少阳受邪，故口苦、咽干、目眩。《活人》云：宜小柴胡汤。尺寸俱弦者，少阳受病也。以其脉循胁，络于耳，故胸胁痛而耳聋。查少阳篇有胸胁满而无痛证。或云：少阳病，耳聋、目赤、胸满而烦，为中风。口苦、咽干、目眩为伤寒。 少阳中风，两耳无所闻、目赤、胸中满而烦者，不可吐下。吐下则悸而惊。误吐气虚者悸；误下血虚者惊。伤寒脉弦细，头痛发热者，属少阳。少阳不可发汗，发汗则谵语，此属胃。胃和则愈，胃不和则烦而悸。［成］经曰：三部俱弦者，少阳受病，脉细者，邪渐传里。虽头痛发热，为表未解，以脉弦细，知邪客少阳，为半在表半在里，则不可发汗。发汗亡津液，胃中干燥，少阳之邪，因传

① 少：原作“太”，据《伤寒论》改。

入胃，必发谵语，当与调胃承气汤下之，胃和则愈。不下则胃为少阳木邪干之，故烦而悸。凡头痛俱为在表，惟此头痛，为少阳者何？以脉弦细也。可汗不可汗，当以此为法。此少阳阳明，宜重则小承气，轻则大柴胡。盖少阳不可下，阳明不可不下，故以小承气汤少少与之，取微利也。成氏以调胃承气主之，误矣。调胃承气，太阳阳明药也。不可不审。　伤寒三日，少阳脉小者，欲已也。[成]《内经》曰：大则邪至，小则平。伤寒三日，邪传少阳，脉当弦紧，今脉小者，邪气微而欲已也。　少阳病，欲解时，从寅至辰上。《内经》曰：阳中之少阳，通于春气，寅卯辰少阳木旺之时。

[海]　辨表里中三说，假令少阳证头痛，往来寒热，脉浮，此三证但有其一，即为表也。口失滋味，腹中不和，大小便或闭而不通，或泄而不调，但有其一，即为里也。如无上下表里证，馀皆虚热也。是病在其中矣。

[张]　或谓少阳胆经，萦纡盘屈，皆多于各经。及观少阳篇中治证至简，又不闻何药为本经之正法，何也？夫经络所据，太阳在后以为表，阳明在前以为里，少阳在侧，夹于表里之间，故曰半表半里。治法在表者宜汗，在里者宜下，既居两间，非汗下所宜，故治疗无正法也。经曰：少阳中风，两耳无闻，目赤，胸中满而烦者，不可吐下。吐下则悸而惊。上条又云：不可发汗，似此其汗下吐三法，皆少阳所忌，其剂不过和解而已。所以仲景止以小柴胡汤而为用，至当也。然而，经络支别虽多，所行非由正道，故为病亦不能多矣。

口苦咽干

口干　舌干　咽不利　口烂

[成]　咽干、口燥、舌涩，俱为热证，但有微甚耳。惟太阳中寒，桂枝附子汤证，由误汗咽干，作甘草干姜汤以复其阳者，随其逆，治坏病者也，非治其本寒也。然咽干之由，有由汗下后而得者，有不因汗下而得者，其间治法，或和解，或微汗，或急下，或微下，当考兼有之证，而施轻重之治。然其为热则一也。盖经谓咽喉干燥，亦不可汗，以其多有里证故也，实无寒病。善治者尤宜互考渴条，乃获全功。

[太阳] 咽喉干燥者，不可发汗。津液不足也。　伤寒脉浮，自汗，小便数，心烦，微恶寒，脚挛急，本桂枝附子汤证，反与桂枝汤攻表，得之便厥，咽干烦躁，吐逆者，甘草干姜汤。　伤寒吐下后，七八日不解，表里俱热，时时恶风，大渴，舌上干燥而烦者，白虎加人参汤。本下之，心下痞，与泻心汤。痞不解，其人渴而口燥烦，小便不利者，五苓散。太阳病，重发汗，复下之，不大便五六日，舌上燥渴，日晡小有潮热，从心下至小腹硬满而痛者，大陷胸汤。

[阳明] 病腹满，脉浮紧，口苦咽干而喘，若其人发热恶寒，误下之则腹满，小便难。若其人发热，不恶寒，反恶热，误下之，则胃空虚，为懊憹。误下之则谵语。误加烧针则不得眠。许学士云：宜小柴胡汤。　阳明病，口燥漱水不欲咽者，必衄，或用黄芩芍药汤、犀角地黄汤。阳明病，汗若下后，渴欲饮水，口干舌燥者，白虎加人参汤。　脉浮发热，口干鼻燥，能食者，必衄，或用黄芩汤。　阳明中风，口苦咽干，腹满微喘，发热恶寒，脉浮而紧，或用麻黄小柴胡汤。

[少阳] 口苦、咽干、目眩，宜小柴胡汤。

[少阴] 病自利清水，色纯青，心下

痛，口干燥者，急下之，宜大承气汤。

少阴病，得之二三日，口燥咽干者，急下之，大承气汤。［成］伤寒传经五六日，邪传少阴，则口燥舌干而渴，为邪渐深也。今少阴病，得之二三日，邪气未深入之时，便作口燥咽干者，是邪热已甚，肾水干也。急与大承汤下之，以全肾也。正经自病，其深入，宜急下之。若躁则死，肾水干燥故也。［张］或云：承气汤，阳明当下之证宜用。今少阴病亦用何也？盖胃为水谷之海，主养四旁，四旁有病，皆能传之入胃。其胃土燥则肾水干，以二三日则口燥咽干，是热之深、传之速也。故曰急下之，以全肾水。夫土实则水清，谓水谷不相混。故自利清水而口干燥，此胃土实热而致然也。下利色青，青，肝也。乃肝邪传肾。缘肾之经脉，从肺出络心。注胸中，由是而心下痛，故急下以去实热，逐肾邪。其六七日，腹胀不大便，以入府之邪，壅甚胃土，胜则肾涸。故急下以逐胃热，滋肾水。盖阳明与少阴，皆有急下之条，然而证虽不同，其入府之理则一，是以皆用大承气也。按：舌干轻，咽干重者，盖咽舌虽皆通于少阴之络，而舌又为心之苗也。伤寒喜阳而恶阴，故舌干为轻也。

［厥阴］伤寒六七日，大下后，寸脉沉而迟，手足厥冷，下部脉不至，咽喉不利，唾脓血，泄利不止者难治，麻黄升麻汤。伤寒一二日至四五日而厥者，必发热，应下之，反发其汗，必口伤烂赤。

［吴］　少阴脉疾可下。脉沉，附子汤加知母、黄柏、麦门冬、五味子、天花粉。若虚热，病后烦热不解者，以竹叶石膏汤，须去半夏加天花粉润之。凡发汗、吐、下后，口燥咽干，此津液衰少，肾水不升，虚火上炎也，宜生津益气汤，或竹叶石膏汤。若脉沉微，足冷舌燥者，多难治。其少阴有急下以救肾水之例，若虚人水竭，火燥不可下者，以补中益气汤倍加人参、五味、麦门冬、天花粉、黄柏、知母以滋水也。

狐惑病，亦咽干默默不欲眠，目不能闭，声嗄咽干，为狐惑。但虫蚀下部者为狐，其咽干，下唇有疮，黄连犀角汤。

［赵］　《活人》谓脾脏有热则津液枯少，故令口燥而咽干。津液枯少固也。然非独脾脏有热。脾主太阴，太阴腹满而咽干，此可言脾热，特一证耳，馀皆非也。如白虎加人参汤证，口舌干燥者，表里俱热也。口苦咽干者，少阳经热，或阳明中风也。口燥咽干，急下之。自利清水，色纯青，心下痛，口干燥者，少阴经热也。咽干烦躁，吐逆者，误汗津液少而欲作阳明内热者也。如上数证，岂亦脾脏有热哉。

眩

凡伤寒头眩者，莫不因汗、吐、下，虚其上焦元气之所致也。眩者，目无常主。头眩者，欲谓头旋眼花是也。眩冒者，昏冒是也。少阳口苦、咽干、目眩者，少阳居表里之间，以表邪渐入于里，表中阳虚，故目眩也。太阳少阳并病，或眩者，责其虚也。伤寒有起则头眩与眩冒者，皆汗吐下后所致，是知其阳虚也。故《针经》曰：上虚则眩，下虚则厥。眩虽为虚，又阳明中风，但头眩不恶寒者，此又风主眩也。凡此皆非逆候。及其诸逆，发汗剧者，言乱目眩者死。噫！病热已成，可得半愈，及病已剧，神医莫为也。

［太阳］伤寒若吐若下后，心下逆满，气上冲胸，起则头眩，脉沉紧，发汗则动经，身为振振摇者，茯苓桂枝白术甘汤主之。吐下后，里虚气上逆，心下逆满，气上冲胸，表虚阳不足，起则头眩。脉浮

紧，邪在表，当发汗。脉沉紧，邪在里，不可汗。汗则外动经络，损伤阳气，则不能主持诸脉，身为振振摇也。与此汤以和经益阳，真武汤主之。汗后补不止用以密腠理，术能止汗。　伤寒吐下后，发汗虚烦，脉甚微，八九日，心下痞硬，胁下痛，气上冲咽喉，眩冒，经脉动惕者，久而成痿。伤寒吐下后，发汗则表里之气俱虚，虚烦，脉甚微，为正气内虚，邪气独在。至七八日，正气当复，邪气当罢，尚心下痞，胁下满，气上冲咽喉，眩冒者，是正气未复而邪留也。经脉动惕者，经络之气虚极，久则热气还经，必成痿弱，或用真武汤、桂枝茯苓白术甘草[①]汤。

太阳少阳并病，心下硬，颈项强而眩者，当刺大椎、肺俞，禁下。　太阳少阳并病，头项强痛，眩冒，时如结胸，心下痞硬，刺大椎第一间、肺俞、肝俞，禁发汗。汗则谵语，脉弦，五六日，谵语不止，刺期门。

[阳明] 病脉迟，食难用饱，饱则微烦，头眩，必小便难，欲作谷疸，虽[②]下之，腹满如故，所以然者，脉迟故也。见前阳明病。　阳明病，但头眩，不恶寒，故能食而咳，其人必咽痛。若不咳者，咽不痛。阳明病，身不重，但头眩而不恶寒者，阳明中风而风内攻也。经曰：阳明病，若能食，名中风。风邪攻胃，胃气上逆则咳。咽门者，胃之系，咳甚则咽伤，故咽痛。若胃气不逆则不咳，其咽亦不痛也。四逆散加桔梗，小柴胡。乃本经中风，非伤寒小承气汤。

[少阳] 少阳之病，口苦、咽干、目眩也。小柴胡汤加天麻、川芎。

[少阴] 病下利止而头眩，时时自冒者死。下利则水谷竭，眩冒则阳气脱，故死。

动气在左，误汗则头眩，汗不止，筋惕肉瞤。方论见动气。《活人》云：宜小建中汤。　诸逆误汗，而言乱目眩者死。论见谵语。

[吴]　太阳中风，头眩，头摇者，脉浮弦而急也，羌活神术汤加防风、天麻之类。若血虚头眩者，以四物汤加人参、天麻之类。若痰火上攻者，加酒芩、竹沥之类。若内伤劳役，阴虚头眩者，宜补中益气汤加川芎、天麻、防风、蔓荆子之类。若下焦元气虚脱者，宜人参养荣汤，或大建中汤加天麻。曾治一妇人，服藿香正气三剂，汗出过多，头眩、身摇、发热、脉虚数，遂用人参养荣汤倍加人参为主，加天麻，少佐酒炒黄柏。二服而愈。易老曰：头旋目黑，非天麻不能除，故加之。少加黄柏，以救肾水也。

往来寒热

[成]　往来寒热者，寒已而热作，热已而寒起。盖寒为阴，热为阳，里为阴，表为阳。邪客于表，与阳争则发寒矣；邪入于里，与阴争则发热矣。表邪多则寒多而热少，里邪多则热多而寒少，邪在半表半里之间，外与阳争而为寒，内与阴争而为热，表里之不拘，内外之无定，由是寒热往来而无常也，故以小柴胡立诸加减法以和解之。又寒热如疟，与夫往来寒热，似是而非也。如疟者，止作有时，正气与邪争则作，分则止矣。往来寒热，则止作无时，或往或来，日有三五发，或者十数发，此其与疟异也。虽然，往来寒热属半表半里，当和解之。又有病至十馀日，热结在里，复往来寒热，亦宜大柴胡下而愈。

[赵]《伤寒百问歌》第五十九问中以

① 草：原脱，据《伤寒论》补。
② 虽：原作“须”，据《伤寒论》改。

阴阳相胜，阳不足则先寒后热，阴不足则先热后寒。此特论阴阳杂病二气自相乘胜然也，非可以语伤寒。

伤寒五六日，中风，往来寒热，胸胁苦满，默默不欲饮食，心烦喜呕，或胸中烦而不呕，或渴，或腹中痛，或胁下痞[①]硬，或心下悸，小便不利，或不渴，身有微热，或咳者，与小柴胡汤主之。［成］病有在表者，有在里者，有在表里之间者，此邪气在表里之间，谓之半表半里证。五六日邪气自表传里之时，中风者或伤寒至五六日也。《玉函》曰：中风五六日伤寒，往来寒热。即是或中风，或伤寒，非是伤寒再中风，中风复伤寒也。经曰：伤寒、中风，有柴胡证，但见一证便是，不必悉具者，正是谓或中风，或伤寒也。邪在表则寒，邪在里则热。今邪在半表半里之间，未有定处，是以寒热往来也。邪在表则心腹不满，邪在里则心腹胀满，今止言胸膈苦满，知邪气在表里之间。少阳行身之侧，胸胁为少阳之部，故经曰：其脉循胁络于耳，故胸胁痛而耳聋。默默，静也。邪在表则呻吟不安，邪在里则心烦闷乱，《内经》曰：阳入之阴则静。默默者，邪方自表之里，在表里之间也。邪在表则能食，邪在里则不能食，不欲饮食者，邪在表里之间，未至于必不能饮食也。邪在表则不烦不呕，邪在里则烦满而呕，心烦喜呕者，邪在表，方传里也。邪初入里，未有定处，则所传不一，故有或为之证。有柴胡证，但见一证便是，即是此或为之证。　本太阳病不解，转入少阳者，胁下硬满，干呕不能食，往来寒热，尚未吐下，脉沉紧者，与小柴胡汤。［成］太阳转入少阳，是表邪入于里，胁下硬满，不能食，往来寒热，邪在半表半里之间。若已经吐下，脉沉紧者，邪气入府，为里实，尚未可吐下，脉沉紧，为传里，虽深未至入府，外犹未解，与小柴胡汤以和解之。　若已吐下、发汗、温针，谵语，柴胡汤证罢，此为坏病，知犯何逆，以法治之。［成］少阳之邪，在表里之间，若妄吐下发汗、温针，损耗津液，胃中干燥，木邪干胃，必发谵语。若柴胡证不罢者，则不为逆；柴胡证罢者，坏病也。详其因何治之逆，以法救之。救坏病，助荣卫，生津液，桂枝汤求之。

伤寒五六日，已发汗而复下之，胸胁满，微结，小便不利，渴而不呕，但头汗出，往来寒热，心烦者，此为未解也。柴胡桂枝干姜汤主之。《难知》曰：若用柴胡而移时于早晚，气移于血，血移于气，则邪无所容之地，故知其欲自解也。伤寒五六日，已经汗下之后，是邪当解。今胸胁满，微结，小便不利，渴而不呕，但头汗出，往来寒热，心烦者，则邪气犹在半表半里之间，为未解也。胸胁满，微结，寒热心烦者，邪在半表半里之间也。小便不利而渴者，汗下后，亡津液、内燥也。若热消津液，令小便不利而渴者，其人必呕。今渴不呕，知非里热也。伤寒汗出则和，今但头汗出，馀处无汗者，津液不足而阳虚于上也。与柴胡桂枝干姜汤以解表里之邪，复津液以助阳也。　血弱气尽，腠理开，邪气因入，与正气相搏，结于胁下，正邪分争，往来寒热，休作有时，默默不欲饮食，脏腑相连，其痛必下，邪高痛下，故使呕也，小柴胡汤主之。按：血弱气尽，至结于胁下，是释胸胁苦满句。正邪分争三句，是释往来寒热句。倒装法也。默默不欲饮食，兼上文满痛而言。脏腑相连四句，释心烦喜呕也。

小柴胡汤方

柴胡半斤　半夏汤洗，半升　人参　甘

① 痞：原作“病”，据《伤寒论》改。

草　黄芩　生姜各三两　大枣十二枚，擘

上七味，以水一斗二升，煮取六升，去滓，再煎取三升。温服一升，日三服。

［成］《内经》曰：热淫于内，以苦发之。柴胡、黄芩之苦，以发传邪之热。里不足者，以甘缓之。人参、甘草之甘，以缓中和之气。邪半入里，则里气逆，辛以散之，半夏以除呕。邪在半表，则荣卫争之，辛甘解之，姜枣以和荣卫。

加减法少阳邪在胸中，用此加减法。

若胸中烦而不呕，去半夏、人参，加栝蒌实一枚。胸中烦而不呕，热聚而气不逆也。甘者令人中满，方热聚，无用人参之补。辛散逆气，既不呕，无用半夏之辛。温热宜寒，疗聚宜苦，栝蒌苦寒，泄胸中蕴热。若渴者，去半夏，加人参，合前成四两半，栝蒌根四两。半夏燥津液，非渴者所宜。人参甘而润，栝蒌根苦而凉，彻热生津，二物为当。若腹中痛者，去黄芩，加芍药三两。去黄芩，恶寒。中加芍药，以通壅。通壅功少，止痛功大。若胁下痞硬，去大枣，加牡蛎四两。甘令人中满，痞者，去大枣之甘。咸以耎之，痞硬者，加牡蛎之咸。若心下悸，小便不利者，去黄芩，加茯苓四两。饮而水蓄不行，为悸、小便不利。《内经》曰：肾欲坚，急食苦以坚肾。得苦则水益坚，故去黄芩。淡味渗泄为阳，茯苓甘淡，以泄伏水。若不渴，外有微热者，去人参，加桂三两，温覆取微汗愈。不渴者，里和也，故去人参。外有微热，表未解也。加桂以发汗。若咳者，去人参、大枣、生姜，加五味子半升、干姜二两。咳者，气逆也。甘则壅气，故去人参、大枣。《内经》曰：肺欲收，急食酸以收之。五味子之酸以收逆气。肺寒则咳。散以辛热，故易生姜以干姜之热也。

伤寒邪气在表者，必渍形以为汗。邪气在里者，必荡涤以取利。其于不外不内，半表半里，是当和解则可也。小柴胡和解表里之剂。《内经》曰：热淫于内，以苦发之。邪在半表半里，则半成热矣。热气内传，变不可测，须迎而夺之，必先散热，是以苦寒为主，故以柴胡为君，黄芩为臣，以成彻热发表之剂。邪气传里，则里气不治，故用人参、甘草为主，以扶正气而复之也。邪初入里，气必逆也，是以辛散之物为之助，故用半夏为佐，以顺逆气而散邪也。里气平正，则邪气不得深入，是以三味佐柴胡以和里。《内经》曰：辛甘发散为阳。表邪未已，迤逦内传，既未作实，宜当两解其在外者，必以辛甘发散，故用生姜、大枣为使，辅柴胡以和表也。七物相合，两解之剂当矣。邪气自表，未敛为实，乘虚而凑，则所传不一，故有增损以御之。胸中烦而不呕。烦者，热也。呕者，气逆也。烦而不呕，则热聚而气不逆，邪气欲渐成实也。人参甘补，去之使不助热也。半夏辛散，去之以无逆气也。除热必以寒，泄热必以苦，加栝蒌实以通胸中之郁热。若渴者，津液不足，半夏味辛性燥，渗津液物也，去之则津液易生。人参味甘而润，栝蒌根味苦而坚，坚润相合，津液生而渴自已。邪气入里，里气不足，则壅寒而腹中痛，黄芩苦寒而寒中，去之则气易和，芍药酸泄而利中，加之则里气得通而痛自已。《内经》曰：甘者令人中满。大枣甘温，去之则硬满散。咸以耎坚，牡蛎味酸咸寒，加之则痞者消而硬者耎。若心下悸，小便不利，水蓄而不行也。《内经》曰：肾欲坚，急食苦以坚之。坚肾则水益坚，黄芩苦寒，去之则蓄水浸行。《内经》曰：淡味渗泄为阳。茯苓甘淡，加之则津液通流。若不渴，外有微热。不渴则津液足，去人参，以人参为主内之物也。外有微热则表证多，加桂枝以取汗，发散表邪也。若咳者，肺气逆也。甘补中，则气愈逆，故去人参、大枣之甘。肺欲收，急食酸以收之。气逆不收，故加五味子之酸。盖咳本於寒，寒气内淫，则散以干姜之辛热。生姜、干姜一物也，生者温，干者热，故以干易生也。

［吴］ 或问：小柴胡汤近世治伤寒发热，不分阴阳而用之，何也？然柴胡之苦平，乃足少阳经伤寒发热之药。半表半里之热，除往来寒热，小有日晡潮热也。佐以黄芩之苦寒以退热，半夏、生姜之辛以退寒，人参、大枣之甘温以助正气，解渴生津液，则阴阳和而邪气解矣。但太阳经之表热，阳明经之标热，皆不能解也。如用之，岂曰无害。若夫令阳寒面赤发热，脉沉足冷者服之，立至危殆，可不慎哉！及内虚有寒，大便不实，脉息小弱，与妇人新产发热皆不可用也。

凡柴胡汤病证而下之，若柴胡证不罢者，复与柴胡汤，必蒸蒸而振，却发热汗出而解。［成］邪在半表半里之间，为柴胡证，即未作里实，医便以药下之。若柴胡证仍在者，虽下之，不为逆，可复与柴胡汤以和解之。得汤邪气还表者，外作蒸蒸而热。先经下里虚，邪气欲出，内则振振然也。正气胜，阳气生，却复发热汗出而解也。 伤寒中风，有柴胡证，但见一证便是，不必悉具。柴胡证，是邪气在表里之间也。或胸中烦而不呕，或渴，或腹中痛，或胁下痞硬，或心下悸，小便不利，或不渴，身有微热，或咳，但见一证，便宜与柴胡汤，随或为证以法治之，不必待其证候全具也。

伤寒十馀日，热结在里，复往来寒热者，与大柴胡汤。但结胸，无大热者，此为水结在胸胁也。但头微汗出，大陷胸汤主之。详结胸。

大柴胡汤方

柴胡半斤 半夏半升，洗 黄芩 芍药各三两 生姜切，五两 大枣十二枚，擘 枳实炙，四枚

上七味，以水一斗二升，煮取六升，去滓，再煎，温服一升，日三服。一方有大黄二两。若不加大黄，恐不为大柴胡汤也。

［成］ 方有峻缓轻重，医当临时斟酌。如大满大实坚有燥屎者，非驶剂则不能泄，是以有大小承气汤之峻也。如不至大坚满，惟邪热甚而须攻下者，又非承气汤之可投。必也轻缓之剂，乃大柴胡汤，用以逐邪热也。经曰：伤寒发热七八日，虽脉浮数，可下之，宜大柴胡汤。又曰：太阳病过经十馀日，反二三下之，后四五日，柴胡证仍在者，先与小柴胡。呕不止，心下急，郁郁微烦者，为未解，可与大柴胡下之则愈。是知大柴胡为下剂之缓也。伤寒至于可下，则为热有馀，应火而归心，苦先入心，折热必以苦为主，故以柴胡苦平微寒为君，黄芩苦寒为臣。《内经》曰：酸苦涌泄为阴。泄实折热，必以酸苦，故以芍药、枳实为佐。辛者散也，散逆气者，必以辛。甘者缓也，缓正气者必以甘。故用半夏生姜之辛温，大枣之甘温，为之使也。一方加大黄，以大黄有将军之号，而功专荡涤，必应以大黄为使。

［许］ 有人病伤寒，心烦喜呕，往来寒热，医以小柴胡与之，不除。予曰：脉洪大而实，热结在里，小柴胡安能去之。仲景云：伤寒十馀日，热结在里，复往来寒热者，与大柴胡汤。三服而病除。盖大黄荡涤蕴热，伤寒中要药。王叔和云：若不用大黄，恐不名大柴胡。须酒洗，生用有力。

［张］ 或问：大柴胡，若内烦里实者，固宜用也。其呕而下利者，亦用之何

也？夫治病节目，虚实二者而已。里虚者，虽便难而勿攻，里实者，虽吐利而可下。经曰：汗多则便难，脉迟，尚未可攻。以迟为不足，即里气未实故也。此以大柴胡主之。凡吐利，心腹濡软为里虚，呕吐而下利，心下痞硬者是里实也，下之当然。况太阳病过经十馀日，反二三下之，后四五日，柴胡证仍在者，先以小柴胡汤。呕不止，心下急，郁郁微烦者，为未解也，与大柴胡汤下之则愈。然呕不止而微烦，里热已甚，结于胃中，故下之则愈。二节病证虽有参差，其里实同一机耳，皆与大柴胡者宜也。

伤寒，五六日，已发汗而复下之，胸胁满微结，小便不利，渴而不呕，但头汗出，往来寒热，心烦者，此为未解也。柴胡桂枝干姜汤主之。已发汗而复下之，虽不失先发后攻之序，及当汗而反下之宜。然既汗之，邪当自散，若不待其全解及内实而复下之，是犹伤於早也。乌得不结。然已发汗，则邪势已衰，虽或失之下早，故结亦当微也。成注欠明，故著之。

柴胡桂枝干姜汤方

柴胡半斤　栝蒌根四两　桂枝去粗皮，三两　牡蛎煅　干姜　黄芩各二两　甘草炙，一两

上七味，以水一斗二升，煮取六升，去滓，再煎取三升，温服一升，日三服。初服微烦，再服汗出便愈。

［成］《内经》曰：热淫於内，以苦发[①]之。柴胡、黄芩之苦，以解传表之邪。辛甘发散为阳，桂枝甘草之辛甘，以散在表之邪。咸以软之，牡蛎之咸，以消胸胁之满。辛以润之，干姜之辛，以固阳虚之汗。津液不足而为渴，苦以坚之，栝蒌之苦，以生津液。

病人脉微而涩者，此为医所病也。大发其汗，又数大下之，其人亡血，病当恶寒，后乃发热无休止，时夏月盛热，欲着复衣，冬月盛寒，欲裸其身，所以然者，阳微则恶寒，阴弱则发热。此医发其汗，令阳气微，又大下之，令阴气弱。五月之时，阳气在表，胃中虚冷，以阳气内微，不能胜冷，故欲着复衣。十一月之时，阳气在里，胃中烦热，以阴气内弱，不能胜热，故裸其身。又阴脉迟涩，故知血亡也。

上脉微，因大发汗所致，故病当恶寒之时，虽盛夏亦欲着复衣。脉涩，因大下所致，故病当恶寒后发热之时，虽盛冬亦欲裸其体。是皆亡血，阳微阴弱，不能胜冷胜热，非是盛夏牵延至盛冬也。

胁满痛

邪气传里，必先自胸而胁，以次经心腹而入胃也。是以胸满多带表证，胁满多带半表半里证。如下后，脉促胸满者，桂枝去芍药汤。又太阳与阳明合病，喘而胸满者，不可下，宜麻黄汤。二者属表，须汗之。盖胸中至表犹近也。及胁则更不言发汗，但和解而已。经曰：设胸满胁痛者，及胸胁满不去者，与夫本太阳病不解，传入少阳，胁下硬满，干呕，往来寒热，脉沉紧者，俱宜小柴胡和解之也。大抵邪初入里，尚未停留为实，但郁积生满者，和解斯可矣。若留于胸中聚而为实者，又非吐下之不可已。如发汗，若下之，烦热，胸中窒者，栀子豉汤。若胸中痞硬，气上冲咽喉不得息者，此胸中有寒，瓜蒂散。二者均是吐剂，又当知栀子吐虚烦客热，瓜蒂吐痰实宿寒也。

［太阳］病十日已去，脉浮细而嗜卧者，外已解也，若胸满胁痛者，与小柴胡汤，脉浮者与麻黄汤。　伤寒四五日，身

① 发：原作“寒”，据《注解伤寒论》改。

热恶风，头项强，胁下满，手足温而渴者，小柴胡去半夏加人参栝蒌根主之。伤寒五六日，中风，往来寒热，胸胁苦满，不欲饮食，心烦喜呕，或胸中烦而不呕，或渴，或腹中满，或胁下痞硬，或心中悸，小便不利，或不渴，身有微热，或咳，小柴胡汤主之。　伤寒十三日不解，胸胁满而呕，日晡所发潮热，已而微利，此本柴胡证，下之而不得利。今反利者，知医以丸药下之，非其治也。潮热者，实也。先宜小柴胡汤以解外，后以柴胡加芒硝汤主之。　得病六七日，脉迟浮弱，恶风寒，手足温，医数下之，不能食，胁满痛，面目及身黄，项强，小便难者，与柴胡汤，必下重。　传经热邪，胁满干呕，大柴胡汤。　太阳中风，下利呕逆。表解者，乃可攻之。其人漐漐汗出，发作有时，头痛心下痞硬满，引胁下痛，干呕短气，汗出不恶寒者，此表解里未和也，宜十枣汤。

十枣汤方

芫花炒黑　甘遂　大戟各等分

上为细末，和合之，再入臼中杵二三百下，先以水一升，煮肥枣十枚，取五六合，去渣，纳药末。强人一钱，虚人半钱，单饮枣汤送下，平旦服。若下少病不除者，明日更服，加五分。利后，米粥调养。若合下不下，令人胀满，遍身浮肿也。昔杜壬问孙兆曰：十枣汤毕竟治甚病？孙曰：治太阳中风，表解里未和。杜曰：何以知里未和？孙曰：头痛，心下痞满，胁下痛，干呕汗出，此知里未和也。杜曰：公但言病证，而所以里未和之故，要紧总未言也。孙曰：某尝于此未决，愿听开喻。杜曰：里未和者，盖痰与燥气，壅于中焦，故头疼干呕，短气汗出，是痰膈也。非十枣不治。但此汤不宜轻用，恐损人于倏忽，用药者慎之。

［阳明］病潮热，大便溏，小便自可，胸胁满不去者，小柴胡汤主之。　阳明病，胁下硬满，不大便而呕，舌上白苔者，小柴胡汤。　阳明中风，脉弦浮大，短气，腹都满，胁下及心痛，久按之气不通，鼻干，不得汗，嗜卧，一身及目悉黄，小便难，有潮热，时时哕者，小柴胡汤。脉但浮，无馀证者，麻黄汤。　本渴而饮水，欲呕者，柴胡不可与也。食谷者哕。不欲饮水而呕者，柴胡证也。若因水而呕者，水停心下也。

［少阳］胁满，干呕，往来寒热者，属少阳。方论见往来寒热。

［厥阴］伤寒，热少厥微，指头寒，默默不欲食，烦躁，数日，小便利，色白者。热除也。欲得食，为病愈。若厥而呕，胸胁烦满者，必便血。黄芩芍药汤、小柴胡汤、抵当汤。

吴绶治胁下痛，加枳壳、青皮、桔梗、芍药。胁下硬，加牡蛎粉。若憎寒拘急，往来寒热，而胸胁满者，加桂枝、白芍药。俱小柴胡汤内加之。

妇人发热恶寒，经水适来，热除，脉迟，身凉，胁满如结胸状，谵语者，刺期门。论见谵语。

吐、下、汗后，脉微心下痞，胁痛，气上冲咽，眩冒，脉动惕者成痿。论见痞。　下后脉弦者，必两胁拘急。　胁下素有痞，连在脐旁，痛引少腹，入阴筋者，名藏结，死。左右者，阴阳之道路，胁之部也。宿痞在胁，则阴阳之道路不通，故邪不得传经而直入于藏，是以死也。

胸　满

论见前胁满痛条　内兼胁病者已前见

［太阳］太阳与阳明合病，喘而胸满者，不可下，宜麻黄汤。阳受气于胸中，

喘而胸满者，阳气不宣发，壅而逆也。心下满、腹满皆为实，当下之。此以为胸满，非里实，故不可下，虽有阳明，然与太阳合病，为属表，是与麻黄汤发汗。

发汗若下之，而烦热胸中窒者，栀子豉汤。阳受气于胸中。发汗若下，使阳气不足，邪热客于胸中，结而不散，故烦热而胸中窒塞，与栀子豉汤以吐胸中之邪。

病如桂枝证，头不痛，项不强，寸脉微浮，胸中痞硬，气上冲咽喉不得息者，此为胸有寒也，当吐之，宜瓜蒂散。病如桂枝证，为发热、汗出、恶风，言邪在表也。头痛项强，为桂枝证具。若头项不痛强，则邪不在表而传里也。浮为在表，沉为在里，今寸脉微浮，则邪不在表，亦不在里，而在胸中。胸中与表相应，故知邪在胸中者，犹如桂枝证而寸脉微浮也。以胸中痞硬，上冲咽喉不得息，知寒邪客于胸中而不在表也。《千金》曰；浮上部，填塞胸心，胸中满者，吐之则愈，与瓜蒂散以吐胸中之邪。若气不上冲，则不可用也。　**太阳病下之，脉促胸满者，桂枝去芍药汤。**方论见恶寒。　**若脉促不结胸者，欲解也。**　**下后，胸满，小便不利，若兼烦惊、谵语、身重不可转侧者，柴胡加龙骨牡蛎汤。**方论见惊门。　**若兼哕而舌苔者，为湿痹。**

［阳明］**潮热，大便溏，小便可，胸胁满，属阳明。**见胁满痛。

［少阳］**中风，两耳无所闻，目赤，胸中满而烦者，若吐下之，则悸而惊，救逆小柴胡去黄芩加茯苓汤。**少阳之脉，起于目眦，走于耳中，其支者下胸中，贯膈。风伤气，风则为热。少阳中风，气壅而热，故耳聋目赤，胸满而烦。邪在少阳，为半表半里。以吐除烦，吐则伤气，气虚者悸；以下除满，下则亡血。血虚者惊。

［太阴］**太阴之为病，腹满而吐，食不下，自利益甚，时腹自痛。若下之，必胸下结硬。**太阴为病，阳邪传里也。太阴之脉，布胃中。邪气壅而为腹满。上不得降者，呕吐而食不下。下不得升者，自利益甚，时腹自痛。阴寒在内而为腹痛者，则为常痛，此阳邪于里，虽痛而亦不常痛，但时时腹自痛也。若下之，则阴邪留于胸下为结硬。经曰：病发于阴而反下之，因作痞，泻心汤、理中汤丸。不渴，四逆汤。［赵］《活人》第十八问中云：太阴者，脾之经，主胸膈䐜胀。愚尝观成氏《明理论》云：胸中至表犹近。所以仲景云：喘而胸满者，麻黄汤，是属表而可汗者也。又云：胸胁满者，小柴胡汤，属半表半里而可和解者也。至于太阴，止云：腹满而吐，食不下，时腹自痛，或腹满而咽干。由此观之，可见太阴不主胸上者，明矣。

［少阴］**病下利，咽痛，胸满心烦者，猪肤汤。**少阴之脉，从肾上贯肝鬲，入肺中，则循喉咙；其支别者，从肺出络心，注胸中。邪自阳经传于少阴，阴虚客热，下利咽痛，胸满心烦也，与猪肤汤调阴散热。咽痛五方大能解。

［厥阴］**病人手足厥冷，脉乍紧者，邪结在胸中，心中满而烦，饥不能食者，病在胸中，当须吐之，宜瓜蒂散。**手足厥冷者，邪气内陷也。脉紧牢者，为实。邪气入府则脉沉，今脉乍紧，知邪结在胸中为实，故心下满而烦。胃中无邪，则喜饥，以病在胸中，虽饥而不能食，与瓜蒂散以吐胸中之邪。手足厥冷，非脉紧胸痛别之。　**热少厥微，胸胁烦满一证，已前见。**

［吴］　胸满多用吐法，实者宜瓜蒂散；虚者宜人参芦，或以香苏散饮下一瓯，以手探喉中吐之亦可。凡伤寒三四

日，已传少阳经，脉弦，口苦，发热而胸满，宜小柴胡汤。若胸中满闷者，加枳壳、桔梗各二钱以利之。若胸胁满而烦者，加瓜蒌实三钱、黄连一钱半。《活人》治胸满气痞不宽，只用枳壳、桔梗各二钱，生姜五片，名曰枳壳汤。凡心之上，胸之分，宜枳壳；心之下，胃之分，宜枳实。盖枳壳能泄至高之气，枳实能泄至低之气。其瓜蒌仁能泻肺，洗涤胸中痰垢之要药也。故胸满而烦必加之。一法治气痞、胸满，用小麦麸一二升，以生枳壳切半，同炒令热，去枳壳，以帛包热麸熨胸中，顿易热之，则气易散而愈矣。

胸　痛

胸胁痛，耳聋，尺寸脉俱弦者，少阳受病也。论见大法。《活人》云：柴胡汤主之。

病胸中诸实，胸中郁郁而痛，不能食，欲使人按之，而反有涎唾，下利十馀行，其脉反迟，寸口脉微滑，此可吐之。利则止。

吐、下后，嗢嗢欲吐，胸中痛，大便溏，腹满而烦者，宜调胃承气汤。详呕。

耳　聋

耳聋有二：一由重发汗，虚。一由少阳中风，胸胁痛，耳聋，尺寸脉俱弦者，少阳受病也。

未持脉时，病人叉手自冒心，试教令咳而不咳者，此必耳聋无闻也。所以然者，以重发汗，虚故如此。黄芪建中汤。

少阳中风，两耳无闻，目赤，胸满而烦者，不可吐下，吐下则悸而惊。或用小柴胡汤。

少阳与厥阴俱病，耳聋囊缩而厥者，此两感证。　厥阴荣卫不通，耳聋囊缩，不知人，危矣。　湿温证治在太阴，不可汗。汗则不能言，耳聋不知病处，身青面色变，名曰重暍。白虎加苍术汤。

阳　毒

阳毒之证，初受病时，所加邪毒深重，加以当汗失汗，当下失下，或吐下后邪热乘虚而入，误服热药，使毒热散漫，如抱薪救火，无不延燎。至于六脉沉实，舌卷焦黑，鼻中如烟煤，身面锦斑，狂言直走，逾垣上屋，登高而歌，弃衣而走，皆其证也。五日可治，六七日不可治。

升麻鳖甲汤　治阳毒为病，面赤斑斑如锦纹，咽喉痛，唾脓血。

升麻二两　当归　蜀椒炒去汁　甘草各一两　鳖甲手指大一片　雄黄研，半两

上六味，以水四升，煮取一升，顿服之，取汗愈。《肘后》《千金方》阳毒升麻汤有桂，无鳖甲；阴毒甘草汤无雄黄。

附

［活］　**阳毒升麻汤**　治伤寒一二日，便成阳毒，或服药吐下之后，变成阳毒，腰背痛，烦闷不安，面赤，狂言奔走，或见鬼，或下利，脉浮大数，面赤斑斑如锦纹，咽喉痛，下脓血，五日可治，七日不可治。

升麻　犀角镑　射干　黄芩　人参　甘草各等分

上㕮咀，水煎服。食顷，再服，温覆，手足出汗解。不解，重作。

阳毒栀子汤　治阳毒伤寒，发热，百节疼痛。

升麻　黄芩　杏仁　石膏各二钱　栀子　赤芍药　知母　大青各一钱　甘草五分　柴胡一钱半

上㕮咀。每服半两，姜五片，豉百粒，同煎。

大黄散　治阳毒伤寒未解，热在内，恍惚如狂。

大黄一两半　桂心七钱半　甘草炙　芒硝　大腹皮　木通各一两　桃仁二十一枚

上㕮咀，水煎服，以利为度。

［海］　**葛根散**　治阳毒身热如火，头痛躁渴，咽喉干痛。

葛根七钱半　黄芩　大黄醋炒　甘草　栀子　朴硝各半两

上㕮咀，水煎服。

［活］　**黑奴丸**　治时行病六七日，未得汗，脉洪大，或数，面赤目痛，身体大热，烦躁，狂言欲走，大渴甚。又五六日已上不解，热在胸中，口噤不能言，为坏伤寒。医所不治，或人精魄已竭，心下尚暖，拨开其口，灌药下咽即活。兼治阳毒及发斑。

麻黄去节，泡，三两　大黄二两　釜底煤研　黄芩　芒硝　灶突墨研　梁上尘　小麦奴各一两

上为末，炼蜜丸，如弹子大。新汲水研下一丸。渴者与冷水尽饮之。须臾当寒，寒竟汗出便瘥。若无汗，再服一丸，须微利效。小麦奴，即小麦未熟时，丛中不成麦，捻之成黑勃是也。此药须是病人大渴倍常躁盛者，乃可与之。若不渴者，服之反为祸耳。

脉洪大，内外结热，舌卷焦黑，鼻中如烟煤，以水渍布薄之，叠布数重，新水渍之，稍挼去水，搭于胸上。须臾蒸热，又渍冷如前薄之。仍换新水数十易。热甚者，置病人于水中，势才退则已，亦一良法也。

丹砂丸　治伤寒阴阳二毒，危恶形证。

舶上硫黄　水银　太阴玄精石　太阳石各一两　硝石半两

上为末，用无油铫子以文武火炒上项药，令匀如灰色，研极细。生姜自然汁浸炊饼丸，如绿豆大。每服五丸，龙脑、生姜、蜜水下，压其躁也。若阳毒，枣汤下。阴毒，白汤下。不许於屋底炒。

白虎加人参，名化斑汤。　斑盛者，青黛一物汤。　咽痛，玄参升麻汤。

青黛一物汤

青黛如枣大，一块　用新汲水研服。

玄参升麻汤

升麻　玄参　甘草各半两

水三盏，煎一盏半，去滓服。

［陶］　阳毒伤寒，服药不效，斑烂，皮肤手足皮俱脱，身如涂朱，眼珠如火，躁渴欲死，脉洪大而有力，昏不知人，宜三黄石膏汤主之，或升麻栀子汤吐之。若热甚，时狂时昏，口噤咬牙，药不可下者，用水渍法。候牙宽，狂乱稍定，投药亦良。如黑奴丸不可轻用。

［活］　阳气独胜，阴气暴绝，必发躁，狂走妄言，面赤咽痛，发斑，或下利[①]赤黄，脉洪实，或滑促，宜酸苦之药救阴。阳毒轻者，桔梗大黄汤。阳毒升麻汤、栀子仁汤，又龙胆草一物汤。

［赵］　阳根于阴，阴根于阳，无阳则阴无以化，无阴则阳无以生，可见两者不能相无也。又仲景云：阳气先绝，阴气后绝，此人死身色必青。阴气前绝，阳气后竭，此人死身色必赤。则知阴阳二气，在人身中不可偏绝，绝则无复生之理。今《活人书》论阴毒而曰阳气绝，论阳毒而曰阴气绝，既绝矣，是为不治之证，又何药焉。盖阴阳二证之深重也，又挟毒气，是为阴毒、阳毒。故其药皆用升麻、犀角、雄黄、大青辈以解其毒，然后阳毒泄而阴气复，阴毒泄而阳气复，大汗出而解矣。《活人书》何不曰阳气极盛，阴气极微，为阳毒。阴气极盛，阳气极微，为阴毒。庶不为极绝之证。

① 下利：原作“下下利”，据《类证活人书》改。

帙 之 四

三阴总论

［黄］　三阴有传经之邪，有内感之邪。传经者，自太阳传入者是也。内感者，直中三阴，非自阳经次第流传而来，由形寒饮冷而得，损动胃气之所致也。其脉证略与伤寒外感之证相似，细辨之特异耳。然止系杂病，非伤寒热病受寒之证也。夫邪之生也，或生于阴，或生于阳。其生于阳者，得之风雨寒暑；其生于阴者，得之饮食居处，阴阳喜怒。仲景云：发热而恶寒者，发于阳也。无热而恶寒者，发于阴也。此三阴内感之证，首尾无热，纵有热者，亦仲景所谓反发热也。又当考始得之三字则见矣。内感之证，始终只在一经，不复传变。不传者何？阳动而阴静，故阳传而阴不传也。若以伤寒之三阴三阳言之，则所传者，表里经络而已。况风寒六气之邪中人，或中于阳经，或入于阴络，孰为之先，孰为之后，乌可专以太阳为受邪之始，故各经皆能受邪。然邪自太阳始者，比各经居多，盖始虽自三阴，中热者，亦传归阳明而后已也。三阴经自中寒，决无复传变，三阴无合并病者以此。

［王］　尝读张仲景《伤寒论》，于太阴有曰：自利不渴者，属太阴，以其脏有寒故也，当温之，宜服四逆辈。于少阴有曰：少阴病，得之一二日，口中和，其背恶寒者，当灸之，附子汤主之。少阴病，身体痛，手足寒，骨节痛，脉沉者，附子汤主之。少阴病，下利，白通汤主之。少阴病，下利，脉微者，与白通汤。利不止，厥逆无脉，干呕烦者，白通加猪胆汁汤主之。少阴下利清谷，里寒外热，手足厥逆，脉微欲绝，身反不恶寒，其人面赤色，或腹痛，或干呕，或咽痛，或利止脉不出者，通脉四逆汤主之。少阴病，脉沉者，急温之，宜四逆汤。于厥阴有曰：手足厥寒，脉细欲绝者，当归四逆汤主之。大汗，若大下利而厥冷者，四逆汤主之。观仲景此论，则伤寒三阴，必有寒证，而宜用温热之剂也。及读刘守真之书，有曰：伤寒邪热在表，腑病为阳，邪热在里，脏病为阴。俗妄谓有寒热阴阳异证，误人久矣。寒病有矣，非汗病之谓也。寒病止为杂病，终莫能为汗病。且造化汗液之气者，乃阳热之气，非阴寒之所能也。虽仲景有四逆汤证，是治表热里和，误以寒药下之太早，表热入里，下利不止；及或表热里寒自利，急以四逆温里，利止里和，急解其表也。故仲景四逆汤证，复有承气汤下之者。由是伤寒汗病，经直言热病而不言寒也。经言三阴证者，邪热在脏在里，以脏与里为阴，当下热者也。《素问》论伤寒热病有二，篇名曰热，竟无寒理。兼《素问》并《灵枢》诸篇，运气造化之理推之，则为热病，诚非寒也。观守真此论，则伤寒无问在表在里，与夫三阳三阴，皆一于为热，而决无或寒者矣。两说不同，其是非之判，必有一居此者。由

是彼此反复究诘其义，而久不能得，虽至神疲气耗，不舍置者，自谓此是伤寒大纲领，此义不明，则千言万语，皆未足以为后学式。况戕贼民生，何有穷极也哉。意谓成无己之注，必有所发明者，遂因而求之，然亦止是随文而略释之，竟不明言何由为热，何由为寒之故。此非其不欲言也，盖止知伤寒皆是传经，故疑于六经所传，俱为热证，而热无变寒之理，遂不敢别白耳。以寒为本藏之寒欤！安得当热邪传里入深之时，反独见寒而不见热者。且所用温热药，能不助传经之热邪乎？以寒为外邪之寒欤！则在三阳以成热矣，岂有传至三阴而反为寒哉？成氏能潜心乎此，则必悟其所以然矣。自仲景作《伤寒论》已来，靡或遗之而弗宗，至于异同之论兴，而渔者走渊，木者走山矣。宜乎后人不能决于似是而非之际。故或谓今世并无真伤寒病，又或以为今人所得之病，俱是内伤。又昧者，至谓《伤寒论》中诸温药，悉为传经热邪而用者，以三阴经属阴故也。又其太谬者，则曰：凡论中有寒字，皆当作热字看。呜呼！末流之弊，一至此乎。于是澄心静虑以涵泳之，一旦划然，若有所悟者，然亦未敢必其当否也。姑陈之以从有道之正。夫三阳之病，其寒邪之在太阳也，寒郁其阳，阳不畅而成热。阳虽人身之正气，既郁则为邪矣。用麻黄发表，以逐其寒，则腠理通而郁热泄，故汗而愈。苟或不汗不解，其热不得外泄，则必里入，故传阳明，传少阳，而或入府也。若夫三阴之病，则或寒或热者何哉？盖寒邪之伤人也，或有在太阳经郁热，然后以次而传至阴经者；或有太阳不传阳明、少阳，而便传三阴经者；或有寒邪不从阳经而始，直伤阴经者；或有虽从太阳而始，不及郁热，即入少阴，而独见少阴证者；或有始自太阳，即入少阴，而太阳不能以无伤者；或有直伤即入而寒便变热，及始寒而终热者。其郁热传阴，与变便变热则为热证。其直伤阴经，及从太阳即入少阴，则为寒证。其太阳不能无伤，则少阴脉证而兼见太阳标病。其始为寒，而终变热，则先见寒证，而后见热证。此三阴之病，所以或寒或热也。苟即三阴经篇诸条，展转玩绎以求之，理斯出矣。夫其或传经，或直伤，或即入，或先寒后热者，何也？邪气暴卒，本无定情而传变不常故耳。故经曰：邪之中人也无有常，或中于阳，或中于阴。夫守真者，绝类离伦之士也，岂好为异说以骇人哉？盖由其以温暑为伤寒，而仲景之方，每不与温暑对，故略乎温热之剂，而例用寒凉。由其以伤寒一断为热而无寒，故谓仲景四逆汤为寒药误下表热里和之证，及为表热里寒自利之证而立。又谓温里止利，急解其表。又谓寒病止为杂病。嗟乎！仲景《伤寒论》专为中而即病之伤寒作，不兼为不即病之温暑作，故每有三阴之寒证，而温热之剂之所以用也。以病则寒，以时则寒，其用之也固宜。后人不知此意，是以愈求愈远，愈说愈凿。若知此意，则犹庖丁解牛，动中肯綮矣。且如寒药误下而成里寒者，固不为不无矣。不因寒药误下而自为里寒者，其可谓之必无乎？殊不知阴经之每见寒证者，本因寒邪不由阳经，直伤于此，与夫虽由太阳而始，不及郁热，即入于此而致也。虽或有因寒药误下而致者，盖亦甚少。仲景所用诸温热之剂，何尝每为寒药误下而立。况表里寒之证，亦何尝每有急解其表之文乎？夫里寒外热之证，乃是寒邪入客于内，迫阳于外，或是虚阳之气，自作外热之状耳，非真热邪所为也。观仲景于里寒外热之证，但以温药治里寒而不治外热，则知其所以为治之意矣。若果当急解其表，岂不于里和之后明言之乎？且三阴寒病，既是杂病，何故亦载于《伤寒论》以惑后人乎？其厥阴病篇，诸条之上，又何故每以伤寒二字冠之乎？夫《内经》所叙三阴病，一于为热者，言其常也。仲景所叙三阴病兼乎寒热者，言其变也，并行而不相悖耳。后人谓伤寒本无寒证，得非知常而不知变欤。然世之恪守局方，好用温热剂者，乃反能每全于寒证。无他，其守彼虽偏，治此则是。学者能知三阴固有寒邪所为之证，则仲景创法之本意，可以了然于心目之间，而不为他说所夺矣。或曰：伤寒之病，必从阳经郁热而传三阴，今子谓直伤阴经，即入阴经而为寒证，其何据乎？予曰：据夫仲景耳。仲景曰：病发热恶寒者，发于阳也；无热恶寒者，发于阴也。发于阳者，七日愈；发于阴者，六日愈。夫谓之无热恶寒，则知其非阳经之郁热矣。谓之发于阴，则知其不从阳经传至此矣。谓之六日愈，则知其不始太阳，而止自阴经发病之日为始数之矣。仲景又曰：伤寒一二日至四五日而厥者，必发热。伤寒病厥五日，热亦五日，设六日当复厥，不厥者，自愈。伤寒厥四日，热反三日，复厥五日，其病为进。夫得伤寒，未为热即为厥者，岂亦由传经入深之热邪而致此乎？今世人多有始得病时，便见诸寒证，而并无或热者，此则直伤阴经，即入阴经者也。苟不能究夫仲景之心，但执凡伤于寒，则为病热之语以为治，其不夭人天年者几希矣。

太　阴　病

腹满　腹痛　黄　吐与利下三门，并附入少阴病。盖此三门之病，本属太阴病，因在少阴者反多，故从其多者附也。

［黄］　太阴之为病，腹满而吐，食不下，自利益甚，时腹自痛者，宜理中也。阴经少有用桂枝汤者，如此证若脉浮，即用桂枝汤微汗之。若恶寒甚不已者，非理中、四逆不可也。三阴俱有恶寒，但喜厚衣，即恶寒也。前证若下之，必胸下结硬，又宜泻心汤也。虽然用泻心者，由误下而致，非传经热邪也。三阴虽皆有传经热邪，故自有热证，与此阴证不同，大宜详究。

太阴经治法，有汗、下、温、和解。

汗：桂枝汤　桂枝加芍药汤

下：桂枝加大黄汤

温：四逆汤　理中汤

和解：栀子柏皮汤　茵陈五苓散

经云：尺寸俱沉细者，太阴受病也。以其脉布胃中，络于嗌，故腹满而嗌干。今查太阴篇阙嗌干证。

太阴之为病，腹满而吐，食不下，自利益甚，时腹自痛。若下之，必胸下结硬。［成］太阴为病，阳邪传里也。太阴之脉布胃中，邪气壅而为腹满。上不得降者，呕吐而食不下。下不得升者，自利益甚。时腹自痛，阴寒在内而为腹痛者，则为常痛，此阳邪干里，虽痛而亦不常，但或时腹自痛也。若下之，则阴邪留于胸下，为结硬。经曰：病发于阴，而反下之，因作痞。　自利不渴者，属太阴。　脉浮而缓，手足自温者，系在太阴。　下后，腹满时痛者，属太阴。　太阴病，脉浮者，可发汗，宜桂枝汤。在太阳，则脉浮无汗，宜麻黄汤。此脉浮，当亦无汗，而不言者，谓阴不得有汗，不必言也。不用麻黄而用桂枝者，以阴病不当更发其阳也。须识无汗亦有用桂枝证。本太阳病，医反下之，因而腹满时痛者，属太阴也，桂枝加芍药汤主之。大实痛者，桂枝加大黄汤主之。邪气入里，则为腹痛，盖气传里而痛者，其痛不常，当以辛温之剂和之。阴寒在内而痛者，则痛无休止时，欲作利也，当以热剂温之。有燥屎宿食为痛者，则不大便，腹满而痛也，则须下之。经曰：诸痛为实，痛随利减。此皆为里证，而治各不同。

桂枝加芍药汤方

桂枝　生姜各三两半　甘草二两，炙　芍药六两　大枣十二枚，擘

上五味，以水七升，煮取三升，去滓，分温三服。

桂枝加大黄汤方

桂枝一两　芍药一两半　甘草炙，半两　大黄半两，大便实痛者加一两，虚者照本方

上㕮咀，大枣三枚，生姜四片，水煎温服。

［张］　或谓太阴病用四逆辈，固当。然复用桂枝大黄，夫大黄至寒，何为用之于阴经？又兼桂枝、大黄，寒热相杂而用，何也？曰：夫自利而渴者，属少阴，为寒在下焦。自利不渴者，属太阴为寒在中焦，以四逆等汤温其藏，此本经当用之药也。其太阳病反下之，表邪未解，乘虚传于太阴，因而腹满时痛，用桂枝芍药汤。若大实痛者，桂枝加大黄，以除表里之邪。已上二节，虽下后而利已，此兼有满痛形证，故用芍药、大黄为宜。若脉浮弱，其人续自便利，设当行大黄、芍药者，宜减之。以其人胃气弱，故易动也。

［赵］　《活人书》第四问太阴经病证中云：腹满时痛，属太阴也。又云：腹痛，桂枝加芍药汤；痛甚，桂枝加大黄汤。愚详太阴病腹满证有三：有次第传经之邪，有直入本经之邪，有下后内陷之邪，不可不辨也。如腹满咽干者，此非传经之阳邪者乎？法当下之。腹满而吐，食不下，自利益甚，时腹自痛，若下之，必胸下结硬，此非直入本经之阴邪者乎？法当温之。如太阳病，医反下之，因尔腹满时痛，此误下内陷之邪也，法当用桂枝加芍药汤；大实痛者，桂枝加大黄汤。今此问中，不言桂枝加芍药，加大黄二汤，为治误下后之剂。又不曰大实痛，但曰痛甚。设遇本经直入阴邪，腹满时痛，而脉沉细者，依此用桂枝加芍药、大黄辈下之，岂不贻胸下结硬之悔。又所谓大实痛者，乃胃中邪实结燥而痛，则痛甚与大实证全别。以是知本经阴邪腹满者，宜理中加青皮、陈皮。传经之邪，腹满咽干者，属大柴胡。误下后，腹满痛，方见上。

太阴病，脉弱，其人续自便利，设当行大黄、芍药者，宜减之。以其人胃气弱，易动故也。　太阴中风，四肢烦疼，脉阳微阴涩而长者，为欲愈。《内经》曰：四肢皆禀气于胃，而不得至经，必因于脾。脾病不能为胃行其津液，四肢不禀水谷气，日以就衰，脉道不利，筋脉血肉皆无气以生，故不用。脾在时则寄王于四季，在人则应于手足，故太阴病则四肢应之。　太阴[①]病欲解时，从亥至丑上。脾为阴土，王于亥子丑，向阳，故云解时。

［活］　古人以四日太阴证，病在胸膈，可吐而愈，何也？答曰：不然。有太阴证，脉大，胸满多痰者，可吐之。脉大而无吐证者，可汗而已。大抵在表者汗之，在里者下之，在上者涌之，在下者泄之。瓜蒌、栀、豉，随证施用，不可拘以日数也。

［赵］　《活人》五十六问云：阴证有发热者乎？太阴、厥阴皆不发热，只少阴有发热证。愚详仲景论中，三阴皆有发热。如少阴二证外，又有吐利，手足不逆冷，反发热者，不死。少阴病，一身手足尽热，以热在膀胱，必便血。少阴病，四逆散中用柴胡，亦有发热。又厥阴病，先

---

① 阴：原作“阳”，据《伤寒论》改。

厥后发热而利者，必自止。下利，脉数，有微热汗出，今欲愈。面赤身微热，为郁冒。呕而发热，小柴胡。与夫太阴病中风，四肢烦疼。是三阴皆有发热，何其言之拘耶？又云：太阴篇无吐法，如虚烦、膈实等证，可吐者，皆属他经。独华佗云：四日在胸，可吐之。亦不曰太阴。今《活人》伤寒问中云：太阴病在胸膈，可吐。何耶？况胸中本非太阴经部分，仲景虽有下之则胸结硬，是误下后坏病也。而胸下乃近心腹处，亦非吐药可治也。至于论脉，仲景但云：太阴尺寸皆沉细，亦未尝言脉大。

腹　满

腹满，俗云肚胀，有属热者，有属寒者。阳热则腹满咽干，或大小便秘涩，或潮热谵语等证。阴则腹满吐，食不下，自利益甚，时腹自痛。虽然腹满为里证，又有浅深之别。经曰：表已解，内不消，非大满，犹生寒热，则病不除，是未全入腑，邪犹浅也。若大满大实坚，有燥屎，可除下之，虽四五日不能为祸。是已入腑，邪已深也。腹满固多可下，又有虚实之殊。经曰：腹满不减为实，可下去之。若腹满时减为虚，则不可下。又曰：腹满不减，减不足言，当下之。《要略》曰：腹满时减复如故，此虚寒从下上也，当以温药和之。盖虚气留滞，亦为之胀，但比实者，不至坚痛尔。诸经皆有腹满，但太阴属脾，土位中央，又专主腹满之候。腹满之证，二十馀条，治法有汗、吐、下、温、刺之异，又有汗吐下后，成腹胀者，治法亦各不同。盖胃为津液之主，发汗亡阳，则胃气虚而不能敷布，诸气壅滞而为胀满，是当温散，厚朴生姜甘草半夏人参汤可也。吐后邪气不去，加之腹胀满者，胸中之邪，下传入胃，壅而为实，故生胀满，当须下之，调胃承气汤可也。邪未入府而妄下之，表邪乘虚，入郁胸中，有虚烦，气上下不得通利，腹为之满，故当吐之，栀子厚朴汤可也。医者能审邪气所起之由来，真知邪气所在之虚实，发汗吐下之不差，温补针艾之适当，则十全之功可得也。又结胸，从心下起至少腹，硬满而痛，与腹满类也。然结胸按之则痛，手不可近；腹痛举按常痛，手近不甚也。又痞，亦从心下起至少腹，亦与满类也。然痞或止留心下，腹满但在腹之中也。有此为异，临证宜审。

［太阳］发汗后，腹胀满者，厚朴生姜甘草半夏人参汤。［成］吐后腹胀与下后腹满皆为实，言邪气乘虚入里为实。发汗后，外已解也。腹胀满，知非里实，由脾胃津液不足，气涩不通，壅而为满，与此汤和脾胃而降气。［张］或问：太阳篇中，发汗后诸证，不言太阳病，固所当然，亦合列于伤寒之右，何故止言发汗后，腹胀者，厚朴半夏生姜人参汤主之？予曰：凡言发汗后者，以外无表证，里无别术，止有腹胀一事而已，除此之外，即获全安。夫伤寒二字，岂可易言哉。其传变吉凶，犹反掌耳，可与所馀一证而并例哉。其诸汗后条目，不殊此意。

厚朴生姜人参甘草半夏汤方

厚朴炙，去皮　生姜各半斤　人参一两　半夏半升，洗　甘草二两

上五味，以水一斗，煮取三升，去滓，温服一升，日三服。

伤寒下后，心烦腹满，卧起不安，栀子厚朴汤主之。［成］下后但腹满而不心烦，则邪气入里，为里实。但心烦而不腹满，则邪气在胸中，为虚烦。既烦且满，则邪气壅于胸腹间也，满者不能坐，烦者不能卧，故令卧起不安。与栀子厚朴汤吐烦泄满。　太阳病，过经十馀日，心下温

温欲吐而胸痛，大便反溏，腹微满，郁郁微烦，先时自极吐下者，调胃承气汤。若不愈，不可与。但欲呕，胸中痛，微溏者，此非柴胡证。以呕，知极吐下也。吴茱萸汤、半夏泻心汤。详呕吐。　太阳病，中风，以火劫发汗，邪风被火热，血气流溢，失其常度，两阳相熏灼，其身发黄，阳盛则欲衄，阴虚则小便难，阴阳俱虚竭，身体则枯燥，但头汗出，剂颈而还，腹满微喘，口干咽烂，或不大便，久则谵语，甚者至哕，手足躁扰，捻衣摸床。小便利者可治。　伤寒，腹满谵语，寸口脉浮而紧，此肝乘脾，名曰纵，刺期门。腹满谵语者，脾胃疾也。浮紧者，肝脉也。脾病见肝脉，木行乘土也。经曰：水行乘火，木行乘土，名曰纵。此其类矣。期门者，肝之募，刺之以泻肝经盛气。　伤寒，发热，啬啬恶寒，大渴引饮，腹满自汗，小便利，病欲愈，此肝乘肺也，名曰横，刺期门。按：伤寒发热恶寒，表病也。至于自汗出，则表已解矣。大渴腹满，里病也。至于小便利，则里自和矣。故曰：其病欲解。欲解，则当俟其自愈矣。刺期门三字疑衍。

［阳明］中风，口苦咽干，腹满微喘，发热恶寒，脉浮而紧。若下之，则腹满小便难也。麻黄汤。　三阳合病，腹满身重，难以转侧，口不仁，面垢，谵语遗尿。发汗则谵语；下之则额上生汗，手足逆冷。若自汗者，白虎汤。　阳明病，脉迟，食难用饱，饱则微烦，头眩，必小便难，此欲作谷疸。虽下之腹满如故，所以然者，以脉迟故也。栀柏汤。　伤寒吐后，腹胀满者，与调胃承气汤。［成］《内经》云：诸腹胀大，属于热。热在上焦则吐，吐后不解，复腹胀满者，邪热入胃也。与调胃承气汤下其胃热。　发汗不解，腹满痛者，急下之，宜大承气汤。腹满时减，减不足言，当下之，宜大承气汤。满痛即是实，若时减者非实也。下条是发明上文之义，且言若但满而不痛，虽未可以为实，若满而不减者，亦可下也。［张］或谓减不足言，复曰当下之，何也？此古之文法如是也。言腹满不减，当下之，宜大承气汤，此满而不减之谓也。若时满时减者，不可以当下而论。是减不足言也。然承气汤当缀下腹满不减处，非可续于减不足言之下也。假如太阳篇中云：伤寒不便六七日，头痛有热者，与承气汤。其小便清者，知不在里，仍在表也，当须发汗。若头痛者必衄，宜桂枝汤。缘桂枝当发汗而设，非为治衄而用也。以其文法所拘，致令后世治衄，有麻黄桂枝之误。其减不足言之说，亦不外乎是理。

阳明病，下之，心中懊侬而烦，胃中有燥屎者，大承气汤。腹微满，必初硬后溏，不可攻。下后心中懊侬而烦者，虚烦也，当与栀子豉汤。若胃中有燥屎者，非虚烦也，可与大承气汤下之。其腹微满，初硬后溏，是无燥屎，此热不在胃而在上也，故不可攻。　伤寒七八日，身黄如橘子色，小便不利，腹微满者，茵陈蒿汤。阳明病，脉迟，虽汗出不恶寒者，其身必重，短气腹满而喘，有潮热者，此外欲解，可攻里也。手足濈然汗出者，此大便已硬也，大承气汤。若汗多，微发热恶寒者，表未解也。其热不潮，未可与承气。若腹大满不通者，可与小承气汤，微和胃气，勿令大泄下。　阳明病，脉浮而紧，口苦咽干，腹满而喘，发热汗出，不恶寒，反恶热，身重。五苓散、白虎汤。

阳明病，潮热，大便微硬者，大承气汤。若不大便六七日，恐有燥屎，少与小[1]承气汤，汤入腹中，不转失气者，

① 小：原脱，据《伤寒论》补。

此但初硬后溏，不可攻。攻之必胀满不能食。欲饮水者，饮水则哕，后发热者，必大便复硬，宜小承气汤。　阳明中风，脉弦浮大，短气腹都满，胁下及心痛，久按之，气不通，鼻干，不得汗，嗜卧，身及面目悉黄，小便难，潮热，时哕者，与小柴胡汤。脉但浮，无余证者，麻黄汤。

［太阴］为病，腹满而吐，食不下，自利益甚，时腹自痛，若下之，必胸下结硬。理中汤丸。不渴，四逆汤。［张］或谓凡伤寒初受者皆在太阳，然后传于阳明、少阳也。病有自阴经而入者，未审何经先受也。夫太阳先受也。病自阳经发者，为外感风寒，邪从表入，故太阳先受之也。病自阴经起者，为内伤生冷，饮食过多，故从太阴入也。夫太阴者，脾也。以饮食生冷则伤脾，故腹满而吐，食不下，自利不渴，手足自温等证也。　桂枝加芍药、桂枝加大黄二证。已见前条。

［少阴］病六七日，腹胀不大便者，急下之，宜大承气汤。［成］此少阴入府也。六七日，少阴之邪入府之时，阳明内热壅甚，腹满不大便也。阳明病土胜肾水则干，急与大承气汤，以救肾水。

［厥阴］下利清谷，不可汗，汗出必腹满。四逆汤。　下利，腹胀满，身体疼痛者，先温其里，四逆汤。乃攻其表，桂枝汤。下利腹满者，里有虚寒，先与四逆汤温里。身疼痛为表未解，利止里和，与桂枝汤攻表。　伤寒哕而腹满，视其前后，何部不利，利之则愈。［成］哕而腹满，气上而不下也。视其前后部，有不利者，则利之，以降其气。前部，小便也。后部，大便也。或用五苓散、小承气汤。

［禁忌］不大便六七日，少与小承气汤，不转失气者，不可攻。攻之则腹满不能食。论见不大便。　腹满吐利者，忌下。论见太阴。　腹满，脉浮紧，口苦咽干者，忌汗、下、针。论见自汗。　腹满脉迟者，忌下。论见前脉迟条。　腹满，脉弱自利，设用大黄芍药，宜减之。论见太阴病条。

附：

〔活〕　若饮食不节，寒中阴经，胸膈不快，腹满闭塞，唇青手足冷，脉沉细，少情绪，或腹痛，急作理中汤加青皮。每服一二剂，胸即快矣。枳实理中丸、五积散尤妙。腹胀满者，宜桔梗半夏汤。

桔梗半夏汤　治伤寒心腹痞满，时发疼痛。

桔梗微炒　半夏姜制　橘红各一两

上㕮咀。每服四钱，生姜三片，水煎服。

［海］　少阴证，小便遗沥，大便遗失，其人病六七日，静重如山，目不视，体如冰，腹胀满，与物则咽，不与则不求，其脉沉细而微疾，按之有力，宜急下之，与大承气汤。

腹　痛

邪气入里，与正气搏，则为腹痛。所以痛者，有异焉。腹痛属里。正太阳经，柴胡汤、小承气汤。三阴下利清谷，而又腹痛者，里寒故也。此总论太阳经阳中之阴，四逆汤、附子理中汤。阳气传太阴经，腹满而痛，其证有二：有实痛，有虚痛。肠鸣泄利而痛者，虚痛也。此独论太阴经阴中之阳，小建中汤即桂枝加芍药汤，但桂有厚薄尔。不瘥，则小柴胡汤去芩加芍药如数。腹满，大便秘，按之痛者，实痛也。桂枝加大黄一钱。此之虚痛实痛，乃是以阳邪渐消为虚，阳气正大为实。

［太阳］伤寒，阳脉涩，阴脉弦，法当腹中急痛，先与小建中汤。不差，与小

柴胡汤。[成] 脉阳涩阴弦，而腹中急痛者，当作里有虚寒治之，与小建中汤温中散寒。若不差者，非里寒也，必由邪气自表之里，里气不利所致，与小柴胡汤去黄芩加芍药，以除传里之邪。

小建中汤方

桂枝去粗皮　生姜切。各三两　芍药六两　甘草炙，二两　大枣十二枚，擘　胶饴一升

上六味，以水七升，煮取三升，去滓，内胶饴，更上微火消解，温服一升，日三。呕家不可用建中汤，以甜故也。

《内经》曰：肝生于左，肺藏于右，心位在上，肾处在下，脾者土也，应中央，居四脏之中，为中州，生育荣卫，通行津液。一有不调，则荣卫失所育，津液失所行，必此汤温健中脏，是以建中名焉。脾欲缓，急食甘以缓之。健脾者，必以甘为主，故以胶饴甘温为君，甘草甘平为臣。桂辛热，辛散也，润也，荣卫不足，润而散之。芍药味微寒，酸，收也，泄也，津液不逮收而行之。是以芍药、桂为佐。生姜味辛温，大枣味甘温。胃者卫之源，脾者荣之本。《针经》曰：荣出中焦，卫出上焦是矣。卫为阳，不足者益之必以辛。荣为阴，不足补之必以甘。辛甘相合，脾胃健而荣卫通，是以姜、枣为使。或谓桂枝汤解表，而芍药数少；建中汤温里，而芍药数多，何也？皮肤为近，则制小其服，心腹为远，则制大其服，此所以为不同也。

伤寒，胸中有热，胃中有邪气，腹中痛，欲呕吐者，黄连汤主之。[成] 湿家下后，舌上如苔者，以丹田有热，胸上有寒，是邪气入里，而为下热上寒也。此伤寒邪气传里，而为下寒上热也。胃中有邪气，使阴阳不交，阴不得升，而独治于下，为下寒，腹中痛。阳不得降，而独治于上，为胸中热，欲呕吐。与黄连汤，升降阴阳之气。

黄连汤方

黄连　甘草炙　干姜炮　桂枝去粗皮。各三两　人参二两　半夏半升洗　大枣十二枚，擘

上七味，以水一斗，煮取六升，去滓，温服一升，日三服，夜二服。

上热者，泄之以苦，黄连之苦以降阳。下寒者，散之以辛，桂、姜、半夏之辛以升阴。脾欲缓，急食甘以缓之，人参、甘草、大枣之甘以益胃。

伤寒五六日，中风，往来寒热，胸胁苦满，默默不欲饮食，心烦喜呕，或胸中烦而不呕，或渴，或腹中痛，或胁下痞硬，或心下悸，小便不利，或不渴，身有微热，或咳者，与小柴胡汤。　二阳并病，太阳初得病时，发汗不彻，因转属阳明。续自微汗，不恶寒。若太阳证不罢者，不可下，可小发汗。设面色缘缘正赤者，阳气怫郁在表，当解之熏之。若发汗不彻，其人躁烦[①]，不知痛处，乍在腹中，乍在四肢，按之不可得，其人短气但坐。以汗出不彻，更发汗则愈。以脉涩知之。桂枝。不恶寒，大柴胡汤。小汗宜葛根汤、各半汤、麻黄加桂枝汤。

[阳明] 病人不大便五六日，绕脐痛，烦躁，发作有时，此有燥屎，故使不大便也。[成] 不大便五六日者，则大便必结为燥屎也。胃中燥实，气不得下通，故绕脐痛，烦躁发作有时也。　大下后，六七日不大便，烦不解，腹满痛者，此有燥屎也。所以然者，本有宿食故也。大承气汤主之。大下之后，则胃弱不能消谷，至六七日不大便，则宿食已结不消，故使烦热不解而腹满痛，是知有燥屎也。与大承气汤，以下除之。　发汗不解，腹满痛者，

① 躁烦：原作"烦躁"，《伤寒论》改。

急下之。

［少阴］病二三日不已，至四五日，腹痛，小便不利，四肢沉重疼痛，自下利者，此为有水气。其人或咳，或呕，或下利，或小便利，真武汤。［成］少阴病二三日，则邪气犹浅。至四五口，邪气已深。肾主水，肾病不能制水，水饮停为水气。腹痛者，寒湿内甚也。四肢沉重疼痛，寒湿外甚也。小便不利，自下利者，湿胜而水谷不别也。《内经》曰：湿胜则濡泄。与真武汤益阳散寒湿。　少阴病，下利清谷，里寒外热，手足厥逆，脉微欲绝，反不恶寒，面赤色，或腹痛，或干呕，或咽痛，或利止脉不出者，通脉四逆汤主之。下利清谷，手足厥冷，脉微欲绝，为里寒。身热不恶寒，面赤色，为外热。此阴甚于内，格阳于外，不相通也。与通脉四逆汤散阴通阳。　少阴病，四逆，其人或咳，或悸，或小便不利，或腹中痛，或泄利下重者，四逆散主之。四逆者，四肢不温也。伤寒邪在三阳，则手足必热。传到太阴，手足自温。至少阴则热邪渐深，故四肢逆而不温也。及至厥阴，则手足厥冷，是又甚于逆。与四逆散以散传经之热也。　少阴病，二三日至四五日，腹痛，小便不利，下利不止，便脓血者，桃花汤。二三日至四五日，寒邪入里深也。腹痛者，里寒也。小便不利者，水谷不别也。下利不止，便脓血者，肠胃虚弱，下焦不固也。与桃花汤固肠止利也。

［太阴］为病，腹满，吐食不下，自利益甚，时腹自痛。若下之必胸下结硬。或用理中汤、丸，不渴，四逆汤。　本太阳病，医反下之，因尔腹满时痛，属太阴也，桂枝加芍药汤。大实痛者，桂枝加大黄汤。详见前。

［厥阴］伤寒四五日，腹中痛，若转气，下趣少腹者，此欲下利也。伤寒四五日，邪气传里之时，腹中痛，转气下趣少腹者，里虚遇寒，寒气下行，欲作自利也。或用附子干姜汤，四逆汤。

［云］　伤寒邪在三阴，内不得交通，故为腹痛。手足之经，皆会于腹。如脉弦而腹痛，过在足厥阴肝、手太阴肺，刺太冲、太渊、太陵。如脉沉而腹痛，过在足太阴脾、少阴肾、手厥阴心包，刺太溪、太陵。如脉沉细而痛，过在足太阴脾、手少阴心，刺太白、神门、三阴交。此刺腹痛之法也。

［吴］　凡腹中痛，可按可揉者，内虚也。不可按不可揉者，内实也。王海藏言，中脘痛者属脾土。脉沉迟，内寒者，理中汤，或用附子理中丸主之。若阳脉涩，阴脉弦，小建中汤主之。若小腹痛，属厥阴经分，宜当归四逆汤加吴茱萸主之。厥逆者，四逆汤加吴茱萸主之。若大实腹满而痛，或绕脐刺痛，不大便脉实者，以大承气汤下之。凡潮热，不大便，从心下至少腹硬满而痛，手不可近者，大陷胸汤下之。若脉弦腹痛，无热无寒者，芍药甘草汤主之。凡脉弦，口苦发热，腹中痛者，小柴胡去人参加炒白芍汤主之。若寒热交作，腹中痛者，加肉桂、芍药主之。若寒多而痛者，去黄芩倍肉桂、芍药也。凡少阴发热，手足冷，腹中痛者，四逆散加附子汤，肉桂、炒芍药、吴茱萸主之也。凡发热，脉洪弦而腹痛者，芍药黄芩汤主之。大抵腹痛，有虚有实，有冷有热，要在脉证辨而用之。凡蓄血，亦令人腹痛，手不可近，自有本条。若自利腹痛，小便清白，便当温也，理中、四逆，看微甚用。轻者五积散，重者四逆汤，无脉者通脉四逆汤，使阴退而阳复也。腹痛，欲吐利而烦躁者，多有痧毒，世俗括刺委中穴。凡脉微弦，少腹痛，厥阴也，宜刺大冲、大渊、大陵，灸归来、关元。

脉沉脐腹痛，少阴也，宜刺太白、神门、三阴交，灸中脘。

[陶] 伤寒腹中痛，用凉水饮之，其痛稍可者，属热，当用凉药。不已，而或绕脐硬痛，大便结实，烦渴，属燥屎痛，急用寒药下之。或食积痛，治亦如之。若小腹硬痛，小便自利，大便黑，身目黄者，属蓄血痛，治亦如之，加行血药，下尽黑物，自愈。此三者痛随利减之法也。若饮水愈痛，属寒，当用温药。不已，而或四肢厥冷，腹痛，呕吐泄利，急用热药，须详脉来有力无力方可。刘氏用灰包熨腹痛。

[庞] 合灸不灸，久则冷结，气上冲心而死。

[活] 身无大热，烦渴，大便实，或腹痛满，及生赤瘾疹者，调胃承气汤、黄连橘皮汤。

腹痛，兼头痛发热，身痛吐利，为霍乱。欲吐不吐，欲泻不泻，为干霍乱。治法详杂病霍乱门。

黄

王叔和入阳明篇。海藏云：色如烟熏黄，乃湿病也，一身尽痛。色如橘黄，乃黄病也，一身不痛。

[成] 湿热俱甚，则发身黄。伤寒至于发黄，为病亦已甚矣。邪风被火，两阳相薰，其身必黄。阳明病被火，额上汗出，小便不利，必发身黄。此皆由内有热，而被火攻发黄者也。阳明病无汗，小便不利，心中懊侬，必发黄者，由阳明热盛而发黄也。伤寒汗已，身目为黄，以寒湿在里不解故也。此不可下，宜于寒湿中求之。是知非特湿热发黄，而寒湿亦发黄也。但寒湿之黄，身如薰黄，色暗而不明也。热盛之黄，黄如橘色，出染着衣，正黄如柏也。大抵黄家属太阴，太阴为湿热蒸之而致。经曰：太阴当发身黄是也。一或脉沉结，少腹硬，小便自利，其人如狂者，又为畜血在下焦使之黄也。发黄非止寸口近掌无脉，鼻气出冷，为不治之证。又若形体如烟熏，直视摇头为心绝，环口黧黑，柔汗发黄为脾绝，是皆不治之证也。

[太阳] 病身黄，脉沉结，少腹硬，小便自利，其人如狂者，血也，抵当汤。详蓄血。 得病六七日，脉迟浮弱，恶风寒，手足温，医数下之，不能食，胁下满痛，项强，小便难，面目及身黄。茵陈五苓散，详胁痛。 太阳病，脉浮动数，头痛发热，微盗汗出，反恶寒，表未解也。医反下之，客气动膈，若不结胸，但头汗出，小便不利，身必发黄。栀子柏皮汤，详头汗。 太阳中风，以火劫汗，两阳相薰，其身发黄，阳盛欲衄，阴虚小便难，阴阳俱虚，身体枯燥。防己黄芪汤、栀子柏皮汤，详头汗。

栀子柏皮汤方

栀子十五个，擘　甘草一两，炙　黄柏二两

上三味，以水四升，煮取一升半，去滓，分温再服。

若发汗已，身灼热者，名曰风温。脉阴阳俱浮，自汗身重，多眠睡，鼻息必鼾，语言难出。若被火者，微发黄色。太阳病，已汗，遂发热恶寒，复下之，表里俱虚，复加烧针，因胸烦、面青、肤瞤者，难治。色微黄，手足温者，易愈。色微黄，非病也。所以验其病之易愈也。

[阳明] 伤寒，瘀热在里，身必发黄，麻黄连轺赤小豆汤。

麻黄连轺赤小豆汤方

麻黄去节　生姜切　连轺连翘根也　甘草炙。四味各二两　杏仁四十粒，泡，去皮尖　大枣十二枚，擘　生梓白皮一升，切　赤小豆

一升

上八味，以潦水一斗，先煮麻黄再沸，去上沫。内诸药，煮取三升，去滓分温三服，半日服尽。

《内经》曰：湿上甚而热，治以苦温，佐以甘辛，以汗为故而止①，此之谓也。又，煎用潦水者，亦取其水味薄，则不助湿气。

阳明病，发热，但头汗出，小便不利，渴饮水浆，此瘀热在里，身必发黄，茵陈蒿汤。　伤寒七八日，身黄如橘子色，小便不利，腹微满者，茵陈蒿汤。［成］当热甚之时，身黄如橘子色，是热毒发泄于外。《内经》曰：膀胱者，州都之官，津液藏焉，气化则能出矣。小便不利，小腹满者，热气甚于外，而津液不得下行也。与茵陈蒿汤，利小便退黄逐热。

茵陈蒿汤方

茵陈六两　大黄二两，去皮　肥栀子十四枚，擘

上三味，以水一斗，先煮茵陈，减六升。内二味，煮取三升，去滓，分温三服。小便当利，尿如皂角汁状，色正赤，一宿腹减，黄从小便去也。

［成］小热之气，凉以和之。大热之气，寒以取之。发黄者，热之极也，非大寒之剂，则不能彻其热。酸苦涌泄为阴，酸以涌之，苦以泄之，故以茵陈蒿酸苦为君。心法南方火而主热。大热之气，必以苦寒胜之，故以栀子为臣。宜补必以酸，宜下必以苦，荡涤邪热，必假将军攻之，故以大黄为佐。虽甚热大毒必袪除，分泄前后，腹得利而解矣。

阳明病，无汗，小便不利，心中懊侬，身必发黄。阳明中风，脉弦浮大，而短气腹满，胁下及心痛，鼻干，不得汗，嗜卧，一身及面目悉黄，小便难，有潮热，时哕，耳前后肿。病过十日，脉续浮者，与小柴胡汤。脉但浮，无馀证者，与麻黄汤。若不尿，腹满加哕者，不治。阳明病，面合赤色，不可攻。必发热，色黄者，小便不利也。栀子柏皮汤。　阳明病，被火，额上微汗，小便不利者，必发黄。五苓散、栀子柏皮汤。　伤寒，发汗已，身目为黄，所以然者，以寒湿在里，不解故也。不可下，于寒湿中求之。［成］《金匮要略》谓黄家所起，从湿得之。汗出热去，则不能发黄。发汗已，身目为黄者，风气去，湿气在也。脾恶湿，湿气内著，脾色外夺者，身目为黄。若瘀血在里发黄者，则可下。此以寒湿在里，故不可下，当从寒湿法治之。

［太阴］伤寒脉浮而缓，手足自温，系在太阴。太阴当发身黄。若小便自利者，不能发黄。以脾家实，腐秽当去故也。浮缓，亦大之类。小便不利者，五苓散加茵陈主之。小便自利者，橘皮汤主之。

［楼］　上身黄，小便自利，小腹硬而狂，大便黑者，为蓄血，则宜抵当汤下之。若小腹不硬，其人不狂，大便不黑者，虽小便利，非蓄血也。其为证有三：一者栀子柏皮汤，二者麻黄连翘赤小豆汤，皆治身黄，小便利而身不疼者，海藏所谓干黄是也。三者桂枝附子汤、去桂加白术汤，皆治身黄，小便利而一身尽痛者，《活人》所谓中湿是也。

［张］　或谓伤寒发黄，惟阳明与太阴两经有之，俱言小便利者，不能发黄何也？盖黄者，土之正色。以太阴与阳明，俱属土，故发黄也。其黄之理，外不能汗，里不得小便，脾胃之土，为热所蒸，故色见于外为黄也。若小便利者，热不内蓄，故不能变黄也。其有别经发黄者，亦

① 止：原作“正”，据《素问·至真要大论》改。

由脾胃之土受邪故也。

［赵］　明瘀热发黄与瘀血发黄，外证及脉，未尝相似。且如头汗出，剂颈而还，腹微满，小便不利，渴饮水浆，为瘀热证。小腹急结，其人如狂，小腹硬满，小便自利，大便黑，为瘀血证，此外证之不似也。瘀血脉微而沉，或沉结；瘀热脉则浮滑紧数，此脉状之又不相似也。然则相似者，但色黄耳。若论黄色之相似，非特瘀热与瘀血，又如风温被火，微发黄色；太阳火劫发汗，两阳相熏灼，其身发黄。阳明被火，额上微汗，必发黄者，是又挟火邪所致者。外此，亦有黄色之不相似者乎？曰：湿家之薰黄则异矣。可不各以其似不似而明辨欤？

附：

五苓茵陈散方

以茵陈浓煎，汤调五苓散二钱服之，日三四。黄从小便下，以小便清为度。

橘皮汤方

橘皮一两　生姜二两

细锉，水一升半，煎七合，去滓，分二服，稍热呷之。未差再作服。

茵陈蒿大黄汤　治伤寒发黄，面目悉黄，小便赤，宜服。

茵陈蒿　山栀仁　柴胡　黄柏蜜涂，炙　龙胆草各半两　黄芩去黑心　升麻　大黄炒。各一两

上㕮咀。每服五钱，水一盏半，煎至一盏，去滓，早晚食后温服。

茅根汤　治伤寒发黄，遍身如金色者。

茅根洗净，锉　山栀仁　茵陈蒿　地骨皮　甘草炙。各半两

上㕮咀。每服五钱，用水一盏半，生姜三片，豆豉六七粒，同煎至一盏，去滓，早晚食远温服。

附

［阴黄］

身冷汗出，脉沉而黄，为阴黄，乃太阴经中湿。亦有体痛发热者，身如熏黄，终不如阳黄之明如橘子色也。当叩其小便之利与不利。小便自利，术附汤；小便不利大便反快者，五苓散。

［海］　伤寒病，遇太阳太阴司天，若下之太过，往往变成阴黄。一则寒水太过，水来犯土；一则土气不及，水来侵之，多变此疾。一则茵陈茯苓汤加当归、桂枝；二则茵陈橘皮汤加姜术半夏；三则茵陈附子汤；四则茵陈四逆汤；五则茵陈姜附汤；六则茵陈吴茱萸汤。方见如下。发黄小便不利，烦躁而渴，茵陈汤加茯苓、猪苓、滑石、当归、官桂主之。韩氏名茵陈茯苓汤。发黄烦躁，喘呕不渴，茵陈汤加陈皮、白术、生姜、半夏、茯苓主之。韩氏名茵陈陈皮汤。发黄，四肢遍身冷者，茵陈汤加附子、甘草主之。韩氏名茵陈附子汤。发黄，肢体逆冷，腰上自汗，茵陈汤加附子、干姜、甘草主之。韩氏名茵陈姜附汤。发黄，冷汗不止者，茵陈汤加附子、干姜主之。韩氏名茵陈附子汤。发黄，前服姜、附诸药未已，脉尚迟者，茵陈加吴茱萸、附子、干姜、木通、当归主之。韩氏名茵陈茱萸汤。　赵宗颜因下之太过，生黄，脉沉细迟无力，次第用药，至茵陈附子汤大效。

按：海藏次第用药者，谓先投韩氏茵陈茯苓汤，次投茵陈陈皮汤，又次投茵陈附子汤。后赵秀才次第仿此。

赵秀才因下之早，黄病，脉寸微尺弱，身冷。次第用药，至茵陈四逆汤大效。伤冷中寒，脉弱气虚，变为阴黄，仲景理中汤加茵陈服之。

［海］　往来寒热，一身尽黄者，小柴胡加栀子汤主之。

［衍］　一僧，伤寒发汗不彻，有留

热，身面皆黄，多热，期年不愈。医作食黄治之，治不对，病不去。问之食不减，寻与此药，服五日，病减三分之一，十日减三分之二，二十日病悉去。方用茵陈、栀子各三分，秦艽、升麻各四钱，末之，每用三钱，水四合，煎及二合，去渣。食后温服，以知为度。

［活］　**五苓加茵陈蒿汤**　治发黄而渴，小便不利。

茵陈蒿汤十分　五苓汤五分

上二剂，拌匀。每服三钱，日三服，水调下。

又方，伤寒欲发黄者，急用瓜蒂末，口含水，搐一字许入鼻中，出黄水甚验。即用茵陈汤调五苓散服之，甚效。

［本］　治头中湿热，发黄疸，**瓜蒂散**。

瓜蒂二十枚　赤小豆　黍米各十四粒

上为细末，如大豆许一粒，纳鼻中，缩入，当出黄水。慎不可吹入。

［云］　结胸发黄，太阳附本也。以结胸法治之。　痞气发黄，太阴附本也。以痞法治之。

［活］问：白虎证亦有身热，烦渴引饮，小便不利，何以不发黄？答曰：白虎与发黄证相近，遍身汗出，此为热越，白虎证也。头面汗出，颈已下无汗，发黄证也。

少　阴　病

但欲寐嗜卧　口燥咽干　咽痛　吐　吐利　下利

少阴之为病，但欲寐也。又欲吐不吐，心烦，但欲寐，五六日，自利而渴者，理中、四逆辈。阴证虽云不用麻黄，如少阴病，始得之，反发热，脉沉者，麻黄细辛附子汤。于六经中，但少阴证难辨。本经但云：脉沉细，欲寐，小便数而白，背恶寒，四肢厥者，可不审而知之。或虽有恶寒甚者不觉寒，或但喜厚衣近火，善瞌睡，问之则不言怕寒。殊不知厚衣即恶寒也。善瞌睡即但欲寐也。其脉微细，或沉涩，虽有阴阳俱紧者，盖其人素有热，为表寒外袭，故如此。但当察其外证为主，必以温药逐之。其阳邪传入，及夫少阴自受热证，宜下，宜吐，宜和解者多矣。仲景虽不言脉滑实沉数诸可下之脉，然于证则可知矣。脉必相符，虽或有反沉微细迟，脉不应证者，为不可下，亦宜凉剂，滋阴退阳而愈者。其不愈者，必待脉有力而后下之可也。其有证恶寒急下之者，倘反有脉不应病，亦宜微下之。虽不敢大下，亦不可缓也。临病应变之术，妙自神会，非俗工之所知，良医之所自得。六经同法，惟少阴传变，与太阳相同，如通脉四逆汤、四逆散、真武汤证，俱有加减法，谓有或为之证，亦犹太阳小青龙、小柴胡之类是也，少人知斯妙也。

少阴经治法，有汗、下、吐、温、和解、灸刺

汗：麻黄附子细辛汤　麻黄附子甘草汤

下：大承气汤　抵当汤

吐：瓜蒂散

温：四逆汤　桂枝芍药汤　附子汤　桃花汤　吴茱萸汤　白通汤　白通加猪胆汁汤　真武汤　通脉四逆汤

和解：桂枝甘草龙骨牡蛎汤　黄连阿胶汤　猪肤汤　甘草汤　桔梗汤　苦酒汤　半夏散　猪苓汤　四逆散

灸：灸少阴

经云：尺寸俱沉者，少阴受病也。以其脉贯肾，络于肺，系舌本，故口燥舌干而渴。　少阴之为病，脉微细，但欲寐也。　少阴病，欲吐不吐，心烦，但欲寐，五六日自利而渴者，属少阴也。虚故

引水自救。若小便色白者，少阴病形悉具。小便白者，以下焦虚有寒，不能制水，故令色白也。 病人脉阴阳俱紧，反汗出者，亡阳也。此属少阴，法当咽痛而复吐利。 少阴病，始得之，反发热，脉沉者，麻黄附子细辛汤主之。［张］或云：论传经之邪，自三阳而传至太阴，太阴则传少阴。此不言传经，而言始得之，何也？夫传经者，古人明理立法之意如此，安可执一而论哉。夫三阳伤寒，多自太阳入，次第而传至厥阴者，固有也。其三阴伤寒，亦有自利不渴，始自太阴而入者。今少阴病，始得之，反发热，此自少阴而入者，故云始得之。缘少阴无身热，而今有热，故言反发热，以不当发热而热也。为初病邪浅，故与麻黄附子细辛汤以发散之。 少阴病，脉细沉数，病为在里，不可发汗。［成］少阴病，始得之，反发热，脉沉者，为邪在经，可与发汗。若脉细沉数，为病在里，不可发汗。按：阴脉沉细，今带数，恐人以为热，故举以告人。盖此数，乃沉细之数。如经曰：数为虚者是也，非热则烦数之数也。成注欠发明。

少阴病，脉微，不可发汗，亡阳故也。阳已虚，尺脉弱涩者，复不可下之。脉微为亡阳表虚，不可发汗。脉弱涩为亡阴里虚，复不可下。 少阴病，得之二三日，麻黄附子甘草汤微发汗。以二三日无里证，故微发汗也。谓初得病二三日，常见少阴证，以邪未深，故须汗。以无阳证，故微发之而已。

麻黄附子甘草汤方

麻黄去节　甘草炙。各二两　附子一枚，炮，去皮，破八片

上三味，以水七升，先煮麻黄一两沸，去上沫，内诸药，煮取三升，去滓，温服一升，日三服。

麻黄、甘草之甘，以散表寒。附子之辛，以温寒气。

［庞］ 少阴病脉沉，不知何沉也。且沉紧发汗则动经。细沉数，为病在里，不可发汗。详此脉或沉而濡①，或沉而微，不甚小，是表中寒而里不消，脉应里而发热在表，故以小辛之药，温散而微微取汗也。

少阴病，得之一二日，口中和，其背恶寒者，当灸之，附子汤主之。背者胸中之府，诸阳受气于胸中，而转行于背。《内经》曰：人身之阴阳者，背为阳，腹为阴。阳气不足，阴寒气盛，则背为之恶寒。若风寒在表而恶寒者，则一身尽寒矣。但背恶寒者，阴寒气盛可知，如此条是也。又或乘阴气不足，阳气内陷入阴中，表阳新虚，有背微恶寒者。经所谓伤寒无大热，口燥渴，心烦背微恶寒，白虎加人参汤主之是也。一为阴寒气盛，一为阳气内陷。何以明之。盖阴寒为病，则不能消耗津液，故于少阴病则曰口中和。及阳气内陷，则热烁津液为干，故于太阳病则口燥舌干而渴也。要辨阴阳寒热不同者，当于口中润燥详之。

附子汤方

附子二枚，炮，去皮，破八片　白术四两　茯苓　芍药各三两　人参二两

上五味，以水八升，煮取三升，去滓，温服一升，日三服。

辛以散之，附子之辛以散寒。甘以缓之，茯苓、人参、白术之甘以补阳。酸以收之，芍药之酸以扶阴。所以然者，偏阴偏阳则为病，火欲实，水当平之，不欲偏胜也。

少阴病，得之二三日已上，心中烦，不得卧，黄连阿胶汤主之。方见不得卧。

少阴病，六七日，腹胀不大便者，急下

① 濡：原作“喘”，据《伤寒总病论》改。

之，大承气汤。

少阴病，四逆，其人或咳，或悸，或小便不利，或腹中痛，或泄利下重者，四逆散主之。

四逆散方

甘草炙　枳实破，水浸，炙干　柴胡　芍药各等分

上四味，各十分，捣筛，白饮和服方寸匕，日三服。咳者，加五味子、干姜各五分，并主下利。悸者，加桂枝五分。小便不利者，加茯苓五分。腹中痛者，加附子一枚，炮令坼。泄利下重者，先以水五升，煮薤白三升，煮取三升，去滓，以散三方寸匕，纳汤中，煮取一升半，分温再服。

少阴病，手足逆冷，其人若下利后重者，此条四逆散加薤白汤。若下利脉绝，及无脉者，通脉四逆汤、白通加猪胆汁汤。方论见下利。若身体骨节痛，脉沉者，宜附子汤。　少阴病，脉沉者，急温之，宜四逆汤。方见下利。　少阴病，身体痛，手足寒，骨节痛，脉沉者，附子汤主之。少阴病，脉沉发热者，宜麻黄附子细辛汤。　少阴病，欲解时，从子至寅上。　少阴病，恶寒而蜷，时自烦，欲去衣被者，可治。　少阴病，下利止而头眩，时时自冒者，死。　少阴中风，脉阳微阴浮者，为欲愈。　少阴病，脉微细沉，但欲卧，汗出不烦，自欲吐，至五六日，自利，复烦躁不得寤寐者，死。　少阴病，六七日，息高者，死。少阴病，脉紧，至七八日，自利，脉紧变暴，微厥，手足反温者，欲解也。论见下利。　少阴病，八九日，一身手足尽热者，以热在膀胱，必便血也。　少阴病，但厥无汗，而强发之，必动其血，未知从何道出，或从口鼻，或从目出，是名下厥上竭，为难治。　少阴病，四逆，恶寒而身蜷，脉不至，不烦而躁者，死。　少阴病，恶寒身蜷而利，手足逆冷者，不可治。

［戴］　若兀兀欲吐，心烦喜寐，或自利，口燥而渴，或口中和，而背恶寒，此属少阴经。但少阴用药，有阴阳之分。自利而渴者，宜猪苓汤。盖阳热传入肾，少阴经肾系舌本，故自利口燥而渴，以猪苓汤利肾中之热。不愈则当自大便去之，古法合用大承气汤。若难用大承气汤，则用小承气汤，或且进白头翁汤。上项诸药，为阴中涵阳者也。泄利下重，其人四逆，先以水盏半，葱白二根，煎一盏，去葱，煎四逆散至七分，咳加北五味子、干姜各半钱，悸加桂枝一钱，小便不利加茯苓一钱，腹痛加熟附半钱。若审是下利清谷，手足四逆，其人面戴赤，或腹痛，或干呕，或咽痛，四逆汤倍干姜。面赤者加葱一根，腹痛加芍药一钱半，呕加生姜，咽痛加桔梗一钱。若口中和而背恶寒，宜正方四逆汤，不必加减。四逆散、四逆汤，俱治少阴下利，四肢逆冷。泄利下重者，与下利清谷者，一凉一温，又自有阴有阳之别。若初得病，便见少阴证，其人发热恶寒，身疼，头不痛者，宜麻黄细辛附子汤微汗之，或五积散加熟附半钱，或五积散加以顺元散。

但欲寐嗜卧

卫气寤则行阳，寐则行阴。而寐也，必从足少阴始，故少阴之为病，脉微细，但欲寐。　太阳病，十日已去，脉浮细，嗜卧者，外已解也。胸满胁痛者，小柴胡汤，脉但浮者，与麻黄汤。此条当是太阳少阳二经合病，胸满虽与前同，而脉浮细，嗜卧，则为表邪已解，胁痛为少阳有邪，故与柴胡。若脉但浮者，又当先治太阳也。此是设为变通之言，非谓服柴胡而脉浮也。成注不足遵。　口燥咽干，但欲

寐。详口苦。　欲吐不吐，但欲寐。详吐。　吐利，但欲寐。详吐利。　下利，但欲寐。详下利。　脉浮汗出，多眠，若身重息鼾者，风温。详风温。　若合目则盗汗出，此三阳合病。详盗汗。

狐惑病，默默欲眠，目不得闭，不欲饮食，恶闻食臭，其面目乍赤、乍黑、乍白，其声嗄者，甘草泻心汤；咽干者，苦参汤。其肛虫蚀，雄黄薰之。其脉数无热，目赤眦黑者，当归赤小豆散。详狐惑。

口燥咽干

已附见口苦咽干条内。

咽　痛

太阳、阳明咽痛各一证，悉属热也。太阳治以半夏散，阳明治以四逆散加桔梗。少阴咽痛有六证，热证者四，寒证者二。热者，治以猪肤汤、甘草汤、桔梗汤、苦酒汤、半夏散。寒者，治以桂枝干姜汤、真武汤、四逆汤。厥阴咽痛一法，亦热也，治以桔梗汤。咽痛皆热证，何独少阴二证寒耶？其一以汗多亡阳，故用干姜、附子以复阳温经也。其一以阴盛格阳，故用通脉四逆以散阴通阳也。

［太阳］病下之，脉紧者，必咽喉痛，半夏汤。

半夏散及汤方

半夏制　桂枝　甘草炙。各等分

上㕮咀，水煎服，少少咽之。为散，白汤调服方寸匕，亦效，日三服。仲景法为散调服，不㕮咀。

［成］　甘草汤主少阴客热咽痛，桔梗汤主少阴寒热相搏咽痛，半夏散及汤主少阴客寒咽痛。

［阳明］病，但头眩，不恶寒，故能食而咳，其人必咽痛。若不咳者，咽不痛。详眩。

［少阴厥阴］少阴病，二三日，咽痛者，可与甘草汤。不瘥者，与桔梗汤。阳邪传于少阴，为咽痛，服甘草汤则差。若寒热相搏为咽痛者，服甘草汤不差，与桔梗汤，以和少阴之气。

甘草汤方

甘草二两

上一味，以水三升，煮取一升半，去滓，温服七合，日二服。

桔梗汤方

桔梗一两　甘草二两

上二味，以水三升，煮取一升，去滓，分温再服。

桔梗，味辛温以散寒。甘草，味甘平以除热。甘梗相合，以调寒热。

少阴病，咽中痛，半夏散及汤主之。

少阴病，咽中伤生疮，不能语言，声不出者，苦酒汤主之。

苦酒汤方

半夏十四枚，洗，破，枣核大　鸡子一枚，去黄，内上苦酒，著鸡子壳中。

上二味，内半夏，著苦酒中，以鸡子壳置刀环中，安火上，令三沸，去滓，少少含咽之。不差，更作三剂。

按：苦酒，本草注曰：醯也。而成氏复云：苦酒之酸。予则以为名义俱乖。安知酒之味苦者，不可以已咽疮耶？若嫌酒之性热，则下半夏汤更辛。况此味苦哉。下文发字与敛字，自相反。

脉阴阳俱紧，反汗出者，亡阳也。此属少阴，法当咽痛而复吐利。　伤寒，先厥后热者，下利必自止。止而反汗出者，其喉为痹。厥而利，发热则利必止，反汗出者，亡阳也。咽中痛，热上冲也。亡阳则阴独，复会干热，则阴阳结而为喉痹也。《内经》曰：一阴一阳结，为喉痹。详下利。　咽痛下利，兼胸痛者，猪肤汤；手足厥冷，脉微欲绝，不恶寒，面赤者，通脉四逆汤；下后，复厥逆，下部脉不至者，麻黄升麻汤。并见下利。

阳毒咽痛，面赤斑斑如锦纹，唾脓血，五日可治，七日不可治，宜升麻鳖甲汤。《活人》云：阳毒升麻汤主之。论见阳毒条。

阴毒咽痛，面目青，身痛如被杖，五日可治，七日不可治，升麻鳖甲去雄黄蜀椒汤。《活人》云：阴毒甘草汤主之。论见阴毒条。

［禁忌］　咽中闭塞，不可发汗。发汗则吐血，气欲绝，手足厥冷，欲得蜷卧，不能自温。咽中闭塞，不可下。下之则上轻下重，水浆不下，卧则欲蜷，身急头眩，下利日数十行。

［张］　或云：六经伤寒皆不言咽痛，惟少阴篇中有咽痛、咽伤之证。何也？夫少阴咽痛，乃经络所系，盖少阴之脉，上贯肝膈，入肺，循喉咙，系舌本，故有咽伤痛之患。《内经》曰：所生病者，咽肿上气，嗌干及痛，此经脉所系，邪气循行而致然也。

附

［活］半夏桂枝甘草汤治伏气之病，谓非时有暴寒中人。伏气于少阴经，始不觉病，旬月乃发，脉更微弱，先发咽痛，似伤寒，非喉痹之病，必下利。始用半夏桂枝甘草汤主之。此病只二日便瘥，古方谓之肾伤寒也。次用四逆主之。

半夏桂枝甘草汤

半夏汤洗　甘草炙　桂心各等分

上㕮咀。每服四钱，水煎，候冷，少少细呷之。

［赵］　《活人书》近来见四样印本，皆是四逆散。然四逆散不主咽痛，恐刊者之误，不能无疑。仲景论云：四逆散治少阴病，传邪作热，四肢逆而不温者。今此证，盖是伏寒于少阴经而脉微弱，法当温散。既先用半夏桂甘汤温剂，何复用柴胡寒剂继之？此必是四逆汤也。何况通脉四逆汤方后，有咽痛加桔梗之例，用此又何疑焉。

［吴］　凡咽痛，有阴阳二毒。凡阳毒咽喉肿痛，乃热极也。阴毒咽喉不利，乃冷极也。阳毒脉浮数而大，咽痛，吐脓血，《千金》《外台》用乌扇膏治之，《活人》用黑奴丸。又阳气独胜，狂躁，咽痛，脉洪实滑促，《活人》用葶苈苦酒汤。治伤寒咽痛，用生甘草浓煎汤与之。水浸山豆根苦水含之。或用鹤虱草捣汁，入米醋，漱喉中亦妙。

［刘］　咽痛有疮，黄柏、细辛末吹之。凡伤寒腮颊红肿，并咽喉肿痛者，刺少商、委中出血。少商穴，在手大指端内侧，去爪甲角如韭叶，以三棱针刺血出愈。

［戴］　亦有初得病头痛发热，无阳毒少阴诸证，而咽喉自痛者。此因感冒后，顿用厚衣被堆壅，或用蛮法，服生姜热酒，即卧，遂成上壅，或先有壅热，欲取凉快，致为外邪所袭，既有风寒，又有热壅，宜参苏饮倍桔梗，加木香半钱，或消风百解散，或败毒散，或五积散、败毒散各半帖，名交加散。

吐

吐与呕之别，已见呕门。欲吐，亦附干呕条内，宜参考。

腹满时痛而吐者，太阴病。论见腹满。《活人》云：理中汤主之。

少阴病，饮食入口则吐，心中欲唱唱吐，复不能吐。始得之，手足寒，脉弦迟者，此胸中实，不可下也，当吐之。若膈上有寒饮，干呕者，不可吐也。急温之，宜四逆汤。［成］伤寒表邪传里，至于少阴。少阴之脉，从肺出络心，注胸中。邪既留于胸中而不散者，饮食入口则吐，心中嗢嗢欲吐。阳受气于胸中，邪既留于胸中，则阳气不得宣发于外，是以始得之，手足寒，脉弦迟。此是胸中实，不可下而当吐。其膈上有寒饮，亦使人心中嗢嗢而手足寒。吐则物出，呕则物不出，吐与呕别焉。胸中实，则吐而物出。若膈上有寒饮，则但干呕而不吐也。此不可吐，可与四逆汤以温其膈。　少阴病，但欲卧，不烦而吐，五日，变自利，烦躁不得寐者，死。详但欲寐。

干呕吐涎沫，头痛者，宜

吴茱萸汤　治吐利，手足厥冷，烦躁欲死，呕而胸满。

吴茱萸汤泡，洗　生姜各一两半　人参七钱半　大枣三枚

上㕮咀，水煎，去滓，分二服。

《内经》曰：寒淫于内，治以甘热，佐以苦辛。吴茱萸、生姜之辛以温胃，人参、大枣之甘以缓脾。

发热，渴欲饮水，水入则吐者，宜五苓散。

伤寒，本自寒下，医复吐下之，寒格更逆吐下。《脉经》作更遂吐食入即出。若食入口即吐，干姜黄芩黄连人参汤主之。按：本自寒下，恐是本自吐下，玩复字可见。盖胃寒则吐，下寒则利。胃寒者不宜吐，医反吐之，则伤胃气，遂成寒格。下文文气不贯，当有阙文。

干姜黄连黄芩人参汤方

干姜　黄连　黄芩　人参各三两

上四味，以水六升，煮取二升，去滓，分温再服。

辛以散之，甘以缓之，干姜、人参之甘辛，以补正气。苦以泄之，黄连、黄芩之苦，以通寒格。

太阳病，吐后，汗出不恶寒，发热，关脉细数，欲食冷食，朝食暮吐，此为小逆。

病人脉数，为热，当消谷引食，而反吐者，此因发汗，令阳气微，膈气虚，脉乃数也。数而客热者，不能消谷，以胃中虚冷故也。凡服桂枝汤而吐者，必吐脓血也。注云：内热者，服桂枝汤则吐，如酒客之类是也。　吐，厥逆者，甘草干姜汤。

附

［活］　吐有冷热二证。寸口脉数，手心热，烦渴而吐，以有热在胃脘，五苓散主之。寒多，不饮水而吐者，理中汤去术加生姜主之。

阴证，喘促及吐逆者，返阴丹入口便住。

大橘皮汤　治动气在下，不可发汗。发又无汗，心烦，骨节疼痛，目晕，恶寒，食则反吐，谷不得入，先服大橘皮汤。吐止后，宜服建中汤。

橘皮一两半　生姜一两　枣子八枚　甘草炙，半两　人参一钱　竹茹半升

上水三大盏，煮取一盏，分二服。

病人直患呕吐，而脚弱或疼，乃是脚气，当作脚气治之。治见杂病脚气门。

吐　利

腹满时痛，吐利不渴者，太阴病。论见腹满。《活人》云：理中汤主之。　病人脉阴阳俱紧，反汗出者，亡阳也。此属少阴，法当咽痛而复吐利。桂枝干姜汤。

少阴病，吐利，手足厥冷，烦躁欲死者，吴茱萸汤主之。　少阴病，吐利，手足不逆冷，反发热者，不死。脉不至者，灸少阴七壮。庞云：在内踝后跟骨上动脉陷中。发热，谓其身发热也。余按：少阴之络，非持一穴。今曰少阴，而不指某穴者，针法当随四时、随运气，以取井荥俞

经合，不可执泥也。庞氏定以为太谿，恐非仲景本旨。　少阴病，吐利烦躁，四逆者，死。　少阴病，下利，咳而呕渴，心烦不得眠者，猪苓汤主之。论见下利。少阴病，腹痛，小便不利，四肢重痛，自下利，或呕者，真武去附子加生姜汤。论见下利。　少阴病，下利，脉微涩，呕而汗出者，当温其上，灸之。论见欲寐。温其上，谓下有寒气，当温其上，以助阳气也。　既吐且利，小便复利，而大汗出，下利清谷，内寒外热，脉微欲绝者，四逆汤主之。王叔和入霍乱篇。

太阳与少阳合病，头痛胁痛，往来寒热，自利而呕者，黄芩加半夏生姜汤。论见合病。　发热汗出不解，心中痞硬，呕时下利者，宜大柴胡汤。论见痞。　发汗后，水浆不得入口者，为逆。若更发汗，必吐下不止，呕吐而利者，名曰霍乱。病发热，头痛身疼，恶寒吐利者，此名霍乱。　自吐下，又利止，复更发热也。霍乱，头疼发热，身疼痛，热多饮水者，五苓散主之。寒多不饮水者，宜理中汤。

理中汤方

人参　干姜炮　甘草炙。各一两　白术二两

上锉。每服四钱，水煎，去滓，温服。如寒甚者，加干姜一两半。渴欲得水者，加白术一两半。脐上筑者，肾气动也，去白术加桂枝二两。吐多者，去白术加生姜四两。下利多者，倍用白术。悸者，加茯苓二两。腹满者，去白术加附子一枚。服汤后，如食顷，饮热粥一升许，自温，勿发揭衣被。《活人》云：或四肢拘急，或转筋者，亦去术加附子。

吐利汗出，发热恶寒，四肢拘急，手足厥冷者，四逆汤主之。

吐利止，而身痛不休者，当消息和解其外，宜桂枝汤。恶寒，脉微，利止者，四逆加人参汤。方论见恶寒。

吐已下断，汗出而厥，四肢拘急不解，脉微欲绝者，**通脉四逆汤加猪胆汁主之**。

甘草炙，二两　干姜三两　附子大者一枚，去皮，破八片　猪胆汁半合

上三味，㕮咀，水三盏，煎至二盏，去滓，纳猪胆汁，分作二次温服，其脉即来。

吐利发汗，脉平不烦者，以新虚不胜谷气故也。　干呕而利，兼胁痛而表解者，宜十枣汤。心下痞硬而烦者，宜甘草泻心汤。兼厥逆，脉微者，通脉四逆汤、白通[①] 加猪胆汁汤。详见前干呕门。

[诊]　脉阴阳俱紧，至于吐利，其脉独不解。紧去人安，为欲解。若脉迟，至六七日，不欲食，此为晚发，水停故也，为未解。食自可者，为欲解。

霍乱证治，已详杂病，兹不赘。

下　　利

[成]　自利者，不因攻下而自泄泻也。有表邪传里，里虚协热而利者；有不应[②] 攻下而下之遂利者，是皆协热也。又三阳合病，皆作自利，有发表、攻里、和解之不同。太阳阳明合病，为在表，故与葛根汤以汗之。太阳少阳合病，为在半表半里，故与黄芩汤以和解之。阳明少阳合病，为少阳邪气入里，故与承气汤下之。　且自利不渴者，属太阴藏寒故也。下利欲饮水者，有热故也。故大便溏，小便自可，与夫发热后重，泄色黄赤者，皆为热也，自利小便色白，少阴病形悉具，与夫恶寒脉微，自利清谷者，皆有寒也。夫自利固多可温，然肠胃有积结，与下焦

---

① 通：原作“虎”，据文义改。

② 应：原作“因”，据《伤寒明理论》改。

客邪，又非温剂所能止必也。或分利之，或攻泄之乃可也。经曰：理中者，理中焦。此利在下焦，宜赤石脂禹馀粮汤。不差，当利其小便是也。少阴病，自利清水，色纯青，心下必痛，口干燥，与夫下利三部皆平，按之心下硬，或脉沉而滑，或不欲食而谵语，或差后至年月复发，此数者皆肠胃有积结而须攻泄者也。此则谓之通因通用。又下利虽有表证，不可发汗。以下利为邪气内攻，走津液而胃虚也。经曰：下利不可攻表，汗出必胀满是也。盖三阴自利居多。然自利家身凉脉静为顺，身热脉大为逆。大抵下利脱气，又为难治。盖邪盛正虚，邪壅正气下脱，多下利而死。经曰：少阴病，自利，复烦躁不得卧寐者，死。直视谵语，下利者，死。下利日十馀行，脉反实者，死。下利，手中厥冷无脉，灸之不温，脉不还者，死。发热，下利至甚，厥不止者，死。此数者，皆邪气壅，正气下脱，故死。《要略》曰：六腑气绝于外，手足寒；五脏气绝于内，利下不禁。噫！疾成而后药，虽神医莫能为。气已脱矣，孰能为之。六经俱有下利之病，表里寒热，治各不同，学者宜审。

［太阳］伤寒表不解，心下有水气，干呕发热而咳，或渴，或利，或噎，或小便不利，少腹满，或喘者，小青龙汤。太阳与阳明合病，必自下利，葛根汤。［成］伤寒有合病，有并病。太阳病不解，并于阳明者，谓之并病。三经俱受邪，相合病者，谓之合病。合病者，邪气甚也。太阳阳明合病者，与太阳少阳合病，阳明少阳合病，皆言必自下利者，以邪气并于阴，则阴实而阳虚；邪气并于阳，则阳实而阴虚。寒邪气甚，客于二阳，二阳方外实，而不主里，则里气虚，故必下利，与葛根汤，以散经中甚邪。其脉必浮而长也。太阳病，外证未除，而数下之，遂挟热而利，利不止，心下痞硬，表里不解者，桂枝人参汤。［张］或云：仲景论中，太阳病，桂枝证，医反下之，利遂不止，与葛根黄连黄芩汤，上条又与桂枝人参汤，且二证俱系表不解而下之成利者，何故用药有温凉之异？夫二证俱系内虚热入，协热遂利，但脉证不同，故用药有殊耳。经言：脉促者，表未解也。喘而汗出者，葛根黄连黄芩汤主之。夫脉促为阳盛，喘而汗出为里热。其阳盛里热，与葛根黄连黄芩者，理所宜也。太阳与少阳合病，自下利者，与黄芩汤；若呕者，黄芩加半夏生姜汤。下利而头疼胸满，或口苦咽干，或往来寒热，其脉或大而弦是也。

黄芩汤方

黄芩三两　芍药　甘草各二两　大枣十二枚，擘

上四味，以水一斗，煮取三升，去滓，温服一升，日再，夜一服。

虚而不实者，苦以坚之，酸以收之，黄芩、芍药之苦酸，以坚敛肠胃之气弱而不足者。甘以补之，甘草、大枣之甘，以补固肠胃之弱。

黄芩加半夏生姜汤

黄芩汤内加半夏半升，洗。生姜三两，切。

太阳少阳并病而反下之，成结胸，心下硬，下利不止，水浆不下，其人心烦。生姜泻心汤、大黄黄连泻心汤、小陷胸汤。［张］凡合病，皆下利，各从外证以别焉。夫太阳病，头项痛，腰脊强；阳明病，目疼，鼻干，不得卧；少阳病，胸胁痛，耳聋。凡遇两经病证齐见而下利者，曰合病也。虽然但见一证便是，不必悉具。然仲景不言脉证，止言太阳与阳明合病者，以前章所论，包含已上之证，即此

理也。况各经之证，所见不一，难为定论。　太阳病，桂枝证，反下之，利遂不止，脉促者，表未解也。喘而汗出者，葛根黄芩黄连汤。

葛根黄芩黄连汤方

葛根半斤　甘草炙　黄芩各二两　黄连三两

上四味，以水八升，先煮葛根，减二升，内诸药，煮取二升，去滓，分温再服。

《内经》曰：甘发散为阳。表未解者，散以葛根、甘草之甘。苦以坚，里气弱者，坚以黄芩、黄连之苦。

太阳病，下之，脉促，不结胸者，为欲解。脉沉滑者，协热利。脉浮滑者，必下血。黄芩汤。　太阳病，二三日，不能卧，但欲起，心下必结，脉微弱者，此本有寒分也。反下之。若利止，必作结胸；未止者，四日复下之，此作协热利也。黄芩汤。　伤寒、中风，反下之，利遂不止，谷不化，腹中雷鸣，心下硬满，干呕，心烦不安。医见其痞，复下之，痞益甚。此非结热，以胃中空虚，客气上逆，故使硬也，甘草泻心汤，伤寒，汗解后，胃中不和，心下痞硬，干噫食臭，胁下有水气，腹中雷鸣，下利者，生姜泻心汤。

太阳中风，下利呕逆，表解者，乃可攻之。其人漐漐汗出，发作有时，头痛，心下痞硬，引胁下痛，干呕短气，汗出不恶寒者，此表解里未和也，十枣汤。　伤寒，发热汗出不解，心下痞硬，呕吐而下利者，大柴胡汤。　伤寒十三日不解，过经，谵语者，以有热也，当以汤下之。若小便利者，大便当硬，而反下利，脉调和者，知医以丸药下之，非其治也。若自下利者，脉当微厥。今反和者，此为内实也，调胃承气汤。　太阳病二日，反躁，反熨其背而大汗出，大热入胃，水竭，躁烦，必发谵语。十馀日，振栗自下利者，为欲解也。　伤寒医下之，续得下利清谷不止，身痛者，急当救里，四逆汤；身痛，清便自调者，急当救表，桂枝汤。

［成］伤寒下之，续得下利，清谷不止，身痛，急当救里。以里气不足，必先救之，急与四逆汤。得清便自调，知里气已和，然后急与桂枝汤以救表。身疼者，表邪也。《内经》曰：病发而不足，标而本之。先治其标，后治其本。此以寒为本也。

四逆汤方

甘草炙，二两　干姜一两半　附子一枚，去皮，破八片

一用附子，去皮脐，先将盐水、姜汁各半盏，用砂罐煮七沸，后入甘草、黄连各半两，再加童便半盏，再煮七沸，住火。良久捞起，入磁器盛贮，受地气一昼夜，取出晒干，以备后用，庶无毒害。顶圆修正一两一枚者佳。

上三味，㕮咀，以水三升，煮取一升二合，去滓，分温再服。强人可大附子一枚，干姜三两。

［成］　四肢者，诸阳之本。阳气不足，阴寒加之，阳气不相顺接，是致手足不温而成四逆。此汤中发阳气，走散阴寒，温经暖肌，故以四逆名也。《内经》曰：寒淫于内，治以甘热。却阴扶阳，必以甘为主，是以甘草为君。《内经》曰：寒淫所胜，平以辛热。逐寒正气，必先辛热，是以干姜为臣。《内经》曰：辛以润之，开发腠理，致津液通气也，暖肌温经，必凭大热，是以附子为使。此奇制之大剂也。四逆，属少阴。少阴者，肾也。肾肝位远，非大剂不能达。《内经》曰：远而奇偶，制大其服，此之谓也。

伤寒，服汤药，下利不止，心下痞硬。服泻心已，复以他药下之，利不止。

治以理中，利益甚。理中者，理中焦，此利在下焦，赤石脂禹馀粮汤。复利不止，当利小便。或用猪苓汤。

赤石脂禹馀粮汤方

赤石脂一斤，碎　禹馀粮一斤，碎

已上二味，以水六升，煮取二升，去滓，分三服。

伤寒十三日不解，胸胁满而呕，日晡潮热，已而微利。此本柴胡证，下之不利。今反利者，误以丸药下之也。潮热者，实也。先宜柴胡以解外，后以柴胡加芒硝。　太阳病，过经十馀日，心下温温欲吐，胸中痛，大便反溏，腹微满，郁郁微烦，先时自极吐下者，调胃承气汤。

［阳明］病潮热，大便溏，小便自可，胸胁满者，小柴胡汤。　病人无表里证，发热七八日，虽脉浮数者，可下。下之，脉数不解，而下利不止，必便脓血也。黄芩汤、柏皮汤。　阳明少阳合病，必下利。其脉不负者，顺也；负者，失也。互相克贼，名为负也。脉滑而数者，有宿食也，当下之，宜大承气汤。［成］阳明土，少阳木，二经合病，气不相和，则必下利。少阳脉不胜，阳明不负，是不相克，为顺也。若少阳脉胜，阳明脉负者，是鬼贼相克，为正气失也。《脉经》曰：脉滑者，为病食也。又曰：滑数则胃气实。下利者脉当微厥。今脉滑数，知胃有宿食，与大承气汤以下除之。　藏结，如结胸状，饮食如故，时时下利，寸脉浮，关脉小细沉紧，舌上白胎滑者，难治。

［太阴］太阴为病，腹满而吐，食不下，自利益甚，时腹自痛。若下之，必胸下结硬。　自利不渴者，属太阴，以其藏有寒故也。当温之，宜服四逆辈。［张］经言辈字者，谓药性同类，惟轻重优劣不同耳。凡太阴自利不渴，师言有用理中而愈者，甚则理中加附子而获安者。凡言辈者，盖如此。夫四逆汤甘辛相合，乃大热之剂，苟轻用之，恐有过度之失，所以仲景不为定拟也。莫若以理中循循而用之，至为平稳。如不得已者，四逆方可为用也。　太阴为病，脉弱，其人续自便利，设当行芍药、大黄者，宜减之。以其人胃气弱，易动故也。［成］腹满痛者，太阴病也。脉弱，其人续自便利，则邪虽在里，未成大实，欲用大黄、芍药攻除满痛者，宜少与之。以胃气尚弱，易为动利也。　伤寒，脉浮而缓，手足自温者，系在太阴，当发身黄。若小便自利者，不发黄。至七八日，虽暴烦下利，日十馀行，必自止。以脾家实，腐秽当去故也。平胃散加穿山甲。

［少阴］病，欲吐不吐，但欲寐。五六日，自利而渴者，属少阴也。虚故引水自救。若小便色白者，少阴病形悉具。小便白者，以下焦虚，有寒，不能制水，故令色白也。欲吐不吐，心烦者，表邪传里也。若腹满痛，则属太阴。此但欲寐，则知属少阴。五六日，邪传少阴之时也。自利不渴者，寒在中焦，属太阴。此自利而渴，寒在下焦，属少阴。按：寒在下之说不通。未闻寒在下焦而渴者。小便色白，下焦虚寒可知。惟其虚，故藉外水以自救，非热而作渴也。故《活人》云：四逆汤主之。若小便不白而黄赤，则不在此例。故厥阴篇又曰：下利欲饮水者，以有热故也。白头翁汤主之。　少阴病，下利咽痛，胸满心烦者，猪肤汤。

猪肤汤方

猪肤一斤

上一味，以水一斗，煮取五升，去滓，加白蜜一升，白粉五合，熬香，和相得，温分六服。

猪，水畜也。其气先入肾。少阴客热，是以猪肤解之。加白蜜以润燥除烦；

白粉以益气断利。

少阴病，四逆，或泄利下重者，四逆散。方见前条。　少阴病，下利六七日，咳而呕渴，心烦，不得眠者，猪苓汤。方见渴。　少阴病，自利清水，色纯青，心下必痛，口干燥者，急下之，宜大承气汤。

［孙］窦大郎患伤寒，经十馀日，口燥舌干而渴，心中疼，自利清水。众医皆相守，但调理耳，汗下皆所不敢。窦氏亲故相谓曰：伤寒邪气，害人性命甚速，安可以不决之疾，投不明之医乎？召孙至，曰：即日不可下，明日正当下。投小承气汤，遂大便通，得睡。明日平复。众皆曰：此证缘何下之而愈？孙曰：不深于书，徒知有书耳，不知书之奥也。口燥舌干而渴，岂非少阴证乎。少阴证固不可下，岂不知少阴一证，自利清水，心下痛者，下之而愈。仲景之书，明有是说也。众皆钦服。

少阴病，下利恶寒而蜷，手足温者可治，四逆汤。　少阴二三日至四五日，腹痛，小便不利，下利不止，便脓血者，桃花汤主之。详腹痛。

桃花汤方

赤石脂一斤，一半全用，一半筛末　干姜一两　粳米一升

上三味，以水七升，煮米令熟，去滓。温服七合，内赤石脂末方寸匕，日三服。若一服愈，馀勿服。

涩可去脱，赤石脂之涩，以固肠胃。辛以散之，干姜之辛，以散里寒。粳米之甘，以补正气。

少阴病二三日至四五日，腹痛小便不利，四肢沉重疼痛，自下利者，此为有水气。其人或咳，或小便利，或下利，或呕者，真武汤主之。详腹痛。

真武汤方

茯苓三两　生姜切　芍药各三两　白术二两　附子一枚，炮，去皮，破八片

上五味，以水八升，煮取三升，去滓。温服七合，日三服。

脾恶湿，甘先入脾，茯苓、白术之甘，以益脾逐水。寒淫所胜，平以辛热，湿淫所胜，佐以酸辛①，附子、芍药、生姜之酸辛，以温经散湿。

加减法：若咳者，加五味子半升，细辛、干姜各一两。气逆咳者，五味子之酸，以收逆气。水寒相搏则咳，细辛、干姜之辛，以散水寒。若小便利者，去茯苓。小便利，无伏水，故去茯苓。若下利，去芍药，加干姜二两。芍药之酸泄气，干姜之辛散寒。若呕者，去附子，加生姜，足前成半斤。气逆则呕，附子补气，生姜散气。《千金》曰：呕家多服生姜，此为呕家圣药。

［成］真武，北方水神也。水气在心下，外带表而属阳，必应发散，故治以真武汤。青龙汤主太阳病，真武汤主少阴病。少阴肾水也，此汤可以和之。脾恶湿，腹有水气，则脾不治。脾欲缓，急食甘以缓之。渗水缓脾，以甘为主，故以茯苓甘平为君，白术甘温为臣。《内经》曰：湿淫所胜，佐以酸辛，除湿正气，是用芍药酸寒，生姜辛温为佐也。《内经》曰：寒淫所胜，平以辛热，温经散湿。是以附子辛热为使也。水气内渍，散行不一，故有加减之方焉。咳者，水寒射肺也。肺气逆者，以酸收之，五味子酸而收也。肺恶寒，以辛润之，细辛、干姜辛而润也。若小便利者，去茯苓，茯苓专渗泄也。小便不利者，去芍药，以酸涩也。加干姜以散寒也。气上逆则呕，附子补气，故去之。生姜散气，故加之，则气顺呕止矣。

---

① 辛：原作“平”，据石经堂本改。

少阴病，下利清谷，里寒外热，手足厥逆，脉微欲绝，身反不恶寒，其人面赤色，或腹痛，或干呕，或咽痛，或利止脉不出者，通脉四逆汤主之。

通脉四逆汤方此方与四逆汤同，但此倍干姜耳。

甘草二两，炙　附子大者一枚，生用，去皮，破八片　干姜三两，强人可四两

上三味，以水三升，煮取一升二合，去滓。分温再服。其脉即出者愈。面色赤者，加葱九茎。葱味辛，以通阳气。腹中痛者，去葱，加芍药二两。芍药之酸，通寒利，腹中痛，为气不通也。呕者，加生姜二两。辛以散之，呕为气不散也。咽痛者，去芍药，加桔梗一两。咽中如结，加桔梗则能散之。利止脉不出者，去桔梗，加人参二两。利止脉不出者，亡血也，加人参以补之。经曰：脉微而利，亡血也，四逆加人参主之。脉病皆与方相应者，乃可服之。

少阴病，下利，白通汤主之。少阴主水，少阴客寒不能制水，故自利也。白通汤温里散寒。　少阴病，下利，脉微者，与白通汤。利不止，厥逆无脉，干呕烦者，白通加猪胆汁汤主之。服汤后，脉暴出者死；微续者生。少阴病，下利脉微，为寒极阴胜，与白通汤复阳散寒。服汤，利不止，厥逆无脉，干呕烦者，寒气太甚，内为格拒，阳气逆乱也。与白通汤加猪胆汁汤以和之。《内经》曰：逆而从之，从而逆之。又曰：逆者正治，从者反治，此之谓也。服汤，脉暴出者，正气因发泄而脱也，故死。脉微续者，阳气渐复也，故生。

白通汤方

葱白四茎　干姜一两　附子一枚，生用，去皮，破八片

上三味，以水三升，煮取一升，去滓，分温再服。

《内经》曰：肾苦燥，急食辛以润之。葱白之辛，以通阳气；姜、附之辛，以散阴寒。

白通加猪胆汁汤方

葱白四茎　干姜一两　附子一枚，生，去皮，破八片　人尿五合　猪胆汁一合

已上三味，以水三升，煮取一升，去滓，内胆汁、人尿，和令相得，分温再服。如无猪胆，亦可用。

《内经》曰：若调寒热之逆，冷热必行，则热物冷服，下嗌之后，冷体既消，热性便发，由是病气随愈，呕哕皆除，情且不违，而致大益。此和人尿、猪胆汁，咸苦寒物于白通汤热剂中，要其气相从，则可以去格拒之寒也。

［张］　或谓白通汤及白通加猪胆汤，真武汤与通脉四逆汤，皆为少阴下利而设，除用姜、附相同，其馀之药俱各殊异，何也？盖病殊则药异。夫少阴下利，寒气已甚，非姜、附则不能治，然下利之理无殊，而兼有之证不一，用药故不同耳，亦各从其宜也。如白通汤用姜、附以散寒止利，加葱白以通调阳气。若利而干呕烦者，寒气太甚，内为格拒，姜、附非烦者之所宜，姜、附必呕而不纳，加人尿、猪胆汁于白通汤中，候温冷而服之。人尿、猪胆汁皆咸苦性寒之物，是以纳而不阻，至其所，则冷体既消，热性便发。真武汤，治少阴病，二三日不已，至四五日，腹满，小便不利，四肢沉重疼痛，自下利者。为有水气，故多或为之证。夫水气者，则寒湿也，肾主之。肾病不能制水，水饮停蓄为水气。腹痛，寒湿内甚也。四肢沉重疼痛，寒湿外甚也。小便不利，自下利者，湿甚而水谷不能别也。经曰：脾恶湿，甘先入脾。茯苓、白术之甘，以益脾逐水。寒湿所胜，平以辛热；

湿淫所胜，佐以酸辛。附子、芍药、生姜之酸辛，以温经散湿。太阳篇中小青龙汤证，亦为有水气，故多或为之证如真武汤者，不殊此理也。通脉四逆，治少阴下利清谷，里寒外热。手足厥逆，脉微欲绝者，为里寒；身热恶寒，而面色赤，为外热。此阴甚于内，格阳于外，不相通，与通脉四逆汤，以散阴通阳。其或为之证，依法加减而治之。已上四证，俱云下利，而兼有或为之证不一，是以用药大同而小异也。又曰：或云白通汤用附子凡四证，惟真武汤一证熟用，馀皆生用，何也？凡附子，生用则温经散寒，非干姜佐之则不可。炮熟则益阳除湿，用生姜相辅以为宜矣。干姜辛热，故佐生附为用；生姜辛温，少资熟附之功。原佐使之玄，无出此理。然白通等汤以下利为重，其真武汤证以寒湿为先，故用药有轻重之殊耳。盖寒湿风湿，大体颇同。如太阳下篇桂枝附子汤治寒湿相搏，附子亦用炮熟，仍用生姜以佐之。其生熟之用，轻重之分，无过此理也。

少阴病，咳而下利，谵语者，被火气劫故也。小便必难，以强责少阴汗也。［成］咳而下利者，里寒而亡津液也。反以火劫，强责少阴汗者，津液内竭，加火气烦之，故谵语、小便难也。　少阴病，下利便脓血者，可刺。　少阴病，下利脉微涩，呕而汗出，必数更衣，反少者，当其上灸之。少阴病，脉紧。至七八日，自下利，脉暴微，手足反温，脉紧反去者，为欲解也。虽烦，下利必自愈。　少阴病，脉微沉细，欲卧，汗出而烦，欲吐，自下利，复烦躁，不得寐者，死。　少阴病，下利止而头眩，时时自冒者，死。［庞］此合是少阳冒昧，汗濈然出，脉匀小浮者生。少阴无眩冒之证。　少阴病，恶寒，身蜷而利，手足逆冷者，不治。

［厥阴］伤寒，始发热六日，厥反九日而利，凡厥利者，当不能食。今反能食者，恐为除中。食以索饼，不发热者，知胃气尚在，必愈。恐暴热来出而复去也。后三日脉之，其热续在者，期之旦日夜半愈。所以然者，本发热六日，厥反九日，复发热三日，并前六日，亦为九日，与厥相应，故期之旦日夜半愈。后三日脉之，而脉数，其热不罢者，此为热气有余，必发痈脓也。详厥。　伤寒，先厥后发热，下利必自止。而反汗出，咽中痛者，其喉为痹。发热无汗，而利必自止。若不止，必便脓血。便脓血者，其喉不痹。　下利，寸脉反浮数，尺中自涩者，必清脓血。黄连阿胶汤、黄芩汤。［成］下利者，脉当沉而迟，反浮数者，里有热也。涩为无血，尺中涩者，肠胃血散也。热随利下，必便脓血。清与圊通。《脉经》曰：清者，厕也。　热利下重者，白头翁汤主之。利则津液少，热则伤气，气虚下利，致后重也。与白头翁汤，散热厚肠。　下利欲饮水者，以有热故也，白头翁汤主之。自利不渴为藏寒，与四逆以温藏。下利饮水为有热，与白头翁汤以凉中。按：少阴自利而渴，乃下焦虚寒，而用四逆者，恐不可以渴不渴分热寒也，正当以小便黄白别之耳。

白头翁汤方

白头翁二两　黄柏　秦皮　黄连各三两

上四味，以水七升，煮取二升，去滓。温服一升，不愈更服一升。

《内经》曰：肾欲坚，急食苦以坚之。利则下焦虚，是以纯苦之剂坚之。

下利脉数，有微热，汗出，今自愈。设复紧，为未解。干姜黄连人参汤。　下利脉数而渴者，今自愈，设不差，必清脓血，以有热故也。黄连汤。　下利，脉沉弦者，下重也。脉大者，为未止。脉微弱数者，为欲自止，虽发热不死。［成］沉为在里，弦为拘急，里气不足，是主下重。大则病进，为利未止，脉微数弱者，邪气微而阳气复，为欲自止。虽发热，止由阳胜，非大逆也。脉沉弦，四逆之类。脉大，葛根黄芩黄连汤。　伤寒六七日，大下后，寸脉沉而迟，手足厥逆，下部脉不至，咽喉不利，唾脓血，泄利不止者，为难治，麻黄升麻汤主之。［成］伤寒六七日，邪传厥阴之时，大下之后，下焦气虚，阳气内陷。寸脉迟而手足厥逆，下部脉不至，厥阴之脉，贯膈上注肺，循喉咙。在厥阴随经射肺，因亡津液，遂成肺痿，咽喉不利而唾脓血也。《金匮要略》曰：肺痿之病，从何得之？被快药下利，重亡津液，故得之。若泄利不止者，为里气太虚，故云难治。与麻黄升麻汤以调肝肺之气。

麻黄升麻汤方

麻黄去节，二两半　升麻　当归各一两二钱半　知母　黄芩　萎蕤各十八铢　石膏碎，绵裹　白术　干姜　芍药　天门冬去心　桂枝　茯苓　甘草炙。各六铢

上十四味，以水一斗，先煮麻黄一两沸，去上沫。内诸药，煮取三升，去滓。分温三服，相去如炊三斗米顷，令尽。汗出愈。

［成］《玉函》曰：大热之气，寒以取之，甚热之气，以汗发之。麻黄、升麻之甘以发浮热。正气虚者，以辛润之，当归、桂、姜之辛以散寒。上热者以苦泄之，知母、黄芩之苦，凉心去热。津液少者，以甘润之，茯苓、白术之甘，缓脾生津。肺燥气热，以酸收之，以甘缓之，芍药之酸，以敛逆气。萎蕤、门冬、石膏、甘草之甘，润肺除热。

厥阴病，消渴，气上撞心，心中疼热，饥而不欲食，食则吐蛔，下之利不止。详厥阴病。　伤寒四五日，腹中痛，若转气下趣少腹者，此欲自利也。详腹痛。　脉浮而迟，表热里寒，下利清谷，四逆汤。　大汗出，热不去，内拘急，四肢疼，又下利厥逆而恶寒者，四逆汤。大汗，若大下，利而厥冷者，四逆汤。下利清谷，不可攻表，汗出必胀满，四逆汤。　下利清谷，里寒外热，汗出而厥者，通脉四逆汤。　伤寒，先厥后发热而利者，必自止。见厥复利，四逆汤。下利脉沉而迟，其人面少赤，身有微热，下利清谷者，必郁冒汗出而解。病人必微厥，下虚故也，四逆汤。　下利后，脉绝，手足厥冷。晬时周时也。脉还，手足温者生；脉不还者死。或用白通汤、通脉四逆汤。　下利后，更烦，按之心下濡者，虚烦也，栀子豉汤。　下利谵语，有燥屎也，宜小承气汤。　下利，手足厥冷，无脉者，灸之不温。若脉不还，反微喘者，死。　少阴负趺阳者，为顺也。少阴肾水，趺阳脾土，下利为肾邪干脾，水不胜土，则为微邪，故为顺也。　下利，有微热而渴，脉弱者，今自愈。　伤寒，发热下利，厥逆，躁不得卧者，死。　伤寒发热，下利至甚，厥不止者，死。《金匮要略》曰：六府气绝于外者，手足寒。五藏气绝于内者，利下不禁。　伤寒六七日不利，便发热而利，其人汗出不止者，死，有阴无阳故也。伤寒至七日，为邪正相争之时，正胜则生，邪胜则死，始不下利，而暴忽发热下利，汗出不止者，邪气胜正，阳气脱也，故死。　伤寒下利，日十余行，脉反实者，死。下利者，里虚也，脉当微弱，反实者，邪气胜也，故死。《难经》曰：脉不应病，病不应脉，是为死病。　发热而厥，七日下利者，为难治。发热而厥，邪传里也。至七日传经尽，则正气胜邪，当汗出而解。反下利，

则邪气胜，里气虚，为难治。

［戴］　自利须辨阴阳。三阳自利，各已本经见之。太阳与阳明合病，下利，头痛腰疼，肌热，目疼鼻干，宜葛根汤。太阳与少阳合病，下利身热，胸胁痞满而呕，或往来寒热，目疼鼻干，宜大柴胡汤。大抵阳热之利与阴寒之利自不同。阳利粪色必焦黄，热臭，出作声，脐下必热，得凉药则止，得热药愈增。阴利必洞下清谷，粪色或白或淡黄，脐下多寒，宜温中止泻之剂。此阴利阳利，指阴阳二气而言，非曰阴阳二经也。缘阴中亦自有阳利，不可因下利便以为阴也。又有内不大满，犹生寒热，未可下而便下之，内虚热入，挟热自利，脐下必热，大便赤黄色，及下肠间津汁垢腻，名曰利肠，宜白头翁汤、黄芩汤。要知均为自利，身不热，手足自温者，太阴。身体四逆者，少阴、厥阴。其馀身热下利，皆属阳经。然阴利有反发热，或初病无热，利后却热，或初得病即身热，继而自利，此阴利[1]，非阳传阴经之利。详见前段发热证。又有大便秘[2]五六日，以药利之，利遂不止，用极热剂方瘥。阳有利，阳有秘，当更以他证别之。外热内烦，下利上渴，或痞，或痛，或呕，常法多用黄芩汤，半夏泻心汤亦可，不若生姜泻心汤之当，或温胆汤加入黄连，其中枳壳，去取在人。

［吴］　凡自利者，不因攻下而自泻利，俗言漏底伤寒是也。有协热，有协寒，俱宜详辨。《原病式》曰：泻白为寒，青黄红黑皆为热也。大抵泻利完谷不化，色不变，有如鹜溏，或吐利腥臭，小便澄澈清冷，口无燥渴，其脉或沉细，或迟微无力，或身虽热，手足逆冷，恶寒蜷卧，此皆为寒也。凡热证则口中燥渴，小便或黄赤，或涩而不利，或所下如垢腻之状，其脉多数，或浮，或滑，或弦，或大，或洪。或有邪热不杀谷，其物不消化者，当以脉证别之。凡胃虚内热，烦渴泻利，脉弱者，七味人参白术散。若发热者，参胡三白汤去黄芩加炒黄连。若腹满，小便不利者，五苓散合理中汤。若呕者加藿香、半夏、生姜、陈皮，如湿多而泻不止者加苍术、白术，如腹胀者加厚朴，腹疼不止加炒白芍、肉桂、木香温之。凡伤寒作利，脉浮表未解者，仲景以小青龙汤去麻黄加荛花二钱，炒令赤色，盖散表邪兼治水也。若小便不利，大便水泻不止者，宜五苓散。水甚不解，亦加荛花一钱以行水，水行利自止也。凡下利，不可发汗，当先治利，止，内实，正气得复，邪气得解，则汗出而愈也。盖利下由内虚，若加发汗，则内外皆虚，变证为难治也。

附

［活］　寒毒入胃者，脐下必寒，腹胀满，大便黄白，或青黑，或下利清谷，宜四逆汤、理中汤、白通加附子汤、四逆加薤白散。挟热利者，脐下必热，大便赤黄色，及肠间津液垢腻，宜黄芩汤、白头翁汤、三黄熟艾汤、薤白汤、赤石脂丸。

三黄熟艾汤　治伤寒四日而大下，热利时作，白通汤诸药多不得止，宜服此汤，除热止利。

黄芩　黄连　黄柏　熟艾半鸡子大

上㕮咀，水煎，温服。

薤白汤　治伤寒下利如烂肉汁赤，滞下，伏气腹痛诸热，悉皆主之。

豆豉半合，绵裹　薤白一握　山栀七枚

上㕮咀，用水二升半，先煮栀子十沸，下薤白，煎至二升，下豉，煎取一升二合，温服。

赤石脂丸　治伤寒热利。

---

① 利：原脱，据《证治要诀》补。

② 秘：原脱，据《证治要诀》补。

赤石脂　干姜炮。各一两　黄连　当归各二两

为末，炼蜜丸如桐子大。每服三十丸，米饮下，日三服。

湿毒气盛者，下利腹痛，大便如脓血，或如烂肉汁。宜桃花汤、地榆散、黄连阿胶汤。

地榆散　治伤寒热毒不解，日晚即壮热，腹痛便利脓血。

地榆　犀角屑　黄连炒　葛根各一两　栀子半两　黄芩一两

上㕮咀。每服五钱，水一盏，入薤白五寸，同煎，温服。

［海］　**黄连阿胶汤**　治伤寒热毒入胃，下利脓血。

黄连炒，二两　山栀半两　阿胶炒　黄柏各一两

上㕮咀。每服四钱，水煎服。

［云］　伤寒汗下后，大小便利者，腹中痛者，宜**燥肠丸**。

附子炮，一枚　龙骨半两　干姜一两　吴茱萸　粟壳　诃黎皮各半两

为细末，酒糊丸，桐子大。每服三十丸，温水下。利止勿服。

伤寒汗下后，里急后重，下利者，宜**七宣丸**。

大黄一两　木香　槟榔　柴胡　诃子皮　甘草各半两　桃仁三十枚，去皮尖

上为细末，炼蜜丸，如桐子大。每服五十丸，温水下。

伤寒汗下后，气逆利不止者，寒也，宜**枳实芍药甘草汤**。

芍药　甘草　枳实炒　干姜炮。各半两

上㕮咀。每服五钱，水煎服。

厥　阴　病

气上冲心　饥不欲食　吐蛔虫　厥少腹满　囊缩

厥阴之为病，烦满囊缩，其脉尺寸俱微缓。若微浮为欲解，不浮为未愈，宜小建中汤。脉浮缓者，必囊不缩，外证必发热恶寒似疟，为欲愈，宜桂枝麻黄各半汤。若尺寸脉俱沉短者，必是囊缩，毒气入藏，宜承气汤下之。　大抵伤寒病脏腑传变，阳经先受病，故次第传入阴经。以阳主生，故太阳水传足阳明土，土传足少阳木，为微邪也。阴主杀，故木传足太阴土，土传足少阴水，水传足厥阴木。至六七日当传厥阴肝木，必移气克于脾土，脾再受贼邪，则五脏六腑皆困而危殆，荣卫不通，耳聋囊缩，不知人而死矣。速用承气汤下之，可保五死一生。古人云：脾热病则五藏危。又云：土败木贼则死。若第六七日传厥阴，脉得微缓、微浮，为脾胃脉也，故知脾气全，不再受克，邪无所容，否极泰来，荣卫将复，水升火降，则寒热作而大汗解矣。

厥阴经治法，有汗、下、吐、温、和解、灸

汗：麻黄升麻汤　桂枝汤　桂枝茯苓白术汤

下：小承气汤　三黄泻心汤

吐：瓜蒂散　栀子豉汤

温：乌梅丸　真武汤　当归四逆汤　当归四逆加吴茱萸生姜汤　吴茱萸汤　附子干姜汤　理中汤　通脉四逆汤

和解：甘桔汤　白虎汤　干姜黄连黄芩人参汤　白头翁汤　小柴胡汤

灸：厥阴　脉促灸　下利厥灸

《内经》曰：尺寸俱微缓者，厥阴受病也。其脉循阴器，络于肝，故烦满而囊缩。查厥阴篇阙囊缩证。杨仁斋曰：妇人则乳缩。庞氏曰：微缓者，囊必不缩。若外证发热恶寒似疟，为欲愈候，宜桂枝麻黄各半汤也。若尺寸俱沉短者，囊必缩，

宜承气汤下之。　厥阴之为病，消渴，气上撞心，心中疼热，饥而不欲食，食即吐蛔，下之利不止。［成］邪传厥阴，则热已深也。邪自太阳，传至太阴，则腹满而嗌干，未成渴也。邪至少阴者，口燥舌干而渴，未成消也。至厥阴成消渴者，热甚能消水故也。饮水多而小便少者，谓之消渴。木能生火，火生于木，肝气通心，厥阴客热，气上冲心，心中疼热。伤寒六七日，厥阴受病之时，为传经尽，则当入府，胃虚客热，饥不欲食。蛔在胃中，无食则动，闻食臭而出，得食吐蛔，此热在厥阴经也。若便下之，虚其胃气，厥阴木邪相乘，必下利不止。乌梅丸、桂枝白术茯苓汤。

桂枝去桂加茯苓白术汤方

芍药　茯苓　白术各二钱　甘草一钱

水一盏半，生姜三片，枣二枚，煎至八分，去滓服。

厥阴病，渴欲饮水者，少少与之愈。厥阴中风，脉微浮为欲愈，不浮为未愈。　厥阴病，欲解时，从丑至卯上。厥阴木也，王于丑寅卯，向王为解时。

［戴］　下利清谷者阴中之阴，宜进通脉四逆汤，或当归四逆汤加生姜、茱萸。舌卷囊缩，不特阴中之阴有之，阳明之热，陷入厥阴亦有之。盖阳明主宗筋，宗筋为热毒风所攻，故弗荣而急引舌与睾丸，故舌卷囊缩。当泻阳以救阴，宜大承气汤。阳传太阴而利，故用小建中汤及小柴胡汤去黄芩加芍药。此一药治太阴泄利，肠鸣而痛，已利而痛为虚，虚则肠鸣。盖为传阴之阳气渐微，不敢过用冷剂，但以芍药通壅尔。

气上冲心

［成］　气上冲者，腹里气时时上冲也。此汗、吐、下后之疾，虽经下之，邪犹在表故也。痞病气上冲咽喉，亦由误汗吐下而生。又有病如桂枝证，胸中痞硬，气上冲咽喉不得息，瓜蒂散。盖未经汗、吐、下，作膈实，故宜吐也。厥阴气上撞心，易病气上冲，尤宜消息，按条而施治焉。

气撞心疼、吐蛔者，厥阴本病也。如气上冲，不吐蛔者为阳证。若冲咽不得息者，瓜蒂散吐之。往来寒热者，奔豚。阴拘挛者，阴阳易。卒口噤者，刚痉。与汗吐下之后，各有证治方法，学者详之。厥阴本病方论，已见前条。

病如桂枝证，头不痛，项不强，寸脉微浮，胸中痞硬，气上冲咽喉不得息者，此为胸有寒也，当吐之，宜**瓜蒂散**

瓜蒂炒黄　赤小豆各一分

上研为细末，取一钱，用豉一合，汤七合，先渍之须臾，煎成稀糜，去渣，取汁相和，温顿服。不吐，少少加，得快吐乃止。诸亡血虚家不可与服。

［活］瓜蒂散每服一钱匕，药下便卧，欲吐且忍之，良久不吐，取三钱匕，汤二合和服，以手指探之便吐。不吐，复稍增之，以吐为度。若吐少病不除，明日如前法再吐之，不可令人虚也。如药力过时不吐，饮热汤一升，以助药力。吐讫，便可食，无更服。若服药过多者，饮水解之。

奔豚，气上冲，胸腹痛，往来寒热，奔豚汤主之。方论见杂病积聚门。

阴阳易，少腹里急，引阴中拘挛，热上冲胸，头重不欲举，眼中生花者，宜烧裈散。论见阴阳易。

气上冲胸，口噤不得语，欲作刚痉者，宜葛根汤。论见杂病痉门。

烧针令其汗，针处被寒，核起而赤者，必发奔豚，气从少腹上冲心者，灸其核各一壮。与**桂枝加桂汤**

桂枝二两半　芍药　生姜各一两半　甘

草一两　大枣六枚

上㕮咀。每服五钱，水煎温服。桂枝加桂以能泄奔豚气也。

动气发汗，则气上冲，正在心端。论见动气。　太阳下后，其气上冲者，可与桂枝汤，方用前法。若不上冲者，不可与之。　伤寒吐下后，心下逆满，气上冲胸，头眩，脉沉紧，若发汗则动经，身为振摇者，茯苓白术甘草汤。方见振摇。　伤寒吐下后，发汗虚烦，脉甚微。八九日，心下痞硬，胁下痛，气上冲咽喉，眩冒，经脉动惕者，久而成痿。

附

［活］**李根汤**　治气上冲，正在心端。

半夏　当归　芍药　生姜　茯苓　桂枝　黄芩　甘草　甘李根白皮各等分

上㕮咀。每服五钱，水煎温服。

饥不欲食

饥不欲食，食则吐蛔者，厥阴病。论见气上冲心。手足厥冷，脉乍紧，心烦，饥不能食者，邪在胸中，宜瓜蒂散吐之。详厥。太阳病，吐发汗出，发热不恶寒，关脉细数，腹中饥，口不能食，朝食暮吐者，此为小逆。论见发热。　阳明病，下后，心中懊侬，饥不欲食，但头汗出者，宜栀子豉汤。论见烦。

吐蛔虫

气上冲，心疼，饥不欲食，吐蛔者，厥阴病。桂枝白术茯苓汤、理中安蛔散。　蛔厥者，其人当吐蛔，今病者静而复时烦，此为脏寒。蛔上入膈，故烦。须臾复止，得食而呕，又烦者，蛔闻食臭出，其人当自吐蛔。蛔厥者，乌梅丸主之。蛔厥者，其人手足冷而吐蛔也。脏厥者死，阳气绝也。蛔厥虽厥而烦，吐蛔已则静，不若脏厥之躁无暂安时也。病人脏寒，胃虚蛔动上膈，闻食臭出，因而吐蛔。舌燥口干，常欲冷饮，浸口不欲咽，蛔上烦躁，昏乱欲死，两手脉沉迟，足冷至膝，甚者连蛔并屎俱出，大便秘而不行。此证虽出，多可救治也。宜加味理中安蛔散、乌梅丸治之。　病人有寒，复发汗，胃中冷，必吐蛔。《活人》云：先服理中丸，次服乌梅丸。

乌梅丸方

乌梅三百个　细辛　附子炮　桂枝去粗皮　人参　黄柏各六两　当归　蜀椒去汗。各四两　干姜十两　黄连一斤

上十味，异捣筛，合治之。以苦酒渍乌梅一宿，去核，蒸之五升米下，饭熟捣成泥，和药令相得。内臼①中，与蜜杵二千下，丸如梧桐子大。先食饮服十丸，日三服，稍加至二十丸。禁生冷、滑物、臭食等。

肺主气，肺欲收，急食酸以收之。乌梅之酸，以收肺气。脾欲缓，急食甘缓之，人参之甘，以缓脾气。寒淫于内，以辛润之，以苦坚之，当归、桂、椒、细辛之辛，以润内寒。寒淫所胜，平以辛热，姜、附子辛热以胜寒。蛔得甘则动，得苦则安，黄连、黄柏之苦以安蛔。

理中安蛔散　陶尚文秘方，累用之效。

人参三钱　白术　白茯苓　干姜各一钱半　川椒十四粒　乌梅三枚

上作一服，水二盅，煎七分服。凡治蛔不可用甘草并甜物，盖蛔虫得甘则动于上，得苦则安，得酸则止，得川椒之辛则头伏于下也。

凡吐蛔未止，加黄连、黄柏各五分，川椒十四粒。若足冷甚者，必加附子半钱或三钱，量病轻重斟酌之。

---

① 臼：原作“曰”，据《伤寒论》改。

[戴]　胃中冷必吐蛔。吐蛔，人皆知为阴也，然亦有阳证吐蛔者。盖胃中空虚，既无谷气，故蛔上而求食，至咽而吐。又看别证如何，不可专以胃冷为说。曾记一人阳黄吐蛔。又大发斑阳毒证，口疮咽痛，吐蛔，皆以冷剂取效，是亦有阳证矣。

厥

四逆　尸厥附

四逆者，四肢不温。厥者，手足冷。夫邪在三阳则手足热，传到太阴则手足温，至少阴则逆而不温，至厥阴则为之厥，甚于逆也。盖自热至温，而四逆至厥者，传经之邪也，四逆散主之。始得之便厥，是阴经受邪，阳气不足，四逆汤主之。

[王]　仲景言四逆与厥者非一，或曰四逆，或曰厥逆、厥冷、厥寒，或曰手足逆冷，手足厥逆，手足厥冷，手足厥逆冷，俱是言寒冷耳。故厥逆二字，每每互言，未尝分逆为不温，厥为冷也。既不曰温，则为冷矣，尚何异乎。然四肢与手足却有所分。以四字加逆字之上者，是通指手足臂胫以上言也。以手足字加厥逆、厥冷等上，及无手足字者，是独指手足言也。虽然厥逆俱为寒冷，却有阴阳之殊。热极而成厥逆者，阳极似阴也，仲景以四逆散寒药治之是也。寒极而成厥逆者，独阴无阳也。仲景虽无四逆汤热药治四逆之条，但四逆汤之名，由四肢之冷而立，今以四逆汤治手足厥冷，岂非逆厥之不异乎。成氏既谓四逆为热邪，至少阴病死证二条下，又谓四逆为寒甚，不自悖其说乎。是知四逆亦犹厥之有寒有热。但四肢通冷，比之手足独冷，则有间耳。故仲景曰：少阴病，吐利烦躁四逆者，死。又曰：少阴病，四逆，恶寒而蜷，脉不至，不烦而躁者，死。又曰：少阴病吐利，手足厥冷，烦躁欲死者，吴茱萸汤。此三条，二为死，一为可治，虽通由诸证兼见而然，然死者以四逆言，可治者以厥冷言，可见四逆重于厥冷矣。成氏谓厥甚于逆，岂不谬耶。

按：凡言四逆，或言厥言逆者，皆为重证。若举四肢而言耳。言指头寒，言手足厥与逆与冷者，皆为厥微。盖手之上为腕，腕上为臂，足之上为踝，踝之上为胫也。其病之轻重浅深，皆寓于书法之中，不可不审。自热至温，自温至厥，乃传经之邪，四逆散主之。厥逆大便秘，小便赤，或大便黑，脉沉而滑，此为阳证似阴，白虎汤，甚者大承气汤，不可误也。

[太阳] 伤寒，脉浮，自汗出，小便数，心烦，微恶寒，脚挛急，反与桂枝汤欲攻其表，此误也。得之便厥，咽中干，烦躁吐逆者，作甘草干姜汤与之。　太阳中风，脉浮紧，发热恶寒，身疼痛，不汗出而烦躁者，大青龙汤主之。若脉微弱，汗出恶风者，不可服。服之则厥逆，筋惕肉瞤，此为逆也。真武汤。方见下利。太阳止有二证，皆误发表所致汗多亡阳，故温之。

甘草干姜汤方

甘草炙，四两　干姜二两，炮

上㕮咀，以水三升，煮取一升五合，去滓，分温再服。

《内经》曰：辛甘发散为阳，甘草、干姜相合，以复阳气。

[阳明] 病，反无汗而小便利，二三日，呕而咳，手足厥者，必苦头痛。若不咳不呕，手足不厥者，头不痛。　伤寒，脉滑而厥者，里有热也，白虎汤主之。三阳合病，腹满身重，难以转侧，口不仁而面垢，谵语遗尿，发汗则谵语，下之则额上生汗，手足逆冷。若自汗出者，白虎

汤主之。

［少阴］病，吐利，手足厥冷，烦躁欲死者，吴茱萸汤。方见吐。少阴病，下利脉微者，与白通汤。利不止，厥逆无脉，干呕烦者，白通加猪胆汁汤。脉暴出者死，微续者生。　少阴病，下利清谷，里寒外热，手足厥逆，脉微欲绝，身反不恶寒，其人面色赤，或腹痛或干呕，或咽痛，或利止脉不出者，通脉四逆汤。俱见下利。　少阴病，四逆，其人或咳，或悸，或小便不利，或腹中痛，或泄利下重者，四逆散。方见少阴病。按：言四者，四肢之省文也。四肢者，自指至肘，足至膝是也，其邪为深。凡言手足者，自指至腕，足至踝而已，其邪为浅。仲景下字不苟，得之则轻重浅深，一览了然矣。［赵］仲景上文但云：少阴病，四逆。《活人》第八十问中改作四肢厥逆。设遇寒厥下利，腹痛而咳者，依其言而用四逆散之凉剂可乎？夫邪自阳经入里而厥者，是热极而厥也，是或可用。若直入阴经之寒邪而欲厥者，是为以水济水，尤当戒之。学者宜详究焉。

少阴病，恶寒身蜷而利，手足逆冷者，不治。　少阴病，吐利烦躁，四逆者，死。少阴病，四逆，恶寒而身蜷，脉不至，不烦而躁者，死。　少阴病，但厥，无汗而强发之，必动其血，未知从何道出，或从口鼻，或从目出，是名下厥上竭，为难治。但厥无汗，热入里而外寒甚也，当温之。而强发其汗，则卫寒甚而汗不能出，必内伤其荣血而妄行也。诸厥者皆属下，但厥为下厥，血亡于上为上竭。

［厥阴］伤寒先厥后发热而利者，必自止。见厥复利。四逆散。［张］或云：三阴经伤寒，太阴为始则手足温，少阴则手足清，厥阴则手足厥逆。然病至厥阴，乃阴之极也，则故反有发热之理。盖阳极则阴生，阴极则阳生，此阴阳推荡，必然之理也。《易》云：穷则变。穷者至极之谓也。阳至极而生阴，故阳病有厥冷之证；阴至极而生阳，则厥逆者有发热之条。凡言厥深热亦深者，乃事之极而变之常。经曰：亢则害，承乃制是也。　伤寒，厥而心下悸者，宜先治水，当服茯苓甘草汤，却治其厥。不尔，水渍入胃，必作利也。［成］《金匮要略》曰：水停心下，甚者则悸。厥虽寒胜，然以心下悸为水饮内甚，先与茯苓甘草汤治其水，而后治其厥。若先治厥，则水饮浸渍入胃，必作下利。

茯苓甘草汤方

茯苓　桂枝去粗皮。各二两　生姜三两，切　甘草炙，一两

上四味，以水四升，煮取二升，去滓，分温三服。

茯苓、甘草之甘，益津而和卫。桂枝、生姜之辛，助阳气而解表。

伤寒，六七日，大下后，寸脉沉而迟，手足厥逆，下部脉不至，咽喉不利，吐脓血，泄利不止者，为难治，麻黄升麻汤主之。方见下利。　手足厥寒，脉细欲绝者，当归四逆汤主之。

［成］手足厥寒者，阳气外虚，不温四末。脉细欲绝者，阴血内弱，脉行不利，与当归四逆汤，助阳生阴也。

当归四逆汤方

当归　桂枝去粗皮　芍药　细辛各三两　甘草炙　通草各二两　大枣二十五枚，擘

上七味，以水八升，煮取三升，去滓。温服一升，日三服。

《内经》曰：脉者血之府也。诸血者，皆属心。通脉者，必先补心益血。苦先入心，当归之苦，以助心血，心苦缓，急食酸以收之，芍药之酸，以收心气。肝苦急，急食甘以缓之，大枣、甘草、通草之

甘，以缓阴血。

下利，脉沉而迟，其人面少赤，身有微热，下利清谷者，必郁冒汗出而解。病人必微厥，所以然者，其面戴阳，下虚故也。　下利后，脉绝，手足厥冷。晬时脉还，手足温者生，脉不还者死。　下利清谷，里寒外热，汗出而厥者，通脉四逆汤。　大汗出，热不去，内拘急，四肢疼，又下利厥逆而恶寒者，四逆汤。　病人手足厥冷，脉乍紧者，邪结在胸中，心中满而烦，饥不能食者，病在胸中，当须吐之，宜瓜蒂散。方见气上冲心。　伤寒，一二日至四五日而厥者，必发热，前热者后必厥，厥深者热亦深，厥微者热亦微。厥应下之，而反发汗者，必口伤烂赤。伤寒一二日至四五日而厥者，必发热，是传经之邪，前热后厥者，亦传经之邪。当以厥之微甚，辨热之深浅。若厥热入府而实者，须下去之。若反发汗则胃中津液愈燥竭而热，故必口伤烂赤。然经云：诸四逆者，不可下之。至此又云应下，最宜详审。先贤谓：热厥手足虽厥冷，而或有温时；手足虽逆冷，而手足掌心必暖。戴院使又以指甲之暖冷别热寒二厥。临病之工慎之。　诸四逆厥者，不可下。虚家亦然。　伤寒五六日，不结胸，腹濡脉虚，复厥者，不可下。此为亡血，下之死。　伤寒，脉促，手足厥逆者，可灸之。

［诊］　凡厥者，阴阳气不相顺接便为厥。厥者，手足逆冷是也。［成］手之三阴三阳，相接于手十指；足之三阴三阳，相接于足十指。阳气内陷，阳不与阴相顺接，故手足为之厥冷①也。　伤寒发热四日，厥反三日，复热四日，厥少热多，其病当愈。四日至七日，热不除者，其后必便脓血。［成］先热后厥者，阳邪传里②也，发热为邪气在表，至四日后厥者，传之阴也。后三日复传阳经，则复热。厥少则邪微，热多为阳胜，其病为愈。至七日传经尽，热除则愈；热不除者，为热气有馀，内搏厥阴之血，其后必大便脓血。　伤寒厥四日，热反三日，复厥五日，其病为进。寒多热少，阳气退，故为进也。　伤寒始发热六日，厥反九日而利。凡厥利者，当不能食。今反能食者，恐为除中。食以索饼，不发热者，知胃气尚在，必愈。恐暴热来出而复去也，后三日脉之，其热续在者，期之旦日夜半愈。所以然者，本发热六日，厥反九日，复发热三日，并前六日，亦为九日，与厥相应，故期之旦日夜半愈。后三日脉之而脉数，其热不罢者，此为热气有馀，必发痈脓也。［成］始发热，邪在表也。至六日邪传厥阴，阴气胜者，作厥而利。厥反九日，阴寒气多，当不能食，而反能食者，恐为除中。除，去也。中，胃气也。言邪气大甚，除去胃气，胃欲引食自救，故暴能食，此邪胜也。食以索饼试之，若胃气绝，得面则必发热，若不发热者，胃气尚在也。恐是寒极变热，因暴热来而复去，使之能食，非除中也。《金匮要略》曰：病人素不能食而反暴思之，必发热，后三日脉之，其热续在者，阳气胜也，期之旦日夜半愈。若旦日不愈，后三日脉数而热不罢者，为热气有馀，必发痈脓。经曰：数脉不时，则生恶疮。　伤寒病厥五日，热亦五日，设六日当复厥，不厥者，自愈。厥终不过五日，以热五日，故知自愈。［成］阴胜则厥，阳胜则热。先厥五日为阴胜，至六日阳复胜，热亦五日。后复厥者，阴复胜，若不厥为阳全胜，故自愈。经曰：发热四日，厥反三日，复热四

---

① 冷：原作“令”，据《注解伤寒论》改。

② 里：原作“表”，据《注解伤寒论》改。

日，厥少热多，其病为愈。　伤寒热少厥微，指头寒，默默不欲食，烦躁，数日小便利，色白者，此热除也。欲得食，其病为愈。若厥而呕，胸胁烦满者，其后必便血。指头寒者，是厥微热少也。默默不欲食，烦躁者，邪热初传里也。数日之后，小便色白，里热去，欲得食，为胃气已和，其病为愈。设未欲食，宜干姜甘草汤，呕而胸胁烦满者，少阳证也。少阳与厥阴为表里，邪干其府，故呕而胸胁烦满也。肝主血，故后必便血。　少腹满痛而厥，为冷结关元。详少腹满痛。　发热而厥七日，下利者，为难治。　伤寒六七日，脉微，手足厥冷，烦躁，灸厥阴。厥不还者，死。厥阴六穴，岂按四时灸井荥俞经合耶。　伤寒发热，下利厥逆，躁不得卧者，死。　伤寒发热，下利至甚，厥不止者，死。　下利，手足厥冷，无脉者，灸之不温，若脉不还，反微喘者，死。

附

［活］　冷厥者，初得病日便四肢逆冷，脉沉微而不数，足多挛卧，时恶寒，或自引衣盖覆，不饮水，或下利清谷，或清便自调，或小便数，外证多惺惺而静，脉虽沉实，按之迟而弱者，知其为冷厥也。四逆汤、理中汤、通脉四逆汤、当归四逆汤、当归四逆加吴茱萸生姜汤、白通加猪胆汁汤随证用之。

热厥者，初中病，必身热头痛外，别有阳证。二三日至四五日，方发厥。兼热厥者，厥至半日却身热，盖热气深，方能发厥，须在二三日后也。若微厥却发热者，热微①故也。其脉虽伏，按之而滑者，为里热。其人或畏热，或饮水，或扬手掷足，烦躁不得眠，大便秘，小便赤，外证多昏愦者，知其热厥也。白虎、承气汤随证用之。

又有下证悉具而见四逆者，是失下后，血气不通，四肢便厥。医人不识，却疑阴厥，复进热药，祸如反掌。大抵热厥须脉沉伏而滑，头上有汗，其手虽冷，时复指爪温，须用承气汤下之，不可拘忌也。

诸手足逆冷，皆属厥阴，不可汗下。然有须汗、须下者，正调手足虽逆冷，时有温时，手足掌心必暖，非正厥逆也，当消息之。

［海］　厥阴证，四肢厥冷，爪甲青，脉沉疾，按之有力者，为阳则当下，宜大承气汤。如脉沉迟，按之无力者，为阴则当温，宜四逆汤，更须速灸之。

［罗］　省掾曹德裕男妇，二月初病伤寒，八九日，请予治之。脉得沉细而微，四肢逆冷，自利腹痛，目不欲开，两手常抱腋下，昏昏嗜卧，口舌干燥。乃曰：前医者留白虎加人参汤，可服否？予曰：白虎虽云治口燥舌干，若只此一句，亦未然。今此证不可服白虎者有三：伤寒证云：立夏以前，立秋以下，不可妄用一也。太阳证，无汗而渴者，不可用二也。况病人阴证悉具，其时春气尚寒三也。仲景云：下利清谷，急当救里，宜四逆汤五两，人参一两，生姜十馀片，连须葱白九茎，水五大盏，同煎至三盏，去滓。分三服，一日服之，至夜则止。手足温，翌日大汗而解。继之以理中汤，数服而愈。孙真人《习业论》云：凡欲为太医，必须精读《甲乙》《素问》《黄帝针经》《明堂》《流注》，十二经络、三候九部、本草药性、仲景、叔和，并须精熟，如此方为太医。不则犹无目夜游，动致颠陨。执此用药者，再思可矣。

［阳证治验］　真定府赵吉夫，年三

---

① 微：原作“深”，据《类证活人书》改。

十三，至元五月间，因劳役饮食失节，伤损脾胃，时发烦躁而渴，又食冷物过度，遂病身体困倦，头痛四肢逆冷，呕吐而心下痞。医人不察，见其四肢逆冷，呕吐而心下痞，乃用桂枝末三钱匕，热酒调下，仍以绵衣覆之，作阴毒伤寒施治。须臾汗大出，汗后即加口干舌涩，眼白时红，项强硬，肢体不柔和，小便淋赤，大便秘涩，循衣摸床，如发狂状。问之则言语错乱，视其舌则赤而欲裂，朝轻暮剧，凡七八日。家人辈悉谓危殆，不望生全。邻人吉仲完举予治之。诊其脉，七八至，知其热证明矣。遂用大承气汤，苦辛大寒之剂一两，作一服服之，利下三行，折其胜势。翌日以黄连解毒汤，大苦寒之剂二两，徐徐服之，以去其热。三日后，病十分中减五六，更与白虎加人参汤约半斤服之，泻热补气，前证皆退。戒以慎起居，节饮食，月馀渐得平复。《内经》曰：凡用药者，无失天时，无逆气宜，无翼其胜，无赞其复，是谓至治。又云：必先岁气，无伐天和。当暑气方盛之时，圣人以寒凉急救肾水之原，补肺金之不足，虽有客寒伤人，仲景云：用麻黄汤内加黄芩、知母、石膏之类。恐发黄发斑，又有①桂枝汤之戒。况医以桂末热酒调服，所调差之毫厘，谬以千里，逆仲景之治法。经云：不伐天和，不赞其复，不翼其胜，不失气宜。不然，故疾未已，新病起矣。

[用热远热从乎中治]　友人刘巨源，年六十五岁，至正夏月，因劳役饮食失节，又伤冷饮得疾。医者往往以为四时证，治之不愈。逮十日，请予治。诊之，右手三部脉沉细而微，太阴证也。左手三部脉微浮而弦，虚阳在表也。大抵阴多而阳少，今所苦身体沉重，四肢逆冷，自利清谷，引衣自覆，气难布息，懒言语，此脾受寒湿，中气不足故也。仲景言：下利清谷，急当救里，宜四逆汤温之。《内经》有用热远热之戒。口干但漱水不咽，早晨身凉而肌生粟，午后烦躁，不欲去衣，昏昏睡而面赤，隐隐红斑见于皮肤，此表实里虚故也，内虚则外证随时而变。详内外之证，乃饮食劳倦，寒伤于脾胃，非四时之证明矣。治病必察其下，今适当大暑之时，而得内寒之病，以标本论之，时为标也，病为本也。用寒药则顺时而违本，用热药则从本而逆时，此乃寒热俱伤，必当从乎中治。中治者，温之是也。遂以钱氏白术散加升麻，就本方加葛根、甘草以解其斑，少加白术、茯苓以除湿而利小便，人参、藿香、木香和脾胃，进饮食。㕮咀一两，煎服。再服斑退而利止，身温而神出，次服异功散、治中汤辛温之剂一二服，五日得平，止药。或曰：病虽稍愈，勿药可乎？予曰：药，攻邪也。《内经》曰：治病以平为期。邪气既去，强之以药，变证随起，不若以饮食调养，待其真气来复，此不药而药，不治而治之理。旬日良愈。必察其下者，谦甫谓时下之宜也。

[活]　若病人寒热而厥，面色不泽，冒昧而两手忽无脉，或一手无脉者，必是有正汗也。多用绵衣裹手足，令温暖，急服五味子汤，或兼与麻黄细辛甘草汤之类服之，晬时必有大汗而解矣。

五味子汤　治伤寒喘促，脉伏而厥。

人参　麦门冬去心　杏仁去皮尖　生姜　陈皮各二钱半　大枣二枚　五味子半两

上㕮咀，水煎服。

[戴]　阴阳之病，皆能发厥，故有阳厥，有阴厥，皆病之深也。二厥惟阳厥易误，当问其初得病如何。若初得病头不痛，四肢逆冷，足多挛卧而恶寒，或汗，

① 有：原作“用”，据《卫生宝鉴》改。

自引衣盖覆，或不渴，或利清谷，或小便自调，人多惺惺而静，此寒厥也。是为阴中之阴，宜四逆汤、附子理中汤。若初得病头痛身热外，别有阳证，至五六日方发厥，其人虽厥，或畏热，或饮水，或扬手掷足，烦躁不得眠，大便秘，小便赤，多昏愦者，此热厥也，是为阴中之阳，宜白虎汤，或大承气汤。热厥虽手足冷，而指甲却暖，不若寒厥并指甲俱冷，此辨阴阳要法也。近有阳病，自腰以上极热，两脚常冷，盖三阴脉上不至头，故头不疼，三阳脉下不至足，故足冷也。南阳谓伤寒手足必微冷，若手足自温者，系太阴也。说欠分晓。若阳明手足安得微冷；少阴[①]厥阴而大冷，安得言微冷。但当言三阴经，少阴、厥阴手足厥冷，惟有太阴手足自温耳。

［陶］ 阴阳二厥，治之一差，死生立判。阳厥者先自三阳气分，因感寒邪，起于头痛发热恶寒，以后传进三阴血分，变出四肢厥逆，乍温，大便燥实，谵语发渴，扬手掷足，不恶寒，反怕热，或腹痛后重，泄利稠粘，小便赤涩，脉沉有力，此见传经热证，谓之阳厥。阳极发厥者，即阳证似阴，外虽有厥冷，内有热邪耳。盖因大便失下，使血气不通，故手足乍冷乍温也。如火炼金，热极金反化水，寒极水反成冰而能载物。厥微热亦微，四逆散。厥深热亦深，大承气。若不明此，复投热药，如抱薪救火。夫阴厥者，乃三阴血分自受寒邪，初病无身热头痛，就便恶寒，四肢厥冷，直至臂颈已上，过乎肘膝不温，引衣蜷卧，不渴，兼或腹痛吐泻，小便清白，或战栗面如刀刮，口吐涎沫，脉沉迟无力，此为阴经直中真寒证，不从阳经传入，谓之阴厥也。轻则理中，重则四逆。又有病自阳经传入，目下系阴证而厥者，亦阴厥也。且夫人之手足，乃胃土之末，凡脾胃有热，手足必热，脾胃有寒，手足必寒，此理之常也。至于亢极反成兼化，此又事之变也。学者于此，宜致力焉。

［吴］ 大抵伤寒发厥，正气已极，宜速加治。夫阳厥者，必先因热甚不解而致，刘河间谓肢体厥冷，惟心胸有热，大便秘者，以凉膈散养阴退阳，不宜速下。若大便不秘者，以黄连解毒汤主之。凡厥证可下者，内有燥屎也。以手摩病人脐腹，或硬满，或痛者是也。若腹中转失气，气出极臭者，或绕脐刺痛者，以有燥屎也。轻则调胃承气，重则大承气，或用凉水调下玄明粉一二钱亦佳，或用鸡清入蜜水，和一瓯，调入好芒硝末二三钱最效。大抵阳厥以脉滑别之则无差也。凡阴厥者，必先因肾气虚寒，或复著外寒，或误服寒凉之药，或误下之，则积阴盛于下，微阳衰于上，遂发厥逆。其脉沉细而微，按之全无者是也。宜四逆汤急温之。冷甚者，治例与阴毒同也。凡尸厥者，经言少阴脉不至，肾气微，奔气促迫，宗气反聚，血结心下，阳气退下，热归阴股，而为尸厥也。急宜刺期门、巨阙。昔扁鹊治虢太子病尸厥，针三阳五会穴而愈。盖以阳脉下坠，阴脉上争，宗气聚而不通，上有绝阳之络，下有破阴之纽，破阴绝阳之色，以发脉乱，故形静厥冷，昏沉如死人之状，名曰尸厥。宜阴毒例中求之。凡伤寒寒热而厥，面色不泽，冒昧，两手无脉，或一手无脉，此将有好汗出，如亢阳欲雨之状，多用绵衣包暖手足，急用五味子汤，或兼与桂枝麻黄各半汤汗之而愈。若脉不至，汗不出者，死。

［针灸］ 治伤寒手足逆冷：大都一分

伤寒六脉俱无：复溜补，大回六脉　合

---

① 阴：原作“阳”，据上下文义改。

谷　中极　支沟一寸半，此穴和脉绝穴　复溜顺骨而下　巨阙三寸三分　气冲灸七壮

[尸厥]　少阴脉不至，肾气微，少精血，奔气促迫，上入胸膈，荣气反聚，血结心下，阳气退下，热归阴股，与阴相动，令身不仁，此为尸厥，当刺期门。

少腹满

少腹急

脐下为少腹。夫胸中满、心下满，皆气也。腹满者，多有燥屎也。少腹满者，有物聚也。盖身半已上，同天之阳，身半已下，同地之阴。清阳出上窍，浊阴出下窍。故在上满者气也，在下满者物也。物者，溺与血尔。邪结下焦，则津液不通，血气不行，或溺或血，流滞而胀满也。若小便利者，蓄血之证。小便不利，溺涩证也，俱是热病。惟冷结膀胱少腹满一证为寒病，有手足厥冷，为可辨。

[太阳] 伤寒表不解，干呕，发热而咳，或小便不利，少腹满者，小青龙去麻黄加茯苓汤主之。详咳。　太阳病，六七日，表证仍在，脉微而沉，反不结胸，其人发狂者，以热在下焦，少腹当硬满，小便自利者，下血乃愈。所以然者，以太阳随经，瘀热在里故也，抵当汤主之。[成] 太阳，经也。膀胱，府也。此太阳瘀热，随经入府者也。六七日者，邪气传里之时也。脉微而沉，邪气在里之脉也。表证仍在者，则邪气犹浅，当结于胸中。若不结于胸中，其人发狂者，热结在膀胱也。经曰：热结膀胱，其人如狂。此发狂则热又深也。少腹硬满，小便不利者，为无血也。小便自利者，血证谛也，与抵当汤。以下蓄血。　伤寒有热，少腹满，应小便不利，今反利者，为有血也，当下之，不可馀药，宜抵当丸。[成] 伤寒有热，少腹满，是蓄血于下焦，若热蓄津液不通，则小便不利。其热不蓄津液，而蓄血不行，小便自利者，乃为蓄血。当与桃仁承气汤、抵当汤下之。然此无身黄、屎黑，又无喜忘发狂，是未至于甚，故不可与其馀驶峻之药也。可与抵当丸小可下之也。太阳病，身黄，脉沉结，少腹硬，小便不利者，为无血也。小便自利，其人如狂者，血证谛也，抵当汤主之。身黄脉沉结，少腹硬，小便不利者，胃热发黄也，可与茵陈汤。身黄脉沉结，少腹硬，小便自利，其人如狂者，非胃中瘀热，为热结下焦而为蓄血也，与抵当汤以下蓄血。

太阳病，重发汗而复下之，不大便五六日，舌上燥而渴，日晡所小有潮热，从心下至少腹，，硬满而痛不可近者，大陷胸汤主之。《活人》曰：昼夜谵语喜忘，少腹满，小便利①，男子为瘀血，妇人为热入血室，抵当汤。

[厥阴] 尺寸脉微缓者，厥阴受病也。当六七日发，其证少腹烦满而囊缩。病者手足厥冷，言我不结胸，小腹满，按之痛者，此冷结在膀胱关元也。小腹，下焦所治，当膀胱上口，主分别清浊。或用真武汤。胁下素有痞，连在脐傍，痛引少腹，入阴筋者，名脏结，死。或云：此有动气，犯汗吐下者，死。

[少腹急]　太阳病不解，热结膀胱，其人发狂，血自下，下者愈。其外不解者，尚未可攻，当先解外。外解已，但少腹急结者，乃可攻之，宜桃核承气汤。下血抵当汤，解表桂枝汤。太阳膀胱经也。太阳经邪热不解，随经入府，为热结膀胱。其人如狂者，为未至于狂，但不宁尔。经曰：其人如狂者，以热在下焦。太阳多热，热在膀胱，必与血相搏，若血不为蓄，为热迫之，则血自下。血下则热随

---

① 利：原作“不利”，据《类证活人书》改。

血出而愈。若血不下者，则血为热搏，蓄积于下，而少腹急结，乃可攻之，与桃核承气汤下热散血。《内经》曰：从外之内而盛于内者，先治其外，后调其内。此之谓也。　身重少气，少腹里急，或引阴中拘挛，热上冲胸，为阴阳易病。治见本门。

囊　缩

仲景无治法，今采南阳、海藏治法补之。

扁鹊曰：舌卷囊缩者死。孙真人曰：阴阳易病卵缩则舌吐出死。凡囊缩有热极而缩者，有冷极而缩者。凡热极者，有可下。冷极者，宜急温之。下之宜大承气汤。温之宜附子四逆加茱萸汤，并艾灸关元、气海，葱熨等法治之。

［活］　伤寒六七日，烦满囊缩，其脉尺寸俱微缓者，足厥阴肝经受病也。厥阴病，其脉微浮为欲愈，不浮为未愈，宜小建中汤。脉浮缓者，必囊不缩，外证必发热恶寒似疟，为欲愈，宜桂枝麻黄各半汤。若尺寸俱沉短者，必是囊缩，毒气入腹，宜承气汤下之。大抵伤寒病脏腑传变，阳经先受病，故次第[①] 传入阴经。以阳主生，故太阳水传足阳明土，土传足少阳木，为微邪也。阴主杀，故木传足太阴土，土传足少阴水，水传足厥阴木。至六七日当传厥阴肝木，必移气克于脾土，脾再受邪，则五脏六府皆困[②] 而危殆，荣卫不通，耳聋囊缩，不知人而死矣。速用承气汤下之，可保五死一生[③]。古人云：脾热病则五脏危。又土为木贼则死。若第六七日传厥阴，脉得微缓、微浮，为脾胃脉也，故知脾气全，不受克，邪无所容，否极泰来，荣卫将复，水升火降，则寒热作而大汗解矣。

［海］　厥阴证者，烦满囊缩，大小便不通，发热引饮，腹满，尺寸脉微缓。烦者火也，满者木也，虽不吐蛔，囊缩，但急者亦木也。火与木相合，四肢厥逆而爪甲青，大小便不通，地道塞也。发热引饮，邪气在里，宜温之下之。

已上诸证，大小便俱通，地道不塞，不发渴，不引饮，邪不在里，则宜温之灸之，则里外相接，以复阳气，宜服正阳散。

正阳散方

麝香一钱，细研。性辛温，治腹急满痞、风毒　干姜炮　甘草炙。各二钱半　附子一两，炮，去皮脐。味辛咸温，治风，利窍，疗腹满囊缩　皂荚二两，酥炙，去皮弦。味咸温

上为细末。每服二钱，白汤调，温服。

回阳丹

硫黄半两。味酸温，大热，治心腹肿聚，邪气冷癖在胁，咳逆上气，脚冷无力　附子炮，半两　木香半两。味辛温，疗肌中偏寒，主气不足，乏精　全蝎半两。味甘辛，治一切风　荜澄茄半两。味辛温，治皮风，心腹气胀　吴茱萸洗炒，半两。味辛温，大热，治中风，逐邪，诸食不消，气逆，利五脏，顺气　干姜炮，二钱半

上为末，酒糊为丸，如梧桐子大。生姜汤下三五十丸，并二三服。并热投之，衣被取汗。

阴　毒

［仲景但名阴毒主发表］

阴毒之为病，面青，身痛如被杖，咽喉痛，五日可治，七日不可，升麻鳖甲汤去雄黄、蜀椒主之。方见阳毒。

---

① 第：原脱，据前厥阴病总论补。
② 困：原作“因”，据前厥阴病总论补。
③ 五死一生：原作“五生一死”，据前厥阴病总论补。

［王］　考之仲景书，虽有阴毒之名，然其所叙之证，不过面目青，身痛如被杖，咽喉痛而已，并不言阴寒极甚之证，况其所治之方，亦不过升麻、甘草、当归、鳖甲而已，并不用大温大热之药，是知仲景所谓阴毒者，非阴寒之病，乃是感天地恶毒异气，入于阴经，故曰阴毒耳。后之论者，遂以为阴寒极甚之证，称为阴毒。乃引仲景所叙面目青，身痛如被杖，咽喉痛数语，并而言之，却用附子散、正阳散等药以治。窃谓阴寒极甚之证，固亦可名为阴毒，然终非仲景所以立名之本意。观后人所叙阴毒，与仲景所叙阴毒，自是两般，岂可混论。后人所叙阴毒，亦只是内伤冷物，或不正暴寒所中，或过服寒凉药所变，或内外俱伤于寒而成耳，非天地恶毒异气所中者也。

［活人更名阴毒伤寒主退阴］

阴毒甘草汤　治伤寒时气初得病一二日，便结成阴毒，或服药后六七日已上至十日，变成阴毒，身重背强，腹中绞痛，咽喉不利，毒气攻心，心下坚强，短气不得息，呕逆，唇青面黑，四肢厥冷，其脉沉细而疾，身如被杖，咽喉痛。五六日可治，七日不可治。

甘草炙　桂枝去粗皮　升麻　当归各五钱　雄黄二钱半　蜀椒去闭口者，炒，去汗及子，五钱　鳖甲酥炙，一两半

上㕮咀，水煎服。如人行五里许，更进一服。覆取汗，毒从汗出即愈，若未汗再服。

［始得阴毒脉沉细疾］

［许］　阴毒本因肾气虚冷，因欲事或食冷物后伤风，内既伏阴，外又感寒，或先感外寒而后伏阴，内外皆阴，则阳气不守，遂发头痛腰重，腹痛，眼睛疼，身体倦怠而不甚热，四肢逆冷，额上及手背冷汗不止，或多烦渴，精神恍惚，如有所失，或可起行不甚觉重，诊之则六脉俱沉细而疾，尺部短小，寸口或无，六脉俱浮大，或沉取之大而不甚疾者，非阴证也。若服凉药过多，则渴转甚，躁转急，有此证者，急服还阳退阴之药即安。惟补虚和气而已，宜服正元散、退阴散、五胜散还阴证不宜发汗，如气正脉大，身热未瘥，用药发汗无妨。

正元散　治伤寒如觉风寒吹著，四肢头目骨节疼痛，急服此药。如人行五里许再服，连进三服，出汗立瘥。若患阴毒伤寒，入退阴散五分，同煎。或伤冷伤食，头昏气满及心腹诸疾，服之无有不效。

麻黄去节　陈皮　大黄生　甘草　干姜　肉桂　芍药　附子　吴茱萸　半夏制。各等分

上㕮咀，麻黄加一半，茱萸减一半，同为末。每服一钱，水一盏，姜三片，枣一枚，煎七分。热服①，以衣被盖覆取汗，切须候汗干去之。如阴毒，不可用麻黄，免更出汗。

退阴散　治阴毒伤寒手足逆冷，脉沉细，头痛腰重，连服三次。小小伤冷，每服一字，入正元散同煎，入盐一捻。阴毒伤寒咳逆，煎一服，细细热呷病止。

川乌　干姜各等分

上为粗末，炒令转色，放冷，再捣为细末。每服一钱，水一盏，盐一捻，煎至半盏，去滓温服。

五胜散　治伤寒头痛壮热，骨节疼痛，昏沉困倦，咳嗽鼻塞，不思饮食。兼治伤寒夹冷气，并慢阴毒神效。

白术一两半　甘草　五味子　石膏各一两　干姜三两半

上㕮咀。每服五钱，水一盏，入盐少许，同煎服。如冷气相夹，入姜、枣煎。

---

① 服：原作“覆”，据《类证活人书》改。

或治阴毒病，入艾叶少许，煎服。

［海］　**白术散**　治阴毒伤寒，心闷烦躁，四肢厥冷。

川乌炮，去皮脐　桔梗　附子炮　白术　细辛各一两　干姜炮，半两

上㕮咀，或末之，白汤调下一钱匕。

［罗］　**正阳丹**　治阴毒伤寒，手足厥冷，指甲青色，体冷，脉沉细而微，神效。

上用憨葱[①]四五枝，陈蜂房四五个，烧存性，为细末。用憨葱捣和丸，如弹子大。手心内握定，用手帕紧扎。须臾汗出，以绵被覆盖。如手心热甚，休教解开。如服药，先服升麻汤五钱，连赫葱三枝，生姜五片。水二大盏，煎至一盏，去滓温服，被覆取汗则愈。

［阴毒渐深爪青面黑脉七至沉细］

积阴感于下，则微阳消于上，故其候四肢沉重逆冷，腹痛转甚，或咽喉不利，或心下胀满结硬，躁渴，虚汗不止，或时狂言，爪甲面色青黑，六脉沉细，而一息七至以来。有此证者，速宜于气海、关元二穴，灸二三百壮，以手足温暖为效。仍服金液丹、来苏丹、五胜散、还阳散、退阴散。

玉女散[②]

川乌去皮脐，冷水浸七日，薄切，晒干，纸袋盛之。有患者，取研末一大钱，入盐一小钱，水一盏，煎至七分服。压下阴毒，所注如猪血相似，末已，再进一服效。

还阳散　治阴毒面青，四肢逆冷，心躁腹痛。

用硫黄末，新汲水调下二钱。良久，或寒一起，或热一起，更看紧慢再服，汗出瘥。

附子回阳散《良方》　治阴毒伤寒，面青四逆，及脐腹疞痛，身体如冰，并一切卒暴冷气。

上用附子二枚，炮裂，去皮脐，捣为细末。每服三钱匕，取生姜自然汁半盏，冷酒搅匀，共一盏调服，更以冷清酒一盏送下，相次更进一服。良久，脐下如火，遍身和暖为度。

［活］　**返阴丹**　治阴毒伤寒，心神烦躁，头疼，四肢逆冷。

硫黄五两，另研　附子炮，去皮脐　干姜炮　桂心各半两　硝石别研　太阳玄精石别研。各二两

上用生铁铫先铺玄精末一半，次铺硝石末一半，中间下硫黄末，又着硝石一半盖硫黄，却以玄精石末盖上，用小盏合着，用三斤炭火，烧令得所，勿令烟出，细研似面。后三味捣罗为末，与前药同研令匀，软饭和丸，如桐子大。每服十五丸至二十丸，煎艾汤下，频服，汗出为度。病重则三十丸。此方甚验。喘促与吐逆者，入口便住。又服此药三五服不退者，更于脐下一寸灸之。须是昼夜大段不住手灸，不限多少壮数。灸之，艾炷勿令小，小则不得力。若其人手足冷，少腹硬，即于脐下两边各开一寸，各安一道三处，齐下火灸之。仍与当归四逆汤并返阴丹，亦须频服，内外通透方得解，若迟误即死矣。又若阴证，加以小便[③]不通，及阴囊缩入，少腹绞痛欲死者，更于脐下二寸石门穴急灸之，仍须与返阴丹，当归四逆汤加吴茱萸、生姜，慎勿与寻常利小便冷滑药。

火焰散　治伤寒恶候。

舶上硫黄　黑附子去皮，生用　新腊茶各一两

上为细末，先用好酒一升调药，摊入新碗中，于火上荡干，合在瓦上，每一碗

---

①　憨葱：中药藜芦之别名。
②　玉女散：原脱，据《普济本事方》补。
③　小便：原作“少腹”，据《类证活人书》改。

下烧熟艾一拳大，以瓦支起，无令着火，直至烟尽，候冷即刮取，研，入磁盒内盛。每服二钱，酒一盏，共煎七分，有火焰起勿讶。伤寒阴毒者，四肢冷，脉沉细，或吐泻，五心烦躁，胸中结硬，或转早伏阴在内，汤水不得下，或无脉。先吃一服，如吐却，更进一服。服后心中热，其病已瘥。下至脏腑中表未解者，浑身壮热，脉气洪大，便宜用发表药。或表解者，更不发热，便得眠睡，浑身有汗。若少有痞结，脉实，方可用下膈行脏腑药。渐用调和元气，补治脾胃汤散。服此药三服不应者，不可治也。

［阴毒沉困脉八至附骨方有］

阴毒沉困之候，与前后渐染之候皆同，而更加沉重，六脉附骨，取之方有，按之即无，一息八至已上，或不可数，至此则药饵难为功矣。但于脐下灼火艾如枣大三百壮以来，手足不和暖者，不可治也。倘复和缓，以前硫黄及热药助之。若阴气散，阳气来，则渐减热药而和治之，以取瘥也。

［活］　葱白熨法　治阴虚阳脱，体冷无脉，气息欲绝，不省人事，及伤寒阴厥，百方不效者，用葱以索缠如臂大，切去根及叶，惟存白，长二寸许，如大饼样，先以火燲一面，令通热，勿令着火，乃以热面熨病人脐上连脐下，又以熨斗满贮火熨之，令葱饼中热气郁入肌肉内。须臾，作三四饼，一饼坏不可熨，又易一饼。良久病人当苏，手足温，有汗即瘥。更服四逆汤以温其内。

［海］　治阴证诸药不效，并汤水不下，身冷脉绝，气息短，不知人，用葱白熨法。又不若用酽醋，拌麸皮炒热，注布袋中，脐下[①] 蒸熨之，比上法尤速。

代灸涂脐膏

附子　马蔺子　蛇床子　吴茱萸　肉桂各等分

上为细末，可用白面一匙，药末一匙，生姜自然汁煨成膏，摊纸上，圆三寸许，贴脐下关元、气海，自晚至晓。其火力可代灸百壮。腰痛亦可贴之。一法用丁香、荜拨、干姜、牡蛎烧灰，放手心中，以唾津调如泥，以手掩其阴，至暖，汗出为度。

阴毒伤寒，四肢逆冷者，用吴茱萸，不拘多少，为细末，温酒和匀，生绢袋盛之，热熨脚心，令通畅愈。若以汤煎温药渫洗，以接四肢亦可。

回生神膏《良方》　治男女阴毒伤寒外接法。

牡蛎煅粉　干姜炮。各一钱

上为细末，男病用女唾调手内，擦热，紧掩二卵上，得汗出愈。女病用男唾调手内，擦热，紧掩二乳上，得汗出愈。卵与乳，男女之根蒂，坎离之分也。阴证大小便不通，及诸杂证阴证大小便不通者，并宜此外治法。数日不通为急，非急者勿用。

［阴中伏阳］

破阴丹

硫黄　水银各一两　陈皮　青皮各半两

上将硫黄先入铫子内溶开，次下水银，用铁杖子打匀，令无星，倾入黑茶盏细研，入二味，面糊丸，如桐子大。每服三十丸。如烦躁冷盐汤下，阴证艾汤下，良效。

有人初得病四肢逆冷，脐下筑痛，身疼如被杖，盖阴证也。急服金液、破阴、来复等丹，其脉遂沉而滑。沉者阴也，滑者阳也，病虽阴证，而见阳脉，有可生之理。仲景所谓阴病见阳脉者生。仍灸气海、丹田百壮，手足温温，阳回得汗而

---

① 脐下：原脱，据《阴证略例》补。

解。或问滑沉之状，如何便有生理？予曰：仲景云：翕奄沉，名曰滑，何谓也？沉为纯阴，翕为正阳，阴阳和合，故名曰滑。古人论脉滑，虽曰往来前却，流利旋转，替替然与数相似。仲景三语而足也。此三字极难晓，翕合也，言张而复合也，故曰翕为正阳。沉言忽降而下也，故曰沉为正阴。方翕而合，俄降而沉。奄为忽忽间。仲景论滑脉可为谛当矣。其言皆有法，故读者难晓，宜细思之。

霹雳散 治伤寒阴胜隔阳，其人必躁热而不欲饮水是也。

上用附子一枚，烧灰存性，为末，作一服，蜜水调下而愈。此逼散寒气，然后热气上行而汗出乃愈。

[陶] 阴毒病，手足指甲皆青，脉沉细而急者，四逆汤。无脉者，通脉四逆汤、阴毒甘草汤、真武汤、厚朴丸、白术汤、肉桂散皆可选用。

[正阳回阴] 霹雳散、正元散、天雄散、附子散。

[劫] 金液丹。

[熏] 逆冷囊缩者，以炒豆投热醋中，如法熏之。

[熨法灸法] 一伤寒直中阴经真寒证，或阴毒证，身如被杖，腹中绞痛，呕逆沉重，不知人事，四体坚冷如石，手指甲唇青，药不入口，六脉沉细，或无脉欲绝者，将葱一握，切去根叶，取白三寸许，捣如饼，先用麝香半分，填脐中，后放葱饼脐上，以火熨之，连换三四饼。稍醒，灌入生姜汁，服回阳救急汤。如不醒，再灸气海、关元二三十壮，使热气通于内，逼邪外出，以复阳气。如用此法，手足温和，汗出即醒者，有生意也。手足不温，汗不出，不醒人事者，不能起矣。

[吴] 或问阴毒伤寒，用附子汤冷服，何也？此盖阴极于下，阳浮于上之治法也。予曾治一人，伤寒十馀日，脉沉细，手温而足冷，大便不通，面赤呕烦渴，药不能下，惟喜凉水一二口，或西瓜一二块，食下良久而复吐出。此阴寒于内，逼其浮阳，失守之火，聚于胸中，上冲咽嗌，故为面赤呕烦也。遂用附子大者一枚，以生姜自然汁和白面包裹，煨熟去面，取附子去皮、尖，切作八片。又以人参三钱，干姜炮三钱，水二盅，煎取一盅，浸于冷水中，待药冷，与之即愈。按：《内经》曰：若调寒热之逆，冷热必行。则热药冷服，下嗌之后，冷体既消，热性即发，由是病气随愈，呕烦皆除。情且不违，而致大益，此之谓也。盖近世患阴证伤寒，往往疑似参差，初便不敢用附子，直待阴极阳竭而用之，则为迟矣。大抵治法，有是病，投是药，岂可狐疑而误治哉。且夹阴伤寒，先因欲事，伏阴于内，却又著寒，内外皆阴，阴气独盛，则阳气以衰，故脉沉而足冷也。必须急用人参健脉以益元气为主，佐以附子温肾经，散寒邪，以退阴而回阳也。若舍此二味不用，将何以救之哉。古之谚曰：伤寒偏死下虚人，诚哉斯语。许学士论必以真气为主，盖真气乃人命之根蒂也。若不察真气之虚实，而欲急攻其热，或施汗下，或多用寒凉之药，攻热未愈，阴寒复生，病至危殆，良可悲夫。

又方 用雄鸡血，滴入无灰热酒内饮之，以衣被温覆取汗。

帙之五

合病并病汗下吐后等病

[表里合病必下利]

太阳与阳明合病，必自下利，葛根汤主之。不下利，但呕者，葛根加半夏汤主之。　太阳与少阳合病，自下利者，与黄芩汤；若呕者，黄芩加半夏生姜汤主之。

阳明与少阳合病，必下利，脉滑而数者，有宿食也，当下之，宜大承气汤。俱详下利。

[并病]

二阳并病，太阳出汗不彻，因转属阳明，自汗不恶寒。太阳证不罢，面赤，躁烦短气者，更发汗则愈。二阳并病，太阳证罢，潮热谵语者，下之则愈。论见谵语。　太阳与少阳并病，项强眩冒，心下硬，如结胸者，刺肺[①] 俞、肝俞。论见项强。

合并病

合病，两经俱病。并则一经证罢，而并归于一经也。太阳与阳明合病有三证，其邪凑有浅深之殊，故用药有汗、下、和解之异，治见各条。三阳合病有二证，其一证用白虎汤，其一证无治法，后人用小柴胡、白虎之类。盖此二证具有三阳之候，故不可汗下。二阳并病有二证，表未解者汗之，表已解有里证者下之。太阳与少阳并病有三证，其一由误下以致心下硬，成结胸；其一项强如柔痉状，心下硬如结胸，刺肺俞、肝俞，慎勿发汗，汗则谵语不止，宜刺期门；其一心下硬，项强而眩者，刺大椎、肺俞，不宜下也。

[合病]

太阳与阳明合病，胸满而喘者，不可下，麻黄汤。太阳与阳明合病，自下利，葛根汤；不下利，但呕者，葛根加半夏。或曰：由太阳表未罢而阳明里又至，两阳合病，热甚于表，乘虚渐攻于里，故下也。其不下利而呕者，邪气虽攻里，未入于胃，但气逆而呕，故加半夏以止呕逆。庞氏曰：外证必头痛、腰疼、肌热、目疼、鼻干也。脉浮大，太阳受病也。长者，阳明也。头、腰，太阳也。肌、目、鼻，阳明也。

太阳与少阳合病，自下利者，与黄芩汤，若呕者，黄芩加半夏汤。或曰：此表实里虚，热入攻里，故自下利。若兼痰饮则呕也。

阳明少阳合病，必下利，脉长者为顺，脉弦者为负。负者克贼也。脉滑而数者，有宿食，大承气汤。或曰：阳明土，少阳木，其脉弦者，木乘土也。不弦者，不负也，负者必死。若滑而数者，有宿食，非负也，故宜下。

三阳合病，腹满，身重难以转侧，口不仁，面垢谵语，遗尿，不可汗下。若自汗者，白虎汤。　三阳合病，脉浮大，见

---

① 肺：原作“胸”，据《伤寒论》改。

关上，但欲眠，目合则汗，小柴胡、白虎汤。或曰：此二证俱有三阳之证，此不可汗下。

［并病］

二阳并病，太阳初得时，汗之不彻，转属阳明，续自微汗，不恶寒，大柴胡汤。　若太阳证不罢，不可下，可小发汗。设面色缘缘正赤，阳气怫郁在表，汗之不彻，其人烦躁短气，不知痛处，宜更发汗则愈，葛根汤。　二阳并病，太阳证罢，潮热，手足汗，大便难，谵语者，大承气汤。　太阳少阳并病，反下之成结胸，心下硬，下利不止，水浆不下，心烦，生姜泻心汤、小陷胸汤。　太阳与少阳并，项强痛或眩冒，时如结胸，心下痞硬，刺大椎第一间、肺俞、肝俞，不可汗。汗则谵语不止，刺期门。　太阳少阳并病，心下硬，项强而眩者，刺大椎、肺俞，慎勿下。

［赵］　愚尝疑合病并病之难明也久矣，姑释之。盖合病者，二阳经或三经同受病，病之不传者也。并病者，一阳经先受病，又过一经，病之传者也。且如太阳阳明并病一证，若并而未尽，是传未过，尚有表证，仲景所谓太阳证不罢，面色赤，阳气怫郁在表不得越，烦躁气短是也，犹当汗之，以各半汤。若并之已尽，是谓传过。仲景所谓太阳证罢，潮热，手足汗出，大便硬而谵语者是也，法当下之，以承气汤。是知传则入府，不传则不入府，所以仲景论太阳阳明合病止出三证，如前太阳阳明并病，则言其有传变如此也。又如阳经互相合病，皆自下利。仲景于太阳阳明合病，则主以葛根汤。太阳少阳合病主以黄芩汤。少阳阳明合病主以承气汤。至于太阳少阳并病，其证头项强痛，眩冒如结胸，心下痞硬，当刺大椎、肺俞、肝俞，不可汗下。太阳阳明并病，已见上论。但三阳合病，仲景无背恶寒语句，虽别有口燥渴，心烦，背微恶寒者，乃属太阳证而非三阳合病也。《活人》言三阳合病，背恶寒者，非也。三阳若与三阴合病，即是两感，所以三阴无合病例也。

［张］　夫并者，乃催并、督并之义，非吞并就之理。然催并系去声，吞并之并乃上声。《史记》曰始皇初并天下，即此理也。夫并之理，乃前病未解，后病已至，有逼相并之义，故曰并病也。经曰：太阳与少阳并病，头项强痛，或眩冒云云。如果并作一家，则仲景不具两经之证而言也，其非并字明矣。

又曰：或云：三阳合病，有太阳阳明，有正阳阳明，有少阳阳明，似乎重出。予曰：各有所指，不过表里之分耳。夫三阳合病在表，三阳阳明病在里，事在两途，即非重出。在表者宜解散以痊安，在里者非攻下则不可。然表里证治，迥各不同，惟编目有似乎重出。

发汗后不解

伤寒初感，始以太阳，故以发汗为首。汗行如雨散云收，其病乃愈。倘汗行不解者，或表邪未尽，或热邪传里，或邪气乘虚内客，故有汗后而不解者。

发汗病不解，反恶寒，虚也，芍药甘草附子汤。太阳病，发热汗不解，仍发热，心下悸，振振欲擗地，真武汤。　发汗后，身疼痛，脉沉者，桂枝加芍药人参新加汤。　太阳发汗，遂漏不止，其人恶风，小便难，四肢拘急，难以屈伸，桂枝加附子汤。　大汗出，热不去，内拘急，四肢疼，下利恶寒，四逆汤。　发汗过多，冒心，心下悸，欲得按，桂枝甘草汤。　汗后，腹胀满，厚朴生姜人参汤。

太阳病，发汗后，大汗出，胃中干燥，

不得眠，欲饮水者，少少与之则愈。若脉浮，小便不利，微热消渴者，五苓散。发汗已，脉浮数，烦渴，五苓散。 服桂枝汤，脉洪大，与桂枝汤如前法。若形如疟，日再发，汗出必解，麻黄汤。 发热，汗出不解，心中痞硬，呕吐不和，大柴胡汤。 服桂枝汤，大汗出，大烦渴不解，脉洪大，白虎加人参汤。 发汗后，脐下悸，欲作奔豚，茯苓桂枝甘草大枣汤。发汗后，不恶寒，但恶热，蒸蒸发热者，实也，调胃承气汤。 发汗后，不可更行桂枝。汗出而喘，无大热者，麻黄杏仁甘草石膏① 汤。

下后不解

去伤寒之邪，不过汗、吐、下之三法也。三法得当，病势易衰则愈矣。三法失宜，病势危恶，传变不已，诚可虑也。况发汗吐下后，邪气乘虚而未散，或壅窒而未尽，则当量其虚实以治之。先贤谓知邪气之虚实，发汗吐下之不差，温补针艾之适当，则万全之功可得矣。若过经者，以六日传六经，七日为一候。若不愈，十三日乃再传经尽，所以谓之过经也。

伤寒五六日，大下后，身热不去，心中结痛，未欲解也，栀子豉汤。 下后，心烦腹满，卧起不安，栀子厚朴汤。 阳明病，下之，心中懊侬而烦，栀子豉汤。若有燥屎者，大承气汤。 太阳病，下后，脉促胸满，桂枝去芍药汤。微恶寒者，去芍药方中加附子。 医以丸药下之，身热不去，微烦，栀子干姜汤。太阳病桂枝证，医反下之，利遂不止，脉促者，表未解；喘而汗出者，葛根黄连黄芩汤。 服桂枝汤，或下之，仍头痛项强，无汗，翕翕发热，心下满微痛，小便不利，桂枝去桂加茯苓白术汤。 太阳病，过经十馀日，二三下之，呕不止，心中微烦，大柴胡汤下之。 六七日大下后，寸脉沉而迟，手足厥逆，下利脉不至，咽喉不利，吐脓血，泻利不止，为难治，麻黄升麻汤。

汗吐下后不解

五六日，已发汗复下，胸胁满，微结，小便不利，渴而不呕，但头汗出，往来寒热，心烦，为未解，柴胡桂姜汤。太阳汗吐下解后，心下痞硬，噫气不除者，旋覆代赭石汤。 太阳先发汗不解，而复下之，脉浮者，则知病在外，当须解外，桂枝汤。发汗若下之，病仍不解，烦躁不得眠，茯苓四逆汤。 大汗，若大利而厥者，四逆汤。 下后复发汗，昼日烦躁不得眠，夜而安静，不呕不渴，无表证，脉沉微，身无大热，干姜附子汤。下后复发汗，必振寒，脉微细，此内外俱虚也。 伤寒，本寒，后复吐下之，食入口即吐，干姜黄连黄芩人参汤。 发汗吐下后，虚烦不得眠，剧者反覆颠倒，心中懊侬，栀子豉汤。 发汗若下之，烦热胸中窒，栀子豉汤。 吐下后，不大便，五六日至十馀日，日晡发潮热，不恶寒，独语如见鬼状，循衣摸床，脉弦者生，涩者死。但发热谵语者，大承气汤。 吐下后，腹胀满，邪热入胃也，调胃承气汤。

太阳吐下后，微烦，小便数，大便硬，小承气汤。 吐下后，七八日不解，结热在里，表里俱热，时时恶风，大渴，舌上干燥烦，欲饮水，白虎加人参汤。 吐下后，心下逆满，气上冲胸，头眩，脉沉紧，发汗则动经，身为振摇，茯苓桂枝白术甘草汤。

---

① 石膏：原脱，据《伤寒论》补。

喘

[成] 肺主气，形寒饮冷则伤肺，故其气逆而上行，冲冲而气急，喝喝而息数，张口抬肩，摇身滚肚，是为喘也。有邪在表，致气不利而喘者，麻黄汤、桂枝加厚朴杏子汤。有水射肺而喘者，小青龙汤。发汗后，饮水多必喘，以水灌之亦喘，及伤寒心下有水气，干呕发热而咳，或喘者，小青龙去麻黄加杏仁，是欲发散水寒也。经曰：喘而汗出者，与葛根黄芩黄连汤以利之。此邪气内攻，气逆不利，因喘而汗出，见其邪气在里也。虽表未解未可和之。汗出而喘者，与麻黄杏仁[①]甘草石膏汤以发之。此外邪壅盛，使气不利，汗出而喘不已，见其邪气在表也，虽经汗下，亦可发之。若伤寒止于邪气在表而喘者，心腹必濡而不坚。设或腹满而喘，则又为可下之证。经曰：短气腹满而喘，有潮热者，此外欲解，可攻里也。又汗出发润，喘不休者，为肺绝。身汗如油，喘而不休，为命绝。直视谵语，喘满者死。是皆不治之喘也。

[太阳] 病，头痛发热，身痛腰痛，骨节痛，恶风无汗而喘，麻黄汤。 太阳与阳明合病，喘而胸满者，不可下，麻黄汤。

[许] 有人病伤寒，脉浮而长，喘而胸满，身热头痛，腰脊强，鼻干不得卧。予曰：太阳阳明合病，仲景云中有三证，下利，葛根汤；不下利，呕逆者，加半夏；喘而胸满者，麻黄汤也。治以麻黄汤得解。

伤寒表不解，心下有水气，干呕发热而咳，或喘者，小青龙汤。方见太阳病。

发汗后，饮水多必喘，以水灌之亦喘。喘，肺疾。饮水多而喘者，饮冷伤肺也。以冷水灌洗而喘者，形寒伤肺也。或用小青龙加杏仁、猪苓汤。 伤寒，心下有水气，咳而微喘，发热不渴，服汤已渴者，此寒去欲解也，小青龙汤。 喘家有汗，桂枝汤加厚朴杏仁佳。太阳病，为诸阳主气，风甚气壅则生喘也。与桂枝汤以散风，加厚朴、杏仁以降气。 太阳病，下之微喘者，表未解故也。桂枝加厚朴杏仁汤主之。下后大喘，则为里气太虚，邪气传里，正气将脱也。下后微喘，则为里气上逆，邪不能传里，犹在表也。与桂枝汤以解外，加厚朴、杏仁以下逆气。

桂枝加厚朴杏仁汤方

桂枝去皮 芍药 生姜切。各三两 厚朴炙，去皮 甘草炙。各二两 杏仁去皮尖，五十枚 大枣十二枚，擘

上七味，以水七升，煮取三升，去滓，温服一升。

发汗后，不可更行桂枝汤。汗出而喘，无大热者，可与麻黄杏仁甘草石膏汤主之。[成] 发汗后喘，当作桂枝加厚朴杏仁汤，汗出则喘愈。今汗出而喘，为邪气壅甚，桂枝汤不能发散，故不可更行桂枝汤。汗出而喘，有大热者，内热气甚也。无大热者，表邪必甚也，与麻黄杏子甘草石膏汤，以散其邪。[张] 予观仲景常言发汗后，乃表邪悉解，止馀一证而已。故言不可更行桂枝汤。今汗出而喘，无大热，乃上焦余邪未解，当用麻黄杏仁甘草石膏汤以散之。夫桂枝加厚朴杏仁汤，乃桂枝证悉具而加喘者用之。注言汗出而喘，以为邪气壅甚，非桂枝所能发散，此误也。况身无大热，更无证，何故复言表邪必甚。其后章，下后不可更行桂枝汤条下，注曰：汗下虽殊，既不当损正气则一。其言有至理存焉。可见汗后所注之误矣。原其理。当时因事发机，前后失

---

① 杏仁：原脱，据《伤寒论》补。

于照应，故有此等之弊也。　下后，不可更行桂枝汤。若汗出而喘，无大热者，可与麻黄杏仁甘草石膏汤。[成] 上条云：发汗后，不可更行桂枝汤，汗出而喘，无大热者，为与此证法同。汗下虽殊，既不当损正气则一。邪气所传既同，遂用一法治之。经所谓若发汗若下若吐后是矣。

麻黄杏仁甘草石膏汤方

麻黄四两，去节　杏仁五十枚，去皮尖　甘草炙，二两　石膏半斤，碎，绵裹

上四味，以水七升，先煮麻黄，减二升，去上沫，内诸药，煮取二升，去滓，温服一升。

肝苦急，急食甘以缓之。风气通于肺，风邪外甚，故以甘剂发之。

太阳病，桂枝证，医反下之，利遂不止，脉促者，表未解也。喘而汗出者，葛根黄芩黄连汤。方见下利。

[阳明] 中风，口苦咽干，腹满微喘，发热恶寒，脉浮而紧，若下之，则腹满小便难，麻黄汤。　阳明脉浮，无汗而喘者，发汗则愈，宜麻黄汤。　阳明病，脉浮而紧，咽燥口苦，腹满而喘，发热汗出，不恶寒，反恶热，身重，白虎汤、五苓散。　伤寒四五日，脉沉而喘满，沉为在里，而反发其汗，津液越出，大便为难，表虚里实，久则谵语。邪气入内之时，得脉沉而喘满，里证具也，则当下之。反发其汗，令津液越出，胃中干燥，大便必难，久则屎燥，必发谵语也。大承气汤。　阳明病，脉迟，虽汗出不恶寒者，其身必重，短气腹满而喘，有潮热者，此外欲解，可攻里也。手足濈然而汗出者，此大便已硬也，大承气汤主之。　病人小便不利，大便乍难乍易，时有微热，喘冒不能卧者，有燥屎也，宜大承气汤。

[诊]　伤寒吐下后，不大便，潮热，若剧则不识人，循衣摸床，微喘直视，脉弦者生，涩者死。详循衣摸床。　湿家下后，额汗微喘，大小便利者，死。论见体痛。　少阴病，息高者，死。详见厥利，论见欲寐。　厥冷无脉，灸之不还，反微喘者，死。详见厥利。　直视谵语，喘满者，死。论见谵语。　脉浮洪，汗出如油，发润，喘不休，为命绝。

附

[活]　阴证喘促者，返阴丹主之。四肢逆冷，喘促，入口便佳。方见阴毒。

病人小渴，与水剧饮之，致停饮心下满结者，喘死甚众。当以五苓散，或陷胸丸主之。方见渴及结胸。

[戴]　喘嗽有阴阳，太阳经喘嗽，略于前本经言之，详见嗽门。少阳有嗽无喘，有喘非少阳也。其见少阳证而嗽者，宜小柴胡汤加北五味子六分、干姜四分。阳明有喘无嗽，有嗽非正阳明也。其阳明证喘有潮热者，宜大承气汤。阴证喘，惟少阴有之。若四肢沉重疼痛，小便如常，大便自利而嗽者，真武汤去芍药，加北五味、干姜各半钱，细辛三钱，此阴中之阴。若四肢厥逆，腹中痛，泄利下重而咳，四逆汤加北五味、干姜各半钱。下利呕渴，身烦不得眠而咳嗽者，猪苓汤，此阴中之阳。诸阴喘促，最为危证，返阴丹。

[吴]　凡表有寒发喘者，脉浮紧，恶寒身疼，无汗也，宜麻黄汤汗之。若表有风发喘者，脉浮缓，恶风自汗也，宜桂枝汤加厚朴杏仁主之。凡阳明内实，不大便，腹满短气，发潮热而喘者，大柴胡加厚朴杏仁汤，或小承气汤。凡阴证厥逆，脉沉细而微，气促而喘，无汗者，宜四逆汤加五味、杏仁。凡虚人脉伏，若手足逆冷而喘者，五味子汤。凡暴冒风寒，脉浮无汗而喘，苏沈九宝汤。凡热盛有痰，脉

弦数而喘，不可汗，不可下，以小柴胡汤加知母、贝母、瓜蒌仁。胸满者加枳壳、桔梗，心下满者加枳实、黄连，舌燥饮水而喘者加知母、石膏主之。古人云：诸喘为恶，故非轻也。华佗曰：盛则为喘，盖非肺气盛也，乃肺中之邪火盛也。所以泻白者，泻肺中之火也，非泻肺也。又为泻心汤，乃泻心下之痞满者也。《卫生宝鉴》曰：凡看文字有馀，当认作不足者，盖受病为不足，病气为有余也。

五味子汤方见厥门。

苏沈九宝汤

桑白皮上　甘草下　大腹皮下　官桂下　麻黄中　薄荷下　陈皮上　紫苏中　杏仁去皮尖，炒，中　生姜三片　乌梅半个

上用水二盅，煎至八分，去滓，通口服。

加减泻白散　治烦热胸膈不利，上气喘促，口干或咳者。

桑白皮二钱　知母　橘红　瓜蒌仁去壳　细黄芩　贝母　桔梗　甘草各一钱五分　地骨皮一钱

上煎服法同前。

短　气

［成］　短气者，气急而短促，似喘而非喘，喘则张口抬肩，短气只是气促，不能相续，似喘而不抬肩，似呻吟而无痛也。有责为实者，经曰：短气腹满而喘，有潮热，此外欲解，可攻里，此短气之实者也。有责为虚者，经曰：趺阳脉微[①]而紧，紧则为寒，微则为虚，微虚相搏，则为短气，此短气之虚也。有在表者，经曰：短气但坐，以汗出不彻故也，更发汗则愈。与其风湿相搏，汗出短气，小便不利，恶风者，甘草附子汤，此邪在表而短气也。有在里者，经曰：干呕短气，汗出不恶寒，此表解里未和，十枣汤。与太阳病，医反下之，短气烦躁懊憹，心中硬，成结胸，大陷胸汤，此邪在里而短气也。治各有异。大抵短气为实，《要略》曰：短气不足以息者，实也。又水停心下，亦令短气。《要略》曰：食少饮多，水停心下，微者短气。学者察诸。

［表证］　短气，骨节痛，不得屈伸，汗出小便不利，恶风，身肿者，为风湿，宜甘草附子汤。方论见体痛。　短气，腹满胁痛，其人若脉弦浮大，外不解，无汗嗜卧，身黄小便难，有潮热者，小柴胡汤也。论见胃实，方见往来寒热。

［里证］　若表未解，手足濈然汗出，或有潮热者，宜大承气汤。方论见潮热。

若表解心下痞硬，干呕短气者，宜十枣汤。方论见胁满痛。

［汗不彻］　短气烦躁，若发汗不彻，续微汗出，不恶寒，表证不罢，面赤者，为并病。更发汗则愈。论见面赤。

［下后］　若下后，心中懊憹，心下硬痛者，用大陷胸汤。论见结胸。

［诊］　趺阳脉微而紧，紧则为寒，微则为虚，微紧相搏，则为短气。坐而伏者，短气也。

附

［陶］　伤寒失于汗下，或因汗下后虚，令人气逆不相接续者，名短气，分虚实治之。此与喘证不相类。

［吴］　因汗吐下后，元气虚弱，脉来微虚，气不能相接而短少者，以人参益气汤。凡阴证脉弱沉细而迟，手足逆冷，面上恶寒如刀刮，口鼻之气，难以布息而短者，宜四逆汤加人参主之。又食少饮多，水停心下，令人短气烦闷，茯苓甘草汤。

---

① 微：原作“浮”，据下文改。

身　重

[成]　身重之由，有风湿，有风寒，有风湿俱见，有火逆，有易病，有三阳合病。虽所得不一，然悉属三阳，非若身疼兼有三阴里寒也。坏病有矣，寒则无之，识者鉴焉。

[太阳] 伤寒脉浮缓，身不疼但重，乍有轻时，无少阴证者，大青龙汤发之。详太阳病。　发汗已，身犹灼热，名曰风温。脉浮，汗出身重，多眠，鼻息鼾。详风温，宜《活人》萎蕤汤。　风湿[①] 脉浮，身重，汗出恶风者，宜**防己黄芪汤**

防己一两　甘草半两　白术七钱半　黄芪去芦，一两一钱

上㕮咀。每服五钱，生姜四片，大枣一枚，水一盏半，煎至八分。温服，良久再服。服后当如虫行皮中，从腰下如冰，后坐被上，又以一被绕腰已下，温令微汗瘥。喘者加麻黄半两，胃中不和者加芍药三分，气上冲者加桂三分，下有沉寒者加细辛三分。

脉浮，宜以汗解，用火灸之，邪无从出，因火而盛，病从腰以下必重而痹，名火逆也。　脉浮数者，法当汗出而愈。若下之，身重心悸者，不可发汗，当自汗出乃解。所以然者尺中脉微，此里虚。须表里实，津液自和，便自汗出愈。　伤寒八九日，下之，胸满烦惊，小便不利，谵语，一身尽重，不可转侧者，柴胡加龙骨牡蛎汤主之。方见惊。[张] 病有身重不能转侧，下后血虚，津液不荣于外也。身疼不能转侧者，风湿相搏于经而里无邪也。经曰：伤寒八九日，风湿相搏，身疼体烦，不能自转侧，不呕不渴，脉浮虚而涩者，以桂枝附子汤主之。此以柴胡加龙骨牡蛎汤主之。以上二证，言不能转侧颇相似，论疼与重俱不相侔，各从本法为宜也。

[阳明] 病，脉迟，汗出不恶寒，身重短气，腹满而喘，或潮热，或不潮热，承气汤证。详腹满。　阳明病，脉浮紧，口苦咽燥，腹满而喘，发热，汗出不恶寒，身重，忌汗，忌烧针，忌下。详自汗。注云：此证宜和解之。

[三阳合病] 腹满，身重难以转侧，口不仁而面垢，谵语遗尿，发汗则谵语，下之则额上生汗，手足逆冷，若自汗出者，白虎汤主之。[成] 腹满，身重难以转侧，口不仁，谵语者，阳明也。《针经》曰：少阳病，甚则面微尘。此面垢者，少阳也。遗尿者，太阳也。三者以阳明证多，故出阳明篇中。三阳合病，为表里有邪，若发汗攻表，则燥热益甚，必愈谵语。若下之攻里，表热乘虚内陷，必额上汗出，手足逆冷。其自汗出者，三阳经热甚也。《内经》曰：热则腠理开，荣卫通，汗大泄。与白虎汤以解内外之热。

[少阴] 病，腹痛，小便不利，四肢沉重疼痛，下利者，真武汤。

[中暍] 发热恶寒，身重而痛，手足逆冷，小有劳，身即热，小便已，洒洒然毛耸，其脉弦细芤迟，口开前板齿燥，此为太阳中暍。忌汗、下、温针。宜白虎加人参汤，详暑病。

[阴阳易] 身重少气，少腹里急，或引阴中，热上冲胸，眼花者，此为阴阳易，宜烧裈汤。方论见阴阳易。

难 转 侧

三阳合病，腹满，身重难转侧，汗出者，白虎汤。论见身重。　下后，胸满烦惊，小便不利，谵语，身重不可转侧者，柴胡牡蛎汤。论见惊。　风湿相搏，身体

---

① 湿：原作“温”，据《金匮要略》改。

烦疼，不能自转侧，不呕不渴，脉浮虚而涩者，桂枝附子汤。论详身体痛。

面　赤

面垢　目赤　面青

太阳病，面反有热色。二阳并病，面色缘缘正赤。阳明面合赤色，是皆表邪，必发散解肌而愈。少阳目赤，和解而安。少阴面赤色，厥阴面少赤，戴[①]阳，二日[②]必四逆而后可也。面赤虽由阳热而生，然各经俱无可下之证。在少阴厥阴者，正证有下利厥逆，脉微，实为阴寒之病，纵面赤似阳，只是兼化而已。

[太阳病] 如疟状，若脉微，恶寒，面反有热色而身痒者，桂枝麻黄各半汤小汗之。方论见发热。　脉浮而迟，面热赤而战惕者，六七日当汗出而解。反发热者，瘥。迟为无阳，不能作汗，其身必痒也。

[二阳并病] 太阳初得病时，发其汗，汗先出不彻，因转属阳明，续自微汗出，不恶寒。若太阳证不罢者，不可下之，下之为逆，如此可小发汗。设面色缘缘正赤者，阳气怫郁在表，当解之，薰之。若发汗不出，出不足言，阳气怫郁不得越，当汗不汗，其人躁烦，不知痛处，乍在腹中，乍在四肢，按之不可得，其人短气但坐，以汗出不彻故也，更发汗则愈。何以知汗出不彻？以脉涩故知也。因发不透彻，而面赤躁烦，短气者，不足言阳气怫郁，止是当汗不汗也，故更发汗则愈。

[阳明] 病，面合赤色，不可攻。葛根汤。

[少阴] 病下利清谷，手足厥逆，脉微欲绝，身反不恶寒者，通脉四逆汤加葱白。详下利。

[厥阴] 下利清谷，脉沉迟，面少赤，身有微热者，必郁冒汗出而解，病人必微厥，所以然者，其面戴阳，下虚故也。详下利。

面赤而身热足寒，卒口噤，背反张者，痉病也。详杂病痉门。　面赤而斑斑如锦纹，咽喉痛，唾脓血者，阳毒也。详阳毒。

[面垢]

三阳合病，腹满，身重难转侧，口不仁，谵语面垢，遗尿，不可汗下。

[面青]

太阳病，汗后，遂发热恶寒。复加烧针，因胸烦[③]面青肤瞤者，难治。色微黄，手[④]足温者易愈。

[目赤]

少阳中风，两耳无闻，目赤胸满而烦者，不可吐下。小柴胡汤。

附

[面黄]　孙兆口诀云：工部郎中郑忠厚患伤寒，胸腹满，面黄如金色。诸翰林医官商议略不定，推让曰：胸满可下，恐脉浮虚。召孙至，曰：诸公虽疑不用下药，郑之福也，下之必死。某有一二服药，服之必瘥。遂下小陷胸汤。寻利，其病遂良愈。明日面色改白，京师人称服。

坏　病

[仲]　太阳病三日，已发汗，若吐、若下、若温针，仍不解者，此为坏病，桂枝不中与也。观其脉证，知犯何逆，随证治之。

按：逆者，谓不当汗而汗，不当下而下，或汗下过甚，皆不顺于理，故云逆也。随证治之者，如后云：汗后病不解，

---

① 戴：原作“带”，据《伤寒论》改。
② 二日：疑为“二者”之误。
③ 烦：原作“痞”，据《伤寒论》改。
④ 手：原作“身”，据《伤寒论》改。

及发汗若下之，病仍不解，某汤主之类是也。随证治之一句，语活而义广。王韩诸家以坏病另作一证，而以羊肉汤主之。误矣。

本太阳病不解，转入少阳者，胁下硬满，干呕不能食，往来寒热。尚未吐下，脉沉紧者，与小柴胡汤。若已吐下、发汗、温针，谵语，柴胡证罢，此为坏病，知犯何逆，以法治之。

［赵］　仲景论中所谓坏病者，以太阳病误汗吐下后，虚烦、结胸、痞气，吐后内烦、腹胀满等证是也。此正谓桂枝不中与，小柴胡汤证罢者，曷尝指异气之病？如《活人》所谓异气为坏病之说。仲景又云：更感异气，变为他病者，即索矩所谓二气、三气杂合为病是也。以其未可定名，而非有名四种温病之比，故以变病名之。且四经温病，仲景以为冬伤于寒，至春[①] 发为温病，温病未已，重遇于邪，变为温疟、风温、温毒、温疫，病未尝坏，故以变证名之。一曰坏病，一曰变证，名目自是不同，可见异气不为坏病也审矣。假如温疟果为坏病，则仲景不言小柴胡汤证罢也，请人思焉。

是斋独参汤[②]　伤寒阴阳二证不明，或投药错误，致患人困重垂死，七日以后皆可服。传者云：千不失一。

用好人参一两，去芦，薄切，水一大升，于银石器内煎至一盏。以新水沉之，取冷，一服而尽。汗不自他出，只在鼻梁尖上，涓涓如水，是其应也，妙甚。苏韬光云：侍郎方丈尝以救数十人。王使君宰清流日，倅车申屠行父之子妇，产后病时疫，一十馀日，已成坏病。偶见问，因劝其只服人参一味，遂安。是时未知有此方，偶然暗合耳。

［海］　阳证大汗大下后，亡阳于外，亡血于内，上而津脱，下而液脱，津液两亡，宜以羊肉汤补之。矧阴证者，岂可不温补哉。此与伤寒太阳证振摇与真武汤一例，外之阳病，至此尚温，况内之阴候，岂得不补耶。

［韩］　产脱血虚者，宜用羊肉汤。伤寒汗下太过，亡阳失血，若只用救逆，效必迟矣，与羊肉汤，为效神速。病人面色虽见阳是客热上焦，中下二焦阴气已盛，若调得下焦有阳，则上焦阳气下降丹田，知所归宿矣。夫气有高下，病有远近，证有中外，治有轻重，各适其至所为。故病八九日汗下太过，二脉沉细无力，多蜷足卧，恶听人声，皮有粟，时战如疟，宜羊肉汤主之。

羊肉汤方

当归　白芍药　牡蛎煅赤。各一两　生姜二两　桂枝七钱半　龙骨煅通赤，半两　黑附子炮，去皮脐，四钱

上为粗末。每服一两，羊肉四两，葱白五寸，去黄心，同锉烂，以水五升，熬减一半以来，滤绞去滓。分三服服之。

按：此方阴证宜之。

鳖甲散　治伤寒八九日不瘥，诸药不效，名坏伤寒。

鳖甲醋炙，为末　升麻　前胡　乌梅肉　枳实　犀角镑　黄芩各半两　甘草二钱半　生地黄一两

每服五钱，水一盏半，煎至八分，去滓服。

按：此方阳证宜之。

振　战　栗

［成］　振者，耸动也。战者，战摇也。栗者，心战也。振轻而战重也，战外而栗内也。振者责其虚寒，虚则不至于

---

① 春：原脱，据文义补。

② 是斋独参汤：原作“是斋方”，据目录改。

争，故止于振耸耳。战者为正与邪争，争则股栗而战矣。战虽重于振，而栗重于战也。战者正气胜，栗者邪气胜也，皆邪正之相争也。

［太阳］伤寒若吐、若下后，心下逆满，气上冲胸，起则头眩，脉沉紧。发汗则动经，身为振振摇者，茯苓桂枝白术甘草汤主之。［成］吐下后，里虚气上逆者，心下逆满，气上冲胸，表虚阳不足，起则头眩。脉浮紧为邪在表当发汗，脉沉紧为邪在里，则不可发汗，发汗则外动经络，损伤阳气。阳气外虚，则不能主持诸脉，身为振振摇也。与此汤以和经益阳。

茯苓桂枝白术甘草汤方

桂枝去皮，三两　茯苓四两　白术　甘草各二两。炙

上四味，以水六升，煮取三升，去滓。分温三服。

阳不足者，补之以甘，茯苓、白术生津液而益阳也。里气逆者，散之以辛，桂枝、甘草行阳散气。

太阳病，发汗，汗出不解，其人仍发热，心下悸，头眩，身瞤动，振振欲擗地，真武汤主之。方见下利。

［孙］　太乙宫道士周德真患伤寒，发汗出多，惊悸目眩，身战掉，欲倒地，众医有欲发汗者，有作风治者，有用冷药解者，病皆不除。召孙至，曰：太阳经病得汗，早欲解，不解者，因太阳经欲解，复作汗，肾气不足，汗不来，所以心悸、目眩、身转。遂作真武汤服之。三服，微汗自出，遂解。盖真武汤，附子、白术和其肾气，肾气得行，故汗得来也。若但责太阳者，惟能干涸血液尔。仲景云：尺脉不足，荣气不足，不可以汗。以此知肾气怯则难得汗也明矣。许学士云：乡里有一姓高者，子年三十，初得病，身微汗，脉弱，恶风。医以麻黄药与之，汗遂不止，发热，心多惊悸，夜不得眠，谵语不识人，筋惕肉瞤，振振动摇。医又进镇心药，予曰：强汗之过也，仲景曰：脉微汗出恶风，不可服青龙汤，服之则筋惕肉瞤，此为逆也。惟真武汤可救。进此三服，佐以清心竹叶汤，数日遂愈。清心竹叶汤方未考。

下后复发汗，必振寒，脉微细。所以然者，以内外俱虚故也。　亡血家不可发汗，发汗则寒栗而振。太阳病，火熨其背，大汗出，火热入胃，发谵语，十馀日，振栗自下利者，此为解也。详谵语。

脉沉紧，按之芤，当战而汗出解。脉芤为虚，是以发战，脉浮为在表，故当汗出解也。论见首卷。　太阳病，脉阴阳俱停等，必战栗汗出而解。论见发热。凡柴胡证下之，若柴胡证不罢者，复与柴胡汤，必蒸蒸而振，发热汗出而解。论见往来寒热。　脉浮而迟，面热赤而战惕者，当汗出解也。反发热者，脉迟，不能作汗，其身必痒也。论见面赤。

诸乘寒者则为厥，郁冒不仁，口急不能言，战而栗也。阴中于邪，必内栗也。表气微虚，里气不守，故邪中于阴也。

［韩］　汗下后战者，与救逆汤。微减，与羊肉汤，再投而战解。若阴气内盛，正气大虚，心栗鼓颔，身不战者，遂成寒逆，宜灸之，或用大建中汤。仲景治尸厥，战而栗者，刺期门、巨阙。

［吴］　凡振者，大抵气血俱虚，不能荣养筋骨，故为之振摇而不能主持也，须大补气血则可。予曾用人参养荣汤得效。又一人身摇不得眠者，以十味温胆汤倍加人参，遂愈。《内经》曰：寒之伤人，使人毫毛毕直，鼓颔战栗而无汗。按：此表寒而战栗也。经言：病有战而汗出因得解，其脉浮而紧，按之反芤，此为本虚，故当战而汗出也。又曰：脉阴阳俱停，以

三部浮沉迟数脉同等，必先振栗汗出而解。若脉浮数，按之不芤，其人本不虚者，则汗出而解，不发战也。若不发战而心栗者，此阴中于邪，必内栗也。凡正气怯弱，寒邪在内，必为栗也。学者宜详究焉。

加味人参养荣汤　治发汗过多，气血俱虚，而筋惕肉瞤，或身振摇者。

人参二钱半　茯苓　甘草炙　川芎各一钱　白术　麦门冬去心　当归身各一钱半　五味子十五粒　肉桂一钱，有热者减半　生地黄一钱半，有热者用此，无汗用熟地黄　黄芪二钱半，有自汗者用二钱　生姜三片　枣子二枚，擘

水二盅，煎至一盅，去滓温服。如阴虚相火动者，加知母、黄柏各一钱，酒炒用。若阳虚下寒，脉微者，加熟附子一钱，肉桂倍之。不得眠，加远志、酸枣仁各一钱。

加味温胆汤　治虚烦，身振，不得眠。

人参二钱半　橘红　茯苓　黄连酒炒　软苗柴胡　当归身　川芎　白芍药　生地黄　酸枣仁以上各一钱　半夏七分　甘草五分　竹茹一团　生姜三片

上煎服法同前。

筋惕肉瞤

[成]　经云：阳气者，精则养神，柔则养筋。发汗津液枯少，阳气大虚，筋肉失养，故惕惕而跳，瞤然而动也。直宜温经益阳，真武之类是矣。又伤寒吐下后，复发汗，筋脉动惕者，久而成痿。及太阳病，发汗复下之，表里俱虚，复加烧针，因肤瞤者，难治。二者，逆之甚也，又非若但发汗后可比。发汗吐下，庸可忽诸。

[太阳]病，脉微弱，汗出恶风者，不可服大青龙汤。服之则厥逆，筋惕肉瞤，宜真武汤。　太阳病，已汗不解，仍发热，头眩身瞤，振振欲擗地者，真武汤。或以人参养荣汤倍人参、当归。　伤寒吐下后，复发汗，虚烦，脉甚微，八九日心下痞，胁下痛，气上冲咽喉，眩冒，经脉动惕者，久而成痿。真武汤、桂枝苓术甘草汤。

[阳明]伤寒吐下后，不解，不大便，五六日至十馀日，日晡所发潮热，不恶寒，独语如见鬼状，循衣摸床，惕而不安，微喘直视，脉弦者生，涩者死。但发热谵语者，大承气汤。　阳明，脉浮而紧，咽燥口苦，腹满而喘，发热汗出，不恶寒，反恶热，身重。若加烧针，必怵惕躁烦不得眠。　若动气在左，头汗不止者，《活人》用防风、白术、牡蛎，次服建中汤。

[诊]　汗、下、吐、温针后，若肤瞤动，胸烦，面色青黄者，难治。论见痞。

[活]　伤寒吐下后，发汗，脉微，心下痞。胁痛气上冲，筋脉动惕，此为逆甚。

[吴]　夫此证皆因发汗攻表太过，邪热未解，血气虚夺，筋肉失养所致。或不因此，由素禀血少，邪热搏于血脉之中，火性动惕故也。曾治一人伤寒，不经发汗，七八日，筋脉动惕，潮热来尤甚，其肉不瞤，大便秘结不行，小便赤涩，以手按脐旁硬痛，此有燥屎也。以加味大柴胡汤下之而愈。又一人伤寒十馀日，曾三四次发汗过多，遂变肉瞤，身振摇，筋脉动惕，此汗多气血俱虚故也。以加味人参养荣汤二剂而愈。又一人汗后，虚烦不得眠，筋惕肉瞤，内有热，以加味温胆汤治之而愈。凡治此证，要察虚实也。

叉手冒心

发汗过多，叉手自冒心，心下悸，欲得按者，桂枝甘草汤。见悸。

惊悸

惊悸之别，杂病中辨之甚明。伤寒中有单言惊者，有单言悸者，理不得淆，故两分之。其兼言惊悸者，则少阳耳聋目赤，胸满而烦者，不可吐下，吐下则悸而惊一条而已。

［海］ **茯苓丸** 治伤寒后，或用心劳倦，四肢羸弱，心忪惊悸，吸吸短气。

茯神 麦门冬去心 熟地各一两 牡丹皮 人参 黄芪各七钱 桂枝 甘草炙 牛膝 泽泻各半两

上为细末，炼蜜和，捣三五百杵，丸如梧桐子大。每服二十丸，食前温酒下。

犀角汤 治伤寒后伏热在心，怔忡惊悸，不得眠睡。

犀角屑半两，镑 茵陈蒿七钱半 茯苓二两 芍药二两 生地黄焙，二两 麦门冬去心，一两半 山栀半两

上㕮咀。每服五钱，水一盏半，姜二片，竹叶三七片，同煎至七分，食后服。

麦门冬茯苓饮子 治伤寒后，心神恍惚，不得卧。

麦门冬去心 赤茯苓去皮 知母焙 芎䓖 炙甘草 酸枣仁微炒 陈皮去白，炒 槟榔各一两

上㕮咀。每服五钱，水一盏半，生姜五片煎。温服，日三。

惊

夫惊，坏病也。由误下、火逆、温针所致，仲景之法，不过随其逆而调之。

伤寒八九日，下之，胸满烦惊，小便不利，谵语，一身尽重，不可转侧者，柴胡加龙骨牡蛎汤主之。［成］伤寒八九日，邪气已成热而复传阳经之时，下之虚其里，而热不除，胸满而烦者，阳热客于胸中也。惊者，心恶热而神不守也。小便不利者，里虚津液不行也。谵语者，胃热也。一身尽重，不可转侧者，阳气内行于里，不营于表也。与柴胡汤以除胸满而烦，加龙骨、牡蛎、铅丹收敛神气而镇惊。加茯苓以行津液，利小便。加大黄以逐胃热，止谵语。加桂枝以行阳气而解身重。杂错之邪，斯悉愈矣。

柴胡加龙骨牡蛎汤方

半夏汤洗，二合 柴胡四两 大黄二两 人参 桂枝去粗皮 茯苓 龙骨 铅丹 牡蛎熬 生姜各一两半 大枣六枚

上十一味，以水八升，煮取四升，内大黄，切如棋子，更煮一二沸，去滓，温服一升。

伤寒脉浮，医以火迫劫之，亡阳必惊狂，起卧不安者，桂枝去芍药加蜀漆牡蛎龙骨救逆汤主之。［成］伤寒脉浮，责邪在表。医以火劫发汗，汗大出者，亡其阳。汗者心之液，亡阳则心气虚。心恶热，火邪内迫，则心神浮越，故惊狂起卧不安。与桂枝汤解未尽表邪。去芍药，以芍药益阴，非亡阳所宜也。火邪错逆，加蜀漆之辛以散之。阳气亡脱，加龙骨、牡蛎之涩以固之。本草云：涩可去脱，龙骨、牡蛎之属是也。

桂枝去芍药加蜀漆龙骨牡蛎救逆汤方

桂枝去粗皮 生姜切 蜀漆洗去腥。各三两 牡蛎熬，五两 龙骨四两 甘草炙，二两 大枣十二枚，擘

上为末，以水一斗二升，先煮蜀漆，减二升，内诸药，煮取三升，去滓。温服一升。

太阳伤寒者，加温针必惊也。心属火，火先入心。心主血而藏神，血如水

也，神如鱼也。两阳相熏灼，水热汤沸，则鱼惊跃不能安矣。　风温，脉浮自汗，身重多眠，若被火者，微则发黄，剧则如惊痫，时瘛疭。论见风温。

[吴]　大抵伤寒汗、吐、下之后，虚极之人，或因事未决，遂生惊悸者，宜养血安神镇心之剂，或朱砂安神丸之类。

悸

[成]　悸，心忪也。筑筑惕惕然动，怔怔忪忪，不能自安也。有气虚而悸，有停饮而悸，有汗下后而悸者。汗为心液，汗去心虚，如鱼无水，故悸。伤寒二三日，心悸而烦者，小建中汤。少阴病，四逆或悸者，四逆散加桂，是气虚而悸也。阳气内弱，心下空虚，故悸。饮水多，心下悸，是停饮而悸也。心为火而恶水，水既内停，心不自安，则为悸也。太阳病，发汗过多，叉手自冒心，心下悸者。太阳病，若下之，身重心下悸者，不可发汗。少阳病，不可发汗。汗则谵语，此属胃。胃和则愈。胃不和则烦而悸。少阳病，不可吐下，吐下则悸而惊。是数者，皆汗下后挟邪而悸者也。其治或镇固之，或化散之。惟饮之为悸，甚于他邪。虽有馀邪，必先治悸，何者？以水停心下，无所不入，侵于肺为喘嗽，传于胃为哕噎，溢于皮肤为肿，渍于肠间为利，治不可缓也。故经曰：厥而心下悸，宜先治水，与茯苓甘草汤。后治其厥。厥病甚重，犹先治水，况病之浅者乎。

[太阳] 伤寒二三日，心中悸而烦者，小建中汤。方见腹痛。　伤寒，脉结代，心动悸，炙甘草汤主之。[成] 结代之脉。动而中止，能自还者，名曰结。不能自还者，名曰代。由血气虚衰，不能相续也。心中悸动，知真气内虚也，与炙甘草汤益虚补血气而复脉。

炙甘草汤方一名复脉汤

甘草炙，四两　生姜切　桂枝去粗皮。各三两　人参　阿胶各二两　生地黄一斤　麦门冬去心　麻子仁各半升　大枣十二枚，擘

上九味，以清酒七升，水八升，先煮八味，取三升，去滓，内胶烊消尽。温服一升，日三服。

补可以去弱，人参、甘草、大枣之甘，以补不足之气。桂枝、生姜之辛，以益正气。《圣济经》曰：津耗散为枯，五脏痿弱，荣卫涸流。湿剂所以润之，麻仁、阿胶、麦门冬、地黄之甘，润经益血，复脉通心也。

太阳病，小便利者，以饮水多，必心下悸；小便少者，必苦里急也。[成] 饮水多而小便利者，则水不内蓄，但胸中水多，令心下悸。《金匮要略》曰：食少饮多，水停心下，甚者则悸。饮水多而小便不利则水蓄于内而不行，必苦里急也。小便不利，茯苓甘草汤。里急，十枣汤。　脉浮数者，法当汗出而愈。若下之，身重心悸者，不可发汗，当自汗出乃解。所以然者，尺中脉微，此里虚。须表里实，津液自和，便自汗出愈。详自汗。　发汗过多，其人叉手自冒心，心下悸，欲得按者，桂枝甘草汤主之。[成] 发汗过多，亡阳也。阳受气于胸中，胸中阳气不足，故病叉手自冒心，心下悸，欲得按者，与桂枝甘草汤以调不足之气。

桂枝甘草汤方桂枝之辛，走肺而益气，甘草之甘，入脾而缓中。

桂枝去粗皮，四两　甘草炙，二两

上二味，以水三升，煮取一升，去滓，顿服。

发汗后，其人脐下悸者，欲作奔豚，茯苓桂枝甘草大枣汤主之。汗者心之液。发汗后，脐下悸者，心气虚而肾气发动也。肾之积名曰奔豚，发则从少腹上至心

下，为肾气逆，欲上凌心。今脐下悸，为肾气发动，故云：欲作奔豚。与茯苓桂枝甘草大枣汤以降肾气。

茯苓桂枝甘草大枣汤方

茯苓半斤　桂枝去粗皮，四两　甘草二两，炙　大枣十五枚，擘

上四味，以甘澜水一斗，先煮茯苓，减二升，内诸药，煮取三升，去滓。温服一升，日三服。作甘澜水法，取水二斗，置大盆内，以杓扬之，水上有珠子五六千颗相逐，取用之。

茯苓以伐肾邪，桂枝能泄奔豚，甘草、大枣之甘，滋助脾土，以平肾气。煎用甘澜水者，扬之无力，取不助肾气也。

太阳病，汗出不解，其人仍发热，心下悸，头眩，身瞤动，振振欲擗地，真武汤。

［少阳］中风，两耳无所闻，目赤，胸中满而烦者，不可吐下。吐下则悸而惊。救逆，小柴胡去黄芩，加茯苓。［赵］少阳经病证为不可吐下，吐下则悸而惊。又云：尚未吐下，脉沉紧者，小柴胡汤。又云：已吐下、发汗、温针后，谵语，为坏病。盖不可吐下者，禁止之辞也。未吐下者，未经误治，但可和解而已。已吐下者，失于误治，成坏病也。《活人》于少阳经病证中云：尚未可吐下。今添一可字，恐未稳。　伤寒五六日，中风，往来寒热，胸胁满，默默不欲饮食，心烦喜呕，或心下悸，或不渴，身有微热，或咳者，小柴胡汤。　伤寒，脉弦细，头痛发热者，属少阳，不可汗。汗则谵语，此属胃。胃和则愈，胃不和则烦而悸。谓胃承气汤。

［少阴］病，四逆，其人或咳，或悸，或小便不利，或腹中痛，或泄利下重者，四逆散主之。悸者加桂五分。

［厥阴］伤寒，厥而心下悸者，宜先治水，当服茯苓甘草汤，却治其厥。不尔，水渍入胃，必作利也。

手足厥冷而悸者，茯苓甘草汤。手足逆而不温者，四逆散加桂枝。

霍乱，吐利心悸者，理中丸加茯苓。

脏结与结胸痞气大同小异

问曰：病有结胸，有脏结，其状何如？答曰：按之痛，寸脉浮，关脉沉，名曰结胸也。何谓脏结？答曰：如结胸状，饮食如故，时时下利，寸脉浮，关脉细小沉紧，名曰脏结。舌上白胎滑者，难治。［成］结胸者邪结在胸，脏结者邪结在藏，二者皆下后邪气乘虚入里所致。下后邪气入里，与阳相结者为结胸，以阳受气于胸中故尔。与阴相结者为藏结，以阴受之则入五脏故尔。气宜通而塞，故痛。邪结阳分，则阴气不得上通，邪结阴分，则阳气不得下通，是二者皆心下硬满，寸脉浮，关脉沉，知邪结在阳也。寸脉浮，关脉小细沉紧，知邪结在阴也。阴结而阳不结，虽心下结痛，饮食亦自如故。阴气乘肠虚而下，故时时自下利。阴得阳则解，脏结得热证多则易治。舌上白胎滑者，邪气结胸中亦寒，故云难治。按：本文曰：如结胸状，则与结胸当有分别矣。注曰：是二者皆心下硬痛，欠稳当。如结胸状，饮食如故，只是按之不痛耳。既结于脏，而舌白胎，又为胸寒外证，上下俱病，故难治也。王朝奉云：可刺关元穴。　脏结无阳证，不往来寒热，其人反静，舌上胎滑者，不可攻也。［成］脏结于法当下，无阳证为表无热，不往来寒热，为半表半里无热，其人反静，为里无热。经云：舌上如胎者，以丹田有热，胸中有寒。以表里皆寒，故不可攻。王朝奉云：可刺关元穴，服小柴胡汤。　病胸中素有痞，连在

脐旁，引入少腹，入阴筋者，此名脏结，死。

病发于阳而反下之，热入因作结胸。病发于阴而反下之，因作痞。所以成结胸者，以下之太早故也。［张］或谓成无己注云：无热而恶寒者，发于阴也。既无热而恶寒为阴证，安可有下之理，又岂止作痞而已哉。夫仲景所谓阴阳者，指表里而言也，非此之谓也。病在表，则当汗而反下之，因作结胸。病虽在里，尚未入府，而辄下之，因作痞。所以成结胸者，下之太早故也。痞者，下之太早故也。经曰：脉浮而紧，浮则为风，紧则为寒，风则伤卫，寒则伤荣。又曰：脉浮而紧，复下之，紧反入里则作痞。由此推之，风邪入里则结胸，寒邪入里则为痞，然此亦皆太阳病之所致，非阴证之所为也。又云：病在阳，应以汗解，阳指表证而言也明矣。况痞证诸条，未有因无热而恶寒，下之而成者，此成先生之误也。　伤寒五六日，呕而发热，柴胡证具，而以他药下之，柴胡证仍在者，复与柴胡汤。此虽已下之，不为逆，必蒸蒸而振，却发热汗出而解。若心下满而硬痛者，此为结胸也。大陷胸汤主之。若满而不痛者，此为痞，柴胡不中与也，宜半夏泻心汤。《活人》云：知是痞，先用桔梗汤尤妙。此方行气下膈，用无不效。正气未衰，里不受邪，故蒸蒸而振，发热汗出，然后则愈。若下后邪传里甚，心下痞而硬痛者，为结胸，宜大陷胸汤以下里邪。痞微但满而不痛，此为柴胡不可用，半夏泻心汤。无已云：下后阳邪传里者，则结于胸中，以胸中为阳受邪，与陷胸汤。仲景于心下满而硬痛者，与结胸在心之下乎。无已巧言曲喻，以阳受气于胸中，阳邪传里，则结于胸为结胸者，误也。

结　胸

心下痞结，按之硬满而痛者，结胸也；按之硬满不痛者，痞气也。经曰：病发于阳，发热而恶寒者。反下之，热入因作结胸。病发于阴，无热而恶寒者。反下之，因作痞。所以成结胸者，下之太早也。盖表当汗，反下之，里之正气，为下所损，则表之全热，乘虚入里，结于心下，为结胸也。里之阴分已受邪热为病，是谓发于阴也。或热微下证未全，不任转泻而反下之，则里之微热虽除，而表之热邪又至，虽不结胸，亦成痞也。小结胸，轻于大结胸而重于痞也。由误之大小，非以痞为寒也。经谓但结胸，无大发热证，为寒实结胸，诚非寒也，但热微甚尔。及夫藏结者，经谓热结于藏，则为病深，故云难治。若用凉剂而亦有生。又阳结者，热结于府，则微而浅也。又留饮不散而成头汗，脉沉潜及附骨者，积饮成水结胸也。又有不因误下而成结胸与痞者，此又失下及夫反汗而成者也。经谓热已入里，久不攻之，亦至结实，名曰三死一生，是失下也。汗后热气传入心下而痞者，是失汗也。结胸固知当下，或脉浮大者，又不可下，下之则死，是犹带表邪未全结实故也。又结胸证悉具，加之烦躁者，亦不治也。夫药所以能逐邪者，必待胃气施布药力，始能温汗吐下以逐其邪。邪气胜，胃气绝者，安可为之。

［太阳］病，脉浮而动数，浮则为风，数则为热，动则为痛，数则为虚。头痛发热，微盗汗出，而反恶寒者，表未解也。医反下之，动数变迟，膈内拒痛，胃中空虚，客气动膈，短气躁烦，心中懊侬，阳气内陷，心下因硬，则为结胸，大陷胸汤主之。［成］动数，皆阳脉也，当责邪在表。睡而汗出者，谓之盗汗。为邪气在半

表半里，则不恶寒。此头痛发热，微盗汗出，反恶寒者，表未解也，当发其汗。医反下之，虚其胃气，表邪乘虚则陷。邪在表，则见阳脉；邪在里，则见阴脉。邪气内陷，动数之脉，所以变迟，而浮脉独不变者，以邪结胸中，上焦阳结，脉不得而沉也。客气者，外邪乘胃中空虚，入里结于胸膈，膈中拒痛者，客气动膈也。《金匮要略》曰：短气不足以息者，实也。短气躁烦，心中懊侬，皆邪热为实，阳气内陷，气不得通于膈，壅于心下，为硬满而痛，成结胸也。与大陷胸汤，以下结热。[丹]谨按：太阳病在表未曾解，在表而攻里，可谓虚矣。而况所得之脉，皆浮而动数乎。今得误下，动数变迟矣。而又曰：胃中空虚。又曰：短气躁烦，虚之甚矣。借曰：阳气内陷，心下因硬，而可迅攻之乎。岂大陷胸之力缓于承气，况已下者，不可再下，宁不畏其虚乎。上文曰：结胸脉浮大者，不可下，下者死。又曰：结胸证悉具，烦躁者死。今曰：脉浮。又曰：烦躁。大陷胸果可用乎？彼阳病实下后，若胃中空虚，客气动膈，心中懊侬者，以栀子豉汤吐胸中之邪。况太阳失下后，明有虚证乎。　**伤寒六七日，结胸热实，脉沉而紧，心下痛，按之石硬者，大陷胸汤主之。**上文既言病发于阳，而反下之，热入因作结胸，则下文不必赘矣。上文但言所致结胸之由，至此则又发明结胸之脉与证也。成注谓此不云下后，而云伤寒六七日，则是传里之实热，误矣。[张]经言所以成结胸者，以下之太早故也。此不云下后，则云伤寒六七日，结胸热实，此亦不因下早而结胸者，何也？夫下早结胸，事之常，热实结胸，事之变。其热实传里为结胸，乃法之关防不尽者，故仲景述其证以注方于其下也。于此可见，古人用心，曲尽其妙。且如下章以水结胸胁，但头汗出者，以大陷胸汤主之，亦在常法之外，故条列其证，以彰其理也。亦或其人本虚，或曾吐下而里气弱，外邪因入，故自为结胸者也。然所入之因不同，其证治则一理而已。　**伤寒十馀日，热结在里，复往来寒热者，与大柴胡汤。但结胸，无大热者，此为水结在胸胁也，但头微汗出者，大陷胸汤主之。**[成]伤寒十馀日，热结在里，是可下之证，复往来寒热，为正邪分争，未全敛结，与大柴胡汤下之。但结胸，无大热者，非热结也，是水饮结于胸胁，谓之水结胸。周身汗出者，是水饮外散则愈。若但头微汗出，馀处无汗。是水饮不得外泄，停蓄而不行也，与大陷胸汤以逐其水。《活人》云：水结胸，小半夏加茯苓汤。小柴胡去牡蛎汤亦主之。　**太阳病，重发汗而复下之，不大便五六日，舌上燥而渴，日晡所小有潮热，从心下至少腹硬满而痛不可近者，大陷胸汤主之。**详潮热。

大陷胸汤方

大黄六两，去皮　芒硝一升　甘遂一钱，为末

上三味，以水六升，先煮大黄，取二升，去滓，内芒硝，煮一两沸，内甘遂末。温服一升，得快利，止后服。

结胸由邪在胸中，处身之高分，宜若可吐，然所谓结者，诸阳受气于胸中，邪气与阳气相结，不能分解，气不通，壅于心下，为硬为痛，是邪正固结于胸中，非虚烦隔实之所同，是须攻下可也。低者举之，高者陷之，以平为正。结胸为高邪，陷下以平之，故曰陷胸汤也。陷胸破结，非苦寒直达者不能，是以甘遂为君。《内经》曰：咸味涌泄为阴。又曰：咸以软之。气坚者以咸软，热胜者以寒消，是以芒硝咸寒为臣，荡涤邪寇，除去不平，将军之功也。陷胸涤热，是以大黄苦寒为

使，利药之中，此驶剂也。伤寒错恶，结胸为甚，非此不能通利，剂大而数少，须其迅速分解邪结也。

［丹］　此证，经曰：胃中空虚。曰：短气躁烦。曰：脉浮。此汤不可轻用。小结胸病，正在心下，按之则痛，脉浮滑者，小陷胸汤主之。上文云：硬满而痛不可近者，是不待按而亦痛也。此云：按之则痛，是手按之，然后作痛尔。上文云：至少腹，是通一腹而言之。此云：正在心下，则少腹不硬痛可知矣。热微于前，故云小结胸也。

小陷胸汤方

半夏汤洗，半升　黄连一两　栝蒌实大者一枚

上三味，以水六升，先煮栝蒌，取三升，去滓，内诸药，煮取二升，去滓。分温三服。一服未和，再服。微解，下黄涎便安也。

苦以泄之，辛以散之，黄连栝蒌实之苦寒以泄热，半夏之辛以散结。

病在阳，应以汗解之，反以冷水噀之，若灌之，其热被却不得去，弥更益烦，肉上粟起，意欲饮水，反不渴者，服文蛤散。若不瘥者，与五苓散。寒实结胸，无热证者，与三物小陷胸汤，白散亦可服。

白散方

桔梗　贝母各三分　巴豆一分，去皮心，熬黑，研如脂

上三味为末，纳巴豆，更于臼中杵之，以白饮和服。强人半钱，羸者减之，病在膈上必吐，在膈下必利，不利进热粥一杯，利过不止，进冷粥一杯。假令汗出已，腹中痛，与芍药一两如上法。

上热实结胸及寒实结胸。《活人》不拘寒热。但用陷胸汤。不瘥者，用枳实理中丸，应手而愈。

结胸，项亦强如柔痉状，下之则和。宜大陷胸丸。

大陷胸丸方

大黄半斤　葶苈熬　芒硝　杏仁去皮尖，熬黑。各半升

上四味，捣筛二味，内杏仁、芒硝，合研如脂，和散。取如弹丸一枚，别捣甘遂末一钱匕，白蜜二合，水二升，煮取一升，温顿服之，一宿乃下。如不下，更服，取下为效。禁如药法。　海藏云：大陷胸汤，太阳入本药也。大陷胸丸，阳明药也。小陷胸汤，少阳药也。大陷胸治热实，大陷胸丸兼喘，小陷胸治痞。

大黄、芒硝之苦咸，所以下热。葶苈、杏仁之苦甘，所以泄满。甘遂取其直达。白蜜取其润利。皆以下泄满实物也。

心下满痛，如结胸状，若头下强痛，眩冒者，刺大椎、肝腧。若汗下后，头项强痛，发热，小便不利者，桂枝去桂加茯苓白术汤。方论并见项强。

太阳病二三日，不能卧，但欲起，心下必结，脉微弱者，此本有寒也。反下之，若利止必作结胸；未止者，四日复下之，此作协热利也。　太阳病下之，脉浮者，必结胸也。　太阳少阳并病而反下之，成结胸，心下硬，下利不止，水浆不下，其人心烦。　结胸证悉具，烦躁者，亦死。　结胸，脉浮大，不可下，下之则死。［张］用药如用兵，知可而进，知难而退，此理势之必然也。夫寸浮关沉，乃结胸可下之脉，今脉浮大，心下虽结，其表邪尚多，未全结也。若辄下之，重虚其里，外邪复聚而必死矣。仲景所以言此为箴戒，使无蹈其弊也。其脉既不可攻，当以候其变而待其实。假如小结胸证，其脉浮滑，按之则痛，故知邪非深结，亦不敢下无过，解除心下之热耳，小陷胸汤主之。或又曰：结胸倘有外证，大陷胸还可

用否？予曰：结胸无外证，或有微热，或有小潮热，仲景已明言之，其馀别无表证。若有外证，其邪亦未结实，不可以结胸论也。经曰：伤寒六七日，发热恶寒，支节烦疼，微呕心下支结，外证未去者，柴胡加桂枝汤主之。又伤寒六七日，已发汗而复下，胸胁微结，小便不利，渴而不呕，但头汗出，往来寒热，心烦者，此为未解也，柴胡桂枝干姜汤主之。已上之证，虽云心下支结，及言胸胁满微结二条，俱有外证，所以柴胡加桂及加桂姜以和解之。如无外证，止有胸腹结实而痛者，方为结胸病也。

附

［活］　若误下了，初未成结胸者，急频与理中汤，自然解了，更不作结胸，盖理中汤治中焦故也。此古人亦说不到，后人因[①]消息得之。若大段转损，有厥证者，兼与四逆汤便安。胃中虽和，伤寒未退者，宜候日数足可下，却以承气再下之。盖前来下之未是故也。

西晋崔行功云：伤寒结胸欲绝，心膈高起，手不得近，用大陷胸汤，皆不瘥者。此是下后虚，逆气已不理而毒复上攻，气毒相搏，结于胸者，当用枳实理中丸。先理其气，次疗诸疾，古今用之如神。

枳实理中丸方

枳实十六片，麸炒　茯苓　人参　白术　干姜炮　甘草炙。以上各二两

上为末，炼蜜丸，如鸡子黄大。每服一丸。热汤化下，连进二三服。胸中豁然渴者，加栝蒌根一两。自汗者加牡蛎二两，煅过，下利亦加。

［海］　**增损理中丸**　王朝奉云：大小陷胸汤丸不愈者，宜与之。

人参　白术　栝蒌　牡蛎煅　甘草炙。各二两　干姜炒白，半两　枳实麸炒，二十四枚　黄芩去枯，一两

上为末，炼蜜为丸，如弹子大。汤一盏，煎服一丸，不解复与之。不过五六丸，胸中豁然矣。药之神速，未尝见也。渴者加瓜蒌根，有汗加牡蛎。

［活］　水结在胸胁间，亦名结胸。其证头微汗出，但结胸，无热者，小半夏加茯苓汤、小柴胡去枣加牡蛎主之。

［孙］　俞伯道忽患微热，心下满，头有汗，不能解。众医以为温病，用表药，有谓食在膈者，治之皆不愈。召孙至，乃用半夏茯苓汤遂瘥。众问其故。曰：头有汗，心下满，非湿证，乃水结胸胁也。水既去，其病乃愈。且如湿气心下满，自当遍身汗。若有食心满，头岂得汗。若言是表，身又不疼不恶寒，表证何在。故凡水结胸胁，头必有汗耳。

小半夏加茯苓汤方见呕门。

穿结散　大实大满，心胸高起，气塞不通者，为结也。

蟾酥　麝香　轻粉　巴豆另研，少许

上再研过至细，以乳汁为丸，如黍米大。每服二丸，用姜汤下，不时服。

［本］　妇人伤寒，血结胸膈，揉而痛不可抚近，宜

海蛤散

海蛤　滑石　甘草炙。各一两　芒硝半两

上末。每服二钱，鸡子清调下。

小肠通利，则胸膈血散。膻中血聚，则小肠壅，小肠壅，膻中血不流行，宜此方。若小便血散数行，更宜桂枝红花汤，发其汗则愈。《活人书》云：此方疑非仲景，然其言有理，姑存之。

［戴］　热实结胸，如仲景法治之。又有寒实结胸，虽痛而无烦躁等证，此因

---

① 人因：原作“因人”，据《类证活人书》改。

下后虚逆，寒气独结，宜理中汤加枳实半钱、茯苓一钱，或枳实理中汤。又有水结胸，无大热证，头微汗出，宜小半夏茯苓汤。又有血结胸，手不可近，其人嗽水不欲咽，喜忘如狂，大便黑色，小便自利，宜犀角地黄汤。

［陶］　结胸之证，尝见俗医不问曾下与未下，但见心胸满闷，便与桔梗汤，便呼为结胸。盖本朱奉议之说也。有频频与之，反成真结胸者。殊不知结胸乃下早而成，未经下者，非结胸也，乃表邪传至胸中，未入于府，证虽满闷，尚为在表，正属少阳部分，为半表半里之间，宜用小柴胡汤加枳壳。如未效，则以本方对小陷胸汤，一服豁然，其妙如神。若因下早而成者，方用陷胸汤丸，分浅深从缓而治之，不宜太峻。上焦乃清道至高之分，若过下则伤元气也。故陷胸汤丸，宜从缓治之。尝读仲景《伤寒论》结胸条云：病发于阳，而反下之，热入因作结胸。病发于阴，而反下之，因作痞满。所以成结胸者，以下太早故也。及成氏注释曰：发热恶寒者，发于阳也。无热恶寒，发于阴也。再三熟玩，不能不致疑于其间。盖无热恶寒者，寒邪直中阴经之真寒证也，非阳经传至阴经之病也。若误下之，不死则危矣，岂可以泻心汤寒热相参之药治之而愈乎。岂反轻如结胸者乎。详此恐言荣卫阴阳也。风属阳，阳邪伤卫，头痛发热，微汗出，反恶寒者，当服桂枝汤止汗散邪。医者不达而下之，胃气重伤，胸中结硬。经又云：结胸证，脉浮大者，不可下，下之则死。结胸证悉具而烦躁者，亦死。盖卫出上焦清道，所伤不为不重也。故用陷胸汤峻利之，药以下之。寒为阴，阴邪伤荣，当服麻黄发表。误下之而成痞满，宜泻心汤以理痞。盖荣出中焦，黄连能泻心下痞，邪下于膈，不犯清道，则元不伤，故轻于结胸耳。若阴经自中之寒，以泄心汤理之而愈者，未之有也。又云：脉来沉实有力，方为结胸，急用大陷胸汤加枳桔下之。

治结胸灸法

巴豆十四个　黄连七寸，去皮

上捣细，津唾和成膏，填入脐中，以艾灸其上。腹中有声，其病去矣。不拘壮数，病去为度。才灸了，便以温汤浸手帕拭之，恐生疮也。

［摘］　伤寒结胸，先使人心蔽骨下正痛处左畔揉之，以毫针刺左畔支沟穴正坐侧臂取之，二分　次刺左间使，名曰双关，次刺左行间卧取之，针入六分。此支沟、行间穴下针至分数，内捻针，令病人五吸，次外捻针三呼，又次内捻针五吸讫，长呼一口气，出针，即左畔一壁结胸立效，右畔依上刺之。慢慢呼吸，停针，用针获时而愈。

［云］　伤寒结胸痞气

胸中结痞　涌泉　太溪　中冲　太陵

心中结痞　隐白　太白　少冲　神门

胃中结痞　少商　太渊　大敦　太冲

并上、下、中脘泻之。

［通玄］　结胸身黄　涌泉

［摘］血结胸，面赤大燥，口干消渴，胸中疼痛，不可忍。

期间　太陵　关元妊娠不得刺关元，胎死不出，子母俱亡，慎之。

［集］　伤寒胸膈痛　期门　太陵

［活］　近世治结胸，多用金针，并用硫黄、阳起石者。若寒实结胸，或有瘥者；若热实结胸，必死也。

痞

心下满硬而痛者为实，为结胸。硬满不痛者为虚，为痞。气不满不硬，但烦闷者，为支结。《保命集》云：脾不能行气于四脏，结而不散则为痞。大抵诸痞皆热也，故攻痞之药皆寒剂。其有一加附子者，是以辛热佐其寒凉，欲令开发痞之怫郁结滞，非攻寒也。先发汗，或下后，阳气虚，故恶寒汗出。太阳证云：发汗后恶寒者，虚也。此加附子，恐大黄、黄连损其阳也，非补虚也。

[痞硬]

伤寒呕而发热者，柴胡证具，而以他药下之，若心满而不痛者，此为痞。宜半夏泻心汤。论见结胸、痞同异。

半夏泻心汤方此方药味，盖本理中人参黄芩汤方也。

半夏半升，洗　黄芩　干姜　人参　甘草炙。以上各三两　黄连一两　大枣十二枚，擘

上七味，以水一斗，煮取六升，去滓。再煮，取三升。温服一升，日三服。若加甘草，即甘草泻心汤，治痞硬吐利。若加生姜，即生姜泻心汤，治痞硬噫气。

辛入肺而散气，半夏之辛，以散结气。苦入心而泄热，黄芩、黄连之苦，以泻痞热。脾欲缓，急食甘以缓之，人参、甘草、大枣之甘以缓脾。

[痞硬下利]

伤寒，汗出解之后，胃中不和，心下痞硬，干噫食臭，胁下有水气，腹中雷鸣下利者，生姜泻心汤主之。[成] 胃为津液之主，阳气之根。大汗出后，外亡津液，胃中空虚，客气上逆，心下痞硬。《金匮要略》曰：中焦气未和，不能消谷，故令噫。干噫食臭者，胃虚而不杀谷也。胁下有水气，腹中雷鸣，土弱不能胜水也。与泻心汤以攻痞，加生姜以益胃。

生姜泻心汤方

生姜四两，切　半夏半升，洗　甘草炙　人参　黄芩各三两　黄连二两　干姜一两　大枣十二枚，擘

上八味，以水一斗，煮取六升，去滓。再煎，取三升。温服一升，日三服。

伤寒中风，医反下之，其人下利，日数十行，谷不化，腹中雷鸣，心下痞硬而满，干呕，心烦不得安。医见心下痞，谓病不尽，复下之，其痞益甚。此非结热，但以胃中虚，客气上逆，故使硬也。甘草泻心汤主之。[成] 伤寒中风，是伤寒或中风也。邪气在表，医反下之，虚其肠胃而气内陷也。下利日数十行，谷不化，腹中雷鸣者，下后里虚胃弱也。心下痞硬，干呕，心烦不得安者，胃中空虚，客气上逆也。与泻心汤以攻痞，加甘草以补虚。前以汗后胃虚，是外伤阳气，故加生姜。此以下后胃虚，是内损阴气，故加甘草。

甘草泻心汤方

甘草四两　黄芩　干姜各三两　半夏汤洗，半升　黄连一两　大枣十二枚，擘

上六味，以水一斗，煮取六升，去滓。再煎，取三升。温服一升，日三服。

[成] 气结而不散，壅而不通为结胸，陷胸汤为直达之剂。塞而不通，否而不泰为痞，泻心汤为分解之剂。泻心者，谓泻心下之邪也。痞与结胸，有高下焉，邪结在胸中，故曰陷胸汤。痞者，留邪在心下，故曰泻心汤。《内经》曰：苦先入心，以苦泻之。泻心者，必以苦为主，是以黄连为君，黄芩为臣，以降阳而升阴也。《内经》曰：辛走气，辛以散之，散痞者必以辛为君，故以半夏、干姜为佐，以分阴而行阳也。阴阳不交曰痞，上下不通曰满，欲通上下，交阴阳，必和其中。所谓中者，脾胃也。脾不足者，以甘补之，故用人参、甘草、大枣为使，以补脾而和中，中气得和，上下得通，阴阳得分，水升火降，则痞消热已，而大汗解矣。

[痞濡]

脉浮而紧，而复下之，紧反入里，则作痞。按之自濡，但气痞耳。濡与硬反，

作痞恐当作结胸。心下痞，按之濡，其脉关上浮者，大黄黄连泻心汤主之。结言胸，痞言心下。结言按之石硬，痞言按之濡。结言寸脉浮，关脉沉，痞不言寸，而但曰关上浮。可以知二病之分矣。《活人》云：结胸与痞，关脉须皆沉，若关脉浮而结者，三黄以泻肝。

大黄黄连泻心汤方

大黄二两　黄连一两

上二味，以麻沸汤二升渍之，须臾，绞去滓，分温再服。

《内经》曰：火热受邪，心病生焉。苦入心，寒除热，大黄、黄连之苦寒，以导泻心下之虚热。但以麻沸汤渍服者，取其气薄而泻虚热。

心下痞，而复恶寒汗出者，附子泻心汤主之。因恶寒汗出，故加附子以温经固阳。

附子泻心汤方

大黄　黄连　黄芩各一两　附子一枚，炮，去皮脐，破，别煮取汁。

上㕮咀，以麻沸汤二升，热渍之一时久，绞去滓，内附子汁，分温再服。

伤寒大下后，复发汗，心下痞，恶寒者，表未解也，不可攻痞，当先解表，表解乃可攻痞。解表宜桂枝汤，攻痞宜大黄黄连泻心汤。《活人》云：大抵结胸与痞皆应下，然表未解者，不可攻也。表证未解，心下妨闷者，非痞也，谓之支结。柴胡桂枝汤主之。　胸胁满，微结，小柴湖加干姜牡蛎汤主之。　本以下之，故心下痞。与泻心汤，痞不解，其人渴而口燥烦，小便不利者，五苓汤主之。［成］本因下后成痞，当与泻心汤除之。若服之痞不解，其人渴而口燥烦，小便不利者，为水饮内蓄，津液不行，非热痞也。与五苓散发汗散水则愈。一方，忍之一日乃愈者，不饮水者，外水不入，所停之水得行而痞亦愈也。

［痞硬吐利］

伤寒发热，汗出不解，心中痞硬，呕吐而下利者，大柴胡汤主之。　心下痞硬，呕逆下利，若表解身凉，胁痛，十枣汤主之。方论并见胁痛。

《活人》云：十枣汤、大柴胡汤皆治心下痞。十枣尤难用，须是表证罢，不恶寒，身凉，其人漐漐汗出，发作有时，头疼，心下痞硬满，引胁下疼，干呕短气者，乃可用十枣汤。表未解者，慎不可用也。

［下利表里未解］

太阳病，外证未除而数下之，遂挟热而利，利下不止，心下痞硬，表里不解者，桂枝人参汤主之。［成］外证未除而数下之，为重虚其里，邪热乘虚而入，里虚挟热，遂利不止而心下痞。若表解而下利，心下痞者，可与泻心汤。若不下利，表不解而心下痞者，可先解表，而后攻痞。以表里不解，故与桂枝人参汤和里解表。

桂枝人参汤方

桂枝去粗皮　甘草炙。各四两　白术　人参　干姜各三两

上五味，以水九升，先煮四味，取五升，内桂，更煮取三升。温服一升，日再夜一服。

表未解者，辛以散之。里不足者，甘以缓之。此内里气大虚，表里不解，故加桂枝甘草于理中汤也。

［张］　或问大柴胡汤泻也，桂枝人参汤补也，何为皆治下利，心下痞硬？予曰：此非里实，乃下之早，因作痞，里虚协热而利也。不观成氏注云：若表解而下利，心下痞者，是里实也，可与泻心汤。若不下利，表不解而心下痞者，可先解表，而后攻痞。此以表里不解，故与桂枝

人参和里解表。夫伤寒发热，汗出不解，心下痞硬，呕吐而下利者，表和而里病也。以心中痞硬，故为实，当以大柴胡汤下之。二者心下痞硬虽同，而虚实之证有别，故用药有攻补之异也。

[痞硬噫气]

伤寒发汗，若吐，若下解后，心下痞硬，噫气不除者，旋覆代赭石汤主之。噫气，即俗所谓嗳气也。《活人》云：有旋覆代赭石证，其人或咳逆气虚者，先服四逆汤；胃寒者，先服理中丸，次服旋覆代赭汤为良。

旋覆代赭石汤方

旋覆花　甘草各三两。炙　人参二两
代赭石一两　生姜切，五两　半夏汤洗，半升
大枣十二枚，擘

上七味，以水一斗，煮取六升，去滓，再煎，取三升。温服一升，日三服。

硬则气坚，咸味可以软之，旋覆花之咸，以软痞硬。虚则气浮，重剂可以镇之，代赭石之重，以镇虚逆。辛者散也，生姜、半夏之辛，以散虚痞。甘者缓也，人参、甘草、大枣之甘，以补胃弱。

病解后，心下痞硬，噫气，若不下利者，此条旋覆代赭石汤也。若下利者，前条生姜泻心汤也。

[痞硬气上冲]

胸中痞硬，气上冲咽不得息者，瓜蒂散。若心下痞硬，胁痛，气上冲咽，眩冒者，成痿。方论并见气上冲心。

《活人》云：下利而心下痞，服生姜泻心汤、甘草泻心汤。利不止者，当治其下焦，赤石脂禹馀粮汤主之。盖生姜泻心、甘草泻心皆治中焦，此利在下焦，若只治中焦，则利益甚尔。服赤石脂禹馀粮，利复不止，当利其小便，五苓散主之。又云：凡痞服泻心汤不愈，然后可用陷胸丸下之。不可用陷胸汤，盖大猛，只用陷胸丸。发热恶寒，身痛，表证未解，若心下支结妨闷者，柴胡桂枝汤也。方见太阳病，若心下痞而腹满者，即前条先以桂枝汤，解后，用大黄黄连泻心也。

心下满似痞，而手足厥冷，若脉乍结乍紧，心烦，饥不欲食者，瓜蒂散。若脉沉细，头汗恶寒，大便硬者，小柴胡汤。论见厥。

太阳病，医发汗，遂发热恶寒。因复下之，心下痞。表里俱虚，阴阳并竭，无阳则阴独。复加烧针，因胸烦，面色青黄，肤瞤者，难治。今色微黄，手足温，易愈。

脉浮而大，心下反硬，有热。属藏者攻之，不令发汗；属府者不令溲数。溲数则大便硬，汗多则热愈甚，汗少则便难。若脉迟，尚未可攻。　阳明痞，胃实，心下硬满者，不可攻之。论见胃实。

附

桔梗枳壳汤　治伤寒痞气，胸满欲绝。

枳壳麸炒，去瓤　桔梗各二两

上㕮咀，以水二盏，煎至一盏，去滓。分二服。

[活]　伤寒本无痞，应发汗医反下之，遂成痞，枳实理中丸最良。审知是痞，先用桔梗枳壳汤尤妙。缘桔梗、枳壳行气下膈，先用之，无不验也。

[赵]　《活人书》第七十六问中云：凡痞服泻心汤不愈，然后可用陷胸汤下之。愚详仲景论陷胸汤，无治痞之例，恐太猛难用。又况胸与心下，处所不同，痛与不痛，阴阳邪亦异。除结胸外，今将痞证以传经之邪与内陷之邪分为二种而下治焉。一者病发于阴，身无热而反下之，紧反入里，则作痞，其脉关上沉，为阴邪内陷也。先宜桔梗枳壳汤，次半夏泻心诸汤，随证用之。服泻心汤后，渴而口燥

烦，小便不利者，五苓散。二者身有热，不因下后而传邪入里，亦作痞，其脉关上浮，为阳邪随经入里，须先解表。而不恶寒者，宜三黄泻心。又有心下痞而汗出恶寒者，以阳邪与表之正气入里，故表虚汗出而恶寒，因加附子以固表也。既结胸证有寒实热实之殊，则痞证亦有阴阳邪，不为异也。外有痞而硬者，或桂枝人参汤温之，或大柴胡汤、十枣汤下之，亦自早一律也。《活人书》又云：关浮则结热，三黄以泻肝，盖热结则成结胸，非痞也。况心下正属中焦，关脉亦主中部，故汤名泻心。岂可援杂病脉例，以左关为肝部，因谓之泻肝乎。

［张］ 或谓痞证多有杂以别证而心下痞硬者，必非半夏泻心之所宜也。予曰：证候不同，宜从治疗，已上诸痞，皆杂别证，非特下早而成也。仲景所以各从其宜用药以治之。若下早而作痞者，但满而不痛，别无外证，与半夏泻心汤以攻痞宜也。

［吴］ 夫痞者，气郁不通泰也。若不因下早而为痞者，或痰，或食，或气为之结也。《保命集》曰：治痞用泻心主之，各有冷热之不同，要在辨而治之。如热实而为痞者，大黄黄连泻心汤之类也。或寒多而热少，半夏泻心等汤之类也。要之泻心非泻心火之热，乃泻心下之痞满也。

心 下 满

有不因汗下而心下满者，经曰：邪结在胸，心满而烦，饥不欲食，当吐之。又曰：脉浮而大，心下反硬，有热。属藏者攻之。吴氏曰：按此言属藏者，宿屎在藏也，不令发汗。二者一吐一下，因其邪之高下也。又有不可下者，如阳明病，若心下硬满，不可攻之。攻之利不止者，死；利止者愈。是邪在表里之间，留于心下，未全入府，故戒之不可下也。有因汗下后，心下满而微痛者，及吐下后，心下逆满，宜桂枝白术茯苓汤者。又有下后心下硬满，成结胸与痞者，皆宜详审而互考之。

［太阳］服桂枝或下之，仍头项强痛，翕翕发热，无汗，心下满微痛，小便不利者，桂枝去桂加茯苓白术汤。 伤寒吐下后，心下逆满，气上冲胸，起则头眩，脉沉紧，发汗则动经，身为振振摇者，茯苓桂枝白术甘草汤。 伤寒六七日，发热微恶寒，支节烦疼，微呕，心下支结，外证未去者，柴胡加桂枝汤主之。《活人》云：不满不硬，心下烦闷，谓之支结。又谓饮水过多，成水结者，小半夏茯苓汤。 伤寒五六日，大便后，身热不去，心中结痛者，栀子豉汤。 伤寒发热，汗出不解，心下痞硬，呕吐而下利者，大柴胡汤。太阳少阳并病，心下硬项强而眩者，当刺大椎、肺俞，慎勿下。

［熨法］ 若心胸胁下有邪气结实，满闷硬痛。用生姜一斤，捣烂，绞去汁，以渣炒微燥带润，绢包之。于患处款款熨之。稍可，又将渣用前汁和匀，炒干再熨。许久豁然宽快，此为良法。

伤寒五六日，头汗出，微恶寒，手足冷，心下满，不欲食，大便硬，脉细者，此为阳微结，有表复有里也。脉沉亦在里，假令纯阴结，不得复有外证。脉虽沉紧，不得为少阴病，以头汗出，故知非少阴也。宜小柴胡汤。设不了了者，得屎而解。

［阳明］病，心下硬满者，不可攻之，攻之利遂不止者，死。利止者，愈。或用泻心汤。阳明病，腹满者，为邪气入府，可下之。心下硬满则邪气尚浅，未全入府，不可便下之。得利止者，为邪气去，正气安则愈。若因下利不止者，为正气脱

而死。　得病二三日，脉弱，无太阳柴胡证，烦躁，心下硬至四五日，虽能食，以小承气汤少少与微和之。详胃实。

[厥阴] 病，人手足厥冷，脉乍紧者，邪结在胸中，心中满而烦，饥不欲食，病在胸中，须吐之，瓜蒂散。

[吴] 凡心下满者，正在心之下，胃之上也。此自满而非下之所致，若下早，心下满者，此为痞气，另有条也。凡心下满者，以手按之揉之则散而软者，此虚气也。不发热者，以木香和中汤。若发热者，以小柴胡加枳实一钱，去黄芩加姜炒黄连一钱，减人参一半。若按之汩汩有声者，此有停水也。若按之硬痛者，有宿食也。若不按而痛，其人喜忘者，畜血也。各有本条，宜详审而治之。凡少阳脉弦，口苦发热，心下满者，以小柴胡加枳实、黄连各一钱。

心痛心下痛

伤寒五六日，大下之后，身热不去，心中结痛者，未欲解也，栀子豉汤主之。[成] 伤寒五六日，邪气在里之时。若大下后，身热去，心胸空者，为欲解。若大下后，身热去而心结痛者，结胸也。身热不去，心中结痛者，虚烦也。结胸为热结胸中为实，是热气已收敛于内，则外身热去。虚烦为热客胸中，未结为实，散漫为烦，是以身热不去。六七日为欲解之时，以热为虚烦，故云未欲解也。与栀子豉汤以吐除之。身热不去四字要玩，结胸而身不热，知热不在表，故可用大小陷胸汤丸以逐下之。今热仍在表，故宜越之也。成注未透。

阳明中风，脉弦浮大，短气腹满，胁下及心痛，鼻干无汗，嗜卧身黄，小便难，有潮热，时时哕者，小柴胡汤。详胃实。

少阴病，自利清水，色纯青，心下必痛，口干燥者，急下之，宜大承气汤。[成] 少阴，肾水也。青，肝色也。自利色青为肝邪乘肾。《难经》曰：从前来者为实邪，以肾蕴实邪，必心下痛，口干燥也。与大承气汤以下实邪。

厥阴为病，消渴，气上冲心，心中疼热，饥不欲食，食则吐蛔。下之利不止。桂枝茯苓白术汤。

附

[灸] 伤寒饮水过多，腹胀气喘，心下痛，不可忍，宜灸中脘、气海二穴。如小腹有气上冲者，宜灸天枢、气冲、三里、三阴交。如无此证，只用前穴。

烦

旧以烦疼亦类入之，今详烦疼者，谓身体四肢疼痛烦冤，与心烦不同，不宜滥入，故去之。

烦者热也，谓烦扰也，与发热若同而异也。烦热为热所烦，无时而歇，非若发热而时发时止也。经有烦，有微烦，有烦热、复烦、反烦、烦满、烦痛、烦渴、胸中烦、心中烦、内烦、虚烦、大烦欲解，皆以烦为热也。然阴寒而烦者，亦不少也。盖在表而烦者，则有脉浮、恶风寒、体强痛之证。在里而烦者，则有潮热、谵语、不大便、腹满、小便赤涩之证。在半表半里而烦者，则有往来寒热、胸胁疼痛之证。其邪在胸膈已上而烦者，则有胸满、懊侬，可吐之证。其阴寒而烦者，则有恶寒而蜷，及下利厥逆，脉微，与夫吐蛔之证。大烦欲解者，其脉必和，但脉不应者，为难治。若是足冷，脉沉细而微者，此阴证之烦也。急用人参、附子热剂温之。若内伤劳役，阴虚火动而烦者，其人身倦无力，自汗，尺脉浮虚也，宜补中益气汤加炒黄连、生地黄、麦门冬、黄柏、知母之类也。若不得睡而心烦者，兼服朱砂安神丸纳其浮溜之火而安神明也。此特其大概耳，善治病者，当以诸证互考之可也。

虚烦、胸中烦、心中烦三者，不因汗、吐、下而烦，则是传经之邪，不作膈实，但多和解而已，经用小柴胡汤、黄连阿胶汤、猪肤汤是也。若经汗、吐、下而烦，则是邪热内陷，以为虚烦，心中嗢嗢然欲吐，愦愦然无柰者，是也。但多涌吐而已，经用栀子豉汤、栀子干姜汤、栀子厚朴汤是也。盖有不因汗吐下，邪结胸中则为膈实，与瓜蒂散，及阳明心烦，与调胃承气汤，此又烦之实者也。伤寒二三日，悸而烦者，虚也，建中汤。少阳之邪入府，烦而悸者，热也。大抵先烦而后悸是热，先悸而后烦是虚，治病必求其本者此也。

［太阳］伤寒，发汗，解半日许，复烦，脉浮数者，可更发汗，宜桂枝汤。发汗身凉为已解，至半日许身复热者，邪不尽也，故当再汗。　太阳病，初服桂枝汤，反烦不解者，先刺风池、风府，却与桂枝汤则愈。风池，是少阳之经，阳维之会。不针天柱而取风池者，阳维维于诸阳，巨阳与诸阳主气故也。　发汗已，脉浮数烦渴者，五苓散。　中风发热，六七日不解而烦，有表里证，渴欲饮水，水入则吐，曰水逆，五苓散。　病在阳，应以汗解，反以冷水潠之，若灌之，其热不得去，弥更益烦，肉上粟起，意欲饮水，反不渴者，服文蛤散。若不差者，与五苓散。方见渴。　伤寒吐下后，七八日不解，热结在里，表里俱热，时时恶风，大渴，舌上干燥而烦者，白虎加人参汤。服桂枝汤，大汗出后，大烦渴不解，脉洪大者，白虎加人参汤主之。

［垣］　治阴虚发热，烦渴引饮，肌热躁热，至夜尤甚，其脉洪大，按之无力者，此血虚发躁，当以当归补血汤主之。若以白虎汤与之则误矣。如轻手脉来浮大，按之即无者，乃无根蒂之脉，为散脉也。此虚极而元气将脱也，切不可发表攻热，如误治之则死。须用大剂人参生脉汤救之。当归补血汤方，见杂病发热门。

太阳病，发汗若下之，而烦热胸中窒者，栀子豉汤。　伤寒五六日，大下之后，身热不去，心中结痛者，未欲解也，栀子豉汤。　发汗吐下后，其人心烦，不得眠，若剧者，必反覆颠倒，心中懊侬，栀子豉汤。若少气者，栀子甘草豉汤。若呕者，栀子生姜豉汤。

栀子豉汤方

栀子十四枚，擘　香豉四合，绵裹

上二味，以水四升，先煮栀子得二升半，内豉，煮取一升半，去滓。分为二服，温进一服，得吐者，止后服。

经曰：其高者，因而越之。其下者，引而竭之。中满者，泻之于内。其有邪者，渍形以为汗。其在皮者，汗而发之。治伤寒之妙，虽有变通，终不越此数法也。伤寒邪气自表而传里，留于胸中，为邪在高分，则可吐之。所吐之证，亦自不同。如不经汗下，邪气蕴郁于膈，则谓之实也。应以瓜蒂吐之。瓜蒂散吐胸中之实邪也。若发汗吐下后，邪气乘虚留于胸中，则谓之虚烦。应以栀子豉汤吐之，此吐胸中虚烦者也。栀子味苦寒。《内经》曰：酸苦涌泄为阴。涌者，吐也。涌吐虚烦，必以苦为主，是以栀子为君。烦为热胜也，涌热者必以苦，胜热者必以寒，香豉苦寒，助栀子以吐虚烦，故以为臣。《内经》曰：气有高下，病有远近，证有中外，治有轻重。适其所以为治，依而行之，所谓良矣。

栀子甘草豉汤　于栀子豉汤中加甘草

一两。馀依前法，得吐止服。

栀子生姜豉汤 于栀子豉汤中加生姜二两。馀依前法，得吐止后服。

伤寒下后，心烦腹满，卧起不安者，栀子厚朴汤主之。［成］下后，但腹满而不心烦，即邪气入里为里实。但心烦而不腹满，即邪气在胸中为虚烦。既烦且满，则邪气壅于胸腹之间也。满则不能坐，烦则不能卧。故卧起不安，与栀子厚朴汤吐烦泄满。

栀子厚朴汤方酸苦涌泄，栀子之苦，以涌虚烦。厚朴、枳实之苦，以泄腹满。

栀子十四枚，擘　厚朴四两，姜炙　枳实四枚，水浸，去瓤，炒

以上三味，以水三升半，煮取一升半，去滓。分二服，温进一服，得吐者，止后服。

伤寒医以丸药大下之，身热不去，微烦者，栀子干姜汤主之。［成］丸药不能除热，但损正气。邪气乘虚，留于胸中而未入深者，则身热不去而微烦，与栀子干姜汤吐烦正气。按：丸药，所谓神丹甘遂也，或作巴豆。

栀子干姜汤方苦以涌之，栀子之苦，以吐烦。辛以润之，干姜之辛以益气。

栀子十四枚，擘　干姜二两

上二味，以水三升半，煮取一升半，去滓，分二服，温进一服，得吐者，止后服。

凡用栀子汤，病人旧微溏者，不可与服之。病人旧微溏者，里虚而寒在下也。虽烦则非蕴热，故不可与栀子汤越之。《内经》曰：先泄而后生他病者治其本。必且调之，后乃治其他病。　太阳病，若吐，若下，若发汗，微烦，小便数，大便因硬者，与小承气汤和之则愈。

上发汗吐下后，心中懊憹而烦，若无燥屎，大便软者，栀子等汤证也。若有燥屎，不大便者，小承气汤证也。

痞、结胸心烦详二门。

心烦而渴详渴。

伤寒二三日，心中悸而烦者，小建中汤主之。［成］伤寒二三日，邪气在表，未当传里之时。心中悸而烦，是非邪气搏所致，心悸者，气虚也。烦者，血虚也。以气血内虚，与小建中汤先建其里。　太阳病，脉浮紧，无汗发热，身疼，八九日表证仍在，此当发汗。服药已，微除，其人发烦目瞑，剧者，必衄乃解。　病欲解者，必当先烦，乃有汗而解。　太阳病，过经十馀日。心下嗢嗢欲吐，而胸中痛，大便反溏，微满，郁郁微烦。详胸痛。　伤寒脉浮，自汗，小便数，心烦，微恶寒，脚挛急。反与桂枝汤，欲攻其表，此误也，得之更厥。咽中干，烦躁吐逆者，甘草干姜汤。详厥。　太阳病吐之，但太阳当恶寒，今反不恶寒，不欲近衣，此为吐之内烦也。　微数之脉，慎不可灸。因火为邪，则为烦逆，追虚逐实，血散脉中，火气虽微，内攻有力，焦骨伤筋，血难复也。　吐利汗后，脉平，小烦者，以胃虚不胜谷气也。

［阳明］病下之，其外有热，手足温，不结胸，心下懊憹，饥不能食，但头汗出者，栀子豉汤主之。　阳明病，脉浮紧，若下之，则胃中空虚，客气动膈，心中懊憹，舌上白胎者，宜栀子豉汤。论见自汗。　下利后，烦，按之心下濡者，为虚烦也。宜栀子豉汤。　阳明病，脉迟，食难用饱，饱则微烦、头眩，必小便难，此欲作谷疸。详眩。　阳明病，下之，心下懊憹而烦，胃中有燥屎者，可攻。腹微满，初头硬，后必溏，不可攻之。若有燥屎者，宜大承气汤。　大下后，六七日不大便，烦不解，腹满痛者，本有宿食故也。大承气汤。　阳明病，不吐不下，心

烦者，可与调胃承气汤。[成] 吐后心烦，谓之内烦。下后心烦，谓之虚烦。今阳明病，不吐不下心烦，则是胃有郁热也。与调胃承气汤以下郁热。　阳明病，本自汗，更重发汗，病已瘥，尚微烦不了了者，以亡津液，胃中干燥，故令大便硬。问其小便日几行。小便少，津液当还胃中，故知不久必大便也。　病人烦热，汗出则解。又如疟状，日晡发热，属阳明也。

上胃实不大便，心烦，若吐下后者，大小承气证也。若不曾吐下者，调胃承气汤证也。

[许]　有人病伤寒，八九日，身热无汗，时时谵语，时因下后，大便不通三日矣。非躁非烦，非寒非痛，终夜不得卧，但心中没晓会处，或时发一声如叹息之状。医者不知是何证。予诊之，曰：此懊侬、怫郁二证俱作也。胃中有燥屎者，服承气汤，下燥屎二十馀，得利而解。仲景云：阳明病下之，心中懊侬，微烦，胃中有燥屎者，可攻。又云：小便不利，大便乍难乍易，时有微热，怫郁不卧者，有燥屎也，承气汤主之。《素问》云：胃不和则卧不安。此夜所以不得眠也。仲景云：胃中燥，大便坚者，必谵语。此所以有时发谵语也。非烦非躁，非寒非痛，所以心中懊侬也。声如叹息而发一声，所谓外气怫郁也。燥屎得除，大便通利，胃中安和，故其病悉去也。

[少阳] 伤寒，脉弦细，头痛发热者，属少阳，不可汗。汗之则谵语，此属胃。胃和则愈，胃不和则烦而悸。《活人》用调胃承气汤。　胸满而烦，若不经汗下，兼往来寒热者，小柴胡汤。详往来寒热。　若汗下后，往来寒热者，柴胡桂枝干[1]姜汤。详往来寒热。　兼惊，小便不利，谵语，身重不可转侧者，柴胡桂枝龙骨牡蛎汤。　呕，时郁郁微烦，若与小柴胡汤，呕不止者，大柴胡汤证也。若极吐下后，胸满便溏，腹痛者，调胃承气汤证也。

[太阴] 伤寒脉浮而缓，手足自温者，系在太阴，当发身黄，小便利者，身不发黄，至七八日，虽暴烦下利十馀行，必自止。以脾家实，腐秽当去故也。[成] 太阴病至七八日，大便硬者，为太阴入府，传阳明也。今至七八日，暴烦下利十馀行者，脾家实，腐秽去也。下利烦躁者，死。此以脾气和，逐邪下泄，故虽暴烦下利，日十馀行而利必自止。宜栀子柏皮汤，或用平胃散加穿山甲以主之。

[少阴] 病，但欲寐而烦，若自利而渴，小便白者，《活人》用四逆汤。论见欲寐。　若与白通汤后，下利不止，厥逆无脉，干呕烦者，白通汤加猪胆汁。或云：明知阴证，附子温之，干呕而烦，格拒不通，加人尿、猪胆汁，妙在于此，热因寒用。　少阴病，得之二三日，心中烦，不得卧，黄连阿胶汤。　若下利六七日，咳而呕，心烦不得卧者，猪苓汤。　下利咽痛，胸满心烦者，猪肤汤。若恶寒而蜷，时自烦，欲去衣被者，可治。　脉紧，至七八日，自下利，脉暴微，手足反温，脉紧反去，为欲解，虽烦，下利必自止。

[厥阴] 手足厥冷而烦，若脉乍结乍紧，及心中满，饥不欲食者，宜瓜蒂散吐之。蛔厥，静而复时烦。详吐蛔。

病六七日，手足三部脉皆至，大烦而噤不能言，其人躁扰者，欲解也。　若脉和，其人大烦，目内际黄者，欲解也。

---

① 干：原脱，据《伤寒论》补。

烦 躁

烦为烦扰之烦，躁为愤躁之躁，俗谓焦躁是也。合而言之，烦躁为热也。析而分之，烦，阳也，为热之轻。躁，阴也，为热之甚。先烦而渐至躁者，谓之烦躁。先躁而后复烦者，谓之躁烦。有不烦而躁者，此为阴盛格阳也。虽大躁欲于泥水中卧，但饮水不得入口者是也。《活人》用霹雳散。又有邪气在表而烦躁者，太阳中风，脉浮而紧，不汗出而烦躁，大青龙汤是也。有邪气在里而烦躁者，病人不大便六七日，绕脐痛烦躁发作有时，此有燥屎是也。有因火劫而烦躁者，太阳病，以火熏之，不得汗，其人必躁。太阳病二三日，反躁，火熨其背，令大汗出，大热入胃，躁烦者是也。有阳虚而烦躁者，阳微发汗，躁不得眠，与下之后，复发汗，昼日烦躁不得眠，夜而安静，不呕不渴，无表证，脉沉微，身无大热者，干姜附子汤，及发汗若下之，病仍不去，烦躁者，茯苓四逆汤是也。有阴盛而烦躁者，少阴病，吐利手足厥冷，烦躁欲死者，吴茱萸汤是也。此皆证之常也。又有诸不治证，详附于后，不可不知。

［太阳］中风，脉浮紧，发热恶寒，身痛无汗，烦躁者，大青龙汤。　发汗不彻，太阳证不罢，其人面赤躁烦，不知痛处，更发汗则愈。详短气。　太阳病，大发汗后，胃中干，烦躁不得眠，欲饮者，少与之。若脉浮，小便不利，微热消渴者，五苓散。　因下之，心下痞，与泻心汤。痞不解，渴而口燥烦，小便不利者，五苓散。

得病二三日，脉弱，无太阳柴胡证，烦躁，心下硬，至四五日，虽能食，以小承气汤少少与微和之，令小安。至六日，与承气汤一升。若不大便六七日，小便少者，虽不能食，但初头硬，后必溏，未定成硬，攻之必溏，须小便利，屎定硬，乃可攻之，宜大承气汤。王注云：无太阳证，为无表证也。无柴胡证，为无半表半里证也。　烦躁，不大便，绕脐痛，发作有时者，有燥屎也。　下之后，复发汗，昼日烦躁不得安眠，夜而安静，不呕不渴，无表证，脉沉微，身无大热者，干姜附子汤。不呕不渴，里无热也。身无大热，表无热也。而脉又沉微，故宜温。此当与栀子豉汤证参看，盖下后烦不得眠一也，而药有寒热不同故尔。

干姜附子汤方

干姜一两　附子一枚，去皮，破八片，生用

上二味，以水三升，煮取一升，去滓顿服。

《内经》曰：寒淫所胜，平以辛热。虚寒太甚，是以辛热剂胜之也。

［海］　服姜附汤有二法：一法当热服，手少阴心也。水包火，热服以接心火。身表寒盛，外火少也，寒从外生，热从内消，譬如冻死，寒在外也。一法当寒服，足少阴肾也。寒邪入水，冷服以类肾水，身表微热，内水多也，热从外生，寒从内消，譬如饮冷，寒在内也。

发汗若下之，病仍不解，烦躁者，茯苓四逆汤主之。［成］发汗若下，病宜解也。若病仍不解，则发汗外虚阳气，下之内虚阴气。阴阳俱虚，邪独不解，故生烦躁。与茯苓四逆汤以复阴阳之气。

茯苓四逆汤方四逆汤以补阳，加茯苓、人参以益阴。

茯苓六两　甘草炙，二两　干姜一两半　人参一两　附子一枚，生用，去皮，破八片

上五味，以水五升，煮取三升，去滓。温服七合，日三服。

烦躁，心下硬，若未曾下者，即前条

无太阳柴胡证，以小承气少少微和之也。若已曾下，心下硬痛，短气躁烦者，大陷胸也。若结胸证悉具，烦躁者，死也。方论见结胸。

火逆下之，因烧针烦躁者，桂枝甘草龙骨牡蛎汤主之。

桂枝甘草龙骨牡蛎汤方

桂枝去粗皮，一两　甘草炙　牡蛎熬　龙骨各二两

上为末，以水五升，煮取二升半，去滓。温服八合，日三。

辛甘发散，桂枝、甘草之辛甘，以发散经中火邪。涩可去脱，龙骨、牡蛎之涩以收敛浮越之正气。

太阳病，以火熏之，不得汗，其人必躁。到不解，必清血，名为火邪。［成］此火邪迫血，而血下行者也。太阳病，用火熏之，不得汗则热无从出，阴虚被火，必发躁也。六日传经尽，至七日再到太阳经，则热气当解。若不解，热气迫血下行，必清血。清，厕也。　按：到，与倒通，反也。到不解者，犹云反不解而加甚也。本文称太阳病，则不可便注为传经尽也。止言太阳病，则不传他经可知矣。况于上下文别无承接照应之词，上文言二日及十馀日，下文言一二日，三四日，亦是论日数，不言传经到也。成氏解到字不彻。太阳病，火熨其背，大汗出，火热入胃，胃中水竭，躁烦，必发谵语。十馀日，振栗下利者，欲解也。论见谵语。

《活人》云：大抵阴气少，阳气胜，则热而烦，故太阳经伤风，多烦而躁也。

［阳明］病人不大便五六日，绕脐痛，烦躁发作有时者，此有躁屎也。宜承气汤。　大抵得病二三日，脉弱，无大柴胡证，烦躁，心下热，小便利，屎定硬，以小承气汤少少微和之。然有病已瘥，面赤，微烦，必大便硬。当问其小便日几行，若小便少，津液当还入胃，不须攻也。

［少阳］伤寒六七日，无大热，其人躁烦者，此为阳去入阴也。

［少阴］病，吐利，手足厥冷，烦躁欲死者，吴茱萸汤。方见吐。　少阴病，吐利，烦躁四逆者，死。少阴病，四逆，恶寒身蜷，脉不至，不烦而躁者，死。少阴病，脉微沉细，但欲卧，汗出不烦，自欲吐，至五六日自利，复烦躁不得卧寐者，死。

［厥阴］伤寒，热少厥微，指头寒，默默不欲食，烦躁，数日小便利，色白者，热除也。欲得食，其病为愈。若厥而呕，胸胁烦满者，必便血。　伤寒，脉微而厥，至七八日，肤冷，其人躁无暂安者，为藏结，死。蛔厥，虽厥而烦，吐蛔已则静。非若藏厥，躁无暂安时也。　伤寒六七日，脉微，手足厥冷，烦躁，灸厥阴。厥不还者，死。　伤寒发热，下利，厥逆，躁不得卧者，死。

伤寒，得病无热，但狂言烦躁不安者，五苓散。服之二钱，新汲水一升许，则以指探喉去之，随手愈。

［成］　所谓烦躁者，谓先烦渐至躁也。所谓躁烦者，谓先发躁而迤逦复烦者也。从烦至躁为热，未有不渐烦而躁者也。先躁后烦，谓怫怫然更作躁闷，此为阴盛隔阳也。虽大躁欲于泥水中卧，但饮水不得入口是也。此气欲脱而争，譬如灯将减而暴明矣。盖内热曰烦，谓心中郁烦也。外热曰躁，谓气外热躁也。内热为有根之火，故但烦不躁，及先烦后躁者，皆可治。外热为无根之火，故但躁不烦，及先躁后烦者，皆不可治也。

附

［活］　病人身冷，脉沉细疾，烦躁而不饮水者，阴盛膈阳也。宜服霹雳散。

须臾，躁止得睡，汗出即瘥。火焰散、丹砂丸并主之。

霹雳散　火焰散二方并见阴毒。　丹砂丸方见《活人书》。

［海］　**已寒丸**　此丸不僭上阳生于下。治阴证服四逆辈，胸中发躁而渴者。或数日大便秘，小便涩，亦服此丸。上不躁，大小便自利。

肉桂去粗皮　茯苓各五钱　良姜　乌头炮。各七钱　附子炮　干姜炮　芍药　茴香炒。各一两

上为细末，糊为丸，如梧桐子。温酒空心下五七十丸，八九十丸亦得，酒醋为糊俱可。

［本］　破阴丹　治阴中伏阳，烦躁，六脉沉伏。方论见阴毒。

顷年乡人李信道得疾，六脉沉伏不见，深按至骨，则若有力。头疼身温，烦躁，指末皆冷，胸中满，恶心。更两医矣，皆不识，止用调气药。予诊之，曰：此阴中伏阳也。仲景法中无此证，世人患此者多。若用热药以助之，则为阴所隔绝，不能导引真阳，反生客热。用冷药，则所伏真火，愈见消烁，非其治也。须用破散阴气，导达真火之药，使水升火降，然后得汗而解矣。乃授此药二百粒，作一服，冷盐汤下。不时，烦躁狂热，手足躁扰，其家大惊。予曰：俗所谓换阳也。须臾稍定略睡，身已中汗，自昏达旦方止，身凉而病除矣。

［戴］　烦躁，阴阳经皆有之。阳明经胃有燥屎故烦，此当下之。太阳经已得汗而烦者，五苓散。少阳亦或有烦，宜小柴胡汤。阴烦少阴为多，由阳气传入阴经，阴得阳而烦，自利而渴，烦不眠者，辰砂五苓散。若非是阳气传阴，阴气犯阴经，吐利，手足厥冷而烦。经云：阳虚阴乘之，故烦。又云：阴盛发躁，欲坐井中，吴茱萸汤，甚者四逆汤加葱白二茎。外有虚烦一证，乃是病愈后，阴阳未复，时发烦热，竹叶石膏汤。痰多睡不宁者，温胆汤。呕者，橘皮汤。

懊　憹憹即恼字，古通用。

［成］　心中郁郁然不舒，愦愦然无奈，比之烦闷而甚者，懊憹也。由下后，表之阳邪乘虚内陷，结伏于心胸之间，故如是也。其治之法，或吐之，或下之。苟或当下反吐，疗热以寒，则变证百出矣，可不慎欤。

［太阳］病，脉浮动数，头痛发热，微盗汗出，而反恶寒者，表未解也。动数变迟[①]，胃中空虚，客气动膈，短气躁烦，心中懊憹。栀子柏皮汤。详自汗。　发汗吐下后，虚烦不得眠，反覆颠倒，心中懊憹，栀子豉汤。

［阳明］病，下之，其外有热，手足温，不结胸，心中懊憹，饥不能食，但头汗出者，栀子豉汤。　阳明病，脉浮而紧，咽燥口苦，腹满而喘，发热汗出，不恶寒，反恶热，身重。若下之，则胃中空虚，客气动膈，心中懊憹，舌上胎者，栀子豉汤。　阳明病，下之，心中懊憹而烦，有燥屎者，大承气汤。　阳明病，无汗，小便不利，心中懊憹，身必发黄。或用茵陈汤、栀子柏皮汤。

咳

嗽、哑附

［成］　咳则有声无痰，嗽则有声有痰也。肺主气，形寒饮冷则伤之，使气逆而不散，冲击咽膈，令喉中淫淫如痒，习习如梗而咳嗽也。甚者连续不止，坐卧不安，言语不竟，动引百骸，声闻四近矣。

① 迟：原脱，据《伤寒论》补。

咳嗽有寒者，有热者，有停饮者，有在表者，有在里者，有在半表半里者，病各不同，治亦有异。如停饮与表寒相合而咳者，小青龙汤。停饮与里寒相合而咳者，真武汤。邪热在半表半里而咳者，小柴胡汤。咳为肺疾，必发散而可已。然又有不可发者，经曰：咳而小便利，不可发汗。发汗则四肢厥冷。又曰：咳而发汗，蜷而苦满，腹中复坚，此为逆也。又脉数者，为心刑肺金则死。

［太阳］伤寒，表不解，心下有水气，干呕，发热而咳，或渴，或利，或噎，或小便不利，少腹满，或喘者，小青龙汤主之。水留于胃，故干呕而噎。水射肺，故喘咳。水停心下，故渴。水入肠间，故利。水蓄下焦，故小便不利，少腹满。与小青龙汤发汗散水。水气内渍，则所传不一，故有或为之证，随证消息治之。　伤寒，心下有水气，咳而微喘，发热不渴。服汤已渴者，此寒去欲解也。小青龙汤主之。

小青龙汤方

麻黄去节　芍药　干姜　细辛　桂枝去粗皮。各三两　五味子　半夏各半升。汤洗　甘草炙，二两

上八味，以水一斗，先煮麻黄，减二升，去上沫，内诸药，煮取三升，去滓。温服一升。

加减法：若微利者，去麻黄，加荛花，如鸡子大，熬令赤色。下利者，不可攻其表，汗出必胀满，麻黄发其阳。水渍入胃，必作利，荛花下十二水，水去利则止。若渴者，去半夏，加栝蒌根三两，辛燥而苦润，半夏辛而燥津液，非渴者所宜，故去之。栝蒌味苦而生津液，故加之。若噎者，去麻黄，加附子一枚，炮。经曰：水得寒气，冷必相搏，其人即饲。加附子温散水寒。病人有寒，复发汗，胃中冷，必吐蛔，去麻黄，恶发汗。若小便不利，少腹满，去麻黄，加茯苓四两。水蓄下焦不行，为小便不利，少腹满，麻黄发津液于外，非所宜也。茯苓泄畜水于下，加所当也。若喘者，去麻黄，加杏仁半升，去皮尖。《金匮要略》曰：其人形肿，故不内麻黄，内杏子。以麻黄发其阳故也，喘呼形肿，水气标本之疾。

青龙象肝之两歧，而主两伤之疾。大青龙主荣卫之两伤。此则主表不解而又加之心下有水气，则非麻黄汤所能解，桂枝汤所能散，乃须小青龙始可祛除表里之邪气耳。表不解，以麻黄发汗为君。桂、甘草佐麻黄发散为臣。咳逆而喘，肺气逆也。《内经》曰：肺欲收，急食酸以收之。故用芍药酸寒，五味子酸温为佐，以收逆气。心下有水，津液通行，则肾气燥，急食辛以润之，是以干姜、细辛味辛热，半夏味辛温微热为使，以散寒水。逆气收，寒水散，津液通行，汗出而解矣。心下有水，则所传不一，故又有增损之证。水蓄则津液不行，气燥而渴，去半夏则津液易复，栝蒌根苦微寒，润枯燥者也，加之则津液通行。水气不行，渍入肠间，如下利者，不可攻表。麻黄专主发散，非下利所宜，故去之。荛花味苦寒，为涌泄之剂，水去则利止，荛花下水，故加之。噎者去麻黄，加附子，经曰：水得寒气必冷，水寒相搏，其人则噎。噎为胃气虚竭，麻黄发汗，非胃虚冷所宜，故去之。附子味辛热，热则温其气，辛则散其寒，故用为佐，以祛散冷寒之气。凡邪客于体者，在外者可汗之，在内者可下之，在上者可涌之，在下者可渗之，水蓄下焦，小便不利，小腹满，渗泄可也，非发汗所宜，故去麻黄，加茯苓味甘淡，专行津液。《内经》曰：湿淫于内，以淡渗之是也。若喘者，去麻黄。喘为气逆，麻黄发阳，故去

之。杏仁味苦甘温，加之以泄逆气。《金匮要略》曰：其形肿者，不用麻黄，乃用杏子。以麻黄发其阳，故喘逆形肿也。

［少阳］伤寒六日，中风往来寒热，胸胁苦满，默默不欲饮食，心烦喜呕，身有微热。或咳者，小柴胡汤去人参加五味子、干姜。

［阳明］咳而表解，胃实属阳明病。若反无汗，小便利而呕，手足厥者，必头痛。若但头眩，不恶寒，能食者，必咽痛。详胃实。

［少阴］病，咳而下利，谵语，小便难者，被火气劫故也。详下利。 少阴病，四逆，其人咳者，四逆散加五味子、干姜各五分。 少阴病，下利，六七日咳而呕渴，心烦不得眠者，猪苓汤。 少阴病，二三日不已，至四五日，腹痛，小便不利，四肢沉重疼痛，自下利者，此为有水气。其人咳者，真武汤加五味子半升，细辛、干姜各一两。

伤寒，咳逆上气，其脉散者，死。谓其形损故也。咳而失小便者，不可发汗，汗出则四肢厥冷。论见遗溺。

附

［云］ 伤寒汗后，喘咳不止，恐传肺痿，**补肺散**

人参一两 五味子五钱 桑白皮二两 款冬花 蛤蚧一对

上为细末。每服五钱，沸汤一盏，调服。

伤寒汗下后，咳嗽肺虚，声音嘶败者，宜

阿胶散

薯蓣 阿胶炒 五味子 麦门冬去心 白术各一两 干姜炮 桂枝各二钱 杏仁去皮尖，三钱

上锉细。每服七钱，水二盏，入乌梅一钱，同煎服。

伤寒汗下后，喘咳烦躁，气滞涩，邪气逆者，用

桔梗汤

桔梗 桑白皮各一两 甘草 贝母 诃黎勒各五钱

上为细末。每服五钱，入五味子、乌梅肉各一钱，水二盅，同煎服。

人参石膏汤 治伤寒咳嗽不已，心烦，及风热头疼，精神不利，昏愦宜服。

人参去芦，半钱 石膏一两 半夏汤泡 栀子仁 黄芩各一钱 川芎 白术 茯苓去皮 知母各一钱半 甘草炙，二钱

上作一服，水二盅，生姜三片，煎至一盅，不拘时服。

［吴］ 凡表寒咳嗽者，脉浮恶寒，身疼拘急而无汗也。麻黄汤，或三拗汤汗之。痰唾如胶者，金沸草散汗之。若有热者，参苏饮去木香、人参，加桑白皮、杏仁、麻黄汗之亦佳。但察天时与病情，斟酌而用之也。若虚弱人冒感风寒而咳嗽有痰，或恶风，头疼干呕者，宜人参杏仁汤。凡伤寒二三日，传少阳经，脉弦，口苦发热而咳嗽者，小柴胡汤去人参、大枣、生姜加五味子、干姜主之。若发热，胸中烦满而咳者，加炒瓜蒌。若胸胁痞满，发热而咳者，加枳壳、桔梗主之。凡阴证手足冷，脉沉细而咳嗽者，四逆汤加五味。大抵伤寒咳嗽，非比杂证同也。按仲景治例，有嗽者，不分阴阳二证，俱用五味子、干姜也。盖五味收肺气而止嗽，以干姜之辛，温肺经，散逆气也。

［哑］

射干汤 治初秋暴雨冷，及天行暴寒，其热喜伏于内，咳嗽曲折不可得气息，喉哑失声，干嗽无唾，喉中如梗。

射干 紫菀 当归 独活 麻黄 甘草各一两 生姜炮 橘皮 肉桂去粗皮 枳实炙。各二两 半夏洗，二两半 杏仁去皮尖，

炒，一两半

上㕮咀。每服五钱，水一盏半，煎至八分，去滓温服。

直　视

目中不了了。

[成] 直视者，视物而睛不转动也。睛转者非也。水之精为志，火之精为神。目者，心之使也。神所寓焉。肝之外候也，精神荣焉。《针经》曰：五脏六腑之气，皆上注于目而为之精。精之窠为眼，骨之精为瞳子，筋之精为黑，血之精为络，气之精为白，肌肉之精为拘束裹撷。五藏气血调和，精气充荣，则目和而明矣。邪气壅盛，冒其正气，则神识不慧，藏精之气，不上荣于目，则目为之直视。伤寒直视，邪气已极，证多难治。狂言直视为肾绝，直视摇头为心绝，直视谵语喘满者死。下利者亦死。又剧者发则不识人，循衣摸床，惕而不安，微喘直视，脉弦者生，涩者死。皆邪盛而正气脱。经曰：衄家不可发汗，汗则额陷，脉紧急，直视不能眴。以肝受血而能视，亡血家肝气已虚，木气又弱，又发汗亡阳，则阴阳俱虚所致也。此虽逆，未为甚。又直视与目中不了了，形证相近，一可治，一不可治也。

[太阳] 衄家不可发汗，汗出则额上陷，脉急，直视不能眴，不得眠。详衄。

汗后，身犹灼热，名风温。脉阴阳俱浮，自汗身重，多眠，语言难出。若被下者，小便不利，直视失溲。详风温。

[阳明] 伤寒吐下后不解，不大便至十馀日，日晡所发潮热，不恶寒，独语如见鬼状，剧者发则不识人，循衣摸床，惕而不安，微喘直视，脉弦者生，涩者死。

直视谵语，喘满者死。下利者亦死。

伤寒六七日，目中不了了，睛不和，无表里证，大便难，身微热者，此为实也。急下之，宜大承气汤。

[吴] 若戴眼反折者，此为上视。绝汗乃出，大如贯珠不流，此膀胱绝也。其目中不了了，能视物，但见一半而不见一半，有所谵妄而胡言者是也。若内实不大便者，宜下之。内虚者，多难治也。

郁　冒

昏愦　旧以叉手冒心滥入，今去之。

[成] 郁为郁结而气不舒，冒为昏冒而神不清，俗谓之昏迷是也，皆因虚乘寒所致。经曰：诸虚乘寒者，则为厥。郁冒不仁，此寒气乘虚中上也。骆龙吉以附子汤倍人参、川芎、天麻、干姜之类主之。又曰：太阳病，先下之，不解，因复发汗，以此表里俱虚，其人因冒。冒家汗出自愈，由表和也。若不得汗不解者，以人参三白汤加川芎、天麻。如下虚脉微者，加附子以温肾经，乃固本也。经曰：滋苗者必固本，伐下者枯其上，此之谓也。《要略》曰：新产妇人有三病：一痉，二郁冒，三大便难。亡血复汗，寒多郁冒。又曰：产妇郁冒，其脉微弱，呕[①]不能食，大便坚者，盖由血虚而厥，厥而必冒。冒家欲解，必大汗出。观此则郁冒为虚寒可知矣。又少阴病，下利止而头眩，时时自冒者，死。以其虚极而脱也。

[太阳] 病，先下之而不愈，因复发汗，以此表里俱虚，其人因致冒。冒家汗出自愈。所以然者，汗出表和故也。里未和，然后复下之。成氏以郁训冒，疑未莹。按：《说文》冒字从曰从目。曰即小儿及蛮夷头衣也。此致冒者，谓若物蒙蔽其目也。是昏迷之义。今以冒为郁，不惟失六书之本旨，且失病情及仲景之意也。

---

① 呕：原脱，据《金匮要略》补。

里未和，时刻作得里和，或增未字而不去得字，则舛于文理，今以宋本正之。 诸乘寒者则为厥，郁冒不仁，口急不能言，战栗也。

太阳与少阳并病，头项强痛，或眩冒，时如结胸，心下痞硬者，当刺大椎、肺俞、肝俞。详项强。

［阳明］病人小便不利，大便乍难乍易，时有微热，喘冒不能卧，有燥屎也。宜大承气汤。

［少阴］病，但欲寐，下利止而头眩，时时自冒者，死。

［厥阴］下利清谷，脉沉迟，其人面赤，身有微热，必郁冒汗出而解。详下利。 伤寒吐下后，虚烦，脉甚微，八九日，心下痞硬，胁下痛，气上冲咽喉，眩冒，经脉动惕者，久而成痿。

［海］ 伤寒传至五六日间，渐变神昏不语，或睡中独语一二句，目赤，唇焦舌干，不饮水稀粥，与之则咽，不与则不思，六脉细数而不洪大，心下无痞，腹中不满，大小便如常，或传至十日已来，形貌如醉。医见神昏不已，多用大承气汤下之则误矣。盖不知此热传手少阴心经也。然又未知自何经而来。答曰：本太阳经伤风，风为阳邪，伤卫，阴血自燥，热结膀胱，壬病逆传于丙，丙丁兄妹，由是传心，心火自上迫熏肺，所以神昏也。盖肺为清肃之藏，内有火邪，故令神昏，宜栀子黄连黄芩汤。若脉在丙者，导赤散。脉在丁者，泻心汤。若误用凉膈散，此乃气中之血药也。如右手寸脉沉滑有力者，则可用之。或用犀角地黄汤，近于是已本方所说，若无犀角，以升麻代之，是阳明经药也。此解阳明经血中热药。若脉浮沉俱有力者，是丙丁俱有热，可以导赤散、泻心汤各半服之则宜矣。此证膀胱传丙，足传手经者，下传上也。丙传丁者，表传里也。壬传丁者，艮之离也。越经传者，又为府传藏也。《活人》云：伤寒只传足经，不传手经者，此言不尽意也。有从足经而传手经者，何以知之？经云：伤寒或止传一经，或间传三经，不可一途取之。但视其脉与外证治之，此活法也。与食则咽者，邪不在胃也，不与则不思者，以其神昏故也。邪热既不在里，误用承气下之，其死也必矣。脉在丙者，脉浮也。脉在丁者，脉沉也。脉丙丁俱有热者，浮沉俱有力也。

余云衢太史形气充壮，饮啖兼人。辛卯夏六月，患热病，肢体不甚热，而间扬掷手足，如躁扰状，昏愦不知人事，时发一二语，不可了而非谵也，脉微细如欲绝。有谓是阴证，宜温者，有谓当下者，时座师陆葵日先生与曾植斋、冯琢庵二太史，皆取决于余。余谓是阳病见阴脉，在法为不治。然素禀如此，又值酷暑外烁，酒炙内炎，宜狂热如焚，脉洪数有力，而此何为者？岂热气怫郁不得伸而然耶。且不大便七日矣。姑以大柴胡汤下之，时大黄止用二钱。又熟煎，而太医王雷庵力争以为太少，不若用大承气。余曰：如此脉证，岂宜峻下。待下柴胡不应，而后用调胃承气，调胃承气不应，而后用小承气以及大承气未晚也。已服药，大便即行，脉已出，手足温矣。余谓雷庵曰：设用大承气，能免噬脐之悔哉。继以黄连解毒汤数服而平。七月初，遂与陆先生同典试南京，不复发矣。明年余请告归里，偶得刘河间《伤寒直格》读之，中有云：蓄热内甚，脉须疾数，以其极热畜甚而脉道不利，反致脉沉细而欲绝。俗未明造化之理，反谓传为寒极阴毒者。或始得之，阳热暴甚，而便有此证候者。或两感热甚者，通宜解毒加大承气下之。下后热稍退而未愈者，黄连解毒汤调之。或微热未除者，凉膈散调之。或失下热极，以至身冷脉微，而昏冒将死，若急下之，则残阴暴绝而死，盖阳气后竭而然也。不下亦死。宜凉膈散，或黄连解毒汤，养阴退阳。积热渐以宣散，则心胸再暖，而脉渐以生。然后抚卷而叹曰：古人先得我心矣。余太史所患，正失下热极，以至身冷脉微而昏冒欲绝者也。下与不下，大下与微下，死生在呼吸，间不容发。呜呼！可不慎哉。宜表而出之，以为世鉴。

不能言

[成]　不能言及语言难出有二证：其一则太阳风温。其一则少阴咽中生疮。是皆传经之邪，热气壅闭所致。非[①]阴寒之证，气血通行，则关节开张，语言出矣。

[太阳] 发汗已，身犹灼热，名风温，脉尺寸俱浮，自汗身重，多眠，鼻鼾，语言难出。详风温。

[少阴] 病，咽中伤生疮，不能言语，声不出者，苦酒汤。

[吴]　凡喑哑不言有六：一者少阴病，咽中伤生疮，不能语言者，以鸡子苦酒汤主之。二者狐惑，伤寒上唇有疮，咽干声嗄者，治见本条。三者痉证，口噤不能言者，亦见本条。四者热病喑哑不言，三四日不得汗出者，死。五者热甚火伤肺金，不能言者，宜清肺降火则愈。六者风热壅盛，咳嗽声嗄者，以消风降痰火治。又有失于发散风邪，伏于肺中者，当发散之。

鼻鼾鼻鸣

[成]　风温则鼻鼾，太阳中风则鼻鸣，由风气壅塞卫气不利所致。阳明、少阳、三阴虽亦有中风，然邪不在表，故鼻不鸣而不鼾也。

[太阳] 中风，阳浮阴弱，阳浮热自发，阴弱汗自出，啬啬恶寒，淅淅恶风，翕翕发热，鼻鸣干呕者，桂枝汤。　汗已身犹灼热，脉浮自汗，身重多眠，鼻鼾，语言难出，不可下，不可火。

① 非：原脱，据《伤寒明理论》补。

帙之六

小便不利

小便难。

[成]　小便不利有数种：被下而小便不利者，津液耗于内也。因汗而小便不利者，津液亡于外也。发黄与痞及夫热病小便不利者，热郁所致。风湿相搏，与夫阳明风中其小便不利，寒邪所乘。其小便难者，亦多由汗下而然。宜详辨之。

[太阳] 伤寒表不解，心下有水气，干呕，发热而咳。或渴，或利，或噎，或小便不利，少腹满，或喘者，小青龙汤去麻黄加茯苓。方见咳。　太阳病，大发汗后，胃干，烦躁不得眠，欲饮水，小便不利，脉浮者，五苓散。不浮者，猪苓汤。

本以下之，心下痞，与泻心汤。痞不解，渴而口燥烦，小便不利者，五苓散。

服桂枝汤，或汗或下之，仍头项强痛，翕翕发热，无汗，心满微痛，小便不利者，桂枝去桂加茯苓白术汤。　太阳病，饮水多，必心下悸，小便少者，茯苓甘草汤。方见厥。　若兼身黄而小腹硬，脉沉结者，茵陈汤。方见黄。　若表未解，反下之，不结胸，但头汗出，小便不利者，必发黄，亦茵陈汤。栀子柏皮汤。

[阳明] 病，面合赤色，不可攻之。必发热色黄，小便不利也。　阳明病，小便不利，若中寒，不能食，手足濈然汗出，大便初硬后溏者，此欲作固瘕。　若能食，大便自调，其人骨节疼，翕翕如有热状，奄然发狂，濈然汗出而解者，此水不胜谷气，与汗共并，脉紧则愈。　或无汗，心中懊浓，或被火，额上微汗出，或头汗出，身无汗，剂颈而还，渴引水浆，皆欲发黄之候。　若脉浮发热，渴欲饮水，小便不利者，猪苓汤主之。此浮字误也。《活人》云：脉浮者五苓散，脉沉者猪苓汤，则知此证若脉字下，脱一不字也。按：太阳篇内五苓散，乃猪苓、泽泻、茯苓三味中，加桂、白术也，阳明篇内猪苓汤，乃猪苓、泽泻、茯苓三味中加阿胶、滑石也。桂与白术，味甘辛为阳，主外。阿胶，滑石，味甘寒为阴，主内。南阳之言，亦可谓不失仲景之旨矣。第南阳欲区别二药分晓，不觉笔下以沉对浮，遂使后人致疑。三阳证中不当言脉沉，更不复致疑经文之有阙也。更详太阳证固当脉浮，而阳明为表之里，故其脉不曰浮，而曰长，盖长者不浮不沉之中脉也。成氏直以脉浮释之，而朱氏却以脉沉言之，胥失之矣。若曰：脉浮者五苓散，不浮者猪苓汤，则得仲景之意矣。又详少阴病，下利六七日，咳而呕渴，心烦不得眠者，猪苓汤一条，虽不言脉沉，然少阴之脉必沉也。岂《活人》以少阴对太阳一证而言与。以此推之，成氏随文误释明矣。　病人小便不利，大便乍难乍易，时有微热，喘冒不能卧者，有燥屎也。宜大承气汤。

得病二三日，脉弱，无太阳柴胡证，烦躁，心下硬，至四五日，虽能食，以小承气汤少少与微和之。若不大便六七日，小便少者，虽不能食，但初头硬，后必溏，须小便利，屎定硬，乃可用大承气攻之。

［少阳］伤寒五六日，中风，往来寒热，胸胁痛，不欲食，心烦喜呕，或心下悸，小便不利者，小柴胡汤。　伤寒五六日，已汗复下，胸胁满微结，小便不利，渴而不呕，但头汗，心烦，往来寒热，为未解，柴胡桂姜汤。　伤寒八九日，下之，胸满烦惊，小便不利，谵语，身重不可转侧，柴胡加龙骨牡蛎汤。

［少阴］小便不利，而大便自利，腹痛，为少阴病。　兼四肢沉重，有水气者，真武汤。　兼便脓血者，桃花汤。兼四逆者，四逆散加茯苓。

［厥阴］伤寒，哕而腹满，视其前后，知何部不利，利之则愈。前部为小便，小便不利，脉浮者，五苓散；不浮者，猪苓汤。　小便不利，关节疼痛，若痛不得屈伸，汗出恶风，身肿者，属风湿。宜甘草附子汤。方见身痛。　若脉沉缓，大便反快者，属湿痹。《活人》用五苓散。方见渴。

附

［活］　阴证，小便不利，手足厥冷，脉微细者，不宜服利小便冷滑药。但服返阴丹，并取脐下石门穴灸之。方论见阴毒。

［集］　伤寒，小便不通，取阴谷、阴陵泉。

［吴］　凡伤寒小便不通，刺任脉二穴，在脐下一寸，用长针入八分，又次支沟二穴，在手腕后三寸，两骨之间陷中，针入二分。凡伤寒小便不利，当分六经治之。太阴、少阴详见本条。太阴腹满自利，小便不利，无热脉沉者，理中汤合五苓散，更加厚朴、木香，分利其小便，而大便自止。厥阴寒闭，厥冷脉伏，囊缩入腹，小便不利，宜四逆汤、通草、茯苓，或灸气海、石门穴，或以葱熨法治之。若阴虚火动，小便赤涩不利者，加木通、生地、知母、黄柏。心内热盛，大便不通，小便赤涩不利者，八正散治之。凡不渴，小便不利者，热在血分也，宜知母、黄柏、生地之类。夫膀胱为津液之府，气化而能出也。若汗多者，津液外泄，小便因少，不可利之，恐重亡津液。待汗止小便自行。又小便自利，不可妄利之，恐引热入膀胱，则变畜血，又为害也。

［小便难］

汗后小便难，若太阳发汗，遂漏不止者，则恶风，小便难，四肢难屈伸，宜桂枝附子汤。方论见自汗。　若太阳证中风，以火劫发汗，则邪风被火热，血气流溢，身黄，阳盛阴虚，欲衄，小便难也。方论见头汗。若少阴以火劫汗者，则咳而下利，谵语，小便难也。论见胁痛。

下后小便难有二：若脉迟浮弱，恶风寒，下之者，则胁满身黄，项强小便难也。见胁痛。若阳明胃实，发热恶寒，脉浮紧，下之者，则腹满小便难也。论见胃实。

胁痛身黄，小便难。若阳明胃实未下者，宜小柴胡汤。若下后，不食项强者，忌柴胡。论见胁痛。

［赵］　伤寒小便难，仲景论有发汗漏不止，桂枝加附子汤者。有阳明中风，或脉弦浮大，而潮热哕者。或脉浮而紧，误下而成腹满者。又有阳明脉浮迟，饱则微烦，头眩者。《活人》问中当以传经邪热，与漏风亡阳分作两条。其桂枝加附子汤证，乃亡阳经虚所致，岂得均谓之阴虚阳凑为有热耶。要当以小柴胡证，及误下证、谷疸证，次于阳凑传邪之下。却别出一条云：外有汗多亡阳，津液不足，亦有小便难者，还以桂枝加附子汤证属之。

小便自利

小便数。

[成] 小便自利，有在表者，有在里者，有热而利者，有寒而利者，六经俱有之证，难以概治，宜考经条分之可也。小便数者三阳，有在表者，有在里者。三阴并无小便数之证，宜详察之。

[太阳] 病六七日，表证仍在，脉微而沉，反不结胸，其人发狂，以热在下焦，小腹当硬满，小便自利者，下血乃愈。抵当汤。 太阳病，身黄脉沉结，小腹硬，小便自利，其人如狂，血证也硬，抵当汤。 伤寒有热，少腹满，应小便不利，今反利者，为有血也。当下之，不可馀药，宜抵当丸。 伤寒十三日不解，过经，谵语，小便利而大便亦下利，脉反和，调胃承气证。详谵语。 太阳中风，火劫汗后，发黄，欲衄，小便难，头汗出，腹满微喘，口干咽烂，或不大便，久则谵语，甚者至哕，捻衣摸床。小便利者，可治。详谵语。 太阳病，小便利者，以饮水多，必心下悸。小便少者，必苦里急。小便不利，甘草茯苓汤。 伤寒八九日，风湿相搏，身体疼烦，不能转侧，不呕不渴，脉浮虚而涩者，桂枝附子汤。若其人小便自利，去桂枝加白术汤。 伤寒，发热恶寒，大渴欲饮水，其腹必满，自汗，小便利为欲解。此肝乘肺，名曰横，刺期门。

[阳明] 病，反无汗而小便利，二三日，呕而咳，手足厥者，必苦头痛。详头痛。 得病二三日，脉弱，无太阳柴胡证，烦躁，心下硬，以小承气微和之。不大便六七日，小便少者，虽不能食，但初硬后溏，未可攻。小便利，大承气汤。 伤寒，脉浮而缓，手足自温，系在太阴，当发身黄。若小便自利，不能发黄。至七八日，大便硬，为阳明病也。大承气汤。 阳明病，自汗，更发汗，小便自利，为津液内竭，屎虽硬，不可攻之，宜蜜煎导而通之。猪胆汁，或土瓜根，皆可为导。

[太阴] 伤寒，脉浮而缓，手足自温，系在太阴，当发黄。小便自利，不发黄。至七八日，虽暴烦下利，日十馀行，必自止。

按：以上数条，皆以小便自利为病，盖以验病之下与不当下也。若小便不利，而少腹硬者，尿[①]也，当渗泄之。若小便自利，而少腹硬者，非血则粪也，当通利之。且病之发黄与不发黄，及病之死与不死，皆可于此而验之焉。

[少阴] 病，二三日至四五日，腹满，小便不利，四肢沉重疼痛，自下利者，为有水气，或小便利，真武汤。详下利。 既吐且利，小便复利而大汗，下利清谷，内寒外热，脉微欲绝者，四逆汤。

[厥阴] 伤寒，热少厥微，指头寒，默默不欲食，烦躁，数日小便利，色白者，此热除也。欲得食，为病愈。

[小便数]

伤寒，脉浮自汗，小便数，心烦，微恶寒，脚挛急者，慎不可行桂枝汤。甘草干姜汤、芍药甘草汤。

[赵] 太阳病，自汗，四肢拘急，难以屈伸，心烦微恶寒，脚挛急。若小便数者，慎不可行桂枝也，宜与甘草干姜汤、芍药甘草汤。此虚寒所致，与上文客热等证全不相合。又多四肢拘急，难以屈伸八字，即系前篇小便难之证，今却添入于此问小便数之下，何耶？又云：伤寒脉浮，便数，若胃中不和，谵语者，少与调胃承气汤。盖仲景论中，此论专主胃气不和谵语，未尝兼治脉浮自汗，小便数之

---

① 尿：原作“屎”，据石经堂本改。

证。何不曰：若服甘草干姜汤后，胃气不和谵语者，少与调胃承气汤，不亦宜乎。

趺阳脉浮而涩，浮则胃气强，涩则小便数，浮涩相搏，大便则难，其脾为约，麻仁丸。 太阳病，汗吐下后，微烦小便数，大便因硬，与小承气汤和之则愈。太阳病，寸缓关浮尺弱，其人发热汗出，恶寒不呕，但心下痞者，下之早也。如其不下，病人不恶寒而渴者，此转属阳明，小便数者，大便必硬。

［吴］ 凡小便数者，频欲去而不多也。太阳阳明治各有条。凡肾虚有热，小便频数者，清心莲子饮，或人参三白汤加知母、黄柏、麦门冬[1]、石莲肉之类，或服滋补丸亦佳，或补中益气加知母、黄柏、生地黄、麦门冬主之。

遗 溺

三阳合病，腹满，身重难转侧，口中不仁，面垢，谵语，遗尿自汗者，不可汗，不可下，宜少与白虎汤。详身重。

风温病，脉浮自汗出，体重多眠，若下之则小便不利，直视失溲。详风温。

杨氏士瀛曰：膀胱潴水，下焦不摄，则亦遗溺。经云：邪中下焦阴气为栗，足膝逆冷，便溺妄出，合用四逆汤。下焦蓄血，小腹结急，小便自利不禁，轻者桃仁承气汤，重者抵当汤。

寸口脉微而涩，微者卫气不行，涩者荣气不逮，荣卫不能相将，三焦无所仰，身体痹不仁，荣气不足则烦疼，口难言，卫气虚则恶寒数欠。三焦不归其部，上焦不归者，噫而吞酢；中焦不归者，不能消谷引食；下焦不归者，则遗溲。

咳而小便利，若失小便者，不可发汗，汗出则四肢厥冷。 太阳病，火熨其背，大汗出谵语，十馀日，振栗下利，欲小便不得，反呕而失溲者，此为欲解也。详谵语。 遗溲狂言，目反直视者，此为肾绝。

［吴］ 凡遗尿者，小便自出而不知也。其热盛神昏遗尿者，为可治。若阴证下寒，逆冷遗尿，脉沉微者，多难治，宜附子汤加干姜、益智子以温其下也。若厥阴囊缩，逆冷脉微，遗尿者，四逆加吴茱萸汤温之。阳不回者死。凡伤寒汗下后，热不解，阴虚火动而遗尿者，以人参三白汤加知母、黄柏，或补中益气汤加知母、黄柏、麦门冬、生地黄、五味子之类主之。若狂言直视，谵语遗尿者，此为肾绝。《内经》言膀胱不利为癃，不约则遗溺。又曰：水泉不止者，膀胱不藏也。盖肾与膀胱为表里，肾虚则膀胱之气不约，故遗尿也。要在滋补膀胱之气也。东垣谓溲便遗失，为肺金虚。又当补肺气也。大抵肺虚、肾虚、热甚者，皆可治，惟肾绝遗尿则不可治，此下焦气绝，不归其部故也。

噫 气

《说文》云：噫，饱食息也。于介切。俗作嗳。伤寒有二证，皆由误汗吐下，胃气弱而不和，虚气上逆，心下痞硬。故下利者，生姜泻心汤。不下利者，旋覆代赭石汤。

伤寒汗出，解之后。胃中不和，心下痞硬，干噫食臭，胁下有水气，腹中雷鸣下利者，生姜泻心汤主之。

伤寒发汗，若吐若下解后，心下痞硬，噫气不除者，旋覆代赭石汤主之。

附

［云］ 伤寒噫气者，何气使然？答曰：胸中气不交故也。少阴经至胸中，交于厥阴，水火相传而有声，故噫气也。宜

---

① 冬：原脱，据文义补。

如圣加枳实汤。

如圣加枳实汤方

甘草 桔梗各五钱 枳实炒，三钱

上锉细。每服五钱，入五味子半钱，水煎服。

伤寒，汗下后，喘而噫气者，宜如圣加人参藿香杏仁汤。

如圣加人参藿香杏仁汤方

甘草 桔梗 人参 藿香 杏仁各等分

上锉细。每服五钱，水煎服。

哕 即吃逆

哕，即俗所谓吃逆，杂病辨之甚详。按：《说文》哕，气牾也。于月切，又乙劣切。乙劣之讹，遂为吃逆，亦犹俗呼团为突栾，角为葛洛，其故明矣。名世如东垣，亦谓哕是干呕之重者。不知有声无物，皆为干呕，岂以轻重分为二病哉。至所云：咳逆者，即今之喘嗽是也。乃与吃逆混而为一，或以为哕，皆不考之过，而得失利害系焉，不可以不辨。

[胃寒]

伤寒，大吐大下之极虚，复极汗出者，以其人外气怫郁，复与之水，以发其汗，因得哕。所以然者，胃中寒冷故也。〔成〕大吐大下，胃气极虚。复极发汗，又亡阳气。外邪怫郁于表则身热。医与之水，以发其汗，胃虚得水，虚寒相搏则哕也。吴茱萸汤、理中汤。《活人》用橘皮干姜汤、羌活附子散、半夏生姜汤、退阴散。

《活人》云：若服药不瘥者，灸之必愈。其法妇人屈乳头，向下尽处骨间，灸三壮。丈夫及乳小者，以一指为率，男左女右，艾炷如小豆许，与乳相直间，陷中动脉是。

[胃热]

阳明中风，脉弦浮大，短气腹满，胁下及心痛，鼻干不得汗，嗜卧，一身及面目悉黄，小便难，有潮热，时时哕。脉续浮者，与小柴胡汤。若不尿，腹满加哕者，不治。详胃实。 伤寒哕而腹满，视其前后，知何部不利，利之则愈。仲景无方。《活人》云：前部宜猪苓汤，后部宜调胃承气汤。

胃中虚冷，不能食者，饮水则哕。与小承气，汤入腹中，不转失气者，不可攻之，攻之必胀满不食，与水则哕。详潮热。

本渴而饮水呕者，柴胡不中与也。食谷者哕。详胁痛。 阳明病，胃实不能食者，攻其热必哕。 湿家头汗出，背强恶寒，欲覆被向火者。下之早则哕。详体痛。

太阳病，以火劫发汗，血气流溢，身黄欲衄，头汗腹满，谵语，甚者至哕。捻衣摸床。小便利者，可治。详见头汗。

附

橘皮干姜汤

橘皮 通草 干姜炮 桂心 甘草炙。各二两 人参一两

上锉如麻豆大。每服四钱，水一盏，煎至六分，去滓。温服，日三。

羌活附子散 治吃逆。

羌活 附子炮 茴香微炒。各半两 木香 干姜炮。各如枣许大。

上为细末。每服二钱，水一盏，盐一捻，同煎一二十沸，带热服，一服止。

半夏生姜汤 治哕欲死。

生姜二两，切 半夏洗，一两二钱半

上以水二盏，煎至八分，去滓。分二服。温服。

[失下]

海藏云：伤寒咳逆脉散死，仲景之言不虚伪。大抵原因失下生，咳逆喉中阴不

内。便软惟宜用泻心，便硬尤宜大承气。二药神工作者谁，东垣洁古为良剂。

[洁]　咳逆者，火热奔急上行，而肺阴不内，何其当哉。故便秘者，宜大承气下之。便软者，泻心汤主之。

[海]　少阴咳逆者，此失下也。阴消将尽，阳逆上行，使阴不内也。然阴既尽，阳亦将尽也。吸入肾与肝，阳逆上行，阴入不内，故为阳极。脉微将尽者，不宜下，宜服泻心汤，养阴退阳而已。如不用泻心汤，凉膈散去硝黄、清肺散亦可。若脉左浮右沉实，非表也。里极则反出于表也。何以然？咳逆舌强，右脉实者，知少阴里也。饮水过多，心下痞而濁逆者，五苓散主之。别无恶候是也。恶候生，或兼以舌挛，语言不正，而反昏冒与咽痛者，少阴也，速下之，宜大承气汤也。何以脉浮为表？浮之实大，沉之损小，是为表也。浮之实大，沉之亦然，即非表也，邪入已深矣。内热当沉反浮，阳极复之表也。

[阴证]者，内已伏阴，阴气太甚，肾水擅权，肝气不生，胃火已病，丁火又消，所以游行相火，寒邪迫而萃集于胸中，亦欲尽也，故令人发热，大渴引饮，欲去盖覆，病人独觉热，他人按执之，身体肌肉骨髓血脉俱寒，此火即无根之火也。故用丁香、干姜之类热药温胃，其火自下。

匀气散

用川乌大者三枚，炮裂，去皮脐

为细末，每服三钱，用黑豆二十一粒，砂糖同泡汤调，乘热细细饮之。

治**阴毒吃逆方**《本事》

川乌头　干姜　附子已上俱炮　肉桂　芍药　半夏　炙甘草　吴茱萸　陈皮　大黄各等分

上为细末。每服一钱，水一盏，生姜三五片，煎至七分，去渣温服。

肉豆蔻汤　治伤寒汗后，吃逆噫气。

肉豆蔻一个　石莲肉炒　茯香各一两　人参　丁香各半两　枇杷叶五片，拭去毛，炙

上锉细。用水四盏，生姜十片，煎二盏，去滓。空心温服，分二服。

良姜汤

橘皮　良姜　桂枝　当归各一两　杏仁二十个　麻黄　甘草各半两　槟榔三个，另为末

上㕮咀，用水四盏，姜十片，枣三枚，同煎至二盏，去渣。下槟榔末，再煎三沸。通口服一盏，未已再服。庞老云：伤寒吃逆不止，是阴阳气升降，欲作汗，升之不下，故胃气上逆，为吃逆无休止，宜服此方。

扁鹊《中藏经》治伤寒咳逆，**丁香散**

丁香　柿蒂各一分　甘草　良姜各半钱

沸汤点作一服，乘热猛吃，极效。

上以上五方，阴证所宜。

三因橘皮竹茹汤见杂病吃逆门。

上方阳证所宜。

治伤寒**吃逆救急方**

香附子　橘核炒。各半两

上细锉，用酒半盏，先将药置银石器内炒，渐渐滴酒，炒药焦黄色，研细末。每二钱，水一小盏，煎至八分。细细旋呷服。一方：单用香附子末。

又方

大蒜头二个，煨烂，研爆，入白姜末，丸得为度。研和如梧桐子大。捣韭菜自然汁，吞下二十丸，病退再服一十五丸。

[吴]　吃逆者，气上逆而为吃忒也。医方或以为咳逆者，非也。经曰：咳逆上气，脉散者死。谓其形损故也。成无己注引《千金方》云：咳逆上气，乃咳嗽也。言心火以刑肺金，其气喷逆而为嗽喘也。

若肺绝则脉散，皮毛焦折而死，故曰形损也。与吃逆何相干哉。吃逆有因胃热失下而作者，且其气皆从胃至胸嗌之间，而为吃忒矣。易老治法，失下胃热内实，大便硬者，以承气汤下之，便软者以泻心汤主之。胃虚有热者，橘皮竹茹汤。有痰饮者，半夏生姜汤，或茯苓半夏汤。若胃冷者，橘皮干姜汤、加味理中汤。《要略》言其气自脐下直冲于胸嗌间。吃逆者，此阴证也，其病不在胃也。且病下虚，内以伏阴，或误用寒凉，遂致冷极于下，迫其相火上冲，率集于胸中，以为吃忒，亦欲尽也。病人烦躁，自觉甚热，他人以手按其肌肤则冷，此为无根失守之火，散乱为热，非实热也，乃水极似火。若不识此，误用凉药，下咽则败矣。凡治须用活人羌活附子散或加味附子汤，急温其下。真阳一回，火降吃逆自止也。如冷极吃逆不止者，或兼以硫黄乳香散嗅法，或灸期门、中脘、关元、气海，但要取手足温暖，脉生阳回，阴退则生矣。

疟　状

［杨］　疟状，作止有时，非若寒热往来，或疏或数，而作止无定时也。凡感冒之人，忽觉毛寒股栗，筋节拘挛，百骸鼓撼，呕不欲食，其寒不可御，未几复转而发热者，此即温疟，不必谓疟。脉自弦，或洪数，或紧实，或虚缓，或刮涩，皆为疟状，但以外证别之。用药固有本条小柴胡汤，如前斟酌加减，亦是活法。虽然，血虚能生寒热，败血亦作寒热，阴阳相胜，一证虽各有一方，皆当以川芎为佐。

太阳病，得之八九日，如疟状，发热恶寒，热多寒少，其人不呕，清便欲自可，一日二三度发，脉微缓者，为欲愈也。脉微而恶寒者，此阴阳俱虚，不可更发汗更下更吐也。面反有热色者，未欲解也。以其不能得小汗出，身必痒，宜桂枝麻黄各半汤。　服桂枝汤，大汗出，脉洪大者，与桂枝汤如前法。若形如疟，日再发者，汗出必解，宜桂枝二麻黄一汤。［成］经曰：如服一剂，病证犹在者，故当复作本汤服之。桂枝汤汗出后，脉洪大者，病犹在也。若形如疟，日再发，邪气客于荣卫之间也，与桂枝二麻黄一汤，以解散荣卫之邪。

桂枝二麻黄一汤方

桂枝三钱，去粗皮　芍药三钱　麻黄去节，一钱六分　生姜切，三钱　甘草二钱六分，炙　杏仁去皮尖，四枚　大枣二枚，擘

上七味，以水二盅，先煮麻黄一二沸，去上沫，内诸药，煮取一盅，去滓，分二服。

病人烦热，汗出则解。又如疟状，日晡所发热者，属阳明也。脉实者，宜下之。脉浮虚者，宜发汗。下之与大承气汤。发汗宜桂枝汤。虽得阳明证，未可便为里实。审看脉候，以别内外，其脉实者，热已入府为实，可与大承气汤下之。其脉浮虚者，是热未入府，犹在于表也，可与桂枝汤发汗则愈。

妇人中风，七八日，续得寒热，发作有时，经水适断者，此为热入血室。其血必结，故为疟状，发作有时，小柴胡汤主之。详妇人伤寒。

舌　苔

［舌上白苔］

阳明病，胁下硬满，不大便而呕者，小柴胡汤。详胃实。　阳明病，脉浮紧，咽燥口苦，腹满而喘，发热汗出，不恶寒，反恶热，身重。若下之，则胃中空虚，客气动膈，短气躁烦，心中懊侬者，栀子豉汤。方见烦。　湿家，但头汗出，

背强，欲得被覆向火。若下之早则哕，胸满，小便不利者，丹田有热，胸中有寒也。

［诊］　脉阴阳俱紧者，口中气出，唇口干燥，蜷卧足冷，鼻中涕出，舌上苔滑，勿妄治也。到七日已来，其人微发热，手足温者，此为欲解。或到八日已上，反大热者，此为难治。设使恶寒者，必欲呕也。腹内痛者，必欲利也。海藏云：恶寒必欲呕者，小柴胡汤。腹中痛者，理中汤。　藏结，如结胸状，饮食如故，时时下利，寸脉浮，关脉小细沉紧，舌上白苔滑者，难治也。若无阳证，不往来寒热，其人反静者，不可攻也。论见藏结。

［成］　舌者心之官，法应南方火，本红而泽。伤寒三四日已后，舌上有膜，白滑如苔，甚者或燥、涩、黄、黑，是数者，热气浅深之故也。邪气在表者，舌上即无苔。及邪气传里，津液结搏，则舌上生苔矣。寒邪初传，未全成热，或在半表，或在半里，或邪气客于胸中者，皆舌上白苔而滑也。经曰：舌上如苔者，以丹田有热，胸上有寒，邪初传入里也。阳明病，胁下硬满，不大便而呕，舌上白苔者，可与小柴胡汤，是邪在半表半里也。太阳病，若下之，则胃中空虚，客气动膈，心中懊憹，舌上苔者，栀子豉汤主之，是邪客于胸中也。若病在藏，宜若可下，如舌上滑苔者，则不可攻，是邪未全成热，犹带表寒故也。及其邪传为热，则其舌上之苔，不滑而涩也。经曰：伤寒七八日不解，热结在里，表里俱热，时时恶风，大渴，舌上干燥而烦，欲饮水数升者，白虎加人参汤主之。是热耗津液，而滑者已干也。若热聚于胃，则为之舌黄，是热已深矣。《金匮要略》曰：舌黄未下者，下之黄自去。若舌上黑色者，又为热之极也。《针经》曰：热病口干，舌黑者死。以心为君主之官，开窍于舌，黑为肾色，见于心部，心[①]，者火也，肾者水也，水之邪热已极，鬼贼相刑，故知必死也。

［垣］　下后病嗽，加五味子、麦门冬，如舌上有滑苔者，是胸中有寒，勿用之。胸有微寒，加辛热之剂立效。舌燥涩如杨梅刺者，用生姜切厚片，蘸蜜于舌上揩之，其刺立消，神效。

［无］　**薄荷蜜**　治舌上白苔干涩，语话不真。先以生姜厚片，蘸蜜水揩洗，次用薄荷自然汁，与白蜜等分，调匀傅之良。

［陶］　伤寒舌上生苔，不拘滑白黄黑，用井华水浸青布片洗净后，且生姜切作片子，时时浸水刮擦之，其苔自退。凡见黑苔如芒刺者，必死。此热毒入深，十有九死。盖肾水克心火也。又舌吐不收者，用冰片少许，掺舌上即收。

附：杜清碧验证舌法

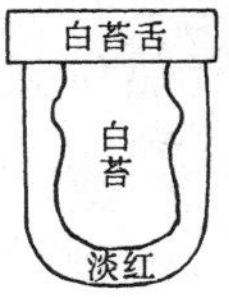

舌见白苔滑者，邪初入里也。丹田有热，胸中有寒，乃少阳半表半里之证也。宜小柴胡汤、栀子豉汤治之。

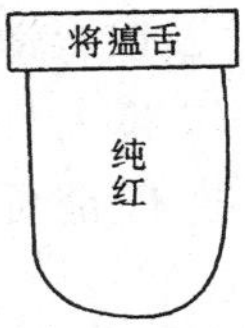

舌见红色，热蓄于内也。不问何经，宜用透顶清神散治之。

透顶清神散方

猪牙皂角　细辛　白芷　当归各等分

为细末，和匀。令病人先噙水一口，以药少许，吹入鼻内，吐去水，取嚏为

① 心：原作“心部”，据《伤寒明理论》改。

度。未嚏，仍用药吹入。凡瘟疫之家，不拘已未患者，皆宜用之。

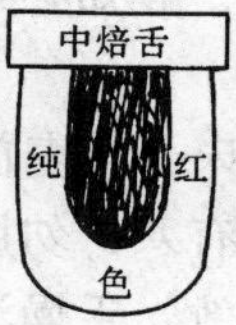

舌见红色，内有黑形如小舌者，乃邪热结于里也，君火炽盛，反兼水化，宜凉膈散、大柴胡汤下之。

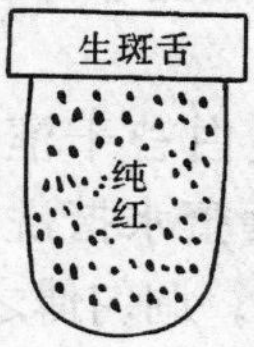

舌见红色，而有小黑星者，热毒乘虚入胃，蓄热则发斑矣。宜用玄参升麻葛根汤、即玄参升麻汤加葛根。化斑汤解之。

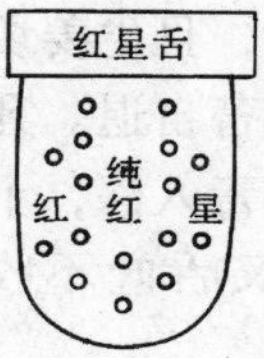

舌见淡红，中有大红星者，乃少阴君火，热之盛也。所不胜者，假火势以侮脾土，将欲发黄之候也。宜用茵陈五苓散治之。

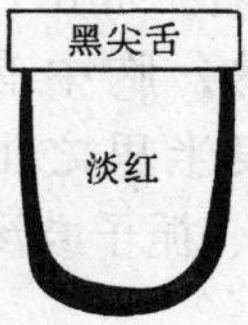

舌见红色，尖见青黑色者，水虚火实，肾热所致，宜用竹叶石膏汤治之。

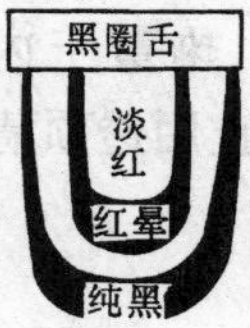

舌见淡红色，而中有一红晕，沿皆纯黑，及馀毒遗于心胞络之间，与邪火郁结，二火亢极，故有是证也。以承气汤下之。

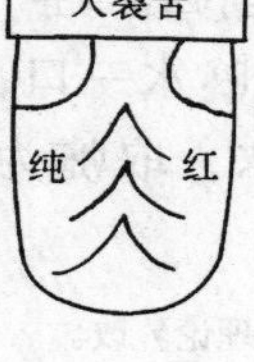

舌见红色，更有裂纹如人字形者，乃君火燔灼，热毒炎上，故发裂也。宜用凉膈散。

亦有此形。

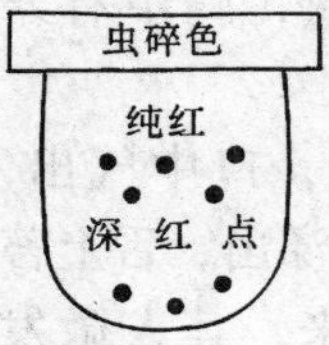

舌见红色，更有红点如虫蚀之状者，乃热毒炽甚，火在上，水在下，不能相济故也。宜用小承气汤下之。

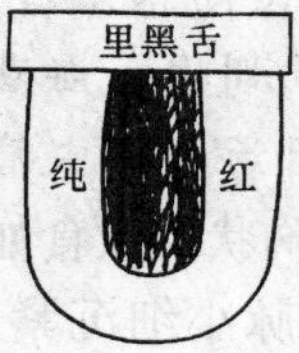

舌见红色，内有干硬黑色，形如小长舌而有刺者，此热毒炽甚，坚结大肠，金受火制，不能平木故也。急用调胃承气汤下之。

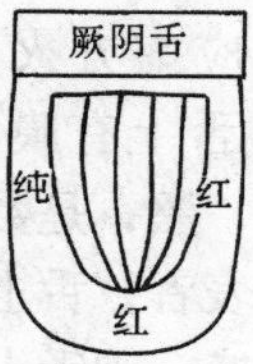

舌见红色，内有黑纹者，乃阴毒厥于肝经，肝主筋，故舌见如丝形也。用理中合四逆汤温之。

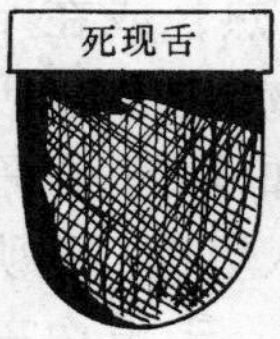

舌见黑色，水克火明矣。患此者，百无一治，治者审之。

［薛］　余在留都时，地官主事郑汝东妹婿患伤寒，得此舌。院内医士曾禧谓：当用附子理中汤，人咸惊骇遂止，亦莫能疗，困甚治棺。曾与之邻，往视之，谓用前药犹有生理。其家既待以死拚从之，数剂而愈。大抵舌黑之证，有火极似水者，即杜学士所谓薪为黑炭之意也，宜凉膈散之类，以泻其阳。有水来克火者，即曾医士所疗之人是也。宜理中汤以消阴翳。又须以老生姜切平擦其舌，色稍退者可治，坚不退者不可治。　弘治辛酉，金台姜梦辉患伤寒，亦得此舌，手足厥逆，

吃逆不止，众医犹作火治，几致危殆。院判吴仁斋用附子理中汤而愈。夫医之为道，有是病必用是药。附子疗寒，其效可数，奈何世皆以为必不可用之药，宁视人之死而不救，不亦哀哉！至于火极似水之证，用药得宜，效应不异，不可便谓百无一治而弃之也。

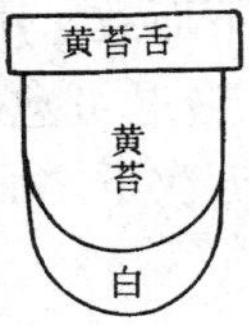

舌见尖白根黄，其表证未罢，须宜解表，然后乃可攻之。如大便秘者，用凉膈散加硝黄泡服。小便涩者，用五苓散加木通，合益元散加姜汁少许，以白滚汤调服。

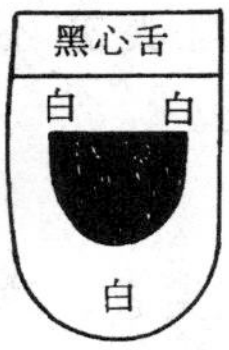

舌见弦白心黑，而脉沉微者难治；脉浮滑者可汗；沉实者可下。始病即发此色，乃危殆之甚也，速进调胃承气汤下之。

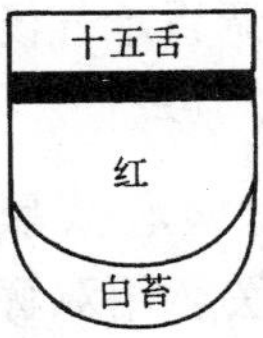

舌尖白苔二分，根黑一分，必有身痛恶寒。如饮水不至甚者五苓散，自汗渴者白虎汤，下利者解毒汤，此亦危证也。

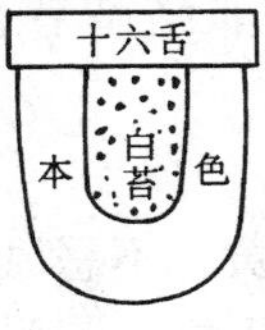

舌见白苔，中有黑小点乱生者，尚有表证，其病来之虽恶，宜凉膈散微表之。表退即当下之，下用调胃承气汤。

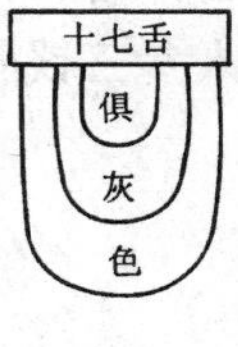

舌见如灰色，中间更有黑晕两条，此热乘肾与命门也，宜急下之，服解毒汤下三五次，迟则难治。如初服，量加大黄酒浸泡。

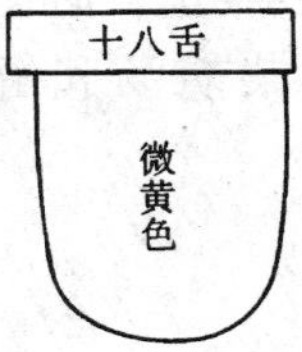

舌见微黄色者，初病即得之，发谵语者，由失汗表邪入里也。必用汗下兼行，以双解散加解毒汤两停主之。

双解散加解毒汤方

防风　川芎　当归　芍药　大黄　麻黄　连翘　芒硝　荆芥　白术　栀子各半两　石膏　黄芩　桔梗各一两　甘草二两　滑石三两

上每服一两，水一盅半，生姜三片，煎八分，服不拘时。一云：有桂枝二两。

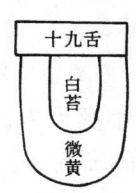

舌中见白苔，外则微黄者，必作泄，宜服解毒汤；恶寒者五苓散。

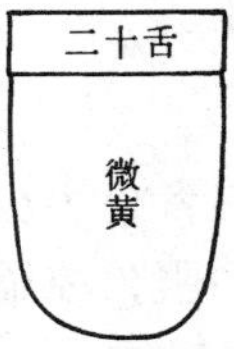

舌见微黄色者，表证未罢，宜用小柴胡汤合天水散主之。可下者大柴胡汤下之。表里双除，临证审用之。

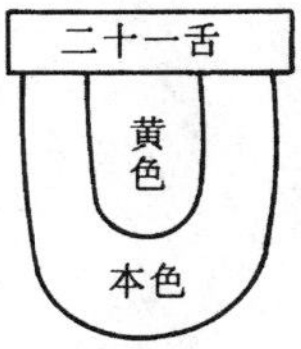

舌见黄色者，必初白苔而变黄色也，皆表而传里，热已入胃，宜急下之。若下迟，必变黑色，为恶证，为亢害，鬼贼邪气深也，不治。宜用调胃承气汤下之。

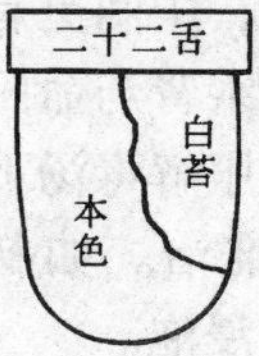

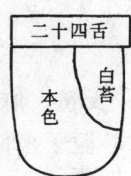

舌左白苔而自汗者，不可下，宜白虎加人参三钱服之。

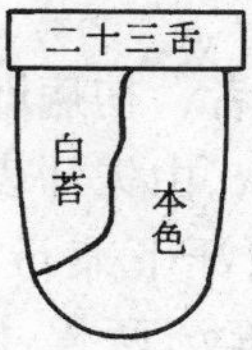

舌右白苔滑者，病在肌肉，为邪在半表半里，必往来寒热，宜小柴胡汤和解之。

舌左见白苔滑，此脏结之证，邪并入脏难治。

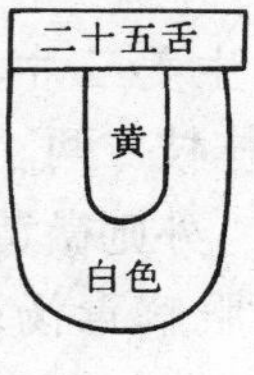

舌见四围白而中黄者，必作烦渴呕吐之证。兼有表者五苓散，益元散兼服，须待黄尽，方可下也。

舌见黄而有小黑点者，邪遍六腑，将入五脏也。急服调胃承气汤下之，次进和解散，十救四五也。

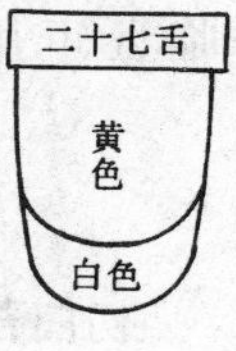

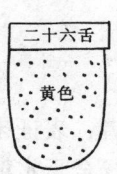

舌见黄而尖白者，表少里多，宜天水散一服，凉膈散二服合进之。脉弦者，宜防风通圣散。

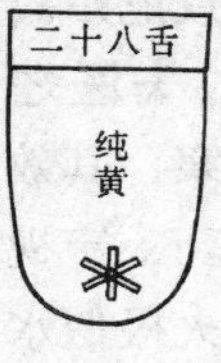

舌见黄而涩，有隔瓣者，热已入胃，邪毒深矣。心火烦渴，急以大承气汤下之。若身发黄者，用茵陈汤，下血用抵当汤，水在胁内十枣汤，结胸甚者大陷胸汤，痞用大黄泻心汤。

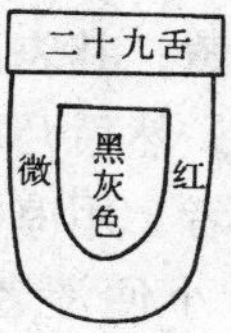

舌见四边微红，中央灰黑色者，此由失下而致。用大承气汤下之，热退可愈，必三四下方退。五次下之而不退者，不治。

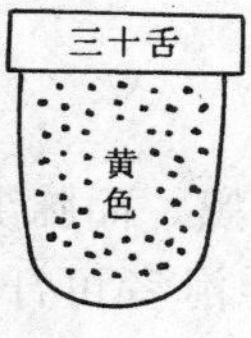

舌见黄而黑点乱生者，其证必渴谵语，脉实者生，脉涩者死。循衣摸床者，不治。若下之，见黑粪亦不治。下宜大承气汤。

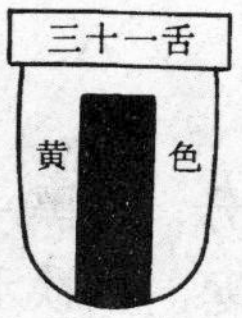

舌见黄中黑至尖者，热气已深，两感见之，十当九死。恶寒甚者亦死。不恶寒而下利者可治。调胃承气汤主之。

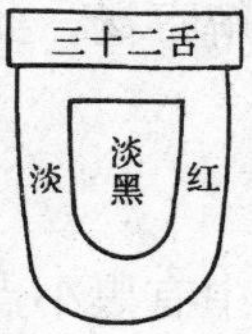

舌见外淡红，心淡黑者，如恶风表未罢，用双解散加解毒汤相半微汗之，汗罢急下之。如结胸烦躁，目直视者，不治；非结胸者，可治。

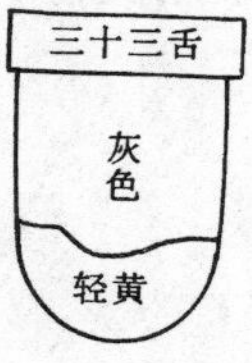

舌见灰色尖黄，不恶风寒，脉浮者，可下之。若恶风恶寒者，用双解散加解毒汤主之。三四下之。见粪黑不治。

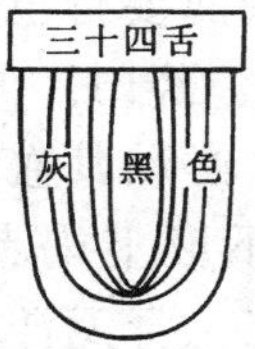

舌见灰黑色而有黑纹者，脉实急用大承气汤下之；脉浮，渴欲饮水者，用凉膈散解之，十可救其二三。

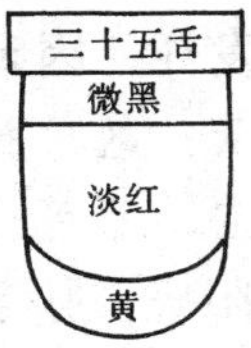

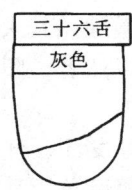

舌根微黑尖黄，脉滑者，可下之。脉浮者，当养阴退阳。若恶风寒者，微汗之，用双解散。若下利，用解毒汤，十生七八也。

舌根微黑，尖黄隐见，或有一纹者，脉实，急用大承气汤下之。脉浮，渴饮水者，用凉膈散解之，十可救其一二也。

已上三十六舌，乃伤寒验证之捷，临证用心处之，百无一失。

动　气

动气者，为筑筑然动跳于腹者是也。

动气在右，不可发汗。发汗则衄而渴，心苦烦，饮即吐水。《活人》云：先服五苓散三服，次服竹叶汤。　动气在左，不可发汗。发汗则头眩，汗不止，筋惕肉瞤。《活人》云：先服防风白术牡蛎，汗止，次服建中汤。方见自汗。　动气在上，不可发汗。发汗则气上冲，正在心端。《活人》云：宜服李根汤。方见气上冲心。　动气在下，不可发汗。发汗则无汗，心中大烦，骨节苦疼，目晕恶寒，食则反吐，谷不能进。《活人》云：先服大橘皮汤，吐止，后服小建中汤。　动气在右，不可下。下之则津液内竭，咽燥鼻干，头眩心悸也。　动气在左，不可下。下之则腹内拘急，食不下，动气更剧，虽身有热，卧则欲蜷。　动气在上，不可下。下之则掌握热烦，身上浮冷，热汗自泄，欲得水自灌。动气在下，不可下，下之则腹胀满，卒起头眩，食则下清谷，心下痞也。

附《保命集》方

伤寒汗下后，脐左有动气者，宜防葵散。

防葵散方

防葵一两　木香不见火　柴胡　黄芩各半两

上锉为细末。每服五钱，水煎服。

伤寒汗下后，脐上有动气者，宜枳壳散。

枳壳散方

枳壳麸炒　诃黎勒　木香不见火。各五钱　赤茯苓　当归　三棱炮。各一两

上为末。每服五钱，沸汤点服。

伤寒汗下后，脐右有动气者，宜前胡散。

前胡散方

前胡　赤茯苓　大腹皮　人参各五钱　木香　槟榔　大黄各三钱

上为细末。每服五钱，沸汤点服。

伤寒汗下后，脐下有动气者，宜茯苓散。

茯苓散方

赤茯苓一两　桂心　大腹皮　川茱香炮，炒　良姜各五钱　槟榔三钱

上为细末。每服五钱，沸汤点服。

如久不治，传为积热，治之难痊，不可汗下也。

漱水不欲咽

此证属阳明，凡内有热者欲饮水，今欲水而不欲咽，是热在经而里无热也。阳明经气血俱多，经中热甚，逼血妄行，故知必作衄也。杨仁斋曰：唇燥口干，血证类有之，必欲取水而灌漱也。然漱水而不

饮水，何哉？盖渴者易为饮，阳热入里，胃中液干，患不与水耳。惟夫上焦瘀血，下焦畜血，乘肺发燥，渴证独无，是以漱水而不欲下咽也。漱水条例，惟血证有焉。

阳明身热头疼，口燥，漱水不欲入咽，必衄血，脉微者。犀角地黄汤、茅花汤。无表证，不寒热，胸腹满，唇燥口干，嗽水不咽，小便多，此为瘀血，必发狂。轻者，犀角地黄汤、桃仁承气汤。甚者，抵当丸。取尽黑物为度。

［吴］　凡少阴脉沉细，手足冷，或时烦躁，作渴，欲漱水不欲咽者，宜四逆汤温之。又下利厥逆，无脉，干呕烦渴，欲漱水不欲咽，宜白通加猪胆汁人尿主之。凡厥阴蛔厥，伤寒烦躁，吐蛔，口燥舌干，但欲凉水浸舌及唇，时不可离，不欲咽者，宜理中汤加乌梅主之。大抵阴证发躁，烦渴不能饮水，或有勉强饮下，良久复吐，或饮水而呕，或哕逆者，皆内寒也。盖无根失守之火，游于咽嗌之间，假作燥渴，则不能饮。或有能饮水，不吐，复欲饮者，热也。

衄

［成］　衄者，鼻中出血也。杂病衄血在里，伤寒衄血在表。《病源》曰：心主血，肝藏血，肺主气，开窍于鼻。血得热，随气上从鼻出为衄。是杂病衄者，责其里热也。经曰：伤寒脉浮紧，不发汗，因致衄者，麻黄汤。伤寒六七日，不大便，头痛有热者，与小承气汤。小便清者，知不在里，仍在表也。当须发汗。若头痛者，必衄，宜桂枝汤。是伤寒衄者，责其表热也。衄虽为热在经，又有不可汗者。经曰：衄不可汗，汗则额上陷，脉紧急，直视不能眴，不得眠是也。前云：桂枝麻黄证者，非治衄也，盖以发散经中邪气，使其不得壅盛于经，迫上而妄行也。衄为热，无寒，是以三阴无衄。经曰：少阴病，但厥无汗，而强发之，必动其血，或从口鼻，或从目出，是名下厥上竭者死。非衄也。又衄，但头汗出，身无汗，及汗出不至足者，亦死证也。

［太阳］伤寒脉浮紧，不发汗，因致衄者，麻黄汤主之。《活人》云：衄后脉浮者，宜麻黄汤。衄后脉已微者，不可行麻黄汤，宜黄芩芍药汤。　太阳病，脉浮紧，无汗，发热身疼痛，八九日不解。表证仍在，此当发其汗。服药已微除，其人发烦目瞑，剧者必衄乃解。所以然者，阳气重故也，麻黄汤主之。

［张］　或谓经言衄家不可发汗，汗出必额上陷。今衄血之证，皆赘麻黄于其下，何也？夫太阳脉浮紧，发热无汗，自衄者愈，此一定之论也。何故复用麻黄汤以汗之？仲景岂有前后相反之理哉。然前条麻黄汤主之五字，合当用于当发其汗之下。盖以汉之文法，用药诸方，皆赘于外条之末。且如大青龙汤证，既云脉微弱，汗出恶风者，不可服。服之厥逆，筋惕肉瞤，此为逆也，又以大青龙汤主之，皆此例也。

太阳中风，以火劫发汗，邪风被火，两阳相熏，其身发黄，阳盛欲衄，阴虚小便难，头汗，腹满微喘，口干咽烂，或不大便，谵语。甚者至哕，捻衣摸床。小便利者，可治。详身黄门。　太阳病，脉浮紧，发热无汗而衄者，愈也。

［阳明］病，口燥，但欲漱水不欲咽者，此必衄。〔成〕阳明之脉，起于鼻，络于口。阳明里热则渴欲饮水，此口燥，但欲漱水不欲咽者，是热在经而里无热也。阳明气血俱多，经中热甚，迫血妄行，必作衄也。当责热，黄芩芍药汤，衄乃解，黄芩汤。　脉浮，发热，口干鼻

燥，能食者，则衄。黄芩汤。

［少阴］病，但厥，无汗，而强发之，必动其血。或从口鼻，或从目出，名下厥上竭，为难治。

［禁忌］　衄家不可发汗，汗出必额上陷，脉急紧，直视不能瞬，不得眠。衄，忌发汗者为无脉，若浮紧，身疼，发热恶寒之证，宜发之。　动气发汗，则衄而渴，饮水即吐。详动气。

附

［海］　仲景言衄不可发汗者，盖为脉微也。若浮紧者，麻黄汤，浮缓者，桂枝汤。脉已微，二药不可用，犀角地黄汤主之。仲景云：衄家不可发汗，汗出必额上陷，脉紧直视不能瞬，不得眠。又云：亡血不可发其表，汗出即寒栗而振。此二说，皆为脉微不可汗也。若脉浮紧，及浮缓者，皆当发之是也。

［活］　伤寒衄血，脉已微者，黄芩芍药汤、犀角地黄汤主之。

犀角地黄汤　治伤寒应发汗而不发汗，内有瘀血，鼻衄吐血，面黄大便黑。此方主消化瘀血。

芍药一两　生地黄一两半　牡丹皮　犀角各二钱半，镑

上㕮咀。每服五钱，水一盏半，煎服一盏。有热如狂者，加黄芩一两。其人脉大来迟，腹不满自言满者，为无热，不用黄芩。

茅花汤　治鼻衄不止。用茅花尖一把，以水三盏，浓煎汁一盏。分二服，即瘥。无花以根代之。

若衄而渴者，心烦，饮则吐水。先服五苓散，次服竹叶汤。

［本］　治伤寒衄血，**滑石丸**。

滑石末，不以多少，饭丸如桐子大。每服十丸，微嚼破，新水咽下，立止。用药末一钱，饭少许，同嚼下，亦得。老幼皆可服。汤晦叔云：鼻衄者，当汗不汗所致，其血青黑时，不以多少乃止。宜服温和药，以调其卫。才见鲜血，急以此药治之。

［戴］　古论鼻衄，属太阳经，风寒皆有之。既衄而表证仍在，于寒当用麻黄汤，于风当再用桂枝汤。且谓发烦目瞑，极者必衄。既发烦目瞑，岂纯是太阳经，兼阳明之脉循鼻，是太阳侵入阳明，汗下俱难。若衄已而热不退者，惟升麻葛根汤、败毒散、阳旦汤为稳。衄而烦渴，饮则吐水，先服五苓散，次服竹叶石膏汤。大衄不止，宜茅花汤，或黄芩芍药汤加茅花一撮。若少阴初得病，医误以正发汗之法，致迫血动经，妄行而衄，其血非独出于鼻，或从口中，或从耳目。又有阳陷入阴，四肢厥逆，医见其厥，谓寒邪在表，从而汗之，当下反汗，以致动血，是谓下厥上逆，为难治。先哲云：桂枝下咽，阳盛则毙，正以此也。要知汗不出彻，为阳之衄，误发其汗，为阴之衄，二者大不同也。又云：阳盛阴虚，汗之则死。

［陶］　伤寒衄血，或成流，久不止者，将山栀炒黑色，为细末，吹入鼻内，外用水湿草纸，搭于鼻中，其血自止。须分点滴成流者，其邪在经，不在此法。墨汁、五倍子烧灰，或服或吹随用。又或刺曲池、合谷泻之。

［吴］　凡吐血衄血，无表证，脉不浮紧者，不可发汗也。东垣云：脉微者，宜黄芩芍药汤。脉滑数者，犀角地黄汤。如热盛血不止者，河间地黄散、古方四生丸。血虚者，东垣麦门冬饮子、三黄补血汤。若不止者，活人茜根散、茅花汤主之也。以上皆治吐血、衄血之良方，但在出入通变也。大抵吐血、衄血，脉滑小者生，脉实大者死。或吐或衄后，脉微者易治。若热反盛，脉反数急者，死也。若衄

而头汗出，或身上有汗，不至足者，乃难治也。凡血得热则行，得冷则凝，见黑则止，所以犀角地黄汤中加好京墨一二匙，搅药令黑，与之，最效也。昔陶尚文治一人，伤寒四五日，吐血不止，医以犀角地黄汤、茅花汤治之，反剧。陶公切其脉浮紧而数，遂用麻黄汤，一服汗出而愈也，可谓得仲景之心法矣。若脉不浮紧而数者，此法岂可施乎。

吐　血

［成］杂病吐血、咯血，责为实邪。伤寒吐血、咯血，皆由误汗下并火逆而致，诚非寒病，热之微甚者也，是为坏病，宜随其逆而调之。惟少阴厥竭误汗一证，强动经血，故云难治也。

凡服桂枝汤吐者，其后必吐脓血。黄芩汤、麻黄升麻汤。　脉浮热甚，反灸之，必咽燥唾血。此火邪迫血，而血上行者也。茅花汤、解毒汤、黄芩芍药汤。　少阴病，但厥，无汗，强发之，必动其血，或从口鼻，或从目出，名下厥上竭，为难治。　少阴证，恶寒发热，无头疼，误大汗，使血从耳目口鼻出者，名阴血，多不语此，与鼻衄阳血不同。　伤寒六七日，大下后，寸脉沉而迟，手足厥逆，下部脉不至，咽喉不利，唾脓血，泄利不止者，为难治。麻黄升麻汤。　咽痛吐血，若面赤斑斑如锦纹者，为阳毒，宜升麻鳖甲汤。

附

［垣］　治一贫士，病脾胃虚，与补剂药愈后，继而居旷室，卧热炕，咳而吐血数次。予谓此久虚弱，外有寒形，而有火热在内，上气不足，阳气外虚，当补表之阳气，泻里之虚热。盖冬居旷室，衣服单薄，是重虚其阳，表有大寒，壅遏里热，火邪不得舒伸，故血出于口。因思仲景治伤寒，脉浮紧，当以麻黄汤发汗，而不与之，遂成衄血。却与麻黄汤立愈。与此甚同，因与麻黄人参芍药汤。

麻黄人参芍药汤方

麻黄一钱，去外寒　桂枝半钱，补表虚　白芍药一钱　黄芪一钱，实表益卫　炙甘草一钱，补脾　五味子五粒，安肺气　麦门冬三分，保肺气　人参三分，益三焦元气不足而实其表　当归五分，和血养血

上㕮咀，作一服，水三盏，煎麻黄令沸，去沫，至二盏，入馀药，同煎至一盏，去滓。热服，临卧一服愈。观此一方，足以为万世模范也。盖取仲景麻黄汤，与补剂各半服之。但凡虚人合用仲景方者，皆当以此为则也。

［活］　伤寒吐血，诸阳受邪，初热在表，应发汗，热毒入经，结于五脏，内有瘀积，故吐血也。瘀血甚者，抵当汤也。轻者桃仁承气汤，兼服犀角地黄汤、三黄丸。

便　脓　血

便脓血，热病也。其在太阳者，误发淋家汗，因便血，猪苓汤。此坏病也，由小便淋沥所致，故利其小便而愈。阳明病，下血谵语，此热入血室，刺期门以散其热也。无表里证，因下后协热便脓血者，热势下流故也。其在少阴下利，便脓血。又有至四五日，腹痛便脓血，治以桃花汤。成氏释为里寒，非也。桃花汤虽犯干姜，然分两最微。赤石脂、粳米居多，盖调正气，涩滑脱，佐用辛以散之之义。又八九日，一身尽热，必便血也。又便脓血者，可刺厥阴。又伤寒先厥后热，必便脓血。又伤寒厥少热微，后必便血。又下利脉数而渴，必清脓血。是数者，皆传经之热邪也，各随其轻重，或用微凉，或用疏导，无不愈者。误用辛热，罔或得痊，

世因以为难疗之疾。殊不知仲景着便脓血，别无死候，学者宜究心焉。

［太阳］　病以火熏之，不得汗，其人必躁，再到太阳经不解，必清血，为火邪。此火邪迫血，而血下行者也。　太阳病下之，其脉促，不结胸者，为欲解。脉沉滑者，协热利，脉浮滑者，必下血。　淋家不可发汗，发汗必便脓血。　太阳病，外已解，但少腹急结者，桃仁承气汤证也。详蓄血。

［阳明］　病人无表里证，发热七八日，虽脉浮数者，可下之。假令已下，脉数不解，下不止，必协热而便脓血也。　阳明病，下血谵语，此热入血室。但头汗者，刺期门。

冲脉为血海，即血室也，男女均有之。男子下血谵语，妇人寒热似疟，皆为热入血室。迫血下行，则为协热而利，挟血之脉，乍涩乍数，或沉或伏。血热交并，则脉洪盛。大抵男多在左手，女多在右手见之也。又有阴寒为病，下利脓血者，乃下焦虚寒，肠胃不固，清浊不分而便下脓血也。二者一为血热，一为血寒，临病宜详审之。

［少阴］　病，八九日，一身手足尽热，以热在膀胱，必便血也。　少阴病，下利便脓血者，可刺。

［厥阴］　伤寒，先厥后发热，下利必自止。若不止，必便脓血。　伤寒，热少厥微，指头寒，默默不欲食，烦躁，小便利色白者，此热除也。欲得食，为欲愈。若厥而呕，胸胁烦满者，其后必便脓血。　伤寒厥少热多，其病当愈。四日至七日，热不除者，必便脓血。　下利，脉数而渴者，今自愈。设不差，必清脓血。　下利，寸脉反浮数，尺中自涩者，必清脓血。

［吴］　凡下血、便脓血，有阴阳冷热之不同，要详辨之。古人云：见血无寒。又言血得热而行，此大概之言也。大抵属热者常八九，属寒者才一二，不可拘泥谓无寒也。《要略》曰：阳证内热则下鲜血，阴证内寒则下紫黑如豚肝也。且夫阳证脉数而有力者为实热，苦寒之药可投。若数而无力者虚热，当甘温养血药中，少佐寒药可也。若阴证则脉迟而有力者为有神，可治。无力者，难治也。凡下利脓血，身热脉大者，为难治。身热脉小者，为易治也。

蓄　血

身黄、如狂、屎黑、喜忘，皆蓄血之证也。许学士云：血在上则喜忘，在下则发狂。

［成］　血留下焦而瘀者，蓄血也。大抵伤寒先看面目，次观口舌，次观心下至少腹，以手揣之。若少腹硬满，若小便不利者，是津液留结，可利小便。若小便自利者，是蓄血证，可下瘀血。其阳明病，有蓄血而喜忘者，证之甚也，宜抵当汤。太阳有热结膀胱如狂者，证之轻也，宜桃人承气汤。经云：病人无表里证，发热七八日，脉虽浮数，可下之。假令已下，脉数不解，合热则消谷善饥，至六七日，不大便者，此有瘀血，抵当汤主之。若脉数不解，而下不止，必协热而便脓血也。此证当不大便，六七日之际，又无喜忘如狂，并少腹硬满之候，与承气下者多矣。何以知为蓄血？盖脉浮而数，浮则热伤气，数则热伤血，因下之后，浮数俱去则已。若下后，数去而脉但浮者，则荣血间热去，并于卫气间热，心中则饥也。邪热不杀谷，则有潮热发渴之证也。及下之后，浮[①]去而数不解者，则卫气间热去，

① 浮：原作“渴”，据《伤寒明理论》改。

合于荣血间之热。热气合并，逼血下行，胃虚协热，消谷善饥，血至下焦，若下不止，则血得以去泄，必便脓血也。若不大便，六七日，则血不得出泄，蓄在下焦为瘀血，须抵当汤下之。此实证之奇异，治法之玄微也。

［太阳］病六七日，表症仍在，脉微而沉，反不结胸，其人发狂者，以热在下焦，少腹当硬满，小便自利者，下血乃愈。所以然者，以太阳随经，瘀热在里故也，抵当汤主之。〔成〕太阳经也，膀胱府也。此太阳瘀热，随经入府者也。六七日者，邪气传里之时也。脉微而沉，邪气在里之脉也。表证仍在者，则邪气犹浅，当结于胸中。若不结于胸中，其人发狂者，热结在膀胱也。经曰：热结膀胱，其人如狂，此发狂则热又深也。少腹硬满，小便不利者，为无血也。小便自利者，血症谛也。与抵当汤以下蓄血。按玩：仍在字，则邪气为不传于里，非犹浅也。膀胱为太阳本经，曰热在下焦，曰少腹硬满，曰小便自利，皆膀胱之证，故总结曰随经瘀热也。在里二字，要看得活，非三阴之里，乃随经膀胱之里也。　太阳病，身黄，脉沉结，少腹硬，小便不利者，为无血也。小便自利，其人如狂者，血证谛也。抵当汤主之。身黄，脉沉结，少腹硬，小便不利者，胃热发黄也，可与茵陈汤。身黄，脉沉结，少腹硬，小便自利，其人如狂者，非胃中瘀热，为热结下焦而为蓄血也，与抵当汤以下蓄血。

抵当汤方

水蛭三十个，熬　虻虫三十个，去足翅，熬　桃仁二十个，去皮尖　大黄酒浸，三两

上四味，为末，以水五升，煮取三升，去滓。温服一升，不下再服。

苦走血，咸胜血，虻虫、水蛭之咸苦以除蓄血。甘缓结，苦泄热，桃仁、大黄之甘苦以下结热。

人之所有者，气与血也。气为阳，气留而不行者则易散，以阳病易治故也。血为阴，血蓄而不行者则难散，阴病难治故也。血蓄于下，非大毒驶剂则不能抵当，故治蓄血，曰抵当汤。《内经》曰：咸胜血，血蓄于下，必以咸为主，故以水蛭咸寒为君。苦走血，血结不行，必以苦为助，是以虻虫苦寒为臣。肝者血之源，血聚则肝气燥，肝苦急，食甘以缓之。散血缓肝，是以桃仁味苦甘平为佐。大黄味苦寒，湿气在下，以苦泄之，血亦湿类也，荡血逐热，是以大黄为使。四物相合，虽苛毒重病，亦获全济。

伤寒有热，少腹满，应小便不利，今反利者，为有血也。当下之，不可馀药，宜抵当丸。〔成〕伤寒有热，少腹满，是蓄血于下焦。若热蓄津液不通，则小便不利。其热不蓄津液而蓄血不行，小便自利者，乃为蓄血，当与桃仁承气汤、抵当汤下之。然此无身黄屎黑，又无喜忘发狂，是未至于甚，故不可与其馀驶峻之药也，可与抵当丸小可下之也。按：身黄屎黑，喜忘发狂，亦是推广之词，若依上文，只是满而不硬耳。

抵当丸方

水蛭二十个　虻虫二十五个　桃仁二十个，去皮尖　大黄三两

上四味，杵，分为四丸，以水一升，煮一丸，取七合服之。晬时当下血，若不下者更服。

太阳病不解，热结膀胱，其人如狂，血自下，下者愈。其外不解者，尚未可攻，当先解外。外解已，但少腹急结者，乃可攻之，宜桃核承气汤。按：犀角地黄汤以治上血，如吐血、衄血为上血也。桃仁承气汤治中血，如蓄血中焦，下利脓血之类为中血也。抵当汤丸治下焦血，如血

证如狂之类是下血也。上中下三焦，各有主治。此条当作三证看，至下者愈是一症，谓其血自下也，疑有阙文。至当先解外是一证，盖其人如狂，是下焦血，非桃仁承气证也。自外解至末，又是一证，恐是自下只去得下焦血，而中焦道远，未能尽去，故尚留于少腹耳。又抵当汤丸，其中虻虫、水蛭，性为猛厉，不若四物汤加酒浸大黄各半下之妙。见《汤液本草》水蛭条下。

桃核承气汤方

桃仁五十个，去皮尖　桂枝去粗皮　芒硝　甘草炙。各二两　大黄四两

上五味，以水七升，煮取二升半，去滓，内芒硝，更上火微沸，下火。先食温服五合，日三服，当微利。

甘以缓之，辛以散之。少腹急结，缓以桃仁之甘。下焦蓄血，散以桂枝辛热之气。寒以取之，热甚搏血，故加二物于调胃承气汤中也。按：以上证玩之，当是桂，非桂枝也。盖桂枝轻扬治上，桂厚重治下。成氏随文顺释，未足据。

[阳明] 阳明证，其人喜忘者，必有蓄血。所以然者，本有久瘀血，故令喜忘。屎虽硬，大便反易，其色必黑，宜抵当汤下之。〔成〕《内经》曰：血并于下，乱而喜忘，此下焦本有久瘀血，所以喜忘也。津液少，大便硬，以蓄血在内，屎虽硬，大便反易，其色黑也。与抵当汤以下瘀血。

[海]　初便褐色者重，再便深褐色者愈重，三便黑色者为尤重。色变者，以其火燥也。如羊血在日色中，须臾变褐色，久则渐变而为黑色，即此意也。当详察之。

病人无表里证，发热七八日，虽脉浮数者，可下之。假令已下，脉不解，胃热则消谷善饥，至六七日不大便者，有瘀血，宜抵当汤。若脉数不解，血下不止，必协热而便脓血也。

[成]　当不大便六七日之际，无喜忘如狂之证，又无少腹硬满之候，何以知其有蓄血？盖以其脉浮数故也。浮则热客于气，数则热客于血。下后浮数俱去，则病已。若下后数去而浮仍在，则荣血中热去，而卫气中热在，为邪气独留，心下善饥，邪热不杀谷，潮热反渴也。若下后浮去而数不解，则卫气中热去，而荣血中热在，血热合并，迫血下行，胃虚协热，消谷善饥，血至下焦，若下不止，则血得以泄，必便[①] 脓血也。若不大便六七日，则血不得出泄，必蓄在下焦为瘀血，故须以抵当汤下之。

[张]　或问：攻下之法，须外无表证，里有下证，然后可攻。上言无表里证，况脉更浮数，何故言可下之？曰：此非风寒之所病，是由内伤而致然也。若外不恶寒，里无谵语，但七八日，发热，有烁津液，乃阳盛阴虚之时，苟不攻之，其热不已，而变生焉。故云：虽脉浮数，可下。不待沉实而攻之。夫内伤者，经曰：趺阳脉浮而数，浮则伤胃，数则伤脾，此非本病，医特下之所为也。仲景之意，不外是理。凡伤寒当下之证，皆从太阳阳明在经之邪，而入于府，故下之。今不言阳明病，而止云病人无表里症，此非自表之里而病也，但为可下，故编于阳明篇中，学者宜详玩焉。

病者胸满痞痿，舌青口燥，但漱水不欲下咽，无寒热，脉微大来迟，腹不满，其人言我满，为有瘀血。〔海〕云：漱水不咽，胸满，心下手不可近者，桃仁承气汤主之。

病者如热状，烦满，口干燥而渴，其

---

① 便：原脱，据《伤寒明理论》补。

脉反无热，此为阴伏，是瘀血也，当下之。

［活］　前集云：伤寒失汗，热蓄在里，热化为血，其人善忘而如狂，血上逆则善忘，血下蓄则内急。甚者抵当汤丸、桃仁承气汤、犀角地黄汤，取尽黑物为效。又云：若用抵当汤丸，更宜详慎，审其有无表证。若有蓄血而外不解，亦未可便用，宜先用桂枝汤以解外。缘热客膀胱太阳经也。

［吴］　凡蓄血者，瘀血留结于内。盖伤寒病在太阳，当汗不汗，则瘀血在里，必血结也。大抵看伤寒，病人心下、两胁、少腹但有硬满处，以手按则痛者，便当问其小便何如。若小便不利，乃水与气也。若小便自利者，为有血也。

［陶］　以手按之，小腹若痛而小水自利，大便黑，兼或身黄，谵妄燥渴，脉沉实者，为蓄血，桃仁承气汤下尽黑物则愈。若按之小腹胀满不硬痛，小水不利，则溺涩也，五苓散加减利之。不可大利，恐耗减津液也。若按小腹绕脐硬痛，渴而小水短赤，大便实者，有燥屎也，大承气汤下之。

附

［海］　血证，古人用药，虽有轻重之殊，而无上下之别。今分作上中下三等，以衄血、呕血、唾血、吐血为上部，血结胸中为中部，蓄血下焦为下部，夫既有三部之分，故药亦当随其轻重也。

汗多为衄血，脉浮，灸之。咽燥为唾血。当汗不汗，热入于里者，为呕血、吐血，此在上也，犀角地黄汤主之，凉膈散加生地黄亦可。然衄、唾、呕吐俱在上，亦当以轻重分之。大凡血证皆不饮水，惟气证则饮之，宜详审。此证乃足太阴所主，脾所不裹，越而上行，所以有吐血、呕血之候也。实者犀角地黄汤，虚者黄芩芍药汤。凡病呕吐者，以脾所主，故咸用芍药主之，是知太阴药也。

血结胸中，头痛身痛，嗽水不欲咽者。衄，无热胸满，漱水不欲咽者。喜忘昏迷，其人如狂，心下手不可近者，血在中也，桃仁承气汤主之。

蓄血下焦，其人发狂，小腹满硬，小便自利，大便反黑，及脐下疼者，抵当汤丸主之。如狂者在中，发狂者在下。

抵当汤丸，药味同剂，如何是二法？盖喜忘发狂，身黄屎黑者，疾之甚也。但小腹满硬，小便利者，轻也，故有汤丸之别。桃仁、大黄等分，水蛭、虻虫多者作汤，三之二者作丸。丸之名，取其数少而缓也。故汤用煎服一升，丸止服七合也。

生地黄汤　病人七八日后，两手脉沉细微，肤冷脐下满，或狂或躁，大便实而色黑，小便自利者，此蓄血证也。若老幼气虚弱者，宜此丸主之。

生地黄取自然汁一升，如无只用生干地黄二两　干漆半两，炒烟尽　生藕自然汁半升，如无藕，用刺蓟汁一升半　蓝叶一握，切细，干者用末半升　虻虫二十个，去翅足，麸内炒黄色　水蛭十个，炒　大黄一两，锉如豆大　桃仁研碎，半两

上八味，同一处，入水三升，慢火熬及二升，放冷。分二服，先投一服。至半日许，血未下，再投之。此汤比抵当汤丸其势甚轻。如无地黄，与藕汁升数，添水同煎。抵当丸恐用之太过，不止损血，故以此汤主之。

腹中雷鸣

［成］　腹中雷鸣有二证，坏病也。其一由伤寒反下之而致者，甘草泻心汤。以误下损阴气故耳。其一由伤寒汗出解之而生者，生姜泻心汤。以误汗损阳气而然。盖用此二汤，以复阴阳之气耳。

伤寒中风，医反下之，其人下利日数

十行，谷不化，腹中雷鸣，心下痞硬，干呕，心烦不得安。医见心下痞，复下之，其痞益甚。此非结热，以胃虚客气上逆，故使硬也。甘草泻心汤主之。详下利。

伤寒汗出解之后。胃中不和，心下痞硬，干噫食臭，胁下有水气，腹中雷鸣下利者，生姜泻心汤主之。详痞。

蜷

［成］　蜷者，屈缩不伸是也。皆阴寒之极，虽在阳经见是证者，然有表证，亦宜用温经之剂，桂枝附子是也。况在三阴，里寒下利，厥逆者乎，四逆之类，其可缺诸。若有阴无阳者，为不治。

少阴病，下利，若利自止，恶寒而蜷，手足温者，可治。或云：四逆汤、真武汤。　少阴病，恶寒而蜷，时时自烦，欲去衣被者，可治。《活人》用小柴胡汤。少阴病，恶寒身蜷而利，手足逆冷者，不治。　少阴，四逆，恶寒而身蜷，脉不至，不烦而躁者，死。

四肢拘急

［成］　拘急者，拘强难以屈伸也。不拘病证在何经，凡见是证，皆阴寒所致，寒主收引故也。仲景之法，虽太阳表症及风湿相搏而见挛急者，亦处以桂枝加附子汤、甘草附子汤之类。况阴经里病，霍乱之候，四逆之剂，其可缺诸。

太阳病，发汗，漏不止，其人恶风，小便难，四肢微急，难以屈伸，桂枝加附子汤。方见自汗。　风湿相搏，骨节烦疼，不得屈伸，汗出短气，小便不利，恶风或身微肿，甘草附子汤。方见身体痛。伤寒，脉浮自汗，小便数，心烦，微恶寒，脚挛急，本桂枝加附子汤，反用桂枝汤攻表，误也。作甘草干姜汤，以复其阳。若愈，足温，更作芍药甘草汤以伸脚。　大汗出，热不去，内拘急，四肢疼，又下利厥逆，恶寒者，四逆汤。　阴阳易病，身体重，少气，少腹里急，膝胫拘急者，烧裈散。

附

［吴］　凡伤寒，大汗已出，因而露风，则汗不流通，风邪乘虚，袭于经络，故手足挛搐，不能屈伸，筋脉拘急也。宜牛蒡根散主之。

牛蒡根散方

牛蒡根十段　麻黄去根节　川牛膝　天南星各六钱

上细锉，于石器内入好酒一升，同研细。另用炭火半秤，烧一黄土地坑，令通赤，去火扫净。投药于坑内，再用炭火烧令黑色。取出，研为细末。每服一钱，以好酒温热调下，日三服效。外以百草膏贴之良。

瘛　疭

［成］瘛者，筋急而缩也。疭者，筋缓而伸也。或伸缩而不止者，瘛疭也，俗谓之搐搦。乃风热甚之病，宜以祛风涤热之凉剂，或有可生。若妄加灼火及发表之药，则祸不旋踵。

太阳发汗已，身犹灼热，名风温，脉阴阳俱浮，自汗身重，多眠鼻鼾，语言难出，不可下，不可火。若被火者，微则发黄，剧则惊痫瘛疭。防风通圣散。

［吴］　夫瘛疭者，一缩一伸，手足相引，搐搦不已，大抵与婴孩发搐相似。古人以此证多属于风，盖风主摇动也。骆龙吉言：心主脉，肝主筋，心属火，肝属木，火主热，木主风，风火相扇，则为瘛疭也。若夫不因汗下后所生者，当平肝木，降心火，佐以和血脉之剂主之，如羌活、防风、黄芩、柴胡、黄连、芍药、生地黄、当归、川芎、天麻之类。若兼有痰

者，必加竹沥、天南星、半夏。如风邪急搐，须加全蝎、白僵蚕之类。若伤寒曾经汗下后，多日传变而得此证者，为病势已过，多难治也。盖因虚极生风所致，须用小续命汤，或大建中汤增损一二味主之。凡伤寒汗出露风，则汗不通流，遂变筋脉挛急，手足搐搦者，宜牛蒡根散主之。又风温被火，微发黄色，剧如惊痫，时发瘛疭者，宜萎蕤汤主之。若瘛疭，戴眼反折，绝汗乃出，大如贯珠，着身不流者，此太阳终也，不可治。又有四肢漐习，动而不止，似瘛疭而无力抽搐者，此为肝绝。盖汗下后，变生此症者，多死。凡用小续命汤，有汗去麻黄，无汗去黄芩，要在通变而已。

风湿相搏

[成]　风湿相搏有二证，其一则本是伤寒，至八九日，复遇风湿相搏者，桂枝附子汤以散表中风湿。其一则只是风湿相搏，骨节烦疼等证，宜甘草附子汤以散湿固卫。能认此证，妙在脉浮虚而涩，脉若沉实，滑大数者，非也。

[太阳] 伤寒，八九日，风湿相搏，身体烦疼，不能转侧，不呕不渴，脉浮虚而涩者，桂枝附子汤。若大便硬，小便自利者，桂枝去桂加白术汤。风湿相搏，骨节烦疼，掣痛不得屈伸，近之则痛剧，汗出短气，小便不利，恶风不欲去衣，或身微肿者，甘草附子汤。

奔豚

奔豚有二，皆坏病也。一由误汗所致，一由误加烧针所致。

[太阳] 发汗后，其人脐下悸者，欲作奔豚，茯苓桂枝甘草大枣汤主之。方见悸。　烧针令其汗，针处被寒，核起而赤者，必发奔豚，气从少腹上冲心者，灸其核上各一壮，与桂枝加桂汤。更加桂二两。

[吴]　夫奔豚者，如豕突之状，气从少腹上冲心而痛也。凡欲作奔豚者，其气在脐下，筑然而动也，宜茯苓大枣汤主之，或理中汤去白术加肉桂主之。痛甚者，更加吴茱萸亦佳。凡烧针令其汗出者，针处被寒，核起而赤，必发奔豚也。宜灸其核上各一壮，与桂枝加桂汤主之。若痛甚，手足厥逆者，宜当归四逆汤加肉桂、吴茱萸主之。惟桂大能泄奔豚，凡药中不可缺也。

茯苓桂枝甘草大枣汤方

茯苓半斤　甘草炙，二两　大枣十五枚，擘　桂枝四两

上四味，以甘澜水一斗，先煮茯苓，减二升，内诸药，煮取三升，去滓。温服一升，日三服。

肿

肿有三证：太阳风湿相搏，身微肿者，宜治湿。阳明中风，耳前后肿者，宜刺。大病差后，腰以下肿者，宜利小便。

风湿相搏，骨节烦疼，掣痛不得屈伸，近之则痛剧，汗出短气，小便不利，恶风不欲去衣，或身微肿者，甘草附子汤主之。

阳明中风，脉弦浮大而短气，腹都满，胁下及心痛，久按之气不通，鼻干，不得汗，嗜卧，一身及面目悉黄，小便难，有潮热，时时哕，耳前后肿，刺之小瘥。

大病差后，从腰已下有水气者，牡蛎泽泻散主之。

牡蛎泽泻散方

牡蛎煅　泽泻　蜀漆　商陆　葶苈隔纸炒　海藻　栝蒌根各等分

上为末。每服一钱或二钱，米饮调

下，小便利为度。身虚胃弱，食少者，以五苓散加苍术、陈皮、木香、砂仁之类主之。若人不甚弱者，以商陆一味，煮粥食之，亦佳。凡病瘥后，足肿者，不妨但节饮食，胃气强，自消也。一方用金毛狗脊，煎汤洗之，亦效。

身　痒

太阳病有身痒，阳明病有身如虫行，俱为荣卫气虚，微邪在表，无从而出，故有为痒，如虫行之状也。悉宜各半汤。

太阳病，得之八九日，如疟状，发热恶寒，热多寒少，其人不呕，清便欲自可，一日二三度发，脉微缓者，为欲愈也。脉微而恶寒者，此阴阳俱虚，不可更发汗，更下，更吐也。面色反有热色者，未欲解也，以其不能得小汗出，身必痒，宜桂枝麻黄各半汤。

阳明病，法多汗，反无汗，其身如虫行皮中状者，此久虚故也。宜桂枝麻黄各半汤。《活人》用术附汤、黄芪建中汤。

[赵]　虫行皮中状者，即经言身痒是也。久虚者，以表气不足，津液不充于皮肤，使腠理枯涩，汗难出也。若谓虚则当补，毕竟阳明受邪为病，邪可补乎？如用术、附、黄芪辈，皆收汗药，则荣卫郁闭，邪无从出，内热发矣。何况其病又无吐利、胃虚等症，病不在里，但皮肤中表气虚乏，理宜和解可也。莫若借用各半汤。或有热者，柴胡桂枝汤，庶乎甘辛之剂，可以和其荣卫，通行津液而解，未审当否。

除　中

[成]　除中者，藏寒应不能食，今反能食者是也。有二证，悉属厥阴藏寒。其一证，由误服黄芩汤凉药而致，期以必死。其一则热少厥多，胃气在者，必愈。恐暴来出而复去者死，其热续在者生。此不因药故也。

伤寒脉迟，六七日，而反与黄芩汤彻其热，脉迟为寒，今与黄芩汤复除其热，腹中应冷，当不能食，今反能食，此名除中，必死。　眼睛不慧，语言不出，而谷食反多者，此为除中，口虽欲言，舌不能言。　凡手足厥冷而利，不当食而食者，恐为除中，试与索饼食之，发热者除中，不发热者非也。详见厥门。

下　重

泄利下重，若少阴证欲痢四逆者，四逆汤加薤白散。若热者，白头翁汤。方论见下利。

脉浮，宜以汗解，用火灸之，邪无从出，因火而盛，病从腰已下必重而痹，名火逆也。

脉迟浮弱，恶风寒者，表证也。医反下之，遂不食，胁痛身黄，项强，小便难。复与柴胡汤，必下重。论见胁痛。

下利，脉沉弦者，下重也。

身热恶寒身寒恶热

病人身大热，反欲得近衣者，热在皮肤，寒在骨髓也。身大寒，反不欲近衣者，寒在皮肤，热在骨髓也。〔成〕皮肤言浅，骨髓言深，皮肤言外，骨髓言内。身热欲得衣者，表热里寒也。身寒不欲衣者，表寒里热也。

[丹]　谨按，身大热，欲得衣，盖人之身不能自温，因表气之实，足以自温，虽遇风寒，无所畏惮。大热病，表气当实而喜冷，今反欲得衣者，表气虚，不足以自温，故欲近衣。恐是病人阴弱，阳无所附，飞越而出，发为大热尔，当作阴虚治之。身大寒，反不欲近衣者，恐是邪在表，不能自发而为热。表虽无热，邪郁

肤腠，表气大实，故不欲近衣尔，当作郁病治之。注言表热里寒者，当是热感得浅，寒感得深而在内也。言表寒里热者，当是寒感得浅而在外，热感得深而在内也。表里之寒热为重感病耶？重感之病，必有其名，如伤寒重感寒为温疟，伤寒更遇风为风温，伤寒更遇温热为温毒，伤寒遇温气为温疫，病湿更中暍为湿温，未尝有所谓表里寒热也。然表热里寒，表寒里热，何病耶？窃尝求之论意矣，恐为寒热感之深者发也。《内经》曰：亢则害，承乃制。谓气盛之极，则受胜己之化而为病也。热感得深，外必恶寒，故曰寒在皮肤，非寒也，热也。热在骨髓，此火极似水证。仲景曰：人伤于寒，则为病热。热虽甚不死。寒感得深，外必发热，故曰热在皮肤，非热也，寒也。此伤于寒而热甚也。《内经》曰：甚者反治。又曰：寒因热用，热因寒用。病气深者，正气虚也。非反治因用，邪何由伏，病何由安。

［赵］　详仲景论中，止分皮肤、骨髓而不曰表里者，盖以皮、肉、脉、筋、骨五者，《素问》以为五藏之合，主于外而充于身者也。惟曰藏，曰府，方可言表里。可见皮肤即骨髓之上，外部浮浅之分，骨髓即皮肤之下，外部深沉之分，与经络属表，脏腑属里之例不同。况仲景出此证在太阳篇首，其为表证明矣。是知虚弱素寒之人，感邪发热，热邪浮浅，不胜沉寒，故外怯而欲得近衣。此所以为热在皮肤，寒在骨髓，药宜辛温。至于壮盛素热之人，或酒客辈，感邪之初，寒未变热，阴邪闭于伏热，阴凝于外，热郁于内，故内烦而不欲近衣。此所以寒在皮肤，热在骨髓，药宜辛凉必也。一发之馀，既散表邪，又和正气，此仲景不言之妙。若以皮肤为表，骨髓为里，则麻黄证骨节疼痛，其可名为有表复有里之证耶。

［活］　热在皮肤，寒在骨髓一条，仲景无治法，宜先与阴旦汤，寒已，次以小柴胡加桂温其表。又云：表热里寒者脉须沉而迟，手或微厥，下利清谷也。所以阴证亦有发热者，四逆汤、通脉四逆汤主之。寒在皮肤，热在骨髓一条，仲景亦无治法，宜先以白虎加人参汤，热除，次以桂枝麻黄各半汤以解其外。又云：表寒里热[①]者，脉必滑而厥，口燥舌干也。所以少阴恶寒而蜷，时时自烦，不欲厚衣，用大柴胡下之而愈。此皆仲景之遗意也。

表热里寒表寒里热

伤寒脉浮，此表有热，里有寒，白虎汤主之。

少阴病，下利清谷，里寒外热，手足厥逆，脉微欲绝，身反不恶寒，其人面赤色，或腹痛，或干呕，或咽痛，或利止脉不出者，通脉四逆汤。方见下利。　既吐且利，小便复利，大汗出，下利清谷，内寒外热，脉微欲绝者，四逆汤主之。〔成〕吐利亡津液，则小便当少，小便复利而大汗出，津液不禁，阳气大虚也。脉微为亡阳，若无外热但内寒，下利清谷为纯阴，此以外热，为阳未绝，犹可与通脉四逆汤救之。　下利清谷，里寒外热，汗出而厥者，通脉四逆汤。〔成〕下利清谷为里寒，身热不解为外热。汗出，阳气通行于外，则未当厥，其汗出而厥者，阳气太虚也。与通脉四逆汤以固阳气。　脉浮而迟，表热里寒，下利清谷者，四逆汤主之。〔成〕浮为表热，迟为里寒。下利清谷者，里寒甚也。与四逆汤温里散寒。

表热里寒者，脉虽沉而迟，手足微厥，下利清谷，此里寒也。所以阴证亦有

---

① 表寒里热：原作“表热里寒”，据《类证活人书》改。

发热者，此表热[①]也。四逆汤、通脉四逆汤。表寒里热者，脉必滑，身厥，舌干也。所以少阴恶寒而蜷，此表寒也。时时自烦，不欲近衣，此里热也。大柴胡汤。

热多寒少寒多热少

太阳病，发热恶寒，热多寒少，脉微弱者，此无阳也。不可发汗，宜桂枝二越婢一汤。刘氏云：脉迟者，小建中加黄芪，或温中。

太阳病，八九日，如疟状，发热恶寒，热多寒少。其人不呕，清便欲自可，一日二三度发，脉微缓者，为欲愈。脉微恶寒者，此阴阳俱虚，不可更发汗更下更吐也。面色反有热色者，未欲解也，以其不得小汗出，身必痒，宜桂枝麻黄各半汤主之。

［赵］　愚详仲景论中，热多寒少，止有二证。如上文一证，仲景之意，盖以得病七八日，如疟状，发热恶寒，热多寒少十六字，为自初至今之证。以下文，乃是以后拟病防变之辞，当分作三截看。若其人不呕，清便欲自可，一日二三度发，脉微缓，为欲愈。此一节，乃里和无病而脉微缓。微者邪气微，缓者阴阳同等，脉证皆向安之兆，可不待汗而欲自愈也。若脉微而恶寒者，此阴阳俱虚，不可发汗更下更吐也。此一节宜温之。若面色反有热者，未欲解也，以其不能得小汗出，其身必痒，宜各半汤。此一节必待汗而后愈也。《活人书》不详文意，却将其人不呕，清便欲自可九字，本是欲愈之症，反以他证各半汤汗之。又将不可汗吐下，及各半汤证语句，并脱略而不言，反将其中欲愈之症，而用彼药汗其所不当汗，何也？其第二症，仲景云：太阳病，发热恶寒，热多寒少，脉微弱者，亡阳也，不可发汗，宜桂枝二越婢一汤。《活人书》于脉微弱上，添都大二字，岂以仲景论脉为未足而加之乎。其第三症，尺脉迟者，仲景论中无热多寒少语句，但云脉浮紧，法当身疼痛，宜以汗解之。假令尺中迟者，不可发汗，以荣气不足，血少故也。《活人书》但举尺中迟血少之语，自添寒少热多四字加于其上，因而编入此问中何耶？如一证尺迟者，止当收入不可汗门中。

［刘］　仲景一书，只有热多寒少之条，无寒多热少之证。又云：不烦躁，手足厥逆为伤寒；脉反浮缓为伤风。大青龙汤，或云各半汤。

发　斑　续增

［赵］　《活人》云：发斑有两证：有温毒，有热病。又云：表虚里实，热毒乘虚出于皮肤，所以发斑疮瘾疹如锦纹。《素问》谓之疹。愚详仲景论无此证治。但华佗云：热毒未入于胃而下之，胃虚热入烂胃。又热已入胃，不以时下之，热不得泄，亦胃烂，其斑如鸡头大，微隐起，喜著两胁。王仲弓云：下之太早，热气乘虚入胃故也。下之太迟，热留胃中亦发斑，或服热药多亦发斑。微者赤，五死一生；剧者黑，十死一生。皆用白虎加人参汤，一名化斑汤，及阿胶大青汤。又索氏《新书》云：阳毒病人出斑，皆如灸迹，指面大，青黑，并不免于死者。古人云胃烂，如此可信矣。世之人或谓斑有生者，非斑也，皆疹耳。其状如蚊虫咬，小点而赤是也，故其多生矣。今此瘾疹如锦纹者，疹也，非斑也。以斑即是疹，亦非也。谓表虚里实者，亦非也。如上所言，岂特两证而已乎。

［海］　阳证发斑有四：有温毒发斑，有热病发斑，有时气发斑，有伤寒发斑。

---

① 热：原作“解”，据石经堂本改。

斑斑如锦纹，或发之四末，或发之面部，或发之胸背，色红赤者，胃热也，紫黑者，胃烂也。一则下早，一则下晚，乃外感热病而发也。宜用玄参升麻汤、白虎等药。王朝泰云：赤斑出，五死一生。黑斑出，十死一生。皆用白虎人参汤、阿胶大青汤，兼与紫雪散大妙。可下者，调胃承气汤。

［吴］　凡发斑有六：一曰伤寒，二曰时气，三曰温毒，四曰阳毒，五曰内伤寒，六曰阴症。

一曰伤寒发斑者，盖因当汗不汗，当下不下，热毒蕴于胃中，乃发斑也。《千金方》曰：红赤者为胃热，紫赤者为热甚，紫黑者为胃烂也。故赤斑出者，五死一生。黑斑出者，十死一生也。大抵鲜红起发者吉，虽大亦不妨，但忌稠密成片。紫赤者为难治，杂黑者为尤难也。凡斑既出，须得脉洪数有力，身温足暖者，易治。若脉沉小，足冷，元气弱者，多难治。凡斑欲出未出之际，且与四味升麻汤，先透其毒。若脉弱者，倍加人参。食少大便不实者，倍用白术主之。若斑已出，则不宜再升发也。又不可发汗，汗之更增斑斓。又不宜早下，下之则斑毒内陷也。如脉洪数，热盛烦渴者，以人参化斑汤主之。若消斑毒，或以犀角玄参汤，大青四物汤之类。如热毒内甚，心烦不得眠，错语呻吟者，以黄连解毒汤加玄参、升麻、大青、犀角之类主之。热甚烦渴喘咳者，解毒合化斑汤主之。若斑势稍退，内实不大便，谵语，有潮热者，大柴胡汤加芒硝，或调胃承气汤下之。曾治一人，伤寒八九日，发斑，四肢强硬，昏沉谵语不知人，大便四五日不通，以调胃承气汤一下而愈。如未可下，有潮热烦渴者，且与小柴胡汤去半夏，加黄连、山栀、黄柏、栝蒌根主之，或加大青亦佳，如无以大蓝叶代之，或真青黛代之亦可。大抵解胃热、胃烂之毒，必以黄连、大青、犀角、玄参、升麻、青黛、石膏、知母、黄芩、山栀、黄柏之类也。要在审察病情，合宜而用之。

二曰时气发斑者，乃天疫时行之气也。人感之则憎寒壮热，身体拘急，或呕逆，或喘嗽，或胸中烦闷，或躁热起卧不安，或头痛、鼻干、呻吟不得眠，此皆斑候也。先用纸撚灯，照看病人面部、胸堂、四肢、背心有红点起者，乃发斑也。易老曰：凡大红点发于皮肤之上者，谓之斑。小红靥行于皮中不出起者，谓之疹。盖疹轻而斑重也。大抵一发鲜红稀朗者吉，若一发如针头稠密紫赤者凶，杂黑者难治。有来势急者，发热一二日便出斑；来势缓者，发热三四日而出也。凡治例必察病人元气虚实，脉之有力无力为主。若脉微弱，元气虚者，必先以三白汤倍加人参以助真气。次察斑欲出未透者，以升麻葛根汤主之。如胃弱人虚者，以四君子汤合而用之，名曰升君汤也。若斑不透者，《直指方》加紫草茸亦佳。若斑疹初出，有表症，憎寒壮热，头痛骨节疼，四肢拘急，胸中满闷者，以三因加味羌活散主之，或加紫草亦可。若斑出稠密，或咽喉不利者，犀角消毒饮、玄参升麻汤之类主之。凡斑出脉数，大烦渴者，人参化斑汤主之。若发热，或潮热不解者，以小柴胡汤随证增损用之，或人参败毒散，皆可出入用之。凡斑出而呕逆者，必用陈皮、半夏、生姜、黄连之类。若喘嗽不止者，必用知母、贝母、瓜蒌仁、黄芩、石膏之类。若咽痛者，必用连翘、牛蒡子、黑玄参、升麻、苦桔梗、甘草之类。若斑出而毒盛者，必用犀角、大青、玄参、黄连、黄芩、黄柏、山栀、石膏、知母之类主之也。北方谓之红眼儿、疮气等名色，又多所避忌香臭，盖恐触之也。凡斑已出未出之时，切不可便投寒凉之剂，以攻其热，并饮凉水等物，恐伤胃气，先作呕吐也。又不可发汗、攻下，虚其表里之气，其害尤甚也。若脉弱者，必先有房事，要在审问之，如有夹阴者，必先助真气为要也。

三曰温毒发斑者，《活人》云：初春，病人肌肉发斑、瘾疹如锦纹，或咳心闷，但呕者是也。冬时触冒寒毒，至春始发，初病在表，或已汗吐下，而表证未罢，毒气未散，以此发斑，宜用黑膏主之。又有冬月温暖，人感乖戾之气，冬未即病，至春或被积寒所折，毒气不得泄，至天气暄暖，温毒始发，则肌肉斑疹如锦纹，而咳心闷，但呕有清汁，宜用葛根橘皮汤主之。

［吴］　冬应大寒而反大温，人感此不正之气而为病者，名曰冬温也。若发斑，名曰温毒也。大抵治例与时气同，但温毒发斑尤甚尔。《活人书》谓温毒斑出如锦纹者，以黑膏主之，或玄参升麻汤、犀角大青汤、人参化斑汤、青黛一物汤等方，皆可选而用之。凡温病发于春，热病发于夏，若出斑者，治与伤寒同法也。此由怫郁之热，自内而发于外，亦非轻也。

四曰阳毒发斑者，其候狂言下利，咽痛面赤，斑出如锦纹者，以阳毒升麻汤、大青四物汤、人参化斑汤、栀子人汤之类，选而用之。详见本条。

五曰内伤寒者，此因暑月得之，先因伤暑，次食凉物，并卧凉处，内外皆寒，逼其暑火，浮游于表而发斑也。海藏治完颜小将军病，寒热间作，有斑三五点，鼻中微血出，两手脉沉涩，皮肤按之，殊无大热，此内伤寒也。与调中汤数服而愈。凡夹暑者，加香薷、扁豆主之。

六曰阴症发斑，《略例》曰：阴症发斑，亦出胸背手足，但稀少而淡红也。此人元气素虚，或先因欲事，内损肾气，或误服凉药太过，遂成阴症。伏寒于下，逼其无根失守之火，聚于胸中，上独熏肺，传于皮肤而发斑点，但如蚊蚋蚤虱咬痕，然非大红点也。与调中、温胃，加以茯香、炒白芍药主之。寒甚脉微者，以大建中汤主之，则真阳自回，阴火自降，而病乃愈，此治本不治标也。大抵发斑身温足暖，脉数大者为顺；身凉足冷，脉微细者为逆也。凡治斑，不可专以斑治，必察脉之浮沉，病之虚实而治之，则为善治斑也。若孟浪不察，一概论之，而曰不误于人，吾未之信也。

侯国华病伤寒，四五日，身微斑，渴欲饮，诊之沉弦欲绝，厥阴脉也。服温药，数日不已，又以姜、附等药，觉阳微回脉生。因渴，私饮水一杯，脉复退。又见头不举，目不开，问之则犯阳易。若只与烧裈散，则寒而不济矣。遂更用吴茱萸汤一大服，调烧裈散，连进二服，出大汗，两昼夜而愈。

［治阳症发斑之剂］

升麻葛根汤　凡发斑欲出未出者，以此汤升发之。若斑已出者，不可用也。

升麻三钱　葛根　白芍药各二钱　甘草炙，一钱

上作一服，水二盅，煎至一盅，去滓。通口服。《直指方》加紫草茸一钱半，治斑不透出者。若脉弱，加人参二钱。胃虚食少，加白术二钱。如腹痛，倍加炒白芍药和之。

三因**加味羌活散**　治斑疹初出，憎寒壮热，或头疼身痛，胸中不利者。

羌活上　独活中　柴胡中　前胡中　枳壳中　桔梗中　人参中　茯苓中　川芎中　升麻上　白芍药中　甘草下　生姜五片

上煎法同前。若斑未透者，加紫草茸一钱半。若脉虚者，倍加人参。胃弱食少

者，加白术二钱。大便自利者，亦加白术，去枳壳。若斑出盛，或烦热，或咽痛者，加荆芥、薄荷、防风、牛蒡子、连翘各一钱五分主之。若内热口苦心烦者，加黄芩、黄连各一钱半。若热甚舌燥烦渴者，更加石膏二钱、知母一钱。若喘嗽者，亦用之。若有痰热，胸中烦闷，加栝蒌仁一钱半。若斑毒盛出者，须加玄参、犀角各一钱以消其毒也。

加味小柴胡汤 治发斑肌热，潮热，或往来寒热，口苦咽干，目眩耳聋，胁痛胸满，心烦，或干呕，或烦渴，或喘，或咳嗽不止者，宜服之。

柴胡上 人参中 黄芩中 半夏中 甘草下 黄连中 升麻中 白芍药中 玄参中 生姜三片 大枣二枚

煎法同前。若口燥渴，去半夏，加栝蒌根一钱半。若咽痛，加桔梗二钱，倍用甘草。若呕者，还用半夏，去栝蒌根，加生姜，减少甘草主之。若斑毒出盛，加犀角屑一钱、牛蒡子另炒研一钱。毒甚者，更加大青二钱。若胸中烦闷不利，加瓜蒌仁一钱半。若痰火上喘，加桔梗一钱、知母、贝母各一钱半、瓜蒌仁一钱、桑白皮一钱主之。若喘而舌燥烦渴，脉数大者，更加石膏三钱。若胁痛，胸满不利者，加枳壳、桔梗各一钱半。若心下痞硬，加枳实一钱半，黄连倍之。

消毒犀角饮 治发瘢隐疹，或咽喉肿痛，或毒气壅盛者。

真犀角屑上 牛蒡子新瓦上炒香，研破用。中 荆芥穗中 防风中 甘草中

上用水二盅，煎至一盅，去渣温服。若咽痛加苦桔梗二钱，甘草倍之，玄参二钱主之。或连翘、薄荷皆可加之。内热者，须用黄芩、黄连各一钱主之。

解毒防风汤 治发斑隐疹痒痛者。

防风上 地骨皮中 黄芪中 赤芍药中 荆芥中 枳壳中 牛蒡子中，炒如前

上煎法同前。一方加当归、黑玄参各一钱

犀角玄参汤 治发斑毒盛，心烦狂言，或咽痛者。

犀角屑上 升麻中 射干中 黄芩中 人参中 黑玄参上 甘草下

上煎法同前。

大青四物汤

大青一钱半，如无，以真青黛代之 阿胶 甘草各一钱 淡豆豉一百粒

上煎法同前。

犀角大青汤 治斑出已盛，心烦大热，错语呻吟，不得眠，或咽痛不利者。

犀角屑上 大青上 玄参中 甘草下 升麻中 黄连中 黄芩中 黄柏中 山栀子中

上煎法同前。

当归丸 治发斑内实，大便不通者。

当归五钱 甘草 黄连 大黄各一钱半

上将当归用水一盅，煎成浓膏子。以三味为细末，和匀为丸，如梧桐子大。每服五十丸，温白汤下，以利为度，不利再服。

黑膏 治温毒时气，发瘢如锦纹者。

生地黄四两 淡豆豉半升

上二味，以猪脂一斤，合煎之，至浓汁。入雄黄五分、麝香一分，搅匀，丸如弹子大。白汤化下，未效再服。

葛根橘皮汤 疗冬温未即病，至春被积寒所折不得发，至夏得热，其寒解，冬温始发，肌中斑烂瘾疹如锦纹，而咳，心闷，但呕吐，有清汁，宜服此汤即止。

葛根 橘皮 杏仁去皮，麸炒 知母 黄芩 麻黄去节，汤泡 甘草炙。各半两

上㕮咀。每服五钱，水一盏半，煎至一盏，去滓温服。

漏芦连翘汤 治热毒发斑，无汗，大便实者服之。

漏芦　连翘　黄芩　麻黄　白蔹　升麻　甘草各一钱　枳实二钱　大黄三钱　若热甚者，加芒硝二钱。

用水二盅，煎至一盅，下芒硝，再煎一二沸，去滓温服。如人行五里地不动者，再服一次，以利为度。

猪胆鸡子汤　治热毒发斑，或咽痛，或声音不清，或心烦不眠。

猪胆　米醋各三合　鸡子一枚

上三味，合煎三四沸，人壮者尽服之；弱者须煎六七沸，分为三次服之，汗出乃愈。

黄连一物汤　治热病发豌豆疮者。

以黄连一两，用水二盅，煎至一盅，去滓，通口服。

五物木香汤　治豌豆疮烦疼者。

青木香二钱　薰陆香　丁香　矾石各一钱　麝香半分

上用水二盅，煎至一盅，去滓，温服。如热毒盛者，加犀角屑一钱，如无，以升麻一钱半代之。若病轻者，去矾石，神验。

孙兆山栀散　治热毒炎盛，遍身发斑，甚者发疮如豌豆。

牡丹皮　山栀仁　黄芩　大黄　麻黄各二钱半　木香五分

上水二盅，煎至一盅，去渣温服。

治斑出，**豌豆疮涂方**

用芒硝为细末，和猪胆汁涂疮上，勿动之，待其脱落无痕，仍卧黄土末上良。若病小便涩有血者，内坏疮皆黑靥，不出脓者死。

犀角大青汤　治斑毒热甚，烦疼者。

大青五钱　犀角屑，二钱半　栀子十枚　香豉一撮

上煎服法同前。

黄连解毒汤　治发斑热甚，心烦不得眠。

黄连三钱　黄芩　黄柏　山栀子各二钱

上用水二盅，煎至一盅，去渣温服。若斑毒盛者，加大青二钱，或真青黛一钱，调入汤内服之亦妙。凡脉弦数，内外热甚，谵语者，合小柴胡汤主之。若脉洪数，内外热甚，舌燥烦渴者，合化斑汤主之。

加减三黄石膏汤　治热发斑紫赤，烦渴，脉洪数者。

黄连上　黄芩中　黄柏中　山栀子中　石膏中　知母中　升麻中　赤芍药中　玄参中　甘草下　粳米二撮

上煎法同前。一方，斑毒甚者，加大青二钱，犀角屑一钱，乃消热毒斑疮之药也。一方，时行发斑疮，以好蜜涂疮上良。又方，用蜜煎升麻涂之。

[治内伤寒与阴证发斑之剂]

通脉四逆汤见下利。　阴毒升麻汤见阴毒。

调中汤

苍术一钱半　陈皮　砂仁　藿香　白芍药炒　甘草炙　桔梗　半夏　白芷　羌活　枳壳各一钱　川芎七分　麻黄　桂枝各五分　生姜三片。

上作一服，水二盅，煎至一盅，去滓温服。

大建中汤

当归中　白芍药中　白术中　麦门冬上　黄芪上　甘草炙，下　肉桂中　内苁蓉中　人参上　川芎中　附子中　半夏中　熟地黄中　茯苓中　生姜三片　大枣二枚

上煎法同前。

人参三白汤

白术中　白茯苓中　白芍药中　人参上　生姜三片　大枣二枚　若脉沉足冷，加附子半枚。

上煎法同前。

治伤寒黑斑。曾治一人，伤寒七八

日，因服凉药太过，遂变身凉，手足厥冷，通身黑斑，惟心头温暖，乃伏火也。诊其六脉沉细，昏沉不知人事，亦不能语言，状似尸厥。遂用人参三白汤加熟附子半枚，干姜二钱，水二盅，煎一盅与之。服下待一时许，斑色渐红，手足渐暖而苏醒。复有馀热不清，此伏火后作也。以黄连解毒、竹叶石膏汤调之而愈。

狐　惑

外证欲眠，目不闭，声哑。

狐惑之为病，状如伤寒，或因伤寒而变成斯病。其状默默欲眠，目牵不得闭，卧起不安，虫蚀于喉咽为惑，蚀于阴肛为狐，不欲食，恶闻食臭，其面目乍赤、乍黑、乍白，蚀于上部则声嗄，甘草泻心汤主之。方见痞。　蚀于下部则咽干，苦参汤洗之。蚀于肛者，雄黄散熏之。　用雄黄一味为末，取二瓦合之烧，向肛熏之。

《脉经》云：病人或从呼吸上蚀其咽喉，或从下焦蚀其肛阴。蚀上为惑，蚀下为狐。狐惑病者，猪苓散主之。方未考。

病者脉数，无热微烦，默默但欲卧，汗出。初得之三四日，目赤如鸠眼。七八日，目四眦一本眦下有黄字黑。若能食者，脓已成也。赤豆当归散主之。方见杂病下血门。

附

一妇人狐惑，声嗄，多眠，目不闭，恶闻食臭，不省人事。半月后，又手足拘强，脉数而微细。先与竹沥、姜汁一盏服之。忽胸中有汗，腹鸣，即目闭省人事。遂用参、术、归、陈，入竹沥、姜汁饮之，五六贴而愈。

[活]　狐惑伤寒与湿䘌皆虫证。初得状如伤寒，或因伤寒变成此疾。大抵伤寒腹内热，食少，肠胃空虚，三虫行作求食，蚀入五脏及下部，为䘌虫病。其候齿无色，舌上尽白，甚者唇黑有疮，四肢沉重，忽忽喜眠，虫蚀其肛，烂见五脏则死。当数看其上下唇，上唇有疮，虫蚀其藏，下唇有疮，虫蚀其肛，杀人甚急。多因下利而得。治䘌桃仁汤、黄连犀角汤、雄黄锐散主之。

治䘌桃仁汤

生艾　桃仁去皮尖，炒，双仁不用　槐花子碎。各一两　大枣十五个，去核

上水二盏，煎至一盏半，分三服。

黄连犀角汤　治伤寒及诸病之后，有䘌出下部者。

黄连半两　犀角一两　乌梅七个　没药二钱半

右水二大盏半，煎至一盏半，分三服。

雄黄丸　治伤寒狐惑，微烦，默默欲卧，毒气上攻，咽干声嗄，下蚀湿䘌，或便脓血。

雄黄研　当归炒。各七钱半　芦荟研　麝香研。各二钱半　槟榔半两

上捣研为末，煮面糊为丸，如梧桐子大。每服十五丸，至一十丸，食前温粥饮下，日三服。

雄黄锐散　治下部䘌疮。

雄黄　苦参　青葙子　黄连各半两　桃仁　去皮尖，二钱半

上为散，以生艾捣汁为丸，如枣核大。绵裹纳下部。匾竹叶汁更佳。冬月无艾，只用散裹纳亦得。

百 合 病

百合病，论曰：百合病者，谓无经络，百脉一宗，悉致病也。人常默默然，意欲食不能食，意欲卧不能卧，意欲行不能行，或有时闻食臭，或时如寒无寒，如

热无热，口苦小便赤，诸药不能治，得药即剧吐利，如有神灵者，身形虽似和，其人脉微数。每溺时辄头痛者，六十日乃愈，若溺时头不痛，淅淅然者，四十日愈；若溺时快然，但头眩者，二十日愈。体证或未病而预见，或病四五日而出，或病二十日或一月微见者，各随其证治之。《活人》云：此名百合伤寒，多因伤寒、虚劳，大病之后，不平复，变成奇疾也。

百合病，发汗后，宜服百合知母汤。

百合知母汤方

百合七枚，劈　知母三两，切

上先将百合水洗，浸一宿，当白沫出，去其水，更以井水二盏，煎至一盏，去滓。又将井水二盏，另煎知母，取一盏，去滓。和百合汁一盏，同煎，取一盏半。分温再服。

百合病，下后者，宜用滑石代赭汤。

滑石代赭汤方

百合七枚，劈　滑石三两，捶碎，绵裹　代赭石弹子大，碎，绵裹

上先将百合水洗净，浸一宿，当白沫出，去水，更以井水二升，煎取一升，去滓。另用水二升，煎二石，取一升，去滓。后合和同煎，取一升半。分温再服。

百合病，吐后，宜用百合鸡子汤。

百合鸡子汤方

百合七枚，劈　鸡子黄一枚

上先将百合水洗，浸如前法，煎取一升，去滓。内鸡子黄，搅匀，再煎至五分，服。

百合病，不经吐下发汗，病形如初者，宜百合地黄汤。

百合地黄汤方

百合七枚，劈　生地黄汁一升

上水洗百合，浸如前法，煎取一升，去滓。内地黄汁同煎，取一升半，分温再服。中病勿更服。大便当如漆黑。

百合病，一月不解，变成渴者，**百合洗方**主之。

上用百合一升，以水一斗，渍之一宿，以洗身。洗已，食煮饼，勿以盐豉也。

百合病，渴不瘥者，宜栝蒌牡蛎散。

栝蒌牡蛎散方

栝蒌根　牡蛎煅。各等分

上为末，白饮服方寸匕，日三服。

百合散　治伤寒百合病，一月不解，变如渴疾。

百合　栝蒌根各一两　牡蛎煅成粉　麦门冬去心，焙　山栀仁炒。各七钱半　甘草炙，半两

上㕮咀。每服五钱，水一盏，入生姜一钱二分，竹叶二七片，煎至六分，不拘时温服。

治百合伤寒，腹中满痛，宜服。

上用百合一两，炒黄，为细末，每服二钱，米饮下，无时。

百合病，变发热一作发寒热。者，宜用百合滑石散。

百合滑石散方

百合一两　滑石三两

上为末。饮服方寸匕，日三服。当微利，止服。热则除。

百合病，见于阴者，以阳法救之。见于阳者，以阴法救之。见阳攻阴，复发其汗，此为逆。见阴攻阳，乃复下之，此亦为逆也。

两　感

［论］　若两感于寒者，一日太阳受之，即与少阴俱病，则头痛口干，烦满而渴。二日阳明受之，即与太阴俱病，则腹满身热，不欲食，谵语。三日少阳受之，即与厥阴俱病，则耳聋囊缩而厥，水浆不

入。不知人者，六日死。若三阴三阳、五脏六腑皆受病，则荣卫不行，脏腑不通而死矣。

［活］庞安常云：脉沉大者，太阳少阴。沉长者，阳明太阴，沉弦者，少阳厥阴也。诸方书不载两感脉，安常特设以示后人。《素问》热论云：两感于寒而病者，必不免于死，法不过六日。黄帝曰：有三日而死者，何也？岐伯曰：阳明者十二经脉之长也，若三日而气尽则死矣。仲景亦无治法。《活人书》五卷序云：伤寒惟两感不治。仲景但一说云两感病俱作，治有先后。《证治论》引张翼说与仲景同，谓如下利清谷，身体疼痛，急当救里。宜四逆汤。身体疼痛，清便自调，急当救表。宜桂枝汤。《证治论》并《活人书》解仲景治有先后之说，皆云治有先后者，宜先救里，内才温则可医矣。然救表亦不可缓也。以上所论，并先救里，然后救表。愚意当消息之。谓如下利不止，身体疼痛，则先救里。如不下利，身体疼痛，则先救表，此亦谓之治有先后也。然则两感证亦有可治之理，而不可必也。

［赵］　仲景论两感为必死之证，而复以治有先后，发表攻里之说继之者，盖不忍坐而欲觊其万一之可活也。《活人书》云：宜救里以四逆汤，后救表以桂枝汤。殊不知仲景云太阳与少阴俱病，则头痛为太阳邪盛于表；口干而渴，为少阴邪盛于里也。阴明与太阴俱病，则身热谵语，为阳明邪盛于表；不欲食，腹满为大阴邪盛于里也。少阳与厥阴俱病，则耳聋为少阳邪盛于表，囊缩而厥，为厥阴邪盛于里也。三阳之头痛、身热、耳聋，救表已自不可，三阴之腹满、口干渴、囊缩而厥、不可下乎？《活人书》引下利身疼痛，虚寒救里之例，而欲施于烦渴、腹满、谵语、囊缩热实之证，然乎？否乎？盖仲景所谓发表者，葛根、麻黄是也。所谓攻里者，调胃承气是也。《活人书》所谓救里则是四逆，救表则是桂枝，今以救为攻，岂不相背。若用四逆汤，是以火济火，而腹满、谵语、囊缩等证，何由而除，脏腑何由而通，荣卫何由而行，而六日死者，可立而待也。吁！两感虽为不治之证矣，然用药之法，助正除邪，虚实实虚，补不足，损有馀之理，学者不可不素有一定之法于胸中也。

［垣］　问两感从何道而入？答曰：经云两感者死不治。一日太阳与少阴俱病，头痛发热，恶寒，口干，烦满而渴，太阳者府也，自背俞而入，人所共知之。少阴者藏也，自鼻息而入，人所不知也。鼻气通于天，故寒邪无形之气，从鼻而入肾为水也。水流湿，故肾受之。经曰：伤于湿者，下先受之，同气相求耳。又云：天之邪气，感则害人五脏。以是知内外两感，脏腑俱病，欲表之则有里，欲下之则有表，表里既不能一治，故死矣。故云：两感者不治。然所禀有虚实，所感有浅深，虚而感之深者，必死。实而感之浅者，犹或可治。治之而不救者有矣，未有不治而获生者也。予尝用此，间有生者，十得二三，故立此方，以待好生君子用之。

大羌活汤方

防风　羌活　独活　防己　黄芩　黄连　苍术　白术　甘草炙　细辛各三钱　知母　川芎　生地黄各一两。

上㕮咀。每服半两，水二盏，煎至一盏半，去渣，得清药一大盏。热饮之不解，再服三四盏，解之亦可，病愈则止。若有馀证，并依仲景随经法治之。

［吴］　两感必死不治者，乃一日传二经，阴阳俱病也。欲治阳急，而有阴急；欲治阴急，而有阳急。表里不可并

攻，阴阳难同一法，故不治也。《活人书》有先后之法，急救里，宜四逆汤，次救表，桂枝汤者，此表里皆寒，急救之法，非日传二经之法也。《保命集》曰：内伤于寒，外伤于风，或内伤于食，外伤于风，或先伤于湿，而后伤于风，或先伤于风，而后伤于湿，或先伤于寒，而后伤于风之类，此亦内外俱病，表里俱伤，乃为可治。故宜大羌活汤，间有可生者。易老、丹溪岂真贤于仲景哉。

帙之七

劳复食复　女劳伤

［庞］　病新差后，气血津液虚耗，慎勿为诸劳动事。凡言语思虑劳神，梳浴澡颒劳力，劳则生热而复病如初也。又新差后，精髓枯燥，切不可为房事，犯房事劳复必死。魏督邮顾子献病差后，华佗嘱之慎勿劳事，余事尚可，女劳即死。此是女劳复，非阴阳易也。又《素问》云：病热而有所遗者。是新差后，肠胃尚弱，若多食则难消化而复病如初也，此是食复。新差，强人足两月，虚弱人足百日，则无复病矣。

大病差后，劳复者，枳实栀子汤主之。若有宿食者，加大黄如博棋子大五六枚。〔成〕病有劳复，有食复。伤寒新差，血气未平，馀热未尽，早作劳动病者，名曰劳复。病热少愈而强食之，热有所藏，因其谷气留搏，两阳相合而病者，名曰食复。劳复则热气浮越，与枳实栀子豉汤以解之，不待虚烦懊憹也。食复则胃有宿积，加大黄以下之，不待腹满谵语之候也。

枳实栀子豉汤方

枳实三枚，炙　栀子十四枚，擘　豉一升，绵裹

上三味，以清浆水七升，空煮，取四升，内枳实、栀子，煮取二升。下豉，更煮五六沸，去滓，温分再服。覆令微似汗。伤寒之邪自外入，劳复之邪自内发，发汗、吐、下，当随宜施治也。

枳实栀子豉汤则应吐剂，此云覆令微似汗出者，以其热聚于上，苦则吐之。热散于表者，苦则发之。《内经》曰：火淫所胜，以苦发之。此之谓也。

伤寒差已后，更发热者，小柴胡汤主之。脉浮者，以汗解之。脉沉实者，以下解之。

［海］　大抵劳者动也。动非一种，有内外血气之异焉。若劳乎气，则无力与精神者，法宜微举之。若劳乎血与筋骨者，以四物之类补之。若劳在脾内为中州，调中可已。此为有形病也。但见外证，则谓之复病，非为劳也。如再感风寒是已。

［许］　记有人患伤寒，得汗数日，忽身热自汗，脉弦数，心不得宁，真劳复也。予诊之曰：劳心之所致，神之所舍，未复其初，而又劳伤其神，荣卫失度，当补其子，益其脾，解其劳，庶几得愈。授以补脾汤，佐以小柴胡汤解之。或者难曰：虚则补其母，今补其子，何也？予曰：子不知虚劳之异乎？《难经》曰：虚则补其母，实则泻其子。此虚当补母，人所共知也。《千金》曰：心劳甚者，补脾气以益之，脾王则感之于心矣。此劳则当补子，人所未闻也。盖母生我者也，子继我而助我者也。方治其虚，则补其生我者，与锦囊所谓本骸得气，遗体受荫同义。方治其劳，则补其助我者，与荀子言未有子富而父贫同义。此治虚与劳所以异

也。

补脾汤　治伤寒得汗出差后，脾胃伤冷物，胸膈不快，寻常血气不和。

人参　白术　甘草　橘皮去白　青皮去白　干姜各等分

上为末。每服三钱，水一盏，煎数沸。热服，入盐点亦得。

［海］　**麦门冬汤**　治劳复气欲绝者，用之有效，能起死回生。

麦门冬去心，一两　甘草炙，二两　粳米半合

上为细末，水二盏，煎粳米令熟，去米，约汤一小盏半。入药五钱匕，枣二枚去核，新竹叶一十五片，同煎至一盏，去渣温服。不能服者，绵滴口中。又治小儿不能灌药者，宜用此绵滴法。此方不用石膏，以其三焦无火热也。兼自欲死之人，阳气将绝者，故不用石膏。若加人参大妙。

［外］　大病后不足，病虚劳。补虚。

取七岁以下，五岁以上黄牛乳一升，水四升，煎至一升。如人饥，稍稍饮，不得多，期十日服不住佳。

［肘］　治笃病新起，早劳食饮，多致劳复，欲死。

烧鳖甲，服方寸匕。

［活］　**雄鼠屎汤**　治劳复。

栀子十四枚　雄鼠屎二七粒，两头尖者是　枳壳三枚，炒

上为细末。每服四钱，水一盏半，入葱白二寸，香豉三十粒，同煎一盏，分二服。勿令病人知鼠屎。

七味葱白汤　治伤寒，或因起动劳复，或因吃食稍多，皆成此候。若复甚者，一如伤寒初有此证。宜服此方。

葱白连须　干葛　新豉半合　生姜切，一合　麦门冬去心　熟地黄各三钱　流水四升，以杓扬之

上七味，用清水，煎三分减二，去滓，分二服，渐渐服之取汗。

千金方　治劳复或食复发热者。

栀子仁　石膏各三钱　豭鼠屎十四粒　豉半合

上用水二盅，煎至一盅，去滓，通口服之。

补中益气汤　治劳复发热，气高而喘，身热而烦，四肢怠惰。

人参二钱　白术　软苗柴胡　陈皮　白芍药各一钱　当归身　黄芪各一钱二分　甘草　升麻各五分

上作一服，用水二盅，煎至八分，去滓温服。若下元阴火动，或梦中失精，或虚劳烦盛，或自汗阴虚不足者，加知母、黄柏各一钱，五味子九粒，麦门冬一钱半主之。若兼有宿食不消，心下痞者，去升麻、人参，加枳实、黄连各一钱主之。若不能眠者，加远志、酸枣仁各一钱，茯神一钱半主之。凡脉弱人虚，倍用人参。自汗、盗汗，倍用黄芪。食少胃弱，倍用白术。外热多，倍加软苗柴胡之类。

［吴］　夫大病新瘥后，血气虚弱，馀热未尽，古人所谓如大水浸墙，水退则墙苏，不可犯之。但宜安卧守静，以养其气。设或早起动劳，则血气沸腾而发热也。经言脉浮者，以汗解之。脉实者，以下解之。若不可汗，不可下，宜小柴胡汤，随证增损以和之。或濈然汗出而解，或寒颤汗出而解也。凡新瘥后，虚烦不得眠者，参胡温胆汤加酸枣仁主之。凡虚羸少气，气逆欲呕者，竹叶石膏汤主之。虚热燥渴者，亦用此汤去半夏主之。《活人书》治劳复身热者，豭鼠屎汤主之。《千金》治劳复，以麦门冬汤主之。易老加人参以益元气也。若身热食少无力者，以参胡三白汤，或补中益气汤增损主之。如无热而下虚有寒者，以黄芪建中汤，虚甚者

以大建中汤、人参养荣汤之类主之。若阴虚火动者，必少加知母、黄柏以救肾水也。

凡新瘥后，只宜先进白稀粥汤，次进浓者，又次进糜粥，亦须少少与之，常令不足则可，不可尽意过食之也。其诸般肉食等物，皆不可食。经言：病人新差，脉已解，但日暮微烦者，此食谷早或多故也。盖胃弱不能消化，宜减谷则愈矣。经言：食复发热者，以枳实栀子豉汤主之。如宿食内结，大便不去者，加大黄如围棋子大五六枚下之。又曰：食复，发热不解者，以柴胡汤加减，随证用之。若食少胃弱，痞闷者，以四君子汤为主而加味以主之。如有表热，加软苗柴胡。内外有热，少佐黄芩。心下痞闷，心烦有内热，加枳实、黄连。如不眠，更加酸枣仁。有痰加橘红、半夏，呕吐者亦加之。如米食不化，加神曲、麦蘖。肉食不化，加棠求子、枳实、青皮之类消克之也。贵在通变而已。

凡男子大病瘥后，早犯女色而为病者，名曰女劳复也。其候头重不举，目中生花，腰背疼痛，或小腹里急绞痛，或憎寒发热，或时阴火上冲，头面烘热，心胸烦闷。《活人书》以豭鼠屎汤主之。有热者，以竹皮汤、烧裈散主之。《千金方》以赤衣散主之。虚弱者以人参三白汤调下赤衣散为妙。若小腹急痛，脉沉逆冷者，以当归四逆汤加附子、吴朱萸，送下赤衣散救之。仍以吴茱萸一升，酒拌炒熨小腹为佳。凡卵缩入腹，离经脉见者，死不可救也。

竹皮汤 治女劳复，头重不举，目中生花，腹中绞痛，有热者。

青竹皮刮取，半升

上用水二盅，煎至七分，温服之。

千金赤衣散 治女劳复并阴易。

室女月经布近隐处者，烧灰，用白汤下，日三服。

凡酒味苦辛，乃大热有毒者也。且大寒惟酒不冰，其热可见也。盖伤寒热病，本热未解而欲饮酒，则转加热盛而病增剧。若脉弦大者，须用小柴胡汤加葛根、黄连、乌梅主之。若脉洪大者，以人参白虎汤加葛根、黄连主之。或竹叶石膏汤、黄连解毒汤皆可用。多加鸡矩子尤妙。

瘥后诸病

[水气]

大病差后，从腰已下有水气者，牡蛎泽泻散主之。〔成〕大病差后，脾胃气虚，不能制约肾水，归于隧道，故水溢下焦，腰以下为肿也。《金匮要略》曰腰以下肿，当利小便，与牡蛎泽泻散利小便而散水也。

牡蛎泽泻散方

牡蛎熬 泽泻 栝蒌根 蜀漆洗去脚 葶苈熬 商陆根熬 海藻洗去咸。已上各等分

上七味，异捣，下筛为散，更入臼中治之。白饮和服方寸匕，小便利，止后服，日三。

咸味涌泄，牡蛎、泽泻、海藻之咸，以泄水气。《内经》曰：湿淫于内，平以苦，佐以酸辛，以苦泄之，蜀漆、葶苈、栝蒌、商陆之酸辛与苦，以导肿湿。

[喜唾]

大病差后，喜唾，久不了了者，胃上有寒。当以丸药温之，宜理中丸。〔成〕汗后阳气不足，胃中虚寒，不内津液，故喜唾不了了。与理中丸以温其胃。加益智仁更佳。

《千金方》瘥后口干喜唾，或咽痛。用大枣十枚，乌梅三个，共捣细，入炼

蜜，丸如枣核大。含口中徐徐咽下。或咽痛不愈者，以山豆根凉水浸，含咽苦汁亦佳。

［欲吐］

伤寒解后，虚羸少气，气逆欲吐者，竹叶石膏汤主之。〔成〕伤寒解后，津液不足而虚羸，馀热未尽，热则伤气，故少气，气逆欲吐。与竹叶石膏汤调胃散热。

竹叶石膏汤方

竹叶二把　石膏一斤　半夏半升，洗　人参三两　甘草二两　粳米半升　麦门冬一升，去心

上七味，以水一斗，煮取六升，去滓，内粳米，煮米熟，汤成去米。温服一升，日三服。

辛甘发散而除热，竹叶、石膏、甘草之甘辛，以发散馀热。甘缓脾而益气，麦门冬、人参、粳米之甘，以补不足。辛者散也，气逆者，欲其散，半夏之辛，以散逆气。

［日暮微烦］

病人脉已解，而日暮微烦，以病新差，人强与谷，脾胃气尚弱，不能消谷，故令微烦。损谷则愈。阳明王于申酉戌，宿食在胃，故日暮微烦。当小下之，以损宿谷。只用栀子豉汤，痞硬加枳实。

以前俱出仲景书，以后续增。

补遗

［惊悸］

茯神散　治伤寒后，虚羸，心气乏，力弱，惊悸多忘。

茯神　黄芪　菖蒲各一两　白芍药　人参各半两　远志去骨，七钱半

上㕮咀。每服五钱，水一中盏，入枣三枚，煎至六分，去滓温服。

龙齿丸　治伤寒后，伏热在心，心虚惊悸。

龙齿　人参　生干地黄　茯神各一两　远志去骨　铁粉细研。各半两　黄连去须　马牙硝细研　防风各七钱半　麝香细研，五分　麦门冬去心，焙，一两半

上为细末，都研令匀，炼蜜和丸，如梧子大。每服二十丸，竹叶金银汤下，不拘时服。

温胆汤　治伤寒瘥后调理。

半夏汤泡　茯苓去皮　陈皮去白　枳实炒。各二钱　竹茹一钱　甘草半钱

上作一服，水二盅，生姜三片，煎至一盅，不拘时服。

加味温胆汤　治瘥后，心胆虚怯，触事易惊，梦寐不安，气郁生涎，涎与气搏，变生诸证，或短气困乏，或复自汗，四肢浮肿，饮食无味，心虚烦闷，坐卧不安。

枳实麸炒　半夏汤泡　白茯苓去皮　橘红　人参各一钱半　竹茹　香附　麦门冬去心　柴胡　桔梗各一钱　甘草半钱

上作一服，水二盅，生姜三片，红枣二枚，煎至一盅，不拘时服。

［烦热］

柴胡汤　治伤寒后，夹劳，五心烦热，背膊疼痛，手足无力，不能饮食。

柴胡　赤茯苓　鳖甲去裙襕醋浸，炙　黄芪各一两　秦艽　地骨皮　黄芩去黑心　枳壳去瓤，麸炒　葛根各半两　甘草炙　人参各七钱半

上㕮咀。每服四钱，水一盏半，煎至七分，不拘时温服。

［虚汗］

鳖甲散　治伤寒后，虚羸，盗汗不止，四肢无力，向晚增寒。

鳖甲　去裙襕醋炙黄　附子炮坼，去皮脐　甘草炙　肉苁蓉酒浸，去皮，炙干　人参　黄芪　熟地黄　桃仁去皮尖、双仁，麸炒　枳壳去瓤，麸炒　杜仲炙黄　五味子　柴胡　牛膝各七钱半　牡蛎煅　苍术炒。各一两

上㕮咀。每服五钱，水一大盏，生姜半分，枣三枚，煎至五分，不拘时温服。

治伤寒后，虚羸，日夜汗出不止，心燥口干，咽喉不利。

黄雌鸡一只，肠肚净去，理如常法　牡蛎煅粉　麻黄根各二两　肉苁蓉一两，酒浸一宿，刮去鳞甲，切

上先将鸡、麻黄根以水七大盏，煮取汁三大盏，去鸡、麻黄根，后下肉苁蓉、牡蛎，煎取一盏半，去滓。分三服，空心午前、夜后、临卧时服。

治大病差后，多虚汗。

龙骨　牡蛎煅粉　麻黄各等分

上为末，以粉身。

[喘嗽]

紫菀散　治伤寒后，肺痿劳嗽，唾脓血腥臭，连连不止，渐将羸瘦。

紫菀洗去苗土　天门冬　贝母煨微黄。各一两　生干地黄　桔梗各一两半　百合　知母各七钱半

上㕮咀。每服四钱，水一盅半，煎六分，去滓，温服无时。

[梦泄]

牡蛎散　治伤寒后虚损，心多怔悸，夜梦泄精。

牡蛎煅粉　桂心　鹿茸酥炙　白芍药　龙骨各一两　甘草炙，半两

上㕮咀。每服五钱，水一大盏，生姜一钱，枣三枚，煎至五分，去滓，食前温服。

羚羊角丸　治伤寒，夜梦精泄不禁，身体枯燥，瘦脊骨立者。

羚羊角屑　犀角屑　石龙芮　韭子炒　龙骨　朱砂细研，水飞　鹿茸酒浸，炙　泽泻各一两半　桂心　木香各一两

上为细末，炼蜜和捣五七百杵，丸如梧桐子大。每服三十丸，食前用温酒下。

[失音]

二沥汤　治伤寒失音不语。

竹沥　荆沥　梨汁各三合

上搅令匀，以绵滤过，分温四服，空心，日、晚各一服。

[呕哕]

人参汤　治伤寒后虚羸少力，呕哕气逆。

人参　白茯苓去皮　半夏汤洗七次，炒　陈皮去白　白术各半两　麦门冬去心，焙　黄芪各一两　甘草炙，二钱半

上㕮咀。每服五钱匕，水一盏半，生姜三片，枣二枚，擘破，同煎至八分，去滓，食前温服。

[下利]

诃黎勒丸　治伤寒后，脓血利，下部疼痛。

诃黎勒去核，炮　人参各一两　白茯苓去皮　当归焙　木香　白芷各七钱半　牡丹皮半两

上捣罗为末，炼蜜和捣三五百杵，丸如梧桐子大。每服三十丸，食前米饮下，日再服。

黄连丸　治伤寒热病后，热毒下利脓血。

黄连炒，七钱半　乌梅肉炒，二两

上为细末，炼蜜入少蜡，和捣五六百杵，丸如梧桐子大。每服二十丸，加至三十丸，空心米饮下。

诃黎勒饮　治伤寒后，气不和，自利无度。

诃黎勒四枚，二生二煨，去核　草豆蔻四枚，二生二煨，去皮

上㕮咀。每服二钱匕，浆水一盏，煎至六分，去滓，空心温服。

燥肠丸　治伤寒汗下后，大小便自利，腹中痛者。

附子一枚，炮　干姜一两　龙骨　吴茱萸　诃黎勒去核　御米壳各半两

上为细末，酒糊为丸，如梧桐子大。每服三十丸，温水下。利止勿服。

［腰痛］

治伤寒发汗吐下后，体虚元脏积冷，气刺腰痛，转动艰难。

原蚕蛾半斤　糯米半升

上二味，同炒，令米色焦，然后捣罗为末，每用半两，以米醋调如稀糊，入铫子内煎，搅令稠，乘热摊于蜡纸上，贴痛处，以帛缠缚，冷即易之。

杜仲酒　治伤寒后体虚，元脏挟风冷，腰膝疼痛，行履不得。

杜仲去粗皮，炙，二两　独活半两　附子炮裂，去皮脐　牛膝各一两　仙灵脾七钱半

上细锉，用生绢袋盛，以酒五升浸，蜜封头，经七日后开，每日取三二合温服，日三服，未差再浸服。

［不得眠］

栀子乌梅汤　治伤寒瘥后，不得眠。

栀子　黄芩各二钱　柴胡三钱　甘草一钱　乌梅三个，去核

上作一服，水二盅，生姜三片，竹叶十四片，豆豉三十粒，煎至一盅，不拘时服。

［发豌豆疮］

千金方治豌豆疮　只以黄连一味，酒炒，水煎服之。外以赤小豆为末，入真青黛，以鸡子清和涂疮上，其效如神。

［遗毒］

凡伤寒汗出不彻，邪热结耳后一寸二三分，或耳下俱肿硬者，名曰发颐。此为遗热成毒之所致也。宜速消散则可，若缓则成脓，又为害也。

连翘败毒散　治发颐初肿，服此消之。

羌活中　独活中　连翘上　荆芥中　防风中　柴胡中　升麻下　桔梗中　甘草下　川芎中　牛蒡子新瓦上炒，研碎用，中　当归尾酒洗，中　红花酒洗，下　苏木下　天花粉中

上用水一盅，好酒一盅，同煎一盅，去滓，徐徐温服。如未消，加穿山甲、蛤粉炒，一钱。肿至面者，加香白芷一钱、漏芦五分。如大便燥实者，加酒浸大黄一钱半，壮者倍用之。凡内有热，或寒热交作者，倍用柴胡，加酒黄芩一钱、酒炒黄连一钱。

消毒救苦散　消肿散毒，用米醋调涂，傅四围，留头。如干，即又傅。

大黄三钱　黄芩　黄连　黄柏　芙蓉叶　大蓟根　白及　白蔹　天南星　半夏　红花　檀花　当归尾　赤小豆　白芷各一钱半　朴硝　雄黄另研末。各一钱

一方：用见肿消草、生白及、白蔹、土大黄、生大蓟根、野苎麻根，共捣成饼，入朴硝一钱，和匀。贴肿上，留头勿贴，如干即换之。若更加生山慈菇、金线重楼根尤妙。

内托消毒散　治发颐，有脓不可消者，已破未破服之。

人参中　黄芪上　防风中　白芷中　川芎中　当归中　桔梗中　连翘中　升麻中　柴胡中　金银花中　甘草节中

上用水一盅，好酒一盅，同煎一盅，去滓，徐徐温服。疮破者，以玄武膏贴之。四围赤肿不退者，仍以前药塗之。兼服蜡矾丸最妙。

［昏冒］

凡伤寒汗出愈后，渐觉昏昏不醒，如鬼祟之状，或错语呻吟者，此因汗出未尽，邪热伏于心胞所致也。《活人书》用知母麻黄汤以汗也，但虑病后血气俱虚，岂可与发汗。若脉弱人虚者，只宜十味温胆汤加黄连主之。若有寒热潮热，日晡发热者，以小柴胡汤随证增损主之。

［伤寒瘥后虚弱治例］

当归六黄汤　治伤寒新瘥后，虚热，盗汗不止。

当归身酒洗，一钱五分　黄柏炒　黄芩炒。各七分　黄连炒，五分　黄芪盐水炙，二钱　生地黄酒洗　熟地黄酒蒸。各一钱

上作一服，水二盅，煎至八分，食远温服之。

加味黄芪建中汤　治阳虚，无热恶寒，盗汗，无力下虚者。

黄芪　白芍药各二钱　当归一钱半　人参　白术　麻黄根　牡蛎粉各一钱　官桂五分　饴糖一匙　大枣二枚

上煎法同前。

滋阴补肾丸　治病后阴虚，精血不足，四肢少力，心神不宁，夜梦遗精，或虚热盗汗，饮食进少，不为肌肉，身体羸弱，面色青黄而无血色，宜服此丸，滋肾水制虚火，大有益也。

熟地黄酒蒸　生地黄酒浸　白术各二两　人参　麦门冬去心　五味子　当归酒浸　白芍药酒炒　川芎　黄芪盐水炙　山药　蛤粉另研极细　茯神去皮木　砂仁各一两　知母炒，一两半　黄柏炒，二两

上十六味，共为细末，炼蜜和成，于石臼内杵千馀下，丸如梧桐子大。每服五十丸，空心淡盐汤下。

加味补阴丸　治证同前。

黄柏盐酒拌炒，四两　熟地黄　知母盐酒拌炒　败龟板醋炙。各二两　虎胫骨　锁阳醋炙　白芍药酒炒　当归酒浸　川牛膝酒洗　杜仲醋炙，去丝　砂仁以上各一两

若冬月天寒，加干姜，炮，五钱。

上为末，炼蜜入猪脊髓五条，共捣和成，石臼内杵千馀下，丸如梧桐子大。每服五十丸，空心淡盐酒或盐汤下。

朱砂安神丸　治病后心神不安，夜卧不宁，或乱梦不得眠。

朱砂另研，水飞，二钱，用一半为衣　黄连炒　生地黄酒洗，焙干。各一钱半　当归身酒浸，一钱　甘草炙，半钱

上为细末，汤浸，蒸饼糊为丸，如绿豆大，朱砂为衣，阴干。每服三十丸，以口中津液咽下，或灯心汤下。

加味枳术丸　治病后胃弱食少，服此进饮食，强胃气。

枳实炒　神曲炒　大麦蘖炒　棠毬子　陈皮各一两　人参　白术各二两

上为末，荷叶烧饭和丸，如梧桐子大。每服七八十丸，白汤下。如夏有热，加姜炒黄连七钱，如冬月天寒加砂仁一两，如气郁不舒畅加香附一两，如痰多加橘红一两，去陈皮，更加半夏曲一两。

六君子汤　治伤寒汗下之后，将见平复，宜服此调理，助脾进食，辟邪气，大妙。

人参　白术　黄芪　白茯苓　山药　甘草各等分

上㕮咀。每服四钱，水一盏半，生姜三片，枣一枚，同煎至七分，去滓温服。

养脾汤　治伤寒后，脾胃虚弱，不思饮食。

茯苓　干姜炮。各一两　白术二两　丁香　人参　甘草各半两

上如法事治，一处捣罗为末。每服三钱，水一盏，煎至六分。温服，日三，不拘时候。

健脾散　治伤寒后，脾胃虚弱，不欲饮食，纵食不能消化。

诃黎勒皮　白术　麦蘖炒令微黄　人参各一两　干姜炮，七钱半　神曲炒　甘草炙　枳壳　麸炒　大腹皮各半两

上㕮咀。每服四钱，水一中盏，入生姜半分，煎至六分，去渣，不拘时稍热服。

阴 阳 易

伤寒阴阳易之为病，其人身体重，少气，少腹里急，或引阴中拘挛，热上冲胸，头重不欲举，眼中生花，膝胫拘急者，烧裈散主之。

烧裈散

取妇人中裈近隐处，剪，烧灰。以水和服方寸匕，日三服。小便即利，阴头微肿则愈。妇人病，取男子裈裆烧灰用。

尝治伤寒病未平复，犯房室，命在须臾，用独参汤调烧裈散。凡服参一二斤馀，得愈者三四人。信哉！用药不可执一也。

附

治伤寒病新瘥，阴阳未和，因合房室，则令人阴肿，入腹绞痛；妇人则里急，腰胯连腹内痛，名曰阴阳易也。其男子病新瘥未平复，而妇人与之交接，得病名曰阳易。妇人病新瘥未平复，而男子与之交接，得病名曰阴易。若二男二女，并不自相易，所以呼为易者，以阴阳相感动，其毒著于人，如换易然。其病之状，身热冲胸，头重不能举，眼中生花，四肢拘急，小腹绞痛。手足拳则死，亦有不即死者。病苦少腹里急，热上冲胸，头重不欲举，百节解离，经脉缓弱，血气虚，骨髓竭，便恍恍翕翕，气力转小，着床不能动摇，起止仰人，或牵引岁月方死。宜烧裈散、豭鼠粪汤、竹茹汤、青竹茹汤、干姜汤、当归白术汤选用之。海藏云：热者烧裈散、竹皮汤；寒者豭鼠屎汤、当归白术汤。至于校正方妙香丸条下，治杂病阴阳易中，有牛黄、脑、麝之类，是治其热证也。

青竹茹汤 妇人病未平复，因有所动，致热气冲胸，手足拘急，搐搦，如中风状，宜此汤。

瓜蒌根一两 青竹茹刮半升，淡竹是

上以水二升，煮取一升二合，去渣，分二三服。

妙香丸 治阴阳易不瘥，大便不通，心神昏乱，惊惕不安者。

辰砂另研细，水飞，三钱 冰脑 腻粉 麝香 牛黄各七钱半 金箔五片 巴豆霜二钱半

上为细末，入黄蜡三钱，蜜一小匙，同炼匀，和药为丸。每药一两，作三十丸。米饮下五丸，弱者三丸，壮者或七丸亦可，取大便通即止。

《百一》治交接劳复，阴卵肿，或缩入腹，腹绞痛，或便绝。蚯蚓数条，绞取汁，服之良。

［海］ 若阴阳易，果得阴脉，当随证用之。若脉在厥阴，当归四逆汤送下烧裈散。若脉在少阴，通脉四逆汤送下烧裈散。若脉在太阴，四顺理中丸送下烧裈散。所用之药，各随其经，而效自速也。

豭鼠粪汤 疗伤寒病后，男子阴易。

韭白根一把 豭鼠粪十四粒，两头尖者是

上二味，以水五升，煮取半升，去渣，再煎三沸。温服得效，未汗再服，亦理诸般劳复。

当归白术汤 治妇人未平复，因有所动，小腹急痛，腰胯四肢不任举动，无力，发热者。

白术 当归 桂枝 附子生 甘草 芍药 黄芪 人参各二钱半 生姜半两

上㕮咀，水煎服，食顷再服。温覆取微汗差。

李良佐子，病太阳证，尺寸脉俱浮数，按之无力。余见其内阴虚，与神术加干姜汤而愈。后再病。余视之，见神不舒，垂头不欲语。疑其有房过，问之，犯房过乎？必头重目眩。曰：唯。与大建中

三四服，外阳内收，脉返沉小，始见阴候。又与已寒加芍药、荞香等丸五六服。三日内约服丸六七百丸，脉复生。又用大建中接之，大汗作而解。

［山］ 因女色病阴证伤寒者，用陈皮热锅内炒焦，以酒烹下，滤酒饮之。

韭根散 治伤寒后，阴阳易，头重，百节解痛，翕翕气劣，著床不能起动。甚者手足拳，卵肿疼痛。

韭根 栝蒌根各二两 青竹茹 干姜炮。各半两

上细锉，和匀，分八服。每服用水一大盏，煎至五分，去滓，入鼠粪末一字，搅匀。不拘时服。《圣济方》捣筛五钱匕，水一盏半，煎至一盏，去滓，食前温服。一名丰本汤。

治伤寒妇人，得病虽瘥，未满百日，不可与交合。为阴阳易之病，必身体拘急，手足拳，欲死。丈夫病名曰阴易；妇人病名曰阳易。速当汗之，可痊，满四日不可疗。宜令服此药。其病体重，小腹急，热上冲胸，头重不能举，眼中生花，膝胫拘急。

用干姜四两为末，沸汤调，连进服，以衣被覆出汗，方解，手足伸而愈。

二灰散 治伤寒阴阳易。

手足指甲二十片，男病用女者，女病用男者 中衣裆近隐处一片，男病用女，女病用男者

上并烧作灰，研令细。分三服，不拘时，用温酒调下，或米汤调服亦可。

《医林》曰：离经脉见，多主死。太过曰至，一呼三至曰至。不及曰损，一呼一至曰损。二脉唯阴阳易病有之。

［张］ 假如妇人病新瘥未平复，而男子与之交，因感外邪而卒病，实非馀邪相染，医见病速，谓之阴易。于法何以别乎？夫易病者，有上条所见之证存焉，其与外所感，岂相侔哉？设若风寒外伤，当有表证，安有小腹里急，引阴中拘挛者乎。或又云：假如男子病新差未平复，强合阴阳而自病，仍小腹里急，引阴中拘挛，证同易病。求其理，何故不染易他人而自复？未审其证治可同何法也。病虽自理，复与易同，亦有烧裈散以诱安其气。夫易病之为合阴阳感动余邪，而其人正气本虚，故能染着。不然安得受其邪哉？今病自复，缘正气尚虚，而馀邪因动。悉非外感，故与易同，亦用烧裈散以安正气。正气安，馀邪自平矣。

四时伤寒不同 论文已见首篇总例

冬为伤寒 春为温病 夏为暑病 秋为疟 一岁长幼病相似为疫 多眠多汗脉浮为风温 一身尽痛为湿 身反张为痉

［吴］ 夫伤寒之病，自霜降之后，天令大寒而感之者，乃伤寒也。若天令温暖而感之者，为冬温也。如至春天令温暖，有人壮热为病者，乃温病也。若天令尚寒，冰雪未解而感寒者，亦曰伤寒也。若三月至七八月之间，天道忽有暴寒而感之者，此名时行寒疫也。若夏至后，壮热脉洪者，谓之热病也。如四时天令不正，感而为病，长幼相似，互相传染者，谓之时行之气也。夫时气者，一曰时疫，盖受天地疫疠之气而为病，乃非寒也。又有温疟、风温、温毒、温疫、中风、伤风、中湿、风湿、中暑、中暍、湿温等证，一皆发热，状似伤寒，故医家通以伤寒称之者，为发热传变，皆相类也。至于用药则不同矣。但发表解肌有差别尔。盖冬月伤寒者，人之着寒而即病也。若不即病，至春变为温病，至夏变为热病。温病、热病，乃因伏寒为变，既变不得复言其寒矣。其寒疫，乃天时之暴寒，与冬时之严寒，又有轻重之不同。时气自是天行疫疠

之气，又非寒比也。温病乃山泽蒸气，暑病乃炎日之火，风乃天之贼邪，伤于人者也，有中者为重，伤者为轻。温疟、风温等病，又是伤寒坏证，更感异气所变，各有其因不同，岂可通以伤寒称而治之。如不识其名，妄行治疗，本中暑作热病治之，湿温作风温治之，虚实混淆，是非紊乱，夭人天年，可不慎哉。

凡四时伤寒，通宜补散，故丹溪治伤寒多用补中益气汤，气虚者四君子汤加发散剂，血虚者四物汤加发散剂。东垣治风湿，用补中益气加羌活、防风、升麻、藁本、苍术。海藏治风湿无汗者用神术汤，有汗者用白术汤；治刚痓用神术汤加羌活、麻黄；治柔痓用白术汤加桂心、芪、术；治风湿用白术汤，随证加药；治中暍，脉弦细芤迟者，用黄芪汤。此皆与仲景所谓辛苦之人，触冒之病伤寒同意也。

［丹］　仲景论伤寒而未及乎中寒，先哲治冒大寒昏中者，用附子理中汤，其议药则得之矣。曰伤，曰中，未有议其异同者。夫伤寒有即病，有不即病。因其旧有郁热，风寒外束，肌腠自密，郁发为热，病邪循经而入，以渐而深，初用麻黄桂枝辈微表而安，以病体不甚虚也。若中寒则仓卒感受，其病即发而暴，因其腠理疏豁，一身受邪，难分经络，无热可发，温补自解。此气大虚，不急治则死矣。伤风[①]、伤暑、伤湿，亦如伤寒之渐入也。中风、中暑、中湿，亦如中寒之暴受也。除伤寒外，杂病首卷晰矣。

冬为伤寒

从霜降以后，至春分以前，凡有触冒霜露，体中寒风，即病者谓之伤寒也。治法除暑湿、疟疾外，皆伤寒法也。

春为温病

从立春节后，其中无暴大寒，又不冰雪，而有人壮热为病者，此属春时阳气发于外，冬时伏寒，变为温病。春温应常纪者有四岁，少阳司天之政初之气，太阳司天之政初之气，阳明司天之政终之气，太阴司天之政二之气，皆病温。其不应常纪而反常者，不可候之，而随时变易也。

《内经》曰：冬伤于寒，春必病温。李明之曰：冬伤于寒者，冬行秋令也，当寒而温，火胜而水亏矣。水既已亏，则所胜妄行，土有余也。所生受病，金不足也。所不胜者侮之，火太过也。火土合德，湿热相助，故为温病。所以不病于冬而病于春者，以其寒水居卯之分，方得其权，大寒之令，复行于春，腠理开泄，少阴不藏，房室劳伤，辛苦之人，阳气泄于外，肾水亏于内，当春之月，水当发生，阳以外泄，孰为鼓舞，肾水内竭，孰为滋养，此两者同为生化之源，源既已绝，木何赖以生乎。身之所存者热也，时强木长，故为温病。

论曰：太阳病，发热而渴，不恶寒者，为温病。释曰：太阳病者，脉浮，头项痛而腰脊强也。伤于寒者当恶寒，若不恶寒而渴者，转属阳明，则表证已罢，邪传于里矣。今不恶寒，则非伤寒，证似阳明，而与太阳兼见，则非伤寒之以明也，故决其为温病。

《活人书》云：夏至以前，发热恶寒，头疼身体痛，其脉浮紧者，温病也。春月伤寒，谓之温病。冬伤于寒，轻者夏至以前发，为温病。盖因春温暖之气而发也。又非温疫也。治温病与冬月伤寒，夏月热病不同，盖热轻故也。春初秋末，阳气在

① 风：原作“寒”，据石经堂本改。

里，其病稍轻，纵不用药治之，五六日亦自安。升麻汤、解肌汤、柴胡桂枝汤最良。热多者，小柴胡汤主之。不渴外有微热者，小柴胡加桂枝也。嗽者小柴胡加五味子也。或烦渴发热，不恶寒者，并竹叶石膏汤，次第服之。麻黄、桂枝、大青龙，唯西北二方，四时行之，无有不验。若江淮间地偏暖处，唯冬月及正初，乃可用正方。自春末至夏至以前，桂枝、麻黄、大青龙内宜加减也。按：《活人》所云温病有二，其用升麻解肌等者，乃正伤寒太阳证，恶寒而不渴者，特以其发于温暖之时，故谓之温病尔。其用竹叶石膏汤者，乃仲景所谓渴不恶寒之温病也。要须细别，勿令误也。然不恶寒而渴之温病，四时皆有之。不独春时而已。

[温毒]

阳脉洪数，阴脉实大者，遇温热变为温毒。〔成〕此前热未已，又感温热者也。阳主表，阴主里，洪数实大，皆热也。两热相合，变为温毒。

《活人》云：初春发斑咳嗽，为温毒。

[吴]　冬有非节之暖，名曰冬温，此即时行之气也。若发斑者，又曰温毒，而亦时气发斑也。又伤寒坏病，阳脉洪数，阴脉实大，更遇温热，变为温毒，其病最重也。盖此因前热多日不解，更感温热之气而为病，故曰重也，若无汗者，以三黄石膏汤汗之。若有自汗者，宜人参白虎汤主之。烦热错语，不得眠者，白虎合黄连解毒汤主之。表热又盛者，更加柴胡主之。若内实大便不通，宜三黄泻心汤下之，或大柴胡汤加芒硝下之亦可。若斑出如锦纹者，多难治也，宜人参化斑汤、玄参升麻并黑膏、大青四物汤主之。方论详发斑。

发汗不解，身灼热为风温，其证脉浮汗出，身重多眠。〔楼〕其病不独见于春间，故另立风温门。

[诊]　尺肤热甚，脉盛躁者，病温也。夫精者，身之本也。故藏于精者，春不病温。

[针灸]　凡治温病，可刺五十九穴。成注云：所谓五十九穴者，刺两手内外侧各三，凡十二痏。五指间各一，凡八痏。足亦如之，头入髪际一寸傍三分各三，凡六痏。巅上一、囟会一、髪际一、廉泉一、风池二、天柱一。《内经》云：气口静，人迎躁者取之，若气口人迎皆静者，勿刺也。人迎，谓结喉动脉也。王太仆注《素问》五十九刺云：刺头上五行，五行者，以越诸阳之热逆也。谓头中行，上星、囟会、前顶、百会、后顶五穴。头第二行，两旁五穴，承光、通天、络却、玉枕十穴。第三行两傍临泣、目窗、正营、承灵、脑空十穴也。大杼、膺俞、缺盆、背俞，此八者以泻胸中之热也。气街、三里、巨虚、上下兼此八者，以泻胃中之热也。云门、髃骨、委中、髓空，此八者以泻四肢之热也。五脏俞傍五，此十者以泻五脏之热也。谓背第五行两傍魄户、神堂、魂门、意舍、志室十穴也。

附

[云]　伤寒汗下不愈而过经，其证尚在而不除者，亦温病也。经曰：温病之脉，行在诸经，不知何经之动，随其经之所在而取之。如太阳证，汗下后，过经不愈，诊得尺寸俱浮者，太阳温病也。如身热目疼，汗下后，过经不愈，诊得尺寸脉俱长者，阳明温病也。如胸胁痛，汗下后过经不愈，诊得尺寸脉俱弦者，少阳温病也。如腹满嗌干，诊得尺寸脉俱沉细，过经不愈者，太阴温病也。如口燥舌干而渴，诊得尺寸俱沉，过经不愈者，少阴温病也。如烦满囊缩，诊得尺寸俱微缓，过经不愈者，厥阴温病也。是故随其经而取

之，随其证而治之。如发斑，乃温毒也。

［汪］　愚谓温与热有轻重之分，故仲景云：若遇温气则为温病，更遇温热则为温毒。热比温为尤重故也。苟但冬伤于寒，至春而发，不感异气，名曰温病，此病之稍轻者也。温病未已，更遇温气，变为温病，亦可名曰温病，此病之稍重者也。伤寒例以再遇温气，名曰温疫。又有不因冬月伤寒，至春而病温者，此特感春温之气，可名曰春温。如冬之伤寒，秋之伤湿，夏之中暑相同也。以此观之，是春之病温，有三种不同，有冬伤于寒，至春发为温病者。有温病未已，更遇温气则为温病，与重感温气，相杂而为温病者。有不因冬伤于寒，不因更遇温气，只于春时感春温之气而病者。若此三者，皆可名为温病，不必各立名色，只要知其病源之不同也。

升麻解肌汤方　治伤寒、温病、天行头痛壮热。

葛根一两　麻黄去节，汤泡，七钱半　黄芩　芍药各半两　桂心　甘草炙。各二钱半

上㕮咀。每服四钱，水一盏半，枣一枚，煮八分。服日三。三四日不解，脉浮者，宜重服取汗，脉沉实者，宜下之。

升麻葛根汤　治大人小儿，时气瘟疫，头痛发热，及疮疹已发未发，皆可服之。

升麻　芍药　甘草各二钱半　干葛三钱

上作一服，水二盅，生姜三片，煎至一盅，不拘时服。

柴胡升麻汤　治时行瘟疫，壮热恶风，头痛体疼，鼻塞咽干咳嗽，涕唾稠粘。

柴胡去苗　干葛　荆芥去梗　赤芍药　石膏各一钱半　前胡去苗　升麻　桑白皮　黄芩各一钱

上作一服，水二盅，生姜三片，豆豉二十粒，煎至一盅，不拘时服。

三黄石膏汤

石膏四钱　黄芩　黄连各二钱　黄柏　山栀仁各一钱五分　香豉百粒　麻黄二钱，若天寒用三钱　甘草一钱

上作一服，用水二盅，煎至一盅，滤清，通口服。以衣被覆取汗而愈。

夏为暑病

按：中暍、中暑、中热，名虽不同，实一病也。若冬伤于寒，至夏而变为热病者，此则过时而发，自内达表之病，俗谓晚发是也。又非暴中暑热新病之可比。或曰：新中暑病脉虚。晚发热病脉盛。

暍病治法，有清热，有解肌。

太阳中热者，暍是也。其人汗出恶寒，身热而渴也。〔成〕汗出恶寒，身热而不渴者，中风也。汗出恶寒，身热而渴者，中暍也。白虎汤。　太阳中暍者，发热恶寒，身重而疼痛，其脉弦细芤迟，小便已洒洒然毛耸，手足逆冷，小有劳，身即热，口开前板齿燥。若发汗，则恶寒甚。加温针，则发热甚。数下之，则淋甚。〔成〕病有在表，有在里者，有表里俱病者，此则表里俱病者也。发热恶寒，身重疼痛者，表中暍也。脉弦细芤迟者，中暑脉虚也。小便已，洒洒然毛耸，手足逆冷者，太阳经气不足也。小有劳，身即热者，谓劳动其阳，而暍即发也。口开前板齿燥者，重有热也，《内经》曰：因于暑汗烦则喘喝。口开谓喘喝也，以喘喝不止，故前板齿干燥。若发汗以去表邪，则外虚阳气，故恶寒甚。若以温针助阳，则火热内攻，故发热甚。若下之以除里热，则内虚而膀胱燥，故淋甚。徐氏曰：此条无治法，东垣以清暑益气汤主之，所谓发千古之秘也。　太阳中暍者，身热疼重，而脉微弱，此亦夏月伤于水，水行皮中所

致也。〔成〕经曰：脉虚身热，得之伤暑，身热脉微弱者，暍也。身体疼重者，水也。夏时暑热，以水灌溉而得之。瓜蒂一物散，或云五苓散。

[中暍与伤寒相似而异]

张氏曰：清邪中上，浊邪中下。其风寒湿者，皆地之气系浊邪，所以俱中足经。惟暑乃天之气，系清邪，所以中手少阴心经也。其证多与伤寒相似，但暍与伤寒脉不同耳。夫伤寒虽恶寒发热，初病未至于烦渴。惟暑则不然，初病即渴，所以与伤寒为异也。且伤寒之脉必浮盛，中暑之脉虚弱，或弦细芤迟者有之。经曰：脉盛身寒，得之伤寒；脉虚身热，得之伤暑，此之谓也。假如太阳病，项背强几几，反汗出恶风，若当炎暑之时，岂不与中暍相似，惟其不渴，故与桂枝加葛汤主之。凡居夏秋之令，炎暑之时，必当依经详审，由无差失之患矣。

［汪］　以证言之，伤寒恶寒，伤热恶热。以脉言之，伤寒脉盛，伤暑脉虚。且暑脉虚细，与湿痉之脉有相似者，而证则不同，暑则自汗而渴，湿则不渴，痉则身疼也。

[脉洪身热恶寒为热病]

《活人》云：夏月发热恶寒，头疼，身体肢节痛重，其脉洪盛者，热病也。冬伤于寒，因暑气而发为热病。治热病与伤寒同。有汗宜桂枝汤，无汗宜麻黄汤，加烦躁者宜大青龙汤。然夏月药性须带凉，不可大温，桂枝、麻黄、大青龙须用加减，夏至前，桂枝加黄芩半两，夏至后，桂枝、麻黄、大青龙加知母一两，石膏二两，或加升麻半两。盖桂枝、麻黄汤性热，及暖处非西北之比，夏月服之，必有发黄斑出之失。热病三日外，与前汤不瘥，脉势仍数，邪气犹在经络，未入脏腑者，桂枝石膏汤主之。此方夏至后代桂枝证用，若加麻黄一两，可代麻黄、青龙证用也。若三月至夏，为晚发伤寒，栀子升麻汤亦可选用之。万历癸卯，兴化李氏一婿，应举于南京，时方盛暑伤寒，一太学生新读仲景书，自诧知医，投以桂枝汤，入腹即毙。大抵麻、桂二汤，乃隆冬正伤寒之药，施之温病尚不可，况热病乎。

桂枝石膏汤　治法见前论，有汗，脉缓，为桂枝证。无汗，脉紧，为麻黄、青龙证。

桂枝去粗皮　黄芩各半两　栀子三钱　白芍药　升麻　干葛　生姜以上各七钱半　石膏碎　甘草炙。各一两

上㕮咀。每服五钱半，水一盏半，煮至八分，去渣，食顷再服。若得汗，即停后服。

栀子升麻汤　治晚发伤寒，三月至夏为晚发。

生地黄切碎，半斤　栀子十枚，擘　升麻一两半　柴胡　石膏各二两半

㕮咀。每服五钱，水一盏半，煎八分，顿服，病不解更作。

［吴］　自夏至以后，时令炎暑，有人壮热烦渴，而不恶寒者，乃热病也。凡脉浮洪者，发于太阳也。洪而长者，阳明也。弦而数者，少阳也。然此发在三阳，为可治。若脉沉细微小，足冷者，发在三阴，为难治也。大抵热病大热，须得脉洪大有力，或滑数有力，乃为脉病相应，为之可治。若小弱无力，为之难治。若人虚脉弱者，宜以人参汤与之，而扶其元气也，不可以攻其热。如脉洪，身疼壮热，无汗烦乱者，宜六神通解散，发汗则愈，或人参羌活散，加葛根、淡豆豉、生姜以汗之。轻者，只用十味芎苏散汗之亦佳。如夹暑，加香薷、扁豆双解之。若兼有内伤生冷，饮食停滞，或呕吐恶心，中脘痞闷，或恶风，或憎寒拘急者，宜藿香正气

散加香薷、扁豆、葛根以发汗，名二香汤也。若发散，热不解者，在太阳经，宜用人参羌活散加黄芩。在阳明经，宜用升麻葛根汤加黄芩。热甚，燥渴，脉大者，白虎汤加人参主之。在少阳宜用小柴胡汤，随证增损治之。若夹暑者，加黄连、香薷主之。若热而大便自利，小便不利，烦渴者，五苓散去桂，加葛根、黄连、香薷、滑石之类主之。若表里俱热而自利，脉浮数，而小便不利者，小柴胡汤合四苓散主之。若其不解，或传经变证，或里实可下，或阴寒可温，或发斑黄等证，皆从正伤寒条内治之也。凡热病一二日，泄利腹满，热甚者死。三四日，目昏谵语，热盛而脉小者死。四五日，热盛脉小，足冷者死。五六日，汗不出，呕吐，谵语昏沉，脉急促者死。六、七日，舌本焦黑燥者死。七八日，衄血吐血，躁热脉大者死。九日，发痉搐搦，昏乱者死。凡热病，脉促结代沉小皆难治也。热病不得汗，而脉躁急者死。以得汗而热反盛，脉躁急者死也。

[脉虚身热恶寒为中暑]

治法方论，详杂病本门及后条。

[胫冷腹满头痛渴而无热者湿温]

《活人》云：湿温者，两胫逆冷，胸腹满，多汗，头痛妄言。其人常伤于湿，因而中暑，湿热相搏，则发湿温。其脉阳濡而弱，阴小而急，治在太阴[①]，不可发汗，汗出必不能言，耳聋，不知痛所在，身青面色变，名曰重暍，如此死者，医杀之耳。白虎加苍术汤主之。

[许] 癸丑年，故人王彦龙，作毗陵仓官。季夏时，病胸项多汗，两足逆冷，谵语。医者不晓，杂进药，已经旬日。予诊之，其脉关前濡，关后数。予曰：当作湿温治之，盖先受暑，后受湿，暑湿相搏，是名湿温。先以白虎加人参汤，次白虎加苍术汤，头痛渐退，足渐温，汗渐止，三日愈。此名贼邪，误用药有死之理。有人难曰：何名贼邪？予曰：《难经》云：五邪，有实邪、虚邪、正邪、微邪、贼邪。从后来者，为虚邪。从前来者，为实邪。从所不胜来者，为贼邪。从所胜来者，为微邪。自病者为正邪。又曰：假令心病中暑为正邪，中湿得之为贼邪。今心先受暑，而湿邪胜之，水克火，从所不胜，斯谓之贼邪，五邪之中最逆也。《难经》曰：湿温之脉，阳濡而弱，阴小而急。濡弱见于阳部，湿气搏暑也。小急见于阴部。暑气蒸湿也。故经曰：暑湿相搏，名曰湿温，是谓贼邪也。不特此也。予素有停饮之疾，每至暑月，两足汗漐漐未尝干，每服此药二三盏即愈。

[海] 湿温汗少者，白虎加苍术。汗多者，白虎加桂枝。白虎加桂枝方见[②]

[孙] 保庆门外，有酒家姓姜者，善歌唱，孙爱之。忽数日不见，使人问之。则曰：病久将命绝。孙诊之，遍身皆润，两足冷至膝下，腹满不省人事，六脉皆小弱而急，问其所服药，取而视之，皆阴病药也。孙曰：此非受病重，药能重病耳。遂用五苓散、白虎汤十馀帖，病少苏，再服全愈。姜氏既安，诣孙谢，因请问曰：某得病剧，蒙尚药一治而苏，愿闻治法。孙曰：汝病伤暑也，始则阳微厥，而脉小无力。众医谓阴病，遂用阴药，其病愈厥。予用五苓散，大利小便则腹减，白虎解利邪热，则病愈。凡阴病胫冷，两臂亦冷，汝今胫冷臂不冷，则非下厥上行，所以知是阳微厥也。

[保] 立夏之后，至立秋、处暑之间伤寒者，身多微凉，自汗，四肢沉重，

---

① 太阴：原作“太阳”，据《类证活人书》改。
② 见：此下疑有脱字。

谓之湿温，苍术石膏汤主之。即白虎加苍术汤。

苍术石膏汤方

苍术半两　石膏三钱　知母二钱半　甘草一钱

上㕮咀，水一盏，煎至半盏，温服。谓内有湿也，多不欲饮水。如身热脉洪，无汗多渴者，热在上焦，积于胸中，宜桔梗散。此非湿温病，乃热病也。

桔梗散方

薄荷　黄芩　甘草　栀子各一钱　连翘二钱　桔梗三钱

上锉。每服五钱，水煎，加竹叶。如大便涩，加大黄半两。

[脉虚身热得之伤暑]

刘纯曰：按许学士云：伤暑，其脉弦细芤迟何也？《内经》曰：寒伤形，热伤气，盖伤气而不伤形，则气消而脉虚弱。所谓弦细芤迟，皆虚脉也。仲景以弦为阴。而朱肱亦曰：中暑脉细弱。则皆虚脉也可知矣。

[暑证有冒有伤有中]

戴氏曰：冒、伤、中三者，轻重之分。或腹痛水泄，胃与大肠受之。恶心者，胃口有痰饮，此二者冒暑也，可用黄连香薷饮。黄连退热，香薷消暑。或身热头疼，躁乱不宁者，或身如针刺者，此为热伤肉分。当以解毒，白虎汤加柴胡，气虚加人参。或咳嗽，发寒热，盗汗不止，脉数者，热伤肺经，火乘金也，此为中暑，宜用清肺汤、柴胡天水散之类。

[夏月伏阴在内]

丹溪曰：夏月阳气尽出于地，人之腹属地，气于此时浮于肌表，腹中虚矣。夏月伏阴在内，此阴字有虚之义，若作阴冷看，误矣。前人治暑，有用大顺散温热药者，盖以凉亭水阁，寒泉冰雪所伤也，非为伏阴而用。火令之时，烁石流金，有何阴冷。孙真人令人夏月服生脉散，非虚而何。刘氏曰：洁古谓静。而得之为中暑，动而得之为中热。东垣谓：避暑于深堂大厦得之，曰中暑，宜大顺散。劳役得之，曰中热，宜苍术白虎汤。夫暑热一也，夏令之气也。静居堂厦而病，乃夏月伤冷之病，何以中暑，而求别于中热耶。王氏曰：窃谓暑热者，夏之令也，火行于天地间，人或劳役，或饥饿，元气亏乏，不足以御天令亢极，于是受伤而为病，名曰中暑，亦名曰中热，其实一也。今乃以动静所得分之，何哉？夫中暑者，固多在劳役之人，劳役则虚，虚则邪入，邪入则病。不虚则天令虽亢，亦无由以伤之。彼[1]避暑于深堂大厦，得头疼恶寒[2]等证者，盖亦伤寒之类耳，不可以中暑名之。其所以烦心，与肌肤大热者，非暑邪也，身中阳气受阴寒所遏而作也。既非暑邪，岂可以中暑名乎。苟欲治之，则辛温轻扬之剂，发散可也。夫大顺散一方，甘草最多，干姜、杏仁、肉桂次之。除肉桂外，其三物皆炒，其初意本为病者伏热，引饮过多，脾胃受湿，呕吐，水谷不分，脏腑不调所立。故甘草、干姜皆火炒，又肉桂而非桂枝，盖温中药也。其杏仁，不过取其能下气耳。若以此药，治静而得之之证，吾恐不能解表，反增内烦矣。今世俗往往不明，类曰：夏月阴气在内，大顺散为必用之药。夫阴气非寒气也，盖夏月阳气发散在外，而阴气则在内耳。岂空视阴气为寒气，而用温热之药乎。阴果为寒，何以夏则饮水乎？其苍术白虎汤虽宜用，然亦岂可视为通行之药乎？必参之治暑诸方，随所见之证而用之，然后合理。夫所谓静而得之证，虽当暑月，即非暑病，宜

① 彼：原作“类”，据《医经溯洄集》改。
② 寒：原作“热”，据《医经溯洄集》改。

分出之，勿使后人有似同而异之惑①。

［暑伤五藏为证不同］

陈氏曰：暑入心则噎闷昏不知人，入肝则眩晕顽痹，入脾则昏睡不觉，入肺则喷满痿躄，入肾则消渴。徐氏曰：暑暍之证，变异不等，非止归五藏。盖人之形气有虚实，感有轻重，轻则后时而发，至秋成疟痢是也。重则即时而发，如已上证。至有轻变重，重变轻，亦自感有浅深，传有兼并。况人之形志苦乐不一，岂得无变异乎。四时之证皆然。

［暑病宜补元气］

东垣曰：脾胃虚弱，遇六七月湿旺，汗泄，身重短气，四肢痿软，脚攲眼黑，此肾与膀胱俱竭之状也。况汗大泄，则亡津液。津者，庚大肠所主，三伏庚金受囚，木无可制，故风湿相搏，骨节烦疼也。夫壬膀胱已绝于巳，癸肾水已绝于午，今更逢湿旺，助热为邪，西北方之寒清绝矣。圣人立法，夏宜补者，为热伤元气，以人参、麦门冬、五味滋水之源，泻内火，补庚金，益元气也。

［中暑发为痿厥诸证］

东垣曰：长夏湿热蒸人，损伤元气，四肢困倦，精神短少，两脚痿软，遇早晚之际，则发寒厥，日高之后，复热如火，乃阴阳气血俱不足也。或心胸痞满，肢节沉疼，或气高而喘，身热而烦，小便黄而少，大便溏而频，或利或渴，自汗体重，此血先病而气不病也。若湿气先搏，脉必洪缓而迟，病虽互换少差，其天暑湿令则一，宜以清燥之剂治之。或远行大热而渴，则热舍于肾，故水不胜火，发为骨痿，此湿热成痿也。或热厥而阴虚，或寒厥而气虚，四肢如火为热厥，四肢寒冷为寒厥。寒厥腹中有寒，热厥腹中有热，为脾主四肢故也。徐氏曰：此论暑热证候，则同冬月伤寒，传变为证之不一。彼为寒伤形，此为热伤气，若元气虚甚受病，忽于一时不救者，与伤寒阴毒，顷刻害人实同。故东垣启是病例，大开后人之盲聩也。宜与痿门互看

［暑风］

贾氏曰：此由火热制金，不能平木，搐搦不省人事，其脉虚浮。浮者风也，虚者暑也，俗名暑风，乃相火甚而行令也。先以温水化苏合香丸，次以黄连香薷饮加羌活，或双解散加香薷尤良。

［治暑大法］

贾氏曰：暑者，相火行令也。人感之，其脉虚，外证头疼，口干面垢，自汗倦怠，或背恶热；甚者，迷闷不省，而为霍乱吐利，痰滞呕逆，腹痛泄利下血，发黄生斑，皆是其证。治法清心利小便为上。汗多者，不可利，宜白虎汤，次分表里以治，如在表，头疼恶寒，双解加香薷，及二香散、十味香薷散。如在半表半里，泻泄烦渴，饮水吐逆，五苓散。热甚烦渴，益元散。若表解里热，宜半夏解毒汤下神芎丸。或老人及素弱人冒暑，脉微下利，渴而喜温，或厥冷，不省人事，宜竹叶石膏汤加熟附半个，冷饮。次以来复丹、五苓散治之。凡夏月暑证，不可服诸热燥剂，致斑毒发黄，小便不利，闷乱而死矣。徐氏曰：此言治暑之法，可谓详备，然于暑风相火为病，而用苏合香丸，至用双解，皆当审谛，脉证不可差失。详苏合丸但可用于阴寒所遏，或内伤生冷。及气中或中恶者，此等又不可谓暑风相火之证矣，学者审之。陶氏曰：中暑，脉虚而伏，身热背恶寒，面垢自汗，烦躁大渴，毛耸恶寒，昏冒倦怠，而身不痛，与伤寒诸证不同。内外俱热，口燥烦渴，四肢微冷，而身不痛，用白虎汤。痰逆，恶

---

① 惑：原作“忽”，据石经堂本改。

寒，橘皮汤。热闷不恶寒，竹叶石膏汤。头痛恶心，烦躁，心下不快，小便不利，五苓散下消暑丸。中暑，用小柴胡汤。最良。

秋为疟

夏伤于暑，秋必病疟。脉阴阳俱盛，重于阴者，变为温疟。凡伤寒坏病，前热未除，其脉阴阳俱盛，重感寒邪，变为温疟也。寒热往来，口苦胸胁满者，小柴胡汤加芍药，少加桂枝主之。若热多者，倍用柴胡；寒多者，倍用桂枝。若热甚而烦渴，人参白虎汤少加薄桂主之。若单热无寒者，不用桂也，但有寒，必少佐之。如热多者，小柴胡汤合白虎汤主之。痰多而热者，小柴胡合二陈汤主之。若食少胃弱者，加白术。心下痞，加枳实、黄连。脉虚者，必倍人参。口渴者，去半夏加栝蒌根主之。若邪热蕴结于里，大便秘实，脉滑大有力者，以大柴胡汤下之。若变疟已正，宜于杂病中求之。

一岁长幼疾状相似为疫

春应暖反寒，夏应热反凉，秋应凉反热，冬应寒反温，此非其时而有其气，是以一岁之中，长幼之病，多相似者，为时行疫病也。按：《说文》民皆疾为疫，从疒役声，今省作殳尔。《释名》厉，砺也。病气流行，中人如磨砺伤物也。疫，役也。乡有鬼行疫，役不住也。后人有温疫、寒疫、时气、大头伤寒等名，其实皆疫也。俗谓之瘟病，即温病之讹，而名实淆矣。按：伤寒例云：伤寒病热未已，再遇风寒湿，而各变为一病也，何至于温。既曰再遇温热，变为温毒矣。又曰：再遇温气，变为温疫，是独温之再遇，而有二病之异。且疫者，特感非时之气，众人病一般也。如冬应寒，而反大温，人感冬温而病，则所谓温疫。如春夏应温热而反大寒，人感暴寒而病，则所谓寒疫也。何待再遇于异气耶。兹云：再遇温气变为温疫，是伤寒再遇异气而变病也。再遇异气而变病，未必众人病相似，安可以疫言。伤寒例云：阳气濡弱，阴脉弦紧，此温疫之脉也。《活人书》注此脉于冬温条下，是以温疫、冬温合为一病。殊不知冬温特感非时之气耳，温疫是伤寒再遇于异气也，岂可合为一病耶。此理未明，故书此以似明哲。愚谓感温热而为温毒，感温气而为温疫，此乃有微甚之分，但疫字疑误，恐当作疾字。若作疫字，则冬温又何一家[①]长幼病相似也。一家病相似，方可言疫，况此伤寒病热未已，再遇温气而病，何至于一家传染，病相似哉。

[温疫]

阳脉濡弱，阴脉弦紧者，更遇温气，变为温疫。以此冬伤于寒，发为温病，脉之变证，方治如说。《成》此前热未已，又感温气者也。温热相合，变为温疫。

[丹]　众人病一般者，天行时疫也。有宜补，宜散，宜降。

大黄　黄芩　黄连　人参　桔梗　防风　滑石　香附　苍术　人中黄

上曲糊为丸。每服五七十丸，分气血痰，作汤使送下。气虚者四君子汤送下，血虚者四物汤送下，痰多者二陈汤送下，热甚者用童便和前药同送下。

[本]　粪清，腊月截淡竹，去青皮，浸渗取汁。治天行热狂热疾中毒，并恶疮，蕈毒。取汁，浸皂角、甘蔗，治天行热疾。

[丹]　解一切灾病。用粉草五两，细切，微炒，量病人吃得多少酒，取无灰酒，一处研，去滓，温服。须臾大泻，毒

① 家：原作“字”，据石经堂本改。

亦随出。虽十分渴，亦不可饮水，饮水难救。

柴胡石膏汤　治时行温疫，壮热恶风，头痛体疼，鼻塞咽干，心胸烦满，寒热往来，痰实咳嗽，涕唾稠粘。

柴胡　石膏煅　赤芍药　前胡　干葛各十五两　升麻二十五两　黄芩　桑皮各三十七两半　荆芥穗三十七两

上㕮咀。每服五钱，水一盏，生姜三片，豆豉十余粒，同煎七分，去滓，热服。小儿分三次，更量大小加减，不拘时候。

上三方，热多里多者，宜之。

按：温疫之治，与伤寒阳证相同，然经所谓温疫者，即温病也，宜参温病条处之。

[寒疫]

《活人》云：一岁之中，病无长幼，率相似，此则时行之气，俗谓之天行是也。老君神明散、务成子萤火丸、圣散子、败毒散，不拘日数浅深吐下，随证施行。所以圣散子不问阴阳表里也。

老君神明散

白术一钱　桔梗二钱半　附子炮，去黑皮　细辛各一两　乌头四两，炮，去皮尖

上五味，为粗末，缝绢袋盛带之，居闾里皆无病。若有疫疠者，温酒服方寸匕，覆取汗，得吐则瘥。若经三四日抄三寸匕，以水一碗煮，令大沸，分三服。

圣散子　苏内翰序全文见《活人书》。时毒流行，用圣散子者，一切不问阴阳之感，连服取瘥，不可与伤寒比也。若疾疫之行，平旦辄煮一釜，不问老幼良贱，各一盏，即时气不入。

草豆蔻十个，面裹，煨，去皮　猪苓去皮　石菖蒲　茯苓　良姜　独活去芦　附子炮裂，去皮脐　麻黄去根　厚朴去皮，姜制　藁本　芍药　枳壳麸炒，去瓤　柴胡　泽泻　细辛　防风去叉芦　白术　藿香　半夏　吴茱萸汤洗　苍术　甘草各半两

上㕮咀。每服五钱，水一盏半，煎取八分，去滓，热服。馀渣再煎，空心服之。

上二方治疫，寒多表多者，宜之。

按：寒疫之证，必与伤寒阴证同，乃可用前热药。至谓不问阴阳表里，无不取效，决无此理。后世以过信苏长公，故施圣散子，杀人如麻者屡矣。嗟乎！可不慎哉。

[吴]　寒疫乃天之暴寒为病也，凡四时之中，天令或有暴风寒之作，人感冒而即病者，名曰寒疫也。其证与正伤寒同，但暴寒为轻耳。治法，若初作头疼，憎寒拘急，或呕逆恶心，中脘痞闷，或饮食停滞不化，或腹中作痛，未发热者，宜藿香正气散增损一二味主之。若已发热者，宜用十味芎苏散汗之。若身痛，骨节疼而发热者，宜人参羌活散加葱白、葛根、生姜以汗之，或神术汤亦可。若有自汗，不宜再汗之，宜九味羌活汤主之。若热不解，或变别证，宜从正伤寒条内治之也。

[庞]　《病源》载从立春节后，其中无暴大寒，又不冰雪，而人有壮热病者，此属春时阳气发外，冬时伏寒变为温病也。从春分以后，至秋分节前，天有暴寒，皆为时行寒疫也。三月、四月，或有暴寒，其时阳气尚弱，为寒所折，病热犹轻。五月、六月阳气已盛，为寒所折，病热则重。七月、八月，阳气已衰，为寒所折，病热亦微，其病与温病、暑病相似，但治有殊耳。其治法，初用摩膏火灸，唯二日法针，用崔文行解散，汗出愈。不解，三日复发汗，若大汗而更不解者，勿复发汗也。四日服藜芦丸，微吐愈。若用藜芦丸不吐者，服赤小豆瓜蒂散吐之。已

解，视病尚未了了者，复一法针之当解，不解者，六日热已入胃，乃与鸡子汤下之愈。百无不如意，但当谛视节度与病耳。食不消，病亦如时行，俱发热头痛。食病当速下之，时病当待六七日下之。时病始得，一日在皮，二日在肤，三日在肌，四日在胸，五日入胃，乃可下也。热在胃而下，外之热乘虚而入胃，然要当复下之，不得下，多致胃烂发斑者。赤斑出，五死一生。剧者黑斑出，十死一生，人有强弱相倍也。病者过日不以[①]时下之，热不得泄，亦胃烂斑出矣。若得病无热，但狂言，烦躁不安，精神言语不与人相主当者，治法在可水五苓散证中。此巢氏载治[②]时行寒疫之法云，与温病暑病相似，但治有殊者。据温病无摩膏火灸。又有冬温疮豆，更有四时脏腑阴阳毒。又夏至后有五种热病，时令盛暑，用药稍寒，故治有殊也。

崔文行解散 治时气不和，伤寒发热。

桔梗 细辛各四两 白术八两 乌头一斤

细末，伤寒服一钱五铢匕，不觉，复小增之，以知为度。若时气不和，只服一钱五铢匕。辟恶欲省病，一服了去。此时行寒疫通用之。无病预服，以辟寒为佳，皆酒调下。

藜芦散 辟温疫。即千金赤散。

藜芦 踯躅 干姜各一两 牡丹皮 皂角各一两六铢 细辛十八铢 附子 桂枝 朱砂另研渣。各六两

末之，绛囊中带一方寸匕，男左女右，臂上着之。觉有病之时，更以粟米大，内鼻中，酒服一钱匕。覆取汗，日再。

赤小豆瓜蒂散方见。[③]

鸡子汤 治时气热盛，狂语欲走。

生鸡子七枚 芒硝一两

上用井花水一大升，内二味，同搅千遍，去沫，顿服之，快利为度。

[御法]

雄黄丸 治疫不相染。

雄黄一两，研 赤小豆炒熟 丹参 鬼箭羽各二两

上为细末，炼蜜为丸，如桐子大。每日空心，以温水下五丸。可与病人同床共衣，亦不相染。

[活] 务成子萤火丸 主辟疫疾，恶气，百鬼，虎狼蛇虺，蜂虿诸毒，五兵白刃，盗贼凶害，皆辟之。

萤火 鬼箭羽去皮 蒺藜各一两 雄黄 雌黄各二两 矾石一两，烧汁尽 羚羊角 煅灶灰 铁锤柄入铁处烧焦。各一两半

上九味捣为散，以鸡子黄并雄鸡冠一具和之，如杏仁大。作三角缝囊盛五丸，带左臂上，仍可挂于门户。

治时疫不相传染方

用水磨雄黄，涂于鼻上，或以明雄黄一块，重五钱，以绢帛包，系头顶心亦妙。 一方：或以上好香油，涂鼻中亦可。 一方：以桃树叶上虫，捣烂，以凉水调服之亦可。 一方；以赤小豆同糯米浸水缸中，每日取水用之。 一方；用贯仲浸水用之。

[四时非时之气]

时气者，乃天疫暴厉之气流行，凡四时之令不正者，乃有此气行也。若人感之，则长幼相似而病，及能传染于人，其作与伤寒相似。盖伤寒因寒而得之，此乃疫气，不可与寒同论也。治法要当辟散疫气，扶正气为主。若多日不解，邪热传变

① 以：原脱，据《伤寒总病论》补。
② 治：原作“若”，据《伤寒总病论》改。
③ 见：此下疑有脱字。

何证，宜从伤寒变证条内详而用之。惟发散之药，则不同矣。凡发散汤剂，藿香正气散、芎芷香苏散、十神汤、人参败毒散、十味芎苏等方，皆可选而用之也。

［春温］　《活人》曰：春应温而清气折之，责邪在肝，或身热头疼，目眩呕吐，长幼率相似，升麻葛根汤、解肌汤，四时通用败毒散。陶氏曰：交春分后，至夏至前，不恶寒而渴者，为温病，用辛凉之药微解肌，不可大发汗。急证见者，用寒凉之药急攻下，不可误汗误下，常须识此。表证不与正伤寒同，治里证同。

［夏温］　《活人》曰：夏应暑而寒气折之，责邪在心，或身热头痛，腹满自利，长幼率相似，理中汤、射干汤、半夏桂甘汤。陶氏曰：交夏至后，有头疼发热，不恶寒而渴，此名温病；愈加热者，名热病。止用辛凉之药解肌，不宜大汗。里证见，急攻下。表证不与正伤寒同治，里证治法同。

［秋温］　《活人》曰：秋应凉而大热，抑之，责邪在肺，湿热相搏，民多病瘅，咳嗽喘，金沸草散、白虎加苍术汤，病瘅发黄，茵陈五苓散。陶氏曰：交秋至霜降前，有头疼，发热不恶寒，身体痛，小便短者，名湿病。亦用辛凉之药加躁以解肌，亦不宜汗。里证见者，宜攻下。表证不与正伤寒同。

［冬温］　《活人》曰：冬应寒而反大温折之，责邪在肾，宜萎蕤汤。

丹溪云：冬温为病，非其时而有其气者，冬时严寒，君子当闭藏，而反发泄于外，专用补药带表药。

作人中黄方　用竹筒两头留节，一节中作一窍，内甘草于中，仍以竹木钉塞其窍，冬月置大粪缸内，浸一月，取出晒干，用治温毒。用此药一味，入补药带表，同煎服之。

《活人》曰：仲景云：冬温之毒，与伤寒大异。盖伤寒者，伤寒气而作。冬温者，感温气而作。寒疫者，暴寒折人，非触冒之过。其治法不同，所施寒热温凉之剂亦异，不可拘以日数，发汗、吐、下，随证施行。要之，治热以寒，温而行之。治温以清，冷而行之。治寒以热，凉而行之。治清以温，热而行之。以平为期，不可以过，此为大法。

神效沃雪汤附　治伤寒阴阳二证未辨，时行疫疠，恶气相传，服之如汤沃雪，此药功力，不可具述。

苍术坚者，炮，刮去皮　干姜炮裂　甘草炙。各六两　厚朴去皮，姜制　防风嫩者　白芍药去皮　干葛各四两

上㕮咀。每服四钱，水二盅，煎至一盅，去滓。热服之，不拘时，少顷，取生姜、葱作羹投之，避风坐卧，身体微润即愈。如疫气正相传染，清晨进一服为佳。常服，每用二钱，水一盏，煎至八分服。

多眠多汗脉浮为风温

阳脉浮滑，阴脉濡弱者，更遇于风，变为风温。此前热未歇，又感于风者也。《难经》曰：中风之脉，阳浮而滑，阴濡而弱，风来乘热，故变风温。

若发汗已，身灼热者，名曰风温。风温为病，脉阴阳俱浮，自汗出，身重，多眠睡，鼻息必鼾，语言难出。若被下者，小便不利，直视失溲。若被火者，微发黄色，剧则如惊痫，时瘈疭。若火熏之，一逆尚引日，再逆促命期。〔成〕伤寒发汗已则身凉，若发汗已身灼热者，非伤寒，为风温也。风伤于上，而阳受风气，风与温相合，则伤卫，脉阴阳俱浮，自汗出者，卫受邪也。卫者，气也，风则伤卫，温则伤气，身重多眠睡者，卫受风温而气昏也。鼻息必鼾，语言难出者，风温外

甚，而气拥不利也。若被下者，则伤藏气。太阳膀胱经也。《内经》曰：膀胱不利为癃，不约为遗溺。癃者，小便不利也。太阳之脉，起目内眦。《内经》曰：瞳子高者，太阳不足。戴眼者，太阳已绝。小便不利，直视失溲，为下后竭[1]津液，损藏气，风温外胜，经络欲绝也，为难治。若被火者，则火助风，温成热，微者热瘀而发黄，剧者热甚而生风，如惊痫而时瘈疭也。先曾被火，为一逆，若更以火薰之，是再逆也。一逆尚犹延引时日而不愈，其再逆者，必致危殆，故云促命期。

附

[活] 风温者，脉尺寸俱浮，头疼身热，常自汗出，体重，其息必喘，四肢不收，嘿嘿但欲眠。治在少阴、厥阴，不可发汗。发即谵语，独语，内烦躁，不得卧，若惊痫，目乱无精，如此死者，医杀之耳。风温忌发汗，宜萎蕤汤。身灼热者，知母干葛汤。如渴甚者，栝蒌根汤。脉沉，身重，汗出者，汉防已汤。

萎蕤汤 治风温兼疗冬温，及春月中风、伤寒，发热头眩疼，喉咽干，舌强，胸内疼痞，腰背强。

葛根 白芷 麻黄用沸汤泡 杏仁去皮尖、双仁者 甘草炙。各半两 萎蕤七钱半 石膏杵碎 羌活去芦。各一两 川芎三钱 青木香一钱

上㕮咀。每服五钱，水一盏半，煎半盅，日三、四服。

又方

萎蕤 白薇 麻黄 独活 杏仁 川芎 青木香 甘草各一两 石膏三两

上㕮咀，以水八升，煮取三升，去滓，分三服，取汗。若一寒一热，加朴硝二钱半，大黄三两下之。如无木香，可用麝香一分。《小品方》云：萎蕤汤治冬温，春月中风伤寒，则发头脑疼痛，咽喉干，舌强，肉疼，心胸痞满，腰背强。

知母干葛汤 治风温，身体灼热甚者。

知母 萎蕤各三钱 天南星生 麻黄去根、节 防风 杏仁 羌活各二钱 甘草 黄芩 木香 升麻 人参 川芎各一钱 石膏六钱 葛根八钱

上㕮咀。每服五钱，水一盏半，煎至一盏，去滓服。

防已汤 治风温，脉浮，身重汗出。一方无人参

防已四两 甘草炙 黄芪蜜炙 人参各一两 生姜二两 白术三两

上㕮咀。每服五钱，水一盏半，煮取一中盏，去滓。饮讫，仍坐被中，汗出如虫行，或被卧取汗出。

许学士云：风温误汗，用防已黄芪汤救之。

栝蒌根汤 治风温灼热，大渴。

石膏 人参 干葛各二钱 栝蒌根三钱 防风 知母各一钱半 甘草一钱

上作一服，水二盅，煎至一盅，通口服，渣再煎。

葛根龙胆汤 治风温，脉弱，身重汗出。

石膏五分 甘草七分 龙胆草 桂枝各一钱，无汗不用 白芍药 大青各一钱半 葛根 升麻各二钱 萎蕤三钱 生姜三片

上煎服，法同前。

[海] 治风温，《活人》本方萎蕤汤以有麻黄不敢用，宜白术汤主之。方见前太阳病发热条。若头眩汗出，筋惕肉瞤者，加牡蛎。若腰背强硬者，加羌活。若舌干发渴者，加人参。若身灼热甚者，加知母。若身体重，多汗者，加黄芪。若内

---

① 竭：原作"渴"，据文义改。

伤冷者，不加。

一身尽痛为湿

［成］　湿有数种，有湿痹者，痹者痛也，湿则关节疼，但当利其小便者是也。有寒湿相搏，其证但头汗出，背强，欲得被覆向火者是也。有风湿相搏者，一身尽痛，法当汗出而解者是也。有头中寒湿，此中之浅者，故鼻塞，纳药鼻中者是也。有先湿而后感风者，身痛发热，日晡剧者，此名风湿者是也。太阳湿[①]家病与太阳伤寒[②]相似，其不同者，有脉沉而细者是也。痉家脉亦沉而细，疑若相似。答曰：脉虽相似，而证有异，湿则身疼，痉则身不疼也。

［脉法］

《脉经》曰：沉而缓，沉而细，皆中湿。脉大，或脉浮虚而涩者，皆寒湿。脉来滑疾，湿热，脉洪而缓，阴阳两虚，湿热自甚。脉浮，风湿。赵氏曰：仲景论风湿之脉，浮虚而涩。夫浮者风也，涩者湿也。《脉经》亦曰：脉来甚者，为病寒湿也。

《活人书》以一浮脉为风湿之诊，浮可言风，不可言湿，当从仲景浮虚而涩可也。

［风湿］

病者一身尽疼，发热，日晡所剧者，此名风湿。此病伤于汗出当风，或久伤取冷所致也。〔成〕一身尽疼者，湿也。发热日晡所剧者，风也。若汗出当风而得之者，则先客湿，而后感风。若久伤取冷得之者，则先伤风，而后中湿。可与麻黄杏仁薏苡仁甘草汤。

麻黄杏仁薏苡甘草汤方

麻黄去节　薏苡仁各半两　甘草炙，二钱半　杏仁十枚，去皮尖，炒

水三盏，煎至一盏半，去滓，分二服，避风，取微汗。

［风湿相搏］

伤寒八九日，风湿相搏，身体疼烦，不能自转侧，不呕不渴，脉浮虚而涩者，桂枝附子汤主之。以散表中风湿，若大便硬，小便自利，去桂加白术汤。此条妙在脉浮虚而涩，脉若沉实滑大数者，非也。

风湿相搏，一身尽疼痛，法当汗出而解。值天阴雨不止。医云：此可发汗，汗之病不愈者，何也？答曰：发其汗，汗大出者，但风气去，湿气在，是故不愈也。若治风湿者，发其汗，但微微似欲汗出者，风湿俱去也。〔成〕值天阴雨不止，明其湿胜也。《内经》曰：阳受风气，阴受湿气。又曰：伤于风者，上先受之。伤于湿者，下先受之。风湿相搏则风在外，而湿在内。汗大出者，其气暴，暴则外邪出，而里邪不能出，故风去而湿在。汗微微而出者，其气缓，缓则内外之邪皆出，故风湿俱去也。麻黄白术汤、桂枝附子汤。风湿宜汗，桂枝加白术、黄芪防己汤。　风湿相搏，骨节烦疼，掣痛不得屈伸，近之则痛剧，汗出短气，小便不利，恶风不欲去衣，或身微肿者，甘草附子汤主之。《活人》用杏仁汤。

［寒湿相搏］

湿家，其人但头汗出，背强，欲得被覆向火。若下之早，则哕，胸满，小便不利，舌上如苔者，以丹田有热，胸中有寒，渴欲得水，而不能饮，则口燥烦也。〔成〕湿胜则多汗，伤寒则无汗，寒湿相搏，虽有汗而不能周身，故但头汗出也。背阳也，腹阴也，太阳之脉，夹脊抵腰。太阳客寒湿，表气不利而背强也。里有邪者，外不恶寒，表有邪者，则恶寒。欲得

---

① 湿：原脱，据《伤寒明理论》改。
② 伤寒：原脱，据《伤寒论》改。

被覆向火者，寒湿在表而恶寒也。若下之早，则伤动胃气，损其津液，故致哕而胸满，小便不利。下后里虚，上焦阳气因虚而陷于下焦，为丹田有热。表中寒乘而入于胸中，为胸上有寒，使舌上生白苔滑也。藏燥则欲饮水，以胸上客寒湿，故不能饮，而但口燥烦也。或云：小陷胸汤、甘草附子汤。小便不利，五苓散、理中去姜加术选用。小便利者，桂枝加附子、理中加茯苓、茯苓白术汤选用。

[头中寒湿]

湿家，病身上疼痛，发热面黄而喘，头痛鼻塞而烦，其脉大，自能饮食，腹中和无病，病在头中寒湿，故鼻塞。内药鼻中，则愈。〔成〕病有浅深，证有中外，此则湿气浅者也。何以言之？湿家不云关节烦疼，而云身上疼者，是湿气不流关节，而外客肌表也。不云发热，身似熏黄，复云发热面黄而喘，是湿不干于脾，而薄于上焦也。阴受湿气，则湿邪为深，今头痛鼻塞而烦，是湿客于阳，而不客于阴也。湿家之脉当沉细，为湿气内流。脉大者阳也，则湿不内流，而外在表也。又以自能饮食，胸腹别无满痞，为腹中和无病，知其湿气微浅，内药鼻中，以宣泄头中寒湿。瓜蒂散。

[湿热]

湿家之为病，一身尽疼，发热身色如熏黄也。〔成〕身黄如橘子色者，阳明瘀热也。此身如熏黄，即非阳明瘀热。身黄发热者，栀子柏皮汤主之。为表里有热，则身不疼痛。此一身尽疼，非伤寒客热也，知湿邪在经而使之。脾恶湿，湿伤则脾病而色见，是以身发黄者，为其黄如烟熏，非正黄色也。徐氏曰：此本湿热证，而论不言热，无治法，或治以白术附子汤、甘草附子汤、桂枝加桂等药，愚意恐与湿热病不宜。

[湿痹]

太阳病，关节疼痛而烦，脉沉而细者，此名湿痹。湿痹之候，其人小便不利，大便反快，但当利其小便。或云：甘草附子汤、麻黄连翘赤小豆汤。《千金翼》细作缓。《金匮》曰：雾伤皮腠，湿流关节，疼痛而烦者，湿气内流也。湿同水也，脉沉而细者，水性趣下也。痹，痛也。因其关节烦疼而名曰湿痹，非脚气之痹也。《内经》曰：湿胜则濡泄，小便不利，大便反快者，湿气内胜也。但当利其小便。以宣泄腹中湿气。古云：治湿不利小便，非其治也。赵氏曰：《活人》云：一身尽疼，发热身黄，小便不利，大便反快，此名中湿。又汪云：脉细者，非也。愚详仲景上文，脉沉而细为湿痹。今《活人》却以脉细为非，岂湿痹与中湿异欤。既曰身黄，又不明言其色如熏黄，与黄如橘子色，岂中湿与阳明瘀热同与。至于治法，既曰不可火攻，不可发汗，而仲景有湿家下之早则哕。又下之早，则额上汗出微喘，小便利者死，下利不止者亦死。此又有不可下者也。

[风寒湿杂合为痹为痉]

《活人》曰：风寒湿杂至合而为痹。身重，汗出恶风，痛如历节状，防己黄芪汤。经曰：病身热足寒，颈项强急，恶寒，时头热面赤，目脉赤，独头摇，卒口噤，背反张者，此太阳中风，重感寒湿为痉也。或云：白术黄芪附子汤。徐氏曰：错杂之邪合至，当论其先后多少，分治可也。

[湿病与伤寒相似]

黄氏曰：太阳湿家病，与太阳伤寒相似，其不同者，湿脉沉而细也。**愚按：《脉经》曰：脉大或浮虚皆寒湿，是湿脉亦不专于沉细，岂可恃此以差别伤寒，还当以证参之，庶几无失。湿脉与痉脉亦有**

相似者，而证则不同，湿则身疼，痉则身不疼也。赵氏曰：头疼发热，背强身痛，似与伤寒相似，其不同者，脉沉而细，头汗面黄，能饮食，所以为异也。夫太阳伤寒，脉必浮盛，今脉沉细，苟非湿证即阳证得阴脉也。盖有面黄头汗，其为湿也明矣。其湿家能饮食者，为病在经，而不干于里也。然大便反快，而小便滞者，亦经络涩滞，不能施化所致也。

[湿温]

《活人》曰：其人伤湿，又中于暑，名曰湿温。两胫逆冷，胸满头目痛，妄言多汗，其脉阳浮而弱，阴小而急，茯苓白术汤、白虎加苍术汤。切勿发汗，汗之名重暍，必死。赵氏曰：《活人》云：尝伤于湿，因而中暑，湿热相搏，则发湿温。许学士云：先受暑后受湿，虽所言感受先后不同，而其证治则一也。又论脉曰：阳濡而弱，阴小而急，许学士以关前为阳，关后为阴。纪氏则以浮为阳，沉为阴，虽所言部位不同，而其脉状则一也。要之二说皆通，不可偏废。然于用药，则白虎加苍术，诚为至当。但《活人书》前不可表门，兼言术附汤。此湿温门，却但言白虎而不言术附，何耶？庞氏方云：愚医昧于冷热之脉，见足胫冷，多行四逆辈，如此医杀之耳。湿温脉小紧，有类伤寒脉，但证候有异，数进白虎则胫自温而瘥。朱氏之意，岂以术附与四逆药物相类，恐犯庞氏之戒而此问不载。设若湿气胜，脏腑虚，大便滑，术、附其可废乎。屠氏药法见前。

《本义》云：一身尽痛不能转侧者，谓之湿温。吴氏曰：经曰：湿温之脉，阳濡而弱，阴小而急。《活人书》谓其人先伤于湿，后伤于暑，暑湿相搏，其证多汗，妄言，双胫逆冷者，宜术附汤加人参、香薷、扁豆主之。若脉大有力，自汗烦渴者，人参白虎汤加白术主之。轻者或十味香薷饮、清暑益气汤增损主之，但在除湿益元气清暑而已，方见中暑门。

[死证]

湿家下之，额上汗出微喘，小便利者，死。若下利不止者，亦死。〔成〕湿家发汗则愈。《金匮要略》曰：湿家身烦疼，可与麻黄加术四两，发其汗为宜。若妄下则大逆，额上汗出而微喘者，乃阳气上逆也。小便自利，或下利者，阴气下流也。阴阳相离，故云死矣。《内经》曰：阴阳离决，精气乃绝。

麻黄加术汤方

麻黄三两，去节　桂枝去皮　甘草炙。各二两　杏仁七十枚，去皮尖　白术四两

上五味，以水九升，先煮麻黄，减二升，去上沫，内诸药，煮取二升半，去滓。温服八合，覆取微似汗。

此外治湿方论，杂病首册已详，不复赘叙。

身反张为痉

有汗为柔痉，无汗为刚痉。证治详见杂病五册，不复赘叙。

妇人伤寒

妇人伤寒，六经传变治例，皆与男子同法。惟经水适来适断，热入血室，与夫胎前产后，崩漏带下，则治有殊别也。

[热入血室]

妇人中风，发热恶寒，经水适来，得之七八日，热除而脉迟身凉，胸胁下满，如结胸状，谵语者，此为热入血室也。当刺期门，随其实而泻之。东垣云：妄见妄闻，夜梦亡人，皆肝木大盛而为邪也。刺期门与此义同。

许学士治一妇人，患热入血室证，医

者不识，用补血调气药，延养数日，遂成血结胸，或劝用前药。予曰：小柴胡已迟，不可行也。无已则有一焉，刺期门穴斯可矣。予不能针，请善针者治之，如言而愈。或问曰：热入血室，何谓而成结胸也？予曰：邪气传入经络，与正气相搏，上下流行，或遇经水适来适断，邪气乘虚而入血室，血为邪迫，上入肝经。肝受邪，则谵语而见鬼，复入膻中，则血结于胸也。何以言之？妇人平居，水当养于木，血当养于肝，方未受孕则下行之以为月水；既妊则中畜之以养胎；及已产，则上壅之以为乳，皆此血也。今邪气畜血，并归肝经，聚于膻中，结于乳下，故手触之则痛，非汤剂可及，故当刺期门也。

妇人伤寒，发热，经水适来，昼日明了，夜则谵语，如见鬼状者，此为热入血室。无犯胃气及上二焦，必自愈。《活人》云：小柴胡汤和之。犯胃气，谓下之。犯上二焦，谓发汗也。

《衍义》云：一妇人，温病已十二日，诊其脉，六七至而涩，寸稍大，尺稍小，发寒热，颊赤口干，不了了，耳聋。问之，病数日，经水乃行，此属少阳热入血室也。若治不对病，则必死。乃按其证，与小柴胡汤服之。二日又与小柴胡汤加桂枝、干姜，一日寒热遂止。又云：我脐下急痛。又与抵当丸，微利，脐下痛痊，身渐凉，脉渐匀，尚不了了，仍复与小柴胡。次日，又云：我但胸中热燥，口鼻干。又少与调胃承气汤，不得利。次日，又云：心下痛。又与大陷胸丸半服，利三行。次日虚烦不宁，时亦有所见，时复狂言。虽知其尚有燥屎，以其极虚，不敢攻之，遂与竹叶汤去其烦热。其夜大便自通，至晓两次，中有燥屎数枚，而狂言虚烦尽解。但咳嗽唾，此肺虚也。恐乘虚而成肺痿，遂与小柴胡去人参、大枣、生姜，加干姜五味子汤。一日咳减，二日而病悉愈。以上皆用张仲景方。

妇人中风，七八日，续得寒热，发作有时，经水适断者，此为热入血室。其血必结，故如疟状，发作有时，小柴胡汤主之。

附

［云］ 妇人伤寒中风，治法与男子无异，惟热入血室，妊娠伤寒，则不同也，宜以四物安养胎血，佐以汗下之药治之。

妇人伤寒中风，自汗，头痛项背强，发热恶寒，脉浮而缓，恐热入血室，故倍加芍药。

桂枝加芍药汤。

桂枝一两半　赤芍药三两半　生姜切，一两半　甘草炙，一两　大枣六枚，擘

上锉细。每服五钱，水煎服。

妇人伤寒，脉浮而紧，头痛，身热恶寒，无汗。发汗后，恐热入血室，宜**麻黄加生地黄汤**

麻黄二两半　桂枝一两半　甘草半两，炙　生地黄二两　杏仁二十五枚，去皮尖

上㕮咀。每服五钱，水煎服。

［活］ 妇人伤寒，经脉方来初断，寒热如疟，狂言见鬼，宜用**干姜柴胡汤。**

柴胡四两　栝蒌根　桂枝各一两半　牡蛎煅　干姜　甘草炙。各一两

上㕮咀。每服五钱，水一盏半，煎至七分，去渣，温服。初服微烦，再服汗出而愈。

［罗］ **小柴胡加地黄汤** 治妇人、室女伤寒，发热，经水适来适断，昼日明了，夜则谵语，如见鬼神。亦治产后，恶露方来，忽间断欲死。

柴胡一两二钱半　人参　黄芩　甘草炙　半夏汤洗七次　生地黄各七钱

上为粗末。每服五钱，生姜三片，枣

二枚，水煎服。

［云］　妇人伤寒，身热，脉长而弦，属阳明少阳，往来寒热，夜躁昼宁，如见鬼状，经水适断，热入血室。不实满者，小柴胡加牡丹皮汤主之；大实满者，桃仁承气汤下之。

小柴胡加牡丹皮汤方

柴胡　人参　牡丹皮各二两　甘草炙　生姜各七钱半　半夏汤洗，六钱　大枣三枚，擘　黄芩七钱半

上锉细。每服一两，水煎服。

妇人伤寒，头痛，脉浮，医反下之，邪气乘虚而传于里，经水闭不行，心下结硬，口燥舌干，寒热往来，狂言如见鬼状，脉沉而数者，当下之，宜**小柴胡加芒硝大黄汤**主之。

柴胡二两　半夏制，一两半　黄芩　生姜各七钱半　大黄　芒硝各七钱　甘草炙，五钱半　大枣三枚，擘

上锉。每服一两，水煎，去滓，下芒硝，再沸，温服。若脉不沉数，即不可下。

［许］　辛亥中，寓居毗陵，学官王仲礼，其妹病伤寒，发寒热，遇夜则如鬼物所凭，六七日，忽昏塞，涎响如引锯，牙关紧急，瞑目不知人，疾势极危，召予视之。予曰：得病之初，曾值月经来否？其家曰：月经方来，病作而经遂止，一二日发寒热，昼虽静，夜则有鬼祟从，昨日涎生，不省人事。予曰：此热入血室之证也。仲景云：妇人中风，发热恶寒，经水适来，昼则明了，夜则谵语，如见鬼状，发作有时，此名热入血室。医者不晓，以刚剂与之，遂致胸膈不利。涎潮上脘，喘急息高，昏冒不知人事，当先化其痰，后除其热。予急以一呷散投之。两时顷，涎下，得睡，省人事。次授以小柴胡加地黄汤，三服而热除，不汗而自解矣。

［云］　妇人伤寒，表虚自汗，身凉，四肢拘急，脉沉而迟，太阳标病，少阳本病，经水适断，**桂枝加附子红花汤。**

桂枝二两半　芍药　生姜各一两半　甘草炙，一两　附子炮　红花各五钱

上锉细。每服一两，水三盏，煎服。

妇人伤寒，太阳标病，汗解表除，邪热内攻，热入血室，经水过多，无满实者，**甘草芍药汤。**

甘草　芍药　生地黄　川芎各一两

上㕮咀。每服一两，水三盏，煎至一盏半，去滓，入髮灰五钱，调匀温服。不止者，刺隐白。

［妊娠伤寒］

［吴］　凡妊娠伤寒，六经治例皆同，但要安胎为主。凡药中有犯胎者，则不可用也，如藿香正气散、十味芎苏散、参苏饮、小柴胡汤之类，有半夏，能犯胎，如用须去之。若痰多呕逆，必用之，以半夏曲则可。如无，沸汤泡七次，去皮脐，生姜自然汁拌，晒干乃可用也。凡川乌、附子、天雄、侧子、肉桂、干姜、大黄、芒硝、芫花、甘遂、大戟、蜀漆、水蛭、虻虫、桃仁、牡丹皮、干漆、代赭石、瞿麦、牛膝等类之物，皆动胎之药，凡用必须斟酌仔细而详之也。其馀详见各条治例不录。凡护胎之法，伤寒热病，热甚者，宜用井底泥涂脐二寸，干即又涂之。一方以白药子为末，水调涂之。一方以伏龙肝末，水调涂之，可护胎也。大抵妊娠伤寒，合用汤剂，必加黄芩、白术二味，能安胎也。或以此二味煎汤与之，或为细末，白汤调下二三钱亦佳。如妊妇，素禀弱者，药中四物汤佐之，不可缺也。且如用小柴胡汤去半夏加白术，合四物汤用之，可以保胎除热也，其效如神，馀皆仿此，用之则妙矣。

［洁］　**黄芪解肌汤**　治妇人妊娠，

伤风，自汗。

人参　黄芪　当归　川芎　甘草炙。各五钱　芍药六钱　加苍术、生地黄亦可。

上为粗末。每服五钱，水煎，温服无时。

［海］　若妊娠伤寒，中风表虚自汗，头痛项强，身热恶寒，脉浮而弱，太阳经病，宜**表虚六合汤**

四物汤四两　桂枝　地骨皮各七钱

若妊娠伤寒，头痛身热无汗，脉紧，太阳经病，宜**表实六合汤**

四物汤四两　麻黄　细辛各半两

若妊娠伤寒，中风湿之气，肢节烦疼，脉浮而热，头痛者，太阳标病也，宜**风湿六合汤**

四物汤四两　防风　苍术制。各七钱

若妊娠伤寒，下后过经不愈，温[①]毒发斑如锦纹，宜**升麻六合汤**

四物汤四两　升麻　连翘各七钱

若妊娠伤寒，胸胁满痛而脉弦，少阳证，宜**柴胡六合汤**

四物汤四两　柴胡　黄芩各七钱

若妊娠伤寒，大便硬，小便赤，气满而脉沉数，阳明太阳本病也，急下之，宜**大黄六合汤**

四物汤四两　大黄五钱　桃仁去皮尖，麸炒，十枚

若妊娠伤寒，汗下后，咳嗽不止者，宜**人参六合汤**

四物汤四两　人参　五味子各五钱

若妊娠伤寒后，虚痞胀满者，阳明本虚，宜**厚朴六合汤**

四物汤四两　厚朴　枳实麸炒。各五钱

若妊娠伤寒，汗，下后，不得眠者，宜**栀子六合汤**

四物汤四两　栀子　黄芩各五钱

若妊娠伤寒，大渴，蒸蒸而烦，脉长而大者，宜**石膏六合汤**

四物汤四两　石膏　知母各五钱

若妊娠伤寒，小便不利，太阳本病，宜**茯苓六合汤**。

四物汤四两　茯苓　泽泻各五钱

若妊娠伤寒，太阳本病，小便赤如血者，宜**琥珀六合汤**

四物汤四两　琥珀　茯苓各五钱

若妊娠伤寒，汗、下后，血漏不止，胎气损动者，宜**胶艾六合汤**

四物汤四两　阿胶　艾各五钱。一方加甘草同上，一方加甘草、干姜、黄芪

若妊娠伤寒，四肢拘急，身凉微汗，腹中痛，脉沉而迟，少阴病也，宜**附子六合汤**。

四物汤四两　附子炮，去皮脐　桂各五钱

若妊娠伤寒蓄血证，不宜堕胎药下之，宜**四物大黄汤**下之。

四物汤四两　生地黄　大黄酒浸。各五钱

妇人妊娠或蓄血，抵当、桃仁勿妄施，要教子母俱无损，大黄四物对分之。

［丹］　施孺人伤风未解，两足下胫冷，嗽多不吐痰，头眩，盖其性急，又当临月。

黄芩半钱　陈皮　白术各一钱　苏梗三分　木通　枳壳炒。各五分　麻黄三分　甘草炙，二分　桔梗　苍术各半钱

上水煎，服无时。

［云］　妇人有孕，伤寒，脉浮，头重，腹中切痛，宜**桂枝芍药当归汤**

桂枝　芍药　当归各一两

上锉细。每服一两，水煎。

妇人妊娠伤寒，自利腹中痛，食饮不下，脉沉者，太阴病也，宜**芍药汤**。

芍药　白术　甘草　茯苓各一两

① 温：原作"湿"，据《医垒元戎》改。

上如前修服。

［活］治妊娠伤寒，安胎，宜**阿胶散**

人参 白茯苓 阿胶炒 桑寄生 白术各等分

上捣罗为细末，糯米饮调下二钱，日二服。

治妊娠伤寒，安胎，宜**白术散**

白术 黄芩新瓦上炒香。各等分

上为末。每服三钱，水一盅，生姜三片，大枣一枚，擘破，同煎至七分，去滓，温服。但觉头疼，发热，便可服，二三服即瘥。惟四肢厥冷，阴证见者，未可服。

治妊娠伤寒，憎寒发热，当发其汗，宜**葱白汤**。

葱白十茎 生姜二两，切

上锉。水二盏，煎至一盏，连服，取汗。

［海］ 葱白一物汤 用葱白二把，以水一升，熟煮取汁，令食尽，亦主安胎。若胎损，须臾即出。

紫苏散 胎气不和，揍上心腹，胀满疼痛，谓之子悬。能安活胎，亦下损胎。又治伤寒，头疼，发热，遍身疼痛。

紫苏叶 当归各一两 人参 甘草炙。各半两 大腹皮 川芎 白芍药 陈皮去白。各一两

每服八钱，水一盅半，生姜五片，葱白三茎，连鬚，煎至一盅，去滓，食前热服。若心腹甚痛者，加木香、玄胡索研，同煎服。

芎苏散 治妊娠伤寒，头痛，憎寒壮热，身痛项强。

紫苏叶 川芎 白芍药 白术 陈皮 干葛 甘草 麦门冬各等分

锉散。每服四钱，姜四片，葱白三茎，煎，热服。

［治妇人伤寒妊娠服药例］

若发热恶寒，不离桂枝、芍药。若往来寒热，不离柴胡、前胡。若大渴者，不离知母、石膏、五味子、麦门冬。若大便泄者，不离桂、附、干姜、白术。若大便燥结者，不离大黄、黄芩。若月经适来适断者，不离小柴胡。若胎气不安者，不离人参、阿胶、白术、黄芩。若发汗者，不离煎豉、生姜、麻黄、旋覆。若头痛者，不离石膏、山栀、前胡。若伤暑头痛者，不离柴胡、甘草、石膏。若满闷者，不离枳实、陈皮。若胎气不安者，不离黄芩、麦门冬、人参。若斑发黑者，不离黄芩、栀子、升麻。

［大］治妊娠时气，身大热，令子不落，**护胎方**。

伏龙肝，研为极细末，调涂脐下三寸，干即易，瘥即止。

又方 井水泥涂，干即易之。二方出《本事》，有效。

又方 浮萍 蓝根 朴硝 蛤粉 大黄微炒

上为末，水调傅脐上，安胎解热，极妙。

又方 白药子为末，水调傅腹上。

治妊娠霍乱二方附少阴吐利门。

治妊娠发斑，变为黑色，宜**栀子大青汤**。

黄芩 升麻 栀子仁各二两 大青 杏仁各半两

上㕮咀。每服五钱，水一盏半，细切葱白三寸，煎至一盏，去滓，温服。

［产后伤寒］

［吴］ 新产后患伤寒，不可轻易发汗，盖有产时伤力发热，去血过多发热，恶露不去发热，三日蒸乳发热，或有早起动劳，饮食停滞，一皆发热，状类伤寒，要在仔细详辨，切不可辄便发汗。大抵产后大血空虚，若汗之，则变筋惕肉瞤，或

郁冒昏迷而不省，或风搐搦而不定，或大便秘涩而难去，其害非轻，切宜精审。凡有发热，且与四物汤，以川芎、当归为君，最多，白芍药须炒过，酒蒸熟地黄佐之。如发热加软苗柴胡、人参、干姜主之最效。盖干姜之辛热，能引血药入血分，气药入气分也。且能去恶养新，有阳生阴长之道，以热治热，深合《内经》之旨。予尝用之，取效如神，故录以劝之。如有恶露未尽者，益母丸、黑神散必兼用之。若胃虚食少者，必加白术、茯苓。有痰呕逆者，必加陈皮，半夏。其馀六经各条治例皆同，但药中必加四物汤为主，乃养血务本之要也。

产后中风，数十日不解，头微痛恶寒，时时有热，心下闷，干呕，汗出虽多，阳旦证耳，可与阳旦汤。即桂枝汤方，见太阳病。产后中风，发热面赤，喘而头痛，**竹叶汤**主之。

竹叶一把　葛根三两　防风　桔梗　桂枝　人参　甘草炙。各一两

上㕮咀。每服五钱，枣一枚，姜五片，水一盏半，煎一盏，去滓服。温覆使汗出。若头项强，用大附子半钱，煎药，扬去沫。呕者，加半夏一钱。

［丹］产后发热恶寒，皆属血气虚，左手脉不足，补血。右手脉不足，补气。凡恶寒发热，又腹痛，当去恶血。恶寒发热，乳汁不通及膨者，无子当消，用麦芽二两，炒，研细，清汤作四服调下。有子当下，用木通、通草、猪蹄汁调煎服。

产后才见身热，不可发表，并一切苦寒药，必用干姜治之，大发其热，轻则用茯苓，淡渗其热。

［大］凡产后发热，头痛身疼，不可便作感冒治之，此等多是血虚，或败血作梗，宜以平和之剂与服，必效。如玉露散，或四物加北柴胡等分煎服。若便以小柴胡汤，及竹叶石膏汤之类，竟不救者，多矣。

玉露散　治产后乳脉不行，身体壮热疼痛，头目昏痛，大便涩滞，悉治之。凉膈、压热、下乳。

人参　茯苓　甘草各半两　苦梗炒　川芎　白芷各一两　当归二钱半　芍药七钱半

上㕮咀。每服五钱，水一盏，煎至七分，温服。如烦热甚，大便秘者，加大黄二钱半。

小儿伤寒

［洁］伤寒表里攻发：有表证，恶风恶寒者，当发表。海藏云：恶风者，白术散。恶寒者，神术汤。如气盛能食，不大便，无表证者，可攻里。春主温，属木，身温当发汗。海藏云：神术汤。夏主长，属火，身热而烦躁，合大发散海藏云：神术加黄芪汤。长夏主化，属土，及居四季，同当调其饮食。海藏云：四君子汤。秋主收，属金，身凉，内温，合微下。海藏云：通膈丸、金花丸。冬主藏，属水，身热而恶寒，是热在外而寒在内，身寒而恶热，是热在内而寒在外。海藏云：热在内者，调胃承气汤，寒在内者，调中汤丸。

［洁］凡伤寒宜依四时阴阳、升降、逆顺、刚柔而施治法，气升浮，则顺发之，收藏则下之。有汗，发热恶风，脉浮缓者，风伤卫，桂枝汤。无汗，发热恶寒，不当风而自憎寒，脉浮紧者，寒伤荣，麻黄汤。有汗，发热恶风，脉浮紧；无汗，发热恶寒，脉浮缓，谓之荣卫俱伤，青龙、桂枝麻黄各半汤。无汗发热，不恶风寒，脉沉洪者，可下之，更详认其厥与不厥，量寒热浅深而治之。有汗，四肢厥，脉沉微者，名阴厥，四逆汤。无

汗，四肢厥，脉沉微者，名阳厥，大承气汤加腻粉。如四肢不厥，身热，内外皆阳，不动三焦，宜凉药，三五服下之。黄芩甘草汤、黄芩白术汤、黄芩苍术汤、黄芩栀子汤、连翘饮子、小柴胡汤、八正散、凉膈散、白虎汤、五黄散。此上中下三焦药，宜选用之。中暑，脉虚，背恶寒，自汗而渴者，白虎汤。身凉，脉紧，热在内者，急下之，口燥咽干，不大便是也。无汗，身大热者，可发汗，升麻汤、大青膏、天麻膏。有汗，身大热者，桂枝汤、惺惺散、解肌汤、小柴胡汤、白术防风汤，可选用之。发汗者，量四时暄暑燥湿风寒，各宜春凉夏寒秋温冬热而发之。

［钱］ 伤风贪睡，口中气热，呵欠烦闷，当发散，与大青膏，表证也。洁古《补遗》云：小儿外感于风寒，拘急，呵欠，烦闷，皮毛涩，口中气热者，当发散。秋冬用温热药，春夏用凉寒药。

大青膏方

天麻 青黛研。各一钱 白附子生，一钱半 蝎尾去毒，生，半钱 朱砂研 天竺黄研 麝香各一字匕 乌梢蛇肉酒浸，焙干，取末，半两

上同研细，生蜜和成膏，每服半皂子，或一皂子大，月中儿粳米大，同牛黄膏、薄荷水化一处服之；五岁已上，同甘露散服。

雄黄膏 治伤风温，壮热引饮。

雄黄小枣大，研，萝卜根水并醋一大盏煮尽 甘草末 川甜硝[①] 各三钱 寒水石研细，五钱匕 脑子一字匕 朱砂五分

上研匀，炼蜜成膏，薄荷汤化下半皂子大。

上前大青膏，发散，贪睡，口气热，呵欠烦闷表证者。盖为三岁已下小儿未能言者设也。

［活］ 寻常风壅发热，鼻涕，痰嗽，烦渴，惺惺散主之。

惺惺散 治小儿风热及伤寒时气，或疮疹发热。

桔梗 细辛 人参 白术 甘草 栝蒌根 白茯苓 川芎各等分

上为末。每服二钱，姜二片，薄荷二叶，煎服。三岁已下，作四五服。凡小儿不问伤风、伤寒、风热，与此即愈。

［海］ 伤寒时气，风热痰壅，咳嗽，及气不和者，四君子加细辛、瓜蒌、桔梗各一分，生姜、薄荷煎，或加防风、川芎各一分。内有寒，及遇天寒欲发散者，则去瓜蒌，加桔梗。多虚汗夜啼者，加麦门冬。伤风身热，头痛气促者，四君子加川芎、防风等分，细辛、羌活减半同煎。

［活］ 咽喉不利，痰实咳嗽，鼠粘子汤。

［云］ **人参羌活散** 治小儿寒邪，及瘟气时疫，疮疹，头痛体疼，壮热，多眠不语，潮热烦渴，痰实咳嗽。

羌活 独活 柴胡 人参 芎䓖 枳壳炒 甘草炙 白茯苓去皮。各二两 前胡 桔梗 天麻酒浸，炒 地骨皮各半两

上为散。每服二钱，水一盏，入薄荷少许同煎，去渣温服，不拘时候。

七宝散 治时气，头昏体热，小儿同乳母服，大人亦可。

紫苏叶 香附炒。各三两 陈皮 甘草炙 桔梗 白芷 川芎各一两

上㕮咀，姜、枣煎服。

［海］ **麻黄黄芩汤** 治小儿伤寒，无汗头痛，身热恶寒。

麻黄 赤芍药 黄芩各半两 甘草炙 桂枝各二钱半

上为粗末，水煎服。

升麻黄芩汤 治伤风有汗，头疼，发

---

① 硝：原作"梢"，据《小儿药证直诀》改。

热恶风。

升麻 葛根 黄芩 芍药各五钱半 甘草一钱半

上㕮咀。每服二钱，水煎，温服。

上惺惺散等药，发散头痛发热，恶风寒表证者。盖为三岁已上小儿能言者设也。能言，故头疼恶风寒，可问而知也。前五方通治有汗无汗，恶风恶寒。第五方治无汗恶寒，第六方治有汗恶风。

［钱］ 与大青膏不解散，有下证当下，大黄丸主之。大热饮水不止，而善食者，可微下，馀不可下也。此里证也。洁古《补遗》云：大热饮水，能食不大便，用大黄丸作散子与服之。如清便自调，慎不可妄下。恐外热逐于内，而变结胸危证多矣。

大黄丸 治风热里实，口中气热，大小便秘赤，饮水不止，有下证者宜服之。

川芎半两 黑牵牛半两，半生，半熟，炒 大黄酒蒸，一两 甘草炙，二钱半

上为细末，稀糊和丸，麻子大。二岁每服十丸，温蜜水下，乳后服。以溏利为度，未利加丸数。

［活］ 头额痛，身体发热，大便黄赤，腹中有热，四顺散、连翘饮、三黄丸主之。三方并见《幼科准绳》痘疹门。身体潮热，头目昏痛，心神烦躁，小便赤，大便秘，此热剧也。洗心散、调胃承气汤主之。洗心散见痘门。

头额身体温热，大便白而酸臭者，胃中有食积，双圣丸主之。方见幼科食癖门。

［洁］ 如身表无大热，而小便不利，是有湿热结膀胱，仍用胜湿药，白术、白茯苓之类，利小便则其热自退。

［云］ 小儿伤寒，烦热，小便赤涩，大便褐色，面赤热者，导赤散。

［钱］ 伤风兼藏，兼心则惊悸，兼肺则闷乱，喘息哽气，长出气嗽，兼肾则畏明。各随补母，藏虚见故也。

伤风手足冷，脾藏怯也，当先和脾，后发散。和脾，益黄散；发散，大青膏主之。此治阴厥有汗，脉沉微者。若阳厥无汗，脉沉滑者不宜此法，宜大承气汤，而加腻粉。

伤风自利，脾藏虚怯也，当补脾，后发散。补脾，益黄散；发散，大青膏主之。未瘥，调中丸主之。有下证，大黄丸下之，后服温惊丸。

伤风腹胀，脾藏虚也，当补肺，必不喘，后发散，仍补脾也。去胀，塌气丸主之。发散，大青膏主之。

伤风吐泻治见《幼科准绳》吐泻门，泻用益黄散、白术散，发散用大青膏。

［汤］ 治夹惊伤寒，热极生风**薄荷散**。

薄荷叶半两 羌活 全蝎 麻黄去根节 甘草各一钱二分半 天竺黄 僵蚕 白附子炮。各二钱半

为细末。每服一钱，水半盏，煎至三分，加竹沥少许妙。

［云］ 小儿表伤寒，则皮肤闭而为热，盛即生风，欲为惊搐，血气未实，不能胜邪，故发搐也。大小便依度，口中气热，当发之，宜大青膏。

肺盛复有风冷，则胸满短气，气急喘嗽上气，当先散肺，后发散风冷。散肺，泻白散；散风，大青膏主之。若止伤寒则不胸满。

肾虚则畏明，宜补肾地黄丸。有表者，间用地黄膏发散之。

伤风下后虚热，以药下之太过，胃中虚热，饮水，无力，当生胃中津液，多服白术散。小儿结热于内，口干而渴，身黄体重者，宜白术散。

［汤］ 伤寒发渴，宜白虎汤。

［洁］　大热饮水，能食不大便，用大黄丸，作散服之。

上三方，白术散治虚渴，为下后而食少胃虚者设也。白虎汤、大黄丸治实渴，为未经下而能食不大便者设也。

［洁］　伤寒咳嗽吐清水，哽气，长出气，是肺之不足也，合用阿胶散。面白如枯骨者，死不治。身热，咳嗽吐痰者，当用褊银丸。方见幼科咳嗽门。

上二方治咳嗽，阿胶散治虚嗽，为哽气，长出气者设也。褊银丸治实嗽，为痰盛喘满者设也。若有表证，恶风寒而嗽者，当用惺惺散、加减四君子汤、鼠粘子汤之类是也。

［阴厥阳厥］见①

［洁］　身大热，吐逆不止者，茯苓半夏汤。即小半夏加茯苓汤，方见呕门。

［汤］　伤寒呕者，**枳壳半夏汤**。

枳壳　半夏各半两

上水一碗，姜十片，煎至半碗，十岁已下作五服。

藿香正气散　治伤寒，发呕。

藿香叶　厚朴制　半夏制　甘草炙　陈皮　苍术米泔浸。各等分

上㕮咀。每服二钱，水半盏，姜三片，枣一枚，煎至二分，去渣温服。

［洁］　大吐者，当下之，白饼子、珍珠丸、消积丸。三方俱见幼科食癖门。潮热有时，胸满短气，呕吐者，桃枝丸。方见幼科积热门。

上七方治伤寒呕吐，前二方治痰饮而吐，中一方治有表而吐，后四方治有里而吐，其桃枝丸治里热而吐，馀二方治表寒而吐也。

［汤］　伤寒自汗，当补虚和阴阳，**小建中汤减桂加黄芪人参地黄汤**

黄芪一两　白芍药三两　甘草　人参　熟地黄各半两

上㕮咀。每二钱，水半盏，煎至三分，去渣服。

小儿伤寒形证　头痛　体痛　鼻塞或流涕　喉内喘息　两手脉洪数　颊赤眼涩　身上寒毛起　口鼻出水　眼赤黄　口干涩　咳嗽　山根青色　喷嚏

［活］　头目疼痛而畏人，恶寒者，此伤寒证也。

［云］　设令小儿卒暴身壮热，恶寒，四肢冷，或耳尻冷，鼻气热，为斑疹也。与伤寒表证相似，此胎气始发，自内之外，若与伤寒表证同治者误也。当作斑疹治之。

［吴］　小儿伤寒六经治例皆同，但有胎热、惊热、血热、客热、寒热、潮热、痰热、食热、变蒸发热、痘疹发热、伤风发热。一皆发作，状似伤寒，要在明辨之尔。况肌体嫩弱，血气未定，脉法不同，药剂轻小之别，故略其节要，另开录于下，以便览焉。

凡小儿察面色为先，要宜详察色要略也。

凡小儿，视虎口脉纹者，以男左、女右，手食指第一节为初关，二节为中关，三节为末关，即寅卯辰三位也。凡脉纹见初关者轻，中关者重，末关者病危也。以紫脉为惊热。红脉为伤寒，为热。白主疳热少血。青主惊，主风，主寒，主腹中痛，主搐搦。黄主伤乳食，脾虚。黑主冷气，主中恶，主病沉困也。凡紫、赤、青、黑脉纹，直透末关者死。

凡小儿四五岁，以一指按其三部脉，六七岁以二指按切三部脉，十岁以上，当密排三指而切之。宜详《脉诀要略》也。《脉经》曰：四五岁以上者，呼吸七八至，细数者吉，九至为热，十至为困，五至为

① 见：此下疑有脱文。

寒，四至困也。十岁左右者，五六至为平也。

凡胎热、惊热、客热、血热、痰热、寒热、潮热等治法，并见《幼科准绳》，宜详玩之，兹不具录。

凡食热伤乳者，则吐岘奶瓣不消，口中醋气。伤食则心下满硬，嗳气作酸，恶食，右手气口脉盛，手心热，手背不热，则肚背先热，以此别之。

凡治伤食发热，必以六君子汤为主，或加神曲、麦芽、棠求子、砂仁、香附之类。如内实者，加枳实、青皮。热不解者，加软苗柴胡、炒黄连，或黄芩之类以解。如无热，宜服香砂保和丸。

凡变蒸发热者，以长气血也。夫变者，气上；蒸者，体热也。轻者，发热虚惊，耳冷微汗，唇中有白泡如珠子是也，三日而愈。重者，寒热脉乱，腹疼，啼叫不食，凡乳食辄吐岘，五日愈也。

凡伤风发热，则贪睡，脾涩呵欠顿闷，鼻塞喷嚏，或鼻流清涕，口中气热，或咳嗽声重，或自汗怕风也，宜人参羌活散加减主之。其馀治例，宜伤风表证例也，要在详辨而治之尔。

凡伤寒则怕寒，拘急，发热翕翕然在表，昼夜不止，直待汗出方解。钱氏曰：男子则面黄体重，女子则面赤喘急，憎寒，口中气热，呵欠顿闷，项急也。大抵伤寒则手背热，手心不热，左手人迎脉紧盛也。其馀六经为病，详见六经发热例同，但药剂宜轻小也。亦有失惊、失食伤寒，要在审辨而已。

凡痘疹发热，钱氏曰：腮赤多躁，喷嚏眼涩，呵欠顿闷，时发惊悸，身重发热，耳尖、鼻尖、手足梢冷也。或乍凉乍热，睡中惊惕，起卧不安者，乃其候也。切不可认作伤寒，辄用发汗，或重被盖覆取汗，则大误矣，须仔细辨之。

凡壮热，痘疹欲出未出者，宜用升麻葛根汤主之。胃弱食少者，必加人参、白术、白茯苓主之。若欲透斑，更加紫草茸为妙。丹溪言：但见红点，便忌葛根，虑恐发得表虚，疮出烂熳也。钱氏治斑疮未透者，以四君子汤加糯米煎，先助胃气也。一方更加升麻、紫草茸，以透斑出。凡痘疮三日至足，谓之出齐。若小大不等，根窠红活者，不必服药，至五日当灌浆，若浆来肥满光泽者，不必服药。若五六日浆不来，便当救之，以人参、黄芪、当归三味为君，佐以白术、陈皮、白芷、川芎、白芍药、防风、炙甘草之类，必须加肉桂三分或五分，能引药入血分，化脓为妙。若气逆满闷，出不快者，少加木香二三分主之。如恶心呕逆，不食者，须加丁香三粒，以透胃气，升发痘毒外出。然此皆秘传之法，用之累验者也。若有痒塌，寒战咬牙，手足冷，或呕，或喘，或大便下利者，此表里之气俱虚也，宜加肉豆蔻、诃子各五分，熟附子二分或五分主之，或十宣内托散加此三味亦佳。凡欲靥未靥，头温足冷，或泻渴，或气促，四肢冷，闷乱不宁，卧则哽气，寒战咬牙，无热证者，宜陈氏十二味异功散主之。凡青干紫陷有热者，不可用此，宜八珍汤加黄芪、升麻、紫草茸、生地黄之类主之。其馀详见《幼科准绳》痘疹门，宜详玩而用焉。一方治痘疮未透，浆不至者，以乌骨白雄鸡冠上取血，和白酒浆，温与之最效。凡有痒塌抓损，宜房中常烧乳香，尤妙。宜多用芪、归等汤。大抵痘疮变黑，或青干，或紫陷，浆不来，昏沉汗出不止，烦躁热渴，腹胀，啼哭声嗄，大小便不通者，皆难救也。凡疮外黑里赤者重，外白里黑者极重，疮端里黑点如针孔者难治。惟里外肥红者最吉。若一发并出，及一发如针头密者，皆难治也。要在详辨而已。

温　病

［田］　春日温病　未满三日，先用惺惺散。二服后，四五日不解，烦渴呕，用白术散。如自汗，口燥，用制白虎汤。至六七日大便燥结，用四顺饮子下，心腹大实大满，牛黄通膈丸下。初觉之时，疑是疮疹，只用葛根升麻汤解肌。

帙之八

脉　　法

问曰：脉有阴阳者，何谓也？答曰：凡脉大浮数动滑，此名阳也。脉沉涩弱弦微，此名阴也。凡阴病见阳脉者生，阳病见阴脉者死。

［成］　阳道常饶，大浮数动滑五者，比之平脉也有余，故谓之阳。阴道常亏，沉涩弱弦微五者，比之平脉也不及，故谓之阴。伤寒之为病，邪在表则见阳脉，邪在里则见阴脉。阴[1] 病见阳脉而主生者，则邪气自里之表，欲汗而解也。如厥阴中风，脉微浮为欲愈，不浮为未愈者是也。阳病见阴脉而主死者，则邪气自表入里，正虚邪胜，如谵言妄语，脉沉细者死是也。　大纲当以静躁处言，下后静者生，躁者死。不可拘以阴病见阳脉，邪气外散也。阳病见阴脉，邪气乘虚而入也。

［丹］　谨按：经言：大浮数动长滑为阳，沉涩弱弦短微为阴。论之略去长短二脉，其意何在？若以伤寒为病，无长短脉耶？仲景之书言长短者，盖不少也。《脉经》二十四种形状，亦无长短二脉，又何耶？见字，恐当作得字说，犹言表病得里脉，里病得表脉。若作自表入里说，莫有碍否？夫太阳病不解，以渐次传入阳明、少阳。又三阳经之病不解，以渐次传入于府，悉是可愈之病。又有不传经，不加异气者，七日后，自太阳以渐次传入阳明、少阳与三阳经，亦皆为不治自愈之证。非自表入里者乎？初未尝死，此吾之所以不能无疑也。考之论中，阳病得阴脉，有本病自得者，有因医而得者。仲景著治法甚详。如太阳病，得之八九日，如疟状，发热恶寒，热多寒少，不呕，清便欲自可[2]，一日二三度发。脉微缓者，为欲愈也；夫脉微而恶寒者，此阴阳俱虚，不可更发汗、更下、更吐也。夫太阳病，如疟状，发热恶寒，非阳病乎？曰脉微，非阴脉乎？又伤寒五六日，头汗出，微恶寒，手足冷，心下满，口不欲食，大便硬，脉细者，此为阳微结，必有表复有里也。汗出为阳微，假令纯阴结，不得复有外证，悉入在里，此名半在里半在表也。脉虽沉紧不得为少阴病。所以然者，阴不得有汗。今头汗出，故知非少阴也，可与小柴胡汤。夫仲景行小柴胡汤非阳病乎？曰脉微，曰脉沉，非阴脉乎？此皆阳病之得阴脉者，悉是兼述证之阴阳，如此者不一，未暇枚举。诚思论意，固是因病察脉，求其所谓阴阳而为生死之辨，为之传经者，必须推广先贤之意，以开后学。倘非推明证之阴阳，惟以脉与病参之，则后学何所适从，此吾之所以重有疑也。

［张］　或谓经言大浮数动滑，此名阳也。沉涩弱弦微，此名阴也。夫高阳生又以弦脉编入七表而为阳者，何也？弦者，不足之脉也。乃发汗后，病在表里之

---

① 阴：原脱，据《注解伤寒论》补。

② 可：原作"愈"，据《伤寒论》改。

候也。故云：弦则为减，所以为阴也。夫高阳生以弦为阳者，因仲景云：脉浮而紧者，名曰弦也。弦者，状如弓弦，按之不移也。只因一个浮字，故编入表脉也。殊不知脉浮而弦，病方在表，当未汗之时，则为紧也，已经发汗之后，则为弦也，此一定之论。大概与紧相类，然其时则不同。但脉候玄微，不若以未汗已汗为法，则无差失之患矣。

［许］　仲景之意，以弦脉为阴者，兼合乎众脉而言之也。且浮大者，阳也。兼之以涩弱弦微之类，安得不为阴也。若夫沉微而弦，沉涩而弦，沉细而弦，皆为阴证之脉也。盖少阳之脉弦者，仲景之意，以一脉而言之也。然少阳之气通于春，春脉弦者，以应春阳时令之脉也，岂得不为阳乎。如浮大而弦，洪长而弦，浮滑而弦，浮数而弦者，皆为阳也。仲景以弦脉分阴阳，二用之理，其义微矣。王叔和以弦脉为阳，而不言弦为阴者，是以独指一脉而为杂病也。故仲景之脉不可与杂病同日而语也。

问曰：脉有阳结、阴结者，何以别之？答曰：其脉浮而数，能食，不大便者，此为实，名曰阳结也。期十七日当剧。其脉沉而迟，不能食，身体重，大便反硬，名曰阴结也。期十四日当剧。

［成］　结者，气偏结固，阴阳之气，不得而杂之。阴中有阳，阳中有阴，阴阳相杂以为和，不相杂以为结。浮数，阳脉也。能食而不大便，胃实也。为阳气结固，阴不得而杂之，是名阳结。沉迟，阴脉也。不能食，身体重，阴病也。阴病见阴脉，则当下利，今大便硬者，为阴气结固，阳不得而杂之，是名阴结。伤寒之病，一日太阳，二日阳明，三日少阳，四日太阴，五日少阴，六日厥阴。至六日为传经尽，七日当愈。七日不愈者，谓之再经。言再经者，再自太阳而传，至十二日再至厥阴，为传经尽，十三日当愈。十三日不愈者，谓之过经，言再过太阳之经，亦以次而传之也。阳结为火，至十七日传少阴水，水能制火，火邪解散则愈。阴结属水，至十四日传阳明土，土能制水，水邪解散则愈。彼邪气结甚，水又不能制火，土又不能制水，故当剧。《内经》曰：一候后则病，二候后则病甚，三候后则病危也。一候五日，受邪之初，明恶寒发热，自有偏胜，故下文云云。

问曰：病有洒淅恶寒，而复发热者何？答曰？阴脉不足，阳往从之。阳脉不足，阴往乘之。曰：何谓阳不足？答曰：假令寸口脉微，名曰阳不足，阴气上入阳中，则洒淅恶寒也。曰：何谓阴不足？答曰：假令尺脉弱，名曰阴不足，阳气下陷入阴中，则发热也。

［成］　一阴一阳之谓道，偏阴偏阳谓之疾。阴偏不足，则阳得而从之。阳偏不足，则阴得而乘之。阳不足，则阴气上入阳中，为恶寒者，阴盛则寒矣。阴不足，阳气下陷入阴中，为发热者，阳盛则热矣。阳脉不足，则恶寒也，阴脉不足，则发热也。

［丹］　按：经言，凡伤于寒，则为病热。盖寒客于经，阳气怫郁而成热，故发热。寒伤于荣血，血既受伤，故恶寒，属太阳证。又曰：发热恶寒，发于阳也。合此二者而观，明是体虽热，自恶寒，宜解表，则麻黄、青龙等主之。今曰洒淅恶寒，而复发热，当是寒热往来，其属表者，宜小柴胡；其属里者，宜大柴胡；其或已汗已下者，宜桂枝干姜汤。此三阳证论寒热往来之平等者。如寒热之或多或少，又当轻重较量而施治法。今曰阴不足，则阳胜而热，阳不足，则阴胜而寒。又曰阳往从之，阴往乘之。当是阳并于

阴，阴并于阳。岐伯曰：疟气者，更盛更虚，似与经文阳胜阴胜之意合，未审为伤寒立论耶，为疟立论耶，孰为是否？

[张] 或云：经言阴脉不足，阳得从之，阳脉不足，阴得乘之。不足乃阳脉微弱之谓，所以恶寒发热也。又云：脉盛身寒，得之伤寒。夫伤寒表病，未有脉不浮盛者。设或微弱，即阳病见阴脉也。二说参差，必有其理。此章论所以然之理，非病已发于外而言也。凡病伤寒者，皆因荣卫不足，是以尺寸之脉皆微弱，外邪因得相袭，使阴阳相乘，故洒淅恶寒而复发热也。凡已病之脉则不然，若风并于卫，则卫实而荣虚，故桂枝证脉阳浮而阴弱。若风寒并与荣卫，则脉皆浮盛，所以麻黄证当发其汗也。仲景之书，各有所指，非浅见薄识所能知也。

阳脉浮，阴脉弱者，则血虚，血虚则筋急也。

[成] 阳为气，阴为血。阳脉浮者，卫气强也。阴脉弱者，荣血弱也。《难经》曰：气主呴之，血主濡之。血虚则不能濡润筋络，故筋急也。

其脉沉者，荣气微也。

[成] 《内经》云：脉者，血之府也。脉实则血实，脉虚则血虚，此其常也。脉沉者，知荣血内微也。

其脉浮，而汗出如流珠者，卫气衰也。

[成] 《针经》云：卫气者，所以温分肉，充皮毛，肥腠理，司开阖者也。脉浮汗出如流珠者，腠理不密，开阖不司，为卫气外衰也。浮主候卫，沉主候荣，以浮沉别荣卫之衰微，理固然矣。然而衰甚于微，所以于荣言微，而卫言衰者，以其汗出如流珠，为阳气外脱，所以卫病甚于荣也。

荣气微者，加烧针，则血流不行，更发热而躁烦也。

卫，阳也。荣，阴也。烧针益阳而损阴，荣气微者，谓阴虚也。《内经》曰：阴虚则内热。方其内热，又加烧针以补阳，不惟两热相合，而荣血不行，必更外发热而内躁烦也。

脉蔼蔼如车盖者，名曰阳结也。

[成] 蔼蔼如车盖者，大而厌厌聂聂也，为阳气郁结于外，不与阴气和杂也。按：车盖，言浮大，即前浮数之阳结也。

脉累累如循长竿者，名曰阴结也。

[成] 累累如循长竿者，连连而强直也，为阴气郁结于内，不与阳气和杂也。按：长竿者，紧弦也，即前沉迟之阴结也。

脉瞥瞥如羹上肥者，阳气微也。

[成] 轻浮而主微也。

脉萦萦如蜘蛛丝者，阳气衰也。

[成] 萦萦，滞也。若萦萦惹惹之不利也。如蜘蛛丝者，至细也。微为阳微，细为阳衰。《脉要》曰：微为气痞，是未至于衰。《内经》曰：细则气少，以至细为阳衰宜矣。按：萦，《说文》曰：收卷也。有回旋之义。

脉绵绵如泻漆之绝者，亡其血也。

[成] 绵绵者，连绵而软也。如泻漆之绝者，前大而后细也。《正理论》曰：天枢开发，精移气变，阴阳交会，胃和脉生，脉复生也。阳气前至，阴气后至，则脉前为阳气，后为阴气。脉来，前大后细，为阳气有馀而阴气不足，是知亡血。按：泻漆之绝，已纵而忽收，亡血之脉如之。

脉来缓，时一止复来者，名曰结。脉来数，时一止复来者，名曰促。阳盛则促，阴盛则结，此皆病脉。

结、促、代皆动而中止，但自还为

结、促，不能自还为代。无常数为结、促，有常数为代。结、促为病脉，代为死脉，不可不辨。杂病脉结、促，多有痰饮瘀血，阻滞隧道而然，不然者病多难治也。太阳病下之，脉促，不结胸，为欲解，未必尽凶也。少阴病，手足厥冷，脉促，宜灸之，非必皆阳盛也。

阴阳相搏，名曰动。阳动则汗出，阴动则发热。形冷恶寒者，此三焦伤也。若数脉见于关上，上下无头尾，如豆大，厥厥动摇者，名曰动也。

阳升阴降，二者交通上下，往来于尺寸之内，方且冲和安静焉。睹所谓动者哉？惟夫阳欲降而阴逆之，阴欲升而阳逆之，两者相搏，不得上下，鼓击之势，陇然高起，而动脉之形著矣。然必见于关上者，何也？以三部言之，寸阳也，尺阴也，关阴阳之中也。故曰阳出阴入，以关为界。是为阴阳升降往来之位者，关也。然则相搏而动，不于此见之，而谁见乎？《内经》手少阴脉动甚者为妊子。谓手少阴俞神门穴中脉动甚，为有妊之兆，非言动脉。言动脉自仲景始。庞安常曰：关位占六分，前三分为阳，后三分为阴，若当阳寸口动而阴静，法当有汗而解。《素问》曰：阳加于阴谓之汗。若当阴连尺动而阳静，则发热。《素问》曰：尺粗为热中。若大汗后，形冷恶寒者，三焦伤，此是死证。按：阴阳之气，宁谧则实，躁动则虚。或动乎阳，或动乎阴。阳动则阳虚矣，故不能卫于肤腠而汗出。阴动则阴虚矣，故不能濡与肌肉而发热。仲景又云：阳微则恶寒，阴弱则发热是也。厥厥动摇者，自为动摇，不与三部脉混。如人在众中，不与众合，名之厥厥也。后之说脉者，指下寻之似有，举之还无，再再寻之，不往不来曰动，则与仲景之言相反矣。

阳脉浮大而濡，阴脉浮大而濡，阴脉与阳脉同等者，名曰缓也。

缓有迟缓之意，又有和缓之意。独阳独阴，缓无自而见矣。缓者，非独阴也，有阳焉。非独阳也，有阴焉。二者合而成体，缓脉之名，自此而生。方其阴阳杂以成和也，其色黄，其颜光，其声商，毛发长，乃冲气之洋溢者也。若夫发而为病，即为虚，为痹，为气。戴氏曰：每居中部或下部间，柔软而慢，但小于沉脉，按之缓软，此有邪之诊，为不及之缓。阴阳气和，阳寸阴尺，上下同等，同浮大而软，无有偏胜，此无邪之诊，为阴阳和缓之缓。缓与迟二脉相类，迟脉一息三至，缓脉一息四至。

脉浮而紧者，名曰弦也。弦者，状如弓弦，按之不移也。脉紧者，如转索无常也。

弦，何以为肝脉耶？肝，木也。以日言之，甲者，物始甲而未拆；乙者，阳尚乙屈而未伸。以经言之，少阳，阳之少也。厥阴，阴之尽也。以时言之，春者，万物始生而未长。《素问》曰：脉软弱轻虚以滑，端直以长，曰弦。以阴中有阳也。此曰浮而紧，名曰弦。浮者，阳也；紧者，阴也。阳而未离乎阴也，故《脉诀》列之于阳，而仲景列之于阴。戴氏则以为半阴半阳之脉也。浮字当以软、弱、轻、虚四字体会之。《脉诀》泥之而曰：指下寻之不足，举之有余。则是有浮弦而无沉弦也。经曰：脉沉而弦者，主悬饮内痛，是沉中亦有弦也。弦紧之状，并如引绳，此既以紧释弦，又恐人混而无别，故又别之，曰：指下不移，如弓弦者，弦脉也。无常如转索者，紧脉也。状如弓弦，按之不移，即所谓端以长也。端直以长者，不转也。转索无常者，不端也。端便是有常，无常便是不端直耳。凡病，脉弦而软，易治。弦而硬，难治。又仲景曰：脉至如转索者，其日死。为其紧急不软，无胃气也。转索一也，有死生之分，宜详辨之。

脉弦而大，弦则为减，大则为芤，减则为寒，芤则为虚。寒虚相搏，此名曰革，妇人则半产漏下，男子则亡血失精。

《易》曰：革，去故也。革者，改故从新之意。夫人之脉，方其水谷腐化，心荣肺卫，流行灌溉而充溢于百骸之中，固自无变。若夫虚寒停留，经久不去，则昔之充溢者，今且改易而为劳伤枯瘁矣。其脉弦而大，是其体也，何者？弦则为减，减则阳气不足而为寒；大则为芤，芤则阴血不足而为虚。寒虚相搏，气血变易，此名为革。妇人得之则半产漏下，男子得之则亡血失精也。然诸脉为名多矣，特此以革名之者，岂非诸脉虽能为病，此则既久而有改故之意欤？然亦有暴而变此脉者，虽名曰革，但病未成，有不药而愈之道焉。故经曰：三部脉革，长病得之死，卒病得之生也。《脉诀》云：指下寻之则无，按之则有。此可以言革脉所见之位，而失言革脉之本状。经言有似沉伏者，革脉所居之位也，实而长微弦者，革脉之形也。要之大似实而弦似长，总不离乎弦之与大而已。惟其杂乎沉伏实长，故又有牢之意，此经以革与实相类，而孙真人以革为牢。诸脉书有牢则无革，有革则无牢者，皆为是欤？

问曰：病有战而汗出，因得解者，何也？答曰：脉浮而紧，按之反芤，此为本虚，故当战而汗出也。其人本虚，是以发战；以脉浮，故当汗出而解也。若脉浮而数，按之不芤，此人本不虚，若欲自解，但汗出耳，不发战也。问曰：病有不战而汗出解者，何也？答曰：脉大而浮数，故知不战汗出而解也。问曰：病有不战不汗出而解者，何也？答曰：其脉自微，此以曾经发汗，若吐，若下，若亡血，以内无津液，此阴阳自和，必自愈，故不战不汗出而解也。

邪气将出，其人本虚，邪与正争，故发战。战已，然后汗出而解。其人不虚，邪不能与正争，故不发战而汗出解。虚不虚以脉之芤不芤别之。芤乃草之有孔者，正如卧葱管于皮中，轻取重取皆有，而中取则无也。经云：荣行脉中，故以为血脱之候。此所谓按，即脉书所谓寻，在浮与沉按之间者也。若邪气已衰，正气又弱，其脉自微，则不战不汗而解矣。微脉，原为吐、下、亡血之诊。凡得之者，阳微禁发汗，阴微禁下，以阴阳不足故也。或问此三者，皆以脉决，不审于何时候之？曰：发表之脉候其始，欲解之脉观其止。假如柴胡汤证，六七日，每见弦脉，今脉反浮，欲解之候也。若浮而芤者，战而汗出。浮而数不芤者，不战而汗出。夫脉，凡与邪并，则浮大弦数，必因汗下欲解而后微。今脉自微，此以曾经汗、下，内无津液，阴阳自和，故不战不汗出而解矣。此三脉皆于病将解之时而候之也。海藏云：战而后解者，太阳也。不战有汗而解者，阳明也。不战无汗而解者，少阳也。

问曰：伤寒三日，脉浮数而微，病人身凉和者，何也？答曰：此为欲解也，解以夜半。脉浮而解者，濈然汗出也。脉数而解者，必能食也。脉微而解者，必大汗出也。

[成] 伤寒三日，阳去入阴之时，病人身热，脉浮数而大，邪气传也。若身凉和，脉浮数而微者，则邪气不传而欲解也。解以夜半者，阳生于子也。脉浮主濈然汗出而解者，邪从外散也。脉数主能食而解者，胃气和也。脉微主大汗出而解者，邪气微也。上言脉微，故不汗出而

解，此言脉微而解，必大汗出，二说相左，何耶？曰：上以曾经吐、下、亡血，邪正俱衰，不能作汗而解。此以未经汗、下，血气未伤，正盛邪衰，故大汗出而解，不相左也。

问曰：脉病欲知愈未愈者，何以别之？答曰：寸口、关上、尺中三处，大小浮沉迟数同等，虽有寒热不解者，此脉阴阳为和平，虽剧当愈。

阴阳偏而为病，平而为和。故杂病之脉，内伤外感之不同，则气口人迎不等，上下盛衰之不同，则浮中沉尺寸不等，况伤寒乎。今寸关尺脉皆同等，故为阴阳和平而自愈也。《针经》禁服篇云：寸口人迎两者相应，若引绳大小齐等者，名曰平人。言手之寸口脉与喉旁之人迎脉齐等为平人。后条云：六脉阴阳俱停，必先振栗汗出而解者是也。或曰：寸关尺各有本部当见之脉，如前章所谓菽数轻重者，春夏秋冬，升降浮沉，亦各有本部当见之脉，各得其位而不逾其等，故曰同等，病当愈。如成注所释则寸浮而尺浮，尺浮则反等矣，何谓病愈？

立夏得洪大脉，是其本位，其人病身体苦疼重者，须发其汗。若明日身不疼不重者，不须发汗。若汗濈濈自出者，明日便解矣。何以言之，立夏得洪大脉，是其时脉，故使然也。四时仿此。

此论不即病之伤寒也。春弦、夏洪、秋毛、冬石，当其时得之，则为平脉，不治自愈。非其时得之，则为病脉，须兼视其证而治之乃愈也。夏得洪脉，而其人病身体疼重，此为邪客之故，亦须治乃解。仿此推之，则春弦、秋毛、冬石，有应脉之证者，皆当治之而愈也。

问曰：凡病欲知何时得，何时愈？答曰：假令夜半得病，明日日中愈，日中得病夜半愈。何以言之？日中得病夜半愈者，以阳得阴则解也，夜半得病明日日中愈者，以阴得阳则解也。

太阳病巳至未解，阳明病申至戌解，少阳病寅至辰解，太阴病亥至丑解，少阴病子至寅解，厥阴病丑至卯解。三阳昼解，三阴夜解。

寸口脉，浮为在表，沉为在里，数为在府，迟为在藏，假令脉迟，此为在藏也。

前云：凡脉浮大数动滑，此名阳也。沉涩弱弦微，此名阴也。《九难》曰：何以别知脏腑之病？然数者腑也，迟者脏也，数则为热，迟则为寒，诸阳为热，诸阴为寒，故以别知脏腑之病也。此伤寒分三阳三阴证之总诀欤。若夫杂病，则脉之数者，脏亦有热，脉之迟者，腑亦有寒，勿泥此也。

趺阳脉浮而涩，少阴脉如经也，其病在脾，法当下利，何以知之？若脉浮大者，气实血虚也，今趺阳脉浮而涩，故知脾气不足，胃气虚也。以少阴脉弦而浮，才见此为调脉，故称如经也。若反滑而数者，故知当屎脓也。

趺阳脉，一名会元，一名冲阳，在脚背上去陷谷三寸脉动处，乃足阳明胃经之动脉也。胃者，水谷之海，五脏六腑之长。若胃气以惫，水谷不进，谷神以去，脏腑无所禀受，其脉不动而死也。故必诊趺阳脉以察胃气焉。切脉下指轻重，以为气血之分。浮而大者，轻取有馀，重取不足，故为气实血虚之诊也。若轻取之便不大而涩，知脾胃之气不足也。脾胃之气不足，则转输失职而下利之证见矣。下利属少阴证，故云少阴脉如经也，少阴之脉微细沉紧，而此乃以弦而浮为调脉，最宜活看。应浮弦而反滑数，知其便脓，此桃花汤证也。少阴动脉名太溪，在足内踝后跟骨上。

寸口脉浮而紧，浮则为风，紧则为寒，风则伤卫，寒则伤荣，荣卫俱病，骨节烦疼，当发其汗也。

风，阳物也。其体在外，其伤在卫，飘然流行于上者，其脉不得不浮也。寒，阴物也。其体在中，其伤在荣，挚然缴急而敛缩者，其脉不得不紧也。荣卫俱病，骨节烦疼，当开户以逐之，故以麻黄发汗。

趺阳脉迟而缓，胃气如经也。趺阳脉浮而数，浮则伤胃，数则动脾，此非本病，医特下之所为也。荣卫内陷，其数先微，脉反但浮，其人必大便硬，气噫而除。何以言之？本以数脉动脾，其数先微，故知脾气不治，大便硬，气噫而除，今脉反浮，其数改微，邪气独留，心中则饥，邪热不杀谷，潮热发渴，数脉当迟缓，脉因前后度数如法，病者则饥，数脉不时，则生恶疮也。

胃脉迟缓，其本也。若浮而数，则病矣。胃气伤故虚，虚故浮，脾气动，故躁，躁故数，知为误下之过也。荣卫之气，脾胃之气所为也。胃伤脾动，则内虚，荣卫之邪乘虚而内陷，则浮数二脉。数脉先退，而浮脉独存，其人必大便硬，气噫而除也。何以言之？本以数脉动脾，脾虽躁动，不能持久，故数脉先改而微。因数改微，故知脾气不治。脾气不治则孰为津液，津液少，胃中干燥，故知大便硬。脾病善噫，得后与气乃除，故知气噫而除也。本以浮脉伤胃，胃中空虚故饥，而思食也。胃能纳，脾不能化则食而不消。所以然者，脾中真火乃能杀谷，邪热不能杀谷也，谷不化，反增胃中之热，则潮热而渴，势所必至矣。调胃承气汤。若数脉不改微，而径改为迟缓，病退之后与未病之前，一息四至，度数如法，如是而饥，饥而能食，食即能化，不为患也。若数脉不改迟缓，又不改微，非时而见，则脾气躁动不已，脾主肌肉，必生恶疮也。

师曰：病人脉微而涩者，此为医所病也。大发其汗，又数大下之，其人亡血，病当恶寒，后乃发热，无休止时。夏月盛热，欲著复衣，冬月盛寒，欲裸其身，所以然者，阳微则恶寒，阴弱则发热，此医发其汗，令阳气微，又大下之，令阴气弱。五月之时，阳气在表，胃中虚冷，以阳气内微，不能胜冷，故著复衣。十一月之时，阳气在里，胃中烦热，以阴气内弱，不能胜热，故欲裸其身。又阴脉迟涩，故知血亡也。

大发其汗，伤阳也，宜其脉微而恶寒。又数大下之，伤阴也，宜其脉涩而发热。阴阳两伤则气血俱损，而首末独言亡血者，何也？曰：下之亡阴不必言，汗亦血类故也，内虚之人，夏月阳气在表，则其内无阳也，故不胜其寒。冬月阳气在里，里阴既虚，不能当阳之灼烁也，故不胜其热。然诸脉弦细而涩，按之无力者，往往恶寒，苦振栗不止，或时发躁，蒸蒸而热，如坐甑中，必得去衣居寒处，或饮寒水，则便如故，其振寒复至。非必遇夏乃寒，遇冬乃热也。此但立其例，论其理耳。　王海藏曰：六月大热之气，反得大寒之病，气难布息，身凉脉迟，何以治之？答曰：病有标本，病热为本，大寒为标，用凉则顺时而失本，用热则顺本而失时，故不从乎标本，而从乎中治。中治者何？用温是也。然既曰温，则不能治大寒之病。治大寒者，非姜、附不可，若用姜、附，又似非温治之例。然衰其大半乃止，脉得四至，馀病便无令治之足矣。虽用姜、附，是亦中治也，非温而何？张子和、朱彦修皆尝治六月恶寒之证，以寒凉药而愈，不可拘于海藏之说。大抵用药之寒热，全视脉之迟数也，此言脉迟胃冷，故取海藏之说尔。　阴虚则发热，冬月发热者，当补其阴，使济于阳，而热自除矣，茯苓补心汤之类是也。若误用寒凉之药，火无所附而升走，必发躁，欲坐井中，宜暖药治之。

脉浮而大，心下反硬，有热，属藏者，攻之，不令发汗。属府者，不令溲数。溲数则大便硬，汗多则热愈，汗少则便难。脉迟尚未可攻。

论言脉浮大应发汗，反下之为逆。此以心下硬有热，知传邪入里，故舍脉而从证也。属藏者，宿屎在藏也。属府者，小便不利也。大便则许攻之，小便则不许，何也？曰：利大便则内热除，利小便则不能也，徒走其津液耳。故伤寒治小便不利，惟汗后脉浮，烦渴，始用五苓散利之耳。其它或温、或下、或和解、或泄湿热、或固下散寒、或温经散湿、或解错杂之邪，或散传阴之热闭，未尝轻事乎分利也。既言不令发汗，不令溲数，故又继之曰：溲数则大便硬，汗多则热愈甚，汗少则大便难，以发汗、利小便，亡其津液，致有此失，故不可不慎也。迟为阴、为寒、为藏。肾者，至阴之藏，故病之所主曰肾虚，若遽攻之，恐泄肾气。所以得此脉者，虽具当攻之证，未可遽攻，徐俟之以观其变可也。或曰：论言结胸，脉浮大不可下，下之则死。而此又言宜下，何矛盾也？曰：心下硬与结胸不同，结胸又与痞不同。病发于阳，下之成结胸，病发于阴，下之成痞。结胸痛，痞不痛。所谓发于阴者，谓里已受邪，但下证未全而遽下之，故结而为痞，视结胸为稍轻。痞与结胸既有阴阳轻重之别，则结胸之禁不可施之痞也。故太阳病，医下之，心下痞，按之濡，其脉关上浮者，大黄黄连泻心汤主之。则夫按之硬，未经下者，其当攻可知也。如阳明病，心下硬满，不可攻之，攻之利遂不止者，死。要须详审，勿令误也。

脉浮而洪，身汗如油，喘而不休，水浆不下，体形不仁，乍静乍乱，此为命绝也。

火之将灭也必明，脉来浮洪涌盛，此将去人体之兆也。然得此脉者，又必兼下一二证，而后可断其命绝也。

又未知何藏先受其灾，若汗出发润，喘不休者，此为肺先绝也。

肺主气，主皮毛故也。经曰：病人肺绝三日死，何以知之？口张，但气出而不还。

阳反独留，形体如烟熏，直视摇头，此心绝也。

心之于卦，离也。阳外而阴内也，阳反独留，则心血已尽，而惟浮游之火独光耳。经曰：病人心绝一日死，何以知之？肩息直[①]视立死。一云：目停停，二日死。

唇吻反青，四肢漐习者，此为肝绝也。

肝脉支者，从目系，下颊里，环唇内。经曰：病人肝绝八日死，何以知之？面青但欲伏眠，目视而不见人，汗出如水不止。一云：二日死。

环口黧黑，柔汗发黄者，此为脾绝也。

脾其华在唇四白。环口黧黑其华萎矣。经曰：病人脾绝十二日死，何以知之？口冷，足肿，腹热，胪胀，泄利不觉，出无时度。一云：五日死。

溲便遗失，狂言，目反直视者，此为肾绝也。

经曰：病人肾绝四日死，何以知之？齿为暴枯，面为正黑，目中黄色，腰中欲

---

① 直：原作“回”，据《伤寒论》改。

折，自汗出如流水。一云：人中平，七日死。

又未知何脏阴阳前绝，若阳气前绝，阴气后竭者，其人死，身色必青。阴气前绝，阳气后竭者，其人死，身色必赤，腋下温，心下热也。

《灵枢经》曰：人有两死，而无两生，故阴竭则身青而冷，阳竭则身赤而温。又云：五阴气俱绝则目系转，转则目运，目运者，为志先死，志先死则远一日半死矣。六阳气绝则阴与阳相离，离则腠理发泄，绝汗乃出，故旦占夕死，夕占旦死。此所谓阴阳，即藏府也。

寸口脉浮大，而医反下之，此为大逆。浮则无血，大则为寒，寒气相搏，则为肠鸣。医乃不知而反饮冷水，令大汗出，水得寒气，冷必相搏，其人必䭇。趺阳脉浮，浮则为虚，浮虚相搏，故令气䭇，言胃气虚竭也。脉滑则为哕，此为医咎，责虚取实，守空迫血，脉浮鼻中燥者，必衄也。

脉大，病当热，而曰寒者，似指所伤之邪而言也。然下文曰：水得寒气，冷必相搏，则似又以寒为胃中之虚寒矣。既是真寒而非邪热，又何以见大脉邪？寒气相搏，气是何气，浮脉也。虚，浮脉之因也，脉与因何以相搏，此皆吾所不能解也。成氏亦依回释之，而不复致疑，何哉？䭇，与噎通。哕，即俗谓之吃逆者是也。李东垣、王海藏以哕为干呕，而陈无择又以哕名咳逆，皆失之。按：《灵枢经》云：哕，以草刺鼻，嚏，嚏而已；无息而疾迎引之，立已。大惊之，亦可已。今之吃逆以此三法施之则立止。若以施之干呕，呕不为止也。且呕自有呕条，而又别出此，不已赘乎。若古之所谓咳，即今之所谓嗽，与吃逆又无干也。䭇与哕，皆因妄下之后，复与之水，以发其汗，胸中虚气逆而作，轻则为䭇，重则为哕。以趺阳脉候之，浮则为䭇，滑则为哕。䭇，即东垣书所载咽喉噎塞，口开目瞪之证，然无声也。哕则气自脐下直冲，上出于口，而吃吃然作声。频频相续为实，可治。半时哕一声为虚，难治也。夫䭇者，止为水寒相搏，以小青龙汤去麻黄加附子，散其水寒而可矣。至于哕，则又有热气壅郁，气不得通而成者，轻则和解之，重则有攻下之候。热病至哕，则病已极，非若渴烦等轻缓之候也。论云：脉浮发热，口干鼻燥，能食者则衄，黄芩汤主之。

诸脉浮数，当发热而洒淅恶寒。若有痛处，饮食如常者，蓄积有脓也。

伤寒书举类伤寒四证，为脚气、为痰饮、为伤食、为虚烦。至于痈疽之发，憎寒壮热，大似伤寒，仲景已论及，而后人乃忽之，甚可叹也。然人身有焮肿痛楚之处，未有不自觉者。此条所举必是内痈，故曰：蓄积有脓也。《素问》云：肝满、肾满、肺满皆实即为肿。王注云：满谓脉气满实，肿谓痈肿。大抵口中咳即胸中隐痛，心胸甲错，振寒脉数。咽干不渴，时出浊唾腥臭，久久吐脓如米粥者，肺痈也。小腹重而强，按之则痛，便数似淋，时时汗出，复恶寒，身皮甲错，腹皮急如肿状，脉滑而数者，肠痈也。胃脘隐隐而痛，手不可近，胃脉沉细，人迎逆而盛者，胃脘痈也。内伤外感，以人迎气口别之。故内伤之脉，人迎平。而胃脘痈之脉，人迎反盛，未有不误以为伤寒者，宜辨之早也。京口钱氏室女，患肠痈发热，庸医作伤寒治之，绝其饮食，旬馀而毙。垂毙之日，下脓数升，方知是痈，欲救已无及矣。呜呼，仲景之书，岂可以弗读哉。

脉浮而迟，面热赤而战惕者，六七日当汗出而解。反发热者，差迟，迟为无阳，不能作汗，其身必痒也。

脉浮而迟，阳气虚，所以迟也。气怫郁不得越，故面热赤。正与邪争，故战惕。犹天气溽蒸而成雨，岂不可以汗乎。而阳气衰微，不能作汗，故当六七日传经尽，当汗出而解之时，而反发热，其身不痛而痒也。经曰：诸痒为虚是也。论云：太阳病，如疟状，若脉微，恶寒，面反有热色，而身痒者，桂枝麻黄各半汤小汗之。

寸口脉阴阳俱紧者，法当清邪中于上焦，浊邪中于下焦。清邪中上，名曰洁也，浊邪中下，名曰浑也。阴中于邪，必内栗也，表气微虚，里气不守，故使邪中于阴也。阳中于邪，必发热头痛，项强颈挛，腰痛胫酸，所为阳中雾露之气。故曰清邪中上。浊邪中下，阴气为栗，足膝逆冷，便溺妄出，表气微虚，里气微急，三焦相溷，内外不通，上焦怫郁，藏气相熏，口烂蚀龂也。中焦不治，胃气上冲，脾气不转，胃中为浊，荣卫不通，血凝不流。若卫气前通者，小便赤黄，与热相搏，因热作使，游于经络，出入藏府，热气所过，则为痈脓。若阴气前通者，阳气厥微，阴无所使，客气内入，嚏而出之，声嗢咽塞，寒厥相逐，为热所壅，血凝自下，状如豚肝，阴阳俱厥，脾气孤弱，五液注下，下焦不阖，清便下重，令便数难，脐筑湫痛，命将难全。

成氏注以沉浮分阴阳，为太阳少阴俱有紧脉，但浮而紧者，太阳也。沉而紧者，少阴也。又论文但言寸口，则不得以关前为阳，关后为阴，故不得不以浮沉分之。然古人所云寸口，多兼关尺而言，如《难经》及后章所云：水下二刻，一周循环，当复寸口，虚实见焉，皆谓手太阴之经渠穴也，知此则不必曲为疏解，而无诊下焦于寸部之谬矣。此所言邪，似是湿邪。盖有天之湿，雾、露、雨是也，天本乎气，故中上、中表、中经络。有地之湿，水、泥是也，地本乎形，故中下、中里、中筋骨。今既明言清邪为雾露之气矣，则所谓浊邪者，非地之湿气而何？《内经》曰：风者，上先受之。湿者，下先受之。又云：清湿地气之中人也，必从足始。若浊邪是寒邪，则足太阳当先受之，不应独中下焦，而见足膝逆冷，便溺妄出之证也。或曰：审尔则与湿痹脉证不同，何也？曰：湿痹重而此轻，惟重则湿气内流而趋下，故其脉沉细，其证关节疼痛而烦，身色如熏黄。惟轻则所伤者，阴冷之气而已，故其脉紧，其证头痛项强，腰痛，与伤寒同也。惟浊邪中下焦则与伤寒异，以其径犯藏府筋骨肌肉，而不止于经络故耳。内栗者，身不战，而但心惕惕然栗也。《难经》论五邪，以中湿为肾邪，其病足胫寒而逆。则此云足膝逆冷，为肾中湿邪明甚。其便溺妄出者，则河间所谓邪客于肾部，手足厥阴之经，廷孔郁结极甚，而气血不能宣通，则痿痹。神无所用，故津液渗入膀胱而旋溺遗失，不能收禁也。然则治之奈何？曰：治天之湿，当同司天法，湿上甚而热者，平以苦温，佐以甘辛，以汗为效，而止当于伤寒法中选用。治地之湿，当同在泉法，湿淫于内，治以苦热，佐以酸淡，以苦燥之，以淡泄之，如四逆、白通之类亦可也。三焦者，原气之别使，主通行上中下之三气，经历于五藏六府也。通行三气，即纪氏所谓下焦禀真元之气，即元气也。上达至于中焦，中焦受水谷精悍之气，化为荣卫，荣卫之气与真元之气通行，达于上焦也。三焦通，则上下、内外、左右皆通也。今表气微虚，里气微急，三焦相溷，则内外不通矣。上焦病，则郁热内发而为口糜蚀龂。中焦病，则脾不能化胃之所纳，而胃中为之浊，胃中浊则无水谷之精气以为荣，无水谷之悍气以为卫，而荣卫何由通也？荣卫不通，则血凝泣而不流矣。夫人之所以生者，荣卫耳。荣卫不通而可以久乎？荣行脉中，卫行脉外，不能一时而通，必有先后，欲知荣与卫之孰为先通，则于何而验之？若卫气先通者，必先小便赤黄，而后发痈脓。若荣气先通者，必先嚏嗢咽塞，而后下血如豚肝也。《内经》谓：三焦者，决渎之官，水道通焉。膀胱者，州都之官，津液藏焉，气化则能出矣。夫岂独从下焦膀胱之气化而已，肺主通调水道，下输膀胱。而脾病者，九窍不通，小便不利，是小便亦从上中二焦之气化者也。故卫气通则小便赤黄也。《内经》论嚏，或因寒气下临，心气上从；或因热气下临，肺气上从。李明之云：阳气不得出者曰塞。阴气不得下降者曰噎。又曰：塞者，五藏之所主，阴也，血也。噎者，六府之所主，阳也，气也。二者皆由阴中伏阳而作也。由此观之，则嚏、塞皆阴阳寒热相搏之候耳，故曰：寒厥相逐，为热所壅，血凝自下，状如豚肝。卫气者，温分肉、充皮肤、肥腠理、司开阖，故其通也以溃脓。荣气者，其津液注之于脉，化以为血，以荣四末，注五藏六府，故其通也，以下血也。若荣卫之气毕竟不通，则阴阳俱厥，脾气孤弱，不能散精，上归于肺，通调水道，故五藏之液注下，下焦不阖，数至圊而难，无气以出之故也。脐中如筑，拘急而痛，肾间动气将绝故也，故曰命将难全。

脉阴阳俱紧者，口中气出，唇口干燥，踡卧足冷，鼻中涕出，舌上苔滑，勿妄治也。到七日已来，其人微发热，手足温者，此为欲解；或到八日已上，反大发热者，此为难治。设使恶寒，必欲呕也；腹内痛者，必欲利也。

此脉此证，表里阴阳，混淆未的，疑似之间，慎勿妄投药饵，徐而俟之。若七日之外，当解之候，微热，手足温，则为邪气解而自愈矣。若八日以上，当解不解，反发大热，此为逆证，不可治也。

脉阴阳俱紧，至于吐利，其脉独不解，紧去入安，此为欲解。若脉迟至六七日不欲食，此为晚发，水停故也，为未解。食自可者为欲解。

［成］　脉阴阳俱紧，为寒气甚于上下，至于吐利之后，紧脉不罢者，为其脉独不解，紧去则入安，为欲解。若脉迟至六七日不欲食者，为吐利后，脾胃大虚。《内经》曰：饮入于胃，游溢精气，上输于脾，脾气散精，上归于肺，通调水道，下输膀胱，水精四布，五经并行。脾胃气强，则能输散水饮之气，若脾胃气虚，则水饮内停也。所谓晚发者，后来之疾也。若至六七日而欲食者，则脾胃已和，寒邪已散，故云欲解。紧，病脉，当作三节看。

病六七日，手足三部脉皆至，大烦而口噤不能言，其人躁扰者，必欲解也。

［成］　烦，热也。传经之时，病人身大烦，口噤不能言，内作躁扰，则阴阳争胜。若手足三部脉皆至，为正气胜，邪气微，阳气复，寒气散，必欲解也。

若脉和，其人大烦，目重，睑内际黄者，此为欲解也。

［成］　《脉经》曰：病人两目眦中有黄色起者，其病方愈。病以脉为主，若目黄大烦，脉不和者，邪胜也，其病为进。目黄大烦，而脉和者，为正气已和，故云欲解。

脉浮而数，浮为风，数为虚，风为热，虚为寒，风虚相搏，则洒淅恶寒也。

［成］　《内经》曰：有者为实，无者为虚，气并则无血，血并则无气。风则

伤卫，数则无血，浮数之脉，风邪并于卫，卫胜则荣虚也。卫为阳，风搏于卫，所以为热。荣为阴，荣气虚，所以为寒，风并于卫者，发热恶寒之证具矣。

［张］ 古今皆以数脉为热，今仲景以数脉为虚寒，何也？数则为虚，乃阴阳偏负之理，非专寒而专热也。浮为阳，浮数为阳虚，沉为阴，沉数为阴虚。阳虚者，则恶寒，药用温热，抑阴扶阳。阴虚者，则发热，药用寒凉，抑阳扶阴。使二气平，其病自愈。且如病在表，脉浮而数，乃阴盛阳虚，汗之则愈，下之则死。病在里，脉沉而数，乃阳盛阴虚，下之则愈，汗之则死。经论昭然，非有差别。

脉浮而滑，浮为阳，滑为实，阳实相搏，其脉数疾，卫气失度，浮滑之脉数疾，发热汗出者，此为不治。

［成］ 浮为邪气并于卫，而卫气胜。滑为邪气并于荣，而荣气实。邪气胜实，壅于荣卫，则荣卫行速，故脉数疾，一息六至曰数。平人脉一息四至，卫气行六寸。今一息六至，则卫气行九寸，计过平人之半，是脉数疾，知卫气失其常度也。浮滑数疾之脉，发热汗出而当解。若不解者，精气脱也，必不可治。经曰：脉阴阳俱盛，大汗出不解者死。

伤寒咳逆上气，其脉散者死，谓其形损故也。

［成］ 《千金方》以喘嗽为咳逆上气者肺病。散者心脉，是心火刑于肺金也。《内经》曰：心之肺，谓之死阴，死阴之属，不过三日而死，以形见其损伤故也。此内伤也。

问曰：脉有三部，阴阳相乘，荣卫血气，在人体躬，呼吸出入，上下于中，因息游布，津液流通，随时动作，效象形容，春弦秋浮，冬沉夏洪，察色观脉，大小不同，一时之间，变无经常，尺寸参差，或短或长，上下乖错，或存或亡，病辄改易，进退低昂，心迷意惑，动失纪纲，愿为具陈，令得分明。师曰：子之所问，道之根源，脉有三部，尺寸及关。

［成］ 寸为上部，关为中部，尺为下部。按：此下后人以为出王叔和。今按《脉经》载张仲景论脉，止此一条，则知非叔和自撰也。

荣卫流行，不失衡铨。

［成］ 衡铨者，称也，可以称量轻重。《内经》曰：春应中规，夏应中矩，秋应中衡，冬应中权。荣行脉中，卫行脉外，荣卫与脉，相随上下，应四时不失其常度也。

肾沉心洪，肺浮肝弦，此自经常，不失铢分。

［成］ 肾，北方水，王于冬而脉沉。心，南方火，王于夏而脉洪。肺，西方金，王于秋而脉浮。肝，东方木，王于春而脉弦。此为经常，铢分之不差也。

出入升降，漏刻周旋，水下二刻，一周循环。

［成］ 人身之脉，计长一十六丈二尺，一呼脉行三寸，一吸脉行三寸，一呼一吸为一息，脉行六寸。一日一夜，漏水下百刻，人一万三千五百息，脉行八百一十丈。五十度周于身，则一刻之中，人一百三十五息，脉行八丈一尺，水下二刻，人二百七十息，脉行一十六丈二尺，一周于身也。脉经之行，终而复始，若循环之无端也。

当复寸口，虚实见焉。

［成］ 经脉之始，从中焦注于手太阴寸口，二百七十息，脉行一周身，复还至于寸口。寸口为脉之经始，故以诊视虚实焉。经曰：虚实死生之要，皆见于寸口之中。

变化相乘，阴阳相干。风则浮虚，寒

则牢坚，沉潜水畜，支饮急弦，动则为痛，数则热烦。

［成］　风伤阳，故脉浮虚，寒伤阴，故脉牢坚。滀积于内者，谓之水畜，故脉沉潜。支散于外者，谓之支饮，故脉急弦。动则阴阳相搏，相搏则痛生焉。数为阳邪气胜，阳胜则热烦焉。

设有不应，知变所缘，三部不同，病各异端。

［成］　脉与病不相应者，必缘传变之所致，三部以候五藏之气，随部察其虚实焉。

太过可怪，不及亦然。邪不空见，中必有奸。审察表里，三焦别焉。知其所舍，消息诊看，料度藏府，独见若神。为子条记，传与贤人。

［成］　太过不及之脉，皆有邪气干于正气，审察在表在里，入府入藏，随其所舍而治之。

师曰：呼吸者，脉之头也。

［成］　《难经》曰：一呼脉行三寸，一吸脉行三寸。以脉随呼吸而行，故言脉之头也。此乃诊脉入门之要法。

初持脉，来疾去迟，此出疾入迟，名曰内虚外实也。初持脉，来迟去疾，此出迟入疾，名曰内实外虚也。

［成］　外为阳，内为阴。《内经》曰：来者为阳，去者为阴。是出以候外，入以候内，疾为有馀，有馀则实，迟为不足，不足则虚。来疾去迟者，阳有馀而阴不足，故曰内虚外实。来迟去疾者，阳不足而阴有馀，故曰内实外虚。

问曰：上工望而知之，中工问而知之，下工脉而知之，愿闻其说。师曰：病家人请云，病人苦发热，身体疼，病人自卧。师到诊其脉，沉而迟者，知其差也，何以知之？表有病者，脉当浮大，今脉反沉迟，故知愈也。

［成］　望以观其形证，问以知其病所苦，脉以别其表里。病苦发热身疼，邪在表也，当卧不安，而脉浮数。今病人自卧，而脉沉迟者，表邪缓也。是有里脉而无表证，则知表邪当愈也。

假令病人云：腹内卒痛。病人自坐，师到脉之，浮而大者，知其差也，何以知之？若里有病者，脉当沉而细，今脉浮大，故知愈也。

［成］　腹痛者，里寒也，痛甚则不能起，而脉沉细。今病人自坐，而脉浮大者，里寒散也，是有表脉，而无里证也，则知里邪当愈。是望证、问病、切脉三者，相参而得之，可为十全之医。《针经》曰：知一为上，知二为神，知三神且明矣。

师曰：病家人来请云，病人发热烦极。明日师到，病人向壁卧，此热已去也。设令脉自和，处言已愈。

发热烦极，则不能静卧，今向壁静卧，知热已去。

设令向壁卧，闻师到，不惊起而盻视，若三言三止，脉之咽唾者，此诈病也。设令脉自和，处言汝病大重，常须服吐下药，针灸数十百处乃愈。

［成］　诈病者，非善人，以言恐之，使其畏惧则愈。医者，意也，此其是欤。此非治法，设为诈病规模，彼以诈病，此以诈治。

师持脉，病人欠者，无病也。

［成］　《针经》曰：阳引而上，阴引而下，阴阳相引故欠，阴阳不相引则病，阴阳相引则和，是欠者无病也。

脉之呻者，病也。

呻，为呻吟之声，身有所苦则然也。

言迟者，风也。

［成］　风客于中，则经络急，舌强难运用也。

摇头言者，里痛也。

［成］　里有病，欲言则头为之战摇。

行迟者，表强也。

［成］　表强者，由筋络引急，而行步不利也。

坐而伏者，短气也。

［成］　短气，里不和也，故坐而喜伏。

坐而下一脚者，腰痛也。

［成］　《内经》曰：腰者，身之大关节也。腰痛为大关节不利，故坐不能正，下一脚以缓腰中之痛也。

里实护腹，如怀卵物者，心痛也。

［成］　心痛则不能伸仰，护腹以按其痛。

师曰：伏气之病，以意候之，今月之内，欲有伏气，假令旧有伏气，当须脉之。若脉微弱者，当喉中痛似伤，非喉痹也。病人云：实咽中痛，虽尔，今复欲下利。

［成］　冬时感寒，伏藏于经中不即发者，谓之伏气。至春分之时，伏寒欲发，故云：今月之内，欲有伏气。假令伏气已发，当须脉之，审在何经。得脉微弱者，知邪在少阴。少阴之脉循喉咙，寒气客之，必发咽痛。肾司开阖，少阴治在下焦，寒邪内甚，则开阖不治，下焦不约，必成下利。故云：虽尔咽痛，复欲下利。

问曰：人病恐怖者，其脉何状？师曰：脉形如循丝累累然，其面白脱色也。

［成］　《内经》曰：血气者，人之神。恐怖者，血气不足而神气弱也。脉形似循丝累累然，面白脱色者，《针经》曰：血夺者，色夭然不泽，其脉空虚，是知恐怖为血气不足。

问曰：人不饮，其脉何类？师曰：其脉自涩，唇口干燥也。

［成］　涩为阴，虽主亡津液，而唇口干燥以阴为主内，故不饮也。此节疑有阙文。

问曰：人愧者，其脉何类？师曰：脉浮而面色乍白乍赤。

［成］　愧者，羞也。愧则神气怯弱，故脉浮而面色改变不常也。

问曰：经说脉有三菽、六菽重者，何谓也？师曰：脉者，人以指按之，如三菽之重者，肺气也。如六菽之重者，心气也。如九菽之重者，脾气也。如十二菽之重者，肝气也。按之至骨者，肾气也。

［成］　菽，豆也。《难经》曰：如三菽之重，与皮毛相得者，肺部也。如六菽之重，与血脉相得者，心部也。如九菽之重，与肌肉相得者，脾部也。如十二菽之重，与筋平者，肝部也；按之至骨，举指来疾者，肾部也。各随所主之分，以候藏气。

假令下利，寸口、关上、尺中悉不见脉，然尺中时一小见，脉再举头者，肾气也。若见损脉来至，为难治。

［成］　《脉经》曰：冷气在胃中，故令脉不通。下利不见脉，则冷气客于脾胃。今尺中时一小见，为脾虚肾气所乘。脉再举头者，脾为肾所乘也。若尺中之脉更或减损，为肾气亦衰，脾复胜之，鬼贼相刑，故云难治，是脾胜不应时也。

问曰：脉有相乘，有纵有横，有逆有顺，何也？师曰：水行乘火，金行乘木，名曰纵。火行乘水，木行乘金，名曰横。水行乘金，火行乘木，名曰逆。金行乘水，木行乘火，名曰顺也。

［成］　金胜木，水胜火，纵者，言纵任其气，乘其所胜。横者，言其气横逆，反乘所不胜也。纵横，与恣纵恣横之义通。水为金子，火为木子，子行乘母，其气逆也。母行乘子，其气顺也。

问曰：脉有残贼，何谓也？师曰：脉

有弦紧浮滑沉涩，此六者名曰残贼，能为诸脉作病也。

[成]　为人病者，名曰八邪，风寒暑湿，伤于外也；饥饱劳逸，伤于内也。经脉者，荣卫也。荣卫者，阴阳也。其为诸经脉作病者，必由风寒暑湿伤于荣卫，客于阴阳之中，风则脉浮，寒则脉紧，中暑则脉滑，中湿则脉涩，伤于阴则脉沉，伤于阳则脉浮。所以谓之残贼者，伤良曰残，害良曰贼，以能伤害正气也。

问曰：脉有灾怪，何谓也？师曰：假令人病，脉得太阳，与形证相应，因为作汤。比还送汤，如食顷，病人乃大吐，若下利，腹中痛。师曰：我前来不见此证，今乃变异，是名灾怪。又问曰：何缘作此吐利？答曰：或有旧时服药，今乃发作，故名灾怪耳。

[成]　医以脉证与药相对，而反变异，为其灾可怪，故名灾怪。自三菽六菽已下，至灾怪脉，凡五段，皆诊治之法。

问曰：东方肝脉，其形何似？师曰：肝者，木也，名厥阴，其脉微弦濡弱而长，是肝脉也。肝病自得濡弱者，愈也。

[成]　《难经》曰：春脉弦者，肝东方木也，万物始生，未有枝叶，故脉来濡弱而长，故曰弦。是肝之平脉，肝病得此脉者，为肝气已和也。

假令得纯弦脉者死，何以知之？以其脉如弦直，是肝藏伤，故知死也。

[成]　纯弦者，谓如弦直而不软，此中无胃气，为真藏之脉。《内经》曰：死肝脉来，急益劲，如新张弓弦。

南方心脉，其形何似？师曰：心者，火也，名少阴，其脉洪大而长，是心脉也。心病自得洪大者愈也。

[成]　心王于夏，夏则阳外胜，气血淖溢，故其脉来洪大而长也。

假令脉来微去大，故名反，病在里也。脉来头小本大者，故名复，病在表也。上微头小者，则汗出。下微本大者，则为关格不通，不得尿。头无汗者可治，有汗者死。

[成]　心脉来盛去衰为平，来微去大是反本脉。内经曰：大则邪至，小则平。微为正气，大为邪气，来以候表，来微则知表和，去以候里，去大则知里病。《内经》曰：心脉来不盛，去反盛，此为不及，病在中。头小本大者，即前小后大也。小为正气，大为邪气，则邪气先在里，今复还于表，故名曰复。不云去而止云来者，是知在表。《脉经》曰：在上为表，在下为里。汗者心之液，上微为浮之而微，头小为前小，则表中气虚，故主汗出。下微沉之而微，本大为后大，沉则在里，大则病进。《内经》曰：心为牡藏，小肠为之使。今邪甚下行，格闭小肠，使正气不通，故不得尿，中曰关格。《脉经》曰：阳气上出，汗见于头，今关格正气不通，加之头有汗者，则阳气不得下通而上脱也。其无汗者，虽作关格，然阳未衰，而犹可治也。

西方肺脉，其形何似？师曰：肺者，金也，名太阴，其脉毛浮也。肺病自得此脉，若得缓迟者皆愈。若得数者则剧。何以知之？数者南方火，火克西方金，法当痈肿，为难治也。

[成]　轻虚浮曰毛，肺之平脉也。缓迟者，脾之脉，脾为肺之母，以子母相生，故云皆愈。数者，心之脉，火克金，为鬼贼相刑，故剧。肺主皮毛，数则为热，热客皮肤，留而不去，则为痈疡。经曰：数脉不时，则生恶疮。

问曰：二月得毛浮脉，何以处言至秋当死？师曰：二月之时，脉当濡弱，反得毛浮者，故知至秋死。二月肝用事，肝脉属木，应濡弱，反得毛浮者，是肺脉也。

肺属金，金来克木，故知至秋死，他皆仿此。

［成］　当春时反见秋脉，为金气乘木，肺来克肝，夺王脉而见，至秋肺王，肝气则绝，故知至秋死也。

师曰：脉肥人责浮，瘦人责沉。肥人当沉，今反浮，瘦人当浮，今反沉，故责之。

［成］　肥人肌肤厚，其脉当沉。瘦人肌肤薄，其脉当浮。今肥人脉反浮，瘦人脉反沉，必有邪气相干，使脉反常，故当责之。

师曰：寸脉下不至关为阳绝，尺脉上不至关为阴绝，此皆不治，决死也。若计其馀命死生之期，期以月节克之也。

［成］　《脉经》曰：阳生于寸动于尺，阴生於尺动于寸，寸脉下不至关者，为阳绝，不能下应于尺也。尺脉上不至关者，为阴绝，不能上应于寸也。《内经》曰：阴阳离缺，精气乃绝。此阴阳偏绝，故皆决死。期以月节克之者，谓如阳绝死于春夏，阴绝死于秋冬也。

师曰：脉病人不病，名曰行尸，以无王气，卒眩仆，不识人者，短命则死。人病脉不病，名曰内虚，以有谷神，虽困无苦。

［成］　脉者，人之根本也。脉病人不病，为根本内绝，形虽且强，卒然气脱，则眩连僵仆而死，不曰行尸而何。人病脉不病，则根本内固，形虽且羸，止内虚尔。谷神者，谷气也。谷气既足，自然安矣。《内经》曰：形气有馀，脉气不足，死。脉气有馀，形气不足，生。

问曰：翕奄沉，名曰滑，何谓也？沉为纯阴，翕为正阳，阴阳和合，故令脉滑，关尺自平。阳明脉微沉，食饮自可。少阴脉微滑，滑者，紧之浮名也，此为阴实，其人必股内汗出，阴下湿也。

［成］　脉来大而盛，聚而沉，谓之翕奄沉，正如转珠之状也。沉为藏气，故曰纯阴。翕为府气，故曰正阳。滑者，阴阳气不为偏胜也，关尺自平。阳明脉微沉者，当阳部见阴脉，则阴偏胜而阳不足也。阳明胃脉，胃中阴多，故食饮自可。少阴脉微滑者，当阴部见阳脉，则阳偏胜而阴不足也。以阳凑阴分，故曰阴实。股与阴，少阴之部也，今阳热凑阴，必熏发津液，泄达于外，股内汗出，而阴下湿也。

［许］　沉为纯阴，翕为正阳，阴阳和合，故名滑。古人论滑脉，虽云往来前却，流利宛转，替替然与数相似，仲景三语而足也。按：翕奄沉三字状得滑字最好。夫翕者，合也。奄者，忽也。当脉气合聚而盛之时，奄忽之间，即已沉去，是名滑也。仲景恐人误认滑脉为沉，故下文又曰：滑者，紧之浮名也。曰沉，曰浮，若异而同，更须慧解。观上文，紧者，如转索无常也一句，则知浮为转索无常之浮，非轻手便得，有常之名也。沉为翕奄之沉，非重取乃得一定之说也。仲景下字，具有史笔，不可草草看过。故赵嗣真曰：今人不解，作秦汉文字观，可谓善读仲景之书矣。

问曰：曾为人所难，紧脉从何而来？师曰：假令亡汗，若吐，以肺里寒，故令脉紧也；假令咳者，坐饮冷水，故令脉紧也；假令下利，以胃中虚冷，故令脉紧也。

阳舒缓，阴缩急。阴化为寒，揫然收敛，气血以坚，其为脉也，宁得不急。经曰：紧脉带数，如切绳状，一曰如转索无常，故有寒则见。

寸口卫气胜，名曰高。

寸口通关尺而言高，谓脉来浮而有力，卫气主表，浮以候之，其体在上，今浮中有力，是卫气盛也。以其在上，故谓之高，有升而不降之义焉。

荣气盛，名曰章。

章，明也，条也。往来分明，有条理也。今滑脉为血实之诊，殆近是乎。

高章相搏，名曰纲。

纲，总也。以荣卫俱盛，故谓之总。

卫气弱，名曰惵。

举之濡弱恍忽，故谓之惵。

荣气弱，名曰卑。

荣主血，为阴。按以候之，其脉沉而无力，故谓之卑。

惵卑相搏，名曰损。

惵卑相搏，阴阳俱虚，总谓之损，举按俱无力也。

卫气和，名曰缓。

缓为胃脉。胃合卫气，卫气和，故见缓脉。

荣气和，名曰迟。

迟为脾脉。脾合荣气，荣气和，故见迟脉。

迟缓相搏，名曰强。

荣卫俱和，故迟缓相搏，不亦强乎。

寸口脉缓而迟，缓则阳气长，其色鲜，其颜光，其声商，毛发长。迟则阴气盛，骨髓生，血满，肌肉紧薄鲜硬。阴阳相抱，荣卫俱行，刚柔相搏，名曰强也。

此释上一句之义。此为平脉，非病脉也。

趺阳脉滑而紧，滑者胃气实，紧者脾气强，持实击强，痛还自伤，以手把刃，坐作疮也。

［成］　趺阳之脉以候脾胃，滑则谷气实，是为胃实。紧则阴气胜，是为脾强。以脾胃一实一强而相搏击，故令痛也。若一强一弱相搏，则不能作痛，此脾胃两各强实相击，府藏自伤而痛，譬若以手把刃而成疮，岂非自贻其害乎。按：此则敦阜大过之脉也。

寸口脉浮而大，浮为虚，大为实。在尺为关，在寸为格。关则不得小便，格则吐逆。

［成］　经曰：浮为虚。《内经》曰：大则病进。浮则为正气虚，大则为邪气实。在尺则邪气关闭下焦，里气不得下通，故不得小便。在寸则邪气格拒上焦，使食不得入，故吐逆。

［丹］　谨按：《难经》云：吸入肾与肝。夫盈天地之间者，一元之气也。气之升者，为阳。气之降者，为阴。肾足少阴也；肝足厥阴也，位居下，主吸与入，其所吸之气不能达肾，至肝而还者，此阴之弱也。浮大之脉属阳，见于寸者，阳气偏盛，阴不得配之也，为格，主吐逆，此无阴则呕。谓见于尺者，阴血不足，阳往乘之也，为关，主不得小便，此东垣滋肾丸之意。趺阳，胃脉。气不宣，血不濡，名曰关格，主水谷不化与食不得入，亦阳有馀阴不足，故有升而无降也。何注文不之及，而以邪气关格闭拒为言欤？

趺阳脉伏而涩，伏则吐逆，水谷不化；涩则食不得入，名曰关格。

［成］　伏则胃气伏而不宣，中焦关格，正气壅塞，故吐逆而水谷不化。涩则脾气涩而不布，邪气拒于上焦，故食不得入。　有妇人病吐逆，大小便不通，烦乱四逆，渐无脉。一日与大承气汤二盏，至半夜渐得大便。脉渐生，翼日乃安。即此是关格也，宜审之。

脉浮而大，浮为风虚，大为气强，风气相搏，必成瘾疹，身体为痒。痒者名泄风，久久为痂癞。

［成］　痂癞者，眉少发稀，身有干疮而腥臭。《内经》曰：脉风成疠。

寸口脉弱而迟，弱者卫气微，迟者荣中寒，荣为血，血寒则发热，卫为气，气微者，心内饥，饥而虚满不能食也。

［成］　卫为阳，荣为阴。弱者卫气微，阳气不足也。迟者荣中寒，经中客邪也。荣客寒邪，搏而发热也。阳气内微，心内虽饥，饥而虚满，不能食也。　缓迟与弱迟，虽止一字之差，却有千里之谬，成氏不合注而分解，无怪其上下不相同也。

趺阳脉大而紧者，当即下利，为难治。

［成］　大为虚，紧为寒，胃中虚寒，当即下利。下利脉当微小，反紧者，邪胜也，故云难治。经曰：下利脉大者，为未止。　大为实，大为虚，上下纷纷，更易不一者，只要识得虚者正气虚，实者邪气实之义。　已上以脉知病。

寸口脉弱而缓，弱者阳气不足，缓者胃气有余，噫而吞酸，食卒不下，气填于膈上也。

［成］　弱者阳气不足，阳能消谷，阳气不足，则不能消化谷食；缓者胃气有馀，则胃中有未消谷物也，故使噫而吞酸，食卒不下，气填于膈上也。《金匮要略》曰：中焦未和，不能消谷，故令噫。　弱缓与迟缓亦不同。

趺阳脉紧而浮，浮为气，紧为寒，浮为腹满，紧为绞痛，浮紧相搏，肠鸣而转，转即气动，膈气乃下。少阴脉不出，其阴肿大而虚也。

［成］　浮为胃气虚，紧为脾中寒，胃虚则满，脾寒则痛，虚寒相搏，肠鸣而转，转则膈中之气，因而下泄也。若少阴脉不出，则虚寒之气至于下焦，结于少阴，而聚于阴器，不得发泄，使阴肿大而虚也。

寸口脉微而涩，微者卫气不行，涩者荣气不足，荣卫不能相将，三焦无所仰，身体痹不仁。荣气不足，则烦疼口难言。卫气虚，则恶寒数欠。三焦不归其部，上焦不归者，噫而酢吞。中焦不归者，不能消谷引食。下焦不归者，则遗溲。

［成］　夫养三焦者，血也。护三焦者，气也。荣卫俱损，不能相将而行，三焦无所依仰，身体为之顽痹而不仁。《内经》曰；荣气虚则不仁。《针经》曰：卫气不行，则为不仁。荣为血，血不足则烦疼；荣属心，荣弱心虚，则口难言。卫为阳，阳微则恶寒；卫为气，气虚则数欠。三焦因荣卫不足，无所依仰，其气不能归其部。《金匮要略》曰：上焦竭，善噫。上焦受中焦气，中焦未和，不能消谷，故令噫耳。下焦竭，即遗溺失便。以上焦在膈上，物未化之分也。不归者，不至也。上焦之气，不至其部，则物未能传化，故噫而酢吞。中焦在胃之中，主腐熟水谷，水谷化则思食。中焦之气[①]不归其部，则水谷不化，故云不能消谷引食。下焦在膀胱上口，主分别清浊。溲，小便也。下焦不归其部，不能约制溲便，故遗溲。　三焦病各分其证，自有三法存焉。

趺阳脉沉而数，沉为实，数消谷。紧者病难治。

［成］　沉为实者，沉主里也。数消谷者，数为热也。紧为肝脉，见于脾部，木来克土，为鬼贼相刑，故云难治。　按：紧与弦当有分别，恐未可便以紧为弦也。首卷曰：弦则为减。《金匮要略》曰：脉紧如转索无常者，有宿食也。以义求之，则弦为虚，而紧为实矣。

寸口脉微而涩，微者卫气衰，涩者荣气不足。卫气衰，面色黄，荣气不足，面色青。荣为根，卫为叶，荣卫俱微，则根叶枯槁，而寒栗咳逆，唾腥吐涎沫也。

子能令母虚。肺主气，气虚则脾色见

① 气：原作“食”，据《注解伤寒论》改。

于面而黄。心主血，血衰则肝色见于面而青。肺臭腥，脾液涎也。荣虚则寒栗，卫虚则咳逆。

趺阳脉浮而芤，浮者卫气衰，芤者荣气伤，其身体瘦，肌肉甲错。浮芤相搏，宗气衰微，四属断绝。

［成］ 经曰：卫气盛，名曰高。高者暴狂而肥。荣气盛，名曰章，章者暴泽而光。其身体瘦而不肥者，卫气衰也；肌肉甲错而不泽者，荣气伤也。宗气者，三焦归气也。四属者，皮肉脂髓也。荣卫衰伤，则宗气亦微，四属失所滋养，致断绝矣。

寸口脉微而缓，微者卫气疏，疏则其肤空，缓者胃气实，实则谷消而水化也。谷入于胃，脉道乃行而入于经，其血乃成。荣盛则其肤必疏，三焦绝经，名曰血崩。

［成］ 卫为阳，微为亡阳，脉微者，卫气疏。卫温分肉，肥腠理。卫气既疏，皮肤不得温，肌则空虚也。经曰：缓者胃气有馀，有馀为实，故云：缓者胃气实。《内经》曰：食入于胃，淫精于脉。是谷入于胃，脉道乃行也。《针经》曰：饮而液渗于络，合和于血。是水入于经，其血乃成也。胃中谷消水化，而为血气。今卫疏荣盛，是荣气强而卫气弱也。卫气弱者，外则不能固密皮肤，而气为之疏，内则不能卫护其血，而血为之崩。经，常也。三焦者，气之道路，卫气疏则气不循常度，三焦绝其常度也。 按：经文曰：而入于经，则而字乃承上文谷字，水亦在其中矣。注引《针经》，水入于经，乃是互文以见意。仲景独重于谷，故用而字。若欠理会，则血为水所化也，岂理也哉。玩合和于三字，则成氏之说欠莹。

趺阳脉微而紧，紧而为寒，微则为虚，微紧相搏，则为短气。

［成］ 中虚且寒，气自短矣。

少阴脉弱而涩，弱者微烦，涩者厥逆。

［成］ 烦者，热也。少阴脉弱者，阴虚也。阴虚则发热，以阴部见阳脉，非大虚也，故生微烦。厥逆者，四肢冷也。经曰：阴阳不相顺接便为厥。厥者，手足厥冷是也。少阴脉涩者，阴气涩，不能与阳相顺而接，故云逆也。 此段不当作二症。

趺阳脉不出，脾不上下，身冷肤硬。

［成］ 脾胃为荣卫之根，脾能上下，则水谷消磨，荣卫之气得以行。脾气虚衰，不能上下，则荣卫之气不得通营于外，故趺阳脉不出。身冷者，卫气不温也。肤硬者，荣血不濡也。

少阴脉不至，肾气微，少精血，奔气促迫，上入胸膈，宗气反聚，血结心下，阳气退下，热归阴股，与阴相动，令身不仁，此为尸厥。当刺期门、巨阙。

［成］ 尸厥者，为其从厥而生，形无所知，其状若尸，故名尸厥。少阴脉不出，则厥气客于肾，而肾气微，少精血，厥气上奔，填塞胸膈，壅遏阳气，使宗气反聚，而血结心下。《针经》曰：五谷入于胃，其糟粕、津液、宗气分为三隧。宗气积于胸中，出于喉咙，以贯心肺，而行呼吸。又曰：荣气者，泌其津液，注之于脉，化而为血，以荣四末，今厥气太甚，宗气反聚而不行，则绝其呼吸，血结心下而不流，则四体不仁。阳气为厥气所壅，不能宣发，退下至阴股间，与阴相动。仁者，柔也。不仁者，言不柔和也，为寒热痛痒俱不觉知者也。阳气外不为使，内不得通，荣卫俱不能行，身体不仁，状若尸也。《内经》曰；厥气上行，满脉去形。刺期门者，以通心下结血；刺巨阙者，以行胸中宗气。血气流通，厥气退则苏矣。

寸口脉微，尺脉紧，其人虚损多汗，知阴常在，绝不见阳也。

［成］　寸微为亡阳，尺紧为阴胜，阳微阴胜，故云虚损。又加之多汗，则愈损阳气，是阴常在，而绝不见阳也。

寸口诸微亡阳，诸濡亡血，诸弱发热，诸紧为寒，诸乘寒者，则为厥，郁冒不仁，以胃无谷气，脾涩不通，口急不能言，战而栗也。

［成］　卫，阳也。微为卫气微，故云亡阳。荣，血也。濡为荣气弱，故云亡血。弱为阴虚，虚则发热。紧为阴胜，故为寒。诸乘寒者，则阴阳俱虚，而为寒邪乘之也。寒乘气虚，抑伏阳气，不得宣发，遂成厥也。郁冒，为昏冒不知人也。不仁，为强直而无觉也，为尸厥焉。以胃无谷气，致脾涩不通于上下，故使口急不能言。战者，寒在表也。栗者，寒在里也。

问曰：濡脉何以反适十一头？师曰：五脏六腑相乘，故令十一。

［成］　濡弱者，气血也。往反有十一头。头者，五脏六腑，共有十一也。

问曰：何以知乘腑？何以知乘脏？师曰：诸阳浮数为乘腑；诸阴迟涩为乘脏也。

［成］　腑，阳也。阳脉见者，为乘腑也。脏，阴也。阴脉见者，为乘脏也。阳濡而弱，则乘于腑。阴濡而弱，则乘于脏。

药　　性

伤寒方药，虽成氏注释，颇为明了，而未能尽药性之奥。故特以仲景一百一十三方中，所用九十种药性，采诸家之说，以发明之。学者诚能熟玩，而详究焉，则长沙用药制方之遗意，庶几不昧，而亦可以引而伸之，触类而长之矣。

风　升　生

味之薄者，阴中之阳，味薄则通，酸苦咸平是也。

麻黄　气温。味苦辛。气味俱薄，阳也，升也。无毒。手太阴之剂，入足太阳经，走手少阴经、阳明经药。发太阴、少阴经汗。　［垣］轻可去实，麻黄、葛根之属是也。六淫有馀之邪，客于阳分皮毛之间，腠理闭拒，营卫气血不行，故谓之实。二药轻清成象，故可去之。麻黄微苦，其形中空，阴中之阳，入足太阳寒水之经。其经循背下行，本寒而又受外寒，故宜发汗，去皮毛气分寒邪，以泄表实。若过发，则汗多亡阳。或饮食劳倦及杂病，自汗表虚之症，用之则脱人元气，不可不禁。　［海］麻黄治卫实之药，桂枝治卫虚之药，二物虽为太阳证药，其实荣卫药也。心主荣为血。肺主卫为气。故麻黄为手太阴肺之剂，桂枝为手少阴心之剂。伤寒、伤风而咳嗽，用麻黄、桂枝，即汤液之源也。　［珍］仲景治伤寒，无汗用麻黄，有汗用桂枝，历代名医解释，皆随文傅会，未有究其精微者。时珍常绎思之，似有一得，与昔人所解不同云。津液为汗，汗即血也，在荣则为血，在卫则为汗。夫寒伤荣，荣血内涩，不能外通于卫，卫气闭固，津液不行，故无汗发热而憎寒。夫风伤卫，卫气外泄，不能内护于荣，荣气虚弱，津液不回，故有汗发热而恶风。然风寒之邪，皆由皮毛而入。皮毛者，肺之合也。肺主卫气，包罗一身，天之象也。是证虽属乎太阳，而肺实受邪气。其证时兼面赤怫郁，咳嗽有痰，喘而胸满诸证者，非肺病乎。盖皮毛外闭，则邪热内攻而肺气𬾿郁，故用麻黄、甘草同桂枝，引出荣分之邪，达之肌表，佐以杏仁，泄肺而利气。汗后无大热而喘者，加以石膏。朱肱《活人书》夏至后加石膏、知母，皆是泄肺火之药。是则麻黄汤虽太阳发汗重剂，实为发散肺经火郁之药也。腠理不密，则津液外泄，而肺气自虚。虚则补其母，故用桂枝同甘草，外散风邪以救表，内伐肝木以防脾。佐以芍药，泄木而固脾，泄东所以补西也。使以姜、枣，行脾之津液而和荣卫也。下后微喘者，加厚朴、杏仁，以利肺气也。汗后脉沉迟者，加人参，以益肺气也。朱肱加黄芩为阳旦汤，以泻肺热也。皆是脾肺之药。是则桂枝虽太阳解肌轻剂，实为理脾救肺之药也。　**［修治］**去芦及根节，锉细，以流水煮二三沸，掠去上沫。不尔，使人心烦。服麻黄自汗不止者，以冷水浸头发，仍以根节煎汤止之。　凡服麻黄药，须避风，不尔，病复作也。

细辛　气温。味大辛。气厚于味，阳也。无毒。少阴经药。手少阴引经之药。

［垣］治少阴头痛如神，当少用之，独活为使。温阴经，散水寒，以去内寒。治邪在里之表，故仲景少阴证，用麻黄附子细辛汤也。　**［易老］**治少阴头痛。太阳则羌活，少阴则细辛，阳明则白芷，厥阴则川芎、吴茱萸，少阳则柴胡，用者随经不可差。细辛香味俱细而缓，故入少阴，与独活相类。　**［修治］**拣去双叶者。以瓜水浸一宿，晒干、铡细用。

柴胡　气平。味微苦。气味俱轻，阳也，升也。无毒。少阳经、厥阴经引经之药。除虚劳烦热，解肌热，去往来寒热，早晨潮热。妇人产前、产后必用之药。善除本经头痛，非他药能止。治心下痞，胸膈痛。　**［海］**在经主气，在藏主血，前行则恶热，却退则恶寒。唯气之微寒，味之薄者，故能行经。能去藏府内外俱乏，既能引清气上行而顺阳道，盖以少阳之气，初出地之皮为嫩阳，故以少阳当之。

［修治］去芦，铡细，竹筛齐之用。

葛根　气平。味甘。无毒。阳明经引经药。足阳明经行经的药。治脾胃虚而渴，除胃热，解酒毒。　**［陶］**生葛捣汁饮，解温病发热。　**［颂］**仲景治伤寒，有葛根汤，以其主大热，解肌发腠理故也。　**［洁］**升阳生津，脾虚作渴者，非此不除。勿多用，恐伤胃气。张仲景治太阳阳明合病，桂枝汤内加麻黄、葛根。又有葛根黄芩黄连解肌汤，是用此以断太阳入阳明之路，非即太阳药也。头颅痛如破，乃阳明中风，可用葛根葱白汤，为阳明仙药。若太阳初病，未入阳明而头痛者，不可便服升麻、葛根发之，是反引邪气入阳明，为引贼破家也。　**［珍］**《本草十剂》云：轻可去实，麻黄、葛根之属。盖麻黄乃太阳经药，兼入肺经，肺主皮毛。葛根乃阳明经药，兼入脾经，脾主肌肉，所以二味药皆轻扬发散，而所入迥然不同也。　**［修治］**铡细，竹筛齐之用。

升麻　气平。味苦、甘。味薄，气厚，阳中之阴也。无毒。阳明经本经药。

［垣］能解肌肉间热，此手足阳明经伤风之的药也。若补脾胃，非此为引用不能补。若得葱白、白芷之类，亦能走手、足阳明、太阴。发散本经风邪，元气不足者用此，于阴中升阳气上行。　升麻入足阳明，若初病太阳证，便服升麻、葛根，发出阳明经汗，或失之过，阳明经燥，太阳经不可解，必传阳明矣。投汤不当，非徒无益而又害之也。　朱氏云：瘀血入里，若衄血、吐血者，犀角地黄汤乃阳明经圣药也。如无犀角，以升麻代之。升麻、犀角性味相远不同，何以代之？盖以升麻止是引地黄及馀药同入阳明耳。　仲景云：太阳病，若发汗，若利小便，重亡

津液，胃中干燥，因转属阳明，其害不可胜言。又云：太阳几几无汗者，葛根汤发之。若几几自汗者，表虚也，不宜用此。朱氏用升麻者，以表实无汗也。　[修治] 刮去黑皮，去腐烂，里白者佳。锉细，竹筛齐之用。

葱白　气平。味辛。无毒。气厚味薄，升也，阳也。入手太阴、足阳明经。专主发散，以通上下阳气。故《活人书》治伤寒头痛如破，用连须葱白汤主之。张仲景治少阴病，下利清谷，里寒外热，厥逆，脉微者，白通汤主之，内用葱白。若面色赤者，四逆汤加葱白，腹中痛者，去葱白。成无已解之曰：肾恶燥，急食辛以润之，葱白辛温以通阳气也。　[珍] 葱乃释家五荤之一，生辛散，熟甘温，外实中空，肺之菜也，肺病宜食之。肺主气，外应皮毛，其合阳明，故所治之证，多属太阴、阳明，皆取其通气发散之功。通气故能解毒及理血病。气者，血之帅也。气通则血活矣，故金疮等用之，皆有殊效。

瓜蒂甜瓜蒂也。　气寒。味苦。有毒。病如桂枝症，头不痛，项不强，寸脉微浮，胸中痞硬，气上冲咽喉不得息者，此为胸中有寒也，当吐之。太阳中暍，身热疼重，而脉微弱，此夏月伤冷水，水行皮中也，宜吐之。少阳病，头痛，发寒热，脉紧不大，是膈上有痰也，宜吐之。病胸上诸实，郁郁而痛，不能食，欲人按之，而反有浊唾，下利日十馀行，寸口脉微弦者，当吐之。懊侬烦躁，不得眠，未经汗下者，谓之实烦，当吐之。宿食在上脘者，当吐之，并宜以瓜蒂散主之。惟诸亡血、虚家不可与瓜蒂散也。　[成] 高者越之，在上者涌之，故越以瓜蒂、香豉之苦，涌以赤小豆之酸。酸苦涌泄为阴也。　[垣]《难经》云：上部有脉，下部无脉，其人当吐，不吐者死。此饮食内伤，填塞胸中，食伤太阴，风木生发之气伏于下，宜瓜蒂散吐之。《素问》所谓木郁则达之也。吐去上焦有形之物，则木得舒畅，天地交而万物通矣。若尺脉绝者，不宜用，此恐损真元，令人胃气不复也。　[珍] 瓜蒂乃阳明经除湿热之药，故能引去胸脘痰涎，头目湿气，皮肤水气，黄疸湿热诸症。　甜瓜蒂以团而短者良。若长如瓠子者，此名菜瓜，不可用也。气足时，其蒂自然落在蔓上，采得，系屋东有风处，吹干用。

桔梗　气微温。味苦辛甘。有小毒。味厚，气轻，阳中之阴，升也。入手太阴肺经气分及足少阴经。治咽喉痛，利肺气。　[洁] 桔梗清肺气，利咽喉。其色白，故为肺部引经，与甘草同行为舟楫之剂。如大黄苦泄峻下之药，欲引至胸中至高之分成功，须用辛甘之剂升之。譬如铁石入江，非舟楫不载，所以诸药有此一味，不能下沉也。　[珍] 朱肱《活人书》治胸中痞满不痛，用桔梗、枳壳，取其通肺、利膈、下气也。张仲景《伤寒论》治寒实结胸，用桔梗、贝母、巴豆，取其温中、消谷、破积，又治肺痈唾脓，用桔梗、甘草，取其苦辛清肺，甘温泻火，又能排脓血，补内漏也。其治少阴证二三日，咽痛，亦用桔梗、甘草，取其苦辛散寒，甘平除热，合而用之，能调寒热也。后人易名甘桔汤，通治咽喉口舌诸病。宋仁宗加荆芥、防风、连翘，遂名如圣汤。　去芦，米泔浸一宿，焙干、锉片，竹筛齐用。

热　浮　长

气之厚者，阳中之阳，气厚则发热，辛甘温热是也。

桂枝　气热。味甘辛。有小毒。阳中之阳，浮也。仲景《伤寒论》发汗用桂枝。桂枝者，乃桂条也，非身干也，取其轻薄而能发散。今又有一种柳桂，乃嫩小桂条也，尤宜入治上焦药用。　［洁］气之薄者，桂枝也，气之厚者，桂肉也。气薄则发泄，桂枝上行而发表，气厚则发热，桂肉下行而补肾，此天地亲上亲下之道也。　［海］桂枝入足太阳经，桂心入手少阴经血分，桂肉入足少阴、太阴经血分。细薄者，为枝，为嫩。厚脂者，为肉，为老。去其皮与里，当其中者为桂心。　［寇］《素问》云：辛甘发散为阳。故仲景桂枝汤治伤寒表虚，皆须此药，正合辛甘发散之意。本草三种之桂，不用牡桂、菌桂者，此二种性止于温，不可以治风寒之病也。然本经止言桂，仲景又言桂枝者，取枝上皮也。　［海］或问：本草言桂能止烦出汗，而张仲景治伤寒，有当发汗凡数处，皆用桂枝汤。又云：无汗不得服桂枝。汗家不得重发汗，若用桂枝是重发其汗；汗多者，用桂枝甘草汤，此又用桂枝闭汗也。一药二用，与本草之义相通否乎？曰：本草言桂辛甘大热，能宣导百药，通血脉，止烦，出汗，是调其血而汗自出也。仲景云：太阳中风，阴弱者汗自出，卫实荣虚，故发热汗出。又云：太阳病，发热汗出者，此为荣弱卫强，阴虚阳必凑之，故皆用桂枝发其汗，此乃调其荣气，则卫气自和，风邪无所容，遂自汗而解，非桂枝能开腠理，发出其汗也。汗多用桂枝者，以其调和荣卫，则邪从汗出，而汗自止，非桂枝能闭汗孔也。昧者不知出汗、闭汗之意，遇伤寒无汗者，亦用桂枝，误之甚矣。桂枝汤下发汗字，当认作出字，汗自然发出，非若麻黄能开腠理，发出其汗也。其治虚汗，亦当逆察其意可也。　［成］桂枝本为解肌，若太阳中风，腠理致密，荣卫邪实，津液禁固，其脉浮紧，发热，汗不出者，不可与此。必也皮肤疏泄，自汗，脉浮缓，风邪干于卫气者，乃可投之。发散以辛甘为主，桂枝辛热，故以为君。而以芍药为臣，甘草为佐者，风淫所胜，平以辛苦，以甘缓之，以酸收之也。以姜枣为使者，辛甘能发散，而又用其行脾胃之津液，而和荣卫，不专于发散也。故麻黄汤不用姜枣，专于发汗，不待行其津液也。　［心］桂枝气味俱轻，故能上行发散于表，内寒则肉桂，补阳则柳桂。桂辛热，散经寒，引导阳气。若正气虚者，以辛润之，散寒邪，治奔豚。按：经云：桂枝入咽，阳盛则毙。春夏发者，为禁药也。桂能动血，血热者，为禁药也。木得桂而死，肝不足者，为禁药也。　［修治］桂之毒在皮，故方中皆去皮用。

附子　气热。味辛。有大毒。

［洁］大辛大热，气厚味薄，可升可降，阳中之阴，浮中沉，无所不至，为诸经引用之药。　［海］入手少阴三焦、命门之剂。其性走而不守。非若干姜，止而不行。　［赵］熟附配麻黄，发中有补，仲景麻黄附子细辛汤、麻黄附子甘草汤是也。生附配干姜，补中有发，仲景干姜附子汤、通脉四逆汤是也。　［珍］凡用乌、附药，并宜冷服者，热因寒用也。盖阴寒在下，虚阳上浮，治之以寒，则阴气益甚而病增，治之以热，则拒格而不纳。热药冷饮，下嗌之后，冷体既消，热性便发而病气随愈，不违其情而致大益，此反治之妙也。昔张仲景治寒疝内结，用蜜煎乌头。《近效方》治喉痹，用蜜炙附子含之，咽汁。朱丹溪治疝气，用乌头、栀子并热因寒用也。东垣治冯翰林侄，阴盛格阳伤寒，面赤目赤，烦渴引饮，脉来七八至，但按之则散，用姜附汤加人参，投半斤，服之得汗而愈。此则神圣之妙也。

［吴］附子乃阴症要药，凡伤寒传变三阴

及中寒夹阴，虽身大热，而脉沉者，必用之；或厥冷腹痛，脉沉细，甚则唇青囊缩者，急须用之，有退阴回阳之力，起死回生之功。近世阴证伤寒，往往疑似不敢用附子，直待阴极阳竭而用之已迟矣。且夹阴伤寒，内外皆阴，阳气顿衰，必须急用人参，健脉以益其元，佐以附子，温经散寒，舍此不用，将何以救之。　**[虞抟]** 附子禀雄壮之质，有斩关夺将之气。能引补气药行十二经，以追复散失之元阳。引补血药入血分，以滋养不足之真阴。引发散药，开腠理，以驱逐在表之风寒；引温暖药，达下焦，以祛除在里之冷湿。按：八味丸用桂附，乃取其大辛以润肾燥。丹溪谓：行地黄之滞。海藏云：补命门相火，皆非也。童子小便中浸透，湿纸包裹，灰火内煨熟，如芋香为度，去皮脐，切片子用。

干姜　气温。味辛。无毒。　**[洁]** 气薄，味厚，半浮半沉，可升可降，阳中之阴也。大辛大热，阳中之阳。其用有四：通心助阳一也。去脏腑沉寒痼冷二也。发诸经之寒气三也。治感寒腹痛四也。肾中无阳，脉气欲绝，黑附子为引，水煎服之，名姜附汤。亦治中焦寒邪。寒淫所胜，以辛散之也。又能补下焦，故四逆汤用之。干姜本辛，炮之稍苦，故止而不移，所以能治里寒，非若附子行而不止也。理中汤用之者，以其回阳也。　**[垣]** 干姜生辛炮苦，阳也。生则逐寒邪而发散，炮则除胃冷而守中。多用则耗散元气，辛以散之，是壮火食气故也，须以生甘草缓之。辛热以散里寒，同五味子用以温肺，同人参用以温胃也。　**[海]** 干姜，心脾二经气分药也，故补心气不足。或言干姜辛热而言补脾。今理中汤用之，言泄不言补，何也？盖辛热燥湿，泄脾中寒湿邪气，非泄正气也。白净结实者良，宜炮用。

生姜　气微温。味辛。气味俱厚，浮而升，阳也。无毒。　**[成]** 姜、枣味辛甘，专行脾之津液而和荣卫，药中用之，不独专于发散也。　**[垣]** 生姜之用有四：制半夏、厚朴之毒一也。发散风寒二也。与枣同用，辛温益脾胃元气，温中去湿三也。与芍药同用，温经散寒四也。孙真人云：姜为呕家圣药。盖辛以散之，呕乃气逆不散，此药行阳而散气也。或问：生姜辛温入肺，何以云入胃口？曰：俗以心下为胃口者，非也，咽门之下，受有形之物，及胃之系，便是胃口，与肺系同行，故能入肺而开胃口也。曰：人云夜间勿食生姜，令人闭气何也？曰：生姜辛温，主开发，夜则气本收敛，反开发之，违天道矣，若有病人则不然也。生姜屑比之干姜则不热，比之生姜则不湿，以干生姜代干姜者，以其不僭故也。俗言上床萝卜下床姜，姜能开胃，萝卜消食也。要热去皮用，要冷留皮用。

吴茱萸　气温。味辛。有小毒。　**[海]** 辛苦热，气味俱厚，阳中阴也，半浮半沉。入足太阴经血分，少阴、厥阴经气分。　**[洁]** 其用有三：去胸中逆气满塞。止心腹感寒疞痛。消宿酒，为白豆蔻之使也。　**[垣]** 治寒在咽嗌，噎塞胸中。经言：噎膈不通，食不下，食则呕，令人口开目瞪，寒邪所结，气不得上下，此病不已，令人寒中腹满，膨胀下利，宜以吴茱萸之苦热，泄其逆气，用之如神，诸药不可代也。　**[海]** 冲脉为病，逆气里急，宜此主之。震坤合见，其色绿，故仲景吴茱萸汤、当归四逆汤方，治厥阴病及温脾胃，皆用此也。汤洗，去苦味，晒干，捣用。

蜀椒　气温。味辛。有毒。主邪气，温中，除寒痹，坚齿发，明目，利五藏。

［戴］凡人呕吐，服药不纳者，必有蛔在膈间。蛔闻药则动，动则药出而蛔不出。但于呕吐药中，加炒川椒十粒良，盖蛔见椒则头伏也。观此则仲景治蛔厥，乌梅丸中用蜀椒，亦此义也。许学士云：大凡肾气上逆，须以川椒引之归经则安。去目及闭口者，炒去汗，手搓细用。

巴豆 气温。味辛。有大毒。［洁］气薄，味厚，体重而沉降，阴也。［垣］性热，味辛，有大毒。浮也，阳中阳也。［洁］乃斩关夺门之将，不可轻用。［海］若急治，为水谷道路之剂，去皮、心、膜、油，生用。若缓治，为消坚磨积之剂，炒去烟，令紫黑用。可以通肠，可以止泻，世所不知也。张仲景治百病客忤，备急丸用之。

厚朴 气温。味苦辛。无毒。气味俱厚，体重浊而微降，阴中阳也。［垣］可升可降。能除腹胀，若虚弱人，虽腹胀，宜斟酌用之。寒胀是也。大热药中兼用，结者散之神药也。误服，脱人元气，切禁之。［海］本草言：厚朴治中风伤寒头痛，温中益气，消痰下气，厚肠胃，去腹满，果泄气乎？果益气乎？盖与枳实、大黄同用，则能泄实满，所谓消痰下气是也。若与橘皮、苍术同用，则能除湿满，所谓温中益气是也。与解利药同用，则治伤寒头痛。与泻利药同用，则厚肠胃。大抵其性味苦温，用苦则泄，用温则补也。故成氏云：厚朴之苦，以泄腹满。苦能下气，故泄实满，温能益气，故散湿满。去皮，铡碎，姜汁浸透，微炒，竹筛齐用。

湿化成

戊湿，其本气平，其兼气温凉寒热，在人以胃应之。己土，其本味咸，其兼味辛甘咸苦，在人以脾应之。

人参 气温。味甘微苦。气味俱薄，浮而升，阳也。阳中微阴。无毒。［垣］人参甘温，能补肺中元气，肺气旺则四藏之气皆旺，精自生而形自盛，肺主诸气故也。张仲景云：病人汗后身热，亡血，脉沉迟者；下利身凉，脉微，血虚者，并加人参。古人血脱者益气，盖血不自生，须得生阳气之药乃生，阳生则阴长，血乃旺也。若单用补血药，血无由而生矣。《素问》言：无阳则阴无以生，无阴则阳无以化，故补气须用人参，血虚者亦须用之。《本草十剂》云：补可去弱，人参、羊肉之属是也。盖人参补气，羊肉补形，形与气者，有无之象也。［李］人参生用气寒，熟用气温，味甘补阳，微苦补阴。气主生物，本乎天。味主成物，本乎地。气味生成，阴阳之造化也。凉者，高秋清肃之气，天之阴也，其性降。温者，阳春生发之气，天之阳也，其性升。甘者，湿土化成之味，地之阳也，其性浮。微苦者，火土相生之味，地之阴也，其性沉。人参气味俱薄，气之薄者，生降熟升。味之薄者，生升熟降。如土虚火旺之病，则宜生参凉薄之气，以泻火而补土，是纯用其气也。脾虚肺怯之病，则宜熟参甘温之味，以补土而生金，是纯用其味也。东垣以相火乘脾，身热而烦，气高而喘，头痛而渴，脉洪而大者，用黄柏佐人参。孙真人治夏月热伤元气，人汗大泄，欲成痿厥，用生脉散，以泻热火而救金水。君以人参之甘寒，泻火而补元气；臣以麦门冬之苦甘寒，清金而滋水源；佐以五味子之酸温，生肾津而收耗气，此皆补天元之真气，非补热火也。余每治伤寒、温热等症，为庸医妄汗误下，已成坏病，死在旦夕者，以人参一二两，用童子小便煎之，水浸冰冷饮之，立起。去芦，铡细用。

术 气温。味甘。阴中阳也，可升可降，入足太阴、阳明、手太阴、阳明、太阳之经。 ［垣］《本经》止言术，未分苍白，而苍术别有雄壮上行之气，能除湿，下安太阴，使邪气不传入脾也。以其经泔浸、火炒，故能出汗，与白术止汗特异。用者不可以此代彼，盖有止发之异，其馀主治则同。 ［洁］苍术与白术主治同，但比白术气重而体沉。若除上湿，发汗功最大。若补中焦，除脾胃湿，力少不如白术。腹中窄狭者，须用之。白术能除湿益燥，和中益气，利腰脐间血，除胃中热。 ［洁］其用有九：温中一也。去脾胃中湿二也。除胃中热三也。强脾胃，进饮食四也。和胃，生津液五也。止肌热六也。治[1]四肢困倦，嗜卧，目不能开，不思饮食七也。止渴八也。安胎九也。凡中焦不受湿，不能下利，必须白术以逐水益脾。非白术不能去湿，非枳实不能消痞，故枳术丸以之为君。捣碎，纱罗子罗过用。

当归 气温。味甘辛。气味俱轻，阳也。阳中微阴。无毒。入手少阴经、足太阴经、厥阴经。和血补血，尾破血，身和血。 ［洁］其用有三：一心经本药，二和血。三治诸病夜甚。凡血受病，必须用之。血壅而不流则痛，当归之甘温能和血，辛温能散内寒，苦温能助心散寒，使气血各有所归。 ［海］入手少阴，以其心生血也。入足太阴，以其脾裹血也；入足厥阴，以其肝藏血也。头能破血，身能养血，尾能行血，全用同人参、黄芪则补气而生血，同牵牛、大黄则行气而补血。从桂、附、茱萸则热，从大黄、芒硝则寒，佐使分定，用者当知。酒蒸治头痛，诸痛皆属木，故以血药主之。 ［修治］酒制，焙晒干，去芦，铡细用。

生地黄 气寒。味甘微苦。味厚，气薄，阴中之阳，无毒。入手太阳经、少阴经之剂。 ［垣］凉血补血，补肾水真阴不足。钱仲阳：泻丙火，与木通同用，以导赤也。诸经之血热，与他药相随，亦能治之。溺血便血亦治之。入四散例。病人虚而多热，宜加用之。 ［戴］阴微阳盛，相火炽强，来乘阴位，日渐煎熬，为虚火之证者，宜地黄之属，以滋阴退阳。《本经》所谓干地黄者，或阴干、或日干，或火干，皆谓之干地黄，今药肆所谓生地黄是也。故本草又云：生者尤良，若取凉血退热之功，非新掘鲜者，捣汁用之，不得奇效。掐碎用，忌铁器、莱菔。

甘草 气平。味甘。气薄。味厚，升而浮。阳也。入足太阴，厥阴经。 ［垣］阳不足者，补之以甘。甘温能除大热，故生用则气平，补脾胃不足，而大泻心火。炙之则气温，补三焦元气而散表寒，除邪热，去咽痛，缓正气，养阴血。凡心火乘脾，腹中急痛，腹皮急缩者，宜倍用之。其性能缓急而又协和诸药，使之不争，故热药得之缓其热，寒药得之缓其寒，寒热相杂者用之得其平。 ［海］五味之用，苦泄、辛散、酸收、咸软、甘上行而发。而本草言甘草下气，何也？盖甘味主中，有升降浮沉，可上可下，可外可内，有和有缓，有补有泄，居中之道尽矣。张仲景附子理中汤用甘草恐其僭上也，调胃承气汤用甘草恐其速下也，皆缓之之意。小柴胡汤，有柴胡、黄芩之寒，人参、半夏之温，而用甘草者，则有调和之意。建中汤用甘草，以补中而缓脾急也。凤髓丹用甘草，以缓肾急而生元气也，乃甘补之意。又曰：甘者令人中满，中满者勿食甘，甘缓而壅气，非中满所宜也。凡不满而用炙甘草，为之补。若中满

---

[1] 治：原脱，据文义补。

而用生甘草，为之泻。能引诸药直至满所，甘味入脾，归其所喜，此升降浮沉之理也。经云：以甘补之，以甘泻之，以甘缓之是矣。补中宜炙用，泻火宜生用。

萎蕤 气平。味甘。无毒。能升，能降，阳中阴也。主中风暴热，不能动摇，跌筋结肉，诸不足，心腹结气，虚热，湿毒，腰痛，时疾，寒热，去虚劳客热，头痛不安，加而用之良。［垣］润肺，除热。［珍］萎蕤，性平味甘，柔润可食，故朱肱《活人书》治风温，自汗身重，语言难出，用萎蕤汤以之为君药。予每用治虚劳，寒热，痁疟及一切不足之症，用代参、芪，不寒不燥，大有殊功，不止于去风热湿毒而已，此昔人所未阐者也。与黄精、钩吻二物相似，萎蕤节上有须毛，茎斑，叶尖处有小黄点为不同。采得以竹刀刮去节、皮，洗净，以蜜水浸一宿，蒸，焙干用。

大枣 气平。味甘。无毒。气味俱厚，阳也。温以补不足，甘以缓阴血。［成］邪在荣卫者，辛甘以解之，故用姜枣以和荣卫，生发脾胃升腾之气。张仲景治奔豚，用大枣滋脾土以平肾气也。治水饮胁痛，有十枣汤，益土而胜水也。［珍］《素问》言：枣为脾之果，脾病宜食之，谓治病和药。枣为脾经血分药也。若无故频食，则生虫损齿，为害多矣。按：王好古云中满者，勿食甘。甘令人满，故仲景建中汤心下痞者，减饧、枣，与甘草同例。此得用枣之方矣。［陶］道家方药，以枣为佳饵，其皮利肉补虚，所以合汤皆擘之也。

粳米 气平。味甘苦。无毒。有早中晚三收，以晚白米为第一。新熟者动气，经年者亦发病。惟江南人多收火稻，贮仓至春，舂米食之，即不发病，宜人，温中益气。补下元也。［海］本草诸家共言益脾胃，如何白虎汤用之入肺。以其阳明为胃之经，色为西方之白，故入肺也。然治阳明之经，即在胃也。色白，味甘寒，入手太阴。又少阴症，桃花汤用此，甘以补正气。竹叶石膏汤用此，甘以益不足。

食蜜 气平。味甘。无毒。［珍］蜂采无毒之花，酿以大便而成蜜，所谓臭腐生神奇也。其入药之功有五：清热，补中，解毒，润燥，止痛也。生则性凉，故能清热。熟则性温，故能补中。甘而和平，故能解毒。柔而濡泽，故能润燥。缓可以去急，故能止心腹、肌肉、疮疡之痛。和可以致中，故能调和百药而与甘草同功。仲景治阳明结燥，大便不通，蜜煎导法，诚千古神方也。

胶饴 气温。味甘。无毒。入太阴经。［成］脾欲缓，急食甘以缓之，胶饴之甘，以缓中也。［海］饴乃脾经气分药也，甘能补脾之不足。寇宗奭云：多食动脾气，亦助胃火。

阿胶 气平。味甘。无毒。气味俱薄，浮而升，阳也。入手少阴、足少阴、厥阴经。得火良。藏器曰：诸胶皆主风、止泄，而驴皮主风为最。［寇］驴皮煎胶，取其发散皮肤之外也。用乌者，取乌色属水，以制热则生风之义，如乌蛇、乌鸦、乌鸡之类皆然。［珍］阿胶大要只是补血与液，故能清肺益阴而治诸症。按：陈自明云：补虚用牛皮胶，去风用驴皮胶。成氏云：阴不足者，补之以味，阿胶之甘以补阴血。杨氏云：凡治喘嗽，不论肺虚肺实，可下可温，须用阿胶以安肺润肺，其性和平，为肺经要药。锉如豆大，或以蛤粉，或以麸，或以草灰，皆炒成珠，研末用，或以汤酒溶化，各从本方。

半夏 气平。味辛。有毒。生微寒，熟温。生令人吐，熟令人下。气味俱薄，沉而降，阴中阳也。辛厚苦轻，阳中阴也。入手阳明、太阴、少阴三经。治寒痰及形寒饮冷伤肺而咳，大和胃气，除胃寒，进食，治太阴痰厥头痛，非此不能除。　**[成]** 辛者，散也，润也。半夏之辛，以散逆气结气，除烦呕，发音声，行水气而润肾燥。　**[海]** 经云：肾主五液，化为五湿，自入为唾，入肝为泣，入心为汗，入脾为痰，入肺为涕。有痰曰嗽，无痰曰咳。痰者因咳而动脾之湿也，半夏能泄痰之标，不能泄痰之本。泄本者，泄肾也。咳无形，痰有形，无形则润，有形则燥，所以为流湿润燥也。俗以半夏为肺药，非也。止呕吐为足阳明，除痰为足太阴。柴胡为之使，故小柴胡汤中用之，虽为止呕，亦助柴胡、黄芩主往来寒热，是又为足少阳阳明也。汤洗尽滑，铡细用。诸血症及口渴者，禁用，为其燥津液也。孕妇忌之，用生姜则无害。

杏仁　气温。味甘苦。冷利。有小毒。　**[洁]** 气薄味厚，浊而沉坠，降也，阴也。入手大阴经。其用有三：润肺也，消食积也，散滞气也。　**[垣]** 杏仁散结润燥，除肺中风热咳嗽。杏仁下喘治气也，桃仁疗狂治血也。俱治大便秘，当分气血，昼则便难，行阳气也。夜则便难，行阴血也。故虚人便秘，不可过泄，脉浮者属气，用杏仁、陈皮。脉沉者属血，用桃仁、陈皮。手阳明与手太阴为表里，贲门主往来，魄门主收闭，为气之通道，故并用陈皮佐之。　**[海]** 仲景麻黄汤及王朝奉治伤寒气上喘逆，并用杏仁者，为其利气、泻肺、解肌也。　**[修治]** 以汤浸，去皮尖，麸炒，杵细用。

桃仁　气平。味苦甘辛。无毒。**[垣]** 桃仁苦重于甘，气薄，味厚，沉而降，阴中之阳。手足厥阴经血分药也。苦以泄滞血，甘以生新血，故破凝血者用之。其功有四：治热入血室一也，泄腹中滞血二也，除皮肤血热，燥痒三也，行皮肤凝聚之血四也。　**[成]** 肝者血之源，血聚则肝气燥，肝苦急，急食甘以缓之。桃仁之甘，以缓肝散血，故张仲景抵当汤用之，以治伤寒八九日，内有畜血，发热如狂，小腹满痛，小便自利者。又有当汗失汗，热毒深入，吐血及血结胸，烦躁谵语者，亦以此汤主之。与虻虫、水蛭、大黄同用。　**[修治]** 行血，连皮尖。润燥活血去皮尖，麸炒，俱捣细用。

麻子仁　气平。味甘。无毒。手阳明、足太阴药也。阳明病，汗多、胃热、便难三者，皆燥也，故用之以通润也。寇宗奭云：麻仁极难去壳，取帛包，置沸汤中，浸至冷，出之垂井一夜，勿令着水。次日，日中晒干，新瓦上挼去壳，簸扬取仁，粒粒皆完。先藏地中者，食之杀人。

鸡子黄　气温。味甘。无毒。本草云：阴不足补之以血。若咽有疮，鸡子一枚，去黄，苦酒倾壳中，以半夏入苦酒中，取壳，置刀环上熬，微沸，去渣，旋旋呷之。又主除热火疮、痫痉。卵白为肌肉皮毛，卵黄为藏府，卵白象天，卵黄象地，故有阴阳、表里、气血之分焉。

甘澜水　气平。味甘。无毒。伤寒汗后，脐下悸，欲作奔豚，茯苓桂枝甘草大枣汤主之，煎以甘澜水，扬之无力，取不助肾气也。虞抟曰：甘澜水，甘温而性柔，故烹伤寒阴症等药用之。

潦水　即霖雨后行潦之水，亦取其发纵之极，流而不滞，不助湿也。

浆水　气微温。味甘酸。无毒。即酸泔水也，或云：煮粟米饮酿成。主调中引气，宣和强力，通关开胃，解烦去睡。**[丹]** 浆水性凉，善走，故解烦渴而化滞物。按：浆水能止渴，以其酸也。能化滞，以其米味之变也。亦犹神曲、麦芽之消食，非性凉善走之谓。

燥降收

气之薄者，阳中之阴。气薄则发泄，辛甘淡平寒凉是也。

茯苓 气平。味甘。无毒。 ［洁］性温，味甘而淡，气味俱薄，浮而升，阳也。 ［垣］止渴，利小便，除湿益燥，和中益气，利腰脐间血，为主治小便不通，溺黄，或赤而不利。如小便利或数服之，则大损人目。如汗多人服之，损真气，夭人寿。医云：赤泻，白补，上古无此说。淡能利窍，甘以助阳，除湿之圣药也。味甘平，补阳益脾，逐水。湿淫所胜，小便不利。淡味渗泄，阳也，治水缓脾，生津导气。 ［海］入足少阴、手足太阳。色白者入辛壬癸，赤者入丙丁。伐肾邪，小便多能止之，小便涩能利之，与车前子相似，虽利小便而不走气。酒浸，与光明朱砂同用能秘真。味甘平，如何是利小便。去皮，捣细，纱罗过用。

泽泻 气平。味甘。无毒。 ［洁］沉而降，阴也。 ［垣］甘咸寒，降，阴也。 ［海］阴中微阳，入足太阳、少阴经。除湿之圣药也，治小便淋沥去阴间汗，无此疾服之，令人目盲。 ［寇］泽泻之功，长于行水。张仲景治水蓄渴烦，小便不利，或吐或泻，五苓散主之。方用泽泻，故知其长于行水。本草引扁鹊云：多服病人眼，诚为行去其水也。凡服泽泻散人，未有不小便多者，小便既多，肾气焉得复实。今人止泄精，多不敢用之。仲景八味丸用之者，亦不过接引桂、附等归就肾经，别无他意。 ［海］《本经》云：久服明目。扁鹊云：多服昏目，何也？易老云：去脾中宿垢。以其味咸，能泻伏水故也，泻伏水，去留垢，故明目。小便利，肾气虚，故昏目。 ［王］寇宗奭之说，王好古韪之。窃谓八味丸以地黄为君，馀药佐之，非止补血，兼补气也，所谓阳旺则能生阴血也。地黄、山茱萸、茯苓、牡丹皮皆肾经之药，附子、官桂乃右肾命门之药，皆不待泽泻之接引而后至也。则八味丸之用此，盖取其泻肾邪，养五脏，益气力，起阴气，补虚损五劳之功而已。虽能泻肾，从于诸补药群众之中，则亦不能泻矣。 ［珍］泽泻气平，味甘而淡，淡能渗泄，气味俱薄，所以利水而泄下。脾胃有湿热，则头重而目昏耳鸣，泽泻渗去其湿，则热亦随去，而土气得令，清气上行，天气明爽，故泽泻有养五藏，益气力，治头旋，聪明耳目之功。若久服则降令太过，清气不升，真阴潜耗，安得不目昏耶。仲景地黄丸，用茯苓、泽泻，是乃取其泻膀胱之邪气，非引接也。古人用补药，必兼泻邪，邪去则补药得力，一辟一阖，此乃玄妙。后世不知此理，专一于补，所以久服必致偏胜之害。捣碎，纱罗过用。

猪苓 气平。味甘微苦。无毒。 ［洁］气味俱薄，升而微降，与茯苓同。 ［垣］淡甘，平，降也，阳中阴也。 ［海］甘重于苦，阳也。入足太阳、足少阴经。燥除湿，比诸淡渗药大燥亡津液，无湿证勿服。 ［颂］仲景治消渴，脉浮，小便不利，微热者，猪苓散发其汗。病欲饮水而复吐，名为水逆。冬时寒嗽，如疟状者，亦与猪苓，此即五苓散也。猪苓、茯苓、术各三两，泽泻五分，桂二分，细捣筛，水服方寸匕，日三。多饮暖水，汗出即愈。利水道诸汤剂，无如此驶，今人皆用之。 ［垣］苦以泄滞，甘以助阳，淡以利窍，故能除湿，利小便。去黑皮，里白者佳。捣，罗过用。

通草 气平。味辛甘而淡。无毒。气平，味薄，降也，阳中阴也。治阴窍不利，行小水，除水肿闭，治五淋，生用。

［洁］泻肺，利小便，甘平以缓阴血。

［垣］《本草十剂》，通可去滞，通草、防己之属是也。夫防己大苦寒，能泻血中湿热之滞，又通大便。通草甘淡，能助西方秋气下降，利小便，专泻气滞也。肺受热邪，津液气化之源绝，则寒水断流，膀胱受湿热，癃闭约缩，小便不通，宜此治之。其证胸中烦热，口燥舌干，咽干，大渴引饮，小便淋沥，或闭塞不通，胫酸脚热，并宜通草主之。凡气味与之同者，茯苓、泽泻、灯草、猪苓、皂角、瞿麦、车前子之类，皆可以渗湿，利小便，泄其滞气也。又曰：木通下利，泄小肠火，利小便，与琥珀同功，无他药可比。去粗皮，锉细，竹筛齐之用。

滑石　气寒。味甘。无毒。［洁］性沉重，能泄上气，令下行，故曰滑则利窍。治前阴窍涩不利，利窍不比与渗淡诸药同。　［海］入足太阳经。滑能利窍，以通水道，为至燥之剂。猪苓汤用滑石、阿胶同为滑剂，以利水道。葱、豉、生姜同煎，去滓澄清，以解利，淡味渗泄为阳，故解表，利小便也。若小便自利者，不宜用。　［珍］滑石利窍，不独小便也。上能利毛腠之窍，下能利精溺之窍。盖甘淡之味，先入于胃，渗走经络，游溢津气，上输于肺，下通膀胱。肺主皮毛，为水之上源，膀胱司津液，气化则能出，故滑石上能发表，下利水道，为荡热燥湿之剂。发表是荡上中之热，利水道是荡中下之热。发表是燥上中之湿，利水道是燥中下之湿。热散则三焦宁而表里和，湿去则阑门通而阴阳利。刘河间之用益元散，通治表里、上下诸病，盖是此意，但未发出耳。白者佳，捣，水飞用。

芍药　气微寒。味酸而苦。气薄，味厚，阴也，降也。阴中之阳。有小毒。入手足太阴经。　［垣］补中焦之药，得炙甘草为佐，治腹中痛。夏月腹痛，少加黄芩。如恶寒腹痛，加肉桂一钱，白芍药三钱，炙甘草一钱半，此仲景神方也。如冬月大寒腹痛，加桂二钱半，水二盏，煎一半，去皮用。脾经之药，收阴气，能除腹痛。酸以收之，扶阳而收阴气，泄邪气。扶阴，与生姜同用，温经散湿，通塞，利腹中痛，胃气不通，肺燥气热，酸收甘缓，下利必用之药。白补，赤散，泻肝，补脾胃，酒浸行经，止中部腹痛。　东垣云：但涩者为上。或问：古今方论中多以涩为收，今《本经》有利小便一句者，何也？曰：芍药能停诸湿而益津液，使小便自行，本非通行之药，所当知之。又问：有缓中一句，何谓缓中？曰：损其肝者，缓其中。又问：当用何药次治之？曰：当用四物汤，以其内有芍药故也。赤者，利小便，下气。白者，止痛，散气血，入手、足太阴经。太抵酸涩者为上，为收敛停湿之剂，故主手、足太阴经。收降之体，故又能至血海，而入于九地之下，后至厥阴经也。后人用赤泻、白补者，以其色在西方故补，色在南方故泄也。《难经》云：损其肝者，缓其中，即调血也。本草云：能利小便，非能利之也，以其肾主大小二便，既用此以益阴滋湿，故小便得通也。腹中虚痛，脾经也，非芍药不除，补津液停湿之剂。　［修治］锉片，内热者生用，中寒者酒炒用。

五味子　气温。味酸。无毒。味厚，气轻，阴中微阳。入手太阴经血分，足少阴经气分。［垣］收肺气，补气不足，升也。酸以收逆气，肺寒气逆，则宜此，与干姜同治之。又五味子收肺气，乃火热必用之药，故治嗽以之为君，但有外邪者，不可骤用，恐闭其邪气，必先发散而后用之乃良。有痰者，以半夏为佐，喘者，以阿胶为佐，但分两少不同耳。 ［海］五味皮甘，肉酸，核中辛苦，都有咸味，故名五味子。仲景八味丸用此，为肾气丸，述类象形也。孙真人云：五月常服五味子，以补五藏气，遇溽暑之时，困乏无力，无气以动，与人参、黄芪、麦门冬少加黄柏煎汤服，使人精神顿加，两足筋力涌出。又云：六月常服五味子，以益肺金之气，在上则滋源，在下则补肾，故入手太阴、足少阴也。生敲碎用。

麦门冬 气寒。味甘微苦。阳中微阴，降也。无毒。入手太阴经气分。［垣］治肺中伏火，脉气欲绝，加五味子、人参三味为生脉之剂，补肺中元气不足。按：凉而能补，补而不泥，无逾于麦门冬者。伤寒劳复与夫温热病及杂病，阴不济阳，而烦热燥渴者，用之以生津液，濡枯而退热，最有奇功。又与地黄、阿胶、麻仁同为润经益血，复脉通心之剂。与五味子、枸杞子同为生脉之剂。去心，不宜用汤浸。

天门冬 气寒。味微苦。气薄，味厚，阴也。阳中之阴，无毒。入手太阴、足少阴经气分之药。 ［垣］保肺气，治血热侵肺，上喘气促，加人参、黄芪为主，用之神效。苦以泄滞血，甘以助元气，及治血妄行，此天门冬之功也。荣卫枯涸，湿剂所以润之。二门冬、人参、北五味子、枸杞子、同为生脉之剂，此上焦独取寸口之意。去心，铡细用。

枳实 气微寒。味苦辛。无毒。［洁］气厚，味薄，浮而升，微降，阴中阳也。［垣］沉也，阴也。除寒热，破结实，消痰癖，治心下痞，逆气胁痛。［海］枳壳主高，枳实主下，高者主气，下者主血，故壳主胸膈皮毛之病，实主心腹脾胃之病，大同小异。朱肱《活人书》言：治痞宜先用桔梗枳壳汤，非用此治心下痞也，果知误下，气将陷而成痞，故先用此，使不致于痞也。若已成痞而用此，则失之晚矣。不惟不能消痞，反损胸中之气，先之一字有谓也。 ［珍］枳实、枳壳气味功用俱同，上世亦无分别，魏晋以来，始分实壳之用，洁古、东垣又分治高、治下之说。大抵其功皆能利气，气下则痰喘止，气行则痞胀消，气通则刺痛止，气利则后重除，故以枳实利胸膈，枳壳利肠胃。然仲景治胸痹痞满，以枳实为要药，诸方治下血，痔利，大便闭塞，里急后重，又以枳壳为通用，则枳实不独治下，而壳不独治高也。盖自飞门至魄门，皆肺主之，三焦相通，一气而已。则二物分之可也，不分亦无伤。麸炒，去瓤，捣，罗过用。

旋覆花 气温。味咸甘。有小毒。主结气，胁下满，除水，去五脏间寒热，消胸上痰结，唾如胶漆，消坚软痞，治噫气，通血脉。张仲景治伤寒汗下后，心下痞坚，噫气不除，有七物旋覆代赭汤。杂治妇人，有三物旋覆汤。胡洽居士治痰饮在两胁胀满，有旋覆花丸，用之尤多。［成］硬则气坚，旋覆之咸，以软痞坚也。

贝母 气平。味辛苦。无毒。主伤寒烦热，淋沥，邪气风痉，疗腹中结实，心下满，洗洗恶风寒，目眩项直，咳嗽上气，止烦渴，安五脏，利骨髓。 ［海］贝母乃肺经气分药也，仲景治寒实结胸，外无热症者，三物小陷胸汤主之，白散亦可，以其内有贝母也。成无已云：辛散而苦泄，桔梗、贝母之苦辛，用以下气。内口鼻中有米许大者心一颗，宜去之，捣细用。

乌梅 气温平。味酸涩。无毒。［海］乌梅，脾肺二经血分药也。能收肺气，治燥嗽，肺欲收，急食酸以收之。［珍］乌梅、白梅所主诸病，皆取其酸收之义，惟仲景治蛔厥乌梅丸，及虫䘌中用者，取虫得酸即止之义，稍有不同耳。梅花开于冬，而实熟于夏，得木之全气，故其味最酸，所谓曲直作酸也。肝为乙木，胆为甲木，人之舌下有四窍，两窍通胆液，故食梅则津生者，类相感应也。故《素问》云：味过于酸，肝气以津。又云：酸走筋，筋病无多食酸。不然物之味酸者多矣，何独梅能生津耶？　［修治］去核，微炒用。忌猪肉。

赤小豆　气平。味甘酸辛。阴中之阳，无毒。　［陶］小豆逐津液，利小便，久服令人肌肤枯燥。　［海］治水者，惟知治水而不知补胃，则失之壅滞，赤小豆消水通气而健脾胃，乃其药也。［珍］赤小豆小而色赤，心之谷也，其性下行，通乎小肠，能入阴分，治有形之病。故行津液，利小便，消胀除肿，止吐而治下利肠澼，解酒病，除寒热，痈肿，排脓散血，而通乳汁，下胞衣，产难，皆病之有形者。久服则降令太过，津血渗泄，所以令人则瘦身重也。

苦酒醋　气温。味酸。无毒。张仲景治黄汗，有黄芪芍药桂枝苦酒汤。治黄疸，有麻黄醇酒汤。用苦酒、清酒，方见《金匮要略》，盖取其酸收之义，而又有散瘀解毒之功。

寒沉藏

味之厚者，阴中之阴，味厚则泄，酸、苦、咸，气寒是也。

黄连　气寒。味苦，无毒。气味俱厚，可升可降，阴中阳也。入手少阴经。其用有六：泻心藏火一也，去中焦湿热二也，诸疮必用三也，去风湿四也，赤眼暴发五也，止中部见血六也。张仲景治九种心下痞，五等泻心汤皆用之。　［海］入手少阴。苦燥，故入心，火就燥也。然泻心其实泻脾也，为子能令母实，实则泻其子。治血防风为上使，黄连为中使，地榆为下使。去鬚，铡细用。

黄芩　气寒。味苦。无毒。可升，可降，阴也。阴中微阳。入手太阴血分。［洁］气凉味苦甘，气厚，味薄，浮而升，阳中阴也。入手少阳、阳明经，酒炒则上行。　［垣］黄芩之中枯而飘者，泻肺火，利气消痰，除风热，消肌表之热。细实而坚者，泻大肠火，养阴退阳，补膀胱寒水，滋其化源。高下之分，与枳实、枳壳同例。　［洁］黄芩之用有九：泻肺热一也；上焦皮肤风热、风湿二也；去诸热三也；利胸中气四也；消痰膈五也；除脾经诸湿六也；夏月须用七也；妇人产后，养阴退阳八也；安胎九也。酒炒上行，主上部积血，非此不能除。下利脓血，腹痛后重，身热，久不能止者，与芍药、甘草同用之。凡诸疮痛不可忍者，宜芩连苦寒之药，详上下，分身梢，及引经药用之。

［颂］张仲景治伤寒，心下痞满，泻心汤凡四方皆用黄芩，以其主诸热，利小肠故也。又太阳病下之，利不止，喘而汗出者，有葛根黄芩黄连汤，及主妊娠安胎散，亦多用之。　［珍］洁古老人言黄芩泻肺火，治脾湿。东垣言片芩治肺火，条芩治大肠火。丹溪言黄芩治上中二焦火。而仲景治少阳证小柴胡汤；太阳少阳合病下利黄芩汤；少阳证下后心下满而不痛泻心汤并用之。成无己言：黄芩苦而入心，泄痞热，是黄芩能入手少阴、阳明、手足太阴、少阳六经矣。盖黄芩气寒，味苦，色黄带绿，苦人心，寒胜热，泻心火，治脾之湿热，一则金不受刑，一则胃火不流入肺，即所以救肺也。肺虚不宜者，苦寒伤脾胃，损其母也。少阳之证，寒热，胸胁痞满，默默不欲饮食，心烦呕，或渴、或否、或小便不利。虽曰病在半表半里，

而胸胁痞满，实兼心肺上焦之邪。心烦喜呕，默默不欲饮食，又兼脾胃中焦之证。故用黄芩以治手足少阳相火，黄芩亦少阳本经药也。成无已注《伤寒论》但云：柴胡、黄芩之苦，以发传邪之热，芍药、黄芩之苦，以坚敛肠胃之气，殊昧其治火之妙。杨士瀛《直指方》云：柴胡退热，不及黄芩。盖亦不知柴胡之退热，乃苦以发之，散火之标也。黄芩之退热，乃寒能胜热，折火之本也。仲景又云：少阳病腹中痛者，去黄芩，加芍药。心下悸，小便不利者，去黄芩加茯苓。似与《别录》治少腹绞痛，利小肠之文不合。成氏言黄芩寒中，苦能坚肾，故去之，盖亦不然。至此当以意逆之，辨以脉证可也。若因饮寒受寒，腹中痛，及饮水心下悸，小便不利，而脉不数者，是里无热证，则黄芩不可用也。若热厥腹痛，肺热而小便不利者，黄芩其可不用乎？故善观书者，先求其理，毋徒泥其文。去皮并黑腐，铡细，竹筛齐用。

黄柏 气寒。味苦。无毒。气味俱厚，沉而降，阴也。苦厚微辛，阴中之阳。入足少阴经，为足太阳引经药。

［垣］治肾水膀胱不足，诸痿厥，脚膝无力，于黄芪汤中少加用之，使两膝中气力涌出，痿即去矣。蜜炒此一味为细末，治口疮如神，瘫痪必用之药。泻膀胱之热，利下窍。泻膀胱经火，补本经及肾不足，苦寒安蛔，疗下焦虚，坚肾。经曰：苦以坚之。足少阴剂，肾苦燥，故肾停湿也。栀子、黄芩入肺，黄连入心，黄柏入肾，燥湿所归，各从其类也。《活人书》解毒汤，上下内外通治之。去皮，铡碎。生用则降实火，熟用酒制则治上，盐制则治下，蜜制则治中而不伤胃。

栀子 气寒。味苦。无毒。［洁］气薄，味厚，轻清上行，气浮而味降，阳中阴也。［垣］沉也，阴也。入手太阴肺经血分。［海］本草不言栀子能吐，仲景用为吐药，栀子本非吐药，为邪气在上，拒而不纳食，令上吐，则邪因以出，所谓其高者，因而越之也。或用为利小便药，实非利小便，乃清肺也。肺清则化行，而膀胱津液之府得此气化而出也。本草言治大小肠热，乃辛与庚合，又与丙合，又能泄戊，先入中州故也。仲景治烦躁，用栀子豉汤，烦者气也，躁者血也，气主肺，躁主血，故用栀子以治肺烦，香豉以治肾躁。仲景以栀子色赤，味苦，入心而治烦，香豉色黑，味咸，入肾而治躁。［寇］仲景治伤寒发汗、吐、下后，虚烦不得眠，若剧者，必反覆颠倒，心中懊侬，栀子豉汤治之。因其虚，故不用大黄，有寒毒故也，栀子虽寒而无毒。治胃中热气，既亡血亡津液，府藏无润养，内生虚热，非此物不可去也。又治心经留热，小便赤涩，用去皮栀子，火煨大黄、连翘、炙甘草等分，末之，水煎三钱服，无不利也。凡使须要如雀脑并须长有九路赤色者为上。去心胸中热用仁，去肌表热用皮，治上焦中焦连壳用，下焦去壳，治血病炒黑用。

石膏 气寒。味甘辛。无毒。入手太阴经、少阳经、足阳明经。［洁］石膏性寒，味辛而淡，气味俱薄，体重而沉，降也，阴也。乃阳明经大寒之药。善治本经头痛牙痛，止消渴，中暑，潮热。然能寒胃，令人不食，非腹有极热者，不宜轻用。又阳明经中热，发热恶寒，燥热，日晡潮热，肌肉壮热，小便浊赤，大渴引饮，自汗，苦头痛之药，仲景用白虎汤是也。若无以上诸证，勿服之。多有血虚发热象白虎证，及脾胃虚劳形体病证，初得之时与此证同，医者不识而误用之，不可胜救也。［垣］石膏，足阳明药也。故仲景治伤寒阳明证，身热目痛，鼻干不得卧。身以前，胃之经也。胸前，肺之室也。邪在阳明，肺受火制，故用辛寒以清肺气，所以有白虎之名，又治三焦皮肤大热，入手少阳也。凡病脉数不退者，宜用之。胃弱者，不可用。按：温热病烦热而渴，脉洪大而数且长者，非用石膏不能取效，冬月有此脉证，亦宜用之。仲景制白虎汤，为正伤寒设也。东垣处暑以后勿用之说，不可拘泥。此即市所谓寒水石者也，亦谓之硬石膏，细理白泽者良。碎之如粟米大，先煮数十沸，乃入余药，以其气味难出故也。

知母　气寒。味苦。气味俱厚，沉而降，阴也。阴中微阳，肾经本药，入足阳明，手太阴经气分。　［垣］其用有四：泻无根之肾火，疗有汗之骨蒸，止虚劳之热，滋化源之阴。仲景用此入白虎汤，治不得眠者，烦躁也。烦出于肺，躁出于肾，君以石膏，佐以知母之苦寒，以清肾之源。缓以甘草、粳米，使不速下也。又凡病小便闭塞而渴者，热在上焦气分，肺中伏热不能生水，膀胱绝其化源，宜用气薄味薄淡渗之药，以泻肺火，清肺金而滋水之化源。若热在下焦血分而不渴者，乃真水不足，膀胱干涸，乃无阴则阳无以化，法当用黄柏、知母大苦寒之药，以补肾与膀胱，使阴气行而阳自化，小便自通。凡用拣肥润里白者，去毛，切。引经上行则用酒浸焙干，下行则用盐水润焙。忌铁。

秦皮　气寒。味苦。无毒。沉也，降也。　［海］主热利下重，下焦虚。经云：以苦坚之，故用白头翁、黄柏、秦皮苦之剂也。治风寒湿痹，目中青翳白膜，男子少精，妇人带下，小儿惊痫，宜作汤洗目，俗呼为白桪木，取皮渍水，浸出青蓝色，与紫草同用，以增光晕尤佳。大战为之使，恶吴茱萸。　［珍］梣皮色青，气寒，味苦，性涩，乃是厥阴肝、少阳胆经药也。故治目病、惊痫，取其平木也。治下利、崩带，取其收涩也。又能治男子少精，益精有子，皆取其涩而补也。故老子云：天道贵涩，此药及服食及惊痫、崩利所宜，而人止知其治目一节，几于废弃，良为可惋。

白头翁　气寒。味苦辛。无毒。气厚，味薄，可升，可降，阴中阳也。主温疟狂易，寒热，癥瘕积聚，逐血止痛。张仲景治热利下重，用白头翁汤主之。盖肾欲坚，急食苦以坚之，利由下焦虚，故以纯苦之剂坚之。男子阴疝偏坠，小儿头秃膻腥，鼻衄，无此不效。毒痢有此犹功。

［吴］热毒下利，紫血、鲜血者，宜之。

大黄　气寒。味苦。无毒。气味俱厚，沉而降，阴也。用之须酒浸煨熟者，寒因热用。酒浸入太阳经，酒洗入阳明经，馀经不用酒。　［垣］大黄苦峻下走，用之于下，必生用。若邪气在上，非酒不至，必用酒浸，引上至高之分，驱热而下，如物在高巅，必射以取之也。若用生者，则遗至高之邪热，是以愈后或目赤，或喉痹，或头肿，或膈上热疾生也。

［寇］仲景治心气不足，吐血衄血泻心汤，用大黄、黄芩、黄连，或曰：心气既不足，而不用补心汤，更用泻心何也？答曰：若心气独不足，则当不吐衄也，此乃邪热因不足而客之，故令吐衄，以苦泄其热，以苦补其心，盖一举而两得之，有是证者，用之无不效，惟在量其虚实而已。

［丹］大黄苦寒，善泄，仲景用之泻心汤者，正因少阴经不足，本经之阳亢甚无辅，以致阴血妄行飞越，故用大黄泻去亢甚之火，使之平和，则血归经而自安。夫心之阴气不足，非一日矣，肺与肝俱各受

火而病作，故黄芩救肺，黄连救肝，肺者阴之主，肝者心之母，血之舍也，肝肺之火既退，则阴血复其旧矣。寇氏不明说，而云：邪热客之，何以开悟后人也。

[珍] 大黄乃足太阴、手足阳明、手足厥阴五经血分之药。凡病在五经血分者，宜用之。若在气分用之，是谓诛伐无过矣。泻心汤治心气不足，吐血衄血者，乃真心之气不足，而手厥阴心包络、足厥阴肝、足太阴脾、足阳明胃之邪火有余也，虽曰泻心，实泻四经血中之伏火也。又仲景治心下痞满，按之软者，用大黄黄连泻心汤主之，此亦泻脾胃之湿热，非泻心也。病发于阴而反下之，则作痞满，乃寒伤荣血，邪气乘虚结于上焦，胃之上脘在于心，故曰泻心，实泻脾也。《素问》云：太阴所至为痞满。又云：浊气在上，则生䐜胀是矣。病发于阳而反下之，则成结胸，乃热邪陷入血分，亦在上脘分野。仲景大陷胸汤丸，皆用大黄，亦泻脾胃血分之邪，而降其浊气也。若结胸在气分，则只用小陷胸汤。痞满在气分，则用半夏泻心汤矣。成氏注《伤寒论》亦不知分别此义。 [颂] 本草称大黄推陈致新，其效最神，故古方下积滞多用之。张仲景治伤寒用处尤多。古人用毒药攻病，必随人之虚实寒热而处治，非一切轻用也。梁武帝因发热欲服大黄。姚僧坦曰：大黄乃是快药，至尊年高，不可轻用。帝弗从，几至委顿。梁元帝常有心腹疾，诸医咸谓宜用平药，可渐宣通。僧坦曰：脉洪而实，此有宿妨，非用大黄无瘥理。帝从之。遂愈。以此言之，今医用一毒药而攻众病，其偶中，便谓此方神奇，其差误，则不言用药之失，可不戒哉。去皮，铡碎，竹筛齐用。

芒硝 气大寒。味咸苦辛。有小毒。[成]《内经》云：咸味下泄为阴。又云：咸以软之。热淫于内，治以咸寒。气坚者以咸软之，热盛者以寒消之。故张仲景大陷胸汤、大承气汤、调胃承气汤皆用芒硝以软坚去实。热结不至坚者，不可用也。 [海] 本草云：朴硝味辛，是辛以润肾燥也。今人不用辛字，只用咸字，咸能软坚也。其义皆是。本草言芒硝利小便而堕胎，然伤寒妊娠可下者，用此兼大黄，引之直入大腹，润燥软坚泻热，而母子俱安。经云：有故无殒，亦无殒也，此之谓欤。以在下言之，则便溺俱阴，以前后言之，则前气后血，以肾言之，总主大小便难，溺涩秘结，俱为水少火盛。经云：热淫于内，治以咸寒，佐之以苦，故用芒硝、大黄，相须为使也。 [洁] 芒硝气薄，味厚，沉而降，阴也。其用有三：去实热一也，涤肠中宿垢二也，破坚积热块三也。 [珍] 朴硝是初得一煎而成者，故力紧急而不和，止可施于粗犷之人，及傅涂之剂而已。芒硝是朴硝淋过炼成，故其性和缓，仲景治伤寒多用之，以此故也。硝禀太阴之精，水之子也。气寒味咸，走血而润下，荡涤三焦肠胃，实热阳强之病，乃折治火邪药也。生用。

香豉 气寒。味苦。无毒。阴中之阴也。主伤寒头痛，烦躁满闷。生用。

[珍] 黑豆性平，作豉则温，既经蒸窨，故能升能散。得葱则发汗，得盐则能吐，得酒则治风，得薤则治痢，得蒜则止血，炒熟则大能止汗，亦麻黄根节之义也。

茵陈蒿 气微寒。味苦辛。无毒。阴中微阳，入足太阳经。除烦热，主风湿寒热，邪气热结黄疸，通身发黄，小便不利。 [寇] 张仲景治伤寒，热甚发黄，身面悉黄者，用之极效。一僧因伤寒后发汗不彻，有留热，面身皆黄，多热，期年不愈，医作食治，不对而食不减。予与此药，服五日，病减三分之一，十日减三分之二，二十日病悉去。方用山茵陈、山栀子各三分，秦艽、升麻各四钱。为散，每用三钱，水四合，煎二合，去滓，食后温服，以知为度。此药以山茵陈为本，故书之。　［海］仲景茵陈栀子大黄汤治湿热也，栀子柏皮汤治燥热也。如苗，涝则湿黄，旱则燥黄，湿则泻之，燥则润之可也，此二药治阳黄也。韩祗和、李思训治阴黄，用茵陈附子汤，大抵以茵陈为君主，而佐以大黄、附子，各随其寒热也。去枝，用叶，手搓碎用。

栝蒌实　气寒。味甘微苦。无毒。［丹］栝楼实治胸痹者，以其味甘性润，甘能补肺，润能降气，胸中有痰者，乃肺受火逼，失其降下之令，今得甘缓润下之助，则痰自降，宜其为治嗽之要药也。且又能洗涤胸膈中垢腻郁热，为治消渴之神药。　［珍］张仲景治胸痹痛引心背，咳唾喘息，及结胸满痛，皆用栝蒌实，乃取其甘寒不犯胃气，能降上焦之火，使痰气下降也。成无已不知此意，乃云苦寒以泻热，盖不尝其味，原不苦，而随文傅会尔。肥大结实者，连子连皮细切用，今人止用核仁，非也。

栝蒌根一名天花粉　气寒。味甘微苦酸。无毒。主消渴，身热，烦满大热，补虚安中，通月水，消肿毒瘀血，及热狂，疮疖。　［垣］栝蒌根纯阴，解烦渴，行津液，心中枯涸者，非此不能除。与辛酸同用，导肿气。　［珍］栝蒌根味甘微苦酸，其茎叶味酸。酸能生津，感召之理，故能止渴润枯，微苦降火，甘不伤胃。昔人只言其苦寒，似未深察。捣细、罗过用。

土瓜根　气寒。味苦。有小毒。主疗诸邪气热结，逐四时骨节中水，疗天行热疾，酒黄病，壮热心烦闷，热劳。能吐下人。

连轺连翘根也。　气寒。味甘苦。有小毒。主下热气，益阴精，故仲景治伤寒瘀热在里，欲发黄，用麻黄连轺赤小豆汤。

竹叶　气寒。味甘。无毒。淡竹为上，甘竹次之。主胸中痰热，咳逆上气。［寇］诸笋性皆寒，故知其叶一致也。张仲景竹叶汤，惟用淡竹。　［洁］竹叶苦平，阴中微阳。　［垣］竹叶辛苦寒，可升、可降，阳中阴也。其用有二：除新久风邪之烦热，止喘促气胜之上冲。

梓白皮　气寒。味苦。无毒。主热毒，去三虫，时气温病，头痛壮热，初得一日。用生梓木削去黑皮，取里白者，切一升，水二升五合，煎汁，每服八合，取瘥。折热之剂，必以苦为主。又曰：大热之气，寒以取之是也。

葶苈子　气寒。味辛。无毒。沉也，阴中阳也。　［垣］葶苈大降气，与辛酸同用，以导肿气。《本草十剂》云：泄可去闭，葶苈、大黄之属。此二味皆大苦寒，一泄血闭，一泄气闭。盖葶苈之苦寒，气味俱厚，不减大黄，又性过于诸药，以泄阳分肺中之闭，亦能泄大便，为体轻象阳故也。　［海］苦、甜二味，主治不同，仲景泻肺汤用苦，馀方或有用甜者，或有不言甜苦者。大抵苦则下泄，甜则少缓，量病人虚实用之，不可不审。同糯米焙熟，去米，捣细用。

商陆　气平。味辛。有毒。白者苦冷，得大蒜良；赤者有大毒。忌犬肉。主水肿疝瘕痹，疏五藏，散水气。［珍］苦寒，沉也，降也，阴也。其性下行，专于行水，与甘遂、大戟异性而同功，胃气虚弱者，不可用。取花白者根，铜刀刮去皮，薄切，以东流水浸两宿，漉出，入甑，以黑豆叶一重，商陆一重，蒸之，从午至亥，取出，去豆叶，曝干，锉用。无豆叶，以豆代之。

甘遂　气寒。味苦。有毒。反甘草。主下五水，逐留饮宿食，破癥坚积聚，利水谷道。　［洁］味苦，气寒。苦性泄，寒胜热，直达水气所结之处，乃泄水之圣药。水结胸中，非此不能除。仲景大陷胸汤用之，但有毒不可轻用。　［珍］肾主水，凝则为痰饮，溢则为肿胀。甘遂能泄肾经湿气，治痰之本也，不可过服，但中病则止可尔。仲景治心下留饮，与甘草同用，取其相反而立功也。去茎，于槐砧上细锉，用生甘草汤、荠苨自然汁二味搅，浸三日，其水如墨汁，漉出，用东流水淘六七次，以水清为度。然后用面包，煨熟用。

芫花　气温。味辛。有毒。张仲景治伤寒太阳证，表不解，心下有水气，干呕，发热而咳，或喘，或利者，小青龙汤主之。若表已解，有时头痛，出汗恶寒，心下有水气，干呕，痛引两胁，或喘，或咳者，十枣汤主之。盖小青龙治未发散表邪，使水气自毛窍而出，乃《内经》所谓开鬼门法也。十枣汤驱逐里邪，使水气自大小便而泄，乃《内经》所谓洁净府，去陈莝法也。夫饮有五，皆由内啜水浆，外受湿气，郁蓄而为留饮，流于肺则为支饮，令人喘咳寒热，吐沫背寒。流于肝则为悬饮，令人咳唾，痛引缺盆两胁。流于心下则为伏饮，令人胸满呕吐，寒热眩运。流于肠胃则为痰饮，令人腹鸣，吐水，胸胁支满，或作泄泻，忽肥忽瘦。流于经络则为溢饮，令人沉重注痛，或作水气胕肿。芫花、大戟、甘遂之性，逐水泄湿，能直达水饮窠囊隐僻之处，但可徐徐用之，取效甚捷，不可过剂，泄人真元也。陈言《三因方》以十枣汤药为末，用枣肉和丸，以治水气喘急，浮肿之证，盖善变通者也。杨士瀛《直指方》云：破癖，须用芫花，行水后，便养胃可也。留数年陈久者良，用时以好醋煮十数沸，去醋，以水浸一宿，晒干用。

大戟　气寒。味苦辛。有毒。阴中微阳，泻肺，损真气，得枣良。治十二水，腹满急痛，积聚头疼，发汗，利大小肠。［海］大戟与甘遂同为泄水之药，湿胜者苦燥除之也。以浆水煮软，去骨，晒干用。

蜀漆常山苗也。　气寒。微温。味苦辛。纯阳，有毒。主伤寒，寒热温疟，吐胸中痰饮，破血。　［成］火邪错逆，加蜀漆之辛以散之。熟则不甚吐人。

海藻　气寒。味咸。有小毒。反甘草。　［洁］气味俱厚，纯阴，沉也。治瘿瘤，马刀诸疮，坚而不溃者。经云：咸能软坚。荣气不从，外为浮肿，随各引经药治之，肿无不消。　［成］咸味涌泄，故海藻之咸，以泄水气也。　［珍］海藻咸能润下，寒能泄热，引水，故能消瘿瘤结核，阴㿉之坚聚，而除浮肿脚气，留饮痰气之湿热，使邪气自小便出也。

龙骨　气平。味甘。无毒。入手足少阴、厥阴经。涩可去脱，故成氏云：龙骨能收敛浮越之正气，固大肠而镇惊。伤寒方中只入煎，宜捣碎，生用。忌鱼及铁器。

牡蛎　气平，微寒。味咸。无毒。主治伤寒寒热，温疟洒洒，止汗，止心痛，涩大小肠，去胁下坚满。　［垣］能软积气之痞。经曰：咸能软坚。入足少阴，咸为软坚之剂，以柴胡引之，能去胁下之硬；以茶引之，能消结核；以大黄引之，能除股间肿；地黄为之使，能益精收涩，止小便，本肾经之药也。火煅，童便淬，捣罗用。

赤石脂　气大温。味甘酸辛。无毒。阳中之阴，固脱。　［海］涩可去脱，石脂为收敛之剂，赤入丙，白入庚。［珍］五石脂皆手足阳明药也。其味甘，其气温，其体重，其性涩。涩而重，故能收湿止血而固下。甘而温，故能益气生肌而调中。中者肠胃、肌肉、惊悸，黄疸是也。下者肠澼、泄利、崩带、失精是也。五种主疗大抵相同，故《本经》不分条目，但云各随五色补五藏。《别录》虽分五种，而性味主治亦不甚相远，但以五味配五色为异，亦是强分尔。赤白二种，一入气分，一入血分，故时用尚之。张仲景用桃花汤治下利，便脓血，取赤石脂之重涩，入下焦血分而固脱。干姜之辛温，暖下焦气分而补虚。粳米之甘温，佐石脂、干姜而润肠胃也。捣细，绵裹，煎。

代赭石　气寒。味苦甘。无毒。［海］入手少阴、足厥阴经。怯则气浮，重剂所以镇之。代赭之重，以镇虚逆，故张仲景治伤寒汗、吐、下后，心下痞鞕，噫气不除者，旋覆代赭汤主之。　［珍］代赭乃肝与包络二经血分药也，故所主治，皆二经血分之病。生捣细，罗过用。

禹馀粮　气寒。味甘咸。无毒。［珍］禹馀粮，手足阳明血分重剂也。其性涩，故主下焦前后诸病。生捣细、罗过用。

铅丹　气微寒。味辛微咸。无毒。主吐逆胃反，惊痫癫疾，除热下气。仲景龙骨牡蛎汤中用铅丹，乃收敛神气以镇惊也。涩可去脱而固气。体重而性沉，其色红，故走血分。

文蛤　气平。味咸。无毒。主恶疮、蚀五痔。伤寒病在阳，当以汗解，反以冷水潠之，或灌之，其热郁遏不得出而反增者，以文蛤散主之。蛤，水族也。其性寒，故用以利水而胜热，以为草木之液，莫之能尚云尔。《梦溪笔谈》云：即今吴人所食花蛤也。

水蛭　气平。味咸苦。有毒。畏石灰，食盐。主逐恶血瘀血，破血癥积聚，利水道。水蛭，啖血之物也，故能逐死血。不用草木而用生物者，以为死血非生物不能活故尔。虻虫亦此义。采得，以篁竹筒盛，待干，用米泔浸一夜，暴干，展其身，看腹中有子，皆去之。以冬猪脂煎，令焦黄，然后用。

虻虫　气平。味苦。有毒。主逐瘀血，破血积，坚痞癥瘕，寒热，通利血脉及九窍。刘河间云：虻食血而治血，因其性而为用也。成无己云：苦走血，血结不行者，以苦攻之，故治畜血用虻虫，乃肝经血分药也。去翅、足，炒熟用。

猪肤　气寒。味甘。无毒。入足少阴经。猪，水畜也，其气先入肾。少阴客热是以猪肤解之，加白蜜以润燥除烦，白粉以益气断痢。

猪胆汁　气寒，味苦，无毒。仲景白通汤加此汁与人尿，咸寒同与热剂合，去格拒之寒。又与醋相合，内谷道中，酸苦益阴，以润燥泻便。《本经》云：治伤寒热渴。又白猪蹄可用，杂青色者不可食，疗疾亦不可。与人尿同体，补肝而和阴，引置阳不被格拒，能入心而通脉。

妇人裈裆　主阴易病。当阴上割烧末，服方寸匕。若女患阳易，即男子裈也。阴阳易病者，人患时行病起后，合阴阳便相著，甚于本病，其候小便赤涩，寒热甚者是。服此便通利。妙在复气。

人尿　气寒。味咸。无毒。　［陶］若人初得头痛，直饮人尿数升，亦多愈。合葱豉作汤服，弥佳。　［珍］小便，性温不寒，饮之入胃，随脾之气上归于肺，下通水道而入膀胱，乃其旧路也，故能治肺病，引火下行。凡人精气清者为血，浊者为气，浊之清者为津液，清之浊者为小便，小便与血同类也，故其味咸而走血，治诸血病也。成无己云：伤寒少阴证，下利不止，厥逆无脉，干呕欲饮水者，加人尿、猪胆汁咸苦寒物于白通汤姜附药中，其气相从，可去格拒之患也。

证治准绳·疡医

自　　序

《周礼·天官·冢宰》之属，有疾医、疡医[①]、内外科之分久矣。疾医中士八人，疡医下士八人，重内轻外，自古已然，然未有不精乎内，而能治外者也。疾医之所不能生者，于父母遗体，犹得全而归之，而疡医不然，至于烂筋骨、溃肌肉、见脏腑而后终焉。故疾病于人，唯疕[②]疡最惨，而世顾轻之，何哉？乃世之疡医明经络，谙方药而不嗜利，唯以活人为心者，千百无一也，其见轻固宜，然不曰并自轻其命耶！余童而习岐黄之术，弱冠而治女弟之乳疡，虞翁之附骨疡，皆起白骨而肉之，未尝有所师受，以为外科易易耳。欲得聪明有志者指授之，使为疡医而竟无有，故集先代名医方论，融以独得而成是编，与世专科书，图人形，刊方药，诧[③]为秘传者，万万不侔[④]。能熟而玩[⑤]，神而明之，可以名世矣。余既以便差还故山，例[⑥]得支俸，受之则不安，辞之则立异，乃以付梓人，逾期而后竣事，于是诸科分证用药之书略备。夫孰使余窃禄于朝，而又得优游编葺以行于世，岂非圣主之赐也欤。

万历三十六年岁在戊申七夕微雨作凉金坛王肯堂奢懒轩下书

---

① 疾医、疡医：为周代官方卫生机构分科医生。疾医相当于现在的内科医生。疡医是治疗肿疡、溃疡、金疮、折伤等外科疾患的医生。

② 疕（bǐ）：头疮。《周礼·医师》曰："凡邪之有疾者，疕疡者造（caò）焉"。造：往，到。

③ 诧（chà）：夸耀。

④ 侔（moū）：齐等。《庄子·大宗师》谓："畸人者，畸于人而侔于天"。

⑤ 玩：研习。

⑥ 例：按照规定或成例进行。

目 录

卷之一

痈疽之源　一

方书叙痈疽之源有五。一，天行时气。二，七情内郁。三，体虚外感。四，身热搏于风冷。五，食炙煿、饮法酒、服丹石等热毒。总之不出于三因也。

外因者，运气痈疽有四：一曰[1]，火热助心为疮。经云：少阴所至为疮疹。又云：少阴司天，热气下临，肺气上从，甚则疮疡。又云：少阴司天之政，初之气，寒乃始，阳气郁，炎暑将起，中外疮疡。又云：少阳所至为疮疡。又云：少阳司天之政，风热参布，太阴横流，寒乃时至，民病寒中，外发疮疡。初之气候乃太温，其病肤腠中疮。二之气火反郁，其病热郁于上，疮发于中。三之气，炎暑至，民病脓疮。又云：太阳司天之政，初之气，气乃大温，肌腠疮疡，此皆常化，病之浅也。又云：少阴司天，热淫所胜，甚则疮疡。又云：少阴司天。客胜，甚则疮疡。又云：少阴之复，病痱疹、疮疽痈疽、痤痔。又云：火太过曰赫羲，其病疮疽血流。又云：火郁之发，民病疮疡痈肿，此是邪变病之甚也。二曰，寒邪伤心为疮疡。经云：太阳司天之政，三之气，寒气行，民病寒，反热中，痈疽注下。又云：太阳司天，寒淫所胜，血变于中，发为痈疡，病本于心。又云：阳明司天之政，四之气，寒雨降，民病痈肿疮疡是也。三曰，燥邪伤肝为疮疡。经云：木不及曰委和，上商与正商同。其病支发，痈肿疮疡，邪伤肝也。又云：阳明司天，燥淫所胜，民病疡疮痤痈，病本于肝是也。四曰，湿邪疮疡。经云：太阴司天，湿气变物，甚则身后痈。又云：太阴之胜，火气内郁，疮疡于中，流散于外是也。此四条，所谓天行时气者也。《素问·脉要精微论》帝曰：诸痈肿、筋挛、骨痛，此皆安生？岐伯曰：此寒气之肿，八风之变也。帝曰：治之奈何？岐伯曰：此四时之病，以其胜治之愈也。《灵枢经·痈疽篇》云：血脉荣卫，周流不休，上应星宿，下应经数。寒邪客于经络之中则血泣，血泣则不通，不通则卫气归之，不得复反，故痈肿。寒气化为热，热胜则腐肉，腐肉则为脓，脓不泻则烂筋，筋烂则伤骨，骨伤则髓消，不当骨空，不得泄泻，血枯空虚，则筋骨肌肉不相荣，经脉败漏，熏于五脏，脏伤故死矣。又“生气通天论”云：劳汗当风，寒薄为皶，郁乃痤。又云：阳气者，开阖不得，寒气从之，乃生大偻；荣气不从，逆于肉理，乃生痈肿。是亦寒邪从劳汗之隙，及阳气开阖不得其理之隙，久客之为痈肿也。所谓体虚外感，及身热搏于风冷者也。治法则《精要》十宣散、五香汤，洁古苍术复煎散等，发表之剂是也。

内因者，陈无择云：痈疽、瘰疬，不问虚实寒热，皆由气郁而成。经云：气宿

---

[1] 曰：原脱，据石经堂本补。

于经络，与血俱涩而不行，壅结为痈疽。不言热之所作而后成痈者，此乃因喜怒忧思有所郁而成也。治之以远志酒、独胜散，兼以五志相胜之理，如怒胜思之类是也。

不内外因者，经所谓膏粱之变，足生大疔，更如持虚。又东方之域，鱼盐之地，其民食鱼[①]嗜咸，安其处，美其食，鱼热中，咸胜血，故其民黑色疏理，其病为痈疽。又有服丹石、法酒而致者，亦膏粱之类也。李东垣曰：膏粱之变，亦是滋味过度，荣气不从，逆于肉理。荣气者，胃气也。饮食入胃，先输于脾而朝于肺，肺朝百脉，次及皮毛，先行肠道，下归五脏六腑而气口成寸矣。今富贵之人，不知其节，法酒、肥羊，杂以厚味，积久大过。其气味俱厚之物，乃阳中之阳，不能走空窍而先行阳道，乃反行阴道则湿气大胜，子令母实，火乃大旺。热湿既盛，必来克肾，若不慎房事，损其真水，水乏则从湿气之化而上行，其疮多出背上及脑，此为大疔之最重者。若毒气出肺或脾胃之部分，毒之次也。若出于他经，又其次也。湿热之毒所止处，无不溃烂，故经言膏粱之变，足生大疔。更如持虚者，如持虚器以更物，则无不更矣。治大疔之法，必当泻其荣气。以标本言之先受病为本，非苦寒之剂为主为君，不能除其苦楚疼痛也，如东垣治元好问，丹溪治老妇脑疽，皆因好酒，故以三黄、大黄，酒制治之，又如排脓散、当归散之类是也。又有尽力房室，精虚气节之所致者，亦属不内外因，当以补虚内托为主，亦忌用五香之药，耗真阴而助邪热。治之之药，如内固黄芪汤、神效托里散之类也。经云：五脏菀热，痈发六腑。又云：六腑不和，留结为痈。又云：诸痛痒疮，皆属于心，肺乘肝则为痈，肾移寒于肝，痈肿少气，脾移寒于肝，痈肿筋挛，此皆脏腑之变，亦属内因者也。

东垣曰："生气通天论"云：荣气不从，逆于肉理，乃生痈肿。又云：膏粱之变，足生大疔，受如持虚。阴阳应象论云：地之湿气，感则害人皮肉筋脉。是言湿气外伤则荣气不行，营卫者，皆营气之所经营也，营气者胃气也，运气也。荣气为本，本逆不行，为湿气所坏而为疮疡也。膏粱之变亦是，言厚滋味过度，而使荣气逆行，凝于经络为疮疡也。此邪不在表亦不在里，唯在其经中道病也。已上《内经》所说，俱言因营气逆而作也。遍看诸疮疡论中，多言二热相搏，热化为脓者。有只言热化为脓者，有言湿气生疮，寒化为热而为脓者，此皆疮疽之源也。宜于所见部分，用引经药；并兼见证中，分阴证阳证，先泻营气是其本，本逆助火，湿热相合，败坏肌肉而为脓血者此治次也。宜远取诸物以比之，一岁之中，大热无过夏，当是时诸物皆不坏烂，坏烂者，交秋湿令大行之际也。近取诸身，热病在身，止显热而不败坏肌肉，此理明矣，标本不得，邪气不服，言一而知百者，可以为上工矣。

痈疽之别 二

《灵枢经》云：荣卫稽留于经脉之中，则血泣而不行，不行则卫气从之而不通，壅遏而不得行故热。大热不止，热胜则肉腐，肉腐则为脓。然不能陷肌肤，骨髓不为焦枯，五脏不为伤，故命曰痈。热气淳盛，下陷肌肤，筋髓枯，内连五脏，血气竭，当其痈下，筋骨良肉皆无馀，故命曰

① 鱼：原作"委"，据《素问》改。

疽。疽者，上之皮夭以坚，状[1]如牛领之皮。痈者，其皮上薄以泽，此其候也。

《鬼遗方》云：痈之痈只在皮肤之上，其发如火焚茅，初如黍米大，三两日如掌面大，五七日如碗面大即易治。如肿冷，发渴，发逆，治之难愈。疽发或如小疖，触则彻心痛，四边微起如橘皮孔，色红赤不全变，脓水不甚出，至七八日疼闷喘急不止。若始发肿高，五七日忽平陷者，此内攻之候也。又云：痈疽有三等，毒气浮浅属腑，毒气沉深属脏，毒气猛烈而行经络，或浅或深无定。五脏六腑皆受五毒，难为调理。唯宜急切于痈发诸处，不问虚实，高肿起盛，光泽疼痛，只在皮肤之上，热急胀满，或有痒疼，别无恶候。初用温药平气，次用排脓发穴。治痈所谓平气者，乃犀角饮之类。其方用犀角、连翘、漏芦、甘草、当归、肉桂皆发表之药也。所谓发穴者，乃棘针之类。用皂角刺为君，甘草、川芎、乳香为佐使，亦托里之药也。然不若洁古、东垣诸方，发表、托里为稳当。疽发诸处不拘大小，惟起在背，广一尺、二尺、三尺，皮厚而紫黑，高肿不常，内疼如锥刺，攻击满闷，应四肢重疼，前心亦痛。馀处发犹可，唯虚处及近筋骨处，若脓毒未溃，即伤烂筋骨肉损。为疽者属五脏，毒气深沉，多气伏硬坚实而不宜缓慢。治之须内实五脏外透皮肤，令软匀和即脓透，宜用内托实脏气之药，排脓匀气乃可，不比痈之毒气浮浅也，毋作一类治之。凡一切疮肿，始觉患起高肿，五七日忽平陷者，此是内攻之候也，急以内托散及内补汤药，补填脏腑令实，最怕透膜，膜穿十无一生矣。　楼全善云：痈之邪浅，其稽留壅遏，独在经脉之中而专攻于外，故初发时自表便发热，患处便如碗如盆，高肿而痛，甚者纵欲下陷，缘正气内固不肯受，故或便秘，或发渴，发逆以拒之，是以骨髓终不焦枯，五脏终不伤也。疽之邪深，其稽留壅遏，内连五脏而不专攻于外，故身体或无热，患处或不肿痛，甚者声嘶气脱，眼黑眼小，十指肿黑如墨多死也。治之之法，痈之初发，当以洁古法为主，表者散之，里者下之，火以灸之，药以敷之，脓未成者必消，脓已成者速溃也。疽之初发，当以《鬼遗方》为主，补填脏腑令实，勿令下陷之邪蔓延，外以火灸引邪透出，使有穴归着而不乱，则可转死回生，变凶为吉。今世外科，不分痈疽，一例宣热拔毒，外以五香耗其气，内以大黄竭其血，终不能自悟其药之非，惜哉。《集验》云：痈疽之名虽有二十馀证，而其要有二，阴阳而已。发于阳者，为痈为热为实。发于阴者，为疽为冷为虚。故阳发则皮薄、色赤、肿高，多有椒眼数十而痛。阴发则皮厚、色淡、肿硬，状如牛颈之皮而不痛。又有阳中之阴，似热而非热，虽肿而实虚，若赤而不燥，欲痛而无脓，既浮而复消，外盛而肉腐。阴中之阳，似冷而非冷，不肿而实，赤微而燥，有脓而痛，外虽不盛，而内实烦闷。阳中之阴，其人多肥，肉紧而内虚，阴中之阳，其人多瘦，肉缓而内实。而又有阳变而为阴者，草医凉剂之过也。阴变而为阳者，大方热药之骤也。然阳变阴者其证多，犹可返于阳，故多生。阴变为阳者其证少，不能复为阴矣，故多死。然间有生者，此医偶合于法，百中得一耳。观此，则痈与疽，但有阴阳、深浅、内外、虚实之分，而无大小之别。《精要》乃谓二寸至五寸为痈，五寸至一尺为疽者，谬也。

---

① 状：原作“上”，据《甲乙经》改。

脉　法 三

沉实，发热，烦躁，外无焮赤、痛，其邪深在里，宜先疏通，以绝其源。浮大、数，焮肿在外，当先托里，恐邪入内。脉不沉、不浮，内外证无，知其在经，当和荣卫。脉数，身无热，内有痈脓。脉数，应当发热而反恶寒，若有痛处，当发痈。若数脉不时见，当生恶疮。

浮　肿疡为虚，为风。溃疡为虚，宜补。

洪　肿疡为虚，为热盛，宜宣热，拔毒。年壮形实，宜下。溃疡为邪气盛，服药久不退者难治。

滑　肿疡为热。溃疡，为热、为虚，为邪气未退。

数　肿疡为病进，为热。数而洪者欲脓。溃疡为难愈。数甚者，难治。

散　肿疡为气不收敛。溃汤为痛未退，洪、滑、大、散，难治。

芤　肿疡为血虚。溃疡为虚，为脉病相应。

长　肿疡宜消退之法。溃疡为易愈。谓长则气治也。

牢　肿疡为邪盛，为欲脓。溃疡为邪气不退。

实　肿疡为邪气太盛。溃疡为邪不退，为实。缓、豁大者为虚。

弦　肿疡为痛，为欲脓，弦、洪相搏，外紧内热，为疽发也。溃疡为血虚，为痛。

紧　肿疡浮而紧，发热、恶寒，或有痛处，是为痈疽。溃疡主气血，沉涩为痛，为有外寒。

涩　肿疡为气实，为气滞。溃疡为血虚，为病脉相应。

短　肿疡为元气不足。溃疡为大虚，宜补。

微　肿疡为虚。服药渐充者佳。溃疡若微而匀者为虚，为病脉相应。

迟　肿疡为寒为虚。尺迟为血少。溃疡为虚，为气血不能滋荣于疮，为有外寒。

缓　肿疡为可治，大而缓为虚。溃疡缓而涩者愈，以其病脉相应，及胃气充也。

沉　肿疡为邪气深。溃疡为遗毒在内。寸沉为胸有痰。

伏　肿疡为阴中伏阳邪。溃疡为阳伏阴中，为内蚀，为流注、浸淫难治。

虚　肿疡便宜补而内托。溃疡脓既泄，宜大补气血。

弱　肿疡为元气不足，宜内补托里。溃疡为病脉相应，宜补。

结　肿疡为邪气结。溃疡渐匀则愈，不调则危。

促　肿疡为热，为病进。溃疡为热不减，渐进则死，渐退即生。

代　肿疡为气血败坏，元气损伤。溃疡为元气竭绝。

分经络 四

人身之有经络，犹地理之有界分。治病不知经络，犹捕贼不知界分，其能无诛伐无过之咎乎。况手足十二经络，有血气多少之分，如手少阳三焦、足[①] 少阴肾、太阴脾多气少血，手厥阴心包络、太阳小肠，足太阳膀胱多血少气，手阳明大肠，足阳明胃多气多血，此其大较也。多血少气者易愈，多气少血者难疗，气多之经可行其气，血多之经可破其血，不可执一也。　丹溪曰：六阴经六阳经分布周身，

① 足：原脱，据文义补。

有多气少血者，有多血少气者，有多气多血者，不可一概论也。若夫要害处，近虚处，怯薄处，前哲已曾论及，惟分经之言未闻也。何则？诸经惟少阳、厥阴经之生痈疽，理宜预防，以其多气少血也。其血本少，肌肉难长，疮久未合，必成危证。又云：少阳经多气少血与厥阴经同，少阳有相火，尤甚于厥阴经者，其有不思本经少血，遽用驱毒利药，以伐其阴分之血，祸不旋踵矣。请述一二成败之迹，以告来者。予族叔父，平生多虑，质弱神劳，年近五十，忽右膊外侧廉上生结核，身微寒热而易怒，食味颇厚。脉之，俱浮大弦数，而重似涩。予曰：此多虑而忧伤血，时在初秋，勿轻视之，宜急补以防变证，以人参一斤作膏，下以竹沥。病者吝费，招一外科，以十宣、五香散相间与服。旬日后，一日大风拔木，病者发热，神思不佳。急召予视之，核稍高大，似有脓，于中起一红线，延过肩后，斜走绕背脊，过入右胁下，不痛，觉肩背重而急迫，食有呕意，脉同前但弦多耳。急作人参膏，入芎、术、生姜汁饮之，用人参三斤，疮溃脓干。又与四物汤，加参、术、陈皮、甘草、半夏、生姜，百馀帖而安。此等若在春令，虽神仙不治也。幸而在秋金之令，不幸因时下暴风，激起木中相火而致此，自非参膏骤补，何由得免。此正涓子所谓补填脏腑之法也。又一人腿外廉生红肿；一人胁下生红肿，皆由庸医误下之而死，详见后条。　或曰：太阴经非多血少气者乎，何臀疽之生，初无甚苦，往往间有不救者，吾子其能治之乎？予曰：臀居小腹之后，而又在其下，此阴中之阴也，其道远，其位僻，虽曰多血，气运不到，气既不到，血亦罕来，中年已后，不可生痈，才有痈肿，参之脉证，但见虚弱，便与滋补，血气无亏，可保终吉。若用寻常驱热、拔毒、舒气之药，虚虚之祸，如指诸掌，可不慎欤！　东阳李兄，年逾三十，形瘦肤厚，连得忧患，又因作劳，且过于色，忽左腿外廉侧上，发一红肿，其大如栗。一医闻其大腑坚实，与承气汤二帖下之，不效。又一医教与大黄、朱砂、生粉草、麒麟竭，又二三帖，半月后，召予视之。曰：事去矣。又一李兄，四十馀，面稍白，神甚劳，忽胁下生一红肿如桃。一人教用补剂，众笑且排，于是以流气饮、十宣散杂进之，旬馀后，召予视之。予曰：非惟不与补剂，抑且多得解利，气血俱备难矣，已而果然。此二者皆由不预防本经，少阳少血，遽猛浪用大黄攻里而死之者也。　一男子年近六十，形素肥，初夏于左膊外廉侧生一核，方圆二寸馀，不甚痛，召予治。诊其脉息，缓大而弱。予曰：此因忧闷而生，当气升散之时，须急与人参膏五六斤。又看作何应。病家召他外科，以十宣散五六帖而疮甚。予曰：此太虚也，勿以轻小视之。病家不信，一外科仍以十宣散进之，又五六帖，疮平陷，出清水而死。此可为因虚而生痈疽者之例。　胡经历女，及笄，性急而形实，未许嫁，厚味积毒已深。髀骨中痛者年馀，医以气药杂治之，愈而复发。至秋冬令，忽大痛发热，医者方悟髀枢穴上生附骨疽，在外廉侧少阳之分。其厚味性急自若，自首至尾悉是五香汤、十宣散，服至疮溃，犹与五香汤者月馀，忽一日恶寒发热膈满，医者不悟升散太多，阴血已绝，孤阳狂越于上，犹恨服五香饮欠多，致膈间有滞，大服以进，一夕喘汗而死。此二者由不预防本经，少阳血少，遽猛浪用十宣、五香表散而死之者也，可不戒哉。

刘宗厚曰：已上病例，不系膏粱、丹毒、火热之变，因虚劳气郁所致，止宜补形气，调经脉，其疮当自消散，盖不待汗之、下之而已也。其不详脉证、经络受病之异者，下之先犯病禁、经禁，故致失手如此。丹溪又曰：才得肿痛，参之脉证，但有虚弱，便与滋补，血气无亏，可保终吉。若用寻常驱热、拔毒及气药，虚虚之祸，不旋踵矣。且夫火热为病，亦有微甚，所谓君火、相火是也。疮疡所发，有痈疽疖疬，轻重浅深不同，或止发于一经，或兼二经者，止当求责于一二经，不可干扰馀经也，若东垣处方用药是已。矧有兼风、兼湿、兼痰、兼气、兼血、兼阴虚等证者，病本不同，治当求责。前论虽略，比之世俗外科等书，图人形疮样而不分经络者，此则大有径庭矣。

头部　巅足太阳、厥阴、督脉。头角直耳上中是少阳。中行前直鼻上巅，后直须中上巅，督脉。第二行足太阳，一寸五分各开两傍，为头第三行。第三行足少阳。

面部　额足少阳、阳明。鼻手阳明、太阳，足阳明，督脉。人中督脉，手、足阳明。唇足阳明。唇内足厥阴。承浆足阳明，任脉。上齿足阳明。下齿手阳明。舌足太阴、少阴。目内眦手足阳明，手足太阳。目锐眦手太阳，手、足少阳。眉至额直鼻而上督脉，直目内眦而上足太阳，直目瞳子而上足少阳，直锐眦而上手、足少阳。颊直目内眦而下足阳明，直目瞳子而下足阳明。颊车足少阳、阳明。耳手足少阳，手太阳。目系手少阴，足太阳。

颈项部　项中间督脉。拔项大筋中足太阳。当完骨下手少阳，项大筋之前，耳之后也。当耳下足少阳。当曲颊下手太阳。曲颊前一寸手阳明。挟喉两旁动脉足太阳、阳明。缺盆中任脉。咽手太阴、少阴、足太阴。喉咙足少阴、阳明。喉咙后足厥阴。

肩　前廉手阳明。后廉手太阳。上廉手、足少阳。

背部　中行督脉。第二行足太阳。第三行足太阳。

膺输部　中行任脉。第二行足少阴。第三行足阳明。第四行足太阴。

腹部　中间行任脉。第二行足少阴。第三行足阳明。第四行足太阴。

腋下　中间手厥阴。前手太阳。后手太阴。

胁部　腋直下髀枢足少阳。

臑部自肩至肘曰臑。　前廉手阳明。后廉手太阳。外廉手太阳。内廉手少阴。内前廉手少太阴。内后廉手少阴。

臂部　上廉手阳明。下廉手太阴。外廉手少阳。内廉手厥阴。内上廉手太阴。内下廉手少阴。

股胫部　前廉足阳明。后廉足太阳。外廉足少阳。内廉足厥阴。内前廉足太阴。

诸经向导药

太阳经　上羌活，下黄柏。

阳明经　上白芷、升麻，下石膏。

少阳经　上柴胡，下青皮。

太阴经　上桔梗，下白芍药。

厥阴经　上柴胡，下青皮。

手太阴肺　南星　款冬花　升麻　桔梗　山药　檀香　五味子　粳米　阿胶　葱白　麦门冬　杏仁　白茯苓　麻黄　益智　丁香　桑白皮　知母　天门冬　栀子　黄芩　石膏　白豆蔻　砂仁　檀香、豆蔻为使。

足太阴脾　茱萸　草豆蔻　砂仁　人参、益智为使。防风　代赭石　益智　甘草　半夏　赤茯苓　当归　苍术　白术　麻子仁　黄芪　胶饴

通入手足太阴肺脾　白芍药酒浸　升麻　芍药　木瓜　玄胡索　藿香　砂仁

手阳明大肠　升麻　麻子仁　秦艽

薤白　石膏　白芷　肉豆蔻　白石脂　砂仁　白石脂为使。

足阳明胃　丁香　草豆蔻　砂仁　防风　石膏　知母　白术　神曲　葛根　乌药　半夏　升麻　葱白　苍术　白芷

通入手足阳明　麻黄、酒　连翘　升麻　白术　大黄、酒　葛根　石膏　白芷　檀香　佐以他药。

手少阳三焦　川芎　大黄、酒　柴胡　青皮　白术　黄芪　熟地黄　石膏　细辛　附子　地骨皮

足少阳胆　半夏　草龙胆　柴胡

通入手足少阳　青皮　柴胡　川芎　连翘

手厥阴心包络　牡丹皮　白术　沙参　柴胡　熟地　败酱

足厥阴肝　草龙胆　山茱萸　阿胶　瞿麦　桃仁　蔓荆子　代赭石　当归　甘草　青皮　羌活　吴茱萸　白术　紫石英

通入手足厥阴　青皮　熟地　柴胡　川芎　皂角　苦茶　桃仁

手太阳小肠　白术　生地黄　赤石脂　羌活　赤茯苓　砂仁　赤石脂为使。

足太阳膀胱　滑石　蔓荆子　猪苓　泽泻　桂枝　茵陈　白茯苓　黄柏　羌活　麻黄

通入手足太阳　蔓荆子　防风　羌活　藁本　大黄酒　黄柏　白术　泽泻　防己　茴香

手少阴心　麻黄　代赭石　桂心　当归　生地　黄连　紫石英　栀子　独活　赤茯苓

足少阴肾　知母　地骨皮　黄柏　阿胶　猪肤　玄参　牡丹皮　败酱　牡蛎　乌药　山茱萸　猪苓　白茯苓　檀香　甘草　益智　天门冬　泽泻　五味子　丁香　独活或用梢　吴茱萸　砂仁，黄柏、茯苓为使。桔梗或用梢。

通入手足少阴　五味子　细辛　熟地　泽泻　地榆　附子　知母　白术

命门　附子　沉香　益智　黄芪

善　恶　五

疮疡旧分五善，七恶。动息自宁，饮食知味一善也。便利调匀二善也。脓清、肿消、不臭三善也。神采精明，语声清爽四善也。体气和平五善也。烦躁时嗽，腹痛渴甚，或泄利无度，小便如淋一恶也。脓血大泄，肿焮尤甚，脓色臭败，痛不可近二恶也。喘粗短气，恍惚嗜卧三恶也。目视不正，黑睛紧小，白睛青赤，瞳子上看四恶也。肩背不便，四肢沉重五恶也。饮食不下，服药而呕，食不知味六恶也。声嘶色败，鼻青赤，面目四肢浮肿七恶，也。五善见三则善，七恶见四则危。薛氏：三善者属腑证，病微邪浅，更能慎起居，节饮食，勿药自愈。恶者乃五脏亏损之证，多因元气虚弱；或因脓水出多，气血亏损；或因汗下失宜，荣卫消烁；或因寒凉克伐，气血不足；或因峻厉之剂，胃气受伤，以致真气虚而邪气实，外似有馀而内实不足，法当纯补胃气，多有可生，不可因其恶，遂弃而不治。若大渴发热，或泄泻淋秘者，邪火内淫一恶也，竹叶黄芪汤。气血俱虚，八珍汤加黄芪、麦门、五味、山茱萸。如不应，佐以加减八味丸煎服。脓血既泄，肿痛尤甚，脓色败臭者，胃气虚而火盛二恶也，人参黄芪汤。如不应，用十全大补汤加麦门、五味。目视不正，黑睛紧小，白睛青赤，瞳子上视者，肝肾阴虚而目系急三恶也，六味丸料加炒山栀、麦门、五味。如不应，用八珍汤加炒山栀、麦门、五味。喘粗短气，恍惚嗜卧者，脾肺虚火四恶也，六君加大枣、生姜。如不应，用补中益气汤加麦

门、五味。心火刑克肺金，人参平肺散。阴火伤肺，六味丸加五味子煎服。肩背不便，四肢沉重者，脾肾亏损五恶也，补中益气汤加山茱萸、山药、五味。如不应，用十全大补汤加山茱萸、山药、五味。不能下食，服药而呕，食不知味者，胃气虚弱六恶也，六君子汤加木香、砂仁。如不应，急加附子。声嘶色败，唇鼻青赤，面目四肢浮肿者，脾肺俱虚七恶也，补中益气汤加大枣、生姜。如不应，用六君子汤加炮姜。更不应，急加附子或用十全大补汤，加附子、炮姜。腹痛泄泻，咳逆昏愦者，阳气虚，寒气内淫之恶证也，急用托里温中汤。后用六君子汤加附子，或加姜桂温补。此七恶之治法也。此外，更有溃后，发热恶寒作渴；或怔忡惊悸，寤寐不宁，牙关紧急；或头目赤痛，自汗盗汗，寒战咬牙，手撒身热，脉洪大按之如无；或身热恶衣，欲投于水，其脉浮大，按之微细，衣厚仍寒，此血气虚极传变之恶证也。若手足逆冷，肚腹疼痛，泄利肠鸣，饮令不入，吃逆呕吐，此阳气虚，寒气所乘之恶证也。若有汗而不恶寒，或无汗而恶寒，口噤足冷，腰背反张，颈项劲强，此血气虚极变痉之恶证也，急用参、芪、归、术、附子救之，间有可生者。大抵虚中见恶证者难治，实证无恶候者易治。宋时齐院令，虽尝纂其状而未具其因，我朝陶节庵，虽各立一方，亦简而未悉，予故补其缺云。

虚　实　六

夫疮疽脓溃，肿毒浸淫，证候危恶者，须辨虚实。况夫虚者难补，实者易泻，补泻之法，不可轻用，若或少差，利害甚大。然而虚实多端，有疮之虚实，有脏腑虚实，有血气虚实，又有上实下虚，真虚邪实者，不可不辨也。夫肿起坚硬，脓稠者，疮疽之实也。肿下软慢，脓稀者，疮疽之虚也。泻利肠鸣，饮食不入，呕吐无时，手足并冷，脉弱皮寒，小便自利或小便时难，大便滑利，声音不出，精神不爽者，悉脏腑之虚也。大便硬，小便涩，饮食如故，肠满膨胀，胸膈痞闷，肢节疼痛，口苦咽干，烦躁多渴，身热脉大，精神昏塞者，悉脏腑之实也。如脓水清稀，疮口不合，聚肿不赤，肌寒肉冷，自汗色脱者，气血之虚也。肿起色赤，寒热疼痛，皮肤壮热，脓水稠粘，头目昏重者，气血之实也。头疼鼻塞，目赤心惊，咽喉不利，口舌生疮，烦渴饮冷，睡语咬牙者，上实也。精滑不敛，大便自利，腰脚沉重，睡卧而不宁者，下虚也。肩项不便，四肢沉重，目视不正，睛不了了，食不知味，音嘶声败，四肢浮肿者，真气之虚也。肿焮尤甚，痛不可近，积日不溃，寒热往来，大便秘涩，小便如淋，心神烦闷，恍惚不宁者，邪气之实也。又曰：真气夺则虚，邪气盛则实。又曰：诸痛为实，痒为虚也。又曰：诊其脉洪大而数者，实也；微细而软者，虚也。虚则补之，和其气托里也。实则泻之，疏利而自导其气也。《内经》谓：血实则决之，气虚则掣引之。《元戎》云：若人气血壅盛，荣卫充满，抑遏不行，腐化而为痈者，当泄之以夺盛热之气。若人饮食少思，精神衰弱，荣卫短涩，寒搏而为痈者，当补之以接虚怯之气，此治虚实之大法也。疮疽痛息自宁，饮食知味，脉证俱缓，缓则治本，故可以王道平和之药，徐而治之亦无不愈。若脉实焮肿，烦躁寒热，脉证俱实，非硝黄猛烈之剂不能除，投以王道之剂则非也。若疮疡聚肿不溃，溃而脓水清稀；或泄利肠鸣，饮食不入，呕吐无时；或手足并冷，此脉证俱虚，非大补之药不能平，投以硝黄攻伐之剂亦非也。故治其证者，当辨表里虚实，随宜治之，庶得万全。薛新甫曰：疮疡之作，皆由膏粱厚味，醇酒炙煿，房劳过度，七情郁火，阴虚阳辏，精虚气节，命门火衰不能生土，荣卫虚弱外邪所袭，气血受伤而为患，当审其经络受证，标本缓急以治之。若病急而元气实者，先治其标；病缓而元气虚者，先治其本；或病急而元气又虚者，必先于治本而兼以治标。大要肿高焮痛，脓水稠粘者，元气未损也，治之则易；漫肿微痛，脓水清稀者，元气虚弱也，治之则难；不肿不痛，或漫肿黯黑不溃者，元气虚甚，治之尤难者也。主治之法，若肿高焮痛者，先用仙方活命饮解之，后用托里消毒散；漫肿微痛者，用托里散。如不应，加姜、桂。若脓出而反痛，气血虚也，八珍汤；不作脓，不腐溃，阳气虚也，四君加归、芪、肉桂。不生肌，不收敛，脾气虚也，四君加芍药、木香。恶寒憎寒，阳气虚也，十全大补加姜、桂。晡热内热，阴血虚也，四物加参术。欲呕作呕，胃气虚也，六君加炮姜。自汗盗汗，五脏虚也，六味丸料加五味子。食少体倦，脾气虚也，补中益气加茯苓、半夏。喘促咳嗽，脾肺虚也，前汤加麦门、五味。欲呕少食，脾胃虚也，人参理中汤。腹痛泄泻，脾胃虚寒也，附子理中汤。小腹痞，足胫肿，脾肾虚也，十全大补汤加山茱、山药、肉桂。泄泻足冷，脾肾虚寒也，前药加桂、附。热渴淋秘，肾虚阴火也，加减八味丸。喘嗽淋秘，肺肾虚火也，补中益气汤、加减八味丸。大凡怯弱之人，不必分其肿溃，惟当先补胃气，或疑参芪满中，间有用者，又加发散败毒，所补不偿所损；又有泥于气质素实，或有痰，不服补剂者，多致有误。殊不知疮疡之作，缘阴阳亏损，其脓既泄，气血愈虚，岂有不宜补者哉！故丹溪先生云：但见肿痛，参之脉证虚弱，便与滋补，气血无亏，可保终吉。又当舍时从证，如肿赤烦躁，发热引冷，便秘作渴，脉洪数实，是为五实，虽在严寒之时，必用大苦寒之剂，泻其阳以救其阴；若脉细皮寒，泻利肠鸣，饮食不入，呕吐无时，手足逆冷，是为五虚，虽在盛暑之时，必用大辛热之剂，散其阴以回其阳。《内经》曰：用寒远寒，用热远热。有假者反之，虽违其时，必从其证，若执泥常法则误矣。

内　消　七

痈疽之证，发无定处，欲令内消，于初起红肿结聚之际，施行气活血解毒消肿之药是也。当审浅深大小，经络处所，形脉虚实，如发于脑背腰项臀腨者，皆太阳经也，宜黄连、羌活。背连胁处，为近少阳，宜柴胡，并宜败毒散、仙方活命饮。形实脉实者，宜漏芦汤、内疏黄连汤、追毒丸等疏利之。气虚者参、芪为主，血虚者芎、归为主，佐以消毒之药，随分野以引经药，行至病所。六经分野上有痈疽，其五经各随本经，标本寒温，气血多少，以行补泻。惟少阳一经，虽曰气多血少，而气血皆不足也，治与气虚血虚同法。凡瓜蒌、射干、穿山甲、金银花、夏枯草、蟾酥、连翘、地丁、黍粘子、木鳖子之类，为内消之药；仙方活命饮、内消丸、柞木饮子、牛胶饮子、车螯散、返魂丹、消毒饮为内消之方，众皆知之。殊不知补泻虚实，平治寒温，使气血各得其常，则可内消也。其外用紫葛汤淋洗，及用散涂膏贴者，亦使气血和平，而肿热消退也。薛新甫曰：疮疡之证，当察经之传受，病之表里，人之虚实而攻补之。假如肿痛热渴，大便秘结者，邪在内也，疏通之。肿焮作痛，寒热头疼者，邪在表也，发散之。焮肿痛甚者，邪在经络也，和解之。微肿微痛，而不作脓者，气血虚也，补托之。漫肿不痛，或不作脓，或脓成不溃者，气血虚甚也，峻补之。色黯而微肿痛，或脓成不出，或腐肉不溃者，阳气虚寒也，温补之。若泥其未溃，而概用败毒，复损脾胃，不惟肿者不能成脓，而溃者亦难收敛，七恶之证蜂起，多致不救。丹溪先生云：肿疡内外皆壅，宜以托里表散为主，如欲用大黄，宁无孟浪之非。溃疡内外皆虚，宜以托里补接为主，如欲用香散，未免虚虚之失，治者审之。

内　托　八

痈疽已成，血气虚者，邪气深者，邪气散漫者，不能突起，亦难溃脓。或破后脓少，或脓清稀，或坚硬不软；或虽得脓，而根脚红肿开大；或毒气不出，疮口不合，聚肿不赤，结核无脓者，皆气血虚。气血既虚，兼以六淫之邪而变生诸证，必用内托，令其毒热出于肌表，则可愈也。凡内托之药，以补药为主，活血祛邪之药佐之。或以芳香之药行其郁滞，或加温热之药御其风寒。大抵托里消毒散、托里散、小托里散、十宣散皆为要药，但用随时加减耳。如冬月并气滞之人，五香连翘汤，虚弱人去大黄。素不宜寒药者，小五香汤。形脉实，脓色稠，不可用补药者，忍冬丸之类。大脓出，败肉去，红肿消，当用黄芪、人参、当归、白术大剂补之，令气血滋茂，新肉易长也。薛新甫，有随证加减用药例，以托里消毒为主，诚内托之良法。今采入各证中，不复赘叙于此。

灸　九

《元戎》云：疮疡自外而入者不宜灸，自内而出者宜灸。外入者，托之而不内；内出者，接之而令外。故经云：陷者灸之。灸而不痛，痛而后止其灸。灸而不痛者，先及其溃，所以不痛，而后及良肉，所以痛也。灸而痛，不痛而后止其灸，灸而痛者，先及其未溃，所以痛，而次及将溃，所以不痛也。凡人初觉发背，欲结未结，赤热肿痛，先以湿纸覆其上，立视候之，其纸先干处，即是结痈头也。取大蒜切成片，如当三钱厚薄，安于头上，用大艾炷灸之三壮，即换一蒜片，痛者灸至不痛；不痛灸至痛时方住。最要早觉早灸为上，一日二日，十灸十活，三日四日六七活，五六日三四活，过七日则不可救矣。若有十数头，作一处生者，即用大蒜研成膏，作薄饼铺头上，聚艾于蒜饼上烧之，亦能活也。若背上初发，赤肿一片，中间有一片黄粟米头子，便用独蒜，切去两头，取中间半寸厚薄，正安于疮上，着艾灸十四壮，多至四十九壮。一法云：灸乃开结破硬之法，倘有一点白粒，如粟米起，四围微肿如钱，便当于米粒上，着艾火十四五壮。三日内灸者，只成灸疮而散。三日外者，其肿渐少，宜多灸之，或灸火着处，则结热可伸，灸处先溃，则毒势分减，庶免展开，不致下陷及坏筋骨，伤气血也。所谓灸至不痛者，谓着皮肉未坏处则痛，火至着毒处，则不痛，必令火气至着毒处方止。所谓灸至痛者，谓初着毒处不痛，至好肉则痛，必令火气至好肉方止。畏灸者，或用独蒜瓣，或用豆豉饼，或用椒姜盐，烂捣捏作饼子，如当三钱厚，铺艾灸之，热则易新饼，亦可散也。灸乃从治之意，惟头为诸阳所聚，艾炷宜小而少，若少阳分野，尤不可灸，灸之多至不救，亦有因灸而死者。盖虚甚孤阳将绝，其脉必浮数而大，且鼓精神，必短而昏，无以抵挡火气，宜其危也。又《精要》云：脑为诸阳所会，颈项近咽喉，肾俞，皆致命之所，俱不可灼艾。

河间灸刺法谓：凡疮疡，须分经络部分，血气多少，腧穴远近。从背出者，当从太阳五穴选用。至阴在足小指外侧，去爪甲角如韭叶大。通谷在足小指外侧，本节前陷者中。束骨在足小指外侧，本节后陷中。昆仑在足外踝，后跟骨上陷中。委中在腘中央，约纹中动脉。从鬓出者，当从少阳五穴选用。窍阴足小指、次指端，去爪甲如韭叶。夹溪在足小指、次指歧骨间，本节前陷中。临泣在足小指、次指本节后间陷中。阳辅在外踝上四寸，辅骨前绝骨端，如前三分。阳陵泉在膝下一寸，外廉陷中。后髭出者，当从阳明五穴选用。厉兑在足大指、次指，去爪甲如韭叶。内庭在足大指、次指外间陷中。陷谷在足大指、次指间，本节后陷中。冲阳在足趺上五寸，骨间动脉，去陷骨三寸。解谷在冲阳后一寸五分，腕上陷中。从脑出者，则唯绝骨一穴，在外踝上三寸，动脉中。详见痈疽灸经。

骑竹马灸法：治一切疮疡，无有不愈。令病人以肘凭几，竖臂腕要直，用篾一条，自臂腕中曲处横纹，男左女右，贴肉量起，直至中指尖尽处，截断为则，不量指甲。却用竹杠一条，令病人脱衣，正身骑定，前后用两人扛起，令病者脚不着地，又令二人扶之勿令伛偻，却将前所量臂篾，从竹杠坐处，尾骶骨尽处，直贴脊背，量至篾尽处为则，用墨笔点定，此只是取中，非灸穴也。却用薄篾作则子，量病人中指节，相去两横纹为则，男左女右，截为一则，就前所点记处，两边各量一则尽处，即是灸穴。两穴各灸五七壮，疽发于左，则灸右，疽发于右，则灸左，甚则左右皆灸。盖此二穴，心脉所过之处，凡痈疽皆心火留滞之毒，灸此，则心火流通而毒散矣，起死回生之功，屡试屡验。

刘宗厚曰：此谓痈疽初发，宜灸之也。然诸疮患久成痛者，常有脓水不绝，其脓不臭，内无歹肉，尤宜用附子，浸透、切作大片，厚三二分，于疮上着艾灸之，仍服内托之药，隔三二日再灸之，不五七次，自然肌肉长满矣。至有脓水恶物，渐渍根深者，郭氏治用白面、硫黄、大蒜三物，一处捣烂，看疮大小，捻作饼子，厚约三分于疮上，用艾炷灸二十一粒，一灸一易，后隔四五日，方用翠霞锭子，并信效锭子，互换用之，纴入疮内，歹肉尽去，好肉长平，然后贴收敛之药，内服应病之剂，调理即瘥矣。盖不止宜灸于疮之始发也，大抵始发宜灸，要汗下补养之药对证，至灸冷疮，亦须内托之药切当，设反逆，不唯不愈，恐致转生他病之患也。

针　烙　十

凡用针烙，先察痈疽之浅深，及脓未成已成。高阜而软者，发于血脉；肿平而坚者，发于筋脉；皮色不相辨者，发于骨髓。高阜而浅者，用铍针开之。疽始生白粒，便可消退，渐长如蜂窠者，寻初起白粒上烙，及四围烙四五处，如牛项之皮者，疽顶平而浅者，皆宜用火针烙之。其针用圆针，如筋，如纬铤大，头圆平，长六七寸，一样二枚，蘸香油于炭火中烧红，于疮头近下烙之，宜斜入，向软处一烙，不透再烙，必得脓也。疮口烙者，名曰熟疮，脓水常流下，不假按抑，用纴药使疮口不合，旧用纸捻，及新取牛膝根，如疮口大小，略刮去皮，一头系线纴之。不如用翠青、搜脓等锭子，临用以糯米饭，和成软条子，看浅深纴之，外用拔毒膏贴之。疮毒未成，烙之可散；溃而未破，针之可消，但要用得其宜耳。若当用针烙而不用，则毒无从而泄脓，瘀蚀其膏膜，烂筋坏骨，难乎免矣。若毒深针浅，脓不得出，毒浅烙深，损伤良肉，不当其所，他处作头，此皆不能愈疾，反增痛耳。或瘰疬溃久不愈，漏疮经年，或通或闭，痈疽疮口不收，皆因冷滞不能收敛，亦宜疮口内外，四畔烙之。痈疽正发，及脓见后红肿焮开，用铁针烧赤，四围刺之，则红肿随缩矣。薛新甫曰：毒气已成者，宜用托里以速其脓。脓成者，当验其生熟、深浅而针之。脓生而用针，气血既泄，脓反难成；若脓熟而不针，腐溃益深，疮口难敛。若疮深而针浅，内脓不出，外血反泄；若疮浅而针深，内脓虽出，良肉受伤。若元气虚弱，必先补而后针，其脓一出诸证自退；若脓出而反痛，或烦躁呕逆，皆由胃气亏损，宜急补之。若背疮热毒炽盛，中央肉黯，内用托里壮其脾胃，外用乌金膏，涂于黯处，其赤处渐高，黯处渐低，至六七日间，赤黯分界，自有裂纹如刀划，然黯肉渐溃矣。当用铍针、利剪，徐徐去之，须使不知疼痛，不见鲜血为妙。虽有裂纹，脓未流利，及脓水虽出而仍痛者，皆未通于内，并用针于纹中引之。患于背胛之间，肉腐脓出，肿痛仍作，此内有毒筋间隔，脓未通耳，尤宜引之。若元气虚弱，误服克伐，患处不痛，或肉将死，急温补脾胃，亦有生者，后须纯补之药，庶可收敛，若妄用刀针，去肉出血，则气无所依附，气血愈虚，元气愈伤矣，何以生肌收敛乎。又曰：针灸之法，有太乙、人神，周身血忌、逐年尻神，逐日人神，而其穴有禁针、禁灸之论，犯之者其病难瘳，理固然也。但疮疡气血已伤，肌肉已坏，宜迎而夺之，顺而取之，非平人针灸之比，何忌之有？《外科精义》云：疮疡之证，毒气无从而解，脓瘀无从而泄，反攻于内，内既消败，欲望其生，岂可得乎。危恶之发于致命之所，祸在反掌，腹痈、囊痈，二便不通，胸腹胀闷，唇疔、喉痹咽喉肿塞，其祸尤速，患者审之。蜞针法：治痈疽初作，先以笔管一个，入蚂蜞一条，以管口对疮头，使蜞吮疮脓血，其毒即散，如疮大须换三四条，若吮正穴，蜞必死矣，累试累效。若血不止，以藕节上泥涂之。若疮头未明，以井边泥涂上，先干处即是。按此法，可施于血实毒浅之证，若积毒在脏腑者，徒竭其血于外无益也。一人脑后患疮，焮发肿盛，用此而愈。一小儿赤疹，取七八大蜞吮其血，疹消三日，大热而死。

砭　镰　十一

《素问》云：血实宜决之。扁鹊云：病在血脉者，治之以砭石，但见肿起，赤色游走不定，状如丹瘤，先以生油涂赤上，以镰镰之，决泄其毒，不可太深。《内经》谓，刺皮无伤肉。其法虽治疮疽，不可轻用也。

敷　贴　十二

疮肿初生，似有头而未起，即当贴温热药，引出其热毒，火就燥之义也。若疮肿初生，即高起四畔焮赤，宜捣生寒药贴熁，折伏其热势，驱逐其邪恶，扑火之义也。大抵敷贴之法，欲消散肿毒，疏通血脉，寒热错综，皆期于不成脓也。凡肿皮厚者，以软帛或绵纸，涂药贴熁之，待其药干方换。肿皮薄者，用疏纱或薄纸，涂药贴熁之，其药未干即当换之，至脓溃之后，即贴温肌生肉膏药，要在逐臭腐，排恶汁，取死肌，生良肉，全藉温热膏剂之力也，切勿用寒凉药水调贴，令血滞而难瘥，盖血脉喜温而恶寒故也。《集验》云：痈疽无头起者，用神豸膏、灵龟膏、拔毒膏、正铁箍散贴，即令消退。溃脓者，用灵龟膏贴之，或用追毒膏去脓，或用筒子收脓。有头疽疮，每于洗后，视赤晕阔狭，用凉水调大铁箍散成膏，隆冬用温水调如人肉温贴之。肿赤盛，用生地黄自然汁调贴。围贴之法，从四畔红晕处围贴，用皮纸掩上疮，有旋生白粒，散漫如米、如豆者，用银篦尾拨去疮眼，用老皮散敷之，再换新药傅上。凡热多，则赤焮肿散，热甚则紫黑，外寒郁之亦紫，血虚兼寒则青白，大铁箍散、正铁箍散乃常用之药。或因风寒热及秽气厌触等证，四时寒热不同，又宜从权设法，热者宜三黄散，热甚宜三消散，风者加羌活、防风。风气滞者加木香，寒郁加桂，秽气触者宜加香药熏之。肿处脆嫩者，去白及。去贴药时，看毛下窍中当有汗珠，此则血脉疏通，热毒消散，赤晕渐缩，脓溃痛止，变逆为顺，皮毛润活，要作良肉，但疽顶有些少腐，开不用刀剪。如药下不生汗珠，腐败必阔、必多也。脓后围贴，则收散漫遗毒，尽随脓出，疮口贴拔毒膏药。如脓出不顺，用追毒膏。恶肉不去，用金宝膏。败肉去后，围贴则气血活，新肉易长，疮口用长肉膏。敷贴之药，与淋洗药，并行同功。郭氏法：如是有头疮疽，就便用朱砂备急膏一丸，如黄豆大，安于疮头上，却用软粘膏药盖护之，其疮必破。如疮晕紫黑色，外用宣毒散，周围敷住毒气。如疮晕赤红色，用水澄膏敷之；次日用坚峻碧云锭子，开了疮口；次用紧缓碧霞锭子，去其歹肉；稍净，却用缓慢碧玉锭子生肌，总名青金锭子。不拘日数，直待歹肉去净，单用膏药贴之。候脓水尽，肌肉平，方许贴生好肌敛口之药。若依此法，免教人受刀剪、针烙之苦。如是无头痈肿，待脓成，用针刺破，方依法收功也。

淋　洗　十三

古人论疮肿初生，经一二日不退，即须用汤水淋射之。其在四肢者，溻渍之。其在腰腹及背者，淋射之。其在下部委曲者，淹渍之。无非疏导腠理，通调血脉，使无凝滞也。《集验》云：淋洗之法，每用药二两，水三升，煎取一升半，去渣，以净帛或新绵蘸之，乘热溻其患处，渐觉喜溻，仍淋浴之，稍冷则急令再换，慎勿冷用。肿疡宜紫葛汤，一日五七次洗之，每洗后拭干，视疮顶上有白粒如米大者，以五灰膏贴破之，疮眼敷老皮散，次用水调大铁箍散，围贴四边红肿处，用正铁箍散水调贴疮口，再洗则先去旧药，每一次洗换新药如前。溃疡用猪蹄汤，一日一二次洗之，仍用大铁箍散如前围贴，疮口上用追毒拔毒等贴之。败肉去后，间二三日一洗之，可换长肉膏贴之。淋洗之功，痈疽初发，则宜拔邪气，可使消退，已成洗之，则疏导腠理，调和血脉，探引热毒，从内达外，易深为浅，缩大为小；红肿延蔓洗之则收，殷紫黯黑洗之红活，逐恶气，祛风邪，除旧生新。如疮口冷滞不收者，浓煎北艾汤洗，烧松香、兔毛熏之。淋洗之药，可与铁箍散并行同功。大抵灸、烙、溻、渍，各有所宜。凡疽则宜灸不宜烙，痈则宜烙不宜灸。丹瘤肿毒，宜溻渍之，肿皮光软则针开之，以泄其毒。

认是疽疮，速以艾炷如绿豆许大，灸二百壮，灸后觉似焮痛，乃火气下彻，毒气随火而出。若其疮痒，宜淡豆豉，以椒、姜、盐、葱和捣，捻作饼子如当三钱厚，安疮头上灸之，觉太热即抬起，又安其上，饼干再易新者。若其疮痛，即须更灸，壮数以多为妙。已成脓者，不可灸当针开之。初觉背上有疮，疼痒略异，认是发背，即取净土，水和捻作饼子，径一寸，厚二分，贴疮上，作艾炷灸之，一炷一易。其疮粟米大时，可灸七七壮；如钱大者，日夜不住灸，以瘥为度。其痟瘘、恶疮，诸法不验者，取蛴螬剪去两头，安疮口上，以艾灸之，七壮一易，不过七枚，无不效者。又法：以乞火婆虫，同前灸之，累试累验①，人皆秘之，往往父子不传。

将　护　十四

［齐］　大凡有疮疽生，皆只如黍粟粒许大，其状至微，人多不以为急，此蕴大患，宜速辨之，不可自忽。若能防之于未形，理之于未成，或朝觉而夕治，求治于良医，则必无危困矣。若因循慢忽，询于庸医，致令脓血结聚，委之于命，束手待毙，悔之何及，可不慎欤！夫以不赀之躯，托命庸医，任意措置，危殆立至，若用良医，则可保痊愈。用医之际，不可不择，辨之何难。若能饱续经书，久谙证候，汤药熟娴，洞明色脉，性情仁善，孝义忠信，临事不惑，处治有诀，方为良医，委用勿疑。然后要在病人自克，不可恚怒悲忧，叫呼忿恨，骄恣情性，信任口腹，驰骋劳役。惟宜清静恬澹，耐烦为宜。於患人左右，止息烦杂，切忌打触器物，诸恶音声，争辩是非，咒骂斗殴，及产妇淫男，体气不洁，带酒腥膻，鸡犬乳儿，孳畜禽兽，并须远离。设或亲友重意问疾者，可以豫嘱，徐行低声，款曲伺候，礼毕躬退。勿令嗟呀惊怪话旧，引其游赏宴乐，远别亲戚，牵惹情怀，但恐病人心绪凄怆。尤不可乱举方药，徒论虚实，惑乱患人，凝滞不决，秖合方便。省问不可久坐，多言劳倦，病人深不长便。夫侍患者，宜须寿近中年，情性沈厚，勤谨耐烦，仁慈智惠，全在调以粥药，无失时节，勿令于患人左右，弹指嗟咨，掩泪窃言，感激病人，甚不利便。饮食之间，忌慎非细，不可不载，畜中勿食驴马、驼骡、猪狗、牛羖羊等，并杂鱼、龟鳖、虾蟹，及淹浥、臭陈、自死、病倒之类，慎勿尝啖。飞禽之中，忌食鹅鸭、鸿鹰、雀鹤、鸳鸯、鹭鸶、鸠鸽鸦、鸡雉，及能学人言者。野兽之中，忌食獐鹿、狐兔、虎豹、熊豺，及爪牙害人，有毒虫兽，并父母自本命生属。菜蔬之中，忌食黄瓜、茄子、兰香、芸薹、胡荽、生菜、蓼芥、菌瓠、韭蒜、葱薤。果木之中，忌食桃杏、枣栗、李柰、梨梅、软枣、红柿、樱桃、胡桃、榛松、林檎，及诸虫蚌未熟之果。若其疮疽，脓溃肿消，气血虚弱，则可食羊肉，鹌鹑、蔓菁、姜酱、瓜荠、萝卜，及黄白粮米、细米，稀粥软饭。若至肌肉渐生，思想滋味，则宜食白熟酥饼，齑粥羹汤，熟软温和，稀稠得中，制造如法，勿令太饱。此时犹忌馒头、蒸饼、饽饦、馄饨、肉角、煎饼，及炙煿、燠焙、煎炒、咸酸油腻，脂肥鱼肉。若至肌肤欲平，恶肉去尽，疮口收敛之际，尚忌起立行步，揖待宾客，房酒宴会，嗔怒沐浴，登陟台榭，运动肢体，寒暑劳倦，正宜调节，饮食保摄，以待疮瘢平复，精神如故，气力完全，方无所忌。百日内，慎勿

---

①　验：原作“试”，据石经堂本改。

触犯之。

禁 忌 十五

[薛] 仲景先生治伤寒，有汗、吐、下三法；东垣先生治疮疡，有疏通、托里、和荣卫三法，用之得宜，厥疾瘳矣。假如疮疡肿硬木闷，烦热便秘，脉沉而实，其邪在内，当先疏其内以下之。焮肿作痛，便利调和，脉浮而洪，其邪在表，当先托其里以汗之。《元戎》云：荣卫充满，抑遏而为痈者，当泄之以夺盛热之气；荣卫虚弱，壅滞而为痈者，当补之以接虚怯之气。又东垣先生云：疮疡虽面赤伏热，不得攻里，里虚则下利。仲景先生云：疮家虽身体疼痛，不可发汗，汗之则发痉。苟不详审，妄为汗下，以致血气亏损，毒反延陷，少壮者难以溃敛，老弱者多致不救。

[东垣] 疮疡及诸病面赤，虽伏火热，禁不得攻里，为阳气怫郁，邪气在经，宜发表以去之，故曰火郁则发之。虽大便数日不见，宜多攻其表，以发散阳气，少加润燥药以润之，如见风脉风证，只用发表风药，便可以通利大便，若只干燥秘涩，尤宜润之，慎不可下也。九窍不利，皆不可下，疮疡郁冒，俗呼昏迷是也，慎不可下，汗之则愈。

[丹溪] 《精要》云：大黄治痈疽之要药，以其宣热拔毒。又云：疮，始作，皆须以大黄等汤，极转利之，且排日不废。继又自言，患痈疽者，每有泄泻，皆是恶候，此是不能无疑者也？借曰，前用大黄，恐因病体实，而大腑秘结，有积热沉痼之积者发也，止可破结导滞，推令转动而已，岂可谓极转利之，而且排日不废乎！若下利之后，又与利药，恐非防微杜渐之意。疮之始作，即《周礼》肿疡之时也，肿在肌肉，若非大满大实坚之证，自当行仲景发表之法，借五香汤为例，散之于外，何必遽以峻下之药，以夺其里，自取其祸乎。

《精要》云：大凡痈疽不可舍五香汤，此又不能无言者也，开卷便于第一论中详言之。吾不知良甫之时，有许多大腑坚秘，病气郁塞，若是之顽厚，可以骤散而大下者？若果有之，亦当开陈时之先后，证之可否，庶乎后人不敢孟浪杀人也。或曰：痈疽用大黄，走泄以去毒，自孙真人行《千金方》已言之矣，良甫祖述其说，何吾子病之深也？曰：大黄除诸实热，而性峻急，孙以盛行奇术于公卿间，时在晚宋，民不知兵，交游于富贵之家，肉食之辈，固皆捷效，今良甫不分贫富、苦乐、劳逸，一概用之，宁无孟浪之患乎！况有房劳而虚者，忧怒而虚者，极意贪求而虚者，强力动劳而虚者，大醉过饱而虚者，皆因气弱而涩，血少而浊，生疽固是难治之病，若大腑秘而稍安谷食，肯守戒律，甘心澹味者，犹为可治，但费补工夫耳。苟因旬日、半月，大便秘实，不知其气不降也，便以为实而行大黄，些少寒热，不知其血气不和也，便以为有外感而行表散，如此害人甚速。

仲景云：疮家虽身[1]疼痛，不可发汗，汗之则痉。发汗为大汗出，非谓诸托里之药，轻轻表散也。

[丹] 排脓内补十宣散，若用之于些少痈疽与冬月，尽可助内托之功，若于冬月肿疡用之，亦可转重就轻，移深为浅，若溃疡与夏月用之，其桂、朴之温散，佐以防风、白芷，吾恐虽有参、芪，难为倚仗。比见世人用此方者，不分痈疽冬夏，无经络无先后，如盲人骑瞎马，半

---

① 身：原作“不”，据《金匮要略》改。

夜临深池危哉！又云：内补十宣散，泻卫燥血药太多，止可用于轻小证候，虚之甚者，恐难倚仗。

《精要》云：内托散一日至三日之内，进十数服，治毒气攻冲脏腑，名护心散，此方专为服丹石而发疽者，若不因丹石而发，恐非必用之剂，若夫年老者，病深者，证备者，体重者，绿豆虽补，将有不胜重任之患矣。

［丹］　夫外施敷贴，正与发表之意同。经曰：发表不远热。大凡气得热则散，冷则敛。向见郑经历，性嗜酒与煎煿，年五十馀，忽春末夏初，在额丝竹空穴，涌出一角，长短大小，如鸡距稍坚。求予治。予曰：此非膏粱所致而何？宜断厚味，先解食毒。针灸以开泄壅滞，未易治也，此少阳经所过，气多血少者。郑以惮烦，召他医以大黄、朴硝、脑子等，冷药罨之。一夕，豁开如酱蚶，径三寸，一二日后，血自蚶中溅出，高数尺而死。此冷药外逼，热郁不得发，宜其发之暴如此也。李世英：疽不热不痛属阴，切不可用冷药敷贴，恐逼毒气入内。

［薛］　《内经》云：五脏不和，九窍不通，六腑不和，留结为痈。又云：形伤痛，气伤肿。此则脏腑不和，疮发于外也明矣。涂贴寒凉，岂能调和脏腑，宜通气血耶！设使肿痛热渴，脉滑数而有力属纯阳，宜内用济阴丹，外用益阳散，则热毒自解，瘀滞自散。若似肿非肿，似痛非痛，似溃不溃，似赤不赤，脉洪数而无力，属半阳半阴，宜内用冲和汤，外用阴阳散，则气血自和，瘀滞自消。若微肿微痛，或色黯不痛，或坚硬不溃，脉洪大按之微细软弱，属纯阴，宜内服回阳汤，外敷抑阴散，则脾胃自健，阳气自回。丹溪先生云：敷贴之剂，应酬轻小热证耳，若不辨其阴证、阳证之所由分，而妄敷寒凉之剂，迷塞腠理，凝滞气血，毒反内攻，而肉反死矣。况运气得寒而不健，瘀血得寒而不散，瘀肉得寒而不溃，新肉得寒而不生，治者审焉。

蜞针法：谓开门放毒以为要捷，恐可施于轻小证候耳。愚谓蜞之所吮，止肤间恶血，若积毒于脏腑者，徒竭之于外，而不及于里，恐未为得。往见张兄之子，甫二岁，遍身赤疹如霞片，予向见其母久病痁，谓毒热在血所成者。张曰：谁不因母血所成，何谓毒热之血？予曰：其母虽痁，食肉如平时，肉性热与宿痰之热相搏，非毒欤？张不之信，自取五六大蜞，吮其血，疹顿消，乳食起居如旧，予曰：非其治也，未可以为喜！张怒，越二三日，大发热而暴死，非竭之于外，血去而气不能独居乎。

薛氏论，见前内消条。

［薛］　用药之法如执权衡，当察病势轻重，邪畜表里，疮毒肿溃，元气虚实，若不详究其因，率尔投治，实实虚虚，七恶之祸，不能免矣，治者审之。吴庠，盛原博，掌后患疔，红丝至腕，恶寒发热，势属表证，与夺命丹一服，红丝顿消，又用和解之剂，大势已退，彼别服败毒药，发热口干，红丝仍见，脉浮大而虚，此气血受伤而然，以补中益气汤主之而愈。盖夺命败毒性尤猛烈，疮邪已散而复用之，是诛伐太过，失《内经》之旨矣。　一儒者，元气素弱，予补其气血出脓而愈，后因劳役疮痕作痒，乃别服败毒药一剂，以致口噤舌强，手足搐搦，痰涎上涌，自汗不止，此气血伤而发痉也，用十全大补加附子一钱，灌服而苏。　一男子患疔，服夺命丹，汗不止而疮不痛，热不止而便不利，此汗多亡阳，毒气盛而真气伤矣。用参、芪、归、术、芍药、防风、五味二剂，诸证悉愈，惟以小便不利

为忧。予曰：汗出不宜利小便，汗既止阳气复而自利矣。仍用前药去防风，加麦门，倍用当归、黄芪四剂，便行疮溃而愈。

东垣曰：疮疡食肉，乃自弃也。疮疡乃营气而作，今反补之，自弃何异，虽用药治，不能愈也。《精要》曰：羊、鸡、牛、鹅、鱼、面、煎煿炒炙、酒等味，犯之必发热，用栀子黄芩汤最效。丹溪曰：栀、芩、苦参、犀角，佐辅人参，固可解食毒之热，若寒月与虚人，宁无加减乎！《内经》谓，膏粱之变，足生大疔，此言疮疽之因也，禁戒厚味，恐其引起宿火之热，此诚富贵豢养口腹者，所当谨。若素贫者大不然矣。予治一人，背痈径尺，穴深而黑，家贫得此，急作参芪归术膏，多肉馄饨与之而安，多肉馄饨，补气之有益者也。

肿　疡　十六

痈疽，初发壅肿而未见脓者也。《集验》论疮疡之法，其名有三：曰疖，曰痈，曰疽。疖者，初生突起，浮赤而无根脚，肿见于皮肤间，止阔一二寸，有少疼痛，数日后则微软，薄皮剥起，始出清水，后自破脓出，如不破，用替针丸、拔毒膏贴之，脓出即愈。痈者，初生红肿，突起无头，便用火针针之即散，不散针侵根脚，阔三四寸，发热恶寒，烦渴，或不发热，抽掣疼痛，四五日后，按之微软，此证毒气浮浅，春夏宜用防风败毒散，加葱头、姜、枣煎服，秋冬去姜、枣、葱头，加木香。身半已上加栝蒌，身半已下宜加射干，治早者即散。或用追毒丸、返魂丹、复元通气散微利之。脓成用铍针破开，或用替针丸咬开。又一等皮色不变，但略微肿，肌肉内痛，夜间痛甚，发热恶寒，烦渴，此热毒深，亦名为疽，谓其能伤筋脉骨髓也。日久按之，心中微软，脓成后用火烙烙开，以决大脓，外用拔毒乳香膏贴之，宜服内托之药。初发，急用大针于肿硬处针之则散。疽者，初生白粒如粟米大，便觉痒痛，触著其痛应心，此疽始发之兆也。急用火针于白粒上针开，或误触破，或入汤，便觉微赤肿痛，三四日后不散，根脚赤晕展开，须详看之，方见其晕阔狭，如阔四五寸左右，浑身发壮热，微渴，疮上亦热，此疽也。用火针于初起白粒上，刺入一寸馀，径寸之间，四边刺四处，便用四味紫葛汤淋洗，一日夜共五六次洗之，洗了以软帛拭干，看疽上或有渐生白粒，如黍米或多或少，可用银篦儿挑去，勿令见血，或有少血亦不妨，不见血尤妙。却用老皮散敷之，用凉水调大铁箍散围贴，却留疮口，疮口处，用水调正铁箍散贴之，未可用膏药。如再要洗，须先去围药令净，然后洗之，一次洗，一次点检，疽上渐生白粒，有则如前挑之，六七日疮头无数如蜂房，脓不肯出，仍淋洗、围贴，冬月用五香连翘汤，大黄一味随虚实加减；夏秋用黄连羌活散，春末夏初用防风败毒散，加葱白、枣煎服，秋去之加木香。若形气实，脉洪滑有力，痛肿焮开，壮热便闭，于五利大黄汤、漏芦汤、返魂丹、追毒丸、复元通气散，选一药以通利之。若大便润，便止药，四十岁已前可用之，虚弱年老之人，虽有便闭之证，须慎之勿令过也。疮热晕赤焮开围贴，如赤晕收敛，却再换铁箍散，不及用火针，证七八日后，中间初起白粒处，此窍已溃通内大脓，可用皮纸捻小纸纴，捻入窍中令透，渐渐流出，可不用针砭。如要脓透，必以大针刺开，或周围四五处，其窍四边如蜂房处，脓不肯出，用正铁箍散香油调贴。一证初生白粒，误触后，便觉情怀不舒畅，背上沉重，如负五七斤米样，身体烦疼，胸膈痞闷而躁，饮食无味，怕闻食气，所谓外如麻，里如瓜者，疽毒深恶，内连腑脏也。三五日内，皆可用烙，于中间左右上下，令毒气通畅后，脓从诸窍而出。五六日不散，疽顶生白粒如椒者，数日后渐生多，间有大如蜂房、莲子者，指捺有脓血而不流，时有清水流出，微肿不突，根脚红晕，渐渐展开，或痒痛，或不痛，或根脚晕紫赤，焮开至七八寸，疽不甚热，此证甚重，用紫葛汤加米醋一盏淋洗，可使红活，如法去白粒，敷老皮散，围大铁箍散，疮口涂正铁箍散，每用前法，如得根脚红晕，收疽突，此药力到，变重为轻。如起第一颗顶上白粒，虽有脓而纴引不透，按之犹硬，或渐不疼，便宜用火烙开透。若根脚仍旧紫黑，疮反陷下如牛项之皮，渐变黑色，肌骨腐溃，恍惚沉重，用拔毒乳香膏，贴四边，仍用大铁箍散围，却用猪蹄汤洗，此数项变证必多，又宜随证调理，脉若虚弱，便用大料人参、当归，浓汤调解毒行经之药。凡痈疽必服万全散，夏月用桃红散，服以护心。若见脓之后，当以溃疡法调理。按《集验》治法，未可尽据为准绳，更当以后论为主，参酌诸方用之。

大法肿高焮痛，脉浮者邪在表也，宜托之，如内托复煎散。肿硬痛深，脉沉者邪在内也，宜下之，如黄连内疏汤、仙方活命饮、苦参丸。外无焮肿，内则便利调和者，邪在经络也，宜调和荣卫，如托里荣卫汤，白芷、升麻辈。焮痛躁烦，或咽干作渴者，宜降火，如黄连解毒汤。焮痛发热，或拘急，或头痛者，邪在表也，宜散之，如荆防败毒散、人参败毒散辈。大痛或不痛者，邪气实也，隔蒜灸之，更用解毒如仙方活命饮。烦躁饮冷，焮痛，脉数者，邪在上也，宜清之，如清凉饮，或金银花散。恶寒而不溃者，气实兼寒邪也，宜宣而补之，如十宣散。焮痛发热汗多，大渴便秘，谵语者，结阳证也，宜下之，如黄连内疏汤、破棺丹辈。不作脓或熟而不溃者，虚也，宜补之，如补中益气汤、八物汤、十全大补汤辈。焮痛或不痛，及麻木者，邪气盛也，隔蒜灸之。肿痛或不作脓者，邪气凝结也，宜解之，如仙方活命饮。肿痛饮冷，发热睡语者，火也，宜清之，如清心汤，或防风通圣散加黄连。不作脓，或不溃及不敛者，阳气虚也，宜补之，如托里消毒散。

洁古云：疮疡者，火之属，须分内外。若其脉沉实当先疏其内，以绝其原也。其脉浮大，当先托里，恐邪气入内也。有内外之中者，邪气至甚，遏绝经络，故发痈肿。经曰：荣气不从，逆于肉理，乃生痈肿。此因失托里，及失疏通，又失和荣卫也。治疮之大要，须明托里、疏通、行荣卫三法。托里者，治其外之内；流通者，治其内之外；行荣卫者，治其中也。内之外者，其脉沉实，发热烦躁，外无焮赤痛甚，邪气深于内也，故先疏通脏腑，以绝其原内疏黄连汤。外之内者，其脉浮数，焮肿在外，形证外显，恐邪气极而内行，故先托里以防其干也内托复煎散。内外之中者，外无焮恶之气，内亦脏腑宣通，知其在经，当和荣卫也当归黄芪汤。用此三法之后，虽未瘥必无变证，亦可使邪气峻减，而易痊也。东垣云：疮疽之发，其受之有内外之别，治之有寒温之异。受之外者，法当托里以温剂，反用寒药，则是皮毛始受之邪，引入骨髓；受之内者，法当疏利以寒剂，反用温剂托裹，则是骨髓之病，上彻皮毛，表里通溃，共为一疮，助邪为毒，苦楚百倍，轻则危殆，重则死矣。予闻洁古云，疮疡之生也，表里不同，或攻或发，少有差舛、变证，随能杀人，甚于伤寒也。针灸施治，各随其宜。所用之药，又当明入五脏君臣，是其法也。

内疏黄连汤　治呕哕心逆，发热而烦，脉沉而实，肿硬木闷，而皮色不变色，根系深大，病远在内，脏腑秘涩，当急疏利之。

黄连　芍药　当归　槟榔　木香　黄芩　栀子　薄荷　桔梗　甘草各一两　连翘二两

上除槟榔、木香为末外，并锉。每服一两，水一盏半，煎一盏。先吃一二服，次每服加大黄一钱，再加二钱，以利为度。如有热证，止服黄连汤，大便秘涩加大黄。如无热证，止用复煎散，时时呷之，如此内外皆通，荣卫和调，则经络自不遏绝矣。

内托复煎散　治肿焮于外，根盘不深，形证在表，其脉浮，痛在皮内，恐邪气盛则必侵于内，急须内托以救其里。

地骨皮　黄芪　防风各二两　芍药　黄芩　白术　茯苓　人参　甘草　当归　防己各一两　桂五钱

上㕮咀。先将苍术一斤，用水五升，煎至三升，去苍术滓。入前药十二味，再煎至三四盏，绞取清汁，作三四服，终日服之。又煎苍术滓为汤，去滓，再依前煎十二味药滓，服之。此除湿散郁热，使胃气和平，如或未已，再作半料服之。若大便秘及烦热，少服黄连汤。如微利，烦热已退，却服复煎散半料，如此使荣卫俱行，邪气不能内侵也。

当归黄芪汤　治疮疡脏腑已行，而痛不可忍者。

当归　黄芪　地黄　川芎　地骨皮　芍药各半钱

上㕮咀，水煎服。如发热，加黄芩。如烦躁不能睡卧者，加栀子。如呕，则是湿气侵胃，倍加白术。右三方，乃易水师弟治疮之三法，今特列于篇首，而以古今诸方胪列于后，临病之工详审脉证而施用之，庶乎可以无失矣。

发　表

《内经》曰：汗之则疮已。东垣云：东南二方者，在人则为丙，小肠热甲胆风，小肠与胆，皆居其下，其性炎上，其疮外有六经之形证，内无便溺之阻隔，饮食如故，清便自调，知不在里，非疽疮也，止痈疖也。小则为疖，大则为痈，其邪所受于下，风湿之地气，自外而来侵加于身者也。经云：营气不从，逆于肉理，乃生痈肿。诸痛痒疮，皆属心火。此疮自外而入，是丙小肠左边，入于胆作痛而非痒也。此二方皆主血，血为病必痛。此元气不足，营气逆行，其疮初出，未有传变，在于肌肉之上，皮毛之间，只于风热，六经所行经络地分出矣。宜泻其风湿热，医者只知阴覆其阳则汗也。此宜发汗者，乃湿热郁其手足少阳，致血脉凝逆，使荣卫周身元气消弱也。其风热郁滞于下，其面色必赫赤而肿，微黯色，东方青，埋没之色也。风木之性上冲，颜必忿色，其人多怒，其疮之色亦赫赤肿硬，微带黯色，其疮之形势，亦奋然高起，结硬而作痛也，其脉止在左手，左手主表，左寸外洪缓，左关洪缓而弦，是客邪在于血脉之上，皮肤之间，宜急发其汗而通其荣卫，则邪气去矣。以托里荣行汤主之。刘宗厚曰：前论大要三法即此。疮宜汗之，及先托里，恐邪气入内，言外因也。宜先疏内，以绝其源，言内因也。当和荣卫，谓不内外因之证也。故疮之发于皮表者，因大略言汗，其汗下和之间，然亦有外治之次第焉。如郭氏治验云：一妇人五十九岁，右耳下天容穴间，患一疔疮，其头黑大靥，四边泡起，黄水时流，浑身麻木，发热谵语，时时昏沉，六脉浮洪，用乌金散汗之。就以铍针，先刺疮心不痛，周遭再刺十馀下，紫黑血出，方知疼痛，就以寸金锭子，纴入疮内，外用提丁锭子，放于疮上，膏药贴护，次日汗后，精神微爽，却用破棺丹下之，病即定，其疗溃动。后用守效散贴涂，红玉锭子纴之，八日其疔自出矣。兹所谓审脉证汗下之间，外治次第如此。殊胜不察脉证，但见发热谵语，便投凉剂与下，或兼以香窜之药，遂致误人者远矣。

丹溪曰：痈疽因积毒在脏腑，非一朝夕，今发于外宜以标本为治，当先助气壮胃，使根本坚固，而以行经活血为佐，参以经络、时令，使毒气外发，此正仲景解表用麻黄、桂枝之意。施治之早，可以内消，此乃内托之本意也。

托里荣卫汤 治痈疽疔肿，及无名肿毒。

桂枝七分 人参 黄芪 红花 苍术 柴胡 连翘 当归身 羌活 黄芩 防风 甘草炙。各一钱

上作一服，水一盅、酒一盅，煎至一盅，食前服。

加味当归饮子 治诸疮疡，诸痛痒疮皆属心火。火郁则发之。

当归 生地黄 升麻各五钱 防风二钱五分 荆芥穗 何首乌各二钱 柴胡 白芍药 川芎 羌活 黄芪各二钱 红花 苏木 甘草各一钱

上㕮咀，每服五钱。水二盏，生姜三片，煎至八分。食远服。沐浴取微汗效速，使血气通和，服之应效。

人参败毒散

人参 独活 柴胡 桔梗炒 羌活 枳壳麸炒 茯苓 川芎 前胡 甘草各一钱

作一剂。水二盅，姜三片，煎一盅。服后服内托复煎散。

郭氏神效乌金散 治痈疽、疔肿、时毒、附骨疽、诸恶疮等证。若疮黑陷如石坚，四肢冷，脉细，或时昏昧、谵语、循衣、烦渴，危笃者，服此汗之疮起。

苍耳头端午日午时收 小草乌头 火麻头火日收 木贼去节 蛤蟆头 桦皮节酥炙 麻黄去根、节

上晒干，各等分。同入瓷器内，盐泥固济，炭火内从早煅至申分，如黑煤色为度，碾为末。每服二钱，病重者三钱，用热酒调下；未汗再一服，如汗干，却服解毒疏利之药。如修合此药，必选天晴、好日，于静室中，勿令鸡犬、猫畜，及阴人见也。又名首功玄黑散。

夺命丹 治诸般肿毒、疔疽、恶疮。

蟾酥 轻粉各五分 朱砂三钱 白矾枯 寒水石 铜绿各一钱 蜗牛三十一粒，另研 乳香 没药 麝香一钱

上件为细末。将蜗牛另碾一处丸，如丸不就，用好酒糊为丸，如绿豆大。每服一丸，生葱三五茎，嚼极烂，吐于手心，包药在内，热酒和葱送下，如重车行五七里，汗出为效。重者，再服一二丸。

蟾酥丸 治疔黄，一切恶疮。

川乌 莲花蕊 朱砂各一钱半 乳香 没药各二钱 轻粉 蟾酥各一钱 麝香五分

上为细末，糊为丸，豌豆大。每服一丸，病重者二丸。依前法服，取汗。

上三方，郭氏称为首药，皆主乎发散。首出太阳例，后二方出少阴例，然皆劫剂也，智者当较轻重阴阳之分，取择用之。

寸金丹 二名返魂丹，三名再生圆，四名追命丹，五名延寿圆，六名来苏圆，七名知命圆，八名得道圆，非人勿示此

方。若有人患疮，身未烂者，与三圆服之，咽下便活。如口噤，但斡开牙关，研化三圆，灌下喉中立生。此方治发背、脑疽、痈肿、偏身附骨肿痛。先觉时饮水，口中烦渴发热，四肢沉重，体壮热。

麝香一分　南乳香　乌金石　轻粉　雄黄　狗宝　没药各一钱　蟾酥二钱　粉霜　黄蜡各三钱　硇砂五钱　鲤鱼胆　狗胆各一个，干用　金头蜈蚣七条，全者，酥炙黄色　头首男孩儿乳一合

上件为细末，除黄蜡、乳汁二味，熬成膏子，同和丸如绿豆大；小儿丸如芥子大。每服一丸，病重者，加三丸，白丁香七个。研烂，新汲水调送下，用衣服盖之睡，勿令透风，汗出为度。大段疼痛，如无头疮肿，不过三服立效。服药后吃白粥、瓜齑，就睡大妙。

乌金散　治疔毒肿痛。

牙皂四分　人言制　蟾酥　麝香各五分　血馀煅过　蛇蜕煅过　蜂房煅。各一钱　蝉蜕酒洗　血竭　乳香炙　僵蚕炒去丝。各二钱　辰砂研，水飞　雄黄　穿山甲炙黄。各二钱五分　全蝎三钱，汤泡七次　天龙四钱，酒炙去头足　川乌尖　没药炙

上各为细末，称准分两，和匀。每服三分，赤砂糖调葱头酒送下，取汗为度。

胜金丹　治症同前。

麝香　白砒制各五分　蟾酥一钱　雄黄　辰砂　乳香　没药　血竭各一钱五分　全蝎泡，炙

上为细末，炙和匀。服法同前。

夺命丹　治证同前。

轻粉　麝香　白砒制。各五分　白矾煅　辰砂为衣　血竭各一钱　蟾酥干者二钱，酒化入药　铜绿　寒水石煅　乳香　没药　雄黄各二钱　蜗牛二十一个，连壳

上为末。先将蜗牛研烂如泥，匀和前药为丸，如绿豆大。如丸不就，加好酒打三五百下。每服二三丸，先用葱白三寸与病者嚼烂，吐于男左女右手心，将药丸裹入葱白，用无灰酒三四盏，温热送下，被盖取汗为度。重者不过三服。

上自乌金散以下，皆治毒疮初发，憎寒壮热面赤，身拘急疼痛者，取汗之峻剂。东垣虽左袒汗而托里荣卫，一方则固。丹溪所谓，助气壮胃，使根本坚固，而以行经活血为佐者也，与乌金、夺命之取汗异矣。当归饮子亦同此意，而微有气血温凉之分焉，故与败毒散同列为发表之方。而后所列东垣分经诸方，则正丹溪所云云，虽曰解表，不以取汗为功，尤可师法，学者详之。

［垣］　通父家翟梗，于尻臀上足太阳经生痈，坚硬肿痛大作，左右尺脉俱紧，按之无力。

内托羌活汤

羌活　黄柏酒洗。各二钱　防风　藁本　连翘　当归各一钱　肉桂三分　甘草炙　苍术　陈皮各五分　黄芪一钱五分

上作一服，酒二大盏，水一大盏，煎至一盏。去渣，热服空心。以夹被盖覆其痈，使药行罢去之，一服愈。

［丹］　王姑丈七十馀，患项疽，脉实而稍大，此因忧闷而生，太阳经治之。

归头二钱　黄柏一钱半，酒　黄芪　羌活　地黄酒　黄芩酒炒　桔梗一钱　黄连酒炒　连翘　防风　甘草生　人参　陈皮　防己　泽泻五分

白水煎服。

净腋汤　治皮肤痒，腋下疮，背上疮，耳聋耳鸣。

麻黄　草蔻　防风　柴胡　黄芩酒　苍术各一钱　桂枝　羌活各二钱　桔梗　甘草　生地各五分　当归梢七分　红花少许　升麻半分　连翘一钱半

上锉如麻豆大，都作一服。水二大

盏，煎至一盏，去渣，稍热服。

尹老，家素贫寒，形志皆苦，于手阳明经分出痈，第四日忽肿，幼有癞疝，其臂外皆肿痛，先肿在阳明。左右寸皆短，中得之俱弦，按之洪缓有力，此痈得自八风之变，以脉断之，邪气在表，然其证大小便如故，饮食如常，腹中和，口知味，知不在里也，不恶风寒，止热躁，脉不浮，知不在表也，表里既和，知邪止在经脉之中，凝滞为痈，出身半已上，风从上受之也，故与却寒邪，和经脉中气血，使无凝滞也。

白芷升麻汤

白芷七分　升麻　桔梗各五分　甘草炙　黄芩生　归梢　生地各一钱　酒黄芩　黄芪　连翘各二钱　中桂少　红花少

上水酒各一盏，同煎至一盏。临卧热服，一服愈。此证虽曰经脉之中，然得之自八风之变，其药制度皆发表之意。

妇人两乳间出黑头疮，疮顶陷下，作黑眼子，其脉弦洪，按之细小。

升麻　连翘　葛根各一钱半　肉桂三分　黄芪　归身　甘草炙。各一钱　黍粘子五分　黄柏二钱

上作一服。水一盏，酒半盏，煎至一盏，二服愈。

［罗］　汗之则疮已。丁巳年，委予从军。回住曹州，有赵同知舅，经历。病头面赤肿，耳前后尤甚，疼痛不可忍，发热恶寒，牙关紧急，涕唾稠粘，饮食难下，不得安卧。一疡医，肿上砭刺四五百馀针，肿赤不减，其痛益甚，不知所由然。予往诊视，其脉浮紧，按之洪缓，此寒覆皮毛，郁遏经络，热不得升，聚而赤肿。经云：天寒地冻，则水冰。人气在中，皮肤致，腠理闭，汗不出，血气强，内坚涩，当是之时，善行水者不能注冰，善穿地者不能凿冻，善用针者亦不能取四厥，必待天温冰释，冻解而水可行，地可穿，人脉亦犹是也。又曰：冬月闭藏，水冰地坼，故用药多而少针石也，宜以苦温之剂，温经散寒则已，所谓寒致腠理，以苦发之，以辛散之也，宜以托里温经汤。麻黄苦温发之者也，故以为君①；防风辛温散之者也，升麻苦平、葛根甘平解肌出汗，专治阳明经中之邪，故以为臣；血流而不行者则痛，以香白芷、归身辛温，以破血散滞；湿热则肿，苍术苦甘温，体轻浮，力雄壮，能泄皮肤腠间湿热；人参、甘草甘温，白芍药酸微寒，调中益气，使托其里也，故以为佐。各锉如麻豆大，同秤水煮饵之，以薄衣覆其首②，以厚被覆其身，且卧于暖处，则经血温，腠理开，寒乃散，阳气伸，大汗出，肿减八九；再服去麻黄、防风，加连翘、黍粘子，痛肿悉去，经言汗出则疮已，信哉。

托里温经汤　治寒覆皮毛，郁遏经络，不得伸越，热伏荣中，聚而赤肿，痛不可忍，恶寒发热，或相引肢体疼痛。

麻黄去根、节　白芷　当归各二钱　防风去芦　葛根各三钱　升麻四钱　甘草炙　白芍药各一钱半　人参　苍术各一钱

上锉如麻豆大。每服秤一两，水二盏，先煮麻黄令沸熟去沫，再下馀药，同煎至一盏，去渣。大温服讫，卧于暖处，即以绵衣覆之，得汗而散。

［垣］　蒲津，王世祥，年七十。感寒湿地气，二月间得附骨痈，于左腿外侧足少阳之分，少侵足阳明分，阔六七寸，长一小尺，坚硬漫肿，不辨肉色皮泽，深以指按，至骨大痛，又行步作痛，与药下咽，疼痛立止，二日后柔软而肿消矣。

内托黄芪酒煎汤

① 故以为君：原脱，据《卫生宝鉴》补。
② 首：原作“手”，据《卫生宝鉴》改。

柴胡 黍粘子各钱半 连翘 肉桂各一钱 黄芪 当归梢各二钱 黄柏 甘草炙。各五分 升麻七分

作一帖。好酒一盏半，煎至一盏，大温空心食消尽服之，少时以早膳压之，使不令大热上攻，犯上中二焦也。

贾德茂男，十岁。四月天气大热，于左足大腿近膝股内，足厥阴肝之经，少侵足太阴脾之经分，出附骨疽，不辨肉色，漫肿，皮泽木硬，痛势甚大，其脉在三部细弦，按之洪缓，略有力。

内托黄芪柴胡汤

黄芪二钱 柴胡梢一钱 羌活五分 连翘一钱二分 肉桂三分 土瓜根酒制，一钱 生地一钱 黄柏酒洗，三分 当归尾七分半

上作一服。酒一盏，水三盏，煎至一盏。空心热服，一服愈。

上方皆东垣及罗谦甫、丹溪随痈疽所发分野制之也，其方皆以发表为先，不过一二服而愈。如痈疽发在太阳经分野，必用防风、羌活；阳明经分野，必用香白芷、升麻；少阳经分野，必用柴胡；太阴经分野，必用芍药、升麻；少阴经分野，必用独活；厥阴经分野，必用青皮、柴胡，皆以桂佐之。身半已下者，必用酒、水多，熟煎之，空心服，使药下行，身半已上者，必用酒、水少，带生煎之，临卧服，使药上行。脉细小无力，必于本经药中加辛热剂，脉洪大有力，必于本经药中加苦寒剂。随证加减，活泼泼地，其效如神，真良医也。

辛凉解表

脉有力而数者，春夏者宜之。其药则前条东垣、谦甫、丹溪诸方除托里温经汤皆是也。

[丹] 吕孺人，恶寒发热，腹上有小疽，此血少有热，与此药。

白术 川芎三钱 赤芍药 连翘二钱半 陈皮 黄芩 防风二钱 木通一钱半 甘草五分 分五帖，水煎服。

又治一好酒老媪脑疽，脉弦紧急且涩，用大黄，酒煨，细切，酒拌炒为末，又酒拌炒人参，入姜煎调一钱重，过两时再与，得睡而上半身汗，睡觉病已，亦辛凉解表之意。

当归拈痛汤 治一切风湿热毒，浸淫疮疡，下注湿毒，脚膝生疮赤肿，里外兼疮，脓水不绝，或痒或痛，脉沉紧实数动滑者，并宜服之。

羌活 人参 苦参酒制 升麻 葛根 苍术各二钱 甘草炙 黄芩酒制 茵陈叶酒炒，半两 防风 当归身 泽泻 知母酒制 猪苓各三钱 白术一钱半

上㕮咀，每服一两。水煎空心服，临睡再服之。

按：此足太阳、阳明、三阴药也，东垣本处为治脚气湿热之剂，然世人用治已上诸疮甚验故录之。

缩毒金粉散《鬼遗》 治但疼痛，不急胀。

干葛 甘草 郁金 川芎 瓜蒌根 白芷各等分

上并生为末。每服一钱，温酒入蜜调下，不拘时。此药大散五脏积毒凝滞，日三服。

复煎散 治痈疽，发背。

黄柏 黄芩 黄连 知母 生地黄酒洗。各一钱 防己 山栀 羌活 黄芪 麦门冬 甘草炙 独活 人参各半钱 当归尾二钱 陈皮 防风梢 甘草梢生 苏木 当归身 五味子 猪苓 藁本 连翘 桔梗各一钱半

上㕮咀，每服四钱。水一盏，煎至七分，去滓，随证上下食前后服。

羌活当归汤脑疽。 黄柏当归汤发

背。　黄连消毒饮脑疽。　内托升麻汤乳痈。　散肿溃坚汤　升麻调经汤并瘰疬。　东垣连羌散坚汤　消肿汤并马刀。　柴胡通经汤马刀。　郭氏升麻牛蒡子散时毒。　中和汤时毒。

辛平解表

不寒不热，半阴半阳者，宜之。

良方升麻和气饮　治疮肿、疖疥、痒痛。

甘草　陈皮各一两半　芍药七钱半　大黄半两，煨　干葛　苍术　桔梗　升麻各一两　当归　茯苓　白芷各二两　干姜　枳壳各半钱　《三因方》有厚朴半钱

上㕮咀，每服一两，水煎。

按：此手足太阴、阳明经药也，五积散加减法，世俗多用之，故收入。盖欲燥脾胃胜湿和气，为治疮之剂，然临证而不通变，恐未合宜也。

加味当归饮子见前。

圣济总录金针散　治发背，诸疮肿。

皂角针春取一半新，采一半黑者

上一味不拘多少，晒干为末。食后，酒调二三钱服。

按：丹溪曰：此药治痈疽，已破未破皆用，直领到溃处，谓当入群队中用也。

辛温解表

脉无力而缓者，秋冬者，宜之。

精要十宣散

人参　当归　黄芪各二两　川芎　防风　厚朴　桔梗　官桂　甘草　白芷各一两

上为细末。每服二钱，加至六钱止。热酒调下，日数服以多为妙。不饮酒者，用木香浓煎汤下，然不若酒力之胜也。许学士云：此方得于都下异人，济苦者不可胜数。陈无择谓：此药在第四节服者非也，早服中病者，必消散。

《卫生宝鉴》曰：诸痛痒疮疡，皆属心火，言其常也。如疮盛形羸，邪高痛下，始热终寒，此反常也，固当察时下之宜而权治。故曰，经者常也，法者用也，医者意也，随其宜治之，可收十全之功矣。故此方用之于痈疽初发，或已发，或内托。然疮证脉缓涩，或身倦恶寒热少，脉弦或紧细者，宜用之，散风寒助阳之剂也，表里气血之药。若施之于积热焮毒，更不分经络、时宜，不能无误也。

丹溪曰：《精要》谓，排脓内补十宣散，治未成者速散，已成者速溃，诚哉是言也。若用之于些小痈疮，与冬月时令，尽收内托之功；若于冬月肿疡用之，亦可转重就轻，移深为浅。若溃疡于夏月用之，其桂、朴之温散，佐以防风、白芷，吾恐虽有参、芪，难为倚仗。比见世人用此者，不分痈疽、冬夏，无经络，无前后，如盲人骑瞎马，夜半临深池，危哉。

十六味流气饮　治无名恶肿，痈疽等证。

川芎　当归　芍药　防风　人参　木香　黄芪　官桂　桔梗　白芷　槟榔　厚朴　乌药　甘草　紫苏　枳壳

上㕮咀，水煎服。

按：此表里气血药也，复以疏风助阳之剂，世俗多用之，故收入。非脉之洪缓、沉迟、紧细者，不宜用此。每见外科诸家载此，往往不分经络、脉证，不具时宜，但云化毒消肿。有云不退者，加以补气血之药。盖又使人不能无疑也，用者当触类而长之。

凡治疮疡，不审元气虚实，病在表里，便服败毒、流气等药，必有失误。盖败毒散发表药也，果有表症，止宜一二服，多则元气损，毒愈盛，虽有人参亦莫能补。流气饮耗血药也，果气结胸满，只

宜二三服，多则血反致败，虽有芎归亦难倚仗。丹溪曰：此不系膏粱丹毒之变，因虚劳气郁所致也。

千金托里散 治一切疮肿、发背、疔疮。

黄芪一两半 厚朴 防风 桔梗各二两 连翘二两二钱 木香 没药各三钱 乳香二钱 当归半两 川芎 白芷 芍药 官桂 人参 甘草各一两

上为细末。每服三钱，酒一大盏，煎三二沸，和滓温服。

辛热解表

脉无力而迟者，阴证者，大寒之时者宜之。

托毒散《鬼遗》 治痈疽初起，高肿发痛不定，喘息气粗。

附子一枚，炮，去皮尖 当归 麻黄 甘草 官桂 川芎 羌活 石韦 龙胆草

上九味等分为末。每服二钱，水一大盏，姜三片，盐少许，同煎。

丹溪治一男子，年五十馀，形实色黑，背生红肿近胛骨下，痛甚，脉数而洪紧，食亦呕，正冬月。与麻黄桂枝汤，加酒黄柏、生附子、栝蒌子、甘草节、羌活、青皮、人参、黄芪、半夏、生姜，六帖而消，此非内托之意欤。

攻里

内疏黄连汤方见前。

圣济射干汤 治痈疽发背，诸疮肿痛，脉洪实数者。

射干 犀角 升麻 玄参 黄芩 麦门冬 大黄各一两 山栀半两

上㕮咀。每服五钱，加竹叶、芒硝一钱，以利为度。

按：此足阳明、手太阴经药也。

托里散 治一切恶疮，发背、疔疽、便毒始发，脉洪弦实数，肿甚欲作脓者，三服消尽。

大黄 牡蛎 瓜蒌根 皂角针 朴硝 连翘各三钱 当归 金银花各一两 赤芍药 黄芩各二钱

为粗末。每半两，水酒各半，煎服。

按：此足厥阴、太阴、阳明经药也。

破棺丹 治诸热肿，一切风热疮症，发热多汗，大渴便秘，谵语，结阳之证。

大黄二两半，半生半熟 芒硝 甘草各二两

上为末，炼蜜丸如弹子大。每服半丸，病重一丸至二丸，食后，童便入酒半盏化服，或白汤合酒化服。

按：此仲景正阳阳明经药也。

泻心汤 治疮毒痈肿，发躁烦渴，脉实洪数者。

大黄四两 黄连 山栀 漏芦 泽兰 连翘 黄芩 苏木各二两 犀角一两

上㕮咀，每服三五钱，水煎服。

按：此手少阴、太阴、少阳药也，出足阳明例。

清凉饮 治疮疡，烦躁饮冷，焮痛脉实，大便秘结，小便赤涩。

大黄炒 赤芍药 当归 甘草各二钱

上，水煎服。

精要漏芦汤

生黄芪 连翘 沉香 漏芦各一两 粉草半两 大黄一两

上为细末。每服二钱，姜枣汤调下。

内消升麻汤 治血气壮实，若患痈疽，大小便不通。

升麻 大黄各二两 黄芩一两半 枳实麸炒 当归 芍药 甘草炙。各一两

上㕮咀，水煎，食前服。

孙真人单煮大黄汤脉实沉而数，膏粱食肉之辈，大腑秘者，详审用之。

锦纹大黄酒洗，去皮

上一味，锉如麻豆大，水煮服。

宣毒散 治一切毒疮，其功不可尽述。

大黄煨 白芷各五钱

作一剂，水二盅，煎一盅，食前服。

［薛］按：此方乃宣通攻毒之剂，若脉沉实便秘者，乃毒在脏也，宜服之，以绝病源，其功甚大。或脏腑调和而脉不实，恐不可用。《医林集要》方，大黄一斤，白芷六两，为末。每服三钱，热酒调下，更用茶清，调搽患处，命名万金散，盖因其功而珍之也，当以水迭为丸，令可服。吴江，申佥宪兄，背患疽，木闷坚硬，脉沉实，乃毒在内，用一服，大小便下污物，再服而消，恐患者忽此二药，故以所尝治验者告之。

治背疮 荆芥穗、木鳖子肉、大黄、归头、甘草节，除荆芥穗为君外，馀各等分，酒水各一碗煎至七分，空心向东饮，即下积，与粥便止。若结成者，用川楝子七枚，烧灰酒下，次与十四枚，又次与廿一枚，三帖后，虽结亦小矣。陶氏。

内托散 治诸肿毒恶疮，一服立愈。

大黄 牡蛎各半两 瓜蒌二枚 甘草三钱

上剉。每服三钱，水一大碗，煎七分，去滓、温服。

秘传背疮方

大黄五钱 甘草节一钱 木鳖仁五枚

上先将甘草、木鳖锉碎，同酒水各半小碗，砂铫内，文武火熬数沸，后下大黄，煎至七分，去滓，盛瓷器内，以青布覆之，明星下露一宿，五更温服。打下脓血是验，却用生料四君子汤，煎服。

漏芦汤见四卷，股部，附骨疽条。

车螯散 治痈疽初发肿痛，或少年热盛发背等，急宜宣毒利下，热退为度，大人小儿，四季皆可服之。

紫背车螯一双，盐泥固济，火煅通红，地上出火毒用 轻粉 甘草各二钱 大黄五钱 黄芩 漏芦去须 瓜根各半两

上为末。每服二钱，薄荷汤下，速利，酒亦可。

内消丸《宝鉴》 治疮肿初生，及瘰疬结核，热毒郁滞，服之内消。

薄荷叶 皂角不蛀者，水煮至软，二味各半斤，煎膏 牵牛半斤，取头末 青皮 陈皮各一两 沉香半两 广莪炮 京三棱炮。各三钱

上为末，入牵牛头末，用煎膏和丸，如绿豆大。每服三十丸，煎连翘汤送下，食后。

神仙解毒万病丸又名追毒丸，一名玉枢丹 治一切毒，及菰子、鼠莽、菌蕈、金石，或吃疫死牛马、河豚等毒，或时行瘟疫、山岚、瘴疟，急喉闭，缠喉风，脾病、黄肿、赤眼，及冲冒寒暑，热毒上攻，或自缢，或溺水，或打扑伤损，痈疽发背，疮肿汤火，或蛇、虫、犬、鼠所伤，或中邪狂走，鬼胎鬼气，并宜服之。居家出入，不可无此药，真济世卫身之宝。毒药如岭南两广最多，若从宦于此，才觉意思不快，服之即安。彼涧有草，曰胡蔓草，又名断肠草，阴置水中饮之，即死。又有取毒蛇杀之，以草覆上，以水洒之，数日菌生其上，取为末，酒调以毒人，始亦无患，再饮酒即发，立死。其或淫妇，多与北人配合，北人回密与药，置食中，乃戒之曰：子某年来，若从其言，妇乃以药解之，过期则必死矣，名曰定年药。凡北人至彼方，亦宜知之，若觉中毒，四大不调，即便服此，况彼下药时，必于鸡豚等肉投之，后再食前物，必发其毒，急服此一锭，或吐，或利，随手便差。昔有一女子，久患劳瘵，为尸虫所噬，磨一锭服之，一时吐下小虫千馀条，后只服苏合香丸半月，遂如常。如牛马、

六畜中毒，亦以此药救之，无不效者。

文蛤三两，淡红黄色者，捶碎洗净，一名五倍子　山茨菇二两　续随子去壳研致，以纸包压去油，再研，一两　红芽大戟洗净，一两五钱　麝香三钱，研

上各另为细末，和匀，以糯米粥和合，于木臼中杵千馀下，每料分作四十锭，于端午、重阳、七夕合，如欲急用，辰日亦得。勿令妇人、孝服、不具足人，及鸡犬之类见之，合宜珍重，否则无效。如痈疽发背未破，用冷水磨涂痛处并服，良久，觉痒立消。阴阳二毒，伤寒心闷语狂，胸膈壅滞，邪毒未发，及瘟疫、山岚、瘴气，缠喉风，冷水入薄荷一叶，同研下。急中颠邪，喝叫乱走，鬼胎鬼气，并用暖无灰酒下。自缢或落水死，心头暖者，及惊死，鬼迷死，未隔宿者，并冷水磨灌下。蛇、犬、蜈蚣伤，并用冷水磨涂伤处，如腹胀或迷闷者，更宜服之。诸般疟疾，不问新久，临发时，煎桃、柳枝汤下。小儿急慢惊风，五疳八痢，蜜水、薄荷一叶，同磨下。牙关紧急，磨一锭外涂，内服量大小用之。牙痛酒磨涂及含少许吞下。汤火伤，东流水磨涂伤处。打扑伤损炒松节酒下。年深日久，头痛太阳疼，用酒入薄荷磨，纸花贴太阳穴上，并服之。诸般痫疾，口眼歪斜，眼目制眨，夜多唾涎，言语謇涩，卒中风口噤，牙关紧急，筋脉挛缩，骨节风肿，手脚疼痛，行步艰难，一应风气疼痛，并用酒磨下，有孕妇人不可服。

［薛］　治一妇人，腹内结块，久而不消，又一妇人，月经过期不至，腹内作痛，服破血行气之剂不效，服此并痊。一妇人，苦头风作晕数年，亦服之，吐痰碗许，遂不再发。一男子喉闭，水浆难下；一男子，缠喉风，痰涎壅盛；一妇人中风牙关紧急，痰涎涌出，遂服并愈。一男子，便毒坚硬；一男子，患痔未成脓，苦痛，大便俱难，各进一锭后，去二次，痛即止，不日而消。一男子，患发背疮头如粟，重如负石，内服外涂后，去三四次，每去肛门如炙，即日而瘳。三男子剥自死牛，即日遍身患紫泡，不计其数，已而俱愦，各灌一锭，吐泻而苏。一药不下者遂死。一小儿，昏愦六日不省；一小儿，惊风发搦，诸药不效，挖口灌之，并苏。一男子，中风，牙关紧急，口出涎水，亦灌之，寻愈。一女子，为邪所交，腹作痞，服之遂下恶物，其邪仍至，又服半锭，每夜更灸二三锭，使烟气盈屋，遂不再至。一家，患传尸劳，兄弟五人，已死者三人，有方士，令服此药，遂各进一锭，一下恶物如脓状；一下死虫如蛾形，俱获生。其人遂以此药，广济尸证，无不验者。余常用治一切杂病，及疮疽等毒，未成脓者甚效，其已成脓者，亦能杀大势。考其药品虽不言补，今羸瘦之人服之并效，诚神剂也。然以贾计之，用银三钱，药有七十锭，可救七十人，有力之家，当合之以济人。近人制此，往往加以原砂、雄黄，考之诸方，并无此味，余故不用，恐乱其真也，识者当自知之。

郭氏瑞效丸　治肠痈、胃痈内积，兼男子、妇人积聚证。

当归　京三棱　槟榔　木鳖子　穿山甲炒。各一两　牡蛎为末，炒山甲都用　连翘　枳壳炒。各一两半　硇砂焙　琥珀各一两　巴豆二十一粒，去油　麝香少许

上为末，酒糊为丸，桐子大。每服十丸至二三十丸，温酒下，临卧再服。如利动脏腑，减丸数，大小便有脓血出者，却用别药调治之。

万灵夺命丹郭氏，又名延寿济世膏　治一切疮肿疔疽，初起脉沉实，及服汗药后，毒气在里不尽者，宜此下之。

朱砂　盐花各二钱半　雄黄　明矾生用　枫香各二钱　赤石脂　黄丹　琥珀　轻粉各一钱半　麝香　片脑各一钱　巴豆去壳，水煮十沸　蓖麻子另研。各四十九个

上为末，用巴豆、蓖麻子膏，和药为丸。如和不就，加炼蜜就成膏，收瓷器内，如用时旋丸芡实大。每服一丸，井花水下，或汤亦得。忌热物半日，大人、小儿以意加减，与服。

一粒金丹　治一切恶疮痈肿，无名肿毒。

沉香　木香　乳香各五分　巴豆霜一钱五分

各为细末，照称分数和匀。用黑肥枣个半，去皮捣烂为丸，如芡实大。每服一丸，量人虚实，先呷水一口，行一次。胃气壮实者，只可呷水三四口，不可太过。后用水一口，送药下行，尽数次，以米饮补之。

威灵仙饮

生威灵仙不拘多少，为末

每服一钱。空心温酒调服，逐日微利为度。

戴复庵治痈疽疖毒，并威灵仙饮，微利之。

发表攻里

五香连翘汤　治诸疮肿，初觉一二日，便厥逆咽喉塞，发寒热。

沉香　木香　麝香　丁香各一两　乳香二两　连翘　射干　升麻　独活　桑寄生　甘草炙。各一两　大黄一两半　木通二两

上㕮咀。每服五钱，水一盏半，煎七分，温服取利。

按：丹溪曰，《精要》第一论云，不问痈疽疮疖，虚实① 冷热，先与内托散、五香连翘汤、沉麝汤等诸方，不冷不热，不问老幼少壮，阴阳虚实冷热，多服为妙。夫痈疽疮疖，脏腑阴阳，有浅深、虚实、冷热，用药有补泻、温凉，老幼、少壮，其禀受厚薄，形志苦乐，随年岁而增损。奈何？欲以不冷不热，四五方而通治之，又以多服为妙，此不能无疑也，学者当审经络，察病机而处治，岂可仗此为通治之法乎！

千金漏芦汤　治痈疽、丹痃、恶肉，时行热毒赤肿。

漏芦　连翘　黄芩　白蔹　枳壳　升麻　粉草　麻黄　朴硝各一两　大黄一两半

上除硝外，每服二钱。水一盏，姜三片，薄荷三叶同煎。温服，取利为度。

防风通圣散　治时毒热毒，便秘热燥。若时毒饥馑之后，胃气亏损者，须当审察，非大满、大实，不用。

防风　当归　川芎　芍药　大黄　芒硝　连翘　薄荷　麻黄　桔梗　石膏　黄芩各一两　白术　山栀　荆芥各二钱五分　甘草二两　滑石一两

上水煎服。或为末，白汤调下，仍量人虚实。

按：此表里气血之药也，治一切风毒，积热疮肿，脉候弦洪，实数浮紧，气血实盛者，不可缺此。见近有秘传外科家方，以是药加人参、赤茯苓、黄芪、苍术、金银花，名消肿托里散。虽以参、芪为主，复云人参无亦可。盖使人不能无疑而难用也。且临证加减须较表里之法，如表证多者，当从此方，以辛甘为主散之也，里证多者，方可从变，故此分辛温、辛平、辛凉之异。

升麻和气饮　治疮肿疖疥痒痛。此与前条方，大黄有多少之异，故两列之。

升麻　桔梗　苍术　干葛　甘草　大黄煨。各一钱　陈皮二钱　当归　半夏　茯苓　白芷　干姜　枳壳各五分　芍药一钱半

① 实：原作“热”，据修敬堂本改。

上作一服，水二盅，煎至一盅，食远服。

半表半里

中和汤　治疮属半阴半阳，似溃非溃，似肿非肿，此因元气虚弱，失于补托所致。

人参　陈皮各二钱　黄芪　白术　当归　白芷各一钱半　茯苓　川芎　皂角刺炒　乳香　没药　金银花　甘草节各一钱

上水酒各半，煎服。

内　托

内托散一名护心散　一日至三日内，宜连进十数服。

真绿豆粉一两　明乳香半两，慢火于银石器中炒，手指搅使干，急倾出扇冷，研极细

上研令匀。每服二钱至三钱，浓煎甘草汤调下，时时细呷，要药常在胸膈间，若毒冲心有呕逆之证，大宜服此如有寒而呕逆，不宜服此，当用辛热。　丹溪云：此散绿豆解丹毒，又治石毒，味甘入阳明胃，性寒能补为君；乳香去恶肿，入少阴，性温善窜为佐；甘草性缓，解五金八石，及百药毒为使。此方专为服丹石而发疽者设，若不因丹石而发疽，恐非必用之剂。又云：内托散，性凉，治呕，有降火之理。

国老膏　治一切痈疽，能消肿逐毒，使毒不内攻，其效不可具述。

甘草大者二斤

上捶碎，河水浸一宿，揉令浆汁浓，去尽筋滓，再用绢滤过，银石器内，慢火熬成膏，用器收之。每服一二匙，无灰酒或白汤亦可，曾服燥药丹剂者，亦解之。《本事方》每甘草一斤，分作三服，温酒调下。今云：一二匙，恐力少也。

牛蒡粥　治疮肿。

用牛蒡根三茎，洗净，煮令烂。于盆中研令细，去筋膜。汁中即下米煮粥，咸淡任性，服一碗甚良，无忌。

解毒散　治痈疮，始觉便宜服。

犀角屑　川升麻　川朴硝　赤芍药　木通各一两，锉　石膏二两　玄参　麦门冬去心　甘草生锉。各半两

上每服四钱。水一中盏，煎至六分，去滓。温服无时。

清心内固金粉散又名金花散

辰砂另研　白茯苓去皮　人参去芦　甘草各七钱半　绿豆粉四两，研　白豆蔻仁　朴硝另研。各半两　雄黄研　脑子　麝香并研。各二钱半

上以参、苓、白豆蔻为末，入研药令匀。每服一钱半，蜜汤调下，无时候。此药专治恶疮，热盛焮痛，作渴烦躁，此药解毒。

内追毒丹　清心解毒散潮。

大朱砂　雄黄各五钱　生麝香一钱　生犀角　琥珀已上并别研细　黑角沉香各五钱

上为末，炼蜜丸，梧桐子大。每服二十丸。灯心、薄荷汤下。

《精要》云：愤郁不遂志欲之人，多犯此疾。

《三因》云：痈疽、瘰疬，不问虚实寒热，皆由气郁而成。经云：气宿于经络，与血俱涩而不行，壅结为痈疽。不言热之所作而后成痈者，此乃因喜怒忧思，有所郁而成也。

独胜散　治痈疽，皆缘血滞气凝而致者。

香附子去毛令净，以生姜汁淹一宿，焙干，研极细

上无时，以白汤调二钱服之。又云：疽疾多因怒气得之，若有此疾，必多怒。但服香附，进食宽气，自有效。

丹溪云：独胜散，治气郁血滞，而诸

疮愈后，常服半年尤妙。此皆施于体实气郁之人。予见吴兄，厚味气郁，而形实性重，年近六十，患背疽，医与他药皆不行，惟香附末饮之甚快，始终只此一味，肿溃恃此以安。然此等体实，而又病实，乃瘥千百而一见者也。每思香附经不言有补，惟不老汤一方，乃言于老人有益，用片子姜黄、香附子、甘草三味，而以不老为名，且引铁瓮先生与刘君为证，夫岂无其故哉！盖于行气中有补之之理耳。天之所以为天者，健而有常也，因其不息，所以生生无穷。正如茺蔚子活血行气，有补阴之妙，故名益母。胎前产后所恃者，气血耳。胎前无滞，产后无虚，以其行中有补也。夏枯草治瘰疬，亦然。

远志酒　治一切痈疽发背，疖毒恶候，浸有死血，阴毒在中则不痛，敷之即痛。有忧怒等气积而内攻，则痛不可忍，敷之即不痛。或蕴热在内，热逼人手不可近，敷之必清凉。或气虚血冷，溃而不敛，若七情内郁，治之必愈。

远志不以多少，泔浸，捶去心，干，为末

酒一盏，调末三钱，澄清饮之。以滓敷于患处。

越鞠丸　治六郁，牙齿作痛，口舌生疮，或胸膈痞满，呕吐吞酸，或腹胀腿酸等症。

苍术炒　神曲炒　香附　山楂　山栀炒　抚芎　麦芽炒。各等分

上为末，水调曲糵面，为丸桐子大。每服七十丸，白汤下。

五香散　升降诸气，宣利三焦，疏导壅滞，发散邪热。治阴阳之气，郁结不消，诸热蕴毒，肿痛结核，或似痈疖而非，使人头痛、恶心、寒热、气急。

木香　丁香　沉香　乳香　藿香各等分

上锉散。每服三钱，水一盏半煎，食后温服。

《补遗》谓：妇人男子痈疽，治法无异，惟月闭、血虚、气结三证有异耳。予谓：妇人海满则行，月闭一证固异，然妇人情性执着，比之男子十倍，虽有虚证宜补，亦当以执着为虑。向见楼氏妇，早寡，善饮啖，形肥伟，性沉毒，年六十，六七月间生背疽，近正脊，医遂横直裂开取血，杂以五香、十宣散，与酒饮之月馀，未尝议其寡居之郁，酒肉之毒，执着之滞，时令之热，卒至于平陷，淹延两三月而不救。

忍冬酒　初发便当服此。或贫乏中，或居乡僻，田夫野老，百发百中。

忍冬藤生取一把，以叶入砂盆研烂，入酒少许，调和得所，涂敷四围，中心留一口，又取五两，用木槌捣碎，不犯铁器　甘草生锉，一两

上二味入砂瓶内。用水二碗，文武火煎至一碗，入好酒一大碗，煎十数沸，去渣。分为三服，一日连夜进尽；病热重一日夜，可二剂。忍冬藤补血，如气虚及寒多人，不宜用。是故田夫野老，百发百中也。

金银花汤　治一切痈疽、发背、疔疮，及喉闭、乳蛾等证。

金银花藤叶，捣烂，取汁半盅和热酒半盅，温服，甚者不过三五服，可保无虞。

槐花酒　治发背及一切疮毒，不问已成未成，但焮痛者，并治之。

用槐花四五两，微炒黄，乘热入酒二盅，煎十馀沸，去渣，热服。未成者，二三服；已成者，一二服。

黄芪汤　治诸疮，退风热。

黄芪锉　黄芩去黑心　麦门冬去心，焙　芍药　甘草炙，锉。各一两半　生地黄四两　半夏姜制，半两　当归切，焙　大黄锉，炒　石膏碎　芎䓖　人参各一两

上锉如麻豆。每服五钱匕，用水一盏半，竹叶七片，煎至一盏，去滓。空心温服，日晚再服。

生地黄散 治发痈肿，热毒疼痛，心神烦闷。

生地黄二两 川大黄锉碎，炒 川升麻 地骨皮 当归锉，微炒 黄芩 木通 赤芍药 黄芪 玄参 甘草生。各一两 赤茯苓一两半

上为散。每服四钱，水一中盏，入竹叶二七片，煎至六分，去滓。不拘时温服。

阿胶饮子《精要》

明阿胶炒如珠 粉草各一两 橘红半两

上㕮咀，分作三服，以水一盏，煎七分，去滓，温服。

牛胶饮 截痈疽、恶疮、发险处，服之使毒气不攻于内。

牛胶通明者，四两

用酒一碗，入胶内，重汤煮熔透，搅匀倾出，更浸酒。随意饮，能饮者以醉为度，此方活人甚多。

黄矾丸 服过一两已上，无不取效。最止疼痛，不伤脏腑，活人不可胜数。

白矾一两 黄蜡半两

上和丸，如桐子大。每服十丸，渐加至五十丸，温酒送下，如未破即消，已破即合，一日服百粒，则有效。能防毒气内攻，尤能护膜，始终须服半斤。疮愈后服之尤佳。治蛇咬，溶化白矾，乘热滴伤处，痛即止。

一方 用明矾飞过，研细，以鸡子二个取清，调矾末稀稠如糊。用无灰陈好酒，放开服之，脓未成者即消，已成脓者，从大小便出，神效，其功大胜黄矾丸。

丹溪云：阿胶饮、牛胶饮、黄矾丸，以牛皮属金属土，补肺气，实大肠，壮胃止泄。黄矾丸，以蜡味甘淡，入大肠，有补难化。国老膏以甘草化毒，行经。远志酒、忍冬酒，皆有补性，归心归血，用之颇切。善用者，以之配入治肿疡之散结，溃疮之补虚，亦奏捷功。

托里消毒散 治胃气虚弱，或因克伐，不能溃散，服之未成即消，已成即溃，腐肉自去，新肉自生。若腐肉既溃，而新肉不能收敛属气虚者，四君子汤为主；属血虚者，四物汤为主；气血俱虚者，十全大补汤为主，并忌寒凉消毒之剂。

人参 黄芪盐水拌，炒 当归酒拌 川芎 芍药炒 白术炒 茯苓各一钱 金银花 白芷各七分 甘草炙 连翘各五分

上水煎服。

托里散 治疮疡因气血虚，不能起发、腐溃、收敛，及恶寒发热者，宜用此补托。其属六淫七情，及诸经错杂之邪而为患者，当各审其因，而参以主治之剂，其属胃气虚弱者，当以六君子汤为主。

人参气虚者，多用之 黄芪炒。各二钱 白术炒 陈皮 当归 熟地黄自制 芍药酒炒 茯苓各一钱半

上水煎服。

散毒饮子 治痈疽初觉，肿结未成可以消。

黄芪二两 甘草炙 天罗生 山药炒。各一两 鬼腰带叶半两，生竹篱阴湿，石岸、络石而生者好、络木者，无用。其藤柔细，两叶相对，形生三角

上为粗末。每服三钱，水一盏，煎至七分，入酒三盏，同煎一二沸，去渣，温服。

神效托里散《精要》 治痈疽发背，肠痈奶痈，无名肿毒，焮赤疼痛，憎寒发热，不问老幼、虚弱，并治之。

黄芪去芦 忍冬藤叶各五两 当归一两

八钱　粉草炙，八钱

上为细末。每服五钱，酒一盏半，煎至一盏，病在上食后服，在下食前服，少顷，再进。留滓，外傅。

金银花汤前见。　回疮金银花散见痈疽兼证痛条。

本事黄芪散

绵黄芪一两　甘草半两　皂角刺拣红紫者，锉，炒黄，一两

细末。每服五钱，酒一盏，乳香一块，煎七分，去滓服。

海藏云：黄芪汤与四物相和，亦名托里汤，血气齐补也。

黄芪四物汤

人参　黄芪　白术　茯苓　芍药　甘草　生姜　当归　地黄　川芎

上多加金银花，水煎服。

内固黄芪丸《本事》

绵黄芪　人参各半两

上细末，入真生龙脑一钱，研细，生藕汁和丸，绿豆大。每服三十丸，温熟水下，加至四十丸，日三服。

丹溪治五八婶，年六十岁。背上疮，脉洪大数，午后恶寒发热，食少。

连翘　黄芪生三钱　人参二钱　陈皮　茯苓五分　甘草炙　白术各一钱　缩砂仁三钱

分十帖，煎服。

上方皆以黄芪为君，甘草、归、参为佐，乃实内补虚之中兼托里也。

上丹溪实内补虚法，皆以参、术、归、芪，又甚者，独参膏。其法并见后分经条，乃散见溃疡门，虚实寒热条，真转死回生之捷法也。

《元戎》：《素问》寒痈疽例，经云，肾移寒于脾，发为痈肿，少气。脾移寒于肝，发为痈肿，拘挛。又云：诸寒痈肿，此皆安生？岐伯曰：生于八风之所变也。又云：地之湿气，感则害人皮肉筋脉。《圣济》云：衣服过厚，表易着寒。所得之源，大抵如此，或发不变色，或坚硬如石，或捻之不痛，久则然后变色疼痛，渐软而成脓，如泔而稀，久不能差，疮口不合，变为瘘漏，败坏肌肉，侵损骨髓，以致痿痹，宜以骨碎补丸主之方见久漏疮。

李世英，患疽数日后，根脚开大，或腹疼泄泻，手足常冷，脉沉微细，或自汗出。急用姜、附之药，甚者于脐下关元，着艾三五百壮，待手足温，泄泻止，饮食知味，方可为喜。

回阳汤　治脾肾虚寒，疮属纯阴，或药损元气，不肿痛，不腐溃，或腹痛泄泻，呕吐厥逆，或阳气脱陷等症。

干姜炮　附子炮。各二钱　人参　白术　黄芪各三钱　当归　陈皮　甘草炙。各二钱　柴胡　升麻各五分

上酒水煎服。不应，姜、附倍之。敷药，用回阳玉龙膏。

清热消毒散　治一切痈疽阳症，肿痛，发热作渴。

黄连炒　山栀炒　连翘　当归各一钱　川芎　芍药炒　生地黄各一钱半　金银花二钱　甘草一钱

上水煎服。

黄连消毒散　治脑疽，背疽，肿焮疼痛，或麻木。

黄连制　羌活各一分　黄芩　黄柏各半钱　生地黄　知母制　独活　防风　当归尾　连翘各四分　藁本　防已　桔梗各半钱　黄芪　苏木　陈皮　泽泻各二分　人参　甘草各三分

上水煎服。

黄连解毒汤　治疮疡焮痛，烦躁饮冷，脉洪数，或发狂言。

黄芩　黄柏炒　黄连炒　山栀各一钱五分

上水煎热服。

清心汤 治疮疡肿痛，发热饮冷。脉沉实，睡语不宁。

即防风通圣散，每料加黄连五钱。每剂一两，水煎服。

济阴汤 治疮属纯阳，肿痛发热。

连翘 山栀炒 黄芩炒。各一钱 黄连炒 芍药一钱五分 金银花三钱 牡丹皮一钱二分 甘草一钱

上水煎服，大便秘，量加大黄。敷药，用洪宝丹。

玄参散 治痈肿始发，热毒气盛，寒热心烦，四肢疼痛。

玄参 甘草生锉。各半两 石膏二两 麦门冬去心，七钱半 前胡去芦 枳实麸炒 人参去芦 赤芍药 黄芪 赤茯苓 川芎 生干地黄 黄芩各一两

上㕮咀。每服四钱，水一中盏，入竹叶二七片，小麦一百粒，煎六分，去滓。不拘时，温服。

仲景排脓汤

甘草二两 桔梗三两 生姜一两 大枣十枚

上四味，以水三升，煮取一升。温服五合，日再服。

排脓散

枳实十六枚 芍药一两半 桔梗五钱

上三味杵为散。取鸡子黄一枚，以药散与鸡子黄相等，揉和，煎如薄粥。温服一升，即瘥。

本事托里排脓生犀散

皂角刺粗大黑紫者，不拘多少

上置瓶中，盐泥固济，炭火烧过，存性放冷出，研为细末。每服一钱，薄酒微温调下；暑月陈米饮调下。

连翘饮 治痈肿疮疖，排脓。

连翘 防风去杈。各三两 荠苨 白芍药 黄芩去黑心 玄参各二两 人参 白茯苓去黑皮 桔梗锉碎，炒 前胡去芦 甘草炙。各一两 黄芪生四两 桑根白皮锉，炒，一两半

捣筛。每服五钱，水一盏半，煎八分，去滓，温服，日二。

或问：肿疡何脓可排？曰：家嫂尝苦痈疽，连患不已，乌程，凌藻湖谓：针血海，可以除根，以长针刺之，半日出针，脓血相杂，臭不可闻，后果不复发。当是时，身无疮也，脓从何来哉。

内　消

精要柞木饮子

干柞木叶四两半 干荷叶中心蒂 干萱草根 甘草节 地榆各一两

上细锉。每服半两，水二碗，煎一碗，分作二服，早晚各一服。未成者自消，溃者自干。其荷蒂去恶血，萱根下水，解毒，利胸膈，柞木有芒刺，能驱逐，地榆主下焦血病。轻小证候或可倚仗。

车螯散

车螯一两，煅通赤。《本草》云：车螯消酒毒 生甘草二钱半 轻粉五分

为细末。每服四钱，浓煎，栝蒌酒调，五更服。转下恶物为度，未知再用，效在五香之上。《本草》云：车螯，大蛤也。一名蜃。

又方

车螯四个，黄泥固济，火煅赤，出火毒一宿 瓜蒌一枚，去皮，瓦上炒香 灯心三十茎 甘草节五分

上为粗末。作一服，酒二盏，煎一盏，去渣，入蜜一大匙和匀。每用酒八分盏，车螯末二钱，腻粉少许，调匀，空心温服。取下恶物、黄涎为效。

内消散 治痈疽，结硬疼痛。

人参去芦 瞿麦 白蔹 川升麻 当归微炒 黄芩 防风 黄芪锉 沉香 甘草生锉。各一两 赤小豆煮熟，一合

为细末。每服二钱，不拘时，温酒调服。

丹溪云：车螯散，一以轻粉为佐，一以灯心为佐，其散肿消毒下积，安详稳重，轻小症候，可以倚仗。

化毒为水内托散 凡患痈疽发背，对口恶疔疮，乳花百种，无名无头歹疮，此药能令内消去毒，化为黑水从小便出，万不失一。此方不可秘藏，不可轻视，宝之宝之。

乳香 穿山甲 白及 知母 贝母 半夏 金银花 皂角刺 天花粉各一钱

上㕮咀。用无灰酒一碗，煎半碗，去渣，作一服，温进。不宜加减，将渣捣烂，加秋过芙蓉叶细末一两，以蜜水润，过一宿自消，不必用第二服。忌发物大效。

仙方活命饮又名真人活命饮 治一切疮疡，未成脓者内消，已成脓者即溃，又止痛、消毒之圣药也。

滴乳香研 防风 白芷 贝母 赤芍药 当归尾 明没药研 皂角刺炒 天花粉 甘草节 穿山甲炮。各一钱 陈皮 金银花各三钱

在背俞，皂角刺为君。在腹募，白芷为君。在胸次，加瓜蒌仁二钱。 在四肢，金银花为君。如疔疮，加紫河车草根三钱，如无亦可。

上为粗末，大者四两，小者二两，作一剂。无灰酒十茶盅，疮小五茶盅，入有嘴瓶内，以厚纸封口，勿令泄气，煎至三大盅，去渣，作三次服，接连不断，随疮上下服，能饮酒者，服药后再饮三五杯。此药并无酒气，不动脏腑，不伤气血，忌酸、薄酒、铁器。服后侧睡，觉痛定回生，神功浩大，不可臆度。

洁古保安汤 治疮托里，或已成者，速溃。

瓜蒌新者一枚，去皮，火焙 没药通明者，一钱，研 金银花 甘草 生姜各半两

上为细末，用好无灰酒三升，于银石器内煎至一升。分作三盏，三次饮尽，病微者，只一服。如服托里药不能发散，又作疮者用此。

《苇航纪谈》云：户部尚书沈诜，为人仁厚，一兵卒患背疽，乞假，亲为合药治之，时旱蝗，当致齐园丘，犹丁宁料理，药内用酒恐市酤不中用，自取酒入药，服之即愈。其法：用瓜蒌子一枚，乳香、没药各一钱，甘草三钱，用醇酒九盏，临服嚼没药一块，饮此酒极妙。

秘方托里散 治一应疮毒，始终常服，不致内陷。

瓜蒌大者一枚，杵 当归酒拌 黄芪盐水拌，炒 甘草 白芍药各一两半 皂角刺炒 金银花 天花粉 熟地黄用生者，酒拌入瓷器，蒸半日。四味各一两

用无灰酒五茶盅，和药五两，入瓷器内，厚纸封口，再用油纸重封，置汤锅内煮，用盖覆之，煮至药香，取出分服，直至疮愈。

［薛］ 按：此方药品平易，消毒之功甚大。且不动脏腑，不伤气血，不问阴阳肿溃，屡用屡效，诚仙方也。常治发背、脑疽势盛者，更隔蒜灸。若脉沉实，大小便秘者，先用疏通而后用此，其功甚捷。若大毒已退不作脓，或不溃者，用托里，溃而不敛及脓清，用峻补。

秘方拔毒散 治一切痈疽肿毒，其功不可尽述。

乳香 没药 穿山甲炮 当归 木鳖子各一钱 瓜蒌实八钱 甘草炙，五分 忍冬藤二钱 牙皂角炒，七分 大黄生熟各一钱半 连翘一钱 贝母七分

作一剂。用酒、水各一盅，煎至一盅。食前服。

按：此方攻毒、止痛、化脓之良剂也，屡用屡验。若有脓或已溃者，大黄不可用，恐泄其真气，则脓者难溃，溃者难敛也。亦有脓虽溃，脉仍洪数，或沉实喜冷者，火邪尚在，又所宜用。

归芪汤　治痈疽无头，但肿痛。

黄芪　当归　瓜蒌　甘草　皂角刺　金银花各一钱

上㕮咀。水一盅半，煎八分，去滓，入乳香酒，再煎服。

又方

贝母　穿山甲　天花粉

上为末。每服三钱，水二盅，煎半盅，一日四服，其毒自在大小便下矣。可与前方合为一帖。

破毒无比散

猪牙皂角，去皮如法，醋炙焦黄，为末。每服半钱，加穿山甲全者，看患人证在何处，就取此处甲，用以蛤粉炒为末，一钱，与皂角末相和，温酒调下，症在上食后服，在下食前服，神效。

消毒散　治一切无名肿毒、疮疖。

贝母一味，去心切细，一半生晒，一半微炒，和匀为末。病在上食后服，病在下食前服，酒调一二钱。

一男子，肩患毒，肿硬作痛，恶症迭见，用白矾末三钱糊丸，以葱头七茎，煎汤调下，肿痛悉退，再服诸症亦退，更以仙方活命饮二剂出水而消。此秘方名千金化毒汤，本矾末、葱汤调服，因末难服，故易为丸，一方士，治疮疽不问肿溃，先用此药三二服，后用消毒药甚效，常治刍荛之人，用此即退，不用托里药亦愈。盖止热毒为患，血气不亏故也。若金石毒药发疽者，尤效，盖矾又能解金石之毒也。一方，用矾末五钱，朱砂五分，热酒下亦效，此药托里固内，止泻解毒，排脓不动脏腑，不伤气血，有益无损，其药易得，其功甚大，偏僻之处，不可不知。此方或虫犬所伤，溶化热涂患处，更以热酒调末服，皆效。

荣卫返魂汤又名通顺散，又名何首乌散

何首乌不犯铁　当归　木通去皮尖　赤芍药炒　白芷不见火　茯香炒　土乌药炒　陈枳壳麸炒，若恶心，加姜汁炒　甘草

上方止此九味各等分，水、酒汤使，随证用之，水酒相半亦可。惟流注加独活，每服四钱。病在上食后服，病在下食前服。

此一药，流注、痈疽、发背、伤折，非此不能效。至于救坏病，活死肌，弥患于未萌之前，拔根于既愈之后，中间君臣佐使，如四时五行，更相迭旺，真神仙妙剂，随证加减，其效无穷。何则？此药大能顺气匀血故也。夫气阳也，血阴也。阳动则阴随，气运则血行。阳滞则阴凝，气弱则血死。血死则肌死，肌死则病未有不死者矣！必调其阳，和其阴，然后气血匀，二者不可偏废。只调阳不和阴，则气耗而血凝，肌必不活，如五香连翘之类是已。只和阴不调阳，则血旺而气弱，疾必再作，如内补十宣之类是已。然二药亦须参用，不可执一为妙。此药扶植胃本，不伤元气，荡涤邪秽，自然顺通，不生变证，真仙剂也。用法列之于左。

一发背既久不愈，乃前医用凉药过也。凉药内伤其脾，外冰其血。脾主肌肉，脾既受伤，饮食必减，颜色痿瘁，肌肉不生。血为脉络，血一受冰，则气不旺，肌肉糜烂。故必理脾，脾健肉自生。宜于此方中去木通，少用当归，倍加厚朴、陈皮，盛则用家传对金饮子，又盛则加白豆蔻之类为妙。一凡治流注，可加独活。流注者，气血凝滞，故气流而滞，则血注而凝。加此药者，可以动荡一身血

脉，血脉既动，岂复有流注乎。一流注起于伤寒，伤寒表未尽，馀毒流于四肢，经络涩于所滞，而后为流注也。如病尚有潮热，则里有寒邪未尽散，此方中可加升麻、苏叶。如服此而热不退，可加干葛。如有头疼，加川芎，并用姜水煎。如无潮热，可用水、酒相半煎。酒，大能行血生气故也，气生血行，病愈可必。然流注须表者，何也？所以推其因，究其源，不忘病之根本也。寒邪既尽，表之太过，则为冷流注，尤为难治，故宜略表为妙，表后第二节，宜服温平之药，乃十宣、内补是已。如不效，第三节宜加附子，或服四柱散，数服即止，温药亦不可多用，恐增痛苦，反成脓血不干。第四节仍归本方收效，然表未尽则馀毒附骨而为骨痈。夫流注者，伤寒之馀毒、骨痈者，又流注之败证也。流注非伤寒之罪，乃医者表之未尽也。骨痈非流注之过，又庸医凉药之过也。庸医无识，心盲志聋，妄称明见，虽知为骨痈，而治之无法，又复投之凉药，烈之毒刃，则毒气滞，凉药触铁器，则愈附骨而不能愈矣。不然，则人之骨何以有痈？骨而成痈，非药所治，故名附骨疽，又名白虎、飞尸。留连周期，展转数岁，冷毒朽骨，出尽自愈，其不愈者，至于终身有之，此皆失于初也。其骨腐者，多为副骨，犹或可痊，正骨腐则终身废疾。故脓白而清者，碎骨初脱，肉深难取，脓黄而浓者，碎骨将出，肉浅可取，宜以利刀取之，详在后章，此不过治骨痈之概耳。又有病经数月，伤于刀刃，羸弱拳挛，咳嗽脓血，坏肉阴烂者，此皆冷极，阳弱阴盛，不可以唾红为热，宜以好附子，加减治之。又有毒自手脚头面而起，疼痛遍身，上至颈项经络，所系去处。如疡疬贯珠者，此为风湿流气之证，宜以加减小续命汤，及独活寄生汤，与此方参错用之。又有两膝痛起，以至遍身骨节皆痛，妇人类血风，男子类软风，此名风湿痹，又名历节。宜以附子八物汤加减用之。又有痈肿在项腋、两乳旁，两胯软肉处，名为瘰疬痈，此冷证无热，宜以内补十宣散与此方参用。小儿不可轻用附子，恐生惊痫，切不可更犯针刀，薄血无脓，胬肉难合，宜以温热药，贴散内消。倘犯针刀，生胬肉，亦以此药收功。倘用药微疼，略有惊痫，宜用全蝎观音散加减用之，惊定药如故事。又有小儿，亦患宿痰失道者，痈肿见于颈项、臂膊、胸背等处，是为冷极，全在热药敷贴之功留口，病须再作为佳，治法见后。又有流注，大如匏瓠、覆碗，见于胸背，其证类发而甚峻。用药之后，形势一有微动，既非发矣，宜以内补、十宣与此方随证通变用之，可以内消。大抵诸证皆原于冷，故为痛者骨痛也，骨者肾之馀，肾虚则骨冷，骨冷所以痛，所谓骨疽皆起肾者，亦以其根于此也，故补肾必须大附子，方能作效。肾实则骨有生气，疽不附骨矣，凡用药不可执一，贵乎通变。凡痈疽初萌，必气血凝滞所成，为日既久，则血积于所滞，而后盛作，故病人气血盛者，此方中减当归。多则生血发于他所，再结痈肿，生生不绝，斯乃秘传，医者少知也。一凡痈疽生痰，有二证，一胃寒生痰，此方中加半夏，健脾化痰；二热郁而成风痰，此方中加桔梗以化咽膈之痰，并用生姜和水酒煎。一凡脑发、背发在上者，此方中可去木通，恐导虚下元，为上盛下虚之病，难于用药。老人虚弱者，尤宜去之。一凡病人有泻者，不可便用此方，宜先用止泻药。白矾生用为末，溶开，黄蜡为丸，为饮下，三十丸。俟泻止方用此药。盖人身以血气为主，病痈之人，气血潮聚一处为脓，若脏腑不固，必元气泄而血愈寒难愈，此药大能顺气故也。大抵气顺则血行，气耗则血寒，气寒则血死，血死则肌肉不生，投之热药，则肌肉无元气，不足以当之，徒增苦投之凉药，则无是理，是方虽仙授，要在用之得当，不然，则有刻舟之患矣。至于流注，又不可一概论也。若凉药耗散，元气虚败，有用三建取效者，其疾多缘于冷故也，尤当审其脉，辨其证，的出于冷，然后用之，亦不可过，过亦有害，但阳脉回，肿处红活，骨有生气，寒气不能相附为疽，即归功本方以取效，此万全妙法。一此药丸、散、末，皆可水酒汤使，临时裁度用之，贵人加木香为衣，病者，有热痰咳嗽，富沉香，贫苏叶汤皆可下，丸用蜜剂。一此方非但治痈疽、发背、伤折，至于男子、妇人疝气，血气，皆可用，屡获效矣。有一妇人，患气疾五年，发时只是块痛呕逆，水浆不下，一发便欲死，用此药为丸，木香汤下，一服呕止，再服气顺，疾遂愈。一凡伤折，皆不脱此方，但加减有差，详见伤折类中。如寻常打破伤损，或伤心胞，并皆治之。在头上则去木通、枳壳，加川芎、陈皮。常用加丁皮、苏叶能活血；加破故纸、五灵脂能破宿血。水煎熟，用浓酒一盏，侵入候再沸，却入大黄末，空心服之，如通顺，药只四服，先二服中入大黄，后二服不必用，只是催发便下。如不通，只枳壳汤一向催。如若不通，即不可治。不可坐视人死而不知也，补血、十宣散之类。一凡伤折，常用此方，可去木通，名何首乌散，盖首乌能扶血故也。如刀刃伤，有潮热、面肿、气喘，乃破伤风证，可服索血散、葛根汤数服，姜葱煎发散，或败毒散三四服。外用敷贴药，依法治之，无不愈者矣。一经年腰痛，加萆薢、玄胡索以酒煎服。一脚气，加槟榔、木瓜、穿山甲水煎服之。一宿痰失道，非惟人不识，自仙授以来，惟予一派知之。人身有痰，润滑一身，犹鱼之有涎，然痰居胃中，不动则无病，动则百病生，或喘、或咳、或呕、或晕、头痛、睛疼、遍身拘急、骨节痹疼，皆外来新益之痰，乃血气败浊凝结而成也。何则？脏腑气逆，郁结生痰，当汗不汗，蓄积生痰，饮食过伤，津液不行，聚而生痰。其常道，则自胃脘达肺脘而出；其失道，自胃脘，而流散于肌肉、皮毛之间。脾主肌肉，肺主皮毛，故凡胸背、头项、腋胯、腰腿、手足结聚肿硬，或痛，或不痛，按之无血潮，虽或有微红，亦淡薄不热，坚如石，破之无脓，或有薄血，或清水，或如乳汁，又有坏肉如破絮，又或如瘰疬，在皮肉之间，如鸡卵浮浴于水中，可移动，软活不硬，破之亦无脓血，针口胬肉突出，惟觉咽喉痰实结塞，作寒作热，即皆其证，急于此方中加南星、半夏等药，以治其内，外用玉龙热药，以拔其毒，便成脓破为良，其轻无脓者，必自内消，如热极痰壅，则用控涎丹。紫大戟、甘遂、白芥子，等分为末，米糊为丸。

如遍身肿硬，块大如杯盂，生于喉项要处者，尤为难治。夫血气和畅，自无他病，气行不顺，血化为痰，痰复失道，则血气衰败，不能为脓，但能为肿硬，理必然也。此证阳少阴多，随证用药，回阳生气，补血、控涎外，则用敷法作起，一身气血，引散冷块，万一肿不消，不作痛，不为热，体气实，无他证，肉块与好肉无异，此又一证也，切不可轻用针刀自戕。如草医曾用针灸，阴烂其肉，或用毒药点脱，使人憎寒壮热，法当通顺其气血，于此方中加升麻，以除其寒邪，用敛口结痂之药，以安之，使为疣赘而已。万一病自作臭秽糜烂，不免动刀，则有妙剂可以代刀，不可轻泄。即白矾、枯，朴硝二味，为末敷之。　一肚肠内痈，宜服十宣散与此方相间用之，并加忍冬藤，此药最治内痈，但当审其虚实，或通或补，补须用附子，通则用大黄，如不明虚实，则此方亦自能通顺，十宣自能内补，可无他变。至于肺痈初觉，饮食有碍，胸膈微痛，即是此证，急须察脉，审其虚实，虚则用此方加附子，相出入用之；若稍再作，即用十宣散内补之即自消散。实则用此方，加大黄略通之，使毒气下宣为妙，盖肺与大肠相表里故也。如内痈已成，宜以海上方与此方，加减参用之。喘咳脓血者，肺痈也。大便有脓自脐出者，肚痈也。忍冬藤、甘草节，煮酒妙。

龙虎交加散 治发背痈疽，发脑、发鬓、发髭，又治脑虚头晕，风湿之症。

制药法：

南木香锉碎，用纸垫锅焙干，研为细末 罂粟壳去顶瓤筋，锉，焙干，为细末 甘草用湿纸裹，煨，焙干，为细末 吴白芷面裹，煨，去面焙干，为细末 川芎湿纸裹，煨，焙干，为细末

上件药末，各另包收，看疮加减用之。

加减法：

若疮势红肿热大，先服如神托里散一帖，卧、盖取微汗；如红晕大，肿高，疮头有似碎米大白脓点者，可进交加散一帖，用木香四分， 罂粟壳二钱二分 甘草六分 白芷一钱四分 川芎一钱半 共为一帖。用水七分，生白酒三分，共一碗，用银器煎八分，如无银器，新瓷器亦好，不用铜、铁旧器。于炭火旁，先滚五七滚，用细绢水湿，扭干，滤去渣，食后服，以干盐菜压之；渣敷疮四围，用襁绢帕包之。如恶心呕吐，即服护心散一帖止呕，次服前药。若胸腹膨满，或大小便闭涩，可服当归连翘散一帖，行五七次，用温米粥汤补正。如疮已成溃脓，不寒不热，止是烂开疼痛，木香三分 甘草六钱 川芎一钱半 白芷一钱四分 粟壳二钱 水五分，酒五分，合煎八分服。若红晕白者好也，仍红其疮不退。若紫黑稍可，如红晕不退，每日于晚进药一帖，吃交加散四五帖，可服当归连翘散一帖。要行，加大黄。只有热，腹不胀，不用大黄。如疮患要将好，腐肉不脱，可用针刺破皮，令随脓出，将水红花根煎汤洗之，用生肌散掺上，每日洗一次，依此法无不效。有蛆者难治。最忌酸、辣、酱、面、发气，并生冷之物。

护心散 治证见前交加散。

甘草炙，一钱 绿豆粉炒，二钱 朱砂研，水飞过，一钱

上为细末。作一服，白汤调下。

当归连翘散 治证同前。

当归 连翘 栀子仁 芍药 金银藤各一两 黄芩五钱

上㕮咀。每服五钱，用水二盏，煎至七分，空心温服，要行，加大黄二钱，待药熟，入大黄煎一二沸，去渣服。

如神托里散 治发背等疮初起，又治疔疮，并一切肿毒，及发散伤寒。

苍耳根 兔耳草根又名一① 枝箭 金银藤用花亦可 五味子根各等分

上㕮咀。每服五钱，用生白酒二盏，煎至七分，去渣，服卧，盖取微汗，渣再煎。

生肌散

水红花叶

上为细末。先用水红花根锉碎，煎汤，洗净。却用叶末撒疮上，每日洗一次，撒一次。

前锋正将 治一切痈疽，不问发肩发背，作臂疼痛，其效如神。

荆芥 薄荷 山蜈蚣 老公鬚 天

① 一：原脱，据修敬堂本补。

花粉 芫荑 菇片 败荷心 川白芷 猪牙皂角切，炒 赤芍药已上各等分 淮乌大者一个，煨 红内消倍其数 甘草每十五文，入一文，喜甜加用

上为末。每服二钱，薄荷、茶清调下，欲快利用酒调服效。若服经日未见效，恐是凉药涩血，可加当归、羌活。如热重，雄黄酒调。乳痈，加萱草根研汁调。其馀候只用酒下不饮，麦门冬去心煎汤亦可，但较缓耳。

引兵先锋 凡用内消，先用此药。退潮、止渴、解热以升麻葛根汤，表散后，服此。

木通 瞿麦 荆芥 薄荷 白芷 天花粉 甘草 赤芍药 麦门冬去心 生干地黄 山栀子 车前子 连翘各等分

上锉。每服二钱，灯心、生地黄煎。热潮，加淡竹叶煎，温服。上膈食前，下膈空心。老人气虚者，宜加当归、羌活。

加味十奇散 主内护。治痈发已成，未成服内消。三五日不效，或年四十已上，气血衰弱，成者速溃，未成者速散，服至疮口合而止。内能固济去旧生新，又名固垒元帅。

当归酒浸 桂心不见火 人参 土芎 香白芷 防风去芦 桔梗 厚朴去粗皮，姜汁炒 甘草五文 乳香 没药并别研

上件药，各等分，研为末。每服二钱，酒调日三服，病愈而止。不饮者，麦门冬去心煎汤，或木香汤。

一方 治背痈、附骨疽、乳痈，及一切痈肿。未成脓者，发散极效。

槐花一两，炒焦色 胡桃十个，新鲜不油者，煻火煨熟，去壳

上二味，入砂盆内，研烂如泥，热酒调，和渣温服，如能饮酒人，多饮愈效，醉后而痈肿散矣。

豨莶散 治痈疽发背，及一切疖毒等证如神。

豨莶草其叶长如牛舌，其气如猪臭者 小蓟根 五爪龙即五藤 生大蒜

上四物各等分，细研。用酒和匀，滤去渣。服一碗，得大汗通身而愈。

上方 治诸般痈肿，神效。

新掘天门冬一味，约三五两

上洗净，入砂盆内研烂，以好酒荡起，滤去渣，顿服。未效再服。一二服必愈。

敷贴温药

戴院使云：发散诸般毒，多碾白芙蓉叶，入草乌末少许，蜜调敷，重者加入南星末。凡诸毒用敷贴药，欲散搓入麝香，欲溃搓入雄黄。

冲和仙膏一名黄云膏 冷热不明者用之，茶、酒随证治之。

川紫荆皮五两，炒。又名红肉，又名内消 独活三两，炒，不用节 赤芍药二两，炒 白芷不见火，一两 木腊又名望见消，又名阳春雪，即石菖蒲也，随加减妙。

上五味，并为细末，用法详见于后。

夫痈疽流注杂病，莫非气血凝滞所成，遇温即生，遇凉即死，生则散，死则凝，此药是温平，紫荆皮木之精，能破气、逐血、消肿。独活土之精，能止风、动血、引气，拔骨中毒，去痹湿气，更能与木腊破石肿坚硬。赤芍药火之精，微能生血，住痛去风。木腊水之精，能生血、住痛、消肿，破风散血。白芷金之精，能去风、生肌、止痛。盖血生则不死，血动则流通，肌生则不烂，痛止则不焮作，风去则血自散，气破则硬可消，毒自散，五者交攻，病安有不愈乎。 凡病有三证，治有三法，如病极热，则此方中可倍加紫荆皮、木腊，少用三品，亦能消散之，但功少迟耳。如病极冷，则此方微加赤芍

药、独活，亦能活血而消散之，功亦稍迟而不坏病。　如病热势大盛，切不可用酒调，但可用葱泡汤调，此药热敷上，葱亦能散气故也，血得热则行，故热敷也。如病稍减，又须用酒调，酒能生血，遇热则血愈生，酒又能行血，遇温则血愈行矣。一疮面有血泡成小疮，不可用木腊，恐性粘，起药时生受，宜用四味先敷，后用木腊，盖在上面，复过四围，以截助攻之血路，凡敷药皆须热敷，干则又以原汤湿透之，使药性湿蒸而行，病自退矣。　如用正方，四面黑晕不退，疮口皆无血色者，是人曾用冷药太过，不可便用玉龙，盖肌未死也，恐药力紧，添痛苦，宜于此方加肉桂、当归，以唤起死血，自然黑晕退，见功效，血回即除加药，只以正方取效。一如用正方，痛不住，可取酒化乳香、没药，于火上使溶，然后将此酒调药，热涂痛止。一流注筋不伸者，可于此方，加乳香敷之，其性能伸筋故也。　如疮口有赤肉突出者，其证有三，一是着水，二着风，三是刀破后，刀口番突，宜以此方，加少南星以去风，用姜汁、酒调，其不消者，必是庸医以手按出脓核太重，又以凉药凉了皮，以致如此，若投以热药则愈糜烂，此又有口诀焉。宜用白矾枯、朴硝二味，为末敷之，次用硫黄末掞之，外服荣卫加对金饮，外贴冲和。　若病势热盛者，不可便用凉药，热盛，则气血壅会必多，大凉，则血退不彻，返凝于凉，故宜温冷相半用之，血得温则动，挟凉则散，可用此方，加对停洪宝丹，用葱汤调涂贴之。　此方乃发背、流注之第一药也，学者当通变妙用，表里相应，则病在掌握之中，但发背甚者，死生所系，惟此药功最稳重，终始可恃，决无变坏。若发之轻者，草医亦能取效，然有变证流弊之患，此无他，发于阴则非草医之可治矣，岂如是剂，兼阴阳而并治，夺造化之神功哉。至如流注一疾，虽不能死人，而十有九为废疾，废疾流连，死亦随之，纵有医之能愈者，亦必半年周岁之后，方见其效，此乃百中之一，然终为残弱之身矣。惟吾此派仙方，药奇效速，万不失一，端有起死回生之效，非言所能尽述。夫流注乃伤寒馀毒，故有表未尽者，馀毒客于经络，气血不匀，则为热流注。所谓医之能愈者热也，热病少见，有表散太过，气血衰者，馀毒流入腠理，腠理或疏或密，为冷流注。所谓医之难医者冷也，冷病常多，故伤寒表未尽者，非特为热证而已，其馀毒亦多为冷证，皆原于肾虚，故作骨疽。冷则气愈滞而血愈积，故但能为肿而不能为脓，若医者投之以凉剂，则所谓冷其所冷，而阴死于阴，惟有坏烂腐肉，毒气着骨而为骨痈，流为废疾。故曰骨痈者，流注之败证也。流者动也，注者住也，气流而滞，则血住而凝，气为阳，血为阴，阳动则阴随，气运则血行，吾所以能移流注于他处而散之者，取其能动故也，动则可移，阳既移而动矣，阴岂能独住而不随之者乎。是故以独活引之者，以其性能动荡气血也，引之一动，则阴阳调和，不能为脓，而散之于所移之处，势必然矣。　流注在背膊、腰腿紧要处，当用此方，厚敷患处，却单用独活一味，末之酒调，热涂一路，其尽处以玉龙诱之，此移法也，使血气趋于他所，聚于无紧要处作脓，又或消之。若以成脓，则引不下，急将此药拔之，出毒气免作骨疽。如庸医用了凉药，犯了针刀，使成骨痈，非药所愈，又待其碎骨出尽方愈。若怯用针刀取之，则用玉龙，治法在后。若正骨出无治法，副骨出可安。一方用白芷、紫荆皮酒调，以内消初生痈疽，名一胜膏。又方，只用赤芍药、木腊、紫荆皮作箍药，名三胜膏。

方治大人、小儿，偶含刀在口，割断舌头，已垂落而未断。用鸡白软皮，袋了舌头，用破血丹，蜜调涂舌根断血，却以蜜调和蜡，稀稠得所，调此正方，敷在蜡子皮上，取其软薄，能透药性故也。如在口溶散，勤勤添敷，三日舌接住，方可去鸡子白皮，只用蜜蜡调药，勤勤敷上，七日全安。学者观此，则知通变，活法妙用，不在师传之功，如无速效，以金疮药参错治之，尤妙。　治痈肿未成脓，不可便用洪宝丹贴头上，恐为冷药一冰，血凝不消，不能成脓，反能烂肉，只用此方敷贴。如不消，欲其成脓，却以玉龙贴痈头以燥之，次用此正方在玉龙之下，四围用洪宝丹箍住，以截新潮之血。又若病未甚冰于凉药者，玉龙之下，不必用此方，上以洪宝丹围之。　如救坏病，未见可用玉龙只用此方，自然稳当，免病人苦。　发背初生未成，单用紫荆皮末，酒调箍住，自然撮细，不开服药，止用柞木饮子，乃救贫良剂也。　此方加南星、草乌二味三分之二，热酒调敷诸痈，可以溃脓不痛，若单玉龙，要洪宝丹箍住，实此法妙。猘犬咬人，单用紫荆皮、砂糖涂留口，金丹退肿，嚼杏仁，置口中去毒。一法加南星、草乌二味，与此方各一半，热酒调敷，可治久损，至妙。　小儿软疖，用此方加军姜，酒调敷，若初发即用此方酒调敷，成脓而止。若初发时用紫荆皮、木腊，酒调敷，可以必消，切不用洪宝丹。

熛疽，心火热毒也，见于五心，痛不可忍，其状如泡疮而血赤，外形虽小，内有热毒在心腌者难治，在手足心者可疗。然治之须早，稍迟或在心腌，则腐肉粉碎，神仙莫医。凡有此疾在手心，则用洪宝，于手心环围敷之，以截其血，却用冲和于手心，留口收功；在足心则用洪宝，敷在脚胫、交骨四围，一二寸长，以冲和收功如前。

神功散　专治发背痈疽，一切疔毒，并瘰疬等。疮已未成患者，效验不可备述。

川乌头炮，去皮尖　川黄柏炙，去粗皮

上二味为细末后各等分，用小儿，或大人唾津，调成膏，如唾少，嗽口水亦可。发背、痈疽等疮才起者，敷于患处留头，候药干，用淘米水常润湿，每日换药敷一次。如疮已成，重患将溃烂者，先将槐枝、艾叶煎汤，炖温，将疮洗净，用绢帛搌去脓血，以香油润患处，用绵纸仍照患处，剪成圆钱，留头贴上，后用药涂于纸，如干，依前用淘米水润，日换一次，听其自然，流脓不可手挤。如敷药后，病人觉疮住疼即热即愈，如生肌则腐肉自落。腐而不落者，剪割亦可，最不宜用针。发背不宜贴膏药，凡医疮摒去别医，止饮别药方可治。忌气怒、房事、劳役，并孝服、体气、饮酒之人。饮食忌酒，并羊、鸡、鱼、肉、瓜茄、姜辣之物。若因气怒，反复发肿者，依前治之。如治对口并脑疽，不必洗去旧药，逐次添药，恐动疮口惹风也。

围药

南星　草乌头　黄柏　白及各二两　五倍子炒，一两

上为细末，调如糊，随血围匝如墙壁，可移险处于不险处，如神。

敷药

白蔹　白芷　天南星　白及　贝母各等分

上为末。水调傅，外用围药束定，内用敷药提起，制之有理。

将军铁箍膏　治诸恶毒疮，红肿突起，用药箍疮四围，不令滋蔓走疰毒气。

盐霜白梅　南星　大黄　苍耳根各一两　白及　白蔹　防风　川乌头各半两

草乌头　雄黄各三钱

上为细末。先以苍耳根、霜梅捣烂，和余药调成膏。如干入醋调得所，于疮四围，用药作铁箍涂上，止留疮高突处，如药干以鸡羽蘸水扫之，日换二三次，大妙。

又方　治一切痈疽，肿毒。

草乌　贝母　天花粉　南星　芙蓉叶各等分，为细末

上用醋调搽四围，中留头出毒，如干仍用醋润之，

按：此方药性温和常用，不问阴阳肿溃，并效。

正铁箍散

贝母去心　白芷　苍耳草灰醋拌，晒干。各二两　或加龙骨二钱　尤妙

上为细末，水调或香油贴疮上。

大铁箍散

芙蓉　猪卷皮　木鳖子各四两　白芷　黄柏　寒水石　赤豆　白蔹　贝母各二两　大黄　紫荆皮　白及　真地青　羌活各一两　防风半两

上为细末。凉水调，围痈四畔。如肉脆，去白及、白蔹，加生地黄、地榆，用芭蕉油调敷。热甚者，用三消散。

水黄散　围肿毒。

犀角屑　大黄　白及　草乌皮尖　白蔹　麝香　朴硝各等分

上为细末。蜜醋调，薄摊油纸上，稍干揭下，再添润湿，贴之即消。

外用渍毒药　治诸肿毒，坚硬不消。

升麻　葛根　鼠粘子　地骨皮　金银花　黄花地丁　甘草生。各等分

上为粗末。每用五七钱，水一升，煎十沸。于肿处四畔热用，冷则再暖。

围肿方

草乌　白及　白蔹　黄柏　朴硝各等分

上为末。用蜜醋调，围肿外，即便收起。

神白膏　贴五发未破。

南星　大黄　草乌　白蔹各半两　蚌粉　大柏皮各一两　小赤豆一两　加乳香、没药尤妙。

上为末。取芭蕉头研取油调，角四畔。

雄黄散郭氏　治痈疽、发背紫晕，疼痛不止。

粟米小粉三两，炒　草乌头　南星　络石　百合各一两　白芨二两　乳香　没药　雄黄　黄丹各半两

上为极细末，温水调敷之。

治无名肿毒，或背疽。治法肿围定。名铁井栏

芙蓉叶重阳前收，研末　苍耳端午前收，烧灰存性

上同研细，以蜜水调敷之。

乌龙膏一名乌金散　治一切肿毒，痈疽，收赤晕。

木鳖子去壳　半夏各二两　小粉四两　草乌头半两

上于铁铫内，慢火炒令转焦，为细末，出火毒，再研。以水调，稀稠得所。敷疮四围，中留顶出毒气；或用醋调亦得。

宣毒散　初发或灸后敷贴，消肿收赤晕，围聚。

露蜂房三两，炒焦　南星　赤小豆各一两　小米一合　生草乌二钱半　生白矾半钱

上为细末。用淡醋调涂四畔，干即再上。

拔毒散　痈疽肿结通用，能散能溃。

南星上等大白者，一两　草乌头　白芷各半两　木鳖子仁一个，研

上为细末。分两次，法醋入蜜调敷纱贴之。

蠲毒散　治痈疽肿毒，未结则散，已结则溃，去风排脓。

大南星一两　贝母七钱半　白芷　赤小豆　直僵蚕炒。各半两　雄黄二钱

上为细末。初用醋调敷，后用蜜水调敷。

退毒散　痈肿通用。

木鳖子去油　大南星　半夏生　赤小豆　白芷　草乌连皮尖。各等分

上为细末，硬则法醋调敷，热焮则蜜水调敷。

神功妙贴散　涂敷痈疽晕内，使脓血化为水出，收晕敛毒。

大南星圆白者　蓖麻子仁各四钱　五倍子淡红者　半夏生　白芷稍片　姜黄　贝母　白及各三钱　没药　乳香各二钱　花蕊石散二帖

上为细末。夹和井水，入蜜调敷。疮色黯晦，姜汁调敷，从晕边抹收入里，留中间如钱大，贴膏药。若疮开大，全用纱摊药，以旧茶笼内白竹叶尾，剪两片如疮势，先贴药上，然后贴疮，久年蓬仰上竹叶，亦得。竹叶出水，藉药以行之。凡敷药须是细末，则不痛。

特异万灵散　治痈疽、发背、肿毒等患，神妙。

软石膏烧通红，碗覆在泥地上一宿　大白南星　赤小豆　草乌连皮尖。各半两　乳香二钱，别研

上为细末，蜜水调成膏。从外抹收入，留最高处如钱勿敷。如疮已破，切忌药入疮口恐痛。敛毒排脓，不致溃烂屡效。

治冷痈青硬无头，阴毒并疮疥毒疮，皆效。

生铁锈　轻粉各二钱　白松香一两半　麝香少许

先将铁锈、松香为细末。入铫内，加麻油一两，慢火煎数沸，离火待热少退，入轻粉、麝香末，搅匀，即为膏矣，收贮。量疮大小，摊贴患处。

敛疮内消方

黄明胶一两，水半升，溶消了，入黄丹一两，再煮三五沸，又放温冷。

以鸡毛扫在疮口上，如未成，即涂肿处自消。

凡痈不问已溃未溃者，以胶一片，水浸令软，随肿大小，贴当头上开一孔，若已溃合脓者，当被胶急发之，脓皆出尽，未有脓者，肿当自消矣。

治发背秘法　李北海云，此方神受，极奇秘。以甘草三大两，生捣别筛末，大麦面九两，于一盘中相和，搅令匀，取上好酥少许，别捻入药令匀，百沸水搜和如饼剂。方圆大于疮一分，热敷肿上，以油纸隔令通风，冷则换之。已成者，脓水自出，未成者，肿便内消。

隔皮取脓法　治诸般肿毒。

驴蹄细切，一两，炒　荞麦面一两　白盐半两　草乌四钱，去皮

上为末，水调作饼子，慢火炙黄，出火毒研，米醋调成膏。用白纸摊贴患处，毒自毛窍而出，其肿自退。

雄黄散　治痈疽，赤肿疼痛，未得脓溃，贴成脓。

雄黄细研　黄柏　槟榔　川大黄　麒麟竭各七钱半　麝香研，一钱　黄连一两　白芷　木香　芎䓖　桂心各半两　当归炒，三钱

上为细末。用腊猪脂调，令匀，涂于绢上，贴肿处，候脓溃后，即用膏药搜脓生肌。

万应针头丸《济生》　治一切脑背疽，恶毒，大疮欲死者。一粒即愈。

麝香二钱　血竭如蜡者用，散者不用，非真也　轻粉　蟾酥舌试辣者　硇砂各三钱　片

脑一钱 蜈蚣一对，全用

上为极细末，炼蜜和丸为剂。如疮有头者，用针头挑破，微有血出，将药一黍米大，放挑开疮内，上用纸花，周围唾津温贴疮上，不过时刻即愈。如两腋见无头疮，即是暗疔。即将两手虎口内白土纹，用针挑破，如前法用药封盖，忌鸡、鹅、酒、湿面，一切发热之物。

针头散《保命》 治疮疡焮肿木硬。

上以乳香、蟾酥各一钱，同研匀细，以儿乳汁和如泥，入磁石盒收之，干不妨。每用以唾调，拨少许点于肿处上，以膏药贴之，毒气自消，纵然有疮亦轻。

万槌青云膏 治诸般痈肿，未成脓者，贴散；已成脓拔毒追脓，腹中痞块贴块上；疟疾，贴大椎及身柱，其效如神。

白松香一斤，去木屑 蓖麻子三百粒，去壳 杏仁三百枚，去皮 铜青三两 乳香 没药各一两五钱 轻粉二钱

上共作一处，用铁槌木砧，于日中捣成膏，如燥少加香油杵之，或用石臼木杵捣亦可，用瓷器盛，绯帛摊贴。汤中做，不见火。

敷贴热药

《鬼遗方》云：凡痈疽外冷内疼者，由阴气外逼，用热物熨之，大热亦不觉者，须用热物熨令透，随手便用紧急溃脓药，使脓外出尽，肿平即用生肉暖疮和正气药，令进饮食不倦。

治痈疽、发背，初肿时方。

风化石灰二两 细辛一两

上为粗末。用热醋敷患处干再敷，三上其肿即消。

四虎散 治发背初生，筋脉紧急不舒。

附子生，去皮，一两 天南星 半夏 狼毒各半两 一方，无附子，有草乌各等分。

上四味为末。热酒调成膏，摊上肿处，以熟绢压定，觉患处如火烧，不妨。

回阳玉龙膏

草乌头三两，炒 南星一两，煨 军姜二两，煨 白芷一两，不见火 赤芍药一两，炒 肉桂半两，不见火

此方治阴发背，冷流注，鼓椎风，久损痛，冷痹风湿，诸脚气冷肿，无红赤者，冷肿不痛者，足顽麻痹，妇人冷血风，诸阴证之第一药也，用热酒调涂，用法详具于后。夫杂病虽见于皮肤手足之间，而因必本于五脏六腑。盖脏腑之血脉、经络，一身昼夜运行，周而复始，一脏受病，必见于本脏脉息所经之处，即阴阳分手足之所属也。为病有冷有热，热者易治，冷者难疗。夫冷必由脏腑元阳虚弱，然后风邪得以乘间而入，血气不匀，遂自经络而客于皮肤之间，脉息不能周流，遂涩于所滞，愈冷则愈积而不散，复加庸医用凉剂，而内外交攻，则其为病，鲜有不危者矣。学者当观其外之为证，而察其内之所属，表里相应，万无一失。此药有军姜、肉桂，足以热血、生血，然既生既热而不能散，又反为害，故有草乌、南星，足以破恶气，驱风毒，活死肌，除骨痛，消结块，唤阳气，又有赤芍、白芷，足以散滞血，住痛苦，生肌肉，加以酒行药性，散气血，虽十分冷证，未有不愈，端如发寒灰之焰，回枯木之春。大抵病冷则肌肉阴烂，不知痛痒，其有痛者，又多附骨之痛，不除则寒根透髓，非寻常之药所能及，惟此药大能逐去阴毒，迎回阳气，住骨中痛，且止肌肉皮胃之病，从可知矣，当斟酌用之，不可太过，则为全美。 发背发于阴，又为冷药所误，又或发于阳，而误于药冷，阳变为阴，满背黑烂，四围好肉上，用洪宝丹把住，中间以

此药敷之。一夜阳气回，黑者皆红，察其红活，即住此药，却以冲和仙膏收功。如不效欲作脓，又以南星、草乌，加于冲和用之。如阳已回，黑已红，惟中间一点黑烂不能红者，盖血已死，可以朴硝、明矾。又云：白丁香、硇砂、乳香，用唾调匀，于黑红交处作一圈，上用冲和盖之，至明早起药，自然去黑肉如割，却以药洗之，掺以生肉合口药收功。　流注冷证，多附骨内硬不消，骨寒而痛，筋缩不伸，若轻用刀针，并无脓血，若止有乳汁清流，或有瘀血，宜用此药敷之；若稍缓，止以军姜、白芷、肉桂、草乌等分，热酒调敷，骨寒除而痛止，则气温和而筋自伸，肉硬自消矣。然治流注，不可无木蜡，以其能破积滞之气，消坚硬之肿最妙，又不可多，多则能解药性，盖此证主于温药故也。　鼓椎风，起于中湿或伤寒馀毒，又或起于流注之坏证，或起于风湿虚痹，此证有三：一是两膝相揞，行步振掉，膝舵胫骨微肿；二是膝舵胫骨交接处，大如椎腿股，肉消皮缩裹骨；三是上腿肿大，下股冷消。盖足膝属肝，肝经有风寒湿气，则血脉不流而作此，遂为膝寒，所涩凝流不动，下股之血脉，有去无返，是以愈瘦愈冷而筋愈缩，上腿之血脉有积而无散，是以愈肿愈热而肉愈瘦。其原若起于流注，则肉凝者为烂，烂则冷毒腐骨，腐骨一出，神仙无术。未破则肌肉尚未死，急以此药，热酒调敷膝舵骨腿处，以住骨痛，回阳气。又以冲和涂下腿冷处，引其血气，使流动而下通贯血脉，又以此方敷胫骨交处，以接所引之血脉，以散所积之阴气，内用追风丸，倍加乳香以伸筋，如法服之，无不愈者。如人欲出方，可用五积散加姜、桂、芷、归。又加大川芎、牛膝、槟榔、木瓜，或茶或酒调之。　男子、妇人久患冷痹血风，手足顽麻，或不能举动，可用绵子夹袋此药在中心，却以长片缠在痛处，用绢袋系定，此药能除骨痛，附在肉上，觉皮肤如蚁缘，是其功也。如痹可加丁皮、吴茱萸、没药、大川乌等分，然后全在追风丸，表里交攻，去病如神。　风脚痛不可忍，内用追风丸，外用此方，加生面、姜汁调热敷。欲得立止，可依法加乳香、没药化开，酒调为妙。　久损入骨者，盖因坠压跌扑伤折，不曾通血，以至死血在所患之处，久则如鸡肺之附肋，轻者苔藓之晕石。年少之时，血气温和，尤且不觉，年老血衰，遇风寒雨湿，其病即发，宜此方热酒调敷，内则用搜损寻痛丸，表里交攻为妙。虽然血气虚弱之人，病在胸肋腰背之间者，谓之脱垢，不除变为血结劳，不论老少，年远近岁，大而遍身，小而一拳半肘，医之则一，此等乃根蒂之病，则非一剂可愈，磨以岁月方可安，未成劳者易已，成劳者难。　法只用南星、草乌，加少肉桂，能去黑烂溃脓，谓之小玉龙，此法大效。　治石痈用此方，热酒调敷，外却用洪宝，箍住四围，待成脓后破。　妇人乳痈，多因小儿断乳之后，不能回化；又有妇人乳多，孩儿饮少，积滞凝结；又为经候不调，逆行失道；又有邪气内郁而后结成痈肿。初发之时，切不宜用凉药冰之，盖乳者血化所成，不能漏泄，遂结实肿核，其性清寒，若为冷药一冰，凝结不散，聚久而外血不能化乳者，方作热痛，蒸逼乳核而成脓，其苦异常，必烂尽而后已，故病乳痈者，既愈则失其乳矣。盖乳性最寒，而又滞以凉剂，则阴烂宜也，然凉药亦未尝不用，用于既破之后则佳，如初发之时，宜于此方中用南星、姜汁、酒两停调匀热敷，即可内消。欲急则又佐以草乌，此药味性烈，能破恶块，逐寒热，遇冷即消，遇热即溃。如已成痈肿，则又从冲和，依常法用之。或加此草乌、南星二味，亦可破后观其原，原于冷用冲和收功，原于热用洪宝生肌，且须用乳、没住痛，以减其苦。至于吃药，只用瓜蒌散，随人虚实，参以通顺散、十宣相间服之。多口者，为乳发；乳房坚硬者，为乳石；正在乳嘴处肿者，为吹乳；在乳兜囊下，为乳漏，以肉悬垂而血易满故也，故为难治。一囊一口为乳痈，五十岁老人无治法外，有老人乳节，又为可治，盖在垂囊肉上为痈，若近胸则为节矣。　宿痰失道，痈肿无脓者，可用此药点头，病必旁出，再作为佳，不然，则元阳虚耗，此为败证。如元阳虚耗败证者，急用全体玉龙敷之，拔出成脓，服药则通顺散加桔梗、半夏、当归、肉桂等药。若病红活热骤，则当归冲和为佳，切不可误投凉剂，此方但能拔毒作脓，病回即止不可过。若能参用陷脉神剂尤妙，出《外科精要》。一肚痈一证，十有九死，盖胃属阴，外寒里热，凡气血潮聚，驱热避寒，故多为内痈，不能外现，间有微影欲出，则又为冷药所触，及服凉剂，虽有神仙莫施其功，医者可不慎乎！凡有此证，初觉腰痛，且以手按之痛。若走闪移动，则为气块；若根不动，外面微有红肿，则为内痈。急以此方拔出毒气，作成外痈，然后收功冲和，内则用通顺散加忍冬藤，治法如前。若痈自能外现者，不必用此方，只用冲和为妙，不可轻用针刀。如犯铁器，口不能合，只用玉龙贴痈头上，四面以冲和围之，依法自破。若脓流不快，依法用洪宝三分，姜汁七分，茶调敷之，脓出皆尽，内用十宣、平补生肌外，则依然收功冲和。此证阴多阳少，损人最甚，将安之际，倍服内补，以生气血，庶几易愈，否则消而复胀，口不合。既安之后，尤宜多服内补加附子，否则气弱难平。证冷者，未破之先，尤宜先服附子方好，既破之后，切不可用急涩、敛口之药，恐食毒不散，服药力到，自然合口。至于内痈已成，不能拔出，只用冲和外贴，使在外温和成脓，自脏腑而出，不至肉烂，死生所系，全在服药之功，治法见前。最忌毒食，食毒即发，反复难疗。又有孕妇病此者，又与此异，内用紫苏饮安胎，勿轻与他药。若临月，则儿与脓俱下，若尚远，则脓自大腑中下。若初萌只服药可消，若痈在外面，其证必热，惟可用冲和收功，亦须审轻重用之，恐有误也。

敷贴凉药

《鬼遗方》云：凡痈疽外热内疼者，是有客邪，内有积毒，欲作脓透之候。

洪宝丹又名金丹、寸金、四黄散

天花粉三两　姜黄　白芷各一两　赤芍药二两

上为末，茶酒汤使，随证热涂。诸般热证，痈肿金疮，此药一凉而已，能化血为水，又能使血瘀积，又能凉肌生肉，去死肌烂肉，又能破血退肿，又能滞气为浮，能止痛，又能为痈闭脓，又能出脓，一反一复，此方药性无他，遇凉效少，遇热效多，故非十分阳证，不可轻用，恐或凝寒，治疗费力。若夫金疮出血，非此不可，乃第一药。余外但可为前二药之佐使尔，当审之审之。大抵此三药，可合力同功者，可独将专权者，可分司列职者，可合围交攻者，可借援求救者，可勇力相持者，可正兵先锋奇兵取胜者，可奇兵先锋正兵取胜者，神圣工巧，端与兵法无异，然兵随印转，将逐令行，故立功取胜，存乎其人，苟非明理通变之士，何足言哉，用法如后。　若病势大热，可用热茶调敷，如证稍温，则用酒调。若用以撮脓，可用三分，姜汁七分茶调，何也？此药最凉，能使血退，姜汁性热，能引血潮，故血退则被引，血潮被逐，进退相持而后成脓作破，逼脓尽流也。　凡疮口破处，肉硬不消者，疮口被风所袭也，此方中加独活以去风，用热酒调，如又不消，则风毒已深，肌肉结实，又加紫荆皮，有必消之理矣。　此方莫善去金疮，及诸热证赤肿，断诸血根，不使焮赤。若痈疽不可轻用，恐贴处不散，贠毒入内，在骨则成骨痈，在喉项则毒气聚喉，在胸背则阴烂脏腑，在腹肚则为内痈，杀人不救，可不慎哉！只以冲和、玉龙，依法详证，用之为妙。　年少血壮之人，衰老血败之士，如有溅血，无药可止，血尽人亡；若在手足，可用茶调敷手足上下尺余远；若在胸背、腰腹，则全体敷之，把住血路方能止，却用断血药五倍末，方见金疮条中。或神效军中方、掞口方得安愈。一治金疮重者，筋断脉绝，血尽人亡，如要断血，须用绳及绢袋，缚住人手臂，却以此方，从手臂上用茶调，敷住血路，然后却用断血药掞口，却不可使内补，及四物等药，却又能令人发呕吐，甚则口眼㖞斜，少焉发烦发热成破伤风，只可下对金饮，加川芎、白芷，姜枣煎自安，却徐徐补血。如或有破伤风证，又须用破伤风药，即葛根汤之类方见后。疮口用军中方，加九肋鳖甲酥炙碾。　凡金疮在头面上者，血不止，急用此方茶调，团围敷颈上截血，疮口边亦用此敷，军中方掞口，重者十日，轻者三日效。　凡金疮着水，肉翻花者，可用薤汁调此方，敷疮口，两旁以火微炙之；或烧早稻秆烟熏之，疮口水出即愈。如无水出，即是风袭，可用南星，茶调敷之即愈，然后以军中方，掞口妙。一治妇人产后或经绝，血行逆上，心不能主，或吐血，鼻衄，舌衄，可以此方，用井花水调敷颈上，生艾汁调亦妙，其血立止，然后服药以绝原。如舌衄必有血泡，破之复胀，可用线于舌根颈缚住勿除，于颈项上截血，内用黄芩、荆芥凉心之药，以收其原；舌上用蜜调结口之药以治之，泡破除线，血不胀矣。服凉心药，四物汤加荆芥、薄荷、朱砂。　此方用药调涂热毒，恐随干随痛，赤肿不退，当用鸡子清调敷，诸热毒难干妙，汤火疮同。一打破伤损在胸膈上者，药通血不下，可用绿豆水，调此药末吞之，即吐出而安。又有从高坠下，用通血药不下，数日病人几死，此必天时寒冻，服大黄等药冰之。血凝片不行，可用热酒调军姜末饮之。片时血通，人得更生，盖借热性以活死血，则前药方能行矣。治发背初发时小，后五七日赤肿高，即罨药，令内毒散减疼，免牵引。

乳香膏

乳香一两　青薄荷叶四两，洗干

上研匀，厚罨患处，以青绢盖之，如干以新汲水润之，常令湿，其热毒自然消散，如热毒攻结可用，气毒攻结不可用。

金黄散　贴痈毒，令内消。

白芷　白及　白蔹

上等分为细末，用新汲水调傅。

治阳证肿毒，并金疮。

大粉草锉细，用竹一段，刮去青，两头留节开一小窍，入草在内，满后却用油灰塞窍，从冬至日放粪缸内，待立春先一日取起，竖在有风无日阴处。二十一日，验两窍好，却破竹取草为细末，用水调傅。

《药性论》甘蕉根，捣傅一切痈肿上，干即更敷，无不瘥者。

梅师治痈疽发背，或发乳房，初起微赤，不急治之，即死速消方，捣苎根敷之，数易效。

诸疮肿痛不可忍者，以葵花根，去黑

皮，捣烂。若稠点井花水少许，若不稠，不须用水，以纸摊如膏药贴之立效。

又方 芙蓉叶，捣烂罨，立效；晒干为末，水调敷，亦妙。

治发背，蜗牛百个，活者置净瓶内。新汲水一盏，浸瓶中封闭，自晚至晓，其水如涎，取水将真蛤粉，不拘多少调之，刷疮上效。

治背痈与疖，久年烟壁土、黄柏，等分为细末，生姜汁捏成膏敷之，夏月以茅香汤下一二钱妙《经验》。

七宝散《本事》 治痈疽，止痛拔毒。

干荷叶心，当中如钱片不拘多少。

上为末，每用三匙，水二盏，慢火煎至一盏半，放温淋洗干，以太白膏敷之。

太白膏 寒水石研，飞过 用腊月猪脂调成膏，随疮大小，薄纸摊贴之。

天花青露散 罨围一切肿毒。

白及 白蔹 白薇 白芷 白鲜皮 朴硝 青黛 黄柏 老龙骨各一两 天花粉 青露各三两 大黄四两

上为细末，醋蜜调匀。如疽毒未成，则当头罨退；若已成，四面围之，中留头，用替针膏贴之。

消肿散 围罨肿毒，一切疮疖并治。

大黄 水仙子 山药 苎根 青露 小赤豆 寒水石 水姜 香蛤粉 花蕊石

上将前药捣和，如干加醋蜜调匀。如疽毒未成则当头罨退，若已成四面围之，留一头，用替针膏贴之。

神护膏 围罨一切肿毒。

小赤豆 黄皮 白蔹 白芷 天花粉 南星各等分

上为末，阴用米醋与蜜水同，阳用商陆根，亦用芭蕉油，此是邵色婆黄金散，加黄皮为主。

水澄膏 秘方，围敷肿毒。

郁金 白蔹 白及 五倍子各一两 乳香 雄黄各五钱

上为细末。水调敷，如热极者，用腊水尤妙。

五金膏一名葵花散

黄葵花七朵 川连二钱，去须 山栀三个，肥者 黄柏五钱 川郁金三钱

上为末，井华水调成膏敷。此药性急，宜速打之。

清凉膏 治初患痈肿疮疖，热焮疼痛，消肿毒。

大黄不拘多少

上为细末。用浆水调摊贴之，醋摩亦得。

治诸疮肿不散者。

上取白药根，捣烂敷贴，干则易之。无生者，用末，新水调涂之亦得。

治诸疮肿，马毒疮。

上以马齿苋，水煮冷服一升，及涂疮上。治湿癣、白秃，以马齿膏和灰涂之效。治紧唇、面肿，捣汁涂。冬用干末，水调涂。治丹毒、发背肿，捣傅之，不住者，以蓝靛和之更佳。治多年恶疮，捣烂敷之尤良。治三十六种风结疮，取马齿苋一石，水二石，一釜煮之，澄清，内蜡三两，重煎之成膏，涂疮上并服之。

清水膏 治痈疽，及一切毒肿，坚硬肿痛，攻冲四畔焮肿，抽热毒，散肿气。

羊桃根 川大黄 黄芩 绿豆粉 黄柏各一两 赤小豆

上为细末，用芸薹菜取自然汁，入蜜少许，相和调药，令稀稠得所。看四畔肿赤处大小，剪生绢上匀摊，可厚一钱许贴之，干即易。

水调膏 治痈疽毒热，赤焮疼痛。

川大黄生用，研末 杏仁去皮尖，研 盐花各三分

上为细末，研令匀，以新汲水和调，

稀稠得所。旋即涂肿上，干即易之。

郭氏水澄膏　治风热肿毒，赤红色，攻焮疼痛不止。

白及　白蔹各四钱　郁金一对　大黄　黄柏　黄药子　榆皮各七钱半　乳香　没药　雄黄各半两

上为细末，用新汲水一碗，药末不以多少，澄于水内，药定去水。敷于肿处，上用白纸封之，用鸡翎掠此水湿润。

二黄膏　治一切肿毒。

黄柏　大黄各等分

上为末。用醋调搽，如干以水润之。

揭毒散

大黄一两半　白及一两　朴硝二两

上为末。用井水调搽，如干再搽。

薛按：此二方及寒凉之药，若疮疡焮肿作痛，属阳之证，宜用之。或微肿痛，而不焮赤者，恐不宜用。盖气血喜温而恶寒，若冷气入里，反为难治之证矣。

三消散　退极热证，赤肿焮开者。

朴硝　焰硝　大黄　栀子炒黑色　寒水石　南星各等分

上为细末。生地黄汁，调涂贴。芙蓉叶捣汁调亦可。

四面楚歌　敷诸般疽，发肿赤痛不可忍，未成角散，已成角破，至疮口合而止。

荆芥和根，锉碎　赤芍药　大柏皮　土当归　山大黄　土白芷　天南星　赤小豆　商陆根锉片子，焙　白及　赤蔹　白蔹　草乌　寒水石煨或炒。各等分

上为末。生地黄汁，调角四畔，或苦齑根汁，肿用商陆根研汁，未溃则满涂上，或有尖起处，则留出疮口。

水师晶明　治诸发已破未破皆洗，如成脓溃烂，最要洗净，去故肉生新肉，洗后净干，再用角贴掺药，一日一次。

大柏皮　泽兰　莽草　荆芥　赤芍药　山大黄　土白芷　土当归　独活各等分

上锉粗散。用水一斗，入葱白、大椒、橘叶同煎熏洗。如已烂，入猪蹄下膝爪骨肉煎，可免干痛，净洗为度。

点　药

痈疽有小白头者，初起即以膏子点之，毒轻者自消，毒重者出水，甚至流黑汁而愈，最甚者即未散，亦大杀其毒矣。

硇砂膏　治痈疽肿毒，并治瘰疬，点落肬痣等。

硇砂生用，一钱　石矿灰一两，炒黄色　白丁香三钱，炒黄色　黄丹半斤，生用　碱一斤，淋水五碗

前四味研为极细末。次将碱水煎作一碗，成膏待冷以前末入膏，和匀藏瓷器中，一应毒物以膏点之。白丁香即麻雀儿屎，用坚尖者，不用软颓者。

六灰膏　治发背、疔疮、疖子、肿毒、疬疮、痔疮、痣子、疣子，其功用与硇砂膏同也。

灰苋　桑木　枣木　荞麦料　茄科各烧为灰　石矿灰研细

上件多少不妨。和匀，汤泡水淋，淋下之水，煎成膏如糊，装瓷器中，一应毒物，以膏点之。若点疬疮、痔疮，待烂去少许，再点之，再烂去，如是渐渐点去。

援生膏　治诸般恶疮，及瘰疬、鼠疮才起者，点破即愈。

血竭一钱　蟾酥　轻粉各三钱　麝香五分　雄黄五钱　乳香　没药各一钱　以上药俱为极细末。

上用荞麦秸灰，或真炭灰一斗三升，淋灰汤八九碗，用栗柴或桑柴文武火煎作三碗，取一碗收留，将二碗盛于好瓷器内，候温将药末入灰汤内，用铁瓢或桑柳枝右搅，又用好细石灰一升，入药灰汤，搅匀，取出候冷过宿，盛于小白瓷罐内。

凡遇诸恶疮，点在当头，一日二次，次日又一次，疮头食破，约五分血水出为妙，恐日久药干，将前收留灰汤和用。

灸　法

痈疽初发小点一二日间，急以大蒜头，横切如钱，贴其中心，顿小艾炷灸之，五壮而止。若形状稍大，以黄秆纸蘸酒全贴，认先干处为筋脚，于先干处灸之，或两处先干皆灸，但五七状止。又法，屈指从四围寻按，遇痛处是根，就此重按深入，自觉轻快，即此灸之，更于别处灸。若或大肿，即捣蒜为饼焙干，蘸法醋炙热，更换频罨，或以熨斗火于蒜饼上熨之，更换热饼频熨，如觉患处走散，即以绵帛覆盖，勿令气泄，俟少间敷药。凡痈疽展大如龟之形，且看头向上下，先灸其前两脚，次灸其尾，或红筋走紧而长，从尽处灸之，须留头，并后两脚勿灸。若尽灸之，不惟火气壅聚，彼毒无所走散，又攻入里也，或辨认不明，以

白芷三分　汉椒　桑白皮各一分　连瓤葱白十片

上取新水煎汤，入酸醋半盏，淋洗，少顷，其筋自现，可以辨验头尾。

神仙隔蒜灸法　治一切痈疽肿毒，前论言之详矣。凡大痛或不痛，或麻木痛者，灸至不痛，不痛灸至痛，其毒随火而散，此拔引郁毒从治之法也，信有回生之功。其法用大蒜头切三分厚，安疮头上，用艾炷于蒜上灸之，五炷换蒜再灸，未成即消，已成杀其大势，疮患大以蒜杵烂，摊患处，将艾铺蒜上灸之，蒜败再换，疮色紫，或白而不起发，不作脓，不大痛，不问日期，最宜多灸。

神效葱熨法　治流注结核，骨痈鹤膝等症肿硬，或先已隔蒜灸而馀肿未消，最宜用熨，以助气血而行壅滞，其功甚大，又为跌扑伤损，止痛、散血、消肿之良法。用葱白头捣烂，炒热，频熨患处，冷再换。

神效桑枝灸　治发背不起，或瘀肉不溃，此阳气虚弱，用桑枝燃火着，吹熄焰用，火灸患处片时，日三五次以助肿溃，若腐肉已去，新肉生迟，宜灸四畔，其阴疮、瘰疬，流注、臁疮、恶疮，久不愈者，亦宜用之。大抵此法，未溃则解热毒，止疼痛，消瘀肿；已溃则补阳气，散馀毒，生肌骨，其阳症肿痛，甚或重如负石，初起用此法出毒水，即内消。日久者用之虽溃亦浅，且无苦楚。惜患者不知有此，治者亦不肯用此也。

砭　法

治丹毒、疔疮，红丝走散，或时毒，瘀血壅盛，用细瓷器击碎，取有锋芒者一块，以箸一根，劈开头尖夹之，用线缚定，两手指轻撮箸梢，令瓷芒正对患处，悬寸许，再用箸一根，频击箸头，令毒血遇刺皆出，毒入腹膨胀者难治。

豆豉饼法见兼证痛条。

卷之二

溃　疡

大　法

痈疽已破，脓出者是也。《集验》云：痈疽既破，脓出肉腐，当用拔毒膏贴之，邪气渐退，气血亦虚，脉之洪数，渐宜减退，当内补托里，必使气血滋荣，正气强盛，脓色鲜浓，赤肿渐收，药宜补气生血，秋冬微加御风寒之药，十宣散、十全大补汤中用桂是也，气滞加香附。如毒势大退，气血未复，多宜用人参、当归、黄芪四物汤之类。痈疽虽已见脓，根脚赤晕，反展开阔，或不痛，或大痛，此毒气不退，金银白芷散、十宣散，去厚朴、桂，倍人参、川归、黄芪，加忍冬藤、连翘、犀角、瓜蒌根，消毒之药。春末夏间及秋初，宜加酒芩、黄连、黄柏、羌活，腰已下可去桔梗。见脓后须以补气血药为主，解毒药助之，或不宜于补药者，宜忍冬丸，四围肿焮处，用毫针烧赤刺之约一米深，红肿则缩，服药脉得和缓为佳。或破后不溃，疮口坚硬者风也，用蜈蝎散敷之，或蠹肉不腐，用雄黄、轻粉敷之，大忌红肿不退，或饮食进少，从权且调理脾胃，或兼他证，又另议药。治腐肉不知痛痒，正黑者可去之，但不伤四畔好肉及里面良肉，当去外之黑腐者下皆去，黄白如絮之状，脓内有红血丝路，又不可动。此项大脓次日必自脱落，庶免伤其良肉。若怕刀砭，三四日必自脱落，但用刀去者，新肉易长，毒气渐消。凡腐肉亦有少臭气，腐败去后则无变，四围腐者渐渐去令净，用长肉膏贴，间日用猪蹄汤洗，新肉长如梅李，如石榴子红活可爱，日见堆阜，或上有白膜，皆是吉兆，若腐败去后，下面良肉色白而平，略无纹理，亦不能如米如粟，不见渐生之意，或脓水清淡或臭，此积毒内连五脏，血气枯竭，乃是危证。肉不能长，气血不荣，卫气不护疮，则风寒着之，用北艾黄芪汤熏洗，生肌长肉药敷之，用乳香膏、长肉等膏贴之，或肉虽长起，色紫者，遗毒也，用地榆汤、活血散敷，追毒膏贴之，即自红活，疮口渐收，仍用长肉膏贴，或疮口痒，用细茶、葱盐煎汤热洗。或疮口易收，乃气血中热毒，故不分消，即使长肉，必防流注之患。或更迷违，疮口如钱大时，恐转他证危殆。凡痈疽疮口已收，但皮嫩未可便去膏药。《鬼遗方》云：凡发背及痈疽，皆在背上，不问大小，有疼无疼，或热或不热，或冷或不冷，但从小至大，肿起至一尺已上者，其赤肿焮热者，即用紧急收赤肿药围定，不令引开中心，即用抽脓聚毒散贴之，急令散毒外透，内服排脓缩毒、内托汤药，候脓成，相次破穴，看疮大小深浅，内发其脓汁，脓水大泄，急须托里内补，虽破穴脓汁不多，再须排脓拔毒，透后慎不令再肿，须疼止肿消，患人自觉轻便，即是顺疾也，最宜节慎饮食。其热毒方盛，或发大渴，多饮冷水及冷浆之类，此是毒气攻心，令口干烦渴，但以心气药，内补脏腑即止矣。内补谓参、芪之属，排脓谓皂角刺之属。

［薛］　脓熟而不溃者，阳气虚也，宜补之如圣愈汤之类。瘀肉不腐者，宜大补阳气，更以桑柴火灸之。不作脓，脓不溃，气虚也，托里消毒散去金银花、白芷、连翘三味，加参、术、肉桂，如不应，暂用十全大补汤。肿赤作痛，血凝滞也，本方加乳香、没药；如不应，暂用仙方活命饮。脓出反痛，气血虚也，去三味，加参、芪、归、地。溃后食少无睡，或发热者，虚也，宜补之，内补黄芪汤之类。倦怠懒言，食少不睡者，虚也，宜补之黄芪人参汤之类。寒气袭于疮口，不敛或陷下不敛者，温补之，十全大补汤。脉大无力或涩而微，肌肉迟生者，气血俱虚也，峻补之，十全大补汤倍用参芪。肉赤而不敛，血虚有热也，托里消毒散去三味，加熟地、丹皮。肉黯而不敛，阳气虚寒也，前散去三味，加参、芪、白蔹、官桂。漫肿不痛，或肉死不溃，脾气虚也，前散去三味，加人参、白术；如不应，加姜、桂；更不应，急加附子。肉白而不敛，阳气虚也，前散去三味，加参、芪、归、术。脓多而不敛，气血虚也，前散去三味，加参芪、归、术、熟地黄；如不应，暂用十全大补汤。饮食少思而不敛，胃气虚也，前散去三味，加参、芪；如不应，暂用补中益气汤。饮食难化而不敛，脾气虚也，前散去三味，加参、术；如不应，暂用六君子汤；又不应，佐以八味丸。脓多而带赤，血虚也，前散去三味，加归、地、参、术；如不应，暂用八珍汤加牡丹皮。出血、作痛、发热等，另分条在后。

辨　脓

《集验》云：脉紧而数，为脓未成，紧去但数，为脓已成。以手按上，热者为有脓，不热者为无脓。按之牢硬，未有脓也；按之半软半鞭，已有脓也，大软方是脓成也。大按之痛者，脓深也，按之不甚痛者，未成脓也。按之即复者，为有脓也；不复者，无脓也。小按便痛，薄皮剥起者，脓浅也；按之四痛，皮色不变，不高阜者，脓深也，浅者宜药点破，高突者宜铍针，深者宜烙，更详虚实何如。肿处软而不痛者，血瘤也；发肿日渐增长而不大热，时时牵痛者，气瘤也；虚肿而黄者水也，气结微肿，久而不消，后亦成脓，此是寒热所为也，留积经久，积阴生阳，寒化为热。以此溃必成瘘，宜早服内塞药以排之。诸瘿瘤、疣赘等，至年衰皆自内溃不一，于补养而妄行攻蚀，必有性命之忧。至于瘰疬结核，寒热发渴，经久不消，其人面色萎黄，被热上蒸，已成脓也治见本条。手足指梢，及乳上，宜脓熟大溃，方可开之。麻豆后，肢节上痈，稍觉有脓，便须决破，迟则成挛曲之疾。

取　脓

凡疮肿，以手指从疮旁按至四畔上赤黑者，按之色不变，脓已结成，又按之随手赤色，此亦有脓。按之白，良久方赤，游毒已息，可就赤白色尽处灸断，疮肉平实，久而方消。夫痈则皮薄肿高，疽则皮厚肿坚，初发并宜灼艾，惟痈脓成则宜针，疽脓成则宜烙。切宜熟视详审，候其溃熟，脓透于外，其势盈盈欲出，只用替针丸自疮头咬开，不半日许其脓自出，切不可用针刀也。丹溪云：《精要》论戒用针刀，业外科者，当拳拳服膺。

替针丸　治痈疽已溃未破，或破后脓出不快者。

白丁香一字 硇砂一字以上 没药 乳香各一字

上灰饼药内，种糯米十四粒。其法：用石灰五升，炉灰三升，以水五升，淋取清汁，入大锅内熬浓汁，至三二升，用瓦器盛贮。临用时，以小青盏，盛取半盏浓汁，却用皮纸，贴盏中浓汁面上安定，然后取糯米十四粒，种在皮纸面上，一宿即是。

上为细末，糯米饭丸，如麦粒大。每用一粒，未破，用津贴疮头薄处即破，脓滞不快，则用一粒纳疮口内，使脓不滞好肉易生。

又方

雄雀粪二十粒 硇砂 陈仓米 没药各一字

上研匀，以米饭丸，如粟大。每用一粒，贴疮口眼中，即溃脓出。

替针丁香丸

草乌尖 硇砂 白丁香坚者

上为末，酸醋调点，将破者令速溃。若急则无如刀快。蜞针一法亦妙，见后。

[梅] 治诸痈不消，已成脓，惧针不得破，令速决。取雄雀粪涂头上，干即易之，雀粪中坚者为雄。

[本事] 治痈疽已有疮眼，未出脓，痛不可忍，用此药纴即脓出。巴豆一枚，去皮膜，不去心、油。盐豉十四粒，口中含去皮，令软，同研烂，真麝香少许，如难丸，入少稀糊，捏作饼子，如鼠粪大。大小临时看疮口纴之，只以纸捻子送入药，须臾必痛，忍之良久，脓遂出。

[丹] 出一切疮口。用出蛾茧壳，烧存性，无灰酒调下。每服一枚，服下一个时辰，便有疮口一个，若服两枚，出疮口两个。

[精] 痈成脓宜针，其铁用马衔铁为之。形如韭叶，两面皆利，可以横直裂开，五六分许，取其毒血，如觉病轻，须先灸而后裂。

[楼] 按：痈如椒眼数十粒，或如蜂窠莲房而脓出痛不除，宜用针者，以针横直裂之，则毒血挟脓出而愈，如无椒眼之类，只消直入取脓，不必裂之也。又法：当椒眼上，各各灸之亦佳，不必裂也。

[灵] 铍针者，末如剑锋，以取大脓。

[素] 夫痈气之息者，宜以针开除去之。病疑篇，王注云：息：瘜也，死肉也。今世用刀割去死肉者是也。

治腐肿者，刺腐上，视痈大小深浅刺，刺大者多血，小者深之，必端内针为故正。长刺节论，大者多血，小者深之八字，衍文也。大小深浅刺七字，取脓之法，尽矣备矣。

[精] 疽成脓宜烙，可用银篦大二分，长六寸，火上烧令赤，急手熨烙毒上，得脓为效。《鬼遗》凡痈觉在虚处，及眼不见处，皆是恶症。如发高肿，紫赤皮薄光泽，觉里有脓毒，诸药贴熁不破者，宜用熟铜针，于油火上燎透，先用墨笔点定，却当头以针浅刺入，随针出脓者顺也，有不随针脓出，当用白纸作纴，纴入针孔，引出脓毒，当时肿退可及三分，如肿不退是一逆也。肿不退，疼不除，但脓出二逆也。脓疼不退，患人不觉疮轻三逆也，虽用针破出脓，亦无所济，须急用引脓托里汤药，以助其势力可也。更有痈生实处，不问浅深，如有脓即用针烙无害，稍缓即恐伤筋骨内疼，凡近筋脉骨节处，不得乱行针烙，反致他病也。患疽初生赤硬，或在虚处毒气浅，或在实处毒气深，切须仔细辨认，仍问患人疼痛，觉深觉浅，其患处疮头，不拘多少，其间须有

一个最大者，即是大脓窍，当用熟铁大针头如钗脚者，于麻油灯上烧令热透，以大头处按定，插入一寸或至二寸脓当下，恐未有脓毒出，却用白纸作纴子纴入，候次日取出，其脓即随纴下矣。脓色黄白即好，若赤黑色，防后有鲜血出，即患人寒战不禁，其有虚处，不得妄行针烙。凡患发背，觉似有脓成，便用大熟铁针烙，当正头上烙之，其烙并用麻油灯上烧令通红，烙入可二寸许，初入肉即须横插入，不得正入，恐烙透膜也。如已有破处，皮烂溃熟，更不得用针烙，如是横长赤引开阔，当须两头下火针，令脓毒随针引出，肥人脓汁多，瘦人脓汁少，如肥人却少，瘦人却多，多是肉败坏成脓，少是肉不腐烂，受气实也，尤宜详审，不可造次便行针烙。亦看患人气脉匀和，荣卫气不节滞，血脉不致凝涩，即行针烙无畏，切须仔细，患人气虚，脉气大者，亦不可乱行针烙；针烙之法，不可容易，先看皮纹紧慢厚薄，紫赤色大光泽者，即可用针烙，如皮肉未变，不可用针，针亦无济。大抵用针，只欲引脓，如针刺无脓，是气伏也，不可用针烙。

［丹］　或问烙法如何？曰：脓或汪洋欲出，奈何皮厚肉深难穴者，既前无内托之药，先致力于内。后又不用烙以开窍，脉脓何由出。脓本肉腐所成，皆挟毒热之气，若久留肉腠间，则毒气浸淫，好肉亦化为脓腐，此所以烙法有功于溃疡也，彼根浅而皮薄者，何必假此以卖弄假法，恐吓而胁取利也。

发　表

一男子溃后，发热头痛，脉浮紧，虚而兼表邪也，以补中益气汤，加川芎、白芷二剂而止，更以托里药而愈。一男子风袭疮口，牙关紧急，腰背反张，以玉真散一服而愈，仍以托里药而敛。一男子患痈将敛，遍身作痒，脉浮，以消风散二服而止，更以托里药而愈。

攻　里

［薛］　一人胸患痈，焮痛烦躁，发热作渴，脉数而实，时季冬。予谓：此热毒内畜，须舍时从证，欲治以内疏黄连汤，彼以时当隆寒，乃杂用败毒药愈炽。仍求治，投前汤二剂，后去二次，诸证悉退，以金银花散加连翘、山栀，四剂出水而消。罗谦甫，治贾仓使父见发背。

清　热

一男子患痈，溃而饮酒，焮痛发热，服黄连解毒汤二剂而止，更以托里消毒散而愈。常治痈而大便秘，脉实者，用清凉饮治之。

已　寒

［罗］　至元壬午，有王伯禄者，年五十七，右臂膊肿盛，上至肩，下至手指色变，皮肤凉，六脉沉细而微，脉症俱寒，举疡医彦和视之，曰：此乃附骨痈，开发已迟，以燔起之，脓清稀解，待日再开之，加吃逆不绝，彦和与丁香柿蒂汤两服，稍缓，待日吃逆尤甚，自利脐腹冷痛，腹满饮食减少，时发昏愦，于左乳下黑尽处，灸二七壮，又处以干姜、附子、木香、沉香、茴香、羌活类药，㕮咀一两半，欲与服。或者曰：诸痛痒疮，皆属心火，又当盛暑之时，用干姜，附子可乎？予应之曰：理所当然，不得不然。《内经》曰：脉细皮寒，泻利前后，饮食不入，此谓五虚。吃逆者，胃中虚极也，诸肿疮疡，皆属心火，是定理也，此症内外相反，须当舍时从症，非大方辛热之剂急治之，则不能愈也，遂投之。诸症悉去，饮

食进，疮势温，脓色正，彦和又与五香汤数服，月馀平复。噫！守常者众人之见，知变者大人之事，知常而不知变，细事因而取败者亦多矣，况医乎。守常知变岂可同日而语哉。陈录判母治案见脑疽。

托里温中汤　治疮为寒变而内陷者，脓出清解，皮肤凉，心下痞满，肠鸣切痛，大便微溏，食则呕气短促，吃逆不绝，不得安卧，时有昏愦。

丁香　沉香　茴香　益智仁　陈皮各一钱　木香各一钱半　羌活　干姜炮。各三钱　甘草炙，二钱　黑附子炮，去皮脐，四钱

《内经》曰：寒淫于内，治以辛热，佐以苦温。以附子、干姜大辛热，温中外发，阳气自里之表，以为君。羌活苦辛温，透关节；炙甘草甘温，补脾胃，行经络，通血脉；胃寒则呕吐吃逆，不下食，益智仁、丁香、沉香大辛热，以散寒为佐；疮气内攻，气聚而为满，木香、茴香、陈皮苦辛温，治痞散满，为使也。

上㕮咀作一服。水三盏，生姜五片，煎至一盅，去滓。不拘时，温服。忌一切冷物。

补　虚

［薛］　一童子，腋下患痈不敛，脓清，脉大，倦怠懒食，少寐，自汗口干，以内补黄芪汤，及豆豉饼灸之两月而愈，凡疮脓溃而清，或疮口不合，或聚肿不赤，肌寒肉冷，自汗色脱者，皆气血俱虚也，非补不可。一男子，腰患毒，脓熟不溃，针之脓大泄反加烦躁，以圣愈汤四剂而宁，更以人参养荣汤，加麦门冬、五味子，两月而愈。此人后患湿气遂为痼疾。凡疮脓血去多，疮口虽合，尤当补益。务使气血平复，否则更患他证，必难治疗，慎之。一妇人，患臂痈，疮口紫陷，脓清不敛，彼以为毒未尽，欲服攻毒之剂，予谓：疮疡之证，肿起坚硬，脓稠者实也，肿下软慢，脓稀者虚也，遂用附子饼灸之，及饮十全大补汤百剂，始愈。一妇人，患附骨痈，久而不敛，致腿细短软，脉来迟缓，以十全大补汤加牛膝、杜仲及附子饼，灸之两月馀而愈。凡脓溃之后，脉涩迟缓者易愈，以其有胃气故也，脉来细而沉，时直者，里虚而欲变证也，若烦痛尚未痊也，洪滑粗散者难疗。以其正气虚而邪气实也。一男子，腰中患此，发而不溃；其气血止能发起，不能培养为脓也，投大补药数剂而溃，又数剂脓出尚清，乃服参芪归术膏斤馀，脓少稠；数斤脓渐稠，肌肉顿生。大凡痈疽藉气血为主，若患而不起，或溃而不腐，或不收敛及脓少或清，皆气血之虚也，宜大补之，最忌攻伐之剂。亦有脓反多者，乃气血虚而不能禁止也；若溃后发热作渴，脉大而脓愈多，属真气虚而邪气实也，俱不治。常见气血充实之人，患疮皆肿高色赤，易腐溃而脓且稠，又易于收敛。怯弱之人，多不起发不腐溃，及难于收敛，若不审察而妄投攻剂，虚虚之祸不免矣。及患后当调养，若瘰疬、流注之证，尤当补益，否则更患他证，必难措置，慎之。一上舍，年逾四十，因怒胁内作痛不止。数日后，外结一块，三寸许，漫肿色不赤，按之微痛，予谓：怒气伤肝，致血伤气郁为患，以小柴胡汤对四物，倍用芎、归、黄芪、贝母、肉桂治之。彼谓：丹溪云，肿疡内外皆壅，宜托里表散为主。又云，凡疮未破，毒攻脏腑，一毫热药断不可用。况此证为气血凝滞，乃服流气饮愈虚，始信而复求治。视之虚证并臻，诊之胃气更虚，彼欲服予前药。予谓：急者先治，遂以四君子汤加酒炒芍药、炮干姜，四剂少得；更加当归又四剂，胃气渐醒，乃去干姜，又加黄芪、肉桂、芎、归数剂，疮色少

赤，并微作痛，又二十馀剂而脓成，针之却与十全大补汤，喜其谨疾，又两月馀而瘳。夫气血凝滞，多因营卫之气弱，不能运散，岂可复用流气饮以益其虚，况各经气血多寡不同，心包络、膀胱、小肠、肝经多血少气，三焦、胆、肾、心、脾、肺少血多气。然前证正属胆经少血之脏，人年四十以上，阴血日衰，且脉证俱属不足，肿疡内外皆壅，宜托里表散为主，乃补气血药而加之以行散之剂，非专攻之谓也。若肿焮痛甚烦躁脉大，辛热之剂，不但肿疡不可用，虽溃疡亦不可用也。凡患者须分经络气血，地部远近，年岁老幼，禀气虚实，及七情所感，时令所宜而治之。常见以流气、十宣二药，概治结肿之证，以致取败者多矣。

［赵］ 无锡华氏，年六十，患背疮溃发，大如旋盘而色赤，想是平日多服金石药毒发所致，问之果然。因令侵晨饮羊血三五升，始用退热解毒、生气血之剂，熁以生肌膏，半月后肌生脓少，予因归，令服此药百馀帖，方可安全。一月后，复来招往视，其疮皮肉已坚厚如常，但食少无力，因问前日之药服几何？曰：疮将平，遂止不服，脉之沉微甚，因知其气血，止可供给疮平而已，于真气则已竭，不可治，即古人所谓死于疮结痂之后，果不出半月而死，不独此脓出后之虚，若因虚而发痈疽者亦然，若以常法攻之，则气血不胜药力之散而愈虚，邪得以乘机入内，多成不救。

加味十全汤 治痈疽溃后，补气血，进饮食。

黄芪蒸 地黄蒸 当归 川芎 人参 茯苓 芍药炒 白术 陈皮各一两 粉草炙 桂心 五味子各半两 乌药七钱

上㕮咀。每服一两，用水一碗，生姜五片，枣二枚，同煎，分作二服，留渣晒干为末，服之。丹溪云：加味十全汤，须看年之老壮，资之强弱，症之缓急，时之寒热，加减用之。

丹溪云：加味十全汤治痈疽后，补气血，进饮食，实为切要。盖脓血出多，阴阳两虚，非此药何以回生起死，惜其不分经络，不载时令，又在识者触类而长之。今之外科，于疮疡肿平痛宽，遂以为安，漫不加省，往往于结痂后，两三月或半年，虚证乃见，医者不察，病者不悟，无补接调养之功，因而转成他病者，惜哉。予治一士夫，因脚弱求诊，两手俱浮洪稍鼓，饮食如常，惟言问不答，肌上起白屑如麸片，时在冬月，予作极虚处治。询其弟，乃知半年前，曾于臂、背、腿三处，自夏至秋冬，节次生疽，率用五香连翘汤、十宣散与之，今结痂久矣。予为作参芪白术当归膏，以二陈汤化饮之，三日后尽药一斤，白屑没者大半，病者自喜呼吸有力，补药应效以渐，而病家反怨药不速应，自作风病论治，炼青礞石二钱半，以青州白丸子作料，煎饮子顿服之。予谏之不听，因而不救书以为警云。

补中益气汤 治疮疡之人，元气不足，四肢倦怠，口干发热，饮食无味，或饮食失节，或劳倦身热，脉洪大而无力，或头痛或恶寒自汗，或气高而喘，身热而烦。

黄芪炙，一钱五分 甘草炙 人参 当归酒拌 白术炒。各一钱 升麻 柴胡 陈皮各三分

作一剂。水二盅，姜三片，枣二枚，煎一盅，空心服。

人参养荣汤 治溃疡发热或恶寒，或四肢倦怠，肌肉消瘦，面色萎黄，吸吸短气，饮食无味，不能收敛，或气血原不足，不能收敛，若大疮愈后，多服之，不变他病。

白芍药一钱半　人参　陈皮　黄芪蜜炙　桂心　当归酒拌　白术　甘草炙。各一钱　熟地黄酒拌　五味子炒，杵　茯苓各七分半　远志去心，炒，五分

作一剂，水二盅，姜三片，枣一枚。煎八分，食前服。

四君子汤　治脾胃虚弱，或因克伐，肿痛不散，溃敛不能，宜用此以补脾胃，诸症自愈。若误用攻毒，七恶随至，脾胃虚弱，饮食少思，或食而难化，或欲作呕，或大便不实，若脾胃气虚，疮口出血，吐血便血，尤宜用之，盖气能摄血故也。凡气血俱虚之证，宜于前汤，但加当归，脾胃既旺，饮食自进，阴血自生。若用四物沉阴之剂，脾胃复伤，诸症蜂起。若命门火衰而脾土虚寒，必用八味丸，以补土母。

人参　茯苓　白术各二钱　甘草炙，一钱

上，姜、枣、水煎服。

六君子汤　治脾胃虚弱，或寒凉克伐，肿痛不消，或不溃敛，宜服此汤以壮营气，诸症自愈。即前方加陈皮、半夏。

异功散　治脾胃虚弱，饮食少思。即四君子汤加陈皮。

四物汤　治血虚发热，或因失血，或因克伐，或因溃后致晡热内热，烦躁不安，皆宜服之。经云：血生于脾。若脾虚不能生血者，宜用四君子汤加当归、酒炒白术，以补脾。

熟地黄　当归各三钱　芍药二钱　川芎一钱五分

上水煎服。

八珍汤　调和荣卫，顺理阴阳，滋养血气，进美饮食，退虚热，此气血虚之大药也。

当归酒拌　川芎　芍药炒　熟地黄酒拌　人参　白术炒　茯苓各一钱　甘草炒，五分

作一剂。水二盅，姜三片，枣二枚，煎八分。食前服。

十全大补汤　治溃疡发热，或恶寒，或作痛，或脓多或清，或自汗盗汗及流注、瘰疬、便毒，久不作脓，或脓成不溃，溃而不敛。若血气不足之人，结肿未成脓者，宜加枳壳、香附、连翘，服之自消。

人参　肉桂　地黄酒洗，蒸焙　川芎　白芍药炒　茯苓　白术炒　黄芪盐水拌炒　当归酒拌。各一钱　甘草炙，五分

作一剂。用水二盅，姜枣煎服。

归脾汤　治忧思伤脾，血虚发热，食少体倦，或脾不能摄血以致妄行吐下。或健忘怔忡，惊悸少寐。或心脾作痛，自汗盗汗。或肢体肿痛，大便不调。或妇人经候不准，晡热内热。或唇疮流注等症，不能消散溃敛。

白术　白茯苓　黄芪炒　当归　龙眼肉　远志肉　酸枣仁炒。各一钱　木香五分　甘草炙，三分　人参一钱

上，姜、枣、水煎服。

黄芪人参汤　治诸疮破后，食少无睡，及有虚热秽气所触者。

黄芪二钱　人参　白术　麦门冬　苍术　陈皮　升麻　五味子　当归身　甘草各一钱　黄柏炒，四分　炒曲五分

上作一服，水二盅，煎至一盅，食远服。

托里当归汤　治溃疡气血俱虚，疮口不敛。或晡热内热，寒热往来。或妇人诸疮，经候不调，小便频数，大便不实等症。

当归　黄芪　人参　熟地黄　川芎　芍药各一钱　柴胡　甘草各五分

上水煎服。

内补黄芪汤见痈疽兼症，痛条。

人参散 治痈疽，内虚不足。

人参 白术 白茯苓 枸杞子各一两 熟地黄 黄芪锉。各二两 桂心 白芍药 当归微炒 甘草炙。各半两

上锉碎。每服四钱，水一中盏，入生姜半分，枣三枚，煎至六分，去滓，不拘时温服。

麦门冬汤 治痈疽溃后，脓水不绝。

麦门冬去心 黄芪锉 五味子炒 白茯苓去黑皮 人参去芦 官桂去粗皮 当归切，焙 远志去心 芎䓖各一两 甘草炙，七钱半

上㕮咀。每服五钱，水一盏半，入生姜半分，擘碎，大枣二枚，擘破，同煎至一盏，去滓，空心温服。

护壁都尉 治诸发已溃，去旧生新，老人气血虚弱，宜补之。此溃后服至愈而止。

防风去芦 厚朴去粗皮，姜汁炒 苦梗 白芷 黄芪炙。各半两 川芎 甘草 柳桂 当归各三钱 人参二钱

上为末。每服二钱，空心，温盐、酒调服。至疮口合后更服为佳。不饮酒，木香汤、兼服降气汤，尤妙。

六味丸一名六味地黄丸 此壮水之剂。夫人之生，以肾为主，凡病皆由肾虚而致，此方乃天一生水之剂，无有不可用者，世所罕知。若肾虚发热作渴，小便淋秘，痰气壅盛，咳嗽吐血，头目眩晕，小便短少，眼花耳聋，咽喉燥痛，口舌疮裂，齿不坚固，腰腿痿软，五脏齐损，肝经不足之症，尤当用之，水能生木故也。若肾虚发热，自汗盗汗，诸血失血，失喑，水泛为痰之圣药，血虚发热之神剂也。

熟地黄生者，自制，八两 山茱萸肉 山药各四两 白茯苓 牡丹皮 泽泻各三两

上地黄杵膏，馀为末，蜜和丸桐子大。每服七八十丸，滚汤下。

八味丸 治命门火衰不能生土，以致脾土虚寒而患流注、鹤膝等症，不能消溃收敛，或饮食少思，或食而不化，脐腹疼痛，夜多漩溺，即前方加肉桂、附子各一两。经云：益火之源，以消阴翳。即此方也。

加减八味丸 治症同前。即六味丸加肉桂、五味子各一两。

东垣痈疽用药加减法 如发背疔肿，脓溃前后，虚而头痛者，托里药内加五味子。恍惚不宁，加人参、茯神。虚而发热者，加地黄、瓜蒌根。潮热者，加柴胡、地骨皮。渴不止者，加知母、赤小豆。虚烦者，加枸杞、天门冬。自利者，加厚朴。脓多者，加当归、川芎。痛甚者，加芍药、乳香。肌肉迟生者，加白蔹、官桂。有风邪者，加独活、防风。心惊悸者，加丹砂。口目瞤动者，加羌活、细辛。呕逆者，加丁香、藿叶。痰多者，加半夏、陈皮。

作 痛

丹溪云：脓溃之后，肿退肌宽，痛必渐减而反痛者，此为虚也，宜补之。托里消毒散，去后三味，加参、芪、归、地。

脉数虚而痛者，属虚火，宜滋阴。托里散，加生地。 脉数实而痛者，邪气实也，宜泄之。脉实便秘而痛者，邪在内也，宜下之。清凉饮。 脉涩而痛者，气血虚寒也，温补之。定痛托里散。 亦有秽气所触者，宜和解之。东垣黄芪人参汤。丹溪云：芍药，乳香之类。 亦有风寒所逼者，宜温散之。败毒散，丹云：防风、桂枝之类。 若有脓为脂膜间隔不出，或作胀痛者，宜用针引之。或用利刀剪之。腐肉堵塞者，去之。

［丹］ 权小娘，疟后，右腿股生疖。

破后筋吊疼，脉虚而涩。询之小便时疼处亦相应，宜与生血导热。

川芎　当归头　条芩　生地黄　赤芍药　牛膝　黄柏　甘草炙，二分　青皮炒　槟榔五分　通草三分　桂皮一钱

上煎，食前热饮之。

人参内托散　治疮疡，溃脓而作痛者。

人参　黄芪　当归　川芎　厚朴　防风　桔梗　白芷　官桂　紫草　木香　甘草

上入糯米一撮，水煎服。

馀见后兼证痛门，宜参看。

发　　热

戴院使云：未溃之际，憎寒壮热，狂言妄语，如见鬼神，脓去已多而大热不休者，似为难治。盖毒之得脓，犹伤寒表证之得汗，汗已而反太热，则为坏伤寒矣。又云：患痈毒人，脓血已溃，所去过多，津液枯渴。多病于渴，纵有发热躁扰等证，不可以治，宜用益荣生津之剂，若大热不止者，难疗。脉浮或弱而热，或恶寒者，阳气虚也，宜补气。补中益气汤。脉涩而热者，血虚也，宜补血。四物汤、人参养荣汤、圣愈汤。　午前热，补气为主。四君子汤、黄芪六一汤。　午后热，补血为主。四物汤、圣愈汤。　脉浮数发热而痛者，邪在表也，宜散之。脉沉数发热而痛者，邪在内也，宜下之。

［薛］　疮疡，发热烦躁，或出血过多，或溃脓大泄，或汗多亡阳，或下多亡阴，以致阴血耗散，阳无所依，浮散于肌表之间而非火也。若发热无寐，血虚也，用圣愈汤。兼汗不止气虚也，急用独参汤。发热烦躁，肉瞤筋惕，气血虚也，用八珍汤。大渴面赤，脉洪大而虚，阴虚发热也，用当归补血汤。肢体微热，烦躁面赤，脉沉而微，阴盛发躁也，用四君加姜、附。东垣云：昼发热而夜安静，是阳气自旺于阳分也。昼安静而夜发热，是阳气下陷于阴中也。如昼夜俱发热者，重阳无阴也。当峻补其阴，治者详之。

托里消毒散加减法：头痛发热，邪在表也，本方加川芎、羌活。若外邪在表，而元气实者，暂用人参败毒散。头痛恶寒，表虚也，去金银花、连翘二味，倍参、芪。发热饮冷便秘，内热也，去参、芪、归、术，加大黄。发热饮热便秘，内虚也，去二味，加参、芪、归、术。面目赤色，烦热作渴，脉大而虚，血脱发躁也，去连翘、金银花、白芷三味，倍黄芪、当归。如不应，暂用当归补血汤。身热恶衣，欲投于水，脉沉微细，气脱发躁也，去三味，加肉桂、附子。如不应，暂用附子理中汤。若妇人劳役恚怒，或适经行，发热谵语，或夜间热甚，病在血分也，去三味，加生地黄、牡丹皮、柴胡。如不应，暂用加味四物汤。

一男子，脓熟不溃，微痛少食，倦怠发热，予为针之，脓涌出，热益甚，乃虚故也，急以人参黄芪汤二剂，热愈甚，此药力尚未及也。又二剂果应，再以当归补血汤数剂而痊。东垣云：发热恶热，大渴不止，烦躁肌热，不欲近衣，脉洪大，按之无力，或目痛鼻干者，非白虎汤证也，此血虚发躁，宜当归补血汤主之。

一儒者，患流注，发热作渴，头痛自汗，脉洪大，按之无力，此气血虚寒也，用十全大补，加麦门、五味治之，其症益甚，仍用前药加附子一钱，四剂诸证悉退，却去附子，加肉桂二十馀剂，气血渐复。又因劳心发热恶寒，饮食减少，此脾胃复伤，元气下陷，用补中益气加附子一钱，二剂热止食进，仍用大补元气而安。后因考试不利，怀抱不舒，更兼劳役，饮

食日少，形气日衰，吐痰作渴，头痛恶寒，或热来复去，或不时而动，仍用补中益气数剂，诸症渐愈，元气渐复，乃去附子，再加肉桂五分，百馀剂而愈。一男子背疮不敛，小便赤涩，臀肿发热，口干体倦，脉洪数而无力，用参、芪、归、术、熟地、芎䓖、陈皮、麦门、五味、炙草、肉桂，以补元气，引火归经，脉症益甚，此药力未能及也，再剂顿退，却去肉桂，又数剂而愈。此症因前失补元气故耳。操江，伍都宪，背疮愈后大热，误为热火，用苦寒药一盅，寒热益甚，欲冷水浴身，脉浮大，按之全无。余曰：此阳气虚浮于肌表，无根之火也，急用六君子加附子，一剂即愈。

外舅于见，素膏粱厚味，四十三岁，疽发于背，疡医投五香汤，躁热欲狂。予固沮之，而后已溃，后平静一日，热复大作，五六日益甚，脉洪数无伦，医皆以为虚，宜补。予私计，膏粱之变，重以五香之热，当治以苦寒，且大便不行数日矣。盍下之，以泄其毒乎！乃研石膏末两许，知母二三钱，甘草一钱，黄瓜蒌一枚和仁，捣碎，为一剂，命僮炽炭注水而自煎之。医夏生，苦口力谏，以隆冬溃疡，无用白虎法。余故复加石膏两许，而置大黄片五钱于袖中，汤既沸，则以袖笼药铫，若为移远火者，而潜下大黄于铫中，时妻叔二三辈，皆环炉坐，注目而视不觉也。夏生语于声甫，饮是药必死，别去。声甫以告余，哂之。药成持以饮外舅，少顷，大便下结粪及食物未化者，满行清中，热退身凉，乃以四君子汤调之，月馀而平。先是每旦诊脉，皆言不思食，食少而疮大，去死肉多，自虑何以生肌敛口乎？予信之，初意其便溺阻隔而漫下之，亦不知为伤食发热也，夏生愧甚，遂从去。

黄芪散 治痈溃后，补虚去客热。

黄芪 石膏各二两 知母 麦门冬去心 白芍药 白茯苓 桂心 熟地黄 人参去芦 川升麻各一两 甘草炙，微赤，半两

上锉碎。每服四钱，水一中盏，煎六分，去滓。温服，日三四服。

当归补血汤 治疮疡溃后，气血俱虚，肌热躁热，目赤面红，烦渴引饮昼夜不息，脉洪大而虚，重按全无，此脉虚血虚也，若误服白虎汤必死，宜此主之。

黄芪炙，一两 当归酒拌，三钱

作一剂。水一盅半。煎六分服。

沉香散 治痈脓溃已绝，肌肉内虚，尚有馀热。

沉香剉 柴胡去苗 黄芪 麦门冬去心。各一两 白术七钱半 熟地黄二两 黄芩 瓜蒌根 甘草生锉。各半两

上锉。每服四钱，水一中盏，入竹叶二七片，小麦五十粒，煎至六分，去滓。不拘时温服。

加味逍遥散 治肝脾血虚，内热发热，或遍身瘙痒寒热，或肢体作痛，头目昏重，或怔忡颊赤，口燥咽干，或发热盗汗，食少不寐，或口舌生疮，耳内作痛，或胸乳腹胀，小便欠利。

甘草炙 当归 芍药酒炒 茯苓 白术炒 柴胡各一钱 牡丹皮 山栀炒。各七分

上水煎服。

栀子黄芩汤 治发背、痈疽溃后，因饮食有伤，调摄不到，发热不住，用以退热。

漏芦 连翘 山栀仁 黄芩去心 防风 石韦如无有，以桑白皮代 生甘草 生犀角屑 人参 苦参各去芦 茯苓去皮。各二钱半 生黄芪一两，去叉芦

上为粗末。每服四大钱，水一盅，煎至六分，去滓温服。

恶 寒

一男子，溃而恶寒，用四君子汤，加

桂，倍用黄芪，大料，四剂而止。脓水尚多，投八珍汤，加桂数剂渐少。惟疮口不合，以附子饼，及十全大补汤，每剂加炮附子五分，数剂乃去附子，又服月馀而愈。一男子，溃后畏寒，脉虚，以四君子加炮姜，四剂而愈，以十全大补汤月馀而敛。仲景云：脉虚则血虚。血虚生寒，阳气不足也，疮肿脉虚，宜托里和养血。信夫！

呕　逆

丹溪治一老人，年七十云云，见兼症呕条。

五香白术散　宽中和气，滋益脾土，生肺金，进美饮食。方见内痈门，肺痈条下。

禁　忌

［丹］　五香汤，即五香连翘汤，去射干、大黄、升麻、连翘，加参、犀角。若用于肿疡，犹可借其飞走，以攻散其毒，使不延蔓。若用于溃疡，虽多有参、芪、甘草之缓补，而走泄太多，宁不犯仲景，已有得汗复汗，得下复下，重虚之戒！可不省乎。

《精要》云：血气闻香则行，闻臭则逆。又言：饮食调令香美，益其脾土，养其真气。夫甘而淡者，可养脾土，若香美者，但能起火，经以热伤脾，热伤气为戒。今曰益脾养气，若施之于肿疡者，似有畅达之理，溃疡后用香美，恐有发湿热，损真阴之患矣。

《精要》云：热盛脉数，与漏芦汤，单煮大黄等汤，不甚热，脉缓弱，只投五香连翘汤。夫热盛脉数，若肿疡时，脏腑秘而体实者，犹可与大黄。若溃疡后，脓血出多者，热盛脉数，去死为近，其可下乎！缓弱之脉，古人皆以为邪毒已散，五香之飞走升散，其可用乎。

《精要》云：初成脓，宜用烙，得脓利为效，亦服神仙追毒丸，此又不能无疑者也。夫追毒丸下积取毒之药，决无取脓之效，今用烙而得脓，若在里之气血壮实，则脓自出如推矣，何不以和气活血之药，佐参、芪补剂，使脓自托出乎。

《精要》云：疮作渴甚，急与神仙追毒丸，取下恶毒，与清膻汤、万金散、五香连翘汤、六味车螯散、千金漏芦汤，皆可选用。下利已后，渴尚未止，宜用生津补气药，则津液生，气血完，渴自止矣。夫大渴而与利药，非明示脉症，何以知其当下？后又言下利后，渴又不止，却用补药，又不明言脉症，恐是但有大渴必与峻下，下后尚渴方与补药，夫医者治未病，如此用药可乎？况渴属上焦，当肿疡时犹或可用，若溃疡时渴，恐因血气之虚，何以待下利后，方议其虚哉。

《精要》论疽疾，咽喉口舌生疮，归罪于不得内托，以致热毒冲心，与琥珀犀角膏。夫于肿疡时用之，犹或近理，若于溃汤后用之，彼犀角、脑子之升散，宁不助病邪致虚，以速其死也耶！后有犀角散，以大黄佐黄芪，用黄芪则知其虚，用大黄又似疑其有实热，夫疮溃体虚，纵有旧热，将自渐因脓血而消，何必以峻冷利动脏腑，若在秋冬，何异用刀剑耶。

《精要》论痈疽，发寒热多汗，或先寒后热，或先热后寒，或连日作，或间日作，必先呕痰，然后寒热，寒热解，大汗出，不可专以为有热，亦有气虚而得者，亦有因怒而得者，又有先感寒邪，脾气不正而有此证者。夫气虚者，当以补气药补之。因怒者，当以顺气药和之。脾气不正者，当以调脾药养之。今用不换金正气散，悉是温散泻卫之药，而欲以一两人参，收拾十四两之泻卫可乎？若用于肿疡时感寒邪者，犹或庶几。彼气虚者，因怒者，脾气不正者，此方能兼治乎？又未知用于肿疡耶，溃疡耶。

《鬼遗》穴有孔慎风，仍慎再合，如再合者，为风湿邪气，攻搏而再生脓，宜如前以通和汤药，依次第用，不可急性，恐伤气害人之命也。《三因》疮疡未合，风入，为破伤风；湿入，为破伤湿，二者害人最急，仓卒不知其因，甚难认治，痈疽、瘰疬，溃后尤宜谨之。

追蚀脓蠹

疖之薄皮剥起，痈疽之疮口紧细，瘰疬火针破核之后，皆可用追蚀破脓之药。痈疽开后，疮口再闭，宜用药纴以通之，或用纸、或用发、或用干稻草叶，皆可涂捻纴，涂以蟾酥、硇砂、白丁香、巴豆、寒食面之类，或用五灰膏，随轻重涂纴用之。疮疽腐败，可用手法去之，或用金宝膏去之，或用雄黄、轻粉敷之，多待数日，亦自脱落。疽破后，有蠹肉努出者，远志末酒调涂之，则渐渐消去。如不消，用五灰膏涂之则消。痈疽久流脓水，不腐不败，气血不能滋养疮口，滞毒日渐内侵，好肉而为蠹肉，脓水过处，渐成膜管，如鹅毛管而软，其疮口如鱼嘴样，日久不能愈，筋烂骨坏，用金宝膏，或涂或纴，或封之，一日三四次用之。不耐痛者，一日二次用之，其蠹肉、膜管消尽，以滋润膏药贴之。薛新甫云：疮疡之症，脓成者，当辨其生熟浅深，肉死者，当验其腐溃连脱。丹溪先生云：痈疽因积毒在脏腑，当先助胃壮气为主，使根本坚固，而行经活血佐之，令其内消。余常治脉症虚弱者，用托里之药，则气血壮而肉不死，脉症实热者，用清热之剂，则毒气退而肉自生。凡疮聚于筋骨之间，肌肉之内，皆因血气虚弱，用十全大补汤，壮其脾胃，则未成自散，已成自溃，又何死肉之有？若不大痛，或木痛，或不赤，或内脓不溃，或外肉不腐，乃气血虚弱，宜用桑枝灸及十全大补，加姜桂，壮其阳气，则四畔即消，疮头即腐，其毒自解，又何假于针割。若脾胃虚弱，饮食少思，用六君倍加白术，壮其荣气，则肌肉受毒者自活，已死者自溃，已溃者自敛。若初起或因克伐，或犯房事，以致色黯而不痛者，乃阳气脱陷，变为阴症，急用参附汤温补回阳，亦有可生。吴痒，史邦直之内，仲夏患背疽，死肉不溃，发热痛甚，作呕少食，口干饮汤，脉洪大按之如无，此内真寒而外假热，当舍时从症，先用六君加炮姜、肉桂，四剂饮食顿进，诸症顿退。又用十全大补，仍加姜、桂之类，五十馀剂而死肉溃，又五十馀剂而新肉生。斯人气血充盛，而疮易起易敛，使医者逆知，预为托里，必无此患。

六合回生丹又名六合夺命散。　治发背、痈疽溃烂者，有回生之妙。

铅粉一两　轻粉　银朱　雄黄　乳香箬上炙焦　没药亦炙。各二分半，共一两一钱二分半

上六味，各择真正好者，研为极细末，收贮。凡治其病，先煎好浓茶，将疮洗净，软帛拭干后，剖开猪腰子一枚，用药一分，掺于猪腰子上，却敷患处，待猪腰子上发热如蒸，良久，取去。自此拔毒气，减痛苦，定疮口，出脓秽，不可手挤。第二日依前法仍敷之，第三日亦敷之，疮势恶甚，可敷七八九次，疮小只敷一次可愈。猪腰子不发热，勿治。又治对口疮同前。

沁阳，焦阁老先生，曾施此方，用药一分，敷一次则止。茶仙，施此方，加药至三五分，敷数次，见效尤速，功多在拔

其毒耳。疮口大者，恐一个猪腰子敷之不足，可加半个。剖腰子法，不可剖脱，做两断，须要相连如一，大约量疮口大小，掺药则可，用豮猪腰子为佳。其腰子有毒，宜深埋之。

若臁疮日久不愈，用黄蜡少加好黄丹，化摊纸上，量疮大小，裁其蜡纸炙热，掺药一二分，粘在蜡纸上面贴疮，绵帛缚住，任疮出尽恶水即愈。若患下疳，用猪腰子切作宽片，掺药缚裹疳上，或以尖刀穿开猪腰子，纳药于内，笼套其疳亦良，羊、鱼、鹅、鸡、犬，鸭，及发毒菜物，俱忌之。

骊龙散　治发背、痈疽，破与不破二者之间，功能捷奏。

珍珠五分　牛粪十二月生用，馀月烧存性　铁锈各重一两

上研细末。以猪脑髓和好醋，调敷疮口，三五次愈，初起者自消。凡发毒品味，忌食之。

麦饭石膏　在脓溃后，围疮口。

麦饭石不拘多少，炭火煅至红，以好米醋淬之，如此煅焠十数次，研为末，重罗去粗者，取细末入乳钵，数人更递研，五七日，如面极细，为妙　白蔹研为细末　鹿角不用自脱者，须用带脑顶骨全者，却是生取之角，截作二三寸长，炭火烧令烟尽，研罗为末，再入乳钵，更归研，令极细

上用麦饭石细末二两，白蔹末，二两，鹿角灰四两，最要研得极细，方有效，粗则反致甚痛，细则大能止痛、收口、排脓。精粗之异如此。　和合，量药末多寡，用经年好米醋，入银石器内，熬令鱼眼沸，却旋旋入药末，用竹篦子不住手搅，熬一二时久，令稀稠得所，提出以瓷器盛之，候冷以纸盖覆，勿令着尘。用时先以猪蹄汤，洗去脓血，以故帛挹干，鹅翎蘸膏，涂敷四围，凡有赤处，尽涂之，但留中心，一口如钱大。未溃能令内消，已溃则排脓如湍水，逐日疮口收敛，疮久肌肉腐烂，筋骨出露，用旧布片涂药贴疮，但内膜不穿，亦能取安。洗疮勿可手触嫩肉，亦不可口气吹着。合药亦忌腋气之人，及月经有孕妇人见之。仍可熬好米醋一大碗，收瓷器内，候逐日用药于疮上，久则药干，以鹅翎点醋拂拭药上，勿令绷也。初则一日一洗一换药，十日后两日一换。

古方云：麦饭石颜色黄白，类麦饭，曾作磨者尤佳。

按：麦饭石不可作磨，状如麦饭团，生粒点。如无此石，常以旧面家磨近齿处石，代之，取其有麦性故也。或溪中寻白石，如豆，如米大者，即是也。其石大小不等，或如拳，如鹅卵，略如握聚一团麦饭。

解毒百用膏

猪牙皂角煨　南星各一两　大米一合，炒黑　臭小粉干者四两，炒焦，去火毒

上为末，和匀，蜜水调围。治攧扑，酒醋调围。

刘氏贴发背痈疽，脓尽四面皮粘，恐有脓毒攻起，宜用**逼毒散**。

黄药子　白药子各一两　赤小豆二两　雄黄一两

上为末，水调傅。

青散子　治发背、痈疽、脓尽生肉平满，宜用此紧疮口、生肌。

槿花叶盛时收，阴干，取四两，为末　青赤小豆　白及各二两

上为末，临时用槿花末三钱匕，白及、小豆末各一钱匕，相和，新汲水调摊纸上。贴四畔，中心疮口不用贴。

雄黄解毒散　治一切痈肿溃烂毒势盛者，先用此药二三次，以后用猪蹄汤。

雄黄一两　白矾四两　寒水石煅，一两

用滚水二三碗，乘热入前药一两，洗

患处。以太乙膏或神异膏贴之。

猪蹄汤　治一切痈疽肿毒，消毒气，去恶肉，凡疮有口，便须用此汤洗。

香白芷不见火　黄芩去心　赤芍药　露蜂房取有蜂儿者　当归去芦　羌活　生甘草各等分

上为粗末。看疽大小用药，如疽大加料用。先将豮猪前蹄，两双一斤，只用白水三升煮软，将汁分作二次，澄去面上油花，尽下面滓肉。每次用药一两，投于汁中，再用文武火煎十数沸，去滓。以故帛蘸药汤，温温徐薄揩疮上，死肉恶血随洗而下。净洗讫，以帛挹干，仍避风，忌人口气吹之。有狐臭人，并月经见行妇人，猫犬，并不许入病入房。洗疮切勿以手触着。洗疽之方所传甚多，唯此方极效，其用露蜂房有理，盖以毒驱毒也。

集香散　洗痈疽溃烂。

白芷　藿香　茅香　香附子　防风各三钱　木香　甘草各一钱

作一剂。用水三碗，煎数沸，去渣。淋洗患处。

［薛］　按：此方乃馨香之剂也。经云，血气闻香则行，得臭则逆，即此意也。若疮毒将尽，宜用之。若毒未尽，或有瘀肉，宜先用雄黄解毒散解之，后宜用此方。须用膏药护贴，使风邪弗入，肌肉易生。大凡一有疮口，即用膏药贴之，至收口为度，最忌生肌之剂。

熏洗方　凡诸发及痈疽、瘰疬、臁疮、汤烫、火烧等疾；或有别作一种，秽臭气息不堪闻者，最是恶证；或已破未破，或小或大，皆当作急治之。可用忍冬藤一握，擂细，用无灰酒滤汁服之，以滓敷疮四围。用云母膏别研，亦可剪开大口，以护其疮之上，俟其疮出脓，便以猪蹄汤等十分净洗、久洗为妙，至一二时辰不妨。次用后药熏之。

好降真香末　枫香末

上二味于铫中搅熔，丸如弹子大。却取香炉一枚，依炉口造纸烟筒一个，如烧龙涎香样，慢火爇之，紧以烟筒口熏疮上，不拘丸数，稍倦暂止。然后更熏未出脓者即出；已出脓者即干，直候生肌合口。然后止向后有赤肿去处，又再熏，大概欲屏去秽气也。

去　死　肉

痈疽有死肉不去者。用白丁香、霜梅，深则纴之，浅则干掺于膏药上，甚妙。

［海］　又方　膏药内入雄黄、巴豆少许，不伤好肉，止去恶肉，不惟恶疮凡痈毒有恶肉者，俱可去。

又方**雄黄散**　以雄黄一钱另研，巴豆不去皮，研如泥。入乳香、没药少许，再研细。少上，恶肉自去。

乌金膏　治发背中央肉死，涂之即腐；未死涂之即生。若初起肿痛，用点数处，其毒顿消。若肉腐涂之即溃。若恶疮顽疮，元气无亏，久不收敛者，内有毒根，以纸捻蘸纴其内。有等发背，因元气虚弱，或因克伐元气，胃气亏损，毒气散漫，中黯外赤，不腐不溃，服大补之剂中涂三四寸许，至五六日间，赤黯之界，自有裂纹如刀割之状，中央渐黑渐脱，须用纯阳之药，以接其元气，庶能收敛。若妄用刀针，去肉出血，阳随阴散，元气愈伤，或涂凉药，则毒气不解，气血愈虚，非从无益而又害之。

用巴豆一味，去壳炒黑研如膏。点于患处，临用合之。

追毒丹　治疮疽黑陷者。用针刀开疮，内此丹使之溃，然后去败肉排脓，随证治之。痈疽、疔疮、附骨疽，并皆治之。

巴豆七粒，去皮心，不去油，研如泥　白丁香　轻粉各一钱　雄黄　黄丹各二钱

上件研和，加白面三钱，滴水为丸，如麦大。针破疮内之，覆以乳香膏，追出脓血毒物，漏疮四壁死肌不去不可治，亦以此追毒去死肌，乃养肉令愈，疾小者，用一粒；大者加粒数用之。

追毒乌金散　治疮口恶肉毒，溃脓血。

巴豆五钱　寒食面一两　好细墨一锭

上为细末。用水和面作饼子，将巴豆包定，休教透气，文武火烧成深黑色，为细末，量疮贴之。用胆汁就和成锭子，新水磨用，扫五七次妙。

梧桐泪方

痈疽势肿恶，不溃坚硬。以快利刀将患处割成十字路。用面、水调稠厚周围疮口外高起五分许，如塘池样。将泪填半满，用好米醋滴泪上，须臾自沸，勿令滚出面外。次日用金银花煎汤洗净，再如前用一次。只用醋洗不痛，烂肉自去。

［薛］　按：此方果恶疮恶肉，不腐宜用之。亦有阳气虚不能腐化者，宜用大补之剂。

治恶疮有死肉者及追脓《保命》

白丁香　轻粉　粉霜　雄黄　麝香各一钱　巴豆霜三个

上为细末，新饭和作锭子，用之。

神异膏　治痈疽坏烂及诸疮发毒。

雄黄五钱　滑石倍用

上为末。洗后掺疮上，外用绵子覆盖相护。凡洗后破烂者，用此贴之。

止痛拔毒膏　治一切疮发，臭烂不可近。未破则贴破，已破则生肉，杖疮、疔疮皆用之。

斑蝥四十九枚　柳枝四十九条　木鳖子七个　乳香三钱　没药三钱　麝香少许　松脂三钱

上用真清油十四两，煎黑柳条焦枯，滤去渣。入黄丹五两，滴入水中成珠为度，却入诸药，搅令匀，入瓷器中，收了后用。

郭氏青金锭子

铜绿三钱　青矾　胆矾　轻粉　砒霜　白丁香　苦葶苈各一钱　脑子少许　麝香

上将葶苈研细，次下各药同研极细，打稠糊为锭子。或炼蜜加白及末一钱为锭，如麻黄粗细，约二三寸长。看疮口深浅纴入，疼者可治，不疼难治。

第一般，紧峻碧云锭子，砒霜生，开疮口用。

第二般，紧缓碧霞锭子，砒霜煅，去死肉用。

第三般，缓慢碧玉锭子，去砒霜，加枯矾，生好肉用。

翠霞锭子　治年深冷漏，日久恶疮，有歹肉用之。

铜绿　寒水石煅　滑石各三钱　明矾　腻粉　砒霜　云母石研如粉。各一钱二分半

上研细末。糊为锭子，如麻黄粗细，长短不拘，量疮口深浅纴之。如修合，候天色晴明则可。

信效锭子　治一切恶疮。

红娘子　黄丹　砒霜　鹰屎　土硝　白及　铜绿各一钱半　脑子　麝香各少许

上研细末。些儿乳汁和为锭子用。中病即止。

红玉锭子　去歹肉生肌。

干胭脂　白矾枯。各三钱　轻粉　砒霜　黄丹　脑子　麝香各少许

上研极细末。稠糊和为锭子用之。

时效针头散　追蚀恶疮、歹肉，兼治瘰疬。

赤石脂半两　乳香　白丁香各二钱　砒霜生　黄丹各一钱　轻粉　麝香各半钱　蜈蚣一条，焙干

上为极细末，掺于疮口，歹肉自去矣。若动刀针，其疮虽可，有瘢。

追毒饼 治诸般恶疮，因针开了口，后又闭合生脓，胀痛不可忍。用此捻成小麦子大，入放疮中，永不闭，脓水自出，疮自干好。

极好信石半钱 雄黄 雌黄 大朱砂各一钱 轻粉少许

上研为细末，糯米糊丸，如麦子大。若疮口闭合生脓，将药入内，仍以膏药贴之。

内服内追毒丹方见前。

［薛］ 按：此以毒攻毒之意也。尝治一县尹背疮，竟背腐溃色黯，重若负石，甚危。喜饮食颇进，用桃红散色渐赤，负渐轻，再用而肌生，更服托里药而愈。盖此亦大毒证，非此峻药莫能治，此亦用砒，故攻毒有效。然有气血虚不能腐溃。宜补养气血。常治发背初起，未成脓，先用乌金膏或援生膏，点患处，数点以杀其大势，更服仙方活命饮。如饮食少思或不甘美，用六君子汤加藿香，连进三五剂。如外皮腐动，用雄黄解毒散洗之。每日用乌金膏涂腐处，候有疮口，即用纸作捻，蘸乌金膏纴入疮内。若有脓，为筋膜间隔不出，致作胀痛，用针引之，腐肉堵塞者去之。若瘀肉腐动，用猪蹄汤洗。如脓稠焮痛，饮食如常，瘀肉自腐，用消毒药与托里相兼服之，仍用乌金膏涂搽。若瘀肉已离好肉，即去之。如脓不稠不稀，仍作痛，饮食不甘，瘀肉腐迟，用桑枝灸患处，更用托里药主治之。瘀肉不腐，或脓清稀不焮痛者，服大补之剂，仍用桑枝灸之，以补接阳气，解散郁毒，其肉自腐。

搜　脓

翠青锭子 又名善效锭子，治脑疽、发背、恶疮，并溃烂，追脓水长肌。

铜青四钱 明矾枯 韶粉 乳香另研 青黛各一钱半 白蔹 轻粉各一钱 麝香半钱 杏仁二七粒，去皮尖，另研

如有死肉，加白丁香一钱

上为细末，稠糊为饼子，或糯米饭和亦得。看浅深纴之，直至疮平复，犹可用之，大有神效。如前数方不宜多用，谓犯生砒也，此药无毒，恐病家猜疑是毒药，请口内尝之为凭也。

搜脓锭子 先用追蚀等锭子蚀去歹肉恶物，止有脓水，皆宜用之。

自然铜 川芎 白芷各半两 黄连 白蔹各二钱半 木香一钱半 麝香少许

上为极细末。糯米饭和为锭子用之，或作散末，干上亦佳。

上二方，乃溃疡必用之要药，余用之救人无算。凡疮口深而窄者，先以绵杖子展净脓水，却以软饭和成锭子，长短大小，一以疮为准，须令药至底乃效，外以膏药护之。若疮口浅而阔大者，药汤洗过拭干，只以干末掺之。如疮口干燥，以自死竹蘸豆油点着，以碗承取滴下油沥，调前药末，鸡羽蘸涂，脓汁自止，新肉自生神效。

麝香轻粉散 治血疳疮、阴蚀疮、耳疳疮，一切恶疮皆治。

麝香 轻粉各半钱 白矾飞过 乳香 没药各一两

上为细末，量疮干贴。

膏　药

神效当归膏 治痈疽疮毒，及汤火、杖疮溃烂，最能止痛，推陈致新。

当归二两 麻油四两 白蜡五钱，如用黄蜡一两，尤效

先用当归入油煎至焦黑色，去渣，入蜡溶化即成膏矣。此方用蜡为君，前人每

云蜡为外科之要药，生肌定痛，续筋补虚，其功不可尽述。常见善讼者。杖后随食蜡两许，饮酒一两碗，一睡之后，血散痛止，轻者即消，重者虽腐溃，亦易愈，可见蜡之功为大，用者不可忽之。

神异膏《精要》　治诸般恶毒疮疖，发背痈疽，其妙如神。

露蜂房要用蜂儿多者为妙，细剪净，一两　全蛇蜕盐水洗净，焙干　玄参去芦。各半两　绵黄芪七钱半　黄丹五两，研细，后入　杏仁去皮尖，切小片，一两　男子乱髪洗净，焙干，如鸡子大　真麻油一斤

上件药，先将麻油入银铫中，同乱髪于风炉上慢慢文武火熬，候髪焦熔尽，以杏仁投入，候杏仁色变黑，好绵滤去渣。再将所熬清油入银铫内，然后入黄芪、玄参二味，慢火熬一二时，取出铫子，安一冷风炉上，候半时久，火力稍息。旋入露蜂房、蛇蜕二味，将柳枝急搅，移铫于火上，不住手搅，慢火熬至黄紫色。用绵滤过后，复入清油在铫内，乘冷投黄丹急搅片时，又移铫于火上，文武火慢慢熬，不住手用柳枝搅千馀转，候药油变黑色，滴于水中凝结成珠子，则是膏成就矣。若珠子稀，再熬少时，必候得所，然后用瓷器内，封收待用。或恐偶然熬火太过，稍硬难用，却入少蜡熬，添麻油在内，瓷器盛封盖，于甑上蒸，乘热搅匀，收而用之。膏药熬成了，须用所盛瓷器置净水盆中，出火毒一昼夜，歇三日，方可用。熬此膏药极难，于火候须耐烦看火紧慢，火猛即药中火发，千万谨成。膏药方甚多，效无出于此。

［垣］　**热疮寒膏药**

当归水洗，焙干，一两　杏仁汤浸，去皮尖，一百个　黄丹研细，六两　肥嫩柳枝三两半，切如寸许，水洗干　肥嫩桃枝一两，切如寸，洗净干　麻油一斤

上件先熬麻油热，下桃柳枝熬令半焦，以绵裹当归、杏仁，同煎至柳枝黑焦为度，去药渣，滤油澄净，抹去铫中渣滓令净。再上令沸，旋旋入黄丹，熬成滴水中不散为度。

寒疮热膏药

与寒膏药同。只将当归身改作当归梢，桃柳枝分两倒过，便是。

神仙太乙膏　治八发痈疽，及一切恶疮、软疖，不问年月深浅，已未成脓，并宜治之。蛇虎伤，蜈蚣螫，犬咬伤，汤火、刀斧所伤，皆可内服、外贴。如发背先以温水洗疮，净软帛拭干，却用绯帛摊膏药贴疮，即用冷水下。血气不通，温酒送下，赤白带下，当归酒下。咳嗽及喉闭、缠喉风，并用新绵裹膏药，置口中含化。一切风赤眼，用膏捏作小饼，贴太阳穴后服，以山栀子汤送下。打扑伤损，外贴内服，橘皮汤下。腰膝痛者，患处贴之，内服盐汤送下。唾血者，桑白皮汤下。诸漏先以盐汤洗净诸疮，并量大小以纸摊贴，每服一丸，如樱桃大，蛤粉为衣。其膏可收十年不坏，愈久愈烈。一方，久远瘰疬同上，瘘疮盐汤洗贴，酒下一丸。妇人血脉不通，甘草汤下，一切疮疖并肿痛。疮及疥癞，别炼油少许，和膏涂之。

玄参　白芷　当归　赤芍药　肉桂去粗皮　大黄　生地黄各一两

上锉碎。用麻油二斤浸，春五、夏三、秋七、冬十日，火熬黑色，滤去渣，入黄丹一斤，青柳枝不住手搅，候滴水中成珠，不粘手为度。倾入瓷器中，以砖盖口，掘窖子埋阴树下，以土覆三日，出火毒。欲服丸如鸡头子大。

金丝万应膏　治攧扑伤损，手足肩背，并寒湿脚气疼痛不可忍。小儿脾疳、泻痢、咳嗽，不肯服药者。

沥青二斤半　威灵仙　黄蜡各二两　木鳖子二十八个，去壳，切片子研　蓖麻子一百个，去壳，研　没药　乳香各一两，别研　麻油夏二两，春秋三两，冬四两

上先将沥青同威灵仙下锅熬化，以槐柳枝搅，候焦黑色，重绵滤过，以沥青入水盆，候冷成块。取出秤二斤净，再下锅熔开，下麻油、黄蜡、蓖麻、木鳖子泥，不住手槐柳枝搅匀，须慢火，滴入水中不黏手，扯拔如金丝状方可。如硬再旋加油少许，如软加沥青，试得如法，却下乳、没，未起锅在炭火上，再用槐柳条搅数百次，又以粗布滤膏在水盆内，扯拔如金丝，频换水，浸一日，却用小铫盛炖。如落马、坠车，于被伤疼痛处，火上炙热，贴透骨肉为验，连换热水数次浴之，则热血聚处自消。小儿脾疳贴患处，泻痢贴肚上，咳嗽贴背心上。

善应膏《得效》　治诸般恶疮、肿毒、发背、脑疽、疬子、牙肿、打扑、接骨、闪肭、刀斧伤、杖疮、蛇虫毒、狗马咬、汤火、漆疮、疥癣，贴之即愈。又治妇人吹乳，以药丸如梧子大，新汲水下二十丸。肺痈、肠痈，亦可为丸吞服，温酒、米饮，或北梗甘草煎汤皆可。不可犯荤手及火焙。

上等黄丹八两，研极细　白胶香　明没药　滴乳香并别研　大当归　川白芷　杏仁去皮尖　大黄　草乌头　川乌头　赤芍药　槟榔　生干地黄　土芎　乱髪净洗　滴青别研。各一两

上除乳香、没药外，将瓷石铫子盛香油一斤，浸药一宿，慢火煎熬，诸药黑色。再入葱白、乱髪煎少时，用生绢帛滤去滓，留下一两药油。复将所滤油于慢火上熬，却将黄丹入油内，用长柳条、槐条不住手搅，候有微烟起，提起药铫，将柳条点药滴在水面上，凝结成珠不散方成膏。如不成珠，上火再熬，直待成膏，提起药铫，搅无烟出，却入乳香、没药、白胶香末，搅匀，倾出。瓷器内将元留下浸药、铫油一并收拾器内，用新汲水将药器坐放水内，一日一换，过三日，出火毒，方可用之。如膏药硬，约量加黄蜡，清油，入膏内搅匀得所。熬膏极难，于火候须耐烦，看火紧慢，火猛则药中火发，不但失药性，又燎伤制药人面目，慎之。

玄武膏　治痈疽、发背、疔肿，内外臁疮，阴疰下，诸恶疮及头顶痈肿，不问已溃未溃皆可用，大能排脓散毒，止疼生肌，累有神验。若疔肿，先用银篦或鹿角针，于疔疮中间及四畔针破，令恶血出，以追毒饼如小麦大，擦入孔中，却用此膏贴之。如疮坏烂至甚难以药贴，则将皂角二三片，煎油调匀此膏如稠糊，薄敷之，脓水或转多，不数次敷之干，愈妙。

大巴豆去壳膜　木鳖子去壳。各二两净　黄丹四两，研细　真清油十两　槐柳嫩枝各七寸长，七条，锉细

上依前法，煎熬成膏贴用。

金丝膏　治伤筋动骨，损痛闪肭，风毒恶疮，风湿筋寒诸病。

当归尾　川白芷　杏仁去皮尖　玄参　猪牙皂角去皮弦　草乌生剉用。各三钱　白胶香明者，八两　连须叶葱肥者，十根　滴青明者，半斤　乳香　没药别研为末。各半两　黄蜡明者，一两　男子乱髪洗净挼，如鸡子大

上用清油半斤，将八味依前法熬滤，却入胶香、滴青搅匀，下黄蜡，又搅，无烟，方下乳香、没药。

贴膏法　如疮有脓血不净，痂瘢闭碍，须用药水洗净，拭干，候水气干，却用膏贴，贴后有黄水脓血出流，用纸揩从侧畔出，一日一换，黄水脓血止，两日三日一换，贴至愈。

长肌膏　治年久诸般烂疮，贴之即

愈。

白烛油四钱　黄蜡八钱　香油八钱　大枫子去壳，切细，五钱　黄连三钱　番木鳖肉切细，二钱　黄柏三钱

上同煎，滤去渣。入后枯矾三钱　轻粉三钱　密陀僧五分。各研细

上将前七味煎滤，入后三味拌匀俟凝。看疮口大小做薄饼，簪穿小孔十数，贴疮上，或日易之，盐茶汤洗疮洗饼，再贴，以好为度。

生　肌

夫肌肉者，脾胃之所主也。溃后收敛迟速，乃血气衰盛使然，但当纯补脾胃，不宜泛敷生肌之剂。若脓毒未尽，就用生肌，反增溃烂。壮者轻者，不过复溃，或迟敛而已。怯者重者，必致内攻，或溃烂而不敛，其害大矣。薛氏云：疮不生肌，而色赤甚者，血热也，四物加山栀、连翘。色白而无神者，气虚也，四君加当归、黄芪。晡热内热，阴血虚也，四物加参、术。脓水清稀者，气血虚也，十全大补汤。食少体倦，脾气虚也，补中益气汤。烦热作渴，饮食如常，胃火也，竹叶黄芪汤。不应，竹叶石膏汤。热渴而小便频数，肾水虚也，用加减八味丸料煎服。若败肉去后，新肉微赤，四沿白膜者，此胃中生气也，但用四君子汤以培补之，则不日而敛。盖疮疡之作，由胃气不调；疮疡之溃，由胃气腐化；疮疡之敛，由胃气荣养。东垣云：胃乃生发之源，为人身之本。丹溪亦谓，治疮疡当助胃壮气，使根本牢固。诚哉是言也，可不慎欤。外治用翠青锭子，看浅深纴之。如歹肉恶物已去，止有脓水，却用搜脓锭子。疮口浅平，则以散末干上，直至脓净肉满，方用生肌散，四畔轻轻掺之，蹙令渐小，以至于合，则无他患矣。

精要生肌散

寒水石碎　滑石　乌贼鱼骨　龙骨各一两　定粉　密佗僧　白矾灰　干胭脂各半两

上为细末，干掺用之。

平肌散　治诸疮，久不敛。

密佗僧煅　花蕊石煅　白龙骨各一两　乳香另研　轻粉各一钱

上为细末，和匀干掺。

郭氏立应散　治金疮血出不止，并诸疮久不生肌。

寒水石煅，一两半　花蕊石　龙骨　黄丹　没药各半两　黄药子七钱半

一方，加白及、乳香、轻粉。

上为细末。如一切金刃、刀镰伤者，用药敷上，绢帛扎之，不作脓血。疮脓水干贴，生肌定疼。

生肌散

白矾枯　槟榔各一两　黄丹　血竭各一钱　轻粉半钱　密佗僧一钱半

红玉散

软石膏煅，半两　黄丹炒，一钱半

完肌散

定粉　枯矾　黄连　乳香　龙骨各二钱　黄丹　轻粉各一钱

上各料为极细末。贴疮口，生肌长肉，看轻重选用之。

生肌散　治疮口不合。

木香二钱　黄丹　枯矾各五钱　轻粉二钱

上件各另为细末。用猪胆汁拌匀，晒干，再研细掺患处。

［薛］　按：此方乃解毒、去腐、搜脓之剂，非竟自生肌药也，盖毒尽则肉自生。常见患者，往往用龙骨、血竭之类，以求生肌，殊不知馀毒未尽，肌肉何以得生？反增溃烂耳。若此方诚有见也。亦有气血俱虚，不能生者，当用托里之剂，又有风寒袭于疮所，不能生者，宜用豆豉饼

灸之。若流注、顽疮，内有脓管，或瘀肉，或疬核，须用针头散腐之，锭子尤妙。如背疮、杖疮、汤火疮大溃，当用神效当归膏，则能去腐生新止痛，大有神效。

神秘方 治一切疮已溃者及灸。贴之无痂，生肉去脓。

上用地黄汁一升，松脂二两，薰陆香一两，羊肾脂、牛酥，各如鸡子大。先于地黄汁煎松脂及香令消，即内羊脂酥，更用蜡半鸡子大，一同相和，以慢火煎令水尽，膏成去滓。涂帛贴疮，日一二易。

收 口

东垣敛疮口方，木香槟榔散，用之决无疼痛。以蜡油涂覆疮上，生肌敛肉甚速，必无恶血，疮口疾合，易取平复，惟膏粱热疮所宜用也。贫人害地之寒湿，外来寒疮者，禁不可用。

木香槟榔散方

木香 槟榔 黄连各等分

上为极细末。新汲水调摊纸上贴之，湿则干贴。

治寒疮敛疮口药

当归身一钱，洗净，晒干 青皮去白，二分 木香一分 黄连五分

上四味，为极细末。蜡油调涂，取效甚速。

保命乳香散 疮口大者。

寒水石煅 滑石各一两 乳香 没药各半两 脑子少许

上各研细和匀，少许掺疮口上。

圣效散 收敛疮口。

黄柏一两，去粗皮，细切，炒至赤黑色 穿山甲一两，炒黄 槟榔 木香各半两，炒令黄色 鸡胜胵七枚，生用

上为细末。每用少许，候大脓出尽，洗净，方可干掺疮上。

桃红散 敛疮口定痛，辟风邪。

滑石四两 乳香 轻粉各二钱 小豆粉一两 寒水石三两，煅

上为细末，干掺口上。一方，改小豆粉为定粉。又方 治疮口久不收。

小椒去目，炒黑，一钱 定粉 风化硝二钱 白矾二钱半 乳香 没药各一钱

上为细末，掺之。

有人患背疽，已溃如碗面大，视五脏仅隔膜耳。自谓必死。用大鲫鱼一尾，去肠肚，以羯羊粪入其中，烘焙焦黑极燥，为细末。干掺之，疮口遂收，至今无恙。此方累用有效，须候脓少，欲生肌肉时用之。

[丹] 《精要》论痈疽，久而疮口不合，其肉白而脓血少，此为疮口冷滞，乃病气血枯竭，不潮于疮，遂致如此。用北艾叶一把，入瓦器内浓煎汤，避风处，乘热用艾汤浇洗疮口四围净肉，以绢帛兜艾叶，乘热浇沃，一日一次，洗了须避风，仍烧松香，以烟熏疮口，良久，用神异膏贴之。不可与厌秽之人见，若不能禁忌，疮口难安，药亦无效。夫以血气枯燥，不知补接于内，惟务热洗于外，不揣其本，而齐其末，而乃归罪于冷滞。大抵溃疡宜洗，若非行补接之药以实其内，窃恐淋洗有一时之快，少顷恐病体自觉疲惫，有不耐烦之意，非虚而何，可不先议补接乎。补接即参、芪、归、术之类，是也。

[苏] 乱发、蜂房、蛇蜕皮，各烧灰存性，每味取一钱匕，酒调服。治疮久不合神验。丹溪云：发补阴之功，甚大。

[丹] 收敛疮口，止有柳皮、白蔹，煎汤饮之。

黄丹散 敛疮口。

黄丹煅 白矾枯 龙骨 寒水石 乳香 木香不见火 黄连 黄芩 槟榔 腻

粉各三钱　脑子少许

上为末。随疮干湿用之，干则用温盐汤洗湿净干，却掺其上，用不可太早，须脓血去尽，临好方用，不然，则又瞥作。

久漏疮

［丹］　漏疮，须先服补药以生气血，即参、芪、术、归、芎为主，大剂服之。外以附子末唾和作饼如钱厚，艾炷灸。炷随漏之大小，便灸令微热，不可令痛，干则易之。干者再研为末，再和再灸，如困则止，来日再灸，宜至肉平为效。亦有用附片灸者，仍以前血气药，作膏药贴之。

［楼］　经云：肉之大会为谷，肉之小会为溪，肉分之间，溪谷之会，以行荣卫，以会大气，邪溢气壅，脉热肉败，荣卫不行，必将为脓，内销骨髓，外破大腘，留于节凑，必将为败，积寒留舍，荣卫不养，肉缩筋肋，肘不得伸，内为骨痹，外为不仁，命曰大寒留于溪谷也。此用附子灸者盖此义也。

时康祖大夫，患心漏二十年，当胸数窍，血液长流，医皆莫能治。或曰：窍多则愈损，闭则虑穴他歧，当存其一二，犹为上策，坐此形神困瘁，又积苦腰痛，行则伛偻，不饮酒，虽鸡鱼蟹蛤之属，皆不入口。淳熙间，通判温州郡守，韩子温见而怜之，为检《圣惠方》，载腰痛一门，冷热二症视之，使自择。康祖曰：某年老久羸，安敢以为热，始作寒症治疗，取一方用鹿茸者，服之逾旬。痛减，更觉气宇和畅，遂一意专服，悉屏他药，洎月馀腰屈复伸，无复呼痛，心漏亦愈，以告医者，皆莫能测其所以然。后九年，康祖自镇江通判满秩造朝，访子温则精力倍昔，饮啖无所忌。云漏愈之后，日胜一日。子温书吏吴弼，亦苦是疾，照方服之，浃旬而愈。其方本治腰痛，用鹿茸去毛，酥炙微黄，附子炮去皮脐，皆二两，盐花三分为末，枣肉丸，三十丸，空心酒下。　天圣中，工部尚书，忠肃公家，有媪病漏十馀年。一日有医过视之，曰：此可治也，即取活鳝一，竹针五七枚，乃掷鳝于地，鳝因屈盘，就盘以竹针贯之，覆疮，良久取视，有白虫数十，如针着鳝，即钤置杯水中，蠕动如线。复覆之，又得十馀枚。如是五六，医者曰：虫固未尽，然馀皆小虫，请以常用药敷之，时得槟榔、黄连二味，即为散敷之，明日乃以干艾作汤，投白矾末二三钱，先洗疮口，然后敷药。盖人血气冷，必假艾力以助阳，而艾性亦能杀虫也，如是者再，即生肌，不逾月愈。医曰：疮一月不治则有虫，虫能蠕动，气血亦随之，故疮漏不可遽合，则结毒实虫所为。又曰：人每有疾，经月不痊则必虚惫，妇人则补脾血，小儿则防惊痫，二广则并治瘴疠，由此医名大著。有人脚肚上生一疮，久遂成漏，经二年，百药不效，自度必死。一山人见之云：此鳝漏耳。但以石灰二三升，白沸汤泡薰洗，如觉疮痒即是也，如其言。用灰汤淋洗果痒，三两次遂干。　一妇，项下忽生一块肿，渐缘至奶上肿起，莫知何病，偶用刀刺破，出清水一碗，日久疮不合。有道人见之曰：此蚁漏也，缘用饭误食蚁，得此耳，询之果然。道人云：此易治，但用穿山甲数片，烧存性灰为末，敷疮上遂愈。盖穿山甲，蚁之畏也。柳休祖者善卜筮，其妻病鼠瘤，积年不瘥垂命，休祖遂卜，得颐之后，按卦合得姓石人治之，当获鼠而愈也。既而乡里有奴，姓石，能治此病，遂灸头上三处觉佳，俄有一鼠迳前而伏，呼猫咋之，视鼠头上有三灸处，妻遂差。

梅师云：经云，肾移寒于脾，发为痈肿，少气。脾移寒于肝，发为痈肿，拘挛。又云：诸寒痈肿，此皆安生？歧伯曰：生于八风之所变也。又云：地之湿气感，则害人皮肉筋脉。《圣济》云，衣服过厚，表易着寒。所得之源，大抵如此，或发不变色，或坚硬如石，或捻之不痛，久则然后变色疼痛，渐软而成脓，如泔而稀，久不能瘥，疮口不合，变为痔漏，败坏肌肉，侵损骨髓，以致痿痹，宜以此骨碎补丸主之。

骨碎补丸

骨碎补 补骨脂 熟地黄 川当归 续断 石楠叶 黄芪 石斛 牛膝 杜仲 萆薢以上各二两 附子炮，一两 白芍药 川芎 菟丝子 沙参 羌活 防风 独活 天麻各一两半

此方与大偻方相表里，前桂枝拾遗，后有木瓜、菟丝子、白术。

上为末，炼蜜丸，空心盐汤下。

《元戎》云：邢三郎家小儿，病寒疽，久不愈。先以四物穿山甲汤透之，复以地黄当归汤补之，继以骨碎补丸外治。

阳气者，精则养神，柔则养筋，开阖不得，寒气从之，乃生大偻，宜用：

大偻丸

羌活 防风 细辛 附子 甘草 川芎 续断 白芍药 白术 当归 桂心 麻黄 黄芪 熟地黄

此方与前骨碎补丸相表里。

营气不从，逆于肉理，乃生痈肿。陷脉为瘘，留连肉腠，腧气化薄，传为善畏，及为惊骇。

桂附丸 治气漏诸疮。

桂心 附子炮裂，米醋中浸，再炮三五次，去皮脐 厚朴姜制 粉草炙 白术各一两 木香二钱半 乳香研，二钱

上为细末，炼蜜丸如桐子大。空心米饮下，二三十丸。丹溪云：《精要》治冷漏诸疮与桂附丸。此冷只因疮久不合，风冷乘之，血气不潮而成也。厚朴虽温，其泻卫尤速，恐不若参芪，佐以陈皮，庶乎与病情相得，此方治冷漏疮，若寒而虚者，只以加味十全汤，随时令、经络，加减用之为当。又虚甚者，宜参术归芪膏。

陷脉散 治漏疮及二三十年瘿瘤，或大如杯盂，久久不瘥，致有漏溃，令人骨肉消尽，或坚、或软、或溃，令人惊惕，卧寐不安，体中掣痛，愈而复作。

干姜炮 琥珀研 大黄 附子炮，去皮。各一两 丹参七钱半 石硫黄研 白石英研 钟乳粉研 乌贼骨研。各半两

上为末，贮以瓷盒、韦囊勿令泄气。若疮湿即敷，无汁即煎猪脂和敷之，以干为度。或死肌不消加芒硝二两益佳。一法，胡燕窠一枚。

［丹］ **治漏疮方**

川芎半两 细辛二钱半 白芷梢二钱半 甘草细末

上每日作汤服。上疮食后，下疮食前。看疮孔大小，用隔年黄麻根，刮去粗皮，捶软捻成绳子，捻入孔中至不可入则止，日浅一日。疮用好膏药贴之。

［子和］ 小渠，袁三，因强寇入家，伤其两胫，外臁作疮，数年不已。脓汁常涓涓然，但饮冷则疮间冷水浸淫而出，延为湿疮，求治。戴人曰：尔中焦，当有绿水二三升，涎数掬。袁曰：何也？戴人曰：当被盗时，感惊气入腹，惊则胆伤，足少阳经也，兼两外臁，皆足少阳之部。此胆之甲木受邪，甲木色青，当有绿水，少阳在中焦如沤，既伏惊涎在中焦，饮冷水咽为惊涎所阻，水随经而旁入疮中，故饮水疮中水出。乃上涌寒痰汗如流水，次下绿水果二三升，一夕而痂干，真可怪也。

尝治足膝下至踝漏疮，通足肿大于好足二倍，行步不全，用五龙丸大下之者六

番，每番皆五七行，下后用黄柏、苍术、芪、芍、地黄、甘草、升麻、葛根、南星、半夏、牛膝、滑石、桂调之，近三四个月而安。

［本草］　治瘘有头，出脓水不止，以啄木鸟一只烧灰。酒调服一钱匕，立瘥。东垣云：疮医自幼至老，凡所经验，必须写之，尝记痔瘘、恶疮，诸药不效者，取蛴螬剪去两头，安疮口上，以艾炷灸之，七壮一易，不过七枚，无不效者。又法，用乞火婆虫儿灸之，同前法，累验神效。人皆秘之，往往父子不传。

取朽骨　久疽及痔漏中有者。

取黑骨鸡胫骨，上等砒霜实之。盐泥固济，火煅通红，取出地上出火毒，去盐泥，用骨研细，饭丸如粟米大。以纸捻送入孔窍内，更用膏药贴之。

《本事》雄黄治疮疡尚矣。《周礼·疡医》凡疗疡以五毒攻之。郑康成注云：今医方有五毒之药，作之用黄堥，置石胆、丹砂、雄黄、矾石、磁石其中，烧三日三夜，其烟上着，以鸡羽取之注创，恶肉、破骨则尽出。杨大年尝记其事，族人杨偶，年少时有疡于颊，连齿辅车，外肿若覆瓯，肉溃出脓血不辄，吐之痛楚难忍，疗之百方，弥久不瘥。人语郑法，依法制药成，注之疮中，少顷，取朽骨，连两牙，溃出遂愈。信古方攻病之速也，黄堥即瓦盒也。

猪骨膏　治诸疮口气冷，不瘥。

猪筒骨二个，取髓　松脂二钱，通明者，研　乳香另研　黄连去鬚，为末　白及研末。各二钱半　铅丹别研　黄蜡各半两

上捣研，熔蜡和为膏，不拘时敷之。

附子散　治冷疮，日夜发歇疼痛。

附子半两，炮，去皮脐　川椒去目　雄黄细研。各二钱半　白矾七钱半，火煅，研　腻粉二钱，研

为细末，研匀。每用清麻油，调敷疮上。

雄黄散　治冷疮，暖疮口。

雄黄研　百合　乳香　黄柏炙，去粗皮　墙上烂白蚬壳小蚌蛤子是。各一分

上为细末，研匀，先用浆水煎甘草、柳枝汤，温洗拭干，敷之。

黑灵散　治漏疮。

牡蛎粉　虢丹　硫黄研。各一分　露蜂房锉。二分

上同炒令烟尽，为细末，入髪灰一分、麝香少许，和匀，敷之。

马齿苋膏　治一切瘘。

马齿苋阴干　腊月烛烬各等分。一作，腊月鼠灰

上为细末。以腊猪脂和，先以温泔清，净洗拭干，然后以药敷之，日三。

治胁下生漏疮如牛眼之状，脓水不止。

上以盐少许，安白牛耳内，然后取牛耳中垢，以敷疮上即瘥。如不用盐，即牛耳不痒难取垢。

治诸疮久不合口。

用炮附子去皮尖，为细末，唾津和，随疮大小作饼，置患处，用艾壮于饼上灸之，更服大补气血药，用江西豆豉为饼，多灸之亦效。

神应膏　宋褚防御，治理宗久漏疮，诸方不效，独此膏愈之。如肠毒、胃毒，为丸服之神效。

当归一两一钱　赤芍药　大黄各一两五钱　香白芷　官桂各一两　玄参一两三钱　川续断一两二钱　莪术一两　生地黄一两二钱

上九味，细锉。用真香油二斤浸，春五日、夏三日、秋七日、冬十日，入锅内以文武火，煎令黑色，滤去渣。如热天用黄丹廿两，冷月十五两，旋旋下丹，不住手搅，试水中沉为度。不可令妇人、鸡犬

见。如漏有孔者，以膏送入孔内，外以膏摊贴之。

槟榔散　治痈疽疮疖脓溃之后，外触风寒，肿焮僵硬，脓水清稀，出而不绝，肉膜空虚，恶汁臭败，疮边干及好肌不生，及疗疳瘘恶疮，浸渍不敛。方见溃疡敛疮口药，即木香、槟榔、黄连等分为末是也。

治漏外塞药

芦甘石童便，煅淬　牡蛎粉

上为极细末，敷之。

乌金散　贴恶疮疳瘘。

橡斗子二个，一实黄丹，一实白矾末，相合定。用黑俏麻皮缠了，火内烧，研细，加麝少许。洗净疮贴之。

东垣截疳散　治年深疳瘘疮。

黄连　麝香另研　龙脑各半两　密佗僧　黄丹　白及　白蔹各一两　轻粉一钱

上为细末，和匀。干掺在纴上，以膏贴之。

应效散又名托里散　治气瘘、疳蚀疮，多年不效者。

地骨皮不以多少，冬月取，只要皮，阴干

为细末。每用纸捻蘸纴疮口内，自然生肉，更用米饮调二钱，无时服，日三。

治漏疮，以五倍子末，和血竭末塞之。

久漏疮　足内踝上一寸灸三壮六壮。如在上者，肩井　鸠尾。肺脉微缓，为瘘瘘，缓者多热。

痈疽所兼诸证

渴

[大法]　疮疡作渴，不问肿溃，但脉数发热而渴，用竹叶黄芪汤。脉不数不发热，或脉数无力而渴，或口干，用补中益气汤。若脉数便秘，用清凉饮。尺脉洪大按之无力而渴，用加减八味丸。若治口燥，舌黄饮水不歇，此丸尤妙。

[薛]　疮疡作渴，若焮痛发热，便利调和者，上焦热也，用竹叶石膏汤。肿痛发热，大便秘涩者，内脏热也，用四顺清凉饮。焮肿痛甚者，热毒蕴结也，用仙方活命饮。漫肿微痛者，气血虚壅也，用补中益气汤。若因胃火消烁，而津液短少者，用竹叶黄芪汤。若因胃气虚而不能生津液者，用补中益气汤。若因胃气伤而内亡津液者，用七味白术散。若因肾水干涸作渴，或口舌干燥者，用加减八味丸。或先口干作渴，小便频数而后患疽，或疽愈后作渴饮水，或舌黄干硬，小便数而疽生者，尤恶候也。苟能逆知其因，预服加减八味丸、补中益气汤，以滋化源可免后患。

[丹]　痈疽发渴，乃气血两虚，用参、芪以补气，归、芍以养血，或忍冬丸、黄芪六一汤。

伍氏云：疮作渴甚急，与神仙追毒丸，取下恶毒，清膻汤、千金漏芦汤、五香连翘汤、六味车螯散、万金散皆可选用。利后仍渴，却用生津补气药，津液生，气血完，渴自止。丹溪曰：大渴而与利药，非明示脉证，何以知其当下？后言利后仍渴，却用补药，又不明言脉证，恐是但有大渴必下，下后尚渴，方与补药，古人治未病，如此用药可乎？况渴属上焦，当肿疡时犹或可用，若溃疡后，渴多因气血之虚，何待利后，方议其虚也。

《精要》口干与口渴不同，不宜用丹药镇坠，用之其祸如反掌，用桑枝煎五味汤，以救阴水。丹溪曰：此妙方也。而不言食味起火，怒气生火，房劳激火，吾恐渴亦未易除也。

李氏云：痈疽愈后发渴，多致不救，

惟加减八味丸最妙。盖痈疽多因虚而得，疽安而渴者，服此丸则渴止，安而未渴者，服此丸永不发渴。或未疽而先渴者，服此不惟渴止，而疽亦不作。薛氏曰：前证属肾水枯涸，虚火上炎，口干作渴，饮水无度。或舌黄作裂，小便频数。或痰气上壅，烦躁不宁。或二三年先作渴饮水。或口舌生疮，两足发热，痰气上壅。或疮愈三四年而口干作渴，小便频数，急用前药，多有复生者。能逆知其因，预服前丸，可免此患。若兼手足厥冷，真阳虚也，宜服八味丸。大凡疮后审其肾水不足，用加减八味丸，中气虚弱用补中益气汤，气血虚弱，用十全大补汤，阳气虚寒加姜、桂，如不应，用八味丸。

托里消毒散加减法　饮冷作渴，热毒也，加赤小豆、知母，如不应，暂用竹叶黄芪汤。善食作渴，胃火也，加石膏、山栀、天花粉。如不应，暂用竹叶石膏汤。食少体倦作渴，胃气虚也，去芷、翘、金银花，加人参、白术。如不应，暂用补中益气汤。脓多而作渴，气血虚也，去三味，加熟地黄、五味子。如不应，暂用十全大补汤加五味子、麦门冬。口干舌燥，肾气虚也，去三味，加熟地黄、山茱萸、山药。如不应，兼六味丸。又不应，佐以补中益气汤。自汗内热口干，胃气虚也，去三味，加参、芪、归、术。如不应，暂用六君子汤。盗汗内热口干，阴血虚也，去三味，加熟地黄、麦门冬、五味子。如不应，暂用当归六黄汤。

竹叶黄芪汤《神秘》　治痈疽大渴，发热或泻，或小便如淋。

生地黄　黄芪各二钱　当归酒拌　淡竹叶　川芎　甘草炙　黄芩炒　白芍药炒　人参　栝蒌根　石膏煅。各一钱　麦门冬去心，二钱

水二盅，姜三片，煎八分，食远服。

薛氏曰：前证乃七恶中之一也，此方治之，其功甚捷。亦有左手脉浮大而热或渴者，宜发散表邪，右手脉沉实而热或渴者，宜疏去内邪。若溃后作渴，或小便如淋，或脉大而无力者，属气血虚也，宜大补气血。亦有溃后热不止，或作渴，遂以为败证不治。若素有胃火，或胃经热毒未尽，胃脉尚数者，仍宜服前汤，服而脉反大，热愈甚，渴愈作，斯为败证，盖因真气虚而邪气实也。今之溃疡，畏石膏、黄芩二药，性冷多不肯服，若胃脉未静，非此药莫能治也。若因循日久，煎熬气血，脓血愈多，气血愈虚，反成败证矣，治者当舍证从脉可也。大抵疮疡之证，七恶内见一二恶，甚可畏；虚中见恶证者，不治；实证无恶候者，自愈。

托里黄芪汤　治证同前。

黄芪炒，六钱　甘草炙　栝蒌根各一钱

水二盅，煎八分。频服之，加人参一钱，尤妙。

薛氏曰：愚用此方治气虚作渴，甚效。若气血俱虚，或脓血大泄作渴，或兼发热者，宜托里养荣汤。

托里养荣汤

人参　黄芪炙　当归酒拌　芍药炒　熟地黄　麦门冬去心　川芎　白术各一钱　五味子研　炙甘草各五分

水二盅，姜三片，枣二枚，煎八分，食远服。

黄芪六一汤　常服终身，可免痈疽，实治渴补虚之要剂也。

绵黄芪六两，用淡盐水润，饭上蒸，焙干　甘草一两，一半生，一半炙

每锉一两，水二盅，煎八分，食远服。或为细末，每服二钱，早晨、日午，白汤调服。加人参尤妙。

七味白术散　治胃气虚，或因克伐，或因吐泻口干作渴，饮食少思。

白术　茯苓去皮　人参各七钱　甘草炙，一两半　木香二钱半　藿香叶半两　葛根一两

上为细末。每服三五钱，白汤调下。

竹叶石膏汤　治痈疽，胃火盛，肿痛作渴。

淡竹叶　石膏　桔梗　木通　薄荷　甘草炙

上，姜水煎服。

玄参散　治痈疽成脓水，不能下食，心烦，口干烦渴，饮水多，四肢羸瘦。

玄参　黄连去须　土瓜根　麦门冬去心　赤芍药　白鲜皮各一两　升麻七钱半　火麻仁　川朴硝　川大黄锉，炒。各一两半

上锉。每服三钱，水一中盏，入生地黄一分，细切，同煎至六分，去滓，不拘时温服。

葛根散　治痈肿热盛，口干烦渴，或时干呕。

葛根　黄芪　升麻　麦门冬去心　瓜蒌根　赤芍药　栀子仁　生地黄各一两　黄芩七钱半　甘草生用，半两

上锉。每服四钱，水中中盏，煎六分，去滓，无时温服。

干葛饮　治发背作渴。

黄芩　朴硝各一两二钱半　干葛一两

上锉散。每服三钱，用枇杷叶，去背上白毛净洗，同煎，不拘时服。

忍冬丸　治渴疾既愈，预防发疽。先将忍冬草入瓶内，后入无灰酒，微火煨一宿，取出晒干，少加甘草，俱为末，又以所浸馀酒调糊丸，如梧桐子大。每服六七十丸，温酒下。又治五痔诸瘘。

桑枝方　大治口渴。取嫩桑枝，细切一升炒。以水三升，煎一升，日服五七剂，更多尤妙。抱朴子云：疗风痹干燥，臂痛脚气，四肢拘挛，上气眩晕，久服补肺，消食，利小便，轻身聪明，令人光泽，其功不能尽述。

薛氏曰：桑枝补血气，生津液，轻身明目，补肺肾之良剂也。

五味子汤　治肾水枯涸，口燥舌干。

黄芪炒，三两　人参二两　五味子　麦门冬去心。各一两　粉甘草炙，五钱

每服五钱。水煎，日夜服，五七剂。

薛氏曰：此方乃六一汤，生脉散之复方，滋化源之良剂。若肾水即涸，虚火上炎而口燥作渴者，须佐以加减八味丸。

加减八味地黄丸

怀庆地黄肥大沉水者，酒洗净，瓷碗盛之，大砂锅内，竹棒架起，汤浸过碗底，原盖盖之，湿纸糊缝，勿令泄气，以火已至酉蒸之，候冷取出，晒极干，秤准八两重，再如前法蒸之，乘热杵烂入药　干山药　山茱萸肉　五味子各四两　牡丹皮　白茯苓　泽泻酒浸，蒸，焙。各三两　肉桂二两

上各另为末，入地黄和匀，加炼蜜丸，如梧桐大。每服七八十丸，空心食前，白汤下。

李氏曰：一贵人病疽未安而渴作，日饮水数升。予用前方，诸医大笑云：此药若能止渴，我辈不复业医矣！仍用木瓜、乌梅、百药煎等，渴愈甚。不得已，用此丸三日渴止，久服气血益壮，饮食加倍。

呕

[大法]

《精要》云：呕逆有二证，一证谓初发，不曾服内托散，伏热在心；一证谓气虚，脾气不正，其伏热在心者，与内托散三两帖。气虚者，宜嘉禾散，有寒热宜正气散，兼与山药丸以补肾。丹溪曰：诸逆冲上，呕哕，皆属于火。内托散性凉，固有降火之理。若嘉禾散补力已少，徒温痞以助火耳。山药丸补肾，以壮下焦之阴，粗为近理。然治呕须分先后，肿疡时当作毒气上攻治之，溃疡后当作阴虚治之。若

年老因疽溃后，呕逆不食者，宜参芪白术膏峻补取效，佐使药，随时随证加减，恐用山药丸缓急，未易得力，河间谓：疮疡呕者，湿气侵胃也，药中宜倍加白术。

［薛］ 疮疡作呕，不可泥于毒气内攻而概用败毒等药。如热甚焮痛，邪气实也，仙方活命饮解之。作脓焮痛胃气虚也，托里消毒散补之。脓热胀痛，气血虚也，先用托里散；后用针以泄之。焮痛便秘，热蕴于内也，内疏黄连汤导之。若因寒药伤胃而呕者，托里健中汤。胃寒少食而呕者，托里益中汤。中虚寒淫而呕者，托里温中汤。肝木乘脾土而呕者，托里抑青汤。胃脘停痰而呕者，托里清中汤。脾虚自病而呕者，托里益黄汤。郁结伤脾而呕者，托里越鞠汤。若不详究其源而妄用攻毒之药，则肿者不能溃，溃者不能敛矣。丹溪虽曰肿疡当作毒气攻心治之，溃疡当作阴虚治之，亦大概言耳。今之热毒内攻而呕者寡，脾胃虚寒而呕者多，岂可胶柱而鼓瑟哉！又曰：欲呕作呕，或外搽内服寒凉，或痛甚，或感寒邪、秽气而呕，皆胃气虚也，托里消毒散，去三味，加藿香，倍参、术。

热盛脉数，《精要》与漏芦汤，单煮大黄汤等。若不甚热，脉缓弱，只投五香连翘汤。丹溪曰：热盛脉数，若肿疡时，脏腑秘而体实者，犹可与也。若溃疡脓血出多，热盛脉数，去死为近，岂可下乎！缓弱之脉，古人皆以为邪毒已散，五香之飞走升散，其可用乎。

李氏云：痈疽呕逆，是毒气冲心，非脾胃之冷，当服内托散。杨氏云：鼻衄初愈，不曾表汗，毒在经络，则背发大疽，自肩下连腰胁肿硬如石，其色紫黑，以凉药投之，终夜大呕，连进内托散，呕止疮溃，赤水淋漓，四十日而愈。又有患疬者，痛过彻呕，服此即止。今有病疽不服此药者，故引杨氏之言，以解世人之惑。

丹溪治一老人，年七十，患背疽径尺馀已，杂与五香、十宣数十帖，脓血腥秽，呕逆不食者旬馀。病人自服内托散，膈中不安，且素有淋病三十年，今所苦者淋之痛，与呕吐不得睡而已，急以参、芪、归、术煮膏，以牛膝汤，入竹沥饮之。三日后，尽药一斤半，淋止思食，七日后，尽药四斤，脓自涌出而得睡，又兼旬而安。一男子，年六十馀，性好酒肉，背疽见脓，呕逆发热，盖其得内托、十宣多矣。医以呕逆，于嘉禾散中加丁香以温胃行气，时七月大热，脉洪数有力，予因谓：此脉证在溃疡尤忌。然形气实，只与人参膏和竹沥饮之，尽药十五斤，竹百馀竿而安。予曰：此病幸安也，不薄味必再作。仍厚味自若，夏月醉后坐水池中，又年馀，左胁傍生一软块如饼，二年后软块为疽，本人见脓血淋漓而脉洪数有力，又呕逆食少，遂自以人参膏，入竹沥饮之，又十馀斤，百馀竿而安，今八十岁强健如旧。此病两以老年气血弱，专服人参、竹沥而愈。若与内托、十宣，恐未能若是之安全也。楼全善，治一男子肿疡呕，诸药不止，用独参汤一服，呕即愈。

薛新甫治一人，腹痈焮痛，烦躁作呕，脉实。河间云：疮疡者，火之属，须分内外，以治其本。若脉沉实者，先当疏其内，以绝其源。又云：呕哕心烦，脉沉而实，肿硬木闷，或皮肉不变，邪气在内，宜用内疏黄连汤治之，遂用前汤通利二三行，诸证悉去，更以连翘消毒散而愈。一人患臂毒，焮痛作呕，服托里消毒药愈甚，以凉膈散二剂顿退，更以四物汤，加芩、连，四剂而消。新甫又治一人，年逾四十，患发背已溃，忽呕而疮痛，胃脉弦紧，彼以为馀毒内攻。东垣云：呕吐无时，手足厥冷，脏腑之虚也。

丹溪云：溃后发呕不食者，湿气侵于内也。又云：脓出而反痛，此为虚也，今胃脉弦紧，木乘土位，其虚明矣，欲以六君子汤用酒炒芍药、砂仁、藿香治之。彼自服护心散，呕愈甚，复邀治，仍用前药更以补气血药，两月而愈。大抵湿气内侵，或感秽气而作呕者，必喜温而脉弱，热毒内攻而作呕者，必喜凉而脉数，必须辨认明白。

橘半胃苓汤 治痈疽呕吐不下食，不知味。

橘红 半夏姜制。各一钱 苍术米泔浸，炒 白术炒 厚朴姜制 甘草炙 茯苓 人参 泽泻 茅根各二钱 姜汁数匙

水二盅，煎一盅，入姜汁，煎一二沸。作十馀次饮之。

薛氏曰：前证七恶中之五恶也。用此方后，胃气将醒，宜用六君子汤兼服之。亦有烦躁饮冷，不食，脉沉实而呕者，恐不可用此，宜内疏黄连汤方见肿疡。

托里消毒散加减法 治疮疡欲呕作呕，或外搽内服寒凉，或痛甚，或感寒邪秽气而呕，皆胃气虚也，去白芷、连翘、金银花，加参、术、藿香。方见肿疡内托条。

托里健中汤 治疮疡元气素虚，或因凉药伤胃，饮食少思，或作呕泻等证。

人参 白术 陈皮 茯苓各二钱 半夏 炮姜各一钱 炙甘草五分 黄芪一钱五分 肉桂三分

上，姜、枣、水煎服。

托里益中汤 治中气虚弱，饮食少思，或疮不消散，或溃而不敛。

人参 白术 陈皮 半夏 茯苓 炮姜各一钱 木香 炙甘草各五分

上，姜、枣、水煎服。

托里抑青汤 治脾土虚弱，肝木所侮，以致饮食少思，或胸膈不利等证。

人参 白术 茯苓 半夏各一钱 芍药 柴胡 甘草各五分 陈皮一钱

上，姜、枣、水煎服。

托里清中汤 治脾胃虚弱，痰气不清，饮食少思等证。

人参 白术 陈皮 茯苓各一钱 半夏八分 桔梗七分 甘草五分

上，姜、枣、水煎服。

托里益黄汤 治脾土虚寒，水反侮土，以致饮食少思，或呕吐泄泻等证。

人参 白术 陈皮 茯苓 半夏各一钱 炮姜 丁香 炙甘草各五分

上，姜、枣、水煎服。

托里越鞠汤 治六郁所伤，脾胃虚弱，饮食少思等证。

人参 白术各二钱 陈皮 半夏各一钱 山栀 川芎 香附米 苍术各七分 炙甘草五分

上，姜、枣、水煎服。

人参理中汤 治疮疡脾胃虚寒，呕吐泄泻，饮食少思，肚腹作胀，或胸膈虚痞，饮食不入。

白术 人参 干姜 甘草炙。各等分

上，姜、枣、水煎服。

痛

夫疮疡之证候不同，寒热虚实皆能为痛。止痛之法，殊非一端，世人皆谓乳、没可以止痛，殊不知因病制宜，自有活法。故因热而痛者，以寒凉之剂折其热，则痛自止也。因寒而痛者，以温热之药熨其寒，则痛自除也。因风而痛者，除其风。因湿而痛者，除其湿。燥而痛者，润之。塞而痛者，通之。虚而痛者，补之。实而痛者，泻之。脓郁而闭者，开之。恶肉侵溃者，引之。阴阳不和者，调之。经络滞涩者，利之。忧愁者，远志酒饮之。虚寒而痛者，乳香、没药止之。大抵痈疽

不可不痛，不可大痛，若大痛闷乱者危。薛新甫云：疮疡之作，由六淫七情所伤，其痛也，因气血凝滞所致。假如热毒在内，便秘而作痛者，内疏黄连汤导之。热毒炽盛，焮肿而作痛者，黄连解毒散治之。不应，仙方活命饮解之。瘀血凝滞而作痛者，乳香定痛散和之。作脓而痛者，托里消毒散排之。脓胀而痛者，针之。脓溃而痛者，补之。若因气虚而痛，四君加归、芪。血虚而痛，四物加参、芪。肾虚而痛，六味地黄丸。口干作渴，小便频数者，加减八味丸。此皆止痛之法也。

托里消毒散加减法 若高肿焮痛，热毒也，加黄连。漫肿微痛，气虚也，去金银花、连翘，加参、术。肿赤作痛，血凝滞也，加乳香、没药。如不应，暂用仙方活命饮。脓出反痛，气血虚也，去金银花、连翘、白芷，加参、芪、归也。漫肿不痛或肉死不溃，脾气虚也，去三味，加人参、白术。如不应，加姜、桂。更不应，急加附子。

痈疽脓血大泄，败臭痛甚，宜用黄芪人参汤。

黄芪人参汤

人参 苍术米泔浸，炒 陈皮炒 麦门冬去心 当归酒拌 神曲炒 甘草炙 五味子杵。各一钱 黄芪炙，二钱 黄柏炒 升麻各四分

作一剂。水二盅，姜三片，枣二枚，煎八分，食远服。

［薛］ 按：前证七恶中之二恶也，宜此方治之。亦有溃后虚而发热，或作痛少寐尤效。若痛少止，大便不实，黄柏、麦门冬可不用，盖恐寒中也。凡疮脓溃之后，若脉洪大则难治，自利者不治。

痈疽大痛不止，宜用加味解毒汤。

加味解毒汤

黄芪盐水拌，炒 黄连炒 黄芩炒 黄柏炒 连翘 当归酒拌。各七分 甘草炙 白芍药 栀子仁炒。各一钱

作一剂。水二盅，煎八分服之，药下痛即止。

按：此方若脉洪大按之有力者，用此解之，其功甚捷。亦有便秘脉实而痛者。宜用内疏黄连汤下之。若溃而反痛者，宜用内补黄芪汤补之。

内补黄芪汤

黄芪盐水拌炒，二钱 熟地黄酒拌 人参 茯苓 甘草炙。各五分 芍药炒 川芎 官桂 远志去心，炒 当归酒拌。各八分 麦门冬去心，五分

作一剂。水一盅半，姜三片，枣二枚，煎六分，食远服。

当归和血散 治疮疡未发出，内痛不可忍，及治妇人产前产后腹痛。

当归二钱 乳香半钱 没药一钱半 白芍药三钱

上为细末。每服一钱，水一中盏，煎七分，和滓温服，日二。妇人酒煎。疮既发不须用。疮痒者，加人参、木香。妇人服之，加赤芍药。

回疮金银花散 治疮疡痛甚，色变紫黑者。

金银花连枝叶俱用，锉研，二两 黄芪四两 甘草一两

上㕮咀。用酒一升，用入壶瓶内闭口，重汤煮三两时辰，取出去滓，顿服之。一方无黄芪。

郭氏定痛托里散 治一切疮肿疼痛不可忍。如少壮气充实，先用疏利，后服此药。

粟壳去蒂，炒，二两 当归 白芍药 川芎各半两 乳香 没药 桂各三钱

上㕮咀。每服五钱，水煎。

乳香止痛散 治一切疮肿，疼痛不止。

粟壳六两，制　白芷三两　甘草炙　陈皮各一两半　乳香　没药各一两　丁香半两

上㕮咀。每服三钱，水一盏半煎。

乳香黄芪散　治一切恶疮、痈疽、发背、疔疮，疼痛不可忍者。或未成者速散，已成者速溃败脓，不假刀砭，其恶肉自下，及治打扑伤损，筋骨疼痛。

黄芪去芦　当归酒洗　川芎　麻黄去根、节　甘草生用　芍药　人参去芦　粟壳各一两，蜜炒　乳香另研　没药各五钱，另研　陈皮一两

上为细末。每服三钱，水一盏，煎至七分，去渣，温服。如疮在上食后，在下食前服之。

人参内托散　治疮疡溃脓而作痛者。

人参　黄芪　当归　川芎　厚朴　防风　桔梗　白芷　官桂　紫草　木香　甘草

上入糯米一撮，水煎服。

乳香丸　治发背及一切疽疮，溃烂痛不可忍。

乳香别研　没药别研　羌活　五灵脂　独活各三钱　川芎　当归　真绿豆粉　交阯桂　川白芷　白胶香各半两

上为细末，炼蜜和丸，如弹子大。每服一丸，细嚼，薄荷汤送下。手足损痛不能起者，加草乌，用木瓜盐汤送下。

乳香定痛散　治一切疮疡，溃烂疼痛。

乳香　没药各五钱　滑石　寒水石各一两　冰片一钱

上为细末。擦患处，痛即止。敷药中加南星、半夏能止痛，更加蓖麻仁，尤佳。

豆豉饼　治疮疡肿痛，硬而不溃，及溃而不敛，并一切顽疮、恶疮。用江西豆豉饼为末，唾津和作饼子如钱大，厚如三文，置患处。以艾壮于饼上灸之，干则易之。如背疮，用漱口水调作饼，覆患处，以艾铺饼上灸之。如未成者即消，已成者亦杀其大毒，如有不效，气血虚败也。

乳香膏　治诸疮痛久不瘥。

乳香一两，别研　食盐　松脂　杏仁去皮尖，研。各一两半　生地黄取汁，三合　白羊肾脏脂半斤　黄蜡三两

上先熬脂令沸。下杏仁、地黄汁，蜡煎，候蜡熔尽，入香、盐、松脂煎，以柳篦搅，令匀，稀稠得所，瓷盒盛。疮上日三二度。

又**乳香膏**

木鳖子去壳，细锉　当归各一两　柳枝二八寸，寸锉，同以清油四两，煎令黑色，次用后　乳香　没药各半两　白胶香明净者四两，同研细，入油煎化，用绵子滤之

上炼药铁铫，令极净。再倾前药油蜡在内，候温，入黄丹一两半，以两柳枝搅极得所，再上火煎，不住手搅，候油沸起住搅，注在水中，成珠不散为度。秋冬欲软，春夏欲坚。倾在水中，出火毒，搜成剂收之。

戴院使云：有不敷药时大痛，敷即不痛；有不敷药不痛，敷之则痛。盖寒热风湿，并忧怒等气积而内攻，则痛不禁，药拔出之，故不痛也。死血阴毒在中，愈伏愈深，愈不觉痛，药发之于外，故反痛也。

出　血

［薛］　疮疡出血，因五脏之气亏损，虚火动而错经妄行也，当求其经，审其因而治之。若肝热而血妄行者，四物炒栀、丹皮、苓、术。肝虚而不能藏血者，六味地黄丸。心虚而不能主血者，四物炒连、丹皮、苓、术。脾虚热而不能统血者，四君炒栀、丹皮。若脾经郁结，用归脾汤加五味子。脾肺气虚，用补中益气加五味

子。气血俱虚，用十全大补。阴火动，用六味丸加五味子。大凡失血过多，见烦热发渴等证，勿论其脉，急用独参汤以补气。经云：血生于气。苟非参、芪、归、术甘温等剂，以生心肝之血，决不能愈。若发热脉大者，不治。凡患血症，皆当以犀角地黄汤为主。翰林屠渐山，年四十，患湿毒疮疾，误用轻粉之剂，亏损元气，久不能愈。一日将晡之际，诊之，肝脉忽洪数而有力，余曰：何肝脉之如此？侵晨，疮出黯血三四碗，体倦自汗，虽甚可畏，所喜血黯而脉静。余曰：此轻粉之热，血受其毒而妄行，轻粉之毒亦得以泄，邪气去而真气虚也，当急用独参汤主之。余重其为人，体恤甚笃，但惑于他言不果，致邪气连绵不已，惜哉！一人背疮出血，烦躁作渴，脉洪大，按之如无，此血脱发躁，用当归补血汤二剂，少愈。又以八珍加黄芪、山栀，数剂全愈。一妇人，溃后吐鲜血三碗许，余用独参汤而血止，用四君、熟地、芎、归而疮愈。此血脱补气，阳生阴长之理也。若用凉血降火，沉阴之剂，脾土生气复伤，不惟血不归源而死无疑矣。一老妇，手大指患疔，为人针破，出鲜血，手背俱肿，半体皆痛，神思昏愦五日矣。用活命饮，始知痛在手，疮势虽恶，不宜大攻，再用大补剂又各一剂，外用隔蒜灸。喜此手背赤肿而出毒水，又各一剂，赤肿渐溃，又用托里药而瘥。南仪部，贺朝卿，升山西少参，别时余见其唇鼻青黑，且时搔背，问其故，曰：有一小疮耳！余与视之，果疽也，此脾胃败坏，为不治之证。余素与善，悲其途次不便殡敛，遂托其僚友张东沙辈强留之，勉与大补，但出紫血，虚极也。或谓毒炽不能为脓，乃服攻毒药一盅，以致呕逆、脉脱，果卒于南都。佥宪张碧崖，腰患疽，醉而入房，脉洪数，两尺更大。余辞不治，将发舟，其子强留。顷间吐臭血五六碗，余意此肾经虚火而血妄行，血必从齿缝出，将合肉桂等补肾制火之药，各用罐别煎熟听用，血止拭齿视之，果然。遂合一盅冷服之，热渴顿止，少顷，温服一盅，脉细欲说，气息奄奄，得药则脉少复，良久仍脱，其子疑内有脓，欲刺之。余曰：必无，乃以鹅翎管纴内，果如余言。次日脉脱脚寒至膝，腹内如冰，急用六君加姜、附，腹始温，脓始溃，疮口将完。彼因侍者皆爱妾，又患小便不通，此阴已痿而思色以降其精，精内败不出而然耳，用加减八味丸料，加参、芪、白术一剂，小便虽愈，疮口不敛而殁。

东垣圣愈汤　治诸恶疮血出不止，以寒水石细末，掺之立止。或疮时间作黑色，不可溃也，药力去尽却红和。如血出多而心烦不安，不得眠睡，此亡血也，此汤主之。

熟地黄　生地黄各三钱　当归身一钱半　川芎二钱　黄芪五分　人参三分

上㕮咀。都作一服，水一盏半，煎至一盏。去滓，稍热，服无时。按此方，参、芪与归、地轻重悬殊，必有讹也。

济生犀角地黄汤　治胃火血热妄行，吐衄或大便下血者。

犀角镑末　生地黄　赤芍药　牡丹皮各一钱半　升麻　黄芩炒。各一钱

上水煎熟，入犀角末服。

若因怒而致，加山栀、柴胡。若脾气虚而不能摄，用归脾汤。若肝脾火动而妄行，用加味逍遥散。若脾气虚而不能统，用补中益气汤，加炮黑干姜。若血虚有火而妄行，用四物加炮姜。若肾经虚火而血妄行，用六味丸料。不应，急加肉桂以引虚火归源。

独参汤　治一切失血，或脓水出多，

血气俱虚，恶寒发热，作渴烦躁。盖血生于气，故血脱补气，阳生阴长之理也。用人参二两，枣十枚，姜十片，水煎徐徐服。

托里消毒散加减法　脓多带赤，血虚也，去金银花、连翘、白芷三味，加归、地、参、术。如不应，暂用八珍汤，加牡丹皮。忿怒晡热而出血，肝火血虚也，去三味，加牡丹皮、炒黑山栀、熟地。如不应，暂用八珍汤送六味丸。面青胁胀而出血，肝气虚而不能藏血也，去三味加山茱、山药、五味子。如不应，兼六味丸。食少体倦而出血，脾气虚而不能摄血也，去三味加参、术、归、地。兼郁怒少寐，更加远志、酸枣仁、茯神、龙眼肉。如不应，暂用归脾汤。

疮僵肉

[梅]　治背疮肉长疾，皮不及裹，见风即成僵。以寒水石，烧研为细末，敷疮上，再用铜绿细末上之，肉即不作僵矣。

疮挛急牵阴入腹

《图经》古方：疗恶疮痈肿，或连阴髀间疼痛，急挛牵入小腹不可忍，一宿则杀人者，用茴香苗叶，捣取汁一升服之，日三四。用其滓，以贴肿上，冬中根亦可用。此外国方，永嘉以来用之，起死神效。

咽喉口舌生疮

精要犀角膏　治咽喉口舌生疮。昔有一贵人，因疽而生此证，医者以为心脏绝，尽皆辞退。愚进此药，一日而安。

真琥珀研　生犀角各一钱　辰砂研　茯神去木。各二钱　真脑子研，一字　人参去芦　酸枣仁去皮，研。各二钱

上人参、茯神、犀角为细末，入乳钵内别研，药味和匀，用蜜搜为膏子，以瓷瓶收贮。俟其疾作，每服一弹子大，以麦门冬去心，浓煎汤化服。一日连服五服取效。此方溃疡不宜用。

大便秘结

[薛]　东垣先生云：疮疡热毒深固，呕哕心逆，发热而烦，脉沉而实，肿硬木闷，大便秘结，此毒在脏，宜疏通之，故曰：疏通其内，以绝其源。又曰：疮疡及诸病面赤，虽伏火热，不得妄攻其里，而阳气拂郁，邪气在经，宜发表以去之，故曰：火郁则发之。凡大便不通，饮食虽多，肚腹不胀，切不可通。若腹痞胀而不通者，乃直肠乾涸也，宜用猪胆汁导之。若肠胃气虚血涸而不通者，宜用十全大补汤培养之。若疮症属阳，或因入房伤肾而不通者，宜用前汤，加姜附回阳，多有得生者。经云：肾开窍于二阴，藏精于肾，津液润则大便如常。若溃疡有此，因气血亏损，肠胃干涸，当大补为善。设若不审虚实，而一于疏利者，鲜有不误。一人，仲夏患发背，黯肿尺馀，皆有小头如铺黍状，四日矣，此真气虚而邪气实，遂隔蒜灸，服活命饮二剂，其邪顿退，乃纯补其真，又将生脉散以代茶饮，疮邪大退。余因他往，三日复视之，饮食不入，中央死肉，大便秘结，小便赤浊。余曰：中央肉死，毒气盛而脾气虚也。大便不通，肠虚而不能传送。小便赤浊，脾虚而火下陷，治亦难矣。彼始云：莫非间断补药之过？予曰：然。乃急用六君子加当归、柴胡、升麻，饮食渐进，大便自通；外用乌金膏涂中央，三寸许，四围红肿渐消，中央黑腐渐去，乃敷当归膏，用地黄丸与前药间服，将百剂而愈。一男子，腿患痈，因服克伐亏损元气，不能成脓。余为托里而

溃，大补而敛。但大便结燥，用十全大补汤，加麦门、五味而润。月馀仍结，惑于人言，乃服润肠丸而泻不止。余用补中益气汤送四神丸数服而止。

润肠丸　治脾胃伏火，大肠干燥，或风热血结，宜用此丸通之。若结在直肠，宜猪胆汁导之。盖肾主五液，开窍于二阴，若津液滋润，大便通调。若津液不足，脾气亏损，必当培补，犹忌前药。

麻子仁　桃仁去皮尖。各一两　羌活　当归尾　大黄煨　皂角刺　秦艽各五钱

上各另研为末，炼蜜或猪胆汁丸，桐子大。每服三四十丸，白汤下。若使猪胆汁导之而不结燥，急补元气。

大便泻利

［薛］疮疡大便泄泻，或因寒凉克伐，脾气亏损；或因脾气虚弱，食不克化；或因脾虚下陷，不能升举；或因命门火衰，不能生土；或因肾经虚弱，不能禁止；或因脾肾虚寒，不能司职。所主之法，若寒凉伤脾，用六君加木香、砂仁，送二神丸。脾虚下陷，用补中益气，送二神丸。命门火衰，用八味丸料，送四神丸。肾虚不禁，用姜附汤加吴茱萸、五味。脾肾虚寒，用参附汤送四神丸。《病机》云：脉沉而细，身不动作，睛不瞭瞭，饮食不下，鼻准气息者，姜附汤主之。身重四肢不举者，参附汤主之。仲景先生云：下痢肠鸣，当温之。脉迟紧，痛未止，当温之。大孔痛，当温之。心痛当救里，可与理中、附子四逆辈。《精要》云：痈疽呕泻，肾脉虚者不治。此发《内经》之微旨也，凡此实难治之症，如按前法治之，多有可生者。一妇年逾四十，背疽不起发，泄泻作呕，食少厥逆，脉息如无，属阳气虚寒。用大补剂加附子、姜、桂。不应，再加附子二剂，泻愈甚，更以大附子、姜、桂各三钱，参、芪、归、术各五钱，作一剂，腹内始热，呕泻乃止，手足渐温，脉息随后。更用大补而溃，再用托里而敛，十年后，仍患脾胃虚寒而殁。

加减托里消毒散　治饮食少思，肠鸣腹痛，腹冷泄泻，乃脾气虚寒也，去芷、翘、银花，加炮姜、木香。手足逆冷，脾血虚寒也，更加附子，煎送四神丸。

和气散　治痈疽溃后，气虚滑泄，四肢逆冷。

苍术四两，米泔浸三日，洗净晒干，再以米醋炒，令香黄色　甘草炙　青皮去瓤。各一两　良姜炒　肉桂　干姜炮。各半两　陈粟半升

上七味为末。每服一钱，用炒茴香末半钱相和，温酒调下，不拘时。按：此但有燥温耳，无补气药，非气虚者所宜。

四神丸　治脾肾虚弱，大便不实，饮食少思，或小腹作痛。或产后泄泻，肚腹作痛，不思饮食。

肉豆蔻　五味子各二两　补骨脂四两　吴茱萸汤浸，炒，一两

上为末。别以水二碗，生姜八两，煮红枣一百个，熟烂去皮核用，和末为丸，桐子大。每服五七十丸，空心食前，白汤下。

二神丸　治脾肾虚寒，不思饮食，或侵晨五更泄泻，或饮食少思，大便不实，其功甚效。如不应，乃命门火衰，急服八味丸，补火而生土。

破故纸四两，炒　肉豆蔻二两，生用

上为末。用大红枣四十枚，生姜四两，水煮熟。去姜，取枣肉和药丸，如桐子大。每服五十丸，空心盐汤送下。

小便淋闭频数

［薛］　疮疡小便淋漓频数，或茎中涩者，肾经亏损之恶症也，宜用加减八味丸以补阴；足胫逆冷者，宜用八味丸以补

阳。若小便频而黄者，宜用四物汤加参、术、麦门、五味以滋肺肾。若小便短而少者，宜用补中益气加山药、麦门、五味以补脾肺。若热结膀胱而不利者，宜用五淋散以清热。若脾气燥而不能化者，宜用黄芩清肺饮以滋阴。若膀胱阴虚阳无以生者，宜用六味丸。若膀胱阳虚，阴无以化者，宜用滋肾丸。肾虚之患多传此症，非滋化源不救。若用黄柏、知母反泻其阳，以速其危。若老人阴痿思色，精内败，茎中痛而不利者，用加减八味丸加车前、牛膝。不应，更加附子多有复生者。若精已竭而复耗之，大小便中牵痛，愈痛则愈便，愈便则愈牵痛，以前药加附子，亦有复生者。王太仆云：无阴则阳无以化，无阳则阴无以生，当滋其化源。苟专用淡渗，复损真阴，乃速其危也。职方王葯塘，背疽溃后，小便淋漓，或时有自遗，作渴引饮，烦热不寐，疮口焮赤，时或如灼，时或便遗。余曰：此肾虚之恶症，用加减八味丸，加麦门数剂而痊。驾部林汝玉，冬不衣绵，作渴饮冷，每自喜壮实，哂余衣绵。诊其脉数大无力，余曰：至火令，当求余也。三月间，果背热、便闭、脉涩，用四物加芩、连、山栀数剂，大便稍和，却去芩、连，加参、术、茯苓二十馀剂及前丸半斤许，渴减六七，背热亦退，至夏背发一疽，纯用托里之剂而敛。

托里消毒散加减法 茎中痛而小便不利，精内败也，去连翘、白芷、金银花三味，加山茱萸、山药、泽泻。如不应，佐以六味丸。愈便则愈痛，愈痛则愈便，精复竭也，去三味煎，送六味丸。食少体倦，口干饮热，小便黄短，脾肺虚热也，去三味加五味子、山茱萸。如不应，暂用六味丸。劳役而小便黄，元气下陷也，去三味加升麻、柴胡。午后小便黄短，肾虚热也，去三味加升麻、柴胡煎，送六味丸。

黄芩清肺饮 治肺经阴虚火燥而小便不通，若因脾经有热，当清其脾。若因心火克肺，当制其心。

黄芩一钱 栀子三枚，打碎

上水煎服。

滋肾丸 治肾经阴虚发热作渴，便赤，足热腿软等证。凡不渴而小便秘，热在下焦血分也，最宜此药。经云：无阴则阳无以化。若脾肺燥热所遗，当滋其化源。

知母 黄柏各酒炒，一两 肉桂二钱

上为末，水丸如梧桐子大。每服百丸，空心白滚汤下。

五苓散 治下部湿热疮，每小便赤少。

泽泻二两五钱 猪苓去皮，一两半 肉桂七钱半 白术 赤茯苓各一两五钱

上为细末。每服一二钱，热汤调下。

清心莲子饮 治膀胱气虚湿热，玉茎肿痛，或茎窍涩滞，口苦咽干，小便色赤或白浊，夜安静而昼发热。

黄芩 麦门冬 地骨皮 车前子 炙甘草各一钱半 石莲肉 白茯苓 黄芪 柴胡 人参各一钱

上水煎服。

五淋散 治膀胱有热，水道不通，或尿如豆汁，或如沙石，或如膏汁，或热沸便血。

赤茯苓一钱半 赤芍药 山栀各二钱 当归 甘草各一钱五分

上用灯心二十根，水煎服。

清肺饮 治渴而小便不利，乃肺经有热，是绝寒水生化之源，宜用此药以清化源，其水自生而便自利矣。

茯苓二钱 猪苓三钱 泽泻 琥珀 瞿麦各五分 通草六分 木通 萹蓄各七分 车前子一钱 灯草一分

上为细末。每服五钱，水煎服。

肾气丸　治肾经阳虚阴无所化，以致膀胱淋漓。或脾肺气虚不能通调，水无所化而膀胱癃闭。或肾气虚热，干于厥阴之络，阴挺、痿痹而溺频数。或肾水虚弱阴亏难降，使津液败浊而为痰水。又治肾虚便血及诸见血发热，自汗盗汗等症之圣药也。即六味地黄丸。

琥珀散　治诸般疮疖，表里有热，小便赤涩。

白茯苓　黄芩　茵陈　紫草　瞿麦　茅根　石韦　乌药　琥珀　连翘　车前子各等分

上为极细末。每服二三钱，用灯心汤调下，不拘时候。

瞿麦散　治痈疽发背，排脓止痛，利小便。

桂心　赤芍药　当归　黄芪　芎䓖　瞿麦　白蔹　麦门冬去心。各等分　赤小豆一合，酒浸炒干

上㕮咀。每服四钱，酒煎温服，如诸痈已溃未溃，疮中脓血不绝，痛难忍者，加细辛、白芷、白蔹、薏苡仁。

头痛眩晕

托里消毒散加减法　初肿头痛发热，邪在表也，加川芎、羌活。若外邪在表，而元气实者，暂用人参败毒散。头痛恶寒表虚也，去金银花、连翘，加参、芪。体倦头痛或眩晕，中气虚也，去三味加柴胡、升麻。如不应，暂用补中益气汤，加蔓荆子。日晡头痛或眩晕，阴血虚也，去三味加熟地黄。如不应，佐以六味丸。梦泄遗精，头晕头痛，或痰喘气促，肾虚不能纳气也，去三味并川芎，佐以六味丸。如不应，大虚寒也，用八味丸。

烦躁

托里消毒散加减法　面目赤色，烦热作渴，脉大而虚，血脱发躁也，去三味加黄芪、当归，如不应，暂用当归补血汤。身热恶衣，欲投于水，脉沉微细，气脱发躁也，去三味加肉桂、附子。如不应，暂用附子理中汤。

自汗盗汗

托里消毒散加减法　善思体痛，无寐盗汗，脾血虚也，去三味加茯苓、远志、酸枣仁、圆眼肉。如不应，暂用归脾汤。寝寐而汗出，肾气虚也，去三味加五味子煎送六味丸。饮食而汗出，胃气虚也，去三味加参、芪、归、术、五味子。如不应，暂用六君子汤。睡觉饱而出盗汗，宿食也，去三味加参、术、半夏。如不应，暂用六君子汤。

多痰

托里消毒散加减法　胸满多痰，脾气虚也，去三味加桔梗、半夏。如不应，暂用六君子汤，加桔梗、枳壳。晡热多痰，脾血虚也，去三味加归、地、参、术。如不应，暂用六君子汤加芎、归、熟地。咳嗽唾痰，肾亏津液泛上也，去三味加山茱萸、山药、熟地。如不应，佐以六味丸。

喘急

痈疽喘急，恍惚嗜卧，此心火刑肺金，宜用人参平肺散。

人参平肺散

桑白皮炒　知母七分，炒　杏仁去皮尖，炒　地骨皮　紫苏　橘红　半夏姜制　茯苓　青皮　人参各一钱　五味子二十粒，炒杵　甘草炙，五分

作一剂。水二盅，姜三片，煎八分，食远服。

［薛］　按：此方理气清肺化痰之剂，若肺脉洪数无力者宜用。若兼发热作渴，

脉洪数有力者，宜用如金解毒散，此证火克金为恶候，面赤者，亦不治。

胸 痞

托里消毒散加减法 忿怒胸痞，肝气滞也，去三味加桔梗、山栀。如不应，暂用补中益气汤，加桔梗、枳壳。倦怠胸痞，中气虚也，去三味加参、术、茯苓。如不应，暂用八珍汤加柴胡。

目斜视上

痈疽目斜视上，黑睛紧小，白睛青赤，肝挟火邪，宜用泻青丸。

泻青丸方

当归酒拌 川芎 山栀仁炒 羌活 草龙胆酒拌，炒 防风 大黄酒拌，炒。各等分

上为细末，炼蜜丸，鸡头实大。每服一丸，煎淡竹叶汤化下，日进二三服。如泻去大黄，加荆芥，或用黄连泻心汤一二剂，亦可。

[薛]按：前症七恶中之三恶也。若肝脉弦紧洪数者，最当。亦有目视不正，睛不瞭瞭，脉微或浮者，乃真气虚也，宜用大补之剂。夫泻青者，泻肝经之火邪也，肝属木其色青故耳。

四肢沉重

胃苓汤

苍术米泔浸炒，二钱 厚朴姜制 陈皮 甘草炙 白术炒。各一钱 茯苓一钱七分 泽泻 木香 白芍药炒。各一钱 官桂五分 淡竹叶二十片

作一剂。水二盅，姜三片，枣二枚，煎八分，食前服。

按：前证七恶中之五恶也。服而若脾气醒，湿气除，宜用参苓白术散之类，多服恐导损津液。

参苓白术散

人参 茯苓 白术炒 莲肉去心 缩砂仁炒，杵 薏苡仁炒 山药各二两 桔梗炒 甘草炙 白扁豆去皮，姜汁浸炒。各一两

上为细末。每服二钱，用石菖蒲煎汤调下。

寒热往来

托里消毒散加减法 口苦寒热往来，肝火血虚也，去三味加柴胡、熟地。因怒寒热往来，肝火气虚也，加柴胡、黄芩。如不应，暂用八珍汤，加炒山栀、炒酸枣仁、酒炒黑龙胆草。体倦寒热往来，肝脾气滞也，去三味加参、芪、归、术。如不应，暂用补中益气汤。内热晡热，或寒热往来，阴血虚也，去三味加芎、归、牡丹皮、柴胡。如不应，暂用八珍汤，加牡丹皮。畏寒或寒热往来，胃气虚也，去三味加参、苓、白术、升麻。如不应，暂用补中益气汤。胁痛痞满，或寒热往来，肝气滞也，去三味加青皮、木香。如不应，属气血虚也，更加芎、归、参、术。若妇人劳役恚怒，或适经行，发热谵语，或夜间热甚，乃热入血室也，去三味加生地、丹皮、柴胡。如不应，暂用加味四物汤。

厥 逆

加减托里消毒散 治四肢逆冷，乃肾气虚寒也，去三味加桂、附，仍佐以八味丸。

面目浮肿

痈疽声嘶色败，唇鼻青赤，面目浮肿，宜调胃白术散。

调胃白术散

白术炒 茯苓各二钱 陈皮 白芍药炒 槟榔 泽泻各一钱 木香五分

作一剂。水二盅，姜三片，煎八分，

食后服。如肿不退，加白术炒　枳实麸炒。各一钱

［薛］　按：前症乃七恶也用此方。若湿除气少退，用六君子汤、参苓白术散之类，大便不实尤效。再用槟榔、木香，恐伤真气也，亦有真气虚而致前症者，尤不宜用二药。

阳气脱陷

［薛］　疮疡阳气脱陷，或因克伐之剂，或因脓血太泄，或因吐泻之后，或因误而入房，若发热头痛，小便淋涩，或滑数便血，目赤烦喘，自汗发热，气短头晕，体倦热渴，意欲饮水投水，恶寒憎寒，身热恶衣，扬手掷足，汗出如水，腰背反张，郑声不绝，此无根虚火之假热症。若畏寒头痛，咳逆呕吐，耳聩目矇，小便遗难，泻利肠鸣，里急腹痛，玉茎短缩，冷汗时出，齿牙浮动，肢体麻痹，或厥冷身痛，或咬舌啮唇，舌根强硬，此阳气脱陷之真寒证，皆勿论其脉，勿论其疮，但见一二，急用参附汤补之，多有复生者。大凡溃后劳役，元气亏损，或梦遗精脱，或滑数便血，或外邪乘之，或误用寒凉，气血脱陷而致斯症，治以前药，亦有复生者。内翰，杨皋湖，孟夏患背疽，服克伐之剂，二旬馀矣，漫肿坚硬，重如负石，隔蒜灸五十馀壮，背遂轻，以六君加砂仁二剂，涎沫涌出，饮食愈少，此脾虚阳气脱陷。剂用温补，反呕不食，仍用前药作大剂，加附子、姜、桂。又不应，遂以参、芪各一斤，归、术、陈皮各半斤，附子一两，煎服，三日而尽，流涎顿止，腐肉顿溃，饮食顿进，再用姜、桂等药托里健脾，腐脱而疮愈矣。少参史南湖之内，夏患疽不起发，脉大而无力，发热作渴，自汗盗汗，用参、芪大补之剂，益加手足逆冷，大便不宽，喘促时呕，脉微细按之如无，惟太冲不绝，仍以参、芪、白术、当归、茯苓、陈皮计斤许，加附子五钱，水煎两盅作一服，诸证顿退，脉息顿复，翌日疮起而溃，仍用前药四剂后，日用托里药，调理两月馀而消。一妇，卧床十三年矣。遭回禄，益加忧郁，明年三月，右肩下发一块，焮肿如瓯，中赤外白，先用凉药一剂，不解，次用十宣散四剂，加痛略红，迎医视之，连投参、芪、丁、桂、防、芷之剂，脓溃云无恙矣，辞去。眩晕呕逆，恶寒战栗，顶陷脓清。偶检《外科发挥》，发背门云：若初起一头如黍，不肿不赤，烦躁便秘，四五日间，生头不计其数，疮口各如含一粟，名曰莲房发云云。始骇为恶症，治法虽详，不谙于行，迎薛至，诊云：辛凉解散，气血两虚者忌之，连投参、芪、归、术、地黄、姜、附大剂，肿高脓稠，兼纴乌金膏数日，果腐落，筋如脂膜者数片，人参每服至八钱，日进二服，逾两月平复。

附子理中汤　治疮疡脾胃虚寒，或误行攻伐，手足厥冷，饮食不入，或肠鸣腹痛，呕逆吐泻。

附子　人参　茯苓　白芍药各三钱　白术四钱

上水煎服。

姜附汤　治疮疡真阳亏损，或误行汗下，或脓血出多失于补托，以致上气喘急，自汗盗汗，气短头晕。

人参　附子炮，去皮脐。各一两　干姜炮　白术各五钱

上作二剂。水煎服。

参附汤　治失血过多，或脓瘀大泄，或寒凉汗下，真阳脱陷，上气喘急，自汗盗汗，气短头晕等症，急服以救元气，缓则不治。

人参一两　附子炮，去皮脐，五钱

上姜五片，水煎服。不应，倍之。

内　痈

《素问》曰：肝满、肾满、肺满皆实，即为肿。王注云：满谓脉气满实，肿谓痈肿。 肺之痈，喘而两胠满。仲景云：肺痈吐脓如米粥，咽燥振寒。 肝痈两胠满，卧则惊，不得小便。肾痈脚下至小腹满。大奇论林亿云：脚下当作胠下。《千金》云：肠痈之为病，小腹肿强，按则痛便数，似淋。仲景云：肠痈小腹痞坚，盖小腹痛而痞坚者肾痈也，小便数而似淋者肠痈也，即肺痈肝痈之属。

胃脘痈，人迎[1]脉逆而盛。全文见后胃脘痈条。

辨脏腑内疮

中府隐隐痛者肺疽，其上肉微起者肺痈。

巨阙隐隐痛者心疽，其上肉微起者心痈。

期门隐隐痛者肝疽，其上肉微起者肝痈。

章门隐隐痛者脾疽，其上肉微起者脾痈。

京门隐隐痛者肾疽，其上肉微起者肾痈。

中脘隐隐痛者胃疽，其上肉微起者胃痈。

天枢隐隐痛大肠疽，其上肉微起大肠痈。

丹田隐隐痛三焦疽，其上肉微起三焦痈。

关元隐隐痛小肠疽，其上肉微起小肠痈。

怀忠丹 治内痈有败脓败血，腥秽殊甚，所致脐腹冷痛，用此推脓下血。

白芷　单叶红蜀葵花根各一两　白矾枯　白芍药各五钱

上研为末，熔黄蜡丸，如梧子大。空心，米汤下三十丸推脓下血，出尽后服十宣散补之。忌发物。又方猪膏煎鲫鱼食，治肠痈。又方以鳖甲烧存性末，服之。

肺　痈

丹溪云：痈疽发于内者，肺痈、肝痈、肾痈、肠痈、囊内痈、附骨痈，惟肺痈须先解表，今表而出之。

《千金》咳唾脓血，其脉数实者，为肺痈。若口中咳，即胸中隐痛，脉反滑数，此肺痈也。问曰：病者咳逆，何以知其肺痈，当有脓血，吐之则死，其脉何如？曰：寸脉微而数，微为风，数为热，微则汗出，数则恶寒，风中于卫，呼气不入，热逼于荣，吸气不出，风伤皮毛，热伤血脉，风舍于卫，其人则咳，口干喘满，咽燥不渴，多吐浊沫。时时振寒，热之所过，血为凝滞，蓄结痈脓，吐如米粥，始萌可救，脓成则死。问曰：振寒发热，寸脉滑数，其人饮食起居如故，此为痈肿。医反不知，以伤寒治之，不应。何以知有脓，脓之所在，何以别知其处？师曰：假令脓在胸中者，为肺痈，其脉数，咳吐有脓血。设脓未成，其脉自数。紧去但数，为脓已成也。

〔薛〕 夫肺者五脏之华盖也，处于胸中，主于气，候于皮毛，劳伤气血，腠理不密，外邪所乘，内感于肺；或入房过度，肾水亏损，虚火上炎；或醇酒炙煿，辛辣厚味，薰蒸于肺；或咳唾痰涎，汗下过度，重亡津液之所致也。其候恶风咳嗽，鼻塞项强，胸胁胀满，呼吸不利，咽燥作渴，甚则四肢微肿，咳唾脓血。若吐痰臭浊，脓血腥秽，胸中隐隐微痛，右手寸口脉数而实者，为肺疽。若唾涎沫而无

[1] 迎：原作“逆”，据《素问》改。

脓，脉数而虚者，为肺痿也。若咳嗽喘急者，小青龙汤。咳嗽胸胀者，葶苈大枣泻肺汤。咳脓腥浊者，桔梗汤。咳喘短气，或小便短少者，佐以参芪补肺汤。体倦食少者，佐以参术补脾汤。咳唾痰壅者，肾虚水泛也，六味地黄丸。口干咽燥者，虚火上炎也，加减八味丸。此症皆因脾土亏损，不能生肺金，肺金不能生肾水，故始萌则可救，脓成则多死。若脉微紧而数者，未有脓也。紧甚而数者，已有脓也。《内经》曰：血热则肉败，荣卫不行，必将为脓。大凡肺疮咳唾脓血，久久如粳米粥者难治。若唾脓而不止者，亦不可治也。其呕脓而自止者自愈。其脉短而涩者自痊。面色当白而反赤者，此火之克金，皆不可治。苟能补脾肺，滋肾水，庶有生者。但恐专攻其疮，脾胃益虚，鲜有不误者矣。

丹溪治一少妇，胸膺间，溃一窍，脓血与口中所咳相应而出，以参、芪、当归，加退热排脓等药而愈。一云：此因肺痿所致。项彦章治一人，病胸膈壅满，昏不知人，项以杏仁、薏苡之剂，灌之立苏；继以升麻、桔梗、黄芪，消其脓，服之逾月瘳。项所以知其病者，以阳明脉浮滑，阴脉不足也，浮为火而滑为血聚，始由风伤肺，故结聚客于肺，阴脉之不足，则过于宣逐也，诸气本乎肺，肺气治则出入易，菀陈除，故行其肺气而病自已。汪石山治一妇，年近三十，形色瘦白，素时或咳嗽一两声，月水或前或后，夏月取凉，遂咳甚不能伏枕者月馀，嗽痰中或带血，或兼脓，嗽急则吐食。医用芩、连、二陈不效，复用参、芪等补药病重。汪视左脉浮滑，右脉稍弱而滑，幼伤手腕，掌不能伸，右脉似难凭矣。乃以左脉验之，恐妊兼肺痈也。遂以清肺泄肺之剂进之，三服而能著枕，痰不吐，脓不咯，惟时或恶阻。汪曰：此妊之常病也，教用薏苡仁、白术、茯苓、麦冬、黄芩、阿胶煎服，病减。月馀复为诊脉，皆稍缓而浮，曰：热已减矣，但吐红太多，未免伤胃，教用四君子加陈皮、黄芩、枳壳，煎服调理。妊至六月，食鸡病作，却鸡而愈。至九月病又复作，声哑，令服童便犹安。汪曰：产后病除，乃是佳兆，病若复作，非吾所知。月足而产，脾胃病作加泄，竟不救。薛立斋治一儒者，患肺痈，鼻流清涕，咳唾脓血，胸膈作胀，此风邪外伤也。先用消风散加乱发灰二服而鼻利，又用四君加芎、归，及桔梗汤而愈。后因劳役，咳嗽吐脓，小便滴沥，面色黄白，此脾土不能生肺金，肺金不能生肾水也。用补中益气汤、六味地黄丸而愈。一儒者，因素善饮，咳脓项强，皮肤不泽，此脾肺气虚，外邪所乘而成肺痈也。先用桔梗汤，后用人参补肺汤而痊。一男子，咳唾痰脓，胸腹膨胀，两寸与右关脉皆洪数，此火不能生土，而土不能生金也。用桔梗汤为主，佐以补中益气汤而愈。一人不时咳嗽，作渴自汗，发热便数，自用清肺降火，理气渗利之剂，服之反小便不通，面目赤色，唇裂痰壅，脾肺肾三脉浮大，按之而数，此足三阴亏损，不能相生，当滋化源，否则成痈矣。不信，仍用分利之药，后果患肺痈。余用桔梗汤，及六味丸而愈。一男子面赤吐脓，发热作渴，烦躁引饮，脉洪数而无伦次，先用加减八味丸加麦门，大剂一服，热渴顿止即熟睡。良久觉而神爽索食，再剂诸症顿减，仍用前药更以人参五钱，麦门二钱五分，五味二钱，水煎代茶饮，日一剂月馀而安。此证面赤者，当补肺肾；面白者，当补脾肺，治者验之。一妇，素血虚发热咳嗽，或用痰火之剂后，吐脓血面赤，脉数甚，势甚危，此脓成而血气虚也，余用八珍汤以补元气，用桔梗汤以治肺症，脉症渐愈。一妇感冒风寒，或用发表之剂，反咳嗽喘急，饮食少思，胸膈不利，大便不通，右寸关脉浮数，欲用通利之剂。余曰：此因脾土亏损，不能生肺金，若更利之，复耗津液，必患肺痈矣。不信，仍利之，虚证悉至，后果吐脓。予朝用益气汤，夕用桔梗汤各数剂，吐脓渐止。又朝仍用前汤，夕用十全大补汤，各五十馀剂，喜其善调理获愈。一妇咳嗽吐痰，胸膈作痛，右寸关浮滑，项下牵强，此脾胃积热成痰，非痈患也。以二陈汤加山栀、白术、桔梗，治之而痊。一妇素血虚内热，时咳甲辰孟冬，两尺浮洪。余曰：当防患肺症。丙午孟春，果咳嗽，左右寸脉洪数，此心火刑克肺金而成肺痈也，脓已成矣，夏令可忧。余用壮水健脾之剂稍愈，彼不慎调摄，果殁于仲夏。

小青龙汤 治肺受风寒，咳嗽喘急。

半夏汤泡七次，二两半 干姜炮 细辛 麻黄去节 肉桂 芍药 甘草炙。各三两 五味子蜜拌，炒，二两

上每服五钱，姜水煎服。

葶苈大枣泻肺汤 治肺痈，喘不得卧。

葶苈炒黄，研细，丸如弹大 大枣十二枚

水三升，入枣先煮取二升。去枣入葶苈，又煮一升，顿服之。又曰：治肺痈胸满胀，一身并面目浮肿，鼻塞清涕出，不知香臭酸辛，咳逆上气，喘鸣迫塞，用前方三日一剂，可至三四剂，须先与小青龙汤一剂，乃与之。

桔梗汤 治咳而胸满振寒，脉数咽干，不渴，时出浊唾腥臭，久久吐脓如粥者，肺痈也。

桔梗 甘草炙。各一两

用水三升，煮取一升，去滓，分温再服，则吐脓血也。亦治喉痹。《三因》甘草倍之，每四钱名四圣散。《千金》亦名桔梗汤，用桔梗三两，甘草二两，服后必吐脓血。

苇茎汤 治肺痈。又云：一本，治咳有微热烦满，心胸甲错。

苇茎三升，切 薏苡仁半升 冬瓜仁半升 桃仁五十枚，去皮

用水一斗，先煮苇茎得五升，去滓，入诸仁煮取二升，分温五服，当吐如粥。《千金》云：肺痈当吐脓血。苇茎即汀洲间，芦荻之粗种也。

加味消风散 治吐脓血，如肺痈状，口臭，他方不应者，宜消风散，入男子发灰，研细入和之，清米饮下，可除根，只两服。亦治吐血。消风散方：荆芥、川芎、羌活、人参、茯苓、僵蚕、防风、藿香、蝉蜕各二钱，厚朴、陈皮各半两，为末是也。

韦宙独行方 治心胸甲错为肺痈，**黄昏汤**主之。

用夜合皮，掌大一片。水三升，煮取二升，分再服。夜合树，按《本草》即乌农树也。

上肺痈证治要略，以小青龙汤先与一剂，乃行气取脓之药，将以解表之风寒邪气，此治肿疡之例也，后以韦宙方终之者，将以补里之阴气，此治溃疡之例也。已上六方，皆丹溪所集。

如圣丸梅师 治风热毒气上攻，咽喉痛痹，肿塞妨闷，及肺痈喘嗽唾脓血，胸满振寒，咽干不渴，时出浊沫，气臭腥秽，久久咯脓，状如米粥。

樟脑另研 牛黄另研 桔梗 甘草生用。各一钱

为细末，炼蜜丸，每两作二十丸。每用一丸，噙化。

济生桔梗汤 治肺痈心胸气塞，咳嗽脓血，心神烦闷，咽干多渴，两足肿满，

小便赤黄，大便多涩。用桔梗、贝母、川归、瓜蒌仁、枳壳、薏苡仁、桑白皮、防风，已上各一两；生甘草、杏仁、蒸百合，各半两，黄芪一两半。上修事㕮咀。每服四钱，水一碗半，生姜五片。煎至八分，去滓服。若大便秘加大黄，小便秘加木通。

仲景桔梗白散　治咳而胸满振寒，脉数，咽干不渴，时出浊唾腥臭，久久吐脓如米粥者，为肺痈。

桔梗　贝母各三分　巴豆去皮，炒研如脂，一分

上三味为散。强人饮服半钱匕，羸者减之。病在膈上者，吐脓血，膈下者泻出。若下多不止，饮冷水一碗则定。此亦要略方，丹溪不删采用之者，必有微意存焉。

肺痈，《医垒元戎》搜风汤吐之。

牡丹散《本事》　治肺痈吐脓血作臭，胸乳间皆痛。

牡丹皮　赤芍药　地榆　苦梗　薏苡仁　川升麻　黄芩　生甘草各一钱半

上作一服，水二盅，煎至一盅，食远服。一方，无黄芩，加生姜煎，名升麻汤。

如金解毒散　治肺痈。

桔梗一钱　甘草一钱半　黄连炒　黄芩炒　黄柏炒　山栀炒。各七分

作一剂。水二盅，煎八分，作十馀次呷之，勿急服。

［薛］　按：此方乃降火解毒之剂也，发热烦渴，脉洪大者，用之俱效。若脉数咳痰腥臭，或唾脓瘀，宜用桔梗汤。大抵肺痈之证，肺脉洪大，或吐脓不止者难治。脓自止，脉短涩者自愈。面赤火克金也不治。

桔梗汤　治男妇咳而胸膈隐痛，两脚肿满，咽干口燥，烦闷多渴，时出浊唾腥臭，名曰肺痈，小便赤黄，大便多涩。

桔梗　贝母　当归酒浸　瓜蒌仁　枳壳麸炒　薏苡仁微炒　桑白皮　防己去粗皮　甘草节各一两　百合蒸　黄芪各一两半　北五味子　甜葶苈　地骨皮　知母　杏仁各半两

上锉碎。每服四钱，水一盏半，生姜三片，煎七分，不拘时温服。咳者加百药煎，热加黄芩，大便不利加煨大黄少许，小便涩甚加木通、车前子煎，烦躁加白茅根煎。咳而疼甚，加人参、白芷煎。

四顺汤　治肺痈吐脓，五心烦热，壅闷咳嗽。

贝母去心　紫菀去苗土　桔梗炒。各一两　甘草炙，锉，半两

上捣筛。每服三钱，水一盏，煎五七沸，去滓，不拘时稍冷服。如咳嗽甚，加去皮尖、杏仁三枚同煎，小儿量减。

治肺痈方

上用薏苡米为末，糯米饮调下，或入粥内煮吃亦可。一方，用水煎服，当下脓血便愈。

泻白散　治肺痈。

桑白皮炒，二钱　地骨皮　甘草炙　贝母去心　紫菀　桔梗炒　当归酒拌。各一钱　瓜蒌仁一钱半

作一剂。水一盅，姜三片，煎八分，食远服。

［薛］　按：此方乃泻肺邪消毒之剂也。若喘咳唾痰沫，肺脉浮数者，用之有效。如脉大发热作渴，宜用解毒散解之，而后用此剂。其或唾脓之际宜排脓，如唾脓后及脉将安宜补肺，初起胸膈胀满，喘急咳嗽，宜发散表邪。

济生排脓汤　治肺痈得吐脓后，以此排脓补肺。生绵黄芪二两，细末。每二钱，水一碗，煎五分服。肺痈收敛疮口，上有合欢树皮、白蔹，煎汤饮之。

排脓散 治肺痈吐脓后，宜服此补肺。

黄芪盐水，拌炒 白芷 五味子炒，杵 人参各等分

为细末。每服三钱，食后，蜜汤调下。

宁肺汤 治咳嗽唾脓自汗，上气喘急，用此补肺及治荣卫俱虚，发热自汗。

人参 当归酒拌 白术 熟地黄 川芎 白芍药 甘草炙 五味子捣 麦门冬去心 桑白皮炙 阿胶蛤粉炒。各一钱 白茯苓一钱

作一剂。水二盅，姜三片，煎八分，食后服。

人参补肺汤 治肺症咳喘短气，或肾水不足，虚火上炎，痰涎涌盛，或吐脓血，发热作渴，小便短涩。

人参 黄芪 白术 茯苓 陈皮 当归各一钱 山茱萸肉 山药各二钱 麦门冬七分 甘草炙 五味子各五分 熟地黄自制，一钱半 牡丹皮八分

上，姜、枣、水煎服。

人参平肺散 治心火克肺，传为疽痿，咳嗽喘呕，痰涎壅盛，胸膈痞满，咽嗌不利。若因肝木太过而致，当补肺。若因肾水不足而患，当补脾肺。若因心火旺而自病，当利小便。

人参 陈皮 甘草 地骨皮 茯苓各一钱 知母炒，七分 五味子杵，炒，四分 青皮 天门冬去心。各五分 桑白皮炒，一钱

上水煎服。

参芪补脾汤 治肺疽脾气亏损，久咳吐脓涎，或中满不食，必服此药，补脾土以生肺金，否则不治。

人参 白术各二钱 黄芪二钱五分 茯苓 陈皮 当归各一钱 升麻三分 麦门冬七分 五味子四分 桔梗六分 甘草炙，五分

上，姜、枣、水煎服。

葶苈散 治肺痈咳嗽气急，睡卧不安，心胸胀满。

甜葶苈子二两半，隔纸炒赤色 百合炒 白附子 北五味子炒 甘草节 罗参 款冬花 百药煎 紫菀去木。各一两 大朱砂半两，另研

上为末。每服二钱，灯心汤调下。

补肺散 治肺痈已吐出脓血，以此润护。

真钟乳粉一两 白滑石二两

上研细。每服三钱，米饮调下。

理肺膏 治肺痈正作咳唾不利，胸膈迫塞。

诃子去核 百药煎 五味子微炒 条参去芦 款冬花蕊 杏仁 知母 贝母 甜葶苈子 紫菀 百合 甘草节各五钱

上为末，用白茅根净洗秤三斤，研取自然汁，入瓷石器中熬成膏，更添入好蜜二两，再熬匀，候调和前药为圆，如梧子大。温水吞下。

五香白术散 宽中和气，滋益脾土，生肺金，进美饮食。

沉香 木香 明乳香 丁香 藿香叶各半两 白术 罗参 白茯苓 薏苡仁 山药 扁豆 桔梗 缩砂 白豆蔻 粉草 莲肉各一两

上为末。苏盐汤调，空心服，枣汤亦可。有汗加浮麦煎汤下。

肺痈已破，入风者不治。肺痈吐脓后，其脉短而涩者自痊，浮大者难治。其面色白而反赤者，此火之克金，皆不可治。

《金匮·方论》曰：热在上焦者，因咳为肺痿。肺痿之病，何从得之？或从汗出，或从呕吐，或从消渴，小便利数，或从便难，又被快药下利，重亡津液。故寸口脉数，其人咳，口中反有浊唾涎沫者，为肺痿之病。若口中辟辟燥，咳即胸中隐

隐痛，脉反滑数，此为肺痈咳唾脓血。脉数虚者，为肺痿，数实者，为肺痈。

［楼］　此言肺痿属热。如咳久肺伤，声哑声嘶咯血，此属阴虚火热，甚是也。本论治肺痿吐涎沫而不咳者，其人不渴，必遗尿，小便数，以上虚不能制下故也，此为肺中冷，必眩多涎唾，用炙甘草、干姜，此属寒也。肺痿吐涎，多心中温液者，用炙甘草汤，此补虚劳也，亦与补阴虚火热不同，是皆宜分治之。故肺痿又有寒热之异也。

［精］　劳伤血气，腠理虚而风邪乘之，内盛于肺也，则汗出，恶风，咳嗽短气，鼻塞项强，胸胁胀满，久久不瘥，已成肺痿也。

［保］　肺痈者，由食啖辛热、炙煿，或酣饮热酒，燥热伤肺所致，治之宜早。

肠　痈

《千金》谓：妄治必杀人。肠痈为病，小腹重而强，按之则痛，便数似淋，时时汗出复恶寒，身皮甲错，腹皮急如肿状，其脉数者，小有脓也。巢云：洪数者，已有脓；脉若迟紧者，未有脓。甚者腹胀大，转侧有水声，或绕脐生疮，或脓自脐出，或大便出脓血。　《脉经》问曰：羽林妇病，何以知肠有脓？师曰：脉滑而数，滑则为实，数则为热，滑则为荣，数则为卫，卫数下降，荣滑上升，荣卫相干，血为败浊，小腹痞坚，小便或涩，或自汗出，或复恶寒，脓为已成，设脉迟紧，则为瘀血，血下即安。丹溪云：肠痈大肠有热，积死血流注，桃仁承气汤加连翘、秦艽。

〔薛〕　肠痈因七情饮食所致。治法：脉迟紧者，未有脓也，用大黄汤下之。脉洪数者，已有脓也，用薏苡仁汤排之。小腹疼痛，小便不利，脓壅滞也，牡丹皮散主之。若大便或脐间出脓者不治。《内经》曰：肠痈为病，不可惊，惊则肠断而死。故患是者，其坐卧转侧，理宜徐缓，时少饮薄粥，及服八珍汤固其元气，静养调理，庶可保全其生。丹溪治一女子腹痛，百方不治，脉滑数，时作热，腹微急。曰：痛病脉当沉细，今滑数，此肠痈也。以云母膏一两，丸梧子大，以牛皮胶溶入酒中，并水下之，饷时服尽，下脓血愈。一妇以毒药去胎，后当脐右结一块，痛甚则寒热，块与脐高一寸，痛不可按，脉洪数。谓曰：此瘀血流溢于肠外肓膜之间，聚结为痈也。遂用补气血、行结滞、排脓之剂，三日。决一锋针，脓血大出，内如粪状者臭甚，病妇恐，因调气血生肌，则内外之窍自合，不旬日而愈。吕沧洲治郡守李母尻病小腹痛，众医皆以为瘕聚，久药不效。吕诊循其少阴脉，如刀刃之切手，胞门芤而数，知其阴中痛，痈结小肠也，告之曰：太夫人病在幽隐，不敢以闻，幸出侍人语之，乃出老妪。吕曰：苦小肠痈，以故脐下如瘕聚，今脓已成，痛迫于玉泉，当不得前后溲，溲则痛甚。妪拜曰：诚如公言。遂用国老、将军为向导，麒麟竭、琥珀之类攻之，脓自小便出，应手愈。吕又治一小儿，十二岁患内痈，腹胀脐凸而颇锐，医欲刺脐出脓。其母不许，请吕视之，见一僧拥炉炽炭，燃铜箸一枚烈火中，瞪目视翁曰：此儿病痈，发小肠，苟舍刺脐无他法。吕谕之曰：脐神阙也，针刺所当禁，矧痈舍于内，惟当以汤丸攻之，苟如而言，必杀是子矣！僧怒趋而出。吕投透脓散一匕，明日脓自气合溃，继以十奇汤，下万应膏丸而瘥。虞恒德治一人，得潮热微似虐，但小腹右边有一块，大如鸡卵作痛，右脚不能伸缩。一医作奔豚气治十馀日不验。虞诊其脉，左寸芤而带涩，右寸芤而洪实，两尺两关俱洪数，曰：此大小肠之间，欲作痈耳，幸脓未成，犹可治，与五香连翘汤加减与之，间以蜈蚣炙黄，酒调服之，三日愈。儒医李生，治一富家妇有疾。诊之曰：肠胃间有所苦耶？妇曰：肠中痛不可忍，而大便从小便出，医皆谓古无此证，不可治。李曰：试为筹之，若服我之药，三日当瘳，下小丸子数十丸，煎黄芪汤下之，下脓血数升而愈。其家喜问治法？李曰：始切脉时，觉芤脉见于阳部，《脉诀》云：寸芤积血在胸中，关内逢芤肠里痈。此痈在内，所以致然。所服者，乃云母膏为丸耳！切脉至此，可以言医矣。薛己治通府张廷用，患之两月馀矣，时出白脓，体倦恶寒，此邪气去而中气虚也。乃用托里散兼益气汤，徐徐呷之，又令以猪肚肺煮烂，取其汤调米粉煮，时呷半盏，后渐调理而痊。一男子里急后重，下脓胀痛，此脾气下陷，用排脓散、蜡矾丸而愈。后因劳役，寒热体倦，用补中益气汤而安。一妇人小腹胀痛，小便如淋，时时汗出，此瘀血凝结于内，先以神效瓜蒌散二剂少愈，更以意苡仁汤而愈。一妇人，小腹胀痛而有块，脉芤而涩，此瘀血为患也，以四物加玄胡索、红花、桃仁、牛膝、木香，二剂血下而痊。一妇人小腹胀痛，大便秘涩，转侧有水声，脉洪数，此脓瘀内溃也。以梅仁汤一剂，下瘀血，诸症悉退，再以薏苡仁汤二剂而瘥。一妇人脓成胀痛，小便不利，脉洪数，此脓毒内溃也。服太乙膏三钱，脓下甚多。更以瓜蒌散、蜡矾丸，及托里散而安。如用云母膏尤妙。一妇人，产后恶血不止，小腹作痛，服瓜子仁汤，下瘀血而痊。凡瘀血停滞，宜急治之，缓则腐化为脓，最为难治。若流注关节，则为败症。

薏苡附子散　治身甲错腹皮急，如腹胀本无积聚，身热脉数者。

附子炮，二分　败酱五分　薏苡仁一钱

上为末。每服方寸匕，以水二合，煎顿服，小便当下。

《三因》薏苡、附子同前，败酱用一两一分。每四钱，水盏半，煎七分，去渣，空心服。

按：此方乃辛热之剂也，若积久阴冷所致宜用。丹溪云：身甲错腹皮急，按之濡如肿状，腹无积聚，身无热，脉数，此肠内有痈，积久阴冷所致，故《金匮》有用附子温之，即此方也。

牡丹汤　治肠痈小腹肿痞，按之即痛，小便如淋，时时发热，自汗恶寒，其脉迟紧者，脓未成，可下之，当有血。洪数者，脓已成，不可下。

牡丹皮　瓜蒌仁各一钱　桃仁去皮尖　芒硝各二钱　大黄五钱

上作一服。水二盅，煎至一盅，去滓，入硝再煎数沸，不拘时服。

按：此乃破血之剂也，如发热，自汗恶寒，小腹作痛，小便如淋，脉迟者，有效。丹溪云：小腹肿痞，按之痛，小便如淋或自调，发热身无汗，复恶寒，其脉迟紧者，脓未成，宜下之，当有血。此内结热所成也，故《金匮》有用大黄利之，即此方也。若无前证，恐不宜用。亦有腹内胀痛，脉滑数，或脓已下，或后重时时而下，宜用排脓散、太乙膏、蜡矾丸及托里药。

薏苡仁汤　治肠痈腹中疞痛，烦毒不安，或胀满不食，小便涩，妇人产后虚热，多有此病。纵非痈但疑似间，便可服。

薏苡仁　瓜蒌仁各三钱　牡丹皮　桃仁各二钱

上作一服。水二盅，煎至一盅，不拘时服。

按：此方药品和平，其功且速，常治

腹痛，或发热，或胀满不食，水道涩滞，产后多有此证。或月经欲行，或行后作痛尤效。

牡丹散 治肠痈冷证，腹濡而痛，时时利脓。

牡丹皮 人参 天麻 白茯苓 黄芪 木香 当归 川芎 官桂 桃仁去皮，炒。各七钱半 白芷 薏苡仁 甘草炙。各五钱

为细末。每服三钱，用水一盅，煎至七分，食前温服。

梅仁汤 治肠痈里急隐痛，大便秘涩。

梅核仁四十九粒，去皮尖 大黄三两 牡丹皮一两七钱半 芒硝二两半 冬瓜仁四两 犀角镑，一两半

上锉如麻豆大。每服五钱，水二盏，煎至一盏，去滓，温服，以利下脓血三两行为度。

大黄汤 治肠痈少腹坚硬，肿大如掌而热，按之则痛，其上色或赤、或白，小便稠数，汗出憎寒，其脉迟紧者，未成脓；如脉数，则脓已成。

大黄锉，炒 牡丹皮 硝石研 芥子 桃仁汤浸，去皮尖、双仁，炒。各半两

上锉碎。每服五钱，水二盏，煎至一盏，去滓，空心温服，以利下脓血为度，未利再服。

四圣散一名神效瓜蒌散 治肠痈痈疽，生于脑髭、背腋、孔便毒，服之神效。

生黄瓜蒌一枚，去皮 粉草四钱，研末 没药研末，三钱 乳香研末，一钱

上用好红酒二大碗，慢火煎至一碗，分作两服，两日服尽，大便顺导恶物妙。若干瓜蒌则用两枚。一方，若病在上食后服，病在下食前服，毒已结成，即脓化为水，毒未成，即于小便中出。疾甚再合服，以退为度。

郭氏瑞效丸方见肿疡。

云母膏 治一切痈疽、疮疖，折伤等证。

蜀椒去目及闭口者，微炒 白芷 没药 赤芍药 肉桂 当归 盐花 菖蒲 麒麟竭 黄芪 白及 芎䓖 木香 龙胆草 白蔹 防风 厚朴 麝香 桔梗 柴胡 松脂 人参 苍术 黄芩 乳香 附子 茯苓 良姜 合欢皮各五钱 硝石 甘草 云母各四两 桑白皮 槐枝 柳枝 柏叶 水银以绢劳包，待膏成以手细弹，在上名养膏母 陈皮各二两 清油四十两 黄丹二十两

上除云母、硝石、麒麟竭、乳香、没药、麝香、盐花、黄丹八味另研外，馀药并细切。入油浸七日，文火煎，以柳枝不住手搅，候匝沸乃下火，沸定又上火，如此者三次，以药黑色为度，去渣再熬，后入丹与八味末，仍不住手以槐、柳枝搅，滴水中成珠，不软不硬为度，瓷器收贮，候温，将水银弹上。用时先刮去水银，或服或贴，随宜用之，其功甚大也。

排脓散 治肠痈小腹胀痛，脉滑数，或里急后重，或时时下血。

黄芪盐水拌，炒 当归酒拌 金银花 白芷 穿山甲蛤粉炒 防风 连翘 瓜蒌杵 甘草各一钱

作一剂。水二盅，煎八分，食前服。若脓将尽，去穿山甲、连翘，加当归、川芎。或为末，每服三钱，食后蜜汤调下亦可。

神仙蜡矾丸 治肠痈内托神妙，不问老幼，皆可服之，无不效。最止疼痛，不动脏腑。

黄蜡半两，要黄色者。一方，用七钱 白矾一两，要通明者，细研

上熔化黄蜡和矾为丸，如梧桐子大。每服二十丸，渐加至三十丸，食远，用温

白汤送下。

胃脘痈

《素问》帝曰：人病胃脘痈者，诊当何如？岐伯曰：诊此者当候胃脉，其脉当沉细，沉细者气逆《甲乙经》沉细作沉涩。逆者人迎甚盛，甚盛则热。人迎者胃脉也，逆而盛则热聚于胃中而不行，故胃脘为痈也病能篇。

〔薛〕《圣济总录》云：胃脘痈由寒气隔阳，热聚胃口，寒热不调，故血肉腐坏。以气逆于胃，故胃脉沉细。以阳气不得上升，故人迎热盛，令人寒热如疟，身皮甲错，或咳嗽，或呕脓唾血。若脉洪数脓成也，急排之；脉迟紧瘀血也，急下之。否则其毒内攻，腐烂肠胃矣。丹溪先生云：内疽者，因饮食之毒，七情之火，相郁而发，用射干汤主之。愚常以薏苡仁汤、牡丹皮散、太乙膏选用之，亦效。若吐脓血，饮食少思，助胃壮气为主，而佐以前法，不可专治其疮。一男子寒热作渴，不时咳吐，口内血腥，又五日吐脓，身皮甲错，用射干汤四剂，脓血已止，但气壅痰多，以甘桔汤而愈。一男子用射干汤之类将愈，但气喘体倦，发热作渴，小便频数，此肺气不足，用补中益气、山药、山茱、麦门、五味。时仲夏，更以生脉散代茶饮而愈。一妇人，素食厚味，吐脓已愈，但小便淋沥，此肺肾气虚，用补中益气加麦门、五味，及加减八味丸而愈。若膏粱之人，初起宜用清胃散。

射干汤　治胃脘痈，人迎脉逆而盛，嗽脓血，荣卫不流，热聚胃口成痈。

射干去毛　栀仁　赤茯苓去皮　升麻各一两　赤芍药一两半　白术半两

上为末。每服五钱，水二盏，煎至一盏，去渣，入地黄汁一合，蜜半合，再煎温服，不计时候。

复元通气散《精要》　治诸气涩，耳聋，腹痈，便痈，疮疽无头，止痛消肿。

青皮　陈皮各四两　甘草三寸，生熟各半　穿山甲炮　瓜蒌根各二两　金银花　连翘各一两

上为细末，热酒调下。

芍药汤　治胃脘积热，结聚为痈。

赤芍药　石膏　犀角镑　麦门冬　荠苨　木通各二两　朴硝　升麻　玄参　甘草生。各一两

上㕮咀。每服五钱，水一盏半，煎八分，去滓，不拘时温服。

心痈

凉血饮　即引兵先锋方。治心肺有热，或作寒热，口干好饮水，浑身疼，腹内作热，头面赤色。

内托散　即前锋正将方。治同上。兼用敷角洗贴。已溃多服加味十奇散。以上并见肿疡门。

肾痈

八味丸　治肾虚嗜欲过度，外挟寒邪，发为痈肿，不可施以凉剂宜服。方见溃疡门。

加味十奇散　治同上。兼用葱白、橘叶、椒叶、猪蹄汤淋洗，仍贴金丝膏。方见前肿疡门。

疔疮

疔疮者，以其疮形如丁盖之状而得名。皆生头面、四肢，发黄疱中或紫黑，必先痒后痛，先寒后热，凡人一二日间恶寒发热，四肢沉重，心悸眼花，头疼体痛，稍异如常之证，须宜遍身寻认，如有小疮，与尝患之疮稍异，即是疔也。大抵起紫疱者多，起堆核者少，发于手上者

多，发于别处者少。生两足者，多有红丝至脐，生两手者，多有红丝至腋，生唇面口内者，多有红丝入喉，以针刺疮，不痛无血，是其候也。经云：膏粱之变，足生大疔。大抵多由恣食厚味，卒中饮食之毒，或感四时不正之气，或感蛇虫之毒，或感疫死牛马、猪羊之毒，或人汗入肉而食之，皆生疔疮，各宜审而治之，若呕逆直视，谵语如醉者，不可治矣。又有内疔一证与外疔之证大同，但疮形不现，过数日间有一处肿起者，即是内疔所发之处，但腹痛甚者，便须作内疔治之。不可缓也，缓则杀人。华元化云：疔有五色属五脏，红属心发于舌根，青属肝发于目下，黄属脾发于口唇，白属肺发于右鼻，黑属肾发于耳前。以种类言之，《千金方》、《外台秘要》、《神巧万全方》皆称一十三种，殆不止也。麻子疔，状如麻子而稍黑，四边微赤，多痒少痛，忌食麻子油、衣麻衣，并入麻田中行，穿麻布人。火疔发于顶门，或发于面，身热如火，状如汤火烧灼，疮头有黑黡，四边烟焰，又如赤粟米，忌火灸烧针烙。脾疔生于唇四白。眉疔生于眉。髭疔生于髭中。龙泉疔生于唇上。虎须疔生于唇下。鱼尾疔生于眼角外。颧骨疔生于颧骨上，亦名赤面疔，其状色白，顶陷如钱孔，鼻有紫色者大凶。耳疔生于耳中，亦名黑疔，连腮赤肿。鼻疔生于鼻内，痛引脑门，不能运气，鼻如大瓶，黑色者不治。颊疔生于面颊骨尖高处。气疔形如气泡，感怒而生。腐疔色白有疱，三日内顶陷，状如初灸疮，因夏月造豆腐时，人汗滴于内食之而生，忌食豆腐。鬼疔因中阴邪之毒而生。瓜藤疔延蔓无数，忌瓜田中行。石疔皮肉相连，坚硬如石，刺之不入，肉微痛，忌砂砾。盐肤疔大如匙面，四边皆赤，有黑点如粟粒起，忌食咸物。水洗疔状如钱形，或如钱孔疮，头白里黑黡，汁出而中硬，极痒透骨，搔则快然，忌水洗、渡河及饮浆水。浮沤疔其状圆曲少许不合，长而狭如薤叶大，内黄外黑，黑处刺不痛，黄处刺则痛。三十六疔，其状头黑浮起，形如黑豆，四畔起大赤色，今日生一明日二，后日三乃至十。若满三十六，药所不能治。未满者可治，俗名黑疱。忌嗔怒畜积愁恨。猪疔形圆而小，疮口内有油。羊疔，形长而白色。牛疔形圆而小，疮内无油，疱起掐不破，有寒热。狗疔色赤而长，或带尖，与牛疔同，无忌，不杀人。驴马疔其状三角，顶上有黑点，根脚有赤色，或突起。水疔状如水泡，因饮隔宿水而生，忌饮水。脐疔生于脐。胁疔生于胁，刀镰疔状如薤叶。长寸许，肉黑如烧烙，忌刀针。暗疔生两腋下而无头，但腋下坚硬，四肢拘急，寒热大作。阴囊肿痛，睾丸附生突兀如疔，寒热并作，亦名暗疔。寸疔生手指骨节间。虎口疔生合谷穴。鱼脐疔状如鱼脐。茱萸疔中凹边突。蛇眼疔头黑皮浮，形如小豆，状似蛇眼，忌恶眼看，并嫉妒人之见之，及触毒药。红丝疔一名血箭疔，一名赤疔，一名红演疔。生于舌根下，或生头面，或生手足骨节间，其证最急，宜迎其经刺出恶血则愈，稍迟毒气攻心，呕哕迷闷者死。若丝近心腹者，就于丝尽处刺出恶血，更挑破初起疮头，以泄其毒。芝麻疔走注不定，遍身疼痛，不能转侧。烂疔溃出脓水，大如匙面，色稍黑，有白斑，忌沸汤、热食、烂物。雌疔疮头稍黄向里黡，亦似灸疮，四面皲浆起，心凹色赤大如钱孔，又有一枚在他处，以水噀之，则见大，忌房事。雄疔其状头黑黡突起；四畔仰，疱浆起有水出，色黄，大如钱孔，忌房事。黄疔有眼在皮，发如齿龈之色，手足麻木，涎出不语者死。黑疔状如黑疱。樱桃疔状如樱桃。蛇头疔生手指头两旁，状如蛇头，甚腥秽紫黑色，痛引心，有溃烂脱落者。足面疔，状如粟米，痒极入骨，急隔蒜灸之。大抵如豆，如臼，如箔金，如茱萸，如石榴子。或发疹搔破，而青黄赤色汁出；或衣物触着而疼痛，忽生或白而肿实；或赤而浮虚，其状不一。初觉顶不起者，急隔蒜灸之。灸而有皰者吉，无皰者凶；服汗剂得汗则生，无汗则死。刺出紫血者危，出黑血者死。缓者一日疮顶皰色微白，二日皰色大白，三日色微紫，四日色真紫，皆缓之候也。急者五日色微青小紧，六日色深青大紧，七日色黑，其形如鱼脐，或如灸疮之状，皆急之候也。凡生疔疮，身热头疼，手足温和，饮食如常，疔之四围赤肿，名曰护场可治。凡生疔疮，眼白睛痴不转，渴欲饮水，内热疮盛，唇舌青，卧床不能起，五心肿，头晕眼花，气粗食不进，脉伏谵语恶心，腹痛冷汗出，手足冷，滑泄无度，疔之四围无赤肿，名曰不护场，不可治。疮证急者有应，如生一疔之外，别处肉上再生一小疮，即是有应，可用针挑破，护场疮四围有赤肿。生多疮者，谓之满天星，饮食如常，头痛身热，手足温。疮证凶者无应，别处肉上无疮不护场，疔四围无赤肿。腹痛甚者，有内疔。若毒入心腹，眼黑如见火光，烦闷呕逆，恍惚痴眠，瞳人不动，赤脉贯睛，胸胁赤肿，疮陷不起发，皆死候也。凡疔疮必有红丝路，急用针于红丝所至之处出血及刺疔头四畔出血。若针之不痛，或无血者，以针烧红频烙患处，以痛为度。若下部所患，多宜隔蒜灸之，痛则灸至不痛，不痛则灸至痛。若灸之而不痛者，宜明灸之，及针疔四畔出去恶血，却以棱针深刺破疔头，疮口用海马拔毒散敷之，或雄矾丹敷之，待疔四围发黄皰，浮肿知痛为佳。若疔未发，用火针四畔乱刺，如有红丝脉尽处，亦以火针三向刺断，如此样刺了，即敷药。若疔不痛不发者，用艾火于疔疮上灸之三壮，候疮边起黄皰，发后方可贴膏药。凡疔肿皆刺中心至痛，又刺四畔令出恶血，

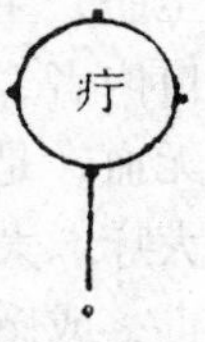

去血敷药，药气入针孔佳。若不针透，疮内不得力也，若起紫皰初然，切不可针破，服药赶出，皰自破出血水为妙。若服药皰又不破，方以针挑破无妨。若起紫皰肿痛者，以万病解毒丸外涂、内服。若成脓不干者，以米醋调铁锈涂之，自然凸出，脓水即干。多有患此不觉而暴死者，用灯照看，遍身有小疮即是。疔毒宜灸疮处，候苏更服败毒药，并追疔夺命汤。若内疔之证，用化毒丸置舌上，含化出涎，或只用蟾酥一粒，重者二粒，置病人舌上含化，化后良久，用井水漱去毒涎为妙。若牙关紧急，及喉内患者，并宜含蟾酥丸，或朱墨丸，良久用井水漱去，更宜服二丸，少停又服二丸，又服夺命丹，或雄黄丸，通利一行，得利为度，又用霹雳火汗之，再用前药调之。或初生一个，次生二个，逐渐流注者，急将初生者，用铁筒拔毒膏点破，消蚀恶肉，即不流注，却以油髮、蛇退、土蜂房、皂角刺，各另烧存性等分，白及减半为末掞之，以平疮口，此即前所谓三十六疔者也。其鱼脐疔疮，头深黑，破之黄水渗出，四畔浮浆，其毒尤甚，通用前法，及服万病解毒丸，以清心行血。治法：表实者宜解表，以荆防败毒散、追疔夺命汤。初发之时，必发热身疼，此乃毒气在表，故发表则毒从毛腠而出。里实者宜攻里，以救命追黄汤、连翘攻里散。表证皆罢，毒气入里，口渴便秘，毒在内也，故攻里则毒从脏腑而出。表里俱实者，宜解表和里，以化毒消肿和里散，加紫河车、独脚莲、紫金藤、苦花

子。其证发热身疼，口渴便秘，乃表里俱见，故攻发并用也。肿势盛，脉浮数者，宜散之，蟾酥丸、返魂丹。毒势盛，脉沉实者，宜下之，夺命丹、万病解毒丸。无表里证，服散毒消毒药，后以复元通气散，加麝香少许。虚弱人，以五香连翘汤合十宣散，稍虚者，只以人参败毒散。按：五香连翘汤，乃温热走窜之药，即是虚人，岂其所宜！当用薛氏法为长。　疔毒拔出，用金银白芷散、十宣散调理，未溃者，不须此药。初发恶寒发热，或拘急，或头疼，或寒热交作，或肢体重痛，或大便秘结，宜以败毒散加防风、荆芥、连翘、黄芩、青木香、金银花、天花粉、大黄、生地黄。若无恶寒，但发热者，可服劫瘴消毒散、十神散、万全散。若表证皆罢，毒气入里者，可用雄黄丸。怯弱之人不可用峻利药攻之，宜隔蒜灸五十壮，以人参败毒散数剂。若生道远位僻之处，非峻利则药力不到；若以峻利，则胃气先伤，虚虚之祸有所不免，不若灸之为宜。疔疮四畔红赤渐散，开阔走胤不止，此名疔疮走黄，宜以通圣消毒散，通利两三行，次去大黄、朴硝，调理而愈，或解毒消瘴散，亦可用之有效，此宜作瘴气治之无误。疔疮肿硬脉数，烦躁喜冷，口渴便秘，宜以连翘攻里散一服，次用蟾酥丸。若兼有表邪者，以荆防败毒散加金银花、天花粉、大黄、连翘。脉实有热更加黄连、黄芩，或只加苦花子退热，治瘴之妙药也。若因剥割疫死牛马猪羊，瞀闷身冷，遍体俱有紫泡，此疔毒也，急灸泡处，良久遂苏，即以人参败毒散加防风、荆芥，投之。若忽然恶寒作呕，肩臂麻木，手心瘙痒，遂瞀闷不自觉知，但有一泡，此疔毒也，急灸五十壮而苏，又五十壮知痛，投以荆防败毒散而愈。古人谓：暴死多是疔毒。急用灯照遍身，若有小疮紫泡异常者即是，急灸其疮，但是胸腹温者，可救。若因开割瘴死牛马猪羊之毒，或食其肉致发疔毒，或在手足，或在头面，或在胸腹，或在胁肋，或在背脊，或在阴胯，或起紫泡，或起堆核肿痛，创人发热烦闷，头疼身痛，骨节烦疼，先用天马夺命丹，次用四神丸、解毒消瘴散，次以七神散，又以万病解毒丸、劫瘴消毒散，兼服朱墨丸，并用祛瘴散，多用毛屎梯根磨水服，或仙人薯根磨水服。如不热磨酒服，大热不退者，宜用退热消毒饮，又要以箍瘴散箍住，不使走胤。又以洗瘴散淋洗，次以刷瘴散涂刷。若成疮，以掷瘴散掷之，好膏药贴之。若患疔疮，始初不觉，不曾用前法出汗，过数日外证皆罢。或在胸腹之间，或在胸之下肿起，此乃毒气入里所致，用霹雳火治之；若服当归散，外证不解者，亦急用霹雳火发散。若疔疮在两胁间，毒气欲奔心，乃危急之证也。可急于疮尖上，用艾炷灸三五壮，仍于灸穴前后左右，针出少血，灸疮四围有疱起吉，无疱凶。若疔在虚软不便处，不可用针，只可用松针法，针断红丝路。若生两胯间，毒气欲奔肾者，用松针法于两胯红丝路尽处，针断出血。若生头面上者，可于项间红丝路尽处，针断出血。若各处红丝路，亦有不现者，亦可以消，详用松针法针之。凡用松针者，盖因红丝路不现，无可下针故用此法，于项下、胁下、腋胯，虚软之处针断红丝路，不使毒气攻心、攻肾而已。若手足厥冷，六脉俱绝者，此毒气已深，气血为毒气所并，不能通流，故体冷而脉不见，宜木香流气饮连进数服，气血通流，脉自回矣，然后依法治之，万不失一。内疔之证与外疔并同，亦发寒热，头疼身痛，但疮形不现，不过数日，胸背、腹胁、头面、手足间，或有一处肿起，即内疔所发之处，急用霹雳火如前，不护场，汗法于肿处出汗。若身体寒热，虽未有肿起，但腹痛甚者，便须作内疗证，用后法治之，不可缓也。治内疔蟾酥须于取时，用桑叶小钱大，入蟾酥捣和得所，丸如珍珠大，阴干用。

［治验］

张嗣伯尝闻屋中呻吟声，曰：此劳甚重。乃往视之，见一老姥称体痛，而处处有黯黑无数。张还，煮斗馀汤送令服之，服讫，痛势愈甚，跳投床者无数。须臾，所黯处皆拔出钉，长寸许，以膏涂疮口，三日而复。云此名钉疽也。罗谦甫曰：丙午岁，予居藁城，人多患疔疮。县尹董公谓予曰：今岁患疔疮者极多，贫民无力医治，近于史侯处得数方，用之者无不效，官给药钱，君当舍手治之，遂诺其语。董公榜示通衢，命予施药，如此一年全活甚众，其用保生锭子、千金托里散、神圣膏药、破棺丹，凡四方。郭氏治一妇，年近六十，右耳下天窗穴间，患一疔疮。其头黑靥，四边泡起，黄水时流，浑身麻木，发热谵语，时时昏沉，六脉浮洪，用乌金散汗之。就以铍针，先刺疮心不痛，周遭再刺十馀下紫黑血出，方知疼痛，就将寸金锭子纴入疮内，外用提丁锭子放于疮上，膏药贴护。次日汗后，精神微爽，却用破棺丹下之，病即定。其疔溃动后，用守效散贴涂，红玉锭子纴之，八日其疔自出矣。兹所谓审脉证汗下之间，治以次第如此，视彼不察脉证，但见发热谵语，便投凉药与下，或兼以香窜之药遂致误人者，径庭矣。薛己治一妇，左手指患疔麻痒，寒热恶心，左半体皆麻，脉数不时见。曰：凡疮不宜不痛，不可大痛，烦闷者不治，今作麻痒，尤其恶也。用夺命丹二服，不应。又用解毒之剂，麻痒始去，乃作肿痛，薛曰：势虽危所喜作痛，但毒气无从而泄，乃针之，诸证顿退，又用解毒之剂而瘥。苏痒，盛原博，掌后患疔，红丝至腕，恶寒发热，势属表证，与夺命丹一服，红丝顿消，又用和解之剂，大势已退。彼又服败毒药，发渴发热，红丝仍见，脉浮大而虚，此气血受伤而然，以补中益气汤主之而愈。盖夺命既服，疮邪已散，而复用败毒之剂，是诛伐无过，失《内经》之旨矣。一儒者患疔，元气素弱。薛补其气血，出脓而愈。后因劳役疮痕作痒，乃别服败毒散一剂，以致口噤舌强，手足搐搦，痰涎上涌，自汗不止，此气血复伤而复痉也。用十全大补，加附子一钱，灌服而苏。一男子患疔，服夺命汤汗不止，疮不痛，热不止，便不利，此汗多亡阳而真气伤矣。用参、芪、归、术、芍、防、五味二剂，诸证悉退，惟以小便不利为忧。薛曰：汗出不利小便，汗止则阳气复而自利矣，仍用前药，去防风，加麦冬，倍用黄芩、当归，四剂而便行，疮溃而愈。表甥居富，右手小指患疔色紫。或云：小疮针刺出血，敷以凉药，掌指肿三四倍，黯而不痛，神思昏愦，烦躁不宁，此真气夺而邪气实也，先以夺命丹一服，活命饮二剂稍可，薛因他往，或遍刺其手，出鲜血碗许，肿延臂腕，焮大如瓠，手指肿数倍，不能溃。薛用大剂参、芪、归、术之类，及频灸遍手而肿渐消，但大便不实，时当泄气，此元气下陷，以补中益气加骨脂、肉蔻、吴茱、五味，大便实而气不泄，又日以人参五钱，麦冬三钱，五味二钱，水煎代茶饮之，又用大补药五十馀剂而渐愈。此证初若不用解毒之剂，后不用大补之药，欲生也难矣。一人年二十，唇患疔四日矣，有紫脉自疮延至口内，将及于喉。薛曰：此真气虚而邪气实也。若紫脉过喉则难治矣，须针紫脉，并疮头出恶血，以泄其毒则可。乃别用解毒之剂，头面俱肿，求治甚笃。薛曰：先日之言不诬矣。诊其脉洪数，按之如无，口内肿胀，针不能入，为砭面与唇出黑血碗许，势虽少退，略进汤，终至不起。都宪张恒山，左足指患之，痛不可忍，急隔蒜灸三十馀壮，即能行步。欲速愈，或用凉药敷贴，遂致血凝肉死，毒气复炽。再灸百壮，服活命饮，出紫血毒，才得解，脚底通溃，腐筋烂肉甚多。将愈，误用生肌药，反助其毒，元气亏损而不能愈。薛治以托里药，喜其禀实，客处三月馀方愈。大凡疔患于肢节，灸法有回生之功，设投以凉剂收敛，腠理隧道壅塞，邪气愈甚，多致不起。若毒未尽，骤用生肌，轻者反增溃烂，重者必致危亡。一男子足指患疔，肿焮痛赤，用隔蒜灸，人参败毒散加金银花、白芷、大黄，二剂痛止。又用十宣散加天花粉、金银花，去桂，数剂而愈。濮阳传云：万历丁亥，金台有妇人，以羊毛遍鬻于市，忽不见。继而都人身生泡瘤渐大，痛死者甚众，瘤内惟有羊毛。道人传一方，以黑豆、荞麦为粉，涂擦，毛落而愈。名羊毛疔。

荆芥败毒散方见肿疡。加菊花叶妙，鲜者捣汁，入药尤良。

治疔疮

黄连　羌活　青皮　白僵蚕　防风　独活　蝉蜕　细辛　赤芍药　甘草节　独脚茅各等分

上㕮咀。每服五钱，先将一服，入泽兰叶少许，姜十钱重同擂烂，热酒和服。然后用酒、水各半盏，姜三片煎服。病势退减后，再加大黄少许煎服，略下一二行，荡去馀毒。更用白梅、苍耳子，研烂贴疮上，拔去根脚。

发　表

二活散

羌活　独活　当归　乌药　赤芍药　金银花　连翘　天花粉　甘草节　白芷各四钱半　红花　苏木　荆芥　蝉蜕　干葛各三钱　檀香二钱

上为细末。每服三钱，煎苍耳汤调下。

夺命丹　治疔疮发恶心及诸恶疮。

蟾酥干者，半钱，酒化　朱砂水飞，三钱　轻粉五分　枯矾　寒水石水飞。各一钱　铜绿一字　麝香一字　海羊二十个，研。即蜗牛也，不用亦效

上件为细末。将海羊另研为泥，和药一处，丸如绿豆大。如丸不就，加好酒成之。病轻者一丸二丸，重者三丸，未效再服。服时嚼葱白一大口极烂，置手心，放药丸于葱内裹合，以热酒送下，暖处卧，取汗出为效。忌冰水。薛氏，铜绿、麝香、没药、乳香各一钱。

返魂丹《瑞竹》　治十三种疔。

朱砂　胆矾各一两半　血竭　铜绿　蜗牛生用　雄黄　枯白矾各一两　轻粉　没药　蟾酥各半两　麝香少许

上将蜗牛、蟾酥研烂，馀药为细末，同研和丸，如鸡头大。每服一丸，令病人先嚼葱白三寸，吐在手心，将药丸裹在葱白内，用热酒一盏吞下，如重车行五里许，有汗出即瘥。如不能嚼葱，研烂裹下极效。

又**返魂丹**　经云：汗之则疮愈。必用此药汗之。

乳香　没药　辰砂　雄黄各一钱半　轻粉　片脑　麝香各五分　海羊即蜗牛也，不拘多少　蟾酥　青黛　粉草　硼砂各一钱

上为细末，用海羊捣膏为丸。如难丸，加酒面糊些少，丸如弹子大。每服一丸，兼生葱头二三个，细嚼咽下。疔肿及痈肿，毒气入膈者，得微汗即解。一方，加铜绿、寒水石、轻粉、枯矾各一钱重。

飞龙夺命丹　治疔疮、发背、脑疽、

乳痈疽、附骨疽、一切无头肿毒、恶疮服之，便有头。不痛者服之便痛。已成者，服之立愈。此乃恶证药中至宝，病危者服之立可矣，万无一失。此乃家传之秘方，一生受用，不敢轻泄，神速之验，即愈立效。

轻粉　脑子无亦可　麝香各半钱　血竭　胆矾　寒水石各一钱　蟾酥干者，酒化　乳香　没药　朱砂为衣　铜绿各二钱　雄黄三钱　蜗牛二十一个，无亦效　蜈蚣一条，酒炙黄，去头足

上为细末。先将海羊连壳研为泥，和前药为丸，如绿豆大。如丸不就，入酒打面糊为丸。每服二丸，先用葱白三寸，令病人嚼烂吐于手心，男左女右，将药丸裹在葱白内，用无灰热酒三四盏送下，于避风处以衣盖覆之，约人行五里之久，再用热酒数杯，以助药力，发热大汗出为度。

初觉二丸即消。如汗不出，重者，再服二丸，汗出即效。三五日病重者，再进二丸即愈。如疔疮走黄过心者难治之。汗出冷者亦死矣。如病人不能嚼葱，擂碎裹药丸在内，热酒送下，疮在上食后服，疮在下食前服。服此药后，忌冷水、黄瓜、茄子、油、猪、鸡、鱼、肉、湿面，一切发风发疮毒类之物，不可食之。又忌妇人洗换，狐臭。百发百中，此药活人多矣。

走马赴筵丹　治疔疮。

没药　乳香　硼砂　硇砂　雄黄　轻粉各三钱　片脑一分　麝香少许

上为细末，蟾酥汁和为丸，如黄米大。每服一丸，温酒送下。

救生丹　治诸种疔疮，眼内火光出，昏迷不醒。

上于三月辰日，采桑叶、荆叶，用竹针穿成孔，用纸裹封固阴干。至端午日研为细末，用蟾酥和为丸，如小豆大。用时再以雄黄，同药一丸，研细。放舌中，汗出效。

上夺命返魂等方，皆蟾酥、雄、朱等攻毒之药，非发汗药也，而能发汗者，乃追逐毒气，从腠理而出为汗故也。

攻　里

罗氏破棺丹　治疮气入腹，危者。

大黄二两，半生半熟　甘草　芒硝各一两

上为细末，炼蜜丸，如弹子。每服半丸，食后温酒化下，或童溺半盏，研化之，忌冷水。

又**破棺丹**一方有当归、赤芍、连翘、牡蛎、金银花、紫花地丁，宜选用之

山栀　牵牛末　大黄各一两　甘草　京三棱炮。各七钱

上炼蜜丸，如弹子大。酒化服之。

内托连翘散　疔疮出时，皮色不变及不疼痛，按摇不动，身发寒热便是。此疮有水疔、鱼脐疔、紫燕疔、火疔、诸般疔疮、如疮黄于黄上用针刺，仍服内托散，自然消散。

连翘　白芷　生地黄　赤芍药各一两　大黄去皮　黄栀去顶、蒂　薄荷叶各七钱　朴硝二两　黄芩去心，半两　甘草一两半

上为粗末。每服一两，水一碗，灯心、竹叶煎七分，其人喘加人参少许，大病只三四服愈。如服了心烦呕，用不二散止之。

甘草半两　绿豆粉一两

上为末。分作二服，酸齑水下。

夺命丹　治疔疮大便秘实不通者，或心腹痛者。

巴豆去壳　大黄各一钱　郁金　雄黄　乳香各五分　朱砂　黄丹各三分　轻粉二分　麝香少许　蟾酥不拘多少

上末面糊为丸，如绿豆大。随虚实服之，茶清送下，五七丸至九丸止，以利为度。如无此丸，以雄黄丸代之。

雄黄丸　治证如前。

巴豆十四粒　麝香少许　全蝎　牙皂　雄黄　大黄　郁金各一钱

上末米糊丸，如绿豆大，朱砂为衣。每服五七丸，茶清送下，以利为度。

追毒丸

海浮石烧赤醋焠，七次，半两　乳香　没药各一钱　巴豆四十九粒　川乌一两

上为末，醋糊丸如桐子大。若患二三日服十丸；五六日服十四丸，随病上下服之。先吃冷酒半盏，或一盏，又用冷酒吞下。如呕吞之，不妨出药，依上服之。病人大便不动再用三丸。如疔看得端的爪破，用头垢留患处后，服药。

五圣散　治疔疮。

皂角针二两　栝蒌一个　大黄　金银花　生姜　甘草各一两

上㕮咀。用好酒二升，同煎至八分，去渣。不拘时温服。

夺命返魂散　治一切疔疮憎寒发热，昏闷不语，肿遍皮肤，不思饮食。

大黄　连翘　山栀子已上各二钱半，研为细末　巴豆　杏仁各二钱，麸皮同炒黑色，研为细末　人言五钱，用大蒜五个，去心，填入人言，同烧过性，研为末　牵牛头末　苦丁香各一钱

上为细末，研匀。每服半钱，病重者服一钱，用新汲井花水调下，一服见效。如病重无脉者，吃下药约一顿饭时，吐了药便医不得，吐不了药即活。

立马回疔夺命散　治疔疮及喉痹、乳鹅肿痛大效。

牡蛎　当归　牛蒡子　白僵蚕各半两　大黄一两

上㕮咀。每服半两，用青石磨刀水、酒各一盏煎，去滓，连进二服。疔疮服后出汗者生，无汗者死。

御史散　治疔疮。

生铁锈三钱

为末。木香磨酒调下。分病上下，食前食后服之，得微汗而愈。

愚按：此方乃秘法也，未尝试用。常治疔疮有赤丝攻心腹者，用铁锈三钱、牡蛎二钱、青盐一钱，为末，挑破疮头，以灯盏内油调，搽其丝自回，名唤回丹。但未用服。考之《本草》云：铁锈生铁上衣也，治恶疮、疥癣、蜘蛛等咬，蒜磨敷之，亦未云服。家藏方用猫儿眼草，一担，细切，以水担馀浸二日，煮百馀沸，去渣，取汁煎至三四碗，用生铁锈细研末，三两，徐徐入汁内，以铁杖不住手搅，再煎至二碗许，成膏子。治一切痈疽疮毒甚效，瘰疬溃后涂疮内，尤效。

表　里

防风通圣散见肿疡。

加减通圣散　治疔疮、瘴气、紫游风等证。

防风　荆芥　连翘　赤芍药　当归　川芎　桔梗　黄芩　栀子　甘草　青木香　玄参　牛蒡子　大黄　芒硝　紫金皮　鸡屎子　诈死子　谷藤根　芙蓉根　嫩柏根　青王义

上，薄荷、生地黄煎服。

追疔夺命汤　秘方速效，能内消肿。

羌活　独活　青皮多用　防风多用　黄连　赤芍药　细辛　甘草节　蝉蜕　僵蚕　脚连即鸡爪黄连。各等分　加河车、泽兰、金银花。有脓，加何首乌、白芷；要利，加青木香、大黄、牵牛、栀子；在脚，加木瓜各等分

上㕮咀。每服五钱，先将一服，加泽兰，少用叶，金银花各一两，生姜十片，用药擂烂，好酒旋之热服。不吃酒者，水煎为妙，然后用酒、水各一盏半，生姜十片煎，至热服汗出为度。病退减后，再加大黄二钱煎，至热服再以利一两次，去馀

毒为妙。此方以药味观之，甚若不切，然效速于神验，万无一失，累用累效，如有别证再出，宜随证加减，治之速效。若心烦呕吐，加甘草节一钱　豆粉酸浆，水下　呕逆恶心，加乳香、豆粉甘草汤下。

加减追疔夺命汤　治疔疮及痈疽发背恶疮，焮赤肿痛。创人或紫游风、赤游风，并大效。

防风　赤芍药　连翘　羌活　独活　细辛　青皮　僵蚕　蝉蜕　青木香　甘草节　金银花　紫河车　独脚莲

上生姜、泽兰、生地黄，煎服。病势退减，加大黄取利下三五行，去大黄。

防风当归汤　治疔疮发热，大便实者。

金银花　山茨菰　青木香　当归　赤芍药　白芷　防风　荆芥　连翘　升麻　羌活　独活　甘草　大黄

上，薄荷、生地黄煎服。

雄麝汤　解疔毒如神凡解毒，不可无雄黄、朱砂。

雄黄　朱砂　麝香各另研　乳香另研。各一钱　白芷　茜草根　真绿豆粉　地丁草各二钱　牡蛎　僵蚕　牛蒡子炒　大黄　金银花　青木香　栀子　荆芥穗　朴硝　甘草各一钱　胡桃二个，去壳膜

上以白芷以后十四味细切。用无灰酒一碗，浸少时擂细；又加水一碗，同煎至一碗，去粗及浊脚，入前雄黄等五味，调匀作一服。更审患处经络分野，依东垣引经泻火药，加之尤妙。欲利倍加大黄、朴硝二味，临后下。茜草即过山龙，地丁即大蓟也。一云剪刀草。开黄花者，名黄花地丁，开紫花者，名紫花地丁。

消瘴解毒

解毒消瘴散　治疔疮、瘴气发热者。

柴胡　黄芩　黄柏　栀子　木通　赤芍药　当归　防风　连翘　大黄　甘草　青木香　紫金皮　鸡屎子　诈死子　青王义　嫩柏根　苦花子

上，薄荷、生地黄煎服。

劫瘴消毒散　治瘴气肿痛发热者，及因剥割瘴死牛马猪羊而中其毒者，或因食瘴死之肉而中其毒者，先服加减通圣散，通利大便，次服此药。

百丈光即天瓠，又名土人参　苦花子　金脑香即社茶根，梗叶俱可用　大小青　紫金藤　生蓝叶　水圹根　乌苞根　嫩柏根　青王义　山乌豆　鸡屎子　晚祥西　狸咬柴　土木香　臭木待根

上，薄荷煎服。肿势甚，加水金凤、水苦荠。手足拘挛，加钓钩藤根、梭婆子根。发热，加吉面消、毛蕨根。小便不通，加木通、栀子。

青黄消毒散　治疔疮瘴气，服凉药过剂，沉而不发不退者。

雄黄研　大小青各一两　八角茴香五钱

上末，陈酒调服。又以醋和米泔涂患处，一日服三次。

四神丹　治因剥割瘴死牛马猪羊，不避其气，以中其毒，或因食瘴死牛马猪羊之肉者，或手足各处发疔毒，或起紫泡，或起堆核，初则创人，次渐肿大疼痛不可忍，瞀闷发热，口渴心烦，四肢强痛，头目昏花，一切瘴毒并皆治之。先服此药，次服劫瘴消毒散。

苦花子又名毛连子，又名小叶金鸡舌，梗叶俱用　土木香根名青木香，梗名天仙藤，花名马兜铃　仙人薯用根，新鲜生者为妙，干者次之。各二两　晚蚕沙一两

上铡碎，擂水和煮粽汁，冷服。热极，加芭蕉心。小便不利，加琉璃草，又名耳环尻。擂和前药服之。

七神散　治因剥割瘴死牛马猪羊，以中其毒者，或因食瘴死牛马猪羊之肉而中

其毒者，或因蛇伤之毒者。

苦花子　紫金藤　金脑香　大小青　仙人薯　土木香　百丈光即土人参

上薄荷煎，去渣。上碗调雄黄末服。

万全散　治瘴气、时毒、疔疮、蛇犬咬等证。

嫩柏根　水圹根　狸咬柴　乌苞根　青王义　生蓝叶　溪枫根　穿山蜈蚣

上薄荷煎服，及调雄黄末服，或合七神散更妙。

七圣紫金锭　治疔疮、瘴气、时毒等证。

土木香　苦花子　仙人薯　晚蚕沙　柏花各一两　朱砂　雄黄各三钱

上末，秫米糊为丸。以毛屎梯根，磨水化下。

朱墨丸　治疔疮、瘴毒。

朱砂　京墨各等分

上末以蟾酥汁为丸，如梧桐子大。每服二丸，以葱白煎汤吞下，日服一二次。

祛瘴散　治疔疮、瘴毒、蛇伤、热腹痛、热喉风，并效验如神。

苦花子又名，苦花椒

上擂水服。夏月冷服，冬月温服。

天马夺命丹　治疔疮、蛇伤、犬咬、鼠咬。

青木香土者，根梗俱可用

上末。每服一钱，蜜水调下。凡治瘴气、蛇伤，不可缺此药也。

又方

土青木香根梗叶同用，生者佳

上擂水服。夏月冷服，冬月温服。

万病解毒丸　治疔疮、痈疽、发背、肿疡、时毒、狐狸毒、鼠莽毒、丹毒、惊毒、瘴毒、风毒、热毒、虫毒，河豚、疫死牛马猪羊毒，蛇犬、蜈蚣、蜂蝎、百虫螫咬毒，汤火所伤，中恶邪气无名肿毒，菰毒、砒毒、药毒、疮毒、光粉毒、轻粉毒，一切邪热之毒，悉皆治之。

麝香二钱　朱砂五钱　山豆根　雄黄　续随子取仁　紫河车　独脚莲各一两　红牙大戟一两五钱　山茨菰二两　五倍子三两

上末，秫米糊和匀，杵捣一千馀下，印作锭子，随意大小。每服一锭，井水磨化，冬月用薄荷汤磨服，日可进二三服。

刷瘴散　治疔疮、瘴毒。服药后，可用此药刷涂。

生蓝叶　地薄荷　紫金藤

上擂米泔水，暖刷患处，次加蚕砂、凌霄花、鸡肫花，二花如无，以叶代之。

掞瘴散　治疔疮、瘴毒，溃烂成疮。

柏树皮去外面粗皮　侧柏叶各等分

上细末。以柏油先刷，次掞末。

洗瘴方

柏叶　朴叶　柳枝　病叶

上煎水，淋洗之。

托　　里

罗氏托里散　治一切发背，疔疮。

黄芪一两半　厚朴　川芎　防风　桔梗各二两　白芷一两　连翘二两二钱　芍药　官桂　甘草节　人参各一两　木香　没药　乳香　当归各半两

上为细末。每服三钱，酒一大盏，煎二三沸，和渣温服。

治十三种疔，皆以此法治之。

以绯帛一片，裹药取匝为限。先用乱髮鸡子大，摊布帛上，牛黄如桐子大，又以棘刺针二十一枚，赤小豆七粒，为末，并布发上。卷绯绵作团，外以髮作绳，十字缚之，置熨斗中，急火烧灰，研细。以枸杞或子，或根皮、枝叶，随得为末。用枸杞末二匕，绯帛灰一匕，共成三匕，研匀。分二服，空心，温酒调下。

连翘黄芪汤　治疔疮因食瘴死牛羊，足生大疔，如钉入肉，痛不可忍者。

金银花　黄芪　当归　连翘　甘草　蜈蚣一条，去头足，酒炙

上，生姜煎服。

治疔疮阴证，脉沉，四肢冷疮不发。

上用五香散去大黄，加苍耳、莲肉、酸枣仁、藿香、茯苓、黄芪、肉桂、当归、防风、白芷、附子、生姜，半水半酒煎服，以发药性。如潮热皮肤受毒，加生大黄、柴胡、地骨皮。如呕逆脾胃受毒，加丁香。如喘嗽肺经受毒，加杏仁去皮尖，知母、秦艽、紫菀。如眼花心经受毒，加朱砂、雄黄、麝香。如脚冷肾经受毒，加木瓜、牵牛并盐炒。如发渴、自汗，肝经受毒，加黄芩、山栀。如大小便秘、腹胀满，加枳壳炒、木通、苦葶苈、大黄生用。

治疔疮阳证，潮热心间霍乱，或谵语，六脉洪大。

上用五香散。热不退而渴，用不二散，蛇床子、大黄生，为末。以冷酒或冷水调二钱，止二服，使微利。

外　治

罗氏保生锭子　治疔疮、背疽、瘰疬，一切恶疮。

金脚信　轻粉各二钱　雄黄　硇砂各三钱　麝香一钱半　蟾酥一钱　巴豆四十九粒，另研，文武火炮，生用尤妙

上为细末。用黄蜡五钱，溶开，将药和成锭子，冷水浸，少时取出，旋丸捏作饼子如钱眼大。将疮头拨开，每用一饼，次用神圣膏，后用托里散。若疮气入腹危者，服破棺丹。世传疔疮必有一条红线可针，红线所至之处出毒血，然后敷药。

滴滴金　治疔疮。

硇砂　轻粉　人言　雄黄　朱砂各一钱　麝香少许

上为细末。每用些少，先以针刺开疮头，贴药，黄水出效。

疔疮锭子

硇砂一钱　白芷　雄黄　苍耳子　甘草各半钱

上为细末，用蟾酥汁和作锭子，如前法用。须五月五日合。

回疮锭子　治疔疮大效。

草乌头一两　蟾酥七粒　巴豆七个，去皮　麝香一字

上为细末，面糊和就，捻作锭子。如有恶疮、透丁，不痛无血者，用针深刺至痛处，有血出，以此锭子纴之，上用膏药贴之。疔疮四畔纴之，其疔三二日自然拔出，此药最宜紧用。此证大抵与伤寒颇类，其中亦有可针藓砭射出血者，亦有久而败烂出脓者，其间变异百端，不可不慎也。

神圣膏药罗氏　治一切恶疮。

当归　藁本各半两　没药　乳香各二钱　白及　琥珀各二钱半　黄丹　黄蜡各二两　白胶香三两　巴豆十五粒，去油　木鳖子五十个，去皮　粉霜　胆矾各一钱　清油　槐柳枝各一百二十枝

上件一处，先将槐柳枝下在油内熬焦，取出。复下馀药熬，勿至焦，滤出。却将油澄清，下黄丹，再熬成膏。用绯帛摊之，立有神效。

《保命集》治疔疮**夺命散**

乌头尖　附子底　蝎梢　雌黄　雄黄各一钱　蜈蚣一两　硇砂　粉霜　轻粉各五分　砒二钱半　脑子　麝香各少许

上为细末。先破疮出恶血，以草杖头，用纸带药末插入于内，以深为度。

郭氏寸金锭子　治疔毒恶疮。

朱砂三钱　黄丹　明矾枯　砒霜　轻粉　花硷　白及各一钱半　蟾酥　脑子　麝香各少许

上研极细末，稠糊和为锭子，用之。

郭氏提丁锭子又名透肉锭子　治疔疮危笃，发昏，兼治瘰疬。

雄黄　朱砂各二钱　青盐　砒霜生　白丁香　斑蝥去翅足　轻粉各一钱五分　蟾酥　麝香各一钱　黄蜡　蓖麻子三七粒

上为细末。于银器内或瓷器，先将蜡溶开，和前药丸，如桐子大，捻作饼子。用针刺破疔疮，放一饼子于疮头上，又刺四边五七下，恶血出为妙。却用软膏药贴之，立验。内服首功玄黑散，或蟾酥丸。

郭氏守效散　点疔疮恶肉

砒霜生　白丁香　松香　轻粉　川乌生矾各二钱　蜈蚣一条，焙干

上为极细末。朏针刺破疮口，令血出。唾津调药贴之疮上，其根自溃。

麝香蟾酥丸　治一切痈疽、发背、疔疮、内毒，如未破用针刺破，捻药在内，膏药贴之，其疮即溃。

蟾酥　轻粉　乳香各五分　人言　雄黄各一钱　巴豆十个，去皮油　麝香少许　寒水石三钱

上为细末，滴水为丸，作锭子如小麦粒大，量疮大小用之，寒食面糊为丸。

追毒丹　取黄，去疔头，追脓毒立效。

蟾酥干用，酒化　硇砂　白丁香无此味，加巴豆　轻粉各一钱　雄黄　朱砂为衣。各二钱　蜈蚣酒浸，炙干黄　巴豆七粒，去壳，不去油

上总为细末，面调水为丸。如丸不就，用酒打面糊为丸，如麦大两头尖，入于针破口内，用水沉膏贴之。后用膏药，及生肌药追出脓血毒物。又如有黑陷漏疮者，四围死败肉不去不生肌者，不可治也，亦用此药追毒，去死肌败肉生新肉愈矣。小者用一粒，大者加用之。病轻者不必用针，只以手指甲爬动，于疮顶上安此药，水沉膏贴之。其疮即时红肿为度，去其败肉为妙。

水沉膏

将白及末放在盏内，用水沉下去，用纸贴之，如用膏不可用生肌药。凡用拈点之药，用此膏围贴则不伤好肉。

海马拔毒散　治疔疮大效，兼治恶疮、发背。

海马二个，炙　穿山甲黄土炒，去土　朱砂　水银各一钱　麝香　片脑各少许　雄黄三分

上末。针破疮口，点药入内，一日一点，大有效。

芫花根膏　治鱼脐疔疮，久治不瘥者。

芫花根一两　黑豆三合　猪牙皂角五挺　白矾三两，煅研细

上用醋一斗，将前三味，先浸三日，于釜中以火煎至二升，去粗。却入铛中煎至一升，入白矾末搅令匀，去火成膏。但是鱼脐丹恶疮，摊于帛上贴，日二易之。

治鱼脐疔疮

韭菜　连󠄀须葱　丝瓜叶

上入石钵内，捣烂如泥。以酒和服，以滓贴腋下。如病在左手贴左腋下，右手贴右腋下，在左脚贴左胯，右脚贴右胯。如在中贴心脐，并用布帛缚住，候肉下红丝处皆白则可。如有潮热亦用此法，却用人抱住，恐其颠倒，倒则难救。

四圣旋疔散　治疔疮生于四肢，其势微者，先以好醋调药涂上，以纸封之。次服内托里之药，其疔自旋出根。

巴豆仁五分　白僵蚕　轻粉　硇砂各二钱半

上为细末，醋调用之。

拔毒散　治疔疮。

蜈蚣一条，炙　盐白霜　粉霜　胆矾　硇砂各一钱，另研

上为末和匀。先用羊骨针挑破头，点

药在上，醋糊纸贴上，其根一时自出。

保生饼子 治诸疔等疮。

金脚信二钱 雄黄 硇砂各三钱 轻粉 麝香各一钱 巴豆四十九，泡熟，去壳，研

上为末，和匀。用黄蜡一两，饼和药成锭，水浸少时取出。用时始捻作饼，如钱眼大。以羊角骨针挑疮头，按药在上，以醋糊纸贴之，膏药亦可，黄水出为效。

济生金砂散 取疔疮。

道人头微炒存性，一两，即苍耳子 硇砂三钱半 雄黄三钱 蟾酥以多为妙

上将疮四围刺破，以少油调药末置于疮内，绯帛封之，数日疔自出。如疮入腹呕逆者，将苍耳捣汁饮之。一方，但用硇砂、雄黄等分，研细用蜜调。先破疮头去血，入药豆大在疮口内，纸花贴之亦效。

［丹］ 日本三藏传疔疮方 江子肉十粒，半夏一大颗，研末；附子半枚，蜣螂一枚，各为末。四味臭麝香也相和。看疮大小，以纸绳子围疮口，以药泥上。又用绢帛贴敷，时换新药，以可为度。此方活人甚多。

铁罐膏 治一切恶疮、内毒，此药止痛，追死肉。

桑柴灰 荞麦秸灰 石灰各一碗 炭灰少许

上用瓦罐一个，底傍钻穴一个，塞住。将前项灰填在内，用水注满，厚纸封固一伏时，用芦筒插在罐孔内淋之，尽其水，不用灰罐。将淋灰水于锅内慢火熬，用铁片续续搅，休教煿定锅，稀稠滴在水内不散为度，用铁罐子盛之，封了口。或有诸般疮及肠风痔瘘，量疮用之妙。

［济］ **蟾酥丹** 治疔疮。取蟾酥以白面、黄丹，搜作剂，丸如麦粒状。针破患处，以一粒纳之。取蟾酥法：用癞疤破眉棱上，以手捻出酥于油纸或桑叶上，用竹篦刮下，然后插在背阴处，自干用之。

又方 用针刀镟破疔头，以蟾酥敷之。后用。

野菊花 莎草根 甜菜叶

擂细。以无灰酒尽量调服之，酒醒疔化水，即痛定。如热除，不必去疔，亦自愈也。

铁粉散 专治冷疔疮，经久不效。

多年生铁三钱，炒过 松脂一钱 黄丹 轻粉各五分 麝香少许

上为细末。用清油调搽疮口，立效。

又方 治疔疮。

山茨菰 锅锈 生姜 江茶 盐少许

用银针拨开疔疮，即以前药搭作饼子，如大棋子，放疔头上。甚者半月皮皱可医，不皱难治矣。

雄黄散 治疔疮。

雄黄 硇砂 苍耳草烧灰

上为末，醋调数次。将菊花捣烂、姜汁调，清者服之，浓者敷之。

追毒丸 治疔疮、发背。

蛤蟆粪二分 麻虫 雄黄 黄丹各一分

上为末，水丸如米大。将疮拨开头，入药在内，以膏药贴之。

三因苍耳散 治一切疔肿神效。用苍耳草根、茎、苗子，但取一色便可用。烧灰存性研细，用好米醋、米泔澄定，和如泥。随疮大小涂上，厚二分，干即易之，不过十度，即拔根出。须针破涂之。更加雄黄尤妙。

治一切疔肿，恚痈。

上用苍耳根、茎、苗，但取一束，烧为灰，醋、泔、蓝靛，和如泥。先以针刺疮上及四边数下，令血出，度药气，可以入针孔中。即去血敷药，干即易之，不过数度，即拔根出。其未结脓者，即内消也。已结脓破溃者，再不用针刺，只以药涂之。余以忽口角上生疔肿，造甘子振家，母为贴药，经十日不瘥。予以此药涂

之得愈。常作此药以救人，无有不瘥者，故特以传后嗣。疔肿方殆有千首，皆不及此，虽齐州荣姥方，亦不能胜此物造次易得也。

治一切疔肿

上用苍耳、草，又名羊负来草，只用根红嫩者，擂烂，无灰白酒调匀服；次用盐梅肉研烂，以猪胆汁和涂疮顶上，其毒即散。又先用好京墨，以姜汁研烂，用姜片蘸墨，涂四围肿热处，即效。一方，用苍耳根叶，童便绞取汁，令服一升，日三。或烧灰和腊月猪脂敷。一方，用苗叶捣汁饮之。一方，用子或叶或根研烂，以米醋脚调涂肿处立散，仍研汁服，以瘥为度。

治疔疮

上于九月九日，采芙蓉花叶，阴干，研细。用时以井花水调，银钗打成膏，厚纸摊贴疮上。次日用蝣蜒螺，即鬼丁螺一个，用银器盛，打破依前调药，却将蝣蜒螺放在疮上贴，待过周日揭起，其疔自出立效，其药不要摊阔。

治疔疮

上用多年墙内或泥土中锈钉。洗净，以炭火内煅红醋淬，待冷用刀刮钉锈，又入火内煅红，入醋淬，仍前刮末，再煅再淬，再刮下末，研为细末。用时将疮口拨开，挑药末在内，以膏药贴之少时。如病深取疔，如病浅即取出黑紫色血，其疮自愈。

拔疔法

以黑牯牛，牵于石塔上必撒粪，候粪上生菌，取焙干，与稀莶草叶等分，为细末。先用竹筒两头去节，一头解十字路，将不解头套在疔上，以线紧缚，竹筒陷入肉内为度，以前药末一匙，滴水和之，放于筒内少时，药滚起则疔自拔起。若一次未效，渐加度数，其疔必拔也。

拔疔方　治疔疮不出者，用此药以拔出之。

巴豆半粒去壳　磁石

上为末，用葱涎同蜜为膏，以敷疮上，疔疮自出。

神授疗疔肿方

以紧磁石为末。用酸醋调封于患处少时，力拔出疔神妙。

［世］　治疔疮　用麻内蛀虫一条，研傅疮上。却用膏药贴之，一饭时去膏药，其疔自出。

麻虫膏　治疔疮。

上将麻虫一条捣烂，入好江茶，和作饼子如钱眼大。以羊角骨针　疮头，按药在上，醋糊纸贴之，膏药亦可，其毒出为效。

蜣螂膏　治疔毒。

蜣螂三个，肚白者，佳　黄麻虫十个

上二味捣匀，拨破患处贴之。如患在手足间，有红丝上臂，丝尽处将针挑断出血，仍用前药。

愚按：此方常用有效，如无麻虫亦效。毒盛者，更服败毒药。蜣螂即屎蚵螂也。

圣济方　治疔疮。

蜣螂心腹下肉，稍白者

上捕取不以多少，贴疮上半日许，未可，再上之。血尽根出神效。

治疔疮最有功效。用蝉蜕、僵蚕为末，酸醋调涂，四围留疮口，俟根出稍长，然后拔去。再用药涂疮。海藏方，单用僵蚕为末，津调涂，亦佳。

又方　治疔疮。

螵蛸为末，敷头上，四边针刺碎红肿上，用铁锈水、紫花地丁草末，围四边肿上。即紫花鹿蹄草。红肿外好肉上，用生姜自然汁，调船灰末，敷好肉上。

又方　治疔肿。

先以针拨破四畔中间，用海螵蛸末，水丸豆大敷于疮头上，再用箭头草末，敷四畔红肉上。外又用旧船灰烧末，为生姜自然汁调敷后，再用湿丝绵贴，中间用手揭去疔盖，再将螵蛸末，水调敷之。

又方　治疔疮。

大黄一大块及东壁土，汲新井水入于砂碗内，磨浓厚涂肿上。中心留一窍如钱眼大，出热气，经宿立愈，如干再用水润之。

又方　治疔疮。

雄黄一钱，就瓦上煅焦黄为末。以病人尿调敷疔上一时拔出。如发热欲死者，将大黄、菊花研汁，灌上。若冬间取根捣汁亦可。

玉山韩光方　治疔肿。

上以艾蒿一担，烧作灰。于竹筒中淋取汁，以一二合和石灰如面浆。以针刺疮中至痛，即点之。点三次其根自拔，亦大神效。正观中，用治三十馀人得瘥。

[衍]　苦苣捣汁，敷疔疮殊验。青苗阴干，以备冬月，为末，水调敷。《本草》云：取苦苣茎中白汁，敷疔肿出根。又取汁滴痈上，立溃。

疔疮，用白蔹为末，水调敷之《圣惠方》。

[圣]　治疔疮。甚者用附子末，醋和涂之，干再涂《千金方》同。

[丹]　琥珀膏方见痈疽下杂方条。

水沉膏　治疔疮。

白果根新鲜生者佳

上以米醋磨浓澄脚，以油纸摊贴及用酒磨服。

敷疔膏　治疔疮及无名肿毒、瘴气等证。

生蓝叶不拘多少，洗净

上叶以捣烂敷贴患处，以梗煎酒服。

又方

毛屎梯叶

上生采新鲜者擂米泔水暖刷，及以根磨米泔水，暖服。

又方　治一切恶疮、毒肉不出。

用乌梅一味，烧灰为末敷上，恶肉立尽矣。

灸疔疮法

取掌后横纹后五指，男左女右，七壮即瘥，屡效。

灸　法

初虞世云：疔疮于所属经络，各泻之。疔疮者必发于手足之间，生黄疱，其中或紫黑色。有一条如红线直上，食卒之际，急宜以针于红线所至处，刺出毒血。然后以蟾酥乳香膏等药，于正疮上涂之。针时以病者知痛出血为好，否则红线入腹攻心，必致危困矣。

百一治疔肿　以针刺四畔，用石榴皮末，着疮上，调面围四畔，灸痛为度。调末敷上，急裹，经宿连根自出。

松针法

取向北松枝上叶极硬者，顿齐作一束，扎令极紧。缓缓以意消详，毒气所经，行虚软处针之，须令出血。时先用酒润，下针处必小痛，令病人稍忍，仍用雄黄末入麝香少许，以温酒调下，一二服与之。服后方下松针针之。

入　腹

治疔疮毒气入腹，多呕吐欲死者，即服内托香粉散。

滴乳半两，另研真绿豆粉一两，为细末，煎生甘草汤，调三钱，时时饮之，常令灌润胸膈。一方，用雄黄、绿豆粉、乳香等分，为末。水调服。

百二散又名护心散　治发疔疮烦躁，手足不住发狂者，急宜服之。

甘草节　绿豆粉　朱砂各等分

上为细末。每服三钱，熟水调下。

疔疮入腹呕者，煎道人头浓汁饮之。

治疔疮毒气入腹，昏闷不食。

紫花地丁　蝉蜕　贯众各一两　丁香　乳香各二钱

上为细末。每服二钱，空心温酒下。紫花地丁，麦熟时有之，开紫花质甚脆，如蒲公英状，但蒲公英开黄花，地丁开紫花。

［瑞］　治疔疮危笃者，二服即愈，轻者一服立效。

土蜂房一小窠全，《本草》云，土蜂房有毒，利大小便　蛇蜕一条，全

上作一处，器皿中盛，用黄泥封固，火煅存性，研为细末。每服一钱，空心，好酒调服少顷，腹中大痛，痛止，其疮已化黄水矣。仍服五圣散。

大黄　甘草各一两　生姜　皂角针　金银花各二两　栝蒌一个

上㕮咀。用好酒二升，同煎至八分，去渣，不拘时服。

治疔疮最验。用苍耳、臭牡丹各一大握，捣烂，新汲水或顺流水，调服一碗，泻下黑水即愈。

走　黄

拔黄药

用蟾酥，飞罗面为丸，如梧桐子大。可将一丸放在面前舌下，即时黄出。

破棺丹　治疔黄，走胤不止。

当归　赤芍药　山栀子　牵牛各二两半　连翘　牡蛎　金银花　紫花地丁各一两半　京三棱　甘草各二两　便秘加大黄三两

上为细末，炼蜜和丸，如弹子大。每服一丸，食前用童便化开服。忌饮酒及生冷硬物。

立马回疔丹　治疔疮，走胤不止。

金脚信　蟾酥　血竭　朱砂　没药各半钱　轻粉　龙脑　麝香各一字

上为细末。用生草乌头汁，和作锭如麦子大，用时将疮顶刺破，将药一锭放疮口内，第二日疮肿是效。

治疔走了黄，打滚将死者。

牡蛎　大黄　山栀子　金银花　木通　连翘　牛蒡子　地骨皮　乳香　没药　皂角刺　栝蒌

上各等分，锉碎。每服半两，气壮者加朴硝，用水一碗，酒半碗，煎一服定愈。

蟾酥走黄丸　治疔疮走黄。

朱砂研　黄丹飞　白面各等分

上末，取蟾酥搜作剂，丸如麦粒大。先刺疮口，次安一粒在疮口内，仍以水沉膏贴之。又以五七丸，葱汤吞下，发汗即愈。

危　困

回疮蟾酥锭子　治疔疮，毒气攻心欲死，以针刺其疮向心行处，但觉痛，有血处下锭子。若累刺至心侧近，皆不痛无血者，急针百会穴，痛有血者，下锭子。若无血以亲人热血代之，犹活三四，况疮初发，无有不效。大抵疔疮生于四肢，及胸背、头项、骨节间，唯胸背、头项最急。初生痛痒不常，中陷如钉，盖撼之有根，壮热恶心是也。

天南星　款冬花　巴豆仁　黄丹　白信各一钱　独活五分　斑蝥去头足，十个

上为极细末。用新蟾酥和药，如黍米大，捻作锭子。每遇疔疮，先以针刺其疮，必不知痛，有血出者，下锭子。如觉痛，不须再用。若更不知痛，再随疮所行处，迎夺刺之，至有血知痛即止。其原疮亦觉疼痛，以膏药贴之，脓出自瘥。用锭子法，度以银作细筒子一个，约长三寸

许，随针下至疮痛处，复以细银丝子，内药于筒内，推至痛处。

肘后犯疔肿垂死　菊花叶一握，捣绞汁一升，入口即活，此神验，亦用其根。丹溪云：根、茎、叶、花，皆可，紫梗者佳。

疔肿困重　生捣苍耳根、叶，和小儿尿绞汁，冷服一升，日三服甚验。

内　疔

化毒丸　治内疔。

朱砂　雄黄各一钱　蝉蜕十枚　硼砂生　轻粉各五分　麝香一分　片脑半分

上末，取蟾酥为丸，如绿豆大。每用一丸，放舌上含化取涎，化后以井水漱净。无此丸用单蟾酥代之亦可。

霹雳火　治内疔之证，发汗之妙方也。凡疔疮始觉，不曾服出汗之药，过数日间，外证皆罢，或在胸腹，或在胁肋，赤焮肿起，此乃毒气入里，内疔之所发也，宜用此法出汗，毒气方能出也。

先置水桶一个，铁铫一个，令病人侧卧于桶上，四围以衣衾盖护，勿令泄气。却以鹅卵石，火烧极红，放铫内，以铫安桶内，以醋投于铫内淬之，熏蒸出汗。未透，再加火力再淬之，须令肿处汗透，不必遍身出汗也。

卷之三

痈疽部分

《灵枢》五藏身有五部：伏兔一，腓二腓者，腨也，即足肚，背三，五藏俞四，项五，此五部有痈疽者死。

王海藏云：脑、鬚、鬓、颐，亦为痈疽必死之处。

《鬼遗方》不可患痈疽者七处：眼后虚处；颐接骨处；阴根上毛间、胯与尻骨接处；耳门前后车骨接处；诸因小腹风水所成痈疽；颔骨下近耳后虚处；鼻骨中。并能害人。但以诸法疗之，或有得瘥。唯眼后虚处最险。

背上九处不可病痈：第一入髮际为玉枕，亦为舌本；第二颈项节；第三椎为崇骨；第四大椎为五藏；第五脊骨两边肺俞穴；第六夹脊两边脾俞及肝俞；第七脊骨两边肾俞二穴；第八后心鸠尾；第九鸠尾骨穴。

正面五处不可患痈：第一喉骨为垂膺；第二当胸为神舍；第三心鸠尾；第四当两乳穴；第五脐下二寸为肠屈间。

侧面三处不可患痈：耳下近耳后牙车尖央陷中，为喉脉一穴；当膊下一穴，为肩骨，承山上三寸一穴腨肠。

上焦发痈为阳，是壅塞实候，宜解利温凉汤药，去其积热上外攻，即贴消肿逼毒药。如已结定，即用发穴药，候穴破出，其脓毒肿平，方贴生肉等药，然后敛合疮口。亦虑外伤风水，勿食发风热酱面毒物等，忌房事。

中焦发痈至腰上一节，前后心不定所在，皆是涩滞候。亦乘虚而作，不拘大小，前起心鸠尾者最要紧。近两腋是虚处，两胁肋下至脐上，及脐下两傍一二寸，发痈填气，伏硬难溃脓，为此等处偏难发穴，穴后难合疮口，并须先用暖内药，服后用热药贴令软和，慢慢破穴，不得急破，急破即朝夕出脓不住，缓慢破穴，即一顿出脓，易为将息。后心者，唯有十一椎脾俞下，十四椎上为肾俞，肾俞下为腰俞，两处起痈者，防毒气内攻，为此处皆是至虚处，凡有痈起，先须补内气令实，方可放破，内气实则不内攻，且易得溃，唯腰腿两处多成漏疾，预防节欲则先矣。

下焦发为流注虚损候，前阴股两处，起如鸡卵大，长横摺内。初起肿核结块，后四畔浮肿，相并伏硬。色青黑。先用和平药内服三五日，后用发软散及罨药，罨令软即穴，穴后其疮口即随摺子内作长疮，疮口破，宜急用抽毒膏出脓，脓尽便贴合疮口药。为此处无肉可坏。更不须长肉也。

上《灵枢》、《鬼遗》诸书所言部分甚悉，今已散采入各条矣。其经络所属及引经之药，已见首卷分经络篇。其初、中、后，内消、外治之法，及表里、虚实之别，则当于肿疡、溃疡门求之。今世专科方士，所诧以为秘传之书，图写形像，分别名目以立治法者，多不足凭，此中亦有蒐采者。如或问之类。姑以广闻见耳，不必泥也。

头 部 一

百 会 疽

或问：百会穴生疽何如？曰：此名玉顶发，初如麦米，顿增痛楚，寒热大作，由虚阳浮泛，宜以盐汤下八味丸，引火归源，甚则黑锡丹。或元气素厚，六阳经受风邪，风火相扇，脏腑热毒上攻而然者，宜黄连消毒饮兼玉枢丹、胜金丹，更以附子切片，置涌泉穴灸五壮，以泄其毒。七日无脓者死。

顶 门 痈

或问：顶门生痈何如？曰：此属太阳经风热所至，一名佛顶疽，穴名上星。由脏腑阴阳不调，热毒上壅而成，宜服活命饮加芩、连、栀子、藁本，清热之剂，及紫金丹、乌金散、夺命丹汗之。虚者十全大补汤加羌活。稍迟，溃烂黑陷，恶证多，脉大神昏，二便闭结者，不治。

额 疽

《鬼遗方》云：左额、右额发赤疽。不拘大小，状如桃李，急宜药贴破，见脓无害。右额角一处发毒疽及恶疖，为近太阳穴，如肿满太阳，即成虚损。为近穴而难消，不可破，如破后伤外风水，即能害人，亦宜用药溃脓后，速敛合疮口，如经冬月，即成冷疮。缘此处近太阳穴，上至额角，都为险处。或问：当额生疽何如？曰：此属阳明胃积热，宜服活命饮加升麻、桔梗、羌活，水酒煎服。壮实者，一粒金丹下之，老弱者，十全大补汤或十宣散、黄芪内托散托之，过时溃烂，脑髓出者死。

太 阳 疽

《鬼遗》云：左右太阳穴，或发疽疖及痈，五七日不溃，毒气流入眼眶攻眼，眼合不开，用药贴破，破后慎外风水，所入即损其睛，疰损眼睑而成大疾。或问：两太阳生疽何如？曰：此名勇疽，亦名脑发。疽属足阳明胃经，状如伏鼠，寒热并作，面目浮肿，宜活命饮加升麻、桔梗，乌金散。十一日刺得黄白脓者生，清稀黑血者，及溃烂透脑者死。

鬓 疽

鬓疽属手少阳三焦相火，是经少血多气，尤忌见脓，若妄加针灸，必至不起，余见之屡矣。薛新甫以为属肝胆二经怒火，或风热血虚所致，若发热作渴者，用柴胡清肝散。肿臂痛甚者，用仙方活命饮。若大势已退，馀毒未散，用参、芪、归、术为主，佐以川芎、白芷、金银花，以速其脓，脓成仍用参、芪之类，托而溃之。若欲其生肌收敛，脾虚者，六味丸。血虚者，四物加参、芪。或血燥，或水不能生木者，用四物汤、六味地黄丸。气虚者，用补中益气汤，皆当滋其化源为善。

一老肿痛发热，脓清作渴，脉软而涩，此气血俱虚也，欲补之。彼见作渴发热，乃服降火之剂，果作呕少食，复求治。投六君子汤四剂，呕止食进，仍用补药月馀而愈以上补例。　一人患此，焮痛作肿发热，以小柴胡汤加连翘、金银花、天花粉，四剂而消。　一人因怒后，鬓际肿痛发热，以小柴胡汤加连翘、金银花、天花粉，四剂而消。一人因怒后，鬓际肿痛发热，以小柴胡汤，加连翘、金银花、天花粉四剂，根畔俱消，惟疮头作痛，以仙方活命饮二剂，痛止脓熟针之，更以托里消毒药而愈。　一人肿痛，寒热拘急，脉浮数，以荆防败毒散二剂，表证悉退，更以托里消毒散，溃之而安。　一人臂肿痛甚，发寒热，服十宣散愈炽，诊之脉数而实，此表里俱有邪也，以荆防败毒散，加芩、连、大黄二剂少愈，更以荆防败毒散四剂而消。　俞黄门，年逾三十，冬患鬓毒肿焮，烦躁便秘，脉实，此胆经风热壅上也，马氏曰：疮疡热实不利者，大黄汤下之。一剂便通疮退，更以荆防败毒散二剂，十宣散去桂，加天花粉、金银花，数剂而愈。　一人头面焮肿作痛，时仲冬，脉弦紧，以托里温经汤，汗之而消。　赵宜人，年逾七十，鬓疽已溃，焮肿痛甚，喜冷，脉实便秘，东垣云：烦躁饮冷，身热脉大，精神昏闷者，脏腑实也，以清凉饮二剂，肿痛悉退，更以托里药三十剂馀而平。

［汪］　前疽虽出少阳血少之分，然证与脉，皆属于实，故年壮者，用泻剂之重，老年者，用泻剂之轻。若拘以年老，或守其经禁而投补剂，实实之祸难免矣。以上泻例。

侍御朱南皋患前证，肿痛发热，日晡尤甚，此肝胆二经血虚火燥也，用四物汤加玄参、柴胡、桔梗、炙草治之而愈。又因劳役，发热畏寒，作渴自汗，用补中益气汤去柴胡、升麻，加五味、麦门、炮姜而瘥。　州守胡廷器，年七十患前证，肿焮作痛，头目俱胀，此肾水不足，肝胆火盛而血燥也，用六味丸料四剂，疮头出水而愈。后因调养失宜，仍肿痛烦热喘渴，脉洪大而虚，此脾胃之气伤也，用补中益气以补脾胃，用六味地黄丸以补肾肝而痊。以上补例

柴胡清肝散　治鬓疽，及肝胆、三焦风热怒火之证，或项胸作痛，或疮毒发热。

柴胡　山栀炒。各一钱五分　黄芩炒　川芎　人参各一钱　连翘　桔便各八分　甘草五分

上水煎服。

鬓际疮

《鬼遗》云：左右鬓际起如粟米，头白肉赤，热痛如锥刺，此疾妇人患多，丈夫患少，始因风湿上攻鬓际，亦宜出脓无伤。或问：鬓际生疮何如？曰：此名鬓际疮也。状如芡实，漫肿寒热，或痛或痒者，鬓际疽也，此由风热上壅所致。宜服防风通圣散、紫金丹、夺命丹汗之。

癞头疮

［丹］　防风通圣散为末，酒浸焙干，凡三次。食后，白汤调服，日三服，至头有汗效。

［世］　浓煎盐汤洗，三五日一洗，用一上散傅之，久年不愈神效。

［丹］　用好紫霄炭烧通红，入水淬之，又烧又淬，以水热为度。取所淬之水，日日洗之，使热毒宣发而愈。外以胡荽子、伏龙肝、悬龙尾屋梁尘也。黄连、白矾为末，调傅。又服酒炒通圣散效。

一方，单用黄连末，敷之累效。

或问：头上生疮，状如葡萄痛甚，久而无脓，何如？曰：名鬖毛疮，治法上同。必须详验其疮，若中陷而四畔高起，色如黄蜡者，广疮也。

松脂膏　治头疮，经年月不瘥。

松脂　黄连去须。各七钱半　黄芩　苦参各一两　蛇床子二钱半　大黄　白矾枯。各半两　水银一两半　胡粉半两，合水银入少水同研，令无星为度

上为细末，研匀。用腊猪脂调敷疮上，大效。

贝母膏　治头秃疮。

贝母　半夏生　南星　五倍子　白芷　黄柏　苦参各二钱半　　虢丹煅，一钱半　雄黄一钱

上为细末，先以蜂房、白芷、苦参、大腹皮、荆芥煎汤熏洗拭干。即用蜜水调敷两三次后，干掺药。

加味平胃散　治一切恶疮，头上疮。

上平胃散入腻粉，清油调敷之，甚妙。

螵蛸散　治头上生疮，俗曰粘疮。

海螵蛸二钱　白胶香　轻粉各半两

为细末研匀。先用清油润疮，后掺药，只一上可。

治头极痒不痛生疮方

鹁鸽粪五合

上以好醋和膏，煮三两沸，日两三次，涂之。

脑　疽

［鬼遗］　正脑上一处起为脑痈及脑疽、脑铄，并在大椎骨上入髪际生。脑痈皮起易得破穴，急破急出脓，不害。脑疽皮厚难得破穴，须急发内毒，使破穴方可。脑铄一处，初起如横木掘，上起顶门，下止大椎，发肿如火烧，其色青黑如靴皮，大硬不见脓，即损外皮如犬咬去肉之迹，难愈。《灵枢》云：阳气大发，消脑溜项，名曰脑烁。其色不药，脑项痛，如刺以针，烦心者，死不可治。

［薛］　脑属足太阳膀胱经，积热。或湿毒上涌，或阴虚火炽，或肾水亏损，阴精消涸。初起肿赤痛甚，烦渴饮冷，脉洪数而有力，乃湿热上涌，当用黄连消毒散，并隔蒜灸，以除湿热。漫肿微痛，渴不饮冷，脉洪数而无力，乃阴虚火炽，当用六味丸及补中益气汤，以滋化源。若口舌干燥，小便频数，或淋沥作痛，乃肾水亏损，急用加减八味丸及前汤，以固根本引火归经。若不成脓，不腐溃，阳气虚也，四君加归、芪。不生肌，不收敛，脾气虚也，十全大补汤。若色黯不溃，或溃而不敛，乃阴精消涸，名曰脑烁，为不治。若攻补得宜，亦有可愈，治者审焉。

元好问记曰：予素饮酒，于九月中患脑之下项之上，出小疮，后数日，脑项麻木，肿势外焮，疡医遂处五香连翘汤，至八日不下，而云不可速疗。十八日得脓出用药，或砭刺，三月乃可平，四月如故。予记医经云：凡疮不[①]见脓，九死一生。果如医言，则当有束手待毙之悔矣。乃请李明之诊，且谓：膏粱之变，不当投五香，事已无及，当先用火攻之策，然后用药。以大艾炷如桃核许者，攻之至百壮，乃痛觉。次为处方云：是足太阳膀胱之经，其病逆，当反治，脉中得弦紧，按之洪大而数又且有力，必当伏其所主，而先其所因，其始则同，其终则异，可使破积，可使溃坚，可使气和。可使必已，必先岁气，无伐天和。以时言之，可收不可汗，经与病俱禁下，法当结者散之，咸以软之。然受寒邪而禁咸，诸苦寒为君为用，甘寒为佐，酒热为因用为使，以辛温和气血，大辛以解结为臣，三辛三甘益元气而和血脉，渗淡以导酒湿，扶持秋令以益气泻火，以入本经之药和血且为引用，既以通经为主用，君以黄芩、黄连、黄柏、生地黄、知母酒制之，本经羌活、独活、藁本、防风、防己、当归、连翘以解结，黄芪、人参、甘草配诸苦寒者三之一，多则滋营气补土也，生甘草泻肾火补下焦元气，人参、橘皮以补胃，苏木、当归尾去恶血，生地黄补血，酒制防己除膀胱留热，泽泻助秋令去酒之湿热，凡此诸

① 不：原脱，据修敬堂本补。

药，必得桔梗为舟楫乃不下沉，投剂之后疽当不痛不拆，食进体健。予如言服之，投床大鼾日出乃寤，以手扪疮肿减七八，至疮痂都敛十四日而已。世医用技岂无取效者，至于治效之外，乃能历数体中不言之秘，平生所见唯明之一人而已。方名黄连消毒饮，见本条。　一人，素不慎起居饮食，焮赤肿痛，尺脉洪数，以黄连消毒散一剂，湿热顿除，惟肿硬作痛，以仙方活命饮二剂，肿痛悉退，但疮头不消，投十宣去桂，加金银花、藁本、白术、茯苓、陈皮，以托里排脓。彼欲全消，自制黄连解毒散二服，反肿硬不作脓，始悟。仍用十宣散加白术、茯苓、陈皮、半夏，肿少退，仍去桂，又四剂而脓成，肿势亦退，继以八珍汤加黄芪、五味子、麦门冬，月馀脓溃而愈。夫苦寒之药，虽治阴证，尤当分表里虚实，次第时宜，岂可始末悉用之。然焮肿赤痛，尺脉数，按之则濡，乃膀胱经湿热壅盛也，故用黄连消毒散，以解毒除湿。顾肿硬作痛，乃气血凝滞不行而作也，遂用仙方活命饮，以散结消毒破血也。其疮头不消，盖因热毒熏蒸，气血凝滞而然也，宜用甘温之剂，补益阳气，托里以腐溃之。况此证原属督脉经，因虚火盛而出，若不审其因，专用苦寒之药，胃气已伤，何以腐化收敛？几何不致于败耶！凡疮易消散、易腐溃、易收敛、皆气血壮盛故也。　一人脑疽，已十馀日，面目肿闭，头焮如斗，脉洪数，烦躁饮冷，此膀胱湿热所致，用黄连消毒饮二剂，次饮槐花酒二碗顿退，以指按下，肿则复起，此脓已成，于颈、额、肩、颊各刺一孔，脓并涌出，口目始开，更以托里药，加金银花、连翘三十馀剂，而愈。　一人患脑疽，势剧脉实，用黄连消毒散不应，以金银藤二两，水二盅，煎一盅，入酒半碗服之，势去三四，再服渐退，又加黄柏、知母、瓜蒌、当归、甘草节，数剂而溃止，加黄芪、川芎、白芷、桔梗，数剂而愈。　一妇年将七十，形实性急好酒。脑疽才五日，脉紧急又涩，急用大黄，酒煨细切，酒拌炒为末，又酒拌入参炒。入姜煎调一钱服，过两时再与。得卧而上半身汗，睡觉病已失，此亦内托之意。按：此治因性急，因好酒，兼因其脉而制此方。脉紧急且涩，由其性急嗜酒，以伤其血而然，故用大黄以泄酒热，人参以养气血也。　杜清碧病脑疽，疗之不愈，丹溪往视之，曰：何不服防风通圣散？曰：已服数剂。丹溪曰：合以酒制之。清碧乃自悟，以为不及。　一妇脑左肿痛，左鼻出脓，年馀不愈，时或掉眩，如坐舟车。许叔微曰：肝虚风邪袭之然也，以川芎一两，当归三钱，羌活、旋覆花、细辛、防风、蔓荆子、石膏、藁本、荆芥穗、半夏曲、干地黄、甘草各半两，每服一两，一料而愈。按：此条认作肝虚风邪袭之，而治以去风、清热、养血、祛痰之剂，因其掉眩，痛偏于左也。经曰：诸风掉眩，皆属肝木。又病偏左，乃肝胆所主。又曰：风从上受之。又曰：无痰不成眩晕。又曰：肝藏血。又曰：风乃阳邪，故方以风、热、痰、血而主治者，理也。　一老患此，色赤肿痛，脉数有力，与黄连消毒饮二剂少退，更与清心莲子饮四剂而消。　一妇人，冬间患此，肿痛热渴，余用清热消毒药，溃之而愈。次年三月，其舌肿大，遍身发疔如葡萄，不计其数，手足尤多，乃脾胃受毒也。先各刺出黑血，随服夺命丹七粒，出臭汗，疮热益甚，便秘二日，与大黄、芩、连各三钱，升麻、白芷、山栀、薄荷、连翘各二钱，生甘草一钱，水煎三五沸服之，大小便出臭血甚多，下体稍退，乃磨入犀角汁，再服，舌本及齿缝出臭血，诸毒乃消，更以犀角地黄汤而愈。

以上治案，皆足太阳经积热，挟风、挟湿、挟虚者，其进退出入，可以用黄连消毒散之活法也。

黄连消毒饮

黄连五分 黄芩五分 黄柏酒洗，五分 人参五分 知母四分，酒炒，此以苦寒引用通经，为君 羌活一钱 独活五分 防风五分 藁本五分 连翘一钱，此以大辛解本经之结，为臣 黄芪一钱 甘草炙，五分，此以甘温配诸苦寒者，三之一，多则滋荣气而补土 当归身一钱，酒洗 生地黄一钱，酒洗，此以辛温之味，和血补血 陈皮五分，不去白，补胃气 甘草梢五分，生，此以甘寒泻肾火之邪，补下焦元气 泽泻七分，渗淡导酒湿，扶助秋令 防己五分，酒洗，除膀胱留热 当归梢五分 苏木五分，去恶寒 桔梗一钱，使诸药不下沉，为舟楫之用 凡所用之药用酒洗，并入酒煎者，用酒热为因，为使。

上俱作一服。水三盏，煎减一半，去滓，入酒少许再煎，食后温服。投剂之后，不得饮水，必再作脓，效迟。初患三日者，服之立效。凡疮皆阴中之阳，阳中之阴二证而已。东垣治疽，阳药七分，阴药三分，名曰升阳益胃散，老人宜之，亦名复煎散。或加没药、乳香各一钱。

上东垣论膏粱肉食之变，治宜苦寒，不宜芳香者，如解里条，撮要内消升麻汤，孙真人单煮大黄汤，皆为富贵肉食之辈设也。

羌活当归汤 治脑疽。

黄芩 黄连各酒炒 当归身酒浸 炙甘草各一两 羌活 黄柏酒浸 连翘各五钱 泽泻 独活 藁本各三钱 防风 栀子仁各五分

上㕮咀。分作四服，水一小碗，先浸一时许，入酒一匙，煎至八分，去渣。大温服食后，日二服，和渣计六服，三日服尽。去渣；清药调下后槟榔散。

槟榔散

槟榔为细末，将羌活当归汤调下。

陈录判母，年七十馀，于冬至后脑出疽，形可瓯面大。众疡医诊视，俟疮熟以针出脓，因笞侍妾，疮辄内陷凹一韭叶许，面色青黄不泽，四肢逆冷，汗出身清，时复呕吐，脉极沉细而迟。盖缘衰老之年，严寒之时，病中苦楚，饮食淡薄，已涤肥浓之气，独存瘦悴之形，加之暴怒，精神愈损，故有此寒变也，病与时同。与疡医议，速制五香汤一剂，加丁香、附子各五钱，剂尽疡复大发，随证调治而愈。《内经》曰：凡治病必察其下。谓察时下之宜也。诸痛痒疮疡皆属心火，言其常也。如疮盛形羸，邪高痛下，始热终寒，此反常也，固当察时下之宜而权治。故曰：经者常也，法者用也，医者意也，随所宜而治之，可收十全之功矣。按：此条年老冬寒，理宜温补，兹用五香汤加丁、附，以辛散何也？盖因其怒气郁结，阻碍阳气不得营运，致疽凹陷且脉极沉细而迟，其为气郁可知矣。故用五香以开结，丁、附以助阳，则郁散阳复，疽乃大发，此亦因其性，因其脉而为治也。

锦衣叶夫人，患脑疽，口干舌燥，内服清热，外敷寒凉，色黯不焮，胸中气噎，证属阳气虚寒。彼疑素有痰火，不受温补，薛以参、芪各五钱，姜、桂各二钱，一剂顿然肿溃，又用大补药而愈。

一人脓将成，微痛兼渴，尺脉大而无力，此阴虚火动之证。彼谓心经热毒，自服清凉降火药愈炽，复求治，乃以四物汤加黄柏、知母、五味、麦门、黄芪，及加减八味丸，渴止疮溃，更以托里药，兼前丸而愈。

一妇人，年逾八十，脑疽已溃，发背继生，头如粟许，脉大无力，此膀胱经湿热所致。脉无力血气衰，进托里消毒药数服稍可，更加参、芪，虽起而渴，此血气虚甚，以参、芪各一两，归、芐各五钱，麦门五味各一钱，数服渴止。不溃加肉桂十馀剂，脓成针之，瘀肉渐腐，徐徐取去而脓清不敛，投十全大补汤，加白蔹、贝母、远志，三十馀剂脓稠而愈。设不峻补，不去腐肉，以渴为火，投以凉药，宁免死哉！疮疽之证，虽属心火，当分表里虚实，果元气充实，内有实火，寒剂或可责效。若寒凉过度，使胃寒脾弱，阳证变阴，或结而不溃，或溃而不敛，阴阳乖戾，水火交争，死无日矣。　一人脑疽作渴，脉虽洪，按之无力，予㕮咀加减八味丸与之，彼不信，自用滋阴等药，七恶并至而殁。《精要》曰：患疽虽云有热，皆因虚而得之，愈后作渴，或先渴后疽，非加减八味丸不能治。　一人脑患疽，发热口渴，医用苦寒药，脓水益多，发热益甚，面目赤色，唇舌燥烈，小便淋痛，昼夜不寐，死在反掌，请薛治之。乃以加减八味丸料加参、芪、归、术、麦冬、甘草煎服之。熟睡半日，觉来诸证悉退，不数剂而疮愈。薛曰：病虽愈，当固其本元。彼不经意，且不守禁，次年患中风；后患背疽而殁。

一老人，脓清兼作渴，脉软而涩。予以为气血俱虚，用八珍汤加黄芪、五味。彼不信，乃服降火之剂，果反作呕少食。始信，服香砂六君子汤四剂，呕止食进，仍投前汤，月馀而愈。　一人未溃兼作渴，尺脉大而无力，以四物汤加黄柏、知母、黄芪、麦门，四剂而渴减，又与加减八味丸，渴止疮溃，更用托里药兼前丸而愈。　一人头项俱痛，虽大溃肿痛益甚，兼作泻，烦躁不睡，饮食少思，其势可畏。诊其脉毒尚在，与仙方活命饮二剂，肿痛退半，与二神丸及六君子汤加五味、麦门、酸枣仁四剂，诸证少退，食颇进，睡少得，及与参苓白术散数服，饮食颇进，又与十全大补汤加金银花、白芷、桔梗，月馀瘥。

［鬼遗］　赤色疽，发头额及脑前，并手掌中，十日不穴者死。七日可刺，出赤血，七日未有脓，不可治也。不穴者，不作穴而东攻西击也。　杼疽，发鬓鬀及两耳，不穴十五日死。可刺其脓色黑如豆豉，或见血者死。

面　　部二

发　　眉

《鬼遗》云：左右眉棱两处发为发眉。不拘在头尾，宜虑。未穴已前攻击在眉头，即攻入眼损睛。在眉后即攻下太阳，并宜戒慎。　或问：眉发疽毒何如？曰：此疽从眉至头生疮黑色，渐渐肿漫满面，疮头坚硬如石，刺之无脓，惟出黄水，痛不可忍，闷乱呕逆是也，由藏府积热，风毒上攻而然。急服紫金丹、金丹汗之；活命饮加黄连、桔梗、升麻，或黄连消毒饮，降火消毒之剂。六七日刺得黄白脓者可治，干枯紫陷，刺之无脓，吐逆烦躁，神昏不食者死。　或问：眉心生疽何如？曰：是名眉心疽，一名面风毒。属足太阳膀胱经，风热壅结，阴阳相滞而生。急服紫金丹、蟾酥丸汗之，或一粒金丹下之。若黑色痛甚，或麻或痒，寒热并作者，疔也。

目　眦　疡

详见杂病眼目门，兹不赘。

鼻　　疽

或问：鼻柱上生疽何如？曰：是名鼻

疽。属手太阴肺经风热及上焦郁火所致，宜千金漏芦汤、活命饮，加栀子、木通、薄荷、桔梗。

发　髭

《鬼遗》云：鼻下一处，人中两处为发髭。此多因摘髭外入风而结，攻作不常，寒热相并，此亦害人。　或问：两腮及鼻下焮肿生疮，恶血淋漓何如？曰：此名疔疽。属阳明胃经，三日口噤如痉，角弓反张，按之如疔，钉着骨痛，不可忍是也。急服乌金散、活命饮，加桔梗、升麻、栀子。壮实者，一粒金丹下之。稍缓则毒攻心，呕吐不食，昏迷躁乱，谵语者死。　或问：地角上生痈何如？曰：是名髭毒。属足阳明经风热所致。用活命饮加芩、连、玄参、栀子、桔梗以清热。壮实者，一粒金丹下之。若撼之有根，肌肉不仁，或麻或痒，寒热大作，烦闷呕逆者，疔也。

颧　疡

或问：颧骨内卒然而痛，经宿而痛甚，寒热大作何如？曰：此颧骨肉疽也。属上焦与阳明经郁火所致，宜活命饮加升麻、桔梗、干葛，水酒煎服，仍与乌金散、夺命丹汗之可消。　或问：一人年五十，忽颧骨上初觉如松子，渐大如胡桃，不甚肿，微赤微痒，或云痰核，或云结毒，或作瘤治何如？曰：皆非也，是名颧疽。属阳明经积热所致，用紫金丹、乌金散、活命饮，加制过南星，服之而消。

按：《灵枢》曰：心病者，颧赤。又曰：肾病者，颧与颜黑。然则当察其色，赤者，宜以黄连安神丸降心火，补心丸养心血。黑者，宜以地黄丸滋肾水，未可专委之阳明郁火也。

颊　疡

或问：颊腮生疮何如？曰：此名金腮疮。初如米粒，渐大如豆，久而不治，溃蚀透颊，属阳明经。初宜服胜金丹、活命饮加升麻、桔梗、黄连消毒散选用。壮实者，一粒金丹下之。治不得法，溃烂不敛，口吐臭痰，喘急神昏者死。

犀角升麻汤　治阳明经络受风热，口唇、颊车、鬓髮肿痛及鼻额间连头痛，不可开口，虽言语、饮食亦相妨。

犀角七钱半　川升麻半两　防风　黄芩各三钱半　香白芷　白附子　川芎各二钱半　羌活三钱，一字　生甘草一钱半

上㕮咀。都作一服，水五盏，煎至三盏半，去滓，分作三服。一日服讫，其证必减。如脏腑有些溏不妨，足阳明胃经也，经云：肠胃为市。又云：阳明多血多气。胃之中，腥羶、五味无所不纳，如市廛无所不有也。六经之中血气俱多，腐熟饮食之毒聚于胃，故此方以犀角为主饮食之毒。阳明经络环唇挟口，起于鼻交额中，循颊车，上耳前，过客主人，循鬓际至额颅。昔王公患此一经，亦以升麻佐之，馀药皆涤除风热，升麻、黄芩，专入胃经，故用有效。

发　颐痄腮

或问：腮脸生毒何如？曰：此名腮颔发。肌肉浮而不着骨者名痄腮。俱属阳明风热所致，急服活命饮加玄参、芩、连，水酒煎服，及紫金丹汗之。或问：颧骨之下，腮颔之上，耳前一寸三分发疽何如？曰：此名颐发。古云，不治之证，属阳明经热毒上攻。宜活命饮加升麻、桔梗、黄连，水酒煎服，紫金丹、夺命丹汗之。壮实者，一粒金丹下之；老弱者，十全大补汤、黄芪内托散、人参养荣汤。若治不得

法，延及咽嗌，溃烂穿口不食者死。尝见一妇人，患此证，经水适至，一医开之，呕逆不食而死，又一人患此，医用点药，溃烂臭秽，以致虚火上升，吐血痰谵语而死。

[薛] 痄腮属足阳明胃经，或外因风热所乘，或内因积热所致。若肿痛寒热者，白芷胃风汤。内热肿痛者，升麻黄连汤。外肿作痛，内热口干者，犀角升麻汤。内伤寒凉，不能消溃者，补中益气汤。发热作渴，大便秘结者，加味清凉饮。表里俱解而仍肿痛者，欲作脓也，托里散。若饮食少思，胃气虚弱也，六君子汤。肢体倦怠，阳气虚弱也，补中益气汤。脓毒既溃，肿痛不减，热毒未解也，托裹消毒散，脓出而反痛，气血虚也，人参内托散。发热脯热，阴血虚也，八珍汤。恶寒发热，气血俱虚也，十全大补汤。若肿焮痛连耳下者，属手足少阳经，当清肝火。若连颐及耳后者，属足少阴经虚火，当补肾水。患此而有不治者多，泥风热执用克伐之药耳。按：《素问》云：肾热者，颐先赤。故颐属足少阴肾经也，而今医师以耳后一寸三分发锐毒者，名曰发颐，则是少阳分野。薛氏亦以为属足少阴经，当补肾水者何也？盖肾为相火之宅，宅完且固，而火得归息焉，则治肾正所以治少阳也。此证伤寒汗出不彻者多患之。亦有杂证客热，久而不散而发于颐者，宜以药速消散之，失治成脓，则费手矣。若又服克伐之药，而不滋补其气血，即穿口穿喉而死。一人年逾三十，夏月热病后，患颐毒。积日不溃，气息奄奄，饮食少思，大便不禁，诊脉如无。经曰：脉息如无似有，细而微者，阳气衰也。齐氏曰：饮食不入，大便滑利，肠胃虚也，以六君子加炮姜、肉豆蔻、破故纸数剂，泄稍止，食稍进，更加黄柏、当归、肉桂，溃而脓水清稀，前药每服加熟附一钱，数剂泄止食进，脓渐稠再以十全大补汤，加酒炒芍药、白蔹，月馀而愈。　地官陈用之，服发散之剂，寒热已退，肿痛不消，此血凝滞而欲作脓也，用托里消毒散而脓成，又用托里散而溃。但脓清作渴，乃气血虚也，用八珍加麦门、五味，三十馀剂而愈。　上舍卢懋树患此，而尺脉数，证属肾经不足，误服消毒之剂，致损元气而不能愈，余用补中益气、六味丸料而痊。

上舍熊栋卿颐后患之，脓清体瘦，遗精盗汗，晡热口渴，痰气上涌，久而不愈。脉洪大按之微细，属肾气亏损所致，遂用加减八味丸料，并十全大补汤而愈。　一妇人，素内热因怒，耳下至颈肿痛，寒热，此肝胆经火燥而血虚，用柴胡栀子散而肿痛消，用加味逍遥散而寒热退，用八珍汤加丹皮而内热止。

连翘败毒散　治发颐初肿，服此消之。

羌活中　独活中　连翘上　荆芥中　防风中　柴胡中　升麻下　桔梗中　甘草下　川芎中　牛蒡子新瓦上炒研碎用，中　当归尾酒洗，中　红花酒洗，下　苏木下　天花粉中

上用水一盅，好酒一盅，同煎至一盅，去滓，徐徐温服。如未消，加穿山甲蛤粉炒，一钱。肿至面者，加香白芷一钱，漏芦五分。如大便燥实者，加酒浸大黄一钱半，壮者倍用之。凡内有热，或寒热交作者，倍用柴胡，加酒洗黄芩一钱，酒炒黄连一钱。

加味消毒饮子　治搭腮肿。

防风　荆芥　连翘　牛蒡子　羌活　甘草各等分

上为粗末，水煎三两服。散毒，然后用药涂腮肿处。切不可先便用药涂，毒气入喉中，不救。

内托消毒散 治发颐有脓，不可消者，已破未破服之。

人参中 黄芪上 防风中 白芷中 川芎中 当归中 桔梗中 连翘中 升麻中 柴胡中 金银花中 甘草节中

上用水一盅，好酒一盅，同煎一盅，去滓，徐徐温服。疮破者，以玄武膏贴之。四围赤肿不退者，仍以后药涂之，兼服蜡矾丸最妙。

消毒救苦散 消肿散毒，用米醋调涂，敷四围留头，如干即又敷。

大黄三钱 黄芩 黄连 黄柏 芙蓉叶 大蓟根 白及 白蔹 天南星 半夏 红花 檀花 当归尾 赤小豆 白芷各一钱半 朴硝 雄黄另研末。以上各一钱

一方 用见肿消草、生白及、白蔹、土大黄、生大蓟根、野苎麻根，共捣成饼，入朴硝一钱和匀，贴肿上留头勿贴，如干即换之。若更加山慈菇、金线重楼根尤妙。

百合散 治颐颏疮，一名独骨疮。

百合 黄柏各一两 白及一钱半 蓖麻子五十粒，研

上为末，用朴硝水和作饼贴之，日三五次。

二金散 治大人小儿蚀透腮颊，初生如米豆，名含腮疮。

鸡内金 郁金

上分为末。先用盐浆盥漱了，贴之。

芙蓉敷方 治腮颔肿痛，或破成疮。

芙蓉叶不拘多少

上捣烂敷之，以帛扎定，日一换。

神效方 治痄腮，及痈疽发背，疮疖等证。

赤小豆为细末

以新汲水调敷疮上，及四边赤肿处，干则再敷之。

面　疮

或问：面游风毒何如？曰：此积热在内，或多食辛辣厚味，或服金石刚剂太过，以致热壅上焦，气血沸腾而作，属阳明经。初觉微痒，如虫蚁行，搔损则成疮，痛楚难禁，宜服黄连消毒散去人参，加薄荷、栀子，及活命饮加桔梗、升麻，紫金丹、乌金散选用。外用祛风润肌之剂敷之。

治面部生疮，或鼻脸赤风刺、粉刺，用尽药不效者，惟此药可治，神妙不可言。每以少许，临卧时洗面令净如面油，用之数日间，疮肿处自平，赤亦自消。如风刺、粉刺一夕见效，仍涂药，勿近眼处。

生硫黄 香白芷 瓜蒌仁 腻粉各半钱 全蝎七枚 蝉蜕五枚，洗 芫青七枚，去足翅

上为细末，麻油、黄蜡约度，如合面油法，火熬溶，取下离火，入诸药在内，每用少许，涂面上。

［山］ 面疮，水调平胃散涂之。

［千］ 治脸上热疮涎出，以蒲黄敷上瘥。

［东］ **洗面药方** 治面有皯点，或生疮及粉刺之类，并去皮肤燥痒垢腻，润泽肌肤。

皂角三斤，去皮弦子，另捣 糯米一升二合 绿豆八合，拣净，另捣 楮实子五两 三柰子 缩砂连皮，半两 白及二两，肥者，锉 甘松七钱 升麻子半两 白丁香五钱，腊月收拣净

上七味同为细末讫，和绿豆、糯米粉，及皂角末一处搅匀，用之效。

面油摩风膏

麻黄五钱 升麻 防风各二钱 当归身 白及各一钱 羌活去皮，一两 白檀香五分

上以绵裹定前药，于银石器中，用油五两，同熬得所，澄清去渣，以黄蜡一两，再煎熬为度。

莹肌如玉散

白丁香　白蒺藜　白牵牛　白及　白蔹　小椒各一两　香白芷七钱　当归梢　升麻各半两　楮实子四钱　白茯苓三钱　白附子二钱半　麻黄去节，二钱　连翘一钱半

上为细末。每用半钱，多少洗之。

涂皯䵳不令生疮

猪苓　麻黄　桂枝　白蒺藜　白附子　连翘　防风　香白芷　白蔹　当归身　升麻根　白及

上等分为细末。洗面用之，临卧唾调少许，涂面上。

［肘］　疗面多皯䵳，如雀卵色。以羖羊胆一枚，酒二升，煮三沸涂拭之，三日瘥。　治面上粉刺，捣菟丝子绞汁涂之。

［竹］　**白附丹**　治男子妇人，面上黑斑点。

白附子一两　白及　白蔹　白茯苓　密陀僧　白石脂　定粉各等分，研细

上为细末。用洗面药洗净。临睡用人乳汁，如无，用牛乳或鸡子清调和丸，如龙眼大。逐旋用温浆水磨开，敷之。

白附子散　治面上热疮似癣，或生赤黑斑点。

白附子　密陀僧　茯苓　白芷　定粉各等分

上为末。先用萝卜煎汤洗面净，后用羊乳调，至夜敷患处，次早洗去效。

祛风白芷散　治面上风癣疮。

白芷三钱　黄连　黄柏　黄丹各二钱　茯苓一钱五分　轻粉一钱

上为细末。用油调搽癣疮上，或加孩儿茶二钱，麝香二分亦可。

牙叉发

《鬼遗》云：左右牙叉骨接处发痈疽，肿处胀攻骨及牙关，张口不得。因诸风热上攻，或多食烧炙之物所为，或因患牙痛，即从牙缝中破出脓血，切忌外风水触犯。按：此系阳明经郁热，治宜清胃散、甘露饮、防风通圣、凉膈之属，量虚实表里用之。若服寒凉过多，火不归源者，服理中之属，佐以姜、附始安。

承浆痈

或问：地角下生疽何如？曰：是名颏痈，属阳明胃经积热所致。用白芷升麻汤、活命饮，加升麻、桔梗，更服紫金丹汗之。壮实者，一粒金丹下之。

耳部三

耳发

或问：耳轮生疽何如？曰：是名耳发疽，属手少阳、三焦经风热所致。六七日渐肿，如胡桃或如蜂房之状，或赤或紫热如火，痛彻心是也。十日刺出黄白脓者生，刺之无脓，时出鲜血，饮食不下，神昏狂躁者死。小儿耳窍旁生者，相传指月而生，恐未必然，大抵风湿热毒成疳，故名月蚀疳疮。

水银膏　治月蚀疮多在两耳上及窍傍，随月虚盈。

水银二钱半　胡粉研　松脂　黄连去须，为末。各半两　猪脂四两

上先熬猪脂令沸，下松脂诸末及水银，搅令匀，瓷盒盛，先以盐汤洗净疮，涂敷，日三五度。

胡粉散　治月蚀疮。

胡粉炒微黄　白矾煅　虢丹煅　黄连净　轻粉各二钱　胭脂一钱　麝香少许

上为末。先以温浆水入盐，洗拭后掺药，如疮干，麻油调敷。

耳内疮

或问：耳中生毒何如？曰：耳中所患不同，皆由足少阴、手少阳二经，风热上壅而然。其证有五：曰停耳，亦曰耳湿，常出黄脓。有耳风毒，常出红脓。有缠耳，常出白脓。有耳疳，生疮臭秽。有震耳，耳内虚鸣，常出清脓。虽有五般，其源一也，皆不寒热。有耳蕈、耳痔，则不作脓，亦不寒热，外无臃肿，但耳塞不通。已上缠绵不已，令人耳聋，活命饮、黄连消毒饮治之。若寒热间作，内外红肿疼痛日增者，为耳痈，用活命饮加升麻、桔梗、紫金丹、乌金散；壮实者，一粒金丹下之。若寒热大作，痛楚难禁者疔也，作疔治之。

［东垣］**黍粘子汤** 治耳内痛，生疮。

桔梗半两 柴胡 黄芪各三分 连翘 黄芩 黍粘子 当归梢 生地黄 黄连各二分 蒲黄 甘草炙 草龙胆 昆布 苏木 生甘草各一分 桃仁一钱 红花少许

上件锉如麻豆大。作一服，水二大盏，煎至一盏。去渣；少热服，食后，忌寒药利大便。

［罗］ 治耳内生疮者，为足少阴是肾之经也，其气通于耳，其经虚，风热乘之随脉入于耳，兴气相搏，故令耳门生疮也，曾青散主之。

曾青散 治耳内有恶疮。

雄黄七钱 曾青半两 黄芩二钱半

上件捣为细末，研匀。每用少许纳耳中。有脓出，即以绵杖子拭干用之。

黄连散

黄连半两 白矾枯，七钱半

上捣为细末。每用少许，绵裹纳耳中。

馀详杂病第八，耳门。

耳根毒

或问：耳根结核何如？曰：是名耳根毒。状如痰核，按之不动而微痛，属足少阳胆经，兼三焦经风热所致。用活命饮加升麻、柴胡，水酒煎服，或乌金散汗之。壮实者，一粒金丹下之；老弱者，黄芪内托散、十宣散托之。 一人劳倦，耳下焮肿，恶寒发热，头疼作渴，右脉大而软，当服补中益气汤。彼自用药发散，遂致呕吐，始信。予用六君子汤，更服补中益气汤而愈。大抵内伤荣卫失守，皮肤间无气滋养，则不任风寒，胃气下陷，则阳火上冲，气喘发热头痛，脉大，此不足证也，误作外感表实而反泻之，宁免虚虚之祸。东垣云：内伤右脉大。外感左脉大。当以此别之。按：左脉大属外感，此亦难凭，必须察形观色审证，参之以脉，乃得不误。丹溪治一老人，饥寒作劳，患头疼发热，恶寒骨节疼，无汗妄语，脉洪数而左甚，治以参、芪、归、术、陈皮、甘草，每帖加附子一片，五帖而愈。又一少年，九月间发热头痛，妄语大渴，形肥脉数大左甚，以参、术君，茯、芎臣，芪佐，附一片使。盖人肥而脉左大于右事急矣，非附则参、芪无捷效，五十帖大汗而愈。此皆左脉大，丹溪悉以内伤治之。若依东垣认作外感，宁不杀人。 一妇耳下肿痛，发寒热，与荆防败毒散四剂，表证悉退，以散肿溃坚汤数剂，肿消大半，再以神效瓜蒌散四剂而平。 一人肝经风热，耳下肿痛发热，脉浮数，以薄荷丹治之而消。

一妇因怒，耳下肿痛，以荆防败毒散加连翘、黄芩，四剂而愈。尝治此旬日不消者，以益气血药及饮远志酒并效，无脓自消，有脓自溃。 一妇因怒，耳下焮痛，头痛寒热，以荆防败毒加黄芩，表证悉退。但饮食少思，日晡发热。东垣云：虽有虚热不可大攻，热去则寒起，遂以小柴胡加地骨皮、芎、归、苓、术、陈皮十馀帖而愈。次年春复肿坚不溃，用八珍汤加香附、柴胡、地骨皮、桔梗，服至六七贴，以为延缓，仍服人参败毒散，热愈盛，又服流气饮则盗汗发热，口干食少，至秋复求诊视，气血虚极，辞之果殁。
一人每怒耳下肿，或胁作痛，以小柴胡汤加青皮、红花、桃仁四剂而愈。　一女性急好怒，耳下常肿痛，发寒热，肝脉弦急，投小柴胡加青皮、牛蒡子、荆芥、防风而寒热退，更以小柴胡汤对四物数剂而肿消。其父欲除病根，予谓：肝内主藏血，外主荣筋。若恚怒气逆则伤肝，肝主筋，故筋蓄结而肿，须要自加调摄，庶可免患。否则肝迭受伤，不能藏血，血虚则难差矣。后不戒，果结三核，屡用追蚀，不敛而殁。　一人远途劳倦，发热，脉大无力，耳下患肿，此劳损也，宜补中益气、养荣汤，自然热退肿消。彼不听，服降火药及必效散，果吐泻不食而死。夫劳倦损气，气衰则火旺，火乘脾土，故倦怠而热，此元气伤也。丹溪曰：宜补形气，调经脉，其疮自消，不可汗下。若不详脉症。经络受病之异，而辄用峻厉之剂，鲜不危矣。

耳　后　疽参发颐

或问：耳后一寸三分生疽，古云不治之证。今有一人，年二十四岁，耳后结块如拳，肉色不变，亦不甚痛，七日不食何如？曰：此名耳后毒，非瘿也，隔蒜灸之；活命饮加柴胡、桔梗、升麻，八阵散下之愈。　张通府，耳后鬓际，患肿一块无头，肉色不变，按之微痛，彼谓痰结，脉软而时见数。经曰：脉数不时见，疮也，非痰也。仲景云：微弱之脉，主血气俱虚，形精不足。又曰：沉迟软弱，皆宜托里，遂用参、芪、归、术、川芎、炙甘草以托里，少加金银花、白芷、桔梗以消毒，彼谓不然。内饮降火消痰，外贴凉药，觉寒彻脑，患处大热，头愈重，食愈少，复请治，以四君子加藿香、炮干姜数剂，食渐进，脓成刺之，更以十全大补汤去桂，灸以豆豉饼，又月馀而愈。　罗宗伯，耳后鬓际患毒焮痛，脉数，以小柴胡加桔梗、牛蒡子、金银花，四剂而愈。
一人耳后患毒，脉证俱实，宜用内疏黄连汤。彼此严冬不服寒剂，竟至不起。　一人耳后寸馀发一毒，名曰锐疽。焮痛寒热，烦躁喜冷，此胆经蕴热而然。先用神仙活命饮一剂，势减二三，时值仲冬，彼惑于用寒远寒之禁。自用十宣、托里之药，势渐炽，耳内脓溃，喉肿闭，药不能下而殁。

总　论

［薛］　耳疮属手少阳三焦经，或足厥阴肝经，血虚风热，或肝经燥火风热，或肾经虚火等因。若发热焮痛，属少阳、厥阴风热，用柴胡栀子散。若内热痒痛，属前二经血虚，用当归川芎散。若寒热作痛，属肝经风热，用小柴胡汤加山栀、川芎。若内热口干，属肾经虚火，用加味地黄丸，如不应，用加减八味丸，馀当随证治之。　文选姚海山，耳根赤肿，寒热作痛，此属三焦风热也，但中气素虚，以补中益气加山栀、炒黄芩、牛蒡子治之而愈。　一儒者，因怒，耳内作痛出水，或用祛风之剂，筋挛作痛，肢体如束，此肝火伤血也，用六味丸料数服而愈。　举人毛石峰子，年二十，耳内出水或作痛，年馀矣。脉洪数，左尺益甚，此属肝、肾二经虚热也，用加减八味丸料，一剂而愈。
一男子每入房，耳内或作痒或出水，常以银簪探入，甚喜阴凉，此属肾经虚热

也，用加减八味丸而愈。　一妇人，因怒发热，每经行即两耳出脓，两太阳作痛，以手按之痛稍止，怒则胸胁、乳房胀痛，或寒热往来，或小便频数，或小腹胀闷，此皆属肝火血虚也，先用栀子清肝散二剂，又用加味逍遥散数剂，诸证悉退，又以补中益气加五味而全愈。　一妇人经行后，因怒气劳役，发热寒热，耳内作痛，余以经行为血虚，用八珍汤加柴胡，怒气为肝火，用加味逍遥散；劳役为气伤，用补中益气汤加山栀而愈。　一妇人，耳内作痛或肿臂，寒热发热，面色素青黄，经行则变赤，余以为怒气伤肝，郁结伤脾，用加味归脾汤、加味逍遥散而愈。　一妇人耳内肿痛，寒热口苦，耳内出水，焮连颈项，饮食少思，此肝火甚而伤脾也，用小柴胡汤加山栀，牡丹皮稍愈。用加味逍遥散，及八珍汤加柴胡、山栀、丹皮，调补肝脾而全愈。　一孀妇，或耳内外作痛，或项侧结核，内热晡热，月经不调，唾痰少食，胸膈不利，余以为郁怒伤肝脾，朝用归脾汤以解脾郁，生脾气；夕用加味逍遥散以清肝火，生肝血而愈。　太卿魏庄渠，癸卯仲冬，耳内作痛，左尺洪大而涩。余曰：此肾水枯竭，不能生肝木，当滋化源，彼不信。仍杂用直补之剂，余谓其婿陆时若曰：庄渠不能生肾水，来春必不能起。至明年季春十八日，复请治，昏愦不语，颐耳之分，已有脓矣，且卵缩便数，方信余言，求治。辞不克，用六味丸料一盅，阴茎舒出，小便十减六七，神思顿醒。余曰：若砭脓出，庶延数日，为立嗣之计，否则脓从耳出，死立待矣。或谓不砭可生者，余因辞归。翌日果耳内出脓，至二十一日己未，火日而卒。宪副姜时川，癸卯冬，右手寸口浮数而有痰，口内若有疮然。余曰：此胃火传于肺也，当薄滋味，慎起居，以御之。甲辰秋，尺脉洪数而无力。余曰：此肺金不能生肾水，无根之火上炎也，宜静调养滋化源以治之。彼云：今喉耳不时燥痛，肢体不时发热，果是无根之火殒无疑矣。后会刘古峡云：姜公之病已如尊料，遂拉同往视，喉果肿溃，脉愈洪大，又误以为疮毒而投苦寒之剂，卒于仲春二十八日。乃药之促其亡也，否则尚能延至仲夏。

当归川芎散　治手足少阳经，血虚疮证或风热，耳内痒痛生疮出水，或头目不清，寒热少食，或妇女经水不调，胸膈不利，胁腹痞痛。

当归　川芎　柴胡　白术　芍药各一钱　山栀炒，一钱二分　牡丹皮　茯苓各八分　蔓荆子　甘草各五分

上水煎服。

若肝气不平寒热，加地骨皮。肝气实，加柴胡、黄芩。气血虚，加参、芪、归、地。脾虚饮食少思，加苓、术。脾虚胸膈不利，加参、芪。痰滞胸膈，加术、半。肝气不顺，胸膈不利，或小腹痞满，或时攻痛，加青皮。肝血不足，胸膈不利，或小腹满痛，加熟地黄。肝血虚寒，小腹时痛，加肉桂。日晡发热，加归、地。

栀子清肝散一名柴胡栀子散　治三焦及足少阳经风热，耳内作痒生疮，或出水疼痛，或胸乳间作痛，或寒热往来。

柴胡　栀子炒　牡丹皮各一钱　茯苓　川芎　芍药　当归　牛蒡子炒。各七分　甘草五分

上水煎服。若太阳头痛，加羌活。

加味地黄丸　治肝肾阴虚疮证，或耳内痒痛出水，或眼昏痰气喘嗽，或作渴发热，小便赤涩等证。

干山药　山茱萸　牡丹皮　泽泻　白茯苓　熟地黄　柴胡　五味子各另为末，等分

上将二地黄掐碎，酒拌湿杵膏，入前末和匀，加炼蜜为丸，桐子大。每服百丸，空心白汤送下。不应，用加减八味丸。

口齿部四

口疮

详杂病第八口门，此掇其遗者耳。

［丹］　王四叔公，口疮舌强，多痰。

白术　甘草梢一钱　人参　赤芍药　木通　生地黄半钱　黄连炒，一钱　瓜蒌子十二枚

上作一帖煎。

［罗］**黄连升麻汤**　治口舌生疮。

升麻一钱半　黄连三钱

上为细末，绵裹含津咽。

［丹］　治口疮。黄柏炙，同细辛各二钱，研极细敷之。噙少时，当满口有涎吐之。少刻，又敷又噙，如是五七次愈。《千金方》。

［罗］　**绿袍散**　治大人小儿口疮，多不效者。

黄柏四两　甘草炙，二两　青黛一两

上先取二味为末，入青黛同研匀，干贴。

［衍］　黄柏蜜炙，与青黛各一分，同为末，入生龙脑一字，研匀。治心脾热，舌颊生疮，当掺疮上，有涎即吐之。

［垣］　**蜜柏散**　治口疮久不愈者，用黄柏不计多少，蜜炙灰色，为细末。干掺上，临卧。忌酒、醋、酱，犯之则疮难愈。

［丹］　好酒煮黄连，呷下立愈。

［本］　治膈上热极，口舌生疮。

腻粉一匕　杏仁七粒，不去皮尖

上二味，临卧时细嚼，令涎出则吐之，用温汤嗽口，未痊可又用。

［肘］　治口疮，以蔷薇根，避风处打去土，煮浓汁温含，冷易之。

［衍］　五倍子治口疮，以末搽之，便可饮食。

［本］　治口疮，以胆矾一块，用百沸汤泡开，含漱一夕，可瘥八分。一方，用白矾汤漱口亦妙。凡口疮，用西瓜浆水。疮甚者，以此徐徐饮之。冬月无，留皮烧灰噙之。

治口疮，以好墨研蝼蛄极细，数之立效。胡氏方。蝼蛄走小肠、膀胱，其效甚捷。因力峻气猛，阴虚气上致疮者，戒勿用。惟体实有热，在上焦者，用之。

子和治一男子，病口疮数年。上至口，中至咽嗌，下至胃脘皆痛，不敢食热物，一涌，一泄，一汗，十去其九，次服黄连解毒汤，不十馀日皆释。

［丹］　口疮，服凉药不愈者，此中焦气不足，虚火泛上，先用理中汤，甚则加附子。

［本］　治满口生疮，此因虚火上攻，口舌生疮。

草乌头一枚　南星一枚　生姜一块

上焙干为细末。每服二钱，临卧时，用醋调作掩子，贴手足心，来日便愈。

［丹］　口疮，以远志醋研，鹅毛扫患处，出涎。

［本］　治口鼻生疮，用生姜一块，临睡时细嚼，含睡。不得开口出气，眠着不妨睡觉咽下。

［保］　**半夏散**　治少阴口疮，声绝不出者，是寒遏绝阳气不伸。

半夏制一两　桂　乌头各一字

水同煎一盏，分作二服。

甘矾散　治太阴口疮。

甘草二寸　白矾栗子大

上含化咽津。

乳香散 治赤口疮。

乳香 没药各一钱 白矾半钱 铜绿少许

研末掺之。

没药散 治白口疮。

乳香 没药 雄黄各一钱 轻粉半钱 巴豆霜少许

为末掺之。

［丹］．治口疮，猪蹄壳烧为末，敷之立止。张氏方。 治口疮与走马疳，茄蒂中木，去皮烧存性，入少白梅灰，与少矾细末，敷之立安。

［罗］ **红芍药散**

心病口疮，紫桔红苍，三钱四两，五服安康。

上件紫菀、桔梗、红芍药、苍术，各等分为细末。羊肝四两，批开，掺药末三钱，用麻扎定，火内烧令熟。空心食之，白汤送下，大效。

［圣］ 主小儿口疮通白者，及风疳疮蚀透者。以白僵蚕炒令黄色，拭去蚕上黄肉毛，为末，用蜜和敷之立效。

［陈］ 主口内热疮，以古文钱二十文，烧令赤，投酒中，饮之立瘥。

口舌生疮，胸膈疼痛，用炒豉细末，含一宿便瘥。

［圣］ 治口疮，用缩砂不拘多少，火煅为末，掺疮即愈。又法，用槟榔，烧灰存性、为末，入轻粉敷之。

［千］ 治口疮。取桑树汁，先以发拭口，即以汁敷之。

［垣］ 化毒法：凡口疮，无问新旧，遇夜卧，将自已两丸，以手揿紧，左右交手揉三五十遍。但遇夜睡觉行之，如此三五度。因酒而生者，一夜愈。久病诸口疮，三二夜愈。如鼻流清涕恶寒者，揿二丸向上，揉之数夜可愈。

牙 痈

或问：牙根生痈何如？曰：此名附牙痈，属足阳明胃经热毒所致，宜服清胃散、黄连消毒饮，或刺出恶血则愈。

清胃散 治膏粱积热，唇口肿痛，齿龈溃烂，焮痛连头面，或恶寒发热。

升麻二钱 生地黄 牡丹皮 黄连 当归酒洗。各一钱

上水煎服。痛未止，石膏之类可量加。

骨 槽 风

或问：牙龈肿痛，寒热大作，腐烂不已，作疳治之无益何如？曰：此骨槽风也，一名穿腮毒。由忧愁思虑，惊恐悲伤所致。初起生于耳下及颈项间，隐隐皮肤之内，略有小核，渐大如胡桃，日增红肿，或上或下，或左或右，牙关紧急，不能进食，先用鹅翎探吐风痰，服黄连解毒汤、活命饮加玄参、桔梗、柴胡、黄芩，切不可用刀针。有一人因用药点破，入风虚火上升，呕吐血痰，谵语臭秽，不食而死。又一人，上齿根连外肿痛，后齿根溃脓，医者皆以牙痈治之，久而不敛，浓汁不绝，询其故？乃曾生广疮者，即以结毒治之而愈。

东垣神功丸 治多食肉人，口臭不可近。牙齿疳蚀，龈肉将脱，牙落血出不止。

黄连去鬚净，酒洗，一两 缩砂仁半两 生地黄酒浸 甘草各三钱 藿香叶 木香 当归身各一钱 升麻二钱 兰香叶如无，以藿香叶代之，二钱

上为细末，水浸蒸饼为丸，绿豆大。每服一百丸加至二百丸止。白汤下，食后服。兼治血痢及下血不止，血下褐色或紫黑色，及肠澼下血，空心米饮送下，其脉

洪大而缓。及治麻木，厥气上冲，逆气上行腰间者。

上　腭　痈

或问：上腭生疽，状如紫蒲萄何如？曰：是名悬痈，属手太阴、手厥阴心包络。令人寒热大作，舌不能伸缩，口不能开阖，惟欲仰面而卧，鼻中时出红涕，属手足少阴经，及三焦积热所致。宜黄连消毒饮加桔梗、玄参，急刺出恶血，犀角琥珀膏敷之，壮实者，一粒金丹下之。过时不治，饮食不入，神昏脉乱者死。

唇　　疮

［世］　唇疮，以甑上滴下汗敷之，累效如神。

［罗］多效散　治唇紧疮及瘆。

诃子肉　五倍子各等分

上为细末，干贴上效。

［丹］　唇黄泡肿，乌头炒灰研，香油调敷之。胡氏方。

唇上生疮，连年不瘥。以八月蓝叶一斤，捣取汁洗之，不过三日瘥。《千金方》。

唇上生疮，用白荷花瓣贴之，神效。如开裂出血者即止。

项　　部五

百　脉　疽

《鬼遗》云：百脉疽，肿起环颈项疼痛，身体大热，不敢动止，悁悁不能食，此有大畏恐骇，上气咳嗽，其发引耳，不可以肿，十五日可刺导引，不刺导引见血，八十日必死。

颈　　痈

《灵枢》云：发于颈者，名曰夭疽。其痈大而赤黑，不急治，则热气下入渊腋、前伤任脉，内熏肝肺，熏肝肺十馀日而死矣。　或问：颈上生痈疽何如？曰：是颈痈也，属手少阳三焦经，郁火、积愤、惊惶所致。初觉即隔蒜灸，服活命饮加玄参、桔梗、升麻，及胜金丹、夺命丹汗之。壮实者，一粒金丹下之老弱者，十全大补汤、人参养荣汤。若溃而不敛，烦躁胀满，小便如淋，呕吐者死。　一妇颈痈不消，与神效瓜蒌散六剂，少退，更以小柴胡加青皮、枳壳、贝母数剂，痛肿减大半，再以四物对小柴胡数剂而平。　一人神劳多怒，颈肿一块，久而不消，诸药不应。予以八珍汤加柴胡、香附，每日更隔蒜灸数壮，日饮远志酒二三盏渐消。　一妇月水不行，渐热咳嗽，肌体渐瘦，胸膈不利，颈肿一块，日久不消，令服逍遥散月馀，更服八珍汤加牡丹皮、香附，又月馀，加黄芪、白蔹两月馀，热退肿消，经行而愈。　一人年逾三十，每劳心过度，颈肿发热，服败毒散愈盛，用补中益气汤数帖而消。　一人因暴怒，项下肿痛，胸膈痞闷兼发热，用方脉流气二剂，胸膈利，以荆防败毒散二剂而热退，肝脉尚弦涩，以小柴胡加芎、归、芍药四剂，脉证顿退，以散肿溃坚丸一料将平，惟一核不消，服过神仙无比丸二两而瘳。　一儿甫周岁，项患胎毒。予俟有脓刺之，脓出碗许，乳食如常，用托里药月馀而愈。又一儿患此，待脓自出，几至不救。　大抵疮浅宜砭，深宜刺，使瘀血去于毒聚之始，则易消也。况小儿气血又弱，脓成不针不砭，鲜不毙矣。　一人项下患毒，脓已成因畏针，焮延至胸，赤如霞，其脉滑数，饮食不进，月馀不寐甚倦。予密针之，脓出即睡觉而思食，用托里散两月馀而愈。又一人患此，及时针刺，数日而愈。一人素虚患此，不针，溃透颔颊，血气愈虚而死。　一妇因怒颈肿，后月水不通，四肢浮肿，小便如淋，此血分证也，先以椒仁丸数服，经行肿消，更以六君子汤加柴胡、枳壳数剂，颈肿亦消矣。亦有先因小便不利，后身发肿，致经水不通，名曰水分，宜葶苈丸治之。《良方》云：妇人肿满，若先因经水断绝，后致四肢浮肿，小便不通，名曰血分，水化为血，血不通则复化为水矣，宜服椒红丸。

项中疽

或问：颈后脑下发疽何如？曰：此即对口疮也，属督脉。阳独盛，气有馀，火炎上而发疽也，急服乌金散、胜金丹汗之，壮实者，一粒金丹下之。稍迟溃出脓水，入风发搐者，难治。有毒邪壅盛，鲜血暴涌而死，毒攻心腹，膨胀谵语者死。此证焮赤肿痛可治，若根大精神昏愦，即难治也。量表里虚实，而为汗下、内托、内消，外用大围药箍住，中点六灰膏之类破泄其毒，不可走失根脚。若欲流两肩脊者，不可疗也。或云：先服追疔夺命汤二帖，后服活血化毒汤。

治对口疮效方　用新鲜茄蒂七个，秤若干重，又用鲜何首乌，秤同茄蒂重，用水一盅半煎服。一服出脓，一服收口。如无鲜茄蒂、首乌，干者亦可，但不及鲜者有力。此方轻剂不可以治重病，观者勿泥也。

天柱疽

或问：天柱骨上，极痒入骨，恶心吐逆，肩背拘急何如？曰：此名天柱疽，急隔蒜灸，痒止为度，无蒜，明灸可治。服活命饮加羌活、桔梗，乌金散、胜金丹选用。灸而有泡者吉，无泡者凶。服汗剂得汗可治，无汗难治。若溃烂神昏，呕哕恶心，血不止者死。

杼　疽参耳后

或问：颈上、两耳后生疽何如？曰：此名杼疽。初不甚肿，但痛痒不时而出清水，渐渐长大，如玳瑁斑点者是也，亦名化骨疮。急服八阵散、夺命丹、活命饮加桔梗、柴胡。若过时，溃烂日久出骨者，大恶之证也。此证多生于积郁之人，七恶多见，犯禁者不治。

夹喉疽

或问：喉之两旁生疽何如？曰：此名夹疽，属手少阴心经、足太阴脾经、足厥阴肝火热毒上攻而然。宜琥珀犀角膏、犀角散、黄连消毒饮、活命饮加玄参、桔梗、黄连。溃内者难治，虚火上升，痰壅饮食不进者死。

结喉痈

《灵枢》云：痈发于嗌中，名曰猛疽。猛疽不治，化为脓，脓不泻塞咽，半日死。其化为脓者泻，则合豕膏冷食，三日而已。　或问：当结喉生痈何如？曰：是名喉痈，又名猛疽。以其势毒猛烈可畏也，属任脉及手太阳、手少阴经，积热忧愤所致。急宜清热攻毒，用琥珀犀角膏及黄连消毒饮、紫金丹、乌金散选用，壮实者，一粒金丹下之。若过时不治，溃穿咽嗌者死。

瘰疬马刀

结核连续者，为瘰疬。形长如蛤者，为马刀。一云，瘰疬者，结核是也。或在耳后耳前，或在耳下连及颐颔，或在颈下连缺盆，皆谓之瘰疬。或在胸及胸之侧，或在两胁，皆谓之马刀。手足少阳主之。

《集验》云：夫瘰疬疮者，有风毒、热毒、气毒之异；瘰疬、结核，寒热之殊。其证皆由忿怒、气逆、忧思过甚，风热邪气内搏于肝经。盖怒伤肝，肝主筋，故令筋缩结畜而肿也。其候多生于颈项、胸腋之间，结聚成核，初如豆粒，后若梅李，累累相连，大小无定。初觉憎寒壮热，咽项强痛，肿结不消者，便当服散肿溃坚汤，或五香连翘、漏芦汤之类散之。或用牡蛎大黄汤，疏利三两行，疮上可用十香膏之类贴之，及诸淋洗、敷贴等药治之，庶得消散。若不散，可用内消丸之类消之，或隔蒜灸之。仍断欲、息气、薄滋味调理之。不然，恐日久变生寒热咳嗽而成劳瘵之疾，不可治矣。又有马刀疮，亦生于项腋之间，有类瘰疬。但初起其状如马刀，赤色如火烧烙极痛，此疮甚猛，宜急治之，不然多成危殆也，临证辨之。

丹溪云：夫瘰疬初发，必起于少阳经，不守禁戒，必延及阳明经。大抵食味之厚，郁气之积，曰毒，曰风，曰热，皆此二端，招引变换，须分虚实。彼实者固易治，自非痛断厚味与发气之物，虽易亦难，殊为可虑，以其属胆经，主决断，有相火而且气多血少。妇人见此，若月经行不作寒热可生，稍久转为潮热，其证危矣。自非断欲，绝虑，食淡，虽神圣不可治也。

戴复庵云：瘰疬之病，皆血气壅结，根在脏腑，多结于颈项之间，累累大小，无定发作，寒热，脓血，溃烂，或此没而彼起，宜于隔宿，用米饮调下桂府滑石二钱盅，动时进黑白散，必有物如葡萄肉，从小便出至数枚，其肿核则愈。仍常服四七汤加木香，或苏子降气汤，其匝颈者，俗名蟠蛇疬难治。

薛新甫云：瘰疬之病，属三焦肝胆二经，怒火，风热，血燥，或肝肾二经精血亏损，虚火内动，或恚怒，气逆，忧思过甚，风热邪气内搏于肝。盖怒伤肝，肝主筋，肝受病，则筋累累然如贯珠也。其候多生于耳前后、项腋间，结聚成核。初觉憎寒恶热，咽项强痛。若寒热焮痛者，此肝火风热而气病也，用小柴胡汤以清肝火，并服加味四物汤以养肝血。若寒热既止而核不消散者，此肝经火燥而血病也，用加味逍遥散以清肝火，六味地黄丸以生肾水。若肿高而稍软，面色萎黄，皮肤壮热，脓已成也，可用针以决之，及服托里之剂。若经久不愈，或愈而复发，脓水淋漓，肌体羸瘦者，必纯补之剂，庶可收敛，否则变成九瘘。《内经》曰：陷脉为瘘，留连肉腠。即此病也。外用豆豉饼、琥珀膏以驱散寒邪，补接阳气，内服补中益气汤、六味丸以滋肾水、培肝木、健脾土，亦有可愈者。大抵肝胆部分结核，不问大小，其脉左关弦紧，左尺洪数者，乃肾水不能生肝木，以致肝火燥而筋挛，须用前药以滋化源，是治其本也。《外台秘要》云：肝肾虚热，则生疬。《病机》云：瘰疬不系膏粱丹毒火热之变，因虚劳气郁所致，止宜补形气，调经脉，其疮自消散。盖不待汗之、下之而已也。其不详脉证经络受病之异者，下之则犯经禁、病禁，虚虚之祸，如指诸掌。若脉洪大，元气虚败，为不治。若面皖白，为金克木，亦不治。若眼内赤脉贯瞳人，见几条则几年死。使不从本而治，妄用伐肝之剂则误矣。盖伐肝则脾土先伤，脾伤则损五脏之源矣，可不慎哉。按：《脉经》云：人年五六十，其脉浮大者，痹侠背行，苦肠鸣、马刀、侠瘿者，皆为劳得之。可见瘰疬之证，多起于虚也。薛氏之论，可为典要。故详著之。

[治疗次第]

初觉憎寒壮热，咽项强痛，肿结不消者，以羌活连翘汤，又宜长服消疬丸。却以棱针刺破出血，以拔毒汤热淋洗，一日洗五七次，针五七次，放蟾酥末少许于针处上，以琥珀膏贴之，更以内消膏贴之，久久自然而消也。如不散者，用铁筒拔毒膏点破，次以下品锭子取去恶肉，可作溃疬治之，用十宣散之类托里。若毒攻心呕吐者，用粉乳托里散发出毒，此要兼针灸法同施。若已溃不愈者，宜益气养荣汤，八物汤加柴胡、地骨皮、夏枯草、香附子、贝母多服取效。凡用锭子药线，必用托里之剂服之。 焮赤肿痛，脉沉数者，邪气实也，宜泄之，以化毒消肿和里散，加减。 肿痛憎寒发热，或拘急，脉浮数者，邪在表也，宜散表，以荆防败毒散加减。因怒结核，或肿痛，或发热者，宜疏肝行气，以小柴胡汤加青皮、青木香、红花、桃仁。 肿硬不溃者，宜补气血，以益气养荣汤。 抑郁所致者，解郁结，调气血，以益气养荣汤。 溃后不敛者，属气血俱虚，宜大补，以益气养荣汤，次用十全大补汤加香附子、贝母、远志。 虚劳所致者，宜补之，先以补中益气汤，次以益气养荣汤加减。 因有核，溃而不敛者，腐而补之，以针头散腐之；以益气养荣汤补之。 脉实而不敛，或不消者下之，以羌活连翘汤。 肿痛发寒热，大便秘，以羌活连翘汤，次以神仙活命饮。耳下结核肿痛，发寒热，宜荆防败毒散，表证悉退，以散肿溃坚汤。 溃后核不腐，以益气养荣汤，更敷针头散腐之。肿硬久不消，亦不作脓，服散坚败毒药不应。宜灸肘尖、肩尖，服益气养荣汤而消。 气血壮实之人，脉沉实而大者，亦不觉损，方可进必效散、遇仙无比丸下其毒。若其毒一下，即止二药，更服益气养荣汤调理。 疮口不敛，宜用豆豉饼灸之。以琥珀膏、十香膏贴之。 溃后发热，烦躁作渴，脉大无力，此血虚也，宜以当归补血汤，次以圣愈汤，再八物汤加贝母、远志。 每劳心过度，颈肿发热，服败毒药愈甚，以补中益气汤数剂而消。

［治验］

阁老，杨石斋子，年十七，发热作渴，日晡颊赤，左关尺脉大而浮，此肝肾阴虚，用补阴八珍汤五十馀剂，又加参、芪二十馀剂而溃。但脓水清稀，肌肉不生，乃以参、芪、归、术为主，佐以芍药、熟地、麦门、五味，脓水稠而肌肉生。更服必效散一剂，疬毒去而疮口敛。 容台张美之，善怒，孟春患此。或用伐肝之剂不愈，余以为肝血不足，用六味地黄丸、补中益气汤，以滋化源，至季冬而愈。 一儒者，愈后体瘦，发热昼夜无定，此足三阴气血俱虚，用八珍加麦门、五味二十馀剂，又用补中益气加麦门、五味，及六味丸而愈。 儒者张子容，素善怒，患此久而不愈。疮出鲜血，左关弦洪，重按如无，此肝火动而血妄行，证属气血俱虚，用补中益气汤，以补脾肺，用六味丸以滋肾肝而愈。 一人耳下患五枚如贯珠，年许尚硬，面色萎黄，饮食不甘，劳而发热，脉数软而涩，以益气养荣汤六十馀剂，元气已复，患处已消，一核尚存，以必效散二服而平。 一人先于耳前、耳下患之将愈，延及项侧缺盆三年，遂延胸腋。诊之肝脉弦数，以龙荟、散坚二丸治之将愈，肝脉尚数。四年后小腹、阴囊、内股皆患毒，年馀不敛，脉诊如前，以清肝养血，及前丸而愈。 一人因怒，耳下及缺盆患疬，溃延腋下，形气颇实，疮口不合，治以散肿溃坚丸而愈。一人因劳而患，怠惰发热，脉洪大按之无力，宜用补中益气汤。彼不信，辄服攻伐之剂，吐泻不止而死。 大抵此证原属虚损，若不审虚实而犯病禁、经禁，鲜有不误。常治先以调经解郁，更以隔蒜灸之多自消。如不消即以琥珀膏贴之，候有脓则针之，否则发生他证，设若兼痰、兼阴虚等症，只宜加兼症之剂，不可干扰馀经，或气血已复而核不消，却服散坚之剂，至月馀不应，气血亦不觉损，方进必效散或遇神仙无比丸，其毒一下，即止二药，更服益气养荣汤数剂以调理。疮口不敛，豆豉饼、琥珀膏贴。气血俱虚，或不慎饮食起居七情者，俱不治。然此证以气血为主，气血壮实，不用追蚀之剂，彼亦能自腐，但取去，使易于收敛。若气血虚，不先用补剂，而数用追蚀之药，适足以败矣。若发寒热，眼内有赤脉贯瞳人者亦不治。一脉者一年死，二脉者二年死。　一人患之，痰盛胸膈痞闷，脾胃脉弦，此脾土虚，肝木乘之也，当实脾土，伐肝木为主。彼以治痰为先，乃服苦寒化痰药，不应。又加破气药，病愈甚，始用六君子汤加芎、归数剂，饮食少思，以补中益气汤倍加白术月馀，中气少健，又以益气养荣汤四月，肿消而血气亦复矣。夫右关脉弦，弦属木，乃木盛而克脾土为贼邪也，虚而用苦寒之剂，是虚虚也。况痰之为病，其因不一，主治之法不同，凡治痰，利药过多则脾气愈虚，虚则痰愈易生，如中气不足，必用参、术之类为主，佐以痰药。　一人久而不敛，神思困倦，脉虚，予欲投以托里，彼以为迂。乃服散肿溃坚汤半月馀，果发热，饮食愈少，复求治。投益气养荣汤三月，喜其谨守，得以收救。齐氏曰：结核瘰疬初觉宜内消之。如经久不除，气血渐衰，肌寒肉冷，或脓汁清稀，毒气不出，疮口不合，聚肿不赤，结核无脓，外证不明者，并宜托里。脓未成者，使脓早成；脓已溃者，使新肉早生。血气虚者，托里补之，阴阳不和，托里调之。大抵托里之法，使疮无变坏之证，所以宜用也。

一妇患瘰疬，延至胸腋，脓水淋漓，日久五心烦热，肢体疼痛，头目昏重，心忪颊赤，口干咽燥，发热盗汗，食少嗜卧，月水不调，脐腹作痛，予谓血虚而然，非疬故也。服逍遥散月馀少可，更服八珍汤加牡丹皮、香附子，又月馀而经通，再加黄芪、白蔹两月馀而愈。　一妇久患瘰疬不消，自汗恶寒，此血气俱虚，服十全大补汤，月馀而溃。然坚核难取，疮口不敛，灸以豆豉饼，仍与前药加香附、乌药，两月而愈。　一妇疬溃后，发热，烦躁作渴，脉大无力，此血虚也，以当归补血汤六剂顿退，又以圣愈汤数剂少健，加以八珍汤加贝母、远志，三十馀剂而敛。　一妇溃后，核不腐，以益气养荣汤三十馀剂，更敷针头散腐之，再与前汤三十馀剂而敛。　一妇久溃发热，月经过期且少，用逍遥散兼前汤两月馀，气血复而疮亦愈，但一口不收，敷针头散，更灸前穴而痊。　一妇肝经积热，患而作痛，脉沉数，以射干连翘汤四剂少愈，更用散肿溃坚丸月馀而消。　一妇瘰疬，与养气顺血药不应，服神效瓜蒌散二剂顿退，又六剂而消。却与托里药，气血平复而愈。　一妇年逾三十，瘰疬已溃不愈，与八珍汤加柴胡、地骨皮、夏枯草、香附、贝母，五十馀剂，形气渐转，更与必效散二服，疮口遂合。惟血气未平，再用前药三十馀剂而平。　一妇瘰疬不消，脓清不敛，用八珍汤少愈，忽肩背痛不能回顾，此膀胱经气郁所致，当服防风通气汤。彼云瘰疬胆经病也，是经火动而然，自服凉肝降火之药，反致不食，痛盛。予诊其脉胃气愈弱，先以四君子加陈皮、炒芍药、半夏、羌活、蔓荆子，四剂食进痛止；继以防风通气二剂而愈。　一女年十七，患瘰疬久不愈，月水尚未通，发热咳嗽，饮食少思，老妪欲用巴豆、肉桂之类，先通其经。予谓：此证潮热经候不调者，不治。但喜脉不涩，且不潮热，尚可治。须养气血，益津液，其经自行。彼欲效，仍用巴桂。此剽悍之剂，大助阳火，阴血得之则妄行；脾胃得之则愈虚，果通而不止，饮食愈少，更加潮热，遂致不救。一妇人，瘰疬久不愈，或以木旺之证，用散肿溃坚汤伐之，肿硬益甚，薛以为肝经气血亏损，当滋化源，用六味地黄丸、补中益气汤，至春而愈。此证若肝经风火暴病，元气无亏，宜用前汤。若风木旺而自病，宜用泻青丸，虚者用地黄丸。若水不能生木，亦用此丸。若金来克木，宜补脾土，生肾水。大凡风木之病，壮脾土则木自不能克矣。若行伐肝，则脾胃先伤，而木反克土矣。 一妇患之，恐不起，致少寐年馀，疬破脓水淋漓，经水或五十日、或两月馀一至，误服通经丸，展转无寐，午前恶寒，午后发热。薛以为思虑亏损脾血，用归脾汤作丸，午前以六君送下，午后以逍遥送下，两月馀得寐，半载后经行如期，年馀疮愈。 一妇瘰疬后，遍身作痒，脉大按而虚，以十全大补汤，加香附治之而愈。大凡溃后午前痒作气虚，午后痒作血虚，若作风症，治之必死。 子和治一妇人，病瘰疬延及胸臆，皆成大疮相连，无好皮肉，求戴人疗之。戴人曰：火淫所胜，治以咸寒，命以沧盐吐之，即一吐而着痂，次用凉膈散、解毒汤等剂，皮肉反复如初。

东垣连翘散坚汤 治耳下至缺盆、或至肩上生疮，坚硬如石，动之无根者名马刀。疮从手足少阳经中来也，或生两胁，或已流脓作疮，或未破并皆治之。

当归酒洗 黄芩生 连翘 广茂酒炒 京三棱细锉，同广茂酒洗一次，微炒干。已上各半两 土瓜根酒炒 草龙胆酒洗。各一两 柴胡根一两二钱 酒炒芩七钱 炙甘草六钱 黄连酒炒 苍术各三钱 芍药一钱

上以一半为细末，炼蜜为丸如绿豆大。每服一百丸或一百五十丸。一半㕮咀。每服半两，水一盏八分，先浸半日，煎去滓。热服临卧，头低脚高，去枕而卧，每口作十次咽；留一口送下丸子，服毕如常安卧。

升阳调经汤 治逆项下或至颊车，生瘰疬。此证出足阳明胃经中来也，若其疮深远，隐曲肉低，是足少阴肾中来也，是戊土传癸水。夫传妻，俱作块子坚硬，大小不等，并皆治之。或作丸服亦得。

升麻八钱 连翘 草龙胆酒炒 桔梗 黄连去鬚，酒洗 京三棱酒洗，同广茂微炒 葛根 甘草炙。已上各半两 知母酒洗，炒 广茂酒洗，炒。各一两 细黄芩酒炒，六钱 黄柏去粗皮，酒炒二次，七钱

上秤一半作丸，炼蜜丸如绿豆大。每服一百丸或一百五十丸。一半㕮咀。每服半两。若能食，大便硬，可旋加至七八钱止。水二盏，先浸半日，煎至一盏，去滓。热服卧，身脚在高处，去枕头，噙一口作十次咽之；留一口在后，送下丸子，服药毕，卧如常，此治法也。

散肿溃坚汤 治马刀疮，结硬如石，在耳下至缺盆，或至肩上，或至胁下，皆手足少阳经中；及瘰疬遍下颏，或至颊车，坚而不溃，在足阳明经中所出。或二疮已破，及流脓水，并皆治之。服药多少，临病斟酌，量病人饮食多少，大便硬软，以意消息之。

柴胡梢四钱 草龙胆酒炒 黄柏去粗皮，酒炒 知母炒 瓜蒌根酒洗 昆布去土 桔梗各半两 甘草根炙 京三棱酒炒 广茂酒洗，炒 连翘 当归各三钱 白芍药 葛根 黄连各二钱 升麻六钱 黄芩梢八钱，一

半酒洗，炒一半生用

上㕮咀。每服六钱或七钱。水二盏，先浸半日，煎至一盏，去渣，稍热服。于卧处伸脚在高处，头微低，每噙一口，作十次咽，至服毕，依常安卧，取药在胸中，停留故也。另攒半料作细末，炼蜜为丸，如绿豆大，每服一百丸，此汤留一口送下。更加海藻半两炒食，后量虚实加减。多少服皆仿此例。

救苦胜灵丹汤　治马刀挟瘿者，从耳下或耳后下颈至肩上，或入缺盆中者，乃手足少阳经之分野。其瘰疬在于颏下，或至颊车者，乃足阳明经之分野，受心脾之邪而作也，今将二证合治之。

黄芪一钱。护皮毛，实腠理，及活血气。又实表补元气，乃疮家之圣药也　人参三分。补肺气，如气短及不调而喘者加之　真漏芦半钱。勿以白头翁代之　升麻一钱　葛根半钱，此三味，俱足阳明本经药　甘草半钱。能调中和诸药，泻火益胃　连翘一钱。此一味，乃十二经疮中之药，不可无者，能散血结气聚，此疮家之神药也　牡丹皮二分。去肠胃中，留滞宿血　当归身三分　生地黄三分　熟地黄三分。此三味诸经中，和血生血凉血药也　白芍药三分，如夏月倍之。其味酸，其气寒，能补中益气，治腹痛。如冬月寒症勿用　肉桂二分。大辛热，能散结聚，如阴症疮疡，少用之，此寒因热用之意。以为阴寒覆盖，其疮用大辛热去之。烦躁者勿用　柴胡功同连翘，如疮不在少阳经，勿用　黍粘子三分。无肿不用　昆布二分。味咸，若疮坚硬甚者用之，咸能软坚也　京三棱炮，二分　广茂三分。此二味，疮坚硬甚者用之。不硬者，勿用　羌活　独活　防风各一钱，已上三味必关手、足太阳证，脊痛、项强、不可回顾，腰似折，项似拔。防风辛温，如疮在膈上，虽无手、足太阳经证，亦当用之。为能散结，去上部风邪故也　益智仁二分。如唾多者，胃不和也。或吐沫、吐食，胃中寒者加之。无则勿用　麦芽一钱。消食健脾　神曲炒，二分。食不消化者，用之　黄连炒，三分，治烦闷　厚朴姜制，一钱二分，如腹胀加之　黄柏炒，三分，如有热，或腿脚无力加之，如烦躁欲去衣者，此肾中伏火也，更宜加之

上共为细末，汤浸蒸饼，捏作饼子，晒干，捣如米粒大。每服三钱，白汤下。如气不顺，加橘红；甚者加木香少许，量病人虚实，消息之。毋令药多，妨其饮食，此治之大法也。如止在阳明分者，去柴胡、黍粘子二味，馀皆用之。如在少阳分，为马刀挟瘿，去独活、漏芦、升麻、葛根，加瞿麦三分。如本人气素弱，其病势来时气盛而不短促者，不可考其平素，宜作气盛，而从病变治之权也。加黄芩、黄连、黄柏、知母、防己。视邪气在上、中、下而用之。假令在上焦，加黄芩半酒洗，半生用。在中焦，加黄连半酒洗，半生。在下焦，加酒制黄柏、知母、防己之类选而用之。如大便不通而滋其邪盛者，加酒制大黄以利之。如血燥而大便干燥者，加桃仁泥、大黄。如风结燥不行者，加麻仁、大黄以润之。如风涩而大便不行，加煨皂角仁、大黄、秦艽以利之。如脉涩觉身有气涩而大便不通者，加郁李仁、大黄，以除风燥。如阴寒证，为寒结秘而大便不通者，以局方半硫丸，或加炮附子、干姜煎，候冰冷服之。

大抵用药之法，不惟疮疡一家，凡诸疾病，气素怯弱者，当去苦寒之剂，多加人参、黄芪、甘草之类，以泻火而补元气，馀皆仿此。

柴胡通经汤　治小儿项侧有疮，坚而不溃，名曰马刀。亦治瘰疬。

柴胡　当归尾　生甘草　连翘　黄芩　牛蒡子　京三棱　桔梗各一钱半　黄连一钱　红花少许

上作一服。水二盅，煎至一盅，食后服。此是攻里内消之剂。

柴胡连翘汤　治男子妇人，马刀疮。

柴胡　连翘　知母酒制　黄芩炒。各半两　黄柏酒制　生地黄　甘草炙。各三钱　当归尾一钱半　桂三分　牛蒡子二钱　瞿麦

穗六钱

上锉如麻豆大。每服三钱或五钱，水二大盏，煎至一盏，去滓。食后稍热，时时服之。

消肿汤　治马刀疮。

柴胡　黄芩生用。各二钱　黄连　牛蒡子炒。各半钱　黄芪　瓜蒌根各一钱半　连翘三钱　当归尾　甘草各一钱　红花少许

上㕮咀。每服半两，水二大盏，煎至一盏，去滓。食后稍热服。忌酒、湿面。

罗谦甫云：曲阳县刘禅师，善治疮疡、瘰疬，其效更捷。授予四方：太乙膏，玉烛散，克效散，翠玉膏，用之每每见效。

太乙膏　治疬子疮，神效。

没药四钱　清油一斤　黄丹五两　脑子研，一钱　麝香三钱　轻粉　乳香各二钱

上以清油、黄丹，熬成膏，用柳枝搅；又用憨葱七枝，旋旋加下，葱尽为度。下火，不住手搅至滴水不散。却入乳、没、脑、麝、轻粉等味，搅匀，瓷器内盛用。

克效散

斑蝥四十九个，不去翅足，炒　粳米四十九粒　赤小豆四十九粒　官桂　硇砂各半钱

上五味，研为细末。初服一字，次服半钱，次服三字，又次服四字，煎章柳根汤送下，空心服。以小便淋疬并作涩为效，恶心呕吐黄水，无妨。其瘰疬日日自消矣。

玉烛散　治瘰疬自消，和血通经。

当归　芍药　大黄　甘草　熟地黄　芒硝　黄芩　川芎各等分

上为粗末。每服三钱，水一盏，生姜三片，煎至七分，去渣。温服，日进一服，七八日效。

翠玉膏方见臁疮。

羌活连翘汤　治瘰疬初发，寒热肿痛。

防风　羌活　连翘　夏枯草　柴胡　昆布洗　枳壳　黄芩酒炒　川芎　牛蒡子　甘草　金银花

上，薄荷、水煎服。次以追毒散行之，以化坚汤消之，大效。

防风羌活汤　治瘰疬发热者。

防风　羌活　连翘　升麻　夏枯草　牛蒡子　川芎　黄芩酒浸　甘草　昆布洗　海藻洗　僵蚕

上，薄荷、水煎服。虚者，加人参、当归。实者，加黄连、大黄。

加味败毒散　治风热上壅劲痛，或因怒气。憎寒壮热，如服四五剂不退，宜服益气养荣汤。即荆防败毒散，加牛蒡子、玄参。

杨氏家藏治瘰疬方

荆芥　白僵蚕　黑牵牛各二钱　斑蝥二十八个，去头翅足，用大米炒

上为末。临卧时，先将滑石末一钱，用米饮调服；半夜时，又一服。五更初，却用温酒，调药一钱或二三钱，量强弱用服讫。如小便无恶物行，次日早，再进一服。又不行，第三日五更初，先进白糯米稀粥汤，再进前药一服；更以灯心汤下，调琥珀末一钱，重服。以小便内利去恶毒为愈。如小便痛，用青黛一钱，以甘草汤调送下即止。

严氏三圣丸　治瘰疬。

丁香五十粒　斑蝥十个　麝香另研，一钱

上为末，用盐豉五十粒，汤浸，研烂如泥，和前药令匀，丸如绿豆大。每服五七丸，食前温酒送下，日进三服。五七日外，觉小便淋疬是药之效，或便下如青筋膜之状，是病之根也。忌湿面、毒食。

保命连翘汤

连翘　瞿麦各一斤　大黄三两　甘草二两

上锉。每服一两，水二碗，煎至二盏半。早食后，巳时服。在项两边，属足少阳经，服药十馀日后，可于临泣穴，灸二七壮，服药不可住。至五六十日方效。一方，加大黄、木通、贝母一作知母各五两，雄黄七分，槟榔半两，减甘草不用，同前药为细末。熟水调下三五钱。

三因必胜丸　治瘰疬，不以年深月近及脑后两边，有小结块连复数个，兼劳瘵腹内有块。

鲫鱼一个，去肠并子　雄黄一块，鸡子大　硇砂一钱。已上二味并入在鲫鱼腹内，仰安鱼于炭火上，烧烟尽，取出　蜈蚣全者，一条　蓬术半两　栀子五枚　皂角二挺，四味并烧存性　蓖麻子五个，去皮，灯火上烧　黄明胶三文

上为末，另用皂角二挺，去皮捶碎，以水三碗，揉去滓，煮精羊肉四两烂软，入轻粉五匣，男子乳汁半两，同研成膏，和药末丸，如绿豆大，朱砂为衣。温酒侵晨下，十丸一服。至晚看肉疙瘩子，若项有五个，则以五服药取之，视其所生多少以为服数。既可，更进数服。

白花蛇散　治久漏瘰疬，发于项腋间。憎寒发热，或痛或不痛。

白花蛇酒浸软，去皮骨，焙干，二两　犀角屑　青皮　黑牵牛半生半炒。以上三味各半两

上为末。每服二钱，加腻粉半钱研匀。五更，糯米饮调下，巳时利下恶物，乃疮之根也。更候十馀日，再进一服。忌发风壅热物。如已成疮，一月可效，神验。

小犀角丸　常服，除去根本，截其源流，应效如神。诸疬并宜服之。

犀角　青皮　黑牵牛半生，半炒　陈皮各一两　连翘半两

上为细末，用皂角二挺，去皮弦子，泡捶，以布绞取汁一碗许；又用新薄荷二斤，研取汁，同熬成膏。以前药末为丸，如桐子大。每服三十丸，连翘煎汤食后服，间以薄荷茶汤服。

是斋立应散　治瘰疬神效，已破未破皆可服。

连翘　赤芍药　川芎　当归　甘草炙　滑石研。各半两　黄芩　白牵牛生取末　川乌尖七个　土蜂房蜜水洗，饭上蒸，日干。各二钱半　地胆去头翅足，拌米炒，米黄为度，去米，秤三钱

上为细末。每服抄一大钱匕，浓煎木通汤调下，临卧服。毒根从小便中出，涩痛不妨，毒根如粉片、块血、烂肉是也。如未效再服，继以薄荷丹，解其风热。且地胆性带毒，济以乌尖，或行上麻闷不能强制，嚼葱白一寸，茶清下以解之。如小便涩，灯心汤调服五苓散。疮处用好膏药贴。若痈疽用此宣导恶毒，本方去黄芩不用。

雌雄散　治瘰疬。

斑蝥一雌一雄，足翅全者，新瓦焙焦，去头翅足　贯众二钱　鹤虱　甘草

上细末作两服。饱饭后，好茶浓点一盏，调下。

遇仙无比丸　专治瘰疬。

白术　槟榔　防风　黑牵牛半生，半炒　密陀僧　郁李仁汤泡，去皮　斑蝥去翅足，用糯米同炒，去米不用　甘草已上各五钱

上为细末，面糊为丸，如梧子大。每服二十丸，早晚煎甘草、槟榔汤送下。服至一月，觉腹中微疼，于小便中取下疬子毒物，有如鱼目状。已破者自合，未破者自消。

射干连翘汤　治瘰疬寒热。

射干　连翘　玄参　赤芍药　木香　升麻　前胡　山栀仁　当归　甘草炙。各一两　大黄炒，二两

上㕮咀。每服三钱，水一盏，煎七分，去渣，入芒硝少许，食后温服，日再

服。

栝蒌子散　治瘰疬，初肿疼痛寒热，四肢不宁。

栝蒌子　连翘　何首乌　皂角子仁　牛蒡子微炒　大黄微炒　白螺壳　栀子仁　漏芦　牵牛微炒　甘草生。各一两

上为细末。每服二钱匕，食后，温酒调下。

枳壳丸　治疮疽热，痈肿，瘰疬。

枳壳去瓤，面炒　牵牛炒，取头末　木香　青皮各一两　甘草　大黄

上为细末。用皂角，长一尺许者，三挺约三两，炮焦捶碎，以好酒煮软，挼取汁，熬膏稠黏，和前药末为丸，如梧桐子大。每服三五十丸，食后葱茶下。日进二服。

内消丸　治疮肿初生，及瘰疬结核，热毒郁滞，服之内消矣，大效。

青皮　陈皮各二两　牵牛八两，取头末，二两　薄荷叶八两　皂角八两，用不蛀者，去粗皮，捶碎，以冷水一斗，煮令极软，揉汁，去滓，熬成膏

上将青皮、陈皮末，并牵牛末和匀，用前膏子和丸，如绿豆大。每服三十丸，食后荆芥、茶清、温水皆可下。

必效散　治瘰疬，气血虽无亏损，内有疬核未去而不能愈。

南硼砂二钱半　轻粉一钱　麝香五分　巴豆五粒，去心膜　白槟榔一个　斑蝥十四枚，去足翅，同糯米炒

上同研极细末。取鸡子二个，去黄用清，调药仍入壳内，以湿纸数重糊口，入饭甑候熟，取出曝干，研末。虚者每服半钱；实者一钱，用炒生姜、酒，五更初调服。如觉小腹痛，用益元散一服，其毒俱从大便出。胎妇勿饵。毒去后，多服益气养荣汤，疮口自合。《精要》云：治瘰疬用必效散与瓜蒌散，相间服神效。后有不问虚实，概用必效散，殊不知斑蝥性猛大毒，利水破血，大损元气。若气血实者，用此劫之而投补剂，或可愈。若虚而用此，或用追蚀之剂，瘀肉虽去，而疮口不合，反致不救。

鸡鸣散　治气疬疼痛及热毒结核，或多烦闷热而不寒者。

牵牛一两　胡粉一钱　大黄蒸，二钱　朴硝炼成粉者，三钱

上为细末。每服三钱，鸡鸣时，井花水调服，以利为度。如未利，再服。

法制灵鸡弹　治瘰疬、马刀腋下生者。

斑蝥七个，去头翅足

上将鸡子一个，顶上敲开些小，入药在内，纸封固了，于饭上蒸熟，取出去壳，切开去药。五更空心，和米饭嚼服。候小便通，如米泔水，状如脂即验也。如大便、小便不通，却服琥珀散三二帖催之。然后常服后二药，尤佳。

妙灵散　服前药后，却将此散与连翘丸相间常服，疮愈方止。

木香三钱　沉香二钱　牛膝　何首乌　当归　海螵蛸　桑寄生各一两　海藻二两　海带　青葙子　昆布　甘草节各半两

上为末。每服三二钱，食后温酒调下。

内消连羌丸

连翘三两　漏芦　胡桃仁　夏枯草　土瓜根　射干　泽兰　沙参　白及各一两半

上为末，入胡桃仁研匀，酒糊为丸，如桐子大。每服三五十丸，空心食前，盐酒下。

玉屑妙灵散

滑石细研，为粉

上每服三钱。煎川木通汤，调下。

六丁神散

苦丁香六枚，或秤半钱　白丁香一钱　苦参末五分　磨刀泥青石者佳，名龙泉粉　赤小豆　白僵蚕去丝嘴，炒。各一钱　大斑蝥七个，去头足，炒

上六味，共炒细末。每服一钱重，空心，用无灰酒调下。

薄荷丹　解瘰疬，风热之毒自小便去。宜毒后，常须服。

杜薄荷　皂角不蛀者，去弦皮　连翘　何首乌米泔浸　蔓荆子　京三棱煨　荆芥各一两

上为末，好豉二两半，以米醋煎沸，洒豉淹令软，研如糊和丸，桐子大。每服三十丸，食后熟水下，日一服，病虽愈常服之。

四圣散　治瘰疬，服白花蛇散转利后，服此药调之，永去其根。

海藻洗　石决明煨　羌活　瞿麦穗各等分

上件共为细末。每服二钱，用米汤调下，清水尽为度。

瞿麦饮子　治瘰疬，马刀。

瞿麦穗半斤　连翘一斤

上为粗末。水煎临卧服。此药经效，多不能速验，宜待岁月之久除也。

海菜丸　治疬生于头项上交接，名蛇盘疬，宜早治之。

海藻菜荞麦炒　白僵蚕微炒，去丝嘴

上等分为细末。海藻菜旋炒研筛；汤泡白梅取肉减半用，所泡汤为丸，如梧桐子大。每服六七十丸，食后临卧米饮送下。其毒自大便内泄出，若与淡菜连服为妙。盖淡菜生于海藻上，亦治此病。忌豆腐、鸡、羊、酒面，日五六服。

槟榔散　治气毒瘰疬，心膈壅闷，不下饮食。

槟榔　前胡去芦　赤茯苓　牛蒡子炒。各一两　人参去芦　枳壳去瓤，炒　沉香　防风去芦。各半两　甘草炙，二钱半

上锉碎。每服四钱，以水一盏，入生姜半分，煎至六分，去渣，空心，及晚食前温服。

皂角煎丸　治风毒，瘰疬。

皂角不蛀者，三十挺，内十挺泡黑，十挺酥炙，十挺用水一盅煮软，揉取汁用　何首乌　玄参　薄荷叶各四两

上为细末，以皂角汁熬膏，同炼蜜为丸，如豌豆大。每服三四十丸，食后，温汤送下。

祛风丸一名何首乌丸　治风毒。瘰疬。

何首乌蒸　干薄荷叶　玄参各四两，为末　精羊肉半斤　皂角三十挺，用十挺火烧欲过，十挺酥炙去皮，十挺水挼取汁，去滓

上以皂角水煮肉使烂，细研和药为丸，如梧桐子大。每服二十丸，空心温酒，或薄荷汤送。

绛宫丸

大黄酒蒸　白术各二两　山楂　连翘　川芎　当归酒洗　麦芽　桃仁　芦荟　甘草　芸薹子各一两　黄连酒浸　南星酒浸　海藻酒洗。各一两半　升麻　羌活　桔梗　防风各半两　黄芩酒炒，半两

上为末，用神曲糊为丸。已破，加人参一两煎膏，用甘草节、僵蚕同煎。

治瘰疬结核丸药

黄芪七分　玄参八分　苦参　牛蒡子各九分　枳实炒　大黄　羚羊角屑　麦门冬去心。各五分　连翘　人参去芦　青木香　苍耳子　升麻　茯苓　甘草炙　桂心　朴硝各四分

上为细末，炼蜜和丸，如梧子大。以酒下十丸，日夜三四，渐加至二三十丸，以知为度。忌生冷、猪肉、海藻、菘菜、生葱、酢蒜、陈臭等物。

水红花饮　治瘰疬，肿核结硬不消，及脓汁傍穿不瘥。

水红花不拘多少，一半炒，一半生用

上粗捣筛。每服二钱，水一盏，煎七分，去滓。温服食后临卧，日三。好酒调亦可。

又方

牡蛎不以多少，用灰深培，上以炭三斤，严火尽取半斤，为细末，　甘草取末，二两

研匀。每服二钱，食远以建茗同点，日二服。忌鱼酒、鲊酱、油盐、海味等物

治颈上块动者

夏枯草六钱　甘草一钱

上各另为末和匀。每服一钱至二钱，茶清调下，食后。

许学士云：夏枯草大治瘰疬，散结气，有补养厥阴血脉之功而经不言。观其能退寒热，虚者尽可倚仗。若实者以行散之药佐之，外施艾灸，亦渐取效。此草三四月开花，夏至边便枯，盖禀纯阳之气，得阴则枯耳。世人不知，故表而出之。

《本事方》　治鼠疬、瘰疬。

土附子一枚　食盐三升　小便五升

上三味同浸半月日取出，将附子去黑皮，阴干为末，用黑豆烂煮研为膏，丸附子末如梧子大。每服十丸，酒吞下，早晚二服。

治一切丈夫妇人瘰疬经效　牡蛎用炭一称，煅通赤，取出，于湿地上用纸衬，出火毒一宿，取肆两，玄参三两，并捣罗为末，以面糊为丸，如梧桐子大。早晚食后临卧，各服三十丸，酒吞下。此药将尽，疬亦除根。

《肘后》治颔下瘰疬如梅李大，宜速消之。海藻一斤，酒一升，渍数日，稍稍饮之。

［衍］　取蓼子微炒研，为细末。薄荷酒调二三钱服，治瘰疬，久则效。

初虞世治瘰疬，用夜合草，遇夜则其叶闭合，《本草》名合明，俗名连钱母。出禾田中，贴水面生，取其叶捣自然汁，服之。渣盦患处效。

保命文武膏　治瘰疬，用桑椹黑熟者二斗，以布袋绞取汁，石器中熬成膏子。白汤化下一匙，日三服。红者晒干为末，汤调服。

《圣惠》治瘰疬肿痛，年深时久不瘥。用狸头蹄骨，酥炙黄，捣罗为散。每日空心，粥饮调下一钱匕。

破结散《大成》　治石瘿、气瘿、血瘿、肉瘿、马刀、瘰疬等证。

海藻酒洗净　龙胆草酒洗　海蛤粉　通草　贝母去心　矾石枯　昆布酒洗净　松萝各三钱，今以桑寄生代，效　麦曲炒，四钱　半夏曲二钱

上为细末。每服二钱，热酒调食后服。忌甘草、鲫鱼、鸡肉、五辛、生果。

有人于项上生疬，大如茄子。潮热不食，形瘦日久，百方不效。后得此方，去松萝加真桑寄生一倍，服五日后，其疮软而散，热退而愈。屡医数人皆效。

益气养荣汤　治怀抱抑郁，或气血损伤，四肢、颈项等处患肿，不问软硬、赤白肿痛，或溃而不敛。

人参　茯苓　陈皮　贝母　香附子　当归酒拌　川芎　黄芪盐水拌，炒　熟地黄酒拌　芍药炒。各一钱　甘草炙　桔梗各五分　白术炒，二钱　柴胡六分

上姜水煎服。

散肿溃坚丸　治瘰疬、马刀疮，服益气养荣汤，不能消散者，宜服此丸五日，又服益气汤五日，如此相兼服之，不应，以针头散敷之。

知母　黄柏各酒拌，炒　瓜蒌根酒拌　昆布酒洗，炒　桔梗　蓬莪酒拌，炒　连翘　黄连炒　京三棱酒拌，炒　葛根　白芍药各三钱　升麻　当归尾酒拌　柴胡　甘草各三两　草龙胆四两，酒炒　黄芩一钱五分，一半酒炒，一半生用

为细末，炼蜜为丸，如绿豆大。每服一百丸或一百五十丸，滚汤送下。

又治瘰疬

人参　白术　当归　陈皮　芍药酒浸。各一钱　川芎　香附子　茯苓　半夏各五分　甘草少许

上作一服。姜二片，以金银藤煎汤一盅半，煎前药，食后，就吞降宫丸五十粒。方见前。

补阴八珍汤　治瘰疬等疮，属足三阴虚者。

当归　川芎　熟地黄　芍药　人参　白术　茯苓　甘草　黄柏酒炒黑　知母酒炒。各七分

上水煎服。

夏枯草汤　治瘰疬、马刀，不问已溃未溃，或日久成漏。用夏枯草六两，水二盅，煎至七分，去渣，食远服。此生血治瘰疬之圣药，虚甚当煎浓膏服，并涂患处，多服益善。兼十全大补汤加香附子、贝母、远志尤善。

初虞世云：瘰疬多生肩项，或赤或白，或沉或浮。初生如豆，久似核，年月浸久，其大如梅，或如鸡卵，排行成列，或生二三，或生六七，俗云蟠蛇疬是也。用性努力，思虑过久，则疾痛赤肿继之。早治为上。

流注疬，妇人多有之。其性急躁，其气怫郁，其心执着。初生在项，破后脓注四肢遍体，结毒如梅李状，不疗自破，孔窍相穿，寒热疼痛，或流脓汁，是名流注疬也，又名千岁疮。宜服**托里救苦神应丸**。

川乌附去皮脐，生用　当归酒浸一宿　没药　白芷　陈皮　甘草节各一两　乌头五两　姜黄一两半　蝉蜕水洗，半两　大皂角七锭，去皮弦子

上用皂角敲碎，水四大碗，煎至二大碗，滤去渣。用汁一同煮乌头、川乌，候乌头烂为度，擂如泥。其馀诸药却另为末，和乌头泥为丸，如桐子大。每服六十丸，饥饱皆用薄荷汤下。若疮既破，穿凿孔穴，其处必生肿肉如指大，或黑或白，乃风与气搏，宜驱风行经散气之剂，以化气调经汤主之。

化气调经汤　与神应丸间服，治流注疬。

香附子酒浸一宿，日干　羌活　白芷各一两　牡蛎火煅　甘草　天花粉　皂角刺各半两　橘皮二两

上为细末。每服二钱，用白汤，不拘时调下，日三次。如脉有力者，先用追毒神异汤下之，却服救苦神应丸。

追毒神异汤

辰砂　血竭各一钱　麝香一字，共研细　大黄　大甘草节各半两，共为㕮咀

上为㕮咀。河水一盅，煎至半盅，调前末子，临卧服之。

单窠疬者，生一个也，发于劲项，最难治。但宜如前药服之，日久自消。或发于囟骨亦难治，用毒药疗之，勿令浸渍日久。莲子疬一胞，裹十数枚，生于项之左右，以手触则能转动，尚可用药治疗，如坚硬挨不动者，乃不可生，憎寒发热，躁渴，凡遇此证至难治，虽神圣亦无如之何也已。

重台疬，生于项颈，或左或右，初则单窠，结在上或在下，重叠见之，是名重台疬。此证药不可疗，不可针灸。若是毒，行其肿痛，发渴生痰，万死一生，害人极速。初觉有之，急用小犀角丸、粉金散治之。燕窠疬，形似燕窠，不可治。

程石香治法：以火针刺入核中，不可透底，纳蟾酥膏于中，外用绿云膏贴之，三日后，取去核中稠脓，脓尽取去核外薄膜，先破初起之核一枚，以绝其源。服药

后出者皆愈，或不肯收，如银杏者，尽皆开了，用药取之。其自溃者，犹如木果之腐熟，肉虽溃而核犹存，故脓水淋漓，久虽得愈，治者用铁烙烧赤，烙去其破核犹存者并肉溃处；次用金宝膏、龙珠膏等药，追去蠹恶之根，遂能长肉而愈。随经络证候，服除风热兼引经之药，以除根本，可获全功也。

蟾酥膏

蟾酥如大豆许　白丁香十五粒　寒水石些少　巴豆五粒　寒食面些少

上各另研，和作一处再研，炼蜜为丸，如绿豆大。每用一丸或二三丸，纳入针窍中，如脓未尽再用数丸，以脓尽为度。

绿云膏

黄连　大黄　黄芩　玄参　黄柏　木鳖子去壳。各一钱

上细切，用香油一两同煎焦色，去药，入净松香五两，再煎成膏，滤入水中，扯拔令金色，入铫再熬，放温入后药：猪胆汁三枚　铜绿三钱，醋浸一宿，绵滤去柤

上用竹篦带温搅匀，然后如常摊贴。兼治疮口不干，加乳香、没药、轻粉，尤妙。

金宝膏　去腐肉、朽肉，不伤良肉、新肉。

桑柴灰五碗，用沸汤十碗淋汁，先以草纸一层，皮纸二层，放罗底，次置灰于上，淋之　穿山甲二两，煨胖　信砒二钱　杏仁七粒，去皮，同信砒、穿山甲，研细　生地黄二两　辰砂一钱　粉霜另研　麝香各半钱

上将灰汁滤清，下锅煎浓，下甲末，候焦干一半；下麝香，次下粉霜，干及九分；下辰砂，候成膏，下炒石灰末以成块子。即收入小罐子内，勿见风。

龙珠膏

龙牙草五两　棘枣根半两　海藻二钱半　苏木半两

上细切，量水二十碗，煎至十二三碗，滤去渣，又用：

桑柴灰　石灰　苍耳草灰各二碗半

以草纸两层，皮纸两层，放萝底，次置灰于上，用煎汤热淋，取灰汁十碗许，澄清，入锅内煎成膏，用巴豆霜、白丁香、石膏、麝香、轻粉，瓷罐子收贮。取傅核上，再敷即去旧药并靥；再上新药，其核即溃而愈。根小者，但只涂药于根上，其核自溃。

［散］　**蜗牛散**《三因》　治瘰疬，溃与未溃皆可治。

蜗牛不拘多少，以竹签穿，瓦上晒干，烧存性

上为末，入轻粉少许，猪骨髓调，用纸花量疮大小贴之。一法，以带壳蜗牛七个，生用取去肉；入丁香七粒于七壳内，烧存性，与肉同研成膏，用纸花贴之。

粉金散

黄柏　草乌各等分

为末。蜜调敷之。

东垣龙泉散　涂疬。

瓦粉　龙泉粉炒，即磨刀石上粉也　广煿京三棱各酒浸，炒干　昆布洗去土。各半两

上件同为极细末，煎熟水调涂之。用此去疾尤速。

奇功散郭氏　治瘰疬、马刀，顽恶等疮。

野粪尖干，一两　密陀僧　无名异各半两　皂角　乳香　没药各三钱

上粪用盐泥封固，炭火煅之，去泥取出。同药五味研为末，加麝香少许。用清油调匀，漫敷上，湿即干掺，其功神效。

蝙蝠散　治疬，多年不瘥。

蝙蝠一个　猫头一个

上同烧作灰，撒上黑豆煅，其灰骨化碎为细末。湿即干掺，干则油调敷。内服

五香连翘汤

螺灰散

大田螺连壳，烧存性

上为细末。破者干贴，未破者，香油调敷。

治瘰疬　未破者如神，百药不应者累效。

杏树叶阴干为末，五分　万年霜火煅为末，二分半，即人中白　蝙蝠火焙干，为末　白花蛇蜕烧为灰，存性为末。各二分半　蜜蜂七个，焙为末

上将杏树叶末用清水调，却入前四件药末，调匀敷患处。却将皮纸一片，用针刺孔贴药上，如干用清水就纸上刷之。每一昼夜换药一次。如面上发热，服清凉饮子数帖，其热自退。

败散瘰疬方　神效。

白胶香　海螵蛸　降真香用心，无土气者

上等分为末，掺患处，外以水纸掩之，一夕而退。

已破者

蜜蜂二十一个　蛇蜕七分半　蜈蚣二条，端午前收者

上用香油四两，将前三药入油内，用文武火熬成；入光粉二两，用桑枝七条如箸大者，急搅候冷，出火气，七昼夜方可用。纸摊作膏，贴患处。已上二方，得于羲门郑氏。累验，不须服药，贴上五七日便消。

［丹］　贴瘰疬方，用大乌头五个，火炮；五个生用，并去皮脐。大皂荚二条半，以好米醋二盅，刷炙，醋干为度，一半焙干，并去黑皮。又用炒糯米一百六十粒，同研末，以好米醋于火上略顿微煖，傅贴患处，入蜜少许，尤佳。

不问有头无头，大蟢五枚，日干细研，酥调如面，日两度贴之。出《圣惠方》。蟢，一作蜘蛛。

或破或不破，项以下至胸前者，皆治之。用九真藤如鸡卵大，洗，生嚼常服之；取叶捣敷疮上，数服即止。出《斗门方》。九真藤即何首乌也。

治疬，用鲫鱼、芫花烧灰存性，水调敷。

治鼠疬，小嫩鼠未出毛者，焙干。蝙蝠粪、小麦炒、鬼箭根，焙干，各为末，和匀，油调敷，干再敷之。

［本］　治鼠疬、瘰疬，刺猬皮，瓦上炒。上一味研为末，加水银粉，干敷。

［广］　治瘰疬经年不瘥者，生玄参，捣碎敷上，日一易之。

［外］　治瘰疬，烧狼屎灰，敷上。

治诸疬疾《本事》

朱砂　砒霜　硇砂　马牙硝各等分

上乳钵内，研细，面糊捜如香附子状。相疮口大小作之，尽送入疮口中；恐肿，时用薄荷研细，涂之。待收口，却将大柏皮、白丁香，并为末，尽入孔中。如边不干，却用江子，去壳，不拘多少，用麻油煎令赤，去火气，后去江子，入蜡合如膏，看疮口大小涂之，及将白及末水调涂上，立效。

治漏疬，用蛇菰子，不拘多少，瓦上晒干，为末。用纸捻蘸药，入疮口立效。蛇菰子未详，恐即蛇莓子。

神圣换肌散郭氏　去瘰疬，顽疮。此方，乃追蚀死肉峻药，非顽急勿用。

白僵蚕二钱　白矾一钱半　砒霜生　斑蝥去翅足　草乌头　青黛各一钱　麝香少许

上研极细末。干掺些少于疮口，内用膏药盖护，其恶肉化脓水。

生肌干脓散　治瘰疬、马刀，脓汁不干者。

黄连　贝母　降真香存性　白及　海螵蛸　五倍子炒黑　芸香各五钱　轻粉五分

上为末。用药水洗，次掞此末，外贴膏药。

如神散 治瘰疬已溃，腐肉不去，疮口不合者。

白矾煅，三钱 松香熔化倾地上，一两

上末，掞少许于疮口上，外贴膏药。

[锭子]

三品锭子

上品 治一切痔漏。

白矾二两 信石一两零五分 乳香 没药各三钱半 雄黄三钱

中品 治五漏，六瘤，气核，瘰疬。

白矾二两 信石一两三钱 乳香 没药各三钱 雄黄二钱

下品 治瘰疬，气核，恶疮，六瘤。

白矾二两 信石一两五钱 乳香 没药各二两半 雄黄一钱

上三品俱同制度。先将信石打碎如豆大，置甘锅内，上以矾末盖之，瓦片盖上，以炭火煅令烟尽，取出候冷为末，用秫米糊为线挺，阴干。随疮大小、深浅、长短，临时裁度。先以铁筒拔毒膏点破，次以药线纴入疮内，膏药贴之，药线消尽。又要换药三四次，年深者五六次，其根自腐溃。如疮露在外，更用蜜水调搽，湿则干上，亦可。

紫霞锭子 治瘰疬，痔漏，恶疮。

信石煅 白矾煅 硇砂各一钱 胆矾 雄黄 朱砂各五分 乳香 没药各二分半 麝香 片脑各半分

上末，稠糊为锭子，如豆大带扁些，及作药线。随疮大小、深浅、长短，临时裁度。先以拔毒膏点破，次以药锭放在疮口，膏药贴上，三日一换药。待肉腐之时，药线插入疮口，膏药贴上，直候腐肉去尽为度。

三才绛云锭子 治瘰疬，痔漏，六瘤，恶疮。

天才 初开疮口，紧峻之药。

白矾煅，五钱 雄黄三钱 信石生 硇砂生 朱砂各二钱 胆矾生 乳香 没药各一钱半

地才 次去死肉，紧缓之药。

白矾煅，五钱 雄黄三钱 信石煅过 朱砂各二钱 硇砂生 胆矾生 乳香 没药各一钱半 儿茶 血竭 轻粉各五分 麝香 片脑各少许

人才 又次生新肌，去瘀肉，缓慢之药。

白矾煅，五钱 雄黄三钱 赤石脂煅 儿茶 朱砂各二钱 硇砂水煮干 胆矾煅 乳香 没药 轻粉 血竭各一钱半 麝香 片脑各少许

上末，用秫米糊为锭子，如豆大带扁些，阴干；又作药线如麻黄样。先用铁罐膏点疬头，令黑；次纴此锭，膏药贴上，三日一换药。腐肉不尽出者，可更用下品锭子及针头散，取尽腐肉。止有脓汁不干者，用生肌干脓散，掺疮口，膏药贴上。如要生肌，速用生肌散掺疮口上，膏药贴之。

碧玉锭子 治瘰疬，恶疮。

铜青三钱 胆矾生 白矾煅 白丁香 信石煅 硇砂生 雄黄 朱砂 乳香 没药 轻粉各一钱 麝香 片脑各少许

上末，稠糊为锭子，如豆大带扁些，及作药线，阴干。先用拔毒膏点破疮口，上贴膏药，直至腐肉去尽，只贴膏药，以肉生满为度。

有一老媪，亦治此证，索重价始肯医治。其方法，乃是下品锭子，纴疮内，以膏药贴之，其根自腐，未尽再用。去尽，更搽生肌药，数日即愈，人多异之。予见其治气血不虚者果验；若气血虚者，虽溃亦不愈。

[饼]

项后侧，少阳经中疙瘩，不辨肉色，不问大小及月日深远，或有赤硬肿痛用。

生山药一块，去皮　蓖麻子一粒

上研匀，摊贴之如神。丹溪云：山药补阳气，生者能消肿硬。经曰：虚之所在，邪必凑之，留而不去，其病为实。非肿硬之谓乎，固其气则留滞，自不容不行。

清凉散饼

山慈菇生用　良姜等分

上俱捣为饼，去汁罨之，能散去寒热。或以山慈菇磨，调酒服大妙，此药大能散疬如神。

香附饼　治瘰疬肿核，或风寒袭于经络，结肿或痛。

香附子不拘多少

上末。酒和为饼，覆患处，以热熨斗熨之。未成者内消，已成者自溃。若风寒湿毒，用姜汁作饼。

治瘰疬不问有头无头者

上用大蜘蛛五个，晒干细研，酥调如面脂，日二度敷之。蜘蛛用屋篆头结网者，其他不可用。

又方　用黄颡鱼破开，入蓖麻子二三十粒在肚内，以绵缠定，于厕坑内放，冬三月，春秋二月，夏一月，取出洗净。用黄泥固济，文武火煨带性，烂研为末，香油调敷，及治臁疮。

［膏］

荔枝膏　治瘰疬。

荔枝肉一两　轻粉　麝香　白豆蔻　川芎　砂仁各半钱　朱砂　龙骨　血竭　乳香各一钱　全蝎五枚

上将荔枝肉擂烂，软米饭和为膏。看疮大小摊贴。如有三五个者，止去点为头者妙。

琥珀膏　治颈项瘰疬，初发如梅子。肿结硬强，渐若连珠，或穿穴脓溃，肌汁不绝，经久不瘥，渐成瘘疾，并皆治之。

琥珀一两，细研　丁香　木香各三分　桂心半两　朱砂　白芷　当归　木鳖子去壳　防风去芦　木通各半两　黄丹七两　垂柳枝三两　松脂二两　麻油一斤二两

上除琥珀、丁香、桂心、朱砂、木香为细末。馀药细绕，以油浸一宿，入铛中以慢火煎，候白芷焦黄，漉出；次下松脂末，滤去滓再澄。清油却入铛中，慢火熬下黄丹，以柳木篦不住手搅，令黑色滴水中成珠不散，看软硬得所，入琥珀等末，搅匀，瓷器盛。用时看大小，用火熁纸上匀摊贴。

蜂房膏　治热毒气毒结成瘰疬。

露蜂房炙　蛇蜕炙　玄参　蛇床子　黄芪锉。各三分　杏仁一两半　乱发鸡子许　铅丹　蜡各二两

上先将前五味锉细，绵裹，用酒少许浸一宿，勿令酒多。用油半斤，内杏仁、乱发，煎十五沸，待发消尽，即绵滤更下铛中；然后下丹、蜡又煎五七沸，即泻出于瓷盆中盛。取贴疮上，一日一换。

铁筒拔毒膏　治痈疽、疖毒、瘰疬、六瘤、疔疮、顽癣、痔漏、痣瘢、恶疮、肿疡，一切恶肉恶核等毒。已成者，贴破脓腐即去；未成者，自然消散。其毒虽不能全消，亦得以杀其毒也。

荞麦秸灰　桑柴灰　矿石灰各三碗　真炭灰一盏

上将四灰和匀，用酒漏一个，将棕帕塞住窍。用水三十碗，熬滚淋灰汁。将汁复熬滚，复淋过，取净药力慢火入瓷罐煎熬，以纸数重固口，熬至一碗为度。乘滚入矿石灰末搅匀，如糊之样，入黄丹取如微红之色，密封固罐口候冷；次日将厚实瓷罐收贮，密塞其口。每用少许，涂毒顶之上，即时咬破，不黑又贴，以黑为度。如药干以唾调涂。如要急用，只将烧大柴

灰九碗，石灰三碗，淋灰汁熬浓汁如前，制用。更有枯瘤膏、十陈膏，治法并同。

黑虎膏 治瘰疬诸疮神效。

大黄 黄连 黄芩 黄柏 当归各一两 木鳖子五钱 穿山甲三钱 乱发一丸 蛇蜕一条 麻油一斤 黄丹水飞炒，八两，无真的，以好光粉代之，妙 乳香一两 没药五钱 阿魏一钱半

上将前九味，锉碎，入油浸五七日，煎熬微黑，滤去渣。入黄丹慢火熬成膏，候冷入乳香、没药、阿魏末，搅匀，油纸摊贴。

十香膏 治五发、恶疮、结核、瘰疬、疳瘘、疽痔。

沉香 麝香各一钱 木香 丁香 乳香 甘松 白芷 安息香 藿香 零陵香各五钱，为细末 当归 川芎 黄芪 木通 芍药 细辛 升麻 白蔹 独活 川椒 藁本 菖蒲 厚朴 商陆根 木鳖子 官桂各二钱，锉 桃仁 柏子仁 松子仁 杏仁各五钱 槐枝 桑枝 柳枝 松枝各二两，锉 没药 轻粉 雄黄 朱砂 云母石 生犀角 乱发灰 白矾灰各二两，另研如粉 真酥 羊肾脂 猪脂各二两 黄丹一斤 清芝麻油三斤

上先用木炭火炼油香熟，下一十六味锉碎药，并四枝、四仁，熬至紫黑色，出火滤去粕；入酥脂煎十馀沸，再以新绵滤过，油澄清，拭铛令净；再入火上煎油沸，下丹，用湿柳枝作篦子，不住搅熬一日，滴在水中成珠不散则成也，离火入十味药末搅匀，再上火，入云母等粉八味，轻煎令沸，出火不住搅一食时，于瓷盒内密封收。每用量疮口大小，绯帛上摊贴之，肠胃痈疽可作丸，如梧桐子大。每服七丸，空心温酒送下。

又方 治瘰疬已破，核不腐，致疮口不敛。或贴琥珀膏，不应，用时效针头散敷之以去腐肉，以如神散敷之，更服益气养荣汤。若气血虚者，先服益气养荣汤，待气血稍充，方用针头散，仍服前汤。

[丸]

治瘰疬 上先于疮上灸三壮，然后用药溃作疮口。用新活鳝鱼截长一指大，批开，就掩在疮口上。少时，觉疮内痒，急揭起鱼，觑鱼上有细虫如马尾一节，虫出如捲。三五次取尽虫子后，用渚疮口药。

龙脑 乳香各一字 麝香 粉霜 雄黄 轻粉各半钱

上为细末，水糊为丸，如小麦大。每用一丸两丸，纴在疮口内，觉肿痛是效。

洗方拔毒汤 治瘰疬，百杂疮肿，悉能内消。

防风 荆芥 羌活 独活 细辛 藁本 川芎 白芷 大黄 苦参 当归 赤芍药 威灵仙 玄参 何首乌 黄柏 甘草 蜂房 甘松 藿香 苍术 石菖蒲 零陵香 枸杞子

上葱白、川椒煎水热洗，又用绵布二帖，煮热蒸熨。

针灸法

《灵枢·寒热篇》黄帝曰：寒热瘰疬，在于颈腋者，皆何气使然？岐伯曰：此皆鼠瘘寒热之毒气也，留于脉而不去者也。鼠瘘之本，皆在于藏，其末上出于颈腋之间，其浮于脉中而未内着于肌肉，而外为脓血者，易去也。黄帝曰：去之奈何？岐伯曰：请从其本引其末，可使衰去而绝其寒热。审按其道以予之，徐往徐来以去之，其小如麦者，一刺知，三刺而已。

上经一章，皆从经脉取脏腑之本，以治瘰疬之本也。其末出于耳下，或耳后下颈至肩上，或入缺盆中者，当于手足少阳经取之，或针、或灸如后穴。

[扁] 瘰疬：天井 肩井

[撮] 瘰疬：天井半寸，灸七壮泻之

[东] 腋下肿，马刀挟瘿，善自啮

舌颊，天牖中肿，寒热：临泣　丘墟各一分，灸五壮　太冲一分，灸三壮　腋下颈项肿：天池顺皮三分，灸七壮　如颔肿，加后溪二分，灸五壮　腋下肿马刀、挟瘿，喉痹：阳辅五分，灸二七壮　申脉一分，灸三壮，立愈

［甲］　胸中满，腋下肿马刀、瘘，善自啮舌颊，天牖中肿，淫泺胫痠，头眩，枕骨颔腮痛，目涩身痹，洒淅振寒，季肋支满寒热，胁腰腹膝外臁痛，临泣主之。马刀肿瘘，渊腋、章门、支沟主之。出于颏下，或至颊车者，当于手足阳明经取之，或针、或灸如后穴。三里足阳明　合谷手阳明

［丹］　捣生商陆根作饼子，置于瘰疬上，艾炷灸饼子上，干即易之，灸三四饼。

［世］　当疬上贴肉灸十四壮，神效。

肩尖肘尖二穴图

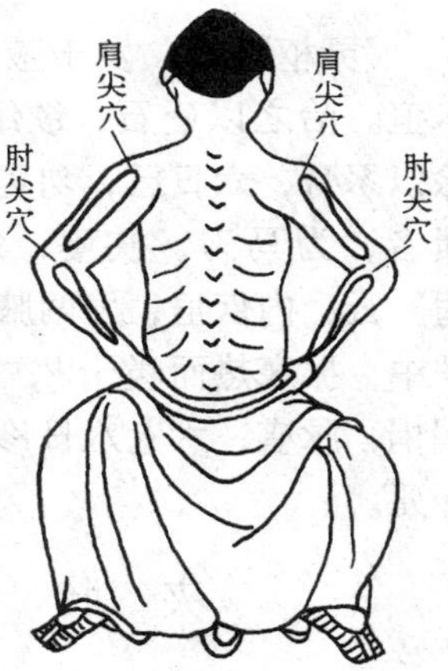

即肩髃肘髎

［东］　瘰疬、马刀，将先出一疮，用四楞铁环定住，不令出移，破作口子。以油纸捻纴之，勿令合了，以绝其疮之源，其效至速。如疮不破，或病人不肯破，更以药涂之，三日一易之，以龙泉散主之。方见前。

此穴治瘰疬之秘法。盖瘰疬属肝胆二经，故患在耳前后、项腋之间，男子多因恚怒，亏损肝经之血，阴火内作，或不慎起居，耗损肾水不能生肝血。妇女多因恚怒，伤肝火，动血燥，或郁结伤脾，火动血耗。或患于胸乳间，亦属前经。此证若因恚怒伤肝，气血壅遏而不愈者，宜灸此穴，疏通经络。若因久郁怒，元气亏损而不愈，当推其所属而调补化源。如取其穴，当以指甲掐两肘、两肩四所，患处觉酸麻方是其穴。

又方　灸瘰疬未成脓者，用大蒜切片，如三钱厚安患处，用艾壮于蒜上灸之，至三五壮换蒜，每日灸十数蒜片，以拔郁毒。如破久不合，内有核，或瘀肉，此因血气不足，不能腐烂，以铜钱挺轻轻连衣膜取去，纵取重亦不痛，不必畏惧。更用江西豆豉为末，唾津和为饼，如前灸之，以助阳气。内服补药，外贴琥珀膏，或太乙膏，疮口自合。

《灵枢》黄帝曰：决其生死奈何？岐伯曰：反其目视之，其中有赤脉，上下贯瞳子。见一脉一岁死，见一脉半一岁半死，见二脉二岁死，见二脉半二岁半死，见三脉三岁而死。见赤脉不下贯瞳子，可治也。肺脉微涩为鼠瘘，在颈、支腋之间下，不胜其上，其应善痠。

肩　部六

肩　疽

《灵枢》云：发于肩及臑，名曰疵痈。其状赤黑，急治之。此令人汗出至足，不害五藏，痈发四五日，逆焫之。《鬼遗》云：丁疽发两肩，恶血留结内外，荣卫不通，发成疔疽。五日肿大，令人口噤寒战，十二日可刺。不治，二十日死。

［陈］干疽肿发，起两肩及两大臂，连胛骨，二七日痛不息，亦不可动，五十日身热不赤，六十日可刺。刺之无血者死。　或问：肩上生疽何如？曰：此处手

足三阳交会之所，名曰肩疽。由风热郁结所致，或因负重损伤而作。服乌金散、胜金丹、活命饮加柴胡、桔梗。壮实者，一粒金丹下之。老弱者，十全大补汤托之。

肩胛疽

或问：肩胛内痛渐至溃烂成疮何如？曰：此名太阴疽，即莲子发。属手太阴肺经，积热所致。宜活命饮加桔梗、黄芪。夺命丹、胜金丹、黄芪木香散选用。壮实者，八阵散、一粒金丹下之。赤色者可治，青黑者不治。喘嗽大渴胸满，脉微者死。

左右串

或问：左右搭串何如？曰：左肩骨上生疽，串于右者，可治；右肩骨上生疽，串于左者难治。古有此说，愚谓不然。攻注左右者，气血不调，阴阳交错也。宜胜金丹、活命饮加羌活、桔梗。壮实者，八阵散、一粒金丹下之。七恶证少，何虑难痊，元气虚惫，治之何补哉。

缺盆疽

或问：一人年六十，肩前陷中生疽，寒热大作，饮食少进，肩背拘急，小水不利，胸腹膨胀何如？曰：是名缺盆疽，又名锁骨疽。属足阳明胃经、手少阳三焦经，宜隔蒜灸，先服紫金丹、夺命丹而恶证退，惟苦小水不利，投以六一散而利，后服十全大补汤而安。若治之稍缓，必致溃烂，是经少血多气，疮口不合，危笃者多矣。

肩后疽

或问：肩膊后骨上生疽何如？曰：此名上鼠疽，即上搭也。怒气积郁所致，属太阳兼少阳经。初觉宜隔蒜灸，活命饮加羌活、桔梗、柴胡。胜金丹、紫金丹、夺命丹选用。既溃十全大补汤、黄芪木香散、人参养荣汤。

过肩疽

或问：肩后夹春，两边肿硬疼痛何如？曰：此名筋疽，亦名过肩疽。初得寒热似疟，但肿硬无头，急隔蒜灸，服活命饮加羌活。胜金丹、夺命丹汗之。壮实者，一粒金丹、万病解毒丹选用。

瘰疬痈

或问：项腋、两乳旁结核，或两胯软肉处，生肿块何如？曰：是名瘰疬痈，属手少阳三焦经，其发缓慢，是冷证非热证也。宜用回阳玉龙膏热药敷贴，服内补十宣散、何首乌散、胜金丹选用。

腋发

《灵枢》云：发于腋下赤坚者，名曰米疽。治之以砭石，欲细而长，疏砭之，涂以豕膏，六日已，勿裹之。其痈坚而不溃者，为马刀、挟瘿，急治之。《鬼遗》云：内疚疽，发两腋下及臂，并两手掌中，振寒热而嗌干[①]，饮多即呕，烦心悁悁，脉盛，六七八日诊，如此可汗，不汗死。

夹肢痈

或问：肩膊下隙内，生疽何如？曰：是名夹肢痈。属手少阴心经、手厥阴心包络，风热所致。宜服内托黄芪柴胡汤。壮实者，八阵散、一粒金丹下之，及紫金丹、胜金丹选用。老弱者，黄芪木香散、人参养荣汤、十全大补汤主之。

---

① 而：原作“血”，据《鬼遗方》改。

臂 部七

臂 痈

《鬼遗》云：垂臂两处发，接骨下臂鹅上，起如鸡鸭卵大，皆由荣卫不调所为也。喜患实处而不透内，亦宜急消，或发穴早疗。两臂肘起，在接骨下引手，至小骨之上发痈疖，此处虽实，奈连大小筋骨，举动不便，垂手多坠疼，如脓深沉彻骨，即伤筋脉，拳缩不舒搐搦，宜急以缓慢筋脉药饵治之。 《玄机》云：在臂外为痈。在臂内为鱼肚发，在臂上节肿连肩髁，为臂风毒。宜活命饮加羌活、独活、桂枝、桔梗，水酒各半煎服，及夺命丹、紫金丹、胜金丹选用。壮实有里证者，一粒金丹、八阵散下之。若漫肿无头，服败毒之药不能消者，宜十全大补汤加桂枝、桔梗托之。有呕吐而数日不食者，溃出脓则愈。

［治验］

一人年将六十，五月患右臂膊肿盛，上至肩，下至手指，色变皮肤凉，六脉沉细而微，此脉证俱寒，乃附骨痈也。开发已迟，以燔针启之，脓清稀解；次日肘下再开之，加吃逆不绝。与丁香柿蒂散，两服稍缓，次日吃逆尤甚，自利，脐腹冷痛，腹满食减，时发昏愦，灸左乳下黑尽处二七壮，又处托里温中汤一两半与服。或曰：诸痛疮疡，皆属心火。又时当盛暑，而用姜、附可乎？予曰：经云，脉细皮寒，泻利前后，饮食不入，是为五虚。况吃逆胃中虚寒，此证内外相反，须当舍时从证。遂投之，诸证悉去，饮食倍进，疮势温，脓色正，复用五香汤数服，月馀而愈。机按：此证多属虚寒，此方专用辛热以治其寒，不用参、术以补其虚，盖因吃逆腹满，乃气郁壅也。想必其人年虽老，脉证虽虚而形体颇实，非阴虚吃逆比。 一挥使，臂肿一块，不痛不赤，脉弱懒食，时呕。以六君子加藿香、酒炒芍药，呕止食进，再以八珍汤二十馀剂，脓成刺之，又以十全大补汤而愈。次年伤寒后，臂复肿微痛，乃伤寒馀毒也，然无表证，但虚弱耳。先用十宣散四剂，取参、芪、芎、归扶助元气，防风、桔梗、白芷、厚朴行散肿结，肉桂引经破血，肿退三四，再用八珍汤脓溃而愈。至冬臂复作痛，因服祛风药，反筋挛痛甚，此血虚不能养筋，筋虚不能束骨，用加味十全大补汤百帖而愈。 一女臂患肿，溃久不敛，寒热交作，五心烦热，饮食少思，月水不通，以逍遥散月馀少可，更服八珍汤加丹皮、香附，又月馀经通，再加黄芪、白蔹，两月馀而愈。 一人臂肿、患毒作痛，服寒凉药，食少大便不实。予用理中丸二服，更以六君子加砂仁、藿香，再以托里，脓溃而愈。凡疮痛甚者，若禀厚有火，宜苦寒药。若禀薄者，宜补中益气汤加芩、连之类，在下加黄柏，人肥加荆防、独、羌之类，取其风能胜湿也。 一妇左臂，胆经部分，结肿一块，年许不溃。坚硬不痛，肉色不变，脉弱少食，月水过期，日晡发热。过劳或怒则痛，此不足证也。与参、芪、归、术、芎、地、芍药、贝母、远志、香附、桔梗、丹皮、甘草，百馀帖而消。 一人臂患漏，口干发热，喜脓不清稀，脉来迟缓，灸以豆豉饼。服八珍汤，加麦门、五味、软柴胡、地骨皮，三月馀而愈。后因房劳，复溃脓清，脉大，辞不治，果殁。河间曰：因病致虚为轻，盖病势尚浅，元气未虚也。若病初愈，或饮食、劳倦、房室，加至羸损，此因虚致损则为重，病势已过，元气已索故也。 一儿臂患痘毒，作炒按之复起，此脓胀痛也，刺之，以托里药愈。一妇臂结一块，已溃不敛，灸以豆豉饼，更服托里药而愈。　一人年逾三十，素怯弱，不能食冷，臂患一毒，脉虚弱，予以托里药而消，但饮食少思，或作胀，或吞酸，日渐羸瘦，参、苓等药不应，右尺脉弱，此命门火衰不能生土，遂以八味丸补土之原，饮食渐进而愈。　一媪左臂结核，年馀方溃，脓清不敛，以十全大补汤，外用附子饼灸，及贴补药膏，调护得宜，百帖而愈。一人多虑神劳，年近五十，左膊外侧红肿如粟。予曰：勿轻视！得独参汤数斤乃佳。数帖而止，旬馀值大风拔木，疮上起一红线，绕背抵右肋，兴大料人参汤加芎、术补剂，两月而安。一妇臂痛，筋挛不能屈伸，遇寒则剧，脉紧细，此良甫所谓肝气虚，为风寒流于血脉经络，搏于筋，筋不荣，则干急为痛，先用舒筋汤，次用四物汤加牡丹皮、泽兰、白术而愈。亦有臂痛不能举，或转左右作痛，由中脘伏痰，脾气滞不行，宜茯苓丸或控涎丹治之。　一人手臂结核如粟，延至颈项，状似瘰疬，此风湿流注。用加减小续命汤，及独活寄生汤，更以托里药，倍加参、芪、归、术，百帖而愈。机按：此条有证无脉，认作风湿流注而治，当时必有所见也。后用补剂百帖而愈，是终不离于虚也。　一儿三岁，臂患毒焮痛，服解毒丸，搽神功散而消。此条证脉不详，当时必有所见。尝治臂毒，便闭烦躁，服五福化毒丹亦效。若脓成急刺，用纸捻醮麻油纴疮内，以膏药贴之。若儿安静，不必服药，候有脓取去，仍用纴贴。　一人臂患疽，脉数，饮槐花酒一服，势顿退；再与金银花、黄芪、甘草十馀服而平。槐花治湿热之功最为神速，胃寒不宜过剂。　尹老家贫，形志皆苦，自幼颓疝，孟冬于手阳明大肠经分出痈，第四日稠脓，臂外皆肿痛，在手阳明左右经中，其脉俱弦，按之洪缓有力，此得自八风之变。以脉断之，邪气在表，饮食如常，大小便如故，腹中和，口知味，知不在里也，不恶风寒，只热躁，脉不浮，知不在表也，表里既和，邪在经脉之中，故曰：凝于血脉为痈是也。痈出身半已上，故风从上受，因知为八风之变，而疮只在经脉之中，法当却寒，调和经脉中血气，使无凝滞可愈矣，宜以白芷升麻汤。机按：此方举一身而言，故阳明为一身之中，若以各经言之，而阳明亦自有表里中三等之剂，太阳亦有表里之中之方，馀经皆可以类推也。　一人年逾三十，臂患痈，溃而不痛，脓稀脉弱。丹溪曰：疽溃深而不痛者，胃气大虚，不知痛也。东垣曰：脓水清稀，疮口不合，气血俱虚也，理宜大补。彼不听，服消毒药，气血愈虚，遂不救。丹溪曰：才见肿痛，参之脉证，倘有虚弱，便与滋补气血可保终吉。又曰：溃疡内外皆虚，补接为主。兹则见善不从，自用已智，宁免死乎。　一人年逾四十，臂患毒，焮痛作呕，服托里消毒药愈盛。予用凉膈散二剂顿退，更以四物汤加芩、连四剂而消。机按：此所谓肿疡热毒攻心而作呕也。　一人两臂肿痛，服托里药日盛。予谓：肿属湿，痛属火，此湿热流注经络也，用人参败毒散加威灵仙、酒炒黄芩、南星，数剂渐愈，更以四物汤加苍术、黄柏、桔梗二十馀剂而消。按：此托里药日盛，故改作湿热治也。一尚书，左臂肘患一紫泡，根畔肿赤，大肠脉芤。予谓：芤主失血或积血。公曰：血痢未瘳，以芍药汤二剂，更以人参败毒散二剂，疮痢并愈。机按：用芍药汤以治血痢，用败毒散以治紫泡，但所录脉证未甚详悉，观其治法，多属血热而近实也。

白芷升麻汤　治臂上生痈。

白芷一钱半　升麻　桔梗各一钱　酒黄芩四钱　生黄芩三钱　红花　甘草炙。各半钱

上作一服。水二盅，酒半盅，煎至八分，食后服。

肘　痈俗名病藕节

肘之内生痈，属三阴经，乃心、肺、胞络郁火。引经，黄连、升麻、柴胡。肘之外生痈，属三阳经，乃胃、大、小肠积毒。引经藁本、升麻、柴胡。并用黄连消毒饮、活命饮，或乌金散、紫金丹、胜金丹、玉枢丹选用。壮实有里证者，一粒金丹、八阵散下之。老弱者，黄芪木香散、十全大补汤、千金内托散托之。

芙蓉膏　治手臂腕臑、肘掌等处结毒，焮赤肿痛。

山布瓜根　芙蓉叶　紫金皮　凌霄根皮　天南星　天布瓜　鸡屎根取皮　背子蜈蚣

上砍烂，入些醋，温涂敷患处。

赤葛膏　治病藕节，及臂臑腕掌等处结毒。

赤葛根皮　山布瓜根　山苏木　山樟根皮　紫金皮　赤牛膝　赤芎根　赤毛桃根

上用皮砍烂，糟炒。敷涂患处。

敷病肌石蝙药

山樟子叶

上砍烂，糟炒缚之，又用根，煎酒服之。

臑　痈俗名病藕包

臑臂表里俱肿痛，赤色，惟肘节处差小，故名藕包。以内外分阴阳，俱如上法。

泥油膏　治病藕包。

塘泥一分　桐油三分

上和匀，以鸭毛扫，时时涂，勿令干。

二瓜散　治病藕包。

山布瓜根　天布瓜根

上砍烂，入米醋少许，和暖涂之。

或问：手臂阳明经分生痈，初如粟米，渐大如赤豆，痛不可忍，旬日大如胡桃，枯紫色何如？曰：此名骨蝼疽。若毒游遍身，拘急发搐，呕哕不食，冷汗自出，滑泄烦躁，脉乱者死。犯房劳，怒气者死。一人患此证，一月之后，遍身攻串，口吐黄水，秽气满室，既而呕吐脓血，旬日而亡。其人三四日前，尚进饮食，人与沐浴，扶起皮肉俱烂，患者不信，医者不识，以致陨身。此由七情不和，积怒、积忧、积热所致，真元虚败，不能胜邪故也，纵有丸丹，天命而已。惟智者防患于未然，急服黄连消毒散、胜金丹、乌金散、活命饮加羌活选用。治之稍缓，七恶证多者，必死也。按：此证发之暴，死之速，乃阴虚极而火独光之，故前药不滋化源，而扬汤止沸，其能济乎。

手　部八

手　发　背俗名蜘蛛背

《鬼遗》云：两手背发痈疽，初生如水刺无头脑，顽然满手背，肿满后聚毒成疮，深入至骨而为发手背。此属五种，皆发毒之类也。　手背肿毒，乃三阳经风热郁滞而发，宜服活命饮加芩、连、山栀、桔梗、升麻。寒加桂枝，热加姜黄，水酒煎服。有表证者，紫金丹、乌金散、夺命丹汗之。有里证者，一粒金丹、八阵散下之。老弱者，宜大补之剂。

柿根膏　治蜘蛛背。

紫背草　狐柿子根皮

上砍烂，糟炒缚之。又方，加岩松

子，或单用亦可。

手心毒

手心结毒，焮赤肿痛，俗名病穿掌，又名穿窟天蛇，又名贫子盂。若偏于掌边者，名穿边天蛇，又名穿埂天蛇。此手厥阴心胞络积热所致。初宜隔蒜灸之以泄其毒，服活命饮加桂枝、姜黄。实者，量表里为汗下，于紫金丹、夺命丹、乌金散、一粒金丹选用，既溃，参、芪大剂补之。

蜈蚣散 治病穿掌。

穿山蜈蚣 花心蜈蚣 背子蜈蚣 山苏木 飞天蜈蚣 金头蜈蚣 酒坛子根 赤牛膝 臭不待根 紫背草 紫金藤

上酒煎服。不饮酒人，水煎入少酒和服。又用过路蜈蚣、溪女叶，煎水浸洗。

又方

穿山蜈蚣 鸡屎子 金脑香 紫金藤

上水煎入酒和服。

敷穿掌穿板药

仙人掌根 鸡屎根皮 赤葛根皮 葛合根 山布瓜根 背子蜈蚣 山樟根皮 赤牛膝 落鸦枪根 天布瓜根 山枇杷根皮 紫河车 紫金皮

上擂烂，入醋少许，和涂患处。

又方

仙人掌根，磨米醋暖涂敷。又用藜芦子，煎醋熏。又用零香子，煎水浸洗。

浸洗方

石楠藤 赤牛膝 赤麻荽 八角茴香 赤荽子 九节香 猪屎苏 穿山蜈蚣 铁菱角 含笑叶 铁梗子 落鸦枪 山蓼叶

上煎水，薰浸淋洗之。

溃烂者用搽末

旧饭箩烧存性，为末。柏油扫患处，次搽末，或用生肌散，亦大效。饭箩要用农家者，取其日日贮饭，藏气者效。

虎口疽

虎口结毒，焮赤肿痛，名合谷疽。又名丫刺毒，又名擘蟹毒，又名手叉发，又名病蟹叉。此手阳明大肠经，风热积毒之所致也。初觉宜隔蒜灸之，服活命饮加桂枝、姜黄、桔梗、升麻，水酒煎服。壮实者，量表里为汗下。老弱者，十全大补汤、十宣散、托里散中选用。五指叉处结毒，焮肿者，俗名鸦叉。

草灵散 治病蟹叉。

蘼叉草又名蘼叉秽

上砍烂，酒炒缚之。

又方 山马梢根皮，砍烂糟炒缚之。

又方 宿地薤白根叶，砍烂酒炒缚之。

又方 檵子叶，砍烂糟炒缚之。又以小叶，净瓶子煎水熏洗，亦效。

又方 碌礴草叶，砍烂炒缚之，又以梗煎水浸洗。

落鸦枪散 治鸦叉。

落鸦枪 大金钱 羊蹄菜 水杨柳根

上砍烂，糟炒缚之。

又方

落鸦枪 紫金皮 山布瓜根 天布瓜根

上砍烂，糟炒缚之。

又方 落鸦枪根，捣烂糟炒缚之。

又方 落鸦枪根 天布瓜根，砍烂，糟炒缚之。

腕痈

手屈之处，结毒焮赤，为手屈发，俗名手牛押屈。此手三阴经、风热聚毒之所致也，治法同前。 一人年四十，手腕生疽，面目、手臂俱浮肿，饮食全不进者，七日矣。惟饮水数升，神思昏愦，小水不利，时值盛暑，秽气逼人，恶证叠见，不应用药。姑以玉枢丹，加蟾酥涂之。出蛆合许，脓升许，恶证悉退，补养而痊。

紫金牛膝散　治手半押屈，及脚上一切肿毒、堆核，焮痛者。

紫金皮　赤葛根皮　赤毛桃根　山布瓜根　赤牛膝　鱼桐根皮　天布瓜根　落鸦枪根

上砍烂，糟炒热缚患处。

又方

鱼桐皮根　落鸦枪根　紫金皮

上砍烂，糟炒缚之。

又方

落鸦枪　葛合根　马蓝草　天布瓜　山苏木　紫金皮　赤毛桃　赤牛膝　芙蓉叶　山布瓜　赤葛根　鱼桐根　李子根

上捣烂，糟炒缚之。久不退，加山樟子叶及根皮。

手大指疽

手大指头发，小点如粟，渐大如豆，或如桃李。或青、或紫、乍黄、乍黑、乍白。或痒、或麻木不痛，或大痛彻心，此名调疽。属手太阴肺经积毒，毒盛者，宜截去之。四日刺得血脓者生，得黑血者死。急服乌金散、紫金丹汗之。壮实者。一粒金丹下之。毒气攻心，呕吐不食，膨胀者死。齿缝出血者死。一人患此，色黑不痛，其指已死，令斩去之。速服补药，恐黑上臂不治。彼不信，另服败毒药，手竟黑，遂不救。

天蛇头

手中指头结毒，焮赤肿痛或不拘何指，名天蛇头。若有脓裂开，有口唇如蛇头状，是以名焉。属手厥阴心包络积热所致。宜服活命饮加柴胡、羌活、桔梗，黄连消毒饮、紫金丹、乌金散选用。虽黑色顽麻，溃烂脱指者，亦不死。

丹溪云：蒲公英草，清明时节如荠菜状，中开一朵花，如菊花者，取干与苍耳草二味，等分为末，以好醋浓煎，浸洗即愈。

蒲公英忍冬酒，治天蛇头极效，累验。见乳痈。

［世］　治天蛇头，蒲公英捣细，水和调，去渣，服之。又捣渣罨患处，累效。

治天蛇头用　野落苏即兼丝子　金银花藤　天荞麦

上细切，用好米醋浓煎，先熏后洗。

又方　用人粪杂黄泥捣之，裹在患处，即愈。

拔毒散　治毒疮生于手指，赤肿坚硬，俗呼为发指。彻骨疼痛，不可忍者。

乳香少许，研　泥蜂窠壁间，采研

上为末。用酽醋调涂，干则以醋润之，痛立止。

治恶指，谚云天蛇头。

蜈蚣一条，火上烧

上以烟熏病指，一二次，即安。

治蛇消肿散　治蛇咬及蛇节疔、蛇腹疔、蛇头疔、蛇背疔等证。

蛇头抓　天瓠藤　木虱药　仙人薯　土木香　紫金藤　大小青

上擂酒温服，以渣敷之。

除瘴消痛散　治蛇头子，及一切蝮蛇瘴。

紫金藤又名开心草

上擂酒服之，以渣敷患处，大效。

又方　金脑香叶，擂酒服，以渣敷之。

又方　蛇头抓草，又名赤田荌，又名一麻、二麻。有一个根，即一麻；有二个根，名二麻。

上砍烂，酒炒缚之。

又方　紫金钟　六月雪

二味砍烂，糟炒缚之。

又方　溪汝子叶　过路蜈蚣

砍烂，糟炒缚之，如痛不止，用雄黄末烧烟熏之，不拘已成未成，即克取效。或加蜈蚣等分，亦妙。

又方　紫金钟　到金钟　野芋子　香附子

上砍烂，糟炒缚之。

又方　井边羊苋子

砍烂，糟炒缚之。

又方　山布瓜根，磨醋刷；以赤梗蜈蚣、过路蜈蚣、穿山蜈蚣、飞天蜈蚣

煎水熏洗，亦效。

又方　独龙骟根即大叶白槲根

砍烂，糟炒敷之。

地萹蓄散　治病蛇头子。

耳环尻又名琉璃草，又名花管草，又名地萹蓄

上擂酒服，又以砍烂，酒炒缚之。

敷毒方　治蛇头子，一切蝮蛇瘴。

地萹蓄　金脑香　紫河车　飞天蜈蚣　紫蜈蚣　金凤尾　金鸡舌

上砍烂，酒炒缚之。

又方　地蜈蚣叶　溪汝村叶　砍烂，酒缚之。

又方　飞天蜈蚣叶　砍烂，冷缚之。

又方　金脑香叶又名社茶　砍烂，冷缚之。

又方　鸡卵一枚，开窍倾出，以指时数浸之。

又方　软骨草　赤麻荽　金盏草　耳环尻

上砍烂，盐、酒炒缚之。

又方　山蓼叶　山麻荽　地萹蓄　田螺

上捣烂，盐、酒炒缚之。

又方　山布瓜根　金脑香叶

上捣烂，酒炒缚之。

浸毒散　治前证，并效。

毛藤子　石楠藤　铁凌角　穿山蜈蚣　背子蜈蚣　赤麻瘤　金脑香　梭婆子根　飞天蜈蚣　赤梗过路蜈蚣

上煎水，入些醋，和暖浸洗。

治蛇头疮　其形生时在手足上，疮傍一块开如蛇口之状，痛而流血不止者，此药治之。

雄黄　蜈蚣　全蝎各一钱

上为细末。看疮湿劈开，入药擦在疮上，却以小油抹，裁帛拴住。如干，小油调搽。

五指头生疽，名为敦疽。系脏腑积热，治不可缓。宜内疏黄连汤、紫金丹、乌金散，及一粒金丹下之。

手指节发

手指节结毒，焮赤肿痛，又名病茧，又名蛇节疔，又名钉节天蛇，又名病蛇节。治法与天蛇头，大同小异。

金鸡舌散　治病茧

金鸡舌根，磨酒服。或磨半泔、半醋，暖涂之。

又方　落鸦枪根，擂酒暖服，以渣敷患处。

代　指

代指者，先肿焮热痛，色不黯，缘爪甲边结脓，剧者爪皆脱落，但得一物冷药汁，溻渍之佳。爪者筋之馀，筋赖血养，血热甚注于指端，故指肿热结聚成脓，甚则爪甲脱落。此病类于指疽，然无蕴毒，故色不黯黑，虽久亦不杀人。内服方《圣济总录》有漏芦汤、蓝花汤中用漏芦、蓝花、升麻、大黄、黄芩、玄参、朴硝。既无蕴毒，何为用硝黄下药？轻病重治，能无过乎！故今不取。

升麻汤

升麻　甘草各半两

上细锉。水二升，煎至一升，去滓，下芒硝末半两，搅匀。温浸指上数十遍，冷即再暖，以差为度。一方，用栀子仁、甘草各一两。一方，单用甘草。一方，单用芒硝。一方，单用麻黄。并如上法煎浸。

《千金》治指痛欲脱，用猪脂和盐煮令消，热内指中一食久住。《千金翼》和干姜。一方，用酱汁。一方，酱合蜜煎沸，稍热敷，日五七上。

[丹] 治手指忽肿痛，名为代指。以乌梅入醋研，浸患处立瘥。

治手指肿，酸浆水入少盐，热浸之，冷即易。

胸　　部九

井　疽

《灵枢》云：发于胸，名曰井疽。其状如大豆，三四日起，不早治，下入腹不治，七日死矣。　或问：心窝生疽何如？曰：此证初起如黄豆，肉色不变，名曰井疽，又名穿心冷瘘。若冷气攻心，精神恍惚，呕吐冷痰，恶闻食臭，毒气内陷，腹胀满者，不治。若心躁如焚，肌热如火，不时盗汗，唇焦舌干黄色，渴饮冷水者，是正候也。急服活命饮加黄连、桔梗。胜金丹、夺命丹汗之。壮实者，一粒金丹下之。恶证多，治稍迟，多致颠危，宜服犀角解毒丸。

甘　疽

《灵枢》云：发于膺，膺胸两旁高处，亦谓之臆。名曰甘疽。色青，其状如谷实瓜蒌，常苦寒热，急治之，去其寒热，不急治，十日死，死后出脓。

膻　中　疽

或问：心窝上两乳间，生疽何如？曰：此膻中发疽也。盖膻中为气之海，气所居焉，能分布阴阳。若脏腑阴阳不和，七情不平，则发此证。宜活命饮加紫苏、薄荷叶汗之，夺命丹、胜金丹、紫金丹选用。稍迟则溃烂，恶症多者难治。

脾　发　疽

或问：心窝下旁，生疽何如？曰：此名脾发疽。毒由多食煎煿，醉饱入房，以致毒聚脾经而作，活命饮加桔梗、升麻，紫金丹、胜金丹汗之。壮实者，八阵散下之。老弱者，十全大补汤。稍迟则溃伤脾膜，脓如蟹沫者死。服药而呕，饮食不进者死。

或问：一人年三十，胸前肋上，坚硬如石者尺许，寒热大作，饮食不进，遍身疼痛，烦躁不宁，胸膈填胀何如？曰：凡在胸及胸之侧，或是肩前下延及胁，形长如蛤，皆为马刀疮。属手少阳三焦经、足阳明胃经、手厥阴心包络，郁火怒气积痰所致。宜灸、宜汗，攻补兼施则消，宜服胜金丹、乌金散。壮实者，一粒金丹下之，活命饮加柴胡。过时则溃烂彻骨，久而不敛者死，未溃而谵语神昏，泄利呕吐者不治。

一夫人，性刚多怒，胸前作痛，肉色不变，脉数恶寒。经曰：洪数脉，应发热，反恶寒，疮疽也。今脉洪数，则脓已成。但体丰厚，故色不变，似乎无脓，以痛极始肯针，入数寸脓数碗，以清肝消毒药，治之而愈。设泥其色而不用针，无可救之理。　一人年逾四十，胸患疮成漏，日出脓碗许，喜饮食如常，用十全大补汤加远志、贝母、白蔹、续断，灸以附子饼，脓渐少，调护岁余而愈。　一少妇，胸膺间溃一窍，脓血与口中所咳，相应而出。以参、芪、当归，加退热、排脓等药而愈。或曰：此因肺痿所致。　一人胸肿一块，半载不消，令灸百壮方溃，服大补药不敛，灸附子饼而愈。　一百户，胸患毒，肿高焮赤发热，脉数，大小便涩，饮食如常。齐氏曰：肿起色赤，寒热疼痛，皮肤壮热，头目昏重，气血实也。又曰：大小便涩，饮食如故，肠满膨胀，胸膈痞闷，肢节疼痛。身热脉大，精神昏塞，脏腑实也。进黄连内疏汤二剂，诸证悉退，更以荆防败毒散加黄芩、山栀，四剂稍愈，再以四物加芩、连、白芷、桔梗、甘草、金银花，数剂而消。机按：此项治法，虽因脉证皆实而用泄法，然泄法又有先后次序，先攻里后发表，最后又用和解，前贤治病不肯猛浪如此，学者可不以此为法哉。

乳痈乳岩

［丹溪］　乳房阳明所经，乳头厥阴所属。乳子之母，不知调养，怒忿所逆，郁闷所遏，厚味所酿，以致厥阴之气不行，故窍不通而汁不得出，阳明之血沸腾，故热甚而化脓。亦有所乳之子，膈有滞痰，口气焮热，含乳而睡，热气所吹，遂生结核。于初起时，便须忍痛揉令稍软，吮令汁透，自可消散。失此不治，必成痈疖。治法：疏厥阴之滞以青皮，清阳明之热细研石膏，行污浊之血以生甘草节，消肿导毒以瓜蒌实，或加没药、青橘叶、皂角针、金银花、当归头。或汤、或散加减，随意消息，然须以少酒佐之。若加以艾火两三壮于肿处，其效尤捷。彼村工喜于自炫，便妄用针刀，引惹拙病，良可哀怜。若夫不得于夫，不得于舅姑，忧怒郁遏，时日积累，脾气消沮，肝气横逆，遂成隐核如鳖棋子，不痛不痒。十数年后，方为疮陷，名曰奶岩。以其疮形嵌凹似岩穴也，不可治矣。若于始生之际，便能消释病根，使心清神安，然后施之治法，亦有可安之理。予族侄妇，年十八岁时曾得此，察其形脉稍实，但性急躁，伉俪自谐，所难者后姑耳。遂以单方青皮汤，间以加减四物汤行经络之剂，两月而安。此病多因厚味，湿热之痰停蓄膈间，与滞乳相搏而成。又有滞乳，因儿口气吹嘘而成。又有拗怒气，激滞而生者，煅石膏、烧桦皮、瓜蒌实、甘草节、青皮，皆神效药也。妇人此病，若早治之，便可立消。有月经时悉是轻病，五六十后无月经时不可轻易看也。

［薛］男子房劳恚怒，伤于肝肾，妇人胎产忧郁，损于肝脾。若焮痛寒热，当发散表邪。肿焮痛甚，当清肝消毒，并宜隔蒜灸。不作脓或脓成不溃，托里散为主。不收敛或脓清稀，补脾胃为主。若脓出反痛，或作寒热，气血虚也，十全大补汤。体倦口干，中气虚也，补中益气汤。晡热内热，阴血虚也，八珍汤加五味子。欲呕作呕，胃气虚也，香砂六君子汤。食少作呕，胃气虚寒也，前汤加藿香。食少泄泻，脾气虚寒也，前汤加炮黑干姜。若劳碌肿痛，气血未复也，八珍汤倍用参、苓、归、术。若怒气肿痛。肝火伤血也，八珍加柴胡、山栀。若肝火血虚而结核者，四物汤加参、术、柴胡、升麻。若肝脾气血虚而结核者，四君子加芎、归、柴胡、升麻。郁结伤脾而结核者，归脾汤兼瓜蒌散。若郁怒伤肝脾而结核，不痒不痛者，名曰乳岩，最难治疗。苟能戒七情，远厚味，解郁结，养气血，亦可保全。

内托升麻汤　治妇人两乳间，出黑头疮，顶陷下作黑眼，并乳痈初起者亦治。

升麻　葛根　连翘　当归身　黄柏各一钱　黄芪三钱　牛蒡子　甘草炙。各一钱

肉桂五分

上作一服。水一盅，酒半盅，煎至一盅，食后服。

又方　治妇人乳中结核。

升麻　连翘　甘草节　青皮各二钱　瓜蒌仁三钱

上作一服。水二盅，煎至一盅，食后细细呷之。

[乳痈]

青皮　瓜蒌　橘叶　连翘　桃仁留尖　皂角刺　甘草节　如破多加参、芪。

神效瓜蒌散　治乳痈、乳岩神效。丹溪亦云妙捷。恐贫贱之家未能办集者，用后蒲公英草，尤妙。

瓜蒌一枚，去皮焙为末，用子多者有力　生甘草　当归酒浸，焙。各半两　乳香另研　没药另研。各二钱半

上为末，用无灰酒三升，于银石器内，慢火熬，取一升清汁，分作三服，食后良久服。如有奶岩，便服此药，可杜绝病根。如毒气已成，能化脓为黄水；毒未成，即于大小便中通利。如疾甚，再合服，以退为度。立效散与此方间服神妙。但于瓜蒌散方减去当归，加紫色皂角刺一两六钱是也。

究原五物汤　痈疽、发背、乳痈通用。

栝蒌研，一枚　皂角刺半烧，带生　没药各半两　乳香　甘草各二钱半

上粗末。以醇酒三升，煎取二升。时时饮之，痛不可忍立止。

连翘饮子　治乳痈

连翘　川芎　瓜蒌　皂角针　橘叶　青皮　甘草节　桃仁各二钱

上作一服。用水二盅，煎至一盅，食远服。已破者，加参、芪、当归；未破者，加柴胡、升麻。

清肝解郁汤　治肝经血虚风热，或肝经郁火伤血，乳内结核，或为肿溃不愈，凡肝胆经血气不和之症，皆宜用此药。

人参去芦　茯苓　贝母去心　山栀炒　熟地黄　芍药各一钱，炒　白术　当归各一钱五分　柴胡　川芎　陈皮各八分　甘草五分　牡丹皮

上水煎服。

复元通气散　治妇人发乳、痈疽，及一切肿毒。

木香　茴香　青皮　穿山甲酥炙　陈皮　白芷　甘草　漏芦　贝母去心，姜制。各等分

上为细末。每服三钱，好酒调下。

消毒散　治吹乳、乳痈，并便毒。如憎寒壮热，或头痛者，宜先服人参败毒散一二服，方可服此药。如无前证，即服此药二三剂。或肿不消，宜服托里药。

青皮去白　金银花　天花粉　柴胡　僵蚕炒　贝母　当归酒拌　白芷各二钱

用水二盅，煎至一盅，食远服。如便毒加煨大黄一钱，空心服。

[本草]　蒲公英草，味甘平无毒。主妇人乳痈肿，水煮汁饮之，及封之。立消。

[丹]　蒲公英，在处田间、路侧有之。三四月开黄花似菊。味甘，解毒散滞，意其可入阳明、太阳经。洗净细研，以忍冬藤，浓煎汤，入少酒佐之。随手便欲睡，睡觉已失之矣。

兵部手集方　治痃乳硬欲结脓，服此即消。

用鹿角于粗石上磨，取白汁涂之，干又涂，不得近手。并以人吮却黄水，一日许即散。或用鹿角锉为极细末，酒调二三钱服亦效。孕妇忌服。

乳痈初发方

贝母为末。每服二钱，温酒调下。即以两身覆按于桌上，垂乳良久自通。

时康祖为广德宰，事张王甚谨，后授温倅，左乳生痈，继又胸臆间结核，大如拳，坚如石，荏苒半载，百疗莫效。已而牵制臂腋彻于肩，痛楚特甚。亟祷王祠下，梦闻语曰：若要安，但用姜自然汁，制香附服之。觉呼其子，检《本草》视之，二物治证相符，访医者亦云有理。遂用香附去毛，姜汁浸一宿，为末。二钱，米饮调。方数服，疮脓流出，肿硬渐消，自是获愈。　一妇人，禀实性躁，怀抱久郁，左乳内结一核，按之微痛，以连翘饮子二十馀剂少退；更以八珍加青皮、香附、桔梗、贝母，二十馀剂而消。

张氏橘皮汤　治乳痈未结即散，已结即溃，极痛不可忍者神效。因小儿吹乳，变成斯疾者，并皆治之。用陈皮汤浸，去白晒干，面炒微黄，为细末　麝香研。酒调二钱，初发觉赤肿疼痛，一服见效。

［丹］　乳痈初发肿硬，一服瘥。用真桦皮为末，酒服方寸匕，睡醒已失。出《灵苑方》。

［罗］　**胜金丹**　治妇人吹乳，极有神效。用百齿霜即木梳上鬓垢

上一味不拘多少，用无根水为丸，如梧桐子大。每服三丸，倒流水送下，食后。令病左乳者，左卧；右乳者，右卧。于温处汗出愈。用新汲水倾于房上接之，乃倒流水也。

《图经》治妇人奶疼痛，不可忍。用穿山甲炙黄　木通各一两　自然铜半两，生用

三味捣细末。每服二钱，温酒调下无时。

简易独圣散　治妇人吹奶。

白丁香半两，捣罗为末　每服一钱匕，温酒调服无时。

［云岐］　治妇人吹乳，**皂角散**。歌曰：

妇人吹乳意如何，皂角烧灰蛤粉和；暖酒一盏调一字，顷间揉散笑呵呵。

又方

乳香研，一钱　瓜蒌根末一两

上研匀，温酒调服，一钱。产后乳膨，以大麦芽一两，炒研，煎汤饮之自消。

［丹］　杨孺人乳肿痛。

青皮　石膏煅，研　连翘　皂角刺炒　黄药子　当归头　木通各一钱　甘草生三分

作一帖。入好酒些少，同煎饮之。又有别药洗肿处。

义二孺人，平时乳内有结核不为痛，忽乳边又有一肿核，却颇有些痛。

黄芩　川芎　木通　陈皮各四钱　人参二钱　大腹皮三钱　炙甘草　生甘草　当归头　芍药各一钱

上妥二帖，煎服。

二孺人，但经将行而乳肿，先两日发口干而不渴，食少减，脉左弦带数，右却平，治用四物汤加陈皮、白术、茯苓，带热下与点丸三十粒。一后生作劳，风寒夜热，左乳痛有核如掌，脉细涩而数，此阴滞于阳也。询之已得酒，遂以瓜蒌子、石膏、干葛、台芎、白芷、蜂房、生姜，同研入酒服之，四帖而安。　一妇人，内热胁胀，两乳不时作痛，口内不时辛辣。若卧而起急，则脐下牵痛，此带脉为患。用小柴胡加青皮、黄连、山栀，二剂而瘥。　一妇人，发热作渴，至夜尤甚，两乳忽肿，肝脉洪数，乃热入血室也。用加味小柴胡汤，热止肿消。

云岐连翘汤　治产后妒乳并痈。

连翘　升麻　芒硝各一两　玄参　芍药　白蔹　防已　射干各八钱　大黄二钱　甘草六钱　杏仁四十枚，去皮尖

上㕮咀。以水六升，煮二升，下大黄；次芒硝，分三服。

一儒者两乳患肿，服连翘饮，反坚硬食少，内热，胸胁作痛，日晡头痛，小便赤涩，此足三阴虚而兼郁怒，前药复损脾肺。先用六君加芎、归、柴胡、山栀，四十馀剂，元气复而自溃。仍作痛，恶寒，此气血虚也，用十全大补汤、六味丸而愈。　封君袁阳泾，左乳内结一核，月馀赤肿，此足三阴虚，兼怒气所致。用八珍加柴、栀、丹皮，四剂赤肿渐退，内核渐消；又用清肝解郁汤而愈。时当仲秋，两目连劄，肝脉微弦，此肝经火盛而风动也，更加龙胆草五分，并六味地黄丸而愈。若用清热、败毒、化痰、行气，鲜不误者。　一儒者，两胁作胀，两乳作痛，服流气饮、瓜蒌散半载后，左胁下结一个如核，肉色不变，劳则寒热，此郁结气伤而为患，虚而未能溃也，八物加柴胡、远志、贝母、桔梗月馀，色赤作痛，脓将成矣。又服月馀，针之出脓碗许，顿然作呕，此胃气虚而有痰也，令时啖生姜，服六君子汤，呕止加肉桂而疮愈。彼后出宰，每伤劳怒，胸乳仍痛，并发寒热，用补中益气加炒山栀愈。　一妇人久郁，右乳内肿硬，用八珍汤加远志、贝母、柴胡、青皮，及隔蒜灸，兼服神效瓜蒌散，两月馀而消。　一妇人，左乳内肿如桃，不痛不赤，发热渐瘦，用八珍加香附、远志、青皮、柴胡百馀剂，又兼服神效瓜蒌散三十馀剂，脓溃而愈。　一妇人，因怒左乳作痛，发热，表散太过，肿热益甚，用益气养荣汤数剂，热止脓成。不从用针，肿胀热渴，针脓大泄，仍以前汤月作始愈。此证若脓未成未破，有薄皮剥起者用代针之剂，其脓自出，不若及时用针，不致大溃。若脓血未尽，辄用生肌，反助其邪，慎之！　一妇人，脓清肿硬，面黄食少，内热晡热，自汗盗汗，月经不行，此肝脾气血俱虚，用十全大补加远志、贝母，及补中益气各三十馀剂，外用葱熨患处，诸证寻愈。　一妇人，脓成胀痛，欲针之不从。数日始针出败脓三四碗许，虚证蜂起，几至危殆，用大补两月馀而安。若元气虚弱不作脓者，用益气养荣汤补之，脓成即针。若肿痛寒热，怠惰食少，或至夜热甚，用补中益气兼逍遥散补之，为善。　一妇年二十有五，素虚弱，多郁怒，时疫后脾胃愈虚，饮食愈少，又值气忿，右乳胁下红肿，应内作痛，用炒麦麸熨之，肿虽稍散，内痛益甚，转侧胸中，如物悬坠，遂与加减四物汤。内肿如鹅卵，外大如盘，胸胁背心相引而痛，夜热势甚，时治者皆以攻毒为言。薛云：此病后脾弱，而复怒伤肝，治法惟主于健脾气，平肝火，则肿自消而病自愈矣。定方以八物加陈皮、黄芩、柴胡、山栀、白芷，服八剂病减六七，去白芷，加青皮、木香、桔梗，又六剂而全愈。若用攻毒之剂，病胡能瘳。

葛稚川方　治妇人乳痈。

人牙齿烧存性

上为极细末，以酥调涂，贴痈上。

敷乳方

天南星　生半夏　皂角针烧带性。各三分　白芷　草乌　直僵蚕焙。各一分

上细末，多用葱白研取汁，入蜜调敷。若破疮口，作膏药贴。

［**乳岩**］

丹溪云：一妇人年六十，厚味郁气，而形实多妒，夏无汗而性急，忽左乳结一小核，大如棋子，不痛。自觉神思不佳，不知食味绝半月，以人参汤调青皮、甘草末，入生姜汁，细细呷，一日夜五六次，至五七日消矣。此乃奶岩之始，不早治，隐至五年、十年已后发，不痛不痒，必于乳下溃一窍如岩穴，出脓，又或五七年、十年，虽饮食如故，洞见五内乃死。惟不

得于夫者有之，妇以夫为天，失于所天，乃能生此。谓之岩者，以其如穴之嵌岈空洞，而外无所见，故名岩。患此者，必经久淹延，惟此妇治之早，正消患于未形，馀者皆死，凡十馀人。又治一初嫁之妇，只以青皮、甘草与之安。　隆庆庚午，予自秋闱归，则亡妹已病。盖自七月，乳肿痛不散，八月用火针取脓，医以十全大补汤与之，外敷铁箍散不效，反加喘闷；九月产一女，溃势益大而乳房烂尽，延及胸腋，脓水稠粘，出脓几六七升，略无敛势。十一月始归就医，改用解毒和平中剂，外掺生肌散，龙骨、寒水石等剂，脓出不止，流溅所及，即肿泡溃脓，两旁紫黑，疮口十数，胸前腋下皆肿溃，不可动侧，其势可畏。余谓：产后毒气乘虚而炽，宜多服黄芪解毒补血、益气生肌。而医不敢用。十二月中旬后益甚，疮口二十馀，诸药尽试不效，始改用予药。时脓秽粘滞，煎楮叶猪蹄汤沃之顿爽。乃治一方，名黄芪托里汤，黄芪之甘温以排脓，益气生肌为君；甘草补胃气解毒，当归身和血生血为臣；升麻、葛根、漏芦为足阳明本经药，及连翘、防风皆散结疏经，瓜蒌仁、黍粘子，解毒去肿，皂角刺引至溃处，白芷入阳明，败脓长肌，又用川芎三分，及肉桂、炒柏为引。用每剂入酒一盏煎，送白玉霜丸，疏脓解毒，时脓水稠粘，方盛未已，不可遂用收涩之药。理宜追之，以翠青锭子外掺。明日脓水顿稀，痛定秽解，始有向安之势。至辛未新正，患处皆生新肉，有紫肿处，俱用葱熨法，随手消散，但近腋足少阳分，尚未敛，乃加柴胡一钱，青皮三分及倍川芎。脓水将净者即用搜脓散掺之，元宵后遂全安。

万历癸卯二月，时侍御赵盖庵提学南畿，托敝悬令致意，约会于茅山，予以馆谊不容辞，特往赴之，则有病欲求治也。袒其胸，左乳侧疮口大如碗，恶肉紫黯，嶙峋嵌深，宛如岩穴之状，臭不可近。予问何从得此？曰：馆试屡下，意不能无郁，夏月好以手捋乳头，遂时时有汁出。或曰是真液也，不可泄，因覆之以膏药，汁止而乳旁有核，既南来校阅劳神，乳核辄肿痛。一书吏颇知医，谓汁欲出而为膏药所沮，又不得归经，故滞为核，闻妇人血上为乳汁，今汁亦血类也，宜饮芎归酒，行其滞血，核自消矣。吾以为然而饮之，核如故而吐血、衄血大作。饮京口张医药，吐衄止而肠风作，张矜自功，谓血从下出者顺。然体则重困矣。复饮他医药，便血亦止，乳核之势日益张，遂至于溃。一草泽医，能炼砒治痔漏，私计此亦漏疮也，纳药其中，痛欲死，溃不可支，故至此。予意在法为不治，而见其精神尚王，饮啖自如，无甚恶候，尚可延引岁月，为之定方而别。后校士广陵，不相闻问，遂改用它医药，至八月初，以滞下发哕死。夫男子患乳岩者少矣，其起又甚微眇，而三为盲医所误遂至此。砒，诚不可纳也，芎、归何罪乎！不可不书之以为后鉴。

蒲公英草，捣烂盦患处，神妙。　天南星末以温酒调涂之。　治妇人乳痛成痈，以益母草为末，水调涂乳上，一宿自瘥；生捣烂敷之，亦得。　妇人吹乳，用桑树皮和饭，捣成膏贴之。　乳头裂破，丁香末敷之。

乳痈　针乳中穴在乳下中，针入，分沿皮向后一寸半，灸泻。

［甲］　乳痈寒热，短气卧不安，膺窗主之。　乳痈凄索寒热，痛不可按，乳根主之。　大惊乳痈，梁丘主之。乳痈有热，三里主之。乳痈诸药不能止痛者，三里针入五分，立止。　女子乳痈惊，巨虚、下廉主之。《千金》云：臂肿重，足蹈不收，跟痛。　乳痈，太冲及复溜主之。　妒乳，太渊主之。妇人乳馀疾，肓门主之。

卷之四

胁　部十

胁，胠也；肋，胁骨也。有骨曰肋，无骨曰胁。

胁　疽

《灵枢》云：发于胁，名曰败疵[①]，败疵者女子之病也，灸之。其状大痈脓，其中乃有生肉，大如赤小豆，治之锉陵𦺇草根，各一升。以水一斗六升，煮之竭，为取三升，即强饮，厚衣坐于釜上，令汗至足已。疵，疾瓷切。《甲乙经》于赤小豆下，作治之锉陵草、赤松根，各一升。　《鬼遗》云：侠荧疽，肿起发肋及两肩肘头，二十日不穴死，九日可刺，发赤白相间，脓多可治；全无赤白者不治。

又云：两肋起疽，名为发肋，初肿盛至十数日不穴，攻即肿大如杯碗，高如镦，背痛彻内肠绞。刺左边患，应右边痛；右边患，应左边痛，唯有此处多是内毒，却入攻而死者多人。有斯患，急以针刺出脓血，则免内攻伤内矣。　或问：肋上生疽何如？曰：是名肋疽，属手厥阴心包络、足厥阴肝，火热毒怒气相并而作，活命饮加柴胡，紫金丹、乌金散选用。壮实者，八阵散、一粒金丹下之。此证宜速治，不然溃烂不敛，多致危困。　一人患此，如胡桃微痛微肿，月馀渐大如杯，医作痰治，或作肝积，或云痞块，竟莫能效。数月遂大如盎，坚硬如石，不甚疼痛，微红漫肿；复得暴怒，胸腹胀满，小水不利，脉迟而微。投以化气丸、六一散小便利，胸次宽；继投乌金散、夺命丹，间服八阵散，月馀渐消。

一人年逾五十，腋下患毒，疮口不合，右关脉数而渴，此胃火也。用竹叶黄芪汤而止，再用补气药而愈。尝治午后发渴或发热，用地骨皮散效。　一人性急味厚，常服燥热之药，左胁一点痛，轻诊弦、重芤，知其痛处有脓。与四物加桔梗、香附、生姜，煎十馀帖，痛处微肿如指大。针之少时，屈身脓出，与四物调理而安。　一夫人，左胁内作痛，牵引胸前，此肝气不和，尚未成疮。用小柴胡加青皮、枳壳，四剂少可加芎、归治之愈。

一人连年病疟，后生子三月病热，右胁下阳明少阳之分，生一疖甫平，左胁下相对又一疖，脓血淋漓几死。医以四物汤、败毒散，数倍人参，以香附为佐，犀角为使，大料饮乳母，两月而愈。逾三月，忽腹胀生赤疹如霞片，取剪刀草汁，调原蚕沙敷随消。又半月，移胀入囊为肿。黄莹裂开，两丸显露水出，以紫苏叶盛麸炭末托之，旬馀而合，此胎毒证也。　一妇因忿郁，腋下结一核二十馀年，因怒加肿痛，完谷不化，饮食少思，此肠胃虚也，以六君子加砂仁、肉桂、干姜、肉豆蔻，泄虽止而脓清，疮口不合，用十全大补汤，月馀而愈。机按：前项二条胁疮，一

① 疵：原作“疪”，据《灵枢》改。

因其性多躁急，故用四物汤阴柔之剂，以安静之；一因其肝气不平，故用小柴胡疏理之剂，以和解之。此又因其性情为治，不特专于攻毒也。　张通北人，年逾四十，夏月腋下患毒，溃后不敛，脓出清稀，皮寒脉弱，肠鸣切痛，大便溏泄，食下即呕，此寒变而内陷也，宜大辛温之剂，遂以托里温中汤，二帖诸证悉退。更以六君子加炮干姜、肉桂数剂，再以十全大补汤而愈。　一人胁肿一块，日久不溃，按之微痛，脉微而涩，此形证俱虚也。经曰：形气不足，病气不足，当补不当泻。宜用人参养荣汤。彼不信，乃服流气饮虚证悉至，方服前汤，月馀少愈，但肿尚硬，以艾叶炒热熨患处，至十馀日脓成，以火针刺之，更灸豆豉饼，又服十全大补百帖而愈。盖流气饮通行十二经，诸经皆为所损，况胆经之血本少，又从而损之，宁不伤生。东垣曰：凡一经受病，止当求责其一经，不可干扰馀经，苟泛投克伐之剂，则诸经被虢，宁无危乎。　一人年三十，素饥寒，患右肋肿如覆瓢，转侧作水声，脉数。经曰：阴虚阳气凑袭，寒化为热，热甚则肉腐为脓，即此证也。及按其肿处即起，是脓成。遂浓煎黄芪六一汤，令先饮二盅，然后针之，脓出数碗，虚证并至，遂用大补，三月馀而愈。大抵脓血大泄，血气俱虚，当峻补之，虽有他病，皆宜缓治。盖元气一复，诸病自退，老弱之人，不问肿溃，尤当补也。　一人因劳发热，胁下肿痛，脉虽大按之无力，此气血虚，腠理不密，邪气袭于肉理而然也，当补之以接虚怯之气。以补中益气汤加羌活，四剂少可。去羌活，又百馀剂而愈。　一人面白神劳，胁下生一红肿如桃，教用补剂，不信。乃用流气饮、十宣散，血气俱惫而死。　一人年逾二十，腋下患毒十馀日，肿硬不溃，脉弱时呕。予谓：肿硬不溃，阳气虚，呕吐少食，胃气弱，宜六君子汤加砂仁、藿香。彼谓：肿疡时呕，毒气攻心，溃疡时呕，阴虚宜补。予曰：此丹溪大概言也，若肿赤痛甚，烦躁脉实而呕为有馀，当作毒气攻心而下之，以疮属心火故也；肿硬不溃，脉弱时呕为不足，当补之。亦有痛伤胃气，或感寒邪秽气而呕者，虽肿疡，尤当助胃壮气。盖肿疡毒气内侵作呕，十有一二；溃汤湿气内伤作呕，十有八九。彼不信，饮攻伐药愈甚。复请诊，脉微弱而发热，予谓：热而脉静，及脱血脉实，汗后脉躁，皆难治胁，果殁。

内发丹毒

或问：胁下至腰胯间，肿痛赤色如霞何？如曰：此名内发丹毒，治之稍缓，毒攻于内，呕哕昏迷，胸腹牴胀者死。二便不通，遍身青紫者死。急砭出恶血，服防风通圣散去白术、甘草，紫金丹、胜金丹汗之。服汗剂得汗则生，无汗则死，呕吐不食，谵语者死。

腹　部十一

脐上疽

或问：脐上寸许，发疽何如？曰：此名冲疽，又名中发疽，一名雍肾疮。由心火炽盛，流入肾经所致。肿高脓稠，色赤可治，宜流气饮、活命饮、胜金丹、夺命丹选用。若平塌黑色，膨胀恶心，脓水清稀，内肾疼痛，渴甚泻利无度，谵语直视者死。溃久不敛者死。

按：后所言危证，只是虚耳，如能大补，不死也。

脐　痈

或问：当脐生痈何如？曰：此即脐痈也，由心经积热流于大小肠二经所致。宜何首乌散、活命饮加升麻，及紫金丹、三生散选用。壮实者，一粒金丹下之。

按：脐为神阙穴，禁针之所。早消散之，免使见脓为上。

小腹疽

《鬼遗》云：冲疽，发小腹疼痛而振寒热，四日悁悁，五日变色可刺。不刺及导引，出脓毒不治。五十馀日死。　或问：脐下发疽何如？曰：此即小腹痈，脐下一寸五分为气海，二寸为丹田，三寸为关元，皆属任脉，由七情不和所致。急服活命饮、紫金丹、夺命丹。壮实者，一粒金丹、八阵散下之；老弱者，黄芪木香散、内补十宣散、十全大补汤选用。若溃而低陷，脓水清稀，或溃烂久不敛者死。

或问：一人年十九，患疽于小腹之左，数月坚块如石，寒热间作，饮食减少，渐至羸尪何如？曰：是名缓疽，属足太阴经积热所致。由医不得法，邪正相持耳，投以紫金丹、活命饮，间服十全大补汤，半月而愈。

总　论

［薛］　腹痈谓疮，生于肚腹，或生于皮里膜外，属膏粱厚味，七情郁火。若漫肿坚硬，肉色不变，或脉迟紧，未成脓也，四君加芎、归、白芷、枳壳，或托里散。肿软色赤，或脉洪数，已成脓也，托里消毒散。脓成而不外溃者气血虚也，卧针而刺之。肿焮作痛者，邪气实也，先用仙方活命饮；隔蒜灸以杀其毒，后用托里以补其气。若初起欲其内消，当助胃壮气，使根本坚固而以行经活血之药佐之。若用克伐之剂欲其消散，则肿者不能溃，溃者不能敛。若用疏利之药下其脓，则少壮者多为难治，老弱者立见危亡。

一人年逾三十，腹患痈肿，脉数喜冷。齐氏曰：疮疡肿起，坚硬者实也。河间曰：肿硬瞀闷，烦躁饮冷，邪在内也，用清凉饮倍大黄，三剂稍缓，次以四物汤加芩、连、山栀、木通，四剂而溃，更以十宣散去参、芪、桂，加金银花、天花粉。彼欲速效，自服温补药，肚腹遂肿，小便不利。仍用清凉饮，脓溃数碗，再以托里药治之而愈。　一人腹痈焮痛，烦躁作呕，脉实。河间曰：疮疡火属，须分内外，以治其本。　又云：呕哕心烦，肿硬瞀闷，或皮肉不变，脉沉而实，毒在内也，当疏其内，以绝其源，用内疏黄连汤利二三行，诸证悉退，更以连翘消毒散而愈。一人腹痈，脓熟开迟，脉微细。脓出后，疮口微脓如蟹吐沫，此内溃透膜也。疮疡透膜，十无一生，虽用大补，亦不能救，此可为待脓自出之戒也。　一人素嗜酒色，小腹患毒，脉弱微痛，欲求内消。予谓：当助胃壮气，兼行经活血佐之可消。彼欲速效，自用败毒等药，势果盛，疮不溃脓，饮食少思，两月馀复请诊。脉愈弱，盗汗不止，聚肿不溃，肌寒肉冷，自汗色脱，此气血俱虚，故不能发肿成脓。以十全大补汤，三十馀剂脓成针之，反加烦躁脉大，此亡阳也。以圣愈汤二剂，仍以前汤百剂而愈。　司马李梧山患此，腹痛而势已成，用活命饮一剂，痛顿止；用托里消毒散，肿顿起，此脓将成也。用托里散补之，自溃而愈。锦衣掌堂刘廷器，正德辛未，仲夏，腹患痈溃而脓清，热渴腹胀，作呕不食，或以为热毒内攻，皆用芩、连、大黄之剂，病愈甚。薛曰：当舍时从证，投以参、芪、姜、附等药，一剂呕止食进，再用托里等剂而疮愈。进士边云庄，腹痛恶寒，脉浮数。薛曰：浮数之脉而反恶寒，疮疽之证也。不信。数日后复请视之，左尺洪数。薛曰：内有脓矣，仍不信，至小腹痛胀，连及两臀，始悟。薛曰：脓溃臀矣，气血俱虚，何以收敛？急服活命饮一盅，臀溃一孔，出脓斗许，气息奄奄，用大补药一剂，神思方醒。每去后粪从疮出，痛不可当，小腹间如有物上挺，即发痉不省人事，烦躁脉大，举按皆实，省而诊之，脉洪大按之如无。以十全大补，倍用参、芪至四斤，更加附子二枚，煎膏服而痉止，又用十全大补汤，五十馀剂而疮敛。上舍周一元，腹患痈，三月不愈，脓水清稀，朝寒暮热，服四物黄柏、知母之类，食少作泻，痰涎上涌，服二陈、枳实之类，痰涎愈甚，胸膈痞闷，谓薛曰何也？薛曰：朝寒暮热，血气虚也，食少作泻，脾肾虚也，痰涌胸痞，脾肺虚也，悉因真气虚而邪气实也，当先壮其胃气，使诸脏有所禀而邪自退矣。遂用六君，加黄芪、当归数剂，诸证渐退，又用十全大补汤，肌肉渐敛，更用补中益气汤调理而痊。上舍毛体仁，素阴虚，春初咳嗽，胸中隐痛，肾脉数而无力，肺脉数而时见，此肾气亏损，阴火炽盛，用六味丸料一剂，服之病势虽减，内痈已成。盖因元气虚而未能发出，火令可畏。不信，服痰火之剂，两月后，乳间微肿，脉洪数而无力。薛曰：脓内溃矣，当刺出其脓，以免内攻之祸。不信，又月馀请视，但针得一孔，脓拽不利，仍复内攻，唇舌青赤。薛曰：脏腑已坏，吾何能治之？后果殁。从侄孙，年十四而毕姻。乙巳春，年二十四，腹中作痛，用大黄等药二剂，下血甚多，胸腹胀满，痰喘发热。又服破气降火药一剂，汗出如水，手足如冰。薛往他，适归诊之。左关洪数，右尺尤甚，乃腹痈也，虽能收敛，至夏必变而成瘵症。用参、芪各一两，归、术各五钱，陈皮、茯苓各三钱，炙草、炮姜各一钱，二剂诸证少退，腹始微赤，按之觉痛，又二剂作痛；又二剂肿痛，脉滑数，针出脓瘀。更用大补汤，精神饮食如故，因遗精，患处色黯，用前药加五味、山茱、山药、骨脂、吴茱等剂，疮口渐敛，瘵证悉具，其脉非洪大而数，即微细如无，唯专服独参汤、人乳汁，少复，良久仍脱。余曰：当备后事，以俟火旺。乃祷鬼神，巫者历言往事如见，更示以方药，皆峻利之剂，且言保其必生。敬信服之，后果殁。经曰：拘于鬼神者，不可与言至德，而况又轻信方药于邪妄之人耶！书此警后。

背　部十二

发　背

或问：背发疽有几？曰：上中下三发，俱在脊中，属督脉。上发者，伤于肺，发于天柱骨下。中发者，伤于肝，为对心发。下发者，伤于肾，为对脐发，皆由积热怒气所致。初如粟米，或麻或痒，或拘急，或不痛，或大痛，初觉便宜隔蒜灸之。或汗，或下，或托，量其虚实施治。脑发背发在上者，不可用木通，恐导虚下元故也。老弱者，尤宜戒。然三发背，总要之地，与他处不同，尤所当谨。微有痛痒，宜速治之，活命饮加羌活，紫金丹、胜金丹、夺命丹选用。壮实者，一粒金丹、八陈散等下之；老弱者，黄芪木香散、十全大补汤托之。

《鬼遣》云：蜂疽发髀背，起心俞及心包络俞，若肩髃二十日不穴死。十日可刺，其色赤黑，脓清者，可治。或问：一人年六十，背患疽，状如蜂房，十日而平塌，寒热痛楚殊甚，饮食少进，膨胀淋沥何如？曰：此蜂窠发也，诊其脉微而迟，四肢厥冷为不足。询其先前过服耗气之剂，又得暴怒，用活命饮加参、芪、归、术，兼以乌药、青皮、木香，间与紫金丹服之，起发脓溃，服十全大补汤而愈。

特疽，发肺俞及肝俞，不穴二十日死。八日可刺，其色红赤，内隐起如椒子者死。

阴阳二气疽，广阔满背，或大或小不常，肿热胀大，十日可刺，导引出脓，不拘深浅多少，发渴体倦，十日外不见脓不治。　或问：背上麻木不常，时肿时塌，忽软忽硬，乍寒乍热何如？曰：此名阴阳疽，由七情内乖，阴阳不和也，此证必大渴神清脉定者可治。宜活命饮加羌活，或胜金丹、夺命丹选用。昏迷躁乱，饮食不进者死。十日得黄白脓者可治，数日无脓者死。

筋疽，发夹脊两边大筋上，其色苍，八日可刺，有痈在肥肠中，九十日死。

禽疽，始发者如疹，数十处如拳打之状，发寒齿噤，如此者，十四日死。十日可刺，导引脓出，即愈。　或问：背忽麻木，拘急不痛，十数处肉紫色，如拳触状何如？曰：此名禽疽。七日内，寒热口噤者死。急服活命饮加羌活、独活，胜金丹、夺命丹，得汗可治无汗不治。神清脉和可治，神昏脉躁或微或代者死。漫肿不溃，宜服台阁紫微丸。

或问：背疽两头小，四边散何如？曰：此名两头发，又名满天星，一名广绵背发。因积怒蓄热所致，活命饮加羌活，紫金丹、胜金丹。壮实者，八阵散、一粒金丹下之。肿高红润者生，低陷黑暗者死。

或问：背胁之间，三两处发疽何如？曰：此名老鼠攒，一名游走血脾痈。由怒气积热所致，多发于足少阳、足厥阴二经。宜顺气清热之剂，服黄连解毒汤、活命饮，加黄连、栀子及服紫金丹。壮实者，一粒金丹下之。老弱者，黄芪木香散、内补十宣散选用。七日不见脓，黑陷及躁乱者死。

或问：背上生疽，肉色不变，麻木微痒，顽如牛领之皮，二三尺许何如？曰：此名竟体发，亦名椒眼发。由盛暑时，空腹感触秽气，及愤怒积郁所致。宜活命饮加羌活，或黄连解毒汤、胜金丹、乌金散选用。壮实者，八阵散、一粒金丹下之。七日内未成脓宜隔蒜灸，灸而起发，神清脉和者可治，灸而不起，腹胀神昏，脉微或促或代者死。服汗剂得汗者生，无汗者死。服补剂红润起发知痛者生，膨胀不食，干枯黑陷者死。

或问：背当心而痛，麻木不常，累累如弹如拳，坚硬如石，痛彻五内，遍身拘急何如？曰：此名酒毒发疽，由饥饱劳伤，炙煿厚味所致。宜服黄连解毒汤，加羌活、干葛，或神效消毒散、内疏黄连汤、紫金锭、胜金丹选用。神昏脉乱，大渴狂言，有妨饮食者死，二便闭结者死。有因寒变而内陷者，用托里温中汤。

或问：背上细瘤无数，浸淫一二尺，如汤火伤。烦躁多渴何如？曰：此丹毒发疽也，因服丹石刚剂所致，红润者生，紫黯者死。恶证少者，宜服黄连消毒散、胜金丹、国老膏，恶证多，神昏脉躁，膨胀呕哕者死。

或问：背侧生疽，高二寸，长尺许，状如黄瓜，肉色不变何如？曰：此名黄瓜痈，一名肉龟。疼痛引心，四肢麻木是也，此证多不可治。急服紫金丹、胜金丹、活命饮加羌活、柴胡，及夺命丹、神仙追毒丸选用。脉微自汗谵语者死。平塌黑色者，独姜散主之，服台阁紫微丸。

或问：第九椎两旁，忽肿痛而无头，寒热大作何如？曰：此名龙疽，即中搭也。属太阳经，由七情不和，愤怒积热所致。壮实者，急服一粒金丹，或八阵散下之，活命饮加柴胡、羌活、黄芩，水酒各半煎服。老弱者，黄芪木香散、内补十宣散、十全大补汤选用。色赤起发润泽者可治。色黑低陷，恶心眩运，大便滑泄，小便如淋，谵语者死。

《鬼遗方》云：人生最可忧者，发背也，其种有五：一曰阳毒，因风热而有，或患热毒消渴，或先患伤寒，馀有阳毒，触处畜积，起于背脊膂之间，不问椎数，但从两夹脊起止，腰上、满背焮热，如炊之状，赤紫或红如焰，脓毒难成，成后不止，止后痛不除，蓦忽数日之间，复平如旧，将谓肿消，此是内攻肉陷，不可疗矣。二曰阴毒发背，是气冷而作，初如黍米粒起，情绪不快，愔愔而痛，直应前心，心忪怔，头目昏重，寒热如疟，五七日后，始发引攻肿，开阔难收，内积有脓，深沉迟缓未透，宜急以补气汤药内托，外以抽脓药贴之，宜急见脓，无脓即平，愈未期。三曰有人多服金石烧炼之药，毒恶流滞成发背者，初起如丹疹之状，䓖䓖渐开如汤火疮，面色如朱，心膈烦躁，多渴嗜冷，其疮难起，起即惊人，犹胜于阴阳二毒者，缘此有解金石药毒汤散，治其内也，赖有根底分明，亦须急疗方安。四曰人有患酒食毒发背者，此疾非近得之，乃脏腑久积，乘饥乘困食之便睡，或多食酒肉，冷热粘滑，肥鲜炽腻，未下胸膈，房室不禁，恣意当风取快，脾脏气虚，不能受乘，发毒攻背两夹脊，不问椎数，初起痈头如小弹子，后大如拳，坚如石，痛遍四肢，加之拘急口苦舌干，腹急大小便涩，十数日后，头面手足虚肿，及脏腑通泄，如利内急痛者，是其证也。喜方肿引，急用收肿、发穴、溃脓汤药内实，外泄脓水不可放纵，迟缓则皮肉腐坏，伤骨烂筋，渐成脓多，因而感邪内败者死矣。五曰人有冒山岚瘴气，发背毒气，先在脏腑，年月浸远，气血虚损衰弱，初起肿色青黑如靴皮，顽痹痛深，附筋骨彻髓，按之如木石，引手加深，方觉似有痛处，至五七日，毒气浮浅肿高，色变青白，有如拳打之状，寒战似疟，及有风候，头动口偏，手足厥逆，眼黑睛小，白多而慢，此内有邪气相搏，急破出清血三五升，方有黄脓白汁，相和发泄，其皮不宽不慢亦急，胀痛亦不住，直至色退热疼方愈，亦宜急急追赶脓与毒气外出，无害。

初患肿，三日内灸者生。八日内脓成，针烙导引者生。未瘥，慎劳力者生。慎忌食者生。慎喜怒者生。惧肿，猛疗者生。急疗者生。不讳发背者生。待脓自出，不导引者死。未内攻，而针烙用药导引者生；内攻后，导引针烙者死。肿焮热痛方盛，已前疗者生；如过此后，已内攻者死。脓成后，不出不导引，但敷药者死。如赤白痢气急者，是已内攻，医疗无益必死。痈不救十得五生，疽不疗十全死，轻肿，怕痛者必死。不遇良方者死。节候不依法者，必死。愚执恣意用性，逸情者死。

有发背痈，有发背疽，如毒气勇猛而发，如火焚茅，易于败坏。初发即可如黍米粒大，三两日渐赤引种，如手掌面大，五七日如碗面大，即易为攻。焮热赤引如火烧之状，浮面渐溃烂阔开，内发肿如炊之状，外烂皮肉如削去，紫瘀脓汁多而肿不退，疼亦不止，发渴发逆，饮食不下，呕吐气急，浮浅开阔者，尤宜发脓，托毒汤药用之必愈。阳证实也。

其间有只如盏面大者，此非不大，缘

为毒气深沉内虚，毒气近膜也，此必内攻，近入脏腑。却外入四肢，先攻头面虚浮，后攻手面，次攻两足面肿，名曰毒气散入四肢。其人声嘶气脱，眼睛黑小，十指肿黑干焦，不治。阴证虚也。

《精要》云：凡痈疽初发肿硬高者，而毒气却浅，此乃六腑不和为痈，其证属阳，势虽急而易治。若初发如粟粒，甚则如豆许，与肉俱平，或作赤色，时觉痒痛，痒时慎勿抓破，此乃五脏不调为疽，其证属阴，盖毒气内畜已深，势虽缓而难治。

始发一粒如麻豆大，身体便发热，生疽处肿大热痛，此为发于外，虽大如盆，治之百可百活。阳证实也。或身体不热，自觉倦怠，生疽处亦不热，数日后渐大，不肿不痛，低陷而坏烂，此为发于内，虽神仙无如之何。阴证虚也。

［薛］　发背属膀胱、督脉经，或阴虚火盛，或醇酒厚味，或郁怒房劳所致。若肿赤痛甚，脉洪数而有力，热毒之证也为易治。漫肿微痛，色黯作渴，脉洪数而无力，阴虚之证也为难治。不肿不痛，或漫肿色黯，脉微细，阳气虚甚也，尤为难治。若肿焮作痛，寒热作渴，饮食如常，此形气病气俱有馀也，先用仙方活命饮，后用托里消毒散解之。薛又云：头痛拘急，乃表症，先服人参败毒散一二剂，如焮痛用金银花散，或槐花酒、神效托里散。焮痛肿硬，脉实，以清凉饮、仙方活命饮、苦参丸。肿硬木闷，疼痛发热，烦躁饮冷，便秘脉沉实者，内疏黄连汤或清凉饮。大便已利，欲得作脓，用仙方活命饮、托里散、蜡矾丸，外用神异膏。漫肿微痛，或色不赤，饮食少思，此形气病气俱不足也，用托里散调补之。不作脓或脓成不溃，阳气虚也，托里散倍加肉桂、参、芪。脓出而反痛，或脓清稀，气血俱虚也，八珍汤。恶寒形寒，或不收敛，阳气虚也，十全大补汤。晡热内热，或不收敛，阴血虚也，四物加参、术。作呕欲呕，或不收敛，胃气虚也，六君加炮姜。食少体倦，或不收敛，脾气虚也，补中益气加茯苓、半夏。肉赤而不敛，血热也，四物加山栀、连翘。肉白而不敛，脾虚也，四君加酒炒芍药、木香。小便频数者，肾阴亏损也，加减八味丸。若初患未发出，而寒热疼痛，作渴饮冷，此邪气内蕴也，仙方活命饮。口干饮热，漫肿微痛，此元气内虚也，托里消毒散。饮食少思，肢体倦怠，脾胃虚弱也，六君子汤，如未应，加姜、桂。其有死者，乃邪气盛真气虚，而不能发出也，在于旬馀之间见之。若已发出，用托里消毒散，不腐溃用托里散。如不应，急温补脾胃。其有死者，乃真气虚而不能腐溃也，在于二旬之间见之。若已腐溃，用托里散以生肌。如不应，急温补脾胃。其有死者，乃脾气虚而不能收敛也，在于月馀间见之。

外治法：初起焮痛或不痛，及麻木者，邪气盛也，隔蒜灸之。痛者灸至不痛，不痛者灸至痛，毒随火而散。再不痛者，须明灸之谓不隔蒜。但未溃以前，皆可灸也，更用箍药围之。若用乌金膏，或援生膏点患处，数点尤好。间用雄黄解毒散洗患处，每日用乌金膏涂疮口处，候有疮口，即用纸作捻，醮乌金膏纴入疮内翠青锭子尤妙。若有脓为脂膜间隔不出。而作胀痛者，宜用针引之，腐肉堵塞者去之。若瘀肉腐动，用猪蹄汤洗，如脓稠或痛，饮食如常，瘀肉自腐，用消毒与托里药，相兼服之，仍用前二膏举涂贴。若腐肉已离好肉，宜速去之。如脓不稠不稀，微有疼痛，饮食不甘，瘀肉腐迟，更用桑、柴灸之，多用托里药。若瘀肉不腐，或脓清稀不焮痛者，急服大补之剂，亦用桑、柴灸之。以补接阳气，解散郁毒。尝观患疽稍重，未成脓者，不用蒜灸之法，及脓熟不开，或待腐肉自去，多致不救。大抵气血壮实，或毒少轻者，可假药力或自腐溃，怯弱之人，热毒中膈，内外不通，不行针灸，药无全功矣。然此证若脓已成，宜急开之，否则重者溃通脏腑，腐烂筋骨，轻者延溃良肉，难于收功，因而不敛者多矣。大抵发背之患，其名虽多，唯阴阳二证为要，若发一头或二头，其形焮赤肿高，头起疼痛，发热为痈，属阴易治。若初起一头如黍，不肿不赤，闷痛烦躁，大渴便秘，寐语龂齿，四五日间，其头无数，其疮口各含一粟，形似莲蓬，名莲蓬发，积日不溃，按之流血，至八九日或数日，其头成片，所含之物俱出，通结一衣，揭去又结，其口共烂为一疮，其脓内攻，色紫黯为疽，属阴难治。脉洪滑者尚可，沉细尤难，如此恶证，惟隔蒜灸，及涂乌金膏有效。凡人背近脊并髀，皮里有筋一层，患此证者，外皮虽破难溃，以致内脓不出，令人胀痛苦楚，气血转虚，变证百出，若待自溃，多致不救。必须开之，兼以托里之剂，常治此证，以利刀剪之，尚不能去，以此坚物，待其自溃，岂不反伤乎？非气血壮实者，未见其能自溃也。

罗谦甫治一人，年逾六旬，冬至后数日，疽发背五七日，肿势约七寸许，痛甚。疡医曰：脓已成，可开发矣。病者恐，不从。三日，医曰：不开恐生变症。遂以燔针开之，脓泄痛减，以开迟之故，迨二日，变症果生，觉重如负石，热如焫火，痛楚倍常，六脉沉数，按之有力，此膏粱积热之变也。邪气酷热，固宜以寒药治之，时月严寒，复有用寒远寒之戒！乃思《内经》云：有假者反之，虽违其时，从证可也。急作清凉饮子，加黄连秤一两五钱，作一服服之。利下两行，痛减七分，翌日复进前药，其证悉除，月馀平复。　虞奕侍郎，背中发小疮，不悟，只以药调补，数日不疼不痒，又不滋蔓，疑之，呼外医灸二百壮，已无及。此公平生不服药，一年来，唯觉时时手脚心热，疾作不早治，又误服补药，何可久也。盖发背无补法，谚云：背无好疮，但发于正中者，为真发背。按：谓发背无补法，此非通论。然一种痴补而无通变者，又不可不知。　扬州名医杨吉老，其术甚著。有一士人，状若有疾，厌厌不聊，莫能名其为何苦。往谒之，杨曰：君热证已极，气血销铄且尽，自此三年，当以疽死，不可为也。士人不乐而退。闻茅山观中一道士，医术通神，但不肯以技自名，未必为人致力。士人心计交切，乃衣僮仆之衣，诣山拜之，愿执役左右，道士喜留寘弟子中，诲以诵经，日夕祗事，顺指如意。经两月馀，觉其与常隶别，呼扣其所从来。士人始再拜谢过，以实告之。道士笑曰：世岂有医不得之病？当为子脉之，又笑曰：汝便可下山，吾亦无药与汝，但日日买好梨啖一颗，如生梨已尽，则取干者泡汤饮之，仍食其滓，此疾自当平矣。士人归，谨如其戒，经一岁，复往扬州，杨医见之，讶其颜貌腴泽，脉息和平，谓之曰：君必遇异人，不然何以至此。士人以告。杨立具衣冠，焚香望茅山设拜，盖自咎其术之未至也。

程明佑，治槐充胡妪，年六十，疽发背，大如盂，头如蜂窠，呕逆咽不下，疡医药之，毒虽何杀而胃寒泄。程曰：病必分阴阳虚实，胃伤于寒，令人呕逆，温补则荣卫充而气血周贯，则毒随脓出而肌肉渐生，依方投药四五剂，咽遂下，呕止，已痈溃体渐平。　陈斗岩治王主政，福建人，背患一痈痛甚。发咳逆十馀日，水谷不下，脉伏如绝，医皆不治。陈视之曰：此寒凉过甚，中气下陷，以四君加姜桂，三进而病如失，痈亦渐愈。　一男子年五十馀，形实色黑，背生红肿，及髀骨下痛，其脉浮数而洪紧，食亦呕，正冬月，与麻黄桂枝汤，加酒黄柏、生附、瓜蒌子、甘草节、羌活、青皮、人参、黄芩、半夏、生姜，六帖而消，此亦内托之意也。　周评事观患背痈，疮口久不合，召疡医徐廷礼疗治，恒以托里、十宣二散与服，不效。徐谓周曰：更请盛用美来共事料理，吾技穷矣。即而盛至，按脉用药，率与徐类，但多加人参五钱，附子稍行功耳，服后两足俱暖，自下而上。谓其子曰：今之药，何神哉！顿觉神爽，快服之。旬日而宿口平复。　御医王介之之内，年四十，背疽不起，泄泻作呕，食少厥逆，脉息如无，属阳气虚寒，用大补剂加附子、姜、桂而不应，再加附子二剂泻愈甚，更以大附子一枚，姜、桂各三钱，参、芪、归、术各五钱，作一剂，腹内始热，呕泻乃止，手足渐温，脉息遂复，更用大补而溃，托里而敛。十年后，终患脾胃虚寒而殁。

丹溪治一人，背痈径尺，穴深而黑，急作参芪归术膏饮之，三日略以艾芎汤洗之，气息奄奄。然可饮食，每日作多肉馄饨，大碗与之，尽药膏五斤，馄饨三十碗，疮渐合，肉与馄饨，补气之有益者也。　一老人，背发疽径尺，已与五香、十宣散数十帖，呕逆不睡，素有淋病，急以参芪归术膏，以牛膝汤入竹沥饮之，淋止思食，尽药四斤，脓自涌出而愈。　一人发背痈疽，得内托、十宣多矣，见脓呕逆发热，又用嘉禾散加丁香，时天热，脉洪数有力，此溃疡尤所忌，然形气实，只与参膏竹沥饮之，尽药十五六斤，竹百馀竿而愈。后不戒口味，夏月醉坐水池中，经年馀，左胁旁生软块，二年后成疽，自见脉证呕逆如前，仍服参膏等而安。　汪石山治一老人患背痈，诊视之，其脉洪缓而濡，痈肿如碗，皮肉不变，按之不甚痛，微发寒热。乃语之曰：若在膊胛，经络交错，皮薄骨高之处，则难矣！今肿去胛骨下掌许，乃太阳经分，尚可治。遂用黄芪五钱，当归、羌活、甘草节各一钱，先令以被盖暖，药熟热服令微汗，寝熟肿消一晕，五服遂安。　薛己治进士张德弘，背疽微肿微赤，饮食少思，用托里药脓成而溃，再用大补汤之类，肉生而敛。忽寒热作呕，患处复肿，其脉浮大，按之若无，形气殊倦。薛谓之曰：此胃气虚惫，非疮毒也。彼云：侵晨登厕，触秽始作，仍用补药而敛。　一人，大背患疽年馀，疮口甚小，色黯陷下，形气怯弱，脉浮缓而涩，此气血虚寒也，用十全大补加附子少许，数剂而元气渐复，却去附子，又三十馀剂全愈。　一妇年五十馀，四月初，背当心生疽如栗大，三日渐大，根盘五寸许，不肿痛，不寒热。薛诊其脉微而沉，曰：脉病而形不病者忌也，实则痛，虚则痒，阴证阳证之所由分也，不发不治，溃而不敛亦不治，乃与大补阳气之剂，色白而黯，疮势如故，至十二日，复诊其脉沉，疮势不起，神疲食减，小便淋涩，乃与大补气血加姜、桂二剂，疮亦不起，十五日因怒，呕泻并作，服大补药一剂，疮仍不起，薛留药二剂而去。病者昏愦不服，或劝之省悟，依方连进七剂，十六日疮起而溃，色红而淡，脓亦如之。十九日薛至，喜曰：疮已逾险处，但元气消铄尚可忧，连与大补二十馀剂，五月十一日，病者因劳自汗，口干舌强，太阳鬓际、胸顶俱胀，复延薛至，诊之曰：此气血俱虚，肝胆火上炎，用补中益气汤加山栀、芍药顿愈。但内热少睡，手足发热，不时霍热，用逍遥散加山栀，热退，复用归脾汤，疮乃愈。计疮发及敛，四十二日。　内翰杨皋湖，少参史南湖之内二条并见阳气脱陷。　一儒者年几六旬，仲冬，背疽初起入房，患处黑死五寸许，黯晕尺馀，漫肿坚硬，背如负石，发热作渴，小便频数，两耳重听，扬手露体，神思昏愦，脉沉而细，右手为甚，便秘，二十七日计进饮食百馀碗，腹内如常，众欲通之。薛曰：所喜者此耳！急用大剂六君子加姜、附、肉桂三剂，疮始焮痛。自后空心用前药，午后以六味丸料　加参、芪、归、术五剂；复用活命饮二剂，针出黑血甚多，瘀脓少许，背即轻软，仍用前药，便亦通利。薛他往四日，神思复昏，疮仍黑陷，饮食不进，皆以为殒。薛以参、芪、归、术各壹两，炮附子五钱，姜、桂各二钱服之，即索饮食并鸭子二枚，自后日进前药二剂，肉腐脓溃而愈。

操江都宪伍松月，背疮愈后大热，误为实火，用苦寒药一钟，寒热益甚，欲冷水浴身，脉浮大，按之全无。薛曰：此阳气虚浮在肌表，无根之火也，急用六君加附子，一剂即愈。　一男子，背疮不敛，焮肿发热，小便赤涩，口干体倦，脉洪数而无力，用参、芪、归、术、熟地黄、芎、芍、陈皮、麦冬、五味、炙草、肉桂，补元气，引虚火归经，脉证益甚，此药力未能及也，再剂顿退。却去肉桂，又数剂而愈。此证因前失补元气故耳。　宪副陈鲁山年五旬，居官勤苦，劳伤元气，先口干舌燥，后至丙午仲夏，发背疽漫肿，中央色黯，四畔微赤微痛，脉举之浮大，按之微细，左寸短而右寸若无，十馀日，肿未全起。薛曰：此属病气元气虚寒，当舍时从证，朝用参、芪、姜、桂、归、术、陈皮、半夏、炙草，温补其阳；夕用加减八味丸，滋其肝肾，各四剂而腐溃。但脓水清稀，盗汗自汗，内热晡热，脉浮而数，改用八珍汤。复发热而夜阳举，此肾虚而火妄动，仍用加减八味丸料煎服而安。又因怒动肝火，疮出鲜血二盏许，左关弦数，右关弦弱，此肝木侮脾，肝不能藏血，脾不能统血也，用十全大补兼用前药料，各二剂而血止，再用前药调理而痊。

一人仲夏，疽发背，黯肿尺馀，皆有小头如铺黍状，四日矣，此真气虚而邪气实也。外用隔蒜灸，内服活命饮二剂，其邪稍退，仍纯补其气，又将生脉散代茶饮，疮邪大退。薛因他往，三日复视之，饮食不入，中央肉死，大便秘结，小便赤浊，曰：此间断补药之过也。盖中央肉死，毒气盛而脾气虚，大便不通，胃气虚而肠不能送。小便赤浊，脾土虚而火下陷。治亦难矣。急用六君加当归、柴胡、升麻，饮食渐进，大便自通，外用乌金膏，涂中央三寸许，四围红肿渐消，中央黑腐渐去，乃敷当归膏，用地黄丸料，与前药间服，将百剂而愈。　中翰郑朝用，背疽发热，吐痰，饮食无味，肌肉不生，疮出鲜血。薛曰：此脾气亏损，不能摄血归源也，法当补脾胃。彼不信，用消毒凉血，加恶寒呕吐，始悟其言。用六君加炮姜、半夏、茯苓，数剂诸证悉退，又令用十全大补，疮口渐敛。后因饮食稍多，泄泻成痢，此脾胃虚寒下陷，用补中益气，下四神丸而痢止，继以六君子汤而疮愈。　封君袁怀雪，背疽发热作渴，脉数无力，用四物加黄柏、知母、玄参、山栀、连翘、五味、麦冬、银花，脉证渐退，又加白芷、参、芪，腐肉悉溃。因停药且劳，热渴仍作，乃与参、芪、归、芷、炙草、山药、山萸、茯苓、泽泻、肉桂而安。又以六味地黄丸及十全大补而敛。　都宪周弘冈，背患疽肿而不溃，脉大而浮，此阳气虚弱而邪气壅滞也，用托里散倍用参、芪，反内热作渴，脉洪大鼓指，此虚火也，用前散急加肉桂，脉证顿退，仍用托里而愈。若以为热毒而用寒药，则误矣。 太仆王菂塘，初起因大劳，又用十宣散之类，加喘渴内热，脉大无力，此阳气自伤不能升举，下陷于阴分而为内热也。薛以补中益气，加酒炒芍药、麦门冬、五味子，治之而愈。 上舍张克恭患此，内服外敷，皆寒凉败毒，遍身作痛，欲呕少食，晡热内热，恶寒畏寒。薛曰：遍身作痛，荣卫虚而不能营于肉里也；欲呕少食，脾胃虚寒而不能消化饮食也；内热晡热，阴血内虚而阳气陷于阴分也；恶寒畏寒，阳气虚弱而不能卫于肌肤也。此皆由脾胃之气不足所致。遂用补中益气汤，诸证渐退，又以十全大补汤，腐肉渐溃，又用六君子汤加芎、归，肌肉顿生而愈。 儒者周两峰，怀抱久郁，背脊患疽，肝脉弦洪，脾脉浮大，按之微细。以补中益气汤加桔梗、贝母，少用金银花、白芷，二剂肝脉顿退，脾脉顿复。乃以活命饮二剂，脓溃肿消，肝脉仍弦，此毒虽去而胃气复伤，仍用补中益气汤加茯苓、半夏而愈。 上舍蔡东之患此，薛用托里之药而溃，疮口尚未全敛，时值仲冬，兼咳嗽。薛曰：疮口未敛，脾气虚也，咳嗽不止，肺气虚也，法当补其母。一日与其同宴，见忌羊肉。薛曰：补可以去弱，人参羊肉之类是也，最宜食之，遂每日不彻，旬馀而疮敛，嗽亦顿愈矣。 宪副屠九峰，孟春患此，色黯漫肿，作渴便数，尺脉洪数，此肾水干涸，当殁于火旺之际。不信，更用苦寒之药，复伤元气，以促其殁。 京兆柴龋菴，仲夏患之，色黯微肿，发热烦躁，痰涎自出，小腹阴实，手足逆冷，右关浮涩，两尺微细。薛曰：此虚寒之证也，王太仆云：大热而不热，是无火也，决不能起。恳求治之，遂用大温补之药一剂，流涎虽止，患处不起，终不能救。 顾包泉老医，年六十有五，因盛怒疽发于背，大如盂，四围色黑，召疡医治之，用冷药敷贴，敷已觉凉。约曰：七八日后，为用刀去瘀肉。顾俟其去，曰：四围色黑，乃血滞，更加冷药，非其治也。乃更治热敷药，去旧药敷之。觉甚痒终夜，明日色鲜红，焮肿亦消。惟中起数十孔如蜂房，一日许，又觉恶心作哕，视一人头如两人头，自诊曰：此虚极证也，用参、附大剂进二服，视已正矣，不数日竟愈。

一妇因得子迟，服神仙聚宝丹，背生痈甚危。脉散大而涩，急以加减四物汤百馀帖，补其阴血，幸其质厚，易于收敛。

腰 部十三

腰 疽

或问：十四椎旁，腰肾之间，发疽何如？曰：此名连肾发，即下搭也。由房劳太过，致伤肾水，令人口干，寒热大作，百节俱痛，急服胜金丹、黄芪内托散、活命饮加羌活、黄芪治之，稍缓溃烂透膜者死。若见咳嗽呕哕，腰间似折，不能俯仰，饮食不纳者死。溃而脓水清稀，腐烂腥秽，迷闷不醒，厥逆者不治。 一妇年逾七十，腰生一瘤，作痒异常，疑虫虱所毒，诊脉浮数。齐氏曰：脉浮数，反恶寒者，疮也。翌日复诊，脉乃弱。予谓：未溃而脉先弱，何以收敛？况大便不通，则真气已竭，治之无功。固请，不得已，用六君子加藿香、神曲，饮食渐进，大便始通，更用峻补之剂，溃而脓清作渴，再用参、芪、归、地、麦门、五味而渴止。喜曰：可无虞矣！予曰：不然。不能收敛先入之言也，彼疑。更医，果殁。 一人年十九，腰间肿一块无头，不痛色不变，三月不溃，饮食少思，肌肉日瘦，此气搏腠理，荣气不行，郁而为肿。名曰湿毒流注。《元戎》曰：若人饮食疏，精神衰，气血弱，肌肉瘦，荣卫之气短促而涩滞，故寒搏腠理，闭郁为痈者当补，以接虚怯之气。遂以十全大补汤，加香附、陈皮三十馀剂，始针出白脓二碗许，仍用药倍加参、芪，仍灸以豆豉饼渐愈。彼乃惑于速效，内服败毒，外贴凉药，反致食少脓稀，患处色紫，复请予治。喜得精气未衰，仍以前药，加远志、贝母、白蔹百剂而愈。此或久而不愈，或脓水清稀，当服内塞散，及灸附子饼，然后可愈。　一妇年逾二十，腰间突肿寸许，肉色不变，微痛不溃，发热脉大，此七情所损，气血凝滞遂道而然。当益气血，开郁结，更以香附饼熨之，使气血充畅，内自消散。若尔，虽溃亦无危。不听，乃服十宣流气之药，气血愈虚，溃出清脓不敛而死。　一妇产后，腰间肿，两腿尤甚，此瘀血滞于经络而然，不早治，必作痈。遂与桃仁汤二剂稍愈，更以没药丸数服而痊。亦有恶血未尽，脐腹刺痛，或流注四肢，或注股内痛如锥刺，或两股肿痛，此由冷热不调，或思虑动作，气乃壅遏，血蓄经络而然，宜没药丸治之。亦有或因水湿所触，经水不行而肿痛者，宜当归丸治之。凡恶血停滞，为患匪轻，治之稍缓，则为流注，为骨疽，多致不救。　府庠彭碧溪，患腰疽，服寒凉败毒之药，色黯不痛，疮头如铺黍，背重不能安寝，耳聩目白，面色无神，小便频涩，作渴迷闷，气粗短促，脉浮数重按如无。余先用滋肾水之药一剂，少顷，便利渴止，背即轻爽。乃砭去瘀血，以艾半斤许，明灸患处，外敷乌金膏，内服参、芪、归、术、肉桂等药至数剂，元气稍复。自疑肉桂辛热，一日不用。手足并冷，大便不禁，仍加肉桂，及补骨脂二钱，肉豆蔻一钱，大便如常，其肉渐溃，更用当归膏以生肌肉，八珍汤以补气血而愈。　举人顾东溪，久作渴，六月初腰患疽，不慎起居，疮溃尺许，色黯败臭，小便如淋，唇裂舌刺，七月终请治。左尺洪数，左关浮涩，余谓：先渴而患疽者，乃肾水干涸，虚火上炎，多致不起。然脓水败臭，色黯不痛，疮口张大，乃脾气败而肌肉死也。小便如淋，痰壅喘促，口干舌裂，乃脾肺败而肾水绝也。左尺洪数，肾无所生也。左关浮涩，肺克脾也。况当金旺之际，危殆速矣！二日后果殁。盖此证既发于外，两月方殁者，乃元气虚不能收敛也。若豫为调补，使气血无亏，亦有得生者。

或问：一人患疽于腰胯之间，肉色不变，坚硬如石，经月不溃者何如？曰：此名石疽。属少阳、阳明二经积热所致，邪毒固结，元气不足，故不能起发。活命饮加独活、羌活、柴胡、黄芪，及紫金丹汗之，壮实者，八阵散、一粒金丹下之。老弱者，十全大补汤、人参养荣汤托之。若黑陷不起，麻木不痛，呕哕不食，精神昏乱，脉散或代者死。神清脉和，服台阁紫微丸。

缠腰火丹

或问：绕腰生疮，累累如珠何如？曰：是名火带疮，亦名缠腰火丹。由心肾不交，肝火内炽，流入膀胱，缠于带脉，故如束带。急服内疏黄连汤。壮实者，一粒金丹下之。活命饮加芩、连、黄柏，外用清热解毒药敷之。此证若不早治，缠腰已遍，则毒由脐入，膨胀不食而死。

治蛇缠疮

上用雄黄研为末，以醋调涂，仍用酒调服。凡为蛇伤，及蜂虿、蜈蚣毒虫，癫犬所伤，皆可用之。

下　　部十四

便　　毒

《鬼遗》云：腿胜两处起为便毒。跨下两臀尖下，大道前谷道、小道后水道成悬痈。皆是虚极人患此痈，近谷道左右，亦名痔痈。宜急补脾脏及发处贴药，既用发穴散，破后用抽脓膏，脓尽用合疮口散合之。慎勿过冬，即成冷漏难治。夫便毒生于小腹下，两腿合缝之间，其毒初发，寒热交作，腿间肿起疼痛是也。夫肾为作强之官，所藏者精与智也，男女大欲，不能直遂其志，故败精搏血，留聚经隧，乃结为便毒矣。盖腿与小腹合缝之间，精气所出之道路也，或触景而动心，或梦寐而不泄，即不得偶合阴阳，又不能忘情息念，故精与血交滞而成肿结也。初起切不可用寒凉之药，恐气血愈滞，不得宣通，反成大患。惟当开郁散气，清利热毒，使精血宣畅，则自然愈矣。

［孙］　按：前论盖思想无穷，所愿不遂者设也，此固一说而意犹未完。果如此论，当僧尼、孀妇、宦人、旷夫，多有此患，然予目击商贾中野合不洁淫妓，便构此疾。或疳疮，或杨梅者，亦由欲火淫炽，一旦交合不洁，为淫火冲动，肤腠开通。是以受毒初发之时，慎不宜以败毒之药泻之何也？毒邪非虚不入，若复虚胃气，则毒邪下陷，治之非弥年累月不愈也。捷法，只宜发汗，其次利小便。肤腠所感之邪，汗易散也，阴茎腿缝皆肝经络。肝肾主下焦，又肝主小便，使毒邪从小便中出。所治皆顺也，故治之不旬日便可奏功。若曾已发汗，利小便。体厚邪固而不得宣通者，乃以破毒活血调气之剂攻之。俟毒气宣通，随以补剂托之，亦不失先后着也。

［薛］　便痈属厥阴肝经，内热外寒，或劳倦过度，或房欲不节，或欲心不遂，或强固其精，或肝经湿热而致。治法内热外寒者，双解散。劳倦过度者，补中益气汤。房欲不节者，六味丸料。欲心不遂者，先用五苓散加大黄，疏其精滞，后用地黄丸以补其肝肾，强固其精。或湿热壅滞者，宜用龙胆泻肝汤疏肝导滞。夫便痈血疝也，属厥阴肝经之络脉，冲任督脉之隧道。故妇人患此，多在两拗肿痛，或腹中结块，小便涩滞，苟治者得法，患者又能调摄，何难敛之有。若概用大黄等剂，以求其内消，或令脓从便下，损其气血，及不慎起居饮食者，皆为不治。

［表］

一人肿痛发热，以荆防败毒散二剂而止，以双解散剂而消。

荆防败毒散　治便痈，发寒热或拘急疼痛。方见肿疡。

［里］

一人焮肿作痛，大小便秘，脉有力。以玉烛散二剂顿退，更以龙胆泻肝汤四剂而消。

子和玉烛散即四物汤，调胃承气汤各半服之。

［世］又方

刘寄奴　王不留行　大黄　金银花　木鳖子

上等分，酒水煎，露一宿，五更服。

［丹］　治便毒初起

射干二寸　生姜如指大，捣细

上取顺流水煎微沸。服之以泻为度；又用牛皮胶醋煮，涂患处。射干紫花者是，红花者非。

治已结成脓者

大黄半两　枳实　厚朴各三钱　甘草节一钱　连翘半两　桃仁泥二十一枚

上分三服。姜三片，水煎服。

又治便毒

青皮　白芷　柴胡　赤芍药　槟榔　朴硝　乌药　木瓜　大黄　连翘　瓜蒌　生地黄　甘草节　黄芩　三棱　蓬术　犀角　皂角刺

上为㕮咀。以水三碗，煎至一碗。候大饥服，以泻为度。

三物汤　治便痈。

牡蛎　大黄　山栀子各等分

上为末。以酒水一大盏，煎至七分，露一宿。空心温服。

四神散　治便毒，初起寒热，欲成痈疽，服此神效。

大黄　木鳖子　僵蚕　贝母各二钱半

用酒水各一盅。煎至一盅。食前热服，若得汗下为妙。

双解散　治便毒，内蕴热气，外挟寒邪，精血交滞，肿结疼痛。

川大黄三钱　泽泻　牵牛　白芍药　桃仁去皮尖。各二钱　辣桂　甘草各壹钱

上作一服。水二盅，生姜五片，煎至一盅，食前服。

补骨脂散

破故纸炒研　牛蒡子微炒　牵牛炒　大黄酒拌炒。各等分

上为末。每服一两，酒调下。

消毒五圣汤　治便毒肿疼神效。

五灵脂　白僵蚕　郁金　贝母　大黄各三钱

上酒水各半煎服，连服三帖立愈。

消毒饮　治便毒初发，三四日可消。

皂角针　金银花　防风　当归　大黄　甘草节　瓜蒌实各等分

上㕮咀。水酒各半煎，食前温服。仍频提掣顶中发立效。

又方

木鳖子、大黄、瓜蒌、桃仁、草龙胆。

㕮咀，浓煎，露一宿。清晨温服立愈。

止痛妙绝饮　治便毒肿硬，不消不溃，疼痛无已，此方一服，立能止痛。

人参　大黄各五钱

上用酒水各一盅。煎至一盅，入乳香、没药各一钱，空心食前服。

牡蛎散　治血疝，即便毒。

当归酒拌　甘草节　滑石煅　牡蛎煅。各一钱半　大黄三钱　木鳖子五枚，杵

作一剂。用水二盅，煎一盅，露一宿。五更顿服，冬月火温服。已未溃脓血从大便出。

［薛］　按：此方乃咸寒导滞之剂。若久旷房室，大小便秘，发热焮痛，或交感强固精气，致精血交错，肿结疼痛，便秘者宜用。若劳倦之人，不甚焮痛，大小便如常，或小便赤色，发热不作脓，及溃而不敛，宜用十全大补汤。盖此证多起于劳役不足，或房劳过度，精气俱虚之人。俗云：一石米疮，此言百日后可愈也。若大补气血，不旬日而愈，何用百日？盖疮之收敛，在乎血气之盛也。尝治举人凌待之，虚而服克伐药，几致危殆，予用托里健脾药而消。秀才王文远，劳苦患之，服小柴胡汤而表证散，后用托里药，脓成针之而旬日愈。胡判官，脓清脉弱，以大补之药而已愈。因新婚后发，自用连翘消毒散，致泻痢不止，竟致不救。可见此证属不足多矣，非补不可。大抵便毒属肝经，初起坚硬，肝主筋故也，五七日后当赤软，脓成故也。若尚坚硬，乃元气不能腐化。往往人见坚硬，只欲内消，反服攻散药，多致虚虚之祸，前所治者，即其验也。

又方

山栀　大黄　乳香　没药　当归各半

钱　瓜蒌仁二钱　代赭石一钱

上作一服水煮。

[**表里**]

一人不慎房劳，患此肿痛，以双解散二服，其病即止。更以补中汤数剂而脓成针之，以八珍汤加五味、麦门、柴胡三十馀剂。大抵便痈者血疝也，俗呼为便毒，言于不便处患之故也。乃足厥阴肝经络，及冲任督脉亦属肝之旁络也，是气血流通之道路，今壅而肿痛，此则热毒所致，宜先疏导其滞，更用托里之剂，此临证制宜也。

防风通圣散　治疮汤便毒。若泻去芒硝、大黄。能解暑月热毒，或遍身头面患疮。

芍药焙　芒硝　滑石煅　川芎　大黄煨　桔梗　石膏煅　荆芥　麻黄各四分半　山栀　白术　连翘　当归　薄荷　甘草　防风　黄芩焙。各八分

作一剂。水二盅，煎八分服。

愚按：此方非表里俱实，大小便秘者，恐不可用，宜审之。通圣散合益元散，名双解散。

苏方散　治便毒。

木鳖肉　当归尾　芍药　白芷　粉甘草　川芎　射干　忍冬即金银花　大黄　没药　苏木　穿山甲煻火煨。各六分

上细切，作一服。水酒各一盏，煎至一盏，食前服。

[**流气活血**]

东垣青皮汤　治便毒。

青皮　防风　当归身　甘草梢生。各等分

上㕮咀，分作四服。水一小碗，煎至八分，去渣。大温服空心，日进三服。

复原通气散　便毒初发用此。

南木香　延胡索　天花粉酒浸　舶上茯香怀　白牵牛炒　白芷　当归　甘草各一两　青木香半两　穿山甲酒浸，炙焦，二两

上为细末。每服二钱，食前温酒调服，木香汤亦可。

[**补虚**]

府庠沈尼文，年二十，左拗患之，余以肝肾阴虚，先用托里药，溃而将愈。因入房发热作渴，右边亦作痛，脓水清稀，虚证悉至，脉洪大而无力，势甚可畏。用十全大补加附子一钱，脉证顿退，再剂全退。后用大补汤三十馀剂而痊。　一男子，肿而不溃，余谓：此因阳气虚弱，用参、芪、归、术，以补托元气，用白芷、皂角刺、柴胡、甘草节，以排脓清肝，数剂而溃；以八珍加柴胡，补其气血，数剂而愈。　一人患便毒，脓稀脉弱。以十全大补汤加五味、麦门、白蔹，三十剂稍愈，更以参芪归术膏而平。因新婚复发，聚肿坚硬，四肢冷，脉弱皮寒，饮食少思，此虚极也，仍用前药，加桂、附三剂稍可。彼欲速愈，自用连翘消毒饮，泄利不止而殁。　一人年逾四十，素劳苦，患便毒，发寒热，先以小柴胡汤加青皮一服，表证悉退，次以补中益气汤加穿山甲二剂，肿去三四，更以托里之药五六服，脓成刺去，旬日而敛。　一人肿而不溃，以参、芪、归、术、甘草节、皂角针、白芷、柴胡，数剂而溃，以八珍汤加柴胡，数剂愈。一人溃而肿不消，且不敛。诊之脉浮而涩，以豆豉灸，更以十全大补汤，月馀而愈。

[**消毒清火**]

儒者肿痛便涩，用八正散二剂，清肝火导湿热而肿痛愈，再以小柴胡加芎、归、泽泻、山栀二剂，清肝火补脾血，而小便利。　一男子，溃而肿痛不止，此馀毒未解，用活命饮一剂而痛止，再剂而肿消。　一男子，痛甚发热，用前饮一剂痛止，再以神效瓜蒌散加山栀、柴胡二剂而

消。　一男子，已溃而痛不止，小便秘涩，此肝火未解也，与小柴胡汤加黄柏、知母、芎、归，痛止便利，更以托里当归汤而疮敛。若毒未解而痛不止者，须用活命饮。　一人脓未成大痛，服消毒托里内疏药，不应，脉洪大，毒尚在，以仙方活命饮，一剂痛止，又剂而消。　一人溃而痛不止，诸药不应。诊之脉大，按之则数，乃毒未解也，以仙方活命饮而止。又二剂而消。　一人肿痛，日晡发热，以小柴胡加青皮、天花粉四剂，痛止热退，以神效瓜蒌散四剂而消。

瓜蒌散　治便痈等恶疮。

瓜蒌一枚　金银花　牛蒡子炒。各三钱　生姜　甘草各半两

上将药不犯铜铁器，捶碎。用酒一大升煎数沸，空心温服。

威灵仙散　治便毒。

威灵仙　贝母　知母各一两

上三味为末。每服三钱，空心温酒调下。如不散，再服。

［薛］　按：此方通经，去脓消毒，补虚益气。盖此证多患于阴虚之人，此方乃是一见也。亦有焮痛小便数者，宜先用加减龙胆泻肝汤。大小便秘，焮肿作痛，宜八正散。憎寒发热，荆防败毒散。然后用此方。若不作脓或脓不溃，宜用大补之剂。溃而不敛者，更用豆豉饼灸之。

[小便不利]

一老妇，肿痛脓未作，小便滞，肝脉数，以加减龙胆泻肝汤加山栀、黄柏，四剂而消。

加减龙胆泻肝汤

龙胆草酒拌，炒　泽泻　车前子炒　木通　生地黄　当归尾　山栀炒　黄芩各一钱　甘草生用，五分

作一剂。用水二盅，煎至八分，食前服。如湿盛，加黄连。大便秘，加大黄。

[大便不实]

一人服克伐药。以求内消，致泻利少食。以二神丸先止其泻，以十全大补倍加白术、茯苓，数剂而消。　一人年逾四十，患便毒，克伐太过，饮食少思，大便不实，遗精脉微。东垣云：精滑不禁，大便不利，腰脚沉重，下虚也。仲景曰：微弱之脉，主气血俱虚。以六君子加破故纸、肉豆蔻煎服，泄止食进，更以十全大补汤加行经药，十馀剂而消。

[妇人]

一妇素清苦，因郁怒患前症，或用败毒寒凉之药，反晡热内热，自汗盗汗，月经不行，口干咽燥。余谓：此郁气伤脾，因药复损，先以当归汤数剂，后兼逍遥散，各五十馀剂，而诸证皆愈。　一妇小腹内，如有所梗，两拗与人门俱肿，小便淋沥，经候不调，内热作渴，饮食少思，腹内初如鸡卵而渐大，脉洪数而虚，左关尤甚，属肝脾郁结之证也，用加味归脾汤，肝火退而脾土健，间以逍遥散下芦荟丸而愈。　一妇人，两拗肿痛，腹内一块不时上攻，月馀不调，小便不利。余以为肝脾气滞，以四君加芎、归、柴胡、山栀而愈，后因郁怒，前证复作，却兼胸胁胀满，盗汗，此肝木甚而伤脾土，用加味归脾汤，下芦荟丸而痊。　一妇小腹内或作痛，或痞闷，两拗肿痛，内热寒热，胸膈不利，饮食不甘，形体日瘦，此肝气滞而伤脾气，朝用补中益气汤；夕用六味丸渐愈，更用芦荟丸而全愈。　一妇两拗肿痛，小腹痞胀，小便时数，白带时下，寒热往来，小水淋沥。余谓：脾气滞而血病，用龙胆泻肝汤渐愈，又用加味逍遥散、六味丸而全愈。　一妇患前证，胸胁胀闷，或小便不利，或时作痛，大便涩滞，服疏气豁痰等药益甚。余谓：肝火气分之病，用龙胆泻肝汤以清肝热；又用加

味逍遥散以生肝血；六味丸以滋肾水而愈。　一妇患前证，余谓：此肝脾郁怒之证，不信。别服化痰利气之剂，胸腹胀闷，又服峻利疏导之剂，变脾虚发肿之证而殁。　一妇两拗肿痛，内热作渴，饮食不甘，肢体倦怠，阴中作梗，小便赤涩，为肝脾阴虚湿热，用加味归脾汤而愈。后因怒复作，小腹肿胀，小便不利，用小柴胡加山栀、芎、归，以清理肝火，胀痛顿止。又以加味逍遥散，调补肝火而痊。一妇人，两拗肿痛，寒热内热，小便赤涩，胸胁不利，此肝火动而脾气伤，用补中益气汤加茯苓数剂，少愈；又与加味归脾汤，诸证悉退。再用加味逍遥散而全愈。　一妇小腹痞闷，小便不利，内热体倦懒食，此气血虚而兼肝火，用八珍汤加柴、栀、胆草，治之而安。　一妇阴中如梗，两拗肿痛，寒热不食，小便频数，小腹重坠。余以为肝脾郁结所致。先以补中益气汤加山栀、茯苓、车前子、青皮，以清肝火升脾气，更以加味归脾汤，二十馀剂调理脾郁而愈。

[杂方]

退毒散　治便毒肿结。

穿山甲蘸醋炙焦，五钱　木猪腰子醋微炙，三钱

为末。每服二钱，食前老酒调下。次以醋煮肥皂，研膏敷之妙。木猪腰子，即木猪苓。

立消散　消便毒痈肿如神。

全蝎炒　核桃去壳、肉，只用隔膜，炒

等分为末。空心酒调下三钱；下午再服，三日全愈。

又方　白僵蚕、槐花为末。酒调服。一方，加酒大黄。

[外治]

敷药方　治便毒肿痛。

雄黄　乳香各二两　黄柏一两

上为细末。用新汲水调敷肿处，自消。

[丹]　又方　用甘草节、白芷、黄连各等分，如破者，龙骨、白枯矾、赤石脂，并用**铁围散**。痈疽肿毒亦治，用之效。

乳香　没药各半两　大黄　黄连　黄柏　南星　半夏　防风　羌活　皂角刺　木鳖子　瓜蒌　甘草节　草乌尖　阿胶

上为细末。醋调成膏，入石器内，火熬黑色。鹅羽蘸敷之。

毛　际　疡

或问：小腹至阴之下，玉茎之根，痒极。沸汤沃之，稍止而复作。有三四窍，黄水淋漓何如？曰：此广疮结毒也，询之幼时曾生恶疮。旬日后大痛肿甚，饮食少进，作结毒治之。

囊　痈

[丹]　《外科精要》云：痈疽入囊者死。囊属厥阴，今以死言之，将以为属少阴肾经邪？予亲见入囊者七八人，悉以湿热入肝经施治，而用补阴药佐之，虽脓溃皮脱，睾丸悬挂可畏者，皆不死。但不知下虚年老者如何耳。　囊痈，湿热下注也，有作脓者，此浊气润下，将流入渗道，因阴道或亏，水道不利而然，脓尽自安，不药可也，惟在善于调摄耳。又有因腹肿，渐流入囊肿甚，而囊自裂开，睾丸悬挂水出，以麸炭杉木炭末敷，外以紫苏叶包裹，仰卧养之。　大抵此证属阴道亏，湿热不利所致。故滋阴降湿药不可缺。常治肿痛，小便秘滞者，用除湿为主，滋阴佐之，肿痛已退，便利已和者，除湿滋阴药相兼治之。欲其成脓，用托里为主，滋阴佐之。候脓成即针之，仍用托里滋阴。若湿毒已尽者，专用托里，如脓

清或多或敛迟者，用大补之剂，或附子饼灸之。

［薛］ 囊痈属肝肾二经，阴虚湿热下注。若小便涩滞者，先分利以泄其毒，继补阴以令其自消。若湿热退而仍肿痛，宜补阴托里以速其脓。脓焮而便秘者，热毒壅闭也，先用托里消毒散，后用针以泄之，脓去即解。若脓去而肿痛不减者，热毒未解也，用清肝养荣汤。口干而小便数者，肾经虚热也，六味丸。内热晡热者。肝经血虚也，四物加参、术。体倦食少者，脾气虚热也，补中益气汤。脓水清稀者，气血俱虚也，十全大补汤。此证虽大溃而睾丸悬露，治得其法，旬日肉渐生而愈。若专攻其疮，阴道益虚，则肿者不能溃，溃者不能敛，少壮者多成痼疾，老弱者多致不起。亦有患痔漏久而串及于囊者，当兼治其痔，切忌寒药克伐，亏损胃气。

一人，囊痈未作脓而肿痛，以加减龙胆泻肝汤，二剂少愈，更以四物加木通、知母、黄柏而消。 一人脓熟作胀，致小便不利，急针。以小柴胡加黄柏、白芷、金银花，四剂少愈，更以托里消毒散，数剂而消。 一人年逾五十，阴囊肿痛，得热愈盛，服蟠葱散，不应。肝脉数，此囊痈也，乃肝经湿热所致。脓已成急针之，进龙胆泻肝汤，脉证悉退。更服托里滋阴药，外敷杉木炭、紫苏末，月馀而愈。 一人年逾六十，阴囊溃痛不可忍，睾丸露出，服龙胆泻肝汤，敷麸炭、紫苏末不应。薛意此湿气炽盛，先饮槐花酒一碗，次服前汤少愈，更服托里加滋阴药而平。设以前药不应，加之峻剂，未有不损中气以致败也。 一弱人，肿痛未成脓，小便赤涩，以制甘草、青皮、木通、黄柏、当归、麦门，四剂少愈，以清心莲子饮，四剂而消。 一人焮肿痛甚，小便涩，发热脉数，以龙胆泻肝汤，倍车前、木通、泽泻、茯苓，势减半，仍以前汤加黄柏、金银花四剂，又减二三，便利如常。惟一处不消，此欲成脓，再用前汤，加金银花、皂角针、白芷六剂，微肿痛，脉滑数，乃脓已成针之，肿痛悉退。投滋阴托里药，及紫苏末敷之而愈。 一人病势已甚，脉洪大可畏，用前汤二剂，肿少退，以仙方活命饮二剂，痛少止，脉洪数，脓已成须针之，否则阴囊皆溃。彼不信，更他医，果大溃，睾丸挂，复求治。脉将静，以八珍汤加黄芪、黄柏、知母、山栀，更敷紫苏末，数日而痊。 一人连日饮酒，阴挺并囊湿痒，服滋阴等药不应。薛谓：前阴肝脉络也，阴气从挺而出，素有湿，继以酒为湿热，合于下焦而然，经曰：下焦如渎。又云：在下者，引而竭之。遂以龙胆泻肝汤，及清震汤而愈。此或不应，宜补肝汤及四生散治之。 儒者陈时用，考试不利，一夕饮烧酒入房，妻不纳，翌日阴囊肿胀焮痛，遣人求治。薛以除湿热，清肝火之剂，城门夜闭不及归服。翌早报云：夜来阴囊悉腐，玉茎下面贴囊者亦腐，此肝火挟酒毒而湿热炽盛也，仍以前药，加参、芪、归、术四剂，腐肉尽脱，睾丸悬挂，用大补气血，并涂当归膏，囊茎全复而愈。

一人患此，肿痛发热，以小柴胡加青皮、黄连，四剂少愈，更以龙胆泻肝汤而消。给事陆贞山，肿赤胀痛，小便涩滞，寒热作渴，此肝肾阴虚，湿热下注也，当清肝火，除湿毒。遂用柴胡、炒龙胆、吴茱萸、炒黄连、当归、银花、皂角刺、赤芍药、防风、木通、甘草节，一剂肿痛渐退，少加防风、木通、川芎、茯苓作饮，下滋肾丸以补阴，其热肿俱退。但内有一条筋不消，此肝经血气虚损也，当滋肾水，用六味丸料，去茯苓加五味二剂，再用补中益气加茯苓作饮，送滋肾丸，筋顿消而愈。

加味泻肝汤　治肝经湿热不利，阴囊肿痛。或溃烂皮脱，睾丸悬挂，或便毒及下疳肿痛，或溃烂并皆治之。

龙胆草酒拌，炒　当归尾　车前子炒　泽泻　生地黄　芍药炒　黄连炒　黄柏酒拌，炒　知母酒拌，炒　防风各一钱　甘草梢五分

作一剂。水二盅，煎八分，食前服。外敷乌金散。

京兆朱二峰，阴囊胀痛，彼以为疝。薛诊其脉，数而滑，此囊痈也，因肝肾二经阴虚，湿热所致，脓已成矣。服活命饮一剂而溃，更用补阴托里而敛。　一膏粱之客，阴囊肿胀，小便不利，此中焦积热，乘虚下注，先用龙胆泻肝汤加黄柏、知母、黄连、牛膝，四剂渐愈，后用补阴八珍汤加柴胡、山栀而愈。后不守禁忌，前证复作，仍用补阴八珍汤、补中益气汤、六味丸而痊。又因劳发热，自用四物、黄柏、知母之类，虚证悉具，疮口开大。薛谓五脏气血俱虚也，朝用补中益气，夕用六君子加当归，各五十馀剂，疮口渐敛，又用六味丸调补而愈。　府庠李达卿，素肾虚发热，久服黄柏、知母之类，形体渐瘦，遗精白浊，晡热唾痰。薛曰：此肾水亏损，虚火内炽，用补中益气之类，加五味、麦门，前症将愈。又别用清热凉血之剂，饮食少思，唾痰不止。薛以为脾肺复虚，不能摄涎归源，仍用前汤加茯苓、半夏而愈。后入房头晕吐痰，腰骨作痛，大小便道牵痛。薛曰：此精已耗而复竭所致，危殆之证也，遂朝用前汤加麦门、五味，夕用六味丸料加五味子、萆薢，五十馀剂诸证顿退。后又入房，阴囊、阴茎作痛，别用淡渗之剂，阴囊内溃。薛用补阴托里之剂，出脓甚多，喜肿消痛止，竟不善调养，以致大便不通，小便如淋，痰涎上涌。薛曰：肾虚之证复作矣，诚为可虑。有保其可生者，用礞石滚痰丸、牛黄清心丸之类，吐痰愈加。薛曰：非惟无以保其生，而反促其危矣！固辞不治，后果殁。　一男子，醉而入房，阴囊肿胀大如斗，小腹胀闷，小水淋赤，发热口干，痰涎壅甚，此膀胱阴虚，酒毒所乘也，用六味丸料，加车前、牛膝作饮，下滋肾丸，诸证顿退，再加五味、麦门二剂而愈。却以补中益气加麦门、五味，调理而康。若用淡渗，复损真阴，决致不起。

加味小柴胡汤　治囊痈腐烂，或饮食少思，日晡发热。

柴胡　人参　黄芩炒　川芎　白术炒盐水浸，炒　当归酒洗　黄柏酒拌，炒　知母酒拌，炒　甘草各一钱　半夏五分

作一剂。水二盅，煎八分，食前服。痛甚加黄连。小便不利，加木通。

知州王汝道，先晡热发热，肢体倦怠，入房则腿足酸软，足必热至腿膝，六脉洪数，两尺为甚。余以足三阴虚，欲滋补化源。彼反服苦寒降火之剂，后阴囊肿胀，用治疝之药，肿胀益甚，形气愈虚。服温补之剂，肿痛上攻，小便不利，两尺脉洪滑，按之虚甚，余曰：此囊痈也，因气血虚而不能溃。先用补中益气汤加山药、山茱萸、车前子、柴胡、山栀，一剂肿胀顿消，随用六味丸料加车前、牛膝、柴胡、山栀，一剂小便渐通，乃用活命饮与前二药，消息兼用至二十馀剂。囊裂出秽脓甚多，乃用托里消毒散六剂，脓秽清，又用托里散数剂，脓水渐少，更用补阴托里散，及十全大补汤五十馀剂而痊。

一人年逾五十，患此疮口不敛，诊之微有湿热。治以龙胆泻肝汤，湿热悉退，乃以托里药，及豆豉饼灸而愈。次年复患湿

热颇盛，仍用前汤四剂而退，又以滋阴药而消。若溃后虚而不补，少壮者成漏，老弱者不治。脓清作渴，脉大者，亦不治。一人患此久不敛，以十全大补汤加五味、麦门、灸以豆豉饼，月馀而平。　一弱人，脓熟胀痛，大小便秘，急针之，脓出三碗许即鼾睡，觉神思少健。但针迟，故用托里药，至三十馀剂始差。若服解毒药，即溃尽矣。

[似是而非]

一人囊肿，状如水晶，时痛时痒出水，小腹按之作水声，小便频数，脉迟缓，此醉后饮水入房，汗出遇风寒湿毒乘聚于囊，名水疝也。先以导水丸二服，腹水已去，小便如常，再以胃苓散倍白术、茯苓，更用气针，引去聚水而差。　一人年逾四十，阴囊肿痛，以热手熨之少缓，服五苓散不应，尺脉迟软，此下虚寒邪所袭而然，名曰阴疝，非疮毒也。治以蟠葱散少可，更服胡芦巴丸而平。　一人年逾三十，阴囊湿痒，茎出白物如脓，举则急痛，此肝疝也。用龙胆泻肝汤而愈。阴茎或肿，或缩，或挺，或痒，皆宜此药治之。

治肾痈，用石蟹热水磨服。

石灰散　治肾漏，阴囊先肿后穿破，出黄水，疮口如鱼口，能致命。

上用五倍子同石灰炒黄色，去灰摊地，出火毒，砂盆内研细末。不犯铜铁，干掺上五七次可。

治外肾痈疮

抱鸡卵壳　鹰爪黄连　轻粉各等分

上为细末。用煎过清油，调涂。

乌金散

麸炭　紫苏叶各等分

上为末。香油调搽。

阴　疮

阴器属足厥阴肝经，任脉之会。《素问》云：厥阴之脉络阴器，系于肝。《灵枢》曰：筋者聚于阴器，而脉络于舌本。肝者，筋之会也，又属督脉。《素问》曰：督脉者，其络循阴器，合篡间是也。至于足太阳，外合清水，内属膀胱而通水道，手太阳外合淮水，内属小肠而水道出焉，则又属手足太阳也，肾主水，则又属足少阴也。饮入于胃，游溢精气，上输于脾，脾气散精，上归于肺，通调水道，下输膀胱，则又属手太阴也。《素问》又谓：前阴者，宗筋之所聚，太阴、阳明之所合。则又属脾与胃矣，痈疮生其间，须细心求而责之，不可专主一厥阴肝经，而惟清肝导湿之为事，斯无误矣。隐处瘙痒成疮，挟有耳鸣、目痒、鼻赤、齿浮、指缝白等症，为肾脏风疮。生于阴头，为阴头痈。生于窍口，为下疳疮。今但生于阴茎者，皆为下疳，姑从之。

[肾藏风疮]

戴院使云：癞风因精未调，外为风湿所袭，从阴囊湿汗作痒起，流注四肢，手叉白色，悉生疮疡，俗谓之肾脏风。四生饮二两，以竹刀细切猪腰一对，银石器中酒漉，煮烂研细，和药为丸，如梧子大。如不可丸，入酒醋少许。每服五六十丸，盐酒空心下，又用花蛇散和消风散酒调服；或升麻和气饮，咽乌头煮盐丸及乌荆丸，或花蛇丸。若癞常湿痒，欲得淋洗，则以蛇床子一味煎汤用之。

三因四生散　治癞风上攻下注，耳鸣目痒，鼻赤齿浮，或作口疮；下注阴湿四散搔痒，通体生疮，及妇人血风等症。

白附子　蒺藜擦去刺　黄芪蜜炙　羌活各等分

为末。每服二钱，盐酒调下。有一人

将猪肾破开，入盐掺药煨，亦妙。癞属宗筋，胃阳明养之，故有是证。

治肾脏风 凡指缝白者，只一二服效。

黄芪一两 木通 甘草 黑牵牛各半两

上四味细锉。用斑蝥七枚，去翅，同药炒焦黑，去斑蝥，馀为末，蒸饼糊为丸，如桐子大。空心盐汤下，三十丸。

本事乌头丸 治肾脏风，上攻下注，生疮并癣。

川乌头 草乌头二味，以黑豆半升，煮透软，去皮脐，切，晒。各一两 天麻 地龙去土 白附子各半两

上为末，酒糊为丸，如桐子大。每服二三十丸，空心食前，盐酒盐汤任下。

肾脏风 甘草节煎汤洗，极效。

肾脏风痒不可当者，吴茱萸、蛇床子等分，煎汤洗神效。治肾脏阴汗生疮，用苋菜根茎叶，烧灰存性研细，抓破傅之立愈。又苍耳草、蛇床子煎汤，洗之良。

全蝎散 治肾脏风发疮痒。

全蝎三枚，焙 明硫黄二钱，研 生虢丹一钱 轻粉半钱 鸡心槟榔一大个，破开，好黄丹一钱合内，湿纸裹煨 麝香少许，研

上为细末研匀，瓷盒收。每用少许，麻油调抹两掌，先以鼻嗅，男以两掌掩外肾，女以两掌掩两乳，各睡至醒；次日依前再用药，屡效。

牡蛎散 治阴囊两傍生疮或阴湿水出，其痒甚苦。夜则抓之无足，后必自痛，或两腋汗，脚板心汗湿，无可奈何，此药主之。予亲得此症，受苦数十年，得此方随用二三日，如法擦之，二十馀年不发，实为神效。

牡蛎 黄丹炒。各二两 枯白矾四两

上为细末。遇夜睡时，用手捏药于阴痒处痛擦之，不一时又搽之，三四次后顿减。次夜再搽，虽大减又搽，后自然平复。如腋汗亦有顿搽方可，脚汗先搽，后装药靴或鞋底上，脚板上涂药缠脚裹之，亦可。

浴毒汤 治小肠风，阴疮痒痛。

木通 藁本 枳壳 贯众 荆芥 甘松 薄荷 白芷

上锉碎，用药二两，水五升，入芒硝半两，煎至三升，去滓。热洗浴疮。

阴疮膏 治男、女阴疮。

米粉一酒杯许 芍药 黄芩 牡蛎 附子 白芷各七钱半

上六味为㕮咀。以不入水猪膏一斤，微火上煎三上三下，候白芷黄膏成，绞滓去，内白粉和。取傅疮上。

小浴方 治虚劳，阴湿痒生疮。

川椒 苦参 蛇床子各一两半 香附子 白矾 白芷 狗脊 细辛各一两 桂心三分

上㕮咀。每用药一两，以水三升，煎至二升，去滓，倾入盆子内。但乘热气坐盆子上熏之，良久，通身便洗患处。甚者不过三两度。

沐浴长春散 治男子下元阴湿久冷，阴囊左右夜痒，抓之则喜，住之则痛，成疮流水，为害甚苦。此药见效，及治妇人下部阴湿，胎元久冷。

牡蛎 蛇床子 破故纸 紫梢花 官桂 干荷叶各等分

上㕮咀。每用一两半，水一小锅，入葱白数茎，煎至八分，去滓。先熏后洗，却用后药。

枯矾一两 黄丹 蛤粉各半两

上件共研为细末，熏洗了后，以手捏药末搽湿痒处。

铜绿散 治男、妇阴部湿淹疮。

铜绿少许 白矾一钱 乳香半钱 轻粉一字 五倍子细研，半两

上为细末。洗净掺之。

［寇］　有一妇人，患脐下腹上连二阴，遍满生湿疮，状如马刀，他处并无。热痒而痛，大小便涩出黄汁，食亦减，身面浮肿。医作恶疮治，用鳗鲡鱼、松脂、黄丹之类涂疮上，愈热痛甚，治不对故也。细问之？此人嗜酒，贪啗喜鱼蟹发风等物。急令用温水洗拭去膏药，寻马齿苋四两，研烂，入青黛一两，再研匀，涂疮上，即时热减痛痒皆去。仍服八正散日三服，发散客热，每涂药一时久即干，又再涂新湿药，如此二日，减三分之一，五日减二，自此二十日愈。即愈，乃问曰：此疮何缘至此？曰：中、下焦畜风热毒热气，若不出，当作肠痈、内痔，仍须禁酒及发风物，后不能禁酒，果患内痔。

［世］　肾藏风疮　血郄即百虫窠，右膝内廉上膝三寸，陷中者

［集］　肾脏风疮　血郄即百虫窠，针入寸半，灸二七壮　三阴交

［下疳疮］

［薛］　下疳疮，属肝经湿热下注，或阴虚火燥。治法：肿痛发热者，血虚而有热也，四物汤加柴胡、山栀。肿痛寒热者，肝经湿热也，小柴胡汤加龙胆草、黄连。肿痛便涩者，湿热壅滞也，龙胆泻肝汤。肿痛腐溃者，气血虚而有火也，八物汤加山栀、柴胡。日晡热甚者，阴血虚而有热也，小柴胡汤加参、术、芎、归。日晡倦怠者，阳气虚而下陷也，补中益气汤。其经久不愈而发寒热者，肾水不能生肝木也，用六味丸。若筋缩纵或为痒痛，或出白津，此筋疝也，用龙胆泻肝汤。气虚者，补中益气加炒山栀、炒龙胆。阴虚火燥者，用六味丸。茎中痒出白津，用补中益气汤，与清心莲子饮间服。盖此证肝经阴虚为本，肿痛寒热等证为标，须用六味丸以生肝血。凡脾土虚不能生金水，而见一切肝证者，当佐以补中益气汤加麦门冬以滋化源。

［丹］　治男子耻疮，或痛在茎之窍，或痛在茎之标，皆手足太阳不利，热毒下传入足厥阴，故变紫黑色，作蚀疮毁其茎而死。宜以子和泄水丸，散导湿毒，无不愈者。若已成疮，先泄其根，次从标而治。外以葱白、黑豆汁渫洗，拭干，以黄连、木香、密陀僧、干胭脂之类，细末搽之。如内溃脓不出，以追脓散上之，又用子和和泄水丸。如后窍脓少，可用黄连、木香、胭脂等贴之。　一邻人，年三十，性狡而躁，素患下疳疮，或作或止。夏初患白痢，膈上微闷。医与理中汤四帖，昏闷若死，片时而苏。予脉之，两手皆涩，重取略弦似数，予曰：此下疳疮之深重者，与当归龙荟丸去麝，四帖而利减，与小柴胡去半夏加黄连、芍药、川芎、生姜，煎五六帖而安。　一男子近三十岁，有下疳疮，虽屡求治，以其不能忌口却之。忽一日，头痛发热自汗，众作伤寒阳证，治之反剧。予诊其脉，弦甚七至，重按则涩。予曰：此证在厥阴，药与证不相应。遂作小柴胡汤，加草龙胆、黄连、胡黄连，带热服，四剂而病脱然。

［楼］　尝治一男子下疳疮，每恣饮酒则发，医与小柴胡汤，加黄连，数帖不效，又与玉烛散，下之反剧。予以甘草节、小建中汤各半煎服之，下咽痛止，后以四物汤、建中、甘草等分，与之遂安。

［薛］　庶吉士，刘华甫，或茎中作痛，或窍出白津，或小便秘涩。先用小柴胡汤加山栀、泽泻、黄连、木通、胆草、茯苓二剂，以清肝火，导湿热，诸证渐愈。后因劳倦，忽然寒热，此元气复伤也，用补中益气汤而安，又用六味丸，生肝血，滋肾水而全愈。　州守姜节甫患前证，脓水淋漓，作渴吐痰，午前恶寒，午后发热。余曰：午前恶寒属阳气虚弱，午

后发热属阴血不足。不信，反服二陈，黄柏、知母之类，饮食益少，大便不实，又日晡热渴，小腹重坠，患处焮痛，恪用四物，黄柏、知母之类，饮食亦不思。余以脾气虚而下陷，先用补中益气汤，调养脾胃，以升阳气，诸证渐愈。又用六味丸，滋补肾水，以生肝血而痊。　一小儿十五岁患前证，杂用消毒之药，虚证悉具，二年馀矣，询之乃禀所致。用萆薢汤月馀，诸证渐愈，又用补阴八珍、补中益气二汤而痊。　一儒者，茎中作痒，发热倦怠，外皮浮肿，二年矣。用八珍加柴胡、山栀，及六味地黄丸而愈；有兼阴毛间生虫作痒者，用桃仁研烂涂之。　一儒者，因劳而患，焮痛寒热，体倦头疼，小便赤涩，用补中益气汤加车前、牛膝、山栀而愈。　一儒者，阴茎腐烂，肿痛不止，日晡热甚，口干体倦，食少欲呕，此肝脾血虚也，先用六君子加柴胡、升麻，脾胃醒而诸证退，更以补中益气加炒山栀，肝火退而肿痛痊。

子和泄水丸一名大智丸。

大戟　芫花　甘遂　海带洗　海藻洗　郁李仁　续随子各半两　樟柳根一两

上为细末，水煮枣肉为丸，如小豆大。每服五七十丸，熟水下。按：此药太峻，用者慎之。

治下疳疮，先用张子和泄水去根，后用此药干上。

黄连　滑石各半两　定粉三钱　轻粉少许　乳香一钱　密陀僧二钱

上细末干上，或加干胭脂，或加木香、槟榔。

大芦荟丸一名九味芦荟丸　治肝火下疳溃烂，或作痛焮肿，或治小儿疳膨食积，口鼻生疮，牙龈蚀烂等症，并虫蚀肛门，痒痛。

胡黄连　芦荟　黄连　木香　白芜荑　青皮　白雷丸　鹤虱草各一两　麝香一钱

为末，蒸饼糊丸，桐子大。每服一钱，空心米饮下。

八正散　治下疳便毒，小便淋漓，脉证俱实者。

大黄　车前子　瞿麦　萹蓄　山栀　木通各二钱　滑石二两　甘草一钱

上水煎服。

洗毒汤　治阴蚀疮。

苦参　防风　露蜂房　甘草炙。各等分

上㕮咀。水煎浓汁，洗疮。

金银花散　治下疳疮。

金银花　荆芥　朴硝　蛇床子　甘松　白芷　槟榔各一两

上㕮咀。每用五钱，水五碗，加葱白三根，同煎数沸。盆盛水，先熏后洗，却上药。

洗药

黄连　黄柏　当归　白芷　独活　防风　朴硝　荆芥各等分　入钱五十文，乌梅五个，盐一匙，入水同煎。温洗，日五七次，敷下项药。

敷药

木香　槟榔　黄连　铜青　轻粉　枯矾　海螵蛸　麝香各等分

为极细末。洗后至夜，敷上。

《千金》治丈夫阴头痈，师所不能医。用鳖甲一枚，烧末以鸡子白，和敷良。

［丹］　下疳疮。

蛤粉　脑茶　苦参　青黛　密佗僧

上用河水洗疮净。腊猪脂调敷。并治兼疮。

又方　青黛　海蛤　密陀僧　黄连

共为末，敷上。

治一切热毒恶疮及下疳疮。用密佗僧、黄柏各一分半，腻粉一钱，麝香少许。先洗疮，拭干傅之。甚者三四次。

治下疳疮。雄黄、黄连等分为末。湿

者干掺，干者油调敷。先用荆芥、射干煎汤洗，却傅之妙。一方，用地骨皮末，敷之神效。

追脓锭子海藏　脓内溃不出，此药追之。

雄黄二钱　巴豆一钱半　轻粉一字

《外台秘要》云：阴头疮，蜜煎甘草，敷之安。

又方　用头发，用盐水洗去垢腻净；再用米泔洗过；又用清汤洗。晒干，烧灰，敷疮上，便结靥。

又方　苍耳叶，为末敷之。

治下疳疮　黑彤兔名乌吊土，名孩儿沙。为末，敷上神效。

七宝槟榔散　治下元玉茎上或阴头上有疳疮，渐至蚀透，久不愈者。

槟榔　雄黄　轻粉　密陀僧　黄连　黄柏　朴硝

上为细末，和匀。先以葱白浆水洗净，软帛挹干。如疮湿干掺；如干，小油调涂。

玉粉散　治下阴疮，疼不止。

滑石　密陀僧　寒水石煅。各半两　腻粉　麝香各少许

上为细末。油调傅，或干贴患处。

蚯蚓散　治阴茎疮。

蚯蚓二分　豆粉一分

上用水研，涂上，干又傅之。一方，用豉一分。

丹胞散　治玉茎上生疮，臭烂者。

上以猪胞一个连尿，去一半留一半。用新砖两口，炭火煅。将猪胞连尿于砖上焙干。不住手，一向移放于两口砖上，轮流不歇，莫与火煅着胞，等尿干为度。研为末，入黄丹一钱。先用葱汤以鹅毛抹洗，以旧帛拭干，此药掺三五次，立见效。

地连散　治玉茎上生疮。

上用地骨皮煎汤洗；以诃子连核，烧存性为末，干掺。

川连散　治下部注疮。

上以宣连为细末。浆水调成饼，摊于碗面上，内用艾及穿山甲三片，烧烟覆碗熏成黑色，再取下，如是者五次，以黄连饼黑色为度。地上出烟毒，再研细。湿则干涂；干则清油调涂，三四次。先用黄柏、藿香、茵陈，煎汤温洗。

神妙方　治茎头三五孔小漏疮，出血微脓。

上用油发，烧作灰存性，研细敷之。干则津唾调敷，仍以米饮调发灰，食前服。

麝香散　治妒精疮，痒而湿者。

麝香　黄矾　青矾各等分

上为细末。小便后，用少许敷之。

治阴湿生疮，黄水流注。

白矾不以多少

上研为末。以冷水洗疮净后敷之。

津调散　治妒精疮，脓汁淋漓，臭烂。

黄连　款冬花各等分　麝香少许，一方不用

上为细末。先以地骨皮、蛇床子煎汤洗，软帛拭干。津调敷之，忌生汤洗。

胭脂散　治阴疮。

坯子胭脂　真绿豆粉各等分

上同研匀，敷之。

蛤蟆散　治阴湿欲尽，疮痛甚者。

蛤蟆一枚，烧灰　兔粪一两

上同研细。每用少许，敷疮上，日三四次。

截疳散　治年深疳瘘疮，大效。

白及　白蔹　黄丹　密陀僧各一两　黄连半两　轻粉一钱　冰片　麝香各半钱

上为细末，和匀。每用或掺、或纴疮中，以膏药贴之。

甘石散　治下部疳疮。

炉甘石　密陀僧各一钱半　轻粉一分　橡斗子烧灰存性，三钱　龙骨半钱　麝香少许

上为细末。先用荆芥、杜仲、川椒，煎汤放温洗罢；次用药些少，干贴。

栀子散　治下疳疮。

上用栀子一枚，去穰，入明矾末，面糊封合口，火烧存性为末。干掺上，随效。

银粉散　治下疳，阴头生疮。

上用墙上白螺蛳壳，不以多少，火内煅酥为末，水内飞过。先去土石粗者；次用轻粉，随分两入在末内。每以少许，干贴在疮上。

治下疳疮

上以孩儿茶，研为细末。先洗疮净。干则小油调敷，湿则干掺之，神效。

博金散　治下疳疮，臭烂肿痛。

白矾与密陀僧同为末，相和，入于沙锅内火上炮，汗尽　密陀僧已上各五钱　白垩二钱　黄丹　轻粉已上各一钱　乳香五分　麝香一字

上为细末。先须另用槐枝、葱白、盐、甘草熬汤，淋溻洗一二时，挹干。掺上项药。每用药，先须洗溻，然后掺药，甚者三五次瘥。

胜金散　治下疳，溃烂或疼痛。

黄连　黄柏　轻粉　银朱　孩儿茶各五分　冰片一分

上为细末。香油调搽。内服加味泻肝汤。

治下疳疮，久不愈。橡斗子二个，各盛黄丹令满，相合以乱发缠定，烧烟尽为度，同研为末。先以葱白、热浆水洗疮脓尽；次上药，甚者不过三次如神。

疗人阴生疮，脓出成坎。取高昌白矾、麻仁等分，研炼猪脂相和成膏。槐白皮煎汤洗疮，拭干即涂膏，然后以楸叶贴其上，不过三五度瘥。

下疳疮，用五倍子末敷之。

妇人阴疮

运气：阴疮皆属寒。经云：太阳之胜，阴中乃疡，隐曲不利，治以苦热是也。

仲景云：少阴脉滑而数者，阴中即生疮。阴中蚀烂者，狼牙汤洗之。用狼牙二两，以水四升，煮取半升。以绵缠箸如茧，浸汤沥阴中，日三遍。

洗搨散《大全》　治阴蚀疮。

甘草　干漆各一两　黄芩　当归　地黄　芍药各二两　龟甲五两

上细切。以水七升，煮取一半，去渣。以绵帛内汤中，用搨疮处，良久即易，日二度。每搨汤可作十里许，即挹干。捻取甘湿散，薄敷疮上使遍，可经半日；又以汤搨，搨讫如前敷药。

甘湿散

蚺蛇胆真者　青木香　石硫黄　铁精　麝香各四分。临时入用，缘麝辟蛇毒，若先相和胆，即无力

上各等分为末，更研细。有患取如三棋子大，和井花水，日再服讫，先令便利了。即以后方桃枝，先熏部讫。然后取药如棋子，安竹管里，内下部中，日再度，老少量减。其熏法，每日一度，不用再。

桃枝熏法　取东南桃枝五七枝，轻打头使散，以绵缠之；又捣石硫黄为末，将此绵缠桃枝捻转之，令末少厚。又截一竹筒，先内下部中；仍以所捻药，桃枝烧着薰之。

蛇床子散　湿阴中主药。

用蛇床子仁一味末之，以白粉少许，和令相得如枣大，绵裹内之，自然湿散。

［补遗］　治阴疮，捣新桃叶，绵裹内阴中，日三两易。

馀详女科前阴诸疾。

穿裆发 锐疽 涌泉疽

或问：背之下极发疽何如？曰：此名穿裆发，属督脉及太阳经，由劳伤忧思积郁所致。活命饮加羌活、黄柏，内托羌活汤主之，及胜金丹、神仙追毒丸。壮实者，八阵散、一粒金丹下之。老弱者，十全大补汤、人参养荣汤。此证宜速治，稍缓则溃烂，难收敛。成漏者，多麻木黑陷，泄泻呕哕疲倦者，不治。

《灵枢》曰：发于尻，名曰锐疽。其状赤坚大，急治之。不治，三十日死矣。

《鬼遗》云：涌泉疽，肿起发太阴太阴，尻尾前是也。如伏鼠，二十日不穴死，十日可刺，发清脓，赤黑者死。白者可治。

臀 痈

或问：臀上生痈何如？曰：肿高根浅为痈，肿平根深为疽，俱属足太阳经，湿热所致。宜服内托羌活汤、内托复煎散加羌活主之，胜金丹、黄芪木香散选用。壮实者，一粒金丹、八阵散下之。老弱者，十全大补汤、人参养荣汤。先贤云：此疮当服补养之剂，若无补养之功；其祸多在结痂之后，治之难愈，切须戒谨，勿辍大补之剂。肿而不溃者，服台阁紫微丸。

［薛］ 臀，膀胱经部分也，居小腹之后，此阴中之阴，其道远，其位僻，虽太阳多血，气运难及，血亦罕到，中年后尤虑此患。治者毋伤脾胃，毋损气血，但当固根本为主。若肿硬作痛者，形气虚而邪气实也，用托里消毒散主之，微肿微痛者，形气病气俱虚也，用托里散补之。欲作脓，用托里羌活汤。若痛甚，用仙方活命饮。大势既退，亦用托里消毒散。若脾虚不能消散，或不溃不敛者，六君加芎、归、黄芪。若阴虚不能消散，或作渴便淋者，六味丸加五味子。阳虚不能溃或脓清不能敛者，补中益气汤；气血俱虚者，十全大补汤。若肿硬未成脓者，隔蒜灸，活命饮。溃后，豆豉饼，补中益气、十全大补二汤。若灸后大势已退，馀毒未消，频用葱熨，以补气消馀毒为善。 巡抚陈和峰，脾胃不健，服消导之剂，左腿股及臀患肿。余曰：此脾气虚而下注，非疮毒也，当用补中益气倍加白术。彼惑于众论云：白术能溃脓，乃专以散肿消毒为主，而肿益甚，体益倦。余用白术一味煎饮而消。 儒者杨启元，左臀患此，敷贴凉药，肿彻内股，服连翘消毒散，左体皆痛。余以为足三阴亏损，用补中益气汤以补脾肺；六味丸加五味子，以补肝肾，股内消而臀间溃。又用十全大补汤而疮口敛。 一儒者，肿焮痛甚，此邪毒壅滞，用活命饮、隔蒜灸而消。后因饮食劳倦，肿痛仍作，寒热头疼，此元气虚而未能复也，与补中益气汤，频用葱熨法，两月而愈。 一男子，漫肿而色不变，脉滑数而无力，脓将成矣。余用托里而欲针，彼畏针而欲内消，误用攻伐之剂，顿加恶寒发热，自汗等证。余用十全大补汤数剂，肿起色赤，仍外针内补而愈。 吴辅之父患此，内溃肿胀，发热口干，饮食少思，此脾胃虚弱也，先用六君子加芎、归、芪数剂而溃，又用十全大补汤，倍加参、芪五十馀剂而愈。 一人年三十，脉如屋漏、雀啄，肿硬色夭，脓水清稀，误服败毒之药。余曰：此足三阴亏损而药复伤也。余用六君加归、芪、附子一钱，二剂肿溃色赤，又减附子五分数剂，元气复而疮愈。

一男子硬痛发热，此膀胱气虚而湿热壅滞，用内托羌活汤二剂，热痛悉退；后用托里消毒散而溃。又用托里散四十馀剂而敛。 一上舍患痔，外敷寒凉，内服消毒，攻溃于臀，脓水清稀，脉洪大而数，寒热作渴。余辞不治，果殁。此足三阴亏损之证，失滋化源，以致真气益虚，邪气愈甚矣，不死何俟。

内托羌活汤　治尻臀生痈，坚硬肿痛大作。

羌活　黄柏酒制。各二钱　防风　当归尾　藁本　连翘　苍术　陈皮　甘草炙。各一钱　肉桂三分　黄芪一钱半

上作一服。水一盅，酒半盅，煎至八分，食前服。

悬　痈

悬痈生于篡间，谓前阴之后，后阴之前，屏翳处也，即会阴穴，属任脉别络，侠督脉、冲脉之会，痈生其间，人起立则若悬然，故名悬痈。属足三阴亏损之证，轻则为漏，沥尽气血而亡，重则内溃而即陨。若初起湿热壅滞，未成脓而作痛，或小便涩滞，用龙胆泻肝汤，肿焮痛甚，仙方活命饮，并以制甘草佐之。如此虽患亦轻，虽溃亦浅。若不能成脓，或脓成不溃者，八珍散补之。若脓已成者，急针之。欲其生肌收敛，肾虚者，六味地黄丸。血虚者，四物加参、术，气虚者，四君加芎、归。脾虚者，补中益气汤。气血俱虚者，八珍汤，并十全大补汤。若用寒凉消毒，则误矣。

［薛］　悬痈，原系肝肾二经，阴虚虽一，于补犹恐不治，况脓成而又克伐，不死何待。常治初起肿痛，或小便赤涩，先以制甘草一二剂，及蒜灸，更饮龙胆泻肝汤。若发热肿痛者，以小柴胡加车前、黄柏、芎、归。脓已成即针之。已溃用八珍汤加制甘草、柴胡梢、酒炒黄柏、知母。小便涩而脉有力者，仍用龙胆泻肝汤加制甘草。小便涩而脉无力者，用清心莲子饮加制甘草。脓清不敛者，用大补剂，间以豆豉饼。或久而不敛者，亦用附子饼灸并效。　尚宝鲍希传，足发热，服四物、黄柏、知母之类年馀。患悬痈，唾痰作渴饮汤，其热至膝，更加芩、连、二陈，热痰益甚，谓余曰：何也？余曰：此足三阴亏损，水泛为痰，寒凉之剂，伤胃而甚耳。遂先用补中益气，夕用六味丸，间佐以当归补血汤，半载乃愈。　赵州守患此证，肿多作痛，五月馀矣，晡热口干，盗汗食少，体倦气短，脉浮数而无力，此足三阴气血亏损，用补中益气加制甘草、五味、麦门，三十馀剂食进势缓，又用六味丸料，五十馀剂脓溃疮敛。后因怒作痛，少食胁痛，发热，仍用前药，赖其禀实，慎疾而愈。　通府张敬之，患前证久不愈，日晡热甚，作渴烦喘，或用四物汤、黄柏、知母之类，前症益甚，更体倦少食，大便不实，小便频数，谓余曰何也？余曰：此脾虚之症，前药复伤而然也。遂用补中益气加茯苓、半夏，数剂饮食渐进，诸症渐愈，更加麦门、五味，调理乃痊。经云：脾属至阴，为阴土而主生血。故东垣先生云：脾虚元气下陷，发热烦渴，肢体倦怠等证，用补中益气汤，以升补阳气而生阴血。若误认为阴虚，辄用四物、黄柏、知母之类，反伤脾胃生气，是虚其虚矣。况黄柏、知母乃泻阳损阴之剂，若非膀胱阳火盛，而不能生阴水，以致发热者，不可用也。　一儒者患此，服坎离丸及四物、黄柏、知母之类，不应。脉浮洪，按之微细。余以为足三阴虚，用托里散，及补阴托里散渐愈；又用六味丸、补中益气汤调补化源，半载而痊。大凡疮疡等症，若肾经阳气亢盛，致阴水不能化生，而患阴虚发热者，宜用坎离丸，取其苦寒，能泻水中之火，令阳气衰而水自生。若阳气衰弱，致阴水不能化生，而患阴虚发热者，宜用六味丸，取其酸温能生火中之水，使阳气旺则阴自生。况此证

属肾经精气亏损而患者十有八九，属肾经阳气亢盛而患者十无一二。然江南之人患之，多属脾经阴血亏损，元气下陷，须用补中益气汤，升阳补气，使阳生而阴长。若嗜欲过多，亏损真水者，宜用六味丸，补肾经元气以生精血，仍用补中益气汤，以培脾肺之生气而滋肾水。经云：阴虚者脾虚也，但多误以为肾经火症，用黄柏、知母之类，复伤脾肺，绝其化源，反致不起惜哉！　上舍刘克新，溃后作痛，发热口干，小便赤涩，自用清热消毒之药不应，左尺洪数。余以为阳气盛而阴气虚也，先用四物汤加黄柏、知母等诸剂，泻其阳气使阴自生，服数剂诸证渐愈，后用补中益气汤、六味地黄丸，补脾肺，滋肾水而疮口愈。　一儒者，小便赤涩，劳则足软肿痛，发热口干，舌燥食少，体倦日晡益甚，此气血虚而未能溃也。遂用八珍加麦门、山药，倍用制甘草，数剂诸证悉退，但患处肿痛，此脓内掀也，又五剂脓自涌出，又五十馀剂而疮口将完。又因劳役，且停药，寒热作渴，肿痛脓多，用补中益气汤加炒山栀二剂，少愈。又以八珍汤加麦门、五味，百馀剂肿痛悉去。喜其慎起居，节饮食，常服补剂而安。但劳则出脓一二滴。后惑于他言，内用降火，外用追蚀，必其收敛，致患处大溃，几至不起，仍补而愈。

甘草膏　治水谷道前后生痈，谓之悬痈，乃肛门前，阴囊后，生核子如橄榄样，或如梅李状，初不作痛，至旬月渐热，不早治疮溃，脓血出，日数碗，至有肠腐而大便从疮口出者，其苦不可言。近亦数月，远至一二年亦愈。须是作核未痛以前治之，不过一二服便自消。此病初发如松子大，渐如莲子，数十日后，如觉赤肿如桃李即破，若破则难治。服此药虽不能急消，过二十馀日必消尽矣，投两服亦无害。林院判康朝，尝患此疾已破。服此药两服，疮即合甚妙。

上用粉草半斤，内用无节者四两，如筭子样劈破。取泉石间长流水，以甘草入水中浸透。以炭火将甘草蘸水焙炙，以一碗水尽为度，不可急性，劈开。却将所炙甘草，另用泉水三盏，无灰好酒五盏，用瓦罐煎至三之一如膏，一起服之立愈。另用有节甘草四两，仍用泉水，随罐大小煎汤，漉洗患处三遍，其效如神。水冷再温洗。

［丹］　骑马痈。用大粉草带节四两，长流水一碗，以淬浸水尽，为末，入皂角灰少许，作四服。汤调顿服立效。

［薛］　大抵此证属阴虚，故不足之人多患之，寒凉之剂不可过用，恐伤胃气。惟制甘草一药，不损气血，不动脏府，其功甚捷。

加味小柴胡汤方见前。

清心莲子饮　治悬痈势退，惟小便赤涩。

黄芩五钱　黄芪蜜炙　石莲肉去心　人参　赤茯苓各七钱半　车前子炒　麦门冬去心　甘草炙　地骨皮　制甘草法见前

每服一两，用水二盅，煎至八分，食前服。如发热加柴胡、薄荷。

加味托里散　治悬痈不消不溃。

人参　黄芪盐水拌炒　当归酒拌　川芎　麦门冬去心　知母酒拌，炒　黄柏酒拌，炒　芍药炒　金银花　柴胡　制甘草法见前。各一钱。

作一剂。用水二盅，煎八分，食前服。

加味十全大补汤　治悬痈，溃而不敛，或发热饮食少思。

人参　黄芪盐水拌，炒　白术炒　茯苓　熟地黄酒拌，中满减半　当归酒拌　川芎　芍药炒。各一钱　肉桂　麦门冬去心　五味

子捣炒 甘草炒。各五分

作一剂。用水二盅，煎一盅，食前服。茎肿，加青皮。热加黄芩、柴胡。日晡热加柴胡、地骨皮。小便赤加酒制知母、黄柏。小便涩加车前子、山栀子，俱炒。

鸡内金散 治谷道边生疮，久不愈者。

鸡肶胵不拘多少，即是鸡肶内去下黄皮

上件烧灰存性，研为极细末。每用少许，干贴之，如神。

治谷道中疮 以水中荇叶细捣，绵裹内下部，日三。

治肛内生痈肿痛方

蜈蚣 穿山甲蛤粉 血馀 带血管鹅毛 生鹿角

已上各药，俱煅存性，研细，等分和匀，每服五钱，空心好酒下。

股 部十五

股阴疽

与附骨疽，参看。

《灵枢》云：发于股阴，名曰赤施。不急治，六十日死。在两股之内，不治，十日死。 《鬼遗》云：阴疽发腿髀及阴股，始发腰强，数饮不能多，七日发坚硬肿胀，恶疼，心烦躁，死不治。

或问：大股之内，阴囊之侧，生毒何如？曰：在左为上马痈；在右名下马痈；在肛门傍，名肛门痈，俱属足太阳经湿热，七情不和，忧愤所致。宜服内补黄芪汤、内托羌活汤、十全大补汤，选用胜金丹、紫金丹。壮实者，一粒金丹、八阵散下之。呕吐不食，麻木黑陷，膨胀，六脉微或代，冷汗不止，烦躁狂妄，小水不利，泄泻者不治。未溃之先，宜服台阁紫微丸。按：足三阳之脉，在外皆曰髀，足三阴之脉，在内皆曰股。今曰：大股之内，阴囊之侧，则属三阴经而厥阴为多明矣，乃以为足太阳，不亦谬乎？ 一人腿内侧患痈，未作脓而肿痛，以内托黄芪柴胡汤，二剂稍愈，又二剂而消。 一人腿内患痈，漫肿作痛，四肢厥，咽咙塞，发寒热，诸治不应，乃邪郁经络而然也。用五香连翘汤一剂，诸证少退，又服大便行二次，诸证悉退而愈。 一人年二十馀，股内患毒日久，欲求内消，诊脉滑数，知脓已成，因气血虚不溃，刺之脓出作痛，用八珍汤稍可，但脓水清稀，用十全大补汤三十馀剂而痊，盖脓出反痛者，虚也。

一僧，股内患肿一块，不痛不溃，治托里二十馀剂，脓成刺之作痛。予谓：肿而溃，溃而反痛，此气血虚甚也，宜峻补之。彼云：气无补法。予曰：正气不足，不可不补，补之则气化而痛自除，遂以参、芪、归、术、熟地，治之两月馀而平。大抵疮疡先发为肿，气血郁积，蒸肉为脓，故多痛。脓溃之后，肿溃肌宽，痛必渐减而痛愈盛者，气血不足也。即丹溪、河间虚甚之说。

股阳疽

《灵枢》云：发于股阳，名曰股阳疽，其状不甚变色，痈肿内薄于骨，不急治，三十日死矣。

或问：腿外侧胯下，五六寸生疽何如？曰：此名伏兔发，寒热大作，疼痛彻心，焮肿无头是也，属足阳明胃经。先贤谓不治之证，早觉早治为上，急隔蒜灸，灸而疱起者可治，无疱者难治。服活命饮加牛膝、木瓜、汉防己，紫金丹、胜金丹汗之。壮实者，八阵散、一粒金丹下之。

一人股外侧患痈，漫肿大痛，以内托黄芪汤，酒煎二剂少可，更以托里数剂，溃之而愈。一人年逾二十禀弱，左腿外侧患毒，三月方溃，脓水清稀，肌肉不生，以十全补汤加牛膝，二十馀剂渐愈，更以豆豉饼，灸月余而痊。一妇腿痈久而不愈，疮口紫陷，脓水清稀。予以为虚，彼不信。乃服攻毒之剂，虚证蜂起，复求治。灸以附子饼，服十全大补汤，百馀帖而愈。一人腿痈内溃，针之脓出四五碗许，恶寒畏食，脉诊如丝，此阳气微也，以四君子加炮附子，畏寒少止，又四剂而止；以六君子加桂数剂，饮食颇进，乃以十全大补，及灸附子饼，两月愈。一老，腿痈脓自溃，忽发昏瞀，脉细而微，此气血虚极也，以大补之剂而苏。一人腿痈，兼筋挛痛，脉弦紧，用五积散加黄柏、柴胡、苍术而痊。一妇左腿痛，不能伸，脉弦紧，按则涩，以五积散二剂，痛少止，又二剂而止，以神应养真而愈。脉弦紧涩属寒，故用五积散，辛热以散之。一人右腿赤肿焮痛，脉沉数，用当归拈痛汤，四肢反痛。乃湿毒壅遏，又况下部药力难达，非药不对证，遂砭患处，去毒血，仍用前药一剂顿减，又四剂而消。一人年逾五十，冬患腿痈，脉数烦躁，饮冷便秘，肿痛焮甚，此热淫于内也，宜用苦寒之药，投清凉饮倍加黄芩，其势顿退，更以四物汤加黄芩而愈。一人年三十，连得忧患，作劳好色，左腿外侧廉，红肿如栗，医以大府实，与承气两帖下之；又一医，与大黄、朱砂、血竭三帖，而脉大实，后果死。此厥阴多气少血经也。一人腿痈，脓成针之，出脓二碗许，饮托里药一剂，大发热，更用圣愈汤二剂而止，翌日恶寒不食，脉细如丝，以人参一两，熟附三片，姜枣煎服而愈。但食少不寐，更以内补黄芪汤而平。一人腿肿，发热恶寒，以补中益气汤治之。彼以为缓，乃服芩、连等药，热愈盛，复请予治。以人参养荣汤二十馀剂而溃，更以参、芪、归、术、炙甘草、肉桂，月馀而敛。一人年逾三十，左腿微肿痛，日久肉色如故，不思饮食。东垣云：疮疡肿下而坚者，发于筋骨，此附骨疽也，乃真气虚，湿气袭于肉理而然。盖诸虚皆禀于胃，食少则胃弱，法当助胃壮气，以六君加藿香、当归数剂，饮食渐进，更以十全大补汤而愈。一人遍身走痛，两月后在脚面结肿，未几，腿股又患一块，脉轻诊则浮，重诊浮缓，此气血不足，腠理不密，寒邪袭虚而然。以加减小续命汤四剂，及独活寄生汤数剂，疼痛顿去，更以托里药，倍加参、芪、归、术，百帖而愈。南司马王荆山，腿肿作痛，寒热发渴，饮食如常，脉洪数而有力，此足三阳经，湿热壅滞，用槟苏败毒散一剂，而寒热止，再剂而肿痛消，更用逍遥散而元气复。两月后，因怒肿痛如锥，赤晕散漫，用活命饮二剂而痛缓，又用八珍汤加柴胡、山栀、丹皮而痛止，复因劳役，倦怠懒食，腿重头晕，此脾胃气虚而不能升举也，用补中益气汤加蔓荆子而安。一儒者两腿肿痛，肉色不变，恶寒发热，饮食少思，肢体倦怠，此脾气不足，湿痰下注也，以补中益气加半夏、茯苓、芍药二剂，寒热退而肿痛消，又十馀剂，脾胃壮而形体健。一男子，患此入房，两腿硬肿，二便不通。余谓：肾开窍于二阴，乃肝肾亏损也，用六味丸料加车前子、牛膝，而二便利，用补中益气汤而肿硬消，喜其年少得生。一上舍，内痛如锥，肉色如故，面黄懒食，痛甚作呕，此痛伤胃也，用六君子以壮其脾胃，用十全大补以助其脓而针之，更用前汤倍加参、芪、芎、归、麦门、五味、远志、贝母而疮敛。一男子因负重，饮食失节，胸间作痛，误认为疮毒，服大黄等药，右腿股肿，肉色如故，头痛恶寒，喘渴发热，脉洪大而无力，此劳伤元气，药损胃气而然耳！用补中益气汤四剂，又用十全大补汤数剂，喜其年少而愈。

附骨疽

丹溪云：环跳穴痛，防生附骨疽，以苍术佐黄柏之辛，行以青皮，冬加桂枝，夏加黄芩，体虚加杜牛膝，以生甘草为使，大料煎入生姜汁，食前饮之。痛甚者，恐十数帖发不动，少加麻黄一二帖又不动，恐疽将成。急掘地成坎，以火煅红，沃以小便。赤体坐其中，以席围下体，使热气熏蒸，腠理开，气血畅而愈。

或问：附骨疽，何以别之？曰：凡患流注，表未尽则馀毒附骨而为疽。在股外属足太阳、阳明经，在股内属足厥阴、足少阴经。又云：风湿折热，热结而附骨成疽。盖骨者肾之馀，肾虚则骨冷而遂附着于骨也，骨冷则气愈滞而血愈积，但能为肿不能为脓。流注者伤寒之余毒，骨疽者，流注之坏证也。流注非伤寒之罪，乃医者表之末尽也，骨疽非流注之过，乃庸医凉药之误也，又云：久得厚味及醉后涉水；或履冰霜雪，寒入髀枢，积痰瘀血相搏而成疽，初时暂痛无时，乍寒乍热而无汗，久则痛深，入骨而不移处，按之痛不止者是也。初觉即隔蒜灸之，以多为上。宜胜金丹、乌金散汗之。壮实者，一粒金丹下之，或八阵散。久则极阴生阳，寒化为热，肉腐而成脓，脓成则宜烙，十全大补汤加牛膝、木瓜补之。有久溃毒结，留连展转，经岁不已，腐出朽骨者，骨虽出而不愈，有终身之咎。视其白脓清稀者，碎骨初脱，肉深难取。脓白而稠者，碎骨将出，肉浅可取。大抵久腐出骨，不论强弱老幼，必须补益，使气血和畅，正气渐复，邪气渐退，自然收敛，十全大补汤、人参养荣汤，在所当用。未成脓者，以冲和膏贴之。盖有独活能动汤气血也。已溃者，宜服何首乌散，此药能调和阴阳也。

［薛］　附骨疽有因露卧，风寒深袭于骨者，有因形气损伤，不能起发者，有因克伐之剂，亏损元气，不能发出者，有因外敷寒药，血凝结于内者，凡此皆宜灸熨患处，解散毒气，补接阳气，温补脾胃为主。若饮食如常，先用仙方活命饮，解毒散郁，随着六君子汤，补托荣气。若体倦食少。但用前汤，培养诸脏，使邪不得胜正。若脓已成即针之，使毒不得内侵，带生用针亦无妨。如用火针亦不痛，且使易敛，其隔蒜灸，能解毒行气。葱熨法能助阳气，行壅滞，此虽不见于方书，余常用之大效，其功是不能尽述，唯气血虚脱者不应。　一女髀枢穴，生附骨疽，在外侧廉少阳经分，始未用五香汤、十宣散，一日恶寒发热，膈满犹大，服五香汤，一夕喘死。此升散太过，孤阳发热于上也。

一人年逾四十，夏患附骨痈。予以火针刺去瘀血，更服托里药而愈。至秋忽不饮食，痰气壅盛，劳则口舌生疮，服寒药腹痛，彼疑为疮。脾胃脉轻取似大，按之无力，此真气不足，虚火炎上也，治以八味丸。彼不信，自服二陈、四物汤，几殆，复请予。仍以前丸治之而愈。　一人附骨痈，畏针不开，臀膝通溃，脉数发渴，烦躁时嗽，饮食少思。齐氏曰：疮疡烦躁时嗽，腹痛渴甚。或泄利无度，或小便如淋，此恶证也，脓出之后，若脉洪数难治，微涩迟缓易治。刺之，脓出四五碗，即服参、芪、归、术大剂，翌日脉稍敛，更服八珍汤加五味子、麦门、肉桂、白蔹，三十馀帖脉缓脓稠，三月乃愈。　一老，腿患附骨疽肿硬，大按方痛，口干脉弱，肿聚不溃，饮食少思。予谓：肿下而坚者，发于筋骨；肉色不变者，发于骨髓。遂托以参、芪等药三十馀剂，脓虽熟不穿。予谓：药力难达，必须针刺。不听，至旬日方刺，涌出清脓五六碗，然衰老气血不足，养毒又久，竟不救。大抵疮疽旬日不退，宜托之，有脓刺之，有腐肉取之，虚则补之，此十全之功也。　一人患贴骨疽，腿细短软，疮口不合，以十全大补汤，外灸附子饼，贴补药膏，调护得宜，百帖而愈。　一人环跳穴患附骨疽。彼谓小疮，服败毒药，外以寒药敷贴，因痛极针之，脓瘀大泄，方知为痈请治。其脉右关浮大，此胃气已伤，故疮口开张，肉紫下陷，扪之不热，彼谓疮内更觉微冷，自谓必成漏矣。灸以豆豉饼，饮六君子加藿香、砂仁、炮姜，数剂胃气渐醒，饮食渐进，患处渐暖，肌肉渐生，更以十全大补汤而愈。　一人亦患此，内痛如锥，外色不变，势不可消，喜其未用寒剂，只因痛伤胃气而不思食，以前药去炮姜治之，饮食稍进，更以十全大补汤二十馀剂，脓成针去，仍以大补汤倍加参、芪、芎、归，脓久不止，更加麦门、五味、贝母、远志，数服渐止，疮亦寻愈。

二证盖因湿热滞于肉理，真气不能运化，其始宜除湿热，实脾土，和气血，则湿自消散，若脓未成，以隔蒜灸之立效。

一妇四十馀，近环跳生疽，尺脉沉紧，腿不能伸。经曰：脾移寒于肝，壅肿筋挛。盖脾主肉，肝主筋，肉温则筋舒，肉冷则筋急，遂与乳香定痛丸少愈，更以助胃壮气血药，二十馀剂而消。　一人因痢骤涩，环跳穴作痛，与四物汤加桃仁、酒黄芩、红花、苍术、枳壳、黄柏、柴胡、青皮、生姜，十馀剂稍可，更刺委中，出黑血而愈。　一后生，骱骨痛，以风药饮酒一年，予以防风通圣散去硝黄，加生犀角、浮萍百馀帖，成一疽，近皮革脓出而愈。后五六年，其处再痛。予曰：旧病作，无能为矣。盖发于新娶之后，多得香辣肉味，若能茹淡，远房劳，犹可生也。出脓血四五年，延及腰背皆空，又三年而死，此纯乎病热者。　一少年，天寒极劳，骱骨痛，两月后生疽，深入骨边，卧二年，取剩骨而安。此寒搏热者也。取久疽及痔漏中朽骨，用乌骨鸡胫骨，以砒实之，盐泥固济，火煅红，地上出火毒，去泥用骨，研细饭丸，如粟米大，以纸捻送入窍内，更以膏贴之。　万历乙亥，予方闭关作举子业，适姻家虞懋庵，股内侧痛久矣，医作痛风治月馀不效，脓熟肉厚，不得穿穴出，因溃入腹，精神昏愦，粥药不入，医不能措手，请教于余。余特破例为诊之，脉细如蛛丝，气息奄奄欲绝，曰：无伤也，可以铍针刺其腹，脓大泄数升，然皆清如水，疮口若蟹吐沫，医疑其透膜不可治。余曰：无伤也，可以参、芪、附子，加厥阴引经药，大剂饮之，为制八味丸，食前辄吞百丸，食大进，日啖饭升馀，肉数脔，旬日而平。所以知可治者，溃疡之脉，洪实者死，微细者生，今脉微细，形病相合，知其受补，故云可治也。所以刺其腹者，脓不泄，必有内攻之患。且按之而知其创深，即刺之无苦也。所以信其不透膜，即透膜无损者，无恶候也。所以服八味丸者，八味丸补肾，肾气旺而上升，则胃口开而纳食，故食大进也。泄脓即多，刀圭之药。其何能济。迁延迟久且变生。故进开胃之药，使多食粱肉以补之，肌乃速生。此治溃疡之大法也。

黄狗下颏方　治肚痈、少腹痈及腿上贴骨痈，神效。又云可治发背，大抵此方，治下部痈疽妙。

用黄狗下颏，连舌、连皮毛劈下，入罐盐泥封固，铁盏盖口，煅一炷香，觉烟清即止，务宜存性，不可过，过则无用

矣。视其骨灰，正黑色者为妙，若带白色，其性已过勿用用时，研极细　白蔹末　豌豆粉俗名水寒豆，又名小寒豆，生用

上三味等分，以各五钱为率，酒调空腹服外，又以三味等分，为敷药，香油调敷患处。其验以服药后出臭汗，及熟睡为准。史鹤亭太史，亲见顾天宇室人验过。宜于屠家取已杀者，制以备用。若生取特杀，反招不祥。

按：此方世多用之。《万氏家抄》，亦已收载。然但知其可为敷药，散肿止痛，而不知其可以内服，为下部痈疽内消之圣药也。予有轿夫，环跳穴痛甚，如鸡啄火灼，适制有药，以酒调三钱饮之未愈，更进一服，霍然如失，明日舁轿如故。了无苦矣

三生散　治诸疮大痛，不辨肉色漫肿光色，名附骨痈，如神。

露蜂房　蛇退　头发洗净。各等分

上烧灰存性，研细，酒下三钱。

内托黄芪柴胡汤　治附骨痈。

黄芪二钱　柴胡　土瓜根酒洗。各一钱　羌活半钱　连翘一钱三分　官桂　黄柏　生地黄各二分　当归七分半

上㕮咀作一服。水三盏，酒一盏，同煎至一盏，去滓。热服，宿食消尽服。一服而愈。昔贾德茂男，年十岁，丁未四月十一日，于左腿近膝股内，出附骨痈，不辨肉色漫肿，皮泽木硬，疮势甚大，其左脚乃肝之脾土也，更在足厥阴肝经之分，少侵足太阴脾之分，其脉左三部细而弦，按之缓而微有力，为制此方主治。一方，无黄柏。

内托黄芪酒煎汤

黄芪　当归尾各二钱　柴胡一钱半　升麻七分　连翘　肉桂　黍粘子炒。各一钱　黄柏　炙甘草各半钱

上㕮咀。好糯米酒一盏半，水一大盏半，同煎至一大盏，去滓。空心宿食消尽温服，待少时，早膳压之，使不令大热上攻中上二焦也。丁未季春，薄度主老，年七十，因寒湿地气，得附骨疽于左腿外侧，足少阳胆经之分，微侵足阳明分，阔六七寸，长一尺，坚硬漫肿，不辨肉色，皮泽深，但行步作痛，以指按至骨大痛，与药一服立止，再服坚硬肿消。

当归散　治附骨痈，及一切恶疮。

当归半两　甘草一两　山栀子十二枚　木鳖子一枚，去壳

上为细末。每服三钱，冷酒调服。

漏芦汤　治附骨疽。

漏芦去芦　升麻　连翘　麻黄去根节。各一两　防己　木香　白蔹　沉香各半两　大黄锉，炒，一两半

上锉碎。每服五钱，水一盏半，入竹叶七片，煎至七分，入芒硝一钱，搅匀，去滓。空心温服，取利三二行，未利再服。

应痛丸　治走注疼痛，疑是附骨疽者。

苍术去皮　当归　黑牵牛　草乌头炮。各一两

上为细末，醋糊为丸，如小豆大。每服三十丸，空心醋汤下。

贯众汤　治附骨痈，生股上伏肉间，淋渫。

地骨皮　谷精草　枇杷叶拭去毛，刷炙　荆芥去梗　蜀椒去目并合口者。已上各一两

上捣筛。以水三升，煮取二升，和滓淋渫，蘸布帛搨之。

密陀僧散

密陀僧　自然铜各半两　杏仁去皮尖、双仁，二七枚

上用苦竹筒一枚，入药在内，纸封筒口，慢火煨，候筒黄色。取出研极细。看疮大小，用药以新汲水调匀，用鸡翎扫涂

痈上，甚者不过二七日效。

腿游风

或问：腿股忽然赤肿，何如？曰：此名腿游风，风热相搏而然。属足太阳经，宜砭出恶血，服防风通圣散去白术，加黄柏、牛膝、防己主之。

委中毒

或问：一女年十四，往来寒热，膝后腘内约纹中，坚硬如石，微红微肿何如？曰：此名委中毒。此穴在膝后折纹中，属太阳胆经，由脏腑积热，流入膀胱而发。用八阵散，下瘀血斗许而消。若治之稍迟，溃则筋缩，必成废疾。

膝　部十六

鹤膝风

《灵枢》云：发于膝，名曰疵疽。其状大痈，色不变，寒热而坚，勿石，石之者死，须其柔，乃石之者生。坚如石者，用生樟六根擦之效。　诸痈疽之发于节，而相应者，不可治也。发于阳者，百日死；发于阴者，三十日死。阳谓诸节之背，阴谓诸节之腘郄间。刘涓子云：应者，内发透外也。　或问：两膝肿痛，股渐小何如？曰：此名鹤膝风，一名鼓槌风。起于中湿，或因痢后，脚弱缓痛，不能行履，名曰痢风。或伤寒馀毒，不能发散，风寒湿气结于经络，血脉不流，以致筋愈缩而股愈瘦，属足少阳、足阳明经，宜用玉龙膏，酒调敷腿上，以住痛回阳，又宜冲和膏涂足跗，以引气行血，服大防风汤、追风丸，倍加乳香，以住痛舒筋，亦宜隔蒜灸之。　或问：膝上肿痛，何如？曰：此非一端，要须明辨。若两膝内外皆肿，痛如虎咬之状，寒热间作，股渐细小，膝愈肿大，名鹤膝风。急隔蒜灸，服大防风汤。但一膝，痛引上下，不甚肿而微红，名膝游风。宜服圣授丹、换骨丹、防风通圣散加牛膝、木瓜。但膝之两傍肿痛，憎寒壮热，昼夜偏剧，肿处手不可近，为膝眼毒；膝盖上肿痛者，为膝痈。此二证，宜服胜金丹，或紫金丹、八阵散、活命饮加牛膝。

［薛］　鹤膝风，乃调摄失宜，亏损足三阴经，风邪乘虚而入，以致肌肉日瘦，内热减食，肢体挛痛，久则膝大而腿细，如鹤之膝故名之。若伤于脾胃者，补中益气汤为主，伤于肝肾者，六味丸为主，若欲其作脓或溃后，十全大补汤为主，皆佐以大防风汤。初起须用葱熨，可以内消。若津涸口干，中气不足也，补中益气汤加五味子。头晕头痛，阳气不升也，补中益气汤加蔓荆子。发热晡热，阴血虚弱也，用四物、参、芪、白术。畏寒憎寒，阳气虚弱也，用十全大补汤。饮食少思，胸膈膨胀，脾胃虚痞也，用四君子汤。面色痿黄，饮食少思，脾胃虚弱也，用六君子汤。脓水清稀，肌肉不生，气血俱虚也，用八珍汤。热来复去，有时而动，无根虚火也，用十全大补汤。形瘦嗜卧，寝息发热，痰盛作渴，小便频数，五脏虚损也，用六味丸。脐腹疼痛，夜多漩溺，脚膝无力，头晕吐痰，肾气冷败也，用八味丸。发热大渴，不欲近衣，面目赤色，脉大而虚，血虚发躁也，用当归补血汤。或有痢后而患者，亦治以前法，馀当临证制宜。

鹤膝风又名鼓槌风，两大小腿瘦如芦柴，止有膝盖大者，行履不得。

加味小续命汤

用小续命汤料，内加萆薢、川楝子、独活、干木瓜，㕮咀。不用生姜，用水煎熬，于碗底先放麝香少许，去滓，倾于碗内服之。服至数十帖后，加五积散同煎服，永瘥。一方，用紫荆皮老酒煎，候温常服。

罗氏蛜蝌丸　治鹤膝风，腰膝风缩之疾。

蛜蝌头尾全者生，一条　桃仁生　白附子　阿魏　桂心　安息香桃仁同研　白芷各一两　乳香　没药各七钱半。已上九味，用童便、酒二升，炒热，另处　北漏芦　当归　白芍药　牛膝　羌活　地骨皮　威灵仙各一两，共为末

上炼蜜丸，弹子大。空心，温酒化下一丸。胡楚望博士，病风痓，手足指节皆如桃李，痛不可忍，服之悉愈。

丹溪治一丈人，年七十，患脚膝疼，稍肿。

生地黄　当归头　白芍药　苍术　炒柏各三钱　川芎　桂各二钱　木通一钱半

分四帖。煎取小盏，食前热服。

一男子，年近三十，滋味素厚，性多焦怒，秋间，髀枢左右一点发痛，延及于膝，昼静夜剧，恶寒，口或渴或不渴，或痞或不痞。医多用风药兼用补血。至次年春，其膝渐肿，痛愈甚，食渐减，形瘦羸。至春末膝肿如桃，不可屈伸。诊其脉，左弦大颇实，寸涩甚，大率皆数。知其小便必数而短，遂作饮食痰积在太阳、阳明治之。炒黄柏一两，生甘草梢、犀角屑、苍术盐炒各三钱，川芎二钱，陈皮、牛膝、木通、芍药各五钱，遇暄热加条芩三钱，为细末。每三钱重，与生姜自然汁同研细，多少以水荡起，煎令沸，带热食前饮之，一昼夜四次与。至半月后数脉渐减。痛渐轻，去犀角加牛膝、败龟板半两，当归半两，如前服。又与半月，肿渐减，食渐进，不恶寒。唯脚膝痠软，未能久立久行，去苍术、黄芩，时当夏热，加炒黄柏至一两半。予依本方内加牛膝，春夏用茎叶，冬用根，杵取汁用之，效尤速。须断酒肉、湿面、胡椒。当仲夏，加生地黄半两，冬加茱萸、桂枝。

换骨丹　通治风，兼治鹤膝风。

防风　牛膝　当归　虎骨酥炙。各一两　枸杞二两半　羌活　独活　败龟板　秦艽　萆薢　松节　蚕沙各一两　茄根洗，二两　苍术四两

酒浸，或酒糊丸，皆可。

脚筋急痛，煮木瓜令烂，研作粥浆样，用裹痛处，冷即易，一宿三五度，热裹便差，煮木瓜时，入一半酒煮之。　子和治岭北李文卿，病两膝膑屈伸有声，剥剥然，或以为骨鸣。戴人曰：非也，骨不戛，皆能鸣，此筋湿也，湿则筋急，缓者不鸣，急者鸣也，若用予之药，一涌一泄，上下去其水，则自无声矣。文卿从之，既而果然。　州守张天泽，左膝肿痛，胸膈痞满，饮食少思，时欲作呕，头晕痰壅，日晡益倦，此脾肺气虚，用葱熨法，及六君加炮姜，诸证顿退，饮食少进。用补中益气加蔓荆子，头目清爽，间与大防风汤十馀剂，又用补中益气三十馀剂而消。　通府刘国威，先筋挛骨痛，右膝漫肿，用化痰消毒之剂，肿痛益甚，食少体倦。加祛风消毒等药，寒热作呕，大便不实。用二陈除湿之类，肿起色赤，内痛如锥。余诊其脉，滑数而无力，此脓已成，元气虚而不能溃也，用十全大补汤四剂，佐以大防风汤一剂而溃，又百馀剂而痊。　一儒者，腿筋弛长，月馀两膝肿痛，此阴虚湿热所乘也，用六味丸为主，佐以八珍汤加牛膝、杜仲，间以补中益气汤，三月馀而消。　一男子腿痛膝肿，脉浮按之弦紧，此肝肾虚弱也，用大防风汤二剂已退。彼惑于附子有毒，乃服治疮之药，日渐消瘦，虚症渐至，复救治。予

曰：倦怠消瘦，脾胃衰而不能营运也。小便不禁，膀胱虚而不能约制也。燥热虚痞，胃气弱而不能化也。惚恍健忘，精神失而愦乱也。恶证蜂集，余辞之，后果殁。　此症多患于不足之人，故以加减小续命、大防风二汤有效，若用攻毒药，必误。　一妇膝肿痛，遇寒痛益甚，月馀不愈，诸药不应，脉弦紧，此寒邪深伏于内也，用大防风汤与火龙丹，治之而消。

大抵此证虽云肿有浅深，感有轻重，其所受皆因真气虚弱，而邪得以深袭，故附骨痈疽，及鹤膝风证，肾虚者多有之。前人用附子者，以温补肾气而又能行药势，散寒邪也。亦有体虚之人，秋夏露卧，为冷气所袭，寒热伏结，多成此证，不能转动，乍热而无汗，按之痛应骨者是也。若经久不消，极阴生阳，寒化为热而溃也。若被贼风所甚伤，患处不甚热，而洒淅恶寒，不时汗出，熨之痛少止，须大防风汤、火龙膏治之。又有挛曲偏枯，坚硬如石，谓之石疽。若热缓积不溃，肉色赤紫，皮肉俱烂，名缓宜，其始末皆宜前汤，欲其驱散寒邪，以补虚托里也。

大防风汤　治足三阴经亏损，外邪乘虚，患鹤膝风或附骨疽，肿痛或肿而不痛，不问已溃未溃，用三五剂后，更用调补之剂。

附子　牛膝各一钱　白术　羌活　人参　防风各二钱　川芎一钱半　辣桂　黄芪　白芍药　杜仲　熟地黄　甘草炙。各五分

上水煎服。

还少丹　治足三阴经虚损，患膝风等证，又补脾肾、进饮食之良剂也。

肉苁蓉酒浸，去甲　远志甘草汤泡，去骨　茯香炒　巴戟去心　枸杞子　山药　牛膝　石菖蒲　杜仲　熟地黄为膏　五味子　白茯苓　楮实子　山茱萸肉。各等分

上为末，用红枣肉同蜜为丸，梧子大。每服七十丸，温酒下，每日三服，白汤亦可。

经进地仙丹　换骨丹二方并见杂病五卷。

［素］　蹇膝伸不屈，治其楗。骨空论，下同。经云：辅骨上横骨下为楗。王注云：髀辅骨上，横骨下，股外之中，侧立摇动取之，筋动应手。滑寿云：楗骨之下为髀枢，盖楗即两骨相接处，为楗也。　坐而膝痛，治其机。经云：侠髋为机。王注云：髋骨两傍，相接处。滑寿云：髋骨侠腰两傍，髋骨为机，机后为臀。　立而暑解，治其骸关。经云：膝解为骸关。王注云：暑，热也。若膝痛起立，而膝骨解中热者，治其骸关。经云；起而引膝骨解之中也。滑寿云：侠膝解中，为膑。　膝痛，痛及拇指，治其腘。经云：辅上为腘。王注云：腘为膝解之后，曲脚之中，委中穴。　坐而膝痛如物隐者，治其关。经云：腘上为关。王注云：关在腘上，当楗之后，背立按之动摇，筋应手。　膝痛不可屈伸，治其背内。王注云：大杼穴也。　连胻若折，治阳明中俞。王注云：若膝痛不可屈伸，连胻痛如折者，则针阳明穴，中俞髎，三里穴也。　膝痛若别，治巨阳、少阳荥。王注云：若痛而膝如别离者，则治足太阳荥、通谷穴，足少阴荥，然谷穴也。　淫泺胫痠，不能立久，治少阳之维，在外上五寸。外上当作外踝上。王注：淫泺，谓似诜痛而无力也。外踝上伍寸，光明穴也。

上楗、机、骸关、诸穴，更参订之。

［灵］　膝中痛，取犊鼻，以员利针之，发而间之，针大如厘，刺膝无疑。杂病篇。

［玉］　鹤膝风肿及腿痛。髋骨在膝盖骨上一寸，梁丘穴两傍各五分，针入五分，留一吸泻之。膝关关膝盖骨下，犊鼻内傍，横针透膝眼，在

犊鼻外傍，禁灸，留八呼泻之

［集］　又法　膝关　委中三寸半，但紫脉上出血为妙　三里不已，取下穴　阳陵泉　中脘　丰隆

［通］　膝肿　行间

［撮要］　阳陵泉横透阴陵泉，补生泻成　阴陵泉横透阳陵泉，补生泻成　膝关法见前《玉龙》下

［世］　脚拗痛　委中出血

［桑］　脚膝痛筋急　风池　三间　三阴交　三里

胫　　部十七

胫　　疽

《灵枢》曰：发于胫，名曰兔啮。其状如赤豆至骨，急治之，不急治害人也。

胫　阴　痈

或问：足小肚内侧，微红微肿，坚硬如石三四寸许，痛楚难禁，何如？曰：此名黄鳅痈。属足太阴与足厥阴二经湿热，又积愤所致。宜服五香汤、流气饮，加牛膝、木瓜、防己、黄柏。壮实者，一粒金丹下之，或万病解毒丹。不足者，十全大补汤加牛膝、木瓜。若过时溃出清水，虚火上升，呕吐不食者不治。

三　里　发

《鬼遗》云：三里两处起痈疽，初发如牛眼睛青黑，便五七日破穴，出黑血汁，脓肿攻膀肚连腿里，拘急冷疼，此因伤筋气劳力所成。宜用汤药注射其外，毒自平息矣。

接　骨　发

《鬼遗》云：两脚接骨，近上膀肚下一处，起丹疽，如胡桃大，硬如物打磕之状，不苦疼，但肿急胀，虑其损筋，亦须早出脓毒，可保平安也。

骗　马　坠

《鬼遗》云：垂珠左右两处起痈为骗马坠。初起大小不定，此处微实皮肉薄，纹紧，口亦难合。疮初起，宜以消散药贴令内消，此处亦易成漏疮。唯宜消散之，硬即恐缓慢难为功矣。又云：交髎一处，近棱线上亦为骗马坠，防漏。俗名跨马痈是也。

青　蛇　便

或问：足肚之下结块，长二三寸许，寒热大作，饮食不进何如？曰；此名青蛇便。属足少阴与足太阳经，由肾经虚损，湿热下注所致。头向上者难治。头向下者刺出恶血，服活命饮加木瓜、牛膝、黄柏，或乌金散、紫金丹选用。老弱之人，呕吐腹胀，神昏脉躁者死。

青蛇便生小膀上下，头生望上攻，走入腹者，不可治。头生向下，尾在上即为顺可治也。急服二十六味托里散；外用神方铁箍散，姜汁、陈醋、猪胆同调敷之。上望下赶，蛇头上用三棱针，针入二寸出黑紫血，出针急下保生散，用纸捻蘸药送入。

瓜　藤　缠

或问：足股生核数枚，肿痛久之，溃烂不已何如？曰：此名瓜藤缠，属足太阳经，由脏腑湿热，流注下部所致。用防风通圣散加槟榔、牛膝、防己主之。

湿　毒　流　注

或问：足胫之间生疮，状如牛眼，或紫或黑，脓水淋漓，止处即溃烂，久而不

敛何如？曰：此名湿毒流注，暴风疾雨，寒湿暑气侵入腠理而成。宜服防风通圣散加木瓜、牛膝、防己之类，或当归拈痛汤加牛膝。

下注疮

或问：脚膝间脓水不绝，连年不愈何如？曰：此名下注疮，亦名湿毒疮。因脾胃湿热下注，以致肌肉不仁而成疮也，在外属足太阳、少阳经；在内属足厥阴、足太阴经，宜服防风通圣散，加木瓜、防己、牛膝之类，外用祛风等汤药洗，制女贞叶贴之。

内踝疽

《灵枢》云：发於内踝，名曰走缓。其状痈色不变，数石其输而止其寒热，不死。　或问：足内生疽，何如？曰：此名鞋带痈，由寒湿滞足于阳明，与足厥阴肝经，血涩气阻所致。初宜隔蒜灸之，服流气饮加牛膝、木瓜、防己。壮实者，一粒金丹下之。老弱者，十全大补汤、内托黄芪柴胡汤主之。

外踝疽

或问：足外踝生疽何如？曰：此名脚拐毒。属少阳胆经、足太阳膀胱经，湿热下注，宜服内托羌活汤、黄连消毒散、内托复煎散选用，胜金丹、乌金散、紫金丹皆可用。

多骨疽 别见

或问：足胫生疽，既溃甚，久而不愈，腐烂出骨者何如？曰：此名多骨疽，亦名剩骨，又名朽骨。盖因毒气壅盛，结成此骨，非正骨也。宜服胜金丹、十全大补汤加牛膝、防己，紫金丹、乌金散、人参养荣汤加木瓜、牛膝、防己相间服。此疽因未溃之前，补剂太过，故结毒而不散耳，宜授仙纸黄龙膏贴之。

腓腨发

或问：足小肚生疽，寒热烦燥何如？曰：此名腓腨发疽，属足少阴肾经，由肾水不足，积热所致。古方云不治。宜活命饮加牛膝、木瓜、黄柏。老弱者，八珍汤加牛膝。壮实者，一粒金丹下之。涉虚者难治，以肾气丸、十全大补汤主之。溃出血脓者生，溃出清水者死。

臁疮

《鬼遗》云：两曲脉，膀肚下内外两踝前，有廉刃两边，为里外廉。上结痈肿，此处近骨难瘥。宜用收毒散外贴四畔，中心即用活血肉药贴，无害。　或问：足内外臁生疮，连年不已何如？曰：此由湿热下注，瘀血凝滞于经络，以致肌内紫黑，痒痛不时，女人名为裙风裤口疮，即臁疮也，最难克效。盖以裙扇地，风湿盛故也，宜服独活寄生汤、防风通圣散加牛膝、木瓜、防己，外用隔纸膏，或制女贞叶贴之。

［薛］　臁疮生于两臁，初起赤肿，久而腐溃，或浸淫瘙痒，破而脓水淋漓。盖因饮食起居，亏损肝肾，或因阴火下流，外邪相搏而致。外臁属足三阳湿热可治。内臁属足三阴虚热难治。若初起恶寒壮热，肿焮作痛者属湿热，用槟苏败毒散。若漫肿作痛，或不肿不痛者属阴虚，用补阴八珍汤。若脓水淋漓，体倦食少，内热口干者属脾虚，用补中益气加茯苓、酒炒白芍药。若午后热，或作痛，头目不清者属阴火，前汤加酒炒黑黄柏，及六味地黄丸。若午后发热，至子时分方止是血虚，前汤加芎、归、熟地。若郁结伤脾而甚，用归脾汤加柴胡、山栀。若怒动肝火

而甚，用补中益气汤加川芎、山栀、黄芩。内热口干，肢体倦怠，或痰涎上升，或口舌生疮，属脾肾虚热，用六味地黄丸、补中益气汤。若患处黑黯，肢体畏寒，饮食少思，或脾肾虚败，用八味丸。或误用攻伐，复损胃气，绝其化源，治亦难矣。鸿胪翟少溪，两臁生疮，渐至遍身，发热吐痰，口燥咽干，盗汗心烦，溺赤足热，日晡益甚，形体日瘦，此肾经虚火也。用六味丸，不月诸证悉退，三月元气平复。 一男子。左臁肿，肉色如故，寒热恶心，饮食少思，此脾气不足而为外邪所感也。用六君加藿香、桔梗、川芎而寒热止，又用补中益气汤而肿痛消。 陆懋诚，素因阴虚，过饮入房，发热腿痛似臁疮，用发表之剂，两腿肿黯，热气如雾，欲发痉，脉皆洪数，两尺尤大。余曰：属足三阴虚，酒湿所乘，元气损而邪益甚耳。用十全大补加山药、山茱萸、附子，一剂脉证顿退，却去附子，又二剂全愈。 一男子先患两臁，后及遍身，生疮似疥非疥，时或脓水淋漓，两腿为甚，肢体倦怠，作痒烦热，年馀不愈。余作肾经虚火，用加减八味丸而痊。

二妙丸 治下焦湿疮，但是下焦有疮，皆可服。潜行散末、苍术末各等分，炼蜜为丸，桐子大。

［海］ **黄芪丸**《局方》 治两臁脚膝生疮，服此立安。

川乌头炮，去皮脐 川楝子 地龙去土，炒 茯香炒 杜蒺藜炒，去刺 赤小豆 防风去芦 黄芪锉。各一两 乌药

上为细末，酒煮面糊为丸，如桐子大。每服十五丸，温酒下，盐汤亦得，妇人醋汤下，并空心服。

治臁疮极妙 地骨皮一斤，黄柏皮二两，锉为粗末。用香油一斤半煎，滤过，药油六七两，入净松香二十两，黄丹二两，同煎，候黄丹微黑色，却入轻粉七角，光粉二角，煎法皆如煎膏法，用长条纸拖过，挂干用。若疮紫黑，先用三棱针去恶血，以冷水洗净，随疮大小，剪膏药掩上，用绢帛扎紧。俟一周时，再换膏药，换时须用冷水洗疮，不过数换，不问新久即愈。须忌日气、火气、阳气。倘换膏药再看，如有黑肿未尽，可再出血，以紫黑血尽为度。

治臁疮，用糯米泔漱口过洗疮，拭干，却以地骨皮为细末；蜜调，敷疮上，又以油纸缚之。

［丹］ 治臁疮。

白胶香 黄柏 软石膏另研。各一两 青黛 龙骨各半两

上为细末。以香油调敷患处。

又方 用羯羊屎二分，石膏一分，赤石脂半分，为细末。香油和之，旧黑油伞纸作隔膏，缚之除根。

［罗］ **翠玉膏** 治臁疮。

沥青一两 黄蜡 铜绿各二钱 没药 乳香各一钱

上件，先将铜绿为细末，入香油调匀，又将黄蜡、沥青，火上溶开，次下油铜绿，火上搅匀，将没药等二味，旋旋入搅匀，用河水一碗，将药倾在内，用手扯拔匀，油纸裹，看疮大小，分大小块，口嚼捻成饼子，贴于疮上，纸封三日，易之。

［丹］ 臁疮，用砂糖水煮冬青叶，三五沸涝起，石压干。将叶贴在疮口上，一日换二遍。脚痛成疮，水蓼煎汤，洗疮候干自安。

［山］ 臁疮，用韭汁洗净拭干，锉虎骨敷上。

乳香散郭氏 治诸痔浸蚀，日久不愈，下注臁疮，内外踝生疮，顽疮等证。

枯矾 白胶香 赤石脂各半两 黄丹

乳香 没药各三钱 轻粉二钱

上为细末。加麝些小，如疮湿干上，干则香油调敷。

轻粉散郭氏 治下注疳疮，蚀臭腐烂疼痛，不可忍者。

黄柏蜜炙 密陀僧 黄丹 高末茶 乳香各三钱 轻粉一钱半 麝香少许。

上为末。用葱汤洗疮，次贴此药，兼治小儿疳疮。

治臁疮方

鼠粪 苦参 桃枝 杉树刺 柳枝 松枝 麸酱 鸡子壳 皂角 雀粪 芍药 木绵子 芝麻 桑枝 蛇壳 锅底煤 杜当归须各四钱 松明不拘多少

上为细末。先将松明捶碎，和诸药于瓦铫中，掘一地坑，将药铫安坑中，四围用火熬熔，取出再研，令匀，傅疮自然痊可。忌一切发气、热物。

隔纸膏 治内、外臁疮。

当归 白芷 黄连 五倍子 雄黄 没药 血竭 海螵蛸 白及 白蔹 黄柏 厚朴已上各半两 黄丹六钱 乳香研，二钱半 轻粉一钱

上为细末，研匀。用清油调成膏，用油纸贴药敷疮上，绢帛缚定。有脓水解开，刮去不洁，再贴药，如此数次即愈。须先用烧盐汤洗净，片帛拭干，待片时，水气干，然后贴药。

治臁疮久不愈

龙骨二钱半 轻粉少许 槟榔半两 乳香 没药各一钱 干猪粪半两，烧存性

上为细末。先以烧盐汤洗疮，以软绢帛拭干，清油调敷；疮湿则干掺之。

治臁疮下注

白石脂 龙骨各半两 白矾一两，枯 五倍子二两，烧存性 黄丹三钱，飞 雄黄少许

上为细末。先将葱盐汤，洗疮见赤肉。然后将前药敷疮上，用药如法。厚者却用帛子缚者，不要动，直候干，自脱去疮皮。

治臁疮

黄丹 轻粉 白及 樟脑 败船灰各等分

上研细末，以桐油调成膏，摊在油纸袋内。先煎温葱汤洗净，以帛拭干，将药置疮上，扎住。用了一面，番转如前洗贴。一方，无轻粉，若用粪船灰亦妙。

治臁疮方 詹武子年三十时，曾患此，用之屡效。

白及 白敛 黄柏 黄丹另研。各等分

上为极细末。入轻粉些少，研匀，以炼蜜和成剂，捏作饼贴疮上，深者填满，以帛片包扎，一日一换，后来疮渐干，或有裂处，只须干掺，以瘥为度。

治血住脚

桑树菰 牛屎菰又名石灰菰，生地上，如有石成块者碎，其中有灰起 肥株树菰 胎髪男用男，女用女，三个

上将三菰焙干，各五钱；胎髪烧灰存性，三钱，并为细末，研匀。湿则干掺，干则清麻油调涂。

治臁疮方

冬青叶 腊猪胆 百草霜二味和匀

上将冬青叶，与本人嚼烂，先以葱椒洗净疮口，以胆霜敷后，却敷嚼叶在上，三四次即可。

奇妙栀子散 治远年日久，内外臁疮。

山栀子不拘多少，烧作灰，研为细末 乳香另研。各半钱 轻粉少许

上研匀，以瓷器盛。每用时，先以葱白、花椒煎汤，洗净疮稍歇；再以温浆水，又洗一次。候恶水去尽，再将白水煎百沸，候温再洗。但疮口无脓水血丝，清水各尽，又用粉帛片拭干，然后敷药。如

干者香油调敷，湿者干掺，但将疮口实满，软绢帛护之。坚硬不作脓者，未可用。肿如软有脓者，依前法再洗后，敷贴之，三二次即愈。乃一药二洗之功也。

治臁疮方　先以葱白、浆水熬汤，洗净疮口，拭干，徐以轻粉末，掺上疮口，却用五灵脂、黄柏各等分，碾细末，凉水调敷疮上，纸盖定，三五次即平复。

肾风疮

肾脏风，属肾虚，风邪乘于臁胫，以致皮肤如癣，或渐延上腿，久则延及遍身。外证则搔痒成疮，脓水淋漓，眼目昏花；内证则口燥舌干，腰腿倦怠，吐痰发热，盗汗体疲。治法用六味丸为主，佐以四生散。若脾胃虚弱者，用补中益气为主，佐以六味丸、四生散为善。钦天薛循斋，六十有一。两臁患之，脓水淋漓，发热吐痰，四年矣。此肾脏风证也，与六味丸、四生散而瘥。年馀复作，延及遍身，日晡益甚，痰渴盗汗，唇舌生疮，两目昏赤，皆肾经虚火，而水泛为痰，用加减八味丸而愈。三年后，小便淋漓，茎中涩痛，此思色精不出而内败也，用前丸及补中益气汤，加麦门、五味而愈。

蒺藜丸　治男子两足瘙痒生疮，连年累月，俗为肾风疮。宜服此药。

黄芪　牛膝各半两　羌活　独活　川芎　防风　木香　白附子各二钱半　白蒺藜一两，去刺

上为细末，炼蜜和丸，如梧子大。每服三十丸，空心盐汤送下。仍以后方药敷之。

槟榔　木香　防风　白芷各二钱　白及一钱　龙骨五分，煅，另研　麝香一字，另研　蛇退一条，烧灰　腻粉十五筒

上为细末，研匀。先以鳝鱼一条，捶碎，百部一两，切碎，南椒三铢，油一两，煎令得所，去药。只以油搽疮口，却敷末药上，以油纸裹之，三日一换。每上药时，先用柳枝、甘草煎汤，洗疮净拭干敷药。

驴蹄散　治肾脏风毒，下注生疮。

驴蹄二十片，烧灰　密佗僧二钱半，研　轻粉一钱匕　麝香半钱匕

上研细末。以帛拭去脓，用些少干掺，日三四次瘥。

风疽

凡脚牕及曲脉中痒，搔则黄汁出，名风疽。治之方。以青竹筒一枚，径一寸半，长三尺，当中著大豆一升，以糠、马屎二物烧为火，当竹筒中烧之，以器承两头取汁。先以泔清和盐，热洗疮了，即涂豆汁，不过三度极效。

又方　嚼胡麻敷。以绵裹之，日一易，神良。

防风汤　治风毒中人，留血脉不散，与荣卫相搏，结成风疽。身体烦热，昏冒肿痛。

防风去叉　柴胡去苗　白芷　木通锉　当归切，焙　羌活去芦　麻黄去根节，煎掠去沫，焙　附子炮，去皮脐　桔梗炒　甘草炙。各一两

上锉如麻豆大。每服五钱，水一盏半，煎至八分去滓。食后临卧各一服；如欲出汗，空心并两服，后以热姜稀粥投，盖覆取汗，慎外风。

海桐皮散浸酒方　治热毒风结成疽，肿痛不得安。

海桐皮　五加皮各锉　独活去芦　薏苡仁炒　防风去叉　干蝎炒　杜仲去粗皮　牛膝去苗，酒浸。各一两　生地黄焙，三两

上㕮咀，生绢囊贮，以好酒一斗五升，浸瓷瓶中密封，秋夏三日，春冬七日取。食前，温酒三合或四五合，不拘时。

甚者，常气相续。

足　　部十八

脚　发

《灵枢》云：发于足上下，名曰四淫。其状大痈，不急治之，百日死。发于足傍，名曰厉痈。其状不大，初从小指发，急治去之。其状黑者，不可消辄益，不治，百日死。

［薛］　脚发之证，属足三阴经，精血亏损，或足三阳经湿热下注。若色赤肿痛而溃脓者，属湿热下注，为可治。若色微赤微肿，而脓清者，属精血亏损，为难治。若黑黯不肿痛，不溃脓，烦热作渴，小便淋漓者，阴败末传，恶证也，为不治。其法湿热下注者，先用隔蒜灸，活命饮以解壅毒，次服益气汤、六味丸以补精气。若色黯不痛者，着肉灸，桑枝灸以行壅滞助阳气，更用十全大补汤、八味丸壮脾胃，滋化源，多有复生者。若专治其疮，复伤元气，吾未见其生者。　阁老靳介菴，脚指缝作痒出水，肿焮脚面，敷止痒之药不应，服除湿之剂益甚。予以为阴虚湿热下注，用六味地黄丸、补中益气汤愈。　大参李北溪，左足赤肿作痛，此足三阳经湿热下注。先用隔蒜灸，活命饮一剂，其痛顿止，灸患处出水，赤肿顿消，次用托里消毒散四剂，灸患处出脓而愈。　儒者杨举元患此，微肿痛，微赤焮，此足三阴经，阴虚湿热下注。用隔蒜灸，托里散而起发，用十全大补汤而脓成，又与加减八味丸料，百剂而敛。　一儒者患此，肿硬色白，两月馀矣，此足三阴经亏损，为外寒所侵，用大防风汤及十全大补，兼服而消。后场屋不利，饮食劳倦，前症复作，盗汗内热，饮食不化，便滑肌瘦，此脾土虚寒而命门火不能相生，用八味丸、益气汤百馀剂，喜其年壮得愈。　一男子，脚心发热，作渴引饮，或用四物，芩、连、黄柏、知母辈。腹痛作呕，烦热大渴，此足三阴亏损，前药复伤脾胃也。先用六君加炮姜，数剂而脾胃醒，再用补中益气加茯苓、半夏而脾胃健，乃以加减八味丸，兼服半载而愈。　一儒者，脚心发热作痒，以滚汤浸渍，溃而出水，肌体骨立，作渴吐痰，此脾肾虚而水泛为痰也。服益气汤、六味丸年馀，元气复而诸证愈。　少宗伯顾东江，面黧作渴。予曰：此肾经亏损，当滋化源，以杜后患。彼虽然之，而终不服。次年九月，内左足面患疽，色黯不痛，脚腿沉重，用隔蒜灸三十馀壮，足腿即轻，疮出血水，数日而消。疮色仍黯，时公将北行，贺万寿。予诊之曰：脾脉衰惫，阳气虚极，不宜远行。公曰：予得梦屡验，向梦群仙待我，此寿征也。至河驿聚仙堂病笃，叹曰：立斋岂能留我？果卒于此，亦异数也。

脱　疽

《灵枢》云：发于足指，名曰脱痈。其状赤黑者死，不治。不赤黑者，不死，治之不衰，急斩之，否则死矣。《鬼遗》云：瘇敦疽，发两足指，五日不穴死，四日可刺，其色发黑痈者，不堪，未过节者，可治。足指生疔，重者溃而自脱，故曰脱疽。　或曰：惟足大指患之为脱疽；其馀足指患之，曰敦疽易治。惟脱疽难治。初发结毒，焮赤肿痛者，以五神散及以紫河车、金线钓葫芦、金鸡舌，金脑香，捣烂敷，及以汁涂敷。又以万病解毒丸，磨醋暖涂之。未成焮痛者，除湿攻毒，更以隔蒜灸之至不痛，用十二经消毒散加引经药。若肿势盛，未得紧急者，宜作蛇伤治之；及作瘴气治之效。未成焮痛，或不痛，或大痛者，宜隔蒜灸，更用解毒，以消毒万全汤，临证加减。未成，若色黑，急割去。速服补剂，庶可救。若黑延上，不可治。未成，若色赤焮痛者，托里消毒更兼灸，以人参败毒散去桔梗、加赤牛膝、银花、白芷、大黄，痛止，次以十宣散加天花粉、金银花、赤牛膝。未成欲成，若色紫不痛，隔蒜灸五十壮，尚不知痛，又明灸之。服活命饮，次以托里散，溃脱而愈。未成欲成大痛，色赤而肿，隔蒜灸至痛止，以加味荆芥败毒散加赤牛膝、银花、白芷、大黄，次以活命饮。

［薛］　脱疽，因醇酒炙煿，膏粱伤脾，或房劳损肾，故有先渴而后患者，有先患而后渴者。若色赤作痛，自溃者可治。色黑不溃者不治。色赤作痛者，元气虚而湿毒壅盛也，先用隔蒜灸，活命饮、托里散，再用十全大补汤，加减八味丸。色黯不痛者，肾气败而虚火盛也，隔蒜灸、桑枝灸，亦用十全大补汤，加减八味丸，则毒气不致上浸，元气不致亏损，庶可保生。亦有因修手足、口咬等伤而致者。若元气虚弱，或犯房事，外涂寒凉，内服克伐，损伤脾胃，患处不溃，若黑黯上延，亦多致死。重者须当以脚刀转解周界，轻拽去之，则筋随骨出，而毒得泄，亦不痛。否则毒筋内断，虽去而仍溃，且偏僻之处，气血罕到，药难导达。况攻毒之剂，先伤脾胃，不若灸法为良，重者须解去为善。故孙真人云：在肉则割，在指则截。盖亲之遗体，虽不忍伤，而遂至夭殁，则尤伤矣。况解法无痛，患者知之。

一人足指患此，焮痛色赤，发热，隔蒜灸之，更以人参败毒散去桔梗，加金银花、白芷、大黄，二剂痛止，又十宣散去桔梗、官桂加天花粉，数剂而平。　一人年逾四十，左足大指赤肿焮痛，此脾经积毒下注而然，名曰脱疽。喜色赤而肿，以人参败毒散去人参、桔梗，加金银花、白芷、大黄二剂，更以金银花、甘草节、瓜蒌，四剂顿退，再以十宣散去桔梗、桂，加金银花、防已，数剂愈。　一人患此，色紫赤不痛，隔蒜灸五十馀壮尚不痛，又明灸百壮方知，乃以败毒散加金银花、白芷，数剂而愈。　一膏粱，年逾五十亦患此，色紫黑，脚焮痛。孙真人曰：脱疽之证，急斩之去毒，延腹必不治，色黑不痛者，亦不治。喜其饮食如故，动息自宁，为疮善证，遂以连翘败毒散六剂，更以金银花、甘草节、瓜蒌二十馀剂，患指溃脱，更以芎、归、生地、连翘、金银花、白芷，二十馀剂而愈。次年忽发渴，服生津等药愈甚，服八味丸而止。大抵此症皆由膏粱厚味，或房劳太过，丹石补药所致，其发于指，微赤而痛可治，治之不愈，急斩去之，庶可保，否则不治。色紫黑或发于脚背，亦不治。或先渴而后发，或先发而后渴，色紫赤不痛，此精气已竭，决不可治。　一啯荛，左足指患一泡，麻木色赤，次日指黑，五日连足黑冷，不知疼痛，脉沉细，此脾胃受毒所致。进飞龙夺命丹一服，翌日令割去足上死黑肉，割后骨始痛可救，治以十全大补汤而愈。盖死肉乃毒气盛，拒截荣气所致，况至阴之下，血气难达。经云，风淫末疾是也。向若攻伐之，则邪气乘虚上侵，必不救矣。　一人足指患之，大痛色赤而肿，隔蒜灸之痛止，以人参败毒散去桔梗，加金银花、白芷、大黄而溃，更以仙方活命饮而痊。　一人足指患之，色黑不痛，令明灸三十馀壮而痛，喜饮食如常。予谓：急割去之，速服补剂。彼不信，果延上，遂致不救。　一人足指患之，色紫不痛，隔蒜灸五十馀壮，尚不知痛，又明灸百壮始痛，更投仙方活命饮四剂，乃以托里药溃脱而愈。　一人足指患之，色赤焮痛作渴，隔蒜灸数壮，以仙方活命饮三剂而溃，更服托里药，及加减八味丸，溃脱而愈。若早用前法，不至于此。一膏粱之人，先作渴足热，后足大指赤痛，六脉洪数而无力，左尺为甚，予谓：此足三阴虚，当滋化源为主。固服除湿败毒等药，元气益虚，色黯延足。予乃朝用补中益气汤，夕用补阴八珍汤，各三十馀剂，及桑枝灸，溃而脓清，作渴不止，遂朝以前汤送加减八味丸，夕用十全大补汤三十馀剂而痊。是时同患此证，服败毒之药者，俱不救。

附方

五神散　搽一切瘴毒、蛇伤、蝎螫，大效。

金线钓葫芦　紫河车各二钱　续随子去壳　雄黄各一钱　麝香少许

上末。醋调涂患处，蛇伤以刀割去损肉，以末干搽，或以唾调搽，或加骑蛇狮子根叶，同前捣用，亦妙。

洗瘴方

水苦荠　槐枝叶　柳枝叶　嫩柏叶　小青叶　连乂大青

上煎水，浸洗。

脚　气　疮

夫肾主于脚，若肾虚肾为风湿所搏，攻于脚膝，则名脚气。因其气血壅滞，湿毒气盛，在于肤腠，不得宣通，故令脚上生疮也。若风毒不散，共疮渐增，黄水肿痛，身体壮热，经久难差也。

犀角散　治脚气风毒，生疮肿痛，心神烦热。

犀角屑　天麻　羌活去芦　枳壳麸炒，去穰　防风　黄芪各去芦　白蒺藜　黄芩　白鲜皮各七钱半　槟榔一两　甘草炙，半两　乌蛇二两，酒浸

上㕮咀。每服八钱，以水一中盏半，生姜五片，煎至一大盏。去渣温服，不拘时。

漏芦丸　治脚气肿盛生疮，久不差，脓血长流疼痛。

漏芦　秦艽各去芦　葳蕤　枳壳去穰，麸炒　槟榔　川大黄各一两　防风　独活　黄芪各去芦　黄芩　五加皮　赤芍药各七钱半　乌蛇二两，酒浸

上为细末，炼蜜和捣，二三百下，丸如梧子大。每服三四十丸，温酒送下，不拘时。

鹿茸丸　治脚气，腿腕生疮。

鹿茸酥炙，另捣成泥　五味子　当归去芦，二味为末　熟地黄捣膏

上等分，酒糊和丸，梧子大。每服三四十丸，温酒或盐汤，食前下；次服后方

又方

川芎　当归去芦。各等分

上为细末。每服二三钱，煎荆芥汤调下，食后空心，日进二服。

治脚气，脚上生风毒疮肿，疼痛。

漏芦　白敛　槐白皮　五加皮　甘草各七钱半　蒺藜子二两

上为㕮咀。每服五两，水一斗，煮取六升，去滓。看冷热，于无风处，淋洗之。

毡矾散　治脚烂疮。

竹蛀屑　毡烧灰　红枣烧存性　黄丹　白矾枯　韶粉

各等分。为细末掺之。

龙骨散　治脚疽，并久远恶疮，他药无效者。

白龙骨二钱半，研　轻粉二钱半　槟榔一钱，研　豮猪粪不以多少，新瓦上焙干，入火中烧令红，取出存性，研为细末，五钱

上研令匀，先以口含齑水或温盐汤，洗令疮净见肉。却以真麻油调药，随疮大

小傅之。未愈再敷，三五日可。

甲　疽嵌甲

足三阴经皆起于足指，气血沮而不行，结于指甲之间能成甲疽。凡以经络之所流注，非特肌肉之病也。或得于剪甲伤肌，或得于甲长侵肉，或得于履絇之不适，使气血沮遏而不通，腐溃为疽，久则烂指，上引于胫膝之间，而疮疱者是已。然病在四末，不必治其内，惟涂敷涤濯，去恶而除秽，及适其行履则论矣。

按：足指在人体最下，气血易沮，药力难到，虚弱之人，小有破损，即成疮疡，久而不敛，况其大者，非大补气血，岂能易愈。此云病在四末，不必治内，非通论也。

一妇修甲伤次指，成脓不溃，焮痛至手，误敷冷药，以致通溃，饮食少思，彼为毒气内攻，诊脉沉细，此痛伤胃气而然。遂刺之，服六君子加藿香、当归，食进，更以八珍汤加黄芪、白芷、桔梗，月馀而愈。　一人伤拇指，色紫不痛，服托里药，及灸五十馀壮，作痛溃脓而愈。　一幼女，因冻伤两足，至春发溃，指俱坏，令取之，服大补药而愈。　一女，患嵌甲伤指，年馀不愈，日出脓数滴。予谓：足大指乃脾经发源之所，宜灸患处，使瘀肉去，阳气至，疮口自合，否则不治。彼忽之，不早治，后变劳症而殁。盖至阴之下，血气难到，女人患此，多因扎缚，致血脉不通，或被风邪所袭，则无血气荣养，遂成死肉。惟当壮脾胃，行经络，生血气则愈。有成破伤风，以致牙关紧急，口眼㖞斜者，先玉真散一二服，后投以生血通经则可。　一男子，修伤足指，色黑为痛而欲脱。予曰：此因阳气虚，不能运达于患处也，急去之，速服补剂，以壮元气，否则死肉延足，必不救矣。不信，果黑烂上胫而死。大抵手足气血罕到之地，或生疮，或伤损，若戕其元气，邪气愈甚，溃烂延上必死。不溃而色黯者亦死。若骨断筋皮尚连者，急剪去之。

［精要］　治甲疽，因剔甲伤肌，或因甲长侵肉，遂成疮肿痛。复缘穿窄靴，研损四边，肿焮黄水出，浸淫相染，五指俱烂，渐渐引上脚趺，泡浆四边，起如火烧疮。日夜倍增，医方所不能疗者。用绿矾五两，形色似朴硝而绿色，置于铁板上，聚炭封之，吹令火炽，其矾即沸，流出色赤如熔金汁者是真也。候沸定汁尽，去火待冷，取出研细，色似黄丹收之。先以盐汤洗疮，帛挹干，用此敷之愈。

圣惠蛤蟆散　治甲疽，皮厚肿痛。

蛤蟆灰半两　黄连研末　腻粉各半分　麝香研　雄黄研　枯白矾研。各半钱　杏仁七粒，熬黑，研如泥　鹿角七寸，烧透，细研末　蚺蛇胆半钱

上相和研匀，以腊猪脂调如膏。先以甘草、蛇床、槐白皮煎汤，洗疮拭干。敷药以油单纸裹，外更着绵裹之二日，其剩肉、剩甲皆当自落，三日一换。

猪蹄汤　治甲疽，及诸痈疽恶疮，有息肉。

猪蹄生者，一双　白蔹　白芷　狼牙　芍药各三两　黄连　黄芩　大黄　独活各二两

上㕮咀。先以水三斗，煮猪蹄至一斗五斤，去蹄入药更煮至五升。候温洗疮，日三次。

白矾散　治男女血风毒气，攻手足指生甲疽疮久不瘥者，胬肉裹甲疼痛，出血不定，用此缩肉干疮。

白矾　石胆各半两　麝香　麒麟竭　朱红各一分

上将白矾、石胆于铁器内，以炭火煅

过，入后三味同研令细。每用少许，干掺疮上，以帛子缠定，日两三度换之。

白矾散 治甲疽。

白矾烧灰，一两 麝香 芦荟 蚺蛇胆各半分，研细

先以浆水洗疮，干敷之。洗疮日三两上，以差为度。

马齿散 治甲疽。

墙上马齿苋阴干，一两 木香 丹砂研细 盐研细，炙。各二钱半

上除丹砂、盐外，锉碎拌匀。于熨斗内，以皮灰火烧过，取出细研。即以丹砂、盐末再炒匀。旋取敷疮上，日三两度。

蔄茹膏 治甲疽，日夜培增，赤肉生甲边裹甲者。

蔄茹 黄芪各二两 猪脂

上㕮咀。苦酒浸一宿，与猪脂一处微火上煎取三合，绞去渣。以涂疮上，日三两度，其赤肉即消散。

绿矾散危氏 治甲疽。

绿矾半两，烧熟 芦荟二钱半 麝一字。各研如粉

上绢袋盛，药纳所患处指袋中，绵扎定，差为度。

蛇黄散《海上方》 治甲疽肿烂，生脚指甲边，赤肉努出，时差时发。又治嵌甲生入肉，常血疼痛。

雄黄半两 蛇蜕皮一分，烧

上同研如粉。先以温泔，洗疮上软，以尖刀子割去甲角，拭干，药敷上，用软帛裹半日许，药温即易。一日即除痛便止。一方，用浆水洗净，以橘刺破。一方，有黄芪，无雄黄。

乳香敷方 治甲疽，胬肉裹甲，脓血疼痛不差。

乳香 胆矾各等分

上研细，时时敷之。大凡此疾须是剔去甲，不药亦愈。或已成疮，久不差，即用此方。一方，二味烧灰，为末敷之。一方，用矾烧灰，敷疮。

牡蛎散 治甲疽。

上用牡蛎头，煅研末。每服二钱，研靛花酒调下。一日三服。

乌梅散 治甲疽多年不差，胬肉、脓血疼痛。

上用乌梅十枚，烧灰研为散。敷疮上，日三易。方用盐梅烧灰敷；烂捣裹，亦可。

［丹］ 嵌甲、陷甲、割甲成疮，久年不瘥者，用黄柏、乌头尖等分，为末。洗净贴之。

华佗治嵌甲累效方

硇砂 乳香并研。各一钱 腻粉半钱 橄榄核烧存性，三枚 黄丹一字

上为末，以生麻油调。先以盐汤洗净，挹干敷之，二次效。

砂糖方 治嵌甲。

上用琥珀糖是砂糖，熬成小毬儿者，烧存性，入轻粉、麝香，麻油敷指甲嵌入肉者，不过一两日自烂。陈仲山寺丞方云：治嵌甲，别生好者，不病者，无所损，神效。

乳没散 治嵌甲。

用紫马粪三块，各青布一片包了，於新瓦上，炭火煅存性，研细末。每半两入没药十文，轻粉十文，麝香少许。先以葱椒汤洗拭干，口含甘草浆水，吐在疮上，再洗拭净傅药。湿者干掺，干者生油调涂。初贴一夜极痛，不过三次即去根本。昔有人患此二十五年，百药不效，一敷而安。

乌倍散《百一选方》 治嵌甲。

草乌头半两 白牵牛一两 五倍子四两，全者 龙骨二钱半

上先将三物捶碎同炒。五倍子令焦黑

色，去三物不用。只取五倍子为末。疮干用麻油调涂，湿即干贴。

黄连散《百一》　治嵌甲。

黄连　韶粉　黄柏　软石膏煅。各等分。

上为细末。用水洗疮令净，软帛揾揾干。以新汲水调涂疮上，两日一易妙。

香胭脂散《百一》，一名麝香散　治嵌甲，侵肉不差。

五倍子烧黑，存性　染胭脂各等分　麝香少许

上研细末搽。五倍子生用，亦得。

雄蝉散　治嵌甲。

雄黄通明者　蝉退三枚，酥炙。各为细末

上研和匀。湿者干搽，干者用津，入轻粉少许，调涂。

陀僧散　治割甲侵肉不瘥。

白矾飞过　密佗僧各等分

上为末，干搽不定，一片帛裹之，亦治脚臭。一方，用硇砂不用陀僧，搽裹之。

黄芪方　治陷甲生入肉，常有血疼痛。

黄芪　当归各等分

上为末，贴疮上，若有恶肉，更研少许硫黄末同贴。

齑水驻车丸　治嵌甲脓出，痛不可忍。

上齑水口噙净洗。却用驻车丸研细，敷之。方见杂病滞下。

又方　治嵌甲，用乳香研细搽之。

又方　治欲去甲者，用绵逐旋折入甲内，渐添之皲起，次用剪子去之。

治嵌甲　以鸦嘴胆矾，为末，搽之。

乳香散　治嵌甲，痛不可忍，有妨步履。

紫藤香半两　乳香半钱　古半两钱半钱　轻粉少许　麝香当门子少许

上为末，细绢罗过，每用少许。先以甘草汤洗患处，用旧绢挹干。然后敷药，即以灯草塞之。

诃子散　治嵌甲流脓，经久不差。

诃子二枚　降真香　青黛各一钱，研　五倍子半两

上为末，次入青黛一处研匀。先用葱盐汤洗净，剪去指甲，用药干贴缝内，或用麻油调敷。

胆矾散　治嵌甲。

胆矾一两　麝香一字。二味同研细

上先以葱盐汤，洗净患处挹干，敷药少许。

神应散　治足大指角急，为甲所入肉，便刺作疮，不可着靴履，脚指湿烂，妇人有此。

上白矾烧汁尽，取末着疮中，食恶肉生好肉，细细割去甲角，旬日即瘥。加雄黄少许，同研掺之。

脚指缝烂疮

治脚指缝烂疮，鹅掌皮，烧灰存性，为末敷之。桐油涂，亦妙。

足跗发

《鬼遗》云：阳疽起足趺及足下，二十日不穴死。十日可刺，发赤白脓血不多，其疮上痒及赤黑者死。跗亦作趺，足面也。其处结毒肿痛，亦名足发背，属足厥阴肝、阳明胃经之会，多因湿热乘虚而下注。宜服活命饮加木瓜、肉桂，牛膝及隔蒜灸之，继以十全大补汤、托里温中汤。脓稠可治，脓清紫陷者死。　一人脚背患此，赤肿作痛，隔蒜灸三十馀壮痛止，以活命饮四剂而溃，更以托里消毒药而愈。　一人脚背患之，色黯而不肿痛，烦躁大渴，尺脉大而涩，此精气已绝不治，后殁。　赵子固母刘氏，年六十，左

足面一疮，下连大指，上延外踝，以至臁骨。每岁辄数发，发必兼旬累月。昏暮痒甚抓搔，移时出血如泉流，呻吟痛楚，殆不可忍，夜分即渐已，明月复然。每一更药，则疮转大而剧，百试不验，如是二十馀年。淳熙甲辰仲冬之末，先生为太府丞，一夕母病大作，相对悲泣无计。困极就睡，梦四神僧默出一室，傍有一长榻，子固亦坐，因而发叹。一僧问其故，子固答之以实。僧云：可服牛黄金虎丹。又一僧云：朱砂亦可。既觉颇惊异，试取药半粒强服之，良久大痛，举家相泣且悔。俄而下礧块物如铁石者数升，是夕疮但微痒不痛而无血，数日成痂，自此遂愈。朱砂之说，竟不复试。先生因图僧像如所梦者而记其事。金虎丹出《和剂局方》，本治中风痰涎壅塞，所用牛黄、龙脑、腻粉、金箔之类，皆非老人所宜。今乃取奇效。意热积脏腑而发于皮肤，岁久根深，未易洗涤，故假凉剂以攻之，不可以常伦。神僧之梦，盖孝感云。

牛黄金虎丹

牛黄研，二两半　龙脑生研，五两　腻粉研，二十五两　雄黄研，飞，一百五十两　白矾枯过，二十五两　金箔八十片，为衣　天雄炮，去皮脐，研，十二两半　天竺黄研，二十五两　天南星汤洗，焙，二十五两研末，用牛胆汁和作饼，阴干，无牛胆，用法酒蒸七昼夜，研

为细末，炼蜜搜和，每一两半作十丸，以金箔为衣。每服一丸，新汲水化下。有孕妇，不可服。

牛膝散　治足蜘蛛背。

鸡屎子　诈死子　两面龟　赤牛膝　紫金皮　山蜈蚣　凌霄根　脱壳藤　赤葛根　天布瓜根　背子蜈蚣

上水煎，入酒和服。

敷药方

天荞麦　鹿葱根　紫金皮　山布瓜　凌霄根　藜芦子　天南星　赤葛根　鸡屎子　苦薄荷　天布瓜　背子蜈蚣

上砍烂，入些醋暖涂敷。

又方　地灯心砍烂，缚之。

又方　金鸡舌砍烂，缚之。

又方　臭藤、天布瓜根，砍烂，酒炒敷之。

又方　紫鳖苏，糯酒服，以渣敷患处。

百草膏　治脚面恶疮，如桐油浸淫延漫，及治一切恶疮。不问干湿痛痒，日近年深，百药不瘥者。

上用羊粪二三十粒。留瓦上，四畔炭火烧烟住火。箸钳于地上以盏覆存性，罗成白灰研细，以纱片筛去沙土，麻油调敷。痒入轻粉；痛入麝香少许效。

足跟疽

或问：足跟生疽何如？曰：是名兔啮，以其状若兔啮，故以为名。属足太阳经，穴名申脉，在足跟骨下，此处乃阴阳二跻发源之所，由藏府积热所致，其毒深重，最忌毒药敷贴，宜隔蒜灸之，及服活命饮加牛膝、肉桂，或胜金丹、乌金散、紫金丹选用。若紫陷麻木神昏脉乱者不治。过时溃烂者，有妨饮食，二便不调，或涉房劳怒气迷闷者死。

［薛］　足跟乃督脉发源之所，肾经所过之地，若饮食失节，起居失宜，亏损足三阳经则成疮矣。若漫肿寒热，或体倦少食，属脾虚下陷也，用补中益气汤。若晡热作痛，头目不清，属脾虚阴火也，前汤并六味丸。若痰涎上升，或口舌生疮，属肾水干涸也，前汤并加减八味丸。凡此皆当滋其化源，若治其外则误矣。俗云：兔啮疮者，盖猎人被兔咬足跟，久而不敛，气血沥尽而死。　大尹陈汝邻，两腿酸软，或赤或白，足跟患肿或痛，或痒后

痛而或如无，皮忽如皱裂，日晡至夜胀痛焮热，用补中益气汤加八味丸料，补其肝肾而愈。 一男子足跟作痛，热渴体倦，小便如淋，误用败毒散致头痛恶寒，欲呕不食，吐痰咳嗽，此足三阴亏损而药复伤。予用十全大补汤，加减八味丸各五十馀剂而愈。 一男子素不慎起居，内热引饮作渴，体倦两足发热，后足跟作痛，或用清热除湿之剂，更加发肿，又服败毒之药，焮赤痛甚，恪用祛毒清热溃裂番张，状如赤榴热痛如锥，内热晡热，此因足三阴亏损。朝用十全大补汤，夕用加减八味丸，外敷当归膏两月馀而愈。其服消毒等药而没者，不能枚举。 一男子亦患此，服消毒散，搽追蚀药，虚症叠出，其形体骨立，自分必死。予用十全大补加山茱、山药两月馀而愈。 一膏粱之人，两脚发热作渴，左尺脉数而无力，予谓此足三阴亏损，防患疽。不信。反服清热化痰之药，更加晡热头晕，又服四物、黄柏、知母，日晡热甚，饮食渐少，脚小面发疽。予用补中益气、六味地黄丸百馀服而愈。其不信患疽。以致不起者多矣。 一人脚跟生毒如豆许痛甚，状似伤寒，以还少丹、内塞散治之稍可，次因纳宠作痛，反服攻毒药致血气弱。腿膝软痿而死。盖足跟乃二跻发源之处，肾经所由之地，疮口不合，则跻气不能发生，肾气由此而泄，故为终身之疾。况彼疮先得于虚，复不知戒，虽大补气血犹恐不及，安服攻毒暴悍之药以戕贼乎？

海藏云：足跟疮久不愈，毒气攻注。用白术一味为细末，先以盐浆水温洗，干贴之，二日一换，可以负重涉险。

妇人足跟、足指肿痛，足心发热者，皆因胎产经行失于调摄，亏损足三阴虚热所致。若肿痛或出脓，用六味丸为主，佐以八珍汤；胃虚懒食佐以六君子汤；寒热内热佐以逍遥散；晡热益甚，头目不清佐以补中益气汤；痰盛作渴，或口舌生疮，亦用前二药以滋化源。大凡发热晡热内热，自汗盗汗等证，皆阴虚假热也，故丹溪谓火起九泉，阴虚之极也。男子酒色过度者，多患此证。 一妇人，素血虚因大劳两足发热晡热，月经过期，或用四物、芩、连；饮食少思，胸痞吐痰，用二陈、枳实、黄连；大便不实，吐痰无度，足跟作痛。予曰：足热晡热，月经过期，肝脾血虚也；胸痞吐痰，饮食少思，脾胃气虚也。盖胃为五脏之根本，胃气一虚，诸病悉至，先用补中益气加茯苓、半夏，脾胃渐健，乃佐以六味丸补脾肾，不两月而痊。 一妇人经候不调，发热晡热，胸膈不利，饮思少思，服清热、宽中、消导之剂，前症益甚，更兼肢体酸痛，服除湿化痰等药，经候两三月一至，服通经降火之剂，足跟足指作痛，其热如炙。予以为足三阴亏损，用补中益气、六味地黄两月，诸证渐退；又用前汤并八珍汤，两月而康。 一妇人足跟患肿，两腿酸软，或赤或白，或痛或痒，或如无皮，或如皱裂，日晡至夜，胀痛焮热，此属足三阴虚损，用加减八味丸及逍遥散加熟地、川芎百馀剂而愈。 一妇人，劳则足跟热痛。予作阴血虚，用八珍而愈。痊后遍身瘙痒，服风药发热抽搐，肝脉洪数，此肝家血虚火盛而生风。以天竺、胆星为丸，用四物、麦门、五味、芩、连、炙甘草、山栀、柴胡煎送而愈。 一妇人两足发热，足跟作痛，日晡热甚。予谓：肾肝血虚，用逍遥散。六味丸五十馀剂，诸证悉愈。

或问：足跟之旁生疽如何？曰：此名琉璃疽，属足太阳经，其色黄肿如琉璃，多由行路崎岖，朒伤筋、骨、脉而成。寒热并作，元气不足，呕吐昏迷者难治。急服五香汤、活命饮，胜金丹、乌金散选用。壮实者一粒金丹，或八阵散下之。

足心痈

《鬼遗》云：两脚心发，彻骨者不治。如脚心微皮破，不至深发，脓不多者可治。足心发毒肿痛，亦名涌泉疽，俗名病穿板，又名穿窟尺蛇。属少阴肾经虚损所致。宜隔蒜灸之，实者服活命饮送六味地黄丸，有表里证量为汗下，虚者十全大补汤、八味地黄丸大剂，不问晨夜投之。溃烂呕逆迷闷，脉微代者死。

五灵散　治病穿板，亦治穿掌。

鸡屎子　金脑香　山蜈蚣　脱壳藤　紫金藤

上水煎，入酒和服。

敷穿板药

地灯心　桁楜根

上醋蒸熏之，并敷上。

又方　滑菜根砍烂，缚之。

又方　仙人掌根、水杨梅根二味砍烂，缚之。

浸洗药　赤梗红花、蜈蚣。煎水浸洗之。

肉刺

肉刺者，生于足指间，形如硬胝，与肉相附，隐痛成刺，由靴履急窄相摩而成。

松脂膏　治肉刺。

松脂　白胶香各一两　黄蜡半两

上于火上熔成膏。冷贴，用物扎定。

无食膏　治肉刺。

无食子三枚　肥皂角一挺

上烧令烟尽，细研。以酽醋于砂盆内，别磨皂角如糊，和末敷之立效。

熏硫散　治肉刺。

薰陆香　石硫黄

上等分，研匀。涂肉刺上，以烧钗烙之效。

蟾酥膏　治肉刺。

蟾酥五片，汤浸湿　腻粉一钱

上将蟾酥于盆子中，以腻粉同和令匀。先用针拨破顶头边，然后涂药密裹之。

卷之五

诸肿

无名肿毒者，不拘于头面、手足、胸腹等处，焮赤肿硬，结核疼痛，又名肿疡，又名虚疡也。但肿无头无面者俱是也。肿势盛者，以棱针刺去恶血，切不可以火针烙之。恶寒发热，或头疼，或拘急，宜表散之，以荆防败毒散。肿势盛，表里俱实者，追疔夺命汤。无表里证，肿势盛者，以两面龟散。若暴发赤肿，切不可以针破，只宜以洗肿方淋洗，以八仙膏、解毒丸等药涂之。若急切，即用金脑香叶、田茶菊，擂酒暖服，以渣敷患处，以汁刷患处。尾秋骨处结毒，如桃李之大，红赤焮痛不能行动，此名病蛛。用芙蓉叶捣酒炒缚，烂者以蛛尾壳火煅存性为末，用麻油调搽即愈。大效。紫游虚疡，用鱼苞子根，煎水入酒和服；又以水荔花叶、赤子叶捣刷。有热者以追疔夺命汤加鸡屎子、鸡距根。手背脚背肿大，有赤痕如虾之状，名病虾证也。用油炒盐糟令香，以热汤淬之泡汤，乘热淋洗之即消，要服痱疡药。膝内臁近折纹之处，结核肿痛，但核形长如鱼之状，名上水鱼。以棱针乱刺去恶血，以楼枯、雷廷藤、山樟子叶捣糟炒缚之；又用山雷廷藤、赤牛膝、山苏木、楼枯捣盐糟炒缚。又方，雷藤、鳖尿、藤根皮，捣糟炒缚之。又方，鱼苞子、楼枯，捣糟炒缚之。又方，山雷廷根皮、楼枯捣糟炒缚，及用七圣膏敷之，却以九金六马散服之。遍身起如风疹、疥、丹之状，其色白不痛，但瘙痒，抓之起白疕，名曰蛇虱。用油秽田肥株、山樟子叶、樟树叶、柏叶煎水，入些醋洗之。又方，只用柏叶一味，煎水洗更速也，要服苦参丸、蜡矾丸、金银皂角丸。脚背或脚趾肿痛不可忍，以脚高悬起，其疼方止些，若以脚垂下，其疼不可当也，名曰倒拔肿疡。先用两面龟一味煎酒服，次服两面龟散。如不应，以蛇薯磨酒服大效。耳中疼痛不可当者，名曰脑里虚疡。宜以金脑香根或叶捣烂，入井水少许，滤去渣，入片脑半分研匀，滴入耳中即效。又用根磨薄荷汤，入少酒和服。又用金鸡舌、苦参、青木香、金凤尾擂水，入片脑少许和匀滤净，滴入耳中。又服两面龟散，及以水圹子根煎水入酒和服。紫游风，用紫茶根皮擂水刷。又方，加红心蜈蚣、小金钱豆瓣草、马蹄草，金莺叶尾擂水，入些醋暖刷之。

附方

两面龟散 治一切肿疡焮赤，无名肿毒疼痛者。

两面龟 鸡屎子 鸡距根 诈死子 真珠美 山乌豆 紫金皮 脱壳藤 鱼桐根 山淡豉 连叉大青 沿地鸡距

上水煎入酒和服。发热加水圹根、吉面消。骨里痛加紫金藤、马蹄金、铁马鞭。又方，加臭木[1]待根、山芙蓉根、

---

① 臭木：原作"白术"，据修敬堂本改。

山苎根、川山蜈蚣。

鸡屎子散 治虚疡。

鸡屎子 诈死子 冬青根 杨香根

上水煎，入酒和服。

退热消毒散 治无名肿毒，发热者。

鸡屎子 鸡肚根 水圹根 臭木待 白根子 山乌豆 苦花子 紫金藤 金脑香 吉面消 连叉大青 落鸦瓜藤 大叶小青 过山龙梗 大叶金凉伞

上薄荷煎服。

天花刮毒散 治一切肿毒，焮赤疼痛。

天花粉 黄柏各三两 南星 赤芍药 姜黄各一两

为末，井水调。入些醋和暖刷患处。夏月冷刷亦可。

退肿消核散 治一切无名肿毒，及结核赤肿者。

艮脚根四两 紫金皮 樟柳根各一两

上为末，用毛屎梯叶、生地黄、苦薄荷、金脑香、金凤尾、地薄荷、赤瘤子、尻池叶不拘二三味，取叶擂米泔水，入醋少许调匀暖刷。又方，单用艮脚一味为末，以生赤樟柳根，磨米泔调涂更妙。

消肿劫毒散 治一切无名肿毒，虚疡等毒。

毛屎梯叶七分 鸡屎子叶三分

上末。用米泔水调温刷。

又方 生樟柳根为末。米泔水调温刷；或以毛屎梯叶，同刷亦妙。

［丹］ 卒肿起大痛。芫青根大者杵之，和苦酒如泥，煮三沸，帛上包之。葛氏。 风毒肿三年，苦酒浓煎葱白，以布包熨肿上。《外台秘要》。 治一切热毒肿，商陆根和盐少许，敷之，日再易。孙真人。《食忌》 治一切毒肿，疼痛不可忍者，捣蓖麻仁敷之立效。《肘后方》。 治肿，蒺藜子一升，炒黄杵细，以香油和如泥，再炒令焦，以旧布如肿之大小摊之贴肿上，勿开头掊上。《外台秘要》。 治恶刺，及狐狸刺毒肿，取蒲公英草根白汁敷之，多涂立瘥。予七月十五日夜，左手中指背揩着庭木，痛不可忍，十日后，疮日深渐高，大痛欲死，用此而安。孙方。

［经］ 患热肿，水研山豆根浓汁涂，干再涂。

［衍］ 腊月中，以新瓦罐满注热水，用朴硝二升，投汤中搅散，挂北檐下，俟硝渗出罐外去收之，以人乳汁调半盏，扫一切风热毒气攻注目脸，及发头面四肢肿痛，应用神效。

［山］ 肿毒或疼痛处，以赤小豆为末。水调敷频换；或用香白芷，水调敷尤妙。又方，白芙蓉叶晒干，同皂角为末，水调敷。

［丹］ 治诸处皮里面痛，何首乌末姜汁调膏，以帛裹于痛处，火炙皮鞋底熨之妙。《经验方》。

治一切赤肿，但痈毒结未成者，并可消。

上用黄蜀葵花子不拘多少研细。滴水令稀稠得所，将绢帕子裹定，旋挹所馀汁，扑肿所四畔数扑之。

犀角饮 治诸风肿。

犀角一钱，镑 玄参 连翘 柴胡去苗。各半两 升麻 木通各七钱半 芒硝生用 麦门冬去心。各一两 沉香 檀香 射干 甘草炙。各二钱半

上锉碎。每服五钱匕，水一盏半煎至八分，去滓。食后温服及夜食后各一服，利多即减。一名犀角汤，无檀香。

熨风散 治诸疮因风致肿。

羌活 防风 白芷 吴茱萸 细辛 当归 芍药 芫花 官桂各等分

上为粗末作一剂，赤皮葱连须细切半斤，同酽醋拌匀炒令极热，帛裹于疮上熨

之。稍冷，即换药再熨之上下痛止。

蚕沙熨方　治风肿。

晚蚕沙　盐各不拘多少

上相和炒熟，布裹熨之。冷即再炒，各入醋少许尤佳。

水澄膏　治热肿痛大效。

大黄　黄柏　郁金　天南星　白及　朴硝　黄蜀葵花各一两

上为细末。每用新水一盏半，药末二钱，搅调匀，候澄底者去浮水。以纸花子摊于肿焮处贴之。如急燥津唾润之，此药除热毒亦肿神效。如皮肤白色者，勿用之。

石痈　石疽

谓痈疽肿硬如石，久不作脓者是也。

犀角汤　治石痈热毒气盛，肿硬疼痛，口干烦闷。

犀角镑　木香各七钱半　连翘　栀子仁　射干　当归切，焙　升麻　赤芍药　玄参　枳壳麸炒　甘草生。各一两　大黄炒，二两

上锉碎，每服三钱，水壹盏煎至六分，去滓。不拘时温服。

黄连散　治石痈结硬发热，紫赤色，毒气攻冲未定，日夜疼痛。宜用此消肿化毒止痛。

黄连　川大黄生　白蔹　马牙硝　黄柏各一两　麒麟竭　青盐各半两　赤小豆半合，炒熟　杏仁四十九粒。汤浸去皮尖，研

上为细末。蜜水调涂，干即易之。

大黄散　治石痈肿硬疼痛，心腹烦闷不得宣畅。

川大黄一两，炒　川芒硝　黑豆皮　枳壳去穰，麸炒。各半两　牛蒡子微炒　当归　芎䓖各二钱半　甘草生锉，半两

上锉碎，分作三服。每服水一盏煎至五分，去滓。不拘时温服，以利为度。

治石痈坚如石，未作脓者。

上用生商陆根，不拘多少，熟捣敷之，干即易，取软为度及治湿漏诸疮疖。羊城人用此方取效者多。

沉香汤　治石疽肿毒结硬，口干烦热，四肢拘急不得卧。

沉香　防风去叉　木香各七钱半　麦门冬去心　当归切，焙　枳壳麸炒　独活去芦　羚羊角屑　升麻　玄参　地骨皮　赤芍药　甘草生，锉。各一两　大黄锉，炒，二两

上锉碎。每服四钱，水一盏半煎至七分，去滓。不拘时温服。

瘭　疽　风疽

瘭疽者，肉中忽生点子如豆粒，小者如黍粟，极者如梅李。或赤、或黑、或青、或白，其状不定。有根不浮肿痛，伤之应心，根深至肌，经久便四面悉肿，疱黯熟紫黑色，能烂坏筋骨，若毒散逐脉入藏杀人，南人名为搨着毒。厚肉处即割去之，亦烧铁烙之令焦如炭。或灸百壮，或饮葵根汁，或饮蓝青汁，若犀角汁及升麻汁、竹沥黄龙汤诸单方治，专去其热，取瘥。其病喜着十指，故与代指相似，人不识之呼作代指，不急治之，亦逐脉上入藏杀人。南方人得之皆斩去其指，初指头先作黯疱，后始肿亦黑黯，瘆痛入心是也。

治瘭疽秘方

射干　甘草　枳实　升麻　干地黄　黄芩各二两　麝香二分　前胡三分　犀角六分　大黄十分

上十味㕮咀。以水九升，煮取三升，下大黄一沸，去滓内麝，分三服瘥止，不限剂数。此方世所不传，神良。《外台》无黄芩。深师加黄芩、麻黄、白薇、枳实、升麻、松叶

射干散　治瘭疽，皮肉中忽生点子如麻豆大，或如桃李，肿痛不可忍。

射干　川升麻　枳实麸炒　川大黄锉，微炒　甘草生用。各一两　麝香细研，二钱半，前胡去芦，一两半，　羚羊角屑七钱半

上锉碎，入麝香令匀。每服四钱，水一中盏煎至六分，去滓。不拘时温服。

丹砂膏　治瘭疽。

丹砂细研　射干　大黄锉，炒　犀角屑　前胡去芦　升麻　芎䓖　黄芩去黑心　沉香　木香各一两　生地黄二两　麝香一钱二分半，研　猪脂二斤半

上除丹砂、麝香、猪脂外，锉碎。以醋半升和匀，浸一宿。先熬脂令沸，次下诸药煎，候地黄赤黑色，以绵绞去滓。入丹砂、麝香末，以柳篦搅匀，瓷盒盛。敷患处，日三五上；又取枣大，以温酒调，空心日午服。一方，温水调下半匙。

治瘭疽，诸疽，十指头焮赤痛痒方。《千金翼》名猪蹄汤。

白芷　大黄　芎䓖　黄芩　黄连　甘草　细辛　藁本　当归　藜芦　莽草各一两

上十一味，㕮咀。以水二斗，先煮猪蹄一具，取一斗煮药。取五升，浸疮即瘥。

又方

灶屋尘　灶突墨　釜下土各一升

上三味，合研令匀。以水一斗，煮三沸取汁洗，日三四度。

治瘭疽著手足肩背，忽发累累如赤豆，剥之汁出者方。

鲫鱼长三寸者，一尾　乱髮鸡子大　猪脂一升

上三味煎为膏，敷之。

又方　熬芜菁子捣碎，布裹展转，敷上良。

又方　以麻子熬作末，傅上良。

又方　以猪胆，傅之良。

又方　乱髮灰，服方寸匕，日三，亦治发背。

又方　煮芸薹菜，取一升服之；并食干熟芸薹数顿，少与盐酱，冬月研子，水和服之。

又方　枸杞根并葵根叶煮汁，煎令如糖，随意服之。

治疽溃后方

以盐汤洗拭了，烧皂荚灰粉上良。

又方　牛耳中垢，敷之良。

又方　梁上尘，和车缸中脂，敷之。

又方　以生麻油滓绵裹，布疮上，虫出。

治疽似痈而小，有异脓如小豆汁，今日去，明日满者方。

芸薹熟捣，湿布袋盛之。埋热灰中更互熨之，不过再三度安瘥，冬用干者。

又方　皂荚煎汤洗疮，拭干。以柏皮为末，敷之，勿令作痂。

治疽卒着五指，筋急不得屈伸者方。

灸踝骨中央，数十壮或至百壮。

反　花　疮

疮有努肉凸出者是。

[薛]　翻花疮者，由疮疡溃后肝火血燥生风所致。或疮口胬肉突出，如菌大小不同，或出如蛇头长短不一。治法：当滋肝补气，外涂藜芦膏，胬肉自入，须候元气渐复，脓毒将尽涂之有效。不然，虽入而复溃。若误用刀针、蚀药、灸火，其势益甚，或出血不止，必致寒热呕吐等症，须大补脾胃为善。　判官张承恩，内股患痈将愈，翻出一肉如菌，余曰：此属肝经风热血燥，当清肝热养肝血。彼谓不然，乃内用降火，外用追蚀，蚀而复翻，翻而复蚀，其肉益大，元气益虚，始信余言。遂内用栀子清肝散，外用藜芦膏而痊。一上舍，素膏粱善怒，耳下结一核，从溃而疮口翻张如菌，焮连头痛，或

胸胁作胀，或内热寒热，或用清热消毒之药，年馀未瘥。余用补中益气汤、六味地黄丸而寻愈。　一男子背疮，敛如豆许，翻出肉寸馀，用消蚀割系法屡去屡大，此肝经血虚风热。余用加味逍遥散三十馀剂，涂藜芦膏而消；又用八珍散倍用参、芪、归、术而敛。一妇人，素善怒，臂患痈，疮口出肉长二寸许，此肝脾郁怒气血虚而风内动，用加味逍遥散，涂藜芦膏而愈。后因怒患处胀闷，遍身汗出如雨，此肝经风热，风能散气故耳。仍用前散并八珍汤而愈。　一男子项患肿，痰涎涌甚，用散坚行气等剂，肿硬愈甚，喘气发热，自汗盗汗，体倦食少，予曰：此属足三阴亏损，当滋化源。不信，反追蚀患处，开翻六寸许，岫㟓色赤，日出鲜血，三月馀矣，肝脉弦洪紧实，予用大补汤加麦门、五味五十馀剂，诸症渐愈，血止三四。复因怒饮食顿少，其血涌出，此肝伤不能藏，脾伤不能摄也，用补中益气汤为主，加五味、麦门其血顿止；再以六味丸加五味子常服，疮口敛至寸许，遂不用药，且不守禁而殁。

藜芦膏　治一切疮疽，胬肉突出，不问大小长短，用藜芦一味为末，以生猪脂和研如膏，涂患处，周日易之。

胭脂散　治反花疮。

胭脂　贝母　胡粉各一分　硼砂　没药各半分

上研细。先以温浆水洗拭，后敷药。

甘草涂敷方　治反花疮。

甘草半生，半炒　矾石灰　人中白　密佗僧各半两

上为细末，以童子小便半盏，以无灰火熬，用竹篦搅成膏。取涂疮上，日五次。

恶实根涂敷方　治反花疮，并诸疮积年不瘥者。

恶实根研末，四两　猪脂二两

上调和如糊。涂疮上日三四次。

诸疮胬肉如蛇头出数寸者，硫黄末敷之即缩。《圣惠》。疮有肉凸出，乌梅烧灰为末敷之，立尽。《鬼遗》。又以白梅肉杵细，入蜜捏成饼如钱大贴之妙。《圣惠》。

［梅］　治反花疮，马齿苋一斤，烧灰细研，猪脂调敷。

［世］　疮凸出寸许，根如小豆或大如梅者，用花脚蜘蛛丝缠其根，则渐干而自脱落。

多骨疽

［薛］　多骨疽者，由疮疡久溃，气血不能营于患处，邪气陷袭，久则烂筋腐骨而脱出，属足三阴亏损之症也。用补中益气汤以固根本。若阴火发热者，佐以六味丸，壮水之主以镇阳光。阳气虚寒者，佐以八味丸，益火之源以消阴翳。外以附子饼、葱熨法祛散寒邪，补接荣气，则骨自脱疮自敛也。夫肾主骨，若肾气亏损，其骨渐肿，荏苒岁月溃而出骨，亦用前法。若投以克伐之剂，复伤真气，鲜有不误者。举人于廷器，腿患流注年馀，出腐骨少许，午前畏寒，午后发热，口干唾痰，小便频数，予以为足三阴亏损，朝用补中益气汤，夕用六味丸料加黄芪、当归、五味子，各三十馀剂，外用豆豉饼，诸症渐愈，又以十全大补之类，喜其慎疾而愈。　一儒者患附骨疽，失於调补，疮口不敛，日出清脓少许，已而常出三腐骨，其脉但数而无邪，此所血虚，疮结脓管而不能愈。纴以乌金膏，日服十全大补汤而愈。　上舍王廷璋患前症，三年未愈，肢体消瘦，饮食难化，手足并冷，大便不通，手足阴冷。予谓此阳气虚寒，用补中益气汤、八味丸，仍灸其患处而痊。　一男子，上腭肿硬年馀方溃，内热作

渴，肢体消瘦，六脉洪大，左手尤甚。用补中益气汤、六味丸出腐骨一块，仍服前药，诸症悉去，疮口亦敛。一男子十六岁，足间肿黯，溃而露骨，体瘦盗汗，发热口干，用十全大补汤、六味地黄丸，各五十馀剂而愈。不然，多变瘵斤，或沥尽气血而亡。一男子，自十四岁闪足肿痛，服流气饮，外敷寒凉腐溃而至十六，疮口张开，足背漫肿黯黑，骨露出，形体消瘦，盗汗不止，发热口舌干燥，天真已丧。用十全大补汤、六味地黄丸，各五十馀剂，元气渐复，患处渐赤，脱落骨一块，又各五十馀剂始愈。一妇人年三十馀，素弱，左手背渐肿，二年后溃，出清脓，肿黯连臂，内热晡热，自汗盗汗，经水两月一至，此肝脾气血亏损。朝用归脾汤，夕用逍遥散，肿处频用葱熨法，两月馀诸症渐愈，疮出腐骨，仍服前药，前后共三百馀剂得愈。

时　毒

时毒者，为四时邪毒之气感之于人也。其候发于鼻面耳目，焮赤肿痛，重则咽喉、颈项亦肿。或漫肿无头，或结核有根。令人憎寒发热，头痛或肢体痛，恍惚不宁，咽喉闭塞。医人不识，谓之伤寒，便服解热之剂，一二日间，肿势益增，始知药误。原夫此疾古无方论，初发状如伤寒，五七日间乃能杀人，若能延至十日之外者，不治自愈也。五日以前精神昏乱，咽喉闭塞，语声不出，头面益肿，食不知味者必死之候，治之无功矣。然此疾有阴有阳，有可汗有可下。粗工不识，但云热毒，只用寒凉之药，殊不知病有微甚，治有逆从，不可不审也。脉浮数者，邪在表也，用葛根牛蒡子汤、解毒升麻汤、升麻牛蒡子散之类以发之。脉沉实而便秘者，邪气在里也，宜栀子仁汤。脉沉涩者，邪气入深也，宜漏芦汤、大黄汤。表实而不解者散之，以芩连败毒散。里实而不利者下之，以五利大黄汤。表里俱实而不解者，解表攻里，以通圣消毒散。表里俱解而不消者和之，以劫瘴消毒饮。肿甚焮痛者，砭去恶血，更用消毒，以普济消毒饮，次用十神散。头面、耳项赤肿作痛，咽干发热，脉浮数，以黄连败毒散，次以劫瘴消毒散、七神散。肿痛发热作渴，脉实便秘者，以五利大黄汤，次以追疔夺命汤，又次以水边嫩柏根，水煎入酒和服。肿痛发热，脉浮数，以芩连败毒散，次以退热消毒饮，又次以七神散。焮肿胀痛作渴，寒热便秘，脉数按之尤实，以通圣消毒散，次以芩连消毒散，又次以七神散。肿势已盛，大热脉实者，先宜砭去恶血，次以洗瘴散洗之，消肿散刷之。却以蛇不见根同白梅捣敷牙龈，含去涎。初服追疔夺命汤，次服七神散、万病解毒丸。表邪已解，肿尚不退，脉滑而数，乃瘀血欲作脓也，以托里消毒散溃之。若脉浮数或洪数者，不可托之，只宜消之，以乌苞子根水煎服。又方，以谷藤根水煎服，及用祛瘴散服之。又宜于鼻内搐通气散，取十余嚏作效。搐药不嚏者不可治。如嚏出脓者治之必愈。左右之人每日用嚏药搐之，必不传染，其病人亦每日用嚏药三五次，以泄热毒，此治时毒之良法也。经三四日不解者不可大下，犹宜和解之，犀角连翘散之类。至七八日大小便通利，头面肿起高赤者，可服托里散、黄芪散。

［发表］

一人头面肿痛，服硝黄败毒之剂愈甚。诊之脉浮数，邪在表尚未解，用荆防败毒散二剂势退大半，更以葛根牛蒡子汤四剂而痊。经云：身半已上肿，天之气也。身半已下肿，地之气也。乃邪客心肺之间，上攻头目而为肿，此感四时不正之气也，与膏粱积热之证不同，硝黄之剂非大便秘实不可用。若不审其因，及辨其虚实表里概用攻之，必致有误。常见饥馑之际，刍荛之人多患之，乃是胃气有损，邪气从之，不可不察。一人肿痛发寒热，脉浮数，以荆防败毒散二剂少愈，再用人参败毒散二剂势减半，又二剂而瘥。一人耳、面赤肿作痛，咽干发热，脉浮数，先以荆防败毒散二剂，势退大半，又以葛根牛蒡子汤四剂而痊。

一人，冬月病头面赤肿，耳前后尤甚，痛不可忍，发热恶寒，牙关紧急，涕唾稠粘，饮食难下，不得安卧。医砭肿上四五十针，肿赤不减，痛益甚。予诊其脉浮紧，按之洪缓，知为寒覆皮毛，郁遏经络，热不得升聚而赤肿，且夫天令寒凛之时，腠理闭，汗不出，血气强，肉坚涩，善用针者，不得取四厥，必待天温。又云：冬月闭藏，用药多，少针石也。宜以苦温之剂温经散寒，所谓寒致腠理，以苦发之，以辛散之。方名

托里温经汤

麻黄苦温发之为君，去根节，二钱 防风辛温散之，去芦，二钱 升麻苦辛，四钱 葛根甘平解肌出汗，专治阳明经邪，故以为臣 白芷 当归身血流不行则痛，二味辛温以和血散滞。各二钱 苍术湿热则肿，苍术甘温，体轻浮，力雄壮，能泄肤腠间湿热，一钱 人参去芦，一钱 甘草甘温 白芍药酸微寒，调中益气，使托其里为佐。各一钱半

上锉。每服一两，水二盏，先煎麻黄令沸去沫，再下馀药同煎至一盏，去渣，温服。服讫，以薄衣覆首，厚被覆身，卧暖处使经血温，腠理开，寒乃散，阳气升，大汗出，肿减七八分，再服去麻黄、防风，加连翘、鼠黏子肿痛悉愈，经言汗之则疮已，信哉。

郭氏升麻牛蒡子散 治时毒疮疹，脉浮洪，在表者，疮发于头面、胸膈之际。

升麻 牛蒡子炒，研 甘草 桔梗 葛根 玄参 麻黄各一钱 连翘二钱

上㕮咀，姜三片，水二盏作一服。

又方 治时毒。

升麻 赤芍 干葛 青木香 甘草 防风 白芷 荆芥 牛蒡子 桔梗 金银花 玄参 麻黄 连翘 蓝叶

上薄荷煎服。

芩连败毒散 治时毒肿痛发热，左脉浮数者。

防风 荆芥 黄连 黄芩 连翘 羌活 独活 柴胡 前胡 川芎 桔梗 蓝叶 玄参 牛蒡子 升麻 赤芍药 金银花 白芷 甘草 干葛 青木香

上，生姜、薄荷煎服。发热无汗，加麻黄。

葛根牛蒡汤 治时毒肿痛而便利调和者。

葛根 贯众 甘草又名国老 豆豉 牛蒡子半生，半炒。各二钱

上水煎服。

返魂丹 治时毒瘴气，疔疮恶疮。

朱砂 雄黄 血竭 黄丹 穿山甲炮 白矾枯 铜青 乳香 没药 轻粉 蟾酥各一钱 麝香二分半

上为末，酒煮面糊丸，如胡椒大。每服二丸，葱白一根嚼烂，裹丸温酒吞下。

［攻里］

一人患此，肿痛发热作渴，脉实便闭，以五利大黄汤下之，诸证悉退，以葛根牛蒡子汤四剂而痊。一人，表散药愈炽，发热便秘，诊脉沉实，此邪在里也。以大黄汤下之里症悉退，以葛根牛蒡子汤浮肿亦消，惟赤肿尚存，更以托里药溃之而愈。

漏芦汤 治时毒头面红肿，咽喉闭塞，水药不下，若素有脏腑积热，发为肿毒疙瘩，一切肿疡恶疮便实者。

漏芦 升麻 大黄 黄芩 甘草 蓝叶 牛蒡子 玄参 桔梗 连翘 青木香 苦参

上薄荷煎服。

五利大黄汤 治时毒焮赤肿痛，烦渴便秘，脉实数者大效。加连翘、玄参、大青、甘草，名栀子仁汤。

大黄 黄芩 升麻 栀子 芒硝

上薄荷煎服。

加减解毒丸 治时毒，疔疮，瘴气，痈疽，发背，无名肿毒；解砒霜毒，光粉毒，鼠莽毒，恶蛇毒，恶犬毒，蜈蚣毒，白蚁毒，蜂虿毒，菌菰毒，恶疮毒。可以磨服，可以磨涂，大效如神。

五倍子三两 山茨菇二两 大戟一两半 朱砂 雄黄各三钱 麝香二钱 续随子去壳，一两

上为末，秫米粉煮糊，杵捣为丸，印作锭子阴干。每服一锭，井花水磨化服；冬月薄荷汤磨化服。一切肿毒米泔水磨涂，或用芙蓉叶捣汁，磨涂更妙。凡修合此药，要端午、七夕、重阳日，或选天德、月德、日德、天医日最佳。合时要净室焚香，至诚修制，勿令孝妇、鸡犬见之，效验不可俱述。

［罗］ **时毒疙瘩漏芦散** 治脏腑积热发为肿毒，时疫疙瘩，头面洪肿，咽嗌堵塞，水药不下，一切危恶疫疠。

漏芦 升麻 大黄 黄芩各一两 蓝叶 玄参各二两

上为粗末。每服二钱，水煎。肿热甚加芒硝二钱半。

消毒丸 治时毒疙瘩恶证。

大黄 牡蛎烧 白僵蚕炒。各一两

上为细末，炼蜜丸弹子大。新水化下一丸，无时。内加桔梗、黍粘子汤尤妙。

［发表攻里］

一人焮肿胀痛作渴，烦热便秘，脉数按之尤实，用防风通圣散一剂，诸证顿退，以荆防败毒散加玄参、牛蒡、黄芩二剂而差。一老，冬月头面耳项俱肿，痛甚便秘，脉实，此表里俱实也，饮防风通圣散不应。遂砭患处出黑血，仍投前药即应，又以荆防败毒散而瘳。盖前药不应者，毒血凝聚上部经络，药力难达故也，恶血既去，其药自效。或拘用寒远寒，及年高畏用硝黄而用托里，与夫寻常消毒之剂，或不砭泄其毒，专假药力鲜不危矣。

海藏云：疫毒头肿者，甘桔汤加鼠粘子、大黄、芒硝。

防风通圣散 治时毒热毒，便秘热燥，若时毒饥馑之后，胃气亏损者，须当审察，非大满大实不用。

防风 当归 川芎 芍药 大黄 芒硝 连翘 薄荷 麻黄 桔梗 石膏 黄芩各一两 白术 山栀 荆芥各二钱五分 甘草二两 滑石一两

上水煎服。或为末，白汤调下，仍量人虚实。

通圣消毒散 治时毒肿痛，表里俱实者。

防风 荆芥 连翘 赤芍药 当归须 黄芩 麻黄 栀子 青木香 黄连 黄柏 石膏 滑石 大黄 朴硝 牛蒡子 川芎 桔梗 玄参 蓝叶 甘草

上薄荷煎服。大便利去大黄、朴硝。

［半表半里］

中和汤 治时毒脉浮，在半表半里者。

菖蒲 牛蒡子 川芎 羌活 防风 漏芦 荆芥 麦门冬 前胡 甘草各等分

上㕮咀。每服一两，水煎。

按：此出足太阳阳明例药也。

［内托］

一妇，头面俱赤肿，焮痛甚盛，其脉浮数，此形证俱在表也，以平昔胃气有

损，不可用发表之剂。宜用洁古法托里，以防邪毒之内侵，作内托复煎散一剂。终日饮之，两日而平。

内托复煎散见前通用诸方。

［内消］

泰和年，东垣监纳济源税时，长夏多疫疠，初觉憎寒体重，次传面目肿盛，目不能开，上喘，咽喉不利，舌干口燥，俗云大头天行，亲戚不相访问，如染之，多不救。张县丞亦得此证，至五六日，医以承气汤加蓝根下之稍缓，翌日其病如故，下之又缓，终莫能愈，渐至危笃。或曰：李明之存心于医，可以请治，遂命诊视。具说其由。曰；夫身半已上天之气也，身半已下地之气也，此虽邪热客于心肺之间，上攻头而为肿盛，以承气下之，泻胃中之实热，是诛伐无过，殊不知适其病所为故。遂处方，用黄连、黄芩味苦寒泻心肺间热，以为君；橘红、玄参苦寒，生甘草甘寒泻火补气，以为臣；连翘、鼠黏子、薄荷叶苦辛平，板蓝根味甘寒，马屁勃、白僵蚕味苦平，散肿消毒定喘以为佐；新升麻、柴胡苦平，行后急者，谓前缓剂已经高分泻邪气入于中，是到阴部染于有形质之所，若不速去反损阴也，此却为客邪当急去之，是治客以急也。且治主当缓者，谓阳邪在上，阴邪在下，各为本家病也，若急治之，不惟不能解其纷而反致其乱矣，此所以治主当缓也。治客当急者，谓阳分受阳邪，阴分受阴邪主也，阴分受阳邪，阳分受阴邪客也。凡所谓客者当急去之，此治急以客也。假令少阳、阳明之为病，少阳为邪者出于耳前后也，阳明者首面大肿也，先以黄芩、黄连、甘草通炒过，锉煎，少少不住服，呷之或服毕，再用大黄或酒浸、或煨，又以鼠黏子新瓦上炒香，㕮咀，煎去渣，内芒硝各等分，亦细细呷之，当食后用，徐得微利及邪气已，只服前药；如不已再服后药，依前次第用之，取大便利邪已即止。如阳明渴者加石膏，少阳渴者加瓜蒌根汤，阳明行经加升麻、葛根、芍药之类。太阳行经加羌活、防风、荆芥之类。选而加之并与上药均合，不可独用散也。东垣方名普济消毒饮子，见杂病头痛门。

芩连消毒饮　治时毒，发热恶寒，头项肿痛，脉洪数。

防风　荆芥　连翘　柴胡　黄芩　川芎　羌活　桔梗　蓝叶　射干　白芷　牛蒡子　黄连　甘草　青木香　金银花

上薄荷煎服。

［和荣卫］

一妇，表邪已解肿尚不消，诊之脉滑而数，乃瘀血作脓也。以托里消毒散溃之而愈。　一妇肿痛，用硝黄之剂攻之稍缓，翌日复痛，诊之外邪已退，亦瘀血欲作脓，亦以前药溃之愈。　一人表里俱解，惟肿不消，以托里消毒散四剂，脓成针之而愈。　少宰李蒲汀，用发散之药耗损元气，患处不消，体倦恶寒，食少口干，用补中益气加桔梗，及托里消毒散而愈。　秋官陈同野，元气素弱，脉微细而伏，此形病俱虚也，用参、术、芎、归、陈皮、柴胡、升麻、炙甘草以升举阳气，用牛蒡、玄参、连翘、桔梗以解热毒，二剂肿顿消而脉亦复矣。苟以脉微细为属阴，以肿赤为属阳而药之，鲜有不误者。一妇人，溃后肿赤不消，食少体倦，脓清色白，乃脾肺气虚也，先用六君加桔梗、芎、归，后用益气汤加桔梗而敛。

［搐鼻］

通气散　治时毒焮肿，咽喉不利，取嚏以泄其毒。

玄参一钱半　猪牙皂角　川芎各一钱　北细辛　藜芦　草乌头　羊踯躅花

上为末，用纸捻蘸少许，入鼻内取嚏

为度。一日二次。

流 注

［薛］ 流注之证，或因饮食劳倦脾胃伤损，或因房劳阴虚阳气凑袭，或因营气不从逆于肉理，或因腠理不密外邪客之，或暴怒伤肝，或郁结伤脾，或湿痰流注，或跌扑血滞，或产后恶露，皆因气血凝滞而成也。或生于四肢关节，或生于胸腹腰臀，或结块，或漫肿，或作痛，皆元气亏损所致。悉宜葱熨及用益气养荣汤固其元气，则未成者自消，已成者自溃。若久而不敛，佐以豆豉饼、琥珀膏祛散寒邪，补接阳气。若内有脓管而不敛者，用针头散腐化之。经云：形伤痛，气伤肿。又曰：真气夺则虚，邪气盛则实。若不补气血，节饮食，慎起居，戒七情而专用寒凉克伐，其不死者幸耳。 黄 不串流者俗曰马痹。串流者名曰走散流注，俗曰瓜藤马痹。外形微肿，骨节内疼甚，名曰嘞骨马痹。若遍身骨节内疼痛，不能起坐，无堆作热不退者，亦曰嘞骨马痹。若脊骨及髀骨上起堆，或一二个、或三五个名曰过脊马痹。若尾骶骨上起堆作热者，名曰杀着马痹。若髁骨下痛甚，无堆但肿者，名曰锁脚马痹。若骨相交接之处，疼痛无堆微肿，名曰接骨马痹。此证因风热走散四肢，治当疏风散热，初起不可用火针烙之，肿热盛者，只宜刺以棱针；久熟者，可火针烙之。流注入股者死。伤寒馀邪未尽者，和解之，以人参败毒散；次以小柴胡合二陈汤加羌活、川芎、枳壳、当归、白术。暴怒所致胸膈不利者，调气为主，宜方脉流气饮。抑郁所致而不痛者，宜调经脉补气血，益气养荣汤。肿硬作痛者行气和血，宜疮科流气饮。溃而不敛者益气血，宜人参养荣汤、十全大补汤。脾气虚，湿热凝滞肉理而致者，但肿一块不痛，肉色不变，饮食少思，宜健脾除湿，六君子汤加芎、归、黄芪、白芍、肉桂。闪肭瘀血凝滞为患者，和气血调经络，宜方脉流气饮；次以二陈合四物加香附、乌药、桔梗。寒邪所袭筋挛骨痛，或遍身痛，宜温经络养气血，宜大防风汤，及五积散合败毒散，加川牛膝、杜仲，或独活寄生汤；次以四物汤加黄芪、羌活、杜仲。病尚有潮热者，里有寒邪未尽散，宜荣卫返魂汤加干葛、升麻、紫苏、川芎、独活，姜水煎服。如无潮热，用荣卫返魂汤，加独活，酒水各半煎服。接骨马痹，用穿山蜈蚣、白田柯、石楠藤、山良姜、九节香、紫金皮、含笑叶，煎水，时时热淋洗之。却服续骨散、九金六马散。起堆核数枚，但小些，名马疔；又名马铃。用紫金钟、紫金皮、紫河车、天南星，磨醋暖涂，又用紫金皮、紫金藤、红内消、马蹄香、马蹄藤，煎酒服。锁脚马痹，用野芋子根、马蓝草、梨芦子、紫河车、山枇杷根皮、山布瓜根、紫金皮，捣烂、盐糟炒缚，又以煎水热淋洗之。却服轻脚散、九金六马散。嘞骨马痹，用穿山蜈蚣、紫金皮、石楠藤、白田柯、溪枫根、九节香、对节金惊，煎水淋洗。却服嘞骨散、九金六马散、四味浸酒方。过脊马痹，用山枇杷根皮、藜芦子、小樟子根皮、天门冬、天南星、仙人掌根、山布瓜根、赤牛膝、半夏、凌霄根皮、佛桑花、马蓝草、野芋子根、天铜柯、普营子根皮、赤毛桃根皮、赤芎根皮，捣烂，半泔半醋调煖刷，渣封。瓜藤马痹并效。却服斶脊散、九金六马散。瓜藤马痹，用山布瓜根、多赤葛子根皮、樟柳根、紫金皮、紫金钟、落鸦枪根、七叶杨香、天花粉、真珠帘根、白芙蓉叶、凌霄根皮、溪枫根皮、赤毛桃根皮，捣烂，盐糟炒缚之。又方，山布瓜根、葛合根、紫河车、藜芦子、马鞭

秽、紫金皮、山枇杷根皮、凌霄根皮、佛桑花、落鸦枪根、白田柯，捣烂，盐糟炒缚之。又方，山布瓜根、紫金皮、溪枫根皮，捣烂，酒炒缚之，此方马瘼并大效。却服九金六马散、四味浸酒方，又用洗肿方热淋之。杀着马瘼，用紫河车、山枇杷根皮、藜芦子、山布瓜根、凌霄根皮、佛桑花、葛合根、石萍，捣烂，醋调刷，渣封。用洗肿方淋洗。却以九金六马散、蠲骶散服之。诸马瘼有热者，用去热散，有表者用荆防败毒散，有里者用内疏黄连汤，有表复有里者用追疔夺命汤；却用水金凤，捣烂缚核堆上，即效。马瘼有热未成，服药即能退之，若已成者但要出脓，其热即退。若生堆核四五个，只一二个未成脓，馀者皆已出脓，其热亦不能退，要五个尽出脓，热方退也。若溃烂者即系溃疡，宜查本门治之。

［治验］

一人因怒，胁下作痛，以小柴胡对四物加青皮、桔梗、枳壳而愈。　一人臀肿一块，微痛，脉弦紧，以疮科流气饮四剂而消。　一人因怒，胁下肿痛，胸膈不利，脉沉迟，以方脉流气饮数剂少愈，以小柴胡对二陈加青皮、桔梗、贝母，数剂顿退。更以小柴胡二十馀剂而痊。一妇因闪肭，肩患肿，遍身作痛，以黑丸子二服而痛止，以方脉流气饮二剂而肿消，更以二陈对四物加香附、枳壳、桔梗而愈。一妇腿患筋挛骨痛，诸药不应，脉迟紧，用大防风汤一剂顿退，又二剂而安。又一妇患之亦然，先用前汤二剂，更服黑丸子而痊。此二患若失治，溃作败症。一妇禀弱性躁，胁臂肿痛，胸膈痞满。服流气、败毒，反发热少食；用四七汤数剂胸宽气利，以小柴胡对四物加香附、陈皮，肿痛亦退。　一人腿患溃而不敛，用人参养荣汤及附子饼灸，更以补剂煎膏贴之，两月馀愈。　一人脾气素弱，臂肿一块不痛，肉色不变，饮食少思，半载不溃。先以六君子加芎、归、芍药二十馀剂，饮食渐进；更以豆豉饼日灸数壮，于前药再加黄芪、肉桂三十馀剂，脓熟针去，以十全大补汤及附子饼灸之，月馀而愈。　一人腿肿，肉色不变不痛，脉浮而滑，以补中益气汤加半夏、茯苓、枳壳、木香饮之，以香附饼熨之。彼谓气无补法，乃服方脉流气饮愈虚。始用六君子汤加芎、归数剂，饮食少进，再用补剂月馀而消。夫气无补法，世俗论也，以其为病，痞满壅塞，似难为补。殊不知正气虚不能运行，则邪气滞而为病，不用补法，气何由行乎。　一人臂肿筋挛骨痛，年馀方溃不敛，诊脉更虚。以内塞散一料少愈，以十全大补汤及附子饼灸而愈。《精要》云：留积经久，极阴生阳，寒化为热。以此溃多成瘘，宜早服内塞散排之。一人腿肿一块，经年不消，且不作脓，饮食少思，强食则胀或作泻，日渐消瘦。诊脉微细，此乃命门火衰不能生土，以致脾虚而然也。遂以八味丸，饮食渐进，肿患亦消。　一人背髀患之，微肿，形劳气弱。以益气养荣汤，间服黑丸子，及木香、生地黄作饼覆患处熨之，月馀脓成针之，仍服前药而愈。　一人腿患，久而不敛，饮大补药及附子饼，以针头散纴之而愈。　一人臂患年馀尚硬，饮食少思，朝寒暮热，八珍汤加柴胡、地骨皮、牡丹皮，月馀寒热少止，再用益气养荣汤、附子饼灸，两月馀脓成针之，更服人参养荣汤半载而愈。一妇脓溃清稀，脉弱恶寒，久而不愈，服内塞散，灸附子饼而瘳。　一人臂患，出腐骨三块，尚不敛，发热作渴，脉浮大而涩，乃气血俱损，须多服生气血之剂，庶可保全。彼谓火尚未尽，乃用凉药内服外敷，几危求治。其形甚悴，脉愈虚，先以六君子加芎、归月馀，饮食渐进，以八珍汤加肉桂三十馀剂，疮色乃赤，更以十全大补汤，外以附子饼，仅年而差。一老，伤寒表邪未尽，股内患肿发热，以人参败毒散，二剂热止，灸香附饼，又小柴胡加二陈、羌活、川芎、归、术、枳壳，数剂而消。侍御朱东溪，左胁下近腹，肝胆经部分结一块四寸许，漫肿不赤，按之则痛。余曰：此当补脾胃。彼谓肿疡宜表散，乃服流气饮，后胃气顿虚，始信余言。遂用四君子加芎、归、酒炒芍药、姜、桂，胃气复而恶症退，乃去干姜加黄芪数剂，微赤微痛，又三十馀剂，焮肿大痛，此脓内溃也，遂针之，用补中益气汤加减八味丸而愈。一男子，胁肿一块，日久不溃，按之微痛，脉微而涩，此形证俱虚，当补不当泻。乃用人参养荣汤及热艾熨患处，脓成以火针刺之，用豆豉饼、十全大补汤百剂而愈。一妇腰间患一小块，肉色如常，不溃发热，予欲治以益气养荣解郁之剂。彼却别服流气饮，后针破出水，年馀而殁。又一妇，久不敛，忽发寒热，予诀其气血俱虚，彼反服表散之剂，果发大热亦殁。一人元气素弱患此，胸膈不利，饮食少思，予欲健脾解郁养气血。彼反服辛香流气之剂致腹胀，又服三棱、蓬术、厚朴之类，饮食少，四肢微肿，兼腰肿一块，不溃而殁。一妇经不调，两月或三月一至，四肢肿，饮食少，日晡发热。予曰：此脾土气血虚也。用养脾滋气血药。饮食进则浮肿自消，血气充则经水自调，彼以为缓。用峻剂先通经，果腹疼泄不止，遍身浮肿，饮食少，殁于木旺之月。一人年逾三十，小腹肿硬，逾年成疮，头破时出血水，此七情所伤，营气逆于肉理也，名曰流注。诊之肝脉涩，盖肝病脉不宜涩，小腹正属肝经，须涩属金，脉退乃可。予欲以甘温之药补其气血，令自消溃。彼不信，乃服攻伐之药，气血愈虚，果殁于金旺之月。一男子，腹患此，肿硬不溃，脉弱时呕，欲用败毒等药。余谓肿硬不溃，乃阳气虚弱，呕吐少食，乃胃气虚寒，法当温补脾胃。彼不信，仍用攻伐而呕愈甚，复请治，脉微弱而发热。余曰：热而脉反静，脱血脉反实，汗后脉反躁者，皆为逆也。辞不治，后果殁。

疮科流气饮 治阴发流注，恚怒气结，堆核肿硬作痛，或胸膈痞闷，或风寒湿毒搏于经络，或血不和结成肿块，肉色不变，或漫肿木闷无头，或阴发岩乳等证，未成速散，已成速溃，败脓自出，恶肉自去，非常之验。

桔梗 人参 当归 肉桂 甘草 黄芪盐水炒 厚朴姜制 紫苏 白芍药 乌药 防风 枳壳 槟榔 南木香 川芎 白芷

上生姜煎服。疼痛加乳香、没药。水不干加知母、贝母。疮不干加炒皂角刺。流注加羌活、独活。气滞加香附。胃虚加陈皮。此乃行气散血之剂，若服之过度，则气血虚耗，何以为脓，学者知之。

败毒流气饮 治流注初发，堆核硬痛不可忍者，宜用此药疏邪流气。

羌活 独活 青木香 赤芍药 当归 紫苏 陈皮 香附 白芷 三棱 蓬莪茂 枳壳 川芎 桔梗 柴胡 半夏姜制 赤茯苓 甘草

上生姜、生地黄煎服。热加大黄、黄芩。虚加人参、黄芪。

方脉流气饮 治阴发流注、瘰疬及郁结肿聚结块。或走注疼痛，或心胸痞闷，胁腹胀满，呕吐不食，上气喘急，咳嗽痰盛，或面目四肢浮肿，大小便秘者。

紫苏 青皮 白芍药 当归 白茯苓

乌药 桔梗炒 半夏姜制 黄芪炒 川芎 枳实炒 陈皮 防风 南木香 大腹皮 甘草 槟榔 枳壳

上生姜煎服。流注加羌活、独活、白芷梢。小便不通加木通、栀子。浮肿加猪苓、泽泻。气滞加香附。血滞加肉桂。呕吐加藿香。瘰疬加夏枯草。

此行气耗血之剂，不过二三剂止之，不可多服。

去热散 治马痹发热者，此药退热，肿疡亦效。

吉面消 山乌豆 鸡屎子 鸡肚根 水圹子 过山龙 金凉伞大叶 白根子 紫金藤 九牛天竹 臭木待根 连叉大青 落鸦爪藤

上水煎服。

九金六马散 治马痹流注、马瘟、马面、马腿、马挪，痈疽肿疡、乳痈、胁痈，便毒、头风、风核等发者。

铁马鞭 白马骨 地马梢 紫金藤 马蹄藤 金星草 金惊根 金银花 山红花根 马蹄金 紫金皮 金凉伞根 金脑香 山乌豆 鸡屎子 毛里金钗 水滚子根 穿山蜈蚣

上水煎，入酒和服。

散血消核汤 治马痹。

紫金皮 大蓟根 山苏木 溪枫根 山乌豆 鸡屎子 赤牛膝 马蹄金 马蹄藤 铁马鞭 白马骨 马蹄香 穿山蜈蚣

上水煎，入酒和服。

二马散 治马痹。

马蹄金 铁马鞭 拨雪根

上水煎，入少酒和服。

立效散 治马痹。

水滚子根又名溪枫根，又名水杨柳，多 淡茶栎根中 晚祥西根少

上水煎，入酒和服，或合六马散亦效。

浸酒方 治马痹创人，此药退创。

老公须根 毛里金钗根 狗骨子根 大叶毛吹曲

上浸酒暖服，不可煎。

续骨散 治接骨马痹。

天灯心 紫背草 赤牛膝 山苏木 钓钩藤 马蹄香 马蹄金 紫金皮 天花粉 白马骨 铁马鞭 臭木待根 酒坛子根

上酒水各半煎服。

轻脚散 治锁脚马痹。

天灯心 紫背草 赤牛膝 钩藤根 山苏木 酒坛根 白马骨 马蹄金 铁马鞭 穿山蜈蚣

上酒水各半煎服。

嘣骨散 治嘣骨马痹。

马蹄金 马蹄藤 白马骨 紫金皮 钓钩藤 铁马鞭 酒坛根 马蹄香 天灯心 山苏木 赤牛膝 地茄根 紫金藤 李子根 臭木待根 乌苞子根 穿山蜈蚣

上水酒各半煎服。

蠲脊散 治过脊马痹。

紫金皮 天灯心 酒坛根 马蹄香 马蹄金 紫背草 狗骨根 地茄根 山苏木 白马骨 铁马鞭 臭木待根

上生地黄，酒、水各半煎服。

蠲骶散 治杀着马痹。

溪枫根 白田柯、赤牛膝 白马骨 拨雪根 马蹄金 金脑香 马蹄藤 马蹄香 地马梢根 穿山蜈蚣

上水酒各半煎服。

退创散 治马 痹满身创人，转动不便。

地马稍根 白马骨 铁马鞭 头形花根 鸡屎子 诈死子 马蹄金 山茄根 狗骨根 对节金惊根

上水煎，入酒和服。

钓钩藤散 治马痹肿疡，病后筋脉拘

急。

钓钩藤　伸筋藤　石楠藤　羊带归根　天灯心　狗骨子根　真珠帘根　豨莶草根

上水煎，入酒和服。

马鞭散　治马瘟。

石楠藤　凉藤子　晚祥西　雪里开　马蹄金　铁马鞭　鬼腰带根

上水煎，入酒和服。又用雪里开捣糟，炒缚之；又用樟树根皮、山枇杷根皮捣糟，炒缚之。

妙草散　治病马瘟。

白根子　赤芎根皮

上捣糟，炒缚之；又用七层楼，煎酒服之。

二妙散　治满身起堆，是马瘨。

马蹄香　香圆橘叶

上捣烂糟，炒缚之；又用秦椒酒煎。

杨　梅　疮

或问：广疮何如？曰：此肝肾二经湿热。或色欲太过，肾经虚损，感邪秽之气而成。或因下疳畜毒，缠绵不已而作。一名翻花疮，肉反于外，状如蜡色，有如绵花，故又名绵花疮，此则邪毒盛。细小者名广豆，或如赤根脓窠，此则邪毒浅。凡患此证，先宜食毒物以发之，后服通圣散之类。须用土茯苓对停服。毒势既杀，八珍、十全大补汤之类以补气血，必守禁忌，方获全愈。大忌房劳，如犯之服药不效，虑后结毒。一忌酸醋，酸敛邪毒，后结广癣。一忌白肠，能发郁火，以致缠绵不已。一忌轻粉及冷水，致后筋骨疼痛，结成风块，或一二年或数年方发。其状坚硬，肉色平淡，或痛或痒，多结于骨节、头面、喉鼻之间，经络交会之处。已破则脓水淋漓，甚可畏也，轻则发广癣，亦名千层癣，多生手心足底重叠不已。又有馀毒，亦名气毒，筋骨疼痛，来去不定。亦名湿毒，筋骨痛酸，乍作乍止，宜随其浅深治之。先服消风败毒，后服补剂。疮势盛及结毒深者，必用熏药，后服通圣散以泄火毒，后服八珍汤、大补汤之类，弱者不宜熏，恐不能胜火气也。

［薛］　属元气不足，邪气所乘，亦有传染而患受，症在肝肾二经，故多在下体发起，有先筋骨痛而后患者，有先患而后痛者。初起脉浮数，邪在脾肺经也，先用荆防败毒散解散之。脉弦数，邪在肝胆经也，先用龙胆泻肝汤清解之。脉沉数，邪在脏腑也，先用内疏黄连汤通导之，后用换肌消毒散为主，愈后再无筋骨疼痛之患。若疮凸赤作痛，热毒炽盛也。疮微作痛，毒将杀也。疮色白而不结痂，阳气虚也。色赤而不结痂，阴血虚也。瘙痒，脉虚浮，气不能相荣也。瘙痒，脉浮数，血不能相荣也。臀背间或颈间作痒，膀胱阴虚也。阴器间或股内痒，肝经血虚也。阴囊作痒重坠，肝经阴虚湿热也。小便频数，短少色赤，肝经阴虚也。小便频数，色白短少，脾肺气虚也。面目瘙痒或搔变赤，外邪相搏也。眉间痒或毛落，肝胆血燥也。饮食少思，口干饮汤，胃气虚也。饮食难化，大便不实，脾气虚也。侵晨或夜间泄泻，脾肾虚也。若治失其法，有蚀伤眼目，腐烂玉茎，拳挛肢体者，但用九味芦荟丸以清肝火，六味丸以生肾水，蠲痹解毒饮以养血祛邪，亦有可愈者。若误用轻粉等剂，反为难治。湿胜者，宜先导湿。表实者，宜先解表。里实者，宜先疏里。表里若俱实，解表攻里。表虚者补气。里虚者补血。表里俱虚者补气血。

一人遍身皆患，左手脉数，以荆防败毒散，表症乃退，以仙方活命饮六剂，疮渐愈，兼萆薢汤月馀而痊。　一妇焮痛发热，便秘作渴，脉沉实，以内疏黄连汤二剂，里症已退，以龙胆泻肝汤数剂，疮毒顿退，间服萆薢汤，月馀而痊。　一人下部生疳，诸药不应，延及遍身突肿，状如翻花，筋挛骨痛，至夜尤甚，此肝肾二经湿热所致。先以导水丸进五服，次以龙胆泻肝汤数剂，再与除湿健脾之药，外贴神异膏吸其脓，隔蒜灸拔其毒而愈。　若表实者，荆防败毒散。里实者，防风通圣散。气虚者，四君子。血虚者，四物仍加兼症之药并愈。若服轻粉等药，反收毒于内，以致迭发。概服防风通圣，则气血愈虚，因而不治者多矣。　一人患之，发寒热，作渴便秘，两手脉实，用防风通圣散而退，以荆防败毒散兼龙胆泻肝汤而痊。

一人患之肿痛，先以龙胆泻肝汤、导水丸各四剂少愈，再以小柴胡加黄柏、苍术五十馀剂而平。　一人玉茎肿溃，小便赤涩，肝脉弦数，以小柴胡加木通、青皮、龙胆草四剂，又龙胆泻肝汤数剂而痊。

一童玉茎患之，延及小腹数枚，作痛发热，以小柴胡汤吞芦荟丸，更贴神异膏，月余而痊。　一人愈后，腿肿一块，久而溃烂不敛，以蒜捣烂敷患处，以艾灸其上，更贴神异膏及服黑丸子并托里药，两月而愈。　一妇燃轻粉药于被中熏之，致遍身皮塌，脓水淋漓不能起居，以滑石、黄柏为末，绿豆粉等分铺席上，令可卧，更以金银花散，月馀而痊。　一人皆愈，但背肿一块甚硬，肉色不变，年馀方溃，出水三载不愈，气血俱虚，饮食少思，以六君子汤加当归、藿香三十馀剂，更饮萆薢汤，两月馀而痊。　一人患之势炽，兼脾胃气血皆虚，亦服前药而瘥。　一妇患之皆愈，惟两腿、两鬓各烂一块如掌，兼筋挛骨痛，三载不愈。诸药不应，且晡热甚，饮食少思，以萆薢汤兼逍遥散，倍用白术、茯苓数剂，热止食进，贴神异膏；更服八珍汤加牛膝、杜仲、木瓜三十馀剂而痊。　一人杨梅疮后，两腿一臂各溃二寸许，一穴脓水淋漓，少食不睡，久而不愈。以八珍汤加茯神、酸枣仁服，每日以蒜捣烂涂患处，灸良久，随贴膏药数日稍可。却用豆豉灸，更服十全大补汤而愈。　凡有肿硬或作痛，亦用蒜灸及敷中和膏，内服补药并效。　一儒者患前证，先玉茎作痒出水，后阴囊股内、小腹、胁、臂，发小瘤，或干脓窠，误服祛风等药，肢体倦怠，恶寒发热，饮食渐减，大便不实，左尺洪数，左关弦数。右关浮缓，按之微弦。予曰：此患属肝胆经也，左关脉弦，左尺脉浮数者，肾水少而虚热传于肝也，右关脉浮缓，脾胃之气弱也，按之而弦者，肝木乘脾土也。用六味地黄丸、补中益气汤为主，佐以换肌消毒散而愈。　一儒者患前症，色焮赤作痛，大便秘而不实，服祛风败毒等药，舌痛口干，脉浮而数，此邪气去而阴虚所致。用六味丸料加山栀、当归四剂，脉症顿退。又用八珍汤加山栀、丹皮，疮色渐白，后用四君加归、芪而愈。　一患者，服攻毒等药，患处凸而色赤作痛，肢体倦怠，恶寒发热，脉浮而虚，此元气复伤而邪气实也，用补中益气汤二剂而痊。　一儒者患之，误服祛风消毒之药，复伤元气，因劳役过度，内热口干，齿龈作痛，右关脉洪数而虚，此脾胃受伤而火动，用清胃散之类而愈。　进士刘华甫，患之数月，用轻粉、朱砂等药，头面、臂、臀各结一块二寸许，溃而形气消弱，寒热口干，舌燥唇裂，小便淋漓，痰涎上涌，饮食少思，此脾胃伤，诸藏弱，而虚火动也。先用六君子二十馀剂，又用补中益气加山茱萸、山药、麦门、五味服之，胃气复而诸症愈，惟小便未清，痰涎未止，用加减八味丸而痊。　一儒者患之，头面瘙痒，或成粒、或成片、或出水，脾肺脉俱洪数，此风邪所伤。先用荆防败毒散加萆薢、钩藤钩数剂渐愈，但口干内热，用四物加山栀、钩藤、金银花、甘草节而愈，后遍身瘙痒，内热口干，佐以六味丸而痊。一商人，每劳役饮酒后则遍身生疮，服祛风败毒之剂，面目、胸背、臂胁结一块如桃栗，凹凸痒痛，脓水淋漓，气血虚甚，寒热往来，作渴痰壅，此湿热壅盛，元气虚而不能愈也。外敷当归膏；内服补阴八珍加萆薢五钱，并换肌消毒散加干葛、钩藤钩各一钱，二十馀剂诸症渐退，仍以前药为主，佐以调理之剂两月馀，血气复而疮愈。

萆薢汤

川萆薢一名土茯苓，俗呼冷饭团

每服二两。水三盅，煎一盅半，去渣。徐徐温服，病甚患久者，以此一味为主，而加以兼症之剂。

换肌消毒散 治时疮，不拘初起、溃烂。

土茯苓五钱 当归酒洗 白芷 皂角刺 薏苡仁各一钱 白鲜皮 木瓜不犯铁器 木通 金银花各七分 炙甘草五分

上水煎服。

蠲痹消毒散 治时疮，肢节拘挛。

姜黄 土茯苓 独活各五钱 白术 当归各一钱五分 赤芍药一钱 白芷五分

上水煎服。

蠲毒换肌饮 治杨梅疮。

冷饭团白色者，木槌打碎，四两 上以长流水四大碗，入砂锅内煎至三碗，入后药：

黄瓜蒌连仁杵烂，或细切，一个 黄芪盐水炒，三钱 白芍药 当归各一钱半 木瓜 白芷 风藤 白鲜皮 贝母 天花粉 穿山甲 皂角刺 甘草节各一钱 汉防己七分 鳖虱胡麻炒，研，二钱 金银花三钱 猪胰子切碎，一两

上再煎至一大碗，通口顿服。胃弱者，分为二服，日三服。

又方

木瓜 牛膝去芦 生地黄 当归 金银花 贝母已上各二钱 粉草节 五加皮 天花粉 地骨皮已上各一钱半 鳖虱胡麻仁二钱半，炒香 研 白芷 大风藤各一钱 薏苡仁三钱，炒 柴胡五钱 独核肥皂子去硬壳，七个 皂角子七个，炒，打碎 冷饭团四两，白色者，可用木槌打碎 猪胰子二两，切，碎 白鲜皮一钱二分

河水三大碗，入砂锅内煎至一大碗。空心、上下午饥时，各一服。忌食茶、醋、牛肉、河豘、猪肝、肠。

洗汤方

五倍子四两 皮硝一两 地骨皮三两，打碎 甘草一两五钱，作片 艾叶二两 葱十枝

入麻布囊中。煎极浓汤一锅，勿侵生水。先以一分滚汤乘热熏洗，旋添热汤，浴至汗出为度。浴时先服前煎药一服。

点药方

真轻粉五分 杏仁七粒，去皮 冰片三厘

三味同捣极烂，洗净点上。

杨梅疮丸药方

白花蛇四寸，酥炙 露蜂房一枚，煅 全蝎四枚，酒浸，蜜炙，去足螯 蜈蚣二条，煅 龟板一两，酥炙 雄黄 飞丹各一钱 槐花米 雨前细茶各五钱 孩儿茶 辰砂各五分，为衣 麝香三分，同砂为衣

上用黄米饭为丸。日进二三服，好酒送下，七日后疮即光矣。当加桦皮灰。

发霉疮毒方 用雄羊肉一斤，水八碗煮熟，入后药：

川芎 大黄 蝉蜕 麻黄 威灵仙各一两，此味虚人不可多用 共五味，入羊肉内煎至一大碗，空心服。其羊肉任意食之，盖被取汗，天明洗浴。只用一帖立效。

围药方

丁香 檀香 沉香 乳香各五钱 赤石脂三两 麝香一钱 桑霜二两

碱水调围。

广疮膏 亦治结毒。

黄连 黄蜡各三钱 木鳖子去壳 蕲艾各二钱 韶粉 白蜡各一钱五分 雄黄一钱 芦甘石五钱 龙骨五分 冰片一分

香油煎膏。原方有樟脑三钱，恐作痛，故去之。

熏法 治杨梅疮毒，流注四肢，或遍身结成大疮，久不能愈者，用此法熏之极妙，能收轻粉毒。

好艾叶一斤，揉熟 雄黄一两 黄丹一两 松香四两 苍术半斤，米泔制过

上四味为末。入艾拌匀，用黄纸做成药筒，五寸长。以火烧着一头，将烟熏疮口，待筒烧过一半去筒，用水银膏贴之。次日又洗又熏之，半月有效，如重二十日有效。

洗药方

石菖蒲 荆芥 防风 羌活 独活 金银藤 地骨皮 何首乌 甘草

上日日煎汤洗之。

水银膏 亦治臁疮。

无名异 水银 银朱 黄丹 百草霜各等分

上研极细和匀，用桐油调成膏，油纸摊作隔纸膏贴之。其油纸先用黄连、黄柏煎汤刷数遍，然后摊贴。

又捷法 治杨梅疮，不问新旧并效，不过旬日。用胆矾、白矾末并水银各三钱半，入香油、津唾各少许和匀。坐无风处，取药少许，涂两脚心，以两手心对脚心，擦磨良久。再涂药少许，仍前再擦，用药尽即卧，汗出或大便去垢，口出秽涎为验。连擦三日，煎通圣散澡洗；更服内疏黄连汤或败毒散。愈后服革薢汤，有热加芩、连，气虚参、芪，血虚四物之类。

恶 疮

诸痛痒疮，皆属于心。诸湿肿满，皆属于脾。心主血，脾主肉，血热而肉湿，湿热相合，溃败肌肤，浸淫不休，不可以定名命之，故谓之恶疮也。然有辨焉，如疥癣、瘾疹之属，怫郁气血，在皮肤腠理间者，可以表而散。《内经》有谓：汗之则疮已者，是已。若郁气血在肌肉之分，外连皮肤，作寒热而生脓者，或七情所招，或膏粱之变，皆宜解内热不宜汗也。张仲景所谓：疮家不可发汗，汗之则痓者，是已。一疮而有宜汗、不宜汗之别，热有浅深表里故也。故疮在皮肤，则当因其轻而扬之，汗之浴之，外以杀虫润燥，皆解凝结涎沫之药敷之。疮在肌肉，则当因其重而减之，泻经络之热，清凉气血外，以化脓生肌膏爀之。疮在头巅，则当射而取之，用酒制寒凉剂，更以风药升而上之，外以杀虫解热药敷之。能明此三者，其于治疮思过半矣。

乳香消毒散《宝鉴》 专治恶疮。

大黄煨 黄芪 牛蒡子炒 金银花各五两 甘草三两 牡蛎盐泥煨烧，五两 乳香 没药 悬蒌各半两

上为粗末。每服五钱，水煎。疮在上食后。在下食前。

连翘饮 治诸恶疮，红赤痛痒，心烦口干，及妇人血风斑圆点，开烂成疮，痒痛流黄水汁。

连翘 当归 瓜蒌根 生干地黄 荆芥 黄芩 赤芍药 麦门冬 瞿麦 木通 牛蒡子炒 山栀子 防风 川芎 粉草各等分

上㕮咀。每服四钱，水一盏半，灯心二十茎煎至八分，去滓。不拘时服。

救苦黄芪散 治恶疮痈疖

黄芪 当归 芍药 瓜蒌根 甘草各

一两五钱 瓜蒌一对 金银花二两 熟地黄不拘多少 皂角刺为引

上㕮咀。每服半两，无灰好酒一升，同引子装入瓷瓶内，瓶头用笋叶封，将瓶坐于锅内，上以火盆覆锅口，盆外以黄泥封之，勿令出气，煮至外闻药香为度。取出瓶，澄定饮清，将药滓再添酒一升，依前煮服。若饮少者，酒水各半煎服。疮在上食后临卧服。在下空心服。此药治病，万无一失，神验如谷应声。常于五月五日修合。

托里金银地丁散 治诸恶疮、肿毒疼痛。

金银花 黄连 当归 紫花地丁 赤芍药 黄芪 人参 甘草节 桔梗 大黄各半两 乳香 白檀香 没药 连翘各三钱 子芩 栀子仁 玄参各二两 麦门冬去心 前胡 甘草微炙。各一两

上㕮咀。每服五钱，水一盏，酒一盏，煎到八分，去滓。随病上下温服。

紫花地丁散 治诸恶毒疮，肿痛如神。

紫花地丁 当归 大黄 赤芍药 金银花 黄芪各半两 甘草节二钱

上㕮咀。每服一两，用水一盏、酒一盏，同煎至一大盏，去滓。随病上下服。

增益四物汤 治一切恶疮。

川芎 当归 芍药 地黄 防风 荆芥 甘草各等分 凤尾草斟量，加入

上锉碎。每服三大钱，水一盏半，煎至八分，去滓。食前温服。

［海］ 恶疮入腹、心，呕逆，药食不下。

豆粉半两 干胭脂三钱 定粉二钱

上为细末，新水调下。

碧霞挺子 治恶疮神效，了不觉疼痛者。

铜绿 硇砂各二钱 蟾酥一钱

上为细末，烧饭和作麦蘖挺子。每刺不觉痛者，须刺出血，方纴药在内，以膏药贴之。

蚀恶疮方 非奇异恶疮，不可用。

铜绿二钱 硇砂一字 石胆矾半钱，并细研

上为细末，敷之。

治恶疮或有小虫

胆矾 轻粉 乳香各一钱 龙骨 虎骨 露蜂房 白矾各二钱半 硇砂 土蜂房 雄黄各二钱 麝香五分 片脑一字

上为细末。刺破，盐水洗，看紧慢上药，神效。

拔毒散 治诸恶疮，消肿去毒。

天花粉 无名异 黄柏 黄芩 木鳖子 大黄 牡蛎各等分

上为细末。好醋调，敷贴立效。

桑螵蛸散 治诸恶疮。

桑螵蛸 地龙 贝母 黄柏各半两 虢丹煅，一两 乳香二钱半 粳米粉二钱 麝香半钱 雄黄 轻粉各一钱

上为细末，以新汲井水和沙糖调敷。

洗疮药 洗诸般恶疮。

贯众 川芎 茵陈 地骨皮 荆芥 独活 防风 地萹蓄 甘草各二钱 当归三钱

㕮咀。水三碗煎三沸，去滓。通手洗之。

又洗药

白芷 荆芥 萎蕤 何首乌 茯苓 苦参 川芎 白牵牛 防风 蔓荆子各一钱

为细末。用浆水四碗煎五七沸，临卧洗净，涂后药。

涂药

轻粉 白矾 舶上硫黄各等分

上为细末。用酥油调，临睡涂三次。

万宝代针膏 治诸恶疮，肿核赤晕，

已成脓，不肯用针刺脓，此药代之。但用小针点破疮头，却贴上膏药，脓即自溃，此秘妙良方。

蓬砂　血竭　轻粉各一钱半　金头蜈蚣一条　蟾酥半钱　雄黄一钱　片脑少许　麝香一字

上为细末，用蜜和为膏。看疮有头处用小针挑破，以药些小纸花上封贴，次早其脓自出。如腋下有要核儿名暗疔疮，或有走核，可于肿处用针挑破，如前用之。忌鸡、羊、鱼、酒、面等物，吃白粥三日为妙。

龙葵散　治诸恶疮，多出脓水不干。

龙葵即天茄子　景天即慎火草　黄连去须　天灵盖各一两　龙骨　木鳖子　乳香　黄蜀葵花各半两

上为细末，入腻粉少许，蜜调。随疮大小，纸摊贴之。

神效方　治一切恶疮，医所不识者。

水银　黄柏　黄连　松脂黄明者　腻粉　土蜂窠着壁上者，南方多有之，或云蛐蟮窠　甘草各等分

上将水银放掌中，以唾津杀为泥，入瓷器中，以生麻油和研，生绢滤如稀饧，和药末再研如稠饧。先温水洗疮，帛拭干涂之。一切无名疮，涂一次即差。有黄水者涂之随手便干，痒不堪忍者涂之立止，痛甚者涂之立定。治疥尤佳，抓破敷药。

乳香散　治远年恶疮。

乳香　腻粉各半钱　黄柏去粗皮　龙骨　大黄锉。各三钱　麝香一字

上为细末。先以苦竹沥洗疮拭干，掺药。

熊胆膏　治一切恶疮。

熊胆研，一钱　腻粉一钱二分半　雄黄研　麝香研。各半钱　槟榔研，一字

上研匀。于腊日用豮猪胆一枚，取汁和药，仍入在胆内，用绵绳系定揉匀，以松明黑焰熏遍黑，挂于阴处。如恶疮有指面大者，用如黍米大贴之；如钱大者，用如绿豆大贴之。恐药干难贴薄，以津唾调如稀糊涂之，仍用薄桦皮盖贴，以帛子系之，药不可多用。

乌金膏　治一切恶疮。

桑枝　槐枝　榆枝　枸杞枝　桃枝　柳枝

上各长一尺，粗如小指，俱一寸截劈四破。用油四两，炒令焦黑，滤去滓。入铅丹半两，蜡一两，复熬令黑色，倾在瓷合内候冷以新汲水浸，出火毒用，涂疮。

桃花散　治一切恶疮，生肌活血，治金疮去风。

乌鱼骨　虎骨　龙骨各一两　寒水石半斤，煅　白石脂　赤石脂　白蔹各半两　黄丹少许

上入白及半两，同为细末。量疮大小敷贴。

丹　　毒

《内经·运气》丹熛皆属火。经云：少阳司天，客胜则丹疹外发，及为丹熛是也。　《圣惠》云：夫一切丹毒者，为人身体忽然变赤如丹之状，故谓之丹毒也。或发手足，或发腹上如手大，皆风热恶毒所为，重者亦有疽之类也。若不急治则痛不可忍，久则坏烂出脓血数升。若发于节间，便令人四肢毒肿，入于肠则杀人，小儿得之最为急也。　戴复庵云：发丹色状不一，痒痛亦异，大概皆因血热肌虚风邪所搏而发。然色赤者多，以赤故谓之丹。宜消风散，入烧枫树子存性为末，酒调服。有发而色白者，谓之冷瘼。宜消风散杂黑神散酒调。此病多缘肌肉疏，为风邪所袭而成，风热则赤，风冷则白，今人但呼赤为丹，白为瘼，所以用酒调土朱服之而愈者，亦以脾主肌肉，土能入脾，各从

其类。古方亦名为瘾疹，非特分寒热，亦兼备四气，近世方论呼为白婆瘼，赤为血风。赤白二证并可用乌药顺气散，和消风散酒调服。白者多用顺气散，赤者多用消风散，病此者俱宜用藿香正气散煎。有人一生不可食鸡肉及獐鱼动风等物，才食则丹随发，以此见得系是脾风。脾主身之肌肉，藿香正气散乃治脾之药，而土朱亦入脾之药，此方屡试屡验。丹溪云：内伤斑者，胃气极虚，一身之火游行于外所致，宜补以降之。尝治一中年男子，痈溃后发热干呕，背发丹熛，用诸般敷贴丹熛药，及用刀于个个丹头出血，丹皆不退，后以半、陈、生姜加补剂，治呕不效，遂纯用参半两，归、术各钱半，浓煎一帖呕止，二三帖丹渐缓，热渐减，约五十馀帖热始除，神气始复。

金花散 治一切丹毒，热痛焮赤。

郁金 黄连 黄芩各一两 糯米三合

上为末。每用蜜水调如泥，鸡翎扫丹上，干即易之。

治一切丹毒恶气攻刺，身体赤肿，疼痛不可忍。《简要济众》。

车前草 益母草 地胆草

上等分。烂研涂，干再涂之。如无新者，只以干者为末，冷水调敷。

治一切丹毒恶气，五色无常，不即疗之，痛不可忍。若皮肤坏则出脓血，或发节解，则断人四支。此盖疽之类也，宜速治之方。

大蒜或小蒜

上杵如泥。厚涂之，干即再涂，以差为度。

又方 赤小豆一升 羊角烧灰，半两

上为末，鸡白和涂。如无羊角，即单用小豆亦良。

治一切丹毒，走皮中浸淫疼痛方。

蛴螬研

上以鸡子白和涂，干再涂。先刺破，涂之良。

治一切丹毒遍身。

芸薹子一两

上以酒一大盏，和研去滓，煎五七沸。无时温服一合。孙真人云：治丹神验方，捣芸薹叶，傅之即差。未愈，但三日内敷之。臣以正观十七年三月八日，内江县，每以饮多至夜，睡中觉四支骨肉疼痛，目眩头疼，额角上如弹丸大肿，不得手近，痛至午时至右角，至夜诸处皆到，其眼合并不得开，几至于毙。县令周公，种种药治不差，经七日。臣自处此方，其效如神，故疏之以传于世。又：戴行之家传方云：如无青者以干者为末，水调敷。凡丹毒遍身，或连腰腹周匝，百方不能治，惟此辄能治之，凡治二十四般丹毒。

仙人水鉴治火丹

荞麦面 黄连各少许

上二味同研细，涂立差。切不得入油及盐。

孙真人曰：丹毒一名天火。肉中忽有赤如丹涂之状，大者如掌，甚者遍身，有痒有肿无定色。或有白丹，肉中肿起，痒而复痛，微虚肿如吹瘾疹状。亦有鸡冠丹，赤色而起，大者如钱，小者麻豆粒状，如鸡冠色皮涩，一名茱萸丹。或有火丹，或有水丹，遍身起，遇水湿搏之，晃晃然如黄色，如有水在皮中，喜着眼及阴，此虽小疾，令人至死也。

治丹毒搨方

升麻 漏芦 芒硝各二两 栀子二十枚 黄芩三两 蒴藋五两

上件以水三升，浸良久，煮取二升。以故布染汁搨后，须服漏芦汤。

漏芦汤方 非里实证，不可用。

漏芦 白蔹 黄芩 麻黄 白薇 枳

壳　升麻　芍药　甘草　大黄各三两

上以水一斗，煮三升，分三服，快下之。无药之处，只单用大黄下之。

五香汤　主热毒气，卒肿痛结核，或似痈疽，使人头疼寒热，气急者，数日不除杀人方。

青木香　藿香　沉香　丁香　薰六香各一两

上以水五升，煮取二升。分三服，不差更服之。

《刘涓子鬼遗方》治丹、痈疽始发，焮热浸淫长成，搨汤方。

升麻　黄芩各三两　黄连　大黄各二两　当归　甘草炙。各一两　芎䓖二两　芒硝三两　羚羊角屑一两

上㕮咀。以水一斗三升，煮取五升，绞去滓。铛中内芒硝，上火搅令成沸尽滓。稍分适冷热，贴帛搨肿上数过，其热随手消散。王练、甘林所秘不传此方。

朱氏家传治火丹

伏龙肝　猪槽下土多年者　朱砂少许

上为末。鸡子清调，鹅毛扫。

又方

踯躅花根　曲蟮土　壁上多丝虫窠　百草霜　伏龙肝　猪槽下土

上如上法用之。

金花散《鬼遗》　治一切丹毒。

郁金　黄芩　甘草　山栀子　大黄　黄连　糯米已上各一两

上七味，生为末。冷水和少生蜜调药，以鹅毛扫之。

圣涂散　长沙医者，郑愈传治大孕丹，诸般毒。

凌霄花　万州黄各一分　苎根半两，切，焙

上同杵烂，以酒和蜜同调服少许，仍涂丹上立效。

麻黄散《千金》　治恶毒丹及风疹。

麻黄　升麻　葛根各一两　射干　鸡舌香　甘草炙。各半两　石膏半合

上㕮咀。以水三升煮取一升。大人作一服，三岁儿分三服，日三。

［本事］　治烟火丹发从背起，或两胁及两足赤如火。景天草，真珠末一两，捣和如泥，涂之。又方，治萤火丹从头起。慎火草即景天，捣，和苦酒，涂之。

丹毒，蓝靛傅，热即易。《子母秘录》。

［肘］　丹者恶毒之疮，五色无常。苎根三斤，水三斗煮汁，每日涂之。

治赤丹。用黄瓜种中瓤水，去子以器贮之。用时以水涂患处。又方，用腊雪贮器中，久化为水，以水涂赤游妙。并初虞世。

［丹］　诸丹毒肿。蚯蚓矢水和敷之。《圣惠方》、《外台》同。

［千］　疗丹瘾疹方。酪和盐煮。以手摩之，手下消。

治赤游风肿。荞麦面，苦酒调敷。《兵部手集》。

［杨］　治热赤游丹。栝蒌末二大两，酽醋调涂之。

治五色丹毒。煮栗皮有刺者，洗之佳。

拔毒散　治热毒丹肿，游走不定。

石膏　寒水石并生用。各四两　黄柏　甘草各一两

上为细末。以新水调扫之，或纸花子小贴尤妙。凉水润之。

十二件单方　治丹毒，或得一物瘥。

水苔　生地黄　生松叶　蒴藋叶　慎火草　浮萍　豆豉水和　大黄水和　栀子水和　黄芩水和　硝石　豆叶

上一十二味，但得一味捣以贴之，即瘥。赤小豆末，和鸡子涂之。无鸡子水和用之。

疗灶丹，从两脚赤如火烧。

上用五加叶，烧作灰五两，取煅铁槽中水，和涂之。

治丹毒瘤

蜈蚣干者，一条 白矾如皂子大 雷丸一个 百部二钱

上为细末，醋调涂之。

郭氏金黄散 治热毒丹流游走不定，疼痛不止。

寒水石二两 郁金一对 蓝实 大黄 黄柏 黄连 景天各一两

上为细末。用鸡子清调敷，水亦可。

[风丹]

痛者为丹毒，痒者为风丹。

贾宅小娘，风痒。黄精丸四十粒，与

白术七分 枳实炒 黄芩四钱

上分八贴，下之食前。

遍身风痒瘾疹。凌霄花细末，酒下一钱，立止。

鲍允中年五十岁，风丹痒甚，腹微疼，咽不利，面身微肿，五六日不退，两寸脉滑大实，右浮大，左浮弦小，以炒芩、炒连、归、芎、芍、地、桔、草、黍粘、紫葳各一钱，防风、黄芪各半钱，凡五六帖而安。

[世] 河间神佑丸治风丹愈而复发，或隔一月发，或隔半年发者，此丸下之百发百中。方见杂病水肿门。

[丹] 一人患风丹，遍身痒，因酒得者。

浮萍半两 防风 黄芪 羌活三钱 当归二钱 干葛 麻黄一钱 生甘草半钱

[世] 治冷丹风。

防风 甘草 白僵蚕 蝉退 川芎 白芷 茯苓 荆芥 陈皮 厚朴 苍耳子 人参

上为末。豆淋酒调服，二钱。

丹痒者，用韭叶掺些盐，与香油以手摩热，于丹上揩之，立愈。治风丹，用穿山甲洗去腥，于瓦上炒过存性，每一两入甘草三钱为末，米饮调服。治血风疙瘩疮，斑疮。浮萍捣取自然汁，豆淋酒下；四物浸酒下亦得。

[丹] 用羊蹄菜根，于生铁上以好醋磨，旋旋刮取，涂患处，未瘥更入硫黄少许，磨涂之。

赤白游风

[薛] 赤白游风，属脾肺气虚，腠理不密，风热相搏，或寒闭腠理，内热怫郁。或阴虚火动，外邪所乘。或肝火风热，血热。治法：若风热用小柴胡汤加防风、连翘。血热用四物加柴胡、山栀、丹皮。风热相搏，用荆防败毒散。内热外寒，用加味羌活散。胃气虚弱，用补中益气汤加羌活、防风及消风散。血虚用加味逍遥散。阴虚逍遥散、六味丸。若肝肾虚热，用六味丸，则火自息，风自定，痒自止。若用祛风辛热之剂，则肝血愈燥，风火愈炽，元气愈虚，腠理不闭，风客内淫，肾气受伤，相火翕合，血随火化，反为难治矣。 一男子，秋间发疙瘩，此元气虚而外邪所侵也。先用九味羌活汤二剂，又用补中益气加羌、防而愈。后不慎起居，盗汗晡热，口干唾痰，体倦懒言，用补中益气汤加减八味丸而愈。 一妇人，身如丹毒，搔破脓水淋漓，热渴头晕，日晡益甚，用加味逍遥散而愈。 一妇人，患赤白游风，晡热痒甚。予用清肝养血之剂，不信。乃服大麻风药，臂痛而筋挛，又服化痰顺气之剂，四肢痿弱而殁。 一妇人患前症，数用风药，煎汤泡洗，以致腹胀而殁。 一女子，赤晕如霞，作痒发热，用加味小柴胡汤加生地黄、连翘、牡丹皮而愈。

如冰散 治风邪热毒，壅滞肌肉，荣

卫不宣，蕴积成肿，血涩肤腠，如丹之状，风随气行，游无定处，邪毒攻冲，焮赤热痛。

朴硝五两，另研　寒水石　蛤粉各三两　白芷一两　片脑一钱，另研

上为细末，研匀。每用新汲水调，稀稠得所，以鸡翎涂扫，不令药干。

治赤游肿方

川大黄二两　慎火草五两

上各捣涂之，干即再涂。

治赤游肿流，遍身赤色，入腹即死方。

上用生猪肉敷上，数数换之。其肉虫、鸟俱不食，臭恶甚也。

紫白癜风白驳　疬疡风

［海］　**龙蛇散**　治风虚顽麻，遍身紫白癜风，瘾痒痛者。

白花蛇去骨，焙　黑梢蛇去骨，焙　萆薢　天麻　黄芪　金毛狗脊　自然铜　骨碎补　枫香研　草乌头盐水浸，锉　地龙各一两　乳香　没药各三钱　麝香二钱

上为细末，酒糊丸梧子大。每服十五丸，酒下食后；为末，酒调服亦得。

［罗］　**何首乌散**　治白癜、紫癜诸风，筋骨疼痛，遍身疥癣，手足擘裂，睡卧不稳，行步艰难，兼疗疬疾，眼断白仁，鼻梁崩塌，并宜服之。

何首乌　蔓荆子　石菖蒲　荆芥穗　甘菊花　枸杞子　苦参去芦　威灵仙各半两

上为细末。每服三五钱，食后温酒调下，或茶清、或蜜水亦得，日进二服。

当归散　治皮风，紫白癜风。

当归去芦　赤芍药　苦参去芦。各半两　赤土一两

上为细末。生猪脂二两，熬油去渣。同蜜一两，作一处调药，隔一宿。每服一大匙，热酒调下，空心、食后各一服。并忌鸡、鸭、无鳞鱼、豆腐等物。

本事乌头丸　治宿患风癣，遍身黑色，肌体如木，皮肤粗涩，四肢麻痹。

草乌头一斤

入竹罗内以水浸，用瓦片于罗内就水中泷洗，如打菱角法。宜候泷洗去大皮及尖，控起令干。用麻油四两，盐四两，入铫子内炒令深黄色，倾出油，只留盐并乌头，再炒令黑色烟出为度。取一枚劈破，心内如米一点白恰好。如白多再炒，趁热取罗为末，用醋糊丸如桐子大。每服三十丸，空心晚食前，温酒下。真州资福阁，文雅白老有此疾，服数年黑䵟顿除，脚力强健，视聪不衰。有一宗人，遍身患紫癜风，身如墨，服逾年，体悦泽。予服之一年，诸风疥疮疡皆瘥。性差热，虽云去毒，要之五七日作乌头粥，啜之为佳。粥法，用豫章集中者佳。

治紫白癜风涂药

白矾　绿矾　生砒霜各一钱

上研极细如粉。用生茄子蒂，蘸擦患处，先浴后擦。

三黄膏　治紫白癜风疮癣疥。

雄黄　雌黄　砒霜各半钱，并另研　白矾　黄丹并另研　蛇床子为末　茼茹各一两　白胶香另研　轻粉各一钱

上件用清油四两，入巴豆四粒煎黄色。去巴豆入诸药；又入黄蜡少许，熬成膏子。先用荆芥汤洗，后用药擦，神效。

四神散　治紫白癜风。

雄黄　雌黄　硫黄　白矾各等分

上研为细末。每用时，先浴令通身汗出，次用生姜蘸药擦患处良久，热汤洗。当日色淡，五日除根。

又方

紫癜白癜两般风，附子雄黄最有功。姜汁调匀茄蒂蘸，擦来两度更无踪。

［世］　紫白癜风，贝母为末，以胡

桃肉蘸，洗浴后擦之，神效。又方，以信石好者为上，研极细，用真香油调如薄粥，过一宿，取清油敷之愈。又方，用金狮草，挪碎擦之。累效。

［丹］ 又方 杜大黄 飞矾

上以肥皂为丸，擦之。

［紫癜风］

夫紫癜风者，由皮肤生紫点，搔之皮起而不痒痛者是也。此皆风湿邪气，客于腠理与气血相搏，致荣卫否涩，风冷在于肌肉之间，故令色紫也。

白花蛇散 治紫癜风。

白花蛇二两 晚蚕蛾二钱半 白僵蚕炒 乌犀角屑 麻黄去节 何首乌 天南星姜制 天麻 白附子炮 桂心 萆薢酒浸 白鲜皮 羌活去芦 蔓荆子 防风去芦。各半两 磁石一两，醋淬为末，研

上为细末，入研令匀。每服二钱，食前温酒调下，忌热面、猪、鱼、蒜等物。

酸石榴丸 治紫癜风，其效如神。

酸石榴七枚，去皮，瓷盆内盛，随炊饭甑上蒸烂，绞取汁 羌活去芦 防风去叉 薄荷叶 人参去芦。各一两 茺蔚子 白附子炮 苦参去芦 乌喙 犀角屑各半两 冬消梨二十枚，去皮核，捣绞取汁

上件为末，取前二味汁煎如膏，和丸如梧桐子大。每服二十丸，温酒送下，不拘时候。

桑枝煎 治紫癜风。

桑枝十斤 益母草三斤

上件用水五斗，慢火煮至五升，滤去渣，入小铛内熬为膏。每夜临卧服半合，温酒调下。

硫黄膏 治紫癜风。

硫黄 白矾并细研。各一两 硇砂细研 白附子各半两 附子 雄黄细研。各七钱半 蛇蜕一条

上为细末，入研令匀。用清油四两，黄蜡二两，先煎油三五沸，下蜡后入药末煎成膏。每取涂所患处，日三度用之。

灰藋膏 治紫癜风。

灰藋草不以多少，烧作灰用，重纸衬水淋取汁，熬膏 蛤蟆灰 白矾灰 硫黄各半两 雄黄二钱 朱砂七钱半，水飞 腻粉研 麝香各一钱，研

上外药为细末，同研令匀。用灰藋膏调涂所患处，干即再涂之。

治紫癜风

硫黄二两，细研

上先用粗布，擦患处令伤。用面油调药末如膏，一日三度涂之。

［白癜风］

夫肺有壅热，又风气外伤于肌肉，热与风交并，邪毒之气伏留于腠理，与卫气相搏，不能消散，令皮肤皱起生白斑点，故名白癜风也。

乌蛇散 治身体顽麻，及生白癜风。

乌蛇三两，酒浸 白僵蚕炒 独活去芦 天麻 胡麻子各二两 天南星二钱半 白附子炮 川乌头炮，去皮脐 桂心 防风去芦 细辛去苗 枳壳去穰，麸炒 蝉蜕各半两

上为细末。每服二钱，温酒调下，不拘时。

防风汤 治白癜风。

防风去芦 地骨皮 山栀子 王不留行 荆芥穗 恶实 人参去芦 生干地黄各一两 甘草炙，七钱半

上㕮咀。每服五钱，水二盏，入恶实根少许，煎至一盏半，去渣。温服不拘时候，日进二服，大有神效。

苦参散 治肺脏久积风毒，皮肤间生白癜不止。

苦参去芦，三两 松脂 附子去皮脐 栀子仁 木兰皮 露蜂房各一两 乌蛇二两，酒浸

上为细末。每服二钱，温酒调下，不

拘时候。

摩风膏　治白癜风。

附子　川乌头　防风各二钱　凌霄花　踯躅花　露蜂房各一两

上件细锉。用猪脂三斤煎炼，看药黄焦，去渣候冷，收瓷合中用。摩风癜上，以差为度。

又方

硫黄　密陀僧　腻粉　乳香四味并另研　杏仁　白僵蚕炒

上为细末，酥调成膏。用浆水洗疮，以生布擦破涂之，日夜四五次，甚妙。

治白癜风

红灰藋草　苍耳根茎各五斤　茄子根茎三斤

上件并晒干，一处烧灰。用水一斗，煎汤淋取汁，却于铛内熬成膏，以瓷合盛；用好乳香半两研，又入铅霜、腻粉各二钱半相和，入于膏内，用炼成黄牛脂二两，入于膏内调搅令匀。每取摩涂所患处，一日涂三上，夜涂一上。

治白癜风胡桃涂之

胡桃初生青者，五枚　硫黄半两，细研　白矾二钱半，细研

上件和研为膏。月三两次涂之瘥。

治白癜风

附子一枚，生用　硫黄半个，研　鸡子三个，用米醋浸经七日，看壳软取出，用白调药

为细末。用米粉二钱半，更研令匀，鸡子白调涂之。

玉粉膏　治白癜风。

白矾　硫黄各半两

上件同研如粉。用醋调涂即瘥。

治白癜风如雪色

硫黄　香墨各一两半

上件同研如粉。用生布揩癜上微伤，用醋和如膏涂之，作疮未差更涂。

三圣膏　治白癜风。

硫黄生研　黄丹各半两，研

上件用生绢袋盛，紧缚定。蘸生姜自然汁于白癜上搽之，日夜十次自愈。

治白癜风

草乌半两　巴豆二钱半

上为细末。以醋和为剂，用绢布裹定。浴后擦之，其药力自下矣。

紫桂散　治白点渐长如癣。

桂不以多少，去粗皮

上为细末。唾津和调傅，每日三四次涂敷之甚妙。

又方　萝卜白汁　生白矾三钱　先用生布揩令微破，调之，不过三上差。

又方　楸木白皮　细锉。用水五斗煎取五升，滤去渣，于慢火上再熬如稠膏，用不津器收。每用膏以手摩涂所患处，日三五次上效。

治白癜风淋洗

桑柴灰三斗

上内大甑内蒸，使气溜下釜中，取汤淋汁热洗，不过五六度差。

［白驳］

《病源论》云：风白驳者，面及颈项、身体、皮肉色变白，与肉色不同，亦不痒痛，谓之白驳。此亦是风邪搏于皮肤，血气不和所生也。夫白驳者，是肺风流注皮肤之间，久而不去之所致也。多生于项面，点点斑白，但无疮及不瘙痒，不能早疗即便浸淫也。

治面上风白驳

弊帛　蟾头　蛇蜕皮　故麻鞋底　苕帚　甑带各一两

上件药，以月蚀之夜，盛蚀时合烧灰为末。每服一钱，温酒调下，日进三服。更用此散醋调涂之甚妙。忌鸡、猪、鱼肉、大蒜等物。

治白驳

硫黄研细　草决明　半夏生用　槲树

皮烧灰。各一两　蛇蜕皮一条，烧灰

上为末。用清漆和之，薄涂白处。欲涂药时，先用巴豆中截摩白处，令皮微起，却敷药二三遍即愈。

又方

雄黄　硫黄并细研　附子生用。各一两

上为细末，醋调涂之。

又方

雌黄　硫黄各二钱半　蛇蜕皮二条，烧灰

上件同研为末，用醋调如膏。先以巴豆中截揩白处令皮起，然后敷药三二遍差。

又方　硫黄研　川乌头各一两　为细末，醋调涂之。

又方　桂心为末　以唾调涂驳上，日再涂即愈。

又方　取树孔中水，温热洗之。然后捣桂心、牡蛎等分为末，用面油调涂白驳上，日三夜一。

又方　先用新布擦令赤，用醋摩巴豆涂之效。

又方　鳗鲡鱼脂

上先洗拭驳上，擦令微痛。用鱼脂涂之，一上便愈。

治白驳　用蛇蜕烧末，醋调敷上神效。

[疬疡风]

夫风邪积热居于肺府，久而不散，流溢皮肤，令人颈边、胸前、腋下、自然斑驳，点点相连，其色微白而圆，亦有紫色者，亦无痛痒，谓之疬疡风也。凡此皆风之与热，伏留肌腠之间，气血不和乃生此疾也。

乌蛇散　治疬疡风，斑驳如白癜。

乌蛇三两　犀角屑一两　防风　羌活并去芦　黄芩去芦　苦参去芦。各二两　人参　丹参　玄参　沙参各去芦　桂心　秦艽去芦土　川芎　栀子仁　白鲜皮　川升麻　通草　白蒺藜　枳壳麸炒，去穰。各一两

上为细末。每服二钱，温酒调下，食后良久服之。忌鸡、猪、鱼、蒜、热面等物。

炊帚散　治面及项忽生白点，状如白癣，名曰疬疡。

故炊帚　甑带　鞋底　蛇蜕皮各半两

上件四味，以月蚀夜，伺候月正蚀时，都烧之成灰，研令细。每服二钱，温酒调下，不拘时候，仍用醋调药如膏，涂敷驳上即消。

又方　乌蛇一条

上为细末。每服二钱，用热豆淋酒调下，日进三服。

女萎膏　治身体疬疡斑驳。

女萎　附子　鸡舌香　木香　白芷各半两　麝香研，一钱

上件细锉。用腊月猪膏半斤，煎药看黄焦便去滓，入麝香搅令匀，放凝。用粗布擦斑驳上微疼，涂之即瘥。

蜀水花膏　治疬疡。

蜀水花　鹰粪白　白附子　白蔹　当归各一两　麝香一钱，另研

上件锉碎。用猪脂一斤，合煎诸药，焦黄去渣，候冷。入麝香搅令匀，于瓷合中盛。先擦微破，敷涂之。

苍耳丸　治疬疡风。

苍耳叶不计多少，阴干　莨菪子

上为细末。每用五两，取粟米二合煮作粥，即研如膏。却用莨菪子淘去浮者，炒令黄黑色，捣为末，用一两相和令匀，丸如绿豆大。每服二十丸，空心，温酒送下，晚食前再服。

又方

附子　硫黄各半两，研　苍耳一握，阴干

上为细末，用醋调。先以生布揩擦，微赤破，敷涂之，干即更涂。一方，加铁精，无苍耳。

又方　蒴藋二斤　防己半斤　并烧灰，用水淋取酽汁。洗疬疡讫，后别用醋研防己，涂之即愈。

又方

羊蹄草根。蘸醋于生铁上磨，旋旋刮取，涂于患处。未瘥，更入硫黄少许，同磨涂之。

又方

青胡桃皮三枚　硫黄二钱半，细研

上件烂捣，入酱少许，更研令匀。先用泔清洗之，然后涂于患处。

又方　乌贼鱼骨，用三年陈醋研磨如糊。先用生布擦令肉赤，即涂其上。

又方　五月收赤脚蜈蚣，烧灰醋调涂之。

又方　用自死蜣螂为末。先用布揩擦患处令热，敷之一宿即瘥。

乌　白　癞

［乌癞］

夫癞疾皆是恶风及犯触忌害所得，初觉皮毛变黑或淫淫苦痒如虫行，或眼前见物如垂丝，言语无定，心常惊恐。皮肉之中，或如桃李，隐疹赤黑，手足顽麻，针刺不觉痛，脚下痛顽，不得踏地。凡食之时，开口出气，而鸣语亦如是。身体生疮痛痒，而时如虫行。或两肘如绳缚，此名乌癞，又有黑癞。凡二癞之症，大同小异，故不别录也。

猬皮丸　治乌癞。

猬皮　蚺蛇头各烧存性　魁蛤各一枚　蜈蚣一条半　虻虫去头足翅　蛴螬焙干　红娘子去头足翅　水蛭糯米炒熟　斑蝥去头足翅　蜘蛛焙。各三个　鲮鲤甲三片　龙骨研　川椒炒　川大黄　黄连　麝香研　桂心　水银各半两　石膏细研　川芒硝各一两　白矾枯　滑石研，水飞　甘遂与胡麻同炒，以胡麻熟为度。各二钱半　附子二枚，炮，去皮脐　巴豆去皮膜心油　雷丸各十五粒

上为细末，入研令匀。炼蜜和丸如小豆大。每服一丸，温水送下，空心、临卧各一服，未觉每服加一丸。如小便茎中痛，即有虫下皆死也。细观形状。痛多即减一丸，痛少则加至二丸，以瘥为度。

上方乃攻毒取虫之峻剂，非灼知藏府有虫毒及精神可胜攻下者，不可轻服。仍参薛氏治疠风变症类症治法用之。见杂病准绳第五。

治乌癞，皮肤为黑生疮肿痛，杀虫雄黄药涂之。

雄黄水飞　金星石　银星石　紫石英　白石英　太阴玄精石　马牙硝　白矾各一两

上为细末，入瓷合中，用白土泥固济候干，用炭火五斤，煅通赤即止。以土盖盦药合，候来日取出，于湿地上纸衬盆盖，出火毒三伏时。再研如粉，取枫树胶煮汁和调。每日用涂之，以差即止。

硫黄散　治乌癞疮，久不瘥。

硫黄　雄黄　雌黄　金星石　银星石　握雪石　水浮石　寒水石　密佗僧　马牙硝　不灰木　槐白皮　蝉蜕　乱发灰　蜂窠灰　蜗牛子　牡蛎　麝香已上各一钱　白矾五钱

研细。用水银半两，以津唾杀研如泥，另入腻粉二钱半，用生清油四两调匀。每于患处遍涂之立效。

大黑神膏　治乌癞，及诸癞遍身生疮，及多脓血。

川乌头　芎䓖　川升麻　防己去皮　黄柏　藜芦　黄连　白矾细研　雄黄　雌黄并细研　胡粉各半两研　巴豆　杏仁各十四粒　松脂　乱发各如鸡子大

上锉如大豆粒。用猪脂二升并药同煎，以乱发消尽为度。绵滤去渣，后入雄黄、雌黄、胡粉、白矾搅匀，收入瓷器

中。每用涂于疮上，一日至夜三次涂之。每次以热盐汤洗过，然后更涂之。药勿令入口、眼。

治乌癞杀虫

雌黄不拘多少

上研如粉。用醋和鸡子黄搅匀，涂于疮上，干即再涂。

蜂房酿酒　治乌癞。

露蜂房五两　苦参四斤

上件细锉。用水三斗煮取一斗二升，去渣。浸曲四斤半，炊糯米三斗，入曲蘖搜拌如常酝法。酒熟压去糟。每温一小盏，食前服之。

［白癞］

夫白癞病者，其语声嘶嗄，目视不明，四肢顽疼，身体大热，心中懊恼，手脚缓纵，背膂拘急，内如针刺，或生瘾疹而起，往往正白在皮肉里，鼻有息肉，目生白球，当于瞳子，视无所见，名白癞也。

白花蛇散　治癞病，语声嘶嗄者。

白花蛇酒浸　晚蚕蛾去头足翅　天麻　槐子　羌活　防风各去芦　蔓荆子　威灵仙　白鲜皮　枳壳去穰，麸炒。各一两　甘草炙，半两

为细末。每服二钱，温酒调服。不拘时，日进二服。

鲮鲤甲丸　治白癞。

鲮鲤甲三片　蝮蛇半条　魁蛤半枚　水蛭生用　蜘蛛生用　斑蝥去头足翅　虻虫去足翅。各二个　蛴螬生用，三个　蜈蚣一条　龙骨半两，研　石膏一两，细研，水飞　白矾枯　滑石　川芒硝　硝石　水银与硝石点楮汁，研令星尽　川大黄　黄连　桂心各半两　附子炮，去皮脐，二枚　雷丸十枚　巴豆十二粒，去皮心膜油　川椒二钱半

上为细末，炼蜜和丸如梧桐子大。每服二丸，空心、临卧温水送下，日进二服。

天麻煎　治白癞。

天麻一斤　天蓼水三斤

上件锉，如大豆粒。用水三斗，入银锅或石锅中熬至一斗二升，滤去渣，却于慢火上熬如稀饧。每服半匙，食前，用荆芥薄荷酒调下。

又方　治白癞。

马鞭草不以多少　为细末。每服一钱，食前，用荆芥薄荷汤调下。

苦参酒　治周身白点如脂、如榆荚。搔之白屑落，或痒、或痛。色白渐展，世呼白癞。

苦参五斤　露蜂房五两　䗪皮一具

上锉碎。用水三斗煮取一斗，去渣。浸细曲五斤，炊黍米三斗，拌如常酝法，酒熟压去糟。每于食前温饮一小盏。

治白癞。

斑蝥十四枚　大蝮蛇一条，干者首尾全

上件用酒七升，入瓷瓶中，用糠火煨酒及一升，滤去渣，收瓷合中。每用薄涂于白癞上。

瘾　疹

孙真人论曰：《素问》云，风邪客于肌中则肌虚，真气发散，又被寒搏皮肤，外发腠理，开毫毛，淫气妄行之则为痒也。所以有风疹瘙痒，皆由于此。又有赤疹者，忽然起如蚊虫咬，烦痒极者，重抓疹起，搔之逐手起。又有白疹者发冷；亦有赤疹，盖赤疹者发热。夫风瘾疹者，由邪气客于皮肤，复遇风寒相搏，则为瘾疹。若赤疹者，由冷湿搏于肌中，风热结成赤疹也。遇热则极，若冷则瘥也。白疹者，由风气搏于肌中，风冷结为白疹也，遇冷则极，或风中亦极，得晴明则瘥，着厚暖衣亦瘥也。其脉浮而洪，浮则为风，洪则为气，风气相搏，则成瘾疹，致身体

为痒也。　丹溪云：疹属热与痰，在肺清火降痰，或解散出汗，亦有可下者。　疹在表者，消毒饮子、防风通圣散。在里者，大柴胡汤、四顺饮子。虚者补中益气汤。皆同伤寒施治也。　朱院君三十馀，久患瘾疹，身痹而紫色，可与防风通圣散加牛蒡子为极细末。每二钱，水盏半，入姜汁令辣，煎；食前热饮之。

或问斑疹何如？曰：方论皆谓缘肌中有湿，若凉热之气所折，热结不散则成赤疹。若因风邪所折，风热相搏则成白疹。赤疹得热则剧，得冷则减，盖热气郁于内，故恶热宜冷。白疹得阴雨则甚，得晴则消，盖热气散释于外，故恶冷宜热。热搏于血分，其邪因并发于表则赤。若风湿搏于气分，则气液不行，因邪并发于表则白。夫如是然后与治法相应，邪热者，故恶热而喜凉。邪湿者，故恶雨而喜晴矣。方论中又有风痘坭者，即《内经》所谓汗出见湿，乃生痤痱。又曰：劳汗当风，寒薄为郁乃痤痱，即瘾疹属也。皶，痞瘤类也，此皆谓外邪郁肌肉玄府之热者矣。然则与《内经》言少阳少阴而君相二火，客热之胜为丹疹外发者，方论中则无有也。故人气、君相二火郁发而变者，宜乎未之及耳。若此条是人气所变之一者也。故二火郁发出血气之表，与外邪所郁无异。更有小儿发痘疮之外必有出疹二次，亦是君相二火发出未尽之胎毒也。

初虞世治皮肤风热，遍身生瘾疹。牛蒡子、浮萍等分，以薄荷汤调下二钱，日二服。

苦参丸《衍义》　有人病遍身风热细疹。痒痛不相任，连脑、胫、脐、腹及隐处皆然，涎痰亦多，夜不得睡。

以苦参末一两，皂角二两，水一升揉滤取汁，银石器熬成膏，和苦参为丸如桐子大。食后温水服二十丸，次日便愈。

《千金方》治法，白疹宜者矾石汁拭之。或煮蒴藋和少酒以浴之良。姚氏，以治赤疹。或煮石南汁拭之良。或水煮鸡屎汁拭之。馀一切如治丹方法。俗呼为风屎，亦名风尸。盛者石南汤主之。

石南汤《神巧方》亦名石南根饮子　治风瘾疹，搔之则作疮。风尸身痒，卒风面目肿起。

石南叶《神巧》用根　干姜炮　黄芩　细辛去苗　人参去芦。各一两　桂心　麻黄去节　当归　芎䓖各一两半　甘草炙，二两　干地黄七钱半　食茱萸一两二钱半

上为㕮咀。每服四大钱，水一大盏，好酒二合，同煎至八分，去渣。热服不拘时候，衣盖令出汗。

加味羌活饮　治风寒暑湿外搏肌肤，发为瘾疹，憎寒发热，遍身瘙痒，随藏气虚实，或赤或白，心迷闷乱，口苦咽干。

羌活　前胡并去芦，各一两　人参　桔梗并去芦　甘草炙　枳壳去穰，麸炒　川芎　天麻　茯苓去皮。各半两　薄荷　蝉蜕去头。各三钱

上为细末。每服三大钱，水一盏，生姜三片，煎至七分，去渣。温服无时。

羚羊角散　治风瘾疹，遍身痒痛，心胸满闷。

羚羊角屑　白鲜皮　白蒺藜　防风去芦　麻黄去节　甘草炙　羌活去芦。各一两　枳壳麸炒，去穰，半两　人参去芦　杏仁去皮尖，麸炒　黄芩各七钱半　生干地黄

上为㕮咀，每服四钱，水一中盏，煎至五分，去渣。入酒一合，更煎一两沸温服。

桦皮散　治肺藏风毒，遍身疮疥及风瘾疹。

枳壳去穰，用炭火烧存性　桦皮烧灰。各四两　甘草炙，半两　荆芥穗　杏仁各二两，麸炒，去皮尖

上件除杏仁用水一碗，于银器内熬去

水一半已来，放令干，另研令细；次用诸药末同研匀，于瓷合内收之。每服三钱，食后温酒调下。

犀角散 治风瘾疹，心闷。

犀角屑 川升麻 人参 玄参 沙参 防风四味各去芦 白鲜皮 白蒺藜各一两 甘草炙 马牙硝各半两，研 牛黄二钱半，研细

上为细末，入牛黄末同研令匀。每服二钱，用竹叶汤调下，不拘时。

鬼箭羽散 治风瘾疹，累医不效。

鬼箭羽 白蒺藜 防风去芦 白蔹 甘草炙 白矾枯。各一两

上为细末。先用粟米粉五合粉身了。每服二钱，温熟水调下，不拘时。

漏芦丸 治风瘾疹。

漏芦一两 枳壳麸炒，去穰 苦参各三两 防风去芦 川大黄煨 乌蛇

上为细末。炼蜜和捣三二百下，丸如梧桐子大。每服三十丸，用温浆水送下，食后服。

枫香丸 治风瘾疹，痒不可忍。

枫香 白鲜皮 白蒺藜 蛇床子 羚羊角屑各一两 川乌头炮，去皮脐 藁本去芦 仙灵脾 蔓荆子 莽草 赤箭各半两

上制服法，同前。

加味乌荆丸 治瘾疹上攻头面。赤肿瘙痒，抓之皮脱落作疮作痒，或痛淫液走注，有如虫行。

川乌头汤洗，浸三五次，去皮尖，焙干 荆芥穗各半两 当归水浸三日，洗，焙干，秤一两 薄荷五钱

上为细末。醋煮糊和丸如梧桐子大。每服五十丸，温酒或茶清送下。

治风瘾疹，疼痒不可忍。

赤土不拘多少，细研。

每服一钱，空心温酒调下。

治遍体疹风 侧子作末 冷酒调服。

治风瘾疹，痒不止。

枳壳麸炒，去穰，三两 为细末。每服三钱，水一中盏煎至七分，去滓。温服无时。一方，水煮枳壳，为煎，涂之。

治风疹入腹，身体肿，舌强干燥。

蔓菁子三两，为细末

每服二钱，温酒调下。

又方

白蜜一合 酒二合 二味调和，空心温服。

又方

白僵蚕不拘多少，焙令黄色

上为细末。用酒调服之。立瘥。

乌蛇膏 治风瘾疹，结肿攻冲，遍身发热痒痛，及治筋脉挛急。

乌蛇 当归去芦 木鳖子去壳 枳壳去穰 大黄各一两 天麻 附子 乌喙 天南星 桂心 细辛去苗 吴茱萸 羌活去芦 苍术去粗皮 防风 牛膝 川椒 白芷 白僵蚕 干蝎各半两

上件药并生用锉碎。以酽醋半升，拌浸一宿。用腊月炼成猪脂二斤于当中，入药以慢火煎，看白芷变黄紫色下火，滤去渣令净，入于瓷合内盛之，用摩涂于所患处立效。

蒴藋膏 治风瘙瘾疹，皮肤中苦痒，搔之血出。

蒴藋根 蔷薇根各二两 白蒺藜 附子 独活去芦 白芷 防风去芦 苦参去芦 川升麻 漏芦 汉防已 川椒 木香 蛇衔草 茺蔚子 枳壳一方作枳实 莽草 犀角屑各一两

上件并生用细锉。以酽醋浸一宿，明旦用铜石银锅中盛，慢火上。以腊月炼成猪脂二斤半，与药同煎，令白芷赤色膏成，滤去渣，盛瓷合中。每取涂摩患处，累用即瘥。一方，无蔷薇根。

莽草膏 治身体赤瘾疹而痒，搔之随

手肿起。

莽草七钱半　当归　芎䓖　大戟　细辛　芍药　芫花　川椒　踯躅花　附子　蒴藋根各一两　苦参二两　猪膏成炼者，三斤

上件细锉。用酒浸一宿，猪膏煎之，候附子色黄膏成，去渣。以敷病上，日三用之。

青羊脂膏　治风热赤疹，搔之逐手作疮。

青羊脂四两　甘草　芍药各三两　白芷　白及　黄芩　防风去芦　黄芪　升麻　寒水石各一两　石膏　竹叶切。各一升

上为㕮咀，先用水八升煮石膏、竹叶取四升，去渣，浸诸药。猪脂二斤合煎，膏成。敷病处效。

蒴藋煎　治赤、白风瘾疹。

蒴藋根　白蒺藜　兔藿　细辛　虎杖各三两　辛夷　白矾　盐各二两

上锉并生用拌匀。每药五两，水一斗煮取二升，去渣，再煎至半升。用绵蘸药涂患处，频涂之即效。

治风肿及瘾疹

白矾　石灰各一两

上件为末。用生姜自然汁调和如稀糊。薄涂患处，日用一上效。

治风瘾疹，宜用**枫香汤**洗之。

枫香半斤　芎䓖　川大黄　黄芩　当归　川升麻　甘草　射干各二两　苦参三两　蛇床子一两

上件药并生用㕮咀。每用五两，水一斗煮取五升，去渣。看冷热洗病上，日三五度。

治风身体生瘾疹，宜用**蒴藋根汤**洗之。

蒴藋根　蒺藜苗　当归各五两　蛇床子　细辛各二两

上件细锉。用水一斗五升煮取一斗，去渣。看冷热洗患处，日用三五度，药水冷，再温用之。

地骨皮汤　治风瘾疹。

地骨皮半斤　当归四两　盐二两　白矾末一两

上件细锉。每用药五两，水九升，煎取二升，去渣，再煎至一升，收瓷器中。用绵蘸拭患处，五七度瘥。

治风瘾疹，淋洗神效。

蒴藋　白蒺藜　白矾细研。后入　茵芋　马蔺子　茺蔚子　细辛　扁竹各二两

上锉。用醋浆水一斗煮取五升，去渣。入白矾洗之。

治风瘾疹，百治不瘥神效。

白矾五两

上为末。用酒三合，小便一升，煎如稀膏。以绵蘸药于上，轻手揩之令热彻入皮肤，其风疹须臾消散。一方，只用白矾末，酒浸，帛蘸染患处。

治十种瘾疹。

上用石灰不拘多少。研极细，和醋浆水涂疹上，随手即减。　《千金方》用石灰淋取汁，洗之良。

又方　蒴藋煮汤，和少酒涂之，无不瘥。亦可作汤浴。

治瘾疹痒　茺蔚子茎，作汤浴之良。

治风疹痒不止。

芸薹菜三握捣取汁，于疹上熟揩，时时取少药，揩令热彻，又续煎椒汤洗之。

又方

蛇蜕皮一条。水一升煎取半升。鸡翎蘸热药汤，涂上即瘥。

单方　治面目身体生斑，或痒或瘭子肿起，不即治，甚杀人。

上用羚羊角烧为灰，研令极细。以鸡子清和涂之，极神验。无鸡子，水和涂亦妙。

瘾疹入腹，亦能杀人。用蚕砂，煎浓汤洗之。

[风瘙瘾疹成疮]

夫风邪客热在于皮肤，遇风寒所伤则起瘾疹。热多则色赤，风多则色白，甚者痒痛，搔之则成疮也。

卷柏散 治风皮肤瘾疹，及风热生毒疮。

卷柏 枳壳麸炒，去穰 羌活去芦 麻黄去节 五加皮各一两 赤箭 天竺黄 藁本去芦 防风去芦 芎䓖 黄芪 桑耳 犀角屑各半两 乌蛇二两，酒浸

上为细末。每服二钱，食前薄荷汤调下。忌热面、鸡、猪、鱼、蒜等物。

丹参散 治风瘙，皮肤赤，瘾疹瘙痒，随搔生疮。

丹参 人参 苦参并去芦 雷丸 牛膝去芦 白附子炮 白花蛇酒浸，二两

上为细末。每服二钱，食前煎甘草酒，放温调下。

升麻膏 治诸热风毒气，攻冲皮肤，搔生瘾疹，赤起生疮，兼有黄水结为脓疱痛。

川升麻 白蔹 漏芦 枳壳 连翘 蓝叶 黄芩 栀子仁 蒴藋根 玄参去芦 大黄 蛇衔草 川芒硝 犀角屑各一两

上件细锉。用竹沥三升拌匀，经一宿，用成炼猪脂二斤同煎，候白敛色焦黄，绞去渣，令凝用。摩涂患处，日六次瘥。

治风瘙瘾疹，遍身皆痒，搔之成疮。

茵陈生用 苦参各五两

上件细锉。用水一斗煮取二升，温热得所。蘸绵拭之，日五七度瘥。

又方

蚕砂一升

上用水二斗煮取一斗二升，去渣。温热得所，洗之，宜避风处。

疥　癣

夫疥癣者，皆由脾经湿热，及肺气风毒，客于肌肤所致也。风毒之浮浅者为疥，风毒之深沉者为癣。盖癣则发于肺之风毒，而疥则兼乎脾之湿热而成也。久而不愈，延及遍身，浸淫溃烂，或痒或痛，其状不一。二者皆有细虫而能传染人也。疥有五种。一曰大疥，焮赤痒痛，作疮有脓。二曰马疥，隐起带根，搔不知痛。三曰水疥，㾦瘟含浆，摘破出水。四曰干疥，痒而搔之，皮起干痂。五曰湿疥，薄皮小疮，常常淫汁是也。癣之状起于肌肤，瘾疹或圆或斜，或如莓苔走散，内藏汁而外有筐，其名亦有六焉。一曰干癣，搔则出白屑，索然凋枯。二曰湿癣，搔则多汁，浸淫如虫行。三曰风癣，搔则痹顽，不知痛痒。四曰牛癣，其状如牛领之皮，厚而且坚。五曰狗癣，时时作微痒，白点相连。六曰刀癣，则轮廓全无，纵横不定是也。治法当以杀虫、渗湿、消毒之药敷之，内服和脾清肺，除风散湿之剂，庶绝其根。又面上风癣，初起㾦瘟，或渐成细疮，时作痛痒，发于春月，名吹花癣，女人多生之。此皆肺经蕴积风热。阳气上升，发于面部，或在眉目之间，久而不愈，恐成风疾。治法当清心火，散肺经之风热，然后以消毒散热之药敷之，则自愈矣。戴院使云：此虽皮肤小疾不足为害，然疮有恶疮，癣有顽癣，疥痨嗜肤，尤为烦扰，甚至经年累月不能脱洒。凡病此者，不当专用外敷药，须内宣其毒可也。升麻和气饮、消毒饮、四顺清凉饮、犀角饮皆可用。

[通治疥癣方]

升麻和气饮 治疮肿疖疥痒痛

升麻 桔梗 苍术 干葛 甘草 大黄煨。各一钱 陈皮二钱 当归 半夏 茯

苓 白芷 干姜 枳壳各五分 芍药一钱半

上作一服。水二盅煎至一盅。食远服。

当归饮子 治疮疥风癣，湿毒燥痒。

当归 川芎 白芍药 生地黄 防风 白蒺藜 荆芥各一钱半 何首乌 黄芪 甘草各一钱

上作一服。水二盅煎至一盅，食远服或为末亦可。

除湿散 大治一切风毒疥癣癞痒，状如风癞。

苦参 何首乌 荆芥穗 蔓荆子 薄荷各一两 白芷 天麻 川芎 防风并生用 乌蛇酒浸一宿，焙干。各半两

上为细末。每服三钱，茶酒任调下，无时，日进三服。六日一浴，令汗出血气宣通，六日肤泽如故。

苦参丸 治遍身瘙痒，癣疥疮疡。

苦参四两 玄参 黄连去须 大黄锉碎，炒香 独活去芦 枳壳去穰，炒 防风去叉。各二两 黄芩去黑心 栀子 菊花各一两

上为细末。炼蜜和捣千馀下，丸如梧桐子大。每服三十丸，食后浆水下，日进三服，茶酒任下亦得。

四生散 治肾藏风，疥癣等疮，及眼目昏花，视物不明。

白附子下注生疮，用黑附子 黄芪 沙苑蒺藜 羌活各二两

上为细末。每服二钱，空心盐酒调下。若于猪腰子切开，夹药在内，合定拴住，纸裹煨熟尤妙。又有患赤眼，睛痛不可忍，临睡一服，目反大痛，至二鼓时乃得睡，更三四服大愈。再有顽癣，经年服药、贴药俱不效，后得此药，三四服尽除。

此方治人肾藏风，及眼疾、顽癣无不效。

治面身瘙痒，明目爽神。

威灵 甘草 石菖蒲 苦参 胡麻何首乌 药末二钱酒一碗，浑身瘙痒一时无。

羌活散 治顽癣疥癞，风疮成片，流黄水久不瘥者。

羌活 独活 明矾 白鲜皮 硫黄 狼毒各一两 轻粉二钱半 白附子 黄丹 蛇床子各半两

上为细末。油调成膏敷之。

疥药神效散 治干湿脓窠，诸种疥癣。

槟榔 蛇床子各一两 全蝎半两 倭硫黄一两五钱

上化开硫黄，入荆芥末三钱，滚数沸候冷，加轻粉二钱，冷再碾末。加三柰半两妙。上为细末，先将小油滚过候冷，调上药擦疮上。仍以两手搓药，闻药气神效。

香疥药 治风癣疮，黄水疮，疥疮，牛皮癣疮。

轻粉 水银 樟脑各三钱 大枫子去壳 川椒各四十九粒 柏油烛一对 杏仁少许

上为细末。疥用绢包裹疮上熨；黄水疮掺上此药，功效如神。

八仙散 治游风肿痒，疥癣疮。或因洗头，游风瘙痒生疮。

细辛 荆芥 白芷 黄芩 川芎 防风 地骨皮 甘草各等分，共为粗末

上每用药二两，水二碗煎十沸，去滓。热搨患处。

一上散 治诸般疥癣必效。

雄黄通明，手可碎者 熟硫黄 黑狗脊 蛇床子炒。各半两 寒水石六钱 斑蝥三个，去翅足，研碎

上另研雄黄、硫黄、寒水石如粉，次入斑蝥和匀；蛇床、黑狗脊另为细末，同研匀。洗疥癣令汤透，去痂，油调手中擦热，鼻中嗅两三次，擦上可，一上即愈。

如痛甚肿满高起者，加寒水石一倍。如不苦痒只加狗脊。如微痒只加蛇末子。如疮孔中有虫加雄黄。如喜火炙、汤荡者，加硫黄。只嗅不止亦可愈。

治一切男子女人浑身疥癣，一家染易，经年瘙痒不效者。

百部半两，碎切　乱发　木香碎切　槟榔捶碎　苦参碎切。各一分　川椒三株　鲫鱼一个，不要见水，切成片

上以油五两，煎前药得所，去药。却用麝香一分，腻粉十钱，硫黄、雄黄各半两，同研令匀，入在油内更煎搅五七沸，泻出，瓷器盛之。非时使也。

五龙膏　治疥癣。

硫黄　白矾　白芷　吴茱萸　川椒各等分

上为细末，煎油调涂之。

枫实膏　治风疮燥痒，疥癣。

大枫子肉半两　轻粉　枯矾各些少

上捣为膏，擦疮上。

疥

严子礼云：夫痂疥之为病，虽苦不害人，然而至难可者多矣。《素问》云：诸痛痒疮，皆属于心。多由心气郁滞，或饮食不节，毒蕴于肠胃，发见于皮肤。古方有所谓马疥、水疥、干疥、湿疥种类不一，生于手足乃至遍体。或痒、或痛、或焮、或肿、或皮肉隐嶙，或抓之凸起，或脓水浸淫。治之内则当理心血，祛散风热；外则加以敷洗，理无不愈。夫痂疥者，皆由风热而生，遍体瘙痒，搔之皮起，或血出或水出，结作干痂，其中有虫，人往往以针头挑出，状如水内蠒虫，此盖由肌肉之间，深受风邪热气之所致也。

［丹］　疮在上多服通圣散，在下多以藏用丸下，脚肿出血，加血分湿热药。

［薛］　疥疮属脾经湿毒积热，或肝经血热风热，或肾经阴虚发热。其体倦食少，为脾经湿热，用补中益气汤。饮冷作痛，为脾经积热，用清热消毒散。瘙痒发热，为脾虚风热，用人参消风散。瘙痒作痛为风热，用当归饮子。便秘作痛，为热毒，用升麻和气饮。热渴便利，为脾肺虚热，用竹叶黄芪汤。内热晡热，或时寒热，属肝经血虚风热，用加味逍遥散、六味丸。体倦少食，或盗汗少寝，为脾气郁结，用加味归脾汤、逍遥散、地黄丸。若发热盗汗，或吐痰口干者，为肾经虚热，用六味丸料煎服。　稽勋李龙冈，遍身患此，腿足为甚，日晡益焮，口干作渴，小便频赤，此肾经虚热，用补中益气汤、六味丸而痊。　一儒者善嚏患痒，予以为内有湿热，腠理不密，外邪所搏也，与补中益气汤加白芷、川芎治之。不从，自服荆防败毒散，盗汗、发热、作渴、焮痛、脓水淋漓，仍用前汤倍加参、芪、五味而痊。　一儒者患在臂脚，日晡或痒或胀，形体倦怠，自服败毒散，痛处发肿，小便赤涩，此肺肾阴虚，予用补中益气汤加五味子、麦门冬而愈。　一儒者患此，误用攻伐之剂，元气虚而不能愈，用补中益气汤加茯苓，其疮顿愈。又因调养失宜，日晡益甚，用八珍汤加五味、麦门五十馀剂而愈。　一男子，色黯作痒出黑血，日晡益甚，其腿日肿夜消，予以为气血虚而有热，朝用补中益气汤；夕用加味逍遥散而愈。　一男子时疫愈后，所患如之，用前药补养而愈。有同患用砭法，出血而死。此因阴虚血热，色黑作痒也，何乃反伤阴血哉！　一妇人久不愈，食少体倦，此肝脾亏损而虚热，先用补中益气汤加川芎、炒山栀，元气渐复，更以逍遥散而疮渐愈。若夜间谵语，此热入血分，用小柴胡汤加生地黄治之。血虚者四物合小柴胡

汤，热退却用逍遥散，以补脾胃生阴血。亦有寒热如疟，亦治以前药。

［丹］　何小官生疮。小便黄，用通圣散一钱半煎，下黄精丸。

防风通圣散　治风热疮疥，久不愈。方见肿疡。

麻黄饮　治上体生疮，或痒或痛，黄水浸淫，结痂推起，蔓延于三阳之分，根窠小带红肿，此是湿热症。

麻黄去根留节　防风　苍术各半两　陈皮　紫背萍　黍粘子各七钱半　黄芩四钱　滑石一两　羌活　石膏煅，六钱半　缩砂　荆芥各二钱半　苍耳草　生甘草各三钱半　薄荷叶一钱半

上㕮咀。每服六钱，水一盅半猛火煎取六分，入好酒四五滴，去滓。热服须得通身有汗，其疮自安。甚者服至百服之后，看汗出到何处，若自上而下出过脚曲脷，其疮自愈。

消毒散《局方》

防风一两　甘草二两　荆芥穗三两　黍粘子四两

为粗末。每服三钱，水一盏煎七分，去渣。食后温服。

子和治颍皋韩吉卿，自髀至足生湿䘌䘌疮，大者如钱，小者如豆，痒则搔破，水到则浸淫，状类虫行裤袜，愈而复生，瘢痕成凹，十馀年不瘥。戴人哂之曰：此湿䘌疮也，由水湿而得，故多在足下，以舟车、浚川大下十馀行，一去如扫。

升麻和气饮　治疮疥发于四肢臀髀，痛痒不常，甚致憎寒发热，攻刺疼痛，浸淫浮肿；及癞风入藏，阴下湿痒，耳鸣眼痛。

苍术二两　桔梗去芦　升麻　干葛各一两　陈皮去白，六钱　甘草炙　芍药各七钱半　半夏洗七次　当归去芦　白芷　茯苓去皮。各二钱　枳壳麸炒，去穰　厚朴姜制　干姜炮。各半钱　大黄蒸，半两

上为㕮咀。每服四大钱，水一盏半，生姜三片，灯心十五茎，煎至七分，去滓。食前服。

枳壳散　治痂疥，瘙痒麻痹。

枳壳二两，麸炒，去穰　白蒺藜半升　苦参去芦　蔓荆子各一两

上为细末。每服三钱，温酒调下，不拘时日，进二服。

枳壳丸　治一切风热生疮疥。

枳壳四两，麸炒去穰　苦参去芦，八两

上为细末，炼蜜和捣三二百下，丸如梧桐子大。每服三十丸，食后温酒送下。

苦参丸　治痂疥瘙痒。

苦参一斤，为末　皂角二斤

上用皂角，将水一斗浸，揉浓汁滤去渣。用清汁熬成膏子，和苦参末为丸，如梧桐子大。每服三五十丸，煎荆芥酒送下，或薄荷酒亦得，不拘时候。

赤小豆散　治干湿疥。

赤小豆二合，炒干内醋中，如此七次　升麻　薏苡仁　黄芪锉。各七钱半　人参　白蔹　瞿麦穗　当归切，锉　黄芩去黑心　猪苓去黑皮　防风去叉　甘草炙。各半两

上为细末。每服三钱匕，空心粥饮调下，日二夜一。

脂调散　治疥疮，脓窠疮神效。

蛇床子二两　蔄茹　草乌头　荆芥　花椒　苦参各一两　雄黄　硫黄　明矾各半两

上为细末，猪脂调搽。

扫疥散　治诸疥疮，热疮，遍身疮疖，神效。

大黄　蛇床子　黄连　金毛狗脊　黄柏　苦参已上六味各五钱，同为极细末，入后药　硫黄　水银茶末杀之。各四钱　雄黄　黄丹各二钱五分　轻粉一钱　大枫子去壳　木鳖子去

壳。各五钱，同前六味细末，杵擂匀

上用生猪脂调，洗浴后搽疮上。此药宜晒合之不见火。涂疮疥效如扫，故名扫疥。

秘传一擦光　治疥疮及妇人阴蚀疮，漆疮，天火丹，诸般恶疮神效。

蛇床子　苦参　芜荑各一两　雄黄半两　枯矾一两二钱　硫黄　轻粉　樟脑各二钱　大枫子取肉　川椒五钱

上为细末，生猪油调敷。

又方　治证如前，兼小儿癞头疮，治之。

蛇床子　硫黄　黄柏各一两　大枫子　川椒　雄黄各半两　枯矾二两　轻粉另研入，二钱　牛皮岸薰牛皮烟岸也，如无以香炉岸代之　黄丹各一两

上为细末，生猪油调敷。

［丹］　**一上散**　治诸般疥疮，或痛或痒，或喜汤火烘洗者。

蛇床子略炒　雄黄别研　黑狗脊　寒水石别研　白胶香铜铫熬溶过，倾干石头上放冷。研五味，各一两　白矾　黄连各半两　吴茱萸三钱　硫黄二钱半，另研　斑蝥十四枚，去翅足

上为细末，香油调敷。治疥疮先用苍耳草，或羊不食草藤浓煎汤，洗去疮痂，然后用前药敷。可一次愈。

又诸般疮疥加减法：肿多，加白芷开郁。痛多，加白芷、方解石。痒多，加枯矾。阴囊疮、加吴茱萸。湿多，香油调。干痒出血多，加大黄、黄连、猪脂调。虫多，加芜荑、锡灰、槟榔、藜芦、斑蝥。红色，加黄丹。青色，加青黛。

［罗］　**蔄茹散**　治疥经年不瘥。

水银一钱　好茶二钱　蔄茹三钱　轻粉少许

上为细末，每服不拘多少，麻油调涂之。

［本事］　治疥疮，不问新久方。

白芜荑一两　槟榔　吴茱萸各半两　硫黄二钱，另研

上为末，麻油调，抓破揩之。

［世］　治疥癣，以腊月猪脂，不拘多少，同生白矾、杏仁加轻粉，捣烂擦之。陈无择云：杏仁、轻粉最杀虫，甚妙

［丹］　疥癞疮春天发焦疥，开郁为主，不宜抓破。

白矾　吴茱萸　蛇床子各二钱　黄柏　大黄　硫黄各一钱　寒水石二钱半　樟脑五分　槟榔一个　轻粉十盏

上为末，猪脂油调搽。

丹砂膏　治一切恶疮疥，瘙痒不止，宜用此药杀虫。

朱砂　雄黄　雌黄并研细　乱髮　白蜡　松脂研末。各一两　蔄茹为末，二两　巴豆十粒　猪脂二斤

上件药，先以猪脂煎乱髮令消尽；次下巴豆、蜡、松脂，煎十馀沸。用绵滤去渣，候稠即入雄黄、朱砂等末，搅令匀，瓷合内盛。不拘时候，用少许摩涂之，以瘥为度。

巴豆膏　治一切疥疮有虫，时作瘙痒。

巴豆七粒　芜荑　硫黄研细　白矾枯。各半两　猪脂三两

上为细末，炼猪脂成油，入前药末调和令匀。每用莲子大，于手掌内搓涂之。

神异膏　治一切疮疥。

雄黄细研　蛇床子三钱　巴豆七粒　皂角一定　轻粉半字　全蝎七枚　黄蜡半两　清油一两

上先用皂角、全蝎、巴豆煎油变色。去了三味，入黄蜡化开取出冷。入雄黄、蛇床子末、轻粉和匀成膏。先用苦参汤温洗，却以药擦疮疥上，神效。

白矾散　治一切疥。

白矾枯　硫黄　雌黄并细研　胡粉　黄连各一两　蛇床子七钱半

上为细末，研令匀，以猪膏和如稀面糊。每以盐浆水洗，拭干涂之。

苦参散　治一切疥及风瘙痒，搔之成疮。

苦参　丹参各四两　蛇床子半斤

上为细末。先以温水洗疮，拭干后敷之。

治诸疮着白痂复发。

大蒜另研　鼠粪

为细末，以蒜研和如膏。涂疮上，日二三次，甚妙。

苦参汤

苦参　蛇床子　荆芥穗　白矾各等分

上为㕮咀，煎汤放温洗。

治疮疥，因风致肿。

苦参　蛇床子　白矾各二两

上以水三斗浓煮汁，却入盐一把渍之，淋洗其疮肿，日夜数次为妙。

一笑散　治浑身疥癞，瘙痒，生恶疮。

槟榔　藁本　硫黄　蛇床子　枯矾　五倍子　白胶香各等分

上为细末。湿者干敷，干者香油调敷。如头上疮，便搽上不用剃。甚者不过三五次，平复如故。

神捷散　治诸疥疮。

吴茱萸　白蒺藜各一两　白芜荑仁　轻粉各半两　赤小豆四十九粒　石硫黄少许，研

上为细末，研匀。每用半钱匕，生油调于手心内，摩热后遍揩周身有疥处便睡。睡觉其疥自愈。

杀疥药

羊蹄根生切，一两　草乌头一个，硫黄一钱　白矾半钱　生姜一分

上以米泔水淹一宿。研极细，入酽醋和匀。入浴时抓破疮敷之。迟顷，以温汤洗去妙。

治疥神效

狼毒　细辛　水银各一钱　轻粉半钱

上为细末。油蜡和剂作两丸，绵裹。两手将于周身疥多处擦之。

葛氏疗疥疮方

上取楝根削去上皮切，皂角去皮子等分。熟捣下筛，脂膏和。搔疥去痂以涂之，护风。勿使女人、小儿、鸡犬见。

熏疥方

明信　雄黄各半钱　椒目一钱

上研细，用纸以方尺，熟艾摊平，掺匀，卷成长锭。瓦两口，合纸卷子。火点慢慢烟熏被下，紧拥衾被，油涂眼、耳、目、鼻，小儿只空衣盖被卧，亦效。宜净室温床，牢拥衾被，无令透烟以熏至其人口、鼻，为效。

治病疥湿疮，浸淫日久，痒不可忍，搔之黄水出，瘥后复发。取羊蹄根去皮细切，熟熬，以大醋和。先洗净傅上一时，再以冷水洗之，日一敷瘥。若为末敷尤妙。《千金翼》。　治疥取羊蹄根，和猪脂涂上，或着盐少许，即焦。《外台秘要》。

治遍身风痒，生疮疥。茵陈煎汤浓洗立安。《千金翼》。

[衍]　有人患遍身生热毒疮，痛而不痒，手足尤甚，至颈而止，粘著衣被，晓夕不得睡，痛不可忍。有下俚教以菖蒲三斗锉，日干之，舂罗为末，布席上。使病疮人恣卧其间，仍以衣被覆之，既不粘衣被，又复得睡。不五七日，其疮如失，应手神验。

[干疥]

干疥者，但搔之皮起，作干痂，此风热气深在肌肉间故也。

秦艽丸　治遍身生疥干痒，搔之皮起。

秦艽去芦、土　黄芪　苦参各二两　大黄各二两　漏芦　防风各去芦　黄连各一两半

乌蛇肉

上为细末，炼蜜和捣三二百下，丸如梧子大。每服三十丸，食后温酒送下。

皂角膏 治皮肤风热，生疥干痒。

猪牙皂角 巴豆去皮 乌头生 吴茱萸 硫黄 腻粉 白矾枯 黄蜡已上各二钱半

上为细末，研令匀，先入清油二二合，以慢火消蜡了，搅和令匀。日用二三次涂之。

治疥疮生干痂，瘙痒不止。

硫黄二钱半为末 巴豆 黄蜡各半两 猪脂一斤

上先煎猪脂令沸，入巴豆煎候黄；次下蜡熔开，方下硫黄末搅令匀，盛于瓷合内。日三五度涂之。

一上散 治风痒裂折燥疮。

苦参一两 白芷 焰硝 枯矾各半两 荆芥穗三钱 寒水石二两，煅 白及三钱

上为末，油调搽。

[湿疥]

夫湿疥者，起小疮，皮薄常有黄水出，此风热毒气入皮肤间故也。

乌头散 治湿疥常有黄水，瘙痒不绝。

川乌头 藜芦 马蔺根 石菖蒲 杏仁 苦参 硫黄研细 腻粉 白矾各半两。枯用

上为细末研令匀。用时先以桃汤洗拭干，后以油浆水和涂之。三日一涂，不过三两上瘥。

黄连散 治湿疥有黄水，皮肤瘙痒。

黄连二两 蛇床子半两 赤小豆 糯米 胡粉各一两 水银一两半

上件为细末。以生清油和研，候水银星尽如膏，旋取涂之。

治湿疥遍身

黄柏 绿矾 腻粉 硫黄细研。各等分

上为细末，研令匀。用生油调涂之。

又方 皂角 硫黄各二两 共为细末。以醋二升熬为膏，涂之。

[暴疥]

元希声侍郎，治卒发疥秘验方 用石灰随多少，和醋浆水调涂，随手即减。一法，用石灰炒红，出火气，香油调数。

又方 淋石灰汁洗之。孙真人。

[久疥]

木香散《宝鉴》 治多时不敛，一切恶疮，此药[1]能生肌肉，止痛。

木香 槟榔 黄连各半两 白芷三钱

已上同为细末。先洗净，每日一遍干贴，有水出，勿怪。未效又贴。又方，同上，加地骨皮为细末。先于疮口上，用温浆水洗湿挹干。后上药治之，效不可述，暨治下疳疮神效。

[丹] 诸疮疥久年者。千年韭根，炒存性末之，猪油调敷，三次。《经验》。

多年恶疮不瘥，或痛痒生衅。烂研马粪并齿灰敷上，不过三两遍效。武良相在蜀，足胫有疮，痛不可忍，得此方便瘥。《兵部手集》。

[丹] 风疮久不瘥，烧菰蒋末敷之。按：《本草》菰蒋即野茭白。

[沙疮]

丹溪云：沙疮，杀虫为主。

芜荑 寒水石 黄柏各二钱 蛇床子三钱 白矾飞 明矾 剪草 吴茱萸各一钱 苍术 厚朴 雄黄各半钱 轻粉十盏

[世] 治沙疮。山蚁窠，黄荆叶，雉鸡毛等分，烧存性为末，香油调敷。又方，用陈年船底灰，捣细筛过，桐油调敷立效。又方，治沙疮。用水莴苣烧灰存性，香油调傅立愈，水多者干敷。水莴苣如百合状，生水边七八月结子，又如野苏

---

① 药：原作“肉”，据《卫生宝鉴》改。

状。

［病疮］

夫病疮者，由腠理虚，风湿之气入于血气，结聚所生也。多著手足，还相对如新生茱萸子。痛痒爬抓成疮，黄汁出浸淫，生长拆裂，时差时发，变化生虫，故名病疮也。

漏芦散　治风病疮，热肿。

漏芦去芦　川升麻　木通去皮　赤芍药　甘草炙　防风各一两　羌活去芦　枳壳麸炒，去穰　川朴硝各二两

上为㕮咀。每服五钱，水一大盏煎至六分，去滓。食后温服。

治热毒风生病疥

螺壳陈腐者，一两　乳髪烧灰　龙胆草末　胡粉各半两

上件为细末，研令匀。用清油脚调涂之。

治湿病疮

胡燕窠一枚，取最大者，用抱儿子处，馀处不用

上为细末。先以水煎甘草，及入盐少许，净洗干，便以窠末敷之，三两上便差。若患恶刺，以醋调成膏数贴，日用二度。

又方

生韭一握，切研

上用温醋五合浸，良久以布绞取汁。涂揩疮上，日三四度用之。

治干病、湿病、疥癣。

上取连根生葱白，猪脂和捣涂之。

夫瘨疮积久不瘥者，由肤腠虚则风湿之气停滞，虫在肌肉之间生长，则常痒痛，故经久不差也。

藜芦膏　治诸病疮，经久则生虫。

藜芦　松脂细研　苦参　雄黄细研　白矾枯。各用二两，研

上件先捣藜芦、苦参为粗末，入猪脂一斤相和，煎十馀沸，绵滤去渣。次入松脂、雄黄、白矾等末，搅令匀，待冷收于瓷合，旋取涂之，以差为度。

治病疮经年久不差，宜用之。

薰陆香　杏仁各半两　硫黄细研　腻粉各二钱半　黄蜡一两　油二合

上件细研如粉，先熬清油沸，下蜡令消，次入诸药末，同煎如稀膏。候冷收于瓷器中，旋取涂之。

苦参汤洗方

地榆　桃皮　苦参各五两

上件药并细锉。以水二斗煮，滤去渣。稍温每日一度洗之，甚妙。

［玉］　手疥　劳宫灸　大陵灸

［世］　疮疥顽癣　绝骨　三里各寸半，泻　间使　解溪各五分　血郄三寸，泻

［集］　浑身生疮疥　曲池　合谷　三里　绝骨　行间　委中

［甲］　疥癣　阳溪主之。

癣

《病源论》云：癣发之状，皮肉瘾疹有如钱文，渐渐长胤，或圆或斜，痒痛有匡栏，癣内生虫，搔之有水，此由风湿邪气客于腠理，复值寒湿与血气相搏，血气闭涩则发此疾。　风癣者，是恶风冷气客于皮，折于血气所生，亦作圆文匡栏，但抓搔顽痹，不知痛痒，内亦有虫。　又有逸风疮，生则遍体状如癣疥而痒，此由风气逸于皮肤，因名为逸风疮也。　干癣者，但有匡栏，皮枯索痒，搔之白屑起是也，亦是风湿邪气客于腠理，复值寒湿与血气相搏所生。若风毒气多，湿气少，故风沉入深，故无水而为干癣，中亦有虫。

又有白癣，其状白色而痒，皮由腠理虚而受风，风与气并，血涩而不能荣肌肉故也。　湿癣者，亦有匡栏如虫行，浸淫赤湿，遇痒搔之多水成疮。盖风毒气浅，湿

气偏多而为湿癣，中亦生虫。

丹溪云：癣疮用防风通圣散，去芒硝、大黄，加浮萍、皂角刺。

又方 治癣用。

浮萍一两 苍耳 苍术二两 苦参一两半 黄芩半两 香附二两半

上为末。酒调服，或酒糊丸。

何首乌散罗氏 治脾肺风毒，攻肿遍身，癣变成瘾疹，搔之成疮，或肩背拘急，肌肉顽痹，手足皴裂，风气上攻头面生疮，及治紫癜、白癜、顽麻等风，并宜服之。

荆芥穗 蔓荆子 威灵仙 何首乌 甘草炙 防风 蚵蚾草各等分

上捣罗为末。每服一钱，食后温酒调下，沸汤亦得。

白蒺藜散 治一切癣及疥，风痒瘑疮等疾。

白蒺藜 秦艽去芦土 枳壳麸炒，去瓤 独活 防风并去芦。各二两 人参 苦参 玄参 丹参 沙参各去芦 甘菊花 栀子仁 黄芩 茯神去木 茱萸 细辛去苗 麻黄去节。各二钱半 乌蛇四两，酒浸取肉

上为细末。每服二钱，食前，温酒调下。

苦参丸 治肺毒邪热生疮疥鲜，并宜服之。以苦参一味为细末，粟米饭丸如桐子大。每服五十丸，空心，温水、饮汤送下。

苦参丸 治一切癣，皮肤瘙痒。

苦参去芦，一斤半，锉 菖蒲四两 乌蛇八两，酒浸取肉

上为细末，炼蜜和捣三五百下，丸如梧桐子大。每服三十丸，熟水送下，不拘时候。

三神丸 治一切癣。

蒺藜炒 海桐皮锉 草乌头盐炒熟，去盐不用。各一两

上为细末，面糊和丸，如绿豆大。每服十丸加至十五丸，温酒、盐汤送下。

胡粉散 治一切癣疮，瘙痒甚者。

胡粉别研 雄黄别研 硫黄别研。各一钱半 大草乌三钱，生用 斑蝥一钱 砒五分 蝎梢三钱 麝香三分

上为细末。先用羊蹄根蘸醋擦动，次用药少许，擦患处。

银粉散 治一切顽癣。

轻粉 黄丹 白胶香 沥青各等分

上为细末，麻油调。拭净或抓破，竹篦挑搽。二次便干，数次剥去壳也。治牛皮癣如神。

八宝散 治风癞、松皮顽癣，久不愈者。一乡人患此疾数年不愈，后得此方，试用有效。

藿香 破故纸 槟榔 大腹皮 雄黄 轻粉 硫黄 白矾枯。各一两

上为细末。小油调擦，日上三五次，痒则擦之。

五倍子散 治癣，久不瘥。

五倍子一两，火烧烟尽 黄柏锉 当归锉，炒 腻粉 漏芦 白矾煅。各一分

上为细末。先用盐浆水洗，拭干敷之。

丁香散 治一切癣。

丁香研 蛤蟆灰各一两 麝香研，二钱半 白矾熬令汁枯，研 五倍子研 腻粉研。各半两

上研匀。干敷癣上，以瘥为度。

水银膏 治一切癣。

水银二钱半 芜荑仁研末 姜黄研末。各半两 酥二两

上先将酥和水银，以柳椎研搅。候水银散即下芜荑、姜黄末，搅匀，瓷盒盛。旋取涂癣上，日三二次。

定粉膏 治干、湿癣，风癣，不拘年月。

定粉　水银　芜荑　胭脂各一分

上同研匀。用陈猪脂一两，同研成膏。先用汤洗，后以膏子临卧涂之。一上便瘥。本法猪脂须用三年以上者，今若无，但陈者亦可。仍用后方淋洗。

楝实半升，如无实，以根皮代之　楝叶及嫩枝细锉　凌霄花及藤锉细。各一升　枳壳去瓤　蛇床子　地榆　丹参　皂荚　苦参并细锉。各三两

上同煎浓汁，热洗患处。

黄连膏　治一切久癣，积年不瘥。四畔潜侵，复发成疮，疮疱赤黑，痒不可忍，搔之出血。

黄连去须　黄柏去粗皮　豉细研　蔓菁子　杏仁汤浸，去皮尖双仁，细研。各半两　水银一钱

上先以水银，于掌中唾研如泥。次入乳钵内下生油一合和匀，次入药末同研成膏，瓷盒盛。日三五度涂疮上。

癣疮方　槿树皮，不犯铜铁。每二两入芦荟三钱，白及三两，细研为末。刮癣出血，用好醋调敷，虽痛却一敷可愈。

一方用芦荟　大黄　轻粉　雄黄　蛇床子　槿树皮　槟榔

上先刮破癣，用醋调药末涂之。

顽癣，用槿树皮加巴豆、斑蝥为细末；又加生砒少许，水调敷。

治癣积年不瘥者。

上用斑蝥一个，去头翅足，以针扎灯焰上烧，米醋内淬，如此三两次，就烧成存性黑灰，研为细末。用红枣一个，汤泡剥去皮、核，与斑蝥一处同研烂。先以手抓或生布擦动癣，然后搽药，不可侵好肉，恐有毒。

治牛皮癣　用清香油一两，入全蝎七枚，巴豆二十枚，斑蝥十枚同熬。候色焦者先去之。去了，入黄蜡一钱候熔，收起。朝擦暮愈，不损皮肉。

又方

绿蔿根不拘多少　花椒一两　信些少　防风　白及　百部　白蔹各半两　江子十五粒

上各为末，和绿蔿根捣熟成团。将药于癣上擦之，候痛过洗浴。

又方　一味绿蔿根，去粗皮，取细皮贴肉者，捣烂。用醋调涂癣上。立愈。

治癣，用藜芦细捣为末，生油调敷。

治癣神效方

藜芦根半两　轻粉二钱半

上为细末，凉水调搽癣上。

《简要济众》治癣疥久不瘥。羊蹄根捣绞取汁，用腻粉少许，调如膏。涂敷患处，三五遍即瘥。如干，即用猪脂调和敷之。

取楮皮枝中白汁，涂癣甚妙。

治癣湿痒。用楮叶半斤，细切，捣敷癣上。

经验方　治五种疮癣。以韭根炒存性，旋捣末，以猪脂调敷之三五度瘥。又方，患癣疮，捣山豆根末，腊月猪脂调涂之。

半夏散　治一切癣。

上以半夏三两，捣为末。以陈酱汁调和如糊。摩涂癣上，日两三度即瘥。

东坡先生家藏方

决明子不以多少，为细末

上用水银、轻粉少许，与药末同研为膏散，以物擦破癣上，用药敷之立瘥。

鲫鱼膏　治诸癣疮，或干或湿，痒痛不可忍。

鲫鱼中者，一尾　乱发如鸡子大，二枚　猪脂半斤，雄黄一两半　硫黄一两

上件药，先煎猪脂令沸，即下鱼煎令烟尽，次下发令销，滤去柤。下雄黄、硫黄末，搅令匀，于瓷器中。不拘时候涂之，以瘥为度。

凌霄花散 治风湿兼热，生诸癣久不愈。

凌霄花 黄连 白矾各二钱半 雄黄 天南星 羊蹄根各半两

上为细末。抓破，用生姜汁调药擦之。如癣不痒，只用清油调药，立效。

昨叶荷草散 治一切癣，无问风湿气血，与夫相染而生，并宜用之。

昨叶荷草即瓦松[1]，晒干，一两 枯白矾一钱 雄黄半钱

上为细末。用羊蹄菜根，先蘸醋擦癣上，令痒破。即用药末乘湿涂敷。不过两三次即愈。

是斋治诸癣

贯众 吴茱萸 官桂各等分

上为细末。先用手抓破，用药擦之，米醋调敷亦得。

砒霜散 治诸癣，不问干湿，积年不瘥。

砒霜二钱半，研 硫黄研 密陀僧研 腻粉各七钱半，研

上件同研令匀。如癣干即用生油调涂，若癣湿即用药掺之。

治癣疥疮，痒不可忍。

皂角三锭，煨，去皮子 黄连半两，为末 腻粉二钱半

上将皂角为末，用米醋二大盏同煎如稀饧，用绵滤去渣，入黄连末、腻粉调令匀。候癣发时，恶水出便可，先用构树白皮搔破后，涂药三两上便愈。

治疥癣用松胶香研细，约入轻粉和匀，凡疥癣上先用油涂了，错末一日便干，顽者三两度。

治癣疮 取蟾蜍烧灰为末，用猪脂和敷之。

戴院使云：疮如牛皮模样，痒甚不可忍者，又疼。用黄连、木香、黄柏皮、杉木节二个，明矾少许，以上各等分为末。用好真香油，调涂大效。

［风癣］

乌蛇丸 治一切风癣，多年不瘥者。

乌蛇酒浸，去骨 白附子炮 附子小便浸一宿 天麻各二两 全蝎炒 羌活 乳香 僵蚕炒。各一两半 苦参十两 槐花半斤

上为细末，用生姜汁一斤，蜜一斤，二味同熬成膏，入药和丸，如梧桐子大。每服三四十丸，空心用温酒送下；夜晚荆芥汤送下，

白花蛇丸 治风癣疮，皮肤瘙痒久不瘥。

白花蛇三两，酒浸 苦参去芦，二两 麦门冬一两半，去心 黄芩 防风去芦 白鲜皮 甘草炙 枳壳麸炒，去瓤 栀子仁 赤芍药 川大黄 苍耳子 羌活去芦 黄芪锉去芦 白蒺藜各一两

上件为细末，炼蜜和捣三五百下，丸如梧子大。每服三十丸，食后薄荷酒送下。

本事乌头丸，治风癣妙。方见紫白癜风。

宣风换肌散 治一切风癣疥疮，疙瘩风疮。

甘草炙 黄芪 当归各一两 黄连 黄芩各酒浸，炒 大力子炒 防风 白芷 荆芥穗 川芎 乌蛇肉各半两 羌活 苍术 何首乌各三钱 全蝎十枚，炒

上为细末。酒调服、茶清亦可，每服二钱。

雄黄膏 治风毒，疥癣。

雄黄细研 腻粉研 白矾枯 川椒 藜芦各二钱半 附子半两，炮，去皮脐

上为细末，入乳钵内再研如粉。用炼了腊月猪脂半斤，黄蜡二两，净铛内慢火煎。候蜡销倾于瓷合内，入雄黄等末搅

---

① 松：原作“上”，据修敬堂本改。

匀。每日四五度取少许，敷涂之。

硫黄散　治风毒癣，遍身皆生，瘙痒。

硫黄研　雄黄研　朱砂细研　麝香细研　吴茱萸　附子生用各二钱半　巴豆去皮油　川椒各一两

上为细末，同研令匀。先用新布擦癣令水出，便用醋调涂之，不过三两上即瘥。

治风癣，及寒热疮疥。

韭根收多年者　藜芦　瓜蒂　白矾　雄黄　水银　胡粉各二钱半

上先将雄黄、白矾、胡粉研极细。却入水银，用柳木槌研匀。用猪脂一斤，将韭根、藜芦、瓜蒂煮数沸，去渣放温。调前药涂疮，大有神效。

祛风白芷散见面部面疮。

丹参汤　治风癣瘙痒，洗浴。

丹参去芦　蛇床子各三两　苦参五两　白矾二两，研细

上除白矾外，筛为粗散。用水三斗煎取二斗，滤去渣。入白矾搅令匀，乘热于避风处洗浴用，水冷为度。拭干了，用藜芦末粉之，相次用之，以瘥为度。

[干癣]

治干癣，痒痛不止。

草乌头　狼毒各二钱半　斑蝥七个，去头足翅

上件生用为细末，用唾津调。用竹篦子刮破，涂药热擦入肉，候出黄水，三两日即瘥。

又方　斑蝥五月五日取，十枚　麝香半钱

同研为细末，醋调涂癣上，出少黄水瘥。

又方　川乌头二枚，生用　干蝎五个

为细末，面油调作膏，涂之。

治干癣积年生痂，搔之黄水出，每遇阴雨即痒。

巴豆十粒

上于炭火烧之，令油出尽。即于乳钵内，用少许酥和研如膏。薄涂之，不过一两度愈。

又方　用狼毒，醋磨涂之。

又方　斑蝥半两，微炒研细末，蜜调薄敷，即瘥。

罗氏柏脂膏　治干癣。

柏油一斤　黄蜡半斤　杏仁四十五粒，锉碎　朴硝一抄

上件相和，于铁器内。用老生姜、葱白三根，一顺搅五七次，煎沸滤过成膏，于疮上搽之。

一抹散　治干癣不瘥。

天南星　草乌头各一枚，生用

为细末，用羊蹄根捣绞取汁调涂，不过三上瘥。

[湿癣]

癣在头项间，后延上至耳成湿癣。他治不应，以芦荟一两，甘草末半两，和匀。先用温浆水洗癣，拭干，敷之神妙。刘禹锡方，名芦荟散。

硫黄散　治湿癣痒痛，不可忍。

硫黄半两　腻粉二钱半，研　龙脑一钱　斑蝥半两

上件药，同研细如粉，用面油调如泥，痒痛时抓破后，用药擦之立瘥。

又方

乌梅十四枚，用肉　大蒜十四颗，梁上尘二合

上件相和，入盐三合熟捣。用酽醋一升浸一宿，涂于癣上即瘥。

黄连散　治癣，湿痒不可忍。

黄连　黄柏　胡粉各一两，研细　雄黄半两，研细

上为细末，同研令匀。先用温浆水洗疮，然后取药敷之。不过四五度即瘥。

治湿癣，白秃。

上取为马齿苋膏涂之；若烧灰敷之，亦瘥。

孟诜云：芜荑和蜜，治湿癣。

治湿癣方

黄连　明矾煅。各半两　胡粉　黄丹　水银各二钱

上为细末。用猪脂油一两，来研令水银星尽散，瓷盒收用。

螺壳散　治湿癣，痒不可忍。

螺壳一两　乱发灰　龙脑　胡粉研。各半两

上为细末，研匀。以油淀和涂之。

荆芥散　治多年湿癣。

荆芥穗不拘多少，以瓦罐盛，盐泥固济，只留一窍，用炭火烧，候出青烟便去火，用湿纸塞了窍，放冷取出，研细末，半两　麝香一钱　腻粉五钱

上研匀。先以口含盐浆水，抓洗疮令破，帛子揾干了，以生油调药敷之。

［罗］　**祛湿散**　治多年湿癣，大有神效。

蚕砂四两　薄荷半两

为细末。每用不拘多少，干掺疮上，或用生油调搽。

［子和］　一女子年十五，两股间湿癣，长三四寸下至膝。发痒时爬搔、汤火俱不解，痒定黄赤水流，又痛不可忍。灸焫薰渫，硫黄、蔄茹、白僵蚕、羊蹄根之药，皆不效。其父母求疗于戴人。戴人曰：能从予言则瘥，父母诺之。以铍针磨尖快，当其痒时，于癣上各刺百馀针，其血出尽，煎盐汤洗之。如此四次，大病方除。此方不尽以告后人，恐为癣药所误，湿淫于血，不可不砭者矣。

［灸法］　日中时，灸病处影上三炷灸之。咒曰：癣中虫，毛戎戎。若欲治，待日中。又法，八月八日，日出时，令病人正向东面户内长跪，平举两手，持胸两边，取肩头小垂际骨解宛宛中，灸之。两火俱下，各三壮若七壮，十日愈。

浸淫疮

浸淫疮者，浅搔之，蔓延长不止，搔痒者，初如疥。搔之转生，汁相连著是也。仲景云：从口流向四肢者，可治，四肢流来入口者，不可治。运气：浸淫皆属火。经云：岁火太过，甚则身热肤浸淫是也。

升麻汤　治心有风热，生浸淫疮遍体。

升麻　大黄锉，微炒　黄芩去黑心　枳实面炒　芍药各一两　当归切，焙　甘草炙。各半两

上锉碎。每服伍钱匕，水一盏半，灯心一握，煎至一盏去滓。空心，温服。

香瓣疮方　治面上、耳边生浸淫疮，有黄水出，久不愈。

羖羊须　荆芥　干枣去核。各二钱

上烧灰存性，研匀，入腻粉半钱，同研极细。每用少许清油调搽。先以温汤净洗拭干，涂药三二次效。亦治大人、小儿两吻生疮。

鸡冠血涂方　治卒得浸淫疮，不早治则绕身周匝，能杀人。《外台》云：浸淫疮转广有汁，多起于心。

上以雄鸡冠上刺血敷之，日三五度。

《简要济众方》浸淫疮，痛不可忍者，发寒热。刺蓟末，水调敷疮上，干即易之。

又方　鲫鱼一尾，长三寸者　豆豉一合

上杵　如膏涂之，亦疗马鞍疮。

又方　苦瓠一两，蛇退烧，半两　露蜂房微炙，半两　梁上尘

上为末，油调涂。

又方　伏龙肝七钱半　乱发烧，七钱半

上为末，猪脂和涂。

又方　以鸡冠血和黄连末涂。煎鲫鱼

膏涂。生切鲫鱼片，和盐贴。烧胡燕窠，水和涂。

山妻年五十。旧患发颐之处，腠理虚疏，每食则汗出成流。一日忽成浸淫疮，脓汁所至辄皮破肉腐。敷银粉、黄连、黄丹、枯矾之属，皆不验。用猪胆汁调芦荟末涂之，脓水即干而痊。

[热汗浸渍成疮]

玉粉散　七粉散　七宝散并见热疮、痱子。

天　泡　疮

天泡疮，即丹毒之类而有泡者，由天行少阳相火为病，故名天泡。为火热客于皮肤间，外不得泄，怫热血液结而成泡，如豌豆疮。根赤头白，或头亦赤，随处而起，若自里达于外，发在春夏，三焦俱热，则服通圣散。若止从头项、两手起者，此上焦热也，则服凉膈散。若从身半已下起者，则服黄连解毒和四物汤。若发于秋冬，则宜升麻、葛根、犀角，或加柏、芩一二味；外敷如马齿苋、吴蓝、赤小豆、苎根之类、皆解毒消肿，可用于初起之时。或蚶壳、或龟甲、水龙骨各煅存性，则收湿生肌，可用于浸淫之后。

痤

痤，小疖，世谓之热疖是也。王注云：大如酸枣或如豆，色赤而内有脓血也。

海藏云：汗出见湿，乃生痤痱。痱为疮疖也。

劳汗当风，寒薄为皶，郁乃痤。痤色赤膜，内有脓血。

旋覆花丸

旋覆花三两　防风　白芷　甘菊花　南星　半夏　石膏　川芎　陈皮　白附子各半两　蝎梢　僵蚕炒。各三钱

上细末，姜汁糊丸，梧桐子大。姜汤下三五十丸，食后服。

黑末子　治疖毒。

用羊角连内骨，烧存性为末。酒调三钱，分上下服之，疮可散。

按：此方未尝用服，盖秘方也。常治面上或身，卒得赤斑，或痒或瘭毒，不治杀人。以羖羊角烧存性，研令极细末，以鸡子清涂之甚效。《本草》亦云然。

热疮痱子

《千金》云：凡热疮起便生白脓，即今俗名脓窠疮是也。其初起即浅，但出黄汁，名肥疮，又名黄烂疮。初作亦如肥疮，喜著手足，常相对生，随月生死，痛痒坼裂，春夏秋冬随瘥，剧者名病疮，治法已见疥门。

脓胞疮，治热为主。

黄芩　黄连　大黄各三钱　蛇床子　寒水石二钱　黄丹五分　白矾一钱　轻粉　白芷　无名异各少许　木香少许，痛者加

上为细末，麻油调涂。

又方　荞麦面一两　硫黄八钱，研　水银制铅一钱，研

或油或猪胆汁，调搽。

白蒺藜散　治热毒疮瘙痒，心神壅躁。

白蒺藜炒，去刺　白鲜皮　防风去芦　川大黄锉，炒　赤芍药　栀子仁　子芩　麦门冬去心，焙　玄参　桔梗去芦　甘草炙赤，锉　前胡去芦。各一两

上为细末。每服二钱，食后，用薄荷汤调服。

密佗僧散　治热毒恶疮、臭烂，久不生肌。

密陀僧　雄黄　雌黄　定粉各半两　腻粉三钱

上研为细末。先用柳枝一握、生甘草

一两，捶碎，以浆二升煎六七沸，去滓。稍热，淋洗疮净，拭干敷之。

白金散 治风毒攻注遍身，及手足生热疮，疼痛出黄水。

用桂府滑石为细末，先用虎杖、甘草、豌豆各等分，约半两许。水二碗煎上项药至一碗，去滓。微热淋洗疮，水冷拭干。上掺滑石末令通身，便睡至明，决愈。

玉粉散 治热汗浸渍成疮，肿痒焮痛。

定粉一两 蛤粉九两半 白石脂 白龙骨 石膏各半两 滑石八两半 寒水石烧通赤，放净地上冷，出火毒，一两 粟米粉二两

上为细末，研匀。每用些少，干擦患处。

七宝散 治热汗浸渍成疮，痒痛不止。

黄芪 当归 防风 荆芥穗 地骨皮 木通各二两 白矾一两

上为粗末。每用药一两，水三大碗煎五六沸，滤去滓。稍热，淋渫患处，避风少时。

赤石脂散 治痱子磨破成疮，用此止痛生肌。

赤石脂细研 黄柏去粗皮，锉 腊茶末各半两 白面二两 龙脑半钱，另研

上为细末，研匀。每用时，绵揾扑之。

龙脑粉方 治痱疮，痒痛。

龙脑一钱，研 粟米粉五两

上研匀。先用枣叶汤洗后，用绵揾扑之。

玉女英 治痱疮，痒痛。

滑石半两，细研 绿豆粉四两，微炒

上研匀，以绵擦扑之。一方，有枣叶一两。

楝花粉敷方 治痱子，瘙痒。

上用苦楝花不拘多少，焙干为末，入蚌粉、滑石末各少许，研匀。日频敷之。治暑月，汗渍腋下赤肿，及痱疮。

上取腊雪水，和蛤粉敷之。

戴院使治痱子，用香扑粉入朴硝末，如常扑使，更入少许枯矾末。

治热痱疮，遍身如蚕子。用不灰木、枣叶为末，疮上搽之即止。又法，用茨菰叶，阴干为末，敷之。又方，用腊雪以瓶收贮。遇生痱时，以所化水涂敷。又方，用黄瓜切断，擦痱子上，即安。又方，用枣叶煎汤浴之。又方，用蚌粉四两，绿豆粉二两，滑石一两，为末，干擦之。

痦　瘤

夫人阳气外虚则多汗，汗出当风，风气搏于肌肉，与热气并，则生痦瘤。状如麻豆，甚者渐大，搔之则成疮也。

羚羊角散 治风热，皮肤生痦瘤，痒痛。

羚羊角屑 乌蛇肉酒浸 川大黄 玄参去芦。各一两 枳壳去瓤，麸炒 白蒺藜 甘草各半两。炙 秦艽去芦，土 防风去芦。各七钱半

上件㕮咀。每服五钱，水一中盏煎至七分，去渣。入牛蒡根汁半合，更煎一两沸。温服，不拘时候。

秦艽汤 治风热毒气，客于皮肤，遍身生痦瘤如麻豆。

秦艽去芦，一两 防风去芦 黄芩 麻黄去节 甘草炙 玄参去芦 犀角屑 牛蒡子炒 枳壳去瓤，麸炒 川升麻各七钱半

上件㕮咀。每服五钱，水一中盏煎至七分，去渣。温服，不拘时候。

当归饮子 治心血凝滞，内蕴风热，发见皮肤，遍身疮疥，或痒或痛，或脓水浸淫，或发赤疹、痦瘤。

当归去芦 白芍药 川芎 生地黄

白蒺藜　防风去芦　荆芥穗各一两　何首乌去芦　黄芪去芦　甘草炙。各半两

上㕮咀。每服四钱，水一盏半，姜五斤，煎至八分，去渣。温服不拘时候。

乌蛇散　治风热，遍身生痦瘤，瘙痒。

乌蛇肉酒浸，二两　羌活去芦　白鲜皮　桂心　甘草炙　枳壳去瓤，麸炒　蒲黄炒　蔓荆子　芎䓖　当归去芦。各半两　天麻　麻黄去节　秦艽去芦　牛蒡子炒　藁本去芦　白僵蚕炒。各七钱半

上为细末。每服二钱，温酒调下，不拘时。

荆芥散　治风热，皮肤瘙痒，生痦瘤。

荆芥　赤茯苓去皮　苦参去芦。各一两　蔓荆子　天麻　人参去芦　防风　独活各去芦　枳壳麸炒。各半两　牛蒡子炒　黄芩各七钱半　乌蛇肉二两，酒浸

上为细末。每服同前法。

防风散　治风痦瘤。

防风去芦　杏仁麸炒，另研为泥　白僵蚕炒。各二两　甘草炙，一两

上为细末。每服三钱，空心，蜜水调下，或温酒调服亦得。日进二服。

牛膝散　治风痦瘤。

上用牛膝，酒浸，捣为末。每服二钱，食前，温酒调下，兼治骨疽，风癞皆效。

蒺藜丸　治风瘙痒，生痦瘤。

白蒺藜　秦艽去芦　赤茯苓去皮。各一两　羌活　苦参并去芦　黄芩　细辛去苗。各半两　枳壳七钱半，去瓤，麸炒　乌蛇肉三两，酒浸

上为细末，炼蜜和丸，如梧桐子大。每服三十丸，温蜜汤送下，不拘时候。

黑龙丸　治风毒上攻头面，多生痦瘤。

羌活去芦　薄荷叶　蔓荆子　细松烟墨　独活去芦。各一两　川芎　甘草炙　白附子炮　山栀子　白芷　防风去芦　荆芥穗　天南星姜制　草乌头生　白僵蚕炒　川乌头炮，去皮脐。各半两

上为细末，炼蜜和丸，每一两作十丸。每服一丸，细嚼，茶汤或温酒送下，食后服。

莽草膏　治风瘙痒，皮肤生痦瘤，体肿疼痛。

莽草一两　当归去芦　芎䓖　大戟去皮　川椒　附子　细辛去苗　赤芍药　芫花　踯躅花　蒴藋各二两

上细锉。用醋三升浸一宿，用猪脂三斤同煎，令附子色黄为度，绵滤去渣。每涂摩病处，日三五上。

治风瘙痒，皮肤生痦瘤，搔之成疮，宜用此粉身即瘥。

芎䓖　麻黄根锉　白芷各三两　雷丸五两　藿香二两　藜芦一两半

上为细末，入英粉五两，相和令匀。逐日粉身上

治风热皮肤瘙痒，搔之生痦瘤，粉身。

麻黄根五两　蛇床子四两　白蒺藜　白矾各二两　白米粉二升

上为细末，用疏生绢袋盛。痒即粉身。

治风瘙，皮肤生痦瘤，搔之肿痒，**柳枝汤**洗之。

嫩柳枝　桃枝　蒴藋　苦参各五两　槐白皮四两　茵陈　狼毒　青葙叶　麻黄各三两

上细锉和匀。每取一斤，用水五斗煮取四斗，去渣。更入盐及朴硝各二两，搅匀。看冷热，于温室中洗浴，浴罢衣覆出汗瘥。切慎外风。

治风热，皮肤生痦㿔，苦痒成疥，**丹**

参汤洗之。

丹参　苦参各四两　蛇床子生用，三两

上件药，用水一斗五升煎至七升，去渣，乘热洗之。

治皮肤风热，生疮㾦瘤，或痒痛。**垂柳汤**洗之。

垂杨柳一斤　杏仁三两　白矾生用，二两

上件用水一斗五升，煎去七升，去渣，于无风处洗浴极妙。

结　核

独形而小核者，为结核。

河间云：结核，火气热甚则郁结坚硬，如果中核也，不须溃发。但热气散则自消。　丹溪云：结核，或在项、在颈、在臂、在身皮里膜外，不红不痛，不硬不作痛，多是痰注作核不散。问其平日好食何物？吐下后，用药散核。　结核在颈项方：僵蚕炒、大黄酒浸，青黛、胆星各等分，为末蜜丸，噙化。　结核在下颏，二陈汤加酒炒大黄、连翘、桔梗、柴胡。结核在臂，二陈汤加连翘、防风、川芎、酒芩、苍术、皂角刺、僵蚕、麝香，行太阴、厥阴之积痰，使结核自消，甚捷。风核，以去风消核散，常服消之。　风热结核，以大连翘饮加僵蚕、牛蒡子。　凡一切风核疼痛，宜以大荞麦根，及金线钓葫芦根，磨半泔、半醋，暖涂之。

儒者杨泽之，缺盆间结一核。予谓：此肝火血燥而筋挛，法当滋肾水，生肝血。彼反用行气化痰。外敷南星，商陆，益大如碗。予用补中益气汤、六味地黄丸以滋肾水；间用芦荟丸以清肝火，年馀，元气复而消。　一男子，颈间结核大溃；一妇人，左眉及鬓际结核；并用栀子清肝散、海藻散坚丸，以清肝火，养肝血，益元气而愈。此症亦有大如升斗者，亦治以前药，可愈。　一妇年二十，耳下结核，经每过期，午后头痛，服头痛药愈甚。治以八珍汤加柴胡、地骨皮，二十馀帖愈。

一妇因怒结核肿痛，察其气血俱实，先以神效散下之，更以益气养荣汤，三十馀剂而消。　常治此症，虚者先用益气养荣汤，待其气血完充，乃取神效散去其毒，仍进前药，无不效者。　一儿七岁，项结二核，时发寒热，日久不愈，治以连翘丸而消。若患在面、臂等处，尤宜此丸。若溃而不敛，兼以托里之药。　一儿项结一核，坚硬如疬，面色萎黄，饮食不甘，服托里药不应，此无辜疳毒也。以蟾蜍丸治之而愈。　若数服不消，按之转动软而不痛者，内有虫如粉，急针出之。若不速去，则虫随气走，内蚀脏腑不治。蟾蜍，夏月沟渠中，腹大不跳不鸣者。先取粪蛆一杓，置桶中以尿浸之，桶近上令干，使蛆不得出，将蟾蜍扑死，投蛆中任蛆食昼夜，次以新布袋包紧，置水急处，浸一宿取出，瓦上焙为末，入麝香一字，软饮丸如麻子大。每服二三十丸，空心，米饮送下。　一妇因怒不思食，发热倦怠，骨肉痠疼，体瘦面黄，经渐不通，颈间结核，以逍遥散、八珍汤治之少可。彼自误服水蛭等药，血气愈虚，遂致不救。

海藻连翘汤　治诸般结核，瘰疬马刀，瘿瘤痰核。

白茯苓　陈皮去白　连翘　半夏姜制　黄芩酒拌，炒　黄连酒炒　南星姜制　牛蒡子炒　柴胡　三棱酒炒　莪术酒炒　僵蚕炒去丝　昆布　海藻　羌活　防风　桔梗　夏枯草　川芎　升麻

上生姜、薄荷煎，食后服。

连翘丸

连翘　防风去芦　黄柏　肉桂去粗皮　桑白皮　香豉　独活　秦艽　牡丹皮各半两　海藻二钱半

上为末，炼蜜丸，如绿豆大。每服十

丸，灯心汤下。

五香散　治肉中忽有恶核生，肿硬不消，恶肉恶脉，瘰疬风毒肿气。

木香　鸡舌香　沉香各一两　麝香细研，二钱半　射干　薰陆香　干葛锉　川升麻　独活　桑寄生　连翘　甘草生。各二两　川大黄三两，锉碎，微炒

上锉碎，入麝香研匀。每服三钱，水一中盏煎至五分，去滓。入竹沥半盏，更煎一二沸。温服日三。

连翘散　治项上恶核焮肿。

连翘　射干　独活　川升麻　木香　沉香　木通锉。各一两　桑寄生　丁香各半两　川大黄二两，锉碎，微炒

上为细末。每服二钱，清粥饮调下，日三服。

独活散　治恶核，风结肿毒，四肢烦热拘急。

独活　木香　射干　桑寄生　连翘　升麻　沉香　川大黄生用　甘草生。各一两

上锉碎。每服四钱，水一中盏煎至六分，去滓。入竹沥半合，更煎一二沸。放温服，日三，得快利为度。

清肝益荣汤　治肝、胆、小肠经，风热血燥，筋挛结核，或耳、项、胸乳、胁肋作痛，或作瘊子，并一切肝火之症。

山栀　当归　木瓜不犯铁器　茯苓各一钱　柴胡　川芎　芍药炒。各七分　熟地黄一钱半　白术二钱　龙胆草八分　炙甘草五分

上姜水煎服。

瘿　瘤

《灵枢》云：虚邪之入于身也深，寒与热相搏，久留而内着，寒胜其热，则骨疼肉枯，热胜其寒，则烂肉腐肌为脓，内伤骨。内伤骨为骨蚀，有所疾前筋，疾前二字，衍文也。筋当作结。筋屈不得伸，邪气居其间而不反发，为筋瘤。有所结气归之，卫气留之，不得反，津液久留，合为肠瘤。久者数岁乃成，以手按之柔。已有所结，气归之，津液留之，邪气中之凝结，日以易甚，连以聚居，为昔瘤，以手按之坚。有所结，深中骨，气因于骨，骨与气并，日以益大，则为骨疽。有所结，中于肉，宗气居之，邪留而不去，有热则化而为脓，无热则为肉疽。凡此数气者，其发无常处，而有常名也。“刺节真邪篇”。　此皆虚邪中人为病，弗去而久留着，故积岁累月而成疽瘤也。　《三因》云：瘿多着于肩项，瘤则随气凝结，此等皆年数深远，浸大浸长，坚硬不可移者，名曰石瘿。皮色不变者，名曰肉瘿。筋脉露结者，名曰筋瘿。赤脉交结者，名曰血瘿。随忧愁消长者，名曰气瘿。五瘿皆不可妄决破，决破则脓血崩溃，多致夭枉。瘿则有六，骨瘤、脂瘤、气瘤、肉瘤、脓瘤、血瘤，亦不可决溃，肉瘤尤不可治，治则杀人。唯脂瘤，破而去其脂粉则愈。

丹溪云：服瘿瘤药，先须断厚味。

海藻丸　治瘿瘤通用。

海藻洗晒　川芎　当归　官桂　白芷　细辛　藿香　白蔹　昆布洗晒　明矾煅。各一两　海蛤煅　松萝各七钱半

为细末，炼蜜丸如弹子大。每服一丸，食后，含咽下。

守瘿丸　治瘿瘤结硬。

通草二两　杏仁去皮尖，研　牛蒡子各一合　昆布洗　射干　诃梨勒　海藻洗。各四两

上为细末，炼蜜和丸，如弹子大。每服一丸，食后，噙化，日三。

海藻酒方　治颈下，卒结核渐大，欲成瘿瘤。

上用海藻，洗去咸一斤，酒二升，渍一宿，取一二合饮之。酒尽，将海藻暴干，捣末。酒调一钱匕，日三，即瘥。如

浸，用绢袋盛了浸，春夏二日，秋冬三日。

白头翁丸 治气瘿，气瘤。

白头翁半两 昆布十分，洗 通草 海藻洗。各七分 连翘 玄参各八分 桂心三分 白蔹六分

上为细末，炼蜜和丸，如梧桐子大。每服五丸，用酒送下，忌蒜、面、生葱、猪、鱼。

海藻散坚丸 治肝经瘿瘤。

海藻 昆布各二两 小麦四两，醋煮，炒干 龙胆草二两

上为末，炼蜜丸桐子大。每服二三十丸，临卧白汤送下，并噙化咽之。

[五瘿]

在颈项间，皮宽不急，累累而垂者是也。宜破结散、消疬丸、海藻丸、昆布丸、黄药酒、藻药散，兼以针灸法同施，方有效；及常服复元通气散、蜡矾丸，自然缩小。

木通散 治颈下卒生结囊，欲成瘿。

木通 松萝 桂心 蛤蚧酥炙 白蔹 琥珀 海藻洗 昆布洗。各一两

上为细末。每服二钱，不拘时，温酒调下。

五瘿丸

菖蒲二两 海蛤 白蔹 续断 海藻 松萝 桂心 倒挂草 蜀椒 半夏各一两 神曲三两 羊靥百枚

上为细末，以牛、羊脂髓为丸，如芡实大。每服一丸，食后，临卧噙化服。

昆布丸

槟榔 昆布 海藻各二两

上为末，炼蜜丸弹子大。每用一丸，含咽化下。

藻药散 治气瘿。

海藻酒洗，一两 黄药子二两，万州者佳

上为末。置掌中，以舌时时舐，以津咽下。消三分之二止药。先须断厚味，戒酒色。按：《本草》黄药子，主诸恶肿，疮瘘。《斗门方》以浸酒，疗项下瘿气。《医学纲目》及丹溪，误作黄檗，盖檗、药字相近，又误檗为连，则其失愈远矣。

二海丸 治气瘿。

海藻 昆布各酒洗，晒干

上等分为末，炼蜜丸杏核大。稍稍咽汁，又用海藻洗净，切碎，油醋熟，作常菜食之。

消瘿散 治瘿气。

海藻酒洗 海带酒洗 昆布酒洗 海马酒炙 海红蛤 石燕各煅 海螵蛸各一两

上为末，清茶下。兼服含化丸，兼灸，相济以收全功。

含化丸 治瘿气。

海藻 海蛤煅 海带 昆布 瓦龙子煅 文蛤即花蛤，背有斑文 诃子去核 五灵脂各一两 猪厌十四个，焙干，另研

上为末，炼蜜丸。临卧含化，时时咽下。兼灸法，以助丸功。

通气丸 治瘿气。

海藻 海带 昆布 夏枯草 木通各一两 诃子 薄荷各五钱 杏仁少许

上为末，炼蜜丸如芡实大。每用一丸，噙化。兼灸，以泄瘿气方效。

黄药酒 治忽生瘿疾及一二年者。

上用万州黄药子三斤，须紧重者为上，如轻虚即是他州者，力慢须加一倍。以无灰酒一斗，投药在内，固济瓶口，以糠火烧一伏时停。待酒冷即令患者时时饮一盏，勿令绝酒气，经三五日，常把镜自照，觉消则停饮，不尔，令人项细也。用火时，不可多，惟烧酒气香出，瓶头有津，即止火不待经宿也。已验如神，忌毒食。

昆布散 治瘿气，去风火郁滞，散痰气壅结。

防风　荆芥　黄连酒炒　昆布　海藻　海粉　羌活　升麻　连翘　青皮　胆星　贝母　牛蒡子炒　夏枯草　沉香　香附子　抚芎　黄芩酒炒

上薄荷煎服，或末、或丸俱可。痰多加南星、半夏，又宜灸天突穴，为妙。

三因破结散

海藻洗　草龙胆　海蛤　通草　昆布　矾石枯　松萝各三分　麦面四分　半夏　贝母各二分

上为末。酒服方寸匕，日三。忌鲫鱼、猪肉、五辛、生菜诸杂毒物。十日知，二十日愈。

玉壶散　治三种瘿。

海藻洗　海带洗　昆布　雷丸各一两　青盐　广茂各半两

上[1]为细末。陈米饮丸，如榛子大，噙化。以炼蜜丸，亦好。

子和人参化瘿丹。

海带洗　海藻洗　海蛤　昆布已上四味，皆焙　泽泻炒　连翘已上各等分　猪靥　羊靥各十枚，猪、羊靥即猪羊外肾，乃囊中之卵也

上为末，蜜丸如芡实大。临卧，噙化一二丸。忌油腻物。

罗氏宝金散　偏医瘿气，无不瘥。

猪羊靥十对，暖水洗去脂膜后，晒干，杵为细末　海藻洗　海带各二两，洗　丁香　木香　琥珀研　麝香研。各二钱半　真珠研，半两

上件，先将丁香、木香、海藻、海带杵为细末。入下项药末，合和再研细，重罗过。每服一钱，热酒一盏，调服。夜卧服垂头而睡。若在室男女，十服必效；如男子、妇女患者，一月见效，有胎不可服。

海带丸　治瘿气，久不消。

海藻洗　贝母　青皮　陈皮各等分

上件为细末，炼蜜为丸，弹子大。食后，噙化一丸效。

针砂方　治气瘿。

上用针砂浸于水缸中，平日饮食皆用此水。十日一换针砂，服之半年，自然消散。

昆布散　治瘿气结肿，胸膈不利，宜服。

昆布洗　海藻洗　松萝　半夏汤泡　细辛　海蛤细研　白蔹　甘草炙。各一两　龙胆草　土瓜根　槟榔各二两

上为细末。每服二钱，食后，温酒调下。

治瘿气胸膈壅塞，颈项渐粗，宜服此方。

商陆　昆布洗。各二两　射干　羚羊角镑　木通　海藻洗　杏仁汤浸，去皮尖，麸炒黄。各一两　牛蒡子一两半，微炒

上㕮咀。每服三钱，水一中盏，入生姜半分煎至六分，去滓。不拘时温服。

治瘿气神验方

琥珀　桔梗各半两　乌鲗鱼骨　昆布洗。各一两　赤小豆酒煮熟，焙　小麦酒煮。各三分

上为细末，炼蜜丸如小弹大，绵裹一丸，常噙咽津。

神效开结散　治瘿疾，不问年岁极验。

沉香　木香　橘红四两　猪靥子生于豚猪项下　珍珠四十九粒，砂锅内泥封口，煅过丝，一枚如枣大，取四十九

上为末。每服一钱，临卧，冷酒调搽，徐徐咽下，轻者三五服；重者一料，全愈。修合用除日效。忌咸、酸、油腻、涩气等物。

六瘤者，随气凝结皮肤之中，忽然肿起，状如梅李，皮软而光，渐如杯卵。若发肿都软，不痛者血瘤。发肿日渐增长，而不大热，时时牵痛者气瘤。气结微肿，

---

① 上：此下原衍“等分”二字，据文义删。

久而不消，后亦成脓。诸瘿瘤、疣赘等，至年衰皆自内溃，治于壮年，可无后忧。按之推移得动者，可用取法去之。如推之不动者，不可取也。瘤无大小，不量可否而妄取之，必妨人命。俗云：瘤者留也，不可轻去，不为无理。 治法：先以铁罐膏，点瘤顶上令肉黑腐，不痛，方可以刀剪去黑腐，又以药涂，令肉腐溃，又可剪之，又涂又剪，瘤根去尽为度。若怕针刀者，却以井金散涂之，令肉黑极，十分腐烂，方可用刀剪之、刮之。若稍有些肉不黑尽，恐肉未死；肉未死血亦未死，血未死则不可剪刮，恐血来多，致有昏晕之失。其肉十分黑极，十分腐烂，推得动者，此肌肉死也，肌死则血死。其血死乃可剪刮无妨，虽血瘤、肉瘤取之亦无妨也。小瘤取之即愈，大瘤取之有半载肌肉麻痹也，宜服养气血药，久之自愈。

［薛］ 《内经》云：肝统筋而藏血，心裹血而主脉，脾主肉而统血，肺主气而司腠理，肾统骨而主水。若怒动肝火，血涸而筋挛者，其自筋肿起，按之如箸，久而或有血缕，名曰筋瘤，用六味地黄丸，四物、山栀、木瓜之类。若劳役火动，阴血沸腾，外邪所搏而为肿者，其自肌肉肿起，久而有赤缕，或皮俱赤，名曰血瘤，用四物、茯苓、远志之类。若郁结伤脾，肌肉消薄，外邪所搏而为肿者，其自肌肉肿起，按之实软，名曰肉瘤，用归脾、益气二汤。若劳伤肺气，腠理不密，外邪所搏而壅肿者，其自皮肤肿起，按之浮软，名曰气瘤，用补中益气之类。若劳伤肾水，不能荣骨而为肿者，其自骨肿起，按之坚硬，名曰骨瘤，用地黄丸及补中益气汤主之。夫瘤者，留也。随气凝滞，皆因脏腑受伤，气血乖违，当求其属而治其本。大凡属肝胆二经结核。八珍加山栀、胆草以养气血，清肝火；六味丸以养肺金，生肾水。若属肝火血燥，须生血凉血，用四物、二地、丹皮、酒炒黑胆草、山栀。中气虚者，补中益气兼服。若治失其法，脾胃亏损，营气虚弱，不能濡于患处，或寒气凝于疮口，荣气不能滋养于患处，以致久不生肌而成漏者，悉调补脾胃，则气血壮而肌肉自生矣。若不慎饮食起居，及六淫七情，或用寒凉蚀药，蛛丝缠、芫花线等法以治其外，则误矣。 长洲庠王天爵，辛丑春，左腿近环跳患之，状如大桃，按之濡软，恪服除湿、流气、化痰之剂，恶寒发热，食少体倦，形气俱虚，脉洪大而虚，气瘤也，肺主之。盖胆属木，肺属金，然发于胆经部分，乃肺金侮肝木，元气亏损而其脓已内溃矣，遂用十全大补汤数剂，出清白稀脓甚多，顿加寒热，烦渴头痛，殊类伤寒状，予谓此因脓泄而血气益虚耳，仍用前汤，其势益甚，脉洪数大，按之如无，乃加附子一钱，其势愈甚而脉复如前，此虚甚而药未能及也，更加附子二钱，三剂诸症顿退。乃朝用补中益气汤，夕用十全十补汤，各三十馀剂，出腐骨五块，疮口将完。后因不慎起居，患处复溃。诸症更发，咽间如焚，口舌无皮，用十全大补加附子一钱服之，诸症悉愈。二日不服，内病悉至，患处复溃。二年后又患，服前药不应，诊其尺脉微细如丝，此属命门火衰，用八味丸为主，佐以十全大补汤稍愈。至乙巳，仍患虚寒之症而殁。 一男子，左腿外侧近臀，肿一块，上有赤缕三年矣，饮食起居如常，触破涌出血脓，发热恶寒，此胆经受证，故发于腿外侧，诊其脉左尺洪数，右关弦洪，此肾水不能生肝木，用补中益气汤、六味地黄丸而痊。 一男子，小腹患之，脓水淋漓，此足三阴之症，用补中益气加麦门、五味，以培脾土，用六味地黄丸以生肾水，更用芦荟丸，以清肝火而

敛。　一老儒，眉间患之二年，其状如紫桃，下坠盖目，按之如水囊，此肝脾之症，脓瘀内溃而然耳。遂刺出血脓目即开，以炒黑胆草、山栀、芎、归、芍药、柴胡、白术、茯苓之类而愈。　嘉善周上舍，两耳下，项间筋挛，臃肿坚硬，咳嗽气喘，内热盗汗，所服皆化痰、散坚、行气之剂，势益甚。予诊之，左关弦涩，左尺洪数，此怒气伤肝，房劳损肾，须滋肾水，生肝血，慎调摄，至水旺之际，庶可愈矣。彼欲速效，乃外敷商陆、石灰等药；内服海藻、蓬术之类，至秋金旺之际，元气愈虚，其肿愈甚而殁。　镇江孙上舍，缺盆间肿如覆瓯，坚硬色赤，内热哺热，自汗盗汗，就治于予。曰：贱疾皆以散坚、行气、降火、破血之剂，欲其内消而反甚，其脉左尺洪数，按之而弱，左关洪数，按之而涩，此怒气伤肝，血涸而筋挛也，因其急于仕进，予辞不能治。彼亦不信，后果殁。此症若补脾肺，滋肝肾，则木得水而敷华，筋得血而滋润，多有得生者。　张子和，治新寨一妇人，年四十馀，有瘤三瓣。戴人令以咸吐之，三涌、三汗、三下，瘿已消半，次服化瘿之药，遂大消去。夫病在上者，皆宜吐，亦自有消息之法耳。　又在西华，众人皆讪以为吐泻而已。一日，魏寿之与戴人入肆中，见一夫病一瘤，正当目上纲内眦，色如灰李，下垂覆目，睛不能视物。戴人谓寿之曰：吾不待食熟，立取此瘤。魏未之信也，戴人曰：吾与尔取此瘤何如？其人曰：人皆不敢割！戴人曰：吾非用刀割，别有一术，其人从之。乃引入一小室中，令俯卧一床，以绳束其胻，刺委中大出血，先令以手揉其目，瘤上亦刺出雀粪，立平。出户，寿之大惊。戴人曰：人之有技可尽窥乎。　郜城，戴人之乡也，一女子未嫁，年十八，两手背皆有瘤，一类鸡距，一类羊角，腕不能钏，向明望之如桃胶然，夫家欲弃之。戴人见之曰：在手背者为胶瘤，在面者为粉瘤。此胶瘤也，以铍针十字刺破，按出黄胶脓三二匙，立平。瘤核更不再作，婚事复成。非素明者，不敢用此法耳。

清上消郁汤　治痰火，气血郁结，作核成瘤，脉弦而滑在上部者。

昆布洗　玄明粉　陈皮　半夏姜制　黄连　海藻　莪术　川芎　香附　青黛　白芥子

上薄荷煎服。

解下除湿汤　治湿热郁结，血气凝滞，作核成瘤在下部者。

海藻洗　黄柏　三棱　香附　青皮　栀子炒　连翘　槟榔　木通

上薄荷煎服。

南星散　治皮肤、颈项、面上瘤，大者如拳，小者如栗，或软或硬，不痒不痛，宜用此药，切不可辄用针灸，多致不救。

生南星大者，一枚

上细研烂，入好醋五七点，杵如膏。先以细针刺患处令气透，却以膏药摊贴，觉痒，则频换贴，取效。

枯瘤膏　治六瘤，瘰疬，痔漏。如无此膏，以铁罐膏代之，更捷。

草乌四两　川乌二两　干桑耳　桑朽木各一两半　矿石灰　桑柴灰　荞麦秸灰各一碗

上将草乌头、川乌，桑耳、桑朽木，共烧成灰，和矿石灰、桑柴灰、荞麦秸灰，一处装入酒漏内，以棕塞其漏窍，用水二斗，煎滚淋汁，慢火熬浓，以十碗取一碗为度，以厚实瓷器收贮，密封固。如用入矿石灰调匀为糊，点瘤顶上，以湿纸数重贴药上，如若未干不须贴，若留久药干，以唾调涂，直待十分黑腐，以刀剪刮取之，腐肉未尽，又点又刮。如怕剪刮者，却用井金散点之以渐，腐烂自去，不用针刀，后却以膏药贴之，去尽腐肉为度。

井金散　治六瘤瘰，大有神效。

土黄三钱　硇砂生，晒干　雄黄各二钱　轻粉　朱砂　乳香　没药各一钱　麝香　片脑各少许

为末，以唾调为稀糊。涂瘤顶上，唾湿纸两重盖之。后用黄龙膏贴纸上，间日一度上药，次添药彻的周回，大如韭叶，如此上之无复，渐渐折之，后根摇自然有裂亹，随后自下来。若腐肉未去尽者，掞针头散于疮口腐肉上，贴膏药，一日一换，直待腐肉去尽为度。

造土黄法

信石生，二两　硇砂生二钱　木鳖子肉　巴豆肉各五钱

上以信、硇研末，以木鳖、巴豆捣成膏，入石脑油和作一块，油纸数重包裹，埋于土坑四十九日。取出，瓷器收贮听用，如无石脑油亦可。

黄龙膏　凉肌退肿。

黄柏　黄芩　大黄

上末，蜜水调为糊饼，贴纸上。

又**枯瘤方**

砒　硇砂　黄丹　雄黄　轻粉各一钱　朱砂　乳香　没药各二钱　斑蝥生用，三十个

上研为末，糯米粥为丸，捏作棋子样，爆干。先灸破瘤顶三炷，以药饼盖上，用黄柏末，以水调贴之，数日，自然枯干落下。

一方　以铜绿为末，草刺瘤破掺上，以膏药涂之。

［世］　**点瘤赘方**，神验。

桑柴灰　枣树灰　黄荆灰　桐壳灰各二升半

上以沸汤淋汁五碗许，澄清。入斑蝥四十个，穿山甲五片，乳香、脑子不拘多少，约五碗煎作二碗，用瓷器盛之。乳香、脑子候冷入之，后临用时，入新石灰调成膏，神妙。敷瘤上，干以清水润之。其效如神。

龙骨散　生肌肉。

诃子肉　龙骨生　细茶各等分

上末，干掞。

麻药

南星　半夏　川乌　川椒　石灰　草乌各等分

上六味，各生为末。醋调涂瘤上，用药则不痛。

止血药

京墨煅　百草霜各等分

上为末，掞之即以手按住。

桃红散　止血大效。

石灰十两　麻油　大黄五钱，水浸透取汁。各半盏

上将石灰炒红，入麻油、大黄汁和匀，慢火炒如桃花色，瓷器收贮听用。

［垣］　诸瘿恶气，肩颙男左灸十八壮，右十七壮；女右灸十八壮，左十七壮。

又法　天府十七壮　冲阳随年壮

［甲］　瘿，天窗一作天容，《千金》作天府及臑会主之。瘿瘤，气舍主之。

《本事》治果报面生赘瘤方　用艾丸灸十壮，即用醋磨硫黄涂纸上，剪如螺蛳掩子大，贴所灸处；更用膏药重贴，二日一换，候痒，挤出脓如绿豆粉，即愈。硫黄，罗谦甫作雄黄。

疣

疣音休，俗呼鸡眼子，是也。

手太阳之别，名曰支正，上腕五寸，虚则生疣，小者指痂疥，取之所别也。《肘后方》手足生疣目，盐敷之，舌舐之，

只三次瘥，　初虞世方，用鸡胃中食揩疣上，揩余者，以石压之验。　鬼馒头尖上掐破，有白汁出，频拭之佳。

［薛］　疣属肝胆少阳经风热血燥，或怒动肝火，或肝客淫气所致。盖肝热水涸，肾气不荣，故精亡而筋挛也，宜以地黄丸，滋肾水以生肝血为善。若用蛛丝缠，螳螂蚀，著艾灸，必多致误。大抵此症与血燥结核相同，故外用腐蚀等法，内服燥血消毒，则精血愈虚，肝筋受伤，疮口翻突开张，卒成败症。　府庠朱宏仁，年二十，右手背近中指患五疣，中一大者如黄豆，馀皆如聚黍，拔之如丝长三四寸许，此血燥筋缩，用清肝益荣汤五十馀剂而愈。　府庠沈姬文，幼啮指甲，及长不能自禁。予曰：此肝火血燥也，又颈侧常生小疣子，屡散屡发，又臂生一块，如绿豆大，若触碎如断束缕，扯之则长，纵之则缩，后两鬓发白点，求治。予曰：子素肝病，此部亦属肝胆经也。夫爪为筋之馀，胆行人身之侧，正与啮爪、生疣等症相应，须滋补肾水，以生肝胆则诸病自愈矣，乃与六味地黄丸服之，二年白点自退，疣亦不生。　一男子脸患疣，初如赤椹，杂用敷贴之药，翻张如菌；又用腐蚀，焮大如瘤，此足三阴经虚证悉具。治以补脾肺、生肝肾等剂而寻愈。　一男子，小腹中一块，不时攻痛，或用行气、化痰等药，不应。尤以为血鳖，服行气，逐血之剂，后手背结一疣子，渐长寸许形如鳖状，肢节间如豆大者甚多，彼泥鳖生子发于外，亦用行血，虚证悉至，左尺洪数、关脉洪数弦。予以为肾水不能生肝木，以致肝火血燥而筋挛，用六味地黄丸，生肾水滋肝血三月馀，诸证悉愈。　一男子因劳役过度，面色青黑，发热咳嗽，面生疣子，腹内一块，攻上攻下作痛，口干小便秘涩，服消克之药愈甚。察其脉，左右关俱弦洪，元气弱甚，此肝脾受病而筋挛也，投以加味消遥散，合地黄丸料，元气遂复。若误以为血鳖之类消之，必致不起。　一男子素膏粱醇酒，先便血便结，惊悸少寐，后肛门周生小颗，如疣子，如鼠乳，大小不一，用清热消毒等药，半载之间腿内股亦然，又用化痰之药，寒热吐痰，颈间俱作。肝肾脉浮数，按之而弱，予以为足三阴经血虚火炽，法当滋化源。彼不信，别服四物、黄柏、知母之类，诸症蜂起，此胃气复伤，各经俱病也，先用补中益气汤三十馀剂，诸症渐愈，乃朝用前汤，夕用八珍汤，又各五十馀剂，诸症寻愈；于是夕改用六味丸加五味子，又半载诸症悉愈。　一妇人，左手背并次指患五六枚如熟椹，内热晡热，月经素不及期。予曰：此因肝脾血虚而有热也，当调补二经，使阴血生而诸症自愈，不信。乃用艾灸，手肿胀发热，手指皆挛，两胁、项及胸乳间，皆患疣，经行无期。予用加味逍遥散，少加炒黑黄连，数剂渐愈，乃去黄连，更佐以归脾汤，其患渐愈。又百馀剂经行如期，再用地黄丸三料而痊。　一妇人小腹内一块，或时上攻，或时下坠，寒热胸痞，小便淋漓，或用行气化痰等剂，前证愈甚，月经两月馀而一行，或以为内有肉鳖，啖饮其血而经不行，服驱逐之剂下血甚多，两手背结一疣如大豆许，两月渐长寸许，又两月馀又患数枚，疑以鳖子行于外，仍行驱逐，两耳下各患肿，又疑为疮毒。予曰：此属肝火血燥也，用加味逍遥、加味归脾二药兼服，佐以六味丸，三月馀而愈。　一妇人患之，用蛛丝缠、芫花线、螳螂啖、毒药蚀、着艾灸，大溃肿痛，发热出血。予曰：此阴血虚也，不信。仍服降火之药而殁。

痣

［世］ 取痣饼药

糯米百粒 石灰拇指大 巴豆三粒，去壳研

上为末，入瓷瓶同窨三日。每以竹签挑粟点上，自然蚀落。

［洁］ 取靥

风化石灰一两 花碱半两

上为细末。上三次，如天色冷，湿用。

［衍］ 石灰水调一盏如稠粥，拣好糯米全者，半置灰中，半置灰外经宿，灰中米色变如水精。若人手面上有黑靥子及纹刺者，微微以针头拨动，置药少许于其上，经半日许，靥汁自出，剔去药不用，且不得着水，二三日愈。 又方，用水蛭一条，鸡子一枚，开鸡子小头，内水蛭以皮儿盖合，封之，直至水蛭食尽鸡清干尽，自死乃用之。

手足皴裂

夫秋冬风寒燥烈，人手足为之皲瘃者，血少肌肤虚，故易伤也。外润以膏泻，内服益气和血之药可也。

东垣润肌膏 治手足皲涩，皮肤裂开疼痛，不能见风。

珠子沥青四两 白黄蜡八钱 乳香二钱

上三味于铁器内，用文武火熬下沥青在铛内，随手便下黄蜡、乳香；次入清芝麻油一二匙，候沥青尽溶开，微微熬动。放大净水一盆于其傍，以搅药用匙取一二滴滴于水中试之，如硬再入油，如软硬合宜，用新绵滤净，入水中折叠扯之，以白为度。油当旋旋入，勿令软了，以瓷器内盛之，或油纸裹亦得。每用不拘多少，先于火上炙裂子口，却捻合裂子；药亦火上炙软，涂于裂子上，用纸少许贴之，自然合矣。

东垣老人路次方城北独树店之客舍，有推小车者，皮肤皴裂甚痛，两手不能执辕，足不能履地，而车上宿制此药，敷之即效。明日遂行。自后屡用屡效，故录于此。

初虞世治手足皴裂，春夏不愈者。

生姜汁 红糟 白盐 猪膏腊月者佳

上研烂，炒热擦入皴内，一时虽痛，少顷便皮软皴合，再用即安。

［丹］ 手足寒皴裂，台椒三四合，煮浸半食顷，须臾再浸，又敷以羊、猪髓脑，甚妙。《梅师方》。

［世］ 治脚跟皴裂，用头发一大握，桐油一碗，于瓦器内熬，候油沸头发溶烂出火，摊冷，以瓦器收贮，不令灰入。每用百沸汤泡洗皴裂令软，敷其上即安。一方，加水粉。

［山］ 脚裂烂，蒸藕研成膏，敷之。

［世］ 用五倍子为末，同牛骨髓填缝内，即好。

又治脚指缝烂疮，挦鹅时取鹅掌黄皮，焙干烧存性为末，湿则掺之。一方，用生桐油涂之妙。

黄蜡膏 治冬月手足坼裂。

上用清油半两，盏内慢火煎沸，入黄蜡一块。同煎熔。入光粉、五倍子末少许，熬令稠紫色为度。先以热汤洗，火上烘干，即用药敷，以纸贴之，其痛立止。入水亦不落。若合药入粉多，则硬而成块。旋以火炙，动挑敷，不妨。一方，无五倍子。

冻疮

［子和］ 经曰：寒疮流水，俗呼为冻疮。或经年不愈者，用野中净土晒干，以大蒜研如泥，捏作饼子如大观钱厚薄，

量疮口大小贴之，以艾火加于饼上灸之，不计壮数以泥干为度。去干饼子再换湿饼子灸，不问多少，直至疮痂觉痛痒，是疮可治也。然后口含浆水洗渍，用鸡翎二十茎缚作刷子，于疮上刷洗净。以此洗刷，不致肌肉损伤也，以软帛拭干。用木香槟榔散敷之。如夏月医之更妙。

［世］　足跟红肿冻疮，足跟左足指面后跟赤白肉际骨下，刺入三分，弹针出血，可灸三七壮。

足跟冻疮溃破，用葱椒汤洗，刮去腐肉，用三棱针出血，将马屁勃入生牛骨髓，调和敷之效。

［禹锡］　取腊月牡鼠死者一枚，油一大升，煎之使烂绞出渣，再煎成膏，涂冻疮及拆破疮。

治冻疮，用茄根烧成灰，洗了，用雀儿脑髓涂之。

［丹］　治冻疮，用煎熟桐油，调密佗僧敷。

［山］　用五倍子，煎汤洗。

如神散罗氏　治冻疮皮烂，痛不可忍。用川大黄不拘多少为细末。新水调扫冻破疮上，痛止立效。

［子和］　戴人女僮，足有冻疮。戴人令服舟车丸、浚川散大下之，遂愈。人或疑之？戴人曰：心火降则寒消，何疑之有。

雉脑膏　治冻疮久不瘥，年年发歇，先痒后痛，然后肿破出黄水及血出不止。

雄雉脑一枚，研烂　黄蜡各等分　清油减半

上同于慢火上熬成膏，去滓，入瓷器中盛。每用涂疮上。

柏叶膏　治冻疮，手足指欲坠及耳欲落。

柏叶炙干，为末，四两　杏仁去皮研，四十个　头发一拳大　食盐半两，研　乳香二钱半，研　黄蜡一两　油一升

上先煎油沸，次下前五味药，待瘴尽。再下黄蜡搅匀，瓷盒收。先以热小便洗疮，以绵挹干，后以药涂。即以软帛裹，勿令寒气侵入。每日一换，如疮渐差，三四日一换。

橄榄散　治脚冻疮。

上用橄榄核，烧灰存性，为末。入轻粉，油调涂。

一女年数岁，严寒上京，两足受冻不仁，用汤泡渍，至春十指俱烂，牵连未落。予用托里之剂，助其阳气自溃脱，得保其生。此因寒邪遏绝，运气不至，又加热汤泡渍，故死而不痛也。余尝见人之严寒而出，冻伤其耳，不知痛痒，若以手触之，其耳即落。当以暖处良久，或热手熨之无恙。若以火烘汤泡，其耳即死，至春必溃脱落矣。北方寒气损人若此，可不察之。

漆　疮

《圣济总绿》治漆疮诸方

生柳叶三斤，冬用皮，煎汤适寒温洗之。

芒硝五两，汤化，浸洗之。

猪膏一味熬，去滓，停冷，涂贴之。

生螃蟹一味，取黄涂敷，日三五次。

荷叶燥者一斤，煮水洗之，以贯众末掺之，干则油和涂。

鸡子黄涂疮上，干则易之，不过三次。

黄栌木，煎汤频洗之。

一方　谷精草煎汤洗，甚速效。

又方　用白矾煎汤，浸洗。

又方　用杉木煎汤，洗之效。

又方　用莽草叶，煎汤洗。

又方　用无名异末，水调敷。

又方　用羊乳敷之愈；亦治蜘蛛疮，

饮之尤妙。

治漆疮、冻疮、犬咬疮，并用秫米嚼烂，涂敷。

治漆疮久不差，用漆草捣烂敷患处，立效。

发　痉

疮疡发痉，因气血亏损，外邪所搏，或内虚郁火所致。其形牙关紧急，四肢劲强，或腰背反张，肢体抽搐，其有汗而不恶寒者，曰柔痉。风能散气，故有汗也。其无汗而恶寒者，曰刚痉。寒能涩血，故无汗也。皆由亡血过多，筋无所养，故伤寒汗下过多，与溃疡、产后多患之，乃败症也。若大补气血，多有复生者，若作风治，速其危矣。　秋官张同野，旧有流注，因暴寒睡炕，口目抽搐，手足战掉，予以为气血虚热而然。用参、芪、归、术、川芎、山栀、柴胡、半夏、天麻、炙甘草，治之愈。　吴瞻之给事，坠马伤首，出血过多，发热烦躁，肉瞤筋惕，或作破伤风，欲发汗驱风。予曰：此亡血火动也，无风可驱，无汗可发。当峻补其血，用圣愈汤二剂，顿愈。又用健脾胃，养气血而全愈。　一儒者，背疮将愈，发热烦躁，自用降火之剂，项强口噤，自汗恶寒，此汗多内亡津血，筋无所荣也。用补气血之剂，及地黄丸而愈。　一男子，素勤苦，早行遍身发疙瘩，口噤目直，脉弦紧，此劳伤气血，内热外邪所搏也。用补中益气加山栀、羌活、川芎而瘥。半载后遍身作痒，搔破成疮，发热作渴，脉洪大而虚，复以前汤加芍药、麦门、熟地、天麻而愈。　一儒者，善怒患瘰疬，复因大怒跳跃，忽仆地，两臂抽搐，唇口㖞斜，左目紧小，此肝火血虚，内热生风。用八珍散加牡丹皮、钩藤、山栀而愈。次年春前，病复作，兼小便自遗，左关脉弦洪而数，予谓肝火血燥。用六味丸加钩藤、五味、麦门、芎、归治之渐愈；又用补中益气加山栀、钩藤、牡丹皮而安。一疬妇，因怒仆地，疮口出血，语言謇涩，口眼㖞斜，四肢拘急，汗出遗尿，或用驱风之剂，六脉洪大，肝脉尤甚，此肝火炽盛也，用加味逍遥散加钩藤，及六味丸寻愈。　一妇人患内痔，因劳出血甚多，不时发痉，饮食少思，形体倦怠，其面色白。予谓此气伤而不能统血也。用补中益气汤，反寒热出血，此阳气虚寒也，仍以前汤加炮姜四剂，寒热渐止，饮食渐进，又四剂而血顿止。后因劳役或怒气即便血，或发痉，投以补中益气汤加钩藤而愈。　一妇人素性急，患遍身瘙痒，或项间结核，常服搜风顺气之剂，后大怒吐血，唇口牵紧，小便频数，或时自遗，此怒动肝火而妄行。用小柴胡汤加山栀、牡丹皮而愈。　一疬妇因劳兼怒，四肢挛屈，头痛自汗，小便短少，畏见风寒，脉浮弦缓，此气血虚而风寒湿热相搏也。先用东垣清燥汤渐愈；再用加味逍遥散，及八珍汤加牡丹皮而痊。　一妇人素有肝火，两拗间或肿痛，或寒热，忽然昏愦，瘈疭抽搐，善伸数欠，四肢筋挛，痰涎上升，此肺金燥甚而血液衰少也。用清燥丸、六味丸兼服，寻愈。　一妇人，因大劳患臁疮，发疙瘩搔碎成疮，日晡热甚，或口噤发搐，或头目眩晕，此肝脾气血虚而内热。以八珍散加柴胡、山栀治之，诸症少愈。复因怒前症复作，经行不止，此肝脾血热，用加味逍遥散渐愈。又用八珍散加柴胡、山栀而痊。　一妇人发疙瘩，日晡热甚，月经先期，或头目昏眩，或寒热发热，或四肢抽搐，此肝经风热血燥，用加味逍遥散治之寻愈。后因怒前证复作，口噤遗尿。此肝火血燥也。用加味小柴胡汤治之渐愈。又夜间发热谵语，此血分有热也。用小柴胡汤加生地而愈，更用加味逍遥散调理而安。　一妇人患茧唇，月经先期，予以为肝火血热。不信，乃泛用降火之剂，反致月经过期。复因劳怒，口噤呻吟，肢体不随，六脉洪大，面目赤色，用八珍加五味、山栀、丹皮、麦门数剂渐愈，兼用逍遥散、六味丸料，各三十馀剂全愈。　一妇经行遇怒，其经即止，甚则口噤筋挛，鼻衄头痛，痰涌抽搦，瞳子上视，此肝火炽甚，以小柴胡加熟地黄、山栀子、钩藤钩而愈。　一妇素阴虚，患遍身瘙痒，误服祛风之药，口噤抽搐，肝脉洪数，予曰：肝血为阴为水，肝气为阳为火，此乃肝经血虚火盛耳。宜助阴血，抑肝火，遂用四物、麦门、五味、柴胡、山栀、生草，热搐顿止；又以八珍加黄芪、麦门、五味、钩藤、炙草调理而愈。　一妇人久患流注，脾胃虚弱，忽痰壅气喘，头摇目劄，手扬足掷，难以候脉，视其面黄中见青，此肝木乘脾土也。用六君加柴胡、升麻治之而苏，更以补中益气加半夏、茯苓而安。

类破伤风

破伤风方论，已载杂病第五，此其似是而非者尔。

［薛］　大凡痈疽溃后筋糜肉烂，脓血大泄，阳随阴散，或筋脉拘急，恶寒惕搐，甚者舌强口噤，项背反张，痰涎壅盛，便闭汗出，不时发热，此气血俱虚而传变。虽与破伤风相类，而主治之法当大补气血。若果系风症，亦须以大补气血为本，而兼以治风之药。设若不审是非而妄药之，则误矣。　司徒边华泉，肩患痈，溃而发热，目直或瞤，殊类中风，日晡热甚，脉益数，此足三阴气血亏损，虚火妄动。用参、芪、归、术、炙草，加酒炒黑黄柏、五味、麦门、肉桂，四剂而愈，又数剂而敛。　陆大行，背疮内溃，出脓二碗许，用托里之剂痛止肿消，停药忽寒热作渴，头痛自汗，此元气虚而未能复也。用十全大补加麦门、五味、肉桂二剂，益甚。诊其脉如故，此药力未及，仍用前药加附子一钱，三剂诸症悉愈，乃去附子，加肉桂，数剂而敛。　一儒者患腿痈，深蓄于内，肉色不变，久不穿溃，针出脓瘀五碗许，恶症骈臻，全类中风，此脾胃虚而变症也。用六君子加当归、炮姜，及圣愈汤各四剂而安；又劳心不寐，用归脾汤而愈。　一儒者，伤寒后患流注，肿痛潮热，用十宣散、败毒等剂，出稀脓五六碗许，发热、恶寒、烦躁、作渴，殊类破伤风症而殁。　一男子背疮未痊，敛以膏药，剪孔贴之。患破伤风症而殁。此先失于内补，外邪袭其虚耳。予见了此症，贴膏药剪孔，欲其通气而反患破作风；搽敛药生肌，欲其收口而反助其馀毒。以致殁者多矣，可不慎哉。

水入疮

皂子散　治水毒入疮肿痛，或刺入骨者。

皂荚子七粒　大干蛤蟆　一枚　胡椒五十粒

上用干锅，入药在内，瓦盖锅口，慢火烧烟尽，取出研细。每用药，先以温浆水洗疮口，拭干掺药，次以别膏药贴之。良久，水尽出，有刺者，即自见。

铅丹散　治破伤入水，肿溃不愈。

铅丹　蛤粉等分

上同炒令变色，掺疮口上，水即出渐愈。

去水膏　治痈疽破穴后，误入皂角水及诸毒水，以致疼痛；及驴马尿粪，一切毒水入疮，并治。

糯米粉　砂糖各三两　甘草生末，一分

上为膏，摊在绢上贴，毒水出效。

马汗入疮

治马汗入疮，毒气攻肿痛方。

上用马鞭上手执处皮，烧灰研细，和猪膏涂疮上。一方，以马鞭梢烧灰，猪脂和涂疮上。

治驴涎、马汗入疮。

上用干冬瓜烧灰，洗净疮口，擦药在内。一方，用冬瓜青皮，阴干为末，敷之。

卷之六

损　伤　门

跌　扑　伤　损

金疮　杖疮　箭头入骨　竹木刺针入肉

瘀血停积论

《素问》云：人有所坠堕，恶血留内，腹中满胀，不得前后，先饮利药。此上伤厥阴之脉，下伤少阴之络，刺足内踝之下，然骨之前，血脉出血。刺足跗上动脉，不已；刺三毛上各一痏，见血则已，左刺右，右刺左。善悲惊不乐，刺如右方。“缪刺论”。　《灵枢》云：有所堕坠，恶血留内，有所大怒，气上而不行下，积于胁下，则伤肝。又中风及有所击仆，若醉入房，汗出当风，则伤脾。又头痛不可取于腧者，有所击堕，恶血在内，若肉伤，痛未已，可侧刺不可远取之也。“邪气脏腑及厥病篇”。

东垣《医学发明》论曰：夫从高坠下，恶血留于内，不分十二经络，医人俱作中风肝经，留于胁下，以中风疗之。血者皆肝之所主，恶血必归于肝，不问何经之伤，必留于胁下，盖肝主血故也。痛甚则必有自汗，但人人有汗出，皆属风证，诸风皆属于肝木，况败血凝泣，逆其所属入于肝也，从高坠下，逆其上行之血气，非肝而何？非伤寒无汗。既曰：汗必自风化之也，故以破血行经药治之。

亡血过多论

《灵枢》又云：身有所伤血出多，反中风寒，若有所坠堕，四肢懈惰不收，名曰体惰。取小腹脐下三结交。阳明、太阴也，脐下三寸关元也。寒热篇，三结交者，即关元穴是也。

刘宗厚曰：打扑金创损伤，是不因气动而病生于外，外受有形之物所伤，乃血肉筋骨受病，非如六淫七情为病，有在气、在血之分也。所以损伤一证，专从血论，但须分其有瘀血停积，而亡血过多之证。盖打扑坠堕皮不破而内损者，必有瘀血，若金创伤皮出血，或致亡血过多，二者不可同法而治。有瘀血者，宜攻利之，若亡血者，兼补而行之。又察其所伤，有上下轻重浅深之异，经络气血多少之殊。唯宜先逐瘀血，通经络，和血止痛，然后调气养血，补益胃气无不效也。顷见围城中，军士被伤，不问头面、手足、胸背轻重，医者例以大黄等药利之；后大黄缺少，甚者遂以巴豆代之，以为不于初时泻去毒气，后则多致危殆，至于略伤手指，亦悉以药利之。殊不知大黄之药惟与有瘀血者相宜，其有亡血过多，元气胃气虚弱之人，不可服也；其巴豆大热有毒，止能破坚逐积，用于此疾，尤非切当。所以有服下药过后，其脉愈见坚大，医者不察，又以为瘀血未尽而后下之，因而夭折人命，可不慎欤。

脉　　法

《内经》云：肝脉搏坚而长，色不青，当病堕。若搏因血在胁下，令人呕逆。《脉经》云：从高颠仆，内有血，腹胀满，其脉坚强者生，小弱者死。

《金匮》云：寸口脉浮微而涩，然当亡血，若汗出。设不汗者，其身有疮被刀斧所伤，亡血故也。　《脉经》云：金疮血出太多，其脉虚细者生，数实大者死。

金疮出血，脉沉小者生，浮大者死。

砍疮出血一二石，脉来大者，二十日死。

砍刺出血不止者，其脉止，脉来大者七日死，滑细者生。

上破伤之脉，若瘀血停积者，坚强实则生，虚细涩则死。若亡血过多者，虚细涩则生，坚强实则死。皆为脉、病不相应故也。

治　　法

戴院使云：仆蹈不知曰攧，两手相搏曰扑，其为损一也。因攧扑而迷闷者，酒调苏合香丸灌之；因攧扑而损伤，宜逐其恶血，酒煎苏木调苏合香丸，或鸡鸣散，或和气饮加大黄，入醋少许煎，或童便调黑神散，不用童便，用苏木煎酒调亦得。攧扑伤疼，酒调琥珀散极佳，乌药顺气散亦可。

大法固以血之瘀失，分虚实而为补泻，亦当看损伤之轻重。轻者顿挫气血，凝滞作痛，此当导气行血而已。重者伤筋折骨，此当续筋接骨，非调治三四月不得平复。更甚者，气血内停，沮塞真气不得行者，必死。急泻其血，通其气亦或有可治者焉。《伤损论》曰：夫伤损必须求其源，看其病之轻重，审其损之浅深。凡人一身之间，自顶至足，有斫伤、打伤、跌伤、及诸创伤者，皆有之。凡此数证，各有其说，有当先表里，而后服损药者，为医者当循其理治之。然医者意也，不知意者，非良医也。或者禀性愚昧，不能观其证之轻重，明其损之浅深，未经表里通利，先服损药，误人多矣。有因此痰涎上攻，有因此大小脏腑闭结，差之毫厘，谬以千里，所谓医不三世，不服其药。信哉！此论治损伤之大纲也，然用药固不可差，而整顿手法，尤不可孟浪。今以人之周身，总三百六十五骨节，开列于后。

人身总有三百六十五骨节，以一百六十五字都关次之，首自铃骨之上为头，左右前后至辕骨，以四十九字共关七十二骨。颠中为都颅骨者一，有势，微有髓，及有液。次颅为髅骨者一，有势，微有髓。髅前为顶威骨者一，微有髓，女人无此骨。髅后为脑骨者一，有势，微有髓。脑左为枕骨者一，有势无液。脑右为就骨者①。枕，就之中附下，为天盖骨者一。下为肺系之本。盖骨之后，为天柱骨者一。下属脊，有髓。盖前为言骨者一，言上复合于髅骨，有势，无髓。言下为舌本骨者，左右共二，有势，无髓。髅前为囟骨者一，无势，无液。囟下为伏委骨者一，俚人讹为伏犀骨是也，无势、髓。伏委之下为俊骨者一，附下即眉宇之分也，无势、髓。眉上左为天贤骨者一，无势、髓，下同。眉上右为天贵骨者一，眉上直目睛也。左睛之上，为智宫骨者一，无势、髓。右睛之上，为命门骨者一，两睛之下，中为鼻。鼻之前为梁骨者一，无势、髓。梁之左为颧骨者一，有势、无髓，下同。梁之右②为纠骨者一，颧、纠之后，即耳之分。梁之端为嵩柱骨者

---

① 脑右为就骨者：原脱，据修敬堂本补。
② 右：原作“左”，据文义改。

一，无势，髓。左耳为司正骨者一，无势、髓。右耳为纳邪骨者一，同上。正、邪之后，为完骨者，左右共二，无势、无髓。正、邪之上附内，为嚏骨者一，无势、少液。嚏后之上，为通骨者，左右前后共四，有势、少液。嚏上为腭骨者一，无势、多液。其腭后连属为颔也，右颔为乘骨者一，有势，多液。右颔为车骨者，同上。乘、车之后，为辕骨者，左右共二，有势，有液。乘、车上下，出齿牙三十六事，无势、髓，庸下就一则不满其数。复次铃骨之下为膻中，左右前后至䐁，以四十字关九十七骨。辕骨之下，左右为铃骨者二，多液。铃中为会厌骨者一，无势、髓。铃中之下，为咽骨者左、中及右共三，无髓。咽下为喉骨者左、中及右共三，同上。喉下为咙骨者，环次共十事，同上。咙下之内，为肺系骨者，累累然共十二，无势、髓。肺系之后为谷骨者一，无髓。谷下为𡋯道骨者，左右共二，同上。咙外次下，为顺骨者共八，少液。顺骨之端，为顺隐骨者共八，同上。顺下之左，为洞骨者一，女人无此。顺下之右，为棚骨者一，女人无此。洞、棚之下，中央为髑骬骨者一，无髓，俚人呼为鸠尾。髑骬直下，为天枢骨者一，无髓。铃下之左右，为缺盆骨者二，有势，多液。左缺盆前之下，为下厌骨者一，无髓。右缺盆前之下，为分膳骨者一，同上。厌、膳之后附下，为仓骨者一，同上。仓之下左右，为髎骨者共八，有势。无液。髎下之左，为胸骨者一，男子此骨大者，好勇。滈髎下之[1] 右荡骨者一，女子此骨大，则大夫。胸之下，为乌骨者一，男子此骨满者，鬓早白。荡之下，为臆骨者一，此骨高，多讹妄。铃中之后，为脊窳骨者，共二十二，上接天柱，有髓。脊窳次下，为大动骨者一，上通天柱，共成二十四椎。大动之端，为归下骨者一，道家谓之尾闾。归下之后，为篡骨者一，此骨能限精液。归下之前，䐁骨者一，此骨薄者，多处贫下。复次缺盆之下，左右至衬，以二十五字关六十骨。此下止分两手臂，至十指之端众骨。支其缺盆之后，为伛甲骨者左右共二，有势，多液。伛甲之端，为甲隐骨者左右共二，此骨长，则至贤。前支缺盆，为飞动骨左右共二，此骨，病痱缓。次飞动之左，为龙臑骨者一，有势，无髓无液。次飞动之右，为虎冲骨者一，同上。龙臑之下，为龙本骨者一，虎冲之下，为虎端骨者一，俱有势，有髓。本端之下为腕也，龙本上内，为进贤骨者一，男子此骨隆，为名臣。虎端上内为及爵骨者一，女人此骨高，为命归。腕前左右，为上力骨者共八，有势，多液。次上力，为驻骨者左右共十，同上。次驻骨，为搦骨者左右共十，同上。次搦，为助势骨者左右共十，左助外为爪，右助外为甲。爪甲之下，各有衬骨左右共十，无势，无液。复次髑骬之下，左右前后至初步，以五十一字，关一百三十六骨。此下至两乳下，分左右自两足心，众骨所会处也，髑骬之下，为心蔽骨者一，无髓。髑骬之左，为胁骨者上下共十二，居小肠之分也。左胁之端，各有胁隐骨者，分次亦十二，无髓。胁骨之下，为季胁骨者共二，多液。季胁之端，为季隐骨者共二，无髓。髑骬之右，为肋骨者共十二，处太阳之分也。肋骨之下，为眇肋骨者共二，各无隐骨，唯兽有之。右肋之端，为肋隐骨者共十二，无髓。䐁骨之前，为大横骨者一，有势，少髓。横骨之前为白环骨者共二，有势，有液。白环之前，为内辅骨者左右共二，

---

① 之：此下原衍“左”，据文义删。

有势，有液。内辅之后，为骸关骨者左右共二，同上。骸关之下，为揵骨者左右共二，同上。揵骨之下，为髀枢骨者左右共二，有势，多髓。髀枢下端，为膝盖骨者左右共二，无势，多液。膝盖左右，各有侠升骨者共二，有势，多液。髀枢之下，为骱骨者左右共二，有势，多髓。骱骨之外，为外辅骨者左右共二，有势，有液。骱骨之下，为立骨者左右共二，同上。立骨左右，各有内外踝骨者共四，有势，少液。踝骨之前，各有下力骨者左右共十，有势，多液。踝骨之后，各有京骨者左右共二，有势，少液。下力之前，各有释欹骨者共十[①]。释欹之前，各有起仆骨者共十，有势。起仆之前，各有平助骨者左右共十，有势。平助之前，各有衬甲骨者左右共十，无势，少液。释欹两傍，各有核骨者左右共二，有势，多液。起仆之下，各有初步骨者左右共二，有势无髓，有液，女人则无此骨。凡此三百六十五骨也，天地相乘，惟人至灵，其女人则无顶威、左洞、右棚及初步等五骨，止有三百六十骨。又男子、女人一百九十骨，或隐、或衬、或无髓势，馀二百五十六骨，并有髓、液以藏诸筋，以会诸脉，溪谷相需，而成身形，谓之四大，此骨度之常也。

头目鼻耳伤

凡脑骨伤破，轻手撙捺平正，若皮不破者，用退肿膏敷贴。若皮破肉损者，先用封口药掺之，外以散血膏贴之。若皮破血流者，用止血散掺之，若肿痛者，用葛叶、毛藤叶、枫叶尾，砍烂敷之。不可见风着水，恐成破伤风。凡脑骨伤碎，在硬处可治，若伤太阳穴不可治。如在鬓际，须剪剃去鬓，看皮破不破，依上用药敷。若欲洗，宜用熟油和药水洗，或和温茶洗之。凡面目伤，青黑色，用一紫散敷，或紫金膏贴，伤重者，用补肉膏敷贴。凡脑两角及后枕，或两眉有伤可治。眼睛伤，瞳神不碎可治。或眼胞伤，紫黑色，用一紫散敷贴。或紫金膏敷贴，伤重者，用补肉膏敷贴。或头顶心有损则难治。凡鼻两孔伤，凹者可治，血出无妨，鼻梁打扑跌磕凹陷者，用补肉膏敷贴。若两鼻孔跌磕伤开孔窍，或刀斧伤开孔窍，用封口药掺伤处，外以散血膏贴之，退肿。凡耳斫跌打落，或上脱下粘，或下脱上粘，内用封口药掺，外用散血膏敷贴及耳后，看脱落所向，用鹅翎横夹定，却用竹夹子直上横缚定，缚时要两耳相对，轻缚住。

舌唇口喉齿腮伤

凡唇口刀斧斫磕跌堕等伤，破皮伤肉者，先用桑白皮线缝合，却以封口药涂敷，次以散血膏敷贴，牵住所封药，不令开落，仍少言语。凡跌破唇耳鼻而拔缺者，即以封口药掺，外以散血膏敷贴。若缺唇缺耳，先用麻药涂之，却以剪刀剪去外些皮，即以绢线缝合，缺耳作二截缝合，缺唇作三截缝合。以鸡子黄油涂，次以金毛狗脊毛薄掺些于上，次以封口药涂抹之，次日以茶轻洗就掺末，一日换一次，至八日剪去线，又掺末。凡腮、颊，颧刀斧斫磕跌堕等伤，破皮肉者，用封口药填疮口，外以散血膏敷贴，或跌磕损伤未破皮肉者，用补内膏敷贴。凡刀斧斫磕跌破上唇而拔缺者，用绢片一小条从脑后缚向前来缚合缝定，次掺封口药，外以散血膏敷贴。如下唇整法却以绢片从下颏兜缚，及如前法整顿，次掺末敷药，或无肿不须敷药。凡偶含刀在口内戏要，误割断舌头未全断者，用封口药敷，一日换二三

---

① 释欹骨者共十：原脱，据修敬堂本补。

次药，七八日全安。凡两脸涎囊被刀斧斫磕跌堕等伤，伤开涎囊者，用绢线缝合却以封口药涂敷，外以散血膏敷贴，七八日接住肉，剪去线，掞封口药。凡牙齿被人打跌砍磕，去了牙齿者，只用补肌散掺及封口药掞，服破血药止痛药，并用水煎药服，不宜用酒煎药，须知此法乃大有功。凡牙龈跌磕斫伤，牙齿未动者，用芙蓉膏末掺；如齿动者，用蒺藜根烧存性为末，常揩搽之即牢。凡割喉者，用骑脚患人头项，以丝线先缝内喉管，却缝外颈皮，用封口药涂敷，外以散血膏敷贴换药。或喉被人打歪，以手摇正，却以前膏敷贴。若结喉伤重，软喉断不可治，以汤与之，得入肠者可治，若并出者，不可治。

颈骨肩胛胁肋伤

凡高处跌堕，颈骨摔进者，用手巾一条，绳一条系在枋上，垂下来以手兜缚颏下，系于后脑杀，缚接绳头，却以瓦罂一个，五六寸高，看捺入浅深，斟酌高低，令患人端正坐于其罂上，令伸脚坐定，医者用手制捺平正，说话令不知觉，以脚一踢，踢去罂子，如在左用手左边掇出，如在右用手右边掇出，却以接骨膏、定痛膏敷贴。又一法，令患人卧床上，以人挤其头，双足踏两肩即出。凡左右两肩骨跌堕失落，其骨叉出在前，可用手巾系手腕在胸前，若出在后，用手巾系手腕在背后，若左出摺向右肱，右出摺向左肱，其骨即入，接左摸右鬓，接右摸左髻，却以定痛膏、接骨膏敷之。凡肩井骨及胁下有损，不可束缚，只捺令平正，用补肉膏、接骨膏、定痛膏敷贴，两肋骨亦然。凡肩胛骨出，相度如何整，用椅一个，令患人于椅后伸两手于椅手圈住，及以软衣被盛垫胁下，使一人捉定，两人拔伸，却堕下手腕，又着曲着手腕，按捺平正，却以定痛膏、接骨膏敷贴，绢片缚之。

手　伤

手有四折骨六出臼。凡手臂出臼，此骨上段骨是臼，下段骨是杵，四边筋脉锁定，或出臼亦锉损筋，所以出臼，此骨须拽手直，一个拽，须用手把定此间骨搦，教归窠，看骨出那边，用竹一片夹定一边，一边不用夹，须在屈直处夹，才服药后不可放定，或时又用拽屈拽直，此处筋多，吃药后，若不屈直，则恐成疾，日后曲直不得。肩胛上出臼，只是手骨出臼归下，身骨出臼归上，或出左或出右，须用舂杵一枚，矮凳一个，令患者立凳上，用杵撑在于出臼之处，或低用物垫起，杵长则垫凳起，令一人把住手，拽去凳，一人把住舂杵，令一人助患人放身从上坐落，骨节已归窠矣。神效。若不用小凳，则两小梯相对木棒穿，从两梯股中过，用手把住木棒正棱，在出臼腋下骨节蹉跌之处，放身从上坠，骨节自然归臼矣。凡手胼手腕骨脱绷直拽出，医用手抬起手胼腕，以患人本身膝头垫定，医用手于颈项肩处，按下其骨还窠，却用定痛膏、接骨膏敷贴。若手腕失落，或在上、在下，用手拽伸，却使手捻住，方可用前膏，敷贴药夹缚。若手胼骨出，用圆椅横翻向上，医用足踏住椅，将病人手在椅横内，校曲入腕，内以小书簿，上下夹定平稳，却用前膏敷贴，用绢布兜缚，兜缚时要掌向上。若手盘出臼，不可牵伸，用衣服向下承住，用手撙按动摇，挪令平正，却用前膏敷贴夹缚，下用衬夹。凡手骨出向左，则医以右手拔入；骨出向右，则医用左手拔入，一伸一缩，摇动二三次，却用接骨膏、定痛膏，敷贴夹缚。凡手脚骨，只一边断则可治，若两手脚骨皆断者，不可治。凡手足骨断者，中间一坐缚可带紧，两头放宽些，庶气血流荫；若如截竹断，却要两头紧，中间放宽些，庶使气血聚断处。若接缚手者，前截放宽缚些，使血散前去，若按足者，下截放宽些，使气血散下去。凡用盘出向下，将掌向上，医用手撙损动处，将掌曲向外捺令平正，用前膏贴，再用夹向背一片，长下在手背外，向面一片，短下在掌按处，向小指一片，长下在指曲处，向大指一片，短下在高骨处，三度缚之。凡两手臂骨打断者，有碎骨，跌断者，则无碎骨，此可辨之。皆可用定痛膏、接骨膏敷贴之。凡手指跌扑刀斧打碎，用鸡子黄油润，次脓封口药末，外以散血膏敷贴，绢片缚定。若跌扑咬伤者，用泽兰散敷之。若有寒热者，用退热散敷之，寒热退即去之。凡手掌根出臼，其骨交互相锁或出臼，则是锉出锁骨之外须是，搦锁骨下归窠，出或外则须搦入内，或入内则须搦出外，方入窠臼，共只用手拽，断则难入窠，十有七八成痼疾也。宜接骨膏、定痛膏敷贴夹缚。四折骨用杉皮、竹片夹缚。六出臼只宜以布帛包缚，不可用夹，要时时转动，不可一时不动，恐接直骨。

胸 腹 伤

凡胸前跌出骨不得入，令患人靠实处，医人以两脚踏患人两脚，以手从胁下过背外，相叉抱住患人背，后以手于其肩掬起其胸脯，其骨自入，却用定痛膏、接骨膏敷贴。凡胸脯骨有拳槌伤，外有肿，内有痛，外用定痛膏敷贴，内用破血药利去瘀血，次用消血草擂酒服。如刀伤，先宜安骨、定皮合口、挪令平正，却以封口药掞疮口，外以补肌散以鸡子清调敷贴，内服补损药、活血丹之类。凡胸骨肋断，先用破血药，却用定痛膏、接骨膏敷贴。皮破者，用补肉膏敷贴。凡胸胁伤重，血不通者，用绿豆汁，生姜和服。一以壮力人在后挤住，自吐其血，次用破血药。肚上被伤，肚皮俱破，肠出在外，只肠全断，难医，伤破而不断者，皆可治疗。凡肠出，可以病人手，搭在医人肩，随其左右收起，以麻油润疮口，整入腹，却以通关散，吹鼻打喷嚏，令肠自入，用桑白皮线向皮内缝合后，以封口药涂伤处，外以补肌散，以鸡子清调匀敷贴，或散血膏更妙。线上，以花乳石散敷之。肚皮裂开者，用麻缕为线，或槌桑白为线，亦用花乳石散敷线上，须用从里重缝肚皮，不可缝外重皮，留外皮开，用药掺待生肉。若肠上有小损孔，以灯火照之，肠中有气射灯，不可治。又一法，肠出吊起病人手，用醋煎山豆根汁，服一口至二口，却以针于病人颈上一刺，其肠自入。凡肚皮伤破，孔大肚肠与脂膏俱出，放入内则用缝，如孔小只有膏出，用手擘去膏，不用缝。此膏出者，已无用了，不可复入肚中，反成祸患，只须擘去不妨，此是闲肉，但放心去之。肚内被伤者，专用利大小肠，不可待秘，恐成重患。

腰臀股膝伤

凡腰骨损断，用门一片放地下，一头斜高些，令患人覆眠，以手伸上搬住其门，下用三人拽伸，以手按损处三时久，却用定痛膏、接骨膏敷贴，病人浑身动作一宿至来日，串处无痛，却可自便左右翻转，仍用破血药。凡臀股左右跌出骨者，右入左，左入右，用脚踏进，撙捺平正用药，如跌入内，令患人盘脚，按其肩头，医用膝旅入，虽大痛一时无妨，整顿平正，却用接骨膏、定痛膏敷贴，只宜仰卧，不可翻卧，大动后恐成损患。凡腰腿伤，全用酒佐通气血药，俱要加杜仲。凡胯骨从臀上出者，用二三人捉定腿拔伸，仍以脚捺送入，却用前等膏敷贴。如在裆内出者，则难治。凡脚骨伤甚难整，当临时相度，难泥一说。凡两腿左右打跌骨断者，以手法整其骨，以手拽正，上拽七分于前，下拽五分于后整定，用接骨膏、定痛膏敷贴。以夹缚缚时，先缚中正，后缚上下，外用副夹。若上下有肿痛无虑，五日方可换药。凡辨腿胯骨出内外者，如不粘膝，便是出向内，从内捺入平正；如粘膝不能开，便是出向外，从外捺入平正，临机应变。凡脚盘出臼，令患人坐定，医人以脚从腿上一踏一搬，双手一搏捺，摇二三次，却用接骨膏、定痛膏，或理伤膏敷贴。凡膝盖损断，用手按捺进平正后，用前膏敷贴，桑白皮夹缚，作四截缚之。其膝盖骨跌锉开者，可用竹箍箍定，敷药夹定，要四截缚之，膝盖不开也。若肿痛，须用针刀去血，却敷贴，用夹。若或内外踝骨，左右脚盘，锉跌损伤，用脚踏直拽正，按捺平正，却敷贴前膏。若膝头骨跌出臼，牵合不可太直，不可太曲，直则不见其骨棱，曲则亦然，只可半直半曲，以竹箍箍住膝盖骨，以绳缚之。凡骨节损折，肘臂腰膝出臼蹉跌，须用法整顿归元，先用麻药与服，使不知痛，然后可用手法治之。

脚　伤

脚有六臼四折骨。凡脚板上胻交处出臼，须用一人拽去自用手，摸其骨节或骨突，出在内用手正从此骨头拽归外；或骨出向外，须用力拽归内则归窠。若只拽不用手整入窠内，误人成痼疾也。宜接骨膏、定痛膏敷贴，夹缚四折骨，用正副夹缚束。六出臼，只宜以布帛包缚，不可夹之。凡脚膝出臼，与手臂肘出臼同，或出内出外，只用一边夹缚定，此处筋脉最多，时时要曲直不可定放，又恐再出窠，时时看顾，不可疏慢，宜接骨膏、定痛膏敷贴夹缚。凡脚大腿根出臼，此处身上骨是臼，腿根是杵，或出前，或出后，须用一人手把住患人身，一人拽脚用手尽力搦，归窠矣。或是锉开，又可用软绵绳从脚缚，倒吊起，用手整骨节，从上坠下自然归窠，却用接骨膏、定痛膏敷贴夹缚。

背脊骨伤

凡锉脊骨，不可用手整顿，须用软绳，从脚吊起，坠下身直。其骨使自归窠，未直则未归窠，须要待其骨直归窠，却用接骨膏，或定痛膏，或补肉膏敷，以桑皮一片，放在药上，杉皮两三片，安在桑皮上，用软物缠夹定，莫令曲，用药治之。凡脚、手骨被压碎者，须用麻药与服，或用刀刮开，甚者用剪刀剪去骨锋，便不冲破肉，或有粉碎者去其骨，免脓血之祸，然后用大片桑皮，以补肉膏或定痛膏，糊在桑皮上，夹在骨肉上，莫令差错，三日一洗，莫令臭秽，用药治之。又切不可轻易自恃有药，便割、便剪、便弄，须要详细审视，当行则行，尤宜仔细。或头上有伤，或打破，或刀伤，或压碎骨，用药敷贴缚之。凡敷缚之际，要于密屋无风之所，勿使风入疮口，恐成破伤风之患，切记切记。

阴囊阴门伤

凡阴囊被人扯脱者，用鸡子黄油涂，以金毛狗脊毛薄摊于上，次掞封口药，又用散血膏敷贴外，却用中叶金锁匙、紫金皮水煎服，洗用紫苏叶煎水洗。凡阴囊处，有青黑紫色肿者，用补肉膏敷贴，或用定痛膏加赤芍、草乌、良姜、肉桂各少许，打和，用韭叶砍烂，同药贴。如无韭叶，葱叶亦可，仍服利小便药。凡妇人腿骨出，进阴门边，不可踏入，用凳一条，以绵衣覆上，令患人于上卧，医以手挐患人脚，用手一撙上，在好脚边上去，其腿骨自入，却用接骨膏、定痛膏敷贴。凡下近腿胯、阴囊等处，不用通药，但贴、不令血荫。

筋骨伤

凡断筋损骨者，先用手寻揣伤处，整顿其筋骨平正，用接骨等膏敷贴，用正副夹缚定。正夹用杉皮去外重皮，约手指大，排肉上，以药敷杉皮上，药上用副夹，用竹片去里竹黄，亦如指大，疏排夹缚。凡骨碎断，或未碎断但皮破损肉者，先用补肌散填满疮口，次用散血膏敷贴。如骨折，要接骨膏敷贴、夹缚。或皮破骨断者，用补肉膏敷贴。凡骨断皮破者，不用酒煎药，或损在内破皮肉者，可加童便在破血药内和服。若骨断皮不破，可全用酒煎损药服之。若只损伤，骨未折，肉未破者，用消肿膏，或定痛膏。凡皮破、骨出差臼，拔伸不入，撙捺皮相近三分，用快刀割开些，捺入骨，不须割肉，肉自破了可以入骨，骨入后，用补肉膏敷贴。疮四傍肿处留疮口，用补肌散填之，皮肉不破，用接骨膏、定痛膏敷贴。若破者，必有血出，用力整时，最要快便。凡皮里有碎骨，只用定痛膏、接骨膏敷贴，夹缚，十分伤害，自然烂开肉，其骨碎必自出，然后掺补肌散，外以补肉膏敷贴。凡骨碎，看本处平正如何？大抵骨低，是不会损，左右骨高，骨定损了。如折骨，要拔伸捺平正，用药敷贴，以正、副夹束缚，勿令转动，使损处坚固。如出臼，曲处要时时曲转，使活处不强。凡敷贴用板子一片，就板子上，将蕉叶或纸，被摊接骨膏、定痛膏在上，移在损处，皮内有碎骨，后来皮肉自烂，先掺补肌散，次敷补肉膏，碎骨自出。若破断皮肉，先以封口药填涂，用线缝合，外用补肉膏、散血膏敷贴。凡平处骨断、骨碎、皮不破者，只用接骨膏、定痛膏敷贴夹缚。若手足曲直等处及转动处，只宜绢包缚，令时数转动，不可夹缚。如指骨碎断，止用苎麻夹缚；腿上用苎麻绳夹缚，冬月热缚，夏月冷缚，馀月温缚。凡拔伸捺正，要𦈏绢软物单正，仍拔伸当近在骨损处，不得前去一节骨上，仍拔伸相度左右骨，各有正斜拔者。凡撙捺，要手法快便，要皮肉相执平正，整拔亦要相度难易，或用三四人不可轻易。凡筋断，用枫香，以金沸草砍取汁，调涂敷，次用理伤膏敷贴。

束缚敷贴用药

凡束缚，春三日，夏二日，秋三日，冬四月。缚处用药水泡，洗去旧药，不可惊动损处，洗了仍用前膏敷缚。若束缚要杉木浸软，去粗皮；竹片去黄用青，共削约手指大片，用杉木皮为正夹，竹片为副夹，疏排周匝，以小绳三度缚，缚时相度高下远近，使损处气血相续，有紧有宽，说见前。二三日一次换药敷，直要缚一个月药，次以补损好膏贴之，亦要以杉皮夹住，令损处坚固骨老，方不夹之。其杉皮贴肉上，药敷杉皮上，纸被贴药上，竹片夹纸被上缚之。凡肿是血作，用热药水泡洗，次敷贴，等草药一时讨不及者，只用理伤膏贴最便。凡用夹，须摊药于纸上平，两头要带薄，搭头搭得不厚，不碍肉平坦者，无高低不均之患。若四岸高低不均，此上便有空缺不着肉处，即生疱，切记之。凡敷贴接骨等药，疼痛不止者，可加乳香、没药、枫香、白芷、肉桂、南星、独活等味，各量加些于药中敷贴，其肉温暖，疼痛即住。刀斧伤者，去肉桂、南星、独活。凡换药不可生换，用手巾打湿搭润，逐片取脱，随手荡洗换药，不可经停一时，恐生肉疱。仍先摊药，随即应手换之，此大节病累遭害，切记之。凡伤重，其初麻而不痛，应拔伸捺正，或用刀取开皮，二三日后方知痛，且先匀气血。凡被杖打，痛肿而未破者，先用棱针出血；若破者不须出血，只用撒地金钱、山薄荷、生地黄、地薄荷、猪𧴪聍叶、泽兰叶、血见愁捣敷贴。若成杖疮，用黑膏药、白膏药、红膏药、太乙膏、牛脂膏贴之。凡刀斧伤者，看轻重用药，如轻者，只用补肌散掞，重者宜用封口药掞，紧缚住。如伤重者，外用散血膏敷贴。

用药诀

打攧树木压，或自高处攧下者，此等伤皆惊动四肢五藏，必有恶血在内，专怕恶心，先用清心药、打血药，及通大小肠药，次第先服，临服加童子小便入药内立效。专用大小肠泄[1]利，恐作隘塞利害之甚，清心药加前方，通利大小肠药服之，自然俱通，无闷烦，无恶血污心，以次用止痛药，服之即止。攧扑伤、刀石伤、诸般伤损至重者，皆先服清心药，次服清小便三服去血药。或被伤者血未结，打从疮口出，或结在内，用药找入大肠时即泄。或被打、被攧、被木压恶血未积者，用药打散四肢，或归藏府者，或归上膈者，打从口中吐出，或归中膈，打入大肠泄出，先用此急救，次服止痛药，即二十五味药中加减用。凡药皆凭汤使所使方，先但用清心药，煎后用童便一盏同服或止痛；重伤者，则用姜汤、灯心汤调二十五味药服之，薄荷汤亦可。凡伤或刀伤及损内藏府，恐作烦闷、崩血之患。如折骨者，同姜酒服，接骨药敷之。如骨碎，被重打、重攧、重木及石压者，皆用先服汤使法，并法用酒服。如轻攧损伤，则用姜汤调下二十五味药立效。凡打扑伤损，折骨出臼者，便宜用何首乌散。若发热体实之人，用疏风败毒散。若恶寒体弱之人，用五积交加散，后用黄白红黑四味末子补损丹、活血丹等药调治之。凡折骨出臼者，不宜用下瘀血之药，及通利大便之药，只宜疏风、顺气、匀血、定痛、补损而已。凡打扑砍磕，从高跌坠，瘀血攻心不能言语者，用独圣散及破血药，下去瘀血即能言语，次宜临证详治之。凡打扑跌坠伤于胁下，瘀痛不可忍者，先用破血药及独圣散，以复元活血汤调理。凡打扑跌坠，损破皮肉紫黑色者，先用破血药，次用独圣散，又次用清上瘀血汤，消下破血汤。凡打扑损伤，呕恶血汁者，先用独圣散，次用百合散，又次用生料四物汤，加硬骨牛乳根，加减调理。凡打扑刀斧斫磕等伤，破皮损肉，血出去多，头目眩晕者，先用川当归、大川芎煎水服，次加白芍药、熟地黄、续断、防风、荆芥、羌活、独活、南星煎水，加童便和服则可，不可用酒。如血出少，内有瘀血者，以生料四物汤一半，加独圣散一半煎水服，未破皮肉者，上碗加酒和服。凡打扑刀斧斫磕等伤，破伤风痛不可忍，牙关紧急，角弓反张者，用生南星、防风等分为末，米泔调涂患处，又用热酒、童便各半调，连进三服即苏，次用疏风败毒散治之。凡刀斧跌磕伤，破阴囊皮者，先服独圣散，次服止痛药，如内有宿血者，用破血药。凡刀斧伤破肚皮肠出者，先用清心药加童便和服及用独圣散，次用止痛药。如血出过多，先用当归、川芎水煎服，次加白芍药、熟地黄、羌活、独活、防风、荆芥、白芷、续断水煎，调乳香、没药末，和服之。凡伤损药中，不可缺乳香、没药，此药极能散血住痛。凡刀斧跌磕，闪肭脱臼

---

① 泄：原作“洗”，据文义本改。

者，初然不可便用自然铜，久后方可用之，折骨者宜便用之。若不折骨，不碎骨则不可用，修合诸损药皆要去之好。用自然铜必用火煅，方可服之，然新出火者，其火毒与金毒相扇，挟香热药毒，虽有接骨之功，其燥散之祸，甚于刀剑，戒之！凡坠伤，内有瘀血者，必腹胀满而痛，或胸胁满也，宜用破血药、清心药及通利之，自然而愈。痛不止者，用独圣散服之效验。如更不止，用止痛药服之，大效如神。凡金创所伤，从高跌坠，皮肉破损，出血过多，此宜止疼兼补为先，宜当归补血汤。若皮肉不破损者，宜作瘀血停积治之，先以独圣散，次以破血药，随证加减，续后痛不止者，用止痛药调理。若胸膈疼痛，用开心草、雪里开、苏木，煎酒入童便和服即效。又方，单用苏木，煎酒和童便服。凡治刀斧金创打扑，从高跌坠，皮肉破损而伤重者，中间破处，掞封口药或补肌散，四边用截血膏箍住，使新血不来潮作，此秘传之妙诀也。凡损伤，妙在补气血，俗工不知，惟要速效，多用自然铜，恐成痼疾也。初伤只用苏木活血，黄连降火，白术和中，童便煎服。在下者可下瘀血，但先须补托。在上者宜饮韭汁或和粥吃，切不可饮冷水，血见寒则凝，但一丝血入心即死。凡老人坠马，腰痛不可转侧，先用苏木、人参、黄芪、川芎、当归、陈皮、甘草煎服，次以前药，调下红黑黄白四末子补损丹、活血丹。凡杖打闪肭疼痛，皆滞血证，宜破血药下之，痛不可忍则伤血故也，宜清心药，更不止用独圣散大效。凡刀斧打扑斫磕，跌断血筒，出如涌泉者，此伤经也，用封口药掞，以手按实，少时即止，又止血散掞之亦可。如肿痛，捣葱炒热缚之。凡损大小便不通，未可便服损药。盖损药热亦用酒，涩秘愈甚，看患人虚实，实者用破血药加木通，尚未通加芒硝，虚者以四物汤加枳壳、麻仁、桃仁滑肠之类，虚人不可下者，四物汤加穿山甲。凡服损药，不可吃冷物，鱼、牛肉极冷，尤不可吃，若吃牛肉，痛不可治。又瘟猪肉、猪母肉，尤不可吃，切记之。凡损不可服草药，服之所生之骨必大，不得入臼，相兼君臣药服则可，要加温补气血药同煎。凡损药必热，能生气血以接骨也，更忌用火炙，如敷药不效，服药亦不效。凡用敷贴等草药，皆要临时生采新鲜者，用之有效。如出远路讨不便者，可为末用，研末不及生采者为胜。如无草药讨处，就用君臣药接缚之。凡损药内用酒者，不问红白，只忌灰酒，且重伤不可便用酒，反承起气，作腹胀胸满，切记切记。如稍定，却用酒水煎或汤浸酒。凡打伤在两胁、两胸、两肚、两肋，却用通气、通血、清心药。又看病人虚实不同，虚者，通药须兼补药放缓，且用贴药在前，通药在后。凡用通药反不通者，后用顺气药，腹肚全无膨胀而得安。此为不干血作，乃是气闭不通。如腹肚果有血作，一通便下，亦须以顺气药兼之。庶胸膈肚腹不致紧闷，气顺后，却用损药。凡人醉卧，跌床下，胛背疼痛不可屈伸，损药不效，服黑豆酒数日愈，豆能下气，所损轻也。凡小儿跌凳角上，止用萝卜子煎服愈，亦顺气也。凡整作之法，除头脑上不可用药水洗，恐成破伤风，馀可加熟油同药水避风洗之，且与住痛，整时先用热酒磨草乌，服一二盏方整，整时气绝，用苏合香丸。须苏未苏，以黑豆、防风、甘草、黄连煎冷服，或苡草擂水服，不可用盐解之。若吐加生姜汁。上皆专科用药之法，人有虚实，不可一律而施，即如末条，整时先服草乌酒，整而气绝，灌以苏合香丸走窜之剂，未苏，又以冷药灌之。若施之气虚之人，惨于加创矣！惟薛氏法，量证施治，专于内补，可以遵用。见后分证处治条，学者宜审焉。

十不治证

攧扑损伤，或被伤入于肺者，纵未即死，二七难过。左胁下伤，透内者。肠伤断一半可医，全断者不可治。小腹下伤内者。证候繁多者。脉不实重者。老人左股压碎者。伤破阴子者。血出尽者。肩内耳后伤，透于内者，皆不必用药。

整骨麻药

草乌三钱　当归　白芷各二钱半

上末。每服五分，热酒调下。麻倒不知痛，然后用手如法整理。

草乌散　治伤骨节当归窠者，用此麻之，然后下手整顿。

白芷　川芎　木鳖子　猪牙皂角　乌药　半夏　紫金皮　杜当归　川乌各二两　舶上茴香　草乌各一两　木香半两

上为细末。诸骨碎、骨折出臼者，每服一钱，好酒调下。麻倒不知疼处，或用刀割开，或用剪去骨锋者，以手整顿骨筋，归元端正，用夹板夹缚定，然后医治。或箭镞入骨不出，亦可用此药麻之，或铁钳拽出，或用凿凿开取出。若人昏沉后，用盐汤或盐水与服，立醒。

外治方药

初氏云：凡攧伤皮破血出处，疼不可忍，乃风寒所着。宜用葱杵碎，入盐少许，炒热罨上，其痛即住，冷则再温之。《本事方》云：崔给事，顷在泽潞，与李抱真作判官，李相方以球杖按球子，其将军以杖相格，乘势不能止因伤，李相姆指并爪甲劈裂，遽索金刀药裹之，强坐，频索酒饮至数杯，已过量而面色愈青，忍痛不止。有军使言：取葱新折者，入煻灰火煨热，剥皮擘开，其间有涕，取罨损伤处。仍多煨葱，续续取热者，凡三易之，面色却赤。斯须，云已不痛。凡十数度易，用热葱并涕裹缠，遂毕席笑语。

治脑骨破及骨折，葱白烂研，和蜜浮封损处，立瘥。治杀伤，气偶未绝。用葱白热锅炒熟，遍敷伤处，顷即再易，其痛自止，但青叶亦可。

定痛膏　治打扑伤损，动筋折骨，跌磕，木石压伤，赤肿疼痛。

芙蓉叶二两　紫金皮　独活　南星生　白芷各五钱

上末，加生采马蓝菜、墨斗菜各一两，杵捣极烂，和末一处，用生葱汁、老酒，和炒暖缚。

若打扑跌磕，压伤骨肉，酸疼有紫黑色，未破皮肉者，加草乌、肉桂、良姜各三钱，研末，姜汁调温贴；若紫黑色已退，除良姜、肉桂、草乌、姜汁，却以姜汁、茶清调。温贴之。

若折骨出臼者，加赤葛根皮、宝塔草各二两，捣烂，和前药一处。又用肥皂十枚，童便煮，去皮弦子膜，杵捣极烂，入生姜汁少许，生白面一两，砍烂和匀，入前药同杵，捣匀。用芭蕉叶托，用前后正副夹，须仔细整顿其骨，紧缚，看后上下肿痛消，方可换药，肿痛未退，不可换药。

[本]　治腕打，伤筋损骨，疼痛不可忍。

生地一斤，切　藏瓜姜糟一斤　生姜四两，切

上都炒令匀热，以布裹罨伤折处，冷则易之。曾有人伤折，宜用生龟，寻捕一龟将杀，患人忽梦见龟告曰：勿相害，吾有奇方可疗。于梦中授此方，神效。

经验方　治跌扑瘀血作痛，或筋骨疼

痛。

黄柏一两　半夏五钱

上为末。用姜汁调涂患处，以纸贴之。如干姜汁润之，周日易之。

消毒定痛散　治跌扑肿痛。

无名异炒　木耳炒　大黄炒。各等分

上为末。蜜水调涂，如内有瘀血，砭去敷之；若腐处，更用当归膏敷之，尤好。

截血膏　治刀斧斫磕等处，能化血破瘀，退肿止痛。

天花粉三两　姜黄　赤芍药　白芷各一两

上末。茶清调匀，敷疮口四边。若刀斧伤于头面血不止者，急用此末茶清调匀，涂颈上周围，若伤手则涂臂周围，若伤足则涂腿上周围。若伤各处则涂疮口周围，使截住其血，不来潮作也。

金疮着水，肉翻花者，用韭汁调此末，敷疮口四边，以火微炙之，又用早稻烟熏之，疮口出水即愈。如无水出，即是风袭，倍加南星和敷。

若疮口肉硬不消者，此被风所袭也，可加独活，用热酒调敷。如又不消，则风毒已深，肌肉结实，加紫金皮和敷，有必消之理也。

散血膏　治打扑伤损，跌磕刀斧等伤，及虎伤、獐猪、牛咬伤。

耳草叶藤生，藤上有棘，叶如木绵叶，又名猪䝙貯，又名虎貯草，又名狮子貯　泽兰叶少许

上各生采，杵捣极烂，冷敷缚。刀斧斫磕等伤，破皮损肉者，先用羊毛饼贴；次贴此膏。疮口四边，用截血膏敷贴，令血不来潮作。一人跌破阴囊，又一人跌拔鼻孔，二者俱先整理皮肉端正，用此膏效验。一法，不用羊毛饼，只用金毛狗脊毛薄薄铺些于患口上，次掞封口药，再却以此膏贴，效更速。

羊毛饼法

鸡子清、桐油各半打匀，以羊毛薄捻作饼如纸样，贴在患处上，以散血膏或补肉膏敷贴。

接补消肿膏　治证同前。

耳草叶　雪里开　水圹叶　乌苞叶　紫金皮

上末，以鸡子清入桐油少许，调匀，敷贴。

活血散　治打扑伤折手足。

上用绿豆粉，新铁铫内炒令紫色，用热酒同热醋调令成膏，敷贴损处，用纸花盖贴。将杉木一片或二片，缚定，其效如神。

一赤散　治伤损敷药后起疱者，以梭针挑破掺末。

大黄　赤石脂　石膏煅。各等分

上末，掺之。

一黄散　治打扑伤痕紫黑，有瘀血流注，有热者。

大黄

上末，姜汁调，温敷。

一白散　治打扑伤痕紫黑，有瘀血流注，无热者。

半夏

上末，姜汁调传。

万金膏　治痈疽发背，诸般疮疖，从高坠下，打扑伤损，脚膝生疮，远年臁疮，五般痔漏，一切恶疮，并皆治之。

龙骨　鳖甲　苦参　乌贼鱼骨　黄柏　黄芩　黄连　猪牙皂角　白及　白蔹　厚朴　木鳖子仁　草乌　川芎　当归洗，焙　香白芷各一两　没药另研　乳香另研。各半两　槐枝　柳枝各四寸长，二十一条　黄丹一斤半，炒过　清油四斤

上除乳、没、丹外，将诸药于油内，慢火煎紫赤色，去滓。秤净油三斤，放锅内，下丹不住手搅，令黑色滴入水不散，

及不粘手；下乳、没末，再搅匀，如硬入油些少，以不粘手为度。

洗药荆叶散　治从高坠下，及一切伤折筋骨，瘀血结聚疼痛。

顽荆叶一两　白芷　细辛去苗　蔓荆子　桂心　川芎　丁皮　防风去芦　羌活各半两

上作一服，入盐半匙，连根葱五茎，将水五升，煎取三升，去滓。通手淋洗痛处，冷即再易，避风处洗之。

［接骨］

接骨用好无名异三两为末，丁、乳、檀、沉、木五香，各半钱重为末。先烧铁铫红，以五香三之一弹入铫内，候烟起则全下无名异，待滚，退火定后；再上火炒热，又将五香弹三之一弹入铫内，候滚，又退火如此者凡三次讫，出火毒，即用骨碎补，去毛约一斤，与生姜等分，捣烂，以碗覆之，候发热，先约取五之一，入小葱九茎，连须去蒂，同入沙盆擂细，取其汗调前无名异末二钱，冲老酒服之，其渣罨患处即愈。如年老气衰者，再作一剂，多饮酒力助之为妙。

［洁］　**接骨丹敷贴药**

天南星　木鳖子各四两　没药　乳香各半两　官桂一两

上为细末。姜一斤，去皮烂研取自然汁，入米醋少许，白面为糊，同调摊纸上贴伤处，以帛缚之，用篦夹定，麻索子缠。

接骨丹　治折骨出臼，无草药讨处，用此方效。

南星生四两　木鳖子三两　紫金皮　芙蓉叶　独活　白芷　官桂　松香　枫香各一两　小麦面二两　乳香　没药各五钱

上末，米醋、生姜汁各少许，入酒调匀，摊油纸上夹缚，冬月热缚，夏月温缚。

［世］　治攧扑筋断骨折，用粟米半升，木鳖肉二十个，半夏半两，妇人鬓一团，葱白𩯭一小束，同炒烟尽，存性为末，热醋调敷神效。治攧扑筋断骨折，用糯米一升，皂角切碎半升，铜钱百个，同炒至半焦黑，去铜钱，为末，用好酒调膏，厚纸摊贴患处神效。

走马散　治折伤接骨。

柏叶　荷叶　皂角俱生用　骨碎补去毛。各等分

上为末。先将折伤处揣定，令入原位。以姜汁调药如糊，摊纸上贴骨断处，用杉木片夹定，以绳缚之莫令转动。三五日后开看，以温葱汤洗后，再贴药，复夹七日。如痛再加没药。

乳香膏　治打扑伤损。

乳香　松香　枫香　五倍子　狗骨煅。各一两　锅底墨　小麦面各五两

上末，用好酒调为糊样，热敷痛处，不可敷破处。若破烂者，只用凤尾草，为末掺之。

骨碎补罨闪折筋骨折伤。取根捣碎，煮黄米粥和之，裹伤处良。

攧扑骨肉损。醋捣肥皂烂，厚罨之，以帛缚之。闪伤，醋糟、平胃散相和，罨之。

［丹］　治攧伤骨折及血黯方，用益元散七分，人参汤调之。次用姜汁、好醋二盏，用独子肥皂四个，敲碎，挼于姜汁醋中调和，以绵滤过去渣，煎成膏药贴之，遍身亦可。

又方　柑橘叶，白酒糟杵细，缚痛处。或大𦙶痛，用火烧地令红，用醋并米泔泼地上，急铺荐，令患人荐上卧，蒸出汗。内则服药，外则贴罨，易安。

［续筋］

白胶香散　治皮破筋断。

上用白胶香为末传之。又方，金沸草

根、擂汁涂筋封口，便可相续止痛。

治伤断筋骨续筋方

上取旋覆根，捣汁滴疮中，仍用滓敷疮上。封之二七日即筋骨便续，更不用易。

［消肿］

紫金皮散　治打扑伤损，金刃、箭镞伤处浮肿用此。

紫金皮醋炒　南星　半夏　川当归　黄柏盐炒　草乌炮　川乌炮　杜当归　川芎　乌药　破故纸　川白芎盐水炒　刘寄奴　川牛膝　桑白皮各等分

上为细末。生姜、薄荷汁兼水，调敷肿处或伤处，皮热甚，加黄柏皮、生地黄半两。有疮口者勿封疮口，四边敷之。

《本事》治打扑伤损，及一切肿痛，未破令内消方。

生地黄研如泥　木香细末

上以地黄膏，随肿大小，摊于纸上，掺木香末一层，又再摊地黄膏贴肿上，不过三五度即愈。昔许元公，入京师赴省试，过桥坠马，右臂臼脱，路人语其仆曰：急与挼入臼中，若血渍臼，则难治矣。仆用其说，许以昏迷不觉痛，遂就轿舁归邸。或曰：非录事巷田马骑不能了此疾。急召之，至已日暮，因秉烛视其面，曰：尚可治。乃施药封此处，至中夜方苏，达旦痛止，去其封，损处已白，其青瘀乃移在臼上。自是日日易之，肿直至肩背，以药下之，泻黑血三升，五日复常。遂得赴试，盖用此法云。

消肿膏　治胸胁跌堕打扑，损伤肿痛，或动筋折骨。

芙蓉叶　紫金皮各五两　白芷　当归　骨碎补　独活　何首乌　南星各三两　橙桔叶　赤芍药各二两　石菖蒲　肉桂各五钱

上末，以热酒、姜汁调，乘热缚。肿用葱汁、茶清调和，温缚。动筋折骨，加山樟子叶、毛银藤皮及叶，各五两，同前为末，酒调，暖敷缚。

芙蓉膏　治打扑伤损肿痛，紫黑色久不退者。

紫金皮　南星各一两　芙蓉叶二两　独活　白芷　赤芍药各五钱

上末。生姜汁、茶清调，温贴缚。

伤损，紫黑色久不退者，加肉桂五钱。

紫金膏　治赤肿焮热者。

芙蓉花叶二两，白花者佳　紫金皮一两

上生采，入生地黄同捣敷贴；或为末，以鸡子清入蜜少许，和匀，调入生地黄砍烂，和傅。

拯损膏　治诸伤损。

天花粉　芙蓉叶　紫金皮　赤芍药　南星　独活　当归　白芷各一两　牡丹皮三钱

上末。姜汁调，热敷贴，疼痛甚者，加乳香、没药各少许。

松葱膏　治伤损。

松香　葱连根叶炒热

上杵捣成膏，炙热缚伤处。先以生姜砍烂炒热，罨少时，次以此膏贴之，退肿住痛。

退肿膏　治头脑破，伤损或跌破，或刀斧伤处，或被杖棒打破及别处伤。

芙蓉叶　地薄荷　耳草叶　泽兰叶　金桐叶　赤牛膝　大黄另研末。各等分

上砍烂，敷贴伤处，中间留孔出气。用泽兰叶，汤软，贴住，冬月用芭蕉叶。一日一换药，用茶洗伤处。若伤处浮肿，用小青叶捣傅，后用尻池叶、地薄荷捣敷。后痛不住，用葛叶、毛藤叶、枫叶尾，砍敷贴住痛。

治擦落耳鼻　用发入罐子，盐泥固济，煅过为末。乘急以所擦落耳鼻，蘸灰

缀定，以软绢缚定效。江怀禅师，为驴所咬下鼻，一僧，用此缀之效。

一紫散 治伤损眼胞，青黑紫色肿痛。

紫金皮童便浸七日，晒干 生地黄各等分

上吹烂。茶清调匀，敷贴。馀处伤不用制。

一绿散 治打扑眼胞，赤肿疼痛。

芙蓉叶 生地黄各等分

上砍烂敷贴。或为末，鸡子清调匀，敷之。

退热散 治跌磕打伤，惟大指、中指伤命，馀指无妨。

山布瓜根多 景天草 泽兰叶 地薄荷 鱼桐根皮

上捣烂，冷缚伤处，大退身上寒热。

泽兰散 治跌扑咬伤，及咬伤手指，并刀斧伤。

芙蓉叶 泽兰叶 白佛桑叶 地薄荷 耳草叶

上捣烂。冷缚伤处，留口通气，以七叶杨香叶。或池黄叶，热茶荡软，贴住。

负重担肩破者 剪猫儿头上毛，不语，唾粘之。

远行脚打泡 用调生面糊贴，过夜即干，不可擦破。又法，用饭粘贴过夜，以纸盖之，次日平复神效。

内服方药

[表]

脉浮紧，证发热恶寒体痛，此挟有外邪，宜发散。四季伤损发散，春，五积散、香苏散。夏，香薷饮、五苓散。秋，正气散。冬，和解散加减。以上诸方，并见伤寒。寒热加柴胡、前胡、黄芩。头痛加川芎、白芷。脚气加白芷、槟榔、木香。痰加南星、半夏、乌梅。气喘加人参、木香、沉香。寒加苍术、半夏、陈皮。

上等分，㕮咀。葱白煎，空心服。

疏风败毒散 治打扑诸损，动筋折骨，跌磕堕伤者。

当归 川芎 白芍药 熟地黄 羌活 独活 桔梗 枳壳 柴胡 白茯苓 白芷 甘草 紫苏 陈皮 香附

上生姜、生地黄煎，入酒和服。

加味交加散 治打扑伤损，折骨出臼，发热恶寒。体弱之人，用此服之。若体实之人，宜疏风败毒散。

当归 川芎 白芍药 生地黄 苍术 厚朴 陈皮 白茯苓 半夏 羌活 独活 桔梗 枳壳 前胡 柴胡 干姜 肉桂 甘草

生姜煎服。有热，除干姜、肉桂。

羌活乳香汤 治跌扑伤损，动筋折骨，发热体痛，挟外邪者。

羌活 独活 川芎 当归 赤芍药 防风 荆芥 丹皮 续断 红花 桃仁 陈皮

上生地黄煎服。有热，加柴胡、黄芩。

[里]

肝脉搏坚而长，胁下痛不可忍，宜行瘀血。海藏云：若登高堕下，重物撞打，箭镞刃伤，心腹、胸中停积郁血不散，以上中下三焦分之，别其部分。上部易老犀角地黄汤；中部桃仁承气汤；下部抵当汤之类下之。亦有以小便、酒同煎治之。更有内加生地黄、当归煎者，有大黄者。又法，虚人不禁下者，以四物汤加穿山甲煎服妙。亦有花蕊石散，以童子小便煎，或酒服之者，此药与前寒药正分阴阳，不可不辨也。若瘀血已去，用复元通气散，加当归煎服，亦可。

仲景治马坠及一切筋骨损伤。

大黄一两，切，汤浸，或半两 绯帛 乱

髮如鸡子大，烧灰　败蒲席三寸　久用炊单布一尺，烧灰　桃仁四十九个，去皮尖　甘草如中指节，炙，锉

上七味。以童子小便量多少煎汤，或内酒一大盏，次下大黄，去渣。分温三服，先锉败蒲席半领，煎汤浴，以衣被覆，斯须通利数行，通后立瘥。利后浴水赤，勿怪，即瘀血也。

复元活血汤　治从高堕下，恶血流于胁下，及疼痛不可忍者。《经》云：有所堕坠，恶血留内，有所大怒，气上而不行，下损于胁则伤肝。肝胆之经俱行于胁下，经属厥阴、少阳。宜以柴胡为引用为君；以当归活血脉，又急者痛也，以甘草缓其急，亦能行新血，阳生阴长故也为臣；穿山甲、栝蒌根、桃仁、红花破血润血，为之佐；大黄酒制，以荡涤败血，为之使。气味相合，各有所归，痛自去矣。

柴胡五钱　当归　穿山甲炮　栝蒌根各三钱　甘草　红花各二钱　桃仁去皮尖，五十个　大黄酒浸，一两

上件，桃仁研烂，馀药锉如麻豆大。每服一两，水二盅，酒半盏，煎至七分，去渣。大温服，食前，以利为度。得利后，痛或不尽，服乳香神应散。方见后腹痛条。

巴戟汤洁古　治从高坠下，及打扑内损，昏冒嗜卧，不能饮食，此谓血闭。脏腑不通。

巴戟去心　大黄各半两　当归　地黄　芍药　川芎各一两

上为末。水煎，以利为度。

当归导滞散东垣　治打扑损伤，落马坠车瘀血，大便不通，红肿青黯，疼痛昏闷。畜血内壅欲死。

大黄一两　当归二钱半　麝香少许

上三味，除麝香别研外，为极细末，入麝香令匀。每服三钱，热酒一盏，调下如前。内瘀血去，或骨节伤折疼痛不可忍，以定痛接骨紫金丹治之。

又导滞散　治重物压伤，或从高坠下，或吐血不能禁止，或瘀血在内，胸腹胀满，喘促气短。

当归　大黄各二两

上为细末。每服三钱，不拘时，温酒调服。

夺命散《济生》　治刀刃所伤，及从高坠下，木石压损，瘀血凝积心腹疼痛，大小便不通。

水蛭用石灰拌，慢火炒令干，黄色，半两　黑牵牛二两

上末，每服二钱，热酒调下，约行四五里；再用热酒，调黑牵牛末二钱催之，须下恶血成块，以尽为度。

鸡鸣散《三因》　治从高坠下，及木石所压，凡是伤损血瘀凝积，气绝欲死，烦燥头痛，叫呼不得，并以此药利去瘀血，治折伤神妙。

大黄一两，酒蒸　桃仁二七粒，去皮尖

上研细。酒一碗煎至六分，去渣，鸡鸣时服。次日取下瘀血即愈。若便觉气绝不能言，取药不及，急擘口开，用热小便灌之即愈。

清上瘀血汤　治上膈被伤者。

羌活　独活　连翘　桔梗　枳壳　赤芍药　当归　栀子　黄芩　甘草　川芎　桃仁　红花　苏木　大黄

上生地黄煎，和老酒、童便服。

消下破血汤　治下膈被伤者。

柴胡　川芎　大黄　赤芍药　当归　黄芩　五灵脂　桃仁　枳实　栀子　赤牛膝　木通　泽兰　红花　苏木

上生地黄煎，加老酒、童便和服。

大紫金皮散　治打扑伤折，内损肺肝。

紫金皮　降真香　补骨脂　无名异烧

红，酒粹七次　川续断　琥珀另研　牛膝酒浸，一宿　桃仁去皮，炒　当归洗，焙　蒲黄各一两　大黄湿纸裹，煨　朴硝另研。各一两半

上为细末。每服二钱，食前，浓煎。苏木、当归酒调服。

破血药　治打扑堕马，从高跌下，皮肉不破者，此于血停积内攻，不能言语而成谵妄，此宜攻利为先。若皮破血流者，宜作金疮亡血过多治之。

柴胡　黄芩　五灵脂　枳实　当归　赤芍药　川芎　生地黄　大黄　朴硝　桃仁　红花　苏木

上水煎，入酒、童便和服。皮破血流者，不用酒。

罗氏花蕊石散　治一切金刃箭镞伤，及打扑伤损，猫狗咬伤，或至死血瘀伤处，以药掺之，其血化为黄水，再掺药便活，更不疼痛。如内损血入藏府，煎童子小便入酒少许，调一大盏服立效。若牛抵肠出不损者，急内肠入，用细丝或桑白皮为线，缝合肚皮，缝上掺药，血止立活。如无桑白皮，用生麻缕亦得，并不得封裹疮口，恐作脓血。如疮干，以津液润之，然后掺药。妇人产后败血不尽，血迷血晕，恶血奔心，胎死腹中，胎衣不下至死者，但心头宽暖，急以童子小便调一盏，取下恶物如肝片，终身不患血风、血气证。若膈上有血化为黄水，即时吐出，或随大便出。

石硫黄四两　花蕊石二两

上二味，相拌合匀。先用纸筋和盐泥固济瓦罐子一个，内可容药，候泥干入药在内，再用泥封口候干，安在四方砖上，上书八卦五行字，用炭一秤，笼叠周匝，自巳午时从下着火，渐渐上彻，直至经宿，火冷炭尽，又放经宿，罐冷取出细研，以绢罗子罗极细，瓷盒盛之，依法使用。

破血消痛汤东垣　治乘马损伤，跌破脊骨，恶血流下，胁下甚痛，苦楚不能转侧，妨于饮食。

羌活　防风　官桂各一钱　苏木一钱半　柴胡　连翘　当归梢各二钱　麝香少许，另研　水蛭三钱，炒去烟尽，另研

上为粗末。只一服，酒二大盏，水一盏，水蛭、麝香另研如泥。馀药煎至一大盏，去火稍热，调二味服之。两服立愈。

[经]　治折伤　用水蛭，新瓦上焙干，为细末。热酒调下一钱。食顷，痛更一服。痛止，便将接骨药封，以物夹定，直候至好。

[世]　治从高至下坠，及打击内伤神效　麝香、水蛭各一两，锉碎，炒烟出，二件研为细末。酒调二钱，当下畜血。未止，再服其效如神。

[衍]　自然铜，有人饲折翅鹰，后遂飞去　今人打扑损伤，研极细末，飞过，用当归、没药各半钱，以酒调频服，仍以手摩痛处。

[海]　治坠落车马，筋骨疼痛不止，用玄胡索一两，捣罗为散，不计时服，以豆淋酒，调下二钱。

[本]　治卒血及心被打，内有瘀血者童便煎服之，一服一升。

[山]　攧扑伤损　松节煎酒吃。攧扑重伤　用生姜自然汁四两，香油四两，打匀，无灰酒热调下。

《塞上方》治坠伤损扑，瘀血在内，烦闷者　用蒲黄末，空心热酒调下三钱瘥。

[表里]

二十五味药　治攧扑损伤，骨碎骨折，筋断刺痛，不问轻重，并皆治之。

香白芷　紫金皮　破故纸各醋炒　刘寄奴　川当归盐炒　赤芍药米泔浸　黑牵牛　川牛膝茶水浸　生地黄盐水浸，炒　川芎

乳香　没药　木通　自然铜骨不碎不用，临好时用　草乌醋炒，孕妇不用　木香　川乌火煨，孕妇不用　藿香　骨碎补　木贼　官桂　羌活　独活已上各一两　熟地黄盐水炒　杜牛膝茶水炒。各半两

金刃伤挫臼者，去自然铜。骨碎骨折者用之。然须于此方内去自然铜，临好时却入用之，如早服以成他疾。同研为末，用蜜为丸如弹子大，用黄丹为衣。或被攧扑损伤，金刃箭镞，不问轻重。每服一丸，温酒磨化服，或细嚼酒送下。如被刀伤全断，内损重者，以薄荷汤或木瓜汤、姜汤、灯心汤皆可服。病在上食后，病在下食前，在中者不拘时服。老人骨脉冷，宜加当归、川芎、川乌、木香、丁香、人参半两，去白芍药、生地黄。

没药降圣丹　治打扑伤损，筋断骨折，挛急疼痛，不能屈伸，及荣卫虚弱，外受风邪，内伤经络，筋骨缓纵，皮肉刺痛，肩背拘急，身体倦怠，四肢少力。

没药另研　当归酒洗，焙　白芍药　骨碎补爁去毛　川乌头生，去皮脐　自然铜火煅醋淬十二次，研为末，水飞过，焙。各一两　生地黄　川芎各一两半

上为细末，以生姜自然汁与炼蜜和丸，每一两作四丸。每服一丸，捶碎，用水、酒各半钟，入苏木少许，煎至八分，去苏木空心服。

［清心］

清心药　治打扑伤损，折骨出臼，刀斧斫磕等伤，及肚皮伤破肠出者。

牡丹皮　当归　川芎　赤芍药　生地黄　黄芩　黄连　连翘　栀子　桃仁　甘草

上灯心草、薄荷煎，入童便和服。

［本］　**水仙散**　治打扑坠损，恶血攻心，闷乱疼痛。

未展荷叶阴干，一味为末，食前，以童子热小便一小盏，调下三钱，以利下恶物为度。

［圣］　治扑打坠损，恶血攻心，闷乱疼痛　以大干荷叶五片，烧令烟尽，细研。食前，以童子热小便一小盏，调三钱匕，日三服。

［止痛］

止痛药　治打扑伤损，折骨出臼，金疮破伤。

当归　牛膝　川芎　淮生苄　赤芍药　白芷　羌活　独活　杜仲　续断各一两　肉桂　八角茴香　乳香　没药各五钱　南木香　丁皮　沉香　血竭各二钱半

上末，老酒调服。

散血定痛补损丹　治诸般伤损肿痛。

当归　川芎　赤芍药　生苄　白芍药　牛膝　续断　白芷　杜仲制　骨碎补　五加皮　羌活　独活　南星制　防风各一两半　官桂　乳香　没药各一两　南木香　丁皮　角茴各五钱

上末，酒调服。

定痛当归散　治诸损肿痛。

当归　川芎　赤芍药　白芍药　熟地　羌活　独活　牛膝　续断　白芷　杜仲各二两　川乌炮　乳香　没药　肉桂各一两　南木香　角茴　丁皮各五钱

上末，酒调服。

四草定疼汤　治打扑、跌堕、压磕等伤肿痛。

山薄荷　宝塔草　矮金屯叶　皱面藤叶

上生采。叶擂酒服；根梗煎酒服。

圣灵丹　治一切打扑损伤，及伤折疼痛不可忍者，并宜服之。

乳香五钱　乌梅去核，五个　白米一撮　莴苣子一大盏炒，取二两八钱

上为细末，炼蜜和丸，如弹子大。每服一丸，细嚼，热酒吞下，食后。一伏时

痛不止，再服。

［活血顺气］

何首乌散 治打折筋骨，初然便宜服。此药顺气、疏风、活血、定痛。

何首乌 当归 赤芍药 白芷 乌药 枳壳 防风 甘草 川芎 陈皮 香附 紫苏 羌活 独活 肉桂

上，薄荷、生地黄煎，入酒和服。疼痛甚者，加乳香、没药。

调经散 治跌扑损伤，疏利后，用此药调理。

川芎 当归 芍药 黄芪各一钱半 青皮 乌药 陈皮 熟地黄 乳香另研 茴香各一钱

上作一服。水二盅，煎至一盅，不拘时服。

［本］ 宣和中，有一国医忽承快行宣押，就一佛刹医内人，医诊视之已昏死矣。问其从人，皆不知病之由，惶恐无地。良久，有二三老内人至，下轿环而泣之，方得其实，云：因蹴秋千，自空而下坠死。医者云：打扑伤损，自属外科，欲申明又恐后时；参差不测。再视之，微觉有气，忽忆药箧中有苏合香丸，急取半两，于火上焙去脑、麝，用酒半升，研、化灌之，至三更方呻吟，五更下恶血数升，调理数日方瘥。先夫人之丧，一守灵妇，登高取物坠下，昏冒不省人事。予急令煎苏木汤，调苏合香丸灌之，明日已平复矣。

［活血］

活血丹 治打扑伤损，动筋折骨，跌堕斫磕、九斧等伤，诸般风疾，左瘫右痪，手足顽麻，妇人血风，浑身疼痛冷痹，一切损伤，悉皆治之。

青桑炭一斤 当归 牛膝 川芎 赤芍药 熟苄 黑豆酒煮 何首乌 南星制 白芷 老松节烧 杜仲制 破故纸 羌活 独活 苍术制 防风 荆芥 骨碎补 桔梗 栗间 续断各四两 草乌醋煮，炒 川乌炮 肉桂 木鳖子炒 角茴 地龙去土 白蔹 白芷煨 细辛 降真香 檀香 松香 枫香 五灵脂 京墨煅 血竭 乳香 没药各二两

上末，醋煮秫米粉糊为丸，弹子大，晒干，以生漆抹手上，挪漆为衣，阴干。却以布袋盛，挂于风处，经久不坏，亦不失药味。每服用，当归酒磨下。伤筋折骨，加自然铜煅、醋淬，二两，若金刃出血，不可用之。

大活血丸 治打扑伤损，折骨碎筋，瘀血肿痛，瘫痪顽痹，四肢痠疼，一切痛风等证。

青桑炭一斤 栗间 骨碎补 南星制 白芍药 牛膝 川乌炮 黑豆酒煮。各一两六钱 自然铜 木鳖子各八钱 细辛一两 降真香节 枫香各三钱 乳香 没药 血竭各六钱

上末，醋煮秫米粉糊，集众手搓为丸，缓则发裂，如弹子大，候干，用生漆为衣，久则不坏。每用一丸用无灰酒磨，化服。

黄末子 治证同前。

川乌炮 草乌醋煮，炒 降真香 枫香 肉桂 松香 姜黄 乳香 没药 细辛各五钱 当归 赤芍药 羌活 独活 川芎 蒲黄 白芷 五加皮 桔梗 骨碎补 苍术醋煮 何首乌 川牛膝 片姜黄各一两

上末酒调下。欲好之际，加自然铜制一两，只折骨者，便可用之。

白末子 治证同前。

白芷 南星制 白术 何首乌 桔梗 羌活 独活 白芍药 白杨皮 川芎 白茯苓 白蔹 当归 薏苡仁炒 骨碎补 牛膝 续断 川乌炮 细辛 肉桂 枫

香 乳香 没药各一两

上末，酒调下。欲好之际，加自然铜制一两，只折骨者，便可用之。

红末子 治证同前。

独活 何首乌 南星制 白芷 羌活 当归 骨碎补 苏木 牛膝 赤芍药 红花 川芎各二两 细辛 川乌制 桔梗 降真香 枫香 血竭 乳香 没药各一两

上末，酒调下。欲好之际，加自然铜制一两，只折骨者，便可用之。

黑末子 治证同前。

雄鸡毛烧 桑炭 老松筋炒存性 嫩松心 侧柏叶醋煮。各四两 当归 牛膝 何首乌 黑豆制 南星制 骨碎补 熟地黄 羌活 独活 赤芍药 川芎 白芷各二两 细辛 肉桂 川乌炮 草乌制 木鳖子 南木香 五灵脂 降真香 乳香 没药 枫香各一两 百草霜五钱

上末。热酒调下。欲好之际，加自然铜制一两，只折骨者，便可用之。

牡丹皮散 治跌扑闪挫，伤损滞血疼痛。

牡丹皮 当归 骨碎补 红花酒浸 续断 乳香 没药 桃仁 川芎 赤芍药 生地黄

上水酒煎服。却用秫米饭热罨缚，冷又蒸热换缚。

橘术四物汤 治跌扑磕伤，滞血体痛，饮食少进。

当归 川芎 白芍药 淮生地 陈皮 白术 红花 桃仁

上生地黄同煎服。骨节疼，加羌活、独活。痛不止，加乳香、没药。

黑神散《和剂》

黑豆去皮，炒，半升 熟干地黄酒浸 当归去芦，酒制 肉桂去皮 干姜炮 甘草炙 芍药 蒲黄各四两

上为细末。每服二钱，酒半盏，童子小便半盏，不拘时煎调服。

当归补血汤 治金刃所伤，及跌磕打扑，皮肉破损，亡血过多，此宜止痛，兼补为先。若皮肉不破损者，宜作瘀血停积治之。

当归 川芎 白芍药 熟地 防风 连翘 羌活 独活 乳香 没药 白芷 续断 杜仲

上生地黄煎，入童便和服，不可用酒。气虚加人参、白术、黄芪。

按：补血须用参、芪为君，此止用四物，亦活血之药，非补血也，况加以羌、独、防、芷之耗散乎。

[顺气]

复原通气散 治打扑伤损作痛，及乳痈便毒初起，或气滞作痛。

木香 茴香炒 青皮去白 穿山甲酥炙 陈皮 白芷 甘草 漏芦 贝母各等分

上为末。每服一二钱，温酒调下。

薛按：前方治打扑闪错，或恼怒气滞血凝作痛之良剂。经云：形伤作痛，气伤作肿。又云：先肿而后痛者，形伤气也，先痛而后肿者，气伤形也。若人元气素弱，或因叫号，血气损伤，或过服克伐之剂，或外傅寒凉之药，血气凝结者，当审前条大法，用温补气血为善。

[接骨]

接骨神效，无比累验 用当三钱一百零八个钱厚字连草者。以铁线穿定，用活桑木一根作柴，烧钱红，米醋一大碗，末煎者不入盐，将所烧钱焠入醋中，如此淬之，以醋干为度。取醋中淬落铜钱末，就用醋洗去灰，晒干为极细末。再用黑雄鸡一只，清汤煮熟，去肉用骨一副，以醋炙酥，为末。入乳香、没药各一两，与铜钱末一处和匀。每服一字，临服时，用患人髮在顶上者，洗去垢，烧灰入药中，无灰

酒调服。不吐只一服，如吐出再服。如痛止不可再服，必须先夹缚所折骨端正，用杨树皮，刮去肉糊并外粗皮敷之。下咽便不痛，五七日便能运动，必终身忌荸荠，一名地栗。

一方　用五铢钱醋淬，一两二钱，黑鸡骨三两，研细匀。每服病在下四钱，疏服食前；病在上二钱半，频服食后。一方，有乳香、没药。

洁古方　用醋淬半两钱，苏木、定粉、南硼砂各一钱，为末。作一服，当归酒二三服，痛止勿服。

［丹］　**接骨散**

没药　乳香各五钱　自然铜一两，醋淬　滑石二两　龙骨三钱　赤石脂　白石脂各二钱　麝香后入，少许

上为细末，以好醋浸没，煮多为上，候干就炒燥为度。临服入麝香少许，挑小茶匙在舌上，温酒下，病分上下，食前、后服。若骨已接尚痛，去龙骨，石脂而多服。尽好。

［世］　又方接骨。

乳香　没药　苏木　降真节　川乌去皮尖　松明节　自然铜米醋淬。各一两　地龙去土，麻油炒，半两　血竭三钱　龙骨半两，生用　水蛭油炒，半两　土狗十个，油浸炒

上为细末。每服五钱，酒调下，在上食后，在下食前。

定痛接骨紫金丹

麝香　没药　红娘子各一钱半　乌药　地龙去土　茴香　陈皮　青皮各二钱半　川乌　草乌炮。各一两　五灵脂去皮　木鳖子去壳。各半两　黑牵牛五分，生用　骨碎补　威灵仙　金毛狗脊　防风去芦　自然铜醋淬七次。各五钱　禹馀粮四钱，碎

上为细末，醋糊丸，如桐子大。每服十丸至二十丸，温酒送下，病上食后，病下食前服。

麦兜散

半两钱煅，醋淬七次　自然铜煅，醋淬七次　地鳖虫焙干

上三味等分，每服酒调一分，不可多，多则骨高起矣。

一方　用五铢钱煅淬，研细。每服一麦壳许，䗪虫浆调下。

接骨仙方

人骨小儿者尤佳，煅，一两　乳香二钱　喜红绢一尺，烧存性

末之。每服二钱，温酒下。

又方

小儿骨煅，一两　乳香五钱　白面三钱，炒

上为末。无根水调为丸，如梧桐子大。每服三十丸，热酒吞下。

搜损寻痛丸　能接骨，遍身疼痛，久损至骨。如金刃伤，则后用之。

乳香　没药　茴香炒。各二钱　肉桂三钱　军姜炒　丁皮　独活炒　草乌炒，黄色　赤芍药炒　石粘藤炒　白芷各五钱　当归　川芎　薏苡仁炒。各一两，如筋绝，脉绝，多加此一味　骨碎补炒，二两

上作末，蜜为丸。用生姜细嚼，温酒吞下。如为末，用姜酒调服亦可。浸酒吃亦可。如折伤，则须用药。遍身顽麻，方可用药接骨，加草乌一匕多，热酒调服。量人老弱、虚实，加减用之。如其人麻不解，可用大乌豆浓煎汁解之，如无豆淡煎浓豉亦可，如吐加姜汁。

金　疮

治金疮白药

黄柏　黄芩　当归　赤芍药　黄芪　牡丹皮　生地黄　木鳖子去壳　黄连　地骨皮　桑白皮　甘草各一钱半　白芷　马蓼梢叶生者一钱，火煅过

上用桐油三两，煎黄色，滤去滓；再

煎油稍熟，入细白板松香一片，慢火煎，须频频柳枝搅匀。却入乳香、没药、黄丹各七钱，煎数沸出火，顷时。以少绵铺于前。滤药滓布上滤过；先用瓦钵满盛清水八分，却滤药于钵水中，将去清水中如绷面状，绷三二百度，愈绷愈白，故名白药。常以清水浸，倾于冷地上用物遮盖，勿令尘入，五七日一换水。刀斧一应金伤，量伤孔大小，取一块填于伤孔中，以白纸护之，随手不疼，一日一换，五日生肉。筋断加杜仲、续断各二钱同煎；收疮口加龙骨半钱，碎了，煎入药内；打损只敷于油纸上贴之即愈。却不须入接筋、龙骨等剂。

太乙膏　治金疮箭镞，不问轻重，并痈疽疖毒，用此敷之。

白芷　苍术　石膏醋炒　白胶香　乳香　没药　黄丹各五钱

上为末。用真麻油四两，桐油亦可。以黄蜡一两。先煎油，柳枝搅，次入白芷等，煎少顷。却入白胶香、石膏得同煎，试欲成珠。却入蜡同煎片时，用生布滤过，瓦器收藏。用油单纸摊之，损伤敷疮口，自然肉不痛速愈。

理伤膏　治打扑伤损，折骨出臼，刀斧跌磕等伤。

陀僧　黄丹　自然铜　黄蜡　猪油各四两　乳香　没药各一两　松香　麻油各一斤

上以折伤木皮一两，铡碎，入油煎数沸，滤去滓。入陀僧、黄丹，慢火熬成膏；次入松蜡熔化，再熬滴水中成珠为度。却入乳香、没药、自然铜末和匀，摊贴。

金疮神效方

五倍子　降真香

上各炒焦，出火毒后，研为末，等分干掺。虚者，加人参末。

封口药　治刀斧伤，割喉、断耳、缺唇、伤破肚皮、跌破阴囊皮等证，大效。

乳香　没药　儿茶　当归　杉皮炭各一钱　麝香五厘　片脑一分　猪㹠聍叶一钱，如无此叶，用葛叶、毛藤子叶，亦可

上各另研细末，秤合和匀。入麝碼细，次入脑碼匀，瓷器收贮。如缺唇，先以小气针作三截针之，用绢线一条，两头搓猪毛，以唾蘸湿，抹封口药于线上，将药线三截穿定，却以麻药抹缺处，以剪刀口抹封口药，薄剪去些皮，以线即缝合就。以鸡子黄油搽患处，以金毛狗脊毛薄铺于上，却以封口药末掺于上。每日用药水轻洗去，搽油换药，每日只换一次，待八日，剪去线搽药。

洗药

桑白皮　荆芥　黄连　黄柏　当归　白芷　赤芍药　连翘　生地黄

上煎去滓，洗净。

麻药

川乌　草乌　南星　半夏　川椒

上末，唾调搽之。

本事地黄散　治金疮，止血除疼痛，辟风续筋骨，生肌肉。

地黄苗　地菘　青蒿　苍耳苗　生艾汁三合　赤芍各五两，入水煎取汁

上五月五、七月七日午时修合，以前药汁拌石灰阴干，入黄丹三两，更杵为细末。凡有金疮，伤折出血，用药包封不可动，十日瘥，不肿不脓。

［世］　治金疮　风化石灰，韭叶嫩者，同捣，入鹅血调和成饼，乘风阴干，为末敷上，无鹅血亦得。　治金疮血不止，用半夏、石灰、郁金，三物为末，掺上伤处，即住。

［崔］　疗金疮、刀斧伤，破血。以石灰一升，石榴花半斤，捣取末少许，捺少时，血断便瘥。

百草散　治金疮。

上五月五日平旦，使四人出四方，各于五里内采一方草木茎叶，每种各半把，勿令漏脱一事。日正午时，细切碓捣，并石灰极令烂熟。一石草断一斗石灰。先凿大实中桑树，令可受药，取药纳孔中，实筑令坚。仍以桑树皮蔽之。用麻油捣石灰极粘，密泥之，令不泄气，又以桑皮缠之使坚牢。至九月九日午时，取出阴干。百日药成捣之，日晒令干，更捣，绢筛贮放。凡一切金疮出血伤折，即时以药封裹治使牢，勿令动转，不过十日即瘥，不肿不脓，不畏风。若伤后数日始得药，须暖水洗令血出，然后敷此药大验。平时无事，宜多合以备仓卒，金疮之要无出于此。一方云：采时不得回头，任意摘取方回，入杵臼内烂捣如泥。量药多少，以意入石灰，和匀，取出，拍成膏，日中曝干，遇用旋取捻碎。若刀斧伤，干敷，取血止为度。汤火伤，冷水调开涂敷。蛇、蝎、犬、鼠咬伤，先以温水洗，以津液调传。疥疮，先抓损，以药末干贴。湿癣，以醋调敷，其效如神。

灰弹散　治刀斧伤血出不止，及多年恶疮。

上用多年石灰细研，鸡子清调成团，煅过候冷再研细。若刀斧伤掺之患处，若多年恶疮以姜汁调敷。一方，单用石灰掺患处，裹定并瘥。

洁古末药散　刀箭药，止血住痛。

定粉　风化灰各一两　枯矾三钱　乳香五分　没药一字，各另研

上件各研为细末，同和匀，再研掺之。

生肌止血立效方　治金疮，辟一切风冷，续筋骨。

石灰二升，捣生地黄、青蒿汁和作团，火煅赤，细研　狗头灰细研　芎䓖　艾叶　地松　密陀僧各半两　黄丹一两　麒麟竭三分，细研

上为细末，研匀密封之。每遇金疮敷之。

丹溪云：刀斧伤，石灰包之，痛止血住。

［精］　胜金方　治刀斧伤，止血生肌。蚕蛾散，晚蚕蛾为末，掺匀绢帛裹，随手疮合血止，一切金疮亦治。一法，用生晚蚕蛾、石灰二味，同捣成饼，阴干，为末敷之。

凡杀伤不透膜者

上用乳香、没药，各一皂子大，研烂。以小便半盏，好酒半盏，同药通口服。然后用花蕊石散，或乌贼鱼骨，或龙骨为末，傅疮口上立止。

杀伤，气偶未绝。

上取葱白热锅炒熟，遍敷伤处，顷即再易，其痛自止。但青叶亦可

［本］　**刘寄奴散**　治金疮，止疼痛。

刘寄奴一味为末，散掺金疮口里。昔宋高祖刘裕，微时伐荻，见大蛇长数丈，射之伤，明日复至，闻有杵臼声，往觇之，见青衣童子数人，于臼中捣药，问其故？答曰：我王为刘寄奴所射，合药敷之。帝曰：神何不杀之，答曰：寄奴王者，不死不可杀。帝叱之皆散，收药而去，每遇金疮敷之效。寄奴高祖小字也。此药非止治金疮，治汤火疮大妙，《经验方》云：刘寄奴为末，先以糯米浆鸡翎扫着伤处，后掺药末在上，并不痛、亦无痕。大凡汤火伤急用盐水洗之，护肉不坏。

［世］　治金疮打扑损伤，用蓄黄草研细，入盐少许，罨之愈。金疮，血出不止，挼小蓟叶封之。金疮止血，杵覆盆花苗，敷疮立止。《梅师方》。

［本］　治金疮，血不止，兼痛，用

血竭末敷，立止。

［精］　治恶疮、金疮、刀斧伤，见血方。以好降真香为末，贴之，入水并无伤痕绝妙。方见华佗《中藏》。

治刀箭伤，出血不止并骨折。

槟榔一个　木香　胡地黄各三钱

上为末。敷疮口血立止，又可接骨。

神仙刀箭药

上取桑叶，阴干为末，干贴。如无，旋熨干为末敷之。一方，用新桑叶，研取白汁涂之，能合金疮。

治刀斧伤磕擦，及破伤风浮肿者。

上用平胃散，以姜汁调敷。若急卒，只以生姜和皮烂捣，罨患处，止痛截血，且无疤痕。

又方

用海船缝内久年油灰，研碎掺之。

治刀伤，及竹木刺出血。

上急以自己小便，淋洗三二次立止，不妨入水。

治金疮

上以牛蒡叶贴之，永不畏风，亦不溃脓，及捣敷之。

麒麟竭散　治刀箭伤筋断骨，止痛定血避风。

麒麟竭　白及各半两　黄柏　密陀僧　白芷　白蔹　当归炒　炙甘草各一两

上为细末。每用少许，干掺疮上，立效。

如神散　治一切刀斧所伤，血出不止，并久患恶疮。

虎骨炙，研　铅丹火煅，令赤　龙骨研。各半两　乳香如皂子大，另研　腻粉研　丹砂研。各一钱　麝香少许，另研

上研极细匀，一切疮，以黄连汤或盐汤洗，拭干，掺药在疮上，不得衣粘着疮口。

金伤散　治金刃箭镞所伤，血出不止，及落马打伤，肉绽血出。

白及　白蔹　乳香各一两　石灰半斤，远年者佳　龙骨半两　黄丹少许

上为细末，入黄丹研，如淡红色。每用干掺患处，上用软纸，更以绢帛裹护，忌风、水，干痂为妙。

定血散　治一切刀伤，血出不止，收敛疮口。

南星生　槐花炒　郁金各四两　半夏生用，二两　乳香研　没药另研。各二钱半

上为细末，研匀。每用干掺患处，忌水洗。

治金刃或打伤，血出不止。

降真香末　五倍子末　铜削下镜面铜，于乳钵内。各研细，等分

上拌匀，敷损处。昔安丰，手击朱嵩碎首，用此而愈。

治金疮伤损，血出。

上用生牛胆，入石灰末，候干，掺上即止。以腊月牛胆，入风化石灰，悬当风处，候干用。

五倍散　治金疮，血出不止，亦治疳疮。

上以五倍子生研为末，干贴，血立止。

神奇散　治刀斧伤，并箭伤，血出不能止者。

麒麟竭　没药各研　自然铜煅　南星炮　干姜烧灰　铅丹炒黑　腻粉　瓦藓各一分　麝香少许

上为细末和匀。先以盐汤洗疮，却以烧葱捣汁涂，然后干掺疮上，三二次。

军中一捻金散

金樱叶　嫩苎叶各二两　桑叶一两

上捣烂敷。若欲致远，阴干作末，用帛缚上，血止口合，名草蝎经进方。以五月五日，或闭日收药良。

治诸伤，瘀血不散。

上于五六月，收野苎叶，擂烂，涂金疮上。如瘀血在腹，用顺流水擂烂服即通，血皆化水，以死猪血试之可验。秋月恐无叶，可早收之。

龙骨散 治金刃箭伤，生肌长肉，定痛止血，诸疮敛口。

龙骨 滑石 枯矾 寒水石 乳香 没药 黄丹炒。各半分 轻粉少许

上为细末。每用干掺，外用膏药贴之效。

金伤散 治刀斧伤，辟风、生肌、止痛。

白及 黄丹 陈石灰风化 桑白皮各二两 龙骨 南星 白附子各一两

上为细末，每用干贴之。

完肌散 治金疮。

陈石灰二两 黄丹半两 龙骨 密陀僧 桑白皮各四两 麝香一钱，另研

上为细末，干掺患处。

生肌膏 治金疮，及一切打损疮。

胡粉 白芍药 薰陆香 干姜炮。各一两 油四两 黄蜡二两

上为细末，以油蜡相和，煎如膏。用贴疮上，日二换之。

治金疮生肌肉。

上生捣薤白，以火封之，更以火就炙，令热气彻疮中，干即易之，白色者好。亦治金疮，中风、水肿痛。

止血收疮口方

上以鸡内金，焙为末，敷之立止。

定血散 治刀斧伤，止血，定痛，生肌。

密陀僧半斤 乌贼鱼骨 龙骨 白矾枯。各二两 桑白皮一斤 黄丹一两

上为细末。每用干掺患处，定血如神。

松皮散 治金刃箭镞伤，用此生肌。

老松皮一两 石灰二两，矿者以瓦盛之，上用瓦盖，灰火四畔、上下，炼一夜至晓，研细

上为细末，和匀敷之。止血收疮口，立效。

药蛆方 治金疮内烂生蛆者。

上以皂矾飞过干贴其中，即死

蒲黄方 治金疮，中风寒，水露，肿痛入腹。

上用蒲黄并旧青布，内在小口瓶中，烧取烟熏疮，汁出愈。

治金疮，因风水肿。

上取蜡不以多少熔化，入盐少许，滴在疮上；或先以盐罨疮上，后熔蜡令热得所，灌疮中亦可。

艾叶方 治金疮中风掣痛，并手足不仁。

上用艾叶生、熟者，令揉团所得，内瓦甑中塞诸孔，独留一目，以通气熏蒸患处，良久，身体自知立愈。

仲景金疮方王不留行散主之。

王不留行八月八日采 蒴藋细叶七月七采 桑根用白皮根行东南者，三月三日采 甘草各十分 川椒三分，除目及闭口者，出汗 黄芩 干姜 芍药 厚朴各二分

上九味，桑根皮以上三味，烧灰存性，勿令过。各别研、杵筛，合治为散。服方寸匕，小疮即粉之，大疮但服之，产后亦可服。如风寒，桑东南根勿取之。前三物，皆阴干百日用。

定痛乳香散 治金伤，并折骨打扑伤损。

乳香 没药各二钱 败龟板一两 紫金皮二两 当归须 骨碎补 虎骨酥炙。各半两 穿山甲火炮，少许 半两钱五个。如无，以自然铜火煅醋粹，代之

上为细末。每服一钱，如病沉服二钱。以好酒调服，损上者食后服，损下者食前服。

地榆绢煎 治刀刃所伤，内损大肠，

及两胁肋并腹肚伤破，大便从口中出。并中大箭透射伤损肠胃，及治产后伤损小肠，并尿囊破，小便出无节止。此方神妙，饵至一服，其药直至损处补定伤痕。隔日开疮口看之，只有宿旧物出，即无新恶物出。疮口内用长肉散子作烬子，引散药入疮里面，候长肉出外，其痕即自合。

地榆八两，洗净，捣为细末　绢一疋，小薄者

上用清水洗净绢糊。以炭灰淋清汁二斗煮绢，灰汁尽为度。绢以烂熟，擘得成片段，五寸至三寸即取出，压尽灰汁。于清水内洗三五度，令去灰力尽。重入锅内，以水二斗，入地榆末煎煮熟烂，以手捻看，不作绢片。取入砂盆，研之如面糊得所，分为二服。用白粳米粥饮调，空心服之，服了仰卧，不得惊动转侧言语，忌一切毒食。熟烂黄雌鸡，白米软饭，馀物不可食之。其馀一服，至来日空心，亦用粥饮调服。其将养一月内，切须慎护。如是产后所伤，服一疋，分作四服，每服粥饮一中盏调服，日一服。

刀伤血不止　一味白芍药散，白酒调服，即以散掺伤处。其有血出不止，势难遏者，用龙骨、乳香等分。研末窒患处，蛇鱼草捣塞尤妙。

[广]　金疮血不止痛　白芍药一两，熬令黄，杵细为散。酒后米饮下二钱并得，初三服渐知。

当归散一名内补散，一名苁蓉散　治金疮去血多虚竭，此药内补。

当归微炒　川芎　干姜炮　川椒去目闭口，炒出汗　桂心　黄芩　桑白皮　吴茱萸汤浸，焙干　白芍药　炙甘草各半两　肉苁蓉四两，酒浸一宿，去皮，炒干　人参　黄芪　厚朴去粗皮，姜汁炙令香熟。各一两

上为细末。每服二钱，食前温酒调下，日三四服。一方，有白及，无黄芩、桑白皮。

内塞散　治金疮去血多，虚竭疼痛，羸弱内补。

黄芪　当归　白芷　芎䓖　干姜　黄芩　芍药　续断各二两　附子半两　细辛一两　鹿茸酥炙，三两

上为细末。每服五分匕，食前酒调下，日三服稍增至方寸匕。一方，无芍药。

蒲黄散　治金疮血出，腹胀欲死。

蒲黄　生地黄各一两半　黄芪　当归　芎䓖　白芷　续断各一两　炙甘草三分

上为细末。每服三钱匕，空心酒调下，日三四服，血化为水而下。若口噤，斡开口与之，仍加大黄一两半。

神仙止血散

龙骨五色紧者　诃子去核。各一两　白石脂　苎麻叶五月五日午时采，阴干。各半两

上为细末。每服一钱半，食远，水调服之。如修合时，忌妇人、鸡、犬见。

治金疮出血内漏　用蝙蝠二枚，烧烟尽，以水调服方寸匕，令一日服尽。当下血如水，血自消也。

血出不透，致瘀滞为患，伤处赤肿，或攻四肢、头面，并鸡鸣散，或煎红花调黑神散。

金疮肠出，欲入之。磁石、滑石各三两，为细末。白米饮送下方寸匕，日再用。《鬼遗方》。

磁石散　治金疮肠出，宜用之。

磁石煅，研　滑石研　铁精各三两

上为细末，研匀。每服一钱匕，温酒调下，空心，日午、晚间各一服。仍以针砂涂肠上，其肠自收入。一方，用白料饮调服。一方，无铁精。

治伤破肠出不断，肠出欲燥，而草土着肠者。

上作大麦粥，取汁洗肠推内之。常研

米粥饮之；二十日稍稍作强糜。百日后乃可瘥，草土当䠀在皮外。

治金疮中肠出不能入者。

上以小麦三升，用水九升，煮取五升，绵滤过，候冷，含喷疮上，渐入，以冷水喷其背。不宜多令人见；亦不欲令傍人语；又不可令病人知。或尚未入，取病人卧席四角，令病人举身摇，须臾，肠自入。十日内食不可饱，频食而少，勿使病人惊，惊则杀人。

治金疮肠出者。

上以桑白皮作线缝之，更以热鸡血涂上立愈。唐安藏剖腹，用此法效。

败弩筋散　治金刃弓弩所中，筋急不得伸屈。

败弩筋烧作灰　秦艽去苗　杜仲去皮，炙　熟地黄焙。各半两　附子炮，去皮脐　当归切，焙。各一两　大枣三枚，取肉，焙

上为细末。每服二钱匕，温酒调下，空心，日午、夜卧各一服。一方，有续断，无大枣。

生干地黄散　治金疮烦闷。

生干地黄　白芷　当归炒　桃仁去皮尖、双仁，麸炒　续断　黄芩　赤芍药　羚羊角屑　炙甘草各一两　芎䓖　桂心各三分

上为细末。每服二钱，食前，温酒调下，日三四服。

白薇散　治金疮烦闷，不得眠卧，疼痛。

白薇　枳实麸炒　辛夷仁　栝蒌根　赤芍药　炙甘草各一两　酸枣仁二两，微炒

上为细末。每服二钱，食前温酒调下，日三四服。

琥珀散　治金疮，弓弩箭中闷绝，无所识。

上用琥珀研如粉。以童子小便调一钱服。三服瘥。高祖时，宁州贡琥珀枕，碎以赐军士，敷金疮。

虎骨散　治金疮中风痉，肢节筋脉拘急。

虎胫骨　败龟板各酥炙　当归　干蝎各微炒　桃仁去皮尖、双仁，麸炒　芎䓖各一两　黑豆五合　松脂二两　桂心三分

上先将松脂并黑豆炒令熟，后和诸药捣为末。每服二钱，不拘时，温酒调下。

豆淋酒　治因金疮中风，反强者。

大豆六合　鸡矢白一合

上炒令大豆焦黑，次入鸡矢白同炒，乘热泻于三升酒中，密盖，良久滤去滓。每服五合，如人行五里，更一服，汗出佳。未瘥，即更作服之，汗出为度。服后，宜吃热生姜粥投之。

必效酒　治金疮中风，角弓反张者。

上用蒜四破，去心、顶，一升。以无灰酒四升，煮蒜令极烂并滓。每服五合，顿服之，须臾，得汗则瘥。

又方　治金疮，中风痉欲死者，及诸大脉皆血出，多不可止，血冷则杀人。

上用生葛根一斤，锉碎。以水五升煮取三升，去滓。每服热饮一小盏，日三四服。若干者捣为末，每服二钱，温酒调服。若口噤不开，但多服竹沥，即止。

涂封方　治金疮中风，角弓反张。

生鸡子一枚　乌麻油三两

上先将鸡子打破，与麻油相和，煎之稍稠。待冷，涂封疮上。

葫芦方　治金疮得风，身体痉强，口噤不能语，或因打破而得，及刀斧所伤得风，临死服此并瘥。

上取未开葫芦一枚，长柄者开其口，随其疮大小开之，令疮大小相当，可绕四边闭塞，勿使通气。上复开一孔，取麻子油烛两条，并燃以葫芦口，向下熏之，烛尽更续之，不过半日即瘥。若不止，亦可经一二日熏之，以瘥为度。若烛长不得内葫芦，可中折用之。

《元史》布智儿从元太祖征回回，身中数矢，血流满体。太祖命取一牛，剖其腹，纳之牛腹中，浸热血内，移时遂苏。

李挺从伯颜征郢州，炮伤左胁，矢贯于胸，几绝。伯颜令剖水牛腹，内其中，良久苏。

按：此以血补血之良法也。虏日以弓矢为事，以意为救死扶伤之法，反出吾中国上。业医者，守死方治活病，宁不自愧。

罗谦甫踊铁膏 取箭头、一切针刺入肉，箭头入肉。

鼹鼠头一个，或用入油汁内熬 蝼蛄四十九枚 芫青一两 土消虫十个 巴豆 马肉内蛆焙干 信 酱蛆焙干 夏枯草 硇砂 磁石 黄丹 地骨皮 苏木 蜣螂各一两 石脑油三两 蒿柴灰汁三升

上将石脑油、蒿柴灰汁，文武火熬成膏；次下地骨皮等末，令匀，磁器内收。临时用，量疮势大小点药，良久，箭头自涌出。

箭头入肉

雄黄散 治药毒箭头，在身未出。

雄黄一分 粉霜半两。各细研 蜣螂四枚，研，生用 巴豆三粒，去皮壳，别研如泥，生用

上同研匀，以铜箸头取乳汁，涂点疮上，频频用之，七日疮熟，箭头自出。

红散子 摩金疮上。

草乌尖 麒麟竭 茄子花 蔓陀罗子 蓖麻子去壳，细研。各半两

上为细末，好酒调如膏，疮口上涂摩之，箭头自出。

牡丹散 治金疮箭头在骨，远年不出。

牡丹皮去心 白蔹各一两 桑白皮二两 藿香叶 丁香 麝香研。各一分

上为细末。每服二钱匕，温酒调下，日三服。浅者十日，深者二十日，箭头自出。

蛴螬丸 治金疮箭镞在骨中，远年不出者。

蛴螬五枚，干者 蝼蛄三枚，干者 赤小豆一分 赤鲤鱼鲊一两 硇砂一钱 红花末三钱

上研细，以鲊研和丸，如绿豆大。如有疮口，只于疮口内纴一丸，如无疮口，以针拨破，内药不过三丸至五丸，箭头自动轻摇即出。

出箭头方

蜣螂自死者，十个 土狗子三个 女人髪灰少许

上将蜣螂，去壳取白肉，与二味同研如泥用，生涂中箭处，如膏涂后内微痒，即以两手髃之，其箭头自出。

解骨丸 治箭镞不出。

雄黄研 蜣螂研 象牙末各等分

上为细末，炼蜜和丸如黍米大。内疮口内后，细嚼羊肾脂摩贴之，觉痒箭头自出。

治箭镞入骨，取不出疼痛，宜用此方。

巴豆 蜣螂各三枚

上研，涂所伤处。候痛定微痒忍之，极痒不可忍，即撼动拔出；次用生膏药敷之，以黄连贯众汤洗毕，以牛胆制风化石灰敷之，兼治恶疮。

夏侯郸云：初在润州得方，箭镞出后，速以生肌膏敷之。说者云：兼治疮。郸得方后，至洪州旅舍，主人妻患背疮呻吟，郸遂用此方试之愈。

治箭头不出方

磁石生捣，研，极细 雄黄研。各三分

上用研匀。每服二钱匕，空心，绿豆汁调服。十日后轻拨便出，手足上，用此药贴之自出。

取箭镞方

上用天水牛一个，独角小者尤妙。用小瓶盛之，用硼砂一钱研细，用水些少滴在内浸，自然化水，以药水滴在伤处，箭头自然出也。

淮西总管赵领卫名属殿，岩密之子云：仇防御方，张循王屡求不得，因奏知德寿，宣取以赐之，有奇效。与杨氏方中用巴豆蜣螂者，大率相似。

治箭头在咽喉中，或胸膈中，及诸处不出者。

上用鼠肝五具，细切，烂研敷之；兼以鼠脑髓或鼠头血涂之，并良。亦治人针折在肉不出，并刀刃伤。

牛膝膏 治箭头在咽喉中，或胸膈中，及诸处不出者。

上捣牛膝不拘多少为末。以热水调涂箭头即出。若火疮、灸疮不瘥者，涂之亦效。

治箭头在肉不出方

上以白项蚯蚓十四条，内铜器中，次入盐一两，于日中曝，并化作汁涂有箭镞，并刀伤，须臾，痒则出。

又方 治箭头及诸刀刃在咽喉、胸膈、诸处不出者。

上嚼杏仁不拘多少涂之。一方，研杏仁细敷之。

又方 治箭镞中伤在咽喉、胸膈不出，及针刺不出者。

上用蝼蛄即土狗虫，干者浓煎汁，滴上三五度，箭头自出。一方，以蝼蛄脑十枚，细研，涂疮上，亦出。

鼠油膏 出箭头

鼠一枚，熬取油　蜣螂　皂角烧灰　定粉　龙骨各一钱　乳香少许，另研

上为细末，以鼠油和成膏。点药在疮口内，其上更用磁石末盖之，箭头自出。

胡椒饼 出箭头，及木、竹刺入肉，不得出者。

胡椒研末

上以饭捣烂，入胡椒末和一处。贴伤处不过一二饼，即出；或捣蜣螂敷，即出；或以赌钱牛虫捣敷，亦妙。

万全神应丹 出箭头、鱼骨、针、麦芒等，远近皆治之。

莨菪科即天仙子苗也

于端午日前一日，持不语戒，遍寻上项科，见即取，酌中一科，根、枝、叶、实全者，口道：先生，尔却在这里。道罢，用柴灰，自东南为头围了，用木篦子撅起周回土；次日端午日，日未出时，依前持不语，用木撅只一撅，取出，水洗净。不令妇人、鸡、犬见，净室中，石臼内捣为泥，丸如弹子大，以黄丹为衣，以纸袋封悬在高处，阴干。若有着箭，不能出者，以绯绢袋，盛此药一丸，放脐中，用绵裹肚系定。先用象牙末贴疮上，后用此药。若箭疮口生合，用刀子微刮开，以象牙末贴之，随出。陕西行省出军，曾用有效。

［本］ 疗镞不出 捣栝蒌根敷疮，日三易，自出。

［世］ 李渤治箭镞不出及恶刺，以齿垽和鹌虱，敷之。

［姚］ 毒箭有二种，交广夷俚用燋铜作箭，此一种才伤皮，便闷脓沸烂而死。若中之，用饮屎汁，并以敷之，亦可，惟此最妙。又有一种，用射罔以涂箭镞，人中之亦困，若着宽处不死，近腹亦宜急治。今葛氏方，治射罔者是。葛氏方，用盐汁、大豆、猪、羊血，解之

蓝汁饮 治毒箭所中。

上捣蓝汁一升，饮之，滓敷疮上。若无蓝，取青布渍，绞汁服之，并淋疮中镞；不出，捣鼠肝涂之，鼠脑亦得，用之即出。

贝子散 治毒箭。

上以贝子捣为末。每服一钱匕，温酒调下，不拘时日三四服。此方治中毒，并金疮止痛。

竹木刺针入肉

绿矾散 治竹草刺疮，发肿作疼，伤时不曾出血，尽被恶毒气注痛不止，夜卧不安，初破时，其疮紫赤黑色，较时起三五重皮是也。

绿矾半两，小便烧热，放矾于内，候冷取出，日干 丹参二钱半 麝香一字 马兜铃根一钱半

上为细末。浆水洗净疮口上，敷贴立效。

又方 治被刺入肉，或针、棘、竹、木等，多日不出疼痛。

龙葵根一把，洗净，取皮 人参一两，俱为末 醋少许 腊月猪脂一两

上和，捣令匀。每用少许，敷疮上，其刺自出。

治手足卒中刺，中水毒方

韭 蓝青

上捣，置疮上，以火炙热彻，即愈。

又方

上嚼豉，不以多少涂之良。若治狐尿刺人者，当看豉中有毛为度，如无再敷之。

治竹刺不出者

上烂研蓖麻，以绢帛衬伤处，然后敷药。时时看觑，若觉刺出即拔，恐药太紧，并好肉努出也。一方，不用绢衬。

牛蒡叶散 治一切金、木、竹所伤。

上用牛蒡叶恶实，是六七月收者，风干，为末。每用干掺，不得犯别药。如经暑月蝇虫，下蛆在疮上，或因肌肉生合，有成窍子者，即用杏仁研成膏，手捻作条子，入在窍内，其蛆虫自出。

治刺伤，中风、水疼肿。

上用鲤鱼目烧灰，研敷患处，汁出即愈。诸鱼目皆可，用樋鱼目，尤佳。

松脂方 治刺入肉疼闷，百理不瘥。

上以松脂敷疮上，以帛裹三五日，当有根出，不痛不痒，不觉自落，甚良。

治针入肉方

上刮指甲末，同酸刺仁捣烂，唾调涂上，次日定出。一方，用酸枣核烧为末，服之。

又方 治乌雄鸡刺，在肉中不出者，及治竹、木针刺。

上用乌鸡尾翎二七茎，烧作灰，以乳男子奶汁，和封疮口，其刺即出。

桂蜡丸 治恶刺入肉。

上用桂去粗皮，捣为末，熔黄蜡丸。看病大小，置疮内，湿纸三五重搭盖，以火熁，候药丸熔入肉，其刺自出。如无刺所伤者，尤见愈速。

［精］ 凡诸竹、木刺，入肉中不出，以蛴螬研敷，立出。又方，用白茅根捣敷之，立出。又方，嚼牛膝根罨之，即出。

［简］ 治竹、木刺扎入深，不得出。用乌羊粪捣烂，水和，罨于伤处，厚敷之。曾有庄仆，脚心中刺，不得出，苦痛欲死，以此药黄昏敷之，至四更其刺出，遂安。

［山］ 芦苇刺入肉者，细嚼栗子渣，罨伤处。木、竹刺已出，痛者，蝼蛄罨之妙。

［简］ 治针入肉不出，用蝼蛄脑子，同硫黄研细，调敷，以纸花贴定。如觉痒时，其针自出。

［罗］ **神圣膏**

取针误入皮肤。用车脂不拘多少成膏，摊纸上如钱许。二日一换，三五次，其针自出。又取针误入皮肤，用乌鸦翎三五枚，火炙焦黄色，碾为细末，好醋调成

膏子。涂在疮上，纸盖一二时，针出效。

［简］　治针入肉不出，用双仁杏仁，捣烂，以车脂调匀。贴在疮上，其针自出。

［世］　治秀针刺足已出痛者，用黄泥罨之。

［简］　主小儿误为诸骨及鱼骨刺，入肉不出者，水煮白梅肉研烂，调象牙末，厚敷骨刺处自软。

［图］　生象牙主诸物刺入肉，刮取屑，细研，和水敷疮上，刺立出。如咽中有刺，用水调饮之，旧象梳屑，尤佳。

［孟］　鱼骨，在肉中不出者，嚼吴茱萸封之，骨当烂出。

［丹］　破伤风，血凝心，针入肉游走，三证如神方　用乌鸦翎，烧灰存性，研细，调一钱服。

杖　疮

鬼代丹　主打着不痛。

无名异　没药　乳香各研　地龙去土　自然铜醋淬，研　木鳖子去壳，等分

上为末，炼蜜丸如弹子大。温酒下一丸，打不痛。

［精］　**乳香散**　治杖疮神效。

自然铜半两，醋淬七次　乳香　没药各三钱　茴香四钱　当归半两

上为细末。每服五钱，温酒调下。

鸡鸣散　下杖痛，腹中恶血，甚好。方见前。

五黄散　治杖疼定痛。

黄丹　黄连　黄芩　黄柏　大黄　乳香各等分

上为细末，新水调成膏。用绯绢上，摊贴。

洁古没药散　治杖疮止痛，令疮不移。

密陀僧　没药　乳香各一两　干胭脂一两半　腻粉半两

上细末，次入龙脑少许，若多更妙。烧葱与羊骨髓生用，同研如泥，摊在绯帛上贴之。

治杖疮

片脑　麝香各五分　龙骨　密陀僧　胭脂　轻粉　乳香　没药　寒水石煅。各一钱

上为细末。干掺疮上，四边以生麦糊围定；次用绯红绢帛贴之。

乳香散　治杖疮肿痛。

大黄　黄连　黄柏　黄芩各三钱　乳香　没药各另研，一钱　片脑少许

上为细末，研匀。冷水调摊绯绢上，贴之。

治杖疮

血竭　轻粉　干胭脂　密陀僧　乳香　没药各等分

上研细末。先以冷水洗净拭干，以猪脂调搽红纸，贴之愈。

龙脑润肌散　治杖疮，热毒疼痛。

龙脑一字　轻粉一钱半　麝香半钱　密陀僧二钱　黄丹一两

上为细末。每用干掺上，用青帛贴之，内留一孔。

丹溪云：杖疮痛，用黄柏、生地黄、紫荆皮敷，此皆要药也。只是血热作痛，用凉药去瘀血为先，须下鸡鸣散之类。

又方　用生地黄、黄柏、童便调敷，或加韭汁。不破者，以韭菜、葱头杵贴，冷即易之。膏药用紫荆皮、乳香、没药、生地黄、大黄、黄柏之类。

又方　用木耳盛于木杓内，用沸汤浸烂，搅水令干，于砂盆内擂细，敷疮上。

又方　用大黄、黄柏为末，生地黄汁调敷，如干再敷。

又方　用野苎根嫩者，不拘多少，洗净，同盐并擂，敷在疮上神妙。伤重多用

盐。

［世］　**杖疮丹**　用刘寄奴末六钱，马鞭草末四钱，蜜调敷；如湿者干掺。马鞭草即铁苋帚，此方甚妙。

围药　治肿未破，用此消肿定疼。

无名异　木耳去土　大黄各炒，各等分

上为极细末，用蜜水调，围四边肿处。

敷杖疮妙方　治棒杖打肿痛者。

猪獠聍　地围荌　田茶菊　地薄荷　血见愁　山薄荷　泽兰叶　生地黄

上捣烂取汁，泡酒服，以滓敷贴。

又方

金屯叶　宝塔草　山薄荷　猪獠聍　芙蓉叶　地薄荷　桑叶尾　泽兰叶

上捣烂取汁，泡酒服。以滓和大黄末敷贴。

又方

猪獠聍多　泽兰叶　生地黄根、叶俱用

上捣烂取汁泡酒服，以渣敷贴。

又方

朴树叶　水圹叶

上捣烂敷贴。

又方

绿豆粉　侧柏叶各研，等分

上以鸡子清和桦油打匀，调豆粉搅匀，时时以鸭毛扫之。

又方

大黄三两　槟榔三钱　石膏煅，六两

上末，用猪胆汁、鸡子清、桦油打匀，入末搅匀，时时鸭毛扫涂之。

生肌桃花散

轻粉　血竭　密陀僧　干胭脂各一钱

上研细。每用干掺，仍以膏药贴之。

灵异膏　治杖疮、金疮、攧扑皮破、汤火伤、久年恶疮。

川郁金三两　生地黄二两　粉草一两　腊猪板脂一斤

上锉细，入脂内煎焦黑色，滤去滓。入明净黄蜡四两，熬化搅匀，以瓷器贮之，水浸久，去水收。用时先以冷水洗疮试干，却敷药在疮上，外以白纸贴之，止血定疼，且无瘢痕。汤烫火烧，不须水洗。治冻疮尤妙。

乳香膏　治金疮，杖疮神效。

乳香　没药　川芎　自然铜各七钱　当归　羌活　独活　川牛膝　石膏　刘寄奴　黑牵牛　黄柏皮　破故纸　白胶香　生地黄　熟地黄　赤芍药　白芍药　紫金皮　黄丹　白芷各五钱　黄蜡一两　清油四两

上除胶香、丹、蜡外，馀药为末。入油内煎，以柳枝不住手搅，试将成膏，却入三味，更试成膏，以生布滤净，以瓦器盛水，倾在水中，用篦摊开贴。疮孔深者，捻成膏条，穿入孔中，不问浅深，放疮上。如作热加轻粉、片脑、朴硝入膏内，贴之。

银粉膏　治杖疮。

光粉一两　乳香　没药　赤石脂　樟脑各一钱　水银二钱半

上末，用猪脂二两，黄蜡五钱，熔化调末成膏，油纸摊贴。

又方

水银　樟脑各二钱　乳香　没药　血竭各一钱　片脑一分　黄蜡　水牛油　猪油各一两

上末，先将油、蜡溶化，候冷，和末搅匀，油纸摊贴。

牛脂膏　治杖疮神效。

乳香　没药　樟脑各五钱　黄蜡四两　水牛油一斤

上末，先熔蜡，次入油，和匀，调末搅匀，油纸摊贴。或以天芋叶，摊贴极妙。

红膏药　治杖疮及臁疮。

黄丹飞炒，二两　乳香　没药　儿茶　血竭　朱砂　樟脑　水银各一钱　麝香　片脑各一分　黄蜡　水牛油　猪油各一两

上末。先以蜡熔化，次入油和匀，候冷，入末搅匀，油纸摊贴。臁疮，作隔纸膏贴之。

白膏药　治杖疮及臁疮。

光粉二两　甘石煅，水淬，飞过　白石脂煅　龙骨　乳香　没药　枫香　樟脑　水银各一钱　麝香　片脑各一分　黄蜡半两　柏蜡一两　猪油一两半

上末。先熔蜡，次入油，和匀候冷，调末搅匀，油纸摊贴。臁疮，作隔纸膏贴之。

黑膏药　治杖疮及诸疮神效。

防风　荆芥　连翘　大黄　黄连　黄芩　黄柏　当归　赤芍药　玄参　紫金皮各一两　木鳖子　白芷　杏仁　桃仁　生苄各五钱　地圆荽　黄花苑　侧柏叶　地薄荷　猪豨莶各二两　乳香　没药　儿茶　大黄　当归各一两　杉皮炭　枫香　龙骨煅　赤石脂煅　血竭　樟脑各五钱　孩儿骨煅　朱砂　水银各二钱半　麝香五分

上将后十五味为末。将前二十一味铡碎，以水煎熬浓汁，滤去滓，再煎令汁如饧样，入猪油二斤，慢火熬令汁干，入光粉一斤，旋入搅至黑色成膏，滴水中成珠，可丸不粘手为度。次入黄蜡二两熔化，出火毒数日。再微熬熔，入乳香后十五味末，搅匀，油纸摊贴。

秘传杖疮膏方　专治打伤，又治金疮及无名肿毒、臁疮。若跌伤及别样疮，忌贴。

香油四两，真者佳。将穿山甲、柏枝先入油中煎数沸，去二件渣。乘热将薄绵滤净，油复入锅中煎沸，以次下药，冬月用油五两　穿山甲一片　柏枝一根，已上二件止取油煎汁，不用渣，取法见前　槐枝一茎，须另报开小条不用大树上者，入药油用此频搅　府丹即飞丹，净水飞去标脚，取细末一两，作二次入油　水花朱净水飞去漂脚，晒干取细末，二钱　血竭　没药　乳香　孩儿茶已上四件各三钱，槌碎和匀，共入铜锅，炭火上炒沸过，为细末　新珍珠　新红象牙各面包，烧存性，取细末，油、旧者，不用　面粉炭火上烧黄。各一钱　人指甲炒黄　三七晒干，取细末　石乳铜锅内炒过，取细末　黄连细末　黄芩细末。各三分　海螵蛸五分，细末　半夏大者十枚，为细末，已上十六件，俱用极细筛筛过。和匀分作五分，留起一分，看膏药老嫩加减，止用四分作四次下，下法如下　樟冰细末，四钱　黄蜡二钱　冰片一分　麝香三分　阿魏成块者，五分。已上四件，待诸药俱下尽，临起锅时方下，搅极匀，取出阿魏渣

上药，先将细末药分五分。其四分以次下锅如下，其一分，留看药厚薄以为增减。如四分已下尽，药尚薄，亦将此分渐下。如正好，留此一分，待贴膏药时，掺在患处尤妙。

煎法：用上好香油四两，入铜锅中，炭火煎沸。沸时入柏枝一茎、穿山甲一片在内，煎数沸，去二药渣。将薄绵纸乘热滤净油，揩净锅，复入油于锅中煎沸，下府丹五钱，用槐条急搅不住手，至成膏方止。候六七煎后，用清水漱净口，喷清水少许于锅中，即取起锅。

一起锅时，于前四分中细末药，将一分渐渐逐一挑下，急搅如前。此分药尽，约均和了，将槐条蘸药滴水，且未要成珠复置锅火上，急搅，候沸起锅。

二起锅，复将前末药一分，渐下锅中，急搅如前。约均和，滴水要成珠，复置锅炭火上，急搅，候沸起锅。

三起锅，渐下药，搅如前。约均和，将药滴水虽成珠尚要粘手，复置锅火上如前。

四起锅，渐下药如前，急搅。约均和，将药滴水成珠，珠要将至不粘手了。复置锅炭火上，候沸起锅。

五起锅，即下黄蜡二钱、府丹五钱，急搅如前。将药滴水成珠，要须不粘手；又不可太老了，如尚粘手，将前留下一分末药渐下，以不粘手为度。如不粘手了，即下水花朱二钱，次下樟冰末四钱，急搅；方下麝三分，阿魏五分，冰片一分，急搅不住手。量药已均和了，撩阿魏渣去之。以药入瓷器内，浸冷水中片时，候凝。将药寻露天天阳净地，掘坎，将瓷器倒覆于坎中，仍以土覆好，候七日后方起。

一藏法，用油纸及箬，包好瓶口，以防泄气。

一摊膏药时，用汤中煎过净油，单纸摊上药，不用火烘，止用热汤入器中，将油纸放器上，以药放上摊开，又不用太厚，须于纸上照得见为妙。如以绢摊，用汤顿烊药，摊上。

一贴时，先将莱菔汁、桑叶煎汤，露中露过一宿用。以洗患处方用贴之

一既贴后，每日洗一遍，不要换膏药。至二三日后血散风去，方换收口黑膏药。即万应膏也。

万应膏方 专主杖疮，收口神效。

香油二斤，真者，滤净 黄连 黄柏 黄芩各五两 柏枝 槐枝各一束，已上俱㕮咀，去碎屑 府丹一斤，水飞，去标脚，晒干 乳香 没药 血竭 孩儿茶各三钱，已上四件用槌打碎，和匀，入锅中，炭火炒沸为细末，筛过 象皮灰用砂炒过，去砂，取细末 海螵蛸各五分，细末 半夏一钱，细末 龙骨五分，已上八味为极细末，用极细筛筛过，和匀，渐入后药 阿魏五分

上将真香油二斤，滤净，入铜锅中煎沸，入黄连、黄柏、黄芩、槐条煎三四沸，将细夏布及薄绢纸，滤去渣。揩净铜锅，仍入油于锅中煎沸，入前府丹，用槐条急搅，煎至滴水成珠，乘热入瓷器中。即将前细末药八味及阿魏，渐入药中急搅不停，候和匀，去阿魏渣，药冷为度，七日后可用，藏、摊、洗法，并如前。凡人一杖后，切不可用手拍之，急用明净松香、水龙骨，炭火煅过，须多年者佳。二味俱为细末，鸡子清调敷，恶血自出。若能预调此药，以待杖过即敷，尤妙。滕松川不用松香而用大黄，云亦有效。

薛氏分证主治大法

胁肋胀痛

若大便通和，喘咳吐痰者，肝火侮肺也，用小柴胡汤加青皮、山栀清之。若胸腹胀痛，大便不通，喘咳吐血者，瘀血停滞也，用当归导滞散通之。《内经》云：肝藏血，脾统血。盖肝属木生火侮土，肝火既炽肝血必伤，脾气必虚，宜先清肝养血，则瘀血不致凝滞，肌肉不致遍溃；次壮脾健胃，则瘀肉易溃，新肉易生。若行克伐，则虚者益虚，滞者益滞，祸不旋踵矣。 有一患者，患处胀痛，发热欲呕，两胁热胀，肝脉洪大。薛曰：肝火之症也，但令饮童便，并小柴胡汤，加黄连、山栀、归梢、红花，诸症果退。此症若左关脉浮而无力，以手按其腹反不胀者，此血虚而肝胀也，当以四物、参、苓、青皮、甘草之类治之；若左关脉洪而有力，胸胁胀痛者按之亦痛，此怒气伤肝之症也，以小柴胡、芎、归、青皮、芍药、桔梗、枳壳主之。盖此症不必论其受责之轻重，问其患处去血之曾否？但被人扭按，甚重努力，恚怒，以伤其气血，瘀血归肝，多致前症。甚则胸胁胀满，气逆不通，或血溢口鼻，卒至不救。 有一患者，愈后口苦腰胁胀痛，服补肾行气等药，不愈。薛按其肝脉浮而无力，此属肝胆气血虚而然耳，用参、芪、芎、归、地

黄、白术、麦门、五味，治之而愈。　李进士，季夏伤手，出血不止，发热作渴，两胁作胀，按之即止，此血虚也，用八珍加软柴胡、天花粉，治之顿愈；更用养气血之药，调理而痊。

小柴胡汤　治一切扑伤等症，因肝胆经火盛作痛，出血自汗，寒热往来，日晡发热，或潮热身热，咳嗽发热，胁下作痛，两肱痞满。

柴胡二钱　黄芩一钱五分　半夏　人参各一钱　炙甘草五分

上姜水煎服。

破血散　治乘马损伤，跌其脊骨，恶血流于胁下，其疼苦楚，不可转侧。

羌活　防风　肉桂各一钱　水蛭炒烟尽，另研，半钱　柴胡　当归梢　连翘各二钱　麝香另研，少许

上作一服。水一盅，酒一盅，煎至一盅，去滓。入水蛭、麝香末，调匀，不拘时，温热服。

腰脊痛

地龙散　治腰脊痛，或打扑损伤，从高坠下，留在太阳经中，令人腰脊或胫、腨、臂、腰中，痛不可忍。

地龙　官桂　苏木各九分　麻黄七分　黄柏　当归梢　甘草各一钱半　桃仁九个

上作一服。水二盅，煎至一盅，食前服。

戴复庵云：攧扑伤疼，酒调琥珀散极佳。再有乌药顺气散，用以治之风腰疼尤宜。有攧扑人，服药并熏洗、搽贴药皆不效自若，或教以用白芍药、赤芍药、威灵仙、乳香、没药等分，为末。和匀酒调服，随即痛减其半。

腹痛

或大便不通，按之痛甚，瘀血在内也，用加味承气汤下之。既下而痛不止，按之仍痛，瘀血未尽也，用加味四物汤补而行之。若腹痛按之不痛，血气伤也，用四物汤加参、芪、白术补而和之。若下而胸胁反痛，肝血伤也，用四君、芎、归补之。既下而发热，阴血伤也，用四物、参、术补之。既下而恶寒，阳气伤也，用十全大补汤补之。既下而恶寒发热，气血俱伤也，用八珍汤补之。既下而欲呕，胃气伤也，用六君、当归补之。既下而泄泻，脾肾伤也，用六君，肉果、破故纸补之。若下后手足俱冷，昏愦出汗，阳气虚寒也，急用参附汤。吐泻，手足俱冷，指甲青者，脾肾虚寒之甚也，急用大剂参附汤。口噤、手撒、遗尿、痰盛、唇青、体冷者，虚极之坏症也，急投大剂参附汤，多有得生者。　有一患者，杖后，服四物，红花、桃仁、大黄等剂以逐瘀血，腹反痛，更服一剂，痛益甚，按其腹不痛。薛曰：此血虚也，故喜按而不痛，宜温补之剂，遂以归身、白术、参、芪、炙草，二剂痛即止。　有一患者，仲秋夜归坠马，腹内作痛，饮酒数杯，翌早大便自下瘀血，即安。此元气充实，挟酒热而行散也。一男子，跌伤腹痛，作渴，食梨子二枚益甚，大便不通，血欲逆上，用当归承气汤加桃仁，瘀血下而瘥。此因元气不足，瘀血得寒而凝聚也。故产妇，金疮者，不宜食此。　一男子，孟秋坠梯，腹停瘀血，用大黄等药，其血不下，反加胸膈胀痛，喘促短气。薛用肉桂、木香末各二钱，热酒调服，即下黑血及前所服之药而苏。此因寒药凝滞而不行，故用辛温之剂散之。　陈侍御坠马腿痛作呕，服下药一剂，胸腹胀痛，按之即止，惟倦怠少气。诊其脉微细而涩，予曰：非瘀血也，乃痛伤气血，复因药损脾气而然耳，投养脾胃，生气血之药而愈。

加味承气汤 治瘀血内停，胸腹胀痛，或大便不通等证。

大黄、朴硝各二钱 枳实 厚朴 当归 红花各一钱 甘草五分

用酒水各一盅，煎至一盅服。仍量虚实加减，病急不用甘草。

[垣] **定痛乳香神应散** 治从高坠下，疼痛不可忍，腹中疼痛。

乳香 没药 雄黑豆 桑白皮 独科栗子 当归各一两 破故纸炒，二两 水蛭半两

上为末。每服五钱，醋一盏，砂石器内煎至六分，入麝香少许，温服。

小腹引阴茎作痛

有一患者，瘀血失砭，胀痛烦渴，纵饮凉童便，渴胀顿止，以萝卜细捣涂之，瘀血渐散，已而患处作痒，仍涂之。痒止后，口干作渴，小腹引阴茎作痛，小便如淋，时出白津，此肝经郁火也，遂以小柴胡汤，加大黄、黄连、山栀饮之，诸证悉退；再用养血等药而安。夫小腹引阴茎作痛等证，往往误认为寒证，投以热剂，则诸窍出血，或二便不通，以及危殆，轻亦损其目矣。

肌肉间作痛

营卫之气滞也，用复元通气散。筋骨作痛，肝肾之气伤也，用六味地黄丸。内伤下血作痛，脾胃之气虚也，用补中益气汤。外伤出血作痛，脾肺之气虚也，用八珍汤。大凡下血不止，脾胃之气脱也。吐泻不食，脾胃之气败也，苟预为调补脾胃，则无此患矣。

创口痛

若痛至四五日不减，或至一二日方痛，欲作脓也，用托里散。若以指按下复起，脓已成也，刺去其脓，痛自止。若头痛时作时止，气血虚也，痛而兼眩属痰也，当生肝血，补脾气。 有一患者，患处胀痛，悲哀忿怒，此厥阳之火，为七情激之而然耳，遂砭去瘀血，以小柴胡汤，加山栀、黄连、桔梗而安；后用生肝血，养脾气之药，疮溃而敛。 戴给事坠马，腿肿痛而色黯，食少倦怠，此元气虚弱，不能运散瘀血而然耳，遂用补中益气，去升麻、柴胡，加木瓜、茯苓、芍药、白术，治之而痊。 儒者王清之，跌腰作痛，用定痛等药不愈，气血日衰，面耳黧色。薛曰：腰为肾之府，虽曰闪伤，实肾经虚弱所致，遂用杜仲、补骨脂、五味、山茱、苁蓉、山药空心服；又以六君、当归、白术、神曲各二钱，食远服，不月而瘥。 一三岁儿，闪腰作痛，服流气等药，半载不愈。薛曰：此禀肾气不足，不治之症也，后果殁。

瘀血作痛

有一患者，肿痛发热，作渴汗出。薛曰：此阴血受伤也，先砭去恶秽，以通壅塞，后用四物，柴胡、黄芩、山栀、丹皮、骨碎补，以清肝火而愈。 有一患者，伤处揉散，惟肿痛不消。薛曰：此瘀血在内，宜急砭之，不从。薛以萝卜自然汁，调山栀末敷之，破处以当归膏贴之，更服活血之剂而瘥。数年之后，但遇天阴，仍作痒痛，始知不砭之失。 有一患者，臀腿黑肿而皮不破，但胀痛重坠，皆以为内无瘀血，惟敷凉药，可以止痛。薛诊其尺脉涩而结，此因体肥肉厚，瘀血蓄深，刺去即愈，否则内溃，有烂筋伤骨之患。薛入针四寸，漂黑血数升，肿痛遂止，是日发热恶寒，烦渴头痛，此气血俱虚而然也，以十全大补之剂遂瘥。 一男子闪伤右腿，壅肿作痛。薛谓急砭去滞

血，以补元气，庶无后患。不信，乃外敷大黄等药，内服流气饮，后涌出秽脓数碗许，其脓不止，乃复请治。视其腿细而脉大，作渴发热，辞不治，后果歿。窗友王汝道，环跳穴处闪伤，瘀血肿痛，发热作渴，遂砭去瘀血，知其下焦素有虚火，用八珍加黄柏、知母、牛膝、骨碎补，四剂顿止；用十全大补汤，少加黄柏、知母、麦门、五味，三十馀剂而敛。

血虚作痛

一妇人，磕臂出血，骨痛热渴，烦闷头晕，日晡益甚，此阴虚内热之证，用八珍加丹皮、麦门、五味、骨碎补、肉桂，及地黄丸治之悉愈，却去桂，加牛膝，续断，二十馀剂而疮愈。

骨伤作痛

一小儿，足伤作痛，肉色不变，伤在骨也，频用炒葱熨之；五更用和血定痛丸；日间用健脾胃生气血之剂。数日后服地黄丸，三月馀而瘥。一小儿，臂骨出臼，接入肿痛发热，服流气等药益甚，饮食少思。薛以葱熨之，其痛即止，以六君，黄芪、柴胡、桔梗、续断、骨碎补治之，饮食进而肿痛消；又用补中益气加麦门、五味治之，气血和而热退愈矣。

没药丸　治打扑内损，筋骨疼痛。

没药　乳香　川芎　川椒去目及合口者　芍药　当归各半两　自然铜二钱半，火烧醋焠七次

上为细末。用黄蜡二两，熔开，入药末不住手搅匀，丸如弹子大。每一丸，用好酒一盅化开，煎至五分，乘热服之。随痛处卧，连服二三丸立效。

湿痰作痛

大宗伯沈立斋，孟冬闪腰作痛，胸间痰气不利，以枳壳、青皮、柴胡、升麻、木香、茴香、当归、川芎、赤芍、神曲、红花，四剂而瘥。但饮食不甘，微有潮热，以参、芪、白术、陈皮、白芍各一钱，归身二钱，川芎八分，软柴胡、地骨、炙草各五分，十馀剂而康。刘尚宝，体肥臂闪作痛，服透骨丹，反致肢节俱痛，下体益甚，以二陈、南星、羌活、防风、牛膝、木瓜、苍术、黄芩、黄柏治之，身痛遂安，以前药再加归尾、赤芍、桔梗，治之而痊。郑吏部，素有湿痰，孟冬坠马，服辛热破血之药，遍身作痛。发热口干，脉大而滑，此热剂激动痰火为患耳，治以清燥汤去人参、当归、黄芪，加黄芩、山栀、半夏、黄柏，热痛顿去，患处少愈，更用二陈、羌活、桔梗、苍术、黄柏、姜制生地、当归遂痊。

肝火作痛

杨司天，骨已入臼，患处仍痛，服药不应，肝脉洪大而急。薛曰：此肝火盛而作痛也，用小柴胡汤加山栀、黄连，二剂痛止，用四物、山栀、黄柏、知母调理而康。有一患者，瘀血内胀，焮痛发热，口干作渴，饮食不甘，四肢倦怠。薛曰：此肝火炽盛，脾土受制，故患前证，喜其禀实年壮，第用降火、清肝、活血之剂而愈。

青肿不消

青肿不消，用补中益气汤以补气。肿黯不消，用加味消遥散以散血。若焮肿胀痛，瘀血作脓也，以八珍汤加白芷托之。若脓溃而反痛，气血虚也，以十全大补汤补之。若骨骱接而复脱，肝肾虚也，用地黄丸。肿不消，青不退，气血虚也，内用八珍汤，外用葱熨法，则瘀血自散，肿痛自消。若行血破血，则脾胃愈虚，运气愈

滞。若敷贴凉药，则瘀血益凝，内腐益深，致难收拾。　一妇人，闪臂腕肿大，已三月。手臂日细，肌瘦恶寒，食少短气，脉息微细，属形病俱虚也，遂投补中益气加肉桂，引诸药以行至臂，再加贝母、香附以解久病之郁，间服和血定痛丸，以葱熨之，肿消二三。因怒患处仍胀，胸膈两胁微痛，以前汤更加木香、山栀、半夏、桔梗服之，少可。复因惊不寐，少食、盗汗，以归脾汤加五味、麦门二十馀剂而安，肿消三四，手臂渐肥。但经水过期而少。此心脾之血，尚未充足而然也，乃用八珍加五味、麦门、丹皮、远志、香附、贝母、桔梗，四十馀剂诸症悉愈。后因怒发热谵语，经水如涌，此怒动肝火，以小柴胡汤加生地黄二钱，一剂遂止；以四物加柴胡调理而康。　州守陈克明子，闪右臂腕肿痛，肉色不变，久服流气等药，加寒热少食，舌干作渴。薛曰：伤损等症，肿不消色不变，此运气虚而不能愈，当助脾胃，壮气血为主，遂从薛法治之。不二月形气渐充，肿热渐消，半载诸症悉退，体臂如常。　一小儿，闪腿腕壅肿，形气怯弱。薛欲治以补气血为主，佐以行散之剂，不信。乃内服流气饮，外敷寒凉药，加寒热体倦。薛曰：恶寒发热，脉息洪大，气血虚极也，治之无功，后内溃，沥尽气血而亡。　李考功子，十四岁，脚腕闪伤，肿而色夭，日出清脓少许，肝脉微涩，此肝经受伤，气血虚而不能溃，难治之证也，急止克伐之剂，不信。乃杂用流气等药，后果出烂筋而死。

腐肉不溃

或恶寒而不溃，用补中益气汤。发热而不溃，用八珍汤。若因克伐而不溃者，用六君子汤加当归。其外皮黑，坚硬不溃者，内火蒸炙也，内服八珍汤，外涂当归膏。其死肉不能溃，或新肉不能生而致死者，皆失于不预补脾胃也。　有一患者，瘀血已去，饮食少思，死肉不溃，又用托里之药，脓稍溃而清，此血气虚也，非大补不可。彼不从，薛强用大补之剂，饮食进而死肉溃，但少寐，以归脾汤加山栀二剂而寐，因劳心，烦躁作渴，脉浮洪大，以当归补血汤二剂而安。　有一患者，受刑太重，外皮伤破，瘀血如注，内肉糜烂黯肿，上胤胸背，下至足指，昏愦不食，随以黑羊皮热贴患处，灌以童便酒、薄粥，更以清肝、活血、调气、健脾之剂，神思稍苏，始言遍身强痛。又用大剂养血补气之药，肿消食进。时仲冬，瘀血凝结，不能溃脓，又用大补之剂，壮其阳气，其脓方熟，遂砭去，洞见其骨，涂以当归膏，及服前药百余剂，肌肉渐生。　少宗伯刘五清，臁伤一块，微痛少食，用六君子汤倍加当归、黄芪，其痛渐止，月馀，瘀血内涸而不溃，公以为痊。予曰：此阳气虚极，须用调补。不从，至来春，头晕痰涎壅塞，服清气化痰，病势愈盛，脉洪大而微细，欲以参、芪、归、术、附子之类补之。不信，至秋初，因怒昏愦而厥。

新肉不生

若患处夭白，脾气虚也，用六君、芎、归。患处绯赤，阴血虚也，用四物、参、术。若恶寒发热，气血虚也，用十全大补汤。脓稀白而不生者，脾肺气虚也，用补中益气汤。脓稀赤而不生者，心脾血虚也，用东垣圣愈汤。寒热而不生，肝火动也，用加味逍遥散。晡热而不生，肝血虚也，用八珍牡丹皮。食少体倦而不生，脾胃气虚也，用六君子汤。脓秽而不生者，阴虚邪火也，用六味地黄丸。四肢困倦，精神短少而不生者，元气内伤也，用补中益气汤。如夏月用调中益气汤，作泻用清暑益气汤，秋令作泻用清燥汤。　有一患者，溃而不敛，以内有热毒，欲用寒凉之药。薛曰：此血气俱虚而不能敛耳，非归、术、参、芪之类，培养脾土，则肌肉何由而生，岂可复用寒凉克伐之药，重损气血耶！遂用前药，治之而愈。

出　血

若患处或诸窍出者，肝火炽盛，血热错经而妄行也，用加味逍遥散清热养血。若中气虚弱，血无所附而妄行，用加味四君子汤、补益中气。或元气内脱，不能摄血，用独参汤加炮姜以回阳。如不应，急加附子。或血蕴于内而呕血，用四物加柴胡、黄芩。凡伤损劳碌怒气，肚腹胀闷，误服大黄等药，伤阳络则为吐血、衄血、便血、尿血；伤阴络则为血积、血块，肌肉青黯。此脏腑亏损，经隧失职，急补脾肺亦有生者。但患者不悟此理，不用此法，惜哉！　张地官，坠马伤腿，服草乌等药，致衄血咳嗽，臂痛目黄，口渴齿痛，小便短少，此因燥剂伤肺与大肠而致。薛用生地、芩、连、黄柏、知母、山栀、山药、甘草，以润肺之燥而生肾水，小便顿长，诸症并止，以山药、五味、麦门、参、芪、芎、归、黄柏、黄芩、知母、炙草，以滋阴血，养元气而疮敛。　俞进士，折腿骨已接三月，尚发热，出血不止，正体医治不应，左关脉洪数，此肝火炽甚，血得热而妄行也，遂投小柴胡汤加山栀、芍药、生地、防风，血止热退，又用八珍、五味、麦门治之，疮口即愈。

田宗伯侄，仲秋因怒跌仆，遍身作痛，发热衄血，肝脉弦洪。薛曰：久衄脉弦洪。乃肝火盛而制金也，至春则肝木茂盛而自焚，或戕贼脾土，非易治之证，当滋肾水以生肝木，益脾土以生肺金。乃杂用泻肝火等药，殁于仲春之月。　大尹刘国信，金疮出血，发热烦躁，属阴虚为患，用圣愈汤治之，虚火息而血归经矣。　梁阁老侄，金疮肿痛，出血不止，寒热口干，此气虚血无所附而血不归经也，用补中益气、五味、麦门主之，阳气复而愈。

瘀血泛注

有一患者，瘀血流注，腰膂、两足俱黑，随饮童便酒，砭出瘀血糜肉，投以小柴胡汤，去半夏，加山栀、芩、连、骨碎补，以清肝火，用八珍、茯苓，以壮脾胃，死肉溃而新肉生，后疮复溃得静，调治年馀而痊。　有一患者，瘀血攻注，阴囊溃而成漏，脓水清稀，所服皆寒凉之剂，诊其肝脉短涩，馀脉浮而无力，此肝木受肺金克制，又元气虚不能收敛，遂用壮脾胃，生气血之方，元气少复。后终殁于金旺之日。

昏　愦

伤重昏愦者，急灌以独参汤，虽内瘀血，切不可下，急用花蕊石散内化之，恐因泻而亡阴也。若元气虚者，尤不可下，亦用以前散化之。凡瘀血在内，大小便不通，用大黄、朴硝，血凝而不下者，急用木香、肉桂末三二钱，以热酒调灌服，血下乃生。如怯弱之人，用硝黄须加肉桂、木香同煎，假其热以行其寒也。　一妇人，孟冬伤足，亡血头汗，内热作渴，短气烦躁，不时昏愦，其脉洪大，按之微弱，此阴血虚于下，孤阳炎于上，故发厥而头出汗也，以四物合小柴胡汤一剂，汗即止，以四物，去川芎，加参、芪、麦门、五味、炙草，少用肉桂，四剂诸症悉去，又三十馀剂，血气复而愈。　一男子，孟夏折腿，出血过多，其初眩晕眼花，后则昏愦，此阴血伤损，阳火炽甚，制金不能平木，木旺生风所致，急灌童便，更用人参、当归各五钱，荆芥、川芎、柴胡、芍药、白术各二钱，山栀、黄柏、黄芩、桔梗各一钱，甘草五分，服之随爽，又用四物、参、芪各三钱，生地、柴胡各一钱，四剂烦躁悉去。

眩晕

有一患者，腹胀呕吐眩晕，用柴胡、黄芩、山栀、紫苏、杏仁、枳壳、桔梗、川芎、当归、赤芍、红花、桃仁四剂而定，后又出血过多，昏愦目黑，用十全大补等药而苏。时肌肉溃烂，脓水淋漓，筋挛骨痛。薛切其脉浮而涩，沉而弱，此因气血耗损，不能养筋，筋虚不能束骨，遂用养气血之药，治之而愈。有一患者，杖疮愈后失于调理，头目不清，服祛风化痰等药反眩晕，服牛黄清心丸又肚腹疼痛，杖痛肿痒，发热作渴，饮食不思，痰气上升，以为杖疮馀毒复作，诊左尺脉洪大，按之如无。薛曰：此肾经不足，不能摄气归源，遂用人参、黄芪、茯苓、陈皮、当归、川芎、熟地、山药、山茱萸、五味、麦门、炙草服之而寻愈。后因劳热渴头痛，倦怠少食，用补中益气汤加麦门、五味而痊。

烦躁

有一患者，两胁胀闷，欲咳不咳，口觉血腥，遍身臀腿胀痛，倦怠不食，烦渴脉大，此血脱烦躁也，与童便酒，及砭患处，出死血糜肉甚多，忽发热烦躁汗出，投以独参汤三剂少止；又用补气血，清肝火之药数剂，饮食稍进，后用独参汤间服，诸症悉退，饮食顿加。但不能多寐，以归脾汤加山栀、竹茹四剂而熟睡。因劳心，遂烦渴自汗，脉大无力，以当归补血汤二剂而安，又以十全大补，去川芎加麦门、五味、牡丹、地骨、麻黄根、炒浮麦数剂而汗止，死肉且溃，又二十馀剂而新肉生。　有一患者，烦躁面赤，口干作渴，脉洪大按之如无。薛曰：此血虚发躁也，遂以当归补血汤二剂即止。后日晡发热，更以四物加柴胡、牡丹、地骨、黄柏、知母治之，热退而疮敛。东垣云：发热恶寒，大渴不止，其脉大而无力者，非白虎汤证，此血虚发躁也，宜用当归补血汤治之。裴先生云：肌热躁热，目赤面红，其脉洪大而虚，此血虚也，若误服白虎汤，轻则危重则毙。　有一患者，头额出汗，热渴气短，烦躁骨痛，瘀肉不溃，遂割去之出鲜血，服芩、连之药益甚，其脉洪大而微，此气血俱虚，邪火炽盛所致，以四物加参、芪、术、炙草，少用柴胡、炒芩，二剂头汗顿止，又加麦门、五味、肉桂二剂，诸症悉退，后用参、芪、归、术、炒芍、熟地、麦门、五味十馀剂，瘀血溃而脓水稠矣。但新肉不生，以前药倍用白术而敛。　吴给事，坠马伤首，出血过多，发热烦躁，肉润筋惕，或欲投破伤风药。予曰：此血虚火动所致，当峻补其血为善，遂用圣愈汤二剂即安，又养气血而疮瘥。　张进士，季秋坠马，亡血过多，出汗烦躁，翌日其汗自止，热躁益甚，口噤手颤，此阴血虚阳火乘之而汗出，为寒气收敛腠理，故汗不得出，火不得泄，怫郁内甚而益增他证也。予用四物加柴胡、黄芩、山栀四剂少止，又用四物、参、芪、软柴胡、五味、麦门治之而痊。

发热

若出血过多，或溃脓之后，脉洪大而虚，重按全无，此阴虚发热也，用当归补血汤。脉沉微，按之软弱，此阴盛发躁也，用四君、姜、附。若发热烦躁，肉润筋惕，亡血也，用圣愈汤。如汗不止，血脱也，用独参汤。其血脱脉实，汗后脉躁者，难治；细小者，易治。《外台秘要》云：阴盛发躁，欲坐井中，用附子四逆汤加葱白。王太仆先生云：凡热来复去，昼见夜伏，夜见昼伏，不时而动者，名曰无火，此无根之虚火也。 杨进士，伤手指，焮痛发热，服寒凉之药，致饮食顿减，患处不溃。薛用托里养血之药，食进疮溃。后因劳，每日晡发热，此阴虚而内热也，以四物、软柴胡、地骨皮乃退，更用养血气之药而疮敛。 一男子坠马，腹有瘀血，服药下之，致发热盗汗自汗，脉浮涩。薛以为重剂，过伤气血所致，投以十全大补汤益甚，时或谵语，此药力未及而然也。以前药加炮附子五分，服之即睡，觉来顿安，再剂而痊。 举人余时正，金疮焮痛，出血不止，恶寒发热，用败毒等药愈甚，此亡血过多，气无所附而然耳。遂以四物、黄柏、知母、软柴胡、玄参、五味、麦门，治之即愈。 一女子年十七，闪右臂微肿作痛，寅申时发热。薛决其胆经血虚火盛，经水果先期而至。先以四物合小柴胡汤，四剂热退；更以加味四物汤加香附、地骨皮、山栀各五分，芩、连、炙草各三分，二十馀剂，其肿亦消，乃去黄连、山栀又五十馀剂，经水调而元气充矣。

阳气脱陷

梁阁老柽，跌伤腿，外敷大黄等药，内服破血之剂，遂致内溃。薛针出秽脓三碗许，虚证悉具，用大补之剂两月馀，少能步履，因劳心，手撒、眼闭、汗出如水，或欲用祛风之剂。薛曰：此气血尚未充足而然也。急以艾炒热，频熨肚脐、并气海穴处，以人参四两，炮附子五钱，煎灌，良久臂少动。又灌一剂，眼开能言，但气不能接续，乃以参、芪、归、术四味，共一斤，附子五钱，水煎徐徐服之，元气渐复，饮食已进，乃去附子服之而疮愈。

胸腹痛闷

跳跃捶胸，闪挫举重，劳役恚怒而胸腹痛闷，喜手摸者，肝火伤脾也，用四君、柴胡、山栀。畏手摸者，肝经血滞也，用四物、柴胡、山栀、桃仁、红花。若胸胁作痛，发热晡热，肝经血伤也，用加味逍遥散。若胸胁作痛，饮食少思，肝脾气伤也，用四君、芎、归、柴栀、丹皮。若胸腹胀满，饮食少思，肝脾气滞也，用六君加柴胡、芎、归。若胸腹不利，食少无寐，脾气郁结也，用加味归脾汤。若痰气不利，脾肺气滞也，用二陈、白术、芎、归、栀子、青皮。若咬牙发搐，肝旺脾虚也，用小柴胡汤、川芎、山栀、天麻、钩藤钩。或用风药，则肝血益伤，肝火益甚。或饮糖酒，则肾水溢虚，肝火愈炽。若用大黄等药，内伤阴络，反致下血，少壮者必为痼疾，老弱者多致不起。

作 呕

若因痛甚，或因克伐而伤胃者，用四君、当归、半夏、生姜。或因忿怒而肝伤者，用小柴胡汤加山栀、茯苓。若因痰火盛，用二陈、姜炒黄连、山栀。若因胃气虚，用补中益气汤、生姜、半夏。若出血过多，或因溃后，用六君子汤加当归。 有一患者，痛甚发热，呕吐少食，胸膈痞满，用行气破血之剂益甚，口干作渴，大便不调，患处色黯。薛曰：此痛伤胃气所致，遂以四君、当归、炒芩、软柴、藿香，二剂诸症渐愈；又用大补之剂，溃之而瘳。 有一患者，发热焮痛，服寒凉药，更加口干作渴，肚腹亦痛，自以为瘀血，欲下之。薛按其肚腹不痛，脉微细而迟，饮食恶寒，此凉药伤胃而然也，急用六君加芍药、当归、炮附子各一钱，服之前症益甚，反加谵语，面赤。薛意其药力未至耳！前药再加附子五分，服之即睡，觉来诸病顿退而安。　一膏粱之人，跌腿青肿作痛，服辛热之药，反发热作喘，患处益痛，口干唇揭。薛曰：膏粱之人，内多积热，更服辛热之剂，益其胃火而使然也，频饮童便，以清胃散加山栀、黄芩、甘草，治之顿止，患处以葱熨之，肿即消散。　一妇人伤指，手背俱肿，微呕少食，彼以为毒气内攻，诊其脉沉细，此痛伤胃气所致也。遂刺出脓碗许，先以六君、藿香，当归而食进。继以八珍、黄芪、白芷、桔梗，月馀而疮愈。

呕吐黑血

加味芎䓖汤　治打扑伤损，败血流入胃脘，呕吐黑血如豆汁。

芎䓖　当归　白芍药　百合水浸一日　荆芥各二钱

上作一服。水一盅半，酒半钟，煎至八分。不拘时服。

百合散　治打扑伤损，败血流入胃脘，呕黑血汁者。

川芎　赤芍药　当归　百合　生地黄　侧柏叶　荆芥　犀角　牡丹皮　黄芩　黄连　栀子　郁金　大黄

上水煎。加童便，和服。大便利者，去大黄。

喘　咳

若出血过多，面黑胸胀，或胸膈痛而发喘者，乃气虚，血乘于肺也，急用二味参苏饮。若咳血衄血者，乃气逆血蕴于肺也，急用十味参苏饮加山栀、芩、连、苏木。　举人杜克弘，坠马，服下血药反作喘，日晡益甚，此血虚所致耳。非瘀血为患，遂以四物加参、芪、五味、麦门治之，其喘顿止。又用补中益气加五味、麦门而愈。此证果系瘀血蒸熏瘀肺而喘，只宜活血、行血，亦不可下。若面黑胸胀，或膈痛作喘，当用人参一两，苏木二两作一剂，水煎急服，缓则不治。产妇多有此疾。

二味参苏饮　治出血过多，于血入肺，面黑喘促。

人参一两　苏木二两

上水煎服。

十味参苏饮　治气逆，血蕴上焦，发热气促；或咳血衄血；或痰嗽不止，加黄芩、山栀，即加味参苏饮。

人参　紫苏　半夏　茯苓　陈皮　桔梗　前胡　葛根　枳壳各一钱　炙甘草五分

上姜水煎服。

作　渴

若因出血过多，用四物、参、术，如不应。用人参、黄芪以补气，当归、熟地以养血。若因溃后，用八珍汤。若胃热伤津液，用竹叶黄芪汤。胃虚津液不足，用补中益气汤，胃火炽盛，竹叶石膏汤。若烦热作渴，小便淋涩，乃肾经虚热，非地黄丸不能救。　有一患者，瘀血虽去，饮食形气如故，但热渴焮痛，膈痞有痰，以小柴胡汤加天花粉、贝母、桔梗、山栀，二剂少愈。又加生地、归尾、黄芩、柴胡、山栀、花粉而愈。薛治百馀人，其杖后血气不虚者，惟此一人耳。

大便秘结

若大肠血虚火炽者，用四物汤送润肠丸；或以猪胆汁导之。若肾虚火燥者，用六味地黄丸。肠胃气虚，用补中益气汤。

手足伤损

若元气虚弱，或不戒房劳，或妄行攻伐，致死肉上延，或腐而不痛，黑而不脱者，当大补元气，无可保生。若手足节樑断去者无妨，骨断筋连不急剪去，若侵及好肉则不治。若预为调补脾气，则无此患。大凡脓瘀内焮者，即针之而投托里散，或口噤、遗尿而似破伤风者，急用十全大补汤加附子，多有生者。

手足疼痛

有一患者，愈后腿作痛。薛意脓血过多，疮虽愈，肝经血气尚未充实，而湿热乘虚也，遂以八珍加牛膝、木瓜、苍术、黄柏、防己、炙草，以祛湿热，养阴血，痛渐止，乃去防己、黄柏服之遂瘳。

应痛丸 治折伤后，为四气所侵，手足疼者。

破故纸 骨碎补去毛 苍术生用 草乌各半斤 穿山甲去膜，桑柴灰炒，泡起为度，柴灰亦可 舶上茴香炒。各六两

上除草乌半斤，用生姜一斤擂烂，同草乌一处淹两宿，焙干为末，酒煮面糊为丸，如梧桐子大。每服五十丸，用酒或米汤送下，忌热物片时。

乳香散 治打伤损，手足疼痛不可忍者。

乳香 没药各另研，三钱 白芷二钱 肉桂五钱 白术 当归各炒 粉草各五钱

上为细末研匀。每服二钱，不拘时，酒调下。

破伤风

河间云：风证善行数变，入脏甚速，死生在反掌之间，宜急分表里虚实而治之。邪在表者，则筋脉拘急，时或寒热，筋惕搐搦，脉浮弦，用羌活防风汤散之。在半表半里者，则头微汗，身无汗，用羌活汤和之。传入里者，舌强口噤，项背反张，筋惕搐搦，痰涎壅盛，胸腹满闷，便溺闭赤，时或汗出，脉洪数而弦，以大芎黄汤导之。既下而汗仍出，表虚也，以白术防风汤补之。不时灌以粥饮为善。前云乃气虚未损之法也。若脓血太泄，阳随阴散，气血俱虚而类前证者，悉宜大补脾胃，切忌祛风之药。详见杂病第五。 有一患者，仲夏误伤手，腰背反张，牙关紧急，脉浮而散，此表证也，遂用羌活防风汤一剂即解。此证若在秋冬腠理致密之时，须用麻黄之类以发汗，此乃暴伤气血不损之治法也。 有一患者，杖处略破而患此，脉洪大而实，此里证也，用大芎黄汤一剂，大便微行一次悉退，若投表药必死。宜急分表里虚实而治之，庶无误矣。

有一患者，寒热口干，用四物、参、芪、白术、软柴、炒芩、麦门、五味，四剂少退。薛欲砭去瘀血，不从。后怔忡不寐，饮食少思，牙关牵紧，头目疼痛，恶寒发热，此脓内焮也，遂砭去之即安，以八珍、枣仁、麦门、五味二十剂，前证渐愈；又用前药及独参汤，瘀肉渐溃。后因劳，又少寐盗汗，以归脾汤、麦门、五味、远志而痊。后牙关胀闷，面目焮赤。又似破伤风，仍以为虚，用八珍等药亦安。 有一患者，腹痛喘促，作渴寒热，臀腿糜烂，与死血相和，如皮囊盛糊，用童便煎四物、桃仁、红花、柴胡、黄芩、麦门、花粉服之顿退；彼用黑羊皮贴之益甚。后砭去脓血甚多，气息奄奄，唇口微动，牙关紧急，患处色黯，或欲用破伤风药。薛曰：此气血虚而变证也，用参、芪、芎、归、白术，并独参汤，人乳汁，元气复而诸证愈，乃用十全大补汤调理而安。此证若脓瘀内焮者，宜针之。若溃后口噤遗尿，而类破伤风等证者，乃气血虚

极也，急用大补之剂。若素多痰患风证者，宜清痰降火。若因怒而见风证者，宜清肝降火。若人不慎房劳，而忽患前证，此由肾水不足，心火炽甚，宜滋阴补气血为主。若误作风证治之即死。

羌活防风汤 治破伤风，邪初在表者，急服此药以解之，稍迟则邪入于里，与药不相合矣。

羌活 防风 甘草 川芎 藁本 当归 芍药各四两 地榆 细辛各二两

上每服五钱，水煎。

防风汤 治破伤风，表证未传入里，急宜服之。

防风 羌活 独活 川芎各等分

上每服五钱。水煎，调蜈蚣散服，大效。

蜈蚣散

蜈蚣一对 鳔三钱

上为细末，用防风汤调下。

羌活汤 治破伤风，在半表半里，急服此汤，稍缓邪入于里，不宜用。

羌活 菊花 麻黄 川芎 石膏 防风 前胡 黄芩 细辛 甘草 枳壳 白茯苓 蔓荆子各一两 薄荷 白芷各五钱

上每服五钱，水煎。

地榆防风散 治风在半表里，头微汗，身无汗，不可发汗，兼治表里。

地榆 防风 地丁草 马齿苋各等分

上为细末。每服三线，米汤调服。

大芎黄汤 治风在里，宜疏导，急服此汤。

川芎 羌活 黄芩 大黄各一两

上五七钱。水煎，温服，藏府通和为度。

白术防风汤 治服表药过多，自汗者。

白术 黄芪各一两 防风二两

上每服五七钱。水煎服，脏腑和而自汗者可服。若藏府秘，小便赤者，宜用大芎黄汤下之。

白术汤 治破伤风，汗不止，筋挛搐搦。

白术 葛根 升麻 黄芩 芍药各二两 甘草二钱五分

上每服五钱。水煎，无时服。

谦甫朱砂丸 治破伤风，目瞪口噤不语，手足搐搦，项筋强直，不能转侧，目不识人。

朱砂研 半夏洗 川乌各一两 雄黄五钱 凤凰台三钱 麝香一字

上为末，枣肉丸桐子大。每服一丸或二丸，冷水下，以吐为度。如不吐，加一丸。或吐不住，煎葱白汤止之，汗出为效。

左龙丸 治直视在里者。

左盘龙野鸽粪也 白僵蚕 鳔各炒，五钱 雄黄一钱

上为末，烧饭丸桐子大。每服五丸，温酒下。如里证不已，当用前药末一半，加巴豆霜半钱，烧饭丸桐子大。每服加入一丸，如此渐加以利为度。利后服和解药。

江鳔丸 治破伤风，传入里证，惊而发搐，脏腑秘涩。

江鳔锉，炒 野鸽粪炒 白僵蚕各半两 雄黄一钱 蜈蚣一对 天麻一两

上为末，作三分二分，烧饭丸桐子大，朱砂为衣；一分入巴豆霜一钱，亦用烧饭丸。每服朱砂者二十丸；入巴豆者一丸，渐加至利为度。后止服前丸。

养血当归地黄散

当归 地黄 芍药 川芎 藁本 防风 白芷各一两 细辛五钱

上依前，煎服。

广利方 治破伤风，发热。

栝蒌子九钱 滑石三钱半 南星 苍术

赤芍药　陈皮　炒柏　黄连　黄芩　白芷　甘草各五分

上姜水煎服。

上二方，用竹沥、栝蒌实辈，治破伤风，热痰脉洪者。前方用南星、半夏、草乌、川乌辈，则治破伤风，寒痰脉无力者。

白丸子　治一切风痰壅盛，手足顽麻，或牙关紧急，口眼歪斜，半身不遂等症。

半夏七两　南星二两　川乌去皮脐，五钱，各生用

上为末，用生姜汁调糊丸，桐子大。每服一二十丸，姜汤下。

本事玉真散　治破伤风，及打仆伤损，项强口噤欲死。南星有防风制，其毒不麻人。

天南星汤泡，七次　防风等分

上为末。先以热童子小便，洗净疮口，拭干掺之，良久浑身作痒，疮口出赤水是效，又以温酒，调下一钱。如牙关紧急，腰背反张，用药二钱，童子小便调服。至死心头微温者，急灌之，亦可救。累效累效。

治打仆伤损，肿痛伤风者。

天南星　半夏　地龙各等分

上为末。用生姜、薄荷汁，调搽患处。

急风散　治新旧诸疮，破伤中风，项强背直，腰反折，口噤不语，手足抽掣，眼目上视，喉中锯声，并皆治之。

麝香另研，五分　朱砂一两　生黑豆二钱半　草乌三两半，烧存性

上为细末，研匀。破伤风以酒调一钱，不拘时服。如出箭头，先用酒调一钱，就将此药贴上箭疮上。

如圣散　治破伤风，止血定痛。

苍术六两　川乌炮去皮　两头尖炮。各四两　草乌炮去皮　防风　细辛各二两半　白术　川芎　白芷各一两半　蝎梢微炒　雄黄各半两

上为细末。每服一钱，不拘时酒调下。如损骨折，乳香五钱。

一字散　治破伤风。

金头蜈蚣一条，去头足，炙　草乌　天麻各半两　全蝎一钱　香白芷三钱

上为细末。每服半钱，如发热，茶清调下；发寒，温酒调下，不拘时服。

发　痉

仲景云：诸痉项强，皆属于湿。又云：太阳病，发汗太多致痉。风病下之则痉，复发汗则拘急。疮家发汗则痉，是汗下重亡津液所致。有汗而不恶寒，曰柔痉，以风能散气也，宜白术汤加桂心、黄芪。无汗而恶寒，曰刚痉，以寒能涩血也，宜葛根汤。皆气血内伤，筋无所营而变，非风也。杖疮及劳伤气血而变者，当补气血，未应，用独参汤，手足冷，加桂、附，缓则不救。详见杂病第五。有一患者，内溃针出脓三五碗，遂用大补之剂，翌日热甚汗出，足冷口噤，腰背反张，众欲投发散之剂。薛曰：此气血虚极而变痉也，若认作风治则误矣，用十全大补等药而愈。此证多因伤寒，汗下过度，与产妇，溃疡，气血亏损所致，但当调补气血为善。若服克伐之剂，多致不救。

有一患者，两月馀矣，疮口未完，因怒发痉，疮口出血，此怒动肝火而为患耳，用柴胡、芩、连、山栀、防风、桔梗、天麻、钩藤钩、甘草治之顿愈。刘宗厚先生云：痉有属风火之热内作者，有因七情怒气而作者，亦有湿热内盛，痰涎壅遏经络而作者，惟宜补虚降火，敦土平木，清痰去湿。

行气之非

有一患者，服行气之剂，胸痞气促，食少体倦，色黯脓清，此形气俱虚之证也，先用六君、桔梗二剂，胸膈气和；后用补中益气，去升麻，加茯苓、半夏、五味、麦门治之，元气渐复而愈。若用前剂戕贼元气，多至不救。

下血之非

有一患者，去其患处瘀血，用四物、柴胡、红花治之，焮痛顿止，但寒热口干，饮食少思，用四物白术、茯苓、柴胡、黄芩、花粉四剂，寒热即退。用六君、芎、归、藿香而饮食进，腐肉虽溃，脓水清稀，以前药倍用参、芪、归、术、茯苓二十馀剂，腐肉俱溃，脓水渐稠。误服下药一盅，连泻四次，患处色黯，喜其脉不洪数，乃以十全大补倍加肉桂、麦门、五味数剂，肉色红活，新肉渐生，喜在壮年，易于调理，又月馀而愈，否则不救。凡杖疮跌扑之证，患处如有瘀血，止宜砭去，服壮元气之剂。盖其气血已损，切不可再用行气下血之药，复损脾胃，则运气愈难营达于下，而反为败证，怯弱者，多致夭枉。

寒药之非

有一患者，肿痛，敷寒凉之药，欲内消于血，反致臀腿俱冷，瘀血并胸腹痞闷。薛急去所敷之药，以热童便酒，洗患处，服六君、木香、当归；敷回阳膏，臀腿渐温。又以前药去木香，加川芎、藿香、肉桂四剂，瘀血解乃刺之，更以壮脾胃，养气血得痊。盖气血得温则行，得寒则凝，寒极生热，变化为脓，腐溃深大，血气既败，肌肉无由而生，欲望其生难矣。　云间曹子容，为室人中风灌药。误咬去指半节，焮痛寒热，外敷大黄等药，内服清热败毒，患处不痛不溃脓清，寒热愈甚。薛曰：此因凉药遏绝隧道而然也，遂敷玉龙膏以散寒气；更服六君子汤以壮脾胃，数日后，患处微痛，肿处渐消，此阳气运达患处也，果出稠脓，不数日，半指溃脱，更服托里药而敛。　上舍王天爵，伤足焮肿，内热作渴，外敷内服，皆寒凉败毒，患处益肿而不溃，且恶寒少食，欲作呕吐。薛曰：此气血俱虚，又因寒药凝结隧道，损伤胃气，以致前证耳。遂用香砂六君子、芎、归、炮姜，外症悉退，惟体倦晡热，饮食不甘，以补中益气汤加地骨皮、五味、麦门，治之而愈。　州守王廷用，伤指即用帛裹之，瘀血内溃，焮肿至手。薛谓宜解患处，以出瘀血，更用推陈致新之剂。不信，乃敷凉药，痛虽少止，次日复作，又敷之，数日后，手心背俱溃出瘀秽脓水，尚服败毒之剂，气血益虚，色黯脓清，饮食少思。仍请予治，投以壮脾胃，生气血之剂，由是脓水渐稠而愈。

不砭之非

有一患者，发热烦躁，用四物、黄芩、红花、软柴、山栀、花粉，烦热已清，瘀血深蓄，欲针出之，不从。忽牙关紧急，患处作痛，始针去脓血，即安。用托里养血，新肉渐长。忽患处瘙痒，此风热也，用祛风消毒之剂而痊。

不补之非

有一患者，臀腿胀痛，发热烦躁，刺去死血，胀痛少宽，热躁愈甚，此血脱，邪火旺而然也，急用独参汤补之，少愈。又以健脾胃养气血药治之，腐肉渐溃遂愈。大抵此症，宜预调补以顾收敛，切不可伐其气血，不行补益，以至不能收敛矣。

汤　火　疮灸疮

凡汤火伤，急向火炙，虽极痛强忍一时，即不痛。慎勿以冷物塌之，及井底泥敷之，使热气不出，烂入肌肉。

［丹］　火烧，以好酒洗之；又以盐敷其上。如皮塌者，以酒熬牛皮胶敷之。如汤伤，以淋过第二次灰渣敷，立安。热酒伤，糯米粉炒黑末，酒调敷之。治汤火灼，未成疮者，用艾白根烧灰，鸡子黄和敷之，如成疮，用白蜜封之，以竹中膜贴上，日三。

［世］　治汤火疮，麸皮炒黑灰。为末敷上神妙。此方有补性，始终皆可用。治汤火疮，取旧烹银炉中，烧过焦黄土，研细如粉，以生姜调于帛上，贴之痛止。一方，用溶银锅子细末，油调敷佳。

［千］　治火疮未起，栀子仁烧灰，麻油和封之，厚乃佳。已成疮，烧白糖灰粉敷之，燥即瘥。用白糖，葛氏方。

治汤火烧方

上用荞麦面，炒黄色，蜜水调敷如神。

保生救苦散　治火烧热油所损，或至肌肉亦脱，一切犬啮损伤，并刀斧所伤。

用生寒水石不计多少，为极细末，调涂之。或干上，然不如油调，其痛立止，并不作脓，无分毫厘苦楚，日近完复。永无破伤风证。

水霜散　治火烧，皮烂大痛。

寒水石生　牡蛎烧　朴硝　青黛　轻粉各等分

上为细末。新水或小油调涂，立止。

治汤火所伤，赤烂热痛。

赤石脂　寒水石　大黄各等分

上为末。以新汲水调涂伤处。

治火烧

桐油　水银各等分

上二件，以柳条不住手搅成膏。再入大黄末、石膏末，和以牛皮胶，入少水溶开，外用猫儿肚底毛，细剪掺上贴之。

绿白散　治汤熨、火烧疼痛。

用苦参，不拘多少为细末。每用以小油调搽。

凡被伤热油，痛不可忍，取厕下黑淤泥，量伤大小，斟酌多少；次以老姜汁、麻油十分之一，共研令匀，搽伤处立愈。以青黛敷之，亦妙。

治汤火伤

大黄　黄芩　黄连　山栀子　黄柏　知母　贝母　密陀僧　乳香　没药　轻粉　甘草各等分

上为细末。用鸡子清加蜜调，不住手时时扫之。

清凉膏　治汤泼火烧，此药止痛解毒，润肌生肉。

栀子仁　黄连去须　白芷各二钱半　生地黄二两　葱白十茎，擘　黄蜡半两　清麻油四两

上细锉，于油铛中，煎地黄焦黑色，绵滤去滓，澄清。却于铛内入蜡，慢火熬，候蜡消，倾于瓷盒内。用时以鸡羽揾少许，涂疮上，以瘥为度。

麻子膏　治火烧人肉烂坏。

麻子一合，取仁，碎　柏白皮　柳白皮　山栀子碎　白芷　甘草各二两

上锉细，以猪脂壹斤煎，三上三下去滓。以涂疮上，日三。

黄柏散　治汤火伤。

黄柏　大黄　朴硝　鸡子壳　寒水石各等分

上为细末，用水调涂，极效。

柏叶散　治汤火伤。

柏叶　栀子仁各一两　胡粉研，半两

上为细末，以羊髓五大合，熔化和

药，以木椎研三五百遍，一日三次，涂之瘥。

蛤粉散 治汤火伤。

上以蛤蜊壳，不拘多少，炙焦黄色，捣为细末。用生油调如膏，敷之如冰，仍无痕。一方，以蜜水调敷之，疼立止，不脓不瘢。吴内翰，居乡中，邻家釜翻，一小儿自头至踵皆伤，急以敷之，啼立止，遂无恙。唯才伤随手用即效，少缓即不及，当须先合以备用耳。

治汤火烧疮

上以侧柏叶，入臼中湿捣，令极烂如泥，冷水调作膏。敷伤处，以帛子系定三二日，疮当敛，仍灭瘢。一方，烧灰存性为末，以鸡子清调敷，如干再上，或蜜调亦可，或捣末，以脂调涂疮上，干即易。一方，以山柏子叶，烂捣涂敷。

治人向火，生火斑成疮有汁，及治火气入疮。

上用黄柏、薄荷为末，干掺之即愈。一方，用黄柏皮为末，掺之立愈；薄荷煎涂，亦可。

治火疮败坏，用云母粉同生羊髓，和涂之。

[经] 治汤火疮至妙，用刘寄奴为末，先以糯米浆，鸡翎扫伤处，后搽药末在上，并不痛亦无痕。大凡汤伤，先用盐末掺之，护肉不坏，然后敷药。又方，以榆白皮末，猪脂油涂疮愈。

[世] 治火汤疮，先以酒洗；次以杨梅树皮为末，香油调敷。治汤火疮，用髮一束，香油煎，以髮尽为度，放冷，搽患处验。

[精] 治中热油及火烧，除外痛。以丹参八两细锉，以水微调，取羊脂二斤，煎三上三下，以敷疮上愈。

止痛膏 治灸疮及汤火伤，日夜啼呼，此药止痛灭瘢。

松脂　羊脂　猪膏　黄蜡各一分

上取松脂破铫中，切脂嚼蜡着松明上，少顷，铫内烧诸物皆消，以杯盛汁敷之。松明是肥松节也。

神效当归膏 治汤火疮，初起瘭浆，热毒侵展，焮赤痛，毒气壅盛，腐化成脓，此药敛口生肌，拔热毒，止疼痛。

当归　黄蜡各一两　麻油四两

上将当归入油煎，令焦黑去滓；次入黄蜡急搅化，放冷，以瓷盒盛。用时以故帛子摊贴。一方，用白蜡。

紫雪 治汤荡火烧，疼不可忍，或溃烂成恶疮。

上用松树皮，烧灰二钱，沥青一分，研为细末。清油调敷，湿则干掺，忌冷水洗，日三。一方，不用沥青，以松树皮阴干为细末，入轻粉少许，生油调敷，如敷不住，绢帛缚定，即生痂。

治汤火伤

上用霜后芙蓉叶、桑叶等分，阴干，研为细末。用蜜调涂敷之，湿则干掺。

鸡黄油 治汤火伤。

上用鸡子煮熟，去白用黄，于银石锅内炒干，再炒直待都化作油，去火毒，毛翎扫下，入韶粉、夜明沙为末，香油调敷，湿则干掺之。

[灸疮]

止痛生肌散 治灸疮。

牡蛎半两，煅，研　寒水石煅，研　滑石研。各一分

上为细末。凡用之时，切护爪甲，勿令中风，仍须洗疮令净，然后掺药，薄薄令遍，以软绵帛系之，候肌生渐用柏皮膏。

柏皮膏 治灸疮久不瘥。

柏树白皮　伏龙肝各四两　猪脂半斤，炼为油

上同熬成膏，滤去滓，入瓷器中。每

用时薄薄涂之。上以油纸隔，软帛裹。

绿云散　治灸疮，止痛。

柏叶　芙蓉叶并端午日午时采，不拘多少，阴干

上为细末。每遇灸疮，黑盖子脱了，即用水调少许如膏药，摊楮纸上贴之，养脓更无痛楚。

四时贴护方

治灸疮未着痂，及出脓久不合者。

春以柳絮　夏以竹膜　秋以新绵　冬以兔毛

上各随时贴疮上。

内托黄芪丸　治针灸伤经络，流脓不止。

黄芪八两　当归洗，三两　肉桂去皮　木香　乳香另研　沉香各一两　绿豆粉四两

上为细末，生姜汁煮糊为丸，如梧桐子大。每服五十丸，不拘时，白汤送下。

诸虫兽螫伤

通　治

《圣惠》治蛇咬、蝎螫、蚕咬妙。

雄黄三钱　信一钱　皂角子　巴豆各四十九粒　耳塞　麝香各少许

上五月五日，不闻鸡犬、妇人处，不语，捣为细末，在杏子核内封之。针挑出上痛处，大有神效。

［世］　治一切蛇虫伤，贝母末，酒调服效。详见蛇咬。又方，用酥和盐，敷之。又方，用益母草捣烂，厚罨伤处。又方，用鹅粪傅之。又方，扁豆叶，捣烂敷。又方。用独蒜、酸浆草，捣傅伤处。又方，用酒，暖洗疮上，日三次。又方，紫苏叶，油浸涂伤处。

［山］　诸般恶虫咬，以油浸紫草涂之。

［丹］　治蛇咬、蚕咬、恶虫咬，猪膏捣汁敷。陈藏器，治狗咬。

治山溪中沙虱、射工等毒，用葱、小蒜、茱萸煮汁浸；或捣敷，大效。

治二十七壳虫咬伤人，及疮肿者。用麝香、雄黄、乳香、硇砂各二钱，土蜂窝、露蜂窝，烧灰存性，研细，以醋调少许，涂咬处。或不能辨认，疑是恶疮，三五日不疗，即毒入心，难瘥。忌鸡、鱼、油腻物。

治蛇伤，犬咬，一切虫毒。用试剑草，捣烂贴之。

治蛇犬及狂狗咬，用蚯蚓粪和盐，研敷神效。

［海］　治蝎、蜘蛛、蛇毒。鸡卵轻敲一小孔，合咬处即瘥。又方，先问被伤人是甚虫伤？即默念火德星君黑杀，摄吹在伤处，自然不痛。又方，用艾炷于伤处，灸三五壮，拔去毒即愈。

治毒蛇并射工、沙虱等伤。眼黑、口噤、手脚强直，毒攻腹内成块，逡巡不救。用苍耳嫩叶一握，研取汁，温酒和灌之，将滓厚罨所伤处。

［简］　治毒蛇、射工、沙虱等物伤着人。眼黑、口噤、手足强直，毒气入腹。用白矾、甘草等分，为细末。每服二钱，冷水调下。

治诸蛇、虫伤毒。用青黛、雄黄等分，新汲水，调服二钱。又方，用苍耳嫩叶一握，捣汁温酒和饮，滓厚敷伤处。口噤、身强者，灌之。

治蛇、犬咬，即破伤风。风荔枝草一握约三两，以好酒二碗，煎至一碗服，即睡，出汗。汗不止，以温白粥补之。

治恶蛇，风犬伤。用雄黄、荜拨、细辛等分，入麝少许，为末。每服二钱，好酒调下。

毒　蛇　咬

治毒蛇伤，急以小便洗出血；次取出口中唾涂之，又以牙垽封伤处，敷而护之甚妙，且不痛肿。《山居》云：用犬粪敷患处，亦佳。又方，用好醋一二碗服，令毒气不随血泛；或饮清油一二盏，亦可。及以头绳扎定伤处两头，次用白芷末半两，白水调服，顷刻，咬处黄水出尽，肿消。又方，用白矾、雄黄、黄蜡等分，丸如指头大。遇有着伤，灯上烧开，滴伤处；或以竹筒按上，滴入，则毒不散。

［世］　路行，卒被蛇咬。当急扯裹脚带，扎缚伤处上下寸许，使毒气不能膜伤肌体，又急用白矾，安刀头火上溶汁沸，滴于伤处，待冷，以长篦子速挑去靥，则毒血随出，黯肿尚未退更滴之，以退为度。村居山僻及途中夜行，卒被蛇伤咬，难求白矾处，速作艾炷灸五壮，以唾调盐涂之。如黯肿尚未消释，当更灸更搽，毒涎自然流出，且不透里伤人。蜈蚣咬，亦宜灸。

［世］　治一切毒蛇咬。用透明雄黄，研细末，以醇酒浓调，厚搽伤处，水流出如涎，痛肿即消。一方，以莴苣汁和雄黄末作饼子，候干为末，每用少许，贴疮口立效。

［衍］　有人被毒蛇所伤，已昏困。有老僧以酒调药二钱灌之遂苏；及以药滓涂患处。良久，复灌二钱，其苦皆去。问之乃五灵脂一两、雄黄半两同为末，止此耳。后有中毒者用之，无不效验。又方，用干姜、雄黄等分，为末敷之。兼辟蛇，用绢袋盛，系臂上，男左女右，蛇闻气远避。

［世］　治毒蛇所伤。

细辛　香白芷各五钱　雄黄二钱

上为末，加麝香少许。每服二钱，温酒调服效。

［丹］　治一切蛇咬。用香白芷嚼碎，敷患处；又用温酒调效。水蓼捣汁饮，滓敷伤处。樱桃叶绞汁服，滓敷伤处。

［世］　治一切蛇、虫所伤。用贝母为末，酒调，令病人尽量饮之，顷久，酒自伤处为水流出，候水尽，却以药滓敷疮上，即愈。治蛇咬，肿毒闷欲死者，用重苔六分、续随子六颗，去皮同为细末。以酒服方寸匕；又以唾调少许，敷患处立安。《崔氏海上方》。又方，用白矾二钱，服之，防毒气攻心。又方，金线重楼以水磨少许，敷咬处；又为细末，酒服之。又方，用柏树叶、鱼腥草、地松节、皱面草、草决明，共一处研细，敷伤处极佳。地榆绞汁饮；及浓煎渍之，半日愈。治蛇伤，用马兰草即阶前菊，生捣敷伤处；亦解酒疸，止鼻衄，合金疮。治蛇咬疮，用蒜去皮一升，捣破，以童便一升，煮三四沸，热渍损处一两时。初咬未肿，即嚼蒜封之，六七易。又方，用蒜一升，乳二升，煮烂，空腹顿服，以饭压之，次日依前再服。治诸恶虫蛇螫，用地松，捣敷之。

［海］　治蛇虺咬人。以独头蒜、酸浆草捣汁，敷咬处佳。

［海］　治蛇咬。男子阴毛，口含二十茎，咽其津，毒不入腹。

［世］　治诸般蛇咬，此传之于擒蛇者。药味不全亦可。

大青　小青　青木香　乌桕叶　火炊草　山蕨菰　过山龙　地蜈蚣　天门冬　白芍药　香薷

上细末。用白木香研细，生白酒调服；渣罨咬处，累效。

［圣］　治蛇咬毒。食茱萸一两，为细末。冷水调，分为三服，立瘥。

［丹］　治蛇毒，吃菰蒋草根灰，取

以封之。其草即野茭白是也。《广济方》。蛇咬作疮，暖酒浸，日三次。丝瓜根，擂生酒，饮醉立愈。治蛇伤，用小青一握，细研，入香白芷半两，酒调服。却以手捻患处，候黄水出，为效。毒蛇伤人，目黑、口噤、毒气入腹，以甘草、白矾等分末之，冷水调下二钱。蒜一升，乳二升，煮食。仍煮童便，热渍之。麻油、米醋，并急饮二碗，毒即散。大粪涂之。头垢、耳塞、井泥、蚯蚓粪，和捣涂咬处，黄水出愈。一方加白丁香。

蛇咬，忌食酸物、梅子，犯之大痛。

蛇入人口并七孔中者，割猪母尾头，沥血着口中，并孔口上，即出。

［圣］　治因热取凉睡，有蛇入口中，挽不出者，用刀破蛇尾，内生椒二三粒，裹着即出。

治卒为蛇绕不解，以热汤淋之，无汤，令人尿之。

蜈　蚣　咬

治蜈蚣咬。生鸡血傅上，立愈。累效。一男子，为蜈蚣入咽喉中咬之，垂死之际，一医，令杀生鸡血乘热灌喉中，蜈蚣即出而愈，实良方也。又方，用鸡粪涂之。又方，治蜈蚣、诸毒虫伤，麻油点灯，于疮口上对口熏之，登时愈。又法，大油纸燃，烧灯吹灭，以馀烟之。亦治蝎及诸毒伤。治蜈蚣咬，竹叶清研汁敷之，立愈。又方，用南星，磨汁敷之，累效。蜈蚣草，晒干为末，入盐少许，水调敷患处，能解诸毒。

［梅］　治蜈蚣咬，痛不止。独头蒜磨螫处，立愈。

［圣］　治蜈蚣咬方。用蜗牛挎取汁，滴入咬处。

［孙］　蜈蚣咬。取蜘蛛一枚，安咬处，当自饮毒。如蜘蛛死而痛未止，更易生者。

［丹］　蜈蚣咬。嚼盐敷其伤处；次以盐汤洗之。《梅师方》。蜈蚣咬，头垢塞之，不痛则痒。治蜈蚣咬及诸虫咬毒，先用鞋底上擦之，用大蒜、小蒜、桑叶罨伤处。如无，用油豉罨伤处；或盐靛涂罨之，亦效。治蜈蚣毒虫咬。用桑枝汁同盐，擦痛处；或溶黄蜡滴患处，肉黑为度。又方，用皂角于咬处上，用艾灸热，去之效。用生姜汁调雄黄水敷。又方，灰苋叶，擦其痛，即止。又方，灯草蘸香油点烟，熏之。又方，凡被伤，急以手指于地上干处画王字内，撮土掺在咬处，即愈。又方，用耳塞少许，涂咬处疼即止。又方，用茱萸嚼烂擦之。又方，用生姜汁，调蚌粉搽。

蠼　螋　伤

治蠼螋尿成疮。初如粟，渐大如豆，如火烧泡，大痛者速以草茶细末，生油调敷疮上，立止甚妙。又方，猪膏莓捣汁敷之，草茶即茶茗也。治两点蠼螋疮，用百合捣烂，入盐少许，敷之效。

［千］　蠼螋尿人影着，便令人病疮，如粟粒累累，痛似刺虫所螫，恶寒壮热。用犀角磨汁涂之，则愈。

［世］　蠼螋虫，又名八脚虫。隐壁间以尿射人，遍身生疮如汤火伤。用乌鸡翎毛烧灰，鸡子白涂之。治小儿蠼螋咬绕腹匝即死，用梨叶研烂敷之。

［食］　蠼螋尿疮。盐三升，水一斗，煮取六升，以绵浸汤，淹疮上。

蝎　螫

雄黄消毒膏《宝鉴》　治蝎螫不可忍。

雄黄　信各半两　巴豆三钱　白矾生，一两

上为细末，黄蜡半两溶开，入药搅匀为锭子，如枣子大。用时将锭子签于于灯焰上炙开，滴于螫着处，其痛立止。

［洁］ **一上散** 治蝎螫痛。

半夏一字，生用，为细末 雄黄一字，另研 巴豆一个，去皮，研如泥

上三味同研，和匀上之。治蝎毒，用溶化白矾，乘热滴伤处，痛止毒出。

［广］ 治蝎螫人。研蜘蛛汁，敷之瘥。

［山］ 蝎螫，苦荬汁涂之。

［世］ 治蝎螫，地磨生姜涂之。又方，南星，米醋调擦之，人参嚼封之。白矾、半夏等分，为末。醋调贴，痛止毒出。又方，用葱白切一片厚二分，置螫处，艾灸三五壮。

蜂　螫

治蜂螫，薄荷贴之瘥。人参嚼封之。以酥敷之。醋磨雄黄涂。蜂房末猪脂调敷。煎汤洗亦得。黄蜂蜇，热酒洗之立效。又方，清油搽之愈。

蜘　蛛　咬

张荐，昔在剑南，为张延赏判官，忽被班蜘蛛咬项上，一宿，咬处有二道赤色，细如筋绕项上，从胸前至心经；二宿头面肿疼如数升碗大，肚渐肿，几至不救。张相素重荐，因出家财五百千，并荐家财五百千，募能疗者。忽一人应召去，可治。张相初不甚相信，欲验其方，遂令目前合药。其人云：不惜方，当疗人性命耳！遂取大蓝汁一瓷碗，取蜘蛛投入蓝汁，良久方出，甚困不能动；又别捣蓝汁，复加麝香、雄黄和之，更取一蜘蛛投汁中，随化为水。张相及诸人甚异之。遂令点于咬处，两日内悉愈，但咬处作小疮，痂落如旧。

［海］ 蜘蛛咬，遍身成疮。用青葱叶一茎，小头作一孔，盛蚯蚓一条，捏两头不令透气，摇动化为水，点咬处瘥。

治蜘蛛疮，用羊乳敷其上，或用清油搽之即安。

［丹］ 蜘蛛咬处，嚼韭白敷之。

［山］ 蜘蛛等诸般虫咬。用葛粉、生姜汁调敷。

［经］ 蜘咬咬，唾和山豆根末涂之。狗咬，蚍蜉疮，蛇咬并水研山豆根敷之。蚍，频脂切。蚍蜉，大螘也，螘即蚁。又方，蜘蛛咬，一身生丝，羊乳一件饮之。灰苟，捣碎和油敷之。

［沈存中］ 秦皮一味，治天蛇毒。此疮似癞而非癞也，天蛇即草间黄花蜘蛛，人被其螫，仍为露所濡，乃成此疾。以秦皮煮汁一斗，饮之瘥。

壁镜大如蜘蛛而形扁，斑色八足而长，作白幕如钱，贴墙壁间。咬，毒人必死，用桑柴烧灰，水煎三四沸滤汁，敷疮上；兼治蛇毒。又方，雄黄，醋磨搽妙。又方大黄研，醋煮水涂妙。

刺毛虫伤

春夏月，树下、墙堑间，有一等杂色毛虫，极毒。凡人触着者，则放毛入人手足上，自皮至肉，自肉至骨。其初皮肉微痒，以渐至痛，经数日，痒在外而痛在内，用手抓搔，或痒或痛，必致骨肉皆烂，有性命之忧，此名中射工毒。诸药不效。用好豆豉约一碗，清油半盏，拌豉捣烂，厚敷痛痒处，经一时久，豉气透骨则引出虫毛，纷纷可见，取下豆豉，埋在土中。煎香白芷汤洗痛处，如肉已烂，用海螵蛸，即乌贼鱼骨为末，敷之愈。一方，取蒲公英根茎白汁，敷之立瘥。又方，用锅底黄土为末，以酸醋捏成团，于痒痛处搓转，其毛皆出在土上，痛痒立止，神效

无比。黄土即伏龙肝也。按：治刺螯伤，无如甘草妙，口内细嚼敷之，即时愈。今苏州虎丘山下民家，皆以种植树木为生，周十里内无刺螯，乃时用甘草汁，洒树故也。

蚯　蚓　伤

治蛐蟮吹，用老茶叶细末，调敷。

［丹］　治蚯蚓咬如大风状，眉鬓皆落，夜则蚯蚓鸣于身上，脓作，盐汤浸数次安。《传信方》。

［衍］　昔有病腹大，夜闻蚯蚓鸣于身，有人教用盐水浸之而愈。

蝼　蛄　咬

治蝼蛄咬，用槲叶烧灰，细研；以泔别浸槲叶，取洗疮拭干，纳少许灰于疮中。又方，治蝼蛄咬人，用石灰，醋和涂之。

蚕　　咬

用麝香，研，蜜调敷。又方，用苎根，捣汁饮，涂。若以苎近蚕种，则蚕不生。

犬　　咬

犬咬，人屎敷之。犬咬人，以头垢敷伤处；又用热牛粪涂於外。《肘后方》。

［衍］　犬伤人。用杏仁，量所伤大小，嚼烂沃破处，以帛系定，立瘥。

［世］　治犬咬。用杏仁去皮尖，同马蔺根研细，先以葱汤洗，后以此药，涂伤处效。治犬咬伤。用蓖麻子五十粒去壳，以井水研成膏，先以盐水洗咬处，次以此膏敷贴。一方，用虎骨屑，敷之。治犬咬人。不要洗，用红炭火以物击细，待冷，取涂咬处，即愈。用黄荆叶，捣罨疮上，即安。又方，炙生姜乘热擦之，尤妙。又方，砖青和牛粪涂。

［丹］　狗咬。用紫苏叶，口嚼碎涂之。犬咬，破伤风肿，以人参，于桑柴火上烧成灰末，敷之安。

［罗］　**蝉花散**　治夏月犬伤，及诸般损伤，蛆虫极盛，臭恶不可近者。

蛇退皮一两，火烧存性　蝉壳　青黛各半两　细辛二钱五分

上为细末。每服三钱，酒调下。如六畜损伤成疮，用酒灌下。如犬咬伤，用酵子和吃，蛆皆化为水，蝇子不敢再落；又以寒水石末，干掺上。

癫　犬　咬

定风散　治疯犬咬。先口噙浆水洗净，用绵拭干，贴药。更不再发，大有神效。

天南星生　防风各等分

上为细末，干上。更不再发，无脓，效不可具述。

［丹］　治犬咬。栀子皮烧灰，石硫黄等分，研细敷瘥。《梅师方》。

［世］　治疯狗咬。用桃核壳半个，将野人干粪填满，以榆皮盖定，罨于伤处；又用艾于桃核上灸十四壮，即愈，永不再发。或用野犬粪，如前法灸之。又方，艾灸伤处，五七壮。

［山］　疯狗咬。即用犬粪涂，仍拔去顶上红发。

［世］　癫狗咬方。用斑螯七枚，去头足翅，以糯米少许，于新瓦上同炒，以米黄香为度，去米不用。以斑螯研碎，好酒调下，能饮人再进酒一杯。伤在上食后服；在下空腹服。当日必有毒物从小便出，如小狗状。如未下，次日再进，亦不下，又进，以毒物出为度。若进至七服，虽不下毒，亦不妨矣。服药后，腹中必不安，小便茎中刺痛者，不必虑，此毒受攻

将下耳。痛甚者，以芫青一匙，煎甘草汤送下，即止。如无芫青，青黛亦可。疾愈后，急以香白芷多，雄黄少许，为末，捣韭根自然汁，汤、酒调下，去斑蝥毒。以水净漱口，嚼生葱白罨伤处，留小窍子出毒气，不可用他草药罨。忌犬、猪、羊及发风毒物。小儿量岁数，加减斑蝥。食癫狗肉致病者，治同即愈。或过二三年再发，治如前。治癫狗所伤，用斑蝥二十一个，去头翅并足，用糯米一勺，先将七个入米内微火炒，不令米赤，去此斑蝥；别用七个，再于前米内炒，令斑蝥色变，复去之；又别用七个，如前法炒，以米出青烟为度，去斑蝥不用。以米研为粉，用冷水清油少许，空心调服，顷又再进一服，以小便利下恶物为度。如不利，再进一服。利后腹肚疼痛，急用冷水调青靛服之，以解其毒，否则有伤。或煎黄连水亦可，不宜便食热物。或以益元散，水调服尤妙。又方，用米泔洗净，以沙糖涂之，后用益元散四两，斑蝥十四个，去头翅足同煎，空心温服。又方，用雄黄五钱，麝香五分，研匀，酒调二钱服下，去恶物；再服得睡，莫惊觉。或经久复发，亦宜服此。

［世］ 疯狗咬。取小儿胎发，炒香敷，野菊花研细，酒调服尽醉止效。又方，韭菜根捣汁，二三盏服。又方，桃白皮一握，水二盏，煎一盏服。

［世］ 治癫犬所伤，或经久复发，无药可疗者，用之极验。

雄黄色极明者，五钱　麝香五分

上研匀，用酒调二钱服。如不肯服者，则捻其鼻而灌之。服药后必使得睡，切勿惊起，任其自醒，候利下恶物，再进前药，则见效矣。

［丹］ 痴犬咬人。捣地黄汁饮之，并涂疮口愈。又方，煮地榆汁饮之，兼细末敷疮上，服方寸匕，日三忌酒。若疮瘥者，捣生韭汁饮一二升。《梅师》、《肘后》同。疯犬咬后，毒发如狗叫声，于化人坛十头顶骨，烧末敷之。疯狗咬毒发如狗叫者，百方不治，以人骨烧末之，水下方寸匕，虽烦乱者亦治。《梅师方》。胆矾为末，贴疮立愈。

马　咬

细嚼栗子敷伤处。又方，用益母草细切，和醋炒封之。毒入心，马齿苋汤，饮之瘥。

鼠　咬

用猫儿毛，烧灰敷之。猫粪，填咬处。麝香末傅，包之。

人　咬

龟甲或鳖甲，烧为灰末之，香油调敷。

虎　咬

用野生菜捣烂，塞所伤孔中满，不必换，自然新肉长出而愈。曾有人被咬已死，用此方治之。

［丹］ 熊、虎伤毒痛，煮生铁，令有味以洗之。《肘后方》。虎伤人疮。取青布紧卷，烧一头内竹筒中，射疮口令烟熏入疮口中佳。《梅师方》。清油洗疮口，仍吃清油一碗。又方，用干葛，浓煎汤洗。又方，用沙糖水调涂，仍服沙糖水一两碗。

［世］ 虎伤人疮。用莓子叶杵细涂之。按：《本草》莓子叶即猪膏莓，能治虎、犬咬伤。

熊　咬

熊伤人，烧青布熏疮中毒出，仍煮葛

根浓汁以洗之，日十次；并捣葛根汁为散，煮葛根汁方寸匕，日五服瘥。

驴涎马汗疮

驴涎、马汗入疮，肿渐甚，可急治之，迟则毒深不治。以生乌头末敷疮口上，良久，黄水出立安。

［世］　治驴涎、马汗入疮。用远志去心为末，酒调涂。又方，用冬瓜青皮，阴干为末，贴疮上。又方，马汗入肉，毒气引入如红线者，急用乌梅肉嚼烂，涂疮上。一方，用乌梅和核烂研，用好醋和成膏。先将疮口针破，出尽紫红血，拭干敷上，以帛缚定。王氏治驴涎马汗毒所伤，白矾飞过，黄丹炒令紫色，各等分，相裹合以贴患处。

［孟］　马齿苋又主马毒疮，以水煎令服一升，一半涂疮上。湿癣、白秃，以马齿膏，和灰涂效。

证治准绳·幼科

自　序

医家以幼科为最难，谓之哑科，谓其疾痛不能自陈说也，称黄帝之言曰：吾不能察其幼小为别是一家调理耳。吾独谓不然。夫幼小者，精神未受七情六欲之攻，脏腑未经八珍五味之渍，投之以药，易为见功，犹膏粱之变难穷，而藜藿之腹易效也，何谓难乎。然古今辑是科书未有能善者，如《心鉴》[①] 之芜秽，《类萃》[②] 之粗略，《新书》[③] 则有古无今，《百问》[④] 则挂一漏万，皆行于世，未足为幼科准绳也，故吾辑为是编，而麻痘一门尤加详焉。平生聚麻痘书百数十家，率人所宝秘、千金不传者，然多猥陋，不足采择，益可以见世之无具眼[⑤] 矣。或曰，夫人之病，无论男女长幼，未有能越五脏者也，子于它科不分五脏，而独幼科分之何居？曰正以精神未受七情六欲之攻，脏腑未经八珍五味之渍，独有脏气虚实胜乘之病耳，粗工不能精究而臆指之曰，此为内伤，此为外感，此为痰，此为惊，此为热，妄投汤丸，以去病为功，使轻者重，重者死，亦有不重不死，幸而得愈者，然已伤其真元，夭其天年矣。吾之独分五脏，以此也。大中丞[⑥] 沈太素公，从大梁寄余俸金百，以助刻费，而是书稿适成，遂鸠[⑦] 工刻之，又逾年，始竣[⑧]，因序而识之，使后之人有考焉。

时万历三十五年岁在丁未夏五十又三日念西居士王肯堂宇泰甫书

---

① 心鉴：即《全幼心鉴》，明代寇平所著，是当时最完备的儿科全书。

② 类萃：即《幼科类粹》，明代王銮所撰。

③ 新书：即《幼幼新书》，南宋初刘昉等编著，整理汇集宋以前有关儿科学术的成就，并有己见，内容详尽，取材广博，是当时内容最完备的儿科学专书。

④ 百问：即《婴童百问》，明代鲁伯嗣所著。

⑤ 具眼：具有鉴别事物的眼光。

⑥ 大中丞：中丞，为官名。汉代御史大夫的属官有中丞，受公卿奏事，举劾案章。明初置都察院，其中副都御史职与御史中丞略同。大中丞，在此处乃副都御史之尊称。

⑦ 鸠：聚集。

⑧ 竣：原意为退立，此处引申为完毕。

目　录

集之一 初生门

证治通论

钱氏论五脏所主

心主惊，实则叫哭发热饮水而搐，虚则卧而悸动不安。肝主风，实则目直大叫呵欠项急顿闷，虚则前《纲目》作咬。牙多欠，气热则外生，气温则内生。《纲目》外生内生下，皆有风字。脾主困，实则困睡身热饮水，虚则吐泻生风。肺主喘，实则闷乱喘促，有饮水者，有不饮水者，虚则哽气长出气。肾主虚，无实也，惟疮疹肾实则变黑陷。更当别虚实证，假如肺病又见肝证前牙多呵欠者易治，肝虚不能胜肺故也。若目直大叫哭项急顿闷者难治，盖肺久病则虚冷，肝强实而反胜肺也。视病之新久虚实，虚则补母，实则泻子。

五脏病

肝病哭叫，目直呵欠，顿闷项急。心病多叫哭惊悸，手足动摇，发热饮水。脾病困睡泄泻，不思饮食。肺病闷乱，哽气长出气，气短喘急。肾病无精光，畏明，体骨重。

［洁］ 热则从心，寒则从肾，嗽而气上从肺，风从肝，泻从脾。假令泻兼嗽又气上，乃脾肺病也，宜泻白、益黄散合而服之。脾苦湿，肺苦燥，气上逆也。其症见泻，又兼面色黄、肠鸣呦呦者宜服理中汤，泻而呕者宜服茯苓半夏汤，如泻而渴、热多者宜服黄芩厚朴汤，不渴而热少者宜服白术厚朴汤。其他五脏若有兼症，皆如此类推之。更详后论，四时推移用药。

五脏相胜

肝病秋见一作日晡，肝胜肺也，肺怯不能胜肝，当补脾治肝，益脾者母能令子实也。补脾，益黄散；治肝，泻青丸主之。肺病春见一作早晨，肺胜肝也，肝怯故受病，当补肝肾治肺。补肝肾，地黄丸；治肺，泻白散主之。肝病见秋，木旺，肝胜肺也，宜补肺泻肝，轻者肝病退，重者唇白而死。肺病见春，金旺，肺胜肝也，当泻肺，轻者肺病退，重者目淡青，必发惊，更有赤者，当搐。海藏云：为肝怯，故目淡青色也。心病见冬，火旺，心胜肾也，当补肾治心，轻者心病退，重者下窜不语，肾怯虚也。肾病见夏，水胜火，肾胜心也，当泻肾，轻者肾病退，重者悸动当搐。脾病见四旁，皆仿此治之，顺者易治，逆者难治，脾怯当面目赤黄，五脏相反，随证治之。

［楼］ 上五脏相胜，病随时令，乃钱氏扩充《内经》脏气法时论之旨，实发前人所未发者也。假如肝病见于春及早晨，乃肝自病于本位也，今反见于秋及日晡，肺之位，知肺虚极，肝往胜之，故当补脾肺、泻肝也，馀仿此。

［洁］ 肝胜肺，则肝病身热发搐，又见肺虚喘而气短，病见于申酉戌时，是肝真强也，《内经》云：受所制而不能制，谓之真强。法当补脾肺而泻肝，导赤散、

泻黄散主之。

刘宗厚云：此皆五脏相胜，病机不离五行生克制化之理者，盖小儿初生襁褓，未有七情六欲，只是形体脆弱，血气未定，脏腑精神未完，所以有脏气虚实胜乘之病，但世俗不审此理，往往遇是率指为外感内伤而用药，致枉死者多矣，悲夫！钱氏论时有脱略，幸而洁古补之，今特参附，诚无穷之惠也。

洁古论五脏五邪相乘补泻大法

五脏子母虚实，鬼贼微正，若不达旨意，不易得而入焉。在前者为实邪，子能令母实，拒贼伤于母，其子又引母所克者，妻来相助，故曰实邪也。在后者为虚邪，母引子之鬼贼至，由母能使子虚也。《内经》云：子能令母实，母能令子虚，此之谓也。妻来乘夫为微邪，夫来乘妻为贼邪，法当泻鬼补本脏。本脏自病为正邪，当虚则补之，实则泻之。《内经》云：滋苗者必固其根，伐下者必枯其上，逆其根，伐其本，则败其真矣。心主热，自病或大热，泻心汤主之；实则烦热，黄连泻心汤主之；虚则惊悸，生犀散主之。肺乘心，微邪，喘而壮热，泻白散主之。肝乘心，虚邪，风热，煎大羌活汤下大青丸主之。脾乘心，实邪，泄泻身热，泻黄散主之。肾乘心，贼邪，恐怖恶寒，安神丸主之。肺主燥，自病则喘嗽，燥则润之。实则喘而气盛，泻白散主之。虚则喘而少气，先益黄散、后阿胶散主之。心乘肺，贼邪，热而喘嗽，先地黄丸、中导赤散、后阿胶散主之。肝乘肺，微邪，恶风眩冒昏愦嗽，羌活膏主之。肾乘肺，实邪，憎寒嗽清利，百部丸主之。脾乘肺，虚邪，体重吐痰泄泻嗽，人参白术散主之。肝主风，自病则风搐拘急，肝苦急，急食甘以缓之，佐以酸苦，以辛散之。实则风搐力大，泻青丸主之。虚则风搐力小，地黄丸主之。心乘肝，实邪，壮热而搐，利惊丸、凉惊丸主之。肺乘肝，贼邪，气盛则前伸呵欠微搐，法当泻肺，先补本脏。补肝，地黄丸主之；泻肺，泻白散主之。脾乘肝，微邪，多睡体重而搐，先当定搐，泻青丸主之。搐止再见后证，则别立法治之。肾乘肝，虚邪，憎寒呵欠而搐，羌活膏主之。脾主湿，自病则泄泻多睡，体重昏倦，脾苦湿，急食苦以燥之。实则泄泻赤黄，睡不露睛，泻黄散主之。虚则泄泻色白，睡露睛，白术散主之。肝乘脾，𫐓邪，风泻而呕，茯苓半夏汤主之。心乘脾，虚邪，壮热体重而泻，羌活黄芩苍术甘草汤主之。肺乘脾，实邪，能食不大便而呕吐嗽，煎槟榔大黄汤下葶苈丸。肾乘脾，微邪，恶寒泄泻，理中丸之类主之。肾主寒，自病则足胫寒而逆，人之五脏，惟肾无实，小儿疮疹变黑陷，则是肾实，水克退心火。心乘肾，微邪，内热不恶寒，桂枝汤主之。肺乘肾，虚邪，喘嗽皮涩寒，百部丸主之。肝乘肾，实邪，拘急气搐身寒，理中丸主之。脾乘肾，贼邪，体重泄泻身寒，理中丸主之。凡五脏虚弱，是自己正令不行，乃鬼贼之所克害，当补本脏之正气。假令肺病喘嗽，时于初春见之，法当补肾。见于夏救肺，见于秋泻肺，见于冬补心，泻本藏，又名寒嗽。大抵五脏各至本位，即气盛不可更补，到所克位不可更泻。

五脏补泻法

［钱］　凡病先虚或已经下，有合下者，必先实其母，后泻其子也，假令肺虚而痰实，此可下之证，先当益脾，后方泻肺也。泻青丸又名泻肝丸。钱氏谓肝无补法，故无补肝药。王海藏以四物汤内加防

风、羌活等分，为细末，炼蜜丸，名补肝丸。又以泻青丸去栀子、大黄，名镇肝丸，治肝虚。导赤散泻丙小肠。泻心汤泻丁心。安神丸治心虚疳热、神思恍惚。海藏八物定志丸，补心正药。益黄散又名补脾散，海藏云：此剂补脾以燥湿。东垣云：治胃中寒湿，呕吐腹痛，泻利清白之圣药也。泻黄散又名泻脾散，海藏云：泻脾热。阿胶散又名补肺散，海藏云：杏仁本泻肺，非若人参、天门冬、麦门冬之类也。泻白散又名泻肺散，海藏云：治肺热骨蒸自汗，用此直泻之。栀子、黄芩亦泻肺，当以气血分之。地黄丸即金匮八味丸去桂、附，海藏云：治肾虚解颅，即魃①病也，治脉毛而虚。钱氏谓肾无泻法，故无泻肾药。海藏泻肾丸治脉洪而实，即前地黄丸熟地改生地、去山茱萸是也，此治左手本部脉，若右尺洪实，以凤髓丹泻之。详见五脏各门总论。

察　色

古称望而知之谓之神，而小儿医号为哑科，脉来驶疾，难于指下分明，尤以察色为要，故首叙之。夫婴儿，惟察其面部必有五色，以知病源。人身五体，以头为首，首中有面，面中有睛，睛中有神，神者目中光彩是也，隐显横冲，应位而见，以应五脏。五色者，青黄赤白黑，五脏之色，心赤、肝青、脾黄、肺白、肾黑，五脏所主病证蕴于内，必形色见于外，故小儿有病先观其本部形色，以论其五行生克吉凶，形色若不相应，然后听声切脉。

［钱］ 面上证：左腮为肝。合左手关位，肝胆之分，应于风木，为初之气。右腮为肺。合右手寸脉，肺与大肠之分，应于燥金，为五之气。额上为心。合左手寸口，心与小肠之分，应于君火，为二之气。鼻为脾。合右手关脉，脾胃之分，应于湿土，为四之气。颏为肾。合左手尺下，肾与膀胱之分，应于寒水，为终之气。赤者热也，黄者积也，白者寒也，青黑者痛也，随证治之。《永类钤方》云：青色者为惊积不散，欲发风候。红赤色者为热，为痰积壅盛，惊悸烦躁增进。黄色者亦为热，为食积癥伤，欲作疳候，或作痞癖。若神思昏沉，其候潮热气粗困倦，或呕哕，或泻痢。白色为寒，为肺气不利，大肠滑泄，欲作吐利。黑色者为痛，所传不烦，变证即为逆候，荣卫失序，为疾危恶。《全婴方》云：左颊属肝，东方之位，春见微青者平，深青者病，白色者绝。赤色主身热拘急，肝热生风。青黑色主惊悸腹痛。浅赤色主潮热夜间发、日中歇，唇红焦燥，脉必紧数。右颊属肺，西方之位居右，秋见微白者平，深白者病，赤色者绝。浅色主潮热，或大便坚而气粗壅嗽。青白色主咳嗽恶心。青色主风入肺，时时咳嗽。青黑色主惊风欲发，或肚疼盘肠内吊。额上属心，南方之位，火性炎上故居上，夏见微赤者平，深赤者病，黑色者绝。赤色主心经有风热，心躁惊悸，睡卧不安。青黑色主心中有邪，惊风腹疼，手足瘛疭而啼叫，青黑甚主心腹疼。黄色主惊疳骨热渴，皮毛干燥，夜多盗汗，头髪焦黄。鼻上属脾，中央之位故居中，而四季见微黄者平，深黄者病，青色者绝。赤色主身热不思乳食。深黄色主小便不通，鼻孔干燥，气粗鼻衄，夜间多哭。淡白色主泄泻食不化。青色主吐乳，口鼻干燥，大小便不利。下颏属肾，北方之位，水性润下故居下，冬见微黑者平，深黑者病，黄色者绝。赤色主膀胱与肾，为表里有热，则水道不利，故小便癃闭。《永类钤方》肝部所主，睛中瞳人，内藏

① 魃：疑“魅”之误。

其神，外究五轮。眶眩属脾，热即生眵。两眦总心，热痛如针。白属肺家，热赤生砂。黄属肝脏，昏瞀翳障。中心瞳人，肾热不明，眼忽眨窜，发风发惊。心部所主，颧面脸颊，皆属心位。黑即沉困，青即惊悸，赤心发风，白即疳气，虚黄卫积，浮肿气逆，心绝何因，大叫数声，过关不叫，必作鸦声，加热惊谵，散热清心。脾部所主，唇口见病，人中承浆，四围上下，合口脾乡，开口属心。心脾有热，唇裂舌疮，三焦积热，唇红如血，深红重渴，鹅口慕口，木舌重舌。脾肺热就，口内喷臭。脾肾气寒，色如死肝，大惊一吓，口干唇白，常时积惊，渐必传心，心气不足，令儿烦哭。何知脾绝，指甲皆黑，目无神光，定难用药。五种撮口惊风，更恶不治证。肺部所主，鼻准两孔，并连山根，大小二眦，肺部所存。鼻孔黑煤，即肺经焦；黑煤如墨，肺经即绝。鼻中赤痒，疳盛蛔长，或泻白涕，脑寒困痳，或流清涕，伤风喜睡。肺热鼻塞，因息吹得，或感风寒，亦闭关隔，鼻烂即疳，鼻臭积热。肾部所主，耳穴之前，名曰耳花，耳孩名轮，轮里名廓。轮廓焦黑，肾家虚热；其黑如炭，肾绝死旦。耳门生疮，卫积非常，耳中脓出，肾热疳极，臭名聤耳，脓汁不止，疮痒如烈，其候虚热。忽听不聪，心肾气壅，常作哄哄，热气上攻。或如虫刮，荣虚卫热。耳轮如冰更看耳后有红丝，麻痘相侵。耳轮红热，伤寒是则。热极内痛，肿气相攻，清心凉膈，关窍通塞。儿孩两肾，常虚无病，切莫攻击，补更无益。

［洁］　肝病面白，肺病面赤，脾病面青，肾病面黄，心病面黑。若肝病惊搐，而又加面白痰涎喘急之类，此皆难治，馀仿此推之。假令春分前，风寒也，宜用地黄、羌活、防风，或地黄丸及泻青丸相间服之。春分后，风热也，宜用羌活、防风、黄芩，或泻青丸、导赤散下之。立夏后，热也，宜用三黄丸、导赤散。夏至后，湿热也，宜用导赤散、泻黄散合而服之，或黄芩、人参、木香之类。秋分后，用泻白散。立冬后，用地黄丸主之，谓肾不受泻也。

［薛］　青主惊积不散欲发风候，红主痰积惊悸，黄者食积癥伤欲作疳癖，白主泄泻水谷更欲作吐，黑主脏腑欲绝。印堂，青主初患惊泻，红主大惊夜啼，黑主客忤。山根，青主二次惊泻后发躁，黑黄甚者死。年寿，平陷主夭，青主发热生惊，黑主利死，红主躁死，微黄曰平，黄甚曰霍乱。承浆，青主食时被惊，黄主吐逆，亦主血利，黑主惊风。面眼黑睛黄主有热，白睛黄主食积疳蛔，白睛青主惊风，黑睛黄主伤寒。眉上，青吉，忽红主烦躁夜啼，黄主霍乱，久病红者死。风气二池，青主风候，紫主吐逆或发热，黄主吐逆，赤主烦躁夜啼。两颧赤主肺有客热。两太阳青主二次受惊，青自太阳入耳者死，红主血淋。两脸，青主客忤，黄主痰溢，赤主风热。两颊，赤主伤寒。两颐，青主吐虫。两金匮青，主第三次惊风。黑绕口二日死。青连目入耳七日死。两风门，红主风热，黑主疝，青主水惊。黑从眉入耳即日死，唇黑不食者死。面青眼青肝病。面赤心病。面白肺病。面黄脾病。面黑肾病。额间，赤色主心经有热，烦躁惊悸。若饮水或叫哭，属本经实热，用泻心散以清心火。微赤困卧惊悸，热渴饮汤属虚热，用秘旨安神丸以生心血。青黑主惊风腹痛，或瘛疭啼叫，用五味异功散加木香、柴胡、钩藤钩，补脾肝。青黑主心腹作痛，此寒水乘心，用益黄散。微黄主惊疳，用安神丸。左脸，青或兼赤，主肝经风热，项强顿闷，目劄瘛疭，用柴

胡清肝散。色微赤，倏热咬牙属虚热，用地黄丸。青黑主肝克脾而惊搐腹痛，用六君子加姜、桂。微赤主潮热血虚心躁，先用秘旨安神丸，次用地黄丸。右脸，赤主风邪，气粗咳嗽，发热饮水为实热，用泻白散。若哽气出气，唇白气短属虚热，用五味异功散。若脾热所传，用清胃散；心火所刑，用人参平肺散。淡赤主潮热心躁或大便坚秘，用宣明柴胡饮子以疏导，如潮热未止，更用钩藤饮以清肝。色青白主咳嗽恶心，先用惺惺散解表邪，健脾土，更以六君子汤调补中气。色青黑主惊风腹痛，盘肠内钓，用六君、钩藤钩平肝补脾。鼻，微黄为平。赤主脾胃实热，身热饮水，乳食如常，用泻黄散清热理脾。微赤主脾经虚热，身凉饮汤，乳食少思，用五味异功散补中健脾。色深黄主小便不通，鼻中干燥，气粗衄血，乃脾热传于肺肾，先用济生犀角地黄汤，后用地黄丸。色淡白乃脾虚泄泻，乳食不化，用六君子汤调补中气。青色主脾土虚寒，肝木所胜，用五味异功散加木香、炮姜温中平肝。黑为死候。颏间，色赤主肾与膀胱气滞热结，而小便不通，用五苓散以分利。鼻准微黄，兼右腮微赤，乃脾肺燥热，不能化生肾水，用黄芩清肺饮。膀胱阴虚，阳无所生，用滋肾丸。若颏间微赤，乃膀胱阳虚，阴无所化，用六味地黄丸。若小腹胀满，或阴囊肿胀，属阴虚湿热壅滞，用六味丸加车前、牛膝。脾肺气虚，不能通调水道者亦用前药。其小便赤色，久而尿血，亦属肝肾气虚有热，用六味地黄丸。如不应，则用补中益气汤益脾肺，生肝肾。若小便后出白津，或茎中作痛，属肝经湿热，先用龙胆泻肝汤，后用六味地黄丸。印堂，青黑主腹痛夜啼，此脾气虚寒也。脾为至阴，故夜间腹痛而啼，用钩藤饮。色淡白主泄泻，乳食不化，属脾气虚弱，用五味异功散加木香。人中，黄主伤乳胃逆。青主下利，乳食不化，嗳气酸腐，此脾虚停滞，先用大安丸消食，后用异功散健脾。黑主蛔虫咬痛。唇，色白主吐涎呕逆，或吐血便血，乃脾气虚弱，不能摄涎统血归源，急用六君子汤。色赤干燥而皱者，主脾经热渴，大便不通，烦热不寐，先以清胃散治其热，次以四君、黄连、山栀调其脾。黄主食积泄泻，乳食不化，以六君子汤健脾。色赤兼白主衄血，乃脾肺虚热，不能摄血归源，用圣济犀角地黄汤清热补血，用四君子汤以补脾气。如久不应，用麦门冬散或人参安胃散。口畔，色黄主脾经积热，用清胃散，久病用四味肥儿丸以治疳热。唇口抽动主惊热不安，用异功散加山栀、钩藤钩补脾平肝。若口流涎唇色紫，乃脾气虚寒，用异功散加炮姜、木香。若腹中痛口吐涎，乃虫作痛，先用芜荑散，后用调中丸。不吐涎是积痛也，用异功散。手足厥冷，用理中汤加乌梅温补中气，而痛自止。或吐后或大便去后而痛止者，先用下积丸，后用异功散。白，主失血死。青，主惊风死。黑色绕口者，不治。耳后微赤，此少阳经风热，用柴胡饮子清肝生血。微黄，主睡中惊悸咬牙，用四君子加芎、归、升麻以调理脾气。耳干燥，主骨疳蒸热，作渴盗汗，用地黄丸。若小便后出白津，或玉茎痒痛，属肝经湿热，先用龙胆泻肝汤，后用地黄丸。若禀赋肾气不足，或早近女色，至小便涩滞，或作痛如淋者，急用地黄丸、补中益气汤滋其化源。或大小便去后谷道牵痛者，其虚尤甚，用前丸加牛膝、车前、肉桂。如手足逆冷，或畏寒少食，阳气虚寒也，急加附子，多可得生。大抵多因禀赋脏气不平，或乳食寒暑失节，或妊娠、乳母饮食起居六淫七情所致。若初病元气无亏，乳食如常，发热壮热，二便秘结，作渴饮水，睡不露睛者，悉属形病俱实，当治邪气。若病久元气已亏，食少发热，口干饮汤，呕吐泄泻，肢体畏寒而露睛者，悉属形病俱虚，当补正气。更宜审胎气之虚实，脏腑之相胜而治之，庶无误矣。

［钱］ 目内证：赤者，心热，导赤散主之。淡红者，心虚热，生犀散主之。青者，肝热，泻青丸主之。浅淡者补之。黄者，脾热，泻黄散主之。无精光者，肾虚，地黄丸主之。如见面目浮肿，主久咳嗽，乃脾受疳积也。

凡小儿唇白，主吐涎呕逆，吐血便血。唇红，渴饮烦躁，如久渴泻唇红者，是虚证也，不可用凉药。唇黄，主脾受积后发肿。唇口紫及吐涎者，主虫痛。不吐涎者是积痛。唇口四畔黄如橘，主口臭，乃脾之积热也。唇青，主血虚脾寒，为冷所乘，盖唇主脾土，木来克土，知脾弱不能食也。

凡小儿舌干、舌白、舌燥、舌胎、舌黄、舌赤肿，皆主大便不通，或通利，必色焦黄。如舌裂、舌上芒刺、舌上出血，皆热极阳毒也。舌上生疮，心脾有热。舌卷，主惊。久患泻利，舌黑必润，不可认为热，盖久病上焦虚热故也。久泻痢舌黑者，必死。

听　声

重实声　重实雄声体热为，三焦气壅在心脾，伤风咳嗽喉咽痛，结涩肠中粪出迟。

悲焦声　声悲焦有燥，恐怖欲生风，重浊声沉静，疳攻必耳聋。

啼哭声　但哭无啼只是惊，多啼不哭痛分明，声轻颤嗄风痫病，速缓声频吐泻成。

嗞煎声　嗞煎烦躁病难安，燥促声音为感寒，语短气微尿主涩，长迟声细痢多般。

迟缓声　语短声迟缓，肠鸣泄泻频，嗄声多不响，风热肺家因。

脉　法

候儿脉，当以大指按三部，一息六七至为平和，八九至为发热，五至为内寒。脉弦为风痫，沉缓为伤食，促急为虚惊，弦急为气不和，沉细为冷，浮为风，大小不匀为恶候、为鬼祟，浮大数为风、为热，伏结为物聚，单细为疳劳。凡腹痛，多喘呕而脉洪者为有虫，沉而迟、潮热者胃寒也，温之则愈。诀曰：小儿脉紧风痫候，沉缓食伤多呕吐。弦急因知气不和，急促急惊神不守。冷则沉细风则浮，牢实大便应秘久。腹痛之候紧而弦，脉乱不治安可救。变蒸之时脉必乱，不治自然无过缪。单细疳劳洪有虫，大小不匀为恶候。脉沉而迟有潮热，此必胃寒来内寇。泻利脉大不可医，仔细酌量宜审究。云岐子云：未及五岁，不可视听者，未可别脉。五岁已上，方可以脉别浮沉迟数。按：钱氏论，又不拘五岁上下也。

脉应杂病：

诸数脉　为热，属腑。

诸迟脉　为冷，属脏。

阳数脉　主吐逆，不吐必发热。

阴微脉　主泄泻，不泻必盗汗。

沉数脉　寒热，寒多热少，亦主骨蒸热。

紧数脉　寒热，热多寒少，又主骨热，急则惊痫。

沉紧脉　心腹痛，短数同，亦主咳嗽。

沉细脉　乳食不化，亦主腹痛下痢。

沉伏脉　为积聚，亦主霍乱。

微缓脉　乳不化，泄泻，沉缓亦同。

微涩脉　瘛疭筋挛。
微急脉　寒热唾血。
浮滑脉　宿食不消，亦主咳嗽。
浮紧脉　疳气耳聋。
浮弦脉　头疼身热。
紧滑脉　吐血恶。
心脉急数　惊痫，不惊者疳淋。
肝脉急甚　癫痫风痫，痰涎流液。
肺脉浮实　鼻塞，并大小便不通。
关脉紧滑　主蛔虫，尺脉沉，亦主蛔。
尺脉微细　溏泄冷痢，乳食不化。
尺脉微涩　便血，无血者必盗汗。
脉过寸口入鱼际　主遗尿。

审脉逆顺：

惊搐脉　浮数顺，沉细逆，身温顺，肢冷逆。

夜啼脉　微小顺，洪大逆，身冷逆。

心腹痛　沉细顺，浮大逆，身温顺，肢冷逆。

伤寒脉　洪弦顺，沉细逆，浮大顺，微伏逆。

汗后脉　沉细顺，洪紧逆，困睡顺，狂躁逆。

温病脉　洪大顺，沉细逆，身热顺，腹痛逆。

咳嗽脉　滑浮顺，沉细逆，身温顺，肢冷逆。

霍乱脉　浮洪顺，迟微逆，身温顺，肢冷逆。

吐哯脉　浮大顺，沉细逆，身温顺，肢冷逆。

泄泻脉　缓小顺，浮大逆，身温顺，肢冷逆。

诸痢脉　沉细顺，浮大逆，身温顺，肢冷逆。

诸渴脉　洪数顺，微细逆，身温顺，肢冷逆。

诸肿脉　浮大顺，沉细逆，脏实顺，肠泄逆。

腹胀脉　浮大顺，虚小逆，脏实顺，泄泻逆。

痰喘脉　滑大顺，沉细逆，身温顺，肢冷逆。

寒热脉　紧数顺，沉细逆，倦怠顺，强直逆。

疳劳脉　紧数顺，沉细逆，脏实顺，脾泄逆。

虫痛脉　紧滑顺，浮大逆，身温顺，唇青逆。

诸失血　沉细顺，浮数逆，身温顺，发热逆。

中恶腹胀　紧细顺，浮大逆，身热顺，身冷逆。

黄疸脉　浮大顺，沉细逆，腹宽顺，泄泻逆。

火痱脉　浮洪顺，沉细逆，身热顺，身冷逆。

钱仲阳云：小儿之脉，气不和则弦急，伤食则沉缓，虚惊则促急，风则浮，冷则沉细，脉乱者不治。《水镜诀》云：阴阳运合，男女成形，已分九窍四肢，乃生五脏六腑，部分既别，逆顺难明，若凭寸口之浮沉，必乃横亡。于孩子须明虎口，辨别三关，消详用药，始无差误。未至三岁，看虎口食指第一节名风关，脉初见易治。第二节名气关，脉见病深难治。第三节名命关，脉见死不治。三关青是四足惊，赤是水惊，黑是人惊，紫色泻利，黄色雷惊。三关通度，是极惊之症，必死。或青或红，有纹如线一直者，是乳食伤脾，必发惊热。左右一样者，是惊与积齐发。有三条，或散，是肺生风痰，或似齁鮯声。有赤，是伤寒及嗽。如红火，是泻。红黑相兼，主下痢，青多白痢，红多赤痢，紫色相兼，加渴。虎口脉纹乱，主胃气不和。青是惊与积。青黑发慢惊。脉入掌，乃内钓。指纹曲里，风盛；弯外，食积。此论三岁以上之法。若三岁以下，更用一指按高骨，乃分三关，定其息数，呼吸八至为平脉，九至不安，十至危困。浮主风。沉迟主虚冷。实主有热。紧主癫痫。洪主热盛。沉缓主虚泻。微迟有积有虫。迟涩主胃脘不和。沉主乳食难化。沉细主乳食停滞。紧弦主腹中热痛。牢实主大便秘。沉而数者，骨中有热。弦长是肝膈有风。紧数乃惊风为患，四肢掣颤。浮洪乃胃口有热。沉紧主腹痛有寒。虚濡者有气，又主慢惊。芤主大便利血。四岁以下用一指衮转寻三部，以关为准，七八岁移指少许，九岁次第依三关部位寻取，十一十二岁亦同，十四十五岁依大方脉部位诊视。凡看脉，先定浮沉迟数，阴阳冷热，沉迟为阴，浮数为阳。更兼看部位，青主惊风，白主虚泻，赤主痰热，黑色病甚，黄主脾疳。以此相参，察病治疗，庶无误矣。《全幼心鉴》云：小儿半岁之际有病，当于额前、眉端、鬓际之间，以名中食三指曲按之，儿头在左举右手，在右举左手，食指为上，中指为中，名指为下，三指俱热主感风邪，鼻塞气粗，发热咳嗽。若三指俱冷，主外感风寒，内伤饮食，发热吐泻。若食中二指热，主上热下冷。名中二指热，主夹惊之疾。食指热，主胸满食滞。又当参辨脉形主之。流珠形，主饮食所伤，内热欲吐，或肠鸣自利，烦躁啼哭，用助胃膏消饮食，分阴阳，若食消而病仍作，用香砂助胃膏以补脾胃。环珠形，主脾虚停食，胸膈胀满，烦渴发热，用五味异功散加山楂、枳实健脾消食，后用六君子汤调养中气。长珠形，主脾伤饮食积滞，肚腹作痛，寒热不食，先用大安丸消其积滞，次以异功散健其脾气。来蛇形，主脾胃湿热，中脘不利，干呕不食，此疳邪内作，先用四味肥儿丸治疳，后用四君子汤补脾。去蛇形，主脾虚食积，吐泻烦渴，气短喘急，不食困睡，先用六君子汤加枳实健脾消积，次以七味白术散调补胃气。弓反里形，主感冒寒邪，哽气出气，惊悸倦怠，四肢稍冷，小便赤色，咳嗽吐涎，先用惺惺散助胃气，祛外邪，后以五味异功散加茯苓、当归养心血、助胃气，若外邪既解，而惊悸指冷，脾气受伤也，宜用七味白术散补之，若闷乱气粗，喘促哽气者难治，脾虚甚故也。弓反外形，主痰热心神恍惚，夹惊夹食，风痫痰盛，先以天麻防风丸祛外邪，又用五味异功散调中气。枪形，主风热生痰发搐，先用抱龙丸。如未应，用牛黄清心丸。若传于脾肺，或过用风痰之药而见一切诸症者，专调补脾胃。鱼骨形，主惊痰发热，先用抱龙丸治之。如未应，属肝火实热，少用抑青丸以清肝，随用六味丸以补肝。或发热少食，或痰盛发搐，乃肝木克脾土，用六君子汤加柴胡补脾土以制肝木。水字形，主惊风食积，胸膈烦躁，顿闷少食，或夜啼痰盛，口噤搐搦，此脾胃虚弱，饮食积滞而木克土也，先用大安丸消导饮食，次以六君、钩藤钩补中清肝。若已服消食化痰等剂而病不愈者，用四君、升麻、柴胡、钩藤钩升补脾气、平制肝木。针形，主心肝热极生风，惊悸顿闷，困倦不食，痰盛搐搦，先用抱龙丸祛风化痰，次用六君子加钩藤钩平肝实脾。透关射指形，主惊风痰热，聚于胸膈，乃脾肺亏损，痰邪乘聚，先用牛黄清心丸清脾肺、化痰涎，次用六君子汤加桔梗、山药补脾土、益肺金。透关射甲形，主惊风肝木克制脾土之败症，急用六君、木香、钩藤钩、官桂温补脾土，未应，即加附子以回阳气，多得生者。尝闻古人云：小儿为芽儿，如草之芽，水之沤，盖因脏腑脆嫩，口不能言，最难投剂，当首察面色而知其所属，次验虎口以辨其所因，实为治法之简要也。

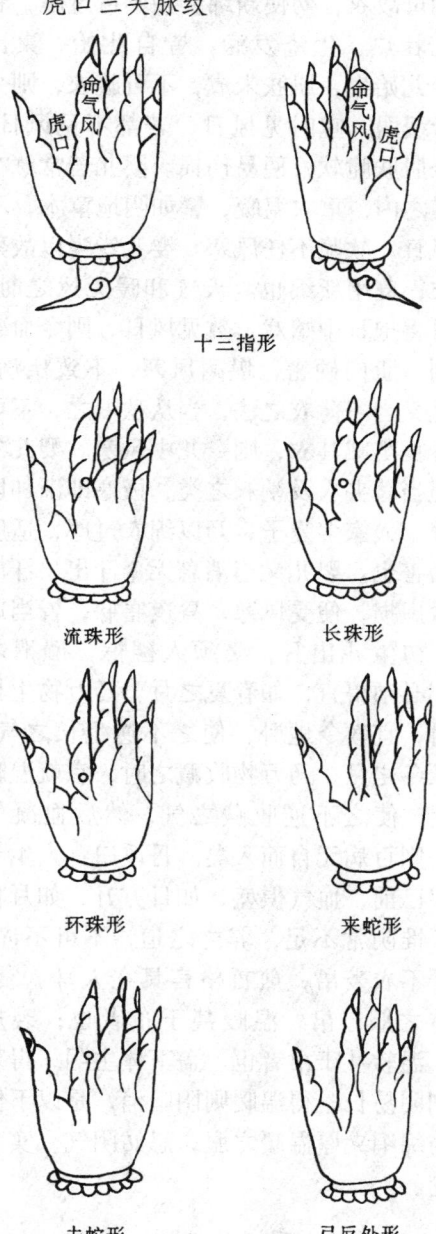

虎口三关脉纹

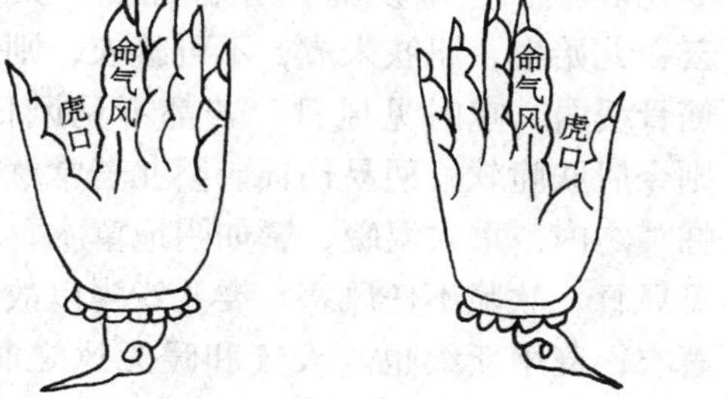

十三指形

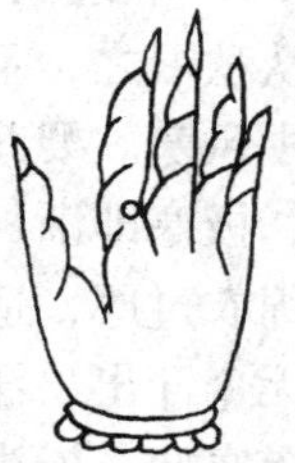

流珠形

长珠形

环珠形

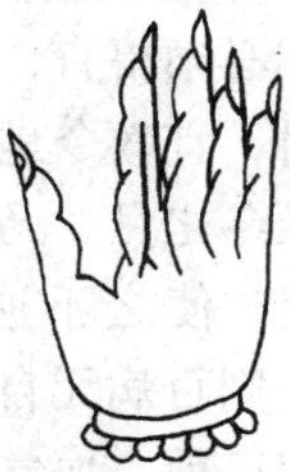

来蛇形

去蛇形

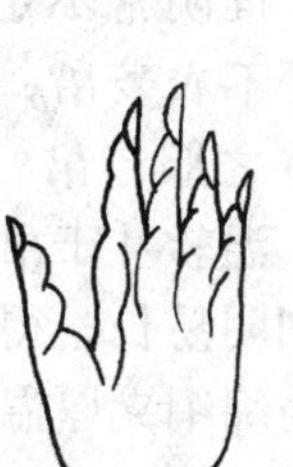

弓反外形

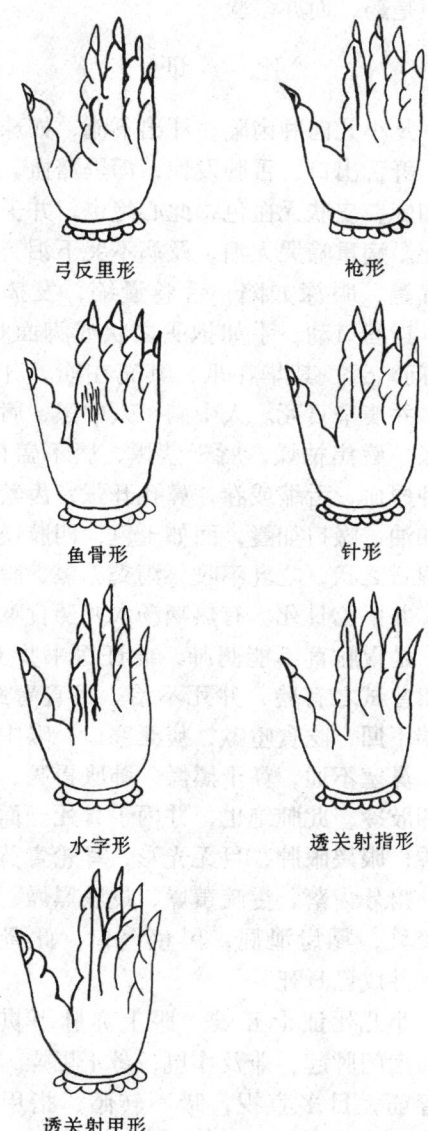

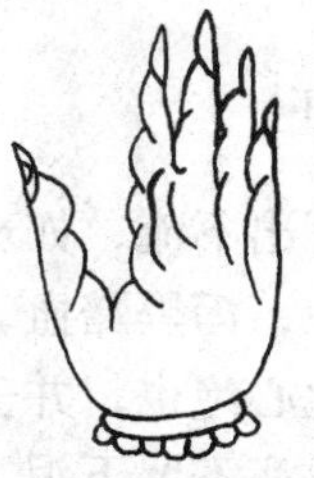

弓反里形

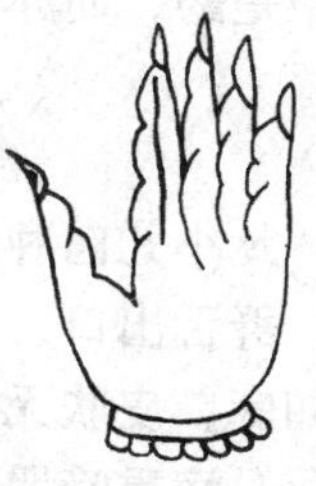

枪形

鱼骨形

针形

水字形

透关射指形

透关射甲形

流珠只一点红色。环珠差大。长珠圆长。已上非谓圈子，总皆红脉贯气之如此。来蛇即是长珠，散一头大，一头尖。去蛇亦如此，分上下朝，故曰来去。角弓反张，向里为顺，向外为逆。枪形，直上。鱼骨，分开。水字，即三脉并行。针形，即过关一二粒米许。射甲，命脉向外。透指，命脉曲里。虽然，余常治之亦有不专执其形脉而投剂者，盖但有是症，即服是药，而亦多验。

死　证

凡小儿囟肿囟陷，汗出不流，如珠如油，舒舌出口，舌肿发惊，泻黑黯血，鬓直如麻，皮肤无血色，此心绝也，并壬癸日死。病重啼哭无泪，及病不哭下泪，爪甲青黑，眼深如陷，舌卷囊缩，发搐目斜，连唇口动，手如抱头之状或脚面直，《素问》云：其华在爪，其充在筋。肝绝也，并庚辛日死。人中满，人中黑，唇缩反张，唇焦枯燥，唇干紫黑，唇不盖齿，血肿尿血，舌缩或卷，鼻孔开张，齿禁冷涎如油，嘬口如囊，面如土色，四肢逆冷如湿石之状，吃乳不收，泻粪赤黑，脾绝也，并甲乙日死。有热咽汤水并药食喉中鸣，是胃脆直不能荫肺，此证医书少有，盖累曾试之有验，并死不治。目直青鲜，气喘不回，吃食噎嗽，痰涎塞口，喉中鸣响，鼻塞不通，鼻干黑燥，肺胀胃膈，头汗四肢冷，此肺绝也，并丙丁日死。面黑神昏，眼黑眼肿，目无光彩，耳轮青黄焦枯，疳牙齿落，鬓疏黄燥，皮肤黑燥，惊风咬乳，戛齿泄屁，黑色绕口，此肾绝也，并戊己日死。

小儿死证十五候　眼上赤脉下贯瞳人，囟门肿起，兼及作坑，鼻干黑燥，肚大青筋，目多直视，睹不转睛，指甲黑色，忽作鸦声，虚舌出口，啮齿咬人鱼口，气急啼不作声，蛔虫既出，必是死形，用药速救，十无一生。小儿病困，汗出如珠，著身不流者死。小儿病，其头鬓皆上逆者必死。小儿病而囟陷，其口唇干，目皮反，口中气出冷，手足四垂，其卧如缚，掌中冷，皆不治。小儿中风热，喘鸣肩息，脉缓则生，急则死。小儿痢疾，脉浮大而腹痛者必死。乳子病热，脉悬小，手足温则生，寒则死。

褓　裸

《千金》论云：小儿，用父故絮著衣，女用母故衣，勿使新绵，切不可过厚，恐令儿壮热，生疮发痫，皆自此始。巢氏云：儿始生，肌肤未成，不可暖衣，则令筋骨缓弱，宜时见风日，若都不见风日，则令肌肤脆软，便易伤损。婴儿若常藏在帏幙之内，重衣温暖，譬如阴地草木，不见风日，软脆不任风寒。婴儿皆当以故絮著衣，莫用新绵也。天气和暖无风之时，令母将抱日中嬉戏，数见风日，则令血凝气刚，肌肉硬密，堪耐风寒，不致疾病。婴儿又当习薄衣之法，当从秋习之，不可以春夏卒减其衣，则令儿中风寒。婴儿冬月但当著夹衣及衲衣之类，极寒即渐加以旧绵，人家多爱子，乃以绵衣过厚，适所以为害也。婴儿又当消息无令汗出，汗出则致虚损，便受风寒，昼夜寤寐，皆当戒之。初生儿出月，必须人褓裸，褓裸之道，必须得宜，如春夏之月，乃万物生长之时，宜教令地卧，使之不逆生长之气，如秋冬之月，乃万物收藏之时，宜就温暖之处，使之不逆收藏之气，然后血凝气和，则百病无自而入矣。丹溪曰：人生十六岁已前，血气俱盛，如日方升，如月将圆，惟阴常不足，养之之道，不可不谨。童子不衣裘帛，煎哲格言具在人耳。裳，下体之服；帛，温暖甚于布者也；裘皮服，温软甚于帛者也。盖下体主阴，得寒凉则阴易长，得温暖则阴暗消，是以下体不与绵绢夹厚温暖之服，恐妨阴气，实为确论。

乳　哺

汤氏曰：小儿乳哺，须要得法。乳者，奶也。哺者，食也。乳后不得便与食，哺后不得便与乳，小儿脾胃怯弱，乳食相并，难以克化，周岁以上，必成乳癖食癖，于腹中作疼作热，疳病从此起也。丹溪曰：血气俱盛，食物易消，故食无时，然肠胃尚脆而窄，若稠粘干硬，酸咸甜辣，一切鱼肉，水果，湿面，烧炙煨炒，俱是发热难化之物，皆宜禁绝，只与熟菜白粥，非惟无病，且不纵口，可以养德。此外，生栗味咸，干柿性凉，可为长阴之助，然栗太补，柿太涩，俱为难化，亦宜少与，妇人无知，惟务姑息，畏其啼哭，无所不与，积成痼疾，虽悔何及。所以富贵骄养，有子多病，迨至成人，筋骨柔弱，有食则不能忌口以自养，居丧则不能食素以尽礼，小节不谨，大义亦亏，可不慎欤。至于乳母，尤宜谨节，饮食下咽，乳汁便通，情欲中动，乳脉便应，病气到乳，汁必凝滞，儿得此乳，疾病立至，不吐则泻，不疮则热，或为口糜，或为惊搐，或为夜啼，或为腹痛，病之初来，其溺必少，便须询问，随证治母，母安亦安，可消患于未形也。

［乳儿法］

凡乳母血气，为乳汁也。五情善恶，悉血气所生，宜戒喜怒，一切禁忌，不用狐臭、瘿瘘、气嗽病者，及身体疥癣，头疮鬓少，紧唇耳聋，音哑齆鼻，痫病等，方可乳儿。夏中盛热时，乳母浴后，或儿啼，不可与奶，能使儿成胃毒，秋成赤白痢。浴后可令定息，良久，热燥乳之，故无患也。聂氏曰：盛啼，不可食乳，恐气逆不顺，聚而为哕，亦能成惊风也。《千金》论曰：凡乳儿不可过饱，饱则溢而成呕吐。若乳来多猛，取出，挼后再乳。切须乳时，合先令捏去宿热乳，然后乳之。如乳母欲卧寐，当以臂枕之，令乳与儿头平，母欲睡著时，即夺其乳，恐其不知饱足，亦成呕吐。父母交合之间，儿卧于侧，或惊起，不可乳儿，盖气乱未定，必能杀儿也。巢氏云：小儿啼未定，气息不调，母不可以乳饮，盖恐乳不得下，停滞胸膈，则为呕吐也。《颅囟经》曰：夏不去热乳，令儿呕吐；冬不去寒乳，令儿泄泻复痢，尤不可不谨。夜间乳儿，母起身坐，抱儿喂之。每侵早欲饮乳，皆须捏去宿乳。乳汁勿投于地，虫蚁食之，令乳无汁，可沃东壁上佳。

［乳令儿病证］

喜乳，涎喘生惊。孙兆云：令儿上气、颠狂，亦令儿生痰喘急，或生惊。怒乳，疝气腹胀。《千金翼》云：怒乳令儿疝气。扁鹊云：女子则腹胀。寒乳，奶片不化。《史记·华佗论》云：乳气寒虚冷，故令便青而啼。《千金翼》云：令儿咳嗽。热乳，面黄不食。《千金翼》云：令儿呕吐。张氏云：热乳伤损肺气，令儿龟胸。气乳，吐泻腹胀。《宝鉴》云：令儿面黄白，乳哺减少，夜啼，哯乳。病乳，能生诸疾。令儿黄瘦、骨蒸、盗汗、嗞煎、夜哭。孙氏云：病乳则致虚羸及生诸疾。壅乳，吐逆生痰。《灵秘》云：壅乳成痰涎，涎壅生惊。《宝令鉴》云：壅乳成奶癖，又吐逆生痰。魃乳，腹急脏冷。《宝鉴》云：腹急而泻，胸背皆热，夜啼肌瘦，一如积块。醉乳，恍惚多惊。《千金翼》云：令小儿热，腹急痛。扁鹊云：醉淫随乱，乳儿恍惚多惊。淫乳，必发惊痫。《宝鉴》云：乳母淫佚，情乱乳儿，令吐泻身热，啼叫如鸦，不治。已上乳，急欲乳儿，能生诸病，不可不忌也。凡喜怒气乱未定，乳儿则成吐泻腹痛，疳黄不食，寒热壅积不散，乳儿则成痰癖涎嗽，肺胀龟胸。醉淫喘乳，多发惊痫，《圣惠方》云：醉淫喘乳，能杀小儿。《圣济经》论：乳者，夏不欲热，热则致吐逆。冬不欲寒，寒则致下痢。母不　怒，怒则令上气颠狂。母不欲醉，醉则令身热腹满。母方吐下而乳，则致虚羸。母有积热而乳，则变黄不能食。新房而乳，则瘦悴交胫不能行。大抵乳食不便，则生疾病。

[哺儿法]

《肘后》云：儿初生三日，应开腹助谷神，碎米浓作饮如乳酪，与儿大豆许，数令咽之，频与三豆许，三七日，可哺。《千金》云：儿哺早，不胜谷气，令头面体生疮，愈而复发，又尪弱难养。三十日后，虽哺勿多，不嗜食，强与之，不消，复生病。哺乳不进，腹有痰癖，四物紫丸微下之，节哺数日，自愈。《宝鉴》云：儿五十日，可哺如枣核，百日，弹丸，早晚二哺。莫抱檐下澡浴，当风解衣。哭未断而乳，冒冷而哺，又不可在神佛驴马畔、各房异户之亲、诸色物器并不可触犯之，害子性为惊痫。经云：三岁未满，勿食鸡肉，子腹生虫。钱乙云：儿多因爱惜过当，三两岁犹未饮食，致脾胃虚弱，平生多病，半年后宜煎陈米稀粥、粥面，时时与之，十月后渐与稠粥烂饮，以助中气，自然易养少病，惟忌生冷油腻甜物等。《外台·崔氏》初哺儿法，以平、定、成日，丑、寅、辰、巳、酉日，大吉。男忌戊、己日，女忌丙、丁日。

[断乳法]

小儿年至四五岁当断乳，而不肯断者，宜用画眉膏断乳之道，方可渐与肉食，则无疳癖之患。

画眉膏

山栀三个，烧存性　雄黄少　朱砂

上为极细末，入生麻油、轻粉各少许调匀。候儿睡著，浓抹于两眉上，醒来便不食乳。未效，再用，加黄丹一钱。

杂将护法

万全论：田妇护儿，绝无他疾，譬之草木生于深山大泽，容易合抱，至于异果奇材，纵加培养，间有不秀实者，岂贵贱异哉！儿数见风日，即血凝气刚，肌肉硬密，堪耐风寒，以田舍儿较之相似。田氏曰：大凡小儿过暖生热，热极生风，提抱生痫，喂饲生癖，最宜慎之。张涣曰：乳母须每日三时摸儿项后风池，若壮热者，即须熨之，使微汗即愈。谚云：戒养小儿，谨护风池。风池在颈项筋两辕之边，有病乃治之，疾微，切不可妄针灸，亦不用辄吐下。所以然者，针灸伤儿经络，吐下伤动脏腑故也。婴儿暑中，常令在稍凉处，乳母勿禁新水，即不宜多。婴儿春夏间有疾，不可乱有动下，使下焦虚，上焦热，变成大病矣。婴儿须看禀受南北之殊，盖地土寒温不同故也。婴儿生后两满月，即目瞳子成，能笑，识人，乳母不得令生人抱之，乃不令见非常之物。婴儿百晬，任脉生，能反复，乳母当存节喜怒，适其寒温。婴儿半晬，尻骨已成，乳母当教儿学坐。婴儿二百日，外掌骨成，乳母教儿地上匍匐。婴儿三百日，膑骨成，乳母教儿独立。婴儿周晬，膝骨已成，乳母教儿行步。上件，并是定法，盖世之人不能如法存节，往往抱儿过时，损伤筋骨，切宜戒之，为吉。罗谦甫曰：一小儿五月间，因食伤冷粉，腹中作痛，遂于市药铺中赎得神芎丸服之，脐腹渐加冷疼，时发时止，逾七八年不已。因思古人云：寒者热之。治寒以热，良医不能废其绳墨，而更其道也。据所伤之物寒也，所攻之药亦寒也，重寒伤胃，其为冷痛可知矣。凡人之脾胃，喜温而恶冷，况小儿血气尚弱，不任其寒，故阳气潜伏，寒毒留连，久而不除也。治病必先其本，当用和中养气之药，以救前失，服之月馀方愈。呜乎，康子馈药，孔子拜而受之，以未达，不敢尝，此保生之重者也。奈何常人拱默而令切脉，以谓能知病否。且脉者，人之血气，附行经络之间，热胜则脉疾，寒胜则脉迟，实则有力，虚则无力，至于所伤何物，岂能别其形象乎！医者不可不审其病源，而主家亦不可不说其病源，且此子之父不以病源告医，而求药于市，铺中发药者，亦不审病源而以药付之，以致七八年之病，皆昧此理也。孙真人云：未诊先问，最为有准。东坡云：只图愈疾，不欲困医。二公之语，其有功于世，大矣。

初 生

［薛］ 小儿在胎，禀阴阳五行之气，以生脏腑百骸，藉胎液以滋养，受气既足，自然生育，分娩之时，口含血块，啼声一出，随即咽下，而毒伏于命门，遇天行时气久热，或饮食停滞，或外感风寒，惊风发热等因，发为疮疹。须急于未啼时，用软帛裹指，挖去其血，用黄连、豆豉、朱蜜、甘草解之，后虽出痘，亦轻矣。有咽入，即时腹胀呕吐，短气不乳者，用茯苓丸治之，但黄连性寒，若禀母气膏粱积热者宜服，若滋味淡薄，胎气元弱者又不宜用。其朱砂固能解毒，恐金石镇坠，不若只以牛黄分许，蜜调与吮为佳。世多用犀角解毒丸，其胎气虚寒虚弱者，反伤脾胃生气，甚致不育。又有婴儿因其难产，或冒风寒而垂危者，切不可便断脐带，急烘绵絮，包抱怀中，急以胎衣置火中煨烧，更用大纸捻于脐带上往来燎之，使暖气入腹，须臾气复自苏。尤戒洗浴，恐腠理不密，元气发泄而外邪乘之也。

拭 口 法

婴儿新产出胎，急以棉裹指，揩拭儿口中，舌上恶血秽露，谓之玉衔，若啼声一发，即入腹，成百病。又看舌下，若连舌有膜如石榴子，若啼不出，声不转，速以指爪摘断之，或用苇刀子割之，微有血出，即活。若舌下血出多者，以烧乱发灰同猪脂少许和涂之。《圣惠》云：看齿根有黄筋两条，以苇刀割断，点猪乳佳，如儿口难开，先点猪乳。儿上下唇与齿龈连处，皆有一筋牵引。若上唇筋紧，即生上炼；下唇筋紧，即生下炼。上炼，生疮满头，或眉间如癣状，瘙痒不已，复流黄汁，至处生疮。下炼，起腰背渐至四肢，患亦如上。若疾甚不治，或头面上下相通，累年不轻，又夭折或成大病，是唯每日早晨拭口，佳。

浴 儿 法

儿生三日，以桑、槐、榆、桃、柳，各取嫩枝三寸长者，二三十节煎汤，看冷热，入猪胆汁二三枚，浴之。浴汤用猪胆、益母草，不生疮疥。用金银、虎头骨、麝、丹砂，辟恶气、客忤、惊痫。用桃、梅、李、楮根叶，解体热温壮之病，须浴时煮。汤须不冷不热，于无风密室浴之，勿令久。浴讫，以粉摩之，或以光粉、蚌粉扑身，辟邪，吉。《纪用经》浴法，寅、卯、酉日吉，壬午、丁未、癸巳凶，不能上三日，勿犯下三日。三日、五日、七日浴。小儿洗浴，不可先断脐带，候洗了方断，不致水湿伤脐，可免脐风、脐疮等证，用清油调发灰傅脐。洗儿，不可用水打湿脐带。

断 脐 法

《千金》云：脐不得以刀割，隔单衣咬断，以暖气呵七遍，即缠结，所留带致儿足趺上断讫，连脐带中多有虫，急剔拨去，不尔，入脐成疾。脐当长六寸，长则伤肌，短则伤脏，不以时断及挼汁不尽，暖气渐微，即生寒，令儿脐风。《宝鉴》

论：断脐若用剪刀，先于怀中令暖。又，水入脐，多天钓，痛苦啼叫，面青黑。脐伤动，令久不干。伤外风，即口噤不可救。

灸脐法

《圣惠》云：儿生一宿，抱近明无风处，看脐上有赤脉直上者，即于脉尽头灸三壮，赤散，无患矣。

裹脐法

《千金》论：治白练令柔软，方四寸，新绵厚半寸，与帛等合之裹脐，调其缓急，急则吐哯，二十日乃解，若十许日怒啼，必衣中有刺，或脐燥刺腹，当更裹脐，冬时须闭户下帐，然火令温暖，换衣亦然，仍以温粉粉之。

服药下胎毒法

《心鉴》曰：古方书言儿始生落草，服汞粉、朱砂、白蜜、黄连，欲下胎毒，今人率承用之，不知今人禀受摄养，与古人不同，其药乃伤脾败阳之药，若与儿服，后必生异证，只宜用淡豆豉煎浓汁，与三五口，其毒自下，又能助养脾气，消化乳食。然古人之法，终不可湮没，今人用之而效者多，或不至如《心鉴》所云者，今次第列于下方。

张涣云：婴儿初生第一日，才断脐棚袍讫，看儿形色，若面红润色赤，啼声响快者，宜用汞粉法，良久，有脐粪便下，为佳。次用甘草法，次用朱蜜法，临时更看形色。若面色多青白，啼声不响，即不须服，次用牛黄法。古方又有黄连法、韭汁法、猪乳法等，在人看儿寒热怯壮，择所宜而用之尔。

甘草法　用好原州甘草中指一节许，拍碎，以水二蚬壳，煎一蚬壳，以绵缠蘸，令儿吮之，若吐出恶汁为佳。若服一蚬壳不吐，即不须更服。不问婴儿虚实寒热，皆须服之。《肘后方》吐后更与，两服吐止，须尽一合。薛氏预以甘草细切少许，临产时以绵裹，沸汤盏内覆温，收生之际，以软绵裹指，蘸甘草汁拭其口，次用黄连法、朱蜜法。

黄连法　《集验方》初生儿恶汁留胸膈壅塞，易生蕴热、惊痫、疮疖，用好肥黄连数块，槌碎，绵裹如奶头状，汤内浸成黄汁，拈摭一二点儿口中，恶汁自下，乳食便美，未尽，用空绵别浸黄连后，以朱蜜间与之。海藏方，净黄连一钱，水一盏，预先煎下，待儿生未出声时，便用灌下，以去腹中恶物脐屎，兼解胎中蕴积热毒，终身不生疮，又去脐风等病。

韭汁法　《本草》云：儿初生，与韭根汁灌之，即吐出恶水。《圣惠方》甘草后，暖水浸韭子汁涂儿唇上，干又涂，数次止，不令入口。

朱蜜法　好朱砂一大豆许，细研，水飞，炼赤蜜一蚬壳，看稀稠，和成膏。每用一豆大，乳汁化下，时时滴口中，三日内，止三粒。临时更看形色，若面色多青白，啼声不响，即不须服。

牛黄法　《千金方》朱蜜竟，与牛黄，不独益肝胆，除热定精神，止惊辟恶气，又除百病。张涣法，真牛黄一块，好蜜炼熟和成膏。每服一豆大，乳汁化，时时滴口中。形色不实者不宜多服。若婴儿胎热，或身体黄色，宜多服之。

汞粉法　张涣方，儿红润色赤，啼声响快者，用汞粉半钱，旋旋令儿吮之，良久，有脐粪便下，为佳。《宝鉴》银粉抹口舌上下左右两颊，然后饲朱蜜。

猪乳法　婴儿初生至满月内，常时时旋取猪乳滴口中，佳。猪儿饮母次，便提后脚离乳，急捋之，即得。

脐带法 用本儿落下脐带，瓦下焙燥，为末，入辰砂、黄连、甘草，各末五分，和匀蜜拌，做三五次涂乳母乳上，俟儿吞之，必使一日夜吞尽，次日，恶毒皆从大便而出。日后不但痘疹稀疏，竟有不出痘者，俟脐带落下，即便制服，在六七日之间为妙。其辰砂必须研极细末，以甘草汤飞过，任服无害。此方一以解毒，一以补养。盖脐带乃有生初之河车也，系于母之命门，两肾之所主，乃以肾补肾，肾既充足，即不受邪，故无他日变黑归肾之证，亦无囟门不合之疾，生一儿即得一儿，真保生第一良法。

藏衣法即胞衣 崔氏云：儿衣清水洗，勿令沙土草污，又清酒洗之，仍内钱一文在衣中，盛新瓶内，青绵裹瓶口，蜜盖，置便宜处三日，后依月吉地向阳高燥处，入地三尺埋之，瓶上土厚一尺七寸，须牢筑，令儿长寿智慧。若不谨，为猪狗食，令颠狂；虫蚁食，令病恶疮；犬鸟食，令兵死；近社庙，令见鬼；近深水汙池，令溺死；近故灶，令惊惕；近井傍，令聋盲；弃道路街巷，令绝嗣；当门户，令声不出耳聋；著水流下，令青盲；弃火里，令生烂疮；著林木头，令自绞死。此忌须慎。每于天德月空处埋之。正月天德在丁，月空在，丙壬，馀详官本历日。若遇反支，宜挂宅外福德上向阳高燥处，待过月，然后依法埋藏，吉。甲乙日生，丙丁日藏。丙丁日生，戊己日藏。戊己日生，庚辛日藏。庚辛日生，壬癸日藏，吉。

剃头法 《集验方》云：小儿初剃头，俱不择日，皆于满月日剃之，盖风俗所尚，前产妇未得出房，于满月即与儿俱出，谓胎髪秽恶，有触神灶，令小儿不安，故于此日必剃头而出。凡剃头，就温暖避风处，仍剃后须以杏仁三枚去皮尖研碎，入薄荷三叶再同研，却入生麻油三四滴，腻粉拌和，头上擦，以避风邪，免生疮疥热毒，其后小儿，亦宜此法。

附方

［海］**百寿散** 小儿初生未满月已里用之者，老无疮疥。

黄连一两 朱砂一钱

上水煎。令老母拭去口涎净，灌下。馀药倾盆中浴儿，遍身搽，妙。

《颅囟》儿初生日与**平和饮子**《指迷》儿生三日后，与母服。

人参 茯苓 甘草 升麻各二钱五分

水一盏，煎一合半。时时与之。乳母忌油腻。满月及百晬，如时冷加白术，热加硝，各半钱。

生下胎疾

月内不测诸病。

总论

《千金》论曰：芽儿出腹，骨肉未敛，肌肉未成，犹尚是血，血凝则坚而成肌肉也。又云：如水上之泡，草头之露。夫初生一腊之内，天地八风之邪岂能速害，良由在胎之时，母失爱护，或劳动气血相干，或坐卧饥饱相役，饮酒食肉，冷热相制，恐怖惊扑，血脉相乱，蕴毒于内，损伤胎气，故降生之后，有胎热胎寒，胎肥胎怯，胎惊胎黄，诸证生焉。外因浴洗拭口，断脐灸囟之不得法，或绷绳惊恐，乳哺寒温之乖其宜，致令噤口脐风，锁肚不乳等证，病患致此，亦难救疗，坐视其毙，良可哀悯。故黄帝云：吾不能察其幼小，谓别是一家调理耳。用药者必明消息形候，审定生死，察病患之浅深，知药性之寒温，而后庶乎少失也。

初生辄死

《千金》儿初生辄死，视儿口中悬痈前上腭有胞者《翼》云赤胞，以指甲摘取头，决令溃去血，勿令血入咽，入咽杀儿，慎之。

不能啼

《三因》云：小儿初生气绝不能啼者，必是难产或冒寒所致，急以绵絮包裹抱怀中，未可断脐带，且将胞衣置炉炭中烧之，仍捻大纸条蘸油点火，于脐带下熏之，盖脐带连儿，火熏时有火气由脐入腹，更以热醋汤荡洗脐带，须臾气回，啼哭如常，方可洗浴了，即断脐带。婴儿哭迟者，以葱白细鞭背上，即啼。《水鉴方》云：胎风生下不能啼，须使园中小叶葵，捣取汁调熊胆末，才交入口免倾危。看舌下法见前。儿生下地，即不啼哭，不能吞乳，奄奄如死者，急看喉间悬痈前腭上有一泡，用指摘破，以帛拭去恶血，勿令咽下，即能通声吞乳。

眼不开

儿生眼闭，口开，常呻吟，因受胎热，用凉五脏药天竺黄散方见重舌，及与母吃，复以竹筒煎汤洗眼。小儿初生眼闭者，由产母食热物毒物，致成斯疾。治法，当以熊胆少许蒸水洗眼上，一日七次，如三日不开，用生地黄汤服，仍须乳母服山茵陈汤。凡初生小儿，须洗令净，若洗不净，则秽汁浸渍于眼眦中，使眼赤烂，至长不瘥。

生地黄汤 治初生小儿眼不开。

干地黄 赤芍药 川芎 当归去芦 瓜蒌根 甘草

上为细末。少许，用灯心煎汤调，抹入口中。速服。

四圣散 治婴孩胎受热毒，生下两目不开。

灯心 黄连 秦皮 木贼 枣子各半两

上㕮咀。每服二钱，水一盏，煎七分，澄清去渣，无时频洗，两目自开。

洗眼方

黄连 秦皮 灯心 大枣各等分

上，用竹筒煎汤。

不乳

谓初出胞胎而不吮乳也。婴儿初出胎时，其声未发，急以手拭其口，令恶血净尽，不得下咽，即无他病。若拭口不全，恶秽入腹，则令腹满气短，不能吮乳，或产母取冷过度，胎中受寒，致令儿腹痛也，宜用茯苓丸及木香槟榔散治之。

茯苓丸

赤茯苓 川黄连去须 枳壳炒

上等分为末，炼蜜丸桐子大。每服一丸，乳汁调下。

治秽恶入腹，令儿呕吐不乳方

木香 干姜生 茯苓 甘草 酸木瓜 丁香各等分

上为粗末。一捻，水煎，绵蘸滴与之。

《外台》方

乳两合，葱白一寸。煎一两沸，去葱吃，即乳。

圣惠人参丸

人参 龙胆 黄连 马牙硝 甘草炙微赤 枳麸炒微黄。各二两

上捣罗为细末，炼蜜丸如桐子。乳汁研二丸，灌口中，日四五服，差。

朱砂丸 治三岁以下，胃口闭，不吃乳。

朱砂 牛黄 麝香 丁香 甘草炙微赤 人参各一分 犀角 黄芪 石膏细研，

水飞　五灵脂各半两

上捣罗研匀，蜜丸如绿豆。熟水下三丸，日四五服。

灸法　儿生二七日内不吮奶多啼者，客风中脐，循流心脾。灸承浆，在下唇棱下宛宛中。次灸颊车，在耳下颊骨后，炷如雀屎，各七壮。此非灸不疗。儿喉中鸣，咽乳不利。灸旋玑三壮，在天突下一寸陷者中。

吐不止

［钱］　初生下吐，因秽恶下咽故也，用木瓜丸主之。凡初生，急须拭净口中，否则啼声一发，秽物咽下，致生诸病。

［田］　月里生呕，先用朱砂丸下之。如利后，用朱沉煎坠其邪气，使秽物自下而不呕也。

［钱］　**木瓜丸**

木瓜　麝香　腻粉　木香　槟榔各等分

上同研细末，面糊丸，如小黄米大。每服一二丸，甘草水下，无时。

［薛］　芽儿初生之患，多因乳母不慎七情，不节厚味，传儿为病，当审其因以调治其母。前所用之药，恐脏腑脆嫩，不能胜受，用者审之。

圣惠藿香散　治儿生至半月，呕逆不止。

藿香　紫菀洗去苗土。各一分　甘草炙赤，半两　麦门冬三分，去心，焙　桂心半分

上为散。每服一钱，水一盏，煎五分，去滓，温，绵点滴口中。

不小便

小儿初生不尿者，多因在胎时母恣食啖，热毒之气，流入胎中，儿饮其血，是以生而脐腹肿胀，如觉脐四旁有青黑气色及口撮，即不可救也。如未有青黑色不饮乳者，宜服葱乳汤。

葱乳汤

葱白三四寸，四破之。以乳汁半盏煎灌。一方，葱生用，捣烂，人乳拌，入儿口内，再与乳吮，咽下即通。

豆豉膏

黑豆一勺　田螺十九个　葱一大把

上捣烂。芭蕉汁调，贴脐下。

按：观丹溪治郑廉使之子患淋病，乃因父服下部热药，遗毒在胎，留于子之命门而然，以紫雪和黄柏末为丸投之，下如黍如粟者碗许而安。则初生不尿症，其当审因而处治，不言可知也。

不大便

俗名锁肚，由胎中受热，热毒壅盛，结于肛门，闭而不通，无复滋润，所以如此。至若第三日不通，急令妇人以温水漱口，吸咂儿前后心，并脐下、手足心，共七处，凡四五次，仍以轻粉半钱，蜜少许，温水化开，时时将少许服之，以通为度。如更不通，即是肛门内合，当以物透而通之，金簪为上，玉簪次之，须刺入二寸许，以苏合香丸纳入孔中，粪出为快。若肚腹膨胀，不能乳食，作呻吟声，至于一七，难可望其生也。田氏治法，先用硬葱针纴肛门，如大便不下，后用牛黄散方见喘送朱砂丸，一时自见。

大小便不通

小儿初生，腹胀欲绝，大小便不通，亦如前法吸咂胸前、背心、手足心、脐下七处，以红赤色为度，须臾自通。

垂痈

《千金》云：小儿出腹六七日后，其血气收敛成肉，则口舌喉颊里清净也。若喉里舌上有物如芦箨盛水状者，若悬痈有

胀起者，可以绵缠长针留刃处如粟米许大，以刺决之，令气泄去青黄赤血汁也。一刺之止，消息一日。未消者，来日又刺之。不过三刺，自消尽，馀小小未消，三刺亦止，自然得消也。有著舌下如此者名重舌，有著颊里及上腭如此者名重腭，有著齿龈上者名重龈，皆刺去血汁也。刺后，用盐汤洗拭，急用如圣散或一字散掺刷。

如圣散

铅霜　真牛黄　太阴玄精石　朱砂水飞，曝干

上四味，各研极细，秤准各二钱五分，拌匀，入白龙脑五分，再研匀。每用药抄一字至半钱，止掺儿口中，时时用。

一字散

朱砂　硼砂各半钱　龙脑　朴硝各一字

上为极细末。用蜜调少许，鹅翎蘸刷口内，咽下无妨。

重　舌

巢氏云：心候于舌而主血，脾络脉又出舌下，心火脾土二脏，子母也。有热即血气俱盛，其状，附舌下近舌根，形如舌而短，名重舌。指爪摘断及苇刀子割，法见前拭口法条。《惠眼》鹅口、重舌、重腭、口疮，皆上焦热，因受胎时大受极热，急以鸡内金为末，干掺口内，及朱砂膏、地黄膏轮流掺之，仍服天竺黄散。

地黄膏

郁金皂荚水煮干，切，焙　豆粉各半两　甘草一分，炙　马牙硝研，一钱

生地黄汁、蜂蜜对合，熬成膏和药。每服两皂子大，香熟水含化，或鹅翎扫口内。

金朱饮　治惊壮热，伤寒伏热，上焦虚热，重舌、口鼻生疮致赤眼方。本名天竺黄散。

川郁金锉，皂荚水煮干。细者，如胆状，佳　天竺黄　甘草炙　马牙硝各半两　朱砂一分，研　蝉壳十四个，水洗去土　麝香少许

上为末。每服半钱至一钱，蜜汤调下。

重龈重腭

《千金》治法，总前垂痈门。刺去血汁后，盐汤洗拭，一字散涂刷，法同前条。茅先生云：心热壅滞，先用朱砂膏见惊积门涂舌上，后用牛黄膏见膈热门。

圣惠牛黄散一方无前三味，有玄明粉

牛黄　白龙脑　朱砂各一分　铅霜半两　太阴玄精石一两

上细研为散。先于肿处，以针铍破出血，盐汤洗拭口后，掺药，神效。

口中有虫

《外台》疗儿吃奶不稳，七日以来壮热，颜色赤，鼻孔黄，恐作撮口及牙关，虫似蜗牛，亦似黄头白蚌螺，用竹沥半合和少许牛黄服，差。又猪肉拭口，即虫出。

噤　风

巢氏云：儿口内忽结聚生舌上如黍，不能取乳，名噤。由在胎热入脏，心偏受热。《圣惠》初生儿须防三病，一撮口、二著噤、三脐风，皆急病，著噤尤甚，过一腊方免。牙关紧急，吃乳不稳，啼声渐小，口吐涎沫茅有闭眼，人见大小便通，以为冷热所得，不知病在喉舌，状亦极重，善救疗者十不得三四，依将护法防于事先，必无此患。但有此证，急看儿上腭有点子，先以指甲轻轻刮破，次服定命散、辰砂全蝎散之类。如口噤不开，服诸药不效者，生南星去皮脐，研为极细末，龙脑少许合和，用指蘸生姜汁于大牙根上

擦之，立开。凡脐风、撮口、噤风，三者虽异，其受病之源则一也。大抵里气郁结，壅闭不通，并宜服煎豆豉汁与吃，取下胎毒。《千金》云：小儿初生，其气高盛，若有微患，即须下之。若不时下，则成大疾，难为疗矣，紫霜丸量而与之。

定命散　治初生儿口噤不乳。

蝉蜕二七枚，去嘴脚　全蝎二七个，去毒

上为极细末，入轻粉少许和研。用乳汁乳远调化服。

辰砂全蝎散　治初生儿口噤。

辰砂水飞，半钱　全蝎头尾全，去毒，二十枚，炙　硼砂　龙脑　麝香各一字

上为极细末。用乳母唾调涂口唇里及牙齿上，或用猪乳少许，调入口内。

紫霜丸方见变蒸。

张涣立圣散　治妊娠之时，母服热药过多，或食炙煿热物等，致令婴儿初生下口噤不乳，口舌上疮如黍粟大，啾唓多啼，名曰口噤。

干蜘蛛一个，去口足，以新竹火上炙，取油一蚬壳许，浸一宿，炙令焦，取末　干蝎梢七个，为末　腻粉末，一钱

上件，并同研极细。每服一字，乳汁调，时时滴口中。

《千金》治口噤，赤者心噤，白者肺噤。

鸡粪白，枣大，绵裹，水一合，煮二沸，分再服。《圣惠》用豆大三枚，水下。

又　雀粪四枚，末之，著乳头饮。儿大，十枚。

《外台》著噤，病在咽，如麻豆许，令儿吐沫不乳。

水银，如黍，与服，下咽便愈，以意量之，不过小麻子许。事急用。

《食疗》茶莓研汁，灌口中，死亦生。生下湿茎端三叶，花黄，子赤，似覆盆子。

《圣惠》川椒一两，搜面裹三角馟样，烧黄熟，以绵盖儿口，掐去尖如箸头，使椒气入口，效，未觉再作。

蜈蚣方　治小儿口噤不开，不能吮乳。

赤脚蜈蚣半条，去足，炙令焦，为末　麝香少许

上，以猪乳和之。盖猪乳能独主小儿口噤不开。

蜘蛛方　治小儿口噤不开，不能吮乳。

蜘蛛一枚，去足及口，炙令焦，细研

用猪乳一合和，为三服，徐徐灌之，神妙。入麝香，治牙疳极好。

牛涎方

取东行牛口沫，涂小儿口及额上，即效。

治噤搐鼻法　用郁金、藜芦、瓜蒂为末，水调，搐之。

茅先生云：儿生一百廿日内犯风噤病同着噤，因母受胎有疾，故受毒气，生来血气未调，又被风邪所击致之。治法，先与夺命散吐风涎见急慢惊门，后下醒脾散一见胃气不和门，一见慢脾风门，夹匀气散与服见胃气不和门，又下雄朱散见赤白痢夹朱砂膏见急惊，常服即愈。如手提拳，噤口不开，死。

鹅　口

巢氏云：儿初生，口里白屑满舌上，如鹅之口，故名。由在胎受谷气盛，心脾热气，薰发于口。治用髮缠指头，蘸井花水揩拭之，睡时，黄丹煅，出火气，掺于舌上。如用前法，其舌上白屑不脱，可煮栗荴汁令浓，以绵缠指头拭之，若春夏无栗荴，可煮栗木皮，如用井花水法。《简要》用牙硝细研，于舌上掺之，日三五度。《秘录》用桑白皮汁和胡粉傅之。

鸡蓖胵胵黄皮，烧末，水和服。

张涣保命散　治婴儿初生七日内胎毒者，其舌上有白屑如米连舌下，有膜如石榴子大，令儿语不发，名曰鹅口病。

白矾烧灰　朱砂水飞。各二钱半　马牙硝半两

上各研极细，再同研。每服一字，取白鹅粪，以水搅取汁，调涂舌上、颔颊内。未用药时，先以手指缠乱髪，揩拭舌上垢，然后使药傅之。

茅先生论：儿喉中壅一块肉瘤闭却，为喉痹。身大热，舌硬不转，为木舌。口开满口黄如膏，名鹅口。三候皆热甚生风，风壅热毒至，此为实热，先用三解牛黄散见实热门微与通吐恶涎，后用匀气散见胃气不和门，及用天竺黄散见重舌门夹牛黄膏见发热门与服，愈。如喉响似锯，及眼视，面青黑，不奶食，死候。

撮　口

外证，舌强唇青，聚口撮面，面目黄赤，气息喘急，啼声不出，饮乳有妨。若口出白沫而四肢冷者，不可救疗。其或肚胀青筋，吊肠卵疝，内气引痛，皆肠胃郁结不通致之，治法贵乎疏利。辰砂膏是也。初生一腊乃免。七日也。

《千金》云：小儿初出腹，骨肉未敛，肌肉犹是血也，血凝乃坚成肌肉耳，其血沮败不成肌肉，则使面目绕鼻口左右悉黄而啼，闭目，聚口，撮面，口中干燥，四肢不能伸缩者，皆是血脉不敛也，多不育，若有如此者，皆宜与龙胆汤也。

龙胆汤方　治婴孩小儿胎惊，月内气盛发热，脐风撮口壮热。

龙胆草　钩藤　柴胡去芦　黄芩炒　桔梗去芦，炒　赤芍药炒　茯苓去皮　甘草炙。各五钱　蜣螂二枚，去翅足，炙　大黄一分，纸裹煨

上合研为极细末。用枣去核煎，或加防风去芦、麦门冬去心，以导心热，食前调服。

张涣云：婴儿胎气挟热，亦因母有邪热传染，或生下洗浴当风，襁褓失度，致令婴儿啼声不出，乳哺艰难，名曰撮口不开，病七日之内尤甚，急风散主之。

急风散方

蛇蜕皮微炒　钩藤　干蝎梢各一分，捣罗为细末　朱砂一分，细研，水飞　好麝香　真牛黄各半钱，并研极细

上件，都拌匀，再研为细末。每服一字，取竹沥一两，点同乳汁调下。

辰砂僵蚕散　治初生撮口。

辰砂水飞，半钱　僵蚕真的，去丝嘴，炒，一钱　蛇蜕皮炒，一钱　麝香研，半钱

上为极细末。少许，用蜜调傅唇口。

撮风散　治小儿撮口。

赤脚蜈蚣半条，炙　钩藤二钱半　朱砂　直僵蚕焙　全蝎梢各一钱　麝香一字

上为末。每服一字，取竹沥调下。竹沥解热极好。

辰砂膏

辰砂三钱　硼砂　马牙硝各一钱五分　玄明粉二钱　全蝎　真珠末各一钱　麝香一字

上为末，和枣同好单包起，自然成膏。每服一字，或一豆许。治诸惊，用金银薄荷汤下。潮热，甘草汤下。月内婴儿用乳汁调傅奶上，令吮下。

脐风锁口方

金头蜈蚣一个　蝎梢五个　直僵蚕七个　瞿麦半钱

上为末。每一字，吹入鼻中。啼，则可用薄荷汤调下一字，然后服千金龙胆汤、朱银丸。

僵蚕方

直僵蚕二枚，去嘴，略炒，为末。调

傅唇口中。

甘草方　治小儿撮口，取吐。

甘草一钱

上，煎服。令吐出痰涎，即以猪乳点入口中，即差。

脐　风

《千金》有脐风、脐湿、脐疮，三者皆因断脐后为风湿伤而成。夫风入脐，脐肿腹胀，四肢不利，多啼不能乳，甚者发搐，为脐风。肿湿经久不干，为脐湿。风湿相搏，令脐生疮，久不差，为脐疮。有一不已，入于经脉，多变为痫，痫成，作痫治。脐风者，谓断脐之后，被水湿风冷所乘，风湿之气入于脐而流入心脾，遂令肚腹胀满，脐肿，身体重著，四肢柔直，日夜多啼，不能吮乳，甚则发为风搐。若脐边青黑，撮口不开，是为内搐，不治。爪甲黑者，即死。其或热在胸膛，伸缩努气，亦令脐肿，宜千金龙胆汤主之方见前条。钱氏云：小儿洗浴，拭脐不干，风入作疮，令儿撮口，甚者是脾虚胃气不和，宜调气，益黄散主之方见脾部。《类萃》云：宜先用控痰饮吐风痰，次用益脾散和脾，又用辰砂膏利惊即愈。或手足挛拳，噤口不开者，不治。曾氏法，先投劫风膏，次以五苓散加宽气饮，入姜汁、葱白、灯心煎汤调服，与解风痰，及用一字金，煎荆芥汤或薄荷汤调抹口内，证轻即快。如禀赋充实，发热，有痰，惊搐，投黑白饮，温蜜汤空心调下。微泄似茶褐色二三行，进白芍药汤，水姜枣煎服，常用此法，亦妙。若脐凸音迭肚紧，微有青色，口撮不开，肝风盛而脾土受制，不可施治，凡有此候，百无一治，纵使得安，亦非长寿。

控痰散

蝎尾　铜青各半钱　朱砂一钱　腻粉一字　麝香少许

上为末。每服一字，腊茶清调下。先吐风痰，然后和胃，或用前甘草方吐痰，随轻重用。

益脾散

白茯苓　人参　草果煨　木香湿纸裹，煨　甘草　陈皮　厚朴姜制　紫苏子炒。各等分

上为末。每服一钱，姜枣水煎。

辰砂膏方见前。

宣风散　治初生儿因断脐后外伤风湿，唇青口撮，多啼不乳，口出白沫。

全蝎二十一个，头尾全，去毒，用无灰酒少许涂，炙，为末　麝香一小字，别研

上研为极细末。用半字，金银煎汤或麦门冬去心煎汤调化，食远服。

防风散　治初生儿脐风。

防风去芦　羌活　黄芪　当归　川白芷　甘草各半钱

上为极细末。少许，用灯心、麦门冬去心煎汤调化，不拘时候服。

劫风膏　治急慢惊搐，脐风撮口，牙关紧闭，痰涎壅盛，咽喉肿痛。

威灵仙去芦，一两半，细锉，焙，研为末

上，用皂荚三两，去皮弦槌损，挪温水一碗，绢滤过，慢火熬若稀糊，入醇醋半两，再熬三五沸，去火候冷，用前药末亭分乳钵内杵匀，丸芡实大。先用盐梅肉擦牙根，次以此膏一丸或二丸，温白汤浓调，抹入左右牙关内，即开，续进别药。熬时，得瓦器为上，银器尤佳。及解风痰壅盛，淡姜汤调化，无时少与含咽。咽喉肿痛，温茶清调下，或薄荷汤。

五苓散　宽气饮俱惊。

一字金　治初生婴孩一七之外，欲成脐风撮口，及卒中、急慢惊风，牙关紧闭，壅上痰涎。

僵蚕炒去丝　威灵仙去芦。各四钱　明白

矾生用，二钱　细辛去叶，一钱　甘草生用，二钱半

上，锉、焙为末。每服一字至半钱，姜汁沸汤调匀，以指抹入牙关内。治卒中、急慢惊证，口噤不开，用盐梅汤调擦上下牙根二处。

黑白饮　治脐风气实者，及急惊壮热发搐。

黑牵牛半生半炒　白牵牛半生半炒　大黄生用　陈皮去白　槟榔各半两　甘草炙，三钱　玄明粉二钱

上，除槟榔不过火，馀五味或晒或焙，仍合槟榔为末，同玄明粉入乳钵内再杵匀。每服半钱至一钱，温蜜汤调化，空心投服，或无时。此药新合最妙，久则效迟。

白芍药汤方见疝。

张涣封脐散　治婴儿初生，因乳母不谨，洗浴水入脐中；或儿尿在棚袍之内，湿气伤于脐中；或解脱，风冷邪气所乘，令儿脐肿多啼，不能乳哺，名脐风病，宜急用此。

好川当归半两，洗，焙干　天浆子三个，微炒　乳发一钱，烧灰存性

上件同捣，罗为细末，入麝香一字拌匀。用药一字至半钱，傅脐中，时时用。

《三因》小儿初生，一七日内忽患脐风撮口，百无一效，坐视其死，良可悯也。有一法，世罕知者，凡患此证，看儿齿龈上有小泡子如粟米状，以温水蘸熟帛，裹指轻轻擦破，即开口便安，不药神效。

小儿初生，脐风撮口，诸药不效者。灸然谷，穴在内踝前起大骨下陷中，可灸三壮，针入三分，不宜见血，立效。脐风，目上插，刺丝竹空。脐肿，灸腰对脐骨节间三壮，炷如麦。

脐风撮口，在百日内，多不治。

脐　湿

婴儿脐中肿湿，经久不差，若至百日，即危急，宜速疗之。《颅囟经》治脐湿方：枯矾、龙骨为末，入麝少许，拭脐干，用避风。绛帛灰傅脐中。干蛤蟆、牡蛎各一枚，烧灰细研，少许傅脐中，日三两上，差。

封脐散

甑带灰　乱发灰　白姜灰　红帛灰四灰，不得夹别灰　南星　白蔹　当归头　赤小豆　五倍子　血竭　龙骨　赤石脂煅　海螵蛸　百草霜　胭脂各半钱

上合研为极细末。湿，干傅。干则清油涂。忌生水浴脐。

又方

红绵灰　黄牛粪灰　龙骨　发灰　干胭脂各半钱

上为极细末。湿，干掺。干，清油涂脐。

又方　治脐内出水汁，不干。

当归头去芦，一钱　绵缚脐带烧灰，一钱，或旧绵

上为极细末，入麝香一小字同研。少许，干掺脐。

钱乙柏墨散

黄柏　釜下墨　乱发灰各等分

上为细末。每用少许，傅之。

张涣胡粉散

胡粉　干姜烧灰　白石脂烧存性

上各等分，研极细，再同研匀。用药一字至半钱，傅脐中，时时用。

［庄］　气脐，大如栗，虚肿而软疼，用竹沥涂，日数上，消。儿脐湿淹，破屋烂草为末，频掺，效。

脐　疮

巢氏曰：因浴儿，水入脐中，或尿湿

棚袍，致脐中受湿，肿烂成疮，或解脱为风邪所袭，入于经络，则成风痫。若脐肿不干，久则发搐。《肘后》干蛤蟆烧灰傅，日三四，佳。《圣惠》有枯矾。

异功散 治脐中疮。

龙骨煅 薄荷叶 蛇床子各二钱 轻粉半钱

上为极细末。少许，干掺脐。

龙骨散 治脐中疮。

龙骨煅 轻粉各半钱 黄连去须，一钱半

上为极细末。少许，干掺脐。

治儿满月，啼叫脐中出血，用白石脂，炒，研极细末，干掺。

治儿因剪脐伤于外风，致脐疮不干方

白明矾煅 龙骨煅。各半钱

上研为极细末。干掺。

张涣金黄散 治脐疮久不差，风气传于经络，变为痫疾。

川黄连二钱半 胡粉 龙骨烧灰。各一钱

上各另研，复合研为细末。每用少许，傅脐中，时时用。

预　防

初生儿，脐风、着噤、撮口最为急证，十难救一。预治之法，宜时用软帛包指，拭口中，牙龈上有筋两条，便用苇刀轻轻割断，以猪乳点。

黄连去须，半钱 豆豉二十四粒 甘草一寸 葱白二寸

上，用童子小便煎。绵蘸，拭口中。

抱儿向明，看脐上有赤脉直上，便赤脉头上灸三壮者，生。

脐　突

初生之儿有热在胸膛，则频频伸引，呃呃作声，努胀其气，抑入根本之中，所以脐突肿赤，虚大可畏。无识之夫，将谓断脐不利而使之然者。非也，此由胎中母多惊悸，或恣食热毒之物所致，宜对症与药，其热自散，其脐归本，不必以药傅之，恐反为害。曾氏曰：脐突一证，又非脐风，此亦因初生洗浴，系脐不紧，秽水侵入于内，产后旬日，外脐忽光浮如吹，捻动微响，间或惊悸作啼，治用白芍药汤加薏苡仁水煎，空心温服，次以外消散涂贴，自然平复。

白芍药汤见疝。

外消散 治婴孩初生旬日外脐突，或痛或不痛，痛则啼声不已。及疗小儿因感湿热搏，致阴器、肤囊浮肿。

大黄 牡蛎各半两 朴硝二钱

上，前二味锉、焙为末，仍入朴硝，乳钵内同杵匀。抄一钱或二钱，取田螺净洗，再以水半碗，活过一宿，去螺，用水调涂肿处，即消。其螺仍放水中，勿害之，昔贤有曰：杀生救生，去生远矣。物命虽微，亦可戒也。治阴器肤囊肿，车前子煎汤，候冷，调傅。

二豆散 治婴孩小儿脐突肿。

赤小豆不去皮 豆豉 天南星去皮脐 白蔹各一钱

上为极细末。半钱，用芭蕉自然汁调，傅脐四傍，一日一次，二日二次，若得小腑下白，即安。

胎　惊

小儿壮热吐岘，心神不宁，手足抽掣，身体强直，眼目反张，是胎惊风证。胎惊者，以妊妇调摄乖常，饮酒嗜欲，忿怒惊扑，母有所触，胎必感之，或外挟风邪，有伤于胎，故子乘母气，生下即病也。其候，月内壮热，翻眼握拳，噤口咬牙，身腰强直，涎潮呕吐，搐掣惊啼，腮缩囟开，或颊赤，或面青眼合，凡胎风眼合，不可误作慢脾，妄用温药。其有搭眼噤口之类，亦此一种之所发也。视其眉间

气色，赤而鲜碧者可治，若黯青黑者不治。虎口指纹曲入里者可治，反出外者不治。先宜解散风邪利惊，化痰调气，及贴囟法，甚则以朱银丸利之。若面青拳搐，用保命丹通治急慢惊、钩藤散方见慢惊、全蝎散方见偏风口噤之类。大抵小儿脏腑脆弱，不可辄用银粉镇坠之剂，如遇此候，急取猪乳、细研牛黄、麝香各少许，调抹入口中，仍服导赤散以泻肝之子，即愈矣。石壁经歌：未出胎中一月来，母惊成患子临胎，腰直哭时先口撮，面青拳搐缩双腮，眼闭咬牙筋脉急。受气时，若阴气弱，胎易惊落，肉消甚；阳气弱，胎难惊落，手足细，肌肉瘦，皆不尽天年。若日月满，因惊落口撮、腮脸起、鼻塞、口噤，勿作惊治，微汗，次治惊调气，乳母服调气药，儿贴囟。任唤千声眼不开，退却风涎为治疗，涎去惊邪自不回。失治则目瞑，先治惊则吐泻，秋夏必脾风，初见勿作脾风治，恐汗不出生别候，凤髓乌犀丸，次生银丸，并急慢惊门。

［钱］ 百日内发搐，真者不过三两次必死，假者频发不为重。真者内生惊痫，假者外伤风冷。盖血气未实，不能胜任，乃发搐也。欲知假者，口中气出热，治之可发散，大青膏主之，可用涂囟法。

［田］ 月里生惊，急取猪乳，细研辰砂、牛黄各少许，调抹口中，神效。乳母服防风通圣散三剂。其惊自消。

［斗］ 小儿未满月，惊搐似中风欲死者，用辰砂以新汲水浓磨汁，涂五心上，最效。

［汤］ 治胎痫惊风，皆可服全蝎头尾全者，用生薄荷叶包，外以麻线缠，火上炙燥为末，别研生朱、麝香各少许，煎麦门冬汤调下。

［薛］ 一小儿患胎惊，诸药不应。用紫河车研烂如泥，每用钱许，乳化服之，更以十全大补汤加钩藤钩、漏芦与母服，两月馀举发渐轻，服年馀举发渐稀，服年馀不再发。至出痘后复发，取紫河车研烂，入糯米粉丸，小豆大，每服百丸，以乳送下，服二具，全瘥。毕姻又发，仍用前丸及十全大补汤、六味丸加当归、黄芪、肉桂、五味子，年馀，喜其能远帷幕，得痊。后因劳役更作，又用前丸及十全大补等药不应，用大剂独参汤，服数斤，然后举发稍缓，乃用人参二两，附子一钱，数服顿止，仍用前药，间用独参汤而痊。一小儿患胎惊，用紫河车丸及十全大补汤及钩藤膏而愈。毕姻后复发，用大剂独参汤、六味丸加五味子、黄芪、当归，煎服半载，举发稍轻，年馀不再发。后每劳役怒气仍发，即用前药，随愈。又伤寒愈后复作，虚症悉具，莫能名状，用紫河车二具，独参煎汤，十馀斤而痊。后患伤风咳嗽，咽干内热，用六味地黄丸料加五味子煎服，及十全大补汤而痊。

独活汤 治胎惊，发散风邪。

独活 羌活各一分 槟榔 天麻 麻黄去节 甘草各半分

上锉散。每服半钱，煎服。于内加南星末蜜调下，可贴囟用。

驱风散

胡黄连二钱半 全蝎去毒，焙 犀角 天竺黄 麻黄去节。各半钱 麝香一字

上为细末。用乳汁调化，食远服。

上二方，发散之剂，实有表证，方可用之。

青金丸 治婴孩小儿，解散胎热，化痰涎，镇惊邪。

人参去芦 天麻煨 茯神去皮木 白附子炮 牛胆南星炒。各一钱 甘草炙，一钱半 青黛一钱 朱砂水飞，半钱 麝香一字

上为极细末，炼白蜜丸如梧桐子大。用钩藤、皂荚子煎汤研化，不拘时候服。

太乙散 治芽儿胎惊。病瘥，亦宜常服。

天浆子去壳，微炒 南星 白附子各微炮 天麻 防风 茯苓各二钱 全蝎 朱砂各一钱 麝香少许

上为末。每服半钱，乳汁化下。张涣方，天浆、蝎梢各二十一个，防风、天麻、朱砂各半两，麝香一钱，无茯苓、白术。

参蝎散 治小儿胎惊，定心神。

天浆子 天竺黄 人参 朱砂 全蝎 天麻 蝉蜕各等分 麝香少许

上为末，炼蜜丸桐子大。每服一丸，金银汤下。

猪乳膏 治小儿诸惊，胎痫。

全蝎一个，焙 琥珀 朱砂少许

上为末。每服一字，麦门冬煎汤调下。

朱银丸 治小儿胎风，壮热痰盛，翻眼口噤，取下胎中蕴受之毒，亦治惊积。但量与之。

水银一钱，蒸枣研如泥 白附子一钱半 全蝎 南星 朱砂各一钱 天浆子 芦荟 牛黄各半两 铅霜半钱，和水银煅，研 脑一字 麝香少许 直僵蚕炒，七个

上为末，炼蜜丸桐子大。薄荷汤化下。

张涣圣星丹 诸痫皆宜服之，曾经大效。

天南星一般大者四十九个，端午取活蝎四十九个，瓦器盛，盐泥固济，吊静室中，腊日取出，拣南星蝎蜇着处有小窍子者，其馀不用，只将蝎蜇南星，以酒浸一宿，焙，研细末。次用

牛黄 麝香 龙脑各一钱，研细 辰砂细研，水飞，二钱半

上件，再一处研匀，姜汁和桐子大。服一粒至二粒，人参薄荷汤化下。

白金散 治诸痫，潮发不省者。

白僵蚕半两，汤洗，炒微黄，捣罗为细末。次用 天竺黄二钱五分 牛黄一钱 麝香 龙脑各半钱

细研，拌匀。每服半钱，姜汁调，放温灌之。

乌金膏 治胎痫，潮发频并。

乌梢蛇一条，取净肉，酒浸一宿，焙 蚕纸一张，烧灰 蝉壳 全蝎 朱砂飞。各半两 金箔二十片 龙脑 麝香各半钱

上各取细末，研匀，蜜和如皂子。每服一粒，人参薄荷汤化下。

天南星煎 治胎痫，潮发迟省。

天南星微炮 白附子 白花蛇酒浸，去皮骨，炙黄。各一两 干蝎炒 天麻各半两 已上捣罗为细末，用好酒两大盏，慢火熬，不住手搅，以酒尽为度，次用

朱砂细研，水飞，半两 腻粉二钱五分 牛黄 麝香 龙脑各半钱

细研，入膏内和如皂子。每服一粒，竹沥化下，无时。

祛风散 治胎痫，多啼叫。

胡黄连半两 全蝎 犀角 天竺黄 麻黄去节。各二钱五分

上各取细末和匀。每服半钱，入麝一字，乳汁调下。

铁粉散 惊风面赤口干，大便不利，尤宜服。

铁粉半两 郁金 牛黄 真珠 胡黄连各二钱五分

各研细，拌匀。每服一字，温蜜汤调下。

羌活膏 治胎痫，昏困不省。

羌活 独活各一两 天麻 全蝎 人参去芦 白僵蚕微炒。各半两 乌蛇肉一两，酒浸一宿，焙

上捣罗为细末，炼蜜和膏。每服皂子大，麝香、荆芥汤化下

麝香膏　治胎痫，不得安卧。

麝香研　牛黄研　白附子　蚕蛾微炒　白僵蚕微炒。各二钱五分　全蝎二十一个

上取净末，更研细，蜜和膏如皂子。每服一粒，人参荆芥汤化下。

胎　痫

［曾］　胎痫者，因未产前腹中被惊，或母食酸咸过多，或为七情所汩，致伤胎气，儿生百日内有者是也。发时，心不宁，面微黄，气逆痰作，目上视，身反张，啼声不出，先用参苏饮和解，次以不惊丹或琥珀抱龙丸间投，轻则可愈，重者难全。

参苏饮发热。　不惊丹惊。　琥珀抱龙丸惊。

胎　风

小儿初生，其身有如汤泼火伤者，此皆乳母过食膏粱所致也，其母宜服清胃散方见杂病牙齿门，及逍遥散方见女科虚劳门，以清其气血，儿亦饮数滴可也。有身无皮肤而不焮赤者，皆由产母脾气不足也，用粳米粉傅之。焮赤发热者，皆由产母胃中火盛也，用石膏傅之。经谓：脾主肌肉，肺主皮毛。故知病脾肺也，如脑额生疮者，火土相合，遂成湿热下流，攻击肾水也，难治。如脚上有疮者，阴虚火盛也，此不满五岁而毙。如未满月而撮口握拳，腰软如随者，此肝肾中邪胜正弱所致也，三日内必不治。如男指向里、女指向外尚可治，眉红亦不可治，可治者用全蝎散方见口噤、钩藤散方见慢惊等类治之。若因大病亏损胃气而诸脏虚弱所致者，用补中益气汤方见虚羸、钱氏地黄丸方见肾脏。若面唇赤色，正属肾水不足，肝经阴虚火动，而内生风热尔，当滋肾水以制阳光。其身软者，内禀气不足，肌肉未坚也，当参五软而施治之。《圣惠》所云胎风，原与胎惊混滥，故此不取。

胎　热

儿在胎中，母多惊悸，或因食热毒之物，降生之后旬日之间，儿多虚痰，气急喘满，眼闭目赤，目胞浮肿，神困呵欠，呢呢作声，遍体壮热，小便赤色，大便不通，时复惊烦，此因胎中受热，或误服温剂，致令热蓄于内，薰蒸胎气，故有此证。若经久不治，则鹅口、重舌、木舌、赤紫丹瘤，自此而生，宜先以木通散煎与母服，使入于乳，令儿饮之通心气，解烦热，然后以四圣散温洗两目，目开进地黄膏、天竺黄散，及牛蒡汤、当归散，亦令母服。凡有胎疾，不可求速效，当先令乳母服药，使药过乳，渐次解之，百无一失。若即以凉药攻之，必生他病。乳母仍忌辛辣酒面，庶易得安，不致反复。

生地黄汤汤氏　治小儿在胎时，因母有热，或恣食酒面热毒之物，传于胎中，令儿生下面赤眼闭，身体壮热，哭声不止，口热如汤，乃胎热之候也。

生地黄　赤芍药　川芎　当归　栝蒌根

上件等分，㕮咀。每服半两，水一盏，煎六分。产妇亦可服，以些少抹入儿口中。

木通散　主小儿上膈热，小腑闭，诸疮丹毒。母子同服。

木通　地萹蓄各半两　大黄　甘草　赤茯苓各三钱　瞿麦　滑石　山栀子　车前子　黄芩各二钱半

上，水一盅，灯心三茎，或入薄荷同煎。

酿乳法

猪苓去黑皮　泽泻　赤茯苓去皮　天花粉　茵陈　生甘草　生地黄　山栀去壳

上锉散。用水煎，食后令乳母捏去宿乳，却服此药。

甘豆汤　治小儿胎热。

甘草一钱　黑豆二钱　淡竹叶七茎

上㕮咀。用水一盅，入灯心七茎煎，不拘时候服。

四圣散　主芽儿胎受热毒，生下两目不开。

灯心　黄连　秦皮　木贼　枣子各半两

上，水一盅，煎，澄清去渣，无时起洗，两目自开，后服地黄膏。

地黄膏　治胎热。

山栀仁　绿豆粉各一两半　粉草六钱

上为末，用生地黄烂杵一两半，和好蜜一两半，以薄瓦器盛，在铜铫中煮成膏，如稀糊相似，候冷，停分入前药末，同在乳钵内再研匀，芡实大。每以半丸，麦门冬汤化服。

天竺黄散见口疮。　牛蒡汤见咽喉。　当归散见潮热。　清胃散见杂病牙齿门。　薛氏治胎热用此。

胎　寒

婴儿初生，百日内，觉口冷腹痛，身起寒粟，时发战栗，曲足握拳，昼夜啼哭不已，或口噤不开，名曰胎寒。其证，在胎时母因腹痛而致产，经云：胎寒多腹痛。亦有产妇喜啖甘肥生冷时果，或胎前外感风寒暑湿，治以凉药，内伤胎气，则生后昏昏多睡，间或吮乳泻白，若不早治，必成慢惊、慢脾。凡有此候，宜以冲和饮、当归散合和，水煨姜煎服，使之微泄。泄行，进匀气散调补，泄止气匀，神安痛定，手足舒伸，次用参苓白术散以养胃气，白芍药汤去其寒湿。乳母宜节生冷饮食，庶易瘥也。又有手足稍冷，唇面微青，额上汗出，不顾乳食，至夜多啼，颇似前证，但无口冷寒战，名曰脏寒。其疾夜重日轻，腹痛肠鸣，泄泻清水，间有不泄者，此证亦在百日内有之，皆因临产在地稍久，冷气侵逼，或以凉水参汤洗儿，或断脐带短，而又结缚不紧，为寒气所伤，如此宜以白芍药汤及冲和饮加盐炒茴香、茱萸，水姜煎服，并乳母同服。

[汤]　小儿胎中有寒，生下不能将护，再伤于风，其候面色青白，四肢逆冷，手足颤动，口噤不开，乃胎寒之故，或寒乘虚入脏，作腹疼盘肠内吊。治法详寒腹痛条。

冲和饮方见[1]。　当归散方见潮热。　白芍药汤见疝。　匀气散见疝。　参苓白术散　异功散方见[2]。　薛氏治胎寒用此。

胎肥胎怯

钱氏曰：胎实面红，目黑睛多者，善笑。胎怯面黄，目黑睛少、白睛多者，多哭。更别父母肥瘦，肥不可生瘦，瘦不可生肥也。

胎肥者，生下肌肉厚，遍身血色红，满月以后，渐渐羸瘦，目白睛粉红色，五心烦热，大便难，时时生涎，**浴体法**主之。

天麻二钱　蝎尾去毒　朱砂各五分　乌蛇肉酒浸，焙干，为末　白矾各三钱　麝香一字　青黛三钱

上研匀。每用三钱，水三碗，桃枝一握并叶五七枝，同煎至十沸，温热浴之。勿浴背。

大连翘饮　治胎热脐风，小便不通及诸般疮毒。

连翘　瞿麦　荆芥　木通　赤芍药

---

① 见：此下疑有脱字。
② 见：此下疑有脱字。

当归 防风 柴胡 滑石 蝉壳 甘草炒。各一钱 山栀子 黄芩各半钱

上为末。每服二钱，加紫草，水煎。热甚加大黄，更详证加减。

薛氏曰：胎肥乃受母胃热所致。儿用浴体法以疏通其腠理。乳母服大连翘饮。

胎怯者，生下面无精光，肌肉薄，大便白水，身无血色，时时哽气多哕，目无精采，亦宜以浴体法主之。初虞世曰：母气不足则羸瘦而肉薄，父精不足则解颅眼白多。

胎 黄

小儿生下遍体面目皆黄，状如金色，身上壮热，大便不通，小便如栀汁，乳食不思，啼哭不止，此胎黄之候，皆因乳母受湿热而传于胎也。凡有此证，母子皆宜服地黄汤及地黄饮子。有生下百日及半周，不因病后身微黄者，胃热也。若自生而身黄者，胎疸也。经云：诸疸皆热，色深黄者是也。犀角散主之。若淡黄兼白者，胃怯也，白术散主之。

生地黄汤 治小儿生下胎黄。

生地黄 赤芍药 川芎 当归 栝蒌根各等分

上㕮咀。每服半两，水煎。乳母服，时时少抹入儿口中。

地黄汤

生地黄 赤芍药 天花粉 赤茯苓去皮 川芎 当归去芦 猪苓 泽泻 甘草 茵陈各等分

上锉散，用水煎。食前服。

地黄饮子 治小儿生下满身面目皆黄，状如金色，或面赤身热，眼闭不开，大便不通，小便如栀子汁，满身生疮。

生地黄 赤芍药各二钱 羌活去芦 当归去芦 甘草一钱

上为极细末。用灯心煎汤，食前服。乳母宜服，仍忌酒面五辛之物。

犀角散 治小儿胎黄，一身尽黄。

犀角 茵陈 栝蒌根 升麻煨 甘草 龙胆草 生地黄 寒水石煅。等分

上，㕮咀。用水煎，不拘时候服。

胎 赤

田氏云：月里生赤，肌肤如赤丹涂者，先用牛黄散托里，续用蓝叶散涂外。乳母服清凉饮子三大剂。牛黄散，或即牛黄夺命散，方见喘门；清凉饮，方见腹痛。张涣云：婴儿初生，须洗目令净。若洗不净，则秽汁浸渍于眼眦中，使睑赤烂，至长大不差者，名曰胎赤，宜用二金散。

［曾］ 纯阳之子，始生旬月，忽两目俱红，弦烂涩痒成翳，此因在胎为母感受风热，传于心肝而得，先以百解散加当归散，水姜、灯心煎服，次导赤散及牛蒡汤加黄连、木贼、蝉壳，水煎服，自效。有因难产胎气颇涩，转侧差缓，其血压于儿首，遂至溅血渗下，盛则灌注其眼，不见瞳人，轻则外胞肿赤，上下弦烂，若投凉药，必寒脏腑，宜与生地黄汤主之。

百解散方见惊搐。当归散方见①。导赤散方见心脏。牛蒡汤方见喉痹。

二金散方

黄连去鬚 黄柏各一钱

上，捣为粗末，以乳汁浸一宿，焙干。每用少许，以新绵裹，用荆芥汤浸，放温热，时时洗之。

真金散 治小儿初生，洗眼不净，则秽汁浸渍于眼眦中，使睑赤烂，至长不瘥，母食热物热药，名曰胎赤。

黄连去鬚 黄柏 当归 赤芍药各一钱 杏仁去皮尖，半钱

① 见：此下疑有脱字。

上，锉散，乳汁浸一宿，晒干，为极细末。用生地黄汁调一字，频频点眼，新绵裹，荆芥汤浸温，时时洗浴。母服洗心散。

洗心散

甘草生　当归　麻黄　芍药　白术　荆芥穗　大黄煨。各半钱

上，为极细末。用生姜、薄荷煎汤调化，食远服。

生地黄汤见眼不开。

集之二 肝脏部

肝

［钱］ 肝，主风。 实则目直大叫，呵欠项急顿闷。 虚则咬牙多欠。气热则外生，气温则内生。 肝病，哭叫目直视，呵欠顿闷项急。 外生感风，呵欠顿闷，口中气热，当发散，大青膏主之。若能食，饮水不止，当大黄丸微下之，馀不可下。肝热，手寻衣领，及乱捻物，泻青丸主之。壮热饮水喘闷，泻白散主之。肝有风，目连劄，不搐，得心热则搐，治肝泻青丸，治心导赤散。 肝有热，目直视，不搐，得心热则搐，治肝泻青丸，治心导赤散。 肝有风甚，身反折强直，不搐，心不受热也，当补肾治肝。补肾，地黄丸；治肝，泻青丸。 凡病或新或久，皆引肝风，风动而上于头目，目属肝，风入于目，上下左右如风吹不定，儿不能任，故目连劄也。若热入于目，牵其筋脉，两眦俱紧，不能转视，故目直也。若得心热则搐，以其子母俱有实热，风火相搏故也。洁古曰：肝主谋勇，热则寻衣捻物，目连劄，直视不能转视，或极则身反强直折，皆风热也。目者肝之窍，属木，木性急，故如是。 肝病秋见一作日晡，肝强胜肺，肺怯不能胜肝，当补脾肺，治肝益脾者，母令子实故也。补脾，益黄散；治肝，泻青丸主之。肝病春见一作早晨，肺胜肝，当补肾肝，治肺脏，肝怯者受病也。补肝肾，地黄丸；治肺，泻白散主之。 五脏相胜轻重，肝病见秋，木旺肝胜肺也，宜补肺泻肝，轻者肝病退，重者唇白而死。

［楼］ 五脏相胜，病随时令，乃钱氏扩充《内经》脏气法时论之旨，实发前人所未发者也。假如肝病见于春及早晨，乃肝自病于本位也。今反见于秋及日晡肺之位，知肺虚极，肝往胜之，故当补脾肺泻肝也，馀仿此。

［洁］ 肝主风，自病则风搐拘急，急食甘以缓之，佐以酸苦，以辛散之。实则风搐力大，泻青丸主之。虚则风搐力小，地黄丸主之。 心乘肝，实邪，壮热而搐，利惊丸、凉惊丸主之。 肺乘肝，贼邪，气盛则前伸呵欠微搐，法当泻肺，先补本脏。补肝，地黄丸主之；泻肺，泻白散主之。 脾乘肝，微邪，多睡体重而搐，先当定搐，泻青丸主之。搐止，再见后证，则别立法治之。 肾乘肝，虚邪，憎寒呵欠而搐，羌活膏主之。

［刘］ 凡肝得病，必先察其肺肾两脏，根其病之所起，然后审其肝家本脏之虚实，方可治疗。然肾者肝之母，金者木之贼，今肝之得病，若非肾水之不能相生，必是肺金之鬼来相攻击，不得不详审而求之，故其来在肺，先治其肺，攻其鬼也。其来在肾，先补其肾，滋其根也。然后审其肝家本脏之虚实而寒温之。

［薛］ 若肝经实热而外生风者，宜用大青膏散之。若既服而前证仍作，或益甚者，此邪气已去，而脾气亏损也，宜用

异功散加芎、归补之。若肝经虚热，或因克伐而内生风者，宜用异功散、地黄丸补之。若风邪入脏，能食饮冷，大便秘结者，此邪气内实也，宜用大黄丸下之。若既下而食少饮汤，或腹作胀者，此脾气内虚也，宜用白术散补之。气血素弱，或因病后，或服攻伐之剂，而手寻衣领，咬牙呵欠，目淡青者，乃肝经虚甚也，急用地黄丸以补肾肝。哽气，短气，长出气，乃肺经虚甚也，急用异功散以补脾肺。若申酉时叫哭直视，呵欠顿闷，项急惊悸，手足摇动，发热饮水者，此风火相搏而胜肺金也，用柴胡栀子散以治肝火，生肝血。用异功散补脾土，生肺金。若唇白者，为脾绝不治。

［海］　肝苦急，急食甘以缓之，甘草。　肝欲散，急食辛以散之，川芎。　以辛补之，细辛。　以酸补之，芍药。　肝虚以生姜、陈皮之类补之。虚则补其母，肾者肝之母也，以熟地、黄柏补肾。如无他证，钱氏地黄丸补之。　补肝丸，四物汤内加防风、羌活等分，为细末，炼蜜为丸是也。　镇肝丸，即泻青丸去栀子、大黄是也。治肝虚，钱氏补肾地黄丸。　肝实，以白芍药泻之。如无他证，钱氏泻青丸主之。实则泻其子，心乃肝之子，以甘草泻心。

泻青丸钱氏　又名泻肝丸。

当归去芦，焙　龙胆焙　川芎　山栀子仁　川大黄湿纸裹，煨　羌活　防风去芦。各等分

上为末，炼蜜和丸，芡实大。每服半丸至一丸，煎竹叶汤，同砂糖温水化下。

［薛］　前方足厥阴经解散肌表，疏通内热之药也。若大便秘结，烦渴饮冷，饮食如常者，属形病俱实，宜用此以泻之。若大便调和，烦渴饮冷，目淡青色，属病气实而形气虚，宜用抑肝散平之。若大便不实，作渴饮汤，饮食少思，肢体倦怠者，属形病俱虚，宜用地黄丸补之。

抑肝散　治肝经虚热发搐，或发热咬牙，或惊悸寒热，或木乘土而呕吐痰涎，腹胀少食，睡卧不安。

软柴胡　甘草各五分　川芎八分　当归　白术炒　茯苓　钩藤钩各一钱

上水煎。子母同服。　如蜜丸，名抑青丸。

大青膏方见惊搐。　大黄丸方见腹胀。　异功散方见吐泻。　白术散方见渴。　柴胡栀子散方见诸热。　利惊丸　凉惊丸　羌活膏三方俱见惊搐。　洗心散

惊

［楼］　惊、搐，一也，而有晨夕之分，表里之异。身热力大者为急惊。身冷力小者为慢惊。仆地作声，醒时吐沫者为痫。头目仰视者为天吊。角弓反张者为痉。而治各不同也。

脏腑旺时补泻法

［钱］　因潮热发搐在寅卯辰时者，此肝用事之时也。身体壮热，目上视，手足动摇，口内生热涎，项颈强急，此肝旺也，当补肾治肝。补肾，地黄丸方见肾部。治肝，泻青丸方见肝部。

［薛］　寅卯辰时搐而发热作渴，饮冷便结，属肝胆经虚热，用柴芍参苓散。作渴引饮，自汗盗汗，属肝胆经血虚，用地黄丸。口吻流涎，属肝木克脾土，用六君子汤。一小儿寅卯时发热痰搐，服抱龙丸而愈。后复患，因自用前药，更加咳嗽气喘，不时发搐，面赤或青黄，或浮肿，或流涎。余谓咳嗽气喘，乃脾肺气虚；不时发搐，乃木乘土位；面青而黄赤，乃肝助心脾；浮肿流涎，乃脾气虚弱。用益智

丸以补心神，补中益气汤以养脾肺，顿愈。

［钱］　因潮热发搐在巳午未时者，此心用事之时也。心惕，目上视，白睛赤色，牙关紧急，口内涎生，手足动摇，此心旺也，当补肝治心。治心，导赤散、凉惊丸；补肝，地黄丸。广亲宅七太尉，方七岁，潮热数日，欲愈。钱谓父二大王曰：七使潮热将安，八使预防惊搐。王怒曰：但使七使愈，勿言八使病。钱曰：八使过来日午间，即无苦也。次日午前果作搐，急召钱治之，三日而愈。盖预见其目直视而腮赤，必肝心俱热，更坐石杌子，乃欲就冷，此热甚也。又肌肤素肥盛而本实，其脉急促故发搐。克言午时者，自寅至午皆心肝用事之时。治之乃泻心肝补肾，自安矣。

［薛］　巳午未时发搐，若兼作渴饮水，属风火相搏，以地黄丸补肝，导赤散、凉惊丸治心。若作渴饮汤，体倦不乳，土虚而木旺也，用地黄丸以补肾，六君子汤以补脾。一小儿巳午时搐热惊悸，发时形气倦怠而黄，懒食流涎饮汤。此心火虚而不能生脾土也。不信，自服凉心之药，更加吐泻，睡而露睛，几成慢脾风。用六君、姜、桂，佐以地黄丸而愈。一小儿七岁，惊搐发热不已，巳午未时益甚，形气殊倦，热定饮汤。此心脾气虚。朝用补中益气汤加益智仁，夕用六君、当归、钩藤钩寻愈。后饮食过多，复作吐泻，或治以保和丸，反加寒热发搐。此脾土复伤而肝木所侮也。用六君、柴胡，寒热止而饮食进，但午未时仍泄，用补中益气汤加茯苓、半夏、钩藤钩而全。

［钱］　因潮热发搐在申酉戌时者，此肺用事之时也。不甚搐而喘，目微斜视，身热如火，睡露睛，手足冷，大便淡黄水，是肝旺。当补脾，益黄散方见脾部。治肝，泻青丸。治心，导赤散。洁古云：脾病肝强，法当补脾，恐木贼害，宜先泻心肝以挫其强，而后补脾为当。徐氏子三岁，病潮热，每日西则发搐，身微热而目微斜、露睛，四肢冷而喘，大便微黄。请钱与李同治，钱问李曰：病何搐也？李曰：有风。何身热微温？曰四肢所作。何目斜睛露？曰搐则目斜。何肢冷？曰冷厥心内热。曰何喘？曰搐之甚也。曰何以治之？曰凉惊丸鼻中灌之，必搐止。钱又问曰：既谓风病温壮，搐引目斜露睛，内热肢冷，及搐甚而喘，并以何药治之？李曰：皆此药也。钱曰：不然，搐者心肝实也，身微热者日西肺用事之时也。肺主身温，今且热者肺虚也。目微邪露睛者，肝肺相乘胜也。四肢冷者，脾虚也。肺若虚甚则脾母亦弱，木气乘脾，四肢即冷，治之当先补脾肺，用益黄散、阿胶散。得脾虚证退，然后治其心肝，用泻青丸、导赤散、凉惊丸治之，九日愈。

［薛］　申酉戌时微搐而喘，目微斜，身似热，睡而露睛，大便淡黄，属脾肺虚热，用异功散。手足逆冷，或喘泻不食，属脾肺虚寒，用六君、炮姜、木香。久病而元气虚者，用六君子、六味丸二药主之。

［钱］　因潮热发搐在亥子丑时者，此肾用事之时也。不甚搐而卧不稳，身体温壮，目睛紧斜视，喉中有痰，大便银褐色，乳食不消，多睡不省，当补脾治心。补脾，益黄散。治心，导赤散、凉惊丸。洁古云：皆因大病后脾胃虚损，多有此疾。

［薛］　亥子丑时微搐身热，目睛紧斜，吐泻不乳，厥冷多睡，属寒水侮土，用益黄散。未应，用六君、姜、桂。

表　里

［钱］　伤风发搐，因伤风后得之。口中气出热，呵欠顿闷，手足动摇，当发散，大青膏主之。小儿生来怯弱者多此病也。

［洁］　伤风发搐，因伤风而得之，证同大人伤风寒痰之类，当辨有汗无汗，阴阳二证，用大青膏、小续命之类，开发则愈。大青膏，阴证；小续命，阳证也。

［薛］　伤风发搐，口气不热，肢体倦怠，用异功散补脾土，钩藤饮清肝木。若因风邪内郁，发热而变诸证者，当理肺金，清风邪。若外邪既解，而内证未除，当理肺补脾。若肺经亏损，而致惊搐等证者，当补脾肺，以平肝心，则惊搐自止矣。一小儿月内发搐鼻塞，乃风邪所伤。以六君子汤加桔梗、细辛，子母俱服。更以葱头七茎，生姜一片，细擂，摊纸上，合置掌中令热，急贴囟门。少顷，鼻利搐止。

大青膏

天麻末，一分　白附子末，生，一钱半　青黛一钱，研　蝎尾去毒，生末　乌梢蛇肉酒浸，焙干，取末。各半钱　朱砂研　天竺黄研

上同再研细，生蜜和成膏。每服半皂子大至一皂子大。月中儿粳米大，同牛黄膏、温薄荷水，化一处服之。五岁已上，同甘露散服之。

小续命汤方见中风。

［钱］　伤食发搐，因伤食后得之。身体温，多唾多睡，或吐，不思乳食而发搐，当先定搐，搐退，白饼子方见癖下之，后服安神丸方见心脏。

［洁］　伤食发搐，谓不因他证，忽然而搐，此因饮食过度，致伤脾胃，故儿多睡多吐，不思饮食，脾胃既虚，引动肝风则发搐，当先定其搐，如羌活、防风煎下泻青丸，后用白饼子下其食，渐渐用调中丸方见腹痛、异功散方见吐泻养其气。

［薛］　停食发搐，呕吐乳食者，宜用消食丸。若食既消而前证仍作，或变他证者，脾土伤而肝木乘之也，用六君子加钩藤钩，以健脾平肝。消食丸方见伤食。

［垣］　外物惊，宜镇平之，以黄连安神丸。若气动所惊，宜寒水石安神丸。

［楼］　外物惊者，元气本不病，故治以黄连安神之苦寒。气动惊者，不因外物惊，元气自有病，故治以寒水石安神之甘寒也。

黄连安神丸

黄连净，酒炒，一钱半　朱砂细研，水飞　生地黄　当归各一钱　甘草炙，五分

上为极细末，蒸饼和丸如黄米大。每服十丸，津下。

寒水石安神丸即钱氏安神丸，方见心脏。

镇心丸　凉心经，治惊热痰盛。

甜硝白者　人参去芦，取末。各一两　甘草炙　寒水石烧。各一两半　干山药白者　白茯苓各二两　朱砂一两　龙脑　麝香各一钱，三味俱研

上为末，熟蜜丸如鸡头大。如要红，入坯子胭脂二钱即染胭脂，温水化下半丸至一二丸，食后。

急慢惊总论

小儿急慢惊风，古谓阴、阳痫也。急者属阳，阳盛而阴亏。慢者属阴，阴盛而阳亏。阳动而躁疾，阴静而迟缓，皆因脏腑虚而得之。虚能发热，热则生风，是以风生于肝，痰生于脾，惊出于心，热出于肝，而心亦热，以惊、风、痰、热合为四证，搐、搦、掣、颤、反、引、窜、视，为八候。凡眨眼摇头，张口出舌，唇红脸赤，面眼唇青，及泻皆青，髪际、印堂青

筋，三关虎口纹红紫或青者，皆惊风候也。大抵肝风、心火，二者交争，必挟心热，而后发始于搐。故热必论虚实，证先分逆顺，治则有后先。盖实热为急惊，虚热为慢惊，慢惊当无热，其发热者虚也。急惊属阳，用药以寒。慢惊属阴，用药以温。然又必明浅深轻重、进退疾徐之机，故曰热论虚实者此也。男搐左视左，女搐右视右；男眼上窜，女眼下窜；男握拇指出外，女握拇指入里；男引手挽，左直右曲；女引手挽，右直左曲。凡此皆顺，反之则逆。亦有先搐左而后双搐者，但搐顺则无声，搐逆则有声。其指纹，弯弓入里者顺，反外者逆，出入相半者难痊。故曰证分逆顺者此也。阳病阴脉，阴病阳脉，亦为反。凡热盛生痰，痰盛生惊，惊盛生风，风盛发搐，治搐先于截风，治风先于利惊，治惊先于豁痰，治痰先于解热。其若四证俱有，又当兼施并理，一或有遗，必生他证。故曰治有先后者此也。纲领如此。若分三者言之，暴烈者为急惊，沉重者为慢惊，至重者肝风木之克脾土，则为慢脾风矣。

［楼］　急惊，证属木火土实也，木实则搐而力大，目上目劄，所谓木太过曰发生，其动掉眩，癫痫是也。火实则身热面赤。土实则不吐泻，睡合睛。故其治法合凉泻，而用凉惊丸、利惊丸之类。慢惊，证属木火土虚也，木虚则搐而力小，似搐而不甚搐，经所谓木不及曰委和，其病摇动注恐是也，谓手足搐动，腹注泄，心恐悸也。火虚则身冷口气冷，土虚则吐泻，睡露睛。故其治法，合温补而用羌活膏、益黄散，有热者用东垣黄芪益黄散。其东垣，非钱氏。羌活膏治慢惊者，谓土虚泄泻，火木乘之，谓手掌与腹俱热之证，若火木土俱虚而摇动恐悸、注泻、手腹冷者，非羌活膏不能治之。

［丹］　小儿惊风有二，急惊属痰热宜凉泻，慢惊属脾虚所主，多死，宜温补。急惊用降火下痰丸，养血药作汤下之。慢惊当补脾，兼用朱砂安神丸，清米汤下，更于血药中求之。如四物、四君、东垣黄芪益黄散之类。世以一药通治之，甚妄。

急　惊

急惊之候，亦曰真搐，牙关紧急，壮热涎潮，窜视反张，搐搦颤动，唇口眉眼眨引频并，口中气冷，脸赤唇红，大小便黄赤，其脉浮数洪紧，此内挟实热，外感风邪，心家受热积惊，肝家生风发搐，肝风心火，二脏交争，血乱气并，痰涎壅盛，百脉凝滞，关窍不通，风气蓄盛，无所发泄，故暴烈也。又有搐搦反张、斜视，而牙关不紧，口无痰涎而气热，未可直指以为惊风，恐是伤风、伤寒、夹食、夹惊、疹痘等证，此即钱氏假搐之说，又各依本证施治矣。又急惊搐搦，不可把握，但扶持之，否则风痫逆入经络，遂使手足拘挛成废疾。

［钱］　急惊，因闻大声或大惊，而后发搐，发过则如故，此无阴也，当下，利惊丸主之。　急惊，本因热生于心，身热面赤引饮，口中气热，大小便黄赤，剧则发搐。盖热甚则风生，风属肝，此阳盛阴虚也，故利惊丸主之，以除其痰热，不可用巴豆及温药大下之，恐搐虚热不消也。小儿热痰客于心胃，因闻大声非常，则动而惊搐矣。若热极，虽不闻声及惊，亦自发搐。

［阎］　氏云：急惊，内有热即生风，又或因惊而发，则目上连劄，潮涎搐搦，身体与口中气皆热，及其发定或睡起，即了了如故，此急惊证也。当其搐势渐减时，与镇心治热之药一二服，如麝香丸、

镇心丸、抱龙丸、辰砂丸、紫雪之类，候惊势已定须臾，以药下其痰热，如利惊丸、软金丹、桃枝丸之类，利下痰热，心神安宁，即愈。洁古云：急惊者，阳证也，俱腑受病，热痰客于心肺，是少阳相火旺。经云：热则生风。因闻大声而作，盖谓东方震卦，得火气而发搐，火本不动，焰得风而动，当用利惊丸、导赤散、泻青丸、地黄丸。搐止，宜服安神丸。

［垣］　治惊，大忌防风丸，防风辛温之药，必杀人，何也？辛散浮温热者，火也，能令母实助子之气盛，皆杀人也。如因惊而泻青色，先镇肝以朱砂之类，勿用寒凉之药，大禁凉惊丸，风木旺必克脾胃，当先实其土，后泻其子。

［丹］　急惊风，发热口噤，手足心伏热，痰嗽痰喘，并用涌法，重则用瓜蒂散，轻则用苦参、赤小豆末，以酸齑汁调服。候少定，用通圣散蜜丸服之，间以桑树上桑牛，阴干研末调服，以平其风。桑牛，比杨牛则色白黄者是。又以北薄荷叶、寒水石各一两，青黛、白僵蚕、辰砂各一钱，全蝎二枚，猪牙皂角、槐角各五分，并为末，灯心汤和乳汁灌之。角弓反张，目直视，因惊而致，宜南星、半夏，入姜汁、竹沥灌之，更灸印堂。初惊用防风导赤散：生干地黄、川木通、防风、甘草等分，用竹叶三钱煎服。须用宁神膏：麦门冬去心、天竹黄、茯神、朱砂各一两，麝香一钱，各捣研极细，炼蜜和，捏作小饼子，临卧，薄荷汤化下，一夜一饼。老医常言：小儿惊搐多是热证。若先便用惊风药白附子、全蝎、僵蚕、川乌之类，便是坏证。后有医幼科者，只用导赤散加地黄、防风，进三服，导去心经邪热，其搐便止；次服宁神膏，神效。从孙道润，幼时患惊搐甚危，延京口诸有名幼科医疗之，益困笃，其祖易庵兄求方于余，以是授之，二服立愈。自后常以救人，无不效者，恐人忽易，故著之。

［曾］　急惊之论，前代书所不载，惟曰阳痫。大概失所爱护，或抱于当风，或近于热地，昼则食多辛辣，夜则衾盖太厚，郁蒸邪热，积于心，传于肝，再受人物惊触，或跌扑叫呼，雷声鼓乐，鸡鸣犬吠，一切所惊。未发之时，夜卧不稳，困中或笑或哭，啮齿咬乳，鼻额有汗，气促痰喘，忽尔闷绝，目直上视，牙关紧急，口噤不开，手足搐掣，此热甚而然，况兼面红、脉数可辨。盖心有热而肝有风，二脏乃阳中之阳。心火也，肝风也，风、火，阳物也。风主乎动，火得风则烟焰起。此五行之造化，二阳相鼓，风火相搏。肝藏魂，心藏神，因热则神魂易动，故发惊也。心主乎神，独不受触，遇有惊，则发热，热极生风，故能成搐，名曰急惊。治之之法，先以五苓散加黄芩、甘草，水煎，或百解散发表。次通心气木通散、三解散。疏涤肝经，安魂退热，牛蒡汤、防风汤主之。惊风既除之后，轻者投半夏丸，重者下水晶丹，与之去痰，免成痴疾，但不可用大寒凉药治之，热去则寒起，亢则害，承乃制。若仓卒之间，惊与风证俱作，只用五苓散加辰砂末，薄荷汤调服，少解其证。盖五苓散内有泽泻导小便，心与小肠为表里，小汤流利，心气得通，其惊自减，内有桂，木得桂则枯，是以能抑肝之气，其风自停，况佐以辰砂，能安神魂，两得其宜。大略要解热凉心肝后，惟可用平和汤散调理，稍热之剂则难用，医者宜审之。愚尝感慨诸人每见惊风搐作，不明标本，混为一证，遽然全用金、石、脑、麝、蜈、蚕、蛇、蝎大寒搜风等剂投之，耗伤真气，其证愈甚，多致弗救。殊不知惊生于心，风生于肝，搐始于气，是为三证。其惊与风，首已详及，

然所谓畜气而成搐，陈氏之论最为明理，但未著其方。余于此证，则用宽气饮治之，只以枳壳、枳实为主。盖其气也，四时平和则身安，一息壅滞则疾作，况小儿啼哭不常，其气蕴蓄，内则不能升降，外则无由发泄，辗[①]转经时，亦能作搐。善医者审察病源，从而疗之，万无一失。更辨阴阳虚实，不可轻忽，若阳实证，煎五和汤，调三解散主之，此急惊有搐之类。若阴虚证，煎固真汤，调宽气饮治之，此慢惊有搐之类。若暴感此证，未别阴阳虚实，先用五苓散和宽气饮，及少加宽热饮，三药合用，姜汁沸汤，调灌即解。大抵治搐之法，贵以宽气为妙，气顺则搐停，此自然之理。大凡幼稚欲令常时惊悸不作，在乎肾脏和平。故戴氏曰：治惊不若补肾。谓心属火，火性燥，得肝风则烟焰起，致生惊悸，补肾则水升火降，邪热无侵，虽有肝风，不生惊骇。其法，当于申时进补肾地黄丸一服，或琥珀抱龙丸。用申时者，盖水生于申，佐之以药，则肾水得平，心火不炎，自无惊矣。

《钤方》治法大要，用药有次序，有轻重，通关以后，且与截风定搐，风搐既定，却下痰热，理为至当。若患在痰热，未有惊风，只可退热化痰，不可妄投惊风药，盖药中多用寒凉，恐引入痰热入经络。凡病在热，不可妄治痰，止当解表。病在惊，不可妄治风，盖惊由痰热得，只可退热化痰，而惊自止。病在痰，不可便治惊，急须退热化痰。病在风，不可便治搐，盖风由惊作，只可利惊化痰，其风自散。若也有搐，须用截风散惊，至妙之道。若治惊而痰不化，热亦不退，惊安得自止。化其痰，热若不退，风亦不散，痰安得去。是知不治之治，所以治之之谓欤。急惊初传，风搐得定，而痰热一泄，又须急与和胃定心之剂，若搐定而痰热无多，则但用轻药消痰除热可也。然急惊虽当下，切不可过用寒凉，及水银、轻粉、巴豆、芒硝等荡涤太骤，或当剂之，皆不得已，但使疾去即止，或不当用而用，或可用而过焉，由此遂成慢惊矣。且如只下痰热，不必太骤，但斟酌处用大黄一品足矣。且急惊证源在于去肝风，降心火，《幼幼书》以为至要之说也。

［薛］ 急惊之候，牙关紧急，壮热涎涌，窜视反张，搐搦颤动，口中气热，颊赤唇红，脉浮洪数者，此肝经血虚，火动生风。盖风生则阴血愈散，阴火愈炽，火动则肺金愈亏，肝木愈盛。宜滋肝血，养脾气。若屡服祛风化痰、泻火辛散之剂，便宜认作脾虚血损，急补脾土。若风火相搏，抽搐目瞤，筋急痰盛者，用四物汤以生肝血，加钩藤钩、山栀仁以清肝火，更用四君子以补脾，六味丸以滋肾。若肺金克木而兼呵欠者，用泻白散以泄肺邪，地黄丸以益肝血。若邪入肝，则用柴胡清肝散加龙胆草亦可。邪入心，用栀子清肝散加炒黄连亦通。邪入肾，用六味地黄丸。邪入肺，用地骨皮散。邪入脾，用六君子加柴胡、山栀。若不养肝血，不补脾气，纯用祛风化痰之药不已，则脾益虚，血益损，邪气延绵，必传慢惊矣。初有痰热，未有惊风，先且解表，祛肝风，降心火。

和剂香苏散 解肌加干葛见伤寒太阳症。

参苏饮 解惊风烦闷，痰热作搐，咳嗽气逆，脾胃不和。

人参去芦 紫苏和梗 前胡去芦 干葛 半夏 赤茯苓去皮。各七钱半 枳壳 陈皮去白 桔梗锉，炒 甘草各五钱 《钤方》去人参，加川芎。

---

① 辗，原为“展”，据文义改。

上锉。每服二钱，水一盅，姜二片，煎七分。无时温服。

人参羌活散　治初作急惊，散风邪，除风热。

羌活　独活　柴胡　川芎　人参　甘草炙　白茯苓各一两　前胡　桔梗　地骨皮　天麻酒浸，焙。各半两　枳壳一两，麸炒

上㕮咀。每服一钱。水半盏，姜一片，薄荷一叶，枣半个，煎服。疹痘未发，亦可服。《直指方》每服三字末，紫苏、薄荷汤调。搐掣紧急者，去节麻黄煎汤调。或惺惺散加荆芥、防风亦可，免得遽施脑、麝。

惺惺散　除风热及伤寒时气，疮疹发热。

白茯苓净　细辛　桔梗　栝蒌根　人参　甘草炙　白术　川芎各等分

上为末。每服一钱，水半盏，姜一片，薄荷三叶，同煎。汤氏，细辛减半。

独活汤　治胎惊，发散风邪。

羌活　独活各一分　槟榔　天麻　麻黄去节　甘草炙。各半分

上锉散。每服半钱，水煎。于内加南星末蜜调，可贴囟门。

木通散　治小儿肝心有热惊悸，用此药泻肝风，降心火，利惊热。

羌活　山栀子各二钱　大黄煨　木通　赤茯苓　甘草各一钱

上锉碎。每服二钱，入紫苏叶些少，用水一盏，煎至五分，不拘时服。

已风丹　祛风退惊。

天竺黄细研　防风　钩藤各一两　白僵蚕　干全蝎　白附子各半两

上为细末，炼蜜和如芡实大。每服一粒至二粒，麝香荆芥汤化下。

加味导赤散

生地黄上　木通上　防风中　甘草中　山栀子中　薄荷叶下　麦门冬中

入灯心草、竹叶，水煎。

仁斋犀角汤　治心惊热盛。

犀角　防风　木通　赤茯苓　桑白皮炒　甘草炙。各等分

上锉细。每三字，水煎服。

急惊初传，且可通关，定惊搐。诸风搐搦，关窍不通，痰涎潮塞，气实使之。先用苏合香丸，以姜自然汁浸，薄荷汤调与服，使气下则痰下，关窍自通。

通关散　治小儿惊风搐搦，关窍不通。

南星炮　僵蚕炒。各一钱　麝香一字　猪牙皂角二定　赤脚蜈蚣一条，炙

上为末，以手点姜汁，蘸药少许擦牙，或用物引滴入药两三点。涎自出，口自开。皂角，略烧存性，为末。

嚏惊散

半夏一钱　猪牙皂角半钱

上为末。用一豆许，用管子吹入鼻。立醒。

茅先生夺命散

铜青　朱砂各二钱　腻粉半钱　麝香少许　蝎尾十四个，去针

上为末。每服半钱，薄荷、腊茶清调下。此治天钓、脐风、客忤、卒死、撮口、鹅口、木舌、喉痹、痄腮、风壅吐涎，后依证调理。

钱氏凉惊丸

草龙胆　防风　青黛各三钱　钩藤二钱　黄连五钱　牛黄　麝香　龙脑各一字

面糊丸粟米大。每服三五丸，金银汤下。

局方天麻防风丸　治小儿惊风，身热喘粗，多睡惊悸，手足搐搦，精神昏愦。

天麻　防风　人参各一两　甘草　朱砂　雄黄各二钱半　蝎尾炒　僵蚕炒。各半两　牛黄　麝香各一钱

上为末，炼蜜丸樱桃大，朱砂为衣。

每一丸，薄荷汤化下。

《三因方》治阳痫惊风热证，面赤，身热，发搐，直视，牙紧。

芦荟　白附子　甘草各二钱　胡黄连　朱砂各一钱　腻粉　麝香各半钱　蝎梢　僵蚕炒。各七个　金箔七片　赤脚蜈蚣一条，炙

上为末。二岁已上服半钱，金箔、薄荷汤下。

全婴方睡红散　治小儿急、慢惊风，手足搐搦，目瞪神昏。

牛黄　硼砂　脑子　真珠　水银砂子。各半钱　青黛　蝎尾炒　京墨烧　南星　半夏同上，姜制一宿　蛇含石淬。各一钱　金银箔各十片　麝香一字　乌蛇尾并项下七寸，酒浸一宿，取出，去皮骨，炙，一钱

上为末。三岁一字，薄荷汤下。

按：此治风热痰药，通关透肌骨之剂也，非风邪下陷者，不可轻用。

定搐散　治小儿急惊，定搐。

赤脚蜈蚣大者一条，酒浸，炙　麻黄去节　南星炮　白附子　直僵蚕炒　羌活　代赭石醋煅淬七次　蝎梢　川姜黄各二钱　朱砂一钱

上为末。每服一字，荆芥、紫苏煎汤调下。如搐不止，加乌蛇肉。

顺搐散　解男右女左搐不顺者。

枳壳制　钩藤去钩　荆芥　羌活　防风去芦　甘草各半两

上碎。每服二钱，水一盏，顺切姜二片，煎七分，无时，温服。或入薄荷同煎。

泻青丸　治窜视，发搐，痰热。

龙胆草焙　栀子仁　大黄煨　羌活　防风各一钱　川芎一钱半

上为末，炼蜜丸梧子大。每一丸，煎竹叶泡薄荷汤调下。钱氏有当归。

罗氏镇肝丸　治小儿急惊风，目直上视，抽搐昏乱，不省人事，是肝经风热也。此方，泻青之变。

天竺黄研　生地黄　当归　竹叶　草龙胆　川芎　大黄煨　羌活　防风各二钱半

上为细末，炼蜜丸如鸡头大。每服二丸，沙糖水化下。先服此，后服天麻散。

凡欲下之，须当审问前人已下、未下，或曾经吐泻否，已下及吐泻者，不可再下，但驱风、化痰、消热而已，大约痰热十分，且泄其三之二，下剂中须用枳壳、菖蒲宽心通气之类佐之。急惊，急在一时，治不可缓，缓则候加深。若一时体认不明，又不可妄施药饵。　急惊既已传截风、定搐，次第，风惊已定，而痰热下剂有三，初且轻下，又稍重下，又加重下之剂，下后和胃助气，而后定志宁神，驱风镇惊，防其再发。若下后诸证犹存，未易痊愈，更勿再下，当作慢惊推详。

［急惊轻下法］

防风汤　治风热痰壅，大便不通。

防风　羌活　枳实各半两　川芎　甘草炙　大黄煨。各二钱半

锉末。每服三字，姜枣煎。

小柴胡汤加枳壳、防风，最利风热，解血热。免用银粉、巴、硝重剂。一方，加大黄少许。

宣风散　疏导风热，惊风痰热四证俱备者，极效。

鸡心槟榔二个　甘草　橘红各半两　黑牵牛取末，二两，半生半炒

上为末。每服半钱，蜜汤调下。

定命丹　治急惊、天吊、撮口，通利痰热。

全蝎七个　天麻　南星炮　白附子各二钱半　朱砂　青黛各一钱半　轻粉　麝香各半钱　龙脑一字

上为末，粟米糊丸绿豆大。每一丸，荆芥、薄荷汤调下。先研半丸，吹入鼻

中。

疏风散 治惊风痰热四证俱盛。

槟榔 陈皮去白。各二钱 牵牛 大黄略煨。各三钱

上为末。每服半钱，生蜜调下。演山加朴硝一钱。

《保婴方》 大黄、黑牵牛、白牵牛三味各半生半熟，槟榔，各半两，细末，蜜汤调。痰多，加轻粉。

[**演山**] 治四证已作，八候未具，**截风丹**。

全蝎去毒，炒 僵蚕炒 白附子炮 南星炮 天麻各二钱半 朱砂一钱 赤足蜈蚣一条，酒炙 麝香一字

上为末，炼蜜丸梧子大。每服三丸，金银薄荷汤化下。

定搐散 治急惊四证八候并作。

天麻 白附炮 南星炮。各半两 蝎梢炒 白花蛇头酒炙。各二钱半 朱砂 雄黄 乳香各一钱 代赭石一两，米醋淬煅七次 赤脚蜈蚣一条，酒炙 龙脑 麝香各一字

上为细末。每服半钱，金银薄荷汤下。炼蜜丸，调亦佳。

牛黄清心丸 治四证八候，去风痰，散惊热。

南星 半夏 白附 川乌各一两，并洗 川郁金半两

上五味，为粗末，用腊月黄牛胆两三枚取汁和药，入胆中札，悬当风处一月。干，取出，入添马牙硝、朱砂、雄黄、硼砂各一钱，脑、麝少许，如胆药一两，硝、砂四味各一钱，稀面糊丸麻子大。金银薄荷汤下。一岁十丸，二岁倍之。

郑氏比金丸 治急惊壮热，喘粗痰嗽，大小便不利。

轻粉 滑石各半钱 南星一钱一字 青黛半钱

为末，稀糊丸小豆大。一岁二丸，薄荷汤调下。急惊头热足冷，口噤面青痰瘛，加一丸。桃皮汤下，名桃符丸，疏流蕴积涎热，疮痘馀毒，宜服。又去青黛，加蝎梢半钱，名小青丸，同治。

利惊丸 急惊痰热潮搐。

轻粉 青黛各一钱 牵牛末半两 天竺黄二钱

上为末，糊丸或炼蜜丸小豆大。薄荷汤化下。

太白散 急惊搐搦涎盛。

粉霜二钱 轻粉 白牵牛炒。各一钱

上为末。每服一字，薄荷汤调。吐痰，效。

防风丸 治惊风痰热，神昏惊悸。

天麻 防风 人参 川芎各一两 全蝎 甘草 僵蚕 朱砂 雄黄 牛胆南星各二钱五分

上为末，蜜丸鸡头大。每一丸，薄荷汤下。

保婴方**全蝎散** 治急、慢惊风发搐，服之神效。急慢二证加减方法在内，制法更佳。

全蝎二十四个，新薄荷叶包，以竹夹住，于慢火上炙数次，或干薄荷叶酒浸，开包炙亦可 僵蚕半两，炒去丝嘴，用薄荷依法炙 南星一两，取末，以生姜一两切片，新薄荷叶二两同捣和，捏作饼，晒干

如急惊，不用南星，加大黄一两，煨。若慢惊，不用大黄，加制南星。

白附子炮，三钱 防风去芦杈 天麻 甘草炙 朱砂水飞 川芎各半两

上为末。一岁儿服一字，二岁儿服半钱，薄荷汤调下，量大小岁数加减。身热发搐，煎后火府散调。慢惊吐泻后发搐，生姜汤调。急惊搐，煎火府散加大黄汤调。

火府散 面赤、咬牙、发热、唇口干燥、小便赤涩，一切虚实邪热并治。

生地黄 木通各一两 黄芩 甘草炙。

各半两

上㕮咀。每服二钱，水煎，温服。无时。

汤氏金星丸 治急惊，壮热痰壅，大便不通。

郁金末 雄黄各二钱半 腻粉半钱 巴豆七个，取霜

上为末，醋糊丸黍米大。一岁二丸，薄荷汤下。

茅先生朱砂膏 治惊热，惊积。

朱砂半两 硼砂 马牙硝各三钱 真珠一钱 玄明粉二钱 龙脑 麝香各一字

各研，拌久自成膏。如诸惊，黄豆大，金银薄荷汤化。潮热，甘草汤。狂躁恶叫，生地龙自然汁。月内儿，调涂乳头，令吮。

大黑龙丸 治小儿急慢惊风，神效。

胆星 礞石硝煅。各一两 天竺黄 青黛各半两 芦荟二钱半 辰砂 蜈蚣烧灰，一钱半 僵蚕五分

上为末，甘草汁为丸如鸡头大。每服一丸或二丸，姜、蜜、薄荷汤下。如慢惊，用桔梗白术汤下，即愈。

小黑龙丸 治小儿急惊轻者。

青礞石煅，一两 青黛一钱 芦荟一钱半 胆星一两

上为极细末，甘草汤为丸如鸡头大。每一丸，姜、蜜、薄荷汤下。

上二方，礞石、胆星治痰之剂为君，痰多者宜之。

[急惊重下法]

谢氏夺命丹 治急惊不省人事，眼定不动，牙关不开，唇白并黑者。

南星 半夏各四钱，为末，并以生姜汁和作饼子，晒干 真珠新白者，二钱 巴豆去油净，一钱 朱砂四钱 金箔 银箔各十片 轻粉 麝香各半钱

上各为末，和匀，飞罗面打糊为丸如黍米大。每一岁儿一丸，灯心汤下。

比金丸 治小儿风热丹毒，急慢哑惊。

前夺命丹中减去金银箔，加真郁金末三钱，丸如上法。

利惊丸

前比金丸中去郁金，加脑子半钱，白颈蚯蚓一条，用刀截断首尾两头齐跳者用之，去土秤二钱，丸服如上法。

按：此三方导痰药也，白饼子加减法。

演山青金丸 治惊风痰热，四证壅盛。

巴霜半钱匕 青黛二钱半 南星半两，炮 轻粉一钱 滑石 全蝎去毒，炒。各二钱

上为末，稀糊丸如麻子大。一岁五丸，二岁七丸，大小加减，薄荷、茶清下。以通为度。一方，加白附子。

真珠天麻丸 治惊风痰热壅盛，及吊肠，锁肚，撮口，绝效。

南星炮 天麻 白附子炮。各一钱 腻粉半钱 巴霜一字 芫荑炒 全蝎面炒 滑石各一钱半

上为末，糊丸粟米大。一岁五、七丸，二岁十丸，大小加减，薄荷汤点茶清，送下。

郑氏驱风膏 肝风筋脉拘急，面红目青，眼上惊搐，及胎风。

辰砂 蝎尾 当归 龙胆草 川芎 山栀仁 大黄 羌活 防风 甘草各一钱

上为末，入麝香一字，炼砂糖丸鸡头大。三岁三丸，薄荷、竹叶、蜜汤化下。

睡安散 治急、慢惊风潮搐，不得安睡。

辰砂水飞 乳香 血竭各一钱，并细研 麝香半钱，研 人参 酸枣仁炒 南星炮 白附各半两 全蝎二十一枚 蜈蚣一条，酥炙黄，酒浸一宿

上为末。一岁一字，薄荷汁、好酒煎沸调下。得睡效。

蛇头丸 治急慢惊，风涎搐搦来去，不问阴阳二候。

蛇头一个，炙 赤足蜈蚣三条 朱砂三钱 铅白霜 轻粉各二钱 龙脑 麝香各一钱 铁液粉 百草霜各半两 蛇含石一两，醋淬 一方，加全蝎一分

上为末，米糊丸鸡头大。三岁半丸，薄荷汤磨下。一方，慢惊加附子半两，去皮尖，血竭一分。

直指天麻丸 利惊下痰，吊肠，锁肚，撮口，可通用。

南星炮，二钱 白附炮 马牙硝 天麻 川灵脂 全蝎焙。各一钱 轻粉半钱 巴霜一字

上为末，稀糊丸麻子大。每一丸，薄荷、姜钱，泡汤送下。

上，重之下剂，惟上壅下闭，血气充实，脉沉而有力者宜之。又阎氏所谓：候搐势定，下其痰热之类是已。

[利惊后调胃助气定志宁神防作慢惊]

直指银白散 助胃驱风，呕吐作慢惊候者，通用。

莲肉 扁豆炒 白茯苓各一分 人参 天麻 白附子炮 全蝎炒 木香 甘草炙 藿香半分 陈米炒香，三钱 一方，加白术一分

上为末。每一钱，姜钱一片，入冬瓜子仁七粒同煎，或陈米调下。

醒脾散，大醒脾散，王氏惺惺散，皆和胃助气，可通用。三方见慢惊。

定志丸 治惊风已退，神志未定，以此调之。御院有乳香。

琥珀 茯神 远志肉姜制，焙 人参 白附子炮 天麻 天门冬去心 甘草炙 酸枣仁炒

上为末，炼蜜丸，皂子大，朱砂为衣。每服一丸，灯心薄荷汤调下。

温胆汤 治惊悸烦痰。

制半夏 枳实炒 酸枣仁汤浸，去壳。各二钱半 白茯苓半两 陈皮去白 甘草各一钱半

上锉散。每服一钱，入竹茹少许，姜枣煎。

加味地黄丸

地黄八两 山药 山茱萸各四两 泽泻 牡丹皮 茯苓各三两 羌活 防风各二两

上为末，炼蜜丸如桐子大。量儿大小加减。

[海] 五福丸 治急惊风。生蚯蚓一条，研烂，入五福化毒丹一丸，再研如泥。煎薄荷汤少许调化，旋灌，量儿大小，加减服之。

五福化毒丹 治惊热，凉心膈。

生地黄 熟地黄焙。各五两 天门冬 麦门冬去心，焙。各三两 甜硝 玄参 甘草各二两，炙 青黛一两半

上六味为细末，后研入硝、黛，炼蜜丸如鸡头大。每服半丸或一丸，食后熟水化下。

安神丸 治小儿惊悸，热渴心闷，脉实面红，颊赤口燥。

麦门冬 马牙硝 白茯苓 山药 寒水石各半两 朱砂一两 甘草半两 龙脑一字

上为末，炼蜜丸，如鸡头大。每服半丸，砂糖水下。

上四方，甘寒泻火之剂为君，小儿血气虚而急惊者宜之。又，洁古、阎氏所谓：候搐止势减，宜安神镇心之类，是已。

[曾氏方]

五苓散 解伤寒、温湿、暑毒、霍乱，分阴阳，理烦渴。

泽泻去粗皮，二两半 白茯苓去皮 猪苓去皮 白术各一两半 肉桂去粗皮，七钱半，不

过火

上碎，入桂同研为末。每服一钱，温汤调下，不拘时。若作吹咀，用赤茯苓，分两同前，每服二钱，水一盏，煎七分，温服。

百解散 主和解百病。虚慢阴证不宜。

干葛二两半 升麻 赤芍药各二两 黄芩一两 麻黄制，七钱半 薄桂去粗皮，二钱半 甘草一两半

上碎。每服二钱，水一盏，姜二片，葱一根，煎七分。无时温服。有风热盛，加薄荷同煎。

木通散 主上膈热，小腑闭，烦躁生嗔及淋证，诸疮丹毒。

木通去皮节 地萹蓄去老梗。各半两 大黄 甘草 赤茯苓去皮。各三钱 瞿麦去干根 滑石末 山栀仁 车前子 黄芩各二钱半

上件，吹咀。每服二钱，水一盏，灯心三茎，煎七分。无时温服。或入薄荷同煎。

三解散 主上焦蕴热，伤风面红目赤，狂躁气急渴水，惊啼烦闷，丹毒口疮，痰嗽，搐掣。

人参去芦 防风去芦 天麻 茯神去皮木根 郁金无，以山栀仁代 白附子 大黄各二钱半 赤芍药 黄芩 僵蚕各五钱 全蝎十五尾，去尖毒 枳壳水浸润，去瓤，锉片，麸炒微黄，二钱 粉草六钱

上碎，焙为末。每服半钱至一钱，用温薄荷汤，无时调下。或灯心汤。

牛蒡汤 主伤风发热烦躁，鼻塞气喘，痰嗽惊啼，及诸疮、赤紫丹毒，咽喉肿重。

牛蒡子三两，略炒，研碎 大黄一两半 防风去芦 薄荷去老梗。各一两 荆芥去根、老梗，四两 甘草一两一钱半

上件，吹咀。每服二钱，水一盏，煎七分。无时温服。

防风汤 治急惊后馀热未退，时复手足搐掣，心悸不宁，及风邪中入肝经，两目视人开眨不常。

防风去芦 川芎 大黄 白芷 黄芩 甘草各半两 细辛去叶，二钱 薄荷叶二钱半

上件，锉、焙为末。每服一钱，用温汤无时，调服。

半夏丸 治痰证神效。若惊搐后风涎潮作，服之神效。

半夏生用，二两 赤茯苓去皮 枳壳制。各一两 风化朴硝二钱半

上，前三味为末，入乳钵同朴硝杵匀，用生姜自然汁煮糯米粉为丸，绿豆大。每服三十丸至五十丸。仍以淡姜汤食后临睡送下。儿小，煮丸如粟谷大。

水晶丹方见癖积。

宽气饮 主通利关节，除胸膈痞结，消痰逐水，进美饮食，及治蓄气而成搐，传变急、慢惊风，气逆不和，精神昏倦。

枳壳水浸，去瓤，麸炒微黄 枳实制同上。各一两 人参去芦 甘草炙。各半两

上，锉、焙为末。每服半钱至一钱，净汤，无时调服。惊风发搐，姜汁葱汤同调。热极者，入宽热饮，薄荷、蜜汤调下。或麦门冬汤。

五和汤 主宣利脏腑积热，调和荣卫。

当归酒洗 赤茯苓去皮。各半两 甘草炙 大黄 枳壳水浸润，去瓤，锉片，麸炒微黄。各七钱半

上件，吹咀。每服二钱，水一盏，煎七分。无时温服。

宽热饮方见发热。

茯神汤 治心气不足，虚而惊悸，日常烦哭，及婴孩生下羸瘦多惊，宜子母同服，自然有效。

茯神去皮木根，一两　人参去芦　当归去芦尾，酒洗。各半两　甘草炙，二钱

上件，㕮咀。每服二钱，水一盏，煎七分。无时温服。有微热烦躁，入麦门冬去心，同煎。

镇惊丸　主急、慢二惊，风痰上壅，手足抽掣，口眼㖞斜，烦躁生嗔，精神昏闷。常服，宁心镇惊，疏风顺气。

人参去芦，三钱　粉草半生半炙　茯神去皮木根　僵蚕去丝　枳壳同前制。各五钱　白附子　南星制　白茯苓去皮　硼砂　牙硝　朱砂水飞。各二钱半　全蝎十尾，去尖毒　麝香一字

上，除牙硝、硼砂、麝香、朱砂四味，用乳钵细研，馀九味，焙为末，入乳钵内和匀，前四味用糯米粉水煮，清糊为丸梧桐子大。就带润，以银朱为衣。每服三丸至五丸或七丸。急惊用温茶清磨化服。慢惊以生姜、熟附子煎汤研化温服，薄荷汤化下或麦门冬汤。

截惊丸　治惊风搐掣，烦躁有热，两目上视，口噤牙关。

龙胆草去芦　防风去芦　青黛　钩藤和钩　黄连净　牛黄　甘草　朱砂水飞。各五钱　薄荷叶二钱半　麝香半钱

上，除牛黄、麝香外，馀八味锉、炒为末，仍同前二味，乳钵内杵匀，炼蜜丸如芡实大。每用一丸至二丸，温汤化服或茶清。

朱砂膏　主五心烦热，喉痰壅盛，惊风搐搦，渴饮无时，睡中不宁，见人烦躁，口疮糜烂。

朱砂水飞，五钱　马牙硝　硼砂　玄明粉各二钱半　麝香一字　金箔　银箔各十五片　白附子　枳壳麸炒微黄。各三钱　川芎　粉草各四钱　人参去芦　黄芩　薄荷叶各二钱

上，前七味入乳钵细研，后七味锉、焙为末，仍入钵中同前药和匀，炼蜜丸芡实大。每服一丸至二丸，用麦门冬熟水，无时化服。

不惊丹　治因惊气而吐逆作搐，痰涎壅塞，手足掣缩，目睛斜视。常服疏风顺气，自不作惊，和脾胃，进饮食。

枳壳去瓤，麸炒微黄，一两　淡豆豉焙干　南星　茯神去皮根木。各半两　蝎梢五十尾，去尖毒　净芫荑二钱半，先入乳钵内极细研烂

上，除芫荑外，馀五味焙为末，再同芫荑乳钵内杵匀，醋煮糯米粉糊为丸。周岁内婴孩，粟谷大，每服三十丸至五十丸，乳汁下。三岁以上者麻仁大，每服五十丸及六十丸，温米清汤下。候一时，得吃乳食。

[薛氏方]

四物汤见吐血。　四君子汤　六味丸即补肾地黄丸。　泻白散见肺脏。　柴胡清脾散　栀子清肝散并见发热。

参术柴苓汤　治肝经风热，脾土受克，其证善怒，睡中抽搐，遍身作痒，饮食少思。

人参　白术　茯苓　陈皮各一钱　柴胡　升麻各七分　山栀炒，八分　钩藤钩一钱　甘草炒，五分

每服一二钱，姜枣水煎。

安神镇惊丸　惊退后调理，安心神，养气血，和平预防之剂也。

天竺黄另研　人参　茯神　南星姜制。各五钱　酸枣仁炒　麦门冬　当归酒洗　生地黄酒洗　赤芍药炒。各三钱　薄荷　木通　黄连姜汁炒　山栀炒　辰砂另研　牛黄另研　龙骨煅。各二钱　青黛一钱，另研

上为末，蜜丸绿豆大。每服三五丸，量儿大小加减，淡姜汤送下。

慢　惊

慢惊之候，或吐或泻，涎鸣微喘，眼

开神缓，睡则露睛，惊跳搐搦，乍发乍静，或身热，或身冷，或四肢热，或口鼻冷气，面色淡白淡青，眉唇间或青黯，其脉沉迟散缓。盖由急惊过用寒凉，或转太骤，传变成之。又有吐利不止而成者。有气虚暴吐泻而成者。有夏月脾胃伏热大吐泻，当解暑热不可专曰固阳。有脏虚洞泄成者。有久痢气脱而成者。有下积取泻成者。有吐血泻血而成者。有伤寒传变阴证成者。有得之久嗽作痫者。有得之发痫不已者。有得之虫积冲心者。有得之卵肿疝气腹痛，其或汗出太过，脾困烦渴，四肢浮肿，大小便闭，走马急疳，并传慢候。惟吐泻积痢成虚致之，则证变甚速。凡才经吐泻，便是慢惊，须用温中扶里。或搐来紧急，乃慢惊初传，尚有阳证，不可误作急惊用药。世言搐慢为慢惊，非也。若泥此，往往指慢脾为慢惊矣。凡慢惊，男子以泻得之为重，女子以吐得之为重。又，吐有五证，泻有五证，各明所因主治。古云：病家怕惊不怕泻，医家怕泻不怕惊。如因泄泻不止，且先治泻，若更治风，则惊风愈甚。如因他证，例当循原施治也。其慢惊候若从急惊传来，只可截风调胃，均平阴阳，不可全用阳药，使阳归阳，复作急惊之候。用药施治，无过、不及，可也。　急惊以关格不通，略施脑、麝开通，定其搐搦尚可。慢惊阴重阳亏，诸经已虚，不宜通关，又凉其脏，易作慢脾风。慢惊危急，如眼睛昏定，定而眨，虽眨，不左右顾或窜视，四肢厥冷，汗出如流，口面黪黯，指甲黑，四体垂亸，至重。慢惊证，眼半开半合，似睡不睡是也，其脉或浮或沉，身或热或凉，或吐或泻，或不吐泻，或食乳，或阻乳，名半阴半阳合病，即如伤寒半表半里也。　治法大要，审问源流施治，不可概曰慢惊证。如因吐泻得之，用汤氏醒脾散之类，他证可以类推，次第于后。然慢惊已传属阴，亦须准较阴阳亏盛浅深，不可温燥之剂太过。

［钱］　慢惊，因大病后或吐泻，或只吐不泻，变成脾胃虚损，遍身冷，口鼻气出亦冷，手足时瘈疭，昏睡露睛，此无阳也，宜栝蒌汤主之。　东都王氏子吐泻，诸医用药下之至虚，变慢惊。其候昏睡露睛，手足瘈疭而身冷。钱曰：此慢惊也。与栝蒌汤，其子胃气实，即开目而身温。王疑其子不大小便，令诸医以药利之，医留八正散等数服，不利而身复冷，令钱氏利小便。钱曰：不当利小便，利之必身冷。一二日果身冷矣，因抱出。钱曰：不能食而胃中虚，若利大小便，则脾胃俱虚，当身冷而闭目即死，今幸胎气实而难衰也。钱氏用益黄散、使君子丸四服，令微能饮食。至日午，果能饮食。所以然者，谓利大小便，脾胃虚寒，当补脾，不可别攻也。后又不语，诸医作失音治之。钱曰：既失音，何开目而能饮食，又牙不紧而口不噤也。诸医不能晓，以地黄补肾。钱曰：此因用凉药利小便，致脾肾俱虚，今脾已实，肾尚虚，故补肾必安。治之半月而能言，一月而痊。

［洁］　慢惊者，阴证俱，脏受病。盖小儿吐泻病久，脾胃虚损，若不早治，则成慢惊，名曰瘈疭，似搐而不甚搐也。因脾胃虚损，故大便不聚，当去脾间风，先用宣风散导之，后用益黄散、使君子丸平之，则其利自止。既已失治，则脾胃俱虚，致被肝木所乘，是为慢惊，当用温补，羌活膏主之。

［垣］　阎孝忠编集钱氏方，以益黄补土，误矣。其药有丁香辛热助火，火旺土愈虚矣。青橘皮泻肺金。丁香辛热，大泻肺与大肠。脾实当泻子，今脾胃虚，反更泻子而助火，重虚其土，杀人无疑矣。

其风木旺证，右关脉洪大，掌中热，腹皮热，岂可以助火泻金。如寒水来乘脾土，其病呕吐，腹痛，泻痢青白，益黄散圣药也。今立一方，先泻火补金，大补其土，是为神治之法。以黄芪二钱、人参一钱、炙甘草五分，加白芍药一钱，此四味皆甘温能补元气。甘能泻火，《内经》云：热淫于内，以甘泻之，以酸收之。白芍药酸寒，寒能泻火，酸味能泻肝而大补肺金。所补，得金土之位，金旺火虚，风木何由而来克土，然后泻风之邪。夫益黄散、理中丸，养神之类，皆治脾胃寒湿大盛，神品之药也，若得脾胃中伏火、劳役不足之证，及服热药、巴豆之类，胃虚而成慢惊之证，用之必伤人命。夫慢惊风者，皆由久泻脾胃虚而生也，钱氏以羌活膏疗慢惊风，误矣。脾虚者，由火邪乘其土位，故曰从后来者为虚邪，火旺能实其木，木旺故来克土，当于心经中以甘温补土之源，更于脾土中泻火以甘寒，更于脾土中补金以酸凉，致脾土中金旺火衰，风木自虚矣。

［海］　惊啼，手足瘛疭，睡卧不稳，四君子加全蝎去尾尖毒炒，钩藤、白附子炒，等分，同煎。　脾胃虚弱，生风多困，四君子加炒半夏曲、没石子，等分，为细末，入冬瓜子少许，同煎服。

［丹］　频吐泻，将成慢惊，用钱氏白术散加山药、扁豆炒、肉豆蔻面煨，各一钱，入姜一片，煎服。若慢惊已作，加细辛、天麻各一钱，全蝎三个去梢，白附子八分面煨。惊而泻，用参、苓、芍药酒炒、白术、姜煎，夏月加黄连、甘草、竹叶服之。

［曾］　治慢惊者，考之古书，亦无所据，惟载阴痫而已。盖慢惊属阴，阴主静而搐缓，故曰慢，其候皆因外感风寒，内作吐泻，或得于大病之馀，或传误转之后，目慢神昏，手足偏动，口角流涎，身微温，眼上视或斜转，及两手握拳而搐，或兼两足动掣，各辨男左女右搐者为顺，反此为逆。口气冷缓或囟门陷，此虚极也。脉沉无力，睡则扬睛，谓两目半开半合，此真阳衰耗而阴邪独盛。阴盛生寒，寒为水化，水生肝木，木为风化，木克脾土，胃为脾之腑，故胃中有风，瘛疭渐生。其瘛疭证状，两肩微耸，两手垂下，时复动摇不已，名为慢惊。宜以青州白丸子、苏合香丸，入姜汁杵匀，米饮调下，虚极者加金液丹。次用冲和饮同七宝散，水煨姜煎服，使气顺风散，少解吐泻，间以胃苓汤救其表里。若吐不止可投定吐饮，泻不减宜服六柱散。或曰生汤去胃风，定瘛疭，清神气；五苓散导其逆，调荣卫，和阴阳。若痰多唇白，四肢如冰，不省人事，此虚慢之极，用固真汤速灌之以生胃气，胃气既回，投醒脾散、沉香饮调理。

［薛］　慢惊之证，吐泻痰鸣气喘，眼开神缓，昏睡露睛，惊跳搐搦，乍发乍静，或身热身冷，面淡青白或眉唇青赤，其脉迟沉而缓是也。禀赋不足，或久病脾虚，及常服克伐之药者，多致此证。若因土虚不能生金，金不能平木，木来侮土而致前证者，以五味异功散加当归、酸枣仁，佐以钩藤饮子补土平木。若脾土虚寒者，用六君子加炮姜、木香。不应，急加附子以回阳气。盖阴血生于脾土，宜四君子、当归、酸枣仁。凡元气亏损而至昏愦者，急灸百会穴。若待下痰不愈，而后灸之，则元气脱散而不救矣。

慢脾风

慢脾风之候，面青额汗，舌短头低，眼合不开，睡中摇头吐舌，频呕腥臭，噤口咬牙，手足微搐而不收，或身冷身温而四肢冷，其脉沉微，阴气极盛，胃气极虚，十救一二。盖由慢惊之后，吐泻损脾，病传已极，总归虚处，惟脾所受，故曰脾风。若逐风则无风可逐，若治惊则无惊可治，但脾间痰涎，虚热往来。其眼合者，脾困气乏，神志沉迷，痰涎凝滞而已。然慢脾之名，又曰虚风，小儿或吐或泻之后，面色虚黄，因虚发热，才见摇头斜视，昏困额汗，身亦粘汗，声沉小而焦，即脾风之证，不必皆因急慢风传次而至，又当识之。又，慢脾之候，言脾而不言胃何也？盖胃为腑属阳，非若脾乃阴脏也，故小儿病传在腑多自愈，在脏不可不治。盖小儿纯阳之气，在腑为顺，在脏为逆，古人皆理其脏，未言治腑也。又，肾一脏常主虚，不可攻治。若肾脏有患，但清心肺，缘心与肾即既济也，肺与肾又子母也，无与肾药及诸补药也。慢脾惟吐与泻，积与痢传入，慢候其证变至速，虚又速也，治必循次平和，无令速愈之理，药和且平，调脾养胃，不可过剂也。钱氏有黄土汤以土胜水，木得其平，则风自止，以脾土为本也。　治法大要，生胃回阳。若眼半开半合，手足不冷，证候尚在慢惊，则勿用回阳，或已入慢脾而阳气未甚脱者，亦未可即用硫黄、附子等剂。手足渐暖，仍以醒脾散等调之。

曾氏用青金丹、天麻饮灌服，或六柱散、固真汤。

［钱氏方］

瓜蒌汤

瓜蒌二钱　白甘遂末，一钱

上同于慢火上炒焦黄，研匀。每服一字，麝香、薄荷汤调服。

上瓜蒌汤，钱氏治慢惊法，脉有力者宜用。盖湿痰积于膈中，使风火不得开发而身冷，故用瓜蒌汤劫去湿痰，使风火得伸而身温搐止。若脉无力者，不宜用之，便当补脾及温白丸、羌活膏之类。

青州白丸子　治小儿惊风，大人诸风。

半夏生，七两　南星生，三两　白附子生，二两　川乌生，半两，去皮脐

上为末，以生绢袋盛，井花水摆出，如未出者，更以手揉出，如有滓，更研，再入绢袋，摆尽为度。于磁盆中晒夜露，至晓撇去旧水，别用井花水搅，又晒至来日早，再换新水，搅如此法。春五日，夏三日，秋七日，冬十日，去水晒干后，如玉片。研细，以糯米粉煎粥清，丸绿豆大。每服三五丸，薄荷汤下。瘫风，酒下，并无时。

异功散　温中和气，治吐泻不思食。方见吐泻。

温白丸　治小儿脾气虚困，泄泻瘦弱，冷疳洞利，及因吐泻或久病，成慢惊瘛疭。

天麻生，半两　白僵蚕炒　白附子生　天南星锉，汤洗，焙干。各一两　干蝎去毒，一钱

上为末，汤浸，寒食面为丸如绿豆大。仍于寒食面中养七日，取出用。每服五七丸至二三十丸，空心，生姜米饮下，量病势渐加丸数服之。寒食面，谓寒食日煮吃面，取之以焙干贮用也。

钩藤饮子　治吐利，脾胃气弱，虚风慢惊。

钩藤七钱半　蝉壳　防风去芦　人参去芦　麻黄去节　白僵蚕炒黄　天麻　蝎尾炒，去毒。各半两　甘草炙　川芎各二钱五分　麝香一钱，另研　一方，有蜣螂三个，去头足炙黄。

上为末。每服二钱，水一盏，姜三片，煎六分，温服，量多少与之。寒多者加附子半钱，服无时。

羌活膏　治脾胃虚，或吐泻后为慢惊

者。亦治伤寒，无不效。

防风去芦 川芎 人参去芦 白附子炮 赤茯苓去皮。各半两 天麻一两 白僵蚕汤浸，炒黄 干蝎炒，去毒 白花蛇酒浸，焙。各一分 川附子炮，去皮脐 麻黄去节。各三钱 肉豆蔻 沉香 母丁香 藿香叶 木香各二钱 轻粉 真珠末 牛黄各一钱五分 龙脑半字 麝香 辰砂 雄黄各一钱。已上七味各另研 羌活半两

上为细末，炼蜜作剂，旋丸如豆大。每服一二丸，食前服，或薄荷汤，或麦门冬汤化下。实热急惊，勿服，性温故也。

海藏返魂丹 治小儿诸癫痫，潮发瘛疭，口眼相引，项背强直，牙关紧急，目直上视。及诸病久虚，变生虚风多睡者，因荏苒不解，速宜服之。

乌犀镑屑，二两 水银 天麻酒洗，焙干 槟榔各半两 僵蚕去丝嘴，微炒 硫黄半两，研末，入水银，置磁石盏内，慢炒成沙，火要看紧慢 白附子炮 川乌炒通赤，留烟少许，入碗内，以一盏子盖上，新土围之，待冷取出 独活去芦 干蝎炙 草薢炒。各一两 肉桂去粗皮 当归酒浸，焙干，炒 细辛根 防风去芦 天南星姜汁煮软，炒黄 阿胶杵碎，炒 藿香洗去土 乌蛇酒浸一宿，炙熟，去皮骨 沉香 槐胶 羌活 白花蛇酒浸一宿，炙熟，去皮骨 麻黄去根节 半夏姜汁浸三宿，炒 羚羊角镑 陈皮去白，炒。已上各一两 天竺黄研 木香 人参去芦 干姜炮 茯苓去皮 蔓荆子去白皮 晚蚕沙微炒 败龟板醋酒炙黄 藁本去土 桑螵蛸炒 白芷 何首乌米泔浸一宿，煮，焙 虎骨酒醋涂，炙黄 砂仁 白术泔浸一宿，切，焙 枳壳炒，去白 丁香 厚朴去皮，姜汁涂炙。各三分 蝉壳炒 川芎 附子水浸泡，去皮尖 石斛去根 肉豆蔻去壳，微炒 龙脑另研 雄黄研，水飞 朱砂研，水飞。各一两 腻粉另研 麝香另研。各一钱 乌鸡一只，去嘴翅足 狐肝三具。二味，腊月内入瓦瓶固济，火煅赤，候冷，取出，研用 金箔三十片，为衣

上药五十八味，炮制如法，炼蜜合和，捣三五千下，丸如桐子大，金箔为衣。每一岁儿，温薄荷自然汁化下。无时。

上，阎氏宗钱氏治慢惊法，脉无力者宜之。其法以青州白丸子兼异功散、羌活膏、温白丸、钩藤饮子之类，服之至有往往死中得生者。

［汤氏法］

凡吐泻成虚风慢脾，先用夺命散、青州白丸子末煎如稀糊，入蜜调，控下涎后，服祛风醒脾等药。

夺命散方见后通治急慢惊下。

治虚风**八仙散** 风盛者服之。

白天麻 白附子 花蛇肉 防风 南星 半夏 冬瓜子 全蝎各等分 加川乌

上㕮咀。每服一钱，水半盏，姜二片，枣半枚，煎二分，热服。加薄荷尤佳。

醒脾散 昏困者服之。

白术 人参 甘草 橘红 茯苓 全蝎各半两 半夏 木香各一分 白附子炮，四个 南星炮，两枚 陈仓米二百粒，一方无白术、半夏，加莲肉一钱，亦可

上为末。每服一钱，水半盏，姜二片，枣半个，煎二分，渐渐服之。不可顿服，顿服必吐。

酿乳方

人参 木香 藿香 沉香 橘皮 神曲 麦芽各等分 丁香减半

上㕮咀。每服四钱，水一碗，姜十片，紫苏十叶，枣三枚，煎至半碗。乳母食后须去乳汁尽，方取服之，即仰卧霎时，令药入乳之络，次令儿吮数口，不可过饱，此良法也。如呕定一日，急宜截风，服八仙散。两日后，宜醒脾散。如前件药俱用不效，危困可忧，须诊太冲脉，未绝者当灸百会一穴，前后鬓际两耳尖折中，乃是穴也。《方书》所载，但云顶上

旋毛中，殊不审有双顶者，又有旋毛不正者，庸医之辈，习循旧本，误人多矣。灸后即当控涎，用青州白丸子末再煎如稀糊，入炼蜜调夺命散，良久涎下，细研灵砂，米饮调，旋抹口中，渐看退证。如风盛服八仙散，昏困服醒脾散，常令减乳，乳母服酿乳药，如此调理，无不愈者。间有禀受不坚，五行数短者，虽神圣工巧，不能夺其造化矣。　若涎已离膈，但在喉中如锯，药不能入，又不可控，当用别法撩之，兼搐鼻喷嚏得出，次服夺命散，庶免再作。

撩痰方

川乌尖　白附尖各七个，去皮，生用　蝎梢七枚　石绿少许

上为末，一处和匀。用软鸡翎蘸药，入喉中逐渐抽出，频用帕子拭之。

上，汤氏治慢惊法，先用夺命散、白丸子控涎，候涎下，一回用八仙、醒脾等，一回令乳母用酿乳法，如危极者，却灸百会及撩痰法。但夺命用礞石，气虚者难用，必与东垣益黄散相兼服之，可也。

［陈氏法］

治慢惊风，先服芎蝎散，用手法斡出寒痰冷涎，自不痴呆，次服油珠膏，后服益真汤温壮元气，时服前朴散宽上实下。

芎蝎散　治小儿脑髓受风，囟颅开解，皮肉筋脉急胀，脑骨缝青筋起，面少血色，或腹中气响，时便青白色沫，或呕吐痰涎，欲成慢惊搐、足胫冷者。

川芎　荜拨各一两　细辛　半夏酒浸一宿，汤洗，焙。各二钱　蝎梢去毒，一钱

上细末。一周儿，抄一铜钱，用数沸汤调，稍热，饥服。如痰满胸喉中，眼珠斜视，速与服。若目上直视，不转睛者，难救。或痰气壅塞，不能咽药，用一指于儿喉靥腭中探入，就斡去痰涎，气稍得通，次用补脾益真汤，或以油珠膏选用，此方累世活人多矣。

油珠膏　治气逆呕吐，风痰作搐。

石亭脂硫黄中拣取如蜡者　滑石各半两　黑附子炮，去皮脐　半夏酒浸一宿，汤洗七次，焙干　南星醋浸一宿，汤洗七次，焙干。各一钱

上细末。每服一钱，用冷清齑汁半盏，滴麻油一点如钱，抄药在油珠上，须臾坠下，却去齑汁，与儿服之，更用清齑汁三五口咽下，肚饥服。服讫后一时，方与乳食。

补脾益真汤　治胎弱，吐乳便清，而成阴痫，气逆涎潮，眼珠直视，四肢抽掣。或因变蒸、客忤，及受惊误服凉药所作。

木香　当归　人参　黄芪　丁香　诃子　陈皮　厚朴姜制　甘草炙　肉豆蔻面裹，煨　草果　茯苓　白术　桂枝　半夏汤泡　附子炮。各半两　全蝎炒，每服加一枚

上㕮咀。每服三钱，水一盏半，姜一片，枣一枚，煎六分，稍热，饥服。服讫，令揉心腹，以助药力，候一时，方与乳食。　渴者，加茯苓、人参、甘草，去附子、丁香、肉蔻。　泻者，加丁香、诃子肉。　呕吐，加丁香、半夏、陈皮。　腹痛者，加厚朴、良姜。　咳嗽，加前胡、五味子，去附子、官桂、草果、肉蔻。　足冷，加附子、丁香、厚朴。　恶风自汗，加黄芪、官桂。　痰喘，加前胡、枳实、赤茯苓，去附子、丁香、肉蔻、草果。　气逆不下，加前胡、枳壳、槟榔，去当归、附子、肉蔻。　腹胀，加厚朴、丁香、前胡、枳壳。

前朴散　治心腹结气，或呕哕吐泻，腹胀痛，惊悸。

前胡　白术　人参　陈皮　良姜　藿香　甘草　厚朴各等分

上锉。每服三钱，水一盏，煎七分，稍热，空心服。

小儿误服凉药，或用帛蘸水缴口，因此伤动脾胃，或泄泻，或腹胀，或腹中响。　小儿面少血色，常无喜笑，不看上而视下。　小儿囟颅高急，头缝青筋，时便青粪。　小儿肥壮，粪如清涕，或如冻汁。　小儿时时札眼，粪便青白沫，有时干硬。　已上五证，忽然呕吐者，必成阴痫，欲谓慢惊是也。小儿头虽热，眼珠青白而足冷，或腹胀而足冷，或泻而足冷，或呕而足冷，或渴而足冷。头热、目赤、痰塞鼻喉咽，皆无根之火逆也。　已上五证，忽然吐而作搐者，名曰慢脾风，速与补脾益真汤一服三钱重，加蝎一枚。如因惊而搐者，前朴散一服三钱重，加附子、前胡各半钱，同煎。

上，陈文忠治慢惊法，其治之次第，自成一家，故另录之，以备采用。其医案所言芎蝎散、油珠膏累累取效。

［曾氏方］

冲和饮　治感冒风寒，头疼发热，肩背拘急，恶心呕吐，腹痛膨胀，兼寒湿相搏，四肢拘急，冷气侵袭，腰足痛疼。

苍术米泔水浸一宿，去粗皮，锉片，炒微黄色，一两二钱　人参去芦　前胡去芦　桔梗炒。各五钱　枳壳去瓤，麸炒微黄色　麻黄去节　陈皮去白。各三钱　川芎　白芷　半夏汤洗七次，姜汁浸，晒干，炒　当归酒洗　薄桂去粗皮　白芍药　赤茯苓去皮。各一钱半　干姜　厚朴去粗皮　姜汁浸一宿，慢火炒干。各二钱　甘草炙，七钱半

上锉。每服二钱，水一盏，姜二片，葱一根，煎七分，无时温服。伤冷，恶心呕吐，煨姜同煎。开胃进食，加枣子煎，空心温投。寒疝痛，入盐炒茱萸、茴香同煎。

七宝散　治时气、伤风、伤寒、头昏、体热、咳嗽，及脾胃肺脏不和，口中腥气异常，或牙缝微有鲜血，兼调理诸病后小证得中，以其品味不僭不燥，为佳。

紫苏去老梗　净香附各三两　甘草　陈皮去白　桔梗锉，炒。各二两半　川芎　白芷各一两

上㕮咀。每服二钱，水一盏，姜二片，煎七分，无时温服。痰嗽，加制半夏。口腥气，入盐煎。调理诸疾，加枣子煎。

六柱散　治吐痢泄泻，胃虚脾慢，手足俱冷，六脉沉微。

人参去芦　白茯苓去皮　熟附子　南木香　肉豆蔻　白术六味各半两

上碎。每服二钱，水一盏，姜二片，枣一枚，煎七分，不拘时温服。

日生汤　治吐泻痢后，将传慢惊、慢脾，神昏脉弱，饮食不进，睡露扬睛，昼轻夜重，急宜投服。

北南星一两，锉碎，瓦器盛，东壁土同醋煮少时，滤干，切片，焙　人参去芦　冬瓜子仁打碎。各五钱

上件，㕮咀，每服二钱，水一盏半，姜三片，慢火煎七分，候温，无时，少与缓服。投之急，必吐。

固真汤　主吐泻痢后，胃虚脾慢，四肢口鼻气冷，沉困不省人事。

人参去芦　附子汤浸泡裂，去皮脐　白茯苓去皮　白术各二钱五分　山药去黑皮　黄芪蜜水涂炙　肉桂去粗皮　甘草湿纸裹，煨透。各二钱

上件，㕮咀。每服二钱，水一盏，姜三片，枣一枚，煎七分，空心温服，或无时。

醒脾散　主醒脾养胃，止吐痢，进饮食。及调理病后神昏、目慢、贪睡、多困、脉弱、微有痰涎，并宜投服。

人参去芦　白茯苓去皮　藿香叶　白术　甘草炙。各五钱　丁香四十粒，不见火　大南星八钱，锉作小块，纸裹，水透湿，炮过用　缩砂仁四十粒

上碎。每服二钱，水一大盏，姜三

片，冬瓜子仁五十粒捣碎，慢火煎七分，空心，缓投服之。急必吐。

沉香饮 治吐痢后神昏倦怠，饮食减少，脾胃气虚，水谷不化，或随时直五心烦热，盗汗常出，或闻食心恶。

沉香 丁香 南木香 藿香叶各二钱半 陈皮去白 白术 半夏汤洗七遍，姜汁制 白茯苓去皮 肉豆蔻各五钱 粉草炙，三钱

上，除沉香、丁香、木香不过火，馀七味或晒或焙，仍同三味研为细末。每服半钱至一钱，用紫苏、木瓜煎汤，空心调服，枣汤亦好。

天麻饮 治诸般风搐，不省人事。

天麻明亮者 川乌炮制，去皮脐。各七钱

上锉。每服二钱，水一盏，姜三片，慢火煎若稀糊，无时勤与温服。

［薛氏方］

术附汤 治风湿相搏，身体烦疼，不能转侧，不呕不渴，大便坚硬，小便自利。及风证头目眩重等证。

白术四两 甘草炒，二两 附子炮，去皮脐，一两

上为末。入附子每服三钱，姜五片，枣一枚，水煎服。

愚按：附子温中回阳，为慢脾之圣药也，如元气未脱，用之无有不应，须用每只重一两三四钱，端正不尖，底平，周围如莲花瓣者佳，否则误用川乌也。制法，切去皮尖，以童便浸之，秋冬七日，春夏五日，每日一换；浸毕，切作四块，以湿草纸包数层，微火煨半日，取出切开，无白星为度；如急用，炮至裂纹，即投童便中，良久浸透，切片；如色白，再微炙之。气脱甚者急，生用亦效。

太乙保生丹 治慢惊尚有阳证者。

全蝎青者，十四个 白附子生用 真僵蚕 牛胆南星 蝉壳 琥珀 防风 朱砂各一钱 麝香五分

上为末，米糊丸，桐子大。金箔为衣。每服一二丸，薄荷汤化下。

聚宝丹 治慢惊。

人参 茯苓 琥珀 天麻 真僵蚕 全蝎炙 防风 牛胆南星 白附子生用 乌蛇肉酒浸，焙，一钱 朱砂半钱 麝香少许

上为末，炼蜜丸，桐子大。每服二丸，菖蒲汤下。

金箔镇心丸 治风壅痰热，心神不宁，惊悸烦渴，唇焦颊赤，夜卧不安，谵语狂妄。

朱砂一两 白茯苓 人参 甘草各半两 山药一两半 片脑 牙硝各一钱半 麝香五分 金箔十二帖 草紫河车二钱半，黑豆煎煮

上为末，炼蜜为丸，每用五钱，作五十丸，以金箔为衣。每服一丸，薄荷汤化下，含化亦得。

天南星散 治慢惊，驱风豁痰。

南星重八九钱者一个，掘地坑深尺许，先用炭五斤烧通红，以好米醋一碗洒坑中，即投南星，以火炭密盖，又用盆覆，时许取出。

上为末，入琥珀、全蝎各一钱。每服二字，煎生姜、防风汤下。

乌沉汤 治慢惊，驱风助胃。

天麻二钱 人参 真川乌生用 全蝎焙 南星焙 木香 沉香各一钱 甘草炒，半钱

上为末。每服三五分，姜、水煎服。

沉香散 助胃气，止吐泻。

茯苓二钱 沉香 丁香 木香 藿香 厚朴制 甘草炙。各一钱

上为末。每服一字，米饮汤调下。

苏青丸

苏合香丸一分 青州白丸子二分

上和匀。每服五分，姜汤调下。

银白散 治胃虚吐泻。

糯米炒，二两五钱 扁豆蒸，二两 藿香二钱 白术炒，一两 丁香二钱 甘草炙，三钱

上为末，紫苏、米饮调下。《直指方》加炮白附子、全蝎、木香、石莲，姜、水煎。

钩藤散 治吐利，脾胃气虚生风。

钩藤钩二钱 蝉壳 天麻 防风 蝎尾去毒 人参各半两 麻黄 僵蚕炒 甘草炙 川芎各二钱五分 麝香五分

上为末。水煎服。虚寒，加附子一钱。

黑附子汤 治慢脾风，四肢厥冷。

附子炒，去皮，三钱 木香 人参各一钱半 白附子一钱 甘草炙，五分

上为散。每服三钱，姜五片，水煎。若手足既温，即止后服。

生附四君子汤 治吐泻，不思乳食。凡虚冷病，先与数服，以正胃气。

人参 白术 附子 木香 茯苓 橘红 甘草各等分

上为末。每服五七分，姜枣水煎服。

辰砂膏 治慢脾冷痰壅滞，手足冷而微搐者。

黑附子一枚重一两以上者，去皮脐，顶上挖一孔，入辰砂末一钱，仍用附子塞之，炭火烧，存性 牛胆南星半两 白附子炮 五灵脂 蝎梢各二钱半

上为末，炼蜜丸，桐子大。每服二三钱，生姜汁泡汤下。

七宝辰砂丹 治风痰奇效。慢惊、慢脾，以辰砂为主，木香佐之，用开元钱一个，背后上下有两月片者，放铁匙上炭火内烧，少顷成珠子，取入盏中，作一服，用木香煎汤送下，人参汤亦可。

观音全蝎散 治小儿外感风寒，内伤脾胃，致吐泻不止，遂成慢惊等证。

全蝎二十一个 天麻炮 防风去芦 羌活各半钱 川白芷 甘草炙 扁豆姜制 黄芪蜜炙。各三钱 砂仁 赤茯苓各五钱

上，同为末。每服一钱，用冬瓜仁煎汤，不拘时调服。

吉州醒脾散 治小儿慢惊，神昏目慢，多困有痰。

人参 白术 木香 白茯苓 白附子 天麻 全蝎炒 僵蚕去丝嘴，炒。各等分

上锉碎。每服二钱，水一盏，生姜三片，枣一枚，煎至五分，不拘时服。

[杂方]

[世] 治慢惊神效。用一粒丁香、一个蝎、一字辰砂、一点血。已上俱为末，男用男左手中指血，女用女右手中指血，蘸末擦唇上，愈。

[本] **醒脾丸** 治小儿慢脾风，因吐利后虚困昏睡，欲生风痫。

厚朴 白术 硫黄入豆腐中煮三五沸 天麻 全蝎 防风 官桂 人参各一钱

上为细末，酒浸蒸饼和丸，如鸡头大。每一丸，捶碎，温米饮下。

蝎梢丸 治小儿胎虚气弱，吐利生风，昏困嗜卧，或潮搐。

全蝎微炒 白附子煨制。各半两 硫黄 半夏姜汁制，焙干。各一两

上为末，姜汁糊丸，如麻子大。每服三十丸，荆芥汤下。量儿大小，加减服之。

[世] 治小儿慢惊风身冷瘛疭方

天麻 防风 川乌 全蝎去翅足，薄荷叶包炒 南星

上㕮咀。等分，水煎服。

汤氏治慢惊方

真川乌一枚，去皮，生用 全蝎等分

上二件，㕮咀。分二服，水二盏，姜十片，煎半盏，旋旋滴入口中。

[无] 阴痫，即慢惊风。

黑附子生用，去皮脐 南星生 半夏各二钱 白附子一钱半

上研细，井水浸七日，每日换水，浸讫，控干，入朱砂二钱、麝香一钱，研

匀。每服一字，薄荷汤调下，量儿加减。一方，用黑附子，生，去皮脐，为末，每服二钱，以水一盏半，生姜二片，煎至半盏，分二服，量儿加减。吐者，入丁香五个，同煎，空心服，或水浸炊饼为丸如粟米，每服二十丸，生姜汤下亦可。

[钱] **回生散** 治小儿吐泻，或误服冷药，脾虚生风，成慢惊。大南星重八九钱已上者，用地坑子一个，深三寸许，用炭火五斤烧红，入好酒半盏在内，然后入南星，却用炭火三两条盖在地坑上，候南星微裂，取出锉碎，再炒匀熟，不可稍生，放冷，为末。每服半钱，浓煎生姜防风汤调下。

又方 **梓朴散**

厚朴 半夏汤洗七次，姜汁浸半日，晒干，一钱

上，米泔三升，同浸一百刻，水尽为度，如百刻水未尽，少加火熬干，去厚朴，只将半夏为末。每服五分或一字，薄荷汤调下，无时。

豆卷散 治小儿慢惊，多因药性太温，及热药治之，有惊未退而别生热证者，有因病愈而致热证者，有反为急惊者，甚多，当问病儿日，因何得之，曾以何药疗之，可用解毒药，无不效，宜此方。

大豆黄卷水浸黑豆生芽是也，晒干 管仲 板蓝根 甘草炙。各一两

上为末。每服半钱，水煎服。甚者三钱，药水内入油数点煎。又治吐虫，服不拘时。

上，诸家杂治慢惊。其首一方，用人血蘸药末擦唇者甚效。后一方，解药太过之毒，尤见钱氏忧人之切也。

黄芪益黄散 治胃中风热。

黄芪二钱 人参 甘草半生半炙 陈皮不去白。各一钱 白芍药七分 黄连少许 白茯苓四分

上为粗末。每服，水二盏，煎五沸，去渣，温服。

[丹] 治惊而有热者。

人参 茯苓 白芍药酒炒 白术

上，入生姜煎服。暑月加黄连、生甘草、竹叶，煎服。

陈明远治小儿惊，因脾虚肝乘之，手足搐动，四肢恶寒而食少方

白术二钱 茯苓一钱

上煎汤。入竹沥，热下龙荟二十丸，保和丸二十丸。

生气散

丁香三字 白术 青皮各二钱 甘草炙 木香 人参各一钱

上为末。每服半钱，沸汤点服。或用和剂方调气散亦可

参苓白术散见不能食。理中汤见吐泻。

王氏惺惺散 治小儿吐泻，脾弱内虚生惊。

人参 茯苓 木香 天麻 扁豆 全蝎全，炙 陈米炒。各等分

上锉散。每服二钱，姜枣煎服。

醒脾散 治吐泻，脾困不食，痰作惊风。

人参 白茯苓 白附子炮 天麻焙 甘草炙 石菖蒲一寸九节者 木香 石莲肉 白术各一钱 全蝎焙，半钱

上为末。每三字，姜枣煎服。有热去木香，或加南星、半夏、陈皮、陈米。

大醒脾散 治吐泻，脾困不能食，痰作惊风。

南星 白茯苓 净陈皮各一分 全蝎焙 甘草炙 白附子炮 莲肉 人参 木香各半分 陈仓米二百粒

上为末。每服三字，姜枣煎。驱风、醒脾，二方通用，亦可酿乳，小儿胃虚，

不消乳食，尤须节约。

演山观音全蝎散　因吐后传慢惊候，清神固气，补虚益脉，开胃止吐。

黄芪　人参各一分　木香　炙甘草　莲肉炒　扁豆炒　白茯苓　白芷　全蝎　防风　羌活各一钱　天麻二钱

为末。每一钱，枣半个煎，无时服。慢脾尤宜服。

汤氏醒脾散　吐泻不止，痰作惊风，脾困不食。

白术　人参　甘草炙　净陈皮　白茯苓　全蝎各半两　半夏曲　木香各一分　白附四个，炮　南星一个，炮　陈仓米二百粒

［演山］加天麻、僵蚕，无陈皮、半夏、陈米。

上为末。每服一钱，水半盏，姜二片，枣半个煎，时时服。频则吐。

直指星香全蝎散　治慢惊风已传，昏迷痰搐。

南星湿纸煨，二钱　木香　人参　净陈皮各一钱　全蝎炙，二个　甘草炙，半钱

锉细。每服一钱，入紫苏、姜、枣浓煎，旋以匙送下。有热，加防风。

乌蝎四君子汤

四君汤加生川乌，焙过全蝎，为末，各少许。每服半钱，姜枣煎服。如再服，即去川乌。

调气散　治小儿慢惊之后，以此调之。

木香　香附子　人参　陈皮　藿香　甘草各等分

上锉散。每服二钱，姜三片，枣一枚，水一盏，温服。

定志丸见前急惊。

上方，皆以参、芪、白术、甘草为主，乃治慢惊之正药也。

黑附汤即前黑附子汤无人参。

金液丹

舶下硫黄十两，研细，用磁盒盛，令八分，水和赤石脂封缝，盐泥固济，晒干，地上埋上一小罐子，盛水满，安盒子在上，又以盐泥固济，以炭火煅三日三夜，候冷取出，为末

上，以柳木槌、乳钵研极细。每服二钱，生姜汤下。

生附四君子汤

上以四君子汤加生附子四分之一，厥逆者对加。每服一钱，姜三片，煎一匙，送下。

异功散

人参　茯苓　白术　甘草　橘红　木香各等分

上锉散。每服三字，姜枣煎。一方，无木香。

天麻饮　六柱散二方并见前。

大醒脾散　治慢脾风，内虚昏闷不省。

人参　茯苓　木香炮　全蝎焙　南星炮　白术　陈皮　石莲肉　甘草炙　丁香　砂仁　白附子炮。各等分　陈米一撮，炒

上锉碎。每服二钱，用水一盏，生姜三片，枣一枚，煎至五分，不拘时服，量儿大小加减与服。

实脾散　治脾胃虚冷，吐泻不止，乳食不进，慢脾等证。

人参　白茯苓　白术　砂仁　麦芽　神曲　陈皮　石莲肉　干山药　良姜炮　青皮　冬瓜仁各五钱　丁香　木香　薏苡仁炒　扁豆姜炒　香附子炒　甘草炙　陈米炒。各二钱　肉豆蔻二枚，煨

上为细末。每服半钱或一钱，用米汤，不拘时调服。

固真汤方见前。

上皆慢脾风之主药也。

通治急慢惊

急惊合凉泻，慢惊合温补，此定法

也。其间有急惊凉泻而不愈，变为慢惊；有慢惊温补而不愈，变为急惊者，宜用通治急慢惊药。

［汤］ **夺命散** 大能控风涎，不问急慢惊风，痰潮壅盛，塞于咽喉，其响如潮，名曰潮涎，百药不能过咽，命在须臾，但先用此药，入喉痰即坠下，功有万全，夺天地之造化也。

青礞石一两，入甘窝子，同焰硝一两，炭火煅通红，须硝尽为度，候冷，如金色，取用

上为细末。急惊风痰壅上，身热如火，用生薄荷自然汁入蜜调，微温服之，良久，其药自裹痰坠下，从大便出，如稠涕胶粘，乃药之功也，次服退热、祛风、截惊等药。慢惊风亦以痰涎潮上，塞住咽喉，药食俱不能入，医者技穷势迫，以待其尽，但用此药，以青州白丸再研为末，煎如稀糊，熟蜜调下，其涎即坠入腹，次服花蛇、川乌、全蝎、蜈蚣等药。

大黑龙丸，治小儿急慢惊风，神效。方见急惊条。

镇惊丸

琥珀 辰砂 真珠母 青皮 甘草各二钱半 青黛 芦荟 柴胡 青礞石硝煅。各半两 天竺黄 胆星各二两 天麻 乳香各一两 雄黄一钱半

上为末，甘草膏丸，如鸡头大。慢惊，参术汤下。急惊，薄荷、姜、蜜汤下。

［曾氏］镇惊丸方见急惊。

小儿急慢惊风

全蝎四十九个，微炒黄 辰砂半两，研极细，和匀

上，取蚯蚓十条，洗净，入小瓶内，以温火煅，蚯蚓化为水，和丸如胡椒大。每服三丸，用顺流水化下。

小儿急慢惊风

僵蚕三条 辰砂豆大一粒 全蝎一个 真珠末一撮

上末。取蓬蒿中小虫儿，每一个研作一丸，如麻子大。每一粒，用乳汁下。

保命丹《本事》 治小儿急慢惊风，四肢逆冷，眼直口噤，涎不止。

虎睛一对，安瓦上，以瓦盖之，慢火逼干 朱砂半两 全蝎 麝香各半钱 天麻一分 蜈蚣二条，去头尾，赤脚者

上为细末，炼蜜丸如大豆大，瓦罐贮之，又入脑、麝窨定。急惊，薄荷、蜜汤化下。慢惊，薄荷汤化下。各三丸。

温惊丸一名粉红丸

南星为末，入腊月牛胆中阴干百日，为末，四两 朱砂一钱半 天竺黄一两 坯子胭脂半钱 龙脑五分，另研

上，用牛胆汁和丸，如鸡头大。每服一丸，小者半丸，沙糖水下。

抱龙丸 治伤风瘟疫，身热昏睡气粗，风热痰实壅嗽，惊风潮搐，及蛊毒、中暑沐浴后并可服。壮实小儿宜时与服之。丹溪云：抱龙丸，心肺肝药也。

南星如无牛胆者，只将生者锉、炒熟用，四两 天竺黄一两 雄黄水飞 辰砂另研。各半两 麝香另研，一钱

上为细末，煮甘草膏，和丸皂荚子大。温水化下。百日小儿，每丸分作三四服，五岁儿一二丸，大人三五丸。亦治室女白带。伏暑，用盐少许嚼一二丸，新汲水送下。腊月雪水煮甘草和药尤佳。一法，用浆水或新水浸南星三日，候透，煮软，三五沸取出，乘软切去皮，只取白软者薄切，焙干，炒黄色，取末八两，以甘草二两半，拍破，用水二碗浸一宿，慢火煮至半碗，去渣，渐渐倾入南星末内，慢研，令甘草水尽，方入馀药。

琥珀抱龙丸曾氏

抱龙之义，抱者，保也；龙者，肝也。肝应东方青龙木，木生火，所谓生我

者父母也，肝为母，心为子，母安则子安。心藏神，肝藏魂，神魂既定，惊从何生，故曰抱龙丸。理小儿诸惊，四时感冒风寒，温疫邪热，致烦躁不宁，痰嗽气急，及疮疹欲出发搐，并宜可投，其药性温平，不僭不燥，常服祛风化痰，镇心解热，和脾胃，益精神。

真琥珀　天竺黄　檀香细锉　人参去芦　白茯苓去皮。各一两半　粉草三两，去节　枳壳水浸，去瓤，麸炒微黄　枳实水浸，去瓤，麸炒微黄。各一两　朱砂五两，先以磁石引去铁屑，次用水，乳钵内细杵，取浮者飞过，净器内澄清，去上馀水，如此法一般精制，见朱砂尽，晒干用　山药去黑皮，一斤，锉作小块，慢火炒令热透，候冷用　南星一两，锉碎，用腊月雄黄牛胆酿，经一夏　金箔百片，去护纸，取见成药一两，同在乳钵内极细杵，仍和匀前药末用

上，前十二味除朱砂、金箔不入碾内，馀十味，檀香不过火外，九味或晒或焙，同研为末，和匀，朱砂、金箔每一两重，取新汲井水一两重，入乳钵内略杵匀，随手丸如鸡头子大，阴干，晴霁略晒，日色燥甚则拆裂，宜顿放当风处，取其自干。治法，并用葱汤无时化服，或薄荷汤。痰壅嗽甚，淡姜汤下。痘疮见形有惊，温净汤下。心悸不安，灯草汤下。暑天闷迷，麦门冬熟水下。百日内婴儿每丸作三次投，二岁已上者，止一丸或二丸。其品剂修合之时，但缺一味，不依制度，必无效矣。常用瓦瓶入麝香同收，毋使散泄气味。入珍珠末一两合和，名金珠散。盖珍珠能镇心宁肝，坠痰尤效。治法汤使同前。

又**琥珀抱龙丸**　专治小儿急慢惊风发热，咳嗽作搐，痰喘惊悸，生姜薄荷汤下。时行痘疹发热，呕吐惊跳，白汤下。伤风发热，咳嗽鼻塞，惊哭，葱汤下。因著惊发热，睡卧不宁，灯心汤下。夏月发热呕吐，麦门冬汤下。　因母发热，过乳温热不宁，甘草汤下。　脾胃不和，头热黄瘦懒食，砂仁汤下。　周岁小儿服一丸，未及者半丸，连进一二丸，无不效验。忌食鱼腥生冷，食乳者，乳母同忌。

琥珀二钱半，包在精猪肉内煨过，取出研末，二钱　牛胆南星一两六钱，腊月用牛胆作成者妙　僵姜二钱，炒　雄黄　辰砂　人参　白茯苓各三钱　天竺黄五钱　钩藤全用钩子，一两五钱　真正牛黄五分　真麝香一钱

上各味，不可短少分厘，碾为极细末，用粉甘草八两锉碎，以水四大碗，熬膏二盏，入药末为丸，每一丸五分重，金箔为衣，外用黄蜡包之。一料二百丸。

又**琥珀抱龙丸**　治病法如前。

琥珀一两五钱，研　牛黄一钱，研　人参　檀香　白茯苓各一两半　朱砂研　珍珠各五钱，研　枳壳　枳实　牛胆南星　天竺黄各一两　山药十两　甘草三两。以上各为细末　金箔四百片　蜂蜜二斤　黄蜡二十五斤

此药，一料五百丸，每丸五分重。专治婴孩小儿诸惊，四时感冒，瘟疫邪热，烦躁不宁，痰嗽气急，疮疹欲出发搐，并皆治之。其药性温平，不寒不燥，驱风化痰，镇心解热，安魂定惊，和脾健胃，添益精神，葱白煎汤或薄荷汤下。　痰壅咳甚，生姜汤下。　痘疹见形有惊，白汤下。　心悸不安，灯心汤下。并不拘时服。初生数月者，每丸作四次服，或三分之一，或半丸，数岁者，每服一丸。更量儿大小，加减酌用可也。

［世］　**夺命散**　治急慢惊风，诸药无效，此药随手奏功。

白附子三钱　黑附子炮，去皮脐，半两，急惊不用　南星炮，一两　天麻三钱　辰砂另研，二钱半　防风　半夏各半两　全蝎去毒，七枚　蜈蚣炙，一条　麝香半钱　僵蚕炒，慢惊不用

上为末。三岁儿半钱，薄荷、生姜自然汁加好酒、沸汤各少许调服。急惊加轻粉、脑子各少许。

太乙保生丹见慢惊。

[汤] 治慢惊甚验。

赤脚蜈蚣酒炙，一条 白僵蚕炒，七条 辰砂另研，一字 全蝎用薄荷叶包炙，七枚 青州白丸子三十丸

上为末，入麝香少许。慢惊，人参麦门冬汤调下。急惊，加脑子、牛黄各少许，金银薄荷汤调下。

[罗] **天麻散** 治小儿急慢惊风，及大人中风涎盛，半身不遂，言语艰涩，不省人事。

半夏七钱 天麻二钱半 甘草炙 茯苓 白术各三钱

上，用水一盏，入磁罐内煮药，令水干，将老姜三钱同煮，候干，为细末。每服一钱五分，姜枣汤调下。

雄黄散 主暴中急慢惊风，齁鮯痰涎满口，及雨侵闭汗不通，或凉或热，坐卧生烦。

雄黄红亮者，二钱半 白药去黑皮 川乌头炮裂，去皮脐 草乌头炮裂，去皮 天麻明亮者 川芎五味各半两

上，除雄黄外，五味锉、焙，同雄黄为末。惊风痰涌，每服半钱或一钱，用姜汁、茶清调下。发汗，姜、葱、薄荷水煎。并投三服取效。

[经] 治惊风坠涎。天南星一个重一两者，换酒浸七伏时取出，新瓦上炭火炙干烈，地上去火毒，捣末，入朱砂二钱半，研为细末。每服五分，荆芥汤空心及午时各调下一服。

[田] **天麻防风丸** 治小儿惊风，身热喘粗，多睡惊悸，搐掣神昏，痰涎不利等证。

天麻 防风 人参各一两 蝎尾去毒，半两 甘草 朱砂 雄黄 牛黄 麝香各一钱 僵蚕炒，半两

上为末，炼蜜丸，如樱桃大，朱砂为衣。每服薄荷汤下一二丸。

[云] **七味羌活膏** 治急慢惊风壮热。

羌活 独活 天麻 全蝎去毒 人参 僵蚕炒。各半两 乌蛇肉酒浸一宿，焙干，一两

上为末，炼蜜和丸，如皂子大，每两作五十丸。每服一丸，荆芥汤下。

[经] 治小儿惊风。全蝎一钱，不去头尾，用薄荷叶裹，炙干，同研为末，作四服，白汤下。

[衍] 治小儿惊风。僵蚕、蝎梢等分，天雄尖、附子尖共一钱，炮过为末。每调一字，姜汤调下。

[罗] 小儿惊风酿乳方。用白羊头一个，丁香同熬至熟，乳母空心尽食之。

[丹] 孙女因胎中受湿热，日午发搐，唇黑面青，每日作一次，未半周，难与药，且酿乳饮之。

白术 陈皮 半夏 芍药 青皮各五分 人参 川芎 木通各三钱 黄连二钱 甘草炙，一钱

上，分八服，姜五片，与乳母煎服。

小儿急慢惊风发热、口疮、手足伏热、痰热、痰喘、痰嗽，并用涌法，重剂以瓜蒂散，轻剂苦参、赤小豆末、酒酸、齑汁调服之，后用通神散蜜丸服之，间以桑牛阴干，研末调服，以平其气。

[本] **褊银丸** 治小儿急慢惊风积痼。

青黛三钱 水银一皂角子大，同黑铅锡炒砂子 寒食面 黄明胶炒焦为末。各二钱 轻粉炒，豆许 雄黄 粉霜 朱砂各一两 巴豆二十一粒，去油 脑 麝少许

上研细，滴水为丸，如麻子大，捏扁，曝干，瓷盒盛之。一岁一丸，随意加

减，煎枣子汤送下。不得化破。

［博］　治急慢惊风。乳香、甘遂各半两，同研细。每服半钱，用乳香汤调下，或用童便调下尤妙。

劫风膏　治急慢惊搐，脐风撮口，牙关紧闭，痰涎壅盛，咽喉肿痛。

威灵仙去芦，一两半，细锉，焙，研为末

上用皂荚三两，去皮弦捶损，挪温水一碗，绢滤过。慢火熬若稀糊，入醇醋半两，再熬三五沸，去火，候冷，用前药末亭分乳钵内杵匀，丸芡实大。先用盐梅肉擦牙根，次以此膏一丸或二丸，温白汤浓调，抹入左右牙关内，即开，续进别药。熬时，得瓦器为上，银器尤佳。及解风痰壅盛，淡姜汤调化，无时少与含咽。咽喉肿痛，温茶清调下，或薄荷汤。

以上诸方，通治急慢惊风。盖谓虚实两见，急慢互出，故有通治之法。合而言之，急慢虽异，皆本之于痰，故礞石、星、半之属，通能治之者也。分而言之，礞石之属泻痰，青黛之属泻木，朱砂之属泻火，皆治气实之剂，参、草之属补土，天麻、全蝎之属补木，乌、附之属补火，又皆治气虚之剂，故补泻兼施，虚实通治之法也。

霹雳散　解急慢惊风，不省人事。

猪牙皂角三钱　细辛　川芎　白芷三味各二钱　踯躅花一钱半

上锉，晒，为末。每以少许，用大灯心三寸长，蘸点鼻内，得喷嚏为验。前药不可焙，焙则不应。

目睛瞤动

［薛］　目者，肝之窍也，肝胆属风木，二经兼为相火。肝藏血，血不足则风火内生，故目睛为之瞤动。经曰：曲直动摇，风之象也。宜用四物益其血，柴胡、山栀清其肝，阴血内荣，则虚风自息矣。若因肝经血燥而自病者，用六味丸以滋其源。因肺金克肝木者，用泻白散以平金邪。若眼眶瞤动者，肝木乘脾土也，用抱龙丸。若愈后惊悸不寐，或寐中发搐咬牙，目睛瞤动者，血虚不能荣筋脉也，用补中益气汤或归脾汤加茯苓、五味。盖有馀者，邪气实也；不足者，真气虚也。凡病气有馀，当认为不足。此证兼属肝脾，多为慢惊之渐。

唇口蠕动

［薛］　唇为脾之华，口乃脾之窍。又阳明之脉，环唇口而交人中，阳明胃也。是以脾胃虚者，多有此证，不独病后而已。夫脾主涎，脾虚则不能收摄，多兼流涎，或误认为痰，而用祛逐之药，则津液益枯，不能滋养筋脉，遂致四肢抽搐，病势愈甚。原其治法，与慢脾风相同，当用大补脾胃之药加升麻、柴胡，切勿用青皮、龙胆草之类。兼察其色，黄者脾弱也，青者肝胜也，青黄不泽，木来克土也，青赤相兼，木火风热也；黑为寒水反来侮土，白为气虚亡阳。凡此，宜用六君子汤加小柴胡汤。若四肢微搐，或潮热往来，或泄泻呕吐，面色萎黄，皆脾胃有伤也，宜用白术、黄芪、川芎、当归、人参、陈皮、肉豆蔻、神曲、干葛、白芍药、黄连、炙甘草、白茯苓以补胃气。若脾胃虚弱者，用五味异功散；虚寒，加木香、炮姜。若脾气下陷者用补中益气汤以升其阳。作渴者用七味白术散以生津液。若肝木侮脾者用补中益气汤加茯苓、半夏、芍药，以制肝补脾。

目直视

［薛］　小儿忽然惊搐目直者，皆肝之风热也。若肝虚生风，则目连劄而不搐，及多欠咬牙。若肝经风实，则目直大

叫，呵欠项急顿闷。若肝经有热，则目直视不搐，得心热则搐，气热则外生，气温则内生。其证，手寻衣领及乱捻物，宜用泻青丸。壮热饮水喘闷，宜用泻白散。凡病之新久，皆能引肝风，风内动则上入于目，故目为之连劄。若热入于目，牵其筋脉，两眦俱紧，不能转视，故目直也。亦有饮食停滞中焦，致清阳不升，浊阴不降，肝木生发之气不得升，致生虚风者，须详审之。若胸满腹痛，呕吐恶食，轻则消导化痰，重则探吐滞积，更须审其所伤寒物热物。亦有因感冒吐泻，致使土败木侮而生虚风者，不可遽服惊药，宜用六君子加芍药、木香、柴胡制肝补脾。若因脾土虚而自病者，用五味异功散。凡饮食停滞，痰涎壅满而见惊证者，实因脾土虚弱，不能生金，金虚不能平木，故木邪妄动也，宜健脾消食，其证自愈。若辄用惊风之药，反成其风而益其病也，况脏腑脆嫩，不可投以峻厉之剂，治者慎之。

睡中惊动

[薛] 小儿睡中惊动，由心肾不足所致。盖心主血与神，肝藏血与魂，肺主气与魄，肾主精与恐，小儿脏腑脆弱，易为惊恐，恐则气下，惊则心无所依，神无所归，且夫人之神气，寤则行于目，寐则栖于肾，今心肾既虚，则不能宁摄精神，故睡中惊动也。治宜清心安神，用茯苓补心汤加酸枣仁、茯神、五味子。亦有惊吓而作者，因击动其肝，故魂不安也。治宜镇惊定魂，用安神镇惊丸。若饮食间因惊而停滞者，用六君子加神曲、厚朴。食既消而惊未定，用茯苓补心汤。若木火太过而心神不宁者，用导赤散。风热相搏者，用柴胡栀子散。食郁生痰，惊动不安者，用四君以健脾，神曲、半夏以化痰，山栀、芍药以清热。

目动咬牙

[薛] 小儿惊后目微动咬牙者，皆病后亡津液，不能荣其筋脉也，亦有肝经虚热而生风者，当审其气血有馀不足而治之。其日中发热饮冷而动者，气有馀也，用泻青丸。夜间盗汗及睡不宁而动者，血不足也，用地黄丸。或因肝经风邪传于脾肾者，亦令咬牙，先用柴胡清肝散，次用五味异功散、六味地黄丸。若因脾胃虚热，用补中益气汤加芍药、山栀。实热用泻黄散。盖牙床属手足阳明故也。若肝肾热，用六味地黄丸。

泄　泻

[薛] 小儿惊泻者，肝主惊，肝木也，盛则必传克于脾，脾土既衰，则乳食不化，水道不调，故泄泻色青或兼发搐者。盖青乃肝之色，搐乃肝之证也。亦有因乳母脾虚受惊，及怒动肝火而致者。经曰：怒则气逆，甚则呕血及飧泄，法当平肝补肺，慎勿用峻攻之药。脾气益虚，肝邪弥甚，甚至抽搐反张者，亦肝火炽盛，中州亏损之变证也。凡见惊证，即宜用四君、六君、异功散等方加白附子定风，柴胡平肝引经以杜渐，则必不至泻，搐而自安矣。今已见泻吐惊搐，尚不知补脾平肝，以保命、抱龙、镇惊等药治之，其亦去生远矣。

腹　痛

蝉蜕钩藤饮　治肚疼惊啼。

钩藤钩　天麻　茯苓　川芎　白芍药各三钱　甘草　蝉蜕各一两

上，入灯心，水煎服。

烦　渴

阎氏云：惊风或泄泻等证烦渴者，皆

津液内耗也，不问阴阳，宜煎钱氏白术散，使满意取足饮之，弥多弥好。

清心丸　治惊热烦躁。

人参　茯神　防风　朱砂　柴胡各三钱　金箔三十片

上为末，炼蜜丸如桐子大。每服一二丸，竹沥调下。

神芎丸　治风热壅滞，头目昏眩，口舌生疮，牙齿疳蚀，或遍身疮疥，咬牙惊惕怔忡，烦躁作渴，或大便涩滞，或积热腹满，惊风潮搐等证。

大黄生　黄芩各二两　生牵牛末一两　滑石四两　黄连　薄荷叶　川芎各半两

上为末，水糊丸桐子大。每服三四丸，温热水下。

潮热似疟

［曾］　又有急惊天钓之后，变作潮热，手足逆冷有似疟疾。盖因病愈之时，不善将护，外感风邪，乘虚而入于经络，再未解散，以致如此。经曰：重阳必阴。又曰：亢则害，承乃制。此其义也。宜服柴胡加桂汤及当归散，气实者则以乌犀丸、水晶丹略与通利，匀气散止补，后以参苓白术散调理，自然平愈。此证所用药品，间使苦寒之味，务在消阳盛之火，肺金得胜，肝木自平，而风邪亦散，斯为良法。

柴胡加桂汤见伤寒。　当归散见痢。　乌犀丸　水晶丹并见癖积。　匀气散见腹痛。　参苓白术散见泄泻。

杂证类惊

海藏云：心神不安，四君子加辰砂半分，枣汤调下。　又有一证，欲发疮疹，先身热惊跳，或发搐搦，此非惊风，当用发散药。

［曾］　暑风一证，因夏月感冒风热太甚，致面垢唇红，脉沉细数，忽发惊搐，不省人事，治用消暑清心饮、辰砂五苓散及琥珀抱龙丸自安，切勿以温剂调补。

消暑清心饮　解伏热中暑，烦躁作渴，神气不清，及有惊搐，名暑风证，投之即效。

香薷去老梗　泽泻去粗皮。各一两　扁豆炒熟，去壳，研　净黄连　羌活　猪苓去皮　厚朴去粗皮，姜汁浸透，炒　白术　干葛　赤茯苓去皮　升麻　川芎各半两　甘草三钱

上锉。每服二钱，水一盏，煎七分，无时，带凉服。治暑风证先投此剂得效，次服却暑丹，其搐不发矣。

薛氏于急慢惊痫之外，又出惊风一证，其候虚惕怔忡，气怯神散，痰涎来去，泄泻色青，盖惊之轻而虚者也。若惊入心，则面赤夜啼，用栀子清肝散加黄连。入肝则面青眼窜，用柴胡清肝散。入脾则面黄呕吐，虚汗嗜卧，用六君加柴胡、山栀。入肺则面白喘急，用异功散加柴胡、桔梗。入肾则面黑，啮奶咬牙，用六味地黄丸。若因乳母恚怒肝火，或膏粱积热，遗儿为患，或儿吐泻伤脾，清气不升，风木陷入太阴传变等因，皆能致此，当随主治，否则必成慢脾也，须预慎防为善。

针　灸

小儿急惊，灸前顶一穴，三壮，取法，在百会前一寸，若不愈，灸两眉心，及鼻下人中一穴，炷如小麦大。　小儿慢惊，灸尺泽穴，各三壮，在肘中横纹约上动脉中，炷如小麦大。　若睡中惊掣，灸足大指、次指之端去爪甲如韭叶许，各一壮。　若角弓反张身强，灸鼻上入髪际三分，三壮，次灸大椎下节间，三壮。　若睡中惊，不合眼目，灸屈肘后横纹中三

分，各一壮。

诊

［钱］ 咬牙甚者，发惊。 目直面青，身反折者，生惊。 呵欠面青者，惊风。 呵欠面黄者，脾虚惊。 目赤兼青者，发搐。

惊痫发搐，男发搐，目左视无声，右视有声；女发搐，目右视无声，左视有声，相胜故也，更有发时证。洁古先生云：男为木，故左视木位无声，右视金位，相击则有声。女为金，故右视金位无声，左视木位亦相击有声。 李寺丞子三岁，发搐自卯至巳，目右视，大叫哭。钱见曰：此逆也。男为阳，本发左视无声则顺，右视有声则逆。所以然者，左肝木也，右肺金也，逆则二脏相战，金木相击，而有声也，治宜泻强补弱。假令女发搐，目左视，是肺来乘肝，肝不能任，故叫哭也，当泻其肺，后治其心，续治其肝。若病在秋日西时同，肺兼旺位，当大泻其肺。若病在春早晨时同，此肝旺之时尚不能胜肺，是肺强而肝火弱也，当补其肝肾，大泻其肺。若男发搐，目右视，是肝来胜肺而叫哭，当泻其肝心。若病在春夏早晨日中时同，肝心旺时，当大泻其肝。若病在秋冬日晡时同，此肺旺之时尚不能胜肝，是肝强而肺极虚也，当补其肺，大泻其肝。所以言目反视者，乃肝主目也，凡搐则是风热相搏于内，风属肝，故外见于目也。今此病男反女证，故稍易治于女也。先泻其肺，以泻肺汤主之。二日不闷乱，知病退也，后用地黄丸补肾。三服后，用泻青丸各二服，以泻心肝，五日而愈。 又，肺虚不泻者何也？曰：假令男目右视，木克金，肝旺胜肺，而但泻肝，若更病在春夏，金气极虚，故当补其肺，慎勿泻也。

［汤］ 凡搐，男左女右为顺，易治，男右女左为逆，难治。 《脉诀启蒙》曰：小儿脉促急，为虚惊。 《直指》云：浮数洪紧，为急惊。 沉迟散缓，为慢惊。 虎口脉纹青紫，为惊风。 红者风热轻。 赤者风热盛。 紫者惊热。 青者惊积。 青紫相半，惊积风热俱有，主急惊风。 青而淡紫，伸缩来去，主慢惊风。 紫丝青丝或黑丝隐隐相杂，似出而不出，主慢脾风。 形势湾入里者顺。出外者逆。

不治证

搐而不休，休而再搐。惊叫发搐。汗出足冷。痰满胸喉。口开目直。

急惊，眼睛翻转，口中出血，两足摆跳，肚腹搐动，或神缓而摸体寻衣，或证笃而神昏气促，喷药不下，通关不嚏，心中热痛，忽大叫者不治。 慢惊，四肢厥冷，吐泻咳嗽，面黯神惨，鸦声胃痛，两胁动气，口生白疮，髪直摇头，眼青不转，涎鸣喘嗌，头软，大小二便不禁，手足一边牵引者，皆为不治。 慢脾，身冷粘汗，直卧如尸喘嗽，头软背直，口噤摇头，痰如牵锯之声，面无润泽之色，缩唇气粗者，不治。

禁忌

治小儿急惊方搐，不用惊扰，此不足畏。慢惊虽静，乃危病也。急惊方搐时，但扶持之，不可擒捉，盖风气方盛，恐流入筋脉，或至手足成拘挛也。

惊悸

［薛］ 人身有九脏，心藏神，肝藏魂，二经皆主于血，血亏则神魂失宁而生惊悸也。经曰：东方青色，入通于肝，其病发惊骇。又曰：二阳一阴发病，主惊

骇。惊者，心卒动而恐怖也。悸者，心跳动而怔忡也。二者因心虚血少，故健忘之证随之，用四物安神之类。丹溪谓：亦有属痰者，宜用温胆汤加辰砂、远志之类。若思虑便动，虚也，用养心汤。时作时止，痰也，用茯苓丸。触事易惊，心胆虚怯也，用温胆汤。卧惊多魇，血不归源也，用真珠母丸。梦寐不宁，肝魂失守也，用定志丸。恐畏不能独处，胆气虚冷也，用茯神汤。睡卧烦躁，胆气实热也，用酸枣仁丸。眩运惊悸，风痰内作也，用本事辰砂远志丸。思虑郁结，脾虚气滞，用归脾汤。前证虽曰属心与肝，而血之所统，实主于脾，脾之志曰思，思虑多则血耗损，而不能滋养于肝心者，脾使之也。思虑内动，未尝有不役其心者。夫心为君火之脏，十二官之主也。夫君之德，不怒而威，无为而治，故宜镇之以静谧，戒之以妄动。动则相火翕合，煽烁阴精，精血既亏，则火空独发，是以惊悸怔忡之所由生，五志之火，心所不能制者矣。故治脾者不可不知养心，养心者不可不知镇静而寡欲，然人孰无思也，思之正，则无妄动之欲矣。朱子曰：必使道心常为一身之主，而人心每听命焉。此善养于心者也。

温胆汤　治心胆虚怯，触事易惊，或梦寐不祥，遂致心惊胆慑，气郁生涎，涎与气搏，变生诸证，或短气悸乏，或复自汗，胆虚不能制脾，则脾之水饮作矣。

半夏汤洗　竹茹　枳实麸炒　橘皮去白。各二两　甘草炙，一两　白茯苓一两半

上，每服四钱，水一盏半，姜五片，枣一枚，煎七分，食前服。

宁志丸　治心虚多惊，若有痰，宜吐之。

人参　白茯苓　茯神　柏子仁　琥珀　当归　酸枣仁温酒浸半日，去壳　远志炒。各半两　乳香　朱砂　石菖蒲各三钱

上为末，蜜丸桐子大。每服三十丸，食后枣汤下。

茯神散　治五脏气血虚弱，惊悸怔忡，宜用此安神定志。

茯神去木　人参　龙齿另研　远志去心　桂心　防风　独活　酸枣仁　细辛　白术炒。各三钱　干姜炮，三两

上为末。每服四五钱，水煎服。蜜丸亦可。

治要茯苓补心汤　治心气不足，喜悲愁怒，衄血面黄，五心烦热，或咽喉间痛，舌本作强。

茯苓四钱　桂心　甘草炒。各三分　紫石英煅　人参　麦门冬去心。各一钱　大枣二枚

上，水煎服。

茯神汤　治胆气虚冷，头痛目眩，心神恐畏，不能独处，胸中烦闷。

茯神去木　酸枣仁炒　黄芪炒　栀子仁炒　白芍药炒　五味子杵，炒　桂心　熟地黄自制　人参各一两　甘草五钱，炒

上，每服五钱，姜水煎。

酸枣仁丸　治胆气实热，不得睡卧，神志不安，惊悸怔忡。

茯神去木　酸枣仁炒　远志去心　柏子仁炒　防风各一两　枳壳麸炒　生地黄杵膏。各半两　青竹茹二钱五分

上为末，蜜丸梧子大。每服七八十丸，滚汤下。

定志丸　治心神虚怯，所患同前，或语言鬼怪，喜笑惊悸。

人参　茯苓各一两五钱　菖蒲　远志去心。各一两

上为末，蜜丸如梧子大。每服七八十丸，滚汤下。

治要茯苓散　治心经实热，口干烦渴，眠卧不得，心神恍惚。

茯神　麦门冬各一两半　通草　升麻各

一两二钱半　紫菀　桂心各七钱五分　知母一两　大枣十二枚　淡竹茹五钱　赤石脂一两七钱五分

上，每服一两，水煎。

朱雀丸　治心病怔忡不止。

白茯苓二两　沉香半两

上为末，蜜丸小豆大。每服三十丸，人参煎汤下。

世传密陀僧散　治惊气入心络，不能语者。昔有人为狼及犬、蛇所惊，皆以此而安。

密陀僧研极细末如粉

上，茶清调一钱匕。

丹溪朱砂丸　治劳役心跳。

朱砂　当归身　白芍药　侧柏叶各三钱　川芎　陈皮　甘草　黄连炒。各一钱半

上，用猪心血为丸，粟米大。每服百丸，龙眼汤下。

本事辰砂远志丸　消风化痰，镇心安神。

人参　石菖蒲去毛　远志去心　茯神各一两　川芎　山药　白附子　麦门冬　细辛　铁粉　辰砂各五钱

上为末，用生姜汁入水糊丸，绿豆大，以朱砂为衣。每服一二十丸，临睡生姜汤下。

加味归脾汤　去丹皮、山栀，即归脾汤。治脾虚弱损，健忘惊悸等证。

人参　黄芪　茯神去木。各一钱　甘草五分　白术炒一钱　木香五分　远志去心　酸枣仁炒，研　龙眼肉　当归　牡丹皮　山栀炒。各一钱

上，水煎服。

愚按：前方，若乳母忧思伤脾，血虚发热，食少体倦，或脾虚不能统摄，以致阴血妄行，或健忘怔忡，惊悸少寐，或心脾作痛，自汗盗汗，或肢体肿痛，大便不调，或妇人经候不调，晡热内热，或茧唇流注等证，致儿为患者，令子母俱服之。

辰砂胆星膏　治小儿痰热气热，气急喘嗽，惊悸不安。

辰砂一钱　牛胆南星一两　琥珀　青礞石末各一钱　天竺黄二钱　甘草五分　麝香少许

上为细末，炼蜜丸，如芡实大。每服半丸，不拘时，生姜汤化下。

木通散　治小儿肝心有热惊悸，用此药泻肝风，降心火，利惊热。

羌活　山栀子各二钱　大黄煨　木通　赤茯苓　甘草各一钱

上锉。每服二钱，入紫苏叶些少，水一盏，煎至五分，不拘时服。

痫

［楼］　惊痫，即急慢之证，但惊痫发时仆地作声，醒时吐沫，急慢惊则不作声，不吐沫也。　仁斋曰：痫，小儿之恶候也。盖小儿血脉不敛，气骨不聚，为风邪所触，为乳哺失节，停结癖积而得之。其候，神气怫郁，瞪眼直视，面目牵引，口噤涎流，腹肚胀膨，手足搐掣，似死似生，或声或哑，或项背反张，或腰脊强直，但四体柔弱，发而时醒者为痫。若一身强硬，终日不醒，则为痓证矣。

阴阳二痫

阳痫初作时，病先身热瘛疭，惊啼叫唤而后发，脉浮者为阳痫，乃急惊也，内在六腑，外在皮肤，为易治。　若病先身冷，不惊瘛，不啼呼，而作脉沉者为阴痫，乃慢惊也，此病内在五脏，外在骨髓，剧者难治。

［曾］　阳痫者，因感惊风三次发搐，不与去风下痰则再发。然三次者，非一日三次也。或一月，或一季，一发惊搐，必经三度，故曰三次。所谓惊风三发便为

痫，即此义也。其病，主身热自汗，两目上视，嚼沫咬牙，手足掣搦，面色红紫，六脉浮数，以百解散加五和汤，水煎疏解。次下痰，用水晶丹或半夏丸。　阴痫者，因慢惊后去痰不尽，痰入心包而得。四肢逆冷，吐舌摇头，口嚼白沫，牙关紧闭，但不甚惊搐作啼，面色或白或青，脉息沉微。故《婴孩宝书》云：睡中吐舌更摇头。正此之谓。治以固真汤加日生汤同煎，调宽气饮和解。

风惊食三痫

《千金》云：小儿之痫有三，风痫，惊痫，食痫也。风痫，缘衣暖汗出，风因入也，初时先屈指如数物乃作。惊痫，起于惊怖大啼乃作。食痫，其先不哺乳，吐而变热后发。然风痫、惊痫，时时有之，十儿之中未有一二。凡是先寒后发热者，皆食痫也。惊痫皆按图灸之，风痫当以猪心汤，食痫当下乃愈，紫霜丸佳。

按：此论三痫，盖有三因之分，风痫属外因，惊痫属内因，食痫属不内外因也。

又按：《全婴方》云：风痫因将养失度，血气不和，或厚衣汗出，腠理开舒，风邪而入之，其病在肝。肝主风，验其证目青、面红、发搐，宜驱风膏、大青膏、琥珀散、镇惊药，有热四顺饮，退后与利惊丸下其痰涎。惊痫因血气盛实，脏腑生热，或惊怖大啼，精神伤动，外邪所入为之，其病在心。心主惊，验其证忽然叫声发搐，宜琥珀散、红龙散、镇心丸，有热四顺饮、利惊丸下之，不生别病也。食痫其病在脾，脾纳食，验其证嗳吐馊气，即发搐。此病或大便酸臭，紫丸子下之。已上三证，大同小异，并属阳也，各目睛鲜斜，手足潮搐，或作猪声，发过即差，皆十生一死也。

五　脏　痫

《三因》云：古方有五痫、五脏痫、六畜痫等，名证不同，难于备载。《别录》有五痫之证，一曰马痫，作马嘶鸣，以马属在午，手少阴君火主之，故其病应于心。二曰羊痫，作羊叫声，以羊属未，足太阴湿土主之，应乎脾。三曰鸡痫，作鸡叫声，以鸡属酉，足阳明燥金主之，应乎胃。四曰猪痫，作猪叫声，以猪属亥，手厥阴心包主之，应乎右肾。五曰牛痫，作牛吼声，以牛属丑，手太阴湿土主之，应乎肺。此五痫应乎五畜，应乎五脏者也，发则旋晕颠倒，口眼相引，目睛上摇，手足搐搦，背脊强直，食顷乃苏，各随所感，施以治法。

［钱］　凡治五痫，皆随脏治之，每脏各一兽。犬痫反折上窜，犬叫，肝也。羊痫目瞪吐舌，羊叫，心也。牛痫目直视腹满，牛叫，脾也。鸡痫惊跳反折手纵，鸡叫，肺也。猪痫如尸吐沫，猪叫，肾也。五痫重者死，病后甚者亦死，轻者五色丸主之。

［薛］　面赤目瞪，吐舌啮舌，心烦气短，其声如羊者，曰心痫。　面青唇青，两眼上窜，手足挛掣反折，其声如犬者，曰肝痫。　面黑目振，吐涎沫，形体如尸，其声如猪者，曰肾痫。　面如枯骨，目白反视，惊跳反折，摇头吐沫，其声如鸡者，曰肺痫。　面色萎黄，目直，腹满自利，四肢不收，其声如牛者，曰脾痫。　五痫，通用五色丸为主，仍参以各经之药。　心痫，属血虚者用养心汤。发热饮冷为实热，用虎睛丸。发热饮汤为虚热，用妙香散。　肝痫者，虚证用地黄丸。抽搐有力为实邪，用柴胡清肝散。大便不通用泻青丸。　肾痫者，用地黄丸、紫河车丸之类。肾无泻法，故径从虚治

之。　肺痫者，属气虚，用补肺散。面色萎黄者，土不能生也，用五味异功散。面色赤者，阴火上冲于肺也，用地黄丸。脾痫者，用五味异功散。若面青泻利，饮食少思，用六君子加木香、柴胡。

按：《千金》叙六畜痫，无五脏之分属。钱氏始分之，而无马痫一证。曾氏谓初发作羊犬声者，咽喉为风痰所梗，声自如此，其理甚明。言六畜者，特强名耳。故丹溪谓于经既无所据，而治法亦未见有五者之分，所以不必分五也。

治　法

仁斋曰：大概血滞心窍，邪气在心，积惊成痫，通行心经，调平血脉，顺气豁痰，乃其要也。假令小儿有热有痰，不欲乳哺，眠睡不安，常常惊悸，此皆发痫之渐，即以紫霜丸导之方见变蒸热，时间量与紫霜丸，减其盛气，则无惊风痫钓之患。痫证方萌，耳后高骨间必有青纹纷纷如线，见之则为爪破，须令出血啼叫，尤得气通。诸痫发不能言者，盖咽喉为气之道路，风伤其气，以掩声音道路之门，抑亦血滞于心，心窍不通所致耳，南星炮为末，雄猪胆汁调和，少许啖之，辄效。若夫钱氏五痫丸并南星散，以菖蒲煎汤调下。甘遂猪心汤和苏合香丸一丸，皆治痫之要药也。

［刘］　小儿神尚弱，惊则神不守舍，舍空则痰涎归之，或饮食失节，脾胃有伤，积为痰饮，以致痰迷心窍而作者，治法当寻火寻痰。而前人多用镇坠清心之药，固可以治热，可以清痰，若有顽痰胶固者，此药未易驱逐，在上者必用吐，吐后方宜服此药。有痰实在里者，亦须下之，随病轻重而用之也。

［洁］　如有客痰发热而有声，煎大黄、荆芥汤下五色丸。　潮热有时，积热也，桃枝丸主之方见积热。壮热不退，当用地骨皮散方见潮热下五色丸。　风热，当用防风、黄芩汤下大青膏。　身温不热，当用白虎汤加苍术下五色丸。

［薛］　此皆元气不足之证，须以紫河车即小儿胞衣丸为主，而以补药佐之。设若泛行克伐，复伤元气，则必不时举发，久而变危，多至不救。　一老人生子方周岁，秋初暴冷，忽发搐似惊痫，过则气息淹淹。此元气虚弱所致，与补中益气汤而愈。　一小儿十岁，一小儿七岁，各有痫证，岁发二次，后因出痘及饮食停滞，举发频数，用六君子、补中益气二汤而愈。　一小儿患前证，每发吐痰困倦，半晌而苏，诸药不应，年至十三而频发。用紫河车生研烂，入人参、当归末，丸桐子大，每服三五十丸，日进三五服，乳化下，一月渐愈，又佐以八珍汤全愈。　一小儿七岁发惊痫，每作，先君令其恣饮人乳，后发渐疏而轻。至十四岁复发，仍用人乳，不应，余令用肥厚紫河车研烂，人乳调如泥，日服二三次，至数具而愈，后常用加减八味丸而安。至二十三岁发而手足厥冷，仍用前法，佐以八味丸、十全大补汤而痊。

通治五痫

钱氏五色丸

朱砂研，半两　水银一分　雄黄熬，一两　铅三两，同水银熬　真珠末研，一两

上，炼蜜丸，如麻子大。每服三四丸，金银薄荷汤下。

三因六珍丹

雄黄　雌黄　未钻珍珠各一两　铅二两，熬成膏　水银一两半

上，研令极匀，蜜丸，桐子大。每服三丸至五丸，姜枣汤下。须捣二三万杵，乃可丸。

风 痫

《口议》云：先用化痰宽利胸膈，开通关窍，安镇心神，然后与治风痫药服之。又云：先用化风丹去其风热，次服夺魂散定痫。

散风丹 治小儿风痫，先用此药。

牛胆南星二钱 羌活 独活 防风 天麻 人参 川芎 荆芥穗 细辛各一钱

上为末，炼蜜为丸，如梧桐子大。每服二丸，用薄荷紫苏汤不拘时送下。

保安丸 治小儿诸风痫，久后亦验。

五灵脂半两 川乌生用，去皮尖，二钱半

上为末，猪心血为丸，如梧桐子大。每服一丸，用生姜汤化下，不拘时服。

独活汤 治小儿风痫，解表通里。

独活 麻黄去节 川芎各一钱 大黄 甘草炒。各半钱

上锉碎。每服二钱，用水一盅，生姜二片，煎至四分，不拘时温服。

细辛大黄汤 治小儿风痫内热。

天麻 防风各半两 细辛 大黄焙 川芎各二钱半 甘草炙，一钱半

上锉碎。每服二钱，入犀角少许，用水一盅，煎至四分，不拘时服。

牛黄丸 治小儿风痫迷闷，抽掣涎潮。

牛胆南星 全蝎焙，去毒 蝉壳各二钱半 防风 牛黄 白附子生 直僵蚕炒去丝嘴 天麻各一钱半 麝香半钱

上为末，以煮枣去皮核取肉，和水银半钱，研极细，次入药末和丸如绿豆大。每服三五丸，用荆芥、生姜煎汤送下，不拘时服。

化风丹 凉风化痰，退热定搐。

牛胆南星二钱 羌活 独活 天麻 防风 甘草 荆芥穗 人参 川芎各一钱

上件，为末，炼蜜为丸，如皂子大。每服一丸，薄荷汤化开服。一方，有全蝎一枚。一方，有细辛，无甘草。

惊 痫

《口议》先凉三焦，利惊去热，安神定志，平调脏腑，温化痰涎，然后与治惊痫药服之。

比金丹

人参 白茯苓 远志去心 山药 辰砂 天麻 石菖蒲 川芎 甘草炙。各一分 天南星炮，二钱，生姜汁制 麝香一字

上为细末，炼蜜为丸，皂子大。每服一粒，煎金银薄荷汤化下。一方，有一琥珀二钱 青黛一钱，无山药。

［钱氏］**蛇黄丸** 治惊痫，因震骇恐怖，叫号恍惚，是也。

蛇黄真者三个，火煅，醋淬 郁金七分，一处为末 麝香另入一匙

上为末，饭丸，桐子大。每服十二丸，煎金银、磨刀水化下。

镇惊丸 治小儿一切惊痫。

茯神去木 铁粉 远志去心，姜制，焙 紫石英烧，醋淬，研 人参去芦 琥珀 滑石 蛇黄煅，醋淬 南星炮。各二钱半 龙齿 熊胆各半分 轻粉三分

上为细末，炼蜜为丸，如梧桐子大，朱砂为衣。每服三五丸，煎金银汤磨化，不拘时服。

虎睛丸 治小儿惊痫，邪气入心。

虎睛细研 远志姜制，焙，去心 犀角镑 大黄湿纸裹，煨 石菖蒲 麦门冬去心。各二钱半 蜣螂三枚，去足翅，炒

上为细末，粟米粉打糊为丸，如梧桐子大。每服五七丸，竹叶煎汤磨化，或金银煎汤亦可，不拘时服。

七宝镇心丸 治小儿惊痫心热。

远志去心，姜制，焙 雄黄 铁粉 琥珀各二钱 朱砂一钱 金银箔四片 麝香少许

上为细末，煮枣取肉为丸，如梧桐子大。每服三五丸，煎去心麦门冬汤化下，不拘时服。

清神散 治小儿惊痫。

犀角 白鲜皮 石菖蒲 远志去心，姜制，焙 半夏汤泡。各二钱半 茯神半两 大黄焙 人参 甘草炙。各一钱半

上为末。每服半钱，煎去心麦门冬汤调，不拘时服。

食痫

妙圣丹 治小儿食痫，通利。

雄黄 蝎梢 朱砂 代赭石煅，醋淬 轻粉 麝香各二钱半 巴豆三个，去皮出油 杏仁去皮尖，微炒，二钱

上为末，蒸枣肉为丸，如梧桐子大。每服三五丸，木香煎汤磨化，不拘时服。

天麻丸 治小儿食痫，有痰。

南星炮，二钱 白附子炮 天麻 牙硝 川灵脂 全蝎焙。各一钱 轻粉半钱 巴豆霜去油，二钱半

上为末，稀面糊为丸如麻子大。每服十丸，用薄荷煎汤或姜汤送下亦可，不拘时服。

清镇

蛇黄散 治小儿诸痫。

蛇黄一个，煅，醋淬七次，研细 郁金 雄黄各一钱 青礞石 朱砂各一钱 铁粉筛净，细研，三分

上为末，捣粳米饭为丸如梧桐子大。每服三五丸，人参煎汤磨化，不拘时服。

地龙散 治小儿诸痫，发歇无时。

干地龙半两，焙 虎睛一对，炙 人参二钱半 金银箔三十片 天竺黄 朱砂 代赭石煨，醋淬 铁粉各二钱半 雄黄一钱半 轻粉半钱

上为末。每服半钱，紫苏汤调，不拘时服。

龙脑安神丸

茯苓三两 人参 地骨皮 甘草 麦门冬 桑白皮各二两 马牙硝二钱 龙脑 麝香各三钱 牛黄半两 朱砂二钱 乌犀一两 金箔三十五片

上为细末，炼蜜为丸，如弹子大，金箔为衣。如风痫，冬月温水化下，夏月凉水化下，不以时。二三岁者日进二服，小儿一丸分二服。虚劳发热咳嗽，新汲水下。

夺魂散 定痫。

白僵蚕去丝，炒令黄色，半两 蛇含石烧红，用米醋淬七八次，碾碎 白附子炮。各二分 生银 生金 牛黄如无，以胆制，倍加用之 乌梢蛇头七八寸许，酒炙 白茯苓 天麻各二钱 天南星末，一分，生姜汁浸一宿，焙 半夏末，二钱，姜汁浸一宿，焙 赤脚蜈蚣一条，酒浸炙焦 犀角镑，二钱 脑子少许 麝香少许

上件为末，蒸枣肉为丸，如麻子大。每服十丸至十五丸二十丸，煎金银薄荷汤下。朱砂为衣。

本草古镜，味辛，无毒。主惊痫邪气，小儿诸恶疾。煮取汁，和诸药煮服之。弥古者，尤佳。

镇心

雌黄丸 治小儿癫痫欲发，眼暗瘈疭，声恶嚼舌。

雌黄 黄丹各一两 麝香研，一钱

上为末，拌令极匀，用牛乳汁半升熬成膏，入前药末，杵三五百下，丸如绿豆大。每服三丸，温热水下，一日三服。此方得自名医之家，极有神效。

拔萃妙香丸 安神，通关，辟恶气。

辰砂研，九两 龙脑 腻粉 麝香研。各七钱半 牛黄半两 金箔九十片，研

上，合研匀，炼蜜去蜡净，入沙蜜白

者七钱半同炼匀为丸，每两作三十丸。米饮化下。

镇心丸

朱砂　龙齿　牛黄各一钱　铁粉　琥珀　人参　茯神　防风　全蝎七个，炙

上为末，灯心汤调下。三岁，一字。

密陀僧散　治心痫不语及诸惊失音。用密陀僧为末。每服一匙，米醋汤调下。大人服一钱，热酒下。

代赭石散　治阴阳痫。

代赭石煅，醋淬，研为末，水飞过，晒干

上为末。每服半钱，以金银煎汤，和金箔银箔调，连进二服。脚胫上有赤斑，乃邪气发出，可治；无赤斑，则难治。

神应丹

辰砂不以多少，研

上以猪心血和之得所，以蒸饼裹剂，蒸熟取出就丸，如桐子大。每服一丸，后食、临卧，煎人参汤下。

清　　心

牛黄清心丸　治小儿躁闷，项背强直，腰背反张，时发时醒。

牛黄一两二钱，研　麝香研　龙脑另研　羚羊角末镑。各一两　当归去芦　防风去芦　黄芩　麦门冬去心　白芍药　白术各一两半　柴胡去苗　杏仁去皮尖双仁，麸炒黄，另研　桔梗　白茯苓去皮　芎䓖各一两二钱半　阿胶锉碎，蛤粉炒　肉桂去粗皮　大豆卷碎，炒。各一两七钱半　蒲黄炒　人参去芦　神曲炒。各二两半　甘草炒，五钱　雄黄八钱，另研飞　白蔹　干姜各七钱半　金箔一千二百片，内四百片为衣，馀入药内，另研　犀角末，二两　干山药十两　大枣一百枚，蒸熟去皮核，烂研成膏入药

上，除枣、杏仁，及牛黄、麝香、雄黄、龙脑四味，另为细末，入前药和匀，炼蜜与枣膏为丸，每两作十丸，用金箔为衣。每服一丸，温白汤化下，食后服。小儿惊痫，即酌度多少，以竹叶煎汤，温温化服。

比金丸　虎睛丸二方俱见前。

清神汤　治惊痫。

犀角镑　远志姜制，焙　白鲜皮　石菖蒲　人参　甘草炒。各一钱半

上为末。每服五七分，麦门冬煎汤调下。

酸枣仁丸见惊悸。

养　　心

定志丸见惊悸。

养心汤　治心血虚怯惊痫，或惊悸怔忡，盗汗无寐，发热烦躁。

黄芪　白茯苓　茯神　半夏曲　当归　川芎　辣桂　柏子仁　酸枣仁　五味子　人参各三钱　甘草炒，四钱

上，每服一二钱，姜枣水煎。

妙香散　治心气不足，惊痫或精神恍惚，虚烦少寐，盗汗等证。

辰砂三钱　麝香一钱　木香煨，二钱五分　茯苓　山药　茯神　远志　黄芪炒。各一两　桔梗　甘草　人参各五钱

上，各另为末。每服一钱，温酒或白汤调服。

治　　痰

半夏丸方见惊搐。

星苏散　治诸风口噤不语。

天南星略炮，锉

上，每服五七分，姜四片，紫苏五叶，水煎，入雄猪胆少许，温服。

治痫方　治太阳阳明二经为病。

荆芥穗四两　白矾为细末，二两

上，枣肉为丸如桐子大。每服二十丸，荆芥汤下，次三十丸，四十丸，又次五十丸，俱食前。

矾丹

虢丹　晋矾各一两

上丹，砖凿一窠，可容二两许，先安丹在下，次安矾在上，以炭五斤煅，令炭尽，取出细研。以不经水猪心血，为丸如绿豆大。每服十丸至二十丸，橘皮汤下。

元戎二白丸

白矾一块，约一两

上用生蒸饼剂裹，蒸熟去皮，可丸，入轻粉一字或半钱，量虚实加减，丸桐子大。每服二三十丸，生姜汤下。小儿丸小。

朱砂滚涎散　治小儿五痫。

朱砂　白矾生用　赤石脂　硝石各等分

上为细末，研蒜膏为丸如绿豆大。每服三十丸，食后，荆芥汤下。

琥珀寿星丸

天南星一个，掘坑，用火煅烧，坑红，出炭净，入好酒一升在火穴中，放入南星，盖穴，勿令通气，过一宿取出，焙，末　琥珀四两　朱砂二两半，为衣

上以猪心血打干糊，丸如桐子大。每服五十丸，煎人参汤送下。

南星五生丸

南星　半夏　川乌　白附子　大豆去皮。各一两

上为细末，滴水为丸。每服二丸至五丸，不过七丸，姜汤下。

断痫丸　治小儿诸痫痰盛。

皂角盈尺者三挺，去皮，捶碎，水三升浸，收汁滤过，磁器内熬成膏　白矾煅枯，研细，一两半　蝎梢炒　直僵蚕炒　雄黄另研　朱砂另研　白附子各半两　麝香一钱，另研　乌蛇酒浸，取肉，焙干，二钱半　南星湿纸裹，炮熟，一两　赤蜈蚣一条，酒浸炙，去头足

上为末，用水煮半夏糊，和前项皂角膏，为丸如梧桐子大。每服三五丸，用生姜汤磨化，不拘时服。

定痫丸　治小儿五痫。

赤脚蜈蚣一条，去头足，酒浸，炙　蝎梢去毒　乌蛇肉酒炙　白附子生　天南星末　圆白半夏末，用姜汁和一宿。各二钱半　熊胆　白矾新瓦上煅枯。各一钱二分半

上为末，稀面糊为丸如梧桐子大，朱砂为衣。每服二三丸，用薄荷煎汤磨化，不拘时服。

治小儿惊痫。

胆星二两　全蝎去毒，炒，半两　白附子　僵蚕炒　川芎各半两　薄荷半两

上为末，粥丸，青黛为衣。每服一二丸，姜汤下。

吐　痰

碧穹丹

石绿研九度，飞，十两　附子尖　乌头尖　蝎梢各五十个

上为末，入石绿令匀，面糊丸，如鸡头。每服，用薄荷汁半盏，化下一丸，更以酒半合温服之，须臾，吐出痰涎，然后随证治之。

下　痰

控涎丸

川乌生　半夏各半两　僵蚕生姜汁浸一宿，半两　全蝎去尖，七个　铁粉三钱　甘遂二钱半

上为末，生姜自然汁，或薄糊丸如绿豆大，朱砂为衣。每服十五丸，姜汤下。忌甘草。

治小儿痫。用甘遂末一钱，猪心一个，取三管头血三条，和甘遂末，将猪心批作两片，入药在内，以线缚定，外湿纸包裹，入文武火煨熟，不可过度，取药细研，入辰砂末一钱和匀，分作四丸。每服一丸，猪心汤化下，再服另取猪心煎汤。此方神效。

下　剂

水晶丹方见癖积。　四顺饮　五和汤

二方并见热。　利惊丸方见惊搐。　紫霜丸方见变蒸热。

当归大黄汤　治小儿诸痫作热，利下心中恶血。

大黄湿纸裹，微煨　甘草炙　当归　赤芍药各三钱　半夏制　川芎各二钱

为末。每服一钱或二钱，水八分盅，煎四分，无时服。

表　剂

百解散　大青膏并见惊搐。　驱风膏泻青加辰砂、全蝎。

温　剂

治阴痫宜之。

固真汤　日生汤并见惊搐。　茯神汤方见惊悸。

元戎小灵宝丹

附子炮，一两　天麻　全蝎　白僵蚕炒　藿香叶　南星炮　白附子炮。各半两

上为末，酒糊丸，桐子大。温酒下一十五丸。

罗谦甫治魏敬甫之子四岁，从长老摩顶授记，众僧念咒，因而大恐，遂发惊搐，痰涎壅塞，目多白睛，项背强急，喉中有声，一时许方醒。后每见皂衣人辄发，多服朱、犀、龙、麝、镇坠之药，四十馀日前证犹在，又添行步动作、神思如痴。予诊其脉沉弦而急。《黄帝针经》云：心脉满大，痫瘛筋挛。又云：肝脉小急，痫瘛筋挛。盖小儿血气未定，神气尚弱，因而惊恐，神无所依，又动于肝，肝主筋，故痫瘛筋挛。病久气弱，小儿易为虚实，多服镇坠寒凉之剂，复损其气，故添动作如痴。《内经》云：暴挛痫眩，足不任身，取天柱穴是也。天柱穴乃足太阳之脉所发，阳跻附而行也。又云：癫痫瘛疭，不知所苦，两跻主之，男阳女阴。洁古云：昼发治阳跻申脉，夜发治阴跻照海，先各灸两跻各二七壮，次处**沉香天麻汤**。

沉香　益智　川乌炮，去皮脐。各二钱　天麻　防风　半夏汤泡　附子炮，去皮脐。各三钱　羌活五钱　甘草炙　当归　姜屑各一钱半　独活四钱

上㕮咀。每服五钱，生姜三片，水煎温服。《举痛论》云：恐则气下，精怯而上焦闭。又云：从下上者引而去之。以羌活、独活苦温，味之薄者，阴中之阳，引气上行，又入太阳之经为引用，故以为君。天麻、防风辛温以散之，当归、甘草辛甘温以补气血之不足，又养胃气，故以为臣。黑附子、川乌头、益智仁大辛温行阳退阴，又治寒客伤胃。肾主五液，入脾为涎，以生姜、半夏燥湿化痰。《十剂》云：重可去怯，沉香辛温，体重气清，去怯安神，故以为使。气味相合，升阳补胃，恐怯之气，自得平矣。

牛黄丸　治因惊中风，五痫，天钓，客忤，潮涎灌壅。

白花蛇酒浸取肉　白附子　全蝎　真川乌一枚，半两者，生　天麻　薄荷叶各半两，已上六味，先为细末，次入　雄黄五两　辰砂脑子另研，半两　牛黄三钱　麝香一钱

上为一处和匀。麻黄去根二两，酒一升，煎麻黄至一盏，去麻黄用酒，熬药得所，勿至焦赤，众手疾丸如芡实大，密器盛之。一丸作五服，煎金银薄荷汤磨化。大能发散惊邪。

治五痫得效方

露蜂房焙　石绿各一两　桂心　远志去心　人参各半两　朱砂一钱

上为末，粥丸如桐子大。每服二三十丸，白汤下。

补　剂

断痫丹　治痫瘥后复作，连绵不除，

服之有验。

黄芪蜜水涂，炙 钩藤钩 细辛 甘草炙。各半两 蛇蜕皮二寸，酒炙 蝉蜕去土，四个 牛黄一钱，另研

上为末，煮枣肉丸，麻子大。煎人参汤下。每服数丸，量儿加减。

紫河车丸

紫河车，即小儿胞衣，肥厚者一个，洗净，重汤蒸烂，研，化入人参、当归末，和匀为丸如芡实大。每服五六丸，乳汁化下。

八味地黄丸即六味地黄丸加附子、肉桂各一两 治禀赋命门火衰，不能生土，以致脾土虚寒，或饮食少思，或食而不化，脐腹疼痛，夜多漩溺等证。经云：益火之源，以消阴翳。盖谓此也。或乳母命门火衰，儿饮其乳致前证者，子母并宜服之。

加减八味丸 治禀赋肾阴不足，或吐泻久病，津液亏损，口干作渴，或口舌生疮，两足发热，或痰气上涌，或手足厥冷等证。即地黄丸加肉桂一两，五味子四两。

地黄丸 治小儿肝经虚热血燥，或风客淫气，而患瘰疬结核，或四肢发搐，眼目抽动，痰涎上涌。又治肾疳脑热，肢体消瘦，手足如冰，寒热往来，滑泄肚胀，口臭干渴，齿龈溃烂，爪黑面黧，遍身或两耳生疮，或耳内出水，或发热自汗盗汗、便血诸血、失音等证，其功不能尽述。即六味地黄丸，方见肾脏。

八珍汤 治气血俱虚，阴火内热，或因克伐之剂，脾胃亏损，肌肉消瘦等证。即四君、四物二汤，方见虚劳。

十全大补汤 治气血虚弱，或禀赋不足，寒热自汗，食减体瘦，发热作渴，头痛眩晕，最宜用之。方见虚劳。

灸　法

小儿癫痫惊风目眩。灸神庭一穴，七壮，在鼻柱直上入髪际五分。　小儿诸痫如哕吐清沫。灸巨阙穴三壮，在鸠尾下一寸陷中是穴。　小儿鸡痫，善惊及掣目摇头。灸少阴二壮，取法，在掌后去腕半寸陷中是穴。　小儿惊痫者，先惊叫乃发也。灸顶上旋毛中三壮，及耳后青络脉，炷如小麦大。　小儿惊痫，灸鬼禄一穴三壮，取法，在上唇内中弦上是穴。　小儿食痫者，先寒热洒淅乃发也。灸鸠尾穴上五分，三壮。　小儿牛痫，目视直、腹胀乃发也，灸鸠尾一穴三壮，取法，胸蔽骨下五分陷中是穴。　小儿马痫，张口摇头，身折反，马鸣也。灸仆参穴各三壮，取法，在足跟骨下白肉际陷中，拱取之是穴。　小儿羊痫，目瞪吐舌，羊鸣也。灸第九椎下节间三五壮。

按：《灵枢经》云：暴挛，足不任身，取天柱。天柱穴，足太阳也。又云：癫痫瘛疭，不知所苦，两跻之下，男阳女阴。洁古云：昼发灸阳跻，夜发灸阴跻，各二壮。阳跻起于跟中，循内踝上行至咽喉，交贯冲脉，照海穴也。

不 治 证

［钱］ 五痫，重者死，病后甚者，亦死。　小儿痫病，目直无声，目睹不转，眼生白障，眼慢唇黑，瞳人瞬动，目间青黑，面青指黑，口出涎沫如白脓，口禁肚胀不乳，喉如牵锯之声，多睡不乳，身热下血不乳，身体痿软不醒，腹内虚鸣，唇逆而痛，吐利不止，汗出壮热不止，卧久不寝，身体反张，大人脊下容一手，小儿脊下容一指，并不治。

中　风

张涣等方有中风方论，今见小儿绝无患者，而用药多犯香燥，恐血热生风。类中风证误用之，则为害不浅，故一切削而不载。薛氏云：中风之证，西北方有之，东南气温，腠理疏泄，人患之者皆类中风也。况小儿元气未充，皮毛不固，易虚易实，外邪乘之，则壮热抽掣，气粗涎涌，甚至昏愦口噤，即似中风，误以续命等汤投之，多至不救，大人且无真中，况小儿乎。凡有前证，当辨其因，若阳明经气虚，风邪所乘，筋脉拘急者为外因。足厥阴肝火炽盛，筋脉偏急者为内因。脾肺虚弱，腠理不密，外邪乘入，或惊风过服金石之剂，耗损肝血，或吐泻后内亡津液，不能养肝，致口眼㖞斜者，皆肝血不足，肝火生风之类中风之类证也。

角弓反张

［钱］　肝有风，甚则身反张强直，不搐，心不受热，当补肾治肝。补肾，地黄丸。治肝，泻青丸。　丹溪云：痉比痫为虚，宜带补，多是气虚有火兼痰，用人参、竹沥治之，不用兼风药。此论实发前人所未发。汤氏虽云痉候十无一生，盖未尝有此法施于人也。

［薛］　钱仲阳曰角弓反张者，由风邪客于太阳经也。经曰：风从上受。足太阳主周身之气，其脉起于目内眦而行于背，肝属木主风，所以风邪易侵也。夫小儿肌肤未密，外邪易伤，肝为相火，其怒易发。若身反张强直，发热不搐者，风伤太阳也，宜用人参羌活散、小续命汤。若因暴怒而击动其肝火者，宜用泻青丸。若饮前剂，其证益甚者，此邪气已去而脾气亏也，宜用异功散加芎、归补之。若因肝经虚热，或因克伐真气，虚热生风者，宜用异功散、地黄丸补之。若因下而脾气困惫，腹肚膨胀者，此中气损也，宜用白术散补之。若气血素弱，或服攻伐之剂，而手寻衣领，咬牙呵欠者，肝经虚甚也，急用地黄丸以补之，仍与肝脏参览。　一小儿忽腰背反张，目上视，面青赤。曰青属肝主风，赤属心主火，此风火相搏。用柴胡栀子散倍加钩藤钩顿安，而痰如旧，又用抱龙丸而愈。　一小儿忽腰背反张，服治惊之药后不时举发，面色黄白，肢体甚倦。余用五味异功散十馀剂而愈。后因惊兼饮食不节，不时举发，随用前药即愈。遂日以参术末每服五七分，炮姜、大枣煎汤调下，服至二两而不发。已上二证，元气虚而病气实也，若用攻邪之药，皆误矣。　一小儿素患前证痰盛，面色素白而兼青。余谓肺气不能平肝，肝气乘脾，脾气虚而生痰耳。先用抱龙丸二服以平肝，随用六君子汤以补脾肺，月馀而痊。半载之后复发，谓非逐痰不能全愈，遂用下剂，痰涎甚多，而咽喉如锯声。余曰：乃脾不能摄涎也，咽间鸣，乃肺气虚甚也。遂用人参五钱、炮姜三分，水煎服而醒，至第四剂后，加枣二枚，人参服数两而愈。后每发，非独参汤不应，若执常方，鲜有不误者。

人参羌活散方见惊搐。　**小续命汤**方见杂病中风。　**泻青丸**方见肝脏。　**异功散**方见吐泻。　**柴胡栀子散**方见积热。　**抱龙丸**方见惊搐。　**六君子汤**方见吐泻。

灸

角弓反张。鼻上入鬓际三分，灸三壮。大椎下节间，灸三壮。

诊

汤氏曰：身软时醒者为痫，身强直反张如弓，不时醒者为痉。痉候，十无一生。

摇　头

［汤］　肝风摇头，诸方不载，郑都丞子患七年摇头，三年下血，已服百馀方，前后所服治摇头者，无非风药、止血者，或作痢，或作肠风，百药无效。予即视其病，又知其详，亦不明其标本。退而思之，乃肝血液盛，外有风热乘之；肝属木，盛而脾土为木所克；脾与肺是子母，俱为肝所胜，而血遂渍于大便，故便血不止。遂处一方，但损肝祛风而益脾，初亦一时之见，只数服而愈。十馀日后，血止而下白脓，遂得以安。

清肝益胃丸

犀角屑　甘草各一分　瓜蒌根　黄芪蜜炙　羌活　白芍药各半两　蛇退皮炙赤　钩藤钩　麻黄去节。各一钱　防风五两

上为末，枣肉丸。食后薄荷汤下。只二服，作效，头摇即止，便血随愈，次间服胃风汤，数日顿除。沈舍人子服之亦验。

［薛］　经曰：诸风掉眩，皆属肝木。木得风则摇动，乃肝经火盛而生虚风也。便血者，风木摇动，则土受凌疟而不能统血也，或食酸味过多，以益其脾，致令阴结。经曰：结阴者便血一升，再结二升，三结三升。又，邪在五脏则阴脉不和，阴脉不和则血留之。结阴之病，阴气内结，不得外行，渗入肠间，故便血也。血亦有乳母恚怒，风热炽盛；或肝木伤脾，使清气不升；或风邪侵入大肠者。治法，若因风热，用柴胡清肝散。若因怒火，用加味小柴胡汤。若清气不升，脾气下陷者，用补中益气汤。若风邪侵于大肠者，用清肝益胃丸。肝经血热妄行者，用六味地黄丸。脾土不能培肝木者，用六君、柴胡、钩藤钩。肝木胜脾土者，用四君、芍药、钩藤钩。结阴者，用平胃地榆汤。一小儿伤风咳嗽痰涌。余谓脾虚肺弱，腠理不密，风邪外乘。用六君子汤加桔梗、桑皮、杏仁而愈。后饮食停滞，作泻腹胀，仍用六君子加山楂、厚朴而安。又停食作泻，服消导之药，更加咳嗽。余谓当调补脾土。不信，自用发表克滞，前证益甚，更加摇头。余以天麻散倍加钩藤钩及异功散而愈。一小儿项间结核，面色萎黄，肌体消瘦，咬牙抽搐，头摇目劄。此肝木克脾土也。用六君子汤及九味芦荟丸，顿愈。　一小儿病后遇惊，即痰甚咬牙抽搐，摇头作泻，恪服脑、麝、朱砂等药，以致慢惊而卒。

［海］　《食疗》云：蛇蜕皮，主去风邪明目，治小儿一百二十种惊痫，寒热痔，蛊毒，安胎，熬用。治痫弄舌摇头者，宜用全蜕。

余犹忆少时闻友人孙彭山云：尝见姻家一小儿患惊搐，延专科治之，诸证悉退而摇头不止，后一老医至，于常服药中加入紫河车，即时愈。

按：紫河车，草名，《神农本经》名蚤休。《唐本》名金线重楼。《钱氏方》名白甘遂。主治惊痫摇头弄舌，乃《本经》正文。古人谓：遵白字疗病，多效。不虚也。

偏风口噤

［薛］　小儿偏风者，属少阳厥阴肝胆二经证也。噤者筋急，由风木太甚而乘于脾，以胜水湿则筋太燥，然燥金主于收

敛劲切故也。又曰：风之为病，善行而数变，或左或右，其因一也，治须审而药之。若足阳明胃经气虚，风邪所乘，其筋脉偏急者属外因。若足厥阴肝经风热乘脾，筋脉偏急者属内因。若脾肺虚弱，腠理不密，外邪所乘；或服金石之剂，耗损肝血；或吐泻后内亡津液，不能养肝，致口眼歪斜；或半身不遂诸证，皆属肝血不足，肝火生风，宜滋肾水，养肝血，壮脾土。治法，脾胃虚而动风者，异功散加柴胡、钩藤钩。脾肺虚而外邪所乘者，用钩藤饮。肝火血燥者，用六味地黄丸。津液不足者，用白术散。若兼目紧上视，寒热往来，小便淋漓，面色青洁，两胁胀痛之类，皆肝经之本病也。或唇口歪斜，腹痛少食，目胞浮重，面色青黄，肢体倦怠之类，皆肝木乘脾之证也。当审五脏相胜而主之。设执其见证，概投风药，反成坏证者有矣。　一小儿口眼㖞斜，面色或青或赤，此肝心风火乘脾也。朝用柴胡清肝散，夕用异功散加钩藤钩而愈。其时，有患前证服祛风导痰之药者，皆不能起。一小儿痢后患前证发搐，面色萎黄，肢体倦怠，此元气虚，克伐多矣，余用补中益气汤加钩藤钩子，服而渐愈。后因乳母七情饮食失宜，或儿乳食过多，前证仍作，服补中益气汤、五味异功散而愈。

［钱］　**全蝎散**　治小儿惊风中风，口眼㖞斜，言语不正，手足偏废不举。

全蝎去毒，炒　僵蚕直者，炒　川芎　黄芩去心　甘草　桂枝　赤芍药　麻黄去节。各一两　天麻六钱　大南星汤泡七次，去皮脐，切，焙干，五钱

上为粗末。每服三钱，水一盅半，姜七片，煎七分。温服，无时，量大小与之，一日三四服。忌羊肉。

胃风汤　治风冷乘虚入客肠胃，水谷不化，泄泻注下，及肠胃湿毒，下如豆汁或瘀血，日夜无度。

人参　白茯苓　芎䓖　肉桂　当归　白芍药　白术各等分

上为散。每服二钱，入粟米数粒同煎。食前服。

口㖞失音

论见前中风条。

朱砂丸　治小儿口眼㖞斜，筋脉牵引。

朱砂五钱　全蝎炒　天麻　白附子炮　僵蚕炒去丝嘴　干姜炮　牛黄各五分　麝香一分

上为末，粳米糊丸如黍米大。每服三十丸，用薄荷汤不拘时化服。

全蝎散　治小儿口眼㖞斜，语言不清。

全蝎炒　川芎　黄芩　僵蚕炒去丝嘴　赤芍药　甘草　朱砂　南星汤泡，去皮脐，焙　天麻各三钱

上为细末。每服一钱，用生姜汤不拘时调服。

宽气饮　治小儿风痰壅满，风伤于气，不能言语。

枳壳去瓤，一两　人参去芦，五钱　天麻　僵蚕炒去丝嘴　羌活　甘草炙。各三钱

上锉碎。每服二钱，用水一盏，生姜三片，煎五分，不拘时服。

木通汤　治小儿血滞于心，心窍不通，语言不出。

木通　石菖蒲多用　防风　枳壳　全蝎焙　僵蚕炒　甘草　木香　南星炮。各等分

上锉碎。每服二钱，用水一盏，猪心三片，生姜一片，紫苏五叶，煎至五分。不拘时服。

天　钓 内钓附

天钓，亦惊风之证，但天钓发时头目仰视，惊风则无也。

[汤]　小儿瘛疭不定，翻眼抬睛，状若神祟，头目仰视，名为天钓。凡有此疾，宜服苏合香丸，灸两手大拇指两甲肉相半，男先灸左，女先灸右，及两足大拇指中间各三五壮，又灸前后手心各五壮，此皆得效之法。

九龙控涎散　治天钓。

赤脚蜈蚣酒涂炙，一条　滴乳　天竺黄二味另研。各一钱　腊茶　雄黄另研　甘草炙。各二钱　荆芥穗炒　白矾枯。各一钱　绿豆半生半炒，一百粒

上为末。每服半钱，人参薄荷汤调下。

钩藤饮　治天钓潮热。

钩藤　人参　犀角屑各半两　全蝎　天麻各二分　甘草半分

上为末。每服一钱，水煎服。

[张]　小儿心膈壅滞邪热，痰涎蕴积，不得宣通，或乳母饮酒食肉，烦毒之气流入乳中，令儿宿滞不消，邪热毒气乘于心神，致使惊悸，眼目翻腾，壮热不休，四肢瘛疭，其病名曰天钓。甚者，爪甲皆青，状如神祟。今集经效名方，治之于后。

一字散　醒风爽精神。

天南星半两，微炮裂　蝉壳微炒　干蝎　白僵蚕各一分

上件捣罗为细末，次入荞麦面一分，用醋石榴壳一枚，将诸药入在石榴壳内，以盐泥封裹，于灶下慢火上烧之，泥干燥为度，取出，再研匀。每服一字，温酒调下。

双金散　治天钓惊风，目久不下。

蜈蚣一个，去头足尾，用真酥涂，慢火炙黄，置砧子上面南立，用竹刀子当脊缝中亭利作两半个。左边者入一帖子内，写左字；右边者亦入一帖子内，写右字，不得交错即大误矣　麝香一钱，细研，先将左边者同于乳钵内研作细末，却入在左字帖内，收起。别用乳钵，将右边字者入麝香同研极细，却入右字帖内收，不得相犯，每有病者眼睛钓上，止见白睛，兼角弓反张，更不能出声者

上，用细苇筒子，取左字帖内药少许，吹在左边鼻里，右亦如之，用药不可多。若眼未全下，更添些小，心意量度，其眼随手便下，即止。

牛黄散　清心截风。

牛黄半两，细研　朱砂细研，水飞　麝香　天竺黄并细研　蝎梢　钩藤俱为末。各一分

上件，一处研匀。每服一字，新汲水调下。

白银丹　治惊风涎潮。

天南星一两，一半炮，一半生用　白僵蚕半两　全蝎　白附子各一分　牛黄研　麝香研　粉霜各半分。已上捣罗为细末，次用牛黄等同研匀用　水银半两，煮青州枣肉二十个，同研水银，星尽成膏

上都和上件药，石臼内捣一二百下，如黍米大。每服五粒至七粒，薄荷汤下。

抵圣丹　治惊风胸膈不利，乳食不下。

锡吝脂一两，细研，水飞，淘去黑水令尽　牛黄研　铅霜细研　熊胆各一分，研　麝香半分，研　蟾酥一钱，研

上件，通研匀，粳米饭和，如黍米大。每服五粒至七粒，新汲水下。

[薛]　天钓者，发时头目仰视，惊悸壮热，两目反张，泪出不流，手足搐掣，不时悲笑，如鬼祟所附。甚者，爪甲皆青，盖因乳母厚味积毒在胃，致儿心肺生热痰郁滞，或外挟风邪为患，法当解利其邪，用钩藤饮。上气喘粗者用乌蝎四君子汤。内钓者，腹痛多喘，唇黑囊肿，伛偻反张，眼尾赤，此胎中受风，及外惊所

致。若内脏抽掣，作痛狂叫，或泄泻缩脚。内证一作，外证亦然，极难调理。内证服聚宝丹，外证服钩藤饮，进乳食者可治。若腹痛、唇黑、囊肿之类，用聚宝丹。若外惊、内脏抽搐之类，用钩藤饮。若因乳母醇酒厚味，积毒在胃，用加味清胃散。若因乳母郁怒，积热在肝，用加味逍遥散、加味归脾汤，俱加漏芦，子母俱服。凡母食膏粱厚味，饲儿之时，先挤去宿乳，然后吮之。　一小儿因乳母受惊，发搐时目赤壮热，腹痛哭而曲腰。用四物加柴胡、防风，又用加味逍遥散加熟地黄以清肝热，生肝血，再用地黄丸滋肾水以生肝木，母子俱安。　一小儿曲腰而啼，面青唇黑。此寒气所乘，内钓腹痛也。用五味异功散加木香、干姜一剂，与母服之，顿愈。后因母感寒，腹痛而啼，用人参理中汤一剂，与母服，其子亦安。　一小儿曲腰干啼，手足并冷。用六君加干姜、木香服之。未应，又加肉桂，母子俱服而愈。　一小儿忽干啼作泻，睡中搐，手足冷。此脾土虚寒，肝木侮之而作发搐，乃内钓也。用益黄散一剂而安，用四君加柴胡、升麻，乳食渐进而安。　一小儿干啼，面青或赤，手足并热，或用清热之剂久不愈。诊其乳母，有肝火气滞，用加味逍遥散及越鞠丸以治其母，时灌子数滴，不旬日，子母并愈。　一小儿患前证，服魏香散而愈。后复作，服祛风镇惊之药，上气喘粗。此元气虚寒也。余先用乌蝎四君子汤，稍愈，但倦怠殊甚，用补中益气汤及五味异功散而痊。　一小儿，因母每感寒腹痛饮烧酒，发热痰盛面赤，手足并热，属胃经实热之天钓也。用清胃散，子母服之并愈。后因伤乳吐泻，面色或青或白，手足并冷，属脾气虚寒。用六君、木香、干姜而愈。三岁后伤食腹痛，唇黑作泻，数去后而无粪，或粪少而青，此气虚寒下陷。用补中益气汤渐愈。　一小儿啼哭，阴囊肿大，眼目上翻，赤脉流泪，此肝热内钓。用柴胡清肝散加钩藤钩治之，诸证渐愈，又用钩藤饮而痊。后复发，或用祛病根之药，致乳食日少，肚中胀痛，手足浮肿。余先用六君、升麻、柴胡数剂，诸证稍愈。又伤乳食吐泻，用平胃散一服即愈。　一小儿，因乳母怀抱郁结，腹痛发搐，久而不愈。用加味归脾汤加漏芦，母子并服，渐愈。又母大怒发厥而苏，儿遂食乳腹痛作泻，面青作呕。先用小柴胡汤二剂，母子并服，少愈，其母又咽酸腹胀，用越鞠丸、加味归脾汤，佐以加味逍遥散而痊。

钩藤膏　魏香散二方并见腹痛。

钩藤饮　治小儿脏寒夜啼，阴极发躁，此方主之。

钩藤　茯神　茯苓　川芎　当归　木香　甘草　芍药各一钱

上为末。每服一钱，姜枣水煎。若心经热，脸红，舌白，小便赤涩，用钩藤饮去木香，加朱砂末一钱，木通汤下。

钩藤饮　治天钓风搐。

钩藤　犀角　天麻各七分　全蝎五个　木香　甘草各五分

上作一服。水一盅，生姜三片，煎至五分，不拘时服。

钩藤饮子　治惊风天钓，卒然惊悸，眼目翻腾。

钩藤炒，五分　麻黄去节　甘草炙。各三分　天麻　川芎　防风　人参各七分　全蝎炒，去毒，五个　僵蚕炒，七个

上作一服。水一盅，生姜三片，煎至五分，不拘时服。

乳香丸　治惊风内钓，腹痛惊啼。

乳香半钱　没药　沉香各一钱　蝎梢十四个　鸡心槟榔一钱半

上为末，蜜丸，桐子大。每服二三

钱，菖蒲、钩藤钩煎汤下。

木香丸 治同前。

木香 全蝎各五分 没药 茯香 钩藤钩各一钱

上，各别为末，以大蒜研烂，和丸桐子大，晒干。每服二丸，钩藤煎汤下。

牛黄丸 治小儿一切惊风，五痫天钓，客忤痰涎，四肢抽掣。

白花蛇酒浸，取肉 白附子 全蝎 川乌一只重半两，生用，去皮脐 天麻 薄荷叶各半两，已上先为细末，次入 雄黄半两 辰砂三钱 牛黄一钱 麝香 片脑各半钱，另研

上件，为细末，一处和匀。麻黄去节二两，酒一升，煎麻黄至一盏，去麻黄用酒，入蜜少许，熬成膏剂，前药末为丸如芡实大，用金箔为衣。每服一丸，用薄荷汤化下。大能发散风邪。

涂顶膏 治天钓风，备急。

乌头生用，去皮脐 芸薹子各二钱

上为末。每用一钱，新汲水调敷儿顶上。

天浆子散 治小儿天钓惊风。

天浆子炙 蝎梢 犀角屑 丹砂另研 雄黄另研 附子去皮脐 南星炮，去皮 白附子 半夏 水银另研 乳香另研 白僵蚕 腻粉另研 牛黄另研。各一钱 麝香一字，另研 银箔五片，另研

上为细末，和匀。每服一字，用薄荷汤调下，量儿大小加减服。

青黛丸 治小儿天钓，客忤，五疳，八痢，十二种惊痫。

青黛 天竺黄 干蛤蟆一个，黄泥包裹，烧赤去泥 干蜗牛壳 黄连 人参 地龙去土 钩藤炒 龙胆草各二钱半 芦荟 熊胆各半两 牛黄 麝香 雄黄 丹砂各一钱 夜明沙去土净 胡黄连各三钱

上为细末，蒸饼糊为丸，如麻子大。一岁，三丸，空心米饮汤送下。

再生散 治小儿天钓，惊风潮搐，项筋紧强，手足厥冷。

乌蛇酒浸取肉 天麻 南星炮，去皮 全蝎炒，去毒。各二钱半 麝香 腻粉各五分 丹砂二钱，另研 牛黄另研 白附子炮。各一钱

上为细末，和匀。每服半钱，煎金银薄荷汤调下，量儿大小加减服。

三白散 治小儿盘肠气钓，先服此药，后服钩藤膏。

白牵牛一两，炒 白术 桑白皮 陈皮 木通各三钱

上为细末。每服半钱，用生姜汤调，不拘时服。

《广利方》治痫迷、嚼舌、仰视。牛黄大豆许，和蜜水调。

拘挛

续命汤 治小儿手足拘挛，不能屈伸。

麻黄 人参 黄芩 川芎 芍药 甘草炙 防风 杏仁去皮尖，炒 官桂去皮 防己 附子炮裂，去皮脐。各等分

上锉碎。每服二钱，水一盅，生姜三片，煎至五分，不拘时服。

追风散 治小儿感冒发热，手足拘挛。

人参 茯苓 防风 川芎 柴胡 羌活 枳壳 桔梗 甘草各等分

上锉碎。每服二钱，水一盅，生姜三片，煎至五分，不拘时服。

手拳不展

张涣云：小儿所受肝气怯弱，致筋脉挛缩，两手伸展无力。薏苡丹主之。

薏苡丹 治手拳不展。

薏苡仁汤浸去皮，研细 当归洗，焙 秦艽去苗 防风 酸枣仁炒 羌活各等分

上为细末，炼蜜和如芡实大。每服一粒至二粒，麝香荆芥汤化下，不拘时候。

《圣惠方》儿在胞，母脏腑虚，为风冷所乘，儿生，肝气不足，致筋脉挛缩，不得伸展，故手拳不展。**薏苡仁散**前方，就此加减，以其平和，故列于首

薏苡仁七钱五分　秦艽　防风　酸枣仁微炒　甘草微炙赤。各半两　当归焙　桂心各二钱半

为散。每一钱，水一小盏，煎五分，不计时候，量儿加减。

羚羊角散　治儿手不展，是风邪滞气所客，令荣卫不通。

羚羊角　羌活　五加皮　白鲜皮　桂心各二钱半　麻黄半两，去根节　甘草炙微赤，一钱二分半

为散。每服一钱，水一小盅，煎五分，量儿加减，不计时温服。

脚拳不展

张涣云：缘禀受肾气不足者，气血未荣，脚指拳缩无力，不能伸展。海桐皮散主之。

海桐皮散　治脚拳不展。

海桐皮　当归汤洗，焙干　牡丹皮　熟地黄　牛膝酒浸，焙。各一两　山茱萸　补骨脂各半两

上为细末。每服一钱，水八分，入葱白二寸，煎至五分，去滓，温服，食前。

《圣惠》儿在胞，母脏腑有积冷，为风邪所乘，生后肾气不足，气血未荣，故脚指拳缩不展。

宜当归散

当归焙　麻黄去根节。各半两　羌活　酸枣仁微炒　人参　杜仲微炙　桂心各二钱半

上为细末。每服一钱，水一小盏，姜少许，煎五分，量儿大小，乳前分减服。

干地黄丸

生地黄　郁李仁汤浸，去皮尖，微炒。各半两　牛膝　防风　桂心　海桐皮　羌活　白茯苓　薏苡仁各二钱半

上为末，蜜丸如绿豆。乳前温酒下七丸。量儿加减。

惊瘫鹤膝

［曾］　肝者，东方青龙木也，其动则应于风，病则主惊骇。诸热引肝风，有风则生痰，有痰亦作搐。小儿惊风之际，手足动掣，当听其自定，然后疗之，免生异证，或父母见其病势可畏，从而按伏之。岂知筋者肝之合也，临病发时，若按束其手足，则筋不舒伸，遂至经络为风所闭，终为废人。《内经》曰：顽弱名缓风，疼重名湿痹。又有四肢痿痹不仁，致手足稍胀痛不堪忍者，此风毒之气使然，故传曰：风淫末疾是也。凡小儿心悸不常，及遍身肿痛，或手足不随，此为惊瘫候也。若治之稍迟，至臂、腕、膝、胫、骨节之间，流结顽核，或膝大而肿，肉消骨露，如鹤膝之状，或为瘫为疖，此名鹤膝候也。已上形证，并宜发汗为先，使腠理开通，则风热可除，有湿亦去，用百解散和㕮咀五苓散倍加麻黄，水姜葱煎服，微得汗为度，或以麻黄汤发散尤佳，次防己汤、祛风散及独活汤加桑寄生投服，并防风汤或黑虎丹，作小丸子间服，使风不生而痰不作，则其疾易愈。若为痈为疖疼重者，用黑牵牛半生半炒，略研碎，煎无灰酒调下五苓散，以除流注之寒湿，则肿毒可消。如大腑闭而不通，此是风热内蕴，其右腮红紫，及右手三部脉浮而实滑，宜五和汤，或当归散、枳壳丸治之。其加减之法，尤在临机审处。若泥一方，非良医也。前证，更宜间服排风汤。

［薛］ 鹤膝风者，其腿渐细，其膝愈粗，状如鹤膝，是以名之。此因禀肾经不足，外邪所乘而患之，初则膝内作痛，外色不变，伸屈艰难，若一二月间，焮肿色赤而作脓者可治，肿硬色白而不作脓者难治。初起者用大防风汤为主，佐以益气养荣汤。脓成者用补中益气汤为主，佐以大防风汤。切勿用十宣、流气等药，若不溃、不敛，或发热等证者，须调补脾胃为善，否则必变败证矣。

大防风汤 治鹤膝风，肿痛不消，或溃而不敛。

附子炮 牛膝酒炒。各一钱 白术 羌活 人参 防风各二钱 杜仲去皮，姜制 川芎 肉桂去皮 黄芪炒 熟地黄自制 芍药炒。各一钱五分 甘草一钱

上，每服三五钱，水煎，仍量儿大小用之。

独活寄生汤

独活 桑寄生 杜仲炒 细辛 牛膝酒炒，去土 秦艽 茯苓 白芍药炒 桂心 川芎 防风 甘草 人参 熟地黄 当归各等分

上，每服二三钱，水煎，空心，乳母同服。

益气养荣汤瘰疬。 百解散惊。 五苓散惊。 麻黄汤伤寒。

防己汤 治感冒风湿之气失于解表，流注两足，疼痛至两膝，浮肿不能屈伸，传成瘫痪。

防己去黑皮 麻黄去节存根，功全表里，锉碎，汤泡，滤过，焙干用 薄桂去粗皮。各半两 赤芍药 赤茯苓去皮 苍术米泔水浸一宿，去粗皮，滤，锉片，火炒至微黄。各一两 甘草炙，七钱半

上件，㕮咀。每服二钱，水一盏，姜二片，葱一根，煎七分，空心热服。或入薤白同煎。

祛风散 治卒暴中风，不能言全，口眼㖞斜，惊瘫搐掣，痰实烦躁，神昏有热，睡卧不稳。

防风去芦 南星生用 甘草生用 半夏制 黄芩各一两

上碎。每服二钱，水一盏半，姜三片，慢火煎七分，不拘时温服。

独活汤 治惊瘫鹤膝及中风湿，日久致腰背手足疼痛，昼轻夜重，及四肢痿痹不仁。

川独活黄色，如鬼眼者佳，半两 当归酒洗 白术 黄芪蜜水涂，炙 薄桂去粗皮 川牛膝酒洗。各二钱半 甘草炙，三钱

上件，㕮咀。每服二钱，水一盏，姜二片，薤白一根，煎七分，空心热服，或无时。

防风汤惊。

黑虎丹 治诸般风证。

草乌去黑皮，一两生用 川乌去黑皮，生用 甘草各七钱半 麻黄不去根节 甘松 熟干地黄净洗 藿香叶 白芷 油烟墨烧存性 猪牙皂荚 川芎 当归 何首乌 南星生用 僵蚕去丝 赤小豆 羌活 白胶香 木鳖子去油。各半两

上件，锉碎，或焙或晒，研为细末，糯米粉煮糊丸，麻仁大。每服三十丸至五十丸，或七十丸，稍空心，用淡姜汤下。儿小者，丸作粟谷大，治法如前。

五和汤热。 当归散热。 枳壳丸大便秘。

排风汤 治中风狂言，失音不语，精神昏困，惊瘫鹤膝等证，及肿疾才愈后，偶感外风，满面遍体虚浮，并宜可服。

白鲜皮 白术 白芍药 薄桂去粗皮 防风去芦 川芎 当归酒洗 杏仁汤泡，去皮尖 甘草炙。各半两 川独活 麻黄去根节 白茯苓去皮。各七钱半

上，每服二钱，水一盏，姜二片，煎

七分，无时温服。

眼　目

［薛］　经曰：目者，五脏六腑之精，荣卫魂魄之所常营也，神气之所常主也。又曰：诸脉者皆属于目，目得血而能视。五脏六腑精气皆上注于目，而为之精。故白睛属肺，黑睛属肝，瞳人属肾，上下胞属脾，两眦属心，而内眦又属膀胱。五脏五色，各有所司。心主赤，赤甚心实热也，用导赤散；赤微者心虚热也，用生犀散。肝主青，青甚者肝热也，用泻青丸；淡青者肝虚也，用地黄丸。脾主黄，黄甚者脾热也，用泻黄散；淡黄者脾虚也，用异功散。目无睛光，及白睛多黑睛少者，肝肾俱不足也，用地黄丸加鹿茸。昼视通明夜视罔见者，因禀阳气衰弱，遇夜阴盛则阳愈衰，故不能视也，用冲和养胃汤。凡赤脉翳物从上而下者属足太阳经，用东垣选奇汤。从下而上者属足阳明经，用局方流气饮。盖翳膜者，风热内蕴也，邪气未定谓之热翳而浮于外，邪气已定谓之冰翳而沉于内，邪气既深谓之陷翳，宜升发之，退翳之药佐之。若上眼皮下出黑白翳者属太阳寒水，从外至内者属少阳风热，从下至上绿色者属足阳明及肺肾合病也。疳眼者，因肝火湿热上冲，脾气有亏，不能上升清气，故生白翳，睫闭不开，眵泪如糊，久而脓流，遂至损目，用益气聪明汤、茯苓泻湿汤及四味肥儿丸。目闭不开者，因乳食失节，或过服寒凉之药，使阳气下陷，不能升举，故目不开，用柴胡复生汤。若胃气亏损，眼睫无力而不能开者，用补中益气汤。暴赤肿痛者，肝火炽盛也，用龙胆泻肝汤。多泪羞明者，肝心积热也，用生犀散。亦有肝肾虚热者，用地黄丸。风沿烂眼者，膈有积热也，用清胃散。时时作痒者，浓溃生虫也，用点药紫苏膏。眼睫连劄者，肝经风热也，用柴胡清肝散。若生下目黄壮热，大小便秘结，乳食不思，面赤眼闭者，皆由在胎时感母热毒所致，儿服泻黄散，母服地黄丸。若乳母膏粱积热，致儿目黄者，令母服清胃散。若肢体、面目、爪甲皆黄，小便如屋尘色者，难治。又有痘疹后馀毒未尽，上侵于目者，属肾肝虚也，用滋阴肾气丸。前证多宜审治其母，兼调其儿。

初生眼不开

胎赤并见初生门。

目赤肿痛

［曾］　热极挟风，则目赤肿痛，昼夜不开，惊啼不已。先用九仙散，水姜葱煎服，次三解散，温米泔水调下，及点以黄连膏。　若夫天行时证，暴赤肿痛，昼夜苦甚，久则昏矇，治法先以九仙散解表，次以小柴胡汤去半夏加大黄、薄荷、竹叶、生地黄，水煎服。并投草龙胆散，及点以黄连膏，贴以清凉膏。　有孩儿胃气素虚，脾气实盛，眼胞赤肿，羞涩不开。遽按苦寒之剂以退赤肿，反伤脾胃，不吐则泻，或四肢微冷。复以温药调治，则目疾转加。宜先用㕮咀五苓散，水、姜、灯心煎服，次投泻黄散自愈。　有心脾蕴热经久，及肝受邪热，致两目羞明，眼胞浮肿，微有紫色，大腑闭或流利，小便涩或通顺，先以百解散发表，次投明目饮，自然平复，仍忌酒荤三五日。　有小儿薄劣，多致尘埃入目，揩摩成肿，发热作痛，啼哭不已，宜用辟尘膏治之，立效。

［汤］　**导赤散**　治心热小便赤，眼目赤肿。

赤芍药　羌活　防风各半两　大黄　甘草各一钱

上为末。灯心、黑豆同煎，食后服。

余平生无赤眼之患，用之如神，大人小儿可通用。凡眼赤涩之初，只用自己小便，张目溺出，用一指接抹眼中，便闭目，少顷即效，此以真气逼去邪热也。

[本] 治小儿赤热肿眼。

大黄 白矾各等分

上为末。同冷水调作罨子，贴眼，立效。

小防风汤 治小儿热毒眼患。

大黄蒸 山栀子 甘草炙 赤芍药 川当归洗 防风 羌活各等分

上锉碎。每服五钱，水一盅，煎至五分，食后服。

小流气饮 治小儿风毒眼患。

蝉蜕去足 甘草 羌活 天麻 川当归 防风 大黄 薄荷 赤芍药 杏仁各等分

上锉碎。每服五钱，水一盅，煎至五分，食后服。

小菊花膏 治小儿积毒眼患。

黄连 黄芩 大黄 菊花 羌活 苍术米泔浸 荆芥穗 防风

上，各等分，为末，炼蜜和膏如小指顶大。每服一饼，细嚼，白汤咽下，不拘时服。

通顶散 治眼疼，风热肿胀作楚。

瓜蒂 藜芦各一钱 皂角肉半钱 麝香少许，研

上为细末，研匀。每少许，吹入鼻中。

九仙散 解诸目疾，不拘岁月远近，并宜先服。

柴胡去芦 苍术米泔浸，刮去粗皮，锉，炒燥。各二两 赤芍药 荆芥 甘草各六钱半 麻黄锉，去节，汤泡，滤，焙干 川芎 薄荷连梗。各半两 旋覆花去老梗，三钱

上碎。每服二钱，水一盏，姜二片，葱一根，煎七分，不拘时温服。

三解散一名宁心汤 主上焦蕴热，伤风面红，目赤狂躁，气急渴水，惊啼烦闷，丹毒口疮，痰嗽搐掣。

人参去芦 防风去芦 天麻 茯神去皮木 郁金无，以山栀仁代 白附子 大黄各二钱半 赤芍药 黄芩 僵蚕各五钱 全蝎十五尾，去尖毒 枳壳水浸去瓤，麸炒，二钱 粉草六钱

上，焙为末。每服半钱至一钱，用温薄荷汤无时调下，或灯心汤。

草龙胆散 治暴赤火眼，昼夜涩痛，作肿泪多。

草龙胆 木贼去节 荆芥 菊花 防风去芦 草决明半生半炒 甘草七味各半两

上锉。每服二钱，水一盏，煎七分，无时温服。痛甚加羌活、乳香同煎。

明目饮 治心脾蕴热，肝受风邪，致两目羞明，经久不愈。

山栀仁 净香附各一两 夏枯草去梗，半两

上锉。每服二钱，水一盏，蜜一匙，煎七分，无时温服。

金波散 治时行赤眼，肿痛成翳，有热多泪。

净黄连一两 硼砂 寒水石 大黄各二钱 海螵蛸 铜青各一钱 玄明粉二钱半 全蝎去尖毒，七枚 麝香一字

上，除玄明粉、麝香，馀七味锉、晒为末，仍入玄明粉、麝香，乳钵内同前药末杵匀。每用一字至半钱，温净汤或凉水调化，澄清去滓，无时频洗。有风夹虫作痒，入轻粉取效。仍忌酒荤三五日。

黄连膏 治时行火眼，赤肿涩痛，昼夜烦啼。

净黄连二钱半

上件，细锉。鸡子一枚，箸鞘札开一头大处，取清，瓦盏盛，入黄连和匀，酿一时，见黄色，以绢滤过成膏。患者仰面

卧，外令人挑一字许频点目内，觉口中有苦味满舌上，药之验也。豆疮馀毒攻眼，眵多有热，用之验。

清凉膏　治暴赤火眼肿痛，及血疖作疼发热。

大黄　净黄连　黄柏　赤葛　细辛和叶　薄荷叶　风化朴硝七味各一两

上，前六味或晒或焙，为末，临入朴硝，乳钵内同杵匀。每用一钱至二钱，冷水加姜汁调，涂太阳，或新汲井水调妙，热疖以凉米汤水调搽患处。

辟尘膏　治小儿尘埃入目，揩成肿热作痛，啼哭不已。

上，以油烟细墨，新汲井水浓磨，入玄明粉半钱，和匀为膏。用笔多点目内，三五次即效。仍忌饮酒一昼宵。

速效饮　治长成小儿，因他物或跌着触损两目，血胀肿痛。

荆芥穗　薄荷叶微炒　草决明微炒。各一两　甘草三钱，生用

上为粗末，和半生半炒芝麻等分。抄二钱，掌中盛，干嚼之，味尽，吐去渣。如此法投三五次即效。

［薛］　一小儿目赤作痛，咬牙寒热。余谓肝经风热。用柴胡饮子一剂，而赤痛止，又用四物、参、芪、白术、柴胡而寒热退，又用补中益气汤而饮食加。　一小儿眼素白或青，患眼赤作痛，服降火之剂，眼如血贯，脉洪大或浮缓，按之皆微细。用十全大补汤加柴胡、山栀数剂，外证渐退而脉渐敛，又数剂而愈。　一小儿患眼赤痛，服大黄之药，更加寒热如疟。余谓脾胃复伤。用四君、升麻、柴胡、炮姜、钩藤钩而寒热愈，又用补中益气汤间服，而目疾痊。　一小儿目痛，恪服泻火治肝之药，反加羞明隐涩，睡中惊悸悲啼。此肝经血虚，火动伤肺也。用五味异功散加山栀补脾肺、清肺金，用地黄丸滋肾水、生肝血而安，仍兼服四味肥儿丸而瘥。

龙胆泻肝汤方见疝。　生犀饮方见心。

生熟地黄散　治眼初患之时，因误筑到蹙，肝受惊风，致目肿赤痛痒。

生地黄洗　熟地黄各一两　麦门冬去心，五钱　当归　枳壳米泔浸，去瓤，麸炒　甘草炙　防风　杏仁汤泡，去皮尖，麸炒赤　赤芍药各二钱半

上，每服一钱，黑豆七粒，水煎服。

犀角饮　治脾火眼疼。

犀角一两，镑　射干　草龙胆炒　黄芩炒。各五钱　人参二两　茯苓二钱五分　钩藤钩七钱半　甘草三钱

上，每服一钱。水煎。

［东垣］　**广大重明汤**　治两睑或两眦赤烂，热肿疼痛，及眼胞痒极，抓之至破烂赤肿，眼楞生疮痂，目多眵泪，隐涩难开。

草龙胆　防风　生甘草根　细辛苗叶各一钱

上，用水一碗半，煎龙胆至七分，入馀药再煎至半碗。热洗，日五七次。洗毕，合眼须臾，瘥。

［东垣］　**助阳和血补气汤**　治发后热壅，白睛红多，眵泪瘾涩，此过服凉药而真气不能通九窍也。

防风七分　黄芪一钱　蔓荆子　白芷各二分　升麻七分　炙甘草　柴胡　当归身酒洗。各五分

水一盅，煎至半盅。稍热服。

洁古方　治眼赤暴发肿。

防风　羌活　黄芩炒　黄连炒。各等分

上锉。每服一钱，水煎。如大便秘，加大黄二分；痛甚，加川当归、地黄各二分；烦躁不得卧，加栀子仁三分。

《保命》点眼药　除昏退翳，截赤定痛。

当归　黄连各二钱　防风二钱五分　细辛五分　甘草一钱

上，水一大碗，文武火熬，滴水中不散为度，入熟蜜少许，点用。

柴胡复生汤　治红赤羞明，泪多眵少，脑顶沉重，睛珠痛应太阳，眼睫无力，常欲垂闭，久视则酸疼，翳下陷者。

藁本　蔓荆子　川芎　羌活　独活　白芷各二分半　白芍药炒　炙甘草　薄荷　桔梗各四分　苍术　茯苓　黄芩炒。各五分　柴胡六分　五味子十二粒，杵

上，每服二钱，水煎，食后服。

黄连羊肝丸　治目中赤脉洪甚，眵多。

黄连为末，不以多少　白羊肝一具

先以竹刀将羊肝刮下如糊，除去筋膜，再擂细，入黄连末，丸桐子大。每服十丸，茶清送下。

外　障

小儿病目生翳，不可轻用点药，只以服药内消为主。看赤脉上下内外，分经处治。已见杂病第七卷及前薛氏总论，兹不赘录。

［薛］　一女子年十四，因恚怒，先月经不行，寒热胁痛，后两目生翳青绿色，从外至内。余谓寒热胁痛，足厥阴之证也；翳从外眦起，足少阳之证也；左关脉弦数按之而涩，肝经风热兼血滞也。遂以加味逍遥散加防风、龙胆草，四服，而寒热胁痛顿减，用六味丸月馀而翳消。　一小儿十五岁，两目白翳，腹膈遍身似疥非疥，晡热口干，形体骨立。此肝疳之证也。用六味肥儿丸而痊。后阴茎作痒，小便澄白，疮疥益焮，状如大风。用大芦荟四味肥儿丸，诸证渐愈，又用大芜荑汤而痊。　一小儿九岁，素有肝火，两目生翳，服芦荟、肥儿等丸随愈。至十四岁后，遇用心过度，饮食不节，即夜视不明，用补中益气汤、人参补胃汤、四味肥儿丸而愈。　一小儿，眼每生翳。皆因乳母恚怒而作。用九味芦荟丸、柴胡栀子散，母子并服而愈。　一小儿，乳哺失节，服药过剂，腹胀少食，大便不调，两眼生花，服治眼之药，渐生浮翳。余用异功散加当归、柴胡，饮食渐进，便利渐调，少佐以九味芦荟丸，其眼渐明，乃用人参补胃汤、肥儿丸而痊。　一小儿十二岁，伤寒咳嗽发热，服发散之药，目渐不明；服降火等药，饮食日少，目渐生翳。余谓中气虚。用人参补胃汤，饮食渐进，又用千金补肝丸，及薰眼之法而痊。　一女子十二岁，目生白翳，面黄浮肿，口干便泄。用四味肥儿丸而痊。

《本事方》治太阳寒水陷，翳膜遮睛。

防风　白蒺藜各一两　羌活一两半　甘菊花三两

上为末。每服二钱，入盐少许，百沸汤点服。

保命羚羊角散　治冰翳，久不去。

羚羊角屑　升麻　细辛各等分　甘草减半

上为末，一半炼蜜丸，桐子大，每服五、七十丸。一半泔水煎，吞送丸子。焮发陷翳，亦羚羊角散之类，用之在人消息。若阴虚有热者，兼服神仙退云丸。

东垣补阳汤　治阳不胜其阴乃阴盛阳虚，则九窍不通，令青白翳见于大眦，乃足太阳、少阴经中郁遏厥阴肝经之阳气，不得上通于目，故青翳内阻也。当于太阳、少阴经中是九泉之下，以益肝中阳气，冲天上行，此乃先补其阳，后于足太阴标中泻足厥阴之火下伏于阳中。《内经》曰：阳盛阳虚则当先补其阳，后泻其阴。每日空心服升阳汤，临卧服泻阴丸。须预期调养，体气和平，天气晴明服之，补其

阳，使上升通于肝经之末，利空窍于目矣。

羌活　独活　当归身酒洗，焙干　甘草梢　熟地黄　人参　黄芪　白术各一两　泽泻　橘红各半两　生地黄炒　白茯苓　知母炒黄色。各三钱　柴胡二两　防风　白芍药各五钱　肉桂一钱

上，每服五钱，水煎，空心服。候药力行尽，方可饮食。

［东垣］　**羌活退翳汤**

柴胡　甘草　黄芪各三钱　羌活　黄连　五味子　升麻　当归身各二钱　防风一钱五分　黄芩　黄柏酒浸　芍药　草龙胆酒洗。各五钱　石膏二钱五分

上，分二服水煎，入酒少许，临卧热服。忌言语。

［谦甫］　**五秀重明丸**　治眼翳膜遮睛，隐涩昏花，常服清利头目。

甘菊花五百朵　荆芥五百穗　木贼去节，五百根　楮实五百枚

上为末，炼蜜丸桐子大。每服五十丸，白汤送下。

镇肝散　去痰热，退翳。

胡黄连　栀子仁各一两　甘草微炙　马牙硝　青葙子各半两　以上，捣罗为细末，次用　真珠末研　牛黄研。各二钱半

上件，都拌匀，细研。每服一钱，水八分，入荆芥、薄荷各少许，煎四分，去滓，温服，食后。

井泉石散　治眼疳，邪热攻于眼目，渐生障翳，致损睛瞳。

井泉石一两　石决明　甘菊花　夜明沙微炒　黄连去須　晚蚕沙微炒。各半两

上件，捣罗为细末。每服一钱，用米泔一盏，入生猪肝少许，煎五分，肝烂为度。放温，时时服，乳食后。

罗氏煮肝散　治小儿疳眼翳膜，羞明不见，服十日，必退。如大人雀目者，一服效。

夜明沙　青蛤粉　谷精草各一两

上件，为细末。每服一钱，五七岁已上二钱。炖猪肝一大片，批开，掺药在内，摊匀，麻线缠定，以米泔半碗，煮肝熟，取出，肝汤倾碗内熏眼，分肝作三服，嚼讫，却用肝汤下，一日三服，不拘时候。大人雀目，空心服，至夜便见物，如患多时，日二服。

龙胆饮子　治疳眼流脓生疳翳，湿热为病，神效。不治寒湿为病者。

青蛤粉　蛇蜕皮　谷精草各半两　羌活　草龙胆各三钱　麻黄二钱半　黄芩炒　升麻各二钱　郁金　甘草炙。各半钱

上为细末。每服二钱，食后，茶清调下。

灸雀目疳眼法　小儿雀目，夜不见物。灸手大指甲后一寸内廉横纹头白肉际，各一壮，炷如小麦大。　小儿疳眼。灸合谷二穴，各一壮，炷如小麦大，在手大指、次指两骨间陷中。

内　障

［东垣］**人参补胃汤**　治劳役饮食不节，内障眼痛，神效。

黄芪根　人参各一两　炙甘草八钱　蔓荆子　白芍药炒　黄柏酒拌，炒四次。各三钱

上，每服二三钱，水煎，稍热服。临卧三五服。

冲和养胃汤　治内障初起，视觉微昏，空中有黑花，神水变淡绿色，次则视岐，睹则成二，神水变淡白色，久则不睹，神水变纯白色。

柴胡七钱　人参　当归　炙甘草　干生姜　升麻　葛根　白术　羌活各一两　防风五钱　黄芪一两五钱　白茯苓三钱　白芍药六钱　五味子二钱

上，每服二钱，水煎服。

滋阴肾气丸 治神水宽大渐散，昏如雾露中行，渐睹空中有黑花，视物二体，久则光不收及内障，神水淡白色者。

熟地黄三两 当归尾 牡丹皮 五味子 干山药 柴胡各五钱 茯苓 泽泻各二钱半 生地黄酒炒，四两

上为末，炼蜜丸如桐子大，辰砂为衣。每服十丸，空心滚汤化下。

泻热黄连汤 治内障有眵泪，眊矂。

黄芩 黄连 大黄并酒洗 柴胡各一两 升麻五钱 龙胆草三钱

上，每服一钱，水煎，午前服。

千金补肝散 治目失明。

青羊肝一具，去膜，薄切，以火烧新瓦上炙干 决明子一钱半 蓼香一合，熬令香

上为末。每服方寸匕，日二服。久而有验。

局方菊睛丸 治脾肾不足，眼花昏暗。

枸杞子 肉苁蓉酒浸，炒 巴戟去心。各一两 甘菊花四两

上为末，炼蜜丸，梧子大。每服十丸，空心，白汤送下。

真珠膏 专治眼病久不差，䀮䀮不见物。

真珠末细研 甘菊花为末 香豉炒黄，为末 井泉石细研。各二钱半

上拌匀，用白蜜一合，鲤鱼胆一枚，同药慢火熬成膏，入好龙脑一钱同拌匀。每用少许，时时点眼中。

生熟地黄散见前。

雀 盲

《千金》治雀盲方

地肤子五两 决明子一升

上为末，煮米饮和丸。每服二三十丸。

世传方 治雀盲。

苍术米泔浸，去皮，切片，焙，四两

上为末。猪肝二两，批开，掺药在内，用麻丝扎定，以粟米一合，水一碗，砂锅内煮熟，熏眼。候温，临卧，每服三钱，大效。

《圣惠方》治雀盲，不计时月，用苍术一两为末，每服一钱。

复明散 治小儿每至日暮即不见物，乃雀目也。

苍术米泔浸，乱去皮，锉片，焙干，二两 谷精草一两 地肤子 决明子 黄芩各半两

上件，捣罗为细末。每服一钱，水八分，入荆芥少许，煎五分，去滓，温服，食后。

眼 白 多

初虞世曰：眼白多，多属虚。**山茱萸丸**主之。

山茱萸二两 熟地黄 牡丹皮 牛膝 茯苓 泽泻各一两 鹿茸半两

上为末，炼蜜丸，如梧子大。食后，盐汤下二十丸。

[薛] 一小儿白睛多，吐痰发搐。先用抑青丸四服而痰搐止，后用地黄丸年许而黑睛多。 一小儿白睛多，三岁不能行，语声不畅，两足非热则冷，大便不实。朝用补中益气汤加五味子、干山药以补脾肺，夕用地黄丸加五味子、牛膝、鹿茸补肝肾，不三月而瘥。 一小儿眼白，腿软，两足热，面似愁容。服地黄丸两月馀渐健，服年馀，白睛渐黑，出痘无恙。

通 睛

汤氏牛黄丸 治小儿通睛，皆因失误筑打，触着头面额角，兼倒扑，令儿肝受惊风，遂使两目斗睛，名曰通睛，宜服此。

牛黄　白附子炮　肉桂　全蝎　芎䓖　石膏煅。各一钱　白芷　朱砂各二钱，研　藿香半两　麝香一分

上为末，炼蜜丸如芡实大。三岁已下，每服一丸，薄荷汤下，乳食后。忌油、面、猪肉。

眼　劄

［薛］一小儿雀盲，眼劄。服煮肝丸而目明，服四味肥儿丸而目不劄。　一小儿发搐目劄，属肝胆经风热。先用柴胡清肝散治其肝，后用地黄丸补其肾而愈。　一小儿因惊眼劄，或搐。先用加味小柴胡汤加芜荑、黄连以清肝热，又用六味地黄丸以滋肾生肝而痊。　一小儿两目连劄，或色赤，或时拭眉。此肝经风热，欲作肝疳也。用四味肥儿丸加龙胆草而瘥。

目睛瞤动

目直

目动俱见惊搐门。

胎黄见初生门。

小 便 不 通

［曾］　婴儿小便不通者，有阴阳二证。阴闭者，为冷湿乘虚入里，因而不通，名曰阴闭，以白芍药汤加南木香，及用炒盐以绢帕兜，令带热熨脐四围，并投五苓散入灵砂末，盐汤空心调服，其效尤速。阳闭者，因暴热所逼，涩而不通，名曰阳闭。又有癃闭，与淋不同。《内经》宣明五气篇曰：膀胱不利为癃。盖癃者，乃内脏气虚，受热壅滞，宣化不行，非涩非痛，但闭不通，腹胀紧满。但以㕮咀五苓散加车前子、灯心之类，及投木通散、玉露饮、益元散皆可用之。或贴姜豉饼于脐上取效，不拘阴阳二证，悉能疗之，并与万安饮尤妙。

［薛］　东垣云：小便不利，有在气在血之异。夫小便者，足太阳膀胱之所主，长生于申，申者金也，金能生水，肺中伏热，水不能生，是绝小便之源也。治法，用清燥金之正，化气薄之药，茯苓、猪苓、泽泻、琥珀、灯心、通草、车前、瞿麦、萹蓄之类，皆为淡渗能泄肺中之热，而滋水之化源也。若不渴，热在下焦，是热涩其流而溺不泄也，须用气味俱厚，阴中之阴药治之。二者之病，一居上焦，在气分而必渴；一居下焦，在血分而不渴，血中有湿，故不渴也。二者之殊，至易分别耳。窃谓前证若津液偏渗于肠胃，大便泻利，而小便涩少者，宜分利。若热蕴于下焦，津液燥而小便不行者，宜渗泄。若脾胃气涩，不能通调水道者，宜顺气。若乳母肝心二经有热者，用栀子清肝散。肝经怒火者，用柴胡栀子散。若因父母曾服燥剂而致者，用四物、麦门、甘草。数而黄者，用四物加山茱萸、黄柏、知母、五味、麦门。肺虚而短少者，用补中益气加山药、麦门。阴挺、痿痹而频数者，用地黄丸。热结膀胱而不利者，用五淋散。脾肺燥不能化生者，用黄芩清肺饮。膀胱阴虚，阳无以生而淋沥者，用滋肾丸。若膀胱阳虚，阴无以化而淋沥者，用六味丸。若因乳母厚味、酒面积热者，用清胃散、五淋散。仍参诸淋览之。　一小儿十四岁，肢体倦怠，发热晡热，口干作渴，吐痰如涌，小便淋沥，或面目赤色，躁不欲衣。此禀赋肾虚阴躁也。用补中益气汤、加减八味丸而愈。　一儿五岁，小便不利，用五苓散分利滲泄之药，益加不通小便，阴囊渐肿。先兄谓：前药复损真阴也。用六味丸料加牛膝、肉桂、车前子，佐以补中益气汤而痊。　一儿八岁，先小便涩滞，服五苓散益甚，加木通、车前之类，腹胀吐痰，加枳壳、海金

沙，而胸满阴肿，遍身发浮。余用六味丸煎送滋肾丸而痊。此皆禀父气所致，其作湿热痰气治之，而殁者多矣。一儿八岁，先因小便黄赤，服五苓、导赤等散，后患便血。余以为禀赋虚热也，用六味丸，及补中益气汤而痊。

［钱］　**捻头散**　治小便不通。

玄胡索　川苦楝各等分

上同为细末。每服半钱或一钱，捻头汤调下，量大小多少与之，食前服。捻头汤，即沸汤中滴油数点是。

［汤］　**木通散**　治心经伏热，小便不通，啼叫。

木通一两　牵牛子炒，半两　滑石一两

上为末。灯心、葱白水煎服。

冬葵子散　治小儿腹急闷。

冬葵子一两　木通半两

上为末。每服一钱，水煎。

［张］　**葵石散**　治小便不通、闷乱者。

葵根一握锉　滑石　木通各一两　牵牛子半两，炒

上件，捣为粗末。每服一钱，以水一大盏，入灯心、葱白各少许，煎六分，去滓，放温服，乳食前。

车前散　治热盛积于小肠，甚则尿血。

牡蛎烧为粉，半两　车前子　甘草炙微黄，锉　川朴硝各一分

上件药，捣罗为散。每服一钱，以水一小盏，煎至五分，去滓，温服，不拘时。量儿大小加减。

芎黄散　治脏腑有热，小便涩，兼大便不通。

芎䓖一两　川大黄锉，微炒　郁李仁汤浸，去皮，微炒。各七钱半

上件，捣罗为散。每服一钱，以温水调下。量儿大小加减。

朱砂丹　治证同前。

朱砂细研，水飞　续随子各半两　腻粉一钱

上件药，都研令匀，炼蜜和如黍米大。每服七粒，以温水下，量儿大小加减，乳食后。

朱砂散　治心神烦躁，小便赤涩不通。

朱砂一两，另研细　滑石　犀角屑各半两　黄芩　甘草炙微赤，锉　车前子各七钱半

上件药，捣罗为散，入朱砂同拌匀。每服半钱，煎竹叶汤调下，食前。

［曾］　白芍药散见疝。　五苓散见惊。　玉露饮　益元散　万安饮俱见积热。　木通散见惊。

清肺散　治渴而小便闭，或黄或涩。

五苓散加琥珀半钱　灯心　通草　车前子炒。各二钱半　瞿麦半钱　木通　萹蓄各一两七钱半

上为粗末。每服三钱，水煎，食前服。

［薛］　**八正散**　治蕴热咽干口燥，大渴引饮，心忪面热，烦躁不宁，目赤睛疼，或咽舌生疮，小便赤闭，或热淋血淋。

车前子　瞿麦炒　大黄面裹，煨　山栀　滑石　萹蓄　木通　甘草炙。各一两

上为末。每服二三钱，入灯心，水煎，食前服。

栀子仁散　治小便不通，脐腹胀闷，心神烦热。

栀子仁五枚　茅根　冬葵子各半两　甘草炙，二钱

上为末。每服一钱，水煎，空心服。

滋肾丸　**栀子清肝散**　**柴胡栀子散**即柴胡清肝散，三方并见发热。

淋

［曾］　《巢氏病源》曰：诸淋皆肾虚所致，肾与膀胱为表里，主水下入小肠，通于胞，行于阴而为溲，肾气通于阴，下流之道也。淋有五名，曰膏，曰冷，曰热，曰血，曰石，各具于后。　膏淋，见小便有肥脂似膏，而浮于小便之上，此肾虚不能制其肥液，而下行也。冷淋，先战慄而后小便，此亦肾虚而下焦受冷，冷气入胞，与正气交争，故小便涩而战慄。　热淋，下焦有热，热气传于肾，流入于胞，其溺黄多而涩，间有鲜血而同来者。　血淋，热之极也。心者血之主，外行经络，内行脏腑，热盛则失其常道，心与小肠为表里，故下流而入于胞，则为血淋。　石淋，肾主水，水结则化为石，肾为热所乘，遇小便则茎中痛，不得流利，痛引小腹，则沙石从小便出，甚至塞痛，令人昏闷，遍身有汗而后醒，此痛之使然。盖五淋者，虽曰肾虚所致，然小肠为受盛之腑，气通于膀胱，膀胱为津液之腑，气通于肾，馀化下流而不通，皆曰肾气不足。热入膀胱，水道涩而不利，出入起数，脐腹急痛，蕴作有时，或如豆汁膏血，并以局方五淋散下龙脑鸡苏丸，自然平愈，及香芎丸、补肾地黄丸与之，疏导补益为上。

［薛］　夫小儿诸淋者，肾与膀胱热也。二经相为表里，俱主水道，水入小肠，下行于胞则为溺。若膀胱热，则津液内涸，水道不通。肾气热，则小便淋沥，或少腹引脐而痛。夫淋有五，石淋者，肾热化石，内塞水道，痛引膀胱。气淋者，肺气壅热，小腹胀满，小便涩滞。热淋者，三焦有热，传入肾、膀胱，流入于胞，小便赤涩。血淋者，心热血散，失其常经，溢渗入胞。寒淋者，膀胱气冷，与正气交争，寒战气解是也。亦有因妊母肝热，及乳母恚怒者，当分五脏蓄热治之。若心脏有热者，导赤散加黄连。肝脏有热者，柴胡栀子散。大便不通泻青丸。脾脏有热者，泻黄散。脾气不足者，异功散。脾气下陷，补中益气汤。肺脏有热者，泻白散。肺气虚热，异功散加炒黑山栀。肾脏有热者，地黄丸。或因乳母肝经热者，用栀子清肝散。恚怒者，用柴胡清肝散。乳母厚味者，用加味清胃散。心小肠热者，用清心莲子饮。或儿早近色欲，小便涩滞或作痛，及更去后大小便牵痛者，皆属肝肾不足也，用六味地黄丸、补中益气汤加牛膝、车前、肉桂。未应，当参五脏所胜，不可轻用渗泄寒凉之药，大损胃气，仍参前小便不通证览之。　一小儿小便不通，服五苓之类不应，颏间及左腮色赤，乃肝肾虚热也。用四物、山栀及地黄丸而愈。后因感冒误汗，小便仍不利，余用补中益气汤加麦门、五味而安。　一小儿小便不利，茎中涩痛，时或尿血。此禀父肾热为患也。先用五淋散以疏导，又用滋肾丸、地黄丸补肝肾渐愈。后出痘，色紫，小便短赤，颏间右腮或赤或白，用补中益气汤、六味地黄丸，前证并愈。

［丹］　郑廉使之子年十六，初生七个月患淋病，五七日必一发，其发则大痛，水道下状如黍如粟者约一杯许，然后定。诊其脉轻则涩，重则弦，视其形瘦而长，其色青而苍，意其父必因多服下部药遗毒在胎，留于子之命门而然。遂以紫雪和黄柏末，丸桐子大，晒极干，热汤下百丸，以食物压之。又半日，痛大作腰连腹，水道乃行，下如黍如粟者一大碗许，其病减十分之八。后又与陈皮一两，桔梗、木通各半两，作一帖与之，又下如黍粟者一合许而安。父得燥热，且能病子，

况母得之者乎。予书此以证东垣红瘤之事，此亦热在血分也。

五淋散

赤茯苓去皮 赤芍药炒 山栀子去壳 甘草生 当归去芦 黄芩炒 车前子 淡竹叶 灯心 木通去皮节 滑石水飞 葵子 葶苈炒

上㕮咀。用葱白一茎水煎，入车前草杵捣取汁，用五苓散调化，食前服。或硝石末调化服。白淋，白茅根、灯心煎汤服。有气淋，小腹胀满，尿后有馀沥，木通煎汤服。热淋，小便赤而淋沥，脐下痛，新水煎服。或黄芩煎汤服。石淋，茎内痛，尿涩有砂石，令人闷绝，滑石隔纸炒焦为细末，葵子煎汤服。

局方五淋散 治膀胱有热，水道不通，淋沥不出，或尿如豆汁，或成砂石，或如膏，或热怫便血。

赤茯苓六钱 当归 甘草各五钱 赤芍药 山栀子各二钱

上㕮咀。每服三钱，水一小盏，入灯心煎服。

导赤散 治小儿血淋。

生地黄 木通各二钱 黄芩 甘草生用。各一钱

上为末。每服一钱，井水入灯心煎服。仍以米饮调油髪灰，空心灌下。

葵子散 治小儿诸淋。

葵子 车前子 木通 桑白皮炒 瞿麦 赤茯苓 山栀子 炙甘草各等分

上，水一盏，煎服。

香芎丸 治诸淋证，若患风闭，尤效。

净香附盐水炒 川芎 赤茯苓去皮。各半两 海金沙 滑石各一两 枳壳泡，去瓤，麸炒黄 泽泻 石韦去老梗，取叶 槟榔不过火。各二钱半

上，锉晒为末，糯米粉煮为清糊丸麻仁大。每服三十三丸至五十五丸，或七十七丸，并用麦门冬熟水空心送下。若小便涩痛，滴三五点者，取流水，用火微温，入盐少许调匀，空心咽下。

木通散见惊。

清心莲子饮 治小儿上盛下虚，心火炎上，口苦咽干，烦渴微热，小便赤涩，或欲成淋，并宜服之。

黄芩 车前子 甘草炙 麦门冬去心 地骨皮各半两 黄芪蜜炙 白茯苓 石莲肉去心 人参各七钱半

上锉碎。每服五钱，水一盏，煎至六分，去滓，食前服。如发热加柴胡、薄荷。

金沙散 治小便淋沥不通。

郁金 海金沙 滑石 甘草各等分

上为末。每服一钱，煎地肤子汤调下。灯心、木通亦可。

又方 冬瓜，最治实热小便不通，内热口渴。

立效散 治小儿诸淋不通，茎中作痛。

木通 甘草 王不留行 胡荽 滑石 海金沙 山栀子 槟榔各等分

上，每服一钱，水煎。

治血淋神效方

紫草 连翘 车前子各等分

水煎服。

又方

海螵蛸 生地黄 白茯苓

上，等分为末。柏叶、车前草煎汤调下。

治气淋

赤芍药一两 槟榔一枚，面裹，煨

上为末。灯心同枣子煎汤调下。

［张］**石燕丹** 治小便淋涩痛闷。

石燕烧赤，醋淬，放冷，细研 瞿麦 滑石各一两 木通锉 海蛤细研。各半两

上件，捣罗为细末，炼蜜和如黍米大。每服十粒，以葱白汤下，食前。量儿大小加减。

石韦散　治诸淋涩水道中痛，脐下妨闷。

石韦去毛，一两　冬葵子　木通锉　赤茯苓各半两　车前子　瞿麦　榆白皮　滑石　甘草各二钱半

上件药，捣罗为散。每服一钱，以水一小盏，入葱白五寸，煎至六分，去滓，温服，如人行十里，再服。量儿大小加减。

葵子散　治肾热水结，化为石淋，甚者水道中涩痛不可忍。

冬葵子一两　石楠　榆白皮锉　石韦去毛　木通锉。各半两

上件药，捣罗为散。每服半钱，以葱白汤调下，日二服。量儿大小加减。

滑石散

滑石　栝蒌根　石韦去毛。各等分

上件药，捣罗为散。每服半钱，煎大麦饮清调下，日二服。量儿大小加减。

蒲黄散　治膀胱热甚血淋，水道涩痛。

蒲黄　冬葵子　生地黄各半两

上件药，捣罗为细末。每服一钱，以水一大盏，煎至六分，去滓，温服。量儿大小加减。

遗　尿

《原病式》云：遗尿不禁者为冷。《内经》云：不约为遗溺。仁斋曰：小便者，津液之馀也。肾主水，膀胱为津液之腑，肾与膀胱俱虚，而冷气乘之，故不能拘制其水，出而不禁，为之遗尿。睡里自出者，谓之尿床。此皆肾与膀胱俱虚，而挟冷所致也，以鸡肠散主之。亦有热客于肾部，干于足厥阴之经，挺孔郁结极甚，而气血不能宣通，则痿痹而神无所用，故液渗入膀胱，而旋溺遗失，不能收禁也。薛氏用六味地黄丸。脾肺气虚者用补中益气汤加补骨脂、山茱萸。　曾氏谓：乃心肾传送失度，小肠膀胱关键不能约束，有睡梦而遗者，皆是下元虚冷所致，亦因禀受阳气不足，用三因方家韭子丸治之，及参苓白术散、补肾地黄丸。然又当实土以存水，乃免渗泄之患，所谓补肾不如补脾是也。平胃散倍加益智仁锉碎，姜枣烧盐煎，空心温服。

鸡肠散

鸡肠一具，男用雌鸡，女用雄鸡，烧存性　牡蛎　茯苓去皮　桑螵蛸炒。各五钱　桂去粗皮　龙骨各二钱半

上为极细末，仍以鸡胜胵一具，鸡肠一具，烧存性，研极细末。每用前药末一钱，用温酒服调化，食前服。

［张］　**鸡肠散**　治因膀胱有热，服冷药过多，小便不能禁止，或遗尿病。

鸡肠草　龙骨　麦门冬去心，焙　白茯苓　桑螵蛸各半两　牡蛎粉七钱半

上件药，捣为粗散。每服一钱，水一小盏，入生姜少许，枣二枚，煎至六分，去滓，温服。量儿大小加减。

按：此与前方，盖一方而传写之讹，窃详用鸡肠较是，而张氏、楼氏、薛氏皆主用草，今两存之。

益智丸　治脾肾虚热，心气不足，遗尿白浊。

益智仁　茯苓　茯神各等分

上为末，炼蜜丸，桐子大。每服五六十丸，空心，白滚汤下。

破故纸散　治膀胱虚冷，夜间遗尿，或小便不禁。用破故纸为末，每服一钱，热汤调下。

又方　破故纸，炒为末，黄柏汤调

下。

《外台》疗小儿睡中遗尿不自觉，桂末、雄鸡肝等分，捣，丸如小豆大。温水下，日三服。

初虞世治小儿遗尿。薏苡仁一合，去心不去壳，敲碎，入盐一小撮，同炒黄色，用水二盅，煎至半盅，空心服之。累效。

三因家韭子丸方见杂病小便不禁。

尿白便浊

仁斋曰：小儿尿白如米泔状，由乳哺失节，有伤于脾，致令清白不分而色白也，久则成疳，此亦心膈伏热，兼而得之。《全婴方》云：小便初出微赤，良久白浊者，乃热疳之邪也。初出黄白，久白浊者，乃冷疳之候也。冷者，益黄散主之。热者，牛黄丸主之。冷热者，芦荟丸主之。纯下白浊者，厚朴丸主之。诸失津液欲成疳而小便白者，茯苓散主之。　薛氏曰：小便如泔，或良久变白，亦有脾虚食积，湿热下注者，先用茯苓散五七服，次用四味肥儿丸。若乳食少思，或肚腹胀大，小便频数，此脾虚元气下陷也。朝用五味异功散，夕用四味肥儿丸。若肥体色黄，小便不调，鬓黄脱落，鼻下疮痍，嗜土少食，大便青褐者，用栀子茯苓汤。仍审其乳母饮食七情治之。　一小儿发热懒食，小便良久变白。余用四味肥儿丸即愈。或误以为积热，用清凉祛逐之剂，形体顿弱，虚证悉至，小便如疳，用补中益气汤及四味肥儿丸而愈。　一小儿面色萎黄，眼胞微肿，作渴腹胀，饮食少思，小便澄白，大便不实，此脾疳之证也。用四君子加山栀、芜荑，兼用四味肥儿丸而愈。　一小儿白浊，两耳内、耳外生疮，脓水淋漓，用大芦荟丸而愈。后遍身如疥，肌体消瘦，发热作渴，大便酸臭，小便白浊，用九味芦荟丸、五味异功散而愈。　一小儿白浊，发热口干，体瘦骨立。余谓肾经虚羸，朝用补中益气汤，夕用六味地黄丸而愈。后两目或生白翳，面黄浮肿，小便仍白，此变肝脾疳证，用四味肥儿丸，月馀渐瘥。

益黄散方见脾脏。　**牛黄丸**方见疳积。　**芦荟丸**方见疳。

君朴丸　治小儿小便白浊，久则黄瘦，不长肌肉。

使君子煨，去壳　厚朴制　黄连各一两　木香三钱

上为末，蒸饼糊丸桐子大。每服一二十丸，米汤下。

茯苓散　治乳食伤脾，或心经伏热，小便白浊。

三棱煨　蓬莪茂煨　砂仁　赤茯苓各半两　青皮　陈皮　滑石　甘草各一钱半

上为末。每服一钱，灯心汤调下。

三棱散　治小儿尿白，久则成疳，宜补脾消食化积。

三棱炒　蓬莪茂炒。各一两　益智仁　甘草　神曲炒　麦芽　橘皮各半两

上为末。每服一钱，白汤，点下。

清心莲子饮见前。

又方　用大甘草头，煎汤服。

栀子茯苓汤即大芜荑汤方见疳。

香砂丸　治婴孩小便白浊。

香附子炒，一两　缩砂去壳，五钱　三棱煨　蓬莪茂煨　陈皮　麦蘖炒　芦荟各五钱半

上为极细末，煮面糊，丸如黍米大。用米饮、盐汤，食前服。

疝

［曾］　按《内经》大奇论曰：肾脉

大急沉，肝脉大急沉，皆为疝证。心脉搏滑急为心疝。肺脉沉搏为肺疝。盖疝者，寒气结聚之所为，故令脐腹绞痛者是也。又，巢元方曰：诸疝者，阴气积于内，复为寒气所伤，荣卫不调，二气虚弱，风冷入腹而成。故《脉经》云：急者，紧也，紧则为寒，为实，为痛。血为寒泣音涩则为瘕，气为寒聚则为疝。皆因本脏气虚，外感于寒湿，内伤于生冷，遂使脐腹绞刺激搏而痛，无有定处，仓卒之际不堪忍者，谓之疝也。并宜先用五苓散沸汤调服和解，轻则但以白芍药汤、乌梅散、钩藤膏为治，重者金茱丸、散气丸，未有不愈也。

［仁斋］　㿗疝者，阴核气结肿大而钓痛也，多因小儿啼怒不止，动阴气，故阴气下系，结聚不散而得之。或胎妇啼泣过伤，令儿生下，小肠气闭，亦变此证。惟是阴气不得流行，加以风冷入焉，白水聚焉，故水气上乘于肺，先喘急而后疝痛。其状有如李者，亦有稀软者，亦有并肾肿大者，亦有大硬者，脐下痛楚，皆不能忍。用药，行心气逐肾邪，利其大小二便，更无补法。

［薛］　小儿阴肿疝气者，多属肝肾气虚，及坐卧寒湿之地，或风邪所伤，血气相搏，或啼叫气逆，水道不行，或禀父肝经虚热，或妊娠肝气郁结，或乳母怒动肝火而致者。若儿肝经热，用栀子清肝散。儿啼躁怒，用匀气散。乳母恚怒，用柴胡清肝散。肝火气逆，用加味逍遥散。小腹作痛，小便涩滞，用龙胆泻肝汤。久坐冷地，小便不利，用四苓散加柴胡、山栀、车前子。不时寒热者，加味小柴胡汤。经云：肝气热则茎痿，宗筋弛纵，肾茎肿胀，或出白液痒痛，或里急筋缩，挺纵不收，或精随便下者，此名筋疝，俱属肝火，不系于肾，宜详治之。

茱萸内消丸　治小儿阴㿗偏大，上攻脐腹疞痛，肤囊肿胀，或生疮疡，时出黄水。

川楝子炒，一两半　大腹皮　五味子　海藻洗　玄胡索各一两二钱半　桔梗　青皮　山茱萸去核。各一两　木香七钱半　槐香炒　桂心　川乌头炮，去皮脐　吴茱萸　桃仁麸炒，另研　食茱萸各五钱

上为细末，酒糊为丸，如麻子大。每服三十丸，空心，温酒送下。

当归散　治小儿㿗疝。

牵牛微炒，取仁　辣桂各半两　当归　大黄各二钱半　全蝎一钱半　桃仁汤泡，去皮尖，二钱半

上锉碎。每服三钱，水一盅，入蜜半匙，煎至五分，食前服。以利为度。

川楝丸　治小儿㿗疝，小腹痛引腰脊，挛曲身不能直。

木香　槟榔　三棱　蓬莪茂炮　青皮去白　陈皮去白　川楝肉　芫花米醋浸，炒。各半两　辣桂　牵牛生，取仁。各三钱　巴豆不去油，一钱

上为细末，飞面糊为丸如麻子大。每服三丸，空心，用生姜汤送下。

五苓散方见惊搐。

［曾］　**白芍药汤**　治冷疝腹痛，及误汗误下，即坏证伤寒是也，并宜先服，次投对证之剂。

白芍药一两半　泽泻去粗皮，七钱半　甘草二钱，炙　薄桂去粗皮，一钱半

上件，㕮咀。每服二钱，水一盏，煎七分，空心温服。误汗、误下，加人参、南木香各二钱。脐下痛，入生姜及盐同煎，或加钩藤亦好。

乌梅散　治腹疼，及初生婴孩脐下冷痛，疝气等疾。

乌梅去核　玄胡索　粉草半生半炙。各五钱　乳香　没药　钩藤各二钱半

上件，㕮咀。每服二钱，水一盏，煎七分，空心温服。

金铃散 治疝气腹痛，投诸药后，愈而复作，宜服。

金铃子肉六钱 三棱炮，锉 莪茂醋煮，锉 青皮去白 陈皮去白。各二钱半 赤茯苓去皮 茴香各半两 南木香二钱 甘草炙，四钱 槟榔 枳壳去瓤，麸炒黄 钩藤和钩。各三钱

上，除槟榔、木香，不过火，馀锉焙，仍同槟榔、木香为末。每服半钱至一钱，仍用炒茴香煎无灰酒，空心调服。不饮酒者，煎炒茴香汤调下。

钩藤膏方见夜啼。

金茱丸 治冷疝气痛及肤囊浮肿。

金铃子肉一两 家园茱萸半两

上研末，酒煮面糊丸麻仁大。每服三十丸至五十丸，空心，温盐汤下。温酒亦可。儿小者丸粟粒大，丸数、下法同前。

散气丸 理诸疝气，小便利或不通，脐下作痛，不可忍者。

海藻汤浸洗七次，焙干 泽泻去粗皮 茴香炒 车前子焙 萝卜子瓦上慢火干焙 川楝肉用斑蝥九枚，去翅足，同炒；少时，去斑蝥 大腹皮净洗，焙干。各一两

上，锉焙为末，酒煮面糊丸绿豆大。每服三十丸至五十丸，南木香煎酒，空心下，或防风、牡丹皮煎酒下。不能饮者，于木香汤、防风、丹皮汤中，各少入酒，并空心投，亦可。再，用盐炒茴香煎汤尤妙。

［汤］ 治小肠疝气家传妙方

芫花醋浸，炒 木香 槟榔 三棱各半两 茯苓 青皮 全蝎 桂枝 附子 硇砂各二钱半

上为末，将硇砂浸，澄去土，顿在汤瓶上，候成膏子，和糖醋打面糊为丸，如豆大。每服三十丸，空心温酒下。未效再服。

匀气散 主调补通利后及冷疝腹痛，气滞不和。

桔梗二两，锉，炒 陈皮去白，一两 缩砂仁 茴香各半两 白姜二钱半，炮 粉草四钱炙

上，锉焙为末。每服半钱或一钱，空心沸汤调服。冷疝腹痛，烧盐汤调下。

木香饮 治小儿小肠气痛。

川楝肉十个，用巴豆七粒，同炒令黄色，去巴豆不用，入茴香半两 玄胡索半两 南木香二钱 使君子五枚，去壳

上，为极细末。用米饮，食前调服。

栀子清肝散 **柴胡清肝散**二方并见发热。

龙胆泻肝汤 治肝经湿热不利，下部生疮，两拗肿痛，或腹中作痛，小便涩滞等证。

龙胆草酒拌，炒黄 泽泻 车前子炒 木通 生地黄酒拌 当归酒拌 山栀 黄芩炒 甘草各三分

上，水煎，食前服。

四苓散即五苓去桂。

小柴胡汤方见发热。

阴肿

《全婴方》云：小儿阴肿核肿者，由儿啼怒，气逆不顺，乘虚而行，阴核偏大。又因甘肥不节，生冷过度，致生疳气，气结不行，流入阴中。或伤暑毒，或触风邪，使血气与邪气相搏，停结不散，则成阴肿也。仁斋云：若肾经气虚，或坐石不起，冷气凝之，或近地经久，风邪湿气伤之，不为阴肿，几希矣。间有啼叫怒气，闭系于下，结聚不散，加以水窦不行，亦能发为此疾。治用桃仁丸主之。丹溪谓：脱囊肿大，坠下不收，用紫苏茎叶

为末，水调，荷叶包之。一人传此方，用野白紫苏为末，湿则掺之，干则香油调傅，虽皮溃子坠，皆有神效。此用紫苏，亦同功也。

［曾］　巢元方论曰：诸筋会于阴器，邪客于厥阴、少阴之经，与冷气相搏，则阴囊肿痛，而引缩经中，虽分四证曰肠㿗、气㿗、水㿗、卵㿗，然小儿患此，若治之不早，则成痼疾。如腰曲腹痛，冷汗自出，而阴囊二子，吊缩入腹，痛止方出，名为内吊。用乌梅散、匀气散、金茱丸、金铃散为治。　有阴茎全缩不见，有阴囊光肿不痛，此因肝肾气虚，宜以橘子仁煎汤，调下金铃散、匀气散，皆可投之。《内经》曰：㿗癃疝肤胀者，阴亦盛而脉胀不通，故曰㿗癃疝。由是观之，乃阴气盛而致有此。吊缩者，筋急也。筋遇寒则引缩，遇热则弛张。故《三因》所用方法，以宽小肠气，疏风为治。然小儿此证，多因坐阴润之地，感风湿而得，用当归散加槟榔、苍术，水姜煎服，并青木香汤、钩藤膏，外以立消散傅之。　有外肾无故而肤囊肿大，不燥不痛，光亮如吹，此名气虚所致，以匀气散调治，三因方家韭子丸主之。　一证，外肾肤囊赤肿通明，及女儿阴户肿胀，乃心热之所传，皆以木通散、导赤散为治，或用薏苡仁煎汤调五苓散，及以外消散傅之，并投天花散，用无灰酒煎下，不能饮者水煎，少入酒同服亦好。张涣曰：小儿足少阴之经虚而受风邪者，冲于下经则成阴肿病，桃仁丹主之。

桃仁丹

桃仁七钱半，汤浸，去皮尖、双仁者，麸炒微黄　牡丹皮　白蒺藜微炒，去刺　桂心各半两　郁李仁二钱半，汤浸，去皮，微炒

上件药，捣罗为细末，炼蜜和，黍米大。每服十粒，以温酒下，乳食前。量儿大小加减。　亦可水煎服。

胡连散　治阴肿生疮。

胡黄连去须　胡粉各半两　白矾枯，二钱半

上，捣罗为细末。每用少许，以生油调涂患处。

［汤］小儿阴肿，由啼叫怒气闭纵于下，成此疾。宜

海蛤散

海蛤三钱　茯香炒，七钱半　薏苡仁　白术　槟榔各半两

上为末。食前，温酒调下，大小加减。

桃仁丸

桃仁去皮尖，麸炒，三钱　桂枝去皮　牵牛炒，头末　蒺藜　牡丹皮各二钱

上为细末，炼蜜丸，如黍米大。用青皮、木香、葱白，入盐少许同煎汤，食前服。

三白散　治小儿解初中肿疾，四肢肤囊浮胀，大小便不利，皆因膀胱蕴热，风湿相乘。

桑根白皮炒　白术　木通去皮节　陈皮去白　白牵牛半生半炒　甘草炙。各五钱

上㕮咀。用水煎，食前服。

［丹］　脱囊，即外肾肿大。

木通　甘草　当归　黄连　黄芩

上，水煎服。

［钱］　**蚯蚓散**　治肾子肿硬成疝，用干蚯蚓为末，唾调傅，常避风冷湿地。先用花椒、葱汤避风处洗，却用此傅之，累验

［世］　治小儿囊肿如升，用甘草煎汁，调地龙末涂之，立退。累效。

傅药方

牡蛎粉二分　干地龙碾末，一分

上用津唾调，敷外肾。热者，鸡子清调敷。

牡蛎散 治小儿外肾肿大，茎物通明。

用牡蛎粉研十分细，先以唾津涂肿处，次以牡蛎粉掺。

又方 治小儿卵肿，研桃仁，唾调敷。

［曾］ 乌梅散 匀气散 金茱丸 金铃散方并见疝。 当归散见痢。

牡蛎大黄汤 治三五岁小儿，感受温湿之气，侵袭膀胱，致阴茎、肤囊浮肿作痛。

牡蛎用熟黄泥包裹，炭火煅透，出地上，候冷用 大黄纸裹，水浸透，煨过，候冷用。二味各一两

上锉研为末。每服一钱，无灰温酒空心调服，不能饮者，温汤调，少入酒同服。

青木香汤 治小儿阴茎无故而肿，或痛缩，因阳明经有风热湿气相搏，法当宽此一经，自愈。盖阳明受病，不能养其宗筋故也。咳嗽痰喘，亦宜服之。

青木香去芦 枳壳浸，去瓤，麸炒。各半两 甘草二钱半

上，每服二钱，水一盏，煎七分，不拘时，温服。

立消散 治膀胱久受热毒，致阴器肤囊赤肿胀痛。

赤小豆 赤芍药 生枳壳 商陆 风化朴硝另研，后入。各半两

上件，不过火，锉、晒为末。柏枝煎汤候冷，调二钱或三钱涂肿处，仍服㕮咀五苓散加车前子、薏苡仁，水煎。

木通散见惊。

天花散 治外肾肤囊肿痛。

天花粉二两 甘草三钱

上锉。每服二钱，无灰酒一盏，煎七分，空心，温服。不能饮，用水煎，少入酒同服。

偏坠

［田］ 小儿狐疝气，偏有大小，时时上下者。蜘蛛十四枚熬焦，桂枝半两，二物为散，每服八分，日再，酒调下，蜜丸亦通。

黑散

黄连 黄芩 大黄 黄柏各二钱

上，同烧存性，为极细末。雄猪胆汁、蜜，同调傅。

偏坠亦宜防葵丸。令儿坐于土中，午时灸印下偏坠之处七壮。防葵丸未详。

小儿偏坠，若非胎中所有，在后生者。于茎下、肾囊前中间弦子上，灸七壮，立愈。

［明］ 胎产疝卵偏坠。囊缝后十字纹上，灸三壮。春灸夏瘥，夏灸冬瘥。

阴疮

腊茶散 治小儿阴囊生疮，疼痛水出，久不瘥。

腊茶 五倍子各五钱 腻粉少许

上为末。先用葱、椒汤洗，后用香油调敷。

一方 治阴囊生疮疼痛。

上先用川椒、荆芥、槐枝、柳枝、蛇床子，煎汤洗，后用朴硝为末，鸡子清调敷。

一方 治阴生疮，脓水不干。

上，用乌贼鱼骨为细末，干掺患处。

一方 用紫苏叶煎汤淋洗，及作细末掺之，妙。

一方 治小儿阴生疮，不干。

上，用轻粉、密陀僧，为末贴之。如痒，加山栀子、诃子，烧存性，研，同前药为末，先将米泔水洗净，然后敷贴此

药。

不寐

［薛］　经曰：阳明，胃脉也。胃者六腑之海，其气亦下行，阳明逆，不得从其道，故不得卧也。又曰：胃不和则卧不安。夫人身之卫气，昼则行于阳，夜则行于阴，阳主动，阴主静，寤则魂魄志意散于腑脏，发于耳目，动于肢体，而为人身指使之用，寐则神气各归五宫，而为默运之妙矣。若脾胃气盛，则腑脏调和，水谷之精，各各融化以为平和之气。若胃气一逆，则气血不得其宜，腑脏不得其所，不寐之证由此生焉，当用四君、远志、酸枣仁。肝肾虚热者，六味丸。心血不足者，真珠母丸。思虑过度者，归脾汤。精神短乏者，人参养荣汤。病后馀热者，酸枣仁汤。胆虚不得眠者，人参竹叶汤。肝火不宁者，加味小柴胡汤。振悸不得眠者，四君、生姜、酸枣仁。夜啼惊哭不寐，各详别证，当参求之。

仲景酸枣汤　治虚劳虚烦不得眠。

酸枣仁炒，一钱　甘草　知母　茯苓　芎䓖　生姜各五分

上，水煎服。

本事鳖甲丸　治胆虚不得眠，四肢无力。

鳖甲　酸枣仁炒　羌活　黄芪炒　牛膝酒炒　人参各一两　五味子五钱

上为末，炼蜜丸梧子大。每服三四十丸，温酒下。

《圣惠》治骨蒸劳热，烦心不得眠。用酸枣仁三钱，水煎熟，下地黄汁一蛤蜊壳服之。

本事真珠母丸　治肝胆二经，因虚内受风邪，卧则魂散而不守，状若惊悸。

真珠别研细，七钱半　当归　熟地黄各一两半　人参　酸枣仁炒　柏子仁各一两　犀角屑　茯神　沉香　龙齿研。各半两

上为末，炼蜜丸，小豆大，辰砂为衣。每服二十丸，白汤下，日午夜卧各一服。

人参竹叶汤　治虚烦不得眠。

人参　竹叶　甘草各二钱　半夏　小麦　麦门冬各一钱五分

上，每服二三钱，姜二片，粳米一撮，水煎服。

人参养荣汤见盗汗。**归脾汤**见惊悸。

咽喉

《心鉴》咽喉为一身之总要，与胃气相接，呼吸之所从出。若胸膈之间蕴积热毒，致生风痰，壅滞不散，发而为咽喉之病。喉内生疮，或状如肉腐，为𤺋为痛，窒塞不通，吐咽不下，甚则生出重舌，治之尤宜先去风痰，以通咽膈，然后解其热毒，迟则有不救之患。又有热毒冲于上腭而生疮，谓之悬痈。及腑寒亦能令人咽闭，吞吐不利。临病详审治之。　咽喉之疾，本伤热毒上攻也。四时受热，藏心腑之间，一旦所触，上攻咽喉，所谓肾伤寒也。然其证有单肉蛾、双肉蛾，有重舌、木舌、痄腮，有悬痈肿胀，有里外皆肿，甚者上攻头面皆肿。大法，先洗去口中舌上白胎，其次扫去风涎，如是单、双肉蛾，可针则针，有不可针者，则用熏掺药。退后，方依次用服药。如是木舌，服药之外，仍用掺药。痄腮则用涂药，轻者但服药而自退，不须用针及药，点其疮而自消也。

［薛］　小儿喉痹，因膏粱积热，或禀赋有热，或乳母七情之火、饮食之毒，当分其邪蓄表里，与证之轻重，经之所主

而治之。若左腮色青赤者，肝胆经风热也，用柴胡栀子散。右腮色赤者，肺经有热也，用泻白散。额间色赤者，心与小肠经热也，用导赤散。若兼青色，风热相搏也，用加味逍遥散。鼻间色黄，脾胃经有热也，用泻黄散。若兼青色，木乘土位也，用加味逍遥散。兼赤色，心传土位也，用柴胡栀子散。颏间色赤，肾经有热也，用地黄丸。凡此积热内蕴，二便不通者，当疏利之。风邪外客而发寒热者，当发散之。外感风邪，大便闭结，烦渴痰盛者，当内疏外解。若因乳母膏粱积热者，母服东垣清胃散。若因乳母恚怒肝火者，母服加味逍遥散。禀赋阴虚者，儿服地黄丸。大概当用轻和之剂，以治其本，切不可用峻利之药以伤真气也。　一小儿喉间肿痛，惊悸饮水，服惊风降火之药益甚，仍欲攻风痰。余曰惊悸饮水，心经虚证。盖胃为五脏之本，先用五味异功散以补胃，加桔梗、甘草以消毒，诸证顿退；后用牛蒡子汤加柴胡而愈。　一小儿发热引冷，大便黄色，手足并热，不能吮乳。视口内无患，扪其喉间则哭，此喉内作痛，乃脾胃实热也。用泻黄、清胃二散，各一剂，母子并服而愈。后因乳母饮酒，儿躁不安，口内流涎，仍用前二散而愈。一小儿喉间肿痛，发热咳嗽，大便秘结。此肝与大肠有热也。先用牛蒡子汤加硝、黄，一服，大便随通。乃去硝、黄，再剂顿愈。审其母有肝火发热，用柴胡清肝散，母子并服而痊。

甘桔汤　治婴孩感冒风热，火气熏逼痘疮，蕴毒上攻，咽喉肿痛，痰气不顺，咳嗽失音。

人参去芦，半两　桔梗蜜浸，炒，一两　甘草半生半炙，三钱

上锉散。用水煎，不拘时候服。

立效散　治婴孩小儿，咽喉痹痛，不能吞咽。

硼砂　龙脑　雄黄　朴硝各半钱

上为极细末，干掺。

吹喉散　治婴孩咽喉肿痛，气塞不通。

甘草生，二钱半　朴硝一两

上为极细末。干掺喉中，如肿甚者，用小竹管吹入喉内。

牛蒡汤　主伤风发热烦躁，鼻塞气喘，痰嗽惊啼，及诸疮赤紫丹毒，咽喉肿痛。

牛蒡子三两，略炒，细研　大黄一两半　防风去芦　薄荷去老梗。各一两　荆芥去根梗，四两　甘草一两一钱半

上㕮咀。每服二钱，水一盏，煎七分，无时温服。

化毒汤　解风热上攻，咽喉肿痛，饮食不便。

桔梗锉、炒，半两　薄荷叶　荆芥穗　甘草各二钱半　山豆根取净皮，一钱半。以上五味俱焙为末　牙硝　硼砂　朴硝　雄黄　朱砂各二钱，以上五味，乳钵细研

上，五味焙为末，五味研为末，同一处，再研匀。每用一字至半钱，干点舌上化下，或以温汤浓调，少与含咽，亦可。

备急散　治小儿诸般骨哽，咽喉肿痛。

五倍子一两，研　先春茶末半两

上二味，和匀。抄一钱，温汤半盏调化，无时，少与咽下。依法服饵，不过三五次即效。如骨出或刺破处血来多者，硼砂末六钱，水煎消毒散饮调服，血止痛住，肿消食进。

牛蒡子汤

牛蒡子炒，杵　玄参　升麻　桔梗炒　犀角镑　黄芩　木通　甘草各等分

上，每服一二钱，水煎。

拔萃桔梗汤　治热肿喉痹。

桔梗炒　甘草炒　连翘　栀子炒　薄荷　黄芩各等分

上为末。每服一二钱，水煎服。

消毒饮　解急惊风毒，赤紫丹瘤，壮热狂躁，睡卧不安，胸膈满闷，咽喉肿痛，九道有血妄行，及遍身疮疥。

牛蒡子六两　荆芥穗二两　甘草一两

上锉。每服二钱，水一盏，煎七分，无时温服。

柴胡饮见积热。　东垣人参安胃散见吐利。　三因玉钥匙　九味芦荟丸见疳。　济生犀角地黄汤见吐血。　五味异功散见吐利。　柴胡清肝散见发热。

集之三　心脏部一

心

［钱］　心，主惊。实则叫哭发热，饮水而搐，虚则困卧，悸动不安。心病，多叫哭惊悸，手足动摇，发热饮水。视其睡，口中气温，或合面睡，及上窜咬牙，皆心热也，导赤散主之。心气热则心胸亦热，欲言不能，而有就冷之意，故合面卧。心气实则气上下行涩，若合面卧，则气不得通，故喜仰卧，使气得上下通也，泻心汤主之。心病见冬，火旺，心胜肾也，当补肾治心，轻者心病退，重者下窜不语，肾怯虚也。补肾，地黄丸。治心，泻心汤。

［洁］　心主热，自病或大热，泻心汤主之。实则烦热，黄连泻心汤主之。虚则惊悸，生犀散主之。肺乘心，微邪，喘而壮热，泻白散主之。肝乘心，虚邪，风热，煎大羌活汤下大青丸主之。脾乘心，实邪，泄泻身热，泻黄散主之。肾乘心，贼邪，恐怖恶寒，安神丸主之。

［刘］　凡心脏得病，必先调其肝肾两脏。肾者心之鬼，肝气通则心气和，肝气滞则心气乏，此心病先求于肝，清其源也。五脏受病，必先传其所胜，水能胜火，则肾之受邪，必传于心，故先治其肾，逐其邪也，故当退肾气、益肝气两方。或诊其脉，肝肾两脏俱和，而心自生疾，然后审其心家虚实治之。

［薛］　仰面卧者，因其心胸实热，故喜仰面而向虚也。合面卧者，因心胸虚热，故喜合卧而就实也。实则调治心肝，虚则调补脾肺，二者别之，尽其状矣。其咬牙等证，多有雷同，不必拘泥。如用泻心、导赤等剂，邪气虽去而病仍作，当调补元气，或反甚，急温补元气。其心气冬见，或亥子时病益甚，或下窜不语者，乃肾水虚而心火甚也，用地黄丸。其乳下婴儿，须母服之。若叫哭发热，作渴饮水，抽搐有力，仰面而睡者，属心经实热，用泻心汤、导赤散。若发热饮汤，抽搐乏力，惊窜咬牙，合面而睡者，属心经虚热，用补心散。若喘嗽面赤，壮热饮水，肺乘心也，用泻白散。若摇头劄目，身热抽搐，肝乘心也，用柴胡清肝散。若合目昏睡，泄泻身热，脾乘心也，用泻黄散。若窜视惊悸，咬牙足热，肾乘心也，用安神丸。

［海］　心苦缓，急食酸以收之，五味子。心欲软，急食咸以软之，芒硝。以咸补之，泽泻。以甘泻之，人参、黄芪、甘草。心虚，以炒盐补之。虚则补其母，肝乃心之母，以生姜补肝。如无他证，钱氏安神丸，是也。

安神丸钱氏　治心虚疳热，神思恍忽。

麦门冬去心，焙　马牙硝　白茯苓　干山药　寒水石研　甘草各半两　朱砂一两，研　龙脑一字，研

上末之，炼蜜为丸，芡实大。每服半丸，沙糖水化下，无时。

八物定志丸海藏　补益心神，安定魂魄，治痰，去胸中邪热，理肺肾。

人参一两半　菖蒲　远志去心　茯神去心　茯苓去皮。各一两　朱砂二钱　白术　麦门冬去心。各半两　牛黄二钱，另研

上为细末，炼蜜丸，如桐子大。米饮汤下三十丸，无时。

髓竭不足，加生地黄、当归。肺气不足，加天门冬、麦门冬、五味子。心气不足，加上党参、茯神、菖蒲。脾气不足，加白术、白芍药、益智。肝气不足。加天麻、川芎。肾气不足，加熟地黄、远志、牡丹皮。胆气不足，加细辛、酸枣仁、地榆。神昏不足，加朱砂、预知子、茯神。

心实，以甘草泻之。如无他证，重则泻心汤，轻则导赤散。

泻心汤钱氏　泻丁心。

黄连一两，去须

上为极细末。每服一字至半钱一钱，临卧，温水调下。海藏云：易老单方泻心汤出于此，乃实邪也，实则泻其子。

导赤散钱氏　泻丙小肠。

生干地黄　木通　甘草各等分

上，同为末。每服三钱，水一盏，入竹叶同煎至五分，食后温服。一本，不用甘草，用黄芩。

［薛］　泻心散、导赤散，泻心小肠实火之剂。盖心为脾母，脾为心子，然心既病，则脾土益虚矣，用者审之。

生犀散钱氏　治心经虚热。

生犀锉取末，二钱　地骨皮自采，佳　赤芍药　柴胡根　干葛锉。各一两　甘草炙，半两

上为粗末。每服一二钱，水一盏，煎至七分，温服，食后。

［薛］　前方云：治心经虚热，其所用药，多属泻心、泻肝脾之剂，虚热二字，恐鲁鱼也。如心经自病而血虚热者，用秘旨安神丸。脾虚夺心之气而热者，用秘旨补脾汤。肝木不能生心火而虚热者，用地黄丸。

秘旨安神丸　治心血虚而睡中惊悸，或受惊吓而作。

人参　半夏汤泡　酸枣仁炒　茯神各一钱　当归酒洗　橘红　赤芍药炒。各七分　五味子五粒　甘草炙，三分

上为末，姜汁糊，丸芡实大。每服一丸，生姜汤化下。

发　热

辨　证

［钱］　风温热，壮热，相似。潮热，时间发热，过时即止，来日依时又热，此欲发惊候也。壮热者，一向热而不已，甚则发惊痫也。风温者，身不热，而口中气热。又有风温证者，但温而不热。伤寒热，口热呵欠顿闷项急。曾云：伤寒热，十指梢冷，鼻流清涕，发热无汗，面惨凌振，右腮有紫纹。痘疮热，喷嚏，悸动，耳尖冷。曾云：麻豆热，面赤足冷，身发壮热，呵欠顿闷，咳嗽，腰疼，时或作惊，腹痛自痢，及中指独冷者，是也。变蒸热，唇上白泡珠起，耳冷。曾云：变蒸热，温温微热，气粗惊少，哯乳泻黄，上唇尖有小泡如水珠子，即变蒸也，不须用药攻治。疳热，面黄，吃炭土，羸瘦，鼻下赤烂。惊风热，发搐悸痫，脉数烦躁，颠叫恍忽。曾云：惊风热，遍身发热，面光自汗，心悸不宁，脉数烦躁，治法与急惊证同，所用药饵，必先解表。

［杨］　小儿之病，惟热居多，夫热有潮热，惊热，夜热，馀热，食热，疳热，壮热，烦热，积热，风热，虚热，客热，癖热，寒热，血热，疮疹热，十六者

大同而小异。热之始发，必有所因也。其潮热发歇有时，惊热颠叫恍忽，夜热夕发旦止，馀热寒邪未尽，食热肚腹先发，疳热骨蒸盗汗，壮热一向不止，烦热心躁不安，积热颊赤口疮，风热汗出身热，虚热困倦少力，客热来去不定，痰热涎嗽饮水，寒热发如疟状，血热辰巳发热，疮疹热耳鼻尖冷。诸证得之，各有所归。其间或有三两证交互者，宜随其轻重而处治之。

［薛］ 小儿之热，有肝心脾肺肾五脏之不同，虚实温壮四者之不一，及表里血气，阴阳浮陷，与夫风湿痰食，各当详之。心热者，额上先赤，心烦心痛，掌中热而哕，或壮热饮水，巳午时益甚。肝热者，左颊先赤，便难转筋，寻衣捻物，多怒多惊，四肢困倦，寅卯时益甚。脾热者，鼻上先赤，怠惰嗜卧，身热饮水，遇夜益甚。肺热者，右颊先赤，手掐眉目，喘咳，寒热饮水，日西热甚。肾热者，颏下先赤，两足热甚，骨苏苏如虫蚀，热甚不能起于床，夜间益甚。仍当辨其虚实，实则面赤气粗，口燥唇肿，作渴饮冷，大小便难，或掀衣露体，烦啼暴叫，伸体而卧，睡不露睛，手足指热，宜用表下。虚则面色青白，恍忽神缓，口中虚冷，嘘气软弱，喜热恶寒，泄泻多尿，或乍凉乍温，怫郁惊惕，上盛下泄，夜则虚汗，屈体而卧，睡而露睛，手足指冷，宜用调补。壮热者，肢体大热，热不已则发惊痫。温热者，肢体微热，热不已则发惊搐。阴虚则内热，阳盛则外热。以手轻扪之则热，重按之不热，此皮毛血脉之热，热在表也。重按之筋骨之分则热，轻手则不热，此筋骨之热，热在里也。不轻不重，按之而热，此肌肉之热，热在表里之间也。以虚实分属表里而言之，壮热恶风寒，为元气不充，表之虚热也。壮热不恶风寒，为外邪所客，表之实热也。壮热饮汤，为津液短少，里之虚热也。壮热饮水，为内火销烁，里之实热也。若夫内外皆热，则喘而渴，齿干烦冤腹满，四肢热，逢风寒如炙于火，能冬不能夏，是皆阳盛阴虚也。脉尺寸俱满为重实，尺寸俱弱为重虚。脉洪大，或缓而滑，或数而鼓，此热盛拒阴，虽形证似寒，实非寒也。热而脉数，按之不鼓，此寒盛格阳，虽形证似热，实非热也。发热恶热，大渴不止，烦躁肌热，不欲近衣，其脉洪大，按之无力，或兼目痛鼻干者，此血虚发躁也，当补其血。如不能食而热，自汗者，气虚也，当补其气。仲景论内外不足，发热自汗之证，禁不可发汗。如饮食劳役，虽病发热，误发其汗，则表必虚也。身热而汗出者，风也。发热身疼而身重黄者，湿也。憎寒发热，恶风自汗，脉浮，胸痞者，痰也。发热头痛，脉数者，食也。寸口脉微，为阳不足，阴气上入阳中则恶寒，尺脉弱为阴不足，阳气下入阴中则发热，阴阳不归其分，则寒热交争也。昼则安静，夜则发热烦躁，是阳气下陷入阴中也，昼则发热烦躁，夜则安静，是重阳无阴也，当亟泻其阳，峻补其阴。至若身热脉弦数，战栗而不恶寒者，瘅疟也。发热恶寒，脉浮数者，温病也。若四肢发热，口舌咽干，是火热乘土位，湿热相合，故烦躁闷乱也。若身体沉重，走注疼痛，乃湿热相搏，风热郁而不得伸也。

五 脏 热

［钱］ 肝热，手寻衣领及乱捻物，泻青丸主之。壮热，饮水喘闷，泻白散主之。

［薛］ 肝热者，左颊先赤，便难转筋，多怒多惊，四肢困倦，寅卯时益甚，宜泻青丸、柴胡饮子。

心热，视其睡，口中气温，或合面睡及上窜咬牙，皆心热也，导赤散主之。心气热，则心胸亦热，欲言不能，而有就冷之意，故合面卧。

［薛］　心热者，额上先赤，心烦心痛，掌中热而哕，或壮热饮水，巳午时益甚，宜泻心汤、导赤散、安神丸。

脾热，则目黄肚大，怠惰嗜卧，身热饮水，四肢不收，泻黄散主之。

［薛］　脾热者，鼻上先赤，其热在肌肉，遇夜益甚。

肺热，手掐眉目鼻面，甘桔汤主之；咳嗽寒热，壮热饮水，凉膈散主之；若肺虚热，唇深红色，少服泻白散。

［薛］　肺热者，右颊先赤，日西热甚，轻则用泻白散，重则用凉膈散及地骨皮散。

肾热，两足不喜衣覆，地黄丸主之。

［薛］　肾热者，颏下先赤，两足热甚，骨酥酥如虫蚀，热甚不能起于床，夜间益甚，宜用滋肾丸。

泻青丸见肝脏。　泻心汤　导赤散　安神丸并见心脏。　泻黄散见脾脏。　泻白散见肺脏。

栀子清肝散一名柴胡栀子散　治三焦及足少阳经风热发热，耳内作痒生疮，或出水疼痛，或胸乳间作痛，寒热往来。

柴胡　栀子炒　牡丹皮各一钱　茯苓　川芎　芍药　当归　牛蒡子炒。各七分　甘草三分

上，水煎服。

柴胡清肝散　治肝胆三焦风热怒火，或乍寒乍热，往来寒热，发热或头发疮毒等证。

柴胡一钱半　黄芩炒　人参　川芎各一钱　山栀炒，一钱半　连翘　甘草各五分　桔梗八分

上，水煎服。

柴胡饮子　解肌热、蒸热、积热，或汗后馀热，脉洪实弦数，大便坚实。

黄芩七分　甘草四分　大黄八分　芍药七分　柴胡　人参各五分　当归一钱

上，每服一钱，姜水煎。

龙脑饮子　此泻脾经热，可代泻黄散用，治小儿蕴热，咽喉肿痛，赤眼口疮，心烦鼻衄，咽干多渴，睡卧不宁，及除痰热咳嗽，中暑烦躁，一切风壅。

甘草四两，炙　大栀子三两，炒　藿香叶半两　石膏一两　缩砂　栝蒌各七钱半

上为末。每服一钱，蜜水调服，不拘时。治伤寒馀毒，潮热虚汗，加竹叶煎服。

滋肾丸　治肾热。

黄柏酒拌，炒焦，三钱　知母二钱　肉桂五分

上为末，熟水丸桐子大。每服二十丸至三十丸，食前，百沸汤下。

实　热

小儿实热者，头昏颊赤，口内热，小便赤涩，状如豆汁，大便坚硬，或秘涩不通，腹急，宜四顺饮子、大黄朴硝汤、八珍散，略挨动脏腑，即安。

［杨］　实则面赤浓黄，气粗口热，燥渴唇肿，大小便难，掀揭露衣，烦啼暴叫，宜四顺清凉饮加柴胡。薛氏又有伸体而卧，睡不露睛，手足指热等证。

按：实中宜分表里，表实宜汗，里实宜下，半表半里宜和解，今一以利下为主，非通论也。治法并方，更于后表里条内求之。云岐云：小儿实热在内者，四顺饮之类，在上者，吐之。丹溪云：小儿热病，六一散妙药也。

茅先生三解牛黄散　治实热，潮热。

白僵蚕　全蝎炙　防风　白附子　桔梗　川大黄　甘草炙　白茯苓　川黄芩

人参　川郁金皂角水煮

等分，末。服半钱一钱，薄荷、蜜汤调。

牛黄凉膈丸　治风壅痰实，蕴积不散，头痛面赤，心烦潮热，痰涎壅塞，咽膈不利，精神恍忽，睡卧不安，口干多渴，唇焦咽痛，颔颊赤肿，口舌生疮。

牛黄一两一分　甘草烂，十两　寒水石　牙硝枯　石膏各二十两　紫石英飞　脑麝各五两　胆星七两半

末之，蜜丸，每两作三十丸。温薄荷人参汤，嚼一丸，食后服。常服，半丸。治急惊，并薄荷水化。

虚　热

虚热者，因患后平复，血气未匀，四体羸弱，时多发热，治宜调气补虚，其热自退，如钱氏白术散、异功散、四君子汤之类，或未退，人参生犀散治之。

［杨］　虚则面色青白，恍忽神缓，口中清冷，嘘气软弱，泄泻多尿，夜出虚汗，宜惺惺散。

［薛］　又有喜热恶寒，乍凉乍温，怫郁惊惕，上盛下泄，屈体而卧，睡而露睛，手足指冷等证。

［曾］　虚热，因病后发热无时，一日三五次者，此客热乘虚而作，先以胃苓汤加黄芪末，温米清汤调服，次投钱氏白术散，或固真汤带凉服，及用温盐汤参入凉水，送下黑锡丹固守元气。海藏云：风热邪热，四君子汤加生姜、荆芥煎。云岐云：小儿客热在内，先用导赤散，次用益黄散。薛氏以虚实分属表里，及热盛拒阴，寒盛格阳，血虚气虚发热等证，俱仲景、东垣诸圣医辨证妙法，宜详玩而熟记之，则虚热似实热之证，庶几不至误认而全活众矣。

［钱］　朱监簿子五岁，忽发热。医曰：此心热也。腮赤而唇红，烦躁引饮，遂用牛黄丸三服，以一物泻心汤下之。来日不愈，反加无力而不能食，又下之，便利黄沫。钱曰：心经虚而有留热在内，必被凉药下之，致此虚劳之病也。钱先用白术散生胃中津液，次以生犀散治之。朱曰：大便黄沫如何？曰：胃气正，即泻自止，虚热也。朱曰：医用泻心汤如何？钱曰：泻心汤者，黄连一物耳，黄连性寒，多服则利，能寒脾胃也。坐久，众医至，皆曰实热。钱曰虚热，若实热，何以泻心汤下之不安，又加面黄颊赤，五心烦躁，不食而引饮。医曰：既虚热，何大便黄沫？钱笑曰：便黄沫者，服泻心汤多故也。钱与胡黄连丸，治愈。　郑人齐郎中者，家好收药散施，其子忽脏热，齐自取青金膏三服并一服饵之，服毕，至三更，泻五行，其子困睡。齐言子睡多惊，又与青金膏一服，又泻三行，加口干身热。齐言尚有微热未尽，又与青金膏。其妻曰：用药十馀行未安，莫生他病否？召钱氏至。曰：已成虚羸。先用前白术散时时服之，后服香瓜丸，十三日愈。　嘉靖甲寅，敬臣之女年十二，患脾胃素弱，自夏入秋，时泻时止，小腹微痛，至八九月间，遂成疳积之证，发热凡二十馀日不止，汗泄热解，汗已复热，自中脘至小腹膨胀坚直，大便溏，气喘咳嗽作嗳，俱昼轻夜重，彻夜烦躁不睡，鼻塞眼暗谵语。其母以为必死矣。立斋先生诊之曰：脉浮大而无根，此大虚证也，非独参汤不可。乃用参一两，加熟附三分、煨生姜三片，日进二剂，仍并渣煎服之，大下疳积，其气则腥，腹渐宽，热渐减，脉渐敛，然手犹寻捻不已，鼻孔出血。先生曰：此肝证也。煎六味丸料与之，一服如脱。乃昼服独参姜附汤，夜服六味丸料，脉渐有根，诸证渐退。先此手足恒热，至是乃始觉

寒，先生喜曰：此病邪尽退，而真气见矣。然犹饮食不进，乃单用六君子汤加炮姜，遂能食，咳嗽独甚，与补中益气汤，嗽遂止，夜始有睡。凡弱女之得生，皆先生力也，向非先生卓有定见，专治其本而其末自愈，则为丘中之骨，必矣！敬书施疗之颠末，以告同患此者，幸无所误。亦推广先生一念之仁于万一云尔。王敬臣书。

惺惺散方见痘疹。　钱氏白术散方见渴。　异功散方见吐泻。　人参生犀散见后条。　固真汤见慢惊。　黑锡丹见杂病头痛。

当归补血汤　治肌热躁热目赤，面红烦渴，昼夜不息，其脉洪大而虚，重按全无，此脉虚血虚也，若误服白虎汤，必死，宜此主之。

黄芪三钱　当归一钱

上，水煎服。

补中益气汤　治中气虚弱，体疲食少，或发热烦渴等证。

人参　黄芪各八分　白术　甘草　陈皮各五分　升麻　柴胡各二分　当归三分

上，姜枣水煎，空心午前服。

加味逍遥散　去牡丹皮、山栀，即逍遥散。治肝脾血虚等证。

当归　甘草炙　芍药酒炒　茯苓　白术炒　柴胡各一钱　牡丹皮　山栀炒。各七分

上，水煎服。

愚按：前方，若乳母肝脾血虚，内热寒热，遍身瘙痒，肢体作疼，头目昏重，怔忡颊赤，口燥咽干。或发热盗汗，食少不寐。或口舌生疮，耳内作痛，胸乳腹胀，小便不利，致儿为患，尤宜用之。又治妇人阴虚发热，儿饮其乳以致患疮者。

表　里

［钱］　身热不饮水者，热在外。身热饮水者，热在内。

［海］　四顺饮子，治热在内而不厥。连翘饮，治热在外而不厥。

［薛］　壮热，恶风寒，为元气不充，表之虚热也。壮热，不恶风寒，为外邪所客，表之实热也。壮热饮汤，为津液短少，里之虚热也。壮热饮水，为内火销烁，里之实热也。

按：伤风恶风，伤寒恶寒，岂可以恶风寒为元气不充，而不恶风寒为外邪所客乎。薛氏之意本圆而语则滞，痴人前岂可说梦，须以东垣外感内伤辨细别之，则无失矣。

表　热

薛云：热而二便调和，风邪蕴结于里而发者，用惺惺散加麻黄汗之。

败毒散　治伤风、瘟疫、风湿、头目昏眩，四肢作痛，憎寒壮热，项强睛疼，或恶寒咳嗽，鼻塞声重。

柴胡　前胡　川芎　枳壳炒　羌活　独活　茯苓　桔梗　人参各一两　甘草半两

上，每服二钱，生姜、薄荷、水煎。

消风散　治小儿解脱，致令风邪客于皮毛，入于脏腑，则令恶风发热，胸膈痰涎，目涩多睡。即消风丸，见风痫。

清解散　治感风发热头疼，鼻塞涕流，及温壮，悉主之。

北参　防风　天麻　北前胡　茯苓　北梗　枳壳锉　甘草各二钱　细辛　柴胡各一钱半　川芎三钱

上末。每一钱，水小盏，薄荷干三叶略煎，温和服。

集验荆术散　治小儿伤风伤寒，或疮或疹。此药无寒无热，疏风顺气。一切诸热证。

荆芥穗　赤芍药各一两　苍术二两，制　甘草半两，炒

细末。随大小一二钱。又名冲和散。伤风伤寒，壮热咳嗽，鼻塞声重，生姜、葱白汤下。伤风潮热，或变蒸发热，薄荷汤下。风热伤肺，鼻涕气粗，紫苏汤下。暴卒急惊风热，宜急惊门疏风散。久病后急慢惊热，保婴全蝎散。发汗，去节麻黄汤调。盗汗自汗，牡蛎、浮麦汤调。丹毒风热，煎四顺饮汤调。眼暴赤热肿，煎羌活、黄芩、生地黄汤调。口舌腮项热肿生疮，煎防风、牛蒡子汤调。咽喉重舌，煎升麻、枳壳、大黄、防风、薄荷汤调。

人参羌活散 治伤寒发热，头痛身疼，或潮热烦渴，痰实咳嗽。

羌活 白独活 柴胡 川芎 人参 甘草炙 白茯苓 枳壳各一两 前胡 桔梗 地骨皮 天麻酒浸，焙。各半两

㕮咀。每一钱，水半盏，姜一片，枣半个，薄荷一叶煎，温服无时。疮疹未发，亦可服。

羌活散 治伤风时气，头痛发热，身体烦疼，痰壅咳嗽失音，鼻塞声重，及解时行下痢赤白。

人参去芦 羌活 赤茯苓去皮 柴胡去芦 前胡去芦 川芎 独活 桔梗锉，炒 枳壳 苍术各如前制 甘草各一两

上锉。每服二钱，水一盏，姜二片，薄荷三叶，煎七分，无时温服。发散风邪，入葱白同煎。痢证，姜仓米煎。

人参辛梗汤 治小儿伤风发热，鼻塞咳嗽，时行疮疹。

人参七分 细辛五分 桔梗 干葛 升麻 白术 茯苓 柴胡各七分 薄荷 甘草各五分

每服，水一盅，姜三片，煎五分，不拘时服。

红绵散 治小儿四时感冒寒风，遍身发热，变蒸诸惊，胎惊丹毒等热，并皆治之，及急慢惊风，亦宜服之。

人参二钱半 天麻洗 僵蚕炒 麻黄去节 全蝎去毒。各二钱 甘草炙 辰砂一钱半，细研

上件为末，然后入朱砂和匀，再乳极细。每服半钱，用水半盏，煎数沸，入于胭脂少许，再煎一沸，温温服，不拘时。

惺惺散见痘。

里　热

四顺清凉饮 治小儿血脉壅实，脏腑蓄热，颊赤作渴，五心烦热，睡卧不安，四肢惊掣，及因乳哺不时，寒温失度，令儿血气不顺，肠胃不调，大小便涩，欲发惊痫，或风热结核，头面生疮，目赤咽痛，疮疹馀毒。一切壅滞挟热，泄泻不止，加木香、煨大黄。

赤芍药 当归 甘草 大黄各等分

锉碎。三岁小儿用二钱，水六分，薄荷二叶，煎八九沸，去渣，不拘时服。小便不通，加灯心、木通。

大黄朴硝汤 治小儿惊热涎风，前后不通。

川大黄蒸 甘草生 朴硝各一两

上锉碎。每服二钱，水半盏，入蜜少许，煎至三分，不拘时服。

柴胡饮子 治伤寒五六日，发热潮热，大便秘，乳母多服。

柴胡 人参 芍药 当归 黄芩 大黄 甘草炙。各半两

㕮咀。随大小加减，姜煎。

五和汤 主宣利脏腑积热，调和荣卫。

当归酒洗 赤茯苓去皮。各半两 甘草炙 大黄 枳壳水浸润，去瓤，锉片，麦麸炒微黄。各七钱半

上件㕮咀。每二钱，水一盏，煎七分，无时温服。

宽热饮 主伏热在里，风壅满，气促

昏闷，或脾胃停滞日久，饮食减少，面黄脉实，发热无时，并宜服之。

枳壳去瓤，一两，锉片，巴豆十五粒，作二片，去壳膜心，同炒枳壳，见微黄色，去巴豆　大黄一两　粉草七钱半　玄明粉二钱半

上，前三味锉焙为末，临入玄明粉，乳钵内同前药末杵匀。无时，调服半钱至一钱，儿小者抄一字，并用姜蜜汤或薄荷汤。

三黄丸　治三焦积热，眼目赤肿，头项肿痛，口舌生疮，心膈烦躁，不美饮食，大小便秘涩，五脏实热，或下鲜血，疮疖热证。

黄连　黄芩　大黄煨。各等分

上为末，炼蜜丸桐子大。每服三十丸，白滚汤下。量大小加减服。

表里俱热

七宝散　治小儿温壮伏热，伤寒烦躁，面赤气喘，夜热晓凉。此药凉心脏，消风热。

川大黄蒸　赤芍药　甘草炙　川当归各二钱半　麻黄　白术　荆芥穗各二钱

上为末。一岁一钱，水半盏，葱白一寸，薄荷一叶，煎至三分，不拘时温服。

双解饮子即通圣散合六一散，方见伤寒太阳病发热条。

白虎汤　治伤寒或吐或下后七八日，邪毒不解，热结在里，表里俱热，时时恶风，大渴，舌上干燥而烦，欲饮数升者，宜服之。又治夏月中暑，汗出恶风寒，身热而渴。

知母三两　甘草一两，炙　石膏八两，另研　糯米三合

上，每服二三钱，水煎，至米熟为度。

半表半里热

小柴胡汤　治伤寒温热，身热恶风，头痛项强，四肢烦疼，往来寒热，胁痛耳聋，呕哕痰实，中暑、疟疾，并服之。方见伤寒少阳病。

愚按：前方，若肝胆经风热，肝火瘰疬，寒热往来，日晡发热潮热不欲饮食。或怒火口苦，耳聋咳嗽。或胁痛胠满，小便不利。或泄泻，吐酸苦水。或肢体搐动，唇目抽掣。及乳母有前证，致儿为患者，并宜服之。

馀　热

馀热者，谓寒邪未尽，传经之遗热也。仁斋曰：伤寒汗下后而热又来，乃表里俱虚，气不归元，阳浮于外，不可再用凉药，盖热去则寒起，古人戒之，法当和胃气，使阳气收敛归内，其热自止，宜以参苓白术散主之。

［曾］　有小儿热证用表里药后，其热俱退，既退，复热者何也。疗病至此，难以概举，或再解表攻里，或施凉剂，热见愈甚，以阴阳辨之，何者为是，推其原乃表里俱虚而阳浮于外，阴伏于内，所以又发热，宜用温平之药和其里，则体热自除，投钱氏白术散去木香，加扁豆，水煎，及黄芪六一汤、安神散，自然平复。若日久汗多烦渴，食减，脉微缓，喜饮热，可服真武汤，虽附子性温，取其收敛阳气，内有芍药性寒，一寒一温，停分得宜，用之无不验矣。

［薛］　汗后血虚而热益甚者，六神散加粳米。汗后气虚而恶寒发热者，补中益气汤。汗后阴虚，阳无所附而热者，用四物汤加参、芪。汗后阳虚，阴无所附而热者，用四君汤加芎、归。

实脾散　治小儿馀热不除。

川芎　茯苓　甘草　白术

上锉散。用水煎，食远服。

参苓白术散　主脾胃虚弱，饮食不

进，多困少气，中满痞，噫呕吐逆。此药不寒不热，性味和平，常服，调脾悦色，顺正去邪。

人参去芦　白茯苓去皮　粉草　白术　白扁豆如前制　山药去黑皮　缩砂仁　薏苡仁　桔梗锉，炒。各一两　莲子肉去心

上，锉、焙为末。每服半钱至一钱，用枣汤，空心调服，或温米汤亦可。

安神散　治吐泻诸病后心虚烦闷，触物易惊，气郁生涎，涎与气搏，睡不得宁，预防变生他证。

人参　白茯苓　半夏制　甘草炙　陈皮去白　枳实制。各五钱

上锉。每服二钱，水一盏，姜二片，枣一枚，竹茹小团，煎七分，无时温服。有微热渴，入麦门冬去心同煎。

简易凝神散　治小儿经汗下，热去复作，收敛胃气，清凉肌表，神效。

人参　白术　白茯苓　山药炒。各一两　扁豆　粳米　知母　生地黄　甘草各半两　淡竹叶　地骨皮　麦门冬各一分

细末。每二钱，水小盏，姜二片，枣一枚煎，无时。

钱氏白术散见渴。　黄芪六一汤见自汗。　真武汤见自汗。　六神散见夜啼。

壮　热

壮热者，一向不止，由血气壅实，五脏生热，蒸熨于内则眠卧不安，精神恍忽，熏发于外则表里俱热，烦躁喘粗，甚则发惊痫也。轻剂，火府丹、地黄煎。重剂，双解饮、七宝散、大黄朴硝汤。

地黄煎　治小儿壮热烦心，眠卧不安。

生地黄汁一升　白沙蜜三合　酥三合　生门冬汁，三合

上，重汤煮至成膏，每服数匙。

火府丹　治小儿壮热。

生地黄　木通　甘草　黄芩

上，水一盅，煎服。

金莲饮子　治小儿蕴积壮热，赤眼口疮，心烦躁闷，咽干多渴，潮热不止。

防风　甘草炙　连翘　柴胡去芦　山栀子各半两

上为末。每服二钱，用水六分，煎至三分，食后服。

黄龙汤　治发热不退，或寒热往来。

柴胡五钱　黄芩炒　甘草炙。各二钱　赤芍药三钱

上，每服一钱，姜枣水煎。

牛黄膏　治壮热，咽喉涎响，或不省人事，或左右手偏搐，或唇口眼鼻颤动，此热涎内蓄，风邪外感也，宜急服之。

蝎尾四十九枚　巴豆肉去油膜，一钱半　梅花脑半匙　辰砂研，二钱　郁金三钱，皂角水煮　牛黄少许　麝香一匙

上为末。每服一匙，蜜水调下。量儿虚实用之。

栀子仁汤　治阳毒壮热，百节疼痛，下后热不退者。

栀子仁酒炒　赤芍药　大青　知母各一两　升麻　黄芩酒炒　石膏各二两　柴胡一两半　甘草五钱　杏仁二两，浸，去皮，麸炒微黄

上，每服三钱，生姜三片，水煎服。

六物黄芩汤　治壮热腹大短气，往来寒热，饮食不化。

黄芩酒炒　大青　甘草炙　麦门冬去心　石膏各半两　桂一钱

上，每服一二钱，水煎服。

五物人参饮　治壮热咳嗽，心腹胀满。

人参　甘草各半两　麦门冬去心　生地黄各一两半　茅根半握

上，每服二三钱，水煎服。

温　壮

温壮与壮热，相类而有小异，一向热而不止是壮热也。但温温然不甚盛是温壮也。若大便臭而黄者，此腹内有伏热，以四顺饮子治之。若粪白而酸臭，则挟宿食不消，当服紫霜丸。轻者少服，重者节乳哺，增加丸药，当取微利可也。

紫霜丸见癖积。

柴芩汤　治小儿温壮，伏热来去。

柴胡三钱半　麦门冬去心　人参去芦　赤茯苓　甘草各二钱半　黄芩五钱

上锉散。用水煎，入小麦二十粒、竹叶三片。

二黄犀角散　治温壮，心热神不安，大腑秘结。

犀角屑　大黄酒浸，蒸　钩藤钩　栀子仁　甘草　黄芩各半两

上为末。每服五分，热汤调下，量儿加减。

牛黄散　治温壮，常热或寒热往来。

牛黄研　甘草各半两　柴胡　栀子酒炒　龙胆草酒炒　黄芩炒。各二钱半

上为末。每服半钱，以金银薄荷汤调下。

惊　热

惊热者，遍身发热，或热而不甚，面青自汗，睡梦虚惊，颠叫恍惚，有因惊而生热者，有因热而生惊者，钱氏导赤散、凉惊丸、安神散之类，皆其治也。

七宝散见前。

天竺黄散　治小儿惊风热。

天竺黄研　川郁金　山栀子　白僵蚕炒去丝嘴　蝉壳去土　甘草各等分

上为末。一岁半钱，熟水、薄荷汤皆可，服不拘时。

甘露散　治小儿惊热，通利小肠，去惊涎，清心腑，止烦渴。安神稳睡加朱砂，名加朱甘露散。

寒水石研，软而微青、中有细纹者是　石膏研。各二两，坚白有墙壁，如无，以方解石代之　生甘草末一两

上件为末和匀。量儿大小，或一钱或半钱，热月冷服，寒月热服，用薄荷汤调或灯心汤调。被惊心热不安卧皆可服。小便不通快，麦门冬灯心汤。若惊热，入朱砂少许，不拘时服。一方，有赤茯苓一两。《苏沈方》用滑石，不是石膏。钱氏名玉露散，每服一字或半钱或一钱，食后，温白汤调下。

辰砂金箔散　治小儿心膈邪热，神志不宁，惊惕烦渴，恍忽怔忡，夜卧不安，齿龈肿烂，及痰实咳嗽，咽膈不利。

辰砂另研　桔梗各二钱半　人参　白茯苓各一钱半　蛤粉四钱，飞研　牙硝枯，一钱半　甘草炙，一钱二分半　片脑一分半　金箔一片

上为末。一岁半钱，薄荷汤调，不拘时。百晬小儿脏腑多热，睡卧不稳，大便不利，蜜汤调一字。

[本]　治小儿惊热。

全蝎　天南星取心，为末，一钱　人参三钱　蛇蜕三钱

上为末。薄荷、蜜汤调下。

骨 蒸 热

小儿一岁至十岁，衣絮皆不得着新绵，又不得冬月以火烘衣被，勿令食桃、杏、杨、梅果实，又不得食炙煿热面之类，皆令儿体热。或因伤寒后食肉太早，令儿体热者有之，或作骨蒸者，宜服生犀散、克效汤、地骨皮饮、七宝散、金莲饮子，治之。

[曾]　骨蒸热，身体虚羸，遇晚而发，有热无寒，醒后渴汗方止，此乃疳病

之馀毒，传作骨蒸。或腹内有癖块，有时微痛。用参苓白术散，姜、枣、三棱煎汤调服。或投化癖丸先疗脾虚宿滞，次以柴胡饮为治。仍忌鸡酒羊面毒物。

人参生犀散 治小儿骨蒸肌瘦，颊赤口干，日晡潮热，夜有盗汗，五心烦躁，四肢困倦。及大病瘥后馀毒不解。或伤寒病后食羊肉，体热不思食。

羚羊角镑 地骨皮 秦艽去土 麦门冬去心 枳壳麸炒 川大黄蒸 柴胡去芦 赤茯苓去皮 赤芍药 桑白皮炒 黄芪 人参 鳖甲去裙，醋炙黄。各等分

上锉碎。每服二钱，水半盏，乌梅半个，煎至三分，不拘进服。

地骨皮饮 治小儿骨蒸，潮热往来，心膈烦悸，及伤寒后气未解。

柴胡去芦 地骨皮各二两 知母 甘草炙 鳖甲醋炙黄 黄芩 人参各二钱半 赤茯苓半两

上锉碎。一岁二钱，水六分，姜、梅各一片，煎三分，不拘时服。

柴胡饮 治骨蒸疳气，五心烦热，日晡转盛，口干无味，渴多身瘦，胸满痰紧，小便黄色，食减神昏。

北柴胡 人参 当归酒洗 黄芩 赤芍药 甘草炙。各一两 大黄 桔梗去芦，锉，炒 北五味去梗 半夏各半两

上锉。每服二钱，水一盏，乌梅小角，姜二片，煎七分，无时温服。

郑氏犀角饮 治小儿骨蒸潮热，盗汗肌瘦。

犀角屑 鳖甲醋炙 柴胡 知母各半两 地骨皮 胡黄连各一两 川大黄 桃枝各半两

㕮咀。三岁一钱，水半盏煎服，无时。

灵犀饮 治骨蒸潮热，盗汗咳嗽，可食多渴，面黄肌瘦，肚急气粗。虚热馀热通用。

犀角屑 胡黄连各半两 白茯苓 人参 川芎 秦艽 甘草 羌活 柴胡 桔梗 地骨皮各一两

㕮咀。三岁一钱，水半盏，乌梅、竹叶各少许煎。

克效汤见潮热。 化癖丸见癖。

烦　热

五心热甚，烦躁不安，手足时欲露出，小便赤涩，谓之烦热。八珍饮子、七宝散皆可服之。若唇深红，饮水不止，以竹叶石膏汤、加朱甘露散治之。

一粒金丹 治小儿五脏蕴热，胸膈烦闷，五心烦热。

人参 犀角 玳瑁 琥珀 防风各一钱 茯苓 寒水石煅 甘草各二钱 龙脑 朱砂水飞。各半钱

上为细末，入麝半钱，用陈米糊丸，芡实大，金箔二十五片为衣。麦门冬去心煎汤，下。

绛雪丹 治小儿烦热。

芒硝一两 朱砂一两

上为末，饭丸，芡实大。三岁一丸，砂糖水化下。

地黄煎丸 治小儿风壅，上膈热烦，鼻衄口疮，咽喉肿痛，口舌生疮，或血热五心常热，多渴饮水。

生地黄 熟地黄各一两 薄荷叶一两一钱 甘草微炙 山栀仁 玄参各七钱半 片脑半钱

上为末，炼蜜为丸，如芡实大。每服一丸，白汤磨化，乳后服。

竹叶石膏汤 治小儿虚羸少气，气逆欲吐，四体烦热。

石膏三两 半夏洗 人参各七钱半 麦门冬去心，一两 甘草炙，七钱半 淡竹叶半把

上锉碎。每服二钱，用水六分，粳米三四十粒，生姜二片，煎至三分，去渣，不拘时服。

加朱甘露散见惊热。

潮　热

热有作止，每日应时而发，谓之潮热，如潮信之不失其期也。钱氏云：假如潮热，是一脏实一脏虚而内发虚热也，法当补母而泻本脏则愈。且如日中发潮热者，是心虚也，肝为心之母，则宜先补肝，肝实而后泻心，心得母气则内平，以潮热愈也。医见潮热，妄谓其实，乃以大黄、朴硝辈诸冷药利之，利既多矣，不能禁约，而津液内竭，纵取一时之瘥，鲜有不成疳病而身瘦也。

［薛］ 潮热有风寒、疳积、食癖之分，阴阳、虚实、五脏之异。如汗出身热，呵欠面赤者，风热也。伤寒时疫，阴阳相胜，外感热也。肌瘦口干，骨蒸盗汗，疳热也。大小便秘涩，汗下不解，积热也。腹背先热，夜发旦止，食热也。涎嗽饮水，乳食不消，癖热也。又有烦热者，气粗喘促，心躁不安，颊赤口疮，兼发痫证。疮疹热者，耳鼻尖冷。血热者，巳午间发，至夜则凉。虚热者，困倦少力，发于病后。阳邪干心，则来去不定。阴阳相胜，则寒热如疟。前证在小儿，有因乳母或妊娠七情厚味遗热，或饮食停积，衣衾过暖，及频浴热汤而为患，若寅卯辰时热而力盛饮水者，肝经实热也，用柴胡清肝散；热而力怯饮汤者，肝经虚热也，用六味地黄丸。巳午时热，心经也，实用导赤散；虚用秘旨安神丸。申酉戌时热，肺经也，实用泻白散；虚用秘旨保脾汤。亥子丑时热，肾经也，用地黄丸。大凡壮热饮水，大便秘结，属实热，用二黄犀角散下之。热渴饮汤，大便如常，属血虚，用四物汤补之。若下后阴虚，阳无所附而仍热，用四物、参、芪。汗后阳虚，阴无所生而仍热，用四君、芎、归。若汗下后烦渴面赤，血虚发躁也，当归补血汤；若见惊搐等证，肝血虚而内生风也，用四物、天麻、钩藤钩。颊赤口干，小便赤涩，大便焦黄，表里俱实热也，用清凉饮子。如大便已利或热未止，表邪未解也，惺惺散，未应，加麻黄微汗之。既汗而仍热，此表里俱虚，气不归源，阳浮于外而虚热也，六神散加粳米。阳气下陷于阴中而发热者，用补中益气汤。若乳下婴儿，当兼治其母。曾氏先用百解散发表，次以当归散及三解散治之，脉实者以大柴胡汤下之，虚浮数者百解散微汗之，若发热而呕者小柴胡汤和解之。

［钱］ **地骨皮散** 治虚热潮作，亦治伤寒壮热及馀热。

知母　甘草炙　半夏洗七次　银柴胡去芦　人参　地骨皮　赤茯苓各等分。　如有惊热，加蝉蜕、天麻、黄芩。若加秦艽，名秦艽饮子。

上为细末。每服二钱，生姜三片，水煎，食后温服。量大小加减。海藏云：地骨皮散，即小柴胡汤加减法。自汗者，地骨皮散。无汗者，柴胡汤、三黄汤。仲景所用，钱氏改诸丸散加减，并出古法。

生犀散见心部。

［田］ **犀角散** 治小儿骨蒸肌瘦，颊赤口干，晚潮热，夜有盗汗，五心烦躁，四肢困倦，饮食虽多，不生肌肉。

犀角末　地骨皮　麦门冬　枳壳麸炒　大黄蒸　柴胡　茯苓　赤芍药　黄芪　桑白皮　人参　鳖甲醋涂，炙。各等分

上为粗末。每二钱，入青蒿少许，水煎。量儿大小加减。一盅煎八分，食后温服。

［丹］ 小儿潮热盗汗。胡黄连、柴

胡等为细末，炼蜜丸芡实大。每二丸，酒化开，入少水，煎小沸，服。

[钱] **秦艽散** 治潮热，减食，蒸瘦。

秦艽去头，切，焙 甘草炙。各一两 薄荷叶切、焙，半两

上为粗末。每服二钱，水一盅，煎八分，食后温服。

[洁] 潮热有时，胸满短气者，桃枝丸。见积热。

人参芎归散 治小儿虚劳，内热潮热，或遍身疮。

北参 当归 远志浸，取肉，姜制，焙 北前胡 柴胡 地骨皮 防风 北桔梗 枳壳制 半夏曲各一钱半 川芎 赤芍药 茯苓 麦门冬去心。各二钱 甘草三钱，焙

上锉细。每服二钱，水小盏，姜三片，紫苏叶三四叶。发疮者，兼服猪肚黄连丸，方见疳门，别作小丸，不惟治疮治渴，其发热而胀者，可与服二十丸。

十味人参散 治潮热身体倦怠。

柴胡 甘草 人参 茯苓 半夏 白术 黄芩 当归 芍药 葛根

上㕮咀。水一盅，姜三片，煎服。

[薛方]

柴胡清肝散见肝热。 六味地黄丸见肾。 导赤散见心部。 秘旨安神丸见心部。 泻白散见肺部。 秘旨保脾汤见脾部。 二黄犀角散见温壮。 四物汤见失血。 当归补血汤见虚热。 六神散见夜啼。

[曾氏方]

百解散 主和解百病。虚慢阴证不宜。

干葛二两半 升麻 赤芍药各二两 黄芩一两 麻黄制，七钱半 薄桂去粗皮，二钱半 甘草一两半

上碎。每服二钱，水一盏，姜二片，葱一根，煎七分，无时温服。有风热盛，加薄荷同煎。

当归散 顺调气血，和解表里，爽利心腹，疏理百病，及治温热停积自痢，烦躁不宁。

当归去芦，酒洗 赤芍药各二两 甘草半生半炙，一两 大黄半生半泡，一两二钱 川芎 麻黄制。各半两

上碎。每服二钱，水一盏，姜二片，煎七分，无时温服。

三解散一名宁心汤 主上焦蕴热，伤风面红，目赤狂躁，气急渴水，惊啼烦闷，丹毒口疮，痰嗽搐掣。

人参 防风各去芦 天麻 茯神去皮木根 郁金如无，山栀仁代 白附子 大黄各二钱半 赤芍药 黄芩 僵蚕各五钱 全蝎十五尾，去尖毒 枳壳二钱，如前制 粉草六钱

上碎，焙，为末。每服半钱至一钱，用温薄荷汤，无时调下。或灯心汤。

大柴胡汤 解利风热痰嗽，腹胀，及里证未解。

柴胡去芦，四两 黄芩 芍药各一两半 大黄 半夏如前制。各七钱半 枳实如前制，七钱 甘草一两，小方故加用

上碎。每服二钱，水一盏，姜二片，煎七分，无时温服。

小柴胡汤半表半里热。

昼　热

《全婴方》小儿每早食后发热，夜则凉，世医多谓虚劳，或为疳热，不知此血热证也，宜龙胆丸、地黄膏之类，时时与服即瘥。

按：《全婴方》所云血热者，巳午发热，遇夜则凉，与东垣所谓夜则发热，昼则明了，不同，然东垣所云血热者，指阴虚而生内热也，夜则发热，昼则明了，取其昼阳夜阴也。郑氏所云血热者，指小儿

血盛实而言也。盖谓巳午者，心火用事之时也，心主血，血气行至巳午，则阳气盛，阳气与正气相搏，故至期而发热，非其时者，非血热也。

［薛］ 一小儿寅卯时发热，或兼搐有痰。服抱龙、泻青二丸而愈。后复患，服前药，兼咳嗽气喘，不时发搐，面赤色，或青黄，或浮肿，或流涎。予谓咳嗽气喘，脾肺气虚也。不时发搐，肝木乘脾也。面青黄，肝入心脾也。浮肿流涎，脾气虚也。用益智丸以养心血，补中益气汤以补脾气而愈。 一小儿巳午时发热惊悸，发时形气倦怠，面黄懒食，流涎饮汤。予谓心气不足所致。不信，反服凉心之药，更加吐泻，睡而露睛，手足并冷，几至慢脾风。先用六君姜桂汤，佐以地黄丸而愈。 一小儿申酉时发热面赤，腹中作痛，或用峻利之剂下之，致发搐吐痰，作渴腹痛，按之即止。此脾胃伤而变证也。用七味白术散、补中益气汤顿安。

龙胆丸 治小儿食后多发热，或夜则凉，此血热证。疳热皆可治。

宣黄连去毛 赤芍药各半两 草龙胆去苗 青皮去瓤。各二钱半 槟榔一个大者 麝香少许

上为末，猪胆汁少入面糊为丸，萝卜子大。每三二十丸，米饮，空心服。

六合汤 治小儿血热，每日巳午间发热，遇夜则凉。

当归 大黄 川芎 熟地黄

上为末。三岁一钱，水半盏，煎至三分，无时服。

猪胆丸 治小儿每日早饭后发热，夜则身凉，此血热也。

胡黄连二钱半 宣黄连 赤芍药各半两

上为末，猪胆汁和成剂，入在胆中悬，用浆水煮熟，取出，饭为丸，如豆大。三岁三十丸，米汤送下，日三服，无时。

夜 热

海藏云：夜热属阴，四顺饮之类，此血热在夜也。《脉经》云：小肠有宿食，当暮发热，明日复止。此宿食夜热也。

［薛］ 治一小儿亥子时发热，形气倦怠，面黄懒食，流涎饮汤。用益黄散而愈。后复发，服前药及清热之剂，病发不时，嗜卧露睛，作渴少食，大便频黄。此脾虚而肝木胜之，兼元气下陷也。用补中益气汤，佐以地黄丸而愈。又治一小儿夜间发热腹胀。此脾虚肝盛。朝用五味异功散，夕用四味肥儿丸，热止，乃朝用六味地黄丸，夕用异功散而痊。

［钱］ 朱监簿子五岁，夜发热，晓即如故。众医有作伤寒治者，有作热治者，以凉药解之不愈。其候多涎而喜睡，他医以铁粉丸下涎，其病益甚，至五日，大引饮。钱曰：不可下之。乃取白术散一两，煎药汁三升，使任意取足服。朱生曰：饮多不作泻否？钱曰：无生水不作泻，纵多，不足怪也，但不可下耳。朱生曰：先治何病？钱曰：止泻、治痰、退热、清神，皆此药也。至晚服尽，钱视曰：更可服三升，又煎白术散三升，服尽得稍愈，第三日又服白术散三升，其子不渴无涎，又投阿胶散二服而安。

［汤］ 风痰热，晚热早凉，吃水无时，此候乃痰作潮而生风热，即宜金星丸下之，或气弱者不可下，宜夺命散以控下涎，次服惺惺散，加南星、白附子。

四顺饮见里热。 益黄散见脾。 补中益气汤见虚热。 地黄丸见肾。 异功散见吐泻。 四味肥儿丸见疳。 白术散见渴。

金星丸 治风热结聚，喉内痰鸣，喘粗咳嗽，面红腮肿，咽膈壅塞，发热狂躁

多渴。

郁金末　雄黄另研。各一分　腻粉半分　巴豆七枚，去油

上为末，米醋糊丸，麻子大。薄荷、腊茶下。

夺命散见惊。　惺惺散见痘。

四物二连汤　治血虚劳，五心烦热，昼则明了，夜则发热，胁肋并一身尽热，日晡肌热。

当归　生地黄　白芍药　川芎　黄连　胡黄连各等分

上，水煎服。

积　热

久热也，疳热亦久，但兼面黄，吃炭土，鼻下烂也。《三因》小儿积热者，表里俱热，遍身皆热，颊赤口干，小便赤，大便焦黄。先以四顺清凉饮子利动脏腑则热去，既去复热者，内热已解而表热未解也，当用惺惺散、红绵散，加麻黄微发汗，表热乃去，表热去后又发热者何也。世医到此，尽不能晓，或再用凉药，或再解表，或以谓不可医，误致夭伤者甚多。此表里俱虚，气不归元，而阳浮于外，所以再发热，非热证也，只用六神散入粳米煎，和其胃气，则收阳归内，身体便凉。热重者，用银白散。

［曾］　积热，眼胞浮肿，面黄足冷，发热从头至肚愈甚，或闻饮食之气恶心及肠疼呕吐。治法详载伤积论中。

按：曾氏所谓积热，乃指腹中有癖而热，与久积之积不同，不妨并存之。

清凉饮子里热。　惺惺散痘疹。

红绵散

白僵蚕炒，二两　天麻生用，一两　南星切薄片，油浸黄，二两　苏木节另研，二两半

上为末。每服一钱，水一小盏，入红绵少许，同煎至六分，温服。凡小儿风热，头目不清，并宜服之。若伤寒有表证发热者，每服入去节麻黄末五分。有里热心燥渴者，入滑石末半钱，同煎服之。

六神散

人参　白茯苓　干山药　白术　白扁豆　甘草炙。各等分

上为末。每服一大钱，水一小盏，枣一枚，姜二片，同煎至五分，服。此药用处甚多，治胃冷，加附子。治风证，加天麻。治痢，加罂粟壳。

银白散

干山药　白术　白茯苓各半两　人参　白扁豆　知母　甘草炙　升麻各等分

上为末。每服一大钱，水一小盏，枣一枚，生姜二片，同煎，温服，不拘时候。

桃枝丸　疏取积热及结胸。又名桃符丸。

巴豆霜　大黄　黄柏各一钱　轻粉　硇砂各半钱

上细末，面糊丸，粟米大。煎桃枝汤下。一晬儿五七丸，五七岁二三十丸。未晬儿二三丸，临卧服。

栀豉饮子　治小儿畜热在中，身热狂躁，昏迷不食。

栀子仁七枚　豆豉半两

上用水三盏，煎至二盏，看多少服之，无时。或吐不吐，立效。

栀子汤　治小儿积热心脏，小便赤肿，口内生疮。

栀子仁　木通　当归尾　白芷各二钱　防风　甘草各一钱

上为细末。麦门冬煎汤送下。

三黄丸里热。

［曾］　**玉露饮**　治颊赤咽干，心烦躁，睡不稳，身热头痛。兼中暑发渴昏闷，小便不通，惊气入肾，梦中咬牙，加金珠散、薄荷汤，空心调服。

寒水石中有细纹手可碎者　石膏洁白坚硬而有墙壁者。各一两　甘草三钱，晒干，天阴火焙

上，除前二味外，甘草锉晒或焙，同为细末。每服半钱至一钱，温汤，无时调服。或麦门熟水。

益元散　解暑毒，利小便，理烦渴，除惊悸。

滑石六两　粉草一两，细锉

上二味，或晒或焙，研为细末。每服一钱至二钱，温热水，无时调服。凉水亦可。

万安饮　推陈致新，除邪辅正，和益脾胃，宣通气血，调顺饮食，疏解风寒，宁心化痰，去烦理热，不拘证在表里，并宜可投。常服百病不生，真元益固，补养诸虚，亦有奇验。此与宣明论当归饮相类不远，治法最多，其药品之外，惟加枳壳、半夏。

人参去芦　当归酒洗　大黄生用　柴胡去芦　枳壳去瓤，炒　半夏炮裂　芍药洗净　黄芩　防风去芦　甘草十味各一两　滑石末六两

上锉，除滑石末临入和匀。每服二钱，水一盏，姜二片，煎七分，无时温服。或加枣一枚同煎。

调胃散　桃枝丸取积热后服之。

人参三钱　白术二钱半　甘草炙　白茯苓　罂粟子各一钱　白附子半分　藿香　丁香各半钱

上为末。紫苏汤下半钱或一钱。

寒　热

寒热者，证如疟状，阴阳相胜也。先寒而后热阳不足，先热而后寒阴不足。寒多而热少，阴胜阳也。热多而寒少，阳胜阴也。寒热相半，阴阳交攻也。寒热隔日，阴阳乍离也。阳盛发热，阴盛发寒也。其有头疼汗出者，有呕吐不食者，有憎寒而饮水者，壮热而饮汤者，有筋骨疼痛者，或泻或秘，或内寒而外热，或内热而外寒，又有寒而腹中痛，热而腹中鸣，是有食积也。治法，因于食积者，当用白饼子下之，次行补助，以钱氏白术散。寒多热少者，小柴胡汤加桂。热多寒少者，白虎汤加桂。寒热相半者，并用小柴胡汤主之。

［薛］　经曰：阳虚则外寒，阴虚则内热，阳盛则外热，阴盛则内寒。寒热往来，此乃阴阳相胜也，故寒气并于阴则发寒，阳气并于阳则发热。寸口脉微为阳不足，阴气上入阳中则恶寒。尺脉弱为阴不足，阳气下入阴中则发热。阳不足则先寒后热，阴不足则先热后寒，阴阳不归其分则寒热交争也。又上盛则发热，下盛则发寒。阳胜则乍热，阴胜则乍寒，阴阳相胜，虚实不调，故邪气更作而寒热往来，或乍寒乍热也。少阳胆者，肝之府，界乎太阳阳明之间，半表半里之分，阴阳之气，易于相乘，故寒热多主肝胆经证，以小柴胡汤加减调之。若只见寒热，起居如常，久而不愈，及大病后元气未复，悉属阴虚生热，阳虚生寒，宜用八珍汤补之，甚者，十全大补汤。有食积为病，亦令寒热，用保和丸消之。若兼呕吐泄泻，用六君子汤。厥冷饮热，人参理中丸。作渴不止，七味白术散。食积既消，而寒热尚作者，肝邪乘脾，所胜侮所不胜也，用异功散加柴胡、山栀。其疟证寒热，详见疟门。

白饼子癖。　白术散渴。　小柴胡汤半表半里热。　白虎汤表里俱热。　八珍汤虚羸。　十全大补汤虚羸。　保和丸宿食。　六君子汤脾。　人参理中丸吐泻。　异功散吐泻。

变蒸热

变蒸者，阴阳水火蒸于血气，而使形体成就，是五脏之变气，而七情之所由生也。盖儿生之日，至三十二日一变，每变蒸毕，即觉性情有异于前，何者？长生脏腑意智故也。何谓三十二日长骨添精神？人有三百六十五骨，以象天数，以应期岁，以分十二经络，故初生至三十二日一变生癸，属足少阴肾，藏精与志。六十四日二变一蒸生壬，属足太阳膀胱，其发耳与尻冷。至九十六日三变生丁，属手少阴心经，心藏神，其性为喜。一百二十八日四变二蒸生丙，属手太阳小肠，其发汗出而微惊。一百六十日五变生乙，属足厥阴肝，肝藏魂，喜哭。一百九十二日六变三蒸生甲，属足少阳胆，其发目不闭而赤。二百二十四日七变生辛，属手太阴肺，肺藏魄，生声。二百五十六日八变四蒸生庚，属手阳明大肠，其发肤热而汗，或不汗。二百八十八日九变生己，属足太阴脾，脾藏意智。至三百二十日十变五蒸生戊，属足阳明胃，其发不食，肠痛而吐乳。又手厥阴心包络，手少阳三焦，此二经俱无形状，故不变而不蒸也。前十变五蒸，乃天地之数以生成之，然后始生齿，能言，知喜怒，故云始全也。太仓云：气入四肢，长碎骨。于十变后六十四日为一大蒸，计三百八十四日，长其经脉手足，手受血故能持握，足受血故能行立。经云：变且蒸。谓蒸毕而足一岁之日有馀也。师曰：不汗而热者发其汗，大吐者微止，不可别治。又六十四日为二大蒸，计四百四十八日，又六十四日三大蒸，计五百一十二日，共五百七十六日，变蒸既毕，儿乃成人也。变者，变生五脏也，蒸者，蒸养六腑也，所以成人。变者上气，蒸者体热，每经一变一蒸，情能既异，轻则发热微汗，其状似惊，重则壮热脉乱而数，或吐或汗，或烦啼躁渴。轻者五日解，重者七八日解，其候，与伤寒相似。亦有变蒸之馀，续感寒邪者，但变蒸则耳冷骫冷，上唇发泡，状如泡珠，若寒邪搏之，则寒热交争，腹中作痛，而啼叫之声，日夜不绝。变者，易也，蒸于肝则目眩微赤，蒸于肺则嚏嗽毛耸，凡五脏六腑筋脉骨节，循环各有证应。其治法，和平之剂微表之，热实者，微利之，或不治亦自愈。

［汤］《千金》变蒸论云：凡儿生三十二日一变，六十四日再变，变且蒸，九十六日三变，一百二十八日四变，变且蒸，一百六十日五变，一百九十二日六变，变且蒸，二百二十四日七变，二百五十六日八变，变且蒸，二百八十八日九变，三百二十日十变，变且蒸，积三百二十日，小蒸毕，后六十四日大蒸，蒸后六十四日复大蒸，蒸后一百二十八日复大蒸。凡小儿自生三十二日一变，再变为一蒸，凡十变而五小蒸，又三大蒸，积五百七十六日，大小蒸都毕，乃成人。小儿所以变蒸者，是荣其血脉，改其五脏，故一变竟，辄觉情态有异，其变蒸之候，变者上气，蒸者体热，变蒸有轻重，其轻者体热而微惊，耳冷尻冷，上唇头白泡起如鱼目珠子，微汗出，重者体壮热而脉乱，或汗或不汗，不欲食，食辄吐哯，目白睛微赤，黑睛微白。又云：目白者重，赤黑者微，变蒸毕，自精明矣，此其证也。单变小微，兼蒸小剧，凡蒸，平者五日而衰，远者十日而衰，先期五日，后期五日，为十日之中，热乃除耳，或违日数不歇，切不可妄治及灸刺。海藏云：言变蒸通一十八次，盖前三百二十日为十小蒸，后二百五十六日为十大蒸也。哯，乎典切，不呕而吐也。

［无］　若身热、耳热、尻亦热，此乃他病，可作别治。

［薛］　变蒸治法，平和者，微表之，实热者，微利之。古方紫霜丸、黑散子、柴胡汤皆可。有寒无热，并吐泻不乳多啼者，当归散、调气散主之。前证，盖小儿所不免者，虽勿药亦可也，前药峻厉，非惟脏腑不胜，亦且反伤气血。余尝见一小儿至一变发热有痰，投抱龙丸一粒，卒至不救，慎之慎之！其有不热不惊，略无证候，而暗变者，盖受胎气壮实故也。

紫阳黑散　治小儿变蒸壮热，亦治伤寒发热。

麻黄二钱半，去节　大黄一钱，同锉，炒黑，为末　杏仁去皮尖，二钱半

上件，同一处捣和，并略烧，存性，再以杏仁研膏和之，密器盛。每服一豆许，乳汁调和灌之。

紫霜丸癖积。

柴胡汤　治变蒸骨热心烦，啼叫不已。

人参　甘草微炙　麦门冬去心。各二钱　龙胆草酒炒黑　防风各一钱　柴胡五分

上，每服一钱，水煎。

当归散　治变蒸，有寒无热。

当归二钱　木香　官桂辣者　甘草炙　人参各一钱

上，每服一钱，姜枣水煎。

调气散　治变蒸，吐泻、不乳、多啼，欲发慢惊。

木香　香附子　人参　橘皮　藿香　甘草炙。各一钱

上为末。每服一钱，姜枣水煎服。《幼科类萃》此方有制厚朴一钱。

平和饮子　治婴儿变蒸，于三日后三日进一服，可免百病，百日内宜服。

人参去芦　甘草炙。各半钱　白茯苓一钱，去皮　升麻二分，煨

上㕮咀。用水煎，不以时候服。禀受弱者，加白术一钱。肥大壮实者不用。

参杏膏　治水儿变蒸潮热。

人参去芦　杏仁去皮尖　川升麻煨。各半钱　甘草一钱，炙

上为极细末。百日已前，每服一字，用麦门冬去心煎汤，食远，调服。

心　痛

小儿心痛，当于大人心痛门参用之。心痛吐水者，虫痛。心痛不吐水者，冷心痛。

钱氏灵矾散　治小儿虫咬心痛欲绝。

五灵脂二钱　白矾火飞，半钱

上，同研。每服一二钱，水一盅，煎至五分，温服，无时。当吐出虫。

《圣惠》治小儿心痛，但觉儿将手数数摩心腹即啼，是心痛不可忍，宜服。**芍药散方**。

赤芍药　人参去芦　白术　黄芩　川大黄微炒，锉　当归已上各一分

上，捣罗为粗散。每服一钱，以水一小盏，煎至五分，去滓，不计时候，量儿大小加减，温服。

［茅先生］　治小儿心痛。**金铃散**

金铃子炮，去皮核　蓬莪茂炮。各一两　茴香　木香炮　荆三棱炮。各半两

上为末。每服一钱半钱，用热酒调下。

烦　躁

［薛］　仲景云：火入于肺则烦，入于肾则躁。夫心者君火也，火王则金燔水亏，而火独存，故肺肾合而为躁也。《活人》云：但烦热者，虚烦也。诸虚烦热，与伤寒相似，但不恶寒，身不疼，故知非

伤寒也。头不痛，脉不紧，故知非里寒也。不可发汗攻下，当与竹叶汤，兼呕者与橘皮汤。又心虚则先烦而后渴，翕翕发热，其脉浮紧而大是也。盖烦者，心中烦扰而内热，故属阳。躁者，肢体躁动、或裸身欲入井中，为外热，故属阴。外热者，无根之火也，是以为虚。在小儿当辨其嗞煎不安是烦，嗞啀不定是躁。嗞煎者，心经有热，精神恍惚，烦满生惊。嗞啀者，心经有风，烦躁惊搐也。热甚者，黄连解毒汤。轻者，导赤散。风热者，至宝丹。脉数而实，便闭有热者，神芎丸，此皆实热之治法也。若烦而头痛短气，口干咽燥不渴者，虚也，用四君加芎、归。因药攻伐而作渴者，用竹茹汤。烦而不得眠者，酸枣仁汤。心神颠倒，烦热欲吐者，朱砂安神丸。面戴阳，目内赤，六脉洪大按之全无者，血虚发躁，用当归补血汤。若躁而裸体欲入井中，脉沉细或浮大，按之如无者，此皆阴盛发躁也，宜用参附汤，有回生之功。

清热解毒丸　治五脏积热，毒气上攻，胸臆烦闷，咽喉肿痛，赤眼壅肿，头面发热，唇口干燥，两颊生疮，精神恍惚，心忪闷乱，坐卧不宁。及伤暑毒，面赤身热，心烦躁而渴，饮食不下。

寒水石　石膏各八两　青黛四两

上研末，入青黛和匀，蒸饼七个，水调为丸，如芡实大。每服一丸，食后，新汲水化下，或细嚼，生姜汤下。如中诸毒，并宜服之。及惊风潮热，痰涎壅塞，心胸烦躁，颊赤多渴，坐卧不稳，每服半粒，量大小加减。

竹茹汤吐。

橘皮汤

橘皮一两半　甘草炙　竹茹各半两　人参二钱五分

上，每服五钱，姜水煎，食前服。

黄连解毒汤　治时疾三日，汗已解，若烦闷干呕，口燥呻吟，发热不卧。

黄连炒，三钱　黄柏炒，半两　栀子炒，四枚　黄芩炒，二钱

上，每服二三钱，水煎。未效再服。亦治热痢。

导赤散心。

至宝丹　治诸惊痫心热，及卒中客忤，烦躁风涎搐搦，或伤寒狂语，伏热呕吐。

生犀角镑　生玳瑁镑　琥珀　朱砂水飞　雄黄水飞。各一两　金箔五十片，一半为衣　银箔五十片　片脑一匙　麝香一钱　牛黄半两　安息香一两半，为末，酒掬去砂，取一两，酒煎成膏

上，各另研为末，和匀，入安息香膏，如干，入熟蜜少许，丸桐子大。每服一二丸，人参汤化下。量儿加减用之。

神芎丸　治风热壅滞，头目昏眩，口舌生疮，牙齿疳蚀，或遍身疮疥咬牙，惊惕怔忡，烦躁作渴，或大便涩滞，或积热腹满，惊风潮搐等证。

大黄生　黄芩各二两　生牵牛末一两　滑石四两　黄连　薄荷叶　川芎各半两

上为末，水糊丸，如桐子大。每服三四丸，温水下。

酸枣仁汤

酸枣仁去壳取仁　甘草炙　生地黄　栀子仁　麦门冬　人参　当归身各等分

上锉细。加灯心，水一盏，煎七分，去滓温服，不拘时。

朱砂安神丸心。　当归补血汤虚热。

注　夏

［薛］　脾为太阴，位属坤土，喜燥而恶湿，故凡脾胃之气不足者，遇长夏润溽之令，则不能升举清阳，健运中气，又

复少阳相火之时，热伤元气，则肢体怠惰不收，两脚痿弱，嗜卧发热，精神不足，饮食少思，口中无味，呼吸短乏气促，目中视物䀮䀮，小便赤数，大便不调，名曰注夏。此皆禀赋阴虚，元气不足之证，丹溪补阴论言之详矣。育子者，其可不知冬月养阳之道乎。治法，用补中益气汤去升麻、柴胡，加炒黑黄柏主之。若因劳役发热，血虚脉大者，用当归补血汤。气血两虚者，八珍汤。肝肾阴亏者，地黄丸。大便作泻者，人参理中汤。若乳母肝火乘脾，寒热少食者，柴胡栀子散。胃火作渴者，竹叶石膏汤。小儿多因乳母之气不调而致，当戒怒气，调饮食，适寒温，则可以远病矣。又如今人夏月皆以香薷汤浸冷，代茶饮之。殊不知香薷利水，大损元阳，厚朴克伐，大泻真气，况脾性喜温而恶寒，夏月阴盛于内，冷啜伤脾，若胃强有火，湿热为病之人，固无大害，其脾胃虚弱，中气不足者，必为腹痛少食，泄泻寒中之疾矣，此大人亦所当戒者，况小儿乎。慎之慎之。

补中益气汤虚热。 当归补血汤虚热。 八珍汤虚羸。 地黄丸肾。 人参理中汤吐泻。 柴胡栀子散发热。 竹叶石膏汤发热。

清暑益气汤 治暑邪干卫，身热自汗

黄芪 苍术泔浸，去皮。各一钱 升麻七分 人参 白术 陈皮炒 神曲炒 泽泻各五分 甘草 黄柏酒浸，炒 当归身 麦门冬去心 青皮炒 葛根各三分 五味子九粒，杵

上，水煎服。

清燥汤 治小儿自汗，或因热伤元气，大小便秘涩。

黄芪炒 苍术各五分 白术 陈皮 泽泻 人参 白茯苓 升麻 麦门冬去心 当归身 生地黄 神曲炒 猪苓 黄柏酒拌，炒。各三分 五味子五粒，杵 黄连炒 甘草炙。各二分

上，姜一片，水一盅，煎服。

舌

舌者，心之候，脾之脉，络于舌也，二经有热，无所于泄，而发于舌。如舌络微紧，时时舒舌，谓之弄舌。附舌下，近舌根生，形如舌而小，谓之重舌。舌渐渐肿大，塞满口中，谓之木舌。

［曾］ 凡患此证，是脾与心肝，屡受极热，有所谓重舌、木舌，又谓之舌黄、鹅口，名虽异，皆热也。大抵重舌生于舌下，挺露如舌，故曰重舌，然脾之络脉系舌傍，肝之络脉系舌本，心之络脉系舌根，凡此三经或为湿热风寒所中，则舌卷缩，或舒长，或肿满，宜消黄散、绿袍散主之，及当归散、羌活散与服。

当归散发热。 羌活散发热。

弄舌

［钱］ 弄舌者，脾藏微热，令舌络微紧，时时舒舌，治勿用冷药及下之，当少与泻黄散渐服之。田氏云：若肥实者，用牛黄散治之。或欲饮水，医疑为热，用冷药下之者，非也，饮水者，脾胃津液少故也，又加面黄肌瘦，五心烦热，即为疳，宜加胡黄连辈。若大病未已，用药后弄舌者凶。

［薛］ 小儿舌微露而即收者，名弄舌，此属心脾亏损，用温脾散补之。舌舒长而良久不收者，名吐舌，乃心脾积热，用泻黄散主之。或兼口舌生疮，作渴饮冷，属胃经实热，亦用前散。作渴饮热，属胃经虚热，用四君子汤。食少作渴，或大便不实，脾胃虚弱也，用七味白术散。口角流涎，或腮颊患肿，胃虚风热也，先

用人参安胃散，次用七味白术散。若午后甚者，脾血虚也，四物多加参、术、茯苓，未应，用补中益气汤及审五脏相胜。若因疳瘦所致，当参诸疳门。

泻黄散脾。　温脾散腹胀。　白术散渴。　人参安胃散脾。　四物汤失血。补中益气汤虚羸。

重　舌

［汤］　重舌，附舌下近舌根生，形如舌而小，谓之重舌。其著舌下如此者名重舌，其著颊里及上腭如此者，名重腭。其著齿龈上如此者，名重龈。皆刺之出血可也。治法，用苦竹沥渍黄柏末，点舌上，如不愈，后用真蒲黄傅之，不过三次愈。用真蒲黄微炒，纸铺地上出火气，研细，每挑些掺舌下，更以温水蘸熟帛裹指，轻轻按之，按罢掺药。马牙硝涂舌下，日三度。先用新水揉口并舌上下，后用皂荚针烧灰，入脑子少许，每用半字，掺舌上下，出涎，立效。亦治木舌。烧乌贼鱼骨细研，和鸡子黄，傅喉及舌上。乱发灰细研，以半钱傅舌下，日不住用之。桑白皮煮汁涂乳，饮之。

［张］　**乌鱼散**　治小儿重舌。

乌鱼骨一两　蜣螂烧灰　蒲黄各五钱　枯白矾二钱五分

上为极细末，用鸡子黄调。涂舌下。咽津无妨。

青液散　治小儿重舌及口疮。

青黛　朴硝各一钱　龙脑一字

上为细末，用蜜调。鹅翎蘸少许，傅之。

当归连翘汤　治小儿心脾有热，致生重舌。

当归尾　连翘　川白芷各三钱　大黄煨　甘草各一钱

上㕮咀。用水一盏煎，食前服。

一捻金散　治小儿重舌及木舌。

雄黄二钱　硼砂一钱　脑子少许　甘草半钱

上为细末。干掺舌上，或用蜜汤调，鹅翎刷，咽。

绿袍散　治重舌及满口内外疮毒，咽膈不利。

薄荷叶去老梗　荆芥穗二味各五钱　青黛　玄明粉　硼砂三味各二钱半　百药煎　甘草二味各三钱

上锉、焙为末，除玄粉、硼砂二味，在乳钵内细杵，同前药末再杵匀。用一字至半钱，干点舌上，令其自化，或新汲水入蜜，调点舌上亦好。

木　舌

木舌者，舌肿渐渐粗大满口，不急治，即塞杀人也。

［曾］　木舌者，舌肿硬而妨乳食，此为风热盛也，以当归散、泻黄散、玉露饮，皆可服之，次消黄散点擦舌上。盖舌者，心之管，心热则生疮破裂，肝壅则血出如涌，脾闭则白苔如雪，热则肿满，风则强木，口合不开，四肢壮热，气喘语塞，即其候也。治法，凉解上焦及心肝脾三经邪热，疏风化痰，初用百解散加五和汤，水、姜、灯心煎投，次以牛蒡汤同当归散，入生地黄水姜煎服。治法，用《局方》中紫雪二钱半，竹沥半合和之，时时抹入口中，自消。　百草霜、滑石、芒硝为末，酒调傅。

泻黄散脾。　玉露饮积热。

消黄散　治风热上攻，舌硬肿大不消。

风化朴硝　真蒲黄各半两

上，蒲黄晒干为末，同朴硝乳钵内细研匀。每用一字或半钱，点揩舌上下。

百解散急惊。　五和汤失血。　牛蒡

汤咽喉。

川硝散　治小儿木舌。

朴硝一两　真紫雪五钱　食盐二钱半

上为细末。每服五分，入竹沥三两点，用白汤调涂舌上。咽津无妨。

舌白苔

丹溪云：舌上生如微粒，桑白皮汁傅之，三两次妙。

舌上疮

《本草》治小儿舌上疮，饮乳不得。以白矾和鸡子置醋中，涂足底，二七即愈。　《千金方》以蜂房烧灰、屋间尘各等分，和匀，傅之。又以桑白汁涂乳，与儿饮之。又以羊蹄骨中生体和胡粉傅之。　《外台·小品》以乌贼鱼骨烧末，鸡子黄和，涂之。《婴孺》烧葵根为灰，每日少许傅之。　《张鸡峰方》野蔷薇根，锉碎，每用一匙头，以水二盏，煎至六分，去滓，热含，冷即吐了。治口舌生疮，久不差。

舌上血出

《千金翼》治舌上黑，有数孔出血如涌泉，此心脏病也。方

戎盐　黄芩　黄柏　大黄各五两　人参　桂心各二两　甘草一两，炙

上七味，末之，炼蜜丸，如梧子。每服十丸，日三服。仍烧铁烙之。

诸失血证

［曾］　小儿九道出血，何为而然？盖人之所有者，血与气也。心者，血之主，肺者，气之主，气主呴之，血主濡之。荣养百骸，灌溉丝脉，升降上下，荣卫谐和，自然顺适。一或不调，疾由生矣。或外为六淫所侵，内因七情所沮，气乃留而不行，血乃壅而不濡，内外抑郁，不能流注以荣于身，必有妄动之患。叔和以芤脉为失血之义，在七表属阳故也，阳明主乎多气多血，未有不因热而得，盖气血俱热，热郁内逼，失其常度，是以妄行。有在襁褓患此证者，固非七情所伤，皆因乳母执著，不自宽释，及啖辛辣之物，流于乳络，儿饮之后，停滞不散，郁蒸于内，亦能动血。或居重帏暖阁，火气熏逼，不令常见风日，积温成热，热极则涌泄，或吐或衄，或大小腑亦多血来者。有气虚而邪热乘之，则血不得循流故道，渗于诸经，亦生走失之证，其面㿠白，脉沉微，血淡紫，口气缓，是也。又况婴孩脆弱，易虚易实，因热内攻，血随气行，或壅而上逆，或下而忘返，遂有吐血、衄血、泻血、溺血之证，然而血不苟动，因气使之，风不自生，因热而起，由是而论，可以类推。治法，先明虚实，审得病源，随经施治，药饵无差，则不失其机要。实则小柴胡汤加生地黄、丝茅根，或苦参亦好，并用水煎服。或㕮咀五苓散合五和汤，亦加丝茅根、苦参，水煎，及投消毒饮。次用局方鸡苏丸、三黄丸间服。虚则理中汤，及人参芎归汤皆可服。间有医者见其血盛，以为热极，过投凉剂，遂使血寒不能归源而妄流，其色紫黯而凝滞，或成小片，当服姜、附之剂以温之，自然流畅，毋致妄行为佳。

小柴胡汤潮热。　五苓散惊。　五和汤里热。　消毒饮喉痹。　局方鸡苏丸大吐血。　三黄丸里热。　理中汤吐泻。

人参芎归汤　治九道血妄行。

人参去芦　川芎　当归酒洗。各半两　荆芥二钱半

上，每服二钱，水一盏，煎七分，温

服无时。

黄芩丸 治小儿衄血、吐血、下血。

上，以黄芩为末，炼蜜丸如鸡头大。三岁一丸，浓盐汤下。柏叶、石榴花，为末，吹鼻，治衄血吐血。一方，定州瓷器末，治呕血，破血止血。

茅花汤 治鼻衄不止，吐血下血。

用茅花一大把，水三盏，煎浓汁一盏，分二服，即瘥。无花，根梗代之。兼治血痢黑痢。

吐 血

《全婴》论云：夫吐血者，荣卫气逆也。荣者血也，卫者气也，荣卫相济，不失常道，一有所胜，则致妄行。血者水也，决之东则东流，决之西则西流，气之使血，其势如此。巢氏云：血者是有热气盛而血虚，热乘于血，血性得热则流散妄行，气逆则血随气上，故令吐血也。又或饮食太饱之后，脾胃内冷，不能消化，忽吐所食之物，气血相冲，因伤肺胃，亦令吐血。若久嗽气逆，面目浮肿而嗽吐血者，是虚损也。

［薛］ 清者为荣，浊者为卫，荣行脉中，卫行脉外。盖荣者，水谷之精气也，和调于五脏，洒陈于六腑，故能入于脉。夫荣者，阴血也，所主在心，统化在脾，藏内在肝，宣布在肺，输泄在肾，灌溉一身，滋养百脉，诸经由此而生毓焉。然血之所统者气也，故曰气主呴之，血主濡之，是以气行则血行，气止则血止，阳生阴长，夫唱妇随之道也。若气一伤，则变证百出，故妄行则吐衄，衰涸则虚劳，降下则便红，热陷则溺赤，渗于肠胃则为肠风，阴虚阳搏则为崩漏，此皆气有殄戾之乖，而血乃生渗溢之患也。然养阴者可不先知养阳之道乎。小儿患之多因禀赋积热，或食膏粱厚味，或乳母七情郁火所致。治法，若气虚血弱，当以人参补之，阳旺则阴生血也。若四物汤者，独能主血分受伤，为气不虚也。若左寸关脉数而无力，血虚也，四物汤加参、术。浮而无力，气虚也，补中益气汤。尺脉数或无力，肾虚也，六味地黄丸。右寸关脉数而有力者，肺胃热也，犀角地黄汤，后用四物汤加参苓白术。尺脉数而无力，阴虚也，用六味地黄丸。若面黄目涩，眵多手麻者，脾肺虚也，用黄芪芍药汤。

四物汤 治血虚发热烦躁，或晡热作渴，头目不清。若因脾虚不能生血者，用四君子汤。

当归 熟地黄各二钱 芍药 川芎各一钱

上，水煎服。

补中益气汤虚热。 六味地黄丸肾。

犀角地黄汤 治伤寒温病，失于表汗，致内有瘀血，吐血面色黄，大便黑，及疮疸出多，以此解之。

犀角镑 牡丹皮各一两 生地黄八钱 赤芍药七钱

上，每服二钱，水煎服。

黄芪芍药汤 治衄多岁，面黄眼涩，多眵手麻。

黄芪三两 甘草炙 升麻 葛根 芍药炒黄。各一两 羌活半两

上，每服三钱，水煎服。

按：此手足太阴、阳明药也，然血虚久，则阳亦虚矣，故血不足则麻木，阴虚火动，变证百出，实非风也，此出升阳滋阴例。

人参黄芪散 治虚劳客热，消瘦倦怠，口燥咽干，日晡潮热，五心烦热，盗汗胸满，食少作渴，咳唾时有脓血。

天门冬去心，三两 半夏 知母炒黄 桑白皮 赤芍药炒 黄芪炒 紫菀 甘草炙 鳖甲醋炙。以上各半两 白茯苓 柴胡

秦艽　生地黄　熟地黄　地骨皮各二两　人参　桔梗各一两

上锉散。每服三五钱，水煎服。大人亦得。一方，有生姜。

柏枝饮　治小儿衄血、吐血。

柏枝干者　藕节干者

上等分为末。三岁半钱，藕汁入蜜，沸汤调下。一方，白芍药为末，磨犀角汁调，治咯血、衄血。

辰胶散　治小儿吐血。

阿胶炒　蛤粉等分　辰砂少许

上为末，和粉红色。三岁一钱，藕汁和蜜调下。

紫参散　治吐血。

紫参　山栀子　生干地黄各一两　刺蓟一分，烧灰　乱髪一分，烧灰，俱存性。已上捣罗为细末，次用　蒲黄　伏龙肝各一分，并细研

上件，都拌匀。每服半钱至一钱，煎竹茹汤调下。

衄　血

衄血者，是五脏热结所为也。血随气行，通流脏腑，冷热调和，不失常度，无有壅滞，亦不流溢。血得寒而凝结，得热而流散，热乘于血，血随气发，溢于鼻窍也。又有因伤寒瘟疫，诸阳受病，不得其汗，热无所泄，故从鼻而出也。春冬衄者，用生地黄研取汁，加生蒲黄少许，砂糖、井花水浸服之愈。秋夏衄者，用车前草一握洗净，同生姜一处研取汁，入生蜜一匙，先拌渣塞鼻，次用新汲水和蜜，并车前草、生姜汁饮之，即愈。又方，生萝卜取根捣自然汁，仰头滴入鼻管中即止，次以新汲水和蜜、萝卜汁饮之良。

［薛］　因惊仆气散，血无所羁而鼻衄者，用异功散加柴胡、山栀。左脸青而兼赤者，先用柴胡清肝散，后用地黄丸。右脸赤，乃肺、大肠实热也，用泻白散。鼻色赤，乃脾胃实热也，用泻黄散。微赤，乃脾经虚热也，用异功散加升麻、柴胡。色深黄，用济生犀角地黄汤，后用杨氏地黄散。淡白色，用六君子汤。颏间色赤，用四物汤加山栀。赤甚，用五淋散。小便赤色，用六味丸、补中益气汤。唇色白，用六君子汤。久不愈，用麦门冬饮子。若初病元气未亏，乳食如常，发热壮热，二便秘结，作渴饮水，卧不露睛者，悉属形病俱实，当治邪气。若病久元气已亏，食少发热，口干饮汤，呕吐泄泻，肢体畏寒，卧而露睛者，悉属形病俱虚，当补正气为要。

汤氏地黄汤　治荣中热，及肺壅，鼻血生疮，一切丹毒。

生地黄　赤芍药　当归　川芎各等分

上㕮咀。水煎，去渣，量大小加减服。如鼻衄，临熟入生蒲黄少许。生疮加黄芪等分。丹毒加防风等分同煎，累验。

柴胡清肝散肝热。　地黄丸肾。　泻白散脾。　泻黄散脾。　异功散吐泻。　六君子汤脾。　五淋散淋。　六味丸即地黄丸，肾。

麦门冬饮子　治吐血久不愈者。

五味子十粒　麦门冬去心　黄芪各一钱　当归身　人参　生地黄各五分

上，水煎服。

龙胆丸　治小儿衄不止。

黄连　龙胆草各等分

上为末，糊丸，如小豆大。三岁三十丸。或作散子，以浓盐水送下。

柏皮汤　治小儿衄血。

柏皮　山栀子各一两　甘草炙，半两

上㕮咀。三岁一钱，水一小盏，煎三分，去滓服。

槐花散　治衄血。

槐花炒，一两　蒲黄半两　川面姜一分

上捣罗为细末。每服半钱，新水调

下。

胶黄散　治小儿大衄，口鼻耳出血不止，十五六岁儿，阳盛多此病。

阿胶一两　蒲黄半两

上为末。三岁半钱，生地黄汁，微煎调下，食前服。

便血尿血

大便下血者，是大肠热结损伤所为也，藏气既伤，风邪自入，或蓄热，或积冷，或湿毒于脾胃，或疳食伤于脏腑，因兹冷热交击，疳湿互作，致动血气，停留于内，凝滞无归，渗入肠中，故大便下血也。或有腹胀，冷气在内攻冲，亦令大便下血。又因风冷乘虚客入脾胃，或瘀血在于肠胃，湿毒下如豆汁。又疳伤于脏，亦能便血。若上焦心肺积热，施注大肠，亦令大便下血也。亡血脾弱必渴，久则血虚，其人必肌体萎黄，头髪不黑矣。溺血者，盖心主血，与小肠相合，血之流行，周遍经络，循环脏腑，若热聚膀胱，血渗入脬，故小便血出也。

［薛］　经云：肺朝百脉之气，肝统诸经之血。又云：气主煦之，血主濡之。盖荣血为水谷之精气，灌溉五脏六腑，四肢百骸。若脾胃有伤，荣卫虚弱，行失常道，故上为衄血吐血，下为尿血便血矣。若外感风邪，则血鲜为肠风，内伤则血浊为脏毒。又热入大肠，则大便下血，热入小肠，则小便出血。然小儿多因胎中受热，或乳母六淫七情，厚味积热，或儿自食甘肥积热，或六淫外侵而成。若因母食厚味者，加味清胃散。怒动肝火者，加味小柴胡汤。忧思郁怒者，加味归脾汤。禀父肾燥者，六味地黄丸。儿有积热，小便出血者，实热，用清心莲子饮，虚热，用六味地黄丸。大便出血者，犀角地黄汤。风邪外侵者，仓廪散。病后元气下陷者，补中益气汤。粪前见血者，四君加黄连制吴茱萸，粪后见血者，四君加吴茱萸制黄连。若婴儿，以治母为主，馀当临证制宜。

清胃散齿。　小柴胡汤潮热。　归脾汤烦躁。　地黄丸肾。　清心莲子饮尿白。

五倍丸　治小儿大便下血如肠风脏毒。

上以五倍子，干为末，炼蜜丸，如小豆大。三岁三十丸，米汤下。

诃灰散　治小儿因疳大便有血。

上，以诃子烧灰存性，一半为末，米汤调下，食前，三岁一钱。

桃胶丸　治小儿小便出血，阴茎中痛。

上，以桃胶一块如枣大，水一盏半，煎三分，日进三服。下石子如豆，石尽，止药。

火府散　治小儿小便出血。

木通　生地黄　甘草　黄芩

上为末。水一盏，煎六分，不时温服。

车前散　治热盛积于小肠，甚则尿血。

牡蛎半两，烧为粉　车前子　甘草炙微黄，锉　川朴硝各一分

上捣罗为散。每服一钱，以水一小盏，煎至五分，去滓，温服。量儿大小加减，不拘时候。

语　迟

五脏有五声，心声为言。若儿稍长，应语而语迟，由在胎时，母卒惊怖，内动儿脏，邪乘于心，心气不和，舌本无力，故语迟也。

［钱］　**菖蒲丸**　治小儿心气不足，

五六岁不能言。

石菖蒲三钱　人参切去芦，焙，半两　丹参二钱　天门冬　麦门冬去心，焙。各一两　赤石脂三钱

《直指》有当归、川芎、朱砂。

上，同为细末，炼蜜丸如绿豆大，或麻子大。温水下五七丸至一二十丸，不计时候，日三四服。久服取效。又有病后肾虚不语者，宜兼服钱氏地黄丸。海藏云：地黄丸，足少阴也，与菖蒲丸上下通经。

［张］　**菖蒲丹**　治数岁不能语。

菖蒲一寸，九节者　远志去心　桂心各一两　人参去芦　黄连去鬚　酸枣仁各半两

上为细末，炼蜜和，如芡实大。每服一粒至二粒，煎生姜汤化下，不拘时候。

《圣惠》治舌本无力，语迟。**芍药散**

赤芍药一两　黄芪七钱半　犀角镑　槟榔　甘草炙微赤。各半两

上为末。每服一钱，水一小盏，煎至五分，去滓，量儿不计时分加减，温服。

［钱］　病吐泻及大病后，虽有声而不能言，又能咽药，此非失音，为肾怯不能上接于阳故也，当补肾地黄丸主之。失音，乃猝病耳。口噤不止，则失音，声迟亦同。

鸡头丸　治小儿诸病后不能语。

雄鸡头一个，炙　鸣蝉三个，炙　大黄取实处，湿纸裹，煨熟　甘草锉，炙。各一两　黄芪切，焙　川芎　远志去心　麦门冬去心　当归去芦，焙。各七钱半　人参去芦　木通各半两

上，同为细末，炼蜜丸小豆大。平旦用米饮下五丸，空心，日三四，儿大者加之。久服取效。鸡、蝉二物，宜求死者用之，不可旋杀，孙真人所谓：杀生求生，去生更远。不可不知也。

《明堂》治五六岁儿不语者，灸心俞三壮。庄氏，灸两足踝各三壮。

汗

［郑］　夫汗者，心之所藏，在内为血，发外者为汗。盖汗乃心之液，故人之气血平则宁，偏则病。经云：阴虚阳必凑，则发热而自汗，阳虚而阴必乘，则发厥而自汗。皆由阴阳偏胜而致也。小儿血气嫩弱，肤腠未密，若厚衣温暖，熏蒸脏腑，脏腑生热，热搏于心，为邪所胜，故液不能内藏，熏出肌肤，则为盗汗也。又或伤于冷热，冷热交争，阴阳不顺，津液走泄，亦令睡中汗自出。其间有虚实之证，虚者谓诸病后、大汗后，血气尚弱，液溢自汗，或潮热或寒热发过之后，身凉自汗，日久令人黄瘦，失治则变为骨蒸疳劳也。丹溪云：盗汗者，谓睡而汗出也，不睡则不出，汗出，方其睡熟也，濈濈然出焉，觉则止而不复出矣，亦是心虚，宜敛心气，益肾水，使阴阳调和，水火升降，其汗自止。钱氏云：上至头，下至项，谓之六阳虚汗，不须治之。

自　汗

［薛］　自汗者，汗不待发表而自出也。经曰：饮食饱甚，汗出于胃。惊而夺精，汗出于心。持重远行，汗出于肾。疾走恐惧，汗出于肝。摇体劳苦，汗出于脾。又曰：阴虚而阳必凑，则发热而自汗，阳虚而阴必乘，则发厥而自汗。东垣云：表虚自汗，秋冬用桂，春夏用黄芪。丹溪云：汗者，心之液也，自汗之证，未有不由心肾俱虚而得之者。巢氏云：虚劳病，若阳气偏虚，则津液发泄而为汗。夫自心为主阳之脏，火也。阳主气，人身津液，随其阳气所在之处而生，亦随其火所扰之处而泄，则为自汗矣。治法，当用参、芪甘温益气之药，使阳气外固而津液

内藏，则汗止矣。若元气虚者，夏月用六君子汤加山药、山茱萸，冬月用加减八味丸、十全大补汤。血虚者四物加参、芪。有热者，当归六黄汤。气血俱虚者，十全大补汤。心肾虚热者，六味丸。虚寒者，八味丸。心经血虚者，团参汤。胃经气虚者，六君子汤。饮食劳倦者，补中益气汤。嗜卧倦怠者，升阳益胃汤。热伤元气者，清燥汤。暑干心胞络者，清暑益气汤。外伤风邪者，惺惺散。虚劳羸瘦者，人参养荣汤。思虑伤脾者，归脾汤。怒动肝火者，小柴胡汤。肝经虚热者，加味逍遥散。肝经湿热者，龙胆泻肝汤。泄泻脉微者，人参理中汤。手足汗者，补中益气汤。胸腹汗者，四君子汤。当心一片有汗者，茯苓补心汤。黄汗者，茵陈五苓散。血汗者，血馀散敷之。此皆去汗之大法也，仍推五脏相胜主之。若汗出如油，喘而不休，此为命绝。柔汗发黄，此为脾绝。汗出不流如贯珠者，为绝汗。数者并不治。若六阳虚，则汗出上至头，下至项，亦多主难治。

［曾］　小儿脾虚自汗，多出额上，沾粘人手，速救胃气，全蝎观音散，用姜枣煎汤调服，及沉香饮为治。脾虚泻自汗，遍身冷而出有时，遇泻则无，泻过即有，此候太虚，急当补脾，投益黄散、参苓白术散、附子理中汤。肺虚自汗，其候右脸色多㿠白，肺脉按之无力，盖久因咳嗽，连声不已，痰少不活，乃肺经虚气上壅，致令汗出，宜令补肺散为治，及以藿香饮调脾，此又益母救子之义也。慢惊自汗，遍体俱有，其冷如冰，此证已危，金液丹、固真汤主之。

有实证自汗，外因感冒风邪，发热无间，昏醒浸浸汗出，当救表解肌，用百解散水煎服，或间投五苓散，温白汤调下。

［钱］　治病有等。张氏三子病，大者汗遍身。次者上至顶下至胸。小者但额有汗。众医以麦煎散治之，不效。钱曰：大者与香瓜丸。次者与益脾散。小者与石膏汤。各五日而愈。

香瓜丸

胡黄连　大黄瓜黄色者，一枚　大黄湿纸裹，煨　柴胡去芦　鳖甲醋炙黄　黄柏　黄连　芦荟　青皮各等分

上，除黄瓜外同为细末，将黄瓜割其顶，填入诸药至满，却盖口，用杖子插定，火内煨熟，将黄瓜及药同用面糊丸如绿豆大。每服二三丸，食后冷浆或新水下，大者五七丸，不及十丸。

胃怯汗，上至顶，下至脐，此胃虚，当补胃，益黄散主之。

［钱］　六阳虚汗，上至顶，不过胸也，不须治之。喜汗，厚衣卧而额汗出也，止汗散主之。

止汗散　用故蒲扇灰研细，每服三钱，温酒调下，无时。

薛氏方**十全大补汤**　治诸虚不足，自汗不食，时发潮热等证。

白茯苓　人参　当归　白术　黄芪炒　川芎　肉桂　白芍药炒　熟地黄　甘草炒。各等分

上，每服三五钱，加姜枣，水煎服。

八珍汤前方去肉桂、黄芪，治验见各门。

人参养荣汤　治病后时自汗，或发潮热，口干食少，心虚惊悸，咳而下利。前方去川芎，加陈皮、五味子、远志。

升阳益胃汤痢。　加减八味丸虚羸。　清燥汤　清暑益气汤并注夏。　惺惺散痘。　当脾汤惊悸。　小柴胡汤发热。　加味逍遥散女科发热。　龙胆泻肝汤杂前阴诸疾。　人参理中汤泻。　茯苓补心汤喑。　茵陈五苓散黄疸。

曾氏方

全蝎观音散吐泻。　沉香饮吐泻。　益黄散脾。　参苓白术散吐泻。　理中汤吐泻。　补肺散咳嗽。　藿香饮脾弱。　金液丹　固真汤并慢惊。　百解散　五苓散并急惊。

团参汤　治小儿虚汗，或心血液盛，亦发为汗。此药收敛心气。

新罗人参　川当归各三钱

上锉细，用雄猪心一个，切三片。每服二钱，猪心一片，井水一盏半，煎至一盏，食前，两次服。

牡蛎散　治血虚自汗，或病后暴虚，津液不固自汗。

牡蛎煅　黄芪　生地黄各等分

上锉散。每服二钱，或加浮麦煎。

扑汗方

黄连　牡蛎粉　贝母各半两

上，用米粉一升，傅之。

血馀散　治汗不止。

用男子乱发一握，煅存性，为细末，以绢袋盛置，干扑之。

盗　汗

睡则汗出，寤则自收也。钱氏曰：小儿睡而自汗出者，肌肉虚也，止汗散主之。遍身汗出者，香瓜丸主之，上至胃下至脐，此胃虚也，当补脾，益黄散主之。

［薛］　自汗属阳虚，盗汗属阴虚。盖阳为卫气，阴为荣血，血之所主心也，所藏肝也，热搏于心，故液不能内敛而外泄于皮肤，人卧则静而为阴，觉则动而为阳，故曰自汗属阳，盗汗属阴也，多因心肾不交，水火不能既济，肾虚则闭藏之令失守，故有是证，宜用六味丸、十全大补汤。血虚内热者，当归六黄汤。心经有热者，导赤散。肝经虚热者，六味地黄丸。血脱盗汗者，当归补血汤。肝胆风热者，柴胡清肝散。食积内热者，二陈、枳实、山栀。胃气虚热者，六君子汤及浮麦散。血气俱虚者，人参养荣汤。馀证见自汗，当参览之。

［曾］　有夜睡中而汗自出者，名盗汗。此因阳虚所致，久不已者，令人羸瘠枯瘦，心气不足，津液妄出故也，用茯神汤加黄芪，水姜枣烧盐汤服。

［钱］　**黄芪散**　治虚热盗汗。

牡蛎煅　黄芪　生地黄各等分

上为末。煎服，不拘时。

白术散　治自汗、盗汗。

白术三两　小麦一合，炒

用水一盅半，煮干去麦为末。以绵黄芪煎汤，量儿大小调服。忌萝卜辛辣炙煿之类，乳母尤忌。又，团参汤亦治盗汗。

当归六黄汤　治血虚盗汗，内热晡热者。

当归　熟地黄各五分　生地黄炒，三钱　黄连炒黑　黄柏炒黑　黄芩炒黑。各三分　黄芪炒，五分

上，水煎服。

沉香鳖甲丹　治潮热盗汗。

沉香　草龙胆　当归洗，焙干　鳖甲童子小便浸一宿，去裙襕，酥炙黄　绵黄芪锉。各一两　川黄连　川大黄微炮。各半两

上件，捣罗为细末，炼蜜和，如黍米大。每服十粒，用麦门冬去心煎汤下，量儿大小加减。

苁蓉丹　治血少肌瘦盗汗。

肉苁蓉酒浸一宿，刮去皱皮，火炙令干　鳖甲涂酥炙黄，去裙襕。各一两　当归　绵黄芪　何首乌各半两

上件，捣罗为细末，炼蜜和，如黍米大。每服十粒，温米饮下，食前，量儿大小加减。

升麻汤　治肌热盗汗。

川升麻　绵黄芪　人参去芦头。各一两　熟干地黄半两　已上捣罗为细末。次用

天竺黄 牡蛎粉各半两，研匀

上件，通拌匀。每服半钱至一钱，煎竹叶汤调下。

牡蛎散 止盗汗。

牡蛎粉二两 麻黄根为末 赤石脂细研 糯米粉各一两 龙脑一钱，研

上件，再研，拌匀。每用一匙头，新绵包，每日及夜，常常扑身体头面有汗处。

虎杖散 治实热盗汗。虎杖，水煎服，量多少与之，无时。

[海] 晋郎中子，自婴至童，盗汗凡七年矣，诸药不效。予与凉膈散、三黄丸，三日病已。盖肾为五液，化为五湿，相火逼肾，肾水上行，乘心之虚，而入手少阴，心火炎上而入肺，欺其不胜已也，皮毛以是而开，腠理玄府不闭，而为汗出也。出于睡中者为盗汗，以其觉则无之，故经曰：寝汗憎风是也。先以凉膈散泻胸中相火，相火退，次以三黄丸泻心火以助阴，则肾水还本脏，玄府闭而汗为之自已。

[曾] 有小儿，无疾睡中遍身汗出如水，觉而经久不干，此名积证盗汗，脾冷所致，用三棱散，水煨姜煎服，次投益黄散、参苓白术散。

三棱散癖积。

有时时冷汗微出，髮根如贯珠，面额上濈濈然，此为惊肝证，宜镇惊丸或琥珀抱龙丸，及茯神汤加麻黄根，水煎服，取效。

镇惊丸 琥珀抱龙丸 茯神汤三方并见惊搐。

噫 气

[薛] 经曰：脾病则面黄善噫。噫者，寒气客于胃，厥逆从下上散，复出于胃而为噫。又善思善味，其证当脐有动气，按之牢若痛。其病腹胀满，食不消，体重节痛，怠惰嗜卧，四肢不收。经曰：脾主四肢，有是者脾也。又曰：二阳一阴发病，主惊骇背痛善噫。何谓也？窃谓上焦受气于中焦，中焦气未和，不能消谷，故为噫耳。中焦，亦脾胃之分也，脾土虚寒，由命门火衰，不能温蒸水谷，古人有服菟丝子旬日间饮食如汤沃雪，亦此义也。补脾宜人参理中汤。补右肾宜用八味丸。胃气虚不能运化水谷者，六君子加木香。郁结伤脾者，加味归脾汤。木克土者，四君柴胡、升麻，兼嘈杂者，加吴茱萸、半夏。治者审之。

理中汤吐泻。 八味丸虚羸。 加味归脾汤惊悸。

本事枳壳散 治心下痞闷，或作痛多噫。

枳壳去瓤，炒 白术各半两 香附子炒，一两 槟榔三钱

上为末。每服一钱，空心，米饮调下。

四味萸连丸 治腹胀噫气吞酸，食不能化。

吴茱萸炒 黄连炒 神曲 荷叶各等分

上为末，煮神曲糊丸，桐子大。每服二十丸，白汤下。黄连当量病微甚，或炒黑炒黄用之。

下 气

[薛] 刘河间云：肠胃郁结，谷气内发而不能宣通于肠胃之外，故喜噫下气也。若癫痫劳瘵，气下泄而不止者必死，乃真气竭绝，腠理闭塞，谷气不能宣通于肠胃之外，故从肠胃中泄出。楼全善云：下气属心虚。经云：夏脉者心也，心脉不及，下气为泄者是也。经又云：饮食入

胃，游溢精气，上输于脾，脾气散精，上归于肺，通调水道，下输膀胱，水精四布，五经并行，此平人也。若七情内伤，六淫外侵，饮食不节，房劳过度，致脾土之阴受伤，转运之官失职，不能输化，故下气也。又曰：阴精所奉，其人寿。阳精所降，其人夭。阴精者，乃五谷之精，上荣心肺，以降肾肝，故曰其人寿。阳精者，乃胃中之清气，陷入肾肝，不能升浮，上输心肺，故曰其人夭。若饮食过度，肠胃郁结，用平胃散。癫痫劳瘵，用补中益气汤。心气虚弱，用补心丸。心气虚寒，用补心汤。脾胃虚寒，用理中汤。肝木乘脾，用六君子汤加木香。脾气郁结，用加味归脾汤。脾气下陷，用补中益气汤。命门火衰，用八味丸。肾气不足，用六味地黄丸。大凡噫气下气者，其脉不及本位。《内经》云：短则气病。以其无胃气也。诸病见此脉难治，但纯补胃气为善。

平胃散不能食。　补心丸即茯神散为丸，方见惊悸。　补心汤痞。　理中汤吐泻。　加味归脾汤惊悸。　八味丸不能食。

寻衣撮空

［薛］　寻衣撮空，许叔微谓之肝热。夫肝主筋，筋脉血枯而风引之，故手指为之撮敛也，宜确服六味地黄丸，间有回生之功。钱仲阳用泻青丸，此治肝经实热。盖寻衣撮空，皆病后之败证耳，求其实热，则百无一二矣，治者审之。王海藏治血脱寻衣撮空摸床，手扬摇头，错语失神，脉弦浮而虚，血脱内躁，热之极也，气粗鼻干，此为难治，用生地黄连汤主之。　王少参孙女年十二岁，脾胃素弱，后成疳症，发热，小腹膨胀坚直，大便溏泻，气喘咳嗽，彻夜烦躁，不睡鼻塞，眼暗谵语，其脉大而无根。用人参一两，附子三分，腹胀渐减，脉渐敛，然犹寻衣撮空，鼻孔出血。用六味地黄丸料二服如脱，乃昼服独参姜附汤，及服地黄丸料，脉渐有根，诸证渐愈，又用六君子、补中益气汤而痊。　一小儿停食，夜惊腹痛，服消食丸，泻数次，寻衣撮空，面青黄或色白。此脾土受伤、肺金休囚，肝火旺而然耳。先用异功散加升麻以补脾土，用六味地黄丸料以滋肝血，稍定，各二剂渐愈，却用补中益气汤、六味地黄丸，间以异功散而痊。　一小儿膝痈，误触其膝，出血甚多，患前证，恶寒面白。此阳随阴散而虚寒，用十全大补汤加附子三分，四剂未应，用人参一两，附子五分，姜枣煎服稍退，又二剂，顿退，乃朝用异功散，夕用八珍汤而安。　一小儿伤风，表汗后，患前证，恶风面白手足冷。用补中益气汤加五味子，汗顿止而诸证渐退，又用四剂而安，乃服十全大补汤而愈。

生地黄连汤　治血脱，寻衣撮空，摇头妄语。

川芎　生地黄　当归各七钱　赤芍药　栀子　黄芩　黄连各三钱　防风一钱五分

上，每服三钱，水煎服。

喜笑不休

［薛］　经曰：心藏神，有馀则笑不休。又曰：在脏为心，在声为笑，在志为喜。又，火太过，曰赫曦，赫曦之纪，其病笑谑狂妄。又云：少阴所至，为喜笑。又云：精气并于心则喜。此数者，皆言属心火也。若笑不休，呻而为腹痛，此水乘于火，阴击于阳，阳伏热生，狂妄谵语不可闻，心之损矣。扁鹊云：其人唇口赤色者可治，青黑者死。若肾水亏涸，不胜心

火，而喜笑不休者，用六味地黄丸。肝火炽盛，能生心火，而喜笑不休者，用柴胡清肝散。馀兼别证，各从其证而参治之。

一小儿喜笑常作，不安，面赤饮冷，手足并热。先用黄连泻心汤末，二服稍定，又用六味地黄丸料煎服顿愈，常服此丸则安，月许不服，仍复作，又服，愈矣。一小儿患前证，面青赤。此肝心二经风热所致也。用柴胡栀子散、六味地黄丸渐愈。又因乳母大怒发热。先用加味柴胡汤，又用加味逍遥散，母子服之并愈。一小儿年十四岁，用心过度，饮食失节，患喜笑不休，脉洪大而虚，面色赤而或白。余用补中益气汤而愈。次秋科举，饮食劳倦，前证复作，或兼谵语，脉[1]洪大，按之微细如无。用人参一两，姜枣煎服，稍定，又三剂而愈。又因劳役用心，自汗作渴，烦躁似痫证。先用当归补血汤，二剂顿安，又十全大补汤而寻愈。

疮疡

痈疽证治已详《疡医准绳》，其在小儿，虽肌体柔脆，而天真未凿，鲜五发之毒，亦无五善七恶之诊，初生周晬前后，遍体生疮，俗忌疗治，其他小小痈疖，自可敷贴而消。若憎寒壮热，沉困躁扰，为心腹之害，又当求其本而治之，乳下婴儿，母子俱服。是在医师神而明之，无按图索骥之理。薛氏乃掇大科痈疽证治，赘附《保婴》，近于骈拇枝指矣。若夫溯流穷源，明经络，分表里，审顺逆，则无大小之异，有专科书在，又何赘焉。今第以小儿所专者集为是编，以至危且急，杀人顷刻，莫如丹毒，故首列之，且独加详焉。

［郑］ 夫疮疡，皆因脏腑不调，经络壅滞而得，或由胎毒，或是风化为虫，或则热气有盛，或是惊入皮肤，其大者是滞于血脉而横出于皮肤之间，若节其气血则易破，若或风缠，则生瘾疹，或是外邪所入，即多燥痒而不定，其食毒则滞死其血气，久则化为脓也。或作惊疮者，惊本无物，亦蹉其血气，在脏而为积，在腑故出皮肤为疮，发遍身而四肢难较。风疮，亦发遍身，其形甚小，世呼为疥热毒疮，发处不定，节滞其血，故作疮虫窠，疮常发于胫后作其窠，窠内有虫如虮子，盖因腹中蛲虫随气而化，其疮即较而再发，或片子如癣相似，甚有死血痒，若以药傅较，只是归腹中，须是取却虫方瘥，及与杀虫药。

［曾］ 《内经》曰：诸痛痒疮疡，皆属心火。火郁内发，致有斯疾。盖心主乎血，血热生风，热郁内甚，递相传袭，故火能生土，血注阳明主肌肉，风热与血热相搏，发见皮肤，其名不一，有黄脓而白者，土生金，母归子也，始生微痒而热轻，肿痛溃烂为热极，血凝化水，气滞成脓，甚至寒热作而饮食减，尤为可虑，宜宣泄风毒，凉心经，解胃热，用当归散加黄连、升麻、干葛，水、姜、葱、灯心煎服，及三解散、牛蒡汤、木通散，虽服，涂以四黄散、一抹金。

当归散潮热。 三解散惊。 牛蒡汤咽喉。 木通散淋。

四黄散 治小儿身上一切热毒疮疾燥痒，抓破有汁不干。

净黄连 黄柏 黄芩 大黄 滑石五味各半两 五倍子去虫屑，二钱半

上锉、晒，为末。用清油和调二钱至三钱，涂搽患处。仍服四顺散、消毒饮。

一抹金 治小儿遍身生疮，溃烂如糜梨，燥痛，脓汁不干。

---

① 脉 原脱，据文义补。

藜芦净洗，焙　蛇床子去埃土　红丹水飞过。三味各五钱　硫黄　赤石脂　明白矾火飞过　五倍子去虫屑　黄柏去粗皮。五味二钱半　轻粉五十贴

上，前八味或晒或焙，为末，仍同轻粉在乳钵再杵匀，用生肥猪膏碎切，以瓦钵和药末烂杵。涂抹患处，或清油调搽亦可。

[汤]　小儿血气凝滞，而有热毒之气乘之，故结聚成痈疖肿毒也，未结之先，微见有红头瘤子，隐起作疼者，急用不语唾，夜半频频涂之饮酒了不可用，即消散。若已结成，当用天乌散贴方。若内显躁热不宁等证，即须内服漏芦散，真良方也。热甚者用青解毒丸，四顺清凉饮加防风、连翘，玄参剂亦可服，五福化毒丹尤良，连翘汤可服，青露散掩之留小孔，后用惊毒掩子收疮口。热甚者凉膈散亦可服。方类列于后。

胎毒疮疡

[薛]　《宝鉴》云：初生芽儿一块血，也无形证也无脉，有惊即系是胎惊，有热即系是胎热。婴儿实与乳母一体，凡患疮疾，但审乳母肝经有热，用加味小柴胡汤之类，肝经虚热用加味逍遥散之类。肾水不能生肝用地黄丸。心经积热用柴胡栀子散。心经虚热用茯苓补心汤。膏粱积热，用东垣清胃散。脾经郁热，用钱氏泻黄散；脾经虚热，用钱氏异功散。若服犀角丸、化毒丹，外敷寒凉之药，复伤生气，乃促其危也。

热毒疮疡

因食膏粱厚味，或乳母七情郁火所致，若肿焮作痛，气血凝滞也，用仙方活命饮。口渴便秘，热毒内蕴也，用四顺清凉饮，佐以如圣饼。肿硬色赤，热毒凝聚也，用活命饮，佐以隔蒜灸。肿焮不消，欲作脓也，用托里消毒散。不成脓或成脓不溃，气血虚也，用八珍汤。溃而肉赤不敛，脾血虚也，用四物、参、术。肉白而不敛，脾气弱也，用四君、芎、归。食少体倦而不敛，脾气虚也，用六君、当归、升麻。凡药对证，无有不愈，设或妄行攻毒，元气亏损，则变恶证而难治矣。大抵疮疡属腑者易治，元气无亏者不治自愈。属脏者难治，元气亏损者则变为恶证。误行克伐，元气亏损，尤难疗理，故切不可用峻厉之剂。观东垣、丹溪云，但见肿痛，参之脉证，虚弱便与滋补，血气无亏，可保终吉，若用驱逐败毒，不免有虚虚之祸矣。

漏芦散　治小儿痈疮及丹毒疮疖。见丹毒。　当归散见潮热。

解表消毒饮　治小儿疮疡，肿高焮痛，便利调和，脉浮而洪，有表证者用之。

黄芪上部酒拌炒，中部米泔拌炒，下部盐水炒，一钱半　葛根　升麻　赤芍药　玄参　牛蒡子炒，研　麻黄去根节　甘草各五分　连翘一钱　更看是何经分野，加引经药：手少阴加细辛三分。足少阴加独活七分。手太阴加桔梗、白芷各五分。足太阴加苍术七分。手厥阴加柴胡七分。足厥阴加柴胡、青皮各五分。手太阳加藁本五分。足太阳加羌活七分。手阳明加白芷五分。足阳明加升麻、葛根各七分。手足少阳加柴胡七分。

水一盅，生姜三片，葱白一根，煎七分，温服，不拘时。

攻里消毒饮　治小儿疮疡，肿硬痛深，大便秘涩，脉沉而实，有里证者用之。

瓜蒌连皮子，细切，三钱　连翘　牛蒡子炒，研　当归　白芍药各一钱　川大黄一钱半　芒硝五分　甘草七分

上，用水一盅，煎至七分，大温服。未利，再服。

连翘散 治痈疖等。

连翘一两 沉香 黄芪各半两 白芷 川朴硝 川大黄炮 甘草各一分

上，捣为粗散。每服一钱，水一盏，抄入麝香一钱，煎五分，去滓，放温，食后服。

寄生散 治毒肿甚者。

桑寄生 独活 川大黄各一两 犀角屑 朴硝 甘草各半两

上，捣罗为细末。每服一钱，水一盏，煎五分，去滓，放温服，量儿大小加减。

玄参剂 解诸般热，消疮疖。

生地黄 玄参各一两 大黄

末之，炼蜜丸桐子大。每服一丸，灯心、竹叶，煎汤化下，入砂糖少许，亦可加羌活、川芎、赤芍、连翘、防风。

凉膈散 治小儿脏腑积热烦躁，多渴头昏，唇焦咽燥，舌肿喉闭，目赤鼻衄，颔颊结硬，口舌生疮，痰实不利，涕唾稠粘，睡卧不宁，谵语狂妄，肠胃燥结，便溺赤涩，一切风肿，并宜服之。

川大黄 朴硝 甘草炙。各一两 连翘二两 栀子仁 黄芩 薄荷叶去土。各半两

上，锉散。每服二钱，水一盏，入竹叶七个，蜜少许，煎四分，食后温服，大小加减。

四顺清凉饮发热。

上，解表攻里之药，皆为肿疡挟有内证者设也，溃疡勿拘此例。

托里荣卫汤 治疮疡外无焮肿，内亦便利调和，乃邪客经络，宜用此药调理。

黄芪炒 红花各一钱 苍术米泔浸，炒 柴胡 连翘 羌活 防风 当归身酒拌 甘草炙 黄芩 人参各一钱 桂枝七分

上，用水一盅，酒半盅，煎八分，食远服。

秘方托里散 治一应疮毒，始终常服，不致内攻。

瓜蒌大者一枚，杵 当归酒拌 黄芪如前法制 白芍药各一两半 皂角刺炒 金银花 天花粉 熟地黄各一两

上为粗末。每服，以三岁儿为率，用药一两，以酒一盅，入磁器内厚纸封口，再用油纸重封，重汤煮之，仍覆以盖，煮至药香，取出分服，直至疮愈。

仙方活命饮

金银花 橘皮各三钱 皂角刺炒 穿山甲蛤粉同炒 防风 没药 白芷 乳香 当归各一钱 贝母 天花粉 甘草节各八分

上，每服五钱，酒煎服。婴儿每服一两，母子同服。为末酒调服亦可。毒在表者加麻黄散下毒，在内者加大黄下之，当临时制宜。此解毒回生起死妙剂。

神效解毒散 治一切疮毒初起，肿者即消，已溃仍肿者即散，已溃毒不解者即愈。

金银花一两 甘草节五钱 黄芪 皂角刺炒 当归各三钱 乳香 没药各二钱

上为散。每服二钱，酒煎，温酒调服亦可。婴儿病乳母亦服。如疮已溃，肿痛已止者，去乳、没、金银花，倍加黄芪、甘草。

治发背痈疖方

羌活一两 穿山甲炒焦，半两 生人骨煅存性，半两 麝香少许

上末，煎麻黄、薄荷，酒调。如阴疮，头平向内者服之即突出，其功效不可尽述。若小儿痘疮黑陷者，只一服而起，万不失一。

玄参丸 治疹痘后馀毒不散，遍身生疮不已，大能解毒。

玄参 赤芍药 生地黄 赤茯苓 荆

芥　防风　木通　桔梗　黄芩　朱砂　青黛各等分

上为细末，炼蜜丸，芡实大。每服一丸，薄荷汤下，大小加减服之。

五福化毒丹　治热毒蕴积，颊赤咽干，口舌生疮，或头面疮疖，谵语不宁。方见惊搐。

按：前方生血凉血，解毒寒中之剂，形病俱实者，殊有良验，但一二丸即止，不可过多，过多则反伤元气，变证不可言也。

犀角消毒丸　治积热及痘疹后馀毒生疮。

生地黄　防风　当归　犀角镑屑　荆芥穗各一两　牛蒡子杵，炒　赤芍药　连翘　桔梗各七钱　薄荷　黄芩　甘草各五钱

上为末，炼蜜丸如芡实大。每服一丸，薄荷汤化下。

按：前二方善损中气，伤阴血，若大人形病俱实，脾胃健旺者庶可用之，恐芽儿脏腑脆嫩，不能胜此。经云：气主嘘之，血主濡之。气者，胃中冲和之元气，若胃气一伤，不能嘘濡消散，脓已成者不能腐溃，脓已溃者不能生肌收敛，因而难治，甚致不起，不可不慎也。

托里消毒散　治胃经虚弱，或因克伐，致疮不能溃散。疮未成即消，已成即溃，腐肉自去，新肉自生。

人参　黄芪　当归酒拌　川芎　芍药炒　白术炒　茯苓各一钱　金银花　白芷　甘草炙　连翘各五分

上，作二剂，水煎，徐徐服。

托里散　治疮疡因气血虚，不能起发，腐溃收敛，及恶寒发热，宜用此补托之。

人参气虚倍用　黄芪炒　当归血虚倍用　白术倍用　茯苓　芍药酒炒。各五分　熟地黄二钱，生者自制

上，作两三剂，水煎服。

八味茯苓补心汤　治心气不足，血气不和，而患疮证。薛制。

茯苓　酸枣仁炒。各二钱　五味子炒　当归各一钱　人参一钱五分　白术炒，一钱　菖蒲五分　远志去心，六分　甘草炒，五分

上，作二三服，水煎。

[外治]

天乌散贴方

天南星　赤小豆　草乌　黄柏

上等分，为末。生姜自然汁调贴患处，用米醋调尤佳。

青露散　治背疽、一切恶疮，围药不胤开。

白及　白蔹　白薇　白芷　白鲜皮　朴硝　青黛　黄柏　大黄　天花粉　青露叶即芙蓉叶　老龙皮即老松树皮

上各等分，为细末。生姜自然汁调涂，留小孔，如干，再用生姜汁润。

惊毒掩　治疮疖初发，掩上即退，已成速破。

葱根七个　木鳖子七个　白芷三个　巴豆十四个　黄丹二两　香油四两

上，先用油入前四味，武火熬，用柳木篦搅，以白芷焦黑为度，用绵滤去滓，再入铫用文火熬，却入黄丹，熬令紫黑色成膏为度。治诸般疮疖，去脓收疮口。

惊毒诸般肿痛掩子

蒲黄　大黄　黄柏　连翘　白芷　白及　白蔹　真粉　牡蛎　丹参各等分

上为末。水调涂肿处。

敷药铁箍散　治一切疮疖痈疽。

芙蓉叶　黄柏　大黄　五倍子　白及

上为末。用水调搽四围。

按：前方，乃寒凉解热收敛之剂，或有用白蔹、商陆根者，有用寒水石、天花粉者，有用苍耳、金银花者，有用芭蕉、赤小豆者，有用草乌、白芷之类者，皆不

分寒热温凉之杂饵。《内经》云：先肿而后痛者，形伤气也。先痛而后肿者，气伤形也。又云：五脏不和，九窍不通，六腑不和，留结为痈。《外科精义》云：凡疮肿高而软者，发于血脉，肿下而坚者，发于筋脉，肉色不变，发于骨髓，盖必有诸中，而后形诸外，故受证之经与所患之位，各有不同，岂宜一概外敷凉药，惟脾胃无亏，血气不和者，庶几有效。若服化毒之类，脾胃复伤，血气凝滞，亦不能消矣。至如疔疮之类，正欲宣拔其毒，若复用前药，肌肉受寒，血气凝滞，必致毒气入内而不救。治法，必察其肿之高漫，色之赤白，痛之微甚，作脓之难易，出脓之稠薄，生肌之迟速，以别其属阴属阳，或半阴半阳，或纯阴纯阳，而用相宜之药以凉之、热之、和之。又当审受证之传变，五脏之相胜，而以调补脾胃为主，庶不致变恶证也。

神功散 治疮疡初起肿焮者，用之可消，加血竭更好，丹毒未砭者亦可用之。

黄柏炒 草乌生用

上，各另为末，等分。用漱口水调敷，常漱口水润之。

上，敷贴。散肿、排脓、生肌、收口等方，并见《疡医准绳》，宜于彼中查之，兹不赘述。

丹 毒

《圣惠》凡小儿一切丹，皆由风毒在于腠理，热毒搏于血，蒸发其外，其皮上热而赤，如丹涂之状，故谓之丹也。若又不歇，则肌肉坏烂。若毒气入腹，则杀人也。今以一方同疗之，故号一切丹也。《婴童宝鉴》小儿诸丹毒歌：丹火初成似火烧，天火浑身赤转饶，伊火膀边青黑色，厉从额上起根苗，臀并谷道熛丹毒，如带鱀红暴火调，留火发时一日甚，改变无常五色标，家火颊连双腋乳，天灶内踝及阴尻，背并膝赤飞丹病，股内脐阴尿灶招。巢氏云：火丹候，往来如伤寒，赤着身，而日渐大者，是也。又云：丹火候，状发赤如火烧，须臾熛浆起，是也。《婴孺方》云：火丹者，往来如伤寒，赤着身体，不从伤火而得名，如日出时，以从其处，又名日丹，宜同用千金漏芦散。

［曾］ 经云：赤紫丹瘤，皆心火内郁而发，赤如丹砂。心主血，而火性热，血热相搏，阴滞于阳，即发丹毒。心虚寒则痒，心实热则痛，自腹生出四肢者易治，自四肢生入腹者难疗。先用百解散表之，次以当归散加连翘、荆芥，水煎服，及牛蒡汤加炒麻仁研碎同煎，与宣热拔毒，其次赤葛散，或初用化丹汤亦好。有身上发时，亦如前证，不甚燥痒，但见出浮于遍体，神昏不悦，名阴湿毒证。先以冲和饮加南木香，水姜煎服，次用当归散、雄黄散，然此二证不问赤白，若入腹入肾，多致为害，不可轻视如常，自取困尔。

［汤］ 小儿丹毒，乃热毒之气极，与血相搏而风乘之，故赤肿及游走遍身者，又名赤游风，入肾入腹则杀人也。大抵丹毒虽有多种，病源则一，有赤丹毒遍身痒者，或女子十五六而脉未通者多发丹疹，皆由血有风毒乘之，宜服防己散。

葛根白术散 治小儿赤白丹毒。

白术 枳壳各一钱 茯苓二钱 木香一钱半 葛根三钱 甘草二钱半

上锉散。用水一盏煎，水拘时服。

犀角解毒散 治小儿赤丹瘤。壮热狂躁，睡卧不安，胸膈闷满，咽喉肿痛，遍身丹毒。

牛蒡子炒，一两五钱 防风 甘草各二钱半 荆芥穗五钱 犀角一钱半

上锉散。用水煎，不拘时服。

防风升麻汤　治小儿丹瘤赤肿。

防风　升麻　山栀去壳　麦门冬去心　木通　甘草节各一钱

上㕮咀。用淡竹叶三片煎，食远服。

荆芥散

防风　天花粉　羌活　生地黄　当归　蝉蜕各等分

上，水煎服。

百解散惊。

防己散

汉防己半两　朴硝　犀角　黄芩　升麻各一分　黄芪各一分

上㕮咀。竹叶水煎，量大小加减。

牛蒡汤咽喉。

化丹汤　解利丹毒遍身燥痒，发热烦啼。

川独活　射干　麻黄去根节　青木香　甘草　黄芩　薄桂刮去粗皮。各五钱　石膏末

上锉。每服二钱，水一盏，煎七分，无时温服。

治小儿一切丹毒。**漏芦汤**一名漏芦散。

漏芦　麻黄去根节　连翘　川升麻　黄芩　白蔹　甘草　川芒硝各一分　川大黄一两，锉，微炒　一方，加枳实一分，麸炒微黄，赤芍药一分，锉

上为粗末。每一钱，水一小盏，煎至五分，去滓，温服，无时。

［丹］　小儿黑瘢、红瘢、疮痒、瘾疹。并用防风通圣散治之。

治小儿月内发一切丹。**蓝叶散**

蓝叶一两　黄芩　犀角屑　川大黄锉，微炒　柴胡去芦　栀子仁以上各一分　川升麻一分半　石膏一分半　甘草半分，微炙

上为粗末。每服一钱，水一小盏，煎至五分，去滓。下竹沥半合，更煎三两沸。放温，无时，量儿大小加减服，后同。气怯弱者可去大黄。

治小儿一切丹，遍身壮热烦渴。**升麻散**

川升麻一分　黄芩一分　麦门冬三分，去心　葛根三分　川大黄微炒，一分　川朴硝一分

上为粗末。每服一钱，水一小盏，煎至五分，去滓，温服，无时。

治小儿一切丹毒遍身赤痛。**大黄散**

川大黄半两，锉，微炒　防风半两，去芦　川升麻一分　黄芩一分　麻黄一分，去根节　秦艽去芦，一分　川朴硝二分

上，同㕮咀。每服一钱，水一小盏，煎至五分，去滓，温服，无时。

治小儿丹疮，脏腑壅热太过，心神烦闷，大小便不通。

大黄散

川大黄微炒　川升麻　川朴硝　葵子各半两　栀子仁一分

上为粗末。每一钱，水一小盏，煎五分，去滓，量儿加减温服。以利为度。

治小儿一切丹，发无常处，身热如火烧。宜用**升麻膏**

川升麻　川大黄　护火草　蛇衔草　栀子仁　寒水石　川芒硝　蓝叶　生地黄　芭蕉根　羚羊角屑　梧桐皮各半两

上细锉。以竹沥浸一宿，明日漉出，却入铛中，以腊月猪脂一斤，慢火熬一食久，乘热以绵滤去滓，候冷成膏，瓷盒盛。旋取磨涂之，兼以膏如枣大，竹沥化服之。

《千金》治小儿热毒痈疽，赤白诸丹，毒气疮疖方

漏芦　连翘　白蔹　芒硝　甘草炙。各一分　大黄四分　升麻　枳实　麻黄去节　黄芩各一分半

上，以水一升，煎取五合。儿生一日至七日，取一合，分三服。八日至十五

日，取一合半，分三服。十六日至二十日，取二合，分三服。二十日至三十日，取三合，分三服。三十日至四十日，五合，分三服。

又方 治小儿丹毒，大肿身热，百治不折。

寒水石十六分 干蓝青切 竹沥各一升 犀角 柴胡 杏仁去皮尖，熬，研。各八分 生葛汁四合，澄清 知母十分 甘草五分 羚羊角六分 芍药七分 栀子十一分 黄芩七分 蜜二升 石膏十三分

上，水五升，并竹沥煮三升三合，去滓，内杏仁脂、葛汁、蜜，微火煎二升。三岁儿服二合，大者量加之。药分太大，婴儿服未得。

又方 治小儿丹数非一，皆主之。

大黄 甘草 当归 川芎 白芷 独活 黄芩 芍药 升麻 沉香 青木香 木兰皮各一两 芒硝三两

上，以水一斗二升，煮取四升，去滓，内硝汤中。适寒温搨之，干，再用，差乃止。

［汤］ 张三太尉女年十五岁病此，诸医百药俱试而不能中，召余视之。以生料四物汤加防风、黄芩，一日而愈。

生料四物汤 治血热生疮，遍身肿痒，及脾胃常弱，不禁大黄等冷药，尤宜服之。

生地黄 赤芍药 川芎 当归 防风各半两 黄芩一钱半

上㕮咀。水煎，量大小加减，忌酒、面、猪羊肉、豆腐。

［丹］ 小儿赤瘤，主伤血热。宜生地黄、木通、荆芥，苦药带发表之类，外以芭蕉油涂患处。

治小儿一切丹毒，大赤肿，身体壮热如火。已服诸药未减，宜服。**蓝青散方**

蓝青 知母 栀子仁 甘草微炙 杏仁去皮尖、双仁，麸炒微黄。各半两 寒水石 石膏 犀角屑 柴胡去苗 黄芩各一两 赤芍药 羚羊角屑各三分

上为粗末。每服一钱，水一盏，煎至五分，去滓，入竹沥、蜜、生葛等汁，共一合，更煎三两沸。放温，无时服，量儿大小加减。

解毒散

寒水石 滑石 石膏各等分

上为末。入辰砂少许，量儿大小，灯心汤下。

赤葛散 治因血热与风热相搏，遍身丹毒燥痒，日久不消。

赤葛二两 甘草三钱

上碎。每服二钱，无灰酒一盏，煎七分。无时温服。不饮酒者，止用水一盏，入酒一大匙同煎服。

泉州大智禅师文宥，经进必效方，载神圣，治小儿头面皮肤，忽生疮疡火燎丹，发起赤肿晕，有碎小疮及赤晕上疮，初发如钱，渐晕开一二尺，良久遍身，入口耳到脏腑，即不救，此证可畏，速治之，此乃自积热得。

甘草一两或半两

上，拍破，入水一盏半或半盏煎汤，温温，令乳母全口呷，含漱，徐徐吐，淋洗病处，以手掌与揩，不得犯指甲，仍与儿甘草汤吃，一用即不晕开，良久再淋，三用立瘥。

治丹毒，并土虺咬。**红散子**

茜根半斤

上，为末。每服二钱，温酒调下。立效。

治小儿一切丹毒通用

护火草半两 紫葛 硝石各半两

上为末。冷水调涂，干即再涂，以差为度。

治小儿一切丹毒，遍身发热。**硝石散**

硝石一两　乳香一分

上为末。以鸡子清调涂之。

又方

太阴玄精石一两　白矾一分

为末。水调涂。

治小儿诸丹，遍身如火，缠腰即杀人。

芸薹子不以多少

研细，酒调饮，兼涂丹上。一方，以酒研细，温服，无时。

治小儿一切热毒丹及赤肿疼痛。

大黄　马牙硝研。各一两

上，先将大黄为末，入牙硝同研，水调，涂患处。干再易之。

《简要济众方》治小儿丹毒从脐中起。

灶下黄土年深者细研

上以屋漏水或新汲水和成泥，贴之，干即易。

《子母秘录》治小儿一切丹烦。

柳叶一斤

上，用水一斗，煮三升。日洗七八次。

绿袍散

绿豆五钱　大黄二钱

上为极细末。用生姜、薄荷汁入蜜，涂。

白玉散

白玉即滑石　寒水石各二钱半

上为极细末。用醋调涂。或井水调涂亦得。

碧雪

芒硝　青黛　寒水石　石膏　朴硝　马牙硝　甘草各一钱

上为极细末。傅。

冰黄散　治小儿赤瘤丹、毒丹，铍刀子疏去瘤头赤晕恶血毒汁。

土硝五钱　大黄一钱

上为极细末。用新井水调匀，涂。

［汤］　又傅丹毒方，只一夜消尽，用花蕊石，生姜、薄荷、自然汁调，鹅毛刷上患处，为妙。

胎毒发丹

［薛］　胎毒发丹者，因胎毒内伏，或频浴热汤，或著烘衣，或乳母饮食七情内热，助邪为患。发于头面四肢，延及胸腹，色赤，游走不定。古人云：从四肢起入腹囊者皆不治。当急令人随患处遍吮毒血，各聚一处砭出之，急服活命饮，惟百日内忌砭，以其肌肉难任也。若发散过剂，表虚热而赤不退者，用补中益气汤加防风、白芷。寒凉过剂，胃气受伤而热赤不退者，用异功散加柴胡、升麻。或兼发搐等证，用四君、升麻、当归、钩藤钩。若复用攻毒，必致不起。头额间患者，当卧镰砭之。　一小儿患丹，赤晕走彻遍身，难以悉砭，令人吮四肢胸背数处，使毒血各凝聚而砭之，先用活命饮末酒调二服，又以金银花、甘草节，为末，用人乳汁调服渐愈。月馀后两足皆肿，仍砭之，服前药而痊。数日后两足复赤，或用犀角解毒丸之类，致乳食不进，肚腹膨胀。此复伤脾胃而然也，敷神功散，服补中益气汤加茯苓而痊。　一小儿腿如霞片，游走不定。先以麻油涂患处，砭出恶血，其毒即散，用九味解毒散而安。　一小儿，臂患之，砭出毒血而愈，惑于人言，服护心散以杜后患，服之，吐泻腹胀，患处复赤，手足并冷。余谓此脾胃虚弱，前药复伤。用六君子汤一剂顿愈，又以异功散加升麻、柴胡而痊。　一小儿腿上患之，神思如故，乳食如常。余谓毒发于肌表。令急砭出毒血自愈。不信，外敷寒凉，内服峻剂，腹胀不乳而死。　一小儿患此，二便不利，阴囊肚腹俱胀急。用砭法，随以活命饮加漏芦、木通、大黄，为末，时用

热酒调服，至两许，二便俱通，诸证顿退，却去三味，仍前时服而愈。 一小儿患此，二便不利，腹胀咳嗽。用活命饮加漏芦、木通、麻黄为末，时时热酒调服，二便随通，遍身出汗，诸证顿退，鼻息似绝，无气以动，时或似躁。此邪气去而元气虚也，急用当归补血汤而愈。 砭法：治丹毒赤色游走不定，令口吮毒血，各聚一处，用细磁器击碎，取锋芒者，以箸头劈开夹之，用线缚定，两指轻撮箸头，稍令磁芒对聚血处，再用箸一根频击，刺出毒血。轻者止用口吮出毒，用药敷之。如患在头者不用砭法，止宜用针卧倒挑患处，以出毒血，迟则毒血入腹而难起矣。神功散治丹毒最效，若砭后毒甚者宜用，如毒轻者，砭后不可用，恐砭处皮肤既破，草乌能作痛也。方见前条。

伤食发丹

伤食发丹者，因脾胃之气未充，乳食过多，不能运化，蕴热于内而达于肌表也。若因乳食停滞者，先用保和丸消之；大便秘结，量加大黄通之。乳食既消，而丹尚作者，用清中解郁汤治之。丹邪既去，而乳食不思者，用五味异功散补之。发热作渴，或饮食少思者，用七味白术散补之。大凡饮食厚味所致者，赤晕或行而缓慢。若饮烧酒，或误吞信石所致者，遍身赤晕，其行甚速。又有疮疡发焮，周围有赤晕，其热消散，或脓出自退。凡此俱忌砭法，皆宜安里为主，不可攻伐。若自吐泻，亦不可止之，吐泻中有发散之意。因饮烧酒者，饮冷米醋一二杯解之，此神妙之法也。因母多食炙煿膏粱，或饮烧酒，或服辛热燥药，或郁怒伤肝脾，致儿为患者，当参胎热毒疮疡治之。

惊　丹

［曾］ 婴孩生后百日之内，半岁以上，忽两眼胞红晕微起，面带青黯色，向夜烦啼，或脸如胭脂，此伏热在内。亦有脸不红者，始因居胎之时，母受重惊，惊邪伤胎，递相传袭，形发于外，初发时散生满面，壮如水豆，脚微红而不壮，出没休息无定，次到颈项，赤如朱砂，名为惊丹。用四圣散先洗其目，次百解散加五和汤同煎，与解惊热丹毒，牛蒡汤、当归散、三解散、黄芩四物汤，皆可为治。如惊丹发至胸乳间，微有痰喘作搐，急宜宣热拔毒，免致内流，为害不浅，五和汤加升麻、生干地黄，水、姜、灯心煎服，则自消除，仍用前数药调治，不生他证。或投万安饮。

黄芩四物汤 治诸疮、丹毒、赤瘤、燥痒。

黄芩一两 当归酒洗 生干地黄 赤芍药 川芎四味各半两 何首乌去粗皮 草乌炮，去皮 玄参三味各二钱半 甘草六钱 薄荷二钱

上㕮咀。每服，水一盏，煎七分，无时温服。

四圣散初生目不开。 石解散惊。 五和汤发热。 牛蒡汤咽喉。 当归散 三解散俱发热。

五　色　丹

《圣惠》夫小儿五色丹者，由丹发而改变无常，或青黄白黑赤，此是风毒之热有盛有衰，或冷或热，故发为五色丹也。

《孔氏家传》用小柴胡汤如法煎服，以滓傅丹上，良。 川大黄、川芒硝、栀子仁、黄芩、干蓝叶、商陆各等分，为细末，水调涂。 枣树根四两，丹参三两，菊花一两半，锉细，每二两，水五升，煮

三升。避风，适寒温浴儿。　苎根叶一斤细锉，赤小豆三合，以水五升，煮三升，去滓。避风处温浴儿。　青栗球有刺者杵碎，水煮，浴儿。　蒲席灰，鸡白和，涂。　牛屎傅之，干即易。　猪槽下烂泥傅之，干即易。　缚母猪头骨，卧枕之。

白　丹

夫白丹者，由挟风冷之气，故使色白也。初发痒痛，微虚肿如吹奶起，不痛不赤，而白色也。

酸母草、五叶草各五两，绞汁涂。　川大黄杵为末，以马齿苋自然汁调涂。　烂杵蓼叶，涂。　烂杵兰香叶，涂。醋和梁上尘，涂。　猪脂和鹿角灰，涂。　烧猪粪灰，鸡子白和，涂。

张涣香豉散　治白丹疰痛，虚肿如吹方。

香豉二两，炒焦　伏龙肝一两

上为末。生油调，涂之。

《圣惠》又云：夫白疹者，由风气折于肌中，与风相搏，遂为疹也。得天阴而冷则剧，出风中亦剧，得晴暖则灭，身暖亦差，宜用此方。

枳实锉

上用水煮，取汁，洗拭丹上。

治小儿风热毒肿白色，或有恶核瘰疬，附骨痈疽，节解不举，白丹走满身中，白疹搔不已。**五香连翘汤**

青木香　薰陆香　鸡舌香　沉香　麻黄　黄芩各一分　大黄八分　麝香半分　连翘　海藻　射干　升麻　枳实各二分　竹沥汁三合

上，水四升，煮药至一半，内竹沥，煮取一升二合。儿生百日至二百日，一服二合。二百余日至晬，一服五合。

《外台备急》治白丹。

苎根三斤　小豆四升

上，以水二斗煮，日浴三四次。兼治一切丹，妙。

赤　丹

《圣惠》夫赤丹者，由风毒之重，故使赤也。初发疹起，大如连钱，小者如麻豆，肉上生粟，色如鸡冠，故亦谓之茱萸丹也。

治小儿赤丹毒肿。**升麻膏**

川升麻　白蔹　漏芦　川芒硝各一两　黄芩　枳壳　连翘　蛇衔草各一两半　栀子仁　蒴藋各二两

上锉细。以猪脂一斤半，慢火煎诸药令赤色，去滓，放冷，瓷盒收。旋取涂之。

治小儿面身卒得赤丹，或痒或肿，不速疗之，即杀人，宜用此方。

羚羊角屑八两

上，以水五升，煎一升，绢滤。入炼了猪脂五两和，涂。

张涣升麻膏　治赤丹初发，肉如火，色如鸡冠，又名茱萸丹。

川升麻　白蔹　漏芦　芒硝各一分　连翘　栀子仁各半两

上细锉。以猪脂半斤，慢火同煎诸药，令赤色，去滓，放冷涂。

《千金》云：凡小儿丹初从背起，遍身如细𧝓，一宿成疮，名茱萸丹。赤小豆为粉，粉之。如未成疮，以鸡子白调傅之。

治小儿赤丹。

醋和荞麦面涂之。　唾调胡粉，从外向内涂之。　猪脂和煅铁屎傅之。　鸡白调黄米粉涂。　赤足蜈蚣为末，入硫黄研匀，水调，翎扫，头焦即止。　天茄儿叶，俗名老鸦眼睛，取叶和醋擂，傅。　以蓼子盐汤洗了，挼蓼涂之。

《千金》治小儿火丹，色如朱，皮中

走。

醋研豉成膏，傅。 鲤鱼血频频涂。 研粟米涂。

黑丹

《圣惠》夫黑丹者，由风毒伤于肌肉，故令黑色也。初发痒痛或熛肿起，微黑色也。 风化石灰二两，屋四角茅草三两，烧灰为末，鸡清调涂。 茺蔚子、蛇衔草、护火草各二两，杵烂，鸡白调涂。 青羊脂熟摩病上，日三五度用之。如无青羊，白羊亦可，但不及尔。 猪槽下泥涂。 又，以喂猪杓子炙令热，熨之。

张涣祛毒丹 治丹黑色，痒痛肿起。

川升麻 漏芦 芒硝各二两 黄芩 栀子仁各一两

上为粗末。每以水三盏，煎两匙头末，微热，以帛搨丹上，以消为度。

天火丹

《圣惠》夫小儿丹发肉中，有如丹赤色者，大者如手，剧者遍身赤痒，故号天火丹也。

《本事》天火丹从背起赤点，用桑白皮末，羊脂调涂。 麻油五合，生鲫鱼半斤，同杵如泥，涂丹上，干即易。 虎脂二两，黄丹一两，研为膏，涂。 桑根白皮二两，甘菊花一两半，丹参、莽草各一两，锉匀。每用二两，水三升，煮二升，去滓，温浴儿，避风。 以小儿埋胞衣瓶子中水一二合，时时与儿服，及涂身上有毒处。

《千金》治天火丹病，初从髀间起，小儿未满百日，犯行路灶君，若热流阴头，赤肿血出，方用伏龙肝为末，鸡清调涂。

又方 鲫鱼肉锉，五合 小豆末三合，杵成膏，水和，傅之良。 又诸火丹，天火龙火着肉作疮，急以盐汤喷，次以山药涂。如无生者，只以干者为末，水调涂。

又方，以羊脂调赤石脂末涂之。

鬼火丹

小儿丹发两臂，赤起如李子，名鬼火丹。治之方：景天草五两，蛇衔草三两，杵如泥，以鸡血调涂。 戎盐一两，附子一枚，烧灰为末，雄鸡血调涂。

张氏戎盐散

戎盐一两 附子一枚 雄黄半两，水飞

上同研为末。每用少许，以雄鸡血调涂。

《颅囟经》治鬼火丹从面上起。以鸡清调灶下土涂，立差。

野火丹

《圣惠》小儿丹发赤斑，斑如梅子，遍背腹，名野火丹。 《千金》凡遍身皆赤者名野火丹。 雄黄、戎盐各半两，为末，鸡白调，频涂，以差为度。 灶中黄土一两，青竹叶二两，烧灰为末，鸡白调涂。 白僵蚕二七个，护火草一两，杵烂涂之。 酒涂。 油涂。 鸡清和赤豆末封之，遍身者合涂之令遍。

家火丹

《圣惠》小儿丹初发，着两颊、两膀上、两腋下，名家火丹。梓木白皮、蓼叶各三两，烧灰，鸡白调，频频涂之，以差为度。

《婴孺方》治家火丹攻喉入腹，大不利方。

用硝石、凝水石，铜器中熬干，研服方寸匕。

又方 乌头一分 赤石脂三分研细，鸡清调涂，神良。

殃火丹

《圣惠》小儿丹，初发两胁及腋下、腿上，谓之殃火丹。用川朴硝研为末，每服以竹沥调下半钱，更量儿大小加减。浮萍杵汁，时时服之。《千金》用伏龙肝为末，生油调涂，干易之，若入腹及阴，绞护火草汁服之。

张涣拔毒散

川朴硝一两 栀子仁半两为末，醋调涂。

又方 山栀子仁四两 生鲫鱼半斤

同杵如泥。每以醋化少许，涂丹上。兼治神火丹。

神火丹

《圣惠》小儿丹发两膀，不过一日便赤黑，谓之神火丹。景天草花绞汁，先微揩丹上，后涂之，以差为度。鲫鱼半斤，杵如泥，涂之，频涂为良。醋调栀子仁末涂。

茨火丹

《圣惠》小儿丹发如灼，在胁下正赤，初从额起，或从耳起而多痛，名茨火丹。

赤小豆一合，硝石半两，寒水石一分，为末，每以冷水调半钱，日三服，量儿加减。张氏用冷水调涂。灶中黄土一合，生油二合，同研如泥，时用涂之，以差为度。若痛上阴，不治即杀人也。景天草杵烂，以醋调涂。

朱田火丹

《圣惠》小儿丹先发于背，遍身，一日一夜而成疮，名朱田火丹。治法，取棘根煮汁洗之。若已成疮，用小豆末傅之。未成疮，即以鸡清调小豆末傅。蓝靛涂。鸡清涂。

天灶火丹

《圣惠》小儿丹发两膀里尻间，正赤，流至阴头赤肿血出者是也。治之方

荠叶三两 赤小豆一合 煅炉门上灰一两 青羊脂三两 葱白二茎，切

上相和，杵如膏。磨之，燥再磨之。

又方 细辛一两 糯米一合 景天草三两 杵如泥，涂丹上差。

又方 伏龙肝、赤小豆等分为末，鸡子白调涂。又，桑根煮汁浴之。车前子为末，水调涂。蚕沙一升水煮，去滓洗。铁落末，饧和如膏，涂。杵生浮萍傅。

《千金》云：小儿丹从髀起，小儿未满百日，犯行路灶君，若热流下至阴，赤肿血出。以鸡清调伏龙肝傅。又，以鲫鱼肉同赤白豆杵烂，入少水和傅。

废灶火丹

《圣惠》小儿丹发从足趺起，正赤者是也。治之方

寒水石 硝石各半两 莽草一两

上为末。每以新汲水调下半钱，更量儿大小加减。张氏用水调涂。

又方

赤小豆一两 牛角二两，烧灰

上，为末。鸡白调涂。

又方 五加叶根五两，烧灰，以煅铁槽中水调涂。枣树根水煮汁，浴三五次。桑根煮汁洗。

尿灶火丹

《圣惠》小儿丹发膝上，从两股起，及脐间走入阴头者是也。治之方，桑根白皮一斤，锉，以水七升，煮四升，去滓，看冷热避风浴之。李树根半斤，烧灰为末，取田中流水调涂。以屋四角茅草，

烧灰为末，鸡白调涂。以桑白皮、李根，同锉，煎汤洗之。

赤 流

《圣惠》夫小儿身上或一片片赤色如胭脂及渐引，此名丹毒，俗谓之流。若因热而得者色赤，或因风而得者色白，皆肿而壮热也。可用一铍刀散镰去恶血，毒未入腹者可疗也。

治小儿心热，身上赤流，色如胭脂，皮肤壮热。**升麻汤**

川升麻 川大黄锉，微炒 川朴硝 玄参各半两 犀角屑 黄芩 栀子仁 木通 甘草微炒。各一分

上为末。每服一钱，水一小盏，煎五分，去滓，温服无时，量儿加减。

《千金》治赤流丹肿。

杵赤小豆五合，水和取汁，饮之一合良，滓以傅五心。又，服黄龙汤二合，并傅患上。小柴胡汤去半夏，名黄龙汤。

乳香散 定疼。

天仙藤一两，焙干，为末 乳香一钱，研

上，每一钱，温酒下。

晏元献公明效方**牛黄散** 治小儿初生至二三岁，一切风发赤白流，走遍四肢方

牛黄 朱砂 蜗牛肉 全蝎 白僵蚕 天麻 白附子 乳香 麝香各一分 生龙脑一钱 螳螂翅五对，五月中采

上十一味为细末。每服一字，薄荷水调下。初生小儿洗了后，用乳调少许涂口中，胎疾永除。

张涣方治小儿赤流，热如火，宜用**大黄散**

川大黄生 郁金 黄药 腻粉 猪牙皂角去皮子。各半两

上为末，生油调涂。

又方

护火草汁三合 赤地利末三钱 腻粉一钱

上相和。量儿大小加减服之。良久，泻下血片为效。其滓，傅在赤处亦佳。

治小儿赤流，半身色红，渐渐展引不止方

牛膝去苗，一两 甘草生，半两

上锉。以水一大盏，煎五分，去滓，调伏龙肝末涂，效。

又方 大黄一两，生 赤小豆半合，炒，紫色 川朴硝三分，为末。鸡白调傅，勿令干。

又方 李子油三两 朱砂末一分调如膏涂之。

《千金》治小儿赤游丹，一日一夜即成疮，先从背起，渐至遍身，如枣大正赤色者，用煮棘根洗法。其法已见朱田火丹下，所用傅药并同。

玄胡散 治小儿赤流。

玄胡索一两 天南星二两 朴硝半两 巴豆二七个，去油

上为末。芸薹汁调，毛翎扫之。

治赤流、白流、火焰诸丹等方

好生胆矾一钱重 乌鲗鱼骨一钱重 蜈蚣一条全者，焙 麝香三十文 轻粉二十文

上，一处乳钵内研极细。看丹多少用药，醋调令稀，毛翎扫丹上，立止。

治赤白流 雄黄半两 白矾一分 白芥子一分 为末，水调扫。

治小儿表里受热之甚，忽发遍身赤肿，状似丹疹，若于腹中周匝，则不可救，名曰赤油肿，此药如神。

胡荽不以多少

上，研取自然汁调水银粉，又曰轻粉，鹅毛扫上病处，须臾，赤色便变为白，或上有白瘤子，不妨，或自破，亦无害，乃是病去也，调时不须太稠。

《圣惠方》云：取摩萝叶汁，涂赤处，随手便瘥。

《幼幼新书·谭氏殊圣方》歌云：五游忽发遍身形，恐悚令人怕怖惊，乍睡刹那生满体，莫冤神鬼错看承，甘泉硝石苍龙骨，感摄消磨去痛疼，更取铁槽连底水，调和频扫便身轻。宜**消肿散**

清泉硝石　白龙骨各一两

上，研匀，净器收。以铁槽水调一钱，扫涂，立差。

身有赤处

《圣惠》小儿因汗，为风邪热毒所伤，与血气相搏，热气蒸发于外，其肉赤而壮热也。

治小儿身上有赤，引于颊上或口旁、眼下，赤如胭脂，向上皮即皴剥，渐渐引多，此是心热血凝所为。其治法，宜以小刀子锋头镰破，令血出后，宜服**丹参散**

丹参　黄芩　枳壳去白，麸炒　葛根　犀角镑。各一分　麻黄去根节，半两

上为末。每一钱，水一小盏，入竹叶十片，竹茹半钱，煎五分，去滓，放温，量儿加减，无时服。

治小儿身上有赤烦热。**麦门冬散**

麦门冬去心　芦根锉　葛根锉　犀角屑　漏芦　甘草炙微赤。各半两

上为末。每服一钱，水一盏，竹叶十片，去滓，放温，量儿加减，无时服。

治小儿身上有赤或瘀肿，或如火丹，烦渴，浑身赤，壮热。**铅霜散**

铅霜研　绿豆粉各半两　用芸薹菜自然汁调涂。

又方　伏龙肝一两，为末　乱头髪二两，煅灰研　水调涂赤处。

又方　桃仁去皮，研烂，以面脂和涂。　水煮黄蒿穟浓汁，入盐少许温服。　细研白矾末，生油调涂。　杵芭蕉根汁涂。　杵水中苔，水调涂。　水调芒硝末涂。　炒米粉令焦黑，为末，津唾调涂。　生蛇衔草，捣烂涂。

蛇缠丹

治蛇缠丹，匝腰则死。捣莴苣烂涂，或研莴苣子涂之。　《戴氏家传》用芦箔上草绳经子烧灰，同生油调涂。　《广利方》杵马齿苋傅之。

土鬼丹

《灵苑方》治土鬼丹，此病初发如汤泡，顷刻则大，连发不已，或至数处，便能致困，宜速治之方

赤足蜈蚣一条　鸡肠草　金荞麦各一分　铜绿一钱　麝香少许

上为末。如患者用针穿破，却用针眼上度药在丹内上面，用醋面膏子掩之。如人有患不觉，数日后吃食不得，即先服下项药。

大黄　甘草各等分

上为末。新汲水下半钱或一钱，立差。

治土鬼丹及马汗入疮，大效。

乌梅焙　糯米　杏仁去皮尖，研　淀花各一两　盐豉一两半　巴豆二十粒，去心皮，油煎，研

上为末，糊丸。先挑破疮，即以醋磨药涂，更以醋面盖之，服一二丸，亦佳。

王师禁土鬼丹及蛇缠丹

霹雳𩅦𩁹𩇔

一气念二十一遍，吹在病处，自立东南方上，令病人在西北，以大指掐中指本节文，以第二指掐大指中节，两手皆然，吹时即放手，持咒四十九日，于五更初向北受持可用。

骨火丹

其疮见骨，著足踝者是也。

《千金》杵大小蒜，厚封之。　《婴

孺方》刺肿上，入二分，以牛胆汁调大黄末涂之。

《颅囟经》二十二种丹证治

［灶囟丹］先从头上起，满身胤，其丹赤色。用猪槽下土并桃柳根皮捣末，生油调傅。［灶尾丹］从腰起，黑色，遍身疼痛。用堂屋四角草烧灰，入白矾末，鸡子白和涂。［龙火丹］先从腹起至心胤，黄赤色。用屋脊上草烧灰，松花，白鸡子黄，猪槽内水调涂。［君灶丹］从右手上起，引似蛇行，赤色。用灶下土，油调涂。［母灶丹］从左脚上起。用焊猪汤，灶额上灰傅。［女灶丹］从阴上起，紫赤色。用女儿小便生梅，灶右边砖缝上土，和调涂。［朱黄丹］从右脚起，胤至遍身。用屋四角草，铁匠家磨刀水调傅。［星子丹］从头起，胤遍身，如钱子大，赤色。用桃树向北枝烧灰，油调傅。［蜂子丹］从头面四向胤。用灶头上土，入腻粉，以鸡子白，调傅。［乱神丹］天下恶证，从肚内起，出口内，紫黑色。用善火草，白矾末，并蜜，入洗银水调服之。［住火丹］从背上起，黄赤色。用壁上土，猪槽下土，白矾末，生姜汁、生油调涂。［母子丹］从眼眶上起。用白矾，蛤粉，樟柳根，杵汁和涂之。［火焰丹］从前心起，头痛如火烧。用善火草，猪槽下土，鸡子黄调涂。［蜘蛛丹］满身病。用白矾，皂荚烧灰，猪槽下泥，和涂之。［佛家丹］从耳起。用乳香，善火草，瓦嚥璟内土，油调傅之。［神气丹］从头背起。用牯牛骨烧灰，羊脂调涂。［熛火丹］从背甲起。用生麻油合猪槽下泥，涂之。又巢氏云：丹发于背、臂、及谷道者，名熛火丹，《婴孺方》治熛火丹用景天草十两，真珠一分，杵为膏，封丹上。［胡漏灶丹］从脐中起。用屋漏水调灶中土涂。［胡吹灶丹］从阴上起。用水茄窠下泥，和苦酒涂之。［土灶丹］从踝起。用屋四角茅草，灶横麻烧灰，鸡子白调涂。［野灶丹］从背起。用柔香茸，蒴藋，赤小豆末，涂之立差。［神灶丹］从肚起。用土蜂窠，杏仁，腻粉，生油调涂。

《本事方》十种丹瘤肿毒所起证治

一飞灶丹，从顶头起先肿。用葱白研取自然汁涂。

二古灶丹，从头上红肿痛。用赤小豆末，鸡子清调涂。谭氏方同，不拘何处皆治。

三鬼火丹，从面起赤肿。用灶心土，鸡子清调涂。按：不拘何处皆治，妙。

四天火丹，从背起赤点。用桑白皮末，羊脂调涂。

五天灶丹，从两肾赤肿黄色。柳叶烧灰，水调涂。肾一作臂

六水丹，从两胁虚肿。用生铁屑研末，猪粪调涂。

七胡火丹，从脐上起黄肿。用槟榔为末，米醋调涂。

八野火丹，从两脚赤肿。用乳香末，羊脂调涂。

九烟火丹，从两脚有赤白点。用猪槽下土，麻油调涂。

十胡漏丹，从阴上起黄肿。用屋漏处土，羊脂调涂。

上此十种丹毒，变易非轻，治之或缓，则致不救。故予不惜是方，能逐一仔细辨认，依此方法治之，万不失一。如经三日不治，攻入脏腑，则终不救，不可缓也。

赤白游肿

《圣惠》云：夫小儿有肌肉虚者，为风毒热气所乘，热毒搏于血气，则皮肤赤

而肿起，其风随气行游不定，故名也。又云：夫游肿之状者，为青黄赤白，无复定色，游走于皮肤之间，肉上微光，是也。

治小儿赤游，皮肤作片片赤肿，此是风热所致，宜服**犀角散**

犀角屑　黄芩　黄芪　川升麻　栀子仁　汉防已　川朴硝各一分　牛黄半分，研

上为末。煎竹叶汤调半钱，无时，量儿加减。

治小儿头面身体赤毒，肿起作片，宜用**升麻膏**

川升麻一两　犀角屑　射干　赤芍药　玄参　黄芩　栀子仁　川大黄　大青　蓝子　羚羊角屑各半两　生地黄二两

上锉，以猪脂一斤半，于铛中慢火熬，不住手搅，药色变，膏成，去滓，瓷合盛，频摩肿处。

又方

黄柏末　川大黄末　川朴硝各半两　马勃　水银各一分。水银于手心内，用津研令星尽　鸡子三个，去壳

上，同研成膏。先以铍针铍破，然后以膏涂之。

又方

鸡冠花　商陆　紫矿　川大黄各半两

上为末。以鸡清入生油等分，调涂，干再涂。

又方

附子去皮脐，半两　川椒半两，去目　石盐三分

上为末，以炼了猪脂四两相和，慢火熬成膏，瓷合盛，候冷，频频涂，以差为度。

治游肿攻头面焮肿，赤热疼痛，宜用**郁金散**

郁金半两　赤小豆一合　甜葶苈半两　伏龙肝二两　川芒硝半两　川大黄生，半两

上为末。以生鸡子白并蜜少许调，令稀稠得所，涂之，干再涂。

治游肿赤者。川大黄末二两　护火草五两　上相合，杵涂之，干易。

治赤白游肿。芸薹子半合　盐一钱　米醋一鸡子壳　上杵如泥，看大小涂纸上贴之，如走，即随处贴之，不三两上，效。

治青白赤游肿，手近微痛。

川大黄生　蒲黄　伏龙肝各二两

上为细末。水和如薄泥，涂之，干再用。

又方

川大黄一两生　豉一合　紫檀一两

上为末。醋和涂，干再用。

又方　紫檀香二两为末，水调涂。

治游肿，流遍身赤色，入腹即死。以生猪肉傅上，数数换之，其肉，虫鸟不食，臭恶甚也。

治游肿，以生布一片，揾油以火燃之，持照病上，咒曰：日游日游不知着脂火燎你头。咒七遍，即差也。

治白游肿，杵生羊脾涂之。

又方　栝蒌根二两，为末　伏龙肝半两，细研　醋调涂，干再用。

《子母秘录》治小儿赤游，行于体上下，至心即死，以芒硝纳汤中，取浓汁，拭丹上。杵菘菜傅之。取白豆末，水和涂，干再用。

《千金》中兴治赤游肿，若遍身入心腹，即杀人。用灶下黄土为末，油调涂，勿令干。若已入腹及阴者，以护火草取汁一盏服之，干者即末之，水调服。

治赤白游肿，簇上白臭死蚕治白游，赤死者治赤游，并捣涂之。

治赤游肿，捣瓜蒌傅之。

本草云：赤游、白疹，醋磨五毒草傅，亦杵茎傅之，恐毒入腹，亦煮服之。五毒草，一名五蕺，又名地圆，平地生，

花叶如荞麦，根似狗脊。

丹入腹

杵马齿苋汁饮之，以滓傅之。又用生麻油涂之。又浓煮大豆汁涂之。

《婴孺方》主丹入腹，及下至卵者不治方

麻黄炒　升麻各三分　硝石四分

上为末。以井花水服方寸匕，日三服。一方，加大黄半分。

《刘氏家传》治走马胎赤肿，走入心腹则不救方

生槐叶一握　生瓜蒌去皮，同槐叶擂　赤白豆末各三分

上和涂患处，其效如神。

丹痛

捣竹蔦汁，及一升，作一服，只一二服效。

丹痒

捣韭菜，入些盐与香油，以手摩热，于丹上揩之，立愈。

傅丹杂方

治一切丹瘤。

以土硝为末，姜汁、醋调涂，日三四上。土硝即蜣螂土囊，蛴螬窠也。蓖麻子五个，去壳，细研，入白面一钱，水调，微微涂之，甚妙。冷水杵茨菇叶茎，鸡翎扫，肿便消。研护火草汁涂。研五叶草汁涂。水调大黄末涂。水研栀子仁涂。水调黄芩末涂。水研蒴藋汁涂。腊脂调屋尘涂。油调桦皮末涂。唾调粟米粉涂。水研糯米汁涂。水煮白矾末涂。醋调红蓝花涂。煮白芷根叶涂。杵鲤鱼令烂，涂。蜜和干姜末涂。水调地龙粪涂。杵大麻子汁涂。烧粉家洗瓮水涂。水调菲畦中土涂。鸡清调榆根白皮涂。不犯水羊脂，炙涂，以白粉傅之。研胡荽汁涂。醋磨诃子涂。杵鬼目汁涂。杵荏子汁涂。研酱取汁涂。研地黄汁涂。研豆叶汁涂。研海藻汁涂。油调豉末涂。水调青黛涂。水研地龙涂。水煮粟米涂。酒煮石楠涂。水调鸡粪涂。杵梧桐皮涂。苦汁涂并服。捣蒜涂。治五色丹尤妙。

《千金方》言：凡方中用鸡子者，皆取先破者用之，它皆无力。又言：凡天下极冷，无过藻菜，但有患热肿毒丹等，取渠中藻菜，细切熟捣，傅丹上，厚三分，干即易之。予谓不可以此涂，若毒在表，犹可措手，若抑之，则外不得泄，势必入里，必先服托里药，方可施此。

辨小儿欲发丹毒候

初生小儿，蓄伏胎热欲发丹者，必先见于外，但人不之察耳。小儿在繦褓中无故眼生厚眵者，此丹毒欲发之候也。更微喘急者，毒气已甚而上乘于肺也。才觉有此证，急以水调龙脑饮子，或蓝根、犀角等药，潜消其毒。如浑身已有赤处，即更以芸薹等外挫其锋，消息而次第治之。予家凡两儿，初生眼有厚眵，后俱发丹。何宰宜人外孙女生七日，眼生眵，已而小腹下有赤丹一点如钱，渐渐引开，上至腹心而死，不可不知也。初虞世谓：百日内，发必死，不治。然亦有可治者，不可不治也。

禁忌

大凡小儿病诸丹肿，其势虽盛，切不可遽用大黄、芒硝辈决药大下之，恐毒气乘虚入里，以客为主，即难施功也。但用性平解毒托里药，常调停脏腑，微微通利而已。此则护元气而排外邪，庶保十全也。比舍陶氏子半岁病丹，医以青金丹下

之太过，蓄毒入里，发喘生惊而死。盖婴孺肌肤柔弱，易虚易实，而服药复不能多，治之固不可怠慢，然亦不可躁急，全在精专调护，以保无虞。世俗多不知此，故广记而备言之。小儿丹发，若预度其势，必展引至咽颈、腹心、阴尻诸虚处，可先涂药以护之，仍砭砂其引头所向，微出恶血以泄其毒，或谓当以篦子刮去恶血令尽，直至清黄水出即止，此必势危气壮而血热者始宜之。大抵此疾人受之有轻重，年长气实乃能禁当。若未满月儿，而感之又重，恐不可概用此法。无为主簿张康道子二岁，得火焰丹，鲁医为砂之，出恶血盏馀，两日而殂，不可不知也。本草云：大人小儿丹毒，宜食鲫鱼鲙及蛇。蛇即水母，俗名海蜇者是也，然不可以宜而恣食之，反能为害。鲫鱼亦鱼类，得无不宜。

禁　　法

无为南汰寺僧宋澄师传西川文法禁火焰丹，用松明五条，细如箸，以火点着一头，右手执之，大指掐定第二指中节纹，左手亦如此掐定，面北立，静想北方壬癸水，渺漫无际，一口吸尽，吹在火上，再想再吹，如是三次，将火向自已口中试，如不烧人，即以松明火于小儿丹上周回淬一遭，兼于丹上十字淬过即已，如试得烧人疼，更想吸水，正旦及端午日受持。

疔　　疮

［薛］　诸疮惟疔毒为甚，杀人亦速。古云：疔有十二种，种各不同，内三十六疔，满其数即不可救，亦有不满其数而死者，乃毒气走散故也。若痘毒染人，发于头面或遍身者，又非此类。在小儿多因乳母食有毒之物，或儿卒中饮食之毒，或感四时不正之气，皆能致之。其疮多生头面四肢，形色不一，或如小疮，或如水泡，或痛或痒，或麻木不仁，外证寒热、呕吐、恶心、肢体拘急，大要当分邪之在表在里，急用隔蒜灸法并解毒之剂。若不省人事，牙关紧闭，急以夺命丹为末，热酒调灌。如食生冷之物，或用凉水淋洗，则轻者难愈，重者不治。其生于两足者多有红丝至脐，生于两手者多有红丝至心，生于唇口之内者多有红丝入喉，急用针挑出恶血，以泄其毒，可保无虞。其在偏僻之处，药难导达者，惟灸法有回生之功。若投峻厉之剂，是保其危矣。小儿肌肉柔脆，且不能言痛否，灸法须将蒜切薄片，著肉一面略剜少空，灼艾燃蒜，先置大人臂上，试其冷热得宜，然后移着疮上，又别灼艾，如前法试之，以待相易，勿令间歇。

飞龙夺命丹　治疮毒、发背、脑疽等证。

真蟾酥干者，酒化　轻粉　枯白矾　寒水石　铜绿　乳香　没药　麝香　朱砂各六钱　蜗牛四十个，另研，如无亦可

上，各为末。入蟾酥、蜗牛，或加酒少许，糊丸绿豆大。每服一二丸，温酒或葱汤下。重者，外用隔蒜灸法。

时　　毒

［薛］　小儿时毒，因感四时不正之气，致鼻面耳项或咽喉赤肿，寒热头痛，甚者恍惚不宁，咽喉闭塞，状如伤寒，五七日间亦能杀人。脉浮数者邪在表，脉沉涩者邪在里。在表用葛根牛蒡子汤，在里用栀子仁汤，表里俱病者犀角升麻汤，甚则宜砭，及用通气散宣泄其毒，旬日自消。若不消而欲作脓者用托里消毒散，欲收敛者用托里散。若咽肿不能言、头肿不能食者，必死。

通气散　治时毒焮痛，咽喉不利，取

嚏以泄其毒。

玄胡索　猪牙皂荚　川芎各一钱　藜芦五分　羊踯躅花三分

上为细末。用纸捻蘸少许纴鼻内取嚏，为效。

犀角升麻汤　治风热，口唇、颊车连牙肿痛。

犀角镑，二钱　升麻　防风　羌活　川芎　白芷各五分　黄芩　甘草各一钱　白附子四分

上，每服三五钱，水煎。

栀子仁汤　治时毒肿痛，大便秘结。

郁金　枳壳麸炒　升麻　山栀仁　牛蒡子研碎，炒　大黄炒。各等分

上为细末。每服二三钱，蜜水调服。

葛根牛蒡子汤　治时毒肿痛，消毒解热。

葛根　管仲　甘草　江西豆豉　牛蒡子半生半炒，研碎。各等分

上，每服三五钱，水煎。

流　注

［薛］　小儿流注，乃气流而滞，血注而凝，元气不足之证也。或因闪跌堕伤，或因肝火气逆，或因六淫内侵，或因脾虚食积，或因禀赋所致，结于四肢节髀，患于胸腹腰臀，或结块，或漫肿，或作痛，悉用葱熨之法，须固元气为主。闪跌者和血定痛丸，肝火者九味芦荟丸，食积者四味肥儿丸，药能对证，未成自消，已成自溃。若脓成不溃者，元气虚也，先补而针之，庶使毒气不致内攻，气血不致脱陷。若脓出而反痛者，气血虚也，用八珍汤。作呕少食者，胃气虚也，用四君子汤。欲呕不食，或腹作胀者，脾气虚也，用六君子汤。口噤搐搦者，气血虚极而变症也，十全大补汤。内热晡热，阴血虚也，四物、参、芪、白术。表热恶寒，阳气虚也，十全大补汤。热来复去，或昼见夜伏，昼伏夜发者，虚热也，当大补元气。若色赤肿起而脓稠者尚可治，不赤硬而脓清，或脉洪大，寒热发渴，及不受补者，皆不可治。

健脾渗湿饮　治疮疡初起，焮肿作痛，或湿毒下注，或环跳穴痛。

人参　白术　苍术　防已酒拌　黄柏炒　川芎　陈皮　当归　茯苓各五分　木瓜不犯铁器　柴胡梢　甘草各三分

上，姜水煎服。如三五剂不退，加桂少许，酒煎亦可。小便涩加牛膝，身痛加羌活。

和血定痛丸一名黑丸子　治流注、膝风，或闪跌瘀血，肢节肿痛，服之自消。若溃而发热，与补药兼服，自效。

百草霜五两　赤小豆半斤　川乌炮，一两五钱　白蔹八两　白及　南星炮。各二两　芍药　当归　牛膝各五两　骨碎补四两

上为末，酒糊丸桐子大。每服二三十丸，白汤下。

神效葱熨法　治流注结核，或骨痈鹤膝等证。先用隔蒜灸，若馀肿尚存，用此熨之，以助气行血，散其壅滞，功效甚速。又治跌扑损伤，止痛、散血、消肿之良法也。其法，用葱细切、捣烂、炒热，频熨患处，冷则易之，如鹤膝风，兼服大防风汤而愈。

隔蒜灸法　治流注及痈疽、鹤膝风等证。每日灸二三十壮，痛者灸至不痛，不痛者灸至痛，其毒随火而散，盖火以畅达，拔引郁毒，此从治之法，有回生之功。其法用大蒜去皮，切三文钱厚，安患处，用艾壮于蒜上灸之，三壮，换蒜复灸，未成即消，已成者亦杀其毒，如疮大，用蒜杵烂，摊患处，将艾铺上烧之，蒜败再易。如不痛，或作脓，或不起发，及疮属阴证者，尤当多灸。凡疮不痛、不

作脓、不起发者，皆气血虚也，多主不治。惟患在头面者，不宜多灸。论中婴儿灸法，见疔疮。

如圣饼　治流注及一切疮疡，不能消散，或溃而不敛。

乳香　没药　木香　血竭　当归各等分　麝香减半

上为末，用酒糊和饼二个，乘热熨之。毒疮加蟾酥。

当归补血汤　治流注及溃疡肌热、面赤、烦渴，脉洪大而虚，重按全无，此血虚证也，误服白虎汤，必死。方见虚热。

益气养荣汤　治流注气血虚弱，不能消散，或四肢颈项患肿，不问坚软、赤白，或痛或不痛，日晡发热，或溃而不敛。方见后。

十全大补汤　治诸疮血气虚弱，不能消散、溃腐、收敛。或寒热汗出，口眼歪斜，肌瘦少食。或日晡发热，自汗盗汗。或朝寒暮热，疮口不敛等证。方见自汗。

天蛇毒

［薛］　手指头生疮，俗名天蛇毒。然五指各有经络，拇指属手太阴肺经，食指属手阳明大肠经，中指属手厥阴心包络经，无名指属手少阳三焦经，小指属手少阴心经。亦有患于足者，足趺属肝胆胃三经，大指属肝脾二经，次指属胆经，小指属膀胱经，各当随经而治。其致患之由，或因胃中积热所发，或因乳母膏粱厚味所致，或因湿热下流，或因风毒外中，大率多由所禀足三阴之经虚，故邪得以入之也。其初患肿痛者，先用仙方活命饮，次用托里消毒散。元气下陷，重坠作痛，久而不溃者，用补中益气汤。若服败毒散，及敷寒凉之剂，则疮口变黑，或努肉突出，或指皆黑，大抵手足为气血难到之处，手属于胃，足属于脾，不可损其真气。丹溪以臀居僻位，尚言气血罕到，况肢末乎？故寒凉克伐之药所宜深戒者也。

天泡疮

［薛］　天泡疮状如水泡，属肺胃二经风热。若发热焮痛，邪在表也，用人参败毒散。发热咳嗽，邪在肺也，用加味泻白散。热渴便秘，邪在内也，用加味清凉饮。此肌肤之证，当去毒水，以金黄散或黄柏、蚯蚓敷之，当归膏亦善。既安，不必服药。若因攻伐过度，元气虚而变生别证者，当参各门治之。

柴芍参苓散　治肝胆经分患天泡等疮，或热毒、瘰疬之类。

柴胡　芍药　人参　白术　茯苓　陈皮　当归各五分　牡丹皮　山栀炒　甘草各三分

上，每服二钱，水煎服。

加味解毒饮　治天泡疮，发热作痛。

玄参　连翘　升麻　芍药　当归　羌活　生地黄　牛蒡子炒。各三钱　茯苓　甘草各二钱　金银花　漏芦各五钱

上，每服一二钱，水煎服。或为末，蜜丸亦可。

金黄散　治天泡疮，消毒止痛。

滑石　甘草

上，各另为末，和匀。傅患处。如泡，挑去水傅之。加黄柏尤好。

杨梅疮

［薛］　杨梅疮乃天行时毒，亦有传染而患之，或禀赋所得者。受证在肝，故多起于下部。治失其宜，多致蚀伤眼目，腐败肾茎，拳挛肢节。初起之时，上体多者先用荆防败毒散。下体多者先用龙胆泻肝汤。大便秘者用大连翘饮，后用换肌消毒散。若蚀伤眼目，兼用九味芦荟丸、六味地黄丸。肢节拳挛，兼用蠲痹解毒汤。

若因脾胃亏损而不能愈者，先用异功散，后用换肌消毒散。若用轻粉之药，多致败证也。

按：杨梅疮起于近代，多淫夫御不洁之妇，传染而致者。其在小儿，得之乳抱传染者轻，得之父母遗体者重。治法与大人同，更当求之专科。薛氏治法，未可尽遵用也。

换肌消毒散一名萆薢散 治杨梅疮，不拘初患、日久，并效。

土茯苓即萆薢 当归 白芷 甘草 皂角刺 薏苡仁 白鲜皮 木瓜不犯铁器。各等分

上，水煎，食前，并空心服。

又方 治大人之剂，如用前方未应，或儿长大，宜用此方。

土茯苓五钱 当归 白芷 皂角刺炒 薏苡仁各一钱 白鲜皮 木瓜不犯铁器 木通 金银花各七分 甘草 连翘 防风各五分 茯苓 芍药各一钱，炒 黄芪炒，二钱 川芎 生地黄各八分

上，作二三剂，水煎出，幼者作一剂煎，分两三次服。

王烂疮

《圣惠》云：夫小儿腑脏有热，热薰皮肤，外为湿气所乘，则变生疮。其热偏盛者，其疮发势亦盛。初生如麻子，须臾王大，汁溃烂如汤火所伤灼，故名王烂疮也。

治小儿王烂疮，一身尽如麻子，有脓汁，乍痛乍痒，或时壮热。

赤芍药 甘草 白蔹各三分 黄芩 黄连去须 黄柏微炙。各半两

上为末。蜜水调涂，日三两上，差。

治小儿王烂疮及恶疮。

秫米 竹筱

上，烧灰细研。以田中禾下水调涂之，立效。

治小儿王烂疮，初患一日肉色变，二日疱浆出，或四畔时赤，渐长，若疱浆匝身，即不可治，其状如汤火烧，宜速用**黄连散**

黄连末 胡粉各一两

上，研匀。以生油调涂之。

治小儿王烂疮，初起疱浆似火烧疮，宜用此方。 又，桃仁，汤浸，去皮，研细，以面脂和涂。 又，以艾烧灰傅，干，即用生油涂。 又，十字街土，并釜下土研傅之。 又，烧牛粪灰傅。 又，酒煎吴茱萸汁涂。 又，酥和赤地末傅。

浸淫疮

治小儿身体发疮，初出甚小，后有脓汁，浸淫不已，渐大，名浸淫疮。若先从四肢起，渐向头面者难治也。

鲫鱼一尾，长三寸者 豆豉一合

上杵如膏涂之。又疗马鞍疮。

又方 苦瓠一两 蛇蜕半两，烧 露蜂房半两，微炙 梁上尘

为末，油调涂。

又方 伏龙肝三分 乱发三分，烧 为末，猪脂和涂。 又方，取鸡冠血涂。鸡冠血和黄连末涂。煎鲫鱼膏涂。生切鲫鱼片，和盐贴患处。烧胡燕窠，水和涂之。

红丝疮

有一种红丝疮，虽非丹疹，其毒实同，多生于两手中指节上，男左女上，则尤甚也。其状，但一水泡，清澄光莹，如小鸡头大，其底下濈濈然数十小针孔，不痒不痛，都无妨碍，泡边当有一丝脉如红丝，隐隐在皮里，其行甚速，循臂而上，过肘则危，至心即死。有此证者，急以针迎头挑断，或剜耳塞，或嚼白梅封之，丝即不行。绍兴庚午，无为宰方梓，字楚

材，与先子为同年，秩满代归，三日而殂，询其所以，云无疾，但左手中指生一小水泡耳，盖不知其为红丝疮也。又卫提辖宜人云：比邻有女子，忽中指节生一水泡，色极清澈，其底尽细细针孔，历历可数，傍有红丝一缕，举家嬉笑，忽有老妪来见，惊曰：此红丝疮也，当害汝命，急就其泡上灼艾数十壮，仍于丝上数处挑断，遂免。

恶核瘰疬

巢氏云：小儿遇风热毒气，与血气相搏，结成顽核，生于颈项，遇风寒所折，不消，结成瘰疬，久而溃脓成疮也。汤氏用宜服清凉饮子及升麻汤等，千金连翘丸、龙胆汤皆可服。

［曾］　瘰疬一证，先贤名曰九漏，究其所因似热，稽考形状非一，不过随象命名。大概初发于颈项肌肉之间，未成脓者，从本引末，可使衰去，针之、灸之、傅之，从其所因而施疗。然小儿幼弱，岂堪针灸，但以服饵涂贴之剂为治。此疾多生于耳后及颈项两旁，初发止是一枚，次必连生，大小十数，缠绕项下，累累如贯珠，逐个先肿，作脓穿破，轻者可愈，重者难除。先穴漏脓，长岁不干，谓之漏项，原其得病之初，自是三阳感受风热，与血气相搏而成，治以百解散加当归散，水、姜、葱、灯心煎服，次用玄参饮及牛蒡汤、木通散、内消丸，与之宣热化毒，洗以槲皮散，涂用白及散、二香散，使气血行，脓干汁尽，则自愈矣。仍忌腥毒野味，其证不致再作。

［薛］　胎毒瘰疬者，乃禀肝胆二经郁火气滞所致。盖肝胆经行人身之侧，若因肝火动而受患，故发于肝胆二经部分，当审其因而药之。或因乳母恚怒，或血虚内热者，当审其所因而调其母，不可用峻厉之药，恐伤元气也。　一小儿落草，颈间有疬五枚。审其母素多怒，时常寒热，或乳间作痛，或胁肋微肿，悉属肝胆经证。先用小柴胡汤加当归、芍药，寒热顿退，又用加味逍遥散，母服两月馀，其儿亦愈。　一小儿因乳母肝经有热，耳前后患之。用加味逍遥散治其母，其儿自愈。一小儿颈间耳下，各结核三岁，久服消毒之剂，患处益甚，元气益虚。诊乳母素郁怒，致肝脾血虚而有热。用加味归脾汤为主，佐以加味逍遥散，母热渐退，却与儿日各数匙，两月馀而愈。　一小儿自落草时颈间患有四枚，至五岁，耳前后如贯珠，元气虚甚，寒热往来，饮乳不彻。此禀肝胆经气滞之证。用八珍、逍遥二散，与壮年妇人服之，儿饮其乳，半载之后，儿体渐充，其核渐消，又服地黄丸、逍遥散而全愈。　一小儿生下，颈间瘰疬三枚，将期敷药，延及耳前。余谓此禀肝胆二经所致。诊其母，肝胆脉尚洪数，余谓母子一体，治其母，儿自愈。不信，另用必效散一服，吐泻并至，一夕而殁。

热毒瘰疬乃手足少阳、足厥阴二经风热之证，或肝疳食积所致。其证发于项腋或耳前后，或如贯珠，当分表里虚实。若焮赤肿者，肝经热毒也，用人参败毒散。作痛寒热者，肝火内作也，用加味小柴胡汤。不痛而小便黄，肝血虚也，用六味地黄丸。隐于肉里，而色不变者，肝疳内作也，用九味芦荟丸。脓成而不溃，或溃而不敛者，脾气虚弱也，用益气养荣汤。凡此肿焮疼痛，寒热作渴者，属病气有馀，形气不足，治宜清肝火，生肝血。肿硬不溃，溃而不敛者，属病气、形气俱虚，治宜补肾水，实脾土。若因乳母恚怒，肝火遗患者，又当随所因而治之。　一小儿脓水淋漓，其核未消，发热憎寒，此肝经气血虚而有热也，用补阴八珍汤为主，间以清肝益荣汤而愈。后复结核，小便赤涩，晡热作渴，用参术柴苓汤为主，佐以六味地黄丸料加柴胡、山栀，及四味肥儿丸而敛。一小儿十五岁，患此发热作渴，日晡颊赤，脉数无力，属阴虚而有热，用补阴八珍汤五十剂，加参、芪又二十剂而溃，但脓水清稀，肌肉不生，此脾气虚弱也，以参、芪、归、术为主，佐以芍药、熟地黄、麦门、五味，气血乃复，遂进必效散一服，毒下而痊。一小儿患此，服克治之药，致寒热腹膨，此肝脾疳证，先用五味异功散加柴胡、升麻，佐以九味芦荟丸渐退，又用四味肥儿丸、五味异功散而消。一小儿九岁，患此面色常青，肿硬不溃，肉色不变，乃伐肝化痰。余曰当调补肝脾。不信，果虚证蜂起。复请治，仍欲伐肝。余曰：面带青色，肝虚而本色见也。面色变白，肺虚而本色见也。痰涎上涌，脾虚而不能摄也。两目连劄，肝血虚而生风也。经云：胃为五脏之本，当先救胃气。遂用五味异功散加升麻、柴胡，元气稍复，乃朝用补中益气汤，夕用五味异功散，佐以九味芦荟丸，面色始黄，而核渐消，又以四味肥儿丸，间服地黄丸而愈。

百解散惊。 当归散潮热。 牛蒡汤咽喉。

大圣散 治瘰疬，消风毒肿上壅内热，多生瘾疹风丹风证，食煎煿多致此疾。

羌活 荆芥 升麻 薄荷 防风 甘草 大黄 黄芩 玄参各等分 或加赤芍药、连翘

上为末。每二钱，水一盏，煎六分，温服。又方，用牡蛎二两，火煅为末，玄参一两，甘草半两，为末，每服二钱，茶清调下。

玄参饮 治瘰疬，及头上生恶核肿痛。

玄参 升麻各五钱 川乌炮裂，去皮脐 草乌炮裂，去皮 当归酒洗 川芎 赤葛 生干地黄 赤芍药各二钱半 甘草三钱 大黄半生炮，四钱

上锉。每服二钱，水一盏，姜二片，煎七分，无时温服。

升麻汤

升麻 射干 连翘 犀角屑 大黄微炮 朴硝各半两

上㕮咀，水煎。大小加减。忌酒、面、炙煿物。

木通散淋。

柴芍参苓饮 治肝火血热，遍身搔痒，或起赤晕，或筋挛结核。

柴胡 芍药 人参 白术 茯苓 陈皮 当归各五分 牡丹皮 山栀炒 甘草炒。各三分

上，姜枣水煎服。

清肝益荣汤 治肝胆经风热血燥，筋挛结核，或作瘊子。

柴胡 龙胆草酒拌，炒。各五分 当归 川芎 芍药各一钱 熟地黄自制 白术炒 木瓜不犯铁器 山栀炒 茯苓 薏苡仁各五分 甘草三分

上，水煎服。

加味小柴胡汤 治肝胆经风热，耳前后肿痛，或结核焮痛，或寒热晡热，口苦耳聋等证。

柴胡二钱 黄芩炒，一钱 人参 半夏各七分 甘草炙，五分 山栀 牡丹皮各一钱

上，姜水煎，徐徐服。去山栀、牡丹皮，即小柴胡汤。

益气养荣汤 治气血虚弱，四肢颈项等处患肿，不问肿溃日久不敛，俱宜服之。

人参 茯苓 陈皮 贝母 香附炒 当归酒洗 川芎 黄芪炒 熟地黄自制 芍

药炒。各一钱　甘草炙　桔梗各五分　白术炒　柴胡六分

上，每服二三钱，姜水煎。

必效散　治瘰疬元气无亏者，宜用此方。若元气怯弱者，宜先补而后服之，疬毒已下，便与滋补，庶无他患。若孕妇及虚劳气郁所致者，尤不可服。世以此方为良剂，故并注之。

南硼砂二钱五分　轻粉一钱　麝香五分　巴豆五粒，去皮心膜　白槟榔一个　斑蝥四十个，去头足翅，同糯米炒，去米

上为末，取鸡子二个，去黄，用清调药入壳内，以湿纸数重糊口，甑蒸熟，取出曝干研细。每服五分，用炒生姜酒，五更调服。如毒出小便涩痛，用益元散一服，其毒出而不痛。

贴恶核方

赤小豆　猪牙皂荚　硝石　黄药　木鳖子各半两

上末。鸡子清调涂患处。

贴散瘰疬神效方

白胶香　降真香用心，无土气者　海螵蛸

上等分，为末。掺患处，外以水纸掩之，一夜而退。

兴化李八哥传贴瘰疬膏药，未破者即消，已破者即出恶物收敛，神验良方。

轻粉　麝香　珍珠　血竭　没药　乳香　黄蜡　铜青各六分　松香八钱　杏仁二十枚，去皮尖　蓖麻子二十枚，去壳

以上十一味，各研极细末，搅和，用磁杵钵捣成泥膏。不犯铁器，不见火，将膏掐傅绢上，以手扑薄贴。

治瘰疬破溃不敛者方

用烧人场上红黄土，研细，洗净患处掺之，神效。

［薛］　惊风结核，属肝胆二经风木相火用事，木旺生风，热同化，其病抽掣扰动，此乃风热血燥而然耳。盖风动则肝火盛，火盛则肝血内消，血不能养筋，故筋挛，结核如贯珠。然颈项两侧，正属肝胆经部分，治宜滋肾水，清肝火，养阴血，壮脾土。盖肾水旺则肝火自清，肝火清则阴血自生，阴血生则相火自宁，火既宁则无热伤元气、火乘土位之疾矣。　一小儿甫周岁，项间结核，两臂反张，索败毒之药。余意此属肝经血燥，询之，果前患惊风，曾服朱砂等药。遂与六味地黄丸滋其肝血，数服而愈。　一小儿项侧结核，痰盛发搐，服金石香燥之剂，手足筋挛。此肝血复伤，即急惊也。遂用加味小柴胡汤加钩藤钩、山栀、芎、归，六味丸料加五味、麦门而痊。　一小儿每受惊，项间结核，发热减食，睡间四肢微抽。此肝木侮脾土也。用五味异功散加柴胡、升麻、钩藤钩随愈。毕姻后，腿臂腕间结核，误服行气破血药，腿臂筋挛，肌体消瘦如瘵证。余考绩到京，用地黄丸生肝肾之血，佐以补中益气汤补脾肺之气而愈。　一小儿耳前后结核，遇惊即痰盛咬牙，抽搐摇头，恪服香燥之药，以致慢惊而卒。

皂角子丸　治肝胆经风热，项胁两侧结核。

皂角子用仁，炒，二两　连翘八钱　当归　柴胡　芍药炒　山栀炒　川芎各一两　桔梗炒　龙胆草酒拌，炒黑　甘草炒。各四钱

上为末，米糊丸绿豆大。量儿大小加减，滚汤下。

人参败毒散　治小儿风热瘙痒，顽核毒疮，或解脱衣裳，风邪所伤，恶风发热，胸膈生痰，头目不清。方见后。

九味柴胡汤　治肝经热毒下注，患便毒肿痛，或小腹胁间结核，凡肝胆经部分一切疮疡，或风毒恶核瘰疬。

柴胡炒　黄芩炒。各五分　人参　山栀

炒 半夏 龙胆草炒 当归 芍药炒。各三分 甘草二分

上，水煎服。若肿痛赤色，元气无亏者宜用。溃后肿消痛止者不宜用。大凡肿硬不溃，溃后不愈者，因元气虚也，午前宜用四君、归、芪、升麻；午后宜用四君、芎、归、柴胡为主，佐以九味芦荟丸。若饮食少思者，宜用五味异功散专补胃气。若脓水清稀而见一切诸证，皆因血气内亏，但温补脾胃，饮食加进，血气化生，诸证自退。设治疮邪，是虚其虚也，祸不旋踵矣。

琥珀膏 治瘰疬不溃，或溃而不愈，变成漏证。

琥珀 木通 桂心 当归 白芷 防风 松香 朱砂 丁香 木香 木鳖子肉。各二两

上，先用琥珀、丁香、桂心、朱砂、木香为末，其馀㕮咀。以麻油二斤六两，慢火煎至白芷焦黑，滤去渣，徐下黄丹一斤，以柳枝不住手搅至黑色，滴水捻软硬得中，却入琥珀等末，搅匀，于磁器盛之。用时取少许摊贴。

益脾清肝散 治肝火侮脾，饮食少思，发热或寒热往来，疮不能消散。方见后。

补阴八珍汤 治元气虚弱，不能溃敛，或内热、晡热，肌体消瘦。即八珍汤加酒炒黑黄柏、知母。

疮 疥

［海］ 小儿经络蕴热，头面及身体生疮，四君子加瓜蒌根、桔根各半钱，煎服。

［汤］ 小儿恶疮，天气温和，频与澡洗更衣，名曰外宣，亦不宜服药。小儿不得已而服药，此乃下法。若将养合宜，何疾可侵，更令乳哺有节，勿令过饱，其身乃如药树，此养生之理也。

［汤］ 恶疮方 频浴身安，外宣无病。

春用柳条荆芥 夏用枣叶槐枝 秋冬用苦参 俱煎汤洗浴。

加味羌活散 治小儿四气外搏肌肤，发为瘾疹，憎寒发热身痒。

羌活 前胡各一两 人参 桔梗 茯苓 甘草炙 川芎 枳壳麸炒 天麻各半两 蝉蜕去翳 薄荷各二钱

上锉碎。每服三钱，水一盏，生姜三片，煎至六分，不拘时服。

当归饮子 治小儿心血凝滞，内蕴风热，发见皮肤遍身疮疥，或肿或痒，或脓水浸淫。

当归去芦 赤芍药 川芎 生地黄 蒺藜炒，去刺 荆芥穗 防风去芦。各一两 何首乌 黄芪去芦 甘草炙。各半两

上锉碎。每服四钱，水一盏，姜三片，煎六分，服无时。

胎毒疮疥，因禀胎热，或娠母饮食之毒，七情之火，初如干癣，后则脓水淋漓，或结靨成片。如发于两耳眉，或耳前后鬓际之间，属手少阳经。若发于四肢，属脾胃经。发于两胁，属肝经。发于额，属心经。发于脑，属膀胱经。发于颏颊，属肾经。当随各经所主，五脏胜负，及乳母食啖厚味，郁怒所传致而调治之。不可辄用化毒、犀角等丸。设元气复伤，转变他证，尤为难疗。 一小儿遍身患之，服牛黄解毒丸皆愈，惟头结痂作痒出水。此禀肾经虚热。用地黄丸、解毒散而愈。一小儿患于鬓际之间作痒，诊其母有肝火，用加味逍遥散加漏芦，用牛黄解毒丸、解毒散而愈。解毒散一名托毒散。一小儿患于左耳鬓际，渐延上头作痒。此禀肝胆二经热毒。用柴胡清肝散，母子并服而愈。后不戒膏粱复发，脓水淋漓，右

颊赤色。此胃经有热，先用清胃散，仍用柴胡清肝散治肝火，母子俱服，又用立效散、牛黄解毒丸而愈。　一小儿两眉患之，延及遍身四肢为患，脓水淋漓，寒热往来。属肝脾积热。用清胃散、小柴胡汤、立效散而愈。后眉间复患，两目连劄，小便白浊。用四味肥儿丸、九味芦荟丸而愈。　一小儿因乳母不戒七情厚味，患此久不愈。母用清胃、逍遥二散，子用牛黄解毒丸愈。后儿食甘味，眉间生疮，痒痛目劄。用四味肥儿丸为主，佐以加味逍遥散、清胃散而愈。　一小儿遍身患之，两胁为甚。子用四味肥儿丸、立效散，母用柴胡栀子散而愈。

牛黄解毒丸　治胎毒疮疖，及一切疮疡。

牛黄三钱　甘草　金银花一两　草紫河车五钱

上为末，炼蜜丸。量儿服。

立效散　治鬓疮、耳疮，及一切疮疥。

定粉末　松香末　黄柏末　黄连末　枯矾末。各一两

上，各另为末，用清油、烛油调搽。

敷药解毒散　治一切毒疮风疹痒痛。

大黄　黄柏　山栀　寒水石各等分

上为末。水调搽。若破而脓水淋漓，用当归膏或清烛油调，尤善。

柴胡栀子散发热。　四味肥儿丸疳。　九味芦荟丸疳。　金黄散天泡疮。

热毒疮疥，因乳哺过早，或嗜甘肥，脏腑积热，或母食膏粱厚味，或七情内火所致，当分脏腑所属之因，病之虚实，调其血气，平其所胜。如肝经实热，用柴胡清肝散，虚热用六味地黄丸。心经实热，用导赤散，虚热用补心汤。脾经实热，用泻黄散，虚热用补中汤。肺经实热，用泻白散，虚热用五味异功散。肾经热，用六味地黄丸。大凡手足冷者，属虚寒，手足热者，属实热。脉沉数有力，作渴饮冷，大便干实，此邪在里，宜内疏。若脉浮数有力，作渴饮冷，此邪在表，宜发散。若脉浮大，按举无力，或作渴饮汤，乳食少思，此真气虚而发热也，调理脾胃，其病自愈，切不可用寒凉之剂，复损真气。婴儿宜调治乳母为主。　一小儿胁间患此，寒热如疟，小便频数。此禀肝火所致。先用柴胡清肝散，又用加味逍遥散而愈。后因乳母肝火动而复发，用加味逍遥散及八珍汤加牡丹皮、山栀，母子服之，并愈。　一小儿腹间患此，发热便血，面黄少食，或作呕，或作泻，手足时冷，右关脉弦数。此脾土虚弱，肝火为患。先用五味异功散加升麻、柴胡、山栀益肝气，清肝火，后用地黄丸滋肾水，生肝血，而愈。　一小儿腿内股患此，色赤不愈，发热，面色或赤或青。此禀肾阴不足，而木火炽盛。先用柴胡栀子散以清肝心，后用地黄丸以补肝肾而愈。　一小儿肘间患此，作渴饮冷，右寸关脉数而无力。此胃经积热，传于肺经也。先用泻黄、泻白二散，渐愈，后用五味异功散、四味肥儿丸而愈。　一小儿嗜膏粱甘味，先患背胛，后沿遍身淋漓。此饮食之热而伤脾血也。先用清胃、泻黄二散而愈，但形气怯弱，用五味异功散而元气复。

诸疳疮疥，因脾胃亏损，内亡津液，虚火妄动，或乳母六淫七情，饮食起居失宜，致儿为患，当分其因，审其经而平之。如面青寒热，或白翳遮睛，肝经之证也。面赤身热，或作渴惊悸，心经之证也。面黄体瘦，或作渴泄泻，脾经之证也。面白咳嗽，或鼻间生疮，肺金之证也。面黧体瘦，或喜卧湿地，肾经之证也。婴儿宜调治乳母，若不审五脏胜负，形病虚实，妄行败毒，多致不救。

[汤] **傅疮药方**

剪刀草 黄连 苦参

上等分，为末。先洗净，次用麻油、轻粉调傅。

[田] 疮癣治法，浸淫疮，宜用苦瓠散涂之。干癣，宜用羊蹄根绞自然汁，调腻粉涂之。湿癣，宜用青金散贴之。

苦瓠散 治小儿浸淫疮，渐展不止。

苦瓠二两 蛇蜕烧灰 蜂房微炒。各半两 梁上尘一合

上为细末。生油调，涂摊帛上贴。

青金散 治小儿湿癣、浸淫疮。

白胶香研，一两 轻粉半两 青黛二钱半

上研为细末。干掺疮上。

《秘录》治小儿风疹。白矾十二分，热酒熔化，马尾蘸酒涂。

[山] 小儿头面烂疮。木耳春细，蜜调傅。又，冷水调平胃散傅，俱干则易之。

瘢 疹

洁古云：瘢疹之病，焮肿于外者，属少阳相火也，谓之瘢。小红靥隐于皮肤中者，属少阴君火也，谓之疹。瘢疹并出，则小儿难禁，然首尾俱不可下。大抵安里药多，发表药少，小便秘则微疏之。身温者顺，身凉者逆。大忌外敷寒凉，内用疏导，无此二者，可保无虞。

葛根橘皮汤 治发瘢烦闷，呕吐清汁，兼治麻痘等证。

葛根 陈皮 杏仁去皮尖 麻黄去节 知母炒 甘草炙 黄芩各半两

上，每服二三钱，水煎服。

玄参升麻汤 治瘢疹已发未发，或身如锦纹，甚则烦躁，语言，喉闭肿痛。

玄参 升麻 甘草

上，每服二三钱，水煎服。

化瘢汤

人参 石膏 知母 甘草各二钱

上，每服二钱，水一盏，入糯米半合，煎六分，米熟为度，去滓，温服。

荆防败毒散即人参败毒散加荆芥、防风。

人参败毒散 治疮疡邪气在表应发者，若憎寒壮热，项强脊疼，或恶心咳嗽，亦宜用之。

人参 茯苓 川芎 羌活 独活 前胡 柴胡 枳壳麸皮炒 桔梗 甘草炒。等分

上，每服二三钱，水煎。

[东垣] **人参安胃散** 治瘢疹因服峻厉之剂，脾胃虚热，泄泻呕吐，饮食少思等证。

人参一钱 黄芪炒，二钱 生甘草 炙甘草各五分 白芍酒炒，七分 白茯苓四分 陈皮三分 黄连炒，二分

上为末，每服二钱，水煎服。

犀角消毒散 治瘢疹、丹毒发热痛痒，及疮疹等症。

牛蒡子 甘草 荆芥 防风各五分 犀角镑末，二分 金银花三分

上，水煎熟，入犀角，倾出服。

地龙散 治小儿风热瘾疹，状如伤寒，耳尖及手足冷。

地龙洗去土，半两，焙干 穿山甲半两，以皂角灰炒令黄 朱砂二钱，研细

上，前二味为细末，后入朱砂，一处再研和匀。每服一钱，用紫草煎汤调下，不拘时，量儿大小加减。

消毒饮咽喉。清凉饮子里热。

治大人小儿瘾疹入腹即杀人方

用芜菁子末，酒调服三钱，小儿加减。又，酒服牛膝末三钱，小儿减之。又，以盐汤洗了，挼蓼子傅。

治风肿及瘾疹。

巴豆五十个，去皮，以水三升，煮取

一升，以绵浸汤中，适寒温以拭病上，随手差。

治风疹入腹，身体强肿，舌干燥硬。

蔓菁子三两，为末，每用温酒调一钱。

治风疹痒不止。

酪五合，盐一两，二味相和，煎过，摩病处，立瘥。

又方　蛇蜕皮一条，水一升　煎半升，鸡翎扫揩上即瘥。

又方　白矾五两为末，以酒三合，小便一升，煎如稀膏，以绵蘸药，于病上轻手揩之，令热彻入皮肤，须臾消尽。此方神奇，能治百计不差者。出《圣惠》。

黄水粘疮

［薛］　小儿黄水粘疮，属肝脾二经风热积热所致，邪在表而痛痒者，轻则犀角消毒散，重则连翘防风汤。邪在内而大便秘者，轻则九味解毒散，重则大连翘饮。若头目不清，憎寒壮热，作渴便秘者，表里俱有邪也，加味清凉饮。若误服克伐之药，而致发热恶寒者，肺气伤也，用四君、桔梗、柴胡。发热呕吐，胃气伤也，用异功散。发热作泻，脾气虚也，用六君子汤并加柴胡、升麻。馀当随证裁之。

大连翘饮　治风毒、热毒，发热作痛，二便不利，表里俱实。方见。

柴胡栀子散　治肝胆风热，生疮作痛发热，或疮破而脓水淋漓，或发寒热、晡热。方见。

犀角消毒散　治热毒积毒，发于肌表而头面生疮，或痛或痒者。方见瘢疹。

荆防败毒散　治风热相搏，邪气在表，患疮疡之类寒热作痛者。方见前。

补中益气汤　治疮疡之类，过服败毒之药，致中气虚弱，发热或寒者。方见虚热。

六君子汤　治疮疡脾胃虚弱，不能饮食，更或呕吐而疮不愈者。方见脾。

九味解毒散　治热毒胎毒而发疮疡之类，未溃作痛者。

黄连炒　芍药　防风　甘草各三分　金银花　连翘各一分　当归八分　山栀四分　白芷六分

上作一剂，水煎，母子并服。

加味清凉饮　治热毒、积毒在内，患疮疡，大便不通而欲痛作渴者。

当归　赤芍药　甘草炙　大黄炒。各三分　山栀炒，三分　牛蒡子炒，杵，四分

上，水煎服。

人参消风散　治诸风上攻，头目昏眩，项背拘急，肢体烦疼，肌肉颤动，耳若蝉鸣，鼻塞多嚏，皮肤顽麻瘙痒瘾疹，目涩昏困。

人参　白僵蚕　茯苓　防风　芎䓖　藿香　蝉蜕　厚朴姜制　羌活各三钱　荆芥穗　炙甘草　陈皮各五钱

上，每服一二钱，水煎。

连翘防风汤　治小儿肝脾风热时毒，头面生疮。

连翘研碎　防风　黄连　陈皮　芍药　当归　独活　白蒺藜炒，去刺　荆芥　茯苓　甘草　黄芩　牛蒡子炒，研。各等分

上，每服二钱，水煎服。

和肝补脾汤　治风热疮疹，脾土不及，肝木太过。

人参　陈皮　川芎各五分　山栀炒，四分　白术　茯苓　芍药各七分　柴胡　甘草炙。各三分

上，分二剂，水煎服。

益脾清肝汤　治肝脾风热疮，寒热体痛，脾胃虚弱。

人参　白术　茯苓　甘草　川芎　当归　黄芪各三分　柴胡　牡丹皮各二分

上，水煎服。

三黄散 治风热疳热生疮，水浸淫，脓流处，便湿烂。

松香 五倍子 黄连 黄丹 海螵蛸各一钱 轻粉 雄黄各少许

上为末。用莹肌散煎洗，掺之，干者油敷。

立效散

定粉 松香 黄柏 黄连 枯矾各一钱

上为末。用清烛油调搽。

头面疮

［薛］ 人身诸阳之气，会于首而聚于面，其有患疮痍者，因脏腑不和，气血凝滞于诸阳之经，或禀赋肾阴虚肝火，或受母胎毒，或乳母六淫七情，或食膏粱醇酒，或儿食甘肥厚味所致。其因不同，当各辨其经络，审其所因而治之。若发于目锐眦、耳前上颊抵鼻至目内眦者，皆属小肠经。发于巅及头角下颊耳后脑左右者，皆属胆经。发于颊前鼻孔及人中左右者，皆属大肠经。发于鼻之挟孔，下唇口及承浆、耳后颊车、耳前鬓际额颅者，皆属胃经。发于目内眦上额尖，至后脑项者，皆属膀胱经。既察其经，即当分治。若禀肾火者用六味地黄丸肾。胎毒者犀角消毒丸见前。食积疳者四味肥儿丸疳。乳母膏粱者东垣清胃散齿。至于诸腑受病，必兼诸脏，故患于额间属心经，发热饮冷者为实热，用导赤散心。发热饮汤者属虚热，用养心汤。左腮属肝经，或颈项劲强者为实热，用柴胡清肝散热。或咬牙顿闷者虚热，用六味地黄丸。右腮属肺经，喘嗽饮冷者为实热，泻白散肺。发热咳嗽者为火刑金，用人参平肺散嗽。鼻间属胃经，发热饮冷，大便黄硬者为实热，用泻黄散脾。发热饮汤，大便青白者为虚热，用异功散。患于颏及耳轮者属膀胱经，肾无实证，唯用地黄丸。若疮已溃，久而不愈，则当审其脏气之相胜，病邪之传变，而以调补脾胃为主。若因乳母遗热为患者，当先治其母，则儿病自愈也。

养心汤 治心气不足，虚热上攻而患疮疡者。

黄芪炒 白茯苓 半夏曲 当归 川芎 辣桂 柏子仁 酸枣仁炒 五味子杵 人参各三钱 甘草炒，四钱

上，每服一二钱，姜枣水煎。为末服亦可。

牛黄解毒散 治胎毒头面生癞，或延及遍身，痒痛不安，浸淫不愈，及眉炼疮。

生甘草一两 牛黄五钱，膏粱之子必用之 金银花一两

上，各为末。每服二三分，乳汁调服。或用甘草煎膏为丸，芡实大。每一丸，白汤化服。外傅青金散亦可。

拔毒散 治证同前，及疥癞疮癣。

黄芩 黄连 白矾三味俱生用 雄黄各五钱 铜绿二钱，痒甚加之 松香

上，各另为末。干掺患处。或用油调搽。疥疮，宜加枯矾三钱。

［头疮］

小儿头疮，是六阳受毒热而攻头成疮也。若头上散成片，常常燥痒，毛鬓稀少，有类白屑，此因积热上攻，名曰秃疮。疮虽生于头，世人只知以药外傅得愈，不逾旬月，其疮又发，何为而然？盖头者，诸阳所会之处，《洪范》五行，火曰炎上。热毒上攻，两阳相灼，故疮生于头，法当解陈莝音锉之积热，导心经之烦躁，斯可矣。

［世］ 治久癞头。用黄连细末傅之。治年久癞头，内用苦参丸食后服之，外用苦参末油傅之，二月愈。

［丹］ 又方 用防风通圣散酒制，除大黄另研为末，再用酒拌，晒干为末。每一钱，水煎服，日四五服。至三十贴见效。

又方

川芎 片芩酒 芍药酒 陈皮各半两 白术酒 当归酒。各一两 天麻酒，七钱半 苍耳七钱半 黄柏酒 粉草酒 防风各三钱

上㕮咀。煎服，四五次服之，服过，睡片时。

小儿癞头。用烧红炭淬长流水令热，洗之，仍用芫荽子煎猪脂，去滓，用脂傅患处。

又法，用胡荽子、伏龙肝、悬龙尾、黄连、白矾为末，油调傅。

头疮方

猪油一钱，半生半熟 雄黄 水银各二钱半

上，研和匀，傅疮上。

又方 治小儿癞头，并身癞等证。用松皮烧灰、白胶香、枯矾、大黄、黄柏油调傅患处。又方，用腊月马脂油搽患处极效。

［简］ 头疮。大笋壳烧灰，量疮大小，用灰调生油傅。又加腻粉佳。

《秘录》小儿头身诸疮。烧鸡卵壳和猪脂傅之。

［世］ 治癞头。

松香一两，干铫熔开，安在石上，候冷，取起，轻轻研细 黑龙尾即屋尘垂挂者 黄丹各三钱 白芷半两 松树皮烧灰存性 水银 雄黄 白矾各二钱

上为末。以血馀入香油煎烂，调傅患处。

鳝攻头疮方

用败龟板，酥炙，为末，以飞面少许和油调，涂顶上。留孔出毒，不可调太柔。

［面疮］

［世］ 治小儿面疮，通面烂，无全肤，脓水流漓，百药不效者。陈年腊猪油，不入盐者，傅之神效。

眉炼疮

［薛］ 眉炼者，谓小儿两眉间生疮如疥癣，当求其因而药之。盖眉属胆经，若原禀肝胆经热，或乳母肝胆经有热者，用柴胡栀子散。或乳母食厚味醇酒者，用加味清胃散。或乳母有郁怒者，用加味逍遥散。俱与乳母服，子亦饮少许，仍参前证主之。

［田］ 眉炼治法，用青金散傅之，如不愈，烧小麦存性，研细，好油调涂。

青金散 治小儿疥癣眉炼，或延及遍身瘙痒，或脓水淋漓，经年不愈。

松香二两 真蛤粉五钱 青黛二钱五分

上为末。用烛油调搽，或干掺之。或加轻粉、枯矾各三钱。以治前证及胎毒、疥癞，尤效。

耳疮

［丹］ 小儿耳后月蚀疮，蚯蚓粪烧，以猪油和傅。胡粉，鸡清和傅。黄连末傅。竹叶烧末，猪脂和傅。

水银膏 治月蚀疮，多在两耳上及窍傍，随月虚盈。

水银二钱半 胡粉 松脂 黄连去须，为末。各半两 猪脂四两

上，先熬猪脂令沸，下松脂诸药末及水银搅令匀。磁盒盛。先以盐汤洗净疮，涂敷，日三五度。

胡粉散 治月蚀疮。

胡粉炒，微黄 白矾煅 虢丹煅 黄连净 轻粉各二钱 胭脂一钱 麝香少许

上末。先以温浆水入盐洗拭后掺药，如疮干，麻油调敷。

汤氏云：耳有五般，常出黄脓者为聤耳，出红脓者为脓耳，出白脓者为缠耳，疳臭者为伍耳，耳内虚鸣出青脓者为震耳。证虽五般，病源一也，皆由风水入耳而因有积热上壅而成。若不早治，久则成聋，宜胭脂膏治之，仍服化痰退热等剂，即愈也。

蔓荆子汤　治内热，耳出脓汁。

升麻　木通　麦门冬　赤芍药　生地黄　前胡　甘菊　甘草　桑白皮　赤茯苓　蔓荆子各等分

上，用姜枣水煎，食后服。

清上散　治上焦风热，耳出脓汁，头面疮疖，亦治胎热眼睛肿赤，粪色稠黄，肚热啼哭，及身上红肿。

川郁金　甘草　北桔梗　天花粉　干葛　薄荷叶各等分

上为末，入蜜拌匀。白汤下三五七分或一钱。仍用艾叶煎浓汤，温浸足底，以引其热下行。

当归龙荟丸　治肝胆风热，耳中鸣，出青脓，名曰震耳，大便秘，小便黄。常服，宣通血气，调顺阴阳。

当归　龙胆草　柴胡各一两　青黛　胆星　大黄　芦荟各五钱　麝香五分　栀子　酒黄芩　酒黄连　黄柏各一两　木香二钱五分

上为末，炼蜜丸，小豆大。每服二十丸，姜汤送下。

清黄散　治耳出黄脓，名曰聤耳，内有风热，外为水湿所干，酝久而成。

防风　滑石飞，五钱　甘草炙，一钱　栀子酒炒，三钱　藿香　酒黄连各二钱

上为末。白汤调二钱，食后服。

清心丹　治耳出红脓，名曰脓耳，及舌上生疮如杨梅状者。

黄连酒炒，三钱　滑石飞，六钱　甘草　辰砂飞。各一钱　薄荷六分　犀角镑屑，二钱

上为末。每服一钱五分，蜜拌，薄荷汤下，夜再服。

清白散　治肺热痰火上壅，耳出白脓，名曰缠耳，兼治咳嗽。

桑白皮蜜炒　地骨皮各三钱　甘草一钱　贝母二钱　寒水石煅，三钱　天花粉　酒芩　天门冬各一钱半

上为末。以蜜水调，食后服。或白通草煎汤下，尤妙。

交感丹　治耳中疳臭，名曰伍耳，或怒气上逆，上下不得宣通，遂成聋聩。

香附子童便浸透，炒，三钱　茯神　黄连各二钱　桂心　甘菊花各一钱

上为末。每服一钱五分，灯心汤下。

禹馀粮丸　治聤耳出脓水。

禹馀粮煅，醋粹，七次　海螵蛸去背上硬骨　百草霜　伏龙肝各二钱五分　大附子去皮脐，生用，一枚

上，末。以绵裹如圆眼核大，安耳内，日再易之。如不瘥，乃有虫也。

龙骨散　治诸脓耳。

枯矾　龙骨　胭脂胚各一钱　麝香少许

为细末。以绵裹杖子，拭去耳中脓，再吹一字入耳中，日再。加海螵蛸一钱，尤妙。

羊角散　治耳内脓汁不干。

山羊角，烧存性，为末。每吹二三分入内，一日二次。三日全瘳。

滋阴地黄丸　治耳虚鸣，脓汁不干，肾阴不足。

熟地黄一两　白茯苓四钱　山茱萸五钱　甘菊四钱　牡丹皮四钱　何首乌黑豆蒸三次　黄柏各四钱

上为末，炼蜜丸，梧子大。每三五十丸。

白蔹散　治小儿冻耳成疮，或痒或痛。

黄柏　白蔹各半两

上为末。先以汤洗疮后，用生油调涂。

口 疮

［曾］ 口疮一证，形与名不同，故治法亦异。有发于未病之前，有生于已病之后。大抵此疾不拘肥瘦，有血气盛者，又加将养过温，或心脾二经有热，或客热在胃，熏逼上焦，而成其疮，此为实证，宜宣热拔毒，使无炎炽，自然作效。可用当归散加升麻、干葛、黄芩，水、姜、葱、灯心煎服，及投牛蒡汤、拔毒饮、木通散，点以消黄散。若口内白烂于舌上，口外糜溃于唇弦，疮少而大，不甚为痛，常流清水，此因脾胃虚热上蒸，内已先发而后形于外。宜百解散疏表，当归散，水姜枣煎服，和胃气，理虚热，次投牛蒡汤、三解散，涂以绿袍散、立效饮、黄金散，或投天竺黄散、地黄膏。若疮生于口角，是脾有积热，才开口，则燥痛，饮食多难，甚至再有外风吹着，便觉坼裂，微有清血，谓之燕吻疮。治法同前药饵，轻者用甑盖上炊流汁涂之，亦验。有口唇下成小片赤烂，此因饮食腻汁，淋漓不洁，盖以婴儿皮肉脆嫩，浸渍成疮，及有风热乘之，名曰承浆疮，又谓之疳蚀疮，其所因者一也。治法同前证内药剂。有无故口臭糜溃而不成疮，或服凉剂，或涂末药不能疗者，此名元焦。故叔和《脉诀》曰：阴数脾热并口臭。是脾家有虚热上攻于口。宜服回阳散，儿大者用黑锡丹，早食前新汲水入盐少许，调匀送下，与正元气，及参苓白术散、调元散服之，以立效饮、黄金散，干点溃烂处，或用蒸蜜同熟水调点舌上，令其自化，咽下无妨，仍忌毒物。

当归散潮热。 牛蒡子汤咽喉。

拔毒饮 解风热毒气上攻头项，浮肿作痛，发惊。又治发瘾。

天花粉去粗皮，一两 生地黄净洗 白芷 当归尾酒洗 桔梗锉片，蜜水炒过 甘草五味各半两

上锉。每服二钱，水一盏，煎七分，无时温服。

木通散淋。 消黄散舌。 百解散惊。 三解散潮热。 绿袍散舌。

立效饮 主口内、牙根、舌上发疮作痛，致语言饮食不便。

净黄连一两 北细辛去叶，二钱半 玄明粉二钱

上细锉，或晒或焙，为末，仍同玄明粉乳钵内杵匀。每用一字，干点患处。或以一钱，新汲井水调涂疮上。儿小者畏苦不肯点咽，用蜜水调敷患处，令其自化。咽痛，茶清调下。

黄金散 解口内舌上疮毒，及治痘疮后目生翳膜。

黄柏去粗皮，用生蜜润透，烈日晒干，再涂蜜晒，几十数次 粉草二味各一两

上锉研为细末。治口疮，用药末干点患处，或用麦门冬熟水调点舌上，令其自化。若痘疮后目生翳膜，汤泡澄清，无时，频洗，仍投糖煎散、柿煎散二药。

天竺黄散 主上焦风热，口鼻生疮，两目赤肿，咽膈不利，涎壅滞气不通畅，惊搐烦闷，神思昏迷。

天竺黄 郁金无，山栀仁代 茯神去皮根 甘草四味各半两 硼砂 牙硝 白芷 川芎 僵蚕去丝 枳壳麸炒微黄。各二钱半 朱砂水飞，二钱 麝香一字 蝉壳十五枚，洗去泥土嘴足

上，除硼砂、牙硝、朱砂、麝香四味，乳钵细杵，馀九味焙干为末，同入乳钵内，再杵匀。每服半钱或一钱，温薄荷汤无时调服。或麦门冬汤。

地黄膏 治口内舌上生疮作痛，饮食

难进，昼夜烦啼。

山栀仁　绿豆粉各一两半　粉草六钱

上，或晒或焙，为末，用生地黄烂杵取汁一两半，好蜜一两半，以薄瓦器盛，在铜铫中水煮成膏，稠糊相似，候冷，亭分入前药末，同在乳钵内再杵匀，丸芡实大。每以一丸至二丸，麦门冬熟水无时化服。儿大者每用一丸，纳口内含化，或以新汲水调点舌上。

回阳散吐泻。　黑锡丹大科头痛。　参苓白术散不能食。　调元散解颅。

［薛］　诸疳口疮，因乳哺失节，或母食膏粱积热，或乳母七情郁火所致。其证口舌齿龈如生疮状，若发热作渴饮冷，额间色赤，左寸脉洪数者，此属心经。先用导赤散清心火，次用地黄丸滋肾水。若寒热作渴，左颊青赤，左关脉弦洪者，属肝经。先用柴胡栀子散清肝火，次用六味地黄丸生肝血。若两腮黄赤，牙龈腐烂，大便酸臭，右关脉洪数，按之则缓者，属脾经。用四味肥儿丸治脾火，以五味异功散补脾气。若发热咳嗽，右腮色赤，右寸脉洪数，按之涩者，属肺经。先用清肺饮治肺火，用五味异功散补脾胃。若发热作渴，两颏黧色，左尺脉数者，属肾经不足。先用六味地黄丸以生肾水，次用补中益气汤以生肺气。又有走马疳者，因病后脾胃气血伤损，虚火上炎，或痘疹馀毒上攻，其患甚速。急用铜碌散、大芜荑汤。轻则牙龈腐烂，唇吻腮肿，重则牙龈蚀露，颊腮透烂。若饮食不入，喘促痰甚，此脾胃虚而肺气败也。颊腮赤腐，不知痛者，此胃气虚甚而肉死也。并不治。

经云：手少阴之经通于舌，足太阴之经通于口。因心脾二经有热，则口舌生疮也。当察面图部位，分经络虚实而药之。若元气无亏，暴病口生白屑或重舌者，用乱髪缠指，蘸井花水揩之，或刺出毒血，以柳花散傅之。上若肿胀或者有泡者，并令刺破，敷前散，或以青黛搽之。刺后又生，又刺。若唇吻坼裂者，用当归膏调柳花散敷之。若元气亏损，或服寒凉之药，或兼作呕少食者，此虚热也，用五味异功散加升麻、柴胡。若泄泻作渴者，脾胃虚弱也，用七味白术散。若腹痛恶寒者，脾胃虚寒也，用六君、姜、桂。若因母食酒面煎煿者，用清胃散。若因母饮食劳役者，用补中益气汤。肝脾血虚者，用加味逍遥散。郁怒内热者，用加味归脾汤，母子并服。若泥用降火，必变慢脾风矣，仍参吐舌弄舌治之。凡针重舌，以线针直刺，不可横挑，恐伤舌络，致言语不清也。

［东垣］　**清胃散**　治胃经有热，齿牙作痛，或饮冷作渴，口舌生疮，或唇口肿痛，焮连头面，或重舌马牙，吐舌流涎。若因服克伐之剂，脾胃虚热，口舌生疮，或弄舌流涎，或呕吐困睡，大便不实者，用五味异功散。

升麻五分　生地黄四分　黄连　牡丹皮各三分　当归梢四分

上，水煎服，儿婴母亦服。

清热消毒散　治实热口舌生疮，及一切疮疡肿痛，形病俱实者。

黄连炒　山栀炒　连翘　当归各五分　川芎　芍药炒　生地黄各六分　金银花一钱　甘草二分

上，水煎服，婴儿母同服。

四君子汤　治脾气虚热，口舌生疮，或但胃气复伤，饮食少思，或食而难化。若作呕泄泻，尤宜用之。如兼痰嗽气逆，肢体倦怠，面目浮肿，宜用六君子汤。

六君子汤　治脾胃气虚，吐泻不食，肌肉消瘦，或肺虚痰嗽，喘促恶寒，或惊搐口直口噤诸证。二方见不能食。

五味异功散　治脾胃虚热，口舌生

疮，或因误服克伐之剂，脾胃复伤而口舌生疮，或弄舌流涎，吐泻不止，饮食少思，或惊搐痰嗽，睡而露睛，手足并冷。若母有病致儿患者，子母并服。方见。

柳叶散　治热毒口疮。

黄柏炒　蒲黄　青黛真正者　人中白煅。各等分

上为末。敷之。

［简］　**如圣散**　治小儿口疮，不能吃乳者。江子一粒或二粒，研烂不去油，入朱砂、黄丹，傅纸绢上少许，剃开小儿囟门，贴在囟上，如四边起粟米泡，便用温水洗去药，恐成疮，更用菖蒲水洗。其效如神。

［世］　**南星膏**　治口疮小儿难用药。以大天南星去皮，取中心龙眼大为末，却用酸醋涂脚心，甚妙。

［千］　治小儿口疮，饮乳不得。以白矾如鸡子大，置醋中，涂儿足底，二七次即愈。

［无］　**牡蛎散**　治小儿口疮。

牡蛎煅通红，取出候冷，研细，纸裹，入土中七日出毒，三钱　甘草炙，为末，一钱

上，和匀。时时挑少许掺口中，或吐，皆无害。

［田］　口疮治法，乳母同儿宜服洗心散、泻心汤，后用黄柏末研细掺之。泻心汤方，黄连一味，为末，蜜水调，不可煎。

［汤］　治口疮验方

黄柏蜜炙赤，半两　青黛一分

上二件，为末。频掺口内愈。

［斗］　口疮，服凉药不愈者，此中焦气不足，虚火泛上，宜附子理中汤。

腮　痈

［薛］　腮属足阳明胃经，其生痈者，多因儿食甘甜厚味，脾胃积热所致，亦有乳母郁怒，儿受其患者。若因热积于内，二便不通者，用凉膈散。风邪相搏，二便如常者，用漏芦汤。胃经风热，或兼咽喉肿痛，用升麻防风汤。若禀赋阴虚火动，颏间或两耳内生疮，或出脓不止者，宜用地黄丸。若因乳母肝火乘脾，用加味逍遥散。脾经郁热，用加味归脾汤。膏粱积热，用东垣清胃散。脾胃风热，用清咽利膈汤。仍参口疮治之。

升麻防风汤　治胃经实热，咽痛，口燥，腮痈等证。

升麻　防风　黄柏炒　茯苓　芍药炒　陈皮各五分　连翘　当归各七分

上，每服二钱，水煎，仍量大小用之。

清咽利膈汤　治心脾蕴热，或咽喉腮舌肿痛。

玄参　升麻　桔梗炒　甘草炒　茯苓　黄连炒　黄芩炒　牛蒡子炒，杵　防风　芍药炒。各等分

上，每服一二钱，水煎。

《本事方》治小儿毒气攻腮，赤肿可畏者。

皂角去核，二两　天南星生用，二钱　糯米一合

上为细末。姜汁调涂，立效。

臂　痈

［薛］　臂痈之证，当分经络所属，受证之因而治之。上廉属手阳明经，下廉属手太阳经，外廉属手少阳经，内廉属手厥阴经，内之上廉属手少阴经，内之下廉属手太阴经。或经络热郁，风邪外干，气血有乖，即生痈毒。若因心经有热者，导赤散加黄连。心包络有热者，柴胡栀子散。肺经有热者，泻白散。大肠经有热者，大连翘饮。焮肿作痛者，气血凝结也，用仙方活命饮。肿痛不消者，欲作脓

也，用托里消毒散。脓熟不出者，气血虚也，用托里消毒散。脓出反痛者，气血虚甚也。肌肉不生者，脾胃气虚也，用五味异功散。不可外傅生肌散，恐反助其邪而肌肉难长也。

白芷升麻汤 治手阳明经分臂上生疮。

白芷 升麻 桔梗各一钱 黄芪炒 黄芩酒炒。各二钱 生黄芩五分 红花 甘草炙。各五分

上，水酒半盅煎，食后温服。

大连翘饮即大连翘汤 治肺热生疮。

连翘 瞿麦 荆芥 木通 赤芍药 当归 防风 柴胡 滑石 蝉壳 甘草炒 山栀子 黄芩各等分

上为末。每服二钱，加紫草，水煎服。大便不通，量加大黄。

腋 痈

［薛］ 腋痈属足少阳、手少阴、手厥阴三经，小儿患之，多禀赋肝火所致。初起先用活命饮，次用柴胡栀子散。五七日间作脓焮肿作痛者，亦用活命饮杀其大势，虽溃亦轻而易敛。若脓已成，用托里消毒散。已出用托里散。如有变证，当随证治之。

胁 痈

［薛］胁肋者，足厥阴、少阳之经，相火之司也，乃木之主，肝胆之气不平，则风火内搏，荣逆血郁，热聚为脓，而痈肿之所由生也。亦有禀赋母气肝胆之热，恚怒之火而致。然初患焮肿作痛者，宜用柴胡栀子散。未消者，用仙方活命饮。其热既杀而肿不消者，则必成脓也，乃用托里消毒散。其脓既成，以代针膏决之，仍用托里散自愈。若脓出而痛止肿消，则不必用药也。

加味归脾汤 治小儿因乳母忧思郁怒，胸胁作痛，或肝脾经分患疮疡之证，或寒热惊悸无寐，或便血盗汗，疮口不敛等证。

人参 黄芪炒 茯神去木 甘草炒 白术炒。各一钱 木香五分 远志去心 酸枣仁 龙眼肉 当归 牡丹皮 山栀炒。各一钱

上，水煎，乳母服，儿亦服之。

小柴胡汤 治肝胆经分一切疮疡，发热潮热，或饮食少思。加山栀、牡丹皮，名加味小柴胡汤。方见发热。

柴胡清肝散 治肝经风热，或乳母怒火，患一切疮疡。见肝热。

栀子清肝散一名栀子柴胡散 治三焦及足少阳经风热生疮，或发热，耳内生疮作痒，或出水疼痛。见肾热。

腹 痈

［薛］ 腹痈者，患于脐下或傍二寸许，属脾经。近胁，属胆经。盖因脾经阴虚气滞血凝，或因脾虚饮食积热所患。若焮肿作痛者，泻黄散。坚硬肿痛者，清胃散。肿痛便秘者，清凉饮。如此而仍痛者，瘀血凝滞也，活命饮。既用此药而不消，则内欲作脓也，用托里消毒散。若脓出而痛而不减者，毒未解也，亦用前药。若脓出而反加痛，及脓水清稀者，气血虚也，用参芪托里散。若食少体倦者，脾气虚也，用五味异功散加当归、柴胡、升麻。晡热内热者，脾血虚也，用四君、当归、丹皮。如有他证，当随证治之。

臀 痈

［薛］ 臀痈属膀胱经湿热，或禀赋阴虚。若肿硬作痛，用内托羌活汤。微肿微痛，用托里消毒散。若初起大痛，或五日之间，似消不消，似溃不溃者，先用仙

方活命饮，后用托里消毒散。若已溃，食少体倦，疮不生肌，脾胃虚弱者，用五味异功散加柴胡、升麻。禀赋阴虚，小便数而不敛者，加减八味丸。气虚久不生肌收口，用豆豉饼及补中益气汤培养元气。若用解热攻毒，及敷围寒凉之剂，则气血受伤，必成败证矣。

内托羌活汤　治尻臀生痈，坚硬肿痛。

羌活　黄柏酒制。各一钱　防风　藁本　当归尾各五分　肉桂　连翘　甘草炙　苍术　陈皮各三分　黄芪八分

上，作二剂，水一盅，入酒一杯煎，空心服。

腿　痈

［薛］　腿痈之证，所主之经不同，而所治之法亦异。发于内侧者，属肝脾二经。发于外侧者，属胆胃二经。漫肿坚硬者，元气虚弱也，用内补黄芪汤。肿势高焮者，元气未虚也，用内托柴胡黄芪汤，外并用隔蒜熨法。若瘀血凝滞而不消，或不作脓者，用活命饮。血气虚弱而不能溃，及不生肌肉者，用托里散。此其梗概云尔。　一小儿腿内侧前臁患毒，溃后肿硬色黯，脓清不敛，面色青黄。此脾虚肝旺，兼寒邪袭于患处也。当壮元气为主，先用异功散加柴胡、升麻，及葱熨法，脾气渐复，患处渐愈，佐以八珍汤、豆豉饼而愈。　一小儿腿外侧痛肿，肉色如故，用托里消毒散二剂而肿始赤，又四剂而肿赤亦退，又六剂溃而脓出清稀，食少体倦，用异功散加芎、归，仍用托里散补其元气而愈。　一小儿漫肿坚硬，肉色不变，此阳气虚而不能成脓也，用托里散、如圣饼，肿起色赤，用托里消毒散，而脓成，针之，用八珍汤加肉桂渐愈。因伤食吐泻，患处夭白，饮食少思，先用六君、干姜，次用八珍汤及葱熨法而愈。　一小儿患此久不愈，脓水清稀，面色痿黄，腹大青筋，此脾气虚，为肝所侮也。朝用补中益气汤，夕用五味异功散，元气稍复，乃佐以四味肥儿丸及葱熨之法，两月馀而愈。　一小儿腿外臁肿一块，服消毒之药，其肿益甚，肢体羸瘦，饮食少思，更加作痛。余曰：先肿而后痛者，形伤气也，先痛而后肿者，气伤形也。当补接阳气。不信，仍投疏泄之药，后果殁。《机要》云：荣卫之气充满，抑遏不能行，故闭塞气血，腐而为痈者，当泄之，以夺盛热之气。若人饮食疏，精神衰，气血弱，肌肉消薄，故荣卫之气短促而涩滞，故寒搏腠理，闭郁而为痈者，当补之，以接虚怯之气，信矣！

肺　痈

齐氏云：肺痈肺痿，因脾肺气虚，腠理不密，外邪所乘。或母食辛辣厚味，遗热于儿。或儿有病，过于汗下，内亡津液，虚火烁肺。或服克伐之药，亏损脾胃，不能生肺金。其证恶风咳嗽，鼻塞项强，呼吸不利，甚则四肢微肿，咳唾脓血。若吐臭秽，胸中隐痛，脉数而实者为肺痈。咳唾涎沫，脉数而虚者为肺痿。恶寒喘嗽者，寒邪内蕴也，小青龙汤。咳唾脓秽者，肺痈内溃也，桔梗汤。窃谓前症若喘咳短气者，脾肺气虚也，五味异功散。咳唾脓痰，左尺脉数而无力者，肾气虚也，六味地黄丸。咳唾脓痰，右关脉数而无力者，脾气虚也，七味白术散。若发热喘嗽唾脓不食者，脾肺虚甚也，难治。大要，补脾肺，滋肾水，为善。仍审五脏相胜，乳母七情，后证仿此。

小青龙汤　治伤风冒寒，咳嗽喘急，肺胀胸满，鼻塞流涕，或干呕热咳，或作渴，或作噎，或小便不利，或小腹胀满。

此仲景之法，审有是证，用之及时，殊有良验。

麻黄去节　赤芍药　半夏各七钱　细辛　干姜炮　甘草炙　桂枝各三钱　五味子半两，杵　附子二钱，脉浮不用

上，每服二钱，水煎。

桔梗汤　治咳嗽，脓血腥秽，已成痈证。

桔梗炒　贝母去心　知母炒　桑白皮炒　枳壳各一钱　地骨皮　瓜蒌仁　薏苡仁　杏仁杵。各五分　当归　黄芪炒。各一钱　五味子杵，炒　百合炒。各一钱五分　防已一钱　甜葶苈炒，五分

上，每服二三钱，水煎服。

升麻汤　治肺痈，脓血秽臭，胸乳皆痛。

升麻　桔梗炒　薏苡仁　地榆　条芩炒　牡丹皮　芍药炒　甘草各等分

上，每服二三钱，水煎。

排脓散　治肺痈。此方排脓补肺。

黄芪盐水拌，炒　白芷　人参　五味子炒，研。各等分

上为末。每服一二钱，蜜汤调下。

射干汤　治胃脘痈，吐脓血。

射干去毛　栀子仁　赤茯苓　升麻　赤芍药一两三钱　白术五钱

上，每服三五钱，水煎，入地黄汁少许再煎，服。

人参平肺散　治心火克肺金，传为肺痈，咳嗽喘呕，痰涎壅盛，胸膈痞满，咽嗌不利。

人参　陈皮　甘草　地骨皮　茯苓各一钱　知母炒，七分　五味子炒　青皮　天门冬去心，四分　桑白皮炒，一钱

上，每服二三钱。

参芪补脾汤　治肺痈，脾气亏损，咳吐脓涎，或中满不食，必服此药，补脾土以生肺金，否则不治。

人参　白术各二钱　黄芪炒，二钱五分　茯苓　陈皮　当归各一钱　升麻三分　麦门冬七分　桔梗炒，六分　甘草炙，五分　五味子杵，四分

上，作三服，姜枣水煎。

人参补肺汤　治肺证咳喘短气，或肾水不足，虚火上炎，痰涎壅盛，或吐脓血发热，小便短涩。

人参　黄芪炒　白术　茯苓　陈皮　当归各一钱　山茱萸　干山药　五味子杵　麦门冬去心　甘草炙　熟地黄自制　牡丹皮各五分

上，每服五钱，水煎服。

肠　痈

张仲景云：肠痈之证，因饮食积热，或母食辛热之物所致。小腹按之则痛，小便数似淋，腹急，恶寒，身皮甲错，或自汗恶寒，若脉迟紧，未有脓者，用仙方活命饮以解其毒。脉洪数，已有脓者，服太乙膏以下其脓。小腹疼痛，小便不利者，脓壅滞也，牡丹皮散主之。

窃谓，经云：肠痈为病，不可惊，惊则肠断而死。故坐卧转侧之间，须令徐缓，时少饮薄粥，及用八珍汤固其元气，静养调理，庶可保也。

大黄汤　治肠痈，小腹坚肿，按之则痛，肉色如常，或焮赤微肿，小便频数，汗出憎寒，脉紧，脓未成也，急服之。

大黄炒　朴硝各一钱　牡丹皮　瓜蒌仁　桃仁去皮尖。各二钱

每服二三钱，水煎。

薏苡仁汤　治肠痈，腹中痛，烦躁不安，或胀满不食，小便涩滞。

薏苡仁　牡丹皮　桃仁各三两　瓜蒌仁四两

上，每服四钱，水煎。

桃仁汤　治肠痈，腹中痛，烦躁不

安，壅痛，大便闭涩。亦有绕脐生疮者，但用此药无妨。

桃仁　大黄炒　牡丹皮　芒硝　犀角镑　冬瓜仁研。各二钱

上，水煎，入犀角末服。

牡丹皮散　治肠痈，腹濡而痛，时下脓汁，或下血。

牡丹皮　人参　天麻　白茯苓　黄芪炒　薏苡仁　桃仁　白芷炒　当归　川芎　官桂　甘草各五分　木香二分

上，每服三五钱，水煎。

便　毒

［薛］　便痈因肝火、肝疳，或禀肝经热毒。若初起肿硬作痛者，先用龙胆泻肝汤一二剂。肿痛不减，用仙方活命饮二剂。五七日不减，肿尚硬，亦用前二药各一剂。如不消，或更痛，欲成脓也，用活命饮一剂，却用托里消毒散加柴胡、山栀，一二剂。若脓已成而不溃者，血气虚也，用托里消毒散，一二剂。脓已溃而痛不止者，毒气不解也，用活命饮一剂。若脓已出而反痛者，血气虚也，用内补黄芪汤。脓已溃而发热烦躁者，气虚血脱也，用当归补血汤。脓已溃而恶寒发热者，血气俱虚也，用十全大补汤。脓已溃而恶寒者，元气虚也，用补中益气汤。脓已溃而不生肌者，脾气虚也，用六君子汤。若禀赋怯弱，或因饮食劳倦而为患者，恒用补中益气汤加射干自消。设使不分经络，不别虚实，概行攻伐，亏损气血，则轻者难治，重者必变瘵证，甚至不起。

龙胆泻肝汤疝。　仙方活命饮见前。　托里消毒散见前。

内补黄芪汤薛制　治溃疡脓水出多，或过服败毒之剂，致气虚血弱，发热无寐，或兼盗汗内热，或不生肌。

黄芪炒，二钱　人参　白术炒　茯苓　陈皮　当归各一钱半　酸枣仁炒，一钱　五味子杵　甘草炒。各五分

上，水煎，徐徐服。

当归补血汤虚热。　**清心莲子饮**淋。　**补中益气汤**虚热。　**大全大补汤**汗。

囊　痈

［薛］　囊痈属肝经湿热，或禀胎肝热所致。初起肿痛，小便赤涩者，湿热壅滞也，先用龙胆泻肝汤。如不消，用仙方活命饮。若肿痛数日不止，欲作脓也，用托里消毒散。若肿未溃而小便不利者，毒气壅滞也，当分利之。脓已成而小便不利，毒气未解也，当针泄之。脓出而反痛者，气血虚也，当补益之。若元气无亏，虽阴囊悉溃，睾丸悬露，亦不为害。若乳母恚怒，令儿患此者，加味逍遥散。肝经气血虚者，八珍散、加味柴胡、山栀，俱加漏芦，子母并服。

托里清肝散

人参　黄芪炒　当归　川芎　芍药炒　白术　茯苓　金银花　白芷炒　甘草炒　连翘　柴胡各七分　山栀四分

上，每服二三钱，水煎。

钱氏蚯蚓散　治肾子肿硬。先用葱椒汤煎洗，次以干蚯蚓粪津唾调敷。须避风冷湿地。

世传治小儿阴囊肿大。用甘草煎浓汁，调蚯蚓粪涂之，立效。

山药膏　治两拗及小腹肿痛或痒。用山药研烂，频敷患处，干则易之。

脚　冻　疮

［薛］　足指冻疮，因受禀虚怯，故寒邪易乘，气血凝滞，久而不愈，则溃烂成疮。治法，须壮脾胃，温气血，则死肉自溃，良肉自生。若骨脱筋连者，宜急剪去，否则毒延脚面而死。盖肢末之处，气

血难到，又为外邪遏绝，则气血不能运行，若用汤烫火烘，其肉即死而不仁，至春必溃腐脱落。元气无亏，虽患无害，如外敷寒药，内服消毒之剂，则元气受伤，必成败证。凡初冻时，热手频熨之为炒。北方冻耳，莫误以手触之，其耳即落，大寒能裂肤堕指，信然。

汤氏生附散　治烂脚疮。用生附末，面水调敷之，愈。

白蔹散

用白蔹一两，黄柏炒黑，五钱，为末，干掺患处。

汤　火　疮

［薛］汤火之证，若发热作渴，小便赤涩者，内热也，用四物加山栀、连翘、甘草。若肉未死而作痛者，热毒也，用四君加芎、归、山栀、连翘。若肉已死而不溃者，气血虚也，用四君加当归、黄芪，外傅当归膏，或柏叶末，蜡油调搽至白色，其肉自生。若因烟薰将死者，以生萝卜汁灌之即苏。若饮食后被汤火所伤，发热腹胀，恶食发搐变证者，当参食积、惊搐门治之。

神效当归膏　治汤火等疮，不问已溃未溃，肉虽伤而未坏者，用之自愈，肉已死者，用之自溃，新肉易生，搽至肉色渐白，其毒始尽，生肌最速。盖当归、生地黄、麻油、二蜡，皆主肌止痛，补血续筋，与新肉相宜。

当归　生地黄各一两　麻油四两　黄蜡一两，白者，止用五钱

上，先将当归、地黄入油煎枯，去滓，将蜡溶化，候冷搅匀，即成膏矣。用涂患处，将细纸盖之。发背痈疽，杖疮溃烂，用之尤效。凡死肉溃烂将脱，止有些须相连者，宜用利刀剪去，盖死肉有毒，去迟则伤新肉，死肉去尽，尤宜速贴，盖新肉最畏风寒，不可忽也。

乳香定痛散　治伤损，一切疮疡溃烂疼痛。

乳香　没药各五钱　滑石一两　冰片一钱

上为细末。搽患处，痛即止。

猪蹄汤　治一切痈疽、杖疮溃烂，消肿毒，去恶肉，润疮口。

白芷　黄芩　当归　蜂房蜂儿多者为佳　羌活　赤芍药　生甘草各五钱

上，用猪蹄一只，水四五碗，煮熟，去油渣，取清汤入前药煎数沸，去渣，温洗，随用膏药贴之。

治汤火所伤方

用黄蜀葵花浸油内，以油敷患处。或收黄蜀葵花晒干碾末，香油调敷亦可。

又方

用定粉碾极细末，腊月猪脂调敷患处。

又方

上，用蓖麻子肉碾烂，入蛤粉等分，如干，再入香油些少，调搽患处。

翻　花　疮

［薛］翻花之证，由疮疡溃后，风寒袭于患处，或肝火血燥生风，或乳母肝火生风，必致疮口胬肉突出如菌或如指，大小长短不同。如风邪乘袭者，先用补中益气汤加防风、天麻。风寒凝滞者，先用十宣散加羌活、天麻。儿，肝火生风者，先用加味逍遥散加天麻、羌活。母，肝火生风者，先用加味小柴胡汤，次用加味逍遥散加漏芦、天麻。其风邪所乘，外用豆豉饼。风寒所凝，外用葱熨法，更用太乙膏护疮口。突肉不消，更以藜芦膏涂之。如疮口不敛而恶寒发热者，元气虚也，用补中益气汤。晡热、内热者，气血俱虚也，用八珍汤倍加参、芪。食少难化者，

脾气虚也，用五味异功散。若饮食少思，大便不调，或肌肉消瘦，小便澄白者，此兼肝脾疳证也，用九味芦荟丸以清肝火，用五味异功散以补脾气，外仍用熨治之法。

藜芦膏　治疮口胬肉凸起，或出二三寸肉者。

藜芦不以，多少　为末，以生猪脂擂和。搽凸胬肉上。

多骨疽

［薛］多骨疽，由疮疡久溃，脾胃亏损，气血不能营于患处，邪气陷袭，久则筋烂骨腐，故骨脱出，非禀胎所有也。当补脾胃，壮元气，内用大补汤、地黄丸，外以附子饼、葱熨法，祛散寒邪，补接元气，则骨自脱，疮自敛，若用克伐之剂，复伤真气，鲜有不危。婴儿患之，当调补乳母，外用葱熨，以岁月除之，尤不可用追蚀之药。

漏疮

［薛］　漏疮之证，因禀气血不足，或久病血气虚弱，或儿肝脾食积内热，不能生肌，或乳母七情不和，脾气不能收敛。当审其所因，调补元气，佐以如圣饼、葱熨之类为善。若用流气、破血、追蚀等药，反为败证矣。馀当参各门主之。

集之四 心脏部二

痘疮上

溯源

钱氏曰：夫胎在腹中，月至六七，则已成形，食母腹中秽液入儿五脏，食至十月，即秽液满胃，至生时，儿口中犹有不洁，产母以手拭净，则无疾病，俗以黄连、汞粉，下其脐粪之秽。此亦母之不洁馀气入儿脏中，本先因微寒，又遇风寒，邪气相搏，而成痘疹也。未出欲作之时，热动五脏，则五脏之证先见，初欲病时，先呵欠顿闷惊悸，乍凉乍热，手足冷，面腮颊赤燥，咳嗽喷嚏，此五脏证俱见也。呵欠顿闷者肝也。时发惊悸者心也。乍凉乍热、手足冷者脾也。面赤、腮颊赤、咳嗽喷嚏者肺也。惟肾无候，以在腑下不能食秽故也。凡疮疹乃五脏毒，若出归一证，肝水疱，肺脓疱，心为瘢，脾为疹，肾虽无证，其候恶者，疮变倒靥而黑陷，则归肾也，此由不慎风冷而不能食，内虚所致也。　东垣曰：瘢疹始出之证，必先见面燥腮赤，目胞亦赤，呵欠顿闷，乍热乍凉，咳嗽喷嚏，足稍冷，多睡，睡惊，并疮疹之证。或生脓泡大瘢，或生小红瘢，或生瘾疹，此三等不同，何故俱显上证而后乃出。盖已上诸证，太阳寒水起于右肾之下，煎熬左肾，足太阳膀胱寒水夹脊逆流，上头下额，逆手太阳丙火不得传道，逆于面上，故显是证，盖壬癸寒水克丙丁热火故也。诸瘢证皆从寒水逆流而出也。医者当知此理，乃敢用药。夫胞者，一名赤宫，一名丹田，一名命门，男子藏精施化，妇人系胞有孕，俱为生化之源，非五行也，非水，亦非火，此天地之异名也，象坤土之生万物也。夫人之始生也，血海始净一日二日，精胜其血，则为男子，三日四日五日血脉已旺，精不胜血，则为女子，乃二物相搏，长先身生谓之□，又谓之精。其子在母腹，十月之间，随母呼吸，呼吸者阳气也，而生动作，滋益精气神，饥渴皆随母血，儿随日长，筋骨皮肉，血脉形气俱足，十月降生，口中尚有恶血，啼声一发，随吸而下，此恶血复归命门胞中，僻于一隅，隐伏而不发，直至儿因内伤乳食，湿热之气下陷，合于肾中，二火交攻，荣气不从，逆于肉理，恶血乃发。诸瘢疹皆出于肾水，其疡后聚肉理，归于阳明，故三番瘢始显之证，皆足太阳壬膀胱克丙小肠，其始出皆见于面，终归于阳明肉理，热化为脓者也，二火炽盛，反胜寒水，遍身俱出，此皆从足太阳传变中来也。　万氏曰：痘疹之原，有论秽毒者，有论淫火者，有论时行正病者，靡有定论。将谓秽毒淫火耶，则一岁之中，大而郡县，小而村落，病者相似，而死相继，未必人人若此之甚也。将谓时行正病邪，何以自少至老，但作一度，厥后再无传染也。盖父母于子，一体而分，精血之毒，已蓄于阳施阴化之始，固不待诞生之顷，咽其血而后有胎毒也。况男子惜其气以养其精，女子耗其气以养其血，一失所养，即贻他日之患，子之受于父母者虽殊，其为毒则一也。岂有男子淫火起于气，为阳毒而易治。女子淫火起于血，为阴毒而难治之理邪。至于天行正病，亦有其时，但观夫年之所加，及有四时不正之气，即知有是正病也。然则待时而发者，胎毒也，或速而危，或徐而持，或暴而死者，气之微甚所使也，发则其毒泄矣，所以终身但作一度，后有其气，不复传染焉。　痘为胎毒，昭昭矣，其间或疏而轻，或密而重，或重变轻，或轻变重，变化叵测，是又有说也。疏而轻者，始终如一，密而重者，变怪百出，或因父母相传而然，或因疫疠相染而然，或因鬼疰相著而然，杳冥恍惚，出于闻见，思虑之所不及，此与智者道之，痴人前不必说梦也，何者？盖痘疹之毒，父母原自有之，虽常作过一番，而脏腑、经络、皮毛、肌肉、骨髓之间，馀毒犹有存者，一旦分形化气，注之于子，其毒亦随之泄矣，所以子之疮瘢，多肖亲也，加之调摄失宜，放恣无忌，其毒益甚，疮痘之候沉困危笃者，未必非父母之所致也，凡子之侏儒跛躄，必肖于亲，况疹痘之毒乎。且人受天地之气以生，天地之气变，人之气亦变，或遇迁正失守，淫胜郁复之纪，德令乖常，眚灾迭见，自然厉气传染，证候相似，所以轻则俱轻，重则俱重，若有主之者，是则疫疠之所为也。故人之疠疾而死者，精灵不散，游魂往来，随气而行，常以其气，疰于平人而为之疾，如瘵癞之传染，然形质庞厚，福泽悠远者不能相及，苟体虚福薄之人，阴阳舛乱之岁，则膏肓之坚，台骀之祟，互相染著，反复变化，术不能禁，工不能治也，此非鬼疰之害乎。夫治此三者当奈何？曰：必为之豫解其毒，平其气，迁其处，庶乎可免矣。

按：痘疹之发，显是天行时气，廛市村落，互相传染，轻则俱轻，重则俱重，虽有异于众者，十之一二而已，岂可概谓胎毒哉。然疫疠终身不染者，比比皆是，而痘疹无一人得免，疫疠一染之后，不能保其不再染，而痘疮一发不再发，则胎毒之说，又何可尽废乎。至谓淫火秽血，古亦有之，而何独无痘疹之患，欲以破胎毒之说，则又不然。天下之无而忽有者多矣，草有名虞美人者，虞美人，项王宠姬也，为项王死，世哀之，为之歌，对草倚声凄恻，而草辄摇，草无情识也，方其未有楚，则宠姬亦无，况有草耶？一切众生，自妄颠倒，而成三界，如之，又何疑乎痘疹。

预　防

［万］　痘疮之病，皆由父母胎毒，蓄于命门之中。命门者，右肾相火也，为人身生化之本，故毒藏焉。如遇冬令温和，阳气暴泄，人则感之，触动相火，至春夏生长之时，其毒乃发，传染相似，是谓天行疫疠也。未出痘疹者，但觉冬温，即当预防，宜服解毒之药，如辰砂散、三豆汤、代天宣化丸，皆可用也，频频与之，使疮疹之毒轻减，自然易出易收，无陷伏郁遏留连之患。其辰砂散、三豆汤、代天宣化丸，以解时行疫疠之毒则可，或因父母精血不足者，或其人素有他疾者，或发热之时别脏形证发见者，并宜兼而治之，不可徒恃解毒而竟忘其本也。如脾胃素弱者，宜以养脾为重，解毒次之，养脾丸服三之二，解毒三之一。如因父母奉养过厚，精血畜毒，素多胎病者，宜二毒并解，以溯源解毒汤、代天宣化丸，相间服之。　丹溪云：痘疹初出时，或未出时，见时人有患者，宜预服此药，多者令少，重者令轻。以丝瓜近蒂三寸，连皮子烧

灰，存性为末，砂糖拌匀干吃，入朱砂末更妙。

三豆汤

赤小豆　黑大豆　绿豆各一升，生　小甘草三两，生锉

上，以三豆淘净，同甘草用雪水八升如无，用长流水代之煮，豆熟为度，去甘草，将豆晒干，又入汁再浸再晒，汁尽为度，逐日取豆、水煮，任意食之。

代天宣化丸即韩氏五瘟丹加减也。

人中黄属土，甲已年为君　黄芩属金，乙庚年为君　黄柏属水，丙辛年为君　栀子仁属木，丁壬年为君　黄连属火，戊癸年为君　苦参佐　荆芥穗佐　防风去芦，佐　连翘酒洗，佐　山豆根佐　牛蒡子酒淘，炒，佐　紫苏叶佐

先视其年所属，取其药以为君，其馀主岁者为臣，为君者倍之，为臣者半之，为佐者如臣四分之三，于冬至日修合为末，取雪水煮升麻，和竹沥，调神曲为丸，外用辰砂、雄黄为衣。每服，竹叶汤下。

制人中黄法，取甘草大者不拘多少，用新竹一节，纳甘草于中，仍紧塞无节空处，放屎缸中浸七七日，取出晒干，听用。

溯源解毒汤

当归身　川芎　生地黄　白芍药　人参　连翘　黄连　生甘草　陈皮　木通各等分

上锉细。加淡竹叶十片，水一盏，煎半盏，去渣，温服，无时。

养脾丸

人参　白术　当归　川芎各一钱半　木香　青皮　黄连　陈皮各一钱　砂仁　山楂肉　神曲炒　麦芽炒。各五分

上为细末，水调神曲糊丸，如麻子大。每服三五十丸，陈仓米饮下。

消瘟丹未曾出痘，及临出者，宜择疗病日预服。

辰砂研为极细末，水飞过，周岁以下者五六分，一岁以上者服一钱　丝瓜近蒂者三寸，烧存性为末，亦如前数

上，用蜜调下。或将鸽子及鸠煮熟，以辰砂搽上，令儿服之亦可。屡试有验。

秘传保婴丹

真紫草去芦，酒洗，勿犯铁器　缠豆藤烧灰存性。各四两，二味为君　升麻取新者，盐水炒，引下，不使侵肺气　川防风去芦及叉　荆芥穗去梗　牛蒡子炒。各二两。四味为臣　真天竺黄　蟾酥自取，勿用赤眼者　真牛黄三味各一钱二分　大朱砂麻黄、紫草、荔枝壳煮过，就将其汤飞研，取净末三钱。四味为佐　甘草梢去皮，二两，和　赤小豆　黑小豆　绿豆各四十九粒，炒勿令焦。三味为使

上，各取细末和匀，另用紫草三两，入水三碗煎，去渣，熬成膏半碗，入生砂糖半碗，和剂为丸如芡实大，另用飞过朱砂为衣。未出痘之先，浓煎甘草汤，每服，小儿磨一丸，大人二丸。如已发热之时，生姜汤磨服，厚盖取汗，多者可少，少者可无，大有神效。

袁氏痘前治法　凡欲治痘，须在未发之先，预识其证而分别用药，重者可轻，轻者必愈，但未痘而愈，则医者无功，故多不肯尽心，及其既发，又无及矣。仁者须以救生保婴为心，宁我无功，不可使婴儿失命，备陈十八证治法于后。

孩儿未痘之先，感冒风邪，身中火烙，头痛自汗，咳嗽不已，伤寒未愈而痘随出焉，痘家谓之猿猴跳锁。伤寒之后，元气嚣漓，须滋阴补血，解热疏风，有滋阴三宝散可服。

滋阴三宝散

当归　黄芪　生地　白茯苓　芍药　川芎　橘红　甘草　防风　玄参　麦门冬二味加倍

上锉细。姜枣煎。

有饮食不能樽节，暑湿不能护养，肚腹伤坏，泄泻频仍，饮食懒进，肢体羸瘦，愈未几而痘随出焉，痘家谓之观音拂座。此与先泄而出痘者不同。平居无恙，忽泄而痘出，此则毒随泄减，其痘反美。今久泄初愈而痘出，则脾虚元气弱，如单服补药，恐来虚胀，若冷药则毫厘不可用者，只宜调脾，如四制白术之类可也。

四制白术散

白术八两，分作四分，一分砂仁炒，一分糯米炒，一分麸皮炒，一分壁土炒，拣净，为末，量大小，乳酒调服。

患疟之后，寒热消烁，肌肉渐瘦，或乍愈而痘出，或带疟而患痘，名为马驰剑道。多有湿热酿成此祸，草果、常山断不可用，即柴胡亦是劫药，须参、苓、白术，微加消食祛热之药，如八珍膏、卫元汤可用也。

八珍膏

人参一两　蜜四两　乳汁　梨汁同熬

上，加制过紫河车，酒服两匙。

卫元汤

人参　白术　全蝎　山楂　半夏　当归　橘红　枳壳　乌梅

上，姜枣煎，加乳服。

小儿才五六岁，元体薄劣，身发火热，干渴患嗽，疹出未几而痘随出焉，此太阴脾经症也，痘家谓之一苇航海。此与寻常先疹后痘者不同，凡先痘后疹者谓之逆，先疹后痘者谓之顺，此则身弱发热，原患嗽渴，又病疹初愈而痘随后出，其势颇危，须补阴、清肺、培脾，黄芪毫厘难犯，内托至奇汤可用也。

内托至奇汤

天门冬　麦门冬　人参　白术　当归　茯苓　薏苡仁　川芎　陈皮　甘草　桔梗　银杏去皮

上，加糯米煎，频频服。

小儿平时患疳积，肚大有青筋，四肢羸瘦，变为丁奚，倏然痘发，此谓之三仙入洞。治之且莫消疳积，厚朴、槟榔、柴、连冷药及抱龙丸之类，皆不可用，宜服益黄散、滴滴金可也。

滴滴金

蛤蟆肚内有黄金，取出金来和酒服。

小儿风寒腠理，时发火热，自头连身，遍启丹瘤，愈未几而痘随形焉，痘家谓之倒挂银瓶。多发肝心二经痘，忌用三黄，宜犀角地黄汤、紫草散可也。

犀角地黄汤

犀角用乳汁磨，一钱　牡丹皮　芍药　生地黄

上，加灯草，水煎服。

小儿未痘之前，火烙脸赤，眼睛直竖，手足撒搐，口燥谵语，惊厥屡次，不数日而痘随形焉，痘家谓之霜桥印迹。此与寻常惊后出痘者不同。凡先惊后痘，痘出惊止，决系心经之痘，多是吉征，此则惊甚体虚，或见痘而惊不止，朱砂、金石毫不可用，宜茯神汤可也。

茯神汤

生地　当归　甘草　白芍药　茯神　远志　桔梗

上，加灯草、姜煎服。

小儿未痘之前，身热自汗，口中咯血，或鼻衄，或溺血，不数日而痘随形焉，谓之藕池踏水。心官失守，致血妄行，宜清心按火，不可妄用寒凉之剂，野仙独圣散可用也。

野仙独圣散

扁柏　玄参　地榆　血见愁　生地黄　木通　芍药　当归身　甘草　干姜

小儿未痘之先，身发火热，饮食懒飧，肚腹膨胀，眼胞浮肿，睡卧不安，不数日而痘随形焉，谓之石鼓无鸣。宜理脾补气，参苓白术散加减用之可也。

参苓白术散加减

人参　茯苓　山药　白扁豆　白术　陈皮　莲肉　薏苡仁　当归　防风　枳实

上，锉为散。随宜加减。

小儿身发火热，自汗不止，眼睛昏花，呵欠啼叫，未愈而痘随见焉，谓之赤泽栽莲。宜敛汗补肝，宜黄芪熬人乳，频频服之，并固真汤可用也。

固真汤

绵黄芪二两，蜜炒　酸枣仁四两　人参　白芍药　当归　生地黄　茯苓　甘草　陈皮

上㕮咀。生姜煎服。

小儿平时父母不能护从，恣其出入，跌磕伤损头面肢体，未愈而痘随出焉，谓之破瓮澄浆。宜补血扶脾，笼金汤可用也。

笼金汤

木香　生地黄　芍药　红花　当归　甘草　白芷　土木鳖　橘红　木通　桔梗　白术

上，加姜枣煎服。

儿辈胸膈饱胀，饮食厌恶，身发火热，呕吐频频，未愈而痘随发焉，医家谓之逐鹿亡羊。此与寻常先吐后出痘者不同。大凡因发痘而吐，毒随吐减，出痘必轻，今则先因胃气有伤，腹胀恶食，吐又频频不止，则危迫之象矣。须要调理脾胃，如紫霞黄露饮可用也。

紫霞黄露饮

干姜　半夏　藿香　砂仁　枳壳　陈皮　豆蔻　白术炒　青皮

上㕮咀。水煎服。

小儿面色萎黄，时作潮热，眼胞浮肿，肚腹绞痛，此为小弟未愈而痘随出焉，医家谓之推车陷雪。此因脾胃有伤，渐成疳积，祛虫逐积之药，俱不可用，惟调理脾胃为上策，龙旋散最妙。

龙旋散

青皮　干姜　官桂　玄胡索醋炒　丁香　豆蔻　砂仁　枳壳　槟榔　厚朴　香附　山楂　艾叶

小儿遍身生疮，头颈脓窠旋绕，手足关轴如蛇皮缠裹，寒热不时，喷嚏不止，未愈而痘随出焉，医家谓之霜逐梧桐。法宜凉血卫脾，贞元散可用也。

贞元散

甘草　桔梗　人参　白芍药　黄芪　茯苓　木通　红花　白术　生地黄　白芷　升麻　陈皮　天花粉

上，用灯草煎服。

孩儿心中刺痛，未愈而痘随出焉，医家谓之犯夺天梯。此非气逆，即为寒积，龙蟠饮可用也。

龙蟠饮

人参　当归　枳壳　白豆蔻　丁香　木香　官桂　青皮　半夏　山楂　三棱　二蚕砂　厚朴

上，用生姜酒煎服。

小儿两眼风热，红肿羞明，刺痛难忍，未愈而痘随出焉，医家谓之弹打天鸟。法宜清肝祛火，滋玄窖，提阴气，谷精龙胆散可用也。

谷精龙胆散

生地黄　红花　荆芥　龙胆草　木通　甘草　赤芍药　谷精草　白茯苓　鼠粘子

上，加灯心煎服。

小儿饮食过度，伤损脾胃，或饱闷，或吞酸，或吐泻，未愈而痘随出焉，医家谓之风燕失巢。痘全资脾胃，急宜消食理脾，消导饮、磨积散相兼而用可也。

消导饮

厚朴　枳实　砂仁　山楂肉　半夏　神曲　槟榔　三棱　蓬术　丁香

上，加干姜煎服。

磨积散

干蒿　陈皮　麦芽　二蚕砂

上，加生姜煎服。

儿辈小腹硬胀刺痛，小便赤涩难通，欲尿则啼，不尿则痛，未愈而痘随发焉，医家谓之断桥失渡。此系心经郁火，积于小肠，浚牛膏是对证之药。

浚牛膏

大田螺，用葱盐加少麝，捣烂为膏，热烘，细绢摊贴小腹，用手摩之。

运　气

［**袁**］　痘内发于脏腑，外应乎运气，天动人随，毫髮不爽，是故治痘者，以明运气为急也。厉稽往者，大率三年一发，虽各年零出，间一有之，而其大发之期，则三年为准也。所谓三年者，多系子午卯酉之年，子午，少阴君火司天，而阳明燥金在泉；卯酉，阳明燥金司天，而少阴君火在泉。诸疮非火不发，非金不收，痘以少阴、阳明二经为正者，为是故也。然玄化密移，主客互用，五运有平气、太过、不及之殊，六气有常化、淫胜、反胜、相胜之异，几微不同，则全体尽别，痘有当盛行而不盛行，有不当盛行而传染周遍者，是不可执一论也。

［**万**］　疮疹之候，或间数年而发，或发则连年不已，何也？经曰：不知年之所加，气之盛衰，虚实之所起，不可以为工矣。盖司天者，主行天之令，上之位也。岁运者，主天地之间人物化生之气，中之位也。在泉者，主地之化行乎地，中下之位也。一岁之中，有此上中下三气，各行化令，气偶符会而同者，则通其化，其中于人，则病矣，所以疮疹必待其年而发也。六十年中，天符十二年，戊子、戊午、己丑、己未、戊寅、戊申、乙卯、乙酉、丙辰、丙戌、丁巳、丁亥。其中又四年为太乙天符，戊午、己丑、己未、乙酉。谓之天符者，司天与运同也。太乙天符者，司天与运及辰之同也。岁会八年，丙子、己丑、丁卯、甲辰、甲戌、戊午、己未、乙酉。谓之岁会者，运与支同也。同天符六年，甲辰、甲戌、庚子、庚午、壬寅、壬申。同岁会六年，癸卯、癸酉、癸巳、癸亥、辛丑、辛未。谓之同者，谓岁运与在泉合其气化。阳年曰同天符，阴年曰岁会也。此五者，杂而言之，共三十六年，合而言之，止有二十六年，经曰：天符为执法，岁位为行令，太乙天符为贵人。邪之中人，则执法者，其病速而危。行令者，其病徐而待。贵人者，其病暴而死也。又子午之岁，少阴君火主之。寅申之岁，少阳相火主之。经曰：少阴所至为疡疹，少阳所至为嚏呕疮疡，恶病暴死。凡此数年，刚柔失守，升降窒抑，旧者不退，新者不迁，则连年发而不已也。

按：运气之说，《内经》几居其半，而世罕行用，盖泥其常，不通其变，则以为无验。余友缪仲淳高明善医，至排斥五运六气之谬，不容口，余以王炎、沈括之说折之，亦不服，盖未尝虚心而细求之也。假令厥阴用事，其气多风，民病湿泄，岂普天之下皆多风，普天之民皆病湿泄耶，至于一邑之间，而雨旸有不同者，此气运安在，欲其无谬，不可得也。大凡物理有常有变，运气所主者常也，异气所主者变也，常则如本气，变则无所不至，而各有所占，故其候有从逆、淫郁、胜复、太过、不足之变，其发皆不同。若厥阴用事，多风而草木荣茂，是之谓从；天气明洁，燥而无风，此之谓逆；太虚埃昏，流水不冰，此之谓淫；大风折木，云物浊扰，此之谓郁；山泽焦枯，草木凋落，此之谓胜；大暑燔燎，螟蝗为灾，此之谓复；山崩地震，埃昏时作，此之谓太过；阴森无时，重云昼昏，此之谓不足。随其所变，疾疠应之，皆视当时当处之候，虽数里之间，但气候不同，而所应全异，岂可胶于一定。熙宁中，京师久旱，祈祷备至，连日重阴，人谓必雨，一日骤晴，炎日赫然，沈括[①]时因事入对，上问雨期，沈对曰：雨候已见，期在明日。众以谓频日晦溽，尚且不雨，如此旸燥，岂复有望，次日果大雨，是时湿土用事，连日阴者，从气已效，但为厥阴所胜，未能成雨，后日骤晴者，燥金入候，厥阴当折，则太阴得伸，明日运气皆顺，以是知其必雨。鸣呼！今安得如存中者，而与之言运气哉。

疫疠

［万］ 疮疹虽胎毒，必待时令不正之气相传染而发。盖春气温和，夏气暑热，秋气清凉，冬气冷冽，此四时正气之序。若春应燠而反寒，夏应热而反清，秋应凉而反热，冬应寒而反温，此非其时而有其气，乃不正之令也。夫人感之，或为寒热，或为疟痢，或为喉痹，或为肿，或为瘢疹，谓之天行正病。又云：疫疠是以一岁之中，彼此传染，大小相似，又若冬温阳气暴泄，至于来岁必发疮疹，何也？盖小雪以后，为终之气，太阳寒水主之，水德不彰，使厥阴、少阴木火之气，反来乘之，阳气早发，奉生者少，故来春民多病也，况疮疹之毒，藏于至阴之下，发于太阳之经，当其时而动其气，毒乃发矣，此冬温之后，必发疮疹也。凡此不正之气，发之、泄之、解之、平之，勿犯岁气，是谓良工，故治疫疠者，以解毒为急。

辨疑似

［钱］ 伤寒，男，体重，面黄。女，面赤，喘息急。各憎寒，口中气热，呵欠顿闷项急。 疮疹则腮赤躁，多喷嚏，悸动昏倦，四肢冷。 伤寒当发散之。疮疹当温平之，有大热者宜解毒。昏睡、喜嚏、悸者将发疮疹。

［垣］ 辨瘢证：呵欠，喷嚏，睡中急惊，耳尖冷，眼涩。辨伤寒：口热，口中醋气，奶瓣不消，腹中疼痛。

［蔡］ 或传染，或伤风，或伤食，或痘疹，其证不一。头与肢节疼痛无时者，为时疫传染热也。面赤汗出而鼻流清涕者，为伤风热也。午后发热，头与肚热，右额有纹者，为伤食热也。乍寒乍热，呵欠顿闷，惊悸，咳嗽嚏喷，两腮赤红，骫凉耳凉者，为痘疹热也。浑身壮热，妄言鬼神，口鼻衄血，惊搐不止，几死而复生，为痘疹实热在内也。

［钱］ 疮疹候，面燥腮赤，目胞亦赤，呵欠顿闷，乍凉乍热，咳嗽嚏喷，足稍冷，夜卧惊悸、多睡，此疮疹症天行之病也。 疮疹始出之时，五脏证见，惟肾无候，但见平证尔，尻凉耳凉是也。尻、耳俱属于肾，其居北方，主冷也。

［张］ 痘之始发，有因伤风伤寒而得者，有因时气传染而得者，有因伤食呕吐而得者，有跌扑惊恐畜血而得者，或为窜眼惊搐如风之证，或口舌咽喉腹肚疼痛，或烦躁狂闷昏睡，或自汗，或下利，或发热，或不发热，证候多端，卒未易辨，须以耳冷、尻冷、足冷、鼻尖冷验之，并视其耳后有红筋赤缕者为真。又，脉洪大而弦数，诊脉之际，身略战动，是其证也。

歌曰：五指梢头冷，惊痫不可安，若还中指热，必定是伤寒。中指独自冷，麻痘正相干，男左女右别，分明仔细看。

---

① 括：原无，据《梦溪笔谈》补。

秘法：凡入门看痘，未知是否，但见心窝皮肤内有红色，两耳尖冷，耳筋红。见此，痘征也。　看耳筋法，未出之先紫筋者不治，预以凉血解毒之剂治之，亦有愈者。若二便秘结，宜先通利。大红者可治而愈，水红者不药而愈，桃红者分轻重治之。　分男左女右看。

［验热时候］

［钱］　始发潮热三日已上，热晕入皮肤，即发疮疹而不甚多者，热留皮膝之间，潮热随脏出，如早食潮热不已，为水泡之类也。

［张］　痘疮皆因发热而出，即其热之有时，可知其自何脏发出，寅卯辰时潮热者属肝，当出水泡。巳午未时潮热者属心，当出瘢疮。申酉戌时潮热者属肺，当为脓泡。亥子丑时潮热者属脾，当出疹子。

［用药验是否］

［王］　验瘢此所谓瘢，即痘也。法，若三日未觉形迹，当以生酒涂身上，时时看之，状如蚤痕者是也。或曰伤寒、伤食潮热，与瘢疹不能辨者，宜以辛凉之剂调之，五日已里发出即汗，五日已外无者非瘢也，各随应见而治之。

［验证施治］

［阎］　治小儿壮热昏睡，伤风、风热、疮疹、伤食皆相似，未能辨认，间服升麻葛根汤、惺惺散、小柴胡汤甚验，盖此数药通治之，不致误也。惟伤食则大便酸臭，不消化，畏食或吐，宜以药下之。

海藏云：宜以药下之者，当察其所伤何物，生硬寒热不等，不可遽以巴豆之类大毒之药下之。升麻葛根汤，太阴阳明也。惺惺散治风热咽不利，脾不和，少阳渴，小便不利也。小柴胡汤治往来寒热，胸胁微痛，少阳也。然欲知其经，当以脉别之。　小儿耳冷尻冷，手足乍暖乍凉，面赤，时嗽时嚏，惊悸，此疮疹欲发候也，未能辨认，间服升麻汤、消毒散，已发未发皆宜服，仍用胡荽酒、黄柏膏。暑月烦躁，食后与白虎汤、玉露散。热盛，与紫雪。咽喉或生疮，与甘桔汤、甘露散。馀依前说，大人小儿同治法，惟大小不同耳。　海藏云：消毒散，太阳药也。白虎汤，治身热目疼鼻干不得卧，阳明药也。甘露散，肺肾药也。甘桔汤，少阳药也。紫雪、天冬、麦冬、黄芩、生地，为血剂。玉露散，肺肾药也。石膏、寒水石，为气剂。已上五方，皆泻时暑之药。

五脏见证

［钱］　五脏各有一证，肝脏水疱，肺脏脓疱，心脏瘢，脾脏疹，归肾变黑。

［海］　肝脏水疱色或青，肺脏脓疱色或白，脾脏疹或如麸糠色，心脏瘢其色赤，变归肾则色黑矣，此五色。凡痘疹，一色者善，或二色三色相合而作者凶。第一大小不等。小儿在胎十月，食五脏秽血，生下则其毒当出，故疮疹之状，皆五脏之液，肝主泪，肺主涕，心主血，脾为裹血。其疮出有五名，肝为水疱，以泪出如水，其色青而小。肺为脓疱，以涕稠浊如脓，其色白而大。心为瘢，主血，其色赤而小，次于水疱。脾为疹，其色赤黄而小。涕泪出多，故脓疱、水疱皆大，血荣于内，所出不多，故瘢、疹皆小。又，病水疱、脓疱者涕泪俱少，以液从疮出故也，譬如泡中容水，水去，则泡瘦矣。

［楼］　上水疱者，俗谓之水痘也。脓疱者，俗谓之痘子也。瘢者，俗谓之痦子也。疹者，俗谓之麻子也。痘之形状最大，水痘次之，瘢、痦又次之，麻子最小，隐隐如麻子也。

［张］　四脏之疮，名状不同，肝为水疱，肝之液为泪，泪出如水，其色微青

而小。肺为脓疱，肺之液为涕，涕如脓，色微白而大。心主血，其疮为瘢，色赤而小。脾主裹血，其疮为疹，色赤黄而浅。此言其初发之状不同如此，及五七日后，不问其初出自何脏，悉成血疱，血疱成脓疱，脓疱之后，结痂疕而愈矣。或谓肺为脓疱，而血疱之后又成脓疱何耶？盖肺为脓疱者，言其初出淡淡如脓，其色白而非黄，若血疱后所结脓疱，乃其疮已熟，包裹黄脓，其色黄而非白，所言脓疱虽同，而所以为脓疱则不同也。又如脾为疹，亦自其初出色黄微赤，有小瘢疮而言之耳，其成脓结痂，收靥而愈，与所谓肤疹者，名同而实则大不同也。心为斑，与所谓温毒、冬温发瘢者，亦大不同。

［万］　凡疮疹五脏见证，要察何脏之证为甚，即主其脏之毒多，如肝证毒多者，必发水疱，生瘙痒，成目疾，宜预解肝之毒，羌活汤加青皮、柴胡。肺证毒多者，必增喘嗽烦渴不止，手掐眉目鼻面，宜预解肺之毒，泻白散合甘桔汤，加牛蒡子、天花粉。心证毒多者，必伏不起，谵妄饮水，烦哭咬牙，宜预解心之毒，导赤散加黄连、辰砂。脾证毒多者，必成灰白色，痒塌吐利，宜预保养脾胃，以解其毒，四君子汤、调元汤，加白芍药、防风、连翘。肾不见平证，耳骫俱热者，死候也。

羌活汤发热。　泻白散肺。　甘桔汤咽喉。　导赤散心。　四君子汤吐泻。　调元汤即保元汤。

部　位

［万］　诸疮皆属心火，心之华在面，疮痘之候，但以面之部位占之，思过半矣，且痘疹阳毒，诸阳皆聚于面，吉凶善恶，尤易见也。额属心火，如印堂以上，发际以下，横两日月角位先见红点，先作浆，先结靥者，此恶候也。盖心为君主，毒发于心，故先见于其位，君危，则十二官皆危，其死速矣。左脸属肝木，右脸属肺金，如两脸先见红点磊落者吉，如相聚作块，其肉硬肿者死。盖肝藏魂，肺藏魄，生意既绝，魂魄将离，故不治也。颏属肾，承浆横抵两颐，先见红点，先发，先靥者吉。此位虽属肾，然三阴三阳之脉皆聚于此，阴阳和，故可治也。鼻属脾土，若准头先出，先靥者凶。盖脾属土，四脏禀命于脾，毒发于脾，土败则四脏相随而败，故绵延日久，后毙也。肾之窍在耳，又云：心开窍于耳。心肾皆少阴君火也，又少阳相火之脉，行耳之前后，凡在耳轮先见红点者凶，盖君相二火用事，燔灼之势，难可扑灭也。惟口唇四围，先出、先起、先靥者大吉，盖阳明之脉侠口环唇，胃与大肠主之，无物不受故也。

痘家有八门、五枢、三关、两煞、五轴之分。心为赤帝门附心、胞络，两颧为心枢。肝为青阳门附胆，两眼眶为肝枢。脾为黄央门附胃，两腮颐为脾枢。肺为肃杀门，喉突为肺枢。肾为玄武门，两耳垂为肾枢。胸堂乳阜心之关。脐封脾之关。阳球肾之关。白帝煞门座于气窝右太阳。青帝煞门座于眼眶左太阳。颧阜胸乳，心之轴。左太阳左胁眼胞两臂，肝之轴。右太阳右胁项颈气突，肺之轴。腮颊中庭口角肚腹手足，脾之轴。地阁后颈耳窨背俞腰脊阳球，肾之轴。袁氏阅痘，重门、栏、辅、轴四字，门犯则验栏，栏犯则验辅，辅犯则验轴，至轴而变态尽矣。门凡八，栏辅各十有八，轴凡一百五十四，各分经络而验之。天庭穹窿之地名赤帝门。胸堂名炎车门。两手掌心名正离门。不属心而属阳明，阳明透彻则鼻先形而掌心次之，阳明迅暴则掌心先。形而鼻次之，标于鼻者顺标于掌者逆。眉心一带统上下寸地号五将门。眼下丝竹泪堂名青阳门。气窝天突穴名肃杀门。两耳窍圈为玄武门。脐封之处脾经所注名黄帝门。八门与前稍异，至栏、辅、轴，抑又异矣，图诀繁俚，无关治疗，故今不取。

脉　候

疮疹之疾，有形之证，无所用诊。又，岁气主之，似不必诊。经曰：微妙在脉，不可不察，察之有纪，从阴阳始。是则不可不诊也。先哲有言曰：痘疹脉静身凉者生，脉躁身热者死。可见疮疹亦用诊矣。大抵小儿之脉，多带紧数，疮毒之脉，又多浮大而数，《伤寒论》云：浮为风虚，大为气强，风气相搏，必成瘾疹。又曰：数脉不时，则生恶疮也。七岁以上，五至为平，七岁以下，六至为平，过则为太数，邪气实也，不及为迟，正气虚也。浮而数，表热也。浮而迟，阳气衰也。沉而紧，里热也。沉而细，元气脱也。疮疹为阳病，其脉浮沉俱宜带洪实，若弱而无力，为阳病见阴脉，凶。凡诊得浮而无根，瞥瞥如羹上肥，数而急疾，连来如雀之啄，细而欲散、萦萦如蛛之丝，迟而欲绝，滴滴如屋之漏，沉而时见，如鱼之跃，皆死脉也。凡痘子势重者，以脉候之，脉洪实者吉，浮数虚小者凶。　丹溪治一男子年十六岁，发热而昏，目无见，耳无闻，两手脉皆豁大而略数。知其为劳伤矣，时里中多发痘者，虽不知人，与药则饮，与粥则啜，遂教以参、芪、当归、苍术、陈皮大料浓与之饮，至二十馀帖，痘始出，又二十贴，则成脓疱，身无全肤。或曰：病劳可畏，何不用陈氏全方治之。予曰：此但虚尔，无寒也。只守前方，又数十帖而安。后询其病因，为先四五日，恐有出痘之患，遂极力采樵，连日出汗甚多。此以脉之豁大而知其虚，乃痘疹因脉施治之一例也。

气　血

［万］　人之一身，本乎荣卫，卫者阳气，所以开阖橐籥，运动枢机者也。荣者阴血，所以充溢脏腑，灌溉肢体者也。故气虚则神机息，血虚则化源绝，二者不可偏胜也。痘疹之毒，本于五脏之液，各随经络部位，直犯荣卫而出，气血从之。观其裹来坚厚，窠囊充长者，气之足也。根芽红活，形色润泽者，血之足也。气血既足，则痘易发易靥，不须施治，以蹈实实之戒。如平陷嫩薄者气之病也，干枯紫黑者血之病也，责而治之，不可因循以贻后悔。然脾胃者，气血之父也。心肾者，气血之母也。肝肺者，气血之舍也。脾纳水谷，其悍气注于肾而为气，肾舍于肺而为卫，以温分肉，充皮毛，肥腠理，司开阖也。卫气虚则疮不起发，其毒乘气之虚而入于肺，肺受之则为陷伏，而归于肾矣。脾纳水谷，其精气注于心而为血，心舍于肝而为荣，以走九窍，注六经，朝百脉也。荣血虚则疮不光泽，其毒乘血之虚而入于肝，肝受之则为痒塌，而归于心矣。凡治此者，气病治气，血病治血，寒则温之，热则清之，虚则补之，实则泻之，仍以脾胃为主，不可犯之也。

虚　实

［万］　不知虚实者，不可以为工。经曰：无虚虚，无实实。虚实之分，不可不知也。经曰：必先度其形之肥瘠，以调其气之虚实。此以形体别虚实也。又曰：谷盛气盛，谷虚气虚。此以饮食别虚实也。又曰：脉实血实，脉虚血虚。此以脉别虚实也。又曰：邪气盛则实，精气夺则虚。此以邪正别虚实也。大抵实者，邪气实也。虚者，正气虚也。经曰：邪之所

凑，其气必虚，留而不去，其病则实是也。又云：五实死者，谓邪气之实也。五虚死者，谓正气之虚也凡人诊同。疮痘之证，其人形体肥健，饮食能多，六脉洪实，素无疾病，大便如常，疮色红润者，此表里正气俱实也，不须服药。若形体羸怯，素多疾病，饮食减少，六脉微弱，吐利频频，疮色淡嫩者，此表里正气俱虚也，陈氏温补之法可用。如疮势太盛，焮肿痛胀，大热不退，烦渴昏睡，大小便秘，此表里邪气俱实也，钱氏凉泻之法可用。如疮本稠密，焮发红活，吐利不食者，此表实里虚也，于补汤中加解毒药。如疮色淡白，发不透满，大小便秘，浩饮大嚼者，此里实表虚也，于解利中加发药。又如疮痛者，邪气实也，当活血以开其郁。若痛如刀剜，闷乱大叫者，勿治。疮痒者，正气虚也，当补气以燥其湿，如爬搔不定，破烂皮脱者，勿治。灰白者，气虚也，参、芪之功为大。干燥者，血虚也，归、芎之力宜多。虚则补之，实则泻之，中病即已，无过其制，此治之权衡也。若本实而反补之，则毒气弥盛，或为溃烂，或为痈肿，或为目病，或为咽疮，或为失血，皆补之过也。如本虚而反泻之，则正气益虚，或为吐，为利，为厥逆，皆泻之过也。经云：毋致邪，毋失正，绝人长命。其此之谓欤。

［翁］　夫气有生血之功，血无益气之理，故气不可亏，亏则阳会不及，而痘之圆晕之形不成。血不可盈，盈则阴乘阳位，而痘之倒陷之祸立至。是痘有气血虚实之殊也。大抵寒为虚，热为实，气虚则宜温补，气实热则宜清凉，血虚则宜补血，血热则宜解毒，必取其气血中和，无过不及可也。何谓气血虚实，且如气过则泡，血过则瘢，气不及顶陷不起，血不及浆毒不附。凡痘色淡白，顶不坚实，不碍指，不起胀，皆属气虚，大宜保元，倍加酒炒黄芪、肉桂、川芎、丁香，人乳、好酒同服。根窠不红，或红而散乱，以手摸过即转白，痘上如寒毛竖起，枯涩不活者，皆血虚也，宜保元加川芎、当归、酒洗红花，及下山楂以消参、芪之滞，再下木香数分以行滞气，而血自活也。凡用黄芪，当在痘尽出之后。凡用热药，当看毒尽解之时，又察气血虚实而治之，则药无不效矣。凡补血首尾用地黄，防滞血必用姜制。用芍药恐酸寒伐胃气，必用酒炒。

［虚证调护论］

痘证以元气为主，元气充实，则毒易出易化，故善治痘者，惟保元气于虚弱之前，使不致于耗散为贵耳。然其治法惟何一曰实腠理而固肌表，二曰节饮食而保脾土？肌表固则外陷之患不足虑，脾土实则下陷之患不足忧，更加以参、芪补益之功，则元气自然充实，而痘之出也，自然易以成浆，变证不生，而结靥顺候矣。是以禁用寒凉荡涤之剂如大黄、滑石、车前、生地、鼠粘、紫草、枳壳之类，恐其荡涤润下，遂伤脾胃，脾胃伤，则元气由此而下陷，气脱内攻而死，势所必至，是则药杀之也。禁用滑润发散之剂如鼠粘、人牙、蝉蜕、麻黄、干葛、升麻、紫草、桔梗、羌活、防风、荆芥之类，恐其发散太过，遂致表虚，表一虚，则元气由此而外耗，塌痒外剥，命由此丧，谁之过欤。

［虚证补气不补血］

虚弱痘证，精神倦怠，面青晄白。盖气不充则精神倦怠，血不荣则面青晄白。今治虚证，补气不补血者何也？气有神而无形，补之则易充，血有形而无神，补血之药，难收速效，况气阳而血阴，阴从阳，血从气者理也，故补气不补血，使气盛而充，则血自随而亦盛矣。况补血之剂如当归、生地，皆能润燥滑下，多用恐致溏泄故耳。然虚证痘疹，亦有白陷不荣，不得已而用当归、芍药补血之剂。亦有虚火外浮，痘点繁红，而类于血热之证，不得已而用紫草、红花、生地活血凉血之药，并用酒炒，以折其润下之性，借酒力而行之达表，则补血活血之中，而有升发达表之妙，庶无润肠溏泄之患矣。

［虚证坏势必至辨］

气虚痘证，初发身热悠悠，乍热乍凉，肌慢神倦，面青㿠白，饮食减少，手足时冷时热，呕吐便溏，痘点方见，隐隐不振，淡红皮薄，三四日陆续不齐，不易长大。五六日不易成浆，少食气馁，伤食易泄。七八日塌陷，灰白不起，自汗微渴，或腹胀喘渴，泄泻塌痒，闷乱咬牙寒战，头温足冷，势所必至。故治虚痘初发之际，不宜投参苏饮、人参败毒散、黄连解毒汤、升麻葛根汤、紫草三豆饮，当用参芪饮。气粗皮燥无润色亦忌之，只以四君子减人参，少加桔梗、川芎、腹皮，补益之中略佐以升提之法为妙。点子出齐，重用参、芪，及至八九日间，无他凶证，用法如常。若或顶陷灰白不起，浆清，自汗微渴，大补汤加桂。塌陷灰白，腹胀泄泻，木香散。塌痒闷乱，腹胀渴泻，喘嗽头温足冷，寒战咬牙者，急进异攻散救之。

［虚证变实］

气虚痘证，父母能守禁忌，及用药不误，调燮顺候，则元气充实，腠理坚固，脾胃强健，饮食如常，二便清调矣。若补益太过，浆足之后，重用参、芪，容亦有腹胀喘急之患，用枳壳汤。误用五苓、木通，多则有大便秘塞之患，用宽中散。便实而渴，麦门冬汤。过用丁、桂辛热之剂，则亦有咽喉肿痛，烦躁闭渴之变，滋阴润燥汤。盖喘急腹胀，大便秘坚，烦渴咽痛，皆类实证也，然而气虚变实者，非真实也，是病浅而用药过深之失也，只宜斟酌，不宜疏通，重治疏利之过，则方生之气复虚，而脱证将至矣。

［虚证似实］

气虚痘证，或为饮食生冷，调理失宜，致伤脾胃，遂成泄泻，津液下陷，虚火上盛，必发而为渴。元气下陷，则虚阳上拥，下气不续，必发而为喘。夫渴与喘，实证也，起于泄泻之后，则为津液暴亡而渴，气虚而喘，岂有实热而渴，气拥而喘，生于泄泻之后哉。故治渴则用参苓白术木香散。渴泻不止，异功散。喘则用人参定喘汤、独参杏仁汤。喘渴而泄，木香异功散。闷乱腹胀，毒成内攻，眼合自语，已名失志，谬认为实，医何愚哉！

［实证似虚］

身发壮热，毛直皮燥，睡卧不宁，腮红睛赤，气粗烦渴，腹胀便秘喘急，皆实证也，此热盛毒重，壅遏之故，而又见呕吐之证。呕吐似虚也，然未知热毒在内，不得伸越，则上逆攻冲而吐。经云，诸逆攻冲，皆属于火者是也。或为寒冷所搏，或因乳食不节，致伤风冷，则使内热不得发越，冷暖相拒而吐。毒不得伸越者，从升阳发散为最，相拒而吐者，引之使下，如猪苓、泽泻、橘皮之类。又有泄泻之证兼见者，泄泻似虚也，然因热毒郁盛，熏炙脾胃，不得外达，则毒从下陷，寻窍而泄，所谓热毒下注者是也。古云：未出而泻者生，既出而泻者死。概可见矣。治法，以升提发散，引毒达表，毒得外解，则内泄自止。兼伤食而泻者，轻则加消化之剂，重则从之。又有不思饮食，书云，不思饮食，皆属内虚者是矣。然不知郁热之证盖因毒气在内，不得伸越达于肌表，二便秘结，腠理阻塞，热毒壅盛，腹胀满急，不思饮食者，必然之势也。治法，以升提发散，引毒达表，则热气有所伸越，而脏腑和平，饮食自进矣。若误用丁、桂、半夏等热药于呕吐、泄泻、不食之证，是以热攻热，而转增烦剧，用人参、黄芪、茯苓、白术等补剂于腹胀、不思饮食之证，则邪得补而愈盛，药一入口，立见杀人，医之过也，可不慎欤。他如龙骨、豆蔻虽能止泄，神曲、麦芽、缩砂虽能助脾化食，皆不当用于壅热不食之证，继予业者鉴之。

［热证变虚］

血热痘证，只宜清凉发散，不宜峻用苦寒。若过投寒剂如升麻、芩、连及滑泄之药，必致内伤脾胃，外冰肌肉，脾胃伤轻则饮食减而溏泄，重则洞泄无度，而遂致虚寒。肌肉冰则热蒸之气不行，腠理闭涩，痘不肥大，不起发，不行浆，而遂成伏陷。此热证变虚之验，虚证既明，便从虚治，参、芪、丁、桂，亦所不忌，五六日后见之，则木香异攻，在所宜施，惟在审证而斟酌之也。

［壅热变虚］

毒盛壅遏，固宜升提发散为主，而佐以清凉解毒为善，又宜得平乃止。若发散太过，必致肌表空虚，元气耗散，内贯清浆，或虚抬空壳，或痒塌外剥，或溃烂不收，百变皆至，见此数端，皆成表虚。表既虚，则元气从此耗泄，而内气亦不能以自守，略伤饮食或生冷，则成泄泻，泄泻不止，遂成虚寒而气脱，烦渴闷乱，寒战咬牙，无所不至矣。既知虚证，治从虚例，参、芪、白术、丁、桂、姜、附，亦所不忌，六七日后见之，虽木香异攻亦宜急进，在察证而酌量之也。

［壅热用异攻辨］

实热壅遏之证，多用寒凉，致冰伏泄泻，发散太过，或成表虚。既成冰硬，药宜温和，姜、桂之热，亦所不忌。泄泻之后，热气自散，真气自虚，既成气虚，药宜补益。气虚必寒，虚寒既明，药宜温补。是以始出之时虽为血热壅遏，至于三四日后，身反不热，肌肤冰冷，痘疮不长，焉得不进以温和之剂如官桂、干姜、川芎之类，使内气一暖，则外气自和。泄泻之后，其内必虚，虽有腹胀烦渴喘急，焉得复为实热，不过内虚伏陷，毒成内攻而然。故实热之证，七八九日曾经泄泻，皆从虚治，有木香异功之证，便进木香异功为贵。如无冰硬之证，切勿误投温剂。无泄泻之证，勿得误投木香异攻等。盖塌陷、倒靥、干枯而无冰硬泄泻之患者，多因热毒内攻而然，故宜百祥、猪尾等方以治之可也。

阴　阳

痘出有之阳三阴之异，常须辨之，勿令误也。太阳病寒，身热小便赤涩，出不快，宜荆芥甘草防风汤。　少阳病，乍寒乍热，出不快，宜连翘防风汤。　阳明病，身热目赤，大便闭实，疮遍肌肉，出不快，宜升麻葛根汤初热加紫草。　太阴病，自利，四肢逆冷，宜附子理中汤泻、木香散泻。　少阴病，黑陷，口舌干燥，宜四物汤加紫草红花。　厥阴病，卵缩舌卷，时发厥逆，宜大异功散出不快加防风、青皮。　三阴病，法当救里，故宜以温剂助之。

［辨三阳证治］

凡痘疹，春夏为顺，当纯阳之时也，古人治法，与伤寒同。

足胫热，两腮红，大便秘，小便涩，渴不止，上气急，脉洪数。已上七证，不宜服热药。

疮疹一发，有密如蚕种者，或如糠秕者，合清表，宜连翘升麻汤见形。　或未出而先发搐，是兼外感风寒之邪，宜茶汤下解毒丸痘惊，及犀角地黄汤失血。　疮出不快，清便自调，知其在表，当微发散，升麻葛根汤初热。 若疮青干黑陷，身不大热，大小便涩滞，是热蓄于内，宜煎大黄汤下宣风散发热。若表大热者不可下。 黑陷甚者百祥丸黑陷。 若疮已发，稠密微喘，渴欲饮水，宜微下之，当归丸及庞氏地黄膏见形，外以黄柏膏见形涂面。 值盛夏暑热正炽，适疮大发，烦渴大便实者，宜玉露散吐泻及甘露饮子咽痛。 或昏冒不知人，时作搐搦，疮倒靥、黑陷者，宜猪心龙脑膏黑陷。

[辨三阴证治]

凡疮发于秋冬为逆，当纯阴之时也。

足胫冷，腹虚胀，粪青色，面䀮白，呕乳食，目睛青，脉沉微。已上七证，不宜服寒药。

痘疮盛出，四肢逆冷或自利，系在太阴脾经，宜急温之，用异功散出不快、附子理中汤泻、调中丸泻。 痘疮平塌，灰白色不泽，此是正气不足，宜十补托里散，倍黄芪，加熟附子。 或四肢厥冷，时作搐搦，系在厥阴，宜温之异功散出不快加防风、青皮，或白术散渴去干葛、藿香，加附子、肉桂。

痘疮证，有阳盛阴虚，有阴盛阳虚，阳盛者饮冰雪不知寒，阴盛者饮沸汤不知热。凡发热作渴，手足逆冷，大便自利，喜饮热汤，皆阴盛阳虚也，薛氏用大异功散出不快、八味丸治之。若发热作渴，而大便秘结，手足并热，喜饮冷水，皆阳盛阴虚也，薛氏用四顺饮热、地黄丸肾治之。若烦热作渴，面赤睛白，此为肾经虚热，亦宜地黄丸之类。陈文中治阴盛阳虚用大异功散加木香、当归以补阳是矣，治阳盛阴虚，用木香散加丁香、官桂以补阴，不为以火济火乎，此陈氏方所以为一偏之术，而见讥于前哲也。学者不察，而误用之，夭枉可胜道哉。

形　气

凡疮疹已出后有声音者，乃形病而气不病也。身温者宜解毒防风汤大法，大便闭者宜当归丸便秘。 疮疹未出，先声音不出者，乃形不病而气病也。宜补肺散失音加生黄芪。 若疮疹出而声音不出者，是形气俱病也。小儿禀赋素弱者，宜预服十奇散即十宣散，见起发，倍归、芎，少木香煎服。或云：宜十补散，或大异功散。或云：形气俱病者，当清其肺，宜八风汤，并凉膈散去硝黄主之。

[辨形气不足法]

肺主气，气不足，则致后三证

自汗声不出，疮顶陷塌，不绽肥，并宜十奇散。自汗倍黄芪，声不出倍桔梗。

心主血，血不足，则致后三证。

灰白色，根窠不红，不光泽，并宜芎归汤加芍药、紫草、红花，良验。

轻　重

[钱]　凡疮疹若出，辨视轻重，若一发便出尽者必重也。痘夹疹者半轻半重也。出稀者轻。里外肥红者轻。外黑里白微重也。外白里黑者大重也。疮端里黑如针孔者热剧也。青干黑陷，昏睡汗出不止，烦躁热渴，腹胀啼喘，大小便不通者困也。凡疮疹，当乳母慎口，不可令饥及受风寒，必归肾变黑，难治。

[海]　或热极反兼水化者，亦能变黑，当以凉药主之，不可不察，以脉别之可也。或有出色正者，内素有热，头反陷，色或灰青似黑，中有针眼下陷，当急以清凉药疏之，便结者大黄、牵牛之类，便软者金花丸之类主之。

[陈]　轻者作三次出。大小不一等。头面稀少。眼中无。根窠红。肥满光泽。

重者一齐并出。密如蚕种。身热腹

胀。疮灰白色。稠密无缝。泻渴不止。头温足冷。

轻变重。犯房室。不忌口。先曾泻。饮冷水。饵凉药。

重变轻。避风寒。常和暖。大便稠。不燥渴。忌生冷。忌外人。

上，饮冷水，饵凉药，若内有实热者不须忌之。

二日三日，痘疮始见，微微才出如粟米大，或如黍米大，或如绿豆大，似水珠光泽明净者佳，不须服药。

四日五日，痘疮大小不等，根窠红活，光泽明净者轻。如稠密陷顶，灰白色，泻渴者重。

六日七日，痘疮肥红光泽者轻。如身温气促，口干腹胀，足指冷者重。

八日九日，痘疮长足，肥满苍蜡色者轻。如寒战闷乱，腹胀烦渴，气急咬牙者，至重也。

十日十一日，痘疮当靥，疮痂欲落而愈。如身热闷乱，腹胀泄泻，寒战咬牙者重。

［翁］　轻痘歌　热缓神清痘小稀，根窠红活出参差，四肢温暖无寒热，乳食如常渴泻除，太阳面颊俱光润，手足累累圆似珠，更兼腰项当心少，但宜调护不须医。

重痘歌　初热一日即便出，稠密鲜红减饮食，泄泻烦渴头面多，红瘢夹疹二便涩，平阔灰白欠光明，疔毒脓疮水流湿，若此重证须预防，莫待临期有疏失。

［万］　古人云：轻变重，重变轻。轻者，指出稀者，里外肥红者。人见其轻，遽生怠忽之心，不避风寒，不节饮食，不慎禁戒，不择医巫，以致感风寒则生外热，伤饮食则生内热，热气薰蒸，或翻出疮痘稠密者，或痘后目盲发痈者，或腹胀，或烦躁，或吐利，犯禁戒则为瘙痒，为溃烂。医之误，则补所不当补，泻所不当泻。巫之诬，则咒水洒之以伤其表，令之饮水以伤其里，往往变为重疾，归之气数，抑何愚哉。重者，指出密者，外黑里赤者，外白里黑者，能存忧惧之心，适寒温，慎饮食，禁戒必守，医巫必择，自然易发易靥，能变为轻，非人能胜天乎。

辨不药而愈

痘脚稀疏。根窠红绽。不泻不渴。乳食不减。四肢温和。身无大热。

已上六证，并不须服药，惟宜善加调护，须使房室温盎，屏诸秽气，忌见外人，毋犯房色，及往来妇人月水并腋臭者，皆不可近。惟宜烧大黄、苍术，以辟恶气，勿宜烧沉、檀、降真、乳香、脑、麝，帏帐之内，宜悬胡荽，或以胡荽渍酒，喷床帐，并烧木香为佳。夫痘疮之毒，最怕秽恶之气触犯，切不可信僧道看经解秽，况无纤毫之力，而返恐被其秽恶之气触犯，亦不可恃其能解而不预防，戒之，戒之。

辨五不治证

痒塌，寒战咬牙，渴不止。痘紫黑色，喘渴不宁。灰白色陷顶，腹胀。头温足冷，闷乱饮水。气促泄泻渴。

顺　逆

［钱］　大抵疮疹属阳，出则为顺，故春夏病为顺，秋冬病为逆，冬月肾旺又盛寒，病多归肾变黑。又当辨春脓疱，夏黑陷，秋瘢子，冬疹子，亦不顺也。凡疮疹只出一般者善。先发脓疱，后发疹子者顺。先发水泡，后发疹子者逆。先发脓疱，后水疱多者顺，少者逆。先发水疱，后发瘢子多者逆，少者顺。先发疹子，后发瘢子者顺。先发脓疱，后发瘢子者逆。海藏云：此一句足以知杂出

者，诸脏相合而不齐也，用药亦难矣。前断云：五色各随五脏，亦有二色相合，或有三色，即无定也，此与前后脓水、瘢疹大小不同，先后逆顺大意相若。　疮疹既出，而有逆顺者三，有时之顺逆，有虚实之顺逆，有出入之顺逆。　盖春夏阳气发生，疮疹为顺，秋冬阳气伏藏，疮疹为逆，此时之顺逆也。大小便闭而能食者为实，为顺。大小便利而不能食者为虚，为逆，此虚实之顺逆也。疮疹出者为顺，倒靥陷伏者为逆，此出入之顺逆也。

［万］　春夏为顺，秋冬为逆，此亦语其生长收藏之理尔，岂有春夏皆顺而吉，秋冬皆逆而凶者乎，如春失奉生，夏失奉长，则春夏亦逆，秋能养收，冬能养藏，则秋冬亦顺也。惟痘出一般，疏密得所，不愆其期，证之顺也。痘出夹杂，带瘢带疹，稠密无缝，常失其期，证之逆也。噫！春夏为顺，秋冬为逆。古人之言，岂真拘拘于时令之说耶。盖春夏发生之令也，秋冬杀伐之令也。痘疮之出，起发者得春夏之令，所以为顺，陷伏者得秋冬之令，所以为逆，其斯之谓欤。或云：春脓疱金克木，夏黑陷水克火，秋瘢火克金，冬疹土克水，为之逆者，此不经之谈。黑陷一症，四时不治，何但在夏邪？故非其时而有是证者，气血和平，脏腑充实，莫不皆顺。如其时而有是证者，气衰血弱，脏腑虚惫者，莫不皆逆。古人著书，有泛语其概者，有直道其实者，以意逆志，不以词害意可也。钱氏小方脉之祖，医中之圣，无出其右者，宜若所著之论，更无可议矣，然亦有未可尽信者，或泛语其概，或后人补之者也。如云：先发脓疱后发疹子者顺，脾肺相生也。先疹子后瘢子者顺，心脾相生也。先发水疱后发疹子者逆，肝克脾也。先发脓疱后发瘢子者逆，心克肺也。先发脓疱后发水疱多者顺，少者逆，肝多肺少木乘金衰也。先水疱后瘢子多者逆，少者顺，子衰母旺则顺，火乘木衰则逆也。此皆泛语其概耳。其曰：凡疮疹只出一般者善。此则直道其实者也。夫四毒之发，各有其时，脓疱最酷，疹次之，水疱又次之，瘢为轻，分作四番，其毒则微，一并夹出，其毒则甚矣。如云：春夏为顺，秋冬为逆。春脓疱，金克木也。夏黑陷，水克火也。秋瘢子，火克金也。冬疹子，土克水也。此亦泛语其概耳。其曰：黑者无问何时，十难救其一二。此则直道其实者也。盖四者之毒，常乘天地不正之令而发，乃疫疠之气，传染相似，时亦不得主之也。又云：冬月肾旺又盛寒，病多归肾变黑。此则后人因秋冬为逆，而杜撰以补之者也。钱氏谓：春夏为顺，秋冬为逆者。盖以疮疹属阳，春夏为阳，秋冬为阴，从其气则顺，违其气则逆，不过欲人常和暖而从春夏之化，未尝拘定某证必某时为顺也。即如冬月变黑之说，则凡冬月出疮疹者，不分轻重皆变黑而死，天地之气必不如是之隘，钱氏之意，亦不如是之拘也。但曰冬盛寒，腠理闭塞，气血凝滞，非和暖疮难成就可也，何必以变黑归肾，独主于冬乎。彼夏盛热，腠理开张，气血淖泽，亦有变黑归肾而死，何不云夏有黑陷乎。设云夏火旺，肾不主事，则夏黑陷为逆之言，又何自而取乎。况黑陷为逆，四时皆然，亦不独在于夏也。

动　静

凡物得其平则静，失其平则动。经曰：阳气者静则养神，柔则养筋。又曰：阴气者静则神藏，躁则消亡。夫患痘者，阴阳俱病，息欲其匀，语欲其少，寐欲其定，寤欲其宁，饥则索食，渴则少饮，触其疮则吟，拂其欲则鸣，此平人之候，神清气定，谓之静而吉也。如呻者，身有苦也。自语者，神不清也。喘粗者，内热也。肠鸣者，泄也。坐卧不定者，心烦也。啼叫不止者，痛也。摇头者，风也。指欲搔者，痒也。咽物难者，咽痛也。咬牙者，心肝热也。若闷乱躁扰，谵妄昏眩，如见鬼状，摇头扭项，手舞足掷，目睛上翻，寒战咬牙，语音不出，则皆死候矣。如病向静，忽作扰动者异也，以法求之。如疮色变，无他候者，此戾气所触也。如疮色不变，又无他证，此必有因，但俟自定。其有目瞑息微，四肢僵直，口噤疮坏，昏睡不醒者，此真气将脱，魂魄欲离之兆。又不可作静诊也。

形　色

或云：痘疮之候，无以脉诊言，形色可辨也。谓之形者，痘之形也，故尖圆坚厚，始出之形。发荣滋长，欲壮之形。饱满充足，成浆之形。敛束完固，收靥之形。与大豆、豌豆、绿豆相似者，皆正形也。或平或陷，形之变也。如初出时空若蚕种之蜕，隐如蚊蚤之迹，薄如麸片，密如针头，若热之痱，寒之粟者，不能起发而死。粘聚模糊，肌肉虚浮，溶软嫩薄，皮肤溃烂者，不能收靥而死。谓之色者，痘之色也，喜鲜明而恶昏暗，喜润泽而恶干枯，喜苍蜡而恶娇嫩。红不欲焰，焰则易破，白不欲灰，灰则难靥。由红而白，白而黄，黄而黑者，此出形、起发、成浆、结痂之正色也。出形而带紫，起发而灰白，此色之变。能辨痘之形色，可知死生之期。

先贤看痘有四，曰根、曰窠、曰脚、曰地，用是以验吉凶，断死生，不易之法也。何谓窠，中透而起顶者是也。何谓根，外圈而红者是也。即圈之红否，而其中之虚实，与痘毒之浅深可见矣。即窠之起否，而根之浅深，气血之盈亏可定矣。所谓脚地，则本乎根窠之圆混，痘子之稀密也，红晕之处谓之脚，彼此颗粒界限分明，不散不杂者，此痘脚明净也。空隙之处便谓之地，彼此颗粒不相连缀者，此地面明净也。根欲其活，窠欲其起，脚欲其固，地欲其宽，四者俱顺，痘虽密，无虑矣。圆者，气之形也，气盛则痘窠必圆满周净。晕者，血之形也，血盛则痘窠必光明红活。气虚则顶陷，气散则塌阻，或有气虚极而不塌陷者，乃火载之，虽见圆满，实空壳如泡然也。血虚则晕淡，血惫则晕枯，根必散，或有血虚极面犹红色者，乃火上浮，虽见圈晕，实枯槁而不润泽也。痘色之明暗，系于血气之虚实，如色之红者，痘初出也。白者，毒未解也。黄者，毒将解也。干黄者，毒尽解也。灰白者，气衰而血不附也。紫者，毒盛而血滞也。黑者，热极而兼水化也。焦褐者，气血枯也。红变白，白变黄者，顺而生。红变紫，紫变黑者，逆而死。

初验之时，以红纸蘸清油，燃火照之，验其生意有无。又以手揩摩面颊，如红色随手转白，随白转红，谓之血活，生意在矣。如揩之不白，举之不红，是为血枯，纵疏不治。又看目睛神光瞭然，口唇尖上红活如常，无燥白之色，乃为吉证，万无忧也。

疏　密

痘欲其疏，疏则毒少，不欲其密，密则毒甚，此古今确论也。疏密之分，各有喜忌，如头面欲疏，元首不可犯也。颈项欲疏，管龠不可塞也。胸背欲疏，脏腑俞募之所附也。若夫手足，不忌其密矣。谓之疏者，非但稀少也，铺排磊落，大小匀净，亦可以言疏。谓之密者，非必盛多也，攒聚粘连，片复一片，虽只数处，亦可以言密。疏而凶者亦有数等，如初出时才见红点三两处，其热便退，可以语其疏也，苟大热不解，唇口燥裂，大小便秘，烦躁不宁，或身无热，但增烦渴者，此由毒甚郁遏于中，不能遽出，日复渐出，渐加稠密，一也。又如初出一两点，顶尖焦黑，或三四粒作一堆者，仅见数处，他无所出，喜睡不食，烦渴，大小便涩，此由毒伏于中，加谵妄者，不待起发而死，若能起发，后必发痈毒也，二也。亦有出现实疏，遂生玩忽之心，禁忌不守，风寒不避，饮食所伤，汤丸之试，变生不测，三也。设有密而吉者，治之早，卫之严，里无病，而疮悉成也。

老　嫩

常观朝华之草，夕而零落，松柏之坚，凌冬不衰，夫以草木坚脆不同，坚者难坏，脆者易伤，况于人质有厚薄，气有强弱，邪彼疮痘之毒，喜老而恶嫩，苍蜡、娇红，色之老嫩也。紧实、虚浮，形之老嫩也。浓浊、清淡，浆之老嫩也。坚厚、软薄，痂之老嫩也。老嫩之故，卫气主之。经曰：卫气者，所以温分肉，充皮肤，肥腠理，司开阖者也。是故卫气强，则分肉坚，皮肤厚，腠理密，而开阖得也，所以收敛禁束，制其毒而使不得以放肆，故色苍而蜡，形紧而实，浆浓而浊，痂厚而坚，自然易壮易靥，虽有邪风秽毒，不能害也。如卫气弱，则分肉脆，皮肤薄，腠理疏，而开阖失也，所以不胜其毒，而毒得以恣其猖狂之性，故色娇而红，形虚而浮，浆清而淡，痂软而薄，易破难靥，不待邪风秽气，而先败坏矣。观夫疮之老嫩，则气不可不养也。

干　湿

丹溪云：疮干者宜退火，湿者宜泻湿。退火止用轻剂，荆芥、升麻、葛根、连翘之类。泻湿，乃肌表间湿，宜用风药防风、白芷之类。痘初起时，自汗不妨，盖湿热熏蒸而起故也。

荣　枯

夫物湿则润泽，燥则干枯，荣枯之分，血实主之。故血者，所以营阴阳，濡皮毛，流关节也。疮本疏者，血不在多，而易充足，疮本稠密，贵乎血之有馀矣，苟血有馀，则经脉流行，沦于肌肤，浃于皮毛，灌溉滋润，肥泽长养，自然形色鲜明，根窠红活也。如血不足，则经脉壅遏，窠囊空虚，黑燥而不鲜明也，枯萎而不肥泽也，皮肤皴揭而启裂也。经曰：诸涩枯涸，干劲皴揭，皆属于燥。又曰：燥胜则干。由其人血常不足，加之以毒火薰灼，反兼燥金之化，精血并竭，是以有此证也。法宜活血养液，散热解毒，清金润燥，则干涸可回，观夫疮之荣枯，而得养血之理。其或湿气太过，疮本浸淫，犯之则破，溃烂难靥者，此又火极而兼水化也，脾强则生，脾弱则死。

标　本

病有标本，治有先后，有从标者，有从本者，有先标后本者，有先本后标者，有标本兼治者，视其急缓，不可胶柱而鼓瑟也。痘疮之候，自人身而言，气血为本，疮疹为标，自疮疹而言，疮疹为本，别证为标，如疮子稠密，在标之病也，视其气之不匀，血之不周，以匀气活血，兼行解毒，此则标本兼治也。疮若起发，气或虚者补其气，血或虚者补其血，此缓则治其本也。气血充实，疮或壅遏者，单行托里解毒之剂，此急则治其标也。疮势太甚，咽喉肿痛者，以治咽喉为主，此急则治其标也。疮势太甚，自利不止者以自利为主，此急则治其标也。利久不止，渐成坏证，救里发表，兼而行之，此亦标本兼治也。先救其里，后攻其表，此则先标后本也。大小便秘，烦躁喘呼者急利之，此急则治其标也。疮势太甚，烦渴不止，以解毒为主，兼治其渴，此先本而后标也。凡此之类，扩而充之，以尽其馀，则治不紊矣。

始　终

治痘之法，贵乎谨之于始，而虑其所终，庶无后日之悔。经曰：上工治未病，中工治将病，下工治已病，未病施治，十全八九，治将病者，十全四五，治已病者，功莫能施。发热之初，大热渴烦，大便秘，腹痛腰痛，鼻干唇燥，惊悸谵妄，此毒气郁遏于内，即当防其伏而不出也。吐利不止，即防其中气虚弱，不能助疮成就，或致倒陷也。故热则解之，便秘则利之，惊则平之，吐利则止之。且如初出一点血，此春之气，发生之令也。至于起发，此夏之气，长养之令也。水化为浆，此秋之气，成实之令也。脓干结靥，此冬之气，闭藏之令也。初出而便有水，将发而便戴浆，脓未成而便收靥，此未至而至，谓之太过，必有陷伏，发表、托里、解毒，切不可缓。应出不出，应起不起，应收不收，此至而不至，谓之不及，必责以气衰血微，而匀气、活血、解毒之法，不可不急施也。又如初出色艳者皮嫩，皮嫩则易破，当防其痒塌也。相聚成块者，不可谓之疏，此有伏也。壳空无水者，后必发痈。头面预肿者，防其易消而倒陷。咽痛者，急解之，防其失声呛喉也。中多水泡者，后必自利。目涩泪出者，防其有肤翳也。频更衣者，防其倒靥，疮破不结痂，此倒靥也。尧夫云：与其病后才服药，孰若病前能自防。其此之谓欤。

《指南》云：气色白也，血色红也，痘毒初出之际，血气未定，吉凶未兆，而红白之形色未分，见于腮耳口鼻年寿之间一点淡红而已，既而其中稍有微白，而外则淡红如故也，至此而吉凶已判矣。既而根窠圆混而其中之白渐大，而外之淡红渐细，至此，吉凶悔吝之机著矣。既而其痘形色尖圆光泽，中之白色遂充，而外之红晕渐细，痘至于此，始有成浆之意，其中白色，略带微黄而又红活也。进而五六日之中，内之白色虽将变黄，犹未离于红白之间也，外之红圈虽将渐细，而尚未至于微也。进而六日七日，则中之白色变而纯黄，犹未至于老也，外附红晕，微有一线红润光洁之色而已。既而八日九日之中，则痘成浆，圆洁饱满，有黄色而无红晕，至此气血顺序，治定功成矣。至十一十二日，渐见干黄，或如青痘色，气血平复之时也，虽然，犹有倒靥之患，未可忽也。至十二十三日，干黄皮皱结成老靥，自头面而及手足者顺也，自手足而及头面者逆也。至十三十四日，则靥老而落矣。然犹有老而不落之患，名曰漆面刺肉，身体发热，眼红面赤，心烦口渴者有矣，面虚目肿恶心者有矣，靥老而后，从靥肉溃烂者有矣，身热不退，口生疳蚀，舌生白苔者有矣，或四肢发毒，或发疔肿者有矣，眼生白障，或眼露白睛者有矣，痘虽平复，祸变百出，乌得以靥老而不知防乎。靥老脱卸光洁，治痘若愈矣，然犹未也，靥落而疤白者有矣，有经月之馀而犹发寒热者矣，或生流注溃烂，或身生疥癞，或发渴狂烦，或喘渴不宁，痂虽脱落，馀证相仍，死生未可保也。治痘者，又可以痂落为平安哉！

日　数

［汪］　前人谓小儿虚实不等，不可

拘以日数，有热三日而成瘢，有热六七日而生瘢者，有至十馀日而生瘢者，但足上有瘢为出齐。出齐之后，长成血泡，血泡七日，当结脓窠，苟或血泡之中，尚有红瘢点相夹而生，则又不可拘以日数，待其皆作血泡为齐。血泡七日结脓窠，此乃荣卫调和，内外无诸感冒，方能如期，且如血泡正作之际，遇天冷寒暑燥湿风不节，气候异宜，因而迟速失序，亦不可拘以日数，但以红点皆为血泡日为齐。若出血泡七日，病人气虚，尚有红点未能皆成血泡者，为毒气弥盛而不敛，急用猪尾膏，则随时结痂疕矣。

［万］　世俗谓几日发热，几日出形，几日起发，几日作浆，几日收靥，此大略之言耳。痘有疏密，毒有微甚，人有虚实，岂可一切拘以日数。如疮本疏者其毒微，其人中气实，又能食，自然易出易靥，固不待于旬日者。如疮本密者，其毒甚，其人中气实，又能食，荣卫调和，内外无诸伤犯，至十二三日，可以刻期收靥也。若其人中气虚，食少，或内外曾有伤犯，或遇气候乖变，因而难靥，岂可必拘以日数哉。

禁　忌

闻人氏云：禀气实者，夏酷暑而不甚畏热，冬严寒而不甚畏冷，禀气怯者，易寒易热，天寒阴雨，则感寒湿而濡泻，天气稍炎，则伏热而中暍。是故先知节候者，能辨阴阳寒暑之盛衰。经云：阳盛人耐冬不耐夏，阴盛人耐夏不耐冬。此亦知人禀受之不同，且自立夏气变纯阳，万物盛大，治药者用热远热，如桂枝、麻黄之辈，必加知母、升麻、石膏等服之。立冬气合纯阴，治药者用寒远寒，如用诸凉剂，中病即止，不必尽剂。又如冬温暖则虚者安而实者病，夏寒凉则实者安而虚者病，冬温暖、夏寒凉非节之气，来暴而去速，在人将摄之如何尔。如天大寒，盖覆常宜温暖，勿使受寒，恐毒气为寒所触而不得出也。如天大热，不可盖覆，却宜清凉，勿使客热与毒相并，致增烦躁，使疮溃烂也。如时有迅雷烈风暴雨之变，宜谨帏帐，添盖覆，多烧辟秽香，以辟一时不正之气。卧处常要无风，又要通明，切忌幽暗，夜静不断灯火，不离亲人看守，恐要饮食，一时得具，或有养痛，与之抚摩，恐他人未必尽心如法也。

闻人氏云：木得桂则枯，雌黄遇胡粉则黑，柑得脯则坏，物之相畏，有如此者，痘疮之畏秽恶杂气，其理亦如是也。房中淫泆溢气，妇人经候气，狐臭漏腋气，醉酒荤秽气，硫黄蚊药气，霉烂蒸湿气，误烧油髪气，泼粪淋尿气，熬油煎卵气。一切腥臊气、五辛之气、远行染带之气，以上最宜避忌，仍令人谨伺门户，勿令生人辄入，勿扫房室，勿动沟渠，勿启溷厕，勿烧脑、麝酷烈诸香。　仲景云：疮痘欲出之间，宜烧苍术、猪甲二物。床帐左右前后，宜挂胡荽，以酒喷之，或烧乳香尤妙。盖荣卫得香则运行甚速，可使疮毒易出，苟防备一不如法，则祸患踵至，欲出者使之不出，已出者斑烂成片，甚者疮黑陷伏，加以烂臭，痛如刀剜，闷乱而死，其中纵得安者，亦令瘢痕经年黑色，或反成疥癣，不可不戒。　凡痘疮初出，即当禁戒房事，室中常烧辟秽香，令烟不绝，更多烧硬石，以水浇之，若有触犯，疮或色变，或作痒者，以茵陈熏法解之。

辟秽香灌浆。　茵陈熏法起发。

［袁］　治痘触变焦紫方

痘触变焦紫，倏时喘急起，急觅丝瓜皮，取末蜜调处，甘草地黄汤，一服痘更起，若加烦谵时，犀角磨汤水，此是四五朝，治触当如此，期若至七八，空壳触必死，浆半犯触证，按验莫糊指。丝瓜皮，须要看他未生筋时，取来燥干，临用只取皮、蒂为末。

治触变灰白痘方

痘触变灰白，枭痒忍不得，附子紧黄芪，愈多功愈特，助药已备前，何须甚分悉，凭君自摅奇，奇处如应敌。此痘，须详察盘座，有元红则挽治得全，若无真元根缕，不必疗治。

治痘被月经触变方

痘正凶凶才翕浆，适为月水正当场，不知净洁相防护，致使花栏倏变常，月月红花一样药，不分枝叶取煎汤，嫩杪煎汤投酒服，根枝浓沸活花郎，不消时刻还归正，任汝经红触满床。

治痘被麝触痒方

麝香一触养难敖，点点花心带黑椒，急把升麻苍耳草，浓煎慢浴转明饶，内托应须求卫气，参芪归芎橘甘遭，生地防风蝉脱倍，红花赤豆共成标。详考赤豆，非家种赤小豆，是生于山谷，粒粗而扁，越人取而镶嵌首饰，色极红美，若无，以家赤大豆代之。

治痘被尸厌触变方

死尸触变目番斜，痘必沉潜吐沫加，速把元荽并枣艾，为筒烧喷正灵家，外取辰砂煮姜醴，时时引呷振栏花，虽然尸厌未戕痘，主此依然丽美葩。愚治此痘，宜元荽和辰砂姜酒服，外烧其方药，而辰砂性沉滞，善能振痘，不宜多服者也。

治痘被客忤触变方

客忤相侵似若惊，啼号不歇面浑青，丝瓜细结含花者，露摘蒸来焙粉成，见证蜜调多少服，随儿大小要详明，此时莫说丝瓜贱，一寸丝瓜一寸金。

治痘被兽惊缩方

痘五六朝，正要灌浆翕脓时候，偶为猫犬诸兽惊吓，而痘随缩匿，或色变为斜，或形沉于底。盖心失其主而血不能以归辅，气弗协以充托也，急服乌龙散。

乌龙散方

乌龙散治痘中惊，惊系猪猫犬马形，只求远志菖蒲等，蝉蜕须将水洗清，再加醴酒频频煮，去却菖蒲远志们，独留蝉蜕研为末，砂糖调服酒含噙。

远志净一两，菖蒲净细实者一两，和酒煮熟，去二味，蝉蜕焙为末，将药酒进服，再投鸡鸣散，无不全美者矣。

钱氏云：凡疮疹，当乳母慎口，不可令饥及受风冷。闻人氏云：凡人一日不食则饥，触风冷则病，况小儿当疮痘之际，正欲赖谷气以助其内，避风寒以护其外，苟谷气亏少，风寒侵袭，则为患可胜言哉。乳下婴儿，宜常令其母饮食充足，居处避风，能食童子，专令老成耐事人时时管顾，虽然，事亦贵得其平，或者以失饥、冒风寒为戒，遂致过饱极温，非徒无益，而又害之，疮痘之家，宜备知之。陈氏云：痘疮发热，口干烦渴不止者，切不可与水吃，亦不宜与蜜、红柿、西瓜、橘子等冷物食之。若脉实，中有实热者，不必忌生冷。　痘疮欲靥已靥之间，忽不能靥，腹胀烦渴，不可与水、蜜等冷物食之，或头温足指冷，或泻渴气促，亦不可与之。　十二日十三日，疮痂已落，其瘢犹黯，或凹或凸，肌肉尚嫩，不可澡浴，亦不宜食炙煿物，酸辣五辛有毒之物，恐热毒熏膈，眼目多生翳障。　海藏云：世人徒知怜惜过爱，信其俗而不药，病已成而方忧，摩抚从容，无所不从，岂知爱之适足以害之，惜之适足以弃之，始不早治，治不全终，卒之殒毙，劳而无功，至是咎医。呜呼，其计亦谬矣！

汗 下

钱氏云：疮疹惟用温平药治之，不可妄下，及妄攻发。《活人书》云：小儿疮疹与伤寒相类，头痛身热，足冷脉数，疑似之间，只与升麻汤解肌，兼治疮子，已发未发皆可服，但不可疏转，此为大戒。伤寒身热，固不可下，疮疹发热在表，尤不可转，世人不学，乃云初觉以药利之，宣其毒也，误矣。海藏云：此论虽当在经则可，若热甚过极足冷，或内伤腹热足冷，宜以寒药如洗心、调胃，及化食药通膈之类主之，然当求责脏腑秘与不秘，脉道何如耳。许氏云：上热下冷，伤食也，瘢疹初热，手足亦冷，惟伤寒一身尽热，不与足冷相类，此伤食，非伤冷也，若伤冷不宜用。王德孚用感应丸治之。痘疮已出，不可疏转，出得已定，脓血太盛，却用疏利亦非也。海藏云：此言若在经而出不尽者为当，若腹胃有垢腻，便时后重如痢疾，及脉滑在里者，亦当微下。大抵疮疹首尾皆不可下。海藏云：脏腑有凝滞者，不可拘此。小儿身耳尻冷，咳嗽，辄用利药，即害人。海藏云：此言里和而少阳之气在经热者，故用化毒犀角汤，为气出里，若气未出，里未尽，求责疏利，亦可。 凡治疹痘，才泻则令内陷，决不可轻易转下，惟大小便多日不利，宜微微利之，及痘已靥，尚有馀热停留，或作热，或作疮痍，或成痈，宜四顺饮下之，不特消馀毒，亦免生他证，累试累验。 每见疹痘者服发表麻黄药出汗，阳气尽出肤表，遂至瘢烂脏虚，虚则腹痛自利，或作寒战，或作阴痈，死者多矣。

凡疮疹证见及瘢点既生，若无内外寒热虚实者，但安养之，任其自然，则非惟不生他证，亦易于调理，今人则才见瘢点，不顾所蕴轻重，惟恐不出，用药表之，服以紫草、蝉蜕，副以人齿、猴梨，并与酒曲、芫荽，无所不试，曾不知毒气遇发，则一倍变为十倍，十疮合为一疮，名为瘢烂，五内七窍，至于皆有，则重者不救，轻者为声哑，为目疾，为瘢烂，为闭耳塞鼻之患。又有过用表药，里无阳气以应之，为虚脱者多矣，此妄表之过也。大抵疮疹已出，正赖胃气运其毒气，善攻其热者，热甚则利小便。盖小便利，则心火有所导引，虽不用冷药，热亦自减矣。热轻则解其热，盖小热不解，大热必生，小热而利其小便，则虑损气，故但当解热也。利小便之药导赤散为上，解毒之剂如玳瑁汤、独胜散、安瘢散、如圣散、紫草汤、犀角饮皆可选用。昧者但言疮疹是热，时进凉剂，致胃气转虚，令儿胸满腹胀，又且下之，内虚毒入，则杀人甚速，此不善下之过也。若小儿鼻塞唇焦，内伏热也。脉细，面色痿黄或青色，皮肤慢，口吐青涎者，此误下证也，或里无蕴热，亦何可下？要之，治热以温凉而行之，未至于冷。治寒以温，未至于热。当从其渐而已。 洁古云：大凡瘢疹首尾皆不可下，恐动则生变，此谓少阳通表，宜和之也。当先安里解毒，次微发之，解毒须安五脏，防风汤是也。如大便不秘者，须微发之，药宜钱氏方中选而用之。如大便过秘，宜微利之，当归丸、枣变百祥丸是也。初知瘢疹，若使之并出，小儿难禁，是以别生他证也。首尾不可下者，首曰上焦，尾曰下焦，若既吐利，安可下，便宜安里。若不吐泻者，先与安里药三五服，如能食而大便秘结内实者，宜疏利之。若内虚而利者，宜用安里药一二服，末后一服调以微发之药，要之，安里之药多，发表之药少，秘则微疏之，令邪气勿壅，并而能作番次出，使儿易禁也。身温者顺，身凉者逆，二者，宜多服防风汤和之。防风汤方见大法。　海藏云：假令五日已里，诸病与瘢疹不能别辨者，不可疑作瘢疹，必须发之，但各从其所伤应见治之，皆不妨瘢出，若强发之，其变不可胜数矣。前人言首尾俱不可下者，为瘢未显于表，下则邪气不得伸越，此脉证有表而无里，故禁首不可下也。尾不可下者为瘢毒已显于外，内无根蒂，大便不实，无一切里证，下之则瘢气逆陷，故禁尾不可下也。又言温暖盖覆，不令通风，以瘢未出，或身表凉而恶寒，或天令寒而恶冷，温暖盖覆，不令通风也，瘢若已出，身热天暄，何必用盖覆而不使之通风乎，后人执此二句，首尾俱不敢下，温燠不令通风，不知天令之所加，人身之所盛，致使误人多矣。大抵前人之言，随时应变，后之人不知其变，故常执而不移也。噫！首尾俱不可下者，以其始终脏腑元无凝滞也，若有一切里证，及大便结者，安得不下。温暖不使之通风，以其发在冬时，故如此也，若发在夏时，瘢虽未出，亦不用此也。瘢之用药，大率以脉为主，浮中沉之诊，平举按之，候察其虚实，定其中外，则可以万全矣。

［万］　今之治痘者曰首尾不可汗下，听者和之，曰痘宜温补，汗下不可也。此亦喜补恶攻之遗弊。殊不知治痘之法，莫要于解毒，或攻或补，务使毒气得解而已，如其气血和畅，荣卫流通，表里无邪，其出则尽，其发则透，其收则时，非但不可汗下，虽温补亦不可用也。设使外感风寒，约束皮肤，闭密腠理，疮出不快，此当汗之，令阴阳和，荣卫通，而疮易出，毒得解散可也，苟不汗之，则毒无从得出，留伏于内，未免闭门留寇之祸矣。如大热不退，烦渴转增，谵妄昏沉，便溺阻塞，此毒畜于肠胃之间，与谷气并，宜急下之，使脏腑疏通，陈莝涤去可也。苟不下之，则藏污蓄毒，煎熬于中，宁无养虎遗患之悔乎。故大要曰：谨守病机，各司其属，有者求之，无者求之，盛者责之，虚者责之，必先五胜，疏其血气，令其条达，而致和平。此之谓也。

证治大法

［钱氏法］

疮疹惟用温平药治之，不可妄下，及妄攻发，受风冷。海藏云：温平者，非热剂，如荆芥、薄荷、防风、牛蒡子、甘草之类。活人鼠粘子汤，与洁古解毒防风汤相兼选用是也。丹溪云：鼠粘子、连翘、山楂、甘草，此四味，痘疮始终必用之药。　诊睦亲宫中十大王疮疹云：疮疹始终出，未有他证不可下，但当用平和药，频与乳食，不受风冷可也。如疮疹三日不出，或出不快，即微发之鼠粘子汤之类。如疮发后不多出，即加药如一日一贴即加至二贴，加药不出，即大发之。升麻、葛根、防风、羌活、独活、麻黄、桂枝之类。如发后不多，及脉平无证，即疮本稀，不可更发也。有大热者当利小便，小热者当解毒。利小便，四圣散之类。若不快，勿发，勿下攻，止用抱龙丸治之。疮疹若起，能食者大黄丸下一二行即止。有大热者当利小便。有小热者宜解毒。若黑紫干陷者，百祥丸下之，不黑者，慎勿下。身热烦躁，腹满而喘，大小便涩，面赤闷乱大吐，此当利小便。不瘥者，宣风散下之也。若五七日痂不焦，是内发热气，蒸于皮中，故疮不得焦痂也，宜宣风散导之，用生犀角磨汁解之，使热不生，必著痂矣。

［东垣师弟法］

［洁］　论曰：瘢疹之病，其为证各异。疮发焮肿于外，属少阳三焦相火也，

谓之瘢。小红靥行皮肤中不出者，属少阴君火也，谓之疹。凡显瘢疹，若自吐泻者，不可妄治而多吉，谓邪气上下皆出也。大凡瘢疹首尾皆不可下。云云，详前汗下条。

安里**解毒防风汤**

防风一两　地骨皮　黄芪　芍药　荆芥　枳壳　鼠粘子各等分

上为末。水煎四五钱服。若能食而大便实，宜当归丸微利之。

当归丸　枣变百祥丸并大便秘。

［垣］　消毒救苦汤　治瘢证悉具，消化便令不出，若已出，稀者再不生瘢。十一月立此方，随四时加减，惟通造化、明药性者能之。

麻黄根　羌活　防风　升麻　黄柏酒炒。各五分　柴胡　川芎　细辛　藁本　葛根　黄芩酒炒　苍术各二分　黄连　归身各三分　苏木　白术　甘草生　橘皮各一分　吴茱萸半分　红花少许　连翘半钱，初出者减，出大者加　生地黄五分

上㕮咀。每服五钱，水二大盏，煎至一盏，去渣，稍热服。瘢疹者，因内伤必出，瘢乃荣气逆故也，大禁牵牛、巴豆峻药，宜半夏、枳实、大黄、益智仁之类去泻止吐，若耳尖冷、呵欠、睡惊、嚏喷、眼涩，知必出瘢也，宜：

升麻　葛根　白芍药　甘草　归身　连翘各等分

上㕮咀。水煎服。此定法也，后，随证加减：

如肺出脓瘢，先显喘嗽，或气高而喘促，少加人参、黄芩以泻伏火，而补元气。　如心出小红瘢，必先见嗌干惊悸，身热肌肉肿，脉弦洪，少加黄连。　如命门出瘾疹，必先骨痛身热，其疼痛不敢动摇，少加生地、黄柏。　诸瘢疹皆为阴证疮，皆因内伤乳食，脾胃不足，荣气逆行，虽火势内炽，阴覆其外，故钱氏制四物升麻汤发之，如有传变证，依加减法服之。

［世］　如疹痘，则发于脾，宜陈氏人参清膈散。疹者，皮肤隐隐如麻，名曰麻子。　水疱者，多因伤寒热毒而发，宜升麻散及羌活散。

［丹溪分气血虚实］

［丹］　小儿痘疹，分气血虚实，以四君、四物、酒炒芩、连等服之。　气虚，参、术加解毒药。　血虚，四物加解毒药。

［楼］　加解毒药者，酒炒芩、连是也。海藏云：解毒者，三黄汤、金花丸之类。

痘疹分人之清浊，就形气上取勇怯。　痘疮紫，属血热，凉血为主。白，属气虚，补气为主。中黑陷而外白色、起迟者，则补气中略带凉血药。

［万］　痘疮主治，解表、和中、解毒三法也。解表，兼发散之义，使邪气尽出于外，不使留伏于中，如防风、白芷、荆芥穗、升麻、葛根、柴胡、桂枝之属。和中，专主脾胃，兼助血气，使里气常实，血气不亏，助养痘疮而待其成，不致痒塌倒陷，如黄芪、人参、白芍药、当归、木香、陈皮之属。解毒，只泻火凉血清气，使毒邪有制，不为正害，如山豆根、大力子、紫草、连翘、芩、连、栀子之属。

［翁仲仁分气虚血热热壅三证］辨法详虚实条。

凡气虚之证，初发身热手足厥冷，乍凉乍热，精神倦怠，肌肉皖白，饮食减少，四肢倦而睡卧安静，便清自调，虚证无疑。未见点前用参芪饮加轻剂发散，如紫苏、防风、白芷。见点之后用参芪饮加轻剂，如川芎、桔梗。见点四日之后重用

参芪饮，随病加减处治。七八日浆足之后，保婴百补汤调养气血而已。此证末梢塌陷黑靥者，多用木香异功散收功。　凡血热之证，初发身热壮盛，腮红脸赤，毛焦色枯，烦躁渴欲饮水，日夜啼哭，睡卧不宁，好睡冷处，小便赤涩，热证无疑。未出之前，升麻葛根汤或升麻流气饮虽皆可服，总不若十神解毒汤为稳。未出至见点三四日后，热证悉平，势将行浆，从太乙保和汤加减。八九日浆足之后，则有保婴百补汤调养之。此证七八日间，有紫黑干枯及青灰干黑陷者，则有夺命大造、谈笑博金、一字金，或百祥、牛李、猪尾、独神等方，皆可审用。惟经泄泻之后有黑陷干红者，则从木香异功散治之。此祖宗世业不传之秘，万试万中者也。　凡热毒壅遏之证，初发身热壮盛，腮红脸赤，毛焦皮燥，气粗喘满，腹胀烦躁，狂言谵语，睡卧不宁，大便秘结，小便赤涩，面浮眼胀，多啼多怒，的系热毒壅遏。未见点时，先须升麻葛根汤一服，随服羌活散郁汤。至见点三日之内，诸证悉平，势将行浆，则服益元透肌散加减。浆足之后，服婴童百补汤调养而已。六七日外有紫黑干枯及青灰干白陷者，则有夺命大造、谈笑博金、一字金、百祥、牛李、猪尾、独神等方，皆可审用。惟曾经泄泻，有木香异功证，则从木香异功散治之。　治虚弱痘证有二法，的系气虚，则宜补气，气虚易寒，又宜温之，温补一法之中，酌量轻重处治，方为妙用。　治血热壅遏有五法，表热盛则痘必干枯，表太凉则冰伏，内热盛则秘结，内太凉则泄泻，气壅盛则腹胀喘满，热毒为所抑而不得伸越，则腹胀狂乱，毒气弥盛则表里受重，而婴童难任，是故治痘之法，在安表、和中、匀气、透肌、解毒五者而已。安其表，使无干枯冰伏之患。和其中，使无便结泄泻之变。匀其气，使无壅盛喘满之过。透其肌，使热毒得以伸越而达表。解其毒，使内外有所分消。五者不失，则血热壅遏之证势虽绵密，亦不足忧矣。

参芪饮即保元汤　专治元气虚弱，精神倦怠，肌肉柔慢，面青皖白，饮食少进，睡卧宁静而不振者，不分已出未出皆治。

人参一钱　黄芪二钱　甘草五分，初热生用，出定炙用

杨仁斋谓其能补益元气，更名保元汤，盖为元气虚弱者立也。后世治痘者多主之，不分元气虚实之异，概用于血热毒壅之症，是为以实攻实，岂不误哉。

上，用水一盅，姜一片，煎四五分，不拘时服。

参芪饮加减禁忌法

如前虚证，辨认不差，以此方为主，前后始终，皆不可易，中间杂证兼见，虽或不同，要皆气虚所致，则以本方而斟酌加减之，毋得过投发散、苦寒之剂。初热未出之际，只可少济以开提匀气之功如桔梗、川芎之类。浆足之后，助以收敛如白术、芍药、茯苓焉尔。

出不快，加川芎、官桂。禁用蝉蜕、鼠粘子、人牙、紫草。　小便赤，加大腹皮、茯苓。禁用车前、滑石、瞿麦、山栀。　大便溏，加白术、茯苓、肉果。禁用猪苓、诃子、龙骨、矾石。　小便短涩，加大腹皮、木通。禁用滑石、瞿麦。

大便实秘，加酒炒当归。禁用大黄、枳壳、生地。　泄泻，加白术、肉果、木香。禁用龙骨、石脂、枯矾。　呕吐，加干姜、丁香、橘皮。禁用半夏。　烦渴，加麦门冬、芍药、五味子。禁用天花粉、葛根、乌梅、半夏。　减食，加白术、人参、神曲。禁用山楂、砂仁。　伤食，加神曲、麦芽、山楂。禁用枳实、蓬术、三

棱、巴豆、大黄。　喘急在三四日前者，加桔梗、蝉蜕、杏仁。　风，则微散之，加紫苏、防风、枳实。　痰，则从痰治，加杏仁、贝母。　有虚证见者，决非实喘，不过是毒不得外达，上乘于肺耳，禁用麻黄、莱菔、苏子、枳壳下气等药。

六七日后，或先曾泄泻而后气喘者，虚之极也，加人参则喘自止。　腹胀，加大腹皮、厚朴，兼发散开提。禁用枳壳、莱菔宽中下气等药。仍视小便秘与伤食否，亦有伤于生冷，或寒气郁遏而然，从内伤外感而治。　内伤，用丁香、官桂、神曲、木香。　外感，用防风等药发散治之。

当热不热，四五日间手足厥冷，冰硬不起，加丁香、官桂、炙黄芪、川芎。夏月减丁香。　四肢不起，加防风，减川芎。

浆不足，加白术、当归、川芎。　灌水泡，加白术、防风、白芷、芍药。　灌清浆，加白术、茯苓。　喘嗽，加五味子、杏仁、麦门冬。禁用天花粉、桑白皮。

发痒，加川芎、当归、芍药、白术、茯苓。禁用僵蚕、蒺藜。　痒甚，外用茵陈烧烟熏之。禁用沐浴发散之药，恐成气脱。

十神解毒汤　专治身发壮热，腮红脸赤，毛焦色枯，已出未出，三日已前痘点烦红，燥渴欲饮，睡卧不宁，小便赤涩者，此热盛也，并皆治之。

当归尾　生地黄　红花　牡丹皮　赤芍药　桔梗　木通　大腹皮　连翘　川芎

此方，治血热痘疹，以凉血行血为主，佐以桔梗、川芎，有开提发散之功，引以大腹皮、木通，有疏利热毒之效，臣以连翘、牡丹皮，有解毒之良，用此以治血热痘疹，则能内外分消，热毒虽盛，庶几解散，表里自然和平矣。古人用黄连解毒汤，恐骤用寒凉，不惟冰伏热毒，及出不快，抑且热毒为其所抑，则郁于脏腑，或肚痛腹胀，内溃而死者有之，岂若此方用之为稳当，若不得已而用黄连、芩、柏，亦须酒炒，一以制其寒凉之性，一以助其上行之势，借连、柏以解毒耳。

十神解毒汤加减法

身热壮盛，加葛根、前胡。毒盛绵密，加荆芥、鼠粘子。渴，加天花粉、竹叶、滑石。小便尿血，加犀角、山栀。大便黑，加犀角、黄连或桃仁。吐血干呕，加黄连、犀角。发红瘢，加犀角、黄芩、黄柏、山栀、玄参。小便赤，加山栀。小便短涩，加猪苓、泽泻。小便秘，加滑石、瞿麦。大便秘，加枳壳、前胡。大便秘，喘，加枳壳、前胡、大黄。烦躁，加麦门冬、天花粉。烦渴，狂乱谵语，加知母、麦门冬、石膏。呕吐，加猪苓、泽泻、黄连。咽喉痛，加甘草、鼠粘子、荆芥。泄泻，加猪苓、泽泻、防风。呕，加桔皮。

已上，并用灯心十四根，水煎服。

血热痘证，热毒弥盛，然毒气无所分消，只宜重用升提发散，使毒得以达表而从外解，引以渗泄，使热得以润下而从内消，佐以清凉消毒，行血凉血之剂，则痘虽稠密，亦能消散，自易浆而易化也，所谓轻其表而凉其内，此方盖得安表、和中、解毒三法尽善，诚痘科之神方也。丹溪曰：热者清之，实者平之。其此方之谓欤。是故发热至见点之后，三日以前，毒气未尽达表，内外弥盛，血热之证悉具，辨认不差，并只以本方处治之，切不得下参、芪、白术、茯苓补气之药于热证，未浆之前，如误而用之，是谓以实攻实，腹胀气喘，狂乱谵语，咽喉肿痛，口舌生疮，变证百出，所谓邪得补而愈盛也。呕吐泄泻，慎不得用半夏、丁、桂、干姜、木香、藿香、诃子、肉果，如误而用之，则是以热助热，气得热而愈亢也，燥证，必至咽疼狂乱，失血便秘，无所不至矣。至于龙骨、枯矾涩滞之物，且能使气道阻塞，是欲其出而闭之门也，腹胀之患生，而喘急之势至矣，尤宜戒之。及至血疱已成，气血定位，头顶白光，势将行浆，又宜易方，另行别议。

羌活散郁汤 专治实热壅盛，郁遏不得达表，气粗喘满，腹胀烦躁，狂言谵语，睡卧不宁，大小便秘，毛竖面浮，眼张若怒，并有神效。并为风寒外搏，出不快者同治。

防风 羌活 白芷 荆芥 桔梗 地骨皮 川芎 连翘 甘草 紫草 大腹皮 鼠粘子

上，为粗散。水一盅，灯心十四根，煎六分，温服。

身初发热，及见点之际，毒气壮盛，外为风寒所抑，或肌肉粗厚，腠理坚闭，肌窍不通，经络阻塞，使清气不得引毒达表循窍而出，则热毒壅遏于内，为腹胀，为喘急，为秘结，为狂烦，为惊搐，为失血，皮燥毛直，面急眼胀，睡卧不宁，惊啼多哭，此热毒壅遏之证，辨认不差，急宜用发散开提之剂，佐以和解透肌之法，则热毒不壅，而其出自易矣。羌活、白芷、防风，有升提发散解毒之长，桔梗有开提匀气之能，荆芥、连翘、鼠粘善解郁热，地骨皮消壅热于筋骨之间，且能肃清脏腑，紫草滑肌通窍，大腹皮引热下行，使内外有所分消，用此以治热壅之证，效大而功用极妙。若骤用寒凉如芩、连、升麻之类，则热为寒气所抑，不得伸越，逗留经络，为疽为疖者有之，冰伏硬闭者有之。至于人参、黄芪、白术、茯苓温补之剂，误用则其壅盛，祸不旋踵，他如丁、桂、木香、姜、附之类，以热攻热，杀人立至，尤宜戒慎。故发热之初，至见点之后，并宜以本方处治，依后法而加减之。

羌活散郁汤加减法

初发身热壮盛，腮红面赤，毛焦皮燥，咳嗽喘急者，加升麻。烦渴，加天花粉、干葛。腹胀，喘急鼻塞，面赤若怒，毛直及枯，加麻黄。便秘，加当归、枳壳，甚则加大黄。呕吐，加猪苓、泽泻、橘皮，禁用生姜、丁香、木香、半夏。洞泄，加升麻，禁用白术、茯苓、豆蔻、龙骨等剂。喘嗽恶风，加桑皮、紫苏。失血，加犀角、地黄、黄连。发瘫，加黄连、黄芩、山栀。小便赤涩，加滑石、山栀、地黄、芍药。鼻衄，加黄芩、犀角。惊悸，加木通、山栀。搐，加青皮。不思饮食，加山楂。伤食，加山楂、神曲、麦芽。见点二三日间出不快利，加鼠粘子、山楂、蝉蜕，名透肌散。烦红赤色，加生地黄、红花、牡丹皮，去白芷、防风。皮急肉紧，身热壮甚，加葛根、前胡。

见点三日之内，并依本方加减，及三日之后，痘疮出齐，血疱已成，而前证悉平，不得复用此方，恐发散太过，难于行浆，另有方药在后。其禁用药剂，并从血热痘证法而裁治之，故此方不立禁忌辨。

太乙保和汤又名紫草透肌汤

专治血热痘证服十神解毒汤后，热证悉去，内外和平，见点三日之后，不易长大，粗肌者用之，则能保和元气，活血解毒，助痘成浆，易痂易落也。

桔梗 紫草 川芎 山楂 木通 人参 红花 生地黄 甘草 糯米五十粒

上，用灯心七根，姜一片，水一盅，煎六分，温服。

便涩腹胀，加大腹皮。繁红不润，加当归、蝉退。出不快，加鼠粘子。陷塌，加黄芪。痛，加白芷。不匀，加防风。水泡，加白术、芍药。嗽，加五味子、麦门冬。渴，加麦门冬。痒，加白术、芍药。

七八日后浆足，身复壮热，便秘烦

渴，腹胀喘急，前胡枳壳汤。浆足，禁用此方，另立汤饮在后。

益元透肌散 专治壅热痘证，服羌活散郁汤后，壅证悉开，气血和平，见点三四日后不肥大者、不成浆者用之，则能匀气解毒，透肌达表，领出元阳，助痘成浆，而易结脓窠也。加减与保和汤同论，浆足之后，另有保婴百补汤在后。

即太乙保和汤去生地、红花，加蝉蜕、鼠粘子、陈皮。

上，水一盅，加灯心十四根，枣二枚，煎六分，温服。

保婴百补汤 专治痘疮八九日浆足之后，别无他证，并以此方调理气血，资养脾胃，不拘实、热二痘，皆可服之。惟气虚证八九日后，本方加黄芪二钱、官桂少许，若有别证，在审虚实随证加减而已。

当归 芍药 地黄 白术 人参 茯苓 山药 甘草

上，水一盅，枣二枚，煎六分，温服。

[陈氏惟主温补]

[陈] 痘疮未出已出之间，或泻渴，或腹胀，或气促，谓之里虚，速与十一味木香散治之。 如已出之间，其疮不光泽，不起发，根窠不红，谓之表虚，速与十二味异功散治之。如已出之间，其疮不光泽，不起发，根窠不红，或泻渴，或腹胀，或气促，是表里俱虚也，速与十二味异功散送下七味肉豆蔻丸治之。丹溪云：木香、异功散二药，治寒的当，若虚而不寒者，祸不旋踵。如疮始出一日至十日，浑身壮热，大便黄，是表里俱实也，其疮必光泽，必起发，必饱满，必易靥，而不致损伤，若无他疾，不宜服药。表里俱实者易出易靥，表里俱虚者易出难靥，表虚难出，里虚难靥，随证治之。张巽之《治痘要法》吐泻少食为里虚，陷伏倒靥灰白为表虚，二者俱见，为表里俱虚，全用异功散救之，甚至姜、附、灵砂亦可用。若止里虚，减官桂。若止表虚，减肉豆蔻，不减官桂、丁香。若能食便秘而陷伏倒靥者，为里实，当用钱氏及丹溪下法。若不吐泻，能食，为里实，里实而补，则结痈毒。红活绽凸，为表实，表实而用表药，则溃烂不结痂。凡痘，但见瘢点，便忌葛根汤，恐发得表里俱虚也。

[丹] 读前人之书，当知其立言之意，苟读其书而不知其意，求适于用，不可得也。痘疮之论，钱氏为详，历举源流，经络分明，表里虚实，开陈施治之法，而又证以论辨之言，深得著书垂教之体，学者读而用之，如求方圆于规矩，较平直于准绳，引而伸之，触类而长之，可为无穷之应用也。今人不知致病之因，不求立方之意，仓卒之际，据证检方，谩尔一试，设有不应，并其书而废之，不思之甚也。近因《局方》之教久行，《素问》之学不讲，抱疾谈医者，类皆喜温而恶寒，喜补而恶解利，忽得陈氏方论，皆用燥热补剂，其辞确，其文简，欢然用之，翕然信之，遂以为钱氏不及陈氏远矣。或曰：子以陈氏方为不足欤？曰：陈氏方诚一偏之论，虽然，亦可谓善求病情者，其意大率归重于太阴一经。盖以手太阴属肺，主皮毛，足太阴属脾，主肌肉，肺金恶寒而易于感，脾土恶湿而无物不受。观其用丁香、官桂，所以治肺之寒也，用附、术、半夏，所以治脾之湿也，使脾与肺果有寒与湿而兼有虚也，量而与之，中病则已，何伤之有。今也不然，但见出迟者、身热者、泄泻者、惊悸者、气急者、渴思饮者，不问寒热虚实，率投木香散、异功散，间有偶中，随手获效，设或误投，祸不旋踵。何者？古人用药制方，有向导，有监制，有反佐，有因用，若钱氏

方，固未尝废细辛、丁香、白术、参、芪，率有监制辅佐之药，不专务于温补耳，然其用寒凉者多，而于补助一法，略示端绪，未曾深及，痴人之前不可说梦，钱氏之虑，至矣！亦将以俟达者扩充推广用之耳。虽然，渴者用温药，痒塌者用补药，自陈氏发之，迥出前辈，然其多用桂、附、丁香，辛芳燥热，恐未为适中也。何者？桂、附、丁香辈，当有寒而虚者，固是的当，虚而未必寒者，其为患当何如耶！陈氏立方之时，必有挟寒而用一偏之方，宁不过于热乎。予尝会诸家之粹，求其意而用之，实未敢据其成方。至正甲申，阳气早动，正月间，邑间痘疮不越一家，率投陈氏方，童幼死者百馀人，虽由天数，吾恐人事亦或未之尽也。

王汝言曰：若痘疮虚怯，淡白色痒塌，此属虚寒，宜用陈文中方。若发热壮盛，齐勇红紫色燥痒，此属热毒，急宜凉血解毒。自陈文中方盛行后，属虚寒者率得生，属热毒者悉不救。痘是胎毒，古人治法只解毒，然气血虚，则送毒气不出，及不能成就，故陈文中之法亦千载妙诀，补前人之未备者，但温补之法既行，而解毒之旨遂隐，故救得一边，又害了一边。

凡治痘子，要识证候，如痘脚稀疏，根窠红润，不泻不渴，乳食不减，四肢温和，身无大热，如此候者不须服药，惟善调护以待成就而已。若痒塌寒战，咬牙渴不止，痘紫黑色，喘渴不宁，灰白色顶陷，腹胀，头温足冷，闷乱，饮水，气促，泄泻渴，如此候者，不必服药，虽强治之，亦无功也。

凡治痘疮，善攻不如善守，表里无邪，不须妄治。有等贪利之人，不分虚实，妄投汤丸，谓曾治某病、治某病，贪天功以为已有，以致虚虚实实，致生变异，误人性命，此医之罪也。

［用药］

［万］　凡痘子，用药须分气血虚实，毒气微甚而治，故灰白者、不起发者、痒塌者、吐利者、寒战咬牙者、手足冷者，皆气虚也，宜用补气之剂。疮干者、不红活者、脓水少者，皆血虚也，宜用补血之剂。稠密者、焮肿者、红紫者，皆毒甚也，宜用解毒之剂。陷伏者兼气血解毒治之。凡用补气，宜四君子汤，如疮带湿，或有自利，用之可也。若疮干者，白术燥津液，茯苓渗津液，或便秘实者，不可用也。凡用补血，宜四物汤，如疮干，或色大娇，用之可也。若不能食者，生地黄泥膈，白芍药收敛肠胃，不可用也。凡解毒，不过黄连、黄芩、黄柏、栀子、连翘、牛蒡子、升麻之属，俱用酒制，恐寒凉反损脾胃也。若欲行表，须少加桂枝，他如紫草、山豆根、葛根之类，则不必用酒制矣。凡用解毒药，要别脏腑，分阴阳而治之，如黄连解心火，黄芩解肺火，栀子解肝火，黄柏解肾与三焦火，石膏解脾胃火，木通解小肠火，黄芩又解大肠火，连翘、牛蒡子解疮毒火，山豆根、紫草解痘毒火，升麻解疫毒火，各有主治不同也。又，岁半已上，属阳，心肺主事，宜芩、连多用之；岁半已下，属阴，肾肝主事，宜黄柏、栀子多用之。

秘传八味二花散

桃花蕊五钱　梅花蕊二味不拘多少，阴干，共一两六钱二分　穿山甲取四足者，酒炒，一两　朱砂水飞过，一两　紫河车水洗去红筋，焙干，为末，一具　天灵盖一具，以皂角煎汤洗净，酥制，为末，四方共一钱七分　鹿茸去毛，酥制，三方共一两二钱　人参官拣者，一两

上，各为末。痘疹未出之先，以朱砂一两为君，梅花二钱、桃花三钱，共一处和匀，每服五分或三分或二分半，用雄鸡与酒二杯灌之与食，倒悬刺血入杯中，以

热酒调前药，同服。初发不起，以梅花一两为君，加桃花一钱，天灵盖五分。气血虚，灰白色，用紫河车一两为君，加天灵盖一钱，鹿茸一钱五分，梅花一钱，桃花一钱或八分。　黑陷不起，以穿山甲一两为君，加桃花一钱，梅花八分，天灵盖七分，麝香五分。气血虚不能灌浆，以鹿茸一两为君，加紫河车二钱，桃花一钱，梅花八分，天灵盖七分，麝香五分，人参一钱。　气血虚不能收靥，以鹿茸一两为君，天灵盖五分，桃花七分，梅花九分。

落靥之后，瘢色白，气血虚，以人参一两为君，加紫河车二钱，鹿茸一钱，梅花一钱五分。　以上咸仿首条服法。

保生散

紫河车制如前　龟板酥炙，一分　鹿茸酥炙。各一两

上为末。量儿大小用。血虚，川归、茯苓、紫草汤下。气虚，人参、黄芪、甘草汤下。

初热证治

［海］　小儿瘢疹初发，未能辨认间，但求所出之由，因内因外及不因外内，随其所伤，如法服饵，防其变故，抑其盛气，比之他证，尤不可缓。或发或泻，或解其肌，或化其毒，求其所起之由，凉血清肺，调其脏腑，平其饮食，谨其禁忌，严其养摄，适其寒温，将理有法，俾尽其道，使出无不快之经，成无不痂之溃，即愈之后，不致游毒流汗虚膝，目疾膜翳，疮疖痈瘤，喉闭嗌肿，潮热汗泄，此治瘢之大略也。海藏所谓瘢即痘也，非心为瘢之瘢。又云：外者外治，内者内治，中外皆和，其瘢自出。至于恶寒者发之，表大热者夺之，渴者清之，大便秘结者下之，小便不通者利之，惊者安之，泄者分之，可以执一为哉？大抵伤寒同治，随经用药，最为高论。假令五日已里，诸病与瘢疹不能辨别者，不可疑作瘢疹，必须发之，但各从其所伤应见治之，皆不妨瘢出，若强发之，其变不可胜数矣。如外伤，升麻汤主之。内伤，枳实丸主之。大便软者，枳术丸主之。若伤冷者温之，神应丸。恶寒者发之，宜防风苍术汤。表大热者，夺之。此表者，通言三阳也。夫阳盛者，气必上行，言夺者，治之不令上行也，是知无三阳表证，有三阳里证染于有形也，此言表，总三阳之名也。渴者清之，大渴者白虎汤暑月用之。小渴者凉膈散。凉膈散，去硝、黄，加甘、桔者，稳。大便秘结者下之，桃仁承气汤、四顺饮子、柴胡饮子选用，察其在气在血，必内实能食而秘者可用，但当微微润之。小便不通者利之，导赤散、八正散之类，当求上下二焦何经而用之。惊者安之，凉惊丸。重者泻之，泻青丸。泄者分之，寒则异功散、四君子汤。热则泽泻茯苓汤。

［吕］　凡疮欲出而未出，因发搐者，是外感风寒之邪，而内发心热也，宜王氏惺惺散或人参葛根汤、木香参苏饮。凡疮欲出未出而吐利者，是中焦停寒，或夹宿食也，宜四君子汤加砂仁、陈皮或和中散，如夹宿食者用紫霜丸。

［张］　治痘，全在发热之初看其热势微甚，微者固不必治，甚者当解则解，当汗则汗，当下则下，使毒气得以发泄，则后去不能为害，痘亦稀少平顺，失此不治，则热毒渐盛，难以解救。大抵此际热甚，非汗则表不解，非下则里不解。然药味之轻重，当随病势之微甚而用之。

［垣］　痘证少具，痘未发，与升麻汤三五钱，带热服之，待其身表温和，痘证已显，止药。如其身凉，痘证未出，只时时与甘桔汤宽胸膈，利咽喉。大便酸臭，不消化，畏食或吐，乃内伤饮食，宜

枳术丸。伤冷食饮，神应丸。如见伤食，又见痘证，先与不犯大黄、巴豆药克化过，再与升麻汤，如食重伤，前药不能过，再与犯大黄、巴豆药过之。此须分证之表里虚实而斟酌之，先里后表，亦非古法，如克化药不能过，多是脾气虚，而克化药又重伤之，若无便秘里实之证，其可遽用大黄、巴豆下之乎。凡初发疑似，但肌表热而无内伤证者，宜用辛凉之剂调之，以四物解肌汤主之。或云：凡发热疑似之间，宜用人参败毒散一剂以发之，是与不是，一发便明，大抵疮疹只要发尽，不使留伏于中也。　凡发表，宜保婴丹加姜葱煎汤化下，一也。或升麻葛根汤去升麻，加苏叶、姜、葱，二也。或羌活散加制砂、姜、葱，三也。此可行之于已发热之时。未发热之前不可行也，既见红点之后亦不可行，恐表虚故也，如或行之，只宜参苏饮调保婴丹，厚盖取汗。凡初发表，要看天时，如时大寒，则腠理闭密，气血凝涩，防其发泄得迟，有毒气壅遏之变，以辛热之药发之，宜桂枝葛根汤、五积散去干姜主之。如时大热，则腠理开张，气血淖泽，防其发泄太急，有溃烂之变，以辛凉之药解之，宜升麻葛根汤、双解散主之。如不寒不热，天气温和，只人参败毒散，甚佳。

［翁］　小儿出痘，凡里有大热，当利小便，使心火有所引导，虽不用凉药，其热自去矣，导赤散主之。若里有小热，不宜利小便，当解毒，若小热利小便，反泄肾气，宜犀角地黄汤、消毒饮。

［万］　或曰：痘疮发热，何以能预识其轻重而解之耶？曰：凡发热乍进乍退，气色明莹，精神如常，大小便调，能食不渴，目清唇润，此毒轻也，痘必稀疏，纵出多，亦自易发易靥。如壮热不减，气色惨暗，精神昏闷，大便或秘或泻，不能食，目赤唇焦，此毒甚也，痘必稠密，宜预解之。其出疏者，防其有伏，未可便许为疏，但看热减渴止，精神爽快，清便自调，能食，更无他苦，是真疏且轻也。或曰：既识其候，知痘稠密，何以解之。曰：诸疮皆属于心。心之华在面，如初发热，青筋现露，目中泪出，此毒发于肝，肝木生心火，从后来者为实邪，肝为水泡，风火相扇，必作瘙痒，宜先解肝之毒。面赤如锦，额上红筋露现，谵妄多惊，此毒发于心，心火自旺为正邪，君主不明，必有陷伏，不治。口干唇焦，面黄而燥，此毒发于脾，心火生脾土，从前来者为虚邪，脾为瘫，心为疹，必有夹瘫夹疹，又脾主肌肉，为火所灼，必作溃烂，宜先解心脾之毒。面色皖白，鼻中干燥，或流清涕，或衄出，此毒发于肺，心火刑肺金，乘其所胜为微邪，宜略解肺之毒。面色黑气如烟浮，目中见鬼，头热足冷，此毒发于肾，肾水克心火为贼邪，必成黑陷不治。

疮疹发热，热气微者，其毒必少，痘出自疏，易发易靥，不须服药。热气甚者，其毒必多，痘出自密，难发难靥，且多他变，宜预解之，宜连翘升麻汤或如圣汤并合代天宣化丸主之。或有热微痘出反密者，其人必口燥渴，唇焦烈，小便赤少，大便秘，身虽不大热，却蒸蒸然，此毒深热亦深，故表不大热而里热也，宜急解之。若烦渴引饮，大热如炙，头痛如破，或自汗，或无汗，宜白虎汤主之，甚者石膏用至半斤，溽暑之时有此症，尤宜用之。　或有热甚痘出反疏者，其人必不渴，唇润，目中无赤脉，大小便调，身虽大热，但熇熇然，此毒浅热亦浅，故表热里气和也，只以升麻葛根汤。乍凉乍热，疮疹常候，若遍身如火，昼夜不休，此心火亢甚，脾土益燥，为失其常，宜消。详表里证候以施治也，如口燥渴，目赤，唇焦，大小便不利，此表里俱热也，双解散，或连翘升麻汤，或黄连解毒汤烦躁。送下七物升麻丸四方俱本条。如咽喉痛，甘桔汤加牛蒡子，或射干鼠粘子汤俱咽喉加桔梗，使咽喉爽快，胸膈开豁，失今不治，他日咽喉闭塞，水入则呛，谷入则呕，暴哑失音，悔之无及。

如初发热时时恶寒，身振振摇动如疟之状，其人卫气素虚，荣血亦弱，不能逼毒快出，使毒邪留连于经络之中，欲出不出，与正相争，故振振者火之象也，以柴葛桂枝汤加黄芪主之，疮出即愈。不可错认作寒战，妄投陈氏辛热之剂以误人也。

古人养生或治病者，常顺四时之气，谓之勿伐天和，如春夏养阳，秋冬养阴，饮食起居，各有攸宜。凡疮疹发热之时，其初发表解肌，四时各有主方，春用羌活汤痘发热，夏用五苓散惊，秋用参苏饮，冬用五积散，四时通用人参败毒散。又如春肝旺，风木主事，调养之法，宜四物汤失血加防风、黄芩、木香、青皮、羌活，以折风木之胜，又以四君子汤不能食加白芍药、桂心，以补脾之受制，相间服之。夏心旺，热火主事，宜黄连解毒汤烦躁加麦门冬、五味子，以补肺之不足。秋肺旺，燥金主事，宜泻白散肺合甘桔汤咽喉加牛蒡子、马兜铃，以散肺中之邪，又以四物汤去川芎，加天麦门冬、天花粉，以润其燥。冬肾旺，寒水主事，宜五积散以散表之寒，理中汤泄利加黄芪、炙木香、丁香，以胜里之寒。此四时之治法也。如天有暴风，连日不止，恐有风邪，桂枝葛根汤。夏月盛暑，或非时之热，人参白虎汤渴。冬月严寒，或非时之寒，四君子汤加桂枝、生姜。久雨湿盛，五苓散加苍术。此四候者，必疮变色有异证，可依其法治之，苟无他候，不可妄治也。惟谨帷幔，远风寒，毋令大热，毋令大寒，但常和暖，更常服蝉退膏。盖此膏能御风邪，辟恶气，透肌快瘢疹也。房室之中，常烧辟秽香禁忌，勿得间断。

凡初发热二三日间有惊搐者，以导赤散心、羌活汤痘发热、辰砂散本条主之。

大便秘者，三黄丸发热微利之。小便涩少者，导赤散。渴甚者，葛根解毒汤痘渴。腹中痛者，桂枝大黄汤痘腹痛。腰痛者，人参败毒散本条。自利者，黄芩汤痘泄利。吐利者，黄芩加半夏汤痘吐利。如脾胃素弱，自利清白者，理中汤丸痘泄利，或四君子汤不能食、肉豆蔻丸痘泄利，合而服之。　馀详各门。

［发表］

升麻汤　治大人小儿时气瘟疫，头痛足冷，脉数发热，肢体烦疼，及疮疹疑二之间，并宜服之。或未经解利而疮毒已发。又云：证候未全，或未明者，但可与解散之也。又云：患疮疹，大便自如常者，亦可服升麻汤。盖用升麻，其性苦寒无毒，主解百毒，杀鬼邪，辟瘟瘴虫毒，中恶腹痛，咽喉口疮，皆毒也，疮痘亦毒故也。其次用葛根，性平，治消渴大热，解肌发表，出汗开腠理，治头痛。升麻葛根二药，皆治伏热毒动，心恍惚，惊悸烦躁，大抵疮疹是蕴热毒，葛根解热，升麻去毒也。病热而药性微寒，冷热相攻，则芍药治时行寒热，又活血痹，使疮痘易出也，又利小便，疮疹有大热者，则利小便也。次有甘草调和之，况《新书》言：疮疹渴燥甚者，亦用炙草散主之。四者解毒治热，调荣卫，为治疮疹之要药也。为其疑二之间，非疮疹伏热而发热者，有伤寒、伤风、伤食、惊证兼患疮疹，而禀气怯者皆发虚热，而非实热，若服之，是疮疹者则毒减而愈，他证者反以为害，不能尽述其由。但有壮热而面青目白，睛不黄赤，大便不秘，小便清者，皆不可服，里无蕴热故也。此药治未发疮疹之前，疮疹已愈之后，服之消毒故也，非正出时服。

升麻　葛根　芍药　甘草等分

上为粗末。每服二钱，水一盏，同煎至半盏，去滓温服，不拘时候。亦可为细末，汤调服。身心烦热即温服，寒多即热服。

海藏云：升麻葛根汤，太阳阳明之药。陈文中云：身热腹痛者、身热泄泻者、身热惊悸者、身热汗出者、身热足冷者，俱不宜服升麻葛根汤。张巽之云：凡痘见瘢点，忌葛根汤，恐发得表虚也。万氏曰：古人谓但见红点，便不可服升麻葛根汤，恐发得表虚也。此盖为痘疏毒少者言，后人不达立言之旨，遽谓凡出痘子才见红点，真不可服，殊不知升麻葛根汤四味，乃发表解毒、疏通血气、升降阴阳之剂，痘出太密，正宜常服以解之，令陷者升之，燥者润之，郁者疏之，过者平之，阴精不衰，而阳毒不亢也。苟谓痘疏毒少者，虽他药不可服，况葛根汤乎。

古人治痘，以葛根汤为主，后世好奇，多立方法，法愈多而治愈难矣，苟能变通，自发热以至收靥，葛根汤皆可增损用之，不特发表解肌而已，今以葛根汤为主治，随症立增损法于后。

初发热解表，加柴胡、羌活、白芷、桔梗、防风。口干渴，内热也，加葛粉、天花粉、麦门冬。　自利，加条实黄芩生用。　呕吐，加半夏、生姜。　腹中痛，加木香、青皮、枳壳、山楂肉。　腰疼，加独活、北细辛。　头疼，加羌活、藁本、蔓荆子。　惊搐，加木通、生地黄、灯心。　小便少，加木通、车前子、瞿麦。　大便秘，加大黄。　衄血，加山栀仁、玄参、生地黄。

发热三四日，热不减，加解毒药大力子、连翘、紫草、桔梗。　疮不出，加防风、蝉蜕、荆芥穗、红花子。　眼痛，加密蒙花、柴胡、龙胆草。

疮出太稠密，加人参、当归、木香、紫草、大力子、防风、桔梗。　咽痛，加桔梗、连翘。　疮干或带紫，或色大赤者，血热也，加当归梢、生地黄、红花、地骨皮、牡丹皮。　疮灰白色平陷者，气虚也，加人参、黄芪、防风、木香、官桂。　手足疮不起，脾胃不足也，加防风、官桂、人参、黄芪。

疮密起发不透，又渴者，此津液不足，加人参、麦门冬、天花粉。泄泻者，里虚也，加人参、白术、诃子、白茯苓。疮不著痂者，湿热也，加黄芪、防风、官桂、白术。李氏，加紫苏五分，笋尖、山楂、牛蒡子各一钱，冬月加制过麻黄一钱。

惺惺散　治数证，皆为纯阳人所用，古人处为小儿药，非乃里寒者可服，且以药对其证用之意。大抵浑身壮热，必由风热疮疹，伤寒时气，且先与之也，其头痛目涩，鼻流清涕者，用细辛。喘粗者，用桔梗、人参。多睡者，用茯苓。恐伤寒时气乘里弱者，用白术也。治风热疮疹，栝蒌根也。栝蒌，味苦寒，治身热，烦满大热，除肠胃中痼热，八疸面黄，燥渴，通月水，止小便利，热而胸痹，不下乳，阳症伤寒，治痈下乳，皆攻其热也，故非里寒者可用。其里寒者，由身有大壮热，不渴而大便反利，小便不赤，而青目白，睛不黄赤，皆里寒证也，其中虽有白术以温，终非为虚热者用。人之脏腑寒，则寒药先效，热药未必能制之，脏腑热，则热药先效，寒未能制之，此势之自然也，岂得不辨表里冷热而用药也。《和剂方》小儿伤寒壮热，当先服此，大效。次服羌活散。如壮热未退，切不可与通利大便及凉药，恐是疮疹，服药则误矣。

苦桔梗　细辛去叶　人参　甘草炒　白茯苓去皮　栝蒌根　白术各一两半

上为细末。每服二钱，水一盏，入薄荷二叶，同煎至三分，去渣，温服。要和气，入姜煎，不拘时候。身虽壮热，大便自利者不可服。

海藏云：惺惺散治风热，咽不利，脾不和，少阳渴，小便不利也。

荆芥散　治麻痘子兼瘙痒，或瘾疹，大便自过。

上，用荆芥少许，烂研，以新井水将布帛滤过，入一滴许麻油，打匀，令饮之，便不乱闷。麻痘已出，用黄蜡煎青胶水饮，即安。青胶水，乃牛皮胶也。荆芥治血风，麻子是疹子，常言风瘙瘾疹，则皆出皮肤，其毒轻而浮，又以麻油打匀，此滑窍之理，又以黄蜡煎青胶水服则安，此滋血行荣卫，荣卫既顺，麻疹出矣。指迷方荆芥汤，乃消毒饮加薄荷煎服之。

羌活散　解热散毒，治风壅欲作疮痘者。

羌活　独活　川芎　桔梗　蝉退　前胡　柴胡　地骨皮　甘草炙　栝蒌　天麻炙　荆芥　防风各等分

上为细末。每服二钱，水三分盏，薄荷三叶，盏内煎至二分，通口服，量大小加减药水。此药，详其药味，治风、治寒、治惊、下痰、凉脾、治血热、透肌，但实热发，无所不治。如禀受怯弱、或脾胃弱、或外热目白睛青色，皆里无热，不可轻用。

薄荷散　小儿才觉是疮疹，宜服之。

薄荷叶一两　麻黄去节　甘草炙。各半两

上为细末。每服二钱，水一中盏，枣二枚，生姜三片，同煎至六分，去渣，放温，日三两次服。此是小儿禀受壅实，毒气甚者，宜服之。盖此方云：小儿才觉是疹痘便服之。服之而汗出者，服调中散。服薄荷散，若作寒热，脉反迟者，进脱齿散以温之。详其理，非下药之法也，实者服之未必安，虚者用之必危殆。

参苏饮方见急惊。　人参羌活散方见急惊。

羌活散　此方，初热暂用，兼治惊搐。

羌活一钱二分　独活　荆芥各八分　前胡　防风各一钱　柴胡　白芷　蝉退　甘草各四分　细辛一分

上，加薄荷三叶，水一盅，煎五分，不拘时服。发搐及热盛不退者，暂服。煎熟用制砂调下，治搐如神。

人参败毒散　治伤风、瘟疫、风湿，头目昏眩，四肢痛，憎寒壮热，项强，目睛疼。寻常风眩拘倦，风痰身体项疼，及咳嗽鼻塞，声重寒热，并治之。

柴胡　前胡　川芎　枳壳　羌活　独活　茯苓　桔梗　人参各一两　甘草半两

上为粗末。每服三钱，生姜、薄荷煎。

李氏败毒散　治初热壮盛等证。

即前败毒散加升麻、荆芥、牛蒡子、蝉退、山楂、地骨皮、薄荷、紫苏、紫草，减独活、柴胡、茯苓、人参。

如热甚，加柴胡、黄芩。夏，加香薷。冬，加麻黄。泻，加猪苓、泽泻。

上，姜一片，水煎，临服加葱白汁五茶匙。

正气散

甘草炙，三分半　陈皮　藿香去梗　白术各五分　厚朴姜制　半夏姜制。各一钱半

上细切，作一服，加生姜三片，大枣一枚，水煎服。

调解散

青皮　陈皮　枳壳麸炒　桔梗去芦，炒　人参　半夏炮七次　川芎　木通　干葛

各四分　甘草　紫苏各二分

上细切，作一服，加生姜三片，大枣一枚，水煎服。一方，加紫草、糯米。

苏解散　治痘初壮热，头疼腰痛，腹疼作胀，一切热毒甚者。

紫苏　葛根　防风　荆芥　白芷　蝉退　紫草　升麻　牛蒡子　木通　甘草各等分

上，加灯心、葱白各七根，水煎，热服。

和解汤　解表和中。

升麻　干葛各一钱半　白芍一钱　人参　防风各七分　川芎八分　甘草五分

上，用姜一片，水煎服。

上十七方，发表平剂。

王朝奉四物解肌汤

芍药　黄芩　升麻　葛根

每服四钱，水一盏，煎至七分，去渣服。或云：小儿伤寒疫疠，潮热疮疹，五日已衰，疑似不能辨别者，并皆辛凉之剂调之，即以四物汤解肌之类。海藏云：此论即有表也，若内伤腹中有物，未得大便而发热者，当以食药去其物则可，若得便后，仍发热在表者，亦宜此解肌汤，比钱氏升麻葛根汤减甘草，加黄芩，以有表热之意也。

防风苍术汤　治小儿邪热在表，恶风恶寒，疮疹未出，可解表发瘫疹。

防风　甘草炙。各半两　苍术　石膏各一两　川芎　黄芩各二两

上为粗末。每服二钱，生姜三片，薄荷七叶，水煎，日二服。

双解散　即防风通圣散、益元散二方也。

防风　川芎　当归　白芍药　薄荷叶　大黄　连翘各五分　石膏　桔梗　黄芩各八分　白术　桂枝　荆芥穗各二分　滑石二钱四分　甘草一钱

上，锉细。加生姜三片，水二盏，煎至一盏，去渣，温服，无时。

葛根橘皮汤　治冬温未即病，春被积寒所折不得发，至夏热得其寒解，冬温始发，肌肉斑斓，瘾疹如锦纹，而咳，心闷，但呕吐清汁，服此。

葛根　橘皮去白　杏仁去皮尖　知母　黄芩　麻黄去节　甘草炙

上锉散，等分。每服抄三钱，用水一盏，同煎半盏，去渣，温服，不拘时候。

上四方，辛凉之剂，表有实热者宜之。

五积散

白芷　川芎各三分　桔梗一分半　芍药　茯苓　甘草炙　当归　桂枝　半夏各二分　陈皮　枳壳　麻黄各五分　苍术一钱　厚朴四分

上，除桂枝、枳壳二味别为粗末外，一十二味锉细，慢火炒令转色，摊冷，次入二味末，令匀。水一盏半，生姜三片，煎至一盏，去渣，温服无时。

桂枝葛根汤

桂枝　葛根　赤芍药　升麻　防风　甘草各一钱

上锉细。加生姜三片，淡豆豉一钱，水一盏，煎七分，去渣，温服无时。

柴葛桂枝汤

柴胡　葛根　甘草　桂枝　防风　人参　白芍药各等分

上锉细。加生姜三片，水一盏，煎七分，去渣温服，不拘时。

上三方，辛温之剂，表有寒邪者宜之。

[攻里]

大便酸臭，不消化，畏食或吐，乃内伤饮食，宜枳术丸，伤冷食饮，神应丸。

紫霜丸变蒸。　神应丸　枳实丸　枳术丸俱大科伤食。

七物升麻丸

升麻 犀角 黄芩 朴硝 栀子仁 大黄各二两 淡豉二升，微炒

共为末，蜜丸如黍米大。凡觉四肢大热，大便难，即服，取微利为止。

备急丸

木香二钱半 大黄 牵牛末各五钱

上为细末，神曲糊丸，绿豆大。每服五七丸，食前，山楂煎汤下。

［和中］

加味四君子汤

人参 白术 茯苓 砂仁 橘红各一钱 甘草五分

水一盅，煎六分，食前温服。

和中散

厚朴姜汁制，炒，一钱半 人参 白术 茯苓各一钱 干姜炮 甘草炙。各六分

姜、枣煎服。

［六一例］

六一散 治诸热证，暂用。

桂府滑石水飞过，六两，净 大甘草去皮，为末，一两

上，和匀。每用一钱，薄荷汤或冷水调下。内加制辰砂三钱，名辰砂六一散，治狂言、发搐、惊闷，用防风、荆芥、薄荷、天麻煎汤，候冷，调下。更加牛黄三钱，缠豆藤三钱，名退火丹，治痘初出时大热不退，及标影稠密成片者，用紫草、木通、蝉退、地骨皮、红花、牛蒡子、片黄芩、灯草各等分煎汤，候冷，调下，能减标稀痘，极良法也。本方加郁金，名牛黄六一散，治痘后疮疖毒壅，及天行瘟疫，冷水调下，多服大效。

大灵丹 治壮热颠狂，惊搐谵语，红紫斑焦干陷，一切恶证。

白滑石飞过，三两 雄黄飞过 犀角各三钱 辰砂飞过，三钱半 牛黄 冰片各一钱 麝香五分

上研极细，和匀，用升麻、甘草、防风、薄荷、灯草、牛蒡子、红花、紫草、黄连各三钱，水二碗，煎至半碗，细绢滤去渣，加蜜四两同熬，滴水成珠，和前药丸，如小龙眼大，金箔为衣。每用一丸，灯心汤下，暑月冷水化下。

无比散 初热服之，甚能稀痘，又治痘夹黑点子，及黑陷、黑痘等证。

辰砂一钱 冰片 麝香 牛黄各五分，如无牛黄用牛胆南星代之 腻粉二钱

一方，有蟾酥。

上，研细末。一岁儿服一字，大者五分，刺猪尾血三两点，新汲水调和送下，取下恶毒如烂鱼肠、葡萄穗状，即愈。

小无比散 治痘壮热口渴，小水涩，大便秘，口气热，烦躁不宁，或焦紫，或红斑，自发热至起壮时有热者，皆可用，痘后馀热亦可用。

桂府滑石飞过，六两 石膏飞过，一两 粉草 寒水石各五钱 郁金蝉肚，小者，甘草汤煮干，为末，七钱

上，俱制净末，和匀。每五岁者服二钱，大人再加。冬月，灯心汤下。夏月，井水调下。 热甚不解者，井水磨犀角汁调下。若红紫顶陷不起，加穿山甲末一分，麝香半分，紫草煎汤加酒一二匙，调下，即起。

大无比散 治热毒太甚，惊狂谵语引饮，痘疮红紫黑陷。

桂府滑石飞过，六两 粉草一两 辰砂飞，三钱 雄黄飞，一钱

上为末。每三五岁服一钱，十岁服二钱。发热之初，用败毒散调下，亦能稀痘。若报痘后，用灯心汤下。

［凉血解毒］

犀角地黄汤失血。 消毒饮咽喉。

玳瑁汤 治时行豌豆疮及赤疮疹子，未发者令内消，已发者解利毒气，令不太

盛。

生玳瑁　生犀各以冷水浓磨汁二合

上同搅令匀。每服半合，微温服，一日四五服为佳。

又治出而未快者，宜服之。又云：毒气内攻，紫黑色，出不快，用玳瑁水磨浓汁一合，入獖猪心血一皂子大，以紫草浓煎汤，都作一服服之。玳瑁、犀角，其性微寒，以治热毒，则知其无失也，二药皆治瘟疫蛊瘴，解百毒，通血脉，消痈肿，故用之以解蕴毒，可宜服也。

犀角饮子　解热毒，去风疹。

犀角　甘草炙。各半两　防风二两　黄芩一两

上为粗末。每服五钱，用水一小盏，煎至半盏，去渣温服，不拘时候。

犀角汤　治小儿疹痘疮及赤疮子。

犀角屑　大黄炒　桑白皮蜜炙　钩藤　甘草炙　麻黄去节。各一两　龙胆草半钱　石膏　栝蒌　黄芪炙。各半两

上为粗末。每服一钱，水一小盏，煎至四分，去滓温服，量儿大小加减服。疮子退后，浓磨犀角水涂之，更良，钱氏亦附方同以此药治疗疮疹太盛，令不入眼，则名调肝散。此药治风盛气实，心肝血热，津液内燥，大便不通，毒气上盛，表热未散之药也，且大黄、栝蒌治内燥，钩藤、龙胆治风血热，桑白皮、石膏治上焦热，麻黄、黄芪散肌热，犀角、甘草解毒。大抵用药贵于与病相主，则病去而正气自复，苟为不然，则反为大害，如犀角散，自非大便数日不通、喘急闷乱、烦躁谵语者岂可服之，恐病药不相主治也。

夺命散　治疮疹已发未发，并宜服之。

升麻　糯米　紫草　甘草各半两　木通二钱半

上，锉为散。每服一大钱，水七分，煎四分，去滓，温服。出疮疹热毒势甚者可服，解蕴热，利小便。疮痘初发气盛，亦宜服。

牛蒡散　凉血解毒。

上，用牛蒡子炒为末，水煎一盏服之，小儿，冬月有非节之暖，及春月天气暄暖，或甘肥之过，或重衣温厚，帏帐周密，伤皮肤，害血脉，疮疡发黄，是生多疾，宜预常服之也。

独胜散　治小儿发疮痘，早微热，晚大热，目黄胁动，身热手冷，发甚如惊者。又名牛蒡僵蚕散。

牛蒡子半两　白僵蚕一分

上为粗末。每服一大钱，水六分盏，紫草二七寸，同煎至四分盏。连进三服，其痘便出。此药用牛蒡子出痈透肌，白僵蚕治遍身瘾疹，疼痛成疮。为末，酒调服之，立瘥。又，以紫草煎之，令利窍，是疮疹证，无虚寒证者，服之立出也。

解毒疏痘汤　预服，解热去毒。已出，解热毒瘢疹，又治红紫口干、壮热谵语。

防风　荆芥　羌活　柴胡　川芎　白芷　当归　连翘　黄芩　黄连　黍粘子　紫草　蝉退

上，姜葱水煎服。

安瘢散　调理疮疹。

升麻　赤茯苓　羌活　黄芪　人参　桔梗炒　枳壳麸炒　甘草各等分

上为细末。每服一钱，水七分盏，紫草、薄荷少许，同煎至四分盏，去渣，放温服之，量儿大小增减。此药为解毒凉血，生肌宽肠，导热利小便，快膈之药也，患疮疹有热无寒者，可服之。

西来甘露饮　清热解毒如神，凡发热之初，五日已前，而热不退，痘色红紫，口渴大便结燥，服之即能红润，亦治疹家烦热，口干咳嗽，疹色枯燥，或谵语喘

急，睡卧不安。

丝瓜藤霜降后三日，近根二尺剪断，将根头一节，倒插入新瓦瓶中，上以物掩之，勿使灰尘飞入，次日以好新坛一只，将瓶中之汁倾在坛中，仍将藤照前插入瓶内，三日后，汁收尽，将坛封固收藏，听后取用

若发热烦躁口渴，未见红点，将茜根一两，水煎浓汁二酒杯，搀丝瓜藤汁二酒杯，相和服之，立安。痘出亦轻。若已见标，颜色红紫及稠密者，用紫草煎浓汤冲服，便见红润。若夹斑者，犀角、紫草、茜根煎汤冲服，寒月用酒煎冲服。盖此汁极能解毒清热，尤治天行时疫，每以生姜汁少许，加蜂蜜调匀，服之有神功。

浑元汁

即紫河车，不拘男女，初胎者尤妙，入新瓦罐内封固，其口上以碗覆，埋于土中，久则化而为水，是也。专治气虚血热，痘色红紫，干枯黑陷等证，以此汁清而补之，其效立见。气虚甚者，人参、紫草煎浓汤冲入服之。

蝉蜕膏

蝉蜕去毒　当归　防风　甘草　川芎　荆芥穗　升麻各等分　加白芍药

上为末，炼蜜丸如芡实大。每服一丸，薄荷汤化下。

辰砂散

好辰砂一钱　丝瓜近蒂三寸，连子，烧灰存性，此物发痘疮最妙

上研末。蜜水调服。云：多者可少，少者可无，或以紫草、甘草汤调服，尤佳。

初热吉凶

发热时身无大热，腰腹脚膝不痛，过三日才见红点，又坚硬碍指，此为吉证，不须服药。

发热时浑身温热，不时发惊，痘自心经出也，乃为吉证，可治而愈。

按：近年，屡有痘前惊而终凶者，好事不如无，未可言吉。

发热之初，腹中大痛，腰如被杖，及至报痘干燥，而前痛犹不止者，死不治。先腹痛，后止，可用助血气药救之。

初发热一日，遍身即现红点，稠密如蚕种，摸过不碍手者死，不治。

初发热时，头面一片红如胭脂者，六日后死。

初发热时，用红纸捻蘸油点火，照心头皮肉里，红如一片胭脂，或遍身皆有成块红者，八九日后死。

见形证治

痘疮之期，始于见点，从见点而数之，期止七日。七日之内，如花之始蕾而发也，其气日盛以出。七日之后，气敛而花谢矣。故服药者当于七日之内，日夜连服，毋或姑息，苦之以七日，所以全之于百年，人不知此，而惟务姑息，七日之外，服无益矣。予尝谓痘毒之在血气，譬若糠秕之在米也，惟血气充足，运转迅急，若筛米然运转不停，则糠秕不混于米，而腾起浮聚，自作一团，血气充足周流，则毒不滞于荣卫之中，而自然收敛以成疮，故痘疮及时贯脓，未尝烂肌损肉，只是将皮肉红色毒气，收贮窠囊而已，其有日久才发臭烂者，此皆变证，而非本然如此也。今举世以食物发痘，而不知其本无益也，惟服补气血药，以助其运行推出之势可也。

发热三日之后，热退身凉，大小不等，作三次出，淡红色如水珠光泽者，不须服药。　凡痘子出现，疏则毒轻，不可妄治。密则毒甚，却要磊落大小分明，不相粘连，略与托里解毒之剂快斑汤、消毒饮主之，使之易发易靥。如出太密，粘连模糊，其毒尤甚，托里解毒之剂，宜多饮

之，以防痒塌黑陷之变，更察外证，可治则治，不可则勿治。凡痘子出形，皮肉如常，根苗明润，此毒轻也，不可妄治。如皮肉昏黑或赤肿，根苗干枯青紫或灰白者，此毒甚也，以消毒饮、夺命丹合服。

快癍汤

人参五分　当归　防风　木通各一钱　甘草三分　木香　紫草　蝉蜕各二分

上锉细。水一盏，煎七分，去渣温服，不拘时。

消毒饮

牛蒡子　连翘　甘草　绿升麻　山豆根　紫草各等分

上锉细。水一盏，煎七分，去渣温服，不拘时。

夺命丹

麻黄　升麻各半两　山豆根　红花子　大力子　连翘各二钱半　蝉蜕　紫草各一钱半　人中黄三钱

上，研细末，酒蜜和丸，辰砂为衣。薄荷叶煎汤下。

凡痘子之出，最要唇润舌润，红鲜如常，其毒则轻。如唇焦破裂，舌燥有芒，为毒火太甚，表里郁遏，急宜解之，黄连解毒汤加大力子。

黄连解毒汤烦躁。

[发热一二日便出]

如才发一二日间，痘便一齐涌出者，须问其曾数日前有热否，如曾数日前乍热乍凉，以过期论。惟原未发热，至今才热便斑现，此表气虚，毒气盛，荣热卫弱，腠理不密，肌肉不坚，不能约束于外，使毒气冲击，故出太骤也。宜用实表之剂，可以无痒塌，无溃烂，实表解毒汤主之。一方，用羌活散调紫草膏，或保婴丹加紫草、牛蒡子、蝉蜕与服。热盛不退，以羌活散调退火丹进之，另用灯草、木通、蝉蜕、地骨皮煎汤，候冷服。此用发表之剂，与表虚卫弱之说背驰，盖亦有初发热时见表证失于解散，实热壅遏而怒发者，此法犹可施也，然得全者，鲜矣。

实表解毒汤

黄芪　人参　当归梢　生地黄　白芍药　地骨皮　甘草　酒片芩　柴胡　玄参　升麻

上锉细。加薄荷叶少许，淡竹叶十片，水煎温服，无时。

消毒快癍汤

桔梗　甘草节　荆芥穗　牛蒡子　防风　当归尾　赤芍药　天花粉　黄芪　玄参　连翘　前胡　木通

水煎服。

清地退火汤　治痘带热而出，名为火里苗，急用此方以退其热，则后无青黑变陷之候。

地骨皮　地肤子各一钱　牛蒡子　紫草　葛根各八分　连翘六分　当归五分　木通三分　蝉蜕二分

上，加姜一片，水煎服。如热不退，再服一剂，或为末，灯心汤服。

羌活散本门初热。　保婴丹本门预防。　退火丹即六一散加牛黄、缠豆藤，见初热。

[发热四五六日始出]

如发热四日至五六日后始出者，须审视曾有外感内伤否。盖伤风寒伤食之热，久而不去，则所蕴疮痘之毒，亦能乘间而出，不可以过期论。惟无内伤外感之因，一向热而不出，此里气虚，不能驱逐其毒，使之即出，而毒邪得以留连停伏于脏腑肠胃之间。宜先用托里之剂，令其快出，次以和中之剂多服之，可以无伏无陷无倒靥。托里宜托里快癍汤或十宣散，和中宜四君子汤加黄芪，或保元汤合匀气散主之。

托里快癍汤

当归　黄芪　川芎　木香　青皮　牛蒡子　紫草　连翘　木通　防风　桂枝　蝉蜕

上锉细。加淡竹叶十片，水煎，温服，无时。

十宣散一名十奇散，一名托里十补散

黄芪　人参　当归各二钱　厚朴姜制　桔梗各一钱　桂心三分　川芎　防风　甘草　白芷各一钱

上为细末。每服一钱或二钱，木香汤调下。

增损八物汤

人参　黄芪　白术　甘草　当归　川芎　牛蒡子炒　赤芍药　防风　荆芥穗　连翘　桔梗　葛根

上，用水煎服。

匀气散

木香　青皮各五钱　山楂肉二钱半

上为细末。每服一钱，甘草汤调服。

［应出不出］

痘疹之出，自有常期，如过期应出不出，有数证不同，不可不辨。如内素实之人，皮厚肉密，毒气难于发越，一旦恃其体厚，不怯风寒，又为外邪所袭，或体素弱者，风寒易感，以致腠理闭密，气血凝涩，故应出不出也。其证头痛，四肢拘急，偎倚盖覆，常恶风寒，此类宜发之。气强者用双解散，气弱者用参苏饮或惺惺散俱初热。或内虚者，脾弱食少，宜用补脾之剂加行气发表药，四君子汤不能食、调元汤即参芪饮，见大法，并加木香、青皮、黄芪、桂枝。或脏腑自利，宜用温里之剂，黄芪建中汤腹痛、益黄散脾，并与夺命丹合进，利未止者，豆蔻丸泄利合进。盖里温则气不消削，气不消削则不陷伏矣。若依上法分治，犹不出者，此毒壅伏于三焦，不久而变生焉。

加减参苏饮

人参　紫苏叶　葛根　陈皮　前胡　白芷　桔梗　枳壳　甘草　羌活　防风

上，用竹叶为饮，热服。

加减调中汤

人参　白术　黄芪　甘草炙　木香　桂枝　白茯苓　藿香　白芍药酒炒　陈皮

上，用生姜为引，煎服。

闻人氏槻云：是痘疹证热数日而不发见者，进退皆难，便欲大发之，惧其本稀而成瘢烂，不发之，又无以出其毒气，古人立论，始以药微发之，微发不出，则加药，加药不出，则大发之，大发之后，所出不多，气候和平无他证者，即是疮本稀，不可更发也。以此言之，发不至太过，守不至不及，乃用药之圆活也。

愚按：古方用发表者，升麻葛根汤轻剂也，惺惺散重剂也。谓微发，谓加药者，或先用轻剂，后用重剂，或只用本剂先小作汤少饮之，后渐加大多饮之，非谓于本方之外，再加辛热大发之药也。

凡痘疹过期，应出不出者，或因外感风寒，依上发表之法，或因内虚泄泻，依上和中之法，如按法调治，犹不出快，热反甚，大渴腹胀满，大便硬结不通，烦躁不安者，此毒邪壅伏于内，三黄丸、七味升麻丸初热择而用之，甚则三乙承气汤主之大便秘。闻人氏云：且身热脉数，大便秘而腹胀，此热毒壅遏，未见形状者，当微下之，非微下则热不减，此是始者，热在里瘢未出之时也。若瘢点隐隐在皮肤中者，是已发越在表，疮正发时，则不可妄下也。又有结脓窠痂疕之际，脉尚洪数能食，而大小便秘，此表已罢，里有热毒，宜微利之。大抵脏腑有热，往往利大小便者，以其主出而不内故也。

张氏从道云：疮痘气匀即出快，盖气匀则荣卫无滞，匀气之药，如桂枝、防风、荆芥穗、薄荷叶，所以行在表之气，

而使之无滞也，故凡发表之剂多用之。木香、青皮、枳壳、木通，所以行在里之气，而使之无滞也，故凡和中之剂多用之。又，疮出之时，常宜和暖如三春发生之气，则气血和畅，自然其出快，其发透，其靥齐，若偏于太热，则壮火食气，其气反虚，而不能行，偏于太寒，则气凝涩而不得行矣。

痘疮之症，其初不免于发热者，未出毒邪在里，煎熬气血，薰蒸脏腑而然。疮既现形，则毒泄而热解，所以疮出热退者，疮本必疏。若疮已出，热不少减，此毒蕴于中，其势方张，其疮必密。宜急解其毒，连翘升麻汤加防风、荆芥穗、地骨皮，或解毒防风汤大法加升麻，或东垣黍粘子汤本条，兼服代天宣化丸预防。服药之后，疮或不出，或再出，其热顿减者为气和也，热若不减，疮渐加多，再消详大小便何如，大便不通七物升麻丸初热。小便不利连翘汤小便不利。小大便俱不通八正散小便不利。自利者黄芩汤自利加白头翁、酒黄连，调赤石脂末。里气和，毒解矣。如更加渴，烦躁不已，或谵妄，或腹胀满气促，或自利不止，手足厥冷，此逆证，勿治。

［出太密］

［洁］　一发便密如针头，形势重者，合轻其表而凉其内，连翘升麻汤主之。然稠密之处，各有经络部分所属，额主心，面主胃，腹与四肢主脾，胁主肝，两腋主肺，下部主肾，肩背主膀胱，当随见证治之。若面色黄，大便黑，烦躁喘渴，或腹胀者，瘀血在内也，用犀角地黄汤，或抱龙丸、生犀角汁，但根窠分明，肥满者，无妨。

［薛］　前证，若属心经，用导赤散之类，胃经用犀角散之类，肝经用柴胡汤之类。大凡稠密者，热毒炽盛也。若密而不痛，用东垣消毒散。若密而作痛，用仙方活命饮。若密而小便不通，用八正散。若密而大便不通，用承气汤。若密而恶寒发热，用麻黄甘草汤。

连翘升麻汤洁古连翘升麻汤，即升麻葛根汤，加连翘一分是也，此又万氏所增定

连翘一钱　升麻　葛根　桔梗　甘草各七分　牛蒡子一钱　木通八分　白芍药五分　薄荷叶少许

上锉细。加淡竹叶、灯心，水一盏半，煎一盏，去渣温服，无时。

东垣鼠粘子汤　治瘢疹已出，稠密，身表热，急与此药防后青干黑陷。

鼠粘子炒，二钱　当归身酒浸　甘草炙　柴胡　连翘　黄芩　黄芪各一钱　地骨皮二钱

上㕮咀。每服三钱，水煎，去渣温服。空心服药毕，且勿与乳食。

犀角消毒散　治瘢疹丹毒，发热痛痒，及疮疹等证。

牛蒡子　甘草　荆芥　防风各五分　犀角镑，二分　金银花三分

上，水煎熟，入犀角，倾出，服。

东垣消毒散即消毒救苦汤，见大法。

仙方活命饮馀毒。

［发表］　痘出太盛，烦喘甚者，麻黄黄芩汤。　痘出太盛，烦喘咽痛而嗽者，麻黄汤，入麝香尤妙。

麻黄甘草汤　治表实，痘毒焮盛稠密。

麻黄　生甘草

上，水煎服。

［攻里］　洁古云：瘢已发，密重，微喘饮水者，有热也，用去风药微下之。沧洲翁云：疮已发，稠密，微喘渴欲饮水，宜微下之，当归丸及庞氏地黄膏，外以黄柏膏涂面，佳。痘出太盛，喘促腹

满，小便赤，手足心并腋下有汗，或狂言妄语，大便不通，宜四顺饮、小承气汤，下后诸证悉退，不可再下。

［表里］　**田氏调肝散**　治疮疹太盛宜服，令疮不入眼。

生犀二钱半　草龙胆　麻黄去节　钩藤钩各一钱　黄芪　桑白皮炒黄　石膏各半两　大黄　栝蒌仁去皮　甘草炒。各二钱

上为粗末。每服三钱，水煎，食后温服。微利，效。

［凉血］　海藏云：出太多者，犀角地黄汤、地骨皮鼠粘子汤即地骨皮散，加鼠粘子。

庞氏地黄膏

生地黄四两　豆豉半升　雄黄一钱　麝香半钱

上以猪膏一斤和匀，露一宿，煎五六沸，令三分去一，绞去，下雄黄、麝香搅匀，稍稍饮之。毒从皮肤中出，即愈。

［丹］　又解疮毒药

丝瓜　升麻　芍药酒炒　甘草生　山楂　黑豆　赤小豆　犀角

上㕮咀。水煎服。

或云：一见皮肉累累红点稠密，急用缠豆藤烧灰加制砂，连进三四服。或薄荷汤调退火丹进之，仍以牛蒡子为末，傅囟门上，以散热毒。非惟能使痘疏，且免侵眼之患。　用缠豆藤烧灰为末，加入退火丹内，又用灯草、木通、蝉蜕、地骨皮煎，水调退火丹，连进二三服，则痘之稠密不分者遂分明矣，后再用干葡萄五十个，茜草根一两，荔枝连肉壳核五个，芫荽子五钱，无子，茎叶亦可，用好酒二碗，煎一碗，徐徐以熟水搀薄，常与服之，服尽，滓再用水煎，准茶常与之服，则痘之稠者以退，不作害，未退者遂令如水珠起壮，灌脓结靥矣。

凡痘子初出，磊磊落落，似稀疏之状，其后旋加，日多一日，此毒伏于里，里气虚弱，不能托之即出，要大补兼解毒，或什可救其一二也，十宣散加无价散主之。

十宣散见前。　无价散倒靥。

王汝言曰：痘疮多者，是毒气多，便先宜解毒，然多则恐气血周贯不足，故随亦宜兼补药，以助成脓血。　痘毒自内出外，一二三日方出齐，毒气尚在内，出至六日，则当尽发于表，七八九日成脓而结痂矣。若毒气盛，不能尽出，过六日，毒反内入脏腑，故须于六日以前，毒气该出之时，急服凉血解毒之药以驱出之，六日以后，医无及矣。

［出不快］

［钱］　疮疹三日不出，或出不快，即微发之鼠粘子汤之类。如疮发后不多出，即加药。如一日一贴即加至二贴。加药不出，即大发之。升麻、葛根、防风、羌活、独活、麻黄、桂枝之类。如发后不多，及脉平无症，即疮本稀，不可更发也。有大热者当利小便四圣散、六一散、四苓之类，小热者当解毒，若不快，勿发，勿下攻，止用抱龙丸治之。

［楼］　钱氏消毒散、化毒汤，活人鼠粘子汤，皆发疮痘温平温凉药，钱氏所谓微发之者是也。如微发不出者，即就与前项药该每服二钱者，即加至三四钱，该每日二服者，即加至三四服。如加药又不出者，即用升麻、葛根、麻黄、桂枝大发之。如大发后不多，及脉平无事者，即疮稀不可更发。如脉洪有热，有大热者当用四圣、导赤、八正辈利小便，有小热者当用芩、连及金花丸辈解毒。若利小便解毒后，又不快，则勿发勿下，止用抱龙丸治之。此钱氏心法也。

［洁］　若出不快，清便自调，知其在表不在里，当微发，升麻葛根汤。　若

青干黑陷，身不大热，大小便涩，则是热在内，煎大黄汤下宣风散。若身表大热者，表证未罢，不可下。若瘢已出，见小热，小便不利，当以八正散利之。

［海］ 太阳出不快身之后也，荆芥甘草防风汤。

阳明出不快身之前也，升麻加紫草汤。圣惠方升麻葛根加紫草。

少阳出不快身之侧也，连翘防风汤。即连翘散。

四肢出不快，防风芍药甘草汤。

［吕］ 凡痘疮出不快者有五证，临病审而调之。一证，天时严寒，为寒所折，不能起发，宜散寒温表，冬三月，寒甚，红瘢初见，宜五积散、正气散、参苏饮、杨氏调解散俱初热、陈氏木香散泄利。一证，炎暑隆盛，烦渴昏迷，疮出不快，宜辰砂五苓散煎生地黄、麦门冬汤调服。身热者，小柴胡加生地黄。热甚烦渴而便实者，白虎加人参汤。轻者，人参竹叶汤加生地黄俱伤寒煎服。一证，服凉药损伤脾胃，或胃虚吐利，当温中益气，宜理中汤泄利。吐利甚者加附子，或陈氏异功散出不快、木香豆蔻丸泄利。一证，或成血疱，一半尚是红点，此毒气发越不透，必不能食，大便如常者，宜半温里半助养之剂，用四圣散加减，及紫草木香汤、丝瓜汤、阮氏万全散、汤氏安瘢汤。一证，外实之人，皮肤厚，肉腠密，毒气难以发泄，因出不快，宜消毒饮、透肌散。如大便秘实，于消毒饮内加大黄、栀子仁煎服。疮出太稠，宜犀角地黄汤、张氏解毒防风汤。血气不足，宜十奇散。咽嗌不利，宜如圣汤加薄荷、枳壳。口中气热，咽痛口舌生疮，宜甘露饮子。惊风搐搦，宜抱龙丸。烦渴，宜独参汤、黄芪六一汤。

［张］ 疮已出而不遍匀者，闻人氏云：惟透肌解毒，无壅塞之患，则自然出匀，以必胜散、大紫草饮、胡荽酒之类主之。痘出不长，隐于肌肤者，人参透肌散主之。出不快，有数证不同，内虚热极而不发者，朱汝明用四君子加黄芪、紫草发之。有内虚甚而生寒，大便利而出不快者，宜理中、姜、附辈以温之，则气不消剥，自不伏陷。有内实而兼诸热证出不快者，用四圣散、加味四圣散、紫草饮子、紫草木香汤、紫草木通汤、快斑散、丝瓜汤，俱可选用。或气实痰郁而发不出者，苍术、白芷、防风、升麻、黄芩、芍药、连翘、当归孰为主痰郁之药乎，等分煎服，兼化抱龙丸。若毒根在里，或血气虚弱，或邪秽冲触内陷而出不快者，托里散。

彭氏云：疹痘发未透，宜四君子汤加黄芪、紫草、糯米煎。凡医百病，不可损胃气，故用四君子及糯米等助其胃气。服此药后，若患者身全不热，又以菟丝子醋制为末方在后，大人一钱，小儿七分或三分托之，则痘疏疏出矣。此药大补助火，不可多，多则托出太多矣。隐于肌肉不起，宜紫草饮子煎服，又不可过用，候三日，齐后，以保元汤加好酒、人乳一二服，最稳。紫草二两，细锉，以百沸汤一大盏沃之，以器合定，勿令泄气，量儿大小，温温服。

［微发］ **消毒散** 治疮未出，或已出未能匀遍，又治一切疮，凉膈去痰，治咽喉痛。

牛蒡子炒，三两 甘草炙，半两 荆芥穗二钱半

上，同为粗末。每服三钱，水一盏半，煎七分，去渣温服。海藏云：此药皆温平之剂。一云加防风、薄荷。

鼠粘子汤 治小儿痘疮欲出，未能得透皮肤，热气攻咽喉，眼赤心烦。

鼠粘子炒，四两　荆芥穗　甘草各一两　防风半两

上为细末。沸汤点服，临卧。大利咽喉，化痰涎，止嗽，皆宜。海藏云：太阳、少阳之剂，首论温平者此也。

又法　用牛蒡子炒熟为末，同荆芥煎服。

上三方，消毒饮加减法也。

化毒汤　治小儿痘疮，已出，未出，并宜服之。

紫草茸　升麻　甘草炙。各等分

上㕮咀。水二盅，粳米五十粒同煎。此阳明之药也。海藏云：出不快者，化毒汤。《本事方》用糯米，去粳米。

［丹］　亚玉痘出两日，不甚透，食稍进，汗微出，热略减，但食物口中觉有恶味，此出得迟，发未透，须微微表之。

升麻　甘草炙　紫草　白术　陈皮　芍药炒，半钱

作一帖，加少酒同煎，白芍须炒。见其大便虽出不多，却白，带溏滑。

透肌汤　治痘不透。

紫草　白芍药　升麻　秫米粉炒。各半两

上三方，皆化毒汤加减法也。

［大发］　头面出不快，此太阳经也，当用荆芥、甘草、羌活、防风、天麻共煎。胸胁出不快，此少阳经也，当用柴胡、黄芩、紫草、木通、紫苏共煎。四肢出不快，此阳明经也，当用升麻、葛根、紫苏、芍药、甘草、连须葱白共煎。遍身都出不快，当用九味羌活汤。以上四证，药味内各加姜葱为佐，连进二服，痘出快矣。

九味羌活汤

羌活　防风　苍术　细辛少　白芷　黄芩　川芎　生地黄宜以芍药易之　甘草

水煎，量大小、轻重加减。

［散寒］　五积散　正气散　调解散　三方俱见初热。

［清暑］　**辰砂五苓散**五苓散加辰砂细研末，是也。

人参竹叶汤　治夏月吐逆，烦躁口渴，心闷不宁，及疹后馀热不退，小便赤，或赤斑者。

人参　半夏　麦门冬　当归　淡竹叶各等分

上锉散。每服三钱，水一盏，生姜一片，煎服。

白虎汤

石膏四两　甘草节八钱　知母一两六钱

上为粗末。每服三钱，水一盏，粳米二十粒，同煎至半盏，去渣温服，不拘时。加入人参一两二钱，名人参白虎汤。《圣惠方》加干葛。

小柴胡汤发热。

［攻里］　汪机云：有红斑点出，日数未尽，其内实而肌热者，宜疏利之。

［紫草例］　海藏云：小儿疮疹，出未快，可浓煎紫草汁服。

按：紫草通腠理，利九窍，凉血活血，故为痘家欲出未出必用之药，若出已透而大便利者，忌之。

紫草散　发瘢疹。

钩藤钩子　紫草茸各等分

上为细末。每服一字，或五分、一钱，温酒调下，无时。

四圣散　治疮疹出不快及倒靥。一方，有黄芪。

紫草茸　木通　甘草炙　枳壳麸炒

上等分，为粗末。每服一钱，水一盅，煎至八分，温服无时。刘提点云：疹痘最要大小分晓，钱氏四圣散用木通、枳壳，极好，若大小流利，不必苦泥。

紫草回瘢散　小儿痘疹出不快，或倒靥，毒气入腹。

紫草茸　黄芪　桑白皮　木通　枳壳　白术各等分

上为粗末。每服三钱，水酒各半盏，麝香少许，同煎服。

紫草木通散　治小儿疮疹。

紫草　木通　人参　茯苓　粳米各等分　甘草减半

上为末。每服四钱，水煎。此小便不利之剂也。

人参蝉蜕散　治小便不利，疮痘不散，烦躁多渴，嘎牙咬齿，气粗喘满。

人参　蝉蜕　白芍药　木通　赤茯苓　甘草　紫草茸各等分

上，用水煎服。

透肌散

紫草茸　绿升麻　粉甘草各一钱

上细切。水煎服。或与消毒饮同煎服，尤妙。

紫草透肌汤　治痘热而出不快，及顶陷者。

紫草一钱　升麻　木香各五分　牛蒡子　防风　荆芥　黄芪各八分　甘草三分

上，姜水煎服。　如色紫腹痛，加蝉蜕一钱。

紫草快癍汤　治痘疹血气不足，不能发出，色不红活等症。即紫草汤。

紫草　人参　白术　茯苓　当归　川芎　芍药　木通　甘草　糯米

上，每服二钱，水煎。

乌金膏　治发热至七日已前，或因风寒，痘不起发，或红紫，或惊搐，俱可用。

僵蚕酒洗　全蝎去足尾，酒洗　甘草　紫草　白附子味苦内白者真　麻黄各五钱　穿山甲炒，末，二钱半　蝉蜕去头足，酒洗净，二钱

上为末，将红花、紫草各一两，好酒二盅，熬去大半，去渣，入蜜五两，慢火同熬，滴水成珠为度，丸如龙眼核大。每服一丸，灯心汤化下。

紫金散　治痘疮出不快，及倒靥，亦治远年不愈恶疮。

紫草　蛇蜕炒焦　牛蒡子炒。各五钱

上为细末。每服一钱，水半盅，煎减半，温服。

独胜散初热。

萝卜汤　治痘疹出不快者。

上，用开花萝卜煎汁，时时饮之。盖痘疹气匀即出快，萝卜治嗽定喘，下气消胀，解毒。

野通散　治痘疮出不快，及伤寒不语。

干野人粪即弥猴粪，火烧存性　冰片　真麝香各等分

上为细末。每服五分，看大小，用新汲水入蜜调下。十岁以上者，服一钱。

按：野人粪治蜘蛛咬疮，此治痘出不快大效。若蜘蛛咬疮久而不愈，其丝生皮肤，延蔓遍身不愈者，加雄黄、青黛水调，以蜘蛛试之，立化为水，屡验。盖此三味，是治疮疹当用之药，取山中者，若人家所养之猴，食物味杂，即不效，失其本真也。

[补虚例]

[丹]　勉奴痘已出，第三日色淡不肯发，此血气俱虚，与此方。

人参　诃子煨。各一钱　白术炒　黄芪酒炙　当归身酒洗。各二钱　陈皮二分　甘草炙，少许　豆蔻煨，一钱半

上煎。入好酒些少，饮之。

六一汤见灌浆。

秘传大透肌散

人参　芍药　川芎　甘草　茯苓　白术　木通　陈皮　黄芪　糯米

上，各等分，为粗散。每服四钱，水煎服。

[活]　**活血散**　治疮子，或出不快，

用白芍药末酒调，如欲止痛，只用温热水调，咽下。海藏云：张和之治四肢出不快，加防风大效，此证乃太阴药也。

［世］　四物汤　治痘疮出不快，不甚红活，不起根窠，缘血虚故也。此药能活血，调顺痘疾，无如此方，自古及今，用之如宝，只加甘草服之。

通天散　治痘发热不出，或已出而色不红活。

人参　陈皮　桂枝各八分　川芎　熟地黄　芍药各一钱　当归　紫草各一钱半　红花　木香各三分　甘草六分　知母八分　荔枝壳十个

上，用鸡汁一盅，枣三枚，糯米一撮，煎服。初服到颈，再服到脐，三服到脚，神效。

人参透肌散　治痘疮虚而有热，虽能出快，长不齐整，隐于肌肤间者。

人参　紫草如无，以红花代之　白术　茯苓　当归　芍药　木通　蝉蜕　甘草　糯米各等分

上，每服三钱，水一盏半，煎半盏，徐徐服。

升均汤　治痘疮已出不均，或吐泻热渴。

升麻　干葛　芍药　人参　白术　茯苓　甘草　紫草茸如无，红花代之

上，每服三五钱，姜水煎，量服之。

秘方　菟丝子一味，醋浸一宿，焙干为末，发热时每一岁儿服七分，量儿大小加减，好酒调服。甚易发、易胀、易靥，且后无馀证。　此方，气血弱者未出之先可用，既出之后不可用，用则托出太多。

此方，系胡黄谷祖仰山公宦游广东得之，用者百发百中，但元气厚者，服之不免太密，乃大补助火故也。或曰痘未出之先既可服此，又奚取于保婴丹乎，殊不知保婴以解毒而使之稀，此则气血弱，不能出者，服此而托之使出也。

又方　腊月梅花，将开时采，晒干为末，炼蜜为丸，未出之先，量儿大小三四服，可令豆稀，加朱砂尤妙。

二花散　治痘疹已出未出，不发不起，隐在皮肤之间，热证并治。

梅花一两，阴干　丝瓜五钱，阴干　桃花五钱，阴干　朱砂二钱，水飞过　甘草一钱，去皮，火煨

上为细末。每服五分半，未痘时，蜜水调下。

服前药仍不快，无诸恶候者，可服八味二花散。见大法。

［虚寒例］

［丹］　女子疟后出痘，血气俱虚，又值冬寒，热易退，不出

丁香五粒　附子　肉桂　陈皮　当归酒洗。各五分　人参半两　黄芪一钱　甘草炙，二分

［陈］　**异功散**　治痘疮已出之间，不光泽，不起发，根窠不红，谓之表虚。

木香　当归各三钱　桂枝　白术　茯苓各二钱　陈皮去白　厚朴姜制　人参去芦　肉豆蔻各二钱半　丁香　半夏姜制　附子炮，去皮。各一钱半

上㕮咀。每服二钱，水一盏，姜五片，枣三枚，煎服。

上治虚寒。虚而不寒者，宜用前方血气俱虚之剂，不宜用此。必脉虚细、四肢身体冷者，方可用之。

十补散　滋养气血，调养脾胃，能使疮毒速出，有寒证者用之。加紫草、木香、糯米，名参芪内托散。

黄芪　人参　当归各二钱　厚朴　桔梗　川芎　防风　白芷　甘草各一钱　桂心三分

每服四钱，水煎服，或为末，温水调下一钱五分。

［虚热例］

蓝根散 治疮疹出不快，及倒靥，一名二圣散，救小儿垂死。

板蓝根一两 甘草炙，七钱半

上，末。每服半钱，取雄鸡冠血三两点，同温酒少许，食后调下，无时。甚则三五服，立效。丹溪云：蓝，能分散败血。

丝瓜散 发疮疹最妙，丝瓜连皮烧灰，存性，百沸汤调下，或以紫草、甘草煎汤调服尤佳，米汤亦可。

萝卜汤见前。

[烦不得眠例]

痘疹烦不得眠者。**甘桔加栀子汤**

桔梗 甘草 栀子

上，各等分，煎服。

[活] 治痘出不快，烦躁不得眠者，水解散、麻黄黄芩汤、升麻黄芩汤主之。海藏云：莫若定其气血，用石膏、栀子之类，尤佳，麻黄黄芩汤、升麻黄芩汤，亦当求责的是太阳、阳明，方可用之。

水解散 治天行头疼壮热一二日，兼治疱疮未出烦躁，或出尚身体发热者。

麻黄去节，四两 大黄 黄芩 桂心 甘草炙 芍药各二两

上为粗末。患者以生熟汤浴讫，以暖水调下二钱，相次二服，得汗利便瘥。强人服二方寸匕。风实之人，三伏中亦宜用之。若去大黄，春夏通用。

升麻黄芩汤治痘疮出不快，烦躁不得眠。 麻黄黄芩汤治痘疮出不快，益烦躁昏瞶，或出尚身疼热者。二方见小儿伤寒门。

胡荽酒 胡荽一味，细切四两，以好酒二盏，煎一二沸，入胡荽再煎少时，用物合定，放温，每吸一大口，微喷，从顶至足匀遍，勿喷头面，病人左右常令有胡荽气，即能辟去污气，疮疹出快。

《指南》有禁疮之说，云痘毒奔溃，由气血虚弱，不能拘领其毒，以致毒盛而聚于腠虚之处，故痘之初出也，或一点二点见于隐僻腠节之处，及方广四肢之间，此痘一出，则诸痘不得宣发成浆矣，故曰禁疮。其禁有五，一曰胃禁，二曰火禁，三曰水禁，四曰风禁，五曰寒禁。胃禁者，毒火炙胃，不能发散于肌表，脾胃溃烂，其外证之痘，出于唇口之间者，或二三四五点相连，诸痘未浆，此痘已先黄熟，知由热毒内攻，胃已腐烂，故诸痘不得成浆也。如唇口一见此痘，当察其面色烦红，气粗热甚，口臭异常者，是其验也。火禁者，小儿初发之际，或因身发寒热而误以火薰炙其衣被，或睡卧于火箱之中，使皮肤干燥，故痘毒发泄不出，又兼气虚而不能拘其毒，则毒停皮肤之内，隐隐不能发出肌表也。细看皮内，觉有红点无头无脚，或于四肢头面方广之处，见一二点痘子，则诸痘皆从此痘上发泄为孽，而皮内隐隐不出之痘，终不能快出，名为火禁。以水杨加荆芥煎汤浴之，则诸痘自发矣，轻则升麻和解散主之。水禁者，初发热之际，阴阳未分，毒气方炽，或误食生冷，则毒停于皮肉之间，隐隐有红点，或于方广两胁手足头面之际，发有水泡者是也，盖冷气在内则腹疼肚胀，在外则发热恶寒，此其验也。以丁、桂、茯苓、升麻、大腹之类逐之，冷食遗积脾胃，须防下泄，再加山楂。风禁者，发热之初，失于不避风，则风入肌表，痘不能发，或肌肤麻木，不知痛痒，或不麻木而干燥，或毛直而干焦，或皮痒欲搔，或重则狂烦谵语，此风与火搏故也。治法，以升麻汤加羌活、荆芥以逐之，甚则蒺藜、蝉蜕以攻也。寒禁者，发热之初，误经冷水沐浴，或睡卧于铁漆寒冷之处，或衣被单薄，感冒寒气，则痘必不能宣露，有手足麻木不知痛痒，有四肢冷痛不能举动者，有麻木

冷痛之处不出痘子，惟于委曲避风之处，或头面鬓际之上，痘出如瘾疹者，是其验也。内以丁、桂、川芎、升麻逐之，外用绵衣以温之。曾见小儿年十一二岁，发热之初，卧新漆床上，初因热极，父母不防出痘，任小儿手贴漆床而卧，致令寒气侵入手臂，其馀四肢面腹方广之处，俱出有痘，惟一臂麻木不仁，无一点痘见，诸医视之，并不知其故，请予至，详察其由，乃以前方治之，后见一臂痘发出比他处尤为稠密，臂痘一出，诸痘俱起，九日而平复如故。

[出见部分]

经曰：诸痛痒疮，皆属心火。心之华在面，痘疮之火，其出先在于面，但观其出之部位，可以知其候之凶吉。如先在唇四畔出者，或两颐出者吉，盖太阳之邪，下传阳明，阳明者胃与大肠，积陈受朽，气血俱多，又口为水星，颏颐属肾水，火为水制，不能作虐也。如在额角眉心先出者凶，盖太阳，足壬膀胱水，手丙小肠火，丙火独旺，不受壬水之制，其毒并于膀胱之经而先自病，膀胱多气少血，又正额属心火，火不务德，妄行无忌，心为君主之官，主危则十二官皆危矣。凡起发、成浆、结痂，亦如此论。经曰：头者精明之府。又曰：春气者，病在头。可见头乃人真元会聚之所，为发生之本。又面列五官，分五行，而五藏之华皆见于面，是头面者，人君之象，至贵至尊，不可凌犯者也。咽者，胃脘水谷之道路也，主内而不出。喉者，肺脘呼吸之往来也，主出而不内，在人之身，譬犹关津要路也。疮痘之出，最要头面稀少，颈项无，方是吉兆。若头面多者，谓之蒙头，诸阳独亢，五官俱废，神明失守，精华自萎，经云：神去则机息，气止则化绝者此也。颈项多者，谓之琐项，内者难出，外者难入，上者不升，下者不降。经云：一息不运，则机缄穷，一毫不续，则霄壤判者此也。故皆不治。　陈氏文中曰：痘疮轻者，作三四次出，头面稀少，胸前无。盖头面者，诸阳之会，胸者，诸阳之所受气，此数处痘子宜少不宜多，以清阳之分，不可浊乱也。手足虽诸阳之本，乃身所役使，卒五卑贱之职，非若头面为元首也，又居四末，非若胸膈心肺之居神明之舍也，故虽稠密不必忧也。若头面、胸项、手足，稠密琐细一样者，却愁气血衰微，脾胃虚弱，不能周流灌注，起发不透，收靥太迟，而生他变矣。　凡痘子初出，便自手足先出者，他处未起，而手足先起，他处未收，而手足先收者，此阳火大旺，宜用解毒抑阳扶阴之剂，四物汤失血合黄连解毒汤烦躁主之。如他处俱起，而手足起迟，他处俱收，而手足不收者，此脾胃虚弱，不能行其气血达于手足，宜补脾胃，十全大补汤汗、桂枝芍药汤腹痛主之。　一出红点数粒，发于山根之上，为毒盛气虚，而毒乘虚犯上，或发三五粒一块者，皆不吉之兆也，宜急用凉血解毒，以防危急。若腮颐地阁之间，疏疏发见，淡血润色，三次出者，乃吉证也。

[出见形色]

凡痘疮之出，不论疏密，而论磊落。若磊磊落落，如珠如豆，颗粒分明，尖圆紧实，虽密无妨，此谓出尽无留毒也。如黏聚成丛，模糊作块，不分颗粒，恰如红瘤，虽只一二处，未可言疏，此谓之伏，出未能尽。若待后者再出，则先者或陷而复隐，或痒而俱溃，成坏疮矣，此犹淹延引日，久而后毙。若如蚕之壳，如蛇之皮，此气至而血不荣也，谓之干枯。如蚤之咬，如蚊之嘬，此血至而气不充也，谓之陷伏，不能引日，奄忽而死矣。痘疮初出，与未病时皮色一般者善，若疮太赤，根下皮色通红，此血热气不管束也，后必起发太骤，皮嫩易破，痒塌而不可救，宜急解血分之热，四物汤失血加升麻、地骨皮、红花、紫草，或消毒饮、活血散起发合而饮之，待色少淡，急补气分之不足，四君子汤不能食加黄芪、防风、木香，或调元汤大法、参苓白术散痘渴合而饮之，仍用血气二方相间而服，若成浆不破损者吉。服药不效，反增瘙痒者，命也。痘疮初出，有四善，红活明润。紧实坚厚。尖圆布散。磊落稀疏。盖痘[1]子赖血以润之，血活则其色如丹砂，如鸡冠。若毒凝血聚，则遂成黑色。今头焦黑者，乃荣血不能流行内外，毒气壅遏，此症甚危，其人必大小便秘，喘急烦躁，宜用七物升麻丸初热、当归丸便秘、通关散便秘、三乙承气汤便秘，看轻重紧慢用之，以解里之急。得利后，以紫草饮、加味四圣散，调无价散，以解表之毒，仍用胭脂涂法，疮变红活，以渐起发者吉。若更干黑者凶。庄氏云：斑疮倒靥而黑色者，谓之鬼疮。痘子赖气以束之，脾胃强气实，则肌肉厚，皮肤坚，今痘皮嫩薄，溶溶如淫湿之状，乃脾胃气虚，其人必少食或自利，宜用十全大补汤自汗去生地黄，加防风、白芷，外用天水散即六一散，见初热，蜜水调拂疮上，以解表之湿热，疮若起发成浆者吉，渐变痒塌者凶。闻人氏云：疮痘作痒，深为可虑，能调和爱护，勿令有此，乃为上策。痘出如灰色白者，气虚也，候齐后，以保元加木通、川芎、肉桂最稳，用木通者，取通心气也。出不红活，淡色者，血虚也，保元汤中加酒制当归、酒炒赤芍药及川芎。血热者，仍加生地黄姜汁拌晒，倍黄芪。痘出皮肤干燥枯涩者，必难起胀，用溪中白石洗净，烧红，以井花水渍之，使湿气蒸于痘上，顷间，光泽甚易起，又能辟秽。一出与地皮相似，无胄起之意，乃是红斑，急宜凉血解毒，宜羌活散加酒炒芍药、紫草、红花、蝉蜕、木通、糯米，连进数服，或以六一散、保婴丹、紫草膏随意用之亦可。瘢退，以保元加木香、豆蔻煎服，以解紫草之寒，防其泄泻，若夹疹，同此。如治稍迟，则变成黑瘢，实难救矣。大抵下紫草必下糯米五十粒，则不损胃气，无泄泻之患，惟大热大便秘者，不下糯米，以糯米粘腻故也。馀详夹瘢夹疹条。一出真红焮赤，摸过皮软不碍手者，此系贼痘，过三日变成水泡，甚至紫泡、黑泡，此危证也，急少加保元，大加紫草、蝉蜕、红花解之，或煎灯草、木通汤调六一散，利去心热，而红紫自退，如已成水泡，则保元中大下四苓利之。此千金妙法也。不然则遍身擦破，赤烂而死。痘子初出，不成颗粒，但皮肤间济济簇簇，如寒风粟子之状，或虽出形，与针头相似，稠密无缝，此皆恶候，虽有良工，无能为矣。

紫草饮

紫草　芍药　麻黄　当归　甘草各等分

上锉细。水一盏煎，不拘时服。

加味四圣汤

紫草　木通　木香　黄芪炙　川芎　甘草　人参各等分　蝉蜕十个

上锉细。加糯米百粒，水一盏，煎服。

胭脂涂法

先以升麻一味，煎浓汤，去渣，却用胭脂于汤内揉出红汁，就以本绵蘸汤，于疮上拭之。

阮氏万全散　治痘疮出不红润。

防风　人参　蝉蜕各等分

上细切。每服四钱，水一盏，入薄荷

---

① 痘：原作“头”，据文义改。

三叶，煎六分，温服。热而实者加升麻。

化毒汤　治痘已出，而热毒未解，宜清热凉血。毒一解，不致黑陷，血一凉，不致红紫。

紫草　升麻　甘草　蝉蜕　地骨皮　黄芩酒炒　木通

上，各等分，水煎服。

解毒散　治毒先发肿者，名为痘母，后发者十有九死，先发者吉。

金银花五两　甘草一两　木通　防风　荆芥　连翘　牛蒡子各三钱

上，用酒水各一盅，煎服。如泄，加诃子、豆蔻。痘红者，加炒黄芩、芍药。疮痒者，加归身、生地，或加何首乌尤佳。疼痛者，加赤芍药。

露桃花散　痘形一两日，枭红罩锦，或色焦紫，恶渴烦躁，睡卧不宁，再不宜以药下之，准服露桃花散，自然红活。

露桃花　紫草　红花　白芍药加倍　木通　生地黄　茯苓　甘草　橘皮

上，用灯草煎服。露桃花性阴而和阳，取时须待将开含笑，清晨摘取，饭锅上蒸熟，焙干，带蒂入药，不宜多用，多用则恐作泻，若不预收。多加紫草茸、芍药可也。

黄连解毒汤　痘出三两朝，身中热烙，焦紫无红活色，枭炎猛烈之甚也，或眼红脸赤，或小便涩结，须服黄连解毒汤、加减犀角地黄汤可也。

黄连　生地黄　芍药　甘草　木通　车前草　僵蚕　桔梗　连翘　牛蒡子　荆芥

水煎服。或去僵蚕、翘、芥，加紫草茸、灯心，热甚加柴胡、地骨皮，饱胀加全瓜蒌、枳实、山楂，气弱不用枳、楂。

加减犀角地黄汤

犀角　木通　生地黄　芍药　红花　紫草　茯苓　车前草鲜者　地骨皮鲜者　甘草

水煎服。犀角须用井水磨浓，俟药煎如度，投下服之，不可和内煎也。若身热惊厥，加纹银一块同煎，盖因肝木旺而心火炎上，故金以克之耳。

五龙汤　痘一见形，就是蚊蚤咬的形者，是痘毒紧辏心肝二经而然也，极是犯君，痘经云，臣陵于主逆天条，有福儿童蓦地逃，总然和顺成功去也，在刀山走一遭。好把化癍汤浴之，内服五龙汤。

黄连　紫草茸　芍药各三钱　生地黄九钱

煎浓，入水磨犀角汁和服。王氏治此，多用大黄汤下之，彻逐其毒，随用升表之剂，固为美法。下后不能提峻，速致其死，不若五龙之为妥也。

化癍汤

金线薄荷　大水杨柳　荆芥　苍耳草

四味共煎浓，去渣，将头髮滚汤洗去油垢，团拢，仍汤热徐徐浴之，必须置之暖处，外再服前药，癍去而痘自鼎峻矣。

四仙散　痘起遍身，俱是黑色，论备载在前矣，要是元癸夺权争先，如青天晴极而云雾，静水风动而波行，第一奇痘也，只以化癍汤浴之于外，而内服四仙散，自然色变而为美矣。

甘草、紫草与通草，三般遇此多是宝，黄连、连翘与石莲，三味合浸共一炒，研末，惟在空心时，砂糖调服，霎时好。此痘，得者甚鲜，非富贵之至者，不能见此，若见形而盘缕失天元者，不在此列。

按：此即所谓鸦翎痘也，虽黑而光润圈圆顶峻，与常痘同，得之者必主大贵。

玉泉散　痘形一朝，就结焦粒，是枭炎彻于肝荣而玄水弗克和解，急服玉泉散，庶可挽治。

犀角二钱　白芎　黄连各一钱，为细末

冰片三分，另研

浓煎甘草汤或建糖调服，大者五分，小者再减。

此方，屡治痘焦者恒获速效，但犀角，人不谙用法，必须粗砺瓦盘，井水磨之，待澄净去水，刷于绵纸上，略有干燥，方和前药用之，若以铁器锉下细末，犀不渍水，则不效。

［出多热不退］

凉血解毒汤 痘出热不退，红不分地，或痘苗干枯黑陷，急用此方，可起壮灌浆。

紫草一钱 生地黄 柴胡各八分 牡丹皮七分 赤芍药 苏木 防风 荆芥 黄连 木通各三分 牛蒡子四分 天麻 红花 甘草各二分

上，用姜一片，灯心二十根，糯米百粒，水煎服。

清地退火汤见前。

加味犀角饮 痘已出不匀，心烦壮热，口舌生疮。

犀角 牛蒡子 荆芥 甘草 防风 升麻 桔梗 麦门冬

水煎服。

［护咽喉］

凡疮疹，未有咽不痛者，心胃有热，上攻于咽，干涩而疼，宜于发热初出之时预解之，甘桔汤加牛蒡子，甚者射干鼠粘子汤，令毒火解散，不停留于咽喉之间，致生他变也。若初时隐忍，不即解之，以致毒留咽喉，发而为疮，肿胀溃烂，水谷不入，呼吸不能，声哑难言，却欲呼医，悔无及矣。所以甘桔汤疮出之后，常宜饮之，利咽喉，宽胸膈，清肺金，解毒火也。如兼口舌生疮，齿浮龈肿者，宜甘桔汤合黄连解毒汤加牛蒡子。水浆不入者，射干鼠粘子汤加桔梗、荆芥穗、山豆根。已上证候，须能食，脏腑亦热方可用。如上焦虽热，却觉小便清，大便溏，饮食不进者，只用甘桔汤，不须加牛蒡子，盖其性凉，为疮疹所宜服者，能透肌出痈疮，是以疮疹亦出也。大便利，则不可服。

甘桔汤 射干鼠粘子汤俱咽喉。

［护目］

痘疮方出之时使不入目。以神应膏涂眼四周，或只以胭脂取汁涂之，或傅以水调黄柏末，或以牛蒡子为末，蜜调贴囟上，或以白芥子末，水调涂足心，此皆养护之良法也。若眼中流泪或多眵，或目中红赤，此肝火大旺，宜早解之，洗肝明目散加蝉蜕。又有忌食之法，如浓厚滋味，牛鸡鹅鸭，皆不可食，食鸡鹅鸭卵，未有不为目害者，但令食淳淡之物，或少入盐亦无害。如湫隘之家，不可煮鸡鹅鸭卵，其气相袭，亦能损目，不可不知。

神应膏

黄柏一两 真绿豆粉一两半 甘草四两 红花一两

上为细末。用胭脂水和蜜水调涂两眼四畔之疮痘上。

黄柏膏 如疮疹已出，此药涂面，次用胡荽酒外治法。

黄柏一两 绿豆粉 红花各二两 甘草四两

上，同为细末，生油调。从耳前至眼眶，并厚涂之，日三两次，如早涂，疮不至面，纵有亦少。彭氏云：痘疹护眼，人多用胭脂。据亢医云：不如钱氏黄柏膏最好。诸家护眼法，无出此方也。

痘疮初出，用鼠粘子为末，水调，傅囟门。并无患眼，亦妙。

洗肝明目散眼目。

［夹疹夹瘢］

钱氏云：痘疮只出一般者善。凡痘初出，其间碎密若芥子者，夹疹也。皮肉红肿成片者，夹瘢也。疹由心热，瘢由胃热，宜急解其毒，消疹用黄连解毒汤烦躁合消毒饮。化瘢用人参白虎汤痘渴。合消毒饮。或只以升麻葛根汤。夹疹者加防风、荆芥穗、木通、麦门冬、黄连。夹瘢者加石膏、人参、大青、玄参、淡竹叶。如疹散瘢解，现出正痘，疏密停匀者吉。痘被瘢疹夹杂，不能起发者凶。

［疱疮］

闻人氏云：伤寒热邪在表，里未能作汗，或当汗不汗，热郁于肌肤，故发疱疮。色白或赤如火丹，头作浆白脓者轻，根下紫色隐隐在肌肉者重，甚者五内七窍皆有之，其形亦如痘，小儿肌肉嫩薄，尤多此证，非正疮痘也。又云：六腑属阳，有热则易出，是以作肤疮，一出即遍满肌皮之上，如痱疮细疱子，见而便没，其所受气浅故也。五脏属阴，有热则难出，其为疮痘，在肌肉血脉之间，必先发红瘢，而后如豆，故名疮痘，其所受气深故也。大抵暴热而便出者必肤疹，久热而难出者必是正疮痘，肤疹非正疮痘也。

愚按：痘疮初出，五脏不同，肝水疱，其色微青而小。肺脓疱，其色微白而大。心为瘢，色赤而小。脾为疹，色赤黄而浅。及五七日之后，不问其初出自何脏，悉成血疱，血疱成脓疱，正如豆样，脓疱之后，结痂疕则愈，此方是正疮痘也。或人疑之曰：肺既为脓疱，而血疱之后，又成脓疱者何耶？盖脓疱之出于肺者，言其初时淡淡如脓，其色白而非黄，俗称白痘者是也。若血疱之后所结脓疱，则是其疮已熟，譬如果之成实，饱足充满，包裹黄脓，其色黄而非白也。

［子母痘］

［袁］　痘经于心者，必涌出而无渐，经于肾者，必沉匿而难见，痘焉有子母者耶。若肝肺脾三经来者，或作两三次而尽标，或作四五次而尽标，或一边灌浆，一边表暴，或回尽而旁隙处痘又臻焉，或头面先稀少，身体多布列，而后上焦又添出焉，或身体先稀少，头面多布列，而后下焦又倍出焉，此所谓子母痘者也。盖因元气以渐而至，枭炎以渐而微，不失之峻速，以贻莫胜之悲，不失之隐滞，而踵攻激之害，疔瘢可消溶于起点之时，痈毒自祛除于靥痂之后，非阳明胃、太阴脾二经，弗克致也，世俗以先标者谓之望痘，后出者谓之赠痘，意有在焉。

［禁忌］

疮痘本因热而出，热势甚则其出愈难，故瘢点未见之时，惟当用平和药如升麻葛根汤、参苏饮俱初热、东垣鼠粘子汤出太密、惺惺散初热等解利之。或有不问虚实，便以辛热之剂大发之，施之虚者，犹庶几焉。若盛实之人，热毒弥漫，荣卫闭塞。里毒甚者，大便不通，小便如血，是谓郁毒不散，毒气无所从出，反攻脏腑。表毒盛者，疮凹而不起，遂成倒陷，或为溃烂，或为痈疮。当此之际，不能解利，至于毙者多矣，是阳盛热炽，无阴气以感之也，用消毒饮咽喉、七物升麻丸初热，得毒气解散，荣卫流通，疮子将自起矣。

见形三朝生死

凡小儿发热三日之间，热退身凉，凉而复热，热而复凉，然后报痘，从口角颧骨上两两三三，成对报点，至三四五日出齐者，顺之兆也。其或发热只一日或二日即见红点，或吐泻腹痛，或战栗身温，不食昏卧，三四日痘不起发，不光泽，惨暗不明，根窠色白，皆虚寒之候也，所谓险也，可治而愈。苟发热太甚，烦躁闷乱，喘急不食，及热而复凉，连热一齐突出，红紫黑色不起涣，不光润，为表中实热。或自太阳天庭方广出起，皆凶之兆，难治。

报痘时头面稀少，胸前背后皆无，根窠红润，顶尖碍手，如水珠光泽者，上吉也，不必服药。

报痘时烦躁不宁，腰腹痛不止，口气大臭，出紫点者死。 亦有出青癍如蓝靛色者，皆死症也。

报痘时色白皮薄而光，根窠全无红色，或根带一点红，三五日即长如绿豆大，此痘决不能灌浆，久后成一包清水，擦破即死，不可因其好看，妄与下药。

报痘全不起顶，又顶如汤泡及灯草火烧之状，十日后痒塌而死。

报痘时起红癍如锦纹者，六日死，遍身如蛇皮者死。

报痘时黑癍如痣状，肌肉成块黑者，即日死。

痘身发热未透，而即报点现标，已而复没不见，又出又没者，谓之弄标痘。盖痘疮全凭热透，则肌肤通畅，自然易出，今热不透，则地皮未熟，出而复没，隐而又出，气血衰弱之甚，无力发泄故也，难治。

痘色红紫焦枯，贴肉不起，皮厚黑如铁，挑之不破，无浆血者，谓之铁甲痘。乃气涩而不营，血枯而不润，磅礴皮肉，八九日内死。

凡疮子已出，头面要稀疏磊落，颈项上宜少不宜多，胸前要少而疏，如此者其毒则轻。如面上模糊一片，未发先肿，缠项稠密，胸前亦密，此毒甚也，勿治。

凡痘子出尽，正将起发，其中有发血疱者，此毒伏于心，即死。有发水疱者，此毒伏于肝，旋见痒塌而死。

集之五　心脏部三

痘　疮 中

起发证治

［万］　痘疮之证，热三日，出三日，后方起发，此常论也。盖先出者先起，后出者后起。痘疏毒轻，气禀厚者，自易出易发易靥。痘密毒重，气禀薄者，自难出难发难靥，未可拘定日数。时师不知虚实补泻之理，但于起发之初，便用补脾，果内气不足少食者，用之允当，若内实便秘能食之人，宁不党邪为恶乎，非徒无益，而反害之。痘疮之出，有轻有重，观其形状，即可知之，如一发便出尽者必重也。疮夹疹者，半轻半重也。出稀者轻。里外微红者轻。外黑里赤微重也。外白里黑者至重也。疮端里黑点如针孔者势剧也。青干紫陷，昏睡汗出，烦躁热渴，腹胀啼喘，大小便不通者困也。善用药者，能使轻者易安，重者不致大困，斯可谓之十全矣。凡痘疮疏则无毒，密则有毒，痘疏毒少者，邪不胜正，其气和，其势顺，不须服药。痘疏密布散，邪正相持，其气病，其势险，此宜抑邪扶正，使邪气亟夺，不为正气之贼。痘稠密无缝，正不胜邪，其气乖，其势逆，善治者什可救其二三，不善治者束手待毙而已。故顺者不必治，逆者不可治，险者贵治，此以下专言险逆者之证治也。痘子轻者作三四次出，大小不一等，其起发亦先后循次，大小分明，不相连串，颗粒尖圆，根窠红活，光壮肥泽，此表无病。饮食如常，小大便清润，此里无病。表里无病，大吉之兆，不须服药。凡痘密者，多难起顶，但欲皮厚有脓，浆色以灯影之，苟非皮薄水泡光润，虽平，亦无伤。

凡痘子出得稀疏者，自然易发易靥，不可妄治。若疮稠密，常患其发不能透，宜细视之，但红活不甚长大者，气不足也，用四君子汤合匀气散，加烧人屎治之。如焮肿色带红紫者，血热也，用四物汤失血合消毒饮见形，加烧人屎治之。如不润泽而干者，此血弱也，用活血散加消毒饮与之。如不起发，不红活，平塌灰白者，此气血俱虚也，用十全大补汤汗加烧人屎、牛蒡子与之。如有青干者，内服快癍汤见形加烧人屎合夺命丹见形。与之，外用四圣散痘疔。合胭脂涂法，或用胡荽酒俱见形。或用水杨汤浴法，务求光壮红活而后已。如中间有成水泡者，防其痒塌，宜先补脾胃，疏风泻火，使肌肉实，不作痒可也，十全大补汤汗加防风、大力子主之。

疮子起发，只以出匀为期，不可拘定日数。疮出以渐，其发亦以渐，谓之适中。若已一齐涌出，便皮肉虚肿，一齐焮发者，此表气虚，毒气奔溃而出，表虚不能收敛，必生痒塌，或成溃烂，急宜救表，十宜散调无价散、活血散合消毒饮相间服之。若出已尽，当起不起，或起不透，此里气虚，毒气留伏壅遏而不出，必增烦躁腹满喘促，或后为痈毒，急宜救里，十全大补汤合匀气散，或参苓白术散调无价散服之。 痘至四五，停住不甚起者，少后力，宜助之，用生黄芪三五钱，人参二三钱，当归、鹿茸一二钱，煎服，或磨入木香少许，儿大者倍之，俟浆满足而止。

十宜散见形。

活血散即芎归汤

当归 川芎各等分

上为细末。每服一钱，红花汤调服。

消毒饮见形。 十全大补汤汗。 匀气散见形。 参苓白术散渴。 无价散倒靥。

参芪四圣散 治痘疮已出六七日，不能长，不生脓，或痒塌。

当归 芍药炒 黄芪 川芎各五分

白术 茯苓 紫草如无，红花代之 木通

防风各三分 糯米二百粒

上，水煎。母同服。

胎元散 痘不起发，不红润，是血气俱虚。

胎元焙干为末，加麝香少许，酒调服三五分。

独参汤 治阳气虚弱，痘疮不起发，不红活，或脓清不满，或结痂迟缓，或痘痕色白，或嫩软不固，或脓水不干，或时作痒，或畏风寒。

用好人参一两，生姜五片，大枣五枚，水二盅，煎八分，徐徐温服。婴儿乳母亦服。

[干枯灰白红紫青黯]

[丹] 如将出成就之际，却色淡不正者属血虚，宜用补血药当归、川芎、白芍酒洗之类，或加红花。如将成就之际，却色紫不正者属热，宜用凉药解毒，升麻、芩、连、桔梗、连翘之类，甚者用犀角屑。如用后项诸药，色仍不正者，宜兼用二法治之。

痘疮之毒，必气以响之、血以濡之，而后可得成熟也。故于起发之时光壮者，气有馀也。肥泽者，血有馀也。气血有馀，表里俱和，不须服药。如形长大而色枯燥者，此气至而血不荣也，宜四物汤失血，加人参、麦门冬。色红润而形平陷者，此血至而气不充也，宜四君子汤不能食，加黄芪、官桂、川芎。形平陷，色枯萎者，此气血俱不足也，宜十全大补汤汗合无价散倒靥主之。色灰白者，气虚也，四君子汤加黄芪、当归、官桂。色红紫者，血热也，四物汤加红花、地骨皮、牡丹皮。

凡痘疮起发迟滞，顶平，色灰白者，气虚也，其人平日食少，脾胃不足，人参白术散渴去葛根，加桂；十全大补汤汗去地黄，加木香主之。如曾有吐泻，以致气弱者，四君子汤不能食合益黄散脾主之。泻未止者，四君子汤吞肉豆蔻丸泄利，甚者陈氏木香散主之泄利。若红紫色焮肿者，血热也，四物汤失血合消毒饮见形，加红花，外用胭脂涂法见形解之。干枯者，血虚也，四物汤加人参、麦门冬、地骨皮，外用胭脂涂法、水杨汤浴法。灰白另立门在下卷。

起发之时，根窠红活，形色润泽者，此血随气行，灌注诸疮，自然红活肥泽，不须服药。如虽起发，干枯无水，谓之不肥泽。带青紫黯色，谓之不红活。其变为黑陷，乃血虚也，四物汤失血，加人参及麦门冬、紫草、红花，间进，调无价散倒靥，或吞服夺命丹见形。外用胭脂涂法见形。

水杨汤

水杨柳五斤，净洗，春冬用枝，秋夏用枝叶，锉断，用长流水一大釜，煎六七沸，先将三分中一分，置浴盆内，以手试，不甚热，亦不可太温，先服。宜用汤药，然后浴洗，渐渐添汤，以痘起发光壮为度，不拘次数。

祛邪汤　痘号天花，最忌诸秽臭、恶血，五六朝间，痘本美丽鼎峻，而一时失防，或触于腥血，或感于秽臭，倏忽更变，外宜祛邪汤浴之，而内服玉枢正气丹可也。

鸡毛拔细软者　升麻　荆芥　木通　紫苏　荔枝壳　水杨条

上，用水煎浓，去渣，洗浴。

玉枢正气丹

玉枢正气神功捷，生地红花并甘桔，参芪须倍橘红扛，蝉蜕防风蓑爰觅，寅谷相朝嫩桃杪，五个和姜甘草列，煎浓投酒服须臾，不觉痘自还元吉。

［顶陷］

起发之时不徐不疾，以渐长大，尖圆磊落，光壮坚实，根脚红活，此气充足，载血而行，透彻诸疮，自然尖圆光壮，不须服药。如虽红活，顶平中陷，不成尖圆，色嫩皮薄，不能坚厚，其变为痒塌，为留伏壅遏，乃气虚也，四君子汤不能食合匀气散见形加黄芪、官桂，或人参白术散渴加黄芪、官桂、防风，或调元汤大法加官桂、防风、白芷、荆芥穗，或十全大补汤汗去地黄，加防风、白芷，或十宣散见形皆可选用。若疮皮薄，色娇，淫淫如湿者，此气不胜血，宜补气凉血，四君子汤、四物汤去川芎、地黄，加黄芪、官桂、防风、荆芥穗。如浮囊虚起，壳中无水者，此气不依血，血不附气，其变为痒塌，为痈肿，十全大补汤去白术，加大力子、连翘、防风、烧人屎。痘疮起发，尖圆为贵，如四围起，中心平陷者，此有二种。有血化成水，四围高起，心中略低凹者，俗呼为茱萸豆，此中气不足，发未透彻故耳，能食者至养浆之时，尽充满而起矣，不能食者，宜扶中气，人参白术散主之。有四围沸起，中心落陷无水，犹是死肉，其形如钱，宜急攻之，若待渐变黑点，不可为矣，此名鬼痘，四君子汤合九味顺气散加烧人屎，或紫草饮出不快，或紫草饮子，连进服之，外更用胭脂涂法见形。出齐后，痘有小孔，自顶直下至脚，不黑不白，与痘色相同，名为蛀痘，皆因表虚而腠理不密，成此证也，失于早治，大泄元气，不起不发，祸不旋踵，急用保元汤下生糯米、川芎、肉桂、丁香，其孔自密，甚为捷径，连进二三服，必待孔闭而痘自起。孔若黑色，则为丁矣。顶陷色白，皮薄晶光者，气虚也，大下保元，倍加酒炒黄芪、肉桂、川芎、丁香、茯苓皮、人乳、好酒进之。

九味顺气散又名匀气散

白术　白茯苓　青皮　白芷　陈皮　乌药　人参各五分　甘草炙，二分半　木香一分半

上锉细。水一盏，煎七分，去渣，温服。

紫草饮子

紫草茸　人参　白芍药　蝉蜕　甘草　穿山甲土拌，炒。各等分

上锉细。用水一盏，煎五分，作三四次温服。

内托散　治痘疮毒根在里，顶陷，灰白色，不起发，根窠不红，内托毒化，立验。

人参　甘草　肉桂　白芍药　川芎各一两　黄芪一两五钱　桔梗　防风各二两　用当归五钱　木香二钱

上，水煎服。泻加诃子肉、肉豆蔻。有瘢减肉桂，加紫草、酒炒黄芩、黄连、牛蒡子之类。

治痘塌陷不起，**回阳丹**

此方用于四五朝前，其效甚速。若用

于六七日后，则噬脐矣。制法，将弥月将生胞羊，酒洗净，随用黄麻缠拢一团，把腊糟裹外，置新瓦上四围炭火炙之，俟其外糟焦了如墨样，削去其糟，再焙干，另为末，入官桂末、丁香末各五钱，人参末一两，木香末三钱，再研极细，升麻煎酒浆调服，十岁以上服二钱，十岁以下服一钱，十五岁以上服三钱，年多服多，年少服少，加减而用，无不获效。若加大附子一两，去木香，则为附子回生丹。胞羊须预嘱屠肆，遇便收制，若特杀伤生，大不祥。

[顶凸]

痘疮起发，有心中凸起，四围干平无水者，或里红外黑者，此由平日感受风寒，皮肤坚木，以致痘毒郁而不散，宜桂枝葛根汤初热、十宣散见形，以散表邪，外用水杨汤浴之见前。

[粘连]

痘疮起发，贵于颗粒分明，如其彼此相串，皮肿肉浮，或于本痘四傍，旋出小痘，攒聚胖长，渐成一块，此候最重，宜以快癍汤合消毒饮俱见形加烧人屎服之，更宜禁忌，以防瘙痒之变。

[陷伏]

凡痘疮，以起发光壮，红活肥泽为顺，若将起发之时，中间有干黑不起者，须急治之，不可因循，以致传变加多，不可救药矣。

痘疮内而不出谓之伏，外而复入谓之陷，疮痘黑陷，当分四证。

一则感风寒肌窍闭塞，血凝而不行，必身痛，四肢微厥，癍点不长，或变黑色，或青紫瘾疹，此为倒伏也。宜温肌发散，桂枝葛根汤初热加麻黄、蝉蜕，或以紫草饮出不快吞夺命丹见形，外用胡荽酒喷之，须令温散寒邪，然后热气复行，则其癍自长矣。

二则毒气太盛，内外蒸烁，毒复入里，必心烦狂躁，气喘妄言，如见鬼神，大小便秘，渴而腹胀，此为倒陷伏也。病邪轻者，宜利小便解毒，连翘汤、通关散俱便闷，甚者以百祥丸、牛李膏俱黑陷，以泻膀胱之毒，令阳气复还，脾胃温暖，服之身温，欲饮水者可治，是脾强胜肾，陷者当复出矣，若加以寒战身冷汗出，耳尻反热，死。然百祥丸太峻，今以宣风散发热、三乙承气汤便闷代之，外以水杨汤浴之见前。

三则内虚而不能使阳气以副荣卫者，出而复没，癍点白色，或黑色，其人必不能乳食，大便自利，或呕或厥，此胃虚而不出，谓之陷伏也，宜用温中之剂，令其胃暖，荣卫复行，则当自出矣，宜调元汤大法加丁香、官桂，理中汤泄利加黄芪、官桂，甚则陈氏木香散泄利、异功散出不快皆可用也。外用胡荽酒见形喷之。或因误下之后，毒气入里而黑陷者，则宜温养而表出之，先以理中汤温养其里，后以桂枝葛根汤疏解于表也，不出，再加麻黄。

四则被房室等杂秽恶气冲触而黑陷者，则宜熏解之，内服紫草饮子见前，外用胡荽酒喷之，及茵陈熏法。馀详前禁忌条内。

茵陈熏法

用干茵陈研末，捣枣膏和丸如鸡子大，晒干。烈火烧烟熏之。

[大便]

痘疮自起发之后，大便常宜坚实，缘小儿脆弱，身热而大便不通者则易实，大便自利者则易虚，虽四五日不便，无忧也，不能食者听其自便，赖旧谷气为养，至五日后则脓成毒化，解利之剂可用也。能食者三日后不通，不腹满，不里急后重，则亦不必攻之，可用胆导法便闷导之，不通，以当归丸便闷微令润过，使气道升降，无壅遏之患，不可妄下。凡能食者，大便喜润，赖新谷以为养，而旧污之不留，自然脏腑流利，血气和平，不可妄用温补，反增里热之证。胃主腐熟水谷，大肠主传送已化之物，故食多少，可以知人谷气之虚实，大便滑涩，可以知人脏腑之冷热，大便如常，是亦疮疹之一顺也。如起发之时忽然泄泻，此宜急止之，恐肠胃虚，真气脱也，须辨冷热虚实。如泻而手足冷，面色青白，疮不红绽者，冷证也，理中汤丸、豆蔻丸俱泄利、益黄散脾，甚则陈氏木香散泄利、异功散出不快皆可用也。泻下之物黄又酸臭，渴，手足心热，面赤，疮红绽焮发者，热证也，黄芩汤泄利、五苓散惊搐主之。脾胃怯弱，精神慢而不食者为虚，当温养之，益黄散。身热中满，渴而不食者为实，当清利之，五苓散。其人或脏气自脱，或因服寒药，致令疮毒陷入大肠，泻下如豆汁，或便脓血，或便黑汁，口内臭气，唇焦目闭，加腹胀者必死之证。方论详泄泻本门。

不二散 治痘当起胀灌浆时泄泻不止，以此止之，只一服愈。如服此不已，是元气已脱，不可为矣。

莲肉炒，去心，一两 真鸦片二钱，另研

上，各取净末，和匀。每服三四分，米饮调下。此方不但止泻，亦治烦、痒二症。夫固大肠之滑脱，易知也。敛心火之浮游，难知也。

［手足］

痘疮起发欲透，惟四肢稍远，虽得均齐，必脾胃素强能食多者，不须虑此。若脾胃素弱又食少者，手足上疮常发不透，盖脾主四肢，脾虚则不能行其津液溉灌四肢，所以发迟，以补脾为主，快癍越婢汤，如不令透，其后手足必作痈毒。又手足疮痘，多发水泡者，此肝乘脾也，先泻肝，羌活汤发热加柴胡。后补脾，人参白术散渴去葛根加桂。如见而复隐，起而复塌，色紫黑者，此肾乘脾，不可治。

快癍越婢汤

黄芪炙 白芍药 桂枝 防风 甘草炙

上锉细。加生姜一片，枣一枚，水煎，温服，不拘时。

［头面］

头面属阳，疮疹亦属阳，以类相从，故出现、起发、收靥自头面始，升生浮长，阳之性也。痘疮起发，头面以渐肿大，升生浮长之性，不须忧恐，只要疮子磊落红活，光壮肥泽，待至成脓之后，毒化结痂，而肿亦渐消矣。如疮粘连通串，模糊成饼者，又要红活润泽，以快癍汤、消毒饮并见形合而饮之，或消毒化癍汤以解其毒，更以甘桔汤咽喉加牛蒡子相间与之，以利咽喉，宽胸膈，令饮食无阻也。又以神应膏护目见形。若灰白青黄干燥，疮面肤起者，皆死证也。其头面肿，有不闭目者，毒浅而轻，有闭目者，毒深而重，亦待疮熟肿消而目自开，若疮未成，肿消目开者，此陷也，勿治。

消毒化癍汤

升麻 柴胡 桔梗 甘草 龙胆草 牛蒡子 连翘 防风 蝉蜕 密蒙花

上锉细。加淡竹叶十片，水一盏半，煎一盏，去渣，食后服。

凡将起发，头面预肿者，此时行疫疠之气，名大头瘟，其毒最酷，急用羌活救苦汤解之。

羌活救苦汤

羌活 白芷 川芎 蔓荆子 防风 桔梗 黄芩 大力子 连翘 升麻 人中黄各等

上锉碎。加薄荷叶七片，水一盏，煎七分，去渣，食后温服。

［痘疔］

痘疹之毒，自内而出，冲突气血，发散腠理，初出一点血，乃身中气血被毒驱逐，现于皮肤之外，其成形者气也，成色者血也，毒火太甚，煎熬气血，先至之气则削矣，血则枯矣，气削血枯，腠理反闭，毒不得出，未免复入于里，遂成陷伏，时人以黑疮子为痘疔，又曰鬼痘者，深恶而畏之词也。此乃毒气郁遏，非外感风寒，内虚吐利，杂气触犯者可比。古人立方，如大小便秘，腹胀烦躁者则下之，但大小便秘者，则利小便解毒，自利者以泻脓血为顺，水谷为逆，却不立方，以毒虽入腹，皆泻出也，攻之则无所攻，补之则不可补，昏闷不醒者，用龙脑膏黑陷以去心中之邪。枯黑不起者，或内用无价散倒靥以解在里之邪，或外用水杨汤见前、四圣散痘疔，胭脂涂法见形以解其表，使邪气得出，皆良法也。为工者，合下即下，合利即利，合发即发，或解其里，或解其表，应变出奇，勿泥常法可也。

［发疱］

痘疮发疱，亦与黑陷相类，外出内入虽不同，而毒气壅郁则一也。或发水疱，或发血疱，或赤，或紫，或黑，但见此症，十无一生。然亦有似是而非者，不可不辨，其人身上原有灌疮或破伤，疮未痊，或虽痊，瘢痕尚嫩，一旦痘出，则疮瘢四围，痘必丛集者，物从其类之理也。发生之后，必然作疱者腐败，皮肉气色先变，宜与完肤有别也。治此者先以针刺破，吮去恶血，后以胭脂涂法见形合百花膏收靥傅之。此疮又易作痒，起发之后，常宜以茵陈熏法见前熏之，勿令爪伤。若被爬搔，则反覆灌烂，淹延不愈，变为疳蚀坏疮，以致不治者多矣。

［袁］痘起六七朝，脓浆未曾充裕，头面身背或手足关轴遽起水疱，或似葡萄样，或似鹳子大，或如被单联盖，因肝荣不能以资湿，而肺金窃势以凌侮，准服三化丹。歌曰：七朝泡起势相凌，三化丹中二味金，白术茯苓俱二两，四般法制用工深，一两要同归酒浸，一两和却乳参蒸，一两再和雄附煮，一两分与炒米停，为末必须甜醴服，自然泡里注黄金。痘里起泡，多患乎脓浆不能充灌，若虚泡结轴，十中八九泡内微有脓浆。滋养元气，振援两仪，寒剥之剂，毫不可投，或单用浑天汤和人参酒服。但恐痒作而泡溃，死在旦夕耳。

［起发不透］

痘疹起发欲透，磊落尖圆，光壮肥泽者上也。根脚横开，皮起水涨者次也。顶皮不起，根脚不开，犹是先出之形，不见新生之水，此谓起发不透。审查证候，如气本实者，必曾感风寒，以桂枝葛根汤初热合夺命丹见形发之。如气本虚，必不能食或吐利，以人参白术散渴合夺命丹以补中气，而发表邪。如欲成陷伏者，依前四法治之。若时日已多，发犹不透，或烦躁不安者，此毒热在里，必恶热，以导赤散心送服牛黄清心丸痘烦躁，以解散热毒，导引心火也。或啼哭者，凡人五脏平和，则神宇安静，今五脏蕴毒，内外蒸郁，神不安舍，以导赤散送服安神丸痘谵妄，使郁热解散，神宇清快也。若谵言妄有见闻，时狂叫者，此五脏热毒蕴积，阳气独盛，无阴气以和之，大便必不利，以当归丸便闭微利之，再行胆导法便闭，使无留滞，易快利也，甚则三乙承气汤主之便闭。若昏不知人，腹胀喘呼，死证也。

鸡鸣散 男女发热三四五日，或痘未形，或痘形隐隐，或才形于外而不能快利，或烦躁谵语，或腹疼呕吐，或痰喘恶渴，急服此药，则毒自表出矣。

炒术　当归　川芎　甘草　大力子

茯苓 木通 桔梗 蝉蜕 升麻 橘红 山楂 红花

灯草、生姜煎，临服，入雄鸡血并酒，妙。

震蛰丹 小儿热三四朝，痘或隐隐伏于皮肤，或形于头面一二颗，或标于身体四五颗，上不宜补，下不宜泻，当服震蛰丹。穿山甲四钱，酒洗净，和砂仁、陈米，炒，捲去砂仁、米，用白芍、酒浆煮焙四钱，红曲三钱，蟾酥三钱，和匀，共研细为末。每用酒浆量儿大小增减，大者一分，小者半分，若逾十二三岁者斟酌加之，用升麻煎酒调服，其效立见。

天元接髓丹 男子十七八岁，或二三十岁，破阳亏元，倏一时患痘，稀少者虽年大无妨，倘多密连布，欲其鼎峻充灌，势必难矣，急服天元接髓丹。

歌曰：男儿阳破痘来临，不遇奇方坐视沉，天元接髓丹功捷，世上医家尽不明，真正酒浆澄十碗，一毫酸苦莫相侵，人参黄芪各二两，橘蝉归地半加赢，鹿茸乳炙一两半，附桂半两要调停，慢火瓮中煨熟后，去渣出火莫胡斟，每盅人乳三杯和，薄薄生姜二片存，再匀一沸仍温服，立建奇功若有神。此方，屡获明效，但制法要详明，当归去头尾，怀地拣粗软，人参觅清河，黄芪选绵白，橘红连本蒂，蝉退要身全，附子连皮脐，官桂削外皮，煨时度候，只以米熟验之，人乳取来就不宜过夜入尘。辛酉年杭城邵语溪子年二十六岁，平素寡弱，患痘，痘势沉匿不起，单以此方倍加人参服之，竟后保全。

内托散 痘不起发，根窠不红，或灰白色，咬牙寒战等症。

人参 黄芪 甘草 川芎 当归 防风 白芷 桔梗 白芍 厚朴 木香 肉桂

上，姜一片，枣一枚，水煎服。色红紫者，去肉桂、木香，加紫草、蝉蜕。浆不满，水酒各半煎服。色淡白者，去防风、白芷，加糯米。大便燥，加人乳。

治孩儿百日里痘。歌曰：全蝎要身全，五个蜜焙干，蝉蜕不可脱，完身又完足，五个酒浆洗，和炒研细末，再加酒芍药，砂糖调来服，自然痘森森，那怕月不足。月里患痘，稀美者多，密恶者少，变蒸未逾，猛浪之剂不宜妄投，是方斟酌，百投百效。

痘至五六朝，忽然手脚牵缩一团，不知者以为惊使然耳，岂知阳明受枭毒之熬铄，而筋络不能荣血以滋养故也，谓之一把缚，须服羚羊散。歌曰：

白玉羚羊一两霜，木通紫草生地黄，芍药僵蚕全蝎桔，橘红甘草荆芥防，按法服来随妥贴，误看惊治即多伤。此痘多起于四五六朝则为是，若起于两三朝则为惊缩，若起于八九朝则作寒战，治之可也，羚羊角必取其锐尖处用之。

［阳毒］

七日前阳毒者，凡疮也，以儿未出痘之先，或生疥疮，有形窠而成脓，因而发热出痘者。或凡疮未痊，因而出痘者。或凡疮方结成瘢，因而出痘者。盖凡疮未痊，及初结瘢处，肉分必虚，毒趋虚处而出，故阳疮阳毒，杂为一党，气血俱盛，则易成浆，气血衰弱，则枯燥干红，与诸疮俱不成浆，治法与顶陷同。

起发最忌泄泻，故特著之，其他症候如发热、痛痒、腹胀、烦躁、谵妄等，各有本门，宜就彼中查之，兹不赘叙。

［起发吉凶］

痘疮放标以后，渐渐起胀，先出者先起，后出者后起，微红光泽，根窠明润，面目渐肿，能食无杂证者吉。大抵痘胀一分，则毒出一分，至六七日不尽胀，又黑色者死。鼻有涕，口有涎，眼有泪者，可治，俱无者，大凶。　凡痘子已出，自放标之日算起，如当起发不应有浆，先有戴浆者。如当作浆不应收靥，便有干收者。此皆恶候，治之无功。　口唇者，脾之外候，人以脾胃为本，不宜受伤，如初发热，唇焦裂者，此毒发于脾，便宜用泻黄散解之。知早治，痘子之出，丛集于唇，及至起发之初，诸痘尚未试浆，此痘已熟，内带黄浆者，此恶候也。待诸痘成浆，此疮已靥，唇皮揭脱，渐变呕食呛水，昏睡而死矣。　大抵起发之初，疮头便戴白浆者，不分何处，并非佳兆，不特口唇为然。盖痘疮初出一点血，血化为水，水化为脓，脓成而毒解，此自然之序也。若初出之时，半是水疱，或才起发，便有带浆者，或未成脓，即干收者，火性躁急，失其自然之序，不应至而至，所谓早发还先萎也，此毒火所为，倏忽之间，焰息气尽而死矣。　痘疮最要以渐起发，磊落红活，如一发都起，无复颗粒，模糊串连，不红活，带灰白色，面上浮肿如锡饼形，此恶候也。其人能食，大小便如常，无它证候者吉。若食顿减，或原不能食者凶。凡起发之时，痘疮稠密，又见陷伏、烦躁、狂叫之症，或口中出臭气者，此毒火熏煎，肺烂胃败之气也。或不饮食失声者，此咽喉肿烂也。寒战咬牙者，邪传肾也。或闷乱者，神已丧也。或体寒者，阳脱也。或呕或泻者，肠胃俱败也。经云：五脏气绝于内者利不止，六腑气绝于外者手足厥。凡见已上诸症者，皆不可治。

灌浆证治

［万］　痘疮初出一点血，只成小小血疱，起发则渐长大，血化成水为水疱，至水疱转作脓疱，始成实矣，成实之时，却要个个成脓，肥泽饱满，根脚红活又苍蜡色，如此者，可以刻定日数，而知收靥之期。　痘疮初出，或中心陷下者，或顶平者，或根窠白色者，其人能食，或治不乖方，以至起发之后，陷者尽起，平者复尖，白淡者变红活，窠中血水，已化为脓。夫陷起平尖，起发可谓透矣，红活饱满，气血可谓足矣，水化为脓，毒亦解矣，表无痒痛之证，里无吐泻之证，是表里又无病矣，如此者，坐待收靥，不可妄投汤剂。　痘子轻者，常作三四次出，有大小，有先后，起发亦作三四次，先出者先起，后出者后起，大者自大，小者自小，亦如初出之样，待至养浆，则先长者先作浆，后长者后作浆，大小亦如之，磊落分明，不相粘连者上也。痘子密者，长大胖壮，以至作浆，未有不相串者，只要陷者尽起，无处不透，转成脓浆，次也。脓成之后，毒气已解，无复留伏矣。　人言痘疮只到成脓，则毒气化解，便称无患，不知脓亦有凶有吉，如疮皮坚厚，脓浆浑浊，约束完固，无少破损，此真吉兆。若疮皮软薄，脓水清淡，渗漏淫湿，易于破损，此犹凶也。惟疮久熟，时日已过，当靥不靥者，则脓复化为水，皮亦易破，勿依此论。

痘疮起发之初，已当避风寒，远人物，节饮食，守禁戒，到此养浆之时，比之起发，尤加谨焉可也。盖前此，人病未久，气血犹强，足以御乖戾之变，至此则气耗血亏，精神减损，少有乖戾，不能任之，况疮始成就，尤易触犯，不可不加谨矣。如天大热，则彻去衣被，令常清凉，但谨门窗帏帐，勿使邪风透入。天大寒，则添厚盖覆，令常温暖，更用亲人左右夹之。房室中可明亮勿绝灯火，常烧辟秽香加乳香，令香气袭入，日夜常用一人看视，互相更代，勿令疲倦，恐或作痒，为之抚摩，莫使误破，以致灌烂，结痂不美。

辟秽香

苍术一斤　大黄半斤

上锉细。捻放火炉中烧之，不可间断。

［不作脓］

凡痘疮出欲尽，发欲透，至于养脓，便要成脓。饱满者，脓已成也。浑浊者，脓之形也。黄白者，脓之色也。若当作脓之时，犹是空壳，此气载毒行，血不附气，毒者血也，血既不至，则毒犹伏于血中而不出，四物汤失血合紫草饮见形加蝉蜕主之。如已成水，清淡灰白，不能作脓，此气血俱虚，所有之水，乃初时一点血气解而为水，非自内潮起之水，十全大补汤汗主之。此二证者，为痒塌，为痈毒，不可不知也。　痘疮初发之后，正待作脓，却不作脓者，此与不起发而黑陷者分四证同论。如感风寒，则当温散，桂枝葛根汤初热加黄芪、白芷、防风。毒气盛，则宜托里解毒利小便，紫草饮子起发、连翘汤便闷相间服之。大便秘者，宜风散痘发热。内虚宜温里，十全大补汤、陈氏木香散泻。触犯宜熏解，内服紫草饮，外用茵陈熏法起发。若烦躁昏闷者，龙脑膏黑陷。薛氏云：若灰白色，或痒而脓不贯，用紫草、四君、木香。色赤，或痒而脓不贯，用紫草木通汤出不快。贯而脓清稀，用参芪内托散痒塌。不应，加附子，缓则不救。《秘要》云：顶陷无脓为逆，急用保元加川芎、肉桂、归、芍、木香、糯米煎熟，加人乳、好酒温服。色白如水晶，内无脓者，宜保元加糯米，人乳、好酒进之。

按：病者元气素弱，或出痘时因稠密，故服解毒之药太多，或起发时曾有吐利等证，俱伤元气，虽用参、芪等助发脓浆，而犹恐元气薄弱，止灌清浆，或缺而不满，且有痒塌、痈毒之虑，宜于煎药内加上好鹿茸，及咽紫河车丸药，仍进八味二花散为妙。曾见痘疮初出磊落，起发亦透，只待结脓窠之时，却不作脓，往往变为坏证者。或因其人不能食，脾胃虚，又自利不知调理者，或出未匀，发未透，毒气陷伏，妄谈稀疏者。此皆人事之不修，非干时毒而然也。

六一汤　专发痘疮之脓。

黄芪六钱　甘草炙，一钱

上㕮咀。每服二钱，水六分煎，入酒二分同煎至半盏，温服。更加橄榄同煎尤好。加山药亦得。

助浆丸　治痘疮七八日，浆稀不来者，急服。

黄芪蜜炙，三两　白芍药酒炒　当归酒洗。各一两半　鹿茸鲜润，色如琥珀，作鹿角胶香者，乳炙　紫河车酒洗去红筋，炙干　白术煨　人参各一两

上为细末，炼蜜为丸如芡实大。每服一二丸，炒糯米煎汤，化下。

参芪四圣散起发。　秘传大透肌散见形。

升天散　即灌脓起顶散。治痘灰白，或红紫黑陷干枯，或清水不成浆，八九日十日皆可服。

人参六分　黄芪　山楂各八分　白术土炒　当归　川芎　橘红各五分　甘草三分　淫羊藿　穿山甲土炒黄　木香各二分　肉桂三厘，此引经之药，多则痒

上，姜一片，枣一枚，水煎服，或为末服亦可。　如呕吐，生姜汤下。　泻，米饮下。　肚痛，神曲煎汤下。　烦躁，麦门冬汤下。　渴，用麦门、五味子煎汤下。　吐泻，藿香、陈皮汤下。　痘不成浆，多服数帖，无妨。

补浆汤　痘灰白不起壮，或浆清。

淫羊藿三分，多则发痒　人参　当归

山楂各八分　穿山甲土炒，三分　黄芪一钱半　枸杞子一钱　川芎　甘草　陈皮各五分　木香二分　白术土炒，六分　官桂三厘　黄豆三十粒　笋尖三个

上，加姜、枣、糯米，水煎服。一方，有白芷、防风。

治痘白色带寒战方　痘标六七朝，正要翕会脓浆，遽乃色白洋洋，无红活鼎峻之美，有土铁塌陷之凶，火热不退，而有寒战之状宜服**田单火牛汤**

人参　黄芪　蓼子择细叶者是，若川蓼则大叶，叶中有青点，宜细辨之，和穿山甲炒，甲气尽，去甲　当归各二钱　附子一钱　甘草五分　桂三分　橘红八分

上，水煎服。

［脾胃］

痘疮已长，脓浆欲成之时，专以脾胃为主，脾胃强则气血充实，自然脓浆易成，饱满坚厚，不须服药。脾胃弱则气血衰少，不能周灌于身，使之作浆，虚软清淡，虽有浆亦水而已，宜十全大补汤汗去地黄加木香，或人参白术散渴去葛根加黄芪、官桂，多服乃佳。然脾胃强弱，于食多少，大便坚利求之。食少大便坚者，脾胃之气犹足也。若泄泻则脾胃益虚，四君子汤不能食送下豆蔻丸泻，利止，复以人参白术散去葛根加黄芪、官桂服之。便清，要能食，不能食者亦依上法。如能食大便坚，数日未更衣者，用胆导法大便秘通之，使气得疏通，荣卫和畅，不致瘫烂也。

［泄泻］

痘疮出形起发，并不宜泄泻，恐里气虚，毒邪不出，反成陷伏，故以泄利非佳兆也。若成浆之时，尤不宜利，比之于前，殆有甚焉。盖前此为病未久，脾胃尚强，足以任之，今则病久，津液已衰，脾胃已弱，若复泄泻，则仅存之气，重竭于内，方张之毒，不能成于外，或为痒塌，或为倒靥，或寒战咬牙，虚惫而死，轻则人参白术散去葛根加木香、官桂、黄芪，甚则陈氏木香散泻、异攻散出不快、肉豆蔻丸泻，可以并进。不效，亟服不二散起发。

［便秘手足厥冷］

痘疮手足和暖为贵，养浆之时，手足发热，手足必有汗，此毒热郁于中，必大小便不通，脉沉滑数疾，宜利之，三乙承气汤大便秘去芒硝主之。手足厥逆者，此阳气欲脱，必自利不止，或吐，脉沉细微弱，或浮大而虚，宜急温之，理中汤泻加熟附子，或陈氏异攻散出不快。服药后手足和暖者生，厥者死。若大便秘，小便不通，烦躁狂妄，腹胀喘而渴，脉沉滑数，疮不起者，此陷伏之证，为阳厥，百祥丸黑陷、三乙承气汤主之。

［烦躁］

疮痘始终贵于安静，脓成之时，毒已化解，脏腑平和，神宇爽快，尤宜安静也。若忽加烦躁不得眠者，但就痘子上辨之，如脓多清淡，尚不满足，此毒犹在里，未得尽出也，龙脑膏主之黑陷。如脓已成，又饱满，因发热干浆而烦者，此宜利小便，导赤散主之心。如疮子太密，脓成之后，心血亏虚，虚烦不得眠者，四物汤失血去川芎，加人参、麦门冬、栀子仁。又，酸枣仁汤烦躁主之。

［错喉呕哕］

凡痘疮密，咽中亦有之，成浆之时，咽疮早熟，肉虚皮薄，易致破损，疮瘢新嫩，触之即痛，痂皮沾滞，痰涎缠裹，所以堵塞，饮食难入，勉强吞咽，则为疼痛所苦，痰涎所隔，是以水入则呛，谷入则呕也。如语言清亮者可治，甘桔汤咽喉加牛蒡子、天花粉，利咽膈，化痰涎，惟多饮之，自然平愈。若声哑嗄，语言不出

者，咽喉溃烂，不可治矣。

［痒］

凡痘疮皮嫩色娇者，到成脓时，多生瘙痒，先当调理，勿令有此可也。若失于早治而发痒者，内服消风化毒汤痒塌，外用茵陈熏法起发。破者以白龙散痒塌傅之。大抵痘疮作痒，乃是恶候，吉少凶多，如其人能食，或大便坚，抓破之处，复灌成脓，原无痘处续出，大小不等，虽尽痒破，可治，内服十全大补汤汗、苦参丸痘癞，间而与之，外以灭瘢救苦散痘癞合百花膏收靥涂之。若瘙痒之时，其人颠倒闷乱，抓破之处，不复肿灌，或成坑窟，或即干黑，或皮自脱，又加以呛水呕食，水浆不入，或泄泻，或寒战咬牙，或失声，或手足厥逆，或狂叫，皆死证也。

［头面］

凡视痘疮，以正面为主，五脏精华，皆萃于面故也。身上疮有痒者，或至抓破，不能为害，惟正面疮，不可犯动一处，苟于眉目鼻面之间抓破一处，此肺有热也，急用甘桔汤咽喉加牛蒡子以解之，其痒即止，乃佳兆也。若痒不止，浸淫渐开，气愈泄而痒愈急，必至满面抓破而死。　凡痘疮起发养浆之时，额上疮如火烧汤浇之状，溃烂破坏，无复完肤。或两颊之傍亦如是样，不待爬搔而自破烂者，以渐而开，沙崩之势，莫之能御，壳焦水去，似靥非靥，阳气脱而死。　痘疮作浆之初，面上诸疮未尽成脓，或鼻准头疮先干如橘子色者，或眉心疮自干黑者，或唇上疮焦黑者，或两耳上疮自收者，或两颊疮如饼中间干陷者，此名倒陷，乃死之候，不可认作正收，对人妄言。

［手足］

手足痘疮最要脓浆饱满，乃脾胃强，气血足也。若灰白色，或清淡水，或虚馁龟塌，此脾胃弱，快癍越婢汤主之。如此者纵得收靥，之后必手足腕膝及关节之处，发痈毒也。

快癍越婢汤起发。

［肩背臀］

痘疮初出起发，邪气虽旺，正气亦强，足以任之，至于成浆，则气血渐耗，精神渐弱，有不胜之状，起止艰难，多喜仰卧，惟肩膊背臀之疮，展转摩擦，最受亏苦。若痘子好者，自然坚厚，耐久不破。其次则收靥稍迟，脓熟自溃。最可恶者，如汤火之疱，水去皮脱。又疮自破，清水非脓，黑穜干焦，是皆不治之证。

［漏浆］

歌曰：才试浆时未饱囊，疮头有孔漏脓浆，依然团聚封疮孔，泄去真津毒气藏。盖痘疮作脓窠之时，最要皮厚，包裹完固，若脓未成，忽然疮头有孔，其水漏出，或结聚成团，堆于孔外者，或水去窠空，自干黑者，俗名漏疮，必死。若脓熟之后，窠皮亦熟，浆水沸出，因而结靥，此头额正面之间多有之，俗谓之堆屎收，不可以漏疮例论，盖漏疮脓未成，堆屎收脓过熟也。

［咽喉不利涕唾稠粘］

疮痘者，每至作脓窠之时，咯唾痰涎，稠粘脓结，或有脓血夹杂者，咽喉不利，饮食亦少，此肺受火邪，津液不足，故多粘痰，喉舌牙齿之间，疮溃血出，惟用甘桔汤咽喉加牛蒡子、天花粉，清肺化痰，利咽膈，直待收靥之后，自然平和，不可妄用大凉之剂。

［睡梦呢喃］

痘内之脓，皆身中之血薰蒸而成，疮痘稠密，脓血周遍，津液消耗，心主血，血虚则舍空，故心热者虚烦不得眠，酸枣仁汤烦躁主之。心虚者，喜睡梦中呢喃，如与人言者，多怪诞之事，唤之不醒，安神丸主之谵妄。若昏闷甚者，先以龙脑膏黑陷开其心窍，后以安神丸、人参麦门冬汤下。

[腹痛]

痘疮初出腹痛者，毒在里也。起发不透腹痛者，陷伏也。若作脓，则毒已出，又无陷伏，忽然腹痛，其人不大便者，必然燥屎也，当归丸、胆导法俱大便秘以通之。便清者，必受冷也，急与理中汤加桂腹痛，或黄芪建中汤腹痛加木香主之。痘疮，其出已尽，其发已透，其脓已成，表无邪也。能食小便清，大便润，里无邪也。一向平安，忽然腹胀作痛，烦躁喘促，痘疮色变如灰木之状，此必伤食得之，先以丁香脾积丸宿食、原物汤下去其宿食，后以人参白术散渴去葛根，加青陈橘皮，与养脾丸宿食相间调之。

[痂烂]

夫痘疮脓熟溃烂者，常候也，若未成脓，先即溃者，此名痂烂。痂烂之由，病当发散而不发散，则毒气闭塞，喘促闷乱。不当发散而误发散，则热毒随阳气暴出，遍身皮肉溃烂，此不善表之过。治之宜调脾进食，令大便得所，安养荣卫，生肌解毒，解之不至于冷，调养不至于热，方为良法，宜十全大补汤汗去桂枝，加防风、荆芥穗，多服佳。大便秘，以胆导法便秘润之。脓水不干，以败草散溃烂衬之。痂烂作脓痛甚者，以天水散即六一散，见初热，和百花膏收靥涂之。又有发表过甚，外为痂烂而内虚，阳气不守，脏腑自利，此又急当救里解表，陈氏木香散泻利主之。厥逆者，异功散出不快。

[板黄]

[袁] 痘澄脓则毒尽全美矣，何有乎板黄。岂知玉不在乎厚薄，而在乎体之纯。珠不在乎大小，而在乎体之明。痘浆不在乎饱满，而在乎黄活。夫黄者，中央土之正色，浆汲乎脾，其黄自润正者也。彼痘，气得其卫而不逆，血养其荣而不伤，囊窠鼎竦，脓浆澄注于中者，活动而不腻塞，明润而不死色，乌有所谓板黄者哉。若阴阳离其正气，枭毒肆其残虐，根窠薄劣，囊房夷委，脓浆之澄注于中者板腻，牢则死塞而不活动，干蜡而不明黄，以手指抵之，凝结板定，五经痹而二气截矣，此谓之板黄。若方广天庭板黄，而馀者润活，痈毒必结于脑项。腮脸板黄，而四体润美，痘痈必发于肩阜。肚腹板黄者，痈起于曲池、三里。背脊板黄者，痈结于两轴尻骨。遍身板黄者死。项颈前后板黄者死。头面板黄者死。眼眶唇上板黄者死。两胁、阳球板黄者死。观此而痘囊之脓，固欲其充黄，尤宜润活也。

澄泉散 治痘中板黄。

黄芪上 当归中 红花下

上，和酒入坛，固密煮之，另用。蝉蜕、金丸即雄鸡尾后硬石子，二味，细研，以药酒调服。

转环丹

鸡一只，以参、芪、当归、红花、桂，和蜜、酒煮熟，食之。

灌脓吉凶

灌脓时根窠红润，脓浆满足，如黄蜡色，二便如常，饮食不减，此为吉证，不须服药。

灌脓时纯是清水，皮白而薄，与水泡相似，三四日后，抓破而死。

灌脓之时痘中干枯，全无活血，此名空仓，不治。

灌脓时吐利不止，或二便下血，乳食不化，痘烂无脓者死。若二便不下血，犹可用止泻健脾之药。

灌脓时二便闭，目闭声哑，腹中胀满，肌肉变黑者死。

收靥证治

痘疮成脓之后，鲜明肥泽，饱满坚实，以手拭之，疮头微焦硬者，此欲靥也。大小先后，以渐收靥，不失太急，不失太缓，已靥者痂壳周圆无有突凸陷凹者，干净无淫湿破溅者，此为正靥，否极泰来之象也。　凡痘疮收靥，不可以日数拘也。大抵痘本稀，元气实者，自然易出易靥。若疮本稠密，元气虚者，难出难靥也。只要先后有次，疾徐得中，饮食如常，便无他证。如收太急者，毒邪未尽，煎熬津液，以致速枯，非正收也，必为目病，为痈毒，为诸怪疾，甚则夭亡，微则残废，宜微利之，以彻其毒，当归丸主之大便秘。如收太迟者，中气已虚，脾胃太弱，不能荣养肌肉，使之完就，以致溃烂，内服十全大补汤汗，外用败草散溃烂衬之。　海藏云：瘢疹脓而不焦，此本治失清凉之气，有如五谷得阳气而成熟，非凉风至则不能实也，天地严肃之气一加，则万物秀而实矣，与瘢疹何异，须察何经而清凉之，或下而成严肃之气，则疮气必不至于脓而不痂矣。要当知之，馀毒不尽而疾作，盖出于此当是清凉饮子下之是也。非阳和则苗不秀，非严肃则秀不实。

钱氏云：五七日痂不焦，是内发热，蒸于外，故不得焦痂也，宜宣风散痘发热导之，用生犀磨汁解之，必著痂矣。　刘洙疮子诀云：痘发，如脓窠不肯靥者，但调砂糖水与吃。刘提点云：亦曾试用，但后来结瘢痕白。

［薛］　陈文宿先生云：痘欲靥不靥，其痂欲落不落，若腹胀烦渴，忌食水蜜生冷之物，若食之，转渴而死，急与木香散救之。如身热烦渴者，宜服人参麦门冬散。身热大渴，人参白术散。如不愈，仍服木香散。窃谓前证乃脾胃气虚，津液不足所致，非实热为患也。如身热烦躁，手足发热，脾胃有热也，用人参麦门冬散。身热作渴，手足微冷者，脾胃气虚也，用人参白术散。腹胀泄泻，或寒战咬牙，脾胃虚寒也，用十一味木香散。泄泻气促，手足并冷，脾气脱陷也，用十二味异功散。凡疮结痂作靥，皆由元气充实而内融也，若审见虚弱，便与滋补，血气无亏，可保终吉，若见不靥而投补剂，恐无及矣。　一小儿出痘，贯脓不靥，症如实热。余谓：血气虚甚之假热也。用十全大补汤数剂渐愈。忽又恶寒，余又曰：此邪气退，而真气遂见虚象也，仍用前药，内参、芪各五钱，数剂而愈。　一小儿痘不结痂，用补中益气汤、地黄丸料，煎服而愈。次年毕姻后，寒热作渴头运，脉洪数，按之微细。此脾肾虚火上炎也，以前药各加肉桂五分，引火归经而愈。

治痘日久不靥。歌曰：防风锉五钱，炒术与茯苓，当归大腹皮，煎服得安宁。昔古杭俞氏，专以四制白术散治痘疮日久不肯结痂收脓者，亦此方之遗意也。但回蚤之痘，元气充托者则可，若元气不足，而回速必宜保护，不如痘之随期而迟回，何必勉强用药，以速其收功也。

回浆散　治痘不收浆结痂。

何首乌　白芍药　黄芪　人参　甘草　白术　白茯苓

上，姜水煎服。

象牙散　治同上。

人参　黄芪　白术各一钱　甘草七分　茯苓一钱半　何首乌二钱

上，加糯米二钱，枣二枚，水煎，调下象牙末一钱。

［溃烂］

痘疮过期不收，遍身溃烂者，此与瘢烂不同，乃熟太过也，其候不同。或因天寒失于盖覆，使疮受冻而不收者，宜内服五积散初热，外用乳香烧烟于被内熏之。或因天热，过求温暖，使疮被蒸而不收者，宜内服人参白虎汤见形，或五苓散惊，外减去衣被，令少清凉，以天水散即六一散扑之。或大便秘结，内外极热，毒气散漫，无阴气以敛之而不收者，宜内服宣风散痘发热，或三黄丸热，四顺清凉饮热，外用胆导法大便秘，以败草散衬之。或泄泻气虚，脾胃弱，津液少，肌肉虚而不收者，宜内服陈氏木香散泻，外用败草散。或因渴饮冷水过多，以致水渍脾胃，湿淫肌肉而不收者，内服五苓散。如因食少气虚而不收者，人参白术散渴去葛根加桂主之。以上诸证，以法治之，已溃者结薄痂，未溃者结痂，方为佳兆。若痂皮俱不结者，成倒靥矣。痘已成脓之后，过期不靥，以致溃烂，脓汁淋漓，不可著席，粘惹痛疼者，用败草散或荞麦粉以绢袋盛，于身体上扑之，更多布席上，衬卧尤佳，面上欲不成瘢黯者，用灭瘢散和百花膏敷之。

败草散

多年屋上烂茅草，择净者为末，掺之，墙上烂草亦佳，以多受风露之气，故能解痘疮毒。

荞麦粉

荞麦一味，磨取细面。痘疮破者，以此敷之，溃烂者以此遍扑之，绢袋盛扑，以此衬卧尤佳。

灭瘢救苦散

蜜陀僧　滑石各二两　白芷半两

上为细末。湿则干掺之，干则好白蜜调傅。

百花膏

石蜜不拘多少，略用汤和，时时以鹅翎刷之，疮痂亦易落无痕。

［倒靥］

痘子初出，磊落成个，后来长大作脓，始相连串，外虽相串，皮下犹一个是一个，至于结痂，肿消脓干，现出初来本形，所以收藏敛束，要完全坚厚，复成个数为贵。或根脚相通，皮肉尽串者，结痂之时，亦要干净，无有淫湿及溅破者，次也。若未成痂者溃烂，已成痂者只是嫩皮，此倒靥也。痘毒当靥不靥，复入于里者，谓之倒靥。此死症也，元气素怯，又不食，常自利者，陈氏木香散泻、异功散出不快，死中求活圣药也。如原无泄泻，大便久秘，今添腹胀喘呼，此毒盛，薄蚀元气，复入于里，宜急下之，排毒散。若不急下，则肠胃不通，荣卫不行，益加喘满躁闷而死矣。若毒入里，忽然自利者，此人脾胃素强，毒气难留，故自利，须看利下之物，如利痂皮脓血者，毒气得出为顺，不可止之，待利尽脓血自愈。如利水谷者，此毒气反驱水谷，脾虚不能制之，其证为逆，不可治也。

排毒散

大黄一两　白芷　木香各半两　穿山甲七片，土炒焦卷

共为细末。看虚实大小加减，长流水煎沸调服。

如痘疮破损溃烂者复肿灌作疮，不致干枯，原无痘疮处，复出一层如初出之状，亦以渐起发作脓者，此里气充实，毒不得入，犹在于表，未成倒靥，逆中之顺证也。但疮子重出一番，必其人能食，大便坚，足以胜其再作之毒，如食少大便润者，用十全大补汤、人参白术散、肉豆蔻丸主之。盖病久气虚，惟利温补，不可再解毒也。

［不靥闷乱哽气腹胀］

［薛］　陈文宿先生云：痘疮十一日至十二日当靥不靥，身热闷乱不宁，卧则哽气，腹胀泄泻，寒战咬牙，急用异功散加木香、当归，以救阴阳表里，助其收

靥。窃谓前证若手足并冷，属脾胃虚寒，宜用十二味异功散。手足微冷，属脾胃虚弱，宜用五味异功散加木香。若手足热，大便秘，属脾胃实热，宜用清凉饮救其阴，以抑其阳。一小儿痘不结痂，发热饮汤，哽气腹胀。此脾气虚弱。用五味异功散、参芪四圣散而愈。后噫气下气，欲服枳壳之类，余谓噫气属心火虚，下气属脾气虚，朝用六君子汤加姜、桂，夕用补中益气汤而愈。一小儿哽气喘咳，腹胀下气，手足不冷不热。此脾虚不能摄气而腹胀下气，肺虚不能摄气而哽气喘咳，用五味异功散加升麻而愈。

[泄泻]

痘子初出以来，表里俱病，收靥之时，表邪已解，里气当和，大便宜润，小便宜清，忽尔洞泄水谷者，此中气暴虚，不能禁固水谷。或毒气乘虚入里，欲作倒靥。并宜陈氏木香散泻、异功散出不快、肉豆蔻丸泻主之，利止者佳。利不止者，阳脱而死。

[面]

痘疮溃烂先伤于面者，面乃诸阳之会，痘乃纯阳之毒，以类相从，如水就湿，火就燥也。又，心之华在面，诸疮皆属于心，心火上炎之象，如面疮已破，肿消目开者，此不著痂先已干燥，病为倒靥，死在旦夕。如已破复灌，满面成饼，焦裂溅起，脓血淋漓，食谷则呕，饮水则呛，咯唾粘涎，语音哑嗄，口中气臭者，此脏腑败坏，故诸证尽见也，淹延闷绝而死。如疮溃肿，饮食无阻，大小便调，更无他苦如上证者，此则可治，内用十全大补汤、升阳解毒汤相间服之，外用灭瘢救苦散、百花膏合而敷之。

升阳解毒汤

当归　升麻　柴胡　桔梗　甘草　牛蒡子　密蒙花　蝉蜕　连翘　防风　荆芥穗各等分

上锉细。水一盏，煎七分，去渣，食后温服。

[人中]

人中为任督交会之衢，督乃阳脉，自人中而上，任乃阴脉，自人中而下，故自准头至印堂，与颏至鸠尾相应，印堂至髮际，与鸠尾至膝相应，髮际以上，与膝以下相应，痘疮收靥，但观面上收到之处，则知身上收到之处矣。凡痘子自人中上下左右，先出先靥者吉，阴阳变合相济之理也。若自额角先靥者，孤阳不生。足下先靥者，孤阴不长，皆凶兆也。

[头足]

造化之理，生于阳者阴成之，生于阴者阳成之，故痘疮收靥，头自髮际以上，阳气独盛，谓之孤阳，足自膝以下，阴气所聚，谓之寡阴，所以诸疮皆靥之后，此二处难靥，乃造化自然之理，不可作倒靥论。

[疳蚀]

[陈]　痘已靥未愈之间，忽被风邪搏之，成疳蚀疮，宜雄黄散、绵茧散治之，久不愈，多溃骨、伤筋、杀人。

[薛]　前证属足阳明胃经，其方解毒杀虫之剂，若毒发于外，元气未伤者，用之多效。若胃气伤损，邪火上炎者，用芜荑汤、六味丸。若赤痛者，用小柴胡汤加生地黄。肝脾疳证，必用四味肥儿丸及人参白术散，更佐以九味芦荟丸。

[万]　痘疮结脓窠之先，或曾伤犯破损者，灌烂成疮，至于收靥，此独不靥，脓汁不干，更多痛楚，若不急治，渐成疳蚀疮，损骨伤筋，以致横夭，宜内服十全大补汤，外用灭瘢散和百花膏傅之。

痘子已成疳蚀疮者，若在肢节及诸虚怯软弱、血气俱少之处，色青紫黑，肿痛溃烂，以渐延开，血自出者难治．若所生之处，在于阳分，不痛不烂，色不变，血不出者，以绵茧散主之。

雄黄散 治小儿牙龈生疳蚀疮。

雄黄一钱 铜绿二钱

上二味同研极细。每用，量疮大小，干贴。

绵茧散 治小儿因痘疮，身体及肢节上生疳蚀疮，脓水不绝，用出蛾绵茧，以生白矾捶碎入茧内令满，炭火烧令白矾汁尽，取出研极细。每用，干贴疮口上。

［口疳］

［袁］ 痘八九朝之期，虽澄黄结蜡，而口中恶臭喷外，上下牙床溃烂，舌板堆裹黄垢，名曰口疳。若不早治，则床脱牙落，而成漏矣，速将出白散吹之。歌曰：痘中疳臭世休轻，脱床落齿漏淹成，出白散方多不识，细茶薄荷共煎浓，乱鬓滚汤摩洗净，指缠拭口去膜腥，才将青黛硼砂片，薄荷僵蚕些铜青，按制研为极细末，吹来顷刻痘疳平。余治痘疳，单用人中白煅过，和片脑薄荷吹之，朝夕用细茶、黄连、薄荷煎汤频频漱口后吹之，极效。

［喉痹］

［袁］ 痘至七八朝之际，而喉内锁紧，肿痛难咽，毒峻于阳明而然也，金虚则鸣，当以稀涎散吹之。歌曰：喉中锁痛觅稀涎，山豆根真效可言，薄荷熊胆相圭合，再把茶芽总共研，随时吹入喉门里，顷刻之间痛遂痊。此方甚妙，熊胆、山豆根，须要识得真正者，方可用此获效，否则以为无用之方矣。

［发热］ 痘疮常宜温暖，有热不可尽去，如一向身温，今反发热者，俗名干浆，此亦常候。只怕内伤饮食，外感风寒，以致发热，又当别论。然病久气虚，不可轻用汗下。因外伤者，桂枝葛根汤初热加人参，因内伤者，木香大安丸伤食主之。

歌曰：待到浑身脓水干，人情倦怠尽偷安，不知禁忌多翻变，一篑终亏九仞山。盖收靥之时，人心怠忽，居处饮食，不知禁忌，以致变生异证者，纷纷皆是也，行百里者，半于九十，可不慎哉。

收靥吉凶

痘疮收靥，圆净坚厚如螺靥者上也。头穿脓出，堆聚成痂如鸡矢者次也。皮破脓出，痂薄如纸者又其次也。皮烂脓溃，不成痂皮，脓汁腥臭者斯为下矣。如已过期，譬如瓜果熟久则烂，此造化之常，还作顺看。若未及期，则为瘫烂，乃逆候也，变倒靥而死。

结靥时色转苍蜡，一二日从口唇四边结靥，由胸腹收至两腿，然后脚背和额上一齐结靥，落而愈者吉。

结靥时遍身臭烂，如搭饼臭不可近，目中无神者死。

结靥时遍身发痒，抓破无脓，皮卷如豆壳干者死。

结靥时寒战手足颤掉，咬牙噤口者死。

落痂后瘢痕雪白，全无血色者死，急宜补气血，养脾胃，庶几可活。

［袁］ 患痘八九日，充灌回谢，宜保全矣。然有回至项颈而死者，有回至胸前而死者，有回至脐上而死者，有回至阳物而死者，其故何欤。曰：消息盈虚，自有定数。若痘证仅取其浆灌则可也，倘元气所禀者本是薄劣，痘兼多蔓，遂用毒物尽以发之，再投升劫之剂，尽把元气赶上，痘虽充灌，然外囊实而内体耗蠹矣，五经伤而不能斡补矣。颈上喉突气窬，肺之关辖也，肺气先绝，回至此则魆绊而死。胸阜，心之关辖也，心脉先绝，回至此则死。脐乃脾之关辖也，脾脉先绝，回至此则死。眼眶乃肝之关辖也，肝脉先

绝，回至此则死。阳物乃肾之关辖，肾脉先绝，回至此则死。本拔则枝枯，源塞则流涸，自然之道也。若语其变，风寒不知慎护，而致枭邪逼于中，饮食不知樽节，而致脾胃伤于内，肚腹肿胀，痰喘不息，于是回至各关辖而死者，亦有之也。又有一样嚣痘，视之若似黄脓灌满，回至胸前则死，此真魃痘也。

落痂证治

[瘢赤黑]

[万]　疮痂落后，其面瘢或赤或黑者，用四白灭瘢散，临睡以清蜜水调搽面上，至晓以水涤去之，自然白莹，脱去更宜爱护，不得早见风日，经年不灭。如疮瘢突起成凸者，此热毒未尽，解毒防风汤主之见形发热，外更用蚬子内水摩之。如陷下成凹者，此脾胃虚不能长肌肉也，人参白术散痘渴加黄芪主之。

四白灭瘢散

白芷　白附子　白僵蚕　鹰矢白　密陀僧各等分

共研极细末。以水调搽面鼾，神效。

韶粉散　治痘疮才愈，毒气未尽，疮痂虽落，其瘢犹黯，或凸凹肉起，当用此药涂之。

韶粉一两　轻粉一钱

上研细末。猪骨髓熬熟调成膏，薄涂疮瘢上。如痘疹欲落，当灭瘢痕，一名灭瘢散。

[瘢黑暗]

凡疮瘢头面浑身并黑暗者，未可便说无事，犹恐日前未甚作脓，收靥太急，此倒靥归肾也。但察其表里，如壮热大渴未除，烦闷昏睡少食，或大便不通，或自利，此真倒靥归肾也，若身温暖爽快，食渐加，大小便调者，此疮瘢本色，无虑也。

[痂不脱]

[万]　痘疮收后，其痂自脱者佳，不脱，以百花膏润之，令其速脱，稍迟则干硬，深入肌肉，经久方脱，遂成瘢痕。然久而不脱者，脾胃虚也，人参白术散加黄芪、官桂主之，不可挦掐剥去，若不禁手，反伤皮肤，复灌作疮，番覆溃烂，一时难愈，其后多成疥癞也。

[黄]痘疮黏著皮肉，不肯脱落，此表虚也，尤当禁忌，以防异变，用调元固表汤主之。

调元固表汤

黄芪　人参　当归　甘草　蝉蜕

人参固肌汤　治痘表发太过，致肌肉不密，痘痂粘肉，久不落者。

人参　黄芪　甘草　当归　蝉蜕各等分　糯米一撮

上，用水煎服。

人参清神汤　治痘痂不落，昏迷沉睡者。

人参　黄芪　甘草　当归　白术土炒　麦门冬　陈皮　酸枣仁　黄连酒炒　茯苓

上，各等分，加枣子、糯米，水煎服。

马齿苋散　治痘痂不落，成瘢痕者。

马齿苋捣汁　猪脂膏　石蜜

三味共熬成膏，涂肿处。

凡疮痂日久，当脱不脱者，胸背手足无妨，惟面上不脱，必成瘢陷。未脱者以百花膏润之收靥，令其易脱，脱尽之后，瘢痕黑黯者，以四白灭瘢散涂之。

羊骨髓　治痘痂欲落不落，瘢痕。

羊骨髓一两，炼入轻粉一钱，研成膏，涂之。

如收靥既迟，疮痂不落，昏昏喜睡者，此邪气已退，正气未复，脾胃虚弱，宜调元汤即参芪饮见大法加麦门冬，合安神丸痘烦躁。或只用酸枣仁汤烦躁缓缓调理，待气血平复，荣卫和畅而安矣。

［瘢肿成脓］

痘疮收靥之后，痂皮尽脱，曾见瘢痕凸起，复作脓窠，依旧结一层疕子者，或因收靥太骤，毒气未尽，或因误服温补之药，多啖肥甘之物，饮酒喜食煎炒辛热，或因出风太早，荣卫郁而不通，皆能复成此证，亦与前日一般，但无苦耳，若此者，毒邪外散，决无留毒之患。痘疮遍身溃烂不结痂者，倒靥也。或三五处肿灌溃烂，不结痂者，疳蚀疮也。若已正靥，痂起自脱。或面上，或手足，或片结硬疮，头虽焦，中蓄脓浆者，此是原出疮子之初，其处太密，糊涂成片，无复颗粒，所以毒蕴于里，不能起发作脓结痂也，但用灭瘢救苦散收靥和百花膏收靥涂之，待脓尽痂起自愈。或手足腕膝之间，疮窠连串作大一块，脓化作水，停蓄于中，恰如囊袋，皮不破，水不去，日久只如是者，此里面肌肉已好，原日疮皮、剩于外也，宜用针决去其水，自干脱矣。

［能食不能食］

疮痂既落，中气暴虚，多不能食，必藉人参白术散去葛根，加陈皮、木香以调养之。其间或有疮痂起而能食者，是胃中宿有蕴热故也，盖胃热则消谷，所以能食，其人必大便稍秘，或大便难，当用三黄丸利之，否则恐胃热不去，郁为口臭，齿腐生风之证，流散四肢，则发为痈疽肿毒。然有一等脾胃素壮实者，平素能食，大便亦不至有秘结之患，此又不可一概论也。

［瘢痕赤白］

痘痕赤白，各有所因，治法亦异。凡痕赤而作痒，血虚而有热也，用四味牡丹皮。赤而作痛，馀热也，用四君、连翘、金银花。若发热而大便调和者，脾胃虚热也，用五味异功散。若发热而大便秘结者，肠胃内热也，用圣济犀角地黄汤。若母有肝火，用加味逍遥散。若母有郁怒，用加味归脾汤，佐以加味逍遥散治之。白者，属气虚而血衰也，宜固元气为本。痒而作渴者，气血俱虚也，十全大补汤之类。乳食减少，四肢倦怠者，中气虚也，五味异功散之类。气虚发热者，补中益气汤之类。血虚发热者，当归补血汤之类。须参兼变之证治之。此证若服药而渐红活者可治，色不转者不治，虽经年后多患泻利而死，若妄投攻伐，祸在反掌。一小儿痘疮如期而愈，痕赤如赭。余谓此乳母有热也。诊之，果有肝脾郁火。先用加味逍遥散四剂，与母服之，子各饮少许而并愈。一小儿痘痕色赤作痛，热渴喜冷，大便不利。先用前胡枳壳散，便利渴止，再用圣济犀角地黄汤而安，又用芹菜汁而靥。一小儿十六岁，痘痕白，用独参汤数斤，色渐如旧，又用地黄丸、大补汤而安。

［禁忌］

痘疮新差之后，气血未复，视之未靥，尤加调护可也。盖痂皮起落，肌肉新嫩，不宜澡洗，增减衣服则表已虚，寒暑之气易袭也。疮毒内作，脏腑俱伤，毒虽外散，肠胃已弱，不宜饮冷，伤饥过饱则里气虚，饮食之物易伤也。时俗不知此理，谓之已痊，再无他变，怠玩纵弛，致生后灾，一旦病生，悔之晚矣。

［梼杌痘］

［袁］　按：孙氏揭梼杌痘以垂世，而不注解其详，迨黄石峰尽注明白。且痘澄脓结痂，自头抵足，靥已脱矣，又身发火热，旧靥盆处，重出一番痘，竦囊聚脓，痛愈加甚，服药调护，庶免夭亡。倘饮食不节，风寒不避，邪气感迫，囊破溃烂，肚腹渐胀，阴阳不分，死在旦夕矣。

若起于头面者，须防陋井涌泉陋井，腮颊穿陋。涌泉，眼沿陋。之患，起于背腹者，应虑蜂螫沉石之虑蜂螫，遍身刺痛也。沉石，皮肉四烂也，起于手足者，不免有罄笔之罹，起于阳球者，预宜防脱囊之害。《玉函》云：天花结果庆奇全，梼杌归门痘倒颠，不是渠塘番汹浪，便教关节结痈缠。为父母者，庶几慎之。

发　热

疮疹发热，与伤寒相似，但伤寒只见一经形证，若疮疹则面燥腮赤，呵欠顿闷，乍凉乍热，多睡咳嗽，喷嚏惊悸，吐利手足稍冷，骫凉耳凉也。然发热者，疮疹常候也，不可尽除之，但热微毒亦微，热甚毒亦甚。

初发热时精神清爽，唇鼻滋润，更无他证者，此热在表，其疮必疏，不须施治。初发热时浑身壮热，熇熇然不渴，清便自调，此邪在表，拂郁于皮肤之间，宜以轻扬之剂发之，升麻葛根汤主之初热，甚则羌活汤主之本条。　初发热时，其热烙手，目赤鼻干唇燥，小便赤，大便秘，烦闷不安，此表里俱热，毒气壅遏，宜发表攻里，双解主散之初热。　初发热时，表不大热，其人烦躁不安，此热在里也，以三黄丸微利之本条。　初发热时，或乘疫疠之气，人参败毒散主之初热。初发热时，或为风寒所袭，出不快者，桂枝葛根汤、羌活汤、双解散去大黄主之。三方俱见初热。

痘疮之证，其初不免于发热者，未出，毒邪在里，煎熬气血，熏蒸脏腑而然，疮既现形，则毒泄而热解，所以疮出热退者，疮本必疏。若疮已出，热不少减，此毒蕴于中，其势方张，其疮必密，宜急解其毒，连翘升麻汤见形加防风、荆芥穗、地骨皮，或解毒防风汤大法加升麻，或东垣鼠粘子汤见形，兼服代天宣化丸预防，服药之后，疮或不出，或再出，其热顿减者，为气和也。热若不减，疮渐加多，再消详大小便何如，大便不通，七物升麻丸初热。小便不利，连翘汤小便不利。小大便俱不通，八正散小便不利。自利者，黄芩汤自利加白头翁、酒黄连，调赤石脂末，里气和，毒解矣。如更加渴，烦躁不已，或谵妄，或腹胀满气促，或自利不止，手足厥冷，此逆证勿治。如疮已出，但微发热，不须治之，盖疮疹属火，非热不能成就也。以上见形而热。

钱氏云：有大热，则当利小便。小热当解毒。大热，谓身热脉实，大小便秘，津液燥而渴，惧其变生他疾，故利小便，八正散、通关散，大便润者连翘汤三方俱见小便不利、导赤散心加人参、麦门冬，使心火有所导引，则虽不用冷药，热亦自减去矣，疮痘不至热过，不为冷误，甚为良法。小热解毒之说，谓小热不解，大热必生，利其小便则虑损气，故但可解毒而已，甘桔汤咽喉加牛蒡子、荆芥穗。以上起发而热。

如疮浆脓已成，毒气已尽，又复发热者，俗呼为干浆，不须施治。

如结痂之后，其热不退者，此邪气未尽，正气未复，热微者不须治之，热甚者当视其虚实。

羌活汤

羌活　川芎　防风　山栀子　龙胆草　当归各等分　甘草减半

上锉细。加薄荷叶少许，淡竹叶水一盏，煎七分，去渣，温服无时。

加味葛根汤　治痘失表，发热谵语。

升麻　葛根　赤芍　甘草　桔梗　柴胡　荆芥　防风　连翘　牛蒡子　木通

上，水煎服。

如圣汤　治痘已出，身热如火。

紫草 升麻 葛根 白芍 甘草 木通 猴梨

各等分，加姜一片，葱白三茎，水煎，热服。 心烦，加麦门冬、赤茯苓。 烦渴，加生脉散。 七八九日身如火者，加酒炒黄芩、地骨皮。

柴胡麦门冬汤 治痘壮热，经日不退。

柴胡 麦门冬 甘草 人参 玄参 龙胆草

上，水煎服，热退，即止。 一方，无人参。

［丹］胡宅痘疮发热，此血少有馀毒也。

陈皮 白术 当归身 白芍药各三钱 牛蒡子研破，炒，二钱 木通 犀角 生甘草 川芎各一钱半

上，分六帖，水盏半煎，食前，稍热服。

［活］ **连翘散** 治一切热，兼治疮疹如神。

连翘 防风 栀子 甘草各等分

上为末。水煎服。海藏云：治热在外而不厥，此少阳药也。

易老云：凉膈去大黄、芒硝者，能解六经中热，此不惟解热，治小儿瘢疹热候，亦使发之，则本药与防风、荆芥二物各半，白水煎服。

［河］ **栀子金花丸**

黄芩 黄连 黄柏 山栀炒。各等分

上为末，滴水丸如豆子大。每服五丸，白汤下。

［钱］ **三黄丸** 治诸热。

黄芩半两 大黄煨 黄连各二钱半

上为细末，糊丸，绿豆大。每服五七丸至十五二十丸，食后，米饮送下。

上，钱氏云：有小热者解毒。海藏谓：解毒者，三黄丸、金花丸之类是也。

四圣散 海藏紫草木通汤二方俱见形。 导赤散心。 八正散小便不利。

［丹］ 有初起烦躁谵语，狂渴引饮，若饮水，则后来靥不齐，急以凉药解其标，如益元散之类可用。

上五方，利小便退热之剂。钱氏云：有大热者，利小便。又云：身热烦渴，腹满而喘，大小便涩，面赤闷乱大吐，此当利小便，盖此用导赤散之类是也。

［钱］ **宣风散**

槟榔两个 陈皮 甘草各半两 牵牛四两，半生半熟

上为细末。三二岁蜜汤调下五分，已上一钱，食前。易老加防风。

通膈丸 利上下气血药也。

大黄 牵牛 木通各等分

上为细末，滴水丸如粟粒大。每服三五十丸，量儿大小虚实加减。

上，钱氏云：有大热，利小便不瘥者，宜宣风下之。

渴

［万］ 疮疹渴者，里热也。盖三焦者，水谷之道路，津液者，水谷之精华，变化流行，以灌溉乎三焦也。疮疹之火起之于内，销铄水谷，不得以变化津液，灌溉脏腑，故渴也。又疮本稠密，津液外泄，化为脓浆，不能滋养真气，亦渴也。小渴者，常病也，不须治之。大渴者，视其虚实以法治之，切不可以冷水、红柿、梨、橘、西瓜等物与之，恐损脾胃，致生灾异也。

［薛］ 前症，若二便自调，饮食温和，口渴饮汤，手足不热，是为虚热，不可食生冷之物。若二便秘结，饮食喜冷，口渴饮水，手足并热，是为实热，可与冷水饮之。凡痘出而热未止者，既出尽，则热自止。

如发热时便大渴者，热在里也，葛根解毒汤主之，不止，更加黄连以泻心火之有馀，黄柏、知母以滋肾水之不足，舌润则生，舌如芒刺则死。盖舌乃心之苗，少阴之脉，荣于舌也。如发热自利而渴者，津液不足也，黄芩汤加人参、白术、麦门冬主之。　丹溪云：初热烦躁渴引饮者，急以凉药解其标。　钱氏云：身热烦渴，腹满而喘，大小便涩而赤，闷乱大吐，此当利小便，不瘥者，宣风散下之。

葛根解毒汤

葛粉　天花粉　麦门冬　生地黄　升麻各等分　甘草减半

上锉细。取糯米泔水一盏，煎七分，去渣，入茅根自然汁一合，服之。

黄芩汤痘泄利。　五苓散惊。　宣风散痘发热。

如疮已出，或起发，或收靥，一向渴不止者，人参麦门冬散主之。　海藏云：若身热小渴者，六味人参麦门冬散治之。如不愈，或身热大渴者，七味人参白术散治之。又不愈，十一味木香散。

人参麦门冬散

麦门冬　葛粉各二钱　人参　甘草　升麻　白术各一钱

上锉细。加粳米一合，淡竹叶七片，水一盏，煎米熟，去渣温服。

六味人参麦门冬散

麦门冬去心，一两　人参去芦　甘草炙　陈皮　白术　厚朴姜制。各半两

上㕮咀。每服三钱，水一盏，煎至六分，去渣温服。虚人减厚朴。

庞氏地黄膏见形。

退火回生散　治痘血热，枯涩发渴。

滑石　辰砂各一钱　冰片三厘

上为细末。冷水调服一分，睡片时，必转红活矣。

如能食而渴者，肺热也。经曰：心移热于肺，传为膈消，由心火上炎，乘于肺金，熏蒸焦膈，传耗津液，故渴也。治在上焦，人参白虎汤加黄连主之。

人参白虎汤又名化瘢汤

人参　甘草各一钱　知母三钱　石膏五钱　粳米一合

上锉细。水二盏，煎待米熟，去渣温服，无时。

竹叶石膏汤　治痘疮表里俱虚，胸中烦闷，小便赤涩，多渴。成赤瘢点者，又宜服犀角散。

石膏　知母各二两　麦门冬　甘草各一两

上锉散。每服三钱，水一盏，淡竹叶一握，煎半盏，温服，不拘时。

麦门冬汤　治瘢疹烦渴吐泻，及痂后馀热。

麦门冬　人参　甘菊　赤芍药　赤茯苓　升麻各一钱　甘草五分　石膏三钱

上，用水煎服。

如不能食而渴者，脾虚也。叔和云：口干，饶饮水，多食亦饥，虚由脾素弱，不能为胃行其津液，故渴也。治在中焦，参苓白术散主之。

人参白术散又名参苓白术散

人参　白术　藿香　木香　甘草　白茯苓各一钱　干葛二钱

上锉细。加生姜一片，水一盏，煎七分，去渣，温服无时。

［丹］　陈十妹年廿岁，出痘，而有孕七个半月，大渴，不甚出透，寒热交作，血虚气虚。

人参　白术　黄芪　陈皮　甘草炙　当归身各一钱

姜三片，酒水各半盏，煎服。

自利而渴，轻则人参白术散，甚则陈氏木香散。自利而渴者邪传肾也。《正理论》云：自利而渴者，属少阴虚，故引水

自救。盖肾主五液，其脉络于肺，系舌本，邪传于肾，则开阖不司，故自利，利则津液下走，肾水干，不能上润于舌，故大渴也。治在下焦，宜温之，陈氏异攻散主之。出不快。

面白腹胀，自利而渴者，陈氏十一味木香散主之。文中云：腹胀渴者，泻渴者，足指冷渴者，惊悸渴者，身温渴者，身热面㿠白色渴者，寒战渴不止者，气急咬牙渴者，饮水转水泻不已者，以上九证，即非热也，乃津液少，脾胃肌肉虚故也，宜木香散治之。如不愈，更加丁香、官桂。此说必加审用之，胀渴、泻渴、惊悸渴、寒战渴、咬牙渴，亦多属热者，不可不察。如渴而大便秘者，宜利之，四顺清凉饮主之热。海藏云：疮疹，大肠闭涩，或发热，四君子加瓜蒌根、桔梗主之。

痘子稠密，津液少者，十全大补汤汗。

生脉散 止烦渴，首尾通用。

人参 五味子 麦门冬

水煎，当茶饮。

神功散 治痘作渴。

人参 黄芪 甘草 牛蒡子 红花 生地黄 前胡 紫草 白芍药

上，水煎服。

红花汤 治同上。

红花或子，随意煎汤饮，其渴即止，纵口中如烟，饮之即止。加牛蒡子尤妙。

烦 躁

［万］ 烦者，扰扰而烦。躁者，愦躁之躁。合而言之，烦躁皆热也，析而分之，烦阳也热之轻者，躁阴也热之甚者。《难知》集曰：火入于肺烦也，火入于肾躁也。疮疹烦躁，须宜忌之。若吐利厥逆，腹胀喘促而烦躁者，昏不知人，谵妄狂扰而烦躁者，谓之闷乱，皆不治之证。

凡痘疮出不快，发不透，靥不齐有烦躁者，此有二证，如面黄，大便色黑，烦躁喘渴，或如狂，或喜忘，腹胀或痛，此为有瘀血在里也，宜当归丸痘便闷或四顺清凉饮发热并加桃仁泥、红花，甚者桃仁承气汤主之失血。如便血下黑粪，而又睡不醒，心为血之主，睡不醒则心之神昏矣，玄参地黄汤失血加木通、麦门冬。若无面黄屎黑、如狂喜忘之证，只大便不通、烦躁腹胀者，此有燥屎也，此却真狂谵妄，以三黄丸、四顺清凉饮俱发热、三乙承气汤、当归丸、胆导法俱便闷，看病轻重，择而用之。如偏执不可下之说，以致陷伏而死者，医之咎也。

［薛］ 东垣云：火入于心则烦，入于肾则躁，皆心火为之。盖火旺则金烁水亏，故心肾合而为躁，宜用栀子豆豉汤。凡痘疮盛作之时，必令心火有所导引，苟或毒气出而未尽，遂生烦躁，以生黑豆煎汤，或生犀磨汁饮之亦可。若津液不足，虚烦不得卧者，活人酸枣仁汤。此证多因脾胃气虚，或服克伐之剂所致，但当调补中气为善。

［万］ 如肺热而烦者，坐卧不安，审于何时，若初发热便烦者，此毒火内郁，人参白虎汤发热加栀子仁主之。若疮发见犹烦者，此毒伏于内，未尽出也，消毒饮见形、夺命丹起发合而服之。若疮出尽，又已起发犹烦者，此内热也，牛黄清心丸主之。如肾热而躁者，必曾自利，轻则陈氏木香散泻，甚则陈氏异功散见形主之。 如扬手掷足，欲去衣被者，此热甚于表也，羌活汤主之，泻青丸去大黄，加甘草。 如神识昏迷、反覆颠倒者，此热甚于里也，导赤散心、牛黄清心丸合而治之。 吐利不食而烦躁者，正气虚也，陈氏木香散主之。 如昼日烦躁，夜则安静

者，此阳盛于昼，至夜则阳气退而安静也，人参白虎汤加栀子仁主之。如昼日明了，夜则烦躁者，此阳陷入于阴，夜则阴盛，阴阳交争，故烦躁也，四物汤加栀子仁主之。

活人酸枣仁汤 治痘疹，虚烦惊悸不得眠。

酸枣仁炒 甘草炙 知母炒 白茯苓 麦门冬去心 川芎 干姜炒。各三分

上，水煎，温服。儿大倍之。

栀子豆豉汤

山栀四个 豆豉半两

上，水二盏，先煮栀子一盏，内豆豉煎至七分，去滓温服。得快吐即止。

黄连解毒汤 治发瘢，热甚心烦不得眠。

黄连 黄芩 黄柏 山栀各等分

上，每服四钱，水二盅，煎五分，温服。若瘢毒甚者，加青黛一钱，调入汤内服之。凡脉弦数，内外热甚谵语者，合小柴胡汤主之。若脉洪数，内外热甚，舌燥烦渴者，合化瘢汤主之。

牛黄清心丸

黄连五钱，生 黄芩 山栀仁各三钱 郁金二钱 辰砂一钱半 牛黄二分半

共研细末，腊雪调面糊，丸如黍米大。每服七八丸，灯心汤送下。

人参蝉蜕散 治小便不利，痘疮不发，烦躁作渴，咬牙喘满。

人参 蝉蜕 白芍药 木通 赤茯苓 甘草 紫草茸

上，每服三四钱，水煎。

人参竹叶汤 治虚烦不得寐，或兼自汗。

人参 竹叶 甘草各二钱 半夏二钱五分 小麦 麦门冬各一钱五分

上，每服二三钱，姜二片，粳米一撮，水煎服。

谵 妄

谵，多言也。妄，虚妄也。谵妄者，妄有闻见而语言无伦也，皆邪气炽盛，正气虚弱，神识不清之所致。夫言为心声，心热则多言，睡中呢喃者，热之微也，寤而语言差谬，热则甚矣。亦有胃热而谵语者，大便必硬，数日不更衣，方是。

［薛］陈文宿先生云：痘紫色顶陷，心烦狂躁，气喘妄语或如见鬼神，内热便秘者宜用龙脑膏子、猪尾膏，如无内热，大便不实，不可轻服。窃谓前证多因初起热盛之时，失于解利所致，亦有因痘毒未尽，有因胃经有热，有因肺胃有热，有因心脾有热，烦躁痘裂出血，便血衄血，尿黑痕赤，详见各证。大凡作渴发热，手足指冷，或大便秘结者，内有热也，切不可禁其饮水。观张子和述水中儿事，良可验矣，盖热极，故得水而生也。一小儿痘疹狂喘，热渴饮冷，痰涎不利。先君用十六味清膈饮、犀角地黄汤而痊。一小儿出痘发狂，作渴饮冷。此上焦热炽也。用黄连解毒汤、芹菜汁而止，又用紫草快瘢汤，将靥，因间药饵三日，色黑倒靥，用紫草散，渴止，又用人参白术散而痊。一小儿痘愈后，时发狂兼喘，发过面色黄白，手足并冷。此脾胃虚弱也。余用补中、八珍，二汤各三十馀剂，或云当先降火邪而后补元气，乃服芩、连、朴硝之类，汗吐不止而殁。

初发热，便妄有所见闻，妄言如见鬼状，此为恶候。盖毒攻于里，心志昏惑，神识不清而然。况小儿神气怯弱，鬼魅易侵，又厉鬼常乘疫气而行，乘人之虚而疰之，故凡痘疹妄见、妄闻、妄言、如见鬼者，不可治也。须审发于何脏，如目直视，手寻衣领乱捻物，此发于肝，为亡魂。闷乱喘促，手掐眉目鼻面，此发于

肺，为亡魄。上窜咬牙，多叫哭惊悸，或不能言，此发于心，为丧神。困睡，手足瘛疭，不思饮食，此发于脾，为失意。目无精光，畏明，欲坠下而缩身，此发于肾，为失志。故曰：真脏见者不治。或发热时无此证，因大便秘结却有之，此内热也，先以宣风散发热解利其热，后以导赤散心送下牛黄清心丸惊，或粉红丸惊，以镇其神，病已者可治，连作不已者，勿治。如胃中有燥屎，三五日未更衣者，宜涤肠解毒，宜四顺清凉饮、三黄丸俱发热主之。如初发热狂乱，大便自调者，五苓散加辰砂主之。大便秘者，轻则三黄丸，甚则承气汤主之。

如起发、成浆、欲靥之时，忽然神昏谵语者，此由疮本稠密，精血外耗，不能养神，宜养血泻火，安神丸主之。

安神丸

黄连　当归身　麦门冬　白茯神　甘草各半两　朱砂一两　龙脑二分半

上为末，汤浸蒸饼，和猜猪心血捣匀，丸如黍米大。每服十丸，灯心汤下。

栀子仁汤 烦躁谵语，惊狂发瘫。

栀子仁　黄芩　石膏各二钱　知母　杏仁各一钱半　大青　柴胡　豆豉　赤芍药各一钱　升麻八分　甘草五分

上，水煎服。

如昏不知人，语言无伦者死。经曰：衣被不敛，言语不避亲疏者，神明之乱也。故不可治。如初发热便妄有闻见，状如见鬼而恐怖者，不治。此证自始至终，皆不可有，乃神志俱丧，躯壳徒存，不过引日而已。

惊　搐

［钱］ 疮疹搐由风火相胜也，惟瘫疹能作搐，疹为脾所生，脾虚而肝旺乘之，木来胜土，热气相击，动于心神，心喜为热，神气不安，因搐成痫。瘫子为心所生，心生热，热则生风，风属于肝，二脏相搏，风火相争，故发搐也。治之当泻心肝补其母，栝蒌汤主之方见惊。　海藏云：诸痛痒疮，皆属于心。火无论虚实，皆从心火上说，脾虚则肝乘之，肝与心火相合，故用栝蒌汤。若脾土实，火旺逆乘而成痫者，此实邪也，便结者泻青丸，便软者泻青汤，亦当以脉别之。

［翁］ 经曰：诸风掉眩，皆属肝木。然痘出之始，虽有四脏，心实主之，心火热盛，肺金受克，不能制伏肝木，热则生风，风火相搏，神气不安，故发惊搐。医者当辨痘疹惊搐，不可遽投凉心之药，苟不审而概以惊药治之，则心寒而肌敛，毒气内陷，痘何由而出也。治法，当平肝木利小便为切要，泻肝则风去，利小便则心热退，风热既定，则痘随出而惊搐自愈矣。然痘先惊者多吉，痘后惊者多凶，何也？痘未出之先，热蕴于内，故作惊搐，痘出惊止而内无凝滞，故吉。痘出之后，气血虚弱，复感风寒，热毒反滞，又毋敢轻易发散清利，故凶。然有非痘症而慢惊者亦属于肝，而治法专理脾土何也。盖由平日或吐或泻，脾土虚弱，不能当肝木所克，此非肝木之本病也，治法只须温补脾土为主，而肝木自宁，譬如土薄而上有大木不能乘载，故无风而自动，栽培者当厚填其土，使根深本固，而自无风邪之害也。痘后有此症者，亦由气血虚极使然也，必为难治。《疮疹论》挟热吐泻，不可投燥药。伤寒身热，不可投凉药。疮疹发搐，不可投惊药。此皆外同而内异，盖疮疹出于心，惊搐亦出于心也。疮疹本热，热则动心，此理之自然。夫心火独盛于上，肺金受火克而不能制伏肝木，热则生风，木气盛则脾土衰，热气动于心神，心喜为热，心藏瘫，脾藏疹，泻肝则风

去，利小肠则热退也，风热既退，则惊搐自愈矣。昧者不知，投以银粉、脑、麝、青黛、朱砂、硝石凉心损胃之药则误矣。故见证似惊风，用药当作疮疹防之。盖疮疹之初，似惊风者多。大抵疮疹发惊，必先咳嗽痰涎，心悸烦躁，呕吐唇红，颊赤发渴，耳冷足冷，脉数舌白，如有此数证，则银粉等凉药切不可用。盖心凉则并损胃而毒气敛伏，又况心主血，寒则血凝而不行，且中焦既冷，上焦热愈不降，何由运出。又有小儿平常无病，忽然发搐者，必是疮疹，尤当审谛。盖毒气内盛，但当发散，如惺惺散、消毒散、升麻汤、红绵散，兼以快气、利小便、祛风等药与之，待其热气得泄，心气亦自定矣。或有风寒与内热相搏而惊搐者，各随证治如前法，但加匀气药为妙，张氏云：疮疹气匀即出快，气匀则荣卫无滞，有毒亦散，疮疹当自出矣诸方并见初热。　如大吐，面青，唇眼动，手足时搐，慢脾风证也。宜小异功散加升、柴、木香、干姜治之。

［洁］　凡未出而发搐者，是外感风寒之邪，内发心热之所作也，当用茶粉下解毒丸、犀角地黄汤主之。

［世］　治疮痘欲出，身热烦躁，忽发惊搐，宜驱风膏、小如圣饮。小便不通，八正散。涎盛，利惊丸、抱龙丸，量症施之。

［丹］　欲发疮疹，先身热惊跳搐搦，此非惊风，宜发散药。

［薛］　前证，痘疹未见而先发搐者，乃毒气自心经出也。若病势轻缓，或形气虚弱者，不宜用峻厉之剂，恐元气内损，则毒气内陷，而疮不能起发也。或外感风寒之邪，内因疮疹之热而相搏，或肝血虚，火动而内生风，当补元气为主，佐以见证之剂。然前方多峻厉之剂，审有是证方可用，须察其色赤白，而以脾胃为主，虚则用温补，实则用解毒。

［张］　痘疮始作，未形见之间，忽发惊搐，是毒气自心经而出也，苟不以内外证辨明之，便用银粉、青黛等药，则心寒而毒气内陷，往往气绝之际，或隐癍方出，已无及矣。治法，但当以导赤散加防风、辰砂末，与泻青丸合而治之。搐甚者，抱龙丸。如再不止，小便利者可治以导赤散送下牛黄清心丸或粉红丸。小便不利者，勿治。

惺惺散初热。　升麻汤初热。

红绵散　解表之药。

全蝎五个　麻黄去节　僵蚕　白芷　川芎　桔梗　天麻各二钱　甘草　苏木各一钱

上为末。每服一钱，加红绵少许，水煎。有热，加荆芥稍热服。一方，入薄荷叶三片，好酒四五点同煎。

羌活散　调三制辰砂末，加防风、荆芥表之。方见初热证治。

［世］　**麻痘风搐方**

人参　羌活　防风　僵蚕醋炒　南星姜制　白附子姜制　甘草炙

上等分，生姜三片，水煎服。其搐立止。

上皆解表之剂，洁古所谓外感风寒之邪，丹溪所谓宜发散药者是也。

解毒丸

寒水石研　石膏研。各一两　青黛半两

上，以二石细研如粉，入青黛和匀，汤浸蒸饼为丸，如芡实大。每服一丸，食后，新汲水化下，或细嚼姜水下亦可。三岁儿服半丸，量岁数加减服之。

犀角地黄汤失血。

柴胡二连丸　治肝经实火。

柴胡　宣黄连　胡黄连

上为末，糊丸桐子大。每服二三十丸，白汤下。

上解毒、凉血、泻肝火之剂，有热者宜之。

导赤散心脏。 八正散小便不利。 六一散热。

上利小便之剂，小便不利者宜之，然泻丙火以泻肝之子，乃治惊搐第一要法，不独小便不利者为当用也。

紫草快癍散即加减大紫草散有木通、无黄芪，方见痘灰白。 东垣消毒散即消毒救苦汤，见大法。 参芪四圣散灌脓。 八物汤虚羸。 柴胡栀子散即栀子清肝散，见五脏热。 地黄丸肾脏。 小异功散即四君子汤加陈皮。 益气汤即补中益气汤。

上皆薛氏所用方，大抵主于养脾补肾，乃补虚例也。

抱龙丸 牛黄清心丸并见惊搐。 粉红丸即温惊丸，见慢惊条。

上镇惊豁痰例，痰涎潮壅，及曾被外物惊者，用之。

［钱］ 癍疹病后欲发痫，馀疮难发痫，以木胜脾，木归心故也。若凉惊，用凉惊丸。温惊，用粉红丸。

［万］ 痘后非时搐搦者有二证，一则心热留而不去，热盛生风，风火相传，其人必喉中有痰，目直上视，面赤引饮，居处喜冷，宜导赤散、泻青丸清心泻肝，后以抱龙丸调之。一则病后多食，胃弱不能胜谷，谓之食蒸发搐，其人必潮热，大便酸臭，秘泄不调，或呕吐腹痛，先以备急丸、丁香脾积丸利之，后用木香大安丸、钱氏异功散调理取愈。

［薛］ 一小儿痘痂脱尽，因其秽气，用葱、椒煎汤浴之。发搐痰喘，用八珍加白僵蚕、蝉蜕一剂。痰喘顿止，又用四君、芎、归、钩藤钩而搐止。 一小儿痘疮色赤，四肢发搐，眉唇牵动。此心肝二经热甚乘脾所致也。用四君、防风、钩藤钩而痊。 一小儿痘后四肢发搐，眉棱尤动，小便频数，脸目青赤。此肝经风热。用四物、柴胡、山栀少愈。但四肢倦怠，饮食少思，大便不实。此脾气受伤而未复也。用四君、升麻、当归而痊。 一小儿痘后寅卯申酉时热甚，或兼搐。余谓寅卯时发热，此肝火本证，申酉时发搐，乃肝木侮金。先以四物、白术、茯苓、钩藤钩，煎送柴胡二连丸而愈，夕用地黄丸，朝用四君、山栀、柴胡及四君子加当归而痊。 一小儿痘疮色赤，发搐痰盛。服抱龙丸而顿愈。又因母大怒，儿仍搐，母服柴胡栀子散、加味逍遥散，母子并愈。 一小儿痘愈后发搐，左额青赤，唇口牵动。余谓肝心二经风热所致。先用柴胡栀子散加钩藤钩，后用加味逍遥散而搐止，再用五味异功散而痘愈。 一小儿痘将愈，发搐痰涌，头目不清。脾气虚弱，肝木侮之。先用五味异功散加柴胡、钩藤钩，搐愈而靥。

凉惊丸 温惊丸并见惊搐。 导赤散心脏。 泻青丸肝脏。 备急丸 丁香脾积丸 木香大安丸并见伤食。 柴胡二连丸见前。 补中益气汤 四君子汤 四神丸 十一味木香散并见泄泻。

栝蒌散 治痘热极生风发搐。

栝蒌根二钱 白僵蚕一钱

上，慢火同炒老黄色，为末。每服二三分，薄荷汤下。

保命丹 一切惊风发热。

天麻 郁金 全蝎去尾 白附子炒 僵蚕姜汁炒 薄荷 蝉蜕 茯神 桔梗各五钱 防风 甘草 青黛各三钱 大半夏炒，滚汤浸，晒干，又用姜汁浸，晒干，又炒 南星制同上。各一两 钩藤 牛黄研。各二钱 麝香五分 辰砂飞，五钱，为衣

上末，炼蜜为丸芡实大。每服一丸，灯心汤下。

中　风

［丹］　痘风，分气血虚实，以日子守之，多带气血不足。虚则黄芪生血之剂助之，略佐以风药。实则白芍、黄芩为君，连翘、白芷、续断之类为佐。若属寒，陈氏方可用。

［薛］　前证，更当分痘疮已出未出，已靥未靥，外邪所伤，内虚火动。若未出而搐搦，热毒内蕴也，紫草快斑汤加钩藤钩。已出红绽而搐搦，热毒作痛也，东垣消毒散加钩藤钩。灌脓而搐搦，血气虚也，参芪四圣散加钩藤钩。若靥后而搐搦，血气尤虚也，八珍汤加钩藤钩。或目润，或直视者，风火相搏也，柴胡栀子散，或六味地黄丸加柴胡、山栀。或口角流涎者，木乘土也，五味异功散加升麻、柴胡、钩藤钩。或目赤眵泪者，肝血虚而生风也，四物汤加柴胡、钩藤钩。或角弓反张者，水不生木也，六味地黄丸加柴胡、当归，随用补中益气汤加天麻、钩藤钩，不可直用治风之药。盖风药能燥血散气，必验其手足冷、热、温和三证，而用补泻调理之法，庶无误矣。如婴儿，当审乳母而治之。

［万］痘后忽遍身青黑色，手足瘛疭，口噤涎潮，角弓反张，语言謇涩者，此中风也。疮痘方愈，荣卫正弱，不知避忌，忽遇节令气交，八方不正之气乘虚而入，故为此证，宜消风散二钱，入蝉蜕末一钱，分为三服，投生姜、薄荷汁及酒各数点，温汤浸之，连二三服，或作瘾疹，或再出肤疹而愈。

［丹］　杨氏女年十馀岁，痘发不透，靥落后，骨节痛，食少，夜间或热，此馀毒在内，虚甚难于疏导，须在补中有通，此方主之。

当归　白术　陈皮各一钱　牛膝五分　通草　甘草根炙　苏梗各三分　犀角二分

上㕮咀。生姜三片，水煎，温服。

男子七岁，痘疮初出不透，毒气攻内，骨节作痛，两足不可直，瘢痕欠红活，脉浮而和，小便赤少。

当归身　白术各一钱　陈皮　木通　犀角屑　人参　茯苓各五分　甘草炙，少许

上，分二帖，煎服。

消风散

人参　羌活　川芎　甘草炙　防风　荆芥穗　白茯苓　蝉蜕去毒　厚朴　白僵蚕炒　陈皮去白　藿香叶各半两

上为末。每服二钱，茶清调下。

紫草快斑汤见形出不快。东垣消毒散大法。　参芪四圣散灌脓。　八珍汤虚羸。　柴胡栀子散热。　六味地黄丸肾。　五味异功散吐泻。　四物汤失血。　补中益气汤虚羸。

当归补血汤　治痘疮血气亏损发搐，热渴喜饮，脉洪大而虚，重按如无者发热。

自　汗

自汗者，不因发散而自然汗出也。卫气者，卫护皮肤，肥实腠理，禁固津液，使不得妄泄也。痘疹之火，由里达表，干于卫气，皮肤为之缓，腠理为之疏，津液外泄，故自汗也。凡病自汗，宜遽止之。疮疹初出，自汗实为美证，乃阴阳气和，荣卫通畅，邪气不留，易出而解也。又，心主汗，诸疮皆属于心，自汗出者，毒气外泄也，虽然热之甚者，亦为汗解，身复清凉，此毒散也。若汗出不止，其热反剧，此邪气并于阳而阳虚，宜敛汗固表，清热解毒，使卫气充实，无痒塌溃烂之患。保元汤大法、当归六黄汤盗汗主之。

如疮已收较，痂皮脱落自汗者，此气虚也，宜补阳救阴，使气无泄，十全大补汤

汗主之。若更不止，调败蒲散同服，外用温粉扑法。　薛氏云：靥后最宜审治，若血虚者，用当归补血汤虚热。气虚者，用四君子汤加黄芪。气血不足者，十全大补汤。饮食自汗者，小异功散吐泻加黄连、五味子、乌梅肉。睡中汗出，心有热也，其汗上至头，下至颈，不过胸者，乃六阳虚汗也，不须治之。上至颈，下至脐者，此胃虚也，保元汤即参芪饮，见大法不止，调败蒲散同服。自汗者，血之所化，阴气不能闭藏，所以睡则汗出，痘家当以补血为主，若当归补血汤、六味地黄丸、八珍汤、人参养荣汤之类，皆可因证施治。　自汗面赤作渴，手足漐漐汗多者，胃热也，泻黄散脾、人参白虎汤发热加黄连主之。诸症退，以小异功散加山栀仁、麦门冬调之。　有食积内热自汗者，四君子加曲糵。　自汗发搐流涎者，肝木侮土也，小异功散加钩藤。搐减，去钩藤加柴胡主之。　丹溪谓自汗不妨，盖指初出并其汗之不甚者言耳，若汗出过多，最能虚人，未靥之际，恐致气血虚而不能结痂，既靥之后，尤防血脱阴虚，阳无所附矣。

汗出如油，发润如洗，喘不休者，此为肺绝之候，死，不治。

浮麦散

浮麦不拘多少，炒香。每服三五钱，水煎服。治胃虚自汗。

败蒲散一名止汗散

用故蒲扇烧灰。每服三钱，温酒调下，无时服。

温粉扑法

黄连　牡蛎粉　贝母各半两　粳米粉一升

上为细末。傅于身上。

失　血

［万］　气为阳，血为阴，阳主动，阴主静，人身之血，不可妄动也。经曰：阳络伤则血外溢，血外溢则衄血，阴络伤则血内溢，血内溢则后血。今疮疹之火薰灼于里，迫血妄行，血亦随火而动，阳络伤则血从上焦出，或衄血，或呕血。阴络伤则血从下焦出，或溺血，或便血。阴阳俱伤则血上下出也。诸失血惟从鼻出者，或有可治之理，其馀皆死证也。亦有痘疮灌烂，不能收较，出血不止者，此阳疮出血，亦不可治。

［张］所云：血之妄行，从口，从大小便，从阳疮，或痘毒而出者，悉皆不治。盖指出之多而不止者言之耳。若初出之时，苟详推其因而善为清理，岂俱无生者耶。　若痘疮赤痛，烦热作渴，或便血，或衄血，先用犀角地黄汤失血。次用加减大紫草散痘灰白去黄芪加木通主之。吴氏治诸失血，始终用犀角地黄汤加山栀、芩、连、白芍药，有初出时衄血不止，用下药而得效者，

［薛］一小儿痘后，非衄血，即便血，痘痕赤白靡定，手指冷热无常。余谓此元气虚，而无根之火，倏往忽来也。朝用补中益气汤，夕用五味异功散，各二十馀剂而愈。后因劳心复发，仍用前二药为主，佐以十全大补汤而愈。

犀角地黄汤　治痘疹并麻疹与衄血、便血者可服。

牡丹皮　犀角　赤芍药　生地黄

热盛者，加酒炒黄连。若有瘀血停胸，加醋制大黄。若口鼻出血，加大蓟、茅根。若小便去血，去大黄，加小蓟。水煎服。

二宝散　治痘紫色，发热鼻衄，小便如血，口渴乱语。

犀角　玳瑁

二味磨汁，顿服，即愈。

［衄血吐血］

［薛］《痘疹方》云：若痘发之际，正宜微见，与发汗同体，然血与汗虽殊，其源则一。盖痘疹乃秽血所发，邪结肺胃，毒气自然上越也。若见此证，不可妄投以药，恐治失其宜，瘀蓄者不出，而已者复伤，反生变证也。若作渴饮冷，手足并热，此毒气炽盛，而血上溢也，宜用圣济犀角地黄汤。若肺经热毒而鼻衄，用地黄清肺饮。胃经热毒而吐血，亦用圣济犀角地黄汤。若肠胃热毒而便血，亦用之。作渴饮汤，手足不热者，脾肺气虚不能摄血而妄行也，宜用五味异功散。若出血作渴烦躁，面赤色者，血脱也，宜用当归补血汤。　一小儿衄血，右寸脉数。此肺金有火也。用泻白散而血止，但四肢倦怠，用益气汤而愈。　一小儿痘疮赤色，吐血发热。此胃经热毒也。先用圣济犀角地黄汤，诸证渐愈，又用五味异功散而痊。

［万］　疮疹发热失血，皆非佳候，但从鼻出者，此火刑于肺，鼻为肺之窍，宜泻火凉血清肺，以玄参地黄汤调郁金末，加茅根汁、磨京墨汁饮之，衄止者佳，一向不止者，不治。

玄参地黄汤

玄参　生地黄　牡丹皮　栀子仁各一钱半　甘草　升麻各半钱　白芍药一钱

上锉细。加炒蒲黄半钱，水一盏，煎七分，去渣，温服。

斩关散　痘紫发热，鼻红不止。

生地黄　牡丹皮　黄芩各五分　升麻三分　藕节　茅根各一钱　绿豆四十九粒

上，水煎服。

［便血］

凡痘子大便出血者，看其血来何如，又看是何时。如疮子正壮，大便数日未行，血从粪出者，此肛门伤血出也。如疮已收，大便脓血者，此倒靥之血也。非此二类，但溺血、便血者，乃脏腑败坏，阴血妄行，必死之候。

［薛］　闻人氏云：痘疹大便下血或黑粪，若睡而不醒，是为恶候，乃内热盛也，用犀角地黄汤、抱龙丸、小柴胡汤加生地黄主之。窃谓前证若寒热作渴，小柴胡加生地黄。发热体倦，用五味异功散加当归。口干作渴，用人参白术散。大凡作渴引饮发热者属实热，作渴饮汤手足不热者属虚热，手足逆冷者属虚寒，治者审之。　一小儿痘疮下血，且不起发。先君谓气血不足。用紫草快癍汤加参、芪、归、术，血顿止，疮顿起，用八珍汤而愈。　一小儿痘疮下血，小便赤色，疮色如赭，发热饮冷，二便不利。先君谓心、小肠实热。用八正散，后用解毒防风汤痘证治大法，及饮芹菜汁而痊。　一小儿痘将愈而便血，面白恶寒，大便欲去而不去。余谓此元气虚而下陷也。用益气汤。不信，服凉血之剂，致吐泻腹痛而殁。一小儿痘将愈，患便血，面白恶寒，手足并冷，脉沉细如无。余谓阳气虚寒，欲用人参、姜、桂。不从，翌日而死，手足青黑，惜哉。一小儿出痘三四日，大便下血，日有数滴，至八日不能起。御医钱春林谓其脾气虚寒。用木香散二剂，加丁香十一粒、人参五钱，次日痘起有脓，由是血止，二十馀日而愈。

［溺血］

［袁］　痘两三日而小便溺血者，名为沁砂红。盖因枭毒矮于心，心失其主，而血随毒激，故奔散而妄驰，心通小肠，注于膀胱而溺血也，或如黑豆汁，或如苏木水，痛者易治，不痛者难治。

主方

木通　生地黄　黄芪　赤芍药　犀角　地榆　升麻　紫草　车前叶多用　灯草

水煎服。痛，加甘草梢、滑石、山栀。

余治此痘，要在于清心解毒，使阴血总归于荣，升麻、黄芪，贵宜详察而投，不可执方以害人也。若便如黑豆汁者，毒已冲心而荣元已离，十亡八九，致有小便涩，留结血条如绵线寸长，欲尿则号哭，痛不可忍者，急用炒山栀末、青龙龚草汁调服，再以木通汤饮之，可也。

[焮裂出血]

[薛]　闻人氏云：痘疮大便不通，小便如血，或结痈毒，身痘破裂，乃内火炽盛，失于解利，急用犀角地黄汤、小柴胡汤加生地黄、四顺饮之类治之。窃谓前证若心脾热盛，用犀角地黄汤。心肝热盛，用小柴胡汤加生地黄。若大便不通，先用四顺饮，次用犀角汤。若色赤焮痛，二便不通，急用活命饮加硝黄。若色赤焮痛，恶寒发热，用活命饮加麻黄。若因乳母怒火，用加味逍遥散、加味归脾汤。

不能食

灌浆、落痂二门参看。

凡痘家，能食者不问稠密皆吉，不能食者痘虽疏亦难发难靥，疮密者危。盖人绝水谷则死，表里皆病则困也。有欲食而不能食者，必喉舌有痘作痛，艰于吞嚼也，以烂粥米饮频频与之，以助脾胃之气，更以甘桔汤加牛蒡子以解咽喉，利胸膈也。

[翁]　夫痘疮之出也，固赖元气以发之，而元气之壮也，必滋乳食以养之，自四五日以至痂落之后，饮食不减，二便如常，虽不起发，不红绽，或陷塌，用药得宜，可保无虞。使乳食减少，兼以泄泻，则元气自此而日衰，虽无前证，日后必至药亦难效，去生远矣。故四五日前而不食者，此毒盛于里，犹可治也。至六七日后而不能食者，杂证百出，行浆不实，虽药之，亦何益哉。有禀受壮实，又发于五岁之外者，又不可以例论也。有痘已痂起而不食，宜调脾胃。若痘起而倍能食，乃胃中宿热消谷。能食而大便秘，宜四顺饮之类微解之，恐胃热不去，为口疮。又有脾胃壮实能食，大便如常，不必服药。此治痘者、可不知所审耶。

[张]　不食，有虚实之异，其人怯弱，精神慢而不食，或因犯胃气脏腑自利而不食者为虚，当温养之，益黄脾、理中吐逆、姜、附辈主之。身热中满而不食者为实，当清利之，白虎汤发热、五苓散惊辈主之。　如腹胀不食，口角流涎者，小异功散主之吐泻。

初出，胸前稠密而减食者，此毒盛脾弱也，宜消毒饮加酒洗紫草、山楂、人参辈。　已出，或因烦渴饮冷过多，或误投凉剂伤冷腹胀，大小便利，腹中虚鸣不能食者，当以温中药疏逐冷气，治法见腹胀条。有内实之人，皮厚肉密，而毒气难于发越者，又当服解毒匀气之药。　凡痘出而饮食少进者，多因虚而毒发不透，或兼有积滞故也，以秘传大透肌散出不快加枳实、厚朴服之。　饮食不化，手足逆冷者，脾气虚寒也，四君子汤加干姜，甚则附子。　疮痂既起，则中气暴虚，多不能食，只宜四君子辈徐徐调养之。或有疮痂起而能食者，乃胃中宿有蕴热也，盖胃热则消谷，故能食，更兼大便秘结者，宜三黄丸利之，庶不生他变也。然亦有一等脾胃素壮实者，亦自能食，大便亦不至有秘结之患，则不必用此药也。

靥后大小便如常而食少者，宜胃爱散、小异功散、双和散之类调补。　痂落潮热，唇红口渴不食者，四君子汤加陈皮、山楂、黄连。渴甚，白术散。不解，以大连翘饮去黄芩主之。

脾胃伤于饮食者，枳实丸伤食主之。大便酸臭，不消化，畏食或吐者，枳术丸伤食。伤冷饮食者，宜温之，神应丸伤食主之。然神应丸内有巴豆，善医者临证，须量虚实斟酌，少与之，庶不坏事。

赵氏治疮痘不进乳食，用白术苦参汤。宿食不消者陈皮枳实汤。如因热壅不食者，二和汤加黄芩。胃虚弱不调，而不能食者，人参养胃汤、麦冬参术散、七珍散，俱可选用。或有杂证者，去其杂证，气和自能食矣。或大小便秘者，利之。

四君子汤

人参　白茯苓　白术　甘草各一两

上㕮咀。用水一盏，生姜三片，煎四分，温服，每贴三钱。

六神散　治脾胃虚弱，津液燥少，内虚不食，身发虚热。

人参　白术　茯苓　甘草炙　白扁豆炒　黄芪蜜炙

上等分，为细末。每服抄二钱，用水半盏，生姜一片，枣一枚，同煎至三分，去滓温服之，不拘时候。身热甚者，加乌梅少许，同煎服。

七珍散　调胃进食。

山药　人参　茯苓　黄芪　白扁豆各一钱　白术二钱　甘草七分

上，锉为粗散。加粟米一撮，姜二片，枣三枚，水煎，不拘时温服。

人参养胃汤　补脾进食之剂。

白术　陈皮　神曲各一钱五分　人参　茯苓　栀子　黄芩各一钱　甘草八分

上锉散。分为二服，水煎，不拘时服。

麦冬参术散　调胃进食，兼消积之药。

麦门冬　白术各二钱　陈皮一钱半　人参　甘草各一钱　厚朴七分

上锉散。分为二服，水煎，无时。

二和汤　消食扶气之剂。

藿香　香附各等分

上为极细末。滚水放温，调下二三钱。

白术苦参汤　治小儿患痘，不进乳食。

白术　白芍药　槟榔　诃子　柴胡　青皮各一钱　苦参一钱二分　鼠粘子　厚朴　陈皮　砂仁　乌药　紫草各一钱

上锉散。每服四五钱，水煎，食远服。

陈皮枳实汤　治患痘宿食不消。

陈皮一钱二分　鼠粘子　厚朴各一钱一分　枳实　青皮　乌药　紫草茸　砂仁　神曲　槟榔　草果　桔梗各一钱　升麻八分

上锉散。每服四五钱，水煎，食远服。

凡痘疮，饮食之间毋令太饥，毋令太饱，毋太寒、太热，以损脾胃，但与糜粥烂饭，淡薄滋味以养之，切忌肥甘、煎炒、五辛、一切动风动火之物。

咳　嗽

肺主气，其变动为咳嗽者，肺证也。疮疹发热之初便有咳嗽者，肺为五脏之盖，疮疹之火挟君相二火之势上熏乎肺，肺叶焦举，故气逆而咳也。疮疹既出，其咳更增者，此喉咙有疮，淫淫如痒，习习如梗，故咳也。疮疹收后而咳者，此卫气虚弱，腠理疏开，风寒外袭，肺气逆而不收，故亦咳也。

[薛]　痘疹未出欲出之际，乃热毒上熏清道，肺气不宁，宜用惺惺散。若已出之后，则属元气虚弱，不能固卫腠理，风邪乘虚而袭，宜用五味异功散加桔梗、五味子以补脾肺。

《痘疹方》云：痘疮未出之先咳嗽，升麻汤初热。头疼身热恶寒咳嗽，参苏饮初热。呕吐痰涎咳嗽，白术汤。时气头痛身热咳嗽，惺惺散初热。

［万］　如初发热咳嗽甚者，先以参苏饮发之，次以甘桔汤咽喉合泻白散肺加牛蒡子治之。

凡痘子出盛咳嗽者，此肺中有火，或咽喉有疮作痒也，只用甘桔汤加牛蒡子，多服良。如涎唾带血，此咽中疮或齿缝中出也，不须妄治。　疮不起发，闷乱喘嗽，手足寒，饮冷者，木香散泻。　嗽甚，别无他证，五味子汤。　如疮光壮，收靥身热咳甚者，人参清膈散主之。如疮已靥咳嗽者，不问形寒饮冷所致，并宜人参清膈散主之。

若涕唾稠粘，鼻塞不利者，乃风邪伤肺也，亦惺惺散、参苏饮主之俱初热。

若痰盛烦躁，痘赤壮热饮冷者，乃脾肺实热也，人参清膈散主之，并饮芹菜汁。

若痰唾稠粘，大便黑色，乃胃经热毒也，用犀角汤失血，并饮芹菜汁以解之。

病后馀毒咳嗽者，升麻汤初热。　感寒头痛，身热恶寒而嗽者，参苏饮。　烦热而嗽者，生地黄散。　风热咳嗽，咽膈不利，甘桔防风汤咽喉。　兼喘，五味子汤。　病后咳嗽胁疼者，盖胁居一身之左右，阴阳二气之所行也，馀毒在中，二气不能升降，故胁痛，用赤茯苓汤、小柴胡汤发热加五味子、桔梗、枳壳等解去毒气，则真气行而所苦自平矣。

［袁］　若痘交七八之期，而身发火热，恶嗽连声，鼻窍冲出鲜血，金虚则鸣，枭毒激荡于太阴之络故耳，以杏仁五钱、冬花五钱、门冬五钱、瓜蒌仁五钱，与梨汁共煎为膏时取起，再加白蜜、人乳，紧煎数沸，纳于磁器内，每晨昏进两匙，其效神应。　歌曰：痘中恶嗽冲出血，要识金虚枭毒彻，冬花杏仁与麦门，梨汁瓜蒌仁最切，熬膏投和白蜜中，量数斟加人乳捷，去火紧封磁器内，晨昏进服嗽声歇。　痘中患嗽，极为凶险，但有感冒风邪于肺络而嗽者，不在此犯论，易治易痊。若元虚气枭，甚宜调养，而男子时迈十七八岁，破阳损精，痘犯于此，贵宜按方法服治，斯免夭亡矣。

白术汤　治咳嗽呕吐，痰涎气喘通用。

白术一钱半　陈皮　白茯苓　五味子　半夏　杏仁各一钱　甘草半钱

水一盏半，生姜三片，煎六分，分二服。

五味子汤　喘促咳嗽通用。

五味子二钱　人参　麦门冬　杏仁　陈皮各一钱

上锉散。水一盏，煎六分，空肚温服。儿小者分二服。

人参清膈散

人参　柴胡　当归　芍药　知母　桑白皮　白术　黄芪　紫菀　地骨皮　茯苓　甘草　桔梗各一两　黄芩半两　石膏　滑石各一两半

上为粗末。每服三钱，水一大盏，生姜三片，同煎至六分，去滓温服，不拘时，量儿大小加减服。

生地黄散　治小儿瘢疹，身热口干，咳嗽心烦等证。

生地黄半两　麦门冬去心，七钱　杏仁　款冬花　陈皮各三钱　甘草炙，二钱半

上，每三五钱，水煎，徐徐服。儿大加之。若痰气痘热内作，宜用桔梗甘草防风汤。若痰上壅者，佐以抱龙丸。

赤茯苓汤

赤茯苓　甘草　大青　升麻　枳壳　栀子各一钱

上，用水一小盏，苦竹叶七片，豆豉三十粒，煎五分，分为三服。看儿大小加减。

桔梗汤　治久嗽肺气伤，而吐痰有

血，痰或腥秽，或咳吐脓血、肺痈等证。

桔梗炒　贝母去心　知母　桑白皮　枳壳各一钱　地骨皮　瓜蒌仁　薏苡仁　杏仁各五分　当归　黄芪微炒　防己各一钱　五味子　百合炒。各一钱五分　葶苈炒，五分

上，每服三五钱，水煎服。

喘

诸喘皆属于火，肺者脏之长也，为心华盖。心火炎上，则肺焦叶举，气逆不利而喘也。有因风寒而喘者，有因伤食而喘者，惟疮疹之喘，独属于火，若加泄利腹胀烦躁，则不可治。　如初发热便喘者，前胡枳壳汤主之，大便秘者可用，服此不止，以葶苈丸治之。　如喘而大便自利者，黄芩汤痘腹痛加五味子、人参主之。

痘出后喘急痰盛，宜杏甘汤、人参清膈散咳嗽。　痘疮已出未靥之间喘渴，白术散渴，甚者木香散审系虚寒之证，方可用之。　如疮正盛，忽然喘急者，此恶候也，当详审之，如因伤食，谷气蒸而为热，上乘于肺作喘者，宜利之，丁香脾积丸伤食主之，食去热除，喘自定也。　如因感冒风寒而喘者，麻黄汤主之。　如泄泻内虚腹胀而喘者，陈氏木香散泻主之，利止喘定者生，滑利不禁，喘满增盛者，此气脱候也。　收靥后，腹胀喘渴，大便利，小便涩，葶苈木香散。喘而嗽，五味子汤。　喘渴，靥后馀毒不除，大便坚实，前胡枳壳散。

钱氏法，喘而腹满，大小便涩者利小便，不瘥者，宣风散痘发热下之。　海藏法，疮疹肺不利，紫草甘草枳壳汤。　陈氏法，痘出之间或气促者，木香散主之。

薛氏法，脾肺虚弱，白术散渴。脾肺虚寒，木香散痘泻。热毒内蕴，紫草甘草枳壳汤。风邪外感，参苏饮初热。内外壅滞，人参清肺散痘嗽。大便自利，小便涩滞，葶苈木香散。大便坚实，前胡枳壳散。

杏甘汤　治疮痘烦喘渴躁。

麻黄　桑白皮　杏仁　甘草

上等分，为粗末。每服三钱，水一盏煎，食后服。

麻黄汤

麻黄　杏仁　甘草各等分　石膏倍用

上锉细。加腊茶叶一钱，水一盏，煎七分，去渣服，无时。一方，无石膏，有桑白皮。

前胡枳壳汤　治痰实壮热，胸中壅闷，卧则喘急。

前胡　枳壳　赤茯苓　甘草炙。各五钱　大黄量儿加减

上㕮咀。每服三钱，水一盏，煎六分，旋服。

葶苈丸

甜葶苈　黑牵牛炒　杏仁另研　汉防己各一两

上为末，入杏膏，取蒸陈枣肉和捣为丸，如麻子大。每服五丸至七丸，淡生姜汤下。

葶苈木香散　治大便自利，小便涩滞，喘嗽，腹胀不能食，宜多服为妙。

猪苓　泽泻　茯苓　白术　官桂　葶苈　木通　木香　甘草各半钱　滑石二钱

上锉散。水一盏，煎半盏，空肚温服。忌油腻。分为二服。

紫草甘草枳壳汤

紫草　甘草　枳壳各等分

上，每服一二钱，水煎。

葛根黄芩汤　治喘有汗，发热咳嗽。

干葛　黄芩各二钱　黄连　芍药　石膏各一钱　五味子十一粒　甘草五分

水煎服。

五味子汤　治喘促而厥。

五味子一钱半　人参一钱　麦门冬　杏仁各二钱

上，姜三片，枣三枚，水煎服。

六味凉血消毒散

犀角如无，用升麻　牡丹皮　当归　生地黄　赤芍药　生甘草各等分

上，每服三五钱，水煎。

涕唾稠粘

［薛］陈文宿先生云：疮痘涕唾稠粘，身热鼻干，大便如常，小便黄赤，用人参清膈散。如痰实壮热，胸中烦闷，大便坚实，卧则喘急，用前胡枳壳散。窃谓前证若肺胃实热，气郁痰滞，或大便秘结，小便赤涩，烦渴饮冷，宜用人参清膈散表散外邪，疏通内热，使邪不壅滞。若毒蕴脏腑，大便秘结，用前胡枳壳散疏导其里，调和荣卫，使邪自解散。若痰嗽涕唾，鼻塞不利，宜用惺惺散或参苏饮发散外邪，庶元气不伤，痘疮轻而易愈。

人参清膈散痘咳嗽。　前胡枳壳汤痘喘。　惺惺散　参苏饮俱痘初热。

失　音

参形气条看。

海藏云：痘疹初出后，声音洪亮，形病而气不病也。痘疹未发，声音不出，形不病而气病也。疮疹既发，声音不出，形气俱病也。气病宜补肺散加黄芪。形气俱病宜用八风汤或凉膈散去硝黄主之。小儿禀赋素弱者，宜预服十奇散。

补肺散

阿胶一钱半，炒成珠　牛蒡子炒，三分　马兜铃半钱　甘草二分半　杏仁三粒，去皮尖　糯米一钱，炒　加生黄芪五分

上为末，分二服。水一盏，煎六分，食后，时时与之。

八风散即八风汤

藿香半两，去土　白芷　前胡去芦。各一两　黄芪　甘草炙　人参各二两　羌活　防风各三两

上为末。每服一钱，用薄荷少许，煎汤调服。

凉膈散发热。　十奇散即十宣散，见起发。

有心火刑肺而失音者，肺属金主声，中有二十四空，凡发诸语言者，皆其空中之气鼓动也，五行金空则鸣，实则哑。疮疹之火起于心，上熏于肺，肺气胀郁，故窍塞而无声也，以导赤散心合甘桔汤咽喉加炒牛蒡子主之，或用人参平肺散。若津液不足，虚火熏蒸者宜用地黄丸肾。

有毒归肾而失声者，经曰：足之少阴，上系于舌，络于横骨，终于会厌。会厌者，音声之户也，舌者，音声之机也，横骨者，神气所使，主发舌者也。疮黑陷伏，则毒入肾，邪气上客于厌，则厌不能发，发不能出，开阖不利，故猝哑也。有喉舌溃烂而失声者，咽喉者，所以司呼吸，纳饮食，发音声，犹管籥也，毒火上熏，咽喉先受，贲门、会厌、舌腭之位，皆疮所聚，初出之时，失于调治，以致咽喉肿塞，管籥窄狭，舌本强硬，呼吸不能，饮食不入，音声不出矣。此上二证，治之则难。

若七日后痘疮成浆之际而失音者，乃气喉有痘，初出细小不觉，及至肌表之痘成浆，喉中之痘亦成浆，其毒壅盛，则气出管籥窄狭，故所出之声不清，而为咽哑也。大率七日前失音者并为逆证，七日后而有者不治自愈，盖外痘结痂则喉之痘自痊故也。当用甘桔汤服于已发未发之前，所以清其气道，使毒不犯，此预治之法，不可不知。

若痘疮靥后而失音者，馀毒过盛，上攻于咽，以致肿痛干涩，声音不出，宜甘

露饮咽喉、甘桔防风汤咽喉、天花散、玄参升麻汤咽喉主之。

天花散　治痘疹后失音。

天花粉　桔梗　茯苓　诃子　石菖蒲　甘草各五钱

上为极细末。用水调在碗内，小竹七茎，小荆芥七茎，缚作一束，点火就碗内煎，临睡服，每服一钱。

清肺散　治患痘咽干声哑。

麻黄一钱五分　麦门冬　桔梗各二钱　知母　荆芥　天花粉各一钱　诃子　菖蒲各八分

上锉。分为二服，入竹沥、姜汁，水煎服。

栀子菖蒲汤　治小儿痘证，因热毒生风，喑哑不语。

栀子一钱三分　石菖蒲　紫草茸各一钱二分　山豆根　生犀　黄连各一钱一分　羌活　木通　白僵蚕　杏仁　韭子　鼠粘子各一钱　升麻　蝉蜕　薄荷一分

上锉散。每服五钱，水煎，食远服。

紫河车散　治小儿痘疮，毒气不解，上攻咽喉，声音不出，舌颊生疮，遏逆烦闷，潮热面赤。

紫河车即金线重楼　茜根　贯众各三钱　白芍药　甘草炙。各五钱

上，每服三钱，生姜一片，水煎服。一方，有牛蒡子。

噙化丸

薄荷叶二两　诃子肉七钱　桔梗一两　甘草七钱　瓜蒌皮瓤一两　白僵蚕炒，七钱　风化硝五钱　黍粘子炒，一两

上为极细末，炼蜜丸如芡实大。噙化咽津。儿小不能噙，则调化，频抹其口中。

呛　水

《难经》云：会厌为吸门，胃为贲门。病痘之人，毒火上熏于肺，灼于胃，肺与胃之上口，皆有疮而伤矣。水入则呛者，贲门伤则水不得入嗌，入会厌，会厌掩而不内，故气逆喷出而呛也。食入则吐者，贲门伤则门户隘塞，食物不能直奔于胃，缓则汩汩而下，急则阻而吐出矣，此其恶候，鲜有生者。其或舌上有疮，烂破如蜂窠之状，舌痛强硬，不能为用延纳水谷，亦使水入则呛，食入则吐，待舌疮平，则安矣。咽以咽物，喉以候气，咽居后而通于胃，喉居前而通于肺，肺无下窍，如橐龠然，能受清虚之气，而不受有形之物，喉上有物若悬乳，名曰会厌。凡物入口，则舌抵上腭，舌抵上腭则会厌必掩其喉，故水谷但入咽，而不入喉。若痘生会厌，则木强不利开阖矣，干物间可入咽，而水饮或漏入喉，所以呛也，呛者，犹云错喉，气须药补，汤药不入，则无补法，故不可治。

［翁］　七日以前痘色红紫而兼此证者，乃火气炎上，热毒壅塞故也。痘色灰白不起而兼此证者，乃气血虚弱，肺胃受伤故也。二者俱是逆证。七日以后，外痘蒸长光润而有此证者，是内证亦长，故致如此，外痘结痂，则内证亦靥矣，不治自愈。善治者，当察毒盛之痘于其咽喉干燥之先，而用甘桔汤、解毒汤加麦冬、瓜蒌皮瓤、牛蒡子、玄参、荆芥之类，以清气道，不使热毒有犯，则自能免此患矣。

袁氏治呛逆歌曰：痘中呛逆最凶危，沉香浓汁杏仁推，还把蜂糖多和水，按经煎透滤查随，欲服晨时加好乳，汤中温热渐调之。余每详察，痘呛者，乃元气耗铄，枭炎上升，故致呛逆，准恪后方。

人乳一盅，人参一钱，桔梗一钱，枇杷叶三片，共煎，滤渣，服乳。或用沉香磨人乳服者，虽效，总不若此方之屡见捷也。

吐　利

［万］疮疹吐利，常候也。经曰：诸呕吐暴注，皆属于热。盖三焦为水谷传化之道路，热火内迫，则传化失常，而吐利并作，火性燥动，迅欻故也。邪在上焦，但吐而不利，邪在下焦，但利而不吐，邪在中焦，则上吐下利。又，里气上逆而不下则吐，气下而不上则利。疮疹初发热时有吐利者，不可骤止，令邪气上下得出也，吐利久不止，方可治之，更宜消息。

［薛］《痘疹方》云：痘疹吐泻，盖因脾胃不和，饮食不调，烦渴呕吐泄泻，并用白术散渴，然疮疹皆赖脾土，脾土实，则易出易靥，万物得土气温暖而生，吐泻则伤脾土，遂用更变之证，夏月中暑烦渴，泻或腹痛，或欠筋，用五苓散惊加藿香。伤食吐泻，用小异功散吐泻。手足并冷者，用益黄散脾、豆蔻丸泄利。顶陷灰白，用木香散渴。疮正出而吐泻者，或见血者，俱为逆证，难治。窃谓前证虽因脾胃不和，然邪实上焦，则宜吐，邪实下焦，则宜泻，如吐泻嗳腐吞酸，皆宜宣发，但微甚不同耳。张翼之云：若痘疹吐泻少食为里虚，陷伏倒靥灰白为表虚，二者俱见，为表里俱虚，合用十二味异功散救之见形，甚至姜、附、灵砂亦可用。若止里虚去官桂，止表虚减肉豆蔻。若能食便秘倒靥为里实，勿补，当用钱氏及丹溪法下之，皆为能食为里实，里实而补则结痈毒。红活绽凸为表实，表实而补则溃烂不结痂。凡痘见癍，便忌葛根汤，恐发表虚也，如有更变，当随症治之。

［张］　吐泻有冷热二证，吐而不渴，泻而手足冷，面色青白，此冷证也，益黄脾、理中辈主之，或四君子加木香、豆蔻亦妙。既吐且渴，虽泻而手足心热，面赤，居处喜冷，此热证也，五苓散惊、竹叶石膏汤痘渴加橘皮等主之。大吐而身热烦渴，腹满而喘，大小便涩，面赤闷乱，钱氏云此当利小便，不瘥者，宣风散痘发热下之。《百问方》用香苏饮，吐加半夏、茯苓、白芍。泻加白术、茯苓。烦躁呕吐渴泻者，亦热也，白术散渴最当，紫草木香汤亦可。

理中汤

人参　白术　干姜　白茯苓　甘草节各等分

上㕮咀。用水一盏，煎五分，不拘时服。如恶寒加附子，名附子理中汤。每帖二钱半。

香苏饮　治小儿痘疹作泻。

香附子　陈皮　紫苏　川芎　甘草　白芷各等分

上锉散。每服三钱，生姜、葱白煎，或白水煎。泻加白术、茯苓。呕加茯苓、白芍药。

紫草木香汤　治痘出不快，大便泄利。

紫草　木香　茯苓　白术各等分　甘草减半　一方，无甘草。

上锉散。入糯米百粒，水煎服，每帖三钱。紫草能利大便，白术、木香佐之。脾气虚者加人参。

人参胃爱散　治痘疮已发未发，吐泻不止，不思饮食，或吐逆等证。

人参　藿香　紫苏　甘草炒　丁香　茯苓　木瓜各等分　糯米

上，每服三钱，姜枣水煎。

初发热，自利而吐者，黄芩加半夏汤主之。更详审吐利所出之物，如吐酸水者，利色黄或青绿者，其气臭者，皆热也。若吐清痰之水，利下清白不臭，未可作热治之，乃内虚也，四君子汤加诃子肉及益黄散脾。一云：痘欲出未出而吐利者，是中焦停寒，或挟宿食也，四君子汤加砂仁、橘红，或中和散。有宿食者，用紫霜丸癖。发热时吐泻不止，身热口渴者，四苓散加黄连、淡竹叶煎服五苓去桂是也。

黄芩加半夏汤

黄芩一钱半　甘草炙，一钱　白芍药酒拌晒九次，三钱　半夏汤泡七次，二钱　生姜一钱　大枣二枚

上锉细。水一盏，煎七分，温服。渴，去半夏，加枇杷叶去毛，炙，二钱，芦根、茅根各三钱。

中和散　治中焦停寒，或夹宿食。

厚朴一钱　白术八分　干姜四分　甘草三分

上锉细。作一服，加生姜一片，水煎，稍热服。

起胀灌脓时吐利并作，宜急治之。胃寒者益黄散、理中汤。胃热者黄芩半夏汤调四苓散。

靥后吐泻，亦分冷热，冷者亦宜益黄、理中辈，热者四苓散、竹叶石膏汤痘渴加橘皮，或竹茹汤亦可。

竹茹汤

橘红　半夏　白茯苓　黄连姜炒。各一钱　甘草五分　竹茹一团　葛根一钱五分

上，水一盅，生姜三片，煎五分，不拘时温服，分二帖。

和中汤　虚吐不止。即镇胃止吐汤加人参。

人参　茯苓　甘草各五分　白术　半夏各八分　陈皮　藿香　砂仁各一钱

上，用生姜水煎服。

藿香正气散　治初热干呕。

藿香　紫苏　大腹皮　陈皮　桔梗　甘草　茯苓　半夏　厚朴　白芷

上，姜枣煎服。

凡疮痘已经大吐大泻之后，上下俱脱，即当用大补之剂，纵有他证，皆以虚论，庸医每不顾人元气，用药克削，而致夭枉者，滔滔皆是，可恨也！

吐　逆

胃为水谷之海，上通乎咽，内而不出。如初发热有吐逆之证，此火邪犯胃，其气上逆，治之则易。若自出现以至收靥有是证者，乃疮集于咽门，攻于胃脘，吞咽不利，治之则难。由于不知预解咽喉之法，渐变为失音、呛水，而不可救矣。

初虞世云：痘疮吐逆，无痰益黄散脾。有痰二陈汤大科痰饮，或橘皮半夏汤。不止者加丁香胃寒者宜之，胃热宜加芦根、茅根、枇杷叶、黄连。若吐而泻者，亦宜益黄散及陈氏木香散、异功散。吐而身热烦渴，腹满喘，大小便涩，面赤者，当利小便。不瘥者，宜风散下之痘发热。

［薛］　前证，若手足并冷，渴饮热汤，或腹作痛，中气虚寒也，宜用益黄散。手足不冷，吐逆痰涎，中气虚弱也，宜用橘皮半夏汤。手足并热，热毒壅滞也，宜用导赤散。口干，饮乳不彻，胃经气热也，宜用竹茹汤。吐逆不乳，或吐乳酸秽，此脾气虚而乳食停滞也，宜枳术丸。如初发热，暴吐不止，此火气上逆也，茱连散主之。

茱连散

黄连半两　吴茱萸二钱

上二味，同炒，研细末。每服半钱，生姜汤调服。

橘皮汤

橘皮半留白，半去白，炒，二钱　半夏一钱　白茯苓一钱半

上锉细。加生姜五分，水一盏，煎七分，去渣温服。

橘皮汤　治呕吐不止，饮食不入。

陈皮　生姜各一钱　人参五分

上，水煎，作三四次服之。

橘皮半夏汤

橘皮　半夏等分

上，每服三钱，姜枣水煎。

如因饮水过多而呕吐者，此水逆也，五苓散主之。

如因伤食而呕吐者，以丁香脾积丸微利之。

如无上证而呕哕者，人以胃气为本，胃者土也，土败则木来侮之，今木挟相火之势，上乘乎胃，其气自脐下直犯清道，上出于贲门胃上口也，微则干呕，甚则哕，土败之象也。《太素》曰：弦绝者其声嘶败，木陈者其叶落，病深者其声哕，短针无取，毒药无攻，谓不治也。

[附方]

丁香煮散　治脾胃虚冷，呕吐不食。

丁香不见火　红豆　甘草　干姜　青皮　川乌去皮　陈皮　良姜　胡椒　益智各等分

上锉散。每服三钱，用水一盏，生姜三片，煎六分，加盐一捏，不拘时服。

加味鼠粘子散　治咽中有疮，作呕。

桔梗　射干　山豆根　防风　干葛　陈皮　荆芥　连翘

水煎，细细呷之。

灯心竹叶汤　治干呕。

竹叶三十片　灯心三十根

水煎服。

秘方　治呕吐并吐泻不止，水谷不纳者，速效。

用多年灶心赤色土，为细末。每服二钱，米饮调下，小儿只一钱。

泻　利

凡疮未出而利者，邪气并于里，肠胃热甚，而传化失常也，黄芩汤主之。如自利清白色者，为里寒，理中汤主之。

黄芩汤

黄芩一钱半　甘草炙，一钱　白芍药六钱

上锉细。加大枣二枚，水一盏，煎七分，温服，食前。

疮已出而利者，邪气并于表，正气方逐邪气，主乎表而不主里，则里气虚，不能停纳水谷，故亦自利也，宜从气虚而治。九味理中汤倍人参，加黄芪、白芍药。

九味理中汤

人参二钱　白术　干姜炮　诃子肉　茯苓　木香　藿香叶　肉豆蔻煨　甘草炙。各一钱

水煎，食前，通口服。

疮疹所忌，内虚泄泻。凡觉腹疼，或漉漉响趋小腹者，皆欲作利，宜先以法治之九味理中汤。治之不止，此开肠洞泄，惟涩剂可以收之。豆蔻丸，不止，则用真鸦片配莲肉粉止之。庸医每不敢用涩药，恐涩住邪气，不知邪气之盛，莫如伤寒，而张仲景治挟热自利，每用石脂。盖涩剂之去滑，犹寒剂之去热，热剂之去寒，是谓对证之药。今既滑泄不已，自当收涩，又何疑焉。如服涩剂而又不止，则根本已拨，无能为矣。经曰：仓廪不藏者，是门户不要也。《金匮要略》曰：六腑气绝于外者，手足寒，五脏气绝于内者，利不止。五夺之中，此为最甚，但正气内脱者淹延而死，邪气内陷者烦渴而死，此为异耳。

陈氏豆蔻丸　治痘疹泄泻。

木香　砂仁　白龙骨　诃子肉　肉豆蔻面裹，煨。各半两　赤石脂　枯白矾各七钱半

上为末，糊丸如黍米大。一岁三十丸，三岁百丸，温米饮下。泻止，勿服。

自起发以至收靥，大便常宜坚实，忽然自利者，理中汤丸主之。

理中汤丸

人参　白术　甘草　干姜各等分

上锉碎。水二盏，煎一盏，去渣温服。若欲为丸，研细末，炼蜜丸，如弹子大。每用一丸，白汤化下。

参术丸　治小儿脾胃伤冷，外热里寒，不思饮食，身常壮热，大便或溏，色白。或患疮疹身有大热，因食冷物或冷药过度，或泻，或腹胀，或已出疮疹瘢白无血色。此由里寒脾胃伏冷，荣卫不行，致令毒气内伏不出，宜服之，其疮瘢白无血色者，皆从瘢白四围，红晕再起，作脓结痂而愈。

人参　白术　干姜炮　甘草炙。各一分

上为细末，米糕泡糊为丸如麻子大。每服百馀丸，温水吞下，或米饮亦得，乳食前服。前世之书如仲景诸论治伤寒云：轻者用理中汤，重者用四逆汤。此乃胃足阳明经而感寒邪，脾胃乃为中州之府，故用理中汤，曰辛甘发散为阳，以退寒邪也。理中汤炼蜜丸而嚼下，曰理中丸，盖添蜜，甘以入脾胃，嚼而便化于中焦。今参术丸以粳米糕为丸，取其难化，服在脾胃，渗漉渐得消化，则中焦得暖，脾土喜燥，其热自归，此所以能治热也。

胃主腐熟水谷，大肠主传送已化之物，故食多少，可以知人谷气之虚实，大便滑涩，可以知人脏腑之冷热。大便如常，是亦疮疹之一顺也。如起发之时，忽然泄泻，此宜急止之，恐肠胃虚，真气脱也，须辨冷热虚实，如泻而手足冷，面色青白，疮不红绽者，冷证也，理中汤丸、豆蔻丸、益黄散脾，甚则陈氏木香散、异功散出不快皆可用也。泻下之物黄又酸臭，渴，手足心热，面赤，疮红绽焮发者，热证也，黄芩汤、五苓散惊主之。脾胃怯弱，精神慢而不食者为虚，当温养之，益黄散。身热中满，渴而不食者为实，当清利之，五苓散。其人或脏气自脱，或因服寒药，致令疮毒陷入大肠，泻下如豆汁，或便脓血，或便黑汁，口内臭气，唇焦目闭，加腹胀者，必死之证。

如因饮冷水自利者，所谓湿胜则濡泄也，宜温中利小便，以理中丸温中，以五苓散利小便去水。

如因伤食自利者，所出酸臭，所谓饮食自倍，肠胃乃伤也，宜先去其积，丁香脾积丸伤食，后补脾胃，益黄散脾。

如结痂之时暴泄不止者，消息所出之物，痂皮脓血者顺，水谷不分者逆，如利脓血不止者，此热毒下流也，香连丸主之。

香连丸一名香橘丸

黄连一两，以茱萸五钱同炒，去萸不用　木香半两　石莲子取肉，二钱半　陈皮半两

上为末，醋调神曲糊为丸如麻子大。每服二三十丸，陈仓米汤下。

［丹］　陈牙儿十九岁，出痘，有红斑，吐泻而渴。

苍术一钱　白术三钱　陈皮二钱　黄芪　茯苓　甘草炙　缩砂　当归各一钱半

姜三片，同煎服。

从子六七岁时，患疮痘发热，微渴自利。一小方脉视之，用木香散，每帖又增丁香十粒，予切疑焉。观其出迟，因问自利而气弱，察其所下皆臭滞陈积，因肠胃热蒸而下也，恐非有寒而虚，遂急止之，已投一帖矣。继以黄连解毒汤加白术，与十帖以解丁香之热，利止疮亦出，其后肌常有微热，而手足生痈疖，与凉剂调补，逾月而安。　一男子十馀岁出痘，热时出，根脚密，呕吐不食，腰背骨节痛，大渴喉痛，腹亦痛，全不食者半月馀，脉浮弦洪而数。与参、芪、归、术、炙甘草、陈皮、半、茯、生姜煎服之。至五日色淡，又加桂些少，归、芪再用酒制。至七日痒甚，加丁香三粒、附子些少，痒止。

至八日九日渴大作而腹泄泻，痒甚。至十日寒战，遂用白术为君，芪、陈、苓、炙甘、芩、归为臣。至十一日不靨，或痒，或谵语，但守前药，半月后自吐出痰多而安。

［陈］ **十一味木香散** 治疹痘腹胀、渴，其效如神。必须审察的是寒证，六脉虚细，身不甚热，或发寒，或呕吐肚腹痛，或身体四肢俱冷者可用。此方出《集验》。

木香 大腹皮 人参 官桂 赤茯苓 青皮去白 前胡 诃子皮 半夏 丁香 甘草炙。各三两

上吹咀。每服二钱，水一盏，姜三片煎，空心，温服。

异功散 《集验方》疮痘头温足冷，腹胀泻渴。方见痘出不快。

［海］ 疮疹不渴，脏寒下利，四君子加干姜减半主之。痘疹大便不固，痘渐黑陷，小儿乳母同服。

人参 白茯苓 肉豆蔻 黄芪各半两 甘草炙，二钱

上吹咀。每服一钱，水半盏，姜五片，枣一枚，煎三分。乳母倍服。若大泻手足厥冷，加附子，用验。

治中散 虚寒泻利，不进饮食。

黄芪 人参 茯苓 白术 川芎 当归 肉桂各五钱 肉豆蔻面包，煨熟，取去油 丁香一钱半 木香三钱

上为末。每五岁用五分，好热酒调下，衣被盖暖，少顷，痘变红活而起。

大小便闷

刘提点云：疹痘最要大小腑分晓，所以钱氏四圣散用木通、枳壳极妙。若大小腑自流利，则不必苦泥。

［万］ 凡疮疹，小便欲长，大便欲实。经曰：小便数者，大便必硬。虽二三日不更衣，无苦也，如小水少，则病进。盖心主疮而属火，心移热于小肠，小肠移热于膀胱，膀胱为津液之府，气化则出，气为火食，不能传化而津液不出，故小便闷也。疮疹发热，大便欲润，若二三日不行，宜急利之，恐肠胃不通，荣卫不行，疮出转密也，惟疮起发之后，大便却宜坚实，如能食而大便常行者，不须忌之，若过四五日不行，则热盛生湿，其疮难靨，亦宜微利之。设使大小便俱不通，则邪毒内畜，三焦阻绝，经曰：一息不运，则机缄穷。故大小便不通者死。

凡痘子，要大小便自调，则里气和，无留邪也，故小便宜长而清，如小便赤涩，导赤散心。小便短少，八正散。疮出太密，小便不通者，连翘汤。盖疮子发热，不可骤去，惟利小便以折其郁。如痘稠密小便少者，此气血衰少，津液虚耗，非热也，不可利之，反损真阳之气，十全大补汤汗主之。能食者大便宜润，有入必有出也，不能食者大便宜实，存旧谷气以养血气也，如四五日不行，大便结燥者，用胆导法导之。不通，以三黄丸热微利之。如大结腹胀者，以三乙承气汤下之。如大便泄泻，即止之，盖痘疮要里气实，恐泻得脾胃虚也，轻则理中汤丸泻利、益黄散脾、豆蔻丸，甚则陈氏木香散俱泻利、异功散出不快主之。

闻人氏云：痘出正盛，喘促腹满，手掌心并腋下有汗，或谵语妄言，小便赤而大便不通者，小承气汤伤寒之类下之。若面赤黄，大便秘涩，小便少而或呕者，宜小柴胡汤发热。热甚而荣卫闭塞，则毒气弥蔓，如里毒盛者，大便不通，小便如血，如表毒盛者，或为痈疮，身上破裂，此皆因不曾解利之故，俱宜犀角地黄汤失血、小柴胡汤加生地黄、四顺饮发热、牛黄散腹痛、紫雪大科发热辈救之。若毒凝

血聚，疮成黑色，大小便秘，喘急烦躁者，治法见验色条。

治大小便俱不通。以皂荚烧灰，存性，为末，米饮调下。

葵子末一合，水一盏，煮至半盅，入猪脂半两，空心服。

［小便不利］

《痘疹方》云：痘疹未出之先，小便不利，热盛者，恐欲起惊，用导赤散心微解之。热入膀胱，如有血淋，犀角地黄汤失血。初出不快，小便赤涩，四圣散见形出不快。已出而赤涩，白术散渴加木通，五苓散加木香丹溪用五苓散加麦门冬煎服。收靥之后，小便不利，烦热而渴，猪苓散痘后。

［薛］ 前证当分所因，若小肠热结，用导赤散。肝经热，用柴胡麦门冬汤痘后。脾经热，用犀角地黄汤。肺经热，用生地黄汤痘咳嗽。肾经热，地黄丸肾。靥后气血虚弱，用八珍汤虚羸。中气虚弱，用五味异功散吐泻。

［万］ 凡疮疹小便少者，热微，导赤散加山栀仁。热甚，八正散主之。

八正散 治下焦积热，大小便不通，或小便淋涩，脉症俱实者。

大黄酒炒 车前子炒 瞿麦 萹蓄 山栀炒 木通各一钱 滑石煨，二钱 甘草一钱

上，每服二钱，水煎。

滋肾丸

黄柏炒黑 知母炒黑。各二两 肉桂二钱

上为末，水糊丸。

黄芩清肺饮

黄芩炒 山栀等分

上，每服二钱，水煎。

紫草木通汤 治痘疮出不快，小便不利。

紫草 人参 木通 茯苓 糯米各等分 甘草减半

上，水煎服。

通关散 此药通心经，利小便。

山栀仁 大黄炒。各一分 木通 甘草炙 车前子炒 赤茯苓 瞿麦 人参 滑石各三分 萹蓄炒，五分

上锉细。用水一盏，灯心十根，煎半盏，温服。

连翘汤

连翘 防风 瞿麦 荆芥穗 木通 车前子 当归 柴胡 赤芍药 白滑石 蝉蜕 黄芩 山栀子 甘草各五分

上锉细。加紫草五分，水一盏半，煎一盏，去渣，食前温服。

紫草冬葵汤 治小便不通，毒气闭塞。

紫草茸 山栀子 黄芩各一钱二分 秦艽 苦参各一钱一分 冬葵子一钱半 露蜂房 白茯苓 木通 白芍药 泽泻 车前子各一钱 蝉蜕八分

上锉散。每服四五钱，水煎，食远温服。如急数茎中痛者，加甘草梢八分、苦楝子一钱。如痛甚欲死者，加川牛膝一钱三分。如有赤如血色者，加胡黄连一钱三分。如溺血者，加当归一钱，川芎一钱，龙骨火煅、菟丝子各一钱。红甚者，加生地黄。白溺者，加使君子各一钱三分、黄连一钱一分、韭子研一钱二分。浊甚者，加桑螵蛸一钱。

［大便秘］

［薛］ 陈文宿先生云：痘疹四五日不大便，以肥猪膘白水煮熟，切豆大五七块与食之，滋润脏腑，疮痂易落，切不可妄投宣利之药，恐真气内虚，疮毒入里。如六七日身壮热，不大便，其脉紧盛，与三味消毒饮见形微利之。窃谓前证，若毒在肌肉而未能尽发，脉浮而紧者，最宜此药疏解其毒。若脉沉而紧者，宜用前胡枳

壳散喘疏通毒气，以绝其源。若口舌咽喉肿痛，疮毒甚也，用射干鼠粘子汤咽喉。若大便既通，作渴饮汤，脾胃气虚也，用人参白术散渴。凡燥粪在直肠不能下者，宜用猪胆汁导之，忌用疏利之剂，恐复伤胃气，则疮未出者不能发出，已出者不能灌靥。大抵分辨虚实，当以手足冷热，或饮水、饮汤验之。

［万］ 如发热时大便不行，热微者三黄丸发热，甚则承气汤主之。如起发至收靥，大便不行者，用胆导法，不可遽用利药。但疮干黑陷，大便秘，烦躁者，以百祥丸、牛李膏黑陷主之，如无此药，以承气代之。

当归丸

当归半两 甘草一分 黄连 大黄各二钱半

先将当归熬膏子，入药末三味为丸，加服之，以利为度。

枣变百祥丸 治瘢疹大便秘结。

红牙大戟去骨，一两 青州枣去核，十枚

上，用水二盏，同煎至水尽为度，去大戟，将枣焙干，可和作剂旋丸。从少至多，以利为度。

洗心散 治痘疮壮热，大小便不利，狂言多渴。

大黄 甘草 当归 麻黄去节 白术 芍药 荆芥各等分

上㕮咀。量病轻重多少，姜、薄荷煎。温服则平，热服则溏。

三乙承气汤

大黄 芒硝 厚朴 枳实各一钱 甘草五分

上锉细。水一盏，加生姜一片，煎至七分，去渣，食前热服。

胆导法

用大猪胆一枚，以鹅翎筒，两头截齐，一头入胆中，线牢札定，吹令气满，纳入谷道中，直待气通，取去。

加味四君子汤

人参 白术 黄芪 白茯苓 甘草 瓜蒌根 桔梗

各等分，水煎服。 海藏以此治疮疹已出未出，大便秘涩，或时发渴。盖有病者或因禀受不足，或因吐泻之后，或因汗多，或利小便，元气即虚，津液干涸，不得润滑，而致大便秘涩者，若妄行疏利，何异操刀，必须此药治之，医家切宜详审，勿令误也。

润肠汤 治虚秘。

当归梢 甘草 生地黄 火麻仁 桃仁泥

水煎服。

紫草麻仁汤 治疮疹大便不通，致毒气闭塞。

山豆根 紫草各一钱一分 鼠粘子 露蜂房 生犀 青皮 桃仁 麻仁 侧柏叶 黄芩各一钱 杏仁一钱二分

上锉散。每服四五钱，水煎，食远服。秘甚者加乌梅肉七分，不已，再加冬葵子一钱五分。

集之六　心脏部四

痘　疮 下

寒战咬牙

寒战者，森然若寒，振振然摇动也。咬牙者，上下片牙相磨而鸣也。经曰：诸风振掉，皆属肝木。寒战而振振摇动，风之象也，火气冲物亦然。钱氏曰：肝主风，虚则咬牙多欠。又曰：上窜咬牙，心热也。然则寒战咬牙，心肝二脏主之，或以寒战为气虚，咬牙为血虚，或以咬牙为齿槁，谓津液不足者，皆不知此意。痘疮所恶者寒战咬牙，或单见一证，或二证并见，若疮已坏，加之喘促闷乱者，死无日矣。凡病痘者，疮本稠密，转动之间，身体振摇者，此一身被疮所困，不能支持，转动艰难之故，不可便作寒战，妄投热药也。有只咬牙者，此心肝二经火旺也，盖肝虚咬牙，心热者亦咬牙，勿便作不治论。

如疮初出而寒战者，此邪气将出，外与正争，故振振摇动，火之象也，疮出乃定，柴葛桂枝汤主之。　疮已出，或已成浆而寒战者，表气虚而不胜邪气之盛也，养卫化毒汤主之。　如疮本稠密，焮发肿痛，经脉动摇，时时振动者，不可谓之寒战，待脓成痛去而解。　收靥之时，痂皮圆净，但或时战栗者，此正气将复，不能自持之兆，不必忧疑，须臾自定。　有筋惕肉瞤者，经络之血为疮所耗，不能荣养肌肉，主持筋脉，故惕惕然而手足自跳，瞤瞤然而肤肉自动也，不可谓之寒战，但养其气血，十全大补汤汗主之。

［薛］　一小儿十四岁，痘将愈，忽寒战手足并冷，脉微细而不及两寸。乃脾气虚热。用五味异功散、独参汤、十全大补汤而愈。一妇人，愈后寒战，脉浮大，按之微细。此血气虚也，用十全大补汤三十馀剂而愈。后因劳，寒热往来，寒时手足如水，热时手足如炙，脉浮大，重按则细，此阳气虚甚也，朝用补中益气汤加桂、附各一钱，夕用八味丸料倍加桂、附，各五十馀剂而安。

柴葛桂枝汤

柴胡　葛根　甘草　桂枝　防风　人参　白芍药各等分

上锉细。加生姜三片，水一盏，煎七分，去渣，温服，不拘时。

养卫化毒汤

人参　黄芪炙　桂枝　甘草　当归

上，水煎服。

初虞世云：憎寒困倦，或发寒战，能令痘子缩伏，宜用陈文中异功散。方见见形证治，出不快条。楼氏云：尝治痘疮寒战，用白术、芪、归加芩治之，愈。

袁氏独附汤　治寒战。

大附子五钱，面裹，煨

用水一盅，灯草七根，煎服。

上方，加人参二钱、肉桂五分、黄芪二钱、橘红一钱、甘草五分、当归一钱，则为附子振阴汤，治寒战咬牙捷效方也，但紫焦伏黑者不用。

咬牙呵欠者，肝虚也，肝属木，临官于寅，寅为相火，火盗木之气，故肝虚之证形焉。阳引而上，阴引而下，则开而欠也。阳上极而下，阴下极而上，则合而啮也。十全大补汤主之。如发热之初，便咬牙者，此与痒塌吐泻，脾胃弱者不同，须审形证分治之，若多欠咬牙顿闷者，肝藏风热也，羌活汤痘发热。目上窜咬牙者，心藏热也，导赤散心。不可妄用陈氏辛热之剂。　上窜咬牙者，心热也，诸疮皆属心火，上窜者，火炎　之象也。　咬牙者，火气动摇之象也，导赤散加酒炒黄连、牛蒡子主之。　咬牙兼面赤作渴，至夜为甚者，宜地黄丸。

［薛］　一小儿痘疮咬牙，面黄饮汤。此阳气虚弱也。用五味异功散加木香而愈。后仍咬牙，面赤作渴，至夜为甚。此脾肾阴虚也。用地黄丸、大补汤而愈。一小儿咬牙作渴，面色忽白忽赤，脉洪数，按之无力，左关尺为甚。此属肾虚也。用地黄丸、补中益气汤寻愈。后因惊面青目赤，呵欠咬牙，手寻衣领。此肝经虚热。用加减八味丸料煎与恣饮，顿安，又用补中益气汤而痊。　一小儿咬牙，作渴饮冷，大便微秘，寒战痘赤，多在身侧。此属胆经虚热也。用小柴胡汤、柴胡麦门散各一剂，又用加味四物汤而痊。

清神化毒汤　治心肝火旺，其牙相戛而鸣者。

升麻　生地黄　木通　甘草　防风　麦门冬

上，用水煎服。

人参蝉蜕散　治咬牙喘满，烦躁作渴。方见痘烦躁。

［钱氏］百神丸　治戛齿甚妙。

如寒战咬牙并作者，则少阴专主之，观其疮本。如疮本溃烂，寒战咬牙者，此手少阴心火也。经曰：热胜则肉腐。寒战咬牙，火气动摇之象也。如疮本焦黑，寒战咬牙者，此足少阴肾水也，肾色黑，为主蛰封藏之本，干黑者真脏色见也。肾气寒，在变动为栗，寒战者，肾本病也。肾主骨，牙为骨馀，寒战则鼓颔而两牙相轧，咬牙者，肾寒所发也。此二证者，在心热则清之，在肾寒则温之，其病已坏，治之何益。或因阳气亏损，咬牙寒战者，独参汤、参附汤甚效。若血气不荣，而不能靥，兼以闷乱不宁，卧则哽气，泄泻寒战咬牙者，陈氏异功散见形出不快条加木香、当归以救之。钱氏法，寒战咬牙黑陷者，百祥丸下之方见黑陷。

［薛］　前症，若手足并冷，渴饮热汤，大便泄泻者，阳气虚寒也，宜热补之。手足不冷，大便不利，渴饮温汤者，脾气虚热也，宜调补之。手足不热，大便不利，渴饮热汤者，脾胃虚弱也，宜温补之。　一小儿出痘，寒战咬牙，四肢踡缩，大便自利，手足并冷，喜饮热汤。此阳气虚寒也。用十二味异功散末二钱，诸证顿退，又用人参白术散、参芪四圣散而靥。　一小儿十四岁，面色忽赤忽黑，出痘寒战咬牙，作渴烦热，喜饮热汤。此阳气虚寒也。用十全大补汤散，烦渴顿止，乃以八珍倍加参、芪。至脓灌，又作渴面赤。此脓成而血气虚也。用当归补血汤、八珍汤而靥。至月馀，面赤烦渴，或时昏愦，痘痕如赭，或时作痒，脉洪大，按之如无。此血脱也，用大剂当归补血汤而安。一小儿脓不灌，兼寒战咬牙，腹胀。属脾胃虚弱。用四君、肉桂、归、芪、肉豆蔻，又用参芪四圣散而痊，后用托里散、四君子汤而靥。　一小儿痒塌，寒战咬牙，喜饮温汤，手足不热。属阳气虚弱也。用参芪四圣散，诸证已退，用参芪托里散，其浆渐灌，用十全大补汤，其

痂顿靥。　一产妇出痘，寒战咬牙，腹胀作渴，足冷身热。此脾胃，内虚寒外假热也，大补汤加桂、附三四剂，去附，易干姜二三剂，仍用参芪四圣散并五味异功散加归、芪治之而痊。

诸书多以寒战咬牙并作，为不治之证，然能善治之，多有生者，盖热毒不得尽发，内与正气相搏，则筋脉因之而动摇，人之一身，惟手足能运动，口能开阖，皆虚境也，相搏之际，故手足战摇，而口齿相戛矣。

无忧散　治临危痘证，寒战咬牙。

人牙自落者，不拘多少，火煅存性，淬入韭菜汁内，大牙三次，小牙二次，研极细末　雄黄　珍珠各五分

上，俱研为末。每服三五分，多则一钱，用荔枝煎汤下。一方，有牛黄五分。

透骨解毒汤　治寒战咬牙。

紫草　甘草　当归　防风　陈皮　赤芍药

上，各等分，水煎服。

催蛰丹　痘逾八九朝，脓浆虽不充裕，倏然寒战咬牙，以此治之。

虎牙、人牙各一枚，酥炙，研细，和人参、丁香末，乳、酒和服。

滴滴金　治寒战咬牙。

狗头去肉留脑髓，酥炙脆，细研为末，浓煎酒，下。

厥　逆

逆者，四肢逆而不温也，厥者，冷也，又甚于逆。四肢者，诸阳之本，常宜和暖。如指头微寒者，阳气衰也阳气起于十指之端。足心冷者，阴气胜也阴脉集于足下而趣于足心。如疮本焦黑，烦渴顿闷，喘促而厥逆者，此阳毒内陷，热气逆伏，手足为之冷，所谓热深厥亦深，火极似水者。如疮本灰白，泄利而厥逆者，此元气虚惫，阴阳不相顺接，而手足为之冷也。疮疹之候，头常欲凉，足常欲温，故头温足冷者不治。厥逆乃疮家恶证也。

如因热深而厥者，大便不通，三乙承气汤便闷主之。疮黑者，百祥丸、牛李膏主之俱见黑陷。　如因泄利气虚而厥者，陈氏木香散泻、异功散出不快主之。　但十指头微寒者，四君子汤不能食、理中汤吐利并加桂主之。痘疮发热，手足却宜和暖，虽云足属肾，要凉，凉非冷也，只与常人同，遍身皆热，而此同常人，故称凉，亦和暖之意，非真冷也。若手足冷，由其人曾多吐泻，脾藏虚怯，脾主四肢，所以冷，冷为恶候，不可单用发表，反损脾胃，宜和中、发表兼用。痘出以脾胃为主，又宜急与术作汤以饮之，不可因循空谈废事也，先以黄芪建中汤腹痛加防风、羌活，或四君子汤加黄芪、桂枝、防风以发之，发后以四君子汤加黄芪、白芍药、当归、桂心以补脾胃，养气血，而助痘疮之成就也。

如疮始出，手足便冷者，其人先有吐利，四肢者皆禀气于胃，脾胃气弱，不得至经，理中汤加桂主之。

参附汤　治痘疹阳气虚寒，咬牙寒战，手足并冷，或吐泻不食，饮沸汤不知热。用独参汤加好真附，炮如法者，每剂先加一钱，未应多加之，更不应，加至四五钱，或等分亦无妨，但用之以运其阳气。如已脱者，不治。

二神散　治伤冷体寒，肢冷腹痛，口气冷，难发难壮，暂用。

丁香九粒　干姜一钱，煨

上为末。每服五分，白汤送下。盖被片时，令脾胃温暖，阴反阳回，则痘变顺矣，量儿大小轻重用之。

眼 目

［万］ 目者，心之使也，神所寓焉。发热之初，观其两目，神倦不欲开者，痘也。目中汪汪若水者，疹也。诸疮皆发于心，故候见于目也，目赤者，热甚也，心恶热，急解之。经曰：肝通窍于目。疮疹发热目连劄者，肝有风也，风入于目，上下左右如风吹，不轻不重，儿不能任，故目连劄也。目直视者，肝有热也，热入于目，牵其筋脉，两眦俱紧，不能转眄，故目直也。得心热则搐者，风火相搏也。痘疮发搐，此其常候，但泻心肝上之火，搐止则吉，搐不止则凶。《针经》曰：五脏六腑之气，皆上注于目而为之精，精之窠为眼，骨之精为瞳子，筋之精为黑睛，血之精为络，气之精为白睛，肉之精为饷束裹撷。痘疮之毒，发于五脏六腑，毒之甚者，眼必受之，古人留护眼之法，其意深矣。凡疮出太甚，两眼常出泪者，肝热也，此时眼中无疮，但内服泻肝火之药，盖眼中之痘，常在收靥不齐之后有之。如疮入目成肤翳者，切不可用点药，损睛破瞳，成废人矣。痘疮收后目不可开者，肝热则目涩不敢开，明暗皆然，心热见明则合，暗处则开，谓之羞明，此有馀热在心肝也。如疮未成脓，肿去目开者，疮已过期。收靥不齐，目闭不开者，疮坏欲变。目上窜者，心绝也。直视不转者，肾绝也。非泣而泪自出者，肝绝也。微瞑者，气脱也。血贯瞳子者，火胜水竭。皆死候也。护眼法，见见形证治。

痘毒入眼，而虚弱者不宜凉剂，俟靥后治之，虽有目翳，切不可用点药，只宜活血解毒，俟五脏和平，翳当自去，若误用点药，则非徒无益，而反害之。

［丹］ 如痘伤眼，必用山栀、赤芍、决明、归䰇、连翘、防风、桔梗、升麻，小剂末之调服，如眼无光，过百日后血气完复，则自明矣。

张炳治疮疹后毒气攻眼，或生翳膜赤黑之类。宜用四物汤加荆芥、防风煎服，兼用黑豆皮、谷精草、海蛤、甘草等分，为末，用熟猪肝切片蘸服，神妙。一方，治痘毒目翳，用江西蛤粉、黑豆皮、甘草、密蒙花等分，为末调服。

［丹］ 痘后生翳，数服效。用威灵仙、仙灵脾等分，洗净，不见火与日，为细末，每服随时，宜第三次米下。

钱氏黄柏膏 痘初出涂面，护眼方见证治大法。调肝散 治疮疹太盛，服之不入眼方见痘密。羊肝散即下密蒙散，方见活人法。

蝉蜕散 治瘢疮入眼，半年已里者，一月取效。

猪羊蹄甲二两，入罐子内，盐泥固封，烧存性 蝉蜕去土，取末，一两

上二味，研入羚羊角细末二分，拌匀。每服一字，百日外儿一二分， 岁三四分，浆水或新水调下，日三四、夜一二，食后。一年已上者不治。

治疮疹入眼

马屁勃 蛇皮各半两 皂荚子十四粒

上，入小罐子内，盐泥封固，烧存性，研细。温酒调下三钱，食后。

治疮疹入眼或翳

栝蒌根半两 蛇皮二钱

上，为细末。用羊肝一个批开，入药末二钱，麻线缠定，米泔煮熟，频与食之。儿未能食肝，乳母多食之。

又方

用蝉蜕末，以水煮羊肝汤调服二三钱。

海藏地黄散 治小儿心肝壅热，目赤肿痛，生赤翳，或白膜遮睛，四边散漫者尤易治。若暴遮黑睛者，多致失明，宜速

用此方。亦治疮疹入眼。

熟地黄　当归各一分　黄连　大黄煨　防风　羌活　生犀末　蝉蜕去土　木贼　谷精草　白蒺藜　沙苑蒺藜各一钱　生地黄　木通　甘草各一钱半　玄参五分

上为细末。每服一字，或五分，量儿大小加减，煎羊肝汤，食后调下，日三夜一。忌口将息，大人亦治。

东垣云：治痘疮风热，毒翳膜晕遮睛。以泻青丸治之，大效。初觉易治。

云岐用竹叶汤和砂糖水，化下泻青丸二丸，渐至微利，神效。

瘢入眼。用决明、拨云、密蒙花、通圣蛤粉散之类，然无出此书。海藏云：莫若病时随经而取，不使毒气转入眼中为尤妙。然眼有五轮，亦当求责，此言为失治者说也。

决明散　治疮痘疹入眼。海藏云：此少阳太阴之剂。

决明子　瓜蒌仁各半两　赤芍药　甘草炙。各一分

上为细末。入麝香少许，令匀。每服二钱，生米泔调下，临卧服。

拨云散　治疮痘入眼，及生翳。

用桑螵蛸真者一两，炙令焦，细研，捣为末，入麝香少许。每服二钱，米泔调下。

密蒙花散　治小儿痘疮入眼，及无辜疳气入眼。

密蒙花三两　青葙子　决明子　车前子各一两

上末，拌匀。用羊肝一大片薄批掺上，湿纸裹，煨熟，量多少，空心服之钱氏。海藏云，即羊肝散。

通圣散　治疹痘疮入眼，及生翳。

白菊花如无，甘菊代之，然不如白菊好　绿豆皮　谷精草去根，一两

上为细末。每服一大钱，柿干一个，米泔水一盏，同煎，候米泔尽，只将柿干去核食之，不拘时，日三枚。日近者五七日，远者半月，取效。

蛤粉散　治小儿，疮子入眼。

谷精草　蛤粉各等分

上为细末。每一钱匕，猪肝一两许批开，掺药卷了，用竹箬裹，麻线缚定，水一碗，煮令熟，入收口瓷瓶，熏眼，候温取食之。日作，不过十日退。

眼闭不开者，肝经热也，用消毒救苦汤痘大法，子母同服，或先用柴胡麦冬散徐毒，次用四物汤失血加山栀亦可。目赤肿痛者，亦柴胡麦冬散，并谷精散治之。倪氏维德《启微集》治痘疹馀毒不解，未满二十一日，上攻眼目生翳，眵泪俱多，红赤肿闭者，亦用消毒救苦汤治效。如痘稠密，面肿目闭，未收靥而眼忽先开者凶。

元气虚损，脉数促，致令目睛上吊而露白，非痘毒也，时人谓风证，谬甚。但只露白而无他证，急以保元汤加陈黄米主之。七日之后有此，十生六七。七日之前有此，百无一生。无魂失志者不治，不省人事者不治。

洗肝明目散

当归　川芎　防风　山栀仁　龙胆草　柴胡　木贼　羌活　密蒙花各等分

上，锉为末。每服一钱，淡砂糖水调服。

蝉壳明目散　治眼目风肿，及生翳膜等疾。

蝉壳去足翅　地骨皮　黄连宣州者，去须　牡丹皮　白术　苍术米泔浸，切，焙　菊花各一两　龙胆草五钱　甜瓜子半升

上为细末。每服一钱半，荆芥煎汤调下，食后、临卧各一服。治时疾后馀毒上攻眼目甚效，忌热面炒豆醋酱等物。

蝉蜕散

蝉蜕　密蒙花　黑豆壳　绿豆壳　明月砂各等分

共为细末。每用一钱，以猪羊肝一片批开，入药末在内，麻扎定，米泔煮熟，频与食肝饮汤。

密蒙花散　治痘入目，翳膜遮睛。

密蒙花　菊花　石决明　白蒺藜　木贼　羌活

上为末。每服二三钱，茶清调下。

兔粪散　治痘入眼。

兔粪，炒黄为末，用蝉蜕、木通、甘草煎汤，顿服。亦可炼蜜为丸，酒送下三五十丸。

兔粪丸　治痘入眼，或生翳障。

兔粪炒，四两　石决明煅　草决明　木贼去节　白芍药　防风各一两　当归五钱　谷精草二钱

上为末，蜜丸绿豆大。每服三五十丸，荆芥汤送下。

吹耳丹

轻粉　飞丹

为细末。左眼翳吹右耳，右眼翳吹左耳，只吹一二次。

又方　加雄黄、麝香少许。外用石燕子一对，槟榔一对，二味磨水，常服。

洗肝散

大黄　栀子　防风　薄荷叶　当归　川芎　羌活各等分

上锉散。每用三钱，水一盏，煎六分。不得煎熟，空肚凉服。

防风散　痘疹后风热上攻，目赤肿流血，及痘风疮。

荆芥穗　当归　川芎　防风　赤芍药　防己　栀子

上各等分，为细末。每服二钱，茶清调下，作汤煎服亦可。

加味四物汤　疮毒入目，血热不散，两眦皆赤，兼治疮疖。

当归　川芎　白芍药　防风　生地黄　荆芥各等分

上锉散。每服五钱，水一盏半，煎一盏，分作二三次服。

羌活防风散　日三服，一切翳障皆可磨去。

羌活　防风　川芎　甘草　木贼　绿豆皮　荆芥各三钱　蝉蜕　谷精草　蛇蜕　鸡子壳用内薄皮。各二钱

上为极细末。茶清调下，每服一钱，食后服。

秦皮散　治大人小儿风毒赤眼，痛痒涩泪，昏暗羞明。

秦皮　滑石　黄连各等分

上，每用半钱，汤泡，乘热洗。

仙灵脾散　治痘疹入眼。

仙灵脾　威灵仙各等分

上为末。每服半钱，米汤调，食后下。

蒺藜散　治痘疹入眼。

蒺藜　甘草　羌活　防风各等分

上为细末。每服二钱，水调服。如拨云见日之效。

蝉菊散　治痘疹入目，或病后生翳障。

蝉蜕净洗　白菊花各等分

每服三钱，入蜜少许，水煎，食后服。

菊花散　治疮疹入眼诸证。

白菊花　绿豆皮　蜜蒙花　旋覆花　谷精草　甘草各一两

每帖二钱，用柿饼一枚，粟米泔一盏，煎水干为度，取柿饼食之。五七日即效。

丹溪治痘后目翳，谷精草、蛇蜕、绿豆壳、天花粉为末，粟米泔浸，煮干为度，食之。

浮萍散　治痘疹入眼，痛楚不可忍。

浮萍草阴干为末，每服一二钱，用羊肝半片，入杯内以竹杖刺碎，投水半盏，绞汁调药，食后服之。已伤者十服九效。

羚羊角丸　治小儿肾虚。宜肝肾明目。

羚羊角取末　酸枣仁去皮。各半两　肉桂不见火，五分　虎胫骨醋炙黄，五钱　防风　当归　黄芪各一钱

上为末，炼蜜丸，如皂子大。每服一丸，食前温水化下，日进三服。

羚羊角散　治肝藏实热，眼目昏暗，时多热泪。

羚羊角镑　羌活去芦　玄参　车前子　黄芩去黑心　山栀仁　瓜蒌各五钱　胡黄连　菊花各三分　细辛去苗，一分

上为细末。每服二钱，食后竹叶煎汤调服。

羚羊角饮子　治黑翳如珠，外障。

羚羊角　五味子　大黄　知母各一两　芒硝　防风各二两

上锉。每服五钱，水一盏，煎五分，去滓，食后温服。此方宜斟酌用之，不可轻率。

拨云散　治小儿疮疹后眼中生翳膜。

兔粪二斤，如芒芦花色者佳　蝉蜕　木通　白蒺藜各二两　甘草一两

上，同为极细末，炼蜜为丸，如梧桐子大。每服八十丸，食后白汤送下，日进三服。或煎浓汤服亦可。频频服之，以翳退尽为度，此方经验极效。

兔粪槟榔方

向东西地方上一去不许回顾，寻取兔粪十四粒，槟榔用雌雄同磨，取不落地井花水调服。甚效。

咽　　喉

咽者，胃之系，主内而不出，所以司饮食也。喉者，肺之系，主出而不内，所以司呼吸也。人之咽喉乃紧要橐籥门户也。经曰：一阴一阳结，谓之喉痹。一阴者，手少阴君火心主之脉气也，一阳者，手少阳相火三焦之脉气也，二脉并络于喉。疮疹之毒，君相二火主之，其火上蒸，咽喉最为先受，故发热与出形之初，必问其咽喉痛与不痛，先与发散解利之，令毒得出，不留连于咽喉间也。若不知此义以解利于先，则咽喉肿塞，饮食不入，呼吸不能，死在旦夕矣。如疮出太甚，审察咽喉，若内无疮，又不痛者，此毒已尽出，不须虑之。如内多疮，又加痛苦者，切防收靥之时，呛水吐食失声之变，如病益甚，喉中气响，汩汩如水声者死。

初觉发热烦躁咽痛者，宜升麻汤初热、活人如圣饼子、消毒散出太密。　咽痛发热作渴，面赤饮冷者，胃经实热也，射干鼠粘子汤主之。

既出而咽喉疼者，乃心胃有热上攻，如咽干涩而疼，兼口舌生疮，齿浮龈肿者，宜甘露饮。丹溪用鼠粘子汤即消毒散加防风。水浆不入者，紫雪大科发热最妙，抱龙丸惊、消毒饮出不快皆可用。毒攻咽喉口舌，生疮不能吮乳者，如圣饼子主之。以上剂须能食、脏腑实方可用，如上焦虽热，却小便清，大便溏薄，饮食不进者，当以清上温下药调之，如甘桔汤加参、术、陈皮、诃子之类，更验手足，如不热者，白术散渴调之。

靥后咽痛治法见痘后馀毒条。风热咳嗽，咽膈不利者，陈氏用桔梗甘草防风汤，玄参升麻汤亦得。身壮热，口舌生疮，咽喉肿痛，大便坚实者，射干鼠粘子汤。靥后壮热咽痛，痘痕色红，手微热者，馀毒未解也，柴胡麦门冬散主之馀毒。手指似热而冷者，脾气虚也，钱氏异功散主之。

《要诀》云：喉者，气之出入之户也，

热毒之气至此，亦为极地。故痘证喉病独多，而且暴烈，或痛、或燥、或破、或咽食、或呛食、或流涎，变证多端，固难定治，俱以退火为急，用甘桔汤合解毒汤即黄连解毒汤加麦门冬、薄荷、硼砂、孩儿茶为极细末，炼蜜丸如大豆大，时时噙化。咽骨垂下或肿大，以玉锁匙点之。呛喉，六日以前宜急治之。喉痛、喉燥、喉破、不能饮食者，亦玉锁匙吹之。

如喉痛作渴，上体虽甚热而两足俱冷，疮不起发者，乃肾经虚热也。不可专用清凉之剂，宜以地黄丸料煎与恣饮，兼用八物汤补之。

活人如圣饼子　治小儿疮疹，毒攻咽喉肿痛。海藏云：随经，此一方即是随经。

牛蒡子炒　甘草各一两　麦门冬去心，半两　桔梗一两

上为末。加竹叶同煎，细细服之。海藏云：减门冬、竹叶，甘桔鼠子汤，治咽喉不利。

小儿瘢出欲透，皮肤身热，咽喉不利。**甘草桔梗升麻汤**

甘草半两　桔梗一两　升麻半两

上锉细。每服一大钱，水煎服。

甘露饮子　治心热咽喉痛，口舌生疮，并疮疹已发未发，并可服之。治热上攻牙根肿痛动摇。

生地黄　熟地黄　天门冬去心　麦门冬去心　枇杷叶去毛　枳壳炒　黄芩去心　石斛去苗　甘草炒　山茵陈

上各等分，为粗末。每服二钱，水一盏煎，食后温服。牙齿肿痛，则含嗽并服。海藏云：甘露饮为血剂。

地黄丸　治小儿痘疹口疮，喉肿痛，牙疳臭烂。

天门冬　麦门冬　玄参各三两　甘草　薄荷各一两

上为细末，生熟地黄汁和丸，樱桃大。每服一丸，温蜜水化服。

甘桔防风汤　痘疹后馀毒咽喉痛。

桔梗　甘草　防风各等分

上锉散。每服三钱，水一盏，煎至六分，空肚温服。忌酒姜椒热物。

玄参升麻汤　治痘疹后馀毒咽喉肿痛。

升麻　玄参　甘草各半钱

上锉散。水一盏，煎六分，并渣温服。瘢疹热甚，凉服。

射干鼠粘子汤　治痘疹后痈疽疮毒。

鼠粘子二钱　升麻　甘草　射干各五分

上锉散。水一盏，煎六分，空肚服。忌鱼腥葱蒜。

玉锁匙　点咽骨肿痛或垂下，及喉舌强硬等证。

硼砂一钱　朴硝五分　僵蚕一条　片脑半分

上为极细末。咽喉肿痛，每用少许，以竹管吹之。

加减射干鼠粘汤　治痘证热毒上冲，咽喉肿痛。

射干　山豆根　白僵蚕各一钱一分　鼠粘子　紫草茸　紫菀各一钱二分　桔梗　石膏　诃子　木通各一钱　升麻　蝉蜕各八分　甘草五分

上，锉为粗散。每服四五钱，水煎，食远服。

利咽解毒汤　治痘咽喉痛，首尾皆可用。

山豆根　麦门冬各一钱　牛蒡子炒　玄参　桔梗各七分　甘草二分　防风五分　绿豆四十九粒

上，水煎服。

三黄熟艾汤　痘后咽塞喉痹。

黄连　黄芩　黄柏　艾叶

各等分，水煎服。

腰痛

疮疹发热，先腰痛者最忌。经曰：腰者，肾之府也。又曰：太阳所至为腰痛。盖足太阳膀胱经为十二经之首，其脉侠脊，入循膂，络肾。疮疹之毒起于右肾之下，循足太阳膀胱散于诸经，乃邪由里传表也，如初发热其腰即痛，此邪由膀胱直入于肾，故关节不利而腰痛，亟解毒以泻少阴之邪，发表以通太阳之经，使邪气不得以深入，疮虽稠密，或可愈也。治若少缓，则太阳之邪由表以传于阳，少阴之邪由里以传于阴，表里受病，阴阳俱伤，荣卫之脉不行，脏腑之气皆绝，或为黑陷，或为痒塌，终莫能救矣。

凡发热便腰痛者，先服人参败毒散初热，次服五苓散加独活、细辛主之。

［薛］ 痘疮而见腰痛证者，皆因肾经虚怯，相火内燥，真阴不能胜邪，故腰作痛也。急服地黄丸以防变黑归肾，乃克有济。大抵此痘因禀赋肾家精气不足，故目睛多白，俗谓之折腰痘是也。若平素面白，眼白睛多，行迟语迟者，出痘必归肾经，预为调补肾气，庶免此患。 一小儿十三岁，眼睛多白，或时面赤，常患颈痛，尺脉洪数。先君谓禀肾气虚。用地黄丸料煎服而愈。至十五岁出痘，先君云须多服前药，仍用地黄丸、益气汤，更加倦怠，乃以地黄丸大剂煎与恣饮，又用大剂八珍汤，痘渐出如式，恪服前药，至期岁，二药计十七斤馀而愈。先君每见婴儿白睛多，面色白，或色赤，令其预补脾肾，以防出痘，但信者少耳。 一小儿出痘，腰痛、足热、发渴。此禀肾虚火动也。先君用大剂加减八味丸料煎与恣饮，诸证渐退，佐以大剂八珍加紫草、糯米数剂，脓渐灌，仍用前药而结痂，用八珍汤而靥。 一小儿出痘将愈，因停食泄泻，作渴腰痛。此脾肾虚弱也。先君用加减八味丸料及违味异功散，渴泻顿止，又与六味丸料及八珍汤而靥。 一小儿面色常白，目睛多白，时常腰痛，两足时热，冬不衣绵，年九岁。先君谓禀肾虚。令每日服地黄丸，至十岁出痘，腰痛发渴，面赤饮冷，地黄丸每剂加肉桂半钱，煎与恣饮，数剂之后，热渴顿止，腰痛顿愈，却去肉桂，仍与服之，至五十馀剂而靥。

加味地黄丸

熟地黄酒浸，蒸透，晒干，八两，酒拌，杵膏　山茱萸肉　干山药　五味子炒。各四两　泽泻　白茯苓　牡丹皮　鹿茸炙。各三两　肉桂厚者，去皮取肉，一两，发热者，以此加之，引虚火归肾经，而热自止也

上，各另为末，入地黄和匀，量入米糊丸服。煎服更好。

羌活当归汤 治腰背痛，初发热时便宜服之。

羌活　当归　独活　防风　川芎　黄柏各一钱　柴胡一钱五分　桂枝七分　栀仁　红花各八分

酒水各半，煎服。又方，治腰痛，有苍术、汉防己。

如神汤 治腰痛。

当归　桂皮　玄胡索

各等分，为末。酒下二三钱。

腹痛

［楼］ 痘腹痛，多是痘毒，当临证消息。

［万］ 《内经》腹痛皆属于寒，惟有一证为热，疮疹腹痛，皆属毒热也。诀云：发热肚中痛，癍疮腹内攻，发多防不透，发少更防痈。是已。或有兼食积者。

［翁］ 痘疹腹痛者，由毒郁于三阴。脐以上属太阴，当脐属少阴，小腹属厥阴，须分别之。腹胀者，毒聚于肠胃也。

治法，俱当升发解利痘毒，兼分利小便，使毒气上下分消，则痛与胀自止，故曰：痛随利减，胀以利消。俗医以厚朴行滞气而不知升发解利，非其治矣。亦有乳食停滞不消化而腹胀者，当以升发解利药中，加消食之剂，所伤之物，当审其寒热。又有数日大便者，大便行而痛胀自止，亦未可骤用硝、黄也。

定痛散　伤寒肚痛，及冷气痛。

神曲　香附各一钱　山楂二钱　良姜　当归　甘草各五分

上，用姜三片，枣二枚，水煎服。手足逆冷，加大附子二分。

桂枝芍药汤　治腹痛。

桂枝　炙甘草各一钱　白芍药酒炒，二钱

生姜三片，枣二枚，水煎服。

黄连汤　治热毒在胃腹痛，时或欲吐。此药能升降阴阳。

黄连　炙甘草　干姜　桂枝各二钱　半夏　人参各八分

枣二枚，水煎服。

一味异功散　治小儿诸般钓证，角弓反张，胸膈脐凸，以透明没药为末，姜汤调下。

《绍定论》云：病有似是而非，若同而异者。盖肢体厥冷而腹痛者，此毒气在里也，若不审谛，必作极冷治之，反与热药，为害愈深。未冷极者不问有无寒热，肢冷腹痛，必大便自利，踡卧恶寒，今身热肢冷，腹痛大便不通，乃热毒在里，热甚则发厥，仲景所谓热深厥亦深也。伏热深而疮疹不出者，宜以蝉蜕末水煎服之，已出者亦可服，毒气得泄，则四肢温暖，腹痛自止矣。前人论腹痛有虚实，肠鸣自利而腹痛者为虚痛，是冷也。腹满而不大便者为实痛，是热也。今腹中痛而不大便，又身热，耳尖冷，脚冷，为疮疹证明矣。又有疮疹始发，腹中有宿块而痛者，医不能辨，误作食积下之，多夭横矣。

［薛］　前证，痘未出而发热烦躁，或作渴饮冷，大便坚实，此热毒壅滞也，用疏利之药。

［万］　凡发热腹中便痛者，此毒气内攻也，急宜发表疏里，桂枝大黄汤主之。亦有外邪与毒相并，致未尽出而腹疼胀满者，宜参苏饮去参、苓，加缩砂、陈皮，温而出之。若原无腹痛发热，二三日后大便不通而痛者，此燥屎与毒相并而痛也，三黄丸热、七物升麻丸初热、宣风散痘发热择而用之。有谵妄狂乱者，三乙承气汤主之便秘。原无腹痛，或因饮冷水而痛者，此冷痛也，理中汤吐利加桂心。或因多食而痛者，此食积痛也，微则木香大安丸伤食，甚则备急丸伤食、丁香脾积丸伤食、原物汤下。原无腹痛，自利后痛者，此虚痛也，黄芪建中汤加木香、青皮。发热自利，又腹痛者，此亦毒也，黄芩汤吐利加木香、青皮，或化毒汤主之。如疮乍出乍隐，此伏也，七物升麻丸。疮出尽者，再以紫草饮出不快大发之。疮不出者，勿治。

［张］　痘未出，有先作腹痛或腹中有块者，乃腹中先出也，不可投疏利之药，以戕贼胃气，但与和平匀气兼发散药，如升麻汤、参苏饮之类。

蝉蜕一物汤

用蝉蜕二十一个，洗去泥，为末，水一盏，慢火煎至半盏，去滓，量儿大小温服之。如觉疮疹已出，便依前服三五次，不是疮疹，亦无害。小儿疮疹欲发出，加甘草一钱五分，煎一盏，旋旋与服，累效。小儿伏所蕴积热毒，蝉蜕味咸寒可以制，况有暴感风作热，客于表者，蝉蜕亦治，风毒充于皮肤，瘙痒不止，惊痫夜啼，癫疾，寒热惊悸，皆宜服之。

桂枝大黄汤

桂枝　白芍药各二钱半　甘草五分　大黄一钱半

上锉碎。加生姜一片，水一盏半，煎至一盏，去渣温服，食前。

桂枝芍药汤

桂枝　白芍药　防风　黄芪炙　甘草各等分

上锉细。加枣子二枚，水一盏，煎七分，去渣温服。

黄芪建中汤

黄芪　人参　桂枝　白芍药　甘草各等分

上锉细。加生姜三片，枣二枚，水一盏，煎五分，去渣温服。

化毒汤

肉桂五分　白芍药　甘草各一钱　青皮　木香　枳壳各七分　山楂肉　连翘各五分

上锉细。水一盏，煎七分，去渣温服，不拘时。

［汪］　一女伤寒，但腹痛甚，日夜啼哭，手足厥冷，渐至危殆。此时天时痘灾，吾疑或是痘症，遂取生猪血，急用脑、麝和灌，一服得睡，须臾痘出而安，若非此方，则夭横矣。

［万］　痘已出而腹痛，亦是毒在里未曾出透，亦宜桂枝大黄汤。起发不透腹痛者，陷伏也，亦宜三乙承气汤便秘及宣风散痘发热。

［薛］　痘已出，而不热躁，不饮冷，大便不实，此元气虚弱也，用白术散之类补之。

［张］　出不快而腹痛者，活血散即一味白芍药，见出不快，以姜汤调下。若毒气弥蔓，阳毒入胃，便血日夜无度，腹痛啼哭者，牛黄散主之。又有一等将成内溃之证而腹痛者，当预防之。七日前内溃，盖因风寒所中，腠理固密，阴阳二分，壅塞不通，其毒内攻，脏腑之间毒火炮炽，以致胃烂溃而成脓，口舌皆白，是其验也。此证极为惨毒，识者知痘毒未出之时，或有风寒阻隔，气粗热甚，身必战动，腹吐急疼者，是欲成内溃也，急以和解汤、升麻汤初热逐散寒邪，开泄腠理，纵毒而出，庶无此证，若证已成，而治之亦无及矣。

牛黄散　治疮疹阳毒入胃，便血日夜无度，腹痛啼哭。

牛黄一分　郁金一两

上为细末。每服半钱，以浆水半盏，煎至三分，和滓温服。量儿大小以此增减，日二服。

和解汤　三日前后用。

升麻　芍药　葛根　人参　川芎　甘草　防风　羌活各四分

上，用水一盅半，生姜三片，煎至五分，温服。

［丹］　吴店子出痘疮腹痛。

丁香二枚　官桂　芍药各一钱　白术　当归各五分

上，作一帖服。

如身不甚热，或时发寒，或呕吐，六脉虚细，四肢逆冷而腹痛者，陈氏木香散主之痘泻利。腹痛面青，而手足冷者，脾胃虚寒证也，宜益黄、理中辈主之。理中汤加白芍药、桂。

上三条，以温药治寒痛例。作渴饮汤，手足并冷者，宜之。

［楼］　尝治痘始出腹痛，或身痛，脉洪数者，解表凉药加芍药、甘草渐安。

按：解表凉药，即升麻汤、连翘升麻汤、双解散之类，加者倍而用之也。

上一条，以凉药治热痛例。作渴饮冷，手足并热者，宜之。

如疮已出，至收靥时原无腹痛，忽然作痛，此必有饮食也，消息审问，曾因饮冷水者，五苓散主之，或用黄芪建中汤加白术、干姜、人参。曾伤食者，问伤何食，丁香脾积丸主之，用原物汤送下。

［张］　伤食腹痛，不可用巴豆、大黄辈，只宜平胃助气之剂，如平胃散、小异功散、橘皮汤吐逆皆可。

［薛］　嗳腐吞酸，大便秽臭，乳食停滞也，用保和丸消之伤食。

若靥后伤食，食蒸发搐而呕吐腹痛者，治法见惊搐条。　靥后热多，大便实，粪黑，腹痛者，畜血也，犀角地黄汤主之。

如发热时心腹绞痛，烦闷叫呼，或疮陷伏，胀满疼痛，喘促者，此毒恶之气，攻刺肠胃，燔灼脏腑，必不可治。

腹　胀

凡痘子，腹中常宜宽舒，为里无邪。若腹胀满，须审其伤食否，及大小便何如，如曾伤食，微满不痛者，木香大安丸。胀满腹痛甚者，丁香脾积丸俱伤食。小便不通，百祥丸黑陷。大便不通者，宣风散发热主之。此上诸证，皆实胀者也，故宜利之。若自利腹胀，乃虚胀也，陈氏木香散泄利主之。

腹胀分虚实寒热　钱氏云：身热烦躁，腹满而喘，大小便涩，面赤闷乱，大吐者，当利小便，不瘥者，宣风散下之。此实热治例也。　陈文中木香散治痘疮腹胀渴泻。此虚寒治例也。　薛氏《撮要》云：腹胀泻渴，脾胃虚寒也，用大异功散出不快、参芪内托散即十补散出不快治之。若前证而兼气促体倦，乃脾气虚也，用白术散渴加木香，煎送四神丸泄泻。如腹胀作喘，大便利，小便秘，手足并冷，乃脾气虚也，先用葶苈木香散喘，次用小异功散吐泻，一二剂自愈。此平补例也。

初热时腹胀痛者，由毒气与外邪相搏，欲出而不得出也，用参苏饮加缩砂、陈皮，去参、苓服之挟有表证者宜此。　身热脉数，大便秘而腹胀，此热毒壅遏也，当微下之，或疮半未出而喘息腹胀，其人大便不通，烦躁作渴，谵语不安者，当急下之，俱用紫草承气汤挟有里证者宜此。　丹溪用桔梗枳壳汤、二陈加枳壳汤。　若虚弱自利，四肢厥冷，腹胀发哕者，里气虚也。姜、附、理中辈急救之。

紫草承气汤

厚朴二两　大黄四两　枳实一两　紫草一两

上为粗末。每服五钱，水半盏，煎二三分，温服。以利为度，如未利加芒硝一字。

桔梗枳壳汤

枳壳　桔梗各二两　甘草五钱

上锉。每服三钱，姜二片，水煎服。

二陈加枳壳汤

枳壳　半夏　茯苓　甘草　陈皮各等分

上锉。每用三钱，姜二片，水煎服。

若疮既出而腹胀者有二证，一则阴阳不和，或因作热烦渴，饮冷过多，或误投凉剂，热为冷所激，欲出不能，毒不能发越，故令腹胀。其人必不能食，二便利，腹中虚鸣，甚者气喘发厥，疮白无血色者多致不救。急当以温中药疏逐冷气，不可又用宣泻之药，以重其困，如小异功散吐泻、木香散痘泻俱可用。王中阳云：木香散性温平，能和表里，治腹胀泻渴，有如神之效。一则毒气陷伏入里，必有他证相杂，或烦躁大渴，或大小便秘，或啼哭不止，但用温平解毒快气之剂，如人齿散黑陷、活血散出不快之类。　又有小便赤涩，而心腹胀满，别无他证者，此伏热在胃，则中有所隔，上为心气不降，故小便涩少而赤。下为阴气不升，故腹中胀满。

董氏用四圣散出不快以发出其毒，则胃热自散矣。　若出太盛而面黄，大便黑，烦躁，喘渴腹胀者，此有瘀血在里也，治法见渴条。若出太盛，至当结脓窠痂疕而不结，能食而喘，腹胀谵语，不大便者，及靥后腹胀喘渴，大便利，小便涩者，治法俱见喘条。

痘疮起发而腹胀者二证，同前阴阳不和者，疮痘正发，热毒方盛，必生烦渴，宜以葛根解毒汤、人参麦门冬散、人参白术散并见痘渴之类与之。不知此理，或饮冷过多，或误投凉剂，热为冷所激，欲出而不能，冷热相搏，毒不发起，故令腹胀。且伤于冷者，急当以温中药疏逐冷气，冷气散，则腹胀自消，益黄散脾去甘草，加姜制厚朴。甚者气喘发厥，疮白而无血色，多致不救。陈氏木香散泄利圣方也，昧者反用峻下之药，致令重困而死。其毒气陷伏入里者，但用温平解毒快气之剂紫草饮子主之起发。若腹胀而目闭，口中如烂肉臭者，其证为大恶。

［丹］　勉奴痘后渴，肚急，小便少，发热。

芍药　白术　陈皮各五分　川芎　干葛各三分　甘草炙，一钱半　木通二分

上，用水煎服。

寄子五岁，痘后肚急。

白术一钱　陈皮　木通各五分　犀角　川芎　白芷各七分　甘草炙，三分

上，水煎服。

加味透肌散

人参　黄芪　白术　芍药　川芎　甘草　茯苓　木通　陈皮　糯米　厚朴　大腹皮

等分，为粗散，姜枣煎服。

紫草厚朴汤　治痘疮烦闷痞满，或坚急，或结聚不散。

紫草茸一钱二分　枳实　黄芩　黄连　厚朴各一钱一分　露蜂房　白茯苓　山豆根　麦门冬　桃仁　石膏　旋覆花各二钱　蝉蜕　升麻各八分　白术五分

上锉散。每服四五钱，水煎，食远温服。

紫草枳实汤　治痘疮腹胀，或热毒，或因伤冷所致。

紫草茸　鼠粘子各一钱二分　厚朴　苦参各一钱一分　白芍药　贝母　枳实　诃子肉豆蔻各一钱　蝉蜕　桔梗　白术各八分　升麻七分　甘草六分

上锉散。每服四五钱，水煎，食远服。

葶苈木香散喘。

木通芍药汤　治痘疮作渴腹胀，小便不利。

木通　芍药　白术各五分　川芎　陈皮　干葛各三分　甘草二分

上，水煎服。

姜附汤　治疮疹半出而半不出，或出盛时却下利支厥，呕逆腹胀吃噫，须急与理中丸、四逆、姜附汤之类不须疑，已试之验也。大便自利腹胀者，是热毒被冷所搐不能出，冷甚则为下利，其毒小得出，则为腹胀，当此以理中丸、四逆、姜附汤等服之，里复温，则利止，热毒得复出，则腹胀自消，疮疹亦自出矣。又有疮疹半出半未出，或出盛时却大便不通，小便赤涩，喘粗腹胀，而唇齿干，口燥渴引饮，谵语者，当急下之，此证是毒气壅瘀，欲出而出不辨，故腹胀，下之热毒散，荣卫伸则里胀消，外疮出，合温合下，皆得其宜，不可不述之。若下脓血而腹胀者，又非此证，宜服南金散、乳香猪血膏、理中丸、姜附汤。

痛　痒

诸痛为实，诸痒为虚。谓之实者，邪

气实也。谓之虚者，正气虚也。又，疮疹为火，火盛则痛，火微则痒，故常作痛者，此邪气之实也。盖痘疮之毒，发于皮肤肌肉之间，气以束之，血以润之，酝酿其毒，以抵于化，正气周旋而不舍，毒气变化而未成，郁而作痛，此其常也，毒化脓成，其痛自止。若肉如刀剜，肤如锥刺，一向痛而不止，大叫多哭，此则皮伤肉败，不胜其毒，又痛之变也。常作痒者，此正气之虚也。经曰：胃者，水谷之海，六腑之大原也。五味入口，藏于胃，以养五脏，胃气既虚，则水谷不化，津液内竭，不能输精于皮毛，气失其卫，血失其荣，不能酝酿毒气，以至于成，使毒气浮沉，隐伏聚散，倏忽灼于皮毛，所以痒也，此其为异，补其气血，和中托里，其痒必止。若一向瘙痒，时甚一时，爬抓破坏，皮脱肉坑者，此毒气内陷，正气外脱，不旋踵而告变矣。如先痛后痒者，此常候也，盖先则毒未解化，其火正盛，宜尔作痛，厥后脓成毒解，火气渐微，宜尔作痒也。

痛

《活人书》治痘疮痛，用温惊丸惊水化下。　海藏治疮出烦痛，用五物木香散。薛云：若身后痛，属膀胱经也，用羌活荆芥甘草汤即此三味等分。身前痛，属肺金也，用升麻葛根紫草汤。身侧痛，属胆经也，用柴胡山栀连翘防风汤即此四味等分。四肢痛，属胃经也，用防风芍药甘草汤即此三味等分以急止之，盖恐叫号伤气，忍痛伤血，而变证也。若热毒盛者，用东垣消毒散大法，或仙方活命饮痘后馀毒。食鸡鱼葡萄酒物者，用东垣清胃散、生犀汁。若发热饮冷，大便调和，用四物、连翘、牡丹皮。若发热饮冷，大便秘结，脾胃实热也，用清凉饮发热。若发热作渴饮汤者，脾胃虚热也，用七味白术散渴。大凡痘切不可食毒物，恐作痛致伤元气，轻者反重，重者难治，大人亦然。

痘疮起发，痛者有二，一则毒邪欲出，气血随之，肌肉绷急而痛，九味顺气散起发合活血散出不快主之。一则皮肤厚，肉理密，为外寒相搏而痛，桂枝葛根汤主之初热。

五物木香散　治疮出烦痛。

青木香二两　丁香　零陵香各一两　麝香一分　白矾一两

每服四钱，水一小盏半，煎服之。热盛者，加犀角一两，如无犀角，以升麻代之，轻者，一服大效。

又方　以芒硝和猪胆涂疮上，令动，痂落无瘢，仍用黄土抹之良。此病小便涩有血者，中坏，疮背黑靥，不出脓者，死，不疗。

青黛散　治痘未作脓，痛甚，心膈烦躁，睡卧不安，并宜服之。

真青黛如枣核大，水调服之，即安。

［世］　痘将结靥，干硬而痛，宜涂酥润之，靥可揭去则去之。如无酥用猪油煎汁代之。此痛非服药可免也。

身　痛

经云：诸寒为痛。又云：痛则为实，内快外痛，为外实内虚，外快内痛，为内实外虚。今痘疮身痛者，是皮肤厚，肉理密，或为外寒相搏，或热毒内作，或血虚不能荣养，宜审而治之。　沧洲翁云：凡疮发身痛，不为外寒所折，则肉腠厚密，宜分而治之。若红点方见，为寒所折，而内体有热，宜木香参苏饮，轻者消毒饮，或葛根升麻加芍药汤。肉腠密者，宜活血散合匀气散。　外寒搏者，必兼有表证，如和解汤、攻毒散去柴胡、前胡皆可用。若兼发热头痛、恶寒咳嗽者，参苏饮主之。　热毒内作血瘀而痛者，先用活命饮疮疡，次用消毒救苦汤痘大法。　血虚而瘀，因作痛者，四物汤之类。　遍身如啮，色黑者，毒气壅滞而血凝也，乃是危证，若二便秘结、喘急烦躁，用栀子仁汤，或猪尾膏血调片脑治之。自利不食者，不治。

消毒饮

牛蒡子三钱，炒　荆芥一钱　甘草半钱，生用　防风去芦，半钱

上细切。作一服，水煎。加生犀角尤妙。

葛根升麻加芍药汤升麻葛根汤倍芍药是也。

活血散出不快。

匀气散即《济生方》八味顺气散加木香也。

白术　白茯苓　青皮　白芷　陈皮　乌药　人参各五钱　甘草炙，二分半　木香一分半

上细切。作一服，水一盏，煎七分服。或细末，酒调亦可。

痒　塌

诀云：虚则痒，实则痛。此大概言之。痘疮之痒，其候不同，有初出时便身痒爬搔不停者，此邪气欲出，皮肤闭密，其火游移往来，故痒也，与伤寒太阳病身痒汗不出者同论，可发之，使皮肤纵缓，腠理开通，邪气得泄，疮出而痒去，所谓火郁则发之者是已。有将收较而痒者，其脓已成，其疮将回，邪气散而正气复，荣卫和畅，故痒也，与痈疖将痊而痒者同论，不须服药，但谨护之，勿令抓掐，以致肿灌，所谓美疢者是已。有起壮泡浆而痒者，当血已化水，水未成脓之时，其毒未化，浑身瘙痒，爬搔不宁，此恶候也，与伤寒阳明经病皮中如虫行者同论，所谓虚风外搏，邪气内强，痒而不止为泄风者是已。此视疮之干湿，以风药佐之，必令痒去，方为佳兆。若痒甚不休，疮坏皮脱，其毒复陷，谓之痒塌，必不能治矣。大抵出形而皮肉红艳，起发而皮嫩多水者，其后常致痒塌也。　凡痘子瘙痒者，须于形色上详审，如疮一向起发红活，光壮肥满，忽然瘙痒者，此秽气所触也，宜内服十全大补汤汗，外用茵陈熏法起发，其破者以白龙散敷之。如疮本干燥又添瘙痒者，火甚也。如疮原带水，皮肉嫩薄，又痒者，此温热也。摆头扭项，手足动作，昏闷者死证。　如初出身痒者，可发之，桂枝葛根汤初热加制麻黄、牛蒡子主之。　如起发养浆而痒者，通用十全大补汤汗加防风、牛蒡子主之。　起发身痒有二证，一则血气不足，其痒为虚，十全大补汤主之。一则不能食淡，以致发痒，蝉蜕膏主之初热。　如疮干而痒者，宜养血润燥，以四物汤失血合消风化毒汤、夺命丹起发主之，外用茵陈熏法。　如疮湿而痒者，宜养气去湿，以四君子汤不能食合消风化毒汤、夺命丹主之，外用茵陈熏法。　凡痘子已熟，忽作瘙痒抓破者，此脾胃虚弱，不能荣养肌肉也，内服四君子汤加黄芪、官桂，外以败草散溃烂主之。如因自利脾胃虚，致痒塌者，陈氏木香散泄利、异功散出不快主之。　如疮将收而作痒，误犯破损，不肯干较者，用白龙散贴傅。　丹溪法，于形色脉上分虚实，实则脉有力气壮，虚则脉无力气馁。实痒则势焮，虚痒则势怯。虚痒以实表之剂加凉血药，实痒以大黄寒凉之药少许与之，下其结粪。　沧洲翁法，主血气不足，用十补托里散及木香散加丁香、官桂。胃主肌肉，尤宜四君子汤加芎、归、木香、紫草煎服。或患者不能忌口，因食毒物而作痒者，二物汤、百花膏，或四君子汤加解毒

药。陈氏法，痘疮作痒，抓破成疮，脓水淋漓者，由血气衰，肌肉虚也，宜用木香散泻加丁香、肉桂，及败草散收靥，切忌用牛粪灰。闻人氏法：痒有二证，一则气血不足，其痒为虚，活血散出不快，或四君子汤加黄芪、枳壳主之右中恕用十全大补汤、十宣内托散。一则不能食淡以致痒，蝉蜕一物汤主之痘腹痛。魏氏法，以保元汤倍加黄芪，少加芍药。或云：首尾痒塌，保元加牛蒡子、白芍药、何首乌。何首乌有红白二种，名为雄雌，必须兼下有效。忌铁。王汝言云：痘疮虚怯，淡白色，痒塌，此属虚寒，宜用陈氏法。若发热壮盛，齐涌红紫色，燥痒，此属热毒，宜用凉血解毒之剂。薛氏云：前证皆因气血虚弱所致，预为调护，使气血和平，庶无此患，又必察其外证，色白者用四君之类，色赤者用四物之类。

袁氏云：囊贮半浆而作痒者，可以疗止，必当用参、芪、芍药、升麻、附子之属，不宜投寒散之药。若焦贴皮肤作痒者不治。空壳莲蒲作痒者，不治。

参芪内托散 治里虚发痒，疮不溃，倒靥。

人参 黄芪炒 当归 川芎 厚朴姜制 防风各五分 桔梗 白芷 官桂各二分 木香 甘草各三分 紫草五分

上入糯米一撮，水煎，量服之。寒战咬牙，饮水泻渴，亦宜服。

紫草木香散 治痘疮里虚痒塌，黑陷发热。

紫草 茯苓 甘草 白术 木香 人参各等分 糯米

上，每服三钱，水煎。

消风化毒汤

防风 黄芪 白芍药 荆芥穗 桂枝 牛蒡子 升麻各等分 甘草减半

上锉碎。加薄荷叶七片，水一盏，煎七分，去渣温服，无时。

［丹］ 治痘疮痒塌不掩。

白术一钱半 黄芪炙 当归 陈皮各五分 甘草炙些

水煎，温服。

予治一子七岁，痘将出未出之际，腹泄数行，其泄色黑，不发根窠，三日后痒塌，抓即黑色，口渴，其根窠如水疥状不红泽，不起发，食少，脉浮数有力，按之虚。遂用参、芪、归、术、陈皮、肉豆蔻为君，炙甘草、诃子、桂为佐，使水煎熟，好酒些少，咽下痒立止，食立进，根窠红泽而起发，二服全愈。

蝉花散 治痘疹不拘前后始终，遍身作痒抓破，皆治之。

蝉蜕去头足，洗去土，微炒，一两 地骨皮炒黑色，一两

共为末。每服一茶匙，水酒送下，一二服，神效。

二物汤

蝉蜕净洗，二十一枚 甘草炙，一两

上为末。水煎，时时服之。

盒脾散 痘至八九日期，倏然身中枭痒，此痘证之最急者，以此治之。

炒术 芍药 生地黄 甘草 升麻 荆芥 防风 陈皮 大腹皮 僵蚕 蝉蜕

水煎服。

震泽汤

人参 黄芪 芍药 生地黄 防风 甘草

水煎服。

天元二仙丹

浑天汤 人参乳浸 黄芪 生附子面煨。各一两

四味，另研细，方和合一处，白蜜调匀。量儿大小加减，十岁以上一钱，十五岁以上二钱。服后，随以振元汤连进，痒遂止矣。

七星散

黄芪　芍药各二钱　人参　桂心各一钱　黑鱼一个

上，前四味共研为末，置黑鱼肚内，升麻酒煮熟，与痘痒者连药食之。凡上焦痒吃头，中焦痒吃身，下焦痒吃尾。亦验方也。

白龙散

用于黄牛粪，在风露中多久者，火煅成灰，取中心白者为末，薄绢囊裹，于疮上扑之。

浴法

经霜桑叶上　苏梗中　升麻上　荆芥穗中　防风中

水煎十数沸，候温，拭体。

痒甚欲搔者，以鸟羽轻拂之。以细茶、当归、黄芪、玄参烧烟熏之。或以铁器烧红，置酽醋中，于室中熏之。

［丹］　轻者，用淡蜜水调滑石末，以鸡羽润疮上。

［陈］　痘痒难任，搔之成疮，或脓或血出者，败草散治之，切不可用牛粪灰，贴则臭秽瘢瘢多矣。方见收靥证治。

小儿痘疮痒难任，误搔成疮，及疮痂欲落不落，用上好白蜜一味涂于疮上，其痂易落，可无紫黑瘢痕。

世传痘靥落后，痘毒不尽，变成癞癣，其痒难任，用陈年腊脂油傅，神妙。

又方　用羊髓骨髓涂疮效。方见落痂证治痂不脱条。

［爬破］

［万］　凡痘子脓成浆熟，或痒，误犯破者，只复灌烂，不能成痂，若脓浆未成之时，不可犯破半个，必然痒塌而死。

［袁］　敢问：有爬破囊房脓血淋漓而死者。有爬破囊房干枯脱皮而死者。其故何与？曰：木枯则自折，土燥则自裂，痘之囊房空虚，则枭痒自作，欲其不搔爬也难矣，但爬破于不关轴之处，犹可以全活，若脸颧气窝，命之要辖也，于兹爬脱，死在旦夕。彼爬破而脓血淋漓，似乎气血交养，本不宜死也，而有死者，岂痘之不分美恶乎？要知鱼得水而肥，鸟得林而栖。痘囊既破，脓血淋漓，既竭，则元气耗绝矣，元气既竭，乌得不至死耶。评云：脓血流来痘可生，只因灌破走黄金，任教炉火工夫到，弃了黄金恼杀人。喻言极是。谢冲霄说：女娲炼五色石以补天，皮脱可药纸以封之。斯言谬矣。

治痘疮抓碎出血，黑虎丹。歌曰：丝瓜联蒂与囊皮，孔里乌金统用之，慢火置于新瓦炙，烧时存性效真奇，痘经抓破恶枭攻，须识王真一笑翁，荆芥防风香白芷，绵芪芍药建奇功。

按：古方有用败草散抹者，有用荞麦粉抹者，有用蛤粉掺者，有用文蛤末掺者，总不如黑虎丹之妙也。

陷伏倒靥

伏者，毒蓄于里而不出也。陷者，毒出而复陷入也。此皆恶候。伏惟一证，陷有数种，伏候于见形之时，其人疮出，热不少减，烦渴闷躁，此有伏毒未得尽出也。陷则见形之后，其血渐干而变黑者，谓之黑陷。浆水未成破损痒塌者，谓之倒陷。脓成复化为水，不肯结痂者，谓之倒靥，亦陷类也。其疮黑色，皆谓之黑陷。凡瘢疹黑色，皆不治之，以肾为水，其黑色，乃肾之真脏色见也，粗工不知变黑归肾之理，妄谓肾不可实，欲泻肾而使之虚，不知人之一身，大言阴与阳，小言心与肾，即方家所谓真水真火也，疮疹之火发于中，赖此一点真水以制其充，苟欲泻之，则火无所制，本先拨矣，岂治之要哉。然谓归肾者，以肾主骨髓，又主闭藏也，盖疮疹秽毒，由骨髓达于筋肉皮毛之间，乃自内而外，其毒得泄，今既陷伏，则自外而复入于内，藏于骨髓，谓之归肾也。又初出形之时，春气发生之令也，出形而黑，是春行冬令矣。起壮之时，夏气长养之令也，起发而黑，是夏行冬令矣。养浆之时，秋气成实之令也，脓干而黑，是秋行冬令矣。故皆谓之逆。结疕之时，冬气闭藏之令也，此肾之正候，若不著痂，脓水浸润，此冬行春夏之令，亦谓之逆。惟知造化之机，可以语归肾之说，其色黑者，火化也，观物之干者其色黑，出于火者色亦黑，岂可谓之水乎。经曰：火发而曛昧。知此，可以语黑陷矣。

凡疮伏而不出者，双解散主之初热。瘢点色白或黑色，其人必不能食乳，大便自利，或呕或厥，此胃虚弱而不能副荣卫故也，宜用温中之剂，令其胃暖，荣卫复行，则当自出矣，宜理中汤痘吐利、丁香煮散痘吐逆之类。

如倒陷者，看其大腑何如，如大小便秘，四顺清凉饮发热合夺命丹见形主之。泄利气弱者，十全大补汤汗合夺命丹主之。 并外用胡荽酒、水杨汤俱起发。丹溪先生云：痘疮倒陷，因真气虚而毒气不能尽出者，用黄芪、人参、紫草酒制治之。若将成就之际却淡色者，属血虚，用当归、川芎之类，或加红花、紫草。属热毒者，用升麻、芩、连、梗、翘之类，甚者用犀角屑，大解痘毒。

［薛］ 窃谓前证若热毒方出，忽被风寒闭塞肌窍，血脉不行，身体作痛，或四肢微厥，瘢点不长，或变青紫黑色者，此为倒靥。若胃气虚弱，不能补接荣卫，出而复没者，谓之陷伏。误用解毒之药，必致陷塌。若喜热饮食，手足并冷者，乃脾胃亏损，阳气虚寒之证，宜用辛热之剂补之。喜冷饮食，手足并热，乃阳气实热之证，宜用苦寒之剂泻之。外感风寒者，温散之。毒入腹者，分利之。阳气虚者，温补之。外寒触犯者，熏解之。自昔谓白陷不可救，盖痘色白者，必变为灰惨，灰惨者，必至于平伏倒塌，故谓之白陷，此固由气虚所致，然血不华色，血亦本虚，治法须兼气血为当，血活气行，白可变而为红，自不至于陷塌矣。若单补气，则气愈燥热，势必陷伏，故白陷抓破，皮薄干燥而极痒者，由失于补血，致气盛极而燥也，愈用补气之药，速死之兆也。故凡见痘色白者，无分先后，皆以补中益气汤合四物汤治之。内有热者，加解毒药，或利小便。若待白陷已成，而后治之，难为力矣。痘有紫黑陷，灰白陷。紫黑陷者，乃血热干滞，而气亦不能以运行，有馀之证也，急治之，犹多可活。灰白之陷，乃元气衰败，故不能起发，而血亦不得通贯，不足之证也，多难救治。

如将起发，疮亦有水，但色黑黯者，以十全大补汤汗，调无价散主之，或以快瘢汤见形、夺命丹见形，合而服之。

如倒靥者，亦视其大便何如。大便秘，宜利之，三黄丸、四顺清凉饮俱发热。泄利者，宜补之，轻则十全大补汤，甚则陈氏木香散泻，并外用败草散收靥主之。

庞氏郁金散 瘢痘始有白泡，忽搐入腹，渐作紫黑色，无脓，日夜叫，烦乱者。

郁金一枚 甘草一分

水半碗，煮干，去甘草，切片，焙干，为细末。入脑子半钱同研一钱匕，用生猪血五七滴，新汲水调下。不过二服，甚者毒气从手足心出如痈状，乃差，此是五死一生候也。

四圣散 黑陷倒靥，不起发，不红活，小便不利。

紫草 黄芪 甘草 木通

上，水煎服。热甚色紫，倍加紫草、芩、连、红花。大便秘，加枳壳。如常，加糯米。

参芪内托散见痒塌。

无价散

用人、猫、猪、犬粪，腊月内烧为灰，砂糖水调服。

南金散　治痘已出而复攧，其势甚危，诸药不效者，万无一失。

紫背荷叶霜后，搭水紫背者　白僵蚕洗去丝，炒干

上为末，等分。每服看大小，大者一钱，小者五分，研芫荽汁和酒下，米饮亦可。

治此证多有用龙脑、人牙者，卒难措办，惟此无毒，而效且速，但紫背者，甚难得，可于盐铺内寻之。

橄榄饮　治倒靥。

橄榄从中截断，水服少许，服之立发。

白花蛇散　治痘疹黑陷倒靥。

白花蛇连骨，一两，火炙干勿焦　丁香二十个

共为末。每服五分，或二分，热酒送下。如黑陷者移时转红，甚效。

《罗浮方》治塌陷痘。歌曰：乌蛇全蝎与僵蚕，带肉穿山甲与缠，四样净该均一两，绵芪官桂倍加焉，白酒煮浓随意服，见多陷痘得回全。　愚每用此，全活甚众，但僵蚕须要去丝，清水洗去石灰，再晒干，乌蛇须用尾极好，穿山甲先酒洗，焙干用。

袁氏治倒靥。歌曰：倒靥原为痘后难，只因气血两相残，参芪归地并蝉蜕，连绵进服靥自还。　又曰：倒靥血不止，名为回阳泉，若犯胸胁地，十来九不全，速觅胭脂胚，血竭加一钱，烧之俱存性，点上血收干。　予见痘后倒靥，人多妄用浴法，枉杀人男女。若痘后结痂厚垒，不能脱起，或半脱而半在，或四围脱而中心锥痛者，准用后方。

生蜜　苏合油

二味调匀。用银簪敷于靥盘沿处，其痛即止，而靥自速脱，并无呛血刨肉之患，如无苏合油，只以线鸡油代之，甚妙。

黑　陷

［万］　水火者，阴阳之迹也。坎离者，水火之位也。心肾者，坎离之配也。故水阴也，而生于阳，离中之阴，乃真水也。火阳也，而生于阴，坎中之阳，乃真火也。阴根于阳，阳根于阴，互为其根，所以能变合而生万物也。孔子赞《易》，以坎为血卦、为赤，离为鳖、为蟹、为螺、为蚌、为龟，其义可见。以人身言之，血阴也，气阳也，心配离而生血，阳中有阴，乃真阴也，肾配坎而生气，阴中有阳，乃真阳也，故心中之血，即肾中之真水也，灌溉滋濡，水之德也，肾中之气，即心中之真火也，呴嘘鼓动，火之象也，然水善而火恶，老子曰：上善若水，下愚如火。善恶之分也。况人之两肾，左为水，右为火，经曰：七节之旁，中有小心，小心者，命门相火也，以其为君之相，故云小心，行君之令，故云命门也。夫以一水立乎二火之间，其不胜也，明矣，运之于中而使火不赫曦，水不涸流者，有神以主之也，所谓神者，何物也，太虚之中，神之栖也。然水火不并立，各有所胜，盛衰之变，此其常也。故盛则薄所不胜而乘所胜也，命曰气淫。衰则所胜妄行而所生受病，所不胜薄之也，命曰气迫。疮疹之火，起于命门之下，二火相合，所谓得助者强也，相火复挟君火之势，肆其猖獗，销烁燔焫，无所不至，可

恃者心中之真水，尚有以制之，奈何阳道常饶，阴道常乏，赫曦者其气淫，涸流者其气迫，并真水亦亡而已矣。经曰：成败倚伏生乎动，动而不已则变作焉。真水既亡，津液暴绝，其气滞，其发燥槁，不能润乎皮毛，滋乎腠理，而疮中之血亦干而黑矣，是则变黑者，血色本赤，而干则变黑也。谓之归肾者，血本肾中之阴，血干则肾水亦干矣，此肾虚之证，岂有肾实为邪之理乎。　邵子《观物篇》曰：东赤，南白，西黄，北黑，此正色也，验之于晓午暮夜之时，可见之矣，由是推之，婴儿始生而赤，长稍变而白，病则黄，老死而黑，物生地下而赤，稍长而白，萎落则黄，枯槁而黑，凡物皆资一阳之气以生，此四色者，乃一阳之气色递变者也。夫痘疮由出现而起发，起发而成浆，成浆而结痂，亦人身中一阳之气之流行也，其出现而赤，起发稍变而白，成浆则黄，结痂则黑，此亦色之递变自然者，乃证之顺，未可全以变黑为不正之色也。夫以变黑为逆者，以四时言之，春主生，夏主长，秋主收，冬主藏，此自然之序，递相成功者也。痘疮之出，犹春之生也，起发犹夏之长也，成浆犹秋之收也，结痂犹冬之藏也，亦自然之序。苟出现而黑色，是春行冬令矣，起发而黑色，是夏行冬令矣，成浆而黑色，是秋行冬令矣，不循递变之次，故谓之逆。黑者，肾之色也，为起蛰封藏之本，故以变黑为归肾也。又，肺主皮毛，心主血脉，脾主肌肉，肝主筋，肾主骨髓。疮疹之毒，由内而外为顺，内者不出曰伏，已出复入曰陷，不能成浆谓之倒陷，不能结痂谓之倒靥，曰伏、曰陷、曰倒，皆由外而内，入于骨髓，故曰归肾为逆也。

按：钱仲阳为万世幼医之祖，而独以变黑归肾，为肾实之证，其失不小，万氏辟之，最为详明，故备引之。盖耳骫者，肾之部也，诸痛疮疡皆属于火，肾本属水，水不畏火，故疮疹之初，肾独无证。凡五脏之部、之色、之证见者皆为恶候，故曰善则不可见，恶则可见也。倘若小儿，肾水本亏，则火毒愈盛，水不足以制之，而火反侮其所不胜，及其既久，火熬水热，于是肾之所部始病，而恶证见焉，钱氏以百祥丸下之者，大有至理。盖大戟者，泻小肠之药也，心与小肠为表里，不直泻其心，而泻其合，使心火下降而肾水上升，得阴阳交媾之道，有起骨加肉之功，然不救者，尚十有九，水火岂易抽添哉！盖非百祥丸则无治也，毒气去而真气不绝者犹活，前人谓百祥丸泻膀胱之水，令脾土复旺，是不读本草而且大夫仲阳之旨也。又，导赤散亦仲阳所制，亦泻小肠，但与百祥丸之功效有宽猛耳，四圣散用木通亦妙，世以大戟为猛，而易以其他淡渗之药，反泻膀胱与肾者，是不刃而杀之矣。万氏以百祥丸下肾中毒气，是犹以为肾实而泻其子也，毫厘之差，千里之谬，不可以不辨。

疮痘黑陷，分四证，详见起发证治陷伏条。　薛云：喜热饮食，手足并冷者，乃脾胃亏损，阳气虚寒之证，宜用辛热之剂补之。喜冷饮食，手足并热，乃阳气实热之证，宜用苦寒之剂泻之。外感风寒者温散之。毒入腹者分利之。阳气虚者温补之。外寒触犯者熏解之。陈宿州先生用十二味异功散，以预保脾土于未败之先，实发前人之未发，开万世之聋瞆也。

闻人人牙散　治痘疮方出，风寒外袭，或变黑，或青紫，宜温肌发散，使热气复行，而瘢自出。用人齿，脱落者不拘多少，瓦罐固济，煅过出火毒，研末。出不快而黑陷者，豮猪血调下一钱，因服凉药血涩倒陷者，入麝香、温酒服之。

初虞世名回生散，用人牙灰，入麝香少许，每服半钱，黄芪、白芍药煎汤调下。钱氏方中用温酒调下。　云岐方中用升麻、紫草煎汤调下。　海藏云：若平昔油腻肠垢者，通膈丸下之，朱砂为衣，与宣风散相表里。　一方，用鸡冠血调成膏，好酒半盏，人乳半盏，入葱白一茎，煎汤送下。　彭氏云：只用紫草汤，自好疮痘，最怕麝香与酒气，触禁，不可用。

凡服牙齿，不可过多，每服止三分，多则阳气尽出于表，恐痘斑烂无血色，阴气内盛，必里寒而濡泄，急以四君子加芎、归服之。

[汤]　治痘疮黑陷，药不能发者有验。用穿山甲一味，烧存性，为细末，入麝香当门子少许。一岁五分，三岁一钱，温酒调下。一服取效，虽半身黑陷欲绝者，亦能暂苏而发红色。但有目闭无魂者，不复生矣。

寇氏麻黄汤　用麻黄剪去根节五钱，用蜜一匙同炒良久，以水半升煎，候沸，去上沫，再煎去三分之一，不用渣。病疮疱倒靥黑者，乘热尽服之，避风，俟其疮复出。一法，用无灰酒煎更速，但小儿不能饮酒者难服，以此药入表也。世传此法，累用有效。

[万]　凡痘子黑陷，古方用穿山甲者，取其穿肠透膜而善走也。用人牙者，取牙齿乃骨之馀，肾主骨，可以入肾也。此二物者，但借为向导，引解毒之剂以施治则可，若单用之，何济于事哉。有用烧人屎者，盖屎大解疫毒，痘乃时疫所发，故宜用之，若加入发表和中解毒汤内尤良。

上方，皆通表发肌之药，首一证感风寒，肌窍闭塞，血凝不行而黑陷者，宜之。

《活人》疮黑倒陷，猪尾汤、无比散、龙脑膏子无不验。海藏云：若用草药下之，似胜脑、麝，必不得已，而后用之可也。

猪尾膏　治疮倒靥。用小猪尾尖刺血两点，入生脑子少许同研，新汲水调下，食后，立效。

龙脑膏子　治时疫发痘疮，及出疮子未透，心烦狂躁，气喘妄语，或见鬼神，或已发而陷伏，皆宜速治，不治，其毒入脏，决死。用生龙脑一钱，研细，滴猪心血和丸如豆子大。每服一丸。心烦狂躁者，用紫草汤化下。若疮子陷伏者，用温酒化下，少时，心神便定，得睡，疮疹发透，依常将息，取安。海藏云：此一法，证极而用，故《活人》云：不得已也。

四粪散　治瘫疮倒靥黑陷出《御院药方》。歌曰：人猫猪犬腊辰烧，每服三钱蜜水调，选甚倒靥并黑陷，万两黄金也合消。腊月辰日合此药，甚验。

[子和]　人中黄，腊月者最佳，通风处以火煅成煤，水调下三五钱，陷者自出。丹溪云：子和，黑陷甚者用烧人屎，即此方也。

[世]　治疹痘不透，干黑危困。用山楂肉一味为末，每服二钱，紫草酒送下，量儿大小加减，徐徐进三四服，即红活。

[海]　刘守真凉膈散，治小儿瘫疹黑陷亦妙，然止能治大便结硬、小便赤涩为当，若大便小便已通，不宜用此，惟以易老去大黄、硝者，最为稳当。

[钱]　凡痘疹重者，犹十活四五，黑者无问何如，十难救一。其候或寒战咬牙，或身黄肿紫，宜急以百祥丸下之。复恶寒不已，身冷出汗，耳尻反热者死。何以然？肾气大旺，脾虚不能治故也。下后身热气温欲饮水者，可治，以脾气生，胜肾，寒去而温热也，治之宜解毒，不可妄

下，妄下则内虚多归于肾。若能食而痂头焦起，或未焦而喘实者，可下之，宜四顺饮。疮赤陷而耳尻反热者，为逆，用百祥丸、牛李膏各三服，不愈者死。

百祥丸一名南阳丸　治疮疹黑陷寒战，咬牙戛齿，身黄紫肿。

红牙大戟不以多少，阴干，浆水煮软，去骨，日中曝干，复纳汁煮，汁尽，焙干，为末

上，水丸如黍米大。每服一二十丸，研芝麻汤下。吐利同。无时。此方治戛齿甚妙。

牛李膏

用牛李子不以多少，取汁，石器内熬成膏。牛李子生野道边，至秋结实，黑子成穗，如无生者，以干者为末，水熬代用。每服皂子大，煎杏胶汤化下。此药须于九月中取之。

睦亲宅一大王病疮疹，始用一李医，又召钱氏，钱留与抱龙丸三服。李以药下之，其疹稠密。钱氏见，大惊，曰：若非转下，则为逆病。王曰：李已用药下之。钱曰：疮疹始出，未有他证，不可下也，但当用平和药，频与乳食，不受风冷可也。疮痂若起，能食者，大黄丸泻一二行，即止。今先下之，疮疹未能出尽而稠密甚，则难治，此误也，纵得安，其病有三，一者疥，二者痈，三者目赤。李氏不能治。经三日，黑陷后复召钱，曰幸不发寒，病未困也，遂用百祥丸为主，牛李膏为助，各二大服。至五日间，疮复红活，七日而愈。盖黑者，归肾水也，肾旺胜脾，土不克水，故脾虚寒战，则难治。所用百祥丸者，以泻膀胱之腑，腑若不实，脏自不盛也。何以不泻肾，由肾主虚，不受泻，如二服不效，即加寒而死矣。

［子和］　治疮疹黑陷。铁脚威灵仙为末，炒，一钱，脑子一分，用温水调服，取下疮痂，为效。

活人无比散　治小儿疮疹恶候。

朱砂先研，一两　牛黄　麝香　樟脑　腻粉细研。各一钱

上，同研细。如有患者，小儿一字，大人伍分，入水银少许，用小猪尾上血三两点，新水同调服。宁稳得睡者，然后取转，下如烂鱼肠、葡萄穗之类，涎臭恶物便安。小儿用乳汁调，妙。海藏云：此泻内热之极，不能开发于外则宜此，内虽过泄，外亦开发，即透肌肤之药，与至宝丹同。

小儿癍疹黑陷方

干胭脂三钱　胡桃一个，烧存性

上，为细末。前胡荽酒调下药一钱，立效。

上，治死血黑陷。凡前方，用穿山甲及麝香等药治黑陷，皆为气滞者设也。

上方，皆里药，第二证所谓毒气太盛，内外蒸烁，毒复入里，必心烦狂躁，气喘妄言，如见鬼神，大小便秘，渴而腹胀者所宜，选而用之者也。

［阎］　**紫草散**　治疮痘黑陷，曾服此方愈。亢、钱皆云：有枳壳难服。

紫草　甘草　糯米亢云：此味极好，助胃气　黄芪各等分

上，水煎服。

［丹］　痘疮黑陷二种，因气虚而毒气不能尽出者，用黄芪、人参、酒炒紫草治之。颜色正者，如上治法。参、芪之补，佐以紫草之通利也。

［魏］　变黑归肾，乃气弱不能蓄血，血亦不荣，故致枯萎而黑，只用保元汤加芎、桂补提其气，气旺，则黑者转而为黄矣。

上补虚例。第三证所谓内虚而不能使阳气以副云云者之所宜也。

吴氏云：痘色初深红者，必变紫，紫必变黑，紫黑必至于干枯，此血热渐变，

理势之一定不移者也，故初见深红，失于解散，至于干枯黑陷，危殆极矣。治法，当以凉血退热为主，看其微甚，或利大便，或利小便，或用解散之剂，顶虽平陷，不可专以气虚例之，而惟用参、芪补剂，补则气愈盛，而血愈干涸矣。　翁氏治血热证，七八日间有紫黑干枯，及青灰干黑陷者，有夺命大造、谈笑博金、一字金、或百祥、牛李、猪尾等方，然早能凉血解毒，必无此患，患此而后用此药，得全者少矣。若服凉解之药过多，以致泄泻滑脱，而成黑陷者，仍从陈氏法，以木香、异功治之，又不得以血热为拘也。

夺命五毒丹　治痘黑陷倒靥，干枯不起者，神验。

月魄蟾酥，少许　吐月华牛黄，二分　银红朱砂，一钱　男王雄黄，三分　梅精冰片，二分

上五味，用豮猪尾血为丸如麻子大。薄荷汤下一丸，移时活动。

谈笑博金丹　治同上。

取用寅亥戌未四时四灵丹，加脐香下。俱用天灵盖。

大造保童丸　治同上，兼治痘毒，亦妙。

一蛮子人胎骨，炙过　二狼子狗胎骨，酥炙　三猫子猫胎骨，炙过

上，加脐香下。

一字金丹　治同上。

紫花地丁　金线重楼　山慈菇

至宝丹　治同上。

戌腹粮即将大米净室与犬食饱，取其粪洗净，炙干，研细，每一两，麝香一二分

一粒金丹　治同上，虚证虽死者，可立活。

腽肭脐二　鸦片三　冰片二　麝香一　原蚕蛾二

以上六方，治危急痘证，有起死回生之妙。

独神散即前穿山甲方。

天真膏　治黑陷干枯红紫，及斑不退，用此救之，十全四五。

初生小儿解下黑粪，用磁罐收贮，加水银二两，麝香一钱，黄腊封口，埋于土中，愈久愈妙，久则化而为水。每遇前证，看儿大小，热毒盛者，量与二三茶匙，酒煎紫草汤对半和匀服之，立时红润活泽，真秘方也，胜天灵盖枯臭无益之物万万矣，缘此粪原系母之真血所化，盖以血补血，且入土日久，又得阴气多，故能解毒。百日内小儿热而烦躁，啼哭不止，用少许点入眼角，二三次便能神安气和而睡，盖又能清心热也。

大成散　治痘出不快，或顶陷，或灰白黑陷，一切不起发之证俱可用之。

穿山甲酒炒，一两　甘草末二钱　雄黄　朱砂各一钱半　紫草三钱　麝香二分

上，每五岁儿用二分。冷证，热酒调下。热证，紫草汤下。寒者，加入治中散内用。热证，加入小无比散内。

无价散　治黑陷欲死者。

用无病小儿粪，腊月将倾银罐二个，上下合定，盐泥固济，火煅通红，取出为末，蜜水调服一钱。　一方，加麝香、冰片少许。

灰　白

［丹］　炉灰白色，静者，怯者，作寒看。躁者，勇者，焮发者，作热看。凡痘疹白色，将靥如豆壳者，盖因初起时饮水多，其靥不齐，俗呼倒靥，不妨，但服实表之剂，如毒气郁里，消息他大小便，如大便闭，通大便，小便闭，通小便，无妨。

［薛］　前证不起发，不红活者，此因脾肺气虚，用参芪四圣散起发。　顶陷

灰白，泻渴者，脾肺虚寒，用木香散、异功散出不快。

［张］　痘初出时色白者，气血虚也，便宜大补气血，参、术、芪、芎、升麻、干姜、甘草、木香、丁香、酒洗当归、白芍药，若大便泻，加诃子、肉果。

丹溪治吴店小儿，周岁痘疮，色白甚痒，药中每加参、芪半两，白术七分，丁香两个，当归一钱，官桂三分，水煎服。

上，治虚寒例。

［楼］　予族侄女笄年出痘，灰白色，身热喘嗽渴，脉洪有力，与八物汤加连翘、桔梗、犀角屑、半夏、木通、紫草、干葛、石膏、杏、枳、连、芩、前胡、瓜蒌仁服之，十帖后，色红活，喘嗽缓减渐微，但热未除，遂于前方减芪、杏、胡、枳、连、芩、蒌七味，服三十馀帖而安，安后鬓皆落，月馀方起床，虚之极也。又一男子二十馀岁，出痘已破，未破者灰白色，又杂间以黑陷倒靥者，发热，寒战，身痛，脉洪或时弦，亦与八物加木通、红花、紫草、陈皮、连翘，服十馀帖而安。

上，治虚热例。

凡血气不足，灰白顶陷不起者，宜内托散即十宣散，见起发加紫草，并乳汁调补。痘色灰白，浆不满足，欲成倒塌，皮薄易破者，保元汤大法加芎、归、芍药、升麻、人乳、好酒进之。

上，补虚例。

有一等白痘，似粉，医人所不识，有盘，有顶，而软肥者，以加减大紫草散主之。

加减大紫草散　治白痘似粉，人所不识者。

紫草　人参　茯苓　黄芪　白术　芍药　川芎　当归　甘草　糯米

上各等分，为粗散。每服四五钱，水煎服。　一方，有木通，无黄芪，名紫草快癍散。　又一方，去甘草，加木通、防风，名参芪四圣散，治表里俱虚。

补元汤　治痘顶充满，而根盘不聚，色不红活，乃气有馀而血不足也。

川芎　当归　白芍药酒炒　熟地黄各一钱　紫草　红花各酒洗，七分　陈皮　甘草各三分　白术土炒，一钱半

酒水各半盏，糯米五十粒，枣二枚，煎服。

活血散　治痘色淡白。

当归　赤芍药酒炒　紫草　川芎　红花各五钱　血竭一钱　木香二钱

上为末。每五岁者服一钱，十岁已上者服二钱，好酒调下。热极血焦不红活者，酒煎紫草汤调下。

保生散　治气血俱虚，灰白色，不灌脓回浆者。

紫河车一具，焙，为末　龟板酥炙，五钱

一方，有鹿茸五钱。

上为末。每服五七分或一钱。气虚者，保元汤下。血虚，芎、归、紫草煎汤下。

混元散　治同上。

紫河车一具，分作五七块

用白糯米三合，水淘净，入无油铫内同炒，以米黄色为度，同为末。每用五七分，儿大者一钱。极补气血，能助灌浆，如神。缘糯米性温，得紫河车之气，纯化为河车，故其补功最速，譬之造酒，米从曲化意也。

内助丹

黄芪酒炒　人参酒炒　白术　茯苓　当归　陈皮　半夏　厚朴　肉桂　山楂

姜三片，枣一枚，糯米五十粒，水煎服。　如不食，加人乳一杯。　痒甚，加大附子。　寒战不止，加附子、防风。　渴，加麦门冬。　泻，加泽泻、猪苓。不

止，加诃子、肉果。

助阳丹　痒塌不起，根窠不红。

黄芪　人参　白芍药各酒炒，一钱　甘草三分　川芎　当归各一钱　红花五分　陈皮八分　官桂二分

姜枣水煎服。

回生起死丹　治痘灰白，寒气逆上，不食，腹胀呕吐，肚痛泄泻清水，手足俱冷。

丁香九枚　干姜一钱

水煎，热服，被盖片时，令脾胃温暖，阴退阳回，痘自红活。

夹　疹

状如锦纹，其中有空缺处，如云头样者为瘢。遍身无空处，疏密不等者为疹。

[万]　疹一名麻子，君火所为也或曰脾为疹。经曰：少阴所至，为疡疹，在人则心火主之。夫心火亢甚，则制已所胜，焚灼肺金，肺主皮毛，故疹毒见于皮肤之间，如蚊蚤所咬之状。痘疮只出一般者善，若与疹毒并出，谓之夹疹，其候极恶，惟痘本稀疏而夹疹者，庶乎可治。疮本稠密，与疹并出，彼此相混，琐碎莫辨，急用辛凉之药发而解之。如疹毒渐消，疮本磊落者，亦可治也。疹痘相并，毒不少减，此危恶之疾，孰能料其生乎。

疮出夹疹者，荆防败毒散主之，疹毒消者，可治。如疮收靥后复出疹者，此馀毒解散之兆，不须治之。

[薛]　夫疹乃风邪外患，痘为胎毒内发，二证并作，脏腑俱病也。二者相杂，赤晕发焮，痘疮愈盛，误谓痘出太密，多不可救，然此乃夹疹痘也，当治以人参羌活散，疹毒即解，痘势亦退，其元气亏损，不能结痂，当补脾胃急也。

[翁]　痘内夹出丹疹者，不必治之，当以托痘为主，痘出，而疹自消矣。

荆防败毒散

柴胡　甘草　人参　桔梗　川芎　茯苓　枳壳　前胡　羌活　独活　荆芥穗　防风各等分

上锉细。加薄荷五叶，水一盏，煎七分，去渣温服。

人参羌活散　治时气痘疹，兼于发表。

人参　羌活　独活　柴胡　前胡　桔梗　茯苓　枳壳　川芎　天麻　甘草　地骨皮各三分

上，入薄荷五叶，姜水煎服。

上，表证多者宜之。

清和饮

地骨皮鲜者　麦门冬去心。各二钱　生地黄　知母　贝母　橘红　茯苓　甘草　荆芥穗各七分　牛蒡子炒，研，一钱半　桔梗五分　全瓜蒌一钱

上，里证多者宜之。虚者，加人参、黄芪。

夹　瘢

[万]《活人书》云：伤寒下之太早，热气乘虚入胃，发瘢。下之太迟，热留胃中，发瘢。胃烂，亦发瘢。瘢者，乃热毒郁遏，煎熬阴血，血得热而不解，浮于肌肉为瘢，足阳明胃主之。痘疮初出，皮肉红肿，片片如锦纹者，此夹瘢也，以辛凉之药解之。其瘢渐退，疮本坚实者吉，否则皮肤瘢烂，疮易瘙痒，所谓皮嫩易破者是也。如赤瘢成块，其肉浮肿结硬者，又名丹瘤，其毒最酷，疮未成就，此先溃烂，工不能治。　夹瘢痘，亦用荆防败毒散主之，瘢退，可治。

[张]　痘出而夹瘢者，痘毒随脏而出，其毒发之势最为迅疾，或血太过而气不及，则卫气疏缺，不能密护脉络，而致太过之血，夹毒上浮，亦乘毒出之势而发

为瘢也，较前夹疹者稍为易治，如痘起齐，其内必虚，瘢多从内解，如不解，以升麻汤加归、芍主之。又有或结痂后而发者，馀毒热盛，煎熬肉分，其瘢必烂，以消毒散出不快加归、芍、防风，盛则用连翘汤痘大小便秘，烂处以生肌散溃烂傅之。若夹毒初出，色赤如火，乃毒滞不能宣发之故，以四顺饮发热利之，如大便利一二次，而瘢或退，则血附气位，急用四君子汤不能食加芪、姜、枣与服，以防其损陷，如不止，加肉豆蔻必止。

［翁］　用玄参升麻汤咽喉、黄芩、荆芥、白芍、归、芎，在初多用表散，在后多用解利，红瘢易退，紫瘢稍难，蓝瘢不可治矣。　［楼］用白虎汤。［袁］痘中夹瘢，阳明受枭炎之毒盛而然，丁、桂之药，纤毫莫可投也。张半仙用黄连解毒汤以治夹瘢之痘，则失之太寒。钱氏用槟榔、大黄以疗痘中之瘢，则失之太峻。总不如犀角地黄汤以彻内阳明之郁毒，五龙化瘢汤以消外蚊咬之血纹，内外夹攻，表里调和，斯能复全矣。　愚治痘里夹瘢者极多，但见形就是瘢，不见痘样者热毒峻烈，克全者十止三四，两日而瘢见者，速清逐为尚，患此者必烦躁谵语，渴饮不宁，刘禅师用地龙汁和犀角水投服，亦心得治瘢之法者矣。

山栀子汤　治痘疮及瘢毒，状如蚊蚤所啮，毒盛黑色者。

山栀子仁　白鲜皮　赤芍药　升麻各一两　寒水石　甘草各五钱

上为细末。每服一钱，水八分，紫草、薄荷各少许，同煎至五分，去滓，放温服。

袁氏方

紫草　红花　犀角　木通　芍药　生地黄　茯苓　甘草　蝉蜕

灯草、金银煎服。外加荆芥、紫苏、木通、荔枝壳、凤凰脱、升麻、杨枝，浓煎汤浴之。

阳毒升麻汤　面赤，狂言，烦躁，腰背疼，下利，脉浮，喉痛。

升麻五钱　犀角　射干　黄芩　人参　甘草各二钱半

上，水煎服。

阴毒升麻汤　治阴瘢。

升麻　当归　川椒　鳖甲　雄黄　甘草

上，水煎服。

［夹瘿］

［袁］　夹瘿，为痰毒凝结而成也，或结于项颈，或结于耳后，或结于腋下，大者如桃，小者似李，长者似瓜，短者似枣，身烙烦渴，势若不凶，痘三四日而瘿作，则毒随痘泄，脓随痘灌，自可挽全而无害。倘瘿红肿将脓，而痘随标焉，吾恐毒脓一溃，元气嚣漓，痘焉能表暴充灌乎。七八之期，痘已黄蜡，而瘿作焉，保护元气，消毒祛邪，竟获绥全之庆，虽溃无妨。治法，在乎审日期之先后，视元气之厚薄，纪男女之大小，范时令之寒暑，庶几免紊错之愆矣。瘿已红肿而痘标焉，法宜托里，毒盛消其毒，元虚补其元，木通、桔梗，解毒而彻关锁，恶实，生地，除枭而祛荣炎，甘草清理诸邪，蝉蜕祛风辟毒，芍药泄诸经之郁火，荆芥散阳明之风邪，诸药缺一不可也。　痘起遂发瘿，治以补托，为芩连之药不可用，耗烁之剂不宜投，消痰解毒为尚。　痘标而瘿破流脓出血，自致元气虚亏，大用黄芪卫元汤可也，人参、黄芪、川归、红花、桔梗、芍药、甘草、防风煎服。　痘两三日而瘿毒仍作，急用三消散，半夏、川归、茯苓、甘草、木通、红花、生地、芍药、牛蒡子、天花粉、蝉蜕、灯草煎服。　痘七八日充灌而瘿作，宜服冲和饮子，人参、

黄芪、麦门、柴胡、防风、荆芥、芍药、茯苓、炒白术、桔梗、连翘、当归、瓜蒌根，频进四服，自愈矣。 歌曰：木通生地并黄芪，桔梗当归芍药俱，大力蝉蜕兼甘草，白茯僵蚕效实奇，上焦加味升麻引，贝母门冬不可遗，下焦牛膝相资助，紧觅山菇倍用之，热多荆芥随多少，疼极还寻白芷医。

愚按：方治证，须验时日，若头面尽肿而瘿肿，则诸痘决不能鼎峻，多致损伤。

［夹丹］

［袁］ 痘里发丹，内热之极而然也，不宜遽用极寒透里之剂，若标两三日，竟以化瘢汤徐徐浴之，内服生地、牛蒡子、芍药、甘草、木通、荆芥穗，其毒自消矣。若用猪胆、京墨、冰片涂之，竟罹其害，慎之！头面项颈，倘如蛇缠硬肿，火烧疼痛，枭毒铸于上，宜用炒黄连、紫草、车前子、栀子等药。 余治痘丹，准前药加减，单用露桃花二钱，即丹收痘朗，若肿疼，须加柴胡、羌活、生地、芍药倍之。有用凤尾草独煎汤饮，岂知山蕨即凤尾草名也，性极寒而沉走，恐伤于痘，不可轻用。

［夹疮疡］

［袁］ 痘里夹疮，痘迎疮见隙而盘据，愈加多密矣。痘起气虚，风痒自作，宜用紫苏、荆芥汤浴之，随用芍药、生地、防风、黄芪、白术、僵蚕、甘草、蝉蜕等药服之可也。若男女种患杨梅恶疮，痛不可忍，而痘适标其间，李少阳用蜗牛丹以治，但香油、皂子仁不可轻用。若患肥疳疮，如松香、轻粉、飞丹、雄黄，皆不可涂也。 歌曰：黄芪芍药直僵蚕，生地防风白术联，甘草红花牛蒡子，酒煎来服效难言，若是杨梅疮破烂，牛黄土茯倍加焉，痛极乳香些少助，自然疮可痘安痊。 余历验小儿痘种于疮疡中，痘虽美丽，势必枭痒，若不按法制汤以浴，痘蹲聚于疮隙，奚克鼎峻，尹头陀专以香马兰藤煎汤浴，夹疮疡之痘，允得镇痘之妙。但香马兰有三种，分别青红白，根浮上红者甚佳，采用则可。治法，升麻、黄芪为君，芍药、生地为臣，羌活、防风为佐，甘草、蝉蜕为使，此准格也。

［夹损伤］

［袁］ 痘标一两日，或致扑跌，或犯金石所伤，则脾脉亏损而血气走散，痘终受其阻厄，李少阳用孩骨胡桃酒以治，则失之峻利，况胡桃又作泻之物，用之不宜。王近川用归尾桃仁汤以治，则失之狂妄，痘中岂宜破败其血者耶。准依刘半塘拱元散，人参、黄芪、当归、红花、伏凤雏、蝉蜕、防风、芍药、甘草以补托其内，用文蛤、棕灰盦于伤处，以收敛其外可也。若损而不破者，用虾蟆皮贴之，徐徐以手摩抚，若是汤泼火烙者，不宜敷以生冷之药，以凝滞其痘也。 歌曰：损伤须觅伏凤雏，土鳖参芪蝉蜕驰，橘红甘草当归合，再入红花防地俱。 昔黄舍人次子十三岁，患痘两朝，上楼失足，损伤头额，致血淋漓，父母痛哭，以为痘中损伤，必不能生矣，请予视治，即将前方倍下参、芪、归、地，连进四服而痘遂鼎灌，身带不宁，加茯神、桂心，外单用棕灰敷之，不半月而自靥脱全美。但痛甚者少加乳香，若外伤重，痕阔，弗克收痂，用白及、白蔹、象皮末掺之，自痊。

痘　疔

诸痘中有独大者，或黑、或白，其根结硬，即是痘疔。如疔疮样，直抵筋骨，宜挑破，以四圣散点之。凡黑陷中有微尖顶如苦楮样者，疔也。无此状者，谓之黑陷，非疔也。

[万] 痘疔者，热毒蓄积，气血腐坏而成也，状有数种，乃疫毒之气，最为恶候，宜谨察之。有肌肉微肿，状如堆粟，不分颗粒者，此气滞血凝，毒气郁结也。有初出红点，渐变黑色，其硬如石者，此肌肉已败，气血中虚，不能载毒而出，反致陷伏也。有中心黑陷，四畔突起戴浆者，此血随毒走，气不为用也。有中心戴浆，四畔干陷焦黑者，此气附毒出，血不为使也。有头戴白浆，自破溃烂者，此气血不充，皮肤败坏也。有为水泡溶溶易破者，此火湿并行，气虚不能敛束也。有为血泡色紫易破者，此血热妄行，不能自附于气也。有疮头针孔，浆水自出者，此卫气已败，其液外脱也。此数证者，于五六日间候之，但见一证，即不可治。

[薛] 痘疔，又谓之贼痘，或三五枚，或五七枚，间杂于诸痘之间，其色紫黯，作痛不宁，以致诸证蜂起，不能灌脓，甚至不救，乃热毒势甚并结也，用仙方活命饮疮疡。如二便秘涩，量加大黄。遍身拘急，加麻黄。外必用线针挑破，出黑血，或吮出毒血，以泄其毒，馀痘才得灌脓，否则其毒无从而解，必致不起。如未应，急用隔蒜灸。若毒气盛者，或不知痛者，不用蒜隔，就着肉灼艾灸之。若灸后，疮头红肿发焮，用针挑破出毒血，灼艾尤好。虽此法未出方书，予屡用屡验者，世多用至宝丹之类，亦不可恃。别见起发证治，宜参考。

凡痘疮起发之时，但见干燥，其根焦黑者，即内服夺命丹见形，外用四圣散涂之。如原有疮疹，或灌疮未愈，或疮将较瘢嫩者，至痘出之时，其处痘本攒聚，形色黑溃，急以针刺破之，吮去毒血，外以四圣散涂之，内服加味四圣汤见形、调无价散倒靥，并夺命丹主之。如疮焦黑，浑身皆是者，看大便何如，若大便秘者，内服承气汤便闷，调无价散，外用水杨汤浴法起发。大便利者，内服十全大补汤汗、陈氏木香散泻，调无价散合夺命丹，外用水杨汤浴法。

四圣散

绿豆四十九粒　豌豆四十九粒。各烧存性　珍珠一分　油头髪烧过，一分

上为细末。胭脂水调，先以簪子拨开黑疮，以此涂之。

二圣散 治痘疔，挑破，以此点之。

雄黄二钱　紫草三钱

上，研末。用油胭脂调。

敷方 痂后痘疔溃烂成坑，内见筋骨，以此敷之。

赤石脂　腻粉　黄柏　杭粉炒　血竭　伏龙肝各一钱　飞丹炒，八分　髪灰五分　乳香　没药各三分　冰片三厘　密陀僧飞过，二钱

有臭气，加阿魏三四分。

上为细末，绵纸筛过敷之，外用膏药贴。内服人参败毒散加穿山甲、蝉退、连翘。

拔毒膏 治痘疔。

雄黄研

上，用胭脂重浸水，令浓，调雄黄点疔痘上。立时红活，亦神法也。盖雄黄能拔毒，胭脂能活血也。

飞龙夺命丹 治痘疔、痘毒、痘痈，或麻木呕吐，重者昏愦咬牙。

真蟾酥干者，酒化　轻粉各一钱　枯白矾　寒水石　铜绿　乳香　没药　麝香各二钱　朱砂六钱　蜗牛四十二个，另研，如无亦可

上，各为末。入蟾酥、蜗牛，或加酒少许，糊丸绿豆大。每服一丸，温酒或葱汤送下。重者，外用隔蒜法灸，甚者，多灸或着肉灸。

[卷帘疔]

［袁］ 痘六七朝，舌望上卷，喉锁，烦渴紧痛，饮食难进，不知者妄用刀割舌下青筋，倏时致死，岂知疔毒结坐于舌根，疔甚者如黑豆，次者似葡萄，犯此证候，要把银钩钩破患处，尽净恶血，随以苦茶漱口，尽吐其毒血，而以后方投之。

歌曰：晡仙妙制龙宫丹，冰片硼砂青黛间，薄荷荆芥僵蚕炒，还觅黄连法制难，按合研匀为细末，慢吹喉内卷帘翻。

按：此疔人多不晓，夭杀儿童，若患此者痘，定经于心，急宜清解，若补助之药，不宜服也，有方用蛤蜊汁和玉露滴者，亦可。

［**燕窝疔**］

痘形五六日，而腋下硬肿，两手坦垂，不能活动转舒，烦躁谵语，眼碧脸赤，恶渴吐沫，不知者以为结痈而然，岂知痘毒结坐于腋下，名曰燕窝疔。急用银针挑去其根，尽除恶血，随将燕窝打水澄清者洗净，而以珍珠末和油胭脂涂其患处，内服消毒饮。 歌曰：燕窝疔欲燕窝除，挑破须将澄去泥，洗净尽除其毒血，油胭脂和米珍珠，涂沫其中时刻候，管教毒尽痘离离。 又曰：消毒饮是鼠粘先，甘草通茯生地全，红花犀芍连翘合，灯草浓煎毒尽捐。 余历详察此痘，左腋潜注，则右体之痘沉伏而失色，右腋潜注，则左体之痘叛逆而无元，是准格也。若曰：疔左而左痘坏则误矣，有方以蜒蝣和核桃肉吞者，虽暂获效，终之无济。

［**火珠疔**］ 痘值六七日而鼻窍中阗塞喷火，气息甚难，恶渴烦躁，面赤眼红，痰紧，饮食不餐，热烙，名曰火珠疔。外要钩破，随将药点入眼角，再服泻金汤，则愈矣。 歌曰：鼻中阗塞火珠疔，速要钩穿眼上行，黄连膏和梅花片，点滴其中左右经，再服泻金汤二剂，自然毒尽得安宁。 泻金汤歌曰：乌犀桔梗鼠粘行，芍药甘梢伏火青，生地红花通紫草，合煎服后自消疔。

按：此痘疔患于小儿们，人昧以为息肉阗塞，不知挑剔，屡致枉死，惯治者允宜详验眼翻气急，手足乱撒候，则是矣，或以田螺水滴入者，未善。

［**忘汲疔**］

痘值六七之期，两眼沿倏然结痤，疔毒封蛤肿胀，热极而面色紫，烦渴，则以治鼻疔法治之，挑破处速以瓦葱捣烂盦之，盖此处不可以钩穿者也。歌曰：眼沿生疔眼必瞎，自有仙家神治法，瓦葱细捣盦封牢，莫待风枭再作恶。昔穆修治此疔，专用山慈菇和蜣螂肉捣烂盦上，取疔根，亦捷法也。

［**豢虎疔**］

痘期里正要会脓结蜡，而耳孔内结成疔毒，盖肾地宜无痘毒，而疔独犊结于此者，则枭炎炽而癸元已耗矣，急宜锥破，随用鹅管石、女真子、薄荷共研为极细末，吹于患处，再用马兰根洗净，寸断塞耳。 歌曰：豢虎由来两耳中，少阳临证制吹筒，鹅管石和女真子，薄荷三味并相攻，再把马兰根洗净，随将寸断塞其中，不须时刻相回挽，自然疔里见奇功。

按：此方鹅管石宜改玄精石，以玄精而写鹅管，此亦传易隐射之失也，内还有冰片。女真子，亦是女真，抄曰子者，亦传讹也。

［**注命疔**］

痘期里两足掌心，痘毒犊结成疔，硬肿恶痛，或如钱样，或如大黑豆，或如胡椒粒，紫筋直注透足股盘处，其毒甚矣，速锄取其根，尽净其血，随用田螺水调和冰片，点三次，把慎火草、绿豆浸胀，捣烂盦于患处，内服化毒丹。 歌曰：痘里如生注命疔，花栏决定不为轻，银针挑尽其中毒，寻个田螺吐水清，调和冰片胭脂点，在觅龙鳞草要真即慎火草，又名火丹草，脱皮绿豆浸渍胀，共捣将来盦一层，内把化毒丹来服，不怕疔生足掌心。　俗人多以足下疔不加意，岂知疔虽生于下，而绾刺于上，竟犯脾心二经，时刻不可捱，故曰注命。

［骊含疔］

痘值五六朝，身发恶热躁，谵语，两眼翻厥，肚腹膨胀，小便闭塞，恶痛叫号不宁，盖因枭毒澄聚于膀胱，而于阳茎窍里犊结鸩疔，名骊含疔。语云：痘疔结此，时刻要死。急用银朱、冰片、蟾酥、牛黄、麝香研匀极细末，将黄连、细茶浓煎，候冷，取半匙调药，把细软稻心蘸药，通纳其窍中，再用油菜子镂捋其茎，内服木通败毒散。　歌曰：骊含生疔疔如刀，十个疔来九不饶，胡僧仙授攻医法，继后骊含命始逃，牛黄冰片蟾酥麝，和合银朱一槽，茶连数沸煎浓冷，稻草心将蘸药膏，依方按法相为用，何畏疔锥日夜号。　昔云间一僧，用细银丝通窍内，随以清水漱口净，翕之，以尽其毒血，外用珍珠、片脑调服，亦验。

［透肠疔］

痘六七朝之内，腹中饱闷，绞痛难忍，大便闭结，烦渴，遂于粪门旁阖犊坐疔毒，肿硬紫锥，名曰透肠疔。毒彻于阳明故耳，速针锥其毒，大用金银花、防风煎汤，候冷洗净，随将轻粉、珍珠、片脑、白蔹末、灯心蘸涂于上，内服黄连解毒汤。　歌曰：透肠疔毒命随倾，治得全时漏必成，此方奇效人谁得，惟是晡仙用自珍，片脑珍珠与轻粉，分两般般无重轻，要将白蔹先为末，澄过干时后并行，毒收还黄时干结，溃烂来时极可憎。　此疔，有剔后用苎根捣烂盦者，有用桑杪捣烂和麝敷者，俱有明效，总不如野绿豆末和红花末干掺，甚美。

痘　癞

［万］　痘癞者，热毒拂郁，气血虚弱，肌肉败坏。经云：热胜则肉腐者是也。正理论曰：脉浮而大，浮为风虚，大为气强，风气相抟，必成瘾疹，身体为痒，痒者名为泄风，久久为大癞。凡气血充实者，外无虚风，内无强邪，必无是病，惟气血素虚者，不能荣卫于身，易感天地肃杀之气，皮肉之内，虚风居之，兼以痘疹秽毒，疫疠恶气，击搏燔灼，流散四布，随空而出，所以疮本稠密，身无完肤，瘙痒难任，肌肉溃烂，而痘癞成矣。急用大补气血，清热解毒之法，庶可求全，若待败面堕鼻，唇崩目盲，肢体残伤，不至殒命，亦为废人矣。凡疮破成癞者，用十全大补汤汗、苦参丸，合而服之，外用灭瘢救苦散收靥涂之。

苦参丸

苦参一两　白蒺藜　胡麻　牛蒡子各半两　甘草二钱半

共为末，酒调面为丸。竹叶汤下。

壅　肿

经曰：热胜则肿。大抵毒之盛者必肿，毒微者不肿。凡疮出尽，应期起发，头面以渐浮肿者，此毒火发越，聚于三阳之分，欲作脓血，故宜皮肉焮肿也。设当起发之时，头面不肿者，必疮本磊落，毒气轻浅，虽尔作脓，根不占处，所以不肿，不须治之。如疮本模糊，起发不肿者，此毒伏于内，不即发泄，不可以毒轻论也。如起发肿大，皮肉如常，疮尖而圆，粒粒分明者，此佳兆也。若皮色鲜红，疮本成串，粘聚平塌者；若疮色灰白成饼，如锡面者；若疮焦紫无水者，皆凶兆也。有先起发头面预肿者，此兼疫毒之气，名大头瘟者是也。腮颔预肿者，此名蛤蟆瘟也，须兼疫气而治，多凶少吉。大凡疮肿者，直至干浆结痂之时，毒化而肿消矣，故应肿不肿，应消不消者，谨提防之。

凡疮肿胀，面浮目闭者，急与解毒、护目、救咽喉相兼治之，内用消毒化斑汤起发，外用神应膏见形护目。凡疮肿胀，切防瘙痒，正面之中，不可少有破损者，苟生痒破，沙崩之热渐不可为，邪气内陷，真气外泄，肿消而死矣。但得破者复灌，消者复肿，饮食如常，大小便自调者，变凶为吉，用十全大补汤汗、苦参丸痘癞合而治之。　如疮色灰白，面肿如锡饼者，但看其人脏腑何如，若能食，大便调，小便长，无他苦者，多吉。若不能食，吐利并作，或生瘙痒者，多凶。

如头面预肿，或腮颊预肿者，此时行疫毒也，并用羌活救苦汤主之。

羌活救苦汤见起发。

溃　　烂

收靥门参看。

［万］　痘疮所贵者，坚实不破，圆净成痂也，其有溃烂者，火胜也。经曰：热胜则肉腐。火之为用，猛虐峻暴，近之则燥痒不宁，迫之则焦痛难忍，灼之则糜烂成疮，故败物者莫如火也。火生于空，非虚不燃，乘之以风，其焰益烈，痘疮溃烂，由肌肉素虚，邪风侵袭，风者，善行数变，行诸脉俞，散于荣卫之间，一旦毒发于里，风应于表，风火相扇，肌肉愤瞋，皮肤决裂，而疮坏矣。如脓成而溃，则毒已化，但粘衣渍席，不能干较，古方以败草散主之，诚良法也。脓浆未成，其毒未化，痒破溃烂者，则卫气暴泄，津液不荣，譬诸草木剥削其皮，枯萎而死矣。经曰：根于中者，命曰神机，神去则机息，根于外者，命曰气立，气止则化绝，此之谓也。

［薛］　闻人氏云：痘瘢烂之证，因当发散而不发散，则毒气闭塞，以致喘促闷乱。不当发散而误发散，则毒随阳气暴出于外，遍身皮肤溃烂。治宜调脾胃，进饮食，大便调和，荣卫健旺，毒气自解，而无目赤咽痛，口疮吐衄等证。窃谓前证若发表过甚，大便自利，急用理中丸、豆蔻丸俱痘泻利以救其里。亦有痘疹如蚊所啮而色黑，乃危证也，若大小便秘结烦躁，用山栀子汤痘夹瘢、猜猪尾血调脑子治之，自利不食者不可用。盖毒发于表而妄汗之，则腠理开泄，荣卫益虚，转增疮烂，由是风邪乘虚变证者有之。若毒根于里而妄下之，则内气愈虚，毒不能出而反入焉，由是土不胜水，变黑归肾，身体振寒，两耳尻冷，眼合肚胀，其疮黑陷，十无一生，治者审之。

疮出太盛，脓汁淋漓，不可著席，疼痛者，干黄土罗末傅之，甚者白龙散痒塌帛裹扑之，或败草散收靥贴之。丹溪云：疮湿者，用泻湿，乃肌表间湿，宜用风药白芷、防风之类。闻人氏用麦麸衬卧。暑月热，甚当藉之以芭蕉叶为佳。　或疮已出定，大便不通，而脓汁不干者，此热毒合下证也。宜牛黄丹利之。　若疮口湿，及脓血杂流者，百花膏收靥、生肌散、金华散、绵茧散收靥、魏氏白螺散、乳香韶粉散俱可用。若靥后复生，乃馀毒失于解利，留滞于肌肉之间而然也，宜消毒散出太密。或结痂久而不落，亦宜百花膏。若痘烂无脓，吐利不止，或二便下血，乳食不化者，不治之证也。

牛黄丹　治疮子出定，大便不通，疮中脓水不干。

牛黄　大黄末生用　珍珠末　粉霜各一两

上研匀，炼蜜丸，如黍米大。每服十

粒，人参汤下。量儿大小加减。

生肌散 治疳蚀不敛，并痘后脓血杂流不收等疮。

地骨皮 黄连 五倍子 甘草 黄柏各等分

上为细末。干掺疮上。

金华散 治痘证后肥疮、疳疮疥癣，能收水、凉肌、解毒。

黄丹水飞过，火煅红，一两 黄柏 黄连各五钱 黄芩 大黄各三钱 轻粉一钱 麝香一分

上为细末。疮湿，干掺。燥，用腊猪油熬化，调搽。

白螺散 专治疮痘不收。

白螺蛳壳不拘多少，古墙上取

上，去土，洗净，火炼红，取出，存性，为极细末。疮口湿处，干掺为妙。

乳香韶粉散

即韶粉散加乳香末三钱。韶粉散，方见落痂证治。

又方

荔枝壳微烧，存性 草纸烧灰，存性 败茅多年者

三味，共为细末。或搽，或掺，自能收水结痂。

又方

黄豆壳烧白灰，为末，掺之。如痘风癣，以痘壳煎汤洗。

秘传茶叶方 痘烂遍身、无皮，脓水流出，粘拈衣被。茶叶，要多拣去粗梗，入滚水一渫，即捞起，再拣去梗，湿铺床上，用草纸隔一层，令儿睡上，一夜则脓皆干。

荞麦粉法见收靥证治。

蝉花散 治烂痘生蛆虫，及夏月诸虫咬伤，臭恶不可近者。服之，虫皆化而为水，苍蝇亦不敢近。

蝉退洗净，焙 青黛澄去灰土。各五钱 北细辛二钱半 蛇退一两，烧存性

上为细末。每服三钱，酒调下，仍以生寒水石细末，掺之。

臭 痘

［袁］ 先哲云：臭痘不死，以其得化泄阳明之毒气故耳。若臭而黑烂成窝者，元气亏损，亦死之证也。患此者，须服定金汤。

定金汤方

绵黄芪 人参 炒术 当归 白芍药 生地黄 白茯苓 甘草 白芷 防风 荆芥 升麻

入芫荽一握，白银一块，灯心廿茎，同煎服。

予每诊臭痘脓血流溢者生，臭不枭痒者生，臭不延人者生，臭不抓脱者生，臭不黑烂者生，犯此，须以芫荽、艾叶烧，辟其秽气，随用升麻紫苏汤揩挹其臭处，净洁其衣服床被，即服前方，无不获全。若顶胁胸颈气窝处凹烂黑臭，洞见筋骨者，必死之痘也。四明俞氏用寒水丹掺之，亦可。

寒水丹

鸡骨灰带血肉，烧过 银朱各一钱 冰片 赤石脂各五分 棕衣灰二分

上研细末。洗净，徐徐掺之。

蛆 痘

［袁］ 天地间，有形化者，有气化者，形化者由于胎卵，气化者忽焉成形，痘之有蛆，形化、气化兼之也。近有华峰道人，隐吴山治痘，有一小儿患痘，时届十一月，感发之候，痘经正顺，囊廓鼎竦，忽头项上恶痒难忍，手搔难禁，遂于溃破处将银簪挑之，则见其虫如丝，细而长有寸，遂以香油取尽，花椒汤洗之，痒即止。

愚按：寒冬蛰令，岂有虫乎，兹乃气化然也。又有一患痘者，时值炎热之际，头项上如前作痒，予视之，见其虫如米粒，囊中或二三盘据焉，此乃蝇蚋聚啮脓血，形化然也。先哲云蛆痘不死，以其枭毒尽发于外也。

治痘疮生蛆方

经霜桑叶　野薄荷

煎汤洗之，其蛆自去，或先用艾条熏之，后增紫苏、甘草煎汤洗之。禁雄黄、矾石等药。

［验头面］

论曰：轻者头面少。又，胡荽酒法不欲喷头面。以诸阳之会在于头，心之华在于面。痘为阳毒，而心主之，故痘疮头面稠密者重。头面预肿者凶。头面疮破烂腥臭者凶。欲占疮之轻重吉凶，莫如头面也。　人之一身，内则心为君主，外则头为元首，病有真心痛，真头痛，以见不可轻犯也。经曰：头者精明之府。头倾视深，精神弃矣，故占人之生死者亦莫如头。凡疮初出，从他处先见，渐登于头，起发收靥皆然，他皆有疮，而头独稀，此佳兆也。若于头额之间先出，先戴浆，先干收，先破损，其疮稠密无缝，肉下浮肿，皮上溅起粗肤者皆凶。惟疮遍身俱收，而头上不收，或熟自破，或脓出结如堆积者，不须怪。盖天地之化，孤阳不生，孤阴不长，阳变阴合，彼此相成，头者诸阳之会，无阴相济，所以难收也。又，病闭目摇头者死，此阳脉不治，谓之心绝也。

经曰：十二经脉，三百六十五络，其气皆上走于面，而走空窍。又，肝开窍于目，肺开窍于鼻，脾开窍于口，心、肾开窍于耳。又，修真家云：面有七窍，内应乎心。又，相术但观人之面，以知祸福，可见面不可败也。凡疮稠密，七窍闭塞，败面者凶，以脏腑经络之气皆病也。又，诸阳皆聚于面，痘为阳毒，初出之时，必先于面，然面有部位，其候不同，额属心，离火之位，火性急烈，不可轻犯，凡疮出现、泡浆、干收，先人额上起者凶。左颊属肝，震木之位，右颊属肺，兑金之位，二处不论先后，但疮欲磊落坚厚，若模糊成块，浮嫩易破，溃烂灌肿者凶。盖肝藏魂，肺藏魄，肝肺俱败，魂魄以离。故凡病两腮冷或木硬者死。颏属肾，坎水之位，此处先出、先壮、先靥者吉。盖疮疹出于肾则吉，入于肾则凶也。鼻属脾，坤土之位，亦不论先后，但不欲模糊，早干收也。若未成浆，鼻头先干黄色凶，此脾土将败，真脏色见也。

［薛］　闻人氏云：痘疹属火证，其面色赤者为顺，甚者为热。若肝木克制脾土，致面色青者，是为逆也，急用四君、升麻、柴胡，调补脾胃，色正才治。窃谓前证若伤食而呕吐搐搦，脾气受伤而泻利搐搦或厥逆，皆慢脾风之渐也，用人参理中汤泄利加柴胡、钩藤钩治之，或有少误，多致不起。若有痘毒内外郁蒸发出，遇风寒相搏，凝滞于肌肉，遍身皮肤青色者，用透肌散。胃伤则生风呕吐，脾伤则生风厥逆，用五味异功散加天麻。若疮密热盛便秘，饮冷面赤者，用犀角解毒散。灌浆之后，发热烦躁，作渴面赤者，用当归补血汤。足热腰痛，目睛赤者地黄丸。皆要法也。　一小儿出痘饮冷过多，腹痛面青，手足并冷。此寒邪伤脾而虚寒也。用附子理中汤一剂而痛止，用人参一两、姜一钱二剂而脓灌，又用人参煎汤代茶与饮，月馀而靥。　一小儿出痘面色青，手足冷。此寒水侮土也。非十二味异功散不能救。不信，乃服疏通之药，殁而遍身皆青。

人中为阴阳之分，故赵子昂以泰卦象

之，人中而上，分为三部，人中而下，亦分为三部。鬓际之上，阳之上也，两眉之间，阳之中也，山根已下，阳之下也。自口至两乳间，阴之上也，自心蔽骨至阴毛际，阴之中也，自阴而下，阴之下也。凡疮之出现、起发、收靥，自人中而分，上下循序，阴阳和畅，虽多且密，亦可言吉。若或舛差，虽是稀少，亦可言凶，此有伏也。

发热之时，面色明莹者吉。面赤若涂抹者重，此邪气拂郁于阳明胃与大肠也，阳明经上循于面，故赤也，宜以清凉解毒之药少通利之。面垢惨黯者凶，疮疹之火，发自少阳，面垢者，少阳候见也。《针经》云：少阳病甚则面微壅，宜表里双解，盖少阳从中治也。

[验耳目鼻]

经曰：肾通窍于耳。耳者，肾之外候也，肾之为脏，水脏也，天一生水，受气之初，先生两肾，而一阴藏焉，又有相火存乎命门之中，疮疹发热耳独凉者，疮疹为火，肾不受邪，存水之主以制阳光也。如耳反热，则水不胜火，将有归肾之变。痘疮之候，先观耳后有红缕者，盖手少阳三焦之脉，从膻中上出缺盆，系耳后，直上出耳角。红者火色也，此疮疹之火，发自少阳，自见于其经也。凡疮自耳先出，未及成浆，耳轮先靥者，渐萌归肾之势矣。

[目别见]

经曰：肺通窍于鼻，疮疹发热之初喷嚏者，火邪上干于肺，外应于鼻，而痒则嚏。鼻干黑燥者，火刑于金，金体本燥，得火反甚，急宜清金泻火，以解其毒。鼻衄者，血得热而妄行，故衄出于鼻，急与凉血泻火，以解其毒。鼻流清涕者疹也，疹发于心，心肺相连，以火炼金，热极而反化为水也。疹出之后，鼻塞不通者热也，火主膜胀。疮已成浆收靥之时，鼻塞不得息者，此鼻内有疮，脓涕粘结，可用金银小簪子以通之。如疮未成浆，鼻端先干者凶。经曰：脏真高于肺，以行荣卫阴阳也。邪火刑肺，肺败不能输精于皮毛，故皮毛焦枯，先见于鼻，荣卫不行，阴阳不续，以渐遍身皆干枯而死矣。凡疮变坏，鼻中血出者，涕自流出者，鼻孔开张喘急者，肺绝之候，皆死证也。

[验唇口牙齿]

脾之窍，通于口，其华在唇四白。《脉诀》曰：应唇通口气。疮疹发热之初，口中和，唇色红润者吉。如口燥唇裂，其毒必甚，急解之。疮出稠密，唇口疮子相粘，诸疮未发，此疮先已戴浆，诸疮未收，此疮先已焦黑者凶。面疮肿灌，唇上疮裂，成块干溅者重。如疮出太密，口中臭气者，脏腑败坏，故臭出于口也。疮欲变坏，唇上缩者，脾绝也。唇下自呷者，鱼口也。口中涎如胶粘者，脾津竭也。皆不可治。疹家唇口生疮声哑者，狐惑证也。不急治之，杀人。

上片牙隶于坤土，乃足阳明胃脉之贯络也。下片牙隶于乾金，乃手阳明大肠脉之贯络也。疮疹发热之初，口开，前板齿燥者里热也，宜以清凉之剂微解之。咬牙者，牙乃骨之馀，肾主骨，寒战咬牙，毒归于肾，必死。如发热咬牙者，有欠则为肝热，有上窜，则为心热，此欲作搐也。疮已收靥，牙龈溃烂者，此肉疮未得平复也，勿作走马疳疮治之，疹后牙龈溃烂，血出肉黑气臭者，此方是走马疳也。

[验喉舌]

咽喉别见。

舌者，心之候。《脉诀》曰：外应舌，将荣。又，脾之脉，络于舌，舌之在人，延纳饮食，主持声音，其用亦大矣，疮疹发热，其舌红润者吉。舌燥如芒刺者，里热甚也，急解之。《针经》曰：热病口干舌黑者死。吐舌者，脾有热也，脾脏微热，则舌络微紧，时时舒舌，勿用冷药及下之，或饮水者，医疑为热而下之，误也，饮水者，脾胃虚，津液少故耳。疮出之后，舌上稠密，出如堆粟，破如蜂窠者危，更加饮水则呛，食物则哕，声哑不出者，必死之证。疮出太甚，弄舌者凶。

[验颈项]

经曰：东风生于春，病在肝俞，在颈项。颈项者，生气之本也。又曰：天气通于肺，地气通于嗌。天食人以五气，喉者气之所由也，故喉主天气，地食人以五味，咽者味之所由也，故咽主地气。颈项者，咽喉之管束也。又，三阳之脉自颈而上，三阴之脉自颈而还，颈项者阴阳之道路也。痘疮之候，颈项欲疏，若缠项而出，稠密太甚者，谓之锁项，废其管束，阻其道路，上不得降，下不得升，内者不出，外者不入。经曰：出入废则神机化灭，升降息则气立孤危。此死之征也。凡病深项软者死，骨败也。

[验胸腹]

经曰：凡刺胸腹者，必避五脏。胸腹者，脏腑之郭也。又曰：鬲肓之上，中有父母。盖言心肺也，故痘疮轻者胸前无，胸腹出太甚者必重也。其中于脏，各有期日。凡病深喘急，胸骨扇动者，肺焦胀也。左乳下动脉突出者，宗脉绝也，皆不可治。疮疹腹痛者，毒未尽也，更宜详审。

[验手足]

四肢者，诸阳之本，疮出欲疏，其发欲透，其靥欲齐。如应出不出，应发不发，应收不收，此脾胃气虚不能旁达四肢也。发热，手寻衣领，乱捻物者，肝热也。手掐眉目鼻口者，肺热也。手足搐搦者，心肝风火相搏也。各随其脏而泻之。足凉者，此常候也，疮疹肾不受邪，肾主足，故足宜凉。手足冷者，脾脏怯也，四肢皆禀气于胃而不得至经，必因于脾，乃得禀也，脾怯，不能为胃行其津液，故冷耳，宜温之。疮已出现，手足多水泡者，此肝胜脾衰，为鬼贼，宜急治之，不久便生痒塌也。如遍身皆发，手足不透，是空壳者，此脾胃虚弱，津液耗竭，荣卫凝涩，故其毒亦郁而不发也，不能食者死，能食者必发痈疽。疮势太甚，手足冷者不治。疮未成浆，手足皮脱者必死。疮已正靥，惟足不收者，足为纯阴，无阳相济，所以收迟。《玉函经》曰：孤阳寡阴即不中，譬取鳏夫及寡妇。如疮始成浆，他处未收，手足心先靥者，其后必生怪疾也。疮靥之后，手足关节肿痛者，必发痈也。疮痒，手足搔乱者凶。

[验寝卧]

夫卫气者，昼则行阳，夜则行阴，行阳则寤，行阴则寐，人之常也。疮疹发热便昏睡者，心主热，脾主困，心受气于脾，故发热昏睡，此常候也。起卧不时者，内有热也，必多陷伏之变。合面卧者，里热也。大抵疮疹始终安寝者吉，盖气血强盛，荣卫流行，邪出于表而不在里则神安，神安则志定，是以得安寝也。若气血衰弱，荣卫滞涩，邪在于里而热，心恶热，则神不安，神不安则志不宁，是以烦躁闷乱，谵妄而不得眠也。亦有毒伏于中，神丧气脱，僵卧如尸，呼之不应，饮食不知者，不可以嗜卧论，乃死证也。

[验饮食]

经曰：人以水谷为本。故人绝水谷则死。仲景曰：水入于经，其血乃成，谷入于胃，脉道乃行。可见水谷之悍气为卫，精气为荣，水去则荣散，谷消则卫亡矣。凡痘疮能食者，虽重亦吉，不能食者，虽轻亦危也，然有不能食而生，能食而死者何也？盖不能饮食者，脏腑内实，大便不行，有平日之谷气以为之主，疮成之后，自消谷气而思食矣。其能饮食者，邪热杀谷，即叔和所谓口干饶饮水，多食亦肌虚者也，将不久而变生焉。惟疹家多不能食，以口中不和，不思食也。馀详不能食门。

痘后馀毒证治

［万］ 凡痘疮轻者其本疏，其毒微，其证顺，自然易靥，无馀毒也。重者其本密，其毒盛，其证险，自难出难靥，有馀毒也。逆者或伏，或倒陷，或倒靥，幸脾胃素强，调治又早，不至大困，亦作馀毒。钱氏云：其病有三，一者疥，二者痈，三者目赤。以证求之，尚不止此，亦有出已尽，发已透，靥已齐者，复作馀毒，此由温补之过，饮食之失而得之。故治痘后馀毒，或补，或发散，或解利，要在分表里，论虚实，不可一概妄投汤剂也。

［海］ 瘢疮馀毒，或肝虚入眼目。或肺虚为癣疥。或为痈疖，发在骨节，肾之虚也。发在肌肉，脾之虚也。或在筋，或在头，或在面，或牙齿疳蚀，或咽喉肿痛，各随经而见，皆毒不散，蕴积而成。或病人始不早治，或医者失治，遗于经络，其所由来，盖有自矣。宜服解毒等剂。

［世］ 痘毒攻脾则泄泻身浮，攻肝则眼生翳膜，攻心则烦躁啼哭，攻肾则耳疼脓聚，攻肺则咳嗽痰涎。

［洁］ 若已发后，有馀毒未散，复有身热疮肿之类，当茶粉下解毒丸。

［丹］ 治小儿痘疮，馀毒未散，食谷太早，补住毒气。

鼠粘子六钱 甘草五分 犀角 白术各三钱 荆芥 防风 枳壳各一钱

水煎，温服。

活血解毒汤 治馀毒。

防风 荆芥 生地黄 赤芍药 当归 连翘 牛蒡子 黄连 紫草 甘草 苍术 薄荷 川芎 木通

各等分，水煎服。

［痈疖］

此由毒气留藏经络，故于肌肉虚处，或关节动摇处，红肿而成痈。又或即平之后，失于解利，馀毒大盛，外不得泄于皮肤，内不得入于脏腑，聚而不去，遂为之痈。如毒气浅者，止生结核、肿毒、疮疖而已，甚者至头项、胸胁、手足肢节，尽焮肿作痛，但发一二处，或根浅者可治。若流注起伏，根深蔓引者，小则溃筋脱骨，必为残废之疾，甚则绵延日久而死。

［丹］ 痘痈多是实毒血热成痈，分上下用药，一日不可缓，成脓必用清热凉血为主，赤芍药、甘草节、连翘、桔梗之类，上引用升麻、葛根，下引用槟榔、牛膝，更助以贝母、忍冬草、白芷、瓜蒌，大便燥用大黄，寒热用芩、柏，此法累效。

［薛］ 前证初起未成脓者，用活命饮、隔蒜灸，治而消之。欲成脓者，用活命饮解而溃之。气血虚者，八珍汤虚羸，实而溃之。虚而不能敛者，托里散补而敛之。大凡发热肿痛，大便不结，用仙方活命饮及隔蒜灸法。大便秘结，用仙方活命饮加大黄。大便已通，肿痛未退，再用活命饮一服，用托里散补其元气。若发热倦怠，大便调和，用补中益气汤虚热未应，亦用隔蒜灸。若溃而发热口干，肢体倦怠，用东垣圣愈汤。脓水淋漓，不时发热，用四君、参、芪。若因乳母肝经血虚发热，用加味小柴胡汤发热。肝脾郁怒发热，用加味归脾汤惊悸。膏粱厚味积热，用加味清胃散齿。 如专与凉血，用败毒

等药，复伤元气，必致成者不能溃，溃者不能敛矣。

［万］　凡治痘痈，先看在何经络，分气血多少，用引经药，如太阳经羌活、防风，阳明经升麻、白芷，少阳经柴胡，少阴经独活，太阴经防风，厥阴柴胡。若初红肿硬痛者，以针刺之，口吮去恶血，以拔毒膏敷贴。气实能食，大便坚者，用排毒散疏利之。气虚食少者，用十宣散或流气饮。毒浅而小者，只内服小柴胡加生地黄汤，外用拔毒膏贴之。此治肿疡之法也。若已成脓而未溃者，以铍针决去其脓，勿使内溃。已溃者用十全大补汤汗主之。此治溃疡法也。

仙方活命饮　治痘疔痘毒，及一切疮毒，未成即消，已成即溃，此消毒、败脓、止痛之圣药。

金银花　陈皮各三钱　皂角刺炒　穿山甲用蛤粉炒　乳香　没药　白芷　防风　当归各一钱　贝母　天花粉　甘草节各七分

上，每服五钱，酒煎。婴儿母同服。为末，酒调服亦可。若势甚而邪在表者加麻黄散之，而毒在内者加大黄下之，当临证制宜，此解回生起死之剂，但元气脱者不治。

人参败毒散　治馀毒痈肿。

人参　赤茯苓　羌活　独活　前胡　薄荷　柴胡　枳壳　川芎　桔梗各等分　甘草减半　牛蒡子　防风　荆芥　连翘　金银花即荆防败毒散

头上，加白芷升麻。上身，倍加桔梗。手，加薄桂。腰，加杜仲。腿足，加牛膝、木瓜。

桦皮散　治痘疮及乳痈，并一切肿毒。

桦皮木锉煎温服。此药，味苦平无毒。若治乳痈，取桦皮烧存性，为末，酒调服之，立消。

十三味败毒散　治痈毒。

当归　白芷　穿山甲土炒　金银花　防风　乳香制　甘草　陈皮　赤芍药　皂角刺　贝母　没药制　天花粉　芍药

各等分，酒水各半，煎服。

排毒散见收靥。

保命集木香散　治小儿癍后生痈，如神。

地骨皮一两　木瓜半两　穿山甲炙黄，三钱半　麝香一字

上，为末。米饮下二钱。

流气饮

川芎　当归梢　白芍药　防风　人参　紫苏叶　木香　甘草节　黄芪　桂心　桔梗　鸡心槟榔　白芷　厚朴　乌药　枳壳各四分

上，锉细。水一盏，煎七分服。气血虚而自利者加熟附子，大便实加大黄。

小柴胡加生地黄汤

柴胡　人参　黄芩各三两　甘草炙　生地黄　半夏各二两，汤泡七次

上为粗末。每服三钱，水一盏，生姜三片，枣一枚，煎至半盏，去渣温服。

六味活血散　治痈疽疮痛初起，红肿不散。

当归　川芎　赤芍药　生地黄　红花　苏木各等分

上，水煎，量服之。

五福化毒丹　治痘毒，实热肿痛。

生地黄　熟地黄　天门冬去心　麦门冬去心　玄参各二两　甘草　甜硝各三两　青黛一两五钱

上为末，蜜丸芡实大。每服一丸，白汤化下。

犀角消毒丸　治痘疹馀毒，一切疮毒。

生地黄　荆芥　当归　犀角屑　防风

牛蒡子杵，炒　赤芍药　连翘　桔梗各七钱　薄荷　黄芩　甘草

上为末，蜜丸芡实大。每服一丸，白汤化下。

按：化毒丹，降火凉血，解毒寒中之剂。消毒丸，清热解毒破血之剂。盖小儿脏腑脆嫩，元气易伤，况痘后气血皆虚，岂能胜当此剂，若胃气一伤，则未成者不能消散，已成者不能腐溃，已溃者不能生肌，殊不知痘疮乃脏腑所发，遍身之血，皆化为脓，况此方愈而患此，乃脾胃虚怯，肌肉消弱，荣卫短涩所致，治者审之。

十宣散见形。

托里散　治痘毒元气虚弱，不能溃散，未成用之自消，已成用之自溃。

人参　黄芪炒。各二钱　当归酒洗　白术　陈皮　熟地黄　茯苓　芍药炒。各一钱五分　甘草炙，五分

上，三五钱，水煎服。

托里消毒散　治痘毒气血虚弱，不起发、腐溃、收敛，或发寒热，肌肉不生。

人参　黄芪　当归酒洗　川芎　芍药炒　白术　陈皮　茯苓各一钱　金银花　连翘　白芷各七分　甘草五分

上，每服三五钱，水煎。

东垣圣愈汤　治脓溃心烦无寐，体倦少食。

熟地黄自制者佳　生地黄各二分　人参　川芎各三分　当归　黄芪各五分

上，水煎服。

济生归脾汤　治脾血虚损，健忘惊悸，或心气虚不能摄血归源，以致妄行，或吐血下血，或因乳母心脾二经有热，疮不结痂，或疮痕赤色。加柴胡、山栀，即加味归脾汤。

人参　白茯苓　黄芪　白术　龙眼肉　当归　远志　酸枣仁炒。各二钱　木香一钱　甘草五分　当归身一钱

上，姜枣水煎。母、子同服。

［丹溪］　痘痈敷药用贝母、南星、僵蚕、天花粉、寒水石、白芷、草乌、大黄、猪牙皂角，醋调敷患处，效。

拔毒膏一名必胜膏

马齿苋杵汁　猪膏脂　石蜜

上，以三味共熬为膏，涂肿处。

神效**隔蒜灸法**　治痘痈大痛或麻木，痛者灸至不痛，不痛者灸至痛，其毒随火散。用大蒜头切三分厚，安上，用小艾炷于蒜上灸之，每五壮，易蒜再灸，痛不止，尤宜多灸。小儿，须将蒜切片，著肉一面略剜小空，灼艾燃蒜，先置大人臂上，试其冷热得宜，然后著疮上，又别灼，如前法试之，以待相易，勿令歇。

替针丸　治痘痈脓已成，不溃。

陈坏米一钱　硇砂五钱　雄雀粪四十九粒，真雄雀粪直者是也

上为末，米粥丸，如麦粒大。每用一粒，粘疮头上，以膏药贴之，半晌，其脓自出。若疮头透而脓不出，或出而愈痛，或发热，血气虚也，用托里散。或作呕吐痰，食少体倦，脾气虚也，用六君子汤。

神效太乙膏　治一切疮疽溃烂。

玄参　白芷　当归　肉桂　赤芍药　大黄　生地黄各一两

上㕮咀。用麻油四十两，入铜锅内煎至药黑，滤去渣，徐入净黄丹一斤，再煎，滴水成珠，捏软硬得中，即成膏矣。

神效当归膏　治痘毒浸淫，或汤火等证，及疮腐不能生肌收敛者。

当归　黄蜡　生地黄各一两　麻油六两

先将当归、地黄入油煎，去渣，入蜡熔化，候温，搅匀，即成膏矣。

豆豉饼　治疮疡肿痛，或硬而不溃，及溃而不敛，并一切顽疮毒疖。用江西豆豉为末，唾津和成饼，大如铜钱，厚如三

四钱，置患处，以艾铺饼上灸之。未成即消，已成者祛逐馀毒，间有不效者，乃气血虚败之证，参疔疮论灸法用之。

如圣饼 治一切疮疡硬肿，不能消散，或毒不能解散。

乳香 没药 木香 血竭 当归等分 麝香少许

上，各另为末，酒糊和为饼。炙热，频熨患处。恶疮，加蟾酥等分。

神功散 治疮疡初起肿痛者，用之可消。加血竭更效。

黄柏炒，为末，二钱， 草乌生，为末，二钱

上，用漱口水调敷，常以漱水润之。

三豆散 痘后，痈毒初起红肿。

黑豆 赤豆 绿豆

用醋浸，研浆，时时以鹅翎刷上，随手可消。

铁箍散 治痘后痈毒。

凤凰退烧灰，醋调围四畔，留头出毒气，甚佳。

[疮疥]

痘后遍身疮癣如疥如癞，脓血浸淫，皮肤溃烂，日夕不愈，此毒气弥漫，散于皮肤，宜升麻葛根汤初热、防风解毒汤大法、苦参丸痘癞主之，若因挦掐成疮者，只以百花膏收靥涂之。

连翘散 治小儿疮疹疖痘疹馀毒作楚，或生于头面，耳疼颊赤生疮。

连翘 黄芩 瞿麦 木通 滑石 柴胡 荆芥 牛蒡子 防风 羌活 赤芍药 甘草各等分

每服三钱，水一盏，煎半盏。又，入生薄荷尤好。

金花散见溃烂。

[疳蚀]

痘后疳蚀疮者，毒壅肌肉，内透筋骨，外连皮肤，时痛出血，日久不痊，亦恶候也。内服十全大补汤汗，外以绵茧散贴之收靥。 更与收靥门疳蚀条参看。

三黄散 治疳热生疮，脓水浸淫，脓流处，便湿烂。

松香 五倍子 黄连 黄丹 海螵蛸各一钱 轻粉 雄黄各半钱

上为末。用莹肌散煎洗，掺之。干者，香油傅。

[瘾疹]

瘾者，皮肤间隐隐成疙瘩，瘙痒爬搔更多，内服解毒防风汤大法，外以筚衣汤洗之。疹者，皮间点点，状如蚊蚤所咬之迹，或如小芥子，即麻子也，升麻葛根汤初热加防风、荆芥穗主之。热甚渴者，与人参白虎汤相合服之。

筚衣汤

炊饭筚衣煮水，洗瘾起疙瘩者，神效。如无，以炊筚煮汤亦好。

蚬子水 治痘后发瘾。

蚬子不拘多少，活者，以水养五七日，旋取其水，洗之。

[丹瘤]

赤火丹瘤，此恶候也。流移红肿，其痛手不可近，从头上起者，过心即死。从足下起者，过肾即死。宜内服小柴胡加生地黄汤、玄参化毒汤，外用蜞针法吮去恶血自消。若但红不肿不痛者瘢也，人参白虎汤加玄参、大青、生地黄主之。

玄参化毒汤

玄参 当归尾 赤芍药 石膏 连翘 生地黄 地骨皮 红花酒洗 防风 荆芥穗 淡竹叶 木通

上，水煎服。

犀角消毒散 治瘢疹、丹毒，发热痛痒，及疮疹等证。

牛蒡子 甘草 荆芥 防风各五分 犀角镑，二分 金银花三分

上，水煎熟，入犀角，倾出服。

加味解毒散　治瘢疹痒痛，寒热甚者烦躁谵语，并痘毒发热咽干。

犀角镑，五钱　连翘炒，二钱　牛蒡子炒，三钱　薄荷一钱　甘草五分

上为末。每服一二钱，滚汤调下。

小柴胡加生地黄汤见前痈疖。

蜞针法

取水蛭大者五六条，放肿处，吮去恶血，可以消丹瘤，决痈肿。

[眼目]

[万]　痘疮毒气之为目翳也，盖自脏而达外，治之之法，但活血解毒而已。活血不至于热，解毒不至于冷，五脏平和，则翳当自去。不可轻用点药，反致损睛，宜蝉蜕散痘眼目、四物汤加柴胡主之。　若目闭泪出，不敢见明者，此羞明证也，惟于黑暗处则能开，才见明则阳光烁之，泪自迸出，瘾涩难开，宜洗肝明目散痘眼目，便秘者泻青丸肝。或能开目，只视物昏者，此血不足也，四物汤加密蒙花。目中赤者，洗肝明目散主之。从子懋锟，痘后两目生翳，羞明特甚，时余与家兄从宜兴试，归视之，则窗牖帷幙，皆以衣被重重覆蔽，就明展两睥，白膜已遍覆黑睛，泪如涌泉，婴科、眼科，投药不效，束手告技穷矣。余亦莫知为计，家兄曰：女弟垂死之证，弟能生之，岂遂技穷于是，试精思之。余返书室，闭户而思，目者，清阳之所走也，而忽焉有翳膜，是浊阴犯之也，浊阴乌敢与阳光敌，故羞明特甚尔，吾得治法矣。乃以黄芪助清阳之气为君，生地黄、当归养目中真血为臣，羌活、独活、防风、白芷、川芎、甘菊花、薄荷、荆芥升清阳，黄芩、猪胆汁、车前子、茯苓降浊阴为佐，雄猪肝作引煎服，仍间服泻青丸。八剂而目开，彻帏幙，翳已去矣。时眼科所进点洗之药，一切屏不用，止用橄榄核磨汁敷眼胞而已。盖婴儿柔脆，点洗之药，必有所伤故也。

治法方论，详大科眼目门，并本门眼目条内。

凉肝明目散　痘后羞明。

当归　龙胆草　密蒙花　川芎　柴胡　防风　酒连

各等分，雄猪肝煮汤，煎服。

望月沙散　痘后，暗室中不能开者。

谷精草　密蒙花酒洗　蝉蜕去翅足。各五钱　望月沙一两

上为末。雄猪肝一两，竹刀批破，用药一钱，掺入肝内，水煮熟，饮汁食肝，效。

羌菊散　治痘疹后毒气不散，生翳障，及暴赤眼。

羌活　蝉蜕去土　防风　蛇蜕　菊花　谷精草　木贼　甘草　栀子　白蒺藜　大黄　黄连各少许

上为末。每一钱，米汤泔水温服。

[便秘]

痘后毒入腹中，热气并于小肠则小便不通，并于大肠则大便不通，如前后部俱不通者，热势愈甚。小便不通者五苓散惊、导赤散心。大便不通者三黄丸、四顺饮并发热、三乙承气汤。大小便俱不通者，八正散、通关散并痘便闷，斟酌用之。

[泄泻]

痘后泄泻，其证有二。　如能食而渴，脉盛者，此热入大肠也，渴者，内热也，食能多者，热消谷也，脉盛而数，热证谛也，宜黄芩汤痘泄利加黄连。　如食少不渴，脉微小者，此里气虚，不能禁固水谷也，宜四君子汤加诃子、肉豆蔻，或理中汤丸加熟附子。甚者，以肉豆蔻丸止之。俱痘泄利。

[便脓血]

痘后便脓血者，此热毒入大肠也，宜

四物汤失血加黄芩、黄连、枳壳、荆芥穗，或黄连解毒汤烦躁加生地黄。勿作倒靥，及用劫涩药也。

［呕吐］

胃主纳而不出，大小肠主出而不纳，痘后呕吐者，是馀毒在胃也，然有冷热二证。如心烦作渴，食乳甚急，聚满胸中，然后吐出如射，其人面色带赤，手足心热，居处喜凉，此热吐也，橘皮汤痘吐逆加黄连、竹茹主之。如乳食水浆随吐，面色青白，手足冷，大小便自利，此冷吐也，益黄散脾主之。痘后馀毒，多是热邪，其间冷证，十有一二也。亦有伤食而呕者，但闻食臭即吐，不欲食，木香大安丸或养脾丸，并用生姜汤下。有饮水多而吐者，必吐清水，名水逆，五苓散主之。

木香大安丸

木香二钱　黄连　陈皮　白术各三钱　枳实　山楂肉　莱菔子炒　连翘　神曲炒　麦蘖炒　砂仁各一钱五分

上为末，神曲糊为丸。陈廪米汤下。

养脾丸

人参　白术　当归　川芎各一钱半　木香　青皮　黄连　陈皮各一钱　砂仁　山楂肉　神曲炒　麦芽炒。各五分

上为细末，水调神曲糊丸如麻子大。每服三五十丸，陈仓米饮下。

［发热］

痘疮自初以来一向发热，至于差后犹不少减者，此有虚实二证。如大便难，小便赤，能食而烦渴者，此实热也，以三黄丸或四顺饮并发热先解利里热，后用升麻葛根汤初热加地骨皮解表热也。盖升麻葛根汤治疮疹未发之先、已发之后身热药也。如大便不秘，小便不赤，坐立振摇，饮食不甚进者，此虚热也，以保元汤大法加知母、麦门冬，虚甚者加炒干姜或熟附子少许，引火归源。

［薛］陈文宿先生云：痘疮收靥之后，浑身经日不除，别无他证，用柴胡麦门冬散。如不退，服人参白术散痘渴。若风热咳嗽，咽喉不利，用桔梗甘草防风汤。窃谓前证有因热毒未解者，有因胃气虚热者，有因胃气实热者，其因不能枚举，当临证制宜而药之。一小儿咽痛壮热，痘痕色赤，手微热。此馀毒未解。用柴胡麦门冬散而安。七日之后复热，手指初捏似热，久捏则冷，此脾气虚也，用五味异功散而痊。一小儿痘咽痛，大便不实，口渴饮汤，手足不热，此脾胃虚弱也。用人参白术散而大便实，但不时寒热，用加味逍遥散而愈。一小儿痘咽痛，发热作渴，面赤饮冷。此胃经实热也。用射干鼠粘子汤而愈。因食厚味复发，手足并热，用泻黄散一剂而痊。一小儿痘咽痛，发热饮冷，大便黄色，手足指热，此脾胃实热也。用泻黄、清胃二散各一剂而愈。后因乳母食厚味，儿口角流涎不能吮乳，仍用前药治母而愈。一小儿痘咽痛，足热。余谓此禀足三阴虚，而无根之火上炎也。古人有云：痘归肾经，必不可救，当用壮水之剂，亦有生者，奈彼不悟，翌日果腰痛咽哑，始信余言，乃用大剂地黄丸料加五味子，并补中益气汤而愈。一男子出痘，上体甚热，两足俱冷，喉痛作渴，疮亦不起发。此禀肾经虚热也。以六味地黄丸料煎与恣饮，渐愈，又用八珍汤而痊。一小儿面色素白，出痘咽痛，发热面赤，作渴饮汤，手足指冷。此禀足三阴虚也。用大剂加减八味丸料煎与恣饮，又以益气汤助其脾肺，以滋化源，痛止热退而愈。

柴胡麦门冬散痘发热。

柴胡栀子散　治肝胆经有热，疮毒不愈，或发热不止。

柴胡　山栀　牡丹皮各一钱　川芎　芍药　茯苓各七分　白术炒　甘草各五分　当归　牛蒡子炒。各七分

上，水煎，母、子同服。

小柴胡汤　治发热甚而呕者，宜服之。

柴胡　人参　黄芩各三两　甘草炙　半夏各二两半，汤泡七次

上为粗末。每服三钱，水一盏，生姜三片，枣子一枚，同煎至半盏，去滓温服。咳嗽者，加五味子煎服。头痛发热，肢节疼痛者，四味升麻汤。大便不通者，四顺饮。若大便自利黄黑色者，此毒亦有所出，不必广与汤剂，恐重增他病，大便自然通，不得以温药助之，疮疹亦稀少。自快利，只与四味升麻汤、荆芥散，虽大便利，不可以温药助之。其下利甚者，却与少温之。

槐花散　治癍疮馀热不退。

槐花　赤小豆各炒，二钱　麝香少许

上为细末。每服半钱，蜜汤调服，不拘时候。

黄芪散　治壮热不退，可凉肌肤，散热。

黄芪　柴胡　干葛　甘草炙。各等分

上为末。每服一钱，薄荷三叶，水半盏，煎至三分，约三呷，空心服。此药治发热数日未退者，其热是疮疹者，量其虚实用之也。

[中风]

痘后忽然口噤涎潮，角弓反张，手足瘛疭，身青黑色，此中风也。疮痘方愈，荣卫正弱，不知避忌，忽遇节令气交，八方不正之气，乘虚而入，故为此证。宜消风散二钱，入蝉蜕末一钱，分为三服，投生姜、薄荷汁及酒各数点，温汤浸之，连二三服。或作瘾疹，或再出肤疹而愈。

消风散见痘中风。

钩藤汤　痘后口噤僵直，绕脐腹痛。

钩藤　红花　木香　川芎　当归　白芍　甘草　白术　青皮　黄连　官桂　生姜

各等分，水煎，不拘时服。

[骨节作痛]

俗名痘风，丹溪分气血虚实，以日子守之，多带气血不足。虚则黄芪生血之剂助之，略佐以风药。实则白芍药、黄芩为君，连翘、白芷、续断之类为佐。若属虚寒，陈氏方可用。馀详痘中风门。

[拘挛]

痘后手足拘挛，屈伸不便，起居艰苦者，乃血耗气虚，不能荣养于筋，宜十全大补汤去地黄、白茯苓，加川续断，多服乃佳。气虚者少加川乌炮过，行经，不可误作风治，妄行发散，反耗阴血也。

当归桂枝汤　治痘后手足不能屈伸。

当归　川芎　黄芪　甘草　薄桂　黄柏　苍术炒

各等分，水煎。如气虚，少加川乌以行经，加人参为主。如感风寒，以致骨节疼痛，加羌活、防风。

[昏昧妄言]

痘后昏昧，不解识人，口中常妄言，如邪祟状，此移热入心包络，宜导赤散心吞安神丸痘谵妄，待醒后以保元汤加麦门冬、生地黄，四物汤加石菖蒲、木通、山栀子仁，相间服之。若卒然昏昏喜睡，状如眩晕，身无热，口中无妄语，其人痘出必重，又乳食少，今毒气已解，正气未复，故邪退而喜睡，乃否极泰来之象，不须妄治，逡巡苏醒矣。

[厥逆]

手足厥冷，盖覆不温，此痘疹逆候也。若在正盛之时，十无一生。今病已愈，气血久虚，脾胃大困，其厥逆宜矣。

用保元汤加当归身、熟附子主之。

[咳嗽]

咳嗽频频，涕唾稠粘，此痘疹常证也，有寒有热，有虚有实，不可拘泥一定之法。　如自初出咳嗽到今未愈者，此肺中馀邪未尽也，宜甘桔汤咽喉合泻白散肺加牛蒡子、马兜铃主之。　如咳而热，大便难，小便赤者，此热毒也，宜葶苈丸主之痘喘。　大便润者，人参白虎汤痘渴合甘桔汤主之。　如咳而大便溏，小便清，无大热渴者，此虚也，宜人参清膈散主之痘咳嗽。　如咳而血出者，甘桔汤加牛蒡子、茅根汁、阿胶主之。　如向不咳，今始咳者，此风寒外感也，麻黄汤主之痘喘。

灯心汤　治疮痘出后，烦喘，小便不利也者，宜进之。

灯心一把　鳖甲醋煮黄，二两

上锉为散。每服一两，用水八合，煎取四分服之，各量大小加减。

咳嗽之时胁痛者，经云：左右者，阴阳之道路。左右，两胁之谓也，由馀毒在中，阴阳之气，不能升降，故胁为之疼也，但当解毒，毒气去，则真气行，所苦自平矣，小柴胡加枳桔汤主之。

赤茯苓汤　治小儿疹痘，疮出后咳逆胁痛，不下食。

赤茯苓　甘草炙　大青　升麻　枳壳麸炒。各半两　栀子一分

上为粗末。每服一钱，水一小盏，入苦竹叶七片，豆豉三十粒，同煎至五分盏，去滓，分为三服，日三四服，看儿大小，以意加减。本方称疹痘出后胁痛者，由病后毒气溷乱，阻于升降，左右为阴阳之道路，气之所行处，令气滞，为胁痛，以枳壳宽肠下气，令气顺，胁不痛也，大青、栀子去蕴热，升麻解毒，赤茯苓导心火，利小肠，无热以克肺气，而咳逆自平尔。

[腹痛]

疮疹未出而腹痛者，乃癍毒内攻也。今毒已解，无复壅遏矣，而腹中痛者，其证有二。一则因大便未通，燥屎作痛，备急丸主之大便闭。　一则因食过多，胃虚不能消谷而作痛，如便秘者，丁香脾积丸伤食。便利者，木香大安丸伤食主之。但燥屎痛者，病在下焦，伤食痛者，病在上焦，手不可按，若原食少，又便常润，忽尔作痛者，此虚寒证也，病在中焦，必喜用手按摩，黄芪建中汤主之。

[渴]

痘家作渴，亦是常事，至痘后则不宜有渴，乃忽然渴而引饮者，馀毒留于心胃，膈焦咽燥故也，其人必能食，大便秘，小便赤，舌燥咽干，宜人参白虎汤加黄连主之。　若食少，大小便自调，虽好饮汤，咽舌不燥，此脾胃虚，津液不足也，宜人参白术散，不愈，人参麦门冬散加天花粉主之并痘渴。

[失音]

痘后失音有二。　咽痛不能言者，此毒气结于咽喉之间，痰壅作痛，而不能言，天花散主之痘失音。　心热不能言者，心中邪热未彻，肾虚不能上接于阳，虽有声而不能言，四物汤去川芎，加麦门冬、白茯苓主之。

[不喜食]

痘后邪气尽退，正气将复，脾胃略纾，宜渐能食也，若原不食，今因喜食太过，或原能食，今又骤加以致恶食不食者，此皆内伤有馀证也，宜木香大安丸主之伤食。　如向未食，今又不喜食者，经脾胃中气不足，宜七珍散痘不能食，或人参白术散去葛根加陈皮、木香，研末，取二两，另用糯米、绿豆各二两，各炒熟研末相和，枣汤调服，稍能食，更兼进养脾

丸。

[寒热]

痘后忽发寒热如疟状，至后如期即发者，此脾虚气弱，失于将息，重感风寒，宜先以柴葛桂枝汤发去新受表邪，后以保元汤加当归、陈皮、白术、砂仁、乌梅、生姜调之。

大和散 治疮痘后，寒热往来，嗜卧顿闷躁乱。

生地黄 当归 地骨皮 人参 甘草炙 白芍药各等分

上㕮咀。每服一钱，水半盏，煎至三分，去渣温服。

柴葛桂枝汤见初热。

[肿胀]

痘后面目虚浮，或久则一身皆肿者，此表气不足，出风太早，风邪乘虚而入。其治在肺，宜五皮汤先加桂枝微汗之，后只服本方，若遍身皆肿，以胃苓汤合五皮汤主之。

痘后腹虚肿胀满，或气喘粗者，此宿垢在里，不问馀毒、食积、蓄水，并先利之，宜塌气丸，利后以胃苓汤去甘草，加人参、黄芪、大腹皮调之，其治在脾。如因新食作胀不肿者，只木香大安丸。

五皮汤

桑白皮 地骨皮 生姜皮 大腹皮 五加皮各等分

上锉细。取长流水一盏，灯心十二茎，煎七分，温服。

塌气丸

木香半两 鸡心槟榔一双，白者 黑牵牛二两，半生半炒，取头末一两

共为末，神曲糊为丸，如黍米大。姜汤下。

胃苓汤

猪苓 泽泻 白术 白茯苓 苍术 厚朴紫油者，姜汁炒 陈皮 桂心 甘草

上锉细。水一盏，煎七分，去渣温服，无时。

[自汗盗汗]

痘后自汗盗汗，皆卫气弱，荣血热，肌肉虚也，宜保元汤大法、当归六黄汤相间，并调败蒲散服之。如汗出盛，再用温粉扑之方并见自汗条。若浑身如水，鬓润如油，汗出如珠者，皆亡阳证，死不治。

[失血]

痘后失血证，乃馀毒邪热，迫血妄行也。自鼻出者，玄参地黄汤主之失血，外用栀子炒焦黑，研末吹之。自溺出者，八正散主之小便不利。自大便出者，桃仁承气汤主之。此与上自汗证同为热也，上是热在卫，故汗出，此是热在荣，故血出，二证大便秘者，并与四顺清凉散主之发热。

桃仁承气汤

桃仁二十一个，去皮尖，研泥，勿煎 大黄二钱 官桂 红花各一钱 甘草半钱

上，三味锉细。水一盏，煎七分，去渣，入桃仁泥化开，食前服。

[吐利蛔]

痘后，或吐蛔，或利下蛔者，皆热毒入里也。热在胃则吐蛔，热在肠则利下蛔。利者黄芩汤泄利加桃仁、艾叶。吐者黄芩半夏汤吐利加乌梅、川椒。若不吐利，但闻食即吐蛔者，此胃久虚，虫无所食，故闻食臭即吐，食已易饥，宜理中汤丸吐利加乌梅肉、黄连、川椒主之。

袁氏治痘屎虫。歌曰：痘里屎虫胃气离，人参白术与陈皮，茯苓甘草当归并，煎来连服自虫除。

莲肉汤

莲肉去心，半斤 猪肉去油、皮，一斤

共水煮熟，下砂仁伏酱，朝夕与啖，其胃气接养，虫自安居不出矣。切不宜投以使君子、槟榔之物，痘中一投，命遂丧

矣。

［狐惑］

痘后吐蛔而手足厥冷者，蛔厥。若不吐利内蚀脏腑者，为狐惑。狐惑之证，其人好睡，默默不欲食，上唇有疮，虫蚀其肛，下唇有疮，虫蚀其脏，其声哑嗄，上下不定，故名狐惑也。此候最恶，麻疹后尤多，化䘌丸主之。如大便结者，以桃仁承气汤加槐子利之。

化䘌丸

黄连半两　蜀椒去闭目者，炒去汁，二钱　苦楝根白皮干者，二钱

上共研末。用乌梅肥者七个，艾汤浸，去核捣烂和丸，艾汤下。

黄连阴䘌丸　治狐惑疮。

黄连二钱　芦荟　干蟾煅。各一钱二分　使君子肉二钱半　芜荑一钱五分　川楝子肉一钱

上末。乌梅洗净，去核，捣膏和丸。米饮下。

［牙疳］

痘后，牙齿龈肉溃烂者，此痘疕脱去，涎水浸渍为疳蚀疮，用绵茧散收靥傅之。　若气臭血出者，又名走马疳疮，内以黄连解毒汤烦躁加雄黄为丸，竹叶汤下，外以马鸣散傅之。　或口舌生疮者，并宜洗心散。　已上诸证大便秘者，并用四顺饮利之，大便润者用甘露饮服之。老茶叶、蕹叶根煎汤洗。以白䓵即酸梅也，烧灰，人中白火煅，加入雄黄散傅之。

洗心散

当归　生地黄　木通　黄连　麻黄　大黄酒洗　薄荷叶各等分

上锉细。水一盏，加灯心为引，煎七分，去渣温服。

甘露饮　牙疳暂用。

麦门冬去心，一钱　天门冬去心，二钱　生地黄四分　熟地黄六分　石斛去根　枇杷叶各五分　山茵陈　枳壳　黄芩　犀角屑各六分　甘草一字

水煎服。

雄黄散

雄黄　枯矾各一钱　麝香一分半　人中白五分

共为末。吹入鼻中，如吹不人，用麻油润，使进。

马鸣散

人中白即溺缸底白垽，以物刮取，用新瓦盛之，火煅过，如白盐乃佳，半两　马鸣退即蚕退纸也，火烧过，二钱半　五倍子生，一钱，另用一钱，同矾枯　白矾一钱，捶碎，另取五倍子一钱，入矾于内，用火煅枯

共为极细末。先以米泔浓汁浸洗，以此傅之。

人中白散

人中白煅，一两　黄柏炒黑，三钱

上为末。搽口内。

吹口散　治口疳。

黄连　青黛　孩儿茶　冰片

为末，吹之。

赴筵散　口疮神效。

薄荷　黄柏

等分，为末。入青黛少许，搽之。

牙疳方　痘后馀毒攻牙龈，疳腐。内宜服甘露饮。

人中白煅，三钱　枯矾二钱　盐梅七个，煅存性　麝香一分　白䓵子灰一钱　五谷虫焙干，二钱

为细末。先将葱茶洗去腐肉，须见鲜血，然后搽药。

大抵疮痘之后，遇有便秘、内热等证，须当解利，勿使馀毒变生诸证也，解利之剂如三黄丸、四顺饮并见发热之类。若失于解利，致生诸证，须当用切中病源之药以急治之，不可缓治，令病势滋蔓，反害人也。今人不能究其病因，一概用不急之药，其意但欲逃差谬尔，何尝实能究

其致病之由而药之耶。急治之中，惟在识其虚实，苟禀受既实，荣卫充壮，病后有热者，即与解利，缓治不可也。所禀怯弱，病后荣卫大虚，坐立振摇，饮食少者，却宜和缓之药扶持之，候其饮食如故，荣卫既充，然后微微解利，未为迟晚。或至虚之人，不必解利，可也。

水　痘

小儿痘疮有正痘与水痘之不同，新安张季明云：其疮皮不薄，如赤根白头，渐渐赤肿，而有脓差迟者，谓之大痘，此里证，发于脏也。其疮皮薄如水泡，破即易干，而出无渐次，白色或淡红，冷冷有水浆者，谓之水痘，此表证，发于腑也。亦与疹子同，又轻于疹，发热一二日而出，出而即消，易出易靥，不宜燥温，但用轻剂解之，麦汤散主之，羌活散、消毒饮、麦煎散俱可服，又当服大连翘汤以解之。

如心闷，烦躁，发热，及大小便涩，口舌生疮者，通关散主之。　水痘夹黑，出来黑水流，或手足冷者，前胡、甘草、生地、玄参、连翘、茯苓、木通、蝉蜕、麦门冬、川芎、陈皮、当归、生姜，水煎服。

麦汤散　治水痘。

地骨皮　滑石　甘草各半钱　甜葶苈　麻黄　大黄　知母　羌活　人参各一钱

上锉散。水一盏，每服二三钱，小麦七粒，煎六分，不拘时温服，分二帖。

麦煎散　治小儿夹惊伤寒，吐逆壮热，表里不解，气粗喘急，面赤自汗。或狂语惊叫，或不语无汗，及瘾疹遍身赤痒，往来潮热。时行麻痘疹子，馀毒未尽，浑身浮肿，痰涎咳嗽。或变急慢惊风，手足搐搦，眼目上视，及伤风头疼，并治之。

滑石　地骨皮　赤芍药　石膏　白茯苓　杏仁　知母　甘草　葶苈子炒　人参　麻黄一两半

上为末。每服一钱，麦子煎汤下。如初生芽儿，感冒风冷，鼻塞身热，喷嚏多啼。每一字，用麦子煎汤调下。一方，去地骨皮、滑石，加羌活、川芎，薄荷煎汤调下。

羌活散初热。　消毒饮即牛蒡、荆芥、甘草三味。　大连翘汤便闷。　通关散便闷。

按：水痘，今小儿患之者，大率无害，如无内证，不必服药，无事生事也。

前后四方，不为轻剂，非热甚不解，二便秘涩，烦闷不宁，不宜轻服。

麻　疹

麻疹浮小而有头粒，随出即收，不结脓疱，北人谓之糠疮，南人谓之麸疮，吴人谓之痧，越人谓之沙瘄，古所谓麻，闻人氏所谓肤疹是也。与前所谓脾为疹者不同。小儿有出一二次者，出轻而日数少者名奶疹子，出稍重而日数稍多者名正疹子。又，出于痘前者名奶疹子，出于痘后者名正疹子。初出亦与痘疮相似，但痘发于脏，麻发于腑，脏属阴，其病本深，故难出难收，而药于温平为宜。腑属阳，其病本浅，故易出易收，而药于清凉为宜。

万氏云：痘大而焮肿者，少阳三焦火也，阳道常饶，故大而肿。疹小而碎者，少阴心火也，阴道常乏，故小而密。三焦水谷之道路，脾胃主纳水谷，治痘专以脾胃为主。心肺属阳，而位乎上，心火旺则肺受之，治疹专以肺为主。观其咳嗽者，火炎则肺叶焦举也。鼻流清涕者，鼻为肺之窍，以火烁金而液自流也。目中泪出，肺热则移于肝，肝之窍在目也。或手掐眉目唇鼻及面者，肺热证也。

按：既是心火刑肺金，即是贼邪，其

证当重，何反轻于痘。余每治麻疹，但据见证以泻白散加减，大剂投之，即至危困之证无不愈者，其他时师用苦寒降火，辛温发表，而阽于危亡者不可胜数，安在其为心火刑肺也。 春温、夏暑、秋清、冬寒，此四时之正气也，冬应寒而反温，阳气暴泄，火令早行，人感之者，至于来春必发疮疥，未出痘疹者，必感而出，虽曰胎毒，未有不由天行者，故一时传染，大小相似，但见疹痘之出，即宜先服三豆汤、代天宣化丸二方俱见前预防以预解之。 麻疹初出，全类伤风发热，咳嗽鼻塞，面肿涕唾稠粘，全是肺经之证，有末传泄利者，有一起即兼泄利者，肺与大肠相表里，表里俱病也，惟不可触冒风寒，及于正蒸热时啖食，能变轻为重，不可不慎。 麻疹形证亦同，有如发风疹疙瘩，拥起如云头，色赤成瘢，随见随没者。有如粟米头粇，三番俱见而不没，至三日后方收渐没者。然皆谓之麻疹，其于欲出未出之际，当用发表之药发之，则易出易愈也。 麻疹，有发热至十馀日始见者，大抵主在发散肺经之热毒者，始事也，调理补养病后之元气者，终事也，其间或兼风，或兼痰，或伤食，并随宜加对证之药，其有变证，即随病用对证之药，要不乱投汤剂，则儿无事矣。 疹喜清凉，痘喜温暖，此法人皆知之，然疹子初出，亦须和暖则易出，所以发苗之初，只要发出得尽，则毒便解，非若痘必苗而秀，秀而实，而后毒解也，痘子成实之时，若大温热，则反溃烂不收，是痘之后，亦喜清凉也，故治痘疹者，无过热，无过寒，温凉适宜，阴阳自和，是为得之。

［初热］

痘疹发热之初，多似伤寒，惟麻疹则咳嗽喷嚏，鼻流清涕，眼胞肿，其泪汪汪，面浮腮赤，或呕恶，或泄利，或手掐眉目鼻面，此为异耳。轻者以泻白散合三味消毒散主之，重者以金沸草散主之，兼泄利者，合升麻葛根汤，以白芷代葛根。此余创立治法，用之无不效者，即十分危证，守而勿失，终于必济，每见诸书所定方，类皆苦寒辛凉发表之剂，不尽对证对经，恐有诛罚无过之失，用者详之。大抵疹欲出已出之际，虽寒勿用桂枝。虽虚勿用参术。虽呕而有痰勿用半夏、南星。大忌认作伤寒，妄汗妄下，汗之则增其热，为鼻衄，为咳血，为口疮咽痛，为目赤痛，为烦躁，为大小便不通。下之则虚其里，为滑泄，为滞下，多至不救，慎之慎之。

［万］ 如手足稍微冷，恶寒而无汗，面色青惨而不舒，左额有青纹者，伤寒之热也。手虽稍微温，发热有汗，面赤而光者，伤风之热也，并宜惺惺散痘初热发散之。目胞肿而右颊有青筋，发热而头额腹肚最甚，或兼呕吐腹疼者，伤食之热也，备急丸痘初热下之。面色青红，额正中有纹，手掌心有汗，时作惊惕，手络脉微动而发热者，此惊热也，泻青丸肝、牛黄清心丸痘烦躁主之。身热而倍能食，唇红颊赤，大小便秘，胁下汗者，此风热也，宜风散主之痘发热。已上诸热，久而不去，内外感发，则所蕴疮疹之毒，亦能乘间而出矣。 疹子只怕不能得出，若出尽，则便毒解，故治疹子者，发热之时，当察时令寒暄，以药发之，如时太寒，以桂枝葛根汤发之。太热，以升麻葛根汤俱痘初热合人参白虎汤发之痘渴。不寒不热，以荆防败毒散发之痘夹疹。如兼疫疠之气，以人参败毒散发之痘初热。如尽一剂不出，再作本汤发之，外用胡荽酒见形，以苎麻蘸酒遍身戛之，务令亟出。如三四作更不出，加腹中胀痛，气上喘促，昏闷谵妄者，必死证也。

泻白消毒散

桑白皮　地骨皮二味，自采鲜者，各三钱　牛蒡子炒，研　荆芥穗各一钱半　桔梗　甘草各一钱　浮萍晒干，二钱

上为粗末。每服三五钱，水一盏，煎六分，滤清服。

加味金沸草散

旋覆花去梗　麻黄去节，水煮去沫，晒干　前胡去芦。各七钱　荆芥穗一两　甘草炙　半夏汤泡七次，姜汁拌，炒　赤芍药各五钱　鼠粘子炒　浮萍各七钱

上为末。每服三钱，生姜二片，薄荷叶三五片，煎。

防风解毒汤如温暖之时，以此辛凉之药发之

防风　薄荷　荆芥　石膏　知母　桔梗　甘草　牛蒡子　连翘　木通　枳壳　淡竹叶

黄连解毒汤如暄热之时，以此辛寒之药发之

防风　黄芩　黄连　荆芥穗　知母　石膏　黄柏酒炒　栀子仁　大青　玄参　甘草　桔梗　木通

桂枝解毒汤如大寒之时，以此辛温热之药发之

桂枝　麻黄酒炒　赤芍药　防风　荆芥　羌活　甘草　桔梗　人参　川芎　牛蒡子　生姜

升麻解毒汤如时暖时寒，经此辛平之药发之

升麻　干葛　荆芥穗　人参　柴胡　前胡　牛蒡子　桔梗　防风　羌活　赤芍药　淡竹叶　连翘　甘草

上方，虽曰因时制宜，亦不可拘泥。如冬月亦有不宜麻、桂而宜石膏者，正当以脉证为主耳。若株守而不知通变，必有失，不如用首二方之为妥当也。

发热六七日以后，明是疹子，却不见出，此皮肤坚厚，腠理闭密，又或为风寒袭之，曾有吐利，乃伏也，急用托里发表之剂，麻黄汤调柽叶散发之，外用胡荽酒见形，蘸麻刮之。如一向未更衣者，毒甚于里，伏而不出也，以七物升麻丸解之，发之解之再不出者，死证也。

麻黄汤

麻黄去根节，制过　升麻　牛蒡子炒　蝉壳洗净，去足翅　甘草各一钱

烦渴，加石膏末四钱。

上锉细。加腊茶叶一钱，水一盏，煎七分，去渣服。

柽叶散

柽，亦名西河柳，亦名垂丝柳，青茂时采叶晒干，为末。每服一二钱，茅根煎汤调下。

疹子初发热时，未见出现，咳嗽百十声不止，上气喘急，面浮目胞肿，宜甘桔汤、消毒散、泻白散三方合用。内桑白皮，采鲜者多用，热盛烦渴，加石膏末、知母、黄芩、天花粉。

疹子发热，或自汗出，或鼻衄者，不须止之，亦发散之义，汗则毒从汗散，衄则毒从衄解，但不可太过，如汗太多，人参白虎汤痘渴合黄连解毒汤痘烦躁，或黄连汤主之。衄太多，玄参地黄汤失血、茅花汤主之。

黄连汤

黄连　麦门冬　当归　黄柏　黄芩　生地黄　黄芪

水煎，去渣，调败蒲扇灰服之。

茅花汤

茅花　真郁金　生地黄　栀子仁　黄芩

水煎，调百草霜服。

疹子发热吐利，乃火邪内迫，纯是热证，不可作寒论。上焦多吐，宜黄芩汤痘泄利加茅根、芦根、枇杷叶。下焦多

利，宜黄芩汤送下香连丸大科泄泻。中焦吐利俱多，宜黄芩汤多加芦根、茅根煎调六一散痘初热。自利甚，则里急后重而为滞下，宜加味黄芩汤调六一散。大抵疹家吐利滞下，宜于疹家求之，不可作吐利滞下而治。

加味黄芩汤

黄连　黄芩各一钱半　白芍药三钱　甘草七分　滑石末三钱

水煎服。若滑石不煎，调服，止于一钱。血痢，加地榆二钱。

铜壁山人黄芩汤

黄芩　黄连　赤芍药　生地黄　木通　枳壳　甘草　当归梢　人参

水煎，去渣，调天水散服之。初加酒大黄微利之。

疹出之时咽喉肿痛者，乃毒火上熏而然，勿作喉痹治法，妄用针刺，喉痹，内作痈肿，故宜决去恶血。痘疹只是咽干作痛，宜甘桔汤加玄参、牛蒡、连翘，或射干鼠粘子汤细细咽之，钱氏甘露饮子俱咽喉亦可。外用十全散、玉锁匙点之。

十全散

黄连　黄芩　黄柏各一钱　苦参　孩儿茶　雄黄各五分　硼砂　玄明粉各三分　乳香一分　片脑少许，临时入

共为极细末。每用五厘吹之。

疹子渴喜饮水，纯是火邪，肺焦胃干，心火内亢故也。初发热渴者，前发散药中多加石膏、天花粉，或葛根麦门冬散。疹子出见渴者，人参白虎汤痘渴加天花粉、麦门冬，渴甚者，白虎汤合黄连解毒汤主之。

葛根麦门冬散

干葛　麦门冬各一钱　石膏　升麻　赤芍药　甘草　茯苓　人参各五分

上锉细。加淡竹叶七片，水一盏，煎七分，去渣温服。

白虎合解毒汤

石膏研粗末，四钱　知母　天花粉　黄芩　黄连　山栀仁各一钱　生地黄　麦门冬各二钱

入淡竹叶十片，水二盅，煎一盅，更磨入犀角汁，索汤水则与之。觉胃热渴甚，宜以此方多与之，胃清乃止，庶免牙疳之害。直至疳成，而后清胃凉血解毒，往往噬肤无及，慈亲仁人，宜早为之所，毋事姑息。

［见形］

痘疮，贵三四次出，谓出匀。麻疹，贵一齐涌出，谓出尽。麻疹只要得出，便轻减，以火照之，遍身如涂朱之状，此将出之状，出形细密，与痘疮密者相似，但疹子随出随没，非若痘子之以渐长大也。出形鲜红与伤寒发瘢相似，但疹子粒粒成疮，非若瘢之皮红成片，如蚊蚤之迹也。

疹痘之色不可同论，大抵痘子怕太红，皮嫩易破，必生瘙痒。疹子喜通红，疹发于心，红者火之正色也。若色淡白者，心血不足，养血化瘢汤主之。色太红殷，或微紫者，血热也，或出太甚者，并宜大青汤主之。黑者，死证也。

养血化瘢汤

当归身　生地黄　红花　蝉蜕　人参各等分

上锉细。水一盏，生姜一片，煎六分，去渣温服，无时。

大青汤

大青　玄参　生地黄　石膏　知母　木通　甘草　地骨皮　荆芥穗各等分

上锉细。水一盏，淡竹叶十二片，煎七分，去渣温服。

疹子出没，常以六时为准，假如子后出者，午时即收，午后出者，子时即收，乃阳生阴成，阴生阳成，造化自然之数也。凡此旋出旋收者轻。若一出连绵，三

四日不收者，乃阳毒太甚，宜大青汤解之，逡巡不出者，乃风外束，皮肤闭密也，宜荆防败毒散主之夹疹。

疮疹非热不出，疹子欲出，则遍身发热，或烦躁，或头眩，或身拘急，及既出，则身便凉，诸病悉解，此一层疹子随收矣。如疹子既出，热甚不减，此毒壅遏，宜大青汤解其表。便涩者，以黄连解毒汤痘烦躁合白虎汤发热解其里。大便不通者，四顺清凉饮主之发热。

加味地骨皮散 治疹出，发热不退，饮食不进。

地骨皮鲜者，三钱 桑白皮鲜者，二钱 麦门冬二钱 银柴胡 赤芍药 干葛各一钱 甘草 生犀屑各五分

水煎，调大小无比散五七分方见痘初热。亦治喘急不止。

凡疹子，只要出得尽，则毒邪解散，正气和平。如拂拂发热，烦闷不宁，如蛇在灰，如蚓在尘之状，或呕吐，或注泄，此毒邪壅遏，尚未出尽。烦热者，黄连解毒汤烦躁。呕泄者，柴胡橘皮汤。并外用胡荽酒见形，以苎麻蘸酒遍身戛之。待疹子出尽，则烦热自去，呕泄自止矣。俱可用大小无比散兼服。

柴胡橘皮汤

柴胡 橘皮 黄芩 半夏 人参 白茯苓各等分

上锉细。加竹茹一团，生姜三片，水一盏，煎七分，去渣温服，不拘时。

疹子欲出未出之时，宜早发散，以解其毒，则无馀灾。若不预解使之尽出，以致毒蓄于中，或为壮热，日久枯瘁，或成惊痫，或为泻痢，或咳血喘促，或作疳䘌而死，此虽一时戾气之染，未有不由于人事之未尽者。

［收后］

疹子收后，身有微热者，此虚热也，不须施治，待气血和畅，自然退去。若热太甚，或日久不减，以柴胡麦门冬散。甚则以黄连解毒汤烦躁合人参白虎汤痘渴，与前方相间服之。如鬓枯毛竖，肉消骨立，渐渐羸瘦者，柴胡四物汤主之。

疹子初起，多泻不妨，惟愈后最忌重热，此不可不调治者。盖疹子发热，多至十一二日，少亦不下五七日，热久元气虚矣，加之疹出饮食不进，而复重热，阴阳耗竭，不死何待。故再热者必大补气血可也。余见忽以为常，而死者屡矣。

柴胡麦门冬散

柴胡五分 龙胆草三分 麦门冬八分 甘草二分 人参 玄参各半钱

上锉细。水煎服。

柴胡四物汤

柴胡 人参 黄芩 当归身 川芎 生地黄 白芍药 地骨皮 知母 麦门冬 淡竹叶

上锉细。水一盏，煎七分，去渣温服，不拘时。

疹后热不除，忽作搐者，不可与急惊风同论，用导赤散心加人参、麦门冬，送服安神丸痘谵妄。小便清者可治，短少者不可治。

凡疹后牙龈黑烂，肉腐血出，臭息冲人者，曰走马疳，马鸣散主之痘馀毒。若面颊浮肿，环口青黑，颊漏齿脱，唇崩鼻坏者，死证也。如唇口多疮，其声嗄哑者，曰狐惑，以化䘌丸主之痘馀毒。更烦躁昏闷失声者，死证也。

文蛤散 麻毒入胃，牙肉黑烂出血，走马疳证。

雄黄五钱 五倍子二钱 枯矾五分 蚕退纸烧存性，一钱

上细末。米泔水洗净，以药搽之。

雄黄散 治同上。

雄黄一钱 黄柏二钱 麝香一分

先用艾汤净洗，后搽药。

疹退之后，微微咳嗽者，此馀毒未尽也，泻白散合消毒散主之。若咳甚气喘，连声不住，甚至饮食汤水具呛出者，此热毒乘肺而然也，宜门冬清肺汤加枇杷叶，见血，加茅根汁、阿胶珠主之。但见胸高如龟壳，肩耸而喘，血出口鼻，摆手摇头，面色或青或赤或白而枯者，皆不可治也。

门冬清肺汤

天门冬去心　麦门冬去心　知母　贝母　桔梗　款冬花　甘草　牛蒡子　杏仁去皮尖，研　马兜铃　桑白皮　地骨皮各等分

上锉细。水一盏，煎七分，去渣，食后温服。

疹出之时，曾作泄利，未经清解。至疹退之后，变为休息痢，不问赤白里急后重，日夜无度，此馀毒在大肠也，以黄芩汤送下香连丸。虚者，加人参。滑者，加椿根白皮。俱于丸药内加之，勿入煎药。

疹子既收，其毒不解，邪火拂郁，浑身发热，昼夜不退，鬓枯肤瘁，渐成疳瘵，以清热除疳丸主之。若不早治，以致睡则扬睛，口鼻气冷，手足厥逆，微微瘛疭，变为慢风，不救者多矣。

清热除疳丸

黄连　当归各二钱　龙胆草　青皮　陈皮　芦荟各一钱五分　川芎　干蟾头烧。各一钱　使君子一钱二分

共为末，神曲糊为丸。米汤下。

如浑身壮热，未至羸瘦，但多搐掣，烦躁不宁。此热在心脾二经也，以当归养血汤、黄连安神丸，间而服之。

当归养血汤

当归　川芎　生地黄　麦门冬去心　木通　甘草　淡竹叶　山栀仁　灯心

便秘，少加大黄。

黄连安神丸

黄连　当归　龙胆草各二钱　石菖蒲　茯神各一钱五分　全蝎七个

共为细末，汤浸蒸饼杵猪心血丸，朱砂为衣。灯草汤下。

几见疹子收完之后，出入动止如常，忽然心腹绞痛而死者，还是元气虚弱，曾受疫疠之气，外虽无病，里实亏损，所以一发而死也，谓之中恶。间有用人参汤研苏合香丸而苏者。

[禁忌]

疹家禁忌，比痘家禁忌尤甚。若误食鸡、鱼，则终身但遇天行之时，又令重出也。盐、醋食之，令咳不止。五辛食之，令生惊热。所以通禁，必待四十九日之后，方无禁也。　大热未退，不可与食，与伤寒同。　一发之时，既表之后，切戒风寒、冷水、瓜果之类，如一犯之，则皮毛闭塞，毒气难泄，遂变紫黑而死矣。如极渴欲水，只宜少与葱白，以滋其渴耳。必须使皮窍中常微汗润泽可也。又忌梅、桃、鱼、蜂蜜、香鲜之物，恐惹疳虫上行。

集之七　脾脏部上

脾

［钱］　脾主困。实则困睡，身热饮水。虚则吐泻生风。脾病困睡泄泻，不思饮食。脾胃虚寒则面㿠白，目无精光，口鼻气冷，肌体瘦弱。吐水腹痛不思乳食，用益黄散。下利用调中丸。伤风手足冷者，脾脏怯也，先用益黄散补脾，后用大青膏发散。脾病见四季，皆仿馀四脏治之，顺者易治，逆者难治。脾怯当面赤目黄。五脏相反，随证治之。

［洁］　脾主湿，自病则泄泻多睡，体重昏倦。脾苦湿，急食苦以燥之。实则泄泻赤黄，睡不露睛，泻黄散主之。虚则泄泻色白，睡露睛，白术散主之。肝乘脾，贼邪，风泻而呕，茯苓半夏汤主之。心乘脾，虚邪，壮热体重而泻，羌活黄芩苍术甘草汤主之。肺乘脾，实邪，能食，不大便而呕吐，嗽，煎槟榔大黄汤下葶苈丸。肾乘脾，微邪，恶寒泄泻，理中丸之类主之。

［刘］　凡脾之得病，必察肝心两脏之虚实，根其源之所起，然后救疗。盖肝是脾之鬼，心是脾之母，肝气盛则鬼胜，心气亏则脾家生气不足，盛者抑之则退，亏者益之不乏，所以有抑脾气、益心气两药。诊其脉，肝心两脏俱和，则是脾自生疾，察其虚实而治之。

［薛］　前证实者，病气实而形气虚也。若面色㿠白，吐泻腹痛，口鼻气冷，属寒水侮土，宜用益黄散。若面青唇黯，吐泻，手足并冷，此脾土虚寒，用干姜理中汤。若面色痿黄，手足不冷，此脾土虚弱，用人参理中汤。若伤风手足并冷，吐痰咳嗽，吐泻腹胀，此脾肺气虚，用五味异功散实脾气，加防风、升麻散外邪。若发于寅卯之时，用六君、柴胡、升麻补脾土，平肝木。然面黄者脾之本色也，面赤者火生土为顺，面青者木克土为逆，当平其所胜，以补元气为善。

［海］　脾苦湿，急食苦以燥之，白术。脾欲缓，急食甘以缓之，甘草。以甘补之，人参。以苦泻之，黄连。脾虚，以甘草、大枣之类补之，如无他证，以钱氏益黄散补之。虚则补其母，心乃脾之母，以炒盐补心。

益黄散钱氏，又名补脾散　治脾胃虚寒。

陈橘皮一两　青橘皮　诃子肉　甘草各半两，锉，炒　丁香二钱

上为细末。每服二钱，水一盏，煎至六分，食前温服。

东垣云：阎孝忠编集《钱氏方》，以益黄散补土，又言风旺必克脾土，当先实其脾，昧者不审脾中寒热，一例用补脾药，又不审药中有丁香、青皮，辛热大泻肺金，脾虚之证，岂可反泻其子，为寒水反来侮土，中寒呕吐腹痛，泻痢青白，口鼻中气冷，益黄散神治之药也。如因服热药巴豆之类过剂，损其脾胃，或因暑天伤热积热，损其脾胃，而成吐泻，口鼻中气

热，而成慢惊者，不可服之。今立一方治胃中风热，名人参安胃散。薛氏云：脾土虚寒，寒水侮之，如东垣所云诸证，宜用此方。若因脾土虚弱吐泻者，用六君子汤加柴胡，如不应或手足俱冷，属虚寒也，更加木香、炮姜。若因乳母脾虚肝侮，必治以前药。若乳母郁怒，致儿患前证，母服加味归脾汤。

人参安胃散　治脾胃虚热

黄芪二钱　人参　陈皮去白。各一钱　生甘草　炙甘草各半钱　白芍药七分　白茯苓四分　黄连少许

上为粗末。每服二三钱，水煎五沸，去渣温服。

四君子汤　六君子汤二方见吐泻。

［海］　脾实，以枳实泻之，如无他证，以钱氏泻黄散泻之，实则泻其子，肺乃脾之子，以桑白皮泻肺。

泻黄散钱氏，又名泻脾散

藿香叶七钱　山栀子仁一两　石膏半两　甘草三两　防风四两，去芦，切，焙

上锉，同蜜、酒微炒香，为细末。每服一钱至二钱，水一盏，煎至五分，温服清汁，无时。

［薛］　前证，若作渴饮冷，卧不露睛，手足热甚，或遍身发黄，属胃经实热，宜用泻黄散。若作渴饮汤，卧而露睛，手足并冷，属胃经虚热，宜用异功散。若面青搐搦，乳食少思，肝乘脾也，用秘旨补脾汤。若面赤惊悸，身热昏睡，心乘脾也，用秘旨安神丸。若面白喘嗽，肢体倦怠，肺乘脾也，用补中益气汤。若唇黑泄泻，手足指冷，肾乘脾也，用益黄散。病后津液不足，口干作渴，宜用七味白术散。若乳母膏粱厚味，七情郁火所致，当审其因而治其母。

不乳食

［薛］　经曰：胃为水谷之海，六腑之大源也。人身气血腑脏，俱由胃气而生，故东垣之法，一以脾胃为主，所谓补肾不若补脾，正此意也。在小儿虽得乳食，水谷之气未全，尤仗胃气，胃气一虚，则四脏俱失所养矣。故丹溪谓小儿多肝脾之疾也。若面色㿠白，目无睛光，口中气冷，不食吐水，肌瘦腹痛，此胃气虚寒之证，用五味异功散或六君子汤主之。若大便不实，兼脾虚也，加干姜温之。中满不利，脾不运也，加木香开之。喜冷便秘，胃实热也，用泻黄散凉之。命门火衰，不能生土者，用八味丸补之。禀赋胃气不足，亦用此丸，盖下焦真阳充盛，则上生脾元，自能温蒸水谷矣。

平胃散　治脾胃不和，不思饮食，心腹胀痛，口苦短气，恶心嗳气吞酸，面黄体瘦，嗜卧体痛，霍乱吐泻等证。

厚朴姜汁，五两　陈皮　甘草炙。各一两　苍术米泔浸，焙，八两

上为末。每服二钱，姜枣水煎，沸汤点服亦得。常服调气暖胃，化宿食，消痰饮，辟四时不正之气。

愚按：前证，若乳食停滞，嗳腐吞酸，呕哕恶心者，宜服是方。若饮食既消，脾胃虚弱，呕吐恶心者，则宜四君子汤。

调中丸　治脾胃虚寒。

白术　人参　甘草炒。各五分

八味地黄丸　即六味地黄丸加肉桂、附子各一两，治禀赋命门火衰，不能生土，以致脾土虚寒，或饮食少思，及食而不化，腹脐疼痛，夜多漩溺等证。《内经》谓：益火之源以消阴翳。正此药也。

钱氏益黄散一名补脾散　治脾胃虚冷

吐泻方见前。

愚按：前方若脾土虚寒，或寒水侮土，而呕吐泄泻，手足并冷，或痰涎上涌，睡而露睛，不思乳食者，宜用此方。若脾土虚弱吐泻者，用六君、柴胡。如不应或手足俱冷者，属虚寒，加木香、炮姜。若因乳母脾虚肝侮，亦治以前药。若乳母郁怒，致儿患前症者，其母兼服加味归脾汤。

参苓白术散 主脾胃虚弱，饮食不进，多困少气，中满痞噫呕吐逆。此药不寒不热，性味和平，常服调脾悦色，顺正去邪。

人参去芦 白茯苓去皮 粉草 白术 白扁豆炒，去壳 山药去黑皮 缩砂仁 薏苡仁 桔梗锉，炒。九味各一两 莲子肉去心

上，锉焙为末。每服半钱至一钱，用枣汤空心调服，或温米汤亦可。

健脾饮 健脾养胃，理呕吐，治泻痢，及诸病后气色虚弱，有痰恶心，腹中微痛，饮食减，精神慢，并宜服之。

厚朴去粗皮，锉碎，姜汁浸一宿，慢火炒干，再入醇醋焠透，仍以慢火炒 人参去芦。各一两 白茯苓去皮 肉豆蔻 半夏汤煮透，滤，仍锉，焙干 益智仁 净香附 良姜锉片，东壁土炒 诃子肉各二钱半 甘草炙，五钱

上锉。每服二钱，水一盏，姜二片，枣一枚，煎七分，无时服。

藿香饮 理虚化痰，及治脾胃不和，饮食少进，正气除邪。

人参去芦 半夏汤煮透，滤，锉片，焙干 赤茯苓去皮 甘草炙。各一两 苍术去粗皮，米泔水浸一宿，滤干，锉片，用火炒至微黄色，二两 陈皮去白 藿香去梗。各七钱半 厚朴去粗皮，制，一两半

上件㕮咀。每服二钱，水一盏，姜二片，枣一枚，煎七分，空心温服，或入烧盐同煎。

治小儿脾胃虚弱，饮食少进。

用人参、白术、茯苓、甘草等分，为末。每服一钱，盐汤点服。一方，加陈皮、缩砂。

治胃虚气逆，吮乳不食。

用人参一钱，丁香、藿香叶各半钱，水半盏煎熟，入乳汁少许煎服。

治胃弱吐逆，手足心热，不进乳食。

用陈红曲三钱半，白术一钱半麸炒，甘草炙一钱，为末。每服半钱，枣汤米饮下。

治脾胃不和，呕逆恶心，乳食不进。

用厚朴姜制一钱，白术半钱，干姜炮、甘草炙各三分。水一盏，姜二片煎，空心热服。

治宿食伤脾，消食快膈。

用缩砂仁、桔皮、三棱、莪术、神曲、麦蘖各半两，香附子一两，各炒，为末，面糊丸如麻子大。食后白汤下。随大小加减丸数。

茅先生匀气散

桔梗五两 甘草炙，二两 白姜一分 缩砂仁 陈桔皮 茴香洗。各一两

为末。半钱或一钱，霜木瓜煎汤调服，紫苏盐汤亦得。《宝童》多厚朴、苍术、良姜、桂、乌梅，名养脾汤。

调理众病**醒脾散**

木香 白术并湿纸裹，煨 人参 茯苓 草果子 甘草炙 陈橘皮 厚朴硇砂水煮 紫苏子

上等分，为末。一钱，水六分，姜一片，枣半个，煎四分，通口服。

健脾散 治小儿胃气。

白茯苓去皮 人参各一两 厚朴三两，用姜汁炙 苍术米泔浸一宿，四两 陈橘皮去白，五两 甘草二两，半生半熟 草果子去皮，二两

上件为末。每服一钱，姜枣同煎，随大小分减服。

调中饮子　治小儿诸疾。

肉豆蔻　白术炮　人参　陈橘皮去白　诃子炮，去核　茴香　甘草炙　砂仁各半两　藿香　桂心　槟榔各三钱

上为末。每服半钱一钱，用姜枣煎水，随儿大小五分四分煎，通口服。

《宝童》壮脾去积进食。

京三棱　蓬莪茂醋，纸裹，煨　益智去皮。各四两　甘草炙，四两半　陈皮　青皮各二两

上为末。汤点一钱，不时服。姜枣煎亦得。

治患后脾胃虚弱，烦热恍惚，睡中多惊，气急烦乳。温养脾胃，消进奶食，匀气清神，调和脏腑。**神术散**

白术　人参　茯苓　石莲肉去心　罂粟米　白扁豆　藿香　甘草炙

等分，细末。半小钱，枣汤调，空心日午服。汉东观音散，少白术、粟米，多神曲、白芷、木香、黄芪。

《圣惠》治脾胃不和，见食欲呕，心胸壅闷。**前胡散**

前胡　芦根各三分　桂心一分　人参　白术　赤茯苓　枇杷叶去毛，炙　甘草炙　厚朴姜炙。各半两

粗罗。一钱，水一小盏，姜少许，煎五分，不时，量温服。

张涣集香煎　治脾胃虚，不欲食，羸瘦。

藿香叶　厚朴姜制　丁香　沉香　木香各一两　白茯苓　白豆蔻　白术炮。各半两

上为细末。入麝香一钱，水一升，蜜半斤，大枣三十枚，姜二十片，银石器中慢火熬成膏，去姜枣，通风处阴干，每皂子大，乳前米饮下。

调中散　治小儿冷热不调，致脾胃不和。

木香锉　人参去芦头　青橘皮汤浸，去白，焙干。各一两　丁香　白术　白茯苓　大腹皮锉　甘草

上件，捣罗为细末。每服一钱，水一小盏，入生姜三片，煎五分，去滓温服。

益胃丹　调冷热，和脾胃。

当归洗，焙干　木香　白术　沉香各一两　白芍药　人参去芦头　蓬莪茂　砂仁各半两

上件，捣罗为细末，白面糊和，如黍米大。每服十粒到十五粒，点麝香汤下。量儿大小加减。

丁香黄芪散　治小儿脾胃虚弱，不能饮食，已渐伤损荣卫，致令肌体羸瘦，时时下痢，面色青白。

丁香　绵黄芪锉　人参去芦头　白术　当归洗，焙干　鳖甲涂酥，炙黄，去裙襕。各一两　胡黄连　甘草炙。各半两

上件，捣罗为细末。每服一钱，水一盏，入生姜二片，枣二枚，同煎至五分，去滓温服，食前。

千金地黄丸　治胃气不调，不嗜食生肌肉。

干地黄　大黄各两六铢　茯苓十八铢　杏仁　柴胡　当归各半两

上为末，蜜丸如麻子。每服五丸，日三。

《婴孺》治三七岁儿不食，或呕，或头热，或下利，或渴，或手脚热，有时冷。每日一剂，便能食。

鳖甲一两　当归　甘草炙　升麻各二钱半　椒五十粒，汗

上切，水一升，煮八合，为三服，相去人行六七里，再服，觉身上润，衣盖取汗，微汗勿深。

脾弱多困

丹溪云：脾具坤静之德，而有乾健之

运。夫胃阳也，主气，脾阴也，主血，胃司纳受，脾司运化，一纳一运，化生精气，清气上升，糟粕下降，纳五谷，化津液，其清者为荣，浊者为卫，阴阳得此，谓之橐龠，故东垣以脾胃为五脏之根本也。脾气既弱，则健运之令不行，化生之功已失职，而嗜卧多困，所由生焉，法当温补其脾，脾气既旺，则脏腑清阳之气升举，易于运行，又何困倦之有？海藏用四君子加木香、砂仁、半夏，白术倍之，姜枣煎服，诚良法也。若脾虚好睡多惊，则是心血虚而火动之，宜安神养血。若因心脾气虚，有痰者，宜用人参、五味子、茯苓以补心气，当归、芍药、酸枣仁以养心血，桔红、半夏以开痰。若因脾肺气虚，胸膈有痰，用补中益气汤以健脾胃，胆星天竺丸痰涎以化痰涎。若因饮食停滞而作，用四君子汤以益脾土，山楂、神曲以消饮食。若因脾虚而好睡，用五味异功散吐泻以补脾气，当归、芍药以生脾血，芍药须用酒拌炒黄，不则酸寒伤脾，此假热以对假寒也。若乳母饮酒，致儿昏醉好睡者，以干姜、陈皮煎汤解之，不应，用异功散加干葛即愈矣。

［海藏］ 脾胃不和，四君子加白术一倍，姜枣煎。脾困，四君子加木香、砂仁、人参各半钱煎。脾胃虚弱，生气多困，四君子加炒半夏曲、没石子等分，为末，入冬瓜子少许同煎。

［本］ 治脾风多困。用**人参散**。入慢惊参用

人参 冬瓜仁各半两 南星切片，用浆水姜汁煮，存性，一两

上为细末。每一钱，水半盏，煎二三分，温服。

痰 涎

《圣惠》儿多涎者，风热壅脾，积聚成涎，即乳食不下，涎沫结实，而生壮热。小儿多涎，由脾气不足，不能四布津液而成，若不治其本，益中气，而徒去其痰涎，痰涎虽病液，亦元气所附，去之不已，遂成虚脱。余见惊搐壮热等证，医以下痰，小见功效，屡下之，而致夭亡者，屡矣。钱氏治朱监簿子五岁，夜发热，晓如故。医以铁粉丸下涎，病益甚，至五日，大引饮。钱取白术散痘渴一两，煎三升，任意服。朱疑其泻。钱曰：纵泻勿怪，但不可下耳！止泻、治痰、退热、清神，皆此药也。又煎三升服，稍尽，愈。第三日又服三升，不渴无涎，投阿胶散喘嗽二服，安。

半夏丸 治痰证，若惊搐后风涎潮作，服之神效。

半夏生用，二两 赤茯苓去皮 枳壳制。各一两 风化朴硝二钱半

上，前三味锉焙为末，入乳钵同朴硝杵匀，用生姜自然汁煮糯米粉为丸，绿豆大。每服三十丸至五十丸，仍以淡姜汤食后临睡送下。儿小，煮丸如粟谷大。

白附丸 通治小儿咳嗽有痰，感冒发热，吐泻心神不安，神效。

南星二两 半夏 白附子 白矾各一两

上为细末，姜汁糊丸，如桐子大。一岁儿服八丸，用薄荷汤化下。南星、半夏用冬藏雪水，于六月六日浸起，晒干又浸，凡九次方用。

胆星天竺丸 治小儿痰涎上壅，喘嗽不休。

牛胆南星一两 半夏汤泡，去皮脐，姜汁制 白附子汤泡，去皮脐。各五钱 天竺黄三钱 天麻 防风各二钱 辰砂一钱，另研，水飞

上为末，甘草膏为丸，芡实大。每服一丸，空心，薄荷、淡姜汤化下。

牛蒡子散 治小儿心脾壅热，多涎。

牛蒡子 栀子仁 甘草 川硝 郁金

各半两　枳壳一分，麸炒微黄，去瓤

上件药捣，细罗为散，入龙脑半钱，同研令匀。不计时候，用薄荷水调下半钱。量儿大小，加减服之。

万全郁金散　治小儿风热，镇心压涎。

郁金一两，用皂角二梃，挼水一碗以来，慢煮郁金令干，用水净洗，锉　天竺黄　马牙硝　甘草炙。各半两　朱砂一分，研　龙脑一钱，研

上件药，捣罗为末，都研令匀。每服半钱，用麦门冬熟水调下。量儿大小，以意加减服。

小朱砂丸　治小儿眠睡多惊，化风壅痰涎，安神。

朱砂一两，别研　天南星牛胆内制者　人参　茯苓　珍珠研　半夏生姜半两，同以水煮一二百沸，取出焙干，各秤末半两　龙脑　麝香各少许

上件同研匀，以水浸蒸饼为丸，如黍米大。每服四五丸，不计时候，煎金银汤下。

［张涣］治小儿多涎，乳食不下，涎不流出者，乃名脾热多涎，宜**金朱丹**

朱砂细研，水飞　半夏汤浸七遍　牛胆南星各一两　白茯苓半两。三味为末　石膏半两，细研，水飞　金箔二十片，研

上件，都拌匀，再细研，用生姜自然汁和，如黍米大。每服十粒，煎人参汤下，乳后。

谭氏金珠丸　治小儿惊悸心忪，化涎痰，利胸膈烦热，止咳嗽。

天南星炮　白矾焙　半夏汤浸，七钱　朱砂研细。各半两　人参　干山药各一钱　腻粉二钱　金箔十片

上为细末，薄荷汁同水打糊为丸，如绿豆大，金箔为衣。每服一丸，食后，生姜汤下。量力服。

半夏丸　治小儿脾热，乳食不下，胸膈多涎。

半夏半分，生姜汤洗七遍，去滑　皂角子仁半两

上件药，捣罗为末，用生姜汁和丸，如麻子大。不计时候，以温水下三丸。随儿大小，以意加减。

刘氏消乳痰丸　此方，出禁中，小儿无疾，亦宜常服。

大半夏半两，切作头子大，用萝卜一个，亦切作头子大，用水一碗，煮水尽为度，不用萝卜　人参二钱半，取末，二钱

上二味，焙干，同为细末，生姜自然汁煮糊为丸，如绿豆大。每服二十丸，或三十丸，生姜汤下，食后服。看儿大小加减。

吐　泻

［曾］　小儿吐泻并作，即名霍乱，有心痛而先吐者，有腹痛而先泻者，莫不由中焦而作。上焦主纳而不出，中焦主腐化水谷而生荣卫，灌溉百骸，下焦分别水谷，主出而不纳，脾居中州，胃为水谷之海，乳哺入胃，脾能克化，然后水谷分脐上一寸有分水穴，传变得宜，岂有吐泻之患。凡小儿吐泻，皆因六气未完，六淫易侵，兼以调护失宜，乳食不节，遂使脾胃虚弱，清浊相干蕴作而然。有先泻而后吐者，乃脾胃虚冷，其候先泻白水，吐亦不多，口气缓而神色慢，额前有汗，六脉沉濡，此为冷也。先吐而后泻者，乃脾胃有热，气促唇红，吐来面赤，脉洪而数，渴饮水浆，此为热也。冷热之分，要须详审。

［楼］　吐泻昏睡露睛者，胃虚热，钱氏白术散、和中散主之。吐泻昏睡不露睛者，胃实热，钱氏玉露散、河间益元散主之。

［薛］　手足指冷者，脾气虚寒也，用异功散加木香。　伤风吐泻者，风木克脾土也，亦用前药。　若饮热乳而泻黄者，湿热壅滞也，用四苓散。如不愈或反甚者，元气复伤也，用白术散。　泻而腹中重坠者，脾气下陷也，用补中益气汤。若服克滞之剂，而腹中窄狭者，脾气虚痞也，用六君子汤。　若面黄泻青，脾虚而肝乘之也，用六君、柴胡、升麻、木香。　若多噫泻黄，心脾气虚也，用六君、炮姜、升麻。　生下半月旬日内吐者，止宜调治其母，恐婴儿脏腑脆弱，不胜药饵故也。

夏秋治里

［钱］　小儿初生三日内吐泻壮热，不思乳食，大便乳食不消或白色，是伤寒，当下之并和胃，下用白饼子癖，和胃用益黄散脾主之。

儿生三日已上至十日，吐泻身温凉，不思乳食，大便青白色，乳食不消，此上实下虚也。更有五脏兼见证，肺，睡露睛喘气。心，惊悸饮水。脾，困倦饶睡。肝，呵欠烦闷。肾，不语畏明。当先视儿兼脏证，先泻其所实者，而补其虚。如脾虚，益黄散主之，此二证多病于秋夏也。

五月夏至后，吐泻身壮热者，此热也。盖小儿脏腑十分中九分热也。或因伤热乳食不消，泻深黄色。玉露散主之。

玉露散方一名甘露散

寒水石半两，软而微青黑，中有细纹者　生甘草一钱　石膏半两，坚白而有墙壁，手不可析者，如无，以方解石代之，坚白似石膏，敲之段段皆方者是

上，同为细末。每服一字或五分一钱，食后温汤调下。海藏云：非肾热相火大盛者，不宜服此。

六月大暑后，吐泻身大温而似热，脏腑中六分热、四分冷也。吐呕乳食不消，泻黄白色，似渴或食乳或不食乳，食前少服益黄散，食后多服玉露散。　广亲宫五太尉，病吐泻不止，米谷不化。众医用温药，一日而加喘，吐不定。钱氏曰：当以凉药治之。所以然者，谓伤热在内也，用石膏汤三服并服之。众医皆言吐泻多而米谷又不化，当补脾，何以用凉药？王信。众医皆用补脾丁香散三服。钱医后至，曰：不可服此，三日后必腹满身热，饮水吐逆。三日外，果如所言。所以然者，谓六月热甚，伏入腹中，而令引饮，热伤脾胃，即大吐泻也，医又行温药，使上焦亦热，故喘而引饮，三日当甚。众师不能治。复召钱至，见其热证，以白虎汤发热，三服，更以白饼子下之，一日减药二分，二日三日又与白虎汤各二服，四日用石膏汤一服，及旋合麦门冬、黄芩、脑子、牛黄、天竺黄、茯苓，以朱砂为衣，服五丸，竹叶汤化下，热退而安。

七月立秋后，吐泻身温，脏腑中三分热、七分冷也，不能食乳，多似睡，闷乱，哽气长出气，睡露睛，唇白多哕，欲大便，不渴。食前多服益黄散，食后少服玉露散。　广亲宫七太尉七岁，病吐泻，是时七月，其证全不食而昏睡，睡觉而闷乱，哽气干呕，大便或有或无，不渴。众医作惊治之，疑睡故也。钱曰：先补脾，后退热。与使君子丸疳补脾，石膏汤退热，次日又以水银、硫黄末研和，以姜水调下一字。钱曰：凡吐泻，五月内九分下，而一分补，八月内九分补而一分下。此者是脾虚泻，医妄治之，至于虚损，下之即死，即当补脾，若以使君子丸，恐缓，已又留温胃益脾药治之。医者李生曰：何食而哕？钱曰：脾虚津少即呕逆。曰：何泻青褐水？曰：肠胃至虚，冷极故也。钱治而愈。

八月秋分后，吐泻身冷无阳也，不能食乳，干呕哕，泻青褐水，当补脾，益黄散主之，不可下也。

［田］　凡小儿盛暑吐泻，邪热在下焦则泻，在上焦则吐，亡津必渴，用玉露散，虽吐，时时与啜之，遇三日必愈。如身热脉大，小便黄，用五苓、益元各半，热汤调，温服之。　如身凉脉细，小便青，早晨益黄散，午后玉露散。　如过四五日困弱，宜异功散、和中散、开胃丸。

［洁］　如有风而泻，用防风、羌活谓吐泻，兼肝病风搐拘急也。　有热而泻，用黄连、黄芩、大黄谓吐泻，兼心病身热也。　有寒而泻，用附子谓吐泻，兼肾病身冷，或足胫寒而逆也。　有湿而泻，用白术、茯苓谓吐泻，兼本脏脾病多睡体重昏倦也。　有肺病而泻用芍药、桂心，定喘麦冬、人参，甚者多槟榔，大便不通加大黄谓吐泻，兼肺病喘嗽也。　更详看病新旧，新则止之，久则有肠风之患，宜推陈致新，法当宣风散疸发热，导过后用入脏君臣药调之，宜益黄散。

［曾］　有小儿盛夏初秋，遇夜乘风，渴而饮水，过餐生冷果物，攻激肠胃，遂乃暴吐暴泻，传作手足俱痹，筋挛而痛，痛则神志不宁，以惊证治之，误矣。所谓筋遇寒则引缩，又以阳明养宗筋，属胃与大肠，因内伤生冷饮食，外感风邪，吐泻交作，胃气因虚，不能养其宗筋，亦致挛急，此证口气温，面色惨，脉沉缓，再以手按两膝腕下，见筋缩而引于皮间，是其候也。治以理中汤加附子半生半炮，水姜熟煎，空心温服，更详虚实冷热，为治可也。　有数岁小儿忽患吐泻，始自夏秋昼近极热之地，解衣乘凉，夜卧当风之所致，盖先感热，后感冷，阴阳相搏，气射中焦，名为霍乱。《活人书》用香薷散调治，以其能分别水谷，升降阴阳。又曰：热多欲饮水者五苓散，寒多不饮水者理中丸。详此治法，得非欲平中焦乎。

［薛］　凡暑令吐泻，手足指热，作渴饮冷者，属阳证，宜清凉之剂。手足指冷，作渴饮热者，属阴证，宜温补之剂。凡病属阴证误用寒凉者，死则手足青黯，或遍身皆然。

香薷饮　治夏秋脏腑冷热不调，饮食不节，吐痢心腹疼痛，发热烦闷。

香薷三两　白扁豆　厚朴各一两半　生甘草二两

上锉。每服二钱，水一盏，煎服。

车前子散　治暑月霍乱吐泻，烦闷引饮不止，小便不利。

白茯苓　猪苓　香薷　车前子炒　人参各等分

上为末。灯心汤调下。

不换金正气散　治脾胃不和，寒热往来，脏腑虚热，霍乱吐泻。

厚朴姜制　藿香　陈皮　半夏　苍术米泔浸　甘草炙。各等分

上，每服二三钱，姜枣水煎服。

二顺散　治中暑霍乱吐泻，烦闷燥渴，小便赤涩，便血肚疼。

猪苓　泽泻　茯苓　白术　甘草炙　官桂　干姜　杏仁各一两，去皮尖、双仁，炒

上为末。每服半钱，不拘时，水调下，或水煎服。

六和汤　治心脾不和，气不升降，霍乱吐泻，咳嗽胸满，头目疼痛，嗜卧倦怠，并阴阳不分，冒暑伏热，烦闷成痢，中酒作渴，心逆畏食。

人参去芦　缩砂仁　甘草炙　杏仁泡去皮尖　半夏汤煮透，锉，焙干。各一两　白扁豆炒熟，锉去壳，一斤，碎切，烂杵，拌匀，酿经一宿，焙干　藿香　赤茯苓去皮　木瓜各二两　香薷　厚朴去粗皮，姜制，慢火焙干。各四两

上，每服二钱，水一盏，姜二片，枣一枚，煎七分，无时温服。或入盐半字同煎。

冬春治表

［钱］　伤寒吐泻，身温乍凉乍热，睡多气粗，大便黄白色，呕吐乳食不消，时咳嗽，更有五脏兼见证，当煎入脏君臣药，先服大青膏，后服益黄散。如先曾下，或无下证慎不可下，此乃脾肺受寒，不能入脾也。洁古云：身温吐泻咳嗽，是风木入于脾，母虚，其子亦弱，法当煎槟榔豆蔻汤下大青膏，后服益黄散。

伤风吐泻，身热多睡，能食乳，饮水不止，吐痰，大便黄水，此为胃虚热渴吐泻也，当生胃中津液，以止其渴，止后，用发散药。止渴多服白术散，发散大青膏主之。洁古云：吐泻身热而渴，小便少者，五苓散主之。身热而呕者，当服白术散，后煎槟榔木香汤下大青膏。

伤风吐泻，身凉吐沫，泻青白色，闷乱不渴，哽气长出气，睡露睛，此伤风荏苒轻怯，因成吐泻，当补脾，后发散。补脾益黄散，发散大青膏主之。此二证多病于春冬也。洁古云：身凉吐泻，不渴者，则知为寒，煎附子桂枝汤下大青膏。

大青膏

天麻末，一分　白附子末，生，一钱半　蝎尾去毒，生，半钱　朱砂研，一字匕　青黛一钱，研　麝香一字匕　乌蛇梢肉酒浸，焙干，取末，半钱　天竺黄一字匕，研

上，同再研细，生蜜和成膏。每服半皂子大至一皂子大，月中儿粳米大，同牛黄膏、温薄荷水，化一处服之。五岁已上，同甘露散服之。

小儿伤于风冷，病吐泻，医谓脾虚，以温补之，不已，复以凉药治之，又不能散，谓之本伤风，医者乱攻之，因脾气积虚，内不能散，外不能解，至十馀日，其证多睡露睛身温，风在脾胃，故大便不聚而为泻，当去脾间风，风退则痢止，宜风散主之。后用使君子丸补其胃。亦有诸吐痢久不瘥者，则脾虚生风，而成慢惊矣。

［海］　吐泻过多，脾胃虚乏，欲生风候者。四君子加白附子减半，生姜煎服。

守胃散　治阴阳不和，吐泻不止，预防风证，常调整脾胃，进饮食。

人参去芦　白术　白茯苓去皮　山药去黑皮　干葛　扁豆炒，去壳　南星锉碎，瓦器盛，东壁土同醋煮少时，滤干，切片，焙　甘草　藿香去梗　防风去芦　天麻各半两

上锉。每服二钱，水一盅，姜二片，冬瓜子仁五十粒掐碎，煎七分，空心温服。如泻不止，入沉香、白豆蔻同煎。

钩藤饮　治吐利，脾胃气虚生风。

钩藤钩二钱　蝉壳　天麻　防风　蝎尾去毒　人参各半两　麻黄　僵蚕炒　甘草炙　川芎各二钱五分　麝香五分

上为末。水煎服。虚寒，加附子一钱。

身热泻黄多渴为热宜凉剂

曾氏云：先吐而后泻者，乃脾胃有热，气促唇红，吐来面赤，脉洪而数，渴饮水浆，此为热也。钱氏以吐泻、身热、泻黄、多渴作热病治，在夏秋用玉露散、益黄散相间服，在春冬用白术散、大青膏相间服。

钱氏玉露散方见前。

［李刚中］　治夏秋吐泻。

好黄连一两，入虢丹一两，炒丹焦，为细末，面糊丸，如芥子。服二三十粒，壁土姜汤吞。更量数服，不妨。

［丹溪］　治小儿周岁，吐乳腹泻。

白术　滑石末各三钱　干姜一钱　陈皮

甘草炙。各五分

上为粗末。煎服。

肢冷泻青不渴为寒宜温药

曾氏云：先泻而后吐者，乃脾胃虚冷，其候先泻白水或白冻，吐亦不多，口气缓而神色慢，额前有汗，六脉沉濡，此为冷也。钱氏以吐泻、身凉、泻青、不渴作寒病，在秋以益黄散主之，在冬春以益黄散、大青膏相间服。

［海］　吐利，四肢胀逆，脑门低陷。四君子加藿香、丁香、芍药，等分，煎服。

钱氏益黄散见脾。　万安膏见吐。

［世］　**和胃丸**　治吐泻不止，欲生慢惊。

丁香　白术各一两　半夏五钱　藿香　蝎尾各一钱

上为末，姜汁打糊为丸如小豆大。二岁儿三十丸，姜汤下。

理中汤　主温脾暖胃，冷吐冷泻，及胎气虚，中寒腹痛。

人参去芦　白术各一两　干姜炮　粉草炙。各二钱半

上件，锉焙为末。每服半钱或一钱，用温白汤空心调服。

理中丸　治吐利不止，米谷不化，手足厥冷。

人参　白术　干姜　甘草炙。各等分

上为末，面糊为丸，绿豆大。每服十丸，米饮下。或一二十丸，不拘时候。

金液丹　治吐利日久，脾胃虚损，手足厥冷，精神昏塞，多睡露睛，口鼻气凉，欲成慢惊风。又治大人阳虚阴盛，身冷脉微，自汗吐利，小便不禁。

舶上硫黄十两，先飞炼去砂石，秤，研为末，用砂盒子盛，令八分满，水和赤石脂，盐泥固封，晒干，露地先埋一水罐，盛水满，坐盒子在上，又以泥固济讫，常以三斤火养三日三夜，足，加顶火一斤，煅成，冷，取药

上以柳木捶乳钵研为末。每服二钱，生姜、米饮调下。多服取效。大人，药末一两，蒸饼一两水浸，去水，饼和丸桐子大。晒干，每服五十丸至百丸，米饮空心下。

阎氏云：吐泻虚极，当速生胃气，宜与理中丸，并研金液丹末，煎生姜、米饮调灌之，惟多服乃效，俟胃气已生，手足渐热，然犹瘛疭，即减金液丹一二分，增青州白丸子一二分同研，如上服，兼用异功散、羌活膏、温白丸、钩藤饮子之类，仍频与粥，虽至危者往往死中得生，十救八九。沈存中论金液丹，见小儿吐利剧，气已绝，服之得活者数人，须多服方验。

［钱］　**豆蔻散**　治吐泻烦渴，腹胀小便少。

舶上硫黄一钱　滑石五分　丁香　豆蔻各半分

上为细末。每服一字至半钱，米饮调下，无时。

张涣匀胃散　治三焦不调，停寒膈上，乳哺不消，胸膈痞满，甚则喘逆吐利，肌体痿黄。

甘草炙，一钱　藿香　白豆蔻　人参各一两　木香　干姜炮　厚朴姜炙　丁香各半两

上为细末。一钱，水一小盏，姜二片，煎六分，温服。

［王氏］　治吐逆兼吐利不止。

丁香　藿香各一分　木香一钱　硫黄半两，别研极细　滑石二钱，研如粉

上为末。每服一钱或半钱，米饮调下，量大小与之。如泻，即用附子一枚，重半两者，炮，去皮脐，为末，再用生姜汁捣成饼子，用白面裹之，慢火煨面熟，去面不用，只将附子切焙，再捣罗为末。

每吐兼泻，即入附子末少许，如药三之一，更量虚实，以米饮调下，神验。吐如激水者亦定。吐利不止，多成慢惊，宜速疗之，如已成慢惊，兼金液丹与之。

助胃膏 治脾胃虚寒吐泻等证。

人参 白术 白茯苓 甘草炙 丁香各五钱 砂仁四十个 木香三钱 白豆蔻十四个 干山药一两 肉豆蔻四个，煨

上为末，蜜丸芡实大。每服十丸，米饮化下。

身温泻黄白似渴为寒热杂合病

钱氏治法：在夏秋用玉露散、益黄散相间服。在冬春用益黄散、大青膏相间服。

补 虚

四君子汤 治脾气虚损，吐泻少食。

人参 白术 茯苓 甘草各等分

上，每服二钱，姜枣水煎。

六君子汤 即四君子加陈皮、半夏。治脾胃气虚，吐泻不食，肌肉消瘦，或肺虚痰嗽，喘促恶寒，或肝虚惊搐，目眩自汗诸证，并宜服之，以滋化源。

钱氏异功散 温中和气，治吐泻不思乳食，凡小儿虚冷病，先与数服，以正其气。

人参 茯苓 白术 甘草 陈皮各等分 一方，加木香。

上为细末。每服二钱，水一盏，生姜五片，枣二枚，同煎。海藏云：此方，四君子汤、补脾汤加减法也。

愚按：前方治脾胃虚弱，吐泻不食，或惊搐痰盛，或睡而露睛，手足指冷，或脾肺虚弱，咳嗽吐痰，或虚热上攻，口舌生疮，弄舌流涎。若母有证，致儿患此者，子、母并服之。

和剂观音散 治小儿外感风冷，内伤脾胃，呕逆吐泻，不进乳食，久则渐至羸瘦。大抵脾虚则泻，胃虚则吐，脾胃俱虚，则吐泻不已，此药大能温养脾胃，进美饮食。

石莲肉去心 人参 神曲炒。各三钱 茯苓二钱 甘草炙 木香 绵黄芪炙 白扁豆炒，去皮 白术各一钱

上锉散。每服二钱，水一盏，枣一枚，藿香三叶煎，温服。

温中丸 治小儿泻白，胃寒故也，腹痛肠鸣，吐酸水，不思饮食，霍乱吐泻。

人参 白术 甘草各等分

上为末，姜汁面糊丸，如绿豆大。米饮下二三十丸，无时。

和中散 和胃止吐泻，定烦渴，治腹痛。

人参 茯苓 白术 甘草炙 干葛 黄芪炙 白扁豆炒 藿香各等分

上为细末。每服三钱，水一盏半，枣二枚去核，生姜五片，煎八分，食前温服。海藏云：和中散，四君子汤加减法。

曾氏和中散附 主久病才愈，面黄清瘦，神昏气弱，脾胃未实，食物过伤，停饮生痰，留滞中脘，耗虚真气，或成吐泻。此药性味甘平，大能调治，常服和胃气，进饮食，悦颜色，理风痰。

人参去芦 白扁豆炒，去壳 白茯苓去皮 川芎 缩砂仁 半夏制 香附子 甘草炙。各一两 肉豆蔻 诃子去核。各七钱半

上锉。每服二钱，水一盏，姜三片，枣一枚，煎七分，空心温服，或不拘时。

[毛彬] 治胃气不和，吐泻不止，痰逆不食。平胃，引行诸药。**银白散**

半夏一两，洗七次，焙，姜制饼 白扁豆炒 罂粟米 人参 白术焙 白茯苓 山药各四钱

上为细末。每服二钱，水八分，姜二片，枣一枚，煎六分，温服。

东垣人参安胃散脾。

除　湿

胃苓汤　治肠胃受湿，呕吐泄泻。

白术　茯苓　泽泻　厚朴　猪苓　陈皮　甘草炒。各等分　桂少许

上为末。每服二钱，姜、水、灯心、陈皮煎汤调下。若停食吐泻，小便短少，腹胀作痛，用此以分利之。更用六君子汤以调补脾胃。

治　痰

半粟散　治小儿脾胃虚寒吐泻等疾，及治寒痰。

半夏汤浸，切，焙，一两　陈粟米三分，陈粳米亦得

上㕮咀。每服三钱，水一大盏半，生姜十片，同煎至八分，食前温服。

白附丸痰涎。

宿　食

钱氏云：吐泻，乳不化，伤食也，宜下之。冯承务子五岁，吐泻壮热，不思食饮。钱氏见目中黑睛少而白睛多，面色㿠白，曰：此子必多病。面色㿠白者神怯也，黑睛少者肾虚也，黑睛属水，本怯而虚，故多病也，纵长成，必肌肤不壮，不奈寒暑，易虚易实，脾胃亦怯，更不可纵恣酒欲，若不保养，不过壮年也。面上常无精神光泽者，如妇人之失血也，今吐利不食壮热者，伤食也。又虚怯不可下，下之，虚入肺则嗽，入心则惊，入脾则泻，入肾则益虚，但宜以消积丸磨化之，为微有食也。如伤甚，则可下，不下则成癖也。若实食在内，亦可下也，下毕，补脾必愈，随其虚实，无不效者。

[曾]　钱氏曰：吐乳泻黄，是伤热乳，吐乳泻青，是伤冷乳，皆当下之，此迎夺之法也。不若伤热者用五苓散以导其逆，伤冷者用理中汤以温其中，自然平复。脾经积滞未除，再为饮食所伤，不吐则泻，不泻则吐，宜以三棱散化积，守胃散和中。

[丹]　小儿吐泻黄疸。

三棱　蓬术　陈皮　青皮　神曲　麦芽　黄连　甘草　白术　茯苓

上为细末。生姜、灯心汤调服。伤乳食吐泻加山楂。时气吐泻加滑石。发热加薄荷。

消积丸　治小儿吐泻，大便酸臭。

丁香九个　砂仁十二个　巴豆二个　乌梅肉二个

上为末，面糊丸，绿豆大。温水送下。

津　液　少

豆蔻散治虚寒而渴本条。

白术散治虚热而渴渴。

《圣惠》治渴不止。

笋箨　扁豆藤各半两　人参一两

上细锉。分六服，每水一小盏，煎五分，不时，量分，稍热服。

张涣三和散　治吐利，津液燥少。

白茯苓一两　乌梅肉炒干　干木瓜

各等分，为细末。一钱，水一小盏，煎五分，温，时时服。

治霍乱烦渴。**香豆散**

藿香　肉豆蔻各一两　白扁豆　人参各半两　甘草炙，一分

为末。每一钱，水八分盏，姜二片，煎四分，温服。

丁时发人参散　治虚热及吐利烦渴疏转后服。

人参　茯苓　桔梗　干葛各半两　生犀角　甘草炙。各一分

上为末。每服一钱，水一中盏，灯心

煎五分。烦渴，入新竹叶，量服。

心腹痛

《圣惠》儿冷热不调，乳哺不节，使阴阳清浊之气相干，而变乱肠胃间，则成霍乱。而心腹痛者，冷气与真气相击，或上攻心，下攻腹，故痛。

《外台》疗霍乱心腹刺痛，吐利。

茯苓 桔梗 人参各六分 白术五分 甘草炙 厚朴炙。各四分

上切片。用水二升，煮六合，温服。

人参散 治霍乱心腹痛不食。

人参 白术 芎䓖 草豆蔻 厚朴姜炙 当归炒 陈皮去白 丁香 桂心各一分

上，捣罗为散。不时姜枣米饮调半钱，量服。

治霍乱乳食不消，腹心满痛。

诃梨勒皮半两 木香 当归炒 白术 藿香 陈皮去白。各一分

为细末。不时姜汤调半钱，量服。

肉豆蔻散 治霍乱吐泻腹痛。

肉豆蔻 桂心各一分 人参去芦 甘草炙。各半两

上为粗末。每服一钱，水一小盏，姜少许，煎五分，不时量儿大小分减温服。

禁忌

郑氏云：小儿吐泻，因外伤风冷，内伤乳食，或儿啼未定，气息未调，以乳饲之。气逆于上则停滞胸膈，致令呕吐。气逆于下则伤脾胃，致令泄泻。上下气逆，吐泻俱作。凡小儿只吐不泻者逆，其吐，必有痰发惊者，十无一生。若只泻不吐，或吐泻俱发者，日久不退，亦变阴痫。治之当暂断其乳，轻者周时，重者三日，宜频与稀粥，服药速效，十全八九。或者不信是言，以小儿藉乳为命，不肯暂断，然乳固不可断也，殊不知因乳所伤得之者，若再以所伤之乳乳之，如抱薪救火，药何功之有。其间有不断服药得安者，盖轻患也，亦有因轻致重，夭横者多矣。《活幼心书》云：小儿吐泻不止，大要节乳，徐徐用药调治必安。节者，撙节之义，一日但三次或五次，每以乳时不可过饱，其吐自减，及间以稀粥投之，亦能和胃，屡见不明此理，惟欲进药以求速效，动辄断乳三四日，致馁甚而胃虚，啼声不已，反激他证。盖人以食为命，孩非乳不活，岂容全断其乳，然乳即血也，血属阴，其性冷，吐多胃弱，故节之，医者切须知此。乳母亦宜服和气血、调脾胃等药。愚意，不若儿大能食者全断之，待其平复。儿小不能饮食者，但节之可也。

吐

［薛］ 呕吐皆主脾胃。古人谓：脾虚则呕，胃虚则吐是也。呕者，有声无物。吐者，有物无声。若手足指热，喜饮热汤，或睡而露睛，皆胃气虚弱也，用异功散。若手足指热，饮冷，或睡不露睛，属胃经实热也，用泻黄散。若作渴少食，或小便色赤，胃经虚热也，用七味白术散。大凡婴儿，在乳母尤当节饮食，若乳母停食，亦能致儿吐泻，故不可不慎也。

［曾］ 论吐之原，难以枚举，有冷吐，热吐，积吐，伤风嗽吐，伤乳吐，其吐则同，其证有异，各述于后。冷吐，乳片不消，多吐而少出，脉息沉微，面白眼慢，气缓神昏，额上汗出，此因风寒入胃，或食生冷，或伤宿乳，胃虚不纳而出，宜温胃去风，除宿冷，用当归散，水煨姜、陈皮煎服，或间投冲和饮、理中汤及姜橘汤、定吐饮，如诸药不效，以参香饮治之。 热吐，面赤唇红，吐次少而出多，乳片消而色黄，遍体热甚，或因暑气

在胃，或食热物，精神不慢，而多烦躁，此热吐也，宜解热毒，用大顺饮，温熟水空心调下，并五苓散、小柴胡汤，并加姜汁缓服，及香薷散主之，误服热药，先投绿豆饮解之，次服止吐之剂。　积吐，眼胞浮，面微黄，足冷吐热，昼轻夜重，儿大者脉沉缓，此宿冷滞脾，故吐黄酸水，或有清痰，脉实而滑，为食积所伤，吐酸馊气，或宿食并出，儿小者哯乳不化是也，先用五苓散、姜汁温汤调下和解，次以乌犀丸主之，最小者投三棱散、化癖丸。　伤风嗽吐，有热生风，有风生痰，痰结胸中，肺气不顺，连嗽不止，和痰吐出，此为嗽吐痰壅而作，乃为实证，宜去风化痰，先投清肺饮，次小柴胡汤为治。若嗽久而肺虚，土不生金，故面白唇燥，干嗽干呕而无痰，可温补为上，用茯苓厚朴汤、惺惺散、如意膏为治。　伤乳吐，才乳哺后即吐，或少停而吐，此因乳饮无度，脾气弱不能运化，故有此证，譬如小器盛物，满则溢，治法宜节乳，投三棱散。　此外，又有风痰吐，乃是伤风不解，吐乳夹痰，若多时必要生风，宜服青州白丸子、半夏散，疏风下痰之剂皆可服之。　毒气吐，出《巢氏病源》。　挟惊吐，张涣三香丹之类。　疳积吐，出《本事方》。　凡霍乱吐不止者，伏龙肝细末二钱，以芦稷米炒黄煎汤调下，立止。或用白扁豆炒过，煎汤调下亦好，若白扁豆嫩苗更好。

寒　吐

［汤］　小儿寒吐者，由乳母当风取凉解脱，致令风冷入乳变败，儿若饮之，故呕吐也，乳母当食后捏去旧宿败乳，急服理中汤，次用酿乳法，其候是寒清痰夹乳吐出是也。凡有此候服药不效，胃气将绝，药不能下，当服灵砂丸。如大便通，宜来复丹，二药常用，验。

［薛］　寒吐之证，面目胀，额汗出，脉沉迟微，寒气停于胃，故胃不纳而吐出也。哕逆者，由胃气虚甚，过服克伐，使清气不升，浊气不降，以致气不宣通而作也。风寒在胃者，用理中丸。胃气虚者，六君子汤。风凉所致者，宜捏去败乳，急服理中丸，次服酿乳法。若呕吐清涎夹乳，小便清利，用大安丸。若因乳母食厚味，用东垣清胃散。若乳母饮醇酒，用葛花解酲汤，饮烧酒服冷米醋三五杯。乳母食生冷而致者，用五味异功散。乳母停食者，母服大安丸，子服异功散。乳母劳役者，子、母俱服补中益气汤。乳母怒动肝火者，用加味逍遥散。乳母郁怒伤脾者，用归脾汤。乳母脾虚血弱者，用六君、芎、归，其子亦服三五滴。气血虚而乳热者，子、母俱服八珍散，仍参热吐霍乱治之。

［世］　**万安膏**　治小儿脾胃虚弱，腹生疳虫癥瘕，食积泄泻，常服消疳去积，助胃气，和中，疏气滞。

人参　厚朴姜制　陈皮　青皮　肉桂夏不用　干姜各一两　木香　沉香　藿香　甘草各半两　使君子炮，十个　泽泻冬不用，春秋减半用

上为末，炼蜜丸，如芡实大。食前米饮化下。如热，薄荷汤下。　一方，无木香、沉香、藿香、青皮、四君子，有白术、苍术、茯苓、猪苓。

［田］　**朱沉丹**　治小儿呕吐不止。

朱砂二钱半　沉香二钱　藿香三钱　滑石半两　丁香十四粒

上为细末。每服半钱，用新汲水一盏，芝麻油滴成花子，抄药在上，须臾坠，滤去水，却用别水，空心送下。

定吐紫金核　治小儿一切呕吐不止。

半夏汤洗七次，姜制　人参　白术　木

香　丁香　藿香各二钱半

上为细末，稀面糊为丸，如李核大。后用沉香一钱为末，朱砂一钱水飞，二味同研匀为衣。阴干，每服一丸，用小枣一枚去核，纳药在内，湿纸裹，烧熟，嚼与小儿服，后以米饮压之。

香银丸　治吐

丁香　干葛各一钱　半夏汤浸，切，焙　水银各半两

以上三味同为细末，将水银，与药研匀，生姜汁丸，如麻子大。每服一二丸至五七丸，煎金银花汤下，无时。

本事白术散　治小儿吐呕，脉迟细，有寒。

白术　人参　半夏曲各二钱　茯苓　干姜　甘草各一钱

上为末。每服二钱，水一盏，姜三片，枣一枚，煎七分，去渣温服，日二三。　一方，无半夏曲，有木香、藿香。

姜橘汤　治脾慢胃冷，呕吐不止。

白姜二钱，炮　陈橘皮去白，一两　粉草炙，三钱

上件，锉焙为末。每服半钱或一钱，用温枣汤调化，空心，少与缓服。

定吐饮　治吐逆，投诸药不止，用此神效。

半夏汤洗七遍，焙干，锉如绿豆在，筛去细末，二两　生姜干净，和皮，二两　薄桂去粗皮，锉，三钱

上，生姜切作小方块绿豆大，同前半夏和匀，入小铛内慢火顺手炒令香熟，带干方下桂再炒匀，微有香气，以皮纸摊盛地上，出火毒，候冷，略播去黑焦末。每服二钱，水一盏，姜二片，煎七分，稍空心，少与缓服。

参香饮　治胃虚作吐，投诸药不止。

人参去芦，一两　沉香　丁香　藿香和梗　南木香各二钱半

上锉。每服二钱，水一盏，煎七分，去渣，临入姜汁少许，作三次，空心温服。

热　吐

小儿秋夏伏暑，多有热吐，其吐黄涎，头额温，五心热，小便或赤而少，乃热吐也，或干呕而无物，宜香薷饮。

［薛］　小儿热吐者，因多食甘甜炙煿之物，或乳母膏粱厚味，胃经积热，或夏间暑气内伏于胃所致。若肌肉瞤动，烦热作渴者，暑伤胃气也，先用香薷散，次用竹茹汤。若吐乳色黄，不能受纳者，胃经有热也，先用泻黄散，次用人参安胃散。若吐出酸秽者，乳食内停也，用保和丸。吐乳不消者，胃气弱也，用异功散。吐而少食，腹痛欲按者，脾气虚也，用六君子加木香。凡诸证，当验其手指热则胃热，冷则胃寒，热用泻黄散，寒用理中汤，不热不寒，异功散调之。

钱氏玉露散方见吐泻。

香薷散　治寒温不适，饮食失调，或外因风寒暑邪，致吐利心腹疼痛，霍乱气逆，发热头痛，或转筋拘急，或疼痛呕哕，四肢逆冷。

香薷一两　茯苓　白扁豆炒　厚朴姜汁制。各五钱

上，每服二三钱，水煎，加酒半杯冷服，立效。

竹茹汤　治胃受邪热，心烦喜冷，呕吐不止。

葛根七钱半　半夏炮，半两　甘草炙，三钱

上，每服一二钱，入竹茹枣许大，姜水煎取清汁，微冷，细细服。加茯苓三钱，尤妙。

钱氏藿香散　治脾胃虚，有热面赤，呕吐涎嗽，及转过度者，宜服。

麦门冬去心，焙　半夏曲炒　甘草炙。各半两　藿香一两用叶　石膏半两

上为末。每服五分至一钱，水一盏半，煎七分，食前温服。

本事麦门冬散　治小儿呕吐，脉数有热。

麦门冬　半夏　人参　茯苓各二钱　甘草一钱

上为末。每服二钱，水一盏，姜三片，煎至五分，去渣温服，日二三服。

汤氏清膈饮子　治小儿伏暑呕吐。

香薷　淡竹叶各一两　白茯苓　人参　半夏　檀香　甘草炙。各半两　白粳米一合

上㕮咀。姜煎，温服。大小加减。

圣惠麦门冬散　治呕吐不止，心神烦热。

麦门冬焙　淡竹茹各半两　甘草炙　人参　茅根　陈皮去白，焙。各一分

上为粗末。每服一钱，水一小盏，姜少许，煎五分，稍热频服。量大小加减。

治呕吐心烦热**芦根粥**

生芦根二两　粟米一合

上，用水二大盏，煎至一半，去滓，投米作粥，姜蜜少许食。

大顺饮　解冒暑毒烦渴，吐泻腹痛，发热神昏，或衄血、咯血，及大腑下血，小便黄少，口干汗多。

细面二十两　生姜十六两　赤茯苓去皮　粉草各五两

上，先以生姜方切如绿豆样，石钵内杵烂，入面再杵匀，摊作薄片，烈日中曝干，赤茯苓、粉草二味细锉，同前姜面片，或晒或焙，合研为末。每服二钱，新汲井水，无时调服。或温熟汤。

绿豆饮　解误服剂热之毒，烦躁闷乱，或作吐，或狂渴，宜先投下，次服对证药剂。

绿豆粉一两　净黄连　干葛　甘草各半两

上，除绿豆粉外，馀三味共为细末，入乳钵同绿豆粉杵匀。每服半钱至一钱，温豉汤调服。

益元散　治热吐面赤气粗，小水短少，伤暑作吐尤佳。

滑石六钱　甘草一钱

上为细末。姜汁调，灯心汤下。吐甚者，井花水下。

济生竹茹汤　治热吐，口渴烦躁。

橘红　干葛　甘草　麦门冬　竹茹　生姜

上，水煎服。热甚者，加姜连。

积　吐

乌犀丸　主诸积滞夹惊夹风，温胃调脾，消进饮食，吐逆醋馊气，面黄肌瘦，不拘孩儿生后岁月远近，并宜可投。

乌犀即皂荚，锉三寸长皮，灰火中见青烟起为度，取出，地上瓦碗盖定，存性，冷用，七钱　硫黄　白姜各三钱半　陈皮去白　川乌炮，去皮脐。各五钱　巴豆七十七粒，去壳膜心，存油

上，硫黄一味，先入碾内研细，除巴豆外，馀四味同焙为末，仍以巴豆薄切，在乳钵内细杵，再同前五味药末杵匀，用粳大米饭包作粽子一大个，小瓦瓶盛水熟煮，候冷取出，沙钵内烂杵，细布兜紧，捻出如稠糊，安在别器内，以药末亭分同杵细软，丸粟壳大。取诸积，每服十五丸，或五丸，或二十一丸，至三十三丸，并用淡姜汤泡冷饭取汁一小盏，五更初空心送下。通利三五行，以匀气散止补。治积吐，有醋馊气，每服三丸至五丸，用淡姜汤入米醋少许，候温空心投下。

伤风嗽吐

茯苓厚朴汤　主伤寒伤风，夹痰呕

逆，并吐泻后喉涎牵响，饮食减少，脾胃气虚。

白茯苓去皮　半夏汤煮透滤，仍锉，焙干。各七钱半　甘草三钱，炙　厚朴五钱，去粗皮，锉碎，每斤用生姜一斤，切薄片杵烂，拌匀，浸一宿，慢火炒干用

上件，㕮咀。每服二钱，水一盏半，姜三片，煎七分，无时服。或加枣一枚，去核同煎。

伤乳吐

乳下婴儿，乳哺太过，或儿睡着而更衔乳，岂有厌足，以致脾不能运，胃不能受满而溢，故令呕吐，长此不已，遂致慢惊，可不慎乎。此候，但令节乳为上，甚者宜暂断乳，先令乳母服调气之剂，儿服消乳丸，化乳消食为上。若吐自口角出，即是乳多不能消化满溢之证，非病也，不可妄投它治吐药。凡吐乳直出而不停留者，谓之哯乳，但以炒麦芽三钱、橘红一钱、丁香三分，水煎服之，立止。

消乳丸　温中快膈，止呕吐，消乳食，脉沉者伤食不化故也。

香附子炒，二两　甘草炙　陈皮去白。各半两　缩砂仁　神曲炒　麦蘖炒。各一两

上为末，泡雪糕圆，如黍米大。七岁以上，绿豆大三十丸，食后姜汤下。

消食丸　治小儿乳哺饮食，取冷过度，冷气积于脾胃，胃为水谷之海，脾气磨而消之，胃气调和则乳哺消化，脾伤于冷则宿食不消，此药宽中快气，消乳食，正颜色。

缩砂仁　橘皮　三棱煨　蓬术煨　神曲炒　麦蘖炒。各半两　香附子一两，炒

上为末，面糊丸，绿豆大。食后，紫苏汤下二十丸。

又方　治百晬内呕吐乳奶，或大便青色。用少妇乳汁一盏，入丁香十粒、陈皮一钱，磁器内煮数沸，稍热，空心以绵球吮服。

风痰吐

青州白丸子　治一切风痰，小儿惊风。

天南星生　白附子生。各三两　川乌头去脐尖皮，生，五钱　半夏去皮，生，七两

上，用井花水浸，次日早再换新水，春五日、夏三日、秋七日、冬十日，晒干，为细末，以糯米粉煎粥，清为丸，如绿豆大。小儿惊风，薄荷汤调下。和苏合香丸服名苏青圆。

半夏散　治小儿胃虚呕吐，水谷不化。

半夏一两，泡七次　陈糯米三钱

上锉散。姜五片，枣一枚，同煎。

钱氏铁粉丸　治涎盛潮搐吐逆。

水银砂子，二钱　朱砂一分　铁粉　天南星炮，去皮脐，取末。各一分　轻粉二分

上，同研水银星散尽为度，姜汁糊丸，如粟米大。煎生姜汤下十五丸至二三十丸，无时。

茯苓半夏汤　治诸呕哕心下坚痞，膈间有痰水眩悸。

半夏汤泡，五钱　白茯苓二两，去皮

上锉散。每服三钱，水一盏，生姜三片煎，去滓热服，不拘时。

二陈汤　治痰饮为患，或呕吐恶心，或头眩心悸，或中脘不快，或发为寒热，或因食生冷，脾胃不和。

半夏汤洗，七次　橘红各五钱　白茯苓三钱　甘草一钱半，炙

上锉散。每服三钱，水一盏，姜三片，乌梅一个，同煎。

白附饮　治肝风克脾土，痰涎壅盛，和饮食吐出。盖风能生痰，痰壅其食，故

吐出。

白附子　南星生用　半夏生用　川乌去皮脐，生用　天麻明亮者　陈皮去白　南木香　全蝎去尾尖毒　僵蚕去丝　丁香各二钱

上件锉。每服二钱，水一盏半，姜三片，慢火煎七分，作五次，空心温服。

毒　气　吐

巢氏云：春夏以汤与儿，肠胃脆弱，不胜药势，遂吐下不止，药熏脏腑，烦懊顿乏，为中毒气吐下。

千金藿香汤　治毒气吐下腹胀，逆害乳哺。

藿香一两　生姜三两　青竹茹　甘草炙。各半两　热，加升麻半两。

上㕮咀。水二升，煮八合，服一合，日二。

［王氏］　消奶毒，令儿吃乳，无毒有毒亦解。

升麻半两　大麻子破，一合

上二味酒浸，每日早晨与奶子一盏吃了，要乳时须先捏去些小，方与儿吃。

挟　惊　吐

张涣三香丹　治挟惊呕吐不止。

藿香叶　丁香各一两　半夏汤洗七遍，焙干，半两。三味为末，次入　腻粉一分　龙脑　麝香当门子。各一钱，并研

上件，同拌匀，生姜取汁打白面糊为丸，黍米大。每服十粒，人参薄荷汤下。量儿大小加减。

殊圣归命丹　歌曰：小儿惊膈吐还频，昼夜连连不暂停，渌水槐黄泔淀汁，和虫乳食一时喷，丁香研共生犀服，五胆牛黄立有勋，若有得逢如此药，直饶命困却还魂。

丁香　藿香各一分　生犀末　牛黄各半钱　猪　鲫　狗　猬　熊胆等分，共半两，多些无妨

上为末，丸如绿豆大。量儿大小加减。一岁以下煎苦楝汤研二丸。

治惊食胃管不快，吐逆乳食，或心胸发热。**定吐丸**

丁香二十一枚，为末　蝎梢四十九条　半夏三个，洗，焙干，为末

上研匀，煮枣肉丸，如黍米大。每服七丸至十丸，金银煎汤吞下。如伤暑霍乱吐泻，煎香薷散送下。

《良方》治久患翻胃，及小儿惊吐诸吐。**田季散**

上好硫黄半两，水银一分，研如黑煤色。每服三钱，生姜四两取汁、酒一盏，同姜汁煎熟调药，空心服。衣被盖覆，当自足指间汗出，迤逦遍身，汗彻即差。此散极浮难调，须先滴少水，以指缓缓研杀，稍稍增汤，使令调和，否则浮泛不可服。

王氏睡惊丸　治热化痰，镇心神，治惊悸吐逆。

半夏姜制　乳香　犀角末。各一钱

上件同为末，用生姜自然汁煮面糊为丸，如绿豆大。薄荷汤临卧服。

［丹］　**万安膏**　调脾顺气定惊，脾胃不足吐乳，黄疸，治小儿一切等疾。

木香　檀香　辰砂各三钱　沉香二钱　香附　黄芪　使君子各一两　槟榔　肉豆蔻　人参　天竺黄各半两　白术　薄荷　甘草各二两　琥珀　真珠　青黛　犀角各二钱半　麝香五分

上，为末，炼蜜丸。临卧服，薄荷汁或蜜水、米饮化下。

全蝎观音散　治吐泻，截风定志，庶免传变慢惊。

黄芪炙　人参各二钱半　木香　炙甘草　莲肉　扁豆炒　茯苓　白芷　全蝎　羌活　防风　天麻各二钱

上，每服三五钱，姜枣煎服。

疳积吐

《本事方》治小儿疳积，黄瘦吐食。

川乌一钱　定粉三钱　艾灰二钱　龙骨二钱

上为末，滴水丸，如龙眼核大，捏作饼子。每服一饼，米饮磨下。

补虚安胃

六神汤　脾胃虚吐泻，不进饮食。

黄芪　扁豆　人参　白术　茯苓　炙甘草　藿香各等分

每服三四钱，姜枣煎服。

和剂观音散吐泻。

人参散　治小儿脏腑冷，若才吃乳食，即又吐出，或因吃乳惊触，致作惊搐之状，令小儿外证面唇青白，手足心热，口多清涎，吐逆不住，或作泻候，青黄紫白兼冻子，或如鼻涕鸡子清者，或乳食不化，并宜服之，常服开胃益乳食。

人参　白术　茯苓　沉香　白芍药　甘草各半两

上为细末，以密器收之。遇小儿有前项形证，半岁一字，二三岁半钱，大者一钱，煎枣子米饮调下，或陈紫苏汤亦可。或吐泻并作，煎丁香汤下，陈皮汤尤妙。

杂方

《经验方》治小儿吐不定。

用五倍子二个，一生一熟，甘草一握，湿纸裹，炮过，同捣为末。每服米泔调下半钱匕，瘥。

掌中金　治小儿吃物吃乳，即吐下水乳，不得饮食。

白豆蔻十四个　甘草一两，半炙半生　砂仁十四个

上为末。逐旋安掌中与他干啖。牙儿，干掺口中亦可。

酿乳法　治初生婴儿凡有胎热证，当令乳母服药，不可求效之速。治法，当酿乳令儿吃，渐次解之，百无一失。若遽以冷药攻之，必损脾胃，加以呕吐，必成大患。

泽泻二两半　猪苓去黑皮　赤茯苓　天花粉各一两半　干生地黄二两　山茵陈用叶　甘草各一两

上锉散。每服五钱，水一盏，煎六分，食后捏去旧乳，却服。

［钱］　吐沫及痰或白绿水，皆胃虚冷。　吐稠涎及血，皆肺热。　吐水不止者，属心痛胃冷。　吐水心痛者，虫痛。　口中吐沫水者，后必虫痛。　面㿠白，无精光，口中气冷，不思食，吐水，当补脾益黄散主之。

［丹］　冬月吐蛔，多是胃虚寒而虫作吐，用钱氏白术散加丁香二粒。亦可用理中汤去甘草，加乌梅肉、川椒。

泻

［曾］　论泻之原，有冷泻、热泻、伤食泻、水泻、积泻、惊泻、风泻、脏寒泻、疳积酿泻，种种不同，各分于后。冷泻，多是白水，泻密而少，腹痛而鸣，眉皱目慢，面带白色，额有汗，多用冲和饮慢惊、当归散潮热合和，水、煨姜煎服，并守中汤本条、参苓白术散不乳食、益中膏本条、沉香槟榔丸不乳食治之。热泻，大便黄色，如筒吊水，泻过即止，半日复然，心烦口渴，小便黄少，食乳必粗，先用五苓散惊或大顺饮吐，次以钱氏白术散渴主之，香薷散吐泻亦佳。伤食泻，乃脾胃素弱，复为生冷果食所伤，故大便不聚而泻，或因乳母餐生冷肥腻之物，自乳而过，亦能作泻，面唇俱白，泻

稀而少，或如坏鸡子，腥臭异常，身形黄瘦，宜先温正胃气，次理积，而后固脾，冲和饮慢惊、当归散潮热合和，水、煨姜、枣子煎服。理积，儿大者乌犀丸吐，小者化癖丸癖、三棱散宿食、固脾和中散吐泻、醒脾散慢惊。　水泻，谓之洞泄，乃阴阳不顺，水谷不分，泻黄水而小便少，番次密而无度，是夏秋之际，昼则解衣取凉，夜则失盖感冷，冷热相激，清浊浑乱，或因母自热中来，乳有热气，遽以哺之，令儿脾胃不和，水谷交杂而下，以㕮咀五苓散惊加薏苡仁、车前子、半夏，水姜煎服，分正阴阳，或先用大顺饮吐、温白汤调下香薷散吐泻，调中止泻，钱氏白术散渴、六和汤吐泻亦好。　积泻，脾气虚弱，乳食入胃，不能运化，积滞日久，再为冷食所伤，传之大肠，遂成泄泻，留连不止，诸药无效。盖以积在脾胃，积既未除，何由得愈，宜先去积，后止泻，泻止，实脾则病除矣，三棱散宿食、乌犀丸吐，续用沉香槟榔丸不乳食、参苓白术散慢惊、和中散吐泻、香橘饼本条调理。　惊泻，粪青如苔，稠若胶粘，不可便止，但镇心抑肝，和脾胃，消乳食，斯为治法。先投五苓散惊，次用三棱散宿食，水、姜、仓米煎服，或三解散潮热，神曲、生姜煎汤调服，及沉香槟榔丸不乳食、不惊丹惊调治。　风泻，慢惊大病后有之，其粪稀，黄褐色，或夹不消乳食同下，此因脾虚所致，或夹黑褐色者属肾，盖脾虚为肾水所乘故也，若久不进饮食，再有惊搐，宜疏肾水，去脾风，次补脾，则自愈，庶无复作之患。疏肾水，㕮咀五苓散惊加黑牵牛，半生半炒，并薏苡仁、水、姜煎服。去脾风，泻黄散脾。调脾气，参苓白术散不乳食。　脏寒泻，粪如青竹色，不稀不稠，或下青水，未泻时腹痛而鸣，叫哭方泻，多是生来三五月内有此，周岁则无，始因断脐带短，风冷自外逼内而成，此疾先用冲和饮慢惊，水、葱白煎投，温中解表，次以当归散潮热，水、煨姜煎服，及投匀气散疝、理中汤吐泻。　疳积酿泻，其候面色痿黄，肚胀脚弱，头大项小，鬟稀且竖，肌肉消瘦，不思饮食，昼凉夜热，或腹内有癥癖气块，泻则颜色不等，其臭异常，其泻有时，或一月、半月、旬日一番，自泻自止，名为疳积酿泻，先以当归散潮热加三棱、陈皮，水姜煎服，次投乌犀丸吐、沉香槟榔丸不乳食，及化癖丸癖、芦荟丸疳、没石子丸本条，儿最小者难下丸子，止投三棱散宿食、快膈汤痞，自然痊愈。　若泻或痢色青，甚而淡黄夹白，寒多热少，此阴邪胜阳，宜用守中汤、胃苓汤俱本条与服，扶表救里，方进当归散潮热加陈皮、紫苏，水、姜、糯米煎服。亦宜和解，理中汤吐泻，清米饮空心调服，温脾去湿，益气清神。寒盛者，理中汤内加熟附子，水姜枣煎服，次投南星腹皮饮，水姜煎服，和脾胃去阴邪。　若泻或泄，色青淡而有沫黄稠，热多寒少，亦致面黄肌瘦，烦躁不宁，宜以㕮咀五苓散加薏苡仁、车前子，水姜煎服，解散馀邪，仍用茵陈蒿、栀子仁，煎汤调细末五苓散温服，退黄色，消阳毒，及当归散，水姜枣煎投，或服万安饮积热、四神丸。

《养生》治大小老虚之人不拘冷热泄泻。

黄连去鬚　白芍药并锉如豆　吴茱萸各十两

上三味，釜内慢火炒赤色，放冷，杵罗为细末。每服三钱匕，水一盏半，煎至八九分，去滓，空腹食前温服，日三四服，小儿量与。或以水浸蒸饼丸如桐子大，更丸一等如绿豆、黄米大。小儿每服十五丸至二十丸，温米饮下。若作散，以沸汤或温米饮调下，并可服。病泄痢之人，若不禁生冷鱼肉肥腻，与不服药同。一方，有木香，无芍药，醋糊丸。

茅先生香连丸　治泻利。

木香　黄连茱萸半两，同于铫内炒，令烟起，取出，去茱萸　肉豆蔻　诃子炮，去核。各半两　阿胶面炒　朱砂各一钱

上为细末，软饭为丸，如桐子大。每服十丸、十四丸，用饭饮吞下。儿小，碎之。

乳香散　治一切泻利。

乳香二钱，用荷叶于炭火上炙令半熔，放地上，碗盖，另研　肉豆蔻　白姜　甘草炙　草果子各一两

上细锉，用醋面裹，于热灰内煨令赤色，取出去面为末，入乳香末拌匀。每服半钱、一钱，陈米饭饮调下。

冷　泻

［薛］　汤氏云：冷泻者，乃脾胃虚寒，水谷不化而泄。钱仲阳云：小儿不能食乳，泻褐色，身冷，无阳也，当用益黄散脾加减治之。大便清白，口不烦渴，冷积泻也，理中汤吐泻主之。若口鼻吸风寒之气，脾胃受生冷之食而作者，先用理中汤，后用异功散。命门火衰，不能温蒸中州之气，故脾胃虚寒者，用益黄散及八味丸肾。脾胃虚弱者，五味异功散吐泻。脾气下陷者，补中益气汤虚热。脾气虚寒者，人参理中汤。寒水侮土者，益黄散。肝木乘脾者，四君柴胡散。手足并冷者，加木香、干姜。治者审之。　《百问》云：冷积泻，没石子丸极效，人参散吐、理中汤吐泻加减服尤佳，更加肉豆蔻则止，来复丹大科中暑、不换金正气散吐泻皆可，观音散吐泻、银白散，加减调治，乃平和之剂也。

守中汤　理春夏相交，阴湿气重，中伤脾胃，致腹痛泄利，经久不止，渐传手足浮肿，饮食少思。

桔梗去芦，锉，炒　苍术米泔水浸一宿，去粗皮，滤干，锉片，炒微黄色。各二两　白姜四钱，炮　甘草六钱，炙

上件，锉焙为末。每服一钱，空心沸汤调服。㕮咀水煎亦可，或用姜枣。

没石子丸　治婴孩先因冷泻，或作赤白痢候，久而变作诸般异色，不止一端，外证面或青或白，唇舌干焦，手微冷，浑身温壮，肚内刺痛啼叫，睡卧不安，若有是候，当服。

没石子　木香　黄连　当归　青皮各二钱半

上五味，为末，阿魏一分，酒半盏浸化，入面少许令匀，煮糊为丸，如粟米大。一二岁儿服如椒目大者，四五六岁儿服每服五十丸。赤痢，甘草汤下。白痢，干姜汤下，或五倍子汤下。

张涣川椒丸　治小儿夏伤湿冷，入肠胃泄泻不止。

川椒一两，去闭目、双者，并黑子拣净，慢火炒香熟为度　肉豆蔻半两

上件，捣罗为细末，粳米饭和丸，如黍米大。每服十粒，米饮下。量儿大小加减。

粟煎汤　治肠胃受风冷，泄注不止，身体壮热。

白术炮　当归洗，焙干　川芎　人参去芦头　肉桂　芍药各一两

上件，捣罗为细末。每服一钱，水一小盏，入生姜三片，粟米一匙头许，煎至五分粟米熟，去滓放温服。

温中丸　治胃寒泻白，腹痛肠鸣方见吐泻。

［孔氏］　治脏腑不调，大便青色。

白术　人参　茯苓各一钱　甘草炙，半钱

上末。一钱，水一小盏，煎七分，温服。

丹溪云：泻青，亦是寒，宜用苏合香丸、平胃散各等分，蜜汤调服。　田氏云：便青者，因惊风，内藏脾气不和，宜白术汤。

热　泻

汤氏云：小儿热泻者，大便黄而赤，或有沫，乃脏中有积，或因乳母好饮酒，或嗜热物，或生下伤湿蕴热，医者不明，但用豆蔻、诃子等药服之，如水浇石，既不识其证，故不辨其冷热，用药又不得其法，焉能取效。此证当以小便赤少，口干烦躁为验。治法，当用钱氏白术散渴去木香用之，五苓散惊去桂亦可服。其热甚者，四逆散、大柴胡汤俱伤寒去大黄，服之殊验也。更用黄连丸疳等剂，亦佳。调中汤痢去大黄，加黄连、枳壳。如夹热而泻，太阳与少阳合病自下利者，与黄芩汤，呕者加半夏。又有挟热泻痢而小便秘涩赤甚者，加减四顺清凉饮里热治之，即止。

薛氏云：右腮色赤，饮冷，胃经实热也，用泻黄散脾。恶冷喜热，胃经虚热也，用白术散渴。右腮及额间俱赤，心脾翕热也，用泻黄散加炒黑黄连。若左颊右腮俱赤，肝火乘脾土也，用四君子汤吐泻加柴胡。若儿暴伤乳食，用保和丸宿食。乳母尤当忌厚味，节饮食，若乳母停食所伤，致儿吐泻等病，当治其母。大抵始病而热者，邪气胜则实也，终变为寒者，真气夺则虚也，久病而热者，内真寒而外假热也，久泻元气虚寒，当参前证治之。

黄芩汤　治下利而头痛胸满，口苦咽干，或往来寒热而呕，其脉浮大而弦者，或协热而利者。

黄芩一两半　芍药　甘草炙。各一两

上锉散。每服三钱，枣子一个，水一盏，煎七分，去滓温服。呕者，加半夏一两二钱半，生姜煎。

张涣清胃散　治挟热泄利。

川楝子　黄柏微焙，炙　当归洗，焙干　地榆炙　黄连去须，炒。各半两

上件，捣罗为细末。每服一钱，水八分，煎至四分，去滓温服，乳食前。

香连丸

黄连姜汁拌，炒，二两　木香煨，半两

上为末，陈米饭丸，绿豆大。米饮下一二十丸，亦可调六一散。

伤食泻

汤氏云：凡此泻不宜便补，先用消食药，或用紫霜丸变蒸热取其积尽，然后可补。经云：食泻重，当取痟虚，用补虚。治食泻与香橘饼子加减，观音散、调中汤散，以意加减。凡伤食泻，难止，亦不宜补，再伤又泻，宜节饮食，当用进食丸痞取下食积令尽，次以钱氏加减益黄散，只一服可止，此乃切要治法。然后异功散、四君子汤俱吐泻调理，必取全安。有腹中雷鸣下痢者，生姜泻心汤主之。如冷积酿泻，用香朴散止之，白术散以和气调胃，调中散、保安丸，能止伤食泻，感应丸、沉香煎、三棱丸癖积皆可服也。　东垣云：伤食则恶食。小儿食泻者，因饮食伤脾，脾气不能健运，故乳食不化而出，若嗳臭吞酸，胸膈胀满，腹痛按之益痛者，虽作泻而所停滞之物尚未消也，用保和丸。腹痛按之不痛者，乳食已消也，用异功散。脾气伤而未复，不思饮食者，用六君子汤，所伤生冷之物，及喜热者，并加木香、干姜。乳食已消，腹痛已止，泻尚未止者，脾失清升之气也，用补中益气汤。馀有别证，当参各门。

［钱］　黄承务子二岁，病伤食而泻。

众医与止之，十馀日，便青白，乳食不消，身凉，加哽气昏睡，咸谓困笃，召钱。钱先与益黄散、补肺散各三服，三日，身温而不哽气，后以白饼子微下之，又与益脾散三服，利止。何以然？利本脾虚伤食，初不与下之，留连十日，上实下虚，脾气弱则引肺亦虚，脾肺子母故也，今先补脾，则肺病自退，即身温不哽气也，然后下其所伤。或曰：何不先下后补？曰：便青为下脏冷，若先下，必大虚，今先实脾而后下，则不虚矣，后更与补之，乃安。

香橘饼 止积泻伤冷。

木香 青皮各一钱 陈皮二钱半 厚朴姜汁制 神曲 麦蘖各半两

上为末，蜜丸为饼。紫苏、米饮调下。

加减观音散 止吐泻，截虚风。

黄芪 人参各二钱五分 木香 甘草炙 石莲去心 扁豆炒 茯苓 白术 全蝎 羌活各一钱 防风 天麻各二钱

上锉散。姜枣煎。

调中散 治伤食泻，凡此泻不宜便补，先用食药，或紫霜丸取其积尽，然后可补。经云：食泻重，当取痞虚，用补虚。良医明妙理，何虑疾难除。

人参去芦 白茯苓 白术 木香 干姜炮 藿香叶 香附子炒，去毛 缩砂仁 甘草炙 丁香各等分

上为末。每服一钱，姜枣汤调下。肚痛，白汤下。量大小加减。

生姜泻心汤 治伤寒汗出解后，胃中不和，心下痞硬，胁下有水气，腹中雷鸣下利者。

黄芩 甘草炙 人参各一两半 干姜炮 黄连各半两 半夏一两一钱，汤泡

上锉散。每服三钱，水一盏，生姜三片，枣一枚，煎七分，去滓温服。

保安丸 治小儿瀼泻，伤食泻。

香附子净 砂仁各一两 白姜炮 青皮去瓤 陈皮去白 三棱炮 莪术炮 甘草炙。各半两

上为末，麦蘖面糊丸，绿豆大。每服三丸，白汤下，食前温服。

杏霜丸 治小儿食积作泻并痢证。

杏仁三两，去皮，麸炒 巴豆一两，去壳油，炒焦，却入杏仁同炒 黄蜡二两，酒煮，绵滤 百草霜炒，为末，二两，用油六钱，炒匀

上，将杏仁、巴豆研极细，却入草霜令匀，熔蜡和丸，如绿豆大。赤痢，甘草汤。白痢，生姜汤。先进三四服，腹胀者，十馀服，效验如神。

医局开胃丸 治小儿腑脏怯弱，内受风冷，腹胁胀满，肠鸣泄利，或青或白，乳食不化。又，治脏冷夜啼，胎寒腹痛。

木香 蓬莪茂 白术 人参去芦头 当归锉，微炒。各半两 麝香细研 白芍药各一分

上件，捣罗为末，都研令匀，汤浸炊饼，和丸如黍米大。每服十五丸，温米饮下。新生儿腹痛夜啼，可服五丸，并乳食前服。

水 泻

圣惠厚朴散 治小儿脾胃不和，洞泻，下利不止，羸瘦食少。

厚朴去粗皮，涂生姜汁，炙令香熟 人参去芦头 诃梨勒煨，用皮 白术 黄连去须，微炒 地榆微炙，锉。各一分 甘草炙微赤，锉 干姜炮制，锉。各半分 肉豆蔻一枚，去壳

上件，捣细罗为散。每服以粥饮调下半钱，日三四服，量儿大小，以意加减。

张涣厚朴散 治洞泄注下。

厚朴生姜汁制 诃梨勒炮，取皮 肉豆蔻各一两 白术 干姜炮。各半两

上件，捣罗为细末。每服一钱，水八分盏，入生姜、粟米各少许，煎五分，去

滓温服。

万全龙骨丸　治小儿冷热不调，时有洞泄，下利不止。

龙骨　黄连　白石脂　白矾烧令汁尽　干姜炮　木香各半两

上件药，捣罗为末，醋为面糊为丸，如麻子大。每服以粥饮下五丸，日三四服。量儿大小加减服之。

[刘氏]　小儿水泻注下。

黄连　石莲各等分，炒黄色

上为末。每服半钱。水泻，新汲水调下。白泻，粟米饮下。

积　泻

香橘饼　治婴孩过伤乳食，或吐或泻，及病后虚中，感积成痢，气弱神昏，面黄目慢。

南木香　陈橘皮去白　青皮去白。各二钱半　厚朴去粗皮，姜汁制，七钱　缩砂仁　神曲湿纸裹，炮　麦芽净洗，焙干。各五钱　三棱炮，锉，三钱

上，木香不过火，馀七味锉焙，仍同木香研为细末，炼蜜作饼子，如芡实大。每服一饼至三饼，用枣汤化开，空心温投，米清汤亦可。

惊　泻

仲阳云：慢惊病后，或吐泻胃虚，或气弱因惊，眼白如淡墨，下粪青黄，此泻合温补，至圣保命丹、钩藤饮夜啼主之。或乳随粪下，消乳丸吐、进食丸痞主之。或微渴，心脾喘燥狂热，此泻尤难治，辰砂五苓散惊主之。冷者，定命饮子治之，后与温惊朱君散、睡惊太乙丹。

[薛]　小儿惊泻者，肝主惊，肝木也，盛则必传克于脾，脾土既衰，则乳食不化，水道不调，故泄泻色青，或兼发搐者。盖青乃肝之色，搐乃肝之证也。亦有因乳母脾虚受惊，及怒动肝火而致者。经曰：怒则气逆，甚则呕血及飧泄。法当平肝补脾，慎勿用峻攻之药，脾气益虚，肝邪弥甚，甚至抽搐反张者，亦肝火炽盛，中州亏损之变证也。凡见惊证，即宜用四君、六君、异功散等方加白附子定风，柴胡平肝引经以杜渐，则必不至泻搐而自安矣。今已见泻吐惊搐，尚不知补脾平肝，以保命、抱龙、镇惊等药治之，其亦去生远矣。

至圣保命丹　治小儿胎惊内钓，腹肚紧硬，眠睡不安，夜多啼哭。及治急慢惊风，眼目上视，手足抽掣，不省人事，悉皆主之。冷证用此。

全蝎十四个，去毒　防风　僵蚕炒，去丝嘴　南星炮　天麻各二钱　白附子　麝香五分　金箔十片　蝉蜕洗　朱砂各一钱　有热证加牛黄、脑子、硼砂。

上为末，粳米糊丸，每两作四十丸。常服镇心安神化痰，除一切惊风诸证，汤临时换。一方，加人参、白茯苓二钱。

定命饮子　治慢惊，吐泻困重，欲传慢脾，通用。

半夏生，拣圆白者　茯苓　木香　老生姜切片，干。各二钱　白术　甘草炙。各一钱　天麻二钱半

上锉散。每服二钱，姜枣汤调下。

朱君散　治吐泻后有此证，并粪青者，宜服之。

人参　白术　茯苓　甘草　辰砂　麝香　灯心　钩藤

上为末。每服一钱，用白汤调下。

睡惊太乙丹　常服安神镇惊，止夜啼粪青。

桔梗一两，炒　藿香叶　白扁豆炒。各半两　白芷三钱　川芎二钱半

上为末，炼蜜丸，如芡实大，辰砂、麝香为衣。每服半丸，薄荷汤磨下。正粪

色，枣汤下。夜啼，灯心钩藤汤磨下。加白术、茯苓、白芍药尤妙。

四神丸 治脾虚胃弱，大便不实，饮食不思，或泄痢腹痛。

肉豆蔻 五味子各二两 补骨脂四两 吴茱萸一两

上为细末。用红枣六十五枚，生姜六两，用水二盅煮干，取枣肉和丸，如桐子大。每服五六十丸，白汤送下，或化服。

二神丸

补骨脂四两 肉豆蔻二两，生用

上为末。用红枣四十九枚，生姜四两，用水一盅煮干，取枣肉和丸，如桐子大。每服二三十丸，白滚汤下。

疳积酿泻

没石子丸 治久患疳痢及酿泻。

没石子二枚 南木香湿纸包，略煨 净黄连锉碎，姜汁炒。各二钱半 肉豆蔻二枚，炮 诃子四枚，炮，去核

上，锉焙成末。如乌犀丸内制饭糊丸，粟谷大。每服十丸至三十丸或五十丸，温白汤空心下，或米清汤下。

暴泻

［巢氏］ 小儿卒利者，由肠胃虚，暴为冷热之气所伤，而为卒利，热则色黄赤，冷则色青白，若冷热相交，则变为赤白滞利也。

圣惠胡黄连散 治小儿冷热气不和，忽暴下利，腹内疼痛。

胡黄连 母丁香 桂心 木香 肉豆蔻去壳 当归锉，微炒 麝香细研。各一分 犀角屑，半分

上件药，捣细罗为散。每服以粥饮调下半钱，日三四服。量儿大小加减。

龙骨散 治小儿暴利。

龙骨 黄连去鬚，微炒。各一两 当归锉，微炒 枳壳麸炒微黄，去瓤。各半两

上件药，捣粗罗为散。每服一钱，以水一小盏，煎至五分，去滓，不计时候，量儿大小，加减温服。

张涣阿胶丹 治泄利身热，及暴泻注下。

真阿胶炙熟 干姜各一两 芍药 当归洗，焙干 川黄连 肉豆蔻各半两

上件，捣罗为细末，炼蜜和丸，如黍米大。每服十粒，粟米饮下，量儿大小加减。

神仙玉粉丹 补一切虚，不热。男妇小儿皆可服，冷积暴泻，见功尤速。

精明舶上硫黄一斤，去砂石尽，打碎

上，用猜猪肚七个，旋采桑根白皮三斤，寸锉，将猪肚一个净洗，以硫黄实之，用麻线缝合，水二斗，先将桑根白皮一斤，同煮一伏时。其馀诸肚，亦用慢火养之，不得令冷。候煮满一伏时，别以猪肚换之，又用白皮，内一斤同煮，再一伏时，又换猪肚并桑白皮。过三伏时，不换白皮，只换猪肚。共煮七伏时，水耗，以热汤添，不得用冷水，候满七伏时，取出，用温水淘净，研至细，候烈日中晒极热，再研，煮糯米粉为糊丸如梧桐子大。每服，空心米饮下十粒至十五粒，大率驱除宿冷，其功效无比，老人经久可服。

久泻

大法：补虚，消积。风髓经歌云：脾中有积热迟留，至使终年泻不休，项软见人多哽气，更兼清水鼻中流，少间有似黄金色，若有垂肠更不收，形证又看胸膈上，胸前深赤汗如油，唇赤生疮眼脉赤，若不调脾命即休。

千金七味散 治利下久不差。

黄连八分 龙骨 赤石脂 厚朴 乌梅肉各二分 甘草炙，一分 阿胶炙，三分

上，治下筛。浆水服二方寸匕，日二，小儿一钱匕。

华佗治老小下利，柴立不能食，入口即出，命在旦夕，久利神验方。

黄连末　乱发灰　醇苦酒　蜜各半鸡子壳许　白蜡方寸匕　鸡子黄一枚

上六味，于铜器中炭火上，先内酒、蜜蜡、鸡子黄搅匀，乃内黄连末、发灰，又搅煎，视可，取出为丸，久困者，一日一夜尽之。

《外台》疗久利无间，冷热疳利，悉主之。

枣一枚，去核，勿令皮破，内胡粉令满，于炭火中烧如炭，瓷器中研之，米饮和服。一岁以下，分服之，不过三服，差。

《圣惠》治久利赤白，渐羸，胃虚不食。**丁香散**

丁香　厚朴去粗皮，涂生姜汁，炙令香熟　黄连去须，锉，微炒　当归锉，微炒　诃梨勒煨，用皮　白术锉，微炒　伏龙肝各半两　木香一分　赤石脂一两

上件药，捣细罗为散。每服以粥饮调下半钱，日三四服。量儿大小加减。

圣惠**黄连丸**　治小儿暴利，经久不断，增减有时。

黄连去须，微炒　人参去芦头　赤石脂　龙骨　甘草炙微赤，锉　黄芩　厚朴去粗皮，涂生姜汁，炙令香熟　白茯苓　枳壳去瓤，麸炒微黄。各半两　乌梅肉一分，微炒

上件药，捣罗为末，炼蜜和丸，如麻子大。每服以粥饮下七丸，日三四服，量儿大小，临时加减。

谭氏斗门散　歌曰：小儿泻利甚青黄，久患时多转滑肠，下部脱肛频努咽，朝朝焦瘦渐羸尩。

诃子　枳壳　地榆各等分

上为末。每服一钱，米饮调下，一岁以下半钱。

婴孺龙骨汤　治下利不住。

龙骨　甘草炙　黄连各四分　当归　干姜各一分

上，以水四升，煮一升二合，食前，温分三服。

龙骨汤　治服药下后，不止。

龙骨五分　甘草炙　干姜　当归　黄连　赤石脂　附子炮裂，去皮脐　前胡各三分

上，以水四升，煮一升二合，为五服，旦服，至午令尽。

黄连煎　治冷热利，经时不止，体羸不堪，馀治差而又发。用好黄连二两，水七升，蜜八合，煎一升三合，绞去滓。百日儿服半合，二百日一岁服一合。

鸡骨丸　治下利经久不断，羸瘦，脾胃冷弱，食不消化。

鸡骨宿雌鸡胸前及肋骨全用，一具　黄连六分　厚朴三分　神曲　甘草炙　白术各四分　麦蘖炒　乌梅肉各二分　人参　赤石脂　黄芩　白龙骨各五分　桔梗二分

上为末，蜜丸小豆大。白饮下二十五丸，日二服。量儿大小与之。

温白丸　治久泻脾虚不食，食即泻下，米谷不化。

白术一分，米泔浸，切，焙　丁香半钱，炒　半夏一钱半，汤泡洗七遍

上为末，生姜自然汁煮面糊丸，如梧桐子大。半岁每服三丸，三五岁五七丸，淡生姜汤吞下，早晚各进一服。

惺惺散　治久泻脾困，不思乳食，恐作脾风。

天麻　全蝎炒。各半钱　木香炮　糯米　人参　茯苓各微炒　白扁豆炒　山药焙　甘草炙。各一钱

上为末。每服婴孺一字，二三岁半钱，用水一药注或半银盏，枣子半片，煎十数沸，服。

［张涣］　治泻利久不差。**香矾丹**

木香　枯白矾各一两　诃梨勒皮微炮　酸石榴皮炒黑。各半两

上件，捣罗为细末，炼蜜和丸，如黍米大。每服十粒，粥饮下。量儿大小加减。

［刘氏］　治小儿脏腑久泄泻不止。

人参　白术　茯苓　甘草　陈皮　藿香　丁香　木香　肉豆蔻

上等分，为末。每服二钱，以藿香合糯米煮粥饮调下，或姜水煎亦可。

脏腑滑泄　四君子加诃子五分，米饮调下。

飧　泻

医书谓之水谷泻。

［钱］　食不消，脾胃冷，故不能消化，当补脾益黄散主之。

［洁］　乳食不消，初病忽然气出冷，四肢亦冷，面白无光泽，精神不定，此乃胃气不和，可以大温药治之，使君子丸、益黄散主之。　若病泄泻日久不瘥，乳食不化，是脾胃有风冷，先服益黄散二服，后用宣风散导之，胃宜再补。　宜参大科飧泄门用之。

圣惠厚朴散　治小儿水谷利，羸瘦面黄，不欲饮食。

厚朴去粗皮，涂生姜汁，炙令香熟　龙骨　黄连去须，微炒。各半两　丁香　当归锉，微炒　木香　白术　肉豆蔻各一分

上件药，捣细罗为散。每服以粥饮调下半钱，日三四服。量儿大小加减。

地榆散　治水谷利，日夜不止。

地榆微炙，锉　厚朴去粗皮，涂生姜汁，炙令香熟。各三分　黄连一两，去须，微炒　阿胶半两，捣碎，炒令黄色

上件药，捣细罗为散。不计时候，以粥饮调下半钱。量大小加减。

医局胃风汤　治风冷乘虚入客肠胃，水谷不化，泄泻注下，腹胁满，肠鸣疞痛。及肠胃湿毒下如豆汁，或下瘀血，日夜无度，并宜服之。

人参去芦头　白茯苓去皮　芎䓖　桂皮去粗皮　当归去苗　白芍药　白术各等分

上为粗散。每服二钱，以水一大盏，入粟米百粒，同煎七分，去滓稍热服，空心食前，小儿量减。

小儿大便青瓣飧泄，脉大手足寒，难已。脉小手足温，易已。

赤白痢

汤氏云：小儿痢疾，皆因饮食无节，或餐果食肉，不知厌足，乃脾胃尚弱，不能克化，停积于脏，故成痢也，热搏则赤。风寒之气入于肠胃，致令津液凝滞则成白。痢或夹青者，有惊积，或如鱼脑肚中疼甚者。大抵八痢，但冷热赤白，药性虽有不同，治法不相远矣。又有赤白相杂者，当先去其热积，须用大黄、枳实、朴硝之类，以去其热毒，然后黄连、黄芩、黄柏解其热，痢自止，疼自定，此妙法也。如痢不止，则用地榆、熟艾等剂调理，自然平复。脾虚者，不可轻用罂粟涩滞等剂，必致危困，须用于没石子、黄连、阿胶、地榆以止之，方为尽善，其枳壳、芍药皆要药也。噤口痢不能食者，石莲散主之，香脯散亦可。冷痢如豆汁，肚疼者，胃风汤主之。脾毒痢，脏热，当服香连丸、黄连香薷散去桂，五苓散惊、茅花汤、当归、芍药、枳壳、地榆、川芎等剂，先与解毒退热，却与开胃进食，分利水谷，宽肠定痛，先与水浸丹、局方败毒散痘初热、地榆饮、宽肠枳壳散。有热而痢不止者，三黄熟艾汤主之。积滞不通者，神芎丸亦可用。热甚烦躁者，黄连解

毒汤解之烦躁，泼火散亦效。

［曾］　赤白之痢，世人莫不曰赤为阳为热，白为阴为冷，或曰无积不成痢。至于调治，若以冷热之剂互进，或投去积之药，必难取效，不究其原，何由可疗。且四时八风之中人，五运六气之相胜，夏秋人多痢疾，《内经》曰：春伤于风，夏生飧泄。“至真要大论”曰：少阳在泉，火淫所胜、民病注泄。赤白其可拘于无积不成痢之说，若专以积为论，岂一岁之中，独于夏秋人皆有积，春冬不然。盖风邪入胃，木能胜土，不为暴下，则成痢疾赤白交杂，此为阴阳不分，法当分正阴阳，五苓散以导其逆，理中汤以温其胃，使色归一，然后施治。若一分之后，仍赤白同下，则当究其所患之因。若先白后赤，乃内伤生冷，失于盖覆，由元气感于暑热，治法先救其里，次解暑毒。若先赤后白，乃先伤热而后失盖感冷，先宜解热，后治其利。　有夹热而痢者，则下纯鲜血，此风能动血，宜冷服黄连香薷散吐泻、川草散，及当归散潮热加醋炒蒸柏叶，水姜煎服，或羌活散加三和汤，水姜仓米煎。　有挟冷而痢者，则下纯白冻，或白上有粉红色，或似猪肝瘀血，皆为阴证，盖血得寒则凝涩故也，先用㕮咀五苓散加守中汤泻煎投，次以附子理中汤带凉服，或固真汤慢惊。倘不辨其虚实冷热，妄行施治，必致脾胃愈虚，不能乳食，成噤口痢者则难疗矣。又有里急后重，盖里急为阳，后重为阴，未圊前腹痛为里急，已圊后腹痛为后重，故里急者大肠涩也，先以大顺饮加宽气饮急惊和解，羌活散，水姜仓米煎服，次下宽肠丸。后重为气虚，用㕮咀五苓散加人参，水姜煎服，并投香连丸。若二证俱作，前二丸子并进，或双金饮、金粟丸亦佳。然泻痢二字，自是两证，粪夹水来多而顺者曰泻，带血冻白冻，来三五点而痛者曰痢，轻重阴阳，于此而分，斯为治法。有脓血交杂，经久不止，昼轻夜重，或昼夜频数，食减痛多，并用万金散、神效散主之。　有五色痢者，乃因五脏蕴热，日久不散，故有是证。盖五脏受热，荣卫不调，五谷不化，熏腐脏腑，神气昏沉，此候已危，最苦是腹中刺痛，儿小者无治法。盖五色者，乃五脏之色皆见于外，儿大者可用局方三神丸，或小来复丹以五苓散送下，或者可疗，若投药如故，不可为也。　又有风痢，多是黄褐色，与疳泻颇同，但不臭为异耳，此风毒停滞于脾，宜去脾经风毒，泻黄散主之。若见赤白同下，久而不禁，小便少，涩痛热并作，唇裂眼赤，气促心烦，坐卧不安，狂渴饮水，谷道倾陷，时复面容如妆，饮食不进者难治。

［薛］　钱仲阳云：泻痢黄赤黑，皆热也。泻痢青白，米谷不化，皆冷也。东垣云：白者湿热伤于气分，赤者湿热伤于血分，赤白相杂，气血俱伤也。海藏用四君、芎、归治虚弱之痢，四君、干姜治虚寒之痢。愚尝治手足指热饮冷者，为实热，用香连丸。手足指冷饮热者，为虚寒，用异功散送香连丸。若兼体重肢痛，湿热伤脾也，用升阳益胃汤。小便不利，阴阳不分也，用五苓散。若湿热退而久痢不愈者，脾气下陷也，用补中益气汤倍加升麻、柴胡。泻痢兼呕，或腹中作痛者，脾胃虚寒也，用异功散加炮姜、木香。或变而为疟者，肝克脾也，用六君、升麻、柴胡、钩藤钩。若积滞已去，痢仍不止者，脾气虚也，用四君子送下香连丸。若因乳母膏粱厚味，六淫七情，致儿为患者，当各推其因，仍兼治其母，并参冷热泻及积滞腹痛等证览之。

挟表证宜发表

羌活散 治伤风时气，头痛发热，身体烦疼，痰壅咳嗽，失音鼻塞声重。及解时行下痢赤白。

人参去芦 羌活 赤茯苓去皮 柴胡去芦 前胡去芦 川芎 独活 桔梗锉，炒 枳壳去瓤，麸炒微黄色 苍术米泔水浸一宿，去粗皮，滤干，锉片，炒至微黄色 甘草各一两

上锉。每服二钱，水一盏，姜二片，薄荷三叶，煎七分，无时温服。发散风邪，入葱白同煎。痢证，姜、仓米煎。

有积宜下之

［汤］ 治痢之法，若欲取积，只用官局进食丸痞甚稳，虽取积，又能治痢，万无一失。积已下，急以四君子汤加豆蔻、诃子补之，次服厚肠香连丸得效。

［丹］ 治小儿痢疾。

黄连 黄芩 大黄 甘草

上煎服。赤痢，加红花、桃仁。白痢，加滑石末。

治小儿赤白痢，多体弱不堪下，大困重得。麻子一合炒令香熟，为末，每服一钱匕，蜜浆水和服，效。

水浸丹 治泻痢，先锋之药。

黄丹研细，一两 巴豆大者二十五个，去皮膜，研细，出油。或黄丹二两半

上研匀，用黄蜡半两，熔作汁拌匀，量大小旋丸，水浸，吞下。汤使更临病随意用。一方，黄丹一两，巴豆四十九粒，乳香二钱，麻油二钱，蜡半两熔汁和丸，名顿止丹。又，冷证加木香二钱半。

宽肠丸 治痢后里急，大腑闭涩不通。

枳壳水浸，去瓤，锉片，麦麸炒微黄，仍用清油浸透，一两，焙干，五钱 麻仁去壳 木通去皮节 大黄半生半炮 槟榔 大腹皮净洗，焙干。各二钱半

上，除麻仁用乳钵极细杵，外五味，槟榔不过火，馀焙，同研成末，入乳钵中，与麻仁再杵匀，炼蜜丸，绿豆大。每服三十丸至五十丸，仍以枳壳、甘草煎汤，空心送下。一二岁婴孩，温蜜汤下。

热痢用凉药

海藏治赤痢用四君子加赤药、当归，入粟米少许同煎。

黄连解毒汤 治时疾三日，已汗解，苦烦闷干呕，口燥呻吟，错语不得卧，亦治热痢。

黄连三钱 黄柏半两 栀子四个，掰 黄芩一两

上锉散。每服三钱，水一盏，煎六分，去滓服。

泼火散 治中暑烦躁，发渴口干，及治血痢。

青皮去白 赤芍药 黄连去须 地榆各等分

上为细末。每服一钱，冷水调下。如畜热而气血妄行，加甘草。

芍药柏皮丸 治一切恶痢，窘痛脓血。

芍药 黄柏各一两 当归 黄连各半两

上为末，滴水丸，小豆大。每服二三十丸，熟水下。加枳壳。

宽肠枳壳散 顺气止痢。

甘草六钱，炙 枳壳去瓤，炒，二两四钱

上为细末。每服一钱，空心沸汤点服。

三黄熟艾汤 治积脏腑，下痢赤白，及治伤寒四五日而大下热痢，服诸药多不止，宜服之。

黄芩 黄连 黄柏各七钱半 熟艾半鸡子大

上锉散。每服三钱，水一盏，煎六分，去滓温服。

地榆散　治泻痢血痢。

地榆　诃子　甘草各等分

上为末。盐米汤调下。有热加黄芩。

又方

地榆　诃子　厚朴姜制。各等分

上锉散。每服二钱，水一盏，姜枣煎服。

地榆饮　治冷热痢，腹痛下痢，赤白频并。

地榆　甘草　芍药　枳壳各二钱半

上锉散。每服二钱，白水煎。加黄连，炒。

又方

地榆　乌梅　柏皮　甘草　当归各等分

上锉散。每服二钱，煎服。

川草散　治腹痛下痢赤白，不拘远近。

川芎　白芷　甘草半生半炙。各七钱　赤芍　当归酒洗　净黄连各五钱

上，锉焙为末。每服半钱至一钱。白痢，白姜汤调。赤痢，甘草汤调。赤白痢，温米清汤调。并空心服。

治热痢备急方

用井花水，调腊茶、蜜，磨生姜，渴则饮之。

《本事》治小儿赤痢。

捣青蓝汁二升，分四服。《圣惠方》治小儿中虫下血。

治小儿屎血。

甘草五分，以水六合，煎取二合，去渣，一岁儿一日服令尽。

钱氏黄柏丸　治小儿热痢下血。

黄柏去皮，半两　赤芍药四钱

上为末，饭和丸，如麻子大。每服一二十丸，食前米饮下。量儿加减。

栀子丸　治少小热痢不止。

栀子七枚　黄柏三分　黄连五分　矾石四分　大枣四枚，炙令黑

上五味为末，蜜丸如小豆大。服五丸，日三夜二。服不知，稍加至十丸。

外台子芩汤　疗小儿热痢。

子芩十二分　知母　女萎各六分　竹叶切八分　黄柏　甘草炙。各四分

上六味，切。以水二升，煮取一升，分服，甚妙。

圣惠栀子仁散　治小儿热痢腹痛，心烦口干，小便赤黄，不欲饮食。

栀子仁　当归锉，微炒。各半两　黄柏　地榆微炙，锉。各三分　黄连一两，去须，微炒

上件药，捣细罗为散。每服，以粥饮调下半钱，日三四服，量儿大小加减。

乌梅散　治小儿热痢，但壮热多渴，而痢不止。

乌梅二枚，微炒，去核　黄连去须，微炒　蓝叶各一分　犀角屑　阿胶捣碎，炒令黄燥　甘草炙，微赤，锉。各半两

上件药，捣粗罗为散。每服一钱，以水一小盏，煎至五分，去滓放温，不计时候，量儿大小分减服之。

《形证》治赤痢**开胃散**

白术　茯苓　人参各半钱　石莲子去皮壳心，十个

上为末。藿香汤下半钱。

［孔氏］治赤白痢骨立。地榆一斤，水三升，煮升半，去滓，煎如饧，空腹服。

黄连例钱氏法　加黄柏，为二圣丸治疳。　加橘皮，为橘连丸治疳。　加榆仁，为榆连丸治疳。　加黄芩、大黄，为三黄丸治积热。　加阿胶、茯苓，为阿胶丸治痢。　加诃子、木香，为小香连丸治痢。　加豆蔻、木香，为豆蔻香连丸治泻。　加木香、白附子，为白附子香连丸治痢。　加阿胶、当归、干姜，为驻车丸

治痢。

冷痢用温热药

［海藏］　治白痢，用四君子等分，加干姜减半，入粟米少许，同煎。

大顺饮见吐。

养脏汤　主生津益气，温肠止痢。

人参去芦　甘草炙。各二钱半　白芍药　白术各半两　南木香　肉桂去粗皮。各一钱　肉豆蔻　罂粟壳去蒂，锉，蜜水炒　诃子肉各一钱半

上件㕮咀。每服二钱，水一盏，姜二片，枣一枚，煎七分，空心温服。或入仓米同煎。

《广济》疗客冷白痢。

人参六分　厚朴炙　甘草炙。各四分　茯苓　桔梗各五分　梁州榉皮八分，炙

上六味，切。以水三升，煮取一升，量大小，可一合为度，以瘥止。忌如常法。

《婴孺》治五六岁儿冷痢。

当归　黄连　龙骨各四分　赤石脂　厚朴炙　干姜　酸石榴皮各二分

上切，以水三升半，煮一升六合，为四服。相去一炊久服。

雄朱散　治小儿肠胃虚冷，下痢频并，日夜疼痛，不可忍。

雄黄一分，细研，水飞过　乳香细研　白矾煅。各一钱

上为末。每服，婴孩一字。二三岁半钱。陈米饮调下。一日三服。

玉脂散　治冷痢，大便色青，甚则有脓。

白石脂　当归洗，焙干　丁香　白术炮。各一两　草豆蔻去皮　厚朴生姜汁制。各半两

上件，捣罗为细末。每服半钱，以粥饮调下。量儿大小加减。

治白痢艾汤

艾叶微炒　当归各一两　干姜炮　木香　诃梨勒皮炮。各半两

上件，捣罗为细末。每服一钱，水八分一盏，入粟米少许，煎至五分，去滓温服，食前。

养脏汤　治白痢频并。

当归洗，焙干　乌梅肉炒干　干姜　黄芪　白术炮　龙骨各一两

上件，捣罗为细末。每服一钱，水一小盏，生姜、粟米各少许，煎至五分，去滓温服，乳食前。量大小加减。

《圣惠》治秋深冷痢不止，灸脐下二三寸动脉中，三壮，炷如麦。

寒热杂合

香连丸　治赤白下痢，烦渴作痛。

南木香半两，不过火　净黄连一两，锉，用茱萸炒，仍去茱萸　乌梅肉二钱半，薄切，用屋瓦，慢火焙干

上为末，用阿胶半两，锉碎，炒胀，水化为糊，候冷，入乳钵内同前药末亭分杵匀，丸作麻仁大。赤痢，每服三十三丸至五十五丸或七十七丸，甘草汤空心下。白痢，丸数同前，白姜汤空心下。赤白交作，温米清汤空心咽服。

金粟丸　治下痢赤白，水谷不化。

净黄连一两　川芎　枳壳制　谷芽净洗，焙干　赤茯苓去皮　白芷　南木香各半两　神曲一两，别研为末，作糊

上，除木香别锉，不过火，馀六味焙，入木香同为末，用神曲末煮糊丸，粟谷大。每服七十丸至百丸，空心温米清汤下。或不拘时。

白附香连丸　治肠胃气暴伤，乳哺冷热相杂，泻痢赤白，里急后重，腹痛扭撮，昼夜频并，乳食减少。

黄连　木香各一钱　白附尖二个

上末，饭丸如粟米大。每服十丸至二三十丸，米饮下，食前。日夜各四五服。

豆蔻香连丸　治泄痢，不拘寒热赤白，阴阳不调，腹痛肠鸣切痛，立效如神。

黄连炒，三分　肉豆蔻　木香各一钱

上为细末，粟米饭丸，米粒大。每服十丸至二三十丸，日夜各四服。食前米饮下。

木香丸　治小儿泄泻青白，脓血相杂。

黄连吴茱萸同炒，去茱萸，一两　肉豆蔻煨，二个　木香一钱

上为细末，面糊丸，如黍米大。赤痢，粟米饮下。白痢，厚朴汤下。空心服。

小香连丸　治冷热腹痛，水谷利，肠滑。

木香　诃子肉各一分　黄连半两

上为细末，米饮和丸，如绿豆大。每服十丸至三五十丸，食前频服之。

吉氏香连丸　治赤白痢。

黄连　木香　诃子皮各一两　肉豆蔻二个　子芩半两

上末，蜜丸绿豆大。空心煎醋浆汤下，大人十丸，小儿五丸，空心日午再服，煎姜、蜜汤下。

白脓痢

《婴童宝鉴》论小儿肠寒，即下白脓腹痛。

《颅囟经》治孩子冷毒疳痢，白脓疳靛，日加瘦弱，不吃食，腹痛。

青木香一分　黄连半两

上末，以蜜丸，如梧子大。一岁以上，空心熟水下一丸，三岁五岁服二丸。药性热，不宜多服。忌生冷。《圣惠》收治冷热痢，二物等分。

葛氏肘后**鸡子饼**　疗小儿秋夏暴冷痢，腹胀，乍寒乍热，白带下。

上，用鸡子一枚，胡粉一丸碎，绢筛，合鸡子黄白共捣研调，熬令熟，如常鸡子饼。儿年一岁，一食半饼，日再，不过二饼即差，儿大倍作。凡羸弱不堪与药，宜与此饼。

《王氏手集》治大人小儿纯脓白痢，其效如神。**脂附丸**

大附子一枚

上，先用猪膏捞成油半盏许，蘸前件附子，令裂，捞出，放冷，削去皮脐，碾为细末，以枣肉和丸。大人如梧子大，小儿如绿豆大。每服五七丸至十五二十丸，米饮汤送下，空心食前服。

《朱氏家传》治小儿白脓冷痢，脐下绞痛。

诃子皮　青木香各等分

上件，并为末，以粳米饭丸，如绿豆大。米饮下五丸。

长沙医者**丁时发传附子散**　治小儿疳痢，多有白脓，腹内疞痛。

附子炮，去皮尖，一枚　龙骨　赤石脂各半两　密陀僧　黄丹　胡粉粉　乌贼鱼骨烧灰　赤芍药各一分

上件为末。每服半钱，米饮下，一日三服。

纯血痢

巢氏云：小儿痢如膏血者，此是赤痢，肠虚极，肠间脂与血俱下故也。《圣惠》夫小儿血痢者，由热毒折于血，血入大肠故也，血随气循环经络，通行脏腑，常无停滞，若为毒热所乘，遇肠虚，血渗入于肠，则成血痢也。《宝鉴》小儿肠热，即痢下鲜血，一如肠风。

《外台·广济》疗小儿热毒血痢方。

犀角十分　地榆六分　蜜三分　地麦草

五合

上四味，切。以水三升，煮取二升，去滓，量大小服之。

又方

葱白三两　香豉三合　栀子绵裹，七枚　黄连一两

上四味，切。以水二升，煮取九合，去滓分服。

《外台·刘氏》疗小儿血痢方。

地榆　黄柏　黄连　黄芩各六分　马蔺子二分　茜根一两　生姜三分

上七味，切。以水二升，煮取一升，分服。大小量之，与一合至二合为度。

[陈藏器] 小儿寒热丹毒中恶注杵痢血方

上，并煮草犀根汁服之，更良。生水中者，名水犀也。

《食医心鉴》治小儿血痢方

上，取生马齿苋绞汁一合，和蜜一匙匕，空心饮之。

《圣惠》治小儿血痢，烦热口干腹痛。**黄连散**

黄连去须，微炒　犀角屑　白蘘荷根　黄芩　蔓青根　吴蓝各一两　白头翁三分　甘草炙微赤，锉　当归锉，微炒。各半两

上件药，捣粗罗为散。每服一钱，水一小盏，煎至五分，去滓，不计时候，量儿大小，分减服之。

《圣惠》治小儿血痢不差。**马齿菜汁粥方**

马齿菜汁一合　蜜半合　粟米一合

上，以水一大盏煮作粥，后入二服之。

张涣水蓼丹　治血痢疳瘦。

蛇蜕皮烧灰　鸡头壳烧灰存性。各一两　胡黄连　水蓼各半两，已上各捣罗为细末，次用　朱砂半两　真芦荟　牛黄　粉霜各细研，一分

上件都拌匀，再研细，软饭和，如黍米大。每服五粒至七粒，麝香汤下。量儿大小加减，不拘时候。

[张涣] 治热乘于血，渗入肠胃，其病则赤。**黄连丹**方

黄连去须，二两　当归洗，焙干，一两　白头翁　蔓青根汤洗，焙干。各三分　木香　川楝子面裹，炮。各半两

上件，捣罗为细末，粳米饭和丸，黍米大。每服十粒，米饮下。量儿大小加减。

张涣**茜根汤**　治血痢不差。

茜根锉　地榆锉　黄连去须　赤石脂　阿胶炙熟。各一两　甘草炙　黄柏各半两

上件药，捣罗为细末。每服一钱，水八分，煎至五分，去滓放温服。

张涣**厚肠丹**　治血痢肠虚。

黄连去须　川楝子各一两　木香　阿胶炙　吴茱萸微炒　当归洗，焙干。各半两

上件，捣罗为细末，粟米饭和丸，黍米大。每服十粒，米饮下。乳食前，量儿大小加减。

张涣**圣效散**　治血痢久不差。

赤脂石烧赤　白龙骨　阿胶炙。各一两　诃梨勒皮　木香　干姜炮　黄连　甘草炙。各半两

上件，捣罗为细末。每服半钱，煎粟米饮调下，食前。

张涣**必效丹**　治血痢血频并。

川黄连去须，二两　大枣半升　干姜一两　白矾半两

上件，用瓦器盛，盐泥固济，留一窍子，以木炭火烧，烟息为度，取出，捣罗为末，白面糊和丸，黍米大。每服十粒，米饮下。量儿大小加减。

[钱乙] 附方　治小儿热痢下血。

黄柏去皮，半两　赤芍药四钱

上同为细末，饭和丸，麻子大。每服

一二十粒，食前米饮送下。大者，加丸数。

《吉氏家传》治小儿血痢方

上用宣连为末，以鸡子搜作饼子，炭火煅令通赤，便盖着勿令泄气，候冷，细研。空心饮米下半钱，大人一钱。以意加减服。

又方

上，只用熟水调下好郁金末半钱。

吉氏家传**地榆散**　治小儿血痢，日久不差。

地榆一分，炒　诃子五个，炮，去皮　陈槐　黄连各一钱，炒

上为细末。每服半钱或一钱，陈米饮下。

脓血相杂痢

《圣惠》夫小儿脓血痢者，由热毒在脏，血得热则流溢，渗入大肠，与肠间津液相搏，积热蕴结，血化为脓，腹虚则泄，故成脓血痢也。

《葛氏肘后》小儿毒下及赤滞，下如鱼脑。**白头翁丸方**

白头翁三分　黄连六分，研　石榴皮三分，有毒，除石榴皮，用犀角屑三分

上三物，以水二升，煮取八合。儿生四十日以五合为三服，大者，则加药。

肘后乳母方

扁豆茎一升，炙令干，乃切之　人参三两

上，以水三升，煎取一大升半，去滓取汁，煮粟米粥与乳母食之，良。常遍盖覆乳勿冷，佳。又法，乳母常食粥，仍欲乳儿，先捻去少许，即当佳。

肘后近效方　疗小儿三岁即患痢，初患脓少血多，四日脓多血少，日夜四十馀行。朱子丸方服即效。

生地黄汁五小合　羊肾脂一小合

上，先温肾脂令暖，分三四服，立效。乳母须禁食，并有乳母方在前。

千金黄柏汤　治小儿夏月伤暴寒，寒折大热，热入胃，下赤白滞如鱼脑，壮热头痛，身热手足烦，此太阳之气外伤于寒，使热气便入胃也，服此方良。若误以利药下之，或以温脾汤下之，则热剧。以利药下之，便数去赤汁如烂肉者，或下之不差，后以涩热药断之，下既不止，倍增壮热者服之即效。或是温病热盛，复遇暴寒折之，热入腹中，下血如鱼脑者，服之良。

黄柏　黄连　白头翁一作白蔹　升麻　当归　牡蛎　石榴皮　黄芩　寄生　甘草炙。各二分　犀角　艾叶各一分

上十二味，㕮咀。以水三升，煮取一升二合，百日儿至二百日，一服三合。二百馀日至期岁，一服三合半。

《千金》治小儿赤白滞下杂方　薤白一把，豉一升。以水三升，煮取二升，分三服。柏叶、麻子末各一升，以水五升，煮三沸，百日儿每服三合。　乱髪灰、鹿角灰等分。三岁儿以水和服三钱匕，日三。　牛角鳃灰，水和服三方寸匕。　捣石榴汁服之。　烧蜂房灰，水和服之。　生地黄汁、白蘘荷根汁各五分，微火上煎。　单服生地黄汁一合。

圣惠吴蓝散　治小儿脓血痢如鱼脑，腹痛。

吴蓝　川升麻　赤芍药　龙骨各一两　栀子仁半两

上件药，捣粗罗为散。每服一钱，水一小盏，入豉三七粒，煎至五分，去滓，不计时候，量儿大小，分减温服。

樗根皮散　治小儿脓血痢如鱼脑，困重。

臭樗根皮一分，锉，炒微黄　枳壳去瓤，麸炒微黄　黄连去须，微炒　芜荑微炒　赤芍药各半两

上件药，捣粗罗为散。每服一钱，以水一小盏，入豉三十粒、葱白一茎，煎至六分，去滓，不计时候，量儿大小，分减温服。

人参散　治小儿脓血痢，多时不差，腹痛羸瘦，不欲饮食。

人参去芦头　当归锉，微炒　地榆微炙，锉　阿胶捣碎，炒令黄燥　黄连去须，微炒　子芩　黄柏微炙，锉　赤芍药　芜荑微炒　厚朴去粗皮，涂生姜汁，炙令香熟。各半两

上件药，捣粗罗为散。每服一钱，以水一小盏，入薤白一茎，豉五十粒，煎至五分，去滓，不计时候，量儿大小，分减温服。

鸡屎矾丸　治小儿脓血痢不差，渐加瘦弱。

鸡屎矾烧灰　龙骨　阿胶捣碎，炒令黄燥　黄连去须，微炒。各一两　胡粉一分，炒微黄

上件药，捣罗为末，煎酽醋为膏和丸，如绿豆大。每服以暖浆水下七丸，日三四服，量儿大小，以意加减。

养生必用**黄连阿胶丸**　治热痢下重，脓血疼痛，腹中痛不可忍。老人、产妇、虚劳人、小儿并宜服。

黄连去须，一两半　白茯苓　白芍药　阿胶杵碎，慢火炒如珠子白色，别杵为细末。各半两

以上三物为细末，斟酌米醋多少，熬胶得所，和匀入臼，杵万下，众手丸如绿豆大。每服自二十丸为始，止于五十丸，食前温米饮下，日二三，以知为度，未知加药。更丸一等如黄米大，与小儿服。

燔髪散　治肠澼，下脓血。

白石脂一分　髪烧　甘草炙。各二分

上为末。米汁和二刀圭，日二服。

张涣健胃丹　治泄利兼脓血，日渐羸瘦。

黄连一两，去须，微炒　白矾一分，枯令汁尽　乌梅肉炒　龙骨　白石脂　神曲炒　干姜各半两

上件，捣罗为细末，醋煮面糊和丸，黍米大。每服十粒，米饮下，量儿大小加减。

青橘丹　治冷热相交，赤白相杂脓血。

青橘皮汤浸，去白，焙　当归汤洗，焙　黄连　干姜各一两　厚朴生姜制　肉豆蔻各半两

上件，捣罗为细末，白面和丸，黍米大。每服十粒，米饮下，食前。

长沙医者王充传**通神丸**　治小儿大人痢疾下脓血，里急腰重，脐腹疼痛。

没药　五灵脂　乳香各研细，炒，一钱　巴豆七枚，去皮心膜，压出油

上四味，同研令细匀，滴水为丸，如粟米大。每服一粒，生木瓜研水下，不拘时候。

五　色　痢

《形证论》歌曰：五色之痢最多端，见此方知有五般，青色只因惊积聚，黄多食积在脾间，白色冷虚肠胃患，赤为积热最难安，鸡肝隐积多成片，黑血相和不易安，唇搐胸高兼露齿，脸红筋出每居前，急安脏腑和汤散，医者留心按古贤。又歌曰：五色之痢莫言奇，四岁之前始有之，青色只因惊积聚，黄因食积毒于脾，赤黑已知心肾病，白多残害是脾为，三七以前无变动，休令多睡饮餐迟。此疾，且须和五脏，补荣卫，方渐渐安愈。如目肿，不进饮食杨云：是恶候，只与调胃散补之。

汉东王先生鲊汤丸　治小儿泻利，五色脓血如烂鱼肠，并无大便，只是脓血，肠中搅痛。

粉霜　轻粉　硇砂各一钱　朱砂抄一钱匕　白丁香匙抄四钱　乳香半钱，别研　巴豆

七粒，去皮心，不出油

上为末，蒸枣肉丸。每服婴孩三丸如粟米大，二三岁如大麻子大，四五岁亦如麻子大，并旋绝成丸，煎鲊汤吞下，一日二服，间调胃气药与之。

三十六种内治下五色恶物心神烦热不止方

地榆　白茯苓　黄柏炙。各一两

上为末。每服一钱，水一盏，煎至五分，去滓分三服。

三霜丸　治小儿赤白或五色积痢。

巴豆去皮，拣选白色肥好者，三钱，研细，先用白绢包三二十重，次用白纸外面包定，大石压令油尽，取二钱，轻者为用　真轻粉　粉霜各二钱

上三味，同研匀极细，别取好黄蜡三钱，酒煮三二十沸，取出，去酒令净，再熔入药和之，如有煮酒蜡亦堪用，和成剂，油单内盛，如服食，旋丸如小绿豆大。三岁以下如粟米大，每服三五丸，温熟水下，量儿大小加减。

《吉氏家传》治五色痢兼渴不止方

茯苓　宣黄连　黄柏各等分

上件，取黄柏末以浆水打如面糊，良久，和前二味为丸，如绿豆大。三岁，米饮下七丸。杀疳，熟水下五丸。

至圣丸　治五色痢。

厚朴去皮，姜制　黄柏略去皮，以鸡子白涂炙黄熟，如干，再上　当归酒浸

上三味，等分，细末，炼蜜为丸，如梧桐子大。小儿，细丸。厚朴汤下，每服四十丸，加减。

定粉散　治疳痢，五色痢。

定粉　龙骨　黄丹煅过。各二钱　诃子三个，煨熟，取肉

上为末。每服半钱，粥饮下，三岁以上半钱。

噤　口　痢

石莲散　治小儿噤口痢，哕逆不食，止而复作。

莲肉去心，炒

上为末。每一钱，米饮调服。　一方，用山药为末，米饮调下，亦可。

香脯散　治小儿刮肠下痢，噤口不食，闭眼合口，至重者。

精猪肉一两，薄批一片　腻粉

上，将肉于炭火上慢炙，旋铺腻粉，炙令成脯。每以少许与吃，如未知吃，且放鼻间，自然要吃。此方，治胃口有毒，至奇至妙。

[丹]　小儿噤口痢酿乳法

厚朴　枳壳各五分　白术　芍药各半两　滑石一两　木通　陈皮　甘草各五分

上，分四帖，细研。桃仁七枚，水二盏半，煎取一盏，与母服，服时去宿乳令尽，为妙。

休　息　痢

《肘后》治下痢经时不止者，此成休息。方　取龙骨炙令黄焦，捣服方寸匕，日三服，即愈。

又方

用龙骨四两，捣如小豆大。水五升，煮取二升半，冷之，分为五服，效。

保生信效**松焙饼子**　治一切块癖积滞，气血瘕聚等一二十年者。

细墨焙　芫花醋浸，炒焦赤　青礞石　大戟　干漆炒　五灵脂　京三棱　蓬莪茂　密陀僧　陈橘皮去白　牡蛎烧。各半两　巴豆一两，去皮，用湿纸三处裹，烧纸焦止　大干枣十四个，去核，烧存性　白丁香　硇砂研　虻虫去翅足　斑猫各一分

上同为细末，醋煮面糊丸，如皂子大，捏作饼子。记以所伤物煎汤或面汤送下一丸，须以齿啮咽之。其积渐渐移近下，再服再觉移下，更一丸，则积自下。若寻常要宣转，只以面汤下。血积块癖、

经血闭塞、大人小儿久痢脓血、休息恶痢皆治之。

玉命丹 治小儿久患赤白痢，及休息痢不止，腹肚虚鸣，日渐羸瘦，挦眉，多吃泥土可食者。

硫黄研 密陀僧 黄丹各半两 寒水石 白矾各研二两，用新瓦瓶子入五味，用盐泥固济，煅令通赤，研匀细 麝香一字

上件，六味研匀，以蒸饼为丸，如小绿豆大。每服十粒，用乌梅、甘草煎汤下，大小加减。忌生冷毒物鲊面等。

蛊 痢

《巢氏病源·小儿蛊毒痢候》岁时寒暑不调，而有毒厉之气，小儿解脱，为其所伤，邪与血气相搏，入于肠胃，毒气蕴积，值大肠虚者则变痢血，其痢状，血色蕴瘀如鸡鸭肝片随痢下，此是毒气盛热，食于人藏，状如中蛊，故谓之蛊毒痢也。

《石壁经》脾毒痢歌曰：脾间有毒号纯阳，本为医人热药伤，致使大肠多结涩，多饶滴血在枯肠，如风腹闭难开眼，身热头温脚转凉，舌赤胸高为此候，多啼喘急更如狂，先须解热并开胃，便是明医用药良。此脾受热积，失治则伏毒，治当凉脾，次去其积，若胸前骨忽然高者，更加喘急，则不治也。 《凤髓经》歌同。有注云：宜与金华散实热、香连丸即吉氏香连丸，见前条。

《形证论》风毒痢歌：八痢之中风转难，形如青草汁多般，毒风豆汁添邪热，胃败鸡肝片片全，加赤不须先下积，闭眸食绝不堪看，若归白痢还须下，脏腑频温得本源。

《千金》治下血状如鸡肝，腹中搅痛难忍，号蛊毒痢方

茜根 升麻 犀角各三两 桔梗 黄柏 黄芩各二两 地榆 白蘘荷各四两

上八味，㕮咀。以水九升，煮取二升半，分三服。此蛊痢血用之，小儿分减服。

《图经》治蛊痢方

侧柏叶焙干，为末 川黄连等分

上二味同煎为汁服之。以疗男子、妇人、小儿大腹下黑血，茶脚色或脓血如淀，所谓蛊痢者，治之有殊效，又能杀五脏蛊。

《子母秘录》小儿蛊毒痢方

上用生地黄汁一升二合，分三四服。立效。

圣惠蘘荷散 治小儿蛊毒痢不止，身体壮热烦闷。

白蘘荷根 川升麻各一两 败鼓皮一分，炙黄焦 甘草炙微赤，锉 干蓝叶各半两 赤芍药 犀角屑各三分

上件药，捣粗罗为散。每服一钱，以水一小盏，入豉二七粒，煎至五分，去滓，不计时候，量儿大小，分减温服。

圣惠黄连散 治小儿蛊毒痢血，体瘦。

黄连一两，去须，微炒 败鼓皮炙令黄焦 白头翁 甘草炙微赤，锉 蓝青各半两 犀角屑 白蘘荷根 黄芩 茜根锉。各三分

上件药，捣粗罗为散。每服一钱，以水一小盏，煎至五分，去滓放温，不计时候，量儿大小，分减服之。

圣惠犀角散 治小儿蛊毒血痢，发盛心神烦闷，腹胀不欲饮食。

犀角屑 白蘘荷根 地榆微炙，锉 桔梗去芦头 苏枋木锉。各三分

上件药，捣粗罗为散。每服一钱，以水一小盏，煎至五分，去滓，不计时候，量儿大小，分减温服。

婴孺蘘荷根汤 治小儿蛊毒痢。

白蘘荷根八分 犀角屑 楮皮四寸，炙 升麻十分 甘草四分，炙 蓝青一升 豉三

合　芍药七分

上，以水四升，煮一升二合。二岁儿，为三服。

婴孺犀角煎　治小儿谷痢，挟毒。

地脉草　黄连　葳蕤各十二分　黄柏　竹茹　茜草各八分　蜜一升　人参六分　牡蛎十分　梁州榉皮十四分　干蓝四分　犀角屑　甘草各五分

上切。以水一斗，煮及二升半，绞去滓，下蜜，火上煎，馀二升。三岁一合，三四岁一合半，日二夜一，量与之。

张涣白头翁散　治蛊毒痢，及肛门脱出。

白头翁　黄连去须，微炒　茜根锉，焙干　苏枋木　故旧鼓皮炙令黄焦。各一两　犀角屑　地榆炙，锉。各半两　甘草一分，炙

上件，捣罗为细末。每服一钱，水一小盏，煎六分，去滓服，量儿大小加减，乳食前。

地榆丹　消毒止痢。

地榆炙，锉　黄连　干蓝叶　川升麻各一两　川楝子　苦楝根各半两

上件，捣罗为细末，软饭和丸，黍米大。每服十粒，米饮下，量儿大小加减，乳食前。

宣连丸　治毒痢。

宣连一钱，作散，用鸡子清和作饼，于瓦上烧干，再为末　肉豆蔻一个，去心脐，内入乳香不拘多少，纸裹，火煨黄色　朱砂　木香各半钱　杏仁七粒，和皮烧　巴豆四粒，烧，七粒亦得

上为末，醋糊丸，如萝卜子大。陈米饮下七粒。赤痢，槐花汤下。

宝童方　治脏毒痢，为吃诸药不愈者。

槐花半两，炒　白矾一两

上为末。每服一钱，用陈米饮下。

《孔氏家传》治蛊小品方

取荠苨根捣末，以饮服方寸匕。立差。　一方，可入地榆、臭椿根，同服。

收　涩

双金饮　治下痢赤白，昼夜频数，及泄泻经久。

大罂粟壳去蒂，锉碎，蜜水炒透，候干，一两　大川芎锉碎，醇醋炒透，候干，半两

上二味，再晒或焙为末。每服一钱至二钱，用占米清汤空心调服，或温蜜汤下。

万金散　治水泻下痢久不瘥者。

罂粟壳去蒂，二两，一两锉碎，醋蜜炒，一两生用　甘草不去节，二两，一两炙，一两生用　陈皮去白，二两　乌梅和核，一两

上，碎。每服二钱，热汤一盏，略煎二沸，和渣倾出碗内，上以盏盖定，候澄清去渣，空心温服。

神效散　治赤白痢昼夜频数，食减腹痛，小便不利。

罂粟壳去蒂，锉碎梗，蜜炙，炒　白芷　乌梅和核。各一两　乳香　抚芎各半两

上碎。每服二钱，水一盏，煎七分，空心温服。

补　养

补中益气汤虚热。　四君子汤吐泻。　六君子汤吐泻。　异功散吐泻。　参苓白术散不乳食。

升阳益胃汤

黄芪二钱　半夏　人参　甘草炙　白术　黄连炒。各一钱　独活　防风　白芍药　羌活各五分　陈皮　茯苓　柴胡　泽泻各三分

上，水二盅，姜三片，枣二枚，煎四分，食远服。

泻痢兼证

渴

《巢氏病源·小儿利兼渴候》此是水谷利，津液枯竭，腑脏虚燥则引饮。若小便快者，利断，渴则止。若小便涩，水不行于小肠，渗入肠胃，渴亦不止，利亦不断。凡如此者，皆身体浮肿，脾气弱，不能克水故也。亦必眼痛生障，小儿上焦本热，今又利，下焦虚，上焦热气转盛，热气熏肝故也。茅先生以为食伤脾胃所致，先用醒脾散、匀气散调，一日后，下调中饮三方俱不乳食，夹乳香散泻、龙涎膏渴，调理即愈。《千金》单捣冬瓜汁饮之。

《千金》治少小壮热，渴引饮下痢。

龙骨汤

龙骨　甘草炙　大黄　赤石脂　石膏　桂心　寒水石　菰𦼮根各二两

上八味，治下筛。以酒水各五合煮散，合二沸，去滓，量儿大小服之。

外台**麦门冬汤**　疗少小夏月药大下后，胃中虚热渴。

麦门冬去心　甘草炙。各四分　枳实炙　黄芩　人参各三分　龙骨六分

上六味，切。以水二升，煮取九合，去滓分温服。

外台榉皮饮子　疗小儿渴痢。

梁州榉皮十二分　菰𦼮　茯苓各八分　人参六分　粟米二分

上五味，切。以水三升，煮取一升二合，去滓分服，量大小与之。

《外台·刘氏》疗小儿痢渴不彻，肚胀不能食方

诃梨勒皮六分　桑叶十分，炙，末

上二味，切。以水一升，煮取五合，去滓分服之。亦治大人。

《子母秘录》小儿赤白痢渴，及得水吃，又呕逆方

上炙楮叶令香黄，以饮浆半升浸楮叶，使水绿色，然后去叶，以木瓜一个，切，内叶汁中煮三二沸，去木瓜，使暖，细细服。渴停。

圣惠黄芪散　治小儿痢渴，心胸烦闷，不欲饮食。

黄芪锉　麦门冬去心，焙　黄芩各三分　乌梅肉三枚，微炒　龙骨一两　白术　黄连微炒，去须。各半两

上件药，捣粗罗为散。每服一钱，以水一小盏，煎至五分，去滓，不计时候，量儿大小，分减温服。

黄芩散　治小儿痢渴不止。

黄芩　诃梨勒煨，用皮　樗株皮各半两　菰𦼮根　黄连去须　当归锉，微炒。各三分　乌梅肉一分，微炒

上件药，捣粗罗为散。每服一钱，以水一小盏，煎至五分，去滓，不计时候，量儿大小，分减温服。

当归散　治小儿痢渴，腹内疼痛不止。

当归锉，微炒　黄连微炒，去须　黄芪锉。各三分　干姜炮制，锉　甘草炙微赤，锉。各半两

上件药，捣粗罗为散。每服一钱，以水一小盏，煎至五分，去滓，不计时候，量儿大小，分减温服。

龙骨散　治小儿痢渴，体热烦闷。

白龙骨一两　胡黄连半两　茯神　人参去芦头　茅根锉　麦门冬去心，焙。各三分

上件药，捣粗罗为散。每服一钱，以水一小盏，煎至五分，去滓，不计时候，量儿大小，分减温服。

蓝叶散　治小儿痢渴，烦热不止。

蓝叶二分　赤茯苓一分　赤石脂一两　黄连微炒，去须　冬瓜仁　醋石榴皮锉碎，微

炒。各半两

上件药，捣粗罗为散。每服一钱，以水一小盏，煎至五分，去滓，入蜜半茶匙，更煎三两沸，不计时候，量大小，分减服之。

地榆散　治小儿痢渴，或下五色恶物，心神烦热不止。

地榆　白茯苓　黄柏微炙，锉。各一两

上件药，捣粗罗为散。每服一钱，以水一小盏，煎至五分，去滓，不计时候，量儿大小，分减服之。

黄连散　治小儿痢渴，烦热吃水不知足。

黄连去须，微炒　牡蛎烧为粉。各半两　乌梅肉微炒　甘草炙微赤，锉　诃梨勒煨，用皮。各一分

上件药，捣粗罗为散。每服一钱，以水一小盏，煎至五分，去滓，不计时候，量儿大小，分减温服。

榉皮散　治小儿痢，渴不止。

榉株皮一两　菰瓤根　白茯苓各三分　人参半两，去芦头

上件药，捣细罗为散。不计时候，以粟米饮调下半钱，量儿大小，以意加减。

甘草散　治小儿痢，渴不止。

甘草炙微赤，锉　乌梅肉微炒。各一两　诃梨勒二枚，煨，用皮

上件药，捣粗罗为散。每服一钱，以水一小盏，入生姜少许，煎至五分，去滓放温，不计时候，量儿大小，分减服之。

黄芩丸　治小儿痢，渴不止，壮热腹痛。

黄芩　菰瓤根　黄连去须，微炒　当归锉，微炒。各三分　臭樗株皮炙微黄，锉　诃梨勒煨，用皮。各半两　乌梅肉五枚，微炒

上件药，捣罗为末，炼蜜和丸，如绿豆大。每服以粥饮下七丸，日三四服，量儿大小，加减服之。

太医局人参散　调中和气，止呕逆，除烦渴，治昏困多睡，乳食减少，及伤寒时气，胃气不顺，吐利止后，躁渴不解。

人参去芦头　白茯苓去皮。各一两　木香　甘草炙，锉　藿香叶各一分　干葛锉，二两

上件为末。每服一钱，水一中盏，煎七分，去滓放温服，不计时候。

婴孺子芩汤　治小儿大热，痢兼渴，憎寒。

子芩　枳壳炒　黄柏各四分　石膏十二分　竹叶切，一升　榉皮十分　人参七分

上，以水五升，煮一升六合，七岁儿，为三服，四五岁儿，为四服，以次，量与之服。

菰瓤汤　治小儿有热不调，渴痢。

菰瓤　知母　茯苓各八分　甘草　黄柏各四分　人参六分　黄芩　榉皮各十分

上，以水五升，煮一升半，五六岁儿，为三服。

冬瓜汤　治小儿渴不止，痢不住。

冬瓜切，八合　菰瓤十二分　茯苓　知母各八分　麦门冬五分，去心　粟米二合半

上，水五升，煮一升四合，新布绞去滓，量儿与之。

张涣健胃散　治泄泻身热烦渴。

厚朴去粗皮，生姜汁制，炙香熟　川黄连　肉豆蔻各一两　缩砂仁　干姜炮　白术炮　木香各半两

上件，捣罗为细末。每服一钱，水一小盏，入生姜、粟米少许，煎至五分，去滓温服。

碧香丹　治小儿吐利后，大渴不止，不得眠睡，甚则成疳。

天竺黄　龙骨　不灰木烧赤，放冷　赤石脂各一两，为末　铁粉　定粉　铅白霜　细蛤粉各一两，并细研

上件，通拌匀，入麝香半两同研匀，滴水和丸，如鸡头大。每服一粒至两粒。

用蚬螺儿两个研细，沸汤浸，水沉极冷化下。大渴即与服，神验。

宝鉴竹茹丸 治小儿渴泻。

黄连一两，好者，锉作块子，一一相似，茱萸一两，二味相和，滴蜜炒令黄赤色，去了茱萸

上件为末，薄糊为丸，如萝卜子大。每服十丸，竹茹煎饭饮吞下。

人参白扁豆散 治脾胃不和，不思饮食，吐泻渴水，及小儿虚热烦燥。

人参 白扁豆去皮，炒熟 白术 茯苓各一两 罂粟子 甘草炙 山药各半两

上为末。每用二钱，水一中盏，入姜二片，枣半个，同煎至七分，通口服。如腹疼痛，加紫苏煎。小儿虚热，加薄荷同煎。

《吉氏家传》治五痢吃汤不彻，肚胀不食方。

诃子皮 桑白皮各六钱

上，水二升，煎三合服之。立差。

吉氏六神丸 治疳泻渴饮无度。

木香 丁香 豆蔻以面裹，此三味入慢火煨，候面熟为度 使君子去壳 诃子去核。各半两 芦荟一两

上件为末，枣肉丸，如绿豆大。每服三五丸，米饮吞下。

腹 痛

圣惠黄连散 治小儿久赤白痢不止，腹痛羸弱，不欲饮食。

黄连一两，去须，微炒 厚朴去粗皮，涂生姜汁，炙令香熟 干姜炮制，锉 木香 艾叶微炒 龙骨各半两 当归锉，微炒 黄牛角鰓烧灰。各三分 乌梅肉一分，微炒

上件细末。每服以粥饮调下半钱，日三四服，量儿大小，加减服之。

黄柏丸 治小儿久白痢，腹胀疞痛。

黄柏微炙，锉 当归锉，微炒。各一两

上件药，捣罗为末，煨大蒜和丸，如绿豆大。每服以粥饮下七丸，日三四服，量儿大小，加减服之。

木香散 治小儿久赤白痢，腹胁疼痛。

木香 诃梨勒煨，用皮 臭樗株皮微炙 木贼 黄连去须，微炒。各半两

上件药，捣细罗为散。每服以粥饮调下半钱，日三四服，量儿大小，以意加减。

肉豆蔻散 治小儿久赤白痢，腹内疞痛，全不思食，渐至困羸。

肉豆蔻三枚，去壳 青橘皮汤浸，去白瓤，焙 黄牛角鰓炙令微焦 当归 地榆 厚朴去粗皮，涂生姜汁，炙令香熟 黄连去须，微炒。各半两 干姜一分，炮裂，锉

上件药，捣细罗为散。每服以粥饮调下半钱，日三四服，量儿大小，临时加减。

龙骨丸 治小儿久赤白痢不止，腹痛。

白龙骨 黄连去须，微炒 黄柏微炙，锉 木香 诃梨勒煨，用皮。各一分 胡粉三钱，炒微黄 白矾烧令汁尽 干姜炮裂，锉 当归锉，微炒。各半两

上件药，捣罗为末，炼蜜和丸，如绿豆大。每服以粥饮下五丸，日三四服，量儿大小，临时加减。

钱氏小香连丸见前。

张涣顺胃丹 治泻利，虫烦腹痛。

高良姜 干漆 肉桂各一两 白术炮 肉豆蔻仁各半两

上件，捣罗为细末，白面糊和丸，如黍米大。每服十粒，粟米饮下，量儿大小加减。

建中丹 治泄注不止，腹痛多啼。

胡椒 蓬莪茂 肉豆蔻各半两 全蝎一分

上件为细末，白面糊和丸，如黍米大。每服十粒，米饮下。

九龠卫生固气丸　疗小儿脾胃虚怯，泄泻腹痛。

用绝大肉豆蔻一枚，劈破，填滴乳香一块，用酵面裹，慢火内煨，候面熟为度，去面不用，将肉豆蔻、乳香同为细末，面糊和丸，如绿豆大。每服二十丸，乳食前米饮下。

张氏圣饼子　治小儿久痢腹痛，脱肛下血。

神曲一两　腻粉一钱匕

上件二味，拌合令匀，后以鸡子清调拌上件药，稀稠得所，捏作饼子，如钱大小，于火上炙令黄熟。每服一饼，于早晨空心同油饼吃之，后进饮少许。

吉氏紫霜丸　治小儿久积，胸高羸瘦，赤白痢疾，肚腹痛甚。

丁头代赭石半两，火煅五遍，醋淬五遍　杏仁二七粒，取霜　乳香　朱砂　木香各一钱　宣黄连一分，去头　轻粉半钱　麝香少许　肉豆蔻二个，面裹，炮　巴豆十粒，取霜

上为细末，稀面糊为丸，如梧桐子大。每服七丸至十五丸，紫苏饭饮吞下。

羸　瘦

巢氏云：小儿肠胃虚弱，受风冷《圣惠》作挟疳气则下利，利断后，脾胃尚虚，谷气犹少，不能荣血气，故羸瘦。

《外台·刘氏》疗小儿痢后虚，手足心热，痢纵未断，亦可服之方。

橘皮　生姜各三分

上二味，切。以牛乳半升，煎取四合，去滓分温服之。

圣惠桔梗丸　治小儿久利不断，肌体羸瘦，食不消。

桔梗去芦头　神曲微炒。各一两　麦蘖　乌梅肉微炒　厚朴去粗皮，涂生姜汁，炙令香熟　白术　人参去芦头　赤石脂　黄芩　龙骨　桂心　甘草炙微赤，锉。各半两　黄连一两半，去蘖，微炒　黄雌鸡骨一具，净洗，去肉，酒浸一宿，炙令黄

上件药，捣罗为末，炼蜜丸，如绿豆大。每服以粥饮下五丸，日三服，量儿大小，加减服之。

雄黄散　治小儿久痢不差，羸瘦壮热，毛髮干焦，不能饮食。

雄黄　芦荟　青黛　朱砂　熊胆　麝香各细研　龙胆去芦头　黄连去须，微炒　黄柏微炙，锉　当归锉，微炒　白芷　细辛　甘草炙微赤，锉。各一分　蚱蝉七枚，去足　干蛤蟆一两，涂酥，炙令黄焦

上件药，捣细罗为散。入研了药，更研令匀。每服以井华水调下半钱，日三四服，量儿大小，以意加减。

鸡子粥　治小儿下痢不止，瘦弱。

鸡子一枚　糯米一合

上，煮粥，临熟破鸡子相和搅匀。空腹，入少醋食之。

张涣**龙骨汤**　治小儿痢久成疳，渐渐黄瘦。

龙骨　诃梨勒皮炮　赤石脂各半两　醋石榴皮炒黄　木香　使君子仁各一分

上件，捣罗为细末。每服半字至一钱，点麝香汤调下。

浮　肿

《惠济论》小儿痢瘥后遍身肿候歌：冷痢日久失医治，遍身浮肿却如吹，脉洪是气化为水，沉实还因积有之，顺气肿消为上法，气平两日定多尿，莫交食饱还忧滞，此疾元因积损脾。

惠济论塌气散

茯香　白牵牛　甘草各炒　木香各一钱

上为末。每服半钱，紫苏汤下。

止渴圣效散　治小儿因吐利，气虚津液减耗，生疳烦渴，饮水不休，面肿脚浮，腹大头细，小便利白，全不吃食。

干葛　白芷各二两，一两炒黄，一两生用　细墨二两，一两火煅过，一两生用　黄丹二两，一两炒紫色，一两生用

上，同为细末。每服半钱，倒流水调下。

腹痛

［杨］　夫腹痛者，多因邪正交攻，与脏气相击而作也。挟热而痛者必面赤或壮热，四肢烦，手足心热见之。挟冷而痛者必面色或白或青，手足冷者见之。冷甚而变证则面黯唇口俱黑，爪甲皆青矣。热证四顺清凉饮里热加青皮、枳壳。冷证七气汤加辣桂调苏合香丸。若邪正交攻，冷热不调，桔梗枳壳汤加青皮、陈皮、木香、当归为妙。若内吊等证，则钩藤散夜啼。其馀则芍药甘草汤为要药也。实痛有热者，大柴胡汤伤寒主之。心腹痛甚有实热者，大承气汤伤寒下之。腹痛，桂枝加芍药。痛甚桂枝加大黄二方并见痘疹。

［薛］　小儿腹痛，口中气冷，不思饮食，脾土虚寒也，用调中丸不乳食主之。口中气温，大便酸臭，积痛也，用下积丸治之。面赤壮热，或手足并热，实热也，用泻黄散脾泻之。面黄微热，或手足并温，虚热也，用异功散吐泻补之。若作渴饮汤，胃气虚热也，用白术散渴。若痛连两胁，肝木乘脾也，用四君子汤吐泻加柴胡、芍药。若腹痛重坠，脾气下陷也，用补中益气汤虚热加升麻。若手足指冷，或吃逆泄泻，寒水侮土也，用六君、炮姜、肉桂，不效，急加附子。若服克滞之药致腹作痛，按之不痛，脾气复伤也，用五味异功散。中脘痛者属脾。少腹痛者属肾。按之痛者为积滞。不痛者为里虚。积滞者消之，虚者补之。　楼氏分曲腰干哭无泪者，为盘肠内钓痛。　面㿠白不思食，为胃冷痛。　面赤唇焦便黄，为热痛。　面黄白，大便醋臭，为积痛。　口淡而沫自出，为虫痛。　曾氏又有脏寒痛，锁肚痛，癥瘕痛，痃痛，癖痛，吊肾痛，偏坠痛，寒疝痛。　各有治法，今胪列于后：

寒　痛

茅先生歌云：面青面白犹自可，黑色如青瓜一同，此是腹心生冷痛，须将温药里头攻。　钱氏云：胃虚冷，面㿠白色，腹痛，不思食，当补，益脾益黄散主之。若不下利者，调中丸主之。益黄散治下利而痛也，调中丸治不利而痛也。　曾氏脏寒痛，议附胎寒论后。

益黄散脾。

调中丸

白术　人参　甘草炒。各半两　干姜炮，四钱

上为细末，蜜丸如绿豆大。每服五七丸至十五丸，食前，温水下。海藏云：仲景理中例也。

当归散　凡小儿夜啼者，脏寒而腹痛，面青手冷，不吐乳是也，宜此方服之效。

当归去芦头　白芍药　人参各一钱　甘草炙，五分　桔梗　陈皮各一钱

上㕮咀。煎五分，时时少服，愈。

七气汤　治七气所伤，痰涎结聚，心腹亦痛，不能饮食。

半夏制，焙，五两　人参　辣桂去皮。各一两　甘草半两

上锉细。每服三钱，水一大盏，姜五片，枣一枚煎，食前服。

指迷七气汤　治七情相干，阴阳不升降，气道壅滞，攻冲作疼。

青皮　陈皮　桔梗　蓬术　辣桂　益智仁各一两　香附子一两半　甘草　加半夏

制。各七钱半

上锉细。每服三钱，水一盏，姜四片，枣一枚，煎至七分，不拘时服。

张涣宽中汤　治心腹疼痛，不可忍者。

高良姜　木香各半两　丁香　青橘皮炒黄　桔梗　甘草炙。各一分

上件，捣罗为细末。每服半钱，温酒调下。

蓬莪术丹

蓬莪术炮制，乘热锉碎　当归洗，焙干。各一两　木香　人参去芦头　桂心各半两　黑牵牛炒，微黄，一分

上件，捣罗为末，细白面糊和丸，如黍米大。每服十粒，煎生姜汤下，量儿大小加减。

温胃丹　治腹痛啼哭不止。

人参去芦头　白术炮。各一两　五味子　当归洗，焙干　高良姜各半两　木香一两

上件，捣为细末，白面糊和丸，如黍米大。每服十粒，米饮下。

橘香散

青橘皮炒　吴茱萸　木香　当归洗，焙干。各一两　干姜炮　丁香各半两

上件，捣罗为末。每服一钱，水八分一盏，入生姜二片，煎五分，去滓放温热服，食前。

曾氏茠香汤　和脾胃，进饮食，理腹痛，散邪气。

茠香炒　良姜锉碎，用东壁土炒。各一两半　苍术米泔水浸一宿，去粗皮，滤干，锉片，炒至微黄色，二两　甘草炙，一两

上，锉焙为末。每服一钱，烧盐汤空心调下。

热　痛

钱氏云：热痛亦啼叫不止，夜发面赤唇焦，小便赤黄，与三黄丸里热，人参汤下。

《婴孺》治小儿腹痛，夭纠不能哺乳。**茯苓丸**方

茯苓　黄连各一两

上为末，用蜜为丸，如大豆大，饮下，量加。

积　痛

[钱]　积痛，口中气温，面黄白，目无精光，或白睛多，及多睡畏食，或大便酸臭者，当磨积，宜消积丸，甚者白饼子下之，后和胃，用白术散。消积丸、白饼子，方见癖。白术散方见消渴。

[曾]　积痛，腹中阴阴而痛，面黄不食，儿大者口吐酸馊气，先治积滞，后调脾胃，其痛自止，仍辨虚实和解。治法见后癖积条中。

汤氏三棱散　治积气肚痛。

砂仁　甘草　益智炒，去壳　三棱　蓬术　青皮炒。各等分

上为末。白汤点下。

丹溪云：食积腹痛，必用紫苏、莱菔子之类。　初虞世治小儿好吃粽，成肚痛，用黄连、白酒药等分为丸服。

虫　痛

虫痛面㿠白，心腹痛，口中沫及清水出，发痛有时。　田氏云：虫痛啼哭俯仰，坐卧不安，自按心腹，时时大叫，面无正色，或青或黄，唇白，又目无精色，口吐涎沫，此为虫痛。　钱氏云：积痛、食痛、虚痛，大同小异，惟虫痛者当口淡而沫自出，治之随其证用药。虫与痫相似，小儿本怯，故胃虚冷则虫动而心痛，与痫略相似，但目不斜，手不搐也，安虫散主之。　曾氏云：蛔虫动痛，口吐清水涎沫，或吐出虫，痛不堪忍，其疾因食甘肥荤腥太早而得，故胃寒虫动作痛，其虫

吐来或生或死，儿小者，此痛苦甚，亦致危难，先以理中汤吐泻加乌梅水煎服，使胃暖不逆，次芦荟丸疳、使君子丸、化虫饮主之。有儿大者，面㿠白而间黄色，肉食倍进，肌体消瘦，腹中时复作痛，此有血鳖、蛔虫杂乎其间，以二圣丸下之。又有胃受极寒极热，亦令虫动，或微痛，或不痛，遽然吐出，法当安虫为上。若以治虫，及伤胃气，固不可也。因寒而动者用理中汤加乌梅，水煎服。因热而动者用㕮咀五苓散，亦加乌梅，水姜煎投。辛氏女子五岁，病虫痛。诸医以巴豆、干漆、硇砂之属治之，不效。至五日外，多哭而俯仰，睡卧不安，自按心腹，时大叫，面无正色，或青或黄，或白或黑，目无光而慢，唇白吐沫，至六日，胸高而卧转不安。召钱至，钱详视之，用芜荑散三服，见目不除青色，大惊曰：此病大困，若更加泻，则为逆矣。至次日，辛见钱曰夜来三更果泻，钱于泻盆中看，如药汁，以杖搅之，见有丸药。钱曰：此子肌厚，当气实，今证反虚，不可治也。辛曰：何以然？钱曰：脾虚胃冷则虫动，而今反目青，此肝乘脾，又更加泻，知其气极虚也，而丸药随粪下，即脾胃已脱，兼形病不相应，故知死病。后五日昏笃，七日而死。

钱氏安虫散 治小儿虫痛。

胡粉炒黄 鹤虱炒黄 川楝子去皮核 白矾枯，二钱半

上为细末。每服一字，大者五分，米饮调下。痛时服。

治虫动，痛极不可忍，用干漆半两，槟榔一枚生用，窑老一块再煅细研，三件一处为末。空心热酒调，良久取下虫，立愈，验。窑老，恐窑中煅过泥物也。

又方：用干漆一两，捣碎，炒令烟尽出，用新汲水入生麻油，空心调下。

钱氏安虫丸 治上中二焦虚，或胃寒虫动，及痛。

干漆炒烟尽，二分 雄黄一分 巴豆霜一钱

上为细末，糊丸如黍米大。量儿大小服之，取东引石榴根煎汤下，或苦楝根，或芜荑汤下五七丸至二三十丸，发时服。

芜荑散 主治同前。凡小儿痛时便高声啼叫，人中上鼻头唇口一时黑色，脉法当沉弱而弦，今反脉大，是虫证也。

白芜荑 干漆炒。各等分

上为细末。每服一字或五分一钱，米饮调下，发时服。

使君子丸 治腹内诸虫作痛，口吐清水。

使君肉薄切，屋瓦焙干 槟榔 酸石榴根皮东向者佳，净洗，锉焙 大黄半生半炮。各七钱半

上，除槟榔锉晒不过火，馀三味再焙，同槟榔为末，砂糖水煮面糊丸，麻仁大。每服三十丸至五十丸，淡猪肉汁空心下，或鸡肉汁亦好。

化虫饮 消化虫毒，在腹作痛。

槟榔 酸石榴根皮净洗，焙干。各一两 红丹煅过 雷丸 贯众如鸡头者佳 使君子肉薄切，焙。各二钱半 甘草炙 枳壳去瓤，麸炒微黄 大黄各五钱

上为细末。用清油煎鸡子一枚如春饼样，候冷，抄药末一钱于上，摊匀，空心卷而食之。儿小者，用糯米粉水煮糊丸，粟谷大。每服十五粒至三十丸，以淡猪肉汁空心下，鸡肉汁亦好。

二圣丸 治腹内诸虫，及消谷逐水，下气去风。

槟榔一两 巴豆十五粒，去壳膜心，大好者，存油

上，槟榔锉、晒为末，巴豆碎切，在乳钵内极细杵，仍入槟榔末同再杵匀，面

糊丸，绿豆大。每服七十七丸至九十九丸，用温茶清，五更初空心，止一投药，见虫下尽，进以稀粥自安。

锁　肚　痛

［曾］　一月后婴孩，忽乳不下咽，肚硬如石，赤如朱，撮口而哭，面青唇黑，手足口气俱冷是也。始因断脐带不紧，为风冷所乘，证亦危急，以白芍药汤疝、乌梅散、一字金脐风投之，日久则难愈。更参考脐风证内议论。

乌梅散　治腹疼，及初生婴孩脐下冷痛，疝气等疾。

乌梅去核　玄胡索　粉草半生半炙。各五钱　乳香　没药　钩藤各二钱半

上件㕮咀。每服二钱，水一盏，煎七分，空心温服。

盘肠内钓痛

［汤］　小儿腹痛曲腰，干哭无泪，面青白，唇黑肢冷，为盘肠内钓。凡有此证，急煎葱汤淋洗其腹，揉之，葱熨脐腹间良久，尿自痛中出，其疼立止，续次服药。

乳香　没药各少许，透明者，细研

上件，木香一块于乳钵内磨，水一分，滚数沸，调乳没末。此药只一服效。

［薛］　小儿盘肠气者，痛则曲腰干啼，额上有汗，皆由肝经风邪所搏也。肝肾居下，故痛则曲腰。干啼者，风燥其液，故无泪也。额上有汗者，风木助心火也。口闭足冷者，脾气不营也。下利青粪者，肝木乘脾也。皆由产下澡洗受风冷所致，当服钩藤膏之类。若乳母及儿受寒邪者，用沉香汤之类。若儿额间有汗，口闭脚冷，乃虚寒也，用当归散见前或沉香降气汤之类。若面赤唇焦，小便不通，小腹胀痛者，乃小肠热也，用人参汤送下三黄丸里热。若因乳母饮食停滞者，用保和丸宿食。怀抱气郁者，加味归脾汤惊悸。怒动肝火者，加味逍遥散虚热。子母俱服，并佳。

钱氏钩藤膏　治小儿腹中极痛，干啼后偃，名盘肠内钓。

乳香研　没药研　木香　姜黄各四钱　木鳖子仁二十一个

上，先将后三味同为细末，次研入上二味，炼蜜和成剂收贮。每一岁儿可服半皂子大，馀以意加减，煎钩藤汤化下，无时。次用魏香散。

魏香散

蓬术半两　阿魏一钱

上，先用温水化阿魏，浸蓬术一昼夜，焙干，为细末。每服一字或半钱，煎紫苏米饮空心调下。

蒜乳丸　治冷证腹痛夜啼。

大蒜一棵，慢火煨香熟，研烂　乳香另研，五分

上，研为丸如芥菜子大。每服七粒，乳汁送下。

异香散　治小儿诸般吊证，角弓反张，胸高脐凸。

用透明没药一味为末，姜汤调下。

癥　瘕　痛

［曾］　癥瘕痛，乃积久所致，由荣卫俱虚，外则感受风寒，内则过伤乳食，停滞既久，不能克化，故邪并于阴为癥，阴则专静，凝而不移，邪并于阳为瘕，假物象形，动而不息，若久而不治，亦成脾疳积，或两胁间有块如石，按之则痛，不按则轻。或面黄肌瘦，肚硬而胀及有青筋，昼凉夜热，蒸潮无时，乳食减少，爱吃泥土。或大便酿泻，痛则身冷如冰。法当调脾养胃，用醒脾散慢惊、参苓白术散不乳食。磨积理疳，用化癖丸癖、三棱散

宿食、木香莪术丸宿食。治酿泻，没石子丸泻、沉香槟榔丸癖积。然此积滞之疾，非七剂可疗，必须次第调理，则日久自然平复。

痃痛

［曾］ 始则腹内一小长块，其硬如臂，从腰缠转，或左或右，良久痛甚，则见于皮下，不妨乳食。其证先因有疾表解未尽，遽尔下之太过，气虚寒搏，郁结而成。法宜益气理虚，用参苓白术散不乳食、沉香槟榔丸癖、木香莪术丸宿食为治，或间投白芍药汤疝加人参、茯苓，水姜煎服。

癖痛治法详癖门。

按：癥瘕痃癖四证，大同小异，治法亦无大分别，似不必琐琐作名，亦可也。

吊肾偏坠痛证治在阴肿门。

寒疝痛证治在疝门。

补虚

芍药甘草汤 治出疹肚疼腹满，小便不通。

芍药一两 甘草二钱半

上锉散。白水煎服。

圣惠人参散 治小儿卒吐下，腹痛不止。

人参去芦头 当归锉，微炒。各半两 甘草炙，微赤，锉 干姜炮裂，锉 黄芪锉。各一分 细辛一分

上件药，捣粗罗为散。每服一钱，以水一小盏，煎至五分，去滓稍热服，量儿大小，以意加减。频服。

［钱乙］**附方和中散** 和胃气，止吐泻，定烦渴，治腹痛，思食。

人参去芦 白茯苓 白术 甘草锉，炒 干葛锉 黄芪 白扁豆炒 藿香叶各等分

上为细末。每服三钱，水一盏，干枣二个去核，姜五片，煎至八分，食前温服。

外治

《庄氏家传》小儿未能语，啼哭不能辨者，当以手候其腹，如有实硬处，即是腹痛。治之方，研生姜取汁，暖令温，调面成糊，涂纸上，贴脐心，立定。

腹胀

［钱］ 腹胀，由脾胃虚气攻作也。实者闷乱喘满，可下之，用紫霜丸、白饼子。此言未下而喘者，为实，故可下，若误下而喘者，为虚气附肺，不可下也。紫霜丸、白饼子二方见癖。不喘者，虚也，不可下，若误下之，则脾虚气上，附肺而行。肺与脾子母皆虚，肺主目胞、腮之类，脾主四肢，母气虚甚，即目胞腮肿，四肢黄色。治之用塌气丸渐消之，未愈，渐加丸数，不可以丁香、木香、橘皮、豆蔻大温散药治之，何以然？脾虚气未出，故虽腹胀而不喘，可以温散药治之，使上下分消其气，则愈矣。若气虚已出，附肺而行，即脾胃内弱，每生虚气入于四肢面目矣，小儿易为虚实，脾虚则不受寒温，服寒则生冷，服温则生热，当识此勿误也。胃久虚热，多生疸病，或引饮不止。脾虚不能胜肾，随肺气上行于四肢而目肿若水状，肾气漫浮于肺，即大喘也。此当用塌气丸，病愈后面未红者，虚衰未复故也。此下后喘，故宜塌气丸，若未下而喘，宜下之。 治腹胀者，譬如行兵战寇于林，寇未出林，以兵攻之，必可获，寇若出林，不可急攻，攻则必有失，当以意渐收之，即顺也。寇未出林，谓虚气未出而不喘，不目胞腮肿，故可用丁香、木香大温散药上下分消，其气而愈也。寇已出

林，谓虚气已出，为喘、为目腮肿，须用塌气丸渐消之。　治小儿虚腹胀，先服塌气丸，不愈，腹中有食积结粪，小便黄，时微喘，脉伏而实，时饮水能食者，可下之。盖脾初虚而后有积，所治宜先补脾，然后下之，后又补脾，即愈也。不可补肺，恐生虚喘。

［洁］　腹胀虚实。凡久病吐泻之后，虚则其脉微细，肺主目胞及腮，脾主四肢，若色淡黄，目胞腮虚肿，手足冷，先服塌气丸，后服异功散、和中丸、四君子汤、益黄散之类，用诸温药养真气异功散、和中丸、四君子汤三方，并见吐泻。

实则脉洪实，不因吐泻久病后，亦不因痢下，腹胀而喘急闷乱，更有痰有热，及有宿食不化而腹胀者，宜服白饼子、大黄丸、解毒丸下之，兼须详认大小便，如都不通，先利小便，后利大便。白饼子方见癖，解毒丸方见喉痹，大黄丸方见伤寒。

云岐云：小儿热结于内，腹胀壮热，大便赤黄，躁闷烦乱者宜泻青丸。

［薛］　东垣云：寒胀多，热胀少，皆主于脾胃。虚者宜用六君子汤。若喘而气短者，脾肺气虚也，用异功散补之。若服克伐之类而喘胀益甚者，脾肺之气复伤也，用前汤加半夏、升麻。若既下而不喘，则邪气去而肺气宁也，不必用药。或病久小便不利，或四肢浮肿者，脾肺之气虚，不能通调水道也，用金匮加减肾气丸主之。或手足逆冷，睡而露睛，脾胃虚寒也，用六君子加炮姜。手足不冷，睡而露睛，脾胃虚弱也，用六君子汤。若面色青，木克土也，用六君、木香、柴胡，更当调治乳母，节其饮食，恐药饵过剂，复伤胃气故也。　一小儿腹胀，面赤痰喘，大便秘，壮热饮冷。此形病俱实。用紫霜丸一服，诸证益甚，面色顿白，饮汤不绝。余以为邪气退而真气复伤，故面白而喜汤，用白术散大剂煎汤，令恣饮，良久而睡，翌日顿安。　一小儿伤食腹胀，胸满有痰。余治以异功散而痊。后复伤食腹胀，兼痛，或用药下之，痛胀益甚，而加气喘。此脾胃伤而致肺虚也。用六君子加桔梗调补而痊。　一小儿腹胀恶食，发热恶心，证类外感。余曰此饮食停滞也。用保和丸一服，诸证顿退，惟腹胀，用异功散而痊。　一小儿伤食腹胀，服克伐之剂，小便涩滞，又服五苓散之类，饮食渐减，小便不通，四肢顿肿。余朝用金匮肾气丸去附子，夕用补中益气汤而安。　一小儿腹胀，大便青白，腹左一块，面色痿黄，齿龈赤烂，食少滞颐。余用异功散调补中气为主，佐以大芜荑汤清疳治热，月馀诸证稍愈，仍服异功散及蛤蟆丸，外贴阿魏膏，两月块消，左胁微痛，用四君子汤、九味芦荟丸而愈。　《百问》云，有疳胀，气胀，癥积胀，锁肚胀，脘膈胀，食膨胀，蛔胀，虚冷积胀。其疳气积胀，宜先与保童兼塌气以去之。其痞癖气胀、癥积胀，宜三棱以消痞。其锁肚胀，宜与珍珠天麻丸以通之。其上膈中脘食伤膨胀，宜三棱、塌气、大茱连丸以消磨之。其蛔胀，宜下虫丸以化之。其虚冷积胀，宜沉香煎以温之。以上诸证，宜调和胃气，消磨通利，肿胀必然平复矣。如有热者，必以葶苈、牵牛等辈以治之，推气丸剂亦可用。

按：《百问》分证虽详，而偏于攻下。若无钱、张活法，薛氏补法以主之，鲜不杀人，慎之。

塌气丸

胡椒一两　蝎尾半两

上为末，糊丸如粟米大。每服五七丸至一二十丸，陈米饮下，无时。　一方，有木香一钱。

钱氏、洁古所用塌气丸，乃此二味，

不可误用，后有牵牛者，慎之。

本事调中丸　治小儿久伤脾胃，腹胀。

干姜　橘红　白术　茯苓　木香　砂仁　官桂　良姜各等分

上细末，糊丸如麻子大。每服二三十丸，食后，熟水下。

《圣惠》治小儿脾虚腹胀不能乳食。**诃梨勒丸**

诃梨勒煨，用皮　厚朴去粗皮，涂生姜汁，炙令香熟　陈橘皮汤浸，去白，焙。各半两　干姜炮裂，锉　甘草炙微赤，锉　木香　白术　人参去芦头。各一分

上件药，捣罗为末炼蜜和丸，如麻子大。每服以粥饮下五丸，日三四服，量儿大小，加减服之。

张氏温脾散　治脾胃亏损，腹胁虚胀，乳食不进，困倦无力。

诃子肉　人参各七钱　白术　木香　桔梗　茯苓　藿香　陈皮　黄芪各五钱　甘草炙，二钱半

上，每服二三钱，姜枣水煎。

沉香煎　治脾气冷积。

乳香　沉香　丁香　杏仁炒　百草霜　木香各一钱　肉豆蔻一个，煨　巴豆十四粒，出油如霜

上为末，酒煮蜡和丸，绿豆大。每服三五丸，淡生姜汤送下。应患肚痛不止，服之效。常服，以通为度。

三因肥儿丸　治小儿病多因缺乳，吃食太早所致，或因久患脏腑胃虚虫动，日渐羸瘦，腹大不能行，髪竖，发热，无精神。

黄连　神曲各一两　麦芽炒，半两　木香二钱　槟榔三个，不见火　使君子　肉豆蔻面裹，煨。各半两

上为末，糊为丸，如桐子大。每服三二十丸，量儿加减，熟水吞下。

六神丸　治如前证。

丁香　木香　肉豆蔻用面裹，煨。各五钱　诃子煨，去核，半两　使君子　芦荟研。各一两

上为末，以枣肉和丸，如麻子大。每服五丸至七丸，温米饮下，食前。

治小儿疳病或腹大

胡黄连二钱，去果积　阿魏一两半，去肉积　神曲二钱，去食积　黄连二钱，去热积　麝香四粒，通窍

上为末。每服十二粒，白术汤下。

褐丸子　治疳肿胀。

萝卜子一两，微炒　陈皮　青皮　槟榔　五灵脂　蓬术煨　黑牵牛取净末，半生半炒　赤茯苓各半两　木香二钱半

上为末，面糊丸，绿豆大。每服十五丸，紫苏叶或白汤下。

五疳保童丸　治五种疳疾。

五倍子生　青黛　夜明砂布裹，洗　苦楝根皮　芦荟　熊胆研入　黄连去毛　龙胆草生用　干蟾酥炙，去皮骨　麝香研入　芜荑取仁　蝉退去土。各等分

上末，用粟米糊为丸，麻子大。一岁儿二十丸，饭饮下，二三服。

幼科有丁奚、哺露、无辜等名，其证腹大，颈小，黄瘦，皆疳胀之异名也，轻则为此，重则为彼耳。今仍旧别立门于疳后。

杨氏塌气散　治小儿腹胀，气喘，体肿，面浮。

陈米一合，炒黄　青皮去瓤，巴豆二十一粒，炒黄色，去巴豆　甘草炙。各半两　黑牵牛二钱半，半生半炒　肉豆蔻二个，煨香

上末，半钱，米饮调下。加槟榔一个。

塌气丸　治小儿疳气腹胀，喘急并面浮肿。

丁香　胡椒炒。各五钱　萝卜子炒　白

牵牛各七钱半

上为末，面糊丸，小豆大。三岁三十丸，米汤下。

塌气散 治小儿腹胀气粗，并疳疾相攻，面目浮肿。

木香一钱 青皮半两 巴豆三十粒，同炒豆黄色，去巴豆

上为末。三岁，半钱，米汤下，食前连进，即效。

分气饮 治小儿肿胀作喘，气短而急。

桔梗 赤茯苓 陈皮 桑白皮锉 大腹皮 枳壳炒 半夏曲 真苏子微炒 紫苏 甘草炙。各二钱，草果仁一钱

上锉散。每服一钱半，姜枣煎服。

三棱煎丸 治婴孩食伤生冷、甜腻、毒热等物，脾胃积滞，久不克化，令儿肚热脚冷，痞癖寒热。及疗癥瘕，中脘不和，膨胀上膈，气壅心腹，不得宣通，所以作疾。此药温良，但是诸积滞食不化，并宜与服。

京三棱成块煮 蓬术并炮。各半两 芫花二钱半，醋浸，炒 鳖甲去裙，米醋炙焦，半两 淡豆豉二钱 巴豆二十一粒，去壳 川当归半两 杏仁去皮尖，二钱半，炒令赤

上，前四味一处以米醋一碗煮令干，仍用炒，起更细锉，焙为末，次入当归末、杏仁、巴豆、淡豆豉和匀，水煮面糊为丸麻子大。每服二十丸，姜汤下，大小加减服之。

三棱丸 治小儿停积，腹胁胀满，干哕恶心，全不入食。

三棱煨 木香 神曲炒 陈皮去白 半夏姜汁制。各一两 丁香 官桂各半两

上为末，面糊丸，如黄米大。二十丸，乳食后温生姜汤下。

阿魏丸 治小儿食积，腹如蜘蛛状，肚痛，小便白浊。

阿魏醋浸一宿，研如泥 黄连炒 连翘各半两 花碱研如粉，三钱 山楂肉一两 半夏皂角水浸一宿，一两

上为末，炒神曲糊丸，如卜子大。每服二十丸，空心米饮下。吃果子多者加胡黄连。米食多者加神曲、山楂。肉食多者加阿魏。

又阿魏丸

阿魏一两 黄连酒煮，六两

上为末，醋浸阿魏一宿，研如泥，汤浸蒸饼丸。如元气不足，加人参。

小阿魏丸

山楂肉三两 石碱三钱 半夏一两

上为末，阿魏半两醋浸，糊丸，白汤下。

真珠天麻丸 治急惊风请量用之，以通为度。此方仍治吊肠，锁肚，撮口至妙。丸如麻子大，初生患者三日三丸，五日五丸，七日七丸。加青黛，名青黛丸。

天南星炮 天麻 白附子炮。各二钱半 腻粉半钱 巴霜一字 芜荑炒 全蝎 滑石各一钱半

上为末，煮细面糊丸，如麻子大。每服一岁五丸，二岁十丸，大小加减，薄荷汤点茶清送下。

大茱连丸 治小儿饮食过度，胸膈膨胀，上下气不宣通，郁滞迷闷，情思少乐，大则作喘，饮食不化，作渴烦躁，坐卧不任，肢体倦怠，腹胁疼痛。

蓬术 京三棱各二钱半，醋煮 干姜炮 青皮 陈皮去白 木香 丁香各三钱 巴豆二十一粒，去膜心出油 绿细小茱萸二钱

上为末，醋糊丸，麻子大。每服七丸至十丸，大者加服，生姜、枣子汤下。

下虫丸 治蛔疳诸虫。

苦楝根皮酒浸，焙 绿色贯众 木香 桃仁浸，去皮，焙 芜荑焙 鸡心槟榔各一钱 鹤虱炒 轻粉各半钱 干蛤蟆炙焦，三钱

使君子五十个，煨，取肉用

上为末，飞面糊丸，麻子大。每服二十丸，天明清肉汁下。内加当归、川连各二钱半，治脊疳兼疳劳。

遇仙丹 治诸虫，取诸积。

牵牛三斤 大腹子二斤 锡灰炙干，为末 大黄四两 雷丸四两 青木香 鹤虱 干漆各二两 皂角四条

上，后三味煎水，用粟米煮粥，初用牵牛末，次用大腹末，三用锡灰，四用大黄，五用雷丸，六用青木香和剂，丸如梧桐子大。每服五七九丸，用姜汤熟水送下。 此药专治男子妇人积虫气块，五劳七伤，赤白痢疾，便血注下，皮黄水肿，十般气，十一般恶虫。又进饮食除病，悦颜色，不与他药相反，四季可服。细末三四钱，量大小加减，服时不吃晚饭，三更用茶清下，次早桶子内虫积及粒米尽，方可洗面，温粥补之，伤寒孕妇，不可服。

东垣治胀，不犯上下二焦，用《素问》中满者泻之于内之法。实者，分气消积。虚者，升阳滋血。治者当师其意而活用之，胜前所用排击诸方远矣。

中满分消丸

黄连 枳实 厚朴各五钱 干姜 姜黄 猪苓 砂仁 泽泻 茯苓各三分 陈皮 白术各一分 半夏四分 黄芩一两二钱 甘草一分

上为细末，蒸饼为丸，如黍米大。每服三十丸，温酒送下。

消痞丸 快利之剂。

黄连半两 枳实 黄芩 甘草 人参各三钱 厚朴七分 干姜四分 橘皮一钱 姜黄五分

上为细末，蒸饼为丸，如黍米大。每服三十丸，随乳下。

［丹］ 腹胀。

萝卜子 苏梗 陈皮各等分 甘草减半

如食减，加白术煎服。

升阳滋血汤 二月间，一小儿未满百日，病腹胀，不大便二日，便瘦弱，遍身黄色。宜升阳气，滋血和血补血，利大便。

蝎梢二分 神曲三分 厚朴 当归各一钱 桃仁十个 升麻三分

上，作一服，水一盏，煎至半盏，去渣，食前服。

麻黄升麻汤 治小儿面色痿黄，腹胀食不下，正月、四月小儿服之，神效。

麻黄二分 桂枝 杏仁 吴茱萸 草豆蔻 厚朴 曲末 羌活 白茯苓 升麻根 苍术 泽泻 猪苓 陈皮 黄柏各一分 柴胡根 白术 青皮 黄连各五分

上㕮咀。作一服，水一大盏，煎七分，去渣，食前热服。

水肿

［演山］ 肿胀二证，此由虚中有积，久患失治，日渐传变，证候多喘，随轻重、察盛衰、审表里以主治，先固其本，后正其标，斯无恙矣。

［钱］ 肿病，肾热传于膀胱，热盛逆于脾胃，脾虚而不能制肾水，反克脾土，脾随水行，脾主四肢，故流走而身面皆肿也。若加喘者重也，何以然？肾水胜而克退脾土，反胜心火，心又胜肺，肺为心克，故喘。或问曰：心刑肺，肺本见虚，今何喘实？曰：此有二，一者肺大喘，此五脏逆。二者肾水气上行，傍侵于肺，故令大喘，此皆难治。

曾氏治法：

原肿病之由，标本之疾，肾主元气，天一之水生焉，肺主冲化，地四之金属焉，肾为本而肺为标，皆至阴以积水，其为病也，肾者胃之关键，关键不利，枢机

不转，水乃不行，渗于脉络皮肤而为浮肿，当推究内外所因，而为施治。儿大者，凭脉以明虚实，古方有十种论证，短气不得卧，为心水。两胁紧痛，为肝水。大便鸭溏，为肺水。四肢苦重，为脾水。腰痛足冷，为肾水。口苦咽干，为胆水。乍虚乍实，为大肠水。腹急肢瘦，为膀胱水。小便闭涩，为胃水。小腹急满，为小肠水。然脉浮为风为虚，沉伏为水病，沉则脉络虚，伏则小便难，即为正水，脾脉虚大，多作脾肿，因循不治，乃成水肿。盖脾属土，喜燥而恶湿，常感湿气，湿喜伤脾，血化为水，土败不能制水，则停蓄不行，留滞皮肤，故作浮肿。初得病时，见眼胞早晨浮突，至午后稍消，以羌活散赤白痢疏解，次醒脾散慢惊主之，及间投南星腹皮散。其脾冷困，则燥以草果、缩砂之类。然此证，夏与秋冬治之颇易，惟春不然，盖四时之水，无如春水泛溢，兼肝木旺而脾土受克，不能受水，所以难疗，进退不常，须徐徐调理取效。 若脾热而困，又以热药燥之，虽火能生土，亦可胜水，奈何燥之太过，土不敌火，则热愈甚而不食，发热烦渴，医者又进之以燥剂，由此而面目转浮，致脾败而手足背皆肿，盖手足背与脐凸，即脾之外候。有未经发表，遽用下药以泻之，则一泻而肿消，乃曰得泻之力，殊不知脾愈泻而愈虚，不逾旬月，其肿如初，此世人只知泻肿为最，而不求其十补勿一泻之论，法当随四时用药解表，通利小便。春以七宝散伤寒加麻黄、桂枝、赤茯苓，水姜葱煎服。夏以五苓散惊加麻黄、车前子、薏苡仁。秋以清肺饮嗽加羌活、细辛、商陆。冬以冲和饮伤寒加白术、生川乌、赤小豆。已上三药，并用水姜葱煎，次投滋润救脾导水汤剂渗泄之，乃为良法，更以香陆胃苓丸、赤苍饮顿服，自然获安。盖《内经》云：开鬼门发汗，洁净府利小便，平治权衡，以平为期，此之谓也。有初中便觉痰嗽气喘，小水不通，正属肺肾所主，先服解表散咳嗽，次以三白散为治，馀证，轻者投商陆丸。故经曰：其高者，因而越之即涌吐之义也。下者，引而竭之即渗泄之义也。凡得此病，非一朝一夕之故，不可以孟浪之药，求其速效，以致虚脱，如愈后再感外风，满面虚浮，用排风汤惊瘫、鹤膝和解，仍服前救脾汤剂，免致反复。饮食之忌，惟盐酱鲝鲊湿面，皆味咸能溢水者，并其他生冷毒物，亦宜戒之，重则半载，轻者三月，须脾胃平复，肿消气实，然后于饮食中旋以烧盐少投，则其疾自不再作。故刘氏曰：治肿非易，补养尤难。所忌者，切须详审。有经久不消者，下浚川丸即效。

南星腹皮散 主肿疾欲愈未愈之间，脾胃虚慢，气促痰喘，腹胀胸满，饮减，精神困，小便不利，面色痿黄。

南星制，一两 大腹皮净洗，焙干 生姜皮 陈皮去白 青皮去白 桑白皮锉，炒 甘草 扁豆炒，去壳。各半两

上碎。每服二钱，水一盏，姜二片，煎七分，无时温服。

香陆胃苓丸 治肿疾日久不愈，此药大能实脾导水，多服取效。

丁香去梗 商陆 赤小豆 陈皮去白 甘草炙。各二两 苍术米泔水浸一宿，去粗皮，滤干，锉片，炒微黄色 泽泻去粗皮。各二两半 赤茯苓去皮 猪苓去皮 白术各一两半 肉桂去粗皮，一两 厚朴去粗皮，用生姜汁炙令香熟，二两

上，除丁香、肉桂不过火，馀药锉焙，同二味为末，用面微炒，水浸透煮糊丸，绿豆大。每服三十丸至五十丸或七十七丸，空心温汤下。儿小者，丸作粟谷大吞服之，粒数、引子，并如前法。

赤苍饮 主脾胃因虚受湿，面貌浮黄，或遍身作肿，饮食减少，气不升降，小便赤色，肚膨胀，咳嗽有痰及肿，尝服神效。加草果仁炮过，水姜枣煎投。

赤茯苓去皮 苍术去粗皮，米泔水浸一宿，滤干，锉片，炒微黄。各一两半 枳壳制，一两 藿香和根 半夏汤煮透，锉，焙干 净香附 紫苏和梗 厚朴去粗皮，姜汁炙香熟 陈皮去白。各七钱半 甘草炙，一两二钱

上锉。每服二钱，水一盏，姜二片，煎七分，无时温服。

三白散 解初中肿疾，四肢肤囊浮胀，大小便不利，皆因膀胱蕴热，风湿相乘。

白牵牛半生半炒，杵碎 桑白皮锉，炒 白术 木通去皮节 陈皮去白 甘草各半两

上碎。每服二钱，水一盏，煎七分，无时服。

商陆丸 治水肿小便不通，勿拘远近。

商陆一两 净黄连半两

上焙，为末，姜汁煮面糊丸，绿豆大。每服三十丸至五十丸，用温紫苏熟水空心下，或温葱汤。

浚川丸 治水肿及单腹满胀，气促食减，遍身面浮。

大戟 芫花醋炒 沉香 檀香 南木香 槟榔 蓬莪术 大腹皮洗，焙干 桑白皮锉炒。各半两 黑白牵牛晒研，取生末，一两 巴豆去壳膜心，存油，三十五粒

上，除牵牛末、巴豆外，前九味内有沉香、檀香、木香、槟榔不过火，徐五味焙干，同沉香等为末，就加牵牛末和匀，巴豆碎切，在乳钵内极细杵，入前药末同再杵匀，水煮面糊丸，麻仁大。每服十七丸，浓煎葱汤候温，五更初空心下。去水未尽，停一日，减用十三丸，次减作九丸，再减至七丸，汤使下法如前。证退即止，仍投南星腹皮散。如单腹肿甚，能饮食气壮者，加甘遂末同丸取效。仍忌有甘草药饵，相反。

演山翁治法：

受湿肿脚手面目虚浮，食毒气肿腹肚肾蛊胀急，伤寒虚气入腹肿，泻痢虚气入腹肿。此四种所患病不相同，皆由虚得之。受湿，谓脾胃受湿冷，久不克化，气浮，四肢头面皆肿。食毒气，由脾胃伤之冷积，毒气停留胃脘，致虚入腹作肿。伤寒由下之太早，乘虚入腹作肿。泻痢之久，脾气亦虚，是以致肿。以上宜平调胃气，补脏充实，方可去肿，先服四味理中，无减半干姜，加白术、桑白皮同煎。伤寒虚肿，加枳实。作喘，加淡豆豉。泻痢虚肿，服正气调胃。胃气既壮，以救生丹利之，其肿即退。再调补脏腑，用观音散，即平复矣。

气虚肿亦名气蛊，血虚肿亦名血蛊，荣卫俱虚肿亦名气血蛊。小儿所患，肿胀一门最为要急，前人少有究竟，然肿胀之作，皆由荣卫不顺，脏腑怯弱，壅滞三焦，流注百脉，表里俱虚，邪正相乱，所以致受。四大浮盛，腹肚膨满，多由食毒得之，饮食得之，瘸伤得之，饥饱得之，积久不化，故成斯病。病由虚得，或则妄乱通下，因虚致虚，根不得去，疾加已盛，是谓坏证危候。智者怯而为辞，庸者暴以攻击，二医不同，诚属难治。智者商之，良进审之，疑者塌之疑其病盛不可利，只与塌其气，明者调之正荣卫也，先调荣卫之顺，次服分气饮子以散其滞，斯病去矣。

荣卫饮子 调补婴孩气血俱虚，荣卫不顺，四肢、头面、手足俱浮肿以至喘急者，并宜服之。

川当归 熟干地黄净洗 人参 白茯苓 川芎 白术 甘草炙 白芍药 枳壳

炒，别制　黄芪蜜炙　陈皮

上件等分，㕮咀。每服二钱匕，水一小盏，煎至半盏，去滓通口，不拘时候。

议曰：荣者，血温流行于脉，卫者，气顺调和于络，是故荣行脉中，卫行脉外，阴阳相安，循环无止，自幼至长，不离呼吸，无少滞碍，其脉方调，其气乃顺。呼吸之间，脉不应息，气有违滞，流注经络，隐伏脏腑，百病皆由兹始，此方最良，虽儿幼小，并可与服，以壮其根，使血荣气卫，顺且和矣，腑寒脏虚，温且壮矣，盈亏自然而平，怯弱自然而正，阴阳调均，气脉充实，何病之有。

分气饮子　调理小儿肿胀作喘，气短促急，坐卧不任，四体浮肿，饮食呕逆，神困喜睡。

五味子　桔梗　白茯苓　甘草炙　陈橘皮　桑白皮　草果去壳　大腹皮　白术　枳壳　川当归　紫苏　苏子　半夏曲

上，等分，㕮咀。每服二大钱匕，水一小盏，生姜二小片，枣子半个，煎至半盏，去滓通口，不拘时候。兼八味理中丸煎服。　以上，宜用救生丹通利。

议曰：清浊无混，邪正不干，上焦得之清凉，下部受之温暖，气滞则少升降，血虚则多流注，虽是乳子，呼吸一息，其脉之至，徐徐应指，不违其数者，亦同大人流行，但随小大受之短浅而已，若也留滞，其脉迟数，即太过不及而病生焉。善疗治者，郁则分之，逆则顺之，停则利之，滞则降之。调理之法，先宜顺气，大抵婴孩气顺即易治，此方分气，与分水谷之分者不同，明者察之。

大效神功救生丹　治小儿气虚喘息，四肢浮肿，肚腹胀急，冲满胁肋，乍热乍寒，或泻或秘，皆由久停虚积，荣卫不顺，宜用推去其恶毒之气。

雄黄另研　朱砂各一分　巴豆二十一粒，去壳　干姜二钱

上件，用米醋一盏，以巴、姜就煮令干，去姜不用，将巴出油，和雄、朱研匀，雪糕搜丸，如麻子大。每一岁三丸，并用酒浸赤芍药，以少许送下。

薛氏治法：

经曰：至阴者，肾水也，少阴者，冬脉也，其本在肾，其末在肺，皆积水也。又曰：肾者，胃之关也。关门不利，故聚水而从其类也，上下溢于皮肤，故胕肿腹大，上为喘呼不得卧者，标本俱病也。丹溪云：惟肾虚不能行水，脾虚不能制水，胃与脾合，又胃为水谷之海，因虚而不能传化，肾水泛滥，反得以浸渍脾土，于是三焦停滞，经络壅塞，水渗于皮肤，注于肌肉而发肿也。其状，目胞上下微起，肢体重着，喘咳怔忡，股间清冷，小便涩黄，皮薄而光，手按成窟，举手即满是也。古方有十种论证，又有湿气、毒气、伤寒后、泻痢后、气血虚者之五种，及疳气、癥积、锁肚、胸膈作膨、蛔、气虚、冷积者之七胀，亦当详之。其受湿气者，由脾胃之气敦阜，四肢头面皆肿也。食毒者，脾伤积毒，停留于胃也。伤寒下早者，邪气乘虚而入也。泻痢后者，脾气虚也。皆宜先调胃气，次可治肿。其患七胀，皆由血气不足，脏腑怯弱，表里俱虚，邪正相乱，以致四肢浮肿，腹肚膨满，亦当先调荣卫，分别阴阳，治法宜补中、行湿、利小便。凡有热者，水气在表也，可汗之。身无热者，水气在里也，宜下之。腰已上肿，宜利小便，腰已下肿，宜发汗，此仲景之法也。若遍身肿，烦渴，小便赤涩，大便秘结，此属阳水；遍身肿，不渴，大便溏泄，小便清利，此属阴水。阳水兼阳证者，脉必浮数，阴水兼阴证者，脉必沉迟。气若陷下，宜用二陈加升提之药，如腹胀，少加木香调之。若

朝宽暮急属阴虚，朝用四物汤加参、术，夕用加减肾气丸。朝急暮宽属阳虚，朝用六君子汤，夕用加减肾气丸。朝暮皆急阴阳俱虚也，用八珍汤主之。真阳虚者朝用八味地黄丸，夕用补中益气汤。若肚腹痞满，肢体肿胀，手足并冷，饮食难化，或大便泄泻，呼吸气冷者，此真阳衰败，脾肺肾虚寒不能司摄，而水泛行也，急用加减肾气丸，否则不治，惟调补脾土，多有生者。

金匮加减肾气丸

熟地黄八两　干山药　山茱萸各四两　泽泻　白茯苓　牡丹皮各三两　肉桂　附子炮　车前子炒　牛膝酒微炒。各一两

上，各另为末，米糊丸，小豆大。每服三四十丸，空心食前，白汤下。

附杂方

［丹］　白文举儿五岁，身面皆肿，尿多。

山栀炒　桑皮炒。各一钱　黄芩二钱半　白术　苏梗各一钱半

上㕮咀。作三帖，水一盏半，煎至半盏，食前温服。

［汤］　退肿散气方

赤小豆　陈皮　萝卜子　甘草炙。各半两　木香炮，七分

上为粗末。姜枣煎服，大小加减。

又方

白术炒　木香炮　甘草炙　茴香炒　青皮各半两，巴豆三十粒，去膜，同青皮炒，去巴豆不用

上为末。米饮调下。

又方

用钱氏益黄散加木香，去丁香，加萝卜子，去诃子，为末，大小加减，米饮调下。

集之八　脾脏部下

疳

《内经》曰：数食肥，令人内热。数食甘，令人中满。盖其病因肥甘所致，故命名曰疳。若夫襁褓中之乳子，与四五岁之孩提，乳哺未息，胃气未全，而谷气尚未充也，父母不能调将，惟务姑息，舐犊之爱，遂令恣食肥甘，与夫瓜果生冷，及一切烹饪调和之味，朝飧暮啖，渐成积滞胶固，以致身热体瘦，面色痿黄，或肚大青筋，虫痛泻利，而诸疳之证作矣。

［钱］　诸疳皆脾胃之病，内亡津液之所作也。因大病或吐泻后，医又以药吐下，致脾胃虚弱，亡失津液。且小儿病疳，皆愚医之所坏病，假如潮热，是一脏虚、一脏实，而内发虚热也，法当补母而泻本脏则愈，假令日中发潮热，是心虚热也，肝为心母，法宜先补肝母，肝实而后泻心，心得母气则内平而潮热自愈，医见潮热，妄谓其实，乃以大黄、牙硝辈诸冷药利之，利既多而不能禁，则津液内亡，渐成疳也。又如癖病，发作寒热饮水，胁下有形硬痛，法当用药渐消磨之，医反以巴豆、硇砂辈驮药下之，小儿易虚易实，下之既过，胃中津液耗损，渐成疳瘦。又有病伤寒五六日间，有下证，以冷药下之太过，致脾胃虚而津液少，即便引饮不止而生热也，热气内耗，肌肉外消，他邪相干，证变诸端，亦成疳病。又有吐泻久病，或医妄下之，其虚益甚，津液烦躁，亦能成疳也。小儿病癖，由乳食不消，伏在腹中，乍凉乍热，饮水不止，或喘而嗽，与潮热相类，若不早治，必成劳疳，以其有癖癥，则令儿不食，致脾胃虚而发热，故引饮也，饮多，即荡涤脾胃，亡失津液，不能传化水谷，其脉沉细，益不能饮食，致脾胃虚衰，四肢不举，诸邪遂生，羸瘦而成疳矣。

［杨］　儿童二十岁以下，其病为疳。二十岁以上，其病为痨。疳与痨，皆气血虚惫，肠胃受伤致之，同出而异名也。何者？小儿脏腑娇嫩，饱则易伤，乳哺饮食，一或失常，不为疳者鲜矣。疳皆乳食不调，甘肥无节而作也，或婴幼阙乳，粥饭太早，耗伤形气，则疳之根生。或三两晬后，乳食稍多，过饱无度，则疳以伤得。或恣食甘肥粘腻，生冷咸醋，以滞中脘，则疳因积成。或乳母寒暄失理，饮食乖常，喜怒房劳，即与儿乳，则疳因母患传气而入，此非病家不能调适之过乎。疳皆脾胃受病，内无津液而作也，有因吐泻之后，妄施吐下，津液虚竭得之者。有因潮热，大下利无禁约，胃中焦燥得之者。有因伤寒里证，冷驮太过，渴引水浆，变而生热，热气未散，复于他邪得之者。又有病癖寒热，胁下痛硬，或者不能渐与消磨，遽以硇、巴峻决，津液暴伤得之者，此非医家轻药坏病之过乎。疳之为候，头皮光急，毛发焦稀，腮缩鼻干，口馋唇白，两眼昏烂，揉鼻挦眉，脊耸体黄，斗牙咬甲，焦渴自汗，尿白泻酸，肚胀肠

鸣，癖结潮热，酷嗜瓜果咸酸，炭米泥土而欲饮水者，皆其候也。

［**肝疳**］　亦名风疳，亦名筋疳。钱：肝疳白膜遮睛，筋疳泻血而瘦。汤：肝疳眼白青，眼睛涩痒。《圣惠》摇头揉目，流汗遍身，合面而卧，面色青黄，发竦头焦，筋青脑热，浑身疮癣，腹中积聚，下痢频多，久而不痊，转甚羸瘦。　曾氏：目生眵粪，发际、左脸多青或白睛微黄，泻利夹水，或如苔色。

［**心疳**］　亦名惊疳。　钱氏：面黄颊亦，身壮热。　汤氏：口内生疮。《圣惠》浑身壮热，吐利无常，颊赤面黄，胸膈烦满，鼻干心躁，口舌生疮，痢久不痊，多下脓血，有时盗汗，或乃虚惊。杨氏：小便赤涩，五心皆热。　曾氏：咬牙舒舌，爱饮冷水，喜伏眠于地。

［**脾疳**］　亦名食疳。　钱氏：面黄，腹大，食泥土。　汤氏：脾疳，食不消。胃疳，多吐。　《圣惠》腹多筋脉，喘促气粗，乳食不多，心腹胀满，多啼咳逆，面色痿黄，骨立毛焦，形枯力劣，胸膈壅闷，水谷不消，口鼻常干，情意不悦，爱暗憎明，肠胃不和，利多酸臭。　曾氏：爱食冷物，引饮无度，身面俱黄，发稀作穗，头大项小，腹胀脚弱，间或酿泻，肌瘦目慢，昼惊夜热，不思乳食。　钱氏又云：肥疳，即脾疳也，身瘦虚黄，干而有疮，其候不一，种种异端，今略举之。目涩或生白膜，唇赤身干黄或黑，喜卧冷地，或食泥土，身有疮疥，泻青白黄沫，水痢色变，易腹满，身耳鼻皆有疮，发鬓作穗，头大项细，极瘦饮水，皆其证也。

按：此言脾疳证候，多与馀疳相滥。盖疳为脾经本病，固应兼之。

［**肺疳**］　亦名气疳。　钱氏：气喘，口鼻生疮。　《圣惠》咳嗽气逆，皮毛干焦，饶涕多啼，咽喉不利，揉鼻咬甲，壮热憎寒，唇边赤痒，腹内气胀，乳食渐稀，大肠不调，频频泄利，粪中米出，皮上粟生。　曾氏：鼻下赤烂，手足枯细，口有腥气，右腮㿠白。

［**肾疳**］　亦名急疳，亦名骨疳。钱氏：肾疳极瘦，身有疮疥。骨疳，喜卧冷地。　汤氏：齿爪黑。　《圣惠》肌骨消瘦，齿龈生疮，寒热作时，口鼻干燥，脑热如火，脚冷如冰，吐逆既增，乳食减少，泻利频并，下部开张，肛门不收，疳疮痒痛。　曾氏：两耳内外生疮，脚如鹤膝，头缝不合，或未能行，牙齿生迟，其缝臭烂，传作走马疳之类。

［**杨**］　五脏疳伤，大抵然尔，析而论之，曰五疳出虫，曰蛔疳，曰脊疳，曰脑疳，曰干疳，曰疳渴，曰疳泻，曰疳痢，曰疳肿胀，曰疳劳，曰无辜疳，曰丁奚，曰哺露。证状非一，可不举宏，撮要而条析之乎。五疳出虫者，疳伤之源，虽起于乳哺不调，然脏腑停积已久，莫不化而为虫，其虫或如丝发，或如马尾，多出于头项腹背之间，黄白或赤者，可医，青黑则难疗也。蛔疳者，失乳饭早，食肉太早，或肠胃停蓄甜腻，化为蛔虫，皱眉多啼，呕吐清沫，腹中乍痛，肚胀青筋，唇口紫黑，肠头齿痒是也蛔虽食虫，虫不可动，从口鼻出者难治。脊疳者，虫蚀脊膂，身热羸黄，积中生热，烦温下痢，拍背如鼓鸣，脊骨如锯齿，或十指皆疮，频啮爪甲是也。脑疳者，胎中素挟风热，生下乳哺越常，头皮光急，满头饼疮，脑热如火，发结如穗，遍身多汗，腮肿囟高是也临产多欲亦然易损儿眼。干疳者，瘦悴少血，舌干多啼，其病在心。目不转睛，干啼少泪，其病在肝。身热尿干，手足清冷，其病在肾，声焦皮燥，大便干结，其病在肺。搭口痴眠，胸脘干渴，其病在脾。总为五干疳是也。疳渴者，脏中夙有

疳气，加之乳母恣食五辛、酒面、炙煿，使小儿心肺壅热，日则烦渴引水，乳食不进，夜则渴止是尔。疳泻者，毛干唇白，额上青纹，肚胀肠鸣，泄下糟粕是尔勿用热药止之。疳痢者，挟受风寒暑湿，或冷热不调，或停积宿滞，水谷不聚，频下恶物是尔。疳肿胀者，虚中有积，其毒与气交并，故令腹肚紧胀，由是脾复受湿，故令头面、脚手、虚浮是尔法当磨积调气。疳劳者，潮热往来，五心烦热，手足心及胸前，热而发疮，盗汗骨蒸，嗽喘枯悴是尔，或渴而复泻，饮水恶食，肚硬如石，面色如银，断不可活。无辜疳者，脑后项边，有核如弹，按之转动，软而不疼，其间有虫如米粉，不速破之，则虫随热气流散，淫蚀脏腑以致肢体痈疮，便利脓血，壮热羸瘦，头露骨高是尔针刺破膏药贴，或浣濯儿衣，露于檐下，为雌鸟落羽所污，儿着此衣，虫入皮毛，亦致无辜之疾，儿衣已晒，须微火烘之。其若手足极细，项小骨高，尻削体痿，腹大脐突，号哭胸陷，或生谷癥，是为丁奚。虚热来往，头骨分开，翻食吐虫，烦渴呕哕，是为哺露。丁奚、哺露，皆因脾胃久虚，不能化水谷以荣血气，故肌肉消铄，肾气不足，复为风冷所伤，使柴骨枯露。亦有胎中受毒，脏腑少血致之，此皆无辜种类之疾，病而至此，不几殆哉。又有小儿久患肾疳，内虚不食，甚者天柱骨倒，治法当用钱氏地黄丸加驱疳等剂，仍与贴项强筋。若不识证，谓之五软，非也。天柱骨倒，凡有三种，有吐泻日久，羸弱成者；有肝胆伏热，面赤唇红，忽变此者；有伤寒不及发表成者。是皆风邪入肝，以致筋络舒弛。吐泻者当调胃气，肝热者随轻重以凉肝，并与强筋贴项。惟伤寒天柱骨倒者难疗，故并及之。

《庄氏家传》小儿二十四候：第一候，泻脓血，日渐瘦，是冷热疳。　第二候，脚细肚高，胸前骨生，爱吃泥土酸咸，日久通身黄，时时吐逆下痢，腹内疼痛，是脾疳。　第三候，鼻下赤烂，爱揉眼，兼血痢，是肺疳。乃因吃着承热物，或病奶所损心肺，加之咳嗽，更以服凉冷药过多，便上热下冷，渐渐昏沉，日夜烦哭。

第四候，皮虚皱，面无颜色，身上燥痒，心烦。　第五候，毛鬓稀疏，鼻生疮，是肺疳。　第六候，头生疮，毛鬓稀焦，是肝疳。　第七候，牙变黄赤不定，是肾疳。　第八候，头鬓焦干，鼻下疮生，是肺疳。　第九候，咬指甲，毛鬓作穗，四肢沉重，是心疳。　第十候，肚上筋生，齿虫蚀，是骨槽疳。　第十一候，吐逆腹胀是胃疳，又名奶疳。　第十二候，齿龈臭烂，面无颜色，心不思食，是脾疳，又名口疳。　第十三候，爱合面卧，多睡如醉，腹胀气急，盖是因曾吃生肉，如此腹内有虫，是心脾疳。　第十四候，鼻内干痛，口中臭气，齿根有鲜血，是肝肺疳。　第十五候，脚细肚高，并肚上有青脉，是脾疳。　第十六候，非时生疮，爱吃冷水，是热疳。　第十七候，皮肤上生粟子，粪中米出，是脾冷疳。　第十八候，气满腹胀及口干，是心胃疳。

第十九候，爱餐生米面炭砖瓦，是脾胃疳。　第二十候，揉鼻揩眼，及咬指甲，爱饮水，是肝渴疳。　第二十一候，多寒热，爱卧不起，是骨热疳。　第二十二候，爱饮水，眼目不开，是肝疳。　第二十三候，肌体或热或凉，发渴无时，是急疳。　第二十四候，齿龈黑，唇懒开，开则赤，是心疳积热。

《圣惠》凡小儿疳在内，眼涩腹胀，痢色无常，或如泔淀，日渐羸瘦，此候可疗。若鼻下赤烂自揉，鼻头上有疮生痂痛痒，渐渐流引，绕于两耳，时时目赤，头髪稀疏，脑皮光紧，头大项细，肌体羸瘦，亦可治也。若唇口被蚀，齿龈作五色，或尽峭黑，舌下有白疮，上腭有窍子，口中时有臭气，齿龈渐染欲烂，亦可治也。若下部开张，有时赤烂，痒不可忍，下痢无常，亦可治也。若疳蚀脊膂，十指皆痒，自咬指甲，头髪作穗，脊骨如锯，有时腹胀，有时下痢，若急治之，无不差也。

《圣惠》凡小儿肝脏疳，若目睛带青脉，左胁下硬，多吐涎沫，眼角左右有黑气所冲，不可治也。心脏疳，若爱惊啼，常好饮水，便食辛味，耳边有脉，舌上有黑靥者，不可治也。脾脏疳，若肚大唇无血色，人中平满，下痢无度，水谷不消，好吃泥土，皮枯骨露，不可治也。肺脏疳，若咳逆气促，多泻白沫，身上有斑生如粟米大，色若黑者，不可治也。肾脏疳，若爱食酸咸，饮水无度，小便如乳，牙齿青黑，耳脑干燥，肩竦骨枯，不可治也。又五疳有五绝候，一、衬着脚中指底，不觉疼。二、抱着，手足垂軃无力。三、病未退，遍身不暖。四、脏腑泻青涎，及沫不止。五、项筋舒展无力。如此之候，皆不可治也。凡医用药，切在审详也。

［洁］　疳者，小儿病癖或久吐泻，医者妄投转过之药，小儿易为虚实，致令胃虚而亡津液，内发虚热，外消肌肉，一脏虚则诸脏皆弱，其病目胞肿，腹胀，痢色无常，渐加瘦瘠，久不痊可，是肠胃有风积，法当宣风散疸发热导之，后各依本脏，补其母。

［钱］　诸疳，皆依本脏补其母，及与治疳药，冷则木香丸，热则胡黄连丸主之。疳在内，目肿，腹胀，利色无常，或沫青白，渐瘦弱，此冷证也，使君子丸主之。疳在外，鼻下臭烂自揉，鼻头上有疮不着痂，渐绕耳生疮，治鼻疮烂兰香散，诸疮白粉散主之。　肝疳，当补肝，地黄丸主之。　心疳，当补心，安神丸主之。　脾疳，当补脾，益黄散主之。　肾疳，当补肾，地黄丸主之。　筋疳，当补肝，地黄丸主之。　肺疳，当补脾肺，益黄散主之。　骨疳，当补肾，地黄丸主之。

大抵疳病当辨冷热肥瘦，其初病者，为肥热疳，久病者，为瘦冷疳，冷者木香丸，热者胡黄连丸，冷热之疳，尤宜如圣丸*疳泻*。故小儿之脏腑柔弱，不可痛击大下，必亡津液而成疳。凡有可下，量大小虚实而下之，则不至为疳也。初病津液少者，当生胃中津液，白术散主之，惟多则妙。

［杨］　热者凉之，冷者温之，冷热者温凉之，此其要也。热疳，病多在外，鼻下赤烂，头疮湿痒，五心烦热，掀衣气粗，渴引冷水，烦躁卧地，肚热脚冷，潮热往来，皆热疳也。冷疳，病多在内，利色无常，其沫青白，肢体软弱，目肿面黧。又一证，躁渴卧地，似有热状，惟饮食不进，滑泄无已，亦冷疳也。其有泻多脓血，日加瘦弱，此则谓之冷热疳。大抵疳之受病，皆虚使然，热者虚中之热，冷者虚中之冷，治热不可妄表过凉，治冷不可峻温骤补，故钱氏又曰：小儿易为虚实，脾虚不受寒温，服寒则生冷，服温则生热，当识此而勿误。是果非幼幼之纲领乎。上医处此，消积和胃，滋血调气，随顺药饵以扶之，淡薄饮食以养之，荣卫调和，脏腑自然充实，一或过焉，君子未保其往也。取积之法，又当权衡，积者，疳之母，由积而虚，谓之疳极，诸有积者，无不肚热脚冷须酌量虚实而取之。若积而虚甚，则先与扶胃，使胃气内充，然后为之微利，若积胜乎虚，则先与利导，才得一泄，急以和胃之剂为之扶虚，然取积虽当疏利，如白豆蔻、萝卜子、缩砂、蓬术

消积等辈，亦不可无。胁间癖痛，亦虚中之积也，先寒后热，饮水不食，或因饮水以致喘嗽，钱氏有癖为潮热之说，治法解散寒热，即与下癖。合是而观，发作不同，疗治不一，又可无权度于此哉。

［曾］　大抵疳之为病，皆因过餐饮食，于脾家一脏有积不治，传之馀脏而成五疳之疾，若脾家病去，则馀脏皆安，苟失其治，日久必有传变。然脾家病，宜芦荟丸、沉香槟榔丸积，或水晶丹积、乌犀丸积，更察虚实疗之。有虫者投使君子丸腹痛、化虫饮腹痛。如心腹痛，吐清水，虫自下，多投二圣丸腹痛。诸疳证皆宜用局方五疳保童丸或万应丸常服，化积治疳，仍各投本脏调理之剂，宁心用茯神汤惊悸，调肝用芪归汤，调脾用参苓白术散不乳食，补肺用补肺散咳嗽，补肾用调元散，庶各得其宜，则前证不致再作。

［演山］　积是疳之母，所以有积不治，乃成疳候。又有治积不下其积，存而脏虚，成疳尤重。大抵小儿所患疳证，泄泻无时，不作风候者何？惟疳泻名热泻，其脏腑转动有限，所以不成风候，虽泻不风，亦转他证，作渴虚热，烦躁下痢，肿满喘急，皆疳候虚证。古云：疳虚用补虚，是知疳之为疾，不可更利动脏腑。发作之初名曰疳气。腹大胀急名曰疳虚。泻痢频并名曰疳积。五心虚烦名曰疳热。毛焦发穗，肚大青筋，好吃异物，名曰疳极受病传脏已极。热发往来，形体枯槁，面无神采，无血色，名曰疳劳。手足细小，项长骨露，尻臀无肉，肚胀脐突，名曰丁奚。食加呕哕，头骨分开，作渴引饮，虫从口出，名曰哺露。此皆疳候。又因多食生冷，甘粘肥腻，积滞中脘不化，久亦成疳。治疳之法，量候轻重，理其脏腑，和其中脘，顺其三焦，使胃气温而纳食，益脾元壮以消化，则脏腑自然调贴，令气脉与血脉相参，壮筋力与骨力俱健，神清气爽，疳消虫化，渐次安愈。若以药攻之五脏，疏却肠胃，下去积毒，取出虫子，虽曰医疗，即非治法。盖小儿脏腑虚则生虫，虚则积滞，虚则疳羸，虚则胀满，何更利下，若更转动肠胃致虚，由虚成疳，疳虚证候，乃作无辜，无辜之孩，难救矣。

［薛］　疳者，干也，因脾胃津液干涸而患，在小儿为五疳，在大人为五劳，总以调补胃气为主。

后列诸方，其证候庞杂，不能名为何等疳者，即于通治诸疳方内检之，若证候的与五疳等条下证候对者，即检本疳方，分寒热虚实，择而用之，常须识此，勿令误也。

肝　疳

杨氏云：肝疳者，由乳食不调，肝脏受热所致也。若乳母寒温不调，滋味不节，或外感风寒，内伤喜怒，邪气未散，遽以乳儿，多成风疳。肝者，眼之候，上膈伏热，痰涎壅滞，以致肝风入眼，赤肿翳生，眵泪烂眶，痛痒揉擦，昏暗雀盲，甚至经月合眼，亦名疳眼。外证摇头揉目，白膜遮睛，眼青泪多，头焦发竖，筋青脑热，甲痒筋挛，燥渴汗多，下痢疮癣是也。　钱氏以地黄丸主之肾。　杨氏以天麻丸、生熟地黄汤主之。　曾氏调肝，用芪归汤。

天麻丸　治肝疳，风疳，疳眼。

青黛　川黄连　天麻　五灵脂　夜明砂微炒　川芎　芦荟各二钱　龙胆草　防风　蝉蜕去足。各一钱半　全蝎二枚，焙　麝香少许　干蟾头炙焦，三钱

上为末，猪胆汁浸糕，丸麻子大。每服十丸，薄荷汤下。

生熟地黄汤　治疳眼闭合不开，内有

朦雾。

生地黄　熟地黄各半两　川芎　赤茯苓　枳壳炒　杏仁水浸，去皮　川黄连　半夏曲　天麻　地骨皮　甘草炙　当归各二钱半

上锉散。每服二钱，生姜三片，黑豆十五粒，水煎，温服。

芪归汤　治小儿禀赋素弱，豆疮出不快者。及肝虚目视不明。

黄芪一两，蜜水涂，炙　当归酒洗，焙干　白芍药　川芎各半两　甘草三钱，炙

上件，㕮咀。每服二钱，水一盏，煎七分，无时温服。

张涣熊胆天麻丹　治风疳羸瘦，摇头揉目，百脉拘急。

天麻　羌活　真熊胆　蝉壳　使君子去壳　胡黄连各一两　芦荟　干蟾酥，炙黄。各半两

上件，捣罗为细末，粳米饭和，如黍米大。每服十粒，煎荆芥汤下，量儿大小加减。

乌蟾丹

乌蛇酒浸，去皮骨，炙令黄　干蟾酥，炙黄　蛇蜕皮烧灰。各一两　胡黄连半两。已上捣罗为细末，次用　真芦荟　麝香　熊胆各二钱半，并细研

上件，同拌匀，以粟米饮和，如黍米大。每服十粒，煎薄荷汤下，乳前。

《庄氏家传》治小儿风疳，顺肝气，进饮食。**芦荟丸**

芦荟一钱，别研秤，或只以皂角水磨　草龙胆一两，净洗，锉，焙干，秤

上件药一处捣罗为末，用不蚛皂角三铤，以水二升挼汁，用生绢滤去滓，入银器内慢火熬成膏，入前二味药调和得所，丸如绿豆大。每服三丸至五丸，薄荷汤吞下。

《汉东王先生家宝》治小儿风疳，气攻项下生核子。**皂角膏**方

皂角大者，一茎，烧存性　糯米一合，炒黑色　草乌头二钱，生　黄皮一钱，炒黑色

上为末。每用不拘多少，以井华水调贴。如未安，须用水精丹取后，用调气、观音、人参散等药补，仍再贴，兼与疳药相间服。

神妙观音散　补虚，调胃气，进乳食，止吐泻，久不进食。

白扁豆微炒　石莲肉炒，去心　人参焙。各一分　茯苓一钱半，焙　甘草炙　香白芷　绵黄芪捶碎，用蜜水拌，炙　木香炒。各一钱　神曲二钱

上为末。每服婴孩一字，二三岁半钱，四五岁一钱，用水一药注或半银盏，枣子半片，煎十数沸，服。

人参散　补虚，调胃气，进乳食，止吐泻。

人参　茯苓　莲肉去心，炒。各一分　黄芪半两，捶，蜜水拌，炙　甘草二钱，炙

上为末。每服婴孩一字，二三岁半钱，四五岁一钱，以水一药注或半银盏，入枣子半片，煎十数沸，服。

庄氏第六候头生疮，毛发稀焦，是肝疳方

肉豆蔻　蟾灰全者。各一个　桔梗炮　茯苓煨　大黄煨。各一两　龙脑　麝香各一钱

上，为末，软饭丸，如麻子大。粟米饮下三丸。只可两服。

治小儿手足动，眼目不开，有时语笑，或即嗔怒，兼多惊，手指甲青，状形似死，妄称天钓。**通神丸**

茯苓　龙齿各煨，半两　铅丹　胡黄连各一分　银箔五片　麝香一钱　钩藤一两，煨

上为末，炼蜜丸，麻子大。每十丸，米饮下。庄氏第二十二候用此方。

第三风疳，小儿手足拘挛，眼目不开，有时自笑，或嗔怒惊叫，手爪甲青，状似鬼形，已似天钓。须服**金箔茯苓散**

金箔五片　茯苓　牛膝　胡黄连各一两　龙骨一分　木香　麝香各一钱

上件为末。每服一字，米饮下，日二服。忌油腻。

心　疳

杨氏云：由乳食不调，心脏受热所致也。盖其血气未定，乳哺有伤，易生壅滞，内有滞热，未得疏通，故心神惊郁，而作惊疳之候。外证身体壮热，脸赤唇红，口舌生疮，胸膈烦闷，小便赤涩，五心皆热，盗汗发渴，啮齿虚惊是也。钱氏，安神丸主之。薛氏，用安神丸以治心，异攻散以补脾。杨氏，以茯苓丸、钱氏安神丸主之。曾氏，宁心用茯神汤。

朱砂安神丸　治心疳，怔忡，心中痞闷。

朱砂四钱　黄连　生地黄各半两　生甘草二钱半　兰香叶二钱，烧灰　铜青　轻粉各五分

上为末。干敷上。

茯苓丸　治心疳，惊疳。

茯神　芦荟　琥珀　黄连净　赤茯苓各三钱　钩藤皮　远志肉姜制，焙干　蛤蟆灰各二钱　石菖蒲一钱　麝香少许

上为末，粟米糊丸麻子大。每服十丸，薄荷汤下。

茯神汤　治心气不足，虚而惊悸，日常烦哭。及婴孩生下羸瘦多惊，宜子母同服，自然有效。

茯神去皮木根，一两　人参去芦　当归去芦尾，酒洗。各半两　甘草炙，二钱

上件㕮咀。每服二钱，水一盏，煎七分，无时温服。有微热烦躁，入麦门冬去心同煎。

张涣参黄丹　治惊疳挟热，夜卧惊悸。

干蝎二十一个，微炒　天浆子一十四个，干者，微炒　人参　胡黄连各一两　天竺黄半两，研，已上为细末，次入　青黛　朱砂各一分　龙脑一钱。并细研

上件一处拌匀，炼蜜和，如黍米大。每服十粒，人参汤下，量儿大小加减。

天竺黄丹

天竺黄一两，细研　晚蚕蛾微炒　白僵蚕微炒　川黄连各半两，已上捣罗为细末，次用　朱砂　青黛　麝香各一分，并细研

上件拌匀，粳米饮和，如黍米大。每服七粒至十粒，煎人参汤下，量儿大小加减。

《仙人水鉴》治小儿惊疳。**朱砂丸**　五岁至十五岁并宜服之。

朱砂三钱，研　青黛一两，研　黄连　郁金为末　夜明砂用炒焦黑。各半两　麝香　熊胆用冷水一鸡子多，浸一宿。各一钱

上，同研如粉，次入浸熊胆水和为丸，如绿豆大。空心临卧，金银薄荷汤下三丸至五丸。切忌生冷油腻神效。

万全方真珠散　治小儿心疳，体热黄瘦。

真珠末　麦门冬去心。各半两　天竺黄　金银箔各研五十片，临和加入诸药末内　牛黄　麝香各细研　胡黄连　甘草炙　羚羊角屑　川大黄炒　当归微炒　朱砂　雄黄　茯神　犀角屑。各一分

上，捣罗为散。每服以茵陈汤调半钱，量儿大小服之。

[朱氏] 治小儿肚大项小，即是惊疳方

钩藤　甘草各二分　人参　菰𦶜各一分

上件为末。以水一茶碗，入药二钱，煎取六合，去滓，重煎，温服。

治五疳八痢心脏热方

芦荟半两，研　轻粉　青黛　香墨　飞罗面各一钱　使君子一个　蜗牛五个，和肉炒焦，细研　麝香半钱

上为末，研细，滴水为丸，芥子大。生地黄汁化下一丸至二丸，薄荷汤亦得。庄氏第九候用此方。

麝香丸 治小儿一切惊疳等病。

草龙胆 胡黄连各半两 木香 蝉蜕去头足，洗净。各一钱 瓜蒂 龙脑 麝香 牛黄各一钱，并各细研

上，猪胆为丸，如桐子及绿豆大。惊疳，或秘或泻，清米饮送下，小儿五七粒至一二十粒。眼疳，猪肝汤下。疳渴，焊猪汤下，猪肉汤下亦得。惊风发搐，眼上窜，薄荷汤下一丸，更水研一丸滴鼻中。牙疳疮，口疮，研贴。虫痛，苦楝根汤或白芜荑汤送下。百日内小儿大小便不通，水研封脐中。有虫候，干漆、麝香各少许，并入生油一两点，温水化下一大丸。慢惊勿服。

睡惊丸 治小儿一切惊疳、食积、风痫之证。

使君子五十个烧 香墨枣大一块 金银箔各七片 腻粉二钱

上，先将使君子存性，同墨研细，次入金银箔，乳钵内研，次入腻粉，并麝香少许，研令极细，稀糊丸，如桐子大，阴干。每服一丸，薄荷汤磨下，一岁已下半丸。一名青金丹，极效。

治小儿因吃着患热病奶，次腹痛，并及惊风毒奶，便乃下痢吐逆，又名奶疳。

桃仁去皮尖，炒 胡黄连各半两 沉香 朱砂别研。各一分 金箔五片

上，为末，软饭丸，麻子大。米饮下五丸，奶汁下亦得。庄氏第十一候用此方。

治小儿胃疳及进食方

胡黄连 芦荟各一分 肉豆蔻一个 槟榔 干蟾炙。各半个 夜明砂半分，炒 朱砂 麝香各半钱

上为末，炼蜜丸，绿豆大。一岁一丸，米饮及乳汁下亦得。如是疳盛，次加二丸至三丸，取下虫屎为验，五日一服。

治小儿心脏积热生疳。

桃花丸

寒水石一两，用炭水烧熟，研如面细 朱砂半钱，细研，合和如桃花色

上为末，水浸蒸饼丸，如粟米大。冷水下三五丸。服旬日，自然安妙。庄氏第二十四候用此方。

脾 疳

杨氏云：由乳食不节，脾胃受伤所致也，或乳母恣食生冷肥腻，或乳儿过伤，或饭后与乳致吐，或乳多眠久则变为乳癖，腹胁结块，亦为奶疳。外证面黄身热，肚大脚弱，吐逆中满，乏力叫啼，水谷不消，泄下酸臭，合面困睡，减食吃泥是也。钱氏，益黄散主之。杨氏，以灵脂丸同益黄散主之。薛氏，用四味肥儿丸以治疳，五味异功散以生土。曾氏，调脾用参苓白术散不乳食。

益黄散见脾。

四味肥儿丸 治呕吐不食，腹胀成疳，或作泻不止，或食积脾疳，目生云翳，口舌生疮，牙根腐烂，发热瘦怯，遍身生疮。又，治小便澄白，腹大青筋，一切疳证。

黄连炒 芜荑 神曲 麦芽炒。各等分

上为末，水糊丸，桐子大。每服一二十丸，空心白滚汤送下。

灵脂丸 治脾疳，食疳。

白豆蔻仁 麦蘖炒 五灵脂 缩砂仁 蓬术煨 青皮去瓤 橘红 使君子焙 蛤蟆炙焦。各二钱

上为末，米糊丸，麻子大。每服十丸，米汤下。

神效换肌丸 治脾疳肌瘦，潮热盗汗，泄泻糟粕，头大腹急。

川黄连炒 鳖甲酒炙 肉豆蔻煨 使

君子面裹，煨　神曲炒　麦芽炒。各半两　诃子肉二钱半　麝香五分

上为末，糊丸芥子大。米汤下。

张涣木香煎　治食疳，不知饥饱，积滞内停，腹大脚细，下痢无度。

南木香锉　肉豆蔻去壳。各一两　干蟾二个，酥炙　胡黄连　使君子去壳　五灵脂各一两。已上捣罗为细末，次用　巴豆七个，去皮心膜，纸裹出油，细研　麝香一分，细研

上件同拌匀，滴水于石臼中捣一二百下，和如黍米大。每服二粒至三粒，温生姜汤下，乳食后，看儿大小加减。

槟榔丹　能食不生肌肉，宜常服。

槟榔面裹，炮面干为度　木香　胡黄连各一两　代赭石一分，研，已上各捣罗为细末，次用　香墨烧存性，细研　麝香研细。各一分

上件通拌匀，糯米饮和，如黍米大。每服十粒，煎橘皮汤下，食后，量儿大小加减。

肉豆蔻丹　肌瘦挟积，常服尤佳。

肉豆蔻去壳　使君子去壳　青橘皮炒黄。各一两　牵牛子炒黄，一分。已上捣罗为细末，次入　芦荟一分，研　麝香一钱，研

上件一处拌匀，用糯米饮和，如黍米大。每服十粒，生姜汤下，食后，量儿大小加减。

圣惠木香丸　治小儿食疳，腹中多痛，大肠或痢，鼻痒干瘦，时有体热。

木香　胡黄连　蟾头炙令焦黄　麝香　芦荟　青黛　雄黄各细研　香墨　熊胆各一分　使君子半两

上件药，捣罗为末，炼蜜和丸，如绿豆大。每服以粥饮下五丸，量儿大小，以意加减。

诃梨勒丸　治小儿食疳，水谷不消，心腹胀满，好吃泥土，肌体瘦弱。

诃梨勒皮三分　肉豆蔻一枚，去壳　青黛　麝香　芦荟　朱砂各细研　熊胆研入。各一分

上件药，捣罗为末，都研令匀，用酒煮粳米饭和丸，如黍粒大。每服以粥饮下三丸，日二服，量儿大小，增减服之。

桃花散　治小儿食疳，腹胀。

桃花一分　干蟾涂酥，炙令黄　肉豆蔻去壳　青黛细研　赤芍药　紫笋茶各半两

上件药，捣细罗为散。每服以温粥饮调下半钱，看儿大小，临时加减。

《孔氏家传》治小儿脾疳方

胡黄连　使君子　五味子　槟榔各一钱　南木香半钱

上为末，粟饭丸如绿豆大。饭内与五七丸，日三服。

大胡黄连丸钱氏　治一切惊疳，腹胀虫动，好吃泥土生米，不思饮食，多睡吼嗟，脏腑或泻或秘，肌肤黄瘦，毛焦鬓黄，饮水，五心烦热。能杀虫，进饮食，兼治疮癣，常服不泻痢。嗟，泥如切，饮呕声。

胡黄连　黄连　苦楝子各一两　白芜荑去扇，半两，秋初三钱　干蟾头烧存性，研，一分　麝香另研，一钱　青黛另研，一钱半　芦荟另研，一分

上，先将前四味为细末，猪胆汁和为剂，每一丸如胡桃大，入巴豆仁一枚置其中，用油单纸一重裹之，同米一升许，蒸米熟为度，入后四味为丸，少入面糊丸如麻子大。与十丸或十五丸，清米饮下，食后临卧，日三服。

大芜荑汤又名栀子茯苓汤　治黄疸，土色为热，为湿当小便不利今反利者，知黄色为躁，胃经中大热，鬓黄脱落知膀胱、肾俱受土邪，乃湿热之证，鼻下断作疮者土逆行，营气伏火也，能乳者胃中有热故也，喜食土者胃气不足，面色黑者为寒为痹，大便青属寒褐色，血黑色热蓄血中间黄色肠胃有热，治法当滋营润燥，内除寒热，外致津液。

山栀　黄连　麻黄　羌活　柴胡　茯苓各三分　黄柏　甘草炙。各二分　大芜荑　白术各五分　防风一分　当归四分

上件，锉如麻豆大。作一服，水一盏半，煎至一盏，去渣，稍热服，食前。

治小儿脾疳面黄多睡手足浮肿方

桑白皮焙　汉防己焙　人参　茯苓　胡黄连炮　麝香各一分

上为末，炼蜜丸，如麻子大。用米饮下五丸，一日二服。庄氏第十候用此方。

庄氏第二候：脚细肚高，胸前骨生，爱吃泥土酸咸，日久通身黄，时时吐逆下痢，腹内疼痛，是脾疳，宜服。

虎睛一对，焙　牛黄　朱砂　麝香各一分　桔梗半两，煨

上为末，炼蜜丸。生姜汤下三丸至五丸。

治小儿脾疳泻血肚大气喘方

丁香　白术　龙脑　干蝎　胡黄连　夜明砂炒。各一分

上为末，软饭丸，米粒大。芜荑汤下。

治小儿通身黄瘦，大小便结涩，脾所召也。

汉防己炒　甘草炙。各一两　桑白皮　木通　木香各半两　槟榔一个　胡黄连一分

上为末。每服一钱，水七分盏，生姜少许，煎至五六分，分温二服。庄氏第十五候用此方。

治小儿疳气，进饮食。**黄芪散**

黄芪　五味子　厚朴姜汁，炙　白术　苍术　芍药　甘草炙　陈橘皮　干姜　干蝎　当归各一两　木瓜二两

上为末。每服半钱，米饮调下。

[丹]　小儿吃泥。

石膏　黄芩　陈皮　茯苓　甘草　白术

上为散。煎服。

[经]　治小儿吃泥及朦肚。

腻粉一分，用砂糖搜丸如麻子大。空心米饮下一丸，泻出土，瘥。朦，如掌切，胀也。

庄氏第十九候：爱餐生米面炭砖瓦，是脾胃疳。**芦荟丸**治小儿惊风五疳

芦荟　胡黄连　牛黄　天竺黄　草龙胆　茯苓各半两　龙脑　麝香　人参　川大黄　雄黄各一分　生犀屑，二分

上为末，炼蜜丸，绿豆大。每服三丸，薄荷汤下，温酒亦得，化下亦无妨。

小儿脾疳，常吃泥土，日久遍身通黄，医人不识，或呼为阴黄，宜服**虎睛丸**

虎睛一个　牛黄二钱　桔梗　麝香　胡黄连各一钱

上件为末，炼蜜为丸，麻子大。每服三丸，食前米饮下，日二服。

肺　疳

杨氏云：由乳食不调，壅热伤肺所致也。肺主乎气，鼻乃肺所通，其气不和，则风湿乘虚，客于皮毛，入于血脉，故鼻下两旁，赤痒疮湿，名为鼻疳，其疮不痛，汁所流处，随即生疮，亦名疳䘌。外证咳嗽喘逆，壮热恶寒，皮肤粟生，鼻疮流涕，咽喉不利，颐烂吐红，气胀毛焦，泄痢频并是也。　钱氏，主补脾生肺，以益黄散主之。　杨氏，以清肺饮、化䘌丸、钱氏阿胶散主之。　薛氏，用清肺饮以治肺，益气汤以生金。　曾氏，用补肺散。

地黄清肺饮　治肺热疳䘌，咳嗽气逆，多啼，壮热恶寒。

桑白皮炒，半两　紫苏　北前胡　防风　赤茯苓　黄芩　当归　天门冬去心　连翘　桔梗　生地黄　甘草炙。各二钱半

上锉散。每服二钱，井水煎，食后服。次用化䘌丸。

化䘌丸

芜荑　芦荟　青黛　川芎　白芷梢　胡黄连　川黄连　蛤蟆灰各等分

上为末，猪胆汁浸糕糊丸，麻子大。每服二十丸，食后临卧，杏仁煎汤下。其鼻常用熊胆泡汤，小笔蘸洗，俟前药各进数服，却用青黛、当归、赤小豆、瓜蒂、地榆、黄连、芦荟等分，雄黄少许，细末，入鼻敛疮。

补肺散　治久患咳嗽，肺虚气促，有痰恶心。

阿胶一两半，锉，炒　白茯苓　马兜铃去老梗　糯米各半两　杏仁二十一粒，汤泡，去皮尖　甘草四钱，炙

上锉。每服二钱，水一盏，煎七分，无时温服。

张涣麝香丹　治小儿肺疳，皮毛枯燥，咳嗽上气。

胡黄连一两　半夏半两，汤洗七遍　紫苏子微炒　五味子各一分　干蟾一枚，涂酥炙微黄。以上捣罗为细末，次用　麝香细研　芦荟细研　朱砂细研。各一分

上件一处拌匀，以枣肉和，如黍米大。每服五粒至七粒，米饮下，量儿大小加减。

灵砂丹　因嗽成疳，最宜服之。

人参半两，去芦　甜葶苈研　五灵脂　胡黄连各一分，以上捣罗为细末，次用　辰砂半两，细研　麝香细研　芦荟细研　杏仁麸炒，去皮尖。各一分

上件一处拌匀，以粳米饮和，如黍米大。每服十粒，煎人参汤下，量儿大小加减。

五灵脂丹　久嗽恐成疳，常服尤佳。

五灵脂半两　蟾头一枚，涂酥炙微黄　蝉壳微炒　款冬花各半两。已上捣罗为细末，次用　青黛细研　雄黄细研。各一分

上件药一处拌匀，糯米饮和，如黍米大。每服十粒，煎人参汤下，不拘时候，量儿大小加减。

《万全方》治小儿肺疳，不欲乳食，时复腹痛。**胡黄连丸**

胡黄连　当归焙，微炒　诃梨勒皮　木香各半两　青橘皮汤浸，去白瓤，焙　紫苏子　杏仁汤浸，去皮尖，麸炒微黄。各一分　麝香一钱，研入

上件，捣罗为末，用粟米饭和丸，绿豆大。每服三丸，以粥饮下，量儿大小加减。

张国材肺疳方

真珠七十粒　辰砂半钱　人参　甘草各二钱　麝香半字　轻粉五钱匕　白附子一个

上件，先将人参、甘草锉碎炒熟，白附子炮碾末，次研入真珠、辰砂、麝香、轻粉匀毕。每服半钱或一字，用金银、薄荷煎汤调服，日进一服，食后。只三服，其肺疳立愈。

庄氏第三候：鼻下赤烂，爱揉眼，兼血痢，是肺疳，乃因吃着乘热物或病奶所损心肺，加之咳嗽，更以服凉冷药过多，便上热下冷，渐渐昏沉，日夜烦哭。

龙脑　朱砂各一分　钩藤　玄参各一两　胡黄连炮，半两　麝香一钱

上为末，炼蜜丸，如黄米大。米饮下三丸至五丸。

治小儿头项细，心腹胀满，皮肤干皱，毛鬓焦黄，鼻下赤烂，口舌生疮，泻痢不止，日渐羸瘦。

大蟾一个，去四足，劈开腹，去肚肠，入胡黄连一两，和在内，线缝合，以湿纸三重裹，用泥固济四面，令干，微火，出阴气，更用炭三斤，烧令通赤，即焦，候冷，净去泥土，细研如粉　麝香　熊胆　芦荟各半两

上，一处细研如泥，面糊丸，如麻子大。米饮下三丸，乳汁亦得，三岁以上加丸。

理小儿五疳八痢，腹胀羸瘦，头鬓焦

干，口鼻生疮。

黄连　白芜荑与黄连同炒焦　夜明砂用水淘五次，焙。各一两。

上为末，猿猪胆汁和丸，如绿豆大。三丸至五丸，不计时候，麦门冬熟水下。如久患疳气服药无效，或腹胀气促不能饮食，米饮下，取出疳虫，即差。庄氏第八候用此方。

肾　疳

杨氏云：由乳哺不调，脏腑伏热所致也。凡甘味入于脾而动虫，虫动则侵蚀脏腑，遂使孩提心下扰闷，若上蚀齿龈则口疮出血，齿色紫黑，下蚀肠胃则下痢肛烂，湿痒生疮，疗治不早，精髓消耗，难以有瘳。虫者䘌也，目为湿䘌，多因疳伤久痢，肠胃受湿得之。状如狐惑伤寒齿蚀之证，或以走马命名，盖齿属肾，肾主虚，才受热邪，疳气直奔上焦，故以走马为喻，初作口气，名曰臭息。次第齿黑，名曰崩砂。盛则龈烂，名曰溃槽。热血迸出，名曰宣露。甚者齿皆脱落，名曰腐根，其根既腐，纵得全活，齿不复生。外证，脑热肌削，手足如冰，寒热时来，滑泄肚痛，口臭干渴，齿龈生疮，爪黑面黧，身多疮疥是也。　钱氏，地黄丸主之。仍当于生脉散中多加黄芪以补肺。曾氏，用调元散。

调元散　主禀受元气不足，颅囟开解，肌肉消瘦，腹大如肿，致语迟行迟，手足如分。同神色昏慢，齿生迟，服之效。

干山药去黑皮，五钱　人参去芦　白茯苓去皮　茯神去皮根　白术　白芍药　熟地黄酒洗　当归酒洗　黄芪蜜水炙。各二钱半　川芎　甘草炙。各三钱　石膏

上碎。每服二钱，水一盏，姜二片，枣一枚，煎七分，无时温服。如婴孩幼嫩，与乳母同服。

九味地黄丸　治肾疳。

熟地黄四钱五分　赤茯苓　山茱萸肉　川楝子　当归　川芎　牡丹皮　山药　使君子肉二钱

上为末，蜜丸桐子大。每服八十丸，空心温酒下。

张涣熊胆散　治急疳虫伤脏腑，上蚀口齿，生疮赤烂，世呼为走马疳。

莨菪子炒令微黑　蛤蟆灰　白矾各半两　生硫黄一分，已上捣罗为细末，次用　熊胆半两，细研　麝香　雄黄　芦荟各一分，并细研

上件药一处拌匀，为细末。每服一字，煎荆芥汤调下。如有疮处宜薄傅之。如鼻痒，即取少许逐日吹鼻中，日三两上。

熊胆膏　截急疳病。

真熊胆半两，研　蚺蛇胆为末　芦荟研　牛黄研。各一分　龙脑　麝香各一钱，并研细

上件药都细研，以井华水一小盏搅和匀，以磁器盛，重汤慢火熬成膏。每汤服一豆大，薄荷汤化下，兼涂患处。

立圣膏　治急疳侵蚀。

人乳汁半合　黄矾一栗大　白矾一枣大　石胆一豆大

上件药都研细，以绵裹，内乳汁中浸经一宿，看汁有味，慢火熬成膏。每用少许涂于口里。如鼻中有疮，滴入少许。若有肿处，先以三棱针刺破，除去血，然后即涂此药。

二金散　治急疳毒盛。

砒霜一分　麝香半两

上件药，先将砒霜去纸上炒过，后入麝香同研令细。每用一字，以鸡羽掠在疮上，日使三两度，随时展去药，无令咽津。

治小儿肾疳并疝气偏坠寒热方

没药炮　甘草各二分　硫黄　木香炮　胡黄连各一分

上为末，用蒸枣肉丸，如麻子大。茯蓉汤下三丸，可两服。庄氏第七候用此方。

通治五疳方

五疳保童丸　治小儿乳食不择冷热，好餐肥腻，恣食甘咸，脏腑不和，生疳。

青黛　苦楝根皮　夜明砂　五倍子　芦荟　黄连　龙胆草　白芜荑　干蟾各一分　麝香少许　蝉蜕去嘴爪，一分　猪胆大者五个，拌诸药，焙

上件，粟米煮糊为丸，如麻子大。一岁儿三丸，不拘时，米饮下，日三服。忌猪肉。

大芦荟丸　治疳杀虫，和胃止泻。

胡黄连　黄连　白芜荑去扇　芦荟　木香　青皮　白雷丸破开，赤者不用　鹤虱微炒。各半两　麝香二钱，另研

上为末，粟米饭丸，绿豆大。每服一二十丸，米饮下。

愚按：前方肝脾疳积，食积发热，目生云翳，或疳热颈项结核，或耳内生疮，肌体消瘦，发热作渴，饮食少思，肚腹膨胀，或牙龈蚀落，颊腮腐烂，或阴囊玉茎生疮，或胸胁小腹作痛，并效。内青皮以龙胆草代之，麝香不用，尤效。

芦荟丸曾氏　主五疳、八痢、蛔虫，脏腑虚弱，身体瘦悴，头发焦疏，腹胀青筋，小便白浊，喝水无度，洞泄不时，谷食难化，遍身疮疥，神色干燥。此药大能养胃壮气，止痢，除虫，长肌。

南木香　丁香各二钱半　诃子去核取肉　肉豆蔻各半两　使君子肉　芦荟各四钱　枣子肉一两，薄切，用瓦盛，慢火焙干

上，除使君子肉薄切，于乳钵内极细杵，仍将前南木香等四味湿面裹煨，至香熟取出，地上候冷，去面锉焙，同枣肉、芦荟为细末，再入乳钵同使君子肉杵匀，炼蜜丸作麻仁大。每服三十丸至五十五丸，温米汤送。须是空心服之。儿小，米汤化服。

万应丸　治诸疳证胃口有热，饮食不进，头发作穗，面色痿黄。

五倍子去内虫屑　胡黄连　青皮去白　陈皮去白　黄柏　神曲　麦芽净洗，焙干　三棱炮，锉　莪术炮，锉　芜荑　槟榔　龙胆草　川楝子肉　使君子各一两

上，除槟榔不过火、麦芽二味外，馀十二味锉碎，炒令微焦色，候冷，同前槟榔、麦芽研为细末，水煮面糊丸，麻仁大。每服三十丸至五十丸或七十丸，温米清汤无时送下，或空心。儿小者丸粟谷大，粒数下法同前。

博济方**至圣青金丹**　治小儿一十五种风疾，五般疳气，变蒸寒热，便痢枣花粪，脚细肚胀，肚上青筋，头发稀疏，多吃泥土，挦眉毛，咬指甲，四肢羸瘦，疳蛔咬心，泻痢频并，饶惊多嗽，疳蚀口鼻赤白疮，疳眼雀目，悉皆能治。

青黛上细好者，二分，研，《良方》三分　雄黄二分，研细，《良方》二两　龙脑少许，研，《局方》一字　朱砂一分，研，《良方》一钱　腻粉一分，《良方》一钱　胡黄连二分，《良方》二两　熊胆一分，用温水化入药，《良方》一钱　白附子二枚，《良方》一钱，《局方》二钱　芦荟一分，研，《良方》一钱　麝香半分，研　蟾酥一皂子大，《局方》一字　铅霜少许，《良方》皆同，《局方》一字　水银一皂子大，《局方》一钱，同腻粉研不见星

上件一十三味细研杵，罗为末，后再都入乳钵内细研令匀，用猜猪胆一枚取汁熬过，浸蒸饼少许，为丸如黄米大，曝干，于瓷器内收密封。或要，旋取。每服二丸，各依汤使如后。小儿患惊风天吊，戴上眼睛，手足搐搦，状候多端，但取药一丸，用温水化破，滴入鼻中，令嚏喷三

五遍后，眼睛自然放下，搐搦亦定，更用薄荷汤下二丸。小儿久患五疳，四肢瘦小肚高，捋眉吃土，咬指甲，鬓稀疏，肚上青筋，粥饮下二丸。小儿变蒸寒热，薄荷汤下二丸，化破服。小儿久患泻痢，米饮下二丸。小儿久患疳蛔咬心，苦楝子煎汤下二丸。小儿患鼻下赤烂，口齿疳虫，并口疮等，用儿孩子奶汁研二丸，涂在患处。小儿患疳眼雀目，用白羊子肝一枚，以竹刀批开，内药二丸在肝内，以麻缕缠定，用淘米泔水内煮令熟，空腹吃，仍令乳母常忌毒鱼、大蒜、鸡鸭猪肉等。此药，若小儿常隔三两日吃一服，永无百病，不染横夭之疾，凡有患，但与服，必有功效。

灵苑红丸子　治五疳，肥孩儿。

郁李仁一百粒，用温水浸，去皮尖　坯子胭脂一分　麝香半钱，别研

上，先研郁李仁细烂，次入胭脂、麝香同研，用粳米饭为丸如麻子大。每服三丸至五丸，一日三服，用薄荷汤下，量儿大小，临时加减丸数。

谭氏蛤蟆丸　治五疳羸瘦，毛鬓稀疏，揉鼻咬甲，好食泥土，腹大颈细，痢如泔淀，乳食不消，小便白浊。

绿矾半斤，为末　枣一升半，去核

上，先用醋五升，并矾煮枣熟后，入黄连四两、诃子去核二两、使君子二两、夜明砂二两、干蛤蟆四个烧灰存性，同捣碎，入前药内搅匀，直到干焦为度，再杵罗为末，枣肉丸，如黍米大。三四岁每服三十丸，米饮下，乳食前。

张涣夜明丹　治五疳腹胀，目涩多睡。

夜明砂一两，微炒　胡黄连　草龙胆　苦楝根各半两　干蛤蟆五个，烧存性，并为细末，后用　芦荟　青黛　麝香各细研，一分

上件一处拌匀，粳米饭和丸如黍米大。每服十粒，米饮下，不拘时候，量儿大小加减。

刘氏金蟾丸　治小儿五疳羸瘦，合面卧地，筋青脑热，吐泻无度，浑身壮热，口舌生疮，痢下脓血，心腹胀满，喘促气急，乳食全少，多啼呕逆，饭食不化，或时憎寒，多涕咳嗽，鼻下赤烂，十指皆痒，蚀于唇齿，生疮出血，肛门不收，毛鬓焦黄。但是疳疾，神效。

干蛤蟆五个，烧灰　胡黄连　宣连　鹤虱　肉豆蔻　苦楝根白皮　雷丸　芦荟　芜荑　雄黄一分，飞过

上为末，面糊为丸，绿豆大，雄黄为衣。每服十五丸，饭饮下。

张氏香蟾丸　治五疳杀虫，消肚膨，止痛，住泻痢，生肌肤。

干蛤蟆酥炙黄色　大黄连洗，去须　芜荑仁　芦荟

上件等分为末，猪胆面糊为丸，如桐子大。每服四十粒，用饭饮吞下，不拘时，一日二服至三服。忌生冷宿食毒物。

庄氏五疳丸

熊胆　芜荑去皮。各一钱　麝香一字　胡黄连别杵为末，一分　大干蟾用上截去膊，锉碎，入在瓶内，盐泥固济，以炭火烧通赤，取出停一夜，取药研为细末，秤一分

上件，先将芜荑研极细，次入麝香，次入胡黄连、蟾，研末令匀，倾出，却研熊胆以沸汤熔化，再入前四味更研令匀，糊为丸如绿豆大。每服三四岁十丸，四五岁十五丸，米饮下，食前服。

王氏保童丸　治五疳，消化宿滞，进食长肌，肥孩儿。

胡黄连　草龙胆末，炒紫色。各半两　使君子　木香　芦荟细研。各一钱　大麦蘖半两，巴豆三七个，去皮心，同麦蘖炒令蘖紫色，去巴豆不用，以蘖为末　川苦楝一分，炒紫色

上为细末，同研令细，用醋糊为丸如

绿豆大。每服十粒至十五粒，米饮下，不计时候。此药，大治小儿疳腹胀。

吴氏黄芪饮子　治小儿五疳，或伤脾腹胀，鬓黄，时时壮热，头上虚汗，日渐黄瘦，或泄泻。

绵黄芪一两　人参　陈皮微炒，不去白　白茯苓　白槟榔极大者　甘草炙。各半两　肉豆蔻一个，小者

上为粗末。每服三钱，水一大盏，慢火煎至七分，滤去滓，时时与服，温吃。

《赵氏家传》治小儿五疳，退黄，荣肌肤，解积热，压惊，消饮进食。

使君子二十一个　胡黄连半两　五灵脂　蟾头炙令焦。各一分　麝香半钱，研　芦荟　熊胆各研，二钱

上为末，烧粟米饭为丸，绿豆大。每服二十丸，米饮下。

治小儿五疳，面色黄瘦，身体壮热，吃乳食不能消化，眼目涩痛，及胸膈痰涎，爱食酸咸，常多泻痢。

胡黄连　母丁香　黄连微炒，去毛　芦荟　熊胆研。各半两　麝香一分，细研　蟾头一枚，涂酥，炙焦黄

上为末，用牛胆和丸，绿豆大。如患心脏疳，煎芜荑甘草汤下三丸。食疳泻血或赤白痢，新汲水下三丸。吐逆不止及水泻，生姜汤下。眼疳，羊子肝血与酒和，看多少微煎，下三丸。庄氏第四候用此方。

脂连丸　治五疳潮热，腹胀发焦。

胡黄连半两　五灵脂一两

上为末，猜猪胆汁丸麻子大，米饮下。

冷热疳

疳之新者为热疳，面黄脸赤，骨热盗汗，鼻干口臭，唇焦烦渴，心躁惊悸，情意不乐。若疳之久者为冷疳，目肿腹胀，便利不定，泻粪肥腻，或似油珠，烦渴黄瘦。热疳病多在外，冷疳病多在内。又有冷热二证交互，非新非久，不内外因者。

治冷疳**木香丸**

木香　青黛另研　槟榔　肉豆蔻去皮。各一分　麝香另研，一钱半　续随子一两半，炒　蛤蟆三个，先用绳系，晒干，烧存性。

上末，蜜丸如绿豆大。每服三五丸至一二十丸，薄荷汤下，食前。

汤氏云：小儿冷疳，多渴，好卧冷地，烦躁啼叫，饮食不进，渐成羸瘦，其候难明，有若热证，但大便滑泄，百药不效是也。因女子，百药俱试而无偶中者，竟与钱氏木香丸，不数服而愈。自后凡有此证，无不获验。

治热疳**胡黄连丸**

胡黄连　黄连各半两　朱砂一分

以上二物为细末，研入朱砂末，都填入猪胆内，用淡浆于砂铫子内悬胎煮一饭时久取出，研入芦荟、麝香各一分，饭丸如麻子大。每服五七丸至一二十丸，米饮下，食后。一方，加蛤蟆半两，不烧。

治冷热疳如圣丸方见疳泻。

无辜疳

巢氏：儿面黄鬓直，时壮热，饮食不生肌肤，积经日月，遂致死者，谓之无辜。言天上有鸟名无辜，昼伏夜游，洗濯小儿衣席，露之经宿，此鸟即飞从上过，而取此衣与小儿着，并席与小儿卧，便令儿生此病。

《圣惠》小儿无辜，脑后有核如弹丸，捏之反下转是也，凡小儿有此物，如禽兽舌下有禁虫，苦不速去，当损其命。此核初生软而不痛，中有虫如米粉，得热气渐长大，大则筋结定，定即虫随血气流散，所有停留，子母相生，侵蚀脏腑，肌肉作疮，或大便泄脓血，致使小儿渐渐黄瘦，

头大髮立，手足细弱，从兹夭折也。夫小儿无辜疳痢者，大腹，泄痢脓血，毛髮皮肤枯槁，肌体日渐瘦羸，肠胃既虚，痢无时节，故名无辜疳痢也。汉东王先生云：小儿无辜疾者，古云天上有一鸟，名无辜，因晒小儿衣物失取过夜，遇此鸟过尿之，令儿啼叫，诸病所生，日渐黄瘦者非也。此盖是八邪所伤得之，其八邪者，饥、饱、劳、役、风、惊、暑、积，谓之八邪，久则令人日渐黄瘦，吃食不长肌肉，夜间多哭，身上或发微微壮热，多渴，吃食不知饥饱，或生疮癣是也。

朱氏八片锦歌：孩子无辜气，多因母作为，若人能慎护，安得见尫羸，惊薄成风疾，暄寒作气痿，须交除病乳，莫更着重衣，吃食无令早，能言不怕迟，论中八不许，胸起力频微，头皮光晳晳，毛髮薄离离，肝壅侵双眼，脾黄入四肢，浑身生瘾疹，遍体是疮痍，泻痢无休歇，憎寒少定时，绣球全不顾，竹马岂能骑，白晕睟中现，清涎口畔垂，斗牙须咬甲，举手要捋眉，夜夜餐瓜果，朝朝食土泥，胃伤肠肚胀，肺盛喘何疑，饮食无休歇，耽眠似醉迷。

肥儿丸　治小儿脑后项边，有物如弹子，按之转动，软而不痛，名无辜疳。久服神效。

胡黄连　神曲炒　麦蘖各五钱　槟榔三钱　木香二钱　肉豆蔻面裹，煨　使君子肉各二钱半

上为细末，蒸饼丸如，黍米大。用米饮，食远服。

圣惠鳖甲散　治小儿无辜疳，项细肚大，毛髮干立作穗。

鳖甲三分，涂醋，炙黄，去裙襕　槟榔三颗　沉香　漏芦　牛蒡子微炒　使君子　赤芍药　诃梨勒皮　甘草炙微赤，锉。各半两

上件，捣罗为散。每服一钱，以水一小盏，煎至五分，去渣，不计时候，量儿大小分减温服。

张涣蝎虎丹　截疳祛毒。

干蝎虎雄者，微炙，一枚　蜗牛壳　兰香根　淀花各一分。已上捣罗为细末，次入　雄黄水磨者细研　麝香细研。各一分　龙脑半分，细研

上件通拌匀，煎米醋打白面糊和如黍米大。每服十粒，煎脂麻汤下，乳食后。

香甲汤　截疳辟邪。

漏芦一两　沉香锉　牛蒡子微炒　诃梨勒皮微炮　安息香　鳖甲涂酥炙黄，去裙襕　乳香研。各半两

上件，捣罗为细末，同乳香拌匀。每服一钱，水八分，入人参少许，煎四分，去滓放温热服，量儿大小加减。

［张涣］无辜疳痢**玉粉散**　定痢截疳。

胡粉一两　白龙骨　水磨雄黄各研，微炒　楮木根白皮　漏芦　白马夜眼洗净，焙干。各半两

上件，捣罗为细末，都拌匀。每服一字至半钱，以鸡卵清调下，乳食前。

二肝丹　治无辜疳痢不止。

地胆草　菖蒲一寸九节者　漏芦各一两　胡黄连　地榆各半两。已上捣为细末，次用　鸡肝薄切　猪肝同入盐少许，用诸药煮肝熟。各一两

上件，同于石臼中捣一二百下成膏和丸，如黍米大。每服十粒，麝香汤下，食前，量儿大小加减。

梅肉散　治无辜疳渴利不止，眼出障翳，身体浮肿。

乌梅肉炒干　绵黄芪　干葛各一两　川黄连　菰𦼮根　干姜炮　甘草炙。各半两

上件，捣罗为细末。每服一钱，水一盏，煎至六分，去滓放温，时时与服。

蓝叶汤　治无辜疳，血痢不断。

蓝叶一两　地龙　人参去芦头　乌梅肉

冬瓜仁　黄连　赤茯苓　蜗牛壳微炒。各半两

上件，捣罗为细末。每服一钱，水一小盏，煎至六分，去滓温服，乳食前。

天灵丹　治无辜疳，痢久不差。

天灵盖一个　干蟾一两，烧灰　胡黄连　莨菪子水淘去浮者，炒令黑色。各半两　砒霜一分，同天灵盖，湿纸三五重裹，胶泥固济，于大炭火上烧令通赤，取出候冷。已上都捣罗为细末，次入　麝香一分

上件都拌匀，软饭和丸，如黍米大。每服五粒，乳汁下，量儿大小加减服之。

温脏汤　治小儿无辜疳痢久不止，手足逆冷。

肉豆蔻去壳　干姜炮。各一两　龙骨　当归　厚朴去粗皮，涂生姜汁，炙令香熟。各半两　附子一枚，重半两，炮，去皮脐　茅香半分，锉

上件，捣罗为细末。每服一钱，水八分一盏，入生姜三片，煎至五分，去滓温服，乳食前。

朴附丹　治无辜疳痢，赤白相杂。

厚朴涂生姜汁，炙令香熟　诃梨勒皮面裹，炮。各一两　附子一枚，炮，去皮脐　龙骨　乌梅肉　赤石脂各半两

上件，捣罗为细末，炼蜜和丸，如黍米大。每服十粒，米饮下，乳食前。

人中白散　治小儿无辜疳气，寒热积滞不化，腹肚胀痛。

人中白一分　麝香半分　蛤蟆涂酥，炙焦　芦荟各半两

上件药细研为散。每日空心及晚后，用熟水调下半钱。服后当下恶物。量儿大小，加减服之。

朱砂丸　治小儿一切无辜疳，黄瘦腹痛，或痢有虫，冷之与热悉主之。

朱砂一分，细研，一方用三分，菖蒲　漏芦各一两　雄黄一分，细研，一方用三分　干蟾一枚，醋炙令黄　麝香一两，细研。一方用一分，《万全方》亦用一分

上件药，捣罗为末，都研令匀，用粟米饭和丸，如麻子大。每服以粥饮化下二丸，空心午后各一服，随儿大小，以意加减。

决明子丸　治小儿冷热无辜疳，或时惊热，或时夜啼，大便青黄白汁，头热身热，头髪作穗，四肢黄瘦，不多食物。

用马蹄决明子二两，捣罗为末，炼蜜和丸，如麻子大。每于食后，以熟水下三丸，更量儿大小，加减服之。

漏芦散　治小儿无辜疳，肚胀或时泻痢，冷热不调。

用漏芦一两，捣细罗为散。每以猪肝一两，散子一钱，盐少许斟酌，以水煮熟，空心顿服，粥引下。

漏芦丸　治小儿无辜疳痢，羸弱不欲饮食。及腹内虫动作，多吐清水。

漏芦二两　猪肝煿干　楮株根白皮锉。各一两

上件药，捣罗为末，炼蜜和，捣一二百杵，丸如弹子大。每服以温水研一丸，不计时候，量儿大小，分减服之。

《圣惠》又方，用地胆子一两，捣细罗为末。每服一钱，以猪肝一两，入盐少许煮熟，无时，量儿大小分减食之。

治小儿无辜疳痢不止方

上用没石子二枚，炒令赤黑色，捣细罗为散，以面半匙，和作饼子，煿熟，却研为末。不计时候，以粥饮调下半钱，量儿大小，加减服之。

《外台·备急》治小无辜疳痢方

当归　龙骨　黄连　人参　没石子　甘草炙。各一两

上六味捣散，蜜丸。服三丸，日再，以差为度。大小增减量之。

《外台·救急》疗小儿瘦头干无辜兼痢方

上用马齿苋捣绞汁，服三合，以差止。

《子母秘录》治小儿无辜痢赤白兼成疳方

上用胡粉熟蒸，熬令色变，以饮服之。

《传验》治一岁至两岁小儿无辜病方

上用夜明砂熬捣为散，任意拌饭并吃食与吃。三岁，号干无辜。

五疳出虫方

《圣惠》五疳久而不差，则腹内有虫，肌体黄瘦，下痢不止，宜服药出之，则疳气渐退。其虫状如丝鬓，或如马尾，多出于腹背及头项上，若虫色黄白及赤者，可治，青色者，不可疗也。

颅囟经**朱砂丸**　治孩子疳痢，辨虫颜色，定吉凶。

朱砂半石莲大　阿魏如朱砂大　蝙蝠血三两滴　眉酥少许

上细和，少许口脂调。先桃柳枝煎汤浴儿，后看儿大小，以绿豆大填儿脐中，后用纸可脐中贴之。用青衣盖儿，看虫出来，黄色轻，青黑色重。

圣惠干蟾丸　治小儿五疳及惊风出虫，定生死。

干蟾一枚，五月五日者良　蛇蜕皮一条，火煅　谷精草二两，花前药同入罐子内，以盐泥固济，晒干，烧令通赤，放冷研细　胡黄连　瓜蒂　母丁香三味同为末　牛黄　龙脑　朱砂　雄黄　芦荟　天竺黄　麝香各一分　青黛半两

上件药都入乳钵内研令极细，用猜猪胆汁煎面糊和丸，如绿豆大。一二岁儿以温米泔半合化下五丸。服药后以桃柳汤浴儿，着青衣，盖疳虫当出衣上及眉毛鬓边，如细麸片子，或如糁面尘毒，黑色者难治，黄白色易治。仍宜粥饮下二丸，日三服。甚者，半月内差。

麝香丸　治小儿五疳瘦弱，毛鬓干焦，口鼻多痒，有虫。

麝香　芦荟　粉霜　朱砂各一分　蟾酥一白豆许　皂角三寸，烧灰　蛇蜕皮五寸，烧灰　蝙蝠三个，取血，拌入药末

上件药都细研，以油熔蜡和丸，如小豆大。先以桃柳汤洗儿，后用药一丸涂于脐中，上以醋面封之。良久，即虫出，黄白赤者易治，黑者难疗。

芦荟丸　治小儿五疳，四肢干瘦，腹胀气粗，频揉鼻眼，宜服此出虫。

芦荟　牛黄　蝉壳各一分　腻粉　粉霜　硫黄　麝香各一钱　田父一枚，烧烟似绝便住　青黛半两　巴豆十粒，去皮心膜油　蛇蜕皮一条，烧灰

上为极细末，令匀，以粳米饭丸，如绿豆大。每服以温水下二丸。良久，煎桃柳水浴儿后，以青衣盖遍身，当有虫出，白黄色者可治，青黑者难治。

出虫丸　治小儿五疳久不差，羸瘦极甚。

朱砂　麝香　牛黄　蜗牛子炒　夜明砂炒　熊胆各一分　蟾酥半钱

上件药都细研，以面糊和丸，如绿豆大。每服，以温水下三丸。更别以水研一丸滴向鼻中，得嚏五七声。良久，当有虫随汗出，立效。

干蟾丸　治小儿五疳出虫。

干蟾一枚，烧灰　天灵盖灰，半两　麝香半分　蝉壳去足，炒　鳖甲酥炙黄焦，去裙襴。各一分

上件药为细末，每用烧饭和丸，如绿豆大。二岁已下以蛤粉汤下一丸，三岁已上至五岁二丸。服药后，续以桃柳汤浴儿，后用青衣盖之，当有虫子出，赤白者轻，黑者重。

熊胆丸　治小儿五疳出虫。

熊胆 朱砂 麝香 蚺蛇胆 蜣螂炒 瓜蒂各半两

上件药为极细末，入研了药，令匀，用豮猪胆汁和丸，如绿豆大。先用桃柳汤浴儿了，用粥饮下三丸。以青衣盖，当有虫出也。

定命散 治五疳有虫。

干蛤蟆一枚，烧灰 蛇蜕皮炒 蝉壳各一分

上件为极细末，入麝香末半钱研匀。但是一切疳，至午时后以暖水调下半钱，一二岁即服一字。后煎桃柳汤，放温浴儿了，便用青衣盖，当有虫出，即效。

青黛丸 治五疳体热，干瘦鬓立，鼻痒有虫，不欲饮乳。

青黛 芦荟 人中白各半两 猪牙皂角 蝉壳各半分 麝香一分 胡黄连三分 蟾涎 人乳汁各少许

上件为末，五月五日午时修合，以粽子肉、枣肉，及蟾涎、乳汁丸，如黍米大，以桃柳汤浴儿后，以米饮下三丸。后着青衣裹儿，看身上有虫出，青黑者不堪，白黄赤者易差。

钱乙胡黄连麝香丸 治疳气羸瘦，白虫作。

胡黄连 白芜荑各一两半 麝香一钱 黄连 木香各半两 辰砂一分

上末，面糊丸，如绿豆大。米饮下五七丸，至三五岁可十五丸，无时。

钱乙榆仁丸 治疳热瘦悴有虫，久服充肥。

榆仁 黄连各一两

上为末，用猪胆七枚，破取汁，与药同和，入碗内，甑上蒸九日，每日一次，候日数足，入研麝香半钱，汤浸蒸饼和丸，绿豆大。每服五七丸至一二十丸，米饮下。

蛔疳

小儿食乳饭早，食肉太早，或肠胃停蓄甜腻，化为蛔虫，皱眉多啼，呕吐清沫，腹中作痛，肚胀青筋，唇口紫黑，摇头齿痒是也。 玉诀歌：恶哭痰青蛔咬心，涎生积冷痛难任，每餐甜物并时果，致得虫生病转深。 先用使君子散、芦荟丸取蛔，后温脾胃。

使君子散 治小儿疳蛔。

使君子十个，瓦上炒，为末 甘草胆汁浸一夕 白芜荑各一分 苦楝子五个，炮，去核

上末之。每服一钱，水煎服。

芦荟丸 治小儿疳蛔。

芦荟 安息香 胡黄连 枳壳麸炒。各一钱 使君子三七个，炒 芜荑一分 定粉一钱半 麝香少许

上末，豮猪胆糊丸，如绿豆大。五七丸，米饮吞下。

张涣三根散 治蛔疳虫动，啼叫不止，每至月初间尤甚，状如神祟。

贯众根 棠梨根 醋石榴根各一两 栗刺 故绵 干漆各半两

上件药六味，并烧灰存性，捣罗为细末。每服一钱，用水八分，煎四分，去滓放温服，不拘时候。

除毒丹 此方治蛔疳不差，传染兄弟姐妹。

鬼臼一两，去毛 苦参锉 青葙子 草龙胆各半两 硫黄 绯绢 干蛤蟆 白矾各一分

上件药并烧灰存性，捣罗为细末，炼蜜和，如麻子大。每服十粒，磨沉香汤下，量儿大小加减。

猪肚丹 治小儿疳瘦盗汗，多倦少力，大便有虫，曾经大效。

川黄连拣净 胡黄连 木香各一两 羌活 芦荟 肉豆蔻 鳖甲酥炙，去裙襕 白

芜荑各半两

上件，捣罗为细末，用獖猪肚一个，洗刮令净，先以好香白芷二两，内肚中蒸极熟，去白芷不用，却入诸药，缝合再蒸如泥，取出同猪肚捣二三百下，成膏，丸如黍粟大。每服十粒，米饮下，不拘时候，量儿大小加减。

谷精丹 治诸病下虫如丝髮，或如马尾，甚者，便至夭伤。

谷精草三两，入瓶子内，盐泥固济，用慢火煨通赤为度，取出 干蟾三枚，五月五日取者，用酥炙黄 皂荚三寸，烧灰 胡黄连 瓜蒂 母丁香各半两。以上捣罗为细末，次入 粉霜 芦荟 麝香各一分，并细研

上件都拌匀，用猪胆汁和如黍米大。每服十粒，米泔放温下，量儿大小加减。

桃柳汤 服诸药后用此法助之。

桃枝二两 柳枝二两

上件并锉碎，以水两大碗，煎数沸，通手浴儿，甚佳。浴儿毕，用一青衣服盖之，疳虫自出，为验。

小儿合地，面无颜色，啼声乍高，状似心痛，往往口干，发动有时，医人不识，妄呼见祟，不知小儿曾吃生肉，肉化为虫，此方大效。**苦楝丸**

苦楝根 鹤虱 朱砂各一两 槟榔三个 麝香一钱

上末，面糊丸，如小豆大。每服三丸，白汤下，日三服。忌毒物。

下虫丸 治疳蛔诸虫。

新白苦楝根皮酒浸，焙 绿包贯众 木香 桃仁浸，去皮，焙 芜荑焙 鸡心槟榔各二钱 鹤虱炒，一钱 轻粉五分 干蛤蟆炙焦，三钱 使君子五十，取肉，煨

上为末，面糊丸，麻子大。每服一二十丸，天明清肉汁下。内加当归、川连各二钱五分。

脊疳

虫食脊膂，身热羸黄，积中生热，烦渴下利，拍背如鼓鸣，脊骨如锯齿，或十指皆疮，频啮爪甲是也。

圣惠金蟾散 治小儿脊疳，头大项细，四肢黄瘦，肚大胸高，毛髮干立。

蟾一枚，大者，涂酥，炙令焦黄 夜明砂微炒 桃白皮 樗根白皮 地榆 黄柏各锉 诃梨勒煨，用皮 百合 白芜荑微炒 人参去芦头 川大黄锉碎，微炒 黄连去须。各三分 胡粉三钱 丁香三七粒 槟榔一分

上件药，捣细罗为散。每服，用粥饮调下半钱，日三服。

地骨皮丸 治小儿脊疳，渐渐黄瘦，以手指击之，背如鼓响，脊骨高是也。此因奶热所致。

地骨皮 紫参 黄芪锉 川大黄锉碎，微炒 郁李仁汤浸，去皮尖，微炒。各半两 龙胆去芦头 子芩 枳壳麸炒微黄，去瓤 木香 猪苓去黑皮 海蛤细研。各一分

上件药，捣罗为末，炼蜜和丸，如绿豆大。每服以温水研下五丸，日三服，量儿大小加减服之。常得微利为效。

杀疳丸 治小儿脊疳，日渐羸瘦，腹中有虫。

没石子 瓜蒂 鹤虱并细研，各半两 蟾头炙令焦黄 芦荟 青黛并细研，各半两 麝香细研 腻粉研入。各一分

上件药，捣罗为末，以糯米饭和丸，如黍米大。每服，以粥饮下五丸，日三服，量儿大小，以意加减。

芦荟丸 治小儿脊疳，腹内有虫上攻，背膂脊骨渐高，肌体羸瘦。

芦荟 青黛 朱砂 麝香各细研 熊胆研入 胡黄连 贯众 地龙微炒 黄连去须 蝉壳微炒，去足 雷丸各半两 蛤蟆一枚，涂酥炙，令焦黄

上件药，捣罗为末，用蜗牛肉研和，丸如麻子大。每服，以粥饮下五丸，日三服，量儿大小，增减服之。

青黛丸　治小儿脊疳，四肢瘦弱，腹胀壮热，头鬓干疏，时时烦渴，脊骨如锯。

青黛　朱砂各细研　夜明砂微炒　定粉各一分　蟾酥研入　熊胆细研　羚羊角屑　犀角屑。各半分　黄连半两，去须　麝香一钱，细研

上件药，捣罗为末，用软饭和丸，如绿豆大。每一岁以粥饮下二丸。

第五脊疳，十指爪甲痒痛，头鬓焦干，肚腹虚鸣，脊骨如锯，时时下痢，状如青淀或脓或血。**朱砂丸**

天灵盖炙，一个　柴胡　白术　麝香各一钱　槟榔一个

上件，枣肉为丸如麻子大。每服三丸，米饮枣汤下。

［朱氏］治小儿脊疳泻血不止方

定粉　好枣十个，捣碎　头鬓少许，剪碎

上件为团，砖衬，火煅通赤，细研。米饮下半钱。

［庄氏］治小儿久下血不止谓之历脊疳方

用穿山甲，米醋浸炙，为末。每服一钱，米饮调下，食空服。

脑　　疳

胎中素挟风热，生下乳哺越常，头皮光急，满头饼疮，脑热如火，鬓结如穗，遍身多汗，腮肿囟高是也。

《仙人水鉴》小儿三岁已下，多睡卧合面在地者便是，脑中疳气，宜服此方。，

黄葵花　菊花　釜下墨　消石　柏叶各等分

上为散，吹入鼻中，永不合面卧地也。吹鼻中有恶物似泥泄数条，即便是脑中疳气，此是杀人之本。

小儿脑疳，乳母宜服此方。

柏叶　松叶　黄葵花　鼓子花　鳖甲　虎骨　槟榔　大黄各二两

上并生为末，与醋三升煎膏，丸如绿豆大。每日空心，饮下三丸，效。

《药性论》治小儿脑疳方

上，研芦荟不以多少，为细末。每用少许吹鼻中，杀脑疳鼻中痒。

圣惠牛黄丸　治小儿脑疳，身热鬓枯。

牛黄　芦荟各细研　熊胆研入　胡黄连　木香　犀角屑。各一分　龙脑　麝香各细研　蟾酥研入。各半分　青黛细研，半两

上件药，捣罗为末，都研令匀，以面糊和丸，如黄米大。每服以温水下五丸，日三服，量儿大小，以意加减。

龙脑丸　治小儿脑疳，羸瘦烦热。

龙脑　麝香　雄黄各一钱　胡黄连末　牛黄　朱砂　熊胆　芦荟　干蛤蟆灰。各一分

上件药都研令如粉，以水化熊胆和丸，如麻子大。若硬，更入糯米饭同丸。每服用薄荷温汤下三丸，日三服，量儿大小，以意加减。

吹鼻龙脑散　治小儿脑疳，鼻塞头痛，眼目昏暗，羞明怕日。

龙脑　麝香各细研少许　蜗牛壳炒令黄　蛤蟆灰　瓜蒂　黄连去须　细辛各一分

上件药，捣细罗为散，入瓷合内贮之。每取少许，吹于鼻中，每日两上用之。

治小儿合面卧地多睡，或气急面黄，哭声高叫，或心痛口干，盖是因曾吃生肉如此，腹内有虫方。

鹤虱二分　茯苓一两，煨　木香一分　苦楝根三两　桧株根半两

上先将二味根，用水一斗煎成膏，然

后将三味为末，搜和成丸黍粒大。每服三五丸米饮下。庄氏第十三候用此方。

第七脑疳，鼻下赤烂，身心烦躁，鼻内生疮，头发自落，夜痛无休歇，状似鬼形。

安息丸

安息香 丁香 胡黄连 麝香 雄黄各一钱

肉豆蔻 金银箔各五片

上末，炼蜜丸，如麻子大。每服三丸，米汤下。

龙胆丸 治脑疳脑热疮。

龙胆草 升麻 苦楝根皮焙 赤茯苓 防风 芦荟 油发灰各二钱 青黛干 黄连净。各三钱

上为末，猜猪胆汁浸糕糊丸麻子大。薄荷汤下。仍以芦荟末入鼻。

干 疳

身体壮热，或时憎寒，舌涩口干，睡多盗汗，皮肤枯燥，发立毛焦，乳食虽多，肌肉消瘦，四肢无力，好睡昏昏，日往月来，转加尪瘁，是其候也。瘦瘁少血，舌干多啼，其病在心。目不转睛，虽啼无泪，其病在肝。身热尿干，手足清冷，其病在肾。声焦皮燥，大便干结，其病在肺。搭口痴眠，胸脘干渴，其病在脾。

《仙人水鉴》独治干疳方

天灵盖 生鳖甲 波斯青黛 黄盐已上各一分。陶隐居云：北海黄盐草粒粗，以作鱼鲊及咸菹

上并同研令细。日服一字，空心熟水下。若是湿疳，不治。干疳，治之不过三服，神效。

圣惠天竺黄散 治小儿干疳，心脏烦热，眼目赤涩，皮肤干燥，夜多盗汗，羸瘦不能乳食。

天竺黄半两 牛黄 雄黄 朱砂 芦荟 麝香各细研 蟾头炙令焦黄 胡黄连 犀角屑 木香 甘草炙微赤，锉 钩藤各一分 龙脑一钱，细研

上件药，捣细罗为散，都研令匀。每服，以温水调半钱，日三服，量儿大小，以意加减。

治小儿干疳体瘦烦热眠卧不安方

牛黄 雄黄 芦荟 青黛各细研 丁香 黄连去须 熊胆研入 蛇蜕皮灰 天竺黄 天浆子微炒 犀角屑。各一分 胡黄连半两 蟾酥半钱，研入 麝香一钱，细研

上件药，捣罗为末，更研令匀，以炼蜜和丸，如绿豆大。每服，以粥饮下三丸，日三服，量儿大小，以意加减。

青黛丸 治小儿干疳，肌体羸瘦，皮毛干焦，发歇寒热，昏昏多睡。

青黛三分，细研 牛黄 芦荟 朱砂 麝香 雄黄各细研 胡黄连 蛇蜕皮灰 龙胆去芦头 蝉壳微炒。各一分 蟾一枚，涂酥炙焦黄

上件药，捣罗为末，都研令匀，用面糊和丸，如黍米大。每服以粥饮下三丸，日三服，量儿大小，临时增减。

牛黄丸 治小儿干疳，烦渴壮热，皮肤枯燥，日渐羸瘦。

牛黄半钱，细研 雄黄细研 黄连去须 芦荟 天竺黄各一分 龙脑 麝香各一钱，细研 甘草半分，炙微赤，锉

上件药，捣罗为末，都研令匀，用糯米饭和丸，如绿豆大。每一岁，以粥饮下一丸。

胡黄连丸 治小儿干疳，瘦弱不能乳食，发立脑干，肌体柴瘦。

胡黄连末，半两 朱砂 波斯青黛 芦荟各三分 麝香一分 蛇蜕皮一条，烧灰 蟾酥一杏仁大

上件药，都研为末，用猪胆一枚，取

法酒一盏和药末，都于铫子内熬如膏，丸如绿豆大。五岁至七岁，以粥饮下五丸，日三服，三岁已下三丸。

青黛散 治小儿干疳，日久不差，骨立形枯，诸治无效者。

青黛 朱砂 芦荟 地龙 夜明砂各微炒 蛤蟆灰 熊胆各一分 麝香二分

上件药，都细研为散。每服半钱，空心以粥饮调下，更用少许药吹入鼻中。后以桃枝汤看冷热浴儿，衣盖，有虫子出为效也。

牛黄丸 治小儿干疳，体热羸瘦，心神烦躁，少得眠卧。

牛黄细研 朱砂细研，水飞过 子芩 犀角屑。各半两 麝香一分，细研

上件药，捣罗为末，都研令匀，以糯米饭和丸，如麻子大。每服，用粥饮下三丸，量儿大小，增减服之。

按：干疳既是五脏之涸，则当以人参白术散、加减八味丸之类补而濡之。若专恃已上诸丸药，恐无愈理。

内 疳

《圣惠》云：小儿乳食不消，心腹虚胀，眼目涩痒，体热皮枯，肠胃不调，痢下五色，渐渐羸瘦，虫蚀肛肠，日月弥深，痢转不止，故号内疳。钱氏云：疳在内，则目肿腹胀，利色无常，或沫青白，渐瘦弱，此冷证也，宜使君子丸。

使君子丸 治脏腑滑，及疳瘦下痢，腹胁胀满，不思乳食，常服安虫补胃，消疳肥肌。

厚朴去粗皮，姜汁涂，炙，半两 使君子去壳，一两，面裹，煨 陈皮去白，一分 甘草炙，锉，半两 诃子半两，半生半煨，去核 青黛半两，是兼惊及带热渴者，宜此方，如只脏腑不调，不用青黛

上为细末，炼蜜和丸，如小鸡头大。每服一丸，米饮化下，儿生百日已上、三岁已下服半丸，乳汁化下。元方无青黛。

东垣厚肠丸 治小儿失乳，以食饲之，不能克化，或生腹胀，四肢瘦弱，或利色无常。

陈皮 半夏 苍术 人参各三分 麦糵 枳壳 曲末各五分 青皮 厚朴各二分

上为细末，面糊丸，如麻子大。每服二十丸，温汤送下。忌饱食。

张涣金粟丹 治腹大疳瘦，好吃泥土，泄利不调。

干蟾五枚，酥炙焦黄 川黄连夏用二两，冬用一两 母丁香 厚朴姜汁制 草龙胆各一两 夜明砂微炒 蝉壳洗 诃子皮微炮。各半两，已上捣罗为细末，次用 好朱砂细研，水飞 青黛研。各一两 好麝香半两，研

上件一处拌匀，用炼蜜一半、白面糊一半，和如黍米大。每服十粒，米饮下，不拘时候，量儿大小加减。

本事芎朴丸 治小儿疳瘦，泻白水，腹胀。

芎䓖 厚朴各一两 白术半两

上为细末，炼蜜丸，如小弹子大。每服一丸，米饮化下，三岁已下半丸。

小儿腹大泄泻，水谷不化，吃食不知饥饱，累效。

神曲炒 麦芽炒 三棱 青皮 香附 山楂 厚朴 甘草 藿香 枳实 地黄 砂仁 黄连 枣子各等分

上为末。白汤调下，量儿加减。

圣惠木香丸 治小儿内疳，乳食不调，心腹胀满，肌肤羸瘦，下痢无常。

木香 蝉壳微炒，去足 麝香细研 黄连去须 黄丹微炒 熊胆研入 夜明砂微炒 干蟾涂酥，炙微焦。各一分 赤石脂半两 肉豆蔻一颗，去壳 田父半两，炙令微黄

上件药，捣罗为末，用水浸蒸饼丸，如麻子大。每服，以温粥饮下二丸，量儿

大小，以意加减。

芦荟丸 治小儿内疳，四肢羸瘦，腹胀鼻痒，皮肤干燥，下痢不常。

芦荟 雄黄各细研 没石子 蝉壳微炒，去足 蛇蜕皮灰 丁香 熊胆研入。各一分 麝香细研 蟾酥研入。各一钱 黄连半两，去须

上件药，捣罗为末，炼蜜和丸如黄米粒大。每服以粥饮下三丸，日三服，别研一丸，吹入鼻中，量儿大小，以意加减。《圣惠》又收治疳痢。

麝香散 治小儿内疳，下痢不止，肌体消瘦，诸治未差。

麝香 芦荟各细研 蛇蜕皮灰 夜明砂微炒 蜗牛壳 黄连去须，微炒 没石子各一分 黄丹 定粉各微炒，一两 诃梨勒半两，煨，用皮

上件药，捣细罗为散，都研令匀。每服以粥饮调下半钱，早晨午后各一服，看儿大小，加减服之。

胡粉丸 治小儿内疳，下痢不止，昏沉多睡。

胡粉微炒 青黛细研。各半两 黄连末，一两，微炒 麝香一钱

上件药同研令细，以猪胆一枚取汁，和丸如黄米粒大。不计时候，以粥饮下五丸，量儿大小以意加减。

谭氏殊圣**宝命丹** 治内疳。

皂角一两，炙令焦黑色，去皮，为末，三分
巴豆二七个，去心膜，细研，新瓦上出油了用之
雄雀儿粪二钱

上细末，以粟米饭丸，绿豆大。空心，温水下三丸。

外疳

钱氏云：疳在外，则鼻下臭烂，自揉鼻头，上有疮，不着痂，渐绕耳生疮，今分走马疳、口齿疳、鼻疳、眼疳，胪列诸方如下。

走马疳

走马疳，疳蚀之极也，乃五脏蒸热上攻，甚即遍沿作崩沙候，牙边肉肿烂，口内气臭，身微有潮热，吃食不得，齿缝出鲜血，常动摇似欲脱，肉烂自漏落。治之先以淡淡盐汤洗口内，即下紫金散掺之，一日三次，揩杀牙边肉内虫。如大段甚，即下秋霜散掺之，然后将朱砂膏、牛黄膏、天竺黄散夹调理此茅先生法。或以天竺黄散夹地黄膏亦好此《惠眼》法，如此调理即安。如调理不退，先落齿一两三个，即死不治。相次面光发，腮漏见骨而殂。《形证论》先与退脾肺风热，宜吃槟榔散五七服后，用此药贴龈上。以大枣一个，砒少许，去枣核，入砒在内，烧灰存性，临卧时贴龈上，数次效。

［曾］ 凡得此候，多因气虚受寒，及有宿滞留而不去，积温成热，虚热之气上蒸。或食甘酸咸腻之物，而脾虽喜甘，积滞日久，蕴热上熏于口，致齿焦黑烂，间出清血，血聚成脓，脓臭成虫，侵蚀口齿，甚致腮颊穿破，乳食不便，面色光浮，气喘热作，名走马疳。治之之法，先去积热，用当归散合三棱散，水姜枣煎服，次投芦荟丸、玉露饮，及以温盐水灌漱，或软鸡翎蘸盐水拂洗，略拭干，仍以烧盐散、内金散、密陀僧散傅之。若经久不愈者，傅于唇之上下，乃成崩砂证，或穴发满腮，齿落骨露，饮食减少，气促痰鸣，必致危矣。

紫金散茅先生名黑铅散 治小儿走马疳。

黄丹 蛇床子炒，令黑 地龙炒令黑。各半两 青矾一分，煅过

上末。每服一字，揩牙龈上，一日三次揩。

秋霜散 治小儿崩砂。

好砒半两　白矾四分

上，用水三分一盏，先煎水令蟹眼沸来，便下砒煅，水干为度。即下白矾末同煅干为末，取出，入好麝香少许，好坯子少许，同拌合为末。每使一字，用鹅毛点拂牙龈上，一日三四回拂，即愈。

惠眼秋霜散　治崩砂齿龈欲落。

粉霜　砒霜　白矾各一钱

上为末，用北艾一大团裹定上件药末，以石灰渗艾上后用碗盛，发火烧尽，细研。以手捻少许，揩齿上，用盐汤漱口。烧时，以盏子盖定，恐走了药气。

乳香丸　治走马牙疳如神。

乳香　轻粉　砒研。各五分　麝香少许

上，先将乳香研细，入轻粉、麝、砒，共再研匀，用薄纸一韭叶阔，去药内按过，揉纸少许，丸如黄米大。临卧，将药填在患处，至明则愈。忌食酱醋盐等物。

钱乙龙骨散　治疳口疮，走马疳。

砒霜　蟾酥各一字　粉霜半钱　龙骨一钱　定粉一钱半　龙脑半字

上，先研砒粉极细，次入龙骨再研，次入定粉等同研。每用少许傅之。

上方皆犯砒，非极不用。

《仙人水鉴》治小儿走马疳虫透损骨者方

上，用天南星一枚，当心剜作窍子，安好雄黄一块在内，用大麦面煨，候雄黄熔作汁，以盏子合定，出火毒一宿，去面研为末，入好麝香少许，扫在疮上，验。

《集验方》治小儿走马疳。

上，用蚕退纸不计多少，烧成灰存性，入麝香少许，贴患处，佳。

茅先生小儿崩砂方

鸡内金　芦荟　白矾火煅　乳香　地龙　麝香

上，各少许为末，候小儿睡着，以药末掺牙龈上。

定命散　治小儿走马疳。

白矾　绿矾各等分，炒一大钱

上同研匀，用大麦面五钱，蒌葱一寸研烂，将面同搜和，软硬得所为饼子，将研匀者药裹在中心，用文武火烧存性，于地坑内出火毒一宿，又研如粉，入铅霜二钱同研令细。每服一剜耳许，揩牙上一二遍。

蟾灰散　治小儿走马疳。

干蛤蟆一个大者，烧存性　五倍子各一钱　麝香少许

上同研。蜜水调涂齿根上，未止，更用之。

圣散子　治小儿走马疳。

胆矾　龙胆草各一两

上同于瓦瓶中煅烟尽，略存性，贴疮上。

生金散　治小儿走马疳。

天南星一个重一两者　绿矾一两

上，先安排南星在干地上，用矾与南星同处，四边以灰火烧，烟尽为度，取出后研如粉，入当门子一粒，先含浆水洗，贴之。

刘氏家传**李琬麝香散**　治小儿走马急疳，口臭牙齿损烂及攻蚀唇鼻腮颊，累治未效者，可用此方。

麝香一钱，真者　黄柏一两，去皮，杵末　青黛半两，上好者　雄黄一分，飞研

上件，杵研极细。如有患者，先以绵缠筋，擦却齿上蚀损死肌，以软帛拭去恶血，量疮大小干掺，日夜五次用之。或血盛并多不定者，加定粉半两同研，用如前法。

黑神散

龙胆草锉　青胆矾

上等分，用甘锅子一个，先入胆矾在内，次入龙胆草，用盐黄泥固济，留一眼

子，周围用炭火烧至眼子上烟断为度，放冷取出研细，入麝香少许。如有患人，看疮内大小，干擦贴之立效。牙疼干擦。牙根有鲜血出并肿烂牙，擦之即愈。

孔氏无比散 治小儿走马疳。

麝香一分，别研 真蟾酥 绿矾各半分 胆矾 没药各二分

上四味，一同用大砖一口，凿中心作窍穴子，勿令透地，便安四味药在穴中，周围用红着炭火三斤烧过，取出同麝香再研匀。如有患者，以鸡翎微湿沾药末，扫于小儿齿上，立效。

《王氏手集》治小儿走马疳，口鼻生疮，牙龈肿烂，诸药不能治者。

槲叶十片，干者 麝香少许

上，以芦荟为末，水调涂叶上，炙干，又涂又炙，凡涂炙数遍，为末。疮湿干掺。

安师傅走马疳药方此疳齿中不住血出多。

上用蚕退纸烧灰止血，时间令住，若用地骨皮中嫩处为末贴之，便永止。

曾氏烧盐散 治走马疳牙根肉溃烂黑臭。

橡斗子不拘多少

上，每用大者两个，入盐满壳，盖作一合，或五六个至十数个，安在火内和盐烧透，取出地上，以瓦碗盖定，存性，候冷入麝香少许，乳钵内极细杵匀。每以半钱涂搽患处。常收，用小瓦合盛贮，勿使纸裹，盖能作润。

内金散 治牙根肉臭烂黑色，有虫作痛。

鸡内金即鸡脾内粗皮，阴干，一两 白芷 铜青各半两 麝香一字

上，前三味锉晒或焙，为末，仍以麝香乳钵内同杵匀。每用一字或半钱，干擦患处，先用温盐水灌漱后傅药。

密陀僧散 治走马疳齿焦黑烂。

密陀僧一两 轻粉五十贴 麝香一字

上件为细末，同轻粉、麝香乳钵内杵匀。每用半钱，擦患处。

走马牙疳神效方

干姜、白矾、枣子烧焦存性，为末。傅患处。尿桶中白，焙干为末，入冰片少许。揩牙立效

上自《水鉴方》以下不犯砒，为妥。

治走马牙疳，用溺桶中白垢，火煅过。每一钱，入铜绿三分、麝香一分半，傅之立愈。

红铅散 治走马疳。

绿矾不以多少，色鲜明者，入干锅，用炭火烧，锅赤倾出，以好酒洒拌匀，再入锅，如此数遍，色红，研作细末，入麝香少许。先以温浆水洗漱净，用指蘸药，有疳处贴之。

演山兰香散 治小儿走马疳，牙齿溃烂，以至崩砂出血齿落者。

轻粉一钱重 兰香子一钱，末 密陀僧半两，醋淬，为末

上研如粉。傅齿及龈上立效。

议曰：婴孩受病，证候多端，良由气郁三焦，疳分五脏，内有肾经常虚，得疳，名之曰急，以马走为喻，治疗颇难。此等一证，初作口气，名曰臭息。次第齿黑，名曰崩砂。盛则龈烂，名曰溃槽。又盛血出，名曰宣露。重则齿自脱落，名曰腐根。其根既腐，何由理之，今将秘方具述于后。

傅齿立效散

鸭嘴胆矾一钱匙，上煅红，研 麝香少许

上研匀。每以少许傅牙齿龈上。又一方，用蟾酥一字，加麝和匀。傅之。

议曰：血之流行者荣也，气之循环者卫也。变蒸足后，饮食之间，深恐有伤于荣卫而作众疾。其或气伤于毒，血伤于

热，热毒攻之，虚脏所受。何脏为虚，盖小儿肾之一脏常主虚，不可令受热毒，攻及肾脏，伤乎筋骨，惟齿受骨之馀气，故先作疾，名曰走马，非徐徐而作。所宜服药甘露饮、地黄膏、化毒丹、消毒饮，其外证以前件立效散，及麝酥膏傅之，切忌与食热毒之物。此疳不同常证，乃系无辜有作，医宜深究，保全为上，若用常方，难拟愈活。

独活饮子　治肾疳臭息候。

天麻　木香　独活　防风　麝香少许，为细末研和入

上各二钱重，为末。每服一钱匕，小者半钱，麦门冬熟水调下。

三黄散　治肾疳崩砂候。

牛黄　大黄　生地黄　木香　青黛

上等分，为末。每服一钱匕，熟水调服。

人参散　治肾溃槽候

肉豆蔻炮　胡黄连　人参　杏仁炒　甘草炙

上件各等分，为末。每服一钱匕，小者只半钱，温熟水调服。

槟榔散　治肾疳宣露候。

木香　槟榔　人参　黄连　甘草炙

上等分，为末。每服一钱，小者半钱，熟水调服。

黄芪散　治肾疳腐根候。

黄芪蜜炙　牛黄　人参　天麻　全蝎炒　杏仁炒　白茯苓　川当归　生地黄洗　熟干地黄洗

上等分，为末。每服一钱，小者半钱匕，煎天门冬熟水调服。麦门冬亦得。

地骨皮散　治肾疳龈腭牙齿肉烂腐臭，鲜血常出。

生干地黄半两　真地骨皮　细辛各一分　五倍子炒令焦，二钱重

上件为细末。每用少许傅之，频有功效。吃不妨。

议曰：《本经》所载疳证有五，谓五脏所受，故得其名，今述肾疳一脏有五证候者，最为要急，不可同常。此疾共陈有五种候传，迅疾可畏，乃知走马之号不诬。初发之时，儿孩口臭上干，胃口气息臭郁。渐进损筋，龈肉生疮，或肿或烂，其齿焦黑。又进从牙槽内发作疮疱，破溃脓烂。又进热逼筋脉，时时血出，其热注久，牙龈腐坏，槽宽齿脱。六七岁孩，落尽不复更生，岂可治疗，今以妙方，宜速与传变而理，不待疾作而后药也。

茅先生朱砂膏　治小儿惊积惊热。

朱砂半两　硼砂　马牙硝各三钱　真珠末一钱　玄明粉二钱，并别研　龙脑　麝香各一字

上件各为末，于一处拌和合用，好单角起，不久其药自成膏。如小儿诸般惊，用药一黄豆大，常用金银薄荷汤少许化开下。如遍身潮热，用甘草煎汤下。狂躁恶叫，用生地龙自然汁化下。一腊及一月日内小儿，不便下药，可用药使乳调，涂在奶上，令牙儿吃奶吮下。

茅先生牛黄膏　治小儿膈热及诸热，镇心解毒。

川郁金半两，用皂角三寸，巴豆七粒，水一碗，铫内煮干，不用皂角、巴豆　马牙硝　甘草炙。各半两　朱砂一钱　硼砂　寒水石各一分　龙脑　麝香二味，随意入

上件为末，炼蜜为膏，芡实大。每服一丸，麦门冬熟水化下。

天竺黄散　治小儿诸热。

天竺黄　川郁金用皂角水煮干　茯苓去皮　麦门冬各半两　蝉蜕去足　全蝎去土，十四个　白僵蚕各十四个　甘草一两，炙　朱砂一分　龙脑　麝香随意所入

上件各净洗，研罗为末。每服半钱、一钱，用蜜熟水调下。

三解牛黄散　治小儿潮热、实热。

白僵蚕　全蝎去土，炙　防风　白附子　川黄芩　桔梗　川大黄　甘草炙　白茯苓　人参　川郁金用皂角水煮干

上前件，各等分为末，各净洗细研。每服半钱、一钱，用薄荷、蜜、熟水调下。

《惠眼》地黄膏

天竺黄散一名金朱饮子　二方并见初生门重舌条。

形证论**槟榔散**

槟榔　大黄蒸　青皮各二钱五分　黑牵牛一钱　木香少许，炮

为细末。薄荷、蜜水调下一钱。

当归散潮热。　三棱散宿食。　芦荟丸本门通治条。　玉露饮积热。

口　齿　疳

《圣惠》云：其候唇口痒痛，牙齿峭黑，舌上生疮，脑中干热，龈肉赤烂，颊肿齿疼，热毒熏蒸，口多臭气。

按：此即走马疳之轻而慢者，《圣惠》形容似太过。治法宜清胃散、甘露饮内服，外用五倍子炒黑、绿矾烧红、人中白等分，入冰片少许揩牙，或加槟榔末杀虫亦得。

《谭氏殊圣》治小儿大人牙疳诸恶疮方

黄丹飞过　乳香　白矾飞　坯子胭脂各一钱　轻粉　麝香少许

上件为细末。看疮大人，临时用药，先用浆水洗疮净上药，干掺。

聚宝方**黄矾散**　治大人小儿齿龈宣露，骨槽风，小儿急疳龈肉烂，恶肿痛。

黄矾一两，研入甘锅，烧通赤　生干地黄　梧桐律　川升麻各半两　干蛤蟆头二枚，炙焦

上五味，为末。每用半钱干贴，良久吐津，甘草水漱口，一两服立效。一方，用熟干地黄及蟾头烧灰。

《刘氏家传方》治小儿口中疳疮，皆下部有虫，烧天麻子烟熏之。

《庄氏家传》治小儿牙疳坏烂方

百药煎　坯子胭脂

上各等分，为细末，罗过。贴患处。

吴氏家传**青霞散**　治小儿口齿疳。

蛤蟆一个，烧灰　甘草炙　青黛各一分

上研为细末，更入真麝少许。或儿满口有疮臭烂落下牙齿者，以鸡翎扫上立效。凡用，先以盐汤漱口了，干拭用。

安师传治小儿口齿并喉咙疳疮如白膜者

用轻粉、黄丹等分，乳汁和，涂疮上。即时如壳退下。

治小儿疳蚀动唇齿及疮生方

蟾头一个，大者，烧灰　麝香半钱

上研匀如粉。掺于疮上立效。

治小儿唇口及齿根宣露牙龈生疮臭烂方

葶苈炒　胡黄连各二钱　黄丹半两

上为末。每半钱于牙龈上贴之，不得咽津。庄氏第十二候用此。

秘方治牙疳腐烂及下疳疮

海巴白者二个，赤者一个　银朱　轻粉各五分　海螵蛸一分　真珠二分　龙骨二分

共为细末。用冷茶漱净，将药敷上。

鼻　疳

《圣惠》夫肺气通于鼻，鼻者肺之候。若小儿乳食不调，上焦壅滞，令疳虫上蚀于鼻也。其候鼻中赤痒，壮热多啼，皮毛干焦，肌肤消瘦，咳嗽上气，下痢无常，鼻下连唇生疮赤烂，故曰鼻疳也。

治小儿鼻下赤烂，心烦躁，鼻中生疮，渐渐转多及身上，焦躁，日夜疼痛，急治之方

诃子二个　豆蔻三个　黄连六分　防风

半两　朱砂一分

上为末，饭丸麻子大。每服荆芥汤下三丸。

汤氏五福化毒丹　治䘌鼻，清膈凉血。

玄参　桔梗去芦。各一两　赤茯苓　人参　马牙硝　青黛　甘草各一分　麝香五分　一方有龙脑五分

上，除麝香、牙硝另研一处为末，次和青黛等，炼蜜丸，如芡实大，金银箔为衣。薄荷汤化下。疮疹馀毒，磨生犀角水下。上焦热壅，口齿鲜血，宣露臭气，用生地黄汁化下。食后。

泽泻散　治小儿肺积，鼻内生疮及鼻下赤烂。

川泽泻　川郁金生　甘草炙　山栀子仁炒。各一分

上为末。每服，婴孩一字，二三岁半钱，五七岁一钱，甘草汤调下，一日二服。宜再用青金散傅之。

自制**枇杷叶散**　治鼻疳赤烂。

枇杷叶去毛，阴干，一两　山栀子半两　百部　槟榔各二钱半

上为细末。每服三钱，儿小者二钱，更小一钱，白汤调下。

田氏治法：先用甘草、白矾汤洗净，后掺芦荟、黄连、黄柏末，日三傅。一方，用米泔洗，黄连末傅，日三四次，亦佳。

青金散

铜青　白矾生。各一钱

上为末。每用少许，傅鼻下。

钱乙兰香散

兰香叶菜名，烧灰，二钱　铜青半钱　轻粉二字

上为细末令匀，看疮大小干贴之。

张涣石胆散　治鼻疳病，疳虫上蚀于鼻赤痒，及连唇生疮赤烂。

石胆一两　地龙一分，洗净　头髪烧灰　莨菪子生用。各半两

上件，捣罗为细末，入麝香一钱同研匀。每服一字，贴于疮上。

《吉氏家传》治鼻下赤烂疳方

青黛一钱　麝香少许　熊胆末，半钱

上末。睡时贴少许在鼻下。

《朱氏家传》治小儿鼻下湿痒疳疮方

上用大枣一枚去核，以白矾一块内枣中，文武火煅存性，细研。涂疮，如疮干，以麻油调涂。

《圣惠》治小儿鼻疳痒**吹鼻蝉壳散**

蝉壳微炒　青黛细研　蛇蜕皮灰　滑石　麝香细研。各等分

上件药，捣细罗为散，都研令匀。每用绿豆大吹入鼻中。日三用之，疳虫尽出。

钱氏白粉散　治诸疮。

乌贼鱼骨末三匕　白及末二匕　轻粉一匕

上末，先用清浆水洗拭过，贴之。

眼　疳

《龙木论》治小儿疳眼外障。此眼初患时皆因脑头上有疮。或因经日多时泻痢，潜冲疼痛，泪出难开，膈间伏热气，肝风入眼。初患此疳时痒涩，揉眉咬甲，致令翳生，赤肿疼痛，泪出难开，睑硬，白睛遮睛，怕日合面卧，不喜抬头。此疾不宜烧灸头面，恐损眼也，切忌点药，宜服杀疳散、退翳丸。《圣惠》论：夫肝开窍于目，目者肝之候。若小儿内有疳气，肌体瘦羸，而脏腑挟于风热，壅滞不得宣通，因其乳食过多，胸膈痰结，邪热之气上攻于目，则令脑热目痒，或赤烂生疮，或生障翳，渐渐遮睛，久而不差，损于眼目，故号眼疳也。《玉诀》云：此患先与凉膈，后泻肝，次淋洗之，即无误

也。又云：此患小儿肝热，宜泻肝散、蕤仁膏凉膈退热。又云：小儿疳眼雀目，斑疮入眼者，先与利膈退热凉心经，后与疳药也。

龙木论杀疳散

防风　龙脑　牡蛎　白芷　细辛　五味子各二两

上为末。每服一钱，食后粥饮调下。

退翳丸

黑参　防风各一两　细辛　石决明　车前子各半两　桔梗　黄芩各一两半

上为末，炼蜜为丸，梧桐子大。空心茶下十丸。

玉诀泻肝散

木贼　威灵仙　紫参　家菊花　羌活　蝉蜕去足　大黄生　甘草炙　石决明各等分　脑子少许

上为末。每用药二钱，猜猪肝一两，批开去膜，掺药在内，线缠，米泔煮熟，嚼下。

蕤仁膏

蕤仁四十九粒，去皮，出油　脑子少许

上研成膏。用灯心点少许。

灵苑羚羊角丸　治肝肺壅热，眼生弩肉，赤脉涩痛，及赤眼障翳睛疼，痒痛羞明，及小儿风疳烁阳眼，神妙。

羚羊角屑，晒干脆，为末　甘草生　白何首乌　瓦松以纱绢内洗去土。各一两　生干地黄洗　郁金炮过用，地上去火气。各二两

上件六味，并细锉曝干，捣罗为细末，炼蜜为丸，如梧桐子大。每服十五丸，用浓煎淡竹叶、黑豆汤冷下，食后临卧服，小儿丸如绿豆大，每服七丸至十丸。

谭氏殊圣退云散　治小儿疳眼𠯈喹侥啼不住。

草决明　土瓜根　大黄炮　玄参各半两　甘草炙　宣连　吟吟石井泉石是，研。各一分

上细为散。每服一钱，水一盏，同煎至七分五度与吃。

张涣井泉石散　治眼疳，邪热攻于眼目，渐生翳障，致损睛瞳。

井泉石一两　晚蚕沙　夜明砂各微炒　石决明　甘菊花　黄连去须。各半两

上件，捣罗为细末。每服一钱，用米泔一盏，入生猪肝少许，煎五分，肝烂为度，放温，时时服，乳食后。

胡氏家传**猪胆黄连丸**　治小儿疳瘦，大治肝疳作眼疾，白膜遮睛，诸药不痊者。

胡黄连　雄黄细研　夜明砂细研。各等分　猪胆数个　麝香少许，不入胆煮

上为末，以猪量汁调药，稀稠得所，却入元胆皮内以线紧系口，米泔水煮五七沸，取出放冷，先以麝香于乳钵内研细，却入药一处同研不用胆皮，只取出药，候细，用软饭为丸，如大麻子大。每服十丸，大者加至十五丸，米饮吞下，如疳气盛，须和陈米饮下。

治小儿肝脏风热，眼中不见物，及有汗方

石决明　乳香各一分　龙胆二分　大黄半两，煨

上为末。每服两钱，用薄荷温水调下。庄氏第十六候用此方。

疳　湿

巢氏云：疳湿之病，多因久利，脾胃虚弱，肠胃之间虫动侵蚀五脏，使人心烦懊闷，其上蚀者，则口鼻齿龈生疮，其下蚀者，则肛门伤烂，皆难治。或因久利，或因脏热嗜眠，或好食甘美之食，并令虫动，致生此病也。《圣惠》夫小儿嗜食甘味多而动肠胃间诸虫，致令侵蚀脏腑，此犹是䘌也。凡食五味之物，皆入于胃，其

气随其腑脏之味而归之，脾与胃为表里，俱象土，其味甘，而甘味柔润于脾胃，脾胃润则虫动，虫动则侵蚀成疳也，但虫因甘而动故名之为疳也。若虫蚀下部，则肛门生疮烂开，急者数日便死，宜速疗之。夫小儿乳食不节，冷热相乖，伤于脏腑，致疳气也。若脾胃虚弱，则哺乳不消，大肠虚寒，遂变泄痢，因其久痢不止，肠胃俱虚，为水湿所乘，腹内虫动，侵蚀下部，故名疳痢湿䘌也。

千金除热结肠丸　断小儿热，下黄赤汁沫及鱼脑杂血，肛中疮烂，坐䘌生虫。

黄连　柏皮　苦参　鬼臼　独活　橘皮　芍药　阿胶各半两

上八味，末之，以蓝汁及蜜丸，如小豆。日服五丸至十丸。冬无蓝汁，可和蓝子一合，春，蜜和丸。

姜蜜汤《千金》　治湿䘌。

生姜汁五合　白蜜三合　黄连三两

上三味，以水二升别煮黄连，取一升，去滓，内姜、蜜更煎，取一升合。五岁儿平旦空腹服四合，日二。

杏仁汤《千金》　治䘌。

杏仁五十枚　苦酒二升　盐一合

上三味和煮，取五合。顿服之，小儿以意量服。

治虫蚀下部方

胡粉　雄黄

上二味，各等分，末，着谷道中。亦治小儿。

张涣桃白散　治肠胃俱虚，腹内虫动，侵蚀下部，疳痢湿䘌。

桃木白皮　黄柏蜜炙，锉　黄连去须，炒。各一两　蛇蜕皮半两，烧灰　干蜗牛一分，烧灰　青州枣五十枚，去核，烧灰

上件，同捣罗为细末，入定粉、麝香各一分，同研匀。每服一字，粥饮调下，乳食前。

如圣丹

干蟾七枚，烧灰　蝉壳半两　蚺蛇胆　大枣去核，烧灰。各一分，已上捣罗为细末，次用　黄丹　定粉　麝香并细研，各一分

上件同拌匀，用好醋一大盏，都捣一二百下成膏，如黍米大。每服五粒至七粒，米饮下，量儿大小加减，或化三两粒涂患处。若虫出乃愈。

钱乙金华散　治小儿一切湿疮癣疳。

黄柏　黄连各半两，并为细末　黄丹一两，水飞　轻粉一钱　麝香一字，别研

上同研匀。先以温水洗后贴之。

化䘌丸　治诸疳生虫，不时啼哭，呕吐清水，肚腹胀痛，唇口紫黑，肠头湿䘌。

芜荑　芦荟　青黛干　川芎　白芷梢　胡黄连　川黄连　蛤蟆灰各等分

上为末，猪胆汁浸糕糊丸，麻子大。每服一二十丸，食后临卧杏仁煎汤下。其鼻常用熊胆煎汤，笔蘸洗。俟前药各进数服，却用青黛、当归、赤小豆、瓜蒂、地榆、黄连、芦荟、雄黄为末，入鼻疮敛。

疳　疮

《圣惠》夫小儿疳疮生于面鼻上，不痒不痛，常有汁出，汁所流处，随即成疮，亦生身上，小儿多患之。亦是风湿搏于血气，所以不痒不痛，故名疳疮也。钱乙论疳在外，鼻下赤烂，自揉鼻头，上有疮不着痂，渐绕耳生疮。治鼻疮烂，兰香散。诸疮，白粉散二方并见鼻疳条主之。

张涣四珍丹　治诸疳羸瘦，毛发焦黄，口鼻生疮。

干大蟾一枚，去四足，擘开腹，入胡黄连半两在腹内，以线缝合，用湿纸三两重裹，以泥四面固济，用木炭火烧，令通赤为度，放冷，去泥，捣为细末　芦荟半两，研　麝香一分，研

上件都拌匀，再研令细，以白面糊

和，如黍米大。每服五粒至七粒，粥饮下，量儿大小加减。

熊胆膏 治疳疮不差。

熊胆 蚺蛇胆 芦荟各半两 黄矾一分，瓜州者良。已上捣罗为细末，次用 麝香 牛黄各一分 龙脑一钱。并细研

上件细研匀，并井华水三合搅匀，盛银器中，重汤煮成膏。每用少许涂患处。

治小儿一切疳毒有疮方

上楝皮五斤，锉 七姑叶半两，锉 甘草 白矾各二两 葱白十茎

上粗捣令匀，用水五斗煮五七沸，旋旋添洗疮处，如久患，只两服，立效。

《谭氏殊圣》治小儿疳肥疮，多生头上，浸淫久不差，及耳疮等，悉治之。

石绿 白芷各等分

上，以生甘草水洗疮，傅药自愈。

通治一切疳方

铜壁山人曰：凡治疳，不必细分五疳，但虚则补之，热则清之，冷则温之，吐则治吐，利则治利，积则治积，虫则治虫，不出集圣丸一方加减用之，屡试屡验。

集圣丸

芦荟 五灵脂 夜明砂炒 砂仁 橘红 木香 莪术煨 使君子肉各二钱 川连 川芎 干蟾炙。各三钱 当归 青皮各一钱半

因于虚者，加人参二钱、白术三钱，去莪术、青皮。 因于热者，加龙胆草三钱，去砂仁、莪术。 因于吐泻下痢者，加白术二钱、肉果煨、诃肉各一钱五分，去青皮、莪术。 因于积痛者，加煨三棱、川楝子肉、小茯香各二钱，去当归、川芎。 因于疟者，加鳖甲醋炙三钱。因于虫者，加白芜荑一钱五分、川楝子肉二钱，去当归、川芎。 因于渴者，加人参、白术各二钱，去莪术、砂仁。

上为细末，用雄猪胆汁二个，和面糊为丸，看大小服，米饮送下。 此方乃十全丹去槟榔、白豆仁，加黄连、夜明砂、砂仁，不热不寒，补不致滞，消不致耗，至稳至妥。

疳积散 治魃乳病乳，夹乳夹食，大病之后饮食失调，平居饮食过饱伤脾，致成疳积，面黄腹大，小便色如米泔，大便泻黄酸臭，头皮干枯，毛髮焦穗，甚至目涩羞明，睛生云翳，形体骨立，夜热昼凉，丁奚、哺露等证，并用主之。

厚朴厚而紫色有油者佳，去粗皮，切片，生姜自然汁炒熟为末，净，一两 广陈皮去白，为末，八钱 粉甘草去皮净，为末 真芦荟净末。各七钱 芜荑真孔林大而多白衣者佳，去白衣壳，净末，五钱 青黛取颜料铺中浮碎如佛头青色者研，净末，三钱 百草霜乃山庄人家锅底墨也，净末二钱 旋覆花净末，一钱半

上件匀和成剂用。 每一岁用药一分，用灯心汤早上空腹时调服。 服后，病即愈，当再用肥儿丸调理，如脾气未实，用启脾丸或大健脾丸。 如疳气未尽，用陈皮一两、白木香三钱、白茯苓五钱，加好平胃散三钱，陈米粥汤调服。

疳眼方 用生鸡肝一具不拘大小雄雌，二三岁者只用半具，外去衣，内去筋膜，研细如面，入疳积散若干，调极匀，加好熟白酒厚薄相和，隔汤顿温热，空心通口服。用甜曲酒，少加熟白酒亦佳。服至眼开翳散方止。

疳泻痢红白积滞，用散子加黄连姜汁土炒、肉果，用浓灯心汤稍加熟蜜少许调服。食积成疳，砂仁汤调服。

《集验方》治小儿疳气不可疗。**神效丹**

绿矾用火煅，通赤取出，用酽醋淬过复煅，如此三次

上细研，用枣肉和丸，如绿豆大。温

水下，日进二三服。

元和纪用经**麝香丸** 主小儿疳瘦，面黄发穗，骨立减食，肌热惊痫疳虫。

麝香研 芦荟研 胡黄连末

上等分，研匀，滴水丸黄米大。一岁三丸，三岁五丸至七丸，人参汤下，日三服，无比奇效。一方，胡黄连四分，馀二物各二分，疗疳痢温疟，无比尤验，一名圣丸。疳药百数，无如此者，小儿癫痫惊风，五疳三虫，服之立见功效，蛔虫作疾枯瘁，久痢不住，热药调护，最难得法，唯此若神。经以四味饮、黑散、紫圆、至圣散、五加皮治不能行、蜀脂饮，并此麝香丸七方，谓之育婴七宝，紫阳道士亦名保子七圣至宝方，专为一书者，此是也。

灵苑千金丸 治小儿一切疳，久服，令儿肥壮无疾。

川楝子肉 川芎各等分

上，同为末，猪胆汁和杵为丸，如麻子大。量儿大小加减丸数，每以饭饮吞下，日二服，常服三丸至五丸。《张氏家传》丸如绿豆大，分五分，用朱砂、青黛、白定粉、光墨、密陀僧名为五色丸，非时进，米饮下。《孔氏家传》治疳热下虫方同，用腊月干猪胆膏为丸，如干，汤化动，丸绿豆大。十丸十五丸肉汤下。疳虫如发，便看即见，稍迟即化。

太医局芦荟丸 治疳气羸瘦，面色萎黄，腹胁胀满，头发作穗，揉鼻咬甲，好吃泥土，痢色无定，寒热往来，目涩口臭，齿龈烂黑，常服长肌、退黄、杀疳虫、进乳食。

干蛤蟆 大皂角以上二味，等分，同烧存性，为末，每末一两，入后药 青黛二钱半，研 芦荟研 麝香研 朱砂飞研。各一钱

上合研匀，汤浸蒸饼为丸，如麻子大。三岁儿服二十丸，不计时候，温米饮下，量儿大小加减。

钱氏胆矾丸 治疳消癖，进食止泻，和胃遣虫。

胆矾真者，一钱，为粗末 绿矾真者，二两 大枣十四个，去核 好醋一升 已上四物，同熬令枣烂，和后药 使君子二两，去壳 枳实去瓤，炒，三两 黄连 诃梨勒去核。各一两，并为粗末 巴豆二七枚，去皮破之 已上五物，同炒令黑，约三分干，入后药 夜明砂一两 蛤蟆灰存五分性，一两 苦楝根皮末，半两 已上三物，再同炒候干，同前四物，杵罗为末，却同前膏和，入臼中杵千下，如未成，更旋入熟枣肉，亦不可多，恐服之难化，太稠即入温水，可圆即圆，如绿豆大。每服二三十丸，米饮温水下，不拘时。

西京丁左藏**蛤蟆丸** 肥孩儿，常服得效。

干蛤蟆大者一枚，泔浸三宿，去肠肚头爪，净洗，酥炙令黄香 陈皮去白，二钱半 胡黄连一两 郁金 芜荑仁各半两

上为末，于陶器内用獖猪胆汁和令稀稠得作于饭上蒸熟为度，取出半日，丸如绿豆大。常服五、七丸，陈米饮下。

张氏神曲散 治小儿诸般疳。

神曲 陈橘皮不去白 大黄纸裹，炮熟 芍药各一钱二分半 桔梗 川芎 厚朴姜汁制 枳壳去瓤，麸炒 白茯苓各二钱半 人参一钱半 甘草五钱，炙

上为细末。每服一钱，入姜一片，如茶法煎服，无时。

治小儿一切疳，肌肤消瘦，泻痢不止，口鼻生疮，水谷不化方

蛤蟆灰存性 白矾 乌贼鱼骨炙 密陀僧各二钱半 麝香一钱二分半

上为末，炼蜜丸，如绿豆大。温水下三丸。《圣惠方》同，但麝香用半两。庄氏第五候用此方。

治小儿一切疳方庄氏第十四候用此方。

蟾头一个，炙　腻粉　豆豉　芜荑　黄连各二钱半

上为末，软粟米饭为丸，麻子大。早晚米饮下三丸。

又方庄氏第十七候用此方及香连丸。

芦荟　胡黄连　朱砂　青黛　麝香各二钱半　蟾酥少许

上为末，饭为丸，如芥子大。每服空心、临卧，温熟水下五、七丸。

洪州张道人传治小儿一十二种疳，肝疳、急疳、风疳、肉疳、脊疳、口疳、脑疳、食疳、蛔疳、脾疳、肾疳、心疳，定生死。有此候者取得虫青者死，黄者可治，须服。**定命丹**

木香　夜明砂　麝香各一分　蝉蜕三分　胡黄连二钱　金箔　银箔各五片

上件为末，米饭丸，如麻子大。空心米饮下三丸，日三服。忌咸酸油腻。

第一肝疳，小儿虽饮乳，渐喜食肉，尤爱酸咸，只服定命丹，次服此药。

肉豆蔻三个　枳壳炒，七钱半　茯苓　胡黄连各半两　大黄　甘草　丁香　麝香各二钱

上为末。每服一字，米饮下，日两服，久者五服效。

演山使君槟榔丸　治小儿食肉太早，伤及脾胃，水谷不分，积滞不化，疾作疳痢等候，并宜服之。

肉豆蔻一个　生槟榔一个　宣连　胡黄连　陈皮　青皮　川楝肉炒　芜荑炒，去皮　神曲　麦糵并炒　木香　夜明砂淘净，炒　芦荟　川芎各一钱　麝一字

上件为末，猿猪胆汁、薄荷为丸，如麻子大。每服三五十丸，温饭饮下。

议曰：积是疳之母，所以有积不治，乃成疳候。又有治积不下其积，存而脏虚，成疳尤重。大抵小儿所患疳证，泄泻无时，不作风候者何？惟疳泻名热泻，其脏腑转动有限，所以不成风候，虽泻不风，亦转它证，作渴虚热烦躁，下痢肿满喘急，皆疳候虚证。古云：疳虚用补虚，是知疳之为疾，不可更利动脏腑。发作之初，名曰疳气。腹大胀急，名曰疳虚。泻痢频并，名曰疳积。五心虚烦，名曰疳热。毛焦鬓穗，肚大青筋，好吃异物，名曰疳极受病传脏已极。热发往来，形体枯槁，面无神采，无血色，名曰疳劳。手足细小，项长骨露，尻臀无肉，肚胀脐突，名曰丁奚。食加呕哕，头骨分开，作渴引饮，虫从口出，名曰哺露。此皆疳候。又因多食生冷甘肥粘腻，积滞中脘不化，久亦成疳。治疳之法，量候轻重，理其脏腑，和其中脘，顺其三焦，使胃气温而纳食，益脾元壮以消化，则脏腑自然调贴，令气脉与血脉相参，则筋力与骨力俱健，神清气爽，疳消虫化，渐次安愈。若以药攻之五脏，疏却肠胃，下去积毒，取出虫子，虽曰医疗，即非治法。盖小儿脏腑虚则生虫，虚则积滞，虚则疳羸，虚则胀满，何可利下，若更转动，肠胃致虚，由虚成疳，疳虚证候，乃作无辜，无辜之孩，难救矣。

胡黄连丸　治婴儿一切疳候，及一切虚痢，他药无功，此药极效。

胡黄连　芦荟　草黄连　肉豆蔻炮　桂心　人参　朱砂　使君子去壳　木香　钩藤　龙齿　白茯苓以上各一钱　麝香一字，研

上件各生用，为细末，取猿猪胆二枚裂汁，和末令匀，却入袋内盛之，用线扎定，汤煮半日取出，切破袋子，加莨菪子二钱　黄丹一钱　二味，另研如粉，入前药和匀，捣五百杵，丸如绿豆大。但是疳与痢，用粥饮下五七丸，子幼者三丸，不吃粥饮，乳头令吮。能治一十二种痢及无辜者，功效非常。

议曰：疳之疾危，发由于渐，痢之后逆，传自于延延久为逆，初见其轻，言之曰常，后知其重，告之无门，是以痢疳皆由积毒，娇恣口腹，因虚以致虚，因害而伤害，医工见有此等，自是忧疑，病家欲得便苏，岂无性急，更迁取活，辗转逾深，或疳极而腹下痢，或热盛而加作渴，或烦躁四体虚浮，或饮食一时呕吐，常方不能安愈，快剂恐越伤和，并宜服此。

肥肌丸 治小儿一切疳气，肌瘦体弱，神困力乏，常服杀虫消疳，开胃进食。

黄连去须 川楝肉炒 川芎各半两 陈皮 香附子各二钱半，酒煮，炒干 木香二钱

上件为末，水煮细面糊为丸如麻子大。每服三五十丸，温饭饮下。

议曰：惊疳积痢，各分证候用药，今有小儿患疳虚困，又作痢疾，二候相加，最为恶重。疳痢并行，脏腑虚乏之极，热毒差重，皆系积之久滞，虽曰系积，无积可疗，乃虚受之，然谓其虚，补之不及，所见其证，不得良方，以何对治，虽获其方，不审其候，亦难疗也。良由脉与病同，药与证对，医工运巧，扶而起之，必得安乐。胡黄连丸无以加矣，肥肌良方，亦佐胜焉。

疳 热

汉东王先生论小儿发热形瘦多渴，吃食不长肌肉者，谓之疳热。 汤氏云：疳热当服进食丸方见癖。磨积，仍间服化虫丸，后服鳖甲散退热，次服肥儿丸疳瘦。

汤氏鳖甲散 治疳劳骨热。

鳖甲九肋者，汤浸，用童便涂，炙 黄芪蜜炙 白芍药各一两 生熟地黄 地骨皮 当归 人参去芦。各半两

上㕮咀。每服二钱，水半盏煎服。

化虫丸 治疳热。

白芜荑 黄连 神曲 麦芽各炒，等分

上末，糊丸如黍米大。空心米饮下。猪胆汁尤佳。

猪肚丸 治骨蒸疳劳，肌体黄瘦。

木香半两 黄连 生地黄 鳖甲九肋者，汤浸，用童便涂，炙 银柴胡去芦 青皮各一两

上为末，猪肚一枚，入药于内，以线缠之，于沙罐内悬胎煮熟，取出细研，猪肚为丸，如麻子大。米饮送下，量大小加减，不拘时服。

龙胆丸《三因》 治疳病发热。

龙胆草 黄连 使君子肉 青皮各等分

上为末，猪胆汁和丸，如桐子大。每服三十丸，临卧熟水下，量儿加减。

［世］ **乌犀丸** 治小儿疳热，腹内生虫，肚大手足疲弱，丁奚尪羸。此方治疳热如神。

黑牵牛二两 使君子肉，七钱半 青皮二两 雷丸二钱半 苦楝皮一方不用楝皮，用芦荟二钱半 鹤虱各半两

上，同入锅内炒焦，为末，面糊丸黍米大。三岁儿二十丸，米饮下，食前。

二丁丸 治乳癖，食癖，疳热。

白丁香半两 丁香 密陀僧各一两 韶粉一钱 硫黄三钱

上为细末，糊丸如小豆大。三岁儿十丸，日晡时米饮下，饮乳者乳汁下。次日当取下恶物，热即随退，加黄莺屎一钱，尤妙。

谭氏殊圣**金瓜丸** 治小儿疳热，身多壮热，黄瘦。久服令肥。

黄连 黄柏 甘草微炮 青皮各等分

上为末，入麝香少许，用獍猪胆一枚，入药胆内，线扎定，入石器中，浆水煮五七沸取出，风吊一宿，丸如绿豆大。每服五七丸，米饮下，量儿加减。《玉决》

方同，外以朱砂为衣，仍治脾疳。《博济方》同，《刘氏家传方》亦同，云：或添胡黄连，若早晨服使君子丸，晚服金瓜丸，永无疾，消食长肌肉。《庄氏家传方》同，仍加夜明砂一味，等分。《赵氏方》亦同，名凉疳药，长沙朱司理以为有神效。

芦荟丸 治小儿惊热疳不思食。

芦荟 熊胆 朱砂各二钱半 青黛七钱半 诃梨勒煨，取肉，三钱 麝香一钱

上为末，糯米饭为丸，如麻子大。空心随岁数与之，用砂糖水咽下五七丸。

茅先生柴胡散 治小儿疳热，四肢如柴，不能起止。

柴胡 知母 贝母去心 茯苓 茯神 干葛 甘草炙。各等分

上为末。每服用小麦一匙头，药一匙头，水一盏，同煎六分，去滓服。

六物黄芩汤 治少小腹大短气，热有进退，食不安谷，为之不化。

黄芩 大青 甘草炙 麦门冬去心 石膏碎。各半两 桂皮三钱

上，每服三钱，水一盏，煎至七分，去滓温服。

庄氏青黛丸 治疳热。

青黛研，一两 胡黄连 宣连 天竺黄研。各半两 朱砂水飞，二钱半 麝香研，一钱 肉豆蔻二个 牛黄半钱，研 干蟾一枚，端午日取者，酒浸，洗去肠肚，涂酥炙黄

上件，除研药外，为末，再同研匀，绿豆粉煮糊丸如芥子大。每服，空心夜后，熟水下三丸。恐绿豆粉难和圆，绿豆面作糊亦得。

王氏使君子散 治疳热。

上用使君子不以多少，曝干，为末。空心米饮下。大者一钱，小者半钱，取虫出为度。

猪肚黄连丸《直指》 治疳热流注，遍身疮蚀，或潮热肚胀，或渴。

用雄猪肚净洗，一具 宣连净，五两 锉细，水和润，纳肚中，线缝，放五升粳米，上蒸至烂，入臼中，加少蒸饭，捣千杵，丸小桐子大。每服二十丸，米饮下。仍服调血清心之剂佐之。凡儿病，不出于疳，则出于热，热则生痰，常须识此。

柴胡饮 治骨蒸疳气，五心烦热，日晡转盛，口干无味，渴多身瘦，胸满痰紧，小便黄色，食减神昏。

北柴胡去芦，净洗 人参去芦 当归酒洗 黄芩 赤芍药 甘草炙。各一两 大黄生用 桔梗去芦，锉，炒 北五味子去梗 半夏汤煮透，去滑。各半两

上锉。每服二钱，水一盏，乌梅一个，姜二片，煎七分。无时温服。

疳 劳

即疳热而骨蒸，兼诸咳嗽、盗汗等证是也。汤氏鳖甲散、猪肚丸皆对证之药。

干地黄煎《颅囟》 治小儿疳劳，肺气热咳嗽，四肢渐瘦，心脉干。

生地黄汁五两 酥 生姜汁 蜜各一两 鹿角胶半两

上，先以地黄汁入铛内，慢火煎，手不住搅，约五六沸下酥，又五六沸下蜜，次下胶，又下姜汁，慢火煎，后如稀饧，即住火，每食后两度共与一匙头。忌诸毒物。

［王先生］**鸡肉煎丸** 治小儿十岁以上，疳劳壮热形瘦。

宣连去须，二两 银柴胡去芦，洗净 秦艽去土净 知母 使君子肉 子芩各一两 芜荑去衣 川鹤虱各半两

上为末，以黄雌鸡一只重一斤许，笼之，专以大麻子饲之，至五日后宰，去毛令净，于臀后开孔去肠肚，净洗拭干，入前药末于鸡腹内，以线缝之，取小甑，先

以黑豆铺甑底，厚三寸，安鸡在甑中，四傍以黑豆围裹，上亦以黑豆盖之，自日出蒸至晚，候温冷，取鸡，去腹中药及筋骨头翅，以净肉研匀，和得所，如干入酒，面糊为丸，如大麻子及小绿豆大。每服十丸、十五、二十丸，以意加减，空心临卧，麦门冬熟水吞下。如小儿疳劳骨热，十五岁以上温酒下。忌猪肉。

张氏三和饮子　治三焦膈塞，五脏涩滞，气逆痰涎，米食后恶涎，太阳昏痛，及治山岚瘴气，吐逆不美饮食，面色浮黄，指甲青黑，小儿疳劳吐乳，及大人小儿久病乍安，神气未复，寒热往来，并皆救疗。

紫团人参三两半，洗，锉　甘草一两半，炙，锉　绵黄芪五两，酒浸一宿，洗净，锉

上件三味，同入木臼内用木杵捣为粗散。每服三大钱，生姜三片，水二盏，枣三枚，同煎八分，去滓服。不拘时候。

犀角散　治小儿骨热，解毒。

银州柴胡　川大黄　甘草炙　川芎　茯苓　芍药　面葛　桑白皮　地骨皮　山栀子仁　黄芩　贝母各半两

上为末。每服一大钱，水一盏，入青蒿一枝，小麦十粒，煎七分，温温服之。大段有患，更入麻黄、连翘二味，与前药等分为末，煎服之效。庄氏第二十一候用此方。

鳖血煎　治疳劳。

芜荑　柴胡　川芎各一两　人参半两　使君子二十一枚，去壳　胡黄连　宣黄连各七钱

上用鳖血一盏，吴茱萸一两，和二黄连淹一宿，次早炒干，去茱萸并血，用二连入馀药末，粟米粉糊丸，麻子大。食前，熟水下。

黄连丸　治疳劳。

黄连半两，净，猜胆汁，浸晒　石莲子　瓜蒌根　杏仁汤浸，去皮，焙　乌梅肉各二钱

上为末，牛胆汁浸糕糊丸，麻子大。煎乌梅、姜、蜜汤下。

疳　渴

圣惠天竺黄散　治小儿疳，多渴体热烦躁，少得睡卧。

天竺黄细研　黄连去鬚　马牙硝　栀子仁　葛根锉。各半两　甘草炙微赤，锉　牛黄细研　款冬花　紫菀洗去苗土　犀角屑　土瓜根各二钱半

上件药，捣细罗为散，都研令匀。不计时候，以蜜水调下半钱，量儿大小加减服之。

治小儿疳热烦渴不止方

干蟾头二枚，涂酥，炙焦黄　蜗牛壳微炒　胡黄连　菰藊根各半两

上件药，捣细罗为散。每服，以竹叶汤调下半钱，不计时候，量儿大小，临时加减服之。

五胆丸《圣惠》　治小儿渴疳。

猪胆　狗胆　牛胆　鲫鱼胆　猬胆已上各一枚

上件药四胆汁，并入牛胆内，在灶北后悬，候稍干，可丸即丸如黍米大。每服，以新汲水下二丸，以饮水足为度，空心、午后各一服，更量儿大小加减。

胡黄连散　治小儿疳，热渴干瘦。

胡黄连　犀角屑。各二钱半　生地黄汁一合　羊子肝一具，研取汁　麝香半钱，细研　蜜半合

上件药，捣胡黄连、犀角，细罗为散，入麝香研匀，以羊肝汁、地黄汁、蜜等调令匀。每服，煎竹叶汤调下药汁一茶匙，量儿大小加减服之。

黄连丸　治小儿疳热烦渴。

黄连去鬚　天竺黄　牛黄各细研　甘草炙微赤，锉　栀子仁　款冬花　葛根锉　紫

菀洗，去苗 犀角屑。各二钱半 川朴硝半两 竹沥二合

上件药，捣罗为末，先用竹沥拌和，更入熟蜜和丸，如绿豆大。每服，以新汲水研破五丸服之，日四五服，量儿大小加减。

《圣惠》又方

上用蜗牛三五十枚，净盘内以物盖，令行，即有似银泥处，以腻粉和，揩取便丸之如黍米大。不计时候，以温汤下二丸。

又方

杏仁汤浸，去皮尖、双仁，二钱半 腻粉一钱

上件药，研杏仁如膏，入腻粉相和令匀，用面糊和丸，绿豆大。空心，以粥饮下三丸。

钱乙龙粉丸 治疳渴。

草龙胆 定粉微炒 乌梅肉焙，秤 黄连各二分

上为细末，炼蜜丸，麻子大。米饮下一二十丸，无时。

青香丸张氏 治小儿疳渴，引饮不休，肌体羸劣。

胡黄连 青黛 朱砂 鹤虱各等分

上为末，豮猪胆汁和丸，绿豆大。每服三丸，米饮下。

[刘氏]治小儿疳渴方

猪胞一个，大者 甘草一两，寸断劈破，入胞内

上以水一斗煮至三升，去甘草，将胞焙干，末之。每服二钱或三钱，熟水调下，大人亦可服。

[庄氏]治小儿渴疳方

上用蛤粉，取生大鲇鱼一尾，以粉涂顶上，刮下涎入粉同研，丸鸡头大。每服一丸，更用活小鲇鱼一尾，水半盏浸涎水一药注子，化下一丸，立止，便与和气散方见前。一二服补之。

又方 治疳渴不止。

井泉石又名石甘遂 太阴玄精石 马牙硝

上各等分为末，入生硫黄少许。每服半钱，以生米泔水调下。

《吉氏家传》方

干葛 胡黄连 甘草炙 黑参 麦门冬去心。各等分

上件为末。每服一钱，水半盏，姜一片，煎四分服。

治小儿疳渴常服五疳不生方

干蛤蟆二枚，长流水内刮去肚肠，以法酒三升，瓶内煮令烂，去骨，研如粉 黄连净，四两，别为末 朱砂一钱半 麝香一钱，研

上，先将蛤蟆膏与黄连末同研后，更与麝香、朱砂等研匀作丸如绿豆大。每服十丸，陈米饮下。如患疳，用黄蜡茶清下。如难丸，入些少酒、面糊不妨。

治小儿一切疳热渴方

蚧蛤蟆大者，两枚 蜗牛虫半升，用井水淘，洗净为度，然后用新瓦罐子一具，入二物在内，用盐泥固济了，不得透风，更进火烧令通赤，候冷取出二物，不用罐子 大黄 黄连各半两 麝香二钱半

上为末，面糊丸，如芥子大。每服三丸至五丸，米饮下。庄氏第十六候用此方。

治小儿疳渴方

人参 干葛 黄芩 柴胡 甘草炮。各二钱半

上为末。每服一钱，水一盏，煎五分，去滓候冷，分为五服，每吃药时更点铅白霜、寒水石共研一字服之，方治疳。庄氏第二十候先用此止渴。

疳 嗽

惠眼**防己丸** 治疳嗽不止。

汉防已 牵牛子 马兜铃炒 甜葶苈

别研。各等分

上为末，煮枣肉为丸，如绿豆大。每服十丸，煎糯米饮下，与温肺散相间服。

温肺散

菰薽根半两 甘草炙，二钱半

上为末。每服一钱，蜂蜜、熟水调下。

小儿肺疳，多是吃着热米食及病奶，伤损心肺，便生喘嗽，愚医不辨冷热，以药攻之，变成黄肿，渐觉昏沉，宜服**杏仁散**

杏仁十四粒 甘草 款冬花各二钱 麝香 胡黄连各一钱 半夏汤泡九次，半两

上件为末。每服一字，枣汤调下，日进二服。

疳 积

［茅］其候面带青黄色，身瘦，肚膨胀，头髮立，身热，肚中微痛，此因疳盛而传为此候，治之先用匀气散、醒脾散二方并见不乳食，调理二日后，下青金丹癖，取下疳积，再下匀气、醒脾散补，常服保童丸一切疳即愈。《玉诀》云：疳气腹胀潮热，先与调胃气，后与取虚积药，次服疳药。

钱乙牛黄丸 治小儿疳积。

雄黄研，水飞 天竺黄各二钱 牵牛末，一钱

上同再研，面糊为丸，粟米大。每服三丸至五丸，食后薄荷汤下。兼治疳消积，常服尤佳，大者加丸数。

张涣褐丸子 治小儿疳气，腹胀如鼓，及奶癖食癖。

萝卜子一两半，炒 黑牵牛一两，炒 胡椒二钱半 木香 莪茂湿帛裹，煨，切作片子。各半两

上为细末，面糊为丸，黍米大。每服二十丸，煎仙人骨汤下。

换骨丹

陈粟米一合 陈橘皮锉 青皮锉 黑牵牛各半两 巴豆去壳，二钱半

上件一处同炒令焦黄色，拣去巴豆不用，却入木香半两，为细末，面糊为丸，黍米大。每服十丸，橘皮汤下。

庄氏参苓散 治小儿因积成疳，久致脾胃虚弱，不思饮食。

人参 茯苓 川芎各一两 甘草 芍药 黄芪各半两 青皮去白，二钱半

上为细末。每服一钱，水一小盏，煎至五分，去滓温服。

香甲丸 治小儿积疳，潮热盗汗，羸瘦烦渴，手足心热，服之皆效，轻骨长肌。 蔡梦祥家寿翁苦黄瘦不食，多汗喜叫哭，服之效。

木香二钱半 鳖甲去裙襕，醋炙 槟榔 使君子肉 柴胡去芦 黄连去须。各半两

上为末，豮猪胆汁和丸，绿豆大。每服二十丸，日中、临卧米饮下。久发潮热，多汗无力者服之，即效。

赵氏青蒿丸 疗小儿久积疳气，日渐羸瘦，面黄头髮作穗，好食土，咬指甲，捻鼻，兼治骨蒸劳热，及取疳虫，退诸脏积热，小儿常服，遍身香为效。

白槟榔一枚 白芜荑四十九个 黄连去须，十四茎 夜明砂淘净，二钱半，已上为末 太阴玄精石 麝香 小葱子炒 朱砂各半钱 芦荟 天竺黄 青黛各一钱

上，将后七味同研细，与前四味一处再研匀，令极细，取青蒿自然汁慢火熬浓，仍用豮猪胆一枚取汁同搜药，丸如粟米大。每服五丸至七丸，并用米饮下，酽醋汤亦得，取疳虫，煎醋石榴汤下，二十服取尽虫。

［吉氏］治五疳伤积方

芜荑 黄连各一两 神曲半两 使君子连壳，十四个 鹤虱少许

末之，猪胆调面糊为丸，绿豆大。每服十丸，米饮下。

青金膏　治疳积

青黛　朱砂　芦荟　蟾酥各一钱　麝香半钱　蜣螂一枚　蛇皮项后，四寸

上为末，水化酥，丸如粟米大。每服两丸，倒流水送下。又水化一丸注于鼻中，须臾眉上白，虫出便安，青难治。

豆蔻散　治疳积或冷利，腹大脚小，身热面无颜色。

肉豆蔻二个　胡黄连一钱　使君子四枚　青黛　楝根　芜荑　厚朴姜汁，炙　甘草炙。各半两　麝香少许　夜明砂一钱半，别研

上末。每服一钱或半钱，蜜水或粥饮调下。

知母散　治诸般疳积，肚胀无时泻痢，或时壮热，状如疟疾，大效。

知母　青皮去白，焙干，秤　柴胡各二钱　甘草炙　紫参各三钱　诃子煨熟，用肉，三枚

上为细末。每服一钱，水五分煎至三分，温服。有热则退，有痢则除，有结则通。

正传**经验槟榔丸**　治小儿疳病，积气成块，腹大有虫等证。其效如神。

槟榔一两　三棱燎去毛，切，醋炒　蓬莪茂醋炒　青皮去瓤，麸炒黄色　陈皮去白　雷丸　干漆炒烟尽　麦蘖面炒　神曲炒黄色　山楂肉各半两　鹤虱略炒　木香不见火　甘草炙　胡黄连各三钱　芜荑水洗净，二钱半　良姜陈壁土炒，二钱　砂仁一钱

上为细末，醋糊为丸，如绿豆大。每服三五十丸，空心、淡姜汤下。

疳　泻

［茅］　先用青金丹癖取下疳积，后用匀气散不乳食、香连散、乳香散泻调理，泻止，服常服保童丸一切疳。《石壁经》云：疳泻因不慎饮食，或食交乳致然，腹中有片子或如鸡子，又如三二指大，所以作泻，粪出如糟，毛鬓硬，面无光，或青黄色，目多仄视，当分水谷，乃须温和药和气即愈，若药热则作肿而死。

［楼］泻而多食为虫疳，宜杀虫药。泻而少食为冷疳，宜温药。

仙人水鉴粉霜丸　治小儿疳一切泻方。

粉霜　白丁香各一钱　巴豆二枚，不出油

上为末，烂饭为丸，如小绿豆大。每服，井华水下二丸。

钱乙二圣丸　治小儿脏腑或好或泻，久不愈，羸瘦成疳，宜常服此方。

川黄连去须　黄柏去粗皮。各一两

上为细末，将药末入猪胆内汤煮熟，丸如绿豆大。每服二三十丸，米饮下，量儿大小加减，频服无时。

［刘氏］**胡黄连饮子**　治小儿疳热，作泻无时，饮食进退，面黄体黑，日渐瘦悴。

胡黄连　黄药子　人参　甘草炙　白术微炒　秦艽　柴胡各等分

上各味用净，㕮咀。每服二钱匕，水一盏，嫩桃柳枝各七寸、乌梅少许，同煎八分，去滓澄清，分作两分，早食后少空一服，临卧再服。以小便深赤为验，候小便清，住药，便生肌肤，能进食饮。大抵小儿羸瘦，并宜服此，十五岁以下皆可服。

庄氏黄连丸　治疳泻疳痢。

黄连削，净洗，干碾为末　大芜荑仁乳钵研细。各等分

上二末一处和匀，糯、粟米相和煮稀粥为丸，小绿豆大。量儿大小，三岁七丸至十丸，三岁以上十五丸至二十丸，空心，陈米饮下，日进三服。

钱乙如圣丸　治冷热疳泻。

胡黄连 白芜荑去扇，炒 川黄连各二两 使君子一两，去壳，秤 麝香别研，半钱 干蛤蟆五枚，锉，酒熬膏

上前药，为末，用膏丸麻子大。每服人参汤下，二三岁者五七丸，以上者十丸至十五丸，无时。

博济方胡黄连丸 治小儿疳疾泻痢。

胡黄连 丁香 密陀僧各半两 肉豆蔻一个 槟榔一枚 红雪一两 诃子二枚，以一枚煨，一枚生用

上件七味，同研细，入麝香二钱半和匀，次入绿豆末少许，同水和为丸如麻子大。儿三岁以下一丸，三岁以上五丸。孩子脑疳鼻痒及赤烂，黄连汤下。脾虚羸瘦泄痢，四肢虚肿，青州枣汤下。肝疳眼涩生疮，甘草汤下。骨疳冷地卧，爱食土，紫苏茶汤下。常服，米饮下。肺疳上气急喘，橘皮汤下。筋疳泻血，盐汤下。疳虫及泻无定，生姜汤下。

香蔻丸 治疳泻。

黄连炒，三钱 肉豆蔻 木香 诃子肉煨 砂仁 茯苓各一钱

上为末，饭为丸，麻子大。米饮下。

钱氏木香丸 治时时下利，唇口青白。

木香 青黛另研 槟榔 肉豆蔻去皮。各二钱半 麝香另研，一钱半 续随子一两半，炒 蛤蟆三个，先用绳系晒干，烧存性

上为末，蜜丸如绿豆大。每服三五丸至一二十丸，薄荷汤下，食前。

没石子丸钱氏 治泄泻白浊，及疳痢滑，儿腹痛者。

木香 黄连各二钱半 没石子一个 豆蔻仁二个 诃子肉三个

上为细末，饭和丸麻子大。米饮下，食前，量儿加减。

聚宝方黄龙丸 定小儿疳冷泻。

朱砂研，一钱 龙脑半字，研 硫黄一两 雄黄二钱半

上，用甘锅子一只，盛雄黄在内，用盏一只，盛水半盏，坐在锅子上，炭火烧甘锅，其药飞在盏底上，刮下，与朱砂、硫黄同研，入脑子，糯米粥丸，如黄米大。每服三丸，食前，椒汤下。

吉氏芦荟丸 治疳泻不止，不思饮食，腹胀。

丁香 肉豆蔻去皮 木香锉。各半两

上三味，用面裹，慢火中煨熟为度，取出去面，入芦荟一两 使君子肉半两 同为细末，稀糊为丸，如黍米大。每服十丸至二十丸，米饮下。

［汤氏］治休息痢及疳泻痢迁延日月，百药俱试，饮食不妨，便利不止。用鸡子一枚，打破，熔黄蜡一块如指大，以鸡子和炒，空心吃尽，百医百效，无不获安。

《本事方》治小儿疳痢垂死者，取益母草炙食之，取足瘥止，甚佳。

钱氏大芦荟丸本门通治。 胡连麝香丸 榆仁丸并见本门出虫。

良方吴婆散 治小儿疳泻不止，日夜不计遍数，渐渐羸瘦。

桃根白皮 黄柏蜜炙 芜荑去皮 黄连微炒。已上各二钱半 厚朴姜汁炙 木香 槟榔 丁香各一钱 没石子一钱半 楝根白根一钱二分半

上为末。每服一字，三岁以上半钱，五六岁一钱，用紫苏、木瓜，米饮调下，乳食前，一日三服。予家小儿，曾有患泻百馀日，瘦馀皮骨，万方不差，有监兵钟离君见之曰：何不服吴婆散，立可差也。乃求方合与两三服，便效。又孙男亦疳泻，势甚危困，两服遂定。苦病深者，服一两日间决差，此药若是疳泻，无不验者，药性小温，暴热泻者，或不相当。

丹溪治一富家子年十四岁，面黄善啖易饥，非肉不饱，泄泻一月，来求治。脉

之两手皆大，怪不甚瘦倦，以为湿热当脾困而食少，今反形健而多食，且不渴，予意其疾必疳虫作痢也，取大便视之，果蛔虫所为。适往他处，有一小儿医在侧，教其用治虫药治之，禁其勿用去积药，约回途当为一看诊而止痢也。偶勿果。至次年春夏之交，其泻复作，腹不痛而口干。予曰：此去年治虫而不治疳故也。遂以去疳热之药，浓煎白术汤下，三日而泻止。半月后，偶过其家，见其子甚瘦，予教以白术为君，芍药为臣，川芎、陈皮、黄连、胡黄连入少芦荟为丸，白术汤服之，半月而止，禁其勿食肉物，三年当自愈。

《斗门经》治小儿疳泻方

上，用赤石脂杵罗为末，极细如面。以粥饮调半钱服，立差。或以京、芎等分同服，更妙。

《庄氏家传》治疳泻久不瘥方

赤石脂　绿矾　石灰各二两　硫黄半两

上研匀，入罐子内烧令焰碧，去火放冷，取研。每服一字或半钱，煎小黄米饮，放冷调下，食前服。

又方

使君子炮　五倍子瓦上炒黄　没石子各等分

上为末。每服半钱，陈米饮调下。

疳　痢

《宫气方》解小儿疳热、疳痢，杀虫。用青黛不以多少，水研服。

《外台》治疳痢晓夜无度者。取樗根浓汁，及粟米泔各一鸡子壳许，以竹筒吹入下部，再度，瘥。

治疳痢大孔开，利不止。以黄连末入麝香少许和匀，以竹筒吹入。

《图经》治疳痢。以地榆单煮汁如饴糖，与服便已。

［孟诜］疗小儿疳痢方

上，用樗木根取白皮一握，仓粳米五十粒，葱白一握，甘草二寸炙，豉二合，以水一升煮取半升，顿服之。小儿以意服之。枝叶与皮，功用皆同。

《圣惠》治小儿疳痢不止，下部痒。

青黛散

青黛　蟾灰　胡粉微炒　黄连去耖，微炒　麝香细研。各二钱半　赤石脂半两　诃梨勒皮一两，微煨

上件药，捣罗为散。每服以乳汁调下半钱，日三四服，量儿大小加减。

杀疳丸　治疳痢不止。

雄黄　麝香　牛黄　芦荟　朱砂各细研　龙骨烧令赤色　密陀僧烧红，细研　胡黄连各二钱半　青黛半两，细研　金箔十片，细研　肉豆蔻二枚，去壳　蟾酥一钱二分半，热水化如泥

上件药，捣罗为末，入研药及蟾酥，研令匀，汤浸蒸饼和丸，如黄米大。每以温水下三丸。煎黄连、苦参汤洗身上，用青衣盖，出虫，便瘥。

白龙骨丸　治疳痢不止。

白龙骨　白石脂　鸡尿矾烧令汁尽　黄连去须，微炒　胡粉微炒　白茯苓　阿胶捣碎，炒令黄燥。各半两

上捣罗为末，炼蜜和丸，如麻子大。每服以粥饮下五丸，日三四服，量儿大小加减。

肉豆蔻丸　治小儿疳痢，不吃乳食，四肢瘦弱。

肉豆蔻去壳，一枚　木香半两　人参去芦头　诃子肉煨　朱砂　麝香并细研。各二钱半

上捣罗为末，都研令匀，用软饭和丸，如麻子大。每服，以米饮化下三丸，日三四服，量儿加减。

圣惠黄连散　治小儿疳痢久不瘥，肌肉消瘦，面黄髮焦，啼叫不常。

胡黄连末　白矾烧令汁尽　白龙骨末。各半两　胡粉微炒，二钱半

上件药，同细研为散。一岁儿每服以米饮调下一字，二岁每服半钱，随儿大小，量病轻重加减。

芜荑丸　治小儿久疳痢不瘥。

芜荑半两，末　羊子肝一具

上，先以子肝切作片子，以芜荑末掺在肝内，线缠合，米泔中煮令熟，捣烂，糯米饭和丸，如麻子大。每以粥饮下五丸，早晨晚后各一服，量儿加减。

［庄氏］第一候：泻脓血，日渐瘦，是冷热疳。宜服**八香丸**方

胡黄连一钱　脑　麝各半钱　牛黄一钱二分半　芦荟一钱半　蟾酥五捻子，作块者亦得　白花蛇半两，酒浸去骨　蝎梢二钱半

上为细末，猪胆丸，如黄米大。每服五丸，米饮下。如患甚，仍用生米泔调作散，半钱服，日三服。

治小儿肠鸣泻痢，口鼻干，常有鲜血，日夜疼方

白术炮　硫黄各二钱半　枳壳炒　胡黄连　当归各半两

上为末。每服半钱，熟水调下。

张道人第二：急疳，小儿疳痢，下赤色脓血，下部脱肛，虽有精神，命在须臾，但服此**沉香丸**方

沉香　人参　蝎　胡黄连　乳香各一分　龙骨　甘草各三分

上件，枣肉为丸，如麻子大。每服三丸，米饮下，日二服。久患，七服效。

木香丸　治疳痢。

黄连净，三钱　木香　紫厚朴姜制　夜明砂隔纸炒。各二钱　诃子肉炒，一钱

上为末，饭丸麻子大。干艾、生姜煎汤，食前下。

疳痢腹痛

白术散　治小儿疳痢，腹胀疙痛，日夜三二十行。

白术一两，微炒　当归　地榆并锉，微炒　木香　赤芍药　甘草炙，半两

上件药，捣粗罗为散。每服一钱，以水一小盏煎至五分，去滓，不计时候，量儿大小分减。

胡黄连丸　治小儿疳痢，腹痛不止。

胡黄连半两　没药　木香各二钱半

上件药，捣罗为末，糯米饭和丸，如绿豆大。每服粥饮下五丸，日三四服，量儿大小加减。

疳肿胀

治小儿五疳八痢，及鬓焦黄，肚胀，手足瘦细，肚上筋脉起，揩眼，鼻涕垂至口，咬指甲。或下部生疮，及大小便不通，宜此疗之。

芦荟　夜明砂炒　蛇蜕灰　黄牛角屑各一分　蟾酥少许

上为末，更入麝香少许，炼蜜丸，如绿豆大。每服三丸，用米饮下。服药间，仍用桃柳叶汤浴儿了，将青皂衣盖之，更用药一丸至二丸，安儿脐中，便着醋面糊，与青皂帛贴之，候虫出为度，如无虫，但汗出为妙。服药三日后，宜减一丸。

治小儿疳气腹肿，有似水气方

肉豆蔻一个　木香炮　麝香　朱砂各一分　胡黄连半两，煨

上为末，饭丸麻子大。米饮下三五丸。庄氏第十八候用此方。

《吉氏家传》治疳肚如鼓方

密陀僧　风化灰各一钱　黄丹半钱

上为末，以猪肉炙一片，用药半钱蘸上与吃，如不会吃，乳母嚼与。

［御苑］**匀气散**　治脾肺气逆，喘咳面浮，胸膈痞闷，小便不利。

桑白皮二两　净陈皮一两半　桔梗炒　甘草炙　赤茯苓各一两　藿香半两　木通四

两

姜水煎服。

疳后天柱倒

详肾部天柱倒条。

疳气入阴

《汉东王先生家宝》治小儿疳气灌入阴，黄亮色。**乌金膏**

通草　黄皮　大黄各二钱半，烧

上，各烧存性，为末。每用一钱，猪猪胆调成膏，于阴上涂。如未退，煎蛇床子汤洗后，再调涂之。

虚羸

母气不足，则羸瘦肉极。　巢氏论小儿羸瘦，不生肌肤，皆为脾胃不和，不能饮食，故血气衰弱，不能荣于肌肤也。挟热者，即温壮，身热，肌肉微黄。其挟冷者，即时时下利，唇口青白。　小儿经诸大病，或惊痫，或伤寒，或温壮，而服药或吐利发汗，病差之后，气血尚虚，脾胃犹弱，不能传化谷气，以荣身体，故虚羸也。　钱氏，虚羸冷者，木香丸主之，夏月不可服，如有证，则少服之。热者，胡黄连丸主之，冬月不可服，如有证，则少服之虚羸与疳，同治也。木香丸、胡黄连丸见疳条。　薛氏云：更当审其形色，察其见证，如面赤多啼，心之虚羸也。面青目劄，肝之虚羸也。耳前后或耳下结核，肝经虚火也。颈间肉里结核，食积虚热也。面黄痞满，脾之虚羸也。面白气喘，肺之虚羸也。目睛多白，肾之虚羸也。仍审相胜而药之。又，寒热二证，不可不辨，若腹痛泻利清白，不渴喜热，此属寒证，虽在夏月，宜木香丸。身热烦躁，泻利焦黄，作渴喜冷，此属热证，虽在冬月，宜胡黄连丸。皆舍时从证之治法也。

钱氏论用药识证云：郑人齐郎中者，家好收药散施人，其子忽脏热，齐自取青金膏，三服并一服而饵之，服毕，至三更泻五行。其子因睡，齐言子睡多亦惊，又与青金膏一服，又泻二行。加口干而身热，齐言尚有微热未尽，又与青金膏。其妻曰：用药十馀行未安，莫生病否？召钱氏，曰：已成虚羸。先多煎白术散时时服之，后用木瓜丸，十三日愈白术散见渴，木瓜丸见汗。　薛氏治一小儿十三岁，面赤惊悸发热，形体羸瘦，不进面白，嗳气下气，时常停食，服保和丸及清热等药。余曰：面赤惊悸，心神怯也。面白嗳气，心火虚也。大便下气，脾气虚也。此皆禀心火虚，不能生脾土之危证，前药在所当禁者。不信，又服枳术丸、镇惊等药，而诸证益甚，大便频数，小腹重坠脱肛，痰涎饮食日少。余先用六君子汤为主，佐以补心丸，月馀，饮食少进，痰涎少止，又用补中益气汤送四神而愈。毕姻后，病复作坠，时至仲冬，面白或黧色，手足冷，喜食胡椒、姜物，腹中不热，脉浮按之微细，两尺微甚。乃用八味丸，元气复而形气渐充。年至二十，苦畏风寒，面目赤色，发热吐痰，唇舌赤裂，食椒、姜之物，唇口即破，痰热愈甚，腹中却不热，诊其脉或如无，或欲绝。此寒气逼阳于外，内真寒而外假热也。仍用八味丸而诸证顿愈。　一小儿八岁，面常青色，或时色赤，日间目劄傈，夜睡咬牙，二年馀矣，服清肝降火之药益甚，形气日羸，求治于余。曰：肝主五色，入心则赤，自入则青，盖肝属木而生风，故肝气为阳为火，肝血为阴为水，此禀肝肾精血不足，虚火内动，阴血益虚，虚而生风，风自火出，故变面赤目劄等证耳，非外风也，遂用地黄丸以滋肾水，生肝木，两月，目齘、咬牙悉止。又三月许，诸证寻愈而元气亦充矣。凡肝经之证，若肝木实热生风而自病，或肺金实热而克木者，宜用清肝降火之剂，以泻其邪气。若肝经风热而目直等证，用柴胡栀子散以清肝火，加味四物汤以养肝血。若肾虚而咬牙诸证，用六君子汤以健脾土，六味地黄丸以滋肾水则愈。　一小儿脾气虚弱，饮食停滞，发热作渴，服泻黄散不时下痢。余先用保和丸二服而愈，但不食恶心，面青手冷，又用六君、柴胡、升麻四剂，面色萎黄，食进手温，惟形体羸甚，倦怠发热，小腹重坠，肛门脱出，用补中益气汤加半夏、肉豆蔻，二剂而安。凡脾胃之证，若发热作渴，饮食喜冷，或泄泻色黄，睡不露睛者，属形病俱实，宜用泻黄散疏导之。若发热口干，恶冷或泄泻色白，睡而露睛，属形病俱虚，宜用异功散调补之。若脾气下陷者补中益气汤。寒水侮土者益黄散。肝木克脾者六君加柴胡。若目睛微动，潮热抽搐，吐泻不食，宜用秘旨保脾汤。凡小儿诸病，先当调补脾胃，使根本坚固，则诸病自退，非药所能尽祛也。　一小儿五岁，形气虚羸，睡中咬牙，夜间遗尿，日间频数。余以为禀肾气不足，用补中益气汤加补骨脂，地黄丸加鹿茸，以补脾肾而痊。毕姻后，小便频数，作渴发热，日晡益甚，恪服黄柏、知母等药，以滋阴降火，后患肾痿，卧床年许。余因考绩北上，仍用前药，喜其慎疾，半载而痊。一小儿年十一岁，面白或赤，足软不能久行。用地黄丸加鹿茸，年许而瘥。毕姻后，两目羞明，两足仍软，用前丸及补中益气汤而痊。后病复发，增口渴足热，头囟觉开，视物觉大，此肾虚瞳人散大而然也。服前药，远房事则愈，因不自保，终患肾痿而殁。仲阳先生云：此证属脑髓不足，不能荣养，宜用地黄丸补之。有至七八岁，或十四五岁，气血既盛，而自合。若纵恣色欲，戕贼真阴，亦不能尽其寿矣。　一小儿形瘦，不时咳嗽，自用参苏饮一剂，更加喘急惊搐，面白或黄，余谓：此禀脾肺不足，而形气虚羸。因前剂峻利，外邪虽去，而肺气益虚，肺虚则宜补脾，先用异功散加桔梗、钩藤钩一剂，痰喘顿定，乃去桔梗，加半夏、当归，再剂惊搐亦去，又加酸枣仁治之而安。年十五岁，发热痰盛，作渴面赤，形体羸瘦，用地黄丸加五味子，及补中益气汤各百馀剂而形气渐壮。若认为阴火，用黄柏、知母等药，复伤生化之源，其亦不治者矣。

一小儿五岁尚饮乳，耳前后颈间至缺盆，以手推寻，其筋结小核如贯珠，隐于肌肉之间，小便不调，面色青黄，形气羸瘦。此禀母之肝火为患。用九味芦荟丸、五味异功散加山栀、柴胡，与儿饮之，又以加味逍遥散与母服之，寻愈。　一小儿患虚羸，耳出秽水，左手尺关洪数而无力。余为清肝补肾，耳中虽愈，脉未全敛，毕姻后患瘵证，误服黄柏、知母之类，复伤元气，不胜寒暑劳役，无日不病，几至危殆，余大补脾肾，滋养元气而愈。　一小儿患证如前，肢体消瘦，面色萎黄，大便酸臭。此脾虚食积。用四味肥儿丸、五味异功散治之而愈。　一小儿九岁，吞酸恶食，肌体消瘦，腹中作痛。余谓：食积虚羸也。用保和丸而愈。后腹中数痛，皆服保和丸。余曰：此因脾胃虚而饮食所伤也，当调补脾土以杜后患。不信，后腹痛喜按，余用五味异功散二剂，因未应，自用平胃散等药，腹胀作痛，余仍以异功散加木香四剂而愈。若屡用攻伐之剂，阴损元气，多致虚羸，慎之。

参苓白术散方见不乳食。

地黄丸加肉桂一两，名加减八味丸　治小儿肝经虚热血燥，或风客淫气而患瘰疬结核，或四肢发搐，眼目抽动，痰涎上涌。又治肾疳脑热消瘦，手足如冷，寒热往来，滑泻肚胀，口臭干渴，齿龈溃烂，爪黑面黧，遍身两耳生疮，或两耳出水，或发热自汗盗汗，便血诸血失喑等证，其功不可尽述。即六味地黄丸，方见肾脏。

补中益气汤 治中气虚弱，体疲食少，或发热烦渴等证。

人参 黄芪各一钱 白术 甘草 陈皮各五分 升麻 柴胡各二分 当归八分

上，姜枣水煎，空心午前服。

愚按：前方，若因药克伐元气虚损，恶寒发热，肢体倦怠，饮食少思，或兼饮食劳倦，头痛身热，烦躁作渴，脉洪大弦虚，或微细软弱，右寸关独甚者宜用之。凡久病，或过服克伐之剂，亏损元气，而虚证悉具者，最宜。前汤，若母有脾胃不足之证，或阴虚内热致儿为患者，尤宜用之。

八珍汤四物、四君合用。

钱氏异功散 治脾胃饮食少思，吐泻不食，凡虚冷证，先与数服，以正胃气。即五味异功散，见吐泻。

愚按：前方治脾胃虚弱，吐泻不食。或惊搐痰盛。或睡而露睛，手足指冷。或脾肺虚弱，咳嗽吐痰。或虚热上攻，口舌生疮，弄舌流涎。若母脾胃虚，儿患此证，亦当服之。

《外台·小品》疗四五岁儿因食及在胎中宿热，乳母饮食粗恶，辛苦乳汁不起，儿哺不为肌肤，心腹痞满，痿黄瘦瘠，四肢痿躄缭戾，服之令充悦方。

芍药十分，炙令黄 黄芪 鳖甲炙 人参各四分 柴胡八分 茯苓六分 甘草炙 干姜各二分，如热以枳实代

上八味捣筛，蜜和为丸，如大豆。服五丸，日二服。忌如常法。《千金》有大黄，无黄芪，服一丸，一岁以上乳服三丸，七岁儿服十丸，日二。

圣惠黄芪丸 治小儿羸瘦体热，面色痿黄，不欲乳食。

黄芪锉 赤芍药 人参去芦头 甘草炙微赤，锉 胡黄连各半两 麦门冬去心，焙 鳖甲涂醋，炙微黄，去裙襕。各一两 柴胡去苗，三分

上件药，捣罗为末，炼蜜和丸如麻子大。不计时候，以粥饮下五丸，量儿大小，以意加减。

秦艽丸 治小儿羸瘦体热，心神烦闷，小便赤黄。

秦艽去苗 桑根白皮锉 枳壳麸炒微黄，去瓤 地骨皮 黄芪锉 人参去芦头 赤茯苓 甘草炙微赤，锉 犀角屑。各半两 龙胆去芦头，一分 柴胡三分，去苗。

上件药，捣罗为末，炼蜜和丸，如绿豆大。不计时候，用粥饮下五丸，更随儿大小增减。

麦门冬丸 治小儿虽食不着肌肤，羸瘦骨热，小便赤黄。

麦门冬去心，焙，一两 人参去芦头 黄芪锉 青蒿子 黄连去须 桑根白皮锉 枳壳麸炒微黄，去瓤 地骨皮各半两 柴胡去苗，三分

上件药，捣罗为末，炼蜜和丸，如绿豆大。不计时候，以熟水研五丸服，量儿大小，以意加减。

烧黄瓜丸 治小儿羸瘦体热，乳食全少。

黄瓜大者，一枚 陈橘皮汤浸，去白瓤，焙 黄连去须。各半两 鳖甲童子小便浸三宿，炙微黄，去裙襕 胡黄连 柴胡去苗。各一两

上件药，捣细罗为散，以黄瓜切开头，去瓤，内药末令满，以切下盖子盖之，用香麦面和搜固济，可厚三分，于煻灰火内，烧令面焦黄为度，取出去面，放冷，入麝香一钱，都研和丸如绿豆大。每

服，食前米饮下七丸，更量儿大小，以意加减。

大黄丸　治小儿胃气不调，不嗜食，不生肌肉。

大黄　干地黄　茯苓　当归　柴胡　杏仁各三分

上为末，蜜丸麻子大。饮下五丸，日进三服。

猪肚丸　解小儿肌热，时或泄泻，及有积滞，不思饮食，肌肉消瘦。

鳖甲一两，同童子小便并醋共一升，热浸，炙尽为度　白术　薯蓣各一两　胡黄连　人参去芦头　青橘皮　紫菀去土　桃仁汤浸，去皮尖、双仁　木香　甘草炙。各半两　柴胡去芦头，一两一分

上件药，捣罗为末，入在净猪肚内系定，煮令极烂为度，出与药同杵令粘，丸如梧桐子大。每服二十丸，不计时候，温水饮下。

香甲丸　治男子妇人，童男室女，气血虚疏，肌肤消瘦，百节疼潮作温，五心烦热，四会逆冷，不思饮食，中满气滞，妇人经血凝涩。健脾胃，畅神气，充肌肤，泽颜色。

柴胡　生干地黄　京三棱各三分　鳖甲醋煮黄　神曲　杏仁　熟干地黄　麦蘖炒。各一两　牛膝　木香　姜黄　当归各半两　白术　川芎各一分

上为细末，白面糊丸如梧桐子大。每服十丸，空心茶清下，或米饮亦得。

上八方，挟热者宜之。

圣惠诃梨勒散　治小儿羸瘦，脾胃气弱，挟于宿食，不欲乳食，四肢不和。

诃梨勒皮　陈橘皮汤浸，去白瓤，焙。各半两　黄芪锉　人参去芦头　白术　藿香　桂心　白茯苓各一分　甘草炙微赤，锉，半分

上件药，捣粗罗为散。每服一钱，以水一小盏，入生姜少许，枣一枚，煎至五分，去滓温服，日三四服，量儿大小，以意加减。

温脾散　治小儿脾气不和，食少无力，肌肤羸瘦。

诃梨勒皮　人参去芦头。各三分　白术　木香　黄芪锉　白茯苓　藿香　陈橘皮汤浸，去白瓤，焙　桔梗去芦头。各半两　甘草炙微赤，锉，一分

上件药，捣粗罗为散。每服一钱，以水一小盏，入生姜少许，枣一枚，煎至五分，去滓，不计时候，量儿大小增减温服。

五香煎　治小儿脾胃久虚，吃食减少，四肢羸瘦。

丁香　沉香　木香　藿香　白术各一两　麝香三钱，细研入　白茯苓　陈橘皮汤浸，去白瓤，焙　黄芪锉。各一两　诃梨勒皮　甘草炙微赤，锉。各半两

上件药，捣筛为散，以水五升，慢火煎至一升，以布绞汁，却入锅内煎麝香及蜜三合、生姜汁半合、枣肉二十枚，慢火熬成煎。每服，以粥饮调下半茶匙，量儿大小，以意加减。

上三方，挟冷者宜之。

汤氏云：小儿疳积，其状渐黄瘦，拍背如鼓鸣，脊骨如锯，乃积而生热成疳也，宜服芦荟丸、露星膏。

芦荟丸

龙胆草　黄连　芜荑去皮，先炒黄色，次入前二味一处炒赤色。各一两

上为末，另入芦荟一分和匀，烂饭丸，如黍米大。三岁儿服三十丸，空心米饮送下。

露星膏

黄芪蜜水炙　胡黄连　地骨皮　柴胡各等分

上为末，炼蜜丸，如芡实大。隔宿酒浸，露一宿，次日澄去酒，薄荷汤浸服之。

钱氏橘连丸　治疳瘦，久服消食、和

气、长肌肉。

橘皮一两　黄连米泔浸一宿，一两半

上为细末，另研入麝香五分，用猪胆七个，分药入胆内，浆水煮，候临熟，以针微刺破，以熟为度，煮粟米粥和丸，如绿豆大。每服十丸至二三十丸，米饮下，量儿加减，无时。海藏云：黄连苦燥，可以泻脾火，长肌肉。

二圣丸　治小儿脏腑或好或泻，久不愈，羸瘦，宜常服。

黄连去须　黄柏去粗皮。各一两

上为细末，入猪胆内重汤煮熟，丸如绿豆大。每服二三十丸，米饮下，量儿加减，频服无妨。

[张涣] 金粟丹方见内疳条。

香蟾丹　治肌瘦面黄，胸高脚细。

干蟾五枚，水浸，去骨，用瓦藏瓶一枚，顶头上取开，入蟾瓶内，盐泥固济，木炭火烧，留一窍子，以烟息为度，取出，地上放一宿出火毒　胡黄连二两　蛇蜕皮一两，烧灰　地龙半两，微炒　天竺黄　蝉壳各一分，已上并为细末，次入　朱砂半两，细研　麝香一分，细研

上件，都一处研匀，糯米饭和如黍米大。每服十粒，米饮下，不拘时候，量儿大小加减。

万全方雷丸丹　治小儿一切疳，肚胀腹满，手脚枯细，眼目口鼻生疮，身体壮热，痢下泔淀，日渐羸瘦，面无光泽。

雷丸生　鹤虱生　使君子去壳，生　胡黄连微妙　芦荟研。各半两　麝香半钱，研入　蟾一枚，酒浸一宿，慢火炙熟，去皮足骨，焙　木香　肉豆蔻各一分　芜荑一两，去皮，微炒，研入　朱砂二钱，研，留少许为衣

上件药，捣罗为末，研合令匀，用豮猪胆四个取汁，倾入瓷盏中，外以重汤煮过，和杵为丸如黍米大。每服五丸至七丸，麦门冬熟水下，早晨日午空心临卧服。

孔氏神圣丸　肥小儿疳药，常服永无肠脏之疾。

胡黄连去皮　宣连去毛　白芜荑去皮　木香　芦荟各一钱　使君子二十枚

上，除芦荟一味，外五味银器内用猪胆汁熬成膏，后入芦荟同丸如绿豆大。每服五七粒。空心日午临卧米汤下，神效。

猪肚丸　治小儿疳热而瘦。

柴胡　黄连　秦艽各一两，净　芜荑二两，用瓦上漕干，去壳取肉，别为末，临时入用

上，用猪肚一个，中庸者，破开净洗，入前药三味末于内，以酒半瓶、童子小便一升，煮干，舂令得所，放芜荑末，又舂匀，丸如桐子大。每服二十丸，饮下。

《王氏手集》治小儿疳瘦，大人五劳七伤方。

宣黄连半斤，去须及芦头，为细末　豮猪肚一个，去脂膜，将黄连末穰在内，缝合，于三斗米内蒸，以米熟软为度

上件，取出烂研，丸如粟米大，风干。随儿大小加减，日三服，三岁儿每服五七丸至十丸，大人服如桐子大。每服二十丸，空心米饮下。

赵氏斧槌丸　治小儿疳，久服肥白。

干蛤蟆一枚　白矾　胆矾　绿矾各半两，四味同入罐子内，炭火烧，矾枯为度　京三棱　石三棱　鸡爪三棱　萆薢　鹤虱　雷丸　淡芜荑　黑狗脊　木香各半两　没石子三枚　使君子十枚　芦荟　熊胆各一钱

上为末，醋煮干枣取肉烂研，入少面糊和药极熟，丸如绿豆大。每服七丸，米饮下。

玉柱杖散　治小儿疳瘦。

黄芪二两　白茯苓半两　人参　白术各一两

上为末。以水一盏，药一钱，煎七分，温服。

芦荟丸　治小儿诸疳羸瘦，不生肌

肉。

芦荟　木香　红芍药　没石子各半两　使君子去壳　胡黄连各二钱半　肉豆蔻二钱　人参一钱

上为细末，入麝香半钱，别研令细，与药拌匀，蜜水打面糊为丸。每服十五丸，米饮下，空心食前服。

吉氏益儿丸　治小儿一切疳瘦，夜多盗汗，肌肉热。

人参　白术　茯苓　柴胡去苗　甘草炙　陈皮去白　鳖甲醋炙，去裙襕　京三棱湿纸裹，煨香熟。各等分

上细末，炼蜜丸，如鸡头实大。每服一丸，米饮化，食前，日三服。

朱氏家传**肥儿丸**

白芜荑去壳，秤　黄连去须　神曲　麦糵各等分

上为末，用豮猪胆煮糊，丸如大麻子大。每服三十丸，食前，米饮下。《张氏家传》《庄氏家传》方皆同，或治疳积，或治疳瘦。

六味肥儿丸　治疳多因缺乳，食肉太早，或患脏腑胃虚，疗诸般疳，化虫，治黄瘦肚急，消疳退疳热可常服。

黄连《局方》加肉豆蔻　陈皮去白，《局方》去此，用木香　神曲炒，《局方》有使君子　麦糵炒。各一两，《局方》加三棱、蓬莪　川楝肉一两，炒　白芜荑半两，《局方》去此，用槟榔

上为末，神曲糊丸，麻子大。每服三十丸，空心、米饮吞下。

［薛］　按：前方又治脾疳，饮食少思，肌肉消瘦，肚大颈细，髮稀成穗，项间结核，发热作渴，精神倦怠，大便酸臭，嗜食泥土，或口鼻头生疮，肚见青筋，啮齿下利，便白五疳。用此丸加干蟾一两、芦荟五钱，尤妙。

秘方肥儿丸　消疳进食。

黄连五钱　木香一钱　神曲　麦糵各一两，并炒　使君肉煨　肉豆蔻麦裹，煨。各五钱　槟榔一枚　蛤蟆一个　白术一两

上为末，面糊丸，如粟米大。空心米饮下，量儿加减。

《朱氏家传》治小儿脾疹疳瘦惊积方

上用黄菰瓠一个，去瓤，用黄连末填满，蒸烂取出，用朴硝末一钱，盖头，临夜方取，然后露一宿，研烂为丸如小绿豆大。每服五丸，熟水下。

洁古云：小儿疳病，肌瘦，血气不足，同大人劳瘵之疾治之。

按：以洁古此论详之，不拘冷热虚羸，皆用四君子、地黄丸与前药相兼服为得也。然有胸膈积瘀，不受参、术、地黄之补者，先用清疳取积之药，然后补剂可施，故备载诸方，以俟采择。诚以病之变态多端，非执一隅可以御百变，若看方三年，无病不治者，鲜不以为繁杂矣。

针　灸

羸瘦不生肌肤　胃腧灸，一壮。

［田］小儿疳瘦。于胸下骨尖上灸三壮，次于脊下端尾翠骨尾上灸三壮。

小儿疳瘦脱肛，体瘦渴饮，形容瘦悴，诸方不瘥者。取尾翠骨上三寸骨陷中灸三壮。小儿身羸瘦，贲豚腹肿，四肢懈惰，肩背不举。章门二穴各灸七壮。

鹤　节

汤氏云：小儿鹤节，由禀赋不足，血气不荣，肌肉瘦瘠，则骨节皆露，如鹤之足，皆肾虚不生骨髓之故。治法宜钱氏地黄丸加鹿茸、牛膝。

地黄丸　治头囟不合，体瘦骨露，有如鹤膝，皆肾虚不足。并治肾疳天柱倾倒。肾主骨也。

熟地黄洗，焙，八钱　泽泻洗，二钱　牡丹皮去心　白茯苓各三钱　山茱萸肉　牛膝

鹿茸酥炙　山药各四钱

为末，蜜丸梧子大。三岁以下三二丸，温水空心化下。

丁　奚

疳胀异名。

巢氏云：小儿丁奚病者，由哺食过度，而脾胃尚弱，不能磨消故也。哺食不消，则水谷之精减损，无以荣其气血，致肌肉消瘠，其病腹大、颈小、黄瘦是也，若久不差，则变成谷癥。伤饱哺露病一名丁奚，三种大体相似，轻重立名也。《真珠囊》凡小儿或因吐而泻，久不差，或病退不能行，膝大，肠红，号曰丁奚。七岁已下号鼓槌风。十五已下名鹤膝风。盖此并是风冷伤于肾所致，肾主骨故也。庄氏，疳胀、丁奚辨证云：小儿腹大，如有青筋见，即曰疳胀也。如无青筋，乃名丁奚，是因过饱伤食而得之。

［曾］　丁奚者，亦久积成疳之证，皆因饮食过伤于脾胃，脾胃虚，不能磨化饮食，饮食渐减，无以生其气血，面白色惨，潮热往来，腹大而多青筋，手足如筒，颅囟开解，颈项小而身黄瘦。先投万应丸通治五疳，次参苓白术散不乳食，早晨一服，与养胃气，及醍醐散进食，食后下乌犀丸积三粒至五粒，助脾化食，此即用迎夺之法。间投醒脾散慢惊、沉香槟榔丸、木香莪术丸宿食，次第调理。有渴泻腹痛，千金膏自好。若脾气稍和，饮食渐进，再以化癖丸积、快活丸常服。或用乌犀丸略下二三行，匀气散疝止补。有寒热往来，柴胡饮疳热主之。腹胀，投南星腹皮散水肿。有馀热，麦芽、柳枝煎汤，调三解散潮热。有虫，下使君子丸腹痛。斯疾得之非一朝一夕，然施治之法，亦须渐渐令其平复，欲求速效，则难矣。凡鸡酒羊麦鱼鲊甘甜生冷毒物，宜忌之。

十全丹　治丁奚、哺露，神效。

槟榔　枳壳麸炒　青皮　陈皮　三棱炒　蓬术炒　砂仁各半两　丁香　木香各一分　香附一两

上为末，神曲糊丸如黍米大。空心食前，米饮下百丸。一方，去香附、砂仁、丁香、三棱、枳壳，加五灵脂、白蔻、使君子、芦荟、蛤蟆、川芎。

醍醐散　治吐泻后调和脾胃，消进饮食，及丁奚、哺露虚热烦渴，气逆心恶。

陈皮去白　缩砂仁　厚仁去粗皮，锉碎，姜汁浸一宿，慢火焙干　麦芽洗净，焙干　乌梅和核。各五钱　良姜锉，东壁土炒　干葛　乌药各二钱半　草果仁炮，二钱　甘草炙，三钱

上碎。每服二钱，水一盏，姜二片，枣一枚，盐少许，煎七分。空心温服。

快活丸　治丁奚疳证，皮肤瘦削，骨露如柴，肚大青筋，小便白浊，睡卧烦躁，神气昏沉，常服健脾化积，进食肥肌。

蒸饼一两，去顶剜空，入青矾半钱重，仍以碎饼屑紧塞，上用水纸封定，灰火中炮透，取出候冷用之

上件，锉焙为末，别以肥枣用米泔水浸经一宿，饭上蒸少时，去皮核，用乳钵烂杵如糊，同前饼末，亭分再杵匀，丸麻仁大。每服三十丸至五十丸，温米清汤，无时送下，儿小者亦以米汤化服。其蒸饼不拘个数，大约以一两入青矾半钱重为定，下常如前法制半斤作一料。后人切勿以见方不重药为误，余尝屡试屡验，其饼如南馒头样者是也。

圣惠赤芍药丸　治小儿丁奚，虽食不生肌肉，腹大食不消化。

赤芍药　川大黄微炒　鳖甲醋涂，炙令黄，去裙襕。各三分　桂心　赤茯苓　柴胡去苗。各

上件药，捣罗为末，炼蜜和丸如麻子

大。每服，煎蜜汤下五丸，日三服。

婴孺芍药丸 治小儿百病，有寒热，大腹，食不消化，不生肌肉，痿痹。

芍药 茯苓 大黄各五分 柴胡四分 鳖甲三分，炙 桂心二分 人参一分，一方二分

上为末，蜜丸。三岁已下服三小豆大，不知加之，七八岁三桐子大，不知加之。苦腹坚大者，加鳖甲一分。渴者，加菰𦼮二分。病甚者服二十日效，已试大良。一方，有杏仁二两，人参三分。

张涣大麝香丹 治小儿羸瘦，腹大见青筋，及丁奚等病。

麝香研 朱砂细研，水飞 粉霜研。各半两 五灵脂 肉豆蔻仁 干蟾涂酥炙。各一两 夜明砂 白矾灰各半两 干地龙炒，一分 干蜣螂七个，去翅，炙令黄熟

上件，捣罗为末，与朱砂等同研匀细，炼蜜和如黍米大。每服三粒至五粒，温水下，量儿大小加减服之。

初虞世治小儿腹如蜘蛛，四肢瘦者。用黑骨鸡子，破顶，入蜘蛛一枚于内，以湿纸糊窍，用文武火煨熟，去蜘蛛，食其鸡子。累效，必数枚方愈。

《肘后方》捣生薤根，以猪脂煎，稍稍服。或熟炙鼠肉哺之。亦治哺露。

哺　露

［汤］ 哺露者，因乳哺不消，脾胃衰弱，渐不能食，血气减损，肌肉不荣，柴骨羸露，吸吸苦热，谓之哺露也。宜麝香进食丸。方见积癖。

［曾］ 哺露者，亦由乳哺不节，损于脾胃，脾胃损而饮食减，形容羸瘦，则脏腑之气不能宣通，时间有热，谓之哺露。此候与丁奚相去不远，但食多吐逆，脏气虚，冷而泄泻无度，粪中有虫，治法同前丁奚证药，惟加养脏汤服之。方见赤白痢。

圣惠人参丸 治小儿哺露，失衣当风，湿冷水浴，苦腹大，时痢，或寒热如疟，不欲食，纵食，不生肌肉，或不消化，四肢羸瘦。

人参 麦门冬去心，焙 半夏汤洗七遍，去滑 黄芪 川大黄微炒 白茯苓 柴胡 黄芩各三分 诃梨勒煨，用皮 甘草炙微赤，锉 鳖甲涂醋，炙令黄，去裙襕。各一两 芎䓖半两

上件药，捣罗为末，炼蜜丸如麻子大。一二岁儿以粥饮下三丸，四五岁五丸，日三服，量大小加减。

宿　食

食积寒热、痢。

《伤寒论》人病有宿食，何以别之。师曰：寸口脉浮而大，按之反涩，故知有宿食，当下之，宜大承气汤伤寒。然同一发热，而伤食者惟肚腹之热为甚，且粪极酸臭，夜间潮热，尤伤积之明验也。 小儿宿食不消者，胃纳水谷而脾化之，儿幼不知撙节胃之所纳，脾气不足以胜之，故不消也。神曲、麦芽之属，皆腐化之物，昔贤已谓能伤胃中生发之气矣，况进而三棱、莪术乎，况又进而牵牛、大黄、巴豆乎，脾气一受伤于食，再受伤于药，至于下之，而气已一脱矣，所存几何。故夫克食之药不可多用，下积之药，尤不可不审其证之可下与不得不下，而后用也。 钱氏论食不消，脾胃冷，故不能消化，当补脾益黄散主之。

保和丸 治饮食停滞，胸膈痞满，嗳气吞酸，或吐泻腹痛。加白术一两，即大安丸。

神曲炒 山楂 半夏 茯苓各一两 陈皮 连翘 萝卜子炒，五钱

上为末，粥丸桐子大。每服三十丸，白汤送下。

愚按：前方行气克滞之剂，若元气无亏，暴停乳食而致斯证者，宜用此消导之。若元气虚弱而乳食所伤者，必调补胃气为主，而佐以消导。若乳食已消而作呕者，乃胃气被伤，当用异功散补之。不宜仍用前药，重损胃气，治者审之。

木香大安丸

木香二钱　黄连　陈皮　白术各三钱　枳实　山楂肉　莱菔子炒　连翘　神曲炒　麦蘖炒　砂仁各一钱半

上为末，神曲糊为丸。陈廪米汤下。

消食丸又名消乳丸　治宿食不消。

砂仁　陈皮炒　三棱炒　神曲炒　麦芽炒。各半两　香附炒，一两

上末，曲糊丸如麻子大。食后白汤送下，大小加减。

七圣丸

三棱　蓬术　川楝　青皮　陈皮　芫花　杏仁

上件等分，先用醋浸芫花一宿，炒渐干，次入蓬、棱同炒赤色，又入陈、楝等再同炒一处，令微焦，取出为末，前药如各半两，杏仁亦用半两，汤浸，去皮尖双仁不用，细研入巴豆二十粒去油，和匀，醋糊丸如黍米大。一岁儿常服二丸，临卧温热汤送下。使日间所飧之物，一夜而化，永无疳疾，能使黄瘦子顿作化生儿，今之小儿可去巴豆，只入杏仁，名七圣丸是也。

三棱散　主诸般停滞，疳积发热，泻痢酸馊，水谷不化。常服和脾胃，进饮食，长肌肉，益神气。

人参去芦，七钱半　三棱炮，锉　净香附各一两半　青皮去白　益智仁　陈皮去白　枳壳去瓤，锉片，麸炒　神曲炒　谷芽洗，焙　半夏制　莪术醋煮透，滤干，锉，焙　大黄半生，半炮　紫苏去老梗。各半两　甘草半生，半炙，一两二钱

上碎。每服二钱，水一盏，姜三片，仓米百粒，煎七分。无时温服。气虚者，加白茯苓一两。

莪术丸　和脾益胃，消进饮食，宽膈快气，悦色清神。

莪术炮，锉　三棱炮，锉　净香附三味各四两，醇醋浸七日，慢火煮干，再焙　槟榔一两，薄锉　生牵牛末一两，另研　青木香去芦　谷芽净洗，焙干　青皮去白。各半两　毕澄茄　丁香　南木香各四钱

上除槟榔、丁香、木香不过火，及牵牛末，馀七味锉焙，仍同槟榔、木香、丁香为末，临入牵牛末和匀，水煮面糊丸绿豆大。每服三十丸至五十丸，无时，用淡姜汤下，温茶、温酒皆好，儿小者，丸粟米大，粒数、下法如前。

丁香脾积丸

三棱煨，去皮毛　莪术去皮，炒　神曲炒。各七钱　青皮　巴豆霜　小茯香炒　陈皮各五钱　丁香　木香各三钱

上为细末，醋调神曲糊为丸，如绿豆大。每服五七丸，生姜汤下。

三黄枳术丸　治伤肉、湿面、辛辣、味厚之物，致填塞闷乱不快。

枳实麸炒，五钱　黄连酒浸，炒　大黄湿纸裹，煨　白术各一两　黄芩五钱

上为末，汤浸蒸饼为丸，如绿豆大。每服五十丸，白汤下，临时量所伤多少，加减服之。

圣惠诃梨勒散　治小儿宿食不化，少欲饮食，四肢消瘦，腹胁多胀。

诃梨勒皮三分　人参　白术　麦𪍿炒令微黄　陈橘皮去白　槟榔各半两　甘草一分，炙微赤

上件药，捣粗罗为散。每服一钱，以水一小盏，煎至五分，去滓。量儿大小分减，温服，日四五服。

朱氏木香丸　治小儿气，开胃进食。

木香　人参　白茯苓　青皮　陈皮　肉豆蔻各一分　三棱一两，炮

上为末，面糊丸，麻子大。每服十丸，姜汤下。

朱氏洗心散　治小儿乳食伤心作壮热，喘息不调，咳嗽多睡。

甘草一钱，生　麦门冬一分半　皂角半两，入砂糖涂酥，炙，后于盆下盖良久出火毒，方用

上烂杵，不罗。每服二钱，水一盏，煎至八分，作五服，时时吃。

养脾丸

人参　白术　当归　川芎各一钱半　木香　青皮　黄连　陈皮各一钱　砂仁　山楂肉　神曲炒　麦芽炒。各五分

上为细末，水调神曲糊丸，如麻子大。每服三五十丸，陈仓米饮下。

食积寒热

［薛］小儿食积者，因脾胃虚寒，乳食不化，久而成积。其证至夜发热，天明复凉，腹痛膨胀，呕吐吞酸，足冷肚热，喜睡神昏，大便酸臭是也。有前证而兼寒热者，名曰食积寒热。若食在胃之上口者吐之，胃之下口者消之，腹痛痞胀，按之益痛者下之，下后仍痛，按之则止者补之。夹食伤寒者，先散之用参苏饮。热甚便秘者，先利之用大柴胡汤。如无外感，但只伤食，不至于甚，保和丸调之。盖脾为至阴之脏也，故凡脾病者，至夜必热，热而兼寒，则又见所胜者侮所不胜矣。食未消者，消之则寒热自止。食既消者，补之则寒热自痊。若手足并冷，喜热饮食，此中州虚寒也，宜温之。大便欲去不去，脾气下陷也，宜升之。若夜间或侵晨泄泻者，脾肾俱虚也，用四神丸泻。手足并热作渴饮水者，脾胃实热也，用泻黄散脾。大便秘结用大柴胡汤潮热。手足虽热，口不作渴，大便不实者，用白术散渴。仍参腹痛腹胀、积痛积滞治之。

食积痢

［曾］有食饱伤脾，脾气稍虚，物难消化，留而成积，积败为痢，腹肚微痛，先调胃气，次理积，却止痢，则病根自除。和中散吐泻理虚养胃。三棱散见前、乌犀丸积助脾化积。沉香槟榔丸积、守中汤泻进食止痢。仍忌生冷粘腻等物，不致复作。

《千金》治小儿食不知饥饱方

用鼠屎二七枚，烧为末。服之。

痞结

此痞在腹内，与心下之痞不同。

［杨］痞者塞也，结者实也。热气蕴于胸膈之间，留饮聚于腹胁之内，于是荣卫不能流行，脏腑不能宣通，由胀满而致痞结，势使然耳。此热实之证也，时或发为壮热，圣惠甘遂散主之。此药治小儿痞结，虽服汤药时暂得利而滞实不去，心下坚胀，按之即啼，内有伏热，诸候并成。此疾宜疏利大便，破结散气，后宜常服进食丸。

按：进食丸有巴豆，岂宜常服，甘遂有大毒，泻水如决江河，非十分壮实，十分危急，十分水气，三者俱备，未可轻用，今以为痞结主方，谬矣。

［薛］痞癖既久，饮食减少，脾气必虚，久而不愈，必先以固胃气为主，使养正则积自除。若欲直攻其结，不惟不能善消，抑亦损其脾土，脾土既亏，必变证百出矣。当参各类及随见证而主治之。　一小儿患痞癖，服槟榔、蓬术、枳实、黄连之类，痞益甚。余曰：此脾经血虚痞也，不可克伐。遂用六君子加当归数剂，胃气

渐复，诸证渐愈，乃朝用异功散加升麻、柴胡，夕用异功散加当归、芍药而愈。一小儿患痞结，服克滞之药。余谓属形病俱虚，当补中气。彼不信，仍行克伐，遂致虚火上炎，齿龈蚀烂，颔下结核。余用大芜荑汤及异功散加减，用之而安。一小儿患痞结，久而四肢消瘦，肚腹渐大，寒热嗜卧，作渴引饮。用白术散为主，佐以四味肥儿丸，月馀诸证渐愈，又以异功散加当归，并六味地黄丸，又月馀而愈。

一小儿患痞结，身热如火，病状多端，不可尽述，朝用五味异功散，夕用四味肥儿丸，月馀诸证稍愈，佐以地黄丸，自能行立，遂朝用地黄丸，夕用异功散及蛤蟆丸，数服而愈。

圣惠前胡散 治小儿腹内痞结，壮热羸瘦多啼。

前胡 川大黄各三分，微炒 枳壳炒，微黄 赤茯苓 犀角屑 郁李仁汤浸，去皮，微炒 鳖甲涂醋，炙令黄，去裙襕。各半两

上件药，捣粗罗为散。每服一钱，以水一小盏，煎至五分，去滓，看儿大小分减温服。微利为度。

圣惠甘遂破结散

甘遂煨，二钱半，令黄色 青皮浸，去白，焙 黄芩 川大黄锉细，煨。各半两

上为粗末。每服一钱，水一小盏，煎至六分，去滓，温和服。量大小加减，得通利则止，后以冷粥补之。

进食丸 治乳食不消，心腹胀满，壮热喘粗，呕吐痰逆，腹鸣泄泻，米谷不化。或下痢赤白，腹痛后重，及食癥、乳癖、痃气、痞结，并皆治之。小儿胸膈热实，腹内有留饮，致令荣卫痞塞，脏腑之气不得宣通，其病腹内气结胀满或壮热是，凡有此疾，当疏利大便，破结散气。

巴豆霜一钱二分 当归米泔浸一宿，炒 朱砂 代赭石煅，醋淬七次 枳壳炒 木香各半两 麝香少许

上为末，面糊为丸，如麻子大。一岁儿一丸，温米饮下，更量虚实加减，食后服。治食积发热，羸瘦肚大，青筋痞积，肚疼哺露。

［汤］ 户部张侍郎小娘子，患此蕴积结聚已经年矣，其候腹满壮热，大小便闭，不食。诸医皆作虚热潮热，或作胃寒不食治，然既不食，大小便自然少，又欲作疳热治，百药俱试，而无一中，势已窘迫，招予视之。问曰：合服何药？答曰：当服甘遂、大黄。张惊骇曰：前诸医者，皆用补剂，此女不进食久矣，不宜利动肠胃。予答曰：信我者生，逆我者死。张曰：更有无甘遂而次于此药方者，可否？予令即服大承气汤，二服而愈。次日诊之，尚有馀滞积实，其证，必过数日而腹闭，须服前药，始可除根。数日后，果再闭，腹满痞结，再投此药，一服而痊。

上，疏利大便例，形气俱实者宜之。

枳术丸

白术四两 枳实二两

上为末，荷叶包煨，烂饭为丸，桐子大。每服四五十丸，空心白滚汤下。

枳实理中丸

枳实十六片，麸炒 茯苓 人参 白术 干姜炮 甘草炙。各二两

上为末，炼蜜和丸，如龙眼大。每服一丸，热汤化下。连进二三服，胸中豁然，渴者，加栝蒌根一两。自汗者，加牡蛎二两煅过。下利亦加。

快膈汤 理胸膈不快，饮食少进。亦能顺气和中，消导宿滞。

人参去芦 青皮去白 缩砂仁 乌药 良姜制 香附子 甘草炙。各一两

为细末。每一钱，温盐汤，空心调服。

参术陷胸汤

人参　白术　茯苓　橘红　半夏各一钱　瓜蒌全用，细切，带湿，三钱　黄连　甘草各五分

上，用水一盅半，生姜三片，枣一个，煎七分，温服。

洁古云：饮食不进，四君子加姜枣煎。

积

《汉东王先生家宝》小儿积病，可医者九。　面上虚肿是积。积者是脾之所系，脾主身之肌肉，故应面，故知是脾积，其脾系土，土无正形，故早晚浮肿不定，多则早浮，其睡则脾不磨，上面作肿，若病后，此证则是虚中积，宜用调脾消积行气等药。　面合地卧是积。何以合地？其受积在脾，是冷积。何以知之？其脾好土，故知在脾，其冷者属阴，故知伤冷硬食得之，宜下热积气药耳。　腹胀是积。其积在肺，何以知之？其肺主于气，才当受积，其气便冷，腹胀满气急，故知在肺。如腹胀，先宜调气后转，转后更宜调气。　小便如油是积。其积在小肠，何以知之？其积受于脾，脾当传心，心不受触，则入小肠，小肠是心之腑，故知在小肠，则节其水道，小便如米泔油相似也。　瘴黄是积。是积气伤心，心主血脉，荫遍身毛瘴，被积气所干，则瘴黄，故知是积伤心，宜下空心散及取积药，此人必时复发热也。　赤白痢是积。其积在肺，受传大肠，及有外伤冷而得，何以知之？其肺主西方庚辛金，其色白后赤则是外邪，故知肺传大肠，则为赤白痢也，宜取后调气。　两眼黄赤、睛青是积。其积在肝，何以知之？肝主东方甲乙木，色青，却被积气所干，即黄赤、睛青者，眼属五脏，肝是其主，肝若受积，故令眼睛青，是肝受积。若传胆，其人口苦，不要吃物，宜凉药退之。　遍身虚肿是积。其积不在脏，只在腑，何以知之？为其积曾取，后被药发动，即不在脏，故出皮肤之间为肿也，只宜下取虚中积药，然后补之。　多泻白粪是积。是受冷积在脾，何以知之，脾主化，受冷积在脾，冷滑而泻白粪，故知在脾，宜先转，后热药补之。　积病不可医者六。　喘急是肺积，肺主气，其喘急则肺绝，其人当面白，全无血色，故不可医也。　面黑是肾积，其人面黑者，是肾绝也，人当不辨好恶，眼直无光，只得一日而死也。　吐热气是荣积，其不医者，是血绝不可治也，血主心，心不能管，故出热气不止耳。　手脚心生疮是卫积，卫者气也，胃气不生，故手足生疮，若卫绝，则气不回，只得半日也。　恶心吐干呕是胃积，何以不医？胃主化食，其胃热则恶吐，故不治，其人必食乳不化，不食亦干吐呕，面色青黄无血色也。　泻久住又泻是积，咬脾烂，何以知其脾烂？其人当泻白粪，为食不消，住了，却放粪赤黑而死，即知脾烂，不可治。

《宝鉴》论小儿五积，为脏气不行，蓄积一处不动，故曰积。夫心为伏梁，在脐上，上攻其心，下攻胃口。脾为痞气，在胃口上横之。肝为肥气，在脐之左边。肺为息贲，在脐之右畔。肾为贲豚，在脐下。各有变动，非食之所成，乃气积也。脏属阴，故在一处而不动也。　聚谓六腑之气留聚也，腑属阳，阳气运转不停，故其聚不定一处，发而腹痛。积聚之候，皆面黄瘦劣，嗞啀不生肌肉，鬓立或肌体浮肿，腹急多困，多为水气。

《真珠囊》虚中积候，凡惊中虚积者，谓因惊取，复惊发动是也，所下粪青秽。凡虚中有积者，因伤食而泻又吐，如此渐虚，其病未差，故曰虚积也。又虚中之

积，有积而频频取转，却取转不着，致其积尚伏，故亦曰虚中积。若惊积取下，则粪随惊青。如是食积，即粪成块子。凡疳中虚积者，因疳病转泻，虚而疳不退，故虚中尔，所取下粪里白色也。

［曾］ 凡婴孩所患积证，皆因乳哺不节，过餐生冷坚硬之物，脾胃不能克化，积停中脘，外为风寒所袭。或因夜卧失盖。致头疼面黄身热，眼胞微肿，腹痛膨胀，足冷肚热，喜睡神昏，饮食不思，或呕或哕，口噫酸气，大便馊臭，此为陈积所伤。如觉一二日，先以百伤饮外感发表，次当归散潮热，水姜煎服，温动积滞，方下乌犀丸、六圣丸，重与宽利，后用匀气散疝调补。

［汤］ 凡有积滞，须辨虚实，况孩儿虚瘦长短黑白，南北古今不同，不可一概论也。予今之法，实者，可服进食丸。虚而微白及疳瘦者，宜服肥儿丸。即三因肥儿丸，见腹胀条。

［薛］ 初患元气未损之时，或腹胀作痛，大小便不利者，先用白饼子或木香槟榔丸下之。下后以白术散或五味异功散和之。渴加干葛，吐加半夏。下而热不退，或作呕作泻，饮食不思，此脾胃俱伤也，用六君子汤。手足指冷，喜饮热汤，此脾胃虚寒也，前方加炮姜、木香。面色黄白，目无精光，脾肺俱虚也，用四君子加柴胡、升麻。腹痛泄利下垂，或小便不利者，用四逆散。发热晡热，或泻未已，脾气下陷也；潮热口渴，大便不调，欲变疳证也。并用补中益气汤，佐以肥儿丸。经云：邪之所凑，其气必虚，留而不去，其病乃实。必以调脾为主，而以消导佐之。古人所谓养正积自除。正此意也。

千金紫双丸 治小儿身热头痛，食饮不消，腹中胀满。或小腹绞痛，大小便不利。或重下数起，小儿无异疾，惟饮食过度，不知自止，哺乳失节。或惊悸寒热。惟此丸治之，不差，更可重服。小儿欲下，是其蒸候，哺食减少，气息不快，夜啼不眠，是腹内不调，悉宜用此丸，不用他药，数用神验，千金不传方。臣忆等详序例中凡云服紫丸者，即前变蒸篇中四味者是也，云服紫丸不下者，服赤丸，赤丸差驶，病重当用之，方中并无赤丸，而此用朱砂者，又力紧于紫丸，疑此即赤丸也。

巴豆去皮　蕤核仁去皮。各十八铢　甘草炙，五铢　牡蛎火煅赤　黄蜡各八铢　甘遂　朱砂各二铢　麦门冬去心，十铢

上八味，以汤熟洗巴豆，研，新布绞去油，别捣甘草、甘遂、牡蛎、麦门冬，下筛讫。研蕤核仁令极熟，乃内散，更捣二千杵，药燥不能相丸，更入少蜜足之。半岁儿服如荏子一双，一岁二岁儿服如半麻子一双，三四岁者服如麻子二丸，五六岁者服如麻子大二丸，七岁八岁服如小豆二丸，九岁十岁微大于小豆二丸，常以鸡鸣时服之。至日出时不下者，投粥饮数合即下。丸皆双出也。下甚者，饮以冷粥即止。

茅先生青金丹 小儿诸积病悉主之。

滑石末　白丁香罗过　天南星各二钱匕　青黛罗过，平钱满挑二钱　轻粉重二钱　水银秤二钱，先以锡二钱于铜铫内熔化，便下水银拌和匀，倾出于地，冷用　川巴豆去皮心膜，七十二个，无缺损者，井华水浸一宿，悬当风处，吹干，烂研

上前件药同拌合，用软饭为丸，如小绿豆大。巴豆不出油。依形证用汤使下。伤寒后取积，淡煎葱汤吞下。取疳虫，用牛肉炙汁下。惊风肚中紧硬，面青黑，金银、薄荷、葱汤吞下。因伤，看肚中及腹皮上微热肚胀，夜间作热，似疳又不是疳，面青黄色，眼微黄，此腹中有积，用

皂角子二七粒，灰水煨过，用水一盏，煎至半盏下。有积作泻，鱼鲊汤下。气积，炒菻香汤下。凡下此药，周岁十四丸，三岁十八丸，七岁二十四丸，量大小加减。下须是四更初下，至天明通下。积来尽时，可依形证候，下药补之。临吃此药，恐先吐下些小涎来，亦不妨。

万灵丸　主小儿诸积，依形证用之。

木香　黄连　蓬莪茂各半分　陈橘皮　青橘皮各去瓤，一分　槟榔一钱半重者一枚

上为末，每匕药一钱，用巴豆一粒去心膜用醋煮，巴豆一枚煮药令巴豆紫色，用杏仁一枚去皮尖，灯火上煅用留性，二味都研，用醋面糊为丸，如小绿豆大。每服五丸、七丸、十丸，薄荷、姜汤吞下。

钱乙消积丸

丁香九枚　砂仁十二枚　乌梅肉三个，焙　巴豆二枚，去皮油、心膜

上为细末，面糊丸，黍米大。三岁已上三五丸，已下三二丸，温水下，无时。

紫霜丸　消积聚。

巴豆去油、心膜　杏仁去皮尖。各二十一个　代赭石一钱，研细，水飞

上为细末，饭丸如粟米大。每服三五丸至十丸，煎皂角仁汤下，无时，儿小者减之。

真珠丸　取小儿虚中，一切积聚，惊涎，宿食，乳癖，治大小便涩滞，疗腹胀，行滞气。

木香　白丁香真者　丁香末　轻粉各半钱，留少许为衣　白滑石末，二钱　巴豆十四粒，水浸一宿，研极腻

上为末，研匀，湿纸裹，烧粟米饭丸麻子大。一岁一丸，八九岁以上至十五岁服八丸。炮皂子煎汤放冷下，挟风热难动者，先服凉药一服。乳癖者，减丸数，隔日，临卧一服。

消坚丸　消乳癖及下交奶，又治痰热膈实，取积。

硇砂末　巴豆霜　轻粉各一钱　黄明胶末，五钱　细墨少许　水银沙子两皂子大

上同研细末，少入面糊为丸，如麻子大。倒流水下，一岁儿服一丸，食后。

白饼子　治小儿腹中有癖，不食，但饮乳是也。

滑石　轻粉　半夏汤洗，焙干　南星各一钱，为末　巴豆二十四粒，去皮膜，水一升煮，水尽为度

上研匀，巴豆后入，众药以糯米饭为丸，如小绿豆大，捏作饼子。儿三岁已上三五饼，四岁以下一二饼，葱白汤下，临卧服。

张涣万灵丹　治小儿脾胃久不和，挟积，服温热药皆不效，此药神妙。

肉桂　川黄连　蓬莪茂各一两　肉豆蔻仁　槟榔　陈橘皮去白，焙干　木香　丁香各半两，已上捣罗为细末，次用　巴豆去皮心膜　杏仁麸炒，去皮尖。二件并灯上烧灰存性，各二七个

上件同再捣拌匀，滴水丸黍米大。每服，末周晬一粒，二三岁二粒，三四岁三粒，五七岁五粒，十岁已上七粒，用生姜汤放冷下，乳食后。久积或乳癖，并宜常服。

剪红丸　磨癖积，杀诸虫，进饮食，神效。男女老幼皆可服，孕妇勿服。

干漆炒烟尽　紫芫花醋拌，炒。各一钱　巴豆七粒，去皮膜心，不去油　斑蝥七枚，去头足翅，炒，研时，塞两鼻孔

上为丸，醋糊丸梧桐子大。用红纱包，红线缚定，剪下来，每服一丸，同后药服之。

南木香　雷丸　三棱生　莪术生　百部微炒。各半两　贝母　槟榔　大黄生。各一两　使君子肉四十九枚，半生半炒　牵牛生，半斤，取头，末，三两半

为细末，用皂角十锭槌碎，山茵陈一

两，　苦楝根皮二两，水四五碗，砂锅内慢火煎至一小碗，将前末搜为丸梧子大，日干。　小儿粟米大。每服二钱半重。各随后证，改汤使引下，五更初服。忌荤腥生硬油腻物，此方与诸方甚异，毋忽。小儿齁船喘急咳嗽，桑白皮汤下。取寸白虫，煎石榴根汤下。　脚气肿不可行，木瓜汤或蜜水下。　取蛔虫苗虫，沙糖水下。　小儿一切诸证，蜜水或沙糖水下。酒痢酒积，百药煎汤下。　妇人血脉不行，淡醋、红花汤送下。　妇人血蛊，葱白汤下。　肠风下血，煎山栀子汤下。大小便不通，淡醋汤下。　食积气块诸证，用温蜜水、温茶汤下。

真方五色丸子　治小儿一切所伤，痰涎壅塞，胸膈不利，乳食不消，变生癖积，胁肋片硬，按之疼痛，及治一切急慢惊风发搐，痰涎壅塞。

青丸子：青黛别研　南星姜制。各半两　巴霜半钱

红丸子：朱砂水飞　半夏姜制。各半两　巴霜半钱

黄丸子：大黄煨　郁金各半两　巴霜半钱

白丸子：白附子生　寒水石煅。各半两　巴霜半钱

黑丸子：五灵脂炒　全蝎炒。各半两　巴霜半钱

上前五色药，各另研为细末，入巴霜半钱同匀，面糊丸粟米大。一岁服五丸，乳汁送下，量大小加减。或姜汤下。急惊，金银薄荷汤。慢惊，生姜全蝎汤。

下积丸　治乳食伤积，心腹胀满，气粗壮热，或泻或呕。

丁香二十粒　缩砂仁二十枚　使君子肉五枚　乌梅　巴豆肉不去油。各三枚

上为末，烂饭丸麻子大。每服三丸，陈皮汤下。

五珍丸　治酒食积，通用。

青皮　干姜烧存性　蓬术　五灵脂各一两　巴豆肉去半油，一钱

上为细末，粳米饭丸麻子大。每服三五丸，米汤下。

局方进食丸　治乳食不化，心胸胀满，疳积肚疼。

木香炮　枳壳去白，炒　当归　代赭石各五钱　朱砂另研，三钱　巴豆去油膜，一钱　麝香另研，五分

上为细末，面糊丸，如黍米大。一岁二丸，量儿大小加减，米饮送下。

六圣丸曾氏　治诸积和胃，大能主气厚肠，消疳忧膈。

莪茂炮，锉　净黄连　陈皮去白　白姜炮。各五钱　南木香二钱半

上，除木香不见火，馀四味锉焙，同木香为末，每一钱重，巴豆三粒去壳膜心，存油，碎切，入乳钵细研，同前药再研匀，醋煮面糊丸麻仁大。每服十五粒至二十五粒或三十五粒，五更空心淡姜汤下。利三五行，匀气散止补方见疝。常服助脾化积，进食消疳，临睡以净汤或汤酒下三粒及五粒。每次止丸药末三钱，净巴豆九粒为则，不可多合，久则味散。

乌犀丸曾氏　主诸积滞，夹惊夹风，温胃调脾，消进饮食，吐逆醋馊气，面黄肌瘦，不拘孩儿生后岁月远近，并宜可投。

乌犀即皂角，锉三寸长皮，灰火中见青烟起为度，取出地上，瓦盆盖定，存性冷用，七钱　硫黄　白姜各三钱半　陈皮去白　川乌炮，去皮脐。各五钱　巴豆去壳膜心，存油，七十七粒

上，先研硫黄细，除巴豆外，馀四味同焙为末，却薄切巴豆细研，同前五味药末杵匀，用粳米饭包作一大粽子，小瓦瓶盛水熟煮，候冷取出，沙钵内烂杵，细布兜紧，绞出如稠糊，安在别器内，以药末

亭分同杵细软，丸粟粒大。取诸积，每服，十五丸或五丸或二十一丸至三十三丸，并用淡姜汤泡冷饭取汁小盏，五更初空心送下，通利三五行，以匀气散止补。治积吐有醋馊气，每服三丸至五丸，用淡姜汤入米醋少许，候温，空心下。

水晶丹曾氏　治惊积、食积、虫积，腹胀烦啼，心恶食减，面黄，并宜通利。此药有顽积，惊重风紧，涎多热极，乃可服，非常用之剂。及急惊后风痰未尽，免生痴疾，宜再投。

南星锉作小块，汤煮少时　半夏汤泡去滑。各三钱　滑石四钱　轻粉五十贴　浮芫荑二百片　巴豆五十粒，去壳，汤泡七次，又去心膜，作两半，水煮少时，晒干碎切

上，前三味焙为末，拌和轻粉外，芫荑、巴豆同碎切，在乳钵内细杵，入前药末再拌匀，如乌犀丸内制糊丸麻仁大。每服十五丸至二十五丸或三十五丸，糯米汤泡葱白，取汁小盏，五更初空心下，过三五行，进匀气散调补。下风痰，淡姜汤空心服。

聚宝方圣饼子　取一切积及虚中积，下风涎药，取病甚稳，全不搜搅。

轻粉　粉霜各四钱　石燕子大者二枚，先为细末　延胡索大者二十八个，为末

上味同研匀，滴水和丸如大棋子大，仍放厚，阴干。每服一饼，先用熟水浸软，冷浆水调下，临卧更深服，后急漱口。此药只取积滞，并不损气，更临时加减。若下惊积，则每料更入朱砂、生龙脑各一钱重，小儿一饼作四服，或便捏成小饼子。

吉氏追魂散　治果子伤积。

白丁香　轻粉　官桂去粗皮。各三钱

上为末。冷水调下半钱，睡时服，来日取下所伤物，用异功散煎紫苏、木瓜汤调，三服，和气。异功散方见吐泻。

沉香槟榔丸　和脾助胃进食，清神宽胸快膈，顺气调中，悦颜色，壮筋骨，理面带痿黄，肌肤瘦弱，过食生果停寒在里，乳癖腹胀作疼，及吐利疟肿瘥后，诸疳虫积。

沉香　槟榔　檀香　南木香　丁皮　三棱炮，锉　神曲炒　莪茂炮　麦芽洗，炒　厚朴刮去粗皮，姜汁炙　苍术米泔浸，锉，炒黄　使君肉锉，瓦上焙干　青皮　陈皮各去白　缩砂仁　益智仁　净香附　枳壳去瓤，麸炒燥　良姜制。各半两　甘草炙，一两半

上，除前五味不见火，馀十五味锉焙，仍同沉香等为末，水煮面糊丸麻仁大。每服三十丸至五十丸，温米汤无时送下。儿小不能吞咽，炼蜜丸如芡实大，每以一丸至二丸温汤化服。

集验蓬术丸　治乳食不化，心腹胀满，一切所伤。

三棱　莪茂并煨　净陈皮　净香附炒　萝卜子炒。各半两　砂仁　净青皮　净枳壳麸炒　胡黄连　芦荟各三钱　胡椒二钱半

上细末，糊丸黄米大。每三十丸加至四五十丸，温米饮下，日三二服。忌生冷硬物。

乳　积

其候但是吐下乳来有酸臭气，因啼叫未已，遽与乳吃，停滞不化而得。茅先生先用丁香散吐泻调胃，后下牛黄丸取下奶积，后下匀气散不乳食，常服健脾散不乳食即愈。

《圣惠》乳癖之候，面色青黄，发歇壮热，吐乳多睡，口内生疮，渐渐黄瘦，腹内结块不散，由乳母食饮无常，醉饱过度，便即乳儿，或乳母偏卧一向，乳儿不能回转，儿亦睡着，乳滞偏于胁下，因兹结聚成块而痛者是也。

圣惠京三棱散　治乳癖结实，或有滞

恶停积不化，令儿日渐羸瘦，面色痿黄，春夏多发，不欲乳食。

京三棱　川大黄微炒　槟榔　鳖甲　赤茯苓各半两　枳壳麸炒微黄，二钱半

上捣罗为散。每服一钱，水一小盏，煎至五分，去滓，分为二服，日三四服。逐下恶物为度。

张涣三棱散　治小儿乳癖结实不瘥。

京三棱炮，锉　赤茯苓　当归洗，焙干　鳖甲醋炙黄，去裙。各一两　枳壳麸炒，去瓤　木香　白术各半两

上捣罗细末。每服一钱，水一盏，入生姜七片，煎至五分，去滓放温，时时与服。

圣惠化癖丸　治乳癖结块，久不消化，诸药无效。

巴豆霜半两　腻粉　朱砂各一钱，研　黄鹰粪二钱半　硇砂　雄雀粪各一字

上件都研如粉，用糯米饭和丸，如黍米大。一岁儿，每服空心煎皂荚仁汤下二丸。取下恶物为度。

丁香化癖散丹溪　治乳癖。

白丁香　密陀僧　硫黄已上各二钱　硇砂五分　轻粉少许

上研细末。每一岁儿服五分，男病，女乳调，女病，男乳调。出下黑粪为度，后用通膈丸泄之。

二丁丸见疳门疳热条。

青礞石丸　治证同前。

硫黄三钱　青礞石　五灵脂　锅底黑各一钱半　白丁香一钱，去土

为末，米饭丸绿豆大，捻饼子。每服二十饼，温水下。

玉诀银白散　生胃气，取下后宜服此方。

人参　茯苓　甘草炙　白术麦面炒　白扁豆去皮　藿香叶

上各等分，末，一钱，紫苏汤调下。

［张氏］治小儿奶癖方

用芫花一两，醋浸，三日，净洗　大黄半两

为末，入蒜一斤，同药末研烂匀，男左女右，用药涂在乳母手心，熨擦癖上。如闻得患人口中出药气，即时取了，立效。

《董氏家传》治小儿奶癖极效方

紫河车二两　寒食面三两

上同为细末。每用一匙许，水调涂足心，病在左涂左，病在右涂右，涂于红帛上缚之。良久，其病大便中下去，救人多矣，大便尽洗去。

《孔氏家传》治小儿奶癖方

上，用密陀僧不拘多少，研极细，以大蒜自然汁调稠稀得所，涂于有奶癖处，据其大小周遍，又不可涂之太过，须臾，候儿口中有蒜气息，即是药透，子细以手揉之，觉奶癖似消及五六分，即用温浆水洗去，切须量度，不可令消尽，恐药毒损气也，如未消，药先干，即以温水润之。

《谭氏殊圣》治月里孩儿奶癖方

紫河车草　人参各等分

上为末，用好醋调，拍成饼子，如大钱大。如左畔有癖者，药贴左畔脚心，用绯帛扎，干后见效，左右一般使药。

食　积

肚硬而热于他处，或泻或呕，因饮食过饱，饱后即睡而得。茅先生用牛黄丸取积，后用匀气散调理，常服万灵丸即愈。钱氏消积丸、真珠丸方见前。

快膈消食丸

砂仁　净陈皮　三棱　莪茂　神曲　麦蘖各半两　净香附子另炒，一两

为末，糊丸如麻子大。食后白汤下。看轻重，却用下积药，一方，加制枳壳。

气　积

其候面色黄白，不进食，腹痛，夭矫

啼叫，利如蟹渤。此因荣卫不和，二气乖忤，日久得之。茅先生用万灵丸、匀气散、醒脾散、健脾散相夹调理。

《秘录》治小儿气癖，取三棱汁作羹粥，以米面为之与乳母食。每日取一枣大与儿吃亦得，作粥与羹热食之。治小儿十岁已下及新生百日，无问痫热、无辜、痃癖等皆理之，妙不可言。

中脾积

面黄如土色，或面带虚浮，脐上微痛，肚皮热，饮食减少，才食便言脐上及腹中痛，所食不化，头微热。此因先食硬物或冷物，所伤在脾，治之先下青金丸见前取下脾中积，后用匀气散、醒脾散调理，常服健脾散、万灵丸即愈。

惊积

［曾］　有时时泄清水如生米汁，是受伤而复有积，烦闷啾唧，常以生嗔，名为惊积。先解惊，后理积。解惊，五苓散或百解散。理积，三棱散或乌犀丸及三解散，炒神曲、生姜煎汤，调服醒脾散、沉香槟榔丸，宁惊化积，壮气和胃，仍节冷乳，自然平治。

庄氏紫金丸　治大人小儿，因惊积聚粘滑毒物在脾胃，累曾用药取不下，变成虚中积。大人吃食吐逆，心腹胀满，夜有虚汗，日渐瘦恶，用姜枣汤下七丸。妇人血气，米饮下五丸至七丸。小儿惊积，体热困重，目不开，用黄连、甘草、桃仁、薄荷汤化腻粉一字许下。一岁上三岁下三丸，小儿只可一丸二丸。

蝎梢三七个　犀角末　银末　朱砂各一钱

上研极细末，用水面糊为丸绿豆大。依前汤使。

庄氏软金丸　治惊疳，下积聚。

青黛　腻粉　胡黄连　麝香各二钱半　寒食面三钱　使君子三个　天浆子三七个

上七味，研匀，滴水丸梧桐子大。每服一丸，用金银薄荷汤化下。

刘氏桃红散　治小儿惊积、疳积，常服进食，面如桃花。

马牙硝　朱砂　茯苓　人参各等分

上末之。二岁服二字，一岁一字，三岁亦二字，四五岁三字，新汲水入少蜜调下。蜜水约盏内三分许。

汤氏云：惊癖须用礞石药方可治之。

虚中积

其候浑身微热，不思饮食，昏昧神缓，抱着一似睡未觉，肚热足冷者。多因吐泻大病及攻击之后而得此候。茅先生先用青金丸取积，后用匀气、醒脾散调理，常服万灵丸、保童丸即愈。

王先生灵砂丹　下虚中积，脏腑虚滑泄泻，久经取转，里急后重，久积恶痢暴泻久不止，神效。

通明硇砂一钱　颗块辰砂通明，有墙壁者，二钱半。各细研

上二味，衮研极细，用黄蜡半两，先于盏内熔化，入去皮全巴豆三七粒煎，候巴豆紫色为度，漉豆出，细研，入前二味再研匀，于黄蜡内三分取一，再熔成汁，倾药入内，急搅令匀，刮入瓷合收之。每服，暴泻恶痢，旋绝三丸，如绿豆大。浓煎艾汤，先呷三五口，然后吞下。水泻，冷水吞下。如取积，每服三丸如梧桐子大，浓煎甘草汤，放冷吞下，临卧服。其久积药随积下，其小可不动便安。

按：既是虚，即不宜用峻剂取积，仍须用四君子、益黄散之类，相兼服之。

实积

其候大便不通，风毒疮疖，喉闭痄

腮，咽中涎响。茅先生先用夺命散急惊吐下热涎，后用匀气散、醒脾散调理。常服牛黄膏、天竺黄散并实热、镇心丸即愈。

积 痛

仲阳云：积痛，口中气温，面色黄白，目无精光，或白睛多及多睡畏食，或大便酸臭者，当磨积而痛自除，宜下积丸，甚者，白饼子下之，后和胃气，用白术散渴、小沉香丸、感应丸治之。又有食积肚痛，有热者芍药甘草汤腹痛加干葛。吐者加半夏、生姜，或加枳实亦效。

小沉香丸 和中顺气，进食消痰。

砂仁 蓬莪各四钱，煨 香附子去毛，炒，一两八钱 舶上丁香皮二两四钱 沉香六钱 甘松去土，三两六钱 益智仁微炒，一两二钱 甘草炙，一两四钱

上为细末，汤浸蒸饼丸，如桐子大。每服三十或四十丸，食后温姜汤下，或嚼破更妙。

积 寒 热

良方妙香丸 治小儿虚中积，潮发寒热，心腹胀满疼痛。

辰砂一两 牛黄 生龙脑 麝香各二钱半 金箔十四片 粉霜 腻粉各一钱 黄蜡二两 巴豆肥者，一百二十粒

上，丸如弹子大。量虚实加减，龙脑、浆水下，夜半后服。脏虚即以龙脑、米饮下，每服三丸如小豆，欲药势缓，即按令扁。疾坚者加至十丸，皆以针刺作数孔，以行药力。小儿取积，丸如绿豆，治小儿吐逆尤效。此药最下胸中烦及虚积。

《婴孺》治小儿自下后得寒热，血结成癖，气在左胁下，或寒饮，或冷食积聚气动，胸心留热，不下食饮，暗瘦。宜先服少饮子散气下食，后服紫双丸去宿积，自充溢也。饮子方

柴胡 茯苓 人参 白术 鳖甲醋涂，炙香熟。各半两

上，切如豆大，水二升，煮五合，空心分温三四服。相去如人行一二里久再服，食粥将息。

痃 癖

茅先生论小儿生下五个月日上至七岁，有结癖在腹成块，如梅核大来去，或似卵大，常叫疼痛者。亦分数类，在左胁下痛者名痃气，在右胁下痛者名癖气，下蓬莪茂散夹健脾饮不乳食与服即愈。如见面黑，眼直视，泻黑血，鼻口冷，手足冷，不进食者死。 钱氏论小儿病癖，由乳食不消，伏在腹中，乍凉乍热，饮水或喘嗽，与潮热相类，不早治，必成疳。以其有癖，故令儿不食，致脾胃虚而热发，故引饮过多，即荡涤肠胃，亡失津液，胃不能传化水谷，其脉沉细，益不食，脾胃虚衰，四肢不举，诸邪遂生，鲜不瘦而成疳矣。 论癖为潮热云：曹宣德子三岁，面黄时发寒热，不欲食，而饮水及乳不止。众医以为潮热，用牛黄丸、麝香丸不愈，及以止渴干葛散服之反吐。钱曰：当下白饼子见前，后补脾，乃以消积丸磨之见前，此乃癖也，后果愈。何以故？不食但饮水者，食伏于管内不能消，致令发寒。服止渴药吐者，以药冲脾故也，下之即愈。 仁斋曰：癖者，血膜包水，侧僻于胁旁，时时作痛也。惟癖，为能发潮，为能生寒热，故疟家，中脘多蓄黄水，日久而复结癖，寒热不已，有是疾者以此。小儿脏腑和平，荣卫调畅，则津液自然流通，纵使多饮水浆，不能为病，惟乳哺失调，三焦关隔，以致水饮停滞肠胃，不能宣通，如冷气搏之，则结聚而成癖，轻者用积滞木香丸，重者用取癖丸。 曾氏曰：婴儿始生，禀赋未完，失于襁褓之不

谨，乳哺之不节，外为六淫侵袭，内因五脏气虚，冷积久停于脾，不能克化，结成癖，鬼突于胁下，或左或在，俗曰龟痨，其疾皆因积滞蕴作，致有寒热，或腹肚疼痛，或昼凉夜热。治疗之法，气实者，亦须温正胃气，后用乌犀丸或水晶丹下之，如过二三次，即以稀粥略止，候所作形证消尽，方投补益之剂。气虚者，先调脾胃，固真元，神色稍正，饮食进多，如前法下之。若太虚甚，用三棱散、化癖丸渐消之，顺适隐阳，以平为期。然先补后泻，行迎夺之法，则取去陈寒冷积，若面黄唇白，髮竖肌瘦，乃为虚极，不可轻下，但徐徐用药消化调理为上。若儿小者，更令乳母常服藿香饮，使药从乳过，亦少助也。

茅先生蓬莪茂散　主小儿痃气，一切气疾。

蓬莪茂　青橘皮　益智各半两　木香二钱半　糯米一两

上为末。每服一大钱，用陈米饮调下，日进四服。

圣惠鳖甲散

用鳖甲一枚，涂醋，炙令黄，去裙襕

上捣细罗为末。每服一钱，以童子小便一小盏煎至五分，量儿大小，分减服之，日三服，神效。

化癖丸曾氏　主癖结气块在胁之间，日久不化，乍寒乍热，腑脏不调，米谷不消，哽气喘促，胸腹满闷。及理丁奚、哺露。

南木香　陈皮去白　莪茂炮，锉　三棱炮，锉　青皮巴豆九粒，去皮膜心，微炒，去巴豆　枳壳去瓤，麸炒　槟榔七味各半两　白术　丁香二味各二钱　细辛烧存性，四钱

上，除木香、槟榔、丁香不过火，馀七味焙，同前三味为末，曲糊丸作麻仁大。每服十五丸至二十一丸，清米汤空心下。有寒热往来，以柴胡饮间服，忌油腻生冷。

木香丸　治吐乳泻乳，其气酸臭，由啼叫不已，以乳与儿，停滞不化，是为乳积。肚硬热渴吐泻，由饮食无度，过饱即睡，是为食积。腹痛啼叫，利如蟹渤，由触忤其气，荣卫不和，淹延日久，是为气积，疟后肚内结癖成块。

木香　蓬茂　砂仁　青皮去白　朱砂研细　代赭石研。各二钱　大丁香　川巴豆肉纸压去油。各一钱

上为细末，和匀，飞白面糊为丸，麻子大。每服二三丸。乳伤，乳汁下。食伤，米饮下。

取癖丸　峻剂，非实积危甚不用。

甘遂微炒　芫花炒　牵牛半炒半生，研取末　辣桂　蓬茂　青皮去瓤　木香　桃仁浸，去皮，炒　五灵脂各二钱

上为细末，入去油巴豆一钱研和，十分细飞面糊丸麻子大。每服一二丸，姜、蜜煎汤灌下，泄后，冷粥补，仍和胃。

挨癖丸　治乳癖谷髮，腹中块痛。

木香　青皮去瓤　蓬茂　代赭石火煅，醋淬，细研　生地黄各三钱　巴豆压，去油尽，一钱

上为细末，醋面糊丸麻子大。每服二丸，食后，擦姜泡汤下。

《外台·必效》疗大人小儿癖方

上取车下李仁，微汤退去皮及双仁，与干面相半，捣之为饼，如犹干，和淡水如常搜面，大小一如病人手掌，为两饼，微炙使黄，勿令至熟。空肚食一枚，当快利，如不利，更食一枚，或饮热粥汁即利，以快利为度。至午后利不止，即以醋饭止之。利后当虚，病未尽者，量力一二日更尽一服，以病尽为限。小儿亦以意量之。不得食酪及牛马肉，无不效。但病重者，李仁与面相半。轻者，以意减之。后

服者，亦任量力。频试差，神效。

圣惠前胡丸　治小儿癖气，腹痛。

前胡　桔梗各去芦　赤芍药　赤茯苓　枳壳　川大黄　当归　郁李仁去皮，微炒。各半两　鳖甲一两，炙令黄

上件，捣罗为末，炼蜜和丸，如绿豆大。三岁儿，每服，空心以粥饮化破五丸服，量儿大小加减。

《婴孺》治小儿闪癖，身体壮热，频服冷药，冷气漫心成癖，下焦又冷，肠结大便难方

茯苓　川芎　鳖甲炙　枳壳炙　芍药各二分　柴胡四分

上锉，以水一大升三合，煎至三合，空心为二服，去如人行五六里再服。忌苋子。

朱氏知母丸　治小儿腹痛不调，兼癖气。

知母六分　鳖甲炙，四分　牡蛎　枳壳麸炒。各三分　大黄十二分，纸裹，煨熟

上件为末，蜜丸如绿豆大。米饮下五丸，大人以意分减服。

治七八岁儿多睡或时壮热，日加羸瘦，身虽不痛，有时痢脓，呕逆不食，是癖气之候，其疾似疟疾，人多不识此患方。

柴胡　黄芩各一分　枳壳炒，两片　甘草　知母　芍药各二分　大诃梨勒煨，取皮，一个，小者用二个

上件为末，水一盏，煎服。

针　灸

小儿癖气久不瘥者，灸中脘一穴，章门二穴，各七壮。章门在大横外，直脐，季胁肋端，侧卧，曲上足，伸下足，举臂取之。中脘在上脘下一寸，脐上四寸，居心蔽骨与脐之中，从髑骭下取病人四指定穴，并灸脐后脊骨中二七壮，无不验。

渴

洁古论渴有三种，一者，实热积于心脾，烦躁大渴引饮，宜白虎汤。谓不因吐泻大病，忽然而作。二者，因久病，或取转过度，致脾虚引饮，宜白术散。三者，因患湿热病，热结膀胱，小便不利，大渴引饮，有表里证者，宜五苓散主之。《百问》云：小儿唇红如丹，即发渴，红甚焦黑，则危笃，若三焦虚烦作渴者，用三黄汤。伤寒后唇口焦者，用白虎汤、竹叶汤。泻痢作渴者，用四苓散之类。常治暑积心脾，烦渴引饮者，用白虎汤。下利脾虚作渴，用七味白术散。热结膀胱，小便秘，渴者，用五苓散。上焦虚热者，用四君子汤。膏粱积热者，用清胃散。脾胃积热者，用泻黄散。中气虚热者，用异功散。肾水虚热者，用六味丸。其馀疳证发热，各详本证。胎禀所致者，当各审其因，若误用寒凉降火，脾胃复伤，则腹胀而为败证矣。

实　热

白虎汤发热。

三黄汤

黄芩　黄连　黄柏各等分

上，水煎服。

圣惠黄连散　治小儿心肺积热，渴不止，咽喉干痛。

黄连去须　射干　川升麻　白茯苓　麦门冬去心，焙　玄参　甘草炙微赤，锉　桑根白皮　黄芩各半两

上件药，捣粗罗为散。每服一钱，以水一小盏，入青竹叶七片，煎五分，去渣，入蜜半合，更煎一两沸，放温，时时与儿呷之。

麦门冬散　治小儿心肺热壅，口渴不

止。

麦门冬去心　栀子仁　犀角屑　知母　甘草炙　黄芩各半两

上为散。每服一钱，水一盏，入竹叶七片，煎五分，不计时候服，亦可量儿大小分减服。

圣惠银饮子　治小儿热渴不止。

银五两　石膏　寒水石　蚕蛹茧各二两

上件药，以水三升，入银、石三味，煎至一升，去银、石，次下蛹茧，煎至七合，去滓，每服半合，不计时候，温温服之，量儿大小加减。

菰𬞟根散　治小儿热渴不止，烦闷。

菰𬞟根三分　黄芩　知母各半两

上件药，捣罗为散。每服一钱，以水一小盏，入小麦、粟米一百粒，煎至五分，去渣，不计时候温服，量儿大小，以意加减。

又方

菰𬞟根三分　黄芩半两　小麦半合

上件，以水三盏，煎取一盏，去渣，不计时服，量儿大小加减。

又方

生葛汁　竹沥各二合

上件，汁相和令匀，不拘时，服半合，量儿大小加减。

茅先生胡黄连散　治小儿诸渴，及疳渴，解诸般热。

胡黄连　麦门冬　干葛　玄参　甘草炙　枇杷叶炙，去毛

上，各等分为末。每服一钱，水七分一盏，生姜一片，同煎五分，后放蜜三五滴同煎，至四分，温服。

虚　热

圣惠芦根散　治小儿壮热不止。

芦根　黄芪　人参　甘草炙　麦门冬　知母各半两

上件，粗罗为散。每服一钱，以水一小盏，入竹叶七片、粟米一百粒，煎至五分，去渣，不计时候温服，量儿之大小，以意加减。

婴孺麦门冬汤　治小儿夏天服药大下后，胃中虚热，渴欲饮水。

麦门冬　甘草　龙骨各四分　枳实　黄芩　茯苓　人参各三分

上，以水四升，煮取一升半，为三服。服此汤后渴不差，取水芹煮浓汁饮之，间汤服之，甚者，恣意与之服。

芦根饮子　治小儿壮热，渴兼吐不止。

生芦根切，五合　淡竹青皮　人参各八分　桔梗五分　知母十分　粟米三合

上，以水五升，煮之一升半，量儿大小，与之服。

菰𬞟汤　治小儿热渴，或吐下后虚热渴。

菰𬞟五分　黄芩三分　知母　芦根各二分　生米二合　麦门冬三合

上切，以水五升，煮二升，如饮浆水度服之。

脾　虚

钱氏白术散

人参切去头　白术　木香　白茯苓去皮　甘草锉，炒　藿香叶各一两　干葛二两，锉

上为粗末。每服一钱至二钱，水一盏，煎至五分温服，如饮水者，多煎与之，无时。

海藏云：治发渴，四君子加干葛、枇杷叶先以枣汤煮过，炙干用，各等分，入木瓜少许，同煎服，亦治虚渴法也。

湿　热

五苓散方见惊。

《小方脉论》小儿渴病，吃水太多，

腹胀泄泻。此病得之心脏热，心与小肠合，小肠亦受热，小肠既热，其气上行奔胃口，致孩子吃水，其水待奔小肠，被小肠气热渗泄，不及转入大肠。如治之，先下淋药，后下凉心脏药，然后止渴，乃效。

按：此亦五苓散证也。

《小方脉论》治渴先下淋药方

郁金　滑石各一两　旱莲子半两

上件为末。每服半钱，煎葱汤调下。急进三服凉心药。

《小方脉论》欲止渴，次凉心脏药方

乌贼鱼骨　海浮石各一两　蒲黄炒，半两

上末。每半钱，用枇杷叶煎汤下。

黄　疸

钱乙论黄相似云：身皮目皆黄者，黄病也。身疼髆背强，大小便涩，一身尽黄，面目指爪皆黄，小便如屋尘色，看物皆黄，渴者难治，此黄疸也。二证多病于大病后。别有一证，不因病后，身微黄者，胃热也，大人亦同。又有面黄腹大，食土，渴者，脾疳也。又有自生而身黄者，胎疸也。古书云：诸疸皆热也，深黄者是也。若淡黄兼白者，胃怯，胃不和也。《难知》云：色如熏黄，乃湿病也，一身尽痛。色如橘子黄者，黄病也，身不痛。干黄燥也，小便自利，四肢不沉重，渴而引饮者，栀子柏皮汤。湿黄，脾也，小便不利，四肢沉重，似渴不欲饮者，大茵陈汤。大便自利而黄者，茵陈栀子黄连三物汤。往来寒热，一身尽黄者，小柴胡加栀子汤。　洁古云：阳黄则大小便赤涩身热，是脾土与心火相搏，为阳病，法当先利小便，后下大便。阴黄则清便自调，面目及身黄，四肢冷，是脾虚不能制肾水，当用益黄散，下使君子丸益黄散方见脾，使君子丸方见疳。　凡治黄病腹胀，当用茵陈蒿汤调下五苓散，若欲利小便，去大黄。欲利大便，则加大黄之类。有阳证可服，谓面赤饮水者是也。　汤氏云：身疼髆背疼，大小便涩，皮肤面目齿爪皆黄，小便如屋尘色，利者易治，涩者难治，宜服五苓散加茵陈煎汤调，又宜服导赤散加茵陈煎。或身热，宜服小柴胡汤，甚者服承气汤。

［曾］　凡黄病者，不可一概而论，标本不同，证治亦异，乃脾胃气虚，感受湿热，郁于腠理，淫于皮肤，蕴积成黄，熏发于外，故有此证。或脾胃虚弱，内因癥癖，攻之而成。然疳泻亦主皮黄髮竖，肚大青筋，肌肉消瘦，外无色泽，身必发黄，此又本于疳病而作，致有是证。治法，若感湿热而得，身黄如烟熏之色，以㕮咀五苓散加麻黄，水姜煎投，汗之即愈。或用茵陈蒿汤调下五苓散亦好。　若得于疳癖者，其形如黄土相类，以醒脾散慢惊、化癖丸积醒脾快胃，磨积理疳，胃气既和，饮食倍进，运化精微，荣养百骸，灌溉脏腑，五色各见于本部，精华乃形于面貌，其黄自除。

［薛］　经曰：中央黄色，入通于脾。故黄疸者，脾之色也。夫人身之神，贵于藏而默，用见于外，则内虚矣。其证皆因脾气有亏，运化失职，湿热留于肌肤，发而为疸。钱仲阳所谓身痛背强，二便涩滞，遍身面目爪甲皆黄是也，小便褐色者难治。疗法宜固脾为先，如专用克伐宽中，澹泄利水之药，则鲜有不至危者矣。若初生及百日半年之间，不因病而身黄者，胃热胎黄也。腹大食土为脾疳，兼作渴饮冷者，用泻黄散脾。小便不利者，茵陈汤。病后发黄，肢体浮肿者，用白术散渴。清便自调，肢冷嗜卧者，益黄散脾。

身澹黄白者，调中丸腹痛及补中益气汤虚热加茵陈。身热膈满，肌肤面目皆黄者加减泻黄散。辨其所以，若闭目壮热，多哭不已，大小便赤涩，口中热气者，乃妊娠厚味，胎毒之候也，母子并服生地黄汤胎黄，仍忌酒面五辛热物。设不自慎，误伤脾土，急则变为惊风吐泻，缓则肢体浮肿，小便不利，眼目障闭，多成疳疾矣。又有脾虚发黄者，当于脾胃中求之。

阳黄诸方

茵陈汤 治阳明病发热汗出者，此为热越，不能发也。但头汗出，身无汗，齐颈而还，小便不利，渴引水浆者，此为瘀热在里，身必发黄。伤寒七八日，身黄如橘色，小便不利，腹微满者宜此。

茵陈蒿嫩者，一两 大黄三钱半 栀子大者，三枚

上锉散。以水一大盏，先煎茵陈减半，次内二味，煎八分，去滓温服，日三服。小便当利，如皂角汁状，色正赤，一宿腹减，黄从小便中去也，量大小加减。

栀子柏皮汤 治伤寒身黄发热。

栀子八枚 黄柏一两 甘草半两，炙

上锉散。每服二钱，水一盏，煎六分，去滓温服。

犀角散 治小儿黄疸，一身尽黄。

犀角镑，一两 茵陈 干葛 升麻 龙胆草 生地黄各半两 寒水石七钱半

上锉散，水煎服。一方，治小儿忽发黄，面目皮肉尽黄，葛根捣汁和蜜服。

连翘赤小豆汤 治小儿伤寒，发黄身热。

麻黄去节 连翘 甘草 生姜 赤小豆 生梓白皮各二两 杏仁四十一个 大枣十二枚

上锉散，白水煎。又一方，生小麦苗捣汁服之，立效。

罗谦甫治一小儿，季夏身体蒸热，胸膈烦满，皮肤如渍橘之黄，眼中白睛亦黄，筋骨痿弱，不能行立。此由季夏之热，加以湿气，而蒸热搏于经络，入于骨髓，使脏气不平，故脾遂乘心，湿热相合，而成此疾也。盖心火实则身体蒸热，胸膈烦满，脾湿胜则皮肤如渍橘之黄，有馀之气，必乘己所胜，而侮不胜，是肾肝受邪而筋骨痿弱，不能行立。《内经》言：脾热者，色黄而肉蠕动。又言：湿热成痿。信哉斯言也，所谓子能令母实，实则泻其子也，盖脾土退其本位，肾水得复，心火自平矣。又《内经》曰：治痿独取于阳明。正谓此也，加减泻黄散主之。

加减泻黄散方 此药退脾土，复肾水，降心火。

黄连 茵陈各五分 黄柏 黄芩 山栀 茯苓各三分 泽泻二分

上㕮咀，都作一服，水一盏，煎至六分，去滓，稍热服，食后。一服减半，待五日再服而良愈。

经云：土位之主，其泻以苦。又云：脾苦湿，急食苦以燥之。故用黄连、茵陈之苦寒除湿热为君。肾欲坚，急食苦以坚之，所以黄柏之苦辛寒强筋骨为臣。湿热成烦，以苦泻之，故以黄芩、山栀子之苦寒止烦满为佐。湿淫于内，以淡泄之，故以茯苓、泽泻之甘淡，利小便、导湿为使也。

张涣芦根汤 治黄病。

芦根一两，锉 茵陈 山栀子 黄芩 甘草四味。各半两

上件，捣罗为细末。每服一钱，水八分，入薄荷三叶，煎至五分，去滓，放温服。

子芩散 治黄病。

黄芩 栝蒌根 茯神各一两 甘草 胡黄连各半两

上件为细末。每服一钱，水八分，煎五分，去滓，温服。

茵陈汤　治小儿发黄等病，身如橘色。

山茵陈　山栀子仁各一两　川大黄　川芒硝　木通　寒水石各半两

上煎服，法同前。

三黄散　治小儿黄疸。

川大黄锉，微炒，一两　黄芩　黄连去须。各半两

上，煎法同前，食后服。

双连丹　治疸病。

川黄连去须　胡黄连各一两

上件，捣罗为细末，用黄瓜一枚，去瓤，留一小盖子，入二药末后以盖子盖定，用面裹，慢火烧，令面焦，去面，捣熟，如绿豆大。每服七粒至十粒，温水下，量儿大小，以意加减。

阴黄诸方

当归散见悲哭门夜啼条。

当归丸　治小儿冷热不调，大便青黄，心腹多痛，或腹中气满，或时呕逆，不欲饮食加枳壳尤妙。

当归　白芍药　人参　川芎各三钱　甘草炙　白术各半两

上为末，水煮面糊为丸，如麻子大。三岁儿每服十丸，粥饮下，日三服，量大小加减。冷甚，加陈皮。

小半夏汤　治黄疸，小便色不异，欲自利腹满而喘者，不可除热，热去必哕。

半夏汤洗七次

上锉散。每服三钱，水一盏，姜十片，煎七分，去滓温服。

渗湿

茯苓渗湿汤　治小儿黄疸，寒热呕吐而渴欲饮水，身体面目俱黄，小便不利，不得安卧，不思饮食。

茯苓五分　泽泻三分　茵陈六分　猪苓　黄芩　山栀　黄连　防己　白术　苍术　陈皮　青皮　枳壳各二钱

上㕮咀，水煎。徐徐温服。

消食

消食丸　治小儿脾胃不和。常服，宽中快气，消乳食，正颜色。

缩砂仁　陈皮　三棱　蓬莪　神曲炒　麦芽炒　香附子米泔浸，炒　枳壳　槟榔　乌梅各半两　丁香二钱半

上为末，面糊丸绿豆大。食后紫苏汤下二三十丸。

［丹溪］　治小儿吐泻黄疸方

三棱　蓬莪　青皮　陈皮　神曲　麦芽　黄连　甘草　白术　茯苓各等分

上为末。温熟水调服。若伤乳食吐泻加山楂。时气吐泻加滑石。发热加薄荷。

和胃

淡黄白者胃不和也，平胃散不乳食、调中丸腹痛。渴者，白术散渴。

搐鼻

瓜蒂散　治小儿忽发心满坚硬，脚手心热，变为黄疸。不急治，则杀人。

瓜蒂七枚　赤小豆七粒　秫米七粒

上为末。用一字吹两鼻内，令黄水出，馀末尽，水调服之，得吐出黄水即愈。一方，瓜蒂一两，赤小豆四两，为末　每一钱，温汤调服，服后即卧，当吐清黄汁为效，虚者不宜服。

千金翼**秦王九疸散**　兼治大人小儿方。

胃疸，食多喜饮，栀子仁主之。　心疸，烦心心中热，茜根主之。　肾疸，唇干，葶苈子主之熬。　脾疸，尿赤出少，

惕惕恐，菰薤主之。　膏疸，饮水尿多，秦椒、瓜蒂主之椒汁，膏一作肺。　舌疸，渴而数便，钟乳主之。　肉疸，小便白，凝水石主之。　髓疸，目深，多嗜卧，牡蛎、泽泻主之。　肝疸，胃热饮多，水激肝，白术主之。

上一十一味，等分，随病所在加半，捣筛为散。饮服五分匕，日三，稍稍加至方寸匕。儿小者，量与之。

黑　疸

《千金翼》治大人小儿黄疸变成黑疸，医所不能治方

上用土瓜根捣汁一升，顿服之。病当从小便出，小儿分减服。葛氏亦治小儿四岁发黄者。

《千金翼》治大人小儿黄黑等疸方

当归三两　桂心六两　干枣十七枚，去核　麦门冬一升　大黄一两　茵陈　黄芩　黄芪一本无　干姜　茯苓　芍药　黄连　石膏碎　人参　甘草各二两

上十五味，㕮咀。以水一斗，煮取三升半，分四服，小儿分减服。

千金翼赤苓散　主黑疸身皮大便皆黑，通治大人小儿。

赤小豆三十枚　茯苓　女萎各六铢　雄黄一铢　瓜丁四铢　甘草二铢

上六味，以水三升，煮豆、茯苓取八合，捣四味为散，和半钱匕服之。须臾当吐，吐则愈。亦主一切黄。小儿服半字匕。

滞　颐

巢氏论滞颐之病，是小儿多涎唾流出，渍于颐下。此由脾冷液多故也，脾之液为涎，脾气冷不能收制其津液，故冷涎流出，滞渍于颐也。

按：《内经》云：舌纵涎下，皆属于热。而此专属脾冷，亦一偏之见。张涣处冷热各二方，为得之，然以流出为冷，不流出为热，恐亦未确。

张涣温脾丹　治脾冷流涎。

丁香　木香各一两　半夏一两，用生姜六两同捣细，炒令黄　青橘皮　白术　干姜微炒。各半两

上件，捣罗为细末，炼蜜和，如黍米大。每服十粒，米饮下，量儿大小加减。

温胃散　治脾冷流涎。

丁香一两　肉豆蔻　半夏白矾水浸，炒黄　白术　干姜　甘草　人参去芦头。各半两

上件，捣罗为细末。每服一钱，水八分，入生姜二片，煎五分，去滓温服，食前。

金朱丹　治脾热多涎。

金箔二十片，研　朱砂细研，水飞　半夏汤浸七遍，取末　天南星牛胆制，取末。各一两　白茯苓取末　石膏细研，水飞。各半两

上件都拌匀，再细研，用生姜自然汁和如黍米大。每服十粒，煎人参汤下，乳后。

牛蒡丹

牛蒡子一两　郁金　川朴硝　枳壳麸炒，去瓤　皂子炒黄。各半两

上件，捣罗为细末，用生姜汁打白面糊和如黍米大。每服十粒，煎人参汤吞下，量儿大小加减。

《千金》治小儿口中涎出方

以白羊屎内口中。

又方

以东行牛口中沫，涂口中及颐上。

又方

桑白汁涂之，差。

大小便不通

翰林待诏杨大邺问：小儿大小便秘涩

者为何？答曰：乳食失度，使之四大不调，滋味有贪，遂乃五脏受病，甘甜聚食，咸酸滞涎，食滞留结于胃肠，风壅渍癖于心肺，气脉不顺，水谷不行，虽不逆于上焦，即秘结于下部，小儿不知疼痛，莫说因由，惊啼叫以频频，但怒胀而不乳，不知孩儿痛刺连脐则面色青黄，但按脉息与治，若不见病源，只依外变，用药安能克效。《百问》调理婴孩伤寒体热，头目昏沉，不思饮食，夹惊夹食寒热，大小便闭涩不通，烦躁作渴，冷汗妄流，夹积伤滞，膈满胀急，青黄体瘦，日夜大热。及疗伤风伤暑，惊痫客忤，肾脏疳气等热，并宜脱甲散主之伤寒，亦可服大连翘汤痘便秘加大黄、神芎。治小儿惊风积热，大小便涩滞，其效尤速。又掩脐法，用连根葱一茎，不洗带泥土，生姜一块，淡豆豉二十一粒，盐二匙。同研烂，捏饼烘热，掩脐中，以绵扎定，良久气透自通，不然再换一剂。

神芎丸 治风热壅滞，头目昏眩，口舌生疮，牙齿疳蚀，或遍身疮疥，咬牙惊惕怔忡，烦躁多渴，或大小便涩滞，或积热腹满，惊风潮搐，并皆治之。

大黄生 黄芩各二两 生牵牛末一两 滑石四两 黄连 薄荷叶 川芎各半两

上为细末，滴水丸桐子大。每服四五十丸，食后温水下。一方加蒲黄，止血证用。

钱氏郁李仁丸 治襁褓小儿大小便不通，并惊热痰实，欲得溏动者。

郁李仁去皮 川大黄去粗皮，取实者，锉，酒浸半日，控干，炒，为细末。各一两 滑石半两，研细

上，先将郁李仁研成膏，和大黄、滑石，丸如黍米大。量大小与之，以乳汁或薄荷汤下，食前。

犀角丸 治小儿风热，痰实面赤，大小便秘涩，三焦邪热，腑脏蕴毒，疏导极稳。

生犀末，一分 人参去芦，切 枳实去瓤，炙 槟榔各半两 黄连一两 大黄二两，酒浸切片，以巴豆去皮一百个贴在大黄上，纸裹，饭上蒸三次，切，炒令黄焦，去巴豆不用

上为细末，炼蜜和丸，如麻子大。每服一二十丸，临卧熟水下。未动加丸数。亦治大人，孕妇无损。

惠眼芍药散 治大小便下药不通者。

芍药 大黄 甘草炙 当归 朴硝各一分

上为末。每服一大钱，水一盏，瓦器中煎至半盏，去滓服，即通。

［吉氏］治大小便不通方

甘草节炮 槐花洗。各一两

上件末。每服一钱，茶半钱，汤点下。

又方

滑石一大钱 灯心一握

上以水二碗，煎至一盏，温服。

《子母秘录》用蜂房烧末，酒服一钱，日再。

掩脐法

海蛳四十九个 葱根带土七个 黑豆七个 盐少许

握宣丸 治小儿便难燥结，或服涩药腹胀闷乱，命在须臾，可用此丸，不移时，大小便自利。

巴豆一钱半 硫黄 良姜 附子 槟榔 甘遂各等分

上为细末，粟米饭和丸，如绿豆大。用椒汤洗小儿男左女右手，握之，用绵裹定，看行数多少，置药洗去，不用即止。

《千金》灸法 小儿大小便不通，灸两口吻各一壮。

大便不通

《百问》小儿大便秘，乃是肺家有热在里，流入大肠，以致秘结不通，乃实热也，当以四顺清凉饮热加柴胡。热甚者，加山栀、黄芩流利之。其表里俱热者，面黄颊赤，唇燥口干，小便赤涩，大便焦黄，无汗者先解表，以柴胡散伤寒汗之，解后大便秘，或肚疼者，以清凉饮、大柴胡汤、承气汤并热皆可下之。积热者，神芎丸尤妙。

［薛］ 因乳母或儿膏粱积热，及六淫七情郁火，传儿为患者，用清邪解郁之剂。禀赋怯弱，早近色欲，大便难而小便牵痛者，用滋补肺肾之剂。《褚氏遗书》云：男子精未满而御女以通其精，则四体有不满之处，异日有难状之疾，老人阴已痿而思色以降其精，则精不出而内败。精已耗而复竭之，则大小便牵痛如淋。今童子即有此患，益见今人所禀，与古人大径庭矣。人之气血厚薄既殊，而医之用药疗法，又岂可泥执古方，而无加减之变乎。

一小儿食粽停滞，大便不通，痛不可忍，手足发搐。用大柴胡汤调酒曲末一钱，下滞秽甚多，作呕不食，用五味异功散加升麻、柴胡而愈。 一小儿大便不通。审乳母饮食厚味所致。用清胃散以治母热，儿间饮以一二匙而愈。后乳母感寒腹痛，食姜酒之物，儿大便秘结兼便血，仍用清胃散每日数匙而愈。 一小儿因乳母暴怒，大便不通，儿亦患之，兼用加味小柴胡汤，先用保和丸二服，后用五味异功散加升麻、柴胡，儿日饮数匙，并愈。

圣惠芎黄散 治小儿大便不通，腹胁妨闷。

芎䓖半两 川大黄锉，微炒 郁李仁汤浸，去皮，微炒。各三分

上件药，捣细罗为散。每服一钱，以温水半盏调服，量儿大小，以意分减，以利为度。张涣兼治大小便不通。

张锐《鸡峰方》用麻子以水研汁饮之。

集之九　肺脏部　肾脏部

肺

［钱］　肺主喘。实则闷乱喘促，有饮水者，有不饮水者。虚则哽气，长出气。肺病闷乱，哽气长出气，气短喘急。肺热，手掐眉目鼻面，甘桔汤主之。肺盛，复有风冷，胸满短气，气急喘嗽上气，当先散肺，后发散风冷。散肺，泻白散、大青膏主之，肺只伤寒，则不胸满。肺虚热，唇深红色，治之散肺虚热，少服泻白散。肺脏怯，唇白色，当补肺阿胶散主之。若闷乱气粗，喘促哽气者难治，肺虚损故也。脾肺病久则虚而唇白，脾者肺之母也，母子皆虚，不能相营，故名曰怯。肺主唇白而泽者吉，白如枯骨者死。此以唇诊肺之法也，唇白色者肺脏怯也，阿胶散主之。若手寻衣领及乱捻物者，肝热也，宜泻青丸。手掐眉目鼻面者，肺热也，宜甘桔汤之类是也。肺病见春，金旺，肺胜肝也，当泻肺，轻者肺病退，重者目淡青，必发惊，更有赤者，当搐。海藏云：为肝怯，故目淡青也。

［洁］　肺主燥，自病则喘嗽，燥则润之。实则喘而气盛，泻白散主之。虚则喘而少气，先益黄散，后阿胶散主之。心乘肺，贼邪，热而喘嗽，先地黄丸，中导赤散，后阿胶散主之。肝乘肺，微邪，恶风眩冒昏愦嗽，羌活膏主之。肾乘肺，实邪，憎寒嗽清利，百部丸主之。脾乘肺，虚邪，体重吐痰泄泻嗽，人参白术散主之。

［刘］　凡肺之得病，必先观心脾二脏之虚实。若心火烁金，即当先抑心气，后吃肺药。若心气和，即便看脾脉，若脾气虚冷，即不能相生，而肺家生气不足，则风邪易感，故患肺寒者，皆脾虚得之。若脾气盛实，则亦痞隔中焦，而大肠与肺表里不能相通，夫中焦热隔，则肺与大肠不通，其热毒之气，必上蒸于肺而生痰，故患肺热者，多脾实得之。心气盛者泻之，脾气虚者益之，脾气实者通之，然后随其肺之寒热以治之，故有抑心气、益脾气、通肺气三药。若诊其脉气，心脾两脏俱和，而肺自生疾，则但察肺家虚实而治之。

［薛］　肺经郁热，用泻白散。肺气自虚，用四君子汤。外邪所乘，用参苏饮。心火炎燥，用人参平肺散。中焦实痞，用大承气汤。脾不能生肺，用异功散。夫肺气盛者，肺中之邪气盛也，其脉右寸必浮而有力，宜用泻白散以泻之。若肺虚而有热者，执肺热还伤肺之说而不用人参，则误矣，仍参其证治之。

［海］　肺苦气上逆，急食苦以泻之，诃子皮。一作黄芩。肺欲收，急食酸以收之，白芍药。以酸补之，五味子。以辛泻之，桑白皮。肺虚，以五味子补之，如无他证，钱氏补肺阿胶散主之。虚则补其母，脾乃肺之母，以甘草补脾。

阿胶散钱氏　又名补肺散

阿胶一两半，麸炒　黍粘子炒香　甘草

炙。各二钱半　马兜铃半两，焙　杏仁七个，去皮尖，炒　糯米一两，炒

上为末。每服一二钱，水一盏，煎至六分，食后温服。

［海］　杏仁本泻肺，非若人参、天门冬、麦门冬之补也，当以意消息之。

［薛］　前方乃通治肺金之剂。经云：虚则补其母，若前药未应，当用五味异功散以补脾。

［海］　肺实以桑白皮泻之，如无他证，以泻白散主之。实则泻其子，肾乃肺之子，以泽泻泻肾。

泻白散钱氏　又名泻肺散

桑白皮细锉，炒黄　地骨皮洗去土，焙。各一两　甘草炒，半两

上件为末。每服一二钱，水一中盏，入粳米百粒，同煎至六分，食后温服。

［海］　治肺热骨蒸自汗，宜用此直泻之。用山栀、黄芩方能泻肺，但当以气血分之。

甘桔汤方见咽喉。　大青膏　羌活膏俱见惊搐。　百部丸方见咳嗽。　人参白术散方见痘渴。　四君子汤方见杂病虚劳。　参苏饮杂病发热。　人参平肺散杂病咳嗽。

咳　嗽

《内经》曰：五脏六腑皆令人咳，非独肺也。皮毛者，肺之舍也。皮毛先受邪气，邪气听从其令也。五脏之咳久乃移于六腑。又《病机式要》云：咳谓无痰而有声，肺气伤而不清也。嗽谓无声而有痰，脾湿动而为痰也。咳嗽，谓有声有痰也，因伤肺气，动于脾湿，故咳而嗽也。又，“生气通天论”云：秋伤于湿，冬必咳嗽。大抵素秋之气，宜清而肃，反动之，则气上冲而为咳嗽，甚则动于脾湿而为痰也。盖风乘肺者，日夜无度，汗出头痛，痰涎不利。热乘肺者，急喘而嗽，面赤潮热，手足寒冷，小儿多有之。火乘肺者，咳嗽上壅，嚏唾出血，甚者七窍血溢。燥乘肺者，气壅不利，百节内痛，头面汗出，寒热往来，皮肤干燥，细疮燥痒，大便秘涩，涕唾稠粘。寒乘肺者，或因形寒饮冷，冬月坐卧湿地，或受冷风。春秋之气，或因外感。夏是火气炎上，最重。秋是湿热伤肺。冬是风寒外来也，宜各随其证而治之。

［钱氏法］　夫嗽者，肺感微寒，八九月间，肺气大王，病嗽者必实，非久病也。其证面赤痰盛身热，法当以葶苈丸下之，若久者，不可下也。　十一月、十二月嗽者，乃伤风嗽也，风从背脊第三椎肺俞穴入也，当以麻黄汤汗之。有热证面赤饮水涎热，咽喉不利者，宜兼甘桔汤治之。若五七日间，其证身热痰盛唾粘者，以褊银丸下之。　有肺盛者，咳而后喘，面肿欲饮水，有不饮水者，其身即热，以泻白散泻之。　若伤风咳嗽，五七日无热证而但嗽者，亦葶苈丸下之，后用下痰药。　有肺虚者，咳而哽气，时时长出气，喉中有声，此久病也，以阿胶散补之。痰盛者先实脾，后以褊银丸微下之，涎退即补肺，补肺如上法。　有嗽而吐水，或青绿水者，以百祥丸下之。　有嗽而吐痰涎乳食者，白饼子下之。　有嗽而咯脓血者，乃肺热，食后服甘桔汤。　久嗽者，肺亡津液，阿胶散补之。　咳而痰实，不甚喘，而面赤，时饮水者，可褊银丸下之。　治嗽大法，盛即下之，久即补之，更量虚实，以意增损。　杜氏子五岁，自十一月病嗽，至三月未止。始得嗽而吐痰，乃外风寒蓄入肺经，令肺病嗽而吐痰，风在肺中故也，宜以麻黄散辈发散，后用凉药压之即愈。时医与珠粉丸、

半夏丸、褊银丸诸法下之，其肺即虚而嗽甚，至春三月间尚未愈。召钱视之，其候面青而光，嗽而喘促哽气，又时时长出气。钱曰：病困十已八九，然所以面青而光者，肝气旺也，春三月者，肝之位，肺衰之时也，嗽者，肺之病，肺自十一月至三月，肺即虚痿，又妄下之，脾肺子母俱虚，复为肝所胜，此为逆也，故嗽而喘促，哽气长出气也。钱急与泻青丸泻之，后与阿胶散实肺，次日面青而不光，钱又用补肺，而嗽如前，又与泻肝，未已而又加肺虚，唇白如练。钱曰：此病必见，不可治之。何者？肝太旺而肺虚绝，肺病不得时而肝胜之，今三泻肝而肝病症不退，三补肺而肺病尤虚，此不久生，故言死也。此证，病于秋者十救三四，春夏者十难救一，果大喘而死。京东转运使李公，有孙八岁，病嗽而胸满短气。医者言肺经有热，用竹叶汤、牛黄膏各二服治之，三日加喘。钱氏曰：此肺气不足，复有寒邪，即使喘满当补肺脾，勿服凉药。李曰：医已用竹叶汤、牛黄膏。钱曰：何治也？医曰：退热退涎。钱曰：何热所作？曰：肺经热而生嗽，嗽久不除，生涎。钱曰：本虚而风寒所作，何热也，若作肺热，何不治其肺，而反调心，盖竹叶汤、牛黄膏治心药也。医有惭色。钱治愈。东都张氏孙九岁，病肺热。他医以犀、珠、龙、麝、生牛黄治之，一月不愈，其证嗽喘闷乱，饮水不止，全不能食。钱氏用使君子丸、益黄散。张曰：本有热，何以又行温药？他医用凉药攻之，一月尚无效。钱曰：凉药久则寒不能食，小儿虚不能食，当补脾，候饮食如故，即泻肺经，病必愈矣。服补脾药二日，其子欲饮食，钱以泻白散泻肺，遂愈十分。张曰：何以不虚？钱曰：先实其脾然后泻肺，故不虚也。

［洁古法］ 肺之生病而成嗽，大抵秋冬则实，春夏则虚，更详五脏兼见之证，以辨虚实。若实，则面赤饮水，身热痰涎盛，涕唾稠粘，咽干不利，喘嗽面肿吐食，皆当先补脾，益黄散；后泻肝，泻青丸。若咯脓血，是肺痿也，用清肺散治之。若虚，则面白脱色，气少不语，喉中有声，唾痰清利，法当阿胶散补之。若亡津液，用白术散主之。嗽而两胁痛者，属肝经，用小柴胡汤发热。咳而呕苦水者，属胆经，用黄芩半夏生姜汤。咳而喉中如梗者，属心经，用甘桔汤。咳而失气者，属小肠，用芍药甘草汤。咳而右胁痛者，属脾经，用升麻汤。咳而呕长虫者，属胃经，用乌梅丸。咳而喘息吐血者，属肺经，用麻黄汤。咳而遗屎者，属大肠，用赤石脂汤。咳而腰背痛甚则咳涎者，属肾经，用麻黄附子细辛汤。咳而遗尿者，属膀胱，用茯苓甘草汤。咳而腹满不欲食，面肿气逆者，属三焦，用异功散吐泻。

［曾氏法］ 咳嗽者固有数类，但分冷热虚实，随证疏解。初中时，未有不因感冒而伤于肺。《内经》曰：肺之令人咳，何也？岐伯曰：皮毛者，肺之合也。皮毛先受邪气，邪气得从其合。故《难经》云：形寒饮冷则伤肺。使气上而不下，逆而不收，冲壅咽膈，淫淫如痒，习习如梗，是令嗽也。乍暖脱着，暴热遇风，邪气侵于皮肤，肺先受之，而为咳嗽。若初得时面赤唇红，气粗发热，嗽来痰鸣，此是伤风壅痰作嗽，用清肺饮、五拗汤及小柴胡汤、羌活散伤寒皆可解表，次青木香汤阴肿。 有小儿汗出未干，遽尔戏水，亦致伤风咳嗽，外证眼胞微浮，额汗痰鸣，亦宜清肺饮、泻肺汤与之，疏风化痰，解利邪热，小柴胡汤亦可。 若嗽日久，津液粘耗，肺经虚矣，肺为诸脏华盖，卧开而坐合，所以卧则气促，坐则稍

宽，乃因攻肺下痰之过，名为虚嗽，声连不断，喉中痰鸣，气息欲绝，嗽罢则吐白沫，或干呕，此肺虚而气不顺也，面唇皆白而惨，嗽过额上多汗，哽气长出，乳食减少，致脾虚而胃亦虚，宜其有吐，投茯苓厚朴汤吐及藿香饮不乳食，次温脾润肺，理中汤吐泻加杏仁、北五味子，水煎服，盖此药补脾而益肺，藉土气以生金，则自愈矣。或嗽而颊红有紫黯色，于理中汤内再加干姜为用，亦良法也。　有脾虚亦能作嗽，当投补剂，用醒脾散慢惊、茯苓厚朴汤吐令脾气实，然后间以清肺饮煎服，疏解肺经风寒，及藿香饮助脾养胃，亦救子益母之法也。　有一证咳嗽至极时，顿呕吐乳食与痰俱出，尽方少定，此名风痰壅盛，肝木克脾土，宜以白附饮吐投之即效。

［薛氏法］　若咳嗽流涕，外邪伤肺也，先用参苏饮。喘嗽面赤，心火刑肺也，用人参平肺散及六味地黄丸肾。嗽而吐青绿水，肝木乘脾也，用异功散加柴胡、桔梗。嗽而吐痰乳，脾肺气伤也，用六君子加桔梗。若嗽唾脓痰者，热蕴于肺而成肺痈也，用桔梗汤见肺痈。凡风邪外伤，法当表散而实腠理，其用下药，非邪传于内及胃有实热者，不宜轻用。面色白，脉短涩者，肺之本证也，易治。面色赤，脉洪数者，火刑金也，难治。

发　表

麻黄汤　治太阳证头疼发热，身痛恶风，无汗喘满，脉浮紧，八九日不解，当发汗，汗已，烦闷瞑目者，必衄，衄乃解，所以然者，阳气重故也。

甘草半两　麻黄去节，一两半　桂枝一两　杏仁去皮，三十五个

上，每服三钱，水煎。

三拗汤　治感冒风邪，鼻塞声重，语音不出，或伤风头疼目眩，四肢拘倦，咳嗽多痰，胸满气短。

麻黄不去节　杏仁不去皮尖　甘草生用

上各等分，锉散。每服三钱，水一盏，生姜三片，煎至六分，去滓温服，取汗为度。一方，加荆芥、桔梗。嗽甚，加五味子、细辛各减半。又方，麻黄去节，杏仁去皮尖，甘草炙，名三和汤，治喘嗽尤妙。加减在乎活法，有热加前胡。伤风加荆芥。有痰加半夏。

加减三拗汤

麻黄去根节，三钱，水煮去沫，焙干　桂枝二钱　杏仁七个，去皮尖，炒黄，另研如膏　甘草炙，一钱

上为粗末，入杏膏拌匀。每服一钱，水六分，煎至四分，去渣，温服无时，以汗出为度，量大小加减。若自汗者，不宜服之。

五拗汤　治感风湿及形寒饮冷，痰嗽咳逆，连声不已。

麻黄不去根节　杏仁不去皮尖　荆芥不去梗　桔梗蜜水拌，炒。各五钱　甘草二钱半

上，每服二钱，水一盏，煎七分，无时温服。

百部丸　治小儿肺寒壅嗽，微喘有痰。

百部炒　麻黄去节。各三两　杏仁四十枚，去皮尖，微炒，研入

上为末，煮熟枣子，丸如皂子大。温水下二三丸，无时，日三四服。此本方也，仲景加松子仁五十个，蜜丸，更加胡桃肉，含化大妙。一方加甘草二钱。

九宝饮　治小儿嗽，是肺脏感寒，须表散，却服嗽药。

麻黄去节　薄荷　大腹皮　紫苏各半两　陈皮　杏仁去皮尖　桑白皮炙　肉桂　枳壳各二钱半　甘草一钱半

上锉散。每服二钱，生姜、乌梅煎

服。冷证，去薄荷。热证，去陈皮、桂。

华盖散　治肺感寒邪，咳嗽上气，胸膈烦闷，项背拘急，声重鼻塞，头目昏眩，痰气不利。

麻黄去节　紫苏子隔纸炒　桑白皮蜜炙　杏仁去皮尖，炒　赤茯苓去皮　陈橘皮去白。各半两　甘草炙，二钱

上锉散。每服二钱，水半盏，煎至三分，去滓，量大小加减，食后温服。

金沸草散　治伤风化痰，头目昏痛，颈项强急，往来寒热，肢体烦疼，胸膈满，痰涎不利，咳嗽喘满，涕唾稠粘，及治时行寒疫，壮热恶风。

荆芥四两　前胡去芦　麻黄去节　旋覆花各三两　甘草炙　半夏汤洗七次，姜汁浸　赤芍药各一两

上锉散。每服二钱，水一盏，生姜三片，枣一枚，同煎六分，去滓温服，不拘时。有寒邪则汗出嗽甚，加杏仁、五味子。

麦煎散　治小儿夹惊伤寒，吐逆壮热，表里不解，气粗喘急，面赤自汗，或狂语惊叫，或不语无汗，及瘾疹遍身赤痒，往来潮热，时行麻痘疹子，馀毒未尽，浑身浮肿，痰涎咳嗽，或变急慢惊风，手足搐搦，眼目上视，及伤风头疼，并治之。

滑石　地骨皮　赤芍药　石膏　白茯苓　杏仁　知母　甘草　葶苈子炒　人参各半两　麻黄去节，一两半

上为末。每服一钱，麦子煎汤调下。如初生牙儿感冒风冷，鼻塞身热，喷嚏多啼，每一字，用麦子煎汤调下。一方，去地骨皮、滑石，加羌活、川芎、薄荷煎汤调下。

小青龙汤　治伤寒表不解，恶寒体热，水停心下，干呕发热而嗽，或渴或利，小便不利，或噎，小腹满喘。

麻黄去节，微利[1]者去麻黄，加荛花如弹子大，炒令赤色。若噎者去麻黄，加附子半钱，炮。若小便不利者加茯苓一两。若喘者去麻黄，加杏仁，去皮尖　赤芍药　半夏泡，若渴者，去半夏加栝蒌根　细辛　干姜炮　肉桂去粗皮　甘草各七钱半　五味子半两

上锉散。每服三钱，水一盏，煎七分，去滓，加减服。

清肺饮　治肺受风邪客热，嗽声不断，气促喘闷，痰壅鼻塞，流涕失音。及解时行疹毒豆疮，涎多咳嗽，咽痛烦渴。

柴胡净洗，二两　人参去芦，半两　杏仁汤泡，去皮尖　桔梗锉，炒　赤芍药　荆芥　枳壳去瓤，麸炒微黄　桑白皮锉，炒　北五味子　麻黄去节，汤泡滤过，锉，焙　半夏汤煮透，滤，仍锉，焙干。各一两　旋覆花五钱　甘草一两半

上锉。每服二钱，水一盏，姜二片，葱一根，煎七分，无时温服。或入薄荷同煎。

解表散　主伤风感冷，咳嗽痰喘，呕吐泻利，惊悸，有热证在表里，并宜可投。

麻黄制法同上　杏仁汤泡，去皮尖　赤茯苓去皮。各一两　川芎　防风去芦　枳壳制法同上。各一两半　甘草半生半炙，七钱半

上锉。每二钱，水一盏，姜二片，葱白一茎，煎七分，温服无时。有热，入薄荷同煎。

和解汤　治小儿四时感冒寒邪，壮热烦躁，鼻塞多涕，惊悸自汗，肢体疼痛。及疮疹已发未发，皆可服。

羌活　防风　人参　川芎各一两　干葛　升麻　甘草　芍药各半两

上锉散。每服三钱，姜枣煎服。加荆芥。无汗，加麻黄。咳嗽者，加杏仁、五味子、桔梗。

---

① 利：原作“和”，据《伤寒论》改。

攻　里

钱氏葶苈丸　治乳食冲脾，伤风咳嗽，面赤痰盛，身热喘促。

甜葶苈去土，隔纸微炒　黑牵牛微炒　杏仁去皮尖，炒，另研如膏　汉防已各一两

上为末，研入杏膏拌匀，蒸陈枣肉和，再捣为剂，丸如麻子大。每服五丸至七丸，淡生姜汤下，乳食后，或临夜服，量儿大小加减。

［洁］　**人参荆芥散**　治身热痰嗽，胸膈不利，宜下痰去热。

人参半两　荆芥穗一两　大黄二钱

上为细末，水煎，调槟榔、木香细末五分，轻粉一字，乳后服。如身热潮热，宜服清凉饮子去大黄，三服之后，一二日，却入大黄服之，令疏利则愈，不可便动脏腑。

褊银丸　治风涎膈实上热，及乳食不消，腹胀喘粗。

巴豆去油膜皮心，细研，半两　水银五钱　黑铅二钱半，同水银炒结沙　麝香另研，五分　好墨火烧，醋焠，研，八钱

上将巴豆末并墨再研匀，和入砂子、麝香，陈米粥和丸，如绿豆大，捻褊。一岁儿一丸，三二岁二三丸，五岁已上五六丸，煎薄荷汤，放冷送下，不得化破，更量虚实加减，并食后服。虚人先以益黄散，实脾后，以此方下之，下后补肺。

凉　剂

泻肺汤　主伤风后五心烦热，咳嗽喘促，唇红颊赤，发渴引饮。

桑白皮锉，炒　地骨皮净洗，焙干。各一两　甘草炙，三钱

上㕮咀。每服二钱，水一盏，粳米百粒，煎七分，食后、临卧温服，或不拘时。

圣惠天门冬散　治小儿心胸烦闷，体热咳嗽。

天门冬去心，焙　桑根白皮锉　赤茯苓　柴胡去苗　百合　紫菀洗去苗土　蓝叶　甘草炙微赤，锉，已上各半两

上件，捣罗为散。每服一钱，以水一小盏，入生姜少许，煎至五分，去滓，量儿大小，以意分减温服。

圣惠百部散　治小儿咳嗽烦热，令乳母服。

百部　贝母煨微黄　紫菀洗去苗土　葛根锉。各一两　石膏二两

上件，捣罗为散。每服三钱，以水一小盏，入竹叶二七片，煎至六分，去滓，每于食后服。令儿饮乳甚佳。

黄芩散　治小儿嗽。

黄芩不拘多少，用童子小便浸三日，取出，锉碎，焙干

上为细末。每服一字或半钱，白汤少许调下，乳食后服。

柴胡石膏汤　治时行瘟疫，壮热恶风，头疼体疼鼻塞，心胸烦满，寒热往来，咳嗽涕唾稠粘。

桑白皮　黄芩各三钱半　升麻二钱半　石膏　前胡　赤芍药　干葛　柴胡各五钱　荆芥穗三钱

上为末。每服一二钱，姜二片，淡豉十粒，水煎。

温　剂

张涣养肺汤　温养脾胃。

紫菀洗去土，焙干　半夏汤洗七遍　款冬花　真阿胶炙。各一两　人参去芦　桂心各半两

上件，捣罗为细末。每服一钱，水一小盏，入生姜二片，糯米五粒，煎至五分，去滓放温，时时服。

菖蒲煎　治肺中风邪，喘鸣肩息。

石菖蒲一寸九节者　款冬花　紫菀去土，洗，焙干　人参去芦　桂心各一两

上件，捣罗为细末，炼蜜同石臼中捣一二百下，和如皂子大。每服一粒，煎糯米饮化下。

木香半夏丹　治胃寒咳嗽。

木香　半夏汤洗七次，焙干　肉豆蔻各一两　藿香叶　丁香　白术各半两

上件，捣罗为细末，取生姜自然汁和，如黍米大。每服十粒，煎人参汤下，量儿大小加减。

顺肺汤　治心肺不利咳嗽。

紫苏叶　半夏汤洗七遍，焙。各一两　五味子　款冬花　陈橘皮汤浸，去白　桂心　木香各半两

上件，捣罗为细末。每服一钱，水八分，入生姜、人参各少许，煎四分，去滓温服。

平　剂

圣惠陈橘皮散　治小儿咳嗽，胸中满闷，不欲乳食。

陈橘皮汤浸，去白，焙　桔梗去芦　鸡苏　杏仁汤浸，去皮尖，麸炒微黄　人参去芦。各一分　贝母煨微黄，半两

上件，捣罗为粗散。每服一钱，以水一小盏，入灯心十茎，煎至五分，去滓温服，日三四服，量儿大小以意加减。

麦门冬煎　治小儿咳嗽壮热，胸膈壅滞。

麦门冬去心，一两　生姜半两，取汁　酥　蜜各二合　杏仁汤浸，去皮尖双仁，二两

上件药，先以水一大盏煎麦门冬及杏仁至四分，入砂盆内研，绞取汁，却入银器中，次内生姜汁，以慢火熬成膏，收于瓷器中。每服以清粥饮调下半茶匙，日三服，夜一服，量儿大小，以意加减。

茅先生奶豆膏

栝蒌瓤　蜜各半盏　人参　铅白霜各半两　陈槐花一分　栝蒌子百二十枚

上，将栝蒌瓤及蜜炼成膏，入诸药末同为膏。每服一大黄豆大，用杏仁煎汤调服。

注唇膏　治小儿诸般咳嗽。

郁金三个大者，锉细，用生姜汁浸一宿　白僵蚕直者，七条　铅白霜半钱，研　脑子一字

上件，为细末，炼蜜为膏。用绿豆大注孩儿唇上，二三岁桐子大，十岁已上皂子大，薄荷、生姜汤化下。

蜜瓜膏　治小儿嗽。

栝蒌皮不拘多少，用蜜涂，慢火上炙焦赤色

上为末。每服一钱，蜜调成膏。时时抹儿口内。

生犀散　治咳嗽，解时气痰逆喘满，心忪忡惊悸，风热。

杏仁去皮尖，炒　桔梗各二钱　茯苓　甘草　人参　半夏各一钱　五味子　前胡各一钱半

上锉散。生姜、薄荷煎服。有热加羌活，或加麻黄、细辛。

保肺汤　治肺胃受风热，痰盛咳嗽，喘吐不止，及治久嗽不愈。

山药　白茯苓　紫苏叶　黄芩　防风　杏仁去皮尖，麸炒　五味子　桔梗　百部六分　藿香　百合各五分　白僵蚕二钱，去丝嘴，炒

上，水煎，食后服。

天麻防风丸　治惊风咳嗽，身体壮热，多睡惊悸，手足抽掣，精神昏愦，痰涎不利，及风邪温热。

天麻　防风　人参　辰砂　雄黄　麝香　甘草炙。各二钱半　全蝎炒　僵蚕各半两，炒　牛黄　一方有牛胆南星，无麝香

上为末，炼蜜丸桐子大。每服一二丸，薄荷汤下。

下　气

紫苏子散　治小儿咳逆上气，因乳哺无度，内挟风冷，伤于肺气，或小儿啼气未定，与乳饮之，与气相逆，气不得下。

紫苏子　诃子去核　杏仁去皮尖，炒　萝卜子炒　木香　人参去芦。各三两　青皮　甘草炒。各一两半

上为细末。每服二钱，水一盏，生姜三片，煎至五分，去滓，不拘时服，量儿加减。

《肘后》疗小儿咳嗽方

紫菀六分　贝母二分　款冬花一分

上捣为散。每服如豆大，着乳头上，令儿和乳咽之，日三四。乳母忌食大咸醋物。《圣惠》用清粥饮调一字。

张涣马兜铃丹　治小儿肺壅咳嗽，大便不利。

马兜铃　紫苏子　人参去芦头。各一两　款冬花　木香各半两，并为细末　杏仁七钱半，汤浸，去皮尖，另细研

上件，同拌匀，炼蜜和，如黍米大。每服十粒，煎生姜汤下，量儿大小加减。

化　痰

人参半夏丹　消痰饮，止嗽。

人参去芦　半夏汤洗七遍，焙干　白术　川面姜　天南星微炮。各一两

上件，捣罗为细末，取生姜汁打面糊和，如黍米大。每服十粒，煎生姜汤下。月内百晬婴儿如针头大，沾在乳头上，令儿吮之。

贝母汤　治肺中风，咳嗽喘满。

贝母炒黄色　半夏白矾汤洗七遍，焙干。各一两　干姜　麻黄去根节　款冬花　甘草炙。各半两

上件，捣罗为细末。每服一钱，水一小盏，入生姜三片，杏仁二粒去皮尖，同煎至五分，去滓温服。

补　虚

洁古黄芪汤　治小儿咳嗽喘逆，身热鼻干燥者，是热入肺经，为客热，呷呀有声。

黄芪二两　人参二钱半　地骨皮五钱　桑白皮三钱　甘草二钱半

上㕮咀。水煎。放温，频频服之。

海藏加味四君子汤　治涎嗽。

人参　白术　白茯苓　甘草　杏仁　桑白皮各等分　半夏曲减半

水煎服。

又治咳嗽，用四君子末，煎紫苏汤调下。

张涣蝉壳汤　治肺气不利病。

蝉壳微炒　五味子汤洗七次，焙干　人参去芦。各一两　陈橘皮汤浸，去白，焙干　甘草炙。各半两

上件，捣罗为细末。每服半钱，煎生姜汤调下。

白术五味汤方　治咳逆气逆上喘。

五味子　白术　丁香　人参去芦头　款冬花各半两　细辛去土，一分

上件，捣罗为细末。每服一钱，水八分，入生姜三片，煎至四分，去滓放温，令时时呷之。

人参平肺散　治心火克肺，咳嗽喘呕，痰涎壅盛，胸膈痞满。

人参　橘红　甘草炙　地骨皮各五分　茯苓　知母炒。各七分　五味子炒　天门冬去心　青皮各四分　桑白皮炒，一钱

上，每服一二钱，水煎。

收　涩

细辛五味子汤　治肺经不足，胃气怯弱，或冒风邪，或停寒有饮，咳嗽倚息，不得安卧，胸满短气，干呕作热，嗽唾结

痰，或吐涎沫，头目昏眩，身体疼重，语声不出，痛引胸胁，不问新久，并宜服之。

细辛去苗土 半夏汤泡。各一两 罂粟壳去带蒂盖，炒 五味子各三两 乌梅去核 甘草炙。各一两半 桑白皮炒，六钱

上锉散。每服二钱，水一盏，生姜五片，煎至六分，去滓温服。

分经

黄芩半夏生姜汤 治胆腑咳呕苦水若胆汁。

黄芩 生姜各一钱 甘草炙 芍药各六分 大枣二个 半夏一钱五分

上，水煎服。

甘桔汤 治心脏咳，咳而喉中如梗，甚则咽肿喉痹。

粉草 苦梗各一钱

上，水煎，食后服。

芍药甘草汤 治小肠腑咳，咳而矢气。

芍药 甘草炙。各一钱

上，水煎服。

升麻汤 治脾脏咳，咳而右胁下痛，痛引肩背，甚则不可以动，动则咳涎。方见伤寒。

乌梅丸 治胃腑咳，咳而呕，呕甚则长虫出。

乌梅三十个 细辛 附子制 桂枝 人参 黄柏各六钱 干姜 黄连各一两 当归 蜀椒各四两

上为末，用酒浸乌梅一宿，去核蒸之，与米饭捣和，丸如桐子大。每服十丸，白汤下。

赤石脂禹馀粮汤 治大肠咳，咳而遗屎。

赤石脂 禹馀粮各二两，并打碎

上，每服二钱，水煎。

麻黄附子细辛汤 治肾脏咳，咳则腰背相引而痛，甚则咳涎。又治寒邪犯齿，致脑齿痛，宜急用之，缓则不救。

麻黄 细辛各二钱 附子一钱

上，每服一钱，水煎。

茯苓甘草汤 治膀胱咳，咳而遗溺。

茯苓二钱 桂枝二钱半 生姜五大片

上，每服二钱，水煎。

百晬内嗽

此名乳嗽，实难调理，亦恶证也，当审虚实而施治焉。实者散之，虚者补之。其证气粗痰盛，口疮眼热，发散后，可利之，比金丸惊痫等药主之，散其实也。其证呕吐，嗽后惊悸，困倦自汗者，当用补肺散、益黄散、天麻散补其虚也。大抵治惊嗽，琥珀散主之。天麻丸乃要药也，用天麻、蝉蜕、僵蚕、人参、川芎、甘草、硼砂、天竺黄、胆制南星、白附子、坯、雄黄、金箔末之，炼蜜丸如鸡头大，金箔为衣。每服一丸，薄荷汤化下，治未满百晬，咳嗽不止，远胜诸药。

［曾］ 百日内婴孩，偶咳嗽痰壅，睡中不宁，亦因产后感风而得，但不可过用发散之剂，先以解表散见前一二服，次投贝母汤及惺惺散治。

［薛］ 若脾胃内热者用抱龙丸惊。风邪外感者用惺惺散痘初热。痰热既去，而气粗痰盛，或流涎者，脾肺气虚也，用异功散吐泻加桔梗。口疮眼热，大便坚实者用三黄丸里热。大便不实者用白术散渴。若呕吐不乳，困倦自汗，或自利腹胀者，脾胃气虚也，用六君子吐泻加柴胡。若惊悸困倦，痰盛不乳者，心脾血虚也，四君吐泻加芎、归、酸枣仁。或因乳母食五辛厚味，致儿为患者，仍参喘嗽诸证。

补肺散又名阿胶散 治小儿久患咳嗽，气急有痰，恶心喘虚见前。

天麻散　治婴儿咳嗽有痰，气壅面红。

南星水浸，春秋五日、冬七日、夏三日，半两　天麻三钱　辰砂一钱　麝香一字

上为末。每服一字，用杏仁汤调下，人参汤亦可。

天麻丸　治小儿未满百晬，咳嗽不止，名曰乳嗽。

天麻　蝉蜕　僵蚕　人参各一钱　川芎一钱半　甘草二钱　硼砂半钱　辰砂　天竺黄　牛胆南星各二钱　白附子　坯　雄黄各一钱　金箔五片

上为末，炼蜜丸如芡实大，金箔为衣。每服一丸，薄荷汤化下。

琥珀散　治急慢惊风，涎潮昏冒，目瞪惊搐，内钓腹痛，或惊痫时发。

辰砂一钱半　琥珀　牛黄　僵蚕炒去丝嘴　牛胆南星　全蝎　白附子　代赭石　天麻　乳香　蝉壳各一钱

上，为末。每服一二分，白汤调下。

贝母汤　主百日内婴孩，咳嗽有痰。

贝母一两　甘草半炙半生，二钱

上件，锉焙为末。每服一字或半钱，用陈米煎汤，空心调服。痰盛，淡姜汤调下。

惺惺散　主伤风伤寒，痰嗽咳逆，理虚和气，宁心清肌，止啼去烦，利咽解失音。

人参去芦，半两　桔梗锉，炒　白茯苓去皮　白术　天花粉四味各一两　细辛去叶，二钱　防风去芦　川芎　南星生用，三味各二钱半　甘草半生半炙，七钱

上件㕮咀。每服二钱，水一盏，姜二片，薄荷三叶，慢火煎七分，无时温服。

《外台·小品》疗少小十日以上至五十日卒得暴咳，吐乳呕逆，昼夜不得息。**四物汤**

桔梗　紫菀各三分　甘草炙，一分　麦门冬去心，七分

上药切，以水一升，煮取六合，去滓。分五服，以差为度。《千金》有桂心，无桔梗，以水二升，煮取一升，以绵着汤中，捉绵滴儿口中，昼夜四五过，节哺乳。

张涣雄黄膏　治月里儿咳嗽，并三岁已下皆可服。

雄黄一钱，细研　杏仁七粒，去皮尖　半夏七个，童子小便浸一宿，切作片子，焙干，为末

上一处研匀，用生姜自然汁半两、蜜半两，一处入药末于罐子内重汤中熬，用柳枝子搅成膏。每服一皂子大，涂奶头，与儿吮，或糯米饮调下。

［赵氏］治小儿未晬咳嗽方

白僵蚕直者

上，为细末，涂少许奶头上，令儿吃，立效。

嗽　脓　血

钱氏曰：有喘而咯脓血者，乃肺热，食后服甘桔汤。　久嗽者，肺亡津液，阿胶散主之。即补肺散，见前。　咳而痰实，不甚喘，而面赤饮水者，褊银丸下之。方见前。　段斋郎子四岁，病嗽，身热吐痰，数日而咯血。前医以桔梗汤及防己丸治之，不愈，涎上攻，吐喘不止。请钱氏，下褊银丸一大服，复以补肺汤、补肺散治之。或问：段氏子咯血肺虚，何以下之？钱曰：肺虽咯血，有热故也，久则虚痿，今涎上潮而吐，当下其涎，若不吐涎则不甚便，盖吐涎能虚，又生惊也，痰实上攻，亦能发搐，故依法只宜先下痰而后补脾肺，必涎止而吐愈，为顺治也。若先补其肺为逆耳。此所谓识病之轻重，先后为治也。

甘桔散

桔梗米泔浸一宿，焙干　甘草炒。各二两

上为细末。每服一大钱，水一大盏，入阿胶半两，炮，煎至五分，食后温服。

[海] 甘桔汤，仲景少阴咽痛药也。孙真人治肺痈吐脓血，用生甘草加减二十馀条。

王氏手集解肌丸 治外搏风邪，内挟痰饮，寒热往来，烦渴颊赤，心忪减食，热在上焦，咳嗽有血方。

防风 地骨皮各一分

上件，烧砂糖为丸。每服一丸，食后，煎紫苏汤下。

团参丸 治嗽血

阿胶 皂子黄 人参各半两

上除胶，为细末，汤少许，洋胶和鸡头大。白汤化下。

鸡清散朱氏 治咳嗽出血，下涎。

郁金半两，用皂荚浆水一盏，或酸菜汁亦得，煮干为度 滑石半两，生 雄黄半两，醋煮，半干用

上为细末。每服一字，常服，薄荷汤调下。止嗽，螺粉水下。嗽血，鸡子清调下。

嗽作呀呷声

《圣惠》夫小儿嗽而呀呷作声者，由胸膈痰多，嗽动于痰上，搏于咽喉之间，痰与气相击，随嗽动息，呀呷有声。其咳嗽本体虽同，至于治疗则加消痰破饮之药，以此为异尔。

圣惠射干散 治小儿咳嗽，心胸痰壅，攻咽喉作呀呷声。

射干 麻黄去根节 紫菀洗去苗土 桂心已上各半两 半夏半分，汤洗七遍，去滑 甘草炙微赤，锉，一分

上件药，捣粗罗为散。每服一钱，以水一小盏，入生姜少许，煎至五分，去滓，入蜜半茶匙，搅令匀，不计时候，量儿大小，分减温服。

陈橘皮散 治小儿咳嗽，咽中作呀呷声。

陈橘皮汤浸，去白，焙 桑根白皮锉 杏仁汤浸，去皮尖，麸炒黄 甘草炙微赤，锉 甜葶苈隔纸炒令紫色。已上各一分

上件药，捣粗罗为散。每服一钱，以水一小盏，煎至五分，去滓放温，量儿大小加减服。

萝卜子散 治小儿咳嗽喘急，作呀呷声。

萝卜子微炒 麻黄去根节。各一分 灯心一大束 皂荚子十枚，煨，去皮 甘草炙微赤，锉，半分

上件药，捣粗罗为散。每服一钱，以水一小盏，煎至五分，去滓，不计时候，量儿大小，以意分减温服。

蝉壳散 治小儿心胸痰壅，咳嗽咽喉不利，常作声。

蝉壳微炒 半夏汤洗七遍，去滑 甘草炙微赤，锉 汉防己各一分 桔梗去芦 陈橘皮汤浸，去白，焙。各半两

上件药，捣细罗为散。每服以生姜粥饮调下一字，三岁已上，加之半钱。

《圣惠》又方《太医局方》以此治痰嗽，名辰砂半夏丸

半夏汤洗七遍，去滑 甜葶苈隔纸炒令紫色 杏仁汤浸，去皮尖双仁，麸炒微黄。各一分 朱砂细研，飞 五灵脂各半分

上件药，捣罗为末，用生姜自然汁煮糊和丸，如绿豆大。每服煎麻黄汤下三丸，日三服，量儿大小以意加减。

张涣桔梗汤 治小儿咳嗽呀呷，咽膈不利。

桔梗 半夏泡七次 紫苏叶炒 石膏 甘草炙。各半两 皂荚烧灰存性，一分

上件，捣罗为细末。每服一钱，水一盏，入生姜三片，煎五分，放温，时时与儿服。

齁　　䶎

［曾］　郭氏曰：小儿此疾，本因暑湿所侵，未经发散，邪传心肺，变而为热，有热生风，有风生痰，痰实不化，因循日久，结为顽块，圆如豆粒，遂成痰母。推本其原，或啼哭未休，遽与乳食；或饲以酸咸，气郁不利，致令生痰；或节令变迁，风寒暑湿侵袭；或堕水中，水入口鼻，传之于肺，故痰母发动而风随之，风痰潮紧，气促而喘，乃成痼疾。急宜去风化痰，先以五苓散同宽气饮俱惊、宽热饮里热，用少姜汁和匀，沸汤调服，次进知母汤、雄黄散、如意膏、半夏丸痰涎。

知母汤　治齁䶎保气喘，痰鸣发热，咳嗽恶风。

知母　甘草各半两　贝母　羌活　滑石别研　大黄　小麦各三钱　麻黄去根节，汤泡，去沫，焙　苦葶苈　诃子肉各一钱半　薄荷去梗，二钱

上件㕮咀。每服二钱，水一盏，姜二片，煎七分，无时温服。

雄黄散　主暴中急慢惊风，齁齁痰涎满口，及雨侵闭汗不通，或凉或热，坐卧生烦。

雄黄红亮者，二钱半　白药去黑皮　川乌炮裂，去皮脐　草乌炮裂，去皮　天麻明亮者　川芎五味各半两

上除雄黄外，馀五味锉焙，同雄黄为末。惊风痰壅，每服半钱或一钱，用姜汁、茶清调下。发汗，水、姜、葱、薄荷同煎，并投三服，取效。

如意膏　治痰喘气促，咳嗽连声不已，冷热二证皆可投。

半夏炮裂　南星炮裂。二味各一两半

上二味为末，以生姜汁和匀，捻作小饼如钱样，用慢火炙干，再为末，复取姜汁如前，经两次炙干，仍焙为末，炼蜜丸芡实大。每服一丸至二丸，仍用姜、蜜汤无时化服。有热，以薄荷汤下。

雄黄丹　治小儿㾦焗，喘满咳嗽，心胸烦闷，伤热蠲毒。

雄黄　朱砂各一钱，另研　杏仁十四粒，炒　巴豆七粒　豆豉淡者，二十一粒

上，杏、巴、豉三味，用米醋半盏，干姜一片指大，煮令干，研成膏，皂角一寸蜜炙焦，先去子与皮，法制牛胆一分，同雄、朱与杏膏研细和匀，面糊为丸，如麻子大。每一岁儿五丸，壮者七丸，二岁十丸，淡生姜汤下。

玉诀贝母丸　治小儿齁䶎。

贝母　天南星姜汁制　人参　茯苓　甘草炙　白附子各等分　皂角子七枚，炮

末之，炼蜜丸小豆大。每服五七丸，薄荷汤吞下。

油衮丸　治小儿齁䶎及虫积。

雷丸　五灵脂各一分　巴豆十五粒，取霜

上末之，滴水丸。每三五丸，麻油滚过，井水吞下。

惠眼内金丸　治小儿齁䶎咳嗽。

鸡内金　雌黄细研，水飞过，去水，露三日方使　半夏生　延胡索各等分

上为末，枣肉为丸，如小豆大。周岁三丸至四丸，灯心汤下。

《吉氏家传》治奶齁方

天竺黄　蚌粉炒

上件等分，研匀。蜜调涂奶头上，与吃。

脑子散　治小儿伤风，咳嗽不住，兼治瘕呷。

大黄一分　郁金二钱

上件二味，先以猪牙皂角煮一复时，取切片子，焙干为末，次入粉霜、脑子各少许，再同研令匀。每服一字，砂糖水调下，量儿肥瘦，加减用之。

嗽声不出

圣惠杏仁煎 治小儿咳嗽声不出。

杏仁汤浸，去皮尖，入水一大盏，研滤取汁，二两 酥 蜜各一合

上件药，先以杏仁汁于铛中，以重汤煮，减去半，入酥蜜，又汤煮二十沸，却入贝母、紫菀末各一分，甘草末半分，更煎，搅如饧，收瓷器中。每服，以清粥饮下半钱，日三服，夜一服。嗽止为度，量儿大小加减。

又方

贝母半两，煨 牛黄细研，一钱 甘草炙，一分

上件药，捣细罗为散。每服，以温水调下半钱，日三四服，量儿大小加减。

又方

麦门冬去心，焙 杏仁去皮尖，麸炒黄 甘草炙 贝母煨 款冬花各一分 紫菀去土，半两

上件药，捣细罗为散。每服，以乳汁调下半钱，日三四服，量儿大小加减以意。

又方

杏仁一两，去皮尖双仁，以水一中盏，研绞取汁 紫菀半两，末

上，以杏仁汁并紫菀末，入蜜一合，同煎如膏。每服，以清粥饮调下半茶匙，量儿大小加减。

惊膈嗽

小儿患惊风，惊止而嗽作，谓之惊膈嗽。茅先生下金杏丸夹匀气散与服。

金杏丸

杏仁去皮尖 甜葶苈 汉防己 马兜铃去皮

上等分为末，用蜜为丸小豆大。每服十丸，用麦门冬、熟水吞下。茅先生亦于前咳嗽门中已有此方，为各有牵引，不可除，故兼存之。

匀气散

桔梗去芦头，净洗，干，五两 甘草二两 缩砂仁 匡菻香洗 陈橘皮各一两 白姜一分

上为末。每服半钱一钱，用霜木瓜煎汤调下，如无，即用紫苏、盐煎汤下。

久嗽

圣惠菰𦼫煎 治小儿久嗽不止，心神烦闷。

菰𦼫一颗，熟者，去仁，以童子小便一升相和，研绞取汁 酥一两 甘草生一分，为末 蜜二两

上件药，以银锅子中慢火煎如稀饧。每服，以清粥饮调下半钱，日四五服，量儿大小加减。

不灰木散 治小儿嗽久不止。

不灰木牛粪火烧通赤 贝母煨令黄 甘草炙微赤。已上各半两

上件药，捣粗罗为散。每用一钱，以新汲水一小盏，点生油一二滴，打令散，煎至五分，去滓，分温二服，日四服，量儿大小加减。

桑白皮煎 治小儿经时不差，及伤肺见血。

桑根白皮东引者，切，五合 白狗肺一具，切 甘草 茯苓 升麻 贝母各十二分 芍药 杏仁炒。各十分 李根白皮切，四分 款冬花 麦门冬去心。各六分 黄芩十一分 淡竹青皮八分 蜜 地黄汁各一升

上，以水一斗，煮及三升，去滓，下杏膏、地黄汁、蜜，微火上煎，不住搅，至二升三合，绵滤绞汁。二三岁儿一合，温服之，日进三服，夜三合。

知母散 治大人小儿久嗽不止，痰吐喘闷气噎。

知母 贝母 柴胡 黄芪炙 紫菀洗

马兜铃　杏仁研，去皮尖　半夏白矾水煮干为度　桑白皮炙　白矾研　款冬花各等分

上为细末。每服一钱，水七分盏，同煎三分，去滓时时服。或生姜自然汁煮糊为丸，每服五七丸，生姜汤下。

贝母散　治小儿久咳嗽，气急。

贝母煨　杏仁去皮，炒　麦门冬去心　款冬花各一分　紫菀半两

上为末，用乳汁调下半钱。

喘

《素问·通评虚实论》帝曰：乳子中风热，喘鸣肩息者，脉何如？岐伯曰：喘鸣肩息者，脉实大也，缓则生，急则死。

［曾］　小儿喘疾，重于咳嗽，然有虚实冷热之分，不可概举。实热者，投清肺饮嗽加五和汤里热，水姜葱煎，及泻肺汤嗽、碧玉丸为治。经云：喘急多因气有馀。盖肺主气故也。虚冷者，投枳实汤，水姜煎，并如意膏、补肺散、坎离汤自效。此肺虚感风，气不升降，致有是证。及用定喘饮常验，不拘冷热，皆可服。涎壅失音，二圣散主之。

［薛］　喘急之证，有因暴惊触心者，有因寒邪壅盛者，有因风邪外客者，有因食咸酸痰滞者，有因膏粱积热薰蒸清道者，然喘与气急，有轻重之别，喘则欲言不能，隘于胸臆，气急但息短心神迷闷耳。治法，因惊者，用雄朱化痰定喘丸，佐以天麻定喘饮。寒伤肺气者，用小青龙汤。风邪伤肺者，用三拗汤加减之。食咸酸伤肺者，啖以生豆腐。热伤肺气者，当凉肺定喘。哮喘喉声如锯者，梅花饮，兼用半夏丸。前证多因脾肺气虚，腠理不密，外邪所乘，真气虚而邪气实者为多，若已发，则散邪为主，未发则补脾为主。设概攻其邪，则损真气，迳补其肺，则益其邪。凡喘嗽之证，若小便不利，则必生胀，胀则必生喘，要分标本先后，先喘而后胀者主于肺，先胀而后喘者主于脾，盖肺金司降，外主皮毛，肺朝百脉，通调水道，下输膀胱，肺既受邪，则失降下之令，故小便渐短，致水溢皮肤而生胀满，此则喘为本而胀为标也，治当清金降火为主，而行水次之。脾土恶湿，而主肌肉，土能克水，若脾土受伤，不能制水，则水湿妄行，浸渍肌肉，水既上溢，则邪反侵肺，气不能降，而生喘矣，此则胀为本而喘为标也，治当实脾行水为主，而清金次之。苟肺证而用燥脾之药，则金燥而喘愈甚，脾病而用清金之药，则脾寒而胀益增。观其证若中气虚弱者，用六君子汤；中气虚寒者，前方加炮姜。郁结气滞者，用归脾汤加柴胡、山栀。肝木克脾土者，用六君、柴胡、山栀。肺气壅滞者，用紫苏饮加白术。食郁壅滞者，用养胃汤加木香。肺中伏热，水不能生而喘者，用黄芩清肺饮及五淋散。脾肺虚弱不能通调水道者，用补中益气汤及六味丸。膏粱厚味脾肺积热而喘者，用清胃散及滋肾丸。心火刑金不能生水者，用人参平肺散，亦用滋肾丸。肾水亏，虚火烁金，小便不利者，用六味丸及补中益气汤。肝木乘脾不能相制而喘者，用六君、柴胡、升麻。脾胃虚寒脐凸腹胀者，用八味地黄丸。脾肾虚寒，不能摄水如蛊胀者，用加减肾气丸。凡亏损足三阴而致喘胀，或二便不调，及牵引作痛者，俱用六味、八味、加减肾气等丸治之。仍参伤风咳嗽证。

钱氏论肺盛复有风冷云：胸满短气，气急喘嗽上气，当先散肺，后发散风冷，散肺，泻白散肺，发散风冷，大青膏主之吐泻。肺只伤寒，则不胸满。洁古云：肺实，则喘而气盛，泻白散。

泻白散肺。　清肺饮嗽。　五和汤里

热。

碧玉丸　治痰嗽气喘胸满，饮食减少，睡不得宁，烦躁有热。

青黛　明白矾生用　天南星生用　滑石四味各二钱半　轻粉五十贴　全蝎十五尾，去尖毒　巴豆四十九粒，去壳膜心，存油，碎切，入乳钵极细杵

上，除轻粉、巴豆外，馀五味，或晒或焙，为末，仍入前二味，同在乳钵杵匀，姜汁煮糯米粉为糊，丸粟壳大。每服七丸，至九丸或十一丸，用淡姜汤空心投。热甚者，薄荷汤下，或不拘时。

钱氏论肺脏怯云：唇白色，当补肺，阿胶散主之方见本门。若闷乱气粗，喘促哽气者难治，肺虚损故也。脾肺病久则虚而唇白，脾者肺之母也，母子皆虚，不能相营，故名曰怯。肺主唇，唇白而泽者吉，白如枯骨者死。

补肺散　治久患咳嗽，肺虚气促，有痰恶心。

阿胶一两半，锉，炒　白茯苓　马兜铃去老梗　糯米三味各半两　杏仁二十一粒，汤泡，去皮尖　甘草四钱，炙

上锉。每服二钱，水一盏，煎七分，无时温服。

坎离汤　治虚喘昼轻夜重，食减神昏。

荜澄茄　石菖蒲各一钱　白术　白茯苓去皮　南木香已上各二钱　甘草炙　半夏汤煮透，滤，仍锉，焙干　紫苏子略炒，杵碎，已上四钱

上锉。每二钱，水一盏，煎七分，温服无时。

圣惠杏仁煎　治小儿咳嗽，心烦喘粗。

杏仁汤浸，去皮尖双仁，麸炒微黄　天门冬去心　寒食面各一两　蜜　酥各一合　生地黄汁一大盏　贝母半两，微炒

上件，煎贝母及天门冬至五分，便研，绞取汁，入杏仁膏等同熬如稀饧。每服，用温水调下半钱已来，量儿大小，以意加减。

八味理中丸　治小儿心肺不和，息数脉急，上下不升降，中膈痞满，郁隘胸臆，坐卧烦闷，神情不乐，饮食不下。

人参　甘草炙　白术　干姜　枳实制，炒　白茯苓　五味子去梗　桑白皮去赤皮

上件等分，为细末，炼蜜为丸，小指头大。每服一丸，淡豆豉五粒，水一小盏，煎至半，去豉，通口服，不拘时候。

张涣蝉壳汤　治小儿肺气不利病。

白术五味汤　治小儿咳嗽气逆上喘。二方并见咳嗽。

聚宝方平气散　治小儿气不和。定喘和气，补虚思食。

人参　白茯苓　百合　甘草炙　白术　桔梗各等分

上六味，为末。每服一钱，水八分，生姜少许，同煎至五分，温服。

热　实

云岐云：小儿结热上气喘者，四顺清凉饮子。

寒　实①

痰　实

丹溪云：痰嗽、痰喘，并用涌法吐之，重剂瓜蒂散，轻剂苦参、赤小豆末，须虾齑汁调服。

生白丸　治小儿痰涎不利，上喘咳嗽。

白附子新罗者　天南星各半两　半夏一两

上为末，用生姜汁打面糊为丸，如绿

① 寒实：此下缺文，待考。

豆大。每服二十丸至三十丸，生姜汤下，量大小加减。

枳实汤　主伤风伤寒，胸满气促，咳嗽不活，食多夹痰吐出。

枳实去瓤，锉片，麸炒微黄　赤茯苓去皮。各半两　甘草六钱　半夏七钱，汤煮透，滤，仍锉，焙干　桔梗七钱半，锉，炒

上件㕮咀。每服二钱，水一盏，姜三片，煎七分，无时。

如意膏见前齁鮯。

半夏丸　治肺气不调，咳嗽喘满，痰涎壅塞，心下坚满。及风痰呕吐，恶心涕唾稠粘。

白矾一两半，焙　半夏三两，汤泡七次，生姜汁制一宿

上为末，生姜自然汁丸赤豆大。每服十丸，姜汤下。

《经验后方》大人小儿定喘化痰

上用猪蹄四十九个，净洗控干，每个指甲内半夏、白矾各一字，入罐子内封闭，勿令烟出，火煅通赤，去火，细研，入麝香一钱。人有上喘咳嗽，用糯米饮下，小儿半钱，至妙。

惊

大效雄朱**化痰定喘丸**　治小儿因惊发喘，逆触心肺，暴急张口，虚烦神困。

雄黄　朱砂各一钱，研　蝉蜕　全蝎炒　地龙　白僵蚕　天南星　白附子炮。各二钱半　轻粉半钱

上为末，面糊丸如麻子大。每服三十丸，薄荷、茶清送下，食后服。

天麻定喘饮　治小儿喘嗽惊风。

天麻　防风　羌活　甘草　人参　桔梗　白术　川芎　半夏曲各等分

上锉散。每服二钱，水一盏，麦门冬十四粒，煎至七分，食后服。有热去白术，加芍药、枳壳。

风邪伤肺

三拗汤嗽。

紫苏饮子　治肺受风寒，喘热痰嗽。

紫苏叶　桑白皮　青皮　五味子　杏仁　麻黄　甘草炙　陈皮各二分　人参　半夏各三分

上，姜三片，水煎，温服。

寒邪伤肺

小青龙汤嗽。

麻黄杏子甘草石膏汤　治伤寒发汗后，不可更行桂枝汤，汗出而喘，无大热。下后喘亦治。

麻黄二两，去节，汤泡去黄汁，焙干，秤　杏仁二十五个，去皮尖　石膏四两，研　甘草一两，炙

上锉散。每服二钱，水小盏，煎六分，去滓温服。

金匮要略**小青龙加石膏汤**　治大人小儿肺胀，咳而上气，烦躁而喘，脉浮者，心下有水。

麻黄去节，三两，《千金》四两　芍药　桂枝　细辛各三两，《千金》各二两　甘草炙　干姜各三两　半夏半升，洗　五味子半升，《千金》一升　石膏二两，碎

上九味㕮咀。以水一斗，先煮麻黄减一升，去上沫，内诸药煮取三升，去滓，强服一升，羸者减之，日三服，小儿服四合。

食咸酸伤肺①

杂　方

［吉氏］治小儿伤冷气喘涎多方

菰瓠一个大者，开一盖子　阿胶一分　砂

① 食咸酸伤肺：此下缺文，待考。

糖半两

上件，将二味投入菰蓏内，以盖子依旧封着，白纸都糊，入饭甑蒸两遍，倾出。随儿大小约多少，冷服。

真珠散 治小儿气喘多涎。

真珠末 生犀角镑。各半钱 香附子四钱 龙脑少许

上为末。每服半铜钱，煎桃仁汤调下，婴儿一字，一岁以下者半钱。

[茅先生] 小儿诸喘气急方

海漂蛸 黑牵牛末 牡蛎 马兜铃去皮

上，各秤二钱，为末，拌匀。每服抄一钱，用鲫鱼淡煮汤调下。

又方

海漂蛸 牡蛎火煅

上等分，为末。每服一钱，用淡生姜汤调下。

喉间有声

千金射干汤 治小儿咳嗽，喘急如水鸡声。

射干 麻黄 紫菀 甘草 生姜各半两 半夏三钱 桂心二钱 大枣十五枚

上锉散。每服二钱，水一盏半煎，入蜜少许服。

梅花饮子 治小儿惊潮，五脏积热，上焦蕴热，手足心热，喉中多痰涎，面色或红或白，瘖呀鼻流清涕，气急肝肺壅热，目赤咳嗽，或被人惊，夜啼不安，或伤寒渐安，尚有馀热，亦宜服化痰退热。

硼砂 马牙硝 芒硝 人参各一两 甘草半两 梅花脑子 辰砂 麝香各一字

上八味，为末，以磁器收贮。遇有此证，麦门冬汤调下。气喘咳嗽，桑白皮汤下。常服，薄荷汤调下。

失音

二圣散 治风痰壅闭，语音不出，气促喘闷，手足动摇，似搐非搐。

诃子十枚大者，半生半炙，去核 大腹皮净洗，焙干，五钱

上锉。每服二钱，水一盏，煎七分，无时温服。

通治

定喘饮 治夹风痰喘，气促，不拘冷热二证。

人参去芦头 麻黄不去根节 防己去黑皮 诃子去核 半夏汤洗，去滑 甘草六味各五钱

上锉。每服二钱，水一盏，姜二片，煎七分，无时温服。

总治十六般哮嗽。出《本事方》

阿胶锉，炒 马兜铃 甘草炙 半夏姜汁浸三日 杏仁去皮尖。各一两 人参半两

上锉散。每服二钱，水一盏，随病汤使，煎至七分，临卧食后服。汤使于后。

心嗽，面赤，或汗流，加干葛煎。 肝嗽，眼中泪出，入乌梅一个，糯米十四粒煎。 脾嗽，不思饮食，或恶心，入生姜二片煎。 胃嗽，吐逆，吐酸水，入蚌粉煎。 胆嗽，令人不睡，用药半钱，茶清调下。 肺嗽，上气喘急，入桑白皮煎。 膈嗽，出痰如圆块，生姜自然汁调药咽下。 劳嗽，秦艽末同煎。 冷嗽，天晚嗽甚，葱白三寸同煎。 血嗽，连频不住，当归末、枣子同煎。 暴嗽，涕唾稠粘，入乌梅、生姜煎。 产嗽，背甲痛，甘草三寸、黄蜡少许煎。 气嗽，肚疼胀满，青皮同煎。 哮喘声如拽锯，入半夏二个同煎。 肾嗽，时复三两声，入黄芪、白饴糖煎。

已上十六般嗽疾，依法煎服，无不效验。

马脾风

暴喘而胀满也。 田氏云：暴喘，俗

传为马脾风也，大小便哽，宜急下之，用牛黄夺命散，后用白虎汤平之。　马脾风在百日内者不治。

牛黄夺命散　治小儿肺胀喘满，胸膈起急，两胁扇动，陷下作坑，两鼻窍张，闷乱嗽喝，声嗄而不鸣，痰涎潮塞，俗云马脾风，若不治，死在旦夕。

白牵牛　黑牵牛各一两，半生半熟　川大黄　槟榔各一两

上为细末。三岁儿每服二钱，冷浆水调下。涎多，加腻粉少许，无时，加蜜少许。

无价散　治风热喘促，闷乱不安，俗谓之马脾风。

辰砂二钱半　轻粉五钱　甘遂面裹，煮，焙干，一钱半

上为细末。每服一字，用温浆水少许，入滴油一点，挑药在上，沉下去，却以浆水灌之，立效。

又一法，小儿喘胀，俗谓之马脾风，又谓之风喉者。以草茎量病儿手中指里近掌纹至中指尖截断，如此二茎，自乳上微斜直立，两茎于梢尽头横一茎，两头尽头点穴，灸三壮，此法多曾见愈。

悲　哭

《万全方》小儿有惊啼，有夜啼，有躽啼。夫惊啼者，由风邪乘心，脏腑生热，热则精神不定，睡卧不安，故惊啼。夜啼者，脏冷也，夜则阴盛，阴盛相感，痛甚于昼，故令夜啼。一云：有犯触禁忌，亦令儿夜啼，可作法术断之。其躽啼者，由腹中痛甚，儿身躽张，气蹙而啼也。又有胎寒而啼者，此儿在胎时已受病也，其状肠胃虚冷，不消乳哺，腹胀下痢，颜色青白，而时或啼叫是也。

［薛］　悲哭者，肺之声，泪者，肝之液也。若六脉弦紧者，先以温汤渍其身取汗，次以凉膈散之类清其内热，此张子和治法如此。若因乳母怒火遗热于肝，肝火炎炽，反侮肺金，金木相击，故悲哭有声者，宜用六君、柴胡、山栀以补脾清肝，用六味丸以壮水生木。有因惊风，过服祛风燥血之药而致者，有因吐泻内亡津液而致者，及禀父肾阴不足，不能生肝者，治各审之。若小儿忽然大啼作声，丹溪谓必死，此禀肾阴不足，虚火炎上故也，用六味丸多有生者。仍参览夜啼、客忤、惊啼、重舌、口疮、天钓、内钓等证。

钱氏蝉花散　治惊风夜啼，咬牙咳嗽，及疗咽喉壅痛。

蝉花和壳　白僵蚕直者，酒炒熟　甘草炙。各一分　延胡索半分

上为末。一岁一字，四五岁半钱，蝉壳汤下。

《本事方》治小儿拗哭。**龙齿散**

龙齿　蝉壳去翅足、泥土　钩藤有钩子者　羌活　茯苓　人参各等分

上为末。每服一大钱，煎六分，去渣，温热服。

子和治一小儿悲苦，弥日不休，两手脉弦而紧。戴人曰：心火甚则乘肺，肺不受其屈故哭。肺主悲，王太仆云：心烁则痛甚，故烁甚悲亦甚。先令浴，以温汤渍形以为汗也，肺主皮毛，汗出则肺热散，浴止而啼亦止矣。仍命服凉膈散加当归、桔梗，以竹叶、生姜、朴硝同煎服，泻膈中之邪热。

惊　啼

谓于眠睡里忽然啼而惊觉也。　钱氏云：小儿惊啼，邪热乘心也。当安心，安神丸主之方见心脏。

乳香丸　治惊风内钓，腹痛惊啼。

乳香半钱　没药　沉香各一钱　蝎梢十四枚　鸡心槟榔一钱半

上为末，炼蜜丸桐子大。每服二丸，菖蒲、钩藤汤调下。

木香丸　治证同前。

乳香　没药　全蝎各半钱　钩藤　舶上茯香　木香各一钱

上，先将乳香、没药另研，次入诸药末和毕，取大蒜少许，研细和丸，桐子大。每服二丸，钓藤汤下。

［张涣］婴儿眠卧着，忽啼哭惊觉，面赤口舌干，状若神祟，即非夜啼，乃风热邪气乘于心脏，名曰惊啼。宜用**牛黄膏**方常服除胎热。

牛黄　好牡蛎煅粉。各一分　人参　甘草炙。各半两　已上并为细末，次入　辰砂　雄黄各一分，并细研，水飞　龙脑半钱

上件诸药，一处研细匀，炼蜜和成膏，如鸡头实大。每服半粒至一丸，薄荷汤化下，乳食后。

青云散

石莲心一分　天南星炮　僵蚕取直者　全蝎　郁金皂角煮。各一钱半　雄黄一钱　粉霜半钱

上件为末。每服一字半钱，看大小，蜜汤调下。

圣惠犀角散　治小儿惊啼。

犀角屑　钩藤　升麻　黄芩　甘草炙。各一分　人参三分

上㕮咀。每服一钱，水一盏，煎至五分，量儿服之。

羚羊角散

羚羊角屑　黄芩　犀角屑　甘草炙　茯神各一分　麦门冬半两

上件药，捣罗为散。每服一钱，以水一小盏，煎至五分，去滓，量儿大小，分减服之。

龙齿散　治小儿惊啼烦热，眠卧不安。

龙齿　麦门冬各半两　白芍药　川升麻　川大黄炒　甘草炙。各一分

上件药㕮咀。每服一钱，以水一小盏，煎至五分，去渣，温服，量小儿大小，加减服之。

柏子仁散　治小儿惊啼，状如物刺。亦治躽啼。

柏子仁一两，捣细罗为散

上件药，一二岁儿每服一字，用粥饮调服，三四岁儿每服半钱，一日三四服，量儿大小加减。

治小儿五邪，惊啼悲伤。鲮鲤甲，烧之作灰，以酒或水和服方寸匕出本草。

《仙人水鉴》儿生下，多惊啼声噎，庸医云是气急，此误人命，宜使此方。

收取黄葵四月花，阴干，捣散，入马牙、黄连四分加黄柏，四味神方力莫加。

上，以冷水调下一字至一钱，服之立效。

《婴孺》治小儿夜睡，忽惊啼不识母，母唤之，摇头方

上小儿忽惊啼不识母者，是梦中见母弃之去，谓母实，故啼去，但令人抱坐于暗中，令母从外把大火入来唤之即止。所以然者，谓母去还来也。此方天下未之知。《隐居效方》。

一法，写天心二字于囟门上，写泥丸二字于丹田上。

躽　啼

巢氏云；小儿在胎时，其母将养，伤于风冷，邪气入胞伤儿脏腑，故儿生之后，邪犹在儿腹内，邪动与正气相搏，则腹痛，故儿躽张蹙气而啼。

钩藤膏　治小儿干啼后躽方见腹痛。

［张涣］婴儿在胎之时，其母将养一切不如法，及取凉饮冷过度，冷气入儿肠

胃，使胎气不强，致生下羸弱多病，俯仰多啼，名曰躯啼，宜用**养脏汤**方。

川当归一两 沉香 丁香 白术 桂心 川芎各半两

上件，捣罗为细末。每服一钱，水八分，入生姜二片，煎至四分，去渣放温，时时滴儿口中。

婴孺黄芪散 治少小胎寒，腹痛躯啼。

黄芪 当归 芎䓖 干姜各四分 甘草三分 黄芩六分铢

上为末。二十日儿用乳汁和一胡豆大，一日三夜一，五十日儿一小豆大，百日二小豆大。药温中无毒，若无黄芪，可阙也。儿生便服，使寒气不得生，亦不吐，服之期年，止服妙。若寒气疞痛，啼不可忍，以水煮饮之，如服理中丸法，服药补益之，可数十倍节度无苦。

［刘氏］治胎气弱，阴阳不调，昼夜躯啼不已。

好乳香水中坐乳钵，细研 没药细研 木香 姜黄各四钱 木鳖子二十个，去壳

上，先将后三味同为细末，次研入上二味，炼蜜和成剂收之。每一岁儿，可服半皂子大，馀以意加减，煎钩藤汤化下，无时。次用魏香散。

魏香散

蓬莪茂半两，湿纸裹，煨 真阿魏一钱

上，先用温水化阿魏，浸蓬莪茂一昼夜，切，焙干为末。每服半钱，煎紫苏米饮空心调下。躯啼稍愈，服开胃丸。

开胃丸

白术 木香 蓬莪茂 人参 当归各半两 白芍药一分

上为细末，汤浸炊饼为丸，如黍米大。每服五七丸，空心食前，煎麝香汤下。

白术当归煎丸 治胎寒腹痛，遇夜啼叫，身体躯张，有如痫状，吐哯不止，大便酸臭，乳食虽多，不生肌肤。

白术 当归 木香

上等分，为细末，炼蜜为丸，如桐子大。每服一丸，煎木香汤化下。

六神散 治腹痛啼哭，面青口中冷气，四肢亦冷，曲腰而啼，或大便泄泻，及不吮乳。

人参 山药 白术各半两 甘草二钱 茯苓 扁豆炒。各一两

上为末。每服二钱，姜二片，枣一枚，煎服。一方，用当归、白芍药、人参各二钱半，甘草、桔梗、陈皮各一钱，为散。每服二钱，水煎，时时服。

夜 啼

《三因》小儿夜啼有四证，一曰寒，二曰热，三曰重舌、口疮，四曰客忤。寒则腹痛而啼，面青白，口有冷气，腹亦冷，曲腰而啼，此寒证也。热则心躁而啼，面赤，小便赤，口中热，腹暖，啼时或有汗，仰身而啼，此热也。若重舌、口疮，要吮乳不得，口到乳上即啼，身额皆微热，急取灯照口，若无疮，舌必重也。客忤者，见生人，气忤犯而啼也，各随证治之。

［**曾**］ 夜啼者，有惊热夜啼，有心热夜啼，有寒疝夜啼，有误触神祇夜啼，此四者，详具于后。 惊热者，为衣衾太厚，或抱于极暖处久坐，致生烦闷，邪热攻心，心主神，神乱则惊，心与小肠为表里，故啼泣而遗溺者是也。治法，退热镇心则自安矣，用百解散急惊、牛蒡汤咽喉、三解散潮热主之。 心热者，见灯愈啼，面红多泪，无灯则稍息，盖火者阳物也，心热遇火，两阳相搏，才有灯而啼甚，故经曰：火疾风生乃能雨，此其义也。宜凉心安神，用百解散或五苓散俱惊

加黄芩、甘草，水煎服，次牛蒡汤咽喉、三解散潮热及琥珀抱龙丸惊为治。　有遇黄昏后至更尽时，哭多睡少，有啼声不已，直到天明，乃胎中受寒，遇夜则阴胜而阳微，故腰曲额汗，眼中无泪，面莹白而夹青，伏卧而啼，入盘肠内吊之证，名为寒疝。治法，去宿冷，温下焦，白芍药汤疝、乌梅散腹痛及冲和饮伤寒加盐炒茱萸、茴香，水姜煎服，及钩藤膏亦佳。误触神祇者，面色紫黑，气郁如怒，呼时若有恐惧，及睡中惊惕，两手抱母，大哭不休，此误触禁忌神祇而得，或因恶祟所侵，盖婴孩目有所睹，口不能言，但惊哭无时，指纹俱隐，故《玉环集》云：忽然两手形无见，定知唐突恶神灵。治法，先解其表，宜百解散惊，次驱邪镇心，用苏合香丸客忤、琥珀抱龙丸惊投之自效。

［演山］　王氏举水镜先生云：天苍苍，地王王，小儿夜啼疏客堂。又云：啼而不哭是烦，哭而不啼是躁。《无辜赋》云：夜多啼而似祟。凡初生儿日夜烦啼如有祟，或谓热在心，惊药与疏利，或谓寒停脏腑，与服温暖，医者察而治之，乃善也。若儿啼哭，胸堂仰突，首反张，不喜见灯者，心经有热，宜疏利，服三黄丸或洗心散加灯心、麦门冬子良。若儿啼哭，头低身曲，眼闭肚紧者，脏腑留寒，宜与温之，胃风汤加黄芪煎，效。若不识证候，但以蝉蜕二七枚全者，去大脚为末，加朱砂一字，蜜调涂于吻，立效。

［薛］　夜啼有二，曰脾寒，曰心热也，夜属阴，阴胜，则脾脏之寒愈盛，脾为至阴，喜温而恶寒，寒则腹中作痛，故曲腰而啼，其候面青白，手腹俱冷，不思乳食是也，亦曰胎寒，用钩藤散。若见灯愈啼者，心热也，心属火，见灯则烦热内生，两阳相搏，故仰身而啼，其候面赤，手腹俱暖，口中气热是也，用导赤散。若面色白，黑睛少，属肾气不足，至夜阴虚而啼也，宜用六味丸。若兼泄泻不乳，脾肾虚弱也，用六神散。若兼吐泻少食，脾胃虚寒也，用六君、炮木香。大便不化，食少腹胀，脾气虚弱也，用异功散。心血不足者，秘旨安神丸。木火相搏者，柴胡栀子散。肝血不足者，地黄丸。大抵此证或因吐泻，内亡津液，或禀赋肾阴不足，不能滋养肝木，或乳母恚怒，肝火侮金，当用六君子汤补脾土以生肺金，地黄丸壮肾水以滋肝木。若乳母郁闷而致者，用加味归脾汤。乳母暴怒者，加味小柴胡汤。乳母心肝热搏，柴胡栀子散。仍宜参客忤惊啼览之。

《心鉴》治小儿一百二十日内夜啼，用蝉蜕四十九个，去前截，用后截，为末，分四服，钓藤汤调灌之。

普济蝉花散　治小儿夜啼不止，状若鬼祟，用蝉蜕下半截为末，一字，薄荷汤入酒少许调下。或者不信，将上半截为末，前汤调下，即复啼也。古人立方，莫知其妙。

寒夜啼

钱乙论夜啼云：脾脏冷而痛也，当与温中药及以法禳之，花火膏主之。

花火膏　取灯火一颗，涂乳上，令儿吮之。

钱氏当归丸　凡小儿夜啼者，脏寒而腹痛也，面青手冷，不吮乳者是也，宜此方。

当归　白芍药　人参各一分　甘草炙，半分　桔梗　陈橘皮不去白。各一钱

上为细末。水煎半钱，时时少与服。又有热痛，亦啼叫不止，夜发面赤，唇焦，小便黄赤，与三黄丸、人参汤下。三黄丸方见实热。

张涣万金散　治婴儿脏寒，禀气怯

弱，或多囟解，面色青白，遇夜多啼，甚者烦闷，状若神祟，亦由触犯禁忌所致，此名曰夜啼，宜用此方。

沉香锉　丁香　人参　五味子　当归各一两　赤芍药　白术各半两　桂心一分

上件，捣罗为细末。每服一钱，用淡温浆水一小盏，煎至五分，放温，时时滴儿口中，立效。

田氏五味子散　治小儿夜啼及腹痛，至夜辄剧，状似鬼祟。

五味子　当归　赤芍药　白术各半两　茯神　陈皮　桂心　甘草炙。各二钱半

上为粗末，水煎。量儿大小加减。

钩藤膏　治百日内婴孩面青腹痛夜啼，及周岁已上者盘肠内吊诸疝气疾。

钩藤和钩　玄胡索　当归酒洗　粉草炙　乳香各五钱　肉桂去粗皮，二钱　麝香一字

上，前四味焙干，桂不过火，同为末，乳香蒻叶裹，熨斗盛火熨透，候冷，入乳钵同麝细杵，后入前药末再杵匀，炼蜜丸芡实大。每用一丸至二丸，白汤空心化服。

钩藤饮　治小儿夜啼，乃脏冷也，阴盛于夜则冷动，冷动则为阴极发躁，寒盛作疼，所以夜啼不歇也，钩藤散主之。治惊啼，加蝉蜕、防风、天麻。

钩藤钩　茯神　茯苓　川芎　当归　木香　甘草　白芍药各一钱

上为末。每服一钱，姜、枣略煎服。其或心热而烦，啼必有脸红舌白，小便赤涩之证，钩藤饮去木香，加朱砂末一钱，研和。每服一钱，木通汤调下，或锉散煎服亦可。

圣惠乳头散　治小儿夜啼不止，腹中痛。

黄芪锉　甘草炙　当归　赤芍药　木香

上，各等分，捣细罗为散。每服取少许着乳头上，因儿吃乳，服之。

蒜乳丸　治腹痛夜啼方见腹痛。

热　夜　啼

钱氏云：三黄丸治腹热痛。热痛腰不曲，肢不冷也。　夜啼面赤，唇焦便赤，用人参汤吞下方见里热。

吉氏朱砂膏　治诸惊啼夜啼。

朱砂　人参　白茯苓　甘草各一钱　脑　麝各少许

上末，蜜为丸。每服一块如皂子大，金银薄荷汤下。

安神散　治一应惊啼。

犀角　雄黄　人参　车前子各半两　茯苓一两

上五味为末。每服一钱，桃仁汤下。

三因灯花散　治热证心躁夜啼，以灯花三四颗，研细，用灯心煎汤，调涂口中，以乳汁送下，日三服。无灯花，用灯心烧灰亦妙。　又一法，灯花七枚，硼砂一字，辰砂少许，研细，蜜调，抹唇上立安。

茅先生抹唇膏　主小儿夜啼。

蝉壳一个，去足　灯花两朵　朱砂少许

上为末。如小儿夜啼，遇夜用鸡冠血调药，抹儿上下两唇，即止。夹朱砂膏与服。

[丹溪]　治小儿夜啼

人参二钱半　黄连一钱半　甘草炙，五分　竹叶二十片　生姜一片

上，水煎服。

澹寮龙齿散方见前，即本事龙齿散，但无羌活。

小儿夜啼，黄连姜汁炒、甘草、竹叶、灯心煎服。

口疮重舌夜啼

三因蒲黄散

真蒲黄微炒，纸铺地上出火气

上研细。每抄些少掺舌下，时时掺之，更以温水蘸熟帛裹指，轻轻按掠之，按罢掺药。

牡蛎散方见口疮。

客忤夜啼

治客忤夜啼，法用本家厨下烧残火柴头一个，以火焦头为上，朱书云：吾是天上五雷公，将来作神将能收，夜啼鬼一缚永不放，急急如太上老君律令敕。书了勿令儿知，立在床下倚床前脚里立之，男左女右，效。

黄土散 治小儿卒客忤。

灶中黄土　蚯蚓屎各等分

上，研匀。和水，涂儿头上及五心，良。

禳厌法

《千金》治夜啼方

上，以妊娠时，食饮偏所思者物哺儿即效。

《外台·必效》小儿夜啼方

以日未出时及日午时仰卧，于脐上横文中，屏气以朱书作血字，其夜即断声效。

［陈藏器］馀云

井口边草主小儿夜啼，着母卧席下，勿令母知。

《子母秘录》治小儿夜啼。

甑带悬户上

［孟诜］小儿夜啼。

取干牛粪如手大，安卧席下，勿令母知，子母俱吉。

《集验方》仙人杖，小儿惊痫及夜啼，安身伴睡，良。

《日华子》云：猪窠内有草，治小儿夜啼，安席下，勿令母知。

《日华子》云：乌雌鸡翼，治小儿夜啼，安席下，勿令母知。

《圣惠方》

上，脐下书甲字，差。

又方　取树孔中草，着户上，立止。

又方　以车辋，盗安母卧床下，勿令母知。

又方　取荒废井中败草，悬户上，良

又方　取牛粪灰，安母卧下，勿令母知。

又治小儿夜啼符法三道

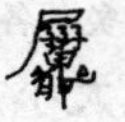

此符左右手中贴之

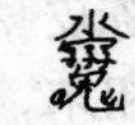

此符脐中贴之

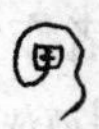

贴房门上

《婴孺》治小儿夜啼法

上，令母脱去上衣，只着中衣，跪宅四角，曰：西方白帝，东方青帝，南方赤帝，北方黑帝，中央黄帝，乞断某甲夜啼，荷恩之日，奉还酒脯，随意所用。还法安五畔置中庭四角，故四角四畔，中央一畔，启颡瞻五帝说曰：今日奉还随意所咒愿之。

刘氏方　治小儿夜啼。

写：若以色见我，以音声求我，是人行邪道，不能见如来，烧灰吞之，男左一本，女右一本。

灸法

《宝鉴》灸幼宫，三壮，又灸中指甲后一分。　《万全方》灸小儿夜啼，上灯啼，鸡鸣止者。灸中指甲后一分，中冲穴一壮，炷如小麦大。

喑

［薛］　经云：舌者音声之机也，喉者音声之关也。小儿卒然无音者，乃寒气客于会厌，则厌不能发，发不能下，致其门阖不制，故无音也。若咽喉音声如故，而舌不能转运言语，则为舌喑，此乃风冷之邪，客于脾之络，或中于舌下廉泉穴所致也，盖舌乃心之苗，心发声为言，风邪阻塞经络，故舌不能转运也。若舌本不能转运言语，而喉中声嘶者，则为喉喑，此亦为风冷所客，使气道不通，故声不得发，而喉无音也。然或风痰阻塞，或因心经气虚，或因脾之脉络受风，或因风痰滞于脾之络，或因脾气不足，或胃中清气不升，皆足以致喑。大抵此证亦有禀父肾气不足、不能言者，有乳母五志之火遗儿薰闭清道、不能言者，或儿病津液耗损、会厌干涸、不能言者，或肾气不充、虚火上炎伤肺、不能言者，有惊风中风不能言者。若遗热与津液耗者，用七味白术散。清气不升者，用补中益气汤。禀肾不足与虚火伤肺者，用六味地黄丸。若仰首咳嗽，肢体羸瘦，目白睛多，或兼解颅，呵欠咬牙等证，悉属肾虚，非地黄丸，不能救也。

卒失音

巢氏云：喉咙者，气之道路，喉厌者，声音之门。门户，有暴寒气客于喉厌，得寒即不能发声，故卒然失音也，不能语者，语声不出，非牙关噤也。

病后喑

钱氏论肾怯、失音相似，病吐泻及大病后，虽有声而不能言，又能咽药，此非失音，为肾怯不能上接于阳故也，补肾地黄丸肾主之。失音乃卒病耳。

《吉氏家传》治小儿患后声不出。

酸枣仁去壳，一钱　白茯苓半钱　朱砂二钱

上件为末，蜜丸如豆大。每服一丸，人参汤下。

圣惠鸡头丸见舌。

惊退而喑

汉东**王先生通关散**　治小儿惊风并退，只是声哑不能言。

上以天南星炮，为末。每服，婴孩半字或一字，三五岁半钱，八九岁一钱，猜猪胆汁调下，令孩儿吃咽入喉中，便能言语。

《集验方》治小儿惊退而哑，不能言语。

木通锉　防风去芦　川升麻　羚羊角屑　桂心已上各半两　甘草炙，二钱半

上件药，捣为粗散。每服一钱，水一小盏，煎至五分，去滓，入竹沥少许，更煎一两沸，不计时候，量儿大小加减服之。

《集验》又方

腊月牛胆酿天南星不拘多少

上研细。每服半字，薄荷汤调下，临卧服，儿大者，服一字至半钱。

痫瘥而喑

《巢氏病源》小儿发痫差后，六七岁不能语，候风痫发之状，口眼相引，或目睛上摇，或手足瘛疭，或脊背强直，或颈项反折，屈搐如数，皆由以儿当风取凉，乳哺失节之所为也。而痫发瘥后不能语者，是风痫，因儿衣厚汗出，以儿乘风取凉太过，为风所伤得之，其初发之状，屈指如数，然后发瘛疭是也。心之声为言，开窍于口，其痫发虽止，风冷之气犹滞心

之络脉，使心气不和，其声不发，故不能言也。

千金大补心汤　治小儿痫差后，风冷留滞于心络，使心气不和，语声不发。

黄芩　附子炮，去皮脐。各一两　甘草　茯苓　桂心各三两　石膏　半夏　远志肉各四两　生姜六两　大枣二十枚　饴糖一斤　干地黄　阿胶　麦门冬各三两

上件药㕮咀。每服一大撮，入前饴糖半匙许，水一盏半，煎半盏服之。

中风失音

《圣惠》治小儿中风失音不语，舌根强硬方

陈酱汁半合　人乳二合

上件药相和，合令匀，少少与儿服之。

张涣竹沥膏　治小儿中风，失音不语，牙关紧急。

竹沥依法旋取　生地黄取汁　蜜各半合，已上搅匀　桂心为末　石菖蒲一寸九节者，取末。各一两

上件，都一处调匀，慢火熬成膏，硬软得所如皂子大。每服一粒，取梨汁化下。

救生菖阳汤　治小儿中风昏。

石菖蒲　天麻　生乌蛇肉　全蝎　白僵蚕　附子炮，去皮脐　羌活　人参　白附子各半两

上为粗末。每服三钱，水两盏，生姜五片，薄荷五叶，煎至一盏，滤去渣，温热时时与服。

醒脾散　治小儿惊搐后不语。

甘草炙，一钱　冬瓜子　防风各半两　人参一分

上件为细末。每服一钱，用水一盏，入竹叶数片，灯心少许，同煎至七分，去滓，食后温服，临睡。

伤寒失音

茅先生伤寒失音语不得方

金毛狗脊　甘草等分

上为末。每服一钱，用黄腊一块，指头大，水六分，同煎四分服。

《集验方》治小儿伤寒失音不能语

桂指面大

上，含桂口中，渐渐声音如旧。

鼻

张涣按：小儿肺气通于鼻。气为阳，若气受风寒，停滞鼻间则成鼻塞，气寒使津液不收则多涕，若冷气久不散，脓涕结聚，使鼻不闻香臭则成齆鼻，若挟热则鼻干，皆妨害乳食。

[薛]　巢氏云：鼻乃肺之窍，皮毛腠理乃肺之主，此因风邪客于肺而鼻塞不利者，宜用消风散。或用葱白七茎，入油腻粉少许，擂摊绢帛上，掌中护温，贴囟门。因惊仆气散，血无所羁而鼻衄者，用异功散加柴胡、山栀。左脸青而兼赤者，先用柴胡清肝散，后用地黄丸。右脸赤，乃肺、大肠实热也，用泻白散。鼻色赤，乃脾胃实热也，用泻黄散。微赤，乃脾经虚热也，用异功散加升麻、柴胡。色深黄，用济生犀角地黄汤，后用杨氏地黄散。淡白色，用六君子汤。颏间色赤，用四物汤加山栀；赤甚，用五淋散。小便赤色，用六味丸、补中益气汤。唇色白，用六君子汤。久不愈用麦门冬饮子。若初病元气未亏，乳食如常，发热壮热，二便秘结，作渴饮水，卧不露睛者，悉属形病俱实，当治邪气。若病久元气已亏，食少发热，口干饮汤，呕吐泄泻，肢体畏寒，卧而露睛者，悉属形病俱虚，当补正气为要。

鼻　塞

［演山］　凡产牙儿，三朝、五日、六晨、一腊，忽然鼻塞，吻乳不能，开口呼吸者，多是乳母安睡之时，不知持上儿子，鼻中出息，吹着儿囟，或以水浴洗，用水温冷，不避风邪，所以致儿鼻塞。宜与通关膏傅之，消风散服之。或有惊悸作热，杜薄荷散与服。通关膏用白僵蚕、猪牙皂角、荆芥、香附子、川芎、细辛等分为末，葱白同研，傅囟至妙。

消风散　治胎热胎寒，兼治诸风上攻，头目昏痛，项背拘急肢疼，目眩旋晕，鼻塞多嚏，皮肤顽麻，痒疮瘾疹，小儿虚风。

茯苓　川芎　羌活　荆芥穗　防风去芦　藿香　僵蚕炒　蝉蜕去嘴爪　甘草炙　厚朴制　陈皮去白。各等分

上为末。每服五分，茶清调下，薄荷汤亦可。急慢惊风，乳香、荆芥汤调下。或加雄黄，名雄风散。

薄荷汤　治鼻塞不通及夹惊伤寒，极热变蒸。

薄荷叶五钱　羌活　全蝎　麻黄去节　甘草　僵蚕炒。各一钱　天竺黄　白附子各二钱半，煨

上为末。薄荷汤调下。热极生风加竹沥少许。一方，有柴胡、台芎、桔梗、茯苓，无全蝎、僵蚕、天竺、白附。

张涣辛夷膏

辛夷叶一两，洗焙干　细辛　木通　香白芷　木香各半两

以上捣罗为细末。次用

杏仁一分，汤浸，去皮尖，研

上件，用羊髓、猪脂各二两，同诸药相和，于石器中慢火熬成膏赤黄色，放冷，入龙脑、麝香各一钱，拌匀。每用少许涂鼻中。若乳下婴儿，奶母吹著儿囟鼻塞者，只涂囟上。

《张鸡峰方》治囟开不合，鼻塞不通。

上，以天南星大者一枚，微炮为末。以淡醋调涂绯帛上，以贴囟上。炙热手，频熨之。

庄氏治小儿鼻塞方

上，以槐叶为末，用乳母唾调，厚涂囟上。

吉氏葱涎膏　治儿生三五日，鼻塞气急，饮乳之时啼叫不止。

葱叶　猪牙皂角为末，去皮。各七条

上，烂研，同皂角末成膏。贴囟门上，差。

齆　鼻

圣惠龙脑散　治小儿鼻齆，不闻香臭。

龙脑半钱，细研　瓜蒂十四枚　赤小豆三十粒　黄连三大茎，去赫

上件药，捣细罗为散，入龙脑研令匀。每夜临卧时，以绿豆大吹入鼻中。每用有少许清水出，为效。

张涣清肺膏　治齆鼻病。

瓜蒂半两　附子一枚，炮，去皮脐　赤小豆　细辛　甘草各一分。已上捣罗为细末

上件，入龙脑一钱研匀，炼蜜和丸。绵裹，内鼻中，随鼻之大小。

上二方，前一方，有热者宜之。后一方，有寒者宜之。

鼻流清涕

《圣惠》夫肺气通于鼻，若其脏为风冷所伤，冷随气乘于鼻，故使液涕不收也。夫津液涕唾，得热则干燥，得冷则流溢也。

张涣菊花散　治鼻塞多涕等病。

甘菊　防风　前胡各一两　细辛　桂心各半两　甘草一分

上件，捣罗为细末。每服半钱，研入乳香少许，煎荆芥汤调下，乳后。

圣惠菊花散 治小儿脑户伤于风冷，鼻内多涕，精神昏闷。

甘菊花 白术 细辛 白茯苓 甘草炙微赤，锉 防风 人参并去芦。各一分

上件药，捣粗罗为散。每服一钱，以水一小盏，入生姜少许，煎至五分，去滓，不计时候，量儿大小，以意分减，温服。

万全方芎䓖散 治证同前。

芎䓖半两 甘菊花 白术 防风 人参 细辛 白茯苓 甘草炙。各一分

上件药，捣罗为散。每服一钱，以水一盏，生姜少许，煎至五分，去滓温服。

鼻干无涕

《圣惠》夫小儿肺脏壅滞，有积热上攻于脑，则令脑热也。又肺气通于鼻，主于涕，若其脏有热，则津液干燥，故令无涕也。

圣惠木通散 治小儿脑热无涕，口干心躁，眠卧不安。

木通锉 麦门冬去心，焙 川升麻各半两 知母 犀角屑 甘草炙微赤，锉 杏仁汤浸，去皮尖双仁，麸炒微黄。各一分 栀子仁三枚

上件药，捣罗为粗散。每服一钱，以水一小盏，煎至五分，去滓，不计时候，量儿大小，加减温服。

张涣犀角升麻散 治脑热肺壅鼻干病。

犀角屑一两 川升麻 马牙硝 黄连各半两

已上捣罗为细末。次用

朱砂细研，水飞，半两 牛黄 龙脑各一分，研细

上件，捣罗为细末。每服半钱，温蜜汤调下，乳食后。

万全方麦门冬丸 治小儿心肺壅热，脑干无涕，时有烦躁。

麦门冬去心，焙，一两 龙脑细研，半分 甘草炙 牛黄研入。各一分 黄连 赤茯苓 犀角屑 粉霜 朱砂 马牙硝各研 生干地黄 子芩各半两

上件药，捣罗为末，入研了药，都研令匀。每服半钱，以温蜜汤调下。

鼻有息肉

《千金翼》论曰：凡人往往有鼻中肉塞，眠食皆不快利，得鼻中出息，而俗方亦众，而用之皆无成效。惟见本草云：雄黄主鼻中息肉。此言不虚，但时人不知用雄黄之法，医者生用，故致困毙。曾有一人患鼻不得喘息，余以成炼雄黄，日内一大枣许大，过十日，肉塞自出，当时即得喘息，更不重发。其炼雄黄法，在《千金翼》仙丹方中具有之，宜寻求也，期有神验。

《千金》治小儿鼻塞生息肉方

通草 细辛各一两

上二味捣末。取药如豆，着绵缠头，内鼻中，日二。

《千金翼》治鼻中息肉塞鼻，不得喘息方

取细辛，以口湿之，屈头，内鼻中，傍内四畔多着，日十易之，满二十日外，以葶苈一两 松萝半两

上二味捣筛，以绵裹薄如枣核大，内鼻中，日五六易之。满二十日外，以吴白矾上上者二两，瓦坯里相合，令置窑中烧之，待瓦熟，取捣筛，以面脂和，如枣核大，内鼻中，日五六易。尽，更和，不得顿和。二十日外，乃差。慎行作劳，及热食并蒜面百日。

《千金翼》治齆鼻有息肉，不闻香臭方

瓜蒂　细辛各半两

上二味为散。絮裹豆大，塞息中，须臾即通。

鼻　赤

[丹溪]　治小儿赤鼻

雄黄　黄丹各等分　用无根水调傅。

或用菖蒲半叶，酒蒸，为末，调服，解食毒。无根水者，天落雨水，用碗盛之者是也。

薛氏云：鼻色赤，乃脾胃实热也，用泻黄散。微赤，乃脾经虚热也，用异功散加升麻、柴胡。色深黄，用济生犀角地黄汤，后用杨氏地黄散。淡白色，用六君子汤。

杨氏地黄散　治荣中有热，肺壅鼻衄。

生地黄　赤芍药　当归身　川芎各等分

上，每服二三钱，水煎熟，入蒲黄少许。春夏衄，入地黄汁、蒲黄各少许。秋冬衄，用车前子汁少许。

龟　胸

[钱]　肺热胀满，攻于胸膈，即成龟胸。又，乳母多食五辛亦成。

[张]　乳母乳儿，常捏去宿乳，夏常洗乳净，捏去热乳。若令儿饮热乳，损伤肺气，胸高胀满，令儿胸高如龟，乃名龟胸。

[曾]　此候因风痰停饮，聚积心胸，再感风热，肺为诸脏华盖，居于膈上，水气泛溢，则肺为之浮，日久凝而为痰，停滞心胸，兼以风热内发。其外证唇红面赤，咳嗽喘促，致胸骨高如覆掌，名曰龟胸。治法，宽肺化痰利膈，以除肺经痰饮，先用五苓散和宽气饮，入姜汁、葱汤调服，次清肺饮、雄黄散、碧玉丸、如意膏为治。若投前药，愈而复作传变，目睛直视，痰涎上涌，兼以发搐，则难治矣。

[薛]　龟胸、龟背，多因小儿元气未充，腠理不密，风邪所乘，或痰饮郁结，风热交攻而致。法当调补血气为主，而以清热消痰佐之。若因乳母膏粱厚味者，当以清胃散治其母，子亦服少许。

圣惠大黄丸　治龟胸，肺热壅滞，心膈满闷。

川大黄七钱半，微炒　天门冬焙　百合　杏仁麸炒微黄　木通　桑白皮　甜葶苈隔纸炙紫　川朴硝各五钱

上为细末，蜜丸如绿豆大。不时，温水研五丸，量儿大小加减。《幼科类萃》去朴硝，加百合、石膏。

张氏百合丹即大黄丸加减。

百合一两　川朴硝　杏仁汤浸，去皮尖　桑根白皮　木通　川大黄　天门冬去心。各半两

上为极细末，炼蜜和如黍米大。每服十粒，米饮送下，量儿大小加减。

[曾]　五苓散见惊。　宽气饮见惊。　清肺饮见咳嗽。　雄黄散见惊。　碧玉丸见咳嗽。　如圣膏见喘。

[丹]　治小儿龟胸方

苍术　黄柏酒炒　芍药酒炒　陈皮　防风　山楂　威灵仙　加当归。又，利后，加生地黄。

上为末，炼蜜丸。食后温水下。

外治法

龟尿摩胸骨上，瘥。

[灸法]

田氏取两乳前各一寸五分上两行，三骨罅间，六处各三壮，炷如麦，春夏从下灸上，秋冬从上灸下。庄氏取九家灰一斗，盛簸箕中，令儿合面印胸迹，于龟

胸，从上当中及两边，令三姓人同下火，各于灰上灸三壮，弃灰河流或水中。

龟　背

《圣惠》：坐儿稍早，为客风吹脊，风气达髓，使背高如龟，虽有药方，多成痼疾，以灸法为要。

［钱］　儿生下客风入脊，逐于骨髓，即成龟背。治之以龟尿点节骨。取尿之法，当安龟在莲叶上，后用镜照之，其尿自出，以物盛之。

［张］　婴儿生后一百八十日，始髇骨成，方能独坐，若强令儿坐之太早，即客风寒吹着儿背及脊至骨，传入于髓，使背高如龟之状，以松蕊丹疗之。

张氏松蕊丹　治龟背病。

松花洗，焙干　枳壳去瓤，麸炒　独活　防风去芦叉。各一两　川大黄炮　前胡　麻黄去根节　桂心各半两

上为细末，炼蜜和如黍米大。每服十粒，粥饮下，量儿大小加减。圣惠麻黄丸，多芍药，少前胡。　一方，多槟榔、诃皮。一方，无松花，有当归，煮面糊丸，名枳壳防风丸。

《圣惠》灸法　当灸第三椎骨节下两旁各一寸半肺俞穴，又第五椎骨节下两旁各一寸半心俞穴，又第七椎骨节下两旁各一寸半膈俞穴，以小儿中指节为一寸，艾炷如小麦大，三五壮即止。此法累用，十有一二得效，亦无全效之功。《颅囟经》云：符殿直之孙绍熙，辛亥春，灸即效。

［世］　龟背在百日内不治。

脱　肛

［曾］　肺与大肠为表里，肛者大肠之门。肺实热，则闭结不通。肺虚寒，则肠头出露。有因痢久里急后重，努力肛开，为外风所吹，或伏暑作泻，汤滑不禁，或禀赋怯弱，易于感冷，亦致大肠虚脱。凡小儿所患泻痢，皆因暑湿风热乘脾胃虚而得。盖风属木，木胜则制土，土主脾胃，虚而受制，又湿喜伤脾，因虚受湿，不能分别清浊，水谷交杂，则为洞泄，洞泄既久，大肠亦虚，大肠乃手阳明燥金，而土虚不能生金，金气既虚，则传送之道亦虚，又为风冷所袭，故肛门脱而不收。法宜补脾温胃，使金得受母之益而气实，宜藿香饮不乳食、匀气散疝、平胃散不乳食主之，次则内投固肠之剂，用健脾饮不乳食、养脏汤痢服饵，外以敷贴之法，用伏龙肝散傅之，及蓖麻膏贴囟门，使引气上，令其自收，如收尽，仍以水洗去其膏。及有邪热积滞于大肠，未经疏涤，亦成此疾，其肛门色红而软，肺脉浮数，右手指纹紫见，身微有热，时或烦躁，先投清肺饮嗽疏解，次用薄荷散、蟠龙散为治，间服万安饮亦佳。

［薛］　巢氏云：实热则大便秘结，虚寒则肛门脱出，此多因吐泻，脾气虚，肺无所养，故大肠之气虚，脱而下陷也，用补中益气或四君子为主。若脱出绯赤，或作痛者，血虚而有热也，用补中益气汤佐以四物、牡丹皮。微者或作痛者，气虚而有热也，佐以四君、牡丹皮。大凡手足指热者属胃气热，手足指寒者属胃气寒。汤氏方治脱肛，大肠自粪门出，宜用葱汤薰洗令软，款款送上。此因泻利得之者，亦可服泻利之药，然后用槐花等药。又有用一味五倍子煎汤，入朴硝熏洗而缩者。又有用真蒲黄碾极细，以猪脂拌匀，傅肛门上而入者。《全婴方》用涩肠散，兼有痔证肿痛者，用黄丹、滑石等分，井水调涂即消，并用铅白霜半钱，片脑半字，好酒调傅肿处，甚佳。黄连解毒汤亦可服。

用苦参汤洗亦效。亦有密陀僧、白矾、脑子末之傅上，更用荆芥、防风等项洗之。用生栝楼根者效。

【内服】

张涣芜荑丹　治小儿久痢频并，大肠虚冷，肛门脱出。

白芜荑微炒　龟甲涂酥，炙黄，去裙襕　蜗牛皮炙令焦黄　磁石烧，醋蘸七遍，细研，水飞。各一两　蚺蛇胆　黄连去䄂，微炒。各半两

上件，捣罗为末，用软饭和丸，如黍米大。每服十粒，粥饮下，量儿大小加减，乳食前。

妙应散

莨菪子淘去浮者，炒令黑色　天台乌药各半两，已上捣罗为细末，次入　白面一分　龙脑半钱

上件都拌匀。每服一字，蜜汤调下，乳食前。

曾氏薄荷散　治阳证脱肛。

薄荷和梗　骨碎补去毛。各半两　金罂刺根七钱半　甘草二钱半

上锉碎。每服二钱，水一盏，入无灰酒大匙，煎七分，空心温服，或无时。

聚宝方象豆丸　治诸痢脱肛。

榼藤子一名象豆，出广南山林间，如通草藤，紫黑

上一味为末。每服二钱。血痢，热酒调下，三服必效。白痢，倾打破取仁子碎碾，银器中慢火炒黄褐色，碾细，罗一两遍后，若带白时再炒褐色，为末，宿蒸饼汤浸，却握干和圆豌豆大，略焙干。每服十五丸至二十丸，仓米饮温下，空心，食前服，痢差即止。虫毒五痔、小儿脱肛，并可为末，酒调下，立愈。

［茅先生］方　用破故纸一两，于瓦上焙干，为末。每服一字或半钱，米饮调下。　吴茱萸末亦可。

《婴孺》用黄连、黄柏，二味为末，蜜丸桐子大。饮下三丸，日三四服。

［庄氏］用干莲蓬，焙干为末。米饮调下一二钱。

［汤氏］治大肠虚弱，肛门脱下方

龙骨　诃子煨，去核。各一两　没石子大者，二枚　罂粟壳去核，醋涂，炙，二钱

上为末，白汤点服。仍用葱汤熏洗令软，款款以手托入，用新砖瓦烧红，以醋浇之，气上，即用脚布叠数重压定，使热气上透，不可过热，令病者以臀坐于布上，如觉布温，逐旋减之，以常得温热为度。并常服前药。

洁古五倍子散　治小儿脱肛。

五倍子　地榆各等分

上为细末。每服半钱或一钱，空心米饮调下。

【外治】

钱氏赤石脂散　治小儿因痢后努躽气下，推出肛门不入。躽，于建反，用力努腹也。

真赤石脂　伏龙肝各等分

上为细末。每用五分，傅肛头上，频用按入。

曾氏蟠龙散　治阳证脱肛。

干地龙蟠如钱样者佳，略去土，一两　风化朴硝二钱

上锉、焙，研为细末，仍和匀朴硝。每以二钱至三钱，肛门湿润干涂，或干燥用清油调涂。先以见毒消，荆芥、生葱煮水，候温浴洗，轻与拭干，然后傅药。

伏龙肝散　治阴证脱肛。

伏龙肝一两　鳖头骨一具　百药煎二钱半

上三味，焙研为末。每用一钱至三钱，浓煎紫苏汤候温，和清油调涂患处，并如前法浴洗试干，方上药。

治小儿脱肛，用五倍子为末，量多少掺患处，以物衬手揉入。切忌食发风毒

物。

脱肛治法，用蒲黄一两，猪脂二两，炼猪脂和蒲黄成膏，涂肠头上，即缩入。

水圣散 治小儿脱肛不收，用浮萍草不以多少，杵为细末，干贴患处。

涩肠散 治小儿久痢，大肠头脱出不收

诃子炮 赤石脂 龙骨各等分

上为末。腊茶少许，和药掺肠头上，绢帛揉入。又，治痢，米汤调。又方，治脱肛，五倍子焙为末，入茶，依前方用。

胜雪膏 治随肠、翻花、鼠奶等痔，热痛不可忍，或已成疮者，并皆治之。

片脑 风化硝

上件，各半字，用好酒少许，研成膏子涂之。随手辄愈。

治大人小儿脱肛不收方 连翘不以多少，洗净，为细末。先以盐水洗，后用药末时时干傅脱肛上，立差。

蓖麻膏 治暴患脱肛。

蓖麻子一两

上件，烂杵为膏，捻作饼子，两指宽大，贴囟上。如阴证脱肛，加生附子末、葱、蒜同研作膏，依前法贴之。

《朱氏家传》治小儿脱肛方

上用磁母石，以石碾为末，面糊为丸，如绿豆大。熟水下五七丸。后以磨刀水洗脱肛处，立效。

脱肛用东北方陈壁泥土，汤泡，先洗下，后熏上。

《保生信效》治久病肠风痔漏，肠出不收，至有出数寸者，苦楚良极。小儿久泻痢，亦名此疾。

上，先用五倍子四两，以水五升，煎汤一两沸，投入朴硝四两，通手淋洗，至水冷即止。若觉热痛，即津唾调熊胆涂之，痛即止，当渐收，甚者不过淋洗三五次收尽。窃详此药，朴硝能软，五倍子能收，二物相须以为用也，或更以干蜘蛛末掺之，乘热以软帛揾入，尤妙。掺蜘蛛者与葛氏方同。

《九龠卫生》疗小儿脱肛方

香附子 荆芥穗各等分

上，同为粗末。每用三匙，水一大碗，煎十数沸，淋渫。

苦参汤 治脱肛并痔。

枳壳 黄连 大黄 甘草 荆芥 苦参 赤芍药 黄芩各等分

上锉散。每用五钱，以车前子、茅草同煎，熏洗。

小儿脱肛泻血，秋深不痊。灸龟尾一壮，炷如小麦大，脊端穷骨也。小儿脱肛者，灸脐中三壮。 小儿脱肛久不瘥，及风痫中风，角弓反张，多哭言语不择，发无时节，盛即吐沫者，取百会一穴，灸七壮，在鼻直入髪际五寸顶中央旋毛中，可容豆，炷如小麦大。

肛痒

［薛］ 小儿肛痒，或嗜甘肥，大肠湿热壅滞，或湿毒生虫而蚀肛门。若因湿热壅滞，用四味肥儿丸痔。大便秘结者用清凉饮里热。虫蚀肛门，先用化䘌丸，后用四味肥儿丸，外以雄黄散纳肛内。若因病不食，虫无所养，而食脏食肛者，其齿龈无色，舌上尽白，四肢倦怠。其上唇内有疮，唾血如粟，心内懊憹，此虫在上食脏，若下唇内有疮，此虫在下蚀肛门，若蚀肛透内者不治。诸虫惟上半月头向上，可用药追之，望后头向下，令患者闻烹食香味，虫头即向上矣，后用药追之。一儿嗜膏粱甘味，患疥疮。余谓当禁其厚味，急用清胃之药以治其积热。不从，乃用敷药以治其外，更肛门作痒发热，疮益甚，肌体骨立，饮食少思。遂用九味芦荟

丸疳、五味异功散吐泻加柴胡、升麻寻愈。　一儿肛门作痒，耳前后结小核如贯珠，隐于肌肉之间，小便不调，面色青。此禀母之肝火为患。用九味芦荟丸为主，佐以五味异功加山栀、柴胡，又以加味逍遥散虚热加漏芦，与母服而愈。　一儿十三岁，肛门作痒，或脱出，或大便血，遍身生疮，发热作渴，腹大青筋。用大芦荟丸、五味异功散，其疮渐愈，佐以补中益气汤，热渴渐止，肛门悉愈，又用异功散为主，佐以补中益气汤虚热加吴茱萸所制黄连治之，而血愈。　一儿十五岁，两目白翳，遍身似疥非疥，肛门作痒，晡热口渴，形体骨立。余以为肛疳之证也。用六味地黄丸而痊。后阴茎作痒，小便澄白，服蟠葱散。肛门肿痛，服大黄等药。肛门脱出，作痒不可忍，杂用降火之药不应，下唇内生小白疮，余以为虫蚀肛门，用九味芦荟丸而愈。　一小儿肛门作痒，误以为痔，服槐角丸等药，肢体消瘦，鼻下湿烂，下唇内生疮。此虫食下部也。先用化䘌丸二服，乃用五味异功散四剂，却用大芜荑汤疳、四味肥儿丸而痊。　一儿七岁，饮食过多即作泻，面青黄色，服峻利克剂。余谓当节饮食，健脾胃为善。不信，后牙龈赤烂，肛门作痒，服清热之剂，腹痛膨胀，复请欲用前剂。余曰此元气亏损，虚火上炎也。仍不信，后腮间黑腐。余曰此脾气太虚，肉死而不知痛也明矣，后虽信余，已不救矣。若初用五味异功散健脾胃为主，佐以大芦荟丸、四味肥儿丸清脾湿热，岂有不治之理哉。后之患者审之。　一小儿肛门作痒，属大肠经风热，用槐角丸而愈。　一小儿肛门连阴囊痒，出水淋漓，属肝经湿热也。用龙胆泻肝汤、九味芦荟丸治之，并愈。　一小儿嗜甘肥，肛门作痒，发热作渴，杂用清热之剂，腹胀少食，鼻下生疮。余谓脾胃湿热生虫也。不信，后下唇内生疮，先用四味肥儿丸，诸证渐愈，又用大芜荑汤治之而痊。

化䘌丸　治诸疳生虫，不时啼哭，呕吐清水，肚腹胀痛，唇口紫黑，肠头湿䘌。

芜荑　青黛　芦荟　蛤蟆烧灰　川芎　白芷　胡黄连各等分

上，各另为末，猪胆浸糕丸，如麻子大。每服一二十丸，食后并临卧，杏仁汤下。

雄黄散　治走马疳，并痘毒疳虫蚀肛门。

雄黄　铜绿各二钱

上为末，掺疮上。

肾

［钱］　肾主虚。无实也，惟疮疹肾实则黑陷。　儿本虚怯，由胎气不成，则神不足，目中白睛多，其颅则解，囟开，面色㿠白，此皆难养，纵长不过八八之数，若恣色欲，不及四旬而亡。或有因病而致肾虚者，非也。又，肾气不足则下窜，盖骨重惟欲坠下而身缩也。肾者阴也，肾虚则畏明，皆宜补肾，地黄丸主之。心气热则上窜，宜导赤散。肾气虚则下窜，宜地黄丸是也。　肾病见夏，水胜火，肾胜心也，当治肾，轻者肾病退，重者悸动当搐。

［洁］　肾主寒，自病则足胫寒而逆。人之五脏，惟肾无实，小儿疮疹变黑陷，则是肾实，水克退心火。　心乘肾，微邪，内热不恶寒，桂枝汤主之。　肺乘肾，虚邪，喘嗽皮涩寒，百部丸主之。　肝乘肾，实邪，拘急气搐身寒，理中丸主之。　脾乘肾，贼邪，体重泄泻身寒，理中丸主之。

［刘］ 五行之中，惟有肾之一脏，母盛而子反受邪，何则？肺属金，射于皮毛，所主者气。肾属水，主于骨髓，所藏者精。气之轻浮，能上而不能下，精之沉重，能下而不能上，此物性之自然。今肺之盛，盖热之作也，热上蒸于肺，则不能下生于肾，而肾受邪矣。急服凉药解之，使肺气清和而后可，此肾病必先求之于肺。若肺脏安和而肾忽然受病者，不过脾之湿相刑于肾而生疾，所以有解肺热、去脾邪两药。若脾肺两脏俱和而肾自生疾，亦察其本脏而治之。

［薛］ 下窜等证，足不喜覆者，盖腰以下皆肾所主，乃心气下行于肾部也，法用地黄丸壮肾水以制心火。若因脾肺虚而不能生肾水者，用补中益气汤、六味地黄丸以滋化源。其疮疹黑陷，乃肾虚而邪气实也，尤当用地黄丸。

地黄丸钱氏

熟干地黄八钱　山茱萸肉　干山药各四钱　泽泻　牡丹皮　白茯苓去皮。各三钱

上为末，炼密和丸如桐子大。三岁已下一二至三丸，空心温水化下。

［垣］ 或问：钱氏地黄丸补肾，又曰补肝何也？曰：然，手厥阴心主包络、足厥阴肝经，俱治在下焦。经云：不足者，滋其化原。故肝肾之病，同一治法，此地黄丸补二经之意也。　海藏云：若加五味，为肾气丸，此滋肺之源，以生肾水。

［薛］ 前丸治肾肝血虚，燥热作渴，小便淋秘，痰气上壅。或风客淫气，瘰疬结核。或四肢发搐，眼目瞤动。或咳嗽吐血，头目眩晕。或咽喉燥痛，口舌疮裂。或自汗盗汗，便血诸血。或禀赋不足，肢体瘦弱，解颅失音。或畏明下窜，五迟五软，肾疳肝疳。或早近女色，精血亏耗，五脏齐损。凡属肾肝诸虚不足之证，宜用此以滋化原，其功不可尽述。

［海］ 肾实，须泽泻泻之。肾本无实，不可泻，钱氏止有补肾地黄丸，无泻肾之药。　治脉洪而实，钱氏地黄丸加生地黄，去山茱萸是也，此治左手本部脉实。若右尺洪实，以凤髓丹泻之。凤髓丹，方见杂病遗精门。

解颅囟陷囟填总论

《万全方》云：小儿有解颅候，有囟不合候，有囟陷候，此三者大同而小异也。解颅者，谓小儿年长，囟应合而不合，头颅开解也。肾主骨髓，而脑为髓海，肾气不成，则髓海不足，故骨缝开解也。其囟不合与囟陷，虽因脏腑有热，热气上冲，致囟或不合或陷，然亦本于肾气不足也。

［薛］ 肾主骨，骨气实则脑髓充而囟早合，骨脉盛而齿早生，肾气怯则脑髓虚而囟不合，此由父母精血不足，宜用地黄丸补之。若在乳下，当兼补其母，更以软帛紧束其首，使其易合，皆虚火上冲，当调补脾肾为善。囟填、囟陷，亦因所禀肾气不足，及乳哺失宜，脾胃亏损所致，夫脾主肌肉，气逆上冲而为填胀，元气下陷而为囟陷也，并用补中益气汤、地黄丸，及用狗头骨炙黄为末，以鸡子清调敷囟门。亦有泻利气血虚，脾胃不能上充者，亦用前法。若手足并冷，前汤加姜、桂未应，虚寒甚也，急加附子，缓则多致不救。

［张涣］ 婴儿解颅、囟不合、囟填、囟陷下不平，皆由肾经虚热。宜用**封囟散**方

蛇蜕皮一两，烧灰，细研　防风　川大黄湿纸裹，炒煨，存性　白及各半两

上件，碾为细末，入青黛半两，同研

匀。每用半钱，以猜猪胆汁调匀，用一纸囟子摊之，四边回合各留少白纸，用淡生醋、面糊贴囟上。不住以温水润动，一伏时换。

解　颅

囟不合。

初虞世云：父精不足，则解颅眼白多。

[钱]　解颅，生下而囟不合，肾气不成故也，长必少笑，更有目白睛多，㿠白色瘦者，多愁少喜也，馀见肾虚。

[汤]　解颅者，囟大，头缝不合如开解，故曰解颅，此由肾气不成故也。云云见前总论。凡得此者，不过千日，其间亦有数岁者，乃废人也。人之无脑髓，如木无根，古人虽有良方，吾所以不录者，劳而无功也，亦不可束手待毙，宜依钱氏补肾，万一有可生之理。钱氏补肾，如地黄丸加鹿茸之类是。

[曾]　凡得此候，不及千日之内，间有数岁者，偶因他疾攻激，遂成废人。若气色精明，能饮食者，多服调元散、补肾地黄丸，旬月内颇见效者，次第调理，或有可治，若投药后如故，亦难疗矣。

[田]　解颅治法，宜用生地散。

[丹]　小儿解颅，乃是母气血虚与热多耳，用四君子、四物，有热加酒炒黄连、生甘草煎服，外以绵束紧，用白蔹末傅之。

钱氏地黄丸见前，并鹤节条。

天南星散　治囟开不合，鼻塞不通。天南星大者，微泡，去皮，为细末，米醋涂调绯帛上，贴囟上，炙手，频熨之，立效。

调元散　主禀受元气不足，颅囟开解，肌肉消瘦，腹大如肿，致语迟行迟，手足如筒，神色昏慢，齿生迟，服之效。

干山药去黑皮，五钱　人参去芦　白茯苓去皮　茯神去皮木　白术　白芍药　熟地黄酒洗　当归酒洗　黄芪蜜水炙。各二钱半　川芎　甘草炙。二味各三钱　石菖蒲二钱

上碎。每服二钱，水一盏，姜二片，枣一枚，煎七分，无时温服。如婴儿幼嫩，与乳母同服。

张涣玉乳丹　治婴儿头骨应合而不合，头缝开解。

钟乳粉依古法制炼者　柏子仁别研　熟干地黄依法蒸焙者　当归洗，焙干。各半两　防风锉　补骨脂净拣，微炒。各一分　或加黄芪、茯苓

上件，除别研者，碾为细末，次入钟乳粉等拌匀，炼蜜和如黍米大。每服十粒，煎茴香汤下，乳食前。

婴孺方狗脑丸　治小儿脑长喜摇头，解颅。

狗脑一个　豺漆即五加皮　甘草炙　白术　防风　钟乳石　干地黄各一分　牛黄二分

上，以狗脑丸小豆大。一岁饮下二丸，日再。未知加之。又云：儿囟常令暖，冷即病死。

小儿锢囟药

芍药粉

上取黄雌鸡临儿囟上，刺其冠，以血滴囟上，血止，以芍药粉傅之，使血不见，一日，立差。

治小儿解颅虎骨方

虎骨　败龟板　不灰木　乳香各半两

上为末，用生猪血于手心内调，涂在头缝开处，以旧绵子包裹七日，第八日以葱汤水洗去前药，再用此药涂之，经年者已减一分，又歇三日，方再用药涂之。又服**参苓散**

人参　茯苓　白附子炮　羌活　甘草炙　芍药　白术水煮。各一分　犀角屑　京

芎　藿香后三味减半

上为末。每服半钱，水一盏，用少金银同薄荷三叶，煎至三分，温服，通惊气。

《千金》治小儿囟开不合方

防风一两半　柏子仁　白及各一两

上三味，末之，以乳和傅囟上。十日知，二十日愈，日一。

《庄氏家传方》治脑缝不合。

山茵陈一两　车前子　百合各半两

上为末，用乌牛乳汁调涂脚及脑缝上，用帛子裹头。三日一换，五上必效。

王氏封囟散　治囟开不合，头缝开张，囟开崎陷，咳嗽鼻塞。

柏子仁　防风　天南星各四两

上为细末。每用一钱，以猪胆汁调匀，稀稠得所，摊在绯绢帛上，看囟子大小剪贴。一日一换，不得令干，时时以汤润动。

三辛散《三因》　治小儿骨应合而不合，头骨开也，名曰解颅。

细辛　桂心各半两　干姜七钱半

上为末，以姜汁和傅颅上贴之。儿面赤，即愈。

又方　用蛇蜕炒焦为末，用猪颊车中髓调傅顶上，日三四度。曾有人作头巾裹遮护之，久而自合，亦良法也。

灸法　脐上脐下各五分，各灸三壮，灸疮未发，先合。

囟　陷

巢氏云：小儿脏腑有热，渴引水浆，致成泄利，久则血气虚弱，不能上充脑髓，故囟陷如坑，不能平满也。《圣济》用当归散方见腹痛、地黄丸见前。

［曾］　囟陷者，虚之极也，胃气虚寒则囟陷，慢惊中有之。胃寒脾困吐泻者为虚极，急以金液丹、固真汤俱慢惊及诸救元等药治之，外则贴以乌附膏。有后枕陷者，其证尤重，治法以囟陷药同，不效，亦为难疗，此大虚极，百无一活耳。

乌附膏　理囟门陷。

绵川乌生用　绵附子生用。各五钱　雄黄二钱

上件为末，用生葱和根叶细切，烂杵，入前药末同煎，空心作成膏，贴陷处。

圣惠生干地黄散　治小儿脏腑壅热，气血不荣，致囟陷不平者。

生干地黄二两　乌鸡骨一两，酥涂，炙令黄

上，捣细罗为末，不计时候，以粥饮调下半钱。

又治小儿囟陷方

上，取猪牙车骨髓，煎如膏。涂囟上，良。

又方　以狗头骨炙令黄，捣罗为末，以鸡子清调涂。

又方　以天灵盖炙令黄，捣罗为末，以生油调涂。

《千金》小儿囟陷，灸脐上下各半寸，及鸠尾骨端，又足太阴各一壮。

囟　填

囟填者，囟门肿起也。脾主肌肉，乳哺不常，饥饱无度，或寒或热，乘于脾家，致使脏腑不调，其气上冲，为之填胀，囟突而高，如物堆起，自汗出，毛瘁黄而短是也。若寒气上冲则牢鞕音昂，履头也，肿硬如履头突起。热气上冲即柔软。又，小儿胁下有积者，咳且啼而气上逆者，啼甚久其气未定，因而乳之者，肝气盛风热上冲者，皆能令囟填，当一一审其因而治之。寒者温之，热者凉之，气上逆者和而降之。肝气盛者泻青为主。热证里多，大连翘汤，表多柴胡散。虚者以补

中益气汤送下地黄丸。神而明之，存乎其人，言不尽意。

［曾］ 世言囟肿皆以为热，殊不知有阴阳二证，切宜详辨，坚硬为阴，红软为阳，故《婴孩宝书》云：寒气上冲则牢鞹，热气上冲则柔软。正比之谓。若阴证，以匀气散、理中汤主之。阳证用玉露饮、当归散、防风汤为治。 《玉环集》歌曰：囟门肿起定为风，此候应须也不中，或若加坑如盏足，七日之间命必终。《石壁经》歌曰：积聚脾中热不通，致令面赤口唇红，胸高夜嗽多胝胀，休使流传肺有风，喉里作声涎上壅，囟门肿起热来冲，但教凉膈安灵腑，能使三朝速有功。 积有冷热，皆能作肿，冷则粪白，或酸臭气冲人，亦有虫出，其食物皆不能化，腹胀满而多困，喉中亦鸣也。热则使多渴，其粪赤，面色亦黄赤，口内臭气，亦虫出。各看其证候调治，且须分水谷去积并调气，冷则温脾胃，热则去其热，化涎止渴。囟隐则冷也，肿则热也。 积热囟虚肿，宜将时气门中三十六种除湿散，浓煎桑白皮汤下。 《形证论》云：肺热生风，涎鸣囟肿，将白丁香膏一二服，或南星丸一二服，便退。 《秘要指迷论方》凡小儿生下一月日内，或囟门肿，此乃受胎热气，即用黄柏膏涂于足心涌泉穴。如陷，即用半夏膏涂手心，此乃婴儿肾流受冷气，邪干心，致令病生。黄柏、半夏皆为末，皆冷水调贴。

行　迟

［巢］ 儿自变蒸至能言，随日数，血脉骨节备，髌骨成，即能行。骨是髓养，禀生气血不足者，髓不充强，故骨不成，数岁不能行。

［张］ 凡儿生至周岁三百六十日，膝骨成，乃能行。近世小儿多因父母气血虚弱，故令胎气不强，骨气软弱，筋脉无力，不能行步，麝茸丹主之，曾经大效。

［汤］ 小儿禀受血气不足者，则髓不满，骨故软弱而不能行。肾主髓，治法当用钱氏补肾地黄丸加鹿茸、五加皮、麝香，则髓生而骨强，自然行矣。外甥黄知录之子，三岁不能行，遂合此方服之，有验。

张氏麝茸丹 治数岁不能行。

麝香别研 茄茸酥炙黄 生干地黄 虎胫骨酥涂，炙黄 当归洗，焙干 黄芪锉

上件各一两，为细末，用羊髓四两煮烂和成膏，如黍米大。每服十粒，摩沉香汤下，乳食前，日三服。

钱氏羚羊角丸 治小儿肾虚，或病后筋骨弱，五六岁不能行，宜补益肝肾。

羚羊角尖细而节密者，错取末 虎胫骨敲破，涂酥，炙黄 生干地黄焙 酸枣仁去皮，秆，炒 白茯苓各半两 桂去皮，取有味处，不见火 防风去芦头，切，焙 当归同上 黄芪切，焙。各二钱半

上，同为细末，炼蜜和成剂。每服一皂子大，儿大者加之，食前，温水化下，日三四服，久服取效。

圣惠**生干地黄丸** 治儿十岁不行。

生地黄 当归焙 防风 酸枣仁微炒 赤茯苓 黄芪 芎䓖 羚羊角 羌活 甘草炙微赤 桂心各等分

上捣罗，蜜丸如绿豆大。食前温酒下十丸，量儿加减。

虎骨散

虎胫骨酒炙 生干地黄 酸枣仁酒浸，去皮，炒香 辣桂去皮 白茯苓去皮 防风去芦叉 当归去芦 川芎 牛膝酒浸，去芦。各等分

上为极细末。每服一钱半，以粥饮调，次入好酒二滴，再调，食用服，日二。一方，用炼蜜丸，如黍米大。木瓜汤下。

三因五加皮散 治小儿三岁不能行者，由受气不足，体力虚怯，腰脊脚膝筋骨软，足故不能行。用真五加皮为末，粥饮调，次入好酒少许，每服一栗壳许，日三服，效。 一方，五加皮二钱半，木瓜一钱二分半，为极细末。用粥饮，入酒二滴，调服。

《宝鉴》儿骨热，肺脉寒，长不能行。《颅囟》儿自小伤抱，脚纤细无力，行立不得，或骨热疳劳，肌肉消瘦。宜服**柴胡饮**

柴胡 鳖甲米醋涂，炙黄 知母 桔梗 枳壳去瓤，麸炒 玄参 升麻

上件，各等分，细锉。三岁已下药半两，水五合，煎二合，分二服，空心食前。后忌毒物。服后澡浴。

澡浴方

苦参 茯苓皮 苍术 桑白皮 白矾各半两 葱白少许

上锉，沸水二升，浸药一两，通与儿浴，温处避风。

《千金》治数岁不行方

葬家未开户，盗食与哺，日三，便行。翼云：未闭户，婴孺就墓门中哺。

《宝鉴》灸两足踝各三壮。

良方左经丸 治筋骨诸疾，手足不随，不能行步颤动。

草乌头生，肉白者，去皮脐 木鳖去壳 白胶香 五灵脂各三两半 当归一两 斑蝥去翅足，一百枚，少醋煮熟

上为末，黑豆去皮生杵粉一斤，醋糊丸鸡头实大。酒磨下一丸，不曾针灸伤筋络者，四五丸必效。十岁儿一丸分三服。此药能通荣卫，导经络，专治心肾肝三经，服后小便少，淋涩，乃其验也。

按：此方，非内有污血痼积不宜用。

丁时发治大人小儿锉骨，行步艰难，脚无力。**续命丹**

防风 乳香 蔓荆子 牛膝 麻黄 羚羊角 酸枣仁 草乌头去皮 没药 白术 茯苓各二钱半 天麻酒煮 胡麻炒 当归 续断各半两 川乌头去皮 黄芪各四钱 蒺藜一钱二分半

上为细末，蜜丸小弹大。每服一丸，煎酒，细嚼，一日三五服，用后洗药。服药三日方洗。

草乌头 当归 地龙 木鳖子 紫贝草 椒目 葱ween 荆芥各一两

为末，煎汤，露脚指甲，从上淋洗。次用熏法。

熏药方

柴胡 草乌头 赤小豆 吴茱萸 羌活 晚蚕沙各一两

末，黑豆三升，热水泡，少顷，去黑豆，入前药煮，盆盛，熏锉闪处，令出骨中汗。

齿 迟

齿者，骨之所终，而髓之所养也。小儿禀受肾气不足，不能上营而髓虚，不能充于骨，又安能及齿，故齿久不生也，地黄丸主之。 一小儿三岁，言步未能，齿痒尤少，体瘦艰立，发热作渴，服肥儿丸不应。余曰：此肾虚疳证也。盖肥儿丸脾胃经之药，久服则肾益虚，其疳益甚。不信，牙痒渐落。令用地黄丸加鹿茸、五味子，半载而元气壮健。 一小儿体瘦腿细，行步艰辛，齿不坚固，痒稀短少。用六味地黄丸、补中益气汤年馀，诸证悉愈，形体壮实。

张涣香附丹 治齿不生。

大香附子拣净，刮去皮 沉香各一两 雄鼠粪烧灰 干蟾烧灰 槟榔各半两

上件，捣罗为细末，用羊髓四两煮烂和成膏，如黍米大。每服十粒，麝香汤下，量儿大小加减。

汤氏芎黄散　治小儿齿不生。

大川芎　生地黄各半两　山药　当归　甘草炙。各一分

上焙，为末，热汤调服。或时以药末擦齿龈。

《千金翼方》溺坑中竹木，主小儿齿不生，正旦刮，涂之，即生。

《外台·小品》又方　取雌鼠屎三七枚，以一枚拭齿根处，尽此止，二十一日齿当生。雌鼠屎，头尖是也。《千金》同。《杨氏产乳方》用三十枚，仍云雌粪，用两头圆者是。

《圣惠》治小儿齿不生，或因落不生方

上取牛粪中黑豆二七枚，小开去头上皮，以此豆头开处，注齿根上，时时用之，当效也。

髪　迟

巢氏云：足少阴为肾之经，其华在髪。小儿有禀性少阴之血气不足，即髪疏薄不生。亦有因头疮而秃落不生者。皆由伤损其血，血气损少，不能荣于髪也。

苣胜丹方张涣　治髪不生。

当归洗，焙干　生干地黄　芍药各一两

已上捣罗为细末，次用

苣胜一合，研　胡粉半两，细研

上件同研匀，炼蜜和如黍米大。每服十粒，煎黑豆汤下。兼化、涂搽头上无妨，量儿大小加减。

《千金》治少小头不生痺，以楸叶捣取汁，傅头上，立生。

又方　烧鲫鱼灰末以酱汁和傅。

《千金翼》治痺薄不生方

先以醋泔清洗秃处，以生布揩令火热，腊月猪脂并细研，铁生煎三沸，涂之，日三遍。

本草甑气水主长毛髪　以物于炊饭时承取，沐头令痺长密黑润，不能多得，朝朝梳小儿头，渐渐觉有益好。

小儿白秃，髪不生，捣榆皮末，苦酒调涂。

《圣惠》生髪神效**黑豆膏**　治小儿脑疳，头髪连根作穗子，脱落不生，兼疮白、秃髪不生者，并用生髪。

黑豆　苣胜各三合　诃黎勒皮一两

上件药，捣罗为末，以水拌令匀，内于竹筒中，以乱髪塞口，用煻灰内煨，取油贮于瓷器中，先以米泔、皂荚汤洗头，拭干涂之，日再用，十日髪生。

又方

葛根末　猪脂　羊脂各二两

上件药入铫子内，以慢火熬成膏，收于瓷合中。每取一钱涂摩头上，日再用，不过五七度，效。

香薷煎　治小儿白秃不生髪，燥痛。

陈香薷二两　胡粉一两　猪脂半两

上件药，以水一大盏，煎香薷取汁三分，去滓，入胡粉、猪脂相和令匀。涂于头上，日再用之。

《圣惠》治小儿头秃不生髪，苦痒。

蔓菁散

上，取蔓菁子捣为末，以猪脂调涂于秃处，佳。

又方　贯众烧灰细研，油调傅。

又方　麻子一升，熬黑压取脂，傅头上，良。

又方　盐汤洗过，生油和蒲苇灰傅之。　雁脂、熊白、桃叶汁，皆可涂。鸡子黄熬取汁，涂。

髪　黄

巢氏云：足少阴肾经，其血气华于髪。若血气不足，则不能润悦于髪，故髪黄也。钱氏曰：小儿长大不行，行则脚细，齿久不生，生则不固，髪久不生，生

则不黑，皆属气血虚也，宜大剂补之。

《千金翼》髲黄方

腊月猪脂和羊屎灰、蒲灰等分，傅之，三日一为，取黑止。

又方 以醋煮大豆烂，去豆煎令稠，涂髲。

又方 熊脂涂髲梳之，散头床底伏地，一食顷即出，形尽当黑，用之不过一升。

安师傅治小儿髲黄极妙方

破故纸不计多少，银石器中慢火炒熟，为细末，用地黄汁煎成膏和为丸，绿豆大。每服十五、二十丸，盐汤送下，食前。

齿

齿痛

清胃散 治胃火牙痛，或连头面。

升麻五分 生地黄 牡丹皮 黄连炒 当归各三分

上，水煎服。加柴胡、山栀，即加味清胃散。

愚按：前方治脾胃实火作渴，口舌生疮，或唇口肿痛，齿龈溃烂，焮连头面，或恶寒发热，或重舌马牙，吐舌流涎等证，子母并宜服之。若因脾胃气虚，寒凉克伐，或虚热上行，口舌生疮，弄舌发热，饮食少思，或呕吐困睡，大便不实，流涎龈烂者，用五味异功散。

张涣藁本散 治卒齿痛。

藁本 白附子 川芎 荞草各半两，并捣罗为细末，次用 青黛 芦荟 麝香各一钱，研细

上件，都再研匀。每用一字，涂揩患处。

雄黄丸 治小儿牙齿黑蚌，气息疼痛。

雄黄二钱 麝香半钱

上为细末，软饭和为梃子。安在牙内。

齿缝出血

《外台》《肘后》用蚯蚓粪，水和作团，以火烧令极赤，末之如粉，以腊月猪脂和傅齿龈上，日三，即差。

[茅先生] 治小儿牙宣齿缝出血方

苦参末，一两 白矾灰，一钱

上为末，一日三次揩牙上，立验也。

张锐《鸡峰方》 治齿间血出。

上以苦竹叶不以多少，水浓煎取汁，入盐少许，寒温得所，含之，冷即吐了。

又方 上，用童子小便半升，分为三两次含之，冷即吐了。

庄氏麝香散 治小儿唇口臭烂，齿龈宣露。

麝香 雄黄生 芦荟 白龙骨各一钱 密陀僧二钱 石胆半两，生 干蟾一枚，重半两者，入瓶，烧存性

上合研，令极匀细。先用绵子缠箸头上，以盐矾浆水轻轻洗过，然后上药。

齿龈肿痛

《千金翼方》

生地黄 独活各三两

上二味切，以酒渍一宿，含之。

又方 常以白盐末，封齿龈上，日三夜二。

又方 叩齿三百下，日一夜二，即终身不发，至老不病齿。

又 治齿牙根摇欲落方

上以生地黄大者一寸，绵裹着，牙上嚼咽汁，汁尽去之，日三，即愈。可十日含之，更不发也。

又 齿根肿方

松叶一握　盐一合　好酒三升

上三味，煎取一升，含之。

治齿根空，肿痛，困毙无聊赖方

独活四两　酒三升

上二味，于器中渍之，煻火煨之令暖，稍稍沸，得半，去滓，热含之，不过四五度。

又方　烧松柏槐枝令热，柱病齿孔，须臾，虫绿枝出。

又　治牙龈疼痛方

杏仁一百枚，去皮尖及双仁者　盐末方寸匕

上二味，以水一升，煮令沫出，含之，味尽吐却，更含，不过再三，差。

《养生必用》治小儿牙方

牛蒡子炒香，一分　乳香一钱

上为末，入白面少许，温水调涂。

又方　用大硼砂研细，水化，鸡羽扫。

龋　齿

巢氏云：手阳明、足太阳之脉，并入于齿，风气入其经脉，与血气相搏，齿即肿痛，脓汁出，谓之风龋。

《千金翼》治齿龋方

上，切白马悬蹄，可孔塞之，不过三度。《圣惠方》用夜眼。

圣惠蛤蟆散　治小儿齿痛风龋，连腮微肿。

干蛤蟆一枚　青黛细研　柑子皮　细辛　白鸡粪　薰黄已上各一分　麝香细研　干姜炮裂，锉。各半分

上件药，捣细罗为散，都研令匀。以薄绵裹少许，内龋齿孔中，日一易之。

又方

白附子　藁本　细辛　芎䓖　莽草已上各一两

上件药，捣细罗为散。以薄绵裹少许，着龋齿上。

治小儿龋齿风疼，及虫蚀疼痛方

干蛤蟆一枚，烧灰　青黛一分　芦荟半分

上件药，同研令细，以生地黄熬作膏。涂于齿上。

治小儿风龋齿痛，及虫蚀疼痛黑烂方

青黛细研　鸡粪白烧灰　藁本　细辛　雄黄细研。各一分　麝香少许，细研

上件药，捣罗令细，同研令匀。旋取少许，傅于齿上。

又方　以郁李根白皮五两，锉。以水一大盏半，煎取一盏，热含冷吐之，当吐虫出。

又方　以皂荚炙，去皮子，捣末。取少许，着齿痛上，差。

又方　以松柏脂捏锐如锥，柱龋孔内，须臾，龋虫缘松脂出，即差。

又方　以鸡舌香半两，以水一中盏，煎至六分，去滓，热含冷吐。

蚛　齿

《千金翼》治虫蚀齿疼痛方

上，闭气细书曰：南方赤头虫飞来，入某姓名裂齿里，今得蝎虫孔安置耐居上。急急如律令。小笺纸内着屋柱北边蝎虫孔中，取水一杯，禹步如禁法，还诵上文，以水沃孔，以净黄土泥之，勿令泄气，永愈。

又治虫蚀齿根肉黑方

上，烧腐棘，取㳿，涂之十遍，雄黄末傅即愈。若齿黑者，以松木灰揩之，细末雄黄涂龈，百日日再涂之，七日慎油猪肉，神效。

又治齿蚛方

上，以檐一枚，令病人蹲坐，横檐于膝上，引两手寻，使极，住手伸中指，灸中指头檐上三壮，两头一时下火，病人口诵咒曰：啖牙虫名字鹘莫，啖牙莫啖骨。灸人亦念之。

又治裂齿方

上，以腐棘针二百枚，以水二升，煮取一升，含漱之，日四五，差止。

又方　取死曲蟮末傅痛处，即止。

《日华子》治小儿风蚛牙方

上，浓煎郁李仁水，含之。

聚宝黄龙散　治齿龈疳蚀，有窍子不合者。

龙实龙骨中有之，深黄或淡黄土竭色，紧掬人舌者是　白矾灰　蜗牛壳　南粉　牛黄各一钱

上五味为末，每用少许，贴窍子内，时时用之。

齿落久不生

《千金方》

上以牛屎中大豆二七枚，小开豆头，以注齿根处，数度即生。

《经验方》　治小儿大人，多年牙齿不生。

上，用黑豆三十粒，牛粪火内烧令烟尽，细研，入麝香少许，一处研匀。先以针挑不生齿处令血出，用末少许揩。不得见风，忌酸咸物。

《圣惠》治齿落久不生方

上，取路傍遗却稻粒，于齿落处点三七下，其齿自生，神效。

《灵苑》治大人小儿生齿神验方

上用雄雌鸡粪各十四颗，焙干，同研如粉，入麝香少许。仍先以针挑破损齿脚下血出，将散子傅之，年高者不过二十日生，年少者十日，不计伤损及少自退落，并再生。

颊车蹉闪

《千金》治失欠，颊车蹉闪不合方

上，用一人以手指牵其颐，以渐推之，则复入矣。推当疾出指，恐误啮伤人指也。

又方　消蜡和水傅之

又方　治牙车急口眼根引舌不转方

牡蛎熬　伏龙肝　附子炮，去皮　矾石烧

上四味，等分末之。以白酒和为泥，傅其上，干则易之，取差止。

《千金》灸法　失欠颊车蹉，灸背第五椎，一日二七壮，满三日未差，灸气冲二百壮，胸前喉下甲骨中是，亦名气堂。

又　灸足内踝上三寸宛宛中，或三寸五分，百壮三报，此三阴交穴也。

耳

[张涣]　小儿耳中诸病，由风入于脑，停积于手太阳之脉，则令耳聋。风与湿相搏，则两耳生疮。又，儿稍大，见月初生，以手指之，则耳下生疮者，名月蚀疮。又，乳母与儿洗浴，误令水入耳中，水湿停积，搏于血气，蕴结成脓，谓之聤耳。

[薛]　耳者，心肾之窍，肝胆之经也。心肾主内症精血不足，肝胆主外证风热有馀，或聋聩，或虚鸣者，禀赋虚也，或胀痛，或脓痒者，邪气客也。禀赋不足，宜用六味地黄丸肾。肝经风热，宜用柴胡清肝散。若因血燥，用栀子清肝散发热。未应，佐以六味丸，间服九味芦荟丸疳。若因肾肝疳热，朝用六味丸，夕用芦荟丸。若因食积内热，用四味肥儿丸疳。若因乳母膏粱积热而致者，宜加味清胃散齿痛。脾经郁结而致者，加味归脾汤惊悸。肝经怒火而致者，加味逍遥散虚热，皆令乳母服之，兼与其儿少许。不可专于治外，不惟闭塞耳窍，抑亦变生他证，延留日久，遂成终身之聩矣，慎之。《宝鉴》歌云：太阳入耳损听聪，气滞时多耳必

聋，鸣是风并气相系，痛应脑户有邪风，肾热郁蒸聤耳患，日深疼痛出稠脓，不有稠脓非此患，只因滴水入其中。

耳　聋

巢氏云：手太阳之经入于耳内，头脑有风，入乘其脉，与气相搏，故令耳聋。

《圣惠》治小儿风热两耳聋鸣方

远志去心　甘草炙微赤，锉　柴胡去苗　菖蒲各一分　磁石三分，捣碎，水淘去赤汁　麦门冬去心，焙，半两

上捣细罗为散。每服，以葱白汤调下半钱，日二服，量儿大小，以意加减。

张涣通鸣散　治耳聋。

菖蒲一寸九节者　远志去心。各一两　柴胡去苗　麦门冬去心　防风各半两　细辛　甜葶苈各一分

已上捣罗，并为细末。次入

磁石一分，捣碎，水淘去赤汁　杏仁二七个，汤浸，去皮尖，研

上件，都研匀。每服半钱，煎葱白汤调下，日二，乳后。

圣惠细辛膏　治小儿耳聋，或因脑热，或因水入，或因吹着，并宜用此。

细辛　防风去芦头　川大黄锉，微炒　黄芩各一分　川椒去目，十粒　蜡半两

上件药，细锉，用清麻油三合，煎药紫色，滤过，下蜡候消为膏。每日三度，用一大豆大，点于耳中。

《圣惠》治小儿耳聋不差方

甜葶苈　杏仁汤浸，去皮　盐各等分

上件药，捣研如膏，以少许猪脂和合，煎令稠，以绵裹如蕤核大，塞耳中，日一易之。

又方

松脂　菖蒲末　乌油麻各半两

上件药相和捣熟，绵裹如一红豆大，塞耳，日一易。

又方

菖蒲末，一分　杏仁汤浸，去皮尖，研如泥，半两

上相和研，令乳入。每用少许，绵裹内耳中，日一易。

又方

上，取葱白于煻灰中煨令熟，以葱白头内耳中，日三易。

又方

蓖麻子去皮，十枚　枣肉七枚，同捣如膏。每取蕤核大，绵裹少许，塞耳中，日一易。

又方

上，捣芥子令烂，以人乳和。绵裹少许，塞耳中，日一易之。

麝香散　治沉耳。

麝香少许　白矾一钱，火煅　五倍子二钱

上件，为末。纸捻子点入耳中少许。

耳　鸣

巢氏云：邪气与正气相搏，故令耳鸣，久即邪气停滞，遂成聋也。

菖乌散　治小儿耳自鸣，日夜不止。

菖蒲　乌头炒。各四分

上为末。绵裹内耳中，日再。

耳中痛

《千金翼》治耳疼痛方

附子炮，去皮　菖蒲

上二味，等分，裹塞之。

耳　疮

证治见心部疮疡条。

聤　耳

巢氏云：耳宗脉之所聚，肾气之所通。小儿肾脏盛而有热者，热气上冲于耳，津液壅结，即生脓汁，亦有因沐浴水

入耳内，而不倾沥令尽，水湿停积，搏于血气，蕴结成热，亦令脓汁出，皆为之聤耳，久不差即变成聋也。

张涣红蓝花散 治聤耳久不差。

红蓝花洗，焙干 黄柏锉。各一两 乌鱼骨 黄芩各半两

已上捣罗为细末，吹用雄黄水磨，细研，半两 麝香一分，研细

上件，都研匀细。以绵缠揾药，塞耳中，日再换。

田氏红玉散 治小儿脓耳。

枯白矾 干胭脂 麝香各一钱

上同研匀。先以绵裹杖子捻净，掺之。

汤氏龙黄散 治小儿聤耳，汁出不止。

枯白矾 龙骨末 黄丹炒。各半两 麝香一钱

上同研细。先以绵杖子搌脓水尽，用散一字半分，为两处吹入耳内，日二次。

[丹] 聤耳，硫黄末傅之，日一夜一，妙。

《秘要》用蛐蟮灰末吹入，立效。有疮者傅之。孙真人方同。

薛氏云：诸外治方，但可治腑证之轻者，若系肝经风热血燥等证，必依前方论内服合宜之药，外用此以收脓湿，亦无不可，若专泥攻而失内治，误矣。

百虫入耳

详见杂病准绳。

五　软

五软者，头软项软、手软脚软、肌肉软、口软是也。无故，不举头，肾疳之病。项脉软而难收，治虽暂瘥，他年必再发。手软则手垂，四肢无力，亦懒抬眉，若得声圆，还进饮食，乃慢脾风候也，尚堪医治。肌肉软则肉少，皮宽自离，吃食不长肌肉，可服钱氏橘连丸虚羸，莫教泻利频并，却难治疗。脚软者，五岁儿不能行，虚羸脚软细小，不妨荣卫，但服参、芪等药，并服钱氏地黄丸肾，长大自然肌肉充满。口软则虚舌出口，阳盛更须提防，必须治膈，却无妨，唇青气喘，则难调治也。

[薛] 夫头软者，脏腑骨脉皆虚，诸阳之气不足也，乃天柱骨弱，肾主骨，足少阴、太阳经虚也。手足软者，脾主四肢，乃中州之气不足，不能营养四肢，故肉少皮宽，饮食不为肌肤也。口软者，口为脾之窍，上、下龈属手、足阳明，阳明主胃，脾胃气虚，舌不能藏而常舒出也。夫心主血，肝主筋，脾主肉，肺主气，肾主骨，此五者皆因禀五脏之气虚弱，不能滋养充达，故骨脉不强，肢体痿弱，原其要，终归于胃，盖胃水谷之海，为五脏之本，六腑之大源也。治法，必先以脾胃为主，俱用补中益气汤以滋化源，头项、手、足三软，兼服地黄丸。凡此证必须多服二药，仍令壮年乳母饮之，兼慎风寒，调饮食，多能全形。

[曾] 戴氏论五软证，名曰胎怯，良由父精不足，母血素衰而得。诚哉是言。以愚推之，有因母血海久冷，用药强补有孕者，有受胎而母多疾者，或其父好色贪酒、气体虚弱，或年事已迈，而后见子，有日月不足而生者，或投堕胎之剂不去而竟成孕者，徒尔耗伤真气，苟或有生，譬诸阴地浅土之草，虽有发生，而畅茂者少，又如培植树木，动摇其根，而成者鲜矣，由是论之，婴孩怯弱，不耐寒暑，纵使成人，亦多有疾，爰自降生之后，精髓不充，筋骨痿弱，肌肉虚瘦，神色昏慢，才为六淫所侵，便致头项手足身

软，是名五软。治法，用调元散、补肾地黄丸，渐次调养，日久乃安，若投药不效，亦为废人。 有小儿体肥容壮，不为瘦瘁，忽然项软倾倒，此名下窜，皆因肝肾气虚，客邪侵袭风府，传于筋骨，故成斯疾。盖肝主乎筋，肾主乎骨，筋骨俱弱，则项软垂下无力，又名天柱倒，与五软相类不远，治同前药。 吴江史万湖子七岁，患吐泻，囟目顿陷，天柱骨倒，兼面赤色，先用补中益气汤加附子一剂，吐泻止而诸证愈，又用钱氏地黄丸料煎服顿安。 一小儿七岁，夏间过食生冷之物，早间患吐泻，面赤作渴，手足并热，项软囟陷，午后面色顿白，手足并冷，脉微欲绝。急以六君子汤加附子一剂，诸证顿退，囟顶顿起而安，小儿元气易虚易实，故虽危证，若能速用对病之药，亦可回生者。 一小儿九岁，因吐泻后项软面白，手足并冷，脉微细，饮食喜热。余先用六君子汤加肉桂五剂，未应，更加炮姜四剂，诸证稍愈，面色未复，尺脉未起，佐以八味丸，月馀面色微黄，稍有胃气矣，再用前药，又月馀饮食略增，热亦大减。乃朝用补中益气汤，食前用八味丸，又月馀元气渐复，饮食举首如常，又月馀而肌肉充盛，诸病悉愈。 一小儿十二岁，疟疾后项软手足冷，饮食少思，粥汤稍离火食之，即腹中觉冷。用六君子汤加肉桂、干姜，饮食渐加，每饮食中加茴香、胡椒之类，月馀粥食稍可离火。又用前药百剂，饮食如常，手足不冷，又月馀其首能举。后饮食停滞，患吐泻，项仍痿软，朝用补中益气汤，夕用六君子汤及加减八味丸，两月馀而项复举。毕姻后眼目昏花，项骨无力，头自觉大，用八味丸、补中益气汤，三月馀，元气复而诸证退。后每入房劳役，形气殊倦，盗汗发热，服后二药即愈。 一小儿十五岁，手足痿软，齿不能嚼坚物，内热晡热，小便涩滞如淋，服分利之剂，小便如淋；服滋阴之剂，内热益甚；服燥湿之剂，大便重坠。余谓此禀肾气不足，早犯色欲所致，故精血篇云：男子精未满而御女以通其精，五脏有不满之处，异日有难状之疾，老人阴已痿而思色以降其精，则精不出而内败，小便涩痛如淋，若阴已耗而复竭之，则大小便牵痛，愈痛则愈便，愈便则愈痛。正谓此也。遂朝用补中益气汤，夕用六味丸加五味子煎服，各三十馀剂，诸证渐愈。后梦遗，诸证复作，手足时冷，痰气上急，用十全大补汤、加减八味丸料各八剂，二便稍利，手足稍温，仍用前二药三月馀，元气渐复，饮食如常。又饮食停滞，吐泻腹痛，按之不疼。此脾胃受伤也。用六君子汤加木香、肉豆蔻治之，其吐未已，左尺右关二脉轻诊浮大，按之如无。经云：肾开窍于二阴。用五味子散四服，大便顿止。后又伤食，咽酸作泻，大便重坠。朝用补中益气汤，夕用六君子汤加木香、干姜而痊。 一老年得子四肢痿软，而恶风寒，见日则喜，余令乳母日服加减八味丸三次，十全大补汤一剂，兼与其子，年馀肢体渐强，至二周而能行。 一小儿五岁，禀父腿软，不便于行，早丧天真，年至十七毕姻后，腿软，头囟自觉开大，喜其自谨，寓居道舍，遂朝服补中益气汤，夕用地黄丸料加五味子、鹿茸煎服，年馀而健。 一小儿项软，服前二药而愈，毕姻后患解颅，作渴发热，以二药作大剂，煎熟代茶，恣饮两月馀而渴热减，年馀而颅囟合，又年馀而肢体强，若非慎疾，虽药不起。

天柱倒

王先生云：小儿久患疳疾体虚，久不进饮食，患来日久，诸候退，只是天柱骨倒，医者不识，谓之五软候。须进金灵散、生筋散。《形证论》歌：天柱才倒道难医，算来此病非心脾，若患先须因吐泻，不曾调气至尪羸，大患伤寒无汗脉，《凤髓经》此一句云：却被伤寒无浮脉。定应妙药疗他迟，无此卒然生此患，又兼不辨四肢肥，身软难堪头似石，面红唇赤脸如绯，此病多应伤肾热，后来因热病相随。此两句在《凤髓经》即云：此患只应伤胆热，后来伏热又相随。肝受热风天柱倒，但将凉药与维持，贴须性热筋方缓，立见温和请莫疑，吐泻项软唯调气，伤寒柱倒不须医。此或伤寒或吐或泻，乘虚邪毒透入肝脉，热邪所侵，是致令筋软长，或手足软而不解举，或项颈软而不解举，若有前证，即须凉膈，若吐泻，则先调胃气，贴项并服凉肝胆药，不可太热，亦恐过冷。

金灵散

上，用白僵蚕不拘多少，直者，去丝炒，为末。每服半钱一钱，薄荷酒调下，一日三服。更须用生筋散贴之。

生筋散

木鳖子三个　蓖麻子三十个

上，各取肉同研。每用一钱许，津唾调贴，急抱揩项上令热，贴之。

四十八候贴项药方

川乌头　白芷　地龙　五灵脂　赤小豆各等分

上末，生姜自然汁与酒同调，贴在项上。更服竹茹散。

竹茹散

菊花三钱　黄芩　人参各一钱　大黄半两　甘草二钱

上为末，竹叶煎汤下。

三十六种贴项药方

草乌头　赤小豆各等分

上为末，姜汁调摊帛子上，贴经宿，项立起。

贴头起项膏吉氏　治小儿肝热胆冷，头项软倒。

川乌末　肉桂末　芸苔子　天南星　蓖麻子各一钱　黄丹炒，一钱匕

上，大蒜一头，煨熟去皮，乳钵内研和，药细。每用一钱，入米醋和匀，贴项上一日许。

狼毒丸吉氏　治小儿胆热肝风，天柱倒折，宜服此药，更用前起头贴项药。

狼毒酒浸，焙　白附子　大附子尖　天麻　防风　羌活已上各一分　朱砂　地龙去土。各一钱　麝香半字

上为细末，法酒煮糊为丸，如小豆大。每服七丸至十五丸，用黑豆、薄荷汤，入酒一滴，吞下。

五　硬

五硬者，仰头取气，难以动摇，气壅作痛，连于胸膈，脚手心冷而硬，此阳气不营于四末也。经曰：脾主四肢。又曰：脾主诸阴。今手足冷而硬者，独阴无阳也，故难治。若肚筋青急者，木乘土位也，急用六君子汤加炮姜、肉桂、柴胡、升麻，以复其真气。若系风邪，当参惊风治之。此证从肝脾二脏受患，当补脾平肝，仍参急慢惊风门治之。《百问》云：如审系风证，依中风治之，必有回生之理，小续命汤加减。

小续命汤　治中风不省人事，涎鸣反张，失音厥冷。

麻黄去节　人参　黄芩　川芎　芍药　甘草炙　杏仁去皮尖，炒　汉防己　官桂去皮。各半两　防风七钱半　附子炮，去皮脐，七钱半

上，除附子、杏仁外，捣为粗末，次入二味夹和。每一钱，姜枣煎，食前服。

有热去附子，官桂减半。

经云：诸暴强直，皆属于风。故收此方，非的风证勿用。

寒热往来

凡寒热往来无定期，其有定期者，疟也。　巢氏曰：风邪外客于皮肤，而痰饮内渍于腑脏，致令血气不和，阴阳更相乘克，阳胜则热，阴胜则寒，阴阳之气，为邪所乘，邪与正相干，阴阳交争，时发时止，则寒热往来也。　《全生指迷》论曰：若其人翕翕如热，淅淅如寒，无有时度，肢节如解，手足酸疼，头目昏晕，此由荣卫虚弱，外为风邪相乘，搏于阳则发热，搏于阴则发寒，久不治，成劳。宜荆芥散。　又曰：若寒热如疟，不以时度，肠满膨脝，起则头晕，大便不通，或时腹痛，胸膈痞闷，此由宿谷停留不化，结于肠间，气道不舒，阴阳交乱，宜备急丸。

经曰：阳虚则外寒，阴虚则内热，阳盛则外热，阴盛则内寒。寒热往来，此乃阴阳相胜也，故寒气并于阴则发寒，阳气并于阳则发热，寸口脉微为阳不足，阴气上入阳中则恶寒，尺脉弱为阴不足，阳气下入阴中则发热，阳不足则先寒后热，阴不足则先热后寒，阴阳不归其分，则寒热交争也。又，上盛则发热，下盛则发寒，阳盛则乍热，阴盛则乍寒，阴阳相胜，虚实不调，故邪气更作，而寒热往来，或乍寒乍热也。少阳胆者，肝之腑，界乎太阳、阳明之间，半表半里之分，阴阳之气，易于相乘，故寒热多主肝胆经证，以小柴胡汤加减调之。若只见寒热，起居如常，久而不愈，及大病后元气未复，悉属阴虚生热，阳虚生寒，宜用八珍汤虚羸补之，甚者十全大补汤汗。有食积为病，亦令寒热，用保和丸宿食消之，兼呕吐泄泻用六君子汤吐泻，厥冷饮热，人参理中丸泻；作渴不止，七味白术散渴；食积既消而寒热尚作者，肝邪乘脾，所胜侮所不胜也，用异功散吐泻加柴胡、山栀。其疟证寒热详见疟门。

［汤］　食积寒热如疟，渴泻气急，要合地卧。此候先当取下积，只用平胃散，次常服进食丸。平胃散，见不乳食；进食丸，见积。

［钱］　曹宜德子三岁，面黄时发寒热，不欲食而饮水及乳不止。众医以为潮热，用牛黄丸不愈，及以止渴干葛散，服之反吐。钱曰：当以白饼子下之，后补脾，乃以消积丸磨之，此乃解也。后果愈。何以故？不食但饮水者，食伏于脾内不能消化，致令发寒热，用止渴药吐者，药冲脾故也，故下之即愈。

［子和］　高巡检子八岁，病热，医者皆为伤冷，治之以热药。欲饮冰水，禁而不与，内水涸竭，烦躁转生，前后皆闭，口鼻俱干，寒热往来，咳嗽时作，遍身无汗。又欲灸之。适遇戴人，戴人责其母曰：重裀厚被，暖炕红炉，儿已不胜其热，尚可灸乎？其母谢以不明。戴人令先服人参柴胡饮子，遂连进数服，下烂鱼肠之类，臭气异常，渴欲饮水，听其所欲，冰雪冷水连进数杯，节次又下三四十行，大热方去，又与通膈丸、牛黄丸，复下十馀行，儿方大痊。前后约五十馀行，略计所用冰雪水饮计一斛，向灸之，当何如哉。

太医局小柴胡汤　治大人小儿伤寒温热病，身热恶风，颈项强急，胸满胁痛，呕哕烦渴，寒热往来，身面皆黄，小便不利，大便秘硬，或过经未解，或潮热不除，及差后劳复，发热头痛，妇人伤风，头痛烦热，经血适断，寒热如疟，发作有时，及产后伤风，头痛烦热，并宜服之。

柴胡去芦头，秤，半斤 黄芩 人参去芦头，秤 甘草炙。各三两 半夏汤洗七次，焙干，秤，二两半

上五味，同为粗末。每服三大钱，以水一盏半，入生姜五片，枣一枚擘破，同煎至七分，滤去滓，稍热服，不拘时，小儿分作二服，更量大小加减。

张涣秦艽汤 治小儿寒热往来。

秦艽去苗 鳖甲醋炙微黄，去裙襴。各一两 川大黄锉碎，微炒 麻黄去根节。各半两 竹茹 甘草炙。各一分

上件，捣罗为粗散。每服一钱，水一盏，入葱白二寸，同煎至五分，去滓温服，量儿大小加减。

人参前胡散

人参去芦头 前胡 柴胡去苗。各一两 桔梗 地骨皮 甘草炙 半夏汤洗七遍，焙干。各半两

上件，捣罗为细末。每服一大钱，水一小盏，入生姜二片，煎至半盏，去滓，放温服，量儿大小加减。

芍药汤

赤芍药一两 黄芩 当归锉，焙干 柴胡各半两 肉桂 甘草炙。各一分

上件，捣罗为细末。每服一钱，水八分一盏，入生姜二片，枣一枚，同煎至五分，去滓温服，量儿加减。

王氏手集**柴胡人参汤** 治小儿脾热生风，往来寒热。子和柴胡饮子有黄芩、大黄、当归，无茯苓。

柴胡 人参 芍药 茯苓 甘草炙。各等分

上，每服二钱，水一盏，入生姜三片，煎至四分，温服。

全生指迷**荆芥散**

荆芥穗 人参 白术 当归切，洗，焙 黄芪 芍药 桂去粗皮。各一两 柴胡去苗，二两 甘草炙，半两

上为粗末。每服五钱，水二盏，煎至一盏，去滓温服。

全生指迷**备急丸**

大黄湿纸裹，煨 巴豆去皮心，去油 干姜去皮。各等分

上为细末，炼蜜和丸，如豌豆大。每服一丸，米饮下。羸人服一丸如绿豆大，以大便快利为度。

《千金》治小儿生一月至五月乍寒乍热方

上，细切柳枝煮取汁洗儿。若渴，绞冬瓜汁饮之。

《水鉴》孩子百日内忽有寒热，何以治之？与冷药吃，即乳寒呕逆。若与热药治之，其病加甚，无神法圣术，因循丧儿之命，博览《石室秘方》，用之应妙，歌云：

桃花菌末一钱馀，甘草冲汤力更殊，
蓝花只消一两字阴干，灌之入口立消除。
上三味为末，每服半钱，汤调灌之。

《庄氏家传》疗少小卒寒热不佳。不能服药，李叶浴儿方

上用李叶不拘多少，煮汤浴儿。又白芷，又苦参。

《玉诀》云：先调气，次解虚热，热不去，下真珠丸取。

真珠丸 治小儿寒热虚积，五脏烦满，及下风涎积滞，惊食疳积。

南星 半夏 滑石各末，二钱 轻粉四钱匕 巴豆二七粒，去心油

上末之，面糊丸芥子大。每服十五二十丸，煎葱汤吞下。

婴孺六味汤 治少小寒热进退，啼呼腹痛。

地黄 桂心各八分 芍药 寒水石 黄芩炙 甘草炙。各二分

上切细，以水三升，煮一升半。一岁儿二合至三合，量与服之。

大黄丸　疗小儿寒热，食不生肌肉。

大黄一两，蒸之二斗米下　桂心　干姜炮。各二分　巴豆五十粒，去皮心，熬　消石三分，熬，无者以芒硝代之

上五味，捣筛四味，别捣巴豆令如泥，合和以蜜，更捣二千杵，丸如梧子。每一丸，汤服之。但热在膈上当吐，在膈下当利，预作粥，如服已吐下丸法，服药两食顷不吐下，以热饮动之，若不得吐下，可更服一丸半，能药壮人可二丸。此药优于他下药丸，故宜大小。下多，冷粥解之。若有疮绵挺如指，蜜和一丸涂挺头，旦内疮中，隅出之，不差更作。温病不得大便，服之得下佳，宿食不消，亦服之。飞尸遁尸，浆服半丸，日一，应须臾止。心腹胀满痛，服一丸。疟者，依发日，宿勿食，清晨服一丸，丁壮人服二丸，得吐下，忍饥，过发时乃食。妇人产后血结中奔，走起上下，或绝产无子，或月经不调，面目青黄，服半丸。小儿淋沥寒热，胪胀大腹，不欲食，食不生肌，三四岁如麻子大一丸，日一服，六七岁儿服二丸，比三十日，心腹诸病差，儿小半之，愈，大良。忌野猪肉、芦笋、生葱。

按：病儿若无实积，或有积而虚，皆不宜用此。若疳劳一路，自当求之肥儿之属。

圣惠柴胡散　治小儿寒热往来，乳食不下，四肢无力，心腹胀满，上焦痰壅，渐渐羸瘦。

柴胡去苗　鳖甲涂醋炙，令黄色，去裙襕。各一两　人参　前胡　桔梗　诃梨勒皮　地骨皮　赤芍药　杏仁汤浸，去皮尖双仁，麸炒微黄　甘草炙，微赤　陈橘皮汤浸，去白，焙。各半两

上件药，捣筛为散。每服一钱，水一小盏，煎至五分，去滓，不计时候温服，量儿大小加减。

五味子散　治小儿寒热往来，不欲乳食，羸瘦心胀。

五味子　当归锉碎，微炒　人参　桔梗　前胡各去芦头　白术　赤茯苓　黄芩各用一分　甘草半分，炙微赤，锉　麦门冬半两，去心，焙

上件药，捣粗罗为散。每服一钱，以水一小盏，煎至五分，去滓温服，日三四服，更量儿大小，以意加减。

人参散　治小儿寒热往来，食少羸瘦。

人参去芦头　黄芪锉　柴胡去苗　白茯苓　鳖甲涂醋，炙令黄，去裙襕　木香各半两　甘草炙微赤，锉　白术　桃仁汤浸，去皮尖双仁，麸炒微黄。各一分　诃梨勒皮三分

上件药，捣细罗为散。不计时候以粥饮调下半钱，量儿大小加减服之。

黄芪丸　治小儿往来寒热，多汗心烦，小便赤黄，不欲乳食，四肢羸瘦。

黄芪锉　麦门冬去心，焙　赤茯苓　白术　子芩　甘草各一分　柴胡去苗　鳖甲涂醋，炙令黄，去裙襕。各半两

上件药，捣罗为末，炼蜜和丸如绿豆大。每服，以粥饮下五丸，日三四服，量儿大小加减。

张涣香甲散　治寒热往来肌瘦。

鳖甲酥炙黄，去裙襕　木香各一两　川大黄微炒　陈橘皮去白，焙干　当归洗，焙干　柴胡去苗　知母　甘草炙。各半两　槟榔三枚

上件，捣罗为粗散。每服一钱，水一小盏，入生姜二片，煎至六分，去滓温服，量儿大小加减。

疟

以下俱杂病，于五脏无所傅，故列于后。

［楼］　治小儿疟疾，多与大人同法，

以出汗为瘥，宜桂枝、柴胡、麻黄、参、苓等辈，又视其病食、病痰，以意消息之，大抵多是饮食失节得之，须以消导为先可也。

［曾］　《内经》疟论：痎疟皆生于风，而发作有时何也？岐伯曰：夏伤于暑，秋必病疟。谓腠理开而汗出遇风，或得于澡浴，水气舍于皮肤，因卫气不守，邪气并居。其疾始作，伸欠寒栗，腰背俱痛，骨节烦疼，寒去则内外皆热，头疼而渴，乃阴阳二气交争，虚实更作而然。阴气独盛则阳虚，故先寒战栗，腰背头项骨节皆痛。阳气独胜则阴虚，故先热，发时不嗜食，善呕，头疼腰痛，小便不利。阴盛阳虚则内外皆寒。阳盛阴虚则内外俱热。此外感六淫或内伤七情，蕴积痰饮，病气与卫气并居，故病日作，卫气昼行于阳，夜行于阴，得阳而外出，得阴而内薄，内薄五脏，病气深入，不能与卫气俱出，则间日而作。当卫气所至，病气所在，则发在阳则热，在阴则寒。经曰：亢则害，极乃反，俟阴阳各衰，卫气与病气相杂则病休，阴阳相搏，卫气与病气再集则病复，各随其卫气之所在，与所中邪气相合而然也。先寒后热者，先伤寒而后伤风，名曰寒疟。先热后寒者，先伤风而后伤寒，名曰温疟。但热不寒者，名曰瘅疟。身重寒热，骨节痛，腹胀满，自汗善呕，名曰湿疟。但寒不热者，名曰牝疟。盖疟之为病，为证非一，故处方之制，随其阴阳虚实，脉病证治，汗吐下温，对证施治，以平为期。然百病中人，必因其正气之虚，感受邪气，留而不去，其病为实，自表传里，先汗后下，古今不易，故治疟之法，必须先表，用百解散惊，水姜葱煎投，次小柴胡汤往来寒热加桂，水姜枣煎服，以和解表里之邪，自然作效。若表里实，用当归散潮热、五和汤里热，或乌犀丸积、六圣丸积下之，匀气散疝止补，后以藿香饮不乳食加草果、良姜，水姜枣煎投，正胃气，去寒邪，则自平复。

如解表后寒热往来，以二仙饮本条截之，寒热既除，用平胃散不乳食加茴香汤腹痛和匀，盐汤空心调服，温胃燥脾，进美饮食，使中州之土既实，则外邪不战而自屈，此为明论。　有寒多热少，经久不愈，致脾胃弱，饮食减，神色变，二姜丸本条及清脾汤本条为治。

［薛］　经曰：夏伤于暑，秋必痎疟。其证先起于毫毛伸欠，乃作寒栗鼓颔，腰脊俱痛，寒去则内外皆热，头痛如破，渴欲冷饮。盖邪气并于阳则阳胜，并于阴则阴胜，阴胜则寒，阳胜则热，阴阳上下交争，虚实更作，故寒热间发也。有一日一发，二日一发，三日一发，有间一日连二日发，有日与夜各发，有上半日发，下半日发，及发于夜者，有有汗，有无汗，此其略也。以详言之，当分六经五脏及痰、食、劳、暑、鬼、瘴之不同六经五脏疟详见杂病准绳。痰疟者，胸膈先有停痰，因而成疟，令人心下胀满，气逆烦呕是也。食疟者，是饮食伤脾，其人噫气吞酸，胸膈不和是也。劳疟者，久而不瘥，表里俱虚，客邪未散，真气不复，故疾虽间，遇劳即发是也。暑疟者，其人面垢口渴，虽热已退，亦常有汗是也。鬼疟者，进退无时是也。瘴疟者，感山岚瘴气，其状寒热休作有时是也。久而不愈，名曰痎疟。痎疟，老疟也。老疟不愈，结癖于两胁之间，名曰疟母，此先失于解散，或复外感风寒，内伤饮食，故缠绵不已也。治法，风暑之邪从外而入，宜解散之，解表后，即宜扶持胃气，故丹溪曰：无汗要有汗，散邪为主，有汗要无汗，固正气为主，骤发之疟宜解表，久发之疟宜补脾，寒疟宜温，温疟宜和，瘅疟宜清，挟痰则行痰，

兼食则消食，劳疟宜安，暑疟宜解，鬼疟宜祛，瘴疟宜散，此亦其略也。更以详言之，则热多寒少者小柴胡汤。寒多热少者清脾饮子。无汗者桂枝麻黄各半汤。有汗者柴胡桂枝汤。汗多渴者白虎汤。渴而小便不利者五苓散。小便赤，热多而渴者，小柴胡汤。热多汗出，腹满便咀者，大柴胡汤，渴加葛根。痰疟者，二陈汤痰涎加柴胡、黄芩，甚者加枳实。食疟者，先用大安丸宿食，次用异功散吐泻。劳疟、痎疟，并用补中益气汤虚热。暑疟者，十味香薷饮。鬼疟者，鬼哭散。瘴疟者，四兽饮。疟母者，鳖甲饮。凡脾胃虚而患疟者，不拘有汗无汗，三阴六经，悉以六君子汤为主，热多加柴胡、山栀，寒多加干姜、肉桂，有汗加黄芪、浮麦，无汗加苍术、葛根，元气下陷，及肝木乘脾，并加升麻、柴胡为善。若用青皮、草果、常山等药，以为攻截良法，正气益虚，邪气益深，是多延绵不止，而为劳热者有矣。若乳母七情六欲，饮食不调，或寒热似疟，肝火炽盛，致儿为患者，又当治其乳母，斯无误矣。

《全生指迷》论曰：寒热之病，或寒已而热，或热已而寒。若寒热战栗，头痛如破，身体拘急，数欠，渴欲饮冷，或先寒而后热，或先热而后寒，或晬时而发，或间日而作，至其时便发，发已如常，此谓之疟。疟脉自弦，弦数多热，弦迟多寒，此皆得之于冬中风寒之气，藏于骨髓之中，至春阳气大发，邪气不能自出，因遇大暑，而后与邪气相合而发。寒多者宜温之，与姜桂汤。热多者宜解之，与栝蒌汤。寒热等者宜调之，与鳖甲汤。　大人小儿疟疾，若寒从背起，冷大如手，不甚战栗，似欲发热而汗出，或即头痛，呕吐时作，其脉迟小，此由脾胃素弱，因气寒而收聚水谷，不能克化，变而成痰，伏痰在内，阴上乘阳，阳为阴所乘，所以作寒，逼而成汗，宜服旋覆花丸、半硫丸。

热多于寒

小柴胡汤往来寒热。

全生指迷**菰薤汤**

菰薤根四两　柴胡去苗，八两　人参　黄芩　甘草炙。各三两

上为粗末。每服五钱，水二盏，生姜三片，枣一枚，擘破，煎至一盏，去滓温服。

寒多于热

清脾饮子　治瘴疟，脉弦数，但寒不热，或寒多热少，膈满不食，口苦舌干烦渴，小便黄赤，大肠不利。

青皮炒　厚朴姜制　白术　草果　柴胡　茯苓　半夏汤泡七次　黄芩　甘草炙。各等分

上，每服二三钱，水煎。

全生指迷**姜桂汤**

干姜　牡蛎火煅通赤　甘草炙。各二两　桂去粗皮，取心，三两　柴胡八两　菰薤根四两　黄芩二两，《活人书》用三两

上为粗末。每服五钱，水二盏，煎至一盏，去滓温服，不拘时候。

草果饮　治寒多热少，手足厥冷，遍身浮肿，肚腹疼痛。

厚朴姜制　青皮　草果　藿香　甘草炙　丁皮　神曲　良姜　半夏曲

上等分，㕮咀。姜枣煎，空心服。

清脾汤　治诸疟久不瘥者，脾胃虚弱，形容憔悴。

厚朴去粗皮，姜汁拌匀，罨一宿，炒干，一两　乌梅打破，去仁　半夏汤煮透，滤，锉，焙干　良姜锉，用东壁土炒　青皮去白。各半两　甘草炙，三钱　草果炮，去壳取仁，二钱半

上件㕮咀。每服二钱，水一盏，姜二

片，煎七分，未发前并三服。仍忌生冷油腻时果毒物。

二姜丸　治疟疾往来寒热，经久不愈者。

良姜一两，锉片，东壁土炒　白姜一两，锉片，巴豆九粒去壳，同炒微黄，去巴豆

上为细末，用豮猪胆汁和水煮面糊丸麻仁大，就带润以朱砂为衣。热多，用温汤早晨面北空心送下。寒多，亦于清旦用温酒面南空心咽服。若寒热相停，用阴阳汤，以一半冷水一半热汤参和是也，不拘向南北投服。

寒热相等

胡黄连散　治小儿疟。

人参　胡黄连　草果　槟榔　甘草　柴胡各等分

上锉散。水一盏，煎三分服。

张涣桃仁汤

桃仁汤浸，去皮尖双仁，麸炒微黄　鳖甲酥炙微黄，去裙襕。各一两　桂心　黄芩　赤茯苓　川升麻各半两

上为粗散。每服一钱，水一小盏，煎至五分，去滓温服，量儿大小加减。

全生指迷**鳖甲汤**

鳖甲汤浸，刮净，醋炙黄　白术　桂去皮　常山　柴胡去苗。各一两　牡蛎半两，火煅赤

上为粗散。每服五钱，水二盏，煎至一盏，去滓温服。

寒而不热

张涣乌梅丹　治小儿发寒疟甚者。

乌梅肉一两，炒干　母丁香　干漆微炒　当归　桂心各半两，已上捣罗为粗散，吹入麝香二钱半，细研

上件拌匀，炼蜜和丸如黍米大。每服十粒，粥饮下，量儿大小加减。

全生指迷**旋覆花丸**

旋覆花　桂心　枳实麸炒　人参各五分　干姜　芍药　白术各六分　茯苓　狼毒　乌头炮，去皮　矾石火煅一伏时。各八分　细辛去苗　大黄湿纸裹，煨　黄芩　葶苈炒　厚朴去粗皮，姜汁炙　吴茱萸炒　芫花炒　橘皮洗。各四分　甘遂三分，炒

上为细末，炼蜜和丸，如梧子大。米饮下三丸，未知加至七丸，小儿黄米大二丸。

半硫丸

半夏汤洗七次，三两　硫黄二两，研飞

上为末，生姜汁煮面糊丸，如桐子大。每服三十丸，米饮下，不拘时候，小儿黍米大，三五丸。

热而不寒

［汤］　治瘅疟但热不寒方，用黄丹煅通红，临发，蜜汤调下，能饮酒用酒调。一法，专服小柴胡汤，次服人参前胡汤。

张涣知母丹　治小儿发热疟甚者。

知母微炒　鳖甲酥炙，去裙襕　川大黄细锉，微炒　赤茯苓　朱砂细研，水飞。各一两　川芒硝　川升麻各半两　龙脑一钱，研

上件同拌匀，炼蜜和丸，如黍米大。每服五粒至七粒，生姜汤下，大便利下即愈，量儿大小加减。

《活人书》治疟疾但热不寒者。

知母六两　甘草炙，二两　石膏一斤　桂去皮，秤，三两　粳米二合

上锉，如麻豆大。每服五钱，水一盏半，煎至八分，去滓服。

外散风暑之邪

桂枝麻黄各半汤　治发热自汗或无汗。

桂枝　白芍药　生姜　甘草炙　麻黄

各一钱　杏仁十粒，汤泡，去皮尖

上，水一盅，大枣二枚，煎四分，食远服。

知母麻黄汤　治伤寒，或十数日，或半月二十日，终不惺惺，常昏沉似失精神，言语错谬，又无寒热，医或作鬼祟，或作风疾，多般治之不瘥，或朝夕潮热颊赤，或有寒热似疟，都是发汗不尽，馀毒在心胞络间所致。

知母　麻黄去节　甘草炙　芍药　黄芩各半两　桂枝去粗皮，半两，盛暑可减半

上锉散。每三钱，水一盏，煎七分，去滓温服，令微汗。若心烦不眠，欲饮水，当稍稍与之，令胃气和即愈，未汗再服，大小加减。

柴胡桂枝汤　治疟身热多汗。

柴胡八钱　黄芩　桂枝　芍药　甘草各三钱　半夏二钱半

上，每服二三钱，姜枣水煎。

白虎加桂汤　治小儿疟疾发渴。

石膏五钱，碎如米　知母一钱　甘草五分　桂枝五分

上，水一盏，粳米一撮，煎服。

十味香薷散

香薷一两　人参　白术　黄芪　橘红　白扁豆　干木瓜　厚朴姜制　白茯苓　甘草炙。各半两

上为细末。每服一钱，不拘热汤或冷水，调下。

内理中气

养胃汤　治外感风寒，内伤生冷，温中快膈，能辟山岚瘴气，寒疟，脾胃虚寒。

厚朴姜汁炙　苍术米泔浸，去皮，锉，炒　半夏汤泡。各一两　藿香　草果仁　茯苓　人参各半两　甘草炙　橘红各二钱半

上锉散。每服三钱，水一盏，姜七片，乌梅一个，煎六分，去滓热服。兼治冷饮伤脾，发为疟疾，或中脘虚寒，呕逆恶心。寒疟加桂。

又方

陈皮汤浸，去白，三钱半　甘草炙　厚朴姜制　半夏泡。各三钱　人参　草果各二钱　白茯苓四钱　藿香洗，七钱　青皮去穰　三棱煨　蓬莪煨　大腹皮各一钱半　苍术　乌梅各五钱

上锉散。每服三钱，姜枣水煎。

四兽饮　治阴阳相胜，结聚涎饮为疟，兼治瘴疟。

半夏　茯苓　人参　白术　草果　橘红各等分　甘草减半

上，用乌梅、姜、枣，湿纸裹，煨香熟，焙干入药。每服二钱，水煎服。

鬼　疟

鬼哭散　止疟疾。

常山　大腹皮　白茯苓　鳖甲醋炙　甘草炙。各等分

上，除甘草、鳖甲炙外，三味不得见火。用桃柳枝各七寸同煎。临发略吐涎不妨，只用常山、白茯苓、甘草亦效。

瘴　疟

千金大五补汤　治大人小儿时行后，变成瘴疟。

桂心一两二钱半　远志　桔梗　川芎各二两　茯苓　芍药　人参　白术　熟地黄　当归　黄芪　甘草各三两　竹叶五两　半夏　麦门冬去心。各一斤　生枸杞根　生姜各一斤　大枣二十枚

上十八味，以水三斗煮竹叶、枸杞，取二斗，内诸药，煮取六升，分六服，一日一夜令尽之，小儿量大小加减，以一合至二合，渐服至一升止。

圣惠犀角散　治小儿热瘴气为疟。

犀角屑　甘草炙微赤，锉　川大黄锉碎，微炒　知母各半两　鳖甲一两，涂醋，炙黄，去裙襕　柴胡　常山各七钱半

上，捣罗为粗散。每服一钱，以水一小盏，煎至五分，去滓温服，日三四服，量儿大小加减。

截　疟

三圣丸　治诸疟，不拘远近。

穿山甲汤浸透，取甲，碎锉，同热灰铛内慢火焙令焦黄色　鸡骨常山　鸡心槟榔二味各一两，薄锉，晒干

上件，再晒，为末，水煮糯米粉，为糊丸绿豆大，就带润以红丹为衣，阴干。每服三十丸至五十丸。未发前隔晚用酒空心投一服，重者二服。经久不瘥，下祛疟丹。

二仙饮　治同前。

青蒿去梗，五月五日采，晒干，用二两　桂枝去粗皮，半两，二味俱锉，焙，为细末

上，每服一钱，寒热未发前用凉酒调服，或先隔晚以酒调下。加香薷叶二两，好茶芽半两　合研成末，又名斩邪饮，治证同法，疗暑疟尤胜，服法同前服。

祛疟丹　治疟经久不瘥。

常山细锉，二两　乌梅和核，一两，薄锉　红丹好者，半两

上，除乌梅屋瓦别焙，常山或晒或焙，仍同乌梅、红丹研为细末，糯米粉煮糊丸麻仁大。每服三十丸至五十丸，未发前凉酒空心送下，或隔晚酒下。重者二服，轻则一服。忌鸡、面、羊、生冷饮食、毒物。

疟　癖

鳖甲饮子　治疟久不愈，腹中结为癥瘕，名曰疟母。

鳖甲醋炙　白术　黄芩　草果　槟榔　芎䓖　橘红　甘草　厚朴　白芍药各等分

上为㕮咀。水一盅，姜三片，枣一枚，煎服。

经效疟丹　治疟母结癖，寒热无已。

真阿魏　雄黄各二钱半　朱砂一钱半

上，沸汤泡阿魏研散，雄、朱和之，稀面糊丸梧桐子大。每服一丸，人参汤候空冷心服。瘴疟，桃枝汤冷服，临发磨一丸傅鼻头口畔。

疟母丸

鳖甲醋炙，二两　三棱　莪茂各醋浸透，煨。各一两

上为细末，神曲糊丸如绿豆大。每服二十丸，白汤下，量儿大小加减。　癖消一半，即止。

消癖丸

芫花陈久者良，好醋煮十数沸，去醋，以水浸一宿，晒干　朱砂另研，水飞。各等分

上为末，蜜丸。二百日儿黍米大二丸，日二服，不知，稍加之。

疟后浮肿

大腹皮汤　治小儿疟疾，用药太早退热，变作浮肿，外肾肿大，饮食不进。

大腹皮　槟榔　三棱　蓬莪茂各五钱　苍术　枳壳各二两　甘草三钱

上锉散。每服三钱，生姜皮、萝卜子、椒目同煎。

青皮汤　治小儿疟后浮肿，兼寒热不退，饮食不进。

白术　茯苓　厚朴　青皮　陈皮　半夏　大腹皮　槟榔　三棱　蓬莪茂　木通　甘草各等分

上㕮咀。每服三钱，姜水煎。

按：上方皆克泄元气之药，若病久脾虚而作肿者，当以钱氏异功散为主，少佐以五皮汤方见杂病水肿。误用此，必至不

救。

魃　病

魃音奇，小鬼也，乳下婴儿未能行，而母更有娠，其儿病微微下利，寒热去来，毛髮鬇鬡，以为有恶鬼神导其腹中胎，妒嫉而为此，故名曰魃病也。以他人相近，亦能相继，亦曰继病，妊娠妇人不必悉能致魃，亦时有此尔。女子气血上为乳汁，下为经水，小儿饮交乳且病，况其大分已荣于胎，而乳汁之漓可知，能无使儿病乎，则又何鬼神之咎为也。《千金》炙伏翼熟嚼哺儿，而怀妊者带伯劳鸟毛、白马眼，不能滋荣气血，乃徒剥裂禽兽。

海藏云：生者为相继，死者为传尸，有脉而无气、谓之尸厥，有气而无脉，谓之行尸。　丁奚、露哺、客忤、无辜四异病也。　阳易、阴易、百合、狐惑四奇病也。

龙胆汤　治婴儿出腹，血脉盛实，寒热温壮，四肢惊掣。吐哯者若已能进哺，中满食不消。壮热及变蒸不解。中客人鬼气，并诸惊痫。方悉主之。

龙胆草　柴胡　黄芩　桔梗　钩藤皮　甘草炙　茯苓　芍药各二钱半　蜣螂二枚　大黄一两

上为锉散。以水一升，煮取五合为一剂，十岁已下小儿皆可服，若儿生一日至七日，分一合为三服，八日至十五日，分一合半为三服，十六日至二十日，分二合为三服，二十日至三十日，分三合为三服，皆以得下为止。此剂为出腹婴儿所作，若日月长大者，亦依此为例，必知客忤及有魃气者，可加人参、当归各二钱半，一百日儿加一钱一字，二百日儿加二钱半，一岁加半两，馀药皆仿此。

圣惠甘草散　治小儿中魃，面色白赤，而复变青者如醉色，故复发作面赤。若青黑色绕口，不治。觉病候晚者死，觉之早者，所中邪气未入脏腑，又微引乳者可服此。

甘草炙微赤，锉　龙骨　赤茯苓　牡蛎烧为粉　生干地黄　黄芩　桂心各一分　当归半两，锉，微炒

上件药，捣粗罗为散。每服一钱，以水一小盏，入淡竹叶七片，煎至五分，去滓，入白蜜一钱，更煎一两沸，量儿大小，以意加减温服，日三四服。

大黄丸　治小儿中魃挟实。

川大黄锉碎，微炒　白鲜皮　甘草炙微赤。各半两　犀角屑　黄芩　赤茯苓　赤芍药各一分

上件药，捣粗罗为散。每服一钱，以水一小盏，煎至五分，去滓，量儿大小加减，日三四服。

张涣虎骨丹　治被魃病。

虎头骨微炙　鬼臼去毛　草龙胆　鬼箭各一两　琥珀　白胶香各半两

上件，捣罗为细末，炼蜜和丸如黍米大。每服十粒，乳香汤下，量儿大小加减。

客　忤

巢氏云：小儿中客忤者，是小儿神气软弱，忽有非常之物，或未经识见之人触之，与儿神气相忤而发病，谓之客忤也，亦名中客，又名中人。其状吐下青黄白色，水谷难离，腹痛反倒夭矫，面变易五色，其状似痫，但眼不上插耳，其脉弦急数者是也。若失时不治，久则难治。若乳母饮酒过度醉，及房劳喘后乳者最剧，能杀儿也。其脉急数者，宜与龙胆汤下之，加人参、当归，各如龙胆秤分等多少也。

《千金》论少小所以有客忤病者，是

外人来，气息忤之，一名中人，是为客忤也，虽是家人，或别房异户，虽是乳母及父母，或从外还，衣服经履鬼神粗恶暴气，或牛马之气，皆为忤也，执作喘息，乳气未定者，皆为客忤。　凡小儿衣布帛绵中，不得有头痺，履中亦尔。　白衣青带，青衣白带，皆令中忤。凡非常人及诸物从外来，亦惊小儿致病，欲防之法，诸有从外来人及异物入户，当将儿避之，勿令见，若不避者，烧牛屎令常有烟气，置户前则善。　小儿中客为病者，无时不有此病也，而秋初一切儿皆病者，岂一切儿悉中客邪，幼儿所以春冬少病，秋夏多病者，秋夏小儿阳气在外，血脉嫩弱，秋初夏末晨夕时有暴冷，小儿嫩弱其外，则易伤暴冷折其阳，阳结则壮热，胃冷则下痢，故夏末秋初，小儿多壮热而下痢，未必悉是中客及魃也。若治少小法，夏末秋初，宜候天气温凉，有暴寒卒冷者，其少小则多患壮热而下痢也，慎不可先下之，皆先杀毒，后下之耳。　小儿中客，急视其口中悬痈左右，当有青黑肿脉核如麻豆大，或赤或白或青，如此，便宜用针速刺，溃去之，亦可爪摘决之，并以绵缠钗头拭去血也。少小中客之病，吐下青黄赤白汁，腹中痛，及反倒偃侧，喘似痫状，但目不上插少睡耳，面变五色，其脉弦急，若失时不治，小久则难治矣。欲疗之方，用豉数合，水拌令湿，捣熟，丸如鸡子大，以摩儿囟上、足心各五六遍毕，以丸摩儿心及脐上下行转摩之，食顷，破视其中，当有细毛，即掷丸道中，痛即止。

真珠散　治客忤、惊风、鬼疰，惊邪痰热，心舍不宁，精神不定，心常怔忡，睡中惊跳，时或咬牙，五心烦热，有汗兼喘，面赤舌白，呵欠烦渴，小便赤泻，或吐利黄沫，常服辟邪安神。

真珠　海螵蛸　滑石各一钱　白茯苓　人参　白附子　甘草炙　全蝎　麝香　脑子另研。各五钱　生珠另研，一钱　金箔三十片　银箔二十片

上末，和匀。半钱，煎灯心、麦门冬汤，入蜜少许调服，日午卧临各一。

《谭氏殊圣》治客忤方

忽尔连连哭不休，浑身壮热脉如钩，惊啼不得冤神鬼，客忤伤心不自由，犀角雄黄相共捣，桃符煎水看稀稠，人参茯苓车前子，丸吃三服请不忧。

安神丸

生犀末半钱　雄黄研　人参　茯苓　车前子各一分

上为末，取桃白皮一两，桃符一两，二味以水三升，同煎至一升，去滓，更煎成膏，和前药丸如麻子大。每服三丸，芍药汤下。

又方　小儿哽气筑心连，喘息多愁胃口涎，唯有此疾宜早治，为缘客忤气相煎，看看病状医难效，速取真珠散半钱，龙脑生犀香附子，小儿餐了保身安。

真珠散

真珠末肆钱　生犀末二钱　香附子末一钱　龙脑半字

上同研。每服一字，桃仁汤调下。乳母忌生冷油腻、一切毒物半月。

张涣辟邪膏　婴儿血气未实，皆神气软弱，除父母及乳养之常照管外，不可令见生人，及抱往别房异户，及不可见牛马兽畜等，其父母家人之类，自外及寅夜行归家，亦不可见儿，恐经履鬼神粗恶暴气，若犯人，令儿吐下青黄赤白，水谷解离，其状似发痫者，但眼不上戴，脉不弦急，名曰客忤。凡断乳小儿，亦有中恶卒暴者，亦宜服此药，立至苏省。

降真香锉　白胶香　沉香　虎头骨微炒　鬼臼去毛　草龙胆　人参　白茯苓

上件各半两，捣罗为细末，次入水磨

雄黄半两，细研水飞，次研麝香一钱，都拌匀，炼蜜和如鸡头大。每服一粒，煎乳香汤化下。及别丸如弹子大，用绿绢袋子盛，令儿衣服上带之，仍卧内常烧，神妙。

［田］　客忤因而惊忤者。治法用灶中黄土研二两，鸡子一枚去壳，二件相和，入少许水调，先以桃柳枝汤浴儿，后将此药涂五心及顶门上。陈无择法，用灶中黄土、蚯蚓屎等分，如此法涂之。

治卒客忤噤口不能言。细辛、桂心等分，纳口中，效。

《元和纪用经》疗小儿客忤

捣菖蒲汁内口中。　又，生艾汁纳口中。　又，磨刀水三四滴，妙。　又，用好墨捣筛，和水温服半钱匕。

中　人　忤

茅先生：小儿生下犯人噤候，面青黑，合两眼闭，吐逆不下乳，此候因生下来不免外人看问，或有腋气，或因妇人月假不净，或外人带邪神触着，生下来夹故乳哺，使触异气之物，气血未就，又被风邪击致。此所治者先用朱砂膏方见惊积门中，乳上吮下，后用镇心丸惊夹腥脾散不乳食，与服即愈。如见不下乳，眼视、肚硬，死候。大凡初生下儿子，家中人不见，不可便与外人入房看问，人家各有神祇，又恐妇人腋气及月假不净触着，恐中客忤，此即是养儿之法。

《千金方》剪取驴前膊胛上旋毛，大如弹子大，以乳汁煎之，令毛消，药成，著乳头上饮之，下喉即愈。　又，烧母衣带三寸并髪，合乳汁服之。　又，取牛鼻津服之。　又，取牛口沫傅乳头饮之。

治少小见人来不佳，腹中作声者，三物烧髮散方

用向来者人囟上髮十茎，断儿衣带少许，合烧灰，细末，和乳饮儿，即愈。

中　马　忤

《千金》论曰：凡诸乘马行，得马汗气臭，未盥洗易衣装，而便向儿边，令儿中马客忤，儿卒见马来，及闻马鸣惊，及马上衣物马气，皆令小儿中马客忤，慎护之，特重一岁儿也。其状，腹痛，吐下青黄白色，水谷解离，甚者致夭。

《千金》治小儿中马客忤法。中客、中人皆可用。

用粉为丸，如豉法摩儿手足心及心头、脐上下、行转摩之。咒曰：摩家公摩家母，摩家子儿苦客忤，从我始，扁鹊虽良不如善唾良。咒讫，弃丸道中。

又法

取一刀，横灶上，解儿衣，发其心腹讫《翼》发作拨，取刀持向儿，咒之：唾辄以刀拟向心腹啡啡音非出唾貌煌煌，日出东方背阴向阳，葛公葛公不知何公，《翼》云：葛公葛母不知何公。子来不视去不顾过与生人忤，梁上尘天之神，户下土鬼所经，大刀环犀对灶君二七唾，客愈儿惊唾啡啡。每唾以刀拟之，咒当三遍乃毕，用豉丸亦如上法五六遍讫，取此丸破视其中有毛，弃丸道中，人、马客忤即愈矣。

《简要济众》治小儿中马毒客忤，取马尾于儿面前烧，令儿咽烟气，日烧之，差为度。

又方　取马口角沫，涂儿口中，效。

中　恶

巢氏云：小儿中恶者，是鬼邪之气卒中于人也。无问大小，若阴阳顺理，荣卫平调，神守强，则邪不干正。若精气衰弱，则鬼毒恶气中之。其状，先无他病，

卒然心腹刺痛，闷乱欲死是也。凡中恶腹大而满，脉紧大而浮者死，紧细而微者生。馀势不尽，停滞脏腑之间，更发后变为疰也。治法，先下苏合香丸，未醒，以皂角末搐鼻，次服沉香降气汤加人参、茯苓，又能辟邪，客忤亦宜服。

苏合香丸 治传尸骨蒸，诸项劳瘵，顺气化痰，卒暴心痛，鬼魅疟疾，霍乱吐泻，赤白下痢，小儿惊搐。

苏合香油五钱，入安息香膏内　安息香一两，另为末，用无灰酒半升，熬膏　丁香　青木香　白檀香　沉香　荜拨　香附米　诃子煨，取肉　乌犀镑屑　朱砂研，水飞。各一两　薰陆香　片脑研。各五钱　麝香七钱半

上为细末，用安息香膏入炼蜜和剂，圆如芡实大。空心，用沸汤化下，小儿一丸，老人四丸，酒下亦可。用蜡纸裹一丸，弹子大，用绯绢袋盛，常带之，一切邪神不敢近。去脑，名麝香苏合丸，治一切邪神及胸膈噎塞，肠中虚鸣，宿食不消，馀证并同。

沉香降气汤

降真香　沉香　白胶香　虎胫骨酥炙　人参　鬼箭　草龙胆各五钱

上为末，次入雄黄五钱，麝香一钱，炼蜜丸。乳香汤化下。又，令儿带及烧卧内，尤妙。

葛氏《肘后》救卒死，或先病痛，或常居寝卧奄忽而绝，皆是中恶，救之方。

上，取葱黄心刺其鼻，男左女右，入七八寸，小儿量度之，若使目中血出，佳。扁鹊法同。是后吹耳条中。葛言：此云刺鼻，故别为一法。

又方　上，令二人以衣壅口，吹其两耳，极则易人，可以筒吹之，并捧其肩上，侧身远之，莫临死人上。

又方　上，以葱叶刺耳，耳中、鼻中血出者莫怪，无血难治，有血是候，时当捧两手，忽放之，须臾，死人目当举，手捞人，言痛乃止。又，男刺左鼻，女刺右鼻中，令入七八寸馀，大效，小儿量度之。亦治自缢死，此与扁鹊方同。

又方　上，以绵渍好酒中，须臾，置死人鼻中，手按令汁入鼻中，并持其手足，莫令惊。

又方　上，视其上唇里弦，有白如黍米大，以针决去之。

又方　上，以小便灌其面，数回，即能语，此扁鹊法也。

又方　上末皂荚，如大豆吹其两鼻中，嚏则气通矣。

又方　上，割雄鸡颈，取血以涂其面，干复涂，并以灰营死人一周。

又方　以管吹下部，令数人互吹之，气通则活。

《千金》治卒忤方　此病，即今人所谓中恶者，与卒死、鬼击亦相类，为治皆参取而用之。

上，盐八合，以水三升，煮取一升半，二服，得吐即愈。

《备急方》云：治鬼击，若小便不通，笔头七枚，烧作灰，末和服之，即通。

圣惠桃奴散 治小儿中恶，心腹坚胀疼痛，颜色青黑，大便不通。

桃奴五枚　甘草一分，炙微赤，锉　麝香细研，一钱　杏仁二十枚，汤浸，去皮尖双仁，麸炒微黄　桔梗去芦头　赤芍药　黄芩　柴胡去苗　川升麻　川大黄锉，微炒　鬼臼去毛。各半两

上件药，捣粗罗为散。每服一钱，以水一小盏，煎至五分，去滓，不计时候温服，以利为度，量儿大小，以意加减。

圣惠鬼箭羽散 治小儿中恶，心坚强卒痛欲困。

鬼箭羽　真珠末。各一分　羚羊角屑　桔梗去芦头　川朴硝　川升麻　赤芍药

柴胡去苗　黄芩各半两　桃仁十枚，汤浸，去皮尖双仁，麸炒微黄　川大黄一两，锉，微炒

上制，服法同前。

圣惠雄黄丸　治小儿中恶心痛，辟除邪气。

雄黄细研　真珠末。各半两　麝香　牛黄各细研，一钱　巴豆二十粒，去皮膜心，研，纸裹，压出油

上件药，都研令匀，入枣瓤及炼蜜和丸，如粟米大。每服以薄荷汤下三丸，量儿大小，加减服之。

婴孺**鬼箭羽汤**　治小儿中恶，心腹坚强，卒痛欲困。

鬼箭羽三分　朱砂一分　羚羊角屑　桔梗　鬼臼　朴硝汤成下。各半分　升麻　芍药　柴胡各五分　黄芩六分　大黄八分　桃仁四十九个，炒，去皮尖

上，以水四升，煮一升二合，二岁儿为四分，更量儿大小与服之。

葛氏《肘后》灸法　以绳围其死人肘腕，男左女右毕，伸绳，从背上大椎度以下，又从此灸横行各半绳，此法三灸各三，即起。又，令爪其病人人中取醒，不起者，卷其手，灸下文头随年壮，又灸鼻中三壮也，又灸颐下宛宛中名承浆穴十壮，大效。又灸两足大指爪甲聚毛中七壮，此华陀法，一云三七壮。又灸脐中百壮也。

卒　死

巢氏云：小儿卒死者，是三虚而遇贼风，故无病仓卒而死也。三虚者，乘年之衰，一也。逢月之空，二也。失时之和，三也。有人因此三虚，复为贼风所伤，使阴气偏竭于内，阳气阻隔于外，而气壅闭，阴阳不通，故暴绝而死也。若腑脏未竭，良久乃苏，亦有兼挟鬼神气者，皆须邪退乃生也。凡中客忤及中恶卒死，而邪气不尽，停蓄心腹，久乃发动，多变成疰也。

［茅先生］　卒死候，眼合啮齿，遍身如绵软，面青黑，口鼻冷。此候因本生下而遍身热，或因有惊患，医人一向退热，不曾下得惊积及奶积，遂积聚被邪气至此。

上，前件三个候，都来一般，只是要辨元初受患根源治之，急下夺命散与吐下风涎。醒后便下匀气散。二服补除后，下朱砂膏、镇心丸与服，如有伏热来时，即下大附散与调理，二三日安乐。前件三个形候，只是此一般调理。上件疾，见鸦声上啼，偏搐，汗如珠，不得睡，眼障泪出，死候，不治。

《金匮要略》治小儿卒死而吐利不知是何病方

上，以马屎一团，绞取汁，灌之，无湿者水煮，干者取汁。

葛氏《肘后》救卒死而壮热者。

上，用矾石半斤，水一升半煮消，以渍脚，令没踝。

又方　救卒死而目闭者。

上，用骑牛临面捣薤汁灌之耳中。

又方　救卒死而四肢不收，屎便者。

上取牛洞一升，温酒灌口中。洞者，稀粪也。

《千金》卒死无脉，无他形候，阴阳俱竭故也。

上，用牵牛临鼻上二百息，牛舐必差，牛不肯舐，着盐汁涂面上，即牛肯舐。

又方　上灸熨斗熨两胁下。《备急方》云：又治尸厥。

治魇死不自觉者方

上，用慎灯火勿令人手动，牵牛临其上即觉，若卒不能语，取东门上鸡头末

之，以酒服。

治卒魇死方　上捣韭汁灌鼻孔中，剧者灌两耳。张仲景云：灌口中。

治鬼魇不悟方　上末伏龙肝，吹鼻中。

又方　上末皂荚，如大豆许吹鼻中，嚏则气通，起死人。《集验方》云：治中恶。

《圣惠》治小儿卒死方

上，取女青末半钱，用牛乳汁调服之。

又方　上烧猜猪粪，水解取汁服之。

又方　上以苦参，醋煮汁，少许，内口中即苏，水煮亦得。又，酒煮烂棺木板取汁，服少许。

又方　上煎盐汤令极咸，以物拗口开灌之，令入腹，即活。

又方　以热汤和灰，厚拥身上，逡巡即苏。

《婴孺》治小儿不知所病便死绝方

上取雄鸡冠临儿口上，割血滴入口，下即活。

《肘后》灸法　卒死而四肢不收屎便者，灸心下一寸、脐上三寸、脐下四寸各一百壮，儿小者随年。

《千金》治卒死　针间使各百馀息。

又　灸鼻下人中，一名鬼客厅。《肘后方》云：又治尸厥。

鬼　持

巢氏云：小儿神气软弱，精爽微羸，而神魂被鬼所持录。其状，不觉有馀疾，直尔痿黄，多大啼唤，口气常臭是也。《婴童宝鉴》小儿鬼持歌云：小儿气弱命中衰，魂魄多应被鬼持，其候痿黄多哭地，不须用药可求师。　鬼气歌云：鬼气皮肤里，相传脏腑间，肿虚如水病，瘛疭似惊痫，热发浑身涩，心挛痛所攒，小儿还有此，服药急须看。

《图经》治鬼持方　上用虎睛爪并指骨毛以系小儿臂上，辟恶鬼。

外台深师五邪丸　疗邪狂鬼魅，妄言狂走，恍惚不识人，此为鬼忤，当得杀鬼丸方

丹砂　雄黄各别研　龙骨　马目毒公　鬼箭各五两　鬼臼二两　赤小豆三两　芫青一枚　桃仁百枚，去皮尖，熬，别研

上九味，捣，下筛，细绢筛合诸药，拌令匀调后，内蜡和之，大如弹丸，绛囊盛之，系臂，男左女右，小儿系头。合药勿令妇人鸡犬见之。所服蜜和圆如梧子大。一服三丸，日三服，忌五辛生血物。

疰　病

尸疰、蛊疰。

巢氏云：疰之言住也，谓其风邪鬼气留人身内也。人无问大小，若血气虚衰，则阴阳失守，风邪鬼气因而客之，留住肌肉之间，连滞腑脏之内，或皮肤掣动，游易无常，或心腹刺痛，或体热皮肿，沉滞至死，死又疰易傍人，故为疰也。小儿不能触冒风邪，多因乳母解脱之时不避温凉暑湿，或抱持出入，早晚其神魂软弱，而为鬼气所伤，故病也。

《千金》治小儿疰方

上用灶中灰、盐等分相和，熬熨之。

千金**太乙备急散**　主卒中恶客忤，五尸入腹，鬼刺鬼痱，及中蛊疰，吐血下血，及心腹卒痛腹满，伤寒阴毒，病六七日方

雄黄　芫花　桂心各二两　丹砂　蜀椒各一两　藜芦　巴豆各一分　附子炮裂，去皮脐，五分　野葛三分

上九味，巴豆别治如脂，馀合治下

筛，以巴豆合和，更捣令匀调，以铜器中密贮之，勿泄。有急疾，水服一字匕，可加至半钱匕，老小半之。痛在头当鼻衄，在膈上吐，在膈下利，在四肢当汗出，此之所为如汤沃雪，手下皆愈，秘之，非贤不传。

《千金》治疰病相染易，及霍乱中恶，小儿客忤长病方

獭肝一具　雄黄　莽草　丹砂　鬼臼　犀角　巴豆各一两　麝香二分　大黄　牛黄各一两　蜈蚣一条

上十一味，末之蜜圆。空腹服如麻子大二圆，加至三圆，以知为度。

尸　疰

巢氏云：尸疰者，是五尸之中一尸疰也，人无问小大，腹内皆有尸虫，尸虫为性忌恶，多接引外邪共为患害，小儿血气衰弱者，精神亦羸，故尸疰因而为病。其状沉嘿，不的知病之处，或寒热淋漓，涉引岁月，遂至于死，死又疰易傍人，故名之为尸疰也。　张涣论小儿亦有疰病，与大人所病无异，久后疰易傍人，传染骨肉，如尸疰蛊毒之类是也。

《外台·张仲景》治大人小儿飞尸**走马汤**方

巴豆去心皮，熬　杏仁去皮尖。各二枚

上二味，取绵缠，槌令极碎，投热汤二合，捻取白汁服之。须臾差，未差，更一服，老小量之。通疗鬼击，有尸疰者，常蓄此药，用验。忌野猪肉、芦笋。《备急》同。

圣惠木香散　治少儿尸疰，心腹满胀疼痛，不可忍。

木香　鬼箭羽　桔梗去芦头　当归锉，微炒　紫苏茎叶各半两　槟榔三分

上件药，捣罗为粗散。每服一钱，以水一小盏，入生姜少许，煎至五分，去滓，不计时候温服，更量儿大小，加减服之。

犀角散　治小儿尸疰及中恶诸病，皆主之。

犀角屑　川升麻　木香　川大黄锉碎，微炒　桑根白皮锉　槟榔各半两　麝香一钱，细研　桃仁二七枚，汤浸，去皮尖双仁，麸炒微黄

上件药，捣细罗为散。每服，以温水调下半钱，日四五服，更量儿大小加减服之。

张涣雌黄丹　治尸疰病。

雌黄　雄黄各细研　川大黄慢火炮黑　鬼臼去毛。各一两　桃仁三十个，汤浸，去皮尖，研　白头翁半两，以上并为细末　次用

麝香一分，另研　巴豆十粒，去皮心膜，纸裹，压去油

上件都研匀，以羊脂五两熔，和诸药成膏。服如黍米大三粒至五粒，荆芥汤冷下，量儿大小加减。

立效汤

川大黄炮，锉　干桃柳叶洗，焙干。各一两　栀子仁　赤芍药各半两

已上捣罗为细末，次用

朱砂细研，水飞，一两　麝香别研　雄黄别研。各一分

上件都拌匀。每服一钱蜜汤调下，量儿大小加减。

蛊　疰

巢氏云：人聚蛇虫杂类，以器皿盛之，令相啖食，馀一存者，即名为蛊，能变化，或随饮食入腹，食人五脏。小儿有中者，病状与大人老子无异，则心腹刺痛懊闷，急者即死，缓者涉历岁月，渐深羸困，食心脏尽，利血，心脏烂乃至死，死又疰易傍人，故为蛊疰也。

《外台·范汪》疗大人小儿蛊疰百病，癥瘕积聚，痠削骨肉，大小便不利，卒忤，遇恶风，胪胀腹满淋水，转相注，殚

门尽户，延及男女外孙，医所不能疗。更生十七物紫参丸方

紫参 人参 半夏汤洗 藜芦 代赭石 桔梗 白薇 肉苁蓉各三分 石膏 大黄 牡蛎熬 丹参各一分 蛤蟆烧灰 乌头炮。各四分 狼毒七分 附子炮，五分 巴豆七十枚，去心皮，熬

上件药捣筛，蜜和为丸。以饮下如小豆一丸，日三服，老小以意减之。蜂虿所螫，以涂其上，神良。忌猪羊肉冷水。一方，无蛤蟆，有干姜四分。

圣惠羚羊角散 治小儿中蛊，腹内坚如石，面目青黄，小便淋沥，变易无常。

羚羊角屑 蘘荷各一两 栀子仁七枚 赤芍药 牡丹皮 黄连去赫。各一分 犀角屑，半两

上件药，捣粗罗为散。每服一钱，以水一小盏，煎至五分，去滓温服，日三四服，更量儿大小加减。

又方

败鼓皮三分，炙令黄 苦参锉 蘘荷根各一两

上件药，捣粗罗为散。每服一钱，以水一小盏，煎至五分，去滓温服，日三四服，更量儿大小，加减服之。

升麻散 治小儿初中蛊毒。

川升麻 桔梗去芦头 菰薽根各半两

上，捣罗为粗散。每服一钱，以水一小盏，煎至五分，去滓温服，日四五服，量儿大小加减。

雄黄散 治小儿飞蛊，状如鬼气者，宜服。

雄黄 麝香各细研 犀角末。各半两

上件药，都研令匀。每服，以温水调下半钱匕，日四五服，量儿大小加减。

治小儿五种蛊毒悉主之方

上捣马兜铃根，细罗为散。每服一钱，以水一小盏，煎五分，去滓空腹顿服。当时随吐蛊出，未快吐，即再服。

又方 上，用败鼓皮一片，烧灰，细研为粉。空心，以粥饮调服一钱。病人顺臾当呼蛊主姓名，病便愈。

又方 上，用荠苨一两，捣罗为末。以粥饮调下一钱，甚效，量儿大小，加减服之。

治小儿畏忌中蛊欲死方

上，用甘草半两生锉，以水一中盏，煎至五分，去滓，分为二服。当吐蛊出，若平生预防蛊者，宜熟炙甘草煮汁服之，即内消不吐，神效。

治小儿中蛊毒，令腹内坚痛，面目青黄，淋露骨立，病变无常方

上，用桃株寄生二两，捣细罗为散，如茶点服之，日四五服。

又方 上，用麝香半钱，细研，空腹以温水调服。即吐出蛊毒，未效再服。

治小儿中蛊下血欲死方

上，取生赤雌鸡翅下血，服之立效。

又方 上捣青蓝汁，频频与半合服。

婴孺雄黄丸 治小儿疰病，诸蛊魅精气入心入腹刺痛，黄瘦骨立。

雄黄 雌黄各四分 丹砂 野丈人 徐长卿各三分 大黄五分 麝香三枣大 羚羊角屑，五分

上为末，以青羊脂和丸。百日儿酒服黍大三丸，日进二服，或豆大，亦可。

张涣雄麝散 专治蛊毒病。

雄黄水磨者，细研 麝香别研 羚羊角屑 赤芍药 败鼓皮炙黄。各一两 马兜铃根 荠苨 鬼臼去毛。各半两。已上除雄黄、麝香外，捣罗为细末

上件八味，都一处拌匀研细。每服半钱，浓煎甘草汤调下，食前。

麝犀汤

犀角屑 鬼箭 安息香 水磨雄黄细研。各一两 苦参 牡丹皮各半两

已上捣罗为细末，次用

麝香半两，细研

上件都拌匀。每服一钱，水一大盏，煎至五分，去滓放温，时时服。

证治准绳·女科

自　序

妇人有专治方，旧[1]矣。《史》称扁鹊过邯郸，闻贵妇人，即为带下医，语兼长也。然带下直妇人一病耳，调经杂证，怀子免[2]身，患苦百出，疗治万方，一带下宁渠尽之乎？世所传张长沙《杂病方论》三卷，妇人居一焉。其方用之奇验，奈弗广何。孙真人著《千金方》，特以妇人为首。盖《易》基乾坤，《诗》首关雎之义。其说曰：特须教子女学习此三卷妇人方，令其精晓，即于仓卒之秋，何忧畏也。而精于医者，未之深许也。唐大中初，白敏中守成都，其家有因免乳死者，访问名医，得昝殷《备集验方》三百七十八首以献，是为《产宝》。宋时濮阳李师圣得《产论》二十一篇，有说无方，医学教授郭稽中以方附焉。而陈言无择于《三因方》评其得失，确矣。婺医杜荍又附益之，是为《产育宝庆集》。临川陈自明良甫，以为诸书纲领散漫而无统，节目谆略而未备，医者局于简易，不能深求遍览。有才进一方不效，辄束手者，有无方可据，揣摩臆度者。乃采摭诸家之善，附以家传验方，编茸[3]成篇，凡八门，门数十馀体，总二百六十馀论，论后列方，纲领节目，灿然可观，是为《大全良方》。《良方》出而闺阃之调将大备矣。然其论多采巢氏《病源》，什九归诸风冷，药偏犷热，未有条分缕析其宜不者。近代薛己新甫，始取《良方》增注，其立论酌寒热之中，大抵依于养脾胃、补气血，不以去病为事，可谓救时之良医也已。第陈氏所葺多上古专科禁方，具有源流本末，不可昧也；而薛氏一切以己意芟除变乱，使古方自此湮没。余重惜之。故於是编，务存陈氏之旧，而删其偏驳者，然亦存什之六七而已。至薛氏之说，则尽收之，取其以养正为主，且简而易守，虽子女学习无难也。若易水、瀫水师弟[4]，则后长沙而精于医者，一方一论，具掇是中，乃它书所无有。挟是而过邯郸，庶无道少之患哉。其积德求子，与夫安产藏衣，吉凶方位，皆非医家事，故削不载云。稿成而兵宪蔡虚台公、明府涂振任公助之赀，刻行之，以为此亦二公仁政万分之一，遂不复辞。

万历丁未早秋念西居士王肯堂宇泰甫书于无住庵

---

① 旧：通“久”。

② 免：通“娩”。

③ 茸：通“辑”。

④ 易水、瀫水师弟：易水，古地名，今河北易县，系张元素之故里；瀫水，古地名，今浙江金华城南西至兰溪，为朱彦修之故里。易水、瀫水师弟，当指易水学派医家张元素、李杲等人及丹溪学派代表人物朱彦修、戴思恭等。

目　录

卷之一

治法通论

〔保〕　妇人童幼天癸未行之间，皆属少阴，天癸既行，皆属厥阴，天癸既绝，乃属太阴经也。治胎产之病从厥阴者，是祖气生化之原也。厥阴与少阳相表里，故治法无犯胃气及上二焦，为三禁，不可汗、不可下、不可利小便。若发汗者同伤寒下早之证，利大便则脉数而已动于脾，利小便则内亡津液，胃中枯燥。制药之法，能不犯此三禁，则荣卫自和，而寒热止矣。外则和于荣卫，则内调于清便，先将此法为初治，次后详而论之。见证消息，同坏证伤寒，为之缓治。或小便不利，大便秘结，或积热于肠胃之间，或已成瘘[1]，或散血气而为浮肿。盖产理多门，故曰同伤寒坏证。如发渴而用白虎，气弱而用黄芪，血刺痛而用当归，腹痛而加芍药，已上例证，不犯三禁，谓产后之久病也。若产后暴病，又不可拘也。如产后热入血室者，用桃仁承气、抵当汤等药，胃坚燥者，大承气不可以泄药言之。产后世人多用乌金、四物汤，是不分四时之寒热，不分血气之虚实，盲然一概用药，如此而愈加增剧，是误也。大抵产病，天行则增损柴胡，杂症则加减四物；又春夏从柴胡，秋冬从四物。药性寒热，病证虚实，不可不察也。四物汤常宜服饵，今立四时增损法于后。

〔养血〕

四物汤　益荣卫，滋气血。治月水不调，脐腹疠痛；妇人经病，或前或后，或多或少，疼痛不一，腰足腹中痛；或崩中漏下，或半产恶露过多，或停留不出；妊娠腹痛下血，胎不安；产后血块不散，或亡血过多，恶露不止。四物汤加茱萸煎服。若入阳脏，少使茱萸，阴脏多使茱萸。一方加香附。

熟地黄补血。如脐下[2]痛非此不能除，乃通肾[3]经之药也。

川芎治风，泄肝木。如血虚头痛，非此不能除，乃通肝经之药也。

芍药和血理脾。如腹中虚痛，非此不能除，乃通脾经之药也。

当归和血。如血刺痛，刺如刀割，非此不能除，乃通心[4]经之药也。

上为粗末，水煎服。

春倍川芎一曰春，二曰脉弦，三曰头痛。

夏倍芍药一曰夏，二曰脉洪，三曰泄。

秋倍地黄一曰秋，二曰脉涩，三曰血虚。

冬倍当归一曰冬，二曰脉沉，三曰寒而不食。

若春则防风四物，加防风倍川芎。

---

① 瘘：《保命集》作"瘘"。
② 下：原脱，据《保命集》补。
③ 肾：原作"脐"，据《保命集》改。
④ 心：原作"肾"，据《保命集》改。

若夏则黄芩四物，加黄芩倍芍药。　若秋则门冬四物，加天门冬倍地黄。　若冬则桂枝四物，加桂枝倍当归。　若血虚而腹痛，微汗而恶风，四物加茂、桂，谓之腹痛六合。　若风眩运，加秦艽、羌活，谓之风六合。　若气虚弱，起则无力，尫然而倒，加厚朴、陈皮，谓之气六合。气不足而用泄气之药，可乎？当以参、芪易之。　若发热而烦，不能睡卧者，加黄连、栀子，谓之热六合。　若虚寒脉微自汗，气难布息，清便自调，加干姜、附子，谓之寒六合。　若中湿，身沉重无力，身凉微汗，加白术、茯苓，谓之湿六合。　若妇人筋骨肢节疼，及头痛、脉弦、憎寒如疟，宜治风六合。或伤损气血，乘虚而晕者，四物汤四两、羌活、防风各一两。　若血气上冲心腹，胁下满闷，宜治气六合：四物汤四两、木香、槟榔各一两。　若脐下虚冷，腹痛及腰脊间闷痛，宜玄胡六合：小腹痛同用。四物汤四两、玄胡、苦楝各一两，碎，炒焦，若气冲经脉，故月事频并，脐下多痛，宜芍药六合：四物汤四两、芍药倍加、黄芪一两。　若经事欲行，脐腹绞痛，临经痛者，血涩也，宜八物汤：四物汤四两、玄胡、槟榔、苦楝碎，炒焦。木香各一两。

若妇人血虚，心腹疞痛不可忍者，去地黄，加干姜，名四神汤。　补下元，加干姜半两，甘草七分。气筑小腹痛，加玄胡索煎服。　若腹中刺痛，恶物不下，倍加当归、芍药。　若腹痛作声，经脉不快，加熟地黄一倍，添桂心半倍煎。经行腹痛，腰背痛，加芸薹、牛膝、红花、吴茱萸、菴茴、甘草、银器、灯心，热服。

若经水涩少，宜四物汤内加葵花煎；又加红花、血见愁。　若经水少而色和者，四物汤加熟地黄、当归各一两。　若经水暴下，四物汤内加黄芩。　若腹痛加黄连。如夏月不去黄芩。　若经水如黑豆汁者，加黄芩、黄连各一两。　若经水过多，别无馀证，宜黄芩六合汤：四物汤四两、黄芩、白术各一两。　经血淋漓不断，加干瑞莲房，炒，入药。　阴阳交合，经脉行，加赤石脂、黄芪、肉桂、百草霜、藕节、败棕灰、肉豆蔻、当归、木香、龙骨、白术、茯苓、地榆。　若经水适来适断，或有寒热往来者，先服小柴胡汤去其寒热，后以四物汤和之。如寒热不退，勿服四物，是谓变证，表邪犹在，不能效也。依前论中变证，随证用药调治。

若血崩者，加生地黄、蒲黄。　补血住崩，加百草霜、棕灰、首绵灰、蒲黄炒过、龙骨、白姜。　血成片，加地黄、藕节。黑血片，人参、白术。　若血脏虚冷，崩中去血过多，加阿胶、艾。　月水不调，血崩，或多少、或前后，呕逆心膨，陈艾、黄芪。　若赤白带下，宜香桂六合，四物汤四两、桂枝、香附各五钱。

四物汤为细末，炼蜜丸梧子大，空心米饮下三四十丸，治年高妇人白带良验。白淫浊，龙骨、地黄、当归。　五色，研麝香、好酒。　鲜红，温酒、盐汤。带下，加肉桂、蒲黄、百草霜、甘草、黑豆、白术、玄胡索、白姜、龙骨，空心盐酒下。　白带，加白龙骨酒下。　若妇人血积者，加广茂、京三棱、桂、干漆，炒烟尽，各一两。　若经血凝滞，腹内血气作疼，加广茂、官桂，等分用之。王石肤云：熟地黄滞血，安能止痛。不若以五灵脂代之。　血滞不通，加桃仁、红花各二钱半。经闭，加枳壳、大黄、荆芥、黄芩、青皮、滑石、木通、瞿麦、海金沙、山栀子、车前子。　血寒，加甘草、乌梅、柴胡、桃柳枝。月经久闭，加肉桂、甘草、黄芪、姜钱、枣子、木通、红花。　月水不通，加野苎根、牛膝、红花、苏木、旧酒、水同煎。 血气不调，加吴茱萸一两、甘草半两。 四物汤加甘草半两，为细末，炼蜜丸，每两作八丸，酒、醋共半盏，煎汤同化调下，名当归煎。去败血，生好血。如人行五里，再进一服，无时。 若虚热病，四物汤与参苏饮相合，名补心汤主之。 添柴胡名五神汤，大能补虚退虚热。 潮热加黄芩、地骨皮、柴胡。一方加柴胡、干葛、黄芩、人参。 虚热口干，加麦门冬、黄芩一两。虚渴，加人参、干葛、乌梅、栝蒌根。 虚而多汗，加煅牡蛎、麻黄根各半两。虚寒潮热，加柴胡、地骨皮、白术、茯苓、甘草、秦艽、知母、黄芩、麦芽、贝母、人参、乌梅、枣子。 若四肢肿痛，不能举动，宜与苍术各半汤主之。

若大便燥结，四物汤与调胃承气汤各半，名玉烛散主之。 若流湿润燥，宜四物理中各半汤。 若气血俱虚，四物与四君子汤各半，名八珍汤主之。加缩砂仁保胎气，令人有子。若热加黄芩。 若因热生风者，加川芎、柴胡、防风。一方无。血气劳，加荆芥、柴胡。 血风两胁筑痛，或盘肠成块，加大黄、荜拨、乳香。 血弱生风，四肢痹疼，行步艰难，加人参、乳香、没药、麝香、甘草、五灵脂、羌独活、防风、荆芥、地龙、南星、白附子、泽兰，为末，蜜丸。木瓜盐汤下。 血风膨胀，加甘草、木香、枳壳、马兜铃、葶苈、紫苏、藿香、地黄，空心服。 脏腑秘，加大黄、桃仁。 滑泄，加官桂、附子。 虚泻，加人参、川芎、白芷、蒲黄、炒阿胶、白术、茱萸、续断、干姜、附子、肉桂、黄芪、赤石脂、甘草，蜜丸。盐梅汤下。 呕加白术、人参。一方有生姜。 呕吐不止，加藿香、白术半两，人参二钱半。 呕逆饮食不入，加白术、乳香、甘草、人参、缩砂、益智仁、胡椒。 若咳嗽，加桑白皮、半夏、人参、生姜、北五味子、甘草。 感风劳嗽，加款冬花、知母、阿胶、半夏、麻黄、甘草、马兜铃、黄芩、杏仁、柴胡、姜钱、诃子、乌梅。 若发寒热，加干生姜、牡丹皮、柴胡。一方加芍药。 如寒热往来，加炮干姜、牡丹皮各一分。 若平常些少虚眩，肢体瘦倦，月信不通，只用生姜、薄荷。此是妇人常服之药，盖味寡而性缓，效迟而功深。 若大渴，加知母、石膏。 若水停心下，微吐逆者，加猪苓、茯苓、防己。 若心腹胀满，加枳壳、青皮。虚汗，加麻黄根。汗多，加浮麦。 大便下血，四肢寒，膨胀，肠胃有风，槐花、枳壳、漏芦、荆芥、木香、白鸡冠花、木通、红内消、紫草、石榴皮、陈皮、青皮、黄芩、甘草、白茅根、槐角。 肠风下血，加槐角、槐花、枳壳、荆芥、黄芩、大腹皮、红内消、地榆、石楠叶、白鸡冠花、为散煎，一半为末，空心、盐汤、旧酒调下。 鼻衄吐血，加竹青、蒲黄、藕节、半夏、丁香、诃子、桂花、红枣、飞罗面、白茅根、蚌粉。 若头昏项强，加人参、黄芩。若虚寒似伤寒者，加人参、柴胡、防风。若虚烦不得睡，加竹叶、人参。若诸痛有湿者，四物与白术相半，加天麻、茯苓、穿山甲，用酒煎服。 治老人风秘，加青皮等分，煎服。 治疮疾，荆芥酒煎常服。 奶痈，加连翘、茨菰子、红内消、白芷、菰片、荆芥、牛膝、山蜈蚣、乳香、没药、漏芦、生地黄。 赤眼头风疾，加薄荷、清茶。 赤眼生风，加防风、黄芩。 风疮赤肿，加荆芥、牛蒡子、何首乌、甘草、防风、羌活、地黄、盐、酒。 脚肿，加大腹皮、赤小豆、茯苓皮、生姜皮。 若妇人伤寒，汗下后饮食减少，血虚者，宜八物汤：四物汤四两、黄芪、白术、茯苓、甘草各一两。　若妊娠伤寒，中风表虚自汗，头痛项强，身热恶寒，脉浮而弱，太阳经病，宜表虚六合汤：四物汤四两、桂枝、地骨皮各七钱。若妊娠伤寒，头痛身热无汗，脉浮紧，太阳经病，宜表实六合：四物汤四两、麻黄、细辛各半两。　若妊娠伤寒，中风湿之气，肢节烦疼，脉浮而热，头痛，此太阳标病也，宜风湿六合汤：四物汤四两、防风、苍术各七钱。　若妊娠伤寒，下后过经不愈，温毒发斑如锦纹，宜升麻六合：四物汤四两、升麻、连翘各七钱。　若妊娠伤寒，胸胁满痛，脉弦，少阳头昏、项强，宜柴胡六合：四物汤四两、柴胡、黄芩各七钱。　若妊娠伤寒，大便硬、小便赤，气满而脉沉数，阳明太阳本病也，急下之，宜大黄六合：四物汤四两、大黄半两、桃仁十个，去皮尖，麸炒。　若妊娠伤寒，汗下后咳嗽不止，宜人参六合汤：四物汤四两、人参、五味子各半两。　若妊娠伤寒，汗下后虚痞胀满者，阳明本虚也，宜厚朴六合汤：亦治咳嗽喘满。四物汤四两、厚朴、枳实麸炒，各半两。　若妊娠伤寒，汗下后不得眠者，宜栀子六合汤：四物汤四两、栀子、黄芩各半两。　若妊娠伤寒、身热大渴，蒸蒸而烦，脉长而大者，宜石膏六合：四物汤四两、石膏、知母各半两。　若妊娠伤寒，小便不利，太阳本病，宜茯苓六合汤：四物汤四两、茯苓，泽泻各半两。　若妊娠伤寒，太阳本病，小便赤如血状者，宜琥珀六合汤：四物汤四两、琥珀、茯苓各半两。　若妊娠伤寒，汗下后血漏不止，胎气损者，宜胶艾六合汤：四物汤四两、阿胶、艾各半两。一方加甘草，同上。一方加干姜、甘草、黄芪。　若妊娠伤寒，四肢拘急，身凉微汗，腹中痛，脉沉而迟，少阴病也，宜附子六合汤：四物汤四两、附子炮去皮脐、桂各半两。　若妊娠伤寒畜血证，不宜堕胎药下之，宜四物大黄汤：四物汤四两、生地黄、大黄酒浸，各半两。　四物与麻黄、桂枝、白虎、柴胡、理中、四逆、茱萸、承气、凉膈等，皆可作各半汤，不能殚述，此易老用药大略也。　安胎及漏胎下血，加阿胶、大艾、甘草、蒲黄炒过。　若胎动不安，下血不止，每服加艾叶五七片，更加葱白、阿胶末、黄芪，减四味之半，当归只用小半。如疾势甚者，以四味各半两，细锉，以水四盏，熟艾一块，如鸡子大，阿胶五七片，煎至二盏半，去滓，分作四服，一日令尽。一方加粉草、干姜、黄芪，日二三服，至二腊。以一七日为一腊。　胎前产后，每日可一二服。亦治血痢不止，腹痛难忍，宜加阿胶、艾叶煎服，名六物汤。如气虚血海不调不妨。一方：四物加黄芪、柏叶、阿胶、甘草、续断，平常经血淋沥不断，或多或少，或赤或白，非时漏下，多服有效。　受胎小肠气痛，加木香、茴香；胎前嗽，加枳壳，甘草、款冬、知母、马兜铃、半夏、木通、葶苈、人参、苦梗、麦门冬。　胎气冲肝，腰脚痹，行步艰难，加枳壳、木通、连翘、荆芥、地黄、羌、独、山栀、甘草、灯心、空心服。妊娠心烦，加竹茹一块。如有败血，则用当归近上节，白芍药以赤易，熟地黄以生者。　妊娠作恶，生寒面青，不思饮食，憔悴，加陈皮、枳壳、白术、茯苓、甘草。　损孕下血不止，头痛、寒热、耳鸣，气血劳伤所致，加黄芩、荆芥、生地黄、赤芍药、生姜。　临产小腹紧痛，加红花、滑石、甘草、灯心、葵子。　产后恶露，腹痛不止，加桃仁、苏木、牛膝。　产后腹痛，血块攻肠，加大艾、没药、好酒。若因产后欲推陈致新，补血海，治诸疾，加生姜煎。　若产后被惊气滞，种种积滞败血，一月内恶物微少，败血作病，或胀或疼，胸膈痞闷，或发寒热，四肢疼痛，加玄胡索、没药、香白芷，与四物等分为细末，淡醋汤或童子小便、酒调下。 如血风于产后乘虚发作，或产后伤风，头疼发热，百骨节痛，每四物汤一两，加荆芥穗、天麻、香附子、石膏、藿香各二钱五分。每服三钱，水一盏，煎至七分服。

产后伤风头痛，加石膏一两，甘草半两。

若产后虚劳，日久而脉浮疾者，宜柴胡四物汤。乃本方与小柴胡汤合用也。 若产后诸证，各随六经，以四物与仲景药各半服之，甚效。 产后虚惫，发热烦闷，加生地黄。 产后腹胀，加枳壳、肉桂各三钱。 产后寒热往来，加柴胡、麦门冬各半两。 产后败血筑心，加地骨皮、芍药。 产后潮热，加白术、北柴胡、甘草、牡丹皮、地骨皮。 产后病眼，加北细辛、羌活、荆芥、菊花、甘草、木贼、石决明、草决明。 产后浮肿，气急腹大，喉中水鸡声，加牡丹皮、荆芥、白术、桑白皮、赤小豆、大腹皮、杏仁、半夏、马兜铃、生姜、葱白、薄荷。 产后失音不语，加诃子、人参、沙蜜、百药煎。 产后闷乱，加茯神、远志各半两。

胎前产后痢后风，加乳香、龙骨、茱萸、木香、肉桂、苍术、牡丹皮、白薇、人参、甘草、泽兰、大椒、茴香，炼蜜为丸，木瓜酒下。 一方：等分为粗末，每服四钱，水一盏半，煎至八分，去滓，取六分清者，带热、食前服。若平常血气不调及常服，只用本方日二三服。 一方为细末，汤酒调服，或以醋糊炼蜜为丸。

治带下、赤白痢、陈米饮下。 心腹胀，炒姜酒下。 血气，艾醋汤下。 浑身劳倦，为末，炒姜、酒、陈青蒿、盐和调下。 虚证四肢黄，甘草、牡丹皮、泽兰、白薇、苍术、桂心、茴香、蜜丸，盐汤、温酒下。 陈氏《经验方》云：吴兴周端仁郎中，顷赴省试，照瞩一邻云：某本医家，凡妇人百病，只以四物汤加茱萸，无不效者，产难及胎衣不下，子死腹中，入酒同煎。凡用有效，谨以此为报。此药不知起于何氏，或云自魏华佗，佗之术精微，方类单省。传称佗针灸不过数处。《千金方》云：自三代以来，医方药论，未有如此详备。其间有汉晋名公诸方，今《产宝方》乃朱梁时节度巡官昝殷所撰，其中有四物散，后修入《圣惠方》。自后医者，易散为汤。盖用者若驭良马，当随意无不得至焉。命名医于四物中增损品味，随意虚实寒燠，皆得其要者，然亦非止妇人之疾可用而已。

芎归汤《元戎》 治一切去血过多，眩晕闷绝，伤胎去血，产后崩中去血，拔牙去血，金疮去血不止，举头欲倒，悉能治之。

当归 川芎各等分

上每服五钱，水煎服，不拘时。产后眩晕，加芍药。产后腹痛不可忍，加官桂，童便，酒浸。妊娠子死，或不死胎动，酒水合煎即下，未死者即安。 若虚损腹痛少气，头眩自汗，每服加羊肉一两，生姜十片，水煎。 若临月服之，则缩胎易生。 若室女、妇人心腹疞痛，经水不调，水煎服。 若妊娠胎气不安，产后诸疾，酒煎服。 若难生倒横，子死腹中，先用黑豆一大合炒熟，与小便合煎服。 若难产，用百草霜、香白芷等分，童便、好醋各一盏，沸汤浸服，甚者再服，即分娩矣。 若伤脏毒，每服加槐花末五分，三日取下血块即愈。 若吐血亦服此。 若血气上喘下肿，空心煎艾汤调下。若产后恶血注心，迷闷喘急腹痛，依前用黑豆加生姜自然汁煎服。 若产后头痛，加荆芥。 若崩中漏下，失血不止，加炒香附，每两入甘草一钱，沸汤点服。若有白带者，加芍药半两，干姜等分，米饮调下。

〔抑气〕

异香四神散又名四神汤　专调理妇人室女血气不调，胎前产后诸疾皆主之。盖女人以气血为主，殊不知因气先不调，然后血脉不顺，即生诸证，此方大有奥理。

香附子去毛，炒，半斤　乌药炒，四两　甘草炙，一两

上㕮咀，每服五钱重，水一盏，生姜三片，枣一个，煎至七分，去滓空心温服。或用葱白三寸同煎。如治诸证，依后加减用之，立见功效。

妇人气血不顺，心胸痞满，加紫苏叶同煎。惊忧闷气，喜怒伤神，心满腹痛，面目虚浮及一切气疾，并加石菖蒲同煎。血脉不调，血膈翻胃，呕吐饮食，以老姜一块，烧令黑，切作五片，入盐少许同煎。脾胃感冷，亦依前用。血积、血晕闷、血癥、血刺血，煎熟，入好醋一呷服。经血行时，被风雨或惊忧相并，经候不时，名曰搐脉，腹痛紧胀，腰腿疼痛，每服加炒茴香一撮同煎。血气不顺，喘满气急，面目浮肿，加生姜、紫苏叶同煎。唾血，咯红痰，喉中腥气，加黄桑叶三四，皮花桑尤佳。血涩气秘，大便结滞不通，宜加枳壳数片，或去白青皮亦可。凡血脏虚冷，血涩腹痛；血海久冷，血崩，赤白带下，小便频数；又血脉妄行，渗入大肠，有似肠风，并入炒吴茱萸末一匕同煎。亦名温经汤。经络感热，经水沸溢，血脉妄行，病曰热崩，加生地黄。凡败血攻冲脾胃，血噎气血咳逆，加生姜三片，柿蒂五个。血气昏闷，心腹刺痛，加良姜、赤芍药，以水酒各半盏同煎。胎娠伤食，胸膈不快，噎气食臭，心腹紧满，加南木香或缩砂仁煎。怀胎临月，近上逼心，名曰子悬，依旧用姜片、紫苏同煎。产后诸疾，不明血脉去留，不辨虚实冷热，且宜此药通顺血气，不致差互，然后随证调理。产后寒气入腹硬紧，脐下刺痛，名曰寒疝，加炒吴茱萸煎服。产后因产中用力太过，子宫脱下，俗名癞病，先用此顺气安肠，兼以樗树根或枝梗，同葱白，以花椒煎汤，熏洗，子肠自定。及平居女人，患此亦然。

蒲黄黑神散　调理室女、妇人风虚劳冷，一切气血之疾，及胎前产后血滞血晕，恶露不快，败血为疾，并宜服之。凡生产之后，首先进乌金散压血晕、逐恶血。第二日即便常进此药，逐败血，安新血，自然百病不生。此方常用，百发百中，悉得效验。若将调理女人诸疾，用炼蜜为剂，每一两三钱重，分作十丸，或用酒煮面糊为丸，如梧桐子大，每服三五十丸、随证用汤，使各以其病立名称之，名益阴丹，又名通真丸，又名胜金丹，又名金钗煎，又名保生丸，又名四顺理中散。

黑豆一升，炒熟去皮　香附子末四两　干姜炮　生姜　蒲[①]黄各一两

上为末，每服二钱，食前温酒调下。或以酒煮面糊为丸，如梧桐子大，每服三十丸，温酒米汤任下。

新产败血不散，儿枕块硬疼痛者，童子小便下。临产胎死腹中，或死胎不下，以黑豆一合，醋煮豆熟为度，调药七分盏服，暖其胎，即自下。　临产之时，胞衣不下，以童子小便同煎，酒调下。产后恶露不快，血晕冲心，眼昏黑，闷昏口噤，不省人事，并用温酒调下。若稍重，可用秤锤淬酒服。前项黑神散，以炼蜜和剂为丸，如梧桐子大，名四顺理中丸。　新产五脂暴露，羸弱少气，体常自

① 蒲：原作“地”，据石经堂本改。

汗，以米饮吞下三十丸，空心服。　若以炼蜜为丸如弹子大，治胎前，名保生丸。理妇人初受胎时胎气不安，多卧少起，不进饮食，名曰恶阻。每服一丸，细嚼，以苎根、糯米煎饮送下，或以秦艽、糯米煎饮亦可。　又漏胎下血不止，或下黄赤汁，腰腹痛重，以温酒咽下，兼以胶艾汤、法艾汤、六物汤、安胎饮。　又有初结胎气盛，烦壅、呕逆痰涎，不喜饮食，过腹膨胀，以淡竹刮青，同橘皮煎汤送下，兼以茯苓半夏汤或二陈汤下。　若因房劳动胎下血，名曰伤胎，温酒下。　若妊娠数经堕胎，多至半产漏下，用温酒服。气顺摄血，自然胎息安固。　若妊娠日月不足，而一向似欲产者，以真知母煎汤下。　若妊娠胎上逼心，胎不近下，川芎煎汤下。　若妊娠至七八月，常服养胎益血，安和子脏，仍令易产，以枳壳、糯米煎汤下。但糯米饮下亦得。　若产后用，名胜金丹，治产后一切诸疾，并以温酒或米饮下。　若补理血虚、血劳、血气、血风等病，名益阴丹，以温酒米饮下。　若女人血冷，面白脱色，青筋迸露，以酒服良验。　若调理经候，滋养少女，名金钗煎丸，是经候不调，月水湛浊，腹常刺痛，及室女血弱阴虚，经脉不匀，并依前酒饮送下。　又一等少女经脉已行一二次，复至一二年又不行，或有四季一行，或有三五个月复至，此本血脉柔弱，木克，故行脉断续，宜以此药顺气润血，血旺自通，不必攻之。不尔成血瘕积块。成血劫劳气，传为骨蒸劳瘵，兼《百一方》沉香胜金丹、滋血汤佐之。　若妇人时行杂病，用大圣通真丸。　治诸中风中噤，角弓反张，手足觯曳，并以羌活同黑豆炒酒下，兼以小续命汤、乌荆丸之类。　又妇人漏下五色，及治血少气寒，面色青白，及产后百日内常服，能除宿血，生养新血，兼益气补虚，调和冲任，不生诸疾，皆以温酒、米饮下。

前蒲黄黑神散，其中药品佐助温和，看不上眼，而自有妙理，与大局方法不同。临产对证，且如妊娠一节，至精才媾，一气方凝。经云：秘法潮养胞源，稍著寒温，即致损坠。故经云：举寒为痛，伤热而惊，峻僭汤剂，勿可妄用。怒伤胎气，及其生产之后，百节开张，去血过多，津液燥少，阴阳俱虚，脏腑怯弱，偶有疾伤，即成危殆。故经云：犯时微若秋毫，感病重于嵩岳。故凉冷之剂，刚燥之药尤戒，轻用转生他病。若委有冒风感热之疾，亦是和解随证调理，纵有虚寒极冷之候，[①] 亦宜用性温平和之药救疗，渐次加进大温药调治，切戒粗疏。若依此说，则产后胎前，百无一失，不可取目前之急，乱投汤剂，反致其祸，罪福非轻，切须记之。

〔抑气养血〕

莪术散　随证斟量加大。

莪术煨　川芎　当归去泥　熟地黄酒蒸，洗　白芷　茴香　杨芍药　甘草各一两

上为细末，每服二钱，盐酒调下。月水不调，银器、灯心。　安胎，黄芪、生地黄。　补虚调气，生姜、红枣。　遍身虚肿，当归、酒。　小便不通，滑石末。　心虚，朱砂研末调。　败血冲心，腹疼如刀刺，烧秤锤红淬酒，如不退，五灵脂、酒。　血闭身疼，炒姜、酒。　吐酸水，丁香七粒煎汤。　血风上攻，眼目浮肿，荆芥。　小腹痛，木瓜。　浑身浮肿，姜汤或葱汤。　胃虚恶心，藿香。　头面肿，赤豆、荆芥汤下。　血不止，木香汤。　冷嗽，桑白皮、干柿。　头痛，川芎、细辛。　血风潮热，生姜、红枣。

① 候：原作“后”，据文义改。

虚汗，麻黄根。 吐不止，青、陈皮。

血风腰痛，芸苔子锤碎。 女人血结不通，手发挛急，不知其数，荠菜一撮，顺流水挪汁。 手足痹，樟柳根浸酒。 女人血气成块筑心，银子、灯心。 血崩、赤白带，真龙骨末，好红酒调。 血风中心，狂言乱语，浑身壮热，桃柳枝七寸。

血刺成块不散，菴蕳。 女人癖气、膈气，炒茴香、酒。 妇人不问虚热、伤风、潮热、憎寒，一切百病，先以三服，随证汤引投之，服以他药调理，无不应验。 冷嗽，猪血。 心燥，猪肝、酒。

催生，顺流水、滑石、禹馀粮、榆白皮、坯子、乳香、葵子、酸车草汁煎汤，黄柞叶垂下者。 胎衣不下，再加茋、术、地黄、竹青。 行血，菴蕳、生地黄、红花、苏木、陈艾、减杨芍药，加赤芍药梢。

玉仙散 治妇人诸疾。

香附子瓦器炒黑色，勿焦 白芍药各一两 甘草一钱

上为细末，每服三钱，沸汤下。 血崩不止，竹叶煎汤下。 月水不行，手足热，加生姜、炒当归，煎木通汤下。 月水不匀，当归、酒下。 频频下血不住，米饮下。 气痛及老妇人忽下血，加炒姜黄、炒陈皮汤任下。

〔理气活血消积〕

济阴丹 治妇人血海虚冷，久无子息，及产后败血冲心，中风口噤，子死腹中，擘开口灌药，须臾生下，便得无恙。治堕胎腹中攻刺痛，横生逆产，胎衣不下，血晕、血癖、血崩、血滞、血入四肢，一应血脏有患，及诸种风气，或伤风、吐逆、咳嗽、寒热往来，遍身生疮，头痛恶心，经脉不调，赤白带下，乳生恶气，胎脏虚冷，数曾坠胎，崩中不定，因此成疾。室女经脉不通，并宜服之。常服暖子宫，和血气，悦颜色，退风冷，能消除万病。

三棱二两 蓬术一两，切片，煨 苍术泔浸，去皮 枳壳去穰 大艾去梗 刘寄奴 香附子净 败姜各一两半 乌豆三合 以上九味，以谷醋三升，煮干取出，焙干。 当归身酒蒸 橘皮去白，细红者佳 白芍药各一两半 蒲黄隔纸炒 牡丹皮去骨 官桂去粗皮 赤芍药 片姜黄 青皮去白。各一两 生地黄酒浸 熟地黄酒浸 川芎各七钱半 玄胡索炒 五灵脂酒煮 白术煨。各半两

上为细末，以糯米粉、谷醋打糊为丸，如梧桐子大，每服五十丸，空心，沉香汤送下。苏汤、盐汤下亦可。

南岳魏夫人济阴丹 治妇人血气久冷无子，及数经坠胎，皆因冲任之脉虚损，胞内宿挟疾病，经水不时，暴下不止，月内再行，或前或后，或崩中漏下，三十六疾，积聚癥瘕，脐下冷痛，小便白浊。已上诸疾，皆令孕育不成，以致绝嗣。此药治产后百病，百晬内常服，除宿血、生新血，令人有子，亦生子充实。亦治男子亡血诸疾。

木香炮 京墨煨 茯苓 桃仁去皮尖，麸炒。各一两 蚕布烧 藁本 秦艽 石斛酒浸，炒 桔梗炒 人参 甘草各二两 牡丹皮去心 干姜炮 细辛 桂心 当归 川芎各半两 苍术米泔浸，八两 大豆卷炒，半升 川椒去目并合口，炒出汗 山药各三两 泽兰叶 熟地黄酒浸蒸焙 香附子炒。各四两 糯米炒，一升

上为细末，炼蜜和丸，每两作六丸，如弹子大，每服一丸，细嚼温酒送下，淡醋汤化服亦可，空心食前服①。或以醋糊为丸，如梧桐子大，每服五十丸。依前服亦可。

---

① 服：此下原衍“一方山药川椒各三两”九字，据文义删。

〔理气行血〕

皱血丸　治妇人血海虚冷，百病变生，气血不调，时发寒热，或下血过多，或久闭不通，崩中不止，带下赤白，癥瘕癖块，攻刺疼痛，小便紧满，胁肋胀痛，腰重脚弱，面黄体虚，饮食减少，渐成劳状，及经脉不调，胎气多损，产前产后，一切病患，无不治疗。

菊花去梗　茴香　玄胡索炒　香附炒，酒浸一宿，焙　肉桂去粗皮　当归　芍药　熟地黄　牛膝　蒲黄　蓬术各三两

上为细末，用乌豆一升，醋煮候干为末，再入醋二碗，煮至一碗，留为糊，丸如梧桐子大，每服二十丸，温酒或醋汤送下。　血气攻刺，炒姜、酒下。　癥瘕绞痛，当归酒下。忌鸭肉、羊血。　此药暖子宫，令人有子，及治皱血损，调冲任，暖血海，及胞络伤损，宿瘀干血。

〔理气和血〕

加味五积散

苍术一两，米泔浸炒　白姜　陈皮各一两三钱　厚朴去粗皮，姜汁炒　半夏洗　枳壳炒　杨芍药　香附子炒去毛　桔梗　人参去芦　茯苓去皮　川白芷　川芎　当归去土　茴香炒　木香　肉桂　粉草各一两

上锉碎，生姜、木瓜入盐煎服。　阴证伤寒，生姜、附子。　血脉不匀，紫苏。　气嗽，乌梅、姜钱。　匀经，枣子、姜钱。　补益血海，苏、盐。　产后，生姜、醋炒陈艾。　胃冷不纳食，陈皮、缩砂。　赤白带，陈米。　冷气疾，木香、茱萸。　心燥，背筋急，头晕，腰脚酸，生地黄、当归。　脾虚，苏叶、粉草。　月中被惊，或因争触，心头结块，五膈、五噎，茴香、枣子。　口苦舌干，吞酸噫气，此为胃冷，生姜，盐。　腰痛，桃仁、木瓜、杜仲、川续断。　身疼，秦艽。　诸虚，脾胃不和，羸瘦冷气，苏、盐。　冷泻，炒过生姜、乌梅、肉豆蔻、陈米。各煎汤。

〔养血润燥〕

卷柏丸　治妇人冲任本虚，血海不足，不能流通经络，月水不调，赤白带下，三十六疾，并皆治之。常服和经络，暖五脏，润肌肤，长发去皯，除风，令人有子。

卷柏去根　当归洗焙　艾叶炒。各二两　熟地黄洗焙　川芎　白芷　柏子仁微炒　肉苁蓉　牡丹皮各一两

上为细末，炼蜜和丸，如梧桐子大，每服五十丸，用温酒或米饮送下，空心食前服。

〔温经之剂气血攻补备焉〕

乌鸡煎丸《和剂》　治妇人胎前产后诸般疾患，并皆治之。

乌雄鸡一只　乌药　石床　牡丹皮　人参　白术　黄芪各一两　苍术米泔浸，切、焙，一两半　海桐皮　肉桂去粗皮　附子炮去皮脐　白芍药　蓬莪术　川乌炮　红花　陈皮各二两　玄胡索　肉豆蔻　木香　琥珀　熟地黄洗焙　草果各半两

上细锉，用乌雄鸡一只，汤挦去毛及肠肚，将上件药安放鸡肚中，用新瓷瓶以好酒一斗同煮令干，去鸡骨，以油单盛，焙干为细末，炼蜜和丸，如梧桐子大。每服三十丸。　胎前产后伤寒，蜜糖、酒下。　胎前气闷壮热，炒姜、酒下。　赤白带下，生姜、地黄酒下。　产后败血注心，童子小便、炒姜、酒下。　产后血块填筑，心腹疼痛，玄胡索、酒下。　胎前呕逆，姜汤下。　催生，炒蜀葵子、酒下。　安胎，盐、酒下。　室女经脉当通不通，四肢疼痛，煎红花、酒下。　血气攻刺，心腹疼痛，煎当归、酒下。　血晕，棕榈烧灰，酒调吞下。　血邪，研朱砂、麝香，酒下。　血闷，煎乌梅汤，研

朱砂下。 子宫久冷，温酒或枣汤下，空心日一服。 血风劳，人参、酒吞下。 小腹疞痛，炒茴香，盐、酒吞下。 血散四肢，遍身虚浮黄肿，赤小豆、酒下。 常服，温酒、醋汤任下，并空心食前服。

〔温经涩脱〕

小白薇丸《和剂》 治妇人冲任虚损，子脏受寒，久无子息，及断续不产。此由上热下冷，百病滋生。或月水崩下，带漏五色，腰腹疼重，面黄肌瘦；或因产乳不能将护，路厕太早，或久坐湿地，或冷风从下入，血脏既虚，风邪内乘；或月水当行，失于调摄，伤动胞络，阴阳不和，上焦虚阳壅燥，下藏邪冷结伏，致使胎孕不成，冷极伤败，月水不匀，饮食减少，夜多盗汗，面上皯黵，齿摇发落，脚膝疼重，举动少力，并宜服之。

覆盆子去梗 菖蒲微炒 远志去心 桃仁去皮尖，麸炒黄 白茯苓去皮 藁本去苗 卷柏去根 肉桂去粗皮 人参 白芷各三分 白龙骨 川椒去目并合口者，炒出汗 白薇去苗。各一两 干姜炮 细辛去苗 蛇床子炒 当归去芦 车前子 芎䓖各半两 熟地黄 麦门冬去心。各一两半

上为细末，炼蜜和丸如梧桐子大，每服三十丸，空心用温酒或米饮送下。此药常服壮筋骨，益血气，暖子宫，除风冷，令人有子。

白垩丹《和剂》 治妇人三十六病，崩中漏下，身瘦，手足热，恶风怯寒，咳逆烦满，抑息短气，心胁、腰背、肚腹与子脏相引痛，漏下五色，心常恐惧，遇恚怒忧劳即发，皆是内伤所致。

白垩 牡蛎煅，研 细辛 禹馀粮火煅红，醋淬，研 龙骨煅研 附子炮去皮脐 石韦去毛 乌贼鱼骨煅 黄连去毛 茯苓去毛 肉桂去粗皮 瞿麦穗 白蔹 芍药 白芷 白石脂煅 当归去苗 干姜炮 人参 甘草炙。各一两 川椒去目并合口者，炒出汗，半两

上为细末，炼蜜和丸，如梧桐子大，每服三十丸，空心，用温酒送下。一方无人参。

〔温经养血〕

琥珀泽兰煎《和剂》 治妇人三十六种血气，八风、五痹，七癥八瘕，心腹刺痛，中风瘫痪，手足酸疼，乳中结瘀，妊娠胎动，胎死不出，产衣不下，败血凑心，头旋眼花，血疰四肢，浑身浮肿，冲任久虚，绝产无嗣，早晚服食。或因有子，经脉不调，赤白带下，恶心呕逆，身体瘦倦，怀入月，一日一服，滑胎易产。

琥珀 泽兰叶去梗 牡丹皮去心 紫巴戟去心，糯米炒 茴香 五味子去梗 五加皮 刘寄奴草去枝 白芷 川当归酒浸 赤芍药 金钗石斛去根，酒浸 川芎 白芍药 生地黄洗焙 熟地黄洗焙 人参 白术 附子 艾叶醋炒，糯米糊调成饼，焙干为末。各一两

上为细末，炼蜜和丸如弹子大，每服一丸，食前用温酒磨化服。 漏胎刺痛，煮糯米饮下。 寒热往来，四肢烦疼，煎青蒿酒下。 妇人、室女经闭，煎红花酒下。 血晕不省人事，童子小便和暖酒下。 催生，鸡子清和酒下。 血气、血块攻刺心腹，烧秤锤淬酒下。 伤寒及中风口噤，煎麻黄汤下，以被盖，出汗即愈。 心惊悸及头痛，薄荷酒下。 咳嗽，煎桑白皮汤下。 血风攻疰，浑身瘙痒，头面麻痹，炒黑豆浸酒下。 产后产前常服，不生诸疾，甚效。

〔温经理气和血〕

内灸散《和剂》 治妇人产前产后一切血疾，血崩虚惫，腹胁满痛，气逆呕吐，冷血、冷气凝积，块硬刺痛，泄下青白，或下五色，腹中虚鸣，气满坚胀，沥

血腰疼，口吐清水，频产血衰，颜色青黄，劳伤劣弱，月水不调，下血堕胎，血迷、血晕、血瘕，时发疼痛，头目眩晕，恶血上心，闷绝昏迷，恶露不干，体虚多汗，手足逆冷，并宜服之。

茴香　藿香　丁皮　熟地黄洗焙　肉桂去皮。各一两半　川芎　藁本　黄芪去芦　干姜炮。各二两　木香一两　陈皮去白，四两　白芍药十两　当归去芦　山药　白术　白芷　甘草炙赤。各八两

上为末，每服三钱，水一大盏，入生姜五片，艾一团，同煎至七分，空心食前热服，温酒调，亦得。如产后下血过多，加蒲黄煎。　恶露不快，加当归、红花煎。　水泻，加肉豆蔻末煎。　呕吐，加藿香、生姜煎。上热下冷，加荆芥煎。但是腹中虚冷，血气不和，并宜服之。产后每日一服，则百病不生。丈夫虚冷气刺心腹疼痛，尤宜服之。

〔和血温经〕

胜金丸　治妇人久虚无子，及产前后一切病患，兼治男子下虚无力。此药能安胎催生，妊胎临月服五七丸，产时减痛。妇人无子，是子宫冷，如服二十丸，男女自至。又治积年血风，脚手麻痹，半身不遂，赤白带下，血如山崩，及治产后腹中结痛，吐逆心痛，子死腹中，绕脐痛，气满烦闷，失盖汗不出，月水不通，四肢浮肿无力，血劳虚劳，小便不禁，中风不语口噤，产后痢疾，消渴，眼前见鬼迷晕，败血上冲，寒热头痛，面色痿黄，淋沥诸疾，血下无度，血痢不止，饮食无味，产后伤寒虚烦劳闷，产后血癖，产后羸瘦。凡妇人众疾，不问年深日近，并宜服之。一方名不换金丸，治妇人诸虚不足，心腹疼痛。

藁本　当归　石脂赤白皆可　白芍药　人参　白薇　川芎不见火　牡丹皮　桂心　白芷　白术米泔浸　白茯苓　玄胡　甘草炙，　没药各一两。　江西安抚司甘草、没药减半。

上为细末，炼蜜和丸如弹子大，每服一丸，温酒化下。初产了用热醋汤下，食前服。此方系王承宣德祖传，渠家凡妇怀身，便服此药，甚有神效，常服尤妙。系在京师于能家传。一方有沉香，无没药。一方有附子，无沉香。

〔温经理气〕

沉香煎丸

沉香二钱半　丁香一两　麝香二两　白术七钱　官桂　干姜　缩砂仁　白豆蔻　槟榔各五钱半　青皮　南木香　肉豆蔻　胡椒　人参　生姜屑　诃子肉　陈皮　甘草各半两

上为细末，炼蜜和丸如枣子大，每服一丸，细嚼，生姜汤下，温红酒亦可。空心食前，日进三服。

〔涩脱燥湿〕

温中龙骨散　治腹下十二经绝产，一曰白带，二曰赤带，三曰经水不利，四曰阴胎，五曰子脏坚，六曰脏癖，七曰阴阳患痛，八曰内强，九曰腹寒，十曰脏闭，十一曰五脏酸痛，十二曰梦与鬼交。并宜服之。

龙骨三两　半夏　黄柏　灶中黄土　桂心　干姜各二两　石韦　滑石各一两　乌贼鱼骨　代赭各四两　白僵蚕五枚

上治下筛，酒服方寸匕，日三。白多者，加乌贼骨、僵蚕各二两。赤多者，加代赭五两。小腹冷，加黄柏二两。子脏坚，加干姜、官桂各二两。以上各随病增之，服药三月，有子即住，药太过多生两子，当审方取好药。寡妇、童女不可妄服。

〔治错杂之邪〕

妙应丹　治妇人众疾，无所不治。

晚蚕砂炒　鲤鱼鳞烧为末　当归去芦　石膏煅研　泽兰去梗　附子炮去皮脐　木香炮。各二两　熟地黄酒洗，蒸焙　防风去芦　芜荑炒　马牙硝　柏子仁微炒，别研　川芎　人参　黄芪　蝉蜕去足，洗焙　白薇　槟榔不见火　川椒微炒。各一两　吴茱萸汤泡七次　红花炒。各半两　藁本去苗　白姜炮　厚朴去粗皮，姜制　甘草炙。各三两

上为细末，炼蜜搜和，杵数千下，丸如弹子大，每服一丸。血瘕块病，绵灰酒下。催生，细嚼温酒下。血劳血虚，桔梗酒下。血崩，棕榈灰酒下。血气痛，炒白姜酒下。血风，荆芥酒下。血晕闷绝，胎死腹中，胞衣不下，并用生地黄汁、童子小便、酒各一盏，煎二沸，调下。常服，醋汤、温酒化下，并空心食前服。

〔攻积〕

万应紫菀丸　疗脐腹久患痃癖如碗大，及诸黄病，每地气起时，上气冲心，绕脐绞痛。一切虫咬，十种水病，十种蛊病，反胃吐食，呕逆恶心，饮食不消，天行时病，妇人多年月水不通，或腹如怀孕，多血，天阴即发。又治十二种风，顽痹不知年岁，昼夜不安。梦与鬼交，头白多屑，或哭或笑，如鬼魅所著。腹中积聚腹痛，及治小儿惊痫，大人癫狂，一切风，及无孕妇人身上顽麻，状如虫行，四肢俱肿，呻吟等疾，并皆治之。功效不可具述。

紫菀去苗土　柴胡去须　菖蒲　吴茱萸汤泡七次，焙干　厚朴姜制。各一两　桔梗去芦　茯苓去皮　皂角去皮子，炙　黄连去秽　桂枝　干姜炮。各八分　川乌泡去皮，七钱　羌活去芦　独活去芦　防风去芦　巴豆去皮，出油　人参去芦　蜀椒去目并闭口者，微炒出汗。各半两

上为细末，研匀炼蜜和丸，如梧桐子大，每服三丸，渐加至五七丸，食后临卧生姜汤送下。初有孕者不宜服。痔漏肠风，酒下。赤白痢，诃子汤下。脓血痢，米饮汤下。堕伤血闷，四肢不收，酒下。蛔虫咬心，槟榔汤下。气噎、忧噎，荷叶汤下。打扑伤损，酒下。中毒，帚灰、甘草汤下。一切风，升麻汤下。寸白虫，槟榔汤下。霍乱，干姜汤下。咳嗽，杏仁汤下。腰肾痛，豆淋酒下。阴毒伤寒，温酒下。吐逆，生姜汤下。食饮气块，面汤下。时气，井花水下。脾风，陈皮汤下。头痛，茶下。心痛，温酒下。大小便不通，灯草汤下。因物所伤，以本物汤下。吐水，藜芦汤下。热病，干姜汤下。小儿天风吊搐，防风汤下，防己亦可。小儿疳痢，葱白汤下。小儿乳食伤，白汤下。月信不通，煎红花酒下。妇人腹痛，川芎汤下。怀孕半年后漏胎，艾汤下。有子气冲心，酒下。产血晕，温酒下。血气痛，当归酒下。产后心腹胀满，豆淋汤下。难产，益智汤下。产后血痢，当归汤下。赤白带下，酒煎艾汤下。解内外伤寒，粥饮下。室女血气不通，酒下。子死，葵子汤下。

温白丸　治妇人诸疾继续而生，带下淋沥，五邪失心，忧愁思虑，意思不乐，饮食无味，月水不调，及腹中一切疾病，有似怀孕，连年累月，羸瘦困弊，或歌或哭者，或如鬼所使。但服此药，无不愈者。

桔梗　柴胡　菖蒲　吴茱萸汤泡七次，焙干　紫菀去苗土　黄连去毛　肉桂去粗皮　厚朴去粗皮，姜汁炙　人参去芦　茯苓去皮　皂角去皮子，炙　蜀椒去目并合口，炒出汗　巴豆去皮心膜，出油炒，细研。各半两　川乌炮去皮脐，二两半

上为细末，研匀炼蜜丸梧子大，每服三丸，渐加至五七丸，食后临卧姜汤送下。

调　经　门

经 候 总 论

〔良〕　岐伯曰：女子七岁肾气盛，齿更发长。二七而天癸至，任脉通，太冲脉盛，月事以时下。天谓天真之气，癸谓壬癸之水。壬为阳水，配丁而化木。癸为阴水，合戊而化火。故曰：水火者，阴阳之征兆也。女子阴类，故得癸焉。冲为血海，任主胞胎，二脉流通，经血渐盈，应时而下，天真气降，与之从事，故曰天癸也。常以三旬一见，以像月盈则亏，不失其期，又名月信也。若遇经行，最宜谨慎，否则与产后证相类。若被惊恐劳役，则血气错乱，经脉不行，多致劳瘵等疾。若逆于头面肢体之间，则重痛不宁。若怒气伤肝，则头晕、胁痛、呕血，而瘰疬、痈疡。若经血内渗，则窍穴淋沥无已。凡此六淫外侵，而变证百出，犯时微若秋毫，成患重如山岳，可不畏哉。

〔薛〕　血者，水谷之精气也，和调五脏，洒陈六腑，在男子则化为精，在妇人上为乳汁，下为血海。故虽心主血，肝藏血，亦皆统摄于脾，补脾和胃，血自生矣。凡经行之际，禁用苦寒、辛散之药，饮食亦然。

〔良〕　妇人月水不调，由风邪乘虚客于胞中，而伤冲任之脉，损手太阳、少阴之经。盖冲任之脉，皆起于胞中，为经络之海，与手太阳小肠、手少阴心经为表里，上为乳汁，下为月水。然月水为经络之馀，苟能调摄得宜，则经应以时矣。

〔薛〕　经曰：饮食入胃，游溢精气，上输于脾，脾气散精，上归于肺，通调水道，下输膀胱，水精四布，五经并行。东垣先生谓脾为生化之源，心统诸经之血，诚哉是言也。窃谓心脾平和，则经候如常，苟或七情内伤，六淫外侵，饮食失节，起居失宜，脾胃虚损，心火妄动，则月经不调矣。有先期而至者，有后期而至者，其说详见后条。盖血生于脾土，故云脾统血。凡血病当用苦甘之剂，以助阳气而生阴血也。

〔辨色〕

〔丹〕　经水者，阴血也，阴必从阳，故其色红，禀火色也。血为气之配，气热则热，气寒则寒，气升则升，气降则降，气凝则凝，气滞则滞，气清则清，气浊则浊。往往见有成块者，气之凝也。将行而痛者，气之滞也。来后作痛者，气血俱虚也。色淡者，亦虚也，而有水混之也。错经妄行者，气之乱也。紫者，气之热也。黑者，热之甚也。今人但见其紫者、黑者、作痛者、成块者，率指为风冷，而行温热之剂，则祸不旋踵矣。良由《病源》论月水诸病，皆曰风冷乘之，宜其相习而成俗也。或曰：黑，北方水色也。紫淡于黑，非冷而何？予曰：经曰亢则害，承乃制，热甚者必兼水化，所以热则紫，甚则黑也。况妇人性执而见鄙，嗜欲加倍，脏腑厥阳之火，无日不起，非热而何？若曰风冷，必须外得，设或有之，盖千百一二者也。冷证外邪初感，入经必痛。或不痛者，久则郁而变热矣。且寒则凝，既行而紫黑，故非寒也。

〔海〕　**四物加黄芩黄连汤**　治经水如黑豆汁。

四物汤四两　黄芩　黄连各一两

上为末，醋糊丸服。

〔丹〕　月经黑，口渴倦怠，形短色黑，脉不匀似数。

赤芍药　香附米各半两　黄柏炒　黄芩各三钱　甘草二钱

上为末，醋糊丸，白汤下五六十丸。

永康胡八娘子，二十岁。二月经事不来，忽行，小腹痛，有块，血紫色。

白芍药　白术　陈皮各半两　黄芩　川芎　木通各二钱　甘草炙，少许

何孺人，气滞血涩，脉不涩，经不调，或前或后，紫色，口苦，两大腿外臁麻木，有时痒，生疮，大便秘滞。

麻子仁　桃仁　芍药各二两　枳壳　白术　归头　威灵仙　诃子肉　生地黄　陈皮各五钱　大黄煨，七钱

各为末，粥丸如桐子大，白汤下五六十丸。

〔丹〕　经水色淡者，气血俱虚也，宜八物汤之类。八物者，四物、四君子也。如兼它证，随证加药。

〔楼〕　妇人年四十八，因有白带，口渴，月经多，初血黑色，后来血淡，倦怠食少，脐上急。

白术一钱半　白芍药　陈皮各一钱　木通　枳壳　黄芩各五分　缩砂仁　甘草炙。各三分　红花豆许

上煎汤下保和丸三十丸、抑青丸二十丸。

〔审多少〕

妇人病多是月经乍多乍少，或前或后，将发疼痛，医者不审，一例呼为经病。不知阳胜阴，阴胜阳，所以服药无效。盖阴气乘阳，则包藏寒气，血不运行，经所谓天寒地冻，水凝成冰，故令乍少而在月后。若阳气乘阴，则血流散溢，经所谓天暑地热，经水沸溢，故令乍多而在月前。当和血气，平阴阳，斯为福也。

阳胜阴，月候多者，当归饮。

当归饮　抑阳助阴，调理经脉。

当归微炒　地黄酒蒸，焙　川芎　白术　白芍药　黄芩各等分

每服三钱，水一盏半，煎至八分，空心温服。

阴胜阳，月候少者，七沸汤。

七沸汤　治荣卫虚，经水愆期，或多或少，腹痛。

当归　川芎　白芍药　蓬术　熟地黄　川姜　木香各等分

每服四钱，水一盏半，煎至八分，温服。

经水过多为虚热，为气虚不能摄血。

〔海〕　**四物加黄芩白术汤**　治经水过多。

四物汤四两　黄芩　白术各一两

〔丹〕　经水过多。

黄芩炒　芍药炒　龟板炙。各一两　椿树根皮七钱半　黄柏炒，三钱　香附二钱半

上为末，酒糊丸，空心白汤下五六十丸。

〔丹〕　一妇人脉弦而大，不数，形肥。初夏时倦怠，月经来时多。此禀受弱，气不足摄血，故行多。

白术一钱半　黄芪生　陈皮各一钱　人参五分　甘草炙，三分

经水涩少，为虚为涩，虚则补之，涩则濡之。

〔海〕　**四物加葵花汤**　治经水涩少。

四物汤四两　葵花一两　一方：又加红花、血见愁。

四物汤加熟地黄当归汤　治经水少而色和。

四物汤四两　熟地黄　当归各一两

〔脉〕　师曰：有一妇人来诊，言经水少，不如前者，何也？师曰：曾更下利，若汗出小便利者可。何以故？师曰：亡其津液，故令经水反少。设经下多于前者，当所苦困，当言恐大便难，身无复汗也。

〔先期后期〕

王子亨曰：经者，常候也。谓候其一身之阴阳愆伏，知其安危，故每月一至。太过不及，皆为不调。阳太过则先期而至，阴不及则后时而来。其有乍多乍少，断绝不行，崩漏不止，皆由阴阳衰盛所致。

〔丹〕　经不及期者血热，四物汤加黄连。肥人不及日数而多痰者，血虚有热，南星、白术、苍术、黄连、香附、川芎作丸。

〔薛〕　先期而至者，有因脾经血燥者，宜加味逍遥散。有因脾经郁滞者，宜归脾汤方见杂病健忘门。有因肝经怒火者，宜加味小柴胡汤。方见伤寒少阳病。有因血分有热者，宜加味四物汤。即四物加柴胡、丹皮、山栀。有因劳役火动者，宜补中益气汤。方见杂病劳倦门。

先期汤　治经水先期而来，宜凉血固经。

生地黄　川当归　白芍药各二钱　黄柏　知母各一钱　条芩　黄连　川芎　阿胶炒。各八分　艾叶　香附　炙甘草各七分

水二盅，煎一盅，食前温服。

金匮土瓜根散　治带下经水不利，小腹满痛，经一月再见者。

土瓜根　芍药　桂枝　䗪虫各七钱半

右四味，杵为散，酒服方寸匕，日三服。

按：仲景此方，乃破坚下血之剂，则经不及期有汗血者矣，前论所未及也。欲知汗血有无，须以小腹满痛与不满痛别之。

〔丹〕　经水过期血少，川芎、当归、人参、白术与痰药。过期色淡者，痰多也，二陈汤加芎、归。过期色紫有块，血热也，必作痛，四物汤加香附、黄连。

〔薛〕　过期而至者，有因脾经血虚者，宜人参养荣汤。有因肝经血少者，宜六味地黄丸。有因气虚血弱者，宜八珍汤。三方并见杂病虚劳门。

过期饮　治经水过期不行，乃血虚气滞之故，法当补血行气。

熟地黄　白芍药　当归　香附各二钱　川芎一钱　红花七分　桃仁泥六分　蓬莪茂　木通各五分　甘草　肉桂各四分

水二盅，煎一盅，食前温服。

滋血汤　治妇人心肺虚损，血脉虚弱，月水过期。

人参　山药　黄芪各一钱　白茯苓去皮　川芎　当归　白芍药　熟地黄各一钱半

上作一服，水二盅，煎至一盅，食前服。

〔脉〕　师曰：脉微血气俱虚，年少者亡血也。乳子下利为可。否者，此为居经，三月一来。师曰：寸口脉微而涩，微则卫气不足，涩则血气无馀。卫不足，其息短，其形躁。血不足，其形逆，荣卫俱虚，言语谬误。趺阳脉浮而涩，涩则卫气虚，虚则短气，咽燥而口苦，胃气涩则失液。少阴脉微而迟，微则无精，迟则阴中寒，涩则血不来，此为居经，三月一来。问曰：妇人妊娠三月，师脉之，言此妇人非躯，今月经当下，其脉何类？何以别之？师曰：寸口脉卫浮而大，荣反而弱，浮大则气强，反弱则少血，孤阳独呼，阴不能吸，二气不停，卫降荣竭，阴为积寒，阳为聚热，阳盛不润，经络不足，阴虚阳往，一作实。　故令少血，时发洒淅，咽燥汗出，或溲稠数，多唾涎沫，此令重虚，津液漏泄，故知非躯。畜烦满血，月禀一经，三月一来，阴盛则泻，名曰居经。谓右脉浮大，左脉反弱也

〔调经平剂〕

简易方当归散　治经脉不匀，或三四月不行，或一月再至。

当归 川芎 白芍药炒 黄芩炒。各一两 白术 山茱萸肉一两半

上为细末，空心温酒调下二钱，日三服。如冷去黄芩，加肉桂一两。

人参养血丸《和剂》 治女人禀受素弱，血气虚损。常服补冲任，调经候，暖下元，生血气。

乌梅肉三两 熟地黄五两 当归二两 人参 川芎 赤芍药 蒲黄炒。各一两

上为细末，炼蜜丸梧子大。每服八十丸，温酒米饮任下。

逍遥散《和剂》 治血虚烦热，月水不调，脐腹胀痛，痰嗽潮热。

当归 白术 白芍药 柴胡 茯苓各一两 甘草炙，半两

上㕮咀，每服半两，入姜、薄荷叶煎服。

薛新甫加牡丹皮，山栀炒各五分，名加味逍遥散。《神巧万全方》无当归、芍药、甘草，有人参、黄芪各等分。

增损四物汤 治月事不调，心腹疼痛，补血温经，驻颜。

川芎 当归 芍药 熟地黄 牡丹皮 白术各一钱半 地骨皮一钱

上作一服，用水二盅，煎至一盅，食前服。

《济生方》论曰：《内经》云，百病皆生于气。经有所谓七气，有所谓九气。喜、怒、忧、思、悲、恐、惊者，七气也。七情之外，益之以寒热二证，而为九气也。气之为病，男子妇人皆有之，惟妇人血气为患尤甚。盖人身血随气行，气一壅滞，则血与气并，或月事不调，心腹作痛。或月事将行，预先作痛。或月事已行，淋沥不断，心腹作痛。或遵腰胁，或引背膂，上下攻刺。吐逆不食，甚则手足搐搦，状类惊痫。或作寒热，或为癥瘕，肌肉消瘦。非特不能受孕，久而不治，转而为瘵疾者多矣。

戴复庵云：妇人每月经水应期而下，不使有馀，犹太阴之缺也。其有或先或后，或少或多，或欲来先病，或遇来而断续，皆谓之不调。和气饮加香附子半钱，兼咽独附丸。

升麻和气饮见杂病水肿门。

澹寮煮附丸 治经候不调，血气刺痛，腹胁膨胀，头晕恶心，崩漏带下，并宜服之。

香附子擦去皮，不以多少，米醋浸一日，用瓦铫煮令醋尽。

上醋糊为丸，梧子大，日干，每五十丸淡醋汤下。

一方：香附一斤，艾叶四两，当归二两，制同。名艾附丸。

沉香降气散 顺气道，通血脉。

乌药 木香 香附子 缩砂仁 甘草各等分

上为细末，每服二钱，空心盐汤调下。

严氏抑气散 治妇人气盛于血，变生诸证，头晕膈满

香附子四两 茯神 甘草炙。各一两 陈皮二两

上为末，每二钱，食前沸汤调下。

绀珠正气天香汤 治妇人一切气，气上凑心，心胸攻筑，胁肋刺痛，月水不调。

台乌药二钱 香附子八钱 陈皮 苏叶各一钱 干姜半钱

上㕮咀，每七八钱，水煎服。

上抑气例。

煮附丸醋制，佐以当归，则气中之血药也。今世以童便、酒、醋、盐水四制，而以四物佐之，皆本于此，人人知之，故不著。气郁多者，宜于杂病气证门中选用，不必拘此。

东垣益胃升阳汤　治妇人经候不调，或血脱后脉弱食少，水泄日二三行。

黄芪二钱　白术三钱　炒曲一钱半　当归身　陈皮　炙甘草　人参各一钱　升麻　柴胡各半钱　黄芩半钱，秋去之

上㕮咀，每服半两，水煎。腹痛加芍药，嗽去人参。

补中益气汤　治妇人、室女经候不调，脉微食少，体倦或热。方见杂病首册劳倦门。

四君子汤　六君子汤方见杂病首册虚劳门。

上补气例。

〔调经暖剂〕

大温经汤《金匮》　治冲任虚损，月候不调，或来多不已，或过期不行，或崩中去血过多，或经损娠，瘀血停留，小腹急痛，五心烦热，并皆治之。

吴茱萸汤泡　牡丹皮　白芍药　肉桂去粗皮　人参　当归去芦　芎䓖　阿胶碎、炒　甘草炙。各一钱　麦门冬去心，二钱　半夏二钱半

上作一服，用水二盅，生姜五片，煎至一盅，食前服。

小温经汤《简易》　治经候不调，血脏冷痛。

当归　附子炮。各等分

上㕮咀，每服三钱，水一盏，煎八分，空心温服。

温经汤《和剂》　治妇人血海虚寒，月水不调。

川芎　当归　芍药　蓬术各一钱半　人参　牛膝各二钱　桂心　牡丹皮各一钱　甘草半钱

水二盅，煎至一盅，不拘时服。

滋血汤　滋养荣血，补妇人，治血海久冷。

当归一钱半　川芎　麦门冬去心　牡丹皮　人参　芍药　琥珀另研。各一钱　半夏曲　官桂　阿胶炒　酸枣仁　甘草各半钱

上作一服，水二盅，生姜三片，煎至一盅，食前服。

加味吴茱萸汤　治冲任衰弱，月候愆期，或前或后，或崩漏不止，赤白带下，小腹急痛，每至经脉行时，头眩，饮食减少，气满心怯，肌肉不泽，悉皆治之。

半夏二钱　吴茱萸　当归各一钱半　麦门冬去心　干姜　白茯苓　苦梗　南木香　防风　牡丹皮　甘草各一钱　官桂　北细辛各半钱

上作一服，水二盅，生姜三片，红枣一枚，煎至一盅，食前服。

桃仁散　治妇人月水不调，或淋沥不断，断后复来，状如泻水，四体虚倦，不能饮食，腹中坚痛，不可行动，月水或前或后，或经月不来，多思酸物。

桃仁　半夏　当归　川牛膝　桂心　人参　蒲黄　牡丹皮　川芎　泽兰叶各一钱　赤芍药　生地黄各一钱半　粉草半钱

上作一服，水二盅，生姜三片，煎至一盅，食前服。

姜黄散　治血脏久冷，月水不调，脐腹刺痛。

姜黄片子者　白芍药各二钱　玄胡索　牡丹皮　当归各一钱半　蓬术　红花　桂心　川芎各一钱

上作一服，水二盅，酒半盅，煎至一盅，不拘时服。

紫石英丸《本事》　治妇人病多是月经乍多乍少，或前或后，时发疼痛。医者一例呼为经病，不曾说是阴胜阳，是阳胜阴，所以服药少效。盖阴气乘阳，则胞寒气冷，血不运行，经所谓天寒地冻，水凝成冰，故令乍少，而在月后。若阳气乘阴，则血流散溢，经所谓天暑地热，经水沸溢，故令乍多，而在月前。当别其阴

阳，调其血气，使不相乘，以平为期。宜服此丸。

紫石英细研，水飞　川乌炮　杜仲炒去丝　禹馀粮煅，醋淬　远志去心　泽泻　桑寄生　桂心　龙骨别研　当归　人参　肉苁蓉酒浸　石斛　干姜炮　五味子　甘草炙。各一两　牡蛎煅　川椒去目并合口者不用，炒出汗。各半两

上为细末，炼蜜和丸，如梧桐子大。每服二十丸，食前用米饮汤下。

暖宫丸　治冲任虚损，下焦久冷，月事不调，不成孕育。崩漏下血，赤白带下，并皆治之。

生硫黄六两　赤石脂火煅　海螵蛸　附子炮去皮脐。各三两　禹馀粮九两，火煅醋淬

上为细末，醋糊为丸，如梧桐子大，每服三十丸，空心用温酒或醋汤送下。

内补当归丸　治血气虚损，月水不调，或崩中漏下，去血过多，肌体羸困，及月水将行，腰腿重痛，并皆治之。

当归去芦，炒　阿胶炒　白芷　续断　干姜炮　芎䓖　甘草炙。各四两　熟地黄半两，焙　附子炮去皮脐　白芍药　肉桂各二两　吴茱萸汤泡，焙　白术各三两　蒲黄八钱，炒

上为细末，炼蜜和丸，如梧桐子大，每服五十丸，空心用温酒送下。

熟干地黄丸　治妇人风虚劳冷，胃弱水谷不化，或肠虚受冷，大便时泄，或月水不调，淋沥不止，或闭断不通，结聚癥瘕，久不成胎，一切诸虚之证。

熟地黄　五味子各一两半　柏子仁炒，另研　牛膝去苗，酒浸焙　芎䓖　禹馀粮火煅，醋淬　白茯苓去皮　肉苁蓉酒浸　卷柏去根　山药　厚朴去粗皮，制　干姜炮　白芷　细辛去苗　防风已上各一两　赤石脂二两，煅另研　杜仲去粗皮，炙　芜荑炒　人参去芦　川椒去目并合口者　蛇床子　艾叶炒　续断各七钱半　紫石英煅，另研，水飞　石膏煅，另研。各三两　当归去芦，炒　泽兰去梗　官桂去粗皮。各二两二钱半　石斛一两一钱半　甘草炙，一两七钱半

上为细末，炼蜜为丸，如梧桐子大，每服五十丸，空心用温酒或米饮送下。

禹馀粮丸　治血虚烦热，月水不调，赤白带下，渐成崩漏。

禹馀粮火煅，醋淬　白石脂各一两　附子炮去皮脐　鳖甲去裙，醋炙　桑寄生　白术　厚朴去粗皮，制　当归去芦　柏叶炒　干姜炮。各一两　白芍药　狗脊去毛。各七钱半　吴茱萸汤泡焙，半两

上为细末，炼蜜和丸，如梧桐子大。每服五十丸，空心用温酒或米饮汤送下。

鹿茸丸　治冲任虚损，又为风寒所乘，尺脉微小。甚者可灸关元穴。

鹿茸炙　赤石脂　禹馀粮各一两　续断二两　柏叶　附子炮　熟地黄　当归酒浸　艾叶各七钱半

上为末，酒糊丸梧子大。每服五十丸，空心温酒下。

按：此足少阴厥阴药也。今人多用之，故收入。治血虚湿胜带下甚捷。

升阳举经汤东垣　治经水不调，右尺脉按之空虚，是气血俱脱，大寒证。轻手其脉数疾，举指弦紧或涩，皆阳脱之证。阴火亦亡，见热证于口鼻眼或渴，此皆阴躁阳欲去也。当温之、降之、引之、燥之，此法大升浮血气，补命门之下脱也。诸药言根，近苗处去苗便是。

柴胡根　当归根　白术　黄芪各三钱　藁本去土　羌活根　防风根各二钱　红花　白芍药各五分　独活根一钱半　桃仁去皮尖研，十枚　细辛六分　川芎　熟地黄水中沉者　人参去芦　黑附子炮去皮脐　甘草稍炙。各一钱　肉桂去粗皮，秋冬五分，夏不用

上为粗末，每服二钱，水二盏，煎至八分，空心稍热服。

〔调经破血之剂〕

红花当归散　治妇人血脏虚竭，或积瘀血，经候不调，或断续不定，时作腹痛，腰胯重疼攻刺，小腹紧硬，及室女月水不通，并皆治之。

红花　紫葳　牛膝　白芷　苏木捶碎。各一钱　桂心一钱半　当归尾　刘寄奴各二钱　赤芍药三钱　甘草半钱

上作一服，水一盅，酒一盅，同煎至一盅，空心服。

大玄胡索散　治妇人经病，并产后腹痛，或腹满喘闷，或癥瘕癖块及一切心腹暴痛。

玄胡索　赤芍药　川楝子去核　蓬莪术　京三棱煨　厚朴姜制　当归　黄芩　川芎　桔梗　槟榔各一钱　木香　官桂去粗皮　甘草各半钱　大黄二钱

上作一服，水二盅，煎至一盅，食前服。

鳖甲丸　治妇人月经不调，肌肉黄瘁，胁下积气结痛，时发刺痛，渐成劳状。

鳖甲去裙，醋炙　桂心　三棱醋煮，炒　牡丹皮　牛膝去苗　琥珀　诃子取肉　桃仁去皮尖双仁者，麸炒　土瓜根　大黄煨。已上各等分

上为细末，炼蜜为丸，如梧桐子大，每服十五丸，食前用桃仁汤送下。

〔针灸〕

〔心〕　月经不调　阴独三分，此穴大效，须待经定为度。在足四指间，三壮。

〔东〕　又法：内踝下白肉际青脉上，灸随年壮。

〔集〕　又法：中极　三阴交　肾俞　气海

〔心〕　经闭久，忽大崩，复又断绝，复又大行不调者。丰隆六分，止血。　石门五分，断经

妇人五旬经断后再行，或多或少，或瘀或红并下，腹中气满如胎孕。天枢　中脘　气海各五分，立愈。

〔甲〕　妇人漏下，苦血闭不通，逆气胀。血海主之。女子胞中痛，月水不以时休止，天枢主之。《千金》作腹胀肠鸣，气上冲胸。　小腹胀满，痛引阴中，月水至则腰脊痛，胞中瘕，子门有寒引髌髀。水道主之。《千金》引髌髀作大小便不通。

〔身痛〕

〔产宝〕　经水者，行气血、通阴阳以荣于身者也。气血盛，阴阳和，则形体通。或外亏卫气之充养，内乏荣血之灌溉，血气不足，经候欲行，身体先痛也。

越痛散　治血气虚寒，身体作痛。

虎骨五铢　茯苓　甘草　藁本　防风　白芷　当归　芍药　续断　白术　附子各三铢

上为粗末，每服五钱，水二盏，姜五片，枣二枚，煎至一盏，不拘时服。

〔腹痛〕

〔良〕　妇人经来腹痛，由风冷客于胞络冲任，或伤手太阳、少阴经，用温经汤、桂枝桃仁汤。若忧思气郁而血滞，用桂枝桃仁汤、地黄通经丸。方见经闭。若血结而成块，用万病丸。

〔薛〕　前证若风寒伤脾者，六君子加炮姜。方见杂病虚劳。思虑伤血者，四物加参、术。方见杂病虚劳。思虑伤气者，归脾加柴、栀。方见杂病健忘。郁怒伤血者，归脾、逍遥兼服。馀参前后论治之。

〔戴〕　经事来而腹痛者，经事不来而腹亦痛者，皆血之不调故也。欲调其血，先调其气，四物汤加吴茱萸半钱，香附子一钱。和气饮加茱萸半钱亦可用。痛甚者玄胡索汤。然又恐感外邪、伤饮食致痛，痛不因血，尤宜详审。和气饮却能兼治，因冷而节，因节而痛，宜大温经汤；

冷甚者，去麦门冬不用。

〔丹〕 **抑气丸** 治临经之时腹痛。

以四物汤加玄胡索、陈皮、牡丹皮、甘草。痛甚以豆淋酒，痛少以童便煮香附，入条芩为丸。经水将来而痛者，四物汤加桃仁、香附、黄连。

〔海〕**八物汤** 治经事将行，脐腹绞痛，临经痛者，血涩故也。

川芎二钱　当归　芍药　熟地黄各二钱　木香　槟榔　玄胡索　苦楝碎、炒焦。各一钱

上作一服，水二盅，煎至一盅，食前服。

〔本〕 治妇人月经壅滞，每发心腹脐疞痛不可忍，及治产后恶露不快，血上抢心，迷闷不省，气绝欲死者，**琥珀散**。

京三棱　蓬莪术　赤芍药　刘寄奴　牡丹皮　熟地黄　官桂　菊花　真蒲黄　当归各一两　《济生方》无菊花、蒲黄，有玄胡索、乌药。

上前五味，用乌豆一升，生姜半斤，切片，米醋四升，同煮豆烂为度，焙干入后五味，同为末，每服二钱，温酒调下，空心食前服。一方不用菊花、蒲黄，用乌药、玄胡索，亦佳。予家之秘方也。若是寻常血气痛，只一服，产后血冲心，二服便下，常服尤佳。予前后救人急切不少，此药亦宜多合以济人。

〔大〕 **交加散** 治荣卫不和，月经湛浊，逐散恶血。腹痛经血诸疾，并皆治之。

生姜二斤，捣取汁，存滓用　生地黄二斤，取汁存滓　白芍药　当归　桂心各一两　红花炒，无恶血不用　没药另研。各半两　玄胡索醋纸包，煨热，用布擦去皮　蒲黄隔纸炒。各一两

上将地黄汁炒生姜滓，生姜汁炒地黄滓。各焙干，用诸药为细末，每服三钱，温酒调下。若月经不依常，苏木煎酒调下。若腰痛，糖酒调下。

交加地黄丸 治妇人经不调，血块气痞，肚腹疼痛。

生地黄捣汁，存滓　老生姜捣汁，存滓。各一斤　玄胡索　当归　川芎　芍药各二两　明没药　木香各一两　桃仁去皮尖　人参各半两　香附半斤

上为末，先以生姜汁浸地黄滓，以地黄汁浸生姜滓，晒干，皆以汁尽为度，共十一味，作一处晒干，研为末，醋糊为丸，空心以姜汤下。

〔大〕 **交加散** 治妇人荣卫不通，经脉不调，腹中撮痛，气多血少，结聚为瘕，产后中风。

生地黄　生姜各五两。各研取汁

上交互取汁浸一夕。各炒黄，渍汁尽为度，末之。寻常腹痛，酒调下三钱。产后尤不可阙。

温经汤方见前。

〔云〕 **桂枝桃仁汤** 治经候前先腹痛不可忍。

桂枝　芍药　生地黄各二两　桃仁四十枚　甘草一两

上为粗末，每服五钱，水二盏，姜三片，枣一枚，同煎去滓，温服。

玄胡索汤《济生》 治妇人、室女，七情伤感，遂使血与气并，心腹作痛，或连腰胁，或引背膂，上下攻刺，甚作搐搦，经候不调，但是一切血气疼痛，并可服之。

当归去芦，酒浸，锉炒　玄胡索炒去皮　蒲黄炒　赤芍药　官桂不见火。各半两　片子姜黄洗　乳香　没药　木香不见火。各三钱　甘草炙，二钱半

上㕮咀，每服四钱，水一盏半，生姜七片，煎至七分，去滓、食前温服。吐逆，加半夏、橘红各半两。

〔丹〕 瘀血。

香附子醋煮，四两　桃仁去皮尖　牡丹皮　大黄蒸　当归各一两　川芎　红花各半两　瓦龙子煅，醋煮一昼夜，二两

上炊饼为丸，如桐子大。空心温酒下三、五十丸。

三神丸　治室女血气相搏，腹中刺痛，痛引心端，经行涩少，或经事不调，以致疼痛。

橘红二两　玄胡索去皮，醋煮　当归去芦，酒浸锉，略炒。各一两

上为细末，酒煮米糊为圆，如梧桐子大，每服七十圆，加至百圆，空心艾汤送下，米饮亦得。

〔垣〕　**柴胡丁香汤**　治妇人年三十岁，临经预先脐腰痛，甚则腹中亦痛，经缩二三日。

柴胡　羌活　丁香　全蝎　当归身　生地黄

上都作一服，水四盏，煎至一盏，去渣稍热，食前服。

没药除痛散　逐寒邪，疗腹痛。

蓬术炮，一两　当归焙　玄胡索　五灵脂　肉桂去粗皮　良姜炒　蒲黄炒　甘草炙　没药各半两

上为末，每服五钱，温酒调服。

〔楼〕　一妇人三十岁，每因浴后必用冷水淋通身，又尝大惊，遂患经来时必先少腹大痛，口吐涎水，然后经行，行后又吐水二日，其痛直至六七日经水止时方住，百药不效。予诊其脉，寸滑大而弦，关、尺皆弦大而急，尺小于关，关小于寸，所谓前大后小也。遂用香附三两，半夏二两，茯苓、黄芩各一两半，枳实、玄胡、牡丹皮、人参、当归、白术、桃仁各一两，黄连七钱，川楝、远志、甘草各半两，桂三钱，茱萸一钱半，分十五帖，水煎，入生姜汁两蚬壳热服，后用热汤洗浴得微汗乃已。忌当风坐卧，手足见水，并吃生冷，服三十帖全愈。半年后，又因惊忧，前病复举，腰腹时痛，小便淋闭，心惕惕跳，惊悸。予意其表已解，病独在里。先与灸少冲、劳宫、昆仑、三阴交止悸定痛，次用桃仁承气大下之，下后用香附三两，蓬术、当归身各一两半，三棱、玄胡索、桂、大黄、青皮，俱醋制，青木香、茯香、滑石、木通、桃仁各一两，乌药、甘草、缩砂、槟榔、苦楝肉各半两，木香、吴茱萸各二钱，分作二十帖，入新取牛膝湿者二钱，生姜五片，用荷叶汤煎服，服讫渐安。

上行血例。

加味乌沉汤　治妇人经水欲来，脐腹㽲痛。

乌药　缩砂　木香　玄胡索各一两　香附炒去毛，二两　甘草一两半

上细锉，每服七钱，水一盏半，生姜三片，煎至七分，不拘时温服。

上抑气例。

〔薛〕　一妇人经行腹痛，食则呕吐，肢体倦怠，发热作渴。此乃素禀气血不足，用八珍汤二十馀帖而愈。后生子二年而经不行，前证仍作，服八珍汤、逍遥散百馀剂方愈。*八珍汤即杂病虚劳门八物汤。*

上补虚例。

〔汪〕　一妇人瘦小，年二十馀，经水紫色，或前或后，临行腹痛，恶寒喜热，或时感寒，腹亦作痛，脉皆细濡近滑，两尺重按略洪而滑，此血热也。或谓恶寒如此，何谓为热？曰：热极似寒也。遂用酒煮黄连四两，香附、归身尾各二两，五灵脂一两，为末，粥丸，空腹吞之而愈。　一妇年二十一岁，六月经行，腹痛如刮，难忍求死，脉得细软而驶，尺则沉弱而近驶。汪曰：细软属湿，数则为热，尺沉属郁滞也。以酒煮黄连半斤，炒

香附六两，五灵脂半炒半生三两，归身尾二两，为末粥丸，空心汤下三四钱。服至五六料，越九年得一子。又越四年，经行两月不断，腹中微痛，又服前丸而愈。续后经行六七日，经止则流清水，腹中微痛，又服前丸而痛亦止。又经住只有七八日，若至行时或大行五六日，续则适来适断，或微红，或淡红，行后常流清水，小腹大痛，渐连遍身，胸背腰腿骨里皆痛，自巳至酉乃止，痛则遍身冷热，汗大出，汗止痛减，尚能饮食。自始痛至今，历十五年，前药屡服屡效，今罔效者何也？汪复诊之，脉皆洪滑无力，幸其尚有精神。汪曰：此非旧日比矣。旧乃郁热，今则虚寒。东垣曰：始为热中，终为寒中是也。经曰：脉至而从，按之不鼓，乃阴盛隔阳，当作寒治。且始病时而形敛小，今则形肥大矣。医书曰：瘦人血热，肥人气虚，岂可同一治耶？所可虑者，汗大泄而脉不为汗衰，血大崩而脉不为血减耳。其痛日重夜轻，知由阳虚不能健运。故亦凝滞而作痛。以证参脉，宜用助阳，若得脉减痛轻，方为佳兆。遂投参、芪、归、术大剂，加桂、附，一帖，来早再诊，脉皆稍宁，服至二三十帖，时当二月至五月，病且愈。盖病有始终寒热之异，药有前后用舍不同，形有肥瘦壮少不等，岂可以一方而通治哉。

〔丹〕 经过后而作痛者，乃虚中有热，所以作痛。

新荷姐头痛口干，经行后身痛，腰甚痛。

生地黄　白术　芍药各一钱　芎䓖　归身尾各五分　黄柏炒　甘草炙。各三分

上用水入少酒，煎服。

按：经后腹痛为虚明甚。若脉不数，证无头热，未可断其为热也。无热八珍为宜，有热逍遥为宜。

上寒热例。

〔发热〕

吴茭山治一妇经血过多，五心烦热，日晡潮热，诸药不效，以四物加胡黄连，三服而愈。

薛新甫治一妇人发热口干，月经不调，两腿无力，服祛风渗湿之剂，腿痛体倦，二膝浮肿，经事不通。薛作肝脾肾三经血虚火燥证，名鹤膝风。用六味、八味二丸，兼服二月，形体渐健，饮食渐进，膝肿渐消，不半载而痊。前证若脾肾虚寒，腿足软痛，或足膝枯细，用八味丸。若饮食过多，腿足或臀内酸胀，或浮肿作痛，用补中益气加茯苓、半夏主之。　一妇人经候过期，发热倦怠，或用四物、黄连之类，反二月一度，且少而成块，又用峻药通之，两目如帛所蔽。薛曰：脾为诸阴之首，目为血脉之宗，此脾伤五脏皆为失所，不能归于目矣。遂用补中益气、济生归脾二汤，专主脾胃，年馀寻愈。　一妇人月事未期而至，发热自汗，服清热止汗之剂，反作渴头痛，手掉身麻，此因肝经风热，用柴胡、黄芩、连、炒山栀、归、芍、生地、丹皮各一钱，参、芪、苓、术各一钱五分，川芎七分，甘草五分，二剂其汗全止，更以补中益气而愈。凡发热久者，阳气亦自病，须调补之。一妇人气血素虚，经行不调，饮食少思，日晡热甚，用十全大补加山茱萸、山药、丹皮、麦门冬、五味子而愈。次年秋，患寒热，或用清脾饮而元气愈弱，仍以前药而愈。　一妇人素勤苦，冬初患咳嗽发热，久而吐血、盗汗，经水两三月一至，遍身作痛。或用化痰降火药，口噤筋挛，此血虚而药益损耳。用加减八味丸及补中益气加麦门、五味、山药治之，年馀而痊。

〔寒热〕

经水适来适断者，或有往来寒热者，先服小柴胡汤以去其寒热，后以四物汤和之。

〔本〕　妇人血脉不调，往来寒热，状如劳倦。

当归　川芎　甘草　黄芪　官桂去粗皮。各一两　熟地黄　白术　白芍药各二两　柴胡　阿胶各半两

为细末，每服五钱，枣一枚，水煎空心温服。白汤点服亦得。常服不生带下，调血脉，养子宫，终身无病。

太仓公治一女，病腰背痛，寒热。众医皆以为寒热也。公诊之曰：内寒月事不下也。即窜以药，旋下，病已。病得之欲男子不可得也。所以知其病者，诊其脉时，切之肾脉也涩而不属，涩而不属者其来难坚，故曰月不下。肝脉弦出左口，故曰欲男子不可得也。盖男子以精为主，妇人以血为主，男子精盛则思室，女子月盛则怀胎。夫肝，摄血者也。厥阴弦出寸部，又上鱼际，则阴血盛可知矣。别详师尼寡妇条内。

薛新甫治一妇人耳内或耳后项侧作痛，寒热口苦，月经不调，此肝火气滞而血凝，用小柴胡加山栀、川芎、丹皮治之，诸证悉退。月事不行而寒热者，详经闭门。

〔热入血室〕

〔良〕　妇人伤寒伤风发热，经水适来，昼则安静，暮则谵语，有如疟状，此为热入血室。治者无犯胃气及上二焦，宜服小柴胡汤。若脉迟身凉，当刺期门穴，下针病人五吸停针，良久，徐徐出针。凡针期门穴，必泻勿补。肥人二寸，瘦人寸半也。

〔薛〕　前证若因劳役，或怒气发热，适遇经行而患前证者，亦用小柴胡汤加生地黄治之。血虚，用四物加柴胡。若病既愈而热未已，或元气素弱，并用补中益气汤。脾气素郁，用济生归脾汤。血气素虚，用十全大补汤。

许学士治一妇病伤寒发寒热，遇夜则如见鬼状，经六七日忽然昏塞，涎响如引锯，牙关紧急，瞑目不知人，病势危困。许视之曰：得病之初，曾值月经来否？其家云：经水方来，病作而经遂止，得一二日发寒热，昼虽静，夜则有鬼祟，从日昨不省人事。许曰：此乃热入血室证。仲景云：妇人中风，发热恶寒，经水适来，昼则明了，暮则谵语，如见鬼状，发作有时，此名热入血室。医者不晓，以刚剂与之，逐致胸膈不利，涎潮上脘，喘急息高，昏冒不知人。当先化其痰，后除其热。乃急以一呷散投之，两时顷，涎下得睡，省人事；次授以小柴胡汤加生地黄，三服而热除，不汗而自解矣。　一妇人患热入血室证，医者不识，用补血调气药治之，数日遂成血结胸，或勸用前药。许公曰：小柴胡已迟，不可行也。无已，刺期门穴斯可矣。予不能针，请善针者治之。如言而愈。或问：热入血室，何为而成结胸也？许曰：邪气传入经络，与正气相搏，上下流行，遇经水适来适断，邪气乘虚入于血室，血为邪所迫，上入肝经，肝受邪则谵语而见鬼，复入膻中，则血结于胸中矣。何以言之？妇人平居，水养木，血养肝。方未受孕，则下行之为月水，既孕则中畜之以养胎，及已产则上壅之以为乳，皆血也。今邪逐血并归于肝经，聚于膻中，结于乳下，故手触之则痛，非药可及，故当刺期门也。

虞恒德治一少妇，夏月行经得伤寒似疟，谵语狂乱，诸医皆以伤寒内热，投双解散　解毒汤服之，大汗如雨，反如风状，次以牛黄丸金石之药，愈投愈剧。一日延虞诊视，脉弦而大，虞思伤寒内热狂

乱，六阳俱病，岂不口干舌黑，况脉不数，病体扪之或热或静，其腹急痛，意必有内伤在前，伤寒在后。今伤寒得汗虽已，内伤则尚存故也。因细问之，患者曰：正行经时，因饮食后多汗，用冷水抹身，因得此证。方知冷水外闭其汗，内阻其血，邪热入室，经血未尽，血得邪热，乍静乍乱，寒热谵语，掉眩类风，须得玉烛散下之而愈。下后谵语已定，次以四物、小柴胡汤调理，五日热退身凉，其患遂瘳。

《衍义》云：一妇人温病已十二日，诊之其脉六七至而涩，寸稍大，尺稍小，发寒热，颊赤口干，不了了，耳聋。问之，病数日经水乃行，此属少阳热入血室也，若治不对病，则必死。乃按其证与小柴胡汤服之，二日，又与小柴胡汤加官桂、干姜一日，寒热遂止。又云：脐下急痛，又与抵当丸微利，脐下痛痊，身渐凉，脉渐匀，尚不了了，乃复与小柴胡汤。次日，但胸中热躁，口鼻干，又少与调胃承气汤，不得利。次日心下痛，又与大陷胸汤半服，利三行。次日虚烦不宁，时妄有所见，复狂言，虽知其尚有燥屎，以其极虚，不敢攻之，遂与竹叶汤去其烦热，其夜大便自通，至晚两次，中有燥屎数枚，而狂言虚烦尽解。但咳嗽唾沫，此肺虚也。若不治，恐乘虚而成肺痿，遂与小柴胡汤去人参、大枣、生姜，加干姜五味子汤，一日咳减，二日而病悉愈。以上皆用仲景方。

薛立斋治一妇人经行，感冒风寒，日间安静，至夜谵语，用小柴胡加生地治之顿安。但内热头晕，用补中益气加蔓荆子而愈。后因恼怒，寒热谵语，胸胁胀痛，小便频数，月经先期，此是肝火血热妄行，用加味逍遥加生地黄而愈。　一妇人因怒，寒热头痛谵语，日晡至夜益甚，而经暴至。盖肝藏血，此怒动火而血妄行，用加味逍遥散加生地黄治之，神思顿清。但食少体倦，月经未已。盖脾统血，此脾气虚，不能摄血，用补中益气治之，月经渐止。　一妇人怀抱素郁，感冒经行谵语，服发散之剂不应，用寒凉降火，前证益甚，更加月经不止，肚腹作痛，呕吐不食，痰涎自出。此脾胃虚寒，用香砂六君，脾胃渐健，诸证渐退，又用归脾汤而全愈。

加味小柴胡汤　治妇人伤风，续得寒热，发作有时，经水适断，此为热入血室，其血必结，致如疟状。

柴胡三钱　半夏　黄芩各二钱　生地黄　人参各一钱半　甘草半钱

作一服，水二盅，姜五片，枣二枚，煎一盅，不拘时服。

干姜柴胡汤　治妇人伤寒，经脉方来，热入血室，寒热如疟，或狂言见鬼。

柴胡一钱　桂枝三分　栝蒌根五分　牡蛎煅　干姜炮　甘草炒。各三分

上水煎服，汗出而愈。

海蛤散　治妇人伤寒，血结胸膈，宜服此药，及针期门穴。

海蛤　滑石煅，水飞　甘草各五钱　芒硝一两

上为末，每服二钱，用鸡子清调下。小肠通利，其结血自散。更用桂枝红花汤发其汗则愈。方见。

〔**泄泻**〕

汪石山治一妇经行，必泻三日然后行，诊其脉皆濡弱，此脾虚也。脾属血，属湿。经水将动，脾血先已流注血海，然后下流为经。脾血既亏，则虚而不能运行其湿。令作参苓白术散，每服二钱，一日米饮调下二三次，月馀经行不泻矣。　一妇年逾四十，形长色脆，病经不调，右脉浮软而大，左脉虚软而小近驶，当时经前

作泄。今年四月，感风咳嗽，用汤洗浴汗多，因泄一月。六月，复因洗浴，发疟六七次，疟虽止而神思不爽。至八月尽而经水过多，白带时下，泻泄，遂觉右脚疼痛。旧曾闪肭脚跟，今则假此延痛臀腿、腰胁、尻骨，颈项右边筋皆掣痛，或咳嗽一声，则腰眼痛如腰札，日轻夜重，叫号不已，幸痛稍止，饮食如常。今详月水过多，白带时下，日轻夜重，泻泄无时，亦属下多亡阴，宜作血虚论治，服四物止痛之剂益甚。九月，汪复诊视，始悟此病乃合仲景所谓阳生则阴长之法矣。夫经水多，白带下，常泄泻，皆由阳虚陷下而然，命曰阳脱是也。日轻夜重，盖日阳旺而得健运之职，故血亦无凝滞之患，而日故轻也。夜则阴旺而阳不得其任，失其健运之常，血亦随滞，故夜重也。遂以参、术助阳之药，煎服五七帖，痛减。此亦病证之变，治法殊常，故记之。

〔月水不断〕

妇人月水不断，淋沥无时，或因劳损气血而伤冲任，或因经行而合阴阳，皆令气虚不能摄血。若时止时行，腹痛脉沉细，此寒热邪气客于胞中，非因虚弱也。

〔薛〕　前证若郁结伤脾，用归脾汤。恚怒伤肝，逍遥散。肝火妄动，加味四物汤。脾气虚弱，六君子汤。元气下陷，补中益气汤。热伤元气，前汤加五味、麦门、炒黑黄柏。　儒者钱思习子室，年三十馀无嗣，月经淋沥无期，夫妇异处几年矣。思习欲为娶妾，以谋诸余。余谓此郁怒伤肝，脾虚火动，而血不归经。乃肝不能藏，脾不能摄也。当清肝火、补脾气，遂与加味归脾、逍遥二药四剂，送至其家，仍告其姑曰：服此病自愈，而当受胎，妾可无娶也。果病愈，次年生子。　一妇人性急，每怒非太阳、耳、项、喉、齿、胸乳作痛，则胸满吞酸，吐泻少食，经行不止。此皆肝火之证，肝自病则外证见，土受克则内证作。余先以四物加白术、茯苓、柴胡、炒栀、炒龙胆，清肝养血。次用四君子加柴胡、芍药、神曲、吴茱萸、炒黄连，以培土制肝，渐愈。惟月经不止，是血分有热，脾气尚虚，以逍遥散倍用白术、茯苓、陈皮，又以补中益气加酒炒芍药，兼服而安。　一妇人多怒，经行旬馀方止，后淋沥无期，肌体倦瘦，口干内热，盗汗如洗，日晡热甚。皆由肝脾亏损，无以生发元气，用参、芪、归、术、茯神、远志、枣仁、麦门、五味、丹皮、龙眼肉、炙草、柴胡、升麻治之，获痊。　一妇人怀抱不舒，腹胀少寐，饮食素少，痰涎上涌，月经频数。余曰：脾统血而主涎，此郁闷伤脾，不能摄血归源耳。用补中益气、济生归脾而愈。

胶艾汤　治劳伤血气，冲任虚损，月水过多，淋沥不断。

阿胶炒　川芎　甘草炙。各二两　当归　艾叶炒。各三两　熟地黄　白芍药各四两

上㕮咀，每服半两，水煎。一方有黄芪。

续断丸《大全》　治月水不断，口干心烦，四肢羸乏，饮食减少。

川续断　当归　乌贼骨　黄芪　牛角䚡烧　五味子　甘草　龙骨煅研　赤石脂　熟地黄各一两　地榆半两　艾叶　附子　干姜　川芎各七钱半

上为末，炼蜜丸梧子大，每服三十丸，空心温酒下。

禹馀粮丸　治久冷，月水不断，面黄肌瘦，虚烦减食。

禹馀粮二两　鹿角胶七钱半，粉炒　紫石英　续断　赤石脂　熟地黄　川芎各一两　干姜　黄芪　艾叶　柏叶炒　当归炒　人参　白茯苓各半两

上为末，炼蜜丸梧子大，每三十丸，

空心米饮下。

牡蛎丸 治血海虚损，月水不断。

牡蛎粉 赤石脂 代赭石各一两 阿胶 川芎 当归 鹿茸 续断 干姜各三两 甘草二钱半

上为末，炼蜜丸梧子大，每服三十丸，空心温酒下。

经验方 治经血不止。

黄芩五分 当归 柏叶 蒲黄各四分 生姜二分 艾叶一分 生地黄二十四分 伏龙肝十二分

上㕮咀，用水二升，煎取八合，分二服。

又经血不止。诗云：妇人经血久淋漓，旧蕊莲蓬烧作灰，热酒一杯调八字，自然安乐更无疑。

又方 莲蓬壳 拒霜花二味等分

为末，每服二钱，空心米饮调下。

伏龙肝散《和剂》 治血气劳伤，冲任脉虚，经血非时注下，或如豆汁，或成血片，或五色相杂，脐腹冷痛，月经不止。

伏龙肝 麦门冬去心 赤石脂各一钱 熟地黄 艾叶炒。各一钱半 当归去芦，炒 川芎各二钱半 肉桂去粗皮 干姜炮 甘草各半钱

上作一服，水二盅，红枣二枚，煎至一盅，食前服。

固经丸 治经水过多不止，乃阴虚[①]挟热所致，法当补阴清热。

黄柏三两 龟板炙，四两 黄芩二两 白芍药三两 樗根皮一两半 香附子童便制，一两半

上为细末，酒糊丸梧子大，每以空心食前白汤下五、七十丸。

〔月水不利〕

〔良〕 妇人月水不利者，由劳伤气血，体虚而风冷客于胞内，伤于冲任之脉故也。若寸脉弦，关脉沉，是肝病也，兼主腹痛，孔窍生疮。尺脉滑，血气实，经络不利，或尺脉绝不至，兼主小腹引腰痛，气攻胸膈也。

〔薛〕 前证属肝胆二经，盖肝胆相为表里，多因恚怒所伤。若本经风热，用补肝散。方见胁痛门。血虚用四物加酸枣仁，若肾水不足用六味丸，若患诸疮疡，治见后。

牛膝散 治月水不利，脐腹作痛，或小腹引腰，气攻胸膈。

牛膝酒制，一两 桂心 赤芍药 桃仁去皮尖 玄胡索炒 当归酒浸 牡丹皮 木香各七钱半

上为末，每服一钱，空心温酒调下。

牡丹散 治月候不利，腹脐疼痛，不欲食。

牡丹皮 大黄炒。各一两 赤茯苓 桃仁 生地黄 当归 桂心 赤芍药 白术各七钱半 石韦去毛 木香各半两

上㕮咀，每服三钱，水一盏，姜三片，煎七分，空心温服。

产宝方 治女人月经不利，脐下气胀，上攻欲呕，不得睡。

当归四钱 干漆三钱，炒令烟尽

上为细末，蜜丸梧子大，空心温酒下十五丸。

养荣汤 治妇人血海虚弱，心中恍惚，时多惊悸，或发虚热，经候不调。

白芍药 川芎 熟地黄 姜黄 当归 川姜 青橘皮 五加皮 牡丹皮 海桐皮 白芷各等分

每服五钱，水一盏半，生姜五片，乌梅一个，煎至一盏，温服，不拘时，送紫桂丸五十粒。紫桂丸方见带下。

〔过期不止〕

---

① 虚：原脱，据文义补。

《产宝》云：男子生于寅，寅属木，阳中有阴，故男子得八数。女子生于申，申属金，阴中有阳，女子得七数。男以气为主，八八则卦数已尽，尽则阳精痿。女以血为主，七七则卦数已终，终则经水绝，任冲脉虚衰，天癸绝，地道不通而无子矣。或劳伤过度，喜怒不时，经脉衰微之际，又为邪气攻冲，所以当止不止而崩下也。

许学士云：妇人经脉过期不及，腰腹疼痛，或七七数尽而月经下者，宜用当归散治之。

当归散　治妇人天癸已过期，经脉不匀，或三四月不行，或一月再至，腰腹疼痛。

《素问》云：七损八益。谓女子七数尽而经不依时者，血有馀也，不可止之，但令得依时，不腰痛为善。方见前调经平剂条。

〔竹〕　**芩心丸**　治妇人四十九岁已后，天癸当住，每月却行，或过多不止。

用黄芩心枝条者二两，米泔浸七日，炙干，又浸又炙，如此七次，为末，醋丸如桐子大，每服七十丸，空心温酒送下，日进二服。

上二方热者宜之。

茸附汤　补任冲，调血气。

干姜四两　肉桂去粗皮　附子　龙骨生用　防风各一两　牡蛎煅　当归各二两　鹿茸三两，酒炙

每服半两，水二盅，煎八分，温服。

补中芎䓖汤　治风虚冷热，劳伤冲任，月水不调，崩中暴下，产后失血过多，虚羸腹痛，或妊娠胎动不安，下血。

当归　干姜炮。各三两　川芎蜜炙　黄芪　甘草炙　吴茱萸炮黄　杜仲炒　熟地黄　人参各一两

每服三钱，水一盅半，煎一盅，空心服。

上二方寒者宜之，盖亦有血海虚寒而不禁者也。

〔薛〕　前证若肝肾虚热，用当归散。肝血虚热，四物加柴、栀、丹皮。肝火内动，小柴胡加山栀、丹皮。肝火血燥，加味逍遥散。脾经郁火，加味归脾汤。肝脾郁火。归脾、逍遥兼服。肝肾亏损，归脾、六味兼服。仍与前后月经不调治验同用。　一妇人年五十，内热晡热，经水两三月一至。此血虚有热，用逍遥散加山茱萸治之而愈。后有痰作渴，或小便不调，或头晕白带，用六味丸而安。

〔脉〕　问曰：妇人年五十数，一朝而清血二三日不止，何以治之？师曰：此妇人前绝生，经水不下，今反清血，此为居经，不须治，当自止。经水下常五日止者，五日愈。

经　闭

《内经·阴阳别论》云：二阳之病发心脾，有不得隐曲，女子不月；其传为风消，为息贲者，死不治。

洁古曰：女子月事不来者，先泻心火，血自下也。《内经》曰：二阳之病发心脾，有不得隐曲，故女子不月，其传为风消。王启玄注曰：大肠、胃热也，心脾受之。心主血，心病则血不流。脾主味，脾病则味不化。味不化则精不足，故其病则不能隐曲，脾土已亏，则风邪胜而气愈消也。又经曰：月事不来者，胞脉闭也。胞脉属于心，络于胞中。今气上迫肺，心气不得下通，故月事不来。先服降心火之剂，后服《局方》中五补丸，后以卫生汤治脾养血也。

李东垣曰：经闭不行有三，补前人之阙。　妇人脾胃久虚，形体羸弱，气血俱衰，而致经水断绝不行。或病中消胃热，

善食渐瘦，津液不生。夫经者血脉津液所化，津液既绝，为热所烁，肌肉渐瘦，时见渴燥，血海枯竭，名曰血枯经绝。宜泻胃之燥热，补益气血，经自行矣。此病或经适行而有子，子亦不成，而为胎病者有矣。此中焦胃热结也。或心包络脉洪数，躁作时见，大便秘涩，小便虽清不利，而经水闭绝不行，此乃血海干枯，宜调血脉，除包络中火邪，而经自行矣。此下焦胞脉热结也。　或因劳心，心火上行，月事不来者，胞脉闭也。包脉者，属于心而络于胞中，今气上迫肺，心气不得下通，故月事不来。宜安心、补血、泻火，经自行矣。此上焦心肺热结也。　裴泽之夫人病寒热，月事不至者数年，又加喘嗽，医者率以蛤蚧、桂、附投之。曰：不然。夫人病阴为阳所搏，温剂太过，故无益反害，投以凉剂，凉血和血药，则行矣。已而果然。

五补丸《局方》　补诸虚，安五脏，坚骨髓，养精神。

熟地黄　人参　牛膝酒浸，去芦，焙干　白茯苓　地骨皮各等分

上为细末，炼蜜丸如梧子大。每服三五十丸，温酒下，空心服。

卫生汤

当归　白芍药各二两　黄芪三两　甘草一两

上为末，每服半两，水二盏，煎至一盏，温服，空心。如虚者，加人参一两。

上东垣、洁古治血枯之法，皆主于补血，泻火也。补血者，四物之类。泻火者，东垣分上中下，故火在中则善食消渴，治以调胃承气之类。火在下则大小秘涩，治以玉烛之类，玉烛者四物与调胃承气等分也。火在上则得于劳心，治以芩、连及三和之类。三和者，四物、凉膈、当归等分也。洁古先服降心火之剂者，盖亦芩、连、三和、玉烛之类，后服五补、卫生者，亦补气之剂也。

〔素〕　帝曰：有病胸胁支满者，妨于食，病至则先闻腥臊臭，出清液，先唾血，四肢清，目眩，时时前后血，病名为何？何以得之？岐伯曰：病名血枯。此得之少年时有所大脱血。若醉入房中，气竭肝伤，故月事衰少不来也。帝曰：治之奈何？岐伯曰：以四乌贼骨一藘茹二味并合之，丸以雀卵，大如小豆，以五丸为后饭，饮以鲍鱼汁，利肠中及伤肝也。腹中论　王注云：乌贼鱼骨主血闭，藘茹主散恶血，雀卵主血痿，鲍鱼主瘀血。河间《宣明论方》乌贼骨、藘茹各等分，雀卵不拘数，和丸小豆大，每服五丸至十丸，煎鲍鱼汤下，食后日三服，压以美膳。

上岐伯、河间治血枯之法。

〔丹〕　血枯经闭者，四物汤加桃仁、红花。阴虚经脉久不通，小便短涩身疼者，四物加苍术、牛膝、陈皮、生甘草作汤。又用苍莎丸加苍耳、酒芍药为丸，就煎前药吞下。

上丹溪治血枯大法。

〔薛〕　夫经水阴血也，属冲任二脉，主上为乳汁，下为月水。其为患，有因脾虚而不能生血者，有因脾郁伤而血耗损者，有因胃火而血消烁者，有因脾胃损而血少者，有因劳伤心而血少者，有因怒伤肝而血少者，有因肾水不能生肝而血少者，有因肺气虚不能行血而闭者。治疗之法，若脾虚而不行者，调而补之。脾郁而不行者，解而补之。胃火而不行者，清而补之。脾胃损而不行者，温而补之。劳伤心血而不行者，静而补之。怒伤肝而不行者，和而补之。肺气虚而不行者，补脾胃。肾虚而不行者，补脾肺。经云：损其肺者，益其气。损其心者，调其荣卫。损其脾者，调其饮食，适其寒温。损其肝

者，缓其中。损其肾者，益其精。审而治之，庶无误矣。　一妇人停食，饱闷发热，或用人参养胃汤，益甚。再用木香槟榔丸，泄泻吐痰，腹中成块，饮食少思。又用二陈、黄连、厚朴之类，前证益甚，腹胀不食，月经不至。余以为胃气亏损，用补中益气加茯苓、半夏，三十馀剂，脾胃健而诸证愈，又二十馀剂而经自行。

一妇人饮食后，或腹胀，或吞酸。彼服枳术丸，吞酸益甚，饮食日少，胸膈痞满，腿内酸痛，畏见风寒。又服养胃汤一剂，腿内作痛。又一剂，腿膝浮肿，月经不行。余谓郁结所伤，脾虚湿热下注。侵晨用四君、二陈、芎、归，午后以前汤送越鞠丸，饮食渐进，诸证渐愈。又用归脾、八珍二汤。兼服，二月馀而经行。　一妇人性沉多虑，月经不行，胸满少食，或作胀，或吞酸。余以为中气虚寒，用补中益气加砂仁、香附、煨姜，二剂，胸膈和而饮食进。更以六君加芎、归、贝母、桔梗、生姜、大枣数剂，脾胃健而经自调矣。　一妇人素有胃火。或用清胃散而安。后因劳役，燥渴内热，肌肉消瘦，月经不行。余谓此胃火消烁阴血，用逍遥散加丹皮、炒栀以清胃热，用八珍汤加茯苓、远志以养脾血，而经自行矣。　一妇人久患疟，形体怯弱，内热晡热，自汗盗汗，饮食少思，月事不行。或用通经丸，虚证大具。余曰：此因虚而致疟，因疟以闭经也。用补中益气及六味地黄丸各百馀剂，疟愈而经行。　一妇人久患疟，疟作则经不行，形虚脉大，头痛懒食，大便泄泻，小便淋沥，口干唇裂，内热腹膨。盖由久疟，正气已虚，阴火独旺。用补中益气汤治之，寻愈。惟不时头痛，乃加蔓荆子而痛止，又兼用六味地黄丸而经行。

一妇人因劳耳鸣，头痛体倦。此元气不足，用补中益气加麦门、五味而痊。三年后得子，因饮食劳倦，月经不行，晡热内热，自汗盗汗，用六味地黄丸、补中益气汤，顿愈。　一妇人胃气素弱，为哭母吐血咳嗽，发热盗汗，经水三月不行。余以为悲则伤肺，思则伤脾，遂朝服补中益气加桔梗、贝母、知母，夕用归脾汤送地黄丸而愈。　一疬妇少寐，经水二月馀一至。误服通经丸，展转无寐，午前恶寒，午后发热，余以为思虑亏损脾血，用归脾汤作丸，午前以六君送下，午后以逍遥散送下，二月馀得寐，半载经行如期，年馀而疮愈。

上薛氏治血枯大法，以补养真元为主。盖本易水师弟之旨而广之，王道也。

〔脉〕　问曰：妇人病下利，而经水反断者，何也？师曰：但当止利，经自当下，勿怪。所以利不止而血断者，但下利亡津液，故经断。利止津液复，经当自下。问曰：妇人病经水断一二月，而反经来，今脉反微涩，何也？师曰：此前月中若当下利，故令妨经，利止月经当自下，此非躯也。　妇人血下，咽干而不渴，其经必断。此荣不足，本自有微寒，故不引饮。渴而引饮者，津液得通，荣卫自和，其经必复下。

〔仲〕妇人之病，因虚积冷结气为证，经水断绝，至有历年，血寒积结胞门，寒伤经络，凝坚在上，呕吐涎沫，久成肺痈，形体损分。在中盘结，绕脐寒疝。或两胁疼痛，与脏相连。或结热中，病在关元，脉数无疮，肌若鱼鳞，时着男子，非止女身。在下未多，经候不匀，令阴掣痛，少腹恶寒，或引腰脊，下根气冲，气冲急痛，膝胫疼烦，奄忽眩冒，状如厥颠。或有忧惨，悲伤多嗔，此皆带下，非有鬼神。久则羸瘦，脉虚多寒，三十六病，千变万端。审脉阴阳，虚实紧弦，行其针药，治危得安。其虽同病，脉各异源，子当辨记，勿谓不然。

〔丹〕　经候过期不行，杜牛膝捣汁大半盅，以玄胡末一钱，香附末、枳壳末各半钱，早调服。

〔大〕　**万病丸**　治经事不来，绕脐痛。

干漆杵碎，炒烟尽　牛膝去苗，酒浸一宿，焙干。各一两

上为末，以生地黄汁一升，入二味药末，银器内慢火熬可丸即丸，如桐子大。每服二丸，空心米饮或温酒下。

土牛膝散　治妇人、室女血闭不通，五心烦热。

土牛膝　当归尾各一两　桃仁去皮，麸炒，另研　红花各半两

上为细末，每服二钱，空心温酒下。

当归干漆丸，疗月经不利，脐下憋，逆气胀满。见调经门月水不利。

治月经壅滞，脐腹疠痛。

当归　玄胡索

上为粗末，每服三钱，姜三片，水一盅半，煎至七分，去滓，稍热服。

当归散　治血脉不通。

当归　穿山甲灰炒　蒲黄炒。各半两　辰砂另研，一钱　麝香少许

上为细末，研匀，每服二钱，食前热酒调下。

琥珀散　治心膈迷闷，腹脏撮痛，气急气闷，月信不通等疾。

天台乌药二两　当归　莪术各一两

上为细末，每服二钱，温酒调下，后以食压之。忌生冷、油腻。产后诸疾，炒姜、酒调下。

小肠移热于大肠，为伏瘕，为沉。王注云：血涩不利，则月事沉滞而不行。

〔圣〕　治妇人月水涩滞不快，结成瘕块，筋胀大欲死。用马鞭草根苗五斤，锉细，水五斗煎至一斗，去渣，别以净器盛，熬成膏，食前温酒调下半匙。《本草》云：马鞭草，辛凉，破血瘕。

〔罗〕　**血极膏**　治妇人干血气。以川大黄为末，用酽醋熬成膏子，丸如鸡头大，每服一丸，酒化开，临卧温服，大便利一二行后，红脉自下。是妇人之仙药也。加当归头。

〔仲〕　妇人经水不利，抵当汤主之。亦治男子膀胱满急有瘀血者。方见伤寒畜血。

产宝方　治月经不通，腹中痛。

牛膝六分　大黄　桃仁去皮尖，炒　细辛各五分　川芎　当归各四分　水蛭三分，糯米炒黄

上为细末，炼蜜丸梧子大，每服二十丸，空心温酒下。

千金桃仁煎　治血积癥瘕，月水不行。

大黄湿纸裹蒸　朴硝　桃仁制炒。各二两　虻虫一两，去足翅，炒黑。

上为细末，醋二升半，银石器中慢火熬膏。却入大黄、桃仁、虻虫末，不住搅，度可丸，却入朴硝，再搅良久，出之，丸如梧子大。五更初，温酒下五丸，至日午取下如赤豆汁、鸡肝、蛤蟆衣样，候鲜红住服，仍以调气药补之。

三棱丸　治妇人经脉不通，气痛带下，兼治血瘕。

三棱醋炒　川芎　牛膝　玄胡索　蓬术醋炒　蒲黄　菴蕳　牡丹皮　芫花醋炒　白芷　当归　地龙去土，酒浸炒　干姜炮。各一两　大黄二两，为末，以米醋熬成膏，和药

上为细末，以大黄膏和丸如梧子大，每服三、五十丸，空心醋汤下，或红花煎酒下。

上经一节，方七首，皆治污血有热而经闭。前一方轻剂，后六方重剂也。

〔云〕　**红花当归散**　治妇人经候不

行，或积瘀血，腰腹疼痛，及室女月经不通。

红花　当归尾　紫葳　牛膝　甘草　苏木细锉。各二两　赤芍药九两　刘寄奴五两　桂心　白芷各一两半

上为细末，空心热酒调三钱服之，食前临卧再服。若久血不行，浓煎红花酒下，孕妇休服。一名凌霄花散，即紫葳。

牛膝散见调经门月水不利条。　温经汤见前调经门。　桂枝桃仁汤，治妇人月事不通，小腹膨胀疼痛。见前调经门腹痛条。　牡丹散见前调经门月水不利条。

通经丸《本事》　治妇人、室女月候不通，或成血瘕。本草入鸡子清同丸。畏漆，入肠胃生疮也。

桂心　青皮去白　大黄炮　干姜炮　川椒炒出汗　川乌炮　蓬莪术　干漆炒烟尽　当归　桃仁制炒。各等分

上为末，先将四钱用米醋熬成膏，和馀六钱末成剂，臼中杵丸如桐子大，晒干。每服二十丸，用淡醋汤下，加至三十丸。温酒亦得，空心食前服。《济生》去川乌，加红花，等分。

滋血汤　治劳动致脏腑冲任气虚，不能约制经血，以致崩中，或下鲜血，或下五色，连日不止，淋漓不断，形羸血劣，倦怠困乏，月水闭绝。

马鞭草　牛膝　荆芥穗各二两　当归　肉桂　牡丹皮　赤芍药　川芎各一两

上每服四钱，乌梅一个，水二盏，煎一盏，食前服。日进四五服，服至半月或一月，经脉自通。

上方七首，皆治污血有寒而经闭。前四方轻剂，后二方重剂也。

〔大〕　治月水不通，屡试有验。厚朴不以多少，姜汁炙香，细切浓煎，去渣空心服，不过三四剂瘥。形实气盛者宜之。

〔丹〕　积痰伤经不行，夜则妄语。

瓜蒌子一两　黄连半两　吴茱萸十两　桃仁五十粒　红曲二钱　缩砂三两　山楂末一两

上生姜汁研，炊饼为丸。

躯脂满，经闭，导痰汤加芎、连。不可服地黄，如用，姜汁拌炒。导痰汤即二陈加枳实、黄连是也。

杨村妇人年二十馀，二年经闭，食少乏力。

黄连二钱　白术一钱半　陈皮　滑石各一钱　黄芩半钱　木通三分　桃仁十二个　甘草炙，少许。　此方分两有讹。

上丹溪治痰结胸腹而经闭之法，皆用轻剂导痰降火也。

经云：气上迫肺，则心气不得下通，故月事不来。今用连、朴之类，导痰降火，使不上迫于肺，故心气下通而月事来也。

丹溪治一妇人久疟，食少经闭，两手无脉，每日与三花神佑丸十馀粒，津咽之，月馀食进脉出。又半月脉愈，又一月经行。亦此意也。详见久疟。

予尝体丹溪之意，治陈氏妇二十馀岁，形肥痞塞不食，每日卧至未牌，吃一盏薄粥，吃粥后必吐水半碗，仍复卧，经不通三月矣。前番曾暗通黑色，脉之，辰时寸关滑，皆有力，午后关滑寸不滑。询之，因乘怒饮食而然。遂以白术一两半，厚朴、黄连、枳实各一两，半夏、茯苓、陈皮、山楂、人参、滑石各八钱，缩砂、香附、桃仁各半两，红花二钱，分作十帖，每日服一帖。各入姜汁二蚬壳，间三日以神佑丸、神秘沉香丸微下之，至十二日吐止，食渐进，四十日平复如故。又汪氏妇三十馀，形瘦，亦痞不食，吐水，经不通，以前药方加参、术、归为君，煎熟，入竹沥半盏，姜汁服之。但不用神佑

丸下，亦平复。若咳嗽寒热而经闭者，当于咳门湿痰条求之。

〔**子和**〕　凡妇人月事不来，用茶调散吐之，次用玉烛散、芎归汤，三和汤、桂苓白术散之类，降心火，益肾水，开胃进食，分阴阳，利水道之药也。一妇人月事不行，寒热往来，口干颊赤，饮食少，旦暮间咳一二声，诸医皆用虻虫、水蛭、干漆、硇砂、芫青、红娘子、没药、血竭之类。惟戴人不然，曰：古方虽有此法，奈病人服之必脐腹发痛，饮食不进。乃命止药，饮食少进。《内经》曰：二阳之病发心脾。心受之则血不流，故女子不月。既心受积热，宜抑火升水，流湿润燥，开胃诱食。乃涌出痰一二升，下泄水五六行，湿水上下皆去，血气自然湍流，月事不为水湿所隔，自依期而至矣。亦不用虻虫、水蛭之类有毒之药，如用之则月经总来，小溲反闭，他证生矣。凡精血不足，宜补之以食，大忌有毒之药，偏胜而致夭阏多矣。　一妇人年三十四岁，经水不行，寒热往来，面色痿黄，唇焦颊赤，时咳三二声。问其所服之药，黑神散、乌金丸、四物汤、烧肝散、鳖甲散、建中汤、宁肺散，针艾千百，转剧。家人意倦，不欲求治。戴人悯之，先涌痰五六升，午前涌毕，午后食进，馀证悉除。后三日，复轻涌之，又去痰一二升，食益进，不数日又下通经散，泻讫一二升，后数日，去死皮数重，小者如麸片，大者如苇膜，不月馀经水自行，神气大康矣。月事不来者，胞脉闭也。胞脉者，属心而络于胞中，今气上迫肺，心气不得下通，故月事不来也。全文见水肿。

〔**大**〕　室女月水不来，用雄鼠屎一两，烧存性，为细末，空心温酒调下一钱，神效。

〔**海**〕　**掌中金丸**　治妇人干血气。

穿山甲炮　甘草　苦丁香　川椒　苦葶苈　白附子　猪牙皂角　草乌头各三钱　巴豆一钱，全用研

上为细末，以生葱绞汁，和丸弹子大，每用一丸，新绵包之，内阴中，一日即白，二日即赤，三日即血，神效。

〔**仲**〕　妇人经水闭不利，脏坚癖不止，中有干血，下白物。**矾石丸**主之。

矾石三钱，烧　杏仁一分

上二味末之，炼蜜丸枣核大，内脏中。剧者再内之。

〔室女经闭成劳〕

寇宗奭曰：夫人之生，以气血为本。人之病，未有不先伤其气血者。若室女童男，积想在心，思虑过度，多致劳损。男子则神色消散，女子则月水先闭。盖忧愁思虑则伤心而血逆竭，神色先散，月水先闭。且心病则不能养脾，故不嗜食。脾虚则金亏，故发嗽。肾水绝则木气不荣，而四肢干痿，故多怒，鬓痒焦，筋骨痿。若五脏传遍则死。自能改易心志，用药扶持，庶可保生。切不可用青蒿、虻虫等凉血、行血，宜用柏子仁丸、泽兰汤益阴血、制虚火。

〔**薛**〕　经云：五谷入于胃，其糟粕、津液、宗气分为三隧。故宗气积于胸中，出于喉咙，以贯心肺而行呼吸。荣气者，泌其津液，注之于脉，化以为血，以荣四末，内养五脏六腑。若服苦寒之剂，复伤胃气，必致不起。　一室女年十七，疬久不愈，天癸未通，发热咳嗽，饮食少思，欲用通经丸。余曰：此盖因禀气不足，阴血未充故耳。但养气血，益津液，其经自行。彼惑于速效，仍用之。余曰：非其治也。此乃剽悍之剂，大助阳火，阴血得之则妄行，脾胃得之则愈虚。后果经血妄行，饮食愈少，遂致不救。

柏子仁丸《大全》　治如上证，兼服

泽兰汤。

柏子仁炒，别研　牛膝　卷柏各半两　泽兰叶　续断各二两　熟地黄三两

为细末，炼蜜丸如梧子大。空心米饮下三十丸。

泽兰汤

泽兰叶三两　当归　芍药各一两　甘草半两

为粗末，每服五钱，水二盏，煎一盏温服。

沉香鳖甲散　室女经候凝滞，或头目昏闷，停痰，五心虚烦，少食多困。

沉香　甘草炙　槟榔各三分　木香　常山　当归　柴胡　人参　半夏　桂心　生地黄　白茯苓　青皮　净陈皮各一两　鳖甲一两半

上为细末，每二钱，姜二片，水煎七分，空心温服。

劫劳散　疗心肾俱虚，水火不交，初则微嗽，遇夜发热即冷，有盗汗，倦怠瘦弱，减食恍惚。或微嗽，唾中有红线，名曰肺痿，为不治。

白芍药六两　黄芪　甘草　人参　当归　半夏　白茯苓　北五味子　阿胶炒　熟地黄洗。各二两

上㕮咀，每三大钱，水盏半，姜十二片，枣三枚，煎温服。百药不效，一料除根。

麦煎散　治少男、室女骨蒸，妇人血风攻疰四肢，心胸烦壅，口臭，肌热盗汗。

鳖甲　大黄煨　常山　赤茯苓　柴胡　白术　当归　干漆炒烟尽　生地黄　石膏各一两　甘草半两

上为细末，每服二钱，水一盏，小麦五十粒，食后临卧温服。有虚汗，加麻黄根一两。

牡丹散《和剂》　治血气虚损，内则月水不行，外发潮热，肢体羸困，渐成骨蒸。

干漆炒，二两　苏木　蓬莪术　鬼箭各一分　甘草　当归　桂心　牡丹皮　芍药　延胡索炒　净陈皮　红花　乌药　没药别研。各一两

上㕮咀，每服三钱，水一盏，煎七分，温服无时。

六神汤《御药》　治血气不足，肌体烦热。四物汤加黄芪、地骨皮。各等分，㕮咀，水煎。又治冲任虚损，月水不行，肌肤发热如瘵状。四物汤各一两，柴胡半两，黄芩一分。水煎。

桃仁散　治妇人、女子血闭不通，五心烦热。

红花　当归　桃仁炒　牛膝各等分

上为末，每服三钱，酒调下，空心服。

〔**脉**〕　师曰：有一妇人，将一女子，年十五，所来诊言：女子年十四时，经水自下，今经反断，其母言恐怖。师曰：若是夫人亲女，必夫人年十四时，亦以经水下，所以断，此为避年，勿怪，后当自下，此真气犹怯，禀赋素弱而然也。宜固天元真气，使水升火降，则五脏自和，而经脉通矣。

又方　鹿茸　山茱萸　当归各四两　麝香一两

为细末，入麝香拌匀，和酒糊为丸，每服百丸，或五十丸，温酒、盐汤任下。

〔**针灸**〕

〔**心**〕　经脉不通，已有寒热，此穴大效。　三阴交三分，立有效，如疼时，乃经脉要通也。

〔**摘**〕　经脉不通《心术》同。　曲池　支沟　三里　三阴交此四穴壅塞不通，则泻之，如虚耗不行，则补之。

〔**集**〕　月经断绝　中极　三阴交

肾俞　合谷

〔东〕　又法　四满在丹田傍一寸半。

〔心〕　经脉不通，变成瘕证，饮食如常，腹渐大如蛊。　气海用针通管去其泻水恶物。阴交取法亦如上，去其恶物。

〔甲〕　月水不通，奔，泄气，上下引腰脊痛，气穴主之。　女子不下月水，照海主之。　妇人少腹坚痛，月水不通，带脉主之。　月水不利，见血而有身，则反败及乳肿。临泣主之。

〔诊〕　肾脉微涩为不月。

血　崩

杀血心痛附

〔大法〕

〔丹〕　紫色成块者血热，四物加黄连、柴胡之类。气虚血虚者，皆于四物内加参、芪。急则治其标，白芷汤调百草霜，甚者棕榈灰，后用四物加炒干姜调理。因劳者，用人参带升补药。因热者，用黄芩。因寒者，用炒干姜。

〔戴〕　血大至曰崩中，或清或浊，或纯下瘀血，或腐，势不可止，证状非一，所感亦异，甚则头目昏晕，四肢厥冷，并宜胶艾汤咽震灵丹，佐以三灰散。或以童子小便煎理中汤，或以沉香降气汤加入百草霜，米饮调下。血崩甚而腹痛，人多疑恶血未尽，又见血色瘀黑，愈信恶血之说，不敢止截。大凡血之为患，欲出未出之际，停在腹中，即成瘀色，难尽以瘀为恶，又焉知瘀之不为虚冷乎？若必待见瘀血之后截之，恐并与人无之矣。此腹痛更有说瘀而腹痛，血通而痛止，崩而腹痛，血住则痛止，宜芎归汤加干姜、熟附一钱，止其血而痛自止。仍以刺花绣拭黑片烧灰研末，米饮调下。一方，以毛蟹壳烧存性，米饮下。亦有以早黄麻根烧灰为末，米饮下。

〔薛〕　经云：阴虚阳搏，谓之崩。又云：阳络伤则血外溢，阴络伤则血内溢。又云：脾统血，肝藏血。其为患因脾胃虚损，不能摄血归源。或因肝经有火，血得热而下行。或因肝经有风，血得风而妄行。或因怒动肝火，血热而沸腾。或因脾经郁结，血伤而不归经。或因悲哀太过，胞络伤而下崩。治疗之法：脾胃虚弱者，六君子汤加当归、川芎、柴胡。脾胃虚陷者，补中益气汤加酒炒芍药、山栀。肝经血热者，四物汤加柴胡、山栀、苓、术。肝经风热者，加味逍遥散，或小柴胡汤加山栀、芍药、丹皮。若怒动肝火，亦用前药。脾经郁火者，归脾汤加山栀、柴胡、丹皮。哀伤胞络者，四君子汤加柴胡、升麻、山栀。故东垣、丹溪诸先生云：凡下血证须用四君子以收功，斯言厥有旨哉。若大去血后，毋以脉诊，当急用独参汤救之。其发热、潮热、咳嗽、脉数，乃是元气虚弱，假热之脉也，尤当用人参之类。此等证候，无不由脾胃先损，故脉洪大。察其有胃气受补则可救，设用寒凉之药，复伤脾胃生气，反不能摄血归源，是速其危也。

《经验》、《简要》治崩中等证。　冷者，脉紧细，手足寒，红去、淡黑或五色，当归建中加白龙骨、血竭、附子，下紫石英丸、震灵丹。灸火。　热者，脉洪，四肢温，心烦口苦燥，血沸而成，用黄芩汤、荆芥散，或清心莲子饮加竹沥、生地黄汁，甚者，生地黄汁磨京墨、百草霜冷服。　虚者，胶艾汤加麦门冬、鹿茸、龙骨、酸枣仁，或养荣汤加龙骨、血竭，送震灵丹。　实者，腹中痛，煮附丸、四物汤加香附子。　心虚者，恍忽多梦，健忘，舌强，小便多，面红盗汗，柏子仁汤、酸枣仁汤加龙骨、京墨、百草霜，吞灵砂丹。又灵砂、当归、莲肉、龙骨、枣肉丸，参汤送下。崩中作麝香、当归，香者，心气已散，急服灵砂、龙骨等。

有田妇崩中，断下者，用大芜根酒煎，清早服。生麦中，如蓬蒿花。或云：即蓟根也。

《产宝》分阴崩、阳崩。受热而赤，谓之阳崩。受冷而白，谓之阴崩。

胶艾汤　治阳崩不止，小腹疼痛。见前月水不断条。

固经丸　治阴崩不止。

艾叶醋炒　鹿角霜　伏龙肝　干姜各等分为末

上熔鹿角胶和药乘热丸，食后淡醋汤下五十丸。

丹溪云：涎郁胸中，清气不升，故经脉壅遏而降下，非开涎不足以行气，非气升则血不能归隧道。此论血泄之义甚明，盖开胸膈浊涎则清气升，清气升则血归隧道不崩矣。故其证或腹满如孕，或脐腹疞痛，或血结成片，或血出则快，止则闷，或脐上动。其治法宜开结痰，行滞气，消污血。

〔开痰〕

江氏妇三十岁，坠胎后血不止，食少中满，倦怠不起，躁烦，六脉沉伏而数，重取微弦。予作怒气伤肝，感动胃气。二陈加川芎、白术、缩砂，二十帖而安。

〔仲〕　**旋覆花汤**　治半产漏下，脉弦而大。

旋覆花三两　葱十四茎　新绛少许

上三味，以水三升，煮取一升，顿服之。《本草》云：旋覆主留饮结气。

半夏丸《直指》　治下血、吐血、崩中、带下，痰喘急满，虚肿。亦消宿瘀百病。

圆白半夏，刮净捶扁，姜汁调飞白面作饼，包，炙黄色，去面取半夏作末。米糊为丸，绿豆大，每服十丸，温熟水下。芎归汤、沉香降气汤各半煎送下。止血之要药。

〔千〕　治妇人崩中下血不止。以衣中白鱼、僵蚕等分为末，以井花水服之，日三服，瘥。

上三方开痰。

〔行气〕

〔罗〕　**备金散**　治妇人血崩不止。

香附子四两，炒　当归尾一两二钱　五灵脂一两，炒

上为细末，每服五钱，醋汤调，空心服立效。

〔本〕　治下血不止，或成五色崩漏。用香附子舂去皮毛，中断之，略炒为末，每服二钱，清米饮调下。此方徐朝奉传。其内人有是疾，遍服药不效，后服此遂愈。久服为佳。亦治产后腹痛，大是妇人仙药，常服益血调气。

〔大〕　煮附丸见前调经平剂。一方：用香附子、白芷为丸。

缩砂散　治血崩。用缩砂仁不以多少，于新瓦上炒香为细末，米饮调下三钱。

上四方行滞气。

〔消污血〕

〔世〕　治血崩。用干荷叶浓煎汤一碗，空心服之立愈。或调醋炒香附末，尤妙。

五灵脂散　治妇人血崩，及治男子脾积气。

五灵脂不以多少，炒令烟尽，研末

上为末，每服一钱，温酒调下。此药兼能解毒及蛇蝎蜈蚣咬，涂伤处立愈。一方：每服三钱，水酒、童便各半盏，煎至八分，通口服，名抽刀散。治产后有病，服三服，散恶血或心腹、胁肋、脚痛不可忍者。或止用童子小便尤佳。或中

风，即入草乌头半钱同煎。亦治肠风下血，如不饮酒者，煎乌梅柏叶汤调下。如心烦口干渴者，加蒲黄炒减半。　一方：烧存性，霹雳酒下。然此药气恶难吃，烧之存性极妙。　一方：治妇人经血不止，加当归两片，酒一盅，与药末同煎服。昔亲戚黄守正卿为和剂局日，内子凌夫人忽苦此疾危殆，百药不效，偶得此方，旋服遂愈。

〔云〕　治血崩不止。

五灵脂二钱，炒热，加当归酒同煎，或水酒、童便各半盏同煎服。　一方：五灵脂半生半熟为末，酒调服。　一方：水煎五灵脂半干，去渣澄清，再煎成膏，入神曲末为丸，如桐子大，空心温酒下二、三十丸，便止。

又方：鹿茸醋炙　当归各二钱　蒲黄半两，炒

上为末，温酒调下五钱匕，日三服。

〔仲〕　桂枝茯苓丸　治妇人有癥在脐上动，下血不止。方见胎动下血。

上四方消污血。

〔补养〕

〔垣〕　**当归芍药汤**　治妇人经脉漏下不止，其色鲜红。时值七月处暑之间，先因劳役，脾胃虚弱，气短逆，自汗不止，身热闷乱，恶见饮食，亦不思食，沉困懒倦，四肢无力，大便时泻。后复因心气不足，其经脉再下不止，惟觉气下脱，其元气逆上全无，惟觉心腹中气不行，气短少不能言，是无力以言，非懒语也。此药主之。

黄芪一两半　白术　苍术泔浸，去皮　当归身　白芍药各五钱　甘草炙　生地黄各三分　柴胡二分　熟地黄　陈皮去白。各五分

上十味为粗末，作二服，水煎去滓，热服，空心。一服之后，渐减。次日诸证悉去，顿喜饮食。所以者何？盖气通而闻饮食之香，得平康故也。

〔薛〕　一妇人面黄或赤，觉腰间或脐下作痛，四肢困倦，烦热不安，经行先发寒热，两肋如束，血涌如崩。此脾胃亏损，元气下陷，与相火湿热所致。用补中益气加防风、芍药、炒黑黄柏，间以归脾汤调补，而血始归经。

汪石山治一妇年逾四十，形色苍紫，忽病血崩，医者或用凉血，或用止涩，俱罔效。诊之六脉皆沉濡而缓，按之无力，乃气病，非血病也。当用甘温之剂，健脾理胃，使胃气上腾，血循经络，则无复崩矣。遂用补中益气汤多加参、芪，兼服参苓白术散，崩果愈。

《金匮》胶艾汤　治劳伤血气，月水过多，淋沥漏下，连日不止，脐腹疼痛，及妊娠将摄失宜，胎动不安，腹痛下坠，或劳伤胞络，胞阻漏血，腰痛闷乱；或因损动，胎上抢心，奔冲短气，及因产乳冲任气虚，不能约制，延引日月，渐成羸瘦。方见前月水不断条。

〔薛〕　一妇人久患血崩，肢体消瘦，饮食到口，但闻腥臊，口出津液，强食少许，腹中作胀，此血枯之证，肺、肝、脾、胃亏损之患。用八珍汤、乌贼鱼骨圆兼服二月而经行，百馀剂而康宁如旧矣。

柏子仁汤　治妇人忧思过度，劳伤心经，不能藏血，遂致崩中下血不止。

柏子仁炒　香附子炒、去毛　芎䓖　鹿茸火燎去毛，酒蒸焙　茯神去皮、木　当归各一钱半　阿胶　小草各一钱　川续断二钱　甘草炙，半钱

上作一服，水二盅，生姜五片，煎至一盅，空心服。

〔补脾升阳〕

〔垣〕　经水漏不住有二，补前人之阙。　妇人脾胃虚损，致命门脉沉细而数疾，或沉弦而洪大有力，寸关脉亦然，皆

由脾胃有亏，下陷于肾，与相火相合，湿热下迫，经漏不止，其色紫黑，如夏月腐肉之臭。中有白带者，脉必弦细，寒作于中。有赤带者，其脉洪数，病热明矣。必腰痛或脐下痛，临经欲行而先发寒热往来，两胁急缩，兼脾胃证出见，或四肢困热，心烦闷不得眠卧，心下急，宜大补脾胃而升降气血，可一服而愈。或先贵而后贱，或先富而后贫，病名脱营者，心气不足，其火大炽，旺于血脉之中，又致脾胃饮食失节，火乘其中，形质肌肉颜色似不病者，此心病也。不形于脉，故脾胃饮食不调，其证显矣，而经水不时而下，或适来适断，暴下不止。治当先说恶死之言，劝论令惧死而心不动，以大补气血之剂，补养脾胃，微加镇坠心火之药，治其心，补阴泻阳，经自止矣。《痿论》云：悲哀太甚则胞络绝，胞络绝则阳气内动，发则心下崩，数溲血也。故经曰：大经空虚，发则肌痹，传为脉痿。此之谓也。

益胃升阳汤　治血脱益气，古人之法也。先补胃气以助生长，故曰阳生阴长。诸甘药为之先务，举世皆以为补气，殊不知甘能生血，此阳生阴长之理也。故先理胃气，人之一身，内谷为宝。

黄芪二钱　人参有嗽者去之　神曲炒。各一钱半　升麻　柴胡各五分　白术三钱　当归身酒浸　甘草炙　陈皮各一钱　生黄芩二钱，泻盛暑之伏金肺逆，秋凉不用　一方用生地黄

上为粗末，每服三钱或五钱，如食添再加之，如食减，已定三钱内更减之，不可多服。每服二钱，水煎去滓，热服。如腹痛，每服加白芍药二分，中桂少许。如渴、口干，加干葛二分。如嗽，去人参，服不计时候。盖先服此益胃气升阳汤不止，却服后方柴胡调经汤，大举大升之也。

〔升阳〕

宣德侯经历家人病崩漏，医莫能效。切脉之后，且以纸疏其证至四十馀种，为制调经升阳除湿汤疗之，明日而十减其八，前后五六日良愈。

调经升阳除湿汤　治女子漏下恶血，月事不调，或暴崩不止，多下水浆之物。皆由饮食不节，或劳伤形体，或素有心气不足，因饮酒劳倦，致令心火乘脾，其人必怠惰嗜卧，四肢不收，困倦乏力，无气以动，气短上气，逆急上冲，其脉缓而弦急，按之洪大，皆中指下得之，脾土受邪也。脾主滋荣周身者也，心主血，血主脉，二者受邪，病皆在脉。脉者血之府也，脉者人之神也。心不主令，胞络代之，故曰心之脉，主属心系。心系者胞络、命门之脉也，主月事、主孕，皆由脾胃虚而心胞乘之，故漏下血水不调也。况脾胃为血气阴阳之根蒂，当除湿去热，益风气上伸以胜其湿。又云：火郁则发之。

柴胡　防风　甘草炙　藁本　升麻各一钱　羌活　苍术　黄芪各一钱半　独活　当归酒浸。各五分　蔓荆子七分

上㕮咀，水五大盏，煎至一大盏，去滓稍热服，空心。服药毕，待少时以早膳压之，可一服而已。如灸足太阴脾经中血海穴二七壮或三七壮，立已。此药乃从权衡之法，用风胜湿，为胃气下陷而气迫于下，以救其血之暴崩也。若病愈，经血恶物已尽，主病虽除，后必须以黄芪、甘草、人参、当归之类数服以补之，于补气升阳汤中加和血药是也。若经血气恶物下之不绝，尤宜救其根源，治其本经，只益脾胃，退心火之亢，乃治其根蒂也。若遇夏月白带下脱漏不止，宜用此汤，一服立止。

柴胡调经汤　治经水不止，鲜血，项筋急，脑痛，脊骨强痛，不思饮食。

羌活　独活　藁本　升麻各五分　苍术一钱　柴胡根七分　葛根　当归身　甘草炙。各三分　红花少许

上㕮咀，作一服，水煎去滓，稍热空心服，微汗立止。

一妇人经候黑血凝结成块，左厢有血瘕，水泻不止，谷食有时一化，有时不化。至今岁四月，血块暴下，并水注俱作，是前后二阴有形之血，脱竭于下，既久，经候尤不调，水泻日见三两行，食罢心烦不快，饮食减少，甚至瘦弱。东垣先生曰：夫圣人治病，必本四时升降浮沉之理，权变之宜。若不本四时，以顺为逆，非其治也。且治之大法，必先岁气，无伐天和。无盛盛，无虚虚，遗人夭殃。无致邪，无失正，绝人长命。故圣人云：阳盛阴虚，下之则愈，汗之则死。阴盛阳虚，汗之则愈，下之则死。大抵圣人立法。各自有义。且如升阳或发散之剂，是助春夏之阳气，令其上升，乃泻秋冬收藏殒杀寒凉之气，此病是也。当用此法治之，乃升降浮沉之至理也。夫天地之气，以升降浮沉乃从四时，如治病逆之则杀人矣。故经云：顺天者昌，逆天者亡。可不畏哉。夫人之身亦有天地四时之气，不可止认在外，人体亦同天地也。今经漏不止，是前阴之气血已下脱矣。水泻又数年不愈，是后阴之气血又下陷矣。后阴者，主有形之物也，前阴者，精气之门户，俱下竭是病人周身之气常行秋冬之令。阴主杀，此等收藏之病是也。阳生阴长，春夏是也。在人身之中，令气升浮者，谷气上行是也。既病则周身血气皆不生长，谷气又不升，其肌肉消少，是两仪之气，俱将绝矣。既下元二阴俱脱，血气消竭，假令当日元是热证，令下焦久脱，已化为寒矣。此病久沉久降，寒湿太胜，当急救之。泻寒以热，除湿以燥，大升大举，以助生长，补养气血，不致偏枯。圣人立治之法，云湿气大胜，以所胜助之，助甲风木上升是也。故经云：风胜湿，是以所胜平之也。当调和胃气，次用白术之类，以燥其湿而滋元气。如其不止，后用风药以风胜湿，此之谓也。此药便是大举大升，以助春夏二湿之久陷下之至治也。又一本云：此病次用四物，随湿证加减。

〔大〕　**独圣散**　治妇人血崩不止。

用防风去芦，不以多少，为细末，酒煮白面清调下二钱，空心食前，日二服，更以面作糊，酒投之极验。

治血崩　夏枯草为细末，每服二钱，米饮调下，无时服。

〔千〕　治崩中不止。　芎䓖八两，清酒五升，煎至二升半，分三服。不耐者，徐徐进之。《衍义》云：芎不可久服，令人暴死。

上大举大升之剂，治崩脉沉弦而洪，或沉细而数者，皆胃气下陷也。或崩而又久泻者，亦胃气下陷也。故举之、升之，其病愈也。

〔养血行气〕

加减四物汤　治室女二七天癸至，亦有当时未至而后至者，亦有卒然暴下，淋沥不止至有若崩漏者，失血过多，变生诸证，悉宜服之。

川芎　熟地黄洗焙　川当归去芦，酒润，切焙　白芍药各一两　香附子炒去毛，一两半

上㕮咀，每服四钱，水一盏半，生姜五片，煎至七分，去滓食前温服。如血色鲜而不止者，去熟地黄加生地黄煎服。

〔补中去积〕

丁未年冬，郭大方来说，其妻经水暴崩不止，先曾殒身失血，自后一次经数日而来，今次不止。其人心窄，性急多惊，以予料之，他日必因心气不足，饮食失节得之。大方曰容。到彼诊得掌中寒，脉沉

细而缓，间而沉数，九窍微不利，四肢无力，上喘气短促，口鼻气皆不调，果有心气不足，饮食失节，脾胃虚弱之证。胃脘当心而痛，左胁下急缩有积，当脐有动气，腹中鸣下气，大便难，诸虚证极多，不能尽录。拟先治其本，余证可以皆去。与安心定志，镇坠其惊。调和脾胃，大益元气。补其血脉，养其心神。以大热之剂，去其冬寒凝在皮肤内。少加生地黄，去命门相火，不令四肢痿弱。**黄芪当归人参汤**。

黄芪　人参　麻黄不去节，实表闭汗　黄连镇心惊。各一钱　当归一钱半　草豆蔻七分　神曲消食，去脾胃寒　桂枝必先岁气，无伐天和也　陈皮各五分　杏仁九个，研如泥　生地黄三分，去肾火，大去冬月相火之旺

上为粗末，水三大盏，先煮麻黄数沸，去滓入前药，同煎至一大盏，于巳午之前，食消尽服之。其胃脘痛乃胃上有客寒，与大热药草豆蔻丸一十五丸，其痛立止。再与肝之积药，除其积之根源而愈。

地黄丸　治足三阴亏损，经行数日不止，或兼带下无子。

熟地黄自制　山茱萸肉　芜荑仁　白芍药微炒　代赭石各一两　干姜炮　白僵蚕炒　厚朴姜制。各三钱

上为末，蜜丸桐子大。每服五十丸，空心温酒下，日三服。

上虚挟积滞而崩。尝治一老妇人血崩不止，流流不绝，满床皆血，起床不得者三月矣，腹满如孕。予作虚挟痰积污血治之，用四物四两，参、术各一两，甘草半两以治虚；香附三两，半夏一两半，茯苓、陈皮、枳实、缩砂、玄胡各一两，以破痰积污血。分二十帖，每帖煎干，加荷叶、侧柏叶汤再煎服之，服尽良愈，今再不发，神效。

〔凉剂〕

〔素〕　阴虚阳搏，谓之崩。

〔垣〕　**凉血地黄汤**　治妇人血崩不止，肾水阴虚，不能镇守包络相火，故血走而崩也。

生地黄　当归尾各半钱　黄连　黄柏　知母　藁本　川芎　升麻各二分　红花少许　柴胡　防风　川羌活　黄芩　细辛　荆芥穗　蔓荆子　甘草炙。各一分

㕮咀作一服，水三盏，煎至一盏，去滓空心稍热服。

足太阴脾之经中血海二穴，在膝膑上内廉白肉际二寸中，治女子漏中恶血，月事不调，逆气腹胀，其脉缓者是也，灸三壮。足少阴肾之经中阴谷二穴，在膝内辅骨后大筋下小筋上，按之应手，屈膝取之，治膝如锥不得屈伸，舌纵涎流，烦逆溺难，少腹急引阴痛，股内痛，妇人漏下不止，腹胀满不得息，小便黄，如蛊，女子如妊身，可灸三壮。

〔大〕　**小蓟汤**　治崩漏不止，色明如水，得温则烦闷者，此阳伤于阴，令人下血。当补其阴。脉数疾小者顺，大者逆。

小蓟茎叶研取汁　生地黄研取汁。各一盏　白术半两，锉

上三件，入水一盏，煎减一半，去滓温服。

芎䓖酒　治崩中昼夜不止，医不能治。

芎䓖一两　生地黄汁一盏

上用酒五盏，煮芎䓖一盏，去滓，下地黄汁再煎二三沸，分为三服。

治崩中去血不止。

大小蓟根五两　白茅根三两

上二味细切，用酒五升，煮取四升，去渣分四服。

〔丹〕　漏下乃热兼虚，四物加黄连。

奇效四物汤　治有热，久患血崩。

当归头尾俱用　白芍药　大川芎　熟地黄洗焙　大艾叶　阿胶蛤粉炒如珠子　黄芩去黑者。各半两

上锉碎，每服四钱，水一盏半，生姜五片，煎七分，空心温服。

有一医疗血崩，往㕮咀药铺市药，其方则四物汤加阿胶、大艾也。就铺分作八服，又为铺索黄芩半两，加入药内。铺家亦医者，曰：此药何为加黄芩？医曰：非汝所知，吾与此药，政[1]以黄芩为主。夫心主血，血得热则行，得寒则止。病者一服而愈，服至八服，至今无恙。又见数妇血崩者，亦用此。医以黄连解毒汤加大艾治，无不效者，又当量其虚实用之。

〔云〕　**金华散**　治血室有热，崩下不止，服温药不效者。

延胡索　瞿麦穗　当归　干姜　牡丹皮各一两　石膏二两　桂心别研　威灵仙各七钱半　蒲黄半两

上为细末，每服三钱，水一盏半，空心温服，日二。

治崩中下血方　崩中药多是用止血药及补血药，惟此方治阳乘阴，所谓天暑地热，经水沸溢者。

黄芩不以多少

上为细末，每服一钱，霹雳酒调下。一方：荆芥煎汤下。近朝有王御医直[2]夜，有一宫女血如山崩，其时暑月，药笥中只有大顺散两帖，以冷水调服，旋即奏效。以此知医者要在权变也。

治漏下五色，亦治呕血，令人黄瘦虚弱。

上用地榆三两，锉碎，以醋一升，煮十馀沸，去滓，食前稍热服一合。《本草》注云：地榆主带下十二病。一曰多赤，二曰多白，三曰月水不通，四曰阴蚀，五曰子脏坚，六曰子门澼，七曰合阴阳患痛，八曰小腹寒痛，九曰子门闭，十曰子宫冷，十一曰梦与鬼交，十二曰五脏不定。一方：竹叶水煎服代茶，甚解热。

〔丹〕　经水多去不能住，以三补丸加莎根、龟板、金毛狗脊。三补丸者，芩、连、柏也。

〔子和〕　孟官人母，年五十馀，血崩一载，佥用泽兰丸、黑神散、保安丸、白薇散补之，不效。戴人见之曰：天癸已尽，本不当下血，盖血得热而流散，非寒也。夫女子血崩，多因大悲哭，悲甚则肺叶布，心系为之急，血不禁而下崩。《内经》曰：阴虚阳搏谓之崩。阴脉不足，阳脉有馀，数则内崩，血乃下流。举世以虚损治之，莫有知其非者。可服大剂，大剂者，黄连解毒汤是也。次以香附二两炒，白芍药二两焙，当归二两焙，三味同为细末，水调下。又服槟榔丸，不旬日而安。

西园公治一妇人年六十二岁，血崩不止，投黄连解毒汤四帖后，服凉膈散合四物，六帖即愈。此妇因悲哀太过，则心闷急，肺布叶举而上焦不通，热气在中，血走而崩，故效。

〔薛〕　一妇人年将七十，素有肝脾之证，每作则饮食不进，或胸膈不利，或中脘作痛，或大便作泻，或小便不利。余用逍遥散加山栀、茯神、远志、木香而愈。后忧女孀居，不时吐紫血，其病每作，先倦怠而后发热。经曰：积忧伤肺，积思伤脾。肺布叶举，是令子母俱病，不能摄血归经而致前证。遂以前药加炒黑黄连三分，吴茱萸二分，顿愈。复因怒吐赤血甚多，躁渴垂死，此血脱也，法当补气。乃用人参一两，苓、术、当归各三钱，陈皮、炮黑干姜各二钱，炙草、木香各一钱，一剂顿止。　一妇人年六十四，

① 政：通“正”。
② 直：同值。

久郁怒，头痛寒热，春间乳内时痛，服流气饮之类益甚，不时有血如经行。又大惊恐，饮食不进，夜寐不宁，乳肿及两胁，焮痛如炙，午后色赤。余以为肝脾郁火血燥，先以逍遥散加酒炒黑龙胆一钱，山栀一钱半，二剂，肿痛顿退，又二剂而全消。再用归脾加炒栀、贝母，诸证悉愈。

一妇人因怒，崩血久不已，面青黄而或赤，此肝木制脾土而血虚也。用小柴胡合四物，以清肝火，生肝血。又用归脾、补中二汤，以益脾气，生肝血而瘥。此证若因肝经有风热而血不宁者，用防风一味为丸，以兼证之药煎送。或肝经火动而血不宁者，用条芩炒为丸，以兼证之药煎送，无有不效。 一妇人性急，每怒非太阳、耳、项、喉、齿、胸乳作痛，则胸满吞酸，吐泻少食，经行不止。此皆肝火之证，肝自病则外证见，土受克则内证作。若自病见，用四物加白术、茯苓、柴胡、炒栀、炒龙胆。若内证作，用四君子加柴胡、芍药、神曲、吴茱萸、炒过黄连，诸证渐愈。惟月经不止，是血分有热，脾气尚虚，以逍遥散倍用白术、茯苓、陈皮，又以补中益气加酒炒芍药，兼服而调。

〔温剂〕

〔垣〕 丁香胶艾汤 治崩漏不止。盖心气不足，劳役及饮食不节所得，经隔少时，其脉两尺俱弦紧而洪，按之无力。其证自觉脐下如冰，求厚衣被以御其寒，白带白滑之物虽多，间下如屋漏水，下时有鲜血不多，右尺脉时微洪。屋漏水多，暴下者是，急弦脉，为寒多。而洪脉时见，乃热少。合而言之，急弦者，北方寒水多也。洪脉时出者，命门包络之火也。黑物多，赤物少，合成屋漏水之状也。

川芎 丁香各四分 熟地黄以泻大洪脉 白芍药各三分 阿胶炒，六分，另后入 当归身一钱二分 生艾叶一钱，后入

为细末，作一服，水二盏，煎至五沸，去滓，入胶、艾再上火煎至一大盏，空心，宿食消尽带热服，三服效。

〔大〕 治血崩

熟艾如鸡子大 阿胶半两 干姜一钱

上粗末，用水五盏，先煎艾叶、姜至二盏半，入胶消，温分二服，空心服。

芎䓖汤一名芎䓖温中汤 治带下漏血不止，及风虚冷热，劳损冲任，月水不调，崩中暴下，腰重里急，淋沥不断；及产后失血过多，虚羸腹痛；或妊娠胎动不安，下血，连日小便频数，肢体烦倦，头运目暗，不欲饮食。

芎䓖 黄芪 芍药 干地黄 吴茱萸 甘草各二两 当归 干姜各一两

上㕮咀，以水一斗，煮取三升，分三服。若月经后因有赤白不止者，除地黄、茱萸，加杜仲、人参各二两。

断下汤 治冲任气虚，崩中漏下，经脉不调，每遇月候将来，脐腹腰脚先痛，渐减饮食，四肢乏力及带下，三十六疾，悉能疗之。

人参去芦 熟地黄洗焙 艾叶醋炒。各一两 乌贼骨烧灰 当归酒洗。各二两 川芎七钱 干姜炮，半两 阿胶蛤粉炒成珠，七钱半

上㕮咀，每服五钱，水一盏半，煎至七分，去滓食前温服。

治崩漏方

四物汤一两 人参二钱 吴茱萸一钱

上锉碎，每服半两，姜枣煎服，食前五六服。寒热腹痛皆退，崩漏未止，续服后熟附丸。

熟附丸

熟附子 木贼去节 龙骨煅 赤石脂煅。各半两 川芎 当归各一两

上为细末，醋糊为丸，如梧子大。每服五六十丸，食前米饮下。 一妇人年五十已上，经断七年，忽然经行，遂成崩

漏，发热腹痛，二月不瘥。予诊其脉虚细疾数。予曰：此乃阴虚而致，宜服此药。

鹿茸丸　治经候过多，其色瘀黑，甚者崩下，吸吸少气，脐腹冷极则汗出如雨，尺脉微小，由冲任虚衰，为风冷客乘胞中，气不能固。可灸关元百壮，在脐下正中三寸。

鹿茸燎去毛，酥炙　赤石脂制　禹馀粮制。各一两　艾叶一方无　柏叶　附子炮。各半两　熟地黄　当归　续断各二两

上为细末，酒糊和丸梧子大。每服三十丸，空心温酒下。一方炼蜜丸亦可。

赤龙丹　治崩中不止。

禹馀粮炒　乌贼骨　鹿茸　龙骨　石燕煅　阿胶　当归　干姜各等分

上为末，酒醋糊为丸。每服五十丸，温酒下。

紫金散　治月水过多，崩漏带下，淋沥不断，腰腹重痛，一切五色带疾。

禹馀粮煅赤，醋淬七次，细研水飞浥干，秤三两　白芍药　川芎　熟地黄　附子　当归各一两　干姜炮　肉桂各半两　赤石脂　龙骨各煅，并一两，别研

上为细末，每服二钱，入麝香少许，米饮空心调下。

白芷暖宫丸　暖血海，实冲任。治子宫虚弱，风寒客滞，断绪不成孕育，及数坠胎；或带下赤白，漏下五色，虚眩少气，胸腹满痛，心下烦悸，自汗，下血过多。

禹馀粮制，一两　干姜炮　芍药　白芷　川椒制　阿胶粉炒　艾叶制　川芎各七钱半

上为细末，蜜丸梧子大。每服四十丸，米饮、温酒、醋汤任下。

《和剂》震灵丹　治崩中下血不止，或脉虚细，手足或冷。以芎归汤加木香煎送下，或陈皮、香附子煎汤下三丸，或灵砂丹亦可。兼治暴惊风，九窍出血。独参汤下。方见杂病泄泻门。

又方　治崩中不止。

丁香二两为细末，用酒三升，煮取一升，空心顿服。《必效方》用丁香百颗，酒煎服。

又方　益智炒为细末，盐米饮调下。

和剂暖宫丸　内补当归丸　熟干地黄丸　济阴丹　禹馀粮丸　内灸散　皱血丸　紫石英丸

上诸方并治崩中带漏，并见前通治门及调经门。

〔薛〕　表弟方健甫内，五十岁，辛丑患血崩，诸药罔效。壬寅八月，身热体痛，头晕涕出，吐痰少食，众作火治，展转发热，绝粒数日。余诊之曰：脾胃久虚，过服寒药，中病未已，寒病复起。遂用八味丸料一服，翌早遂索粥数匙，再服食倍，热减痛止。乃服八味丸而愈。癸卯秋，因劳役忧怒，甲辰夏，病复作，胸饱发热，脊痛腰疼，神气怫郁，或作内伤，或作中暑，崩血便血，烦渴引饮，粒米不进，昏愦时作，脉洪大按之微弱，此无根之火，内虚寒而外假热也。以十全大补加附子一剂，遂食粥三四匙，崩血渐减。日服八味丸，始得全愈。　大尹王天成之内，久患崩，自服四物凉血之剂，或作或辍。因怒发热，其血不止，服前药不应，乃主降火，更加腹胁大痛，手足俱冷。余曰：此脾胃虚寒所致。先用附子理中汤，体热痛止；又用济生归脾、补中益气二汤，崩血顿愈。若泥痛无补法，则误矣。

锦衣杨永兴之内，患前证过服寒凉之剂，其证益甚，更加肚腹痞闷，饮食不入，发热烦躁，脉洪大而虚。余曰：此脾经气血虚而发躁也。当急用八珍汤加炮姜以温补之，缓则不救。不信，乃服止血降火之剂，虚证蜂起，始信余言，缓不及治

矣。

〔涩剂〕

〔大〕　治崩中下血不止，小腹痛。

芍药一两，炒黄　柏叶六两，微炒。丹溪云：柏叶性多燥。

上用水一升，煎取六合，入酒五合，煎取七合。空心分为二服。一方为细末，酒调二钱。一方有鹿角胶等分，酒调治白带脐腹痛。

〔世〕　**牡蛎散**　治月水不止，众药不愈者。

牡蛎火煅研细，用醋调成丸，再煅过通红，候冷研细，出火毒，却用醋调艾末，熬成膏，和丸如桐子大。每服五十丸，醋艾汤下。

〔燥剂〕

〔云〕　**柏黄散**　疗经血不止。

黄芩一两二钱半　侧柏叶　蒲黄各一两　伏龙肝二两

上㕮咀，水二升，煎取八合，分为二服。

又方　治患崩中不止，结作血片，如鸡肝色，碎烂。

芎䓖十二分　阿胶　青竹茹各八分　续断　地榆　小蓟根各三分　当归六分　生地黄　伏龙肝各十一分

上用水九盏，煮取三盏，去滓分三服。

〔衍〕　治妇人血露，蚕砂一两炒，伏龙肝半两，阿胶一两，同为末。温酒调，空心二三钱，以知为度。《大全》名无比散，无阿胶。

〔罗〕　**伏龙肝散**　治气血劳伤，冲任脉虚。经云：非时忽然崩下，或如豆汁，或成血片，或五色相杂，或赤白相兼，脐腹冷痛，经久未止，令人黄瘦，口干，饮食减少，四肢无力，虚烦惊悸。

伏龙肝一两　甘草半两　赤石脂一两　芎䓖三两　肉桂半两　熟地黄　艾叶微炒。各二两　当归　干姜各七钱半　麦门冬去心，一两半

上为粗末，每服四钱，枣一枚，水同煎。

地榆散　治妇人崩中漏下不止。

地榆锉　蒲黄　白芍药　白茯苓　柏叶微炒　蟹爪微炒　熟地黄　鹿角胶捣碎，炒令黄燥　漏芦各一两　芎䓖　当归锉炒。各七钱半　伏龙肝一两半　干姜炮　桂心　甘草锉，炙赤。各半两

上锉碎，每服三钱，水一中盏，入竹茹一分，煎至七分，去滓，食前温服。

上五方，伏龙肝例，盖燥可去湿也。前二方去湿热，后二方去寒湿。按伏龙肝为止血之圣药，先贤治崩，用旋覆花、半夏治膈间湿痰而崩止者，亦此意。

〔补涩〕

鹿茸散　治崩中漏下不止虚损羸瘦。

鹿茸二两，去毛涂酥，炙微黄　白龙骨　鳖甲涂酥炙令黄，去裙　熟地黄　白芍药　白石脂　乌贼鱼骨炙黄　续断各一两　肉苁蓉一两半，酒浸一宿，刮去皱皮，炙干

上为细末，每服二钱，食前粥饮调下。

柏叶散　治妇人崩中漏下，不问年月远近，渐至黄瘦，四肢无力，腹内疼痛，不思饮食。

柏叶　续断　川芎　生地黄　当归　龟甲　鳖甲各一两半　禹馀粮二两半　阿胶　牡蛎　地榆　赤石脂　艾叶　鹿茸各一两

上为细末，每服二钱，食前粥饮调下。一方有丹参，加鹿茸炼蜜和丸，如梧子大。每服三四十丸，空心用温酒送下。或醋汤亦可。

补宫丸　治妇人诸虚不足，久不妊娠，骨热形羸，崩中带下。

白薇　牡蛎　白芍药　鹿角霜　山药

白术　白茯苓　乌贼鱼骨　白芷各等分

上为细末，面糊和丸，如梧子大。每服五十丸，空心用米饮送下。

镇宫丸　治妇人崩漏不止，或下五色，或赤白不定，或如豆汁，或状如豚肝，或下瘀血，脐腹胀痛，头晕眼花，久而不止，令人黄瘦，口干，胸烦不食。

代赭石火煅，醋淬　紫石英　禹馀粮制并同上　香附子醋煮。各二两　阳起石火煅，细研　鹿茸燎去毛，醋蒸焙　茯神去皮、木　阿胶锉碎，蛤粉炒成珠　当归去芦，酒浸　蒲黄炒　芎䓖各一两　血竭半两，别研

上为细末，用艾煎醋汁，煮糯米粉糊丸，如梧子大。每服七十丸，空心米饮下。

〔血见黑则止〕

治暴崩下血。京墨为末二钱匕，同烧露蜂房为末三指撮，酒调服。

又方：百草霜二钱，狗胆汁拌定，分作二服，当归酒调下。

〔世〕　治血崩。用葫芦去子穰，实荆芥穗烧存性，饮汤调服。

治室女血崩，不以冷热皆可服。

荆芥　莲房壳各等分。各烧灰存性

上为细末，每服二钱，空心米饮调下。

十灰丸　治崩中下血不止。

锦灰　黄绢灰　马尾灰　艾叶灰　藕节灰　莲房灰　油痺灰　赤松皮灰　棕榈灰　蒲黄灰各等分

上研匀，用醋煮糯米糊和丸，如梧子大。每服七十丸，加至一百丸，空心米饮送下。

十灰散　治下血不止。

锦片　木贼　棕榈　柏叶　艾叶　干漆　鲫鱼鳞　鲤鱼鳞　血馀　当归已上逐味火化存性。各等分，研末　麝香少许研

上研匀，每服二钱，空心温酒调服。

一笑散　治妇人血崩。

上用新绵一口，烧灰研末，空心酒调下，立止。

治妇人经年血崩。

香附子二两，炒赤　莲壳五枚，烧存性

上为细末，每服二钱，空心陈米饮调下。

〔世〕　**香矾散**　治血崩。香附子不以多少，极酸醋浸一宿，炒焦为灰存性。每一两入白矾末二钱，米饮调服，空心，神效。　一法，用荷叶汤尤妙。

〔大〕　用香附子去毛，炒焦黑存性，为细末，用极热酒调下二钱，放温服，不过两服立愈。昏迷甚者三钱匕。如血山崩不止者，亦能解之。米饮调亦可。

许学士云：治下血不止，或成五色崩漏，香附子是妇人仙药也。砂仁不以多少，新瓦上炒黑为末，米饮调。一方，益智仁炒黑为末，盐米饮调下。

〔世〕　妇人血崩不止。用槟榔烧灰存性，碾末，以温酒调下甚妙。

〔大〕　**五灵脂散**　治妇人血崩诸药不止者。五灵脂炒令烟尽为末，每服一钱，温酒调下。　一法，每服一钱，水酒、童便各半盏，煎服。名抽刀散。

琥珀散　治崩暴不止。

赤芍药　香附子　枯荷叶　男子髪皂荚水洗　当归　棕榈炒焦存性　乌纱帽是漆纱头巾，取阳气上冲故也

上等分，除棕榈外，其馀并用粗片，新瓦上煅成黑灰存性三分，为细末。每服五钱，空心童便调下，如人行十里，再一服，七八服即止。若产后血去多，加米醋、京墨、麝香少许。一法，先以五积散加醋煎，投一二服，次服五灵脂散。

〔衍〕　黄牛角䚡，用尖，烧为黑灰，微存性。治妇人血崩，大便血及冷痢、白痢。

〔大〕　治漏下不止者。鹿角烧灰细研，食前温酒调下二钱。　又方，桃仁烧灰研细，食前温酒调下二钱。　又方，乱髪，皂角水洗净，烧为细末，空心温酒调二钱。

〔世〕　治血久崩。夏枯草烧存性为末，空心米饮调下。此用灰，与前用草不同。

〔大〕　**荆芥散**　治妇人崩中不止。用好麻油点灯，多着灯心，就上烧荆芥焦色，为细末，每服三钱，童便调下。

〔简〕　治妇人漏下血不绝。槐花鹅不以多少，烧作灰，细研，食前温酒调二钱匕。

〔产宝〕　治崩中不止，不问年月远近。用槐耳烧作灰为末，以酒服方寸匕。

〔大〕　**神应散**　治血崩不止。桂心不以多少，炒极焦存性，为末，每服一二钱，米饮调下。

〔杨氏家藏〕　**黑金散**　治妇人血气虚损，经候不调，崩中漏下。

鲤鱼皮　黄牛角腮　棕榈皮　破故纸　乱髪各一两　乌贼鱼骨　熟地黄　干姜炮　当归洗，焙　木贼各半两

上锉拌入磁瓶内，盐泥固济，候干，炭火五斤煅通赤，烟尽埋土内令冷，取研细。每三钱，入麝少许，米饮空心调下。

如圣散　治血山崩。

棕榈　乌梅肉各一两　干姜一两五钱，并烧存性

上为细末，每服二钱，乌梅酒调下，空心食前服。久患不过三服愈。

治血崩屡效方

当归　白芍药　干姜　棕榈各等分

上各煅存性，研为细末，醋调以有节朱箸左搅四十九转，食前服。

又方　用棕榈、白矾煅为末，酒调二钱服。

乌金散　治血崩不止。

棕榈毛烧存性，一两　龙骨煅过，二钱

上为细末，研匀，每三钱，空心好酒调服，二服立止。

梅饮子　治妇人血崩。

上以盐白梅烧灰存性，为末，空心米饮调下。

治妇人血崩方

上用乌梅烧灰研末，以乌梅汤调下。酒调亦可。

又方

乌梅肥大者半斤，以酸醋浸，经一宿取出，去核，研为膏　百草霜研细

上捣和丸如梧桐子大。每服三四十丸，空心，以淡醋汤送下，日进一服。

上三十二方，皆烧灰黑药。经云：北方黑色，入通于肾。皆通肾经之药也。夫血者，心之色也，血见黑即止者，由肾水能制心火故也。

〔海〕　治崩不定，或淋淫经年者。

白矾溶开成汁，一两　没药一钱　硇砂　黄丹各五分

上件将白矾溶开成汁，下馀药细末，一处搅匀，就成丸子，如弹子大。每用一丸，新绵裹内阴中，立效。

〔运气〕

运气血崩，皆属风火。经云：少阳司天之政，初之气，风胜乃摇，候乃大温，其病血崩是也。

〔针灸〕

〔摘〕　经血过多不止，并崩中。《心术》同。三阴交　行间各针讫灸之。　通里足小指上二寸，刺二分，灸二七壮。

〔桑〕　漏下不止。《心术》《摘英》同。　三阴交　太冲

〔东〕　胞门不闭，漏下恶血不禁。气门在关元傍三寸，刺入五分。

〔集〕　血崩并漏下。中极补　子宫二

寸半。　败血不止。　三阴交　百劳　风门　中极　肾俞　膏肓　曲池　绝骨。

〔甲〕　妇人不字，阴暴出，经水漏。然谷主之。妇人漏血，腹胀满不得息，小便黄。阴谷主之。《千金》云：漏血，少腹满如阻，体寒热，腹偏肿。　女子血不通。会阴主之。女子漏血。太冲主之。

〔脉〕　问曰：五崩何等类？师曰：白崩者形如涕，赤崩者形如绛，黄崩者形如烂瓜，青崩者形如蓝色，黑崩者形如跑血也。寸口脉弦而大，弦则为减，大则为芤，减则为寒，芤则为虚，寒虚相搏，此名曰革，妇人则半产漏下。又见诸见血。

〔仲〕　寸口脉微而缓，微者卫气疏，疏则其肤空，缓者胃弱不实，则谷消而水化也。谷入于胃，脉道乃行，水入于经，其血乃成，荣盛则其肤必疏，三焦绝经，名曰血崩。

〔脉〕　诊妇人漏下赤白，日下血数升，脉急疾者死，迟者生。　诊妇人漏下赤白不止，脉小虚滑者生，大紧实数者死。

尺寸脉虚者漏血，脉浮者俱不治。峻实其下，亦有得全者。

〔良〕　妇人冲任二脉，为经脉之海，外循经络，内荣脏腑。若阴阳和平，经下依时。若劳伤不能约制，则忽然暴下，甚则昏闷。若寸脉微迟，为寒在上焦，则吐血、衄血。尺脉微迟，为寒在下焦，则崩血、便血。大抵数小为顺，洪大为逆。大法当调补脾胃为主。

〔杀血心痛〕

〔良〕　妇人血崩而心痛甚，名曰杀血心痛，由心脾血虚也。若小产去血过多而心痛甚者亦然。用乌贼鱼骨炒为末，醋汤调下。失笑散亦效。

〔薛〕　前证若阴血耗散，用乌贼丸收敛之。若瘀血不散，用失笑散行散之。若心血虚弱，用芎归汤补养之。若郁结伤血，用归脾汤调补之。　一妇人血崩兼心痛三年矣，诸药不应，每痛甚虚证悉具，面色痿黄。余曰：心主血，盖由去血过多，心无所养，以致作痛，宜用十全大补汤，参、术倍之。三十馀剂稍愈，百馀剂全愈。

赤白带下

〔严〕　巢氏《病源》论妇人有三十六疾者，七癥、八瘕、九痛、十二带下也。而带下不显其证，今人唯知赤、白二带耳。此由劳伤冲任，风冷据于胞络。妇人平居，血欲常多，气欲常少，百疾不生。或气倍于血，气倍生寒，血不化赤，遂成白带。若气平血少，血少生热，血不化经，遂成赤带。寒热交并，则赤白俱下。其脉右手尺浮，浮为阳，阳绝者无子，苦足冷带下，轻则漏下，甚则崩中，皆心不荣血，肝不藏血所致。其脉寸口弦而大，弦则为减，大则为芤，减为寒，芤为虚，寒虚相搏，其脉为革，主半产漏下。又尺寸脉虚者漏血，漏血脉浮者不可治。

〔产宝〕　带下三十六疾者，是十二癥、九痛、七害、五伤、三固，谓之三十六疾也。十二癥者，是所下之物，一者如膏，二者如青血，三如紫汁，四如赤皮，五如脓痂，六如豆汁，七如葵羹，八如凝血，九如清血似水，十如米泔，十一如月浣，十二如经度不应期也。九痛者，一阴中痛，二阴中淋痛，三小便痛，四寒冷痛，五月来时腹痛，六气满来时足痛，七汗出阴中如虫齿痛，八胁下皮痛，九腰痛。七害者，一害食，二害气，三害冷，四害劳，五害房，六害妊，七害睡。五伤者，一窍孔痛，二寒冷痛，三小腹痛，四脏不仁，五子门不正，引背痛。三固者，月水闭塞不通，其馀二者，文缺不载。而仲景所说三十六种疾，皆由子脏冷热劳损而夹下起于阴内也。

〔丹〕　赤白带，罗先生法，或十枣汤，方见伤寒胁满痛。或神佑丸，方见杂病痰饮。或玉烛散，即四物加调胃承气。皆可用之。虚者不可峻攻，实者可行。

血虚，加减四物汤。　气虚，以术、参、陈皮间与之。　赤属血，白属气，主治燥湿为先。　湿甚者，固肠丸。方见后。相火动者，诸药中加炒柏。　滑者，加龙骨、赤石脂。　滞者，加葵花。白者治白带，赤者治赤带。　性躁者，加黄连。寒月少加姜、附。临机应变，先须断厚味。带下与梦遗同法治之。　肥人有带，多是湿痰，用海石、半夏、南星、炒柏、青黛、苍术、川芎。　瘦人带病少，如有多是热，用炒柏、蛤粉、滑石、川芎、青黛、樗皮。　带漏俱是胃中痰积，流下渗膀胱，出于大肠、小肠。宜升提，甚者上必用吐，以提其气，下用二陈汤加白术、苍术，仍用丸子。

〔戴〕　赤白带下，皆因七情内伤，或下元虚冷，感非一端。大率下白带多间有下赤者，并宜顺气散吞震灵丹，仍佐艾附丸，或米饮调沙参末。带下不止成尪羸者，四物汤加煅牡蛎粉半钱，吞固阳丸，多服取效。固阳丸方见杂病遗精门。　有带疾愈后一二月或再发，半年一发，先血而后下带，来不可遏，停蓄未几，又复倾泻，此名漏带，最为难治。　下截之血，小腹主之。有因血虚而虚热陷入小肠，致小便涩痛，色白如泔，或成沙粒，皆不可作淋治，用冷剂。宜以四物汤、五苓饮各半帖和煎。

〔良〕　妇人带下，其名有五，因经行、产后，风邪入胞门传于脏腑而致之。若伤足厥阴肝经，色如青泥；伤手少阴心经，色如红津；伤手太阴肺经，形如白涕；伤足太阴脾经，黄如烂瓜；伤足少阴肾经，黑如衃血。人有带脉横于腰间，如束带之状，病生于此，故名为带。

〔薛〕　徐用诚先生云：前证白属气而赤属血。东垣先生云：血崩久则亡阳，故白滑之物下流，未必全拘于带脉。亦有湿痰流注下焦，或肾肝阴淫之湿胜，或因惊恐而木乘土位，浊液下流，或思慕为筋痿。戴人以六脉滑大有力，用宣导之法，此泻其实也。东垣以脉微细沉紧，或洪大而虚，用补阳调经，乃兼责其虚也。丹溪用海石、南星、椿根皮之类，乃治其湿痰也。窃谓前证皆当壮脾胃，升阳气为主，佐以各经见证之药。色青者属肝，用小柴胡加山栀、防风。湿热壅滞，小便赤涩，用龙胆泻肝汤。肝血不足，或燥热风热，用六味丸。色赤者属心，用小柴胡加黄连、山栀、当归。思虑过伤，用妙香散等药。色白者属肺，用补中益气加山栀。色黄者属脾，用六君子加山栀、柴胡；不应，用归脾汤。色黑者属肾，用六味丸。气血俱虚，八珍汤。阳气下陷，补中益气汤。湿痰下注，前汤加茯苓、半夏、苍术、黄柏。气虚痰饮下注，四七汤送六味丸。不可拘肥人多痰，瘦人多火，而以燥湿泻火之药轻治之也。

〔洁〕　治带下少腹冤结而痛者，先以十枣汤下之；次服苦楝丸、大玄胡散调之。是先攻后补之法也。

治结痰白带，以小胃丹，半饥半饱，津液下数丸，候郁积行，欲服补药。

白术一两　苍术半两　红白葵花二钱半　白芍药七钱半

上蒸饼为丸，空心，煎四物汤下二十丸。

陶遵道外姑，年七十，形瘦善啖，白带。食前姜汤吞大补丸五十丸一二次，午膳后及临卧时。各与小胃丹十五丸，愈。

〔子和〕 顷，顿丘一妇人，病带下连绵不绝，白物或来，已三载矣。命予脉之，诊其两手脉俱滑大而有力，得六七至，常上热、口干、眩晕，时呕酢水，余知其实有寒痰在胸中，以瓜蒂散吐出冷痰二三升，皆酢水也。间如黄涎，状如烂胶。次以浆粥养其胃气，又次用导水禹攻以泻其下，然后以淡剂渗泄之药，利其水道，不数日而愈。 息城李左衙之妻，病白带如水窈漏中，绵绵不绝，臭秽之气不可近，面黄食减，已三年矣。诸医皆云积冷，阳起石、硫黄、姜、附之药，重重燥补，污水转多。戴人断之曰：此带浊水本热乘太阳经，其寒水不禁固，故如此也。夫水自高而趋下，宜先绝其上源。乃涌痰二三升，次日下沃水斗馀，行三遍，汗出周身，至明旦病人云：污已不下矣。次用寒凉之剂，服及半载，产一男。

〔燥剂〕

有湿痰而弱不禁攻者燥之，热湿宜凉燥，寒湿宜温燥。

樗皮丸 治赤白带有湿热者。

芍药五钱 良姜三钱，烧灰 黄柏二钱。各炒成灰 椿根皮一两半

上为末，粥丸。每服三五十丸，空心米饮吞下。

赤白带因湿热胜而下者。

苍术盐炒 白芍药各一两 枳壳三钱 椿根皮炒，二两 干姜煨，二两 地榆半两 甘草三钱 滑石一两，炒

为末，粥丸，米饮下。

治带下。

椿根皮二两 神曲炒 麦皮曲炒 黄柏炒。各一两 芍药一两半 滑石 枳壳各半两 苍术一两

上为末，糊丸桐子大。每服五十丸，空心下。

固肠丸 治湿气下利，大便血，白带。去脾胃陈积之后，用此以燥下湿。亦不曾单用，看病作汤使。

椿根皮为末，粥糊为丸。此药性凉而燥，须炒用。一方加滑石一半。

治白带因七情所伤，脉数者。

黄连炒 侧柏叶酒蒸 黄柏炒。各半两 香附子醋炒 白术炒。各一两 白芷烧存性 木香各三钱 椿根皮二两，炒 白芍药一两

上为末，饭粥为丸。米饮汤送下。

上五方治带，椿皮例凉燥之剂，湿热盛者宜之。后一方有黄连、香附、木香，故可治七情所伤。

〔大〕 **乳香散** 治赤白带下。

草果一枚，去皮，入麝香一小块，用面饼裹，火炮焦黄，留性，取出和面用之。

上为细末，每服二钱，陈皮饮调下。重者三钱。

〔丹〕 带下不止，用椒目、白芷。治白带，用椒目为末，米饮调服。

治带下方

上用云母粉，温水调下三钱，立见神效。

伏龙肝散 治赤白带下，久患不瘥，尪悴乏力，六脉微濡。

棕榈不拘多少，烧赤，急以盆盖，荫冷存性 伏龙肝于灶直下去取赤土，炒令烟尽 屋梁上悬尘炒令烟尽，出火毒

上等分研匀，入脑、麝各少许，每服三钱，温酒或淡醋汤下。患十年者，半月可安。

马蹄丸 治白漏不绝。

白马蹄 禹馀粮各四两 龙骨三两 乌贼鱼骨 白僵蚕 赤石脂各二两

上为细末，炼蜜和丸，如梧桐子大。每服十丸，空心酒送下。不止，加三十丸。

又方 治白带。

用白芷以石灰炒去皮，茜草少许，粥糊丸服。

〔大〕　**白芷散**　治赤白带下。

白芷二两　海螵蛸二个，煅　胎瘴一团，煅

上为细末，空心温酒调下二钱。

〔丹〕　赤白带，用生狗头骨烧灰存性，酒调服或入药服。

〔润剂〕

带下久而枯涸者濡之。凡大补气血，皆所以濡之。如以四物汤为末，炼蜜丸梧子大，空心米饮下三四十丸，以疗年高妇人白带良验，皆润剂也。以另有补剂，故止著葵花、郁李仁之例于此条耳。

补经固真汤　白文举正室白带常漏久矣，服诸药不效。诊得心胞尺脉极微，其白带流而不止。叔和《脉经》云：崩中日久为白带，漏下多时骨水枯。言崩中者始病血崩不已，久下则血少复亡其阳，故白滑之物下流不止，是本经血海将枯，津液复亡，枯干不能滋养筋骨。以本经行经药为引，用为使；以[1]大辛甘油腻之药，润其枯燥，而滋溢津液。以大辛热之气味，补其阳道，生其血脉。以苦寒之药，泄其肺而救其上。热伤气，以人参补之，以微苦温之药佐而益元气。名曰补经固真汤。

人参二钱　橘皮不去白，半钱　干姜末，二钱　白葵花十六朵，去萼，碎　柴胡　甘草炙　郁李仁去皮尖，研　生黄芩各一钱，另锉

上除黄芩外，以水三大盏，煎至一盏七分，再入黄芩，同煎至一盏，去滓空心带热服，候少时，以早膳压之。

补真润肠汤　治白带下，阴户中痛，控心而急痛，身黄皮缓，身重如山，阴中如冰。一名助阳汤。

柴胡一钱二分　良姜二钱　白葵花七朵　防风　郁李仁　干姜　甘草各一钱　陈皮　生黄芩各五分

上为细末，锉散，只作一服，水二盏，煎至一盏，去滓，食前热服。

上葵花、郁李仁之滑以润燥，盖枯涸滞着者宜之。

〔补剂〕

脉微食少，及久病曾经攻下者，俱作虚治。有热用凉补，无热用温补。

〔丹〕　治白带。

龟板炙　枳子各二两　黄柏一两，炒　白芍药七钱半　干姜炒，二钱半　香附子　山茱萸　苦参　樗皮　贝母各半两

上为末，以酒糊为丸，空心米饮下。

治赤白带。

龟板二两，涂酒炙　黄柏一两，炒　干姜炒，一钱　枳子二钱半

上为末，酒糊为丸。日二服，每服七十丸。

又方　治带下脉数者。

枸杞根一斤　生地黄五两

上二味，以水一斗，煮取五升，分三服。

上三方治带，龟板、黄柏、地黄例，肾水真阴虚者宜之。

〔丹〕　胡安人白带下，月经甚多，食少倦怠，面黄，经中有如血块者，有如筋膜者，与参、术等补血气，调脾胃，后诸证皆退。惟带未止，以樗皮丸主之。方见前。

上法治带下虚而有热者。若虚而有寒，脉微、面白不泽，无力以言者，东垣补经固真汤、丁香胶艾汤、香桂六合汤是也。

〔温补〕

白蔹丸《济生》　治室女冲任虚寒，带下纯白。

---

① 以：此下原衍“以”字，据石经堂本删。

鹿茸酒蒸焙，二两　白蔹　狗脊燎毛制。各一两

上为细末，艾煎醋汁，打糯米糊丸，如梧子大。每服五十丸，空心温酒送下。

当归煎　治赤白带下，腹内疼痛，不欲饮食，日渐羸瘦。

当归酒浸　赤芍药　牡蛎火煅，取粉　熟地黄酒蒸，焙　阿胶　白芍药　续断酒浸。各一两　地榆半两

上为末，醋糊丸如梧子大。每五十丸，空心米饮下。

〔韩〕　山妻年三十馀，十八胎九殒八夭。会先君松潘难作，贱兄弟皆西奔，妻惊忧过甚，遂昏昏不省人事，口唇舌皆疮，或至封喉，下部虚脱，白带如注。如此四十馀日，或时少醒，至欲自缢，自悲不能堪。医或投凉剂解其上，则下部疾愈甚。或投热剂，及以汤药熏蒸其下，则热晕欲绝。四弟还，脉之，始知为亡阳证也。大哭曰：宗嗣未立，几误杀吾嫂。急以盐煮大附子九钱为君，制以薄荷、防风，佐以姜、桂、芎、归之属，水煎入井，冰冷与之。未尽剂，鼾鼻熟睡通宵，觉即能识人。时止一嗣子、二女，相抱痛哭，疏戚皆悲。执友赵宪长惊曰：君何术也。弟曰：方书有之，假对假，真对真尔。上乃假热，故以假冷之药从之，下乃真冷，故以真热之药反之，斯上下和而病解矣。继后主以女金丹，错综以二三方，不但去其疾，且调治元气。庚午生一子，今应袭也。壬申生一子。去年又患疟疾十三月，亦主以养元气、调生气，待饮食大进，然后劫以毒药，吐下块物甚多，投以附子汤三钱而愈，不责效旦暮间。其用女金丹，即胜金丸也，得之异人。倍加香附，而视气血之偏者，又加姜黄、条芩，倍川芎之属，取效甚多。予念无子者往往有之，翻思予得子之难，其苦何如。乃次第录其方，并女金丹以济人云。雪翁识。女金丹方见求子门。

〔薛〕　一孀妇腹胀胁痛，内热晡热，月经不调，肢体酸麻，不时吐痰，或用清气化痰，喉间不利，带下青黄，腹胁膨胀。又用行气之剂，胸膈不利，肢体如麻。此乃郁怒伤损肝脾，朝用归脾汤以解脾郁、生脾气。夕用加味逍遥散，以生肝血、清肝火。百馀剂而愈。　一妇人久疟兼带，发热口干体倦，用七味白术散加麦门、五味，大剂煎与恣饮，再发稍可。乃用补中益气加茯苓、半夏，十馀剂而愈。　一妇人头晕吐痰，胸满气喘，得食稍缓，苦于白带二十馀年矣，诸药不应。此气虚而痰饮也，痰饮愈而带自愈。遂朝用六君子汤，夕用六味地黄丸，不月而验。　一妇人耳鸣胸痞，内热口干，喉中若有一核，吞吐不利，月经不调，兼之带下。余以为肝脾郁结，用归脾汤加半夏、山栀、升麻、柴胡，间以四七汤下白丸子而愈。　一妇人吞酸饱满，食少便泄，月经不调。服清气化痰丸，两膝渐肿，寒热往来，带下黄白，面痿体倦。此脾胃俱虚，湿痰下注，用补中益气倍用参、术，加茯苓、半夏、炮姜而愈。　一妇人带下，四肢无力。余曰：四肢者，土也。此脾胃虚弱，湿痰下注，以补中益气、济生归脾二药治之而愈。　一妇人带下黄白，怒则胸膈不利，饮食少思。或用消导利气之药，痰喘胸满，大便下血。余曰：此因脾气亏损，不能摄血归源。用补中益气加茯苓、半夏、炮姜，四剂顿减。又用八珍加柴胡、山栀而痊。

〔补涩温〕

牡蛎散　治带下兼经水过多，或暴下片血，不限年月远近。

牡蛎　龙骨　赤石脂　肉苁蓉酒浸，切焙　石斛去根　乌贼骨去甲　黄芪锉。各一

两半　牛角腮灰　阿胶炒燥　熟地黄焙　芍药炒。各二两　干姜炮　当归切，焙　人参　白术　桑耳各一两二钱半　桂去粗皮　芎䓖　附子炮，去皮脐　艾叶炒。各一两

上为细末，每服三钱，平旦米饮调服，日再。

茯苓散　治妇人血伤兼带下，积久不止，面黄体瘦，渐成虚劳，腰脚沉重，胎气多损。

白茯苓去黑皮　木香　熟地黄焙　诃黎勒皮　柏子仁研　杜仲去粗皮，炙　青橘皮去白，焙　乌贼鱼骨去甲　五加皮锉　艾叶烧灰　菖蒲　牛角腮灰　秦艽去苗土　赤石脂　菟丝子酒浸，另捣　当归切、焙。各一两

上为细末，每服二钱，温酒调下。糯米饮亦得。或有胎息，用鲤鱼糯米粥下药。

卷柏丸　治妇人室女，腹脏冷热相攻，心腹绞痛，腰腿疼，赤白带下，面色痿黄，四肢羸乏。

卷柏醋炙　鹿茸醋炙　白石脂　赤石脂各火煅，醋淬七次　芎䓖　艾叶醋炒　桑寄生　代赭石火煅，醋淬七次　鳖甲醋炙　当归去芦，酒浸炒　地榆各一两　木香不见火　龙骨各半两　干姜炮，七钱半　黄芪去芦，蜜炙　熟地黄洗。各一两半

上为细末，醋煮糯米糊和丸，如梧桐子大。每服七十丸，空心米饮送下。

艾煎丸《百一》　治妇人一切虚寒，胎前产后，赤白带下，或成血瘕，久服此药，自然融化。

伏道艾揉去尘土，择净枝梗，取叶秤五两，先用大肥淮枣一十二两，砂瓶内煮烂，去核，同艾叶一处捶烂如泥，捻作薄饼子，猛火焙干，乘热急碾为末　大汉椒去目枝梗及合口者，净秤五两，以阿胶二两，米醋三升，同椒于砂瓶内煮极干，取出焙干燥，碾为细末　当归去芦，酒浸　白芍药　川芎　白薇　附子大者，炮，去皮脐　卷柏取青叶　泽兰去枝梗取叶，已上各焙干秤用　熟地黄如铺上买者，须净洗漉去浮者，晒干，酒浸蒸晒，再入酒浸蒸五七次，如糖煎香美方可用，亦焙干。秤各一两。

上同为细末，与前艾末、椒末拌匀，米醋煮糊和丸，如梧桐子大。每服五、七十丸，至百丸、二百丸，空心艾醋汤送下。

一妇人因产后虚寒，呕恶不食，腹痛如割，时作寒热，复出盗汗，瘦悴骨立，脐腹之左，结成硬块，其大如掌，冰冷，虽盛暑此处独无汗，每块微动则痛不可忍，百药治不效。梦中忽有人授以此方，因服之，恶心寒热盗汗辄止，尽一料遂平复，独血块如故。服至五六料，其块自融化而出，如鱼冻。

沉香牡丹丸　治妇人血海久虚，经候不利，赤白带下，血气冲心，多发刺痛，四肢烦困。

沉香七钱半　牡丹皮去心　赤芍药　吴茱萸汤泡去苦，炒　当归　桂心　川芎　黄芪去芦，蜜炙　人参　茯苓　山药　川巴戟去心　白术　橘红　木香　干生姜　白龙骨　牛膝去苗，酒洗　枳壳去穰，麸炒　肉豆蔻　厚朴制。各半两

上为细末，炼蜜和丸，如梧桐子大。每服二十丸，空心温酒下。若心腹痛，白芷煎酒下。

紫桂丸　补益血海。治冲任气虚，经脉不调，腰痛腹痛，冷滞崩漏。

禹馀粮火煅，醋淬七次，三两　龙骨　艾叶醋炒　赤石脂　牡蛎煅　地榆各二两　牡丹皮　厚朴　当归　阿胶蛤粉炒成珠子　吴茱萸汤洗　香白芷　肉桂去粗皮。各一两　附子炮，半两

上为末，面糊为丸，梧桐子大。每服三十丸，浓煎醋汤下。

〔**涩剂**〕

固真丸　治白带久下不止，脐腹冷

痛，其寒扪之如冰，阴中亦然，目中溜火上壅，视物䀮䀮无所见，齿皆恶热饮痛，须得黄连末擦之，其痛乃止，惟喜干食，大恶汤饮。此病皆寒湿乘其胞内，故喜干而恶湿。肝经阴火上溢走于标，故上壅而目中溜火。肾水侵肝而上溢，故目中䀮䀮无所见。齿恶热饮者，是少阳、阳明经中伏火也，当大泻寒湿，以丸药治之。故曰：寒在下焦，治主宜缓，大忌汤散。以酒制白石脂、白龙骨以枯其湿。以炮干姜，大辛热泻寒水。以黄柏之大寒为因用，又为向导。治法云：古者虽有重罪，不绝人之后。又为之伏其所主，先其所因之意，又泻齿中恶热饮也。以柴胡为本经之使，以芍药半钱以导之，又恐辛热之药太甚，损其肝经，故微泻之，以当归身之辛温，大和其血脉。此用药之法备矣。

白石脂烧赤，水飞研细，晒干　柴胡各一钱　白龙骨二钱，酒煮水飞　当归酒洗，三钱　干姜炮，四钱　黄柏酒洗　白芍各五分

上为细末，水煮稀糊为丸，如鸡头大。每服三十丸，空心宿食消尽，煎白沸汤放温送下，无令胃中停住，待少时以早膳压之，是不令热药犯胃。忌生冷硬物与酒、湿面。

上石脂、龙骨之涩以去脱，盖湿多滑脱者宜之。

治妇人赤白带下，不问远年近日，并皆治之。

龙骨半两　舶上硫黄三钱

上为细末，每服半钱，空心无灰酒下。

茅花散　治妇人血崩不止，赤白带下。

茅花一握　棕树皮三寸　嫩荷叶三张　甘草节二寸

上为细末，空心酒调半匙服。

〔山〕　治赤白带下。旧莲房为末，入麝香，空心米饮下。

〔凉剂〕

少腹热痛为热瘕。以刘河间法治之。

〔保〕　赤者热入小肠，白者热入大肠。原其本，皆湿热结于脉，故津液涌溢，是为赤白带下。本不病结，缘五经脉虚，结热屈滞于带，故女子脐下痛，阴中绵绵而下也。经曰：任脉为病，男子内结七疝，女子带下瘕聚。王注云：任脉自胞上过带脉，贯于脐上，故男子内结七疝，女子带下。带脉起于季胁章门，似束带状，今湿热冤结不散，故为病也。经曰：脾传之肾，名曰疝瘕，小肠冤结而痛出白，一名曰蛊，所以为带下冤结也。冤，屈也。屈滞而病热不散，先以十枣汤下之，后服苦楝丸、大延胡散调下之，热去湿除，病自愈矣。十枣汤见前注。大延胡散，方见调经门破血条。

苦楝丸　治妇人赤白带。

苦楝碎，酒浸　茴香炒　当归各等分

上为末，酒糊丸。每服三五十丸，空心温酒下。如腰腿疼，四物汤四两，加羌活、防风各一两，煎汤送下。

〔大〕　**地榆膏**　治赤白带下骨立者。

地榆一斤，用水三升，煎至一半，去渣再煎如稠饧，绞净空心服三合，日二服。

治漏下五色

地榆三两，锉，用醋一升，煮十馀沸，去滓稍热，食前服一合。

〔千〕　治妇人赤白带下。

三叶酸浆草，阴干为末，空心温酒下三钱匕。

上三方治带，地榆例寒涩之剂，亦湿热盛而滑脱者宜之。按：三叶酸浆草，叶细如萍，丛生，茎端有三叶，俗又名布谷饭，布谷者，鸠也。盖鸠常食之，故又名鸠浆草。《衍义》误入苦蘵条。即曰三叶

酸浆草，岂苦蘵即酸浆欤？苦䕷有子，大如金柑，味酸可食，故亦名酸浆，非三叶也。三叶酸浆，小草布地而生，叶皆三瓣，惟开黄花，其茎叶皆酸者。

按：地榆本血分之药，而其性寒，故凡血分有热而妄行者能止之，非涩剂也。

〔丹〕　治赤白带下，腰痛或少腹痛有热者。

樗皮二两　延胡索　桃仁　侧柏叶　川楝肉䒷香　当归各半两　香附子八钱　官桂去粗皮　乌药各三钱　麦皮曲一两，炒

上末之，酒糊为丸。每服五六十丸，神效。

麒麟竭汤　治妇人血伤，赤白带下，小腹疼痛。

麒麟竭　黄柏去粗皮，炙　地榆各一两　禹馀粮火煅，醋淬七次　赤芍药炒。各一两半　熟地黄切，炒，四两。一作生干地黄

上锉碎，每服三钱，水一盏，煎至七分，去滓，不拘时服。一方，为细末，粥饮调下二钱。

治白崩方

棕榈烧灰　丝瓜俗云鱼鲙，夏月人家栽作凉棚者是也。

上等分为细末，空心酒调下。

豆花散　治妇人白崩。

上用白扁豆花焙干为末，炒米煮饮，入烧盐，空心服数次即效。紫花勿用。

〔温剂〕

调经补真汤　冬后一月，微有地泥冰泮，其白带再来，阴户中寒，一服立止，大进饮食。

麻黄半钱，不去节　杏仁三枚　桂枝少许　甘草炙，五分　良姜一钱　黄芪七分　人参　当归身　白术各五分　苍术二分　泽泻一钱　羌活四分　防风二钱　柴胡四分　独活　藁本各二分　升麻根　黄芩各五分　干姜二分，炮　白葵花七朵，去萼

上除黄芩、麻黄外，都为粗末。先将二味，水二盏，煎麻黄一味令沸，掠去沫，入馀药同煎至二盏，又再入生黄芩煎至一盏，去滓，稍热服，空心宿食消尽，日高服之，一时许可食早膳。

〔本〕　治妇人月经不调，每行数日不止，兼有白带，渐渐瘦悴，饮食少味，累年无子。

地黄丸

熟地黄二两　山茱萸　白芜荑　干姜　白芍药微炒　代赭石醋淬。各一两　厚朴　白僵蚕各半两

上细末，炼蜜丸，如桐子大。每服四五十丸，空心酒下，日三服。此庞老方，妇人有白带是第一等病，令人不产育，宜急治之。此扁鹊过邯郸，闻贵妇人，所以专为带下医也。

〔垣〕　**桂附汤**　治白带腥臭，多悲不乐，大寒。

肉桂一钱　附子三钱　黄柏　知母各五分

为粗末，作一服，水二盏，煎至一盏，法如常食，远热服。如少食常饱，有时似腹胀，加白芍药半钱。如不思饮食，加五味子二十个。如烦恼，面上麻木如虫行，乃胃中元气极虚，加黄芪一钱，人参七分，甘草二分，升麻半钱。

〔海〕　香附六合汤　治赤白带下。即四物加䒷香、桂也。

〔大〕　治赤白带下，年月深久不瘥。

白芍药二两　干姜半两

上各炒黄色，同为末，空心米饮调下二钱，日二服。

二豆散　治耳鸣心躁，腰脚疼重，腹内虚鸣，脐下虚冷，频下白水，如疳湛浊证。

白豆蔻　肉豆蔻　丁香　白茯苓　巴戟　丁皮　苍术　黑附子火煨　桂心各一两

人参　白术　山药　桔梗　茯香　粉草各半两

上锉碎，每服三钱，水一盏半，生姜三片，紫苏叶三片，同煎至七分，去滓，空心温服。

鹤顶丸　治带下之证有三。未嫁之女，月经初下，止而即得，或浴之以冷水，或热而扇，或当风，此室女病带下之由。有家之妇，阴阳过多，即伤胞络，风邪乘虚而入，胞经触冷，遂使秽液与血水相连而下之。产后带下，由亡血失气，伤动包络，门开而外风袭，肌体虚而冷风入，冷风与热气相连，故成液而下。冷则多白，而热则多赤，冷热相交，赤白俱下。

当归七钱半，酒浸　附子半两，炮去皮　龙骨盐泥煅　吴茱萸汤泡去涎　赤石脂火煅，醋淬　干姜炮。各一两半　牡蛎一两三钱，盐泥煅　艾叶一两，以醋半盏煮干，为末

上为细末，研匀醋糊和丸，如梧子大，以赤石脂末为衣。每服五十丸，空心，用艾叶、盐汤、乌梅煎汤下。

济生白垩丸　治妇人白带，久而不止，腰膝冷痛，日渐羸困。

白垩煅　禹馀粮　鳖甲　乌贼骨各用醋淬及炙　当归酒浸　鹊巢灰　干姜　紫石英醋煅淬七次　附子炮　狗脊制净　川芎　鹿茸醋炙。各一两　香附醋煮，二两。以上并为末

用醋煮糯米糊丸，如梧子大。每服七十丸，温酒下。

养气活血丹　治劳伤冲任，赤白带下。

大艾叶炒焦，取末，五两　干姜炒末，二两半

上二味，用醋二升，无灰酒二升，生姜自然汁二升，将姜、艾末调于银器，用慢火熬成膏。

附子　白芍药　白术　橘红　川芎　当归　巴戟去心，糯米炒　人参　五味子各二两

上为细末，入前膏内，并炒热熟白面二两半，和为剂，杵千下，丸梧子大。每服五十丸，温酒或米饮下。

茱萸浴汤　治下焦虚冷，脐腹疼痛，带下五色，月水崩漏，淋沥不断。

吴茱萸汤泡　杜仲炒去丝　蛇床子　五味子　丁皮各一两　木香　丁香各半两

上锉如麻豆大，每用半两，以生绢袋盛，水三大碗，煎数沸，乘热熏下部，通手淋浴，早晚二次熏洗。

〔垣〕　坐药龙盐膏

丁香　木香　川乌头炮。各一钱半　全蝎五枚　龙骨　当归尾　茯香　炒黄盐　酒防己　肉桂　红豆各二钱　玄胡索五钱　厚朴三钱　良姜　木通各一钱　枯矾半钱

上为末，炼蜜丸弹子大，绵裹留丝在外，纳阴户内。

又方　**胜阴丹**。为上药力小，再取三钱，内加行性热药。

三柰子　川乌头　大椒各五分　柴胡　羌活各二钱　全蝎三个　大蒜一钱　破故纸与蒜同焙，一钱　甘松三分　升麻　枯白矾各二分　麝香少许

上为细末，同前法用制。

又方　**回阳丹**

全蝎　升麻　甘松各二分　草乌头　羌活各三分　大椒　三柰子　荜拨　枯矾各五分　川乌头　柴胡各七分　水蛭三条，炒焦　虻虫三个，去翅足，炒　大蒜　破故纸各二钱　炒黄盐一钱，必用之药，去之则不效

上为极细末，依前制如指尖大，用绵裹纳阴户中，觉脐下暖为效。

酒煮当归丸　治癞痫，白带，下疰脚气，腰已下如在冰雪中，以火焙炕，重厚绵衣盖上，犹冷不任，寒之极也。面白如枯鱼之象，肌如刀削，消瘦之速也。小便

不止，与白带长流而不禁固，自不知觉。面白目青蓝如菜色，目䀮䀮无所见，身重如山，行步欹侧，不能安地，腿膝枯细，大便秘结，口不能言，无力之极。食不下，心下痞，烦心懊侬，不任其苦。面停垢，背恶寒，小便遗而不知。此上中下三阳真气俱竭，故哕呕不止，胃寒之极也。其脉沉厥紧而涩，按之空虚，若脉洪大而涩，按之无力，犹为中寒之证，况按之虚空者乎。按之不鼓，是为阴寒之极也，其空虚乃气血俱虚之极也。

当归一两　茠香半两　黑附子炮去皮脐　良姜各七钱

上四味，锉如麻豆大，以好酒一升半，同煎煮至酒尽为度，炭火焙干，同为极细末，入

炒黄盐　丁香各半两　全蝎三钱　柴胡二钱　升麻根　木香各一钱　苦楝子　甘草炙。各半钱　玄胡索四钱

上与前四味药末，同为细末，酒煮面糊为丸，如桐子大。每服二十丸，空心宿食消尽，淡醋汤下。忌油腻、冷物、酒、面。

当归附子汤　治脐下冷痛，赤白带下。

柴胡七分　良姜　干姜　附子各一钱　升麻　蝎梢各五分　甘草炙，六分　炒黄盐三分　当归二钱　黄柏少许，上件并为粗末

上用五钱，水二盏，煎至一盏，去滓热服。为丸亦得。

上炒盐例。东垣回阳丹注云：必用炒黄盐，无则不效。盖寒疝之要药也。

〔排脓〕

治带下，并肠有败脓淋露不已，腥秽殊甚，遂至脐腹更增冷痛。此盖败脓血所致，卒无已期，须以此排脓。

白芷一两　单叶红蜀葵根二两　白芍药　白矾各半两　矾烧枯另研，馀为末，同以蜡丸如桐子大。空肚及饭前米饮下十丸或十五丸。候脓尽，仍别以补药佐之。

〔大〕　伏龙肝散　治妇人赤白带下久不瘥，肌瘦瘁黄。有人经年崩漏不止，诸药不效，脉濡微，与此伏龙肝散，兼白矾丸服之愈。方见前。

白矾丸

白矾四两　附子二两　黄狗骨头四两，烧灰，以上并为末

上粥丸桐子大，每服三十丸。

〔消瘀血〕

〔仲〕　问曰：妇人年五十所，病下利数十日不止，暮即发热，少腹里急腹满，手掌烦热，唇口干燥，何也？师曰：此病属带下。何以故？曾经半产，瘀血在少腹不去。何以知之？其证唇口干燥，故知之。当以温经汤主之。

温经汤

吴茱萸三两　当归　芎䓖　芍药　人参　桂枝　阿胶　牡丹皮　生姜　甘草各二两　半夏半升　麦门冬一升

上十二味，以水一斗，煮取三升，分温三服。　亦主妇人少腹寒，久不受胎，兼取崩中去血，或月水来过多，及至期不来。

〔丹〕　治赤白带　用五灵脂半生半熟为末，酒调服。

益母散　治带下赤白，恶露下不止。

益母草开花时采，捣为细末，空心温酒下二钱，日三服。

香矾散神效。方见崩中血见黑止条。即醋炒香附灰也。

〔丹〕　赤白带皆属于血，有出于大小肠之分。

黄荆子炒焦为末，米饮调服。

〔大〕　治带下　用芍药炒黑为末，每服三钱匕，调酒下。

治妇人赤白带下，不问年月深远，日

渐羸瘦，起止不得。

用刺蓟根不以多少，曝干秤，每一斤以童子小便五升，浸一伏时，取出晒干

上为细末，每服二钱，食前暖酒调下。

玳瑁丸 治赤白带下不止。

玳瑁 续断各一两 安息香 麒麟竭 乳香 没药各半两 故锦灰七钱半

上为细末，以蜜及安息香熬，和药末丸如绿豆大。每服三十丸，食前温酒送下。

〔室女带下〕

《产宝》第十四问：未出女子有三病，何也？答曰：女子一病者，经水初下，阴中热，或当风卧，或扇风。二病者，太冲脉盛，气盛则内热，以冷水洗之。三病者，或见丹下惊怖者。若三者一有所受，后必有带下之证也。

神仙聚宝丹 治妇人血海虚寒，外乘风冷，搏结不散，积聚成块，或成坚瘕，及血气攻注，腹胁疼痛，小便急胀，或虚鸣，呕吐涎沫，头旋眼花，腿膝重痛。面色痿黄，肢体浮肿，月候欲行，先若重病，或多或少，带下赤白，崩漏不止，惊怖健忘，小便频数或白，时见虚热，盗汗羸瘦。此药不问胎前、产后、室女，并皆治之。常服安心去邪，逐败血，养新血，令有子。

木香另研 琥珀另研 当归焙，作末 没药合末。各一两 滴乳二钱半，研 麝香研 辰砂研。各一钱

上为末，滴冷热杵为丸，每一两作十五丸，每服一丸，温酒磨下。胎息不顺，腹内疼痛，一切产难，酒和童便磨下。产后血晕，败血奔心，口噤舌强，或恶露未尽，发渴面浮，煎乌梅汤和童便磨下。室女月候不调，温酒磨下半丸。产后血气不调，童便磨下，不拘时服。

崔氏四花穴，治赤白带如神。取穴法见。

〔玉〕 赤白带 中极二寸半，赤泻、白补。 白环俞一寸半，泻六吸，补一吸。

〔撮〕 又法 中极 白环俞各十五壮。 肾俞二寸半，灸随年壮。

〔集〕 又法 气海 中极 白环俞不效，取后穴。 三阳交补多泻少，灸七壮。 三阴交

〔东〕 又法 荣池三分，灸三十壮。在内踝前后两边池中脉，一名阴阳穴。 又法 阴阳在足拇指下，屈里表头白肉际是也。 又法 三阴交五分，灸。 交仪二寸，灸。 漏阴在内踝下五分，微有动脉，是穴，刺入一分，灸三十壮。

〔桑〕 赤带《心术》如下赤带不已，渐渐如蛊，亦用此法。 气海六分 中极 委中各五分。 白带《心术》如下白带不已，渐渐如蛊，亦用此法。 曲骨 承阴各七分。 中极在两傍柱骨下六分。

〔心〕 妇人得子，多变成白水淋漓而下，经久身面虚肿。阴谷二寸半 绝骨二寸半 如喘满 鱼际透大渊。左右共四十九呼，治肺经水气极妙。

〔海〕 带病，太阴主之，灸章门穴麦粒大各三壮，效。

〔甲〕 妇人下赤白沃后，阴中干痛，恶合阴阳，少腹䐜坚，小便闭，曲骨主之。 女子赤白带，腰腧主之。 女子赤淫，大赫主之。 女子绝子，阴挺出不禁，白沥，上窌主之。 女子赤白沥，心下积胀，次窌主之。 女子赤淫，时白，气癃，月事少，中窌主之。 女子下苍汁不禁，赤沥，阴中痒痛，引少腹控胗不可俯仰，下窌主之。 女子疝，少腹肿，赤白淫时多时少，蠡沟主之。 月事不利，见赤白而有身及前阴寒，行间主之。 女子疝及少腹肿，溏泄，癃，遗溺，阴痛，

面尘黑，目下眦痛，太冲主之。 女子侠脐疝，中封主之。 女子疝瘕，按之如以汤沃两股中，小腹肿，阴挺出痛，经水来下，阴中肿或痒，漉清汁若葵羹，血闭，曲泉主之。 妇人下赤白，里急瘛疭，五枢主之。

〔《素》〕肾脉小急，肝脉小急，心脉小急，不鼓皆为瘕。《大奇论》 王注云：小急为寒甚，不鼓则血不流，血不流而寒薄，故血内凝而为瘕也。

三阳急为瘕，三阴急为疝。王注云：太阳受寒，血聚为瘕。太阴受寒，血聚为疝。脉急者曰疝瘕，少腹痛。 《平人气象论》

〔脉〕 师曰：妇人带下，六极之病，脉浮则为肠鸣腹满，紧则为腹中痛，数则为阴中痒，痛则生疮，弦则阴疼掣痛。

妇人带下脉浮，恶寒者不治。

〔胎前白带〕

〔丹〕 治有孕白带。

苍术三钱 山茱萸去核 白芍药各二钱半 黄芩炒 白芷各二钱 樗根皮炒 黄连炒 黄柏炒。各一钱半

上为末，糊丸，空心温酒下五十丸。

白浊白淫

〔大〕 妇人小便白浊白淫者，皆由心肾不交养，水火不升降，或因劳伤于肾，肾气虚冷故也。肾主水而开窍在阴，阴为溲便之道，胞冷肾损，故有白浊白淫。宜服《局方》金锁正元丹。杂病遗精。或因心虚而得者，宜服平补镇心丹。杂病惊。降心丹、威喜丸。杂病遗精。若因思虑过当，致使阴阳不分，清浊相干而成白浊者，然思则伤脾故也，宜用四七汤杂病气。吞白丸子。杂病中风。此药极能分利，更宜小乌沉汤，杂病鼻衄。每帖加茯苓一钱，重者益智二十枚去壳碾，盐煎服。

〔薛〕 前证若元气下陷，用补中益气汤。脾胃亏损，六君加升麻、柴胡。脾经郁结，归脾加黄柏、山栀。肝经怒火，龙胆泻肝汤。虚则用加味逍遥散。宜与带下参看主治。 一妇人善怒，或小腹痞闷，或寒热往来，或小便频数，时下白淫，药久不愈，面青口苦。余以为积愤而不能发散所致，用龙胆泻肝汤而愈。用加味逍遥散、八珍汤而安。

姜黄散 治血脏久冷，腹胀疼痛，小便浓白如泔。

片姜黄二两 大附子炮，一两 柳桂 赤芍药 红蓝子 三棱各半两 木香 牡丹皮 芫花醋浸，炒 郁李仁去皮 没药各二钱半

上为细末，每服一钱，酒煎服。如腹痛用当归、没药为末，以水七分，酒三分，同煎热服。

内金鹿茸丸 治妇人劳伤血脉，胞络受寒，小便白浊，日夜无度，脐腹疼痛，腰膝无力。

鸡内金 鹿茸 黄芪 肉苁蓉 五味子 远志肉 牡蛎 桑螵蛸 龙骨 附子各等分

上为细末，炼蜜和丸，如梧子大。每服五十丸，食前用温酒或米饮送下。

二豆散 治耳鸣心躁，腰脚疼重，腹内虚鸣，脐下冷痛，频下白水如泔，名湛浊证。方见前赤白带下。

乌金散 治身热口燥，气块筑痛，下黄水如葵汁。

百草霜炒 紫金皮米泔浸煮，炒黄 粉草炙。各等分

上为末，每服二钱，艾汤或醋汤空心调下。 心嘈，猪血入盐酒下。 白带，用鲤鱼一尾，去肠不去鳞，将油瘴一团，入鱼肚内，黄泥固济，炭火内煅存性，去

泥研鱼为末。每用一钱，以陈酒调同前药服。

四七汤煎成，送下青州白丸子，常服最效。

加味四七汤　治妇女小便不顺，甚者阴户疼痛。

半夏汤洗七次，一两　厚朴姜汁制　赤茯苓　香附子炒。各五钱　紫苏　甘草各二钱

上㕮咀分四帖，每服水二盅，姜五片，煎八分，去滓，加琥珀末一钱，调服。

锁精丸　治小便白浊。

破故纸炒　青盐　白茯苓　五味子各等分

为末，酒糊丸。空心盐汤或酒，任下三十丸。

固精丸　治下虚胞寒，小便白浊，或如泔，或如凝脂，腰重。

牡蛎煅粉　菟丝子酒蒸，焙　韭子炒　龙骨　五味子　白茯苓　桑螵蛸酒炙　白石脂各等分

为末，酒糊丸梧桐子大。每服七十丸，空心盐汤下。

治妇人久积虚寒，小便白浊，滑数不禁。

上用鹿茸屑炒黄为细末，每服二钱，空心温酒调下。

又方　用鸡膍胵炙为末，空心酒调服二钱。

卷之二

杂证门上

杂证男女一也。此二卷方论，出女科书，多杂病书所遗，故存之耳。

虚　劳

劳倦所伤，用补中益气汤证治，乃暴病也。失治而有发热、潮热、盗汗、咳嗽诸证出焉，谓之虚劳。又复失治而有皮聚毛落，饮食不为肌肤，骨髓中热，经闭不行诸证出焉，谓之瘵。骨蒸热至于传尸之疾，别自一种，其源不起于劳𤸷[①]，其流或至于灭门。余于杂病首册，则既条分而备列矣。然男以精为主，女以血为主，其致病既殊，其施治亦异，故应别著方法。而陈氏《良方》分劳瘵、骨蒸劳、血风劳、气虚风劳、冷劳、热劳、客热等门，未免惑乱后人，靡所适从。今厘正如下，医者更参杂病虚劳、传尸劳二门而用之，则无道少之患矣。

〔初病大法〕

〔保〕　治妇人虚劳，《局方》中谓首尾六合，如大圣散、熟地黄丸，是治无热虚劳也，中道药牡丹煎丸，空心食前，人参荆芥散临卧食后，是治有热虚劳也。

〔戴〕　有病后血虚者，有本体血虚者。其人往来寒热，或五心发热，言语无力，面色萎黄，头目昏晕，变生诸疾，芎归汤加羊肉少许；或十全大补汤、四物汤、养荣汤服之；血虚而气旺者，宜抑气汤，即香附末。

增损四物汤《易简方》　治妇人气血不足，四肢惰怠，乏力少气。兼治产后下血过多，荣冲虚损，阴阳不和，乍寒乍热。

当归　川芎　人参　干姜炮　甘草炙　白芍药各等分

上㕮咀，每服四钱，水一盏，煎至六分，去滓热服。

六神汤《御药院方》　治脾气不和，荣卫不足，怠惰困倦，不嗜饮食。服之补养真气，进美饮食，充泽肌肤。

当归　熟地黄　白芍药　川芎　黄芪　地骨皮各等分

上为粗末，每服五钱，水一盏半，煎至八分，去滓，空心温服。

加减大建中汤《普济》　治妇人胎前产后一切虚损，月水不调，脐腹疞痛，往来寒热，自汗口干烦渴。

芍药二两　当归　川芎　黄芪　桂各一两　甘草炙　白术各七钱半

上为末，每服二钱半，水一盏半，姜枣煎六分，去滓温服，食前。

清气汤《普济》　治肌热骨瘦者，阴衰阳盛也。是气弱而血热，则外蒸肌肉，内蒸骨髓，烦渴口干，颊赤头疼，饮食无味，心神惊悸，肢体酸疼，或时盗汗，或时咳嗽，或月家断绝，或经极少，俗谓血劳，产后曰蓐劳，及羸瘦之人，与清气

① 𤸷（jue　决）：疲劳。

汤、羊乳丸治之。

紫苏子 五味子 大腹子 枳壳 桑白皮微炒 菖蒲 地骨皮 白术 柴胡 秦艽 独活 干葛 甘草炙。各等分

上㕮咀，每服五钱，水一盏，入紫苏七片，乌梅一个，煎至七分，温服。

黄芪散一名防风汤 治劳气食后身疼倦，夜间盗汗。此因失血，荣卫损也。

黄芪一两 白芍药 防风 当归 干地黄各七钱五分 甘草半两

上㕮咀，每服五钱，水一盏，姜三片，枣一枚，煎至七分，去滓温服，食前。

四白散 治男子妇人血虚发热，夜多盗汗，不进饮食，四肢羸瘦，骨节拘挛，脚痛不能行。

黄芪 厚朴 益智仁 藿香 白术 白扁豆 陈皮各一两 半夏 白茯苓 人参 白豆蔻仁 天台乌药 甘草各半两 京南芍药 檀香 沉香各一两

上为细末，每服四钱，水一盏，姜三片，枣一个，煎至七分，温服。

桔梗饮子《大全良方》 治心气不足，解劳倦，益血。

黄芪 人参 麦门冬 苦梗 甘草各一两 青皮半两。

上为末，每服三钱，水一盏，煎至七分，温服。

如圣散《大全良方》 治妇人所禀血气不足，不耐寒暑，易冒疾伤，月水不调，久而心虚，状若心劳，四肢倦怠，筋骨少力，盗汗易惊。或时不宁，五心烦热，肌肤不长，间作头昏，饮食无味，胸膈不利。或产前产后受病，并可服之。

北柴胡 白茯苓 甘草 熟地黄 人参 当归各一两 鳖甲 胡黄连 沉香 知母各半两 桑寄生 干葛各七钱半

上为细末，每服二钱，水一盏，乌梅一个，枣二枚，麦门冬数粒，煎至八分，服无时。

劫劳散 治心肾俱虚，劳嗽二三声，无痰。遇夜发热，热过即冷，时有盗汗，四肢倦怠，体劣黄瘦，饮食减少，夜卧恍惚，神气不宁，睡多异梦。此药能治微嗽有唾，唾中有红线，名曰肺痿，失治便成羸劣之疾。

白芍药六两 绵黄芪蜜炙，四两 甘草炙 人参去芦 当归去芦，酒洗 半夏 白茯苓去皮 熟地黄洗净，焙干 五味子 阿胶各二两，炒

上㕮咀，每服三钱，水一盏，生姜七片，枣三枚，煎至九分，温服，无时，日三。

筒骨煎《大全良方》 治诸虚疾羸瘦乏力，腰背引痛，心烦喘嗽，唾脓呕血，顽涎壅盛，睡卧有妨，胸满气促，夜多盗汗，髪焦耳鸣，皮寒骨热，一切五劳七伤，骨蒸等候，并皆疗治。

地骨皮 粉草 北柴胡 前胡 乌药 麻黄不去节 干葛 青蒿 苦梗 知母 天仙藤 条黄芩各一两 人参 生干地黄 秦艽 鳖甲 黄芪各半两

上㕮咀，每服三钱，水一盏，酒一分，猪筒骨一茎，炙焦，分为四服，桃柳枝各七寸，杏仁五粒，去皮尖、捶碎，煎至七分，去滓温服。加乌梅半个尤妙。一方，加当归、芍药。

滋血汤 治妇人经候不通，或血聚肢体麻木，肌热身重，倦怠少力，将成劳瘵。不可妄行破血，宜滋养润利。见经闭。

补中丸《余居士选方》 治妇人虚损诸疾。

白术 地黄各一两 川芎 白芍药 当归 黄芪 人参 陈皮各半两

上为细末，炼蜜丸如梧桐子大，每服

五七十丸，温水下。

温中丸《普济》　治冲任虚损，血气亏伤，月水断续，来不应期，或多或少，腹中疠痛不实，寒热烦壅，咽燥舌干，心神忪悸，头目眩晕，肢体倦怠，腰背引痛，筋脉拘急，带下赤白，饮食进退，或发寒热。

生地黄　生姜二味各一斤，切碎。各研取汁，将姜汁炒地黄滓，却将地黄汁炒生姜滓　白芍药二两　人参去芦　蒲黄炒　当归酒洗　琥珀另研　白茯苓去皮　黄芪蜜炙　延胡索炒　麦门冬去心　乌梅肉焙。各一两

上为末，别用白艾叶一斤，水一斗，煎取浓汁，熬成膏，和前药丸如梧桐子大。每服五十丸，温米饮下，空心食前。

人参丸《十便良方》　养阴生血补虚。

人参　鹿角胶炒　熟地黄　芍药　当归　白术　川芎各等分

上为末，炼蜜丸如梧桐子大。每服三十丸，空心米饮下。

秘方十补丸　治妇人诸虚百损，荣卫不调，形体羸瘦，面黄背倦，口苦舌干，心忪多汗，血衰气盛，寒热往来，一切血崩带下，坠胎落孕，此药皆治。孕妇服之，尤有神效。

熟干地黄净洗，酒浸蒸过，焙干，秤重四两　肉苁蓉酒浸，焙干　人参　绵黄芪去芦，蜜炙　川芎　当归去芦，酒浸，焙　白芍药洗　白茯苓　白术去芦，洗净炒。各二两　甘草炙，半两　肉桂一两，去皮

上为细末，用好酒调山药末打糊为丸，如梧桐子大。每服六七十丸，食前米汤或温酒下。

五圣丸　调益荣卫，滋养气血。治冲任虚损，月水不调，脐腹疠痛，崩中漏下，血瘕块硬，发渴疼痛，妊娠宿冷，将理失宜，胎动不安，血下不止，及产后乘虚风寒内搏，恶露不下，结生瘕聚，小腹坚痛，时作寒热。

当归　川芎　白芍药　熟干地黄各一两　生干地黄二两

上为细末，酒煮面糊为丸，如梧桐子大。每服六七十丸，食前温酒下。

七补丸《十便良方》　治妇人气血虚弱，冲任不和，腹中经结，状若怀孕，月候尚来，未分经脉，宜服此方。

当归　芍药　川芎各三分　白芷　白术　熟地黄　阿胶炒。各二分

上为细末，炼蜜丸如梧桐子大。每服五六十丸。空心米饮下。

羊乳丸　治虚劳羸瘦。

秦艽　柴胡　地骨皮　山茱萸肉　黄芪蜜炙　地黄酒浸蒸过。各等分

上为末，炼蜜丸如梧桐子大。每服五十丸，煎人参汤下，不拘时候，日进三服。

人参鳖甲丸《普济》　治妇人一切虚损，肌肉瘦瘁，盗汗心忪，咳嗽上气，经脉不调，或作寒热，不思饮食。

杏仁汤浸，去皮尖，炒　人参　当归　赤芍药　甘草炙　柴胡　桔梗去芦。各一两　地骨皮　宣黄连去须　胡黄连各七钱半　肉桂去粗皮　木香各半两　麝香另研，半钱　鳖甲一枚，重二两者，醋炙黄色

上为细末，用青蒿一斤，研烂绞汁，童子小便五升，酒五升，同熬至二升，次入真酥三两，白沙蜜三两，再熬成膏，冷方下众药末，搜和令匀，丸如梧桐子大。每服五十丸，温酒送下，无时。

艾煎丸《东垣》　治妇人诸虚。

北艾叶　大当归各二两　香附子四两

上醋煮半日，焙干为末，再用醋煮糊丸，艾醋汤下。

芪味丸《东垣》　补虚败。

黄芪四两，盐水浸，火炙　北五味二两

上为末，秫米糊丸，空心盐酒下。

〔无热虚劳〕

〔大〕 妇人冷劳，属血气不足，脏腑虚寒，以致脐下冷痛，手足时寒，月经失常，饮食不消，或时呕吐，恶寒发热，骨节酸疼，肌肤羸瘦，面色痿黄也。

〔薛〕 前证有内外真寒，然有内外真热，亦有内真热而外假寒者，又有内真寒而外假热者。若饮食难化，大便不实，肠鸣腹痛，饮食畏寒，手足逆冷，面黄呕吐，畏见风寒，此内外真寒之证也。宜用附子理中汤以回阳，八味地黄丸以壮火。若饮食如常，大便坚实，胸腹痞胀，饮食喜冷，手足烦热，面赤呕吐，不畏风寒，此内外真热之证也。宜用黄连解毒汤以消阳，六味丸以壮水。若饮食如常，大便坚实，胸腹痞胀，饮食喜寒，手足逆冷，面黄呕吐，畏见风寒，此内真热而外假寒也。亦用解毒汤、六味丸。若饮食少思，大便不实，吞酸嗳气，胸腹痞满，手足逆冷，面赤呕吐，畏见风寒，此内真寒而外假热也。亦用附子理中汤与八味丸。当求其属而治之。经曰：益火之源，以消阴翳，壮水之主，以制阳光。使不知真水火之不足，泛以寒热药治之，则旧疾未去，新病复生矣。夫所谓属者，犹主也，谓心肾也。求其属也者，言水火不足而求之于心肾也。火之源者，阳气之根，即心是也。水之主者，阴气之根，即肾是也。非谓火为心，原为肝，水为肾，主为肺也。一妇食少作呕，口吐痰涎，面黄腹痛，月经不调，手足逆冷。此内外俱寒之证，以六君加附子、木香治之而愈。 一妇忽呕吐酸水，内热作渴，饮食不进，惟喜冷水，面色青赤，投之以药，入口即吐。此内外真热之证，积十馀日，以黄连一味，煎汤饮之。徐加白术、茯苓，仍加陈皮、当归、炙甘草。至月馀始进米饮稀粥，调理而愈。 一妇内热作渴，大便秘结，畏恶风寒，手足逆冷。此内真热而外假寒，先用黄连解毒汤，后用六味丸而愈。一妇初患痰喘热渴，医以降火散气治之，肌日削而气日索，延至甲辰，木旺痰盛，身热口腐，腹胀神昏，绝食几死，此虚热无火，投以壮水生土之剂，随服随效。越数岁夏初，坐则头坠不能起视，卧则背冷觉风透体，烦热晕眩，咳呕痰涌，手足麻冷。此内真寒外假热之证也，遂以大补姜附之剂投之，不三四服而大势已平，仍以前药加减而愈。

韩懋治其嫂年三十馀，十八胎九殒八夭，会家难作，惊忧过甚，遂昏昏不省人事，口唇舌皆疮，或至封喉，下部虚脱，白带如注。如此四十馀日，或时少苏，至欲自缢，悲不能堪。医或投凉剂解其上，则下部疾愈甚；或投热剂，及以汤药熏蒸其下，则热晕欲绝。此亡阳证也，急以盐煮大附子九钱为君，制以薄荷、防风，佐以姜、桂、芎、归之属，水煎入井，冰冷与之，未尽剂鼾睡通宵，觉即能识人。或曰：此何谓也？曰：方书有之，假对假，真对真尔。上乃假热，故以假冷之药从之，下乃真冷，故以真热之药反之，斯上下和而病解矣。续以女金丹错综以三二方，不但去其疾，且调治元气。无何，连生二子。以上论及治验，有无当于虚劳者，而实治寒热变通之大法，不可不察也。

〔局〕 **大圣散** 治妇人血海虚冷，久无子息，及产后败血冲心，中风口噤，子死腹中，擘开口灌药，须臾生下，便得无恙。治坠胎腹中攻刺疼痛，横生逆产，胎衣不下，血运血癖，血滞血崩，血入四肢，应血脏有患，及诸种风气。或伤寒吐逆咳嗽，寒热往来，遍身生疮，头痛恶心，经脉不调，赤白带下，乳生恶气，胎脏虚冷，数曾坠胎，崩中不定，因此成疾。室女经脉不通，并宜服之。常服暖子宫，和血气，悦颜色，退风冷，消除万病，兼疗丈夫五劳七伤虚损等病。

泽兰叶　石膏研。各二两　卷柏去根　白茯苓去皮　防风去芦　厚朴去粗皮，姜汁炙　细辛去苗　柏子仁微炒　桔梗　吴茱萸汤洗七次，焙炒。各一两　五味子拣净　人参　藁本去苗　干姜炮　川椒去目、闭口者，微炒出汗　白芷　白术　黄芪去苗　川乌炮，去皮脐　丹参各三分　芜荑微炒赤　甘草炙　川芎　芍药　当归各一两三分　白薇　阿胶碎，炒燥。各半两　肉桂一两一分　生干地黄一两半

上为细末，每服二钱，空心临卧热酒调下。若急疾有患，不拘时候，日三服。

浑身碎痛饮子　治妇人劳倦。

虎骨五钱　防风　藁本　甘草　白芷　茯苓各二钱　当归　芍药　续断　白术　附子各二钱

上为粗末，姜枣煎服，不拘时。

十全大补汤治妇人冷劳最妙。方见杂病虚劳。

当归木香汤　治妇人血气虚劳，令人头目昏眩，语声沉重，舌根强硬，言语謇涩，口苦不食，白日困睡，夜有虚汗，神思恍惚，梦寝惊悸，面色痿黄，频发喘嗽，遍身疼痛，脚气走注，四肢沉重，背胛拘急，时发寒热，五心烦躁，唇干多渴，胸膈不利，咽喉噎塞，尪羸瘦弱。经曰：大脉为劳，宜服。

当归　青皮　五加皮　海桐皮　陈皮　丁皮　桑白皮　地骨皮　牡丹皮　棕榈皮烧存性。各一两　赤芍药　木香各半两

上为末，每服一钱，水一盏，入香油一二点，古钱一文，洗，同煎至七分，不拘时温服。

熟干地黄丸方见前通治门。

木香丸　治妇人冷劳，经脉不调，脏腑气滞，四肢疼痛，饮食无味，渐加羸瘦。

木香　琥珀　吴茱萸炮　当归　牡丹皮　赤芍药　三棱　附子炮　延胡索　川芎各三分　干姜　人参　桂心各半两　北柴胡　白术　鳖甲醋煮去裙，炙　厚朴　熟地黄　陈橘皮各一两

上为末，炼蜜丸如梧桐子大。每服三十丸，空心温酒下。

煮肝散　治妇人冷劳，脾胃虚乏，大肠转泄，水谷不化，四肢羸瘦，口内生疮，不思饮食，渐加无力。

北柴胡　缩砂仁　莳萝　荜拨各三分　白术　白芷　胡椒　白姜　陈皮　山茵陈　人参　芜荑仁　木香　紫菀　白芍药　北细辛　桂心各半两

上为细末，以猜猪肝一具，去脂膜切如柳叶片，以新汲水洗过，入葱白三寸，细切，入药末半两于铫内，以新水二大盏，入盐醋少许，以瓷碗合煮令水尽，空心以意食之。吃前饮下食后良久，饮暖酒一盏为妙，晚食前热服。

硇砂煎丸　治妇人冷劳，心腹积聚，腹肋疼痛，四肢羸瘦，不食。

鳖甲醋炙　桃仁去皮、尖，麸炒　木香　五灵脂去土石，炒　当归各一两　硇砂二两，醋一升，熬成膏

上为细末，用硇砂膏为丸，如梧桐子大。空心温酒下二十丸。此方硇砂太多，不宜轻用。

〔**有热虚劳**〕

〔**大**〕　妇人热劳，由心肺壅热，伤于气血，以致心神烦躁，颊赤头疼，眼涩唇干，口舌生疮，神思昏倦，四肢壮热，饮食无味，肢体酸疼，心忪盗汗，肌肤日瘦，或寒热往来。当审其所因，调补气血，其病自愈矣。

〔**薛**〕　前证乃壮火食气，虚火煎熬

真阴之所致也。王太仆云：如大寒而甚，热之不热，是无火也。热来复去，昼见夜伏，夜发昼止，是无火也。当治其心。如大热而甚，寒之不寒，是无水也。热动复止，倏忽往来，时动时止，是无水也。当助其肾。心盛则生热，肾盛则生寒，肾虚则寒动于中，心虚则热收于内。窃谓前证，若肝脾血虚，用四物、参、术。肝脾郁怒，小柴胡合四物汤。脾胃气虚，补中益气汤。肝脾血虚，加味逍遥散。肝经风热，加味小柴胡汤。心经血虚，天王补心丹。肺经气虚，人参补肺汤。肝经血虚，加味四物汤。大抵午前热属气分，用清心莲子饮。方见杂病赤白浊。午后热属血分，用四物汤、参、术、牡丹皮。热从左边起，肝火也，实则四物汤、龙胆、山栀；虚则四物、参、术、黄芪。热从脐下起，阴火也，四物、参、术、黄柏、知母酒拌，炒黑、五味子、麦门冬、肉桂，如不应，急用加减八味丸。不时而热，或无定处，或从脚心起，此无根虚火也，用加减八味丸，及十全大补汤加麦门、五味主之。　一妇经行不调，饮食少思，日晡热甚，此肝脾气血俱虚，用十全大补加山茱萸、山药、牡丹皮、麦门、五味而愈。次年秋，寒热如疟，仍用前药而愈。　一妇生育多胎，月经不调，两足发热，年馀其身亦热，劳则足酸痛，又年许，唇肿裂痛，又半年唇裂见血，形体瘦倦，饮食无味，月水不行，此气血俱衰之证，彼误用通经丸等药，复伤气血，遂致不起。

黄芪散《圣惠》　治妇人热劳羸瘦，四肢烦疼，心躁口干，不欲饮食。

人参　黄芩　当归各七钱半　北柴胡去皮，一两半　黄芪　地骨皮　赤茯苓　麦门冬去心　生地黄　赤芍药各一两　甘草炙，一钱半

上㕮咀，每服四钱，水一盏，姜五片，煎六分，去滓，温服无时。

逍遥散《集成》　治血虚劳倦，五心烦热，肢体疼痛，头目昏重，心忪颊赤，口燥咽干，发热盗汗，减食嗜卧，及血热相传，月水不调，脐腹胀痛，寒热如疟。又主室女血弱阴虚，荣卫不和，痰嗽潮热，肢体羸瘦，渐成骨蒸。

白茯苓　白术去芦　白芍药　当归去芦，酒浸半日，微炒　北柴胡去苗。各一两　甘草炙，一两半

上锉散，每服三钱，水一盏半，姜三片，麦门冬二十粒，去心，煎服，不拘时候。　一方加知母、地骨皮。　一方薄荷汤下，无门冬。　一方名人参散。治妇人血热虚劳骨蒸，兼治邪热客于经络，痰嗽烦躁，头目昏痛，夜多盗汗。补真气，解劳倦。用人参、白术、茯苓、柴胡、半夏、当归、赤芍药、干葛、甘草、黄芩。各等分，㕮咀。每服四钱，水一盏半，生姜五片，枣二个，煎至六分，不拘时候温服。应有劳热之证，皆可服之，热退即止。

子芩散《拔粹》　凉心肺，解劳除热，使荣卫顺，血不绝。

黄芪一两　白芍药　子芩　人参　白茯苓　麦门冬去心　生干地黄各半两　苦梗二钱半

上为粗末，先用竹叶一握，小麦七十粒，水三盏，姜三片，煎至一盏半，入药末三钱，重煎至七分，去滓温服。

知母散《圣惠》　治妇人热劳，体瘦壮热，四肢烦疼，咽喉不利，少思饮食。

知母　黄芩各七钱半　柴胡去苗　生干地黄各一两　赤芍药　麦门冬去心　射干　川升麻各七钱半　甘草半两，炙微赤，锉

上为粗散，每服四钱，水一中盏，入生姜半分，淡竹叶二十七片，同煎至六分，去滓，不计时候温服。

半夏散《大全》　治妇人热劳，烦渴口干，体瘦无力，四肢疼痛，或时寒热，痰逆呕吐，不思饮食。

半夏　知母　苦梗　人参　赤茯苓　秦艽　赤芍药　麦门冬　乌梅肉各半两　鳖甲醋炙　北柴胡　黄芪各一两　大腹皮七钱半　甘草二钱半

上为粗末，每服四大钱，水一盏半，生姜三片，煎至七分，去滓温服，无时。

秦艽散《大全》　治血经有热，月脉凝滞，五心烦倦。

麦门冬　秦艽各一两　生地黄　当归各半两　地骨皮　郁金　苏木各二钱半

上为细末，每服一钱半，水一盏，红花少许，同煎至七分，温服。若经脉调，不用红花。忌酒与热物。此方可服一年。

鳖甲地黄汤《补遗》　治热劳，手足烦、心怔忡、悸闷，妇人血室有干血，身体羸瘦，不为肌肉。

柴胡去芦　当归去芦，酒浸　麦门冬去心　鳖甲醋炙　石斛　白术　熟地黄酒浸　茯苓　秦艽去芦。各一两　人参　肉桂不见火　甘草炙。各半两

上锉，每服四钱，姜四片，乌梅半个，煎温服。

胡黄连散《圣惠》　治妇人热劳，体瘦，经脉不通，四肢疼痛，口干烦渴，不得眠卧，饮食全少。

鳖甲一两半，醋炙黄，去裙襕　天灵盖酥炙黄　柴胡去芦　生干地黄　地骨皮　黄芪锉　川大黄一两，锉，微炒　犀角屑各一两　胡黄连　当归　青蒿　黄芩各七钱半　赤芍药　木香　麝香细研入。各半两

上为粗末，每服四钱，以水一中盏，入生姜一钱三分，桃柳心各七茎，煎至六分，去滓，不拘时温服。

犀角散《圣惠》　治妇人热劳，心胸烦热，不思饮食，四肢多疼，经脉涩滞。

犀角屑　黄芩　甘草炙微赤，锉。各半两　赤芍药　虎杖　茯苓　地骨皮　麦门冬去心　当归　枳壳麸炒微黄。各七钱半　柴胡去苗　红蓝花　鳖甲醋炙黄，去裙襕。各一两

上为粗散，每服三钱，以水一中盏，入生姜半分，煎至六分，去滓温服，无时。

红蓝花散《圣惠》　治妇人热劳，四肢羸瘦，经脉不通。

柴胡一两半，去苗　红蓝花　当归　生干地黄　赤芍药　鬼箭羽　虎杖　大腹皮锉　麦门冬去心　土瓜根　地骨皮　枳壳麸炒微黄，去穰。各一两　甘草炙微赤，半两

上为粗散，每服四钱，以水一中盏，入生姜半分，煎至六分，去滓温服，无时。

鳖甲散《圣惠》　治妇人热劳，发渴壮热，四肢烦疼，渐渐黄瘦，心胸躁闷。

鳖甲醋炙令黄，去裙襕　柴胡去芦。各一两半　麦门冬去心，一两　知母　川大黄锉碎，微炒　地骨皮　赤芍药　人参去芦　黄芩　黄芪锉　桑根白皮各七钱半　甘草炙微赤，半两

上为粗散，每服四钱，以水一中盏，入生姜半分，葱白五寸，豉五十粒，煎至六分，去滓温服，无时。

治妇人骨槽劳热，宫脏不调，因感劳气，子母相传，邪气干心，非时惊恐，如人将捕，战栗不安。杨子建《护命方》。

桑寄生半两　人参　茯苓　鳖甲醋炙　柴胡去苗　独活　天灵盖酥炙黑色　川芎各二钱半　沉香九分　木香一钱二分半

上细杵，罗为末，每服三钱，水一盏，煎两三沸，急泻出，空心去滓吃。

猪肚丸《圣惠》　治妇人热劳羸瘦。

北柴胡　赤茯苓　人参　黄芪各一两　黄连三两　地骨皮　木香各半两　桃仁　鳖甲各一两半

上为细末，用好嫩猪肚一枚，净洗，

将药末入猪肚内，以线缝合，蒸令烂熟，于砂盆内研如膏，丸如梧桐子大。食前粥饮下三十丸，午食前再服。

胡黄连丸《普济》 治妇人热劳烦闷，四肢黄瘦疼痛，时有咳嗽，不欲饮食。

胡黄连 知母 川升麻 玄参 人参去芦 当归 甘草炙微赤 槟榔 桔梗去芦。各半两 赤芍药 犀角屑 地骨皮 茯神 杏仁汤浸，去皮尖双仁，麸炒微黄 紫菀洗去苗土 川大黄锉碎，微炒 秦艽去苗 枳壳麸炒微黄，去穰。各七钱半 柴胡去苗，一两 麦门冬去心焙，一两半 鳖甲二两，醋炙黄，去裙襕

上为末，炼蜜和捣三二百杵，丸如梧桐子大。不计时候，以汤饮下三十丸。

益母草煎丸《普济》 治妇人热劳烦闷，四肢疼痛，经脉滞涩，腹胁妨闷，不欲饮食。

益母草汁一升 青蒿汁一升 无灰酒一升 生姜汁三合 童子小便一升

已上五味，于银器中以慢火熬成膏；

柴胡去苗 麦门冬去心 赤芍药 桃仁汤浸去皮尖双仁，麸炒微黄 生干地黄 鬼箭羽各一两 鳖甲二两，醋炙，去裙襕 人参去芦 琥珀研细 地骨皮 白术 枳壳麸炒微黄，去穰 桔梗去芦 当归各七钱半 麝香二钱半，细研

上为末，用前膏子和捣三二百杵，丸如梧桐子大。食前以温水下三十丸。

青蒿丸《圣惠》 治妇人热劳咳嗽，肌体消瘦，心膈烦热，夜多盗汗，四肢酸痛，食少无力。

青蒿 杏仁汤浸，去皮尖双仁，麸炒黄 天灵盖酥炙黄 鳖甲醋炙黄，去裙襕。各一两半 天门冬去心，焙 柴胡去苗 地骨皮 旋覆花 紫菀洗去苗土 贝母 人参去芦 秦艽去头 葳蕤 黄芪 川大黄锉，微炒 枳壳麸炒微黄，去穰。各一两 甘草炙微赤，锉，七钱半 龙胆草半两 朱砂一两，细研，水飞过 麝香半两，细研

上为末，入研了药令匀，炼蜜和捣三五百杵，丸如梧桐子大。每以麦门冬汤下二十丸，不计时候。

鳖甲丸《普济》 治热劳尤佳。

河车一具，治法详见后条 鳖甲醋炙，一两 桔梗 白芍药 大黄煨 甘草 苦参 贝母 知母 秋石 豉心 草龙胆 黄药子 莪术 犀角屑 消石各半两

上为末，以前膏子为丸，汤使如前。

鸡苏丸《拔粹》 治虚热昏冒倦怠，下虚上壅，嗽血衄血。

鸡苏叶半斤 黄芪 苦梗各半两 防风 荆芥穗 生干地黄各一两 甘草 川芎 甘菊花各二钱半 真脑子半钱

上为细末，炼蜜丸如弹子大。每服一丸，用麦门冬去心煎汤嚼下。又治肺损吐血，日渐乏力瘦弱，行步不得，喘嗽痰涎，饮食不美，或发寒热，小便赤涩，加车前子二钱半，每服一丸，煎桑枝汤嚼下，日可六七服。桑枝锉，炒香，每用水三盏，煎至一盏，去滓下药。

〔瘵骨蒸热〕

五劳、六极、七伤诸证治，已见杂病虚劳门，兹不赘叙。妇人致此，多因经行胎产，或饮食起居，七情重伤肝脾之所致。又或失于调摄，或过于攻伐而成，与男子治法稍有不同，故汇集古今禁方专治妇人者于此，若欲穷其源流，更当稽之彼籍。

〔补虚〕

治瘵疾**得效方河车丸** 治劳嗽，一切劳瘵虚损骨蒸等疾。

河车一枚，初生男子者尤良，于长流水中荡洗血净，入瓷器内重汤煮烂入药 雪白茯苓半两 拣参一两 干山药二两

上为细末，入河车汁，加面糊为丸，如梧子大，以少麝香末为衣。每服三五十

丸，米饮、温酒、盐汤送下，空心服。嗽甚者，五味子汤下。

十全大补汤方见杂病虚劳。　治气血虚热，加柴胡、地骨皮、秦艽。

〔补虚退热润燥〕

黄芪丸《圣惠》　治妇人骨蒸烦热，四肢羸瘦疼痛，口干心躁，不得眠卧。

黄芪　麦门冬去心　茯神　北柴胡　甘草　生干地黄各一两　酸枣仁炒　郁李仁　杏仁去皮尖、双仁，麸炒黄　枸杞子　人参去芦　黄芩各七钱半　百合　枳壳去穰，麸炒　赤芍药　知母　秦艽各半两　鳖甲二两，制

上为细末，炼蜜为丸，如梧桐子大。清粥吞下三十丸，无时候。

地黄煎丸《永类》　解劳生肌进食，活血养心。

生地黄汁　杏仁汁　生姜汁　藕汁各五升　薄荷汁　鹅梨汁各一升　法酒二升　沙蜜四升

上慢火熬成膏，入后药；

北柴胡三两　木香　人参　茯苓　山药　柏子仁去皮，炒研　远志肉　枳实制炒　白术各一两　秦艽　苦梗各二两　麝香半两，研　熟地黄洗、焙，酒蒸，四两

上为细末，以前膏子和丸，如梧子大。食后甘草汤下二三十丸。

〔攻补兼施〕

人参散《普济》　治妇人骨蒸劳，身体壮热，手臂疼痛，月水不通，日渐瘦悴，两胁气刺，四肢羸弱，腹内块生，时有咳嗽，不欲饮食。

人参去芦　鳖甲醋炙黄，去裙襕　柴胡去苗　地骨皮各三两　羚羊角屑　赤茯苓　枳壳麸炒微黄，去穰　牛膝去芦　贝母　栝蒌根各二两　知母一两半　赤芍药　桃仁汤浸，去皮、尖、双仁，麸炒微黄。各一两　黄芩　当归各七钱五分

上为细末，每服半两，以猜猪肝一具，用盐、醋、葱白各少许和煮，空心食之，后饮温酒二盏。

赤茯苓散《圣惠》　治妇人骨蒸及血劳等疾，面色黄瘦，四肢无力烦疼，痰壅涕唾稠粘，不思饮食。

鳖甲制如前，二两　赤茯苓　柴胡去苗　麦门冬去心　川大黄锉碎微炒。各一两　人参去芦　木香　桃仁制如前　白术　瞿麦　赤芍药　当归　半夏汤洗七遍，去滑。各七钱半

上为粗散，每服四钱，以水一中盏，入生姜半分，煎至六分，去滓温服，无时。

〔攻积〕

天门冬丸《大全》　治伏连传注，腹中有坚硬积气壅心胸作痹，痛引胁背，脘膈满闷。

鬼臼　天门冬去心。各七钱半　巴豆　莽草　不蛀皂角　叶子雄黄各一两

上为细末，炼蜜为丸，如小豆大。每服一丸，渐加至三五丸，空心汤水吞下，临卧一服。常宜斟酌，勿令泄泻。忌鲤鱼、山猪、芦笋。

〔破血劫痰〕

麦煎散《永类》　治少男室女骨蒸，妇人血风攻疰四肢，心胸烦壅。

赤茯苓　当归　干漆生　鳖甲醋炙　常山　大黄煨　北柴胡　白术　石膏　生干地黄各一两　甘草半两

上为细末，每服二钱，水一盏，小麦五十粒煎，食后临卧温服。有虚汗，加麻黄根一两。东坡云：在黄州疗骨蒸黄瘦，口臭肌热盗汗，极效，宝此方如希世之珍。

〔通经破血〕

牡丹汤《普济》　治妇人骨蒸，经脉不通，渐增瘦弱。

牡丹皮一两半　桂去粗皮　木通锉、炒。

各一两　芍药　土瓜根各一两半　鳖甲醋炙、去裙襕，二两　桃仁制如前，一两

上粗捣筛，每服五钱，水一盏半，煎至一盏，去滓温服，空心、食后。

鳖甲丸《圣惠》　治妇人骨蒸劳，月水不通，胁下癥癖，往往腹痛。

鳖甲二两，醋炙黄　土瓜根　桂心　京三棱　牡丹皮　牛膝去苗　川大黄锉碎，微炒　诃梨勒皮　琥珀各一两，细研　桃仁制，一两

上为末，炼蜜和捣三二百杵，丸如梧桐子大。不计时候，以桃仁汤下三十丸。

〔清肺〕

柴胡散《圣惠》　治妇人骨蒸劳热咳嗽，胸膈痰壅，腹胁妨闷，不欲饮食。

柴胡去苗　桑根白皮　麦门冬去心　赤茯苓各一两　川大黄锉碎，微炒　枳壳麸炒，去穰　百合　秦艽去苗　紫菀洗　黄芩　赤芍药　知母　木通锉。各七钱半　半夏汤洗七遍，去滑　甘草炙微赤。各半两　鳖甲醋炙，二两

上为粗散，每服三钱，以水一中盏，入生姜一钱三分，煎至六分，去滓温服，无时。

〔凉剂〕

黄连散《圣惠》　治妇人骨蒸劳热，四体昏沉，背膊疼痛，面色痿黄，渐渐无力。

黄连去须　知母各一两　鳖甲醋炙，二两　柴胡　木通各一两半　麦门冬去心　白术　地骨皮　黄芩　犀角屑各七钱半　龙胆去芦　甘草炙微赤。各半两

上为粗散，每服四钱，以水一中盏、生姜一钱，大淡竹叶二七片，煎至六分，去滓温服，无时。

青蒿散《圣惠》　治妇人骨蒸劳热，四肢烦疼，日渐羸瘦。

青蒿　鳖甲醋炙。各二两　柴胡去苗，一两半　黄连去须　黄芪　桑根白皮　白术各一两　栀子仁　知母各七钱半　地骨皮　甘草炙微赤。各半两　龙胆草去芦，二钱半

上为粗散，每服四钱，以水一中盏，入生姜一钱三分，煎至六分，去滓温服，无时。

猪肚丸《永类》　治骨蒸劳，唇颊赤，气粗口干，壮热虚汗，大肠秘涩，小便赤黄，减食。

青蒿　鳖甲醋炙　北柴胡　木香　生干地黄各一两　青皮半两　宣连二两

上为细末，以猪肚一个，洗净，入药在内，缚定，蒸令极软，研如泥，为丸如绿豆大。汤下十五丸，空心，日三服。忌湿面、毒物。

石膏散《灵苑》　治女人骨蒸，外寒内热，附骨蒸盛之时，四肢微瘦，足趺肿者，病在脏腑中。

真石膏不以多少，研极细。每用，新汲水和服方寸匕，取身无热为度。　此方非实热、能食、大便实者，不可服。

〔寒热并用〕

青蒿鳖甲煎丸《圣济》　治妇人骨蒸劳，退热解肌进食。

九肋鳖甲一个　北柴胡二两　甘草　杏仁　桔梗　当归　人参　地骨皮　赤芍药各一两　胡黄连　宣连各二钱半　官桂　木香各半两　麝香一字　酥　蜜各三两

上为细末，用青蒿一斤，童子小便五升，好酒一升，熬青蒿汁约二升已来，搌去青蒿不用，入酥蜜再熬成膏，冷后入药末，搜和为丸，如梧桐子大。每服十五丸，温酒下，米饮亦得，日三服。如秋后合，再入桃柳枝七茎。此药甚妙，即《局方》人参鳖甲丸也。

〔传尸〕

天灵盖散《圣惠》　治妇人骨蒸劳，四肢无力，每至晚间即热，两颊红色，饮食不下，心神烦躁。

天灵盖酥炙　安息香　地骨皮　当归　人参去芦　山栀子仁　贝母去心　黄连　桃仁去皮尖、双仁，麸炒黄　槟榔各一两　鳖甲醋炙　北柴胡　生干地黄　赤茯苓　麦门冬各一两半　阿魏半两

上为粗末，以童子小便一大盏，桃柳枝各七寸，姜五片，葱白五寸，药四钱，煎至七分，去滓温服。

益母草丸《普济》　治妇人骨蒸劳瘦，月候不通，心神烦热，四肢疼痛，不能饮食。

益母草　青蒿各二斤　桃枝一握，长一尺　柳枝一握，长一尺

已上四味，细锉，用童子小便一斗，于银锅中煎至三升，绞去滓，煎成膏；

柴胡去苗　赤芍药　犀角屑各二两　朱砂一两，细研水飞过　天灵盖酥炙微黄　木香　甘草炙微赤。各一两　鳖甲三两，制　桃仁五两，制净　麝香半两，细研

上为末，用益母草煎，都和捣五七百杵，丸如梧桐子大。每以乌梅、甘草汤下三十丸，无时。

獭肝丸《圣惠》　治妇人骨蒸劳热，体瘦烦疼，不欲饮食。

獭肝一具　鳖甲醋炙　北柴胡各一两半　川升麻　桃仁制　天灵盖酥炙　犀角屑　栀子仁　地骨皮　知母各一两　黄芪七钱半　甘草半两　麝香二钱半，另研　朱砂一两，细研水飞

上为细末，炼蜜丸如梧桐子大。温水下三十丸，无时。

杀鬼方《圣惠》　治妇人骨蒸，传尸劳瘦，鬼气伏连。

麝香七钱半　犀角屑　木香　白术　鬼箭羽各一两　虎头骨酥炙黄色　天灵盖醋炙黄　桃仁去皮、尖、双仁，麸炒黄　雄黄另研　朱砂光明者，另研。各一两半

上为细末，入研了药和匀，炼蜜丸如梧桐子大。温水下二十丸。此药辟瘟疫，亦可带。

〔止嗽〕

温金散《永类》　治劳嗽。

甘草　黄芩　桑白皮　防风各一两　杏仁二十七枚，制　人参　茯神各半两　麦门冬一分

上前五味以米泔浸一宿，晒干，次入人参、茯神、麦门冬三味，同为细末。每服二钱，水一盏，蜡一豆大，煎八分，食后温服。

一方《永类》　调荣卫，消瘀血，出声音，治痰嗽。

当归　牡丹皮　白芍　子芩　木通　麦门冬　甘草　细辛各半两　生干地黄各一两

上㕮咀，每服三钱，姜三片，水煎温服。

一方《永类》　治肌瘦、咯血、肺痿等疾。

蛤蚧一双全者，酒浸一宿，酥炙　知母　贝母去心　人参　甘草　杏仁制，炒　枇杷叶去毛，炒　鹿角胶炒。各一两

上为细末，每服三钱，水一盏，入桑白皮温服。

补肺汤《永类》　治劳嗽。

桑白皮　熟地黄各二两　人参　紫菀　黄芪　五味子各一两

上为细末，每服二钱，水一盏，入蜜少许，食后温服。

四君子汤加秦艽、黄蜡煎服，尤妙。

〔治胸痹〕

一方《永类》　治心胸积气作胸痹，引两胁痛，昏闷不收，音声不清，虚热上壅，作鼻衄。

桑白皮三分　枳壳　木通　子芩　生干地黄　白芍药　甘草各半两

上为粗末，每服三钱，水煎，食后温

服。

一方《永类》　治伏瘀血在心肺，时作衄，心胸彻背痛。

白芍药　牡丹皮各一两　生犀屑半两　生地黄三两，别捶

上㕮咀，每服半两，水煎温服。

瓜蒌汤《永类》　治胸痹。

瓜蒌一个　枳壳四枚　厚朴　薤白各一两　桂枝一两，有热者除

上㕮咀，水煎温服。

一方《永类》　治积气坚硬，作气噎，胸胁引背痛。

白芍药一两半　鳖甲醋炙　枳壳制　北柴胡各一两　甘草　赤茯苓各半两

上㕮咀，每服三钱，生姜三片，枣一枚，水煎温服。

〔**出音声**〕

一方《永类》　治失声音。

诃子肉　木通各一两　甘草半两

上㕮咀，水三升，煎至升半，入生地黄一合，再煎数沸，放温，分六服，食后。日作半料。

〔**治喉痛**〕

一方《永类》　咽喉痛。

百药煎去黑皮　硼砂　甘草　生白矾各等分

上为细末，每服一钱，食后米饮调，细细呷咽。

已上诸方，辰阳李倅传，屡救人甚效。服药止可食淡煮猪蹄肉，仍须煮熟肉去原汁，再以白汤熟煮。仍忌房劳、生冷、鱼腥、咸、腌藏等。修合煎药，忌一切生人男女、猫犬鸡畜见，仍不令病人知药味，方有效。

〔**血风劳**〕

〔**大**〕　妇人血风劳证，因气血素虚，经候不调，或外伤风邪，内挟宿冷，致使阴阳不和，经络痞涩，腹中坚痛，四肢酸疼，月水或断或来，面色痿黄羸瘦。又有因产后未满百日，不谨将护，脏腑虚损，百脉枯竭，遂致劳损。久不瘥则变寒热，休作有时，饮食减少，肌肤瘦瘁。遇经水当至，即头目昏眩，胸背拘急，四肢疼痛，身体烦热，足重面浮，或经水不通，故谓之血风劳气也。

〔**薛**〕　东垣云：喜怒不节，起居不时，有所劳伤，皆损其气，气衰则火旺，火旺则乘其脾土，脾主四肢，故困热懒言，动作喘乏，表热自汗，心烦不安，当病之时，宜安心静坐，存养其气，以甘寒泻其热气，以酸味收其散气，以甘温补其中气。经言：劳者温之，损者温之。《要略》云：平人脉大为劳，以黄芪建中汤治之。　一妇人劳则足跟热痛，此足三阴血虚，用圣愈汤而痊。后遍身瘙痒，误服风药，发热抽搐，肝脉洪数，此肝家血虚火盛而生风，以天竺黄、胆星为丸，用四物、麦门、五味、芩、连、炙甘草、山栀、柴胡煎送而愈。　一妇素清苦，勤于女工，因感风邪，自用表散之剂，反朝寒暮热，自汗盗汗，形气虚甚。其脉或浮洪，或微细；其面或青白，或痿黄。此邪去而气血愈虚也。用十全大补汤三十馀剂渐愈，又用加味逍遥散兼治，半载而痊。

人参荆芥散《大全良方》　治妇人血风发热，身体疼痛，头昏目涩，心忪烦倦，寒热盗汗，颊赤口干，痰嗽胸满，精神不爽；或月水不调，脐腹疞痛，痃癖块硬，疼痛发歇，或时呕逆，饮食不进，或因产将理失节，淹延瘦瘁，乍起乍卧，甚即着床。

人参　荆芥穗　生干地黄　北柴胡　鳖甲醋炙　酸枣仁炒　枳壳制　羚羊角别镑　白术各七钱半　桂心　甘草　防风　川芎　当归各半两

上为粗末，每服五钱，水一盏半，生

姜三片，煎至八分，去滓热服，无时。

地骨皮散《大全良方》　治妇人血风，气体虚弱，寒热发渴。

地骨皮　桑白皮　枳壳　前胡　黄芪各一钱半　白茯苓　五加皮　白芍药　人参各一钱　柴胡二钱　官桂　甘草各半钱

上作一服，水二盅，生姜三片，煎至一盅，不拘时服。

地黄煎《大全良方》　治妇人血风劳，心忪，发热不退。

生干地黄　熟干地黄

上等分为细末，用生姜自然汁，和水打糊为丸，如梧桐子大。每服三十丸，用地黄汤下，或只茶、酒、醋汤下亦可，食后，日三服。觉脏腑虚冷，早间先服八味丸一服，不可谓地黄性冷，沮洳坏脾，大概阴虚则发热，盖地黄大能补阴，益阴血退热也。　薛云：前方肝脾血虚发热，内热晡热，盗汗作渴，体倦，筋骨疼痛，筋脉拘挛，血虚发躁，虚热生痰咳嗽之良剂。若因肝脾肾精血燥热生痰，胸膈痞满，喘咳作渴及一切虚火证，必用六味丸为主。

乞力伽散《大全良方》　治血虚肌热。又治小儿脾虚，蒸热羸瘦，不能饮食。

白术　白芍药　白茯苓各一两　甘草半两

上为细末，姜、枣煎三钱服。

大效油煎散《大全良方》　治血风劳气，攻疰四肢，腰背疼痛，呕逆醋心，不思饮食，日渐羸瘦，面色萎黄，手足麻痹，血海冷败，神效。

五加皮　川乌炮　芍药　海桐皮　牡丹皮各一两　桂心　干姜　川芎各半两

上为细末，每服二钱，水一盏，生麻油浸钱一文，同煎至六分，温服。常服以油浸二钱。煎药时不可搅，吃药时不可吹。

治血风劳方《大全良方》

牡丹皮　地骨皮　防风　甘草　黑豆　白芷　白芍药各一两　荆芥穗二两　川芎二钱半

上为细末，每服二钱，水一中盏，姜三片，枣一个，葱白一寸，煎至八分，温服无时。

马鞭草散《大全良方》　治血风攻透，肢体疼痛，或觉瘙痒，或觉痹麻，作寒作热，饮食减味。

马鞭草去梗　荆芥穗　北柴胡　乌梅肉各二两　枳壳　白术　羌活　白芍药各一两　秦艽　天台乌药　麻黄各一两半　木香半两　当归　川乌炮　甘草各一两

上为细末，每服三钱，水一盏，生姜三片，枣一枚，葱白二寸，煎至七分，日午临卧温服。常服无忌，有孕勿服。

琥珀散《圣惠》　治妇人血风劳气，脐腹疼痛，经脉不调，渐加羸瘦。

琥珀细研　白术　当归　桃仁去皮、尖，麸炒　赤芍药各七钱半　柴胡去苗　鳖甲醋炙。各一两　延胡索　红花子　牡丹皮　桂心各半两

上为散，每服四钱，水一中盏，入生姜半分，煎至六分，去滓，食前稍热服。

茯神散《圣惠》　治妇人血风劳气，头疼目赤，胸背气壅，四肢疼痛，心烦惊悸，少欲饮食。

柴胡去苗　石膏各二两　茯神　羚羊角　防风去芦　赤芍药　人参去芦　天门冬去心　独活　郁李仁去皮，微炒　生干地黄　枳壳麸炒，去穰。各一两　甘草炙，半两　桃仁汤浸，去皮、尖、双仁，麸炒黄，研如泥，一两半

上为散，每服四钱，以水一中盏，入生姜半分，煎至六分，去滓温服，无时。

逍遥散《神巧万全方》　治血风劳，解五心烦躁，心多怔忪，恍忽忧惧，头目昏重，夜多盗汗。

人参 白茯苓去皮 柴胡去苗 白术炒 黄芪

上各等分为散，每服三钱，入甘草一寸，同煎六分，温服。

熟干地黄散《神巧万全方》 治妇人血风劳，冷气攻心腹疼痛，四肢不和，食减少，日渐羸瘦。

熟干地黄 柴胡 黄芪 苍术 牛膝去苗。各一两 鳖甲醋炙黄，二两 白芍药 当归 姜黄 琥珀 厚朴去皮，姜汁涂，炙 川芎 陈橘皮去白。各七钱半 木香 桂心 羌活各半两

上为散，每服四钱，以水一中盏，生姜半分，煎六分，热服。

琥珀丸《博济方》 治血风虚劳，上热下冷，或发动即心中烦躁，困乏无力，不美饮食，醋心口疮，月水不调，肌肉黄瘁，腹痛肠鸣，或有气块攻冲，或时作寒热，头旋痰逆，手足麻痹，大宜常服。

琥珀 当归 木香 川芎 防风 槟榔各一两 三棱炮 干姜炮 桂心各一两二钱半 吴白术洗 柴胡 人参各半两 青皮 吴茱萸洗炮 全蝎炒 附子炮 草豆蔻 赤芍药 柏叶 白芷 天麻各七钱半 桃仁去皮尖，麸炒 败龟甲醋炙 鳖甲醋炙。各一两半

上为细末，炼蜜丸如梧桐子大。每日空心酒下二十丸，午前近晚更进一服。如觉暖，近晚不须服。如腹内块积攻筑，于龟甲、桃仁、槟榔、三棱各加一倍为妙。忌生冷、葱、苋菜、毒鱼等物。

鳖甲丸《大全良方》 治妇人血风劳气，四肢羸瘦疼痛，经脉不利，饮食无味，渐加虚困。

鳖甲 紫菀 桂心 川芎 防风 川牛膝 当归 秦艽 人参 桃仁 琥珀各一两 黄芪 赤芍药 虻虫制 水蛭制 鬼箭羽 白术 羌活各七钱五分 熟地黄一两半 麝香二钱半

上为细末，炼蜜丸如梧桐子大。空心食前温酒下三十丸。

牡丹丸《圣济总录》 治妇人血风劳气，气块攻心，日渐黄瘦，经脉不行。

牡丹皮 郁李仁汤浸、去皮。各二两 芍药 当归 芎䓖 桂心 苦参 大黄醋炒。各一两 贝母半两

上为细末，炼蜜丸如梧桐子大。每服二十丸，食前温酒下，日二。

柴胡丸《圣济》 治妇人血风劳气，头目昏眩，胸背拘急，四肢酸疼，心躁烦热，气满腹胀，腰膝无力，经脉不调。

柴胡去苗 黄连去须 知母焙 赤芍药 龙胆 黄芩去苗 地骨皮 麦门冬去心，焙 茯神去木 甘草炙。各一两 槟榔七钱半

上为末，炼蜜丸如梧桐子大。每服二十丸，温酒下，无时。

客 热

〔大〕 客热者，因体虚而将温过度，外热加之，非脏腑自生，故云客热。其状上焦胸膈之间虚热，口燥心烦，手足壮热者是也。

〔薛〕 前证若客邪所侵，用补中益气加川芎、防风。肝虚血少，六味地黄丸。胃火饮冷，钱氏泻黄散。胃虚饮汤，七味白术散。潮热时热，八珍汤。晡热内热，逍遥散。发热体倦，补中益气汤。恚怒发热，小柴胡汤。郁怒发热，加味归脾汤。寅卯酉戌时热，升阳益胃汤。

〔大〕 **麦门冬散** 治妇人客热，四肢烦闷疼痛，饮食不下。

麦门冬 赤茯苓 赤芍药 柴胡各一钱半 桑白皮 生地黄 黄芪 羚羊角屑各一钱 甘草半钱

上作一服，水二盅，生姜三片，煎至一盅，不拘时服。

犀角散　治妇人客热，四肢烦闷疼痛，饮食不下。

犀角屑　赤芍药　地骨皮　赤茯苓　红花　人参　枳壳　麦门冬各一钱　柴胡二钱　黄芪二钱半　甘草半钱

上作一服，水二盅，生姜三片，煎至一盅，不拘时服。

黄芪饮　治妇人客热，心胸壅闷，肢节烦疼，不思饮食。

黄芪　生地黄各二钱　人参　茯神炒　犀角屑　瓜蒌仁　黄芩各一钱　甘草半钱

上作一服，水二盅，淡竹叶五片，煎至一盅，不拘时服。

丹砂散　治妇人客热，心神烦躁，口干舌涩，饮食无味。

丹砂一两，细研，水飞过　犀角屑　天竺黄　胡黄连各半两　麦门冬去心焙，二两　寒水石细研　马牙硝细研。各一分　铅霜半两，细研

上为细末，入研了药和匀，每以竹叶汤调下一钱，无时。

玉霜散　治妇人客热，烦渴头痛，痰涌如泉。

石膏二两，细研，水飞过　寒水石一两，细研

上和匀，每以生地黄汁调下一钱，无时。

生干地黄丸　治妇人客热，面赤头疼，口舌生疮，心胸烦壅，饮食无味。

生干地黄一两　羚羊角屑　白藓皮　葳蕤各半两　黄连去须，七钱半　黄芪炙微赤，半两　麦门冬二两，去心焙　玄参　犀角屑　地骨皮　甘草炙微赤。各半两　川大黄一两

上为细末，炼蜜和捣二三百杵，丸如梧桐子大。每以温水下三十丸，无时。

败毒散　治妇人客热，四肢烦闷疼痛，不思饮食。甚者可加地骨皮、黄芩。方见杂病伤湿。

寒　热

师尼寡妇附

〔**大**〕　经曰：阳不足则先寒后热，阴不足则先热后寒，皆由劳伤气血，阴阳不调，寒热如疟也。当分气血虚实而治之。

〔**薛**〕　前症若寸口脉微，名曰阳不足，则阴气上入于阳中，用补中益气汤。若尺部脉弱，名曰阴不足，则阳气下陷入阴中，用益阴肾气丸。若因气血俱虚，用八珍汤。若因怒动肝火，用小柴胡汤。若阴阳俱不足，则气血不归其本部，以致寒热交争也。　一妇人年六十有四，久郁怒，头痛寒热。春间乳内时痛，服流气饮之类益甚，时有血如经行。又大惊恐，饮食不进，夜寐不宁，两乳肿胀，两胁焮痛，午后色赤。余以为肝脾郁怒火燥，先以逍遥散加酒炒黑龙胆一钱、山栀一钱五分，服二剂，肿痛顿愈，又二剂全愈。再用归脾汤加炒栀、贝母，诸症悉愈。

〔**大**〕　**地骨皮散**　治血风气虚，时作寒热，或晡热内热。

柴胡　地骨皮各一两　桑白皮炒　枳壳麸炒　前胡　黄芪炒。各七钱五分　白茯苓　五加皮　人参　甘草　桂心　白芍药各半两

上㕮咀，每服三五钱，水一盏半，生姜三片，煎至七分，温服。

生地黄散　治妇人血气不调，或时寒热，体痛，不思饮食。

生干地黄　北柴胡各一两　羌活　木香　桂心　防风各半两　酸枣仁炒研　羚羊角屑　白芍药　白术　黄芪　川牛膝　白茯苓　当归　枳壳各七钱五分

上㕮咀，每服三五钱，水一盏，姜三片，煎至七分，去滓，空心温服。

异功散　治妇人血气虚冷，时发刺

痛，头目昏闷，四肢无力，寒热往来，状似劳倦，并宜服之。

乌药　川芎　苦梗　玄胡索　当归　陈皮各一钱半　官桂　牡丹皮　芍药　白芷　干姜各一钱

上作一服，用水二盅，生姜三片，煎至一盅，入酒半盏，再煎一二沸，不拘时。

上三方内有桂，唯寒多者宜之。第三方无滞气、污血，尤不宜服。

七宝汤　治寒热往来。

防风去芦　知母　生地黄各半两　柴胡去芦　秦艽　甘草炙　前胡去芦。各二钱半

上㕮咀，每服五钱，水一盏半，加人参三寸，煎至七分，热服。

柴胡散　治妇人寒热体瘦，肢节疼痛，口干心烦，不欲饮食。

北柴胡　赤茯苓　黄芪　白术各一钱　麦门冬三钱　鳖甲醋炙，二钱　人参　地骨皮　枳壳麸炒　生地黄　桑白皮　赤芍药　桔梗　甘草各半钱

上作一服，水二盅，生姜三片，煎至一盅，不拘时服。

桃仁丸　治妇人头目昏重，心神烦闷，或时寒热，肢节疼痛，不欲饮食。

桃仁汤浸，去皮、尖、双仁，麸炒微黄　芎䓖　白术　柴胡去苗　人参去芦　生地黄　酸枣仁微炒。各一两　赤茯苓　诃黎勒皮各七钱半　枳壳麸炒微黄，去穰　赤芍药各半两

上为末，炼蜜和捣三二百杵，丸如梧桐子大。每以生姜、荆芥、薄荷汤下三十丸。

青蒿散　治男子妇人肢体倦疼，虚劳寒热。

用青蒿八九月间将成实时采，去枝梗，以蒿用童子小便浸三日，晒干为末。每服二钱，乌梅一个，煎至七分服。

上三方，热多者宜之。

〔师尼寡妇异乎妻妾之治〕

〔罗〕　刘宋褚澄疗师尼寡妇，别制方者，盖有谓也。此二种寡居，独阴无阳，欲心萌而多不遂，是以阴阳交争，乍寒乍热，全类温疟，久则为劳。尝读《史记·仓公传》载：济北王侍人韩女，病腰背痛寒热，众医皆以为寒热病，治之不瘥。仓公曰：此病得之欲男子不可得也。众曰：何以知欲男子不可得？仓公曰：诊其脉，肝脉弦出寸口，是以知之。盖男子以精为主，妇人以血为主，男子精盛以思室，妇人血盛以怀胎，夫肝摄血者也，是厥阴肝脉弦出寸口上鱼际，则阴盛可知。故知褚氏之言，信有谓矣。

〔大〕　师尼寡妇与室女出嫁愆期者，多因欲心萌而不遂，恹恹成病，乍寒乍热，久则为劳。又有经闭白淫，痰逆头风，膈气痞闷，面䵟瘦瘠等证，皆寡妇之病也。

〔薛〕　前证若肝脉弦出鱼际，用小柴胡加生地黄送下生地黄丸。久而血虚，佐以四物汤。若兼怒动肝火而寒热者，佐以加味逍遥散。若兼亏损肝经而寒热者，佐以八珍汤。若兼亏损元气而寒热者，佐以补中益气汤。若兼郁伤脾气而寒热者，佐以《济生》归脾汤。　一妇人因夫经商久不归，发寒热，月经旬日方止，服降火凉血药，反潮热内热，自汗盗汗、月经频数。余曰：热汗，气血虚也。经频，肝脾虚也。用归脾汤、六味丸而愈。尝治兼证既愈而寒热不衰，当仍用本证药。　一妇人年三十有七，早孀居，两腿骨作痛，晡热体倦，月经不调，或发寒热，数年矣。一日颈项两侧结核，两胁胀痛，此系肝经郁火而成也。先用小柴胡汤合四物数剂，肝症顿愈。又用加味逍遥散加泽兰、乳香、没药，三十剂，血症渐痊。再用加味归脾汤，年馀而安。　一孀妇两腿作痛，

或用除湿化痰等药，遍身作痛而无定处，此血症也。不信，乃服流气饮之类而殁。

一放出宫人年四十馀，臀腿内股作痛，晡热口干，月经不调，此系肝经血少不能养经络而然也。宜加味逍遥散加泽兰叶五十帖，诸症稍缓，又以归脾汤二百馀剂而痊。　一放出宫人，臀腿肿痛，内热晡热，恶寒体倦，咳嗽胸痞，月经过期而少，彼以为气毒流注，服清热理气之剂益甚，此肝经瘀血停留所致。盖肝经上贯鬲，布胁肋，循喉咙，下循腘内臁，绕阴器，抵少腹。主治之法，但当补其所不胜，而制其所胜。补者脾也，制者肝也。经曰：虚即补之，实则泻之。此定法也。彼不信，仍服前药，遂致不起。

〔本〕　**生地黄丸**　许学士治一尼患恶风体倦，乍寒乍热，面赤心悸，或时自汗。是时疫气大行，医见其寒热，作伤寒治之，用大小柴胡汤杂进，数日病急，召予诊之，三部无寒邪脉，但厥阴弦长而上鱼际，宜服抑阴等药，故制此方。

生地黄二两　柴胡　秦艽　黄芩各半两　芍药一两

上为细末，炼蜜丸如桐子大。每服三十丸，用乌梅汤吞下，日三服，不拘时。

恶　寒

〔大〕　妇人恶寒者，亦有阴阳二证。发热而恶寒者，发于阳也。无热而恶寒者，发于阴也。发于阳者宜解表，脉必浮数。发于阴者宜温里，脉必沉细。又有汗后、利后恶寒，及背恶寒。已上疾证方治并载《百问》，不复繁引。仆尝治一妇人，但恶寒，别无他证，六脉平静，遂用败毒散而安。此药能去表中风邪故也。经云：恶寒家慎不可过当覆衣被及近火气，寒热相薄，脉道沉伏，愈令病人寒不可遏，但去被撤火，兼以和表之药，自然不恶寒矣。妇人恶寒，尤不可近火，寒气入腹，血室结聚，针药所不能治矣。

〔薛〕　前证若怠惰嗜卧，洒淅恶寒，乃阳不能伸发，用升阳益胃汤。若劳伤形气而恶寒，乃无阳以护卫，用补中益气汤。若饮食伤脾胃而恶寒，乃元气虚损，用六君子汤。若加烦躁、妄言，或欲饮水，仍进前剂，但加姜、桂。若体倦烦渴，头痛自汗，用补中益气汤加五味、麦门。东垣云：昼则发热恶寒，是阴气上溢于阳分也，夜则恶寒，是阴血自旺于阴分也。海藏云：六月大热之气，反得大寒之证，当舍时从证，治以姜、桂之类。丹溪云：久病恶寒，乃痰郁于脾，抑遏阳气，不得外泄，治当解郁。

中　风

药隐云：妇人中风，角弓反张，风痹，手足不随，偏枯口噤，口眼㖞斜，风眩头痛，血风，心神惊悸癫狂，骨节风，血风走注，瘙痒瘾疹，风痰诸证，虽各有方论，亦要先明其大体，察脉之虚实，辨证之冷热，相人强弱，入脏入腑，在络在经，首以方调治，未要猛速用药。今之治法，先宜顺气，然后治风，万不失一。盖有中风、中寒、中暍、中痰、中气，皆能令人涎潮昏塞，所谓朱紫相凌，玉石不分，医者不可不详而究之。如中风，若作中气治之，十愈八九。中气若作中风治之，十无一生。所以疑惑之间，不问中风、中气，首以苏合香丸、五积散加麝煎。如中痰，则有参苏饮。如中寒，则有理中汤。如中暍，则有白虎汤。如的然是中风，有三生饮、木香煮散、排风、续命、风引、大小竹沥、大八风汤。辨其冷热虚实而投之，未有不安者也。然此疾积袭之久，非一日所能致，今人服药三五服，便责无效，其责医者亦速矣，正宜大剂久服，方有其效。孟子曰：七年之病，求三年之艾也。

〔大〕 夫中风者，虚风中于人也。风是四时八方之气，常以冬至之日，自坎而起。候其八方之风，从其乡来者，主长养万物。若不从其乡来者，名为虚风，贼害万物。人体虚者则中之，当时虽不即发，停在肌肤，后或重伤于风，前后重沓，因体虚则发。入脏腑俞，俞皆在背，中风多从俞入，随所中之俞而乃发病。妇人血气虚损，故令中风也。当察口眼开阖，以别重轻。涎沫有无，以明证治。如眼开口闭，手足不开，涎不作声者可治。如眼闭口开，声如鼾睡，遗尿不觉者死。

按：卒仆暴厥之证，不论男子妇人，是风是寒，是气是食，是痰是湿，但要分得闭与脱二证明白。如牙关紧闭，两手握固，即是闭证，宜苏合香丸、三生饮之类开之。若口开手撒，即是脱证，宜用大剂黄芪、人参煎浓汤灌之。虽曰在法不治，亦十救五六。若误服苏合香丸之类，即不可救矣。盖斩关夺门之药，原为闭证设。若施之脱证，是人既入井，而又下之石也。

〔薛〕 中风者，即《内经》所谓偏枯、风痱、风懿、风痹是也。而有中腑、中脏、中血脉之分焉。夫中腑者为在表，中脏者为在里，中血脉者为在中。在表者宜微汗，在里者宜微下，在中者宜调荣。中腑者多著四肢，如手足拘急不仁，恶风寒，此数者病浅皆易治，用加减续命汤之类。中脏者多滞九窍，如眼瞀者中于肝，舌不能言者中于心，唇缓便秘者中于脾，鼻塞者中于肺，耳聋者中于肾，此数者病深多难治。中血脉者，外无六经之证，内无便溺之阻，肢不能举，口不能言，用大秦艽汤主之。中腑者多兼中脏，如左关脉浮弦，面目青，左胁偏痛，筋脉拘急，目瞤，头目眩，手足不收，坐踞不得，此中胆兼中肝也，用犀角散之类。如左寸脉浮洪，面舌赤，汗多恶风，心神颠倒，言语謇涩，舌强口干，忪悸恍惚，此中小肠兼中心也，用麻黄散之类。如右关脉浮缓或浮大，面唇黄，汗多恶风，口㖞语涩，身重怠惰嗜卧，肌肤不仁，皮肉瞤动，腹膨不食，此中胃兼中脾也，用防风散之类。如右寸脉浮涩而短，面色白，鼻流清涕，多喘，胸中冒闷短气，自汗声嘶，四肢痿弱，此中大肠兼中肺也，用五味子汤之类。如左尺脉浮滑，面目黧黑，腰脊痛引小腹，不能俯仰，两耳虚鸣，骨节疼痛，足痿善恐，此中膀胱兼中肾也，用独活散之类。此皆言真中风也，而有气血之分焉。盖气虚而中者，由元气虚而贼风袭之，则右手足不仁，用六君子汤加钩藤、姜汁、竹沥。血虚而中者，由阴血虚而贼风袭之，则左手足不仁，用四物汤加钩藤、竹沥、姜汁。气血俱虚而中者，则左右手足皆不仁也，用八珍汤加钩藤、姜汁、竹沥。其与中风相类者，则有中寒、中湿、中火、中气、食厥、劳伤、房劳等证。如中于寒者，谓冬月卒中寒气，昏冒口噤，肢挛恶寒，脉浮紧，用麻黄、桂枝、理中汤之类。中于暑者，谓夏月卒冒炎暑，昏冒痿厥，吐泻喘满，用十味香薷饮之类。中于湿者，丹溪所谓东南之人，多因湿土生痰，痰生热，热生风也，用清燥汤之类加竹沥、姜汁。中于火者，河间所谓非肝木之风内中，六淫之邪外侵，良由五志过极，火盛水衰，热气拂郁，昏冒而卒仆也，用六味丸、四君子、独参汤之类。内有恚怒伤肝，火动上炎者，用柴胡汤之类。中于气者，由七情过极，气厥昏冒，或牙关紧急，用苏合香丸之类，误作风治者死。食厥者，过于饮食，胃气自伤，不能运化，故昏冒也，用六君子加木香。劳伤者，过于劳役，耗损元气，脾胃虚衰，不任风寒，故昏冒也，用补中益气汤。房劳者，因肾虚精耗，气不归源，故昏冒也，用六味丸。此皆类中风者也。夫《内经》主于风，河间主于火，东垣主于气，丹溪主于湿，愚之斯论，僭补前人之阙也。若夫地之南北，人之虚实，固有不同，其男子女人大略相似，当与后论参看通变治之。内方并见杂病中风。　靳阁老夫人先胸胁胀痛，后四肢不收，自汗如水，小便自遗，大便不实，口紧目瞤，饮食颇进，十馀日矣。或以为中脏，公甚忧。余曰：非也。若风既中脏，真气既脱，恶证既见，祸在反掌，焉能延之。乃候其色，面目俱赤，面时或青，诊其脉，左三部洪数，惟肝尤甚。余曰：胸乳胀痛，肝经血虚，肝气痞塞也。四肢不收，肝经血虚，不能养筋也。自汗不止，肝经风热，津液妄泄也。小便自遗，肝经热甚，阴挺失职也。大便不实，肝木炽盛克脾土也。遂用犀角散四剂，诸证顿愈。又用加味逍遥散调理而安。后因郁怒，前证复作，兼发热呕吐，饮食少思，月经不止，此木盛克土，而脾不能摄血也，用加味归脾汤为主，佐以加味逍遥散调补肝脾之气，清和肝脾之血而愈。后每遇怒，或睡中手足抽搐，复用前药即愈。　大参朱云溪母，于九月内，忽仆地痰昧不省人事，唇口㖞斜，左目紧小，或用痰血之剂，其热稍缓。至次年四月初，其病复作，仍进前药，势亦渐缓。至六月终，病乃大作，小便自遗，或谓风中于脏，以为不治。余诊之，左关弦洪而数，此属肝火血燥也，遂用六味丸加五味子、麦门、芎、归，一剂而饮食顿进，小便顿调，随用补中益气加茯苓、山栀、钩藤、丹皮而安。至十月，复以伤食腹痛作泻，左目仍小，两关尺脉弦洪鼓指，余以六君加木香、吴茱、升麻、柴胡，一剂而痛泻俱缓，复以六君加肉果、故纸，一剂诸脉顿平，痛泻俱止。余谓左关弦洪，由肝火血燥，故左目紧小。右关弦洪，由肝邪乘脾，故唇口㖞邪，腹痛作泻。二尺鼓指，由元气下陷。设以目紧口㖞，误作风中，投以风药，以腹痛泄泻，误作积滞，投以峻剂，复耗元气，为害甚矣。后以阳虚恶寒，围火过热，致痰喘，误服寒剂而卒。

一妇人因怒仆地，语言謇涩，口眼㖞斜，四肢拘急，汗出遗尿，六脉洪大，肝脉尤甚，皆由肝火炽盛。盖肝主小便，因热甚而自遗也。用加味逍遥散加钩藤及六味丸，寻愈。　一老妇两臂不遂，语言謇涩，服祛风之药，反致筋挛骨痛。余谓此肝火血虚所致，用八珍汤补气血，用地黄丸补肾水，佐以排风汤，年馀而愈。　一妇人经行口眼歪斜，痰涎壅盛，此血虚而肝火动，用加味逍遥散加丹皮治之，寻愈。后因饮食停滞，日吐痰涎，此脾气虚不能摄涎归经也，用六君子二十馀剂而安。　一妇人因怒，口眼㖞斜，痰涎上涌，口噤发搐，此脾肺气虚而肝木旺，用六君子加木香、钩藤、柴胡治之，渐愈。又用加味归脾汤调理而安。　一产妇勤于女工，忽仆地牙关紧急，痰喘气粗，四肢不遂，此气血虚而发痉，朝用补中益气加茯苓、半夏，夕用八珍加半夏。各三十馀剂，不应。此气血之未复，药之未及也。仍用前二汤，又五十馀剂，寻愈。　一妇人素性急，患肝风之证，常服搜风顺气丸、秦艽汤之类。后因大怒吐血，唇口牵紧，小便频数，或时自遗。余以为肝火旺而血妄行，遂用小柴胡汤加山栀、牡丹皮，渐愈。五年之后，又大怒吐血，误服降火祛风化痰之剂，大便频数，胸满少食。用清气化痰之剂，呕而不食，头晕口干，不时吐痰。用导痰降火之类，痰出如涌，四肢常冷。余曰：呕而不食，胃气虚弱也。头晕口干，中气不能上升也。痰出如涌，脾气不能摄涎也。四肢逆冷，脾气不能运行也。用补中益气加茯苓、半夏治之，诸证渐愈。又用加味归脾汤，兼服而安。

〔陈〕 癸丑春，有一妇人年四十二三，其证语言气短，足弱，行得数步，则口若含霜，七十日内三次经行，则口冷、头目眩晕，足冷则透心冷痛，每行则口中冷气不相续，有时鼻中热，面赤翕然而热，身体不仁，不能行步，手足不随，不能俯仰，冷痹骨疼，有时悲伤，梦与前夫相随，则上气奄然而极心惊，志意不定，恍惚多忘，却能食。如此仅一年许，医者投热药则面翕然而热，气满胸中，咽中窒塞、闷绝，投冷药则泻。又一医者以十全汤服之，则发烦躁，心惊而跳。一医以双和汤服之，觉面上与腹中如火燂，心愈惊，欲吐不吐，大便秘，里急后重。求仆诊之，六脉弦缓，喜见于春，此是可治之疾。未供药间，忽然吐泻，泻后觉肛门如火，虽泻却不多。仆且与俞山人降气汤八服。次日诊之，脉差有力。云：服药后觉鼻热，心烦闷，齿噤，与参苏饮八服，黄连丸一两。越三日云：服药后如故，与茯苓补心汤服皆无效。仆以脉证详之，只是排风汤甚对。或曰：何以知之？一、能饮食，此风饥也。二、七十日三次经行，此是荣经有风，血得风散也。三、头目眩晕，此肝风也。四、面赤翕然而热，悲伤，此心风也。五、身体不仁，不能行步，梦与前夫相随，此脾风也。六、手足不随，腰痛难俯仰，冷痹骨疼，此肾风也。因令人心惊，恍忽多忘，真排风汤证也。或曰：风脉当浮，今脉弦缓微弱，恐非风也。予曰：风无一定之脉，大抵此证肾虚生风，然排风汤药品有十全大补汤料，亦有平补之资，却不僭燥，供十服，越三日，云服有效，脉亦差胜，只是腹中如烟生微热，大便秘，此真是风证，再与排风汤服，加牛黄清心丸、皂角丸助之。越三日云：服前药，大烦躁发热诸证悉除，只是足弱不能支持。与秘传降气汤十服，诸证悉退。只是梦里虚惊，大便滑泄频数，脉尚弱，与五积散加人参、盐煎，兼感应丸即愈。但头眩痛重，不能久立久坐，再与排风汤，脱然而安矣。 缪安人年六十，忽中风不省人事，无汗有痰，众医为不可治，召仆诊之。脉浮缓，脾脉溢关，此真风脉。先以参苏饮六服，宽气下痰，次以木香煮散而愈。 马观文夫人，于七月间病气弱倦怠，四肢厥逆，恶寒有汗，少饮食。一医谓伏暑，一医谓虚寒，治皆无效。召仆诊之，六脉虽弱，而两关差甚焉。问是何证？仆曰：六脉虽弱，而关独甚，此中焦寒也。中焦脾也，脾胃既寒，不但有此证，必有腹痛、吐泻，今四肢厥冷，脾属四肢，是脾胃虚冷无疑焉。曰：未见腹痛吐泻之证，合用何治？仆曰：宜附子理中汤。未服药间，旋即腹痛而泻，莫不神之，即投此药而瘥。

防风散 治妇人中风，言语謇涩，四肢拘急，身体壮热，头疼目眩，心胸不利。

防风去芦，一两 石膏二两半 麻黄去节 汉防己去皮。各七钱半 细辛去苗 黄芩 川升麻 当归去芦 桂心 芎䓖 赤茯苓去皮 甘草炙 羌活去芦。各半两

上为粗散，每服八钱，水一中盏半，煎至一大盏，去滓，入淡竹沥一合，更煎一二沸，温服，不拘时。

芎䓖散 治妇人卒中风，四肢不仁，善笑不息。

芎䓖一两半 石膏二两半 当归去芦，炒 麻黄去节 秦艽去芦 干姜炮 桂心各一

两　杏仁二十枚，麸炒　黄芩一两

上为粗末，每服八钱，水一中盏半，煎至一大盏，去滓温服，不拘时候，日进二三服。

附子散　治妇人中风，筋脉拘急，四肢疼痛，言语謇涩，心胸不利。

附子炮去皮脐　细辛各七钱半　当归去芦，炒　芎䓖　前胡去芦　枳壳麸炒，去穰　黄芩　白鲜皮　茯神去木　羌活去芦　杏仁麸炒　汉防己去皮　甘草炙　麻黄去节　桂心各一两

上为粗末，每服五钱，水一中盏半，生姜五片，煎至一大盏，去滓，不拘时温服。

羌活散　治妇人中风，筋脉拘急，肢节酸疼，言语謇涩，头目不利。

羌活去芦　天麻各一两　芎䓖　酸枣仁各七钱半，微炒　蔓荆子　白附子炮　柏子仁　牛膝酒浸　桂心　薏苡仁　当归去芦，炒　羚羊角屑　乌蛇肉酒拌炒令黄　蝉壳炒。各半两　麝香另研，一钱半

为细末，入研麝香匀，每服一钱，豆淋酒调下，无时。

南星散　治妇人中风，牙关紧急，四肢强直，心胸痰涎，咽膈不利。

天南星生姜制　麻黄　半夏汤洗七次，姜制　赤箭各半两　川乌头炮，去皮脐　桂心　蝎梢各二钱半，生用　麝香半钱，研

为细末，入研麝香令匀，每服一钱，豆淋酒调下，日进二服，不拘时候。

木香煮散　治左瘫右痪，并素有风湿，诸药不效。常服调气进食宽中。

羌活　麻黄去节。各一两　防风七钱半　白术　陈皮　黑附子炮　南木香　槟榔　牛膝　大川乌炮　草豆蔻连皮煨　杏仁去皮，麸炒　人参　白茯苓　川芎　当归　甘草　桂心各半两

上㕮咀，每服四钱，水一大盏半，生姜五片，煎至八分，去滓热服。大便不通，加大黄。心腹胀，加苦葶苈、滑石。膈上壅滞，咳嗽气促，加半夏、川升麻、天门冬、知母。

上古方专主妇人中风，故收之。率用麻黄、桂心，非真中外邪，不宜轻用。只以薛氏法调之为善，其馀证治方药，详见杂病本门，男妇初无二治也。

〔角弓反张〕

〔大〕　夫妇人角弓反张者，是体虚受风，风入诸阳之经。人之阴阳经络，周环于身，风乘虚入于诸阳之经，则腰背反折挛急，如角弓之状，宜服小续命汤。

〔薛〕　仲景先生云：太阳病发汗太多致痉，风病下之则痉。《三因方》云：气血内虚，风寒湿热所中则痉。以风能散气，故有汗而不恶寒曰柔痉，寒能涩血，故无汗而恶寒曰刚痉。非专于风湿，因内虚发汗亡血，筋无所荣而然，乃虚象也。窃谓伤寒汗下过度，与产妇溃疡等病，及因克伐之剂，伤损气血而变。若金衰木旺，先用泻青丸，幼科肝脏。后用异功散；幼科吐泻。肾水虚，用六味丸；杂病虚劳。肝火旺，先用加味小柴胡汤，热入血室。次用加味四物汤；发热，用加味逍遥散；若木侮脾土，用补中益气汤杂病伤劳倦。加芍药、山栀；脾经郁结，用加味归脾汤；杂病健忘。脾土湿热，用大承气汤。伤寒胃实。大凡病后气血虚弱，用参术浓煎，佐以姜汁、竹沥，时时用之，如不应，用十全大补汤，杂病虚劳。更不应，加附子或用参附汤，缓则不救。人参一两，附子二钱，水煎服。

白僵蚕散　治妇人中风，角弓反张，口噤不能言，皮肤顽麻，筋脉抽掣。

白僵蚕一两，炒　麝香二钱半，另研　乌蛇肉炒令黄　蝉壳炒　桑螵蛸炒　犀角屑　天麻　独活去芦　天南星炮　川乌头炮去皮脐　白附子炮　朱砂另研，水飞　防风去芦。

各半两

上为细末，入研药令匀，每服二钱，温酒调下，不拘时，日三服。

羚羊角散 治妇人中风，角弓反张，筋脉拘急，言语謇涩，心神烦闷。

羚羊角屑 鹿角胶捣碎，炒令黄燥 赤箭 酸枣仁炒 薏苡仁各一两 白附子炮 芎䓖 当归炒去芦 人参去芦。各七钱半 羌活去芦 白鲜皮 地骨皮 柏子仁 蔓荆子 犀角屑各半两 牛黄另研 麝香各二钱半，另研

上为细末，入研药令匀，每服一钱，煎薄荷汤调下，日进三服，无时。

紫汤 治妇人中风，腰脊反张如弓之状。

鸡粪白一合，炒微黄 大豆二合，炒熟 防风一两，去芦

上为粗末，每服五钱，酒水各一中盏，煎至六分，去滓温服，不拘时候。

乌蛇丸 治妇人中风，角弓反张，或身体强直，牙关紧急。

乌蛇肉酒浸 犀角屑 白附子炮 天麻各一两 半夏汤洗七遍，生姜制 天南星炮 麻黄去节 桂心 独活去芦 白僵蚕炒 晚蚕砂炒 干蝎微炒。各半两 麝香二钱半，另细研

上为细末，入研麝令匀，炼蜜和捣二三百下，丸如梧桐子大。每服三十丸，豆淋酒送下，日二服，无时。

馀并详杂病痉门。

〔口噤〕

夫妇人中风口噤者，是体虚受风，风入颔颊夹口之筋也。手三阳之筋结入于颔颊，足阳明之筋上夹于口，而风挟冷乘虚入其筋，则筋挛，故引牙关急而口噤也。

〔薛〕 前证若风邪客于手足阳明经，口眼㖞斜，用秦艽升麻汤。杂病中风。若风热伤气，用省风汤。杂病中风。当与后方同用。 一妇人因怒经事淋沥，半月方竭，遇怒其经即至，甚则口噤筋挛，鼻衄头痛，痰痉搐搦，瞳子上视，此肝火炽甚，以小柴胡汤伤寒少阳。加熟地、山栀、钩藤治之，后不复发。 一妇人素阴虚，患遍身瘙痒，误服祛风之药，口噤抽搐，肝脉洪数。余曰：肝血为阴为水，肝气为阳为火，此乃肝经血虚火盛耳，宜助阴血、抑肝火，用四物、麦门、五味子、柴胡、山栀、生甘草，热搐顿止；又以八珍、黄芪、麦门、五味、钩藤、炙草调理而痊。

天南星散 治妇人中风口噤，四肢拘急，或痰气上壅。

天南星姜汁炒黄 白附子炮 黑附子炮 乌蛇肉酒炙 全蝎炒，等分

上为细末，每服半钱，以生姜汁、温酒调，不拘时，拗开口灌之。

走马散 治妇人中风口噤，四肢强直。

附子炮，去皮脐 天麻各半两 桂心 石膏研如面 麻黄去节 川乌头炮，去皮脐 天南星炮 蝎梢各二钱半 麝另细研，半钱

上为细末，入麝香研令匀，每服二钱，豆淋酒调下，不拘时，斡开口灌之。

乌蛇散 治妇人中风口噤。

乌蛇肉酒浸 干蝎炒 白僵蚕炒 天南星炮 天麻各半两 腻粉半钱，另研

上为细末，入腻粉研匀，每服二钱，生姜酒调下，斡开口灌之。

白术酒 治妇人中风口噤，言语不得。

白术锉 黑豆各三两，炒熟

上以酒四升，煎至二升，去滓分四服，斡开口灌之。

治妇人中风口噤，舌本缩，语言难。

芥子一升细研，以醋三升，煎至一升，涂颊颔下效。

〔不语〕

巢氏论曰：脾脉络胃，夹咽连舌本，散舌下，心之别脉系舌本。今心脾二脏受风邪，故舌强不得语也。喉咙者，气之所以上下也，会厌者，音声之户，舌者声之机，唇者声之扇，风寒客于会厌之间，故卒然无音，皆由风邪所伤，故谓之中风失音不语。经云：醉卧当风，使人发喑，不能言也。

〔薛〕　前证若因痰迷心窍，当清心火。若因湿痰舌强，当清脾热。若因风热牙关紧急，当清肝火。若因风痰塞喉，当导痰涎。若因虚火上炎，当壮水之主。若因气虚厥逆，当益火之源。若因肾虚舌喑而不语，当补肾气。　一妇人因怒仆地，痰涌不语，灌牛黄清心丸稍苏，用神仙解语丹加山栀、柴胡、桔梗渐愈。又用六君、柴胡、山栀、枳壳而痊。　一妇人忽然不语半年矣，诸药不应，两尺浮数，先用六味丸料加肉桂数剂，稍愈。乃以地黄饮子二十馀剂而痊。男子多有此证，亦以此药治之。诸方并见杂证中风。

神仙解语丹　治心脾经受风，言语謇涩，舌强不转，涎唾溢盛，及疗淫邪搏阴，神内郁塞，心脉闭滞，暴不能言。

白附子炮　石菖蒲去毛　远志去心，甘草水煮十沸　天麻　全蝎酒炒　羌活　白僵蚕炒　南星牛胆酿，如无只煨。各一两　木香半两

上为细末，水煮曲糊丸如梧桐子大，量入辰砂为衣。每服二十丸至三十丸，生薄荷汤吞下，无时。

防风汤　治中风内虚，脚弱语謇。

石斛一两半，酒炒　干地黄　杜仲去粗皮，切，姜汁炒　丹参各一两二钱半　防风　川芎　麦门冬去心　桂心　川独活各一两

上㕮咀，每服五钱，水一盏半，枣二枚，煎至八分，去滓温服。

竹沥汤　治中风入肝脾，经年四肢不遂，舌强语謇。

威灵仙　附子炮　苦梗　蔓荆子　防风　枳壳去穰，麸炒　川芎　当归各等分

上㕮咀，每服四钱，水一盏，竹沥半盏，姜三片，煎至八分，温服，一日四服，忌茶。

地黄饮子等方，详杂病本门。

〔风痹手足不随〕

夫妇人风痹者，由风寒湿三气合而为痹。风多者为风痹，其状肌肤尽痛。诸阳之经皆起于手足而循行于身体，风寒之气客于肌肤，始为痹，复伤阳经，随其虚处而停滞，与血气相搏，血气行则迟缓，故风痹而复手足不随也。

〔薛〕　经云：邪之所凑，其气必虚。前证若风邪淫旺，或怒动肝火，血燥筋挛，用加味逍遥散。脾肺气虚，肌肤不仁，手足麻木，用三痹汤。若肾水亏损，不能滋养筋骨，或肝脾血虚而筋痿痹，用六味丸。服燥药而筋挛者，用四物、生甘草。气血俱虚，用八珍汤。何《医林集要》等方，新刊《丹溪心法·附录》云：若人大拇指麻木不仁，或手足少力，或肌肉微掣，三年内必有大风之证，宜先服八风汤、天麻丸、防风通圣散以预防之。殊不知河间云：风者病之末也。所以中风有瘫痪者，非谓肝木之风内中，亦非六淫风邪外袭，良由五志过极，心火炽盛，肾水虚衰，不能制之，则阴虚阳实而热气怫郁，心神昏愦，筋骨无用而卒倒无知也。治当以固元气为主。若遽服八风等药，则反伤元气，适足以招风取中。一妇人因怒，吐痰胸满，服二陈、顺气、化痰之剂，半身不遂，内热口干，形气殊倦。余视之，乃肝火炽盛而侮脾土也，用逍遥散、补中益气汤、六味地黄丸。喜其慎疾，年馀而愈。　一孀妇胸胁胀痛，内热

晡热，月经不调，肢体酸麻，不时吐痰，或用清气化痰药，喉间不利，白带腹胀，又用清热理气药，胸膈不宽，肢体时麻。余曰：此本郁怒伤肝脾，前药伤甚耳。朝用归脾汤以解郁结，生脾气，夕用加味逍遥散以生肝血，清肝火，百馀剂而愈。后因怒肢体复麻，用补中益气加山栀、茯苓、半夏而痊。后复怒，病再作，月经如注，脉浮洪而数，此肝火伤脾不能摄血所致也，用六君、芎、归、炮姜，一剂而血止。用补中益气加炮姜、茯苓、半夏，四剂而胃醒。更用归脾汤、逍遥散调理而痊。　一妇人头晕吐痰，用化痰理气药，肢体或麻，服祛风化痰药，肢体常麻，手足或冷或热，此脾土虚而不能生肺金，用补中益气加茯苓、半夏、炮姜，二十馀剂，脾气渐复，诸证稍愈。更用加味逍遥散三十馀剂而愈。后因怒吐痰，自服清气化痰丸，饮食不进，吐痰甚多，胸胁胀满。余用六君子倍加参术，少加木香，数剂而康。

三痹汤　治血气凝滞，手足拘挛，风痹、气痹等疾。

川续断　杜仲锉，姜汁炒去丝　防风去芦　桂心　华阴细辛　人参去芦　白茯苓去皮　当归去芦　白芍药　甘草各一两，炙　秦艽去芦　生地黄　川芎　川独活各半两，去芦　黄芪去芦　川牛膝酒浸。各一两

上㕮咀，或为末，每服八钱，水二盏，生姜五片，枣一枚，煎至一盏，去滓热服，无时候，但腹稍空服。有人病左臂不随，后已痊平而手指不便无力，试诸药不效，服此药一料而愈。

独活汤　治妇人风痹，手足不随，身体疼痛，言语謇涩，筋脉拘急，并宜服之。

独活去芦　桑寄生　牛膝酒浸　秦艽去芦　赤茯苓去皮　桂心　防风去芦　附子炮，去皮脐　当归炒，去芦　生干地黄各一两　杜仲锉，炒去丝　细辛去苗　芎䓖　赤芍药各七钱半　甘草炙，半两

上为㕮咀，每服八钱，水一中盏半，煎至一大盏，去滓温服，无时。

乌蛇散　治妇人风痹，手足顽麻，筋脉搐搦，口眼不正，言语謇涩。

乌蛇肉酒拌炒　土蜂儿炒　天南星炮　天雄炮，去皮脐　赤箭　麻黄去节　薏苡仁　芎䓖各一两　羚羊角屑　干蝎微炒　桑螵蛸微炒　桂心　朱砂研，水飞。各半两　当归炒，去芦　酸枣仁炒　柏子仁各七钱半

为细末，入朱砂药研匀，每服一钱，食前温酒调下。

东垣羌活汤　治湿热身重，或眩晕麻木，小便赤涩，下焦痿软，不能行履。

羌活　防风　柴胡各一钱　藁本　独活　茯苓　泽泻　猪苓　黄芪炒　甘草炙　陈皮　黄檗酒炒黑　黄连炒　苍术　升麻　川芎各五分

上水煎服。

甘草附子汤　治风湿相搏，骨节烦疼，不时抽痛，不能伸屈，抑之则痛剧，汗出短气，小便不利，恶风不欲去衣，或微肿痛。

甘草炙，一两　附子一枚，重一两三四钱者方是。炮，去皮尖，不真不效　白术炒，一两　桂枝二两

上每服五钱，水煎。

八珍汤　治肝脾气血俱虚，不能养筋，以致筋挛骨痛，或不能行履，或发热晡热，寒热往来等证。

加味逍遥散　治肝经风热，血燥筋挛，肢体不遂，内热晡热等证。八珍方见杂病虚劳，本方见本科调经。

〔自汗〕

药隐老人云：寻古治中风方，续命、排风、越婢等悉能除去，而《千金》多用

麻黄，令人不得虑虚。凡以风邪不得汗，则不能泄也，然此治中风无汗者为宜。若治自汗者更用麻黄，则津液转使脱泄，反为大害。中风自汗，仲景虽处以桂枝汤，至于不住发搐，口眼瞤动，遍身汗出者，岂胜对治。当此之时，独活汤、续命煮散，复荣卫，却风邪，不可阙也。

〔薛〕　前证若腠理不固而自汗者，用桂枝汤或防风白术牡蛎汤。若过服风药而自汗者，用白术防风汤。若阳气虚弱而自汗者，用芪附汤。若兼盗汗，用补中益气汤送六味丸。如不应，用当归六黄汤。

独活汤　治风虚昏愦，不自知觉，手瘈疭，坐卧不能，或发寒热，血虚不能服发汗药，及中风自汗，尤宜服之。

川独活　羌活　人参　防风　当归五味各去芦　细辛去苗　茯神去木　半夏汤洗七次，切片子　桂心　白薇　远志去心　菖蒲　川芎各半两　甘草七钱半，炙

上㕮咀，每服八钱，水一盏半，姜五片，煎七分，去滓温服，不拘时候。

续命煮散　治风气留滞，心中昏愦，四肢无力，口眼瞤动，有时搐搦，亡失津液，渴欲引饮。此能扶荣卫，去虚风，中风自汗及产后中风自汗，尤宜服之。

防风　独活　当归　人参　细辛　葛根　芍药　川芎　甘草　熟地黄　半夏　远志去心　荆芥穗各半两　桂心七钱半

上㕮咀，每服五钱，水一盏，生姜三大片，煎至七分，去滓温服，不拘时。汗多不止者，加牡蛎粉一分半。

补遗防风白术牡蛎散　治中风自汗不止。

白术　牡蛎煅　防风各等分

为末，酒调下，米饮亦可，日三服，汗即止。如不止，可服黄芪建中汤。

〔贼风偏枯〕

药隐老人云：偏枯者，其状半身不随，肌肉枯瘦，骨间疼痛，神智如常，名曰偏枯也。原其疾之由，皆因阴阳偏亏，脏腑怯弱，经络空虚，血气不足，当风冲坐，风邪乘虚而入。《内经》云：汗出偏沮，使人偏枯。详其义理，如树木或有一边津液不荫注而先枯槁，然后被风所害。人之身体，或有一边血气不能荣养而先枯槁，然后被风所苦，其理显然。王子亨云：舟行于水，人处于风，水能泛舟而亦能覆舟，风能养体而亦能害体。盖谓船漏水入，体漏风伤。古人有云：医风先医血，血行风自灭是也。治之先宜养血，然后驱风，无不愈者。宜用大八风汤、增损茵芋酒、续断汤。

〔大〕　贼风偏枯者，是体偏虚受风，风客于半身也。人有劳伤血气，半身偏虚者，风乘虚入客于半体，名为偏风也。其风邪入深，真气去，邪气留，发为偏枯，此由血气衰损，为风所客，令血气不相周荣于肌，故令偏枯也。

〔薛〕　医风先医血，此论得之。大抵此证多因胎前产后，失于调养，以致精血干涸，肝木枯槁，治法当滋其化源。考之《生气通天论》曰：风客淫气，精乃亡，邪伤肝也。《阴阳应象大论》曰：风气通于肝，风搏则热盛，热盛则水干，水干则气不荣，故精乃亡。此风病之所由作也。　一妇人性善怒，常自汗，月经先期。余以为肝火血热，不信，乃泛用降火之剂，反致月经过期；复因劳怒，口噤呻吟，肢体不遂，六脉洪大，面目赤色。用八珍、麦门、五味子、山栀、丹皮，数剂渐愈。兼用逍遥散、六味丸各三十馀剂全愈。

大八风汤　治中风偏枯、失音，半身不随，时复恍惚。

当归去芦　杏仁麸炒　甘草炙　桂心　干姜炮。各二两　五味子　升麻各半两　川

乌头炮，去皮脐　黄芩　芍药　独活　防风各去芦　川芎　麻黄去节　秦艽　人参各去芦　石斛去根切，酒浸炒　茯神去木　石膏　黄芪去芦　紫菀各一两　大豆三两，去皮炒

上㕮咀，每服五钱，水二盏，酒一合，煎至一盏，去滓温服。恍惚者，不用酒煎。一方无茯神，有远志、赤茯苓。

增损茵芋酒　治半身不遂，肌肉干燥，渐渐细瘦，或时痛[①]痛，病名偏枯。

茵芋叶　川乌头炮，去皮尖　石楠叶　防风　川椒炒出汗　女萎　附子炮　北细辛　独活　卷柏　肉桂　天雄炮，去皮　秦艽　防己各一两　踯躅花炒　当归　生干地黄各二两　芍药一两

上㕮咀，酒二斗渍之，冬七日、夏三日、春秋各五日，初服一合，渐增之，以知为度，令酒气相续。

续断汤　治偏枯少血。

当归三两，去芦　陈皮去白　芍药　细辛各一两，去苗　生干地黄二两

上为㕮咀，每服五钱，水二盏，煎至八分，去滓温服。脏寒多利者，入熟附子一两，和前药服之。

补遗全生虎骨散　治半身不遂，肌肉干瘦。忌用麻黄发汗，恐津液枯竭，惟当润筋养血消风。

当归二两　赤芍药　续断酒浸，炒　白术　藁本　虎骨炙。各五两　乌蛇肉炙，半两

上为末，每服二钱，酒调下。骨痛加生地一两，自利加天雄半两。

虎胫骨酒　治中风偏枯，四肢不随，一切风痹，筋脉挛拳。

石斛　石楠叶　防风　虎胫骨炙　当归　茵芋叶　杜仲酒炒　牛膝酒浸，炒　续断酒浸，炒　芎䓖　巴戟去心　狗脊去毛。各一两

上以绢囊盛药，用酒一斗渍十日，每服一盏，温饮。

〔偏风口㖞〕

夫妇人偏风口㖞者，是体虚受风，风入于夹口之筋也。足阳明之筋，上夹于口，其筋偏虚，风因虚而乘之，使其筋偏急不调，故令口㖞僻也。

〔薛〕　一妇人怀抱郁结，筋挛骨痛，喉间似有一核，服乌药顺气等药，口眼歪斜，臂难伸举，痰涎愈多，内热晡热，食少体倦。余以为郁火伤脾，血燥生风，用加味归脾汤二十剂，形体渐健，饮食渐进。又用加味逍遥散十馀剂，痰热少退，喉核少消。更用升阳益胃汤数剂，诸证渐愈。但臂不能伸，此肝经血少而筋挛耳，用六味地黄丸以滋肾水，生肝血而愈。

防风汤　治卒然口㖞斜，言语牵急。

防风去芦，一两　羌活去芦，半两　甘草二钱半，炙

上㕮咀，每服五钱，水二盏，煎至一盏，去滓，入麝香研一字，温服。

深师续命汤　疗中风口僻噤诸疾，卒死不知人。补虚起死神方。

人参　防己　麻黄去根节　芍药　川芎　甘草　黄芩　白术各半两　桂心　附子炮　防风各一两　生姜五两

上切，以水一斗二升，煮取三升，分为三服，不差更作。忌海藻、菘菜、桃、李、葱、生菜、雀肉、猪肉。

防风散　治妇人中风，言语謇涩，肢节疼痛，皮肤不仁。

防风　羌活各去芦　当归去芦，炒　天南星炮　天麻　桂心　芎䓖　乌蛇肉酒浸　白僵蚕炒　桑螵蛸炒。各半两　麝香研　朱砂细研化、飞。各二钱半　麻黄七钱半，去根节

为细末，入研药令匀，每服一钱，温酒调下，不拘时。

《千金方》

---

① 痛（yuān　渊）：骨节酸痛也。

炒大豆三升令焦，以酒三升，淋取汁，顿服。

治口眼㖞斜

用蓖麻子七粒，去皮研细作饼子，安在手心，右㖞安左手，左㖞安右手。却用铜盂盛汤，坐于药上，才正即洗去。一用巴豆，不用蓖麻。出《本草》。

飞尸血厥

夫飞尸者，游走皮肤，穿脏腑，每发刺痛，变作无常。遁尸者，附骨入肉，攻凿血脉，每发不可得近，见尸丧闻哀哭便发。风尸者，淫濯四肢，不知痛之所在，每发昏沉，得风雪便作。沉尸者，缠骨结脏，冲心胁，每发绞切，遇寒冷便作。注尸者，举身沉重，精神错乱，常觉昏发，每节气至变，辄成大恶。皆宜用忍冬叶锉数斛，煮令浓，取汁煎之，服如鸡子大，日三服

人平居无疾苦，忽如死人，身不动摇，默默不知人，目闭不能开，口噤不能言，或微知人，恶闻人声，但如眩冒，移时方寤。此由汗过多，血少，气并于血，阳独上而不下，气壅塞而不行，故身如死。气过血还，阴阳复通，故移时方寤。名曰郁冒，亦名血厥，妇人多有之。宜服白薇汤、仓公散。

丹溪云：凡人忽手足逆冷，肌肤起如米粒，头面青黑，精神恍惚，或错言妄语，或牙关紧急，或昏寐仆倒，吊死问丧，入庙登墓，多有此病。先以苏合香丸灌之，次服调气散、杂病中气。平胃散。杂病中食。　《玉机微义》云：卒厥飞尸，客忤鬼击，口噤，用麻黄汤。伤寒太阳。寒厥表热里寒，则下利清谷，食入则吐，脉沉，手足冷，用四逆汤。伤寒厥。热厥腹满，身重难转，面垢谵语，遗溺，手足厥冷，自汗，脉沉滑，用白虎汤。杂病发热。　锦衣杨永兴举家避眚，有仆沉醉失避者，既而神思昏昧，遍身青伤。各煎金银藤即忍冬叶。汤灌之愈。　一妇人忽昏愦发谵语，自云：为前谋赖某人银两，某神责我，将你起解往城隍理问，两脚踝、膝、臀处皆青肿，痛不可忍，口称苦楚。次日方苏，痛尚不止，用金银藤两许，水煎服即愈。　一妇人入古墓，患前证，以紫金锭磨汁灌之即苏。通政余子华、太常汪用之，皆因往吊而卒死丧家，想即是证也。太乙神精丹方见杂病谵妄。

苏合香丸方见杂病卒中。　雄朱散方见杂病谵妄。

白薇汤

白薇　当归各一两　人参半两　甘草二钱半

上㕮咀，每服五钱，水二盏，煎至一盏，温服。

仓公散　治卒鬼击、鬼疰、鬼刺，心腹如刺，下血，即死不知人，及卧魇啮脚趾不觉者，并诸毒气等疾。

瓜蒂末《九籥卫生方》无瓜蒂末，有皂角末　藜芦末　雄黄研　矾石煅研。各等分

上为细末，研停，用少许吹入鼻中，得嚏气通便活。未嚏再吹，以得嚏为度。此药能起死人，恐皂角者为正。

补遗内鼻散　治尸厥脉动而无气，气闭不通，静而若死，名卒厥。

石菖蒲去毛，为末

上每用二字，内鼻中吹之令入，仍以桂末安舌下。

硫黄散　治尸厥奄然死去，四肢厥冷，不省人事，腹中气走如雷鸣。

焰硝半两　硫黄一两

上细研，分三服，酒调灌下，如人行五里，又进一服。不过三服即苏。

瘛　疭

〔薛〕　《医药纲目》云：瘛者筋脉急也，疭者筋脉缓也。急则引而缩，缓则纵而伸。或缩或伸，动而不止者，名曰瘛疭，俗谓之发搐是也。凡癫痫、风痉、破伤风三证，皆能瘛疭。但癫痫则仆地不省，风痉瘛疭则角弓反张，破伤风瘛疭则有疮口。窃谓瘛者属肝经风热血燥，或肝火妄动血伤；疭者属肝经血气不足，或肝火汗多亡血，以致手足伸缩不已，抽搐不利。若因风热血燥，用羚羊角散妊娠痉。加钩藤、山栀。若肝火妄动，用加味四物汤即四物加柴胡、丹皮、山栀。加钩藤钩、山栀。若肝经血气不足，用八珍汤即杂病虚劳门八物汤。加钩藤钩、山栀。若肝火亡血，用加味逍遥散调经。加钩藤钩、山栀。如不应须用六味丸杂病虚劳。以补肾水，生肝木为主，佐以前剂治之。若其脉长弦者，是肝之本脉，则易治。其脉短涩者，是肺金克肝木也，则难治。其面色青中见黑者，是水生木也，当自愈。青中见白者，是金克木也，必难愈。　一妇人素口苦，月经不调，或寒热，妊娠五月，两臂或拘急、或缓纵，此肝火伤血所致也，用四物加柴胡、山栀、丹皮、钩藤钩而愈。　一妊妇因怒寒热颈项动掉，四肢抽搐，此肝火血虚风热，用加味逍遥加钩藤钩，数剂痊。

颤　振

黄帝曰：人之颤者，何气使然？岐伯曰：胃气不实，则诸脉虚，诸脉虚则筋脉懈坠，筋脉懈坠则行阴，用力不复，故为颤，因其所在，补分肉间。《医学纲目》云：颤振与瘛疭相类，瘛疭则手足牵引而或伸或屈，颤振则但颤动而不伸屈也。胃虚有痰，用参、术以补气，茯苓、半夏以行痰；如实热积滞，用张子和三法。

〔薛〕　颤振者，掉眩也。《易》曰：鼓万物者莫疾乎风。鼓之为言动也。大抵掉眩，乃风木之摇运也。诸风掉眩，皆属于肝。治法：若肝木实热，用泻青丸。幼科肝。肝木虚热，用六味丸。杂病虚劳。肺金克肝木，用泻白散。杂病发热。肝木虚弱，用逍遥散调经。加参、术、钩藤钩。脾血虚弱，用六君子汤杂病虚劳。加芎、归、钩藤钩。胃气虚弱，用补中益气汤难病伤劳倦。加钩藤钩。若产后颤振，乃气血亏损，虚火益盛而生风也，切不可以风为论，必当大补，斯无误矣。　一妇人性善怒，发热，经水非过期则不及，肢体倦怠，饮食少思而颤振。余谓脾气不足，肝经血少而火盛也。午前以调中益气汤加茯苓、贝母，送六味丸，午后以逍遥散送六味丸，二月馀而愈。　一妇人身颤振，口妄言，诸药不效。余以为郁怒所致，询其故，盖为素嫌其夫而含怒久矣，投以小柴胡汤伤寒少阳。稍可，又用加味归脾汤归脾汤加柴胡、山栀。而愈。

交加散　治瘛疭或颤振，或产后不省人事，口吐痰涎。

当归　荆芥穗各等分

上为细末，每服三钱，水一盏，酒少许，煎至七分，灌下咽即有生理。

增损柴胡汤　治产后或经适断，致手足牵搐，咬牙昏冒异证。

柴胡八钱　黄芪炒，五钱　黄芩炒　石膏各四钱　半夏三钱　知母　甘草炙。各二钱

上为粗末，每服半两，姜五片，枣四枚，水煎温服。

本事青盐丸　治肝肾虚损，腰膝无力，颤振亸曳。

茯香末三两　菟丝子四两　干山药二两，末　青盐一两，研

上先将菟丝子洗净，无灰酒浸晒七

日，冬天近火煨，炙干，另为细末和匀，酒糊丸梧子大。每服五七十丸，温酒或盐汤下。常服壮筋力，进饮食。一妇人素患足亸曳，服此药，履地如故。

本事星附散　治中风能言而手足亸曳，脉虚浮而数。

天南星制同半夏　半夏薄切片，姜汁浸透　黑附子炮　白附子炮　川乌头炮　白僵蚕炒　没药　人参　白茯苓各等分

上为粗末，每服二钱，酒水各一盏，同煎至八分，去滓热进三二服，汗出即瘥。

在桐庐有患此证，用前药三服，得汗，手足即能举动。

三因独活散　治气虚感风，或惊恐相乘，肝胆受邪，使上气不守正位，致头招摇，手足颤掉，渐成目昏。

独活　地骨皮　细辛　芎䓖　菊花甘味者　防风去叉　甘草炙。等分

上为粗末，每服三钱，水盏半，煎至一盏，去滓，煎取清汁六分，入竹沥少许，再煎一二沸，食后温服，日二服。

世传茯苓丸　治手臂抽牵，或战掉不能举物，服此药立愈。又治脾气虚弱，痰邪相搏，停伏中脘，以致臂内筋脉挛急而痛。

茯苓　半夏姜制。各二两　枳壳麸炒，半两　风化朴硝一两

上为末，姜汁糊丸桐子大。每服二十丸，食后姜汤下。

惊　悸

失血心神不安

妇人血风惊悸者，是风乘于心故也。心藏神为诸脏之主，若血气调和，则心神安定。若虚损则心神虚弱，致风邪乘虚袭之，故惊而悸动不定也。其惊悸不止，则变惚恍而忧惧也。排风汤亦可用。

〔薛〕　丹溪先生云：惊悸者，血虚用朱砂安神丸。痰迷心窍用定志丸。怔忡者属火属痰，思虑便动者属虚，时作时止者火动也。假如病因惊而致惊，则神出其舍，痰乘而入矣。盖人之所主者心，心之所养者血，心血一虚，神气不守，此惊悸之所由生也。治当调养心血，和平心气而已。金氏妇暑月赴筵，因坐次失序，自愧成病，言语失伦，两脉弦数。予曰：当补脾导痰清热。不信，以数巫者喷水咒之而死。或谓病既无邪，以邪治之，何至于死？予曰：暑月赴筵，外受蒸热，辛辣适口，内伤郁热，而况旧有积痰，加之愧闷，其痰愈盛。又惊以法尺，益惊其神而气血不宁，喷以法水，闭其肌肤而汗不得泄，内燔则阴既销而阳不能独立，不死何待？故滑伯仁先生云：若胆气虚寒，用茯神汤。胆气实热，用酸枣仁丸。心气虚热，用定志膏、茯苓补心汤。心气实热，用朱砂安神丸、茯神散。　文学归云桥内人，月事不及期，忽崩血昏愦，发热不寐，或谓血热妄行，投以寒剂益甚。或谓胎成受伤，投以止血，亦不效。余曰：此脾气虚弱无以统摄故耳，法当补脾而血自止，用补中益气汤杂病伤劳倦。加炮姜，不数剂而验。惟终夜少寐惊悸，别服八物汤不效。余曰：杂矣，乃与归脾汤杂病健忘。加炮姜以补心脾，遂如初。　一妇人劳则心跳怔忡，寒热往来，用归脾汤为主，佐以八珍汤，诸证渐愈，又用加味逍遥散、宁志丸而安。后复作，服归脾、定志二药即愈。　一妇人患惊悸怔忡，日晡发热，月经过期，饮食少思，用八珍汤加远志、山药、酸枣仁，三十馀剂渐愈，佐以归脾汤全愈。后因劳发热，食少体倦，用补中益气汤。又因怒，适月经，去血不止，前证复作，先以加味逍遥散热退经止，又用养心汤治之而痊。　一妇人惊悸

怔忡无寐，自汗盗汗，饮食不甘，怠惰嗜卧，用归脾汤而愈。至年馀怀抱郁结，患前证兼衄血、便血，仍用前汤而愈。

茯神散 治妇人血风，五脏大虚，惊悸。安神定志。

茯神去木 人参去芦 龙齿另研 独活去芦 酸枣仁各一两，微炒 防风去芦 远志去心 桂心 细辛去苗 白术去芦。各七钱半 甘草炙 干姜炮。各半两

上㕮咀，每服五钱，水一中盏半，煎至一大盏，去滓温服，不拘时候。

龙齿丸 治妇人血风上攻，心神恍惚惊悸，眠卧不安。

龙齿另研 茯神去木。各一两， 朱砂研，水飞 人参去芦 当归去芦 天麻各七钱半 槟榔 防风去芦 生干地黄 犀角屑各半两 远志去心 赤箭各二钱半 麝香一钱，另研

上为细末，炼蜜和捣三五百下，丸如梧桐子大。每服三十丸，薄荷汤送下，不拘时。

朱贲琥珀散 治妇人血风惊悸。

琥珀研 没药研 木香 当归 芍药 白芷 羌活 干地黄 延胡索 川芎各半两 土瓜根 牡丹皮去心 白术 桂心各一两

上为末，每服一钱，水一盏，煎至七分，加酒一分，再煎少时，热服。重者数服效。

茯苓补心汤 治心气不足，善悲愁怒，衄血面黄，五心烦热，或咽喉痛，舌本作强。

茯苓四两 桂心 甘草炒 麦门冬去心。各三两 紫石英煅 人参各一两 大枣二十枚 赤小豆二十四粒

上用水七升，煎二升半，分三服。

茯神汤 治胆气虚冷，头痛目眩，心神恐畏，不能独处，胸中烦闷。

茯神去木 酸枣仁炒 黄芪炒 柏子仁炒 白芍药炒 五味子杵炒。各一两 桂心 熟地黄自制 人参 甘草炒。各半两

上每五钱，姜水煎服。

酸枣仁丸 治胆气实热，不得睡卧，神思不安，惊悸怔忡。

茯神去木 酸枣仁炒 远志去心 柏子仁炒 防风各一两 枳壳麸炒 生地黄杵膏。各半两 青竹茹二钱五分

上为末，炼蜜丸梧桐子大。每服七八十丸，白汤下。

定志丸 治心神虚怯，神思不安，或语言鬼怪，喜笑惊悸。

人参 茯苓各一两五钱 菖蒲 远志去心。各一两

上为末，蜜丸如前服。

养心汤 治心血虚，惊悸怔忡不宁，或盗汗无寐，发热烦躁。

黄芪炒 白茯苓 茯神去木 半夏曲 当归酒拌 川芎各半两 辣桂去皮 柏子仁 酸枣仁炒 五味子杵炒 人参各三钱 甘草炙，四钱

上每服三五钱，姜、枣水煎服。

朱砂安神丸 治心经血虚，头晕，心神惊悸等证。

朱砂飞过，五钱 黄连酒洗，六钱 甘草炙，五分 生地黄 当归各一钱五分

上为末，饭糊为丸。每服十五丸，如一二服不应，当服归脾汤补之。

治要茯苓散 治心经实热，口干烦渴，眠卧不安，或心神恍忽。

茯神 麦门冬各一两半，去心 通草 升麻各一两二钱半 大枣十二枚 紫菀 桂心各七钱半 知母一两 赤石脂一两七钱半 淡竹茹五钱

上每服一两，水煎。

〔失血心神不安〕

〔薛〕 前证若脾肝郁热，用加味逍遥散。脾肝郁结，用加味归脾汤，脾胃虚

弱，气血不足，用八珍汤、十全大补汤。脾肺虚弱，气血不足，用补中益气汤、六君子汤。痰气郁滞，用六君、桔梗、贝母。如不应，审系气虚，但补脾胃，如不应，用独参汤。如恶寒发热，属气血俱虚。内热晡热，属血虚。作渴面赤，是血脱烦躁。皆宜甘苦之剂，以补阳气而生阴血。经云：血脱补气。若用寒凉之剂以降火，则误矣。仍审所属之因治之。

宁志膏　治妇人因失血过多，心神不安，言语失常，不得睡卧。

辰砂研　酸枣仁炒　人参　白茯神去木　琥珀各一分，研　滴乳香一钱，研

上为末，和停，每服一钱，浓煎灯心、枣汤，空心调下。一方无茯神、琥珀，蜜丸如弹子大，薄荷汤化下一丸。

茯苓补心汤　妇人以血旺气衰为本。心主血，肝藏血，今血衰而气盛者，由心气虚耗，不能主血，又不能制乎肺金，使肺金得以乘乎肝木。肝之亏损则血不能藏，渐致枯涸，不荣经络，故月事不调矣。此方专补心元之虚，抑其肺气之乘，调和荣卫，滋养血脉，其疾自然平复矣。

即参苏饮内除木香，与四物汤对分匀和，以姜枣煎，每服四钱，食前温服。

参苏饮方见发热。　四物汤方见通治

妙香散　治心气不足，精神恍忽，虚烦少睡，盗汗等证。

甘草炒，五钱　远志去心，炒　山药姜汁炙　茯苓　茯神去木　黄芪各一两　人参　桔梗各五钱　辰砂另研，三钱　麝香另研，二钱　木香二钱五分

上为细末，每服二钱，温酒调下。

半夏汤　治胆腑实热，精神恍忽，寒热泄泻，或寝汗憎风，善太息。

半夏一钱五分　黄芩　远志去骨。各一钱　生地黄二钱　秫米一合　酸枣仁炒，三钱　缩砂仁一钱五分

上作一剂，长流水煎服。

独参汤　治元气虚弱，恶寒发热。或作渴烦躁，痰喘气促。或气虚卒中，不语口噤。或痰涎上涌，手足逆冷。或难产、产后不省，喘急。

用好人参二两或三四两，加炮姜五钱，水煎徐徐服。盖人参性寒，故以姜佐之，如不应，急加附子。

颠　狂

〔大〕　夫妇人颠狂病者，由血气虚，受风邪所为也。人禀阴阳之气而生，而风邪入并于阴则为颠，入并于阳则为狂。阴之与阳，有虚有实，随其虚时，为邪所并则发也。颠者卒发，意不乐，直视仆地，吐涎沫，口喎目急，手足撩戾，无所觉知，良久乃苏。狂者少卧不饥，自高贤也，自辨智也，自贵倨也，妄笑好歌乐，妄行不休，故曰颠狂也。《素问》云：阳厥狂怒，饮以铁落。狂怒出于肝经，肝属木，铁落，金也，以金制木之意。予尝治一女人眼见鬼物，言语失常，循衣直视。众医多用心药治之无效。予投养正丹二帖，煎乳香汤送下，以三生饮佐之立愈。又一男子亦曾病此证，亦用此药收效。且养正丹与《百一方》抱胆丸无异，抱胆丸内无硫黄，有乳香也。

〔薛〕　刘宗厚先生云：有在母腹中受惊者，或有闻大惊而得者。盖惊则神不守舍，舍空则痰涎归之。或饮食失节，胃气有伤，痰停胸膈而作，当寻火、寻痰、固元气。若顽痰胶固上膈，必先用吐法，若在肠胃，亦须下之。窃谓此证，若因元气虚弱，或痰盛发热等，皆是虚象，如慢惊证，无风可祛，无痰可逐，但补脾胃，生气健旺，神智自清，痰涎自化。若误用辛散祛逐脑麝之剂，必为败证。一妇人素清苦，因惊而颠，或用风痰等药愈甚。

余用参、芪、归、术浓煎，佐以姜汁、竹沥，服三斤馀方愈。

防风散 治妇人风邪颠狂，或啼泣不止，或歌笑无度，或心神恐惧，或言语失常。

防风 茯神去木 独活 人参 远志去心 龙齿研 菖蒲去毛 石膏 牡蛎各一两 秦艽 禹馀粮 桂心各半两 甘草七钱半 蛇蜕一尺，炙

上为粗末，每服三钱，水一盏半，煎七分，去滓温服。

又方 羚羊角屑 人参 生干地黄各七钱半 独活 远志去心 菖蒲去毛 防风各半两 茯神去木 石膏 麦门冬去心 龙齿别研 白鲜皮各一两

上为粗末，每服三钱，水煎，温服无时。

牛黄清心丸亦可用。方见杂病中风。

余详杂病本门。

血风烦闷

〔大〕 妇人血风烦闷者，由腑脏劳伤，血气虚而风邪入之，搏于血脉，使气不通而否涩，则生于热，或肢节烦疼，口干少卧，皆因虚弱而气血壅滞，故烦闷也。

〔薛〕 前证多属肝脾血虚发热，宜参照前寒热方论主治。

酸枣仁散 治妇人血风烦闷，四肢疼痛，心神多躁，饮食减少，并皆治之。

酸枣仁 赤芍药 赤茯苓去皮 当归去芦 红花子 生干地黄 羚羊角屑。各七钱半 防风去叉 羌活去芦 牛膝酒浸 芎䓖 桂心 地骨皮 麦门冬去心 甘草各半两，炙

上为㕮咀，每服八钱，水一中盏半，生姜七片，薄荷七叶，煎至一大盏，去滓温服，不拘时。

紫石英散 治妇人血风烦闷，心神恍忽，睡卧不安。

紫石英一两 茯神去木 麦门冬去心 人参去芦 远志去心 酸枣仁 当归去芦 黄芩各七钱半 羚羊角屑 防风去芦 黄芪各半两 甘草炙，二钱半

上为㕮咀，每服五钱，水一中盏半，生姜五片，枣二枚，煎至一大盏，去滓温服，不拘时。

当归散 治妇人血风潮热。

当归去芦，二两 芍药 玄胡索 熟地黄各一两 大黄蒸，七钱半 桂心半两 甘草炙，二钱半

上为细末，每服一钱，水一盏，入干胭脂一钱，同煎至六分，去滓，食后温服。

赤芍药散 治妇人气血不和，心胸烦闷，不思饮食，四肢少力，头目昏眩，身体疼痛。

牡丹皮 白茯苓 赤芍药 白芷 甘草各二两 柴胡一两半

上为细末，每服二钱，水一盏，生姜一片，枣一枚，同煎至七分，温服，食后、临卧。

血风攻脾不能食

〔大〕 脾属于土，脾为中州，意智之脏也。其肝、心、肺、肾、皆受脾之精气以荣养焉。脾与胃为表里，脾主化谷纳食，胃为水谷之海，故经言四时皆以胃气为本也。妇人气血不调，脏腑劳损，风邪冷气，蕴蓄在内，攻于脾胃，脾胃既虚，为邪所乘，则不能消任五谷，故不能食也。

〔薛〕 经云：胃乃脾之刚，脾乃胃之柔。伤胃则脾无所禀受，伤脾则不能为胃运化，是以脾胃为之表里，藉饮食以滋养百脉者也。窃谓前证若饮食所伤，六君子汤。杂病虚劳。劳役所伤，补中益气

汤。杂病伤劳倦。若风寒所伤，用人参理中汤。杂病霍乱。木旺乘土，六君加柴胡。呕吐腹痛或大便不实，前汤加木香。胸膈虚痞，或肚腹不利，六君子汤。郁怒伤损肝脾，归脾汤。杂病健忘。命门火衰，八味丸。杂病虚劳。仍审诸经错杂之邪而治之。假如不能食而肌肉削，乃脾胃经本病，右关脉缓而弱，乃脾胃之本脉。若见弦紧，或四肢满，闭淋溲便难，转筋，此肝之脾胃病也。若兼洪大，或肌热烦热面赤，此心之脾胃病也。若兼浮涩，或气短喘急，咳嗽痰盛，此肺之脾胃病也。若兼沉细，或善恐善欠，此肾之脾胃病也。各当于本经药中，加兼证之药，此东垣先生之治法也。　一妇人停食饱闷，或用人参养胃汤、木香槟榔丸而泄泻吐痰，腹中成块。又与二陈、黄连、厚朴，反加腹胀不食。余以为脾胃气虚，不能消磨，用补中益气加茯苓、半夏，五十馀剂，脾胃健而诸证痊。　一妇人饮食，每用碗许，若稍加非大便不实，必吞酸嗳腐，或用二陈、黄连、枳实，反加内热作呕。余曰：此末传寒中。不信，仍作火治，虚证悉至，月经不止。余用六君加炮姜、木香数剂，诸证渐退，又以补中益气加炮姜、木香、茯苓、半夏数剂全愈。后因饮食劳倦，兼以怒气，饮食顿少，元气顿怯，仍用前药，更加发热，脉洪大，按之而虚，两尺如无，此命门火衰，用补中益气加姜、桂及八味丸兼服二月馀，诸证寻愈。此证若因中气虚弱，用人参理中汤，或六君子加木香、炮姜。不应，用左金丸，两胁胀痛。或越鞠丸。杂病郁。虚寒加附子理中汤，中寒。无有不愈。　一妇人饮食后或腹胀，或吞酸，自服枳术丸，饮食日少，胸膈痞满，腿内酸痛，畏见风寒。或用养胃汤，腿痛浮肿益盛，月经不行。余以为郁结所伤，脾虚湿热下注。侵晨用四君子、芎、归、二陈，午后以前汤送越鞠丸，诸证渐愈。又用归脾、八珍二汤，兼服二月馀而经行。　一妇人胸满少食，或腹胀吞酸，或经候不调，此中气虚而不能施化也。用补中益气加砂仁、香附、煨姜而饮食进，更以六君、芎、归、贝母、桔梗而经自调。　一妇人年三十馀，忽不进食，日饮清茶水果三年馀矣。余谓脾气郁结，用归脾加吴茱萸四剂，遂饮食如常。若人脾肾虚而不饮食，当以四神丸治之。　一妇人不进饮食二年矣，日饮清茶果品之类，肝脾二脉弦浮，按之微而结滞。余谓肝脾气郁，用六君、木香、吴茱，下痰积甚多，饮食顿进，形体始瘦，卧床月馀，仍服六君之类而康。

草豆蔻散　治妇人血风冷气攻脾胃，呕逆不纳饮食。

草豆蔻去皮　白茯苓去皮　枇杷叶炙　半夏汤洗七次，切作片。各七钱半　高良姜　白术去芦　缩砂仁　桂心　木香　青橘皮去白　甘草炙。各半两　人参去芦，一两

上㕮咀，每服五钱，水一中盏半，生姜七片，煎至一大盏，去滓温服，不拘时候。

诃梨勒散　治妇人血风，气攻脾胃，腹胁妨闷，四肢烦疼，或时痰逆，不下饮食

诃梨勒皮　陈橘皮各一两，去白　半夏汤洗七次，切片　人参去芦　桂心　白术去芦　细辛去苗土　当归炒，去芦　甘草炙。各半两　藿香　赤茯苓去皮　芎䓖各七钱半

上制，煎服法同前。

神曲丸　治妇人血风气攻脾胃，腹胁胀满，不思饮食。

神曲　白术去芦　附子炮，去皮脐　枳实麸炒，去穰　诃梨勒皮　桂心　食茱萸　木香　陈橘皮去白　人参去芦。各一两　桔梗去芦　干姜炮。各半两

上为细末，酒煮面糊和丸，如梧桐子大。每服三十丸，空心食前生姜汤下，日进二服。

进食散 李潜云：治脾胃虚寒，不思饮食，及久病人脾胃虚，全不入食者，只二服能食。陈云：此方既有川乌，治血风攻脾不食，岂无良验。

青皮 陈皮 粉草 桂心 良姜各二钱半 川乌头炮，去皮尖 草豆蔻仁各三枚 诃子去核，五枚

为细末，每服一钱，水一盏，生姜三片，煎七分，温服。

身体骨节疼痛

〔大〕 妇人血风身体骨节疼痛者，由体虚气血不调，为风所侵故也。其状风邪在于皮肤肌肉，历于骨节，邪气与正气交击，故令疼痛也。

〔薛〕 东垣先生云：饮食失节，脾胃虚弱，乃血所生病，故口中津液不行，若火热来乘土位，故肢体发热作渴。若肝经血热，用四物、杂病虚劳。羌活、黄芩、黄柏。肝经血虚，用逍遥散、调经。山栀、川芎。风湿兼痰，用四物、南星、半夏、羌活、苍术。风湿伤脾，用羌活胜湿汤。杂病腰痛。暑湿伤气，用清燥汤。杂病伤暑。气郁肝脾，用四君、木香、枳壳、槟榔。胃气受伤，用补中益气汤。杂病伤劳倦。瘀血流注，用四物、桃仁、红花。骨痛筋挛，用当归没药丸。本条。倦怠无力，用补中益气、羌活、川芎。一妇人自汗盗汗，发热晡热，体倦少食，月经不调，吐痰甚多，二年后遍身作痛，阴雨益甚。此气虚而风寒所乘，用小续命汤疼痛顿止，又用补中益气、加味归脾三十馀剂，诸证悉愈。一妇人月经不调，且素有痛风，遇劳必作，用众手重按痛稍止。此气血俱虚，用十全大补杂病虚劳。加独活而痛痊，用六味丸、杂病虚劳。逍遥散而经调。一妇人肢体作痛，面色痿黄，时或赤白，发热恶寒，吐泻食少，腹痛胁胀，月经不时，或如崩漏，或痰盛喘嗽，头目眩痛，或五心烦热，口渴饮汤，或健忘惊悸，盗汗无寐等证，卧床年许，悉属肝脾亏损，气血不足所致，用十全大补、加味归脾兼服月馀，诸证悉痊。

芎劳散 治妇人血风身体骨节疼痛，心膈壅滞，少思饮食。

川芎一两 赤茯苓去皮 赤芍药 酸枣仁炒 桂心 当归去芦 木香 牛膝酒浸。各七钱半 羌活去芦 枳壳去穰，麸炒 甘草各半两，炙

上为㕮咀，每服三钱，水一大盏半，姜五片，煎至一大盏，去滓热服，不拘时候。

海桐皮散 治妇人血风身体骨节疼痛。

海桐皮 桂心 白芷 当归去芦 漏芦 川芎 羚羊角屑各一两 赤芍药 没药另研 川大黄炒 木香 槟榔各半两

上为细末，每服二钱，温酒调下，不拘时。

虎骨散 治妇人血风攻疰，身体疼痛。

虎胫骨一两半，酥炙 麝香二钱半，另研 桂心 川芎 海桐皮 当归去芦 牛膝酒浸 天麻 附子炮，去皮脐 骨碎补 没药另研 琥珀另研。各一两 羌活去芦 木香各半两

上为细末，入研药令匀，每服二钱，温酒调下，不拘时候，日进二服。

何首乌散 治妇人血风身体骨节疼痛，或手足麻痹，腰髋沉重，牵拽不随，并皆治之。

何首乌 羌活去芦 当归炒，去芦 赤箭 附子炮，去皮脐 桂心 赤芍药 芎劳

羚羊角屑各七钱半　威灵仙　牛膝酒浸。各一两　防风半两，去芦

上为细末，每服二钱，豆淋酒调下，不拘时。

通灵丸　治男子妇人手足疼痛，风走注痛不可忍。

白附子炮　僵蚕炒。各一两　全蝎半两，炒　麝香另研，一字

上为细末，炼蜜和丸，如梧子大。每服二三十丸，温酒送下，日进三服，不拘时。

当归没药丸　治妇人血风血气，腹胁刺痛，筋挛骨痹，手足麻木，皮肤瘙痒，并宜服之。

当归去芦　五灵脂炒。各一两　没药半两，另研

上为细末，醋糊和丸如梧子大。每服三十丸，空心温酒送下，生姜汤亦可，日进二服。

四生丸　治血风骨节疼痛，举臂不起，行履艰难，遍身麻痹。

白僵蚕炒　地龙去土　白附子生　五灵脂炒　草乌头去皮尖，生。各等分

上为细末，以米糊和丸，梧子大。每服二十丸，温酒送下。或作末，酒调半钱亦可。日进二服，不拘时候。

羚羊角散　治血风身体疼痛，手足无力，心神壅闷。

羚羊角屑　酸枣仁炒　生干地黄　槟榔各一两　五加皮　防风　赤芍药　当归　骨碎补炒去毛　海桐皮　川芎各七钱半　甘草半两

上为末，每服二钱，温酒调下。

羌活胜湿汤　治头痛，脊痛腰似折，项似拔。

羌活　独活各一钱　藁本　防风　甘草炙。各半钱　蔓荆子　川芎各二分

上水煎服。如身重腰沉沉然，是湿热也，加黄柏一钱　附子半钱　苍术二钱。

走　疰　痛

〔大〕　夫妇人体虚，受风邪之气，随血而行，或淫溢皮肤，卒然掣痛，游走无有常处，故名为走疰也。加减小续命汤主之。

〔薛〕　东垣云：若人身体沉重，走疰疼痛，此湿热相搏，或风热郁而不得伸，附著于有形也。是证多因饮食起居失节，或因七情劳役失宜，脾胃亏损，腠理不密，外邪所侵，以致内热晡热，自汗盗汗，或经候不调，饮食不甘。治法：湿热肿痛者，清燥汤，杂病伤暑。兼痰，佐以二陈汤。杂病痰饮。肝火作痛者，加味逍遥散。脾郁作痛者，加味归脾汤。血虚作痛者，四物汤。气虚作痛者，四君子汤。气血俱虚者，八珍汤。俱加羌活、川芎。月经先期而痛者，加味逍遥散。头眩倦怠而痛者，补中益气汤。大抵按之痛甚者，病气实。按之痛缓者，元气虚。劳役而痛者，亦元气虚也。饮食失宜而痛者，脾气虚也。恼怒而痛者，肝火盛也。若昼轻而夜重者，血分病也。一妇人历节发热作渴，饮食少思，月经过期，其脉举之洪大，按之微细，用附子八物汤四剂而痛止，用加味逍遥而元气复，用六味丸而月经调。　一妇人体肥胖，素有热，月经先期，患痛风，下体微肿，痛甚则小便频数，身重脉缓，此风湿血虚有热，用羌活胜湿汤二剂，肿痛渐愈。用清燥汤数剂，小便渐清。用加味逍遥散，内热渐愈。又为饮食停滞，发热仍痛，面目浮肿，用六君加柴胡、升麻而愈。又因怒气。小腹痞闷，寒热呕吐，用前药加山栀、木香而安。惟小腹下坠，似欲去后，此脾气下陷，用补中益气而愈。后因劳役怒气，作呕吐痰，遍身肿痛，经行寒热，此肝木侮

脾土，用六君加柴胡、山栀，肿痛呕吐悉退，后用补中益气而安。一妇人饮食少思，畏风寒，患痛风呕吐寒热，脉弦紧，用附子八物汤而四肢痛愈，用独活寄生汤而腰痛渐痊。惟两膝肿痛，用大防风汤而痛渐愈，用归脾、逍遥而元气复。

没药散 治妇人血风走疰，肢节疼痛，发时来往不定。

没药另研 乳香另研 芎䓖 当归炒，去芦 桂心 漏芦去芦 木香各半两 白芷 琥珀另研 地龙去土，微炒。各七钱半 安息香另研 麝香另细研。各二钱半

为细末，入研药拌匀。每服一钱，温酒调下，不拘时。

琥珀散 治妇人血风走疰疼痛，来往疼痛。

琥珀另研 当归去芦 牛膝酒浸 羌活去芦 川大黄锉、微炒。各七钱半 桂心一两 没药另研 血竭另研 干漆炒烟尽 玄胡索 防风去芦 羚羊角屑各半两

上为细末，每服二钱，温酒调下，不拘时日，进二服。

虎骨散 治妇人血风走疰疼痛，痛不可忍。

虎胫骨二两，酥炙 干蝎炒 琥珀另研。各半两 当归炒 威灵仙 牛膝酒浸 羌活去芦 桂心各一两 漏芦去芦 芎䓖 没药另研。各七钱半

上为细末，每服二钱，温酒调下，不拘时候，日进二服。

雄黄散 治妇人血风走疰疼痛。

雄黄研，水飞 血竭另研 赤箭 侧子炮，去皮脐 桂心 没药另研 木香 白芥子 地龙炒去土 蚆①各半两，生用 麝香二钱半，另研 乌蛇二两，酒浸去皮骨，炒微黄

上为细末，入研药更研令匀，每服二钱，热酒调下，不拘时候，日进二服。

漏芦散 治妇人血风走疰，疼痛无有常处。

漏芦 当归 牛膝各三分 桂心 地龙去土 防风 羌活 白芷 没药研 甜瓜子各半两 虎胫骨酥炙 败龟板醋炙。各一两

上为细末，每服二钱，热酒调下，无时。

四生丸见前。

麝香丸 治白虎历节，诸风疼痛，游走不定，状如虫啮，昼静夜剧，及一切手足不测疼痛。

大八角川乌头三枚，去皮尖，生用 生全蝎二十个 生黑豆二十粒 生地龙去土，半两

为细末，入麝香一字，同研停，糯米糊为丸，如绿豆大。每服七丸，甚者十丸，夜卧令膈空，温酒吞下，微出冷汗一身便瘥。许学士云：予得此方，凡是历节及不测疼痛，一二服便瘥。在歙州日，有一贵家妇人，遍身走注疼痛，至夜则发，如虫啮其肌，多作鬼邪治。予曰：此正历节病也，三服效。

芍药知母汤《三因》 治诸肢节疼痛，身体尫羸，脚肿如脱，头眩短气，温温欲吐。

桂心 知母 防风各四两 芍药 麻黄去根节 甘草各三两 附子二两，炮

上㕮咀，每服四钱，水一盏半，生姜五片，煎七分，去滓空心服。一方有白术、川芎、杏仁、半夏。

附子八物汤 治风历节疼痛，四肢如锤锻不可忍。

附子 干姜 芍药 茯苓 人参 甘草 桂心各三两 白术四两

上㕮咀，每服四大钱，水二盏，煎七分，去滓食前服。一方去桂，用干地黄二两。

独活寄生汤方见杂病腰痛。

---

① 蚆蝌：蝎之紧小者。

小续命汤　治白虎历节，痛不可忍。方见杂病中风。

〔陈〕　一妇人先自两足踝骨痛不可忍，次日流上于膝，三日流于髀骨，甚疼，至于肩，肩流于肘，肘流于后溪。或如锤锻，或如虫窜，痛不可忍，昼静夜剧，服诸药无效。召仆诊之，六脉紧。予曰：此真历节证也，非解散之药不能愈，但用小续命汤，一剂而痊。　又邓安人夏月亦病历节，痛不可忍，诸药无效。召仆诊之，人迎与心脉虚，此因中暑而得，合先服酒蒸黄连丸，众医莫不笑。用此药服一帖即愈，自后与人良验。

治妇人血风走疰，腰膝骨节疼痛不可忍。

附子生　薰陆香　杏仁研　桂心　当归　芸薹子　芫花　巴豆去皮。各一两　松脂一两半

上为细末，熔黄蜡五两，搅和诸药，捏作片子，包裹痛处，立效。

又方

芫花　桂心各一两　汉椒二两　桑根白皮三两　芸薹子　柳蚛屑各五两

上为细末，用醋一升拌和，蒸令热，用青布裹熨痛处，冷即更入醋蒸用之。

治妇人血风走疰，腰胯脚膝疼痛。

天仙子　川乌头生　附子生。各一两

上为细末，以酒煎成膏，摊于帛上，敷贴痛处，多年者不过三上，效。

头目眩晕

〔大〕　妇人头眩，由气虚风入于脑，循脉引于目系，目系急而然也。邪甚则必癫。《素问》云：头痛癫疾，下虚上实，过在足少阴、巨阳，甚则入肾。徇蒙招摇，目瞑耳聋；下实上虚，过在足少阳、厥阴，甚则在肝。下虚者，肾虚也，故肾厥则头痛；上虚者，肝虚也，故肝虚则晕。徇蒙者，如以物蒙其首，招摇不定，目眩耳聋，皆晕之状，故肝厥头痛不同也。

〔薛〕　丹溪先生云：眩者言其黑运旋转，其状目闭眼暗，身转耳聋，如立舟船之上，起则欲倒。盖虚极乘寒得之，亦不可一途而取轨也。若风则有汗，寒则掣痛，暑则热闷，湿则重滞，此四气乘虚而眩晕也。若郁结生痰而眩晕者，此七情虚火上逆也。若淫欲过度而眩晕者，此肾虚气不归源也。若吐衄漏崩而眩晕者，此肝虚不能摄血也。有早起眩晕，须臾自定者，元气虚也，正元饮杂病自汗。下黑锡丹。杂病头痛。伤湿头晕，用肾着汤杂病伤湿。加川芎。有痰，用青州白丸子。杂病中风。头风，风热也，久则目昏。偏头风相火也，久则目紧便涩。皆宜出血以开表之。窃谓前证肝虚头晕，用钩藤散。肾虚头晕，六味丸。杂病虚劳。头晕吐痰，养正丹；不应，八味丸。杂病虚劳。血虚，四物、参、苓、白术；不应，当归补血汤。杂病劳倦。气虚，四君、归、芪；不应，补中益气汤。杂病劳倦。肝木实，泻青丸。杂病头痛。虚用地黄丸。杂病虚劳。不应，川芎散。脾气虚，二陈、参、术、柴胡、升麻；不应，益气汤加茯苓、半夏。脾胃有痰，半夏白术天麻汤。风痰上涌，四神散。发热恶寒，八物汤。杂病虚劳。七情气逆，四七汤。伤湿而晕，除湿汤。杂病中湿。　一妇素头晕，不时而作，月经迟而少，此中气虚弱，不能上升而头晕，不能下化而经少。用补中益气汤而愈。后因劳仆地，月经如涌，此劳伤火动，用前汤加五味子，一剂而愈。前证虽云气无所附，实因脾胃亏损耳。一妇人内热口干，劳则头晕、吐痰、带下。详下嘈杂门。

养正丹　治虚风头眩，吐涎不已。盖

此药升降阴阳，补接真气，非止头眩而已。

黑铅　水银　硫黄研　朱砂研。各一两

上用建盏一只，火上熔铅成汁，次下水银，用柳枝子打停，取下歇少时，入二味打停，候冷取下，研为粉，以糯米软饭丸如绿豆大。每服三十丸，枣汤吞下，空心食前，日二服。

钩藤散《本事》治肝厥头晕。清头目。

钩藤　陈皮去白　半夏汤洗七次，切片子　麦门冬去心　茯苓去皮　茯神去木　人参去芦　甘菊花　防风去芦。各半两　甘草二钱半，炙　石膏一两

上㕮咀，每服四钱，水一盏半，生姜七片，煎至一盏，去滓热服，日进二服。

独活散　治妇人风眩，头疼呕逆，身体时痛，情思昏闷。

独活一两　白术去芦　防风去芦　细辛去苗　人参去芦　芎䓖　荆芥各七钱半　半夏汤洗七次，切片子　炙甘草　赤芍药各半两　石膏二两

上㕮咀，每服八钱，水一中盏半，生姜七片，薄荷七叶，煎至一大盏，去滓温服，不拘时

川芎散　治风眩头晕。

川芎　山药　白茯神去木　甘菊花野菊不用　人参各半两，去芦　山茱萸肉一两

上为细末，每服二钱，温酒调下，不拘时候，日进三服。

四神散　治妇人血风，眩晕头痛。

菊花　当归去芦　旋覆花　荆芥穗各等分

上为细末，每服二钱，水一盏，葱白三寸，茶末一钱，煎至七分，通口服，良久，去枕仰卧少时。

《斗门方》　治血风头旋，或不知人事。

用喝起草嫩心阴干为末，酒服二钱，其功甚效。即前苍耳散。

治头旋如天动地转，名曰心眩。

胆矾一两，细研，用面饼剂一个拌匀，勒如骰子大，瓦上焙干。每服一骰，为末，灯心、竹茹煎汤调下。此去痰之法，当审而用之。

头　痛

〔薛〕　东垣云：足太阳头痛，脉浮紧，恶风寒，川芎、羌活、独活、麻黄为主。手少阳经头痛，脉弦细，往来寒热，柴胡为主。足阳明头痛，身热目疼鼻干，恶寒发热，脉浮缓而长，升麻汤，升麻，葛根。或石膏、白芷为主。手太阳头痛，有痰，体重或腹痛，为痰癖，脉沉缓，苍术、半夏、南星为主。足少阴经头痛，足寒气逆，为寒厥，脉沉细，麻黄附子细辛汤伤寒太阳。为主。足厥阴头项痛，或吐涎沫，厥冷，脉浮缓，吴茱萸汤伤寒吐。主之。诸血虚头痛，当归、川芎为主。诸气虚头痛，人参、黄芪为主。气血俱虚头痛，调中益气汤杂病劳倦。少加川芎、蔓荆、细辛。痰厥头痛，半夏白术天麻汤。杂病眩晕。厥逆头痛，羌活附子汤。杂病头痛。如湿气在头者，以苦吐之，不可执方而治。若脉杂乱而病见不一，且补胃为主。一妇人因劳，耳鸣头痛体倦，用补中益气加麦门、五味而痊。三年后得子，因饮食劳倦、前证益甚，月经不调，晡热，内热，自汗，盗汗，用六味地黄丸、补中益气汤顿愈。经云：头痛耳鸣，九窍不利，肠胃之所生也。故脾胃一虚，耳目九窍皆为之病。一妇人两眉棱痛，后及太阳，面青善怒，此肝经风热之证，用选奇汤杂病头痛。合逍遥散调经。加山栀、天麻、黄芪、半夏、黄芩而愈。此证失治，多致伤目或两耳出脓，则危矣。

旋覆花汤　许叔微云：妇人患头风者，十居其半，每发必掉眩，如在车船上。盖因血虚，肝有风邪袭之尔。予尝处旋覆花汤，此方修合服之，比他药甚效。

川芎　当归去芦　羌活去芦　旋覆花　细辛去苗　蔓荆子　防风去芦　石膏　藁本去芦　荆芥穗　半夏曲　干地黄　甘草炙。各半两

上㕮咀，每服五钱，水一盏半，生姜五片，煎至七分，去滓温服，日进二服。

七生丸　治男子妇人八般头风，及一切头痛，痰厥，气厥，饮厥，伤寒，伤风头痛不可忍者，并皆治之。

川乌头　草乌头　天南星三味并生，去皮　半夏冷水洗去滑　川芎　白芷　石膏并生用。各等分

上为细末，研韭菜自然汁，丸如梧桐子大。每服七丸，加至十丸，嚼生葱、茶送下，食后，日进二服。陈尝治邓安人头痛如破，诸药无效，加北细辛等分，全蝎减半为丸，服二十粒，即愈。

药隐老人云：若头痛连齿，时发时止，连年不已。此由风寒中于骨髓，留而不去。脑为髓海，故头痛齿亦痛，谓之厥逆头痛。宜白附子散，灸曲鬓穴。此穴在耳上，将耳掩前正尖上，可灸七壮，左痛灸左，右痛灸右。

白附子散

白附子炮，一两　乌头炮，去皮脐　天南星炮　麻黄不去根节。各半两　干姜炮　辰砂研。各二钱半　全蝎炒，五枚　麝香另研，一字

上为细末，每服一钱，温酒调下，不拘时候。

治头风痛不可忍。

硝石　人中白　脑子各等分

上研令极细，每用一字，搐入鼻中。

川芎茶调散　治诸风上攻，头目昏重，偏正头痛。

薄荷八两　川芎　荆芥各四两　羌活　白芷　防风　甘草炙。各二两　细辛一两

上为末，每服二钱，食后茶清调下。

如圣饼子《和剂》治男妇气厥，上盛下虚，痰饮风寒，伏留阳经，偏正头疼，痛连脑颠，吐逆恶心，目瞑耳聋。常服清头目，消风化痰暖胃。

防风　生半夏　天麻各半两　天南星洗　川乌去皮尖　干姜各一两　川芎　甘草炙。各二两

为细末，汤浸蒸饼和丸芡实大，捻作饼子，日干。每服五饼，同荆芥穗三五茎细嚼，茶酒汤任下，无时。

若头痛筋挛，骨重少气，哕噫腹满时惊，不嗜卧，咳嗽烦冤，其脉举之则弦，按之石坚，由肾气不足而内著，其气逆而上行，谓之肾厥头痛。宜玉真丸与硫黄丸。

玉真丸

硫黄研，三两　硝石二分，研　石膏煅研　半夏汤洗，为末。各一两

上研令停匀，生姜自然汁打糊丸如梧子大，生姜汤下三十丸。一方，无半夏，有天南星。

硫黄丸　治头痛不可忍，或头风年深暴患，无所不治，服此除根。

硝石一两　硫黄二两

上研令极细，滴水丸如指头大。空心，蜡茶清嚼下一丸。《百一方》云：中暑者，以冰水服之，下咽即洒然。治伤冷，以艾汤下。

裕陵传王荆公偏头疼方，云是禁中秘方。用生芦菔汁一蚬壳，仰卧注鼻中，左痛注左，右痛注右，或两鼻皆注亦可，数十年患，皆一注而愈。

心　痛

〔大〕　夫妇人血气心痛者，由脏腑

虚，血气不调，风冷邪气乘于心也。其痛发有死者，有不死者。成证者，心为诸脏之主，而主于神，其正经不可伤，伤之而痛者，名为真心痛，朝发夕死，夕发旦死。心之支别络为风冷所乘而痛者，故痛发乍轻乍甚，而成证者也。

〔薛〕　前证若寒邪所伤，温散之。饮食停滞，消导之。肝火妄动，辛平之。脾气郁结，和解之。仍与后六证方药同用。　一妇人久患心痛，饮食少思，诸药到口即吐。予以为脾土虚弱，用白术一味，同黄土炒，去土，每服一两，以米泔煎浓，徐服少许，数日后自能闯饮。用三斤馀而安。　上舍陈履学长子室，素怯弱，产后患疥疮，年馀不愈，因执丧旬月，每欲眩仆。一日感气，忽患心脾高肿作疼，手不可按，而呕吐不止，六脉微细。或见其形实，误认诸痛不可补气，乃用青皮、木香、五味、吴茱萸等药而愈。继复患疟，且堕胎，又投理气行血之药，病虽去，元气转脱，再投参芪补剂不应矣，六脉如丝欲绝。迎予至诊之，曰：形虽实而脉虚极，反用理气之剂，损其真气故也。连投参、芪、归、术、附子、姜、桂二剂，间用八味丸，五日寝食渐甘，六脉全复。此证若心脾疼痛时，即服此等药，疟亦不作矣。

〔大〕　**乌药散**　治妇人血气攻心痛，发歇不定。

乌药　莪茂　桂心　当归炒　桃仁　青皮　木香各等分

为末，每服二钱，热酒调下。

阿魏丸　治妇人血气攻心疼痛，及一切积冷气。

当归　桂心　青皮　附子炮　阿魏面裹煨，以面熟为度　白术　川芎各一两　吴茱萸炮　木香　干姜各三分　槟榔　肉豆蔻煨　延胡索　莪茂各一两　朱砂细研，半两

上为末，先以醋一升，煎阿魏成膏，和药末捣三百杵，丸如梧桐子大。每服二十丸，食前热酒下。

鸡舌香散　治男子妇人九种心痛，一切冷气。

良姜锉细，麻油炒　桂心　赤芍药各等分

上为细末，每服二钱，水一盏，入盐木瓜三片，同煎七分，温服，盐汤点亦可。血气疝瘕痛，用熟醋汤调下，忌生冷。

应痛散　治心脾痛不可忍者，妇人脾血气作心脾痛尤效。前方同，只无桂心。用醋煎、醋汤点亦可。

乙丑年春初，次女年十五，经脉未行，初一日心痛如刺，吐饮不止，脉沉缓弦细，以苏合香丸、神保丸、沉香丸、理中丸、诃子散、七气汤，皆无效。余思之，此证非虫即饮作疾，非《局方》九痛丸则不可。遂合与服一二丸，即愈矣。

陈氏二神丸　治妇人血气不和，作痛不止，及下血无时，月水不调。

真蒲黄炒　荜拨盐炒

上等分为细末，炼蜜丸如梧子大。每服三十丸，空心温酒下。如不能饮，米饮吞下，两服即止。

陈日华抽刀散　治妇人血风血气等疾。武兴戎司机宜侯恺云：见一道人，用此方疗病，不一而足，遂以为献，真是奇妙。

五灵脂炒，一两　莪茂　桂心　芸薹子炒。各半两

上为末，每服二大钱，酒半盏，水半盏，煎至八分，疾作热服。

失笑散见产后心痛。诃子散见霍乱。亦妙。

《灵苑方》　治妇人卒血气心痛。只用生五灵脂为细末，每服一钱，酒一盏，煎沸热服。

《局方》四七汤加良姜，又沉香降气汤、分心气饮，皆治心痛良。三方并见杂病诸气

心腹痛

〔大〕　妇人血气心腹疼痛，由脏腑虚弱，风邪乘于其间，与真气相击而痛。其痛随气上下，或上冲于心，或下攻于腹，故云血气攻心腹痛也。

〔薛〕　前证若气滞血瘀，用没药散。劳伤元气，用补中益气汤。杂病伤劳倦。肝脾郁结，用四七汤。杂病气。怒动肝火，用小柴胡汤。热入血室。肝脾血虚，用四物汤。通治。脾肺气虚，用四君子汤。杂病虚劳。中气虚弱，用补中益气汤。气血俱虚，用八珍汤。即杂病虚劳八物汤。　一妇人每怒心腹作痛，久而不愈，此肝火伤脾气也。用炒山栀一两，生姜五片，煎服而痛止，更以二陈加山栀、桔梗，乃不再发。　一妇人怀抱郁结，不时心腹作痛，诸药不应。用归脾汤杂病健忘。倍加炒山栀而愈。　陈湖陆小村母，久患心腹疼痛，每作必胸满呕吐，手足俱冷，面赤唇麻，咽干舌燥，寒热不时，月馀竟夕不安，其脉洪大，众以痰火治之，屡止屡作。迨乙巳春，发频而甚，仍用前药反剧。此寒凉损真之故，内真寒而外假热也。且脉息洪弦而有怪状，乃脾气亏损，肝木乘之而然，当温补胃气。遂用补中益气汤加半夏、茯苓、吴茱萸、木香，一服熟寐彻晓，洪脉顿敛，怪脉顿除，诸证释然。

三神丸　治室女血气，腹中刺痛，痛引心端，经行涩少，或月水不调，以致疼痛。

橘皮二两，焙　当归酒浸，炒　玄胡索醋煮。各一两

上为细末，炼蜜和丸如梧桐子大。每服五十丸，空心温酒送下。

没药散　治一切血气，脐腹撮痛，及产后恶露不下，儿枕块痛。

没药　血竭　桂心　玄胡索　当归　蒲黄　红花　干漆炒，烟尽　木香　芍药各等分

上为细末，每服二钱，食前温酒调下。

〔大〕　**延胡索散**　治妇人血气攻心腹疼痛。

延胡索　当归　川芎　桂心各七钱半　木香　枳壳　赤芍药　桃仁各半两　熟地黄一两

上㕮咀，每服三钱，水一盏，姜三片，煎至七分，去滓热服。

琥珀散　治妇人血气攻心腹，烦躁闷乱，疼痛不止。

琥珀另研　没药另研　当归炒　赤芍药　牡丹皮　延胡索　蒲黄　莪茂　桂心各等分

上为末，每服一钱，温酒调下。

瑞金散　治妇人血气撮痛，月经不行，预先呕吐疼痛。

玄胡索　牡丹皮　红花各一钱　片姜黄二钱半　赤芍药　莪茂　川芎　当归各一钱半　官桂半钱

作一服，水一盅，酒一盅，同煎至一盅，食前服。

牡丹散　治妇人久虚羸瘦，血块走注，心腹疼痛，不思饮食。

牡丹皮　玄胡索　官桂各一钱　京三棱　当归各一钱半　莪茂　赤芍药　牛膝各二钱

上煎服，法同前。

八仙散　治血气心腹疞痛，立验。

当归　厚朴　芍药　枳壳制　人参各四分　甘草　茯苓各五分　肉豆蔻二分

上为末，水二升，煮取八合，空心分

三服。

又八仙散《灵苑》　治证同前。

棕榈二两　当归一两，并锉碎，一处烧成炭，细研　麝香一钱，细研

上同研令停，每服一钱，温酒调下。

玄胡索汤　治妇人室女七情所感，血与气并，心腹疼痛，或连腰胁，甚作搐搦，一切血气，经候不调，并宜服之。

玄胡索　蒲黄　赤芍药　片姜黄　当归去芦。各一钱半　乳香　木香不见火　官桂不见火　没药各一钱　甘草半钱

上作一服，水二盅，生姜三片，煎至一盅，食前服。

大效琥珀散《灵苑》　治妇人心膈迷闷，腹脏掐撮疼痛，气急气闷，月信不调等疾。

乌药　莪茂各二两　当归一两

上并生为细末，温酒调二钱服，服后以食压之。忌生冷油腻等物。如是产后诸疾，炒生姜、酒调下。

治血气不调，脐下痛。

桑耳　蓭蕳子　桂心　土瓜根　川芎各四分　甘草二分　牛膝　赤茯苓各五分　大黄　白芍药各六分　干地黄八分

上为末，炼蜜丸如梧桐子大。醋汤吞下二十丸。

蠲痛散　治妇人血气刺痛。

荔枝核烧存性，半两　香附子去毛、炒，一两

上为细末，盐汤米饮调下二钱，不拘时候。

没药散　治妇人血气疼痛不可忍者。出《博济方》

红花　没药研　延胡索炒　当归各等分

上为末，每服二钱，童便半盏，酒半盏，同煎至六分，热服。用烧赤秤锤淬过调服亦可。常服只用温酒。

菖蒲丸　治妇人脾血积气及心脾疼。

菖蒲九节者，六两　吴茱萸炮　香附子炒去毛。各四两

上三味并锉细，以酽醋五升煮干为度，焙干研细末，以好神曲打糊为丸，如梧桐子大。空心食前，以淡姜汤吞下四五十丸，日三服，橘皮汤下亦好。

手拈散　治血气心腹疼痛。

草果　玄胡索　五灵脂　没药各等分

为末，每二钱，温酒调服。

木香枳术丸　破滞气，消饮食，开胃进食，消化痰涎。

木香　枳实炒。各一两　白术二两

上每服五钱，姜枣水煎服。

木香化滞汤　治脾胃虚弱，饮食停滞，腹胀作痛，或心下痞满，不思饮食。若忧怒饮食而致者，尤宜用之。

木香　红花各三钱　橘皮　当归尾　枳实炒。各二钱　柴胡四钱　草豆蔻　甘草炙。各半两　半夏一两

上每服三五钱，姜水煎服。

小腹痛

〔大〕　妇人小腹疼痛者，此由胞络之间，夙有风冷，搏于血气，停结小腹，因风虚发动，与血相击，故痛也。

〔薛〕　前证若气寒血结，用威灵仙散。气滞血凝，用当归散。肝经血虚，用四物汤通治。加参、术、柴胡。肝经湿热，用龙胆泻肝汤。杂病淋。肝脾气虚，用六君子汤杂病虚劳。加柴胡、芍药。肝脾虚寒，用六君子加柴胡、肉桂。若兼呕吐，加木香。四肢逆冷，再加炮姜。通府张孟威云：其妹小腹痛，服附子理中汤，附子服过八十馀枚。此乃沉寒痼冷之甚，不多有者。

〔大〕　**威灵仙散**　治妇人久冷，气滞血刺，小腹疼痛。

威灵仙一两　当归　没药　木香　桂

心各半两

上为细末，无时，热酒调下一钱服，忌茶。

当归散　治妇人久积，血气疗刺，小腹疼痛，四肢无力，不能饮食。

当归炒　赤芍药　刘寄奴　没药　枳壳　延胡索各等分

上为细末，热酒调下一钱，无时候。

追气丸《灵苑》　治妇人血刺，小腹疼痛不可忍。

芸薹子微炒　桂心各一两　良姜半两

为细末，醋糊丸如梧桐子大。每服五丸，不拘时，淡醋汤下。常服补血虚，破气块，甚有效。

石灰散　治妇人血气痛不可忍者。陈五婆方。

上取猪贴脊血半盏，于汤上暖，用杖子搅停后，用石灰于火上烧令黄，为末，罗过灰一钱，同血搅停，放温服，立愈。

予尝用紫金皮为细末，醋糊丸如樱桃大，又治妇人血气小腹疼痛，以温酒磨下一丸，及有心腹痛者亦良。

吴茱萸汤　治妇人素虚，又为风冷乘气停滞，腹胁刺痛。

吴茱萸汤洗　当归去芦。各二钱　桔梗去芦　细辛去苗　防风去芦　干姜炮。各一钱　熟地黄二钱半　甘草炙，半钱

上作一服，水二盅，煎至一盅，空心服。

椒红丸　治妇人血气不调，脏腑积冷，脐腹疗痛，肌体日瘦。

椒红　沉香　当归去芦　诃梨勒煨，去核　蓬术　附子炮，去皮脐　白术各一两　肉豆蔻　良姜　丁香各半两　麝香另研，二钱半

上为细末，炼蜜和丸如梧子大。每服三十丸，空心用温酒送下。

大腹皮饮　治妇人血癖，单腹痛。

大腹皮　防己　木通　桑白皮　厚朴　瓜蒌　黄芪　陈皮　枳壳麸炒　大黄蒸。各一钱　青皮一钱半　五味子半钱

上作一服，水二盅，煎至一盅，全酒半盏，再煎一二沸，去滓食前服。

项筋强痛

陈良甫云：妇人项筋拘挛强痛，每得此疾，疗之似易而实难。然方册中所载亦少，纵有言之，议论亦略。以予考之，然既有是疾，必有是方。何古人言此疾证尚且略，又无的然之论详之，必是挟诸疾而生，所以绝无专门。予因暇日摭古名方以备检阅。然自明学识浅鄙，未必全备，博学之士，见其遗缺，尚冀补而完之。

夫颈项之处，乃属足太阳膀胱之经。又许太学云：是足少阴肾之经，盖肾与膀胱为表里故也。以感外邪论之，则有太阳经先因感风，又感寒湿，致令外证发热恶寒，与伤寒相似，颈项强急，腰身反张如中风状，瘛疭口噤，其身体几几，古人以强直为痉，其脉沉迟弦细。新产血虚多汗出，喜中风，亦有此证。详见产后中风，兹不赘录。又有挫枕转项不得者，与三五七散、追风散，仍与急风散搽项上。若因被风吹头目昏眩，太阳并脑俱痛，项背筋脉拘急，可与蝎附散、都梁丸。许太学治项筋强痛不可转侧，以木瓜煎。

〔薛〕　前证若因肝木自旺，用泻青丸。头痛。精血不足，六味丸。杂病虚劳。风热淫肝，加味逍遥散。调经。怒动肝火，加味小柴胡汤。热入血室。肝经血虚，加味四物汤即四物加柴胡、丹皮、山栀。肾不能生肝，六味丸。膀胱气滞，羌活胜湿汤。杂病腰痛。大抵肝火旺，则肝血虚而筋燥，颈项强急，或腰背反张，或四肢挛拳，或颈项等处结核。一妇人耳内或耳后项侧作痛，寒热口苦，月经不调，此肝胆经火兼伤脾胃，用四君加柴

胡、升麻、黄芪、芍药而愈。后因劳役怒气，呕吐胁胀，用六君子汤加山栀、柴胡而安。一妇人因怒，寒热作渴，左目紧小，头颈动掉，四肢抽搐，遍身疼痛，此血虚肝热则生风也，用加味逍遥加钩藤钩数剂，诸证渐愈，又用八珍汤而痊。

追风散 治年深日近，偏正头疼，又治肝脏久虚，血气衰弱，风毒之气上攻，头痛头眩，目晕心忪，烦热，百节酸疼，脑昏目痛，鼻塞声重，项背拘急，皮肤瘙痒，面上游风，状若虫行，及一切头风。兼疗妇人血风攻疰，头目昏痛，皆治之。

川乌炮，去尖皮脐 防风去芦 石膏煅 川芎 甘草炙 荆芥穗 白僵蚕炒去丝。各一两 天南星炮 羌活 天麻 地龙 白附子炮 全蝎去尾针 白芷各半两 草乌头炮，去皮脐尖 没药研 乳香研 雄黄研。各二钱半

上为细末，每服半钱，入好茶少许同调，食后及临卧服。常服清头目，利咽膈，消风化痰。

急风散

草乌头三两，一半烧存性，于酒内蘸令冷，馀一半生用 丹砂另研，一两，水飞 黑豆二钱五分，同草乌一处为末 麝香另研，二钱半

上为细末，入研药匀停，酒调涂痛处。

蝎附散 治一切风邪头痛，夹脑风，痰涎壅盛，呕逆恶心，口吐清水，暗风旋晕，眼见黑花，牙关紧急，口眼㖞斜，面目瞤动，头项拘急，肩背引疼，耳痒目昏，四肢麻木，及沐浴出暴感风邪，头目昏痛，两太阳疼，远年头风，服诸药无效，并皆治之。

全蝎炮 雄黄水飞 朱砂各一钱半，水飞 附子炮，去皮脐 川乌头炮，去皮脐 麻黄去节 天南星姜制 防风去芦 白僵蚕炒。各三钱 藁本去芦、土 白芷各半两

上为细末，每服半钱，葱茶调下，食后。孕妇不可服。

京城之医，用此药兼嚼如圣饼子，治眼羞明多泪，见物不明，有效。一方，用白附子、蝎梢。

木瓜煎

宣州木瓜二枚，切顶作盖，剜去瓤 没药二两，另研 乳香二钱半，另研

上二味，入木瓜中，用盖子合了，竹签定之，饭上蒸三四次，烂，研成膏子。每服三匙，生地黄汁半盏，无灰好酒二盏，调和服之。

有人患此病，自午后发，黄昏时定。予曰：此患必先从足起。经言十二经络各有筋，惟足下少阴之筋，自足至头。大抵筋者肝之合也，日中至黄昏，天之阳，阳中之阴也，又曰阳中之阴，肺也。自离至兑，阴旺阳弱之时，故《灵宝秘法》云：离至乾，肾气绝而肝气弱。肝肾二脏受阴气，故发于是时。予授此方，三服而愈。

馀证治论方，俱详杂病本门。

两胁胀痛

〔大〕 夫妇人两胁胀痛者，由脏腑虚弱，气血不调，风冷之气，客于肠胃，伤于胞络之间，与血气相搏，壅寒不宣，邪正交争冲击，故令两胁胀痛也。

〔薛〕 东垣先生云：胸胁作痛，口苦舌干，寒热往来，发呕发吐，四肢满闷，淋溲便难，腹中急痛，此肝木之妄行也。窃谓前证若暴怒伤血，用小柴胡、芎、归、山栀。气虚用四物、参、术、柴、栀。若久怒伤气，用六君、芎、归、山栀。若气血俱虚，用六味地黄丸。若经行腹痛，寒热晡热，或月经不调，发热痰咳，少食嗜卧，体痛，用八珍、柴胡、丹皮。若胁胀发热，口渴唾痰，或小便淋沥，颈项结核，或盗汗，便血，诸血失音，用六味丸。若两胁作胀，视物不明，

或筋脉拘急，面色青，小腹痛，或小便不调，用补肝散。若概用香燥之剂，反伤清和之气，则血无所生，诸证作焉。丹溪先生云：右胁痛用推气散、小龙荟丸、当归龙荟丸、控涎丹、抑青丸、十枣汤，皆病气元气俱实之剂，用者审之。　一妇人性急，吐血发热、两胁胀痛，日晡益甚，此怒气伤肝，气血俱虚也。朝用逍遥散倍加炒黑山栀、黄柏、贝母、桔梗、麦门冬，夕以归脾汤送地黄丸而愈。　一孀妇内热晡热，肢体酸麻，不时吐痰，或用清气化痰药，喉间不利，白带腹胀；用行气散血药，胸痛不利，肢体时麻。此郁怒伤肝脾而药益甚也。予则朝用归脾汤以解脾郁，生脾气，夕用加味逍遥散以清肝火，生肝血，百馀剂而愈。后因怒，饮食日少，肢体时麻，此乃肝火侮土，用补中益气加山栀、茯苓、半夏而痊。又饮食失调，兼有怒气，肢体麻甚，月经如注，脉浮洪而数，此脾受肝伤，不能统血则致崩，肝气亏损阴血而脉大，继用六君加芎、归、炮姜而血崩止，又用补中益气加炮姜、茯苓、半夏而元气复，更用归脾汤、逍遥散调理而康。

灵宝散　治妇人血气攻刺，痛引两胁。

丁香　木香　乳香　玄胡索　当归　白芍药各等分

上为细末，每服二钱，食前温酒调下。

草豆蔻散　治妇人脾胃虚，气攻两胁胀痛。

草豆蔻　诃子肉各一两　桂心　苦梗　厚朴各三分　甘草一分　川芎　当归　干姜　槟榔各半两

上为粗末，每服四钱，水一盏，煎七分，去滓食前热服。

菴蕳子散　治妇人脏腑虚冷，宿冷气攻，两胁胀痛，坐卧不安。

菴蕳子　延胡索　桃仁　琥珀　当归　桂心各一两　赤芍药　木香　没药各半两

上为末，每服二钱，温酒调下。

人参紫金丸　治妇人荣卫不和，心腹刺痛，胸膈胀满，不进饮食。

紫金皮　苍术　石菖蒲各一两　香附子二两　人参半两　木香三钱

上为末，米糊丸如梧子大。食后姜汤吞下三十丸。

气针丸　治久积风壅，疏利气滞，空胸膈，止刺痛。

木香　青皮去白　大黄炮　槟榔各一两　黑牵牛二两，半生半炒

上为末，炼蜜丸如梧子大，温水下三十丸。

邓安人年五十，忽然气痛，投神保丸愈。不一二日再痛，再服神保丸六七十粒，大腑不通，其疾转甚。亦有要用沉香、木香、姜、桂、芍药而未敢投，痛甚则筑心、筑背、筑之两胁，似有两柴十字插定心胁，叫声彻天。召予诊之，六脉沉伏，乍来乍去。众问何如？予曰：夫九痛之脉，不[①]可准也，但以证辨用药。观其人质肥伟，问其大腑数日不通。余曰：实痛也，其不必胀，但以人按之痛甚，手不可向迩，此大实也。经云：大满大实者可下之，用气针丸五六百粒，是晚愈。又巳未在金陵，有家提干巽内人病心胁胀痛，众医投木香、沉香、槟榔、大腹、芍药、姜、桂之类益甚。召予诊之，六脉弦紧而和，不似病脉，但诊之时，两手如火，以此知其实痛也。众问如何治疗？仆曰：大凡心腹刺痛，不可便作虚冷治之。有二医答曰：非冷即何？热即生风，冷生气是也。予曰：不然。《难经》云：虚则

---

① 不：原作亦，形讹，据修教堂本改。

痒，实则痛。又仲景云：腹痛者桂枝加芍药汤，痛甚者，桂枝加大黄汤。提干曰：荆布素弱。予曰：有可辨处，遇痛时使一婢按之，若痛止是虚寒证也。按之转甚，手不可近，此实痛也。即令婢按之，手不可近，叫呼异常。予曰：此实热无可疑者。当用大柴胡汤治之。众不从，予责状而投之，八服愈。

论胁肋痛服木通散。亦可治男子。

心下胁肋少腹疼痛，皆素有积寒，而温暖汤散亦可主治，甚者以温药下之。心下与小腹痛，诸书并有效方，而胁肋下痛，鲜获治法。

木通散 治胁肋苦痛偏效，并心下胁肋，并少腹牵引痛者，皆主之。

木通去皮节 青皮去白 川楝子去皮核。各一两。以上三味，用巴豆半两，炒黄，去巴豆不用 萝卜子炒 舶上茯香一两，炒 莪茂 木香 滑石各半两

上为细末，煎葱白酒调三钱，一服愈。甚者不过再服。

三腕散 治中焦虚痞，两胁气痛，面目手足浮肿，大便秘涩，兼治脚气。

大腹皮 紫苏 沉香 干木瓜 独活各一两 白术 川芎 木香 甘草 陈皮 槟榔各三分

上㕮咀，每服三钱，水一盏，煎至七分，去滓空心热服，日中再服。戊午秋在京城，有一妇人，中焦虚痞，腹膨胀痛，大便秘结，六脉虚弱，诸医服药无效。予投此药，不终剂而愈。

《补遗》：《局方》青木香丸、沉香降气汤、小乌沉汤、四磨汤皆可用。

〔薛〕 **左金丸**一名四金丸 治肝火胸胁胀痛，或发寒热，或头目作痛，或大便不实，或小便淋秘，或小腹疼痛，及一切肝火之证。

黄连炒，六两 吴茱萸一两，汤煮片时用

上为末，粥丸，白术、陈皮汤下。

当归龙荟丸 治肝经实火，胸胁胀痛，或大便秘结，小便涩滞。凡属肝经实火，皆宜用之。

当归 龙胆草炒焦 栀子仁炒 黄连炒 黄芩炒。各一两 大黄炒 芦荟 青黛各五钱 木香二钱半 麝香另研，五分

上为末，用神曲糊丸桐子大。每服二十丸，姜汤下。

补肝散 治肝肾二经气血亏损，胁胀作痛，或胁胀头晕，寒热发热，或遍身作痛，经候不调。

山茱萸肉 当归 五味子炒，杵 山药 黄芪炒 川芎 木瓜各半两 熟地黄自制 白术炒。各一钱 独活 酸枣仁炒。各四两

上为末，每服五钱，枣水煎服。

腰痛

药隐老人论曰：夫肾主于腰，女人肾脏系于胞络，若肾气虚弱，外感六淫，内伤七情，皆致腰痛。古方亦有五种之说，如风腰痛，宜小续命汤加桃仁。杜仲煎服。脾胃气痞，及寒湿腰痛，宜五积散杂病中寒。加桃仁。如虚损及五种腰痛，服青娥丸、杂病腰痛。神应丸，同上。皆可用也。如气滞腰痛，服如神汤必效。

〔薛〕 陈无择先生云：若形体虚羸，面色黧黑，腿足痿软，不能行立，此失志所为也。腹急胁胀，目视䀮䀮，宗筋弛纵，白淫下注，此郁结所为也。肌肉不仁，饮食不化，肠胃胀满，闭坠腰胁，此忧思所为也。皆属内。若腰冷作痛，身重不渴，小便自利，饮食如故，因劳汗出，腰痠胁痛，或坠堕血滞，或房劳精竭，皆属不内外因也。窃谓前证失志，肾虚热者，六味丸。杂病虚劳。肾虚寒者，八味丸。杂病虚劳。郁怒伤肝，实用龙胆泻肝

汤；杂病淋。虚用六味丸、补肝散。杂病腰痛。忧虑伤脾者，归脾汤、杂病健忘。逍遥散。调经。肾着者，寒则术附汤；杂病伤湿。虚则肾着汤。同上。腰膝痛者，寄生汤、养肾散。杂病腰痛。瘀血滞者，如神汤、舒筋散。房劳腰痛者，青娥丸、十补丸。见前虚劳。　一妇人腰痛三年矣，每痛必面青头晕目紧。余以为肝脾气虚，用补肝散而愈。三年后，因劳役，患头痛兼恶心，用补中益气汤。杂病伤劳倦。加茯苓、半夏、蔓荆子而愈。　一妇人苦腰痛，数年不愈，余用白术一味大剂服，不三月而痊。乃胃气虚闭之证，故用白术也。

如神汤　治男子妇人气虚腰痛。一方有杜仲，无当归。

玄胡索　当归去芦　桂心等分

上为细末，每服三钱，温酒调下。甚者不过数服。

独活寄生汤　夫腰痛者，皆由肾气虚弱，卧冷湿地当风所得，不时速治，喜流入脚膝，为偏枯冷痹，缓弱疼重，或腰痛拘挛，脚膝重痹，宜急服之。

独活三两　桑寄生　续断　杜仲炒去丝　北细辛　川牛膝　秦艽　茯苓　白芍药　桂心　川芎　防风　人参　熟地黄　当归各二两

上㕮咀，每服三钱，水一盏，煎至七分，去滓温服，空心。气虚下利，除地黄。

并治新产腹痛不得转动，及腰脚挛痛痹弱，不得屈伸。此药最能除风消血。《肘后》有附子，故无寄生、人参、当归、粉草。近人将治历节风、脚气流注亦效。

舒筋散　治腰痛神效，闪挫亦良。

玄胡索炒　杜仲姜汁炒　官桂去粗皮　羌活　芍药各等分

上为末，酒调下二钱。

又方　橘核炒香，研酒，去渣，下青木香丸。方见。

又方　天罗布瓜[1]子仁炒焦，擂酒热服，留渣炒热封痛处效。

腰脚疼痛

夫肾主于腰脚，女人肾脏系于胞络，若劳伤肾气虚弱，而风冷客于胞络，邪气与真气交争，故令腰脚疼痛也。治当以补元气为主，佐以祛邪之剂。

〔薛〕　前证若真阳衰败，寒邪乘袭，手足俱冷，头痛恶寒，或呕吐腹痛等证，宜用本方。若气血虚弱，寒邪所感，恶寒发热，头痛作渴，或呕吐腹痛等证，宜用五积散。杂病中寒。若元气虚弱，湿热所伤，两胫肿痛，寒热身疼，或呕吐不食等证，宜用槟苏败毒散。杂病伤湿。若脾胃虚弱，元气下陷，寒热呕吐，发热头痛，喘渴体倦等证，宜用补中益气汤。杂病伤劳倦。若足三阴精血亏损，阴火内动，内热晡热，作渴痰甚，小便频数等证，宜用六味地黄丸。杂病虚劳。若足三阴阳气虚败，恶寒发热，手足俱冷，吐痰不食，二便滑数等证，宜用八味地黄丸。杂病虚劳。　一妇人先腰胯作痛，后两腿亦痛，余以为足三阴虚寒，外邪所伤。用小续命汤及独活寄生汤，或作或止，所用饮食极热，腹中方快。余曰：邪气去而元气虚寒也。诊其脉，果沉细，用养肾散本条。渐愈，又用十补丸虚劳。而痊。　一妇人所患同前，但发热作渴，喜冷饮食，脉洪数，按之迟涩，余以为血虚有热。用羚羊角散身体痛。去槟榔，加白术、茯苓数剂，更用加味逍遥散结核而瘥。　一妇人患前证，时或腿膝作痛，脉浮数，按之迟缓，此元气虚而风湿所乘。用独活寄生汤

① 天罗布瓜：即丝瓜。

顿愈，又用八珍汤而安。　一妇人因怒患前证，寒热往来，口苦不食，晡热内热，余以为肝火血虚。先用小柴胡汤加山栀顿愈，又用加味逍遥散而瘳。　一妇人患前证，寒热头痛，殊类伤寒，此寒邪之证，用槟苏败毒散而安，又用补中益气调补而愈。

虎骨丸　治妇人血风攻注，腰脚骨节疼痛不可忍。

虎胫骨酥炙　败龟酥炙　槟榔　牛膝酒浸。各一两　当归去芦，炒　川大黄炒　木香　桃仁浸，炒　海桐皮各七钱半　防风去芦叉　附子炮，去皮脐　赤芍药　桂心　血竭　没药另研　地龙去土炒。各半两

上为细末，炼蜜和捣三五百下，丸如梧桐子大。每服三十丸，空心食前温酒下，日二服。

仙灵脾散　治妇人血风攻注，腰脚疼痛。

仙灵脾　桃仁麸炒　槟榔各一两　羌活去芦　海桐皮　牛膝酒浸　当归去芦，炒　芎䓖　骨碎补　玄胡索　桂心　枳壳去瓤，麸炒　木香　菴茼子各七钱半　蚰蜒炒，半两　麝香另研，二钱半

上为细末，每服二钱，食前用豆淋酒调下，日进二服。

藁本散　治妇人血风流注，腰脚疼痛不可忍。

藁本去芦土，一两半　狗脊　天麻　骨碎补　桂心　没药另研　血竭研　蝉壳微炒。各一两　虎胫骨醋炙　败龟醋炙　穿山甲各二两，醋炙　麝香半两，另研

上为细末，入麝香拌匀，每服二钱，生姜豆淋酒调下，空心食前，日二服。

败龟散　治妇人风毒流注，腰脚疼痛，行步艰难。

败龟酥炙　虎胫骨酥炙。各二两　白僵蚕炒　薏苡仁　当归去芦　杜仲锉，炒去丝。各一两　地龙炒去土　桂心　乳香另研。各二钱半　没药半两，另研

上为细末，每服二钱，食前温薄荷酒调下。

骨碎补散　治妇人血风气攻，腰脚疼痛　腹胁拘急，并宜服之。

骨碎补炒　萆薢酒浸　牛膝酒浸　桃仁麸炒　海桐皮　当归去芦　桂心　槟榔各一两　赤芍药　附子炮，去皮脐　川芎各七钱半　枳壳半两，去穰麸炒

上为㕮咀，每服五钱，水一大盏半，生姜三片，枣一枚，煎至一大盏，去滓温服。

附子散　治妇人腰脚积年疼痛不瘥。

附子炮，去皮脐　桂心　没药另研　威灵仙　干漆炒去烟　牛膝酒浸。各一两

上为细末，每服二钱，温酒调下，食前，日进二服。

养肾散　治肾经虚弱，风寒所侵，以致腰脚疼痛，不能步履。

苍术一两　干蝎三钱　天麻　草乌头炮，去皮尖　黑附子炮，去皮脐。各二钱

上为末，每服一钱，酒调服，麻痹少时随愈。孕妇勿服。此治风寒伤肾，膀胱虚寒之良药，用之得宜，殊有神效。

臂　痛

〔大〕　夫妇人臂痛，筋脉挛急，不得屈伸，遇寒则剧，由肝虚为风寒邪气流于血脉，客于经络，搏于筋，筋不荣则干急而痛，其脉紧细，宜服柏子仁丸、舒筋汤。若臂痛不能举，或左或右，时复转移一臂，由中脘伏痰，脾气滞而不行，上与气相搏，四肢皆属于脾，脾气滞而气不下，上攻于臂故痛，其脉沉细，宜茯苓丸、控涎丹。

〔薛〕　前证若肝血虚，用加味逍遥散。中气虚，用补中益气汤。血气俱虚，

用八珍汤。风热血燥，用秦艽地黄汤。脾肾虚寒，用柏子仁丸。脾胃实热，用茯苓丸。水不能生木，用六味丸、逍遥散。怒动肝火，用小柴胡加川芎、当归。眩晕晡热，用四物、柴、栀、丹皮。晡热月经不调，用加味逍遥散。食少体倦，无寐盗汗，用加味归脾汤。 先太宜人遍身作痛，筋骨尤甚，不能屈伸，口干目赤，头眩痰壅，胸膈不利，小便赤短，夜间殊甚，遍身作痒如虫行，此属肝肾气虚而热也。用六味地黄丸料加山栀、柴胡而愈。

柏子仁丸《指迷》

柏子仁 干地黄各二两，自制 茯苓 枳壳去穰，麸炒 覆盆子炒 北五味子杵，炒 附子炮 石斛去根切，酒蒸炒 鹿茸酥炙 酸枣仁炒 桂心 沉香 黄芪蜜水炙。各一两。一方云，等分

上为细末，炼蜜为丸如梧桐子大。空心酒下三十丸。

舒筋汤 治臂痛。又名五痹汤，亦治腰下疾。

片子姜黄四两 甘草 羌活各一两 白术 海桐皮 当归 赤芍药各二两

上为粗末，每服三钱，水一盏半，煎七分，去滓温服。如腰以下疾，空心服；腰以上疾，食后服。

茯苓丸 治臂痛不能举手，或左或右，时复转移，由伏痰在内，中脘停滞，脾气不行，上与气搏，四肢属脾，脾滞而气不升，故上行攻臂，其脉沉细者是也。后人谓此臂痛，乃痰证也，用以治痰，无不效者。予尝以此药治人，随服随愈。世所谓痰药多矣，未有立效如茯苓丸速也。

茯苓一两 半夏二两 枳壳半两，去穰麸炒 风化朴硝半两

上为末，姜汁煮糊丸如梧子大。生姜汤下二十丸，食后服。

控涎丹 凡人忽患胸背、手足、颈项、腰胯隐痛不可忍，连筋骨牵引钓痛，坐卧不宁，时时走易不定，俗医不晓，谓之走疰，便用药及针灸，皆无益。又疑是风毒结聚，欲为痈疽，乱以药贴，亦非也。此乃痰涎伏在心膈上下，变为此疾，或令人头痛不可举，或神意昏倦多睡，或饮食无味，痰唾稠粘，夜间喉中如锯声，多流唾涎，手脚重，腿冷，脾气脉不通，误认为瘫痪，亦非也。凡有此疾，但以此药，不过数服即愈。

甘遂去心 大戟去皮 真白芥子炒。各等分

上为细末，糊丸如梧桐子大。临卧淡姜汤下五七丸，如疾猛，再加至十丸。

白芥子散 治臂痛牵引背胛，或辍或作，由荣卫循行失度，痰滞经络，或似瘫痪。

真白芥子 木鳖子各三两，麸炒 没药另研 桂心 木香各半两

上为末，每服一钱，温酒下。

愚按：前三方，脾气虚弱者，必佐以六君子汤。中气虚弱者，必佐以补中益气汤。气血虚者，必佐以八珍汤。脾气郁滞者，必佐以归脾汤。肝经怒气者，必佐以逍遥散。若专用前方治之，胃气益虚，病气益甚，不可不谨。

流气饮 治七情气滞，胸胁闷痞，咽喉不利，呕喘面浮，二便不调，或气攻肩背，胁肋作痛，或脚气喘急，腹胀便闭，元气充实者，宜用此药。慎之。

紫苏叶 黄芪炒 青皮去白 当归 半夏姜制 乌药 芍药炒 茯苓 桔梗 防风各五钱 川芎 陈皮各七钱五分 枳实麸炒 木香各二钱五分 甘草炙，一两二钱半 大腹子姜制，一两

上每服半两，姜枣水煎服。

四物汤 治血滞中风，血虚手足不遂。如臂痛，加红花煎。

交加散加木瓜、牛膝，治冷痹肩臂作痛。即人参败毒和五积散。

乌药顺气散加羌活、木瓜，治外邪气滞，筋骨作痛，或痰气不利。方见杂病中气。

秦艽地黄汤　治肝胆经风热血燥，肩臂疼痛，或筋脉引急，或时牵痛。其内证发热，或寒热晡热，月经不调，或肢体酸痛等证。

秦艽　熟地黄自制　当归各一钱　川芎　芍药　牡丹皮　白术　茯苓各一钱五分　钩藤钩一钱　柴胡　甘草炙。各三分

上水煎服。

脚　气

陈临川云：凡头痛身热，肢节痛，大便秘，或呕逆而脚屈弱者，脚气也。轻者可与香苏散加木瓜、槟榔、生姜煎服，然后随证治之。要知有脚气之人，先从脚起，或先缓弱疼痹，或行起忽倒，或两胫肿满，或脚膝枯细，或心中忪悸，或小腹不仁，皮顽不知疼痛，或举体转筋，或见食呕逆，恶闻食气，或胸满气急。或遍体酸痛，皆脚气之候。黄帝所谓缓风湿痹是也。顽弱为缓风，疼痛为湿痹。寒中三阳，所患必冷，小续命汤主之。煎成，入生姜自然汁最妙。暑中三阴，所患必热，小续命汤去附子，减桂一半主之。大烦躁者，紫雪最良。若无紫雪，以百[①]合、薄荷煎冷水调服极妙。大便秘者，脾约丸、麻仁丸、三和散主之。仍针灸为佳。服补药与汤淋洗，皆医家之大禁也。

夫妇人脚气，与丈夫不同。男子则肾脏虚弱，为风湿所乘。女子以胞络气虚，为风毒所搏。是以胞络属于肾也。肾主于腰脚，又肝脾肾三脏经络起于足十趾，若脏腑虚损，则风邪先客于脚，从下而上，动于气，故名脚气也。此皆由体虚，或当风取凉，或久坐卑湿，或产后劳损，或恚怒悲伤肝，则心气不足，致月候不通。因其虚伤风毒，传入筋骨，则令皮肤不仁，筋骨疼痛，肢体不随，筋脉拘挛，或时冷疼，或发肿满，或两脚痹弱，或举体转筋，目眩心烦，见食呕吐，精神昏愦，肢节烦疼，小便赤黄，大便秘涩。如此证候，其妇人脚气，疗之与丈夫不同，以其气血不调，胎妊产损伤之。是以疗寡妇及尼与妻妾殊别，即其义也。

〔薛〕严用和先生云：前证初患不觉，因他病乃发，先从脚起，或缓弱痹痛不能行履，或两胫肿满，或足膝细小，或心中怔忡，或小腹不仁，或举体转筋，或见食作呕，或胸满气急，遍体酸痛。其脉浮而弦者，因于风。濡而弱者，因于湿。洪而数者，因于热。迟而涩者，因于寒。男子由于肾气亏损，女子血海虚弱，七情所致。窃谓前证若足三阴虚弱，用还少丹。杂病虚劳。若脾气虚寒，用八味丸。杂病虚劳。若饮食停滞，臀腿酸胀，浮肿作痛，此脾气下陷，用六君子杂病虚劳。少加柴胡、升麻；不应，须用八味丸。若发热口渴，月经不调，两腿无力，此足三阴血虚火燥，用六味、八味二丸兼服。前证西方之人多患之，因素食乳酪，脾胃壅滞，胫足肿满。至于南方，亦有因膏粱厚味，湿热下注而患者。故古人谓之壅疾，所用之方，多疏通发散之剂。然感于房劳过度，亏损三阴，治法又当以固本为主。故六物附子，为元气虚弱，寒邪内侵之圣药。

大腹皮散　治妇人风毒脚气，肢节烦疼，心神昏闷，并宜服之。

大腹皮　桑白皮　木通去皮　羌活去芦　赤芍药　荆芥　独活去芦　青橘皮去白

---

① 百：原作“自”，据《妇人良方》改。

干木瓜各一两　枳壳去瓤，麸炒　紫苏叶各二两

上㕮咀，每服八钱，水一中盏半，生姜五片，葱白七寸，煎至一大盏，去滓食前温服。

紫苏饮　治妇人风毒脚气，心腹痞塞，痰饮停积，不思饮食，脚重虚肿。

紫苏叶　木通去皮　茴香　桑根白皮各一两　独活去芦　羌活去芦　干木瓜　青橘皮去白　甘草炙。各半两　大腹皮半两　枳壳去瓤麸炒，二两　荆芥半两

上㕮咀，每服八钱，水一大盏半，生姜五片，连梾葱白一茎，煎至一大盏，去滓温服，不拘时，日进二服。

四白散　治男子妇人血虚发热，夜多盗汗，不进饮食，四肢羸瘦，筋脉拘挛，脚痛不能行立。

黄芪去芦　厚朴姜制　益智仁　陈皮去白　藿香　白扁豆　白术去芦。各一两　白茯苓去皮　白豆蔻仁　人参去芦　甘草炙　天台乌药各半两　芍药一两半　檀香　沉香各二钱半

上为细末，每服三钱，水一盏，生姜三片，枣子一枚，煎至七分，和渣温服，日进二服。诸证减退，只有脚挛痛不能行，服苍术丸治之。

苍术丸　大治干湿脚气，筋脉拘挛疼痛，不能行履，兼补下部。

乳香另研　没药各二钱，另研　川牛膝酒浸　青盐各半两，研　熟艾四钱，米糊过，研末　全蝎一钱，炒、研　川乌头三钱，炮，去皮脐

上件为细末，入研药令匀，用大木瓜一枚，切一头留作盖，去穰，入上件药于木瓜内，将盖签定，安于黑豆中，蒸令极烂，取出去皮，连药研成膏，却入生苍术末不以多少，拌令得所，丸如梧桐子大。每服五十丸，空心用木瓜汤下，或温盐酒亦得，日进三服。忌血与蒜。

馀证方论，并详杂病本门。

瘾疹瘙痒

〔大〕夫妇人体虚，为风邪气客于皮肤，复伤风寒，所以则发风瘙瘾疹。若赤疹者，由寒湿客于肌中极热，热结则成赤疹也。得大热则发，取冷则瘥也。白疹者，由风气客于肌中热，热与风相搏则成白疹也。得天阴雨寒则发出，风伤亦发，得晴暖则减，著衣暖亦瘥。脉浮而洪，浮即为风，洪则为气，风气相搏，则生瘾疹，身体瘙痒。凡人汗出不可当风露卧，及浴后出早，使人身振寒热，以生风疹也。

药隐老人云：治妇人遍身时发瘙痒，或赤肿瘾疹，五心烦热，血风攻疰，与人参荆芥散、虚劳血风。消风散、杂病头痛。四物汤通治。加荆芥或人参，当归散或逍遥散，兼服导赤丸。如不通者，食后服皂角丸。气虚老人不可久服。如服皂角丸不退者，此凝滞热甚者，宜先服青木香丸三两服，以开气道，服蒺藜散立效。

〔薛〕　前证有身发疙瘩，或如丹毒，痒痛不常，或脓水淋漓，发热烦渴，或头目昏眩，日晡益甚，或寒热发热，月经不调，皆肝经风热血燥，用加味逍遥散调经为主。佐以四君、芎、归。若忿怒身发疙瘩，痛痒寒热，乃肝火血燥，用加味小柴胡汤。热入血室。气血俱虚，用八珍加柴胡、牡丹皮。若夜间发热，作渴谵语，乃热入血室，用小柴胡汤加生地黄。血虚，四物合小柴胡，后用加味逍遥散调理。若郁结食少体倦，内热晡热，乃脾经血燥，用加味归脾汤。寒热，加山栀、熟地黄。若游走瘙痒，乃血风走注，用何首乌散。血虚，逍遥散。风热，消风散。若专用风药，复伤阴血，必致筋挛等证。　一妇人身发疙瘩，或如丹毒，痒痛不常，搔碎成疮，脓水淋漓，发热烦渴，头目眩晕，日

晡益甚。此血虚内热之证也，以当归饮加柴胡、山栀仁治之而愈。　一妇人患前证，肢体疼痛，头目不清，自汗盗汗，月水不调，肚腹作痛，食少倦怠，先用人参荆芥散，后用逍遥散治之而痊。　一妇人因忿怒，身发疙瘩，憎寒发热。余谓肝火，用小柴胡汤加山栀、黄连治之而愈。后口苦胁痛，小便淋漓，复用前药全愈。　一妇人患前症发热，夜间谵语，此血分有热，以小柴胡汤加生地黄治之而安。后用四物加柴胡、山栀、丹皮而热退，又用逍遥散全愈。　一室女年十四岁，天癸未至，身发赤斑痒痛，左关脉弦数。此因肝火血热，以小柴胡汤加山栀、生地黄、牡丹皮治之而愈。若因怒而致者，又当治以前药。

何首乌散　治妇人血风，皮肤瘙痒，心神烦闷，及血风游走不定，并宜服之。

何首乌　防风　白蒺藜　枳壳　天麻　僵蚕　胡麻　茺蔚子　蔓荆子各等分

上为细末，每服二钱，煎茵陈汤调下，无时。

蒺藜散　治妇人风瘙，皮肤中如虫行，及生瘾疹，搔之作疮，面肿心烦，并宜服之。

白蒺藜炒　荠草炒　羚羊角屑各七钱半　黄芩　人参去芦　苦参去芦　蛇床子　秦艽去芦　防风去芦　麻黄去节　当归炒，去芦　甘草炙　枳壳麸炒，去穰　细草去苗。各半两

上㕮咀，每服五钱，水一中盏半，煎至一大盏，去滓温服，不拘时，日进二服。

治妇人风痒瘾疹不瘥。

苍耳花、叶、子各等分

上为细末，每服二钱，豆淋酒调下，不拘时候，日进二服。

治瘾疹。

上用白蜜不以多少，好酒调下，已试有验。

治皮肤有风热，遍身生瘾疹。

牛蒡子水煮一两净，晒干，炒令香，　浮萍蒸过，焙干，等分

上为细末，每服二钱，薄荷汤调下，日二服。

又治风气客于皮肤，搔之不已。

蝉蜕洗　大叶薄荷

上等分为细末，每服二三钱，温酒调下，无时。

又方

露蜂房洗过，蜜炙令焦　蛇蜕洗，炙令焦。各等分

上为细末，每服一二钱，温酒调下，不拘时。

治妇人风瘙瘾疹，身痒不止，宜用淋渍方。

马蔺　茺蔚子　白矾　白蒺藜　茵芋　羊桃根　凌霄花各二两　蒴藋根　蓖麻叶各一两

上㕮咀，以水二斗，煮取一斗，去渣，于避风处洗之。

又方

凌霄花三两　蒴藋根半斤

上件药以水七升，煮取三升，滤去滓，入白矾末二两，搅匀，以绵渍频拭于疹上，后煮槐柳汤浴之。

又方　以醋浆水磨白矾涂之。

卷之三

杂证门下

痰　饮

〔大〕　妇人风痰者，由脏腑风冷、水饮停积在于胸膈所成也。人皆有痰，少者不能为妨，多者成患。但胸膈有痰饮，停于胸中，则令眼昏，亦令头眩头痛者。

药隐老人评曰：夫痰之为害，多因外感五邪，五邪者，寒、暑、燥、湿、风也。内伤七气，七气者，喜、怒、忧、思、惊、恐、恚也。因五邪而得者，得风为风痰，得寒为寒痰，得暑为暑痰。因七气所伤，多因妇人情性执着，不能容忍，而有些证，岂特只因风冷而成哉。所以外感五邪，内伤七气，则一身之中，血液泪汗涕唾，身中湿者，败浊变而成痰，乘间而为害也。经云：清则运为精华，浊则凝为痰饮，此之谓也。然有痰、涎、饮、沫四种相类，宜仔细详辨调治。因风而生痰者，宜服三生饮、卒中暴厥。星香饮、杂病中风。　青州白丸子、杂病中风。化痰丸。杂病痰饮。因寒冷而得者，宜服降气汤、杂病气。黑锡丹、杂病头痛。养正丹。头目眩晕。因热而得者，宜服金沸草散、杂病咳嗽。柴胡半夏汤。本条。因暑而得者，消暑丸。杂病伤暑。因气滞不调，郁结而成者，宜服参苏饮、杂病发热。四七汤、杂病气。二陈汤。杂病痰饮。痰在上者，以瓜蒂散吐之。在下者，以控涎丹臂痛。利之。虽曰可吐、可下，亦要观人之盛衰，察脉之虚实，方可投之，切记不可猛吐暴下。所以初虞世有金虎、碧霞之戒也。

〔薛〕　前证若肝经恚怒，用小柴胡汤。伤寒少阳。肝经风热，用钩藤散。头目眩晕。肝肾气虚，用川芎散。眩晕。脾经郁结，用济生归脾汤。杂病健忘。郁怒伤肝脾，用加味逍遥散。调经。脾虚痰逆，用白术半夏天麻汤。杂病眩晕。脾气虚弱，用六君子、益气汤。肺气郁滞，用二陈、杂病痰饮。贝母、桔梗。阴亏水泛，用六味地黄丸。杂病虚劳。肾虚阴火，加减八味丸。杂病虚劳。肾虚火不归源，八味丸。杂病虚劳。仍与前证互相用之。　一妇人内热口干，劳则头晕，吐痰带下。或用化痰理气药，前证益盛，肢体或麻，又用祛风化痰药，肢体常麻，手足或冷或热，此脾土不能生肺金也。余用补中益气汤加茯苓、半夏、炮姜，二十馀剂渐愈。又用加味逍遥散，三十馀剂全愈。后因怒吐痰胸痞，或用清气化痰丸，食少痰甚，胸膈胀满，脉或浮大，或微细，余以六君倍用参、术，少加木香而康。　一妇人咳嗽胁痛，或用清肺化痰降火等剂，久不愈，更加内热晡热。若两胁或小腹内热，其咳益甚，小便自遗。余曰：此属肝经血虚火动，用六味丸加五味子，滋肾水以生肝血；用补中益气，生脾土以滋肺金而寻愈。

旋覆花汤　治妇人风痰呕逆，不下饮食，头目昏闷。

旋覆花　枇杷叶去毛，炙　川芎　细辛去苗　藿香　桂心　枳壳去瓤，麸炒　前胡去芦　人参去芦　半夏姜制。各半两　甘草炙　羚羊角屑　赤茯苓各七钱半，去皮　羌活去芦，半两

上㕮咀，每服五钱，水一盏半，生姜五片，煎至一大盏，去滓温服，食远日进二服。

天南星丸　治妇人风痰，心膈壅滞。

天南星姜制　白附子炮　皂角仁炒黄　半夏曲各一两　白矾枯，五钱

上为细末，酒煮面糊丸如梧子大。每服二十丸，煎生姜薄荷汤送下，食后，临卧，日进二服。

大半夏汤　治痰饮脾胃不和，咳嗽呕吐，饮食不入。

半夏　白茯苓　生姜各二钱

上姜水煎服。胃痞加陈皮。四七汤亦善。

导痰汤　治痰涎壅盛，胸膈痞塞，或咳嗽恶心，饮食少思。

半夏二钱　南星　枳实麸炒　茯苓　橘红一钱　甘草五分

上用姜十片，水煎服。

瓜蒂散　疗病痰胸膈痞塞，头不痛，项不强，寸脉微浮，胸中痞硬，气冲喉咽，不得息者。此为胸中有痰也，当吐之，宜此法。方见。

柴胡半夏汤　治痰热头痛，利膈，除烦闷，手足烦热，荣卫不调，肢节拘倦，身体疼痛，嗜卧少力，饮食无味。兼治五嗽痰癖。

柴胡八钱[①]　半夏三两半　人参去芦　甘草　黄芩　麦门冬各二两　白术二两

上㕮咀，每服五钱，水一盏半，姜五片，枣一枚，煎至八分，去滓服。

咳　嗽

〔大〕　妇人咳嗽者，由肌体虚，外受于寒热风湿所得也。肺为四脏之华盖，内统诸脏之气，外合于皮毛。若为寒热风湿所伤，邪气自皮毛而入于肺，中外皆伤，故令咳也。大抵治咳不可一概治，当以脉息辨之。其脉浮而弦者起于风，濡而弱者起于湿，洪而数者起于热，迟而涩者起于寒。风者散之，湿者燥之，热者凉之，寒者温之，虚者补之，未有不安者也。

〔薛〕　丹溪云：春是木气上升，夏是火气炎上，秋是湿热伤肺，冬是风寒外来。当发散行痰开腠理，用二陈汤加麻黄、桔梗、杏仁。痰饮随证加药，劳嗽宜四物加竹沥、姜汁。干咳嗽难治，此证乃痰郁火邪也。用苦梗开之，夏用补阴降火，不已则成劳。上半日多嗽者，胃火也，用贝母、石膏。午后嗽者，阴虚也，用四物加炒黑黄柏、知母。黄昏嗽者，火气浮于肺也，用五味子、五倍子。五更嗽者，饮食之火流于肺也，以贝母、软石膏。肺胀而嗽，或左或右不得眠，此痰挟瘀血气滞而病，宜养血疏肝清痰，用四物加桃仁、诃子、青皮、竹沥之类。嗽而胁下痛，宜疏肝气，以青皮。挟痰实者，白芥子之类。血碍气作嗽者，桃仁、大黄、姜汁丸服。治嗽多用生姜，以其辛散故也。痰因火动，逆上作嗽者，先治火，次治痰，以知母止嗽、清肺、滋阴、降火。夜嗽用清阴分之剂，若嗽多用粟壳不必疑，但要去病根，此乃收后药也。窃谓前证午前嗽，属胃火盛，用竹叶石膏汤。伤寒瘥后病。胃气虚，用补中益气杂病伤劳倦。加炒山栀。午后嗽，属阴血虚，用四

① 钱：原作“分”，据修教堂本改。

物、黄柏、知母。二味酒拌炒黑。肾水虚，用六味地黄丸。杂病虚劳。黄昏嗽，用四物、五味、麦门，并前丸。五更嗽用六君子。杂病虚劳。不得眠及两胁下痛，用六味地黄、补中益气。若因气虚腠理不密，六淫所浸，当祛外邪而实脾土。若因心火太过，当伐肝木而滋肺金。若肺金气虚，当补脾土而生肺气。若因肾水亏损，虚火炎上，当补肺肾以滋化源。大抵风邪胃火，此实热为患，易治。惟肺肾亏损，此真脏为患，最难调治。　一妇人素勤苦，冬初咳嗽发热，吐血盗汗，通身作痛，或寒热往来，用化痰降火之药，口噤筋挛。此血本虚而药复损之耳。余用八味丸杂病虚劳。为主，佐以补中益气、麦门、五味、山药，年馀而愈。　一妇人咳嗽发热，呕吐痰涎，日夜约五六碗，喘咳胸痞，燥渴不食，崩血如涌。此脾土虚寒，用八味丸及附子理中汤杂病中寒。而愈。　一妇人不得于姑，患嗽胸膈不利，饮食无味，此脾肺俱伤，痰郁于中也。先用归脾汤杂病健忘。加山栀、抚芎、贝母、桔梗，诸证渐愈。后以六君加芎、归、桔梗间服，全愈。　一妇人咳嗽，早间吐痰甚多，夜间喘急不寐。余谓早间多痰，乃脾虚饮食所化，夜间喘急，乃肺虚阴火上冲，用补中益气加麦门、五味而愈。　一妇人患咳嗽，胁痛发热，日晡益甚。余曰：此肝脾虚热而伤肺也，用加味逍遥散调经。加熟地黄治之而愈。后因怒气劳役，前证仍作，兼太阳痛，或寒热往来，或咳嗽遗尿，此肺气虚而尿脬失制也，仍用前散及地黄丸而瘥。　一妇人久咳嗽，面色痿黄，或时㿠白，肢体倦怠，饮食少思，稍多则泻，此脾土虚而不能生肺金，朝用补中益气汤，夕用六君子汤为主，间佐以八珍汤，杂病虚劳。三月馀渐愈。后感寒邪喘嗽，胸腹作胀，饮食不入，四肢逆冷，此中气尚虚，不能充皮毛，肥腠理，司开阖之所致也。遂用六君加生姜、桔梗而愈。

初虞世曰：经曰：微寒为嗽，寒甚为肠澼。古人立方治嗽，未有不本于温药，如干姜、桂心、细辛之属。以寒气入里，非辛甘不能发散，以此准之，未有不因寒而嗽也。又曰：热在上焦，因咳为肺痿。又实则为肺痈，虚则为肺痿。此人其始或血不足，或酒色滋味太过，或因服利药重亡津液，燥气内焚，肺金受邪，脉数发热，咳嗽脓血，病至于此，亦已危矣。古人立方，亦用温药，如建中之属。今人但见寒热咳嗽，率用柴胡、鳖甲、门冬、葶苈等药，旋踵受弊而不知非，可为深戒。就使不可进以温药，亦须妙以汤丸，委曲调治，无为卤莽，致伤人命。

〔薛〕　丹溪云：阴分嗽者，多属阴虚。肺胀不得眠者难治。肺痿，专主补气养血清金。肺气有馀者宜泻之，以桑白皮为主，半夏、茯苓佐之，泻其有馀，补其不足。肺燥者当润之，属热者大力子、桔梗、知母、鸡子清。声哑者属寒也，细辛、半夏、生姜。肺虚者，人参、阿胶为主。阴不足者，六味地黄为要药，或知母茯苓汤。阴虚气喘，四物加陈皮、甘草以降其气，补其阴。窃谓前证嗽而鼻塞声重，风邪伤肺也，用参苏饮。杂病发热。面赤喘嗽，火克肺也，人参平肺散。杂病喘。寒热交作，肝气不和也，四君加知母、柴胡、桔梗。咳喘短气，肺虚也，人参补肺汤。喘满。体倦少食，脾虚也，参术补脾汤。本条。口干咽燥，虚火上炎也，六味丸。大凡发热喘嗽，或咳唾脓血，饮食不入，急补脾肺，滋肾水，多有得生者。脉浮大而面色赤者皆难治，脉浮短涩者可疗。

经曰：感于寒，微则为咳，甚则为

泄。盖肺主气，合于皮毛，邪伤皮毛，则咳，为肺病，传于各脏，以时受邪。肺为嫩脏，邪易伤而难治。其嗽有肺、心、脾、肾、肝、风、寒、支、饮、胆之十种。亦有劳嗽者，华佗谓之邪嗽，孙真人谓之注嗽。此因酒色过度，劳伤肺经，重者咯唾脓血，轻者时发时瘥，或先呕血而后嗽，或先咳嗽而吐血，此又挟邪传疰，孙真人用通气丸，梦与鬼交，用四满丸、蛤蚧、天灵盖、桃柳枝、安息香之类。若肺中有虫入喉痒嗽，须以药含化，其虫即死，嗽即止。

〔薛〕 仲景先生云：咳而两胁痛，不能转侧，两胠满，属於肝脏，用小柴胡汤。咳而呕苦水，属胆腑，黄芩半夏生姜汤。咳而喉中如梗状，甚则咽肿喉闭，属心脏，桔梗汤。咳而大便失气，属小肠腑，芍药甘草汤。咳而右胁痛阴引肩背，甚则不可动，动则咳剧，属脾脏，升麻汤。咳而呕，呕甚则出长虫，属胃腑，乌梅丸。咳而喘息有声，甚则唾血，属肺脏，升麻汤。咳而失尿，属大肠腑，麻黄附子细辛汤；咳而遗溺，属膀胱，茯苓半夏汤。咳而不止，三焦受之，其状腹满不食，涕唾，面目浮肿，气逆，异功散。用之对证，其效如神。 一妇人患前证，晡热内热，寒热往来，作渴盗汗，小便频数，其经两三月一行，此肝脾气血虚损，用八珍汤、六味丸，六十馀剂，诸证渐愈。其经两月一行，仍用前二药，间以加味逍遥散。各三十馀剂。后恚怒，适经行，去血过多，诸证悉至，饮食少思，腹胀气促，用十全大补汤数剂渐愈，仍用前药，调补渐安。复因丧子，胸腹不利，食少，内热盗汗，便血无寐，用加味归脾汤，仍兼前药而愈。 一妇人患前证，不时发热，或时寒热，或用清热之剂，其热益甚，盗汗口干，两足如炙，遍身皆热，昏愦如醉，良久热止方苏，或晡热至旦方止，此阴血虚而阳气弱也。余朝用六味丸料，夕用十全大补汤，月馀诸证稍愈，更兼以补中益气汤，二月馀而愈。

黄芪散 治虚中有热，咳嗽脓血，口苦咽干。

黄芪四两 甘草二两

上为细末，汤点一二钱服，日三服。一方，甘草一两，黄芪六两，名黄芪六一汤，只㕮咀水煎服。

蛤蚧丸 治妇人咳嗽不止，渐成劳气。

蛤蚧一对，酥炙 紫菀 款冬花 鳖甲炙 贝母去心 皂角子仁炒。各一两 杏仁炒，去皮尖，一两半

上为细末，炼蜜丸如梧桐子大。每服二十丸，淡姜汤吞下。

含化丸 昔有妇人，患肺热久嗽，身如炙，肌瘦将成肺劳，服此安。寇宗奭方。

枇杷叶去毛 桑白皮 款冬花 木通 紫菀 杏仁各等分 大黄减半

上为细末，炼蜜丸如樱桃大。食后、夜卧，含化一丸。

贝母汤《本事》 治诸嗽久不瘥。

贝母生姜汁浸半日 北五味子 黄芩 干姜热者减半 陈皮各一两 半夏 桑白皮 桂心 北柴胡各半两，热者加一半 木香 甘草各二钱半

上为粗末，每服五钱，水一盏半，杏仁七枚，去皮尖碎之，生姜二片，煎七分，去滓热服。 黄师文云：戊申冬，有姓蒋者，其妻积年嗽，制此方授之，一投而瘥。以此治诸嗽，悉皆愈。

定喘汤 治丈夫妇人，远年近日，肺气咳嗽，上气喘急，喉中涎声，胸满气逆，坐卧不安，饮食不下，及治肺感寒邪，咳嗽声重，语音不出，鼻塞头昏，并

皆治之。

半夏曲炒 阿胶炒 甘草各钱半 罂粟壳制，半两 北五味子 桑白皮 麻黄去节 人参各二钱半

上㕮咀，每服三大钱，姜三片，乌梅半个，水一盏半，煎至七分，去滓渐渐温服，食后、临卧，日二服。方同《和剂》，分两、加减不同，有效。

补肺汤 治证同前。沧州李官人宅，又名清金汤。

罂粟壳制，二两 人参 粉草各半两 陈皮 茯苓 杏仁制 白术 明阿胶炒 北五味子 桑白皮 薏苡仁 紫苏茎各一两

上㕮咀为末，每服三大钱，水盏半，姜三片，枣二枚，乌梅半个，煎至一盏，临卧温服。更加百合、贝母去心、半夏曲、款冬花各一两，服之良验。

金不换散 治男子女人肺胃虚寒，久嗽不已，喘促满闷，咳嗽涎盛，腹胁胀满，腰背倦痛，或虚劳冷嗽，唾红痰，及远年近日一切喘嗽，诸药不效者，并治之。

罂粟壳半两，制 杏仁制 甘草各三钱 枳壳四钱

上㕮咀，每服三钱，水一盏半，姜三片，乌梅半个，煎至八分，食后、临卧，渐渐热服。

许元林先生方，乙卯年七月，仆尝治一妇人咳嗽不已，服诸药无效，渐成痨瘵。求予诊之，六脉濡弱，以愚考之，此是血弱，又因忧戚太过而成斯疾，合用当归等药治之必愈。遂先用《古今录验》橘皮汤，空心服苏子降气汤，徐用金钗煎、熟地黄丸、当归丸调理得安。 又治一妇人，时行感热咳嗽，遂用小柴胡汤去人参、姜、枣，只加北五味子煎服愈。

古今录验橘皮汤 疗春冬伤寒、秋夏冷湿咳嗽，喉中作声，上气不得下，头痛方。

陈橘皮 紫菀 麻黄去根 杏仁制 当归 桂心 甘草 黄芩各等分

上㕮咀，每服五钱，水盏半，煎至一盏，去滓热服。

深师四满丸 治上气嗽，饮嗽，燥嗽，冷嗽，邪嗽，谓之五嗽。

干姜炮 桂心 踯躅花 芎䓖 紫菀各二两 芫花根皮五钱 蜈蚣一条，去头足，炙 细辛 甘草炙 鬼督邮 人参 半夏汤洗。各一两

上为末，炼蜜丸大豆许。每服五丸，米饮下，日三服。未应，加至七八丸。

团鱼丸 治骨蒸劳嗽，累效。

贝母 前胡 知母 杏仁 柴胡各等分 生团鱼二个

上药与鱼同煮熟，取肉连汁食之，将药焙干为末，用骨更煮汁一盏，和药丸梧子大。每服二十丸，煎黄芪六一汤，空心送下。病既安，仍服黄芪六一汤调理。

参术调中汤 泻热补气，止嗽定喘，和脾胃，进饮食。

黄芪四分 桑白皮五分 人参 炙甘草 青皮 白茯苓各三分 五味子杵，五分 白术三分 地骨皮 麦门冬 陈皮各五分

上水煎服。

噙化丸自制方 清肺止嗽，定喘化痰。

薄荷叶四两 桑白皮 天门冬去心 麦门冬去心 知母去皮毛 百部 贝母去心 柿霜各二两 枇杷叶去毛，蜜炙 诃子肉 阿胶 橘红 紫菀 款冬花各一两半 栝蒌仁去油 栝蒌皮穰 黄芩 杏仁炒，去皮尖油，取净霜 白茯苓 玄明粉 铅白霜 桔梗各一两 旋覆花 马兜铃 五味子各七钱半 硼砂五钱 冰片一钱，非真者勿用

上为极细末，梨膏为丸，如无梨膏，则以白蜜、竹沥、梨汁，熬至滴水不散为

度，丸如龙眼大，噙化一丸。

参芪补脾汤 治肺证因脾气虚弱，咳唾脓涎，中满不食，宜兼服此药，以补脾土生肺金。

人参 白术各二钱 黄芪炙，二钱半 茯苓 当归 陈皮各一钱 升麻三分 五味子四分，杵 炙甘草五分

上姜水煎服。

喘满

岐伯曰：夜行则喘出于肾，淫气病肺。有所堕恐，喘出于肝，淫气害脾。有所惊恐，喘出于肺，淫气伤心。度水跌仆，喘出于肾与骨。当是之时，勇者气行则已，怯者则著而为病也。原疾之由，皆本于肺与气。然感外邪，则有太阳证脉浮无汗而喘者，宜麻黄汤。阳明病汗出不恶寒，腹满而喘，有潮热者，宜承气汤。若表邪未解，误服下利药，利遂不止，脉促，喘而汗出者，宜葛根黄芩黄连汤。若微喘者，桂枝厚朴杏子汤。汗出而喘，若无大热者，宜麻黄杏子甘草石膏汤。若表邪未解，心下停水，发热而喘，或呕者，小青龙汤去麻黄加杏仁主之。若阴证喘促者，四肢逆冷，脉息沉细，或寸大尺小，或六脉促疾，或心下胀满结硬，若冷汗自出，或大便频数，上气喘促，或咽喉不利者，此是本气极虚，内外挟寒冷所致，使阴寒内消，阳气得复则愈，宜返阴丹主之。已上诸方，并见伤寒准绳。大概诸脏相乘而喘者，以杏子散。本条。如感寒伏热而喘者，以华盖散、杂病嗽。九宝汤。杂病喘。若暴寒向火，覆衣被过当，伤热肺实而喘促者，其状多有热证，宜洗心散，杂病发热。冷水调服。若因气宇不调，痰盛喘促者，宜四七汤杂病气。兼官局桔梗汤，杂病痰饮。姜煎服。若涎多而喘者，宜千缗汤、杂病喘。橘皮半夏汤。本条。若不得卧，卧即喘者，此由水气逆行，上乘于肺，肺得水则浮而开，使气不得通流，其脉沉大，宜神秘汤。杂病喘。肺之积名曰息贲，在右胁下，大如杯，令人洒淅寒热，喘咳，发痈疽，宜枣膏丸。本条。若上气喘者，神授汤。本条。若上盛下弱而喘促者，宜苏子降气汤杂病气。吞黑锡丹。杂病头痛。若尊年之人，素来禀赋太厚，不任热药者，不可轻投丹剂及诸热药，但以秘传降气汤、分心气饮。俱杂病气。论之梗概，不出于此矣。若素有脚气而喘者，当作脚气治之。又有骨蒸劳喘，自有专门，不敢滥及。

〔薛〕 东垣云：肺金受邪，由脾胃虚弱不能生肺，乃所生受病，故咳嗽气短气上，皮毛不能御寒，精神少而渴，情惨不乐，皆阳气不足，阴气有馀也。治法：若肺气虚弱，用四君子杂病虚劳。加枳壳、半夏。脾虚不能生肺，补中益气汤。杂病劳倦。七情气结，四七汤。杂病气。脾经郁结，归脾汤。杂病健忘。脾气虚弱，人参补肺散。肺经火盛，人参平肺散。肾水败浊，六味地黄丸。杂病虚劳。真阳虚损，八味丸。虚劳。或兼小便不利，为害尤速，非二丸不能救。 一妇人伤风寒作喘，或用表散，愈而复患，仍用前药，其证益甚，饮食少思，胸腹不利，此因脾肺气虚也。予先用六君子汤加桔梗渐愈，又用补中益气汤而痊。 一妇人患前证，属命门火虚，不能生脾土，用补中益气汤、八味地黄丸而痊。后复患，其喘益甚，用前药不应，遂用黑锡丹二服喘止，仍用前二药而诸证痊。凡属邪气有馀者，其证易识，治效亦速。其属元气不足者，变证不一，效非可以旦夕期也。

杏子散 治诸脏相乘喘急。

杏仁去皮尖，双仁，麸炒黄，细研如膏 麻黄根为细末。等分

上和匀，煎橘皮汤调下二钱，无时。

橘皮半夏汤《和剂》治肺胃虚弱，好食酸冷，寒痰停积，呕逆恶心，涎唾稠黏，或积吐，粥药不下，手足逆冷，目眩身重。又治伤寒时气，欲吐不吐，欲呕不呕，昏愦闷乱，或饮酒过多，中寒停饮，喉中涎声，干哕不止。

陈皮去白　半夏煮。各七两

上锉为粗散，每服三钱，生姜三片，水二盏，煎至一中盏，去滓温服，不计时。留二服滓并一服，再煎服。

枣膏丸　治息贲在右胁下，大如杯，令人洒淅寒热，喘咳。

甜葶苈炒，研　陈皮　苦梗各等分

上为末，煮枣肉丸桐子大，每服数丸，白汤下。许学士云：余常停饮水积，食已必嚏，渐喘，觉肺系急，服此良验。

神授汤　治上气喘急不得卧。

橘红　苦梗　紫苏　人参各一钱　五味子杵炒，三分

上姜水煎服。

治妇人喘促虚肿，快利小便即瘥。

用生姜二两，取汁，白面三两，以姜汁搜作小剂，大半夏十个，打研入面中，作饼炙熟作黄色，为末，温熟水调下一钱，以小便通利为度。

天门冬丸《杨氏家传》　治妇人喘，手足烦热，骨蒸寝汗，口干引饮，面目浮肿。

天门冬十两，去心秤　麦门冬去心，八两　生地黄三斤，取汁熬膏

上二味为末，入地黄膏和丸如梧桐子大，每服五十丸，逍遥散中去甘草加人参煎汤送下。或服王氏《博济方》中人参荆芥散亦可。如面肿不已，经曰：面肿曰风，故宜汗。麻黄桂枝，可发其汗，后服柴胡饮子去大黄。故论曰：治脏者治其俞，治腑者治其合，浮肿治其经。治俞者治其土也，治合者亦治其土也，如兵家围魏救赵之法也。

人参补肺汤　治肺痈肾水不足，虚火上炎，咳唾脓血，发热作渴，小便不调。

人参　黄芪炒　白术　茯苓　陈皮　当归各一钱　山茱萸去核　山药各二钱　五味子杵　麦门冬去心　甘草炙。各七分　熟地黄自制，一钱五分　牡丹皮一钱

上姜水煎服。

人参平肺散　治心火克肺金，患肺痿，咳嗽喘呕，痰涎壅盛，胸膈痞满，咽膈不利。

人参　青皮　茯苓　天门冬　陈皮　地骨皮各一钱　甘草炙，五分　知母七分　五味子十粒，杵　桑白皮炒，一钱

上姜水煎服。

呕　吐

〔大〕　夫妇人呕吐者，由脾胃有邪冷，谷气不理所为也。胃为水谷之海，其气不调而有风冷乘之，冷搏于胃，胃气逆则令呕吐也。夫呕吐之疾，非特脾胃虚冷而呕吐也，亦有胃热而呕者，亦有胃中冷，胃口热而吐者，亦有痰盛而呕者，亦有血弱而呕者。经云：无阴则呕是也。不可以一概用药。如胃冷而呕吐，宜用《局方》人参丁香散、理中丸，及许仁则半夏丸、人参七味丸。如胃热而呕吐者，宜用小柴胡汤、芦根汤、竹茹汤、槐花散。如胃中冷，胃口热而呕吐者，宜用《局方》藿香正气散，生姜、枣子煎，沉冷服即止。如痰盛呕吐者，宜《局方》半夏汤、茯苓汤、二陈汤。如恶阻兼用茯苓丸，自有专门。如血不归源而呕吐者，用十全大补杂病虚劳。加陈皮、半夏、藿香、姜、枣煎服。或有脚气而呕者，自有专门，不滥及。

〔薛〕　东垣先生云：前证内有故寒

与新谷俱入于胃，新故真邪相攻，气并相逆，复出于胃，故为哕，补手太阴，泻足少阴。又云：胃因气逆为哕。夫呕、吐哕者，俱属于胃，以其气血多少为异耳。如呕者，阳明也，阳明多血多气，故有声有物，血气俱病也。仲景云：呕多虽有阳明证，慎不可下。孙真人云：呕家多服生姜，为呕家之圣药也。气逆者必散之，故以生姜为主。吐者，太阳也，太阳多血少气，故有物无声，为血病也。有食入则吐，以橘皮去白主之。哕者，少阳也，多气少血，故有声无物，乃气病也，以姜制半夏为主。若脾胃虚弱，寒邪所客，饮食所伤者，用六君、丁香、藿香、生姜之类。若胃中有热，膈上有痰，用二陈、山栀、黄连、生姜。若久病胃虚，呕而不纳谷者，用生姜、参、术、黄芪、香附之类。亦有痰膈中焦，食不得下者，有气逆而呕者，有气郁于胃口者，有食滞于心肺之分而复出者，有胃口有火与痰而呕者。若注船大吐，渴饮水者即死，童便饮之最妙。前论云：血不归源而呕，用十全大补汤，诚发前人之未发，愚常用屡效。此论与王安道《溯洄集》所论少异，宜参看之。　先太宜人饮食后，闻外言忤意，呕吐酸水，内热作渴，惟饮冷水，气口脉大而无伦，面色青赤，此肝脾郁火，投之以药，入口即吐。第三日吐宿食，第七日吐酸黄水，十一日吐苦水，脉亦洪大，仍喜饮冷。以黄连煎汤冷饮少许，至二十日，加白术、茯苓，二十五日，加陈皮，三十七日加当归、炙草，至六十日始进米饮半盏，渐进薄粥，调理得痊。　府庠沈姬文母，患脾虚中满，痰嗽发热，又食湿面冷茶，吞酸呕吐绝食，误服芩、连、青皮等药，益加寒热口干，流涎不收，闻食则呕，数日矣。迎治，余曰：脾主涎，此脾虚不能约制也。欲用人参安胃散，惑于众论，以为胃经实火宿食治之，病日增剧。忽思冬瓜，食如指甲一块，顿发呕吐酸水不止，仍服前药愈剧。复邀视之，则神脱脉绝濒死矣。惟目睛尚动，余曰：寒淫于内，治以辛热，然药不能下矣。急用盐、艾、附子炒热，熨脐腹以散寒回阳，又以口气补接母口之气，又以附子作饼，热贴脐间。时许，神气少苏，以参、术、附子为末，仍以是药加陈皮煎膏为丸，如粟米大，入五七粒于口，随津液咽下，即不呕。二日后加至十粒，诸病少退，其涎不止，五日后渐服前剂一二匙，胃气少复，乃思粥饮。后投以参、术等药，温补脾胃，五十馀剂而愈。

〔孙〕　一妇人三十五岁无子，恐夫娶妾致郁，经不行者三月矣。病腹痛恶心，诸医皆云有孕，其夫亦粗知医，举家欣喜，治以安胎行气止痛之药，服三五十帖不效，痛苦益甚。凡未申时发寒热，腹中有块，如弹子大者二三十枚，翻腾作痛，行动则水声漉漉，痛极则吐酸水五六碗，吐尽则块息而寒热除，痛亦不作，明日亦然。又作疟治，转剧。召予诊，左手弦，尺涩，右手濡弱，重取则滑，尺同左。时经已五月不行矣。予曰：此郁病也，岂有涩脉成孕之理，若然，则前药当效矣。其夫亦悟。乃为制方，以二陈加香附、山栀、抚芎、玄胡、当归、红花之类，药进而痛止，连与四帖皆效，但药止则痛发如故，调治一月不能除根。予因持脉案见先师黄古潭先生，先生乃谕予曰：此郁火病也。其病起于肝胆，盖肝主谋虑，胆主决断，谋不决则郁生，郁生则木盛，木盛则凌脾，脾伤则不能运化精微而生气血，以故月水不来也。肺金失于母养，则降杀之令不行，木寡于畏而侮所不胜，是以直冲犯清道以作吐也，吐后诸证皆减者，木升而火息也。为裁一方：以黄芪五钱，柴胡三钱，白芍药二钱，甘草一钱，陈皮、贝母、枳实各五分，姜三片，一剂而寒热除，再剂而痛减吐止，水声亦绝，七日不发。其夫喜曰：是何神速也。乃拉予复请命于先生，先生曰：夫寒热者，少阳胆也。吐酸者，厥阴肝也。痛而腹块翻腾者，火盛激动其水，如锅中汤滚泡浪沸腾是也。吐多则肺金愈伤。故用黄芪补肺金为君，使得以制肝木，以柴胡泻肝为臣，以升发其胆火。经曰：木郁则达之，达是通达之义。夫木性上升者也，既郁则不升，故用柴胡升发胆肝之清气，使冲开其郁结以复其常。又曰：过者折之，以其畏也。所谓泻之，补肺制肝，正谓此也。又曰：泄其肝者，缓其中，以甘草缓中为佐。又曰：木位之主，其泻以酸，以白芍药于脾中泻木为臣，病久生郁，郁久则生涎，以贝母、陈皮、枳实开郁逐涎为裨使，然后金得其正，木得其平，土得其安，由是病去而愈速。前方用山栀、黄连之类，皆降下之药，火势正炽，岂区区寒凉所能抑哉。故经曰：轻者正治，重则从其性而升之。但凡治病，要当识得此意。

益智子散　治妇人脾胃久虚气弱，多欲呕吐，全不下食，四肢无力。

益智一两　附子炮　缩砂仁　丁香　厚朴　黄芪　白术　白茯苓　陈皮　川芎　良姜　藿香叶　当归各七钱半　人参　桂心各半两

上㕮咀，每服三钱，姜三片，枣一枚，水一盏，煎至七分，去滓，无时温服。

丁香散　治妇人脏腑虚冷，脾胃气弱，食则呕吐，水谷不消。

丁香　白术　缩砂仁　草果仁　橘皮各七钱半　当归　白豆蔻　藿香叶　神曲　诃子皮　甘草各半两　人参一两

上为细末，每服二三钱，煎姜枣汤调下。

竹茹汤　治胃热呕吐。

干葛三两　半夏汤洗七次，姜汁半盏，浆水一升，煮耗一半，取七钱半　甘草七钱半

上㕮咀，每服五钱，水二盏，姜三片，竹茹鸡蛋大，枣子一枚，煎至一盏，去滓温服。

许学士云：胃热者手足心热。政和中，一宗人病伤寒，得汗身凉，数日后忽呕吐，药与饮食俱不下。医者皆用丁香、藿香、滑石等药，下咽即吐。予曰：此正汗后饮热留胃脘，孙兆竹茹汤正相当尔。亟治药与之，即时愈。

良方槐花散

皂荚　白矾　槐花炒，令黄黑色　甘草各等分

上为细末，白汤调下二钱。

许仁则半夏丸　疗积冷在胃，呕逆不下食方。

半夏一升，真熊州者，洗去滑　小麦曲一升

上捣半夏为散，以水搜面，丸如弹子大，以水煮令面熟，则是药成。初吞四五丸，日二服，稍加至十四五丸，旋煮旋服，此觉病减，欲更合服亦佳。忌羊肉、饧。

又依前半夏丸，虽觉渐损，然病根不除，欲多合前丸，又虑药毒不可久服，欲不服又恐病滋蔓，宜合人参七味丸服之。

人参七味丸

人参　白术各五两　厚朴炙　细辛各四两　生姜八两，末　橘皮三两　桂心二两

上为细末，炼蜜丸如梧桐子大，饮下十丸，渐加至二十丸，与半夏丸间服亦可。忌桃、李、雀肉、生葱、生菜。

《补遗》治男子妇人一切呕吐。五苓散内除桂，加半夏末如桂分两，每服一钱，以生姜自然汁调搜和如面，候半时久，再以白沸汤一小盏，调开温服。五苓

散方，见伤寒准绳渴门。

青金丹 治一切呕吐不已。

硫黄二钱 水银一钱

入铫内慢火熬化，以木篦子拨炒成砂，再入乳钵研黑不见星，以姜汁糊丸如绿豆大，每服二三十丸，米饮下。

人参安胃散 治脾胃虚热，呕吐泄泻，或饮食不入。

人参一钱 黄芪炒，二钱 生甘草 炙甘草各五分 白芍药七分 白茯苓四分 陈皮三分 黄连炒，二分

上水煎服。

霍乱

〔大〕 呕吐而利者，名霍乱也。原疾之由，皆因肠胃虚冷，饮食过度，触冒风冷，使阴阳不和，清浊相干，致令挥霍变乱也。或先心痛而吐者，或先腹痛而利者，或吐利俱作者，或头痛身体壮热而脉浮洪者，或阳气暴绝而手足逆冷，而脉息微绝者。治之当分阴阳，察其虚实，辨其冷热，观其脉息。热者凉之，冷者温之，以平为期。《百问》云：凡霍乱吐利，热多而渴者，五苓散。寒多不饮水者，理中丸。吐利已，汗出而厥，四肢拘急不解，脉微欲绝者，通脉四逆加猪胆汁汤。夏月间中暑霍乱，大烦渴，四肢逆冷，冷汗出，脚转筋者，香薷散浓煎沉冷服即效。凡霍乱之脉，得浮洪者易治，微迟者并短气者难治。

〔薛〕 贾元良先生云：暑者，相火行令也。夏月人感之，自口齿而入，伤心胞络之经，其证头疼口干，面垢自汗，倦怠少气，或背寒恶热，甚者迷闷不省，或霍乱吐利，呕痰腹痛，或下血痒黄生斑等证。治法：清心火，利小便为主。若自汗热甚，用白虎汤。若头疼恶寒，用十味香薷散。泄泻烦渴，饮水吐逆，用五苓散。热甚烦渴，用益元散清之。若表解里热甚者，用黄连解毒汤。脉微下利，作渴喜温，或厥冷不省人事，宜竹叶石膏汤加熟附半枚冷饮；次以来复丹、五苓散治之。故东垣云：脾胃虚弱，遇夏月淫雨，身重短气，甚则四肢痿软，脚欹眼黑，当滋肺气以补水之源。是以五月常服五味子、人参、麦门冬之剂，为热伤元气故尔。丹溪所谓夏月伏阴在内也。盖人之腹属地，巳月六阳尽出于地之上矣，是人之阳气亦浮于肌表，散于皮毛，而腹中之阳虚矣。又加以凉台水馆，大扇风车，寒泉水果，冰凉之物，自内及外，不用温热，病所由生。陈无择云：凡中暍切不得用冷药，惟用温养，得冷即死。道途无汤，即以热土熨脐中，溺以热尿即苏，概可见矣。《内经》曰：脉虚身热，得之伤暑。《难经》曰：伤暑得之为正邪，火自病也。当恶臭，其病身热而烦，心痛，其脉浮大而散。《伤寒论》曰：太阳中暍者，身热头痛而脉微弱，或发热恶寒而脉弦细芤迟。大抵寒伤形，热伤气，盖伤气而不伤形，则气消而脉虚弱。故先哲立法，夏月宜补，良有以也。前证若内有所积，外有所感，用二陈汤加减治之；或萝卜子捣碎，服而吐之。若饮米汤即死，云云同前论。若转筋不住，男子以手挽阴，女子以手牵乳近两边，此《千金》妙法也。干霍乱不得升降，死在须臾，当以盐汤吐之，后以二陈汤加川芎、苍术、防风、白芷、姜煎服。若登圊而不通，加枳壳。若食瓜果、饮冷、乘风、霍乱，用六和汤倍加藿香。大凡中暑而亡者，皆因元气虚弱，暑热乘之，以致泄泻，阳气暴脱，实为阴寒之证，宜急补其阳，庶得保生，缓则不救。其他执为暑热，投以寒药，鲜不误事。愚故以回阳固本之方，继之于后。

加减理中丸 主霍乱临时方，亦可治

男子。

人参　白术　干姜　甘草各一两

上为细末，炼蜜为丸，每两作五丸，取汤和一丸，服之，日三服。吐多利少者，取枳实三枚，炙、去穰、四破，水三升煮取一升，和一丸服之。吐少利多者，加干姜一累[①]。吐利干呕者，取半夏半两，泡洗去滑，水二升，煮取一升，和一丸服。若体疼痛不可堪者，取枣三枚，水二升，煮一升，和一丸服。吐利太极，转筋者，以韭汁洗腹肾，从胸至足踝勿逆，即止。若体冷微汗，腹中寒，取附子一枚，炮去皮，四破，以水二升，煮取一升，和一丸服。吐利悉止，脉不出，体犹冷者，可服诸汤补之。

四顺汤　治霍乱吐利腹痛，手足逆冷，脉微欲绝。

附子一枚，破八块　干姜三两　人参　甘草各一两

上㕮咀，水煎服。

四逆加猪胆汁汤　治吐已下断，汗出而厥，四肢拘急不解，脉微欲绝者。

甘草二两　干姜三两　附子一枚，生用　猪胆汁半合

上三味，㕮咀，每服五钱，水三盏，煮至二盏，去滓，内猪胆汁，分二次温服，其脉即来。

香薷散　治脏腑冷热不调，饮食不节，或食腥鲙生冷过度，或起居不节，或露卧湿地，或当风取凉，而风冷之气归于三焦，传于脾胃，脾胃得冷，不能消化水谷，致令真邪相干，肠胃虚弱，因饮食变乱于肠胃之间，便至吐利，心腹疼痛，霍乱气逆。有先心痛而吐者，或先腹痛而利者，有吐利俱发者，有发热头痛体疼而后吐利虚烦者，或但吐利心腹刺痛者，或转筋拘急疼痛者，或但呕而无物出者，或四肢逆冷，脉微欲绝者，或烦闷昏塞欲死者，妊妇霍乱吐利，此药悉能主之。

香薷叶四两　白扁豆　厚朴各二两

上㕮咀，每服半两，水一大盏，酒一分，慢火浓煎至六分，去滓，井中浸令冰冷，顿服无时候，连并二三服，立见神效。《苏沈良方》中名香茸散，《百问》同，有黄连，无扁豆

诃子散　治老幼霍乱吐利，一服取效。又治九种心痛及心脾冷痛不可忍。

诃子皮　甘草　厚朴　干姜　草果仁　陈皮　良姜　茯苓　神曲　麦门冬各等分

上为细末，每服二钱，候发刺痛不可忍，用水一盏，煎七分，入盐服，急则监点。

胡椒汤　治霍乱吐利甚妙。

胡椒四十九粒　绿豆一百四十九粒

上为细末，每服二钱，木瓜煎汤调下。

〔补遗〕　凡霍乱身热，脉浮洪而渴者，此必胃有热，宜竹茹汤。吐止，然后以五苓散、不换金正气散、六和汤等治之。或若阳气暴绝，四肢逆冷，脉微欲绝，可用理中汤、理中丸、治中汤之类，甚者加附子。如中暑霍乱吐利，尝以香薷散入半夏少许，用生姜自然汁搜药剂，入铜铫炒干，再入好红曲酒，又搜润药，又炒干，却入水一盏半，煎七分，去滓井中浸冷服，效。

翻胃吐食

〔薛〕　《病机》云：吐有三：曰气、积、寒也，皆从三焦论之。上焦吐者从于气，气者天之阳也，其脉浮而洪，食已暴吐，渴欲饮水，大便燥结，气上冲胸发痛，其治法常降气和中。中焦吐者从于

---

① 累：通“絫”。

积，有阴有阳，食与气相假为积而痛，其脉浮而匿，其证或先痛而后吐，或吐而后作痛，治法当以小毒药去其积，槟榔、木香行其气。下焦吐者从于寒，地之道也，其脉沉而迟，其证朝食暮吐，暮食朝吐，小便清，大便秘而不通，治法当以毒药通其秘塞，温其寒气，大便渐通，复以中焦药和之，不令大便秘结而自愈也。王太仆曰：食不得入是有火也，食入反出是无火也。又《发明》曰：噎者六腑之所主，阳也，气也。塞者五脏之所主，阴也，血也。二者皆由阴中伏火而作也。刘宗厚先生曰：若三焦传化失常所致，主于气也。若血亏胃脘干槁所致，因于血也。塞犹填塞不通之义，故《发明》有治幽门不通、噎塞不便，通幽汤例。盖阳无阴不能通化，阴之失位而阳伏其中，传化不变而反上行矣。故前证或由饮食起居七情，亏损脾胃，痰饮停滞，中气不运，当以补中益气汤杂病劳倦。为主。若郁结伤脾，用归脾汤杂病健忘。加枳壳、桔梗。若恚怒伤肝，用小柴胡汤伤寒少阳。加栀、芩、参、术。脾气虚弱，用六君子杂病虚劳。加山栀、枳壳。气血俱虚，用八珍汤即杂病八物汤。加山栀、半夏。若用行气之药，胸膈痞闷，用六君、芎、归之类。若过用香燥之剂而大便结燥，用四物、通治。参、术之类。若饮食不能入，用六君、山栀、吴茱萸、制黄连。若食入而反出，用六君、炮姜、白豆蔻、黄连、制吴茱萸。若痰滞而食反出，六君、枳壳、桔梗。若饮食少思，大便不实，胸膈痞闷，吞酸嗳腐，食反不化，是为脾胃虚寒，用东垣补真丸或八味丸。杂病虚劳。若发热烦热，身恶风寒，腹畏热食，或手足俱冷，胸满腹胀，是内真寒外假热，用神效附子丸，本条。或八味丸。大凡呕吐善食，喜饮冷水，是为有火。呕吐少食，喜饮热汤，是为无火。当审其因而治之。一妇人患前证，胸腹痞闷，得去后或泄气稍宽。余曰：此属脾气郁结而虚弱也，当调补为善。不信，乃别用二陈、枳实、黄连之类，不应；又用香燥破气，前证益甚，形气愈虚。余用加味归脾汤，即本方加柴胡、山栀。调治半载而痊。一妇人患前证，胸胁胀闷，或小腹不利，或时作痛，小便涩滞。余曰：此肝火血虚也，当清肝火，生肝血，养脾土，生肺金。以余言为迂，别服利气化痰等剂，前证益剧，虚证蜂起。余用加味逍遥散，调经。加味归脾汤兼服，寻愈。一妇人患吐痰甚多，手足常冷，饮食少思。余曰：此肝脾郁怒，兼命门火衰。不信，另服化痰利气之剂，胸腹愈胀，又服峻利疏道之剂。余曰：非其治也，必变脾虚发肿之证，急服《金匮》加减肾气丸，庶有可救。不信，反服沉香化气等丸，果发肿而殁。

白墡散 治妇人翻胃吐食。《千金翼》云：不特治妇人，男子亦可服。一斤以上为妙。

白墡土以米醋一升，煅土令赤，入醋内浸令冷，再煅再浸，以醋干为度，取一两研。 干姜炮，二钱半

上为细末，每服一钱，米饮调下，甚者二钱。

白芷散 治妇人翻胃吐食。

上用白芷一两，切作片，瓦上炒令黄，为细末，用猪血二十文切片，以沸汤泡七次，将血蘸药吃七片。如剩药末，留后次用。

太仓丸 治脾胃虚弱，不进饮食，反胃呕吐。

白豆蔻 缩砂仁各二两 丁香一两 陈仓米一升，用黄土炒米赤，去土不用

上为细末，姜汁法丸梧子大，每服六七十丸，食后淡姜汤下。

青金丹　治呕吐反胃等证。每用三十丸，煎生姜、陈皮汤吞下。方见前呕吐。

五苓散　治反胃发渴，加半夏。每四钱，生姜五片煎，温服。方见伤寒渴。

东垣补真丸

肉苁蓉酒浸，焙　葫芦巴炒　附子炮，去皮　阳起石煅　肉豆蔻面里煨　菟丝子净洗，酒浸蒸　川乌炮，去皮　沉香　五味子各五钱　鹿茸酒浸，炒　巴戟去心　钟乳粉各一两

上为细末，用羊腰子两对，治如食法，葱椒酒煮，捣烂入酒，糊丸如梧子大。每服七十丸，空心米饮，盐汤任下。

神效附子丸　治脾肾虚寒、呕吐，或反胃膈噎。

黑附子重一两四五钱，端正底平尖圆，一枚，灰火炮皮裂，入生姜自然汁内浸润晒干，仍炮，再入汁浸润，仍晒再炮，用尽姜汁半碗为度，却去皮脐末之，以人参膏和丸如黍米大。每服数丸，津唾咽下，胃气稍复，饮食稍进，投以温补之剂。

血　膈

〔薛〕　妇人血膈，若气逆而血滞，用流气饮。臂痛。若恚怒而血逆，用小柴胡汤伤寒少阳。加山栀、丹皮。血虚用四物汤、通治。参、术、柴胡、山栀、丹皮。若郁结而血伤，用加味归脾即归脾加山栀、丹皮。兼加味逍遥。结核。脾虚不能生血，用六君子杂病虚劳。加归、芎。胃虚不能生血，用补中益气汤。杂病劳倦。若肝虚而不能藏血，用补肝散；两胁胀痛。如不应，兼以六味丸。杂病虚劳。若因脾肺虚，用补中益气汤；如不应，用六君子加芎、归。　一妇人患前证，胸膈痞闷。余曰：此属脾经血虚，遂用四君加芎、归调补脾气，寻愈。又因怒，兼两胁痞闷，头目不清，月经旬余未竭。用加味逍遥散加钩藤治之，复瘥。　一妇人患前证，胸膈作痛，面青目劄，小便频数，或时寒热。此肝气滞而血凝，先用失笑散二服，痛止，又用加味逍遥散而愈。　一妇人所患同前，泛用行气破血之剂，以致不起。

牡丹煎　治妇人血膈。

牡丹皮　苦参　贝母去心　玄胡索　白芍药各等分，为细末

炼蜜丸梧子大，每服十五、二十丸，米饮吞下，无时。

抽刀散　治妇人血风、血气、血膈等候。方见血崩。

鼻　衄

〔大〕　夫妇人鼻衄者，由伤动血气所致也。凡血气调和则循环表里经络，涩则不散。若劳伤损动，因而生热，气逆流溢，入于鼻者则成鼻衄也。只有产后见衄者不可治。凡鼻衄虽多因热而得，此疾亦有因怒气而得之者。曾治赵恭人鼻衄不止，诸治不瘥，召予治之，先用苏合香丸四粒，次用五苓散浓煎白茅花汤，调服即止，次用芎归汤调理。又有一富室男子鼻血不止，六脉洪数。究竟云：服丹药太过。遂用黄连、黄芩、大黄为末，水煎服之愈。调服亦可。

〔薛〕　前证若热郁于胃经，用犀角地黄汤。若伏暑于内，用黄连香薷饮。若大怒血蓄于上，用小柴胡汤。若脾损不能摄血归源，用归脾汤。大凡杂证见血，多因阴分郁热，或内有所伤，皆属五志所动。经曰：诸见血，身热脉大者难治，是火邪胜也。身凉脉静者易治，是正气复也。仍与后证同用。　一妇人经素不调，因怒衄血。此肝火炽盛，用加味小柴胡热入血室。加红花，二剂血止。又用加味逍

遥散、结核。八珍汤即八物汤，杂病虚劳。兼服三十馀剂，经行如期。一妇人郁结而患前证，用加味归脾汤，即归脾加山栀、丹皮。其血渐止，饮食渐进，用加味逍遥散，元气渐复，寒热渐止。后因怒仍衄，寒热往来，用小柴胡汤伤寒太阳。加芎、归、丹皮而愈。一妇人因劳衄血，服凉血之剂，更致便血。或以血下为顺，仍用治血。余曰：此因脾气下陷而血从之，当升补脾气，庶使血归其经。不信，果血益甚。余朝用补中益气，杂病劳倦。夕用加味归脾而愈。此证用寒凉止血，不补脾肺而死者，多矣。

刺蓟散 治妇人鼻衄，血流不止。

刺蓟二两 桑耳 乱髪灰 艾叶各一两，炒 生地黄二两 蒲黄一两半

上为细末，每服二钱，粥饮调下，无时

伏龙肝散 治男子妇人五脏结热，吐血衄血，并皆治之。

伏龙肝 生地黄各一斤 竹茹一升 芍药 黄芩 当归 川芎 桂心 甘草各二两

上㕮咀，以水一斗三升，煮竹茹减三升，内药煮取三升，分为三服。《千金方》无桂心。

《百问》有茅花汤，以白茅花浓煎饮之，立止。

一方 捣生白茅根取汁一合，饮之止。

又方 取生葱心塞鼻中即定。若因刺著并刀斧所伤，血不止者，并用之，立定。

又方 取釜底墨细研，入鼻中。

又方 取乱髪灰细研，以竹管吹入鼻中，立止。

又方 取龙骨为末，吹入鼻中立止。

四物汤加侧栢、生地黄，治虚热吐血甚效。若脾经血虚，须用四君加芎、归。若脾经气郁，须用归脾汤。若肝肾亏损，须用六味丸。若气血俱虚，须用十全大补汤。

犀角地黄汤主热郁不解，泛行经络，或流肠胃，随气涌泄，以致衄血、吐血，或为便血，并皆治之。若实热炽甚，加炒黄芩。若去血过多，或脾肺之气亏损，不能摄血归源者，急用四君子汤。怀抱郁结者，用归脾汤。

枇杷叶散 治暑毒攻心，衄血呕血，或吐泻作渴。黄连香薷饮亦可。

吐 血

〔大〕 妇人吐血者，皆由脏腑伤损所致。夫血者外行于经络，内荣于脏腑。若伤损气血经络，则血虚行失于常理，气逆者吐血，又怒则气逆，甚则呕血，然忧思惊恐内伤，气逆上者，皆吐血也。

〔薛〕 前证若脾经郁热，用犀角地黄汤。脾胃伏暑，用黄连香薷饮。杂病伤暑。心脾郁热，用生地黄汤。心气耗损，用茯苓补心汤。肺气劳伤，用鸡苏散。思虑伤脾，用归脾汤。杂病健忘。暴怒肝火，用加味小柴胡汤。热入血室。久怒肝伤，六味地黄丸。杂病虚劳。脾肺虚热，用麦门冬饮。肝肾虚热，用六味地黄丸。气血俱虚，用十全大补汤。经云：肺朝百脉之气，肝统诸经之血。必用甘温之剂，补其阳气，使血各归其经。如大吐血病，毋论其脉，急用独参汤救之。若潮热咳嗽而脉数者，元气虚而假热之脉也，皆由脾胃先损，须用人参之类。《本草》云：人参治脾胃不足，补中，温中，泻脾肺中火。东垣先生云：脾胃虚者，心火亢甚而乘土位，肺气受邪，须用黄芪最多，人参、甘草次之。脾胃一虚，肺气先绝，故用黄芪以益皮毛而闭腠理，当治气血虚

弱，用十全大补最善，若用寒凉止血，胃气反伤，无不致祸。　一老妇每作先饮食不进，或胸膈不利，或中脘作痛，或大便作泻，或小便不利，余以为肝脾之证，用逍遥散加山栀、茯神、远志、木香而愈。后郁结吐紫血，每作先倦怠烦热，以前药加炒黑黄连三分、吴茱萸二分，顿愈。复因怒吐赤血甚多，燥渴垂死，此血脱也，法当补气。乃用人参一两，苓、术、当归各三钱，陈皮、炮黑干姜各二钱，炙甘草　木香各一钱，一剂顿止。又用加味归脾汤调理而痊。　一女子怀抱素郁，胸满食少，吐血面赤，用六味丸及归脾加山栀、贝母、芍药而愈。　一妇人为哭母吐血咳嗽，发热盗汗，经水不行，此悲伤肺，思伤脾，朝服补中益气汤杂病劳倦。加桔梗、贝母、知母。夕用归脾汤吞六味丸而愈。

鸡苏散　治妇人吐血，心烦昏闷。

鸡苏叶一两　阿胶　刺蓟　生地黄各一两　黄芪　羚羊角屑　茜根　甘草各半两　麦门冬　黄芩　当归　伏龙肝各七钱半

上为粗末，每服四钱，水一盏，姜三片，竹茹半鸡子大，煎至六分，去滓温服。

又方　治妇人虚损气逆，吐血不止。

鸡苏叶　黄芩各一两　当归　赤芍药各半两　伏龙肝　阿胶各二两

上为粗末，每服四钱，水一盏，煎六分，去滓温服。

治妇人热毒上攻，吐血不止。

生藕汁　刺蓟汁　生地黄汁各三两　生姜汁半合　白蜜一合

上和煎三两沸，以一小盏，调炒面一钱服，无时。

《千金翼》治吐血百方不瘥，疗十十瘥，神验不传方。详此药性，治热毒吐血有效。

地黄汁半升　生大黄末一方寸匕

上煎地黄汁三两沸，调大黄末令匀，分为三服。

又方　伏龙肝研极细，每服二钱，新汲水调下，频服取效。

又方　白茅根一握，长六寸，以水一大盏，煎七分，去滓服。

又方　桂心为末　水调方寸匕，日夜可二十服。

又方　生地黄三升，切、阿胶二两，炒、蒲黄六合以水五升，煮取三升，分三服。

予尝治一人吐血，诊其脉，肝部弦，气口濡，此因怒极而得之。遂用苏合香丸和鸡苏丸服，即效。《养生必用方》云：凡吐血须煎干姜甘草汤与服，或四物、理中汤亦可，如此无不愈者。服生地黄、竹茹、藕汁，去生便远。

柔脾汤　治虚劳吐血、衄血，下白、汗出方。出《养生必用》

甘草　白芍药　黄芪各一两　熟地黄三两

上为末，每服四钱，水酒各一盏已上，煎至七分，去滓取清汁六分，温服，食前。　予尝治一女人，年十九岁，月经不行，以药通之，遂妄行而呕血，诸药不效。察其人肥，脉不大不小，投以四生丸即安。　又治一男子，因饱低头负重吐血，诸药无效，亦投四生丸及青饼子即安，更不发。　尝观初虞世治吐血，不喜用竹茹、生地黄、藕汁，然亦不可拘泥此说。如阳乘于阴，血得热则流散，经水沸溢。宜服凉药以解之，大黄、犀角、生地黄、生艾、藕汁等，岂得无效。若阴乘于阳，所谓天寒地冻，水凝成冰，宜服温药以暖之，干姜、肉桂，岂能无功。学者更宜思之。

四生丸　疗吐血。凡吐血、衄血，阳乘于阴，血热妄行，宜服此药。

生荷叶　生艾叶　生栢叶　生地黄各等分

上烂研圆如鸡子大，每服一丸，水三盏，煎到一盏，去滓温服，无时候。　陈日华云：先公绍兴初，游福沟灵石寺，主僧留饭，食将竟，侍者赴堂斋罢来侍立，见桌子不稳，急罄折稳之，举首即呕血，盖食饱拗伤肺也。明年再到寺，问旧年呕血者无恙否？主僧云：得四生丸服之愈。自得此方，屡施有验。

〔薛〕　愚意前证乃内热暴患，用之有效。若人病久本原不足，须补脾以滋化源，否则虚火上炎，金反受克，获生鲜矣。

疗热甚呕血者，以犀角地黄汤、《局方》小三黄汤，以白茅根煎浓汤饮之极妙。

犀角地黄汤　治内有瘀血，鼻衄吐血，面黄，大便黑。

芍药七钱半　生地黄半斤　牡丹皮去心净，一两　犀角屑一两，如无，以川升麻代

上㕮咀，每服五钱，水煎服。有热如狂者，加黄芩二两。

青饼子　治咯血。

青黛　杏仁各一两，华佗方以牡蛎粉炒杏仁，去皮尖，牡蛎不用

上一处同研成膏，熔黄蜡和作三十饼子，每服一饼子，用干柿半个夹定，以湿纸裹，煨令香，同嚼，粥饮下，无时。

干姜甘草汤　若阴乘于阳，心肺经寒而呕血者宜服。

甘草　干姜各半两

上㕮咀，水煮顿服。　《局方》理中汤亦妙。

花蕊石散　予尝见一妇人苦此疾，百药不效，以童子小便和酒，调下真花蕊石散，不数服而愈。

乌金散　治吐血不已，每服二钱，米饮下。即催生如神散，方见后。

济生鸡苏散　治劳伤肺经，唾中有血，咽喉不利。

鸡苏叶　黄芪炒　生地黄　阿胶炒　贝母　白茅根各一钱　桔梗炒　麦门冬去心　蒲黄炒　甘草炙。各五分

上姜水煎服。

生地黄散　治郁热衄血咯血吐血，阴虚而不能愈者。

枸杞子　柴胡　黄连炒　地骨皮　天门冬去心　白芍药　甘草炒　黄芩炒　黄芪炒　生地黄　熟地黄自制。各五分

上水煎服。下血，加地榆。

三因茯苓补心汤　治面色黄悴，五心烦热，咳嗽吐血。

半夏　前胡　紫苏　茯苓　人参　枳壳麸炒　桔梗炒　甘草炒　干葛各五分　当归　川芎　陈皮　白芍药各一钱　熟地黄自制，一钱半

上姜枣水煎服。

麦门冬饮子　治气虚吐血，或气虚不能摄血。

五味子杵，十个　麦门冬去心　黄芪炒。各一钱　当归身　人参　生地黄各半钱

上水煎服。

十全大补汤　治胃气虚弱，吐血衄血，便血不止，以致外证恶寒发热，自汗盗汗，食少体倦。或寒热作渴，头疼眩晕，而似中风。或气血俱虚，胸腹胁痛。或骨节作痛，经候不调。或寒热往来，发热晡热，或五心发热，咽干舌燥，或痰嗽喘促，胸膈虚痞。或呕吐泄泻，手足冷热等证。方见杂病虚劳门。

积聚癥瘕

古方有五积、六聚、七癥、八瘕之名。五脏之气积，名曰积，故积有五。六腑之气聚，名曰聚，故聚有六。《杂病准

绳》言之详矣。若夫七癥八瘕，则妇人居多，七者火数属心，盖血生于心。八者木数属肝，盖血归于肝。虽曰强分，理似不混。夫癥者坚也，坚则难破。瘕者假也，假物成形。古人将妇人病为痼疾，以蛟龙等为生瘕，然亦不必如此执泥。妇人癥瘕，并属血病，龙、蛇、鱼、鳖、肉、发、虱瘕等事，皆出偶然。但饮食间误中之，留聚腹脏，假血而成，自有活性，亦犹永徽中僧病噎者，腹中有一物，其状如鱼，即生瘕也。与夫宿血停凝，结为痞块，虽内外所感之不同，治法当以类相从，所为医者意也。如以败梳治虱瘕，铜屑治龙瘕，曲糵治米瘕，石灰治酒瘕，如此等类，学者可以理解也。《大全良方》分痃癖诸气、疝瘕、八瘕、腹中瘀血、癥痞、食癥、血癥凡七门。痃者在腹内近脐左右各有一条筋脉急痛，大者如臂，次者如指，因气而成，如弦之状，故名曰痃。癖者僻在两肋之间，有时而痛，故名曰癖。疝者痛也，瘕者假也，其结聚浮假而痛，推移乃动也。八瘕者，黄瘕、青瘕、燥瘕、血瘕、脂瘕、狐瘕、蛇瘕、鳖瘕。积在腹内，或肠胃之间，与脏气结搏坚牢，虽推之不移，名曰癥，言其病形可徵验也。气壅塞为痞，言其气痞塞不宣畅也。伤食成块，坚而不移，名曰食癥。瘀血成块，坚而不移，名曰血癥。若夫腹中瘀血，则积而未坚，未至于成块者也。大抵以推之不动为癥，推之动为瘕也。至夫疝与痃癖，则与痛俱，痛即现，不痛即隐。在脐左右为痃，在两肋之间为癖，在小腹而牵引腰胁为疝。恐学者一时难了，未免淆滥，故总叙而条析之。

张戴人过谯，遇一卒，说出妻事。戴人问其故，答曰：吾妇为室女时，心下有冷积如覆杯，按之如水声，以热手熨之如冰，娶来已十五年矣，恐断我嗣，是故弃之。戴人曰：公勿黜也，如用吾药，病可除，孕可得。卒从之。戴人诊其脉，沉而迟，尺脉洪大而有力，非无子之候也，可不逾年而孕。其良人笑曰：试之。先以三圣散吐涎一斗，心下平软，次服白术调中汤、五苓散，后以四物汤和之，不再月气血合度，数月而娠二子。戴人尝曰：用吾此法，无不子之妇。此言不诬。三圣散用防风、瓜蒂各三两，藜芦一两，为粗末，以齑汁煎服。制煎法，详见《儒门事亲》。白术调中汤用白术、茯苓、泽泻、橘红各半两，甘草一两、干姜、官桂、砂仁、藿香各二钱半，为末，白汤化蜜调服二钱，无时。　五苓散见伤寒渴门。　阳夏张主簿之妻，病肥气，初如酒杯大，发寒热十五馀年，后因性急悲感，病益甚，惟心下三指许无病，满腹如石片，不能坐卧，针灸匝矣，徒劳人耳。乃邀戴人诊之曰：此肥气也。得之季夏戊巳日，在左胁下如覆杯，久不愈，令人发痎疟。以瓜蒂散吐之鱼腥黄涎约一二缶，至夜继用舟车丸、通经散投之，五更黄涎脓水相半五六行，凡有积处皆觉痛，后用白术散、当归散和血流经之药，如斯涌泄凡三四次方愈。瓜蒂散、舟车丸，方见杂病伤食、痰饮二门。　通经散用橘红、当归、甘遂，以面包不令透水，煮百馀沸，用冷水浸过，去面晒干，三味各等分为细末，每服三钱，临卧温淡酒调下。　白术散，白术、黄芩、当归各等分为末，每服二三钱，水煎，食前服。　当归散，当归、杜蒺藜等分为末，米饮调服，食前。　此吐下兼施，且甘遂等逐水太峻，用者审之。

薛新甫云：妇人痃癖癥瘕，大抵因饮食起居七情失宜，亏损脏腑，气血乖违，阴络受伤，循行失度所致。罗谦甫云：养正积自除，必先调养，使荣卫充实，若不消散，方可议下。但除之不以渐，则必有颠覆之害，若不守禁忌，纵情嗜欲，其有不丧身者鲜矣。 一妇人内热作渴，饮食少思，腹内初如鸡卵，渐大四寸许，经水三月一至，肢体消瘦，齿颊似疮，脉洪数而虚，左关尤甚。此肝脾郁结之证，外贴阿魏膏，午前用补中益气汤，杂病伤劳倦。午后用加味归脾汤，即归脾加山栀、丹皮。两月许，肝火稍退，脾土少健，午前补中益气下六味丸，杂病虚劳。午后逍遥散调经。下归脾丸，又月馀，日用芦荟丸本门之末。二服，空心以逍遥散下，日晡以归脾汤下。喜其谨疾，调理年馀而愈。 一妇人腹内一块，不时上攻，或作痛有声，或吞酸痞闷，月经不调，小便不利，二年馀矣，面色青黄。余以为肝脾气滞，以六君加芎、归、柴胡、炒连、木香、吴茱各少许，二剂，却与归脾汤送下芦荟丸。三月馀，肝脾和而诸证退，又与调中益气汤加茯苓、牡丹皮，中气健而经自调。 一妇人性多郁善怒，勤于女工，小腹内结一块，或作痛，或痞闷，月经不调，恪服伐肝之剂，内热寒热，胸膈不利，饮食不甘，形体日瘦，牙龈蚀烂。此脾土不能生肺金，肺金不能生肾水，肾水不能生肝木，当滋化源。用补中益气汤、六味丸，至仲春而愈。 一妇人经候过期，发热倦怠，或用四物、黄连之类，反二月一度，且少而成块；又用峻药通之，两目如帛所蔽。余曰：脾为诸阴之首，目为血脉之宗，此脾伤五脏皆为失所，不能归于目也。遂用补中益气、《济生》归脾二汤，专主脾胃，年馀而愈。 松江太守何恭人，性善怒，腹结一块，年馀上腭蚀透，血气虚极，时季冬肝脉洪数，按之弦紧。或用伐肝木、清胃火之药。余曰：真气虚而邪气实也，恐伐肝木至春不能发生耳。用八珍汤以生气血，用地黄丸以滋肾水，肝脉顿退。因大怒耳内出血，肝脉仍大，烦热作渴，此无根之火也。仍以前药加肉桂二剂，脉敛热退。复因大怒，果卒于季冬辛巳日，乃金克木故也。

〔**通治诸积**〕

顺气丸《简易》 治三十六种风，七十二般气，去上热下冷，腰脚疼痛，四肢困倦，减食羸瘦，颜色赤黄，恶疮下疰，口苦无味，憎寒毛耸，癥癖气块，男子世事断绝，女子久无子息，久患疟痢，发成劳疾，百节酸疼。自婴孩至百岁老人皆可服，疏风顺气，补精驻颜。

锦纹大黄五两，一半生用，一半湿纸里煨 车前子二两半 白槟榔二两 火麻子仁微炒赤，退壳，取二两净，另研入 川牛膝酒浸三夕 郁李仁泡去皮，另研 山药 菟丝子酒蒸研焙。各二两 山茱萸肉 防风 枳壳麸炒 独活各一两

上为细末，炼蜜丸如梧子大，茶清粥饮下二十丸，百无所忌，空心临卧服。一月消食，二月去肠内宿滞，三月无倦少睡，四月精神强盛，五月耳目聪明，六月腰脚轻健，一年消百病。如服药脏腑微动，以羊肚肺羹补之。

胜红丸《简易》 治脾积气滞，胸膈满闷，气促不安，呕吐清水，丈夫酒积，女人脾血积气，小儿食积。

陈皮 青皮 京三菱 莪茂二味同醋煮 干姜炮 良姜炒。各一两 香附子净炒。各二两 一方加神曲、麦芽。

上为末醋糊丸如梧子大，每服三十丸，姜汤下。虚者宜以补药下之。

香棱丸《济生》 治一切积聚。破痰癖，消癥块。

木香 丁香各半两 三棱酒浸一夕 枳壳麸炒 莪茂细锉，每一两，用巴豆三十粒去壳同炒，待巴豆黄色，去巴豆不用 青皮制 川楝子肉炒 茱香炒。各等分

上末之，醋煮面糊，丸如梧桐子大，

朱砂为衣，每三十丸，姜盐汤或温酒下，无时。

大消石丸　治七癥八瘕，聚结杯块，及妇人带下绝产，腹中有癥瘕者，当先下此药，但去癥瘕，令人不困。

消石三两　大黄四两　人参　甘草各一两

上为末，以三年苦酒三升，置铜石器中，先内大黄微火熬微沸，常搅不息，至七分，内馀药，复熬成膏，至可丸即丸如梧桐子大，每服三十丸，米饮下，三日一服。妇人服之，或下如鸡肝，或如米泔、赤黑等物二三升。后忌风冷。

阿魏膏　治一切痞块。

羌活　独活　玄参　官桂　赤芍药　穿山甲　生地黄　两头尖　大黄　白芷　天麻各五钱　槐、柳、桃枝各三钱　红花四钱　木鳖子十枚，去壳　乱髮一团，如鸡子大

上用香油二斤四两，煎黑去渣，入髮煎，髮化，仍去渣，徐下黄丹，煎软硬得中，入芒硝、阿魏、苏合油、乳香、没药各五钱，麝香三钱，调匀即成膏矣。摊贴患处。黄丹须用真正者方效。凡贴膏药，先用朴硝随患处铺平半指厚，以纸盖，用热熨斗熨良久，如硝耗再加，熨之二时许，方贴膏药。

〔八瘕〕

《病源》曰：八瘕者，皆胞胎生产、月水往来、血脉精气不调之所生也。肾为阴主开闭，左为胞门，右为子户，主定月水，生子之道，胞门子户，主子精神气所出入，合于中黄门、玉门四边，主持关元，禁闭子精。脐下三寸，名曰关元，主藏魂魄，妇人之胞，三焦之府，常所从止。然妇人经脉俞络合调，则月水以时来至，故能生子而无病。妇人荣卫经络断绝不通，邪气便得往来，入合于脏，若经[①]血未尽，而合阴阳，即令妇人血脉挛急，小腹重急支满，胸胁腰背相引，四肢疼痛，饮食不调，结牢恶血不除，月水不时，或月前月后，因生积聚，如怀胎状。邪气甚盛者，令人恍忽多梦，寒热，四肢不欲动，阴中生气，肿内生风，甚者小便不利，苦痛如淋状，面目黄黑，岁月久即不复生子也。

薛氏曰：经云气主嘘之，血主濡之。若血不流则凝而为瘕也。瘕者中虽硬而忽聚忽散，多因六淫七情，饮食起居，动伤脏腑而成，当与痃癖诸证治同，慎勿复伤元气。

〔黄瘕〕者，妇人月水始下，若新伤堕血气未止，卧寝未定，五脏六腑虚羸，精神不足，因向大风便利，阴阳开阖，关节四远中于风湿，气从下上，入于阴中，稽留不去，名为阴虚，则生黄瘕。黄瘕之聚，令人苦四肢寒热，身重淋露，卧不欲食，左胁下有气结牢，不可得抑，若腰背相引痛，月水不利，令人不产，小腹急，下引阴中如刺，不得小便，或时寒热，下赤黄汁，令人无子。当刺开元、气冲，行以毒药，瘕下即愈。

皂荚散《圣惠》　疗黄瘕导方。

皂荚一两，炙，去皮子　蜀椒一两，去汗　细辛一两半

上捣散，以三角囊大如指，长二寸，贮之，内阴中，欲便，闷则出之，已则复内之。恶血毕出，乃洗以温汤，三日勿近男子，忌生菜等。

〔青瘕〕者，妇人新产，未满十日起行，以浣洗太早，阴阳虚，玉门四边皆解散，子户未安，骨肉皆痛，手臂不举，饮食未复，内脏吸吸，又当风卧不自隐蔽，若居湿席，令人苦寒洒洒入腹，烦闷沉淖，恶血不除，结热不得散，则生青瘕。

① 经：原作“生”，据《诸病源候论》改。

瘕聚在左右胁下，藏於背膂，上与肩胛，腰下挛急，腹下有气起，喜唾，不可多食，四肢不欲动摇，手足肿，面目黄，大小便难，其后月水为之不通利，或不复禁，状如崩中，此自过所致，令人少子。疗之当刺胃管，行以毒药有法，瘕当下即愈。

疗青瘕导药方

戎盐一升　皂荚半两，去皮子，炙　细辛一两

上捣散，以三角囊大如指，长三寸，贮之，内阴中，但卧，瘕当下，青如葵汁。养之如产法。

〔燥瘕〕者，妇人月水下恶血未尽，其人虚惫，而以夏月热行疾步，若举重移轻，汗出交流，气血未平，而卒以恚怒，致腹中猥咽不泄，经脉挛急，内结不舒，烦懑少力，气上达胸膈背膂，少腹壅急，月水与气俱不通利，而反以饮清水[①]快心，月水横流，溢入他脏不去，有热则生燥瘕之聚，大如半杯，上下腹中苦痛，还两胁下，上引心而烦，害饮食欲呕吐，胸及腹中不得太息，腰背重，喜卧盗汗，足痠削久立而痛，小便失时，忽然自出，若失精，月水闭塞，大便涩难，病如此者，其人少子。疗之以长针，按而刺之法度，行以毒药，瘕当下即愈。

疗燥瘕方《圣惠》

大黄如鸡子许　干姜各二两　黄连三两　鸡膍胵中黄膜一枚，炙　桂心一尺　䗪虫三枚，熬　厚朴十颗，炙　郁李仁一两，去皮尖，熬

上捣散，早朝空腹，以温酒一盏，和三钱顿服，瘕当下毕，养之如产妇法，三月勿合阴阳，无子者当有。

〔血瘕〕者，妇人月水新下，未满日数而中止，因饮食过度，五谷气盛，溢入他脏，若大饥寒吸吸不足，呼吸未调，而自劳动，血下未定，左右走肠胃之间，留络不去，内有寒热，与月水合会，为血瘕之聚，令人腰痛不可以俯仰，横骨下有积气，牢如石，少腹里急苦痛，背膂疼深达腰腹，下挛阴里，若生风冷，子门僻，月水不时，乍来乍不来，此病令人无子。疗之瘕当下，即愈。

疗妇人血瘕痛方《圣惠》

干姜　乌贼鱼骨各一两，炙　桃仁一两，去皮尖

上捣散，酒服二方寸匕，日二。一方无桃仁。

又方　取古铁秤锤，或大斧头，或铁杵，以炭火烧令赤，投好酒三升中饮之。

疗妇人血瘕，攻刺腹胁时痛，导药方。

大黄　当归各半两　山茱萸　皂荚去皮弦。各一两　细辛　戎盐各二钱半

上捣以香脂丸如指大，每用一丸，绵裹内阴中，正坐良久，瘕当下。养如乳妇法。

桃仁煎《本事》治妇人血瘕、血积，经候不通。

桃仁　大黄各一两　虻虫半两，炒黑　川朴硝另研

上四味为末，以醇醋二升半，银石器中慢火煎取一升五合，下大黄、虻虫、桃仁等，不住手搅，煎至可丸，下朴硝搅匀，出之，丸如梧桐子大。前一日不吃晚食，五更初，用温酒吞下五丸，日午取下如赤豆汁，或如鸡肝、蛤蟆衣之状，未下再作，如鲜血来即止，续以调补气血药补之。　顷年在毗陵，有一贵宦妻患小便不通，脐腹胀不可忍，众医皆作淋，治以八正散之类愈甚。予诊之曰：此血瘕也，非瞑眩药不可去，用此药更初服，至日午大

① 水：原脱，据《诸病源候论》改。

痛不可忍，遂卧少顷，下血块如拳者数枚，小便如黑豆汁一二升，痛止得愈。

此药治病的切，然猛烈伤人，气虚血弱者不可轻用也。

三棱煎《选奇》　治妇人血瘕、血癥、食积、痰滞。

三棱　莪茂各二两　青橘皮去白　半夏　麦芽炒。各一两

上用好醋六升，煮干焙为末，醋糊丸如梧桐子大。每服三四十丸，淡醋汤下。痰积多，姜汤下。

〔脂瘕〕者，妇人月水新来，若生未满三十日，以合阴阳，络脉分，胞门伤，子户失禁，关节散，五脏六腑津液流行阴道，瞤动百脉，关枢四解，外不见其形，子精与血气相遇，犯禁，子精化，不足成子，则生脂瘕之聚。令人支满里急，痹引少腹重，腰背如刺状，四肢不举，饮食不甘，卧不安席，左右走腹中切痛，时瘥时甚，或时少气头眩，身体解㑊，苦寒恶风，膀胱胀，月水乍来乍去，不如常度，大小便血不止，如此者令人无子。疗之当刺以长针，行以毒药，瘕当下，即愈。

疗脂瘕方《圣惠》

皂荚七钱半，去皮子　矾石烧，二钱半　五味子　蜀椒去汗　细辛　干姜各半两

上捣散，以香脂和如大豆，著男子阴头以合阴阳，不三行，其瘕即愈。

导散方《圣惠》

皂荚炙，去皮子　吴茱萸　当归各一两　蜀椒去汗　干姜　大黄　戎盐各二两　细辛熬　矾石烧　五味子各二分

上捣筛为散，以轻绢袋如指大长三寸，盛药令满，内阴中，坐卧随意，勿行走，小便时去之，别换新者。

〔狐瘕〕者，妇人月水当日数来，而反悲哀忧恐，若以远行逢暴风疾雨，雷电惊恐，衣被沉湿，罢倦少气，心中恍忽未定，四肢懈惰，振寒，苦寤寐气绝，精神游亡，邪气入于阴里不去，则生狐瘕之聚，食人子脏，令人月水闭不通，少腹瘀滞，胸胁腰背痛，阴中肿，小便难，胞门子户不受男精，五[①]藏气盛，令人嗜食，欲呕，喜唾，多所思，如有身状，四肢不举，有此病者，终身无子。其瘕有手足成形者杀人，未成者可疗。以长针急持刺之，行以毒药有法，瘕当下，即愈。

疗狐瘕方《圣惠》

上取新死鼠一枚，裹以新絮，涂以黄土，穿地坎足没鼠形，置其中，桑薪火灼其上，一日一夜出之，研为末，内桂心末二钱半，酒服二方寸匕，病当下。甚者不过再服，瘥。

〔蛇瘕〕者，妇人月水已下新止，适闭未复，胞门子户劳伤，阴阳未平，荣卫分行，若其中风暴病羸劣，饮食未调，若起行当风，及度泥涂，因冲寒太早，若坐湿地，名阴阳乱，腹中虚，若远行道路，饮污井之水，食不洁之食，吞蛇鼠之精，留络不去，因生蛇瘕之聚。上食心肝，长大其形若漆，在脐上下，还疞左右胁，不得吐气，两股胫间苦疼，少腹多热，小便赤黄，膀胱引阴中挛急，腰目俱痛，难以动作，喜发寒热，月水或多或少，有此病者，不复生子。其瘕手足成形者杀人，未成者可治。疗有法，行以毒药，瘕当下，即愈。

疗蛇瘕方《圣惠》

大黄　黄芩　芒硝各半两　甘草大如指一尺，炙　乌贼鱼骨二枚　皂荚六枚，去皮弦子，酥炙

上捣，以水六升，煮之三数沸，绞去滓，下硝，适寒温服之，十日一剂，空腹服之，瘕即下。

---

① 五：原作"不"，据《诸病源候论》改。

〔鳖瘕〕者，妇人月水新至，其人剧作罢[①]劳，汗出衣服润湿，不以时去之，若当风睡，足践湿地，恍忽觉悟，蹠立未安，颜色未平，复见所好，心为之开，魂魄感动，五内脱消，若入水浣洗沐浴，不以时出，而神不守，水精与邪气俱入，至三焦之中幕，玉门先闭，津液妄行，留络不去，因生鳖瘕之聚。大如小柈，令人少腹内切痛，恶气左右走，上下腹中苦痛，若存若亡，持之跃手，下引阴里，腰背亦痛，不可以息，月水不通，面目黄黑，脱声少气，有此病者，令人绝子。其瘕有手足成形者杀人，未成者可治。疗有法度，以长针按疗之，行以毒药，瘕当下，即愈。

疗鳖瘕方《圣惠》

大黄一两半 干姜 侧子各半两 附子 人参各三钱七分半 䗪虫一寸匕，熬 桂心一两二钱半 细辛 土鳖各七钱半 白术一两

上捣散，以酒服方寸匕，日三。

治鳖瘕及心腹宿癥，或卒得癥。

上以白雄鸡矢无问多少，小便和之，于器中火上熬令燥末，服方寸匕，多服不限度，以膏熬饭饲弥佳。

〔癥痞〕

〔大〕 妇人癥痞，由饮食失节，脾胃亏损，邪正相搏，积于腹中，牢固不动，有可徵验，故名曰癥，气道壅塞，故名曰痞，得冷则发，冷入子脏则不孕，入胞络则月水不通。

〔薛〕 前证若脾胃虚弱，用六君子加芎、归。方见杂病虚劳。若肝脾虚弱，用补中益气杂病伤劳倦。及归脾汤。杂病健忘。若肝火郁滞，佐以芦荟丸、方见幼科疳门。地黄丸。即六味丸，杂病虚劳。外贴阿魏膏。见前。患者须慎七情六淫，饮食起居，治者不时审察病机而药之，庶几有效。

穿山甲散《大全》 治妇人癥痞及恶血，气攻心腹疼痛，面无颜色，四肢瘦弱。

穿山甲灰炒燥 鳖甲醋炙 赤芍药 大黄炒 干漆炒令烟尽 桂心各一两 川芎 芫花醋炒 当归各半两 麝香二钱半，另研

上为细末，入麝和匀，每服一钱，热酒调下，无时。

蓬莪茂丸《大全》 治妇人癥痞，腹胁妨痛，令人体瘦，不思饮食。

莪茂七钱半 当归焙 桂心 赤芍药 槟榔 昆布 琥珀研 枳壳 木香各半两 桃仁 鳖甲 大黄各一两

上为末，炼蜜丸如梧子大，食前米饮下二十丸。

丁香丸《大全》 治妇人癥痞，结块不散，心腹疼痛。

雄雀粪炒黄 鳖甲各一两 硇砂 当归焙 芫花醋炒干。各半两 巴豆二分半，去皮心油

上为末，研令停，醋煮面糊丸如小豆大，当归酒下三丸。

桃仁散《普济》 治妇人癥痞，心腹胀满，不能饮食，体瘦无力。

桃仁一两，汤浸去皮尖双仁者，麸炒令微黄 诃子皮 白术 赤芍药 当归各七钱半 京三棱锉，微炒，一两 鳖甲醋炙，去裙烂，一两半 陈皮汤浸，去白焙，三两

上为散，每服三钱，水一盏，入生姜一钱三分，煎至六分，去滓食前稍热服。

上方皆攻积之药，性多犷猂，用者慎之，如薛氏。

〔食癥〕

妇人脏腑虚弱，月候来时食生冷之物，脾胃既虚，不能消化，与脏气相搏，结聚成块，日渐生长，盘牢不移，故谓之

① 罢：通“疲”。

食癥也。

〔薛〕　前证若形气虚弱，须先调补脾胃为主，而佐以消导。若形气充实，当先疏导为主，而佐以补脾胃。若气壅血滞而不行者，宜用乌药散散而行之。散用乌药、莪茂、醋浸炒，桂心、当归、桃仁、青皮、木香。各等分为末，每二钱热酒调下。脾气虚而血不行者，宜用四君、芎、归，补而行之。方见杂病虚劳。若脾气郁血不行者，宜用归脾汤杂病健忘。解而行之。若肝脾血燥而不行者，宜用加味逍遥散结核。清而行之。大抵食积痞块之证为有形，盖邪气胜则实，真气夺则虚，当养正辟邪而积自除矣。虽然，坚者削之，客者除之，胃气未虚，或可少用，若病久虚弱者，不可轻试也。

硇砂丸《大全》　治妇人食癥久不消，令人瘦弱食少。

硇砂　青礞石　穿山甲炙　三棱炒　干漆炒令烟尽　硫黄各半两　巴豆三十枚，去皮心炒，不去油

上为末，用软饭丸如小豆大，每服五丸，生姜、橘皮汤下。

礞石丸《大全》　治妇人食癥块久不消，攻刺心腹疼痛。

青礞石末　巴豆去皮心油　朱砂　粉霜并研　木香末各二钱半　硇砂半两

上研令停，以糯米软饭和丸如绿豆大，每服二丸，空心温酒下，取下恶物为度。

上方犯硇砂、巴豆，非胃气强壮而积气坚顽势不两立者，不可轻用也。

小三棱煎丸　治食癥、酒癖、血瘕、气块，时发刺痛，全不思食，及一切积滞不消，心腹坚胀，痰饮呕哕噫酸，胁肋刺痛，脾气横泄。

三棱　莪茂各四两　芫花一两

上入瓷器中，用米醋五升，浸满封器口，以灰火煨令干，取出棱、术，将芫花以馀醋炒令微焦，同棱、术焙干为末，醋糊丸如绿豆大，每服十五丸，生姜汤下。妇人血分，男子脾气横泄，肿满如水，桑白皮煎汤下。

〔**血癥**〕

妇人寒温失节，脏腑气虚，风冷在内，饮食不消，与血气相结，渐生颗块，盘牢不移动者是也。皆因血气劳伤，月水往来，经络痞塞，恶血不除，结聚所生，久而不瘥，则心腹两胁苦痛，害于饮食，肌肤羸瘦。问：癥一也，何以知是血癥？曰：血之外证，瞀闷烦躁，迷忘惊狂，痰呕汗多，骨热肢冷，其畜在下焦者，必脐下结急，外热内痛，尺脉洪而数也。桃仁、灵脂、生地黄、牛膝、大黄、甘草祛逐之。

〔薛〕　前证多兼七情亏损，五脏气血乖违而致。盖气主嘘之，血主濡之，脾统血，肝藏血，故郁结伤脾，恚怒伤肝者多患之，腹胁作痛，正属肝脾二经证也。洁古云：养正积自除。东垣云：人以胃气为主，治法当主于固元气而佐以攻伐之剂，必需之岁月，若期速效，投以峻剂，反致有误。

加减四物汤方见杂病积聚。　当归丸　牡丹散俱同上。

大黄煎《圣惠》　治妇人血癥血瘕，食积痰滞。

川大黄七钱半，碎，微炒　鳖甲一两，醋炙黄，去裙襕　牛膝去芦，一两　干漆一两，炒烟尽

上为末，用米醋一升，煎为膏，每服一钱，食前热酒调下。

〔**腹中瘀血**〕

妇人月经否涩不通，或产后馀秽未尽，因而乘风取凉，为风冷所乘，血得冷则成瘀血也。血瘀在内，则时时体热面

黄，瘀久不消，则为积聚癥瘕矣。

〔**薛**〕 前证若郁结伤脾，用加味归脾汤。方见杂病健忘。若恚怒伤肝，用加味逍遥散。结核。若产后恶露，用失笑散。方见心痛。若肝脾亏损，用六君、柴胡，以补元气为主。方见虚劳。胃气虚弱，用补中益气汤加茯苓、半夏为主。方见杂病劳倦。大凡腹中作痛畏手按者，此内有瘀血，若形体如常，属病气元气俱实，用桃仁承气汤直下之。方见伤寒畜血。若痛而肢体倦怠，饮食少思，此脾胃受伤，属病气有馀，元气不足，用当归散调和之。方见杂病溲血。若痛而喜手按腹，形体倦怠，饮食少思，此形气病气俱不足，用六君、炮姜、芎、归纯补之。若痛而大便不实，饮食难化，此脾肾虚寒，用六君、炮姜、肉果温补之。若痛而作呕少食，此脾胃虚弱，用六君、炮姜、藿香。若痛而呕吐不食、泄泻，用六君加姜、桂。若兼手足逆冷自汗，更加附子。此证多有因攻伐而致者。

调荣汤 治瘀血不消，脐腹引腰背俱痛。

川芎 当归 芍药 地黄 生姜各一两 三棱 莪术 白芷 延胡索 蒲黄 香附子 泽兰叶 细辛 川白姜 厚朴制 半夏制 甘草各七钱半，炙 辣桂 桃仁汤浸去皮，焙。各五钱

上锉散，每服三钱，姜枣煎，食前服。

川当归散 理荣卫，消瘀血，出声音，治痰嗽。

川当归 牡丹皮 白芍药 子芩 木通 华阴细辛 麦门冬 甘草各半两 生地黄一两

上㕮咀，每服三钱，水一盏，姜三片，煎至七分，去滓温服。

大黄汤 治妇人血瘀不消，及扑损血瘀。

大黄生用 桃仁汤浸去皮尖双仁。各一两 桂去粗皮 郁李仁去皮研。各半两 生姜 地黄各一两

上粗捣节，每服三钱，水酒各半盏，同煎至七分，去滓温服。

琥珀散 治妇人经络否塞，腹内瘀血，痛不可忍。

琥珀 乳香 没药

上三味。各研取细末五钱，每服二钱，水酒各半盏，煎至七分，入地黄自然汁二合，再煎数沸，去滓，入温酒服，不拘时候。

地榆散 治败血。

何首乌 肉桂 地榆 香白芷各等分

上为粗末，每服二钱，米泔一盏半，砂糖一小块，煎至八分，去滓服，空心食前。

《本草》单方，消瘀血。以生藕汁饮之。以琥珀刮屑，水服之。瘀血不散，变成痈，捣生菴蔄蒿，取汁一升服之。除腹中宿血，以干柿多食瘥。破宿血，用磨石烧黑，热投酒中饮之。紫荆木浓煮服之。

〔**痃癖**〕

〔**大**〕 痃者在腹内近脐左右。各有一条筋脉急痛，大者如臂，次者如指，因气而成，如弦之状，名曰痃也。癖者为僻侧在两肋之间，有时而痛，故曰癖也。二者皆阴阳不和，经络痞隔，饮食停滞，不得宣流。邪冷之气，搏结不散，得冷则发作疼痛。

麝香丸 治妇人痃癖，冷气兼疰气，心腹痛不可忍。

麝香半两，别研 阿魏二钱半，面裹煨令面熟 五灵脂 桃仁 三棱各七钱半 芫花醋炒 槟榔各一两 莪茂 桂心 没药 木香 当归各半两

上为细末，入麝香令匀，粳米软饭为

丸，如梧桐子大，每服十丸，无时，淡醋汤下。

治妇人痃癖及血气等神效方。

上以豮猪肝一具，可及十两者，用巴豆五十枚，去大皮，札在肝内，用酽醋三碗，慢火熬肝极烂，入京三棱末和就得所，为丸如梧桐子大，每服五丸，食前热酒下。肝熟后去巴豆不用。　夫痃癖癥瘕，血气块硬，发歇刺痛，甚则欲死，究而言之，皆血之所为。仆尝治一妇人血气刺痛极不可忍，甚而死一二日方省，医巫并治，数年不愈。仆以葱白散、乌鸡丸遂安。又尝治一妇人，血气作楚，如一小盘样走注刺痛，要一人伏定方少止，亦用此二药而愈。寻常小小血气，用此二药，亦有奇效，故录于后。

葱白散　专治一切冷气不和，及本脏膀胱气攻冲疼痛，大治妇人胎前后腹痛，胎不安或血刺痛者。兼能治血脏宿冷，百节倦痛，肌体怯弱，劳伤带癖，久服尽除。但妇人一切疾病，最宜服此。

川芎　当归　枳壳　厚朴　桂心　干姜　芍药　舶上茠香　青皮　苦楝子　木香　熟地黄　麦芽　三棱　莪茂　茯苓　神曲　人参各等分

上为细末，每服三平钱，水一盏，连鬚葱白二寸，拍破，盐半钱，煎至七分，内大黄、诃子，宜相度病状，如大便不利，入大黄同煎，不入盐。如大便自利，入诃子煎。　朱先生云：此药大治心气脾疼，用之见效。仆尝以此药治浮肿立效。陈宜人病血气作楚，痛不可忍，服诸药无效，召仆诊之，两关脉沉弱为肝脉，沉差紧，此血气渐成痃癖也。只以此二药治之愈。四明马朝奉后院，亦病此，用二药亦愈。

乌鸡煎丸方见通治诸疾。

四等丸《圣惠》　治妇人痃癖气，心腹疼痛，饮食不消。

川大黄锉碎，微炒　诃梨勒去核　槟榔　木香

上各等分为细末，酒煮面糊和丸如梧桐子大。每食前以生姜橘皮汤下十五丸，温酒亦得。

又方

鳖甲醋炙黄，去裙襕　川大黄锉碎，微炒　京三棱炮裂。各等分

上为末，醋煮面糊丸如梧桐子大，每食前以生姜汤下十丸。

木香硇砂丸《拔粹》　治妇人痃癖积聚，血块刺痛，脾胃虚寒，宿食不消，久不瘥者。

木香　硇砂　丁香　官桂　附子炮　干漆炒烟尽　细墨　大黄锉碎为末　乳香研　广茂　青皮　京三棱　没药研　猪牙皂角　干姜炮。各等分　巴豆霜减半

上除硇砂、乳香、没药外，同为末，以好醋一升，化开硇砂，去滓，银器中慢火熬，次下巴豆霜、大黄熬成膏，将前药末与膏子为丸如麻子大，每服三五十丸，食后温酒送下，加至大便利为度。

当归散《圣惠》　治妇人痃癖气攻心腹痛，不能饮食。

当归锉，微炒　槟榔各七钱半　木香　桂心　陈橘皮去白。各半两　京三棱　郁李仁去皮，微炒　桃仁去皮，炒微黄　吴茱萸汤泡，七次，焙干。各一两

上件粗捣筛，每服三钱，水一中盏，煎至六分，去滓，不计时候，稍热服。

上方皆攻积之剂，全无补性，虚人禁用，实者亦须以四君、四物汤药兼服乃可。

〔疝瘕〕

〔大〕　妇人疝瘕，由饮食不节，寒温不调，气血劳伤，脏腑虚弱，风冷入腹，与血相结所生。疝者痛也，瘕者假

也，结聚浮假而痛，推移乃动也。妇人之病，有异于丈夫者，或因产后血虚受寒，或因经水往来，取冷过度，非独因饮食失节，多挟于血气所成也。其脉弦急者生，虚弱小者死。尺脉涩而浮牢为血实气虚，其发腹痛逆气上行，此为胞中有恶血，久则结成血瘕也。

〔薛〕 子和云：遗溺闭癃，阴痿脬痹，精滑白淫，皆男子之疝也。若血涸月事不行，行后小腹有块，或时动移，前阴突出，后阴痔核，皆女子之疝也。但女子不谓之疝而谓之瘕。 一妇人小腹痞胀，小便时下白带，小水淋沥，此肝经湿热下注，用龙胆泻肝汤而愈。 一妇人小腹胀痛，小水不利，或胸乳作痛，或胁肋作胀，或气逆心胸。余以为肝火而血伤脾，用四物、柴胡、青皮、玄胡索、木香而愈。 一妇人小腹痞闷，小便不利，内热体倦懒食，用八珍汤加柴胡、山栀、龙胆草治之而安。

干漆散 治妇人疝瘕久不消，令人黄瘦尪羸，两胁妨闷，心腹疼痛。

干漆炒令烟尽 木香 芫花醋炒 赤芍药 桂心 当归 川芎 琥珀各半两，研 大黄炒，二两 牛膝七钱半 桃仁一两 麝香二钱半

上为细末，无时，温酒调下一钱。

当归散 治妇人疝瘕及血气攻刺，心腹疼痛不可忍。

鳖甲醋炙黄，二两 当归锉，微炒 桂心 槟榔 川大黄锉，微炒。各一两 川芎 吴茱萸汤泡七次，焙干 木香 青橘皮去白。各半两 蓬莪茂 赤芍药 桃仁汤浸去皮尖，麸炒微黄。各七钱五分

上为散，每服三钱，水一盏，姜一钱三分，煎至七分，去滓稍热服，不计时候。

硇砂丸 治妇人疝瘕，及积瘀血在脏，时攻腹胁疼痛。

川芒硝 硇砂各一两 当归 雄黄 桂心各半两 大黄炮 三棱各二两

上为细末，米醋一碗，熬大黄末为膏，次入馀药末，和丸如梧桐子大。空心温酒下十丸，渐渐加至二十丸，以利下恶物为度。

巴豆丸 治妇人疝瘕，及血气疼痛。

巴豆去皮心，醋煮半日，二钱半 硇砂 大黄炒。各一两 五灵脂 桃仁各七钱半 木香半两。各为末

炼蜜丸如绿豆大，淡醋汤空心下五丸，热酒亦可。

黑神丸

神曲 茴香各四两 木香 椒炒香出汗 丁香各半两 槟榔四枚 漆六两，半生、半用重汤煮半日令香

上除椒、漆，五物皆半生半炒为细末，用前生熟漆和丸如弹子大，用茴香末十二两铺阴地荫干，候外干，并茴香收器中极干，去茴香。肾馀育肠膀胱痃癖，及疝坠、五膈、血崩、产后诸血、漏下赤白，并一丸分四服，死胎一丸，皆绵裹酒下。难产，炒葵子四十九枚，捣碎酒煎下一丸。诸疾不过三服，痃气十服，膈气、癥瘕五服，血瘕三丸，当瘥。 予族子妇病腹中有大块如杯，每发痛不可忍。时子妇已贵，京下善医者悉集，服药莫愈。予应之曰：此血瘕也，投黑神丸三丸，杯气尽消，终身不作。

蟠葱散 治妇人脾胃虚冷，气滞不行，攻刺心腹，痛连胸胁间，膀胱小肠疝气，及妇人血气癥瘕痛。

延胡索 肉桂 干姜各二两 甘草炒 苍术米泔浸一宿 缩砂 丁皮 槟榔各四两 莪茂 三棱 茯苓 青皮各六两

上为末，每服三钱，水一盏，连须葱白一茎煎，空心热服。

宝鉴蒺藜汤　治阴疝小腹作痛，小便不利，手足逆冷，或腹胁闷痛。

蒺藜去刺　附子炮　栀子去皮。各半两

上末，每三钱，水煎温服，食前。

丹溪定痛散　治寒疝疼痛速效。

枳壳十五枚　山栀子炒　棠毬子　吴茱萸炒过　荔枝核炮。各等分

上为末，用长流水调下一二钱，空心服。

附：芦荟丸方　治疳癖肌肉消瘦，发热潮热，饮食少思，口干作渴，或肝疳食积，口鼻生疮，牙龈蚀烂等证。

芦荟　胡黄连　黄连炒焦　木香　白芜荑炒　青皮各五钱　当归　茯苓　陈皮各一两半　甘草炒，七钱

上为末，米糊丸梧子大。每服七八十丸，米饮下。

心腹胀满

〔大〕　夫妇人心腹胀满者，由脏腑久冷，气血虚损，而邪气客之，乘于心脾故也。足太阴脾之经也，脾虚则胀。足少阴肾之经也，其脉起于小指之下斜趣足心，入跟中上股内后廉，贯肾络膀胱，从肾上贯肝膈入肺中；其支者从肺出络于心脏。邪气客于三经，与正气相搏，积聚在内，气并于脾，脾虚有胀，故令心腹烦满而胀也。诊其脉迟而滑者，胀满也。

〔薛〕　前证脾胃虚痞，用六君子汤。杂病虚劳。脾胃虚寒者，用人参理中汤。郁结气滞者，用归脾汤。杂病健忘。肝侮脾土，用六君、柴芍。脾气壅滞，用平胃散。杂病中食。肺气壅滞，用紫苏饮。宿食壅滞，用养胃汤。脾血虚痞，用四物汤加参、术。上六证当互相参用，仍与血风攻脾不食同用。　一妇人胸膈不利，饮食少思，腹胀吞酸，或用疏利之药，反致中满不食。予以为脾土虚而肝木盛，用补中益气汤杂病伤劳倦。加砂仁、香附、煨姜，又以六君子加芎、归、桔梗而愈。吴江史玄年母久病之后，遇事拂意，忽胸腹胀满，面目微肿，两腿重滞，气逆上升，言语喘促，服清气之剂不效。予曰：此脾肺虚寒也。先用六君子汤，一剂病势顿减，后用补中益气加茯苓、半夏、干姜，二剂形体顿安。后以七情失调，夜间腹胀，乃用十全大补汤加木香治之而痊。

白术散　治妇人脾胃气虚，心腹胀满，不欲饮食，四肢无力。

白术　草果仁　诃子肉各三分　赤茯苓　槟榔　桂心各半两　陈皮　厚朴　人参各一两　甘草一分

上为粗末，每服四钱，水一盅，姜三片，枣一枚，煎至七分，去滓食前热服。

槟榔散　治妇人脾胃虚冷，心腹胀满，不欲饮食。

槟榔　前胡　川芎　青皮七钱半　赤芍药　桂心　大黄　苦梗　木香　枳壳各半两　甘草二钱半

上㕮咀，每服四钱，姜三片，煎至七分，去滓温服。

木香散　治证同前。

木香　桂心　白术　干姜炮　陈皮去白　草果仁　诃梨勒　人参各一两　神曲炒黄，七钱半　甘草炙，半两

上为细末，每服一钱，茶清点，热服。

《补遗》治心腹胀满。予尝独用厚朴姜汁炒过，每服五钱，姜七片，水煎温服，不拘时候，间服沉香降气汤得效。见《资生经》。

《局方》分心气饮亦妙。方见杂病气。三腕散亦妙。方见两胁胀痛

嘈　杂

〔大〕　夫妇人心胸嘈杂，此脾胃郁

火，滞痰血液泪汗而成，用猪血炒食之，乃以血导而使之归源尔。旋覆花汤尤善。

〔薛〕 前证若因食郁，用六君、山楂、山栀。若因胃热，用二陈、姜炒芩、连。若因六郁，用越鞠丸。杂病郁。若因气滞，用四七汤。杂病气。桔梗、枳壳。大抵此证属病气、元气俱不足，须用六君为主，少佐以治痰之药。若以水治之，必变吞酸中满。 一妇人饮食少思，胸中嘈杂，头晕吐痰，此中气虚而有热。用六君子汤加炒黑山栀、桔梗而愈。后因劳碌，头晕发热吐痰，用补中益气汤加半夏、茯苓、天麻而痊。 一妇人中脘嘈杂，口中辛辣，或咳嗽吐痰发喘，面色或白或赤，此脾气虚而肺中伏火也。用六君子加山栀、桔梗、柴胡及炒黑片芩治之，寻愈。一妇人嘈杂吞酸，饮食少思，大便不实，此脾气虚寒而下陷。用补中益气汤加茯苓、半夏、炮姜，渐愈。又常服人参理中丸即安。 一妇人饮食后嘈杂吞酸，此食郁为痰。用六君子汤送越鞠丸渐愈，又用加味归脾汤而痊。后因怒，两胁胀痛，中脘作酸，用四君子汤送左金丸渐安，仍用六君子汤送越鞠丸而痊。

旋覆花汤 治妇人心胸嘈杂，中脘痰饮冷气，心下汪洋，口中清水自出，腹胁急胀满痛，不欲饮食。

旋覆花 人参 桔梗 白芍药各一钱 橘皮去白，一钱半 赤茯苓 半夏各二钱 官桂去粗皮 细辛 甘草各半钱

上作一服，水二盅，生姜五片，煎至一盅，食前服。

〔补遗〕予尝以参苏饮二分，四物汤一分交和，每四钱，生姜七片煎服，治一妇人心胸嘈杂而愈。亦名茯苓补心汤。

小便淋沥

〔大〕 妇人淋沥，由肾虚而膀胱热也。盖膀胱与肾为表里，主于水，行于脬者为小便也。若肾虚则小便频数，膀胱热则小便淋沥，甚则不通，腹胀喘急，当速治之。

〔薛〕 前证若膀胱热结，用五淋散。若脾肺虚热，用补中益气杂病劳倦。加山药、五味、麦门。若脾经郁热，用加味归脾汤。即归脾加丹皮、山栀。若肺经郁火，用黄芩清肺饮。若肝经湿热，用龙胆泻肝汤。杂病淋。血虚用加味逍遥散。结核。阴虚用六味丸杂病虚劳。加柴胡、山栀。大抵不渴而不利者，热在下焦血分也，用滋肾丸。渴而不利者，热在气分也，用清肺饮。尺脉数而无力者，阴火盛而阳不能化也，用六味丸、滋肾丸为主。尺脉浮而无力者，阳气虚而阴不能生也，用加减八味丸、杂病消瘅。滋肾丸为主。一妇人素有前患，内热体倦。余以为肝火血少，脾气虚弱，用八珍、逍遥二散，兼服月馀而小便利，又用八珍汤而血气复。一妇人患前证，面青胁胀，诸药不应。余以为肝经气滞而血伤，用山栀、川芎煎服而愈。一妇人小便不利，小腹并水道秘闷，或时腹胁胀痛。余以为肝火，用加味逍遥散加龙胆草，四剂稍愈，乃去胆草佐以八珍散加炒黑山栀兼服而瘥。

石韦散 治妇人小便卒然淋沥。

石韦 黄芩 瞿麦穗 榆白皮 木通 葵子各一钱半 甘草半钱

上作一服，水二盅，煎至一盅，食前服。

木通散 治妇人五淋。

木通 榆白皮 瞿麦穗 大麻仁 滑石各一两 葵子 贝齿 白茅根各二两 甘草半两

上为粗末，每服五钱，水煎空心温服。

桃胶散 治妇人气淋、劳淋。

桃胶　榆白皮各一两　车前子　冬瓜子　鲤鱼齿　葵子　瞿麦　木通各半两　枳壳二钱半

上㕮咀，每服四钱重，水一盏，煎至七分，去滓温服。

金沙散　治妇人诸淋。

上海金沙草阴干为末，煎生甘草汤调服二钱。

又方　真琥珀研末，不以多少，研木香白汤调下。此二方出陈总领方。

鸡苏散　治妇人血淋。

鸡苏叶　木通各二两　生干地黄　滑石各三两　刺苏根一两

上为粗末，每服半两，水盏半，笙竹叶三七片，煎至七分，去滓食前温服。

治妇人血淋及尿血涩痛方。

生干地黄三两　郁金　蒲黄各二两

上为细末，每服二钱，车前子叶煎汤调下，以利为度。

亦有血瘕似淋，小便不通，脐腹胀满，宜桃仁煎。方见前积聚癥瘕门血瘕条。

后有用乱髪方治脬转不得小便，亦可治血淋、尿血。

火府丹　治心经热，小便涩，及治五淋。加甘草，为㕮咀煎，名导赤散。出《本事方》。

生地黄二两　木通　黄芩各一两

上为细末，炼蜜丸如梧桐子大。每服三十丸，木通煎汤下。兼治淋沥，脐下满痛。　许学士云：壬戌年一卒渴病，一日饮水一斗，不食者三月，心中烦闷。时已十月。予谓曾经三伏热，与此药数服。越二日来谢云：当日三服渴止，又三服饮食如故。此本治淋，用以治渴，可谓通变也。

治妇人诸般淋。

苦杖根俗呼为杜牛膝，多取洗净锉碎，取一合，用水五盏，煎至一盏，去滓，用麝香、乳香少许调下。

鄞县武尉耿梦得，其内人患沙石淋者十三年，每漩痛楚不可忍，溺器中小便沙石剥剥有声，百方不效。偶得此方服之，一夕而愈。目所视也。

《局方》五苓散、八正散、清心莲子饮皆可用。

滋肾丸　治热在血分，不渴而小便不利；或肾虚足热腿膝无力，不能履地；又下焦阴虚，小便不利，肚腹肿胀，或皮肤胀裂，眼睛突出。此神剂也。

知母　黄柏各酒炒，二两　肉桂去粗皮，二钱

上各另为末，水丸如桐子大。每服二百丸，空心百滚汤下。

黄芩清肺饮　治肺热小便不利，宜用此药清之。

黄芩炒　山栀炒。各一钱

上水煎服。不利加盐豉二十粒。

五淋散　治膀胱有热，水道不通，淋沥不出，或尿如豆汁，或成沙石，或如膏汁，或热怫便血。

赤茯苓一钱半　赤芍药　山栀各一钱　当归　甘草各一钱二分

上入灯心，水煎服。

脬转不得小便

〔大〕　妇人脬转之病者，由脬为热所迫，或忍小便，俱令水气迫于脬，屈辟不得充张，外水应入不得入，内溲应出不得出，内外壅滞，胀满不通，故为脬转。其状少腹[①]急痛，不得小便，甚者至死，不可治也。

---

① 腹：原作“阴”，据《妇人大全良方》改。

〔薛〕前证不问男女孕妇，转脬[①] 小便不利，命在反掌，非八味丸不能救，余参前后论主治。一妇人小便淋沥，小腹胀闷，胸满喘急，诸药不应，余视为转脬之证，用八味丸料煎服，小便即利而痊。

一妇人因郁怒，小便滴沥，渐至小腹肿胀，痰咳喘促，余用八味丸料煎服，小便即利而痊。

〔大〕 **滑石散**《千金》 治妇人丈夫脬转，小便数日不通。

滑石一两 凝水石二两 葵子一合

上为末，以水一斗，煮取五升，时时服，一升即利。

又方

乱髪烧灰存性 葵子 车前子各等分

上为细末，每服二钱，茶汤调下。

蒻叶散 治妇人脬转，小便不通。亦可治男子。

裹茶蒻叶烧灰存性，一两 滑石研细，半两

上研停，沸汤调二钱服。

石韦汤 治证同前。

石韦去毛 车前子各等分

上为粗末，每服五钱，水二盏，煎至一盏，去滓服。

治妇人忍小便，不得依时而起，致令脬转，经四五日，困笃欲死。

滑石二两 乱髪灰一两

上研停，取桃白皮一斤熟捣，以水三盏，绞取汁，无时，温半盏调一钱服。

又方 以滑石末葱汤调下二钱服。

《千金翼方》 治妇人不得小便。

杏仁七粒，去皮尖

上一味，麸炒黄，细末，水调服立通。

又方 以紫草为末，井华水调服三指撮立通。又云：紫菀皆可用。

若卒暴不通，小腹膨急，气上冲心，闷绝欲死，此由异气传并膀胱，或从忧惊，气无所伸，郁闭而不流，气冲脬系不正。诊其脉，右手涩小，左手急大，宜葱白汤。

葱白汤方

橘皮三两 葵子一两 葱白一茎

上㕮咀，以水五升，煮取二升，分三服。出《指迷方》

《补遗》：紫金皮为末，葱汤调下二钱。葵子汤亦可。

又方 胞转小便不通，炒盐半斤，囊之，乘热熨小腹。

〔薛〕**滋肾生肝饮**

山药 山茱萸肉各一钱 熟地黄自制，二钱 泽泻 茯苓 牡丹皮各七分 五味子杵炒，五分 柴胡三分 白术 当归 甘草各三分

上水煎服。

八味丸 治脬转小便不通，殊有神效，但世所不用，以致误人多矣。方见杂病虚劳。

一方 皂角为末，吹鼻内取嚏。

小 便 数

〔大〕 妇人小便数者，由肾与膀胱俱主于水，肾气通于阴，此二经俱虚而有热乘之，则小便涩，虚则小便频数也。

〔薛〕 前证若肝经火动，用逍遥散调经。加龙胆草、车前子。膀胱火动，六味丸杂病虚劳。加麦门、五味。肝肾湿热，龙胆泻肝汤。见便毒。郁伤肝脾，加味逍遥散、加味归脾汤。肝脾肺气虚，补中益气汤杂病劳倦。加麦门、五味。肝经血虚，加味逍遥散。肾气虚败，鹿茸散。如不应，用八味丸。 一妇人患前证，小

---

① 转脬：原作“转筋”，据文义改。

便频数，日晡热甚，此肝脾血虚气滞而兼湿热也，用加味逍遥散加车前子而愈。一妇人患前证，发热烦躁，面目赤色，脉洪大而虚，余谓此血虚发躁，用当归补血汤杂病劳倦。数剂而痊。　一妇人久患前证，泥属于火，杂用寒凉止血之剂，虚证悉具。余曰：此脾胃亏损而诸经病也，当补中气为主。遂以六君、补中二汤，兼服两月馀，寻愈。

〔大〕　**鹿茸散**　治妇人久虚冷，小便日夜三五十行。

鹿茸　乌贼鱼骨　桑寄生　龙骨各一两　白芍药　当归　附子各七钱半　桑螵蛸半两

上为细末，食前温酒调下二钱。

桑螵蛸散　治妇人虚冷，小便数。

桑螵蛸三十枚，炒　鹿茸　牡蛎粉二两　甘草二两　黄芪半两

上为细末，食前姜汤调一钱服。

补遗缩泉丸　治脬气不足，小便频数。

天台乌药　益智仁各等分

上为末，酒煮山药为糊，丸如梧子大，临睡盐酒吞七十丸。或只为末，调酒服，如不饮酒，以米饮调下。

又法　取糯米糍一片，临睡炙令软熟啖之，仍以温酒吞，不饮酒，只汤下，多啖愈佳，行坐良久，待心空则睡，最验。

遗尿失禁

〔大〕经云：膀胱不利为癃，不约为遗尿者，乃心肾之气传送失度之所为也。故有小便涩而遗者，有失禁而出不自知者。又妇人产蓐产理不顺，致伤膀胱，遗尿无时。又有脬寒脏冷而遗尿不禁，治之各有方。

〔薛〕　《内经》曰：胞移热于膀胱则癃、溺血，膀胱不利为癃，不约为遗溺。注曰：膀胱为津液之腑，水注由之，然足三焦脉实，约下焦而不通，则不得小便。足三焦脉虚，不约下焦，则遗溺也。《灵枢经》曰：足三焦者，太阳之别也，并太阳之正，入络膀胱，约下焦，实则闭癃，虚则遗溺。窃谓前证若肝肾虚热，挺孔痿痹，用六味丸，如不应，用加减八味丸。阳气虚惫，膀胱积冷，用鹿茸丸，如不应，用八味丸。若脾气虚弱不能禁止，用补中益气汤加山药、山萸、五味。若肺气虚寒，前汤加桂、附。此证属虚热者多，真寒者少，治宜审察。　一妇人小便自遗，或时不利，日晡益甚，此肝热阴挺不能约制，用六味丸料加白术、酒炒黑黄柏七分、知母五分，数剂诸证悉愈。若误用分利之剂，愈损真阴，必致不起。　一老妇患前证，恶寒体倦，四肢逆冷，余以为阳气虚寒，用补中益气加附子三剂，不应，遂以参附汤四剂稍应，仍以前药而安。附子计用四枚，人参三斤许。　一妇人病愈后，小便出屎，此阴阳失于传送，名大小肠交也。先用五苓散二剂而愈，又用补中益气汤而安。

〔大〕　**鹿茸丸**　治妇人久积虚冷，小便白浊，滑数不禁。

鹿茸炙　椒红　桂心　附子炮　牡蛎煅　补骨脂炒　石斛　肉苁蓉酒浸　鸡胜胵炙

沉香各一两　桑螵蛸炙，半两

上为细末，酒煮面糊，丸梧桐子大。空心，温酒下三十丸。

又方　鹿角屑炒令黄，为细末，空心温酒调二钱。

又方　雄鸡胜胵炙为末，空心酒调服二钱。

治妇人遗尿，不知出时。《千金翼方》

白薇　白芍药各等分

上为末，酒服方寸匕，日三服，空心。

又方　以桑螵蛸酒炒，为细末，每服二钱，生姜汤调下。

又方

白矾　牡蛎各等分

为细末，饮服方寸匕。亦治丈夫遗尿。

疗妇人遗尿不禁　雄鸡翎烧灰为末，酒服方寸匕。

补遗秘元丸　治内虚自汗，小便不禁。

白龙骨三两　诃子十个，去核　缩砂仁一两

为末，糯米粥丸梧子大。每服五十丸，空心盐油吞下。

又治小便不禁，用猪脬洗净，铁铲上炙熟食之，以酒咽下。

小便出血

〔**大**〕夫妇人小便出血者，由心主于血，血之行身通遍经络，循环脏腑，血性得寒则凝涩，得热则流散，失其常经，溢渗入于胞内，故小便出血也。

〔**薛**〕　妇人小便尿血，或因膏粱炙煿，或因醉饱入房，或因饮食劳役，或因六淫七情，以致元气亏损，不能统摄归源。若因怒动肝火者，用加味逍遥散调送髮灰。肝经风热者，送子芩丸。久而血虚者，用八珍送髮灰。若膏粱积热者，用清胃散加槐花、甘草。房劳所伤者，用六君加柴胡、升麻。风热所伤者，用四君加防风、枳壳。凡久而亏损元气者，用补中益气为主。郁结伤脾者，用济生归脾为主。一妇人尿血，因怒气寒热，或头痛，或胁胀，此肝血虚而肝火盛，用加味逍遥散而血胀止，补中益气加蔓荆子而头痛痊。后郁怒腹痛尿血，仍用前散，加龙胆草并归脾汤治之。将愈，又因饮食所伤，复作心忡不宁，彻夜不寐，仍用前汤而痊。一妇人尿血，面黄体倦，饮食不甘，晡热作渴，此脾胃气虚不能摄血归经，用补中益气以补胃气，用归脾汤以解郁结，更用加味逍遥散以调养肝血而痊。一妇人小便出血，服四物、蒲黄之类，更加发热吐痰，加芩连之类，又饮食少思，虚证蜂起，肝脉弦而数，脾脉弦而缓，此因肝经风热，为沉阴之剂，脾伤不能统摄其血，发生诸脏而然也。余用补中益气汤、六味地黄丸而痊。

鹿茸散《大全》　治妇人劳损虚羸尿血。

鹿茸　当归　熟地黄　葵子　蒲黄　续断各等分

上为细末，酒调二钱，日三服。

髮灰散　治小便尿血，或先尿而后血，或先血而后尿，亦远近之谓也。又治饮食忍小便，或走马房劳，皆致脬转，脐下急痛不通。兼治肺疽心衄内崩，吐血一两口，或舌上血出如针孔，若鼻衄吹内立已。

乱髮烧灰《本草》云：能疗瘀血，通关格，利水道，破癥瘕、痈疽、抓尿刺、下疰、杂疮，疗脬转，通大小便，咳嗽，鼻衄。

上一味，用米醋二合，汤少许，调服二钱，井华水调亦得。服药讫，即炒黑豆叶蹲其上，则通。

生干地黄散　治妇人尿血不止。

生干地黄二两　柏叶　黄芩各半两　阿胶炒成珠，一两

上为粗末，每服三钱，水一盏，姜三片，煎七分，去滓温服。

当归散　治妇人小便出血，或时尿血。

当归　羚羊角屑　赤芍药各半两　生地黄一两　刺蓟叶三分

上为粗末，每服三钱，水煎去滓服。

又方

羚羊角屑　龙骨　当归　蒲黄各一两　生地黄二两

上为细末，粥饮调下二钱，食前服。

又方　以生地黄捣取汁，每服一小盏，日三服。

又方　以蒲黄末酒调二钱服之。水调亦可。

又方　以鹿角胶二两，炙令黄。以水一大盏，煎至半盏，去滓分为三服，食前服。

《补遗》：小便出血，竹茹一大块，水煎服。

又方　川牛膝去芦，浓煎服。

又方　当归、白芷为末，米饮下二钱。

又方　催生如神散，童子小便和酒调下。

治妇人卒伤于热，尿血　陈总领云：余顷在章贡时，年二十六，忽小便后出鲜血数点，不胜惊骇，却全不疼，如是一月，如不饮酒则血少，骇不能止。偶有乡兵告以市医张康者，常疗此疾，遂延之来，供一器清汁，云是草药，添少蜜解以水，两服而愈。既厚酬之，遂询其药名，乃镜面草，一名螺靥草，其色青翠，所在石阶缝中有之。

大便下血

〔大〕　妇人脏腑损伤，风邪易入，凡热气在内，令人下血，风气在内，亦大便血色，或如豆汁，腹中疼痛。若粪后下血者，其来远，粪前有血者，其来近。远近者，言病在上下也。妇人面无血色，时寒时热，脉浮弱，按之绝者，为下血也。

〔薛〕　前证或饮食起居，或六淫七情失宜，以致元气亏损，阳络外伤。若膏粱积热，加味清胃散。怒气伤肝，六君、柴、芍、芎、归。郁结伤脾，加味归脾汤。脾气虚弱，六君子汤。思虑伤心，妙香散。大肠风热，四物、侧柏、荆、防、枳壳。大肠血热，四物、丹皮、柴胡。中气下陷，补中益气、茯苓、半夏。心脾不能摄血，必补脾肺之源，举下陷之气。

一妇人下血不已，面色痿黄，四肢畏冷，此中气下陷，用补中益气汤送四神丸，数服而愈。　光禄张淑人下血，烦躁作渴，大便重坠，后去稍缓，用三黄汤加大黄至四两方应，后用三黄汤又二十馀剂而愈。此等元气，百中一二。　韩地官之内脾胃素弱，因饮食停滞，服克伐之剂，自汗身冷，气短喘急，腹痛便血。或用诸补剂，皆不应。余用人参、炮附子各五钱，二剂稍应，却用六君子，每剂加炮附子三钱，四剂渐安。又用前汤，每加附子一钱，数剂乃瘥。　一妇人因怒胸痞，饮食少思，服消导利气之药，痰喘胸满，大便下血。余用补中益气汤加茯苓、半夏、炮姜四剂，诸证顿愈，又用八珍加柴胡、炒栀全愈。

加减四物汤　治肠风下血。

侧柏叶炒　荆芥　槐花炒　甘草炒。各五分　枳壳麸炒　生地黄　当归　川芎各一钱

上姜水煎服。

肠风黑神散　治肠风下血，腹疼后重，或肛门脱出。

败棕烧　木馒头烧　乌梅去核　粉草炙。各一钱

上水煎服。

愚按：前二证若病久中气虚弱者，必用培补脾胃为主。

地榆汤　治阴结便血。骆龙吉方

地榆四两　甘草炒，一两半　缩砂仁四十七粒

上每服三钱，水煎。

防风如神散　治风热气滞，粪后下血。

防风　枳壳麸炒。各等分

上每服三钱，水煎。

妙香散　治心气下血，温酒调下。见杂病心痛

大便不通

〔大〕　妇人大便不通者，由五脏不调，冷热之气结于肠胃，则津液燥竭，大肠壅塞，故大便不通也。仲景云：妇人经水过多，则亡津液，亦大便难也。大三脘散，或四物加青皮，或七宣丸、麻仁丸选而用之。

〔薛〕　前证或大肠津液干涸，或血虚火烁，不可计其日期，饮食数多，必待腹满胀，自欲去而不能者，乃用猪胆汁润之。若妄服苦寒辛散之剂，元气愈伤，或通而不止，或成中痞之证。大抵血虚火燥，用加味逍遥散。气血俱虚，用八珍汤。燥药伤血，用四物、连翘、甘草。克伐伤气，用四君、川芎、当归。内热作渴，饮汤，脉实，用竹叶黄芪汤。杂病消瘅。内热作渴饮冷脉涩，用四物送润肠丸。肝胆克脾土而不能输送，用小柴胡汤伤寒少阳。加山栀、郁李仁。肠胃气虚而不能传送，用补中益气加芍药。厚味积热而秘结，用清胃散加芍药。杂病齿。其有热燥、风燥、阳结、阴结，皆不宜损中气，治者审之。　一妇人痰喘内热，大便不通，二月不寐，脉洪大，重按微细，此属肝肺肾亏损，朝用六味丸，夕用逍遥散各三十馀剂，计所进饮食百馀碗，腹始痞闷，正前所谓血虚火烁也。以猪胆汁导而通之，用十全大补汤调理而安。

通神散　治大便实热不通，其证心腹胀痛，手不得近，心胸烦闷而欲饮食者。

大黄炒　芒硝　槟榔　郁李仁汤浸去皮，微炒　桃仁杵。各一两　一方有木香半两。

上为末，每服二钱，空心粥饮调下。

大麻仁丸　治肠胃风结，大便常秘而欲饮食者。

大麻仁别研如膏　大黄炒。各二两　槟榔　木香　枳壳麸炒。各一两

上为末，入麻仁研匀，炼蜜丸桐子大。每服二十丸，温水下。

皂角丸　治大肠经有风，大便秘结而不坚实者。

皂角炙，去子　枳壳麸炒。各等分

上为末，炼蜜丸桐子大。每服七十丸，空心米饮下。

苏麻粥　顺气滑肠。用紫苏子、麻子仁，水研取汁，煮粥食之。

润肠丸　治伏火风热，大肠干燥。若因失血或因肾虚，当滋肾水，最忌此丸。

麻子仁　桃仁去皮尖，别研。各一两　羌活　当归尾　大黄煨　皂角仁　秦艽各五钱

上另研为末，炼蜜丸。每服五十丸，空心白汤送下。如直肠干涩，用猪胆汁导之，亦忌前药。

搜风顺气丸　治痔漏肠风，风热秘结，元气充实者。

车前子一两五钱　大麻子微炒　大黄五钱，半生半熟　牛膝酒浸　郁李仁汤泡　菟丝子酒浸蒸，杵晒为末　枳壳麸炒　山药各二钱

上为末，炼蜜丸桐子大。每服三十丸，空心白汤下。

子和脾约丸

麻仁一两二钱半　枳壳麸炒　厚朴姜制

芍药各一两　大黄蒸，四两　杏仁　去皮尖炒，研烂如膏，一两二钱

上为末，入杏仁膏炼蜜丸梧子大。每服三二十丸，空心用滚汤送下。

初虞世云：余历观古人用通药，率用降气等药。盖肺气不下降，则大肠不能传送，以杏仁、枳壳、诃子等味是也。又老人、虚人、风人，津液少，大便秘。经云：涩者滑之。故用胡麻、杏仁、麻子仁、阿胶之类是也。今人学不师古，妄意斟酌，每至大便秘燥，即以驶药荡涤之，既走津液气血，大便随手愈更秘涩，兼生他病。予昔在鲁山日，有一谩少自称太医，曹镇有寄居王世安少府，本京师人，始病风淫末疾，为此生以驶药累累利之，后为肺痿咯脓血，卒至大便不通而死。古人服药尤所谨重，不若今人之轻生，故举此以戒后人尔。

〔薛〕　前证若胃强脾弱，津液不得四布，但输膀胱，小便数而大便难者，用脾约丸。若阴血枯槁，内火燔灼，脾肺失传，大便秘而小便数者，用润肠丸。此丸若用之于热甚气实，与西北之禀厚者，无有不效。若用于东南及虚热而气血不足者，则脾愈弱而肠愈燥，反致虚痞矣。此东垣先生之治法也。其搜风顺气丸，中贵及西北人用之多效，东南人用之无不致害。　一老妇大便欲去而难去，又不坚实，腹内或如故，或作胀，两关尺脉浮大。余以为肠胃气血虚弱，每服十全大补汤加肉苁蓉，去后始快，若间二三日不服，腹内仍胀，大便仍难。　一老妇大便月馀不通，痰喘内热，不得就枕，脉洪大，重按微细，朝用六味丸，夕用逍遥散各五十馀剂，计进饮食百馀碗，小腹始闷，此火燥而消铄也，以猪胆汁润之，用十全大补而安。后仍不通，用八珍倍加苁蓉常服而通。

大便或秘或利

〔大〕经云：春伤于风，夏必飧泄。盖木气刑土也。土不能渗泄则木气胜，故泄。风气行精液燥，故秘。即不可转以秘燥为风也。余家中宗亲张公度母氏年七十，日下利数十行，百方治之不愈，又苦腰脚拘挛，公度以蒺藜、酸枣仁治拘挛而利愈。黄鲁直母安康郡太夫人苦秘结，以公度药投之而大便利。故知秘与利皆出于风。公度，潞人，名璪，世有令德，承父医学而克其家，清修不妄取，真有德君子，今见于此。

〔薛〕　按前证若因足三阴亏损，发热作渴，胸膈不利，饮食善消，面带阳色，脉洪而虚，肢体倦怠者，用补中益气汤、六味地黄丸。脾肺气虚，补中益气汤。脾经郁结，用加味归脾汤。气血俱虚者，八珍加肉苁蓉。肾经津液不足者，六味地黄丸。胃火销铄津液，竹叶黄芪汤。肝木侮脾土，小柴胡加山栀、郁李仁、枳壳。膏粱积热，清胃散加山栀、郁李仁、枳壳。若燥在直肠，用猪胆导之。

治风人、脚气人大便或秘或利。虚人尤宜。

皂角子三百粒，破作两片，慢火炒燥甚，入酥一枣大，又炒至燥，又入酥炒至焦黑为度

上细末，炼蜜丸如梧桐子大。每服三十丸，煎蒺藜、酸枣仁汤下，空腹服。两时久未利，再进一服，渐加至百丸不妨，以通为度。

蒺藜汤方　用蒺藜不以多少，炒至赤黑色，臼内以木杵舂去刺，拣簸净，每蒺藜三两，以酸枣仁一两炒令香，同杵为粗末，马尾罗筛。每三钱，水一盏，煎至七分，去滓温服，下前丸子。

大五柔丸　主脏气不调，大便难。通

荣卫，利九窍，进饮食。

大黄斗米上蒸，切焙　枳壳去瓤，麸炒　白芍药　葶苈炒香，别研　肉苁蓉酒浸软，温水洗切焙。各一两　桃仁一百枚　杏仁四十枚，并去皮尖，麸炒令黄，别杵　牛脂去筋膜熬成油，与葶苈、杏仁等杵

上除有油药并为末，入牛脂、桃杏仁、葶苈，杵数千下，丸如梧桐子大。米饮下三丸，日三服，腹稍空时服。未知稍增，以知为度。

安康郡太苦风秘，予为处**枳诃二仁丸**。

杏仁去皮尖，麸炒黄　麻仁别研。各二两　枳壳去穰，麸炒研　诃子慢火炒，捶去核

上二物各一两为细末，同二仁杵，炼蜜和杵丸如梧桐子大，温水下二三十丸。未知稍增。

潞公在北门日，盛夏间苦大便不调，公随行医官李琬，本衢州市户，公不独终始涵容之，又教以医事。公病泄利，琬以言动摇之，又求速效，即以赤石脂、龙骨、干姜等药馈公，公服之不大便者累日，其势甚苦，予方自共城来见公，未坐定，语及此事，公又不喜服大黄药。予告曰：此燥粪在直肠，药所不及，请以蜜兑导之，公为然。时七月中苦热，予挥汗为公作蜜兑。是夕三用药，下结粪四五十枚，黑如橡栗，公二三日间饮食已如故。世有一种虚人不可服利药，今载其法。

蜜兑法　好蜜四五两，银石器中微火熬，不住手以匙搅，候可丸，见风硬，即以蛤粉涂手，捏作人指状，长三寸许，坐厕上内之，以手掩定，候大便通即放手，未快再作。已上四方出初虞世。

补遗通气散　治妇人忧怒伤肺，肺与大肠为传送，致令秘涩不通。或服燥药过多，大便秘，亦可用。

陈皮　苏叶　枳壳　木通去皮节

上等分锉，每服四钱，水煎温服。

皂角丸、苏麻粥亦佳。见前。

泄　泻

〔大〕　泄泻之证，因肠胃虚冷而邪气乘之。经云：春伤于风，夏必飧泄。盖风伤肝，肝木旺而克脾土，属外因也。若七情不平，脏气受伤，属内因也。若饮食生冷伤脾，属不外内因也。大法寒者温之，热者凉之，滑者涩之，湿者燥之。

〔薛〕　前证若生冷所伤，用六君、木香、砂仁。辛热所伤，用二陈、炒连、山栀。面食所伤，用六君、神曲。米食所伤，用六君、谷蘖。饮食不时而伤，用四君子汤。饮食过多而伤，用六君子汤。饮食停滞，人参养胃汤。脾气虚弱者，六君、升麻、柴胡。脾气虚寒，六君、木香、炮姜。肝木乘脾者，六君、柴胡、芍药。肝火克脾者，六君、芍药、山栀。中气虚而下陷者，补中益气汤。郁结伤脾者，济生归脾汤。肾气虚者，五味子散。脾气虚者，二神丸。脾肾虚者，四神丸。命门火衰者，八味丸。真阳虚败者，固真丸。仍与滞下方参用。　侍御沈东江之内，停食腹痛作泻，以六君加木香、炮姜而愈。后复作，传为肾泄，用四神丸而安。　侍御徐南湖子室，泻属肾经，不信余言，专主渗泄，以致不起。　一妇人年逾五十，不食夜饭，五更作泻二十年矣。后患痢，午前用香连丸，午后用二神丸各二服而痢止。又以二神丸数服而食夜饭，不月而形体如故。　吴江史玄年母，素有血疾，殆将二纪，平居泄泻，饮食少思，面黄中满，夏月尤甚，治血之药，无虑数百剂，未尝少减。余以为脾肾虚损，用补中益气汤送二神丸，复用十全大补汤煎送前丸，食进便实，病势顿退。若泥中满忌参、术，痰痞忌熟地，便泄忌当归，皆致

误事。

《补遗》治泻，风证则胃风汤、不换金正气散。寒证则理中汤、四柱散、大已寒丸。暑则五苓散、香薷散、六和汤。湿则藿香正气、戊己丸。此大概而论，至于通治则有诸方可检，随证治疗。然男子妇人久泻不止，无逾固肠丸之效验。

香朴丸　治肠胃虚冷泄泻，注下无度，脾虚气闭，不进饮食。

大厚朴五两　北茯香　白术　陈皮各三两　诃子　赤石脂各一两半

上为细末，面糊丸如梧桐子大。空心米饮下五十丸。如常服，暖脾胃。

桂香丸　治脏腑虚为风湿寒所搏，冷滑注下不禁，老人虚人危笃，累效。

附子　肉豆蔻并炮　白茯苓各一两　桂心　木香炮　白姜炮。各半两　丁香二钱半

上为细末，米糊丸如梧桐子大。空心米饮下五十丸。

豆蔻分气饮　治脏腑虚寒，泄泻无度，瘦极，及妇人产后泻，洞泄危笃甚。

藿香叶　草豆蔻仁炮　青橘皮各四两　甘草　丁香各半两　乌梅五十个　肉豆蔻十个，炮

上㕮咀，每服四钱，水二盏，糯米一撮，煎七分，去滓温服。

豆蔻丸　治脏寒泄泻不止，服诸药无效。亦可治男子

肉豆蔻面裹煨香，不以多少，碾细入陈米白饭捣令得所，丸如绿豆大。空心，煮粟米饮吞下百丸。本家累以此药救人有效。

人参豆蔻散　治久泻不止，服诸药无效，此药屡效。

人参　肉豆蔻　干姜　厚朴　甘草　陈橘皮各一两　川芎　桂心　诃子　北茯香各半两

上为细末，每服三钱，水一小盏，姜三片，枣一枚，煎至六分服。

木香散　治脏腑冷极，及久冷伤脾，口疮，下泄米谷不化，饮食无味，肌肉瘦悴，心多嗔恚，妇人产后虚冷下泄，及一切水泻冷痢。

木香　破故纸炒。各一两　良姜　缩砂仁　厚朴制。各七钱半　赤芍药　橘红　桂心　白术各半两　吴茱萸汤泡七次　胡椒各二钱半　肉豆蔻四枚　槟榔一个

上为散，每服三钱，用不经水猪肝四两许，去筋膜，批为薄片，重重掺药，置一鼎中，入浆水一碗，醋一茶脚许，盖覆煮肝熟，入盐一钱，葱白三茎细切，生姜弹子许拍破，同煮水欲尽，空心为一服，冷食之。初服微泻不妨，亦是逐下冷气，少时自止。经年冷痢滑泻，只是一服。渴即饮粥汤，忌生冷油腻物，如不能食冷物，即添少浆暖服。　嘉兴谢医得此方，病其繁，只用浆水煮猪肝，丸如梧桐子大，粥饮下五十丸亦效。若暴泻痢只是一服，唯热痢、热泻不宜服。

赵府博宜人病泄泻不止，用附子、木香、诃子、肉豆蔻、龙骨等药及诸丹服之，皆无效。召余诊之，肝肾脉虚弱，此肝肾虚也。府博云：其说见在何经？余曰：诸方论泄痢，止是言脾胃病，不过讲风冷湿毒之所侵入，及饮食伤滞，遇肠虚则泄痢。而不知肝肾气虚，亦能为泄痢。古书所载甚明，不可不辨。经曰：泄痢前后不止，肾虚也。又曰：诸厥固泄，皆属于下。下谓下焦肝肾之气也。门户束要，肝之气也。守司于下，肾之气也。肝气厥而上行，故下焦不能禁固而泄痢。肾为胃关，门户不要，故仓廪不藏也。若病泄利，其源或出于此，而专以脾胃药治之，则胶固千里矣。遂用木香散数服而愈。

香连丸　治痢疾并水泻、暑泻腹痛，不问赤白，神效。

黄连净，二十两　吴茱萸去枝梗，十两

上先将二味，用热水拌和，入磁器内置热汤顿一日，同炒至黄连紫黄色，去茱用连为末，每末四两，入木香末一两，淡醋、米饮为丸桐子大。每服二三十丸，滚汤下。久痢中气下陷者，用补中益气下。中气虚者，用四君子下。中气虚寒者，加姜、桂。

如金丸

好川黄连一斤，分上中下三等拣开，以生姜三斤，先刮下皮，以皮存一处，将姜捣汁，如前分浸黄连一宿，先用干壁土研细铺锅底，又铺厚绵纸一层，上放黄连炒燥，再拌再炒，如此九次，方用姜皮同为细末，滴水丸。

防风芍药汤　治飧泄身热，脉弦腹痛及头痛。

防风　芍药炒　黄芩炒。各二钱

上用水煎服。

渗湿汤　治寒热所伤，身重腰冷如坐水中，或小便秘涩，大便溏泄。此证多因坐卧湿地，或阴雨所袭而致。

苍术　白术炒　甘草炒。各一两　干姜炮　茯苓各二两　陈皮一两　丁香二钱半

上每服四五钱，枣水煎。

茯苓汤　治湿热泄泻，或饮食伤泻。

白术炒　茯苓各五钱

上用水煎，食前服。一方有芍药等分，名白术散。

白术芍药汤　治脾经受湿，水泄注下，体重腹满，形体倦怠，不欲饮食，或暴泄无数，水谷不化。

白术　芍药各二钱，炒　甘草炒，一钱

上水煎服。

胃苓散　治夏秋之间，脾胃伤冷，水谷不分，泄泻不止。亦治男子

五苓散　平胃散

上和合，姜枣煎，空心服妙。

五香散　治食鱼伤泄泻不止，气刺奔冲，及妇人产前产后腹痛血气等疾，用温酒下。产后败血冲心，用败蒲煎汤下。安胎，以糯米饮调下。孕妇脾泄泻痢，煎陈米饮调下，食前。

乌药　白芷炒　枳壳　白术炒　良姜炒　甘草　莪术孕者减半

上等分为细末，每服二钱，温酒调下。

二神丸加五味子二两，吴茱萸四两，名四神丸。　治脾肾虚弱，侵晨五更作泻，或全不思食，或食而不化，大便不实，神效。

破故纸四两，炒　肉豆蔻二两

上为末，用大红枣四十九枚，生姜四两切碎，同枣用水煮熟，去姜取枣肉和药，丸桐子大，每服五十丸，空心盐汤下。

五味子散　治肾经虚弱，大便不实，或夜间或五更泄泻。

五味子炒，二两　吴茱萸半两

上为末，每服二钱，空心米饮调下，其效如神。米糊为丸亦可。

固肠丸

人参去芦　苍术米泔浸一宿　茯苓　木香不见火　诃子肉煨　乌梅肉　肉豆蔻面裹煨　罂粟壳去蒂穰

上各等分为末，面糊丸如梧桐子大。每服四十丸，米饮下。

协热下利

〔大〕若下清水其色赤黄，或米谷不化，但欲饮冷，时时呕逆，小便不利，得热则极，心胸烦躁，脉虚大而数，此由乘虚热入于胃，凑渗下焦，津液不分，并于大肠，谓之协热下利。先用五苓散利小便，次以玉粉丹、四味阿胶丸。

〔**薛**〕 前证若胃气虚弱，用补中益气汤。肝木侮脾土，用六君子汤。郁结伤脾土，用归脾汤。命门火衰，用八味地黄丸。余参各论主之。 一妇人五月间患痢，日夜无度，小腹坠痛，发热恶寒。余以为脾气虚弱，用六君子汤送香连丸，二服渐愈，仍以前汤送四神丸，四服全愈。至七月终，怠惰嗜卧，四肢不收，体重节痛，口舌干燥，饮食无味，大便不实，小便频数，洒淅恶寒，凄惨不乐，此肺与脾胃虚而阳气不伸也，用升阳益胃汤而痊。

玉粉丹

蛤粉 硫黄等分

上同研细，白面糊和丸如梧桐子大。每服五十丸，米饮下。

四味阿胶丸

黄连 赤茯苓去皮。各一两 芍药三两 阿胶炒燥，一两

上先将三味为末，却以好醋熬阿胶成稀膏，丸如梧桐子大，米饮下三十丸。

《补遗》协热而利，《活人书》黄芩汤、赤石脂丸，《局方》益元散皆可。

滞　　下

男女痢治无异，已详《杂病准绳》，此特摭遗耳。

〔**大**〕 夫赤白痢疾者，古人名之滞下是也。究疾之原，皆因外感五邪之气，内伤生硬冷热之食。其证不一，有赤有白，有赤白相杂，有冷有热，有虚有实。大抵四时皆以胃气为本，未有不因外感寒暑燥湿风之气而伤于脾胃，脾胃既亏，而又内伤饮食，饮食不能克化，致令积滞而成滞下。古人云：无积不成痢者此也。经云：春伤于风，夏生飧泄。盖风喜伤肝，然春时肝木正旺而不受邪，反移气克于脾土。然脾既受克，又不能忌慎口腹，恣食生冷粘硬之物，致令脾胃不能克化，因此积滞。又夏秋之间，或再感暑湿风冷之气，发动而成痢也。其证必先脐腹疞痛，洞泄水泻，里急后重，或有或无，或赤或白，或赤白相杂，日夜无度，如有此证，不问冷热虚湿，但当先服神术散，可以发散风冷寒湿之气，次服五苓散分利水谷，兼用加巴感应丸，温脾胃去积滞，或六神丸，未有不安者也。或曰：虽古人有言无积不成痢，亦不专以去积为先，岂有一岁之内，独于夏秋之间，人皆有积而春冬无之。盖风邪入胃，木来胜土，不为暴下则为痢疾，其神术散要药也。又有一方一郡之内，上下传染，疾状相似，或只有一家长幼皆然，或上下邻里间相传染，或有病同而证异，亦有证异而治同，或用温剂而安，或用凉药而愈，有如此等是毒疫痢也。治疫毒痢者，虽当察五运六气之相胜，亦不可狎泥此说，且如运气相胜，岂独偏于一方一郡，而偏于一家一巷者乎？如有此证，当先察其虚实冷热，首以败毒散多加人参、甘草、陈米、姜、枣煎服，及三黄熟艾汤、黄连阿胶丸，五苓散、驻车丸，可选而用之。如下痢赤多，或纯下鲜血，里急后重，大便不通，身体壮热，手足心热，心烦躁渴，腹胁胀痛，小便赤涩，六脉洪大，或紧而数，或沉而实，此热痢也。宜白头翁汤及三黄熟艾汤、五苓散，可选而用之。若风痢下血太过，宜用胃风汤加木香、黑豆煎服。若夏秋之间，下痢或赤或白，或赤白相杂，脐腹疞痛，里急后重，憎寒发热，心胸烦闷，躁渴引饮，呕逆恶心，小便不利，及五心烦热，六脉虚弱，此等脉证，正因伏暑而得此疾，宜服香薷散加黄连、甘草、当归，酒水浓煎，沉冷杂病伤暑。顿服，仍急服酒蒸黄连丸，或小柴胡汤加人参煎服必愈。沈内翰云：治痢之药极多，然无如此药之

妙，盖小柴胡汤能治暑毒。如杂证一退，而痢尚未止，则以四物汤加胶、艾煎服，以调阴阳，未有不安者也。如水谷不分，小便不利，宜用五苓散，淡竹叶煎汤调服。如烦渴甚者，亦宜服之。若不明伏暑之证，但以脉虚而妄投硫、附、姜、桂、丹石之药而杀之，深可叹息。若下痢纯白，状如鱼脑，脐腹冷痛，日夜无度，手足逆冷，或有呕逆，全不入食，饮食欲温而恶冷，六脉微细，此由脏腑虚冷之极，宜木香散加服四味理中汤及钟乳健脾丸。甚者四肢逆冷，六脉沉绝，当一味峻补，兼灸气海、丹田二穴，更以助胃之药，此守而不攻之意也。宜四顺附子汤、三建丹、白丹、加味参附汤、姜附汤，皆可选用。如年尊虚弱之人，或素来禀受怯弱，亦宜以此法详酌调理。然大宜开胃进食为先，食可得入，则脾胃运化，糟粕便聚，糟粕既成垢腻，鲜血瘀滞，不患其不陨矣。如久痢不差，肠滑不禁，溏泄不止，诸药无效，方可施之涩肠止痢之剂，亦宜先以龙骨、肉豆蔻、诃子、钟乳、胡粉之药。近人多用罂粟壳、地榆之属，然此物性太紧涩，能损胃气，如少壮之人，壮健者服之，间奏奇效。若是疫毒受暑受湿之证，及年尊之人，或禀受怯弱，服此莫不受其大害。若以固秘涩肠为先，则风寒暑湿之邪，非惟涩而不去，而胃管闭而不通，噤口不食，日见羸瘦，糟粕不入肠中，所患无由可除矣。若有此证，宜以参苓白术散、四君子汤，及以石莲、山药之剂治之必愈。治痢欲投补药，必须有温通之意在焉。如四君子汤、理中汤、十全汤加木香、白豆蔻、茯苓、官桂、厚朴之属，可以散风邪，可以分水道，可以开胃管，可以治缠扰，可以通秘涩，此攻守之意两全也。大抵治痢之法，虚者补之，实者泻之，滑者涩之，闭者通之，有积者推之，风则散之，暑则涤之，湿则燥之，热则凉之，冷则温之，冷热者调之，以平为期，不可以过，此为大法。

祭酒林谦之说医人刘从周治病有功，议论殊不凡，且有验。云：大凡痢疾，不问赤白而为冷热之证，若手足和暖则为阳，只须服五苓散，用粟米饮调下，次服感应丸二十丸即愈。若觉手足厥冷，则为阴，当服暖药，如已寒丸、附子之类。如此治痢，无不效。此方亲曾用有效。有人夏月患痢，一日六七十行，用五苓散二服止。

〔薛〕　东垣云：太阴经受湿，水泻变脓血，脾传于肾者，谓之贼邪，难愈。先痢而后泻者，谓之微邪，易痊。若厥阴经下痢，脉沉迟，手足厥逆，用麻黄小续命汤汗之。若身冷自汗，小便自利，脉微呕吐，用浆水散温之。若脉疾身动，下迫声响，用白术芍药汤。脉沉身静，饮食不入，用姜附汤。身体沉重，四肢不举，用术附汤。窃谓前证若饮食停滞，用六君子汤以补脾胃，消饮食。若胃气下流，用补中益气汤以补脾胃，升元气。若风伤肠胃，宜用神术散以补脾胃，解外邪。若痰积中焦，宜用六神丸以补脾胃，化痰滞。大凡脾胃虚弱，宜补中气，调饮食。　一老妇食后因怒患痢，里急后重，肛门脱下，此脾气下陷，用大剂六君加附子、肉蔻、煨木香各一钱，吴茱五分，骨脂、五味各一钱五分，二剂诸证悉退。惟小腹胀闷，此肝气滞于脾也，与调中益气加附子、木香五分，四剂而愈。后口内觉咸，此肾虚水泛，与六味地黄丸二剂顿愈。又以饮食失宜，大便不实，四肢逆冷，此脾胃复伤，与六君加附子五分及八味丸而愈。　先太宜人仲夏患痢，腹痛去后无度，烦渴饮汤，手按腹痛稍止，脉鼓指而有力，此真气虚而邪气实也，急用人参五钱，白术、茯苓各三钱，陈皮、炙草、升麻、附子各一钱，服之即睡，觉而索食，脉证顿退，再剂而安。此取证不取脉也。其时同患是证，服痢药者俱致不起，惜哉。

〔陈〕　曾有一妇人病痢疾，阅四十日，服诸药不愈。召予诊之，六脉沉弱。大凡下痢之脉宜沉宜弱，但以十全大补汤、姜枣煎成，加白蜜半匙，再煎数沸，服之愈。甲子夏秋间，赵经略侄孙病痢甚重，召小方脉未至，命予诊之，六脉平细，以证观之，云是血痢，其实非也，只是血水而已。予记调中汤治状，云治夏月初秋，忽有暴寒，折于盛热，结入四肢，则壮热头痛，寒伤于胃，则下利或血、或水、或赤，壮热冥困脉数，宜服此。遂合之，去大黄，服之而愈。　又有一妇女泄泻不止，似痢非痢，似血非血，其色如浊酒。召予诊之，则六脉沉绝，众用热药及丹药服之，则发烦闷。仆先用败毒散数服，加陈米煎，次用胃风汤加粟米煎服愈。又调中汤去大黄，亦疗此证。

〔大〕　**白头翁汤**　治热痢下血，连月不瘥。

白头翁二两　黄连　黄柏皮　秦皮各三两

上㕮咀，每服四钱，水一盏半，煎至七分，去滓无时温服。

神术散　治春伤于风，夏生飧泄。大治伤风头痛，项背拘急，鼻流清涕。

苍术一斤　藁本　川芎各六两　羌活四两　粉草二两六钱　细辛一两六钱

上为粗末，每服三钱，水一盏，姜三片，煎七分，要出汗加葱，去滓稍热服，无时候。

六神丸　治赤白痢疾。

神曲别为末，留作糊　麦芽　茯苓　枳壳　木香煨，白痢倍之　黄连赤痢倍之。各等分

为末，用神曲末作糊为丸桐子大。每服五十丸，赤痢甘草汤下，白痢干姜汤下，赤白痢干姜甘草汤下。　东山尧殿讲云：是京城医官见传。予详此方有黄连可以解暑毒，和脏腑，厚肠胃。有木香能温脾胃，逐邪气，止下利。有枳壳能宽肠胃。有茯苓能利水道。有神曲、麦芽，可以消滞。真痢门之要药也。

三黄熟艾汤　治伤寒四五日大下，热痢时作，白通汤诸药多不止，宜服此汤除热止痢。亦有人作丸子，熟水吞下四五十丸，治时行毒痢良验。

黄芩　黄连　黄柏各二分　熟艾半个，鸡子大

上㕮咀，每服三钱，水一盏，煎七分，去滓温服无时。

四顺附子汤

生附子去皮脐　白姜炮　甘草　人参各一两

上㕮咀，每服四钱，水二盏，煎至七分，去滓空心服。吐泻腹痛，加桂半两。小便不利者，加茯苓半两。大凡痢疾虽体寒手足逆冷，冷汗自出，六脉沉伏，不宜轻用附子。多因伏暑而得此疾，亦有冷汗自出，四肢逆冷，六脉虚弱，但背寒面垢，或面如涂油，齿干烦冤，躁渴引饮，此伏暑证也。小柴胡汤、五苓散、酒蒸黄连丸必能奏效，学者宜精思耳。

三建丹

阳起石煅飞，半两　钟乳粉一两　大附子炮，取末半两，入药一半，作糊一半

上用附子糊丸如梧桐子大，每服五丸至十丸，空心温酒下。如渴，参汤下。

加味参附汤

大附子二两半，炮　大人参五两

上二味㕮咀，每服四钱，水二盏，姜十片，丁香十五粒，米一撮，煎至七分，空心温服。

香茸丸 治下痢危困。

麝香半钱，别研，临时入 鹿茸一两，火燎去毛，酥炙黄为末，入麝令匀

上以灯心煮枣肉为丸，如梧桐子大，每服五十丸，空心服。缪立夫云：有医者每料入滴乳香半两尤有效。绍兴中，患痢疾多往往而死，凡平时所用治痢如罂粟壳之类，不可向口，惟服此药及没石子丸愈。

调中汤

葛根 黄芩 芍药 桔梗 藁本 赤茯苓 白术 甘草炙。各等分

上㕮咀，每服三钱，水一盏，煎至七分，去滓温服，移时再服。

胃风汤 治风冷乘虚客于肠胃，以致水谷不化，泄泻注下，或肠胃湿毒，下如豆汁，或下瘀血。

人参 白茯苓 芎䓖 肉桂 当归 白芍药炒， 白术炒。各等分

上每服三二钱，入粟米数粒，水煎空心食前热服。

水煮木香丸 治久痢里急后重，日夜无度。

罂粟壳去穰，三两 青皮去白 甘草炒。各二两四钱 诃子炮，去核，八两， 当归 木香各六两

上为末，炼蜜丸弹子大，每服一丸，水煎化空心服。

戊己丸 治胃经受热，泄痢不止，或饮食不入，腹痛不止。

黄连炒 吴茱萸去梗，炒 白芍药各五两

上为末，面糊丸桐子大，每服三十丸，食前米饮下。

升阳除湿防风汤 如大便闭塞，或里急后重，数至圊而不能便，或有白脓，或兼下血，此郁结而不通也。以此汤举其阳，则阴气自降矣，慎勿利之。

苍术米泔浸，四钱 防风二钱 白术炒 白茯苓 白芍药炒。各一钱

先将苍术用水一盅半，煎至一盅，内诸药同煎至八分，食前热服。夫饮食入胃，其气上升，输精心肺，然后下降。若脾胃有伤，不能上升，下流肝肾而成泄利，法宜升补中气，不可疏下。此东垣发前人所未论也。

三黄丸 治热痢腹痛，或口舌生疮，咽喉齿痛，及一切实火之证。

黄芩 黄连 黄柏各等分

上各另为末，水糊丸桐子大，每服七八十丸，白汤下。

芍药汤 治热痢便血后重。经曰：溲而便脓血，此气行而血止也。行血则便脓自愈，调气则后重自除。

芍药炒，一两 当归 黄连炒。各半两 槟榔 木香 甘草炙。各二钱 桂二钱五分 黄芩炒，三钱

上每服半两，水煎。如不减，加大黄。此证外有因中气虚弱，脾气郁结者，治当审察。

酒蒸黄连丸 姜附汤 小柴胡汤 参苓白术散 蒳莲饮 香薷散 败毒散 理中丸 黄连阿胶丸 驻车丸 真人养脏汤 五苓散 感应丸亦有用苏合香丸和丸服，名苏感丸。亦有外加黄蜡丸桐子大，十粒兼服。

以上诸方，并见《证治类方》泄痢各门，不复重录。

痢后呕哕

〔大〕 凡滞下病之稍久或欲愈之时，多有咳逆及呕逆之证。然咳逆者，古人之所谓哕是也。哕者肾寒所生，此证最危，其他病亦恶咳逆，如见此证，宜用橘皮干姜汤、半夏生姜汤、丁香柿蒂汤。若阳证咳逆者，小柴胡汤、橘皮竹茹汤。予尝治

一痢疾咳逆不止，六脉沉弱，诸医用药灼艾皆无效，仆投退阴散二服愈。又尝治许主簿痢疾愈后咳逆不止，服诸药无效，遂灸期门穴，不三壮而愈。穴见《针灸准绳》。如有呕逆之证，《难经》云：无阴则呕。然多有胃热而呕，亦有胃寒而生，亦有暑毒而生。如胃热而呕，宜服小柴胡[①]汤、孙兆竹茹汤、芦根汤、官局桔梗汤、竹叶石膏汤加生姜主之。呕而发渴者，猪苓汤。又尝治一痢后呕不止，六脉虚弱，此胃寒而呕，又似暑毒凝于胃脘，投《局方》香薷丸而愈。

橘皮干姜汤　治哕。

橘皮　通草　干姜　桂心　甘草各四钱　人参二钱

上㕮咀，每服四钱，水一盏，煎至七分，去滓温服。

半夏生姜汤　治哕欲死。

半夏一两一分，洗　生姜二两，切

上以水二盏，煎至八分，去滓分为二服。

丁香柿蒂汤　治咳逆。

丁香十粒　柿蒂十五枚

上㕮咀，用水一盏半，煎至八分，去滓热服。

橘皮竹茹汤　治哕逆。

橘皮　甘草各二两　半夏一两，汤洗　人参半两　竹茹一升

上㕮咀，每服四钱，水二盏，生姜六片，枣一枚，煎至七分，去滓温服。

生姜橘皮汤　治干呕哕，若手足厥冷者。

橘皮四两　生姜半斤

上㕮咀，每服半两，水一盏，煎至七分，去滓温服。

退阴散　本治阴毒伤寒，手足逆冷，脉沉细，头痛腰重连进三服。小小伤冷，每服一字，入正元散内同煎，加盐少许。阴毒伤寒咳逆，煎一服，细细热呷即止。

干姜　川乌头各等分

上为粗末，炒令黄色，候冷捣为末，每服一钱，水一盏，盐一捻，煎至半盏服。

猪苓汤　治咳而呕渴，心烦不得眠。

猪苓　赤茯苓　泽泻　阿胶炒　滑石各半两

上㕮咀，每服三钱，水一盏，煎候胶消尽服。

补遗仓廪汤　治痢疾心烦，手足温，头痛。如脾胃脉不弱，此乃毒气上冲心肺，所呕哕而不食，宜仓廪汤。即败毒散是。

每服四钱，入陈仓米百粒，姜五片，枣一枚，煎温服。若脉微弱，或心腹虚胀，手足厥逆，初病则不呕，因服罂粟、乌梅，苦涩过多，以致闻食先呕，此乃脾胃虚弱，用山药一味，锉小豆大，一半生用，一半银瓦铫内炒熟，同为末，米饮调下。

又治噤口痢。以石莲子去壳留心并肉，为末，每二钱，陈米饮调下。此疾盖毒上冲心肺，借此以通心气，便思食。

痔　瘘

〔大〕　妇人痔瘘，因郁怒、风热、厚味膏粱所致。其名有五：肛边如乳出脓者为牝痔。肿胀出血者为牡痔。痒痛者为脉痔。肿核者为肠痔。登厕出血者为血痔。治宜审之。

〔薛〕　前证，妇人多因胎产、经行、饮食起居、六淫七情失调所致。男子多因醉饱入房，筋脉横解，精气脱泄，热毒乘虚而患。或入房强固其精，木乘火势而侮金，或炙煿厚味，阴虚湿热，宜凉血润燥

① 胡：原脱，据修敬堂本补。

疏风，溃后当养元气，补阴精，不愈即成痔漏，有串臀、串阴、穿肠者。其肠头肿块者，湿热也，作痛者风也，便燥者火也，溃脓者热胜血也。大便作痛者，润燥除湿。肛门坠痛者，泻火导湿。小便涩滞者，清肝导湿。经云：因而饱食，筋脉横解，肠澼为痔。证属肝肾不足，故用加味地黄及六味丸有效。慎勿敷毒药及服寒凉之剂。

鳖甲散　治五种痔漏，脓血淋漓，或肿痛坚硬下坠。

鳖甲　露蜂房　蛇蜕　猪后悬蹄　猬皮五味烧存性。各二钱　麝香一分

上为末，每服一钱，空心生地黄煎汤调下，更傅之。

又方：热痛用寒水石、朴硝为末，以津调搽。

治法并方，详《杂病》痔门，兹不重录。

脱　肛

〔大〕　脱肛者，大肠之候也。大肠虚寒，其气下陷则肛门翻出，或因产努力，其肛亦然也。

〔薛〕　前证若大肠湿热，用升阳除湿汤。若血热，用四物、条芩、槐花。血虚，用四物、白术、茯苓。兼痔痛，用四物、槐花、黄连、升麻。中风虚弱，用补中益气汤加芍药、白术。中气虚寒，加半夏、炮姜、五味。肾虚，用六味丸。虚寒，用八味丸。夫肺与大肠为表里，肛者大肠之门，肺实热则秘结，肺虚寒则脱出。肾主大便，故肺肾虚者，多用此证。

一妇人脱肛，用补中益气、加味归脾各百馀剂而愈。后因分娩复脱，仍以前药各二百馀剂始愈。

升阳除湿汤　自下而上者，引而竭之。

升麻　柴胡　防风　神曲炒　泽泻　猪苓各半两　苍术一两　陈皮　甘草炙　大麦蘖各三钱

上每服五钱，水煎空心服。胃寒肠鸣，加益智仁、半夏各半钱，姜枣同煎服。

姚和众以铁粉傅之良。《圣惠方》亦治阴脱、阴肿。

《集验方》以生铁三斤，水一斗，煮至五升，取水洗，日二次。

孙真人用蛤蟆皮瓶中烧多烟熏，功效玄微。

一方　用五倍子煎汤洗，以赤石脂末掺上托入。或脱长者，以两床相并，中空尺许，以瓷瓶盛汤，令病人仰卧浸瓶中，逐日易之，收尽为度。

前阴诸疾

〔阴肿〕

〔大〕　夫妇人阴肿者，是虚损受风邪所为。胞络虚而有风邪客之，风气乘于阴，与血气相搏，令气否涩，腠理壅闭不泄越，故令肿也。

〔薛〕　前证若气血虚弱，用补中益气汤举而补之。肝经湿热，用龙胆泻肝汤渗而清之。若阴肿、阴痒、阴冷、阴挺，当与后论互相参看。　一妇人阴中肿闷，小便涩滞，两胁作肿，内热晡热，月经不调，时或寒热。此因肝脾郁怒，元气下陷，湿热壅滞。朝用归脾汤加柴胡、升麻，解郁结，补脾气，升元气。夕用加味逍遥散清肝火，生肝血，除湿热。各数剂，诸证悉愈。又用四君、芎、归、丹皮，调补肝脾而经水如期。

菖蒲散　治妇人月水涩滞，阴间肿痛。

菖蒲　当归各一两，炒，　秦艽半两　吴茱萸半两

上为粗末，每服三钱，水一盏，葱白五寸，煎至六分，空心温服。

《经心录》方　治妇人阴中肿痛不可忍。

艾叶五两　防风三两　大戟二两

上锉细，以水一斗，煮取五升，热洗，日三次，切宜避风冷。

《古今录验》治妇人阴肿或疮烂者，**麻黄汤洗方**。

麻黄　黄连　蛇床子各二两　北艾叶一两半　乌梅十个

上锉细，以水一斗，煮取五升，去滓热洗，避风冷。

又方　治妇人阴肿坚痛，**白矾散**。

白矾半两　甘草半分，生　大黄一分，生

上为细末，每用枣大，绵裹内阴中，日两换。

《肘后方》　疗阴中肿痛。

枳壳半斤炒令热，以故帛裹熨，冷即换之。

《子母秘录》　疗阴肿。铁精粉傅上。

《补遗》方　治阴门肿。以甘菊苗研烂，百沸汤淋洗熏浸。

又方　小麦、朴硝、白矾、五倍子、葱白，煮水洗。

又方　阴肿大，马鞭草捣烂涂之。

〔阴痒〕

〔大〕　夫妇人阴痒者，是虫蚀所为。三虫在于肠胃之间，因脏虚三虫动作，蚀于阴内，其虫作热，微则为痒，重者乃痛也。

〔薛〕　前证属肝经所化，当用龙胆泻肝汤、逍遥散以主其内外，以桃仁研膏，和雄黄末或鸡肝，纳阴中以制其虫。一妇人胸膈不利，内热作渴，饮食不甘，肢体倦怠，阴中闷痒，小便赤涩，此郁怒伤肝脾所致，用归脾汤加山栀而愈。复因怒，患处并小腹胀痛，用小柴胡加山栀、芎、归、芍药。痛止，用逍遥散加山栀而愈。又因劳役，患处肿胀，小便仍涩，用补中益气加山栀、茯苓、丹皮而痊。　一妇人阴内痛痒，不时出水，食少体倦，此肝脾气虚，湿热下注，用归脾加丹皮、山栀、芍药、生草主之而安。　一妇人阴内痒痛，内热倦怠，饮食少思，此肝脾郁怒，元气亏损，湿热所致，用参、芪、归、术、陈皮、柴胡、炒栀、车前、升麻、芍药、丹皮、茯苓而瘥。若阴中有虫痒痛，亦属肝木，以桃仁、雄黄研纳阴中以杀之，仍用清肝解郁之药。有以鸡肝纳之者，乃取虫之法也。一方捣新桃叶绵裹纳阴中，日三两易。

大黄散　治妇人阴痒。

大黄微炒　黄芩　黄芪炙。各一两　赤芍药　玄参　丹参　山茱萸　蛇床子各半两

上为细末，食前温酒调二钱服。

《广济方》　疗妇人阴痒不止。

蚺蛇胆　雄黄　硫黄　朱砂　硝石　芜荑各半两　藜芦二钱半

上为细末，研停，以腊月猪脂和如膏，用故布作缠子如指，长一寸半，以药涂上，内阴中，日一易之。易时宜用猪椒根三五两，水煮稍热洗，干拭内之效。

又方　小蓟不拘多少，水煮作汤热洗，日三用之。

崔氏疗阴痒不可忍方。

杏仁烧作灰，承热绵裹内阴中，日二易之。

又方　蒜煮汤洗之。一方用枸杞根。

又方　狼牙二两，细锉　蛇床子三两　以水三升，煮十沸，热服。

又方　取鸡肝承热内阴中。如有虫，虫当尽下。

又方　取牛肝截五寸，绳头内阴中，半日虫入肝，出之。猪肝亦得。

《圣惠方》疗阴中有虫痒且痛，目肿身黄，欲得男子，漏血下白，少气，思美食。用鲤鱼长一尺，去头肉，取骨捣末，熬黄黑，以猪脂和，以绢袋盛，如常法内阴中，至痛处即止，虫当自出。

〔阴痛〕

《千金》疗小户嫁痛连日方。

甘草　生姜各三分　白芍药　桂心各二分

上细锉，以酒二升，煮取三沸，去滓温服神良。

又疗小户嫁痛单行方。

牛膝五两

上一味切，酒三升，煮至二升，分三服。又疗妇人嫁痛，单行**太和汤**。

大黄三两

上一味切，以酒一升，煮一沸顿服。

又疗妇人小户嫁痛，**海螵蛸散**。

乌贼鱼骨二枚

上一味，烧研细末，酒服方寸匕，日三。

《补遗》治阴肿不下，小户嫁痛。

冬青叶　小麦　甘草

上等分，水煎洗。

危氏方　治妇人阴痛。用青盐炒热，以布裹熨之。

〔阴疮〕

〔大〕妇人阴疮者，由三虫或九虫动作侵蚀所为也。诸虫在人肠胃之间，若脏腑调和，血气充实，不能为害。若劳伤经络，肠胃虚损，则动作侵蚀于阴，轻者或痒或痛，重者生疮。诊其少阴之脉滑而数者，阴中生疮也。

〔薛〕　前证乃七情郁火，伤损肝脾，湿热下注。其外证阴中出如蛇、如菌，或如鸡冠状，或生疮湿痒，或溃烂出水，或肿闷坠痛。其内证体倦内热，经候不调，或饮食无味，晡热发热，胸胁不利，小便痞胀，或赤白带下，小水淋涩。其治法；肿痛者，四物汤加柴、栀、丹皮、胆草。湿痒者，归脾汤加柴、栀、丹皮。淋涩者，龙胆泻肝汤、白术、丹皮。溃腐者，逍遥散、山栀、川芎。肿闷坠痛者，补中益气汤、山栀、丹皮，佐以外治之法。一妇人腐溃，脓水淋漓，肿痛寒热，小便赤涩，内热作渴，肢体倦怠，胸胁不利，饮食少思。余以为肝脾亏损，用补中益气，内柴胡、升麻各用一钱，加茯苓一钱，山栀二钱，数剂少愈；又与归脾汤加山栀、川芎、茯苓，三十馀剂，诸证悉退，惟内热尚在，再与逍遥散倍用山栀而愈。　一妇人素性急，阴内痛，小便赤涩，怒而益甚，或发热，或寒热。此肝经湿热所致，用芎、归、炒栀、柴胡、苓、术、丹皮、泽泻、炒芍、车前、炒连、生草数剂渐愈，乃去黄连、泽泻，又数剂全愈。

补心汤危氏　治阴中生疮，名曰䘌疮，或痛或痒，如虫行状，淋沥浓水。

白茯苓　人参　前胡　半夏汤洗七次，去滑　川芎各三分　枳壳去穰，麸炒　紫苏　桔梗　甘草炙　橘皮　干姜各半两　当归一两三分　白芍药二两　熟地黄一两半

上锉散，每服四钱，水盏半，姜五片，枣一枚，同煎食前服。

藿香养胃汤危氏　治阳明经虚，不荣肌肉，阴中生疮不愈。

藿香　白术　白茯苓　神曲炒　乌药去木　缩砂仁　薏苡仁　半夏曲　人参各半两　荜澄茄　甘草炙。各三钱半

上锉散，每服四钱，水盏半，姜五片，枣三枚，同煎，不以时候。

治阴疮方《千金》

芜荑　芎䓖　黄芩　甘草　矾石　雄黄　附子　白芷　黄连各六铢

上㕮咀，取猪膏四两，合煎傅之。

治妇人阴疮，与男子妒精疮大同小异方。

黄丹　枯白矾　萹蓄　藁本各一两　硫黄半两　白蛇皮一条，烧灰　荆芥　蛇床子各半两，研极细

上细末，另以荆芥、蛇床子煎汤温洗，软帛渗干，清油调涂。如疮湿，干末掺之。

治疳疮因月后便行房，致成湛浊，伏流阴道，疳疮遂生，瘙痒无时。先用胡椒、葱白作汤，一日两三度淋洗，却服后药。

赤石脂　龙骨　黑牵牛炒　菟丝子酒浸，蒸　黄芪盐水炙　沙苑蒺藜炒

上为末，蜜丸梧桐子大。每服二十丸，燕窝蒸酒，澄上清者吞下。

《肘后方》　疗女人阴中生疮。

杏仁　雄黄　矾石各二分　麝香二分半

上四味，研细傅之。

又方　用硫黄研细傅之。

《古今录验》　疗妇人阴中生疮，**黄芩汤洗方。**

雄黄　当归　黄芩　川芎　大黄　矾石各二分　黄连一分

上七味切，以水五升，煮取四升，洗疮，日三度。

雄黄散

雄黄　川芎　辰砂　藜芦　北细辛　当归　川椒

上为末，绵裹内阴中，又傅外疮上，忌如常法。

当归汤　治妇人阴蚀疮。凡妇人少阴脉数而滑，阴中必生疮，名曰䘌疮。或痛或痒如虫行状，淋露脓汁，阴蚀几尽者，此皆由心神烦郁，胃气虚弱，致气血流滞。故经云：诸痛痒疮，皆属于心。又云：阳明主肌肉。痒痛皆属于心，治之当补心养胃，外以熏洗、坐导药治之乃可。

当归　芍药　甘草　川芎各二两　地榆三两

上细切，以水五升，煮取三升，去滓熏洗，日三夜二。一方用蛇床子，不用川芎。

又方

五倍子　甘草　滑石　黄丹等分为末

先以甘草汤洗，然后傅之。

又方

真平胃散加贯众末，每二钱，煮熟猪肝拌药，内阴户，数日可安。

〔阴痔〕

治妇人阴中生痔。凡九窍有肉突出者，皆名为痔。

用乌头七个，烧存性，用小瓦罐盛酽醋淬之，乘热熏，候通手沃之良。

洗方　治茄子疾。

用茄皮、白矾、马椿头根、朴硝、泽兰，煮水熏洗，加入炒石灰少许妙。

傅药　治茄子疾。

用朴硝为末，黄荆柴烧沥调傅，或浓铁浆水调傅。

又方　治茄子疾。

用硫黄一两，大鲤鱼一尾，去头皮，入硫黄鱼肚中。故纸裹黄泥固济，火烟煅尽为末，米糊丸梧桐子大。每服二十丸，温酒下。如下疸生虫，所下如柿汁臭秽，心中嘘痛、闷绝、虚烦甚者，不可治。

治茄子疾，心躁连绵，黄水易治，白水难愈。

用生枳壳为散，煎汤熏洗，却用绢帛包枳壳滓纳入阴中，即日渐消。

〔阴挺下脱〕

〔大〕　妇人阴挺下脱，或因胞络伤损，或因子脏虚冷，或因分娩用力所致。

〔薛〕　前证当升补元气为主。若肝脾郁结，气虚下陷，用补中益气汤。若肝火湿热，小便涩滞，用龙胆泻肝汤。一

妇人阴中突出如菌，四围肿痛，小便频数，内热晡热，似痒似痛，小便重坠，此肝脾郁结，盖肝火湿热而肿痛，脾虚下陷而重坠也。先以补中益气加山栀、茯苓、车前子、青皮，以清肝火，升脾气；更以加味归脾汤调理脾郁；外以生猪脂和藜芦末涂之而收。　一妇人阴中挺出五寸许，闷痛重坠，水出淋漓，小便涩滞，夕与龙胆泻肝汤分利湿热，朝与补中益气汤升补脾气，诸证渐愈。再与归脾汤加山栀、茯苓、川芎、黄柏，间服调理而愈。后因劳役或怒气，下部湿痒，小水不利，仍用前药即愈。

三茱丸　治阴中生一物所大，牵引腰腹，膨痛至甚，不思饮食，皆因多服热药及煎煿，或犯非理房事，兼意淫不遂，名阴挺。

食茱萸　吴茱萸汤浸，微炒　桔梗水浸漉出，慢火炒　白蒺藜　青皮去白　山茱萸肉微炒　舶上茯香淘去砂土，焙干。各一两　五味子净拣　海藻洗，焙　大腹皮酒洗，晒干　川楝子去核　玄胡索各一两二钱半

上为末，酒糊为丸如梧子大。每服三十五丸，木通汤下。下虚加川乌炮去皮，肉桂去粗皮，各一两。腰腹痛甚加桃仁去皮尖、麸炒，别研，青皮去白，枳实去穰。各一两，真南木香七钱半服之。一方每服二钱，生地黄汤调。仍有金毛狗脊、五倍子、白矾、水杨根、鱼腥草、山黄连各一两为散，分作四服，以有嘴瓦罐煎熟，预以银锡作一长小筒，下透罐嘴，嘴上贯挺上，先熏后洗立效。更服白薇散、凌霄花少许煎。

一捻金丸　服前药未效却用。

玄胡索　舶上茯香　吴茱萸炒　川楝子去核　青木香各二两

上为末，粳米饮糊丸如梧桐子大。每服三十五丸，空心木通汤服。又用梅花脑子半钱，铁孕粉一钱，水调刷上。如阴畔生疱，以凉血饮每服三钱，加凌霄花少许煎，空心服见效。

黄芩散　治妇人阴挺脱出。

黄芩　猬皮炒微焦　当归各半两　赤芍药一两　牡蛎　竹皮各二两　狐茎一具，一用狐皮

上治下筛，饮服方寸匕，日三。禁举重、房劳、冷食。一方以酒服二钱妙。

治妇人阴挺出下脱方。

桂心一方作川椒　吴茱萸一两，生用　戎盐二两

上药并熬令色变，捣罗为末，以绵裹如指大，内阴中，日再易之，甚妙。

又方

川椒　川乌头并生用　白及各半两

上捣罗为末，绵裹一钱，内阴中深三寸，腹中热即止，来日再用之。一方无川椒

又方　蛇床子五两　乌梅二七枚　以水五升，煮取三升，去滓稍热洗之，每日夜三五度用。

又方　硫黄　乌贼骨各半两　捣罗为末傅之。

又方　铁精细研，以羊脂调，布裹，炙令热熨之，以瘥为度。

又方　弊帚头烧为灰，酒服方寸匕，食前服。

治妇人阴下脱若肚方。

用羊脂煎讫，适冷暖，取涂上，以铁精傅之，多少令调，以火炙布令暖，熨肛上，渐涂内之，然后末磁石酒服方寸匕，日三。

熏洗法

用荆芥穗、臭椿树皮、藿香叶，煎汤熏洗即入。

托药

用蓖麻子叶有九角者好，飞过白矾为

末，以纸片摊药托入。

掺药

先以淡竹根煎汤洗，仍用五倍子、白矾为末干掺，立效。

敷药

用温盐水洗软，却用五灵脂烧烟熏，次用蓖麻子研烂涂上，吸入。如入即洗去。

〔阴冷〕

〔大〕　妇人阴冷，因劳伤子脏，风冷客之。

〔薛〕　前证属肝经内有湿热，外乘风冷所致。若小便涩滞，或小腹痞痛，用龙胆泻肝汤。若内热寒热，或经候不调，用加味逍遥散。若寒热体倦，饮食少思，用加味四君子。若郁怒发热，少寐懒食，用加味归脾汤。　一妇人阴中寒冷，小便黄涩，内热寒热，口苦胁胀，此因肝经湿热，用龙胆汤祛利湿热，用加味逍遥散调补气血而安。　一妇人所患同前，更寒热呕吐，两股肿痛，先用小柴胡加山栀一剂，寒热呕吐顿止。次用龙胆泻肝汤一剂，肿痛顿消。　一妇人阴中寒冷，小便澄清，腹中亦冷，饮食少思，大便不实，下元虚寒，治以八味丸月馀，饮食渐加，大便渐实，又月馀诸证悉愈。

五加皮浸酒方

《圣惠》　治妇人癖瘦阴冷。

五加皮　熟干地黄　丹参　杜仲去粗皮，炙微黄　蛇床子　干姜各三两　地骨皮二两　天门冬一两　钟乳四两

上细锉，以生绢袋盛，以酒一斗五升，渍二宿后，每服暖一大盏，空心及晚食前服。一方用枸杞子，无地骨皮。

治妇人阴冷方出《大全良方》

远志　干姜生用　莲花各半两　蛇床子　五味子各一两

上捣罗为末，每用兼以兔粪涂阴门，用绵裹一钱内阴中，热即为效。

又方

蛇床子三分　吴茱萸　甜葶苈各半两　没石子一枚

捣罗为末，绵裹枣许大，内阴中，令腹内热为度。

又方

蛇床子一两　吴茱萸一两半，生

捣罗为末，炼蜜和丸如酸枣大，以绵裹内阴中，下恶物为度。一方用麝香。

温中坐药

用蛇床子为末，白粉少许和匀相得，如枣大，绵裹内之，自然温矣，为效。

八味丸　治血弱不能荣养脏腑，津液枯涩，风寒客于子脏，以致阴冷。方见杂病虚劳。

愚按：此丸果系肝脾肾虚，殊有神效。

胎前产后方具本门。

〔交接辄血出痛〕〔薛〕　一妇人每交接出血作痛，此肝火动脾而不能摄血，用补中益气、济生归脾二汤而愈。若出血过多而见他证，但用前药，调补肝脾。

《千金》疗女人交接辄血出方。

桂心　伏龙肝各二分

为末，酒服方寸匕，瘥止。

又方

黄连六分　牛膝　甘草各四分

上三味细切，以水四升，煮取二升洗，日三四度瘥。

《补遗》：以熟艾紧裹一团，然后以绢裹内阴中。

〔交接他物所伤〕

〔薛〕　治一妇人交接出血作痛，发热口渴欲呕，或用寒凉药前证益甚，不时作呕，饮食少思，形体日瘦。余曰：证属肝火，而药复伤脾所致也。先用六君加山栀、柴胡，脾胃健而诸证愈，又用加味逍

遥散而形气复。　一妇人阴肿下坠，闷痛出水，胸腹不利，小便频数，内热晡热，口苦耳鸣，此肝脾火证，用小柴胡加车前、胆草、苓、术、升麻，二剂稍愈。又用加味逍遥加升麻，数剂渐愈。乃以加味归脾加升麻、柴胡，并补中益气加山栀，数剂顿愈。仍用加味逍遥、加味归脾二药调理全愈。　一妇人患前证热痛，或用寒凉败毒药，饮食不入，时欲作呕，小腹重坠。余谓此脾胃复损，元气下陷，先用补中益气汤加炮姜二剂，重坠顿愈。又加茯苓、半夏二十馀剂而愈。乃以归脾汤少加柴胡、升麻，并六味地黄丸而康。

《集验方》　疗女人交接，阳道违理，及他物所伤犯，血流漓不止方。

取釜底墨、断葫芦涂药内之。

又疗女童交接，阳道违理，血出不止方。

烧髪并青布末为粉涂之。

又方　割鸡冠血涂之。

《补遗》以赤石脂末掺之。又方，五倍子末掺亦良。

〔伤丈夫头痛〕

〔薛〕　当用补中益气、六味地黄以滋化源为主。

《集验方》　疗女人伤丈夫，四体沉重，嘘吸头痛方。

生地黄八两　芍药五两　香豉一升　葱白一斤　生姜四两　甘草二两

上六味，以水七升，煮取二升半，分三服，不得重作，忌房事。

《千金翼》疗诸妇人伤丈夫，苦头痛欲呕、闷。**桑白皮汤**。

桑白皮半两　干姜一絫　桂心五寸　大枣二十枚

上四味切，以酒一斗，煮三四沸，去滓分温服。衣适厚薄，毋令汗出。

《补遗》局方来复丹　治妇人与男子交接相伤，因而四肢沉重，头痛昏晕，米饮吞下五十丸

与鬼交通

〔大〕　夫人禀五行秀气而生，承五脏神气而养。若阴阳调和，脏腑强盛，邪魅安得而干之。若摄理失节，血气虚衰，则鬼邪干其正，隐蔽而不欲见人，时独言笑，忽时悲泣，是其候也。脉息迟伏，或如鸟啄，或绵绵而来，不知度数，而面色不改，亦其候也。

〔薛〕　前证多由七情亏损心血，神无所护而然，宜用安神定志等药，则正气复而神自安。若脉来乍大乍小，乍短乍长，亦是鬼祟，宜灸鬼哭穴。以患人两手拇指相并，用线紧扎，当合缝处半肉半甲间，灼灸七壮，若果是邪祟病者，即乞求免灸，云我自去矣。

茯神散《大全》，下同　治妇人风虚，与鬼交通，妄有所见，言语杂乱。

茯神一两半，亦作茯苓　人参　石菖蒲各一两　赤小豆半两

上㕮咀，每服三大钱，水一盏，煎六分，去滓食前温服。一方加茯苓一两。

桃仁丸　治妇人与鬼魅交通。

辰砂　槟榔　当归　桃仁各七钱半　水银二钱半，枣肉研令星尽　麝香　阿魏面裹煨　沉香各半两

上为细末，炼蜜丸如梧桐子大。空心桃仁汤吞下十丸。

辟瘟丹　治证同前。

虎头骨半两　朱砂　雄黄　雌黄　鬼臼　皂荚　芜荑仁　鬼箭　藜芦各一两

上件生为末，炼蜜丸如弹子大，囊盛一丸，男左女右，系臂上。及用一丸，当病人户前烧之，一切邪鬼不敢近。太乙神精丹、方见杂病谵妄。苏合香丸方见杂病卒中。皆可用也。

妙香散　治心气不足，精神恍惚，夜

梦颠倒，与鬼交通，语言错乱，先宜服此补气养血镇心安神，然后以前后方治之。方见杂病心痛。

杀鬼雄黄散　治妇人与鬼交通。

雄黄　丹砂　雌黄各一两，俱细研　羚羊角屑　芜荑　虎头骨　石菖蒲　鬼臼　鬼箭　白头翁　石长生　苍术　马悬蹄　猪粪各半两

上为细末，以羊脂、蜜蜡和捣为丸，如弹子大。每用一丸，当患人前烧之。

别离散　治妇人风虚，与鬼交通，悲思喜怒，心神不定。

杨柳树上寄生　白术各一两　桂心　茵芋　天雄炮，去皮脐　蓟根　菖蒲九节者　细辛　附子炮，去皮脐　干姜炮。各半两

上为细末，每服一钱，食前温酒调下。

朱砂散　治妇人风虚，与鬼交通，悲笑无恒，言语错乱，心神恍惚，睡卧不安。

朱砂细研，水飞过　铁粉各一两　雄黄　龙骨各半两　蛇蜕一尺，烧　虎睛一封，炙　牛黄　麝香各二钱半

上同研极细，每服一钱，以桃符汤调下，不计时候。

治女人与邪物交通，独言笑悲思恍惚者。

用雄黄末一两，以松脂二两，镕和虎爪，搅令如弹丸，夜内火笼中烧之，令女人踞坐其上，以被自蒙，唯出头目。未瘥再作，不过三剂自断也。

又方　以安息香和臭黄合为丸，烧熏丹穴，永断。

又方

雄黄　人参　防风各一两　五味子一合

上捣筛，清旦以井华水服方寸匕，三服瘥。

治妇人梦与鬼交。

鹿角为末三指撮，和清酒服，即出鬼精。兼治漏下不断。妇人为妖所魅，迷惑不肯言状，以水服鹿角屑方寸匕，即言实也。

桃枭，一名桃奴，是过年树上不落干桃子，味苦微温，主杀百鬼精物，疗中恶腹痛，杀精魅五毒不祥。正月采之。

卷之四

胎前门

求子

胡氏孝曰：男女交姤，其所以凝结而成胎者，虽不离乎精血，犹为后天滓质之物，而一点先天真一之灵气，萌于情欲之感者，妙合于其间，朱子所谓禀于有生之初，《悟真篇》所谓生身受气初者是也。医之上工，因人无子，语男则主于精，语女则主于血。著论立方，男以补肾为要，女以调经为先，而又参之以补气行气之说。察其脉络，究其亏盈，审而治之，夫然后一举可孕。天下之男无不父，女无不母矣。

〔诊脉〕

陈楚良曰：人身气血，各有虚实寒热之异，惟察脉可知，舍脉而独言药者妄也。脉有十二经，应十二时，一日一周，与天同运，循环无端。其至也即不宜太过而数，数则热矣。又不宜不及而迟，迟则寒矣。不宜太有力而实，实非正气能自实也，正气虚而火邪来乘以实之也。治法先当散郁以伐其邪，邪去而后正可补也。不宜太无力而虚，虚乃正气正血虚也，治法惟当补其气血耳。亦有男妇上热下寒，表实里虚而未得子者，法当临睡时服凉膈之药以清其上，每晨食未入口时，服补药以温其下，暂进升散之药以达其表，久服厚味之药以实其里。又有女人气多血少，寒热不调，月水违期，或后或先，白带频下而无子者，皆当诊脉而以活法治之，务欲使其夫妇之脉皆和平有力，不热不寒，交合有期，不妄用精，必能生子，子不殇殈。故欲得子者，必须对脉立方，因病用药。

〔仲〕　男子脉浮弱而涩，为无子，精气清冷。

〔脉〕　妇人少腹冷恶寒久，年少者得之，此为无子，年大者得之绝产。脉微弱而涩，年少得此为无子，中年得此为绝产。肥人脉细，胞有寒，故令少子。其色黄者，胸上有寒。少阴脉浮而紧，紧则疝瘕，腹中痛，半产而堕伤；浮则亡血，绝产恶寒。

〔调经〕

〔楼〕　胎前之道，始于求子。求子之法，莫先调经。每见妇人之无子者，其经必或前或后，或多或少，或将行作痛，或行后作痛，或紫或黑或淡，或凝而不调，不调则血气乖争，不能成孕矣。详夫不调之由，其或前或后，及行后作痛者虚也。其少而淡者血虚也，多者气虚也。其将行作痛及凝块不散者，滞也。紫黑色者，滞而挟热也。治法：血虚者四物，气虚者四物加参、芪。滞者香附、缩砂、木香、槟榔、桃仁、玄胡。滞久而沉痼者，吐之下之。脉证热者，四物加芩、连。脉证寒者，四物加桂、附及紫石英之类是也。直至积去、滞行、虚回，然后血气和平，能孕子也。予每治经不调者，只一味香附末，醋为丸服之，亦百发百中也。《素问》云：督脉生病，女子不孕。

妇人经事不调，即非受孕光景，纵使受之，亦不全美，宜服**加味六味地黄丸**。

熟地黄四两　山茱萸肉　山药各二两　牡丹皮　白茯苓各一两五钱　泽泻　香附米童便浸三次，炒。各一两　蕲艾叶去筋醋煮，五钱

上为末，炼蜜丸如梧子大。每服七十丸，白沸汤送下。随后证作汤使，或另作煎剂服。

经水过期者，乃血虚也，宜四物汤加参、芪、陈皮、白术服之。若肥白人是痰多，宜二陈加南星、苍术、滑石、芎、归、香附之类。经水不及期者，血热也，四物加芩、连。肥人亦兼痰治，色紫黑者同血热论。经将行而作疼者，气滞也，用归身、尾、香附米及桃仁、红花、黄连以行之，或加四物、莪术、玄胡索、木香。热加黄芩、柴胡。经行后作疼者，血气虚也，八物汤。

〔丹〕　妇人肥盛者多不能孕育，以身中有脂膜闭塞子宫，以致经事不行。瘦弱妇人不能孕育，以子宫无血，精气不聚故也。肥人无子，宜先用调理药。

当归一两，酒洗　茯苓二两　川芎七钱半　白芍药　白术　半夏汤洗　香附米　陈皮　甘草各一两

作十帖，每帖姜三片，水煎吞后丸子。

白术二两　半夏曲　川芎　香附米各一两　神曲炒　茯苓各半两　橘红四钱　甘草二钱，以上并为末

粥丸，每服八十丸。如热多者加黄连、枳实各一两。服前药讫，却服后**螽斯丸**。

附子　茯苓各六钱　厚朴　杜仲　桂心　秦艽　白薇　半夏　干姜　牛膝　沙参各二钱　人参四钱　细辛五钱

上为末，炼蜜和丸小豆大。每服五丸，空心酒下，加至十丸不妨。觉有娠，三月后不可更服。忌食牛马肉。则难产当出月。

按：此方即秦桂丸也。丹溪忌服之者，盖忌于瘦人无血者，若肥人湿多者，又兼前调理药，而所服丸数十减其九，只服五分无妨也。上三方得之于丹溪之子朱懋诚者，累试有效。

抑气散　治妇人气盛于血，所以无子。寻常头眩晕，膈满体疼怔忡，皆可服。

香附子炒净，二两　陈皮焙，二两　茯神　甘草炙。各一两

上为细末，每服二三钱，不拘时，白汤调下。

〔海〕　**大五补丸**

天门冬　麦门冬去心　菖蒲　茯苓　人参　益智　枸杞子　地骨皮　远志肉　熟地黄各等分

上为细末，炼蜜丸如桐子大。空心酒下三十丸。服本方数服后，以七宣丸泄之。

增损三才丸

天门冬酒浸，去心　熟地黄酒蒸　人参去芦　远志去骨　五味子　茯苓酒浸　鹿角酥炙

一法加白马茎酥炙。一法加麦门冬，令人有力。一法加续断以续筋骨。一法加沉香，暖下焦虚冷。

上为细末，炼蜜和杵千下，丸如桐子大。每服五十丸，空心好酒下。年老欲补，加混元衣全个入药。混元衣者是胎衣，头生儿者方佳，用酒浸晒干，细锉为末。

紫石门冬丸又名紫石英丸

紫石英　钟乳石鹅管通明者，二味各七日研之，得上浮即熟　天门冬已上各三两　当归

芎䓖 紫葳 卷柏 肉桂 干地黄 牡蒙 禹馀粮煅，醋淬 石斛 辛夷已上各二两 人参 桑寄生 续断 细辛 厚朴姜制 干姜 食茱萸 艾叶 白薇 薯蓣 乌贼骨 甘草炙。已上各一两半 柏子仁一两

上件捣罗为末，炼蜜丸如梧桐子大。酒服十丸，三日渐增至三十丸，以腹中热为度。不禁房室，夫行不在不可服，禁如药法。比来服者不至尽剂，即有娠。

此方旧用乌头、牡丹、牛膝，据药证此三物俱堕胎，求子药中用之，盖胎未著之时。若服之已著，已著而未觉，服之未已，反为害也。今悉去之，增钟乳、艾叶、白薇，兹无疑矣。

白薇丸 治妇人无子或断绪，上热下冷，百病皆主之。

白薇 熟干地黄 川椒去目及闭口者，微炒出汗 白龙骨已上各一两 麦门冬去心焙，一两半 藁本 卷柏 白芷 覆盆子 桃仁汤浸去皮尖双仁，麸炒微黄 人参 桂心 菖蒲 白茯苓 远志去心。已上各七钱半 车前子 当归锉，微炒 芎䓖 蛇床子 细辛 干姜炮制。各半两

上件药杵罗为末，炼蜜为丸梧子大。每服三十丸，空心日午以温酒下三十丸。予之故友江君雅、曾仲容俱无嗣，因以此方赠之，逾年而皆有子。后有艾君肃，黄翰公者亦然，故述之。

赵氏苁蓉菟丝子丸

肉苁蓉一两三钱 覆盆子 蛇床子 川芎 当归 菟丝子各一两二钱 白芍药一两 牡蛎盐泥固济煅 乌贼鱼骨各八钱 五味子 防风各六钱 条芩五钱 艾叶三钱

此方不寒不热，助阴生子。前药俱焙干为末，炼蜜丸如桐子。每服三四十丸，清盐汤下，早晚皆可服。

加味香附丸 男服聚精丸，女服此。

香附一斤，四两老酒浸两宿，炒，捣碎，再焙干磨为末。四两米醋浸，同上。四两童便浸，同上。四两用山栀四两，煎浓汁，去渣，入香附浸，同上。 泽兰净叶六两，酒洗 海螵蛸六两，捣稍碎，炒 当归四两，酒洗 川芎三两 白芍药四两，酒炒 怀熟地八两，捣膏焙干

各为末，用浮小麦粉，酒醋水打糊为丸如绿豆大，每日早晚服二次。忌食莱菔及牛肉、生冷。

调经丸

香附半斤，童便、酒、醋各浸一分，生一分，俱酒炒 川杜仲姜汁炒，半斤 大川芎 白芍药 当归去尾 怀生地 广陈皮 小茴香酒炒 延胡索略炒 肉苁容酒浸 旧青皮麸炒 台乌药炒 枯黄芩酒炒 乌贼鱼骨酥炙。以上各四两

上十四味足秤，真正好料醋和面打糊为丸如梧桐子大。每服百丸，空心好酒送下。一方无陈皮、地黄，有人参、黄芪各二两。

正元丹 调经种子。

香附一斤，同艾三两，先以醋同浸一宿，然后分开制之，酒、盐、酥、童便各制四两 阿胶蛤粉炒，二两 枳壳四两，半生用，半麸炒 怀生地酒洗 熟地酒浸 当归身酒洗 川芎炒。各四两 白芍药八两，半生，半酒炒 加白茯苓、琥珀治带。

末之，醋糊丸如桐子大。空心盐汤吞五六十丸。

〔子和〕 戴人过谯都营中饮，会有一卒说出妻事。戴人问其故，答曰：吾妇为室女时，心下有冷积如覆盆，按之如水声，以热手熨之如冰，娶来已十五年矣，恐断吾嗣，是以去之。戴人曰：公勿黜也，如用吾药，病可除，孕可得。卒从之。戴人诊其脉，寸脉沉而迟，尺脉洪大有力，非无子之候也，可不逾年而孕。其良人叹曰：试之。先以三圣散吐涎一斗，心下平软，次服白术调中汤、五苓散，后以四物汤和之，不再月，气血合度，数月而娠一子。戴人常曰：用吾此法，无不子

之妇。此言不诬。　一妇人年三十四岁，梦与鬼神交，惊怕异常，及见神堂、阴司、舟楫、桥梁，如此一十五年，竟无妊娠，巫祈觋祷，无所不至，钻肌灸肉，孔穴万千，黄瘦发热引饮，中满足肿，委命于天。一日苦请戴人，戴人曰：阳火盛于上，阴水盛于下。见鬼神者阴之灵，神堂者阴之所，舟楫、桥梁水之用。两手寸脉皆沉而伏，知胸中有实痰也。凡三涌，三泄，三汗，不旬日而无梦，一月而有娠。

〔大〕　**荡胞汤**　治妇人立身以来，全不产育，及断绝久不产三十年者宜服。

朴硝　牡丹皮　当归　大黄蒸一饭久　桃仁去皮尖。各三两　细辛　厚朴姜汁炙　桔梗　赤芍药　人参　茯苓　桂心　甘草　牛膝去苗　陈橘皮已上各二两　附子炮，一两半　虻虫去翅足，炒焦　水蛭炒枯。各十枚

上件以清酒五升，水六合，煮取三升，分四服，日三夜一，每相去三辰，少时更服。如常覆被少时取汗，汗不出，冬月着火笼，必下积血及冷赤脓如赤小豆汁，本为妇人子宫内有此恶物冷然。或天阴脐下痛，或月水不调，为有冷血不受胎。若斟酌下尽，气久弱大困不堪，更服亦可，二三服即止。如大闷不堪，可食酢饮冷浆一口即止。然恐去恶物不尽，不大得药力，若能忍服尽大好，一日后仍著坐导药。

坐导药　治全不产及断绪，服前荡胞汤恶物不尽，用此方。

皂角去皮子　吴茱萸　当归各二两　细辛去苗　五味子　干姜炮。各一两　黄葵花　白矾枯　戎盐　蜀椒各半两

上为细末，以绢袋大如指，长三寸馀，盛药令满，缚定，纳妇人阴中，坐卧任意，勿行走，小便时去之，更安。一日一度易新者，必下清黄冷汁，汁尽止。若未见病出，可十日安之。本为子宫有冷恶物，故令无子，值天阴冷则发疼痛，须候病出尽方已，不可中辍，每日早晚用荚菜煎汤薰之。

〔丹〕　秦桂丸论　无子之因，多起于妇人，医者不求其因起于何处，遍阅古方，惟秦桂丸，其辞确，其意专，用温热药近乎人情，欣然受之，锐然服之，甘受燔灼之祸，犹懵然不悔。何者？阳精之施，阴血能摄之，精成其子，血成其胞，胎孕乃成。今妇人之无子者，率由血少不足以摄精也。血之少也，固非一端，然欲得子者，必须调补阴血，使无亏欠，乃可推其有馀以成胎孕，何乃轻用热剂，煎熬脏腑，血气沸腾，祸不旋踵矣。或曰：春气温和则万物发生，冬气寒凛则万物消陨，非秦桂丸之温热，何以得子脏温暖而成胎耶？予曰：诗曰：妇人和平，则乐有子。和则血气均，平则阴阳不争。今得此药，经血必转紫黑，渐成衰少，或先或后，始则饮食骤进，久则口苦而干，阴阳不平，血气不和，疾病蜂起，焉能成胎，纵然成胎，生子亦多病而不寿，以秦桂丸耗损天真之阴也。戒之慎之。　按：秦桂丸施于肥人而少其丸数，兼服调理补药亦无妨，但忌施于瘦人火多者也。

〔东〕　妇人无子，胞门。在关内左边二寸，灸五十壮。　又法：气门。在关元傍各开三寸，灸五十壮。

〔集〕　又法：子宫在中极傍各开三寸，针入二寸，灸三七壮。中极

〔垣〕　又法：关元二十壮，三报穴。

〔甲〕　绝子，灸脐中，令人有子。女子手脚拘挛，腹满疝，月水不下，乳馀疾，绝子，阴痒，阴交主之。　腹满疝，积聚馀疾，绝子，阴痒，刺石门。《千金》云：奔豚上少腹坚痛，下引阴中，不得小便。　女子绝子，衃血在内不下，关元主之。《千金》云：转胞不得溺，小腹满，

名石水痛。妇人子门不端，少腹苦寒，阴痒及痛，经闭不通，中极主之。妇人无子，涌泉主之。大疝绝子，筑宾主之。绝子，商丘主之。穴在内踝前宛宛中。妇人绝产，若未曾产，阴廉主之。刺入分半，灸下一寸。

〔**养精**〕

袁了凡先生云：聚精之道，一曰寡欲，二曰节劳，三曰息怒，四曰戒酒，五曰慎味。今之谈养生者，多言采阴补阳，久战不泄，此为大谬。肾为精之府，凡男女交接，必扰其肾，肾动则精血随之而流，外虽不泄，精已离宫，虽能坚忍者，亦必有真精数点，随阳之痿而溢出，此其验也。如火之有烟焰，岂有复反于薪者哉？是故贵寡欲。精成于血，不独房室之交，损吾之精，凡日用损血之事，皆当深戒。如目劳于视，则血以视耗。耳劳于听，则血以听耗。心劳于思，则血以思耗。吾随事而节之，则血得其养而与日俱积矣。是故贵节劳。主闭藏者肾也，司疏泄者肝也，二脏皆有相火，而其系上属于心，心，君火也，怒则伤肝而相火动，动则疏泄者用事，而闭藏不得其职，虽不交合，亦暗流而潜耗矣。是故当息怒。人身之血。各归其舍则常凝，酒能动血，人饮酒则面赤，手足俱红，是扰其血而奔驰之也。血气既衰之人，数月无房事，精始厚而可用，然使一夜大醉，精随薄矣。是故宜戒酒。《内经》云：精不足者，补之以味。然秾郁之味，不能生精，惟恬澹之味，乃能补精耳。盖万物皆有真味，调和胜而真味衰矣。不论腥素，淡煮之得法，自有一段冲和恬澹之气，益人肠胃。《洪范》论味而曰稼穑作甘，世间之物，惟五谷得味之正，但能淡食谷味，最能养精。又凡煮粥饭而中有厚汁滚作一团者，此米之精液所聚也，食之最能生精，试之有效。炼精有诀，全在肾家下手，内肾一窍名玄关，外肾一窍名牝户，真精未泄，乾体未破，则外肾阳气至子时而兴，人身之气与天地之气两相吻合，精泄体破而吾身阳生之候渐晚，有丑而生者，次则寅而生者，又次则卯而生者，有终不生者，始与天地不相应矣。炼之之诀，须半夜子时即披衣起坐，两手搓极热，以一手将外肾兜住，以一手掩脐而凝神于内肾，久久习之，而精旺矣。

葆真丸 专治九丑之疾，言茎弱而不振，振而不丰，丰而不循，循而不实，实而不坚，坚而不久，久而无精，精而无子，谓之九丑之疾。此药补十二经络，起阴发阳，能令阳气入胸，安魂定魄，开三焦积聚，消五谷进食，强阴益子精，安五脏，除心中伏热，强筋骨，轻身明目，去冷除风，无所不治。此药平补，多服常服最妙。七十岁老人尚能育子，非常之力，及治五劳七伤无子嗣者。

鹿角胶半斤，旸作豆大，就用鹿角霜拌炒成珠，研细　杜仲去粗皮切碎，用生姜汁一两，同蜜少许，拌炒断丝，三两　干山药　白茯苓去粗皮，人乳拌晒干，凡五七次　熟地黄各二两　菟丝子酒蒸，捣焙　山茱萸肉各一两半　北五味子　川牛膝去芦，酒蒸　益智仁去壳　远志泔煮，去骨　小茴香青盐三钱同炒　川楝子去皮核，取净肉酥炙　川巴戟酒浸，去心。已上各一两　破故纸　胡芦巴同故纸入羊肠内煮，焙干。各一两　柏子仁去壳，另研如泥，半两　川山甲酥炙　沉香各三钱　全蝎去毒，一钱半

上件各制度为极细末，以好嫩肉苁蓉四两，酒洗净，去鳞甲皮垢，开心，如有黄白膜亦去之，取净二两，好酒煮成膏，同炼蜜和前药末捣千馀下，丸如桐子大。每服五十丸，淡秋石汤、温酒任下，以干物压之，渐加至百丸。服七日，四肢光泽，唇脸赤色，手足温和，面目滋润，又能消食理脾，轻身和气，语言清亮，是其

效也。

千金种子丹　此方服之令人多子，并治虚损梦遗，白浊脱卸。男子服。

沙苑蒺藜取净末四两如蚕种，同州者佳。再以重罗罗二两极细末，二两粗末，用水一大碗熬膏伺候　莲须四两极细末，金色者固精，红色者败精　山茱萸极细末三两，须得一斤，用鲜红有肉者佳，去核取肉制末　覆盆子南者佳，去核取细末二两　鸡头实五百个，去壳，如大小不一等，取细末四两　龙骨五钱，五色者佳，火煅，煅法以小砂锅入龙骨锅内，连锅煅通赤，去火毒方用。

上用伏蜜一斤炼，以纸粘去浮沫数次，无沫滴水中成珠者伺候，止用四两，将前五味重罗过，先以蒺藜膏和作一块，再入炼蜜，石臼内捣千馀下，丸如豌豆大。每服三十丸，空心盐汤送下。忌欲事二十日。此药延年益寿，令人多子，不可尽述。

聚精丸男服。

黄鱼鳔胶白净者一斤，切碎，用蛤粉炒成珠，以无声为度　沙苑蒺藜八两，马乳浸两宿，隔汤蒸一炷香久，取起焙干

上为末，炼蜜丸如梧子大。每服八十丸，空心温酒白汤任下。忌食鱼及牛肉。

五子衍宗丸　男服此药，添精补髓，疏利肾气，不问下焦虚实寒热，服之自能平秘。旧称古今第一种子方，有人世服此药，子孙蕃，遂成村落之说。嘉靖丁亥，于广信郑中丞宅得之，张神仙四世孙子及数人用之殊验。

甘州枸杞子　菟丝子酒蒸捣成饼。各八两　辽五味子一两　覆盆子四两，酒洗去目　车前子炒，二两

上五品，俱择道地精新者，焙晒干，共为细末，炼蜜丸如桐子大。每服空心九十丸，上床时五十丸，白沸汤或盐汤送下，冬月用温酒送下。修合日，春取丙丁巳午，夏取戊己辰戌丑未，秋取壬癸亥子，冬取甲乙寅卯，忌师尼鳏寡之人及鸡犬六畜见之。

十子丸　四明沈嘉则无子，七十外服之，连举子。

槐角子和何首乌蒸七次　覆盆子　枸杞子去枯者及蒂　桑椹子　冬青子四味共蒸。各四两　菟丝子制，去壳，酒蒸　柏子仁酒浸蒸　没石子照雷公制　蛇床子蒸　北五味子去枯者，打碎蜜蒸。已上各二两

上为末，炼蜜丸如梧桐子大。每服五、六十丸，淡盐汤下，干点心压之。

赵氏加味六子丸

菟丝子淘洗，酒蒸　川牛膝去芦，酒蒸　麦门冬去心，酒蒸　山茱萸取肉　原蚕蛾　五味子各一两三钱　蛇床子酒蒸，一两六钱　车前子淘洗，一两七钱　大甘草炙，一两　沙苑蒺藜马乳浸蒸　覆盆子各二两二钱　破故纸二两三钱，淘洗炒　肉苁蓉二两五钱，酒浸去鳞

肾虽属水，不宜太冷，精寒则难成孕，如天地寒冷，则草木必无萌芽也。此方极意斟酌，不寒不热，得其中和，修合服之，如一阳初动，万物化生，二三月后，必孕成矣。前药俱焙干锉碎为末，炼蜜丸如桐子大。每服三十丸或四十丸，清盐汤送下，早晚皆服。

〔针灸〕

治男子无子者，用熟艾一团，用盐填脐满，却于盐上随盐大小做艾丸灸之，如痛即换盐，直灸至艾尽为度，如一日灸不尽，二日三日灸之。曾效。

〔知时〕

袁了凡先生云：天地生物必有絪缊之时，万物化生必有乐育之时，如猫犬至微，将受妊也，其雌必狂呼而奔跳，以絪缊乐育之气触之而不能自止耳。此天然之节候，生化之真机也。世人种子，有云：三十时辰两日半，二十八九君须算。此特言其大概耳，非的论也。《丹》经云：一月止有一日，一日止有一时，凡妇人一月

经行一度，必有一日絪缊之候于一时辰间，气蒸而热，昏而闷，有欲交接不可忍之状，此的候也。于此时逆而取之则成丹，顺而施之则成胎矣。其曰三日月出庚，又曰温温铅鼎，光透帘帏，皆言其景象也。当其欲情浓动之时，子宫内有如莲花蕊者，不拘经净几日，自然挺出阴中，如莲蕊初开，内人洗下体，以手探之自知也，但含羞不肯言耳。男子预密告之，令其自言，一举即中矣。

〔成胎〕

丹溪云：成胎以精血之后先分男女者，褚澄之论也，愚窃惑焉。后阅东垣方有曰：经水断后一二日，血海始净，精胜其血，感者成男。四五日后，血脉已旺，精不胜血，感者成女。此论亦为未莹，何以言之?《易》曰：乾道成男，坤道成女。夫乾坤，阴阳之性情也。左右，阴阳之道路也。男女，阴阳之仪象也。父精母血，因感而会，精之泄，阳之施也，血能摄之，阴之化也。精成其骨，此万物之资始于乾元也。血成其胞，万物之资生于坤元也。阴阳交姤，胎孕乃凝，胎之所居，名曰子宫，一系在下，上有两岐，一达于左，一达于右。精胜其血，及刚日阳时感者，则阳为之主，受气于左子宫而男形成。精不胜血，及柔日阴时感者，则阴为之主，受气于右子宫而女形成。或曰：分男分女，吾知之矣，其有双胎者将何如?曰：精气有馀，岐而分之，血因分而摄之故也。若夫男女同孕者，刚日阳时，柔日阴时，感则阴阳混杂，不属左，不属右，受气于两歧之间者也。亦有三胎、四胎、五胎、六胎者，犹是而已。或曰：其有男不可为父，女不可为母，与男女之兼形者，又若何而分之耶?予曰：男不可为父，得阳道之亏者也。女子不可为母，得阴道之塞者也。兼形者，由阴为驳气所乘而为状不一。以女兼男形者有二，一则遇男为妻，遇女为夫，一则可妻而不可夫。又有下为女体，上具男之全形，此又驳之甚者也。或曰：驳气所乘，独见于阴，而所成之形，又若是之不同耶：予曰：阴体虚，驳气易于乘也。驳气所乘，阴阳相混，无所为主，不可属左，不可属右，受气于两歧之间，随所得驳气之轻重而成形，故所兼之形，有不可得而同也。

楼全善云：丹溪此论极造精微，发前人之未发。是知男女之分，已定于万物资始乾元之际，阴阳交姤之时。昧者不悟是理，妄有转女为男之法，惑矣。夫万物皆资始于乾元，独男女之分，不资始于乾元乎？袁先生云：巢氏论妇人妊娠一月名始胚，足厥阴脉养之。二月名始膏，足少阳脉养之。三月名始胎，手心脉养之。四月始受水精以行血脉，手少阳脉养之。五月始受火精以成其气，足太阴养之。六月始受金精以成其筋，足阳明脉养之。七月始受木精以成其骨，手太阴脉养之。八月始受土精以成肤革，手阳明脉养之。九月始受石精以成毛发，足少阴脉养之。十月脏腑、关节、人神俱备。此其大略也。若求其细，则受胎在腹，七日一变，展转相成。各有生相大集经备矣。今妇人堕胎在三月、五月、七月者多，在二、四、六月者少，脏阴而腑阳，三月属心，五月属脾，七月属肺，皆在五脏之脉，阴常易亏，故多堕耳。如昔曾三月堕胎，则心脉受伤，须先调心，不然至三月复堕。昔曾五月堕胎，则脾脉受伤，后至五月复堕，宜先治脾。惟有一月之内堕胎，则人皆不知有胎，但知不受妊，不知其受而堕也。一月属肝，怒则堕，多洗下体，则窍开亦堕，一次既堕，则肝脉受伤，他次亦堕。今之无子者，大半是一月堕胎，非尽不受妊也。故凡初交之后，最宜将息，勿复交接，以扰其子宫，勿令怒，勿令劳，勿令举重，勿令洗浴，而又多服养肝平气之药，胎可固矣。

程鸣谦云：褚澄氏言男女交合，阴血先至，阳精后冲而男形成。阳精先入，阴血后参而女形成。信斯言也，人有精先泄而生男，精后泄而生女者，独何欤？东垣曰：经水才断一二日，血海始净，感者成男。四五日血脉已旺，感者成女。至于六七日后，则虽交感亦不成胎。信斯言也，人有经始断交合生女，经久断交合生男者，亦有四五日以前交合无孕，八九日以后交合有孕者，独何欤？俞子木撰《广嗣要略》著方立图，谓实阳能入虚阴，实阴不能受阳，即东垣之故见也。又谓微阳不能射阴，弱阴不能摄阳。信斯言也，世有羸之夫，怯弱之妇，屡屡受胎，虽欲止之而不能止者。亦有血气方刚，精力过人，顾乃艰于育嗣而莫之救者，独何欤？朱丹溪论治专以妇人经水为主，然富贵之家，侍妾已多，其中宁无月水当期者乎？有已经前夫频频生育，而娶此以图其易者，顾亦不能得胎，更遣与他人，转盼生男矣，岂不能受孕于此，而能受孕于彼乎？愚以为父母之生子，如天地之生物。《易》曰：坤道其顺乎，承天而时行。夫知地之生物，不过顺承乎天，则知母之生子，亦不过顺承乎父而已。知母之顺承乎父，则种子者果以妇人为主乎？以男子为主乎？然所谓主于男子者，不拘老少，不拘强弱，不拘康宁病患，不拘精易泄难泄，只以交感之时，百脉齐到为善耳。交感而百脉齐到，虽老虽弱，虽病患，虽易泄，亦可以成胎。交感而百脉参差，虽少虽强，虽康宁，虽难泄，亦难以成胎矣。妇人所构之血，固由于百脉合聚，较之男子之精，不能无轻重之分也。孔子赞乾元资始曰大，赞坤元资生曰至，得无意乎？若男女之辨，又不以精血先后为拘，不以经尽几日为拘，不以夜半前后交感为拘，不以父强母弱，母强父弱为拘，只以精血各由百脉之齐到者别胜负耳。是故精之百脉齐到，有以胜乎血则成男矣，血之百脉齐到，有以胜乎精则成女矣。至有既孕而小产者，有产而不育，有育而不寿者，有寿而黄耇无疆者，则亦精血之坚脆分为修短耳。世人不察其精血之坚脆，已定于禀受之初，乃以小产专责之母，以不育专付之儿，以寿夭专诿之数，不亦谬乎？

候　胎

〔诊〕

妇人怀躯七月而不可知，时时衄血而转筋者，此为躯也。衄时嚏而动者，非躯也。《素问》云：妇人足少阴脉动甚者任[①]子也。《平人气象论》谓太溪脉也。全元起本作足少阴，王冰本作手太阴，当从全本。王注云：动脉者如豆厥厥动摇也。一说动甚谓动摇太甚也。阴搏阳别，谓之有子。《阴阳别论》王注云：阴谓尺中也，搏谓搏触于手也，尺脉搏击与寸脉殊别，则为有孕之兆。

〔脉〕　妊娠初时，寸微小，呼吸五至，三月而尺数也。脉滑疾，重以手按之散者，胎已三月也。脉重手按之不散，但疾不滑者，五月也。此即阴搏阳别之义，言尺脉滑数，寸脉微小，而尺与寸脉别者，孕脉也。　尺脉左偏大为男，右偏大为女，左右俱大产二子，大者如实状。亦阴搏阳别之义，谓尺脉实大，与寸脉殊别，但分男左女右也。妇人妊娠四月，欲知男女法，左疾为男，右疾为女，俱疾为生二子。王子亨云：妊娠三部俱滑而疾，在左为男，在上为女。遣妊娠人面南行，

---

① 任：通“妊”。

还复呼之，左回首者是男，右回首者是女。看上圊时，夫从后急呼之，左回首者是男，右回首者是女也。

楼全善云：按丹溪云男受胎在左子宫，女受胎在右子宫。斯言大契是说也。盖男胎在左则左重，故回首时慎护重处而就左也。女胎在右则右重，故回首时慎护重处而就右也。推之于脉，其义亦然。胎在左则血气护胎而盛于左，故脉亦从之，而左疾为男，左大为男也。胎在右则血气护胎而盛于右，故脉亦从之而右疾为女，右大为女也。亦犹经云：阴搏阳别，谓之有子。言受胎处在脐腹之下，则血气护胎而盛于下，故阴之尺脉鼓搏有力，而与阳之寸脉殊别也。又如痈疖发上，则血气从上而寸脉盛，发下则血气从下而尺脉盛，发左则血气从左而左脉盛，发右则血气从右而右脉盛也。丹溪以左大顺男，右大顺女，为医人之左右手，盖智者之一失也。

诊妇人有妊歌　肝为血兮肺为气，血为荣兮气为卫。阴阳配耦不参差，两脏通和皆类例。血衰气王定无孕，血王气衰应有体。肝藏血为荣属阴，肺主气为卫属阳，阴阳配耦者，是夫妇匹配，偶合构精乃有子也。若血少气盛，则无娠孕。若血盛气少，则有孕也。寸微关滑尺带数，流利往来并雀啄。小儿之脉已见形，数月怀耽犹未觉。寸脉微，关脉滑，尺脉带数及流利雀啄，皆是经脉闭塞不行成胎。已上之脉，皆是血多气少之脉，是怀小儿之脉已见形状也。左疾为男右为女，流利相通速来去。两手关脉大相应，已形亦在前通语。左手脉疾为怀男，右手脉疾为怀女，及两脉流行滑利相通，疾速来去，是或两手关部脉洪大相应，是其胎已有形状也。左手带纵两个儿，纵者夫行乘妻，水行乘火，金行乘木，即鬼贼脉也，名曰纵。见在左手则怀两个男儿也。右手带横一双女。横者妻乘夫也，是火行乘水，木行乘金，即所胜脉也，名曰横。见于右手则怀一双女子也。左手脉逆生三男，逆者子乘母也，是水行乘金，火行乘木，即巳生脉也，名曰逆。见于右手则怀三个男儿也。右手脉顺还三女。顺者母乘子也，是金行乘水，木行乘火，即生巳之脉也，名曰顺。见于右手则怀三个女儿也。寸关尺部皆相应，一男一女分形证。寸关尺部脉大小迟疾相应者，是怀一男一女形证之脉也。谓关前为阳，关后为阴，阴阳脉相应，故怀一男一女也。有时子死母身存，或即母亡存子命。此二句之文，无辨子母存亡之法。往来三部通流利，滑数相参皆替替。阳实阴虚脉得明，遍满胸膛皆逆气。若寸关尺三部通行流利，皆替替有力而滑数，皆是阳实阴虚之脉，主妊妇逆气遍满胸膛而不顺也。左手太阳浮大男，左手寸口为太阳，其脉浮大，则是怀男之脉。右手太阴沉细女。右手寸口为太阴，其脉沉细，是怀女脉也。诸阳为男诸阴女，指下分明长记取。诸阳脉皆为男，即浮大疾数滑实之类是也。当怀男子。诸阴脉者即沉细之类是也，当怀女子。三部沉正等无绝，尺内不止真胎妇。寸关尺三部脉沉浮正直齐等，举按无绝断，及尺内举按不止住者，真的怀胎妇也。夫乘妻兮纵气雾，经云：纵者夫乘妻也，水行乘火，金行乘木，即鬼贼脉也，纵气雾，雾露也，又上下也，谓夫之阳气乘妻之阴气，二气上下相逐，如雾润结子也。妻乘夫兮横气助。横者妻乘夫也，见前注。谓两旁横气相佐助也。子乘母兮逆气参，逆者子乘母也，谓子气犯母气相乘，逆行之气相参合也。母乘子兮顺气护。是母气乘于子气，为顺气相护卫也。凡胎聚纵横逆顺四气以荣养，方以成形也。小儿日足胎成聚，身热脉乱无所苦。妇人怀小儿五个月，是以数足，胎成就而结聚也，必母身体壮热，当见脉躁乱，非病苦之证。谓五月胎已成，受火精以成气，故身热脉乱是无病也。汗出不食吐逆时，精神结备其中住。谓妊娠受五行精气以成形，禀二经以荣其母，怀妊至五月，其胎虽成，其气未备，故胎气未安，上冲心胸则汗出不食吐逆，名曰恶阻，俗呼选饭，唯思酸辛之味，以调胎气也。滑疾不散三月胎，妊娠三月名始胎，此是未有定义，心胞脉养之，故脉见滑疾流利，为少气多血，不散为血气盛，则始结为胎也。但疾不散五月母。其脉但疾数而不散者，是五个月怀胎之母也。弦紧牢强滑利安，沉细而微归泉路。孕妇之脉宜弦紧牢强滑利，为安吉之脉。若沉细而微，谓脉与形不相应，故云死也。前文虽云太阴沉细，又云诸阴为女，其说似有相违，谓三部脉皆不沉细及微故不同也。

〔验胎法〕

〔海〕　神方验胎散　妇人三二个月，月经不行，疑是两身，却疑血滞心烦，寒热恍惚，此药可验取之内也。外已有身，病无邪脉，以《素问》脉法推之，十得八九矣。

真雀脑芎一两　当归全用，重一两者，只用七钱

上为细末，分作两服，浓煎好艾汤一盏调下，或好酒调服亦得。可待三二个时辰间，觉腹脐微动仍频，即有胎也，动罢即愈，安稳无虞。如不是胎，即不动，所滞恶物自行，母亦安也。如服药不觉效，再煎红花汤调下，必有神效。

〔灵苑〕　治妇人经脉住三个月验胎法。真川芎为细末，浓煎艾汤下一匕投，腹内渐动是有胎也。

探胎散　妇人胎气有无，疑惑之间，以此探之，有胎则吐，无则不吐。

皂角去皮　甘草炙。各一钱　黄连半钱

上为细末，作一服，温酒调服。

博陵医之神者曰郝翁，士人陈尧遵妻病，众医以为劳伤。郝曰：亟屏药，是为娠证，且贺君得男子。已而果然。又二妇人妊，一喑嘿不能言。郝曰：儿胎大，经壅，儿生经行则言矣，不可毒以药。一极壮健，郝诊其脉曰：母气已死，所以生者，反恃儿气耳。如期子生母死。孕妇不语，非病也，闻如此者，不须服药，临产日但服保生丸、四物汤之类，产后便语，亦自然之理，非药之力也。

一妇暴渴，惟饮五味汁。名医耿隅诊其脉曰：此血欲凝，非疾也。已而果孕。古方有血欲凝而渴饮五味之证，不可不知也。

潘璟诊虞部员外郎张咸之妻孕五岁，南陵尉富昌龄妻孕二岁，团练使刘彝孙妾孕十有四月，皆未育。温叟视之曰：疾也，凡医妄以为有孕尔。于是与破血攻毒大剂饮之。虞部妻堕肉块百馀，有眉目状。昌龄妻梦二童子色漆黑，仓卒怖悸疾走而去。孙妾堕大蛇，犹蜿蜒未死。三妇皆无恙。

陈斗岩治叶南洲妻经闭五月，下白或赤，午后发热，咳嗽呕吐，医谓劳瘵。陈视曰：两尺脉皆实，此必有孕，外受风邪搏激故耳。饮清和之剂而安，半年生一子。

胎产大法

〔洁〕　治胎产之病，从厥阴经论之，无犯胃气及上三焦，谓之三禁，不可汗，不可下，不可利小便。发汗者同伤寒下早之证，利大便则脉数而已动于脾，利小便则内亡津液，胃中枯燥。制药之法，能不犯三禁，则荣卫自和而寒热止矣。如发渴则白虎，气弱则黄芪，血刺痛而和以当

归，腹中疼而加之芍药。大抵产病天行从增损柴胡，杂证从增损四物，宜详察脉证而用之。大抵外则和于荣卫，内则调于清便，同伤寒坏证治之。

〔李仲南〕 胎前病唯当安胎顺气，若外感四气，内伤七情，以成他病，治法与男子无异，当于各证类中求之。但胎前治他证者，动胎之剂，切须审详尔。

〔丹〕 胎前当清热养血。产前安胎，白术、黄芩妙药也。胎前将临月，以三补丸加炒香附、炒白芍药蒸饼丸服。又抑热以三补，用生地黄膏丸。芩、连、柏为末，地黄膏丸之。有孕八九个月，必顺气，枳壳、苏茎。前至八九月因火动胎，逆上作喘急者，可用条芩、香附之类为末调下。条芩于水中沉取重者用之。固胎，地黄半钱，当归身尾、人参、白芍 陈皮各一钱，白术一钱半，甘草三分，黄芩、川芎各半钱，黄连、炒柏各少许，桑上羊儿藤即金银花。七叶完者，糯米十四粒，㕮咀煎服。血虚不安者，用阿胶。痛者用缩砂，行血气故也。

《夷坚志》云：政和中，蔡鲁公之孙妇有孕，及期而病，国医皆以为阳证伤寒，惧胎堕不敢投以凉剂。张锐至，视之曰：儿处胎十月将生矣，何药之能败。即以常法与药，且使倍服之，半日而儿生，病亦失去。明日其妇大泄，而喉闭不入食。众医复指其疵，且曰：二疾如冰炭，又产蓐甫近，虽司命无如之何矣。张曰：无庸忧也，将使即日愈。乃取药数十粒使吞之，咽喉即通，下泄亦止。及满月，鲁公酌酒为寿曰：君术通神，吾不敢知，敢问一药而愈二疾何也？张曰：此于经无所载，特以意处之，向者所用药乃附子理中丸裹以紫雪尔。方喉闭不通，非至寒药不为用，既以下咽，则消释无馀，其得至腹中者，附子力也，故一服而二疾愈。公大加叹异。

汪机治一妇，常患横生逆产七八胎矣，子皆不育。汪诊脉皆细涩颇弦，曰：此气血两虚兼热也。或曰：气血有馀，方成妊娠，气血既亏，安能胎耶？汪曰：观其形长瘦而脉细濡，属于气血两虚，色青脉弦，属于肝火时炽，而两尺浮滑，似血虚为轻而气虚为重也，宜以补阴丸除陈皮，倍加香附、参、芪，蜜丸服之，常令接续。逾年临产果顺而育一子。

保生丸《局方》 养胎益血，安和子脏。治妊娠将理失宜，或因劳役胎动不安，腰腹痛重，胞阻漏胎，恶露时下，子脏挟疾，久不成胎。或受妊不能固养，痿燥不长，过年不产，日月虽满，转动无力，或致损堕，及临产节适乖宜，惊动太早，产时未至，恶露先下，胎胞枯燥，致令产难，或横或逆，痛极闷乱，连日不产，子死腹中，腹上冰冷，口唇青黑，吐出冷沫。新产恶血上冲，晕闷不省，喘促汗出，及瘀血未尽，脐腹疠痛，寒热往来。或因产劳损，虚羸未复，面黄体瘦，心忪盗汗，饮食不进，渐成蓐劳。入月常服，壮气养胎，正顺产理，润胎易产。产后常服，滋养血气，和调阴阳，密腠理，实腑脏，治风虚，除痼冷。

大麻仁去壳一两半 贝母 黄芩 大豆黄卷 粳米 甘草炙，微赤 干姜炮 肉桂去粗皮 石斛去根 石膏细研 秦椒微炒出汗。各一两 当归去芦炒，半两

上为细末，炼蜜和丸如弹子大。每服一丸，并用温酒或枣汤化下，嚼咽亦得，空心食前服。

交感地黄煎丸 治妇人产前产后眼见黑花，或即发狂，如见鬼状，胞衣不下，失音不语，心腹胀满，水谷不化，口干烦渴，寒热往来，口内生疮，咽中肿痛，心虚忪悸，夜不得眠，产后中风，角弓反

张，面赤，牙关紧急，崩中下血如豚肝状，脐腹疞痛，血多血少，结为癥瘕，恍惚昏迷，四肢肿满，产前胎不安，产后血刺痛，皆治之。

生地黄净洗研，以布绞汁留滓，以生姜汁炒地黄滓，以地黄汁炒生姜滓。各至干，为末　生姜净洗烂研，以布绞汁，留滓。各二斤　当归去芦　延胡索拌糯米炒赤，去米　琥珀别研。各一两　蒲黄炒香，四两

上为末，蜜丸弹子大。当归汤化一丸，食前服。

琥珀丸　治妇人胎前产后百病，及疗三十六种血冷，七疝八瘕，心腹刺痛，卒中瘫痪，半身不遂，八风十二痹，手足酸疼，乳中毒结瘀血，怀胎惊动，伤犯不安，死胎不出，并胎衣不下，并宜服之。

琥珀另研　辰砂另研　阿胶碎，炒　五味子拣净　石斛去根　附子炮去皮脐　肉桂去粗皮　沉香不见火　川芎各半两　牛膝去芦，酒浸　当归去须，炒　肉苁蓉酒浸，炒　人参　续断　没药研　熟地黄　木香不见火。各一两

上为细末，炼蜜和丸如弹子大。每服一丸，空心暖酒化下，午后食前再服，能生新血，去恶血。若腹胁疼痛，绕脐如刀刺，及呕逆上气筑心，痰毒，不思饮食，用姜汁少许，和酒化服。诸痢及赤白带下，血冷，崩中下血，漏胎下血，用生姜与艾，锉、炒令赤色，入酒同煎数沸，去滓调服。泄泻不止，陈米饮化服。涩尿诸淋，煎通草、灯心汤服。血晕不知人，煎当归酒调服。上热下冷，煎人参汤服。遍身虚肿水气，煎赤小豆汤服。产内二毒伤寒，及中风角弓反张如板硬，煎麻黄汤服，以衣被盖出汗。月经不通，或间杂五色，频并而下，断续不止，饮食无味，肌肤瘦劣，面赤唇焦，乍寒乍热，四肢烦疼，五心燥热，黑鼾，遍身血斑，赤肿走注，及血风劳伤无力，用童子小便入姜汁少许调服。常服以童便为妙，若恐恶心，和以半酒。如怀胎妇于临月一日一服，至产下不觉疼痛，或服至五服十服，日倍饮食，是药力也，其功不能具述。

龙鬚汤　治胎前产后身疼。保室论云：身疼者，肌体不实而受风邪，客于经络，邪气与正气相搏，交击于骨肉之间，故身疼而不动，用龙鬚汤主之。若妊娠而患身体疼者，必因劳役过多致使然也。不尔，经络受风寒，愈痛丸、防风汤主之。产者若因劳役身疼而不能动转者，良由产后百节开张，血脉流走，气弱则骨肉之间血多凝滞，是故百节经脉紧急，腰背不能转侧，手足不能动摇，身热若纳炭，头如钉钉，医者不识，妄为伤寒发汗，变生他证，宜服。

黄芪一两，蜜炙　当归去芦，酒浸　牛膝洗去苗，酒浸一宿，如急用，酒蒸熟为度　白术　防风去芦　独活去芦　甘草各二钱半

上㕮咀，每服半两，水五盏，生姜十片，薤白一握，同煎至三盏，去滓不拘时服。

佛手散　治产前产后，腹痛体热头疼，及才产未进别物，即先服此药，逐败血，生新血，能除诸疾。

川芎二两　当归三两

上为细末，每服二钱，水一盏，酒二分，同煎七分温服。　一方为粗末，每服四钱，水七分，酒三分，同煎至七分热服，未产前先安排此药，将两服药煎之，产了速进之，三日内日二服，三日外一服。　一方名芎归汤，只此二味，等分㕮咀水煎，专治失血伤胎去血，产后去血，崩中去血，金疮去血，拔牙去血不止，一切去血过多，心烦眩晕，闷绝不省人事，头重目暗，举头欲倒，悉能治之。若产后眩晕，宜加芍药服之。　一名桂香散，治产后腹疼不可忍者，加桂心等分，酒与童

子小便合煎，服之立效。 一名当归汤，治妊娠子死，或未死胎动不安，每服用酒水合煎，连进数服。胎若已死，服之便下。若未死其胎即安。此经累效，万不失一。 一名琥珀散，临月服之，只缩胎易产，兼治产后诸疾。 一名羊肉汤，治虚损羸乏，腹中疠痛，往来寒热，吸吸少气，不能支持，头眩自汗，腹内拘急，每服用精羊肉一两，生姜十片，水二盏，煎至六分，温服。 一名君臣散，治妇人室女心腹疠痛，经脉不调，用水煎服。若妊妇胎气不安，产后诸疾，加酒煎服。 一名芎当散，治妇人血气，上喘下肿，二味等分为细末，每服二钱，空心煎艾汤调下。又治产后损身，血冲心及腹胀气绝者，神验。 难生倒横，子死腹中，先用黑大豆一大合炒熟，水一盏，入童子小便一盏，药末四钱，同煎至一盏，以上分为二服。未效再作。 产后恶血注心，迷闷喘急腹痛，依前用黑豆加生姜自然汁半合煎服。 治脏毒，每服一钱半，入炒槐花末半钱，水一盏，煎至六分，无时服，三日取下血块即愈。 如产后头疼，加荆芥煎，如吐血亦宜服之。 若产难，多用百草霜、香白芷等分为末，名乌金散，每服二钱，童子小便好醋各一合，沸汤浸服，止一服见效，甚者再服已，分娩矣。 一法以五积散加醋煎服，亦能催生。 崩中漏下，失血过多，久不能止，用芎归汤疗之不止者，宜以香附子炒去皮毛，为细末，每一两入甘草末一钱，清米饮点服，名顺元汤。 有白带者，于顺元汤内加芍药半两。或谓香附耗气则不然，许学士谓滋血养气，妇人仙药，虽羸人亦宜服之。兼治男女吐衄便利，及诸证失血，用此药佐以米饮丸百草霜末，每服百馀丸，或以其他烧灰药皆能作效，不可遽以燥涩之剂止之，必致壅遏腐败，必生他证。大抵血不能行，气使之然者，气得其平，则血循故道，必无妄行之患矣。香附子善能导气，用之勿疑也。

返魂丹 治妇人胎前产后诸疾危证。

上用赤箭，即野天麻，叶似艾叶，开紫花如红蓼花，子名茺蔚子，又名益母草，又名大札，又名贞蔚，又名负担。端五日采取阴干，用叶及花子，以瓷器研为细末，炼蜜和丸如弹子大，随后治证嚼服。其根烧存性为末，酒调服，功与黑神散不相上下。 如胎前脐腹作痛或作声者，温米饮下。 胎前产后脐腹刺痛，胎动不安，下血不止，水煎秦艽、糯米汤下，或当归汤亦可。 如产时先用一丸，以童子小便化下，安魂定魄，自然气血调顺，诸病不生。 又能破血止痛，养脉息，调经络，温酒下。 产后胎衣不下，血在胞中，及横生不顺，死胎经日不下者，胀满腹中，心闷心痛，炒盐汤下。产后中风，牙关紧急，半身不遂，失音不语，童子小便、无灰酒各半下。 产后咳嗽，胸膈不利，恶心，口吐酸水，面目浮肿，两胁痛，举动失力者，温酒下。 产后两太阳痛，呵欠，心忡气短，肌体羸瘦，不思饮食，血风身热，手足顽麻，百节疼痛，温米饮汤下。 产后眼前黑暗，血晕血热，口渴烦闷，如见鬼神，狂言不省人事，薄荷自然汁，如无生者，浓煎薄荷汤下，及童子小便、酒各半亦可。 产后面垢颜赤，五心烦热，或结成血块，脐腹奔痛，时发寒热，有冷汗者，童子小便、酒各半下，温薄荷自然汁亦可。 产后馀血，恶露不尽，结滞脐腹刺痛，恶物上冲心胸闷者，童子小便、酒各半下。产后大小便不通，烦躁口苦者，薄荷自然汁下，如无生者，浓煎薄荷汤下。 产后泻血者，水煎枣汤下。 产后白带下者，煎胶艾汤下。 月水不调，温酒下。 血崩漏下，温酒下。　妇人久无子息，温酒下。服之十丸至二十丸，亦能注喜。一、子死腹中，盖因卒病脏腑热极，蒸其胎，是以子死也。盖子死不居子宫，或堕胎于腹间冷痛，小便沫出，腹胀，四肢逆冷，爪甲青者是也。或临产之时，此药安魂定魄，血气自然调顺，诸疾不生，破血补虚止痛，养血气，调经络，酒、童子小便各七分化下。　二、难产者，胎以食母之血，十月满足，则馀血结成块，俗呼为儿枕，欲产之时，血块先动，败血裹其子，是以难产，或产后恶物不尽，脐腹刺痛，恶物上冲心胸主闷，用童便、酒各七分化下。　三、垢面颜赤，胎衣不下，既产了，脏腑虚羸，五心烦躁，血流入衣中则难出，发寒热，有冷汗出，但去其败血，其衣自出，如带断了，服此药下。或横生不顺，心闷欲死者，童便、酒各七分化下，薄荷自然汁、盐汤亦可。　四、产后三日，起卧不得，眼前黑暗生花，盖产后血气未定，运走五脏，入肝则目昏，俗为暗风，医家以风治之，或血热口干烦渴，心闷乱如见鬼神，狂言妄语，不省人事，童便、酒各七分，薄荷自然汁亦可。

五、产后口干心闷及烦渴者，血气未定，即食热面，积滞在内，以致热躁烦渴者，俗为胸膈壅盛，或两太阳穴痛，呵欠怔忡气短，身体羸瘦，不思饮食，血风身热，手足顽麻，百节疼痛甚者，温米饮、童便各七分化下。　六、产后四肢浮肿及寒热者，盖因败血流入五脏，渗入四肢，停留日久，化为脓状，气喘或小便涩，或咳嗽胸膈不利，恶心口吐酸水，两肋疼痛，举动乏力，温酒化下。　七、产后寒热往来，盖因败血入心则热，入脾则寒，状如疟，脐腹作痛或作声，温米饮化下，桂枝汤亦可。　八、产后中风，牙关紧急，半身不遂，失音不语，童便、酒各七分化下。　九、产后痢，未经月满，或误食物下，与血相攻击，前所积受湿，以此败血相攻，枣汤下。　十、产后大便秘结，口苦烦渴，非时不语，乃败血冲心，蔽其心孔，童便、酒各七分化下，薄荷汁亦可。　十一、产后遍身疼痛，百节开张，血乘虚流入肠中，停留不散，脐腹疼痛，米饮化下。　十二、产后崩中漏下不止，盖是伤酸物，状如鸡肝，脊背倦闷，煎糯米、秦艽汤化下，当归桂枝汤亦可。

十三、产后未经月满，血气不通，盖是月水未还，或食热面，壅结成块，喘嗽，四肢无力，多睡而汗出不止，月水不调，为骨蒸劳，便服此药，童便、酒各七分化下。　十四、产后吐逆不止，盖因败血停於脾胃，即发吐逆，胸膈虚胀，俗为反胃，温酒化下。　十五、产后鼻衄口干舌黑，盖因心脏热则舌黑鼻衄也，童便、酒各七分化下。　十六、产后赤白带下，煎秦艽汤下。　十七、产后气急，喉中猫声者，盖因败血冲心入喉中，万无一瘥矣。

十八、产后中风者，盖因未经七日劳重，则百日之中伤房事，中风初病之状，眼涩腰强筋急，角弓反张，牙关紧急，若此者皆自伤犯耳。　十九、产后面色黑及遍身生黑靥者，乃败血入皮肤，万无一瘥矣。

内灸散　治妇人产前产后，一切血疾，血崩虚惫，腹肋疠痛，气逆呕吐，冷血冷气凝积，块硬刺痛，泄下青白，或下五色，腹中虚鸣，气满坚胀，沥血腰疼，口吐青水，频产血衰，颜色青黄，劳伤劣弱，月经不调，下血堕胎，血迷血晕，血瘕时发疼痛，头目眩晕，恶血上心，闷绝昏迷，恶露不干，体虚多汗，手足逆冷，并宜服之。

藿香叶　肉桂去粗皮　熟干地黄洗，焙　丁香皮各一两半　甘草炙赤　山药　当归去芦，洗 白术 白芷各八两 藁本去芦，旸 干姜炮 川芎 黄芪去芦。各二两 木香一两 陈皮去白，四两 白芍药十两 茴香一两半

上锉散，每服三钱，水一大盏，入生姜五片，艾一团，同煎至七分，空心食前热服。为末，温酒调下亦得。如产后下血过多，加蒲黄煎服。恶露不快，加当归，红花煎服。水泻，加肉豆蔻末煎服。呕吐，加藿香，生姜煎。上热下冷，加荆芥煎。但是腹中虚冷，血气不和。并宜服。产后每日一服，则百病不生，丈夫虚冷，气刺心腹疼痛，尤宜服之。

〔**食忌**〕

一受孕之后，切宜忌不可食之物，非惟有感动胎气之戒，然于物理亦有厌忌者，设或不能禁忌，非特延月难产，亦能令儿破形母损，可不戒哉。

食鸡肉、糯米合食，令子生寸白虫。 食羊肝，令子多厄。 食鲤鱼鲙及鸡子，令儿成疳多疮。 食犬肉，令子无声音。 食兔肉，令子唇缺。 食鳖，令子项短及损胎。 食鸭子共桑椹同食，令子倒生心寒。 食螃蟹，令子横生。 食雀肉合豆酱，食之令子面生皯黯黑子。 食豆酱合藿香，食之堕胎。 食水浆绝产。 食雀肉，令子不耻多淫。 食山羊肉，令子多病。 食生姜，令子多指，生疮。 食蛤蟆、鳝鱼，令儿喑症。 食驴、骡、马肉，延月难产。

如此之类，无不验者，则知圣人胎教之法矣。

〔**药忌**〕

蚖蟹水蛭地胆虫，乌头附子配天雄，踯躅野葛蝼蛄类，乌喙侧子及虻虫，牛黄水银并巴豆，大戟蛇蜕及蜈蚣，牛膝藜芦并薏苡，金石锡粉及雌雄，牙硝芒硝牡丹桂，蜥蜴飞生及䗪虫，代赭蚱蝉胡粉麝，芫花薇衔草三棱，槐子牵牛并皂角，桃仁蛴螬和茅根，榄根硇砂与干漆，亭长波流菵草中，瞿麦蔄茹蟹爪甲，猬皮赤箭赤头红，马刀石蚕衣鱼等，半夏南星通草同，干姜蒜鸡及鸡子，驴肉兔肉不须供，切须妇人产前忌，此歌宜记在心胸。

〔**起居忌**〕

《便产须知》云：勿乱服药，勿过饮酒，勿妄针灸，勿向非常地便，勿举重登高涉险。心有大惊，犯之产难，子疾病。勿多睡卧，时时行步。体虚肾气不足，生子解颅，脑破不合，宜温补。脾胃不和，荣卫虚怯，子必羸瘦。自家及邻家修造动土，犯其胎气，令子破形殒命，刀犯者形必伤，泥犯者窍必塞，打击者色青黯，系缚者相拘挛。有此等验如影响，切宜避之。

逐月养胎法

北齐名医徐之才云：妊娠一月名始胚，饮食精熟，酸美受御，宜食大麦，毋食腥辛，是谓才正。 妊娠一月，足厥阴脉养，不可针灸其经。如大敦、行间、太冲、中封、五里、中都等穴是也。足厥阴内属于肝，肝主筋及血，一月之时，血行否涩，不为力事，寝必安静，无令恐畏。

妊娠一月，阴阳新合为胎，寒多为痛，热多卒惊，举重腰痛，腹满胞急，卒有所下，当预安之，宜服

乌雌鸡汤

乌雌鸡一只，治如食法 茯苓 阿胶各二两 吴茱萸一升 麦门冬五合，去心 人参 芍药 白术各三两 甘草 生姜各一两

上㕮咀，以水一斗二升，煮鸡取汁六升，去鸡下药，煎取三升，内酒三升并胶烊尽，取三升放温，每服一升，日三。

补胎汤 若曾伤一月胎者，当预服此。

细辛一两　防风二两　干地黄　白术各三两　生姜四两　吴茱英　大麦各五合　乌梅一升

上八味㕮咀，以水七升，煮取二升半，分三服，先食服。寒多者倍细辛、茱萸。热多渴者去之，加瓜蒌根二两。若有所思，去大麦，加柏子仁三合。一方有人参一两。

妊娠二月名始膏，无食辛臊，居必静处，男子勿劳，百节皆痛，是为胎始结。妊娠二月，足少阳脉养，不可针灸其经。如胆窍、丘墟、付阳、绝骨、外立、阳陵泉等穴是也。足少阳内属于胆，胆主精，二月之时，儿精成于胞里，当慎护惊动也。

妊娠二月，始阴阳踞经。有寒多坏不成，有热即萎悴，中风寒有所动摇，心满脐下悬急，腰背强痛，卒有所下，乍寒乍热。宜服

艾叶汤

艾叶　丹参　当归　麻黄各二两　人参　阿胶各三两　甘草一两　生姜六两　大枣十二枚

上九味，㕮咀，以酒三升，水一斗，煮减半，去滓内胶，煎取三升，分三服。一方用乌雌鸡一只，宿肥者，治如食法，割头取血，内三升酒中相和，次以水一斗二升，先煮取汁，去鸡内药，煎取三升，内血、酒并胶，煎取三升，分温三服。

黄连汤　若曾伤二月胎者，当预服此。

黄连　人参各一两　吴茱萸五合　生姜三两　生地黄五两。一方用阿胶

上五味㕮咀，以酢浆七升，煮取三升，分四服，日三夜一，十日一修合。若颇觉不安，加乌梅一升。加乌梅者不用浆，直用水耳。一方用当归半两。

妊娠三月名始胎，当此之时，未有定仪，见物而化。欲生男者，操弓矢。欲生女者，弄珠玑。欲子美好，数视璧玉。欲子贤良，端坐清虚。是谓外象而内感者也。妊娠三月，手心主脉养，不可针灸其经。如中冲、劳宫、大陵、内关、间使、郄门、曲泽等穴是也。手心主内属于心，无悲哀思虑惊动。

妊娠三月为定形，有寒大便青，有热小便难，不赤即黄，卒惊恐、忧愁、嗔怒，喜顿仆，动于经脉，腹满绕脐苦痛，或腰背卒有所下，宜服

雄鸡汤

雄鸡一只，治如食法　黄芩　白术　生姜各一两　麦门冬五合　芍药　大枣十二枚，擘　甘草　人参　茯苓　阿胶各二两

上为㕮咀，以水一斗三升，煮鸡减半，出鸡内药，煮取半，内清酒三升并胶，煎取三升，分三服，一日令尽，当温卧。一方用当归、芎各二两，不用黄芩、生姜。

茯神汤　曾伤三月胎者，当预服此方。

茯神　丹参　龙骨各一两　阿胶　当归　甘草　人参各二两　大枣二十一枚，擘　赤小豆二百粒

上九味㕮咀，以酢浆一斗，煮取三升，分四服，先食服，七日后服一剂。腰痛者加桑寄生二两。深师有薤白二两，麻子一升。

〔丹〕　一妇人但有孕至三个月左右必堕，其脉左手大而无力，重取则涩，知其血少也。以其妙年，只补中气，使血自荣。时初夏，教以浓煎白术汤下黄芩末一钱，与数十帖，得保全而生。因思之堕于内热而虚者，于理为多。曰热，曰虚，当分轻重。盖孕至三月，上属相火，所以易堕，不然何以黄芩，熟艾，阿胶，为安胎妙药也。

妇人经侯三月验法：川芎生末浓煎汤，空心下一匙，腹中微动者是有胎。

妊娠四月，始受水精以成血脉，食宜稻粳，羹宜鱼雁，是谓盛血气以通耳目，而行经络。

妊娠四月，手少阳脉养，不可针灸其经。如关冲、阳池、内关、三阳、天井、曲垣等穴是也。手少阳内输三焦，四月之时，儿六腑顺成，当静形体，和心志，节饮食。

妊娠四月，有寒，心下愠愠欲呕，胸膈满不欲食；有热，小便难，数数如淋状，脐下苦急；卒风寒，颈项强痛，寒热；或惊动身躯，腰背腹育，往来有时，胎上迫胸，心烦不得安，卒有所下。宜服

菊花汤

菊花鸡子大，一枚　麦门冬一升　大枣十二枚　人参一两半　甘草　当归各二两　麻黄　阿胶各三两　半夏四两　生姜五两

上十味㕮咀，以水八升，煮减半，内清酒三升并阿胶，煎取三升，分三服，温卧当汗，以粉粉之，护风寒四五日。一方用乌雌鸡一只，煮汁煎药。

调中汤　若曾伤四月胎者，当预服此。

白芍药　生姜各四两　厚朴　生李根白皮　枳实　白术　柴胡各三两　续断　芎䓖　甘草各一两　当归一两半　乌梅一升

上十二味㕮咀，以水一斗，煮取三升，分四服，日三夜一，八日后复服一剂。

妊娠五月，始受火精以成其气，卧必晏起，沐浴浣衣，深其居处，厚其衣服，朝吸天光，以避寒殃，其食稻麦，其羹牛羊，和以茱萸，调以五味，是谓养气以定五脏。

妊娠五月，足太阴脉养，不可针灸其经，如隐白、大都、公孙、商丘、三阴交、漏谷、阴陵泉等穴是也。足太阴内输于脾，五月之时，儿四肢皆成，无大饥，无甚饱，无食干燥，无自炙热，无大劳倦。

妊娠五月，有热，苦头眩，心乱呕吐；有寒，苦腹满痛，小便数；卒有恐怖，四肢疼痛，寒热，胎动无常处，腹痛，闷顿欲仆，卒有所下。宜服

阿胶汤

阿胶四两　人参一两　生姜六两　当归　芍药　甘草　黄芩各二两　旋覆花二合　吴茱萸七合　麦门冬一升

上十味㕮咀，以水九升，煮药减半，内清酒三升并胶，微火煎取三升半，分四服，日三夜一，先食服便愈，不瘥再服。一方，用乌雌鸡一只，割取咽，血内酒中，以水煮鸡汁煎药减半，内酒并胶，煎取三升半，分四服。

安中汤　曾伤五月胎者，当预服此。

黄芩一两　当归　芎䓖　干地黄　人参各二两　甘草　芍药各三两　生姜六两　麦门冬一升　五味子　大麻仁各五合　大枣三十五枚

上十二味㕮咀，以水七升，清酒五升，煮取三升半，分四服，日三夜一，七日复服一剂。

安胎当归汤　若妊娠五月，举动惊愕，胎不安，小腹痛引腰胳，小便下血。

当归　阿胶炒　川芎　人参各一两　大枣十二枚　艾叶一把

上以酒水各三升，煮至三升，内胶令烊，分三服。一方有甘草，无参、枣。

妊娠六月，始受金精以成其筋，身欲微劳，无得静处，出游于野，数观走犬，及视走马，食宜鸷鸟猛兽之肉，是谓变腠理，纫筋以养其力，以坚背膂。

妊娠六月，足阳明脉养，不可针灸其经。如厉兑、丰隆、阴市、上下廉、三里

等穴是也。足阳明内属于胃，主其口目，六月之时，儿口目皆成，调五味，食甘美，无太饱。

妊娠六月，卒有所动，不安，寒热往来，腹内胀满，身体肿，惊怖，忽有所下，腹痛如欲产，手足烦疼。宜服

麦门冬汤

麦门冬一升　人参　甘草　黄芩各二两　干地黄三两　阿胶四两　生姜六两　大枣十五枚

上八味，以水七升，煮减半，内清酒二升并胶，煎取三升，分三服，中间进糜粥。一方用乌雌鸡一只，煮汁煎药。

柴胡汤　若曾伤六月胎者，当预服此方。

柴胡四两　茯蓉一两　白术　芍药一作紫葳　甘草　麦门冬　芎䓖各二两　生姜六两　干地黄五两　大枣三十枚

上㕮咀，以水一斗，煮取三升，分四服，日三夜一，中间进糜粥，勿食生冷及坚硬之物，七日更服一剂。一方有黄芩二两。

旋覆花汤　《集验》疗妊娠六七月，胎不安常处。亦治阻病。

旋覆花一两　厚朴制　白术　枳壳　黄芩炒　茯苓各三两　半夏炒，一方无　芍药　生姜各二两

上以水一斗，煮取二升半，分五服，先食服，日三夜二。忌羊肉、饧、醋、桃、李、雀肉。

妊娠七月，始受木精以成其骨，劳身摇肢，无使定止，动作屈伸，以运血气，居处必燥，饮食避寒，常食稻粳，以密腠理，是谓养骨而坚齿。

妊娠七月，手太阴脉养，不可针灸其经。如少商、鱼际、列缺、尺泽、天府等穴是也。手太阴内属于肺，主皮毛，七月之时，儿皮毛已成，无大言，无号哭，无薄衣，无洗浴，无寒饮。

妊娠七月，忽惊恐摇动，腹痛卒有所下，手足厥冷，脉若伤寒，烦热腹满短气，常苦颈项及腰背强。**葱白汤**主之。

葱白长三四寸，十四茎　半夏　麦门冬各一升　旋覆花二合　黄芩一两　人参一两半　甘草　当归　黄芪各三两　阿胶四两　生姜八两

上十一味㕮咀，以水二升，煮减半，内清酒三升及胶，煎取四升，每服一升，日三夜一。温卧，当汗出。若不出者，加麻黄二两，煮服如前法。若秋后勿强责汗。一方以黄雌鸡一只，割咽取血内酒中，煮鸡取汁以煎药。

杏仁汤　若曾伤七月胎者，当预服此。

杏仁　甘草各二两　紫菀一两　钟乳　干姜各三两　麦门冬　吴茱萸一升　粳米五合　五味子三合

上九味㕮咀，以水八升，煮取三升半，分四服，日三夜一，中间进食，七日服一剂。一方用白鸡一只，煮汁煎药。

妊娠八月，始受土精以成肤革，和心静息，无使气极，是谓密腠理而光泽颜色。

妊娠八月，手阳明脉养，不可针灸其经。如商阳、二间、合谷、上下廉、三里、曲池、肩井、肩髃等穴是也。手阳明内属于大肠，主九窍，八月之时，儿九窍皆成，无食燥物，无辄失食，无忍大起。

妊娠八月，中风寒，有所犯触，身体尽痛，乍寒乍热，胎动不安，常苦头眩痛，绕脐下寒，时时小便白如米汁，或青或黄，或使寒栗，腰背苦冷而痛，目䀮䀮。**芍药汤**主之。

芍药　生姜各四两　厚朴二两　甘草　当归　白术　人参各三两　薤白切，一升

上八味㕮咀，以水五升，清酒四升，

合煮取三升，分三服，日再夜一。一方用乌雌鸡煮汁以煎药。

葵子汤　若曾伤八月胎者，当预服此。

葵子二升　甘草　厚朴各二两　白术　柴胡各三两　芍药四两　生姜六两　大枣二十枚

上八味㕮咀，以水九升，煮取三升，分三服，日三，凡十日一剂。一方用乌雌鸡一只，煮汁煎药。

丹溪缩胎丸　八九个月用之。

黄芩夏一两、秋七钱、冬半两，酒炒　白术二两　陈皮三两，去白　茯苓七钱半

上为末，粥丸桐子大。

妊娠九月，始受石精以成皮毛，六腑百节，莫不毕备，饮醴食甘，缓带自持而待之，是谓养毛发，致才力。

妊娠九月，足少阴脉养，不可针灸其经。如涌泉、然谷、太谿、交信、筑宾、伏溜等穴是也。足少阴内属于肾，肾主续缕，九月之时，儿脉续缕皆成，无处湿冷，无著炙衣。

妊娠九月，若卒得下痢，腹满悬急，胎上冲心，腰背痛不可转侧，短气。宜服**半夏汤**

半夏　麦门冬　吴茱萸　当归　阿胶各三两　干姜一两　大枣十二枚

上七味㕮咀，以水九升，煮取三升，去滓内白蜜八合，微火上温，服四服，痢即止。一方用乌雌鸡一只，煮汁煎药。

猪肾汤　若曾伤九月胎者，当预服此。

猪肾一具　茯苓　桑寄生　干姜　干地黄　芎䓖各三两　白术四两　附子中者，一枚　大豆三合　麦门冬一升

上㕮咀，以水一斗，煮肾令熟，去肾内诸药，煎取三升半，分四服，日三夜一，十日更一剂。

丹溪缩胎丸　九个月用之。

黄芩一两，宜热药，不宜凉药，怯人减半　枳壳炒，七钱半　滑石七钱半，临月十日前，小便多时，加此一味　白术一两

上为末，粥丸如桐子大，每服三十丸，空心热汤下。

妊娠十月，五脏俱备，六腑齐通，纳天地气于丹田，故使关节人神皆备，但俟时而生。

妊娠一月始胚，二月始膏，三月始胞，四月形体成，五月能动，六月筋骨立，七月毛发生，八月脏腑具，九月谷气入胃，十月诸神备，日满即产矣。宜服滑胎药，入月即服。

滑胎枳壳散　瘦胎易生。湖阳公主每产累日不下，南山道士进此方。

商州枳壳二两　粉草一两

上为细末，百沸汤点二钱服，空心，日三服。凡怀孕七八个月已上服之，令儿易生，初生胎小微黑，百日已后，渐渐变白。此虽孙真人滑胎易产方，然抑阳降气，为众方之冠，此方分两出《必用方》以此为正。　一方枳壳六两，甘草一两。故加枳壳，减甘草，盖未产人甘草性寒故，而未产前一月，日可三服，忌登高厕。　一方有糯米半升，淘洗控干，同炒为末，米饮或白汤调下一二钱。　温隐居加当归、木香各等分。

张氏方　治妊娠胎肥壅隘，动止艰辛，临月服之，缩胎易产。兼治肠中诸疾，下气宽膈。

枳壳五两　甘草一两半　香附子三两，炒去毛

为末，姜煎汤点亦可。如丈夫妇人冷气攻刺，胁肋疼痛者，用葱白三寸同煎服。妇人脾寒，血气成块作痛，热酒调

服。大小便不通，白牵牛[1]末煎汤调服。《选奇方》香附子，枳壳各二两，甘草半两。

内补丸　治妊妇冲任脉虚，补血安胎。

熟地黄二两　当归微炒，一两

上为细末，炼蜜和丸如梧子大，温酒下三四十丸。

许学士云：大率妇人妊娠，唯在抑阳助阴。《素问》云：阴搏阳别，谓之有子。盖关前为阳，关后为阴，尺中之脉，按之搏手不绝者，妊身也。妇人平居，阳气微盛无害，及其妊子，则方闭经隧以养胎，若阳气盛，搏之则经脉妄行，胎乃不固，《素问》所谓阴虚阳搏，谓之崩也。抑阳助阴之方甚多，然胎前药唯恶群队，若阴阳交错，别生他病，唯是枳壳散所以抑阳，四物汤所以助阴故尔。然枳壳散差寒，若单服之恐有胎寒腹痛之疾，以内补丸佐之，则阳不致强，阴不致弱，阴阳调停，有益胎嗣，此前人未尝论及也。

易产滑胎散　其药性滑利小便。

以车前子为末酒调服方寸匕，不能饮者水调。

《诗》云：采采芣苡，能令妇人乐有子矣。陆机注云：治妇人产难故也。

神寝丸　瘦胎滑利易产，临入月服之，极有神效。知蕲州施少卿方，蕲州徐太丞传。

通明乳香别研、半两　枳壳一两

上为细末，炼蜜丸如梧子大，空心温酒吞下三十丸。怀孕九月已后方可服。《崔氏方》名寤生丸，乳香只二钱半，酒糊丸。

榆白皮散　治妊娠滑胎易生。

榆白皮　甘草各二两　葵子一两

上为粗末，每服二钱，水一盏，煎至七分，去滓温服。一方无榆皮，名葵子散。

主孕九个月，将产消息。

猪肚一具全　如法用葱五味煮熟食，食如不尽，更食，以尽为度。不得与别人食，无效。

保气饮　安胎宽气、进食，瘦胎易产。设或居处失宜，偶然顿仆，胎动胎痛，漏胎下血，兼服佛手散、见胎产大法。神寝丸、枳壳散。并见上。此三方，入月内大宜常服。

香附子四两　山药二两　缩砂仁一两　粉草一两二钱半　益智仁　紫苏叶各半两　木香四钱

上为细末，以白汤点服二钱。

无忧散　治妊娠身居富贵，口厌肥甘，忧喜不常，食物不节，既饱便卧，致令胞胎肥厚，根蒂坚牢，行动艰难，因致临产难生，入月可服无忧散，则易生矣。

当归　川芎　白芍药　枳壳　乳香各三钱　木香　甘草　血馀即髪灰，以豮猪心血和之。各一钱半

上为末，每服二钱，水煎，日进两服。

丹溪云：世之难产者，往往见于郁闷安佚之人，富贵豢养之家，若贫贱辛苦者未有也。古方书止有瘦胎饮一论，而其方为湖阳公主作也，实非极至之言，何者？见其有用此方者，其难自若。予表妹苦于难产，后遇胎孕，则触而去之，予甚悯焉。视其形，惟勤于针指，构思旬日，忽自悟曰：此正与湖阳公主相反。彼奉养之人，其气必实，耗其气使平和故易产。今形肥知其气虚，久坐知其不运，必气愈弱，儿在胞胎，因母气不能自运耳，当补其母之气，则儿健易产矣。令其有孕至五六个月来告，遂于《大全》方紫苏饮加补气药与数十帖，因得男而甚快，后遂以此

---

[1] 牛：原脱，据修教堂本补。

方随母形色性禀，参时令加减与之，无不应者，因名其方曰达生散。

缩胎饮即达生散。

大腹皮三钱　人参　陈皮　紫苏茎叶各五分　白芍　白术　归身尾各一钱　甘草二钱，炙　黄杨树脑七个　或加枳壳　缩砂　青葱五叶

上作一帖，吞下益母丸，临月得二十服易生，产后无病。

按：丹溪云难产死胎，此血气滞病也。盖此方补中行滞。春加川芎。气虚倍参、术。气实倍香附、陈皮。血虚加当归、地黄。形实倍紫苏。性急加黄连。热急加黄芩。湿痰加滑石、半夏。食积加山楂。食后易饥加黄杨脑。腹痛加木香、官桂、黄芩。冬不用芩。

黑神丸一名催生丸，一名益母丸。用益母草研末粥丸，治妇人临月，一日三次服之，用缩砂饮送下，能催生易产。产后服，能生新血，去旧血，只以白汤送下。虚者煎白术、人参、陈皮汤送下。

恶　阻

痰逆不食

恶阻谓呕吐恶心，头眩恶食择食是也。

〔**千金**〕　凡妇人虚羸，血气不足，肾气又弱，或当风饮冷太过，心下有痰水者，欲有胎而喜病阻，所谓欲有胎者，其人月水尚来，颜色肌肤如常，但苦沉重愦闷，不欲食饮，又不知其患所在，脉理顺时平和，则是欲有娠也。如此经二月日后，便觉不通，则结胎也。阻病者，患心中愦愦，头重眼眩，四肢沉重，懈惰不欲执作，恶闻食气，欲啖咸酸果实，多卧少起，世谓恶食，其至三四月日已上，皆大剧吐逆，不能自胜举也。此由经血既闭，水渍于脏，脏气不宣通，故心烦愦闷，气逆而呕吐也。血脉不通，经络否涩，则四肢沉重，挟风则头目眩也。觉如此候者，便宜服半夏茯苓汤数剂，后将茯苓丸痰水消除，便欲食也。既得食力，体强气壮，力足养胎，母便健矣。

〔**大全**〕　妊娠禀受怯弱，便有阻病，其状颜色如故，脉息和顺，但觉肢体沉重，头目昏眩，择食，恶闻食气，好食咸酸，甚者或作寒热，心中愦闷，呕吐痰水，恍忽不能支持，巢氏谓之恶阻，但证有轻重耳。轻者不服药亦不妨，重者须以药疗之。《千金方》以半夏茯苓汤、茯苓丸专治阻病，然此二药比来少有服者，以半夏有动胎之性，盖胎初结，虑其易散，此不可不谨也。张仲景《伤寒论》有用黄龙汤者，小柴胡汤中去半夏是也。此盖为妊娠而设焉。王子亨则有白术散，《局方》则人参丁香散，杨振则有人参橘皮汤，齐士明则有醒脾饮，皆不用半夏，用之多效。李茂翁云：若左脉弱而呕，服诸药不止者，当服理血归原药则愈。经云：无阴则呕是也。

〔**薛**〕　前证若中脘停痰，用二陈汤加枳壳。若饮食停滞，用六君子加枳壳。若脾胃虚弱，用异功散。若胃气不足，用人参橘皮汤，兼气恼加枳壳，胸胁痞闷，再加苏梗，胁痛再加柴胡。若饮食少思，用六君子加紫苏、枳壳。头晕体倦，用六君子汤。若脾胃虚弱，呕吐不食，用半夏茯苓汤。盖半夏乃健脾气化痰滞之主药也。脾胃虚弱而呕吐，或痰涎壅滞，饮食少思，胎不安，必用茯苓半夏汤倍加白术。然半夏、白术、茯苓、陈皮、砂仁，善能安胎气健脾胃，予尝用之验矣。痰逆不食证，因食停滞，用半夏茯苓汤加枳壳，兼气恼更加柴胡。因痰壅滞，用半夏茯苓汤加白术。因风寒外伤，用参苏饮。饮食腹胀，用香砂六君子汤。寒热呕吐，

人参养胃汤。　一妊娠呕吐恶食，体倦嗜卧，此胃气虚而恶阻也，用人参橘皮汤，二剂渐愈；又用六君加紫苏，二剂而安。一妊娠吞酸恶心，时欲作呕，此因脾胃虚而饮食停滞，用六君加枳壳、香附，治之而愈。　一妊妇停食腹满，呕吐吞酸，作泻不食，余以为饮食停滞，兼肝木伤脾土，用六君子汤以健脾胃，加苍术、厚朴以消饮食，吴茱萸所制黄连以清肝火，诸证悉愈。又以六君加砂仁调理，而脾土乃安。　一妊妇呕吐胁胀，或寒热往来，面色青黄，此木旺而克脾土，用六君子加柴胡、桔梗、枳壳而安。　一妊妇呕吐酸水，胸满不食，此脾土虚而肝木所侮，用六君子加芍药而愈。　一妊妇胸腹膨胀，吐痰不食，此脾胃虚而饮食为痰，用半夏茯苓汤渐愈，又用六君子加枳壳、苏梗、桔梗而饮食如常。后因恚怒，胁胀不食，吐痰恶心，用半夏茯苓汤加柴胡、山栀而愈。

汪石山治一妇形质瘦小，面色近紫，产后年馀，经水不通，首夏忽病呕吐，手指麻痹，拳不能伸展，声音哑小，哕不出声，医皆视为风病危之。汪诊脉皆细微近滑，曰：此妊娠恶阻病也。众谓经水不通，安有妊理？汪曰：天下之事，有常有变，此乃事之变也。脉虽细微，似近于滑，又尺按不绝，乃妊娠也。遂以四君子加二陈治之，诸证俱减，尚畏粥汤，惟食干糕香燥之物，而有生意。

给事游让溪夫人，病新愈月馀，经事不行，呕哕眩晕，饮食艰进，医以为二阳之病发心脾，女子不月，法在不治。江瓘诊之，尺脉虽小，按之滑而不绝，此妊而恶阻，非凶候也。六君加砂仁，数服而安，后产一女。

〔金匮〕　妇人得平脉，阴脉小弱，其人渴不能食，无寒热，名妊娠，桂枝汤主之。于法六十日当有此证，设有医治逆者，却一月加吐下者，则绝之。　楼全善曰：绝之者，谓绝止医治，候其自安也。予尝治一二妇阻病吐，愈治愈逆，因思仲景绝之之旨，遂停药月馀自安。真大哉！圣贤之言也。

《万全方》云：凡妊娠恶食者，以所思食任意食之必愈。

仲景云：妊娠呕吐不止，干姜人参半夏丸主之。

干姜人参半夏丸

干姜　人参各一两　半夏汤洗去滑，二两

上三味末之，以生姜汁糊为丸，如梧子大，饮服十丸，日三服。

半夏茯苓汤　治妊娠恶阻，呕吐心烦，头目眩晕，恶闻食气，好食酸咸，多卧少起，百节烦疼，羸瘦有痰，胎孕不牢。

半夏洗，一两二钱半　赤茯苓　熟地黄各七钱半　橘红　旋覆花《千金方》无旋覆，有细辛、紫苏　人参　芍药　川芎　桔梗　甘草各半两

上㕮咀，每服五钱，姜七片，水煎空心服，兼服茯苓丸。若有客热，烦渴口疮，去橘红、细辛，加前胡、知母七钱半。若腹冷下痢，去地黄加炒桂心半两。若胃中虚热，大便秘，小便赤涩，加大黄七钱半，去地黄，加黄芩二钱五分。

茯苓丸　治妊娠阻病，心中烦闷，吐痰眩晕，先服半夏茯苓汤二剂，后服此药。

赤茯苓　人参　桂心　干姜　半夏汤泡七次，炒黄　橘皮各一两　白术　葛根　甘草　枳壳各二两

上为细末，炼蜜丸如桐子大，每服五拾丸，米饮下，日三服。一方加麦门冬。《肘后》加五味子。

疗妊娠心胸支满，痰逆不思饮食。

赤茯苓 前胡 白术 紫苏叶各一两 半夏 麦门冬 人参 大腹皮各半两

上为粗末，每服四钱，水一盏，姜五片，煎至七分，去滓温服。一方无腹皮、人参、有大腹子槟榔。

疗妊娠心膈气滞，呕吐不下，饮水，心神虚烦，四肢少力。

枇杷叶 半夏 麦门冬 人参 甘草半两 诃子肉 藿香各一两 赤茯苓 枳壳 陈皮各七钱半

上㕮咀，每服三钱，水一盏，姜三片，枣一枚，煎至七分，去滓温服。一方无诃子及枣。

《集验》疗妇人妊娠恶阻，呕吐不下食。

青竹茹 橘皮各三两 生姜 茯苓各四两 半夏五两

上细切，以水六升，煮取二升半，去滓分三服，不差频服。忌羊肉、饧、鲊等物。

旋覆半夏汤 治妊娠恶阻，吐逆酸水，恶闻食气，多卧少起。

旋覆花去枝萼 川芎 细辛去土 人参 甘草炙。各七分 当归去芦 半夏汤泡 赤茯苓去皮 干生姜 陈皮去白。各一钱五分

上作一服，水二盅，姜五片，煎至一盅，不拘时服。

旋覆花汤 治妊娠六七个月，胎不安，呕吐。

旋覆花五分 厚朴 白术 枳壳 黄芩 茯苓各一钱五分 半夏 芍药 生姜各一钱

上作一服，水二盅，煎至一盅，食前服。

上诸方并用半夏，盖取其辛以散结气，泻逆气，故呕恶自止，非专为痰设也。 楼全善曰：《大全》方论半夏动胎而不用，仲景方乃用之。予治妊娠阻病累用半夏，未尝动胎也。经云：有故无殒是也。

白术散 治恶阻吐清水，甚者害十馀日水浆不入。

白术一两 人参半两 丁香二钱半 甘草一钱

上为细末，每服二钱，水一盏，姜五片，煎至七分，温服。

人参丁香散二方。 治妊娠恶阻，胃寒呕逆，翻胃吐食，及心腹刺痛。

人参 丁香 藿香叶各二钱半

上为散，每服三钱，水一盏，煎七分，去滓温服，无时。

又方

人参 丁香 柿蒂各二两 甘草 良姜各半两

上为细末，每服二钱，热汤点下，无时。

醒脾饮子 治妊妇阻病，呕逆不食，甚者中满，口中无味，或作寒热。此出《王氏博济方》。

草豆蔻以湿纸裹，灰火中煨令纸干，取出去皮用 厚朴姜制。各半两 干姜一两 甘草一两二钱半

上为细末，每服二大钱，水一大盏，枣二枚，生姜三片，煎至八分，去滓呷服。 病轻者只一二服，便能食。旧有橘红二两，治寒热疟痢不食，后人去橘皮以干生姜代。干姜治老人气虚，大便秘，少津液引饮有奇效。产科医官齐士明依旧用干姜去橘皮，亦名醒脾饮子，治阻病极神验。

上诸方与前茯苓丸并用，丁香、干姜，惟中寒脉迟者宜之。

人参橘皮汤 治阻病呕吐痰水。

人参 橘皮 白术 麦门冬去心。各一两 甘草三钱 厚朴制 白茯苓各五钱

为粗末，每四钱加淡竹茹弹子大，姜

三片，水同煎。

治妊娠呕吐不食，兼吐痰水。

生芦根七分 橘红四分 生姜六分 槟榔二分 枇杷叶三分

上切，水二盏，煎七分，空心热服

治妊娠恶食，心中烦愦，热闷呕吐。

青竹茹 麦门冬各三两 前胡二两 橘皮一两 芦根一握 如体热，四肢烦热者，加地骨皮一握

上切细，以水一大升，煮半升，去渣，分二服，食前。

上诸方内用门冬、竹茹、芦根，皆气凉而性和，有热无寒者通用之平剂也。

治妊娠恶食《（古今录验方）》

人参四两 厚朴 生姜 枳壳 甘草各二两

水六升，煮取三升，分三服。

归原散 治妊娠恶阻，呕吐不止，头痛，全不入食，服诸药无效者，用此药理血归原则愈。

人参 甘草 川芎 当归 芍药 丁香各半两 白茯苓 白术 陈皮各一两五钱 桔梗炒 枳壳去瓤炒。各二钱半 半夏汤洗七次，切、炒黄、一两

上㕮咀，每服三钱，生姜五片，枣一枚，水同煎。

安胎饮 治怀胎三月、四月至九个月，日呕吐痰水，心中愦闷，头重目眩，恶闻食气，或胎动不安，腰腹疼痛，或时下血，及妊娠一切疾病，并皆治之。

甘草 茯苓 当归 熟地黄 川芎 白术 黄芪 白芍药 半夏汤泡七次，切，炒 阿胶切，粉炒 地榆各等分

上㕮咀，每服三钱，生姜四片，水煎温服，无时候。一方无半夏，地榆，有人参、桑寄生。一方无芪、术、半夏、地榆，有艾叶，只是胶艾汤加白茯苓。

小地黄丸 治妊娠恶心，呕吐清水，腹疼不食。

人参去芦 干姜炮。各等分

上为细末，以生地黄汁和为丸，如桐子大。每服五十丸，食前米饮送下。

上方并理血之剂。李茂翁所谓左脉弱而呕，服诸药不止者，服理血归原药则愈，即此类是也。

保生汤 治妇人经候不行，身无病而似病，脉滑大而六脉俱匀，乃是孕妇之脉也。精神如故，恶闻食臭，或但嗜一物，或大吐，或时吐清水，此名恶阻。切勿作寒病治之，宜服此药。如觉恶心呕吐，加丁香、生姜煎服。温隐居方

人参 甘草各二钱半 白术 香附子 乌药 橘红各半两

上㕮咀，每服三大钱，水一盏半，姜五片，煎至七分，去滓温服，无时。或作末子调服。

白术散 治妊娠胎气不和，饮食少进。

白术炒 紫苏各一钱 人参二钱 青皮去白 诃子肉 川芎各八分 甘草炙，半钱

上作一服，水二盅，姜三片，煎至一盅，不拘时服。

二香散 治妊娠胎动不安，气不升降，饮食不美，呕吐酸水，起坐觉重。

香附子一两 藿香叶 甘草各三钱

上为细末，每服二钱，不拘时，沸汤调下。

《补遗》予尝给妊妇恶阻，呕吐不食，头晕不敢行步，以苦柚皮浓煎汤，饮数盏而愈、吐甚者，加姜汁。

又方 缩砂仁末，每二钱，姜汤调下，或米饮调。

上方并理气之剂。气虚者首二方为宜；气不顺者，第三方为宜。

〔楼〕 一妇人孕三月，吐痰水并饮食，每日寅卯时作，作时觉少腹有气冲

上，然后膈满而吐，面赤微躁，头眩卧不起床，四肢疼，微渴，此肝火挟冲脉之火冲上也。一日甚，一日轻，脉和右寸洪大，百药不效，将二月。予男病，偶用沉香磨水，化抱龙丸一服，膈宽气不上冲，二三服吐止，眩减，食进而安。又应氏妇嘈杂吐食，脉壅，心下满塞，气攻背，两肘皆痛，要人不住手以热物摩熨，得吐稍疏，脉洪大，处此方。

黄连一钱　黄芩二钱半。各炒　白术　半夏各一钱　甘草炙　缩砂各五分　陈皮　当归　山栀　枳壳炒　香附　人参　苍术各一钱　茯苓一钱半　生姜七片

服二帖后，嘈杂、吐止，心满塞退，但于夜间背肘痛，用摩熨，遂与抱龙丸化服，其疾如失

〔丹〕一妇人年近三十，怀孕两月，病呕吐头眩，自觉不可禁持。以人参、白术、川芎、陈皮、茯苓等药，服五七日，愈觉沉重。召予脉之，两手弦，左为甚，而且弱。予曰：此是恶阻病，必怒气所激，问之果然。肝气既逆，又挟胎气，参、术之补，大非所宜。教以时用茯苓汤下抑青丸二十四粒，五帖，自觉稍安，诊其脉略有数状，自言口干苦，稍食粥则口酸。予意其为膈间滞气未尽行，教全以川芎、陈皮、山栀、茯苓、生姜煎汤，下抑青丸十五粒，十馀帖，馀证皆平，但食及常时之半，食后觉口酸，不食觉易饥。予谓肝热未平，则以白汤下抑青丸二十粒，二十日而安。予又脉之，见其两手脉虽和平，而左手弱甚，此胎必堕，此时肝气既平，参、术可用矣。遂用始初参、术等药补之，预防堕胎以后之虚，服之一月胎自堕，却得平稳无事。抑青丸，一味黄连为丸是也。

胎动不安

〔大全〕妊娠胎动不安者，由冲任经虚，受胎不实者。亦有饮酒房室过度，损动不安者。有误击触而胎动者。有喜怒气宇不舒，伤于心肝，触动血脉者。有信医宜服暖补，反为药所害者。有因母病而胎动者，但治母病，其胎自安。有胎不坚固，动及母疾，但当安胎，其母自愈。当以母形色察之，若面赤舌青，儿死母活。面青舌赤，口中沫出，母死子活。若唇口青，两边沫出者，子母俱死。

〔薛〕前证胎气郁滞者，用紫苏饮。脾气虚弱者，六君子汤加苏、枳。郁结伤脾者，归脾汤加柴、栀。郁怒伤肝脾者，四七汤加芎、归。怒动肝火者，加味小柴胡汤。若胎已死、急用平胃散加朴硝腐化之。

永固孕汤

地黄　川芎　黄芩各五分　归身尾　人参　白芍药　陈皮各一钱　白术一钱半　甘草三钱　黄柏少许　桑上羊食藤圆者七叶　糯米十四粒

上㕮咀，水煎服。

〔金匮〕妇人妊娠，宜常服当归散主之。

当归散

当归　黄芩　芍药　芎䓖各四两。白术半斤

上五味杵为散，酒饮服方寸匕，日再服。妊娠常服，即易产，胎无苦疾。产后百病悉主之。

妊娠养胎，白术散主之。

白术散

白术　芎䓖各一两　蜀椒七钱半，去汗　牡蛎半两

上四味，杵为散，酒服一钱匕，日三服，夜一服。但苦痛，加芍药。心下毒

痛，倍加芎䓖。心烦痛，吐不能饮食，加细辛一两，半夏大者二十枚服之，后更以醋浆水服之。若呕，以醋浆水服之，复不解者，小麦汁饮之，已后渴者，大麦粥服之。病虽愈，服之勿置。

《集验方》疗妊娠二三月，上至八九月，胎动不安，腹痛已有所见方。

艾叶　阿胶　当归　川芎各三两　甘草一两

上细切，以水八升，煮取三升，去滓，内胶令烊，分三服，日三。《千金》、文仲、《备急》同。

四物汤加熟艾、阿胶、茯苓，治一切胎动不安。

安胎当归汤　治妊娠五月，举动惊愕，胎动不安，下。在小腹，痛引腰胁，小便疼，下血。见前逐月养胎。

阿胶散二方。　治妊娠或因顿仆，胎动不安，腰痛腹满，或有所下，或胎上抢心。

熟地黄二两　白芍药　艾叶　当归　甘草　阿胶　黄芪各一两　一方有川芎

上㕮咀，每服半两，姜三片，枣一枚，水同煎。

又方　治妊娠胎动不安，心神虚烦，腹内痛。

阿胶杵碎，炒黄燥　人参　川芎已上各一两　白茯苓　麦门冬去心　柴胡去苗。已上各七钱半　甘草炙　当归锉炒　黄芩各半两

上件为末，每服四钱，以水一中盏，生姜半分，枣三枚，同煎六分，去滓热服。

立效散　治妇人胎动不安，如重物所坠，冷如冰。

川芎　当归各等分

上为粗末，秤三钱，水煎食前温服。

《产宝》治妊娠无故胎动不安，腹内绞痛，烦闷。

当归　桑寄生各一两　川芎七钱半　豉八合　阿胶五钱　葱十四茎

上以水二升，煮取八合，下胶烊，温分二服，空心服。一方无豉，用银器煎。

《集验》无寄生、豉，有续断七钱半，银多少先煎，后入药。

《养生必用》治胎动方　《救急》疗胎动去血，腰腹痛。

阿胶　川芎　当归　青竹茹各二钱

上以水十盏，内银一斤，煮至五盏，去银入上件药三味，煮至二盏半，去滓，入胶再煎胶烊，分温三服，空心自早至暮尽，未效再作。

寄生汤　治胎气常不安，及五个月以后胎不安。

桑寄生洗锉　秦艽　阿胶各半两　糯米粉半两

上以新汲水三升，先下寄生、秦艽二味，煮至二升，去滓，次入阿胶、糯米再煮，约一升止，分三服，空心，食前，日午服之。忌酒、醋三五日。妊娠胎气至五月已后常不安者，服之必效。顷见妊妇好饮酒、食咸酸五辛，胎必动，不可不知。

黄芪汤　治胎动不安，腹痛下黄汁。

糯米一合　黄芪　川芎各一两

上细䏑，水二大盏，煎至一盏三分，温服。

顺气饮子　产前服之安胎

紫苏叶　木香炮　人参　草豆蔻　茯苓各一两　甘草一两　大腹子一两，如气弱者不用

上㕮咀，每服三钱，水一盏，苎根三寸，糯米少许，煎至七分，去滓温服。

安胎寄生汤文仲　疗血流下方。

桑寄生　白术各一两二钱半　茯苓一两　甘草二两半

上切，以水五升，煮取二升半，分三服。若人壮者，可加芍药二两，足水二

升。若胎不安腹痛，端然有所见，加干姜一两即安。忌海藻、菘菜、酢物、桃、李、雀肉等。

秦艽汤《指迷》　治胎动不安。

秦艽　阿胶炒　艾叶

上等分为粗末，每服五钱，水二盏，糯米百粒，煎至一盏，去滓温服。

小品止痛汤　疗妊娠重下，痛引腰背，安胎。

当归　阿胶炙　干地黄　黄连　芍药各一两　鸡子一枚　秫米一升

上七味，以水七升，搅鸡子令相得，煮秫米令如蟹目沸，去滓内诸药，煮取三升，分四服。忌芜荑。《经心录》同。

黄芩汤　治妇人胎孕不安。

黄芩　白术各半两　当归二钱

上作一服，水二盅，煎至一盅，不拘时服。

钩藤汤　治妊娠八九月，胎动不安，心腹疞痛，面目青冷，汗出气欲绝。此由劳动用力伤胎宫，宜急治之。

钩藤钩　当归　茯神　人参各一两　苦梗一两半　桑寄生半两

上为粗末，每服五大钱，水二盏，煎至一盏，去滓，温服无时候。忌猪肉、菘菜。若烦热，加石膏二两半。临产月加桂心一两。

《删繁》疗妇人怀妊，胎动不安。**葱豉安胎汤**

香豉一升，熬　葱白一升　阿胶二两，炙

先以水三升，煮葱豉取一升，去滓入胶，再煎令烊服。一日一夜可服三四剂。《经心录》同。

始妊娠胎动不安，护胎法。

鲤鱼二斤　粳米一升　葱一握　豉　姜

上作臛食之，每月一度。

安胎织罩散

白药子一两　白芷半两

上为细末，每服二钱，煎紫苏汤调下。或胎热心烦闷，入砂糖少许煎。

银苎酒　治妊娠胎动欲堕，腹痛不可忍方。

苎根二两，锉　银五两　清酒一盏

上以水二大盏，煎至一大盏，去滓分温二服。

治胎动不安。

用好银煮取水，着葱油作羹食之佳。

又方　川芎二两　葱白一升

上以水七升，煮取二升半，分温三服。

疗妊娠后不转动方

阿胶炙，一两　桑寄生半两

上为末，以酒一升，煮五沸，下生鸡卵一枚酒中，分温二服，空心食前。《小品方》无寄生，有艾叶，只用水煎。

《肘后》治胎动不安。取苎根如足大指者一尺，㕮咀，以水五升，煮取三升，去滓服。一方有生姜五片。丹溪云：苎根大能补阴，而行滞血。

缩砂散　治胎动不安，堕在须臾者，神效。方见毒物伤胎。

又方　川芎二两　葱白五两　水三碗，煮二碗半，分三服。

治妊娠因失所动困绝方　取竹沥饮一升，立愈。

鲤鱼臛方　治妊娠胎动不安，心腹刺痛。

鲤鱼一斤，修事净，细切　阿胶一两，杵碎，炒黄燥　糯米二合

上件以水二升，入鱼、胶、米煮令熟，入葱白、生姜、橘皮、盐少许，更煮五七沸，食前吃。如有所伤，且吃五七日效。

治妊娠胎动，烦闷不安甚方

取生地黄杵绞汁，每服一小盏，煎令沸，入鸡子白一枚，搅令匀，顿服。

治妊娠胎动，昼夜叫呼，口噤唇搴，及下重痢不息方。

艾叶五两

上以好酒五升，同煮取四升，去滓更煎取一升服。口闭者开口灌之，药下即瘥。

胎上逼心

即子悬

〔薛〕　胎上逼心之证，若气逆胎上，用紫苏饮。饮食不甘，兼以四君子。若内热晡热，兼以逍遥散。若胃火所致，用四君、黄芩、枳壳、柴、栀。若脾郁所致，用归脾汤加柴、栀、枳壳。　一妊妇每因恚怒，其胎上逼，左关脉弦洪，乃肝火内动。用小柴胡加茯苓、枳壳、山栀而愈。但体倦不食，用六君子调养脾土，加柴胡、枳壳，调和肝气乃瘥。　一妊妇胎上逼，胸满嗳气，饮食少思，此脾气郁滞，用紫苏饮顿安。又用四君子加枳壳、柴胡、山栀而瘥。　程文彬治孕妇七个月，胸膈饱闷，气喘，忽吐出一物如小肠寸许，举家惊疑其胎烂。程至，诊得寸口脉洪滑，知其气盛血少，胎气凑上，中焦畜有湿热，湿生痰，知所吐之物，乃痰结聚，病名子悬。以紫苏饮加芩、连、贝母，十剂获痊。

本事方紫苏饮　治妊娠胎气不和，怀胎近上，胀满疼痛，谓之子悬。兼治临产惊恐，气结连日不下。一方无芎，名七宝散。

紫苏茎叶一两　大腹皮　人参　川芎　陈皮　白芍药各半两　当归七钱半　甘草二钱半

上细锉，分作三服，每服用水一盏半，生姜四片，葱白七寸，煎至七分，去渣空心服。

曾有一妇，累日产不下，服遍催生药不验。予曰：此必坐草太早，心怀一点惧气结而不行，然非不顺也。《素问》云：恐则气下。盖恐则精神怯，怯则上焦闭，闭则气还，还则下焦胀，气乃不行矣。得此药一服便产。及妇人六七月子悬者，予用此数数有验，不十服胎便近下。

陈良甫治一妇有孕七个月，远归，忽然胎上冲心而痛，坐卧不安，二医治之无效，遂说胎已死矣，用蓖麻子研烂加麝香调，贴脐中以下之，命在垂亡。召陈诊视，两尺脉绝，他脉平和。陈问二医，作何证治之？答曰：死胎也。陈曰：何以知之？曰：两尺脉沉绝，以此知之。陈曰：此说出何经？二医无答。陈曰：此子悬也。若是胎死，却有辨处，面赤舌青，子死母活。面青舌赤，吐沫，母死子活。唇口俱青，母子俱死。今面不赤，口不青，其子未死，是胎上逼心，宜以紫苏饮子治之。至十服，而胎近下矣。

当归汤　治妊娠胎动，荡心闷绝，烦躁口干，横生倒产，上冲下筑，迷闷，唇口青黑，手足厥冷。产科名保安散。　一方无甘草，有川芎、厚朴。《产宝方》有川芎。

当归　阿胶炒　甘草各一两　人参一两半　连根葱白一根

上细锉，水二升，煎四味至升半，去滓下葱再煎，减三合，温服。一剂分为二三服。

大圣散　治妊娠忪悸，睡梦多惊，心腹胀满，连脐急痛，胎上逼。见惊悸。

治胎上逼心烦闷方。又治妊娠六七月以后，胎动困笃。用葱白二七茎，浓煮汁饮之。若胎未死即安，已死即出，未效再服。楼全善云：此方神妙，脉浮滑者宜之。《本草》云：葱白通阳气安胎。

《秘录》治胎动上逼心痛。取艾叶如鸡子大，以头醋四升，煎取二升，分温服。又治胎上逼心，热痛下血。神曲半斤，捣碎和熟水绞取汁三盅，无时温服，止。

治妊娠遍身痛，或冲心欲死，不能饮食。

白术五两　黄芩二两　芍药四两

上水六升，煮取二升半，分作三服。缘胎有水致痛，兼易产。

文仲、葛氏疗妊娠卒胎上迫心痛方　取弩弦急带之，立愈。

胶艾汤见血崩。　保生丸大法。

妊娠经来漏胎下血

〔**脉经**〕　妇人经月下，但为微少，师脉之反言有躯，其后审然，其脉何类？何以别之？师曰：寸口脉阴阳俱平，荣卫调和，按之滑，浮之则轻，阳明、少阴各如经法，身反洒淅，不欲食饮，头痛心乱，呕哕欲吐，呼则微数，吸则不惊，阳多气溢，阴滑气盛，滑则多实，六经养成，所以月见阴见。阳精汁凝胞散，散者损堕，设复阳盛，双妊二胎，今阳不足，故令激经也。滑脉主血有馀，今经又少，故知孕也。大抵妊娠经来不多，而饮食精神如故，六脉和缓滑大无病者，血盛有馀也。儿大能饮，自不来矣。

〔**大全**〕　夫妊娠漏胎者，谓妊娠数月而经水时下也。此由冲任脉虚，不能约制手太阳、少阴之经血故也。冲任之脉，为经络之海，起于胞内，手太阳小肠脉也，手少阴心脉也，是二经为表里，上为乳汁，下为月水，有娠之人，经水所以断者，壅之养胎，蓄之以为乳汁也。冲任气虚，则胞内泄不能制其经血，故月水时下，亦名胞漏，血尽则人毙矣。又有因劳役，喜怒哀乐不节，饮食生冷，触冒风寒，遂致胎动。若母有宿疾，子脏为风冷所乘，气血失度，使胎不安，故令下血也。曾有以娠妇月信不绝，而胎不损，问产科熊宗古，答曰：妇人血盛气衰，其人必肥，既娠之后，月信当来而胎不动，若据晚进观之，便以为漏胎，若作漏胎治之，则胎必堕。若不作漏胎治，则其未必堕。今推宗古之言，诚有旨也。巢氏云：妇人经闭不利，别无所苦者，是谓有子，以其经血畜之以养胎，拥之为乳汁也。有子之后，畜以养胎矣，岂可复能散动耶。所以然者，有妊而月信每至，是亦未必因血盛也。若谓妇人荣经有风，则经血喜动，以其风胜则可也，既荣经为风所胜，则所来者非养胎之血，以此辨之，若作漏胎治之，必服保养补胎之药，且胎不损，强以药滋之，乃所谓实实虚虚也，其胎终堕宜矣。若医者知荣经有风之理，专以一药治风，经信可止，或不服药，胎亦无恙。然而有胎本不固，而因房室不节，先漏而后堕者，须作漏胎治之，此又不可不审也。

〔**丹**〕　胎漏因气虚，因血虚，因血热。

〔**薛**〕　前证若因风热，用防风黄芩丸。若因血热，用加味逍遥散。若因血虚，用二黄散。若因血去太多，用八珍汤；未应，补中益气汤。若因肝火，用柴胡山栀散。若因脾火，用加味归脾汤。若因事下血作痛，用八珍汤加阿胶、熟艾。若因脾胃虚弱，用补中益气汤加五味子。若因脾胃虚陷，用前汤倍用升麻、柴胡。若晡热内热，宜逍遥散。　妊娠卒然下血，若因怒气，用小柴胡汤。若因风热，用一味防风丸。若因血热，用一味子芩丸。若因脾气虚弱，用六君子汤。若因中气下陷，用补中益气。若气血盛而下血者，乃因儿小饮少也，不必服药。　一妊妇下血，服凉血之药，下血益甚，食少体倦，此脾气虚而不能摄血，余用补中益气汤而愈。后因怒而寒热，其血仍下，此肝火旺而血沸腾，用加味逍遥散血止，用补中益气汤而安。　一妊妇下血，发热作渴，食少体倦，属脾气虚而肝火所侮，用四君子加柴胡、山栀。血止，因怒复作，用六君加柴胡、山栀、升麻而安　一妊娠六月，每怒下血，甚至寒热头痛，胁胀腹疼，作呕少食。余谓寒热头痛，乃肝火上冲；胁胀腹痛，乃肝气不行；作呕少食，乃肝侮脾胃；小便下血，乃肝火血热。用小柴胡加芍药、炒黑山栀、茯苓、白术而愈。　一妊娠六月，体倦食少，劳役下血，用六君加当归、熟地黄、柴胡、升麻而愈。　江应宿治王祠部安人孕三月，腰腹递痛，漏下不止，气涌胀闷，速江诊视。六脉弦数，平昔脉极沉细，此必怒动肝火，挟相火而生内热，喜脉不滑，未至离经，犹可保也。以条芩、白术、枳壳、香附、茯苓、阿胶、白芍、当归、陈皮，煎调鹿角煅，酒淬细末一钱，更进抑青丸一服痛已，数剂平复。仲景云：妇人有漏下者，有半产后因续下血都不绝者，有妊娠下血者。假令妊娠腹中痛为胞阻，芎归胶艾汤主之。方见血崩。

《大全方》治妊娠三四月，腹痛时时下血。

续断二两　艾叶　当归　干地黄各六两　竹茹　阿胶　鸡苏各一两

水一升，煎取六合，空心再服。

《广济》安胎。胎病漏血腹痛。

当归　川芎　阿胶炙　人参各一两　大枣二十个

上切，以水三升，酒四升，煮二升半，分三服，五日一剂，频服三四剂无妨。

济生如圣汤　治胎动腹痛，或为漏胎。

鲤鱼皮　当归酒浸　熟地黄酒蒸　白芍药　阿胶蚌粉炒　川芎　续断酒浸　甘草炙。各等分　一方有干姜、竹茹。

上㕮咀，每服四钱，水一盏，苎根少许，姜五片煎，温服。《济生》有续断，无干姜、竹茹。

桑寄生散　治胎漏经血妄行，淋沥不已。

桑寄生　当归去芦，酒浸　川芎　川续断酒浸　阿胶蛤粉炒　香附子炒去毛　茯神去木　白术各一钱　人参　甘草炙。各半钱

上作一服，水二盅，生姜五片，煎至一盅，不拘时服。

郑氏人参散　治漏胎败血凑心，日渐胎干，子母危困。

人参　黄芪炙　阿胶炒。各五钱　竹茹　木香　炙甘草　附子炮。各半钱　川芎　陈皮　苎根各二钱半　生姜三钱，炮黑

上㕮咀，每四钱，糯米三七粒，水煎热服。忌生冷、鸡、鸭、鱼、面。

梅师治胎动下血，心腹疼，死生不知，服此汤活即安，死即下。即催生佛手散，方见胎产大法。即川芎、当归等分为散也。

妊娠无故卒下血不止，取阿胶三两，炙、捣末，酒一升半，煎令消，一服愈。

罗氏立圣散　治妊娠下血不止。

鸡肝三个，用酒一升煮熟，共食之，大效。

二黄散　治胎漏。

生地黄　熟地黄等分，锉

水三盏，煎半干，去滓服。

治胎漏下血

阿胶二两捣末，生地黄半斤捣取汁，以清酒三升，绞汁、分三服。

治胎漏下血不止，胎干即死，宜急治之。

生地黄汁一升　陈酒五合

上同煎三五沸，温、三服，以止为

度。

地黄汤 治经血妄行，及鼻衄不止。

生地黄酒擂取汁，半两 薄荷三钱 甘草一钱

上二味为末，新汲水合地黄汁调，食后服。

《续易简》治漏血。

用野苎根二两，锉炒，家种亦可 金银各一两许

为一剂。酒水平，煎耗半，温服。若闪挫胎动欲漏，砂仁皮炒令热透，为末，二钱，酒或盐汤下。

保命枳壳汤 治妇人胎漏下血，及因事下血。

枳壳 黄芩各半两 白术一两

上为粗末，每服七钱，水一盏，煎七分，食前服。

子芩丸 治肝经有热，妄行下血。

细条黄芩炒为末，每服一钱，以秤锤烧赤，焠酒热调服。若脾胃虚不宜用。

防风丸 治肝经有风，以致血得风而流散不归经。

用防风为末，每服一钱，白汤调服。

防风黄芩丸 治肝经有风热，致血崩、便血、尿血。

用条芩炒焦，防风等分为末，酒糊丸桐子大。每服三五十丸，食远或食前米饮或温酒送下。

仲景云：妇人宿有癥病，经断未及三月，而得漏下不止，胎动在脐上者，为癥痼害。妊娠六月动者，前三月经水利时，胎下血者，后断三月衃也。所以血不止者，其癥不去故也。当下其癥，桂枝茯苓丸主之。

桂枝茯苓丸方

桂枝 茯苓 牡丹去心 桃仁去皮尖，熬 芍药各等分

上五味末之，炼蜜和丸如兔屎大。每日食前服一丸，不知，加至三丸。

治胎下血不止。取桃树上干不落桃子，烧灰和水服，瘥。《本草》云：桃奴破血，又治伏梁、积气。

榆白皮散 治妊孕胎漏去血，恐其难产，常宜服之。

榆白皮 葵根 瞿麦各二钱 大麻仁去壳 木通各一钱 牛膝去芦，酒浸焙，一钱半

上作一服，水二盅，煎至一盅，不拘时服。

胎漏黄汁下或如豆汁

〔薛〕前证肝脾湿热，用升阳除湿汤。血崩。肝脾风热，用加味逍遥散。肝脾郁怒，用加味归脾汤。脾胃气虚，用钱氏白术散。若脾气下陷，用补中益气汤。肝经风热，用防风黄芩丸。风入肠胃，用胃风汤。一妊娠因怒胸膈不利，饮食少思，服消导顺气之剂，脾胃愈弱，饮食愈少，大便不实且无度，久而便黄水或带白，视其面色黄中隐白。余曰：黄色脾虚也，白色肺虚也。朝以补中益气汤升补胃气，夕以六君子培补脾气而愈。

《大全方》治妊娠忽然下黄汁如胶，或如豆汁，胎动腹痛。

粳米五合 黄芪六两

上以水七升，煎取二升，分为四服。

银苎酒见前胎动不安。

又方 用生艾汁二盏 阿胶 白蜜各一两

煎至七分，温服。如无生艾，煎干艾浓汁亦可。 一方加竹茹。 一方用酒不用蜜。

《脉经》云：妇人怀躯六月、七月，暴下斗馀水，其胎必倚而堕，此非时孤浆预下故也。胎漏徐徐下水，今暴下而多，故知堕胎也。

跌扑伤胎毒药伤胎

〔大〕　妊娠惊胎者，乃怀妊将满，胎神已具，坠仆伤胎，甚至下血不醒。若欲验其子母安否，当参第四论治之。

〔薛〕　愚按前证若因怒跌仆，或手足抽搐，用钩藤汤。见前。若因气滞，用紫苏饮。胎上逼心。若因脾胃气虚，用六君子加苏梗。若郁结伤脾，用归脾汤。若郁怒伤肝脾，用四七汤杂病气。加芎、归。若去血过多，用佛手散。如不应，胶艾汤。气血虚，八珍汤加胶、艾。

催生神妙佛手散　治妇人妊娠五七月，因事筑磕着胎，或子死腹中，恶露下，疼痛不已，口噤欲绝，用此药探之。若不损则痛止，子母俱安。若胎损，立便逐下。本出徐文仲神验胎动方，云：治血上冲心腹满闷者，如汤沃雪。又治产前、产后体热败血腹痛。又名芎䓖汤。

当归六两　川芎四两，张氏方等分。

上为粗末，每服三钱，水一大盏，煎令泣泣欲干，投酒一大盏，止煎一沸，去滓温服，口噤灌之。如人行五里再服，不过三五服便生。一方云：此药治伤胎去血多，崩中去血多，金疮去血多，拔牙去血多，昏晕欲倒者，以水煎服。或先以漏血，腹内疼痛，加芍药、官桂减半，随手效。余详胎产大法

治妊娠忽因倒地，或擎重作劳促损，腹中疼痛肿重，及子死腹中不出，三服立下。

川芎一两

上为细末，以热酒调服方寸匕，日三、四服。

按：川芎上窜散气，有服之暴亡者。若诊其脉举之有，按之无者，忌服。

治妊娠从高坠下，腹痛下血烦闷。

生地黄　益母草各一两　当归　黄芪各半两

上㕮咀，每服四钱，水一盏，姜四片，煎至六分，去滓无时候。

《集验》疗妊娠二三月，上至七八月，顿仆失跌，胎动不安、伤损，腰腹痛欲死，若有所见，及胎奔上抢心短气，下血不止方。

干地黄　当归　艾叶各二两　阿胶　川芎各三两

上以水七升，煮取二升半，分作三服。腹痛甚，加杜仲、五加皮各三两　一方无地黄，有甘草。一方无地黄，却用生姜自然汁一匙，地黄汁半合，马通半合，煎成药去滓，入此再煎三沸，温服。一方有人参、白茯苓，水煎。

〔丹〕　妇人因闪挫伤胎，肚疼血崩。

归尾　陈皮　白术　人参　茯苓　白芍药　川芎各三钱　甘草炙，五分

上㕮咀，分四帖，水三盏，煎取一盏，下缩砂末一钱五分，炒黑五灵脂一钱。

竹茹酒　治妊娠误有失坠损血，胎损疼痛。

青竹茹二合　好酒一升

上煮三五沸，分作三服，即安。

秦艽汤　疗妊娠或因僵仆，胎动不安，脐腹疞痛。方见胎动不安。

治妊娠偶有所伤，胎动不安，疼痛不可忍。兼治崩血，又兼治子冒，又名子痫。

缩砂不以多少，和皮炒令黑色。一方用仁，熨斗内略炒为细末，热酒调下二钱，不饮酒者以米饮调下皆可。觉腹中热，则胎已安矣。此方神效，予常用之有验。

补遗安胎散　治卒然腰痛，下血不已。

熟地黄　艾叶　白芍药　川芎　黄芪

阿胶炒 当归 甘草 地榆各等分

上㕮咀，每四钱，姜五片，枣一枚，煎温服。

〔薛〕 若因毒药，用甘草、黑豆、淡竹叶。若因顿仆，用阿胶散，未应，煎送知母丸。若因顿仆下血腹痛，用佛手散，未应，用八珍送知母丸。血出过多，用八珍汤斤许，益母草四两，水煎徐徐与服。若胎死，以朴硝或平胃散下之。

捷径方 治用毒药攻胎，药毒冲心，外证牙关紧急，口不能言，两手强直，握拳头低，自汗身微热。外证与中风相似，但其脉浮而软，十死一生，医多不识，若作中风治之，必死无疑。用白扁豆二两，生，去皮为末，新汲水调下即效。

阿胶散 治妊娠不问月数深浅，或因顿仆，或因毒药，胎动不安，腰痛腹满，或有所下，或胎上抢心，短气乏力。方见前胎动不安。

妊娠误服诸药毒，致胎动不安治之方。

甘草 黑豆 淡竹叶等分 浓煎汁饮之。

夺命丸 治妇人小产，下血至多，子死腹中，其人憎寒，手指、唇口、爪甲青白，面色黄黑，胎上抢心则闷绝欲死，冷汗自出，喘满不食。或食毒物，或误服草药，伤动胎气，下血不止，胎尚未损，服之可安，已死服之可下。若胎腐烂腹中危甚者，立可取出。此方的系异人传授，至妙。此即仲景茯苓桂枝丸，但用淡醋汤嚼下不同耳。方即牡丹皮、茯苓、桂枝、桃仁、赤芍药等分是也。丹溪亦称妙。

心 痛

〔大〕 妊娠心痛，乃风邪痰饮交结。若伤心正经为真心痛，朝发夕死，夕发旦死。若伤心支络，则乍安乍作。若伤于子藏，则胎动而血下。

〔薛〕 前证若饮食所伤，用平胃散加枳壳、山楂。若因错杂诸邪，当审其因而治之。一妊妇心痛烦热作渴，用白术散即愈。后因停食，其痛仍作，胸腹膨满，按之则痛，此因饮食停滞，用人参养胃汤。按之不痛，乃脾胃受伤，以六君子补之而愈。一妊妇心腹作痛，胸胁作胀，吞酸不食，此肝脾气滞，用二陈、山楂、山栀、青皮、木香而愈。又因怒仍痛，胎动不食，面色青黄，肝脉弦紧，脾脉弦长，此肝木乘土，用六君子汤加升麻、柴胡、木香而愈。

火龙散 治妊娠心气疼。

川楝子 茴香炒。各三钱 艾叶末盐炒，一钱半

上作一服，水二盅，煎至一盅，不拘时服。

《产宝》治妊娠卒心痛气欲绝方。

川芎 当归 茯苓 厚朴制。各一分

上水六升，煎取二升，分二服。

白术汤 治妊娠卒心痛欲死，不可忍者。出《古今录验》

白术三两 赤芍药二两 黄芩一两半

上切，以水六升，煮取二升半，分三服，半日令尽，微下水令易生。忌桃、李、雀肉等。

《千金》疗妊娠心痛。

青竹茹一升 羊脂八两 白蜜三两

上三味合煎，每服枣核大三枚，食前顿服，日三服。

又方 青竹茹一升，酒二升，煮取一升半，去滓分温顿服。

又方 破鸡子一枚，酒调服之。

又方 大麻子三升，研水八升，煮取五升，分五服。

又方 橘皮三两 豆豉五两 为细末，炼蜜为丸如桐子大。温水下二七丸，无时

候。四方并出《外室秘要》

《补遗》沉香降气汤　茯苓补心汤　四七汤　紫苏饮皆可用。

《雷公炮炙论》云：心痛欲死，急觅延胡。

心腹痛

〔大〕夫妊娠心腹痛者，或由宿有冷疼，或新触风寒。皆由脏虚而致发动也。邪正相击而并于气，随气上下，上冲于心则心痛，下攻于腹则腹痛，故令心腹痛也。妊娠而痛者，邪正二气交攻于内，若不时差者，其痛冲击胞络，必致动胎，甚则伤堕也。又云：妊娠心腹疼痛，多是风寒温冷痰饮与脏气相击，故令腹痛，攻伤不已，则致胎动也。

〔薛〕前证若风寒痰饮，用金沸草散。杂病咳嗽。胎气郁结，加香附、川芎。若饮食停滞，用六君加紫苏、枳壳。若怒动肝火，前药更加柴胡、山栀。若郁结伤脾，用归脾汤杂病健忘。加枳壳、山栀。一妊妇心腹作痛，吐痰恶心，胎气上攻，饮食少思，此脾虚气滞而为痰，用六君子加柴胡、枳壳，诸证渐退，饮食渐进。又用四君子加枳壳、山栀、桔梗而安。后因怒两胁气胀，中脘作痛，恶寒呕吐，用六君加柴胡、升麻、木香，一剂而愈。

当归芍药散　治妊娠腹中绞痛，心下急痛，及疗产后血晕、目虚、气乏、崩中、久痢。常服通畅血脉，不生痈疖，消痰养肾，明目益津。

白芍药半斤　当归　茯苓　白术各四两　泽泻　川芎各二两，一方芎只两半

上为细末，每服二钱，食前温酒调服。《元和纪用经》名为六气经纬丸，云能祛风补劳，养真阳，退邪热，缓中，安和神志，润泽容色，散寒邪、温瘴、时气。安期先生赐李少君久饵之药，后仲景增减为妇人怀妊腹痛方。本方用芍药四两，泽泻、茯苓、川芎各一两，当归、白术各二两，亦可以蜜丸服。出《三因方》。

阿胶散　治妊娠胎动，腹中疠痛，不思饮食。

甘草二钱半　白茯苓　白术　川芎　阿胶各七钱半，炒　当归炒　陈皮各一两

上㕮咀，每服三钱，水一盏，姜三片，枣一枚，煎至七分服。

疗妊娠患腹痛并胎动不安。

葱白切一升　人参　厚朴　阿胶　川芎各二两　当归三两

上㕮咀，以水七升，煎取三升，分三服。一方有甘草，无厚朴、川芎。

疗妊娠先患冷气，忽中心腹痛如刀**芎归汤**。

川芎　人参　茯苓　吴茱萸　苦梗　当归各三两　厚朴制　芍药各二两

上㕮咀，以水九升，煎取三升，分三服，气下即安。

草豆蔻散　治妊娠心腹常痛，吃食减少，四肢不和，全不入食。

草果仁想是草豆蔻　陈橘皮　干地黄　白术各一两　川芎七钱半　当归炒　桂心　干姜　木香各半两

上为细末，每服四钱，水一盏，枣二枚，煎六分，热服。

《古今录验》疗妊娠腹内冷痛，忽胎动。

薤白一升　当归切，四两

上以水五升，煮取二升，作三服，亦可小便服。相去一炊顷再服。

《千金》疗妊娠腹中痛方　生地黄二斤取汁，酒一升，合煎减半，顿服愈。

治妊娠胎动欲落，腹中痛不可忍。

上等银一斤　茅根二斤，去黑皮

以水九升，煮银取五升，入清酒一

升，同煎茅根取三升，分三服立安。

治妊娠四五月，忽心腹绞痛。

大红枣十四枚　烧存性为末，童子小便调下。

治妊娠心腹痛不可忍方。

盐一斤烧令赤，以两指取一撮，酒调服。

香莪散　治妊娠五个月已后，常胸腹间气刺满痛或肠鸣，以至呕逆减食，此由喜怒忧虑过度，饮食失节之所致也。蔡元度宠人有子，夫人怒欲逐之，遂病。医官王师复处此方，三服而愈。

广中莪茂一两，炒　丁香半两　粉草二钱半

上为细末，空心盐汤点服一大钱，觉胸中如物按下之状，愈。

《补遗》手拈散　四七汤加归、芎。四磨汤　小乌沉汤　安胎饮除地榆。

已上诸方皆可选用。

腹　痛

〔仲〕　妇人怀胎，腹中㽲痛，当归芍药散主之。　见前。

〔洁〕　**地黄当归汤**　治妇人有孕胎痛。

当归一两　熟地黄二两

上为末，作一服，水三升，煎至一升半，去滓顿服。

〔仲〕　妇人腹中痛，小建中汤主之。方见伤寒腹痛。

〔云〕　芎归汤　治妊娠先患冷气，忽心腹痛如刀刺。见前心腹痛。

〔丹〕　孙院君因近丧冒恶气伤胎，肚痛手不可近，发热，口中不思食，须安胎，散滞气。

青皮三钱　黄芩　芍药各二钱　归尾一钱半　川芎一钱　木香五分　甘草炙，少许

分二帖，水三盏，先煮苎根两大片至二盏，去苎根，入前药同煎至一盏，热服。

治妊娠腹痛，用生地黄三斤，捣取汁，酒一升合煎减半，顿服愈。

〔脉〕　师曰：妇人有胎腹痛，其人不安，若胎病不动，欲知生死，令人摸之，如覆杯者则男，如肘颈参差起者女也。冷在何面，冷者为死，温者为生。

小　腹　痛

〔大〕　妊娠小腹痛者，由胞络虚，风寒相搏，痛甚亦令胎动也。

〔薛〕　前证若风寒所搏，用紫苏饮加生姜。气血虚，用八珍汤。脾气虚，用六君子汤。中气虚，用补中益气汤。若腹胀痛，用安胎饮加升麻、白术；不应，兼补中益气汤。　一妊妇小腹作痛，其胎不安，气攻左右，或时逆上，小便不利，用小柴胡汤加青皮、山栀，清肝火而愈。后因怒小腹胀满，小便小利，水道重坠，胎仍不安，此亦肝木炽盛所致，用龙胆泻肝汤一剂，诸证顿愈。乃以四君子加柴胡、升麻，以培脾土而安。

疗妊娠被惊恼，胎向下不安，小腹痛连腰，下血。

当归　川芎各八分　阿胶炙　人参　艾叶各四分　大枣二十个　茯苓十分

上细切，以水四升，煮取二升，温分三服。

《补遗》治妊妇小腹痛，胎动不安。川芎为细末，酒调下。

又方　川芎　当归各等分　水煎温服。

腰腹及背痛

〔大〕　肾主腰足，因劳伤损动其经，虚则风冷乘之则腰痛，冷气乘虚入腹则腹痛，故令腰腹相引而痛，其痛不止，多动胎气。妇人肾以系胞，妊娠而腰痛甚者，

则胎堕也。

〔薛〕　前证若外邪所伤，用独活寄生汤。杂病腰痛。劳伤元气，用八珍、杜仲、砂仁、胶艾。脾肾不足，以前药加白术、补骨脂。气血郁滞，用紫苏饮加桔梗、枳壳。肝火所动，用小柴胡汤伤寒少阳病。加白术、枳壳、山栀。肝脾郁结，用归脾汤杂病健忘。加柴胡、枳壳。　一妊妇颈项强直，腰背作痛，此膀胱经风邪所致，用拔萃羌活汤杂病腰痛。一剂而愈；又用独活寄生汤及八珍汤以祛邪固本而痊。

石山治一妇怀妊八月，尝病腰痛不能转侧，大便燥结，医用人参等补剂，痛益加。用硝黄通利之药，燥结虽行而痛如故。汪诊之，脉稍洪近驶，曰血热血滞也。宜用四物加木香、乳、没、黄柏、火麻仁，煎服四五帖，痛稍减，燥结润。复加发热面赤，或时恶寒，仍用前方去乳香、没药，加柴胡、黄芩，服二帖而寒热除。又背心觉寒，腰痛复作。汪曰：血已利矣，可于前方加人参一钱，服之而安。

江篁南治一妇，妊娠三个月，因闪挫伤损，腰痛小腹疼，下血，内有热，用当归、白术、黄芩上，熟地、川芎、防风、砂仁中，艾叶上，香附下，用水煎服。血止小腹不痛，去砂仁。又用鸡子黄三个，以酒搅化，煮熟食之即痊。

通气散　治妊娠腰痛，状不可忍，此药神效。

破故纸不以多少，瓦上炒香熟为末，嚼胡桃肉一个，空心温酒下三钱。

五加皮散　治妊娠腰痛不可忍，或连胯痛。先服此散。

杜仲四两，炒　五加皮　阿胶炙　防风　金毛狗脊　川芎　白芍药　细辛　萆薢各三两　杏仁八十枚，去尖皮，麸炒　一方有白茯苓，无白芍。

上㕮咀，以水九升，煮取二升，去滓下胶，作三服。

五加皮丸　治证同前。服前散后，次服此丸。

续断炒　杜仲各二两半　芎䓖　独活各三两　五加皮　狗脊　萆薢　芍药　诃子肉各四两

上为细末，炼蜜和丸如梧子大。空心酒下四十丸，日三。

疗触动胎以致腰痛背痛。

杜仲　五加皮　当归　芍药　川芎　萆薢各等分

上细锉，以水七升，煮取一升半，分温三服。

〔丹〕　仁六嫂有胎腰痛。

白术四钱　陈皮三钱　黄柏炒，二钱半　人参　条芩　川芎　地黄　当归尾各半两　甘草炙，一钱

上分四帖，水酒煎服。

疗妊娠气壅攻腰，痛不可忍，兼治腹痛。

当归三两　阿胶　甘草各二两　葱白一升

上细锉，以水七升，煮取三升，去滓分温三服。

大地黄丸　治产前后腰腹疼，一切血疼；兼治血气虚，四肢不举，骨髓热疼。

熟地黄二两　乌梅肉　当归各一两

上为细末，炼蜜丸如弹子大。每服一丸，空心白汤嚼下。

紫酒　治妊娠腰痛如折。

大黑豆二合，炒令香熟，以酒一大盏，煮取七分，去豆，空心顿服。

〔本〕　治胎动腰痛抢心，或下血。取葱白不拘多少，浓煮汁饮之。

疗妊娠腰背痛反复不得。

鹿角长六寸，烧令赤，酒中淬，再烧再淬，以角碎为度。取所淬酒饮之。　一方鹿角为

末，酒服亦可。

卒腰痛不安，或腰痛胎转抢心，下血不止。用菖蒲汁酒一升服之。

妊娠卒胎动不安，或但腰痛，或胎转抢心，或下血不止。

艾叶一把，如鸡子大，以酒四升，煮取二升，分为二服良。

小品苎根汤　疗损动胎腰，腹痛去血，胎动向下方。

生干地黄　苎根各二两　当归　芍药　阿胶　甘草各一两

上细切，以水六升，煮取二升，去滓内胶煎烊，分温三服。忌海藻、芜荑。

心腹胀满

〔大全〕　夫妊娠心腹胀满者，由腹内素有寒气，致令停饮，妊娠重因触冷饮发动，与气相平，故令心腹胀满也。

〔薛〕　前证若外感风寒，内伤饮食，用藿香正气散。杂病中风。若食伤脾胃，用六君子汤。若阳气壅滞，用紫苏饮。胎上逼心。　一妊妇饮食停滞，心腹胀满，或用人参养胃汤加青皮、山楂、枳壳，其胀益甚，其胎上攻，恶心不食，右关脉浮大，按之则弦。此脾土不足，肝木所侮，用六君子加柴胡、升麻而愈。后小腹痞闷，用补中益气汤升举脾气而瘥。　一妊妇腹胀，小便不利，吐逆，诸医杂进温胃、宽气等药，服之反吐，转加胀满凑心，验之胎死已久，服下死胎药不能通，因得鲤鱼汤。其论曰：妊妇通身肿满，或心胸急胀，名曰胎水。遂去妊妇胸前看之，胸肚不分，急以鲤鱼汤三五服，大小便皆下恶水，肿消胀去，方得分娩死胎。此证盖因怀妊腹大，不自知觉，人人皆谓妊娠孕如此，终不知胎水之患也。

仓公下气汤　治妊娠心腹胀满，两胁妨闷，不下饮食，四肢无力。

羌活　赤芍药　甘草　槟榔　青皮　大腹皮　陈皮　赤茯苓　半夏　桑白皮　桂心各半两　紫苏茎二两

㕮咀，每服三钱，水一盏，姜五片，枣一个，煎七分，去滓服，无时。《局方》分心气饮大同小异，加灯心煎。

诃黎勒散　疗妊娠心腹胀满，气冲胸膈烦闷，四肢少力，不思饮食。

诃黎勒　赤茯苓　前胡各一两　陈皮　大腹皮　桑白皮各七钱半　枳壳　川芎　白术各半两

上为粗末，每服四钱，水一盏半，姜三片，枣子一个，煎至七分，去滓温服，无时。

安胎和气饮　治胎冷腹胀，痛引两胁，小便频数，大便虚滑。

诃子面裹煨，去核　白术各二钱　陈皮去白　高良姜炒　木香不见火　白芍药　陈米炒　甘草炙。各一钱

上作一服，水二盏，生姜五片，煎至一盅，不拘时服。忌食生冷之物。

治妊娠心下满，气急切痛。

赤茯苓六分　桑白皮五分　前胡四分　郁李仁　槟榔各三分

上为细末，以水一升，煮取一半，去滓，夜卧服。

紫苏饮　治妊娠心腹胀满，两胁妨闷。见胎上逼心。

枳壳汤　治妇人妊胎腹胀。

枳壳三两　黄芩一两

为粗末，每服五钱，水盏半，煎温服。如胎前腹满，身体沉重，加白术一两。

〔仲景〕　妇人怀妊六七月，脉弦发热，其胎愈胀，腹痛恶寒者，少腹如扇，所以然者，子脏寒故也。当以附子汤温其脏。

附子汤方

附子二枚，炮去皮，破八片　白术四两　茯苓　芍药各三两　人参二两

上五味，以水八升，煮取三升，去滓温服一升，日三服。

妇人伤胎怀身，腹满不得小便，从腰以上重，如有水气状，怀身七月，太阴当养不养，此心气实，当刺泻劳宫及关元，小便微利则愈。

胎水肿满

《产宝》论曰：夫妊娠肿满，由脏气本弱，因产重虚，土不克水，血散入四肢，遂致腹胀，手足面目皆浮肿，小便秘涩。陈无择云：凡妇人宿有风寒冷湿，妊娠喜脚肿，俗呼为皱脚。亦有通身肿满，心腹急胀，名曰胎水。

论曰：凡妊娠之人，无使气极。若心静气和，则胎气安稳。若中风寒邪气及有所触犯，则随邪而生病也。凡妊娠经血壅闭以养胎，若忽然虚肿，乃胎中挟水，水血相搏，脾胃恶湿，主身之肌肉，湿渍气弱，则肌肉虚，水气流溢，故令身肿满也。然其由有自，或因泄泻下痢，脏腑虚滑，耗损脾胃；或因寒热疟疾烦渴，引饮太过，湿渍脾胃，皆能使头面或手足浮肿也。然水渍于胞，儿未成形而胎多损坏，及其临产日脚微肿，乃胞脏水少血多，水出于外，故现微肿，则易生也。宿有寒气，因寒冷所触，故能令腹胀肿满也。

《产乳集》论妊娠自三月成胎之后，两足自脚面渐肿腿膝以来，行步艰辛，以至喘闷，饮食不美，似水气状。至于脚指间有黄水出者，谓之子气，直至分娩方消。此由妇人素有风气，或冲任经有血风，未可妄投汤药，亦恐大段甚者，虑将产之际费力，有不测之忧，故不可不治于未产之前也。古方论中少有言者，按《名医录》宋少主元徽中，与徐文伯微行学针法，文伯见一妊妇足肿不能行，少主脉之，此女形也。文伯诊之曰：此男胎也，在左则胎黑色。少主怒欲破之。文伯恻然曰：臣请针之，胎遂堕，男形而色黑。此妊娠足肿之说，见于古者。今巢氏《病源》中但有子烦之论，《千金》并《产宝》方亦略言之，刘禹锡《续传广信方》以为妊妇有水气而成胎，《太平圣惠》亦言之，皆非也。元丰中，淮南陈景初，名医也，独有方论治此病，方名初谓之香附散，李伯时易名曰天仙藤散也。

〔薛〕　前证若胸满腹胀，小便不通，遍身浮肿，用鲤鱼汤。脾胃虚弱，佐以四君子。若面目虚浮，肢体如水气，用全生白术散；如未应，用六君子汤。脾虚湿热，下部作肿，用补中益气加茯苓。若饮食失宜，呕吐泄泻，用六君子汤。若腿足发肿，喘闷不安，或指缝出水，用天仙藤散。脾胃虚弱，兼四君子汤；如未应，用补中益气汤。若脾肺气滞，用加味归脾汤佐以加味逍遥散。　一妊妇每胎至五月，肢体倦怠，饮食无味，先两足肿，渐至遍身，后及头面。此是脾肺气虚，朝用补中益气，夕用六君子加苏梗而愈。凡治妊娠，毋泥月数，但见某经证，即用本药为善。　一妊妇年三十八，妊娠水肿，以鲤鱼汤加五苓散、人参。湿加苍术一钱，厚朴、陈皮五分，萝卜子炒、车前子、滑石各一钱，作一帖。若喘急加苦葶苈，小便不利加木通、灯草，甚者车前子、浚川散，其湿毒自消。防己治腰已下湿热肿，如内伤胃弱者，不可用也。

天仙藤散

天仙藤洗，略炒　香附子　炒　陈皮　甘草　乌药不必天台者，但得软白辛而香者良

上等分，净秤为细末，每服三钱，水一大盏，姜三片，木瓜三片，紫苏三叶，同煎至七分，放温澄清，空心食前服，日

三服。小便利，气脉通，体轻肿渐消，更不须多服。元丰末，王荆公居金陵，举家病，以诗赠景初曰：举族贫兼病，烦君药石功，到家何所寄，一一问征鸿。因此见方得于李伯时家传方，录于临川张右丞宅。

《产宝》疗妊娠身肿有水气，心腹胀满，小便少。

茯苓四两　杏仁　槟榔各三两　旋覆花　郁李仁各一两

上为粗末，以水六升，煮取二升，去滓分温三服。小便通即瘥。

崔氏疗妊娠体肿有水气，心腹急满。

茯苓　白术四两　旋覆花二两　杏仁　黄芩各三两

上细切，以水七升，煮取二升半，分温三服。忌桃、李、雀肉、酢物。

疗妊娠遍身洪肿，**葶苈子散**二方。

葶苈子一两　白术五两　茯苓　桑白皮　郁李仁各二两

上为粗末，水六升，煮取二升，分三服，小便利即瘥。

又方

泽泻　葶苈各二两　茯苓　枳壳　白术各六两

上细切，以水六升，煮取二升，分温二服，小便利即瘥。

泽泻散　治妊娠气壅，身体腹胁浮肿，喘急，大便不通，小便赤涩，宜服。

泽泻　木通　桑白皮　赤茯苓　枳壳　槟榔各一钱半

上作一服，水二盅，生姜五片，煎至一盅，食前服。

防己汤　治妊娠脾虚，通身浮肿，心腹胀满，喘促，小便不利。

防己一钱半　桑白皮　赤茯苓　紫苏茎叶各二钱　木香半钱

作一服，煎服法同前。

千金鲤鱼汤　治妊娠腹大，胎间有水气。

白术五两　茯苓四两　当归　芍药各三两

上细锉片，以鲤鱼一尾，修事如食法，煮取汁，去鱼不用，每服四钱，入鱼汁一盏半，生姜七片，橘皮少许，煎至七分，去滓空心服。《集验》同。

肾著汤　治妊娠腰脚肿。

茯苓　白术各四两　干姜　甘草各二两　杏仁三两

上㕮咀，每服四钱，水一盏半，煎至七分，食前服。

指迷五皮散　治胎水。寻常脾虚肿满亦治。

大腹皮　桑白皮　生姜皮　茯苓皮　橘皮各等分

上㕮咀，每服半两，水二盏，浓磨木香水一呷，同煎至八分，去滓空心温服。亦治男子脾虚肿满。

治妊娠两脚浮肿，名曰脆脚。因脾衰不能制水，血化成水所致。用生料平胃散，姜、枣水煎服。或为末，紫苏叶煎汤调下。

全生白术散　治妊娠面目虚浮，如水肿状。

白术一两　生姜皮　大腹皮　茯苓皮　陈皮各半两

上为细末，每服二钱，米饮调下，不拘时。

子和治妊娠从脚上至腹肿，小便不利，微渴。猪苓五两为末，以熟水服方寸匕，日三服。

〔丹〕　子肿多湿，用山栀一撮，米饮吞下。

腹内钟鸣

〔大〕　治孕妇腹内钟鸣，用鼠窟前后土为细末，研麝香酒调下二钱，其产妇立愈。

《补遗》治孕妇腹中儿哭，用川黄连浓煎汁，令母常呷之。

〔薛〕　按《产宝》云：小儿在腹中哭，其治法亦用空房中鼠穴土或黄连煎浓汁饮之即止，想即是证。又云：脐带上疙瘩，儿含口中，因妊妇登高举臂，脱出儿口，以此作声，令妊妇曲腰就地如拾物状，仍入儿口即止。然黄连性寒，麝香开窍，当酌量用之。

积　聚

〔素〕　黄帝问曰：妇人重身，毒之何如？岐伯曰：有故无殒，亦无殒也。帝曰：愿闻其故，何谓也？岐伯曰：大积大聚，其可犯也，衰其大半而止，过者死。《至真要论》

〔丹〕　血块如盘，有孕难服峻剂，此方主之。

香附子醋煮，四两　桃仁去皮尖，一两　海粉醋煮，二两　白术一两

上为末，面糊丸服。

孕　痈

治孕痈立效。

乌药研，出洪州软白香辣者良

上用五钱，水一盏，牛皮胶一片，同煎至七分，温服。

《补遗》治孕中有痈。　薏苡仁煮汁饮之。

〔薛〕　按孕痈即是腹内患痈，如前法不应，宜用牡丹皮散或薏苡仁汤。方见外科内痈。

伤　食

〔大〕　经云：饮食自倍，肠胃乃伤。又云：阴之所生，本在五味。阴之五宫，伤在五味。若妊子饮食不节，生冷毒物，恣性食啖，致伤脾胃，故妊娠伤食，最难得药，唯此二方最稳捷。木香丸、白术散。

〔薛〕　东垣先生云：脾胃之气壮，则过时而不饥，多食而不伤。盖胃主司纳，脾主消化，五脏之本也。然食倍而伤者，乃脾气虚而不化也，若投以峻剂，则脾胃复伤而胎亦损矣。当审其所因而调治之。若饮食停滞，或肚腹作痛，用平胃散。呕吐恶心，加枳壳、砂仁。吞酸嗳腐，加黄连三分、吴茱萸二分。腹满泄泻，用六君子汤。停滞肉食，倍加山楂。停滞面食，倍加麦蘖。停滞糯食，用白酒曲末一味。米食停滞，倍加谷蘖。鱼腥所伤，倍加陈皮。伤辛热之物，加黄连。伤生冷之物，加砂仁、木香；如不应，更加肉豆蔻、补骨脂；再不应，用四神丸。若脾气下陷，用补中益气汤。凡嗳觉药气，且戒药饵，节饮食。经云：损其脾者，调其饮食，适其寒温。大凡脾胃虚弱，饮食难化，以白术、陈皮为末等分，陈曲糊丸，常服最善。枳术丸但可暂用，枳实峻厉，能耗真气，治者慎之。　一妊娠因停食，服枳术丸，胸腹不利，饮食益少，更服消导宽中之剂，其胎下坠。余谓此脾气虚而不能承载也，用补中益气及六君子汤，中气渐健，其胎渐安。又用八珍汤加柴胡、升麻，调理而痊。

木香丸　治妇人有孕伤食。

木香二钱　三棱　人参　白茯苓各三钱

上为细末，面糊丸如绿豆大。熟水吞三四十丸。

白术散　治妊娠气不调和，饮食易伤。

白术炒　干紫苏各一两　人参　白芷炒。各七钱半　川芎　诃子皮　青皮各半两　甘草二钱半

上为末，每服二钱，水一盏，姜三片，煎至七分，温服。

《局方》小七香丸、杂伤饮食。保气散坐月。二方，治伤食良效。

郑氏胜金散 治妊妇因食伤胎，传于脾胃，气虚冷逼，小腹胀痛，或腰重大便秘。

吴茱萸酒浸 净陈皮 川芎 干姜炮 生姜切、焙。各一钱半 炙甘草 厚朴姜制。各三钱

细末，每服三钱，陈米饮下，入盐煎尤妙。《济生》加砂仁。

中恶

〔大〕 夫妊娠忽然心腹刺痛，闷绝欲死者，谓之中恶。邪恶之气中胎，伤于人也。所以然者，血气自养而为精神之主。若血气不和，则精神衰弱，故邪毒之气得以中之，妊娠之病，亦致损胎也。

〔薛〕 前证当调补正气为善，用金银藤一味煎汤饮之。

当归散 治妊娠中恶，心腹疞痛。

当归 丁香 川芎各三两 青橘皮二两 吴茱萸半两，去梗汤泡三次，炒黑

上为细末，无时，温酒调一钱。

又方 生干地黄一两 枳壳 木香各七钱半 为细末，每服一钱，酒调下。

又方 苦梗二两，细锉略炒 生姜半两 水煎服之。

《补遗》治妊娠中恶，心腹绞急切痛，如鬼击之状，不可按摩，或吐血，或衄血者，用熟艾如拳大。煮汁频服。

又方 用盐一盏，水二盏，调和服，以冷水噀之，吐出即安。

又方 灶心土为末，每二钱，井水调服，白汤调亦可。

又法 取汗衣，用男子贴体久染汗者佳。烧灰存性，百沸汤调服。

中风

〔大〕 论曰：夫四时八方之气为风也，常以冬至之日候之，若从其乡来者，长养万物。若不从其乡来者，名为虚邪，贼害万物，人体虚则中之。若风邪客于皮肤，入于经络，即顽痹不仁。若入于筋脉，挟寒则挛急㖞僻，挟温客弛纵。若入脏腑，则恍惚惊悸。凡五脏俞皆在背，脏腑虚寒，邪皆从俞而入，随所伤脏腑经络而为诸病，妊娠中风，若不早治，则令堕胎也。

〔薛〕 按《病机机要》云：风本为热，热胜则风动，宜以静胜其躁，是亦养血也。治法须少汗，亦宜少下，多汗则虚其卫，多下则损其荣，虽有汗下之戒，而有中脏、中腑之分。中腑者多着四肢，则脉浮恶寒，拘急不仁。中脏者多著九窍，则唇缓失音，耳聋鼻塞，目瞀便秘。中腑者宜汗之，中脏者宜下之，表里已和，宜治在经，当以大药养之，此中风要法。妊妇患之，亦当以此施治，而佐以安胎之药。

防风散 治妊娠中风卒倒，心神闷乱，口噤不能言，四肢急强。

防风去芦 葛根 桑寄生各一两 羚羊角屑 细辛去苗 当归去芦 甘菊花 汉防己去皮 秦艽去芦 桂心 茯神去木 甘草炙。各半两

上为㕮咀，每服八钱，水一中盏半，生姜五片，煎至一大盏，去滓入竹沥半合，搅匀，温服无时。

生犀角散 治妊娠卒中风不语，四肢强直，心神惛愦。

牛犀角屑 麻黄去节。各一两 防风去芦 赤箭 羌活 当归 人参各去芦 葛根 赤芍药各七钱半 甘草炙 秦艽各半两 石膏一两半

上为㕮咀，每服八钱，煎服法如前。

防己散　治妊娠中风，口眼㖞斜，手足顽痹。

防己去皮　羌活　防风各去芦　麻黄去节　黄松木节　羚羊角屑。各一两　桂心　荆芥穗　薏苡仁　桑寄生　甘草炙。各半两

上㕮咀，每服五钱，水一中盏半，生姜五片，煎至一大盏，去滓温服，不拘时候。

独活散　治妊娠因洗头中风，身体强硬，牙关紧急，失音不语，并皆治之。

独活去芦　赤箭　麻黄去节　阿胶各一两，炒　乌犀角屑　羌活去芦　防风去芦　天蓼木　白附子炮。各七钱半　汉防己去皮　桂心　芎䓖　白僵蚕微炒。各半两　龙脑二钱半，细研

上为细末，入研药令匀，每服二钱，薄荷汤调下，不拘时。

白僵蚕散　治妊娠中风口噤，心膈痰涎壅滞，言语不得，四肢强直。

白僵蚕炒　天麻　独活去芦。各一两　麻黄去节，一两半　乌犀角屑七钱半　白附子炮　半夏汤洗七次，姜制　天南星炮　藿香各半两　龙脑二钱半，研

上为细末，入研药令匀，每服一钱，生姜、薄荷汤调下，不拘时日，三服。

赤箭丸　治妊娠中风，手足不随，筋脉缓急，言语謇涩，皮肤不仁。

赤箭　萆薢酒浸　麻黄去节　独活去芦　鼠粘子　熟干地黄　羚羊角屑。各一两　阿胶炒　防风去芦　芎䓖　当归炒，去芦　薏苡仁　五加皮　秦艽去芦　汉防己去皮　柏子仁　酸枣仁炒　丹参去芦。各七钱半

上为细末，炼蜜和捣三五百下，丸如梧子大。每服三十丸，豆淋酒送下，食前。

白术酒　治妊娠中风口噤，语言不得。

白术一两半　独活一两　黑豆一合，炒

上细锉，以酒三升，煎取一升半，去滓，温分四服。口噤者拗口灌之，得汗即愈。

治妊娠因感外风如中风状，不省人事。

熟艾三两　陈米醋炒令极热，以绢帛裹熨脐下，良久即省。

风　痉

痫

〔大〕　妊娠体虚，受风而伤太阳之经络，后复遇风寒相搏，发则口噤背强，名之曰痉。又云：痉，其候冒闷不识人，须臾自醒，良久复作，谓之风痉。一名子痫，亦名子冒，甚则反张。

〔薛〕　前证若心肝风热，用钩藤汤。胎动。肝脾血虚，加味逍遥散。调经。肝脾郁怒，加味归脾汤。杂病健忘。气逆痰滞，紫苏饮。肝火风热，钩藤散。眩晕。脾郁痰滞，二陈、姜汁、竹沥。若兼证相杂，当参照子烦门。

羚羊角散　治妊娠冒闷，角弓反张，名曰子痫风痉。

羚羊角镑　独活　酸枣仁炒　五加皮　薏苡仁炒　防风　当归酒浸　川芎　茯苓去木　杏仁去皮尖。各五分　木香　甘草炙。各二分

上姜水煎服。

《小品》疗妊娠忽闷，眼不识人，须臾醒复发，亦有不醒者，名为痉病，亦名子痫，亦名子冒，宜葛根汤。若竹近可速办者，当先作沥汁，次办汤也。其竹远不可即办者，当先办汤。此二疗会得其一种，竹沥偏疗诸痉绝起死也。非但偏疗妊娠产妇绝死者有效，小儿或痫痓，金疮发痓，疗之亦验。

葛根汤方　治妊娠临月，因发风痉，

闷愦不识人，吐逆眩倒，小醒复发，名曰子痫。

葛根 贝母去心 牡丹皮 木防己 防风 当归 川芎 白茯苓 桂心熬 泽泻 甘草各二两 独活 石膏碎 人参各三两

上细切，以水九升，煮取三升，分三服。贝母令人易产，若未临月者，以升麻代之。忌海藻、菘菜、酢物。

按：此方犯桂与牡丹，不如羚羊角散之妥。

羌活酒 治妊娠中风痉，口噤，四肢强直，角弓反张。

羌活去芦，一两半 防风去芦，一两 黑豆一合，炒，去皮

上二味为㕮咀，好酒五升，浸一宿，每服用黑豆一合，炒令熟，投入药酒一大盏，候沸即住，去滓，分二服灌之。

〔丹〕 治一妇人怀妊六月，发痫，手足扬直，面紫黑色，合眼涎出，昏愦不醒人事，半时而醒。医与震灵丹五十馀帖，其疾时作时止，无减证，直至临产方自愈。产一女，蓐中子母皆安。次年其夫疑丹毒必作，求治之。诊其脉，浮取弦，重取涩，按至骨则沉实带数。时正二月因未见其痫发正状，未敢与药，意其旧年痫发时乃五月，欲待其时，度此疾必作，当审谛施治。至五月半，其疾果作，皆是午巳二时，遂教以自制防风通圣散，用生甘草加桃仁多，红花少，或服或吐，至四五剂，疾渐疏而轻，后发为疥而愈。

瘈 疭

〔薛〕 瘛者筋脉急而缩也，疭者筋脉缓而伸也。一缩一伸，手足相引搐搦不已。大抵与婴孩发搐相似，谓之瘛疭也。此证多属风，盖风主摇动。骆龙吉云：心主脉，肝主筋，心属火，肝属木，火主热，木主风，风火相炽，则为瘛疭也。治法：若因风热，用钩藤汤加柴胡、山栀、黄芩、白术，以平肝木，降心火，养气血。若风痰上涌，加竹沥、南星、半夏。若风邪急搐，加全蝎、僵蚕。亏损气血，用八珍汤加钩藤、山栀为主。若无力抽搐，戴眼反折，汗出如珠者，肝绝也，皆不治。 一妊妇四肢不能伸，服祛风燥血之剂，遗屎痰甚，四肢抽搐。余谓肝火血燥，用八珍汤加炒黑黄芩为主，佐以钩藤汤而安。后因怒，前证复作，小便下血，寒热少寐，饮食少思，用钓藤散加山栀、柴胡而血止。用加味逍遥散，寒热退而得寐。用六君子汤加芍药、钩藤钩，饮食进而渐愈。

钩藤汤见胎动不安。 钩藤散眩晕。

眩 晕

消风散 治妊娠肝脏热毒上攻太阳穴，胸膈涎壅，头旋目晕，或腮项肿核。

石膏煅 防风去芦 川羌活去芦 甘菊花去枝梗 川芎 羚羊角镑 当归酒浸，去芦 大豆黄卷炒 荆芥穗 白芷各一钱 炙甘草半钱

上作一服，水二盅，好芽茶半钱，煎至一盅，食远服。

犀角散 治妊娠妇人诸风热困倦，时发昏眩。

犀角 楝参 山栀仁 川羌活 黄连 青黛 川芎 吴白芷 茯苓 甘草炙。各一钱

上作一服，水二盅，生姜三片，竹叶七叶，煎至一盅，食远服。

惊 悸

吴丞妻孕而惊，遂病悸。医以为病在中，神越焉，无可为。沈宗常以为胆伤耳，俾服抱胆丸而愈。

大圣散　治妊娠怔悸，睡里多惊，腹胁膨胀，坐卧不宁。

白茯苓去皮　麦门冬去心　黄芪去芦，蜜炙　当归去芦，酒浸　川芎各一钱半　木香不见火　人参　甘草炙。各一钱

上作一服，水二盅，生姜五片，煎至一盅，服无时。

抱胆丸杂病癫。

喑

〔**大全**〕　孕妇不语，非病也。间有如此者，不须服药，临产月但服保生丸、四物汤之类，产下便语得，亦自然之理，非药之功也。医家不说与人，临月则与寻常之药，产后能语，则以为医之功，岂其功也哉。黄帝问曰：人有重身九月而喑，此为何也？岐伯对曰：胞之络脉绝也。帝曰：何以言之？岐伯曰：胞络者，系于肾少阴之脉，贯肾系舌本，故不能言。帝曰：治之奈何？岐伯曰：无治也，当十月复。

郝翁治验，见前候胎条。

烦

口干附

〔**大全**〕　妊娠苦烦闷者，以四月受少阴君火气以养精，六月受少阳相火气以养气。若母心惊胆寒，多有烦闷，名曰子烦也。《产宝》云：夫妊娠而子烦者，是肺脏虚而热乘于心，则令心烦也。停痰积饮在心胸之间，或冲于心，亦令烦也。若热而烦者，但热而已。若有痰饮而烦者，呕吐涎沫，恶闻食气，烦躁不安也。大凡妊娠之人，既停痰积饮，又寒热相搏，气郁不舒，或烦躁，或呕吐涎沫，剧则胎动不安，均谓子烦也。

〔**薛**〕　前证若因内热，用竹叶汤。气滞，用紫苏饮。痰滞，用二陈、白术、黄芩、枳壳。气郁用分气饮加川芎。脾胃虚弱，用六君、紫苏、山栀。　一妊妇烦热，吐痰恶食，恶心头晕。此脾虚风痰为患，用半夏白术天麻汤杂眩晕。以补元气，祛风邪渐愈，惟头晕未痊，乃用补中益气汤加蔓荆子，以升补阳气而愈。

竹叶汤　治妊娠心惊胆怯，终日烦闷，名曰子烦。

白茯苓三钱　防风　麦门冬去心　黄芩各二钱

上作一服，水二盅，竹叶五片，煎至一盅，无时服。

竹沥汤出《外台秘要》，与前竹叶汤同，内有竹沥一合，无竹叶。又方有知母，无黄芩。

竹茹汤　疗妊娠烦躁，或胎不安。

用淡青竹刮茹一两　以水一大升，煮取四合，徐徐服尽为度。

知母饮　治妊娠心脾壅热，咽膈渴苦，烦闷多惊。

知母　麦门冬去心　赤茯苓各一钱半　黄芩　黄芪各二钱　甘草一钱

上作一服，水二盅，入桑白皮半钱，煎至一盏，再入竹沥些少，同煎二三沸服，无时。

麦门冬汤　治妊娠心惊胆怯，烦闷，名曰子烦。

麦门冬去心　白茯苓　防风各三钱　人参一钱半

上作一服，水二盅，生姜五片，淡竹叶十叶，煎至一盅，去滓，不拘时服。

麦门冬散二方　治妊娠心烦愦闷，虚躁吐逆，恶闻食气，头眩，四肢沉重，百节疼痛，多卧少起。

麦门冬去心　子芩　赤茯苓各一两　茯神　赤芍药　陈皮　人参　苦梗　桑寄生　甘草　旋覆花各半两　生地黄七钱半

上为粗末，每服四钱，水一盏，姜一

钱，煎至七分，不拘时温服。

又方

麦门冬　苎根各三两　黄芩　茯神各一两　甘草炙　犀角屑各半两

上㕮咀，每服四钱，水一盏，生地黄一分，淡竹叶五片，煎至六分，去滓温服效。

柴胡散　治妊娠心烦，头目昏重，心胸烦闷，不思饮食。

柴胡一两半　赤茯苓　麦门冬各一两　枇杷叶去毛　人参　橘红　甘草各半两

㕮咀，每服四钱，水一盏，姜三片，煎至七分服。

人参散　治妊娠热气乘于心脾，津液枯少，烦躁壅热干渴。

人参　麦门冬　赤茯苓　地骨皮　家干葛　黄芩　犀角屑各七钱半　甘草半两

上㕮咀，每服三钱，水一盏，煎至六分，去滓温服。

治妊娠心烦热不止。

葱白一握　豉二合

上以水二大盏，煎至一盏半，去滓温分三服。

一母丸　治妊娠因服药致胎气不安，有似虚烦不得卧，巢氏谓之子烦也。出产乳。

知母二两，洗焙

上为细末，以枣肉为丸，如弹子大。每服一丸，煎人参汤送下。

医者不识此证，作虚烦治之，损动胎气宜矣。

〔烦躁口干〕

夫足太阴脾之经也，其气通于口，手少阴心之经，其气通于舌。若妊娠之人，脏腑气虚，荣卫不理，阴阳隔绝，热乘于心脾，津液枯少，故令心烦而口干也。

〔薛〕　前证若胃经实火，用竹叶石膏汤。若胃经虚热，用人参黄芪散。若胃经气虚，用补中益气汤。若肺经虚热，用紫苏饮。若肝经火动，用加味逍遥散。若脾气郁结，用加味归脾汤。若肾经火动，加味地黄丸。　一妊妇烦热兼咽间作痛，用知母散加山栀以清肺经而愈。后内热咳嗽，小便自遗，用补中益气加麦门、山栀，以补肺气、滋肾水而痊。

升麻散　治妊娠壅热，心神烦躁，口干渴逆。

川升麻　瓜蒌根　黄芩　人参　麦门冬　柴胡　栀子仁　犀角屑　茯神各一钱　知母　甘草各半钱

上作一服，水二盅，煎至一盅，不拘时服。

知母散　治妊娠烦躁，闷乱口干，及胎脏热。

知母　麦门冬　甘草各半两　黄芪　子芩　赤茯苓各七钱半

上㕮咀，每服四钱，水一盏，煎至七分，去滓入竹沥一合，更煎三二沸温服。

葛根散　治妇人妊娠数月，胸膈烦躁，唇口干渴，身热少食。

家葛根野者不用　黄芩　人参　萎蕤　黄芪　麦门冬　甘草等分，㕮咀

上每服四钱，水一盏，竹茹一团如钱大，煎七分，温服无时。

人参黄芪散　治妊娠身热烦躁，口干食少。

人参　黄芪　家葛根　麦门冬　赤茯苓　秦艽各一两　知母七钱半　甘草半两

每服四钱，姜、水、竹叶煎服。

《补遗》人参白术散、黄芪六一汤皆良。

治子烦口干不得卧。用黄连去须，细末，每服一钱，粥饮调下。

吐血衄血咳唾血

〔大〕　妊娠吐血者，皆由脏腑有伤。

凡忧思惊怒，皆伤脏腑，气逆于上，血随而溢，心闷胸满，久而不已，心闷甚者死。妊娠病此，多堕胎也。

〔薛〕　前证若肝经怒火，先用小柴胡、山栀、生地，次用前药合四物，后用加味逍遥散。调经。肝经风热，防风子芩丸。胎漏下血。心经有热，朱砂安神丸。杂·虚烦。心气不足，补心汤。惊悸。思虑伤心，妙香散。同上。胃经有火，犀角地黄汤。吐血。膏粱积热，加味清胃散。齿。郁结伤脾，加味归脾汤。健忘。肺经有火，黄芩清肺饮。淋闷。因气郁滞，紫苏饮子胎上逼心。气不摄血，用补中益气汤。肾经虚火，加味六味丸。杂病虚劳。

局方必胜散　治男子妇人血妄流溢，吐血、衄血、呕血、咯血。

熟干地黄　小蓟并根用　人参　蒲黄微炒　当归去芦　芎䓖　乌梅肉各一两

上件药捣罗为粗散，每服五钱，水一盏半，煎至七分，去滓温服，不拘时。

治吐血不止。

马气勃用生布擦为末，浓米饮调下。

治鼻衄。以白茅花浓煎汁服。

〔心〕　妊孕寒热往来，咳嗽血痰，或呕吐不食，无力，或喘满，乳脊相应痛，或口中唾如霜雪，出语无声，或耳鸣，或痰涎，日夜数碗，误用热药之故也。刺风门　魂户各五分　支沟　间使各相透

如寒热未解，百节瘛疭，昏愦。再取绝骨五分　太溪三分

如脉气未平。泻太渊　太白各二分　热府

已上穴实泻虚补，治产前病立效。此病安后半年，必有一变，四肢消瘦，单腹肿胀，即取阴交一穴，去其恶物也。

咳　嗽

〔**大全**〕　夫肺内主气，外司皮毛，皮毛不密，寒邪乘之则咳嗽。秋则肺受之，冬则肾受之，春则肝受之，夏则心受之。其嗽不已，则传于腑。妊娠病久不已，则伤胎也。

〔薛〕　前证若秋间风邪伤肺，用金沸草散。杂·咳嗽。夏间火邪克金，用人参平肺散。杂·喘。冬间寒邪伤肺，用人参败毒散。杂·伤湿。春间风邪伤肺，用参苏饮。杂·发热。若脾肺气虚，用六君、芎、归、桔梗。若血虚四物桑白皮、杏仁、桔梗。肾火上炎，用六味丸杂·虚劳。加五味子煎服。脾胃气虚，风寒所伤，用补中益气杂·劳倦。加桑皮、杏仁、桔梗。盖肺属辛金，生于己土，嗽久不愈者，多因脾土虚而不能生肺气，而腠理不密，以致外邪复感，或因肺气虚不能生水，以致阴火上炎所致。治法当壮土金、生肾水为善。　一妊娠气喘痰甚，诸药不效，素有带下，始于目下浮，两月馀其面亦然。此气虚而有痰饮也，用六味丸料数剂而愈。一妊妇嗽则便自出，此肺气不足，肾气亏损，不能司摄，用补中益气汤以培土金，六味丸加五味以生肾气而愈。　一妊妇咳嗽，其痰上涌，日五六碗许，诸药不应。予以为此水泛为痰，用六味丸料及四君子汤各一剂，稍愈，数剂而安。　一妊妇因怒，咳嗽吐痰，两胁作痛。此肝火伤肺金，以小柴胡汤加山栀、枳壳、白术、茯苓治之而愈。但欲作呕，此肝侮脾也，用六君子加升麻、柴胡而痊。

款冬花散　治妊娠心膈痰毒壅滞，肺气不顺，咳嗽头疼。

款冬花　麻黄　贝母煨　前胡　桑白皮　紫菀各半两　旋覆花　白术　甘草各二钱半　石膏一两

上㕮咀，每服四钱，水一盏，姜三片，煎至七分，去滓温服。

苦梗散　治妊娠肺壅，咳嗽喘急。

桔梗 紫苏 人参 桑白皮 贝母 甘草各半两 天门冬去心 赤茯苓各一两 麻黄七钱半

每服四钱，水二盅，生姜三片，煎至一盅，不拘时服。

马兜铃散 治妊娠胎气壅滞，咳嗽喘急。

马兜铃 桔梗 人参 甘草 贝母各半两 陈皮去白 大腹子 桑白皮 紫苏各一两 五味子二钱半

上㕮咀，每服四钱，姜三片，水煎。

麻黄散 治妊娠外伤风冷，痰逆咳嗽，不食。

麻黄去节 陈皮去白 前胡各一两 半夏汤洗，炒 人参 白术 枳壳炒 贝母 甘草各半两

㕮咀，每服四钱，葱白五寸，姜三片，枣一枚，水煎服。

百合散 治妊娠风壅，咳嗽痰多，喘满。

百合蒸 紫菀茸洗 白芍药 赤茯苓去皮 桔梗炒 前胡各去芦 贝母去心。各一钱半 甘草五分

作一服，水二盅，姜五片，煎至一盅，不拘时服。

紫菀汤 治妊娠咳嗽不止，胎不安。

紫菀一两 桔梗半两 甘草 杏仁 桑白皮各二钱半 天门冬一两

上㕮咀，每服三钱，竹茹一团，水煎去滓，入蜜半匙，再煎一两沸，温服。

《局方》华盖散，治妊娠咳嗽不止，稳重有效。见杂病咳嗽。

喘

吕沧洲治经历哈散侍人病喘不得卧，众作肺气受风邪治之。吕诊之气口盛于人迎一倍，厥阴弦动而疾，两尺俱短而离经。因告之曰：病盖得之毒药动血，以致胎死不下，奔迫而上冲，非风寒作喘也。乃用催生汤加芎、归煮二三升服之，夜半果下一死胎，喘即止。哈散密嘱曰：病妾诚有怀，以室人见嫉，故药去之，众所不知也。众惭而去。

平安散 治妊娠上气喘急，大便不通，呕吐不食，腹胁胀痛。

川芎 木香各一钱半 陈皮 熟地黄洗 干姜炮 生姜 厚朴去粗皮，制。炒 甘草各一钱

上作一服，水二盅，入烧盐一捻，煎至一盅，不拘时服。

桔梗汤 马兜铃散并见前咳嗽条。

疟

〔大〕 妊娠病疟，乃夏伤于暑，客于皮肤，至秋而发，阳盛则热，阴盛则寒，阴阳相离，寒热俱作。其发晏者，由风邪客于风府，循膂而下，卫气至一日一夜常大会于风府，故发日晏与早者，卫气之行风府，日下一节，二十一日下至尾骶，二十二日入脊内，上注于伏冲之脉，其行九日，出缺盆。其气既止，故发更早。其间日发者，风邪内搏五脏，横连募原，其道远，其气深，其行迟，不能日作也。妊娠而发，多伤于胎。

〔薛〕 前证因脾胃虚弱，饮食停滞，或外邪所感，或郁怒伤脾，或暑邪所伏。审系饮食停滞，用六君子加桔梗、苍术、藿香。外邪多而饮食少，用藿香正气散。杂病中风。外邪少而饮食多，用人参养胃汤。杂疟。劳伤元气，用补中益气汤。杂劳倦。若郁怒所伤，用小柴胡汤伤寒少阳病。兼归脾汤。健忘。若木侮土，久而不愈，用六君子为主，佐以安胎药。仍参三阴三阳经而治之。 一妇人因怒患疟，举发无期，久而不已，胸腹不利，饮食少思，吞酸吐痰。用六君子加柴胡、山栀，

二十馀剂，寻愈。但晡热少食，又用四君子加柴胡、升麻为主，佐以逍遥散而痊。一妊妇疟久不已，嗳气下气，胸腹膨胀，食少欲呕，便血少寐。此属肝脾郁怒，用归脾汤加柴胡、山栀渐愈；又用六君子汤加柴胡、山栀、升麻而愈。　一妊妇患疟已愈，但寒热少食，头痛晡热内热，此脾虚血弱也。用补中益气汤加蔓荆子，头痛顿止；又用六君子汤加芎、归，饮食顿进；再用逍遥散加参、术而寒热愈。

驱邪散　治妊娠停食感冷，发为疟疾。

白术　草果仁　高良姜炒　缩砂仁　藿香叶　橘红　白茯苓去皮。各一钱半　甘草炙，五分

上作一服，水二盅，生姜五片，红枣一枚，煎一盅，不拘时服。

七宝散　治男妇一切疟疾，或先寒后热，或先热后寒，或寒多热少，或热多寒少，或一日一发，或一日两三发，或连日发，或间日发，或三四日一发，不问鬼疟、食疟，不伏水土，山岚瘴气似疟者，并皆治之。

常山　厚朴姜制　青皮　陈皮并不去白　甘草　槟榔　草果去皮。各等分

㕮咀，每服半两，于未发隔夜，用水酒各一盏，煎至一大盏，去滓露一宿，再用酒水煎滓一次，去滓亦露一宿，来日当发之早，烫温面东先服头药，少顷再服药滓，大有神效。　予尝治一妊妇，六七个月患疟，先寒后热，六脉浮紧，医用柴胡、桂枝无效。予曰：此非常山不愈。众医难之，越数日疾甚，乃从予治，以七宝散一服瘥。黄帝问：妇人重身，毒之奈何？岐伯曰：有故无殒。帝曰：何谓也，岐伯曰：大积大聚，其可犯也，衰其太半而止。诚审药物之性，明治疗之方，何疑攻治哉。

柴胡散　治妊娠疟疾。

柴胡二钱　生大黄二钱　生黄芩一钱半　甘草一钱

上㕮咀作一服，水煎，临发日五更温服，必取利为愈。如胎上逼心，可服枳壳散。忌油面辛热等物。

又方

用大黄二两　柴胡一两半　黄芩一两　芍药一两

为细末，清水糊为丸，如梧桐子大。每服百丸，临发日五更冷汤吞下，隔两时再服五十丸，以利为度。

若妊娠疟疾，发热口干，渴饮无度者，亦用

生地黄一两半　黄芩　麦门冬去心　人参　知母各一两　石膏二两　甘草半两　干葛一两

上㕮咀，每服五钱，入乌梅半个煎服。

又方

用常山一两　石膏一两　甘草炙　黄芩各半两　乌梅七个

细切，以水酒各一碗，浸一宿，平旦煎至一碗，去滓分二服，临发时服。

上方犯常山、大黄吐下之剂，若六脉浮紧有力，中有顽痰积热者用之，所谓有故无殒也。其他疗治方法，已备杂证疟门，兹不赘。若热甚恐致动胎者，亦如伤寒热病治法，以白药子、伏龙肝等，涂脐上下可也。

霍　乱

〔**大**〕　夫饮食过度，触冒风冷，阴阳不和，清浊相干，谓之霍乱。其间或先吐，或腹痛吐利，是因于热也。若头痛体疼发热，是挟风邪也。若风折皮肤，则气不宣通，而风热上冲为头痛。若风入肠胃则泄利呕吐，甚则手足逆冷，此阳气暴

竭，谓之四逆。妊娠患之，多致伤胎也。

〔薛〕　按前证若因内伤饮食，外感风寒，用藿香正气散。若因饮食停滞，用平胃散。果脾胃顿伤，阳气虚寒，手足逆冷者，须用温补之剂。治当详审，毋使动胎也。　一妊妇霍乱已止，但不进饮食，口内味酸泛，行消导宽中。余曰：此胃气伤而虚热也，当用四君子汤。彼不信，仍服人参养胃汤，呕吐酸水，其胎不安，是药复伤也。乃与四君子汤，俾煎熟，令患者先嗅药气，不作呕则呷少许，恐复呕则胎为钓动也。如是旬馀愈。

人参白术散

白术　茯苓　人参　甘草　木香　藿香各半两　干葛一两

为末，沸汤调服二钱。吐甚者，加生姜汁频频饮之。

人参散　治妊娠霍乱吐泻，心烦腹痛。

人参　厚朴姜制　橘红各二钱　当归炒　干姜　甘草炙。各一钱

作一服，水二盅，姜三片，红枣三枚，煎一盅，服无时。

白术散　治妊娠霍乱，腹痛吐利不止。

白术炒　益智仁　枳壳麸炒　橘红各七钱半　草豆蔻煨，去皮　良姜炒。各半两

上为散，每服三钱，水煎入姜半分，去滓温服，无时。

木瓜煎　治妊娠霍乱吐泻，转筋入腹则闷绝。

吴茱萸汤炮，七次　生姜切。各七钱半　木瓜切，一两半　一方有茴香七钱半　甘草一钱　茱萸半两　加紫苏煎

上细锉，水二盏，煎一盏二分，去滓分三服，热服，无时。

缩脾饮　解伏热，除烦渴，消暑毒，止吐利。霍乱之后，服热药太多，致烦躁，宜沉井水中候冷，频频服。

草果仁四两　乌梅肉三两　甘草二两半

上㕮咀，每半两，水一碗，姜十片，煎八分，沉冷服。

妊娠霍乱腹痛，四肢冷逆，汗出脉虚弱者，理中汤治之。

上四方内，用干姜、豆蔻、茱萸，俱大温之剂。若发热烦渴，脉数阳证者，服之即死，宜用后方。

竹茹汤呕吐　益元散　桂苓甘露饮　冬葵子汤并见杂病霍乱。

泄　泻

〔薛〕　米食所伤，用六君加谷蘖。面食所伤，用六君加麦蘖。肉食所伤，用六君加山楂。若兼寒热作呕，乃肝木侮脾土，用六君加柴胡、生姜。兼呕吐腹痛，手足逆冷，乃寒水侮土，六君加姜、桂，不应，用钱氏益黄散。幼科脾脏。若元气下陷，发热作渴，肢体倦怠，用补中益气汤。杂病·劳倦。若泄泻色黄，乃脾土之真色，用六君加木香、肉果。若作呕不食，腹痛恶寒，乃脾土虚寒，用六君加木香、姜、桂。若泻在五更侵晨，饮食少思，乃脾肾虚弱，五更服四神丸，泄泻。日间服白术散，如不应，或愈而复作，或饮食少思，急用八味丸，杂病虚劳。补命门火以生脾土为善。　边太常侧室，妊娠泄泻，自用枳、术、黄连之类，腹闷吐痰，发热恶寒，饮食到口即欲作呕，强匙许即吞酸不快，欲用祛痰理气。余曰：此因脾胃伤而痰滞中脘，若治痰气，复伤脾胃矣。遂以参、术、炮姜为末，丸如黍粒，不时含咽三五丸，渐加，至三日后，日进六君子汤而寻愈。　进士王缴征之内怀妊泄泻，恶食作呕。余曰：脾气伤也。其夫忧之，强进米饮。余谓饮亦能伤胃，且不必强，俟脾胃醒，宿滞自化，饮食自

进。不信，别用人参养胃汤饮之，吐水酸苦；又欲投降火寒药。余曰：若然，则胃气益伤也。经云：损其脾胃者，调其饮食，适其寒温。后不药果愈。

加味理中汤

人参　白术　白芍药　白茯苓　干姜　黄连　藿香叶　木香　诃子肉　肉果　甘草各一钱

水二盅，生姜参片，大枣二枚，煎一盅，饥时服。

余方并详第二卷泄泻及杂病泄泻门。

滞　下

〔薛〕　治痢之法，当参前篇。其下黄水，乃脾土亏损，真色下陷也，当升补中气。若黄而兼青，乃肝木克脾土，宜平肝补脾。若黄而兼白，乃子令母虚，须补脾胃。若黄而兼黑，是水反侮土矣，必温补脾胃。若黄而兼赤，乃心母益子，但补中益气。若肠胃虚弱，风邪客之，用胃风汤，或胎气不安，急补脾胃而自安矣。凡安胎之药，当临病制宜，不必拘用阿胶、艾叶之类。　地官胡成甫之内，妊娠久痢，自用消导理气之剂，腹内重坠，胎气不安，又用阿胶、艾叶之类不应。余曰：腹重坠，下元气虚也。胎动不安，内热盛也。遂用补中益气汤而安，又用六君子汤全愈。　壶仙翁治汤总兵夫人妊娠病痢不止。翁诊其脉，虚而滑，两关若涩，此由胎气不和，相火炎上而有热，似痢实非也。乃用黄芩、白术以安胎，四物、生地黄以调血，数剂而安。当归芍药汤　治妊娠下痢腹痛。即当归芍药散，见前心腹痛。

〔本〕　治妇人胎前产后赤白痢。

生姜年少者百钱，老者二百钱，取自然汁　鸭子一枚

上将鸭子打破，倾入姜汁内搅匀，煎八分，入蒲黄三钱，再煎五七沸，空心热服，立效。

〔无〕　妊娠下痢赤白，绞刺疼痛。

鸡子一枚，乌鸡者佳。破孔倾出清，留黄用之　黄丹一钱，入鸡子壳内同黄搅匀，以厚纸糊牢，盐泥固济，火上煨焙干，为细末

上每服二钱，米饮调下。一服愈者是男，二服愈者是女。

〔大〕　治妊娠素弱，频并下痢，腹痛羸瘦，面色痿黄，不进饮食。

厚朴一两半　白术　熟地黄　川芎　白芍药　当归　干姜　人参各一两　诃子三钱　甘草一钱

上㕮咀，每服四钱，姜三片，水煎。

又方　治妊娠下痢，腹痛小便涩。

当归　黄芪各一两　糯米一合

上细切，和匀，水煎分四服。

〔罗〕　**大宁散**　治妊娠下痢赤白灰色，泄泻疼痛垂死者。

黑豆三十五粒　粟壳二两，半生半炒　甘草二两，半生半炒

上为粗末，都作一服，生姜三片同煎，食前服。

治妊娠挟热下痢，亦治男子常痢。

黄连　黄柏各一升　山栀仁二十枚

上㕮咀，每服五钱，水二盏，浸二时久，煮十馀沸，顿服。若呕加陈皮一两半　生姜三两

黄连汤　治妊娠下痢赤白，脓血不止。

黄连二两　厚朴姜制　阿胶炙　当归　干姜各一两半　艾叶　黄柏各一两

上为细末，空心米饮调下方寸匕，日三服。

疗妊娠白脓痢，腹中冷。

干姜四两　赤石脂六两　粳米一升，炒黄

上用水七升，煎取二升，温分三服。

厚朴散　治妊娠下痢，黄水不绝。

厚朴姜炙，三两　黄连三两　肉豆蔻一枚，连皮用

上为粗末，水煮顿服。

草果饮　治妊娠脏气本虚，脾胃少弱，脏腑虚滑，腹脐疼痛，日夜无度。

厚朴姜制，二两　肉豆蔻一个，面裹煨

上㕮咀，每服三钱，姜三片，水同煎。

大小便不通

〔大〕　夫妊娠大小便不通，由脏腑之热所致。若大肠热则大便不通，小肠热则小便不利，大小肠俱热，则大小便俱不通，更推其因而药之。

〔薛〕　前证若大肠血燥，用四物汤加条芩、桃仁。大肠气滞，用紫苏饮加杏仁、条芩。肠胃气虚，用六君子加紫苏、杏仁。肝脾蕴热，用龙胆泻肝汤。心肝虚热，用加味逍遥散加车前子。　亚卿李蒲汀侧室，妊娠大小便不利，或用降火理气之剂，元气反虚，肝脉弦急，脾脉迟滞，视其面色，青黄不泽。余曰：此郁怒所致也。用加味归脾汤为主，佐以加味逍遥散而安。　主政王天成之内，妊娠痢疾，愈后二便不通，其家世医，自用清热之剂未效。余诊其脉浮大而涩，此气血虚也。朝用八珍汤加桃仁、杏仁，夕用加味逍遥散加车前子而瘥。

《小品》疗妊娠子淋，大小便并不利，气急，已服猪苓散不瘥，宜服甘遂散下之。

甘遂散方

用泰山赤皮甘遂二两

上一味为末，以白蜜二合和服如豆大一粒，觉心下烦，得微下者，日一服。下之后，还服猪苓散。不得下，日二服，渐加至半钱，以微利为度。《经心录》同。此药太峻，不可轻用。

猪苓散　疗妊娠小便涩痛，兼治胎水。

猪苓五两，去皮　为末，白汤调方寸匕加至二匕，日三夜二。不瘥，宜转下之，服前药。

葵子汤《古今录验》二方。　治妊娠得病六七日以上，身热入脏，大小便不利，安胎除热。

葵子二升　滑石四两，碎

上以水五升，煮取一升，去滓尽服，须臾当下，便愈。

又方　葵子一合　川朴硝二两　每服三钱，水煎温服。

治妊娠大小便不通，心腹胀满妨闷，不欲饮食，手足烦热。

槟榔　赤茯苓　大腹皮　木通　郁李仁去皮尖　北五味各一两　桑寄生　甘草　苦梗各半两

上为粗末，每服三钱，水一盏，煎至六分，温服。

治妊娠大小便不通，热闭心膈，腹胁胀闷，妨害饮食。

大黄　木通　槟榔各一两　枳壳七钱半　大腹子三枚　诃子四个，去核，半生半煨

上为末，以童便一盏，忽白二寸，同煎至六分，调下二钱。

当归散　治胎前诸疾，或因怒中气冲子脏或冲脬脉，腹急肚胀，腰腹时疼，不思饮食，四肢浮肿，气急时喘，大便忽难，小便忽涩，产门忽肿。

当归一两　赤茯苓　枳壳　白芍药　川芎各二两　川白姜炮　木香煨　粉草各半两

上㕮咀，每服三大钱，水一盏半，生姜三片，煎至八分，去滓无时温服。如禀受气弱及南人，枳壳减半。如气实及北人，于内加分二服之。或连日大便秘涩，加蜜同煎。

初虞世治妊娠大便秘涩方。

枳壳三两　防风二两　炙草一两

上为细末，沸汤点服一二钱，空心日三。

又治虚羸大便秘方。

枳壳制　阿胶炒。各等分

上为细末，炼蜜和剂，杵二三千下，丸如梧子大，别研滑石末为衣。温汤下二十丸，半日来未通，再服三十丸，止于五十丸。

又方

车前子一两　大黄炒，半两

上为细末，每服三钱，空心蜜汤调下。

大腹皮汤　治妊妇大小便不通。

枳壳　大腹皮　赤茯苓各一两　甘草二钱

上为末，葱白汤调下二钱。

《补遗》局方八正散　治妊妇心经蕴热，脏腑秘结，大肠不通，小便赤涩癃闭。见杂病淋。　上陈良甫氏所录诸方，今并存之。内甘遂、朴硝，非至实至危，不得已而为之，不可轻用，其它亦宜审订而用之。仍味薛氏之说，而参之以杂病诸方法，庶无误也。

小便不通

〔大〕　妊娠小便不通，为小肠有热，传于胞而不通耳。若兼心肺气滞，则致喘急。陈无择云：妊娠胎满逼胞，多致小便不利。若心肾气虚，清浊相干，则为诸淋。若胞系了戾，小便不通，名曰转胞。若胎满尿出，名曰遗尿。

〔丹〕　转胞病胎妇禀受弱者，忧闷多者，性急躁者，食味厚者，大率有之。古方皆用滑利疏导药，鲜有应效。因思胞为胎所压，展在一边，胞系了戾不通耳。胎若举起，悬在中央，胞系得疏，水道自行。然胎之坠下，必有其由。一日吴宅宠人患此，脉之两手似涩，重取则弦，左手稍和。予曰：此得之忧患，涩为血少气多，弦为有饮，血少则胞弱而不能自举，气多有饮，中焦不清而隘，则胞知所避而就下，故喜坠。遂以四物汤加参、术、半夏、陈皮、生甘草、生姜空心饮，随以指探喉中，吐出药汁，候少顷气定，又与一帖，次日亦然，如是八帖而安。此法果为的确，恐偶中耳。后有数人历历有效，未知果何如耶？仲景云：妇人本肌盛头举身满，今反羸瘦举中空减，胞系了戾，亦致胞转。其义未详，必有能知之者。　一妇人四十一岁，妊孕九个月，转胞小便不出，三日矣。下急脚肿，不堪存活，来告急。予往视之，见其形瘁，脉之右涩而左稍和，此饱食而气伤，胎系弱，不能自举而下坠，压着膀胱，偏在一边，气急为其所闭，所以水窍不能出也。转胞之病，大率如此。予遂制一方补血养气，血气既正，胎系自举，则不下坠，方有安之理。遂作人参、当归身尾、白芍药、白术、带白陈皮、炙甘草、半夏、生姜，煎浓汤与四帖，任其叫啖。至次早，又与四帖，药渣作一帖，煎令顿饮之，探喉令吐出此药汤，小便立通，皆黑水。后就此方加大腹皮、枳壳、青葱叶、缩砂仁二十帖与之，以防产前后之虚，果得就蓐平安，产后亦健。　一妇人妊娠七八个月，患小便不通，百医不能利，转加急胀，诊其脉细弱。予意其血气虚弱，不然水载其胎，故胎重坠，下压住膀胱下口，因此溺不得出。若服补药升扶胎起，则自下。药力未至，愈加急满。遂令一老妇用香油涂手，自产门入托起其胎，溺出如注，胀急顿解。一面却以人参、黄芪、升麻、大剂煮服，或少有急满，仍用手托放取溺，如此三日后，胎渐起，小便如故。

〔**薛**〕 前证亦有脾肺气虚，不能下输膀胱者；亦有气热郁结膀胱，津液不利者；亦有金为火烁，脾土湿热，甚而不利者；更当详审施治。 司徒李杏冈仲子室，孕五月，小便不利，诸药不应。余曰：非八味丸不能救。不信，别用分利之药，肚腹肿胀，以致不起。 儒者王文远室，患此小腹肿胀几至于殆，用八味丸一服，小便滴沥，再以前丸之料，加车前子一剂即利，肚腹顿宛而安。

〔**仲**〕 问曰：妇人病饮食如故，烦热不得卧而反倚息者，何也？师曰：此名转胞，不得溺也。以胞系了戾，故致此病。但利小便则愈，宜肾气丸主之。即八味丸。方见杂病虚劳。每以酒下十五丸至二十丸，日再服。

〔**产**〕 疗小便不通及胞转。

桑螵蛸捣末，米饮服方寸匕，日三。

〔**仲**〕 妊娠有水气，重身，小便不利，洒淅恶寒，起即头眩，**葵子茯苓散**主之。

葵子一斤 茯苓三两

上二味杵为散，饮服方寸匕，日三服，小便利则愈。

妊娠小便难，饮食如故，**归母苦参丸**主之。

当归 贝母 苦参各四两

上为末，炼蜜丸如小豆大。饮服三丸，加至十丸。男子加滑石半两。

〔**大**〕 治妊娠卒不得小便。

杏仁一味去皮尖，捣丸如绿豆大，灯心汤吞七丸，立利。

〔**丹**〕 朱宅妇人三十馀岁，怀胎四个月，大小便闭，因与通利，冬葵子等药已通，但气未顺。此由性急，血耗气乱，须和其气，滋其血乃安。

陈皮 青皮 芍药一钱 人参 归身尾 川芎 地黄 白术半两 茯苓 木通 甘草二分

独圣散 治妊娠小便不通。

上用蔓荆子为末，每服二钱，食前浓煎葱白汤调下。

淋

〔**大**〕 妊娠小便淋者，乃肾与膀胱虚热不能制水。然妊妇胞系于肾，肾间虚热而成斯证，甚者心烦闷乱，名曰子淋也。

〔**薛**〕 前证若颈项筋挛，语涩痰甚，用羚羊角散。身体痛。若小便涩少淋沥，用安荣散。若肝经湿热，用龙胆泻肝汤。前阴诸疾。若肝经虚热，用加味逍遥散。腿足转筋而小便不利，急用八味丸，缓则不救。若服燥剂而小便频数或不利，用生地黄、茯苓、牛膝、黄柏、知母、芎、归、甘草。若频数而色黄，用四物加黄柏、知母、五味、麦门、玄参。若肺气虚而短少，用补中益气加山药、麦门。若阴挺痿痹而频数，用地黄丸。若热结膀胱而不利，用五淋散。淋。若脾肺燥不能化生，宜黄芩清肺饮。淋。若膀胱阴虚，阳无所生，用滋肾丸。淋。若膀胱阳虚，阴无所化，用肾气丸。 一妇人每怒发热胁胀，小便淋涩，如遇经行，旬馀未已。受胎三月，因怒前证复作。朝用加味逍遥散，夕用安胎饮各二剂而安。五月又怒，复下血如经行，四日未止，仍用前药而愈。 一妊娠饮食后因恼怒，寒热呕吐，头痛恶寒，胸腹胀痛，大便不实，其面青色，小便频数，时或有血，服安胎止血之剂益甚。余曰：寒热呕吐而腹胀，此肝木克脾土而元气伤也。大便不实而面青，此饮食伤脾，兼肝侮土也。小便频数而有血，此肝热传胞而兼挺痿也。用六君子加枳壳、紫苏、山栀二剂，脾胃顿醒。又用加味逍遥散加紫苏、枳壳二剂，小便顿清。后节饮食调理而安。

地肤大黄汤《外台》　疗妊娠子淋宜下。

川大黄　地肤草各三两　知母　黄芩　猪苓　赤芍药　通草　川升麻　枳实　甘草各二两

上㕮咀，每服四钱，水一盏，煎七分，去滓温服。

疗妊娠患淋，小便涩不利，小腹水道热痛。

冬葵子一升　芍药二两　黄芩　赤茯苓　车前子各三两

上㕮咀，以水七升，煎至二升，温分三服。

疗妊娠数月，小便淋沥、疼痛，心烦闷乱，不思饮食。

瞿麦穗　赤茯苓　桑白皮　木通　葵子各一两　黄芩　芍药　枳壳　车前子各半两

上为粗末，每服四钱，水一盏，煎至六分，温服。

安荣散　治妊娠小便涩少，遂成淋沥。

麦门冬去心　通草　滑石　人参　细辛各二钱　当归去芦，酒浸　灯草　甘草各半钱

上为细末，每服二钱，不拘时，麦门煎汤调服。

大腹皮散　治妊娠大小便赤涩。

大腹皮　枳壳去白，麸炒　甘草炙。各一钱　赤茯苓去皮，三钱

上为细末，每服二钱，不拘时，浓煎葱白汤调下。

《经心录》疗妊娠患子淋，小便数，出少或热疼痛，及子烦。

地肤子三两

上细切，水四升，煮取二升半，去滓分三服，日三服。

《补遗》治胎前诸般淋沥，小便不通。

槟榔　赤芍药各等分

上锉，每服五钱，水煎温服，甚效。

猪苓散　疗妊娠子淋，小便涩痛。方见前大小便不通。

遗　尿

〔**薛**〕　若脬中有热，宜用加味逍遥散。若脾肺气虚，宜用补中益气汤加益智。若肝肾阴虚，宜用六味丸。　一妊妇遗尿内热，肝脉洪数，按之微弱，或两太阳作痛，胁肋作胀。余以为肝火血虚，用加味逍遥散、六味地黄丸寻愈。后又寒热，或发热，或恚怒，前证仍作。用八珍散、逍遥散兼服，以清肝火、养肝血而痊。

白薇散　疗妊娠胎满，不知小便出时。见前三卷遗尿。

桑螵蛸散　治妊娠小便不禁。

桑螵蛸二十枚，炙黄

上为细末，每服二钱，空心米饮调下。

又方　益智仁为末，米饮下，亦效。

尿　血

〔**大**〕妊妇劳伤经络，有热在内，热乘于血，血得热则流溢渗入脬，故令尿血也。

〔**薛**〕　前证因怒动火者，宜小柴胡汤加山栀。因劳动火者，宜用补中益气汤。若因厚味积热，宜用清胃散杂病齿。加犀角、连翘、甘草。若因肝经血热，宜用加味逍遥散。若因脾气下陷，宜用补中益气汤。若因脾虚血热，宜用加味逍遥散。　一妊妇因怒尿血，内热作渴，寒热往来，胸乳间作胀，饮食少思，肝脉弦弱，此肝经血虚而热也。用加味逍遥散、六味地黄丸兼服渐愈。又用八珍汤加柴

胡、丹皮、山栀而痊。

《千金》疗妊娠卒下血及子淋方。

葵子一升，研

上以水五升，煮取二升，分温三服。

又方　生艾叶一斤，研。冬用干者亦得

上以酒五升，煮取二升，分三服。

又方　生地黄一升，切

上以酒四升，煮取二升，分温三服。亦疗落身后血。

续断汤　治妊娠下血及尿血。

当归　生地黄各一两　续断半两　赤芍药二钱半

上为末，空心葱白煎汤调下二钱。

疗妊娠尿血方。

阿胶　熟地黄各等分

上为细末，空心粥饮调下二钱。

补遗姜蜜汤　治妊娠小便尿血。

生姜七片　蜜半盏　白茅根一握

上入水，浓煎服。

五苓散去桂加阿胶炒。同为粗末，每服四钱，用车前子、白茅根浓煎温服。

又方　白茅根浓煎汤，吞酒蒸黄连丸。

眼　目

一妇将临月，忽然两目失明，不见灯火，头痛眩晕，项腮肿满，不能转颈，诸治不瘥，反加危困。偶得消风散服之，病减七八，获安分娩。其眼吊起，人物不辨，乃以四物汤加荆芥、防风，更服眼科天门冬饮子，二方间服，目渐稍明。大忌酒、面，煎炙、鸡、羊、鹅、鸭、豆腐、辛辣热物并房劳。此证因怀妊多居火间，衣着太暖，伏热在内，或酒面炙煿太过，以致胎热也。

天门冬饮子　治妊娠肝经风热，上攻眼目，带吊失明。

天门冬去心　知母　茺蔚子　五味子　防风去芦　茯苓去皮　川羌活去芦　人参各一钱

上作一服，水二盅，生姜三片，煎至一盅，食后服。

脏躁悲伤

陈良甫记管先生治一妊娠四五个月，脏躁悲伤，遇昼则惨凄泪下，数欠，象若神灵，如有所凭。医与巫皆无益，与仲景大枣汤，一投而愈。

〔薛〕　前证或因寒水攻心，或肺有风邪者，治当审察。　一妊妇无故自悲，用大枣汤二剂而愈。后复患，又用前汤佐以四君子加山栀而安。　一妊妇悲哀烦躁，其夫询之，云：我无故但自欲悲耳。用淡竹茹汤为主，佐以八珍汤而安。

〔仲景〕　妇人脏躁悲伤欲哭，象如神灵所作，数欠伸，甘麦大枣汤主之。

甘麦大枣汤方

甘草三两　小麦一升　大枣十枚

上以水六升，煮取三升，温分三服。亦补脾气。

许学士云：乡里有一妇人，数欠伸，无故悲泣不止，或谓之有祟，祈禳请祷备至，终不应。予忽忆《金匮》有一证云：妇人脏躁悲伤欲哭，象如神灵所作，数欠伸者，宜甘麦大枣汤。予急令治药，尽剂而愈。古人识病制方，种种绝妙如此。

淡竹茹汤　治妊妇心虚惊悸，脏躁悲伤不止。又治虚烦甚效。

麦门冬去心　小麦　半夏汤泡。各二两半　人参　白茯苓各一两半　甘草一两

上锉散，每服四钱，姜五片，枣一枚，淡竹茹一团，如指大，同煎温服。

又方　治胎脏躁，自悲、自哭、自笑。

上以红枣烧存性，米饮调下。

妊病可下胎断胎

〔大全〕　妊娠羸瘦，或挟疾病，脏腑虚损，气血枯竭，既不能养胎，致胎动而不坚固，终不能安者，则可下之，免害妊妇也。

〔薛〕　前证宜用腰腹背痛门方论主之。其胎果不能安者，方可议下，慎之慎之。　鸿胪张淑人痢疾后胎动，心神不安，肢体殊倦，用八珍散二十馀剂渐愈。因劳加烦热头痛，以大剂补中益气汤加蔓荆子治之，热痛顿止，仍用前散又五十馀剂而安。其后生产甚易。　今大中丞许少薇公向令金坛时，夫人胎漏，疗治不止，时迫于上。许公欲因其势遂下之，谋于余，余第令服佛手散，以为可安即安，不可安即下，顺其自然而已。既数服，公忧疑不决。女科医者检方以进，乃用牛膝一两，酒煎服，谓牛膝固补下部药耳，用之何害。公遂信而服之，而胎果下。余时有从母之戚，未及知，比知而驰至，则闻盈庭皆桂麝气，盖因胞衣未下，许医又进香桂散矣，血遂暴下如大河决，不可复止，亟煎独参汤未成而卒。公哀伤甫定而过余谢，且念余曰：牛膝补药而能堕胎，何也？余对曰：生则宣而熟则补，故破血之与填精，如箭锋相拄，岂独牛膝哉？鹿角亦堕胎破血，而煎为白胶，则安胎止血，因其熟而信其生，此之谓粗工。公叹恨无已。余故特著之，以为世戒。

〔大全〕　治妊娠母因疾病，胎不能安，可下之。

取七月七日法面　《大全》作曲。四两，水二大盏，煎取一盏，三分，绵滤去滓，分温三服，立下。

又方　大曲五升，清酒一斗，煮二沸，去渣，分五服，隔宿勿食，但再服，其子如糜，母无疾苦。千金不传，炒。

又方　麦糵一升为末，和水煮二升，服之即下。神效。

又方　附子二枚为末，以淳苦酒和涂右足，去之，大良。

又方　取鸡子一枚，以三指撮盐放鸡子中，服之立出。

按：陈良甫所列有牛膝汤、桂心散诸方，楼全善皆不之取，而独取此数方，其见卓矣。

〔断产〕

〔丹〕　断子法　用白面曲一升，无灰酒五升，打作糊，煮二升半，用绢帛滤去渣，作三服，候前月经将来日，晚下吃一服，次日五更吃一服，天明吃一服，月经即行，终身绝子。

〔大〕　断产验方　故蚕纸方圆一尺，烧为末，酒饮调服，终身不复怀孕。

又方　用油煎水银一日方息，空心服枣核大一丸，永断孕，不损人。

四物汤每服五钱，加芸薹子二钱，于经行后空心温服。

〔薛〕　前云用蚕故纸尺许烧灰为末，产后酒服之，血虚者终不复孕。大抵断产之剂，多用峻厉，往往有不起者，是则产之害未若断产之害也。吾闻阁老张罗峰、太常李恒斋俱因服断产之剂，自谓形体俱怯，遇劳必病，有由然矣。

按：《夷坚志》载：东京女子白牡丹，以售堕胎药生，得恶报。今虽列如上方，以备万一之用，用者尚其慎之。

胎自堕

〔丹〕　阳施阴化，胎孕乃成。血气虚损，不足营养，其胎自堕。或劳怒伤情，内火便动，亦能堕胎。推原其本，皆因于热，火能消物，造化自然。《病源》乃谓风冷伤于子脏而堕，此未得病情者也。予见贾氏妇，但有孕至三月左右必堕，诊其脉，左手大而无力，重取则涩，知其血少也。以其妙年，只补中气，使血自荣。时正夏初，教以浓煎白术汤下黄芩末一钱，服三四十帖，遂得保全其生，因而思之，堕因内热而虚者，于理为多，曰热曰虚，当分轻重。盖孕至三月，正属相火，所以易堕，不然何以黄芩、熟艾、阿胶等为安胎妙药耶？好生之工，幸无轻视。　一妇年三十馀，或经住或成形未具，其胎必堕，察其性急多怒，色黑气实，此相火太盛，不能生气化胎，反食气伤精故也。因令住经第二月，用黄芩、白术、当归、甘草，服至三月尽止药，后生一子。　一妇经住三月后，尺脉或涩或微弱，其妇却无病，知是子宫真气不全，故阳不施，阴不化，精血虽凝，终不成形。至产血块或产血胞。　一妇腹渐大如怀子，至十月求易产药，察其神色甚困难，与之药，不数日生白虫半桶。盖由妇之元气太虚，精血虽凝，不能成胎而为秽腐，蕴积之久，湿化为热，湿热生虫，理之所有，亦须周十月之气，发动而产，终非佳兆。其妇不及月死。湿热生虫，譬之沟渠污浊，积久不流，则诸虫生于其间矣。

汪石山治一妇长瘦，色黄白，性躁急，年三十馀，常患堕胎，已七八见矣。诊其脉，皆柔软无力，两尺虽浮而弱，不任寻按。曰：此因胎堕太多，气血耗甚，胎无滋养，故频堕，譬之水涸而禾枯，土削而木倒也。况三月五月，正属少阳火动之时，加以性躁而急发之，故堕多在三五七月也。宜大补阴汤去桂加黄柏、黄芩煎服，仍用研末蜜丸服之，庶可保生，服半年胎固而生二子。

钱仲阳治一孕妇病，医言胎且堕。钱曰：妊者五脏传养，率六旬乃更，候其月偏补之，何必堕。已而母子皆全。

陈斗岩治一妇有胎四月堕下，逾旬腹肿发热，气喘，脉洪盛，面赤口鼻舌青黑。陈诊之曰：脉洪盛者，胎未堕也。面赤，心火盛而血干也。舌青口鼻黑，肝既绝而胎死矣。内外皆曰胎堕久矣。复诊色脉如前，以蛇蜕煎汤下平胃散加芒硝、归尾一倍服之。须臾，腹鸣如雷，腰腹阵痛，复一死胎随下，病亦愈。

程仁甫治一妇，年近四十，禀气素弱，自去其胎，五日内渐渐腹胀如鼓，至心前上，吐不能食，用补药不效。诊六脉微弱，但只叫胀死，此乃损伤脾气而作胀，然急则治其标，若泥丹溪法恐缓不及事矣。用桃仁承气加枳实、厚朴，倍硝、黄，煎服四分，吐去其一，次早仍不通，事急，又服琥珀丸三钱，至申时大通，胀减，但体倦四肢无力，口不知味，发热，再用参、芪、归、芍、楂、术、陈皮八剂而安。

江应宿治汪镐妻，三十五岁，厌产误服打胎药，下血如崩旬馀，腹痛一阵即行，或时鼻衄，诸药不效。诊得六脉数而微弦，乃厥阳之火泛逆，投四物换生地黄，加阿胶、炒黑山栀、蒲黄，一剂愈。

薛氏云：大抵治法，须审某月属某经育养而药之。

济生芎䓖补中汤　治怀孕血气虚弱，不能卫养，以致数月而堕，名曰半产。每见妇人孕不能满十月而损堕，得服此遂安全。

芎䓖　五味子　阿胶蛤粉炒　干姜炮。各一钱　黄芪去芦，蜜炙　当归酒浸　白芍药　白术各一钱半　杜仲去粗皮，炒去丝　人参　木香不见火　甘草各五分，炙

上作一服，水二盅，煎至一盅，不拘时服。

阿胶汤　治妊娠数堕胎，小腹㽲痛不可忍。

阿胶炙燥　熟干地黄焙　艾叶微炒　芎

劳　当归切，焙　杜仲去粗皮，炙，锉　白术各一两

上㕮咀，每服四钱，水一盏半，枣三枚，擘破，同煎至八分，去滓食前温服。

杜仲丸　治妊娠三两个月，胎动不安，防其欲堕，宜预服之。

杜仲姜制，炒去丝　续断酒浸。各二两

为末，煮枣肉杵丸梧子大。每服七十丸，米饮下。

四制艾附丸　治妇人数堕胎，由气不升降，所以胎气不固，尤宜服此。

香附杵去毛，净一斤，分四分，一分酒浸，一分醋，一分童便，一分盐水。各浸七日，取出焙干

为细末，醋煮糊和丸梧子大，每服七十丸，空心温酒下。肥人只依本方，瘦人加泽兰叶、赤茯苓各二两。

一方　用香附子一斤　艾叶四两　当归二两。俱用醋煮

《删繁方》治妊娠怀胎数落而不结实，或冷或热，百病之源。《经心录》同。

甘草　黄芪　人参　川芎　白术　地黄　吴茱萸各等分　一方有当归、干姜。

上为末，空心温酒调二钱。忌菘菜、桃、李、雀肉、醋物。

〔楼〕　按：丹溪论俱是虚热而无寒者，今姑存此一方，以俟施之于千百而一者也。醋附丸　治数堕胎。方见血崩。

《千金》疗妊娠三个月，胎欲堕方。灸膝下一寸，七壮。妊子不成，时时受胎后漏下五色，疼痛。　灸胞门。关门左边二寸，名胞门，右边二寸，名子户。

〔胎堕后为半产〕

夫妊娠日月未足，胎气未全而产者，谓之半产。盖由妊妇冲任气虚，不能滋养于胎，胎气不固，或捽扑闪坠，致气血损动，或因热病温疟之类，皆令半产。仲景谓寒虚相抟，此名为革，妇人则半产漏下是也。　又云：半产俗呼小产，或三四月，或五六月，皆为半产，以男女成形故也。或因忧恐悲哀暴怒，或因劳力打扑损动，或触冒暑热，忌黑神散，恐犯热药转生他疾。宜玉烛散、和经汤之类。《便产须知》云：小产不可轻视，将养十倍于正产可也。又云：半产即肌肉腐烂，补其虚损，生其肌肉，益其气血，去其风邪，养其脏气，将养过于正产十倍，无不平复，宜审之。

〔薛〕　小产重于大产，盖大产如栗熟自脱，小产如生采破其皮壳，断其根蒂也。但人轻忽致死者多。治法宜补形气，生新血，去瘀血。若未足月，痛而欲产，芎归补中汤倍加知母止之。若产而血不止，人参黄芪汤补之。若产而心腹痛，当归川芎汤主之。胎气弱而小产者，八珍汤固之。若出血过多而发热，圣愈汤。汗不止，急用独参汤。发热烦躁，肉瞤筋惕，八珍汤。大渴面赤，脉洪而虚，当归补血汤。身热面赤，脉沉而微，四君、姜、附。　东垣云：昼发热而夜安静，是阳气自旺于阳分也，昼安静而夜发热，是阳气下陷于阴中也，如昼夜俱发热者，是重阳无阴也。当峻补其阴。王太仆云：如大寒而甚，热之不热，是无火也。热来复去，昼见夜伏，夜发昼止，时节而动，是无火也。如大热而甚，寒之不寒。是无水也。热动复止，倏忽往来，时动时止，是无水也。若阳气自旺者，补中益气汤，阳气陷于阴者，四物二连汤。重阳无阴者，四物汤，无火者，八味丸。无水者，六味丸。

一妊妇五月服剪红丸堕胎，腹中胀痛，服破血药益甚，手按之愈痛。余曰：此峻药重伤，脾胃受患，用八珍倍参、芪、半夏、乳、没，二剂痛止，数剂全愈。史仲子室，年甫二十，疫胎堕，时咳，服清肺解表，喘急不寐，请视。余曰：脾土虚不能生肺金，药重损之，与补中益气加茯

苓、半夏、五味、炮姜，四剂渐愈；再往视，又与八珍加五味及十全大补汤而全愈。 陈氏妇张，素怯弱，生女自乳，因病疥年馀，遂致羸困，复因执丧礼劳顿，数欲眩仆。一日感气，忽患心脾高肿作疼，手不可按，呕吐不止，六脉微细之极。陈翁自以脉虽虚而病形则实，误臆诸痛不可补气，乃用青皮、香附、吴萸等药而愈。继复患疟且堕胎，又自投理气行血之药，病去元气转脱，再投参、芪补剂不应矣。六脉如丝欲绝，思非附子不能起，因亟请薛诊之，云：此由理气损真之误也。连投参、芪、归、术、附子、姜、桂六剂，间用八味丸五日，眠食渐甘，六脉全复。薛谕之云：向使心脾疼时即服此药，疟亦不作矣。 一妊妇堕胎，昏愦不省，自汗发搐，时吐痰，自用养血化痰之剂，昏愦不省，痰涎涌出，彼以为中风，欲用祛风化痰。予曰：此属脾气虚寒所致，遂用十全大补加炮姜二十馀剂，寻愈。

生地黄汤 治妊娠胎气损动，气血不调，或捽扑闪坠，以致胎堕，堕后恶滞不尽，腹中疞痛。

生干地黄焙，一两 大黄暴，煨 芍药 白茯苓去黑皮 当归切炒 细辛去苗 甘草炙 黄芩去黑皮 桂去粗皮。各半两

上㕮咀，每服五钱匕，水一盏半，入生姜、大枣拍碎，同煎至一盏，去滓不拘时温服。

人参汤 治半产后血下过多，心惊体颤，头目运转，或寒或热，脐腹虚胀疼痛。

人参 麦门冬去心，焙 生干地黄焙 当归洗，焙 芍药 黄芪 白茯苓去皮 甘草炙。各一两

㕮咀，每服三钱，水一盏，煎至七分，去滓食前温服。

［大］ 堕胎后复损经脉，而下血不止，甚则烦闷至死，皆以调补胃气为主。

〔薛〕 前证若肝经血热，用四物、参、术、山栀。肝经风热，用防风、黄芩丸。肝经怒火，用加味逍遥散。脾经气虚，用四君、归、地。脾经郁滞，用加味归脾汤。气滞不和，用紫苏饮。骨气下陷，用补中益气汤。

人参黄芪汤 治小产气虚，血下不止。

人参 黄芪炒 当归 白术炒 白芍药炒 艾叶各一钱 阿胶炒，二钱

上作一剂，水煎服。

治妊娠损动，下血不止，腹痛，宜服此。

阿胶一两，炒 艾叶半两

水一大盏，煎六分，去滓空心服。

治妊娠损动下血不止方。

甘草一两，炙 阿胶二两 鸡子一个

上以水二大盏，煮甘草一盏，三分，去滓下鸡子、胶，候胶烊，搅匀分三服。

龙骨散 疗因损娠，下恶血不止。

龙骨 当归 地黄各二两 艾叶一两，炒 地榆 阿胶 芍药 干姜各一两半 蒲黄一两二钱半 牛角腮炙焦，二两半。共为细末

上食前用米饮调下二钱。

《千金》疗落胎下血不止方。

上以生地黄汁一小盏，调代赭石末一钱，日三服。

治妊娠下血不止疼痛方。亦治小便不禁。

家鸡翎烧灰 细研，以温酒调下二钱，如人行五里再服，以效为度。

《千金》疗妊娠胎堕下血不止方。

以丹参十二两 细切，酒五升，煮取三升，分三服。

《补遗》催生如神散，妙。

又方 香附子为末，米饮调下。

当归酒　治妊娠堕胎后血不出。

当归炙，令香　芍药炒。各二两

㕮咀，每服三钱匕，无灰酒一盏，入生地黄汁一合，银器内慢火煎至七分，去滓温服，以恶血下为度。

乌金散　治妊娠堕胎后恶血不下，兼治诸疾血病。

好墨二两，折、二寸挺子，烧通赤，用好醋一升，蘸七遍，又再烧通赤，放冷，别研为末　没药研　麒麟竭各二钱半　麝香一钱

上为细末，每服温酒调下一钱匕。如血迷心，用童便加酒，调下二钱匕。

治妊娠堕胎后血不出，少腹满痛。

用羚羊角烧灰，细研如面，每服三钱，不拘时，以豆淋酒调下。

治妊娠堕胎下血不尽，苦烦满欲极，时发寒热狂闷。

鹿角屑一两，熬

上用水一大盏，煎豉一合，取汁六分，分三服，调鹿角屑二钱服，日三，须臾血下。

红蓝花散　治堕胎后血不出奔心，闷绝不识人。

红蓝微熬过　男子发烧存性　京墨烧红　血竭研　蒲黄隔纸炒。各等分

上为细末，以童便小半盏，调二钱服之，立效。

白蜜汤　治堕胎后恶血不出。

白蜜二两　生地黄取汁，一盏　酒半盏

上汁与酒，共入铜器中煎五七沸，入蜜搅匀，分二服，服三剂，百病可愈。

猪膏饮　治堕胎血不出上抢心，疼痛烦愦。

猪膏七合　白蜜三合　生地黄切，二两

上先将猪膏、地黄相和，煎令赤色，去地黄，内蜜搅匀，分温二服，相次再服。

当归汤　治妊娠堕胎，胞衣不出。

当归切，炒　牛膝酒浸，切、焙。各一两半　木通锉　滑石研。各二两　冬葵子炒，二合　瞿麦穗一两

上㕮咀，每服三钱，水一盏半，煎至七分，去滓温服。未下再服，以下为度。

地黄汤

蒲黄炒　生姜切，炒。各二钱半　生地黄半两，以铜、竹刀切，炒

上以无灰酒三盏，于银器内同煎至二盏，去滓分三服，未下再作服。

泽兰汤

泽兰叶切，研　滑石末各半两　生麻油少许

上以水三盏，先煎泽兰至一盏半，去滓，入滑石末并油，更煎三沸，顿服之，未下更服。

蒲黄酒作丸名槐子丸。

蒲黄炒，一合　槐子十四枚，为末

上以酒三盏，煎至二盏，去滓分温二服，未下更作服。又治妊娠不足月，欲产腹痛，为末，蜜丸酒下。

治堕胎胞衣不出，腹中疞痛，牵引腰脊。下并《圣惠》。

用蚁窟土三升炒热，帛裹拓心下，胞自出也。

又方　好墨细研末，温酒调下二钱，频服效。

治妊娠胎死腹中，衣不出，及产后卒有别病，欲至狼狈方。

刺热羊血饮一小盏，极效。

又方　以水噀其面、神验，加醋少许。

又方　洗儿水半盏，令母服，其衣即出，勿令产妇知。

又方　治胞衣未下，腹满则杀人。

用水一碗，煮猪脂一两，煎十数沸，和脂服之当下。

又方出《如宜方》　以鸡子一枚，取

清吞之。

又方出《如宜方》　用铁斧烧令通赤，投酒中沸定，则出饮之。

当归川芎汤　治小产后瘀血心腹痛，或发热恶寒。

当归　川芎　熟地黄自制　白芍药炒　玄胡索炒　红花　香附　青皮炒　泽兰　牡丹皮　桃仁各等分

上水煎，入童便、酒各小半盏服。

若以手按腹愈痛，此瘀血为患，宜此药或失笑散消之。若按之不痛，此是血虚，宜四物、参、苓、白术。若痛而作呕，此是胃虚，宜六君子。若痛而作泻，此是脾虚，宜六君子送二神丸。

芎䓖汤　治堕胎心腹疼痛。

芎䓖　芍药　白术　阿胶炒令燥　甘草炙。各一两

上㕮咀，每服三钱，水一盏，入艾叶、糯米、生姜，同煎至六分，食前服。一方无白术，有人参。

当归散　治产后气血虚弱，恶露内停，憎寒发热。

当归　白芍药炒　川芎　黄芩炒。各一两　白术五钱

上为细末，温童便调下二钱。

圣愈汤　治血虚心烦，睡卧不宁，或五心烦热。

熟地黄酒拌蒸半日　生地黄酒拌　川芎　人参各七钱五分　当归酒拌　黄芪炒。各五钱

上水煎服。

当归补血汤　治肌热躁热，目赤面红，烦渴引饮，昼夜不息，脉洪大而虚，重按全无，此脉虚血虚也，若误服白虎汤，必死。

当归三钱　黄芪一两

上水煎服。

四物二连汤　治血虚发热，或口舌生疮，或昼安夜热。

当归　川芎　熟地黄　芍药　胡黄连　宣黄连各一钱

上作一剂，水煎服。

东垣云：妇人分娩及半产漏下，昏冒不省，瞑目无所知觉。盖因血暴亡，有形血去，则心神无所养。心与包络者，君火相火也，得血则安，亡血则危。火上炽故令人昏冒，火胜其肺，瞑目不省人事，是阴血暴去，不能镇抚也。血已亏损，往往用滑石、甘草、石膏之类，乃辛甘大寒之药，能泻气中之热，是血亏泻气，乃阴亏泻阳，使二者俱伤，反为不足。虚劳之病，昏迷不省者，上焦心肺之热也。此无形之热，用寒凉之药驱令下行，岂不知上焦之病，悉属于表，乃阴证也，汗之则愈。今反下之，幸而不死，暴亏气血，必夭天年。又不知《内经》有说，病气不足，宜补不宜泻。但瞑目之病，悉属于阴，宜汗不宜下。又不知伤寒郁冒，得汗则愈，是禁用寒凉药也。分娩半产，本气不病，是暴去其血，亡血补血，又何疑焉。补其血则神昌。常时血下降亡，今当补而升举之，心得血而养，神不昏矣。血若暴下，是秋冬之令太旺，今举而升之，助其阳则目张神不昏矣。今立一方，补血、养血、生血、益阳，以补手、只厥阴之不足也。

全生活血汤

红花三分　蔓荆子　细辛各五分　生地黄夏月加之　熟地黄各一钱　蒿本　川芎各一钱半　防风诸阳既陷，何以知之，血下脱故也　羌活　独活　甘草炙　柴胡去苗　当归身酒洗　葛根各二钱　白芍　升麻各三钱

㕮咀，每服五钱，水二盏，煎至一盏，去滓食前稍热服。

胎不长

［大］　夫妊娠不长者，因有宿疾，

或因失调，以致脏腑衰损，气血虚弱而胎不长也。当治其疾疚，益其气血，则胎自长矣。

［薛］　前证更当察其经络，审其所因而治之。一妊妇胎六月，体倦懒食，面黄晡热而胎不长，因劳欲坠。此脾气不足也，用八珍汤倍加参、术、茯苓，三十馀剂，脾胃渐健，胎安而长矣。一妊妇因怒寒热往来，内热晡热，胁痛呕吐，胎至八月而不长。此因肝脾郁怒所致，用六君加柴胡、山栀、枳壳、紫苏、桔梗，病愈而胎亦长矣。

安胎白术散　治妊娠宿有冷，胎痿不长，或失于将理，伤胎多堕。此药补荣卫，养胎气。

白术　川芎各一两　吴茱萸汤泡，半两　甘草炙，一两半

为细末，每服二钱，食前温酒调下。忌生冷果实。

白术散见前胎动不安。

黄芪散　主妊娠胎不长。安胎和气思食，利四肢。

黄芪　白术　陈皮　麦门冬　白茯苓　前胡　人参各七钱半　川芎　甘草各半两

上㕮咀，每服三钱，水一盏，姜三片，枣一枚，煎至七分，去滓温服。

人参丸　主妊娠胎不长宜服，养胎。

人参　白茯苓　当归　柴胡　刺蓟　厚朴　桑寄生各一两　枳壳七钱半　甘草半两

上为细末，炼蜜为丸，如梧子大。每服二十丸，食前温水吞下。

《集验》治妇人怀胎不长方。

鲤鱼长一尺者，去肠肚鳞

以水渍没，内盐及枣煮熟，取汁稍稍饮之，当胎所腹上当汗出如牛鼻状，虽有所见，胎虽不安者，十馀日辄一作此，令胎长大，甚平安。

［附］　**枳实槟榔丸**　安养胎气，调和经候，癥瘕癖块有似孕妇，可以久服，血气通和。

枳实生用　槟榔　黄连　黄柏　黄芩　当归　木香　阿胶灰炒、研。各半两

上为细末。水和丸如小豆大。每服三十丸，不拘时，用温米饮送下。

日月未足欲产过期不产

［大全］　妇人怀胎有七月、八月而产者，有至九月、十月而产者，有经一年、二年乃至四年而后产者。各依后法治。

［楼］　先期欲产者，凉血安胎。过期不产者，补血行滞。

［薛］　一妊妇八个月，胎欲坠似产，卧久少安，日晡益甚。此气血虚弱，朝用补中益气汤加茯苓、半夏随愈，更以八珍汤调理而安。

集验知母丸　治日月未足而痛如欲产者，兼治产难及子烦。

知母不以多少

为细末，炼蜜丸如鸡头大。温酒嚼下，日三服。一方丸如梧子大，粥饮下二十丸。

槐子丸　治妊娠月数未足，而似欲产腹痛者。

槐子　蒲黄各等分

上为细末，蜜丸如梧子大。温酒下二十丸，以痛止为度。

又方　取蒲黄如枣核大，筛过，以井花水调服。

又方　梁上尘，灶突煤同为末，空心温酒服方寸匕。

［千］　治日月未足欲产。捣菖蒲根汁一二升灌喉中。

［罗］　治过期不产方　四物汤加香附、桃仁、枳壳、缩砂、紫苏，水煎服，即生。

鬼　胎

［大全］　夫人脏腑调和，则血气充实，风邪鬼魅，不能干之。若荣卫虚损，则精神衰弱，妖魅鬼精，得入于脏，状如怀娠，故曰鬼胎也。

［薛］　前证因七情脾肺亏损，气血虚弱，行失常道，冲任乖违而致之者，乃元气不足，病气有馀也。若见经候不调，就行调补，庶免此证。治法以补元气为主，而佐以雄黄丸之类行散之。若脾经郁结气逆者，用加味归脾汤调补之。若脾虚血不足者，用六君、芎、归培养之。肝火血耗者，用加味逍遥散滋抑之。肝脾郁怒者，用加味归脾、逍遥二药兼服。肾肝虚弱者，用六味地黄丸。　一妇人经团八月，肚腹渐大，面色或青或黄，用胎证之药不应。余诊视之曰：面青脉涩，寒热往来，肝经血病也。面黄腹大，少食体倦，脾经血病也。此郁怒伤脾肝之证，非胎也。不信，仍用治胎散之类不验。余用加味归脾、逍遥二药各二十馀剂，诸证稍愈。彼欲速效，别服通经丸一服，下血昏愦，自汗恶寒，手足俱冷，呕吐不食。余用人参、炮姜二剂渐愈，又用十全大补五十馀剂而安。

雄黄丸　治妊娠是鬼胎，致腹中黑血散下腹痛。

雄黄细研　鬼臼去毛　莽草　丹砂细研　巴豆去皮、心、油　獭肝炙令黄。各半两　蜥蜴一枚，炙黄　蜈蚣一条，炙黄

上为细末，蜜丸如梧子大。空心温酒下二丸，日二服。后当利，如不利加至三丸。初下清水，次下虫如马尾状无数，病极者下蛇、虫，或如蛤蟆卵、鸡子，或如白膏，或如豆汁，其病即除。

治妇人鬼胎及血气不可忍方。

蟹螯去头、足、翅，炒　延胡索炒。各三钱

上为细末，再研如面。温酒调服半钱，胎下为度。

治妇人虚羸，有鬼胎癥块，经候不通。

以芫花根三两，锉炒令黄色，为细末，桃仁煎汤调下一钱，当下恶物。

《补遗》治妇人鬼胎如抱一瓮。

吴茱萸　川芎　秦艽　柴胡　僵蚕　巴戟　巴豆不去油　芫花醋煮，二两

上为末，炼蜜丸梧子大。每服七丸，蜜酒下，即出恶物而愈。

上方俱犯毒药，不可轻用，姑以古方存之耳。

临产坐草法

［脉诀］　欲产之妇脉离经，沉细而滑也同名。夜半觉痛应分诞，来日日午定知生。《脉经》曰：离经其脉浮，腹痛引腰脊为欲生也，但离经者，不产也。又云：其脉离经，夜半觉，日中则生也。经者，常也，谓离其常处为离经。假如孕妇昨日见左沉实，为男之脉，今日或脉浮，是离其寻常之脉，而异于昨日，又且腹痛，知是将诞也。通真子引《难经》一呼三至曰离经为解。李晞范又引《难经》一呼一至曰离经，以解沉细而滑，皆非也。《难经》言损至二至虽同名离经，其脉与理则不同。且《脉经》明言离经其脉浮也，不曾引援《难经》之文合《脉诀》。因其言脉浮，又添沉细而滑，同名离经，盖以前所诊男女脉，或云浮大为女，若只脉浮为离经，若平常见浮大为女之脉，安辨离经，故又增沉细而滑，以见离为浮大之常经，为常滑也。《圣惠方》云：夜半子时觉腹痛，来日午时必定生产。谓子午相冲，正半日时数也。通真子曰：夜半痛，日午生，此言恐未为的。又曰：腹痛而腰不痛，未产也。若腹痛连腰痛甚者，

即产。所以然者，肾系于腰，胞系于肾，故也。诊其尺脉转急如切绳转珠者，即产也。生产有难易，痛来有紧慢，安可定以半日，当以活法。身重体热寒又频，舌下之脉黑复青，反舌上冷子当死，腹中须遣母归冥。面赤舌青细寻看，母活子死定应难，唇口俱青沫又出，母子俱死总教拚。面青舌赤沫出频，母死子活定知真，不信若能看应验，寻之贤哲不虚陈。《脉指南》作面青舌赤。盖面以候母，舌以候子，今云子活，合以舌赤为是，若云舌青，则与前面赤舌青，母活子死之候相反。若胎先下，其子得活，如未下，子母俱亡。自身重体热寒又频至此，并不用脉，只以外候参诀子母生死，盖以临产脉不可定，但当以察色而知之。

杨子建《十产论》

一曰正产者，妇人怀胎，十月满足，忽腰腹作阵疼痛，相次胎气顿陷，至于脐腹痛极，乃至腰间重痛，谷道挺迸，继之浆破血出，儿子遂生，名曰正产。

二曰伤产者，盖一人之生，阴注阳定。各有时日，不可改移。今有未产一月已前，忽然脐腹疼痛，有如欲产，仍却无事，是名试月，非正产也。但一切产母，未有正产之候，即不可令人抱腰，产母亦不可妄乱用力，盖欲产之妇，脐腹疼痛，儿身未顺，收生之妇，却教产母虚乱用力，儿身才方转动，却被产母用力一逼，使儿错路，忽横忽倒，不能正生，皆缘产母用力未当之所致也。凡产母用力，须待儿子顺身，临逼门户，方始用力一送，令儿下生，此方是产母之用力当也。若未有正产之候，而用力伤早，并妄服药饵，令儿下生，譬如揠苗而助长，无益而有害矣。此名伤产。

［楼］　上伤产一法，最为切要，慎勿轻忽也。凡十月未足，临产腹痛，或作或止，或痛不甚者，名曰弄痛，非正产之候。或腹虽痛甚而腰不甚者，非正产之候。胎高未陷下者，非正产之候。谷道未挺迸者，非正产之候。水浆未破，血未出者，非正产之候。浆血虽出而腹不痛者，非正产之候。凡未有正产候，且令扶行熟忍，如行不得，或凭物坐之，或安卧之，或服安胎药一二服，得安即止。慎勿妄服催生药饵，怆惶致令产母忧恐而挫其志。务要产母宽心存养调停，亦令坐婆先说解谕之。如觉心中烦闷，可取白蜜一匙，新汲水调下，切勿妄乱用力，先困其母。直待子逼门户，腰重痛极，眼中如火，谷道挺迸时，是正产候，方可用力，并服催生药也。予男妇于未产一月已前，腰腹俱痛，全似将产，其痛至甚，但遇巳牌稍止。如此者将十馀日，计无所出，因阅此条，遂与安胎药加参、术数服，间与肉味养之，由是平复不痛，又二十馀日始产一男。是时若妄动乱用力，并服催生等药，立见危亡矣。

三曰催产者，言妇人欲产，浆破血下，脐腹作阵疼痛极甚，腰重谷道挺迸已见，是正产之候。但儿却未生，即可服药以催之。或有经及数日，产母困苦，已分明见得是正产之候，但儿子难生，亦可服药以助产母之正气，令儿速得下生，此名催产。

四曰冻产者，冬月天冷，产母经血得冷则凝，以致儿子不能生下。此害最深，若冬月产者，下部不可脱去绵衣，并不可坐卧寒处，当满房著火，常有暖气，令产母背身向火，令脐下腿膝间常暖，血得热则流散，使儿易生，此名冻产。

［薛］　荆妇孟冬分娩艰难，劳伤元气，产子已死，用油纸捻烧断脐带，藉其气以暖之，俄顷忽作声，此儿后无伤食作泻之证，可见前法之功不诬。

五曰热产者，盛夏之月，产妇要温凉得所，不可恣意取凉，伤损胎气，亦不可人多热气逼袭产母，使产母血沸而有发热、头痛、面赤、昏昏如醉，乃至不知人事，此名热产。若夏月风凉阴雨，亦不可任意取凉，恐生大病。

六曰横产者，儿先露手，或先露臂，此由产母未当用力而用之过也。儿身未顺，用力一逼，遂至身横不能生下，当令产母安然仰卧，后令看生之人，先推其手令入直上，渐渐逼身，以中指摩其肩推上而正之，或以指攀其耳而正之，须是产母仰卧，然后推儿直上，徐徐正之，候其身正，煎催生药一盏吃了，方可用力，令儿下生，此名横产。

七曰倒产者，产母胎气不足，关键不牢，用力太早，致令儿子不能回转，便直下先露其足。当令产母仰卧，令看生之人，推其足入去，不可令产母用分毫力，亦不得惊恐，使儿自顺云。

蛇蜕散 治妊妇欲产时，不肯伸舒行动，多曲腰眠卧忍痛，儿在腹中，不能得转，故脚先出，谓之逆生，须臾不救，母子俱亡。

用乌蛇蜕一条 蝉蜕十四枚 血馀一握，用胎髮

并烧灰存性，研分二服，温酒调，连进之，仰卧少顷。或用小绢针于儿脚心刺三五刺，用盐少许涂刺处，即时顺生，母子俱活。又法，以盐涂儿足底，又可爪甲搔之，并以盐摩母腹上。又以手中指取锅底墨。交画儿足下，即顺生。又方，取其父名，书儿足下即顺生。若孕妇横生不可出者，以车前子为末，酒服二钱匕。又方，菟丝子为末，酒调服一钱匕，米饮调亦得。又以百草霜、香白芷不见火。各等分。用童便与好醋各一合，调成膏，沸汤浸服。甚者二服即生。若妇人横逆难产，子死腹中，先用黑豆一大合，炒，熟水与童便合煎服，神效。又方，用艾叶半斤，酒四升，煮取一升，服之。又以当归为末，酒服方寸匕，紫苏汤调服亦可。

八曰偏产者，儿身未正，产母用力一逼，致令儿头偏拄左腿，或偏拄右腿，故头虽露，偏拄一畔，不能生下。当令产母仰卧，次令看生之人，轻轻推儿近上，以手正其头，令儿头顶端正，然后令产母用力一送，即便生下。若是小儿头后骨偏拄谷道，只露其额，当令看生之人，以绵衣炙温裹手，于谷道外方，轻轻推儿头令正，便令产母用力送儿生也。此名偏产。

九曰碍产者，儿身已顺而露正顶，不能生下，盖因儿身回转，肚带攀其肩，以此露正顶而不能生。当令产母仰卧，令看生之人，轻推儿近上，徐徐引手，以中指按儿肩下拨其肚带，仍须候儿身正顺，方令产母用力一送，使儿生下，此名碍生。

上横产、倒产、偏产、碍产四法，若看生之人，非精良妙手，不要依用此法，恐恣其愚，以伤人命也。按：倒产者，今世往往随其倒足生下，并无后患，子母双全，不必依推足上之法亦可。又碍产者，往往肚带有缠在儿顶上，而儿头自出在产门外，看生之人，以手拨其肚带，从儿头顶过而下之者，又有肚带缠在顶上一匝，而儿与胞衣自然同下者，皆无妨，不必以此碍产法入产门拨下也。

十曰坐产者，儿将欲生，其母疲倦久坐，椅褥抵其生路，急于高处系一手巾，令产母以手攀之，轻轻屈足坐身，令儿生下，非坐在物上也。此名坐产。

十一曰盘肠产者，临产母肠先出，然后儿生。赵都运恭人，每产则大肠先出，然后产子，产后其肠不收，甚以为苦，医不能疗。偶在建昌，得坐婆一法而收之，其法以醋半盏，新汲水七分调停，噀产母

面，每噀一缩，三噀收尽，此良法也。

按：前证古方以蓖麻子仁四十九粒，研涂产母头顶，肠收上，急洗去。其肠若干，以磨刀水少许湿润之。内用磁石煎汤饮之即收上。磁石须阴阳家用有验者，若以水噀母面，恐惊则气散。

［丹］　产后肠不收，香油五斤煎热，盛盆中，候温，坐油盆中约一食时，以皂角末吹入鼻中，嚏作立上，妙。《斗门》。

［大］　半夏为末，搐鼻中，则肠上矣。　又方以大纸捻蘸香油点灯吹灭，以烟薰产母鼻中，肠即上矣。

又方　肠出，盛以洁净漆器，浓煎黄芪汤浸之，肠即上。

［薛］　欲产之时，觉腹内转动，即当正身仰卧，待儿转身向下时作痛，试捏产母手中指中节或本节跳动，方与临盆，即产矣。若初觉不仰卧，以待转胞，或未产而水频下，此胞衣已破，血水先干，必有逆生难产之患。若胎衣破而不得分娩者，保生无忧散以固其血，自然生息。如血已耗损，用八珍汤料一斤，益母草半斤，水数碗，煎熟不时饮之，亦有得生者。凡孕妇只腹痛，未产也。若连腰痛甚者，将产也。盖肾候于腰，胞系于肾故也。凡孕家宜预请有仁心知事稳婆，常以恩结其心，先与说知，倘有生息不顺，只说未产。或遇双胎，只说胎衣未下，恐惊则气散，愈难生息。余家亲验之，大抵难产多患于郁闷安佚富贵之家，治法虽云胎前清气，产后补血，不可专执。若脾胃不实，气血不充，宜预调补，不然临产必有患难。如因难产，或大寒时，急以大油纸捻徐徐烧断其脐带，虽儿已死，令暖气入腹，多得复生，切勿用刀断之。

催　生　法

［大］大凡生产自有时候，未见时候，切不可强服催生滑胎等药，或势不得已，则服之。又云：切不可坐早，及令坐婆乱动手。凡催生药必候腰痛甚，胎陷下，浆血破方可服。大法：滑以流通涩滞，苦以驱逐闭塞，香以开窍逐血。气滞者行气，胞浆先破，疲困者，固血。丹溪云：催生只用佛手散，最稳当，又效捷。方见胎产大法。

〔滑剂〕

催生如圣散

黄蜀葵子小半合。一方二钱重。研烂，以酒滤去滓，温服，神妙。或漏血胎干难产痛极者，并进三服，良久腹中气宽，胎滑即产，须见正产候方可服之。歌曰：黄葵子炒七十粒，细研酒调济君急，若遇临危产难时，免得全家俱哭泣。

又方　以香油、白蜜、小便和匀。各半盏，调益母草末服。一方止用油、蜜、小便，能下难产。

又方　治横倒生者。

明阿胶炒　滑　石末各一两　葵子二两

上水一盏半，煎至一盏，去滓分二服。

治难产五六日不得分娩者，疲困虚乏。

光明水胶二两，微火焙，好酒一升半，煎滚入胶候烊，再入新鸡子一枚，盐一钱匕，搅匀放温，令产母坐椅上，伸腰大口作二次服，觉小便重即生，缘坐草早惊动故也。

〔苦剂〕

催生柞木饮子　治产难或横或倒，死胎烂胀腹中，此方屡用神效。

大柞木枝一大堆长一尺，洗净，寸锉生用

甘草大者五寸，锉作五段

上用新汲水三升半，同入新磁瓶内，以纸三重封紧，文武火煎至一升半，令香。候产妇腰重痛欲坐草时，温饮一小盏，腰末重痛勿服。便觉心下开豁，如觉渴，再饮一盏至三四盏，觉下重便生，此方最验。

［梅］ 治难产碍胎在腹中，如已见儿，胎衣不出，或胎死者。

蒺藜子、贝母各四两，为末，米饮下一匙，如人行四五里许，不下再服。

按：苦能下气，柞木、蒺藜、贝母，则又不专于苦，要之亦有利窍行血之功，兹特因楼氏所编而列之耳。

〔香剂〕

乳朱丹

用通明乳香研细，以猪心血为丸，梧子大，朱砂为衣，日干。每服一粒，催生冷酒化下，良久未下，再服一粒。若大段难产，以莲叶心蒂七个，水二盏，煎至一盏，放温化下一粒，良久未下，再服，其验如神。如胎下胞衣不下者，服此便下。若胎横逆不顺，即先服神应黑散，再服此药催之。合药时要五月五日午时极妙，或七月七日、三月三日及初上辰日亦可。

又方 通明乳香如皂角子大为末，腰痛时用新汲水一小盏，入醋少许同煎，令产母两手捉两石燕，坐婆调药饮水，须臾坐草便生，无痛楚，神良。

开骨膏五月五日午时作。

乳香研细，滴水丸如芡实大。每服一粒，无灰酒吞下。

又方 乳香 朱砂等分 为细末，麝香、酒调下。

催生丹一名兔脑丸。 治产妇生理不顺，产育艰难，或横或逆。

十二月兔脑髓去皮膜，研如泥 母丁香一钱，细末 乳香二钱半，另研 麝香另研，一字

上三味拌匀，以兔脑髓和丸鸡头实大，阴干，油纸裹。每服一丸，温汤下，即产儿握药出。

如意散 临产腰疼方可服之。

人参为末 乳香各一钱 朱砂二钱

上同研，临产急用鸡子清一个调药末，再用生姜自然汁调开冷服。如横倒等即时端顺，子母无恙。

胜金散 郭稽中云：产难者，因儿转身，将儿枕血块破碎，与胞中败血壅滞，儿身不能便利，是以难产。急服胜金散消散其血，使儿自易生。陈无择云：多因儿未转顺，坐草太早，或努力太过，以致胞衣破而血水干，产路涩而儿难下，宜先服催生如神散以固其血，设或逆生横产，当用前法针刺之。

麝香一钱，研 盐豉一两，以青布裹了烧红，急研细

上取秤锤烧赤，粹酒中，以酒调服一钱。

〔行气〕

催生汤 治妊娠欲产，痛阵尚疏，难产经三两日不生，胎死腹中，或产母气乏委顿，产道干涩。才觉痛密，破水后便可服。

苍术二两，米泔浸洗，锉，炒黄 小厚枳壳去穰，麸炒 白桔梗 薄陈皮去白 杨芍药 川白芷 大川芎 大当归去尾。各一两 交趾桂去粗皮，不见火 半夏 汤洗 粉草 麻黄去节 军姜去皮 厚朴去粗皮，锉，姜汁炒 南木香不见火 杏仁去皮尖，另研 白茯苓各五钱

上为末，每服二钱，顺流水温暖调下，若觉热闷，白蜜汤下，或锉散入真米醋一合煎。方内用杨芍药、肉桂，能开通子宫，其馀药皆助气之盛，关窍自通。麻黄内通阳气，阳气盛则血行，血行即产矣。外却寒邪，去积聚，皆得其宜。寒月用之甚确，隆暑不宜轻服。但以五苓散用葵子、灯心煎汤调下，却暑清魂，滑胎易产。胞浆先破，则胎干难产，用白蜜、清油，侵以热酒，令得所，顿服，胎气既

润，即分娩矣。

难产

缩砂　香附醋炒　枳壳　甘草　滑石

上为末，白汤调服。

〔行血〕

《本草》主难产。捣益母草取汁七大合，煎减半，顿服立产。无新者，以干者一大握，水七合煮服。

［丹］　**易产天麻丸**　天麻即益母草，六月间带根花叶采，晒干，不以多少，为末，炼蜜丸龙眼大，临产熟水嚼一丸，能除产后百病。

佛手散方及加减法，见胎产大法。

如圣散　专治孕妇难产

紫苏叶　当归各等分

上㕮咀，每服三五钱，用长流水煎服。如无流水，以水顺搅动，煎服即下。

又方　取本夫㡇带五寸，烧存性，酒调服下。

又方　取槐树东枝，令产妇把之，易产。

又方　用紫苏煎汤，调益元散服之，即产。

无忧散　治胎肥气逆，临蓐难产。

当归去芦，酒浸　川芎　木香不见火　白芍药　枳壳去白，盐炒　甘草炙。各一钱半　乳香另研　血馀烧存性，另研。各半钱

上作一服，水二盅，煎至一盅，入乳香、血馀和匀，不拘时服。

〔固血〕

治胞浆先破，恶水来多，胎干不得下时，须先与四物汤补养血气，次更浓煎葱汤，放冷，令坐婆洗产户，须是款曲洗，令气上下通畅，更用酥调滑石末涂产户里，次服神妙乳朱丹，或葵子如圣散。

催生如圣散　治逆产横生，瘦胎。

百草霜　香白芷不见火，为末

上二味，等分研匀，每服二大钱，于临产时以童便并少米醋打为膏，沸汤调下。《集验》用酒、童便各半盏同煎，才沸即热服，不过再服即产。丹溪用芎归汤调血，血得黑则止。此药大能固血，免得干生。

妇人临产累日气尽不能生，兼恶露出尽，胞干终不产者，用赤小豆一斗，水九升，煮令熟，去豆滓，以阿胶三两，入豆汁溶化，每服止半盏，未产再服，即出。

〔破血〕

半夏汤　治胎干而不能产。

半夏曲一两半　大黄五钱　肉桂七钱半　桃仁三十枚，微炒

上为粗末，先服四物汤一二服，次服半夏汤，姜三片水煎。

又方　当归为末，酒调方寸匕，服之。

七圣散　临产腰疼方服。

延胡索　没药　白矾　白芷　姜黄　当归　桂心各等分

上为末，临产阵痛时，烧铧刃铁即犁头。令通赤，淬酒调下三钱，服一两杯立产。

胜金散　治难产，逐败血，即自生。若横逆则转正，子死腹中则胎软膨宽即产。祖宗秘传，千金不授。

王不留行　酸浆草死胎倍用　茺蔚子　白蒺藜去刺　五灵脂行血宜生用。各等分

上为散，每服三钱，取利方水一盏半，入白花刘寄奴子一撮，同煎温服，大效。

〔外取〕

如圣膏　治产难并治胞衣不下，兼治死胎。

蓖麻子七粒　去壳，细研成膏，涂脚心，胞即下，速洗去，不洗肠出。却用此膏涂顶上，肠自缩入。一方，蓖麻子百粒，雄黄一钱，细研，用如上法。

催生万金不传遇仙丹

蓖麻子十四粒，去壳　朱砂研　雄黄研。各一钱半　蛇蜕一尺，烧存性　一方，蓖麻子三粒

上为末，浆水饭和丸如弹子大。临产时先用椒汤淋渫脐下，次安药一丸于脐中，用蜡纸数重覆上，阔帛束之，头生下，急取去药。一丸可用三次。

三麻四豆脱衣裳，研碎将来入麝香，若有妇人遭产难，贴在脐中两分张。用蓖麻子三粒，巴豆四粒，去壳，入麝研细，贴脐中。

立圣丹　治产难危急者。

寒水石四两，二两生用，二两煅赤

上同研细，入朱砂同研如深桃花色，每用三分，井花水调如薄糊，以纸花剪如杏叶大，摊上贴脐心，候干再易，不过三上，便产。横逆恶候，死胎不下并治，神验。寒水石非方解石，即今人谓软石膏是也。此方异人所传，妙。

〔杂方〕

《图经》云：令产妇两手各握石燕一枚，须臾子下。

救产难经日不生，云母粉半两，温酒调服，入口即产，万不失一。陆氏云：已救三五百人，效。

治横逆产理不顺，用伏龙肝细研，每服一钱，酒调服，其土从儿头上戴出，妙。

［世］**如神散**　治催生累效，灵妙之理，人所难通，用实殊效。

临产时令人路上寻破草鞋一双，取耳烧灰，温酒调下三钱匕。得左足者男，右足者女，覆者死，侧者有惊，果是神奇。用此送催生丸尤妙。

胜金丹　治难产神妙。败兔毫笔头一枚，烧灰研细，捣生藕汁一盏下之。若产母虚弱及素有冷疾者，恐藕冷动气，即于重汤内暖过服，立产。

〔针灸〕

［东］　妇人将产，预先胎破，恶水长流，坐草早，无血可养，枯竭。　独阴五分，在足小指第三节间。　承阴一寸五分

［玉］　催生，难产及死胎。　太冲八分，补百息。　合谷补　三阴交五分，泻，立时分解。　足小指节三壮。《心术》多此一穴。　产子上冲逼心。　巨阙令正坐，用抱头抱腰微偃，针入六分，留七呼，得气即泻，立苏。如子掬母心，生下手心有针痕。子顶母心，人中有痕。向后枕骨有痕。是其验也。神效。　合谷三分，留三呼，补之。　三阴交五分，泻寸吸。

［张仲文］　横产、难产。右脚小指尖头灸三壮，立产。

［集］　又法　独阴同上法，取灸七壮，禁刺。　合谷补　三阴交泻

［桑］　难产。　三阴交

［治验］　淳于意治菑川王美人怀子而不乳，召臣意往，饮以莨菪药一撮，以酒饮之，旋乳。意复诊其脉而脉躁，躁者有馀病，即饮以消石一剂，出血，血如豆比五六枚。

滑伯仁治一妇难产，七日而不乳，且食甚少。伯仁视之，以凉粥一盂，捣枫叶煎汤调，啖之旋乳。或诘其理，滑曰：此妇食甚少，未有无谷气而生者。夫枫叶先生先落，后生后落，故以作汤饮也。

庞安常治一妇产七日而子不下，百治不效。庞视之，令其家人以汤温其腰腹，自为上下拊摩，孕者觉肠胃微痛，呻吟间生一男，其家惊喜而不知所以。庞曰：儿已出胞，但一手误执母肠不能脱，非符药所能为，吾隔腹扪儿手所在，针其虎口，痛即缩手，所以遽生，无他术也。取儿视之，右手虎口，针痕存焉。一妇累日产不下，服催生药不效。庞曰：此必坐草太早，心下怀惧，气结而不行，非不顺也。

《素问》云：恐则气下。盖恐则精神怯，怯则上焦闭，闭则气逆，逆则下焦胀，气乃不行矣。以紫苏饮一服便产。及治妇人子悬证。紫苏饮见胎上逼心。

吴茭山治一妇产难，三日不下，服破血行经之药，俱罔效。吴因制一方，以车前子为君，冬葵子为臣，白芷、枳壳为佐使，巳服午产。众医异之。吴曰：《本草》谓催生以此为君，《毛诗》采芣苡以防产难是也。

刘复真遇府判女产不利，已敛。刘取红花浓煎，扶女于凳上，以绵帛蘸汤罨之，连以浇帛上，以器盛水，又暖又淋，久而苏醒，遂生男子。盖遇严冬血冷，凝滞不行，温即产见，亦神矣哉。

一医宿客店，值店妇产数日不下，下体已冷，无药甚窘。以椒、橙、茱萸等煎汤，可下手则和脐腹入门处皆淋洗之，气温血行遂产。

〔交骨不开〕

〔薛〕　交骨不开，产门不闭，皆由元气素弱，胎前失于调摄，以致血气不能运达而然也。交骨不开，阴气虚也，用加味芎归汤、补中益气汤。产门不闭，气血虚也，用十全大补汤。　地官李孟卿娶三十五岁女为继室，妊娠虑其产难，索加味芎归汤四帖备用，至期果产门不开，止服一帖，顿然分娩。　上舍费怀德之室，产门不开，二日未生，服前药一剂，即时而产。上舍传此方，用之者无有不验。　一妇人分娩最易，至四十，妊娠下血甚多，产门不开，与前汤一剂，又以无忧散斤许，煎熟时时饮之，以助其血而产。

加味芎归汤　主交骨不开，不能生产。

川芎　当归各一两　自死龟板一枚，酥炙　妇人头髮生男女多者，一握，烧存性

上为散，每服五钱，水煎服，约人行五里即生。如胎死亦下。灼过龟板亦可。

下死胎法

产难子死腹中者，多因惊动太早，或触犯禁忌，致令产难，胞浆已破，无血养胎，枯涸而死故也。须验产母舌，若青黑，其胎死矣，当下之。大法：寒者热以行之，热者凉以行之，燥者滑以润之，危急者毒药下之。

〔热剂〕

乌金散　治难产热病，胎死腹中，或因颠仆，或从高坠下，或房室惊搐，或临产惊动太早，触犯禁忌，或产时未到，经血先下，恶露已尽，致胎干子死，身冷不能自出。但视产妇面赤舌青，是其候也。面青舌赤，母死子活。唇青吐沫，子母俱毙。又有双胎，或一死一活，其候难知，临时观变可也。

熟地黄洗，切，焙干，酒炒　真蒲黄　大当归　交趾桂　杨芍药　军姜去皮　粉草各一两　小黑豆四两　百草霜五钱

上为末，每用二钱，米醋半合许，沸汤六七分浸起温服。疑二之际，且进佛手散，酒水合煎二三服探之。若未死子母俱安，若胎已死，立便逐下。的知其胎死，进此药后更进香桂散，须臾如手推下。常用催生，更加好滑石末半两，葵子五十粒捶碎，黄柞叶七八片，葱白二寸，顺流水煎汤调下。盖滑石能利小便，柞叶行气逐血，葱白内通阳气，气盛血行即产矣。

〔大全〕　下死胎方　桂枝二钱　麝香当门子一个　同研，暖酒服，须臾如手推下。一名桂香散。

此药比之用水银等不损血气。赵和叔传　一方单用桂末一钱，痛时童便调下，名救苦散。

一稳婆之女，勤苦负重，妊娠，腹中阴冷重坠，口中甚秽。余意其胎必死，令

视其舌，果青黑。与朴硝半两许服之，随下秽水而愈。　一妇胎死，服朴硝而下秽水，肢体倦怠，气息奄奄。用四君为主，佐以四物、姜、桂调补而愈。

〔寒剂〕

治妊娠三五个月，胎死在腹内不出。

大腹子　赤芍药　榆白皮各三两　当归一两，炒　滑石末七钱半　瞿麦　葵子炒　茯苓　粉草　子芩各半两

上为粗末，每服四钱，水一盏，煎至七分，去滓，不拘时温服。

邓知县传，疗死胎不出。朴硝半两研细，以温童便调服屡效。

治死胎不下，指甲青，舌青胀闷，口中作屎臭。先以平胃散一帖，作二服，每服酒水各一盏，煎至一盏，却投朴硝末半两，再煎三五沸温服，其胎化血水下。

［本］　治子死腹中不出。用辰砂一两，水煮四五沸，末之，然后取酒调服，立出。

［外］　疗子死腹中。真珠二两为末，酒调服尽，立出。

〔滑剂〕

《千金》治小儿死腹中。葵子末酒服方寸匕。若口噤不开，格口灌之，药下即活。

疗妊娠胎死腹中，或母疾欲下胎。榆白皮煮汁服二升。

［大］　治子死腹中，或半生不下，或半着脊骨，在草不产，血气上荡母心，面无颜色，气欲绝。

猪脂一斤　白蜜一升　醇酒二升

上三味，合煎取二升，分温二服。不能饮，随所能服之。

［妇人良方］　**一字神散**　治子死胎不下，胞破不生。此方屡效，救人无量。

鬼臼黄色者，不以多少，去毛，碾为末，极细如粉，不用罗，以手指捻之

上每服二钱，用无灰酒一盏，同煎至八分，通口服，立效如神。

［世］　治生产不顺，胎死腹中，胞衣不下，临产危急，妙。

蛇退一条，全者，香油灯上烧，研　麝香少许

上为末，童便、酒各半盏，调一服即生，效。

杨氏疗有孕月数未足，子死腹中，母欲闷绝。取大豆一方黑豆。三升，醋煮浓汁三升，顿服立效。

《本事》治妊娠热病，胎死腹中。鹿角屑一两，水一盏，葱五茎，豆豉半合，同煎至六分，去滓温分二服。

又方　取死胎，乌鸡一只，去尾细切，以水三升，煮取二升，去鸡，通手用衣帛蘸，摩脐下，胎自出。

卷之五

产后门

产后将调法

［大全］　凡生产毕，饮热童便一盏，不得便卧，且宜闭目而坐，须臾上床，宜仰卧不宜侧卧，宜竖膝未可伸足，高倚床头，厚铺裀褥，遮围四壁，使无孔隙，免致贼风。及以醋涂鼻，或用醋炭及烧漆器，更以手从心擀至脐下，使恶露不滞，如此三日，以防血晕血逆。不问腹痛不痛，有病无病，以童便和酒半盏，温服五七服妙。酒虽行血，亦不可多，恐引血入四肢，且能昏晕。宜频食白粥少许，一月之后，宜食羊肉、猪蹄少许，仍慎言语，七情，寒暑，梳头、洗足，以百日为度。若气血素弱者，不计日月，否则患手足腰腿酸痛等证，名曰蓐劳，最难治疗。初产时不可问是男女，恐因言语而泄气，或以爱憎而动气，皆能致病。不可独宿，恐致虚惊，不可刮舌，恐伤心气，不可刷齿，恐致血逆，须血气平复，方可治事。犯时微若秋毫，成病重如山岳，可不戒哉。陈藏器云：渍苎汁与产妇服之，将苎麻与产妇枕之，止血晕。产妇腹痛，以苎安腹上则止。　产妇将息如法，脏腑调和，庶无诸疾苦，须先服黑神散、四物汤、四顺理中丸、七宝散。若壮热头痛，此乳脉将行，用玉露散。头目不清，是血晕，用清魂散。粥食不美，是胃气虚，用四顺理中丸。

［丹］　或曰：初产之妇，好血已亏，污血或留，彼黑神散非要药乎？答曰：至哉坤元，万物资生，理之常也。初产之妇，好血未必亏，污血未必积，藏腑未必寒，何以药为。饮食起居，勤加调护，何病之有。诚有污血，体怯而寒，与之数帖，亦自简便。或有他病，当求病起何因，病在何经，气病治气，血病治血，何用拘执此方，例令服饵。设有性急者，形瘦者，本有怒火者，夏月坐蓐者，时有火令，姜、桂皆为禁药。至于将护之法，尤为悖理，肉汁发阴经之火，易成内伤之病也。先哲具有训戒，胡为以羊、鸡浓汁作糜，而又常服。当归丸、当归建中汤、四顺理中丸，虽是补剂，并是偏热，脏腑无寒，何处消受？若夫儿之初生，母腹顿宽，便啖鸡子，且吃夥盐，不思鸡子难化，夥盐发热，展转生证，不知所因，率尔用药，宁不误人。予每见产妇之无疾者，必教之以却去黑神散，与夫鸡子、夥盐，诸品肉食，且与白粥将理，间以些少鲞鱼，煮令淡食之，半月后方与少肉；若鸡子亦须豁开淡煮，大能养胃却疾。彼富贵之家，骄恣之妇，卒有白带头风，气痛膈满，痰逆口干，经事不调，鬓秃体倦，皆是阳盛阴虚之病。天生血气，本自和平，曰盛曰虚，又乌知非此等缪迷有以兆之耶。

《千金》云：凡产后满百日，乃可会合，不尔至死，虚羸百疾滋长，慎之。

凡妇人患风气脐下虚冷，莫不由此早行房故也。产后七日内，恶血未尽，不可服汤。候脐下块散，乃进羊肉汤。有痛甚切者，不在此例。候两三日消息，可服泽兰丸，此至满月丸药尽为佳，不尔，虚损不可平复也。至极消瘦不可救者，服五石泽兰丸补之。服法必七日之外，不得早服也。

凡妇人因暑月产乳，取凉太多，得风冷腹中积聚，百疾竞起，迄至于死，百方疗不能瘥，桃仁煎主之。出蓐后服之。妇人总令无病，每至秋冬，须服一二剂，以至年内，当将服之佳。

丹溪云：产后以大补气血为先，虽有杂证，以末治之。产后一切皆不可发表。产后不可用芍药，以酸寒伐生发之气故也。

〔**通用方**〕

加味四君子汤 新产之后，虽无疾故，宜将息调理脾胃，美进饮食，则脏腑易平复，气血自然和调，百疾不生也。

人参 茯苓 白术 甘草 陈皮 藿香 缩砂仁 黄芪各等分

上㕮散，每服四钱，姜三片，枣一枚，煎温服。

四顺理中丸 治新产血气俱伤，脾胃不调，百日内宜常服。

人参去芦 干姜炮 白术各一两 甘草炙，半两。为细末

上炼蜜丸如桐子大。每服五十丸，空心米饮送下。

地黄丸 治产后腹痛；眼见黑花，或发狂如见鬼状；或胎衣不下，失音不语，心胸胀满，水谷不化，口干烦渴，寒热往来，口内生疮，咽喉肿毒，心中忪悸，夜不得睡，产后中风，角弓反张，面赤，牙关紧急；或崩中如豚肝，脐腹㽲痛，烦躁恍惚，四肢肿满；及受胎不稳，唇口指甲青黑。

生地黄研取汁，留滓 生姜各二斤，研取汁，留滓 蒲黄 当归各四两

上于银石器内，取生地黄汁炒生姜滓，以姜汁炒地黄滓。各令干，四味同焙，研为细末，醋煮面糊为丸如弹子大。每服一丸，食前当归酒化下。一方只用地黄、生姜，依交加法制为末，每服三钱，酒下。

当归散见前胎堕半产条。

四味汤 治产后一切诸疾，才方分娩，一服尤妙。

当归心膈烦，加半钱 玄胡索气闷喘，加半钱 血竭恶露不快，加半钱 没药心腹撮痛，加半钱

上等分为细末，每服二钱，食前以童子小便一盅，煎至六分温服。

玉露散 治产后乳脉不行，身体壮热疼痛，头目昏眩，大便涩滞，此药凉膈压热下乳。

人参 白茯苓 甘草各半两 川芎 苦梗炒 白芷各一两 当归二钱半 芍药七钱半

上为细末，每服二平钱，水一盏，煎至七分，温服。如烦热甚，大便秘者，加大黄二钱半。

地黄煎 治产后诸疾。

生地黄汁 生姜汁各一升 藕汁半升 大麻仁三两，去壳研

上和匀，以银器内慢火熬成膏，温酒调服半匙，更以北术煎膏入半匙尤佳。《产宝》方无麻仁，用白蜜，治产后虚惫、盗汗、呕吐。

地黄酒 治产后百病。未产一月先酿，产讫可服。

地黄汁 好曲 好净秫米蒸。各二升

上先以地黄汁渍曲令发，准家法酿之至熟，封七日，取清者服，常服令酒气相

接，勿令绝。忌蒜、生冷、鲊滑、鸡、猪肉，一切毒物。凡妇人皆可服，但夏三月不可酿，春秋宜作，以地黄汁并滓，内米中炊合用之。若作一石、十石，准此二升为则。先服当归汤，后服此妙。

桃仁煎　疗产后百病诸气。

桃仁一千二百枚，去皮尖及双仁，熬令黄色

上捣令极细，以上等酒一斗五升，同研三四遍，如作麦粥法，以极细为佳，入小长颈瓷瓶中密塞，以面封之，纳汤中煮一伏时，不停火，亦勿令火猛，使瓶口常出在汤上，勿令没之，候熟取出，温酒服一合，日再服。

产后醋墨

松烟细墨不拘多少，用炭火煅通红，以米醋淬之，再煅再淬，如此七度

上研令极细，用绢罗过，才产了服二钱，以童便调下。

黑神散　治妇人产后恶露不尽，胞衣不下，攻冲心胸痞满，或脐腹坚胀撮痛，及血晕神昏，眼黑口噤，产后瘀血诸疾，并皆治之。又名乌金散，治产后十八证：一曰因热病胎死腹中。二曰产难。三曰胞衣不下。四曰血晕。五曰口干心闷。六曰乍寒乍热。七曰虚肿。八曰乍见鬼神。九曰月内不语。十曰腹痛泄泻。兼服止泻调气药。十一曰遍身疼痛。十二曰血崩。十三曰血气不通，咳嗽。十四曰寒热心痛，月候不来。十五曰腹胀满，呕逆不定。次服朱砂丸三二日，炒生姜、醋汤下七丸。十六曰口鼻黑气及鼻衄。此证不可治。十七曰喉中气喘急。死不治。十八曰中风。

熟干地黄　蒲黄炒　当归　干姜炮　桂心　芍药　甘草各四两　黑豆炒去皮，半升

上为细末，每服二钱，酒、童便各半盏，同煎服。

琥珀散　治产后一切危急之疾。

琥珀　朱砂　麝香　香墨醋炙　僵蚕　当归各二钱半　鲤鱼鳞炒焦　桂心　百草霜　白附子　梁上尘炒令烟出，筛净。各半两

细末之，炒生姜、热酒调服二钱效。

千金增损泽兰丸　疗产后百病，理血气，补虚劳。

泽兰　甘草　当归　川芎各一两七钱半　附子炮　干姜　白术　白芷　桂心　北细辛各一两　北防风　人参　牛膝各一两二钱半　柏子仁　熟地黄　石斛各一两半　厚朴　藁本　芜荑各五钱　麦门冬去心，二两

上共为细末，炼蜜丸如梧桐子大。温酒下二十丸。

黑龙丹　治产后一切血疾，产难，胎衣不下，危急恶疾垂死者，但灌药得下，无不全活。

当归　五灵脂　川芎　良姜　熟地黄各一两

上细锉，以沙合盛，赤石脂泥缝，纸筋盐泥固济，炭火十斤，煅令通赤，去火候冷，开看成黑糟色，取出细研，却入后药。

百草霜五两　硫黄　乳香各一钱半　花蕊石　琥珀各一钱

上五味，并细研，与前五味再研，如法修制和匀，以米醋煮面糊，丸如弹子大。每服一丸，炭火烧令通赤，投于生姜自然汁与童子小便，入酒漉出，控干研细，只用此酒调下。

〔诊〕　妇人生产之后，寸口脉洪疾不调者死。沉微附骨不绝者生。妇人新生乳子，脉沉小滑者生，实大坚弦急者死。

胞衣不下

［**大全**］　夫有产儿出，胞衣不落者，世谓之息胞。由产初时用力，比产儿出，而体已疲惫，不复能用力，产胞经停之间，而外冷乘之，则血道涩，故胞衣不出。须急以方药救治，不妨害于儿，所奈

者胞紧连儿脐，胞不出即不得以时断脐浴洗，冷气伤儿，则成病也。旧法胞衣不出，恐损儿者，依法截脐而已。产处须顺四时方面，并避五行禁忌，若有触犯，多令产妇难产。

郭稽中论曰：胎衣不下者何？答曰：母生子讫，流血入衣中，衣为血所胀，故不得下。治之稍缓，胀满腹，以次上冲心胸，疼痛喘急者，但服夺命丹以逐去衣中之血，血散胀消，胎衣自下。牛膝汤亦效。

［薛］ 有因恶露入衣，胀而不能出，有因元气亏损而不能送出，其恶露流衣中者，腹中胀痛，用夺命丹或失笑散以消瘀血，缓则不救。其元气不能送者，腹中不胀痛，用保生无忧散以补固元气，或用蓖麻子肉一两，细研成膏，涂母右脚心，衣下即洗去，缓则肠亦出。如肠不上，仍用此膏涂脑顶，则肠自入。益母丸亦效。家人妇胎衣不出，胸腹胀痛，手不敢近，此瘀血为患，用热酒下失笑散一剂，恶露胎衣并下。 一产妇胎衣不出，腹不胀痛，手按之痛稍缓，此是气虚而不能送出，用无忧散而下。前证余询诸稳婆云，宜服益母草丸，或就以产妇头发入口作呕，胎衣自出，其不出者必死，授与前法甚效。 一产妇产后面赤，五心烦热，败血入胞，胞衣不下，热有冷汗。思但去其败血，其衣自下，遂用乌豆二合，炒透，然后烧红铁秤锤同豆淬其酒，将豆淋酒化下益母丹二丸，胞衣从血而出，馀证尽平。

夺命丹

附子半两，炮 牡丹皮一两 干漆二钱半，碎之，炒烟尽

上为细末，以酽醋一升，大黄末一两同熬成膏，和药丸如梧子大。温酒吞五七丸，不拘时。

花蕊石散 治产后气欲绝，缘败血不尽，血迷血晕，恶血奔心，胎死腹中，胎衣不下、至死者，但心头暖，急以童子小便调一钱，取下恶物如猪肝，终身无血风血气疾。膈上有血，化为黄水，即吐出或小便中出也。若先下胎衣，则泛泛之药不能达，若先治血闷，则寻常之药无此功，无如此药有两全之效。

花蕊石一斤 上色硫黄四两。各研细

上二味，相拌令匀，先用纸和胶泥固瓦罐子一个，内可容药，候泥干，入药在内，密泥封口了，焙笼内焙令透热，安在四方砖上，砖上书八卦五行字。用炭一秤，笼叠周匝，自巳午时从下生火，令渐渐上彻，有坠下火放夹火上，直至经宿，炭消火冷，又放经宿，冷定取出，细研，以绢罗至细，瓷合内盛，依法用之。此药便是疗金疮花蕊石散，寻常人自宜时时收蓄防急。

一亲戚妇人，产后胞衣不下，血涨迷闷，不省人事，告之曰：死矣。予曰：此血胀也，可用花蕊石散救之。因以一钱，童便调灌下即苏，其胎衣与恶水旋即下而无恙。

芎藭散 治胎衣不下。

芎藭 当归焙。各半两 榆白皮一两，锉

为细末，每服二钱，食前用生地黄汁同温酒调下。

必效方牛膝汤 治胎衣不出，脐腹坚胀急痛，即杀人。服此药胞即烂下，死胎亦下。

牛膝 瞿麦各四两 当归三两 通草六两 滑石八两 葵子五两

上细切，以水九升，煮取三升，分三服。若衣不下，腹满即杀人，宜服此药，衣即烂出也。

牛膝散 治妊娠五六月堕胎，胞衣不出。

牛膝　川芎　朴硝　蒲黄各七钱半　桂心半两　当归一两半

上为粗末，每服四钱，水一盏，姜三片，生地黄一分，煎至六分，去滓温，频服。

千金备急丹　治产后恶血冲心，胎衣不下，腹中血块。

以锦纹大黄一两为细末，用酽醋半升，同煎如膏，丸如桐子大，温醋汤吞五丸，或七丸，须臾恶血即下，愈。

《保命》治胎衣不下，或子死腹中，或血冲上昏闷，或血暴下及胎干不能生产。半夏汤主之。方见前催生。

下胎丸

半夏　白蔹各半两

上细末，丸如桐子大。食后半夏汤下三十丸，渐加至五十丸。如未效者，须广大其药，榆白皮散主之。又不效，用大圣散主之。有宿热者，宜服人参荆芥散。

治胞衣不出，若腹胀则杀人。

黑豆一合炒令熟

上入醋一盏，煎三五沸，去豆，分为三服。酒煮亦可。

《必效方》治胎衣不下。服蒲黄如枣大。《集验》、《千金》、《崔氏方》并同。

又方　生地黄汁一升　苦酒三合　暖服之。

又方　牛膝一两　葵子一合　杵碎，以水一盏半，煎至一盏，去滓分二服。

《广济》治胎衣不出方。

以灶突中土三指撮，以水服之。《集验》、《千金》、《备急》同。

又方　伏龙肝一大块，研碎　用好醋调令相合，纳脐中，续煎生甘草汤三四合服。

又方　醋汤饮之出。

又方　鸡子一枚　苦酒一合　和饮之，立出。

《延年方》治胎衣不出，腹胀则杀人。

吞鸡子黄三个，仍解痺刺喉中令呕，即出。若困极，以水煮蝼蛄一枚，二十沸，灌入口，汁下即出。崔氏同。

《救急方》　赤小豆男七粒，女十四粒　东流顺水吞下。

疗胞衣不下方。

栝蒌实一个取子研令细

上酒、童便各半盏、相和，煎至七分，去滓温服。如无实，根亦得。

又方　红花一两　酒煮浓汁服。

又方　以鹿角镑屑，研细三分，煮葱白汤调下。

凡欲产时，必先脱常所着衣以笼灶，胞衣自下，仍易产。

《广济方》　胞衣不出取夫单衣盖井上，立出。

又方　取产母鞋底，火炙热，熨小腹上下二七次。

又方　取路傍破草鞋前截，连鼻烧灰，童便和酒调下。

又方　皂角刺烧为末，每服一钱，温酒调下。

《宝庆方》云：妇人百病，莫甚于生产，产科之难，临产莫重于催生，既产莫甚于胞衣不下，惟有花蕊石散一药，最为紧要。如黑神散、琥珀散诸方之类，虽皆有验，然乡居或远于药局，仓卒之间，无法可施。今有一妙法，若产讫胞衣不下，停待稍久，非特产母疲倦，又且血流入胞中，为血所胀，上冲心胸，喘急疼痛，必致危笃。若有此证，宜急断脐带，以少物系坠，以物系坠之时，切宜用心，先系然后截断，不尔则胞上掩心而死。使其子血脉不潮入胞中，则胞衣自当痿缩而下，纵淹延数日，亦不害人。只要产母心怀安泰，终自下矣。累试有验，不可轻信坐婆，妄用手法，多有因此而亡者，慎之慎之。

〔针灸〕

胞衣不下　三阴交　中极各泻之。

［标幽］又法　照海　内关

［甲］女子字难，若胞不出，昆仑主之。

血　晕

厥逆附

［金匮］问曰：新产妇人有三病，一者病痉，二者病郁冒，三者大便难，何谓也？师曰：新产血虚，多汗出，喜中风，故令病痉。亡血复汗，寒多，故令郁冒。亡津液，胃燥，故大便难。按产妇郁冒，即今世所谓血晕也。

［大全］　产后血晕者，由败血流入肝经，眼黑花，头目旋晕，不能起坐，甚致昏闷不省人事，谓之血晕，细酒调黑神散最佳。庸医或作暗风、中风治之。凡晕，血热乘虚逆上凑心，故昏迷不省，气闭欲绝是也。然其由有三：有用心使力过多而晕，有下血多而晕，有下血少而晕。其晕虽同，治之则异，当详审之。下血多而晕者，但昏闷烦乳而已，当以补血清心药。下血少而晕者，乃恶露不下，上抢于心，心下满急，神昏口噤，绝不知人，当以破血行血药。古法有云：产妇才分娩讫，预烧秤锤或黄石子，硬炭烧令通赤，置器中，急于床前以醋沃之，得醋气可除血晕，产后一月，时作为妙。崔氏云：凡晕者皆是虚热，血气奔送腹中空所致，欲分娩者，第一须先取酽醋以涂口鼻，仍置醋于傍，使闻其气，兼细细饮之，此为上法。如觉晕，即以醋噀面，苏来即饮醋，仍少与解之。一云，仍少与水解之。一法烧干漆令烟浓熏产母面即醒。如无干漆，取旧漆器火烧烟熏亦妙。

郭稽中论曰：产后血晕者何？答曰：产后气血暴虚，未得安静，血随气上，迷乱心神，故眼前生花，极甚者令人闷绝不知人，口噤神昏气冷，医者不识，呼为暗风，若作此治之，病必难愈，但服清魂散即省。

［薛］　产后元气亏损，恶露乘虚上攻，眼花头晕，或心下满闷，神昏口噤，或痰壅盛者，急用失笑散主之。若血下多而晕，或神昏烦乱者，大剂芎归汤补之，或芸苔子散，或童子小便，有痰加二陈汤。若因劳心力而致者，宜补中益气汤加香附。若因气血虚极不省人事，用清魂散，继以芎归汤及大补气血之剂。凡产可用醋、漆器熏，或用半夏末冷水和丸入鼻孔中，并无前患。丹溪先生云：血晕因气血俱虚，痰火泛上，宜以二陈导痰，或加减朱砂安神丸，以麦门冬汤下亦可。大凡产后口眼㖞斜等证，当大补气血为主，而兼以治痰。若脾胃虚而不能固者，用六君子汤。至五七个月，当服安胎饮。至八九个月再加大腹皮、黄杨脑。如临产时，更宜服保生无忧散，庶无前患。一家人妇产后小腹作痛，忽牙关紧急，灌以失笑散，良久而苏，又用四物加炮姜、白术、陈皮而愈。一产妇两手麻木，服愈风丹，天麻丸，遍身皆麻，神思倦怠，晡热作渴，自汗盗汗，此气血俱虚也。用十全大补加炮姜数剂，诸证悉退，却去炮姜，又数剂而愈。但内热，此血虚也，用逍遥散而痊。　一妇八月胎下坠或动，面黄体倦，饮食少思，此脾气虚弱，用补中益气汤倍白术，加苏梗，三十馀剂而安。产后眩晕胸满，咳嗽，用四物加茯苓、半夏、桔梗而愈。　一产妇因产饮酒，恶露甚多，患血晕，口出酒气，此血得酒热而妄行，虚而作晕也。以佛手散加干葛二钱，一剂而痊。酒性慓悍，入月及产后不宜饮，恐致前证。产室人众，喧嚷气热，亦致此证。

丹溪治一妇面白形长，心郁，半夜生产，侵晨晕厥，急灸气海十五壮而苏。后以参、术等药，服二月而安。此阳虚也。

奉化陆严，治新昌徐氏妇病产后暴死，但胸膈微热。陸诊之曰：此血闷也。用红花数十斤，以大锅煮之，候汤沸，以木桶盛之，将病者寝其上熏之，汤气微复加之。有顷，妇人指动，半日遂苏。此与许胤宗治王太后之意同。

清魂散

泽兰叶　人参各二钱半　川芎半两　荆芥一两　一方有甘草二钱

上为末，用温酒热汤各半盏，调一钱，急灌之，下咽眼即开，气定即醒。

保命荆芥散　治产后风虚血晕，精神昏昧。

荆芥一两三钱　桃仁炒五钱

上细末，熟水下三钱。微喘加杏仁、炒　甘草各三钱。

《衍義》治产后血晕，用荆芥穗为末，童便调下二三钱，极妙。　产后血晕，身痉直戴眼，口角与目外眵向上牵急，不知人。取鸡子一枚，去壳取清，以荆芥末二钱调服，遂仍依次调治，若无他疾，则不须治，甚为敏捷。

上荆芥例，气虚人不可服。

来苏散　治临产用力太过，气血晕闷，不省人事。

木香不见火　神曲炒　陈皮去白　白芍药　阿胶蛤粉炒　麦蘖炒　黄芪去芦　生姜炒黑。各一钱　糯米一撮　苎根洗净，一钱半　甘草炙，半钱

上作一服，水二盅，煎至一盅，斡开口灌下，连进为愈。

芎归汤　治产后去血过多，血晕不省。

川芎　当归各等分

上作一服，水二盅，煎至一盅，食前服。腹中刺痛，加白芍药，口干烦渴加乌梅、麦门冬，发寒热加白芍药，水停心下加茯苓、生姜，虚烦不得眠，加人参、竹叶。

芎归加芍药汤，治产后去血过多而晕。方见产后血不止。

《保命集》治产后血晕危困。

生地黄汁一大盏　当归　赤芍药各二钱半，锉

上水煎三五沸、温服。如觉烦热，去当归，入童子小便半盏服之。

《广济》治产后血晕，心闷不识人，或神言鬼语，气急欲绝。

芍药　甘草各一两　丹参七钱半，并为㕮咀　生地黄汁一升　生姜汁　白蜜各三合

上水二升，先煎前药取八合，下二汁及蜜和匀，分二服。

梅师治产后馀血攻心，或下血不止，心闷面青身冷，气欲绝。

新羊血一盏饮之妙，日三服。

产后忽冒闷，汗出不识人者，暴虚故也。

破鸡子三枚，吞之便醒。若未醒，可与童便一升，甚验。　若产后去血多者，又增此疾，与鸡子不醒者，可急作竹沥汁一服五合，须臾不定，再与五合，频与三五服，瘥。

又方　松烟墨二钱，烧通红，窨灭为末，温酒或醋汤调服半匕。

［丹］　妇人产后血晕，此乃虚火载血，渐渐晕将上来，用鹿角烧灰，出火毒，研极细，用好酒、童便调灌下，一呷即醒。此物行血极效。

独行散　治产后血晕，昏迷不省，冲心闷绝。

五灵脂二两，半生半炒

上为细末，每服二钱，温酒调下。口噤者拗开口灌之，入喉即愈。一方加荆芥

为末，童便调服，如血崩不止，加当归，酒、童便煎，不拘时服。

治下胎或产后血上冲心已死。

用郁金烧存性为末，二钱，酽醋一合调灌之，立活。

产后血晕、心闷气绝。

红花一两 捣为末，分作二服，酒二盅，煎取一盅，并服，如口噤，斡开灌之，效。 一方用红花三两新者，无灰酒、童便各半升，煮取一盏服。

《肘后》治血晕。

苏木三两，细锉，水五升，煮取二升，分再服瘥。无苏木，取绯衣煮汁饮之亦得。

《圣惠》治产后血晕不知人，及狂语。

麒麟竭一两，细研为末，非时以温酒调下二钱匕。

夺命散 治产后血晕，血入心经，语言颠倒，健忘失志，及产后百病。

没药 血竭各等分

上研细为末，才产下便用童便、细酒各半盏，煎一二沸，调下二钱，良久再服，其恶血自循下行，更不冲上，免生百疾。专治妇人方只用白汤调。 五羊洪运使子舍孺人，产后语言颠倒，谵语不已，如有神灵，服诸药无效，召陈诊之，六脉和平，陈以此药二服愈。

红花散《保命》 治产后血昏血晕血崩，及月事不匀，远年干血气。

干荷叶 牡丹皮 川当归 红花 蒲黄炒。各等分

上细末，每半两酒煎和渣温服。如胎衣不下，榆白皮汤调半两。

上破血轻剂。

牡丹散《三因》 治产后血晕闷绝，口噤，则斡开口灌之。

牡丹皮 大黄煨 芒硝各一两 冬瓜子半合 桃仁三十粒，去皮尖

上锉，每服五钱，水三盅，煎一盅半，去滓，入硝又煎，分二服。

《产书》治产后心烦，手脚烦热，气力欲尽，血晕连心，头硬，及寒热不禁。

接骨木破之如筭子一握，以水一升，煎取半升，分温二服。或小便数，恶血不止，服之即瘥。此木煎三遍，其力一般，此是起死之方。

上重剂，血点滴不出者宜用。

花蕊石散 治产后气欲绝，恶血奔心欲死者，但以童便调一钱服之，取下恶物为妙。胞衣不下。

黑神散 治产后血晕，用细酒调服佳。产后通用方。

上方寒多者用之。

治产后血晕心闷乱，恍惚如见鬼。

生益母草汁三合，如无，根亦可 生地黄汁二合 童便一合 鸡子清三枚

上以前三味煎三四沸，后入鸡子清搅停，作一服。

治产后血晕，狂语不识人，狂乱。

童便二合 生地黄汁一合 赤马通七枚 红雪八分

上以上二味浸赤马通，绞去滓下红雪，温为二服。

上方热多者用之。

仲景云：产妇郁冒，其脉微弱，不能食，大便反坚，但头汗出，所以然者，血虚而厥，厥而必冒，冒家欲解，必大汗出，以血虚下厥，孤阳上出，故头汗出。所以产妇喜汗出者，亡阴血虚，阳气独盛，故当汗出，阴阳乃复，大便坚，呕不能食，小柴胡汤主之。病解能食，七八日更发热者，此为胃实，大承气汤主之。今按：郁冒即晕也，观此则产后血晕，有汗、下、和解三法，当分表里虚实，精而别之。

张氏方治产后血晕，全不省人事，极

危殆者。

上切韭菜入有嘴瓷瓶内煎热，醋沃之，便密扎瓶口，以瓶嘴向产妇鼻孔，令醋气透入，须先扶病人起坐，恶血冲心，故有此证。韭能去心之滞血，加以醋气运达之，用无不效。又方，半夏洗，不以多少，为末，丸如大豆，内鼻中即苏，亦疗五绝。

治胎后血上冲心，生姜五片切，以水八升，煮取三升，分三服。

崔氏疗产乳晕绝方，以洗儿水饮三合良。或恶血服少许良。

醋墨产后通用方。

〔针灸〕

［摘］ 产后血晕不省人事。 三里 支沟 三阴交《心术》无此一穴。

［标幽］ 又法 阴交 阳别

［世］又法 神门 内关不应，取后穴 关元灸

〔厥逆〕

产后手足厥逆，肩井主之。 一妇人产后日食茶粥二十馀碗，至一月后遍身冰冷数块，人以指按其冷处，即冷从指下上应至心，如是者二年，诸治不效，以八物汤去地黄，加橘红入姜汁、竹沥一酒盅，十服乃温。

血不下

［全］ 夫恶露不下者，由产后脏腑劳伤，气血虚损，或胞络挟于宿冷，或产后当风取凉，风冷乘虚而搏于血，血则壅滞不宣，积蓄在内，故令恶露不下也。

［薛］ 前症若恶露不下，用失笑散。见后心痛。若气滞血凝，用花蕊石散。胞衣不下。 一产妇患前证，服峻厉之剂，恶露随下，久而昏愦，以手护其腹。余曰：此脾气复伤作痛，故用手护也。以人参理中汤加肉桂二剂，补之而愈。

《大全》 疗产后三四日恶露不下。

芍药十分 知母八分 生姜 当归 蒲黄各四分 红花二分 荷叶中心蒂七枚 生地黄汁二合

上细切，以水二升，煎至七合，去滓服。

荷叶散 疗产后恶露不下，腹中疼痛，心神烦闷。

干荷叶二两 鬼箭羽 桃仁 刘寄奴 蒲黄各一两

上为粗末，每服三钱，以童便一大盏，姜二片，生地黄一分，捶碎同煎至六分，去滓，无时热服。

《广济》疗产后恶露不多下方。

川牛膝 大黄各二两 牡丹皮 当归各一两半 芍药 蒲黄 桂心各一两

上为末，以生地黄汁调酒服方寸匕，日二服，血下愈。

没药丸 治产后恶露方行，而忽然断绝，骤作寒热，脐腹百脉，皆痛如锥刺非常，此由冷热不调，或思虑动作，气所拥遏，血蓄经络。

当归一两 桂心 芍药各半两 桃仁去皮尖，炒研 没药研。各二钱半 虻虫去足翅，炒 水蛭炒焦。各三十枚

上为末，醋糊丸如豌豆大，醋汤下三丸。

《千金》备急丹见胞衣不下。

《保命》治妇人恶血不下。

当归炒 芫花炒等分

上为细末，每服三钱，酒下。 又方，用好墨醋焠，末，以童便酒下妙。

梅师治产后血不下。蒲黄三两，水三升，煮取一升，顿服。

《本事方》治产后血不下。益母草捣绞汁，每服一小盅，入酒一合，搅匀温服。

《千金》治产后血不去。麻子五升，

酒一升，浸一宿，明旦去渣温服一升，不瘥再服一升，不吐不下。不得与男子通，一月将养，如初瘥。

黑龙丸见通用方内。

生料五积散　治产后恶露不快，腹中疼痛，或腹内有块及发寒热，并加醋少许煎，通口服。亦能疗血崩。

血　不　止

［大］　夫产后恶露不绝者，由产后伤于经血虚损不足，或分解之时，恶血不尽，在于腹中，而脏腑挟于宿冷，致气血不调，故令恶露淋沥不绝也。

［薛］　前证若肝气热而不能主血，用六味地黄丸。若肝气虚不能藏血，用逍遥散。若脾气虚而不能摄血，用六君子汤。胃气下陷而不能统血，用补中益气汤。若脾经郁热而血不归源，用加味归脾汤。若肝经怒火而血妄行，用加味四物汤。若气血俱虚，用十全大补汤。若肝经风邪而血沸腾，用一味防风丸。一产妇恶露淋漓，体倦面黄，食少恶寒，昼夜不寐，惊悸汗出，此脾经虚热，用加味归脾汤而痊。后因怒胁胀，作呕少食，用六君加柴胡治之而痊。

芎归加芍药汤　治产后血崩眩晕，不知人事。

川芎　当归　芍药各等分

上㕮咀，每服四钱，以水一盅半，煎至七分，去滓，无时热服。

云岐治产后血崩如豆汁，紫黑过多者，四物汤加蒲黄、生地黄汁、阿胶、蓟根、艾、白芷，煎服。

疗产后七八日，恶露不止。

败酱草　当归各六分　芍药　续断各八分　川芎　竹茹各四分　生地黄炒干，十二分

上细锉，以水二升，煮取八合，空心顿服。

［丹］　二七孺人，产后冒寒哭多，血再下，身瞤脉沉。

当归　白术　陈皮　川芎　干姜　黄芩各二钱　芍药一钱　炙甘草少许

上分二帖，水煎服。

王孺人因忧虑，堕胎后两月馀血不止，腹痛，此体虚气滞，恶物行不尽。

陈皮一钱　白术二钱　芍药一钱　木通　川芎五分　甘草二分，炙

作汤，下五芝丸六十粒，食前服。

独圣汤　疗产后亡血过多，心腹彻痛，然后血下，久而不止。亦治赤白带下，年深诸药不能疗者，良验。

贯众状如刺猬者一个，全用，只揉去毛花蔓，用之不锉断

上用好醋蘸湿，慢火炙令香熟，候冷为细末，用米饮调下二钱，空心食前服。

《千金》治产后恶血不尽，或经月，或半岁者。升麻三两，清酒五升，煮取二升半，分温再服。

牡蛎散　治产后恶露淋沥不绝，心闷短气，四肢乏弱，头目昏重，烦热不思饮食，面黄体瘦。

牡蛎煅　川芎　熟地黄　白茯苓　龙骨各一两　续断　当归　艾叶酒炒　人参　五味子　地榆各半两　甘草二钱半

上为末，每服二钱，水一中盏，生姜三片，枣一枚，煎至六分，去滓食前服。

《产书》产后犹有馀血水气者，宜服**豆淋酒**。黑豆五升，熬令烟尽，于瓷器内以酒一斗瀌之。盖豆淋酒治污血，又能发表也。

治产后恶血不绝，崩血不可禁，腹中绞痛，气息急。治蓐中三十六疾。《广济方》

乱发烧，一两　阿胶二两　代赭石　干姜各三两　马蹄壳一枚，烧　干地黄四两　牛角腮五两，酥炙

上为细末，炼蜜丸如梧桐子大。每服三四十丸，空心米饮下，日二服。

返魂丹见前胎产大法。

文仲、葛氏，治恶露不绝方。以锯截桑木取屑五指撮，酒服之。

又方 炙桑白皮煮水饮之。

《秘录》治胎落下血不止。以桑木中蠹虫烧末，酒服方寸匕，日二服。

疗产后泄血不止无禁度，及治腹痛胸膈闷。以姜黄为末，酒服方寸匕，日三四服。胡氏云：姜黄治恶露不止。

疗产后血不止，虚羸迨死。亦治血气。蒲黄二两，水二升，煎八合，顿服。

心　痛

[大全] 产后心痛，为阴血亏损，随火上冲心络，名曰心胞络痛，宜大岩蜜汤治之。若寒伤心经，名曰真心痛，朝发夕死，夕发朝死，无药可救。

[薛] 前证若阳气虚寒，用岩蜜汤温之。瘀血上冲，用失笑散散之。血既散而痛仍作，用八珍汤补之。大凡心腹作痛，以手按之却不痛，此血虚也，须用补养之剂。 一产妇患前证，昏愦口禁，冷汗不止，手足厥逆，用六君子加附子一钱，以回其阳。二剂顿苏，又以十全大补汤养其血气而安。 一产妇患前证，手不敢近腹，用失笑散一服，下瘀血而愈。次日复痛，亦用前药而安。 一产妇患前证，用大黄等药，其血虽下，复患头痛发热恶寒，次日昏愦，自以两手坚护其腹，不得诊脉，视其面色青白。余谓脾气虚寒而痛也。用六君子汤加姜、桂而痛止，又用八珍汤加姜、桂，调理而安。

七气手拈散 治产后心气攻痛。

玄胡索 小茴香 白芍药 干漆炒 枳壳各二钱 黄连 石菖蒲 香附子 苏叶各一钱半 没药 乳香各一钱 甘草六分

上锉散，分作二服，每服用水一盏半，姜三片，煎至七分，空心服。

大岩蜜汤

生干地黄 当归 独活 吴茱萸 芍药 干姜 甘草 桂心 小草各一两 细辛半两

上为散，每服半两，水三盏，煎至一盏，去滓稍热服。

评曰：产后心痛，虽非产蓐常疾，痛或有九痛，未必便是血痛，设是，岩蜜汤岂可用熟地黄。熟地黄泥血，安能去痛。此方本出《千金》，用生干地黄耳。茱萸一升，合准五两，干姜三两，细辛治停寒在下焦，方本一两，却减半两，制奇制偶，量病浅深，自有品数，不可妄意加减，然以岩蜜汤治血痛，不若失笑散更捷。

失笑散 治心腹痛欲死，百药不效，服此顿愈。此方与紫金丸大同小异。

五灵脂 蒲黄各等分

上为末，先用酽醋调二钱熬膏，入水一盏，煎至七分，食前热服，良验。

经心录蜀椒汤 疗产后心痛，此大寒所为。

蜀椒二合 芍药三两 半夏 当归 桂心 人参 甘草 茯苓各二两 生姜汁五合 蜜一升

上切，以水九升，煮椒令沸，下诸药，煮取三升半，去滓下姜汁及蜜，更煎取三升，服五合至六合。

火龙散亦治产后心痛。方见胎前心痛。

治产后血不尽，心腹痛。

荷叶熬令香，为末，水煎下方寸匕。

《圣惠》治产后恶血冲心痛，气闷欲绝。

用桂心三两，捣罗为散，狗胆汁和丸如樱桃大，不拘时候，热酒磨下二丸。

玄胡索散　手拈散俱心腹痛。

腹　痛

［薛］　产后小腹作痛，俗名儿枕块，用失笑散行散之。若恶露既去而仍痛，用四神散调补之。若不应，用八珍汤。若痛而恶心，或欲作呕，用六君子汤。若痛而泄泻，用六君子汤送四神丸。若泄泻痛而或后重，用补中益气汤送四神丸。若胸膈饱胀，或恶食吞酸，或腹痛手不可按，此是饮食所致，当用二陈加山楂、白术以消导。若食既消而仍痛，或按之不痛，或更加头痛烦热，作渴恶寒欲呕等证，此是中气被伤，宜补脾胃为主。若发热腹痛，按之痛甚，不恶食，不吞酸，此是瘀血停滞，用失笑散以消之。若止是发热头痛，或兼腹痛，按之却不痛，此是血虚，用四物加炮姜、参、术以补之。《病机要》云：胎产之病，从厥阴经论之，无犯胃气及上中二焦，为之三禁，不可汗，不可下，不可利小便。发汗者同伤寒下早之证，利大便则脉数而已动于脾，利小便则内亡津液，胃中枯燥。制药之法，能不犯三禁，则荣卫自和而寒热止矣。如发渴，用白虎，气弱用黄芪，血刺痛则用当归，腹中痛则加芍药，宜详察脉证而用之。丹溪先生云：产后当大补气血为先，虽有杂证，从末治之，一切病多是血虚，皆不可发表。　一产妇腹痛发热，气口脉大，余以为饮食停滞，不信，乃破血补虚，反寒热头痛，呕吐涎沫，又用降火化痰理气，四肢逆冷，泄泻下坠，始悔。问余曰：何也？余曰：此脾胃虚之变症也。法当温补，遂用六君加炮姜二钱，肉桂、木香各一钱，四剂，诸证悉退，再用补中益气之剂，元气悉复。　一妇人产后腹痛后重，去痢无度，形体倦怠，饮食不甘，怀抱久郁，患茧唇，寐而盗汗如雨，竟夜不敢寐，神思消烁。余曰：气血虚而有热，用当归六黄汤内黄芩、连、柏炒黑，一剂汗顿止，再剂全止。乃用归脾汤、八珍散兼服，元气渐复而愈。　一产妇小腹作痛，服行气破血之药不效，其脉洪数，此瘀血内溃为脓也，以瓜子仁汤二剂痛止，更以太乙膏下脓而愈。产后多有此病，纵非痈，用之更效。　一产妇小腹痛，小便不利，用薏苡仁汤二剂痛止，更以四物加红花、桃仁，下瘀血而愈。大抵此证皆因荣卫不调，或瘀血停滞所致，若脉洪数已有脓，脉但数微有脓，脉迟紧乃瘀血，下之即愈。若腹胀大，转侧作水声，或脓从脐出，或从大便出，宜用蜡矾丸、太乙膏及托里药。　一产妇小腹作痛有块，脉芤而涩，以四物加玄胡、红花、桃仁、牛膝、木香治之而愈。　一妇产后小腹患痛，服瓜子仁汤下瘀血而痊。凡瘀血停滞，宜急治之，缓则腐化为脓，最难治疗。若流注关节，则患骨疽，失治多为败证。　一妇人寒月中产后腹大痛，觉有块，百方不治。一人教以羊肉四两，熟地黄二两，生姜一两，水煎服之，二三次愈。

［大］　儿枕者，由母胎中宿有血块，因产时其血破散，与儿俱下则无患也。若产妇脏腑风冷，使血凝滞在于小腹，不能流通，则令结聚疼痛，名之曰儿枕也。

延胡索散　治产后儿枕腹痛。

延胡索　当归各一两　真琥珀　蒲黄炒。各二钱半　赤芍药半两　桂心半两　红蓝花二钱

上为细末，以童便合酒，温调三钱，食前服。

疗新产后七八日，腹痛两胁痛。

当归　刘寄奴　苦梗各十二分　延胡索别为末　桂心　陈皮各四分　茯苓　芍药各八分

上㕮咀，以水二升，煮取八合，调延胡索末，空心服。

疗先患冷气，因产后发腹痛。

川芎　桂心　当归　吴茱萸　茯苓　芍药　甘草各六分　桃仁十分

上㕮咀，以水七升，煮取二升，去滓分三服。

［丹］　产后三日，血块痛，发热。

五灵脂略炒　牡丹皮　没药　滑石

上研细，分五帖，豆淋酒调下之，食前。

冯宅产后发热，腹中痛有块，自汗恶寒，曾服黑神散。

白术　芍药三钱　滑石五钱　黄芩　牡丹皮各二钱半　人参　川芎　当归尾　陈皮　荆芥　干姜各一钱　甘草少许

治血瘕痛无定处。

童便三升　生地黄汁　生藕汁各一升　生姜汁二升

上先煎三味，约三分减二，次下姜汁，慢火煎如稀饧，每取一合，温酒调下。

黑神散　疗产后血块痛，经脉行后腹疼，并经脉不调。

熟地黄一斤　陈生姜半斤

上二味，同和炒干为末。每服二钱，用乌梅调下，常服酒调，经脉不通，乌梅、荆芥酒调下。

一方　用山楂浓煎汁，入砂糖少许，再煎热服。

治儿枕痛，乃血瘕也。用真蒲黄研细，调酒服二钱。如躁渴者，新汲水调下。

又方　隔年蟹壳烧灰，酒调下。

治产后儿枕大痛，

黑白散

乌金石醋煅七次，另研　寒水石煅存性，为末

上各收之。痛时各抄一钱半，米饮调下，痛止勿服，未止再服。

海藏云：四物加玄胡索、没药、白芷汤，治产后败血作痛。通治妇人诸疾。

四物苦楝汤杂病腹痛。

一方治脐下痛不可忍，四物汤加玄胡索二钱半服之。

紫金丸　治产后脐下痛，即失笑散醋为丸是也。

立效散　治产枕痛不可忍。

用五灵脂慢火炒干为末，温酒下二钱立瘥。

〔恶露不尽〕

［金匮］　产后七八日，无太阳证，少腹坚痛，此恶露不尽，不大便，烦躁发热，切脉微实，再倍发热，日晡时烦躁者，不食，食则谵语，至夜即愈，宜大承气汤主之，热在里，结在膀胱也。

［大全］　产后恶血虽常通行，或因外感五邪，内伤七气，致令斩然而止，馀血壅滞，所下不尽，故令腹痛，当审其因而治之。　一产妇小腹痛甚，牙关紧急，此瘀血内停，灌以失笑散，下血而苏。又用四物加炮姜、白术、陈皮而愈。　一妇人经水来比常度过多不止，遂用涩药止之，致腹作痛，此乃气血凝滞也，用失笑散二服而愈。

地黄散　治产后恶血不尽，腹中疼痛。

生地黄炒　当归各二钱　生姜半两，切如芡实大，新瓦上焙令焦黑

上为细末，每服二钱，空心姜、酒调下。

当归血竭丸　治妇人产后恶露不下，结聚成块，心胸痞闷，及脐下坚痛。

当归　血竭　芍药　蓬术炮。各二两　五灵脂四两

上为细末，醋糊和丸如梧桐子大。每

服五十丸，食前温酒送下。

温隐居泽兰汤 治产后恶露不尽，腹痛往来，兼胸满少气。

泽兰熬 生干地黄 当归各七钱半 芍药 生姜细切龟头大，新瓦上炒焦。各二两半 甘草一两半 大枣十四枚

细切，水九升，煮三升，分三服。欲死涂身，得瘥。

卷荷散 治产后血上冲心，血刺、血晕、血气腹痛，恶露不快。

卷荷初出水者 红花 当归各一两 蒲黄膈纸炒 牡丹皮各半两

上为细末，每服二钱，空心盐酒调下，一腊内童子小便调。

又方 产后下血不尽，腹内坚痛不可忍。

当归 芍药 桂心各三两 桃仁一百二十粒，制

上水六升，煮二升，温分二服。未瘥加大黄。

又方 产后血结下不尽，腹中绞痛不止。

大黄别浸 生干地黄 当归各十分 川芎 桂心 芍药各八分 甘草 黄芩各六分 桃仁四十九粒，制

细切，水七升，煮二升半，入大黄煎三沸，分温三服。

又产后血下不尽，腹中痛无计。

青木香 当归 牛膝 川芎 黄芪 芍药各八分 大黄十三分浸 芒硝十二分

细切，水七升，煮二升半，入大黄更三沸，分三服。

又产后恶露不尽，结聚小腹疼痛。

当归七钱半 制香附子一两 琥珀 没药 青皮 赤芍药 木香 桂心各半两

上为细末以乌豆淋酒调二钱。

《产宝》治产后馀血作疼兼块者。

桂心 姜黄各等分，为细末 酒调方寸匕，血下尽妙。

产乳方芸苔散 产后恶露不尽，血结刺痛，名血母块。兼治心腹诸疾。

芸苔子隔纸炒 当归 桂心 赤芍药各等分

细末，酒调二钱。产后可常服。

黑神散治产后恶露不尽，心胸痞闷，脐腹撮痛，污血诸疾。产后通用方。

[丹] 治产后恶露未尽，小腹作痛。

五灵脂末 香附末

上合和醋为丸，甚者加留尖桃仁。一方加蛤粉。

救急疗恶露不尽腹胀痛 取乱髪如鸡子大，灰水洗垢净，烧存性末之，酒调服二钱。

又疗产后血不尽，心腹痛闷方。 取荷叶烧灰存性，热汤和服，煮取汁饮之亦良。

又方 以铁秤锤一枚，烧赤投酒中，酒准五升。用此酒煮当归三两，取二升，去滓分温再服。《千金》同。一方无当归。

《大全》 以恶露不尽腹痛、及儿枕心腹刺痛、小腹疼痛、寒疝，分为四门。由母胎中宿有血块，产后不与儿俱下而仍在腹作痛，谓之儿枕。其恶露下不快而作痛者，胎中原无积聚，不为儿枕也。若恶露已尽，或由它故腹痛，如仲景枳实芍药散证。或由血虚腹痛，如仲景当归生姜羊肉汤证，自当别论。故复胪列诸名方于后，若服枳实芍药散不愈，仍当求责瘀血也，故下瘀血汤诸方附焉，而补虚诸方终之，不复立寒疝条。

《金匮》云：产后腹痛烦满不得卧，枳实芍药散主之。

枳实芍药散方

枳实烧令黑，勿太过 芍药各等分

上二味，杵为散，服方寸匕，日三服。并主痈脓，以麦粥下之。

［薛］　前证若因气滞，用延胡索散。若因外寒，用五积散。若因怒气，用四物加木香、柴胡。若因血虚，用四物、参、术、炮姜。若因阳气虚弱，用四君、当归、炮姜。若因脾虚血弱，用六君、当归、炮姜治之。　一产妇患前证，或作呕，或昏愦，此脾气虚寒，用人参理中汤渐愈，又以补中益气汤加茯苓、半夏全愈。后复作痛而兼喘，仍用补中益气汤，培补脾肺而瘥。

师曰：产妇腹痛，法当以枳实芍药散，假令不愈者，此为腹中有干血着脐下，宜下瘀血汤主之。

下瘀血汤方

大黄二两　桃仁二十枚　䗪虫二十枚，熬去足

上三味，末之，炼蜜和为四丸，以酒一升，煎一丸，取八合，顿服之，新血下如豚肝。

《保命方》治血晕血结，或聚于胸中，或偏于小腹，或连于胁肋，四物汤四两，倍当归、川芎，加鬼箭羽、红花、玄胡各一两，同为粗末，加下四味煎，调没药散服。

虻虫一钱，去翅足，炒　水蛭一钱，炒　麝香少许　没药三钱

上为末，入前药调服，血下痛止，只服一服。

千金桃仁芍药汤　治产后腹痛。

桃仁半升　芍药　川芎　当归　桂心　干漆碎，熬　甘草各二两

细切，水八升，煮二升半，分三服。

延胡索散　治产后脐下痛。

延胡索　桂心各半两　当归一两

上为细末，热酒调下二钱。

香桂散　治产后脐下疼痛不止。

川芎　当归各二钱半　桂心半两

上为细末，分为三服，每服酒一盏，煎三五沸，更入童便少许，煎至七分，温服。甚者不过再服即瘥。

又方

釜底墨醋炒令干　延胡索　刘寄奴　桂心　葶苈子

上等分为末，热酒调下二钱。

紫金丸　治产后恶露不快，腰痛小腹如刺，时作寒热头痛，不思饮食。亦治久有瘀血，月水不调，黄瘦不思饮食，并能治之。亦可疗心痛。与失笑散同。

五灵脂水淘去砂石，焙干，秤，炒为末　真蒲黄

上以好米醋调五灵脂，慢火熬成膏，次以蒲黄末搜和，丸如樱桃大。每服一丸，水与童便各半盏，煎至七分，令药化，温服之，少顷再一服，恶露即下。久有瘀血成块，月信不利者，并用酒磨下。

当归养血丸　治产后恶血不散，发渴，心腹疼痛及恶露不快，脐下急痛，连及腰脚疼痛。

当归　赤芍药　牡丹皮　延胡索各二两　桂心一两

为末，炼蜜丸梧子大。空心酒下三、四十丸，痛甚者细嚼下。

《金匮》产后腹中㽲痛，当归生姜羊肉汤主之。并治腹中寒疝，虚劳不足。

当归生姜羊肉汤

当归三两　生姜五两　羊肉一斤

上三味，以水八升，煮取三升，温服七合，日三服。若寒多者，加生姜成一斤，痛多而呕者，加橘皮、白术。加生姜者，亦加水五升，煮取三升二合服之。

［衍］　一妇人产当寒月，寒气入产门，脐下胀满，手不得犯，此寒疝也。医将治之以抵当汤，谓其有瘀血也。予教之曰：非其治也，可服张仲景羊肉汤，少减，作二服，遂愈。

产后六七日，忽然脐腹痛，皆由呼吸

之间，冷气乘虚而入，宜服当归建中汤、四顺理中丸共研，再丸作小丸，饭饮吞下，极妙。

仲景内补当归建中汤 治妇人产后虚羸不足，腹中刺痛不止，吸吸少气，或苦少腹中急，痛引腰背，不能饮食，产后一月，日得服四五剂为善，令人强壮。

当归四两 桂枝三两 芍药六两 生姜三两 甘草二两 大枣十二枚

上六味，以水一斗，煮取三升，分温三服，一日令尽。若大虚加饴糖六两，汤成内於火上暖令饴消。若去血过多，崩伤内衄不止，加地黄六两，阿胶二两，合八味。汤成，内阿胶服之。

济生增损四物汤 治产后阴阳不和，乍寒乍热，恶露停滞，亦令寒热，但看小腹急痛为异。

当归酒浸 白芍药 川芎 人参各一两 甘草炙，半两 干姜一两

上㕮咀，每服四钱，姜三片，水煎，无时热服。

《千金》治产后馀疾，腹中绞痛，瘦乏不下食。

当归、黄芪 芍药各六分 干地黄 白术各八分 桂心 甘草各四分 大枣十四枚

上㕮咀，水二升，煮取八合，空心服，忌生葱。

丹溪云：《局方》五积散治产后馀血作痛，以苍术为君，麻黄为臣，厚朴、枳实为使，虽有当归、芍药之补血，仅及苍术三分之一，不思产后之妇，有何寒邪，血气未充，似难发汗，借曰药性温和，可以推陈致新，岂可用麻黄之悍，附以苍术、枳、朴之散乎？虚而又虚，祸不旋踵矣。

附〔肠中痒〕

治妇人产后肠中痒不可忍，以针线袋安所卧褥下，勿令人知。 又方，取箭簳及镞，安所卧席下，勿令妇知。

胁胀痛

[大] 产后两胁胀满气痛，由膀胱宿有停水，因产后恶露下不尽，水壅，痞与气相搏，积在膀胱，故令胁肋胀满，气与水相激，故令痛也。

[薛] 前证若肝经血瘀，用玄胡索散。若肝经气滞，用四君、青皮、柴胡。若肝经血虚，用四物、参、术、柴胡。气血俱虚，用八珍、柴胡。若肾水不足，不能生肝，用六味丸。若肺金势盛，克制肝木，用泻白散。仍参前各论主之。 一产妇因怒，两胁胀痛，吐血甚多，发热恶寒，胸腹胀痛。余以为气血俱虚，用八珍加柴胡、丹皮、炮姜而血顿止，又用十全大补汤而寒热渐退。此证苟非用姜、桂辛温，助脾肺以行药势，不惟无以施其功，而反助其胀耳。

《经效》疗产后血气，胁肋胀痛。

当归十二分 芍药 苦梗 槟榔 枳壳各八分 桂心 青木香 柴胡各六分

上㕮咀，以水二升，煎取八合，去滓，空心分温二服。

疗产后恶露不下，血气壅痞，胁胀痛，不下食。

苏木 紫葛各十二分 芍药 当归各八分 桂心 蒲黄各六分 生地黄汁三合

上㕮咀，以水二升，煎取七合，下蒲黄，分二服。

当归散 治产后腹痛，胁肋胀满。

当归 干姜等分

上为末，每服三钱，水一盏，煎八分，入盐醋少许，食前热服。《选奇方》用酒煎。

《经效》理血气烦闷，胁肋胀满及痛。

芍药八分 蒲黄 延胡索各四分 当归六分 荷叶蒂炙，三枚

上水二升，煎取七合，后入蒲黄，空心分作二服。

《广济》疗产后腹痛气胀，胁下闷，不下食，兼微利。

茯苓　人参　当归　甘草各六分　生姜　陈皮各四分　厚朴八分

上㕮咀，以水二升，煎取八合，去滓分温服。

抵圣汤　治产后腹胁闷满或呕吐者。

赤芍药　半夏　泽兰叶　陈皮　人参　甘草等分

上㕮咀，每四钱，姜五片，煎温服。

腰　痛

［大］　肾主腰脚，产后腰痛者，为女人肾位系於胞，产则劳伤肾气，损动胞络，虚未平复，而风冷客之，冷气乘腰，故令腰痛也。若寒冷邪气，连滞背脊，则痛久未已，后忽有娠，必致损动，盖胞络属肾，肾主腰故也。

［薛］　前证真气虚，邪乘之者，用当归黄芪汤，或十全大补为主，佐以寄生汤。如不应，用十全大补加附子。一产妇腰痛腹胀，善噫，诸药皆呕。余以为脾虚血弱，用白术一味炒黄，每剂一两，米泔煎，时饮匙许，四剂后渐安，百馀剂而愈。

疗产后风冷，腰痛不可转侧，四肢沉重，行步艰难。

独活　川芎　芍药炒黄　桂心　续断　生姜　桑寄生各六分　当归　防风各八分

上㕮咀，以水三升，煮取一升，去滓空心分二服。

千金大豆酒　疗产后中风，腰背强痛，中风烦热苦渴，头身皆重，此因风冷及伤寒所致。

用大豆五升，炒令烟出　以酒一升投之，密盖令温，去豆服一升，日夜数服，卧取微汗，避风。亦有加羌活服者，亦佳。

生料五积散加桃仁煎，亦妙。

《保命》治血癖，腹乃刺刺，腰痛。

用四物汤细末三两，加酒煮玄胡索末二两，每服三钱，酒下。

《广济》疗产后虚冷，血气流入腰腿，痛不可转。

败酱　当归各八分　川芎　桂心　芍药各六分

上㕮咀，水二升，煮取八合，分温二服。忌葱。

《救急》疗妇人产后馀血不尽，血流入腰脚疼痛，胸满气急，两胁痛方。

生姜一斤　淡竹叶一升，切

上二味，以水二升，煮取一升，去滓分温二服。

生地黄汤《广济》　疗产后三日，患腰疼，腹中馀血未尽，并手脚疼，不下食。

生地黄汁一升　芍药　甘草各二两　丹参四两　蜜一合　生姜汁半合

上以水三升，煮取一升，去滓内地黄汁、蜜、姜汁，微火煎一两沸，一服三合，日二夜三，利一两行，中间进食，与药更进服。

如神汤方见腰痛。

产后恶露方行，忽然渐少，断绝不来，腰中重痛，下注两股，痛如锥刀刺痛入骨中，此由血滞于经络，不即通之，有大痛处必作痈疽，宜桃仁汤。恐作痈者，预服五香连翘汤。

桃仁汤方

桃仁去皮尖　苏木　生地黄各半两　虻虫去足翅，炒　水蛭炒。各三十枚

上为粗末，每服三钱，水一盏，煎至六分，去滓温服，无时。恶露下即住服。

五香连翘汤方一方有大黄一两。

木香　沉香　丁香　乳香　麝香　升

麻　独活　桑寄生　连翘　木通各二两，共为粗末

每服五钱，水二盏，煎一盏，去滓，入竹沥少许，温服。

紫金丸　治产后恶露不快，腰痛，小腹如刺，寒热腹痛，久有瘀血，月水不调，亦可治心痛。方见前。

当归黄芪汤　治产后腰痛，不可转侧，自汗壮热，身体强，气短。

黄芪　芍药各二两　当归三两

上锉，每服四钱，姜四片，水煎温服。

头　痛

〔大〕　夫人头者，诸阳之会也。凡产后五脏皆虚，胃气亏弱，饮食不充，谷气尚乏，则令虚热，阳气不守，上凑于头，阳实阴虚，则令头痛也。　又有产后败血头痛，不可不知。黑龙丹言之甚详。

〔薛〕　前证若中气虚，用补中益气汤加蔓荆子。若血虚，用四物加参、术。血气俱虚，用八珍汤。若因风寒所伤，用补中益气汤加川芎。　一产妇患头痛，日用补中益气汤不缺，已三年矣。稍劳则恶寒内热，为阳气虚。以前汤加附子一钱，数剂不发。　一妇人产后头痛面青，二年矣。日服四物等药。余谓肾水不能生肝木而血虚，用六味丸加五味子，二月而痊。

川芎散　治产后头痛。

真天台乌药皮　大川芎等分

上为细末，每服三钱，烧红秤锤淬酒调服。

一奇散　治同前。

取当归、川芎为细末，每服二钱，水一盏，煎七分，温服。

芎附散　治产后败血作梗，头痛诸药不效者。

大附子一枚，酽醋一碗，用火四畔炙透，蘸醋令尽，去皮脐，加川芎一两，并为末，每服一钱，又作二钱。茶清调下。

郭茂恂嫂金华君，产七日不食，始言头痛，头痛已又心痛作，既而目睛痛如割如刺，更作更止，相去无瞬息间。每头痛甚，欲取大石压良久渐定。心痛作则以十指抓壁，血流满掌，痛定目复痛，又以两手自剜取之。如是十日不已，众医无计。进黑龙丹半粒，疾少间，中夜再服下，瞑目寝如平时，至清晨下一行，约三升许，如蝗虫子，三疾减半。巳刻又行如前，则顿愈矣。黑龙丹见前产后通用方。

〔丹〕　一妇年三十馀，产后身热头痛肚痛。

陈皮　白术　白芍药各二钱　黄芩二钱半　川芎一钱　干姜　牡丹皮　甘草各一钱半　荆芥半钱

上分四帖，水煎服。

加减四物汤《保命》　治产后头痛。血虚、痰癖、寒厥，皆令头痛。

苍术一两六钱　羌活　川芎　防风　香附炒　白芷各一两　石膏二两半　细辛一两半　当归　甘草各半两

上粗末，每用一两，水煎，不拘时服。　如有汗者，知气弱头痛也。方中加芍药三两、桂一两半，生姜煎。　如痰癖头痛，加半夏三两、茯苓一两，生姜煎。　如热痰头痛，加白芷三两、石膏三两、知母一两。　如寒厥头痛，加天麻三两、附子一两半、生姜三片，煎服。

脚　气

〔大全〕　产后热闷气上，转为脚气者何？答曰：产卧血虚生热，复因春夏取凉过多，地之蒸湿，因足履之，所以着为脚气。其状热闷，掣疭惊悸心烦，呕吐气上，皆其候也。可服小续命汤方见杂病中风。二三剂必愈。若医者误以逐败血药攻

之，则血去而疾益增矣。

陈无择评曰：脚气固是常病，未闻产后能转为者，往往读《千金》见产妇多有此疾之语，便出是证，文辞害意，盖可见矣。设是热闷气上，如何便服续命汤，此药本主少阳经中风，非均治诸经脚气，要须依脚气方论阴阳经络调之，此涉专门，未易轻论，既非产后要病，更不繁引。

陈无择虽有此论，然小续命汤加减与之，用无不效。故《百问》云：寒中三阳，所患必冷，小续命汤主之。加生姜汁更快。暑中三阴，所患必热，小续命汤。去附子，减桂一半。大烦躁者，紫雪最良。予取《百问》中加减法，庶使后人均得治疗。如无紫雪，用真薄荷煎冷水嚼下。楼云：诸方必与四物汤各半服之。

［薛］ 前证当补气血为主，佐以小续命汤、寄生汤。如不应，用大防风汤。一产妇患前证，或用独活寄生汤而痊。后复作，服前汤，其汗如水，更加口噤吐痰。余用十全大补汤培养血气，渐愈。后饮食日少，肌体日瘦，吐痰如涌。此命门火衰，脾土虚寒，用八味丸及加味归脾汤，诸证渐退，肌肉渐生。

独活寄生汤 治肝肾虚弱，或久履湿冷之地，或洗足当风，湿毒内攻，两胫缓纵，挛痛痹弱，或皮肉紫破，足膝挛重。又专治产后脚气。

川独活三两 桑寄生如无，以续断代 杜仲炒 牛膝去芦，酒浸 细辛 官桂不见火 白茯苓 防风 川芎 当归 人参 熟地黄酒洗 芍药 秦艽各二两 甘草炙，一两

上为㕮咀，每服四钱，姜五片，水煎温服。

遍身疼痛

［大］ 产后遍身疼痛者何？答曰：产后百节开张，血脉流散，遇气弱则经络肉分之间，血多留滞，累日不散，则骨节不利，筋脉急引，故腰背不得转侧，手足不能动摇，身热头痛也。若医以为伤寒治之，则汗出而筋脉动惕，手足厥冷，变生他病，但服趁痛散除之。

［薛］ 前证若以手按而痛甚，是血滞也。用四物、炮姜、红花、桃仁、泽兰，补而散之。若按而痛稍缓，此是血虚也。用四物、炮姜、人参、白术，补而养之。 一产妇身腹作痛，发热不食，烦躁不寐，盗汗胁痛，服解散祛血之药，不时昏愦，六脉洪大如无，用补中益气加炮姜、半夏，一剂顿退二三，又剂寝食甘美，但背强而痛，用八珍散大补汤调理而安。 一产妇遍身头项作痛，恶寒拘急，脉浮紧，此风寒之证也。用五积散一剂，汗出而愈。但倦怠发热，此邪气去而真气虚也，用八珍汤调补而痊。 一妇六月产后多汗，人倦不敢袒被，故汗出被里，冷则浸渍，得风湿疼痛，遂以羌活续断汤数服而愈。

趁痛散云岐 治产后气弱血滞，遍身疼痛，及身热头疼。

牛膝 当归 桂心 白术 黄芪 独活 生姜各半两 甘草 薤白各二钱半

上㕮咀，每服半两，水三盏，煎至一盏半，去渣，食前服。

陈无择评曰：趁痛散不特治产后气弱血滞，兼能治太阳经感风头疼，腰背痛，自汗发热。若其感寒伤食，忧恐惊怒，皆致身疼发热头痛，况有蓐劳，诸证尤甚，趁痛散皆不能疗。不若五积散入醋煎用却不妨。

五积散加酒煎，治感寒头痛身疼，方见伤寒门。恐与四物各半服之稳当。加桃仁煎，治腰痛，逐败血，去风湿。

［大］ 治产后遍身青肿疼痛，及众疾。

牛膝　大麦蘖各等分

上为细末，以新瓦罐子中填一重麦蘖，一重牛膝，如此填满，用盐泥固济，火煅过赤，放冷，研为散。但是产后诸疾，热酒调二钱下。

活血丹　苍术四物各半汤并见杂病身痛。

乌金散，治产后骨节四肢疼痛。见后狂言谵语。

中　风

〔大〕　夫产后中风者，由产时伤动血气，劳损腑脏，未曾平复，起早劳动，致使气虚而风邪乘虚入之，故中风。风邪冷气，客於皮肤经络，但疼痹羸乏不任，少气。大凡筋脉挟寒，则挛急㖞僻，挟温则纵缓虚弱。若入诸脏，恍惚惊悸。随其所伤腑脏经络而生病焉。

郭稽中论曰：产后中风者何？答曰：产后五七日内，强力下床，或一月之内，伤于房室，或怀忧怒，扰荡冲和，或因食生硬，伤动脏腑。得病之初，眼涩口噤，肌肉瞤搐，渐至腰脊，筋急强直者不可治。此乃人作，非偶尔中风所得也。

〔薛〕　前证果外邪所属，形气不足，病气有馀，当补元气为主，稍佐以治病之药。若强力不休，月内入房，属形气俱不足，当纯补元气，多有复苏者。若误投风药，乃促其危也。

〔丹〕　产后中风，口眼㖞斜，必用大补气血，然后治痰。当以左右手脉，分其气血多少以治，切不可作中风治，用小续命汤及发表治风之药。

防风汤　治产后中风，背项强急，胸满短气。

防风　独活各去芦　葛根各五两　当归　人参各去芦　白芍药　甘草炙。各二两

上为㕮咀，每服八钱，水一盏半，枣子二枚，擘破，同煎至一盏，去滓温服，不拘时。

川芎散　治产后中风，身背拘急，有如绳束。

川芎　羌活去芦　酸枣仁　羚羊角屑　芍药各四两　桑白皮一两半　防风去芦，一两二钱

为㕮咀，每服一两，水二大盏，煎至一盏半，去滓不拘时服，日进三服。

经效茯苓汤　治产后风虚头痛，语言謇涩。

茯苓去皮　防风去芦　干葛各八钱　麦门冬去心，一两　芍药　黄芩各六钱　犀角屑四钱　甘草炙，二两

上㕮咀，每服一两，水一大盏半，煎至一盏，去滓温服，不拘时。

鹿肉汤　治产后中风，头痛壮热，言语謇涩。

鹿肉三斤　阿胶炒胀　黄芩　茯神去木　黄芪蜜炙　甘草炙　白芍药　人参　独活各去芦。各三两　桂心　干地黄　川芎各二两　半夏汤洗，一两

上为㕮咀，每服五钱，水四盏，鹿肉五钱，姜五片，同煎至二盏，去鹿肉，再煎至盏半，入阿胶消化，去渣温服，不拘时，日进二服。

〔云岐〕　治产后中风，半身手足不遂，言语謇涩，恍忽多忘，精神不定。

独活　当归　芍药　防风　川芎　玄参　天麻各五钱　桂心三钱

上㕮咀，以水八升，煮取二升半，分为三服，觉效更作一剂。又作丸，每服二十丸。如有热，加葛根五钱。有冷，加白术五钱。若有气证，加生姜一两半。若手足不遂，加牛膝一钱半，萆薢三钱，黄芪四钱。若腹痛，加当归、芍药各七钱半。若不食，加人参五钱，玄参一两。若寒中三阴，所患必冷，小续命汤加生姜煎。若

暑中三阳，所患必热，小续命汤去附子、减桂心一半，加薄荷煎。

保命血气汤　治产后诸风，痿挛无力。

秦艽　羌活　防风　白芷　川芎　芍药　当归　白术　茯苓　熟地黄各等分

上为末，一半蜜丸，一半散，酒调下五七十丸，妙。

治产后风虚，五缓六急，手足顽痹，气血不调。

大豆一升，炒令熟，热投三升酒中，密封，饮之。

《小品》治产后中风语涩，四肢拘急。

羌活三两为末，每服五钱，水酒各半盏，煎去滓，温服。

华佗愈风散　治妇人产后中风口噤，手足瘛疭如角弓，或产后血晕不省人事，四肢强直，或心眼倒筑，吐泻欲死。

用荆芥穗微焙为末。每服三钱，豆淋酒调服，或童子小便服之。口噤则挑齿灌之，断噤则灌入鼻中，其效如神。大抵产后大眩，则汗出而腠理疏，则易於中风也。

时珍曰：此方诸书盛称其妙，姚僧坦《集验方》以酒服名如圣散，云药下可立待应效。陈氏方名举卿古拜散，萧存敬方，用古老钱煎汤服，名一捻金。王贶《指迷方》加当归等分水煎服。许叔微《本事方》云：此药委有奇效神圣之功。一妇人产后睡久，及醒则昏昏如醉，不省人事，医用此药及交加散，云服后当睡，必以左手搔头，用之果然。昝殷《产宝》方云：此病多因怒气伤肝，或忧气内郁，或坐草受风而成，急宜服此药也。戴氏《证治要诀》名独行散。贾似道《悦生随抄》呼为再生丹。

上产后中风，用续命汤及羌活等发散之药，必详气血，以四物、四君子相与各半，停对，分二服之可也。

〔**虚极生风**〕

〔**大**〕　产后下血过多，虚极生风者何？答曰：妇人以荣血为主，因产血下太多，气无所主，唇青肉冷，汗出目眩神昏，命在须臾者，此但虚极生风也。如此则急服济危上丹，若以风药治之，则误矣。

〔**薛**〕　前证若心脾血气俱虚，用十全大补汤；如不应，加附子、钩藤钩。若肝经血虚，用逍遥散加钩藤钩。经云：脾之荣在唇，心之液为汗。若心脾二脏虚极，急用参附汤救之。　一妇人患前证，或用诸补剂，四肢逆冷，自汗泄泻，肠鸣腹痛。余以阳气虚寒，用六君子、姜、附各加至五钱，不应，以参、附各一两，始应。良久不服，仍肠鸣腹痛，复灸关元穴百馀壮，及服十全大补汤方效。

济危上丹

乳香　五灵脂　硫黄　玄精石同研极细　阿胶炒胀　卷柏生用　桑寄生　陈皮去白。各等分

上将上四味同研停，於银石器内微火炒，勿焦了，再研极细，后入馀药为末拌匀，生地黄汁和丸如梧子大。每服二十丸，温酒或当归酒送下，食前。

当归建中汤见产后腹痛。

〔**口噤**〕

〔**大**〕　夫产后中风口噤者，是血气虚而风入于颔颊夹口之筋也。手三阳之筋结入于颔，产则劳损腑脏，伤于筋脉，风若乘之，其三阳之筋脉则偏持之，筋得风冷则急，故令口噤也。

葛根汤　治产后中风，口噤仆地，头目眩晕，痰盛气急，及治产后诸疾。

葛根　生姜各六两　独活四两　当归三两。各去芦　甘草炙　桂心　白茯苓去皮　石膏　人参去芦　白术　防风各去芦　川芎

各二两

上为㕮咀，每服五钱，水二盏，煎至一盏半，去滓温服，无时，日进二服。

干葛汤深师 疗产后中风，口噤不能言。

独活去芦，二两 干葛一两半 甘草半两，炙 生姜一两二钱半

上为㕮咀，每服一两，水二大盏，煎至一大盏，去滓，温服无时。

天麻散 治产后中风口噤。

天麻七钱半 白附子炮 天南星炮 半夏汤洗七遍，去滑，姜制 干蝎炒。各半两

上为细末，每服一钱，生姜、薄荷、酒调下。斡开口灌之，不拘时。

当归散 治妇人产后中风，牙关紧急，不省人事，口吐涎沫，手足瘛疭。

当归去芦 荆芥穗各等分

上为细末，每服二钱，水一盏，酒半盏，煎至一盏，灌之。如牙关紧急，斡开微微灌之，但下咽即生。屡用救人，大有神效。

伏龙肝散 治产后中风口噤，不能语言，腰背疼痛。

伏龙肝一两半 干姜半两，炮

为细末，每服二钱，温酒调下，不拘时，日进二服。

交加散 治产前后百病，兼治妇人荣卫不通，经脉不调，腹中撮痛，气多血少，结聚为瘕，产后中风，并宜服之。

生地黄一升，研取自然汁 生姜十二两，研取自然汁

上先将地黄汁炒生姜滓，生姜汁炒地黄滓。各稍干，焙为细末。每服三钱，温酒调下。寻常腹痛亦宜服，产后尤不可离。

〔角弓反张〕

〔大〕 夫产后角弓反张者，是体虚受风，风入诸阳之经也。人阴阳经络，周环于身，风邪乘虚入于诸阳之经，则腰背反折，挛急如角弓之状也。

〔薛〕 前证因气血耗损，腠理不密，汗出过多而患之者，乃虚象也。宜固气血为主，佐以本方。丹溪云：产后当大补气血为先，虽有他证，以末治之。如恶寒发热等证乃气血虚甚之极也，宜大剂参、芪、归、术、肉桂以培养之。如不应，急用炮附子。再不应，用人参一两，炮附子二三钱，名参附汤。若犹未应，乃药力未能及也，宜多用之。

愈风散 当归汤 羌活酒并见前。

羚羊角散 治产后中风，身体反张。

羚羊角屑 当归各七钱半 独活 防风各去芦 麻黄去节。各一两 人参去芦 赤芍药 细辛去苗 桂心各半两

上为㕮咀，每服八钱，水一大盏半，生姜五片，煎至一大盏，去滓温服，不拘时。

《小品》疗产后中风，虚人不可服他药者，**一物独活汤**主之，及一物白鲜汤主之，亦可与独活合煮之。

川独活三两，细切

上水三升，煮取一升，分服。耐酒者，亦可酒水煮。

一物白鲜汤 用白鲜皮，亦依独活法。

产后中风痉，口噤面青，手足急强者。

以竹沥二升，分为五服，温温频服，大效。

治产后中风，角弓反张，口噤不语方。

川乌五两，锉如豆大

上取黑豆半升，同炒半黑，以酒三升，倾於铛内，急搅，以绢滤取酒，微温，服一小盏取汗。若口不开者，斡开口灌之，未效加乌鸡粪一合，炒熟入酒中服

之，以瘥为度。

千金鸡矢醴　疗产后中风，及男子诸风，并产后百疾神效方。又治产后中风口噤拘，困笃，腰背强直，时时反折。

乌鸡屎三升　大豆二升

上先炒豆令声绝，次炒鸡屎令黄，以酒一升，先淋鸡屎，取汁淋大豆，每服一升。重者凡四五服，极妙。

张文仲疗产后中风风痉，遍身冷直，口噤不识人方。

白术四两，细切，以酒三升，煮取一升，顿服效。

〔汗出多而变痉〕

〔大〕　产后血虚，腠理不密，故多汗，因遇风邪搏之则变痉，痉者口噤不开，背强而直，如发间状，摇头马鸣，身反折，须臾十发，气息如绝，宜速斡口灌小续命汤，稍缓即汗止，如两手摸控者，不可治也。

〔薛〕　产后发痉，因去血过多，元气亏极，或外邪相搏，以致牙关紧急，四肢痉强，或腰背反张，肢体抽搐。若有汗而不恶寒者，曰柔痉；若无汗而恶寒，曰刚痉。然产后患之，实由亡血过多，筋无所养而致。故伤寒汗下过多，溃疡脓血大泄多患之，乃败证也。若大补血气，多保无虞，若攻风邪，死无疑矣。　一产妇牙关紧急，腰背反张，四肢抽搐，两目连劄。余以为去血过多，元气亏损，阴火炽盛，用十全大补加炮姜，一剂而苏，又数剂而安。　余在吴江史万湖第，入更时，闻喧嚷云：某家人妇忽仆，牙关紧急，已死矣。询云：是新产妇出直厨。余意其劳伤血气而发痉也，急用十全大补加附子，煎滚，令人推正其身，一人以手夹正其面，却挖开其口，将药灌之不咽，药已冷，令侧其面出之，仍正其面，复灌以热药，又冷，又灌，如此五次方咽下，随灌以熟药遂苏。

《夷坚志》云：杜壬治郝质子妇，产四日，瘛疭戴眼，弓背反张。壬以为痉病，与大豆紫汤、独活汤而愈。政和间，余妻方分娩，犹在蓐中，忽作此证，头足反接，相去几二尺，家人惊骇，以数婢强拗之不直，适记所云，而药草有独活，乃急为之，召医未至，连进三剂，遂能直，医至即愈矣。更不须用大豆紫汤，古人处方，神验屡矣。

小续命汤　治产后中风，及刚痉柔痉。

陈临川云：虽然陈无择评曰产后汗出多变痉，亦令服续命汤，此又难信。既汗多，如何更服麻黄、官桂、防已、黄芩辈，不若大豆紫汤为佳。《局方》大圣散亦良药也。愚观朱奉议云：凡刚柔二痉，小续命汤并可加减与之。若柔痉自汗者，去麻黄加葛根之说，朱奉议必有所据。虽大豆紫汤、大圣散良，亦不可偏见曲说，有妨古人之意。

大豆紫汤　治中风头眩，恶风自汗，吐冷水，及产后百病。或中风痱痉，背强口噤，直视烦热。脉紧大者不治。《小品方》主产后中风、困笃，背强口噤，或但烦躁或头身皆重，或身重痒，发呕吐、直视，并宜服之。

川独活去芦，一两半　大豆半升　酒三升

上先用酒浸独活，煎一两沸，别炒大豆极焦烟出，急投酒中，密封候冷，去豆，每服一二合许，得少汗则愈，日进十服。此药能去风消血结，如妊娠折伤，胎死腹中，服此得瘥。

陈临川云：凡产后口噤，腰背强直，角弓反张，皆名曰痉，又名曰痓。古人察有汗无汗，以分刚柔阴阳而治。今《产宝》诸书有中风口噤一门，又有角弓反张一门，其实一也。如憎寒发热，有类伤寒，皆不论及，岂可只以一二药治之。

大豆汤 治产后中风，发则仆地，不省人事，及妊娠挟风，兼治蓐草之间，诸般病证。

大豆五升，炒黄 独活去芦 葛根各八两 防己去皮，六两

上㕮咀，每服五钱，酒二盏，煎至一盏半，去渣温服，不拘时，日三服。

羚羊角饮子 治产后气实，腹中坚硬，两胁胀满，心中烦热，渴欲饮水，欲成刚痓、中风之疾。

羚羊角半两，镑 防风 羌活 桔梗并去芦 败酱各八钱 桂心 柴胡去芦 大黄浸过煨。各一两二钱

为㕮咀，每服五钱，水一大盏半，同煎至一盏，去渣温服，不拘时候。更服地黄酒，用地黄切一升，炒令黑，瓷瓶中下热酒三升，密封口煮令减半，任意服之。

防风当归散

防风 当归 川芎 地黄各一两

上锉，每服一两，水三盏，煎至二盏，温服。

楼氏云：续命汤、大豆紫汤、举卿古拜散，太阳厥阴药也。邪实脉浮弦有力者固宜，但产后血气太虚之人，不宜轻发其表，但用防风当归散治之为妙。

瘈　疭

〔薛〕 瘈者，筋脉拘急也。疭者筋脉张纵也。经云：肝主筋而藏血。盖肝气为阳为火，肝血为阴为水。前证因产后阴血去多，阳火炽盛，筋无所养而然耳。故痈疽脓水过多，金疮出血过甚，则阳随阴散，亦多致此。治法当用八珍加丹皮、钩藤以生阴血，则阳火自退，诸证自愈。如不应，当用四君、芎、归、丹皮、钩藤以补脾土。盖血生於至阴，至阴者，脾土也。故小儿吐泻之后，脾胃亏损，亦多患之，乃虚象也，无风可逐，无痰可消。若属阳气脱陷者，用补中益气加姜、桂。阳气虚败者，用十全大补加桂、附，亦有复生者。此等证候，若肢体恶寒，脉微细者，此为真状。若脉浮大，发热烦渴，此为假象，惟当固本为善。若无力抽搐，戴眼反折，汗出如珠流者，皆不治。 一产妇因劳，两臂不能屈，服苏合香丸，肢体痿软，汗出如水。余谓前药辛香，耗散真气，腠理虚而津液妄泄也。先用十全大补汤加五味子，补实腠理，收敛真气，汗顿止。又佐以四君子，调补元气渐愈，用逍遥散、大补汤调理而痊。 一产妇先胸胁乳内胀痛，后因怒，口噤吐痰，臂不能伸，小便自遗，左三部脉弦。余谓此肝经血虚而风火所致，不能养筋，先用加味逍遥散治之，臂能屈伸。又以补肝散、六味丸，诸证悉愈。 一妇人发瘈遗尿，自汗面赤，或时面青，饮食如故，肝脉弦紧。余曰：此肝经血燥风热，名瘈也。肝主小便，其色青，入心则赤，法当滋阴血，清肝火，遂用加味逍遥散，不数剂，诸证悉退而安。 一妇人产后血风患此，以小续命汤数服而安。

产后因虚伤风瘈疭，同伤寒表证，未传入里，宜服防风汤。

防风汤 治风虚发热，项背拘挛，关节不随，恍惚狂言，来去无时，不自觉悟。亦治脚气缓弱甚效。此药温和不虚人。

秦艽去苗土 独活去芦 麻黄去节 半夏汤洗七次，切片 防风去芦。各二两 升麻 防己 白术 石膏煅 芍药白者 黄芩 甘草 当归去芦 远志去骨 人参去芦。各一两

上为粗末，入半夏片令匀，每服四钱，水二中盏，生姜七八片，煎至一盏，去滓取清汁六分，入麝香末少许，食后临

卧带热服。

海藏愈风汤即华佗愈风散。　交加散即当归散。并见产后中风。

增损柴胡汤　治产后感异证，手足牵搐，涎潮昏闷。

柴胡三钱　黄芩一钱二分　人参　甘草炙　半夏各一钱半　知母一钱　石膏二钱　黄芪二钱半

上㕮咀，分二服，水二盏，姜三片，枣二枚，煎八分，不拘时服。

秦艽汤　前证已去，次服此药，去其风邪。

秦艽　芍药　柴胡各一钱七分　甘草炙，一钱三分　黄芩　防风各一钱二分　人参　半夏各一钱

上为㕮咀，分二帖，每帖水二盏，姜三片，煎八分，食远服。

拘　挛

〔大〕　产后中风，筋脉四肢挛急者，是气血不足，脏腑俱虚，月内未满，起早劳役，动伤脏腑，虚损未复，为风所乘，风邪冷气。初客於皮肤经络，则令人顽痹不仁，羸乏少气。风气入于筋脉，挟寒则挛急也。

〔薛〕　肝属木而主筋，前证若肝经风热血燥，用加味逍遥散。如不应，当用六味地黄丸以补肾水。经云：风客淫气，精乃亡，邪伤肝也。仍参前杂证诸风血方论治之。　一产妇筋挛臂软，肌肉掣动，此气血俱虚而自热也，用十全大补汤而安。　一产妇手麻，服愈风丹，遍身皆麻，神思倦怠。余谓气血虚弱，用十全大补加炮姜，数剂渐愈，去姜又数剂，及逍遥散而痊。

芎藭散　治产后中风，四肢筋脉挛急疼痛，背项强急。

芎藭　羌活　当归各去芦　酸枣仁炒　羚羊角屑各七钱半　防风去芦　牛蒡子各一两，炒　桂心　赤芍药各半两

上为㕮咀，每服八钱，水一大盏半，煎至一大盏，去渣温服，不拘时。

〔薛〕　前方如未应，当用八珍汤。更不应，用十全大补汤。

防己膏　治产后中风，四肢筋脉挛急，身体麻痹，并宜用之。

汉防已去皮，半斤　茵芋五两

上为㕮咀，用酒五升，浸药一宿，取猪肪脂一斤，文武火熬三上三下成膏，摊在纸花上，贴病人患处，以热手不住摩膏上。

不　语

〔大〕　人心有七孔三毛，产后虚弱，多致停积败血，闭於心窍，神志不能明了。又心气通於舌，心气闭塞，则舌亦强矣，故令不语，但服七珍散。

〔薛〕　经云：大肠之脉，散舌下。又云：脾之脉，是动则病舌本强，不能言。又云：肾之别脉，上入于心，系舌本，虚则不能言。窃谓前证，若心肾气虚，用七珍散。肾虚风热，地黄饮。大肠风热，加味逍遥散加防风、白芷。脾经风热，秦艽升麻汤。肝经风热，柴胡清肝散加防风、白芷。脾气郁结，加味归脾汤加升麻。肝木太过，小柴胡加钩藤钩。脾受土侮，六君加升麻、白芷、钩藤钩。肝脾血虚，用佛手散。脾气虚，用四君子。气血俱虚，八珍汤；如不应，用独参汤；更不应，急加附子补其气而生其血。若竟用血药，则误矣。　一产妇不语，用七珍散而愈。后复不语，内热晡热，肢体倦怠，饮食不进，用加味归脾汤为主，佐以七珍散而愈。后因怒，不语口噤，腰背反张，手足发搐，或小便见血，面赤或青或黄，或时兼赤。余曰：面青肝之本色也，黄者

脾气虚也，赤者心血虚也。用八珍汤加钩藤钩、茯苓、远志渐愈，又用加味归脾汤而痊。

七珍散

人参 石菖蒲 生地黄 川芎各一两 细辛一钱 防风 辰砂别研。各半两

上为极细末，每服一钱，薄荷汤调下，无时。

胡氏孤凤散 治产后闭目不语。

用生白矾末，每服一钱，热水调下。

治产后不语

人参 石莲肉不去心 石菖蒲各等分

上每服五钱，水煎。

逐血补心汤 治产后失音不语。

红花 赤芍药 生地黄 桔梗 苏叶 前胡 茯苓 防风 牛胆南星 黄连 粉葛各二钱 当归三钱 薄荷 人参 升麻各一钱五分 半夏二钱五分 甘草一钱

上锉为散，分作二服，每服水一盅半，姜三片，煎至七分，空心服，滓再煎服。

狂言谵语

〔大〕 夫产后语言颠倒，或狂言谵语，如见鬼神者，其源不一，须仔细辨证用药治疗。产后惊风，言语乱道，如见鬼神，精神不定者，研好朱砂，酒调下龙虎丹方见《局方》。三丸，作一服，兼琥珀地黄丸服之。 一则因产后心虚败血停积，上干於心而狂言独语者，当在乍见鬼神条求之。 二则产后脏虚，心神惊悸，志意不安。言语错乱不自觉知，神思不安者，当在惊悸条求之。 三则宿有风毒，因产心虚气弱，腰背强直，或歌哭嗔笑，言语乱道，当作风痉治疗，当在心惊中风条求之。 四则产后心虚，中风心神恍惚，言语错乱，当在中风恍惚条求之。 五则产后多因败血迷乱心经而颠狂，言语错乱无常，或晕闷者，当於本卷血晕类中求之。 六则因产后感冒风寒，恶露斩然不行，憎寒发热如疟，昼日明了，暮则谵语如见鬼状，当作热入血室治之。宜琥珀地黄丸及四物汤，只用生干地黄加北柴胡等分煎服；如不退者，以小柴胡汤加生干地黄如黄芩分两，煎服愈。虽然已上诸证，大抵胎前产后，自有专门一定之法，毫发不同。如产后首当逐散生新，然后仔细详辨疾证，不可妄立名色，自生新意，加减方药，大宜对证依古法施治，未有不安者也。

〔薛〕 前证当固胃气为主，而佐以见证之药。若一於攻痰，则误矣。 一产妇形体甚倦，时发谵语，用柏子散稍愈，又用加味归脾汤而愈。又因怒，仍狂言胁痛，小便下血，用加味逍遥散，以清肝火、养肝血，顿瘥，又佐以加味归脾汤而安。

云岐夺命散血晕 治产后败血冲心，发热狂言奔走，脉虚大者。

干荷叶 生干地黄 牡丹皮等分

上三味，浓煎汤，调生蒲黄末二钱匕，一服即定。

《局方》妙香散 治产后心神颠倒，语言错乱，如见鬼神。

用生干地黄、当归二味，煎汤调服立效。

乌金散 治产后三五日或半月之间，忽狂言乱语，目见神鬼等证。

当归 远志肉 川芎 酸枣仁 白术 赤芍药 香附子 辰砂另研入 熟地黄 羌活 防风各二钱 茯神二钱半 半夏三钱 全蝎 麦门冬 人参 牛膝 天麻各一钱 甘草九分 陈皮 白芷各一钱五分

上锉散作二服，水一盅半，姜三片，葱三枝，入金银同煎一碗，不拘时温服。

四物补心汤 治产后言语恍惚，颠倒

错乱。

当归五钱 川芎 生地黄 白芍药 茯神 半夏 桔梗 白术各四钱 陈皮三钱 甘草一钱

上锉为散，分作六服，每服用水一盅，姜三片，煎至七分，空心温服，滓再煎服。有热加酒炒黄连二钱，无热不用。

颠 狂

〔大〕 疗产后因惊，败血冲心，昏闷发狂，如有鬼祟，宜用《局方》大圣泽兰散宜自合者方有效。加好辰砂研令极细，每服加一字许，煎酸枣仁汤调下，一服可安。

〔薛〕 前证乃血虚神不守舍，非补养元气不可，仍参后各门互用。一产妇患前证，或用大泽兰汤而愈。后又怔忡妄言，其痰甚多，用茯苓散补其心虚顿愈。又用八珍散加远志、茯神，养其气血而瘥。一产妇亦患此证，用化痰安神等药，病益甚，神思消烁。余以为心脾血气不足，用大剂参、术、芎、归、茯神、酸枣仁四斤馀而安。乃以归脾汤，五十馀剂而愈。

大圣泽兰散 治妇人血海虚冷，久无子息，及产后败血冲心，中风口噤，子死腹中，擘开口灌药，须臾生下，便得无恙。治堕胎腹中攻刺疼痛，横生逆产，胎衣不下，血运、血癖、血滞、血崩，血入四肢，应血脏有患及诸种风气，或伤寒吐逆咳嗽，寒热往来，遍身生疮，头痛恶心，经脉不调，赤白带下，乳生恶气，胎脏虚冷，数曾堕胎，崩中不定，因此成疾。室女经脉不通，并宜服之。常服暖子宫，和血气，悦颜色，退风冷，消除万病。兼疗丈夫五劳七伤，虚损等病。

泽兰叶 石膏研。各二两 卷柏去根 白茯苓去皮 防风去芦 厚朴去粗皮，姜汁炙 细辛去苗 柏子仁微炒 桔梗 吴茱萸汤洗七次，焙炒。各一两 五味子拣净 人参 藁本去苗 干姜炮 川椒去目闭口，微炒出汗 白芷 白术 黄芪去苗 川乌头炮，去皮脐 丹参各七钱半 芜荑微炒、赤 甘草炙 川芎 芍药 当归各一两七钱半 白薇 阿胶碎，炒燥。各半两 肉桂一两二钱半 生干地黄一两半

上为细末，每服二钱，空心临卧热酒调下。若急疾，不拘时，日三服。

何氏方 治产后因败血及邪气入心，如见祟物，颠狂。大辰砂一二钱重，研令极细，人乳三四茶脚许调，仍掘紫项活地龙一条入药，候地龙滚三滚，取出地龙不用，不令带药出，但欲得地龙身上涎耳，却入无灰酒，与前乳汁相和七八分盏，重汤温，遇疾作分三二服。

乍见鬼神

〔大〕 心主身之血脉，因产伤耗血脉，心气虚则败血停积，上干于心，心不受触，遂致心中烦躁，卧起不安，乍见鬼神，言语颠错，医人不识，呼为风邪，如此治疾，必不得愈，但服调经散，每服加龙脑一捻，得睡即安。

〔薛〕 前证若败血停滞，用调经散。若血虚发热，用八珍加炮姜。若心血虚损，用柏子仁散。大抵此证皆心脾血少所致，但调补胃气，则痰清而神自安矣。若果系鬼祟所附，即灸鬼哭可愈。其或不起者，多因豁痰降火，攻伐之过也。一产妇患前证，或用调经散，愈而复作，仍服前药，益甚，痰涎上涌，朝寒暮热。余朝用八珍散，夕用加味归脾汤。各五十馀剂而愈。

云岐治产后发热狂言奔走，脉虚大者，四物汤加柴胡；如不愈，加甘草、柴胡、生地黄等分煎服亦可。

《广济》治产后血晕，心闷不识人，神言鬼语，气急欲绝。见血晕。

调经散

没药　琥珀并细研　桂心各一钱　芍药　当归各二钱半　麝香研　细辛各半钱

上为末，每服半钱，生姜汁、温酒各少许调服。

茯神散　治产后血邪，心神恍惚，言语失度，睡卧不安。

茯神一两，去皮木　人参　龙齿研　虎珀研　赤芍药　黄芪　牛膝各七钱半　生地黄一两半　桂心半两

上为末，每服三钱，水一盏，煎至七分，不拘时，去渣温服。

治方产一日，言语颠倒，用苏合香丸一钱，以童便调服即苏。

柏子仁散　治产后狂言乱语，皆因内虚，败血挟邪气攻心。

柏子仁　远志去心　人参　桑寄生　防风　琥珀别研　当归焙　生地黄焙　甘草各等分

上为粗末，先用白羊心一个切片，以水一大盏半，先煮至九分，去羊心，入药末五钱，煎至六分，去渣无时服。

与前颠狂谵语门参看。

惊　悸

〔大〕　产后脏虚，心神惊悸者，由体虚心气不足，心之经为风邪所乘也。或恐惧忧迫，令心气受于风邪，邪搏于心，则惊不自安。若惊不已，则悸动不定。其状目睛不转，而不能动，诊其脉动而弱者惊悸也。动则为惊，弱则为悸矣。

〔薛〕按人之所主者心，心之所主者血，心血一虚，神气不守，此惊悸所由作也。当补气血为主。　一产妇患前证二度，服琥珀地黄丸、《局方》妙香散随效。再患服之，其症益甚，而脉浮大，按之如无，发热恶寒，此血气俱虚。用十全大补、加味归脾二汤。各百馀剂而愈。后遇惊恐劳怒复作，仍服前药而安。

〔大〕　产后心闷气绝，眼张口噤，遍身强直，腰背反偃，状如痫疾，心忪惊悸，言语错乱，皆是宿有风毒，因产心气虚弱，发成风痉。

〔薛〕　按仲景先生云：有汗为柔痉，用桂枝汤。无汗为刚痉，用麻黄汤。然产后得此，血气俱乏之败证也，不可与伤寒例看。丹溪先生云：产后当大补气血为主，可用十全大补汤以补元气；如不应，急加附子；更不应，是药力弗逮也，仍用参附汤多服。余常治大虚之证，参芪数斤，附子数枚方愈。　一产妇患此，不省人事，言语妄甚，恶风寒，喜热饮，形气倦怠，脉虚浮无力。余谓血气虚寒，用十全大补汤二十馀剂不应，又二十馀剂，稍缓，乃渐加附子至一钱，服数剂，诸证减一二，又二十馀剂，十退三四，乃去附子五分，数剂，诸证顿退而安。又发，仍服前药，加附子三五分而愈。

白茯苓散　治产后心神惊悸，言语失常，心神昏愦。

白茯苓去皮　熟地黄　人参去芦。各一两半　远志去心　白芍药　黄芪去芦　桂心　当归炒，去芦　甘草炙　麦门冬各一两，去心　石菖蒲　桑寄生各七钱半

上为㕮咀，每服八钱，水一大盏半，生姜五片，枣三枚，竹叶三七片，煎至一大盏，去渣温服，无时。

熟干地黄散　治产后心虚惊悸，神思不安。

熟干地黄二两　黄芪去芦　白薇　龙齿另研。各一两　人参去芦　茯神去木　羌活　远志肉各七钱半　桂心　防风去芦　甘草炙。各半两

上为㕮咀，每服五钱，水一大盏半，

生姜五片，枣三枚，煎至一大盏，去渣温服，不拘时。一方无黄芪，有荆芥。

产乳七宝散　初产后服之，调和血气，补虚安心神，镇惊悸。

朱砂水飞　桂心　当归去芦　川芎　人参去芦　白茯苓去皮　羚羊角烧存性。各二钱　干姜一钱

为细末，每服一钱，用羌活、豆淋酒调下。将护产妇用之。不饮酒，用清米饮调下。如觉心烦热闷，以麦门冬去心煎汤调下。若心下烦闷而痛，用童便调下。若觉心胸烦热，即减姜、桂；觉寒，却加之。腹痛加当归。心闷加羚羊角。心虚气怯，加桂心。不思饮食，或恶心，加人参。虚烦加茯苓。以意斟酌，日二夜一服之。

海藏大效牡丹散　治血脏虚风，及头目不利，不思饮食，手足烦热，肢节拘急疼痛，胸膈不利，大肠不调，阴阳相干，心惊怯悸，或时旋晕。

牡丹皮　川芎　枳壳麸炒。各一两　陈皮　玄胡索　甘草　羌活　半夏汤洗。各半两　木香　诃子肉　芍药各七钱半　三棱炒　干姜炮　桂心各五钱　当归一两半　白术炒，三钱

上为细末，每服二钱，水一盏半，煎五七沸，食前温服。益血海，退血风劳攻注，消寒痰，实脾胃，理血气攻刺，及气虚、恶寒、潮热证至妙。

远志丸　治产后脏虚不足，心神惊悸，志意不安，腹中急痛，或时怕怖，夜卧不安。

远志　麦门冬各去心　黄芪　当归炒　人参　白术　独活各去芦　白茯苓去皮　桂心　柏子仁　石菖蒲　熟干地黄　山茱萸　锺乳粉　阿胶碎、炒。各一两

上为细末，炼蜜和捣五七百下，丸如梧桐子大。每服三十丸，温酒送下，不拘时候，日进二服。

白茯苓丸　治产后心虚惊悸，神志不安。

白茯苓去皮　熟干地黄各一两　人参去芦　桂心　远志去心　石菖蒲　柏子仁　琥珀各半两，另研细

上为细末，炼蜜和捣三二百下，丸如梧子大。每服三十丸，不拘时，粥饮送下。

上方俱用桂，中无热而脉迟且微者宜之。

人参散　治产后脏腑虚，心怔惊悸，言语错乱。

人参去芦　麦门冬去心。各八钱　牛黄研　白薇各二钱　茯神去木　独活　防风各去芦　远志去心　生地黄　朱砂水飞　天竺黄另研　甘草炙　龙齿研。各四钱　龙脑另研　麝香细、研。各一钱

上为细末，每服二钱，薄荷酒调下，不拘时。

琥珀地黄散　治血虚多惊，及产后败血诸疾。

辰砂　琥珀　没药并细研　当归各等分

上为细末，每服二钱，空心白汤调下，日三服。

茯苓散　疗产后狂语，志意不定，精神昏乱，心气虚，风邪所致。

茯苓一方用茯神　生地黄各三两　远志　白薇　龙齿各二两五钱　防风　人参　独活各二两，以上共为末

上以银一大斤，水一斗五升，煮取七升，下诸药，煮取三升，温分三服。忌菘菜、猪肉、生冷。一方，治产后风邪所干，心神恍惚，志意不定，加荆芥二两，甘草一两二钱半。

疗产后多虚羸弱，若大汗、利，皆至于死，此重虚故也。若中风语谬，昏闷不知人者，宜服此。

人参　茯苓　羌活　大枣　远志各二两　竹沥一升

上用水六升，煮取三升，下竹沥更煎取二升半，分三服。

抱胆丸　治产后血虚，惊气入心，及颠痫风狂，或室女经脉通行，惊邪蕴结。

水银二两　黑铅一两半　朱砂一两，另细研　乳香一两，另细研

上将黑铅入铫子内溶化，下水银结成砂子，次下朱砂、滴乳末，乘热用柳木槌研匀，丸如芡实大。每服一丸，空心，金，银，薄荷汤化下，得睡切莫惊动，觉来即安。妙香散亦善。

恍　惚

〔大〕　产后中风恍惚者，由心主血，血气通于荣卫脏腑，遍循经络，产则血气俱伤，五脏皆虚，荣卫不足，即为风邪所乘，则令心神恍惚不定也。

〔薛〕　前证当大补血气为主，而佐以后方为善。盖风为虚极之假象也，固其本源，诸病自退。若专治风，则速其危矣。　一产妇患前证，盗汗自汗，发热晡热，面色黄白，四肢畏冷，此气血俱虚，用八珍汤不应，更用十全大补、加味归脾二汤始应。后因劳怒，发厥昏愦，左目牵紧，两唇抽动，小便自遗。余谓肝火炽盛，用十全大补加钩藤、山栀而安，再用十全大补汤、辰砂远志丸而愈。

《千金》疗产后暴苦，心悸不定，言语错乱恍忽，皆因心虚所致。

茯苓三两　芍药二两　甘草　桂心　当归各一两　生姜一两半　麦门冬去心，一升　大枣三十枚

上为散，水三升，煎取一升，去渣分作二服。

《经效》疗产后心虚忪悸，志意不定，烦躁恍惚。

茯神　当归　黄芩　麦门冬去心　甘草　人参　芍药　酸枣仁　白鲜皮各三两　大枣七枚

上为粗末，水二升，煮取七合，去渣温服。

琥珀散　治产后中风，恍惚语涩，心神烦闷，四肢不随。

琥珀另研　茯神去木。各一两　远志去心　石菖蒲　黄芪　防风　独活　人参各去芦　麦门冬去心　芎䓖　桑寄生　赤芍药　羚羊角屑各半两　甘草二钱半，炙

上为㕮咀，每服五钱，水一中盏半，煎至一大盏，去渣温服，不拘时。

远志散　治产后中风，心神恍惚，言语错乱，烦闷，睡卧不安。

远志去心　防风去芦。各一两　麦门冬去心　酸枣仁炒　桑寄生　独活去芦　桂心　当归去芦，炒　茯神去木　羚羊角屑各七钱半　甘草炙，半两

上为㕮咀，每服五钱，煎服法同前。

天麻丸　疗产后中风，恍惚语涩，四肢不随。

天麻　朱砂水飞　防风　羌活去芦。各一两　僵蚕炒，七钱半　干蝎炒　白附子炮　五灵脂炒。各半两　雄雀粪炒　牛黄另研。各二钱半

上为细末，糯米饭为丸，如梧子大。每服二三十丸，薄荷酒送下，日进二服。

辰砂远志丸　主产后中风，消风化痰，安神镇心。

石菖蒲　远志肉甘草煮　人参　茯神去木　辰砂各五钱　川芎　山药　铁粉　麦门冬去心　细辛　天麻　半夏汤泡　南星　白附子各一两

上为末，姜汁煮，糊丸如绿豆大。别以朱砂为衣。每服三十丸，夜卧生姜汤吞下。

虚　烦

〔薛〕　论见发热条。

四物汤加茯神、远志，治产后虚烦，十全大补汤尤效。

〔大〕　馀血奔心，盖是分解了不便，与童子小便，并擀心下，及卧太速，兼食不相宜之物所致，但能依方疗之，无不痊可。

疗产后馀血不尽，奔冲心，烦闷腹痛。

川芎　生干地黄　枳壳　芍药各等分为末

上酒服方寸匕，日二服。

《集验》疗产后血气烦方。《千金》同。

生地黄汁　清酒各一升

上相和煎一沸，分为二服。

《广济》疗血气烦闷方　生藕汁饮二升效。竹沥亦得。

疗产后七日内宿血不散，时时冲心迷闷。

荷叶一两七钱半　延胡索二两　地黄汁二合

上水二升，煮二味，取八合，下延胡索，分三服，空心。忌肉食一日。

疗产后馀血攻心，或下血不止，心闷面青，冷气欲绝。

羊血一盏，顿服。若不定，更服立效。

《经效》疗产后气虚，冷搏于血，血气结滞，上冲心腹胀满。

当归　桂心　川芎　吴茱萸　橘皮　生姜各一两　芍药二两

上㕮咀，以水三升，煮取一升，去渣空心服。

治产后馀血奔心。

用陈白梅捶碎，濄，煎汤饮。

金黄散　治产后恶血冲心，时发烦躁。

玄胡索　蒲黄各半两　桂心二钱半

上为细末，乌梅煎汤，冷调下二钱。

没药丸　治产后心胸烦躁，恶血不快。

没药研　蛮姜　延胡索　干漆炒　当归　桂心　牛膝　牡丹皮　干姜各等分

上为细末，醋煮面糊丸，如梧桐子大。煎曲汤下十丸至十五丸。

《补遗》治产后馀血冲心，烦闷腹痛。

用蒲黄不以多少，隔纸炒，每一钱，东流水煎汤调下。又失笑散亦佳。

治产后短气欲绝，心中烦闷，**竹叶汤**。

竹叶切细　麦门冬　小麦各一升　甘草一两　生姜二两　大枣十二枚

上切，以水一斗，煮竹叶、小麦至八升，去渣纳馀药，煮取三升，去渣温服。虚悸加人参二两，少气力加糯米五合。

甘竹茹汤　治产后内虚，烦热短气方。

甘竹茹一升　人参　茯苓　甘草各一两　黄芩三两

上㕮咀，以水六升，煮取二升，去渣分三服，日三。

人参当归汤　治产后去血过多，血虚则阴虚，阴虚生内热，令人心烦短气，自汗头痛。

熟地黄　人参去芦　当归身去芦　肉桂去粗皮　麦门冬去心。各二钱　白芍药炒，二钱半　血热甚者，加生地黄二钱。

水二盅，粳米一合，竹叶十片，煎至一盅，食远服。

薤白汤　治产后胸中烦热逆气方。

薤白　半夏　甘草　人参各一两　栝蒌根二两　麦门冬半升

上㕮咀，以水一斗三升，煮取四升，

去渣分五服，日三夜二。热甚加知母一两。

云岐治产后虚烦不得眠。**芍药栀豉汤**。

芍药 当归 栀子各五钱 香豉半合

上如栀子豉汤修服。产后伤寒，便同下后变证。此方虽云岐法，不若仲景酸枣汤稳当。

仲景二物黄芩汤 妇人在草褥，自发露得风，四肢苦烦热头痛者，与小柴胡汤，头不痛但烦者，此汤主之。小柴胡汤见伤寒少阳病。

黄芩一两 苦参二两 干地黄四两

上三味，以水八升，煮取二升，温服一升，多吐下虫。

妇人产中虚，烦乱呕逆，安中益气，**竹皮大丸**主之。

生竹茹 石膏各二分 桂枝 白薇各一分 甘草七分

上五味末之，枣肉和丸，弹子大。每以饮服一丸，日三夜二服。有热者倍白薇，烦喘者加柏实一分。

〔陈〕 寻常治诸虚烦热者，以竹叶石膏汤、温胆汤，殊不知产后与寻常不同，如石膏等药，不宜轻用，用之必死。

经验方 治产后烦躁。

禹馀粮一枚，状如酸馅者，入地埋一半，四面筑紧，用炭一秤，发顶火一斤煅，去火，三分耗二为度，用湿沙土罨一宿，方取出，打去外面一层，只用里内，细研水淘，澄五七度，将纸衬干，再研数千遍，用甘草煎汤调二钱匕，一服立效。

渴

〔熊〕 产后心烦发渴，宜清心连子饮。杂病白浊。

〔薛〕 前证若出血过多，虚火上炎，用童子小便，或四物、白术、麦门、丹皮。若胃气虚而有热，用竹叶归芪汤。若血虚发热，用八珍加麦门、五味。若血脱发热烦躁，用当归补血汤。若胃气虚弱，用补中益气汤，或七味白术散。 一产妇患前证，朝寒暮热，肚腹作痛，以手按之不痛。余以为血气俱虚，用八珍之类治之。彼反行逐血，更加发热烦躁。余用当归补血汤，热躁渐止，用八珍、麦门、五味，气血渐复。

熟地黄汤 治产后虚渴不止，少气脚弱，眼眩，饮食无味。

熟地黄酒洗净，蒸焙，一钱半 人参去芦 麦门冬去心。各二钱 瓜蒌根二钱 甘草炙，半钱

上作一服，水二盅，糯米一撮，生姜三片，红枣三枚，同煎至一盅，不拘时服。

《产宝》疗产后大渴不止。

芦根切，一升 瓜蒌 人参 甘草 茯苓各三两 大枣二十枚 麦门冬生，四两

上以水九升，煮取三升，分三服，顿服四剂，即瘥。忌菘菜。

黄芩散杨氏 治产后血渴，饮水不止。

黄芩 麦门冬各等分

㕮咀，每服三钱，水盏半，煎至八分，去渣温服无时。

栝蒌根汤《集验》 疗产后血渴。

栝蒌根四两 麦门冬去心 人参各三两 生干地黄 甘草各二两 土瓜根五两 大枣二十枚 《产宝》无地黄、麦门冬，有牡蛎粉等分。

㕮咀，以水八升，煮取二升半，分三服。

千金竹叶汤 疗产后虚渴，少气力。

竹叶三升 甘草 人参 茯苓各一两 小麦五合 生姜 半夏各三两 麦门冬五两 大枣十五枚

上㕮咀，以水九升，先煮竹叶、小麦、姜、枣，取七升，去渣，内药再煎取二升，去渣一服五合，日三夜一。

七味白术散 治中气虚弱，津液短少，口干作渴，或因吐泻所致者。

人参 白术炒 木香 白茯苓 甘草炒 藿香 干葛各一钱

上水煎服。

竹叶归芪汤 治胃气虚弱，口干作渴，恶冷饮食者。

竹叶一钱半 黄芪二钱 白术 人参 当归各一钱 麦门冬去心，七分 甘草炒，五分

上水煎服。

玄胡索散 治产后失血，渴不止。

郁金 干葛 桂心 青皮 枳壳 玄胡索

上各等分，以好醋浸一宿，焙干末之。每服二钱，陈皮汤调下，日三夜一。

桃花散 治产后不烦而渴。

新石灰一两 黄丹五钱

上为细末，渴时井水调下一钱。

〔本〕 治产后出血太多，虚烦发渴。用真正蒲黄末二钱，白汤调下。如渴燥甚，井花水下。

治产后中风烦渴。用红花子五合，微炒研碎，以水煎浓，徐徐呷之。

疗血渴及产后渴疾。用莲子心生取为细末，米饮调下二钱效。

自 汗

〔大〕 夫虚汗不止者，由阴气虚而阳气加之，里虚表实，阳气独发于外，故汗出也。血为阴，产则伤血，是为阴气虚也。气为阳，其气实者阳加于阴，故令汗出。而阴气虚弱不复者，则汗出不止也。凡产后血气皆虚，故多汗，因之遇风则变成痉，纵不成痉，亦虚乏短气，身体柴瘦，唇口干燥，久则经水断绝，由津液竭故也。

〔薛〕 按前证属血气俱虚，急用十全大补汤；如不应，用参附、芪附等汤。若汗多亡阳发痉，尤当用前药。王海藏先生云：头汗出至颈而还，额上偏多，盖额为六阳之所会也，由虚热熏蒸而出。窃谓前证当以部位分之，额左属肝，额右属肺，鼻属脾，颐属肾，额属心，治者审之。一产妇略闻音响，其汗如水而昏愦，诸药到口即呕。余以为脾气虚败，用参、附末为细丸，时含三五粒，随液咽下，乃渐加之，至钱许，却服参附汤而痊。一产妇盗汗不止，遂致废痳，神思疲甚，口干引饮。余谓血虚有热，用当归补血汤以代茶；又以当归六黄汤，内黄芩、连、柏炒黑，倍加人参、五味子，二剂而愈。

〔大〕 凡产后忽冒闷汗出不识人，治用鸡子及竹沥二法，见前血晕。

〔薛〕 前证属大虚，宜固元气为主。其汗不止，必变柔痉。东垣先生云：妇人分娩，及半产漏下，昏冒目瞑，盖因血暴亡而火上炽，但补其血则神自昌。若常时血下，当补而升举其气。阳得血而神安，则目明矣。今立一方，以补手足厥阴之血，兼益阳气，名曰全生活血汤。

全生活血汤 治发热，自汗盗汗，目䀮䀮，四肢无力，口干头晕，行步欹侧。

升麻 芍药炒。各三钱 柴胡 当归 防风 羌活 独活 葛根 甘草炒。各二钱 川芎 藁本各一钱五分 生地黄 熟地黄各一钱 细辛 蔓荆子各五分 红花三分

上每服五钱，水煎热服。

麻黄根散二方 治产后虚汗不止。

当归 黄芪 麻黄根 牡蛎煅为粉 人参 粉草各等分

上㕮咀，每服四钱，水一盏，煎至七

分，去渣温服。

又方

当归 黄芪各一两 麻黄根二两

上㕮咀，每服三钱，水一盏，煎七分，去渣服。

《千金》疗产后风虚，汗出不止，小便难，四肢拘急，难以屈伸。

甘草炙，一两 附子半个，炮去皮尖 桂心 芍药各一两半

上㕮咀，每服三钱，水一盏，生姜四片，枣一枚，煎七分，去渣空心温服。忌猪肉、冷水、生葱等物。

《经效》疗产后汗出不止。

黄芪十二分 白术 牡蛎煅 茯苓 防风 麦门冬去心 生地黄各八分 大枣七枚

上㕮咀，水二升，煮取七合，去渣，空心分温二服。

疗产后血气暴虚汗出。

淡竹叶煎汤三合，微温服之，须臾再服。

又方 马齿苋研取汁三大合，煮一沸，投蜜匙许，冷停顿服。无新者，用干者煮汁入蜜服。

止汗散 治产后盗汗不止，一应汗多者，皆可服。

牡蛎煅，研粉 小麦麸炒令黄色，碾为粉

上等分和匀，煮生猪肉汁调下二钱，无时。

人参汤 治产后诸虚不足，发热盗汗。

人参 当归各等分

上为末，以猪腰子一只，去脂膜，切小片子，以水三升，糯米半合，葱白两条，煮米熟，取清汁一盏，入药二钱，煎至八分，温服不拘时。

当归六黄汤 治气血虚热，盗汗不止；不应，加人参、白术。心血不足，加酸枣仁炒。

当归 熟地黄自制 黄芪炒。各二钱 生地黄 黄柏炒黑 黄芩炒黑 黄连炒黑。各一钱

上水煎服。

参附汤 治阳气虚寒，自汗恶寒，或手足逆冷，大便自利，或脐腹疼痛，吃逆不食，或汗多发痉等证。

人参一两 附子炮，五钱

上作一服，姜、枣水煎徐徐服。去人参加黄芪，名芪附汤。

芪附汤 治阳气虚脱，恶寒自汗，或口噤痰涌，四肢逆冷，或吐泻腹痛，饮食不入，及一切虚寒等证。

黄芪一两 附子炮，五钱

上作一剂，姜、枣水煎服。如不应，倍加附子，方得全济。

当归补血汤见前。 十全大补汤见下虚羸。

黄疸

〔丹〕 治一妇人四月内产，发黄，四肢倦怠，食少，经事不来，时发热，脉弦。

白术一两 人参 秦艽 牡丹皮 生地黄 木通 柴胡 芍药各半两 川芎 黄芩 干葛各一钱 甘草五分

上分十二帖，水煎，食前热服。

发热

〔薛〕 产后虚烦发热，乃阳随阴散，气血俱虚。若恶寒发热，烦躁作渴，急用十全大补汤。若热愈甚，急加桂、附。若作渴面赤，宜用当归补血汤。若误认为火证，投以凉剂，祸在反掌。王太仆先生云：如大寒而甚，热之不热，是无火也。热来复去，昼见夜伏，夜发昼止，不时而热，是无火也，当治其心。如大热而甚，

寒之不寒，是无水也。热动复止，倏忽往来，时动时止，是无水也，当助其肾。故心盛则生热，肾盛则生寒。肾虚则寒动于中，心虚则热收于内。又热不胜寒，是无火也。寒不胜热，是无水也。治法：前证无水者，六味丸。无火者，八味丸。气血俱虚者，八珍汤与十全大补汤。　大尹俞君之内，产后发热晡热，吐血便血，兼盗汗，小便频数，胸胁胀痛，肚腹痞闷。余曰：此诸脏虚损也，治当固本为善。自恃知医，用降火之剂，更加泻利肠鸣，呕吐不食，腹痛足冷，始信余言。诊其脉，或浮洪，或沉细，或如无。其面或青黄，或赤、白，此虚寒假热之状。时虽仲夏，当舍时从证，先用六君子汤加炮姜、肉桂数剂，胃气渐复，诸证渐退，更佐以十全大补汤，半载全愈。　儒者杨敬之内人，所患同前，但唾痰涎，或用温补化痰之剂，不应。面色黧黑，两尺浮大，按之微细，此因命门火虚，不能生脾土，脾土不能生诸脏而为患也。用八味丸补土之母而痊。

一妇产后三日起早，况气血未定，遂感身热目暗如风状，即以清魂散二服，得微汗而愈。　滑伯仁治一产妇恶露不行，脐腹痛，头疼寒热。众皆以为感寒，温以姜、附，益大热，手足搐搦，语谵目撺。诊其脉弦而洪数，面赤目闭，语喃喃不可辨，舌黑如炲，燥无津润，胸腹按之不胜手。盖燥剂搏其血，内热而风生，血蓄而为痛也。曰：此产后热入血室，因而生风。即先为清热降火，治风凉血，二服颇爽；继以琥珀牛黄等稍解人事，后以张从正三和散行血破瘀，三四服恶露大下如初。时产已十日矣，于是诸证悉平。　一妇盛暑月中产三日发热，其脉虚疾而大，恶露不行，败血攻心，狂言叫呼奔走，拏捉不住。以干荷叶、生地黄、牡丹皮，浓煎汤调下生蒲黄二钱，一服即定，恶露旋下而安。　一妇产后时发昏瞀，身热汗多，眩晕口渴，或时头痛恶心。医用四物凉血之剂，病不减，又用小柴胡，病益甚。石山至诊，得浮洪搏指。汪曰：产后而得是脉，又且汗多而脉不为汗衰，法在不治。所幸者，不喘不泄耳。其脉如是，盖凉药所激也。用人参三钱，黄芪二钱，甘草、当归各七分，白术、门冬各一钱，干姜、陈皮、黄芩各五分煎服，五剂脉敛而病渐安。　王佥宪宜人产后，因沐浴发热呕恶，渴欲引冷水瓜果，谵语若狂，饮食不进，体素丰厚，不受补，医用清凉，热增剧。诊得六脉浮大、洪数。汪曰：产后暴损气血，孤阳外浮，内真寒而外假热，宜大补气血。与八珍汤加炮姜八分，热减大半。病人自以素不宜参、芪，不肯再服，过一日复大热如火，复与前剂，潜加参、芪、炮姜，连进二三服，热退身凉而愈。

当归养血丸产后腹痛。　当归黄芪汤腰痛。　当归补血汤　当归散并见胎自堕半产条。　大全人参汤见上自汗。

罗氏犀角饮子　治产后亡津液虚损，时自汗出，发热困倦，唇口干燥。

犀角　麦门冬　白术各半两　柴胡一两　枳壳麸炒　地骨皮　生地黄　甘草炒　当归　人参　茯苓　黄芩　黄芪各七钱

上㕮咀，每服四钱，姜三片，浮麦七十粒，水煎服。

三之一汤　治产后虚劳发热，日久不安。

柴胡　黄芩　人参　半夏　川芎　当归　芍药　熟地黄　甘草各一钱半

作一服，水二盅，姜三片，红枣一枚，煎一盅，无时服。

三分散　治产后日久，虚劳发热。

川芎　当归　芍药　熟地黄　白术　白茯苓　黄芪各一钱　柴胡　人参各一钱半

黄芩　半夏　甘草各半钱

上作一服，水二盅，生姜三片，红枣一枚，煎至一盅，食前服。

加味逍遥散　治产后发热，口干作渴，唇裂生疮。

当归　白芍药　干葛各二钱　生地黄　川芎　黄芩各一钱半　人参九分　麦门冬九分　柴胡一钱　乌梅二个　甘草六分

上锉散，分作二服，用水一盅，煎至七分，空心服。

〔楼〕　产后发热，多属虚寒，惟干姜加入补药中神效，此丹溪法也。

人参当归汤　治产后去血过多，血虚则阴虚，阴虚则生内热，心胸烦满，呼吸短气，头痛闷乱，晡时转甚，与大病后虚烦相类。方见前产后虚烦。

往来寒热

〔郭〕　产后乍寒乍热者何？答曰：阴阳不和，败血不散，能令乍寒乍热。产后血气虚损，阴阳不和，阴胜则乍寒，阳胜则乍热，阴阳相乘则或寒或热。若因产劳伤脏腑，血弱不得宣越，故令败血不散，入于肺则热，入于脾则寒，医人若误作疟疾治之则谬矣。阴阳不和，宜增损四物汤。败血不散，宜夺命丹。又问：二者何以别之？时有刺痛者，败血也，但寒热无他证者，阴阳不和也。增损四物汤不一，皆随病加减。

〔薛〕　产后寒热因气血虚弱或脾胃亏损，乃不足之证。经云：阴虚则发热，阳虚则恶寒。若兼大便不通，尤属气血虚弱，切不可用发表降火。若寸口脉微，名阳气不足，阴气上入于阳中则恶寒，用补中益气汤。尺部脉弱，名阴气不足，阳气下陷于阴中则发热，用六味地黄丸。大抵阴不足，阳往从之，则阳内陷而发热。阳不足，阴往从之，则阴上入而恶寒。此阴阳不归其分，以致寒热交争，故恶寒而发热也，当用八珍汤。若病后四肢发热，或形气倦怠，此元气未复，湿热乘之故耳，宜补中益气汤。若肌热大渴引饮，目赤面红，此血虚发热，用当归补血汤。若认为实则误矣。　一产妇恶寒发热，用十全大补加炮姜治之而愈。但饮食不甘，肢体倦怠，用补中益气而安。又饮食后犯怒，恶寒发热，抽搐咬牙，难候其脉，视其面色青中隐黄，欲按其腹，以手护之，此肝木侮脾土，饮食停滞而作，用六君加木香，一剂而安。　一产妇恶寒发热，余欲用八珍加炮姜治之，其家知医，以为风寒，用小柴胡汤。余曰：寒热不时，乃气血虚也。不信，仍服一剂，汗出不止，谵语不绝，烦热作渴，肢体抽搐。余用十全大补汤二剂益甚，脉洪大，重按如无，仍以前汤加附子四剂稍缓，数剂而安。

吴茭山治一妇人产后去血过多，食后着恼头疼身痛，寒热如疟，左手弦大，微有寒邪，右手弦滑不匀，食饮痰火也。二者因虚而得，宜养正祛邪。遂以茯苓补心汤去地黄加羌活、青皮、葱、枣，三服汗出身凉，其患渐差，然后以八物汤调理半月后全愈。　一妇产后恶露未尽，瘀血入络，又感寒邪，身热如疟，即以生料五积散五帖，恶露自下而寒热除。　又一妇产后恶露未尽，因起抹身，寒气客于经络，乍寒乍热，脉紧而弦，以葱白散二帖安。

一少妇初产四日，冷物伤脾胃，但觉身分不快，呕逆，饮食少思，心腹满闷，时或腹胁刺痛，晨恶寒，晚潮热，夜则恍惚谵语，昼则抽搐，颇类风状，变异多端，诸医莫测，或作虚风，或云血凝实热，用甘温而行血，以寒凉退实热，如此半月不效。汪至，见医满座，亦踞缩，诊其脉弦而紧，遂令按之小腹急痛，知瘀血未尽也。思患者大势恶露已下，未必还有馀血，偶因寒凉所伤，瘀血停滞下焦，日久客于经络，所以变生诸证，须得大调经散倍入琥珀化诸恶血成水，其患方愈。遂合前药服之，五日后行恶水斗许，臭不可近，患人觉倦，病势渐减，然后以人参养荣汤数十帖，月馀如初。

〔云〕　产后往来寒热，四物内加小柴胡汤。

〔保〕　治日久虚劳，微有寒热，脉沉而数，宜**柴胡四物汤**。

川芎　当归　芍药　熟地黄各一钱半　柴胡八钱　人参　黄芩　甘草　半夏各三钱

上为末，水煎服。

〔云〕　产后往来寒热，脉弦者少阳也，**小柴胡加生地黄汤**。

柴胡二两　黄芩五钱　人参三钱　半夏一两半，汤洗　大枣三枚　生地黄　栀子　枳壳麸炒。各五钱

上如前煎服。

增损柴胡汤　治产后虚，发寒热，饮食少，腹胀。

柴胡　人参　甘草　半夏　陈皮　川芎　白芍药各等分为㕮咀

上每服三钱，姜五片，枣二枚，水同煎，食后日二服。

增损四物汤方见本卷腹痛。

评曰：乍寒乍热，荣卫不和，难以轻议。若其败血不散，岂止入脾肺二脏邪。大抵一阴闭一阳即作寒热，阴胜故寒，阳胜故热，只可云败血循经流入，闭诸阴则寒，闭诸阳则热，血气与卫气解则休，遇再会而复作。大调经散、五积散入醋煎佳。

云岐熟地黄散　治产后蓐劳，皆由体虚气力未壮，劳复所起，四肢烦疼，时发寒热，不思饮食。

熟地黄　人参　白芍药　白茯苓　白术　续断各一两　黄芪　桂心　五味子　当归　川芎各七钱半　《大全》方有麦门冬七钱半

上㕮咀，每服四钱，姜三片，枣一枚，水煎服。　一方无桂心、五味、续断，有柴胡、黄芩、半夏各七钱半作散。

黄芪丸　治产后蓐劳，寒热进退，头目眩痛，骨节酸疼，气力羸乏。

黄芪　鳖甲　当归炒。各一两　桂心　白芍药　续断　川芎　牛膝　苁蓉　沉香　柏子仁　枳壳各七钱半　五味子　熟地黄各半两，共为细末

上炼蜜和丸，梧子大。每服四、五十丸，食后粥饮下。

大调经散　治产后血虚，恶露未消，气为败浊凝滞，荣卫不调，阴阳相乘，憎寒发热，或自汗，或肿满，皆气血未平之所为也。

大豆一两半，炒去皮　茯神一两　真琥珀一钱

上为细末，浓煎乌豆、紫苏汤调下。

加减乌金散　治产后寒热似疟。

厚朴　柴胡　黄芩　麻黄各二钱　陈皮　当归　川芎　桔梗　茯苓各一钱五分　桂枝　苍术　白芷　枳壳各一钱　羌活　草果　半夏各二钱　甘草九分　白芍药　熟地黄各一钱五分

上锉为散，分作二服，每服用水一盅半，姜三片，葱三茎，煎至一盅，不拘时服。有汗，多当归、川芎、白芍药、熟地黄。有胀，多厚朴、陈皮。有热，多柴胡、黄芩。有寒，多苍术、草果、桂枝。有痰，多半夏、桔梗、茯苓。有头痛，多川芎、白芷、羌活。有泻，去枳壳、甘草不用。如方用有馀血块在腹，作潮热疼痛，加三棱、莪术，多用玄胡索、八角茴香。遍身痛，加羌活、独活。寒热往来，加黄芩、柴胡。

《产宝》疗产后恶寒壮热，一夜三五

度，发恶语，口中生疮，时时干呕，困乏闷绝。

人参　独活　白鲜皮　葛根　防风　青竹茹　远志各一两半　茯神二两　白蔹二两半　玄参三两　竹沥二升半

上取银一斤，水一斗五升，煮取七升，下诸药重煮，取三升分温三服。忌鱼、酒、湿面等。

知母汤　治产后乍寒乍热，通身温壮，胸心烦闷。

知母三两　芍药　黄芩各二两　桂心　甘草各一两，以上为㕮咀

上水五升，煮取二升半，分三服。一方不用桂心，用生地黄。

疟

〔楼〕　产后疟疾，多由污血挟寒热而作。大法宜柴胡四物汤调之。热多者草果饮子，寒多者生熟饮子。

〔薛〕　产后疟疾，因脾胃虚弱，饮食停滞，或因外邪所感，或郁怒伤脾，或暑邪所伏。审系饮食，用六君加桔梗、苍术、藿香。如外邪多而饮食少，用藿香正气散。如外邪少而饮食多，用人参养胃汤。饮食劳役，用补中益气汤。气血虚弱，用十全大补加炮姜。虚寒，用六君加姜、桂。元气脱陷，急加附子。大凡久疟多属元气虚寒，盖气虚则寒，血虚则热，胃虚则恶寒，阴火下流则寒热交作，或吐泻不食，腹痛烦渴，发热谵语，或手足逆冷，寒战如栗。虽见百证，当峻温补，其病自退。若误用清脾、截疟之类，多致不起。　一产妇患疟，发热作渴，胸膈胀满，遍身作痛，三日不食，咽酸呕气，此是饮食所伤，脾胃不能消化，用六君加神曲、山楂，四剂而不作酸，乃去神曲、山楂，又数剂而饮食进。其大便不通，至三十五日，计进饮食七十馀碗，腹始闷，令用猪胆汁导而通之，其粪且不甚燥。　一产妇患疟久不愈，百病蜂起，其脉或洪大，或微细，或弦紧，或沉伏，难以名状。用六君加炮姜，二十馀剂，脉证稍得，又用参、术煎膏，佐以归脾汤百馀剂而瘥。　一产妇朝寒暮热，或不时寒热，久不愈。用六君子、补中益气兼服，百馀剂而寻愈。

草果饮子　治妇人产后疟疾，寒热相半者，或多热者宜此。

半夏汤泡　赤茯苓　甘草炙　草果炮去皮　川芎　陈皮　白芷各二钱　青皮去白　良姜　紫苏各二钱半　干葛四钱

上㕮咀，每服三钱，水一大盏，姜三片，枣二个，同煎至七分，去渣，当发日侵早，连进三服，无有不安。

生熟饮子　治产后疟疾多寒者。

肉豆蔻　草果仁　厚朴生去粗皮　半夏　陈皮　甘草　大枣去核　生姜

上八味，等分细锉和匀，一半生，一半用湿绵纸裹煨令香熟，去纸，与一半生者和匀，每服秤五钱重，水二盏，煎至七分，食前一服，食后一服。

《补遗》产后疟疾，热多寒少者，清脾汤。寒多热少者，养胃汤。久而不已者，七宝饮截之。方并见杂病疟。

蓐　劳

夫产后蓐劳者，此由生产日浅，血气虚弱，饮食未平复，不满日月，气血虚羸，将养失所，而风冷客之。风冷搏于气血，则不能温于肌肤，使人虚乏劳倦，乍卧乍起，颜容憔悴，食饮不消。风冷邪气而感于肺，肺受微寒，故咳嗽口干，遂觉头昏，百节疼痛。荣卫受于风邪，流注脏腑，须臾频发，时有盗汗，寒热如疟，背膊烦闷，四肢不举，沉重着床。此则蓐劳之候也。又曰：妇人因产理不顺，疲极筋

力，忧劳心虑，致令虚羸喘乏，寒热如疟，头痛自汗，肢体倦怠，咳嗽痰逆，腹中绞刺，名曰蓐劳。

〔薛〕　按前证当扶养正气为主，用六君子汤加当归。若脾肺气虚而咳嗽口干，用补中益气加麦门、五味。若因中气虚而口干头晕，用补中益气加蔓荆子。若肝经血虚而肢体作痛，用四物、参、术。若因肝肾虚弱而自汗盗汗，寒热往来者，用六味丸加五味子。若因脾虚血弱，肚腹作痛，月经不调，用八珍汤倍加白术。若因脾虚血燥，皮肤瘙痒用加味逍遥散。大抵此证，多因脾胃虚弱，饮食减少，以致诸经疲备而作。当补脾胃，饮食一进，精气生化，诸脏有所倚赖，其病自愈矣。仍参虚烦发热方论主治。

〔汪〕　一妇产未满月，因怒气血流如水，三日方止，随又劳苦，四肢无力，睡而汗出，日晡潮热，口干，五心如炙。诸医皆用柴、芩、薄荷之类，其热愈炽。诊其脉弦大无力，此蓐劳也。以四物汤一两，入胡黄连、秦艽、青蒿各半钱，数服热退身凉。后以黄连八珍丸，一料而安。

石子汤　疗产后虚羸喘乏，乍寒乍热如疟，四肢疼痛，面色痿黄，名曰蓐劳。

猪石子一双，去脂膜，四破　香豉一方无此，有知母　葱白切　粳米　当归　芍药各二两

上㕮咀，分二剂，每剂用水三升，煮取一小碗，去渣分三服。《广济》无芍药，有人参。

增损柴胡汤见前往来寒热。

猪腰子粥　治蓐劳发热。

用猪腰子一枚，去白膜，切作柳叶片，以盐酒拌。先用粳米一合，入葱、椒煮粥，盐、醋和，将腰子铺碗底，以热粥盖之，如作盦生状，空心服。

人参鳖甲散　治蓐劳。皆由在产内未满百日，体中虚损，血气尚弱，失于将理，或劳动作伤，致成蓐劳。其状虚羸，乍起乍卧，饮食不消，时有咳嗽，头目昏痛，发歇无常，夜有盗汗，寒热如疟，背膊拘急，沉困在床，服此大效。

人参　桂心　当归　桑寄生　白茯苓　白芍药　桃仁　麦门冬去心　熟地黄　甘草各半两　续断二钱半　牛膝七钱半　鳖甲　黄芪各一两

上为细末，每服先以猪肾一对，去筋膜，以水两大盏，生姜半分，枣三枚，煎至一盏，去猪肾、姜、枣，然后入药末二钱，葱白三寸，乌梅一个，荆芥五穗，煎至七分，去渣，空心晚食前温服。此药神妙。

许仁则疗产后日浅，久坐视听言语多，或运用气力，遂觉项膊肢节皮肉痛，乍寒乍热，此为蓐劳。

猪肾一双，去脂膜四破　当归　芍药　生姜各二两　葱白切　桂心各一两

上水八升，煮肾取六升，下药煮取二升，分温二服。

熟地黄散见前往来寒热。

白茯苓散　治蓐劳，缘生产日浅，久坐多语，运动用力，致头目四肢疼痛，寒热如疟状，宜此。

白茯苓一两　当归　川芎　桂心　白芍药　黄芪　人参各半两　熟干地黄一两

㕮咀，先以水二盏，入猪肾、一双，去脂膜切，姜、三片，枣三枚　煎一盏，去三物，入药半两，煎七分，去渣食前分温三服。

黄芪丸往来寒热。

胡氏牡丹散　治产后虚羸发热，自汗，欲变蓐劳；或血气所搏，经候不调，或寒热羸瘦。

白芍药　当归　五加皮　地骨皮　人参各半两　没药　桂心各二钱　牡丹皮三钱

上为细末，每服二钱，水酒各半盏，如不饮酒，只用水一盏，开元钱一枚，麻油蘸之，同煎七分，去渣通口服。煎不得搅，吃不得吹。

黄芪煮散 治产后蓐劳，肌肤黄瘦，面无颜色；或憎寒壮热，四肢酸疼，心烦头痛。

鳖甲醋炙 黄芪各一两 桂心 当归炒 桑寄生 白茯苓 白芍药 人参 熟地黄 麦门冬去心 甘草炙。各半两 牛膝七钱半

上为细末，每服用猪石子一对，去脂膜切破，先以水一盏，入姜半分，枣三枚，煎至七分，去石子、姜、枣，却下药五钱，更煎至四分，去渣，空心晚食前温服，二渣并煎。

黄芪建中汤 治产后诸虚不足，发热或恶寒腹痛。

黄芪炒 肉桂各一两 白芍药炒，二两 甘草炒，七钱

每服五钱，姜、枣水煎服，日二三服，虚甚者加附子。

紫河车丸 治蓐劳及产后虚弱大效。猫犬产儿，即食其胞衣，故无产疾。方见虚劳。

虚　羸

《产宝》云：产后虚羸者，皆由产后亏损血气所致，须当慎起居，节饮食，六淫七情，调养百日，庶保无疾。若中年及难产者，毋论日期，必须调养平复，方可涉喧，否则气血复伤，虚羸之证作矣。

〔薛〕 前证产伤气血者，用八珍汤。饮食伤胃者，用四君子汤。停食伤脾者，用六君子汤。劳伤元气者，用补中益气汤。若嗳气觉有药味者，此药复伤胃也。但用四君子汤徐徐少饮，以调脾胃。若胃气一健，血气自生，诸证自愈矣。

〔丹〕 产后补虚

人参 白术各一钱 黄芪 归身尾各五分 川芎半两 陈皮三分

上水煎服。如有寒，加干姜三分，茯苓一钱。

保命三元汤 治产日久，虚劳而脉浮大者。即小柴胡合四物也。

治产后日久，虚劳针灸不效者，**三合散**。此四君子、四物、小柴胡三方合和是也。

白术 川当归 芍药 黄芪 茯苓 熟地黄各一两 柴胡 人参各一两半 黄芩 半夏 甘草各六钱 川芎一两

上为粗末，每服一两，水一盅半，煎服，日三。

当归羊肉汤 治产后虽无疾者，但觉虚弱，兼心腹痛。

肥羊肉一斤，去脂，水一斗，煮取八升，去肉 当归五两 黄芪四两 生姜六两

上以肉汁煮三味，取二升五合，分为四服。若觉恶露不尽，加桂三两。恶露下多，加芎三两。有寒，加茱萸一两。有气，加细辛二两。有热，加生地黄汁二合。

《保命》治产妇虚劳不能食。十全散。即十全大补汤。

十全大补汤 治诸脏亏损，气血俱虚，恶寒发热；或自汗盗汗，便血吐血；或大便不实，饮食少思；或胸腹作痛，口舌生疮；或耳目不明，牙齿不固。

人参 白术 白茯苓 黄芪 当归 熟地黄酒洗，蒸焙 白芍药炒 川芎各一钱 肉桂 甘草炙。各五分

上姜、枣水煎服。

当归建中汤见前腹痛。

云岐治产后虚损，饮食不下。四物加建中、人参、白术、茯苓主之。

疗产后大虚，心腹急痛，血气上抢

心，气息乏，补益方。

黄芪　白术　当归　人参　甘草各二两　生姜四两

先以白羊肉三斤去膜，水一斗九升，煮肉取汁五升，下诸药，煮三升，分三服。

〔冷劳〕

〔大〕　夫产则血气劳伤，脏腑虚弱，而风冷客之，冷搏于血气，血气不能温于肌肤，使人虚乏疲顿，致羸损不平复，若久不平复，风冷入于子脏，则胞脏冷，使人无子。

〔薛〕　前证若血气虚弱，用八珍汤。血气虚寒，用十全大补汤。胃气虚弱，用补中益气汤。脾气虚弱，用六君子汤。命门火衰，用八味丸。肝脾血虚，用加味逍遥散。肝脾郁怒，用加味归脾汤。

《产宝》疗产后风虚，羸瘦劳弱，不生肌肉。

黄芪　当归　芍药　人参各三分　桂心　甘草　川芎　生姜各四分　大枣十二枚

上九味，水七升，煮三升，分温三服。

疗产后虚劳，骨节疼痛，头痛汗不出。

当归　人参　生姜各二两　黄芪三两　淡豉三合　猪肾二枚　粳米三合　薤白三合

上水一斗五升，先煮猪肾取六升，下诸药煮取二升，分为三服。

又方　猪肾一双，煮，入葱、豉作臛，如常食之。

痞　闷

〔郭〕　问产后口干痞闷者何？答：产后荣卫大虚，血气未定，食面太早，胃不能消化，面毒结聚于胃脘，上熏胸中，是以口干燥渴，心下痞闷，医者不识，认为胸膈壅滞，以药下之，万不得一，但服见岘丸则愈。

陈无择评曰：产后口干痞闷，未必只因食面，或产母内积忧烦，外伤燥热，饮食甘肥，使口干痞闷。当随其所因，调之可也。心烦宜四物汤去地黄加人参、乌梅煎。若外伤燥热，看属何经，当随经为治，难以备举。饮食所伤，见岘丸却能作效。

〔薛〕　前证若宿食停滞，用六君、枳实、神曲。若因肉食所致，更加山楂。若因鱼鲙之类，再加陈皮。其物既消而仍痞，或反作痛作呕，此脾胃受伤，用六君子汤。或咽酸嗳腐，加炮姜。作泻，更加升麻。如不应，佐以四神丸，或间用补中益气汤。　一妇人食角黍烦渴，痞闷腹痛，大便欲去不去，服消导之药不应，饮食日减，肌体日瘦，半年矣。余谓此食积为患，用大酒曲炒为末，温酒调服二钱。饿而腹鸣，良久仍下粽而愈。　一妇人食鱼鲊，腹痛患痢，诸药不应，用陈皮、白术等分为末，以陈皮汤送下，数剂而愈。

见岘丸

姜黄炒　三棱醋炒　毕澄茄　陈皮去白　良姜　人参　蓬莪茂酒炒。各等分

上为细末，用萝卜捣烂，绞取汁，煮面糊丸如梧子大。每服三十丸，萝卜汤下，白汤亦可。

腹　胀

〔郭〕　产后腹胀满闷，呕吐不定者何？答曰：败血散于脾胃，脾受之则不能运化精微，而成腹胀。胃受之则不能受纳水谷，而生吐逆。医者不识，若以寻常治胀止吐药治之，病与药不相干，转更伤动正气，疾愈难治，但服抵圣汤则愈。

〔薛〕　前证若败血伤于脾胃，宜用前方。若饮食停于脾，宜用六君、厚朴。若饮食伤于胃，宜用六君子汤。大凡损其

脾者，当节其饮食为善。　一产妇患前证，或用抵当汤，败血已下，前证益甚，小腹重坠，似欲去后。余谓此脾气虚而下陷，用补中益气汤加炮姜，温补脾气，重坠如失。又用六君子汤而安。

抵圣汤入生姜半两，焙干水煎。方见胎前腹胀。　薛氏云：此方最宜用之。

《局方》平胃散加人参亦可。

水　肿

〔郭〕　产后四肢浮肿者，败血乘虚停积，循经流入四肢，留淫日深，却还不得，腐坏如水故令面黄，四肢浮肿，医人不识，便作水气治之。凡治水多用导水药，极虚人。夫产后既虚，又以药虚之，是谓重虚，往往多致夭枉。但服小调经散，血行肿消则愈。

陈无择曰：产后浮肿多端，有自怀妊肿至产后不退者，亦有产后失于将理，外感寒暑风湿，内则喜怒忧惊，血与气搏，留滞经络，气分血分不可不辨，要当随所因脉证治之，宜得其情。小调经散治血分固效，但力浅难凭，不若吴茱萸汤、枳术汤、夺魂散、大调经散，皆要药也。

又论曰：夫产后劳伤血气，腠理虚则为风邪所乘，邪搏于气，不得宣越，故令虚肿、轻浮，是邪搏于气，气肿也。若皮肤如熟李状，则变为水肿，气肿者发汗即愈，水肿者，利小便瘥也。

〔洁古〕　如产后风寒在表，面目四肢浮肿，宜局方七圣丸，白汤下，日加，以利为度。如浮肿至膝，喘嗽，加木香、槟榔倍之，谓气多也。如浮肿又头痛昏冒，加羌活、川芎，谓风多也。如只浮肿，止七圣丸本方服。

〔东垣〕　中满分消丸杂病胀满。用四物汤吞之。

〔丹〕　产后肿，必用大补气血为主，少佐以苍术、茯苓，使水自利。

〔薛〕　前证若寒水侮土，宜养脾肺。若气虚浮肿，宜益脾胃。若水气浮肿，宜补中气。当参杂证本门主治。　一产妇饮食少思，服消导之剂，四肢浮肿。余谓中气不足，朝用补中益气汤，夕用六君子汤而愈。后因怒腹胀，误服沉香化气丸，吐泻不止，饮食不进，小便不利，肚腹四肢浮肿，用金匮加减肾气丸而愈。　一产妇泄泻，四肢面目浮肿，喘促恶寒。余谓脾肺虚寒，用六君加姜、桂而泄泻愈，用补中益气而脾胃健。

〔杜〕　张宣徽侍宠产后半月，忽患浮肿，急召产科医治，经半月不瘥，病势转剧。召杜治之，杜至曰：诸医作何病？张曰：皆云水气浮肿。杜曰：非也，且水气发咳嗽，小便涩是也。今爱宠小便不涩，不作咳嗽，惟手足寒，乃血脏虚，气塞不通，流面生浮肿。遂用益血和气药治之。旬日病去七八，经半月全愈。所用之药，乃《灵苑方》牡丹散也。其方云：治血脏风虚冷，今产科家多用此药，治产后诸病如神，更名损金汤者是也。牡丹散见血晕。　一妇产后四肢浮肿，寒热往来，盖因败血流入经络，渗入四肢，气喘咳嗽，胸膈不利，口吐酸水，两胁疼痛，遂用旋覆花汤，微汗渐解；频服小调经，用泽兰梗煎汤调下，肿气渐消。

大调经散　治产后肿满，喘急烦渴，小便不利。方见产后寒热。

小调经散

没药　琥珀　桂心　芍药　当归各一钱　细辛　麝香各半钱

上为细末，每服半钱，姜汁、温酒各少许调停服。

治产后遍身青肿疼痛，及产后血水疾。出《妇人经验方》。

干漆　大麦蘖等分

上各为细末，以新瓦罐子中铺一重麦蘖，一重干漆，如此填满，用盐泥固济，火煅通赤，放冷，研为散。但是产后诸疾，热酒调下二钱。

经云：产后肌浮，柑皮酒服。橘皮为末，每服二钱，酒调。

白术汤　治心腹坚大如盘，边如旋盘，水饮所作，名曰气分。

枳实一两半　白术三两

上㕮咀，每服四钱，水一盏半，煎至七分，去滓温服。腹中耎，即当散也。

〔丹〕　妇人产后浮肿，小便少，口渴恶寒，无力，脉皆沉，此体虚而有湿热之积，必上焦满闷，宜补中导水行气可也。

白术二两半　陈皮一两　川芎半两　木通六钱　茯苓三钱

上用水煎，下与点丸二十五丸。黄芩为末，粥丸，名与点丸，亦名清金丸。

夺魂散　治产后虚肿喘促，利小便则愈。

生姜三两，取汁　白面三两　大半夏七枚

上以生姜汁搜面裹半夏，为七饼子，煨焦熟为末，水调一盏，小便利为效。

张氏方　治产后血虚，风肿水肿。

泽兰叶　防已等分

上为末，每服二钱，温酒调下。不饮者，醋汤调亦可。

汉防己散此药虚人戒服。

汉防己　猪苓　枳壳　桑白皮各一两　商陆　甘草各七钱半

上为粗末，每服四钱，水一盏半，姜三片，煎至七分，去滓空心温服。

七圣丸杂病大便不通。

加减吴茱萸汤　治妇人脏气本虚，宿挟风冷，胸膈满痛，腹胁绞刺，呕吐恶心，饮食减少，身面虚浮，恶寒战栗，或泄泻不止，少气羸困，及因生产，脏气暴虚，邪冷内胜，宿疾转增。

吴茱萸一两半　苦梗　干姜　甘草　麦门冬　防风　半夏　细辛　当归　赤茯苓　牡丹皮　桂心各半两

上为粗末，每服四钱，水一盏半，煎至七分，去滓食前热服。

金匮加减肾气丸方见杂病水肿。

加味八物汤　治产后遍身浮肿，气急潮热。

人参　白茯苓　熟地黄　小茴香各三钱　白术　川芎各四钱　当归　白芍药　香附子各五钱　甘草　黄芩　柴胡各一钱

上锉散，分作六七服，每服水一盅半，姜三片，煎至七分，空心热服，尽此药，方服调经丸。若肚痛加延胡索、干漆、枳壳各三钱。若呕吐恶心，加良姜、砂仁各二钱。若手足麻痹，加肉桂一钱半。若咳嗽，加五味子、款冬花、杏仁。

积　聚

血瘕，即儿枕，宜参看。

〔大〕　夫积者，阴气也，五脏所生。聚者，阳气也，六腑所成。皆由饮食不节，寒热不调，致五脏之气积，六腑之气聚，积者痛不离其部。聚者其痛无有常处。所以然者，积为阴气，阴性沉伏，故痛不离其部。聚为阳气，阳性浮动，故痛无常处。产后血气伤于脏腑，脏腑虚弱，为风冷所乘，搏于脏腑，与血气相结，故成积聚癥块也。

〔薛〕　前证乃真气亏损，邪气乘之，况产后得之，尤当固真气为主。若求旦夕之效，而攻其邪，则速其危矣。当参前杂证积聚诸方论治之。　一产妇腹中似有一块，或时作痛而转动，按之不痛，面色痿黄，痛则㿠白，脉浮而涩。余谓此肝气虚而血弱也。不信，乃用破血行气，痛益甚，转动无常。又认以为血鳖，专用破血驱逐之药，痛攻两胁，肚腹尤甚，益信为鳖确。服下虫等药，去血甚多，形气愈虚，肢节间各结小核，隐于肉里，以为鳖子畏药而走于外。余曰：肝藏血而养诸筋，此因肝血复损，筋涸而挛结耳。盖肢节胸项，皆属肝胆部分，养其脾土，补金水，以滋肝血，则筋自舒。遂用八珍汤、逍遥散、归脾汤加减，调治而愈。一妇月经不调，两拗肿胀，小便涩滞，腹中一块作痛，或上攻胁腹，或下攻小腹，发热晡热，恶寒，肌肤消瘦，饮食无味，殊类瘵证，久而不愈。余谓肝脾血气亏损，用八珍汤、逍遥散、归脾汤，随证互服而愈。

〔大〕 新产后有血与气相搏而痛者，谓之瘕。瘕之言假也，谓其痛浮假无定处也。此由夙有风冷血气，不治，至产血下则少，故致此病也。不急治，则多成积结，妨害月水，轻则否涩，重则不通也。

〔薛〕 前证乃寒邪乘客，气血壅结，此因气病而血病也。当补养胃气，调和月经，宽缓静养为善。《难经》云：任脉之病，男子为七疝，女子为瘕聚。当参前后各论治之。

〔丹〕 南山妇人年三十八，于九月二十三日月经行，比前过后十日，得草药以败血海，为下胎之谋，有数滴血下，因此腹痛，在小腹下有块如碗大，不可按，汤熨则痛稍定，大小便抽痛，小便涩，大便略下少赤积垢，食不进，口略渴发热，此胃气为草药所败，加以受伤之血妄行而不得泄，所以为病也。

砂仁 甘草炙 川芎 黄芩各三分 滑石一钱半 牛膝二钱 桃仁七粒

上水、酒煎服。

芍药汤《保命》 治产后诸积不可攻，宜养阴去热，其病自安。

芍药一斤 黄芩 茯苓各六两

上锉散，每以半两，水煎温服，日三。

〔丹〕 产后消血块。

滑石三钱 没药 血竭各二钱

上为细末，醋糊丸。如恶露不下，以五灵脂为细末，面糊丸，白术汤、陈皮汤任下。

又方 消血块。

香附童便浸 桃仁去皮留尖，等分

为末，醋糊丸。

治血瘕作痛，脐下胀满，或月经不行，发热体倦。

当归二两 桂心 芍药 血竭 蒲黄炒。各一两半 延胡索炒，一两

上为末，每服二钱，空心热酒调下。

葛氏方治证同前。桂心为末，每服一钱，空心酒调下。

《产宝》疗血瘕，痛无定处。

童便三升 生地黄汁 生藕汁各一升 生姜汁三升

上先煎前三味，约三分减二，次下姜汁，慢火煎如稀饧，每服取一合，暖酒调下。

《千金》疗血瘕。

生干地黄一两 乌贼鱼骨二两

上为细末，空心温酒调服二钱匕。

四神散 治产后瘀血不消，积聚作块，心腹切痛。

川芎 当归去芦 干姜炮 赤芍药各等分

上为细末，每服二钱，食远用温酒调服。

桂心丸 治产后血气不散，积聚成块，上攻心腹，或成寒热，四肢羸瘦烦疼。

桂心 当归 赤芍药 牡丹皮 没药 槟榔各半两 青皮 干漆炒烟尽。各七钱半 大黄 桃仁去皮尖 三棱煨 玄胡索

鳖甲酥炙　厚朴制。各一两

上为细末，炼蜜和丸梧子大。每服三四十丸，食前用温酒送下。

霍　乱

〔大〕　产后霍乱，气血俱伤，脏腑虚损，或饮食不消，触冒风冷所致。阴阳不顺，清浊相干，气乱于肠胃之间，真邪相搏，冷热不调，上吐下痢，故曰霍乱也。经云：渴而饮水者，五苓散。寒多不饮水者，理中丸。大段虚冷者，加附子，来复丹亦妙。

〔薛〕　一产妇停食霍乱，用藿香正气散之类，已愈。后胸腹膨胀，饮食稍过即呕吐，或作泻。余谓此脾胃俱虚，用六君子汤加木香治之，渐愈。后因饮食失调，兼恚怒，患霍乱，胸腹大痛，手足逆冷，用附子散，又用八味丸，以补土母而康。设泥痛无补法而用辛散，或用平补之剂，必致不起。　一产妇吐泻咽酸，面目浮肿，此脾气虚寒。先用六君加炮姜为主，佐以越鞠丸而咽酸愈。又用补中益气加茯苓、半夏而脾胃康。

白术散　治产后霍乱吐利，腹痛烦渴，手足逆冷。

白术　橘红　麦门冬去心　干姜　人参各一两　甘草半两

为粗末，每服四钱，水一盏，生姜五片，煎去渣，温服。

温中散　治产后霍乱，吐泻不止。

人参　白术　当归　草豆蔻仁　干姜各一两　厚朴一两半，制

上为粗末，每服三钱，水煎服。

附子散　疗产后霍乱不止，手足逆冷。

附子炮　白术　当归　吴茱萸洗　桂心　人参　丁香　橘红　甘草各半两

上为细末，每服二钱，粥饮调下，不拘时。

高良姜散　治产后霍乱吐利，腹中㽲痛。

良姜　当归　草豆蔻仁

上等分为细末，每服二钱，用粥饮调下。

上二方非真寒不可用。

《局方》参苓白术散，疗产后霍乱吐利，身热带渴者良。方见杂病泄泻。

若吐逆不受汤药，以伏龙肝细末三钱，米汤调下即受。

余详杂病霍乱门。

呕　吐

〔大〕　夫胃为水谷之海，水谷之精以为血气，荣润脏腑。因产则脏腑伤动，有时而气独盛者，则气乘肠胃，肠胃燥涩，其气则逆，故呕逆不下食也。

〔薛〕　前证若因饮食过时，用四君子汤。饮食过多，用六君子汤。饮食过时而兼劳役，用补中益气。若因饮食停滞，用人参养胃汤。脾胃气虚，用六君子汤。胃气虚寒，加炮姜、木香。寒水侮土，用益黄散。肝木侮脾土，用六君、升麻、柴胡。命门火衰不能生土，用八味丸。呕吐泄泻，手足俱冷，或肚腹作痛，乃阳气虚寒，急用附子理中汤，多有生者。　一产妇朝吐痰，夜发热，昼夜无寐，或用清痰降火，肌体日瘦，饮食日少，前证愈甚。余曰：早间吐痰，脾气虚也。夜间发热，肝血虚也。昼夜无寐，脾血耗也。遂用六君子汤、加味逍遥散、加味归脾汤，以次调理而痊。

开胃散　治产后胃气不和，呕吐不止，全不纳食，宜服此。

诃子肉一两半　人参一两　甘草半两

上三味为细末，别以半夏半分，生姜一分，薤白二七茎，水一大盏，煎至六

分，去渣分为二服。

疗产后呕逆不止。郑知县传。

橘红一两　半夏曲　甘草各半两　藿香三两

上为细末，每服二钱，水一盏半，姜三片，煎至六分，温服，无时。

治产后更无他疾，但多呕逆不能食。

白术一两二钱半　生姜一两半

上细切，酒水各二升，煎取一升，分三服。

产后呕逆不已，四君子汤加陈皮、半夏、藿香、砂仁。

石莲散　治产后咳逆呕吐，心怔目晕。

石莲子去壳，一两半　白茯苓一两　丁香五钱

上为细末，米饮调服三钱，无时。

内热呕吐，服前药不效者，以枇杷叶去毛蜜炙、茅根各五钱，煎浓汤，入芦根汁半盏和匀服。

吃逆

〔大〕　夫肺主气，五脏六腑俱禀于气，产后则气血伤，脏腑皆损，而风冷搏于气，气则逆上，而又脾虚聚冷，胃中伏寒，因食热物，冷热气相冲击，使气厥而不顺，则吃逆也。脾者主中焦，为三焦之关，五脏之仓廪，贮积水谷，若阴阳气虚，使荣卫气厥逆，则致生斯病也。经云：吃噫者，胃寒所生，服药无效者，灸期门三壮必愈。期门穴乃胃之大络。

〔薛〕　前证属胃气虚寒之恶候，如用后方未应，急投参附汤，亦有复生者。

参附汤见前自汗。

丁香散　治产后心烦，咳噫不止。

丁香　白豆蔻仁各半两　伏龙肝一两

上为细末，煎桃仁、吴茱萸汤调下一钱，如人行五里再服。

石莲散见呕吐。

《产宝》疗产后吃逆，三日不止，欲死方。

桂心半两　姜汁三合

上同煎取二合，以大火炙手摩背，热时涂药汁尽，妙。

治产后吃逆方　用干柿一枚切碎，以水一盏，煎至六分，热呷之。

又方　古壁镜窠三四个，水一小盏，煎至半小盏，热服。

羌活散《灵苑》　治吃逆。

羌活　附子炮　茠香炒。各半两　木香　白姜炮。各二钱半

上五味为末，每服二钱，水一盏，盐一捻，煎十数沸，热服，一服止。

《补遗》治产后吃逆。橘皮汤及大小橘皮汤皆效。

上诸方当审寒热虚实用之，如寒者宜丁香、姜、桂，热者宜干柿、竹茹，实者宜香附、橘皮，虚者宜人参，甚则附子佐之。误施则有噬脐之悔，慎之。

咳嗽

〔大〕　夫肺者主气，因产后血虚，肺经一感微邪，便成咳嗽，或风、或热、或寒、或湿，皆令人咳嗽也。若产后吃盐太早而咳嗽者，难治。

产后血气不通，咳嗽者何？答曰：产后咳嗽，多因食热面壅滞，或热病，或有气块，发时冲心痛，气急咳嗽，四肢寒热，心闷口干，或时烦躁，睡梦惊悸，气虚肢体无力，宜服《局方》黑神散、五积散加枣煎服。

〔薛〕　产后咳嗽，或因阴血耗损，或因肺气亏伤，或阴火上炎，或风寒所感。主治之法，若阴血虚者，用芎、归、熟地、参、术。肺气伤者，用四君、芎、归、桔梗。阴火上炎者，六味地黄加参、

术。风寒所感者，补中益气加桔梗、紫苏。若瘀血入肺发喘，急用二味参苏饮，多有得生者。若兼口鼻起黑，或鼻出血，急用前饮，亦有得生者。然而所患悉因胃气不足，盖胃为五脏之根本，人身之根蒂，胃气一虚，五脏失所，百病生焉。但患者多谓腠理不密所致，殊不知肺属辛金，生于己土，亦因土虚不能生金，而腠理不密，外邪所感。其阴火上炎，亦壮土金，生肾水，以制火为善。若迳治其病，则误矣。 一产妇咳嗽声重，鼻塞流涕，此风寒所感，用参苏饮一盅，顿愈六七，乃与补中益气加桔梗、茯苓、半夏，一剂而痊。又与六君加黄芪，以实其腠理而安。 一产妇咳嗽痰盛，面赤口干，内热晡热，彻作无时。此阴火上炎，当补脾肾，遂用补中益气汤、六味地黄丸而愈。一产妇咳而腹满不食，涕唾面肿气逆，此病在胃，关于肺，用异功散而愈。

旋覆汤即旋覆花汤，见喘。有汗者去麻黄。

知母饮 治产后恶露上攻，流入于肺经咳嗽，宜服此药。若伤风痰嗽，却以寻常伤风药主治。一名二母散。

知母 贝母 白茯苓 人参各二钱 桃仁 杏仁并生去皮尖。各一钱

上作一服，水二盅，煎至一盅，食后服。

《集验》疗产后感风，伤寒咳嗽，多痰唾粘。

甘草 苦梗各一两半 款冬花一两 生麦门冬 生地黄各三两 葱白一握 豉二合 旧方无葱白与豉。

上㕮咀，水二升，煮取八合，去渣，食后分二服。

《经效》疗咳嗽多痰，唾粘气急。

前胡 五味子 紫菀 贝母各一两半 桑白皮 茯苓各二两 淡竹叶二十片

上㕮咀，水二升，煎取八合，去渣，食后分二服。

疗产后咳嗽气喘。

百部根 苦梗各六分 桑白皮二十分 干百合 赤茯苓各八分

上㕮咀，水二升，煮取七合，去渣食后分二服。

自制噙化丸见前杂病咳嗽。

喘

〔楼〕 产后喘极危，多死也。

〔郭〕 产后喉中气急喘促者何？答曰：荣者血也。卫者气也。荣行脉中，卫行脉外，相随上下，谓之荣卫。因产所下过多，荣血暴竭，卫气无主，独聚肺中，故令喘也。此名孤阳绝阴，为难治。若恶露不快，败血停凝，上熏于肺，亦令喘急，但服夺命丹，胞衣不下。血去喘自定。

陈无择评曰：产后喘急固可畏，若是败血上熏于肺，犹可责效夺命丹。若感风寒，或因忧怒饮食咸冷等，夺命丹未可均济，况孤阳绝阴乎。若荣血暴绝，宜大料煮芎䓖汤亦可救。伤风寒，宜旋覆花汤。性理郁发，宜小调经散，用桑白皮、杏仁煎汤调下。伤食，宜服见晛丸、五积散、芎䓖汤。

〔薛〕 前证若脾肺气虚弱，用六君、桔梗。若兼外邪，更加紫苏。若中气虚寒，用补中益气加炮姜、肉桂。若阳气虚脱，更加附子。若瘀血入肺，急用二味参苏饮。 一产妇喘促自汗，手足俱冷，常以手护脐腹。此阳气虚脱，用参附汤四剂而愈。 浦江吴辉妻，孕时足肿，七月初旬产后二月洗浴，即气喘，但坐不得卧者五个月，恶风得暖稍宽，两关脉动，尺寸皆虚，百药不效。用牡丹皮、桃仁、桂枝、茯苓、干姜、枳实、厚朴、桑白皮、

紫苏、五味、瓜蒌仁煎汤服之即宽，二三服得卧，其痰如失。盖作污血感寒治之也。

血竭散 治产后败血冲心，胸满上喘，命在须臾，宜服。

真血竭如无，紫矿代 没药

上等分，研细频节，再研取尽为度。每服二钱，用童便合好酒半大盏，煎一沸温调下。方产下，一服上床，良久再服，其恶血自循经下行，更不冲上，免生百病。

云岐参苏饮 治产后血入于肺，面黑发喘欲死者。

人参一两，为末 苏木二两

上以水两碗，煮取苏木一碗以下，去渣调参末，随时加减服，神效。

旋覆花汤 治产后伤风寒，喘、咳嗽，痰涎壅盛，坐卧不宁。

旋覆花 赤芍药 荆芥穗 半夏曲 前胡 甘草炙 茯苓 五味子 杏仁去皮尖，麸炒 麻黄各等分 一方，芍药、茯苓多一倍。

上㕮咀，每服四钱，水一盏半，生姜三片，枣一枚，煎至七分，去渣食前温服。有汗者，不宜服。

若伤咸冷饮食而喘者，宜见晛丸。见前痞闷。

五味子汤 治产后喘促，脉伏而厥。

五味子杵，炒 人参 杏仁各二钱 麦门冬去心 陈皮各一钱

上姜三片，枣二枚，水煎服。

大补汤 治产后百日外，面青浮肿唇白，气急有汗，乃大虚之证，急宜服此。

当归头 大川芎 大白术 白芍药 白茯苓多 人参多 黄芪多 五味子 熟地黄 干姜上下 甘草少

上锉散，水煎服。此二帖不退，即加川乌、木香，另磨入服。有泻，加诃子、肉豆蔻、粟壳。

鼻衄

〔郭〕 产后口鼻黑气起及鼻衄者何？答曰：阳明者，经脉之海，起于鼻，交頞中，还出颊口，交人中，左之右，右之左。产后气虚血散，荣卫不理，散乱入于诸经，却还不得，故令口鼻气起及变鼻衄，此缘产后虚热，变生此证，胃绝肺败，不可治。

《经验方》云：急取绯线一条，并产妇顶心发两条，紧扎中指节上即止。无药可治，亦禳厌之一端也。

〔薛〕 按胃脉侠口绕承浆，盖鼻准属脾土，鼻孔属肺金。诚胃虚肺损，气脱血死之证，急用二味参苏饮加附子五钱，亦有得生者。

〔汪〕 一妇产后，血逆上行，鼻衄口干，心躁舌黑，盖因瘀血上升，遂用益母丸二丸，童便化下，鼻衄渐止，下血渐通。

血崩

〔陈〕 产后血崩者何？答曰：产卧伤耗经脉，未得平复，劳役损动，致血暴崩，淋沥不止。或因酸咸不节，伤蠹荣卫衰弱，亦变崩中。若小腹满痛，肝经已坏为难治，急服固经丸以止之。

陈无择评曰：血崩不是轻病，况产后有此，是谓重伤。恐不止咸酸不节而能致之，多因惊忧恚怒，脏气不平，或产后服断血药早，致恶血不消，郁满作坚，亦成崩中。固经丸自难责效。不若大料煮芎䓖汤加芍药，候定，续次随证诸药治之为得。

〔薛〕 前证若血滞小腹胀满，用失笑散。血少小腹虚痞，芎䓖汤。肝火血妄行，加味逍遥散。脾郁不统血，加味归脾

汤。脾气虚不摄血，补中益气汤。厚味积热伤血，清胃散加槐花。风热相搏伤血，四君子、防风、枳壳。一产妇血崩，小腹胀痛，用破气行血之剂，其崩如涌，四肢不收，恶寒呕吐，大便频泻。余用六君加炮黑干姜，四剂稍愈，又以十全大补三十馀剂而痊。一产妇血崩，因怒其血如涌，仆地口噤目斜，手足抽搐，此肝经血耗生风。余用六味丸料一剂，诸证悉退，但食少晡热，佐以四君、柴胡、牡丹皮而愈。

固经丸

艾叶　赤石脂煅　补骨脂炒　木贼各半两　附子一枚，炮

上为末，陈米饭和丸如梧子大。每服二十丸，食前温酒下，米饮亦可。

芎䓖汤加芍药方

芎䓖　当归　芍药各等分

上㕮咀，每服四钱，水一盏半，煎至七分，去渣热服，无时。

熟干地黄散　治产后崩中，头目旋晕，神思昏迷，四肢烦乱，不知人事。

熟干地黄　伏龙肝　黄芪　赤石脂各一两　阿胶　甘草　白术　艾叶炒　川芎　人参各半两　当归七钱半

上㕮咀，每服四钱，水一盏半，姜三片，煎至七分，去渣温服。

白芍药散　治产后崩中下血，淋沥不绝，黄瘦虚损。

白芍药　牡蛎　干姜　熟干地黄　桂心　黄芪　乌贼鱼骨　鹿角胶　龙骨各一两

上为末，每服二钱，食前温酒下。

又方

赤石脂　熟地黄各一两　鹿茸　牡蛎　当归各半两

上为细末，食前以粥饮调下二钱。

阿胶丸　治产后崩中下血不止，虚羸无力。

阿胶　赤石脂各一两半　续断　川芎　当归　甘草　丹参各一两　龙骨　鹿茸酥炙　乌贼鱼骨　鳖甲炙。各二两，共为细末

上炼蜜丸如梧桐子大，空心温酒下二、三十丸。

菖蒲酒　治产后崩中下血不止。

菖蒲一两半，细锉，以酒二盏，煮取一盏，去渣，分温三服，食前。

瑞莲散　治产后恶血崩漏，状如泉水。

瑞莲百枚，烧存性　棕榈烧存性　当归　桂心各一两　鲤鱼鳞烧　川芎各七钱半　槟榔二枚

上为细末，每服三钱，煨姜酒调下。如未止，更进一服。或非时血崩，无药可治，但进三服即止。

《补遗》治产后血崩。

香附子炒赤，二两　莲蓬壳五枚，烧存性

上为末，米饮调下二钱。

产后血崩，素有热者，奇效四物汤良。方见血崩。

月水不调

〔大〕　产后月水不调者，由产伤动血气，虚损未复，而风邪冷热之气客于经络，乍冷乍热，冷则血结，热则血消，故令血或多或少，或在月前，或在月后，故名不调也。

〔薛〕　前证若过期而作痛者，气血俱虚也，八珍加柴胡、丹皮。不及期而来，血热也，四物、山栀、柴胡。将来而作痛者，血实也，四物加桃仁、红花。过期而来者，血虚也，四物加参、术。紫黑成块者，血热也，四物加炒栀、炒连、丹皮。作痛而色淡者，痰多也，四物合二陈。治当临证制宜。一产妇月经不调，内热燥渴，服寒凉之剂，血更如崩，腹胀

寒热，作呕少食。用六君子二十馀剂，诸病悉愈，以加味逍遥散调理而安。

琥珀散 治产后经脉不调，四肢烦疼，饮食全少，日渐羸瘦。

琥珀 牛膝 生干地黄 当归各一两 桃仁 赤芍药各半两

上为粗末，每服三钱，水一盏，姜三片，煎至六分，去渣服。

姜黄丸 治产后虚乏不足，胸心短气，腹内紧急，腰背疼痛，月水不调，食少烦渴，四肢无力。

姜黄 当归 熟地黄 牡丹皮 厚朴制 桂心 川芎 续断 桃仁 白术各一两 赤芍药 木香各七钱半 羚羊角屑二钱半

上为细末，炼蜜丸如梧子大。每服三十丸，食前温酒下。

月水不通

〔大〕 夫产伤动于血气，其后虚损未复，而为风冷所伤，血之为性，得冷则凝结，故风冷伤于经血，结于胞络之间，故令月水不通也。凡血结月水不通，则成血瘕，水血相并，复遇脾胃衰弱，肌肉虚者，则为水肿也。

妇人冲任之脉，为经络之海，皆起于胞内，而手太阳小肠之经、手少阴心之经，此二经上为乳汁，下为月水。若产后月水不通者，盖新产之后，劳伤气血，或去血过多，乳汁通行，自是不通。若乳子岁半或一岁之内，而月经不行，此是常候，即非病也，何必通之。谚云奶假是也。若半岁而行者，或四五个月便经行者，皆是少壮血盛之人，注受极易，产乳必众，其子失乳，必四肢尪羸，肚大青筋，头大发焦，好啖泥土，病名无辜。若经血有馀者，不可以药止之。若产后一二岁，月经不通，而无疾苦，何必服药。或劳伤气血，冲任脉虚，气血衰少而不能行者，但服健脾胃，资气血之药，自然通行。若用牛膝、红花、苏木、干漆、虻虫、水蛭等药以通之，则为害滋大，经水枯竭则无以滋养，其能行乎。初虞世所谓譬犹索万金于乞丐之手，虽捶楚并下，而不可得也。后之学者，更宜详审而疗之。

〔薛〕 前证脾胃虚弱，用六君子汤。若兼郁火伤脾，用归脾汤加丹皮、山栀。若怒火伤血，宜用四物合小柴胡。气血俱虚，用八珍、牡丹皮。仍参前论主之。

一产妇月经年馀不通，内热晡热，服分气丸，经行不止，恶寒作渴，食少倦怠，胸满气壅。朝用加味逍遥散，夕用四君子汤，月许，诸证稍愈。佐以八珍汤，兼服二月而愈。

以上三证，宜于调经门中参看通用。

泻 利

〔郭〕 产后腹痛及泻利者何？答曰：产后肠胃虚怯，寒邪易侵。若未满月，饮冷当风，乘虚袭留于肓膜，散于腹胁，故腹痛作阵，或如锥刀所刺，流入大肠，水谷不化，洞泄肠鸣，或下赤白，胠胁填胀，或痛走不定，急服调中汤立愈。若医者以为积滞取之，祸不旋踵，谨之谨之。

陈无择评曰：产后下痢，非止一证，当随所因而调之。既云饮冷当风，何所不至，寒热风湿，本属外因，喜怒忧思，还从内性，况劳逸饥饱，皆能致病。若其洞泄，可服调中汤。赤白滞下，非此能愈。各随门类，别有正方。

〔薛〕 产后泻痢，或因饮食伤损脾土，或脾土虚不能消食，当审而治之。若米食所伤，用六君加谷蘖。若面食所伤，用六君加麦蘖。若肉食所伤，用六君加山楂、神曲。凡兼呕吐，皆加藿香。若兼咽酸或呕吐，用前药送越鞠丸。若肝木来侮脾土，用六君加柴胡、炮姜。若寒水反来侮土，用钱氏益黄散。若久泻，或元气下陷，兼补中益气汤以升发阳气。若泻痢色黄，乃脾土真气，宜加木香、肉果。若脾土虚寒，当用六君子加木香、姜、桂。若脾肾虚寒，用补中益气及四神丸。若属命门火衰，而脾土虚寒，用八味丸以补土母。若小便涩滞，肢体渐肿，或兼喘咳，用金匮肾气丸以补脾肾，利水道。若胃气虚弱而四肢浮肿，治须补胃为主。若久而不愈，或非饮食所伤而致，乃属肾气亏损，盖胞胎主于任而系于肾，况九月、十月，乃肾与膀胱所养，必用四神、六味、八味三药以补肾。若用分利导水之剂，是虚其虚也。　一产妇泻痢，发热，作渴，吐痰甚多，肌体消瘦，饮食少思，或胸膈痞满，或小腹胀坠，年馀矣。余以为脾胃泻，朝用二神丸，夕用六君子，三月馀而痊。　一妇产后泄泻，兼呕吐咽酸，面目浮肿，此脾气虚寒。先用六君加炮姜为主，佐以越鞠丸而咽酸愈；又用补中益气加茯苓、半夏，而脾胃康。　一产妇泻利年馀，形体骨立，内热晡热，自汗盗汗，口舌糜烂，日吐痰三碗许，脉洪大，重按全无，此命门火衰，脾土虚寒而假热，吐痰者，乃脾虚不能统摄归源也。用八味丸补火以生土，用补中益气汤兼补肺金而脾胃健。一产妇腹痛后重，去痢无度，形体倦怠，饮食不进。与死为邻，此脾肾俱虚。用四神丸、十全大补汤而愈。但饮食难化，肢体倦怠，用补中益气汤而康。一妇人五月患痢，日夜无度，小腹坠痛，发热恶寒，用六君子汤送香连丸，二服渐愈。仍以前汤送四神丸四服全愈。至七月终，怠惰嗜卧，四肢不收，体重节痛，口舌干燥，饮食无味，大便不实，小便频数，洒淅恶寒，凄惨不乐，此肺之脾胃俱虚，而阳气寒不伸也。用升阳益胃汤而痊。

汪石山治一妇产后滑泄，勺水粒米弗容，时即泄下。如此半月馀，众皆危之，或用五苓散、平胃散，病益甚。汪诊之，脉皆濡缓而弱。曰：此产中劳力以伤其胃也，若用汤药，愈滋胃湿，非所宜也。令以参苓白术散除砂仁，加陈皮、肉豆蔻，煎姜、枣汤调服，旬馀而安。

〔丹〕　治产后泄泻，恶露不行，此馀血渗入大肠为泻，洞泄不禁，下青白黑色。用荆芥大者四五穗，于盏内烧灰，不得犯油火，入麝香研，汤三呷调下。此药虽微，能治大病。方名的奇散。

产后泄方

茯苓　川芎　黄芩　白术　干姜　滑石　陈皮　芍药炒各①

上水煎服之。

调中汤

高良姜　当归　桂心　芍药　附子炮　川芎各一两　甘草半两

上为粗末，每服三钱匕，水三盏，煎至一盏，去渣热服。

上方惟寒中洞泄者宜之。其肠胃有热者，当服黄连而愈，如如金丸、香连丸之类。若戊已丸、固肠丸、四神丸、五味子丸之类，皆产后大便不实必用之药，已详载杂病及前泄泻门中，兹不赘引。

赤白痢

〔大〕　产后痢疾者，由产劳伤，脏腑不足，日月未满，虚乏未复，或劳动太早，或误食生冷，若行起太早，则外伤风冷，乘虚入于肠胃，若误食生冷难化之物，伤于脾胃，皆令洞泄水泻，甚者变为痢也。若血渗入大肠则为血痢，难治，世谓之产子痢也。得冷则白，或如鱼脑，得

① 各：此字下，疑有脱文。

热则赤黄，或为骤血。若冷热相搏，则下痢赤白，或脓血相杂。若下痢青色，则极冷也。若饮食不进，便利无常，日夜无度。产后本虚，更加久痢不止，无力瘦乏，愈见羸弱，谓之虚羸下痢。又有产后气宇不顺，而下痢赤白，谓之气痢。治之之法，热则凉之，冷则温之，冷热相搏则调之，滑者涩之，虚羸者补之，水谷不分者当利小便。若产妇性情执着，不能宽解，须当顺其气，未有不安者也。

〔薛〕 前证白属气分，而赤属血分也。其论详见泻利。 一产妇食鸡子，腹中作痛，面色青黄，服平胃、二陈，更下痢腹胀。用流气饮子，又小腹一块不时上攻，饮食愈少。此脾胃虚寒，肝木克侮所致。用补中益气加木香、吴茱渐愈。又用八珍大补，兼服调理寻愈。 一妇产后痢未至月满，因食冷物及酒，冷热与血攻击，滞下纯血，缠坠极痛，其脉大无力，口干，用黄芩芍药汤三服而安。

〔熊〕 治产后赤白痢证 用四君子汤加黄芪、粟壳神效。

〔云〕 **救急散** 治产后赤白痢，腹中绞痛。

芍药 阿胶 艾叶 熟地黄各一两 甘草 当归各三两

上㕮咀，水煎分二服，空心饮。

〔大〕 当归芍药散 治妊娠腹中绞痛，心下急痛，及疗产后血晕，崩中久痢。方见血崩。

疗妊娠血痢 用阿胶二两，以酒一升半，煮一升，顿服。

产后诸痢 煮薤白食之。 又方，羊肾脂炒薤白，空心食之，甚佳。

〔经〕 治产后、胎前痢疾 败龟甲一枚，米醋炙研为末，醋汤调下。丹溪云：龟甲大补阴，治劳倦。

〔丹〕 妇人患堕胎后膈满食少，痢不止，脉虚，左手尤甚。

滑石 白芍药炒 苍术各五钱 白术二钱五分 诃子二钱，煨 干姜四钱 茯苓一钱

上为细末，调下保和丸四五十粒。

〔云〕 产后血痢，脐腹疼痛 四物汤加槐花、黄连、御米壳等药。

黄连丸 治产后赤白痢，腹中搅痛不可忍。

黄连四两 阿胶 蒲黄 栀子仁各一两 当归二两半 黄芩 黄柏各二两

上为末，炼蜜丸如桐子大。每服六七十丸，米饮吞下，日三夜一。

〔仲〕 产后下痢虚极，**白头翁加甘草阿胶汤**主之。《脉经》作热痢重下，新产虚极者。

白头翁 阿胶各二两 黄连 黄柏 秦皮各三两 甘草二两

上以水七升，煮取二升半，纳胶令消尽，温分三服。

妇人临产痢疾。

山栀不拘多少，烧灰为细末，空心温熟水调下一钱，甚者不过五服。

产后血痢，小便不通，脐腹疼痛。

用生马齿苋捣汁二大合，煎一沸，下蜜一合调，顿服。

〔梅〕 治产后血泄不禁，馀血作痛兼块。

桂心、干姜等分为末，空心酒调服方寸匕。

〔大〕 疗产后痢，日五十行者，取木里蛀虫粪屑炒黄，急以水沃之，令稠稀得所，服之即瘥。

〔圣〕 治产后诸痢方。取苍耳叶捣汁、半盏，日三四，温服。

〔渴〕

产后下痢作渴者，水谷之精，化为血气津液，以养脏腑，脏腑虚燥，故痢而渴。若引饮则难止，反溢水气，脾胃既

虚，不能克水，水自流溢，浸渍皮肤，则令人肿。但止其渴，痢则自瘥。

〔薛〕　前证若渴而不喜冷饮，属胃气虚，不能生津液，宜用七味白术散。夜间发热口渴，属肾水弱而不能润，宜用六味丸，并佐以益气汤，以滋化源。　一产妇泻痢，发热作渴，吐痰，肌体消瘦，饮食少思，或胸膈痞闷，或小腹胀坠，年馀矣。余以为脾肾之泻，朝用二神丸，夕用六君子，三月馀而痊。　一产妇患前证，形体倦怠，饮食不进，与死为邻，此脾胃俱虚也。用四神丸、十全大补汤而愈。

《必效》疗产后痢而渴饮无度数。

麦门冬三两　乌梅二十个

细锉，水一升，煮取七合，细呷。

《经效》疗产后久痢，津液涸，渴不止。

龙骨十二分　厚朴　茯苓　黄芪　麦门冬　人参各八分　生姜六分　大枣十四个，并细锉

上以水一大升，煮取七合，空心分二服。

疗产后痢，日久津液枯竭，四肢浮肿，口干舌燥。《古今录验》

冬瓜一枚　黄泥糊厚五寸，煨烂熟，去皮，绞汁服之瘥。

《补遗》人参白术散，治产后痢，津液竭，渴不止。方见胎前霍乱。

大便秘涩

〔郭〕　产后大便秘涩者何？答曰：产卧水血俱下，肠胃虚竭，津液不足，是以大便秘涩不通也。若过五六日，腹中闷胀者，此乃燥屎在脏腑，以其干涩未能出耳。宜服麻仁丸以津润之。若误以为有热，投之寒药，则阳消阴长，变证百出，性命危矣。

〔薛〕　产后大便不通，因去血过多，大肠干涸，或血虚火燥干涸，不可计其日期，饮食数多，用药通之、润之，必待腹满觉胀，自欲去而不能者，乃结在直肠，宜用猪胆汁润之。若服苦参药润通，反伤中焦元气，或愈加难通，或通而泻不能止，必成败证。若属血虚火燥，用加味逍遥散。气血俱虚，八珍汤。慎不可用麻子、杏仁、枳壳之类。　一产妇大便不通七日矣，饮食如常，腹中如故。余曰：饮食所入，虽倍常数，腹不满胀，用八珍加桃仁、杏仁。至二十一日，腹满欲去，用猪胆汁润之，先去干粪五七块，后皆常粪而安。　一产妇大便八日不通，用通利之药，中脘作痛，饮食甚少，或云通则不痛，痛则不通。乃用蜜导之，大便不禁，吃逆不食。余曰：此脾肾复伤，用六君加吴茱、肉果，骨脂、五味数剂，喜其年壮而愈。不然，多致不起。一产妇大便秘结，小腹胀痛，用大黄等药，致吐泻不食，腹痛胸痞。余用六君子加木香、炮姜，治之而愈。　一妇人大便秘涩，诸药不应，苦不可言，令饮人乳而愈。

麻仁丸

麻仁研如泥　枳壳　人参各一两　大黄半两

上为末，炼蜜丸如梧桐子大。空心温酒下二十丸，未通渐加丸数，不可太过。

评曰：产后不得利，利者百无一生。去血过多，脏燥大便秘涩，则固当滑之，大黄似难轻用，唯葱涎调腊茶为丸，复以腊茶下之必通。予常用《局方》四物汤，以生地黄易熟地黄，加青皮去白煎服，甚效。

〔本事〕　妇人产后有三种疾，郁冒则多汗，汗多则大便秘，故难于用药，惟麻子苏子粥最为稳当。用紫苏子、大麻子二味。各半合，洗净研极细，用水再研取汁，一盏，分二次煮粥啜下。此粥不唯产

后可服，大抵老人诸虚风秘，皆宜服之。尝有一人母年八十四，忽尔腹满头疼，恶心不食，召医数人，议皆用补脾进食，治风清利头目等药，数日虽愈，全不入食，其家忧惶。余辨说前药皆误矣，此证正是老人风秘，脏腑壅滞，聚于胸中则腹胀恶心，不思饮食，又上至于颠则头痛，神不清也。若脏腑流畅，诸疾悉去矣。予令作此粥，两啜而气泄，先下结粪如胡椒者十馀枚，后渐得通利，不用药而自愈矣。

〔丹〕　产后秘结不通，膨满者，气急坐卧俱难，用大麦蘖炒黄为末，酒下一合，神效。出《兵部手集》。

大小便不通

〔大〕　产后大小便不通者，肠胃本挟于热，因产血水俱下，津液燥竭，肠胃痞涩，热气结于肠胃，故令大小便不通也。

〔薛〕　尝治一产妇大小便不通，诸药不应，将危矣。令饮牛乳，一日稍通，三日而痊。人乳尤善。

桃花散　治膀胱气滞血涩，大小便秘。

桃仁　葵子　滑石　槟榔各等分

上为细末，每服二钱，空心葱白汤调下。

疗产后大小便不利，下血。

车前子　黄芩　蒲黄　牡蛎　生地黄　芍药各一两五钱

上为细末，空心米饮服方寸匕。忌面、蒜。

通气散，治产后大小便不通。亦可用封脐法。见前杂证大便不通。

〔心〕　治妇人产后，忽小腹胀如蛊，大小便不通。气海、三里、关元、三阴交、阴谷主之。

遗　屎

〔薛〕　产后遗屎，若脾肾虚弱，用还少丹，仍以补中益气汤为主。虚寒加肉豆蔻、补骨脂，或四神丸。若脾肾虚寒，用八味丸兼四神丸，仍佐以前二方。

按：产后遗屎，乃肾气不固，宜五味子丸主之。杂病泄泻。

一产妇大便不实，饮食少思，或侵晨遗屎。此中气虚寒，脾肾不足，用补中益气送四神丸而痊。　一产妇小便出粪，名大小肠交。乃气血俱虚，失行常道，先用六君子汤二剂，又用五苓散二剂而痊。寻常肠交，亦可用。

《广济》疗产后遗粪方。

取故燕窠中草，烧为末，以酒调下半盏。亦治男子。

《集验方》　疗产后遗粪。亦治男子。

矾石枯　牡蛎煅。各等分

上为末，酒服方寸匕，日三服。

《补遗》疗产后遗粪不知出时方。

白蔹　芍药各等分，为末　酒服方寸匕。

《补遗》治产后遗粪不知觉，可服固肠丸。方见前杂症泄泻条。

华佗云：病人卧，遗屎不觉者死。

淋　闷

〔大〕　产后诸淋，因产有热气客于脬中，内虚则起数，热则小便涩痛，故谓之淋。又有因产损气虚则挟热，热则搏于血，即流渗于胞中，故血随小便出而为血淋。淋者，淋沥之谓也。《三因》论曰：治诸产前后淋秘，其法不同，产前当安胎，产后当去血。如其冷、热、膏、石、气淋等，为治则一，但量其虚实而用之。瞿麦、蒲黄，最是产后要药，唯当寻究其所因，则不失机要矣。

〔**薛**〕　按前证若膀胱虚热，用六味丸。若阴虚而阳无以化，用滋阴肾气丸。盖土生金，金生水，当滋化源也。　一产妇小水淋沥，或时自出，用分利降火之剂，二年不愈。余以为脾肾之气虚，用补中益气汤、六味地黄丸而痊。

茅根汤　治产后诸淋，无问冷、热、膏、石、气结，悉主之。

白茅根八两　瞿麦穗　白茯苓各四两　葵子　人参各二两　蒲黄　桃胶　滑石　甘草各一两　紫贝十枚，煅　石首鱼头中石二十枚，烧

上锉散，每服四大钱，水一盏半，姜三片，灯心二十茎，煎至七分，去滓温服。亦可为末，木通煎汤调下二钱。如气壅闭，木通、橘皮煎汤调下。

滑石散《千金》　疗产后淋。

滑石一两二钱半，研　通草　车前子　葵子各一两

上为末，以浆水调服方寸匕至二匕为妙。

张不愚疗产后小便不通淋闭方。

陈皮一两，去白为末　空心温酒调下二钱，一服便通。

疗卒不得小便方。

杏仁十四枚，去皮尖

上炒为末，和饮顿服，通。

疗产后淋，小便痛及血淋。

白茅根五两　瞿麦　车前子各二两　鲤鱼齿一百枚，为末　通草三两　冬葵子二合

上水二升，煮取一升，入鱼齿末，空心服。

治产后小便不通，腹胀如鼓，闷乱不醒，盖缘未产之前，内积冷气，遂致产时尿胞运动不顺。用盐于产脐中填可与脐平，却用葱白剥去粗皮十馀根，作一缚，切作一指厚，安盐上，用大艾炷满葱饼子大小，以火灸之，觉热气直入腹内，即时便通，神验不可具述。出《产乳集》。

小　便　数

〔**大**〕　夫产后小便数者，乃气虚不能制故也。

〔**薛**〕　前证若因稳婆不慎，以致胞损而小便淋沥者。用八珍汤以补气血。若因膀胱气虚而小便频数，当补脾肺。若膀胱阴虚而小便淋沥，须补肺肾。　一产妇小便频数，时复寒战，乃属脾肺虚弱。用补中益气汤加山茱、山药为主，佐以桑螵蛸散而愈。后患发热晡热，盗汗自汗，月水不调，用加味逍遥散而安。　一产妇患前证，吐痰发热，日晡作渴，此膀胱阴虚。用补中益气汤，以六味丸而愈。又患痢后小便频数，手足俱冷，属阳气虚寒，用前汤及八味丸而瘳。

桑螵蛸散《千金》　治产后小便数及遗尿

桑螵蛸三十枚，煨　鹿茸酥炙　黄芪各三两　牡蛎煨　人参　厚朴　赤石脂各二两

上为末，空心粥饮调下二钱。《外台》无厚朴、石脂，有甘草、生姜。

栝蒌汤《集验》　疗产后小便数兼渴。

桑螵蛸　甘草并炙　黄连　生姜各二两　栝蒌根三两　人参三两　大枣五十枚

上细切，用水七升，煮二升半，分三服。忌猪肉、冷水。

《补遗》疗产后小便数，或遗尿。

益智仁为末，米饮调服。

小　便　不　禁

〔**陈**〕　妇人产蓐产理不顺，致伤膀胱，遗尿无时。

〔**丹**〕　尝见收生者不谨，损破产妇尿脬，致病淋沥，遂成废疾。一日有徐妇年壮难产得此，因思肌肉破伤在外者，宜

可补完，胞虽在腹，恐亦可治。遂诊其脉虚甚，予曰：难产之由，多是气虚，产后血气尤虚，试与峻补。因以参、芪为君，芎、归为臣，桃仁、陈皮、黄芪、茯苓为佐，煎以猪、羊胞中汤，极饥时饮之。但剂小率用一两，至一月而安。盖令气血骤长，其胞自完，恐稍缓亦难成功矣。

〔乔町〕 妇人产后尿不禁，面微浮，略发热于午后，此膀胱为坐婆所伤。

黄芪 归身尾 芍药各一钱半 白术一钱 人参 陈皮各五分 甘草炙，少许

上水煎，热服之。

〔薛〕 前证若脾肺阳虚，用补中益气汤。若肝肾阴虚，用六味地黄丸。若肝肾之气虚寒，用八味地黄丸。 一产妇小便不禁，二年不愈，面色或青赤、或黄白，此肝脾气虚血热，用加味逍遥散为主，渐愈，佐以六味地黄丸而痊。后因怒，小便自遗，大便不实，左目顿紧，面色顿赤，仍用前散，佐以六君子汤，以清肝火，生肝血，培脾土而痊。

《广济》疗产后小便不禁。

鸡尾毛烧存性，酒调下一匕，日三服。

《千金》治产后遗尿不知出。

白薇 芍药各等分

为末，酒服方寸匕，日三。

又方

桑螵蛸半两，炒 龙骨一两

上为末，食前粥饮调下二钱。

固脬散 治妇人临产时伤手脬破，小便不禁。

黄丝绢自然黄者，染黄者不用。三尺，以炭灰汁煮极烂，以清水洗去灰，令净，入黄蜡半两，蜜一两，白茅根二钱，马屁勃末二钱

上用水二升，再煎至一盏，空心顿服。服时饮气服之，不得作声，如作声无效。

补遗补脬饮 治产后伤动脬破，终日不小便，但淋湿不干。

生丝绢黄色者，一尺 白牡丹根皮 木白及各一钱

用水一碗，煎至绢烂如饧服之，勿作声，作声无效。

鸡内金散 治产后溺床失禁。

以鸡肶胵一具，并肠，洗、烧为末，酒调服方寸匕。

小便出血

〔大〕 产后小便出血者，因血气虚而热乘之，血得热则流散，渗于胞内，故血随小便出。

〔薛〕 一产妇尿血，面黄，胁胀少食，此肝木乘脾土也。用加味逍遥、补中益气兼服而愈。后为怀抱不乐，食少体倦，惊悸无寐，血仍作，用加味归脾汤二十馀剂，将愈。惑于众论，服犀角地黄汤，诸证复作，仍服前汤而愈。

治小便利血方。

乱发汤洗垢腻净

上烧研为末，米饮调服方寸匕。

又方 用滑石研 发灰等分 每服一钱，地黄汁调下。

崔氏方 疗产后血渗入大小肠。

蜜一大合 车前草捣汁，一升

上相和煎沸，分二服。

《补遗》方 治产后小便出血。

川牛膝去芦 水煎服。

又方

生地黄汁半升 生姜自然汁半合

上相和服之。

大便下血

〔薛〕 产后便血，或饮食起居，或六淫七情，以致元气亏损，阳络外伤。治法：若因膏粱积热，用加味清胃散。若因

醇酒湿毒，葛花解酲汤。若因怒动肝火，六君加芍药、柴胡、芎、归。若因郁结伤脾，加味归脾汤。若因思虑伤心，妙香散。若因大肠风热，四物加侧柏、荆、防、枳壳、槐花。若因大肠血热，四物加芩、连。若因肠胃虚弱，六君加升麻、柴胡。若因肠胃虚寒，六君加肉蔻、木香。若因元气下陷，补中益气加茯苓、半夏。若因气虚，用六君、升麻。若因血虚，用四物。气血俱虚，用八珍，俱加柴胡、升麻。大凡病久或元气虚弱，见病百端，皆因脾胃亏损，内真寒而外假热，但用六君子或补中益气加炮姜，温补脾气，诸证悉退。若四肢畏冷，属阳气虚寒，急加附子。病因多端，当临证制宜，庶无误矣。

一产妇粪后下血，诸药不应，饮食少思，肢体倦怠，此中气虚弱，用补中益气加吴茱、炒黄连五分，四剂顿止。但怔忡、少寐，盗汗未止，用归脾汤治之而痊。　一妇人但怒便血，寒热口苦，或胸胁胀痛，或小腹痞闷，此木乘土。用六君加山栀、柴胡而愈。又用补中益气、加味逍遥二药而不复作。　一妇人久下血，在粪前，属脾胃虚寒，元气下陷。用补中益气汤加连、炒吴茱一钱，数剂稍缓。乃加生吴茱五分，数剂而愈。　一妇人产后便血，口干饮汤，胸胁膨满，小腹闷坠，内热晡热，饮食不甘，体倦面黄，日晡则赤，洒淅恶寒，此脾肺气虚。先用六君加炮姜、木香，诸证渐愈。用补中益气，将愈。用归脾汤全愈。后饮食失节，劳役兼怒气，发热血崩，夜间热甚，谵语不绝，此热入血室。用加味小柴胡二剂而热退，用补中益气而血止，用逍遥散、归脾汤调理而康。

阴脱产门不闭

〔三因〕　妇人趣产，劳力努咽太过，致阴下脱，若脱肛状，及阴下挺出，逼迫肿痛，举重房劳，皆能发作，清水续续，小便淋露。

硫黄散　治产后劳伤阴脱。

硫黄　乌贼鱼骨各半两　五味子二钱半

上为末，掺患处。

桃仁膏　治产后阴肿妨闷。

桃仁去皮尖　枯矾　五倍子各等分

上以下二味为末，研桃仁为膏。拌匀傅之。

硫黄汤　治产劳，玉门开而不闭。

硫黄四两　吴茱萸　菟丝子各一两半　蛇床子二两

上每服四钱，水一碗，煎数沸，滤渣，洗玉门，日再洗。

熨法

单炒蛇床子，乘热布裹熨患处。亦治产后阴痛。

当归散　治阴下脱。

当归　黄芩各二两　芍药一两钱半　猬皮烧存性，半两　牡蛎二两半

为末，每服二钱，温酒米汤任意调下。忌登高举重。

〔**丹溪**〕一妇人三十馀岁，生女二日后，产户一物如手帕，下有帕尖，约重一斤。予思之，此因胎前劳乏，伤气，成肝痿所致。却喜血不甚虚，其时岁暮天寒，恐冷干坏了，急与炙黄芪半钱，人参一钱，白术五分，当归一钱半，升麻五分，三帖，连服之即收上，得汗通身乃安。但下裔沾席处干者落一片，约五六两重，盖脂膜也。食进得眠，诊其脉皆涩，左略弦，视其形却实。与白术、芍药各钱半，陈皮一钱，生姜一片，煎二三帖以养之。

一妇人产子后，阴户中下一物如合钵状，有二歧。其夫来求治，予思之，此子宫也，必气血弱而下坠。遂用升麻、当归、黄芪，大料二帖与之，半日后，其夫

复来曰，服二次后觉响一声，视之已收阴户讫，但因经宿干着席上，破一片如掌心大在席，某妻在家哭泣，恐伤破不可复生。予思之，此非肠胃，乃胎膏也。肌肉破，尚可复完，若气血充盛，必可生满。遂用四物汤加人参，与一百帖，三年后复有子。　治子宫下，用黄芪一钱半，人参一钱，当归七分，升麻三分，甘草二分，作一帖，水一盅，煎至五分，去渣食前服。却用五倍子末泡汤洗。又用末傅之，如此数次。宜多服药，永不下。

〔薛〕　玉门不闭，气血虚弱也，用十全大补汤。肿胀焮痛，肝经虚热也，加味逍遥散。若因忧怒，肝脾气血伤也，加味归脾汤。若因暴怒，肝火血伤也，龙胆泻肝汤。　一产妇玉门不闭，发热恶寒，用十全大补加五味子，数剂而寒热退。用补中益气加五味子，数剂而玉门闭。　一妇人脾胃素弱，兼有肝火，产后玉门肿痛，寒热作渴，呕吐不食，外敷大黄等药，内用驱利之剂，肿及于臀，诸证蜂起，此真气虚而邪气盛也。先用六君子以固肠胃，次用补中益气以升阳气，不数剂而全愈。　一产妇患此失治，肿溃不已，形体消瘦，饮食少思，朝寒暮热，自汗盗汗，半年矣。用补中益气汤加茯苓、半夏，脓水渐少，饮食渐进。又用归脾汤共五十馀剂而愈。　一产妇玉门不闭，小便淋沥，腹内一块，攻走胁下，或胀或痛，用加味逍遥散加车前子而愈。　一妇人子宫肿大，二日方入，损落一片，殊类猪肝，面黄体倦，饮食无味，内热晡热，自汗盗汗，用十全大补汤二十馀剂，诸证悉愈，仍复生育。

治产后阴肿下脱内出，玉门不闭。

石灰一升，炒极热　汤二升，投灰中，适温冷，澄清坐水中以浸玉门，斯须平复如故。

又方，以铁精粉上推内之。　又灸脐下横纹五七壮。

一法，用铁精、羊脂二味，搅令稠，布裹炙热熨，推内之。铁精是锻铁炉中飞出如尘，紫色而轻虚，可以莹磨器皿者。

〔子母〕　疗产后阴下脱，烧兔头末傅之。

《补遗》治产后生肠不收。　用枳壳煎汤，浸良久即入。又方，五倍子、白矾煎汤浸亦良。　又方，酸笃草俗名老鸦酸煎汤，用草坐不开孔，才熏收一半，稍温下手洗，并收入而安。

又方，子宫脱出，以温水洗软，却用雄鼠粪烧烟熏入。　又法，蓖麻子十四粒，去壳捣烂涂顶心，如入即洗去。

〔东〕妇人胞胎门落颓不收，常湿。　神关　玉泉五十壮　身交脐下指缝中，灸五十壮，三报。　又法　玉泉傍开三寸灸随年壮，三报　女人阴门冷肿。　皈来三十壮

〔甲〕　妇人阴挺出，四肢淫泺，身闷。少海主之。一作照海。

〔阴中肉线〕

一妇产后水道中出肉线一条，长三四尺，动之则痛欲绝。先服失笑散数次，以带皮姜三斤，研烂入清油二斤，煎油干为度，用绢兜起肉线，屈曲于水道边，以前姜熏之，冷则熨之。一日夜缩其大半，二日即尽入。再服失笑散、芎归汤调理之。如肉线断则不可治矣。

阴　蚀

〔大〕　凡妇人少阴脉数而滑者，阴中必生疮，名曰䘌疮。或痛或痒，如虫行状，淋露脓汁，阴蚀几尽者。此皆由心神烦郁，胃气虚弱，致气血留滞。故经云：诸痛痒疮，皆属于心。又云：阳明主肌肉，痛痒皆属于心。治之当补心养胃，外以熏洗坐导药治之乃可。

〔**薛**〕　前证乃肝脾郁结之证，木旺生虫耳。宜解郁清肝。备见前杂证阴中生疮类。一产妇素有肝火，患此内溃痒痛，食少热渴，小水淋沥，用加味逍遥散、加味归脾汤兼服，间以芦荟丸，外以鹤虱草煎洗而愈。

《千金方》　蒲黄三升　水银一两　二味研匀以粉上。

又方　肥猪肉十斤，水一硕，煮水浸，冷即易，不过三两度。

洗搨汤方

甘草　干漆各一两　黄芩　干地黄　当归　芍药各二两　龟甲五两

上细切，以水七升，煮耗一半，以绵帛内汤中，以搨疮处，良久即易，日二度。每搨汤，可人行十里许，即裛干，捻取甘湿散薄傅疮上使遍，可经半日，又以汤搨，搨讫如前傅药。

余家婢遇此疾，医疗不差，蚀处作两疮，深半寸，余因检得此方，仍以自处蚺蛇胆散，不经七日，疮乃平复，甚效。凡治数十人应手而瘥，请广布之。

甘湿散又名蚺蛇胆散。　疗㿗虫阴蚀。

蚺蛇胆真者　青木香　石硫黄　铁精　麝香各四分。临时分之多少入。缘麝香辟蛇毒，若先以相和，蛇胆即无力也。旧用五月五日蛤蟆。

上六味。各等分为末，更细研。有患取如三棋子，和井花水日再服讫，先令便利了，即以后方桃枝熏下部讫，然后取药如棋子，安竹管里吹入下部中。亦用再度老少量减。其熏法，每日一度，不用再为之良。

疗㿗虫蚀下部及五脏方。　取桃东南枝三七枚，轻捶头使散；以绵缠之。又捣石硫黄为末，将此绵缠桃枝捻转之，令末少厚，又截一短竹筒先内下部中，以所捻药桃枝熟燃熏之。

文仲疗阴蚀欲尽者方。　以蛤蟆、兔屎等分为末，傅之良。

狼牙汤《古今录验》　疗妇人阴蚀，其中烂伤，脓水淋漓臭秽。

狼牙三两

上㕮咀，以水四升，煮取半升，去滓，内苦酒如鸡子中黄大，沸汤一杯消尽，夜适寒温，以绵缠箸头大如茧，濡汤以沥疮中，日四五度即瘥。

《补遗》治产后阴户生疮。

青黛　黄丹　水粉　五倍子等分为末

用卖肉铺上拭肉巾，烧为末，和前药。先以荆芥、薄荷、柏叶煎汤，洗净后掺药。如疮干，可用油调末涂之。

又方　平胃散加贯众末，每二钱，熟煮猪肝拌药，内阴户中。

乳　少

〔**大**〕　凡妇人乳汁或行或不行者，皆由气血虚弱，经络不调所致也。乳汁勿令投于地，虫蚁食之，令乳无汁。若乳盈溢，可泼东壁上佳。或有产后必有乳，若乳虽胀而产后臖① 作者，此年少之人，初经产乳，有风热耳。须服清利之药则乳行。若累经产而无乳者，亡津液故也。须服滋溢之药以动之。若虽有乳，却又不甚多者，须服通经之药以动之，仍以羹臛引之。盖妇人之乳资于冲脉，与胃经通故也。有屡经产而乳汁常多者，亦妇人血气不衰使然也。大抵妇人素有疾在冲任经者，乳汁少而其色带黄，所生之子怯弱而多疾。

〔**三因**〕　产妇有二种乳脉不行，有气血盛而壅闭不行者，有血少气弱涩而不行者。虚当补之，盛当疏之。盛者当用通草、漏芦、土瓜根辈；虚者当用炼成钟乳

① 臖（xìng　性）：肿痛。

粉、猪蹄、鲫鱼之属。概可见矣。

〔薛〕 前证若气血虚弱而不能化生，宜壮脾胃。怒动肝胆而乳肿汁出，宜清肝火。夫乳汁乃气血所化，在上为乳，在下为经。若屡产无乳，或大便涩滞，当滋化源。

漏芦散 疗乳妇气脉壅塞，乳汁不行，及经络凝滞，奶乳胀痛，留蓄邪毒，或作痈肿。此药服之，自然内消，乳汁通行。

漏芦二两半 蛇蜕十条，炙 瓜蒌十枚，急火烧焦存性

上为末，温酒调下二钱，无时候。服药后即以猪蹄羹投之。《经验方》有牡蛎，烧存性。一方只用牡蛎煅末酒调。

又方

葵菜子炒香 缩砂仁各等分

上为细末，每服二钱，热酒调下。滋益气脉荣卫，行津液。上蔡张不愚方，常用极有验。

《产宝》疗产后乳无汁方。

土瓜根 漏芦各三两 甘草二两 通草四两

上水八升，煎取二升，分温三服，忌如常法。一方加桂心，并为末，酒服方寸匕。

《产书》下乳汁。

土瓜根为末，酒调服一钱，日三四服。

下乳汁。以京三棱三个，水二碗，煎取一碗洗，取汁下为度，极妙。

涌泉散 成都教授单骧方。疗产乳无汁，亦治乳结痈肿。

穿山甲洗净，一两，灰炒燥 为细末，酒调服方寸匕。

《必用方》云：漏芦、栝蒌皆要药。或云：多食猪蹄羹。 栝蒌取子净洗，炒令香熟，捶破取仁，瓦上摊浥令白色，研为细末，温酒调下一钱。服了合面卧少时，未效再作。

一方 瓜蒌一枚，熟捣，以白酒一斗，煮取四升，去渣温饮一升，日三。

成炼钟乳散 疗乳妇气少血衰，脉涩不行，乳汁绝少。

成炼钟乳粉研细 浓煎漏芦汤调下二钱。

《灵苑》下乳汁立效方。

粳米 糯米各半合 莴苣子一合，并淘净 生甘草半两

用水二升，煎汁一升，去滓分三服，立下。

又方 猪蹄一双 通草四两 水一斗，煮作羹食之妙。

〔薛〕 一产妇因乳少，服药通之，致乳房肿胀，发热作渴。余谓血气虚，以玉露散补之而愈。

玉露散 治乳脉不行，身体壮热疼痛，头目昏痛，大便涩滞等证。

川芎 桔梗 白芷各二钱 芍药 当归各一钱半 人参 白茯苓 甘草各一钱

上作一服，水二盅，煎至一盅，食后服。如头热甚，大便秘者，加大黄三钱。

罗氏涌泉散 治妇人乳汁因气绝少。

瞿麦穗 麦门冬去心 龙骨 穿山甲炮黄 王不留行各等分

上为细末，每服一钱，热酒调下，后吃猪蹄羹少许。又用木梳于左右乳上各梳三二十梳。日三服，依前法。

又方 治奶汁少。

瓜蒌根 薄荷干身等分

上为粗末，先吃羊蹄汁一碗，次服药，后再吃葱丝羊羹汤少许，立效。

有人乳汁不行，已十七日，诸药无效，遇有人送赤豆一斗，遂时常煮粥食之，当夜乳脉通行。

又方 麦门冬不拘多少，去心焙为

末，以酒磨犀角约一钱许，暖犀角酒调门冬末二钱服之，不过二服，乳汁便下。

〔乳汁自出〕

〔大〕　产后乳汁自出，盖是身虚所致，宜服补药以止之。若乳多温满急痛者，温帛熨之。《产宝》有是论，却无方以治之。若有此证，但以漏芦散亦可。有未产前乳汁自出者，谓之乳泣，生子多不育，经书未尝论及。

〔薛〕　前证气血俱虚，用十全大补汤。肝经血热，用加味逍遥散。肝经怒火，用四物、参、术、柴、栀。肝脾郁怒，用加味归脾汤。　一产妇劳役，忽乳汁如涌，昏昧吐痰，此阳气虚而厥也。灌以独参汤而苏，更以十全大补汤数剂而安。若妇人气血方盛，乳房作胀，或无儿饮胀痛，憎寒发热，用麦芽二三两，炒熟，水煎服立消。其耗散血气如此，何脾胃虚弱，饮食不消方中多用之？

漏芦散见前。

吹　奶

〔大〕　产后吹奶者，因儿吃奶之次，儿忽自睡，呼气不通，乳不时泄，蓄积在内，遂成肿硬，壅闭乳道，津液不通，伤结疼痛。亦有不痒不痛，肿硬如石，名曰吹奶。若不急治，肿甚成痈。产后吹奶，最宜急治，不尔结痈，逮至死者。速服皂角散、栝蒌散，傅以天南星散，以手揉之则散矣。

〔薛〕　前证用药，切不可损其气血。馀详外科乳痈条。

栝蒌散方

乳香一钱，研　栝楼实一个　研匀，温酒煎服。

天南星散

南星为末　温汤调，以鹅翎蘸涂患处。

皂角散

歌曰：妇人吹奶治如何？皂角烧灰蛤粉和，热酒一杯调八字，须臾揉散笑呵呵。

治奶结硬疼痛。

百药煎为细末，每服三钱，酒一盏，煎数沸，热服。

乳硬作痛

嫩桑叶生研，以米饮调，摊纸花贴肿处。

《补遗》治产后吹奶，结实肿痛。

用陈皮一两　甘草一钱

水二碗，煎至一碗，分二服。次用荆芥、羌活、独活煎汤熏洗，即散。

妬　乳

夫妬乳者，由新产后儿未能饮之，及乳不泄，或乳胀捏其汁不尽，皆令乳汁蓄结，与血气相搏，即壮热大渴引饮，牢强掣痛，手不得近是也。初觉便知以手捋捏去汁，更令旁人助吮引之，不尔，或作疮有脓，其热势盛，必成痈也。轻则为吹乳、妬乳，重则为痈。虽有专门，不可不知。

连翘汤　治产后妬乳并痈。

连翘　升麻　芒硝　玄参　芍药　白蔹　防风　射干　大黄　杏仁　甘草各一钱

上作一服，水二盅，煎至一盅，食后服。

疗产后妇乳初结胀不消，令败乳自退方。

瓜蒌一个，半生半炒　大粉草一寸，半生半炙　生姜一块，半生半煨

上同锉，用酒一碗，煮取一盏，去渣服之。其痛一会不可忍，即搜去败乳，临卧再一服，顺所患处乳侧卧于床上，令其药行故也。

疗产后吹乳作痛。

葵茎及子

上捣筛为散，酒服方寸匕，即愈。

又方　鸡屎干为末，酒服方寸匕，须臾三服愈。

又方　皂角十条，以酒一升，揉取汁，消石半两，煎成膏傅之。

疗乳肿将次结成痈方。

上以马溺涂之立愈。

《补遗》疗产后吹奶、妬奶，但未结成痈，或成痈未作有脓者。

蔓荆子捣烂酒服，仍以渣敷患处。

又方　用赤小豆酒研烂，温酒服，滓封患处。

又方　仙人掌草一握，小酒糟一块，生姜一大块，同研烂，入桂末少许炒，酒服留滓罨患处。

《集验》论曰：凡妇人女子，乳头生小浅热疮，搔之黄汁出，浸淫为长，百种疗不差者，动经年月，名为妬乳病。妇人饮儿者，乳皆欲断，世谓苟抄乳是也。宜以赤龙皮汤及天麻汤洗之，傅二物飞乌膏及飞乌散佳。始作者可傅以黄芩漏芦散、黄连胡粉散并佳。

赤龙皮汤

槲皮三升，切

上以水一斗，煮五升，夏冷用，秋冬温之，分以洗乳。

天麻汤

天麻草五升，切

上以水一斗半，煎取一斗，随寒温分洗乳以杀痒也。此草叶如麻叶，冬生，夏着花，赤如鼠尾花。亦以洗浸淫黄烂热疮、痒疽、湿阴蚀疮、小儿头疮，洗毕傅膏散。

飞乌膏散方

用烧朱砂作水银上黑烟名维粉者三两，熬令焦燥　矾石三两，烧粉

上二味，以绢筛细，以甲煎和之，令如脂，以傅乳疮，日三。作者不须和，有汁自着可用散。亦傅诸热疮，黄烂浸淫汁疮，蜜疮，丈夫阴蚀痒湿，诸小儿头疮，疳蚀，口浸淫疮，蜗疮等，并以此傅之。

又**黄连胡粉膏散方**

黄连二两　胡粉二两半　水银一两，同研令消散

上三味，捣黄连为末，三物相和，皮裹熟挼之，自和合也。纵不成一家，且得水银细散入粉中，以傅乳疮，诸湿痒、黄烂肥疮。若着甲煎为膏，《千金》同。

《补遗》妇人乳头小浅疮烂痒。以芙蓉花或叶干为末，掺之。又有妇人乳头裂痛，取秋后冷落茄子花裂开者，阴干烧存性，水调涂之。

医　　镜

序

《邶风》有云："我心非鉴，不可以茹"①，则镜固能茹物者也。而《周礼》言疗疡六养，凡有疡者，受其药焉②，则天下之能茹药者，病也。顾参、苓或致杀人，而乌喙③还能起死。有茹、不茹，死生皎焉，将毋病者药之镜也。何也？以其能茹药也。然不先有镜，其病者将毋噬兽人而夏庭无玉，庆为祥麟④；鱼睫浑而秦照鲜金，估为明月⑤，寒茹其温，和茹其毒，酸辛寒苦甘湿，骨筋脉气肉窍，茹各相讹，则制巫彭⑥之丸，不必挟逢蒙之矢⑦；煎空桑之饮⑧，不必设吕雉之筵⑨；定和始⑩之方，亦可废酂侯之律⑪。吾友蒋子仪用，孝行著于闾门，文章名满天下，推暨不忍，一草一木之念痛痒生人，取王宇泰先生所授张玄映医书而读之曰：是又何待切脉、望色、听声、写形，而后可以湔肠浣胃哉！吾闻古之为镜者，采精阴阳，取算乾坤，协辉两曜，通意明神，以防鬼正病。又闻古之名医，有视神未有形而除之，与见垣一方人者⑫。今病以万变，方亦随之，如青黄紫缘在染匠手，如山水人物在画工手，如龙穴沙水在葬师手⑬，真医苑中之寿光容成⑭已！操是书也，更何有不茹药之病乎？非有鉴于其先，乌能使先圣

---

① 我心非鉴，不可以茹：语出《诗经·邶风》。鉴，镜子；茹，猜度。

② 疗疡六养，凡有疡者，受其药焉：语出《周礼》："凡药以酸养骨，以辛养筋，以咸养脉，以苦养气，以甘养肉，以滑养窍，凡有病者，受其药焉。"

③ 乌喙：中药乌头。

④ 噬兽人而夏庭无玉，庆为祥麟：典出《尚书帝命期》"桀失玉镜，用其噬兽"。其中玉镜喻清明之道，噬兽人喻残暴官吏。祥麟，系瑞兽麒麟，喻难得之人才。本句指夏桀无道，失于明察，以致黑白颠倒，任用非人，还以为是任用贤良。

⑤ 鱼睫浑而秦照鲜金，估为明月：典出《尚书考灵耀》"秦失金镜，鱼目入珠"。原注：金镜，喻明道也；始皇，吕不韦子，言乱真也。本句指秦国昏庸，失于明察，竟让外姓人鱼目混珠，篡夺政权，还以为后继得人。

⑥ 巫彭：上古名医。

⑦ 逢蒙之矢：逢蒙，古代射箭高手，从学于后羿，尽得其传以后，思天下惟后羿超过他，于是射死后羿。

⑧ 空桑之饮：空桑，地名，在今河南省开封地区陈留县境内，商汤王贤相伊尹诞于此，故借指伊尹。相传伊尹著有《汤液本草》，为我国方剂书之最早者。

⑨ 吕雉之筵：吕雉，即吕后，汉高祖刘邦妻，曾在未央宫设筵，召功臣韩信来而杀之。

⑩ 和始：始疑为竘。医和、医竘皆春秋时秦国名医。

⑪ 酂侯之律：酂侯，汉初功臣萧何之封号，汉之律令典制，皆由其负责制订。

⑫ 古之名医，有视神未有形而除之，与见垣一方人者：《史记》载扁鹊见齐桓侯，病未外见而告以当预治，桓侯不信，最终病发而亡。又载扁鹊服长桑君所予上池之水后，能见垣一方，洞见别人脏腑。

⑬ 龙穴沙水在葬师手：葬师，选择墓穴之风水师。龙穴沙水，是风水地理学上术语。

⑭ 寿光容成：唐代司空图作俳偕文《容城侯传》，以镜拟人，称为容城侯，又称为寿光先生，姓金名炯。

精微益以明著，名为《医镜》，洵不诬焉。余承乏建安，维桑[①] 菑殣，虽拯济同怀而鞭长莫及，闻我邑缙绅先生平价卖谷，全活甚繁众，仪用实左右之，今又剞劂是书，以播海内，谷以救荒，药以疗疡，不任妒其美事之交擅也已！

皇明崇祯辛巳阳月鹤湖柯元芳楚蘅父书于建安公署

① 维桑：因古时家屋前后多种桑树、梓树，《诗经·小雅·小弁》有“维桑与梓，必恭敬止”句，后世遂多以此指家乡。

凡　例

一宇泰先生发明医理，著述行世，式从已久，门下订疑问难，盖多其徒。但理学渊微，卷帙浩淼，学者苦无津梁①，先生手示此编，指其大要，令一披览，而晓然于辨证用药，真昭彻如镜，遂以《医镜》名编。

一医莫先于辨证，凡阴阳寒热虚实与夫内因外因之别，相去一丝千里，苟审之未当，汤药误投，杀人最速。先生论列症形，了若指掌，学者详究之，庶无舛错② 疑似之害。

一治须明于宣药，古人比之用兵，示其难其慎之意。是编惟伤寒一科，姑存古方，馀皆者酌其宜，而列以为君为佐，见多寡缓急，各有攸当，且总其凡曰例，概其宜曰类，要在变通活法，不拘成案，神而明之，存乎人之知机也。

一先生详于辨证用药，而脉且略焉，盖因诸集备载，此不复赘。各条下间论及之，亦其概耳。如伤寒一门，自有脉要指法，其中奥理，不可具述，勿以传经所言，遂该其全也。

一先生矢心利济，知无不言，间有丹方经验者，即于药列后一一开示。更有药非对症，反致伤害者，必明其禁忌，学者其识之。

一大小内外，古人视为一道，盖以科虽各别，总不外乎六气所感，七情所伤，与夫十二经络所系属也。后世惧传而不精，未免以人命尝试，始有专门。先生资性敏达，学力渊深，此道一悟百了，故于杂门、疮疡、妇人、小儿，无不著论立方，确有所见，其为后学筏度③，功岂小补云。

一是编原本，余得之茂苑张玄映，玄映得之宇泰先生，授受盖不轻矣。往余与玄映读书佘峰，搦管④ 之馀，漫加辑订，爰付梨枣，悬诸国门，凡我同人，宝兹囊秘。

蒋仪用识

① 津梁：桥梁，比喻能起桥梁作用的东西。

② 舛（chuǎn）错：差错。

③ 筏度：渡水的筏子。这里指代提供方法。

④ 搦管：握笔。指代写作。

目　录

卷之一

伤　寒

伤寒为诸病之魁，死生系于数日之内，苟识病不真，用药一错，则变异立见。古人有七日不服药之说，非谓伤寒不可服药，谓药之不可轻试也。故见之未审，宁不用药，岂可妄投之，以速其死耶！

治伤寒者，必先辨其六经之形症，而后可也。如初发于一二日间，便觉头项痛、腰脊强、而发热恶寒，乃足太阳膀胱经受病也，而诊之则尺寸俱浮焉。以其脉上连风府，故头项痛；又下至尾间，故腰脊强；以寒邪在表而不得泄，故发热恶寒也，而太阳症可辨矣。

太阳病已，以次而传经，必传于胃，发于二三日之间，便觉目疼、鼻干、不得眠、日晡潮热、不恶寒而反恶热，乃足阳明胃经受病也，而诊之则尺寸俱长矣。以其脉络于目，故目疼；又挟于鼻，故鼻干、不得眠；以邪在肌肉之中，故不恶寒而恶热也，而阳明症可辨矣。

阳明病已，以次而传经，必传于胆，发于三四日间，便觉胸胁痛而耳聋、往来寒热，乃足少阳胆经受病也，而诊之则尺寸俱弦焉。以其脉循于胁，故胸胁痛；又络于耳，故耳聋；以邪在半表半里，故往来寒热也，而少阳症可辨矣。

少阳病已，以次而传经，必传于脾，发于四五日间，便觉腹满而咽干、身无大热、自利不渴，乃足太阴脾经受病也，而诊之则尺寸俱沉细焉。以其脉布于胃，故腹满；又络于咽，故咽干；以邪入于里，故身无大热、自利不渴也，而太阴症可辨矣。

太阴病已，以次而传经，必传于肾，发于五六日间，便觉口燥舌干而渴、身不热，乃足少阴肾经受病也，而诊之则尺寸俱沉焉。以脉贯脊，而络于肺系舌本，故口燥舌干而渴也；以邪入于阴分，故身不热也，而少阴症可辨矣。

少阴病已，以次而传经，必传于肝，发于六七日间，便觉烦满而囊缩、身冷如冰，乃足厥阴肝经受病也，而诊之则尺寸俱微缓焉。以其脉循阴器，络于肝，故烦满而囊缩；以邪入阴分，既深且固，故身冷如冰也，而厥阴症可辨矣。

太阳、阳明，伤寒表症也，宜汗之。少阳，伤寒半表半里症也，宜和解之。太阴，伤寒邪入于里也，宜下之。少阴，寒邪入里尤深也，亦宜下之。若手足厥冷，自汗，亡阳者，又宜温之，而不可轻下也。至于厥阴伤寒，则寒气固结，非大热之剂不能除，而承气汤之类不可用也。观于此，则六经之形症已明，而用药可以不错也。

然阳症易治，阴症难治，而少阴、厥阴为尤难也。况于两感伤寒，而可以措手乎？

所谓两感者，何也？假如一日太阳受之，即与少阴俱病，则头痛、口干、烦满而渴；二日阳明受之，即与太阴俱病，则腹满身热、不欲食、谵语；三日少阳受之，即与厥阴俱病，则耳聋囊缩而厥逆。若水浆不入，不知人者，六日死。两感所以不可治者，以其一脏一腑，同受其邪，表症里症，一齐而发，两邪相迫，阴阳俱病，救其表则里益急，救其里则表益剧，犹外寇方獗，而内又反，既不能安其内，又无以攘其外，必致两败而俱伤，岂能两全而无害？此两感之所以不救也。

然其间亦有轻重之差焉。表重于里者，宜先救表，而后及于里；里重于表者，宜先救其里，而后及于表。此又求一生于万死之中，而不忍坐视，故不得已而施其治也。其不两感于寒，更不传经者，至七八日间，六经之邪渐退，十二日则精神清爽而自愈矣。

然伤寒传经亦有不同，未可视以为一定不易之序。有始于太阳，以次传入阴经，而终于厥阴者；或太阳不传阳明、少阳，而即传少阴者；或不由阳经，而直入阴经者；或始终只在一经，而不传者；或二阳三阳同受，而为合病者；或太阳阳明先后受而为并病者。种种不一，审而治之可也。

然真正伤寒，与感冒伤寒，及似伤寒而非伤寒者，何以辨之？

盖寒者，冬月严凝肃杀之气也，故自霜降以后，春分以前，皆属冬令，必此时感寒而即发者，为正伤寒；至春分后发者，名曰温病；冬伤于寒，春亦不病，至夏而后发者，名曰热病。夫温热二病，既皆得之冬月所伤之寒，宜亦以伤寒名也，而反曰温病热病者，何耶？盖所伤之寒，虽在于冬，而谅其所伤者，必不甚重，故不即发而延于春夏也。春气温，夏气热，则时令之气已甚，而冬月之气无权，所伤之寒，反从春夏而变为温热，故以温热名也。

其有不因冬伤于寒，而春自伤于风，夏自伤于暑者，则自有伤风伤暑之别，而又不可以温热并论矣。或有感于天行时气而沿染相同者，谓之温疫；或足膝等处，忽然红肿，发热头疼者，谓之脚气。皆似伤寒，而非伤寒也。其馀伤中之杂症颇多，不能枚举，要皆诸病门中所有者。但杂症一兼寒热，即谓伤寒杂症，医者以意求之，则不言而自喻矣。

药例

太阳症，头项痛，腰脊强，发热无汗，宜以麻黄汤为主治而汗之。

麻黄一两五钱　桂枝一两　甘草五钱　杏仁五十枚

每剂用五钱，水煎服，取汗出为度，无汗再服。春分后忌之。

阳明症，目疼，鼻干，不眠，发热，干呕，有汗，宜以桂枝汤为主治。

赤芍　桂枝各六钱　甘草四钱，炙

每服五钱，加姜三片，枣二枚，煎服。须臾，啜稀粥以助药力。若小便数，及饮酒人，不宜用，恐其不喜甘而中满作呕也。春分后忌之。

少阳症，胸胁痛，而耳聋，往来潮热，宜以小柴胡汤为主治。

柴胡一两　半夏八钱　黄芩　甘草炙　人参各七钱半

上作五服，每加姜三片，枣二枚，煎服。此方乃少阳症药，故治疟疾者亦用之。但人参一味，亦宜斟酌，若邪气未退，不可轻用也。

少阳症，身热，不大便，不恶寒，邪在半表半里，宜以大柴胡汤为主治，而和解之。

柴胡二两　黄芩七钱半　芍药三钱　半夏六钱半　枳实四枚，炙　大黄五钱

上作三服，每加姜、枣煎服。

太阳、阳明症，不恶寒，反恶热，大便秘，谵语，呕哕，宜以调胃承气汤为主治而下之。

大黄一两，酒浸　甘草五分　芒硝九分

每服五钱，水一碗，先煎大黄、甘草至七分，去渣，入硝煎一沸，温服。

阳明症，六七日不大便，腹胀满，无表症，汗后不恶寒，潮热，狂言而喘，宜以小承气汤为主治而下之。

大黄一两　厚朴五钱　枳实六枚

上作一剂，水煎温服，以利为度。

太阴症，自利不渴，脉沉身痛，宜以四逆汤为主治。

甘草一两　干姜七分　附子半个　黄连五钱

上作一剂，水煎温服，弱人用大附子，加干姜三钱。

本方干姜加至一两，名通脉四逆汤，治厥逆下利，脉不至，每服五钱，加葱白九茎。呕加生姜，咽痛加桔梗，利止脉不出加人参。本方去附子、黄连，加人参、白术，名理中汤，专治自利不渴，寒多而呕，腹痛鸭溏，蛔厥等症。治病之效，虽不可诬，而用药之时，亦宜斟酌。大补大热之剂，必审其真而后用也。

少阴症，舌干口燥，及胃实谵语，五六日不大便，腹痛，烦渴，宜以大承气汤主治而下之。

大黄五钱　厚朴一两　枳实五个　芒硝五钱

水二盅半，先煎厚朴、枳实至一盅，入大黄煎至七分，去渣，入硝煎一沸，温服，以利为度，不可过服。

少阴症，恶寒，手足拘急，或心中悸而烦，脉微细者，宜以小建中汤主治而温之。

桂枝　甘草各二两　芍药三两

作三服，每加姜三片，枣四枚，去渣，入饧糖一合，微火待饧糖化，温服。呕者不用饧糖，恐其发吐也。

厥阴症，舌卷囊缩而恶寒，宜以桂附汤主治之。

桂枝一两　附子三钱　青皮　甘草　柴胡各四钱

作三服，每加姜三大片。

两感伤寒，虽不治之症，然所禀有虚实，所感有浅深，若所禀者实，而所感者浅，间亦可生，治之而愈者有矣，未有不治而生者也。宜以大羌活汤主治而双解之。

羌活二钱五分　独活　防己　黄芩　黄连　白术　川芎各二钱　细辛五分　生地　知母各二钱

作一剂，水煎服。

春分后感冒伤寒，宜以九味羌活汤为主治，代桂枝麻黄汤用。

羌活二钱　防风一钱五分　苍术一钱　甘草三分　白芷一钱　川芎一钱五分　生地黄一钱　黄芩一钱　细辛三分

作一服，加姜三片，葱一茎，水煎热服，覆热取汗。原有汗去苍术，加白术，渴加知母、石膏。

此方通治六经伤寒，无有不验，乃四时伤寒之圣药也。何以言之？盖羌活治太阳肢节痛，大无不通，小无不入，乃拨乱反正之主也；防风治一身尽痛，听君将命令而行，随所使引而至；苍术雄壮上行之气，能除湿气，下安太阴，使邪气不传脾经；甘草缓里急，和诸药；白芷治阳明头痛在额；川芎治厥阴头痛在脑；生地治少阴心热在内；黄芩治太阴肺热在胸；细辛治少阴肾经苦头痛。此方乃易老[①] 所制，凡见表症悉宜服之，不犯三阴禁忌，实解

① 易老：九味羌活汤出王好古的《此事难知》一书，王系易水学派的中坚人物，故称易老。

利之神方也。

小结胸症，胸膈迷闷，乃邪热结于上焦而生痰也，宜小陷胸汤。

半夏六钱　黄连三钱　瓜蒌一个，连皮取四分之一

作一服，水二盅，先煮瓜蒌至一盅半，下馀药，煎至一盅，温服。如未效再服，得口出黄涎即愈。

大结胸症，胸前胀满，烦闷，不进饮食，乃渴多饮水，有停饮在上故也，宜大陷胸汤。

大黄一两五钱　芒硝一两一钱五分　甘遂二钱五分，末

作二服，水二盅，煎大黄至一盅，去渣，入硝煎一沸，次入甘遂末温服，得快利止后服。

附　痧疹

痧疹之症，恶寒发热，头疼腹满，恶心呕吐，遍身如红云推出，俗名痧子，即伤寒发斑也。发斑虽是热症，然不可骤用凉药，恐遏绝邪气于内，而不得出，多有不救者，宜解毒发散为主。

如羌活、防风、白芷、紫苏以发散，大剂生甘草以解毒，加葱、姜煎服。喉痛加玄参、桔梗，呕血加地榆、侧柏叶、犀角、生地，腹满加枳壳、陈皮、苍术、厚朴，斑有紫色，热极也，加黄连、连翘、赤芍，恶心加藿香、木香。斑不出者，单用带根葱头，捣取汁一盏，入酒浆一盏，调和服之，能饮者，再饮一二盏，其斑即发出，至妙。此症呕血者重，以邪气逆上也，声哑者危，无声者死，以斑毒入肺中故也。

附　瘟疫

瘟疫之症，乃天行时气，发热谵语，众人病一般者是也。有大头瘟、虾蟆瘟之异。并用十神汤为主治。

川芎　甘草　麻黄　紫苏　升麻　白芷　陈皮　香附　芍药各四钱　干葛一两四钱

每服五钱或一两，姜三片，水煎热服，以汗出为度，未效再服。

瘟疫秘方

人中黄五钱　羌活　苍术各三钱

煎服立愈。

大头天行，病湿气在高巅之上，宜用此方。

黄芩酒炒　大黄酒蒸　羌活各二钱或三钱

煎服。

虾蟆瘟，遍身如虾蟆之皮，皆属风热，宜疏风散热之剂治之。

羌活　防风　荆芥　黄芩　甘草各二三钱　煎服。

又，用侧柏叶自然汁，调蚯蚓粪敷之。或丁香尖、南星，醋磨敷。

附　脚气

脚气之症，恶寒发热，有类伤寒，但发时，足膝之间先红肿作疼，而后发寒热，乃湿热留于肌肉之中故也，急宜治之。若不早治，其气上行至心，即死矣。

苍术　黄柏　赤茯苓　牛膝　木通　木瓜　甘草　黄连　乌药　防风

上各二钱，量轻重投之，水煎，空心服。其红肿处用朴硝、大黄、寒水石、牙皂为末，鸡子清调敷，甚妙。或用人中黄为末，芭蕉汁调敷亦妙。

附　伤风

伤风之症，乃风邪客于腠理，洒淅恶寒，喷嚏呵欠，头痛发热，类于伤寒，但见风即怕，其寒亦不太甚，以此为辨耳。

川芎　紫苏　羌活　防风　苍术　香附　甘草

上各二钱，加葱白十茎，姜三片，煎服。以被覆之，微汗为度。若以为小疾而不治之，风入于肺，必成咳嗽，即费调理矣。凡感风邪，忌用茯苓，以其味淡，善

于渗泄，表症服之，则引邪入阴经，而邪无由发矣。

内　伤

伤寒家以外感风寒为外伤，内伤饮食为内伤，固矣。然内伤而专指饮食言者，其言犹未尽也。饮食所伤，固可以为内伤，或伤于血，或伤于气，或伤于精，皆非外得也，独不可以言内伤乎。内伤之病，各有症辨，惟饮食所伤，亦身发大热，类于伤寒，但不恶寒而独恶热，头不甚疼，骨节不痛，而中脘饱闷，见食即恶，与伤寒大同小异。故伤寒家有内伤外伤之辨，辨以此耳。至若好勇斗狠，奔走负重，恃壮使力，蹼跌轻生，必伤于血。血积于上，则胸胁痛，血积于中，则中脘痛，血积于下，则小腹痛。伤重则行其血，伤不重则活其血，血既行，则养其血而已。或忿恨冲心，暴怒顿发，争言斗舌，叫号骂詈，必伤于气，气积不散，则两胁胀满，胸膈闷塞，甚至发为臌症，饮食不进，而病斯剧矣。宜大剂伐肝化气之药治之。或恃强壮，不惜气力，纵情于女色，耗亡其真精，则小腹气并，其冷如冰，其坚如石，痛连阴器，小便秘而不通，切不可以精虚之故，妄加补剂，又不可误以为霍乱，妄投盐水，要当以活血为主，而调气次之，待其痛止气和，方可渐加带补之剂也。

药例

内伤于食，视其所伤者何物，各以主治之药消之。

如伤于鱼肉，则用山楂、蓬术、三棱之药，甚至有用阿魏、硇砂、巴豆霜者。如伤于米食，则用麦芽、神曲、枳实、陈皮、槟榔、草果之类。如伤于面食，则用莱菔子为君，佐以苍术、厚朴、陈皮、香附之类。如伤于生冷，则于消食剂中加官桂、干姜、木香之类。凡消食之剂，必兼用白术、甘草，则脾气有助，而运化速矣。

内伤于血，视其所伤者何处，分上中下而治之。

如胸前痛，则用红花、赤曲、降真香、丹皮之类，而以桔梗引经，以枳壳开气。如两胁痛，则用苏木、红花、当归、桃仁之类，而以青皮、柴胡引经，以木香调气。如中脘痛，则以当归为君，佐以红花、苏木、三棱、蓬术之类，而以芍药、甘草引经，厚朴、大腹皮宽腹胀。如小腹痛，则以桃仁为君，佐以当归梢、红花、山楂、苏木、蓬术之类，而以青皮、官桂引经，槟榔破气，痛甚者加玄胡索、乳香、没药。凡血并不行，剂内加穿山甲、麝香，水酒同煎，送下大黄丸二三钱，此惟伤重者可用也。

内伤于气，宜以伐肝破气之药治之。

用醋炒青皮为君，醋炒芍药、便浸香附、乌药、枳壳、木香、官桂之类为佐，水酒同煎服之。

内伤于精，宜以养血调气之药治之。

用红花为君，桃仁、丹皮、当归、生地、牛膝、赤曲之类为佐，少加甘草梢，炒盐一撮，酒煎，入童便，热服。痛连阴器者，必有血滞于茎中，碍其道路，甚至小便不通，宜头髮烧灰为末，童便、酒调下四五钱为妙。

凡此特其大略耳，若夫斟酌损益，非言所能示也。

一切内伤之症，有似于伤寒者，遂以为伤寒，而误用发表之药，如麻黄、升麻之类，则内气升发，势不可遏，有食吐食，有血吐血，吐而不已，面赤咽干，火皆奔上，汗出不休，阳亡气耗。当此之时，无药可救，其死必矣，慎之慎之！若外伤误服内伤之药，亦有大害，不可轻投。若内伤既重，或溺水涉深，则寒气入内，血于食并而不运，必死无疑，虽有良药，竟何益乎！

中　风

夫人似乎无恙，而卒然中风者，岂一朝一夕之故哉。其受病久矣，盖肉必先腐也，而后虫生之，土必先溃也，而后水决之。木必先枯也，而后风摧之。夫物且然，而况于人乎？经曰：邪之所凑，其气必虚。风岂能中乎人，亦人之自受乎风耳！使其内气充足，精神完固，则荣卫调和，腠理缄密，虽有风将安入乎？惟其不戒暴怒，不节淫欲，或饥不暇于食，或寒不暇于衣，或嗜酒而好色，或勤劳而忘身，或当风而沐浴，或大汗而行房，或畏热而露卧，或冒雨而奔驰，以致真元耗亡，气血消尽，大经细络，积虚弥年，平时无甚痛苦，而不知荣卫皆空，徒存躯壳，正犹无心之木，将折未折，无土之墙，欲颓未颓，其势已不可支，而方且自谓无恙，迷昧而不知戒焉，一旦为贼风所袭，如剧寇操刃，直入无人之境，势若破竹，不移时而皆溃，则杯酒谈笑之间，举步转移之顷，卒然颠仆，顿为废人，不亦重可骇哉！由是观之，虽由外风之中，实因内气之虚也。然人之一身，表里上下，未有皆虚，惟积虚之处，气多不贯，而势有偏轻，故一为风所入，而肢体于是乎废矣。若以脏腑言之，则又各有形症焉。中脏多滞九窍，故有唇缓、失音、鼻塞、耳聋、眼瞀、便秘之症，中腑多着四肢，故有半身不遂、手足不随、左瘫右痪之形。又有中血脉者，则外无六经之形症，内无便溺之阻涩，惟口眼㖞斜，或左或右而已矣，而手足动静，起居食息，固无恙也。或肢不能举，口不能言，而更无别症者，乃中经也，比之中脏腑为轻，比之中血脉犹重耳。然因其病而药之，则中脏者宜下，中腑者宜汗，中经者宜补血以养筋，中血脉者宜养血以通气，此皆可治之症也。而亦有难易于其间，中脏为难，而中腑次之，中经又次之，中血脉又次之。其或初中于血脉，药之而愈，苟不守禁忌，必复中而中必在经。或初中于经，药之而愈，苟不守禁忌，必复中而中必在腑。或初中于腑，药之而愈，苟不守禁忌，必复中而中必在脏。中一次则虚一次，虚一次则重一次。故中腑虽可治也，由先中血脉于经，而后及于腑，则难治矣。中脏本难治也，由先中于腑，而后及于脏，则不治矣。若中腑而兼中脏，与伤寒两感者何异，岂有可生耶？

凡中风口开者为心绝，手散者为脾绝，眼合者为肝绝，遗尿者为肾绝，声如鼾睡者为肺绝。汗出如油者为无气，肉脱筋痛者为无血。发直指而头上窜，面赤如妆而汗缀如珠者，皆所不治之症也。

其有一中即死者，又何为如此之急耶？盖人之五脏，以心为君，心也者，所以主宰乎一身者也。五脏之中，惟心最难死，故人死气绝，一身尽冷，而心头独热者，以其难死故也。中脏之人，不即死者，以四脏之气虽绝，而心犹未病也，一中其心，则杯酒未干，片言未尽，而魂魄先亡矣。纵有起死回生之药，亦何所施乎？

大法中风诸症，总属风痰，初中之时，不论在表在里，必先以攻痰祛风为主，待其苏醒，然后审其经络，分其气血而治之，不可因其内气之虚，而骤用补剂。盖一中之间，道路已为风痰阻绝，虽欲补之，孰从而补之？若其病的系大虚，口眼不㖞斜，手足不偏废，便溺不阻涩，但汗出不休，眩晕不定，四肢软弱，气息短促，方可用独参汤。而犹必佐以去白陈皮，加以姜汁、竹沥，始可服也。若无监制，一时或可以愈疾，而痰邪不泄，终当为患，他日或发痫疽，必无药可治者，切宜慎之。即脑、麝、牛黄等药，初中时亦不宜骤用，恐引风气入于骨髓，又不可用大戟、芫花、甘遂以泄大肠之经。大抵于行痰祛风剂中，日浅则加以顺气，日久则惟活血为要耳。

药例

初中风不省人事，乃风痰壅盛，迷其胸膈也。

宜以天花粉、荆芥各二三两，水煎服。加姜汁、竹沥，磨枳实、沉香各一钱，或二钱灌之。若牙关紧，即以姜制南星同麝香少许，擦之自开。灌此药，直待其醒，再进此药，然后以他药进之。

中腑为在表，法当汗之。

宜以麻黄为君，羌活、防风、荆芥、甘草之类为佐，以发其表；南星、半夏、瓜蒌仁之类，以逐其痰；陈皮、枳壳、紫苏梗之类，以顺其气，加姜汁、竹沥服之。

中脏为在里，法当下之。

宜以大黄为君，枳实、厚朴、甘草为佐，以通其秘；猪牙皂角、穿山甲、木通、菖蒲之类，以开其窍；瓜蒌仁、杏仁、苏子、防风、荆芥之类，以逐其风痰，加姜汁、竹沥服之。

中经者，以补血养筋为主。

宜以四物为君，佐以木瓜、薏仁、威灵仙而补血养筋，兼以羌活、独活、防风、细辛、甘草而疏其风，南星、半夏、茯苓、黄芩而治其痰，加姜汁、竹沥服之。

中血脉者，以养血通气为主。

宜四物为君，佐以红花而养其血，兼以枳壳、乌药、香附、陈皮而通其气，加姜汁、竹沥服之。

口眼㖞斜，外攻之法，以皂角五两，去皮子为末，以陈醋和之，左㖞涂右手心，右㖞涂左手心，以暖水一盏，安向手心，须臾便止，即洗去药，并抽掣中指。

左边半身不遂，属血虚与死血，宜于四物汤中加红花、桃仁煎之，以姜汁、竹沥调服。右边半身不遂，属气虚与湿痰，宜于四君子汤中加半夏、南星、陈皮、枳壳煎之，以姜汁、竹沥调服。

左瘫右痪，四肢不举，风痹等疾。

麻黄一斤 白芷 桑皮 苍术 甘松 浮萍各二两 川芎三两 苦参三两

水煎成膏，调酒中服之。服一日，停一日，如此数日，手足自然轻快。又治小儿惊风。

中风痰壅，昏不知人，口眼㖞斜，半身不遂。

附子去皮 南星各一两 木香半两

每五钱，生姜九片煎服。

附 痫症

痫症一发，即颠仆眼直，口吐痰沫，或作羊鸣，不省人事，此乃因惊恐而得之。

礞石硝煅 朱砂 天竺黄 麝香 南星 半夏 天麻 蛇含石醋煅

等分为末，以姜汁、竹沥和，于蜜中炼熟，丸如龙眼大，童便磨下半丸，立止。服三五丸痊愈。

若治痫症，即于此方中加银粉。即黑铅熔化，投水银和作一处，倾冷地上，取起研细是也。

附 疠风

疠风，手足皮肤迸裂，麻木不仁，甚至四肢蜷挛，眉脱鼻倒，乃恶风沿入脏腑，血肉皆死，肉生细虫，食人脂膏故也。盖由人受乖厉之气而成。亦有疮肿后不守禁忌，酗酒厚味，热极生风，是虚为本，血热为标。治法必先杀其虫，泻其火，然后生血凉血，祛风导滞，降阳升阴则可。

第一是死人身上蛆最妙，炒干为末，好酒送下，诸虫皆消，肌肤自润，如其不可得，宜多取毒蛇，打死晒干，切片，磨作粉，和糯米蒸熟，作酒饮之，能起死回生。

或用白花蛇、全蝎、大风子、益母草、胡麻、猪牙皂角、防风、荆芥、羌活、独活、白芷、当归、川芎、穿山甲、僵蚕等分为末，蜜丸如龙眼大，每服一丸，一日三丸，好酒磨下，仍随量饮，以醉为度。

中　湿

湿者，天地郁蒸之气也。方其升腾于上，气犹笼结而未开，虽寒天值之，亦觉温暖，此湿气之热者也。及其布濩[①]于下，气将流演而舒散，虽暄月值之，亦觉其清凉，此湿气之寒者也。湿气之热者，多中于气虚之人，则发为湿热之症，头面如裹，而四肢浮肿，身体重着而转侧不便者是也。湿气之寒者，多中于血虚之人，则变为寒湿之症，四肢酸疼而关节不利，筋脉拘挛而行履重滞者是也。其有不因郁蒸之气而得者，必其冒雨而行，涉水而走，或露卧以取凉，或汗衣而不解，渐渍于肌肉之中，渗于骨髓之内，流溢于脾胃之间，牢缠于腰肾之处，则肌肉冷而骨髓疼，脾胃薄而腰肾痛，挟于风痰则生麻而不仁，兼乎死血则成木而不觉，动乎火邪则肿痛而难忍，随其所感而病始痼焉。医者审其湿之或寒或热，人之或虚或壮，病之或上或下，感之或浅或深，因其病而药之，亦庶乎其近之矣。

药例

头面如裹，乃湿热蒸于上也。

此宜以苍术、黄芩为主，佐以升麻、防风、薄荷、甘草，加葱、姜，酒煎，温服之，微汗出即愈矣。

四肢浮肿，平素原无脾胃之症者，乃湿热淫于肌肉也。

宜以苍术、羌活为主药，佐以防风、防己、腹皮、乌药、黄芩、甘草，加姜、葱，酒煎，温服之，微汗出即愈矣。

身体重着，转侧不便者，乃湿热渗入而将深也。

宜以苍术、白术为主药，佐以灵仙、乌药、枳壳、羌活、防风、南星、半夏，加生姜，酒煎服之，微汗出即愈。

凡此三症，皆因湿热不散，故宜微汗，虽病人气虚，亦宜先治其湿，而不宜先补其气。先补其气，则腠理皆密，湿无由而散矣。必待浮肿能消，重着能脱，而后参、芪之类可服也。

四肢酸疼，关节不利，乃寒湿入骨节也。

宜以虎骨、当归为主药，佐以苍术、白术、官桂、乌头、茯苓、防己、木通、牛膝、桑条、灵仙之类，水煎，加车前子草汁服之，小便利则愈矣。

筋脉拘挛，行履重滞，乃寒湿渗于血脉也，血得寒湿则阻滞而不流，脉得寒湿则牵制而作痛。

宜以四物为主药，以养其血，佐以茯苓、泽泻、木瓜、牛膝、防己、白术、甘草、薏仁以去其湿，少加附子、官桂以温其经，则愈矣。

凡此二症，皆因寒湿所中，惟血虚者得之，夫湿病宜燥，而反不用燥剂为主药者，以燥剂太过，能干其血故也，血一干

---

① 布濩（huò获）：散布。

而病终不可愈矣。故宁以养血为主治，而佐以利湿温经之药，使寒得热而除，湿得热而散也。大法，湿在上，以升麻引经；湿在下，以茯苓引经；湿在中，以白术、甘草引经；湿在遍身，以羌活、乌药引经；湿在两臂，以桑枝引经；湿在两股，以牛膝引经。湿热与寒湿皆以此为准。此其大略也。

寒湿疼痛，宜外治之法，以膏药贴之。

生姜汁半碗，米醋一盏，广胶四两，熬成膏，入肉桂、花椒、牙皂、川乌、草乌末各五六钱，麝香一钱，搅和，摊于纻丝上，先以生姜擦患处，烘热贴上，甚效。又有汤洗法，见股痛门。

骨节疼痛。

白术一两，土炒，酒三盏，煎一盏，顿服。如不能饮酒，以水代之。服后略饮几杯，以助药力。

腰脚疼痛。

黑牵牛　大黄各二两　白术一两

为末，滴水为丸，如桐子大，每服三四十丸，食前生姜汤下。如要利，加至百丸。

湿伤肾经，腰重冷痛，小便自利。

附子炮，去皮脐　白术各一两　杜仲半两

每服五钱，水一盏，姜七片，空心服。

脾湿太过，四肢肿痛，腹胀喘逆，气不宣通，小便赤涩。

葶苈四两　防己二两　赤茯苓一两　木香半两

上为末，枣肉为丸，如桐子大，每服三十丸，食前，桑皮汤送下。

风湿相搏，手足掣痛，不可屈伸，或身微肿。

羌活　附子　白术　甘草等分

每服四钱，水二盏，姜五片，温服，不拘时。

诸湿腰痛，四肢肿满，及酒伤胸胁刺痛，口干目黄。

甘遂一两　当归　陈皮各五钱

为末，每三钱，酒调下。

附　痿症

四肢软弱，身体重滞，经年不能下床，而饮食如故，不痛不酸，有似乎湿而实非湿，乃肺经受热，其叶焦垂，不能统摄一身之气，故成痿也。

宜用四君子以补其气，桔梗引入肺经，黄芩、山栀以清肺热，瓜蒌子、麦门冬、五味子以润肺焦，通脱木以通肺窍，少加升麻以提肺气，则可以收全功矣。

中　暑

暑者，夏月炎蒸之气也，丙丁[①]当权，祝融[②]用事，威焰酷烈，烁石流金，柔脆之躯，不堪燔炙，而中暑之病有不免矣。夫暑即为热，热即为暑，初无异也。而昔人有中暑中热之分，岂暑之外，又别有所热耶？盖暑与热，本无所异，而人感之则有异焉。今夫富贵之人，避暑于凉亭水阁之中，修竹绕栏而成荫，清泉漱玉而生寒，偃冰簟以收凉，挥羽扇以驱热，浮瓜沉李以消其渴，鲜菱脆藕以解其烦，自谓可以无暑矣，而不知虚之所在，邪必凑之，而暑之所中，由其内气之不充也。盖富贵必生骄奢，骄奢必生淫欲，粉黛争妍于枕簟，娇羞含笑于帘帏，凡可以快心遂意者，罔不毕致，则戕命之斧斤日进于前，而追魂之鬼使日随于后，虽藉肥甘之奉，形体不见其亏，而不胜淫欲之私，元

① 丙丁：五行中丙丁属火，因以为火的代称。

② 祝融：传说为帝喾时的火官，后人尊称为火神。

气已消其半，积虚弥久，肌理必疏，坐谈之顷，卒然为暑风所伤，邪气直入，霎时昏瞆，精神俱失，迷不知人，甚至有角弓反张，此昔人所谓静而得之为中暑者是也。贫穷劳苦之人，无日夜之安息，戴星而出，乘月而归，怜念妻孥①，奔走衣食，饥不及饭，渴不及饮，竭力于田亩，而汗血成浆，驱驰于道途，而咽喉似炙，赤日方为魃②，而清风不来，热地已成炉，而寒泉难觅，精神瘦而欲绝，筋力困而不支，卒然倾仆，不省人事，四肢不动，气息短促，此昔人所谓动而得之为中热者是也。中暑中热之分，特因动静而名之耳，岂真谓暑热有不同耶？治此症者，当视其所处之贫富，所为之劳逸，所禀之虚实，所感之轻重，而斟酌以药之，斯得之矣。

药例

中暑昏瞆，不知人者，急以香薷饮灌之，即苏。

宜以香薷为君，厚朴、扁豆、黄连、甘草为佐，加姜煎之，待其苏后，犹宜服此药。气虚加四君，血虚加四物，有痰加二陈，渴加五味、门冬、干葛、天花，有热加柴胡、黄芩，头痛加川芎，小便不利加木通、淡竹叶。

中暑身热，小便赤涩，胃脘积热，宜用益元散。又名六一散。

滑石六两　甘草一两

为细末，每服三钱，加蜜少许，热汤冷水任下。如欲发汗，以葱白、豆豉煎汤调服。

伏暑引饮，脾胃不利。

半夏醋炙，一斤　甘草生　茯苓各半斤

为末，姜糊为丸，如桐子大，每服五十丸，热汤下。

伏暑发热，呕吐恶心。

黄连一斤　好酒三斤

煮干为末，面糊为丸，每服三十丸，热水下。

中热，不得以冷物逼之，得冷即死。

用新胡麻一升，炒黑，碾为末，新汲水调下三钱。

中热在络，发昏不省人事。

急以地浆灌之则醒。切勿以冷水与饮，饮之即死。

若轻者，以新汲水滴入鼻孔，以扇扇之。

中热，颠仆不醒。

急以蚯蚓粪填脐中，令小孩撒尿其上，自醒。然后扶在阴凉处，将一味天花粉煎汤，频频饮之。或用香薷饮，渴加茯苓、麦冬、五味，虚加人参，小便涩加车前、木通，胃气不和加姜、枣。

冒暑烦渴，饮水过多，心腹胀满，小便赤少。

用肉桂、赤茯苓各五两，为末，蜜丸，每两作十丸，每服一丸，细嚼，白汤冷水任下。

疟　疾

疟者，残虐之意，从病从虐，故名曰疟。是病也，多发于秋，以夏伤于暑，故至秋而发也。有先寒后热，先热后寒，单寒无热，单热无寒，大寒大热，微寒微热之异。分而言之，先寒后热者，先得于寒；先热后寒者，先得于热；单寒无热者，外感必重；单热无寒者，内病必多；大寒大热者，邪必深；微寒微热者，邪必浅。又有久寒久热，经几月而不愈者，必其不守禁忌，兼以元气虚弱故也。合而言之，不专于外伤寒邪，亦平日饮食不节，

---

① 孥（nú 奴）：儿女。

② 魃（bá 把）：传说中为造成旱灾的鬼。

及七情六欲所伤，兼之以脾裹痰而不散，与内之饮食、外之暑气，相结交固，流聚于少阳之分，少阳位人身之半，为阴阳往来必由之路，又在半表半里之间，阴血流过其处，激而生寒，阳气行过其处，激而发热，或阴阳交会，则寒热交作。久而不愈，则结成疟母，藏于胁下。胁下者，少阳之分也。治此病者，以引经药引至少阳之分，而以消食化痰，疏风调气之剂，量其轻重而投之，无不应矣。然同一疟也，有一日一发，有间日一发，有三日一发者，何也？盖病之所由来者，有远近也。冬伤于寒不即病，直至明年之秋而后发者，则三日一发之疟也。春伤于湿不即病，至秋而后发者，则间日一发之疟也。夏伤于暑不即病，至秋而后发者，则一日一发之疟也。三日一发，受病几一年，间日一发，受病几半年，一日一发，受病几三月，每以得病之远近，为所发之日期也。医者以心度之，见其三日一发，则知其得之于寒，当以辛温之药散之。见其间日一发，则知其得之于温，当以凉药清之。见其一日一发，则知其得之于暑，当以清暑之药治之。然必见其症有相合者，方可投也。如无汗要有汗，散邪为主，有汗要无汗，正气为先，然散邪正气而病不退者，须分利阴阳治之。至于有食则消食，有痰则化痰，有风则散风，有寒则攻寒，有热则驱热，有气则开气，新病则去其病，久病则补其元，精而明之，则在乎其人也。

药例

清热，如柴胡、黄芩、芍药、连翘、山栀、生甘草之类。

治寒，如干姜、桂枝、麻黄之类。

定寒热，如羌活、防风、柴胡、芍药、炙甘草之类。

清暑，如香薷、黄连、扁豆、厚朴、甘草之类。

消食，如枳实、黄连、槟榔、草果、三棱、蓬术、神曲、麦芽、山楂之类。

治痰，如橘红、半夏、贝母、天花粉、枳壳、黄芩、桑皮、桔梗、甘草之类。

喘，如杏仁、苏子、马兜铃之类。痰甚加姜汁、竹沥之类。

散风，如防风、荆芥、紫苏、葱白、生姜之类。头痛加川芎、白芷；遍身骨节疼，加羌活；无汗，加苍术。

化气，如青皮、香附、乌药、枳壳、木香、砂仁之类。

补虚，必分气血，气虚以人参为君，白术、炙甘草、大枣之类为佐，大剂芍药以定寒热，禁用茯苓、黄芪，以茯苓能引邪入阴经，而不得出也，黄芪补表太过，邪不能去也。血虚以当归为君，川芎、熟地、炙甘草、大枣为佐，大剂芍药以定寒热，津液少加门冬、花粉之类。

久病新病，皆用柴胡，但久病用少，新病用多，以疟乃少阳经之病居多，而柴胡又少阳经之引药，且治寒热有功也。

疟母在胁下，非煎剂所能愈，乃痰与食并结不化所成也。

宜以生鳖甲，醋炙为君，浮石、白芥子、半夏之类以治痰，蓬术、槟榔、枳实、山楂、草果之类以治食，青皮、香附、木香之类以开气，白术、陈皮之类以助脾，共为末，以醋或酒为丸，人参、柴胡汤下。

疟久不住，或三四日一发。

常山、槟榔、乌梅肉各四钱，炙甘草二钱，酒水各一盅，隔夜煎，露一宿，次早温服，微吐即效。

或用常山一两，锉碎，以好酒浸一宿，瓦器内煮干为末，每服二钱，水一盏，煎至半盏，去渣停冷，五更初服之，不吐不泻效。

或用知母、贝母、常山、槟榔等分，水酒各一盏，煎至一盏，绵覆一宿，五更面东服之，即效。不可令妇人煎。

疟疾发于春夏冬三时者，非其时而有其气，乃似疟而非疟也。或一日两发，或一日三发，其寒热无定时，医者不可以疟治之，必其阴血不足，兼感外邪故也。

宜于四物汤中，倍加酒炒芍药为主治，佐以柴胡、羌活、防风、甘草之类，以去外邪，陈皮、枳壳、香附之类，以调其气。有痰加姜汁、竹沥，有食加槟榔、草果之类而已。

卷之二

痢　疾

痢者，即下利之病也，从病从利，故名曰痢。然其为病，岂一朝一夕之故哉。其所由来者渐矣。盖因平日饮食不节，油腻生冷，恣嗜无忌，或饥饱不时，或冷热不择，停蓄于中，久而不化，又或外感暑湿，内伤七情，行房于既饱之馀，努力于过饱之后。所积之物，煅炼稠粘，有赤有白，有赤白相杂，与纯黄色之异，不见其粪，而惟见其积者，为藉气血而变成也。伤于血则变为赤，伤于气则变为白，气血俱伤则赤白相杂。若赤白兼黄则脾家亦伤；而纯于赤白者，亦未必非伤脾所致也。使无赤白，而其色纯黄，则专伤脾土，而气与血犹未甚动焉。至若下利如黑尘之色，及屋漏水者，皆不治之症。或大孔如竹筒，唇如朱红，皆死候也。而噤口者亦多死。以其无胃气而邪热独结于上也。大法初起当先推荡，而后调理，病久则带补兼收，切不可骤用涩药。初痢一涩，积聚不去，多致死亡。又不可因久痢之人气虚不摄，妄投黄芪、升麻之类。下痢若服黄芪，即发臌胀；若服升麻，则小便与积皆升至上焦，此速死之道也。但伤血则调血，伤气则调气，伤脾则养脾，当寒而寒，当温而温，当燥而燥，当清而清，因病用药，其可以执一乎？

药例

初痢里急后重者，湿多也，必先于燥湿。

宜以苍术、防风为主，佐以黄连、槟榔、木香之类，使之快利。

初痢腹痛甚者，食积多也，必先于消食积。

宜以大黄为主，佐以厚朴、枳实、槟榔、蓬术、甘草之类，待其利后，方以当归、白术、茯苓、芍药之类以调理之。

下痢纯黄，必先消食养脾。

宜以苍术、厚朴、茯苓为主，佐以白术、枳实、陈皮、槟榔、蓬术、山楂、神曲、甘草之类。

赤痢，必先于清血。

宜以当归为主，佐以黄连、山楂、麦芽、桃仁、甘草之类。

白痢，必先于调气。

宜以木香为主，佐以陈皮、厚朴、白术、茯苓、神曲、麦芽、芍药、甘草之类。

赤白相杂，必先调气养血。

宜以当归、木香为主，佐以桃仁、山楂、麦芽、陈皮、白术、黄连、甘草之类。

血痢久不愈者，带补兼收。

宜以当归、芍药、川芎、地黄为主，佐以白术、地榆、乌梅、五味、甘草之类及黄连。

白痢久不愈者，带补兼温。

宜以白术、人参、茯苓、甘草为主，佐以肉果、肉桂、诃子、乌梅、大枣、煨姜之类。

赤白相杂，久不愈者，带补气血兼涩。

宜以当归、白术、芍药、人参为主，佐以肉果、乌梅、炙甘草、粟壳、大枣之类。

久痢不愈，至九十月间者，大补兼温。

宜以大剂人参、白术为主，佐以炒黑干姜、乌梅、肉果、肉桂、炙甘草、大枣之类。

下痢纯血不粘稠者，乃伤血也，必消导其血。

宜以当归、桃仁、红花、山楂为主，佐以苏木、赤曲、牛膝、生地黄、赤芍、甘草之类。此病在大人多难愈，在小儿则惟以食积治之。

休息痢，经年累月不愈，或愈后不时复发者是也。此为气血皆虚，脾胃甚弱，不可不大补。

宜以当归、地黄、人参、白术为主，佐以川芎、芍药、茯苓、炙甘草、肉桂、乌梅、肉果之类。不用煎剂，即以此为末，用大枣煮熟去皮核，捣成膏，加生姜汁，拌和为丸，空心米汤送下二百丸，为尝服之药，方可收功。

噤口痢，绝不饮食，食即随吐，盖为邪热在上焦，脾土不能为主，故患此病者多死。若治得其道，亦或有可生者。宜用白芍、木香、黑姜等剂。

宜以干山药、细茶为主，佐以人参、石莲、黄连、石菖蒲、茯苓之类。水煎，加生姜汁，徐徐呷下，任其吐出，仍与饮之。又吐又饮，终至不吐，即可生矣。再与二三服即愈。以后不必再服。胸次一开，自然思食，何噤口之有，故宜用石菖蒲。

疫痢，憎寒壮热，下痢臭秽，众人病一般者是也，必先解表发散。

宜以大剂苍术为主，佐以羌活、防风、人中黄、芍药、黄芩、黄连之类，加葱白、生姜服之。

泄　泻

泄者如水之泄也，势犹纾徐；泻者如水之泻也，势已直下，微有不同，而为病则一，故总名之曰泄泻。要其致病之由，皆因内伤饮食，外感寒湿，脾土受伤，不能运化，以致阴阳不分，偏渗大肠，而病斯作矣。然亦有先感怒气，而后伤饮食者，有先伤饮食，而后感怒气者，有适值饮食之时，而忽暴怒者，有忧郁内结，而含悲以食者，有饮食后即入水洗浴者，有饮食未久复饮食者，凡此皆足以成此病。善调摄者，不饥不食，不渴不饮，喜怒有节，不使太过，何致有泄泻之患哉！大抵泄泻与下利，皆脾家之疾，而受病之新久不同，故势有轻重，而治之亦有难易也。然果何以知之，盖宿食停于中，得湿热而始变，则有赤白诸般之色，而为下利，此受病已久，故有积而无粪也。饮食过饱，挟寒湿而不尽化，则大便通利，无里急后重之苦，而为泄泻。此受病未久，故有粪而无积也，此泻与痢之别也。如是，用药者，其可以概施乎？然诸痢多热，而寒者少，诸泻多寒，而热者少，或有之，惟完谷不化，属于客热在脾，火性急速，不及传化，而自出也。然亦有脾寒不能运，而完谷不化者，此其尝也。治此病者，当视小便之赤白，察其脉之洪数沉迟而已。小便赤，脉洪数，则为热，小便清，脉沉迟，则为寒，医者不可以不辨也。

药例

暴泄者，皆因生冷油腻，恣食无节，或饮酒无忌，适触寒邪，故成暴泄。其泻出者皆是水，乃阴阳不分，偏渗大肠，而小便必短涩，治者以利小便为先，小便利则大便止矣。

用一味车前子，炒为末，以米汤送下四五钱，或六七钱，其泻立止。然后以白术为君，苍术、厚朴、茯苓、陈皮、神曲、山楂、麦芽、炙甘草为佐，加姜、枣煎服。

寒泻者，腹中偎偎作痛，痛久而后下者是也，宜以温脾为先。

用肉桂为君，白术、干姜、陈皮、茯苓、炙甘草为佐，加大枣煎服。

热泻者，肚腹尝热而痛，口干舌燥，小便赤涩，所下之粪皆深黄色，臭秽不可近者是也，宜以清热为先。

用生芍药为君，白术、茯苓、黄连、生甘草、山楂、麦芽、神曲为佐。

食泻者，腹中绞痛，痛一阵下一阵，下即稍宽，少顷又痛又下者是也，宜以通利为先。

用大黄为君，枳实、厚朴、甘草为佐，服此药后，犹未愈者，宜以白术、枳实、山楂、麦芽、神曲、陈皮、甘草煎服。

气食兼并而泻者，两胁中脘皆痛，腹中尝闷，泻亦不甚通利者是也，宜以行气消食为先。

用青皮、木香、香附、砂仁之类以行气，槟榔、草果、山楂、麦芽、神曲之类以消食，先服一二剂，后以苍术、白术、茯苓、陈皮、厚朴、甘草之类以调理之。

宿食不消作泻者，饱闷作痛，或时嗳酸臭之气，大便溏滑，不甚通快者是也，专以消宿食为主，不必治其泻，审其所伤之物，而以所治之药消之。

如伤肉食，宜以山楂为君，佐以三棱、蓬术、枳实、黄连之类。

如伤米食，宜以麦芽为君，佐以神曲、陈皮、苍术、厚朴、蓬术、三棱、枳实、黄连之类。

如伤面食，宜以莱菔子为君，佐以枳实、黄连、麦芽、神曲、槟榔、草果之类。

如伤生冷，宜以肉桂为君，佐以干姜、槟榔、草果、莱菔子、陈皮、枳实之类。

如伤油腻，宜以苍术为君，佐以滑石、茯苓、陈皮、厚朴、炙甘草、白术、神曲之类。

如伤酒，宜于消食药中，加消酒之药，如葛粉、绿豆粉、天花粉、黄芩、山栀之类。伤火酒，用酒曲，伤浊酒，用酒药，必各从其类。

直肠自下者，名曰洞泻。

大剂白术为君，佐以五味、诃子、肉果、牡蛎、粟壳之类。

每朝登厕溏滑者，名曰脾泄。

大剂白术为君，佐以煨姜、大枣、茯苓、炙甘草之类。

久泻腰痛者，名曰肾泄。

大剂杜仲为君，佐以白术、茯苓、人参、肉果、诃子、五味之类。

一说宜温肾为先，而故纸、茴香亦可服。

泄泻两胁痛者，名曰肝泄，此得之于恼怒。

大剂芍药为君，佐以白术、茯苓、苍术、厚朴、青皮、甘草之类，禁用姜、橘，以其补肝也。

当泄泻时，又闭而不下，及所下者多白沫而有声，乃风泄也。

宜以防风为君，佐以苍术、厚朴、陈皮、甘草、白术、茯苓之类。

完谷不化者，其病多危，盖因纯寒纯热，而无胃气以运化也。不必用消食之剂，但以白术为君，审其热加姜炒黄连、山栀、连翘之类，入大枣、糯米煎服；审其寒，加肉桂、肉果、干姜、煨熟附子、甘草之类，入大枣、糯米煎服。

凡泻本属湿，多因饮酒不节，致伤脾胃而作，治者当分利小水为上，而补脾燥湿消食次之。须知初泻补脾，久泻补气，又有久泻肠胃虚滑者，宜以升提收涩之药为主治，此大法也。

秘　结

秘者，气之秘也；结者，粪之结也。气秘则攻击于肠胃，而瘀塞于魄门，欲下不下，虽努力以伸之，而难于通畅，甚至有肛下者。粪结则干涩坚硬，多转矢气，而小腹结痛，欲下不下，甚至有肛门燥裂而沥血者，秘而不结，虽不通利，而不甚艰难，结而不秘，虽不滋润，而不甚费力，惟秘结兼至，难中之难也。少壮之人多患秘，以其气有馀，而不及转运也。衰老之人多患结，以其血不足而大肠干燥也。又有所谓风秘者，尝欲转矢气，而气终不泄，肛门壅塞，努力伸之，则有声如裂帛，而粪又不下者是也。其根始于伤风咳嗽，咳嗽将愈，而此病即发，以肺与大肠相为表里，风入于肺，而传病于大肠故也。《脉经》曰：尺脉见浮风入肺，大肠干涩秘难通，非此之谓乎？大法秘者调其气，结者润其血，而秘之得于风者，即于调气润血药中加祛风之剂，则得之矣。

药例

气秘不通，以调气为先。

宜以木香为君，枳壳、槟榔、青皮、陈皮、苏梗之类为佐，长流水煎，加玄明粉三四钱，量大小虚实用之。玄明粉乃朴硝所成也。其法以提净朴硝，入罐，大火煅成汁，倾在净地上待冷，每硝十两，加甘草二两，为细末，即成粉矣。

粪结不下者，以润血为先。

宜以当归为君，知母、麦冬、桃仁、麻仁、苏子为佐，长流水煎，加蜜数匙，结甚加蜜一两，熟猪脂半两，调和服之。

秘结兼至者，以调气润血为先。

宜以木香、当归为君，枳壳、桃仁、知母、麦冬、苏梗、麻仁之类为佐，长流水煎，加玄明粉、生蜜服之。

风秘者，以祛风为先。

宜以防风为君，荆芥、紫苏、葱白之类为佐，加木香、当归、枳壳、桃仁之类，长流水煎，加玄明粉、生蜜服之。

老人黑瘦血枯不通者，以生血为先。

宜于四物汤中，倍加当归、生地，兼以麻仁、麦冬之类，长流水煎，加生蜜服之。

内热秘结者，以清热为先。

宜以黄芩为君，石膏、山栀、黄柏、麦冬、桃仁为佐，长流水煎，加玄明粉服之。热结甚者，以大黄为君，厚朴、枳实、桃仁、甘草之类为佐，煎服。大忌巴豆，盖巴豆大热，服之虽一时通快，不久复病，于此而又通之，则必至于亡阴，而不可救矣。

后重不下者，以抑火为先。

宜以黄连为君，木香、槟榔、大黄、当归为佐，煎服之。或用黑牵牛炒熟，每一斤取头末四两，为细末，和生蜜捣如泥，丸如桐子。每服三钱，白滚汤下，善饮者，好酒送下。

统治一切秘结。

用桃仁去皮，苏子淘净，各五钱，捣烂，入水一碗，再研和，以布绞去渣，调生蜜一两服之。

或用生蜜一大杯，滚汤一碗，调和，加玄明粉三钱服之，即时通快，不损脾胃，此圣药也。

若人胃强脾弱，约束津液，不得四布，但输膀胱，而小便数，大便难者，用脾约丸。

若人阴血枯槁，内火燔灼，肺受火邪，土受木伤，脾肺失传，而大便秘，小便数者，用润肠丸。

脾　胃

五脏之有脾胃，犹五行之有土也。天一生水，得土之五而成六；地二生火，得土之五而成七；天三生木，得土之五而成八；地四生金，得土之五而成九；天五生土，复得土之五而成十。五行无土，不能成五行，五脏无脾胃，不能资五脏。脾胃者，五脏之本也，心肝肺肾不能容饮食，能容之者，脾与胃也。饮食入于脾胃，而精气行焉。味之咸者，先入于肾，所谓水得土而成水也；味之苦者，先入于心，所谓火得土而成火也；味之酸者，先入于肝，所谓木得土而成木也；味之辛者，先入于肺，所谓金得土而成金也；味之甘者，本宫受之，而实所以调和五脏，所谓土得土而复成也。夫然后肾水尝足，心火宁静，肝木条达，肺金清润，而周身脉络无不贯通，病无自而作焉。故善保身者，惟养脾胃而已，不节劳则伤脾，而四肢于是乎倦怠；不节食则伤胃，而中脘于是痞塞；湿土之气，郁而不发，则臌胀、黄疸之疾成；湿土之气溃而下注，则痢疾、泄泻之病作，而脾胃之症，此其极矣。不但已也，脾胃一伤，则五脏皆无生气，由是为腰痛，为烦恼，为膀胱胀满，而肾始病矣；为恍惚，为怔忡，为烦躁，而心始病矣；为吞酸，为吐酸，为胁胀，为多怒，而肝始病矣；为咳嗽，为喘急，为呃逆，而肺始病矣。五脏之病，亦有自为病者，未可皆归罪于脾胃也。而病之始于脾胃者居多焉。人可以不调理脾胃乎？要而言之，饮食劳倦，皆宜有节，而二者之间，又以节饮食为主要，盖胃居脾下，饮食之所聚也，而克化之权，则在于脾，脾覆乎胃，运开合之机，无一时而不动，胃火上升，脾火下降，气尝温暖，是以饮食易消，若嗜味而过饱，则充塞胃口，上碍于脾，脾虽欲动，不能动矣，其能以克化乎？此所以调理脾胃，又莫先于饮食之节也。

药例

大抵肥白之人多湿，一有脾胃之症，必湿淫于内也，宜大剂苍术为君，白术、半夏为佐以燥之，而又兼以茯苓、泽泻、猪苓、木通之类，以利其湿，使从小便而出可也。

黑瘦之人多血少，一有脾胃之症，必脾虚不能裹血，以致之也，宜用意消息之。若口干唇燥，肌肤少润，而又饮食不能消化，必兼血药，如四物汤之类，配四君子汤，加姜、枣，而四君子中，以白术为君，乃为得宜。若无血少之症，亦不必用血药，要在活法。

胃弱不知滋味，饮食厌倦者，宜鼓动其胃气，必以芬芳药开之，如藿香、木香、檀香之类，君以人参、白术，佐以枳实、陈皮、砂仁、甘草之类。枕边尝置乌梅二三个，酸气入鼻，最能开胃，此捷法也。

脾虚作泻，气不收摄者，宜大补其脾，略加收涩之剂。

宜人参、白术为君，茯苓、莲肉、薏仁之类为佐，而以诃子、肉果、五味、乌梅之类，则收涩之剂也。

妇人脾胃不和，胸膈痞满。

宜以白术为君，枳实、陈皮为佐，每药一斤，配便浸香附一斤，作丸服之。

若老人脾胃不和，大便干涩。

宜以鸡腿术为君，枳实、陈皮为佐，每药一斤，配归身一斤，少加甘草，作丸服之。

统治脾胃之剂。

宜以白术为君，茯苓、陈皮、枳实、甘草为佐，挟寒加官桂，挟热加黄连，挟痰加半夏，挟湿加苍术，血不足加归、地，气不足加参、芪，有食加神曲、麦芽、莱菔子之类，有虫加槟榔、川楝、针砂、使君子之类，有气加木香、香附、青皮之类，要在斟酌用之，不可执泥。其馀泄泻、下痢、臌胀、黄疸之症，虽皆属于脾胃，然自有本条开陈，此不复赘。

虫症

虫，动物也，草木水土之中，宜有之，何为而有于人之肠胃中乎？盖虫者，亦得天地之气以成形者也，而形不自成，必假物而后成，如草腐而生萤，雀死而成蛤，鱼肉烂而生蛆，皆藉有形之物，感阴阳之气，而后形体成焉。人身小天地，而人之气即天地之气也，然则虫之生于肠胃中者，亦岂无所假而成哉。饮食入胃，不能消化，如鱼鲊肉醢[①]、生面、硬饭之类，停积于中，湿热相感，稠粘胶固，资热血以相裹，得生气以陶熔[②]，则不动之物悉能成动之形，头尾皆具，而浑然一虫类矣。其始也，因饮食而变，其既也，赖饮食以养，绞扰蟠结，食人精气，饮人膏血，坏人脏腑，夭人寿命，虫之为害，可胜言哉。大凡难化之物，皆能生虫，不但如酢醢面饭之类而已。若误吞头发羽毛，尤为易生者也。不特此也，虽无质之物，亦能生焉，如浓茶浊酒，本无质者，而所澄之脚，最能成病，故有茶癖酒积之症，久之亦变为虫。成于茶者，尝思食茶，成于酒者，必酷嗜酒，一日不遂所欲，则一日不能暂安，此其症也。又有所谓痨虫者，又何所自而生耶？盖痨虫即尸虫也，痨疾之人多瘀血，瘀血不消，得火煅炼，遂成细虫，其色多赤，无翼而能飞，或隐或见，其来也不测，皆血之所化也，以其为血所化，故比诸虫则甚灵焉。血统于肝，而肝则藏魂，故此虫者，魂之所依也。病人既死，魂随虫出，好觅同气，同气之亲，不幸而染之，则成传尸痨焉。此又虫之最可畏者也。然虫病人恒有之，医者何以灼知其真而药之耶？必有形症可见也。虫病之人，面黄肌瘦，唇白毛枯，容颜不泽，脸多白印，时觉恶心，口吐清水，或心腹绞痛，饮食不为肌肤，或头髮狰狞，洒淅恶寒，或额面生疮，湿痒沿连，皆其症也。知此则可以用药矣。若夫痨虫之形症，必其人之父兄伯叔先患痨症而死，而其人复有是症，乃可以决之耳，又岂与诸形症同哉。

药例

口中吐蛔者，乃胃火上升，蛔不能安，故随火而起也。

宜先以乌梅、黄连安之，使其降下，然后以杀虫之剂投之可也。然杀虫之剂切不可用花椒，花椒虽能杀虫，而其味本辣，若于吐蛔之时而骤用之，必跳跃而起，宁不绞坏心胸乎？医者不可不知也。纵使欲用，必先去其核，温汤浸浮，令其口闭，空朝以好酒送下，亦治法也。此不惟可以治虫，而患寒症者亦能治之。

大便去虫者，当任其自出，若去虫太甚者，不可专治其虫也。

宜以白术等药安其脾，佐以槟榔、川楝、使君子之类，以除其根，斯攻补兼施之道也。

虫病腹满作痛必下之。

用黑牵牛一斤，取头末四两，用生大

---

① 醢（hǎi 海）：用肉、鱼等制成的酱。
② 陶熔：比喻造就、培养。

黄四两，再研极细，蜜水为丸，如桐子大，饥时好酒送下三四钱，大下诸虫。然后以人参、白术、陈皮、茯苓、炙甘草、大枣补之。

虫食下部，肛门痒甚，乃大肠受热，生化细虫为害也，虽服丸散煎剂，道路甚远，不能奏功，必当其处取之方可。

用猪肝一大块，切作圆稳一条，长可五六寸，煮热，四围刺作眼，如簪脚大者，三四百孔，蘸糖塞进肛门，其痒益甚，少顷痒止，其虫已入肝中，徐徐取出，另换新者塞之，如此数次即愈。亦治妇人阴户有虫，痒不可忍者，甚验，不可视以为迂也。

好食茶者，谓之茶虫，酷思酒者，谓之酒虫，欲饮油者，谓之油虫。至于小儿多好食生米壁泥，皆虫所使也。

皆当以杀虫之药，如铅灰、雷丸、槟榔、川楝、使君子之类为丸，即以所好之物送下，直至虫处而杀之。一法不必服药，但使病人禁食所好之物，苦苦忍之，忍至四五日，其虫不得所食，则饥而上升以求食，口中觉馋甚，将病人绑缚凳上，令其覆卧，然后以所好之物，近其口边引之，香气入喉，必涌跃而出矣。

疳虫为病，面黄骨立，肚腹膨胀，小儿多有之。

宜用大虾蟆几只，将砂仁入其腹中令满，以线系其足，倒挂当风处，阴干，炙脆为末，同人参、白术、枳实、槟榔、使君子、黄连、针砂、麦芽、山楂、陈皮之类，共研细为丸，如米粞大，或为散子，糖拌服之，大有奇效。

凡治虫病，当于每月上旬服药，乃能奏功。若非上旬，多有未效，盖诸虫每月上旬头皆向上，故服药径至其口中而杀之，此亦但论治虫之日期耳，不可执以为一定之法。若病势已急，岂能待其上旬耶？

尸虫方已见痨瘵门，此不复赘。

黄　疸

黄疸之病，皆湿热所成，湿气不能发泄，则郁蒸而生热；热气不得宣畅，则固结而生湿，湿得热而益深，热因湿而愈炽，二者相助而相成，愈久而愈甚者也。然求其湿热之所由生，未有不由于大醉大饱，及醉饱后贪睡久卧，与努力行房而得者。或醉饱后入水洗浴，寒气敛束，密其腠理，汗不得出，以至湿热相感，而成此病焉。外不得汗，内不得泻，薰蒸濡染，流入皮肤，上达面目，下至足跗，中及手臂，前腹后背，皆如涂金，小便赤如姜黄，犹之罨曲酱，因湿热而成其色也。大法上半身黄甚，则宜发汗，下半身黄甚，则宜利小便，以分消其湿，而佐以退热之剂。然又必观其所伤之物而消化之，非徒治其湿热而已。此不易之论。若久而不愈，还宜救脾与血也。欲知其不治之症，何以断之？曰黄疸变黑如烟尘者死；小便如膏者死；腹胀者死；饮食太少者死。渴者难治，不渴者易治。若眼渐白，小便长者，病将退也。

药例

黄疸因中酒而成者。

宜大剂葛根为主，佐以天花粉、山栀、茯苓、甘草梢、木通、车前子之类，以利小便，使湿从下行。盖酒本无质之物，只宜利小便而已。

因伤食而成者，审其所伤者何物。

如肉食则山楂、阿魏，谷食则麦芽、神曲，面食则莱菔子、陈皮，宿食则枳实、黄连，暴食则槟榔、草果之类，佐以利小便之剂。

因女色而成者，名曰女劳疸，亦未有

不由于醉饱者。若不醉不饱，虽行房亦未必成黄色。

治此病者，以活血为主，生血次之，如桃仁、红花、丹皮、赤曲之类，兼以四物汤，佐以消食消酒之剂，并利其小水而已。

因伤食既久，服消食药不效者，勿以不效而遂止之，宜多服几帖，浮动其根，待腹中绞痛，即以大黄三钱，厚朴二钱，官桂一钱，甘草五六分下之。

得病后全无汗者，乃腠理缜密，湿不能散也。

宜以发汗为主，如苍术、白术、葱白、紫苏、羌活之类；如又无汗，再加桂枝、麻黄、甘草，或单用浮萍草煎汤，时时饮之，亦能取汗。若有食则消其食，有酒则消其酒，当消息之，不可专于发汗。若身壮热而无汗，则用麻黄，勿用桂枝。

身面皆黄，又发热者，热多于湿也。

宜以茵陈为君，山栀、黄连、甘草为佐，或发汗，或利小便，随症治之。若服寒凉之剂，而热不退，宜加几味，如人参、连翘、芍药、麦冬服之，恐生虚热也。若纯用寒凉之剂，脾不能堪，多有发单胀者，慎之慎之。但于剂中加生姜几片，则药有监制，而功可奏矣。凡黄疸之病，其源必起于脾虚不能运化，转轮不及，浊气拂郁而然，是脾虚为本，湿热为标。又有伤寒热病，阳明内实，不得发越，亦令发黄，治法不可一例而施也。

统治黄疸久不愈者。

用桃树根东行者一束，洗净，切碎，煎二三碗，令病人空朝服之，约人行二十里许，即欲大便，下尽黄水即愈矣。然不可谓全妥，又必调理脾胃，庶不生它症也。

附　黄肿

人有病黄肿者，不可误以为黄疸。盖黄疸者，遍身如金，眼目皆黄，而面无肿状，黄肿之黄，则其色带白，而眼目如故，虽同出脾胃，而病形不同，医者当审而治之。黄疸之起，由于湿热蒸染，而黄肿之症，则湿热未甚，而多虫与食积之为害也。或偶吞硬食过多，碍其脾家道路，经久不消，脾家失运化之权，浊气上腾，故面部黄而且浮，手足皆无血色，其有虫者，必吐黄水，毛髮直指，皮肤不泽，且好食生米、茶叶之类是也。若肿及四肢者难治，肿及腹者不治，饮食减甚者不治，以其无胃气也。

药例

审其病果虫多于食，则以杀虫药为主，食多于虫，则以消食药为主，虫食相半，则均治之。治虫如使君子、槟榔、铅灰、雷丸、川楝之类；治食如枳实、黄连、阿魏、山楂、蓬术、草果之类。治虫治食，必带补脾胃，兼去其湿热，如白术、苍术、茯苓、泽泻之类，量病加减作丸药。而剂中又不可无针砂，有针砂则其功易奏，此皆王道之药也。若欲收霸功，则巴霜、硇砂、礞石之类为末，以粽角捣为丸，其功尤速也。如其不然，则但以消食杀虫之剂，先服几帖，浮动其根，然后以承气汤下之亦妙。

臌胀　水肿

臌胀之所以得名者，以其肚腹胀紧，弹之有声，有似乎鼓，故名曰臌胀。然果何自而致此哉，盖臌胀之作，有得于食者，有得于气者，有得于气食兼并者，有先得于色，而后伤于食者，有先得于食，而后伤于色者。伤于食则食不消而胃气已窒，伤于气则肝经受病，而痞塞不通，伤于气食则肝益有馀，脾益不足，以有馀之肝木，克不足之脾土，则气愈结而食愈不化，由是臌胀紧急，而病日益深矣。先得于食而后伤于色，则脾先受病，而肾继之，中脘先胀，而后及于小腹，先得于色，而后伤于食，则肾先病，而脾继之，小腹先胀，而后及乎中脘。若气与食、色三者皆备，则一齐而发，中脘小腹两胁尽胀，此病之尤重者也。臌胀不愈，而眼下忽如卧蚕状者，必发水肿，然水从何而得耶？盖人之一身，血与肉而已矣，食入于胃，则游溢精气，可以生肉，饮入于胃，则灌溉百脉，可以生血。饮即水也，饮既生血，则血之所成，成于水也，自出母胎，以至成童，自成童以至壮盛，其所饮既多，则其所生亦多，水即未成之血，血即已成之水也，使其善于调摄，不为气与食、色所伤，则血不受病，何水肿之有？惟夫外伤于气，内伤于食与色，则内气交结，而血滞不流，又中挟脾湿，下连肾水，水土混淆，渗于皮肉，则一身之血复变为水，与脾肾二经之邪，统而为一，且旁达于四肢，充满于上下，其状如匏[①]，其冷如冰，其坚如石，而病斯极矣。欲知其死生，何以断之？曰臌胀之病，脐满者重，脐突者死，饮食太少者死。水肿之病，手足心平满者死，面黑者死。此断死生之大诀也。大法治臌胀者，以实脾祛湿宽膨利水为主，治水肿者，以行水为主，而后补之。

药例

伤于食者，以消食为主，而佐以扶脾利水祛湿宽膨之剂，如槟榔、草果、枳实、陈皮、莱菔子、山楂、麦芽之类以消食，白术以补脾，苍术以祛湿，厚朴、大腹皮以宽膨，茯苓、猪苓、车前、泽泻以利水。

伤于气者，以开气为主，而佐以扶脾利水祛湿宽膨之剂，如青皮、枳壳、木香乌药之类以开气，而其馀药与前同用。

气食兼并者，以前消食开气之药为主，而所佐之药，如祛湿宽膨利水之剂，亦与前同。

先伤于食，而后伤于色者，以消食为主，如前所用之类，而兼用当归、红花、苏木、桃仁以活血，其馀所佐之药亦与前同。

先伤于色，而后伤于食者，以活血为主，如当归之类。而消食之剂，亦同于前。其馀所佐同前可也。若气食与色兼备，皆以前药参用，又当分其缓急，而次第施之。

妇人亦有气臌、食臌，而血臌具多，以其多起于经闭，及产后恶血不出所成也。方与论俱见妇人门。而气食所成者，亦以前所用者为准也。

凡治此病，切不可用甘草，而诸药之中，必多用生姜皮煎服。

水肿之病有因臌胀而得者，有不因臌胀而得者，皆视其眼下高起如卧蚕者，必发此病也。论大法，亦宜实脾利水宽膨祛湿顺气。然病势至此，则水气用事，真气无权，正如一国之中已为大寇所据而为之君者，既失其地方，且以君子之道劝之，徒激其怒耳，于事竟何益哉。必以大兵临之乃能济事。虽城郭宫室之美，人民庶物之富，不无大坏，而犹不失其故土，亦可以招集叛亡，复其旧业，而宗社血食或可保也。何以异于是乎？故实脾利水之剂，虽曰稳当，而未能速应，必先用甘遂、芫花、葶苈、大戟之类，开通水道，使从大小便一齐而出，如大禹治水，掘去壅塞，顺流而下，始能底绩，待其水下之际，时时与米汤饮之。则病人不至眩晕，水既下尽，然后以参、术、茯苓、大枣煎汤，徐徐服下，服数剂之后，更以八物汤作丸子

① 匏（pāo袍）：葫芦之属。

服之，则庶乎其可也，然此亦求一生于万死之中耳，至于死生存亡犹未可保。医者以活人为心，故不能不曲为之所，岂真以是病为易治，而轻试其手哉。

水肿病不问年月远近。

用大戟、当归、陈皮各一两，锉碎，水二升，煮七分，顿服。当利下二三斗，至重不过再服。此方亦治血臌。

水气遍身浮肿，气促坐卧不安。

用牵牛二两，微炒，捣末，以乌牛尿浸一宿，平旦入葱白一握，煎十馀沸，去渣，空心分为二服，水从小便中出。

总治水肿，看何经加药。

葶苈　川椒　雄黄　泽泻　芫花醋浸，炒　大戟　甘遂　赤茯苓　桑白皮　穿心巴戟各一两　为末，每用一两，水浸，煎八分，空心温服，小便多为效。加药之法，须看何经，从阴肿起，其根在肾，加泽泻一两；从腹肿起，其根在肚，加川椒一两；从口唇肿起，其根在小肠，加巴戟一两；从面肿起，其根在脾，加桑白皮一两；从胁肿起，其根在骨，加甘遂一两；从顶肿起，其根在膈，加茯苓一两。仍审其虚实加减，忌食杂物。所谓加药者，一剂之中，再加一两也，须活法用之。

三　消

消者，易消之谓也。邪火内烁，真阴枯竭，善渴善饥，不为肌肤，饮食入胃，顷刻消尽，故曰消症。以其上中下三焦受热，故曰三消。所谓三消者何？曰消渴，曰消中，曰消肾，乃心脾与肾三经之火症也，而心脾二经之热，又皆由于肾火。盖肾之所主者，水也，真水不竭，自足以滋养乎脾，而上交于心，何至有干枯消渴之病乎。惟肾水一虚，则无以制馀火，火旺不能扑灭，煎熬脏腑，火因水竭而益烈，水因火烈而益干，阳盛阴衰，构成此病，而三消之患始剧矣，其根岂非根于肾耶。然分而言之，又若有各自为病者，如心经既虚，邪火乘之，而又内挟心火，心火为邪火，一时腾起，不能制抑，薰蒸上焦，以至口干舌燥，咽喉如烧，引饮虽多，而烦渴不止，小便频数而短少，所谓消渴者此也。脾经既虚，邪火乘之，而内炙脾土，脾家为火所烁，胃火亦从而起，仓廪之官失职，中宫之位已虚，令人消谷而易饥，饮食大倍于平日，肌肉渐瘦，小便如泔，虽甚烦渴而引饮不多，所谓消中者是也。肾经既虚，邪火乘之，水本能胜火，而今反为火胜，一杯之水易干，车薪之火方炽，则先天真一之精，煎熬殆尽，由是骨髓皆枯，肢节瘦细，腿膝酸疼，唇裂口燥，渴而引饮，饮虽不多而便溺时下，不能收摄，所谓消肾者是也。三消虽自为病，而根本总归肾经，真水一虚，而三病从之，医者可以知其源矣。此病惟好酒好色，喜食炙煿，好服丹砂金石之药者多成之。盖好酒则热易积，好色则火难制，喜食炙煿则津耗亡，爱服丹石则肠胃燥烈，而火症起矣，可不慎哉！

药例

消渴之症，上焦受热，渴多引饮，宜滋养心经。

以大剂麦门冬为君，石莲、黄连、天花粉、白茯苓、五味子、人参为佐，加四物汤服之。盖此症宜补阴血以胜阳，故必以四物汤合剂，而消中、消肾皆用之。

消中之症，善饥多食，宜治脾热，抑胃火。

以煅过石膏为君，蒸熟大黄、生甘草、茯苓为佐，加四物服之。

消肾之症，骨瘦腿疼，宜滋肾水。

以杜仲、黄柏为君，天门冬、人参、知母、五味子、干山药为佐，加四物服之。

三消俱病，其势已危，九死一生，药亦不效，若不忍坐视，急用前三处之药，总作一剂，水煎成膏，与消梨汁、童便调和，渴即饮之，或可扶持。

大凡此症，从好酒而得者，剂中加干葛、天花粉、黄芩之类，从好色而得者，加天麦门冬、黄柏、杜仲之类，与猪肾子同煎服。从喜食炙煿而得者，大碗消梨汁、苦茗之类可服。从喜服丹砂而得者，大碗童便及井底泥浆水、大剂人中黄之类可服。医者当斟酌而用之。

噎　膈

噎者，咽喉噎塞而不通，饮或可下，食则难入也；膈者，胃口隔截而不受，虽饮食暂下，少顷复吐，而不能容也。求其所以致病之由，而要皆忧郁不开，思虑太过，忿怒不伸，或惊恐时值，变故屡遭，汲汲[①] 皇皇[②]，无安宁之日，以致内气并结于上焦，而噎膈之症始成矣。此皆处于逆境则然耳。致于素享富贵之人，亦有是症者何哉？必因厚味所伤，及酒色过度，虚火用事，真阴消烁，以致血液干枯，顽痰胶固，结于咽喉之处，则成噎，结于胃口之处则成膈也。又有不因酒色而得者，亦当以血枯痰腻，及气郁治之。但审其所得之由，及观其所禀之厚薄，方可用药。如瘦人多火，其血易干，亦有因火而生痰者。肥人多湿，其痰易结，亦有因湿而血滞者。穷困之人多忧郁，经营之人多思虑，不得志之人多忿怒，遭变之人多惊恐，好酒之人多痰火，好色之人多积血，嗜味之人多宿食，使气之人多恼怒，医者审而治之，不可以一端求也。又有所谓鼠噎者，见人即不食，背人则私食之，乃食鼠残中毒所致，又岂可以一例治之乎？凡治此症，以开郁顺气消痰润血为主，此其大法也。

药例

由忧郁不开而成者，宜先开其郁，而及其馀，必以枳壳、抚芎、香附为主，而佐以贝母、桔梗、菖蒲之类。有痰则消其痰，如瓜蒌、半夏、姜汁、竹沥之类；有血则润其血，如当归、桃仁、阿胶、玄参、生蜜之类；有食则化其食，如神曲、麦芽、陈皮、枳实、莱菔子、槟榔、草果之类，各随症治之。

由思虑太过而成者，宜以开心窍为主，如菖蒲、灯心、通脱木之类，而佐以顺气之药，如苏子、茯苓、陈皮、沉香、白豆蔻之类。若有他症，照前加之。

由惊恐而成者，以安心神为主，如茯神、远志、麦门冬、菖蒲之类，佐以顺气之药，如有他症，照前加之。

由血液干枯而成者，以润血为主，如阿胶、麦门冬、玄参、知母、生蜜之类，佐以顺气之药。如有他症，照前加之。

由顽痰胶固而成者，以化痰为主，必用海浮石、蛤粉、玄明粉、礞石、白硼砂之类为极细末，用姜汁、竹沥调少许，尝尝服之。必是此等药，方可治顽痰也。其煎剂，如油炒半夏、贝母、瓜蒌、橘红、茯苓、天花粉、黄芩、姜汁、竹沥之类，佐以顺气之药服之。若顽痰壅塞，不能伸气者，必用麻油二三两，桐油半两，调和服之，大吐顽痰，势即宽矣。

由积血不消而成者，以消血为主，如山楂、红花、赤曲、丹皮、降真香、苏木、蓬术、当归之类以消血，佐以枳壳、青皮、香附、紫苏梗之类以顺气。若又挟痰，加姜汁、竹沥、风化硝以消之。

---

① 汲汲：心情急迫的样子。

② 皇皇：同惶惶，心不安貌。

由宿食不化，伤于胃口而成者，以消食为主，如枳壳、槟榔、蓬术、陈皮、莱菔子、草果、麦芽、神曲之类，佐以顺气之药，如木香、青皮、香附、乌药、苏梗之类。若有痰加姜汁、竹沥；若有积血，如前消血之药；若有干血，如前润血之药，加减服之。

由食鼠残而成鼠噎者，即以鼠粪烧灰，存性为末，与莱菔子、白豆蔻等分为末，时时用好酒送下，或二三钱，不拘时服。

凡噎膈初起，不论痰与血，即以韭菜白头捣取自然汁，同姜汁、竹沥、童便、好酒调和，日服一二盏，其效如神。丹溪乃以二陈加竹沥、童便、韭汁之类为主，治法亦相似。

凡膈症不能容物，食之即吐尽者，名曰翻胃，乃胃寒也，宜以温胃为主，用大附子去皮脐不用，切碎，入童便内煮二炷香，取出放净砖上，四围用炭炙之，待其燥烈，淬姜汁内，再炙再淬，直令熟透，切片，晒干，为极细末，每服一二钱，用茯苓、藿香、砂仁、白豆蔻、黄连、生姜，煎汤送下。

呕　吐

呕者有物在中，其所来之道远，故必呕而后出也；吐者亦有物在中，其所来之道近，故一吐而即出也。分而言之，微有不同，合而言之，同归于火。饮食痰涎，停积不化，胃火上升，即涌而出矣。其病与翻胃相似，而实各有所属。翻胃属寒，呕吐属热，惟其热也，故其出也无定时，或随食随吐，或食良久而后吐。随食随吐者火也，火邪急速，不及入胃而即出，无呕逆之苦，无挥咯之劳，是即吐之谓也。食良久而后吐者，火犹稍缓，必入胃馀时，委曲而出，酸苦万状，伤神劳精，肠卷而腹急，是即呕之谓也。而所出之物，亦不甚尽，惟翻胃也则阴气下结，水谷暂容，朝食则暮吐，暮食则朝吐，或朝食至午而吐，或午食至暮而吐，其吐必尽所食，日日如此，不少愆期，盖胃家受寒，不能运化，自不容于不出，则翻胃与呕吐，所以不同也。又有吞酸吐酸者，何也？盖饮食入胃，胃弱不能消，而又挟肝火，是以作酸，浮饮积蓄，变为酸痰，肝火升则吐，肝火降则吞，其吞与吐，皆肝火升降之所为也。故治呕吐者，必治其热，治翻胃者，必治其寒，治吞酸吐酸者，必抑其肝，而后所投之药，无不中矣。

药例

伤食呕吐者，饮食过多，一时不能克化，胃窄不能容，又挟火邪故也，宜以消食为主，抑火顺气次之，用山楂、麦芽、槟榔、草果之类以消食，黄连、石膏以抑火，藿香、苏子、陈皮、白豆蔻之类以顺气，加姜汁服。

痰多呕吐，以消痰为主，降火顺气次之，宜半夏、南星、瓜蒌、贝母之类以消痰，黄连、黄芩、山栀之类以降火，苏子、茯苓、白豆蔻、橘红之类以顺气，加姜汁、竹沥服之。

痰食相并呕吐，以消食化痰为主，降火顺气次之，用枳实、莱菔子、神曲、麦芽之类以消食，半夏、瓜蒌、贝母之类以化痰，黄连、石膏之类以降火，苏子、白豆蔻、橘红之类以顺气，加姜汁服之。

伤酒呕吐，以解酒为主，降火顺气次之，用天花粉、绿豆粉、葛粉之类以解酒，黄连、山栀、黄芩之类以降火，苏子、枳壳、陈皮之类以顺气，加萝卜汁服之。

挟风吐浮沫，以荆芥、天花粉、半

夏、南星为主，薄荷、紫苏梗叶为佐。若头眩，加天麻，有火加黄连，入姜汁、竹沥服之。

恶心呕吐，乃胃气不足故也，以扶胃为主，用白术、人参、半夏、藿香、白豆蔻、白檀香、苏子之类，加姜汁、竹沥服之，若恶食加枳实。

大凡呕吐药中，须磨沉香四五分服之，其效如神。

附　翻胃

翻胃不甚剧者，但视其所食之物，犹未尽者是也，宜用温药。

如木香、桂心、生姜之类，以温其脾，加半夏、黄连、人参、茯苓煎服。

翻胃甚者，所食之物吐尽者是也，其胃大寒，必用热药。

如煨熟附子、丁香、干姜之类，加姜炒黄连、人参、茯苓、苏子、沉香、白豆蔻煎服。

附　吞酸　吐酸

吞酸、吐酸，虽有吞吐之不同，而治法则一也。皆以抑肝火为主，而消痰顺气次之，大剂姜炒黄连为君，佐以半夏、青皮、茯苓、乌药、槟榔以顺气消痰，加姜汁、竹沥服之。或用吴茱萸三钱，黄连七钱，姜糊丸，名曰左金丸，盖佐肺金以伐肝也。用滚汤送下三五十丸，不拘时服，甚效。此方兼治两胁膨胀。凡治酸，必用吴茱萸，顺其性而折之也。

凡此四症，皆禁用甘草，盖甘能壅气，又能发吐故也。

河间曰：吐症有三，气、积、寒是也。上焦吐者，从乎气，脉浮而洪，食已即吐，渴欲饮水，大便燥结，气上冲胸而痛，治当降气和中；中焦吐者，从乎积，脉浮而长，或先吐而痛，或先痛而吐，乃食与气相并为积而痛，治当去其积，行其气；下焦吐者，从乎寒，脉沉而迟，朝食暮吐，暮食朝吐，小便清利，大便不通，治当通其秘，温其寒，大便渐通，再用中焦药和之而愈矣。

霍　乱

霍乱之症，急于风火，心腹绞痛，肠胃并结，欲吐不吐，欲下不下，手足挥顿，滚转烦闷，顷刻之间，死生安危系焉。盖由平日过伤饮食，多劳多气，一感臭秽，清气混淆，于是阴阳不条畅，水火不升降，中气溃乱，而病斯剧矣。邪在上则吐，邪在下则泻，邪在中则吐泻兼作，是皆易治者也。若不吐不泻，则死生在顷刻矣。

又有转筋霍乱者，筋脉拘挛，手指足指扳挽屈曲，此尤霍乱中之至重者也。若吐泻则亦有可治，如不吐泻，必死无疑矣。大抵霍乱初起，不得用药，以其气乱药不能理也。

药例

大法霍乱初起，无如盐水，以无灰食盐二两，炒干，乘热投河水中，调和，约二三碗，令病人连连饮之。盐性坠下，直坠至底，浮食于上，则吐矣。若吐不通快，再饮之，直至通快而后止，吐尽宿物，则邪气亦散而腹痛即宽矣。

或用沥青一钱，为细末，长流水调下，分作二服，其痛立止。

霍乱不吐泻，腹胀如鼓，不得用别药，惟益元散可服。用细软滑石，水磨，漂去黄水，晒干，每滑石末六钱，配甘草末一钱，故名六一散，泡汤冷定，时时呷之，或连末服下。此药能降邪气，消食坠痰和胃调中，但闻腹中有响声，此是好消息，不吐则必下，不下则必吐，乃霍乱中之妙药也。

调理之剂，如顺气，则藿香、乌药、

砂仁之类，如消食，则陈皮、麦芽、神曲、枳实之类，如破结，则厚朴、香附、青皮之类，如降火消痰，则半夏、茯苓、黄连之类，如治转筋，则木瓜、白扁豆、当归、乌药之类，此其大法也。直待全愈之后，始可用参、术。

霍乱乃邪气用事，正气无主，溃乱之际，大忌姜汤、米汤及乌梅梅酱等汤，服之立死，虽热汤亦不可用，禁之禁之。

小腹作痛，胀紧如石，气冷并结者，乃房劳伤也，切不可误以为霍乱，妄投冷水，及补药之类，服之立死。但用消伤、破血、调气之剂，如红花、苏木、桃仁、当归、木香、青皮、槟榔之类，酒煎，加童便调和，大口咽下。又令病人坐葱汤中浸之。

头　痛

头居众体之上，为诸阳之会，其位至高，犹山之有巅，木之有杪[①]也。风之起也，愈高而愈狂，山巅木杪先得之，故云行如飞，叶落如雨，皆风使之然也。头居上体，为风之所先及，然以其会乎诸阳，而不畏寒，则人多忽之，而不知所避，风邪一入，头即痛焉，故头痛之病，风痛居多。夫风何以使之痛，盖风之为物也，善行而数变，其性易入，其气易感，头之诸阳，内聚而拒风，风之势力，外攻以抗阳，风与阳而相争，则两不肯伏，交战于至高之分，而头之诸经始病矣。以诸阳之强，且不能以胜风，而况于诸阴乎？其有血虚气虚而作痛者，虽系本元之不足，而实风之为病也。盖虚之所在，邪必凑之，使无风以入之，惟觉眩运而已，而何以作痛耶。但其气血已虚，无力拒风，风虽入而不与之争，故其痛亦不甚也。其有饮食不消，痰涎涌上而作痛者，非尽风之罪也，医者宜审而治之。大要皆当以川芎为统治之药，而诸经之主治药为君，佐以薄荷、荆芥等药，乃为得宜。至于升麻，诸经皆不可缺，而独少阴则不必也。

药例

风入太阳经，则鬓际痛。

羌活为君，川芎、升麻、白芷、防风、甘草为佐，加葱白、生姜。

风入阳明经，则额前痛。

白芷为君，川芎、升麻、羌活、防风、甘草为佐，加葱白、生姜。

风入少阳经，则两鬓间痛。

柴胡为君，川芎、升麻、羌活、白芷、防风、甘草为佐，加葱白、生姜。

风入少阴经，则颏骨紧痛。

细辛为君，独活、川芎、白芷、防风为佐，少加升麻、甘草、黄柏。

风入厥阴、太阴之交，则顶巅痛。

藁本为君，升麻、川芎、防风、牙皂、甘草为佐。

风入后太阳经，则脑后风池、风府及颈项强痛。

羌活、防风为君，川芎、升麻、薄荷、荆芥、葱白、生姜、甘草为佐。

诸经头痛如破不能忍者，必多用蔓荆子，而以诸经之为君者佐之，加葱白、生姜。

血虚头痛者，痛虽不甚，而终日星星[②]作疼，如细筋牵引。

以四物为主治，佐以升麻、白芷、薄荷、甘草之类，剂内惟川芎加倍用之。

气虚头痛，痛则有微汗，头甚空虚，眼目眩运，必以重帛包裹，方可少宁。

以四君为主治，佐以半夏、川芎、防风之类。

① 杪（miǎo 秒）：树木的末梢。
② 星星：细小点儿，即轻微。

宿食不消者，饱则头痛，饥则不痛，盖食饱则浊气熏蒸于上，故头胀紧而作疼也。

宜以苍术、厚朴、槟榔、草果、黄连、枳实为主治，佐以薄荷、川芎，少加甘草、砂仁。

痰涎涌上者，必眉棱骨痛，或云属风热与痰也。

宜以半夏、橘红为主治，佐以川芎、升麻、黄芩、薄荷、甘草之类。

诸经头痛，若兼身热，必多用柴胡、紫苏、黄芩、芍药、炙甘草之类。若挟寒者，加桂枝、生姜。若风邪不能去，加麻黄少许。

半边头痛，乃邪客于半边，属少阳之分，最为难治，痛久多至害眼。盖肝胆相为表里故也。大抵在左属风属血虚，在右属痰属热。

宜以柴胡为君，川芎、白芷、升麻、甘草为佐，加葱、姜、水、酒煎服。外用带鬚葱白捣烂，加飞盐及牙皂末，贴在痛处，又以艾囊如帕子样者扎之。

又有雷头风者，如雷之鸣，为风邪所客，风动则作声也，诸药罔效，惟清震汤主之。

诸经皆痛，并用诸经君药，各二三钱，作剂，加升麻、甘草、葱、姜之类为佐。

附　头眩

头痛之外，又有头眩一症，亦人所不能堪者，虽无痛苦而精神眩耀，所见之物皆颠倒摇动，身如浮云，足如履空，饮食下咽即吐，胸中怏怏，眼花不定，乃其症也。此为风动肝木，根本皆摇，卷痰上升，迷乱清气故耳。

宜以天麻为君，薄荷、柴胡、青皮、半夏、黄连、生姜之类为佐，气虚加参、术，血虚加归、地，痰多加生姜、竹沥，精虚加天麦门冬、人参、五味之类可也。

心　痛

心痛者非真心痛也，乃心胞络与胃脘痛也。然果何以知之？盖心胞络护捧其心，脉络相系，位居心之四旁，火载痰而上升，碍其所居，胞络为痰相轧，故脂膜紧急而作痛，遂误认以为心痛也。胃脘近心，位居心下，而络于脾，饮食过多，不能克化，伤于胃脘，病根尝在，略伤饮食，即闷闷作疼，亦误认以为心痛也。大抵痛而有痰，尝觉恶心，呕出痰饮即宽者，即谓之心胞络痛也。痛而作饱，时嗳气，直至饥而后缓者，即谓之胃脘痛也。又有痛时，得饮热汤热酒，而痛缓者，乃寒气客于心脾之间也。又有心头作疼，其痛应于背心者，乃忧郁悲思，积而成病也。又有心头急痛，唇白鬓竖，口吐黄水者，乃虫之为害也。又有心头结痛，逆气上升，如虫绞扰，自觉胸中唧唧作声者，非声也，乃死血随气而动也。又有一月一发，或二三月一发，其发也痛极闷死，搔爬无措，涎水一涌而即苏者，乃寒痰积于心脾之间，安堵不动，一为恼怒劳倦所伤，则寒痰乘势涌起，泛溢胃口，迷塞心窍，故闷痛而欲死，涎水一涌而出，则胃口渐觉，心窍渐通，而后苏也。凡此皆可施治，惟平素原无心痛之疾，卒然大痛无声，面青气冷，咬牙噤齿，手足冰冷者，乃真心痛也。盖寒邪直犯君火，旦发则暮死，暮发则旦死，不救之症也。

药例

心胞络痛者，痰也。

宜以玄胡索为君以定痛，半夏、贝母、瓜蒌为佐以降痰，香附、枳壳、砂仁、苏子以顺气。

胃脘痛者，食也。

宜以草豆蔻为君以定痛，佐以枳实、陈皮、槟榔、草果之类以消食，木香、乌药、砂仁之类以行气。

寒气客于心脾之间而作痛者。

宜以干姜、良姜、官桂、丁香之类以驱寒，草豆蔻、玄胡索、乳香、没药之类以定痛，香附、枳壳、陈皮、青皮、木香之类以开气。

前心应后心痛者，郁也。

宜用香附、苍术、贝母、抚芎、枳壳、桔梗之类以开郁，木香、砂仁之类以行气。

心头急痛，唇白毛竖，口吐黄水者，虫也。

宜用雷丸、川楝、使君子之类以杀虫，黄连、乌梅之类以安蛔，乳香、没药之类以定痛，砂仁、槟榔、枳实之类以降气。

心头作痛，气逆上冲，唧唧有声者，血也。

宜用苏木、红花、三棱、蓬术、降真香之类以破血，青皮、槟榔、木香、枳实之类以降气，水煎，磨沉香五六分，或多至八九分，服之，令血下行。或加童便。

心头闷痛，必吐而后宽者，痰也。

宜用山栀一两煎，加姜汁一杯、竹沥半杯服之。

真心痛，手足青至节者死，寒至节者亦死。盖因寒邪直至心经，心火衰弱，反为寒气所劫故也。医者不忍坐视，用猪心煎汤去猪心，入麻黄、官桂、干姜、附子之类，直至心经以散寒。此秘要之妙法，亦死中求生之意也。

亦有似真心痛，而实非者，虽有爬床挛席挥手顿足之状，而面无青色，四肢不厥，其痛不至于无声者是也。此乃胃口有虫，兼痰与食相绞，而为害也。先以锡灰、使君子为末，酒服二三钱，待痛缓，服消食之剂，兼以杀虫化痰。若察其脉沉迟，亦有寒也，宜以温药散之，如木香、官桂之类，若唇白毛竖，口吐黄水，单是虫也，宜多服使君子、川楝、雷丸之类，禁用花椒，盖花椒虽能杀虫，其味太辣，若骤服之，虫必惊跳攻绞，反伤胃口，甚至有不能堪而殒其命也。慎之慎之！

大法诸般心痛，先用猪心一具，煎汤，取出猪心，入药煎之，其效立奏。盖猪心直引诸药至患处也。其煮熟猪心亦切为片子，蘸乳香、没药、甘草、官桂细末嚼之，大有奇效。

凡治诸般心痛，必以开郁行气为主，此其要法也。

腹　痛

腹位于人身之中，而统于脾胃水谷之府也。善理脾胃者，调其饮食，不使太过，戒暴怒，节大劳，何病之有？人有患腹痛者，非伤饮食，必多怒气，非伤怒气，必多劳倦，三者不慎，而根抵于中矣，一有感触，则痛斯作焉。伤于饮食，则饱闷而痛，或痛连于小腹；伤于怒气，则膨胀而痛，或痛连于两胁；伤于劳倦，则运化自迟，四肢无力，中脘偎偎而痛。若三者兼而有之，则其发必重，中气并结而不通，腹硬如石，紧急如鼓，行立不得，坐卧又难，大小便俱闭，胸膈痞塞，病即危矣。若遇此危症，不可坐视其毙，当求一生于万死之中。先以温热之剂，令其徐服，但觉腹中有声，则可生矣。然温热之剂，必是一时过饱，不能通利，腹硬而冰冷者，始可用，若犯霍乱，决不可用也。盖霍乱不吐不泻，皆火邪内结，若用温热之剂，其毙立待，而参、术之类，尤不可犯，慎之慎之。盖腹痛多有馀之症，然亦有不足者，如血虚气虚之类，若平素慎于饮食，而视其肢体瘦弱，又不饱闷，但偎偎作痛，如细筋牵引者，即血虚腹痛也。若肚腹尝觉空虚，似饿非饿，翕翕作疼，呼吸如无气力者，即气虚腹痛也。又有腹中冷痛，尝欲嗳气，得热物熨之，或饮热酒热汤即缓者，乃冷伤气也。又有腹中攻痛，口干舌燥，小便赤涩，肛门如烧者，火也。又有面黄肌瘦，唇白鬓竖而痛者，虫也。医者审其新久，视其老壮，量其轻重，观其缓急，而施治之可也。

药例

伤食腹痛者，宜用槟榔、草果、三棱、蓬术、山楂、麦芽、神曲、陈皮之类为主治，佐以芍药、甘草、木香、香附、砂仁之类煎服。然又必审其伤于何物，如食肉伤，宜山楂、蓬术、阿魏之类，食饭伤，宜神曲、麦芽之类，食面伤，宜莱菔子之类，生冷伤，宜官桂、干姜、苍术、厚朴之类，宿食伤，宜枳实、黄连、蓬术、槟榔、草果之类。因其所伤之物，而以主治之药为君，佐以馀药，兼以化气，则得之矣。

感气腹痛者，宜以青皮、木香、乌药、枳壳之类，佐以芍药、甘草、厚朴、砂仁，少加消食之剂，恐其人有食也。

过伤饮食，并结膨胀，前后不通，肚腹冷痛者，宜用煨熟附子、砂仁同煎，磨枳实、乌药、槟榔、木香在内，时时饮之，但觉腹中有响声，则气已转运，而所伤之物当从大便而下矣。切不可便用大黄，大黄之性虽走而不守，然亦大寒之药也，若骤用之，反并结而不行，其毙可待，戒之戒之。

霍乱腹痛，不吐不泻者，乃一时邪气扰乱，火热内攻，切勿误以为饮食并结，妄投热药，如附子、官桂之类，服之立死，宜先饮盐水，再服益元散，速速服下，其气自正。待腹中有声，必发吐泻，而痛即止矣。此症见于霍乱门，今以腹痛条例复载于此。

血虚腹痛者，宜用芍药为主治，佐以川芎、当归、地黄，兼以甘草、陈皮、木香之类。

气虚腹痛者，宜蒸熟人参为主治，佐以白术、茯苓、甘草、陈皮、砂仁、木香、芍药之类。

腹中冷痛者，宜用肉桂为主治，佐以木香、干姜、乌药、砂仁、芍药、甘草之类，冷甚者加熟附子。

腹中攻痛，口干舌燥，大小便艰涩者，宜以蒸熟大黄为主治，佐以石膏、黄连、甘草、厚朴之类，水酒同煎。

腹痛而泄泻者，宜以苍术为主治，佐以厚朴、陈皮、甘草、山楂、神曲、麦芽之类，少加肉桂、木香，盖腹痛而泄泻，虽是伤食，其实胃寒所致，故用温药也。

宿食不消，又挟寒而作痛者，不可用黄连，而枳实则犹可用也，盖枳实、黄连，虽能消宿食，然既挟寒，则寒药必不可用，故禁用黄连，但以枳实、蓬术为主治，佐以消食馀药，加温剂，如木香、肉桂之类，则自愈矣。

凡诸腹痛，皆宜用芍药、甘草，乃治腹痛通用之药也。盖芍药味酸，能于土中克木，甘草味甘，甘先入脾而能缓诸痛，曲直作酸，酸者甲也，稼穑作甘，甘者己也，甲己化土，此仲景妙法也。故芍药、甘草，名之曰戊己汤，统治诸般腹痛，而血虚腰痛者，尤为甚效，宜于诸药中加之，惟腹中窄狭者勿用，以其酸寒也。若以酒浸炒熟，则寒性自散矣。

腰 胁 痛

人有病腰痛者，何以致之？曰肾藏于内，外应乎腰，腰之所在，肾之所在也。

惟房劳不节，竭其真精，则肾脏空虚，而腰始痛矣。衰老之人，无房劳而腰尝痛者，亦因少壮之时，自恃雄健，斫丧真元，遗其病于暮年也。又有闪挫而得腰痛者，亦由肾虚，使肾水充实，虽有颠蹶之虞，自无闪挫之患，只因肾虚无所依恁，一有挫闪，则肾离于故处，此痛之所由作也。又有久泻而作腰痛者，利尽其水，而真水亦涸故也。又有腰重如带五千钱者，何也？盖肾属水，其质本重，而又兼脾湿下注，湿与水而同宫，水得湿而益满，此腰之所以重也。然但重而不甚痛者，以肾水不虚故也。女人腰痛，少壮者多血滞，衰老者多血虚，产妇临蓐而先腰痛者，乃胞系欲脱于肾故也。治此病者，审其虚实而施之，百无不中矣。

人有患胁痛者，何以致之？曰肝藏于内，外应于胁，胁之所在，肝之所在也。所藏者血，所属者气，蹼跌斗殴，内伤乎血，败血蓄积于肝之分，瘀而不流，则胁痛作矣。或有外触恼怒，欲报而不得伸，郁结不行，藏于肝部，则虽无瘀血而亦痛矣。然何以辨其血与气耶？盖瘀血作痛者，痛而不膨，按之亦痛，不按亦痛，其痛无时而息也；怒气作痛者，痛而且膨，得嗳即缓，已而复痛，其痛亦有时止也。此非气与血之辨乎。又有季胁作痛者，何也？盖季胁在胁稍之处，肝之下，胆之位也，痛甚而下连小腹者，亦是死血，痛不甚而止于一处者，痰也。治此病者，审其所伤，而施治之，则无不中矣。

药例

肾虚腰痛，以补肾为主。

宜君之以杜仲，佐之以黄柏、破故纸[①]、菟丝子、牛膝、茯苓、人参之类，加炒盐一撮煎之，或与四物汤同用亦可。老人腰痛，剂内加茴香一二钱，熟附子一片，以其阳衰，欲扶阳以生阴也。即以此药作丸亦妙。

闪挫腰痛，以和血为主，而不暇治其虚。

宜君之以当归，佐之以红花、桃仁之类以和血，杜仲、续断、牛膝、茯苓以引至痛处，使肾归故所，加以乌药匀气，甘草调和，官桂为之向导，而黄柏、人参且慢用，盖黄柏性寒，虽本经之药，恐血得寒而不流，故暂舍之。若以好酒煮熟，炒成褐色亦或可用。人参味厚，虽能补虚，然既欲和血，则补非所宜，故不用也。

腰重如带五千钱者，以分消其湿为主。

宜君之以黄柏，佐之以茯苓、泽泻、木通以利其湿，苍术、防己、防风以燥其湿，盐炒杜仲以领至本经，使湿从小便而出。外用苍术一二斤，为粗末，炒令略热，入布囊中，围裹患处，内外夹攻，则湿自去矣。又以带翁葱二三百根，生姜斤馀，浓煎汤，贮深桶中，令病人坐其内，使服煎药。若汤冷再添，欲小便即令撒在汤内，其湿自去，此要法也。

女人腰痛，少壮者多血滞。

宜以当归、杜仲为主，佐以桃仁、红花、木香、官桂之类。

衰老者，多血虚。

宜以四物汤配杜仲、黄柏、破故纸、牛膝、茯苓之类，以猪腰子汤煎之，其效甚速。

凡腰痛，皆宜猪腰子，先煎五六滚，取出腰子，入药煎服，服后即以猪腰子蘸盐食之。

统治腰痛，不论肾虚闪挫，血虚血滞，皆用杜仲一两，童便一碗，煎干，同橘核，炒熟捣碎三钱，黄柏二钱，炒令褐色，酒二盅，煎至八分，空心服之，其效

---

① 破故纸：原误作破故子，径改。

如神。

瘀血胁痛者，以破血为主。

宜以当归、红花、苏木、桃仁、山楂、蓬术，以破其血，青皮、芍药、官桂、柴胡之类，以引至本经，若胁痛甚者，以大黄下之。

怒气胁痛者，以抑肝为主。

宜以青皮、芍药、柴胡、官桂，以伐其肝，枳壳、乌药、木香之类，以开其气，红花、当归以和其血，痛甚者加醋少许饮之，盖酸能破结，直入肝经故也。大忌陈皮、生姜、细辛，服之即令肝胀，以其能补肝也。肝尝有馀，并无补法，若果肝虚，不能熟睡，但补其血，如四物汤之类可也。然积忿不清，亦令人不寐，宜消息之。

季胁痛连小腹者，以和血为主。

宜以当归、红花、玄胡索、山楂之类，以和其血，青皮、芍药、柴胡、槟榔引至患处，少加木香、乌药，以调其气。

季胁微痛者，痰也，非白芥子不能达。

必以之为君，佐以柴胡、青皮、乌药、木香之类，加姜汁、竹沥服之。

统治两胁胀痛。

以青皮为君，佐以枳壳、乌药、木香、芍药、官桂、厚朴之类，加大腹皮一团，煎服。或用吴茱萸为君，黄连为佐，大约吴茱萸七钱，黄连三钱，作丸子，以白汤下，不拘时服四五十丸，亦治吞酸吐酸甚效。

凡治胁痛，如青皮、芍药之类，皆宜醋炒，以酸先入肝，兼能破结故也。

股　痛

股居一身之下，众阴之所归，而其所以作疼者，三经受病也。足太阴脾经主肉，足厥阴肝经主筋，足少阴肾经主骨，脾经受湿，下流于股，则肉内酸疼；肝经受寒，下及于股，则筋挛急痛；肾经受寒，下注于股，则骨髓冷痛。其痛各有所属，而可以一概治之乎？设使筋挛急痛，误以为湿，而用燥剂治之，则燥尽其血，而筋失所养，其痛甚矣，必投以养血之剂，则筋自舒而不挛急矣。骨髓冷痛，误以为湿，而用燥剂治之，则燥尽其髓，而骨内空虚，其痛愈加，必投以补髓之剂，则骨气充，而无所苦矣。肉内酸疼，单用热药，而不用燥剂，肉得热而融活，因有微效，而湿流于中，何时可去，必以热药为向导，而燥剂君之，以血药佐之，则湿可去，而血亦不枯，此万全之治法也。苟不辨其为湿为寒而混用之，非惟无益，而反害之矣。其可乎哉？若妇人产后，或患股痛，皆恶血流注经络而然也，要当以热药为向导，而活血之剂君之，以行气之药佐之，则自愈矣。若误以为湿，而专投热剂，其何以取效乎？然二者之中，热药则可，而燥剂决不可用，何也？血得热而后行，不用热药，何以活血，而大热之剂，亦未可轻用。若用燥剂，则不惟股中之血易干，而一身之血亦病矣。慎之慎之！

药例

肉内酸疼者，湿也。

宜以苍术为君，白术、防己、防风、茯苓为佐，煨熟附子、官桂为向导，牛膝、黄柏为引经，此治湿之法也。

筋挛急痛者，血受寒也。

宜以当归为君，川芎、芍药、地黄、木瓜为佐，附子、官桂为向导，牛膝为引经，此治筋挛之法也。

骨髓冷痛者，髓受寒也。

宜以虎骨为君，天麦门冬、破故纸、菟丝子、杜仲为佐，附子、官桂为向导，牛膝为引经，此治骨疼之法也。

妇人产后股痛，非湿非寒，乃恶血下注于经络也。

宜以当归梢为君，桃仁、红花为佐，不用附子，惟以官桂为向导，香附为行气，牛膝为引经，此治产后股痛之法也。

男子两股无力作痛，上连腰胯者，乃房劳太过，精血俱损故也。

宜以四物汤补血，杜仲、牛膝、天麦门冬、黄柏、人参以补精，少加红花以养血，乌药以匀气，此治房劳股痛之法也。

凡治股痛之症，药中必加炒盐一匙，磨沉香少许，领药下行，切不可用甘草，恐其缓药力，不能速下也。

统治股痛膏药，兼治肩背酸疼，用广胶一斤，将好醋二碗，浸软，入生姜汁、葱汁各一碗，慢火熬成膏，入乳香、没药各二两，麝香五钱，搅匀摊布上，随其痛处大小摊之，先以生姜擦痛处，然后以膏贴上，将手烘热运之，其效甚速。

或用赤色老松脂三斤，入锅化开，用布滤入水中，取起再入锅，慢火炼至紫黑色，然后入姜、葱汁各二碗，再炼，不停手搅之，待干为度，入猪脂熟油半斤，再炼，滴水中试老嫩，若老再加油，若嫩再熬少时，直待得所，入乳香、没药各三两，麝香一两，调和摊贴尤妙。

治湿气痛洗汤法：用凤仙草一大束，葱一束，捣烂，苍术半斤，防风、荆芥各五两，煎汤，入桶中，令病人坐汤内，多用旧衣服浸汤，搭其痛处，汤冷再添，不过三四次即愈矣。若遍身，亦以此法洗浴，尤妙。

附　脊痛

背脊乃督脉所贯，属太阳经，其所以作疼者，乃房欲过度，不恤劳力，脊髓空虚所致。若为贼风乘虚而入，即时倔强不能屈伸，若误以为痰，而以痰药投之，则所治非其所患矣。必用猪脊髓一条，入水煮熟，取出，投天麦门冬、人参、四物汤之类，加好酒煎服，或少加羌活引入太阳经。若为贼风所乘，宜去人参，加羌活，佐以防风、甘草、乌药、木通之类，此治脊痛之法也。然此特其大略耳，圆活变化，岂吾之所能尽乎？

卷之三

麻　木

人皆以麻木为一病，而不知麻与木，固自有不同也。所谓麻者，非痒非痛，肌肉之内，如千万小虫，乱行杂沸，按之不止，搔之愈甚者是也。所谓木者，不痒不痛，自己之肌肉如他人之肌肉，按之不知，搔之不觉者是也。麻如麻之乱，故名曰麻；木如木之顽，故名曰木。麻犹知痛痒，而木则全无所觉矣。然未知其病之所属，将何以断之？盖麻有久暂，木亦有久暂。暂时之麻者，或因坐卧不得其所，四体相压，阻抑荣卫，血行既迟，而气亦未至故也。然麻或太甚，亦有似于木焉。暂时之木者，亦因坐卧不得其所，四体重压，又着寒气不时，不会护持，而荣卫不相联属，血已不行，而气久不至故也。然木或还醒，亦有似乎麻焉。此其暂时之麻木，虽因气血不足，而犹未足为病。惟久麻久木者，斯为病耳。盖经年累月无一日而不麻者，麻之久者也。麻之久者，非坐卧不稳所致，必其内气虚甚，风痰凑之。痰本不能作麻，以其挟于风邪，痰为风所嘘，如风吹波浪，自腾沸而起，肌肉之中，已为风痰所据，阴阳二气，失其运行之柄矣，安得而不麻乎！经年累月，无一日而不木者，木之久者也。木之久者，亦非坐卧不稳所致，乃是死血凝滞入内，外挟风寒，又因阳气虚败，不能运动，而肉已死，若血与我不相干，此其所以木也。人之一身，皆气血所养，气血行迟，即能成病，况其不行乎！此久麻久木之所以可畏也。然麻木之处小，犹可治之；若半体一肢，决难救疗。医者知此，则人之死生，病之轻重，了然于胸中，而用药之妙，尤在于善变，其可以执泥耶！设使暂麻暂木，而用重剂，则损其真元；久麻久木，而用轻剂，则不能取效。审而治之可也。

药例

大法麻木之病，虽有风痰、死血之分。然治疗之药，皆当以热药为向导，如生姜、附子、官桂、川乌之类；以引经药引至各经，如手臂用桑条，股足用牛膝、威灵仙之类；以行气药通其气，如乌药、木香、枳壳、青皮之类；以通窍药开其经络，如木通、穿山甲、牙皂之类。有痰则去痰，有风则去风，有血则行血，此其总纲也。

久麻者皆气虚，为风痰所凑也。虽系气虚，亦不暇补其气。一补其气，则风无自而散，痰无自而去矣。宜以生姜为向导，枳壳以开气，半夏、南星以祛痰，防风、荆芥、羌活以散风，牙皂、木通以通经络，手臂用桑条、股足用牛膝以引经。待其病减，然后用参、芪、白术、茯苓、甘草之类，以补其气可也。

久木者皆阳气不运，死血凝滞，外挟风寒所致也。宜以附子、官桂之类为向导，乌药、木香之类以开气，穿山甲、木通、牙皂之类以通经络，当归、桃仁、蓬术、红花、阿魏之类以消血。因其病之所在，以引经药引之，如桑条、牛膝之类。待其病减，以八物汤补其气血可也。

背上麻木以羌活为引经，胸前麻木以桔梗为引经，面上用升麻为引经。风用风药，痰用痰药，血用血药，皆以开气为主。而此三处，惟以生姜为向导，而附子之类，不必用也。

遍身肌肤大麻痒，淫淫然如虫行者，风也。宜以僵蚕为君，羌活、防风为佐，乌药以匀气，木通以开经，生姜为开导。盖木通能行十二经络，乌药能行一身之气，生姜能开一身之腠理，羌活、防风能去一身之风，而僵蚕一味，专治如虫行者之圣药也。至于加减轻重之剂，则存乎其人耳，而岂吾之所能备述者乎！

痞　块

痞者，否塞之意也。从病从否，故有痞之名焉。又以其坚实有形，故又名之曰痞块。然是物也，从何而得哉？盖因死血不化、宿食不消、痰饮积聚而成者也。有三者并而成块，有三者各自成块。各自成块者易治，并而成块者难治。然果何以辨之？察其脉，视其形而已矣。脉弦为痰，脉滑为食，脉芤为血。三脉俱见，则并而成块也。以其形而定之，宿食成块者，居于中脘，视之则无形，按之则有质。在肠胃之间者，以人之饮食，皆入于胃，故不在皮里膜外。其在皮里膜外者，皆痰与血也。盖痰能流注于脂膜，血能运行于皮肉。痰积而不流，则脂膜之间，为其所据，而有形可见；血瘀而不行，则皮肉之间，为其所碍，而亦有形可见也。欲辨痰与血之异，亦审其痛之何如耳。痛甚者为血，痛不甚者为痰；又手推不动者为血，手推易动者为痰；以热物熨之而痛缓者为血，熨之而若无所觉者为痰。此痰与血之辨也。若痰与血相成者，何以辨之？块之以渐而大者是也。盖先有死血，而又有痰以裹之，则以渐而大；先有积痰，而又有血以并之，亦以渐而大。若单是血，或单是痰，无相裹相并之物，只如初起之形而已，何至以渐而大乎？然宿食成块，亦未有不资于痰与血也，何也？盖饮食所伤者，惟中脘作痛，或按之硬实而已，初未尝如弹丸之形也。使不资于痰与血，何以成块乎？必先有硬饭，或鱼与肉，或馄饨米团之类，一时失嚼，误咽停于胃中，经月不能消化，碍其道路，血流过其处，必裹一层，痰或经其处，又裹一层，痰与血互相裹之，则不能不成块矣。裹一层，则大一层，故始如弹丸，久则如杯如碗。其初尚小，隐于胃中，犹有质而无形；其后渐大，则腹皮顶起，而形外见矣。又有时升时降时见者，乃气块也；或左或右或上或下，按之不见其块，不按又若有形，而漉漉作声者，乃停饮也，非块也。此统论其块云耳。然以其在人而言，则虽各有专病，而又不可拘也。如妇人之块多恶血，而亦有气成者；小儿之块多食积，而亦有瘀成者；易怒之人多气癖，而亦有血成者；肥胖之人多痰饮，而亦有食成者。医者当问其得病之由，或偶伤食，自此日而起者；或偶受气，自此日而起者；或偶负重劳力，自此日而起者；或平素有郁痰固结，偶发作而起者。在妇人必审其月事之通闭，在小儿必审其饮食之多寡，皆当以意求之，不能尽述也。大法治一切痞块，皆以开郁行气为主，又各随其症而用主治之药，佐以破结软坚之味，则得之矣。其有癖块成龟盘之形，如能行动者，又不独以块治，当自有药以消之也。

药例

死血成块者，以消血为主。

用桃仁、红花、山楂、苏木、血见愁之类以消血，三棱、蓬术之类以消坚，青皮、乌药、香附、枳壳之类以开郁行气。共成一剂，以好醋五六碗，煮干为末，即以醋糊为丸。随其块之上下，以时之饥饱服之，好酒送下二百馀丸，一日二服。所以必用醋者，取其酸能破结也。

痰饮成块者，以化痰为主。

用半夏、南星、瓦垄子灰、青礞石、海浮石之类以化痰，加三棱、蓬术、香附、青皮之类。亦以醋煮为丸，如前服之。

食积成块者，以消食为主。

用黄连、枳实、槟榔、草果、山楂、莱菔子、阿魏之类以消食，仍加三棱、蓬术、青皮、香附之类。用醋煮干，调神曲糊丸。

痰血食积相裹而成块者。

用海浮石、瓦垄子、礞石之类以消痰，枳实、莱菔子、槟榔、草果之类以消食，桃仁、当归、红花之类以消血，仍加三棱、蓬术、青皮、香附并木香之类，醋煮丸之。

诸气成块者，以破气为主。

用官桂、木香、青皮、枳实、香附之类以破气，仍加三棱、蓬术，醋煮丸之。

停饮作块者，以泄水为主。

用甘遂、芫花、大戟之类以泄水，佐以顺气之药，如乌药、青皮、枳壳、木香之类，使从大小便而出。

癖块之形如龟鳖状而能行动者，乃是食积、死血相裹而成也。以其日月既久，藉人之气血养之，故成此物。必日尝使病者食鳖肉。其鳖甲与骨，用醋炙脆，与三棱、蓬术、青皮、香附之类，为末，将乌梅肉醋浸令软，捣烂为膏，丸之，好酒送下。其物皆化为血水，从大便而出矣。此方亦治疟母如神。

统治诸块。用蓬术为君，三棱、当归、青皮、香附、红花、瓦垄子、海浮石、官桂、木香、穿山甲、阿魏、山楂、枳实、槟榔为佐，少加巴豆霜、硇砂、麝香为末。以陈米细粉，入醋煮成烂粥，丸之，好酒送下。不拘痰血食积作块，服此药易消。

凡诸块不宜用煎剂，只宜用丸子。盖块至难消，若用煎剂，如过路之水而已，徒损元气，于块无益。惟丸子入胃，徐徐而化，径至所患之处，潜消嘿夺，日渐损削，其块自小。亦不宜消尽其块，假如鹅卵大者，消至如弹丸即止，不必再服。盖块既渐小，大势既杀，必无再大之理，如暖解冰，一解即不能合矣。若必欲消尽，则人之元气亦消尽，反不可保，况块势既衰，久必自消矣。经曰：衰其大半则止，过者死。医者所当知也。

凡诸块，丸子药，每服二百丸，每日二服。若病势已剧，一日三服，以好酒送下。不善饮者，砂仁盐汤送下。每服丸子三日，至第四日，不要服丸子，必用大补丸，空朝用淡盐汤送下二钱，随用干食压之，守此法服药，可奏全功。盖治块之药，不得不用克伐之剂，若不服补剂，则正气无所养，邪气何时而除？故攻补兼施，乃万全之法也。补剂以人参、当归为君，白术、茯苓、甘草、川芎、芍药、地黄、官桂、黄芪为佐，名十全大补汤。即以为末，蜜为丸服之。忌食萝卜、大蒜及生冷油腻麸面之类，恐杂其药气，不能施功也。

疝　气

疝气者，下部之病，俗名小肠气，其实非小肠病也。而所属者，足厥阴肝经也。人之一身，惟两胁与小腹，以至阴囊、睾丸，皆统于肝。肝主筋而脉循阴器。阴器者，筋之宗也，一着于寒，则宗筋短缩，而小腹急痛，下连睾丸，牵引作疼，甚至有升上入腹者焉。又有胁旁动气，或时胀起，横入阴处，响如蛙声，而作下坠者，此皆为寒疝也。至于感湿而成者，一丸渐大，一丸渐小，而小者或至于消尽，皆并于大者，而成独丸焉。其冷如冰，其硬如石，其大如鹅卵，沉沉而痛，上连小腹，筋脉牵引，坐卧不能安，乃肝木得湿，畅茂条达，如树得地气，易于长成，此为湿疝也。又有身体发热，阴囊胀大，皮破水流，痛不可忍，乃得之于房劳，因妇人不洁，秽水浸淫，热气蒸染所致，此为劳疝也。又有身体发热，耳后忽生痄腮，红肿胀痛，痄腮将退，而睾丸忽胀，一丸极大，一丸极小，有似乎偏坠，而非偏坠也。盖耳旁乃少阳胆经之分，与厥阴肝经相为表里，少阳感受风热，故痄腮忽生，后又遗热于厥阴，故痄腮既减，而睾丸即大，此为热疝也。又有阴囊胀大如斗，阴茎反缩入内，小便淋沥，不能通快，行履滞碍，不能轻健者，非疝也，乃膀胱气也。盖肾与膀胱为表里，肾主水而不能藏，故膀胱受之，气化则能出焉。惟肾虚为邪所客，遗病于膀胱，膀胱受邪，气秘而下坠，小便渗入阴囊，日积月累，故胀大如斗也。治此病者，以伐肾邪为主。若夫小儿偏坠，当以食积治。盖食积不消，脾湿下行，流入肝部，故成此症，又岂可以大人之疝同论哉！至于妇人小腹两旁逼近阴处，忽然并结胀痛，或皮肉顶起如鸡子头者，乃寒气聚于厥阴所致。小腹受寒，其病即发，是之谓阴疝。孰谓妇人无疝乎！大法以热治寒，以燥治湿，以活血治劳，有食积则消之，有邪则伐之，有寒则祛之，斯得之矣。

药例

睾丸升上入腹者，寒疝也。

宜以青皮、官桂为主治，佐以荔枝核、橘核、大小茴香、酒炒芍药、木通、乌药之类。先用好酒煎干，次入水煎，加飞盐一二钱，磨沉香五六分，空心服之。

或用鸡子壳，或鹅子壳，烧灰为末，空心热酒送下三钱。不过二服，即能压下睾丸，复归故所，其效如神。

胁旁动气，横入阴处，下坠作声者，亦寒疝也。

宜以青皮、官桂为主治，其馀佐药同前，但少加升麻，照前煎法，磨木香钱许热服，而飞盐、沉香则不可用，恐其坠下故也。盖或升或降，虽曰总属于寒，而气有上下，则不可不斟酌用之也。

或用熟附子、川乌、大小茴香、丁香、官桂、干姜、良姜、木香等分，少加麝香为丸，好酒送下五六十丸。良久，即觉内气如雷动，前攻后击，甚为惊人。少顷如欲大便之状，祛出寒气，有声连发，其痛即宽。能使三四年不发，乃劫药也。

睾丸一大一小者，湿疝也。

宜以苍术、防风、白术为主治，佐以官桂、青皮、木通、茯苓、泽泻、乌药、大小茴香、橘核之类煎之。仍以带鬚葱一大握，煎汤，浸睾丸于内，即服此药，尝添热汤浸之，以手挪之，立能使之一样。就坐汤中撒尿，其病易去。

阴囊胀大，皮烂水流者，劳疝也。

宜以猪尿脬一个，当归三钱为主治，佐以红花、桃仁、官桂、橘核、青皮、盐炒黄柏、酒炒芍药、茴香、茯苓、木通、甘草之类，煎服。

痄腮退后，忽患偏坠者，热疝也。

宜以柴胡、青皮、盐炒黄柏为主治，佐以赤芍、赤苓、甘草梢、橘核、生地、当归之类。若挟风邪，加荆芥、防风。

阴囊大如斗，小便淋沥者，膀胱气

也。

宜伐肾邪，用泽泻一斤，切片，分作四分，一分童便浸，一分盐水浸，一分酒浸，一分醋浸，各七日夜，日中晒干，不要去汁，收至极干，略焙为末，陈米粉粥为丸。每空朝白滚汤下二钱，至下午饥时，又服一钱，如此服去，自然小便流利，阴肿渐宽，将久而自愈矣。不可求速效。

妇人小腹近阴之处，并结胀痛，或皮肉顶起，如鸡子头者，阴疝也。

宜以官桂为主治，佐以木香、槟榔、青皮、大腹皮、大小茴香、香附、乌药之类煎之，磨沉香五六分，空心服。

小儿偏坠，乃食积也。

宜用山楂、麦芽、枳实、黄连、槟榔、草果、砂仁、蓬术、神曲、白术、苍术、半夏、陈皮、甘草之类。等分为丸，白汤调下，量儿大小与之，久而自愈矣。大抵疝皆属肝经，惟小儿偏坠，乃由脾经而反传于肝也。

凡一切疝症，皆禁用姜、橘同服。或单用姜，或单用橘，则无所妨，但二味相合，斯补肝矣。至于细辛，尤为补肝，能闭气，患肝经症者服之，即时闷胀，慎之！慎之！肝无补法，以其尝有馀也，五脏惟肝有馀，而疝气则又肝气有馀之甚者也，其可以复补乎哉！

诸　气

人得天地之气以成形。形者气之所由以寓者也，气者形之所由以充者也。二者固相为用也，而亦有轻重之差焉。形病气不病，虽羸瘦而无害；气病形不病，虽肥壮而可忧，是形在所轻，而气在所重也。人能安养天和，使五脏之气，均得其平焉，则何病之有？惟内伤七情，外感六气，六气内侵，而五脏之气病矣。故心气盛，则烦躁不宁，口干舌燥；肺气盛，则壅塞喘急，上膈烦满；肝气盛，则暴怒时发，两胁膨胀；脾气盛，则中脘痞塞，腹满饱痛；肾气盛，则膀胱满急，水道不通。此皆气之有馀者也。至若心气虚，则精神恍惚，梦寐不宁；肺气虚，则呼吸短浅，皮毛洒淅；肝气虚，则筋脉不和，头空少睡；脾气虚，则饥不欲食，溏泻自利；肾气虚，则腰痛不能转侧，大便与小便，前后牵引而微痛。此皆气之不足者也。气失其平则为疾，善医者调其气而已。有馀者泻之，不足者补之，又岂有实实虚虚之患乎？大法一脏尝以三脏治，本经之虚实，固宜补而宜泻矣。然虚则补其母，实则泻其子，则又不可不知也。

药例

心气虚则补之以炒盐，心气实则泻之以生甘草，此《本经》之补泻也。然肝为心之母，虚则姜、橘兼用以补肝，补肝即所以补心也；脾为心之子，实则黄连、枳实泻脾，泻脾非所以泻心乎？

肺气虚则补之以五味子，肺气实则泻之以桑白皮，此《本经》之补泻也。然脾为肺之母，虚则甘草、大枣补脾，补脾即所以补肺也；肾为肺之子，实则泽泻泻肾，泻肾非所以泻肺乎？

肝气虚则补之以姜、橘，肝气实则泻之以芍药，此《本经》之补泻也。然肾为肝之母，虚则地黄、黄柏补肾，补肾即所以补肝也；心为肝之子，实则生甘草泻心，泻心非所以泻肝乎？

脾气虚则补之以大枣、甘草，脾气实则泻之以黄连、枳实，此《本经》之补泻也。然心为脾之母，虚则炒盐补心，补心即所以补脾也；肺为脾之子，实则桑白皮泻肺，泻肺非所以泻脾乎？

肾气虚则补之以地黄、黄柏，肾气实

则泻之以泽泻，此《本经》之补泻也。然肺为肾之母，虚则五味子补肺，补肺即所以补肾也；肝为肾之子，实则芍药泻肝，泻肝非所以泻肾乎？

合而言之，诸气之病，分属五脏，五脏之病，分为诸症，要不可以一节言也。此之所言，乃补泻之大略耳。然此正药之外，亦不能无增益者焉。如炒盐补心，甘草泻心，固矣；而麦门冬亦可以补心，黄连亦可以泻心。如五味子补肺，桑白皮泻肺，固矣；而人参亦可以补肺，黄芩亦可以泻肺。如姜、橘补肝，芍药泻肝，固矣；而细辛亦可以补肝，黄连亦可以泻肝。如甘草、大枣补脾，黄连、枳实泻脾，固矣；而白术亦可以补脾，石膏、大黄亦可以泻脾。如地黄、黄柏补肾，而泽泻泻肾，固矣；而杜仲亦可以补肾，茯苓亦可以泻肾。临病用药，审势定方，得于心而应于手者，其又可以言传耶！

诸　血

人身之血，犹地中之水也。水流而不息，故能滋万物；血流而不息，故能荣百脉也。惟善调摄者，不妄作劳，则血之运于身者，无一息之停，自然肌肤润泽，筋脉和畅，何病之有？在不善调摄者，恃其壮盛，恣情酒色；而贫穷困苦之人，又不暇日惜，涉远负重，奔走于衣食，而无日夜之安息，其能不伤于血乎！伤于上部，则胸肋痛；伤于中部，则两肋、中脘痛；伤于下部，则腹痛。由是衄血、吐血、便血、尿血之病作矣。夫衄血与吐血无异，但所由之经则不同，而要之皆裹于脾也。脾能裹血，不能使血之不升，胃火上蒸则血从口出，肺火上腾则血从鼻出。因其所属之经，而由其所通之窍，故有口与鼻之异也，然亦有轻重之差焉。衄血太甚，始与吐血无异，不甚不足为虑也。至于吐血虽不甚，而实为可畏之疾。用药者，其可以混施耶！夫吐血固重于衄血矣，而就其吐血言之，则亦自有轻重。如一咯一块者，胃口血也，其所从来者近；痰中见血色如玛瑙，而成块者，亦胃口血也，其所从来者亦近。二者势若可畏，而犹能措手，法当任其自出，又必看其色不鲜者，旧血也，勿以药止之；其色鲜者，新血也，所积者必不甚多，宜以药止之。盖旧血终不归经，不任其出，反以增剧；新血终当归经，若所出者多，则损人矣，故宜以药止之。此皆可以调理而愈者也。若痰中见血，或一点之小，或一丝之细，语其势，若无可畏，而病根反深，此血非胃口之血也，乃从肺脏中来。肺为虚火所逼，血随痰出故也。其所以少者何也？盖肺脏以气为主，本多气而少血，是以出者亦少也。肺脏之血本少，而又逼而出之，则肺已枯，而无以领一身之气矣，其害不亦大乎！至于五窍出血者，势如潮涌，耳目口鼻，一齐迸流，药不及煎，针不及下，死在顷刻间，此犹血症之至极者也。而究其病之所成，莫非酒色无度，及奔走劳碌，以致五脏皆伤，是以五窍出血也。医者其可无急治之法乎！若夫肠风脏毒，大便下血，与小便出血者，其病易治，非若上焦之血也。大法未见血则宜消宜和，既见血则宜凉宜止，旧血未尽则化其血，新血未生则补其血。因其势之轻重，而为缓急之施，则无不中矣。若妇人崩漏，女子月事，则自有本科，而此不及载之。

药例

衄血甚者，先以湿纸搭囟门，其血立止。然后以藕节捣取汁，和童便服之。煎剂用炒黑山栀、炒黑蒲黄、炒黑香附、侧柏叶、茅根、地榆，同四物汤煎服。

吐血甚者，以小蓟草捣汁，和童便先

服。次用犀角、地黄、玄参、阿胶、地榆之类为主治，佐以黄连、山栀、侧柏叶之类煎之，磨沉香少许，令其降下，再加藕节汁，磨上等清烟墨一二钱服之。待其血止，然后以四物汤，加败龟板、何首乌、地榆之类煎服。

痰中见血者，于治痰药中，加止血之剂，如贝母、瓜蒌仁、茯苓、麦冬、玄参、竹茹、苏子之类以治痰，犀角、阿胶、侧柏叶、炒黑山栀之类以止血，黄芩、黄连之类以降火。调花蕊石细末四五分，徐徐服之。或用竹沥一碗，入阿胶二两，溶开，将石膏煅过一两，蛤粉一两，青黛半两，好墨一两，共为细末调和，丸如黍米大，每服一钱，苦茗送下。其效甚速。

五窍出血者，先将井花水当面连喷几口，急分开头髪，用草纸数层，蘸醋令透，搭在囟门，其血即止。次以当归一两煎好，磨沉香五六钱，加秋石一二钱服之。如一时无秋石，即以童便和服，则血各归经，永无事矣。然后以四物汤作剂，加五味、人参为丸。将紫河车洗尽血水，童便煮烂，捣和为丸，空朝白汤送下。可收万全之功，亦治痨瘵。

大便血者，看其色鲜者，急宜止之，如黄连、槐花、乌梅、地榆、熟地、牡蛎之类煎之；调藕节汁，空心大口咽下。送丸子二三百粒，其丸用五倍子、髪灰、败龟板灰、釜底墨、牡蛎、棕灰之类，为末，将乌梅肉煮烂，捣和如泥，丸之。亦治妇人血崩。

其色紫者，任其自下，反以四物汤，加桃仁、山楂、红花、赤曲之类，合而服之，则既不损新血，而又能消瘀血。待其色淡，只用四物汤，加龟板、何首乌煎服，

小便血者，乃心经受热，遗热于小肠也。以黄连为君，石莲、麦冬、赤茯苓、赤芍药、当归、甘草梢、山栀为佐，煎之，加童便调服。

肠风脏毒，乃酒色过度之故。又有不因酒色而得者，必劳苦之人，负重涉远而不惜其身者也。用药者当因人而施之。

血有下于粪后者，为远血，从小肠经来。宜清小肠之火，而兼以收涩，则以黄连为君，而槐花、山栀为佐，加乌梅煎服。

血有下于粪前者，为近血，从大肠经来。宜清大肠之火，而兼以收涩，则以槐花为君，而黄连、山栀为佐，加乌梅煎服。

血有粪前粪后杂下者，乃从脾胃中来也。宜以煅过石膏为君，槐花、黄连、山栀、甘草为佐，加乌梅煎服。

若下血太甚者，加人参以补之，牡蛎、粟壳以涩之，升麻以升提之，此治酒色过度之血也。若奔走负重而得者，当于四物汤中，倍加当归服之，任其自下，不可骤用止血之剂。待所下若鲜红色，乃新血也，须兼补兼涩，亦不可用大涩之剂，如牡蛎、乌梅之类亦可也，而槐花、黄连二味，又岂可少哉！

痨　瘵

痨者，劳也。由妄作劳以成病也。从病从劳，故名曰痨。劳力以负重则伤血，而气亦伤，精犹未伤也；劳力以行房则伤精，而血亦伤，气能独不伤乎？如或劳力以负重，又复劳力以行房，更失于检束，而不避风寒，恃其强壮，而纵饮曲蘖，则精气与血俱伤，而真元斫削，风寒曲蘖交攻，而虚火愈炽，病根日深，已不可拔。犹不知戒，而肆情逞欲，则心、肝、肺、肾损矣。心损则精神不守，恍惚易惊；肝

损则失血少睡，面白无色；肺损则声音低小，言语不续；肾损则腰膝软弱，小便短数，而虚损之症成矣。虚损者，痨瘵之始；痨瘵者，虚损之终。由劳伤而成虚损，由虚损而成痨瘵也。痨瘵之为病也，有咽干喉痒，频嗽而无痰者；有哮喘满急，气壅而不得眠者；有痰中见血，一咳而即出者；有面尝赧热，或洒淅而似寒者；有胸前如火，而两足冰冷者；有腰疼背痛，而筋骸无力者，总属于虚而已。至于梦遗鬼交、盗汗、自汗、骨蒸潮热，又孰非虚之所致耶！究而言之，梦遗鬼交，虚不暇言矣，然何以有是梦，有是鬼，而又有是精耶？盖梦者，心之神也；鬼者，肝之魂也；精者，肾之液也。心之火，君火也；肝肾之火，相火也。相从君令者也，君火一动，相火从之，而梦遗鬼交之病起矣。盗汗、自汗，虚不暇言矣。然均之为汗也，何为而有盗与自之异耶？盖盗汗者，睡去则出，醒来即收，如盗之偷窃，乘其空隙，而惟恐人知，故有盗之名焉。而求其所属之经，则由于心气之不足。汗者，心之液也。心气不足，则神不守舍，而液无所摄，故睡中汗出；而一惊觉之间，心神渐定，故汗亦收也。自汗者，无睡无醒，自然濡湿，故有自汗之名焉。较而言之，则自汗为甚，是何也？盖盗汗，本于心虚，而真元犹未尽虚也；自汗，则真元耗散，腠理皆开，肺失统气之权，不能固表，故毫窍疏豁，汗流不禁，岂不大可畏哉！若汗出膏凝而不流者，乃真元尽泄于外，而生气已绝，死期至矣。骨蒸潮热，虚不暇言矣。然何以使热之蒸于骨耶？盖骨之所属者，肾也。肾实则寒，肾虚则热，肾热则龙火太旺，煎熬真阴，真阴既竭，热无所容，流入于骨，故成骨蒸。骨蒸既久，上蒸于颧，颧热而赤，则不救矣。盖颧者，骨之本也。骨本一枯，则肾经已绝，死期至矣。又有喉哑一症，百无一生；传尸一症，九死一活；相思一症，无药可治。或平素有漏病，及下部忽生肿毒，与夫脾虚发肿泄泻者，皆不治之病也。

药例

喉痒干嗽，以滋阴降火为主。

大剂玄参为君，佐以阿胶、贝母、茯苓、黄柏、知母之类。

喘急不宁，以定喘顺气为主。

大剂苏子为君，佐以杏仁、马兜铃、贝母、瓜蒌、橘红、茯苓、黄芩、竹茹之类。

痰中见血，以清痰降火为主。

宜贝母为君，佐以天花粉、麦门冬、茯苓、苏子、阿胶、降真香、犀角、玄参、黄芩、山栀之类。若痰多于血，以痰药君之；血多于痰，以血药君之。俱以治火之药佐之，可也。

面尝赧热，少顷即减者，虚火也。

以黄柏为君，人参、茯苓、知母、连翘、麦冬之类为佐。

胸前如火，两足冰冷者，阴虚火升也。

以麦门冬为君，黄柏、知母、茯苓、人参、瓜蒌仁为佐，以生附子为末，涂两足。

洒淅似寒者，反是热症也。

以黄芩为君，人参、连翘、柴胡、黄连为佐。若无痰喘，宜加芍药。不可误以为风而用风剂。

腰疼背痛，筋骸无力者，虚甚也。

以人参为君，龟板、山药、杜仲、黄柏、牛膝为佐。如无痰，用四物汤配之。

病人虚甚，而痰嗽不止，不容不补。惟以化痰之剂，送下补药亦妙。用蒸熟人参为极细末，将鸡子清拌和，净手揉之，令其软润，却以贝母、阿胶、天花粉、茯苓、苏子、橘红、竹茹、黄芩之类，煎好澄清，将参末放舌上，徐徐送下。

虚痨惟紫河车为圣药，以人补人之意也。用头胎男子胞衣，洗净，挑去血筋，不停换水洗之，直待无一些血水乃止，入净器中，水煮，烂捣如泥，和干药丸之。其干药如人参、白术、茯苓、甘草以补气，当归、川芎、芍药、地黄以补血，天麦门冬、五味、菟丝、故纸、杜仲以补精，而又佐之以知母、黄柏以降火滋阴。此其大法也。丸如桐子大，以滑石为衣，秋石汤下百丸。或用鳝鱼血，烈日中晒干为末，或半斤，或一斤，配入参末，蜜丸如桐子大，空心淡盐汤送下百丸。或用败龟板，水浸一二日，刮去垢，晒干，镑碎为细末，蜜丸如桐子大；又用阿胶，将蛤粉炒成珠为末，蜜丸如绿豆大。空心服龟板丸，以补肾水；临晚服阿胶丸，以润肺金，俱用白滚汤下，大有奇效。龟板生用，不失本性，若炙则动火。

或用败龟板、人参，等分为末，将阿胶投竹沥中，化开丸之，空朝一服，下午饥时一服，白滚汤下百丸。

痨症喉哑无治法。盖肺为气主，为五脏之华盖，统领一身之气者也。火邪烁金，则气索而无声，是以不治。若微有声者，犹可延半年也。若死中求生，亦有一法。用大猪肺一具，割去心及四旁浮脂，将刀划破其中，入生蜜三四两在内，线扎紧，入净锅中，用生蜜三四斤，水一二斗，同煮半日。若稠厚，再加滚汤煮之。取出，温汤洗净，蘸秋石四两食之，能复肺气。又于丹田连脐，贴参附膏，可复真元。其方用人参半斤，附子半斤，为粗末，将天鹅油三斤浸半月，慢火熬至焦黑，绞出渣，再熬至滴水成珠，下上等绯丹一斤，慢熬成膏，待温，入麝香末三钱摊纻丝上贴之。美食调养，可保复生。此秘要之诀也，惟有缘者遇之。凡膏药必无用人参者，故此方必无人信。

痨症传尸无治法。盖因初起病痨之人，先为尸虫食其五脏而死。既死之后，五脏皆冷，尸虫不能居，皆从鼻中而出。以鼻乃肺之窍，痨乃肺之病，故从其窍而出也。其色多赤，乃血所化，无翼而能飞，或有不见而自能着人者，以骨肉寻骨肉，以同气觅同气，虽在千里外，其人当病，必无能脱者，可畏之甚也。

此物在虫类，则名尸虫；在鬼道则名尸鬼，出入无尝，变化莫测，不独病痨之人有之，而人人皆有者，但不犯此病，即不能为害矣。本草虽有杀尸虫之药，多不能效。惟死人身上蛆可以治之，恨人不知，虽知之，亦以为臭秽而不用，外此无治法矣。

痨症素患漏疮，与下部忽生肿毒者，永无可生之日。盖虚火纵横攻击，流毒于肠胃，而直注于上下焦故也。

又有相思痨者，神魂缥缈，背人偷泪，悲咽吞声，亦无治法。惟得遇所思之人，以遂其欲，则自愈矣。不然，有死而已。

痨症惟心肝肺肾四脏受病，而脾胃尚无恙也。脾者肺之母，脾土不衰，犹可以生肺金，故患肺金病者，尝令脾土调和，勿使损坏可也。医者不知利害，但见病人阴虚火盛，日日补阴，用当归、生地、黄柏、知母、麦冬之类，以为尝服之剂，将谓补其阴，则元气自复，理固然也。岂知此等药，性味寒凉，易滑肠胃，久服必泻，一泻则元气脱尽矣。下多且亡阴，将以补阴，而反以亡之。将见面目手足，皆发浮肿，喘息虽存，而精神已尽，不死何待乎？

痨症痰多，血虚，医者多以四物、二陈加减与之。盖谓二陈治痰，四物补血，自以为无遗法矣。岂知二陈太燥，四物太腻，合而用之，两无成功，而病反增重。况痰在上焦，血居下元，一剂之中，岂能上消其痰，下补其血哉。论治法，宜以清火顺气化痰之剂，日间徐服，而四物更合他药作丸，滚以滑石，空朝服之，庶不碍痰，而下元亦可补矣。煎剂中亦有不碍痰，而能补血者，阿胶、玄参、夏枯草、龟甲之类是也。又何首乌、头髮灰二味，最能补血，但于丸药中用之，而煎剂则非所宜矣。

附　梦遗鬼交

梦属心，鬼属肝，精属肾。君火动而相火从，故有此症。治此症者，不徒涩其精，又必清心火；不徒清心火，又必补其虚。惟虚故火易动，惟火动故精易泄也。宜以煅过牡蛎、荷花蘂、金樱子之类以涩精，石莲、黄连、茯神、远志、麦门冬之类以清心火、安心神，人参、白术之类以补虚。作丸子，空朝服之。药中加秋石一二两，尤妙。

或用鹿角屑，炙脆为细末，将天麦门冬、地黄、人参等分，煎膏拌和为丸，如桐子大。空心盐汤下百丸，或用童便、酒下，亦可。

附　盗汗自汗

盗汗属心，自汗属肺。心神不守，故有盗汗；肺气不收，故有自汗。盗汗，以茯神、门冬为主以安心神，君以麻黄根，佐以浮麦、牡蛎；自汗，以人参、五味为主以收肺气，亦君以麻黄根，佐以浮麦、牡蛎。大忌茯苓、生姜。盖茯苓渗血，用之则亡津液；生姜开窍，用之则汗流不止，故忌之也。此惟无痰者可用此方。若有痰则去人参、五味，而麦冬亦无妨也。

或用牡蛎、粳米，等分为末，包生布中，遍身扑之，随扑随止，亦一时外治之良法也。

伤寒汗症，则用芍药、桂枝、甘草，以和其表。气虚汗出不休，则用黄芪为主。此非治痨瘵中之汗症也。

附　骨蒸潮热

骨蒸潮热，微有分别。骨蒸则无时而不热，潮热则如潮信之来，必有定期。潮热者，将成之骨蒸；骨蒸者，已成之潮热。而总归于肾虚，肾虚则热故也。宜以杜仲、黄柏、牛膝、茯苓为主治，佐以四物、人参、枸杞、五味、龟板、天麦门冬之类，蜜丸服之。亦治肾虚腰脊痛及骨肉疼，甚效，须久服乃可。

本草谓：地骨皮治有汗之骨蒸，牡丹皮治无汗之骨蒸。此特治骨蒸之初起可也。若骨蒸而至两颧之皆赤，亦难矣。医者不忍坐视，求一生于万死之中，不论有汗无汗，只用此二味，洗净，水煎成膏，晒干为末，以鹿脊髓一具，如无，用猪脊髓，煮烂，捣如泥，丸之，不拘时服。所以必用煎膏者何也？盖此二味虽有治骨蒸之功，然气味淡薄，徒加于煎剂之中服之，安能取效？必用以煎膏，则些须之膏，已抵几两之剂矣。况煎膏则性又醇和，善循经络，而更有脊髓助之，径至患处，故可奏功。然又必令病人日尝以猪脊作肴食之，亦能助药力，此秘要之法也。若人无他病，而单患久热者，以生芍、麦冬、茯苓各三四钱，煎服，甚效。

已上三症，虽亦痨瘵中之一病，然非患痨瘵者，亦恒有是症，故附于后。

咳　嗽

有痰无声之谓咳，有声无痰之谓嗽，有声有痰者，名曰咳嗽。然谓无声者，非曰全无声也，咳而易出，声之不甚响也；谓无痰者，非曰果无痰也，但嗽而费力，痰之不易出也。分而言之，咳为在脾，嗽为在肺；合而言之，总归于心。是何也？盖肺主气，声之所从出也；脾主受，痰之所由藏也；心主热，火之所由生也。火克金者也，而肺之所属者金。心火未甚，则肺无伤；甚则至于干肺，肺受火邪则热而气沮，不能不发而为声，是以嗽也。火生土者也，而脾之所属者土，火不甚，则脾得所养；甚则反至于困脾。脾有流饮，又因火化，不能不变而为痰是以咳也。然则咳自为咳，嗽自为嗽，二者各自为病与？曰：非也。肺与脾，迭相为用，而又互相为害者也。使肺不受热，则化气自清，亦可以利脾，而何至于生痰？脾不受热，则游溢精气，自足以滋肺，而何至于成嗽？此肺与脾之所以迭相为用也。今肺家受热，则气已壅盛，而下流于脾，其能以不作痰乎？脾家受热，则痰随火升，而闭塞肺脘，其容以不发嗽乎？此肺与脾之所以互相为害也。由是观之，则脾肺虽分二经，而咳嗽总为一病。病之所由成，皆心火之所致也。虽然心火固能致病矣，而亦有得于外感者，或伤于风，或伤于寒，或伤于热。如此之类，种种不同，亦皆归咎于心火乎。殆不知始之者，风寒与热也，而成之者，火也。内外夹攻，病斯成焉。而不可以一端求也。然此特论夫咳嗽之由耳，而咳嗽之名非一言之所能尽。悉而数之，有火痰嗽、湿痰嗽、郁痰嗽、顽痰嗽、清痰嗽、风痰嗽、寒痰嗽、酒痰嗽、食积痰嗽，与夫干咳嗽之异焉。而诸嗽之形症，又何以别之？盖火痰嗽者，嗽必面赤，用力久而后出者是也；湿痰嗽者，喉中漉漉有声，嗽而易出者是也；郁痰嗽者，胸臆胀满，连嗽不出，喉中有喘声，夜不得眠，上饱下饥者是也；顽痰嗽者，胶住咽喉，挥咯不能出，必努力大嗽而后出少许，如脂膏之状者是也；清痰嗽者，必待嗽而后出，其痰不稠粘者是也；风痰嗽者，肺气壅盛，必顿嗽而后出，其痰浮而有沫，状如津唾而略稠者是也；寒痰嗽者，得于秋冬之交，或为冷雨所淋，或为冷风所侵，或露卧星月，或寒天入水所致，其嗽必哮喘，或肩背觉寒，得热汤饮之即缓者是也；酒痰嗽者，得之醉后，感冒风热，腹中有酒积，饮浊酒即发者是也；食积痰嗽者，每食后即嗽，胸膈不宽，其痰稠粘，觉有甜意者是也；干咳嗽者，平素阴血不足，虚火有馀，喉中尝痒，痒即频嗽，有声而无痰者是也。又有嗽而两胁痛者，名曰肝咳；有嗽而腰轻痛者，名曰肾咳；有嗽而中脘作疼者，名曰脾咳；有嗽而鼻流清涕者，名曰肺咳；有嗽而口苦舌干者，名曰心咳。又有嗽而遗溺者，气虚也；有嗽而五心烦热者，血虚也。医者审而治之，无不中矣。

药例

火痰嗽者，不宜用半夏、南星，以其太燥也。惟以贝母、知母、瓜蒌、竹茹之类以化痰，黄连、黄芩、山栀之类以降火，苏子、橘红、茯苓之类以顺气。

湿痰嗽者，不宜用玄参、阿胶、知母，以其滋润也。惟以苍术、防风之类以燥湿，半夏、南星、姜汁、竹沥之类以去痰，枳壳、橘红之类以顺气，黄芩、山栀之类以降火。

郁痰嗽者，不宜用五味、麦冬，以其补肺也。惟以枳壳、桔梗、便浸香附之类以开郁，贝母、瓜蒌、半夏之类以治痰，苏子、杏仁之类以定喘，茯苓、黄芩、山栀之类以降火。

顽痰嗽者，不宜用煎剂，宜以散子消磨之，如青黛、蛤粉、海浮石、风化硝、明矾、瓜蒌、礞石之类，为极细末，以姜汁、竹沥和服，以其胶固不开，非轻剂所能愈也。

清痰嗽者，宜用缓药以治之，如贝

母、天花粉、茯苓、黄芩、竹茹、橘红、苏子之类。

风痰嗽者，宜用轻浮之剂以治之，如薄荷、紫苏梗叶、桑皮、防风、半夏、黄芩、枳壳之类，少加麻黄、甘草。

寒痰嗽者，宜服芦吸散，如肉桂、雄黄、鹅管石、款冬花、甘草等分，为极细末，用芦管挑药，轻轻含之，吸入喉内，徐徐以清茶过口。或以此药蜜丸，如鸡豆大，噙化亦妙。若热嗽，去肉桂，用井泉石。若用煎剂，宜半夏、南星、陈皮、茯苓、款冬花、生姜、炙甘草之类。

酒痰嗽者，宜山栀、黄芩、黄连以治火，贝母、瓜蒌、半夏曲之类以治痰，蛤粉、绿豆粉、天花粉之类以消酒，紫苏梗叶、陈皮之类以顺气。

食积痰嗽者，宜以枳实、莱菔子、神曲、麦芽、山楂之类以消食，陈皮、木香、砂仁之类以顺气，半夏、南星之类以消痰，石膏、黄连之类以降火，加生姜、竹茹。

干咳嗽者，宜以知母、玄参、阿胶、贝母、麦门冬之类为主治，佐以黄柏、茯苓、天花粉、山栀、甘草之类，加灯心、竹茹，服之甚效。

诸嗽皆宜用桔梗，乃肺经本药，故不可不用，但不可多用耳。以其为舟楫之剂，上而不下，不用则不能引诸药至肺部；多用则又承载诸药，而不能行，反能作饱，故不可多用。若治喉痛，与玄参、甘草同用；若开郁，与枳壳、香附、抚芎、苍术、贝母同用；若作吐药，只与甘草等分，为一大剂，服之自卷痰而出矣。

久嗽不愈，用麦冬为君，贝母、知母、茯苓、竹茹、黄芩、苏子之类为佐，少加五味、甘草、灯心服之。

华盖散，茯苓桑橘甘苏子，麻杏同煎大有功。

附　痰症

痰之为病甚多，不独咳嗽有痰，方为痰症也。如胸膈迷闷，咽喉不清，肩背作疼，遍身微痛；或颈项支节之间，皮肤之内，无故肿起，大小不等，而无红赤之色，按之如核，不甚痛苦；或手足上下，半边身体，麻木不仁；或头眩眼花，卒然昏溃，角弓反张，四肢不动；或步履如踏灰上；或眼前如见白云；或睡中昏迷尝魇；或饭后倦怠欲眠；或胁下如汤沸响；或心头嘈杂似饿；或恶心欲呕；或吞酸吐酸，如此之类，难以枚举，莫非痰之所为也。岂特咳嗽见痰，方为痰哉？夫人未有无痰者，但痰中亦有养胃，不见其为害耳。

礞石滚痰丸，治痰之圣药，诸痰皆可服之。

青礞石一两，打碎如豆大，同焰硝一两拌和，入罐内，大火煅之，以硝尽为度，倾出碾细。入滚汤，漂三四次，漂去硝气，再碾细，听用。又将川大黄半斤、片黄芩半斤切片，同姜汁、竹沥各一碗，浸一宿，连汁晒干，放甑桶内，蒸半日，取出晒极干为细末。上等角沉香五钱，亦为极细末，同一处，再研和以姜汁、竹沥和白蜜炼熟，丸如绿豆大，收贮磁器中，以黄蜡塞口。每服三十丸，一日一服。痰多者一日二服，随其痰之上下，以时之饥饱服之。小儿只可十丸，老人只可十五丸，或二十丸。量人之大小及所禀之厚薄用之。

若痰盛作饱，欲使痰从大便出，即与此方。礞石再加一两，沉香再加半两，其大黄、黄芩不用蒸熟，以生蜜丸如桐子大。临卧用白滚汤下五十丸，再不许开口说话，睡至天明，其痰即下矣。

四制半夏丸，亦治痰之圣药，不拘男人、妇人、老人、小儿皆用之，可以尝服，不动脾胃，不伐元气，不损阴血，勿以为尝药也。

大半夏，先泡去皮脐，洗去滑水，净秤一斤，入净锅内，水二斗，生姜捣碎半斤，同煮半日，取一个，切开看之，中心透明，无白色，方止。取起，冷水洗净，晒干切片，分作四分。一分用明矾二两煎汤浸之；一分用牙皂一两煎汤浸之；一分用竹沥半碗浸之；一分用童便一碗，加盐一两浸之，各浸七日，连汁晒干为细末，听用。加木香末二两，沉香末一两，同一处再研和，将枳实半斤，水煎浓汁，加蜜丸如绿豆大。大人服百丸，小儿五十丸，肥人二百丸，白滚汤下。

痰症已于咳嗽条中备陈之矣。但人见痰则为有痰，未见痰则为无痰，而不知无形之痰能作多端之疾，非因咳嗽而始有痰也。故复附于此，而不自以为赘。

眼　疾

人之有目，犹天之有日月也。日月有明，临照万方，若烟雾障天，则明者暗矣；两目有神，旁烛万物，若风火发越，则神斯眊矣。善调摄者，安养天和，使气血尝运，何至有目痛之患乎？惟夫七情内攻，六气外感，加以酒色过度，当风眺望；或冒热奔走，宿水洗面，不知自惜，是以成病于目也。分而言之，眼皮上下，皆属于脾，皮红湿烂，脾火上蒸也；两眦左右，皆属于心，眦肉绽红，心火上炎也；四围白处，皆属于肺，白有红筋，肺火上腾也；瞳外之轮，皆属于肝，两轮肿痛，肝火上冲也；轮内之瞳，皆属于肾，两瞳昏痛，肾火上升也。总而言之，皆以肝为主，肝为相火，相火一动，诸经之火从之，而痛斯作矣。然又有视瞻多泪，痒不可忍者，风也。风动肝火，吹嘘鼓舞，故连聍不止。其所以多泪者，泪者肝之液，风行则水流故也；其所以痒不可忍者，纯于风而无火，但痒而不痛也。又有瞳子散大而无光者，肾虚也。肾水不足，无以滋养肝木，肝木无力，不能收敛英华，故散大而无光也。又有视物昏花者，气虚也；干枯少润者，血虚也；羞明喜暗者，虚极也；眩运不定者，风痰壅也；眼眶胀痛者，肝气盛也。医者审而治之，有火则泻火，有风则散风，气虚则补气，血虚则补血，虚极则补虚，风痰壅则定风去痰，肝气盛则抑肝顺气。而凡是目疾，又皆以养血为要，此其大法也。

药例

眼皮红烂，以泻脾火为主。君以煅过石膏，佐以蒸熟大黄、黄连、白芷、升麻、连翘、生甘草，与四物汤同煎。

两眦肉绽红，以泻心火为主。君以黄连，佐以石莲、赤茯苓、连翘、生甘草、升麻、麦冬、灯心，与四物汤同煎。

白上有红筋，以泻肺火为主。君以黄芩，佐以山栀、连翘、黄连、升麻、薄荷、甘菊、生甘草，与四物汤同煎。

两轮肿痛，以泻肝火为主。君以黄连、草龙胆，佐以柴胡、青皮、草决明、生甘草、连翘、升麻，与四物汤同煎。

瞳子昏黑作痛者，以泻肾火为主。君以泽泻、黄柏，佐以黄连、连翘、升麻、生甘草，与四物汤同煎。

连聍多泪作痒者，以疏风为主。君以防风、荆芥，佐以薄荷、紫苏、黄连、升麻、生甘草，与四物汤同煎。

瞳子散大无光者，以补虚收敛为主。君以五味，佐以黄柏、天麦门冬，与四物汤同煎。

视物昏花，以补气为主。君以四君，佐以四物，加升麻、黄芪、木贼、甘菊之类。

干枯少润，以补血为主。君以四物，佐以天麦门冬、黄连、连翘、升麻、生甘草、人参、黄柏之类。

羞明喜暗，以大补为主。君以八物，佐以黄柏、知母、连翘、黄芪、大枣之类，

眼眶胀痛，以抑肝顺气为主。君以黄连，佐以青皮、柴胡、草决明、草龙胆、生甘草，与四物同煎。

头眩不定，以定风去痰为主。君以天麻、半夏，佐以黄芩、柴胡、黄连、升麻、甘草，与四物同煎。

统治一切眼疾，以四物汤为主，加柴胡、升麻以引经，防风、荆芥以散风，黄连、连翘、生甘草以泻火，草决明、青皮、草龙胆以抑肝，枳壳、苏梗以顺气，密蒙花、木贼以去翳，甘菊、薄荷以清头目，任意加减用之。

膏子药，点诸般眼痛。以黄连不拘几斤，洗极净，用雪水或黄梅雨水，煎极浓，去渣，澄清，熬成膏子，加熟蜜，入乳羊胆汁，调和，晒微干，捏作饼子，用新井水磨点。

散子药，点诸般眼痛。以风化硝、白硼砂、朱砂、冰片、水晶、珍珠、琥珀等分，为极细末，和人乳汁点之。

风化硝，必冬瓜上生者为妙。用秋后冬瓜一枚，切去盖，刮去瓤，将朴硝实其中，仍以盖盖之，用竹钉钉住，将稀爽细绳络袋之，挂当风处月馀，其皮上自然生出枪硝，以鹅翎刷下，入药，必以此为君方，妙。

丸子药，治一切目疾。以当归为君，川芎、芍药、生地为佐，加黄连、升麻共为细末，入生羊肝，同捣极和，又晒干为末，将羊胆汁，与蜜同炼。丸如桐子大者，空心服一半；如绿豆大者，午后服。若有痰，姜汤下；有风，紫苏汤下；气不顺，青皮汤下；有翳，木贼汤下；眩运，天麻汤下；心膈热，灯心汤下。忌萝卜、油面及克气克血之物。大抵眼科中，用四物汤，取其入于血分，以养肝也。而四物之中，又必多用当归乃为得法，医者宜知之。

喉　痹

喉者，一身之关隘也。闭而不通，则道路阻绝，饮食难下，死生系焉。使不早治，则不救矣。而喉痹之症，惟缠风尤急，乳蛾次之。若左右皆乳蛾，是亦缠风也。缠风云者，喉中皆缠紧，微有一线之通；乳蛾云者，肿处如蛾形，犹有可通之路。要其致病之由，皆由平日感受风热，积之既久，留于上焦，一时未发，乘机而动。或醉后而重醉，劳后而复劳，动其相火，相火一炽，而平日所积之风热，一齐而起。痰血腾涌，如潮之至，结于咽喉，外不得吐，内不得下，为肿为痛，苦楚呻吟，饥不得食，渴不得饮，煎剂卒难奏功，丸散安能施效，病势已迫，将立而视其死与。必须用刀针以决之，庶可泄其毒而救其势，然后治之以药，乃可愈耳。

药例

喉症口噤不开，刀针无自而入，宜寻经络刺之，惟刺少商穴，在大指甲内边，去甲如韭菜许者是也。不分男女左右，两手皆刺血出，即宽。盖此穴乃手太阴肺经之穴，直通咽喉故也。其针用三角柳叶扁薄者，非针灸之针也。

若患人畏刀针者，急分开两边头髪，但捽住顶髪一把，尽力拔之，其喉即宽，亦要法也。

喉闭不通，以巴豆烟通之。其法用粗纸数重，一头以巴豆肉末摊于上，一头不用巴豆，紧紧卷作一炬，长可二寸馀，将

有巴豆一头点火，随吹令灭，其无巴豆一头，令病人含在口内，使一人对火，轻轻吹之，令烟透喉中，立破脓血，而即宽矣。略宽烟透，即取去，不然令人作泻。

缠喉风、双乳蛾，绝妙立验方。用榆树上出过戟毛窠一个，剪病人指甲脚爪。如左边乳蛾，剪其左手左脚甲；右边乳蛾，剪其右边手甲足甲；若双乳蛾，左右皆剪。用食盐少许，同入窠内，煅过为末，吹入患处，以手指拍其后项。视其所患，在左拍左，在右拍右，两边皆患，两边皆拍，即时破溃，痰血并出。

或用蜘蛛一枚，放在小销银罐底，以明矾填入，煅过为末，吹在患处，立宽。以蜘蛛能截能擒也，若有五色遍身者尤妙。

喉症轻者不必用刀针，亦不必用前药，但用白硼砂、灯草灰、风化硝、黄柏、青黛、冰片为细末，以芦管吹入，至妙。兼治口疮。灯草最难烧，一烧即过，安能得灰？必紧紧扎作一把，令其坚实塞入罐内，固济，煅之，罐红为度，待冷取出，方有存性黑灰也。

或用青鱼胆一枚，以胆矾入其中，线扎其口，悬于当风处，阴干为末，遇患者以鸡羽蘸药点喉中，即大吐痰血而宽。

喉症煎剂，以玄参为君，桔梗、甘草、黄芩、黄连、连翘、薄荷、山豆根之类为佐，加灯心一大把，煎服之。有痰加竹沥，有血加韭汁，而半夏、生姜之类，绝不可用也。

齿　　痛

齿与牙，同类而异名。齿者，内床也；牙者，外版也。内床能嚼，而外版无为。能嚼则恒劳，而无为则恒逸，恒劳则易伤，而恒逸则无恙，故痛多在内床，而罕及于外版也。味之辛酸，气之厚薄，质之坚脆，性之冷暖，一咀嚼间。而饮食之毒流渗于齿缝，其有馀物些少，偶轧其中，未能即脱者，又于当风处剔之，甚至有剔伤出血者，几何而不为致病之阶也？故齿痛之病，风痛居多。风入于内，即时胀肿，痛连颊腮，咀嚼难合，此人之所最苦者也。而风痛之外，又有火与虫之属焉。风从外得，火自内生，而虫又火之所化也。何以言之？盖齿者，骨之苗，肾之馀也。而齿根之肉，当缝之深处，则属于足阳明胃之经。今之患齿痛者，岂真齿之痛耶？齿之坚，尤甚于骨，非血非筋，乃物之至顽而木者，何痛之有？痛之所在，则在于齿根之肉，当缝之深处也。以阳明有火，热蒸于胃，胃家受热，上通于齿，故其痛也。必臭秽难近，根肉深赤，齿缝流血，而味似咸，名为牙宣，而多糜烂，此得之于胃火而成者也。其或痒或痛，或大痛难忍之际，又忽然痛止，而如无恙者，非属于风，非属于火，其虫之为蠹乎，然是虫也，又何从而生之？必有些须食物，留于齿根，为火煅炼，藉血气而成也。啮其齿则齿碎，啮其肉则肉疼，其或不啮而微动，则肉痒，此虫痛之所以异于风与火也。或有不痛而焦枯脱落者，非胃热也，乃肾气衰弱，不能固其根也。是以老人之齿多疏豁，而少壮者则无恙焉。观于此，则可以施治矣。又云：上龈属足阳明胃，嚼而不动；下龈属手阳明大肠，动而不休。

药例

风入齿缝，胀肿作疼，宜以防风为君，猪牙皂角、荆芥、升麻、白芷、薄荷、甘草为佐，挟热加黄芩、黄连煎服。又用青盐煅过，淬竹沥中，取起炙干，又淬又炙，每青盐一两，收尽竹沥一杯，为度，碾为末，擦痛处，血水出即止。

或用牙皂一钱，冰片二分，麝香一分，点入齿缝，其痛立止。

胃火上升，臭郁作痛，齿根红紫，宜以煅过石膏为君，白芷、升麻、竹茹、黄芩、黄连、酒蒸大黄、甘草为佐，挟风加防风、荆芥、薄荷、牙皂煎服，或加竹茹一团，细茶一撮。

又用朴硝提净，煅过二两，白芷、细辛各二钱，黄柏三钱，为末，早上洗面时擦之。

或用煅过朴硝、钟乳石等分，少加冰片、麝香为末，揩入痛处立止。

虫牙作疼，以雄黄、蟾酥、花椒、麝香，等分为末，以枣肉捣成膏拌药，丸如黍米大。塞一粒于痛处，其虫皆化为水而出。

齿缝中出血不止，以竹茹四两，醋浸一宿，少少含之，不过三度，其血自止。

或用蒲黄烧灰，用飞盐擦之。或用白矾煎汤，含嗽立止。

牙疼不可忍，欲取落不必用手，惟以草乌、荜拨各半两，川椒、细辛各一两，为末。每用少许，揩在患处内外，不过三四次自落。

齿根摇动欲落，用生地黄、当归等分，同煎浓汁，嗽之，其齿自牢。

又用黑铅熔开，以新柳芽投入，炒之，皆成灰，待冷，筛去活铅，研细，朝朝擦之，最能固齿。

一切牙疼，以蛤蟆草如芥菜者，捣取汁，和好醋含嗽，其疼立止。

或用蓖麻子五六枚，麝香少许，蒜鬚少许，烧枣少许，和捣，丸如枣核大，绵裹塞耳内。

或用石膏、白芷、黄芩、竹茹、细茶、升麻各二钱，煎服，立效。

附　口舌

口舌生疮，咽喉肿痛，用提净朴硝半斤，听用。先将蒲黄五两，薄荷一斤，水五升，拌匀，浸一昼夜，入锅内，加水五斗，煎至一斗，以布绞去渣，澄清，又入锅内，慢火熬成膏，取出放大碗内，将硝投膏中，重汤煮化，取起，露星月下，凝结成冰，微干，入青黛二两，共为末，以绢囊盛之，悬当风处，愈久愈佳。每用一钱研细，掺痛处，良久，吐出痰涎，如喉痛，吹一字于患处，立效。兼治热痰、吐血、火丹等症。

口疮舌烂，以细辛、黄连，等分为末，先以布巾揩净患处，将生姜切极薄片，蘸药末，两边于口内噙之，咽汁不妨，尝噙一片。

又方，将附子为末，醋调，男左女右，贴脚心亦妙。

凡口舌病，虽皆属火，然不可纯用寒药，必兼辛散，乃能奏功。

疮疡

经曰：诸痛痒疮，皆属心火。则疮疡之疾，非外得也。而昔人列之为外科者，以形症在外，非若内症之无形可见也。然外之所成，皆内之所发，未有不由脏腑而出者，其可视以为外病，而忽之乎！疮疡之中，痈疽为甚，而大疔之毒，尤甚于痈疽。故治大疔者，十活其一二；治疽者，十活其五六；治痈者，十活其八九。惟毒有浅深，故治有难易耳。然果何以辨其痈疽与大疔也哉？亦视其肿之高下，地之广狭，脉之浮沉而已。盖痈者，壅之义也。气血为毒所壅瘀而不行，故发而为痈也。其初发之时，必洒淅恶寒，而身微热，多生于背与项。在背之上部，或左或右，为上搭手；在背之下部，或左或右，为下搭手。以其手之可搭处，故俗以名焉。其在背之中心，当肺俞之处者，谓之正发背；

生于颈上者，谓之对口痈。比之上下搭手，为尤毒也。凡痈皆焮然而肿高，其势高大，其根不甚深。乃六腑所发，从乎阳也。疽者，阻之义也。气血为毒所阻，滞而不行，故发而为疽也。其初发之时，亦洒淅恶寒，先觉麻痒，如痞瘤之状，按之内实，手推不能动，亦多发于背腰肩髃之间，及小腹胸旁。其发于股足间者，名附骨疽焉。凡疽肿不甚高，势不易大，而其根反深，惟发于背心，及腿足者，为最重。乃五脏所发，从乎阴也。疔者，钉之似也，犹钉之在木，拔之不能出，摇之不能动，其根至深，其毒至重，其头至硬。其初发之时，反不知痛痒，但觉麻木，外虽如麻，而里则如瓜，及其势盛，则痛苦异常，应心入胆而不可忍。乃五脏六腑之火，煅炼已久，并合于一处而生者也，多见于面部骨节之间。而究其毒之所从来，多由于饮食服饵之中。经曰：膏粱之变，足生大疔。凡肥甘厚味，炙煿煎熬之物，最能助火。嗜味之人，恣供口腹，而又醉之以酒，劳之以色，脾土于是乎燥烈，肾水于是乎枯竭。积之既久，流于五脏，布于六腑，火郁而不散，乘其气血所虚之处而发之。根抵于内，而烦炽于外，其毒尤甚于鸩鸟，试割其肉以饲鸡犬，立见其毙，此大疔之所以多死也。若大似疔而非疔者，则但以肿毒治之，而无大害矣。然三者之脉，何以辨之？盖浮而数者，毒气在表，故知其为痈；沉而数者，毒气在里，故知其为疽；若沉而又沉，数而弦急者，必疔也。此皆有形之可见，而治之难易，犹可因其症而施之。至于肠痈、腹痈、肺痈之类，皆为内痈，其状与癥瘕痞癖无异者。苟或以为内科之症，而进以削坚破结之剂，如三棱、蓬术、阿胶之类，所治非其所患，几何而不殒人之命也。然必何如而可以知其为内痈耶？盖内痈之症，体肤甲错，而紧急如版，按之有块，而根则坚牢，外无红肿之色，内多疼痛之苦，身虽无热，而脉气反数。经曰：脉数身无热，内有痈也。若夫癥瘕痞癖，则岂有此等之症与脉哉！此特论内痈之大略耳。而肺痈、腹痈、肠痈之状，又何如耶？盖肺为五脏之华盖，其位最高，而痈生于肺，则上膈满闷，口吐脓血，腥秽之气，不可近人。其始得于肺痿不治，故结而为痈也。腹居中宫，脾胃之位也。而痈生于腹，则中脘并结，腾腾而痛，饮食减于平时，恶心生于饮后，小便短涩，时觉恶寒者是也。至于肠痈，虽在于腹，而实系于肠。其为病也，盘肠绞痛，内气交攻，而不能通畅。生于小肠，则小便不利，或反渗于大肠，以作泻；生于大肠，则大便闭塞而粪或从小肠出。其出也，痛楚非常，欲死不死，欲生不生，故患此痈者多死。诊其脉则弦数而芤，见于寸口，则谓之肺痈；见于关部，则谓之肠痈、腹痈，《脉经》曰：寸芤积血在胸中，关内逢之肠里痈。此之谓也。观此，则可以辨三者之痈也。大法疮疡之在外者，初发无如一灸，艾烟一透，其毒立散。若延至六七日，则不可灸矣。毒之浅者点之，毒之深者决之，毒之尤深而针刀所不及者，则烙之。未成脓，则用化毒之剂；既成脓，则用托里之药；脓既溃，则一于补而已矣。若夫痈之在内者，艾烟不能入，刀针不能加，则惟以化毒等药，令其脓于大便中出，亦庶乎其可生也。此皆难治之症，故历言之，其馀之毒，吾亦何暇于遍论耶！

药例

背上痈疽，属太阳经。未成脓之始，宜解毒发散，以羌活为君，防风、紫苏、独活、金银花、当归、川芎、连翘、僵蚕、蝉壳、皂角刺、穿山甲、白芷、甘草为佐，加葱头煎服，送下蜡矾丸四五十粒。既成脓之时，宜护心托里，以羌活为君，黄芪、甘草、金银花、连翘、白芷、当归、川芎之类为佐，少加官桂煎服，送下蜡矾丸百粒。凡疮疡皆火也，而反用官桂者，何也？盖气血得寒则敛，得热则行，故以为血导，使毒气自内发外，不停蓄于中也。此特其总方耳。然在上在中在下，皆各有引药，如上搭手，则加升麻；下搭手，则加酒炒黄柏；其对心者，则加大剂麦门冬以护心；当肺俞之处者，则加桔梗、玄参。要当以意参之。

痈疽已溃，以大补气血为主，黄芪、当归二味，为气血之君，佐以人参、茯苓、甘草、川芎、芍药、地黄为佐，加糯米一撮，大枣十枚，煎服，送下长肉丸。凡疮疡补剂，禁用白术。白术虽补，大能作脓，故不用也，惟痘科不禁。

蜡矾丸，黄蜡十两，熔化，入飞过明矾末五两，搅和，投水中，丸如绿豆大。每服百丸，大能护心，使毒气不入，即以煎药送下。

长肉丸，黄蜡一斤，熔化，入乳香、没药、血竭末各二两，象牙末四两，搅和，投水中，丸如绿豆大。每服百丸，一日二服，即以煎药送下。

头痈近喉，毒气略入，即为不救，尤其可畏之甚者。必半决之，方能救疗。以羌活为君，升麻、玄参、桔梗、白芷、天花粉、瓜蒌仁、黄芩、金银花、连翘、甘草、皂角刺之类为佐。疮疡溃后，方可施补，而亦不宜用峻补之剂，以其近于喉，恐生痰闭塞也。

痈疽围药，必露其头，而四围红肿之外，无不涂之，使毒只从头上出。宜以人中黄为君，大黄、五倍子、小粉灰、白及、白蔹、黄柏、寒水石、麝香为佐，共为细末，好醋调敷。痛甚者，以人中黄白、益母草等分为末，将蓖麻子肉数粒捣烂，加生蜜或鸡子清，调敷，其痛立止，

诸肿毒，初生于下部者，可一下而愈。以瓜蒌半个、连[①]皮捣碎，槐花三钱，大黄三钱，煎服，得快利，其肿立[②]消。此方治横弦及乳疮最妙。乳疮加橘叶，横弦加黄柏，分饥饱服之。

附骨疽，在富贵者，多是厚味炙煿及酒后行房，流毒于阴经所致。其在劳苦之人，必尝乘酒入水，血瘀于骨节之间故耳。若未成脓宜大剂牛膝、黄柏为君，佐以当归梢、川芎、赤芍药、生地、独活、皂角刺、白芷、金银花之类，加官桂、附子为向导，水酒煎服。已成脓者，宜烙之，既烙之后，而加以调补，可也。

或用当归半两，甘草一两，山栀十二个，木鳖子一个，为细末。每服五钱，酒调服。

疔疮之毒至深，必拔其疔根，而后可生。用蜣螂一个，去翅足，同硇砂五分，白砒三分，共捣为丸，如小绿豆大。先以三棱针刺疮，约深几许，将此丸纳入，以颓簪捺下，须臾大痛，皆变作黄水而出。然后以野菊花，捣汁一盏，和酒服之，一日连进三服，尽醉为度。再以一味人中黄为丸，日日好酒送下。

诸毒疮无名者，急以干桑叶、粉草、瓜蒌、当归、榆树根皮各半两，生姜七片，葱一把，酒煎一碗，热服。仍饮酒大醉，睡觉即安。

代针膏，治恶疮，不用刀针，一点即破。疮大者以笔蘸膏，画为十字，其疮自迸开，又于红肉上略画之，即溃出脓矣。用礞卤二碗，入硇砂五钱，煎至一碗，入天明子石灰一块，待化□。再熬至干，入

① 连：原脱，据蒋氏校本补。
② 其肿立：原脱，据蒋氏校本补。

白砒末三钱，银油末三钱，仍入好□研和，收贮器中。

瘰疬，肿硬疼痛久不瘥，用□头蹄骨一具，酥炙黄为末。昆布、海藻，酒洗去盐□，晒干，各一两半。连翘、黄芩、金银花、穿山甲、皂角、□壳、香附各一两，用醋煮干，为细末。将玄参煎膏□丸，如桐子大。每服七八十丸，一日三服，以姜汁三匙，调入，好酒下，能收全功。

或用丁香五十粒，斑蝥十个，麝香一钱，为末。以盐豉五十粒，汤浸，研烂如泥，和前药，丸如绿豆大。每服五六丸，食前汤酒送下，日进三服。至五七日外，觉小便淋沥，是药之功也。便下如青筋膜之状，是病之根也。忌湿面毒物。

又方，昆布、海藻、当归、连翘、干葛、石膏、夏枯草，煎服。

肺痈喘急，坐卧不安，以桑白皮锉烧，甜葶苈隔纸烧，各一两，为粗末。每服五钱，水二盏，煎七分，温服，以利为度。

或用桔梗一两，甘草半两。每服七钱，水二盏，煎一盏，顿服。须臾吐出脓血为效。

或用一味五倍为末，稀糊为丸，如米大，白滚汤下一二钱。如欲吐恶心，略嚼生姜，即止。此药能长肺肉，去肺脓，亦治肺痿。调理方，用天花粉一两，桔梗三钱，枳壳二钱，黄芩二钱半，甘草一钱，金银花一团，桑白皮三钱。水煎，徐徐服。

腹痈、肠痈，以出过蚕蛾茧子，烧灰，每灰多少，配大黄多少，穿山甲、牙皂多少。共为末，酒调下三钱。脓血皆从大便出。其未成脓者服之，其毒化为黄水泻下。兼治痰饮停饮、肚腹膨胀。

或用牛皮胶投酒中，煎浓汁，送下太乙膏丸百粒，一日二服，其脓皆从大便而下。

太乙膏方，玄参、白芷、当归、赤芍药、肉桂、大黄、生地各一两，为粗末，用麻油二斤，浸十日，入铜锅中，煎至焦黑去渣，再熬，滴水不化为度，入黄丹一斤，再炼成膏，收贮器中。此药可贴可服。兼治妇人月水不通。

灸肠痈法，以小艾丸，灸两肘尖锐骨上，十四壮，脓从大便出。以此法灸疬疮初起，能令自消。

广疮，十贴收功。每贴冷饭团三两切片，水四碗，煎二碗，去渣，入羌活、独活、白芷、连翘、苦参、黄连、穿山甲、当归、川芎、甘草、苍术、防风、荆芥、蝉退各二钱。煎至一碗，去渣，入广胶三钱，煎一盏，和好酒服之。外用轻粉为君，朱砂、雄黄、炉甘石为佐，为细末，将黄蜡熔开，投前药，搅和作膏药，贴之。如膏药太硬，加樟脑少许，自稠。若不用黄蜡为膏，单用前药，加冰片敷之。兼治下疳甚效。

膀上内臁、外臁，大小湿疮，用水飞黄丹、血竭、寒水石各一两。为细末，将黄蜡六两，猪脂三两，慢火熔开，入药调匀，倾水中，依疮大小，捏作膏药。先将花椒、葱白，煎汤洗净拭干，贴上，以油纸蒙之，轻轻扎住，贴一日，再洗净，翻转贴之，两日换一膏，半月即愈。或用黄柏、黄连各五钱，好醋一碗，煎至半碗，去渣，入冬青叶五六十片，重重浸之，慢火煮至干，撩起停一夜。每一叶，略掺[①]轻粉、血竭末一些，贴之至妙。

或用烟膏一两，飞矾二钱，寒水石煅过三钱，黄柏醋煮三钱，为细末，香油厚调，涂疮一分厚，以油纸蒙之，轻轻扎

① 掺：原作“糁”，据文义改。

定。痛勿按，痒勿搔，直待其干，不觉痛痒，轻去其痂，已全好矣。

天泡疮，小儿尝生之。疮势一盛，多有至死者。用香炉盖上烟脂三钱，黄连二钱，青黛二钱，冰片二分，为细末，鸡子清调，或猪胆汁调敷，甚妙。

脓泡、疥疮，用烟膏一两，硫黄、焰硝，各二钱，飞矾四钱，猪牙皂角二钱，共为细末。猪脂同研如泥。先以葱、姜、花椒汤洗浴，然后敷药，三四日即愈。

或用黄丹、雄黄、飞矾、大风子、牙皂、轻粉、蛇床子、露蜂房、蛇退、花椒，等分，少加白砒、麝香。研细末，柏油为丸，遍身滚之。

上部癣疮，沿及头面，痒不可忍者，杜大黄根、生葱等分，捣极碎；生地、红花亦等分，以醋浸烂捣如泥；加枯矾，又同一处捣和，以生布包之，擦患处。先以穿山甲刮碎，擦之，待干，再刮，再擦，三四日即光，不再发，累验。

遍身顽癣，用斑蝥去翅足二钱，川槿皮五钱，飞矾三钱，大风子二钱，轻粉二钱，白砒五分。为细末，醋调敷之。而癣之初发者，不必用此重剂也，宜以陈醋一碗，入川槿皮一两，牙皂半两，大风子三钱，煎至半碗，去渣，澄清，入明矾、皮硝各五钱，又煎至一酒盏，和以秃菜根自然汁、生姜自然汁各一酒盏。先以穿山甲略刮微破，将笔蘸涂之，不几日即愈。

阴囊湿烂，黄水如流，或痒或痛者，名湿阴疮，用细茶为末，加冰片少许，再研极细，掺上即愈。

阴囊烂破，两核突出，痛苦万倍，先用桑皮线一条，将旱莲草汁浸一宿，晒干揉软，以手轻轻纳进两核，捽住囊皮缝之。用血竭、龙骨、象牙屑，共为末，以桑树汁调之，浓涂缝处。

内服之剂，用黄芪为君，人参、白术、黄柏、橘核、泽泻、金银花、独活、白芷、连翘、甘草为佐，煎之。即以此药，空心送下蜡矾丸百粒，半月可愈。

一切恶疮，死肉不消，成紫黑色，突出高起，臭秽不可近，以乌梅肉，烧灰为末，掺上立消。

或用白矾二两，黄丹一两，硇砂三钱，为末。锅内同炒干，为细末，掺于膏药上，贴之。

或用巴豆霜一钱，五灵脂半两，阿魏、黄丹各二钱，飞矾一钱，为细末。以糊为锭子，入疮内，其肉自消。

卷之四

妇　人

乾道成男，而坤道成女，故男为阳而女为阴也。气属乎阳，而血属乎阴，故男多气而女多血也。阳轻清而阴重浊，故气无形而血有形也。气惟无形，故充满于中而不露；血惟有形，故流溢于外而可见出。然是血也，以其初而言，即先天真一之水也。女子十四而天癸至，则源泉之通，自此而始。若往来有信，如潮汐之不愆其期，然后血脉调和，而病无由生。一失其期，便能作疾，而生育之机，亦因以窒矣。故治女病者，以调经为先，而善调经者，以顺气为主，顺气则经自调，经调则血尝足，是以月事既止，新血即生，一交媾之间，而胚胎即结。血少精多，则精裹血而成男；血多精少，则血裹精而成女。欲得子者，于月事初止之后三日，新血始生，而气犹清，交感而成胎者，必男也。三日之外，新血渐多，而气已浊，交感而成胎者，必女也。其有交感于三日之内，而亦生女者，必其平素血气太盛，而其来不清故也。其有交感于三日之外，而亦生男者，必其平素血气不盛，而其来不浊故也。其有血气未尝不足，而月事又调，宜乎成胎也。而久不生育者，何哉？是必男子精气不稠，或精寒不相交结故也，而非女子之病也。其男子精气素充，而又无子者，是必女子子宫之寒，不能摄精故也，而非男子之病也。然果何以知子宫之寒哉？盖女子尺脉尝盛，若沉细而迟，如无所动，则子宫之寒可知矣。其有子宫不寒，而亦无子者，必其血不足，或痰有馀故也。然果何以知其血之不足，痰之有馀哉？亦视其形之肥瘦而已矣。盖瘦人多血虚，血虚则不能凝精；肥人多湿痰，湿痰流注于下焦，则痰与血混淆，而化气不清，故亦不能凝精也。其有瘦人肥人，而亦未尝无子者，何也？盖瘦人多血虚，道其尝也，若月事既调，而无内热之症，则血尝滋润而不枯，是以能生育也；肥人多湿痰，亦道其尝也，然或肌肉不甚浮，面色不甚白，饮食无厚味，则湿痰亦少，而气血犹清，是以能生育也。由是观之，则女子之血，实所以宰生生化化之机也。方其未成胎也，则此血周流不息，以期而至；及其已成胎也，则此血荣养于内，以护其胎。今妇人初有妊，即头眩、恶心，或发呕吐，多厌饮食，而尝思酸者，乃足厥阴肝经养胎也。肝主风，故头眩；肝有馀，故恶心呕吐；肝胜脾，故多厌饮食；肝喜酸，故尝思酸也。过此则诸经轮次养胎，其七八月之间，两足浮肿者，足太阴脾经养胎也。脾主四肢，故两足浮肿也。两手不浮肿，而独见于两足者，何也？盖脾本足之阴经，况此时胎气已坠下，故不能不见于足也。每一月则一经养之，十月则十经养之，十月满足而后产焉。其馀二经，则又养于既生之后，而化血为乳汁矣。是乳汁亦血也，而其色白者，何也？盖胸前部位属太阴肺经，乃西方庚辛金也。金色本白，血从金分而来，故变赤而为白也。凡血去多则令人虚，今乳汁既为血，亦不宜去多也。然其来也恒有馀，其出也无尽止，是以厌饫小儿，而其母不觉虚者，何也？盖人身之血，皆资饮食以生者也。饮食入胃，游溢精气，上输于肺，从肺之部位而去，故成乳汁。妇人既产，而饮食倍于尝日。正以既产之后，又属足阳明胃经养之，乳房属阳明，故乳汁多受于此处。胃能化饮食，饮食能生血，饮食既足，则血亦足，血既足，则其化为乳汁也，自无穷尽，何至令人虚乎？甘属胃，故乳汁亦甘；白属肺，故乳汁亦白。是以既产之后，乃肺胃二经养之也。小儿二三岁间，其母复有妊，儿饮魃乳，即黄瘦泄泻者。以乳汁味酸，正足厥阴肝经养胎之日，肝能克脾，故儿饮之即泻也。当此之时，肺金失令，胃土无权，则所以滋养乎血者，已无所藉，几何而不为儿之病哉！此特论胎前产后之事，而原其本于血，归其功于十二经耳。若夫胎前产后之症，又各具于诸症馀下，而此不及论。又曰一月肝，二月胆，三月心包络，四月三焦，五月脾，六月胃，七月肺，八月大肠，九月肾，十月膀胱。其心、小肠养于即产之后，在上为乳汁，在下为月水，与此不同，宜共参考。

经　闭

经闭所以为女人病者，何也？盖女人以血为主者也。使其经脉调和，往来有准，有以应水道潮汐之期；旧血既尽，新血复生，有以合造化盈亏之数，则周身百脉，无不融液而和畅，夫何病之有？设或闭焉，则新血滞而不流，旧血凝而日积，犹如河之水，壅塞不通，必变为浑浊臭秽，其理一而已矣，几何而不为病哉！血癖、血风，与夫热入血室之症，多自此始。然要其闭之之由，必有所因，而非自闭也。或月事适至之时，因渴饮水，并食生冷之物，及坐水中洗浴，寒气入内，血即凝滞，亦能令人经闭也。或因堕胎多产而伤其血，或因久患潮热而销其血，或因久发盗汗而耗其血，或因脾胃不和，饮食减少，而不能生血。凡此之类，皆能令人经闭。其有肥白妇人，月事不通者，必是湿痰与脂膜壅塞之故也。是以医者当随其所因而治之，其可以一例施乎？

药例

因感暴怒，而经闭者，宜君之以青皮，佐之以官桂、木香、香附、赤芍药、当归梢、红花、山楂、桃仁、牛膝、蓬术、苏木之类，好酒煎服。

因食冷物，而经闭者，宜君之以官桂，佐之以干姜、木香、厚朴、香附、山楂、红花、桃仁、归梢、牛膝之类，好酒煎服。

因坐冷水，而经闭者，宜君之以附子，佐之以官桂、木香、厚朴、香附、山楂、红花、桃仁、归梢、牛膝之类，好酒煎服。

因堕胎多产，而伤其血，又久患潮热，而销其血者，不可用行血之剂。宜以四物汤为主，佐以木香、香附、厚朴、甘草之类，以兼调其气，将久而自通矣。

因脾胃不和，饮食减少而不能生血者，亦不可用行血之剂。宜以白术、人参、茯苓、枳实、木香、香附、甘草之类以调脾胃，同四物汤煎服，亦将久而自通矣。

肥白妇人经闭者，宜以枳实为君，佐以苍术、半夏、陈皮、香附、乌药、厚朴、牛膝、桃仁之类，煎服，则湿痰去，脂膜开，而经自通。

月事不调

月事先期而来者，血热也；其色紫者，亦血热也。后期而来者，血虚也；其色淡者，亦血虚也。或先或后，色淡而稠粘者，痰也。将来而先腰腹痛者，血滞而气不至也。既止而复腰腹痛者，血海空虚而气不收也。或止或来无定期者，因气不调，故血亦随之为行止也。或一月两至，或数日一至，不可一月论矣，气虚血热也。或经年之后，累数日而不能止者，乃血海脱滑，兼有火以动之也。既止之后，隔三两日而复见微血者，以旧血未尽，为新生之血所催，故不能容而复出也。医者观此，可以施治矣。

药例

先期而来，及其紫色者，以凉血为主。宜君之以黄连，佐之以槐花、山栀、香附之类，同四物汤煎服。而四物汤中，又倍芍药、生地，可也。

后期而至，及其色淡者，以补血为主。宜以四物汤起剂，佐以香附、蕲艾、龟板、玄参、五味、麦冬之类煎服。而四物汤中，又倍加当归、熟地，可也。

色淡而稠粘者，以化痰为主。宜以半夏、茯苓、橘红、甘草，名曰二陈汤，用此药起剂，佐以乌药、香附、枳壳、紫苏梗之类，同四物汤，加生姜、砂仁煎服。

将来而先腰腹疼痛者，以行气为主。宜君之以木香，佐之以枳壳、青皮、香附，同四物汤煎服。

既止而复腰腹疼痛者，以补血为方。宜君之以地黄，佐之以当归、川芎、芍药、白术、人参、茯苓、甘草、香附、陈皮之类，煎服。

或一月两至，或数日一至者，以补气凉血为主，宜以八物汤起剂，加黄连、山栀、香附、败龟板、炒黑蒲黄之类，煎服。

或止或来无定期者，以调气为主。宜君之以香附，佐之以陈皮、乌药、砂仁、蕲艾之类，同四物汤煎服。

经事数日不能止者，以凉血止血为主。宜君之以炒黑山栀，佐之以炒黑蒲黄、黄连、地榆、牡蛎、侧柏叶、香附之类，同四物汤煎服。

经止后，隔三四日复见微血者，惟以四物汤起剂，加香附、陈皮、甘草之类，煎服。然此不足为病，虽不服药，亦无害也。

血臌　血癖　血风
崩淋　带下　热入血室

妇人臌胀，虽有因于气食而成者，然成于血者居多焉。若成于气食，腹虽胀而经不闭；成于血，其经必闭也。妇人之血恒有馀，故月见其血，而不以为病。若闭而不通，则日积而充满，其始发之时，小腹先膨，久则上逆中脘，紧胀如鼓，青筋绽露，而血臌之症成矣。其有因产后恶血不下，逆而上升，渗入于皮肤，充满于中宫，甚至上腾于面，而成紫色者，此必死之症也。

妇人癖块，虽因痰与气食而成，然成于血者居多焉。然痰与气食而成，块虽成而不碍于经水。成于血者，经水虽来，亦必有时而断也。此必因经水既来之后，尚有旧血未尽，偶感于寒气，或触于怒气，留滞于两胁小腹之间，故成血癖也。

又有所谓血风者，经水逆行，上攻于脑，头目旋闷，不省人事，甚至满面满头，皆成赤斑者。此因经水适临，感冒风邪所致。盖风之为气，善行而数变，其势易上而难下，经水为风所激，以故倒流而上行也。

又有所谓崩淋者，其病相似而实不同。崩者，如土之崩，源泉迸流而不禁，乃血热而兼气虚，不能收摄也。淋者，如水之淋漓，艰涩而不通快，乃内有郁热，而气亦滞也。然崩则皆血，而淋则有赤白沙石之异。赤者属血，白者属气，沙石者，气血之尤浊者也。治此病者，惟调其气血，清其内热而已。

又有所谓带下者，从腰间束带之处而来，故名曰带。虽有赤白，总属肾虚。其病与淋相似，然淋疾之所下者，多散而薄，必觉臭秽；带疾之所下者，多滑而稠，无腥秽之气。以此为辨耳。

又有所谓热入血室者，何以致之？必其经水适临，或犯热症，因而经止。经随热而入于血室，则往来潮热，如疟之状，而无定期，或一日三两发者，是也。热久不愈，传于骨髓，多成骨蒸，其可不早治之乎？

药例

血臌，以破血通气为主。宜君之以桃仁，佐之以红花、当归梢、牛膝、三棱、蓬术、木香、厚朴、官桂、青皮、牙皂、穿山甲之类。必先以大腹皮一大团先煎，后入馀药，乃妙。

或用血见愁草汁，和酒服之。或用杜牛膝捣汁，和酒服之。

血癖，以破血软坚为主。宜君以蓬术，佐以三棱、桃仁、红花、归梢、官桂、穿山甲、牙皂之类。共一处，醋煮为末。将血见愁捣汁，浸阿魏令软，研烂，加醋调和，煮陈米粉粥为丸，好酒送下，每服百丸，一日二服。

或单用血见愁为君，木香为佐，浸酒服之，亦妙。

血风，乃血症中之最急者也，宜以四物汤为主治，加桃仁、红花、防风、荆芥、天麻、薄荷、白术之类。其所以用白术者，以其能去面上游风，及利腰脐间血，故也。

或用苍耳草，阴干为末，不拘时，酒调一大盏服之，其功最大。然人不可多服，多服则连通脑头。苍耳草，一名喝起草。

血崩不止，必用散子药，如棕灰、牡蛎、釜底墨、山栀、黄连、槐花、侧柏叶、人参、黄芪、甘草之类，为末，飞盐汤下。若以此为丸亦妙。一日连进数服，立止。或用小蓟草汁，同藕节汁，调和服之。

淋症，宜先通利。用大剂牛膝为君，佐以桃仁、归梢、枳壳、乌药、香附、砂仁、木通、黄连、山栀、赤芍、赤苓、生甘草、生地之类，水煎，加童便服之。

或用车前子一味为末，酒下，一日四五服。

带下，不论赤白，皆杜仲为君，佐以人参、白术、茯苓、当归、川芎、芍药、地黄、黄柏、甘草、泽泻、橘核之类。若小腹先痛而后下者，不用黄柏、参、术，加延胡索、砂仁、香附之类，服之。

热入血室，宜于四物汤中，倍加生芍、生地，佐以赤茯苓、黄芩、连翘、麦冬、丹皮之类，服之。

胎前诸症

妇人有妊月馀，即恶心呕逆者，谓之恶阻。乃足厥阴肝经养胎之月也。肝尝有馀，本不能容物，而今乃有妊，则肝气为胎所碍，不得发泄，故恶心呕逆也。过此月，则别经养胎，而恶阻之病息矣。夫十二经，皆养胎者也，而肝经独养于初妊之时，何哉？盖胎者，血之始成，而肝则血之所藏，以血养血，造化之相为合也。然受气之始，则何经以主之？曰足少阴肾经也。天一生水，得气最先，故男子先生左肾，女子先生右肾。而妇人右肾，亦以系胞，为胞之根柢，先天真一之气，发此以为胎兆也。

妊妇心气痛者，受胎必上，胎碍其心，故心气痛也。小便不通者，受胎必下，胎压膀胱，故小便不通也。其有遗尿不禁者，必其胎气受寒，逼近膀胱，故遗尿不禁也。

妊妇腹痛，人皆谓之胎痛，而不知胎痛自有分别，不可以腹痛例观也。假如努力任重，致伤其胎而作痛者，方可言胎痛；或平日瘦弱，血不足以润其胎，而致腹痛，其痛如芒刺引掣者，亦可以言胎痛也。若偶伤于食，偶感于气，偶触于秽恶，而作痛者，非干于胎，何以亦谓之胎痛耶？医者当审其脉，若滑而弦，乃是气食；若得涩脉，乃为胎痛。脉诀云：涩脉如刀刮竹行。男人有此号伤精，妇人有孕为胎痛，无孕还须败血凝。由是观之，可以见胎痛，由于血不足矣。

妊妇腰痛，与男子腰痛不同。男子腰痛，乃肾虚也。妊妇固亦有虚者，然因劳力而得者居多焉。劳力以任重，致伤胞系，胞系与肾相连，胞系受伤，则腰必痛，痛甚则胞系将脱，多至小产。其有素享安逸而妊妇腰痛者，必其受胎之后，不节房事，以致伤胞系也。十月满足而腰痛者，非病也，欲产故也。《脉诀》云：将产之候脉离经。又曰：一息二至号离经。所谓离经者，胞系欲离肾经也。此脉在妊妇，则为欲产而无所妨；在病人，则为欲死而气将绝。医者亦不可不知也。

妊妇下血者，人皆谓之胎漏，而不知胎漏，亦有辨也。盖胞外有血，胎内无血，胎内之所有者，水而已矣。使胞破漏，则必有声，而所下者，皆水也。若所下者血，则皆胞外之物耳，岂可以言胎漏耶？然下血过多，则无以养胎；下水过多，则胞已干而儿必死，皆危症也。若临月腹痛而胞破，则为欲产，亦不可言胎漏也。

妊妇伤寒、疟疾，皆能堕胎。盖怀胎最怕寒战，则遍身筋骨皆振，易动其胎。故患此二疾者，多至小产。用药者，先以安胎为首务，可也。

妊妇痢疾、泄泻，虽不至于堕胎，然临月之时，多有产难。盖痢疾则下血，而胎无所养；泄泻则去水，而胎无所滋。泄痢既止之后，必将有干枯涩滞之患，而产难恐不免矣。用药者，其可不深加意乎。若暂泻暂痢，其势不甚者，亦无大害也。

药例

恶阻呕逆，以平肝顺气为主。宜君之以草决明、白芍药以平其肝，佐之以枳壳、砂仁、厚朴、苏子、乌药以顺其气，藿香、黄连、白豆蔻以止其呕逆而已。然此症乃自然之气候，虽不服药亦无妨。

心气痛者，胎碍其心也，以缩胎降气为主。宜君之以枳壳以缩其胎，佐之以砂仁、槟榔、沉香、苏子以降其气，少加四物汤服之。

或用艾叶、茴香、川楝子，俱炒等分，水煎，加醋少许服之，亦可。

小便不通，胎压膀胱也，以利小便为主，兼用搐鼻法，以升提其气，则小便自下。宜君之以木通，佐之以车前、甘草梢、赤茯苓、泽泻之类。又以乌梅、牙皂等分为末，略吹些少于鼻中，鼻中酸痒，欲嚏不嚏，其气必升。先服煎药，如一饭之顷，后用此搐鼻法。

遗尿不禁者，胎寒迫近于膀胱也，以温胎为主。宜君之以艾叶，佐之以茴香、五味、牡蛎，同猪尿脬煎服。

胎痛，以生血安胎为主。宜用四物汤

以生血，佐以砂仁、白术、黄芩以安胎；陈皮、木香、香附以调气。

腰痛，以安胎为主。宜君之以砂仁，佐之以白术安胎，杜仲、续断、甘草以止痛。

胎漏下血，其势已危，急用阿胶为君，鹿角屑、熟地、艾叶、白术、砂仁、黄芩为佐，加葱白一握，水煎，送下黄蜡丸一二钱，一日三服。

伤寒、疟疾，皆以安胎为先，定寒热为次，宜用大剂白术、砂仁、黄芩、紫苏以安胎。如伤寒，则兼用羌活、防风、甘草，无汗则少加麻黄。如疟疾，则兼用柴胡、川芎、芍药。有食加山楂、麦芽、枳实、陈皮、神曲之类。

痢疾，以黄连、当归为主治，佐以白术、茯苓、芍药、木香、陈皮、甘草之类。如泄泻，以白术、苍术为主治，佐以茯苓、猪苓、泽泻、神曲、陈皮、甘草之类。二病俱加砂仁煎服。病愈后，又当大补阴血，如四物汤、龟板、阿胶、玄参、知母、黄柏、山药、五味、人参之类作丸，服之，始可以免临产干枯涩滞之患也。

临产诸症

妇人小腹之下，阴户之上，有骨高起，中有节骱相凑，未产则合，一临产则分开，谓之交骨。此造化之巧，为男女生育之大关隘也。虽儿头向下，其势已顺，而交骨不开，终难生产，立见危殆，可忧之甚者，是岂药饵之所能及耶？

产妇横生者，一臂先下，乃儿在母腹，转运偏侧，筋斗未翻，内有所碍，而不得遂也。逆产者，两足先下，必是母腹中，脂膜窄狭，儿不转运，而直下也。此皆因劳力挫闪，误伤其胎，以致如此，不亦可骇之甚乎。

儿凑心不下者，其手必捧母心，多致母子俱死。必以药引入心分，解开儿手，方可得下。盖儿手捏物最紧，药气一到，儿手自软，故曰解开。

子死腹中者，腹必闷痛，兼冷，略无动意，面如土色，其舌又黑者，是也。故试验诀云：面黑舌不黑，母死子活，舌黑面不黑，子死母活。此之谓也。决不可因其虚而缓治之。

或有未曾坐蓐，腹中略痛，而胞水先破，乘势而下，固为大幸。设或胞水漏干，恶露出尽而儿不能下，苟无法以下之，则母子俱不可保矣。其有产后胞衣不下者，不可视以为细故而易之，多有升至心而死者。

药例

交骨不开，急用急性子壳即凤仙花子、穿山甲、牙皂、麝香等分，为末，和蜜捏作饼子，如指头大者一块，塞入阴户近骨之处。又将葱二三斤，浓煎汤，令产妇坐浸于中，以手运之，交骨自开。

横生者，将儿手轻轻纳入阴户。逆产者，不必以儿脚推进，虽推进，亦终不能转运矣。全在收生者活法，急用蛇蜕一条，蝉蜕二十头，髮一束，共烧灰为末，温酒调下，仰卧片时，即下。

凑心不下者，乃儿捧母心也。急用猪心血，调乳香五钱，好酒送下，儿手遂开。亦治子死腹中与心头痛等症。

或用蛇皮烧灰，入麝香少许。研细，温酒送下立产。

子死腹中者，用当归、川芎、砂仁各一两，官桂三钱，木香二钱，水酒各半盏，煎服，立下。

或用玄明粉四钱，以清油、蜂蜜各一两，温酒调下，须臾立产。又治男、妇、小儿大便干燥。

或用马槟榔，连食三枚，治一切难产，立效。

胞水漏干，儿不能下者，急以车前子二三合，煎汤，以布滤去渣，连连服之，儿随水出。

统治产难，以益母草为君，当归、川芎、木香、砂仁为佐，大约益母草一两，四味每用五钱，水酒煎服。

或用腊月兔脑，去膜，乳香末一钱，母丁香末一钱，麝香一字，研匀，丸如鸡豆大，阴干，油纸密封。临产破水后，温酒下一丸，即时产下，随男左妇右手，握出为验。

或用当归、川芎各二钱，官桂一钱，麝香一分，为末，酒服立产。

胞衣不下者，以鸡子清三个，去黄取清，以好醋三合调和，令服之，立下。

或以花蕊石一两，硫黄四两，入罐，盐泥固济，煅过为末，童便、酒调服一钱，立效。兼治败血奔心，胎死腹中，及男、妇、小儿跌蹼损折伤。

或用初浴儿汤一盏与服，莫令知之，立下。

或用瓦油盏烘热，仰放产妇脐上，令一人以脚抵住油盏，其胞即下。乃乡村一法，果验。

产后诸症

妇人初产，忽觉昏运，口噤眼合，面如土色欲倒者，乃恶血冲心也，名曰血运。急令人扶住，勿使仰卧，即以热醋向鼻喷之，即醒。醒后施治，须用降血之剂。

产后发狂跳跃，不顾羞耻，欲上屋者，非颠也。乃各经之血，一齐乘虚上升，迷其心窍，而下部恶血，又相继奔腾，其势上而不下，故发狂跳跃，而不能自禁也。用重剂，使血归经则安矣。

产后腹痛，不可尽作恶血不行，须看新久。若初产，腹中有痛阵，如将产之状，腹皮未宽软，又若转运不宁，必是双胎。若经一二日腹痛者，恶血停滞，而未尽去也，名曰儿枕痛。若恶露已收，而腹中如芒刺痛，翕翕无力者，乃空痛。不可复以行血之剂治之，惟当养血而已。

产后腰痛，多是恶血停积于两肾空隙之处。其痛板急，不能转动，得热物熨之即缓者，是也。若两腰空痛，翕翕然如不能伸气者，乃肾虚也。

产后下血不止，看其色之红紫。紫者为旧血，任其自下；红者为新血，宜先止之，而后用补。然紫者既尽，必继之以红；红者既尽，必继之以淡，此必然之势也。宜时时斟酌调治之，或丸或散或剂，随缓急以施治。失此不治，则元气必脱，而潮热虚劳之病，有不免矣。

产后疟疾，适值秋七八月间发者，方可以疟疾治。若春夏及冬时发者，非其时而有其气，谓之似疟非疟。此必因产后风食所伤，当以风食为主治，而以血药佐之。然须辨其为风，为食，而后可耳。寒多热少，而腹不饱者，风也；热多寒少，而不思饮食者，食也。治食，则消食为先，而少兼风药；治风，则疏风为先，而少兼食药。全须圆活，不可执滞。若有痰，加痰剂。宜斟酌之。

产后伤寒，决不用汗下之剂，以其气血俱虚也。汗则亡阳而伤气，下则亡阴而伤血，若犯麻黄、大黄，多至不救，惟以和解为主治，而以血药佐之，万无一失。然伤寒发于产后，若真正者，必费调治，而病多危。惟感冒者为易愈耳。

产后中风，危疾也。若外有六经之形症，内有便溺之阻塞，皆难治之症。惟口眼㖞斜者，无事耳。若忽然角弓反张，目定项强者，必平素有痰症，风邪乘虚而入，风痰交作，壅塞经络，致使荣卫不通，以至于是。此虽有似中风，而实无分于六经，治之亦甚费力。若又汗出不止，或遗尿不禁，其死必矣。

产后泻痢，甚者死多生少，不甚者犹可施治。若泻比于痢，则痢为尤难，而泻或能调治。大抵泻者，以补脾为主治，而以消食药佐之；痢则以扶脾消食为主治，而以血药佐之。盖痢多下血，故用血药；泻不下血，故不用血药，用血药则泻不能止。泻止后，则补血药丸子，又不可不用矣。

产后身热不止，口干烦渴，日晡尤甚者，血虚也。宜大补其血，不宜用寒凉之药，反佐以温热，则热自除矣。所以然者，以血药属阴，阴非阳不生，故用温热之剂，以助阳而生阴，阴血既生，则邪火自退。医者不可不知也。

药例

产后血运，不及煎药，只用童便，磨好墨在内，灌下立醒。或以降真香一钱，沉香三分，为细末，当归煎汤下，可免冲心之患。

或血入心经，错语健忘失志，及产后百病，以血竭、没药等分，为细末，每服一钱，童便和酒调下。若于分娩时，调服一钱，恶血皆自下行，更不冲上。

产后恶血冲心，发狂跳跃，急令两人扶住，煎当归一两，与服之。其恶血自下行，新血各自归经，即时安宁矣。

或用芎、归各半两，水煎，加童便服之，立效。

产后二三日间，腹绞痛者，恶血未尽也。古方独圣散最佳。用山楂肉一两，煎浓，调砂糖在内，热服。血自下行，其痛立止。

或用芎、归、益母草、桃仁、玄胡索等分，煎服。

若恶血已尽，五六日间腹痛者，血虚也。宜四物汤加炙甘草，煎服，甚效。

产后腰痛，若恶血不甚下，而腰间不能转侧者，乃恶血停滞于两肾空虚处也。宜君以当归梢、桃仁起剂，兼以乌药匀气，杜仲、牛膝、酒炒黄柏引经，官桂为向导，空心煎服，得五六帖愈。

若血去多而腰痛者，虚痛也。宜以杜仲起剂，兼以四物补血，牛膝、黄柏、茯苓引经，少加红花以养血。恐分娩时劳倦，以致伤其腰故也。

产后下血不止，以四物为主，佐以止血之剂，加地榆、牡蛎、炒黑山栀、炒黑蒲黄、棕灰、鹿角灰、乌梅之类，作散子，服之。一日连进五六服，每服一二钱，立止。

或用熟地捣烂，每服一两，和酒再研，温服。连进三服，大效。

或用蒲黄三两，炒焦，水三升，煮一升，顿服。

产后疟疾，宜四物汤，加柴胡、黄芩以定寒热，有痰加半夏、橘红，有食加麦芽、山楂，有风加防风、荆芥，头痛倍加川芎，寒热甚倍加酒炒芍药、柴胡，斟酌用之。产后惟十二朝内，大忌芍药，以后不忌。

产后伤寒，大忌汗吐下三法，只宜羌活、防风、紫苏、生姜、柴胡、川芎、甘草之类以解表，陈皮、香附之类以调气。有痰加痰药，有食加食药。而又佐之以四物之类，多加葱白煎服，以微汗出为度。若大便秘结，以蜜导之，或饮蜜汤亦可。

产后中风，不可以尝人中风例治之。虽中腑亦不宜汗，禁用麻黄；虽中脏，亦不宜下，禁用大黄。惟审其在表，则羌活、防风、荆芥、紫苏、甘草之类可用也；审其在里，则枳实、厚朴、茯苓、陈皮、乌药、木通之类可用也。兼用南星、半夏、瓜蒌、苏子、竹沥、姜汁之类以治痰，佐以四物汤补阴血。治之之法，不过如此，必不可求奇取异，而用孟浪之药也。

产后泻痢，不可混治。泻则补脾为主，如白术、茯苓、神曲、甘草、陈皮之类，有食则消食，有气则理气。而四物之类，且少停而勿用，以归、地皆非助脾之剂也。若久泻加乌梅、大枣、人参。至于痢疾则不忌四物，当与平胃散同用，兼以消食之剂，与调气养血而已。

产后身热不止，宜于四物汤中，倍加酒炒芍药，兼以炒黑干姜佐之，茯苓渗湿，柴胡清热。一月后身热未除，宜加人参。大抵产后，不宜使用人参，恐补住恶血也。一月后恶血已尽，新血已生，故不忌人参，而犹必以陈皮监制，可也。

加减总方

妇人诸血不足，用当归、熟地各酒浸一宿，焙干，芍药、川芎等分。每服七钱，水二盏煎服。随症加减。

血气不调，加吴茱萸、甘草。

血风劳症，加荆芥、柴胡。

血崩淋漓，加炮附子、赤石脂。

血滞不通，加红花、桃仁。

便血带下，加荆芥、地榆。

潮热，加前胡、干葛、人参、黄芪。

血气滞，腹股刺痛，加肉桂。

虚热口干，加麦冬、黄芩。

呕吐不止，加藿香、白术、人参。

产后腹胀，加枳壳、肉桂。

经血淋沥，加炒干莲房。

大便秘，加大黄、桃仁。

产后虚惫，血热烦闷，加生地。

虚而多汗，加煅牡蛎、桂枝。

产后闷乱，加茯神、远志。

妊娠心腹痛，加竹沥。

产后寒热往来，加柴胡、麦冬。

产后风头痛，加石脂、甘草。

产后恶露，腹痛不止，加桃仁、苏木、牛膝。

换汤总方

妇人室女，血气不调，及胎前产后诸症，用香附子，童便浸，炒半斤，乌梅炒四两，甘草炙一两，为末，以生姜四两，葱白一握，捣取汁，并好醋一碗，共打糊，丸如桐子，每服三五十丸，随症换汤服。

血气不顺，心胸痞满，紫苏汤下。

腹痛、腰腿疼痛，茴香汤下。

翻胃呕吐，脾胃感寒，以老姜烧黑切[①]五片，盐少许，煎汤化下。

惊忧喜怒伤神，心满肿疼面浮，石菖蒲汤化下。

血运闷、血刺痛、血积、血瘕，良姜、赤芍药，醋水各半盏，煎汤化下。

喘满气急，面浮，生姜紫苏汤下。

吐血，喉中腥气，黄桑叶汤化下。

经络感热，血脉妄行，生地汤化下。

败血冲胸咳逆，生姜柿蒂汤化下。

血涩，大便秘，枳壳或青皮汤化下。

崩中、带下，小便频数，炒吴茱萸汤下。

妊娠伤食，胸膈不快，木香或砂仁汤化下。

产后子肠脱下，鲫鱼头煎汤化下。

妊娠临月，近上逼心，名曰子悬，生姜紫苏汤化下。

产后寒气入腹，脐下刺痛，炒吴茱萸汤化下。

---

① 切：原脱，据蒋氏校本补。

小 儿

男子、妇人之病，可以问而知，可以切而得，断死生，辨难易，审差剧，犹有所依据，而不至于大误。若小儿怀抱之时，虽有所苦，而不能言，及能学语，又不能指其所苦之处。欲诊其脉，则骸骨短小，气血未定，寸关尺将何以分？浮中沉，将何以定？虽有一指滚取三部之说，而终未得其部位，况至数急促，岂能以悉审之。大约八九至为平，五六至为迟，十一十二至为数，依稀仿佛之间而已。故哑科治疗之难，每十倍于大人，而尤不可以不慎者也。惟虎口之脉，稍为可验。其脉在食指外侧，每一节为一关，三节为三关。男视其左，女视其右。有筋脉如丝，映于肉内，仔细视之。紫则为风，红则为寒，青则为惊，白则为疳，黄则为脾困，青黑为慢惊，入掌则为内吊。若三关过度，为沉疴之候。惟此可以少知之耳。虽然，医者之治病，当多方求之，岂可执虎口之脉法，而尽小儿之诸病哉！必于病之未形而用意察之，庶可以为预消之地。如小儿呵欠连绵，乃脏腑受邪，作病之渐也。若面赤则知其为风热，而泻肝之剂可以先服；面青则知其为惊风，而治惊之剂可以先服；面黄则知其为脾虚，而补脾之剂可以先服；多睡则知其为内热，而清热之剂可以先服；口中气热则知其为伤风，而疏风之剂可以先服。皆当随症形，而先治之，勿俟其发而后用药也。其有不治之症者，尤不可以不知。小儿腮上有赤脉，囟肿及陷者，一不治也。鱼口气粗，啮齿咬人者，二不治也。冷汗如雨，痰热不退，三不治也。脐风撮口，锁肚吊肠者，四不治也。风攻颐颔，唇项肿硬者，五不治也。鼻有黑色，六不治也。咳喘喉痛，七不治也。四肢虚浮，八不治也。胸高而突，九不治也。五软五硬，十不治也。凡见此等之症，即当去矣。苟不知儿而复药之，则病者之死，虽不由于我，而我亦何有辞于彼哉！大凡小儿之病，有尝多者，不得遂其欲，则易怒而啼，故肝病尝多；饮食不知节，虽饱而犹求食，故脾病尝多；心神未定，闻响易惊，故惊病尝多；肌肤柔嫩，腠理未密，故风病尝多；性喜吮乳，甘味停积，而又易感风热，故痰病尝多。治儿之病，审其所尝多者，酌而施之。以己之意，探病之情，亦庶乎用药之无误也。然此数种，虽或尝有，而肝脾之病尤多，纵有他症，尝兼抑肝和脾之剂为妙。神而明之，存乎其人，得心应手，要不可以言求也。

胎热胎寒

胎热之症，面赤眼闭，五心烦热，大小便不通，乳食不进，啼叫不止，呕血尿血，或生下遍体皆黄，凡若此者，皆谓之胎热。盖因其母受胎之后，不忌辛热之味，或好饮酒，或好沐浴，或不节房事，或感冒风热，儿在母腹，积受热邪，故成此症。必以清热之剂为主治也。

胎寒之症，面色青白，四肢逆冷，大便清黑，小便不禁，腹疼气痛，盘肠内吊，或生下又感外风，不时寒战，凡若此者，皆谓之胎寒。盖因其母受胎之后，不忌生冷，或外着寒邪，或平素禀气寒冷，儿在母腹，呼吸母气，久受积寒，故成此症。必以温热之剂为主治，可也。

凡治此二症，小儿不宜服药，当大剂浓煎，令其母食后，捏去宿乳，服药少顷，乳之。盖因胎中受病，故于乳中过药，得于内者，亦从其内治之，不离母气，则药易应故也。

药例

胎热，以生地为君，赤芍、当归、川芎、丹皮、黄连、山栀、连翘、犀角、泽泻、猪苓、赤苓、天花粉、木通、生甘草之类为佐。

胎寒，以熟地为君，当归、川芎、酒炒白芍、大小茴香、木香、乳香、没药、官桂、熟附子、炙甘草之类为佐。

二症必用四物汤起剂者，何也？盖血以养胎，胎中受病，大抵皆血之使然，故不离乎血分之药也。

脐风撮口

脐风撮口，总为一病，未有脐风而不撮口，未有撮口而不脐风也。患此病者，九死一生。盖脐命根也，脐为风所入，命根绝矣。而可以得生乎，求其所属之经。乃心脾之症也，开口属心，闭口属脾。风入于脐，先流于脾，由脾而上传于心，心为邪所客，故口不能开而频撮也。其发搐者，风使之也。究其病之所由成，有内因外因之异。盖脐带系于胞，必其所生之时，其母先感风邪，遗其邪于小儿，谓之胎风，其惊搐者，谓之胎惊。病从内得，故曰内因。其或断脐之后，包裹失于周密，被窗风入，未及六七日，而脐带已脱，必成此症。病由外得，故曰外风。医者又以艾灸其脐，徒苦之耳，竟何益哉？欲求一生于万死之中，惟下之而已矣，外此更无馀法。

药例

大法即以小儿脱下脐带，洗净，先以水煎至五六沸；去带，入牙皂、僵蚕、穿山甲、麻黄、防风、荆芥、甘草、半夏、南星之类，又煎五六沸；入生大黄，略煎一二沸；澄清，入麝香末少许，姜汁、竹沥调匀，徐徐以匙灌下。若得通利，即有三四可生，不然必死。其脐上以生南星末封之，亦可以追去馀风。

或用牛黄三四厘，麝香半分，为细末，姜汁、竹沥调之，滴入口中，亦可。若口噤不开，以南星为君，麝香为佐，研细，擦其龈，自开。

重舌鹅口

舌者，心之苗也。心为君火，其体本热。而况小儿以纯阳之躯，先受热于胎，复感热于内，其母爱惜之至，惟恐其寒，而又裹之以绵衣，覆之以重衾，几何而不为儿之病哉！重舌鹅口之症，未必皆儿之自病，或者其母有以致之也。古人云：若要小儿安，尝令饥与寒。饥不至于伤脾，寒不至于生热，此非保婴之道乎。所谓寒者，亦非使冻之也。惟令尝温，不至于甚暖耳。冷暖得宜，岂复有重舌鹅口之病耶。然何以名之曰重舌？重舌者，舌下肿突，其状若又一层，故谓之重，非真有两舌。何以名之曰鹅口？鹅口者，满口皆白，有似鹅之口中，俗谓之雪口是也。分而言之，重舌属心，鹅口属脾。合而言之，总为心热。何者？心统于脾，脾为心之子，心热则遗热于脾，故白沿于口也。使不由于心热，则口虽白而舌自赤，何为而舌皆白耶？大法内服泻心清热之剂，而外敷凉药，则重者可消，而白者可退矣。

药例

重舌，宜泻心，而不泻脾。以黄连为君，生地、甘草、石莲、木通、连翘、灯心为佐。腊雪水煎，待温，时时滴入鼻中，令咽。欲吐则任其吐，亦可以发散热邪。

鹅口，以泻心而兼泻脾。以黄连为君，生地、生甘草、山栀、煅过石膏、木通、灯心为佐。腊雪水煎，如前服法。口中舌上，并用软帛裹指，蘸水□净，用黄柏、青黛、风化硝、硼砂、黄连、人中白之类，为细末，敷之。亦可以治口疳。

丹毒

丹毒，火症也，得于胎热。其母受胎之后，不忌胡椒、姜、蒜煎熬炙煿酒面之类，或感风热，或不节房事，皆能助火，火邪内攻，胎受其毒，而传气于小儿，故小儿出胎之后，多有是症。近则五六日，或十日半月；远则弥月之后，或两三月。其形症不同，或颏下如樱桃突出，色赤而光，谓之赤瘤；或遍身红点如洒朱，谓之丹疹；或遍身红肿，热气如蒸，谓之火丹；或小腹、膀上、阴囊等处，忽然红肿如霞，流行不定，谓之赤游丹。病名非一，总为丹毒。丹毒入腹，腹胀不饮乳者死。必于未入腹之时，急服退毒凉剂；外用小刀，轻轻刺出恶血，或犹可生。其入腹者，无如一泻，间有泻而得生者，乃千百中之一也。诸丹毒，惟赤游丹为至急。善保婴者，若见小儿多啼少乳，即遍视其身上，一有红色，即急治之。若看视不周，丹毒在身，而母犹未觉，及至觉时，已入腹中，救之奚及。丹毒惟红绿瘤，不治。因父服热药，遗热在胎，非药所能解也。

药例

丹瘤，如樱桃状者是也。宜以绵羊脑子，同朴硝研烂，贴患处，立效。或以蓖麻子，同面研和，敷之。

丹疹，遍身红点如洒朱是也。宜以汉防已半两，朴硝、犀角、黄芩、黄芪、升麻各一钱，加竹沥，煎服。

火丹，遍身红肿是也。宜以当归、赤芍、甘草、大黄等分，每服三钱，水半盏，煎三四分，食后服。或用前丹疹方服之，亦妙。

赤游丹，流行不止于一处是也。此为至急，救迟即死矣。宜用积年胞衣所化之水，和金汁涂之，神效。若无金汁，单以胞衣水，和风化硝、冰片，涂之。若无胞衣水，单以金汁，和甘草、大黄末，涂之，皆能取效。

或用野人粪下土，鸡子清调涂，又以人中黄二三①钱煎服之，能去胎毒。

或用麻骨烧灰。先将香油调涂，次用麻骨点火，倒持之，将不点火一头出烟熏患处，立退。

或用雄黄、五倍等分，为细末，醋调涂之。

丹毒煎方，黄连、黄芩、黄柏、生甘草、连翘、天花粉、皂角刺各五分，水一盏，煎五分饮之。丹毒入腹者，加大黄一钱。

五种丹毒，用郁金、甘草、桔梗、天花粉、葛粉，等分为末，每服二钱，薄荷汤入蜜调下。

十种丹毒，如三日不治，毒入肠胃，则不可治。宜仔细辨认，依方治之，万不失一。

一从顶头起肿，用葱白研取汁，涂之。

二从头上起红肿痛，用赤小豆末，鸡子清调搽。

三从面起赤肿，用灶心土，鸡子清调搽。

四从背起赤点，用桑白皮为末，羊脂调涂。

五从两臂起赤肿黄色，用柳木烧灰，水调涂。

六从两胁起虚肿，用生铁屑，和猪粪

① 二三：原脱，据蒋氏校本补。

调涂。

七从脐上起黄肿，用槟榔末，米醋调涂。

八从两脚赤肿，用乳香末，羊脂调涂。

九从两脚赤白点，用猪槽下土，麻油调涂。

十从阴上起黄肿，用屋漏处土，羊脂调涂。

中恶 天吊 客忤 夜啼

中恶、天吊者，为恶鬼之气所中，两目上突，吊起而不能瞎也。此因胎气不足，精神失守，虚之所在，邪必凑之。心虚则神走，肺虚则魄乱，肝虚则魂亡，脾虚则意扰，肾虚则精乏，而鬼邪得以犯之矣。其症面白带青，或如土色，目睛上视，口吐白沫，手足拘挛，身冷如冰，有似乎惊风，而实非惊风也。

又有所谓客忤者，非中恶之谓也。乃偶见生人异物，卒然惊骇，啼哭不止，心志恍惚，闻响即跳，尝欲躲避者，是也。如为客所忤犯，故名客忤，非鬼之为病也。又有所谓夜啼者，非客忤之谓，乃心经受热也，其症至夜即啼，百计安之而不能止。盖心为君火，主乎血，夜则血归于肝，心虚火炽，故烦躁不宁，而多啼也。

药例

中恶、天吊，宜先安心神，使权归君主，如茯神、远志、菖蒲、灯心、麦门冬之类，煎汤，调下辰砂末，量儿大小用之。外用辟鬼之法，如苍术、檀香、沉香、麝香、安息香之类，近儿旁周围烧之，香烟如雾，则鬼不能容。得儿稍苏，以桃叶汤浴之。

客忤，亦安心为主。或为生人所忤，即当令此人见之，使儿习惯；如为物所忤，若猫犬之类，亦令儿习见，自不惊骇。其所服之药，亦如前茯神等剂，可也。

夜啼由于心虚有热，宜用人参、麦冬、炒盐之类，以补其虚；茯神、远志、菖蒲之类，以安其神；石莲、黄连之类，以去其热；灯草、木通、薄荷之类，以清其气。外用压鬼之法，或以井中四旁草，暗置儿席下；或写父名倒贴床脚里面，不令人知；或以桃木杖，击儿四旁，如赶逐状；念咒曰：天苍苍，地皇皇，小儿夜啼疏客堂。多诵几遍。内服药而外施法，则啼自止矣。

伤风伤寒

伤风之症，头疼身热，鼻塞气粗，喷嚏呵欠，呻吟不绝，见风便怕，洒淅微寒，与大人伤风无异。若挟食即吐食，挟痰即吐痰。作剂止大人所服药，宜减一半。不论痰与食有否，尝须兼用之。盖小儿易伤食，而热则生痰，故剂中宜略带用。但轻轻疏解令微汗出，不宜过剂，过剂则真元亦伤，是伐无过之地也。

伤寒之症，六经感受，亦无异于大人，但大人元气已削，天真不完，况有七情相感，又多挟内伤，故患真正伤寒最难调理。小儿则天真未凿，七情又少，所感之症比大人差缓。但寒多热少，外感必深；热多寒少，内病必重。外感必遍身骨疼，内病必腹痛饱闷。治外之剂，尝兼治内之药，而汗下之法，比大人宜从轻焉。

药例

伤寒一二日间，头顶痛，腰脊强，恶寒发热，无汗者，乃太阳经症也。宜以羌活为君，防风、紫苏、甘草、生姜、葱白头为佐。若不汗，少加麻黄、桂枝。

伤寒二三日间，目疼鼻干，不得眠，

发热不恶寒，干呕，有汗者，乃阳明经症也。宜以白芷为君，防风、紫苏、芍药、桂枝、生姜为佐。

伤寒三四日间，胸胁痛，两耳聋，往来寒热者，乃少阳经症也。宜以柴胡为君，黄芩、半夏、枳实、防风、紫苏、甘草、生姜、葱白为佐。

伤寒四五日间，腹满咽干，身无大热，自利不渴者，乃太阳经症也。宜以苍术为君，干姜、甘草、葱白为佐。

伤寒六七日间，烦闷，舌卷囊缩，身不热者，乃厥阴经症也。宜以桂枝为君，附子、青皮、甘草、生姜为佐。

四时感冒伤寒，宜以九味羌活汤为主治，代桂枝麻黄汤用。方见首卷伤寒门。

春伤于风，宜以川芎为君，柴胡、紫苏、羌活、防风、甘草、葱、姜为佐。

夏伤于风，宜以羌活为君，川芎、紫苏、防风、甘草、柴胡、葱、姜为佐。

秋伤于风，宜以柴胡为君，川芎、羌活、防风、甘草、紫苏、半夏、黄芩、葱白、生姜为佐。

冬伤于风，宜以桂枝为君，升麻、葛根、羌活、防风、甘草、紫苏、葱白、生姜为佐。已上伤寒伤风二症，若挟食则兼消食，挟痰则兼消痰。俱禁用茯苓，以其渗泄，能引邪入内也。又有夹惊者，当兼惊治。

咳　嗽

小儿咳嗽，风热居多，而寒者间或有之。以其为纯阳之体，其气尝热，而不甚惧寒也。凡肌肉肥白者，易于感风；色赤而结实者，易于感热；惟虚弱瘦损，面青不实乃易感寒焉。感风而嗽者，必鼻塞气粗之症，惟口中觉热，舌燥烦渴，面赤顿嗽，嗽而有浓痰者，是也。感寒而嗽者，洒淅恶寒，哮喘不宁，至冬月即发者，是也。凡此症与大人无甚异，而所感略有不同，大人兼七情所伤，或任劳嗜酒，而小儿无是，是以不能无少异耳。药剂以轻清为佳，而服药亦不宜太骤，逐匙进之，不尽剂。

药例

风嗽，以牛胆南星为君，半夏、黄芩、薄荷、防风、荆芥、瓜蒌、甘草、桔梗为佐，兼以苏子、橘红以顺气。若壮热无汗，气壅喘急，少加麻黄以解其表。盖麻黄亦肺经发散之药也。

热嗽，以贝母为君，半夏、瓜蒌、天花粉、黄芩、山栀、竹茹、茯苓、桔梗、甘草为佐，兼以苏子、橘红、枳壳顺气。若有食加莱菔子、枳实、黄连、山楂、麦芽之类。

寒嗽，以款冬花为君，麻黄、杏仁、半夏、南星、炙甘草、桔梗、生姜、橘红为佐。

或以芦吸散，为极细末，蜜丸如肥皂核大，姜汤磨化，徐徐服之。

诸嗽初起，宜泻宜散，而桑皮、杏仁，可以兼用，久则宜备宜收；而麦冬、五味，可以量用。如喉痒加玄参，痰盛加姜汁、竹沥，头眩加天麻，内热加茯苓、栀子，烦渴加天花粉、葛粉。而桔梗乃本经之药，尤不可缺，惟少用则不觉饱，多用则痰反不能降，以其承载诸药，为舟楫之剂也。

疟　疾

小儿疟疾，不外乎风痰与食。无食不发热，无风不作寒，而痰由风食之所成也。外感乎风，则手太阴肺经先病，肺主皮毛，故风易入。内伤饮食，则足太阴脾经先病，脾受有形，故食多则伤脾也。肺气不清，则生痰；脾土受伤，则裹痰。故痰者，风食之所成也。无痰不成疟，故寒热作焉。要而言之，风虽属肺，食虽属脾，而虽食之所藏，又近于胆经，故作寒热。盖胆为足之少阳其位，在半表半里，是以寒热往来也。大率寒多则为风，热多则为食，寒热相半，则风食俱多。治此病者，惟消食、疏风、化痰而已，然消食则兼疏风，疏风必兼消食，而消食疏风，必兼化痰。盖三者不全，则不能成疟，故宜兼治。但量其所属，而轻重之可也。

药例

风疟，寒多热少。以防风为君，川芎、紫苏、升麻、柴胡、甘草为佐，加槟榔、草果以消食，半夏、黄芩、陈皮、生姜以化痰。

食疟，热多寒少。以草果为君，槟榔、枳实、陈皮、山楂、麦芽、柴胡、甘草为佐，加半夏、生姜以化痰，防风、紫苏、川芎以疏风。

痰疟，寒热交作，呕吐痰涎。以半夏为君，贝母、瓜蒌、生姜、甘草、枳壳、橘红、柴胡、黄芩为佐，加槟榔、草果以消食，紫苏、防风以疏风。

久疟不愈，以酒炙鳖甲为末，每服一钱，一日三服，姜汤调下。

或用常山一两，锉碎，以好酒浸一宿，瓦器内煮干，为末。每服二钱，水一盏，煎半盏，去渣，停冷，五更初服之。不吐不泻，大效。

或用知母、贝母、常山、槟榔等分，水酒各半盏，煎至半盏，去渣，绵覆露一宿。五更，面东服之，即效。但不可令妇人见。

痢　疾

医家以泻为在脾，痢为在肾。故先泻后痢者，则曰脾传肾，为贼邪，其病难愈；先痢后泻者，则曰肾传脾，为微邪，其病易愈。此前人之说也。以愚论之，泻为在脾，不假言矣，而谓痢在肾，不能无议焉。泻固多由于饮食，而痢独非饮食所伤乎？饮食停积，因湿热而化，遂为稠浊，胶固于肠胃之中，欲下不下，是以有里急后重之苦，明脾经病矣。而顾以痢属于肾者，何以谓欤？吾未闻饮食之入，不由于脾，而反由于肾也。夫既谓之肾病矣，然治痢之药，悉皆苍术、厚朴、黄连、木香、白术、陈皮之类，并未有用杜仲、黄柏、牛膝、地黄补肾等药。治肾家之疾，而乃用脾家之剂，必其非肾病故也。要知先痢后泻，而后易愈者，以积滞已尽，而脾尚虚也，岂肾传脾之谓耶。先泻后痢之难愈者，以脾土已坏，而积滞方壅也，岂脾传肾之谓耶？肾能藏精，不能藏饮食，若以痢属于肾，则饮食皆藏于肾矣，岂理也哉。大约治痢之法，与大人无异，但下痢纯血者，在大人则为难治，在小儿则为食积，而无所妨。若治小儿之痢，又宜多以消积为主耳，其详具见于大人痢疾门，故此不复赘。

药例

凡初痢腹痛后重，宜先以消积等药治之。问其所伤者何物？若谷食则麦芽、神曲为君，肉食则山楂、蓬术为君，面食则莱菔子为君，冷食则草果为君，宿食则黄连、枳实为君。而又用苍术以燥其湿，厚朴以宽其肠，木香、槟榔以调其气，当归以养其血，木通、茯苓以分利小水。则利自通快，若不通快，少加大黄以利之。初痢无止法，切不可用粟壳，虽乌梅亦未可便用。初痢无补法，切不可用人参，虽白术亦未可便用。若见其去后多次，欲升提其气，而□升麻，立见危殆，戒之！戒之！

痢疾半月后始可用□□□月后，始可用乌梅；□□有腹痛，亦未可用□□□血虚，乃可用人参，而□佐之以陈皮。如胃□□□豆蔻、肉桂之类，亦可少用。盖痢本湿热，若迁延日久，入于秋冬之交，则变为寒痢，故可用温药也。

疟痢兼作，莫重之病。若以风食治，则得之矣。宜防风、羌活、紫苏以解其表，柴胡、芍药以定其寒热，黄连以泻其火，槟榔、枳实、麦芽、神曲以消其积。而苍术一味，尤不可不多用，以其气雄，能治内外之邪也。疟痢传染者，即名疫痢，禁用补剂，若下人参，其死可待。

久痢不止，去后无度，非补不可。必以人参、白术为主，茯苓、肉豆蔻、诃子、乌梅、莲肉、大枣、煨姜之类为佐，补中带收，乃妙。若馀血未尽，宜加当归、芍药、侧柏叶、地榆之类，补中带止，庶乎不宽不骤，得调理之宜，而苍术、厚朴、槟榔、黄连等剂，又不可用矣。虽木香一味，本为治痢之良药，但行气太甚，久痢用之，反助下行之势，又岂可以尝用哉！

吐　泻

小儿吐泻交作，人皆以为脾胃受寒，不能容饮食，故上则为吐，下则为泻，此据其病形而言耳。而不知脾胃受寒者，止于腹中偎偎作痛，或微泻，或吐痰涎而已，其势殊无可畏。至若大吐大泻，一时发越津液顿亡，面目乍瘦，岂受寒之为病哉。必是平素先伤饮食，郁蒸作热，蓄之既久，将发未发，一感外之风热，势不可遏，故攻击脏腑，一齐而至，遂令小儿困惫。当此之时，若以为吐泻空虚，即投补剂，及温热之药，立至危殆。慎之！慎之！如有泻而无吐，或有吐而无泻者，乃有寒热之分。吐酸臭而苦者热也，清淡则非热矣；泻臭秽而不可近者热也，清顺则非热矣。治者当自审之。

药例

小儿吐泻交作，其气溃乱，一时未能清理，只宜益元散，泡汤冷定，时时进之，自能分调其气。待势稍缓，然后进以他药，先止其吐，后治其泻。止吐以顺气为主，如藿香、陈皮、砂仁、苏子、黄连、生姜、茯苓之类；治泻以养脾为主，如白术、大枣、茯苓、神曲、陈皮、半夏、炙甘草之类。若邪气已尽，能略进饮食，而脾胃虚怯，气短不能呼吸，须用人参，倍加白术，而又佐以陈皮，可也。

吐酸苦者，宜从热治。以姜汁炒黄连为君，半夏、藿香、茯苓、砂仁、苏子之类为佐。

吐清痰者，宜从寒治。以生姜为君，白豆蔻、茯苓、苏子、藿香、半夏之类为佐。

泻臭秽者，宜从热治。以黄连为君，神曲、麦芽、陈皮、白术、茯苓、芍药、滑石、生甘草之类为佐。

泻清薄者，宜从寒治。以肉豆蔻为君，白术、苍术、厚朴、茯苓、肉桂、炙甘草、大枣、生姜之类为佐。

吐泻交作，手足转筋，乃肝胜脾也，为霍乱之极候。宜以木瓜为君，青皮、黄连、扁豆、芍药之类为佐，以制肝而养筋。又用大剂藿香以正其气，砂仁、木香以调其气，茯苓、苏子以顺其气。而手与足，亦须浸于冷水中，则其筋自然调畅矣。

吐泻之后，口干舌燥，引饮不休，小便短少者，津液亡也。宜用人参生脉散，加乌梅、酒炒黄柏、知母、生甘草之类。

吐泻之后，脾虚欲发慢惊者，必手足微搐，急以人参、白术水煎，加姜汁、竹沥，调下朱砂、礞石、胆星、半夏等末，亦可以弥患于未然。若已发慢惊，则不救矣。

惊　风

夫风者，一也。在大人则为中风，在小儿则为惊风。大人无惊，故止名之曰中；小儿易恐，且易惹风，故以惊名，而兼乎中也。惊之有慢有急，犹风之中腑中脏。急惊与中腑同，谓之阳症，而症俱在表；慢惊与中脏同，谓之阴症，而症俱在里。医者能辨其阴阳表里，而治之，斯可以无误矣。盖急惊之症，其身尝热，其眼尝开，手足跳跃，头项强直，痰涎壅盛，啼叫哭泣，烦躁不宁者，是也。慢惊之症，身尝不热，眼尝半开，手足微掣，精神倦怠，形体若呆，大便或泄者，是也。又有慢脾风者，手足不动，遍身皆冷，两眼尝合，不能啼哭，症而至此，无复加矣。慢惊甚于急惊，而脾惊甚于慢惊。病根固有浅深，而亦可以施治于万一之中。若因急惊而变慢惊，或因吐泻而生慢惊，则难治矣。因慢惊而成慢脾，或因吐泻而成慢脾，则不治矣。大抵惊属于心，风属于肝。心火动，故振跳而不可遏；肝风发，故搐搦而不自持。二经相助，其势必盛，心有馀，故火炽而风益猛，是风从火出也；肝有馀，则风狂而火益狂，是火临风炽也。风火齐发，故病可畏，此特以急惊言之耳。而慢惊、慢脾，又兼脾虚与寒，势若稍缓，而反深焉。然以其病之可生死者，而细分之，则各有所属，非谓止于心肝二经，而不入于他经也。是故不时吊眼者，惊入于肝；梦中咬牙者，惊入于肾；夜啼至晓者，惊入于小肠；喉中如锯者，惊入于大肠；面青下白者，惊入于胆；气喘吃水者，惊入于脾；不时干呕者，惊入于胃；梦中惊哭者，患在三焦，此皆可生之症也。至若爪黑者，为肝绝；泻黑血者，为心绝；日多盗汗者，为卫绝；忽作哑声者，为肺绝；咬人者，为骨绝；眼半开半合者，为肾绝；目鼻干黑者，为脾绝。惊风有此，其又可生耶。

药例

急惊属阳属热，其症在表，法宜凉泻。以茯神为君，麦冬、菖蒲、远志、灯心之类为佐以安心神，青皮、芍药、黄连之类以泻肝气，羌活、柴胡、薄荷、防风、荆芥之类以疏其风，半夏、胆星、姜汁、竹沥以治其痰。此治急惊煎剂之大略也。

慢惊属阴属寒，其症在里，法宜温补。其安心神抑肝气，疏风化痰之药，皆与急惊同。但加川乌、木香以温其里，更加人参、白术以补其虚。此治慢惊煎剂之大略也。

慢脾属大虚大寒，法宜温热大补。以附子为君，川乌、干姜、炙甘草之类为佐以温其里，人参、白术以补其虚，姜制半夏、姜制南星以治其痰。而安心神，抑肝疏风之剂，且勿用。此治慢脾之大略也。

急惊、慢惊、慢脾，非金石之药不能速效。今有一方，统治三症。用硝煅礞石一两，醋淬，蛇含石半两，朱砂半两，全蝎半两，姜制半夏一两，牛胆南星一两，茯神一两，猪心血晒干半两，麝香三钱，金箔一百片，银箔三百片，各为末，又共研极细，以僵蚕、牙皂、菖蒲、麦冬各等分，水煎成膏，拌前药为丸，如樱桃大，量儿大小加减。急惊为热，以黄连、薄荷、生甘草煎汤，加姜汁、竹沥，磨服；慢惊为寒，以熟附子、炙甘草煎汤，加姜汁、竹沥，磨服。每以一丸二丸为止。凡小儿一二三岁为惊风，十岁以上为颠，十岁以下为痫，不论大小，凡角弓反张，不能言语者为痓，宜皆以此治之。修合忌鸡、犬、妇人，及有丧服之人。药□收贮瓷器中，以蜡塞其口，勿令出气，用时随症□汤治之。此统治惊症之仙药也。

疳　症

小儿疳症，大抵多是过食甘甜胶腻之物，停积于脾，不能消化，久则变而为疳。疳者，甘也。脾喜甘，而凡味之甘者，皆属于脾。从病从甘，故曰疳。其症身体尝热，形容黄瘦，肚腹膨胀，小便如泔，毛鬓黄织，脸多白印，恶心欲吐，饮食不为肌肤，凡头面颈上，多生痒疮。而疳之大概，有如此者，皆脾之症也。脾先受病，传于他脏，故又有五疳之名焉。在心则为惊疳，在肝则为风疳，在脾则为滚疳，在肺则为气疳，在肾则为急疳。五疳分受五脏，而其为病亦未尽同。悉而言之，则浑身壮热，四肢无力，面黄脸赤，怕寒爱暖，口鼻干燥者，因惊蹼而成，所谓惊疳是也。摇头揉鼻，白膜缦眼，揩磨多泪，面有黑色，浑身疮癣，毛焦鬓竖者，因感风而成，所谓风疳是也。食物难消，爱吃泥土，腹大有筋，头鬓稀疏，喘急呵欠，无欢欲啼，痢多酸臭者，因伤食而成，所谓滚疳是也。多啼嗽逆，鼻颈生疮，昏昏爱睡，体瘦肠滑，四肢软弱，面色带白，泻脓吐血者，因伤气而成，所谓气疳是也。泻痢兼作，吐逆脱肛，身体壮热，手足偏冷，饮食不进者，病势已急，所谓急疳是也。五疳之症，惟急疳为难疗，以其肾气不足，土来克水故也。要而言之，总起于脾，脾土一虚，则不能生五脏之气，故其传变，至于如此。大法惟健脾、消积、杀虫而已。

药例

小儿十岁已上，疳劳壮热，形体羸瘦者，宜服鸡肉煎丸。宣黄连二两，银柴胡一两，芜荑半两，去皮川鹤虱半两，秦艽一两，知母一两，紫芩一两，使君子肉一两，共为末。以黄雌鸡一双，重斤许者，专以大麻子饲之，五六日后，去毛令净，于尾下开一孔，取出肚肠洗净，拭干，入前药末于内，以线缝之，用小甑先以黑豆铺甑底，厚三寸，安鸡在甑内，四旁以黑豆围裹，而上亦以黑豆盖之，亦厚三寸，自日出蒸至晚后，温冷，取鸡出，去腹中药及筋骨头翅，以净肉研，和得所，如干，入酒少许，为丸，如大麻子大，每服十丸；十五岁者，二十丸，以意加减，空心或临卧用麦冬汤送下。若小儿疳痨骨蒸，年十五岁以上，用酒送下，忌食猪肉。

小儿五疳，不长肌肉，不思饮食，日渐黄瘦者，并宜服芦荟丸。用芦荟一钱，芜荑一钱，去皮，青黛一钱，槟榔一钱，蝉壳二十个，宣黄连一钱，胡黄连半两，麝香少许，豮猪胆一个。共为末，以猪胆汁为丸，如大麻子大。每服五六七丸，十岁二三十丸，并用米饮汤送下。

小儿黄瘦，腹大，口臭，好食泥土，饮食不为肌肤，腹中尝痛者，宜服肥儿丸。胡黄连、神曲、麦芽各一两，使君子、木香各四钱，槟榔三个，芦荟七钱，肉豆蔻半两。共为末，黄米糊丸，如黍米大，姜汤送下。每服三[①]十丸，量儿大小，加减用之。

小儿五疳、八痢，面黄肌瘦，头鬓作缕，好食泥土，不思饮食者，并宜服保童丸，大虾蟆一个，烧存性；皂角一[②]挺，去皮核，烧存性；蛤粉二钱，水飞；麝香一钱，另研，共为末，黄米糊为丸，如麻

① 三：原脱，据蒋氏校本补。
② 一：原脱，据蒋氏校本补。

子大。每服三十丸，米饮汤送下。

统治小儿疳症，取大虾蟆，不拘几个，放深缸内，取粪坑蛆虫，淘净，倒在内，任其自食，停五六日，待其泻出宿粪。每一个，将砂仁半两，捺入其腹，以线缝其口，倒挂阴干，炙脆为末。每末二两，使君子肉一两，白术一两，陈皮、山楂、麦芽、枳实、黄连、莱菔子各半两，神曲作糊为丸，如黍米大，白滚汤下一钱，或五六分，量儿大小加减，此统治诸疳之仙药也。

痘　疹

小儿未生之前，积受胎中秽浊之毒，足十月而始生，五脏六腑，受毒已久，一时不能发泄，虽疮疖疥癣之类，未必非胎中所受，然亦毒之在皮肤间耳。而脏腑积蕴，全然未动，必待天行时气，运于下土，侵入人身，触发其根，而后向之所受于十月中者，一齐而起。一儿出痘，群儿随之，不论富贵贫贱，咸受一场之苦，改形易貌，轻重不齐，自幼至长，必生一次，故名之曰百□疮焉。其未出之先，或时发惊悸者，心之症也。呵欠烦闷者，肝之症也。面燥腮赤，咳嗽喷嚏者，肺之症也。乍凉乍热，手足稍冷，而多睡者，脾之症也。惟肾在脏腑之下，不受秽浊，独无其症。若未发而先腰痛者，必其肾气不足，亦为毒所干，俗谓之折腰痘。痘虽未出，而可卜其不治矣。故当天时行出痘之际，须要爱惜保护，必倍于平时而后可。虽有可怒，不可惊吓；虽有可挞，不可赶击；虽有可责，不可骂詈；虽有暴热，不可解脱；虽有甘肥，不可多喂。盖惊吓，则儿必震惧而伤其心；赶击，则儿必倾跌而伤其肾；骂詈，则儿必忿闷而伤其肝；解脱，则儿必感邪而伤其肺；多喂，则儿必作泻而伤其脾。五脏受伤，血气已乱，而偶值出痘，必有变异，此非为父母者，有以致之耶。然五者之中，惟伤脾伤肾，尤为利害。伤脾则泻不止，痘必内缩；伤肾则血已凝，痘必变黑。内缩者，或可急补而克发之，变黑者必不能返之，而使红活也。故苟能调护，则重者庶可以变轻，不善养者，则轻者或反至于变重，甚哉！保婴之道，不可不知也。且以痘疹之朝数言之，二日三日之间，始见微微才出，如粟米大，或黍米大，或绿豆大，员似水珠，光泽明□朗朗而匀者，上也；若如虮子成簇，壮热通手者，其□必繁，斯为下矣。四日五日之间，大小不一，根窠红润，累累坚实者，上也；若顶陷灰白，及软不坚者，其势必危，斯为下矣。六日七日之间，颗颗肥健，淡红光泽者，上也；若气促口渴，腹胀不宽者，其毒必太盛，斯为下矣。八日九日之间，充足肥满，色如苍蜡者，上也；若寒战闷乱，烦渴咬齿者，其毒必内攻，斯为下矣。十日十一日之间，当靥而不靥者，内气必虚也。十二日十三日之间，疮痂渐落，而瘢尤黯，或凹或凸者，气血未匀也。医者视其朝数之或近或远，毒气之或浅或深，正气之或亏或足，身体之或热或寒，病势之或轻或重，当随其症而加减之，不可执一定之方，而治多变之疾也。大抵痘未出，喜微热而微汗，痘既出，喜热渐退，而汗止。身热太甚，宜利小便，不可妄用发表之剂，一发表，则元气易散，必成斑烂。泄泻未止急补脾胃，不可妄投收涩之剂，一收涩则毒不出，必发腹胀。自始至终皆宜以解毒为主，而兼之以活血理气，终无误病之失。凡看痘疹，先看小儿之大小、壮怯。或婴孩一二三岁间，而形体瘦弱者，出痘虽稀，必须谨慎，纵毒气浅薄，而元气犹未足，使或卒患泄泻，亦令危殆。若十岁前后，形体长大，出痘虽多，苟无他症，亦无所妨，以其元气将实，足以胜之故也。设有痢疾、下血、惊风、伤寒等候，则不论痘之未出已出，儿之或大或小，总归于不治而已。不治之痘，人皆以归肾变黑者当之。故凡有黑色者，莫不指之曰肾经痘也。而不知痘疹之中，惟黑者最难识。若初出时，隐隐有黑点，自三四朝至六七朝，其黑色如故，不见红色，但如玄珠，而亦有光采者，名曰黑痘。不拘男女，如有此痘，必主非尝之贵，与归肾变黑者，不可同日而语也。盖归肾变黑者，初出非不红，至后反黑陷，医者又当识之。

药例

痘疹将出未出之际，身体壮热无汗，乃腠理□□□宜疏解，以升麻、葛根起剂，佐以紫苏、柴胡□□□类以疏其表，连翘、白芷、天花粉、甘草□□□□□毒，当归、川芎、红花以活其血，陈皮□□□□□□其气，木通以行十二经络。此用药□□□则然也。

痘疹初出，一朝至四朝，若有微汗即去升麻□□□紫苏、柴胡、防风解表之剂，若无汗仍用紫苏、柴胡□□带疏表，宜以白术起剂，佐以白芷、连翘、天花粉、甘草、当归、川芎、红花、陈皮、枳壳、乌药，以解其毒，活其血，匀其气而已矣。此用药于既出之后，则然也。

痘疹五朝至九朝，不用解毒之剂，宜以黄芪起剂，佐以白术、人参，以补其里，不用当归，但用川芎，以行血中之气，少加木香以助之，仍用白芷、连翘、天花粉、甘草以解其毒。若身热未解，宜以茯苓、木通清利小便。若或觉饱，仍用陈皮些少，以制人参；枳壳些少，以制黄芪。此用药于发浆之际，则然也。

痘疹九朝至十三朝，疮已回尽，宜用八物汤起剂，加天花粉、连翘、木通之□。若有馀热，少加芍药、黄芩，此用药于已回之□则然也。

已上皆太平痘疹，故用此药。

痘疹黑陷倒靥，乃必死之症也，而亦不可坐视。宜用无价散，以人猫猪犬四者之粪先晒干，至腊月辰日，烧灰，研细，用熟蜜作饼子，白滚汤磨服。一岁一字，二岁一钱，三岁二钱，以意加减，即时变为红活，无不神效。

或用人牙烧灰，入麝香少许，共研极细，蜜作饼子，以温酒调下二三服。

或用小猪尾尖血三四点，研入冰片少许，新水调下。

或用铁脚威灵仙一钱，炒为末，冰片一分，温水调服，取下疮痂，为效。

痘疹出不快，以蝉壳洗去土，晒干为末，每服一钱，温酒调下。若不善酒，以白滚汤送下。

痘疹浆不足，以人参、黄芪各二钱，炙甘草、白术各二钱，大枣五枚，肉桂五钱，用大米泔二盏，煎至半盏，温服。若回不快，即于此方中，去桂、甘草，加五味五分，煎服。

痘疹入眼，用白蒺藜炒、炙甘草、羌活、防风，等分为末，每服二钱，熟水调下。

或用黑狗耳，刺血滴入眼内，其疮自散。

疱疹眼内有云翳，用轻粉、黄丹等分，以竹筒吹入耳内，左眼有翳，吹右耳，右眼有翳，吹左耳，内翳即退。或用瓜蒂根半钱，蛇退、蝉退各二钱半，为细末。用羊肝一两，薄切数片，将药末一钱，揉匀，用纸包，线系之于淘米水内，悬煮令熟，去纸，临用汤下，日进二服。

痘疹不治有十

当靥不靥，或热不热，闷乱不宁，卧

则哽气，寒战戛齿，大便泄泻，谵语不止者，一不治也。疮正出，而呕吐泻痢不止者，二不治也。大便下血，乳食不化，而脾虚者，三不治也。泻血，而疮烂无脓者，四不治也。大小便闭，目闭声哑，疮如灰色，无浆者，五不治也。面黑或臭，有黑气者，六不治也。口燥渴，小便涩，泄泻不食者，七不治也。面目闭暗，蒙昧无魂者，八不治也。头面至胸，尽抓破碎，下半身虽好，或身热引饮不止，足冷至膝者，九不治也。不光泽，不起发，根窠不红，腹胀气促者，十不治也。

痘疹忌触臭气者十四

腋下狐臭气，一也。沟渠浊恶气，二也。房中淫液气，三也。妇人经血气，四也。诸般血腥气，五也。酒醉荤腥气，六也。硫黄毒药气，七也。麝香臊秽气，八也。疫汗蒸湿气，九也。误烧头髮灰气，十也。鱼骨诸臭气，十一也。葱蒜韭薤气，十二也。烹煎油腻气，十三也。坑厕尿粪气，十四也。凡此臭气，有犯之者，立见变异。慎之！慎之！出痘之家，必须多用胡荽捣汁，和酒各处喷之，门户墙壁，帏帐床榻，皆令喷过，甚能辟臭气，此第一件事也。

医　　辨

序

予尝搜索先考橘轩翁平生抄录，得王肯堂医论摘钞[①]数十叶，读之，其中颇多要语良方，但憾未见全书。顷书坊人携来一书请序，题曰《王宇泰医辨》，未知何人所撰。盖熟读二书，节取其精要，以备未读二书者之省览，可见其用心之仁且勤矣。夫王氏之著《准绳》也，就戴复庵《要诀》而推衍增益之，古今方法莫不该载焉。倾群方之渊海，集治法之大成，学者不可不读焉。然简帙巨大，恐穷乡僻邑难容易购得贮蓄，且得此抄本而读焉，则不劳多日涉猎，亦足以了大意矣。顾夫读书之法岂在多哉，须得其要耳；苟得其要，则引伸触长，可以临机应变矣。不然汗牛充栋，亦何益于治？此学者所当知也。

正德丙申季春日松冈恕庵成章序

① 钞：亦作抄，誊写之意。

目　录

卷之上①

中　风

经云：暴病卒死，皆属于火。注云：火性速疾故也。然初治之药，不寒而温、不降而升，甚者从治也。俗有中风、中气、中食、中寒、中暑、中湿、中恶之别。但见卒然仆倒，昏不知人，或痰涎塞壅，咽喉作声，或口眼㖞斜，手足瘫痪，或半身不遂，或六脉沉伏，或指下浮盛者，并可用麻油、姜汁、竹沥调苏合香丸。如口噤，抉开灌之，或用三生饮一两，加人参一两，煎成入竹沥二三杯、姜汁少许；如抉不开，不可进药，急以生半夏为末吹入鼻中，或用细辛、皂角、菖蒲为末吹入，得嚏则苏。此可以验其受病深浅，则知其可治不可治。若口开、手撒、遗尿者，虚极而阳暴脱也，速用大料参、芪接补之，及脐下大艾灸之。盖心是天真神机开发之本；胃是谷气充大真气之标，标本相得，则胸膈间之膻中气海所留宗气盈溢，分布四脏三焦，上、中、下无不周遍。若标本相失，则不能致其气于气海，而宗气散矣。故分布不周于经脉则偏枯，不周于五脏则喑。

有元气素弱，或过于劳役，或伤于嗜欲，而卒然厥仆，状类中风者，手必散，口必开，非大剂参芪用至斤许，岂能回元气于无何有之乡哉。亦有不仆而但舌强语涩，痰壅，口眼㖞斜，肢体不遂者，作中风治必殆，以六君子汤加诸汁治之。

有热盛生风而为卒仆偏枯者，以麻、桂、乌、附投之则殆，当以河间法治之。《绀珠经》云：以火为本，以风为标。心火暴甚，肾水必衰。肺金既摧，肝木自旺。治法先以降心火为主，或清心汤，或泻心汤，大作剂料服之，心火降则肝木自平矣。次以防风通圣散汗之，或大便闭塞者，三化汤下之。内邪已除，外邪已尽，当以羌活愈风汤常服之，宣其气血，导其经络，病自已矣。或舌蹇不语者，转舌膏或活命金丹以治之，此圣人心法也。或有中风便牙关紧急，浆粥不入，急以三一承气汤灌于鼻中，待药下则口自开矣，然后按法治之。《宝鉴》云：凡人初觉大指、次指麻木不仁或不用者，三年内有中风之疾也。宜先服愈风汤、天麻丸各一料，此治未病之法也。薛己云：预防之理，当养气血，节饮食，戒七情，远帏幕可也。若服前方以预防，适所以招风取中也。

卒仆偏枯之症虽有多因，未有不因真气不周而病者，故黄芪为必用之君药，防风为必用之臣药，黄芪助真气者也，防风载黄芪助真气以周于身者也，亦有治风功焉。许胤宗治王太后中风口噤，煎二药熏之而愈，况服之乎。

多怒加羚羊角；渴加葛根汁、秦艽；口噤、口㖞亦加秦艽；恍惚错语加茯神、

① 卷之上：原作“上”，按体例统一改。下同。

远志；不得睡加炒酸枣仁；不能言加竹沥、荆沥、梨汁、陈酱汁、生葛汁、人乳汁；内热加梨汁、人乳、生地黄汁；痰多加竹沥、荆沥，少佐以姜汁。予每治此症，用诸计以收奇功，为其行经络、渗分肉，捷于汤、散故也。

中风将发预防之：黄芪（蜜炙）五钱，防风一钱五分，人参一钱五分，橘红一钱，当归身（酒洗）二钱五分，木通二钱五分，山栀一钱，甘草五分，红花三分。

脾胃虚弱，语言无力，再加人参二钱，干山药一钱五分，薏苡仁二钱，白术一钱。内热加山栀至二钱，仍多啖消梨妙；渴加麦门冬二钱五分，五味子五分；眩晕加明天麻一钱；痰多而晕更加旋覆花五分；脚膝麻痹无力，加杜仲（姜汁炒去丝）、牛膝（酒浸）、石斛（酒浸）各一钱五分；夜卧不安，或多惊恐，心神不宁，加酸枣仁（炒香熟）、茯神各一钱五分。

上用水二钟，煎至一钟，入竹沥一杯、梨汁一杯，加姜汁一匙，温服无时。

中风将发之前，未有不内热者，热极生风，子能令母实，故先辈谓以火为本，以风为标。治法先以降心火为主，心火既降，肝木自平矣，此实则泄其子之法也。若作风治，而以辛热之药疏之者，固贻害不小，而调气一法亦百无一验，明者更精思之。

《太平广记》载：唐梁新见一朝士，诊之曰：风痰已深，请速归去。其朝士复见鄜州马医赵鄂，乃复诊之，言疾危，与梁说同矣。曰：只有一法，请官人试吃消梨，不限多少。咀龁[1]不及绞汁而饮，到家旬日，惟吃消梨顿爽矣。此亦降火除热之验也。

每见时师初用八味顺气散多不得效，已而用二陈、四物加胆星、天麻之类，自谓稳当之极，可以久而奏功，而亦竟无一验，何也？盖妄以南星、半夏为化痰之药，当归、川芎为生血之剂，而泥于成方，变通无法故也。正不知通血脉、助真元非大剂人参不可。而有痰者惟宜竹沥，少加姜汁佐之，不宜轻用燥剂。至于归、地，甘粘能滞脾气，使脾精不运，何以能愈瘫缓？岂若人参出阳入阴，少则留而多则宣，无所不达哉。其能通血脉，虽明载《本草》，谁信之？

里中一老医，右手足废，不起于床者二年矣。人传其不起。过数月，遇诸涂[2]，讯之。曰：吾之病几危矣。始服顺气行痰之药，了无应验，薄暮神志辄昏，度不可支，令家人煎进十全大补汤，即觉清明，遂日服之，浃数月能扶策而起，无何则又能舍策而步矣。经云：邪之所凑，其气必虚。吾治其虚，不理其邪而邪自去，吾所以获全也。余曰：有是哉。使进顺气疏风之药不辍者，墓木拱矣。然此犹拘于成方，不能因病而变通，随时而消息，故奏功稍迟。使吾早为之，当不止是也。姑书之以俟明者采焉。

凡卒中之时，不可惊惶搬搅，只掐其人中，徐徐以药灌之。

遗尿，浓煎参芪汤，少加益智子，频啜之。

失音不语，竹沥、荆沥、大梨汁各三杯，生葛汁、人乳汁各二杯，陈酱汁半杯，和匀，隔汤顿温服。

风邪中人，六脉多沉伏，亦有脉随气奔，指下洪盛者。浮迟吉，坚大急疾凶。浮迟为寒，虚大为暑，不当暑则为虚。浮涩为湿。浮大为风，浮数无热亦为风。微

---

① 龁：原作“乾”，据《太平广记》二百十九卷改。

② 涂：通途，道路也。

而数，浮而紧，沉而迟，皆气中。风应人迎，气应气口。洪大为火，滑为痰。或浮而滑、沉而滑、微而虚者，皆虚与痰。

更当察时月气候及其人之起居，参以显症而定病之主名，以施治疗。

虚　劳

《玄珠》云：五行六气，水特五之一耳。一水既亏，岂能胜五火哉，虚劳等证蜂起矣。其体虚者，最易感于邪气，当先和解，微利微下之，从其缓而治之，次则调之。医者不知邪气加于身而未除，便行补剂，邪气得补，遂入经络，至死不悟。如此误者，何啻千万，良可悲哉。夫凉剂能养水清火，热剂能燥水补火，理易明也。劳为热证明矣，还可补乎？惟无邪、无热、无积之人，脉举按无力而弱者，方可补之，又必察其胃中及右肾二火亏而用之。心虚，则动悸，恍惚，忧烦，少色，舌强，宜养荣汤、琥珀定神丸之类以益其心血。脾虚，面黄肌瘦，吐利清冷，腹胀肠鸣，四肢无力，饮食不进，宜快胃汤、进食丸之类以调其饮食。肝虚，目昏，筋脉拘挛，面青，恐惧，如人将捕之状，宜牛膝益中汤、虎骨丹之类以养助其筋脉。肺虚，呼吸少气，喘乏咳嗽，嗌干，宜枳实汤加人参、黄芪、阿胶、苏子以调其气。肾虚，腰、背、膝厥逆而痛，神昏耳鸣，小便频数，精漏，宜八味丸加五味、鹿茸，去附子，用山药等丸以生其精。

《证治要诀》云：五劳皆因不量才力，勉强云为，忧思过度，嗜欲无节，或病失调将，积久成劳。其证头旋眼晕，身疼脚弱，心怯气短，自汗盗汗，或发寒热，或五心常热，或往来潮热，或骨蒸作热，夜多恶梦，昼少精神，耳内蝉鸣，口中无味，饮食减少，此皆劳伤之证也。五脏虽皆有劳，心肾为多。心主血，肾主精，精竭血燥则劳生焉。治劳之法，当以调心补肾为先，不当用峻烈之剂，惟当温养滋补以久取效。天雄、附子之类投之，适足以发其虚阳，缘内无精血，不足当此猛剂。然不可因有热，纯用甜冷之药，以伤其胃气。独用热药者，犹釜中无水而进火也。过用冷药者，犹釜下无火而添水也。非徒无益，而又害之。宜十全大补汤，或双和散，或养荣汤、七珍散、乐令建中汤，皆可选用，间进双补丸。

有重阴覆其阳，火不得伸，或洒洒恶寒，或志意不乐，或脉弦数，四肢、五心烦热者，火郁汤、柴胡升麻汤。病去即已，不可过剂。服寒凉药证虽大减，脉反加数者，阳郁也，宜升，宜补火，忌寒凉，犯之必死。

丹溪论劳瘵主乎阴虚者，盖自子至巳属阳，自午至亥属阴，阴虚则热在午后子前。寤属阳，寐属阴，阴虚则汗从寐时盗出也。升属阳，降属阴，阴虚则气不降，气不降则痰涎上逆而连绵吐出不绝也。脉浮属阳，沉属阴，阴虚则浮之洪大，沉之空虚也。此皆阴虚之证，用四物汤加黄柏、知母主之。然世医遵用治疾，乃百无一效者，何哉？盖阴既虚矣，火必上炎，而川芎、当归皆味辛，气大温，非滋虚降火之药。又川芎上窜，尤非虚炎短乏者所宜。地黄泥膈，非胃弱、食少、痰多者所宜。黄柏、知母苦辛大寒，虽曰滋阴，其实燥而损血；虽曰降火，其实苦先入心，久而增气，反能助火，至其败胃，所不待言。用药如此，焉能奏功也。予每用薏苡仁、百合、天门冬、麦门冬、桑根白皮、地骨皮、牡丹皮、枇杷叶、五味子、酸枣仁之属，佐以生地汁、藕汁、乳汁、童子小便等。如咳嗽则多用桑皮、枇杷叶；有痰则增贝母；有血则多用薏苡仁、百合，增阿胶；热盛则多用地骨皮；食少则用薏苡仁至七八钱，而麦门冬常为之主，以保肺金而滋生化之源，无不应手而效。盖诸药皆禀燥降收之气，气之薄者，为阳中之阴，气薄则发泄。辛甘淡平，寒凉是也，以施于阴虚火动之症，犹当溽暑伊郁之时，而商飚飒然，倏动则炎歊如失矣，与治暑热用白虎汤同意。然彼是外感，外感为有馀，故用寒沉藏之药而后能补其偏。此是内伤，内伤为不足，但用燥降收之剂而已得其平矣，此用药之权衡也。

虚劳之疾，百脉空虚，非粘腻之物填之不能实也。精血枯涸，非滋湿之物濡之不能润也。宜用人参、黄芪、地黄、天麦门冬、枸杞子、五味子之属各煎膏，另用青蒿以童便熬膏，及生地汁、白莲藕汁、人乳汁、薄荷汁隔汤炼过，酌定多少，并麋角胶、霞天膏合和成剂，每用数匙，汤化服之。如欲行瘀血，加入醋制大黄末子、玄明粉、桃仁泥、韭汁之属；欲止血，加入京墨之属；欲行痰，加入竹沥之属；欲降火，加入童便之属。

凡虚劳之证，大抵心下引胁俱疼。盖滞血不消，新血无以养之也，尤宜用膏子加韭汁、桃仁泥。

呼吸少气，懒言语，无力动作，目无精光，面色㿠白，皆兼气虚，用麦门冬、人参各三钱，橘红、桔梗、炙甘草各半两，五味子二十一粒，为极细末，水浸油饼为丸，如鸡头子大。每服一丸，细嚼，津唾咽下，名补气丸。

气虚则生脉散，不言白术。血虚则三才丸，不言四物。

大略前言薏苡仁之属治肺虚，后言参芪地黄膏子之类治肾虚，盖肝心属阳，肺肾属阴，阴虚则肺肾虚矣。故补肺肾即是补阴，非四物、黄柏、知母之谓也。

当以脾肾二脏为要，何以言之？肾乃系元气者也，脾乃养形体者也。经曰：形不足，温之以气者也。谓真气有少火之温，以生育形体。然此火不可使之热，热则壮，壮则反耗真气也。候其火之壮少，皆在两肾间。经又曰：精不足，补之以味。五味入胃，各从所喜之脏而归之，以生津液、输纳于肾者。若五味一有过节，反成其脏有馀，胜克之祸起矣。候其五味之寒热，初有脾胃，次在其所归之脏。即当补其不足，泻其有馀，谨守精气，调其阴阳，使神内藏。夫如是，则天枢开发而胃和脉生，故荣卫以周于内外，无不被滋养而病愈矣。

劳疾久而嗽血，咽疼，无声，此为自下传上；若不嗽不疼，久而溺浊脱精，此为自上传下，皆死证也。

骨蒸之极，声嗄咽痛，面黧，脉躁，汗出如珠，喘之气促，出而无入，毛焦唇反，皆死证也。

又：骨肉相失，声散呕血，阳事不禁，昼凉夜热者，死。

秘方：治虚症有火，服参、芪则作喘嗽，服归、地则少饮食，服降火滋阴之药则反削元气而火又不降，宜用此方。甘枸杞、石斛（酒蒸，多用）、麦门冬（去心，多用）、天门冬、干山药（以上五味皆补虚药而带凉者，又不滞脾气，以治虚症有火者绝妙）、山茱萸、酸枣仁（炒研，多用）、薏苡仁、白茯苓。若咳嗽，宜用五味子十馀粒，干姜二三分，薄荷四五分，忌桑皮、杏仁、苏子降气等药。若发躁，宜倍用收敛之药，摄火归源，忌用知母、黄柏苦寒之药，犯之则躁愈甚矣。

发热

杨仁斋云：凡壮热，烦躁，用柴胡、黄芩、大黄解利之。其热乍轻而不退，盍用黄芩、川芎、甘草、乌梅作剂，或用黄连、生地黄、赤茯苓同煎，临熟入灯心一捻主之，其效亦速。盖川芎、生地黄皆能调血，心血一调，其热自退。

肌热燥热，目赤面红，烦渴引饮，日夜不息，脉浮大而虚，重按全无，为血虚发热症，似白虎，唯脉不长实为辨也。误服白虎必危，宜当归二钱，黄芪一两，水煎服。

有肾虚火不归经，游行于外而发热者，烦歇引饮，面目俱赤，遍舌生刺，两唇黑裂，喉间如烟火上冲，两足心如烙，痰涎壅盛，喘急，脉洪大而数无伦次，按之微弱者是也，宜十全大补汤吞八味丸。或问：燥热如此，复投桂、附，不为以火济火乎？曰：心包络相火，附于右尺命门，男子以藏精，女子以系胞，因嗜欲竭之而火无所附，故厥而上炎。桂、附与火同气也，而其味辛，能开腠理，致津液，通气道，据其窟宅而招之，同气相求，火必下降矣。且火从肾出者，是水中之火也。火可以水折，而水中之火不可以水折，故巴蜀有火井焉，得水则炽，得火则熄，则桂、附者，固治相火之正药欤。

其人脉涩，必有漱水之症，必有呕恶痰涎之证，必有两脚厥冷之证，亦必有小腹结急之证，或唾红，或鼻衄，此皆滞血作热之明验也。用药不止于柴胡、黄芩，当以川芎、白芷、桃仁、五灵脂、甘草佐之。大便秘结者，于中更加大黄、浓蜜，使滞血一通，黑物流利，则热不复作。

仲景有三物黄芩汤，治妇人四肢烦热。

脉浮大而无力为虚，沉细而有力为实，沉细或数者死。病热有火者生，心脉洪是也；无火者死，沉细是也。浮而涩，涩而身有热者死。热而脉静者难治。脉盛，汗出不解者死；脉虚，热不止者死；脉弱，四肢厥，不欲见人，食不入，利下不止者死。

不能食

许学士云：有人全不进食，服补脾药皆不效，予授二神丸，服之顿能进食。此病不可全作脾气治。盖肾气怯弱，真元衰削，是以不能消化饮食。譬之鼎釜之中置诸水谷，下无火力，终日米不熟，其何能化？黄鲁直尝记：服菟丝子，淘净酒浸，曝干，日挑数匙，以酒下之，十日外饮啖，如汤沃雪。亦知此理也。

今按治法，虚则补其母。不能食者，戊己虚也。火乃土之母，故以破故纸补肾为癸水，以肉豆蔻厚肠胃为戊土，戊癸化火，同为补土母之药也。杨仁斋云：脾肾之气交通，则水谷自然克化。《瑞竹堂方》谓：二神丸虽兼补脾胃，但无斡旋，往往常加木香以顺其气，使之斡旋空虚仓廪，仓廪空虚则能受物，屡用见效，其殆使之交通之力欤。

严用和云：人之有生不善摄养，房劳过度，真阳衰虚，坎水不温，不能上蒸脾土，冲和失布，中州不运，是致饮食不进，胸膈痞塞，或不食而胀满，或食而不消，大腑溏泄。古人云：补肾不如补脾。予谓：补脾不如补肾。肾气若壮，丹田火盛，上蒸脾土，脾土温和，中焦自治，膈开能食矣。

薛新甫云：予尝病脾胃，服补剂及针灸脾俞等穴不应，几殆。吾乡卢丹谷先生令予服八味丸，饮食果进，三料而平。予兄年逾四十，貌丰气弱，遇风则眩，劳则口舌生疮，胸常有痰，目常赤涩，又一人脾虚发肿，皆以八味丸而愈。按此皆补肾之验。

杨仁斋医学恐当在丹溪之右。有云：

脾肾之气交通，则水谷自然克化。其见亦及此。

诸　气

经云：诸痛皆因于气。百病皆生于气。怒则气上，喜则气缓，悲则气消，恐则气下，寒则气收，热则气泄，惊则气乱，劳则气耗，思则气结，九气不同也。

气无补法，世俗之言也。以其为病痞闷壅塞，似难于补。不思正气虚者，不能运行，邪滞著而不出，所以为病。经曰：壮者气行则愈，怯者著而成病。苟或气怯不用补法，气何由行？气属阳，无寒之理。上升之气觉恶寒者，亢则害，承乃制也。

气有馀便是火。冷生气者，高阳生之，谬言也。自觉冷气自下而上者，非真冷也。盖上升之气自肝而出，中挟相火，自下而上，其热为甚，火极似水，阳亢阴微也。

按：河间论气为阳，而主轻微，诸所动乱、劳伤，乃阳火之化。神狂、气乱，而病热矣。又云：五志过极皆为火也。而其治法独得言外之意，凡见喜、怒、悲、恐、思之证，皆以平心火为主。至于劳者伤于动。动便阳惊者，骇于心，心便属火，二者必以平心火为主。俗医不达此者，遂有寒凉之谤。

脉滑者，多血少气。涩者，少血多气。大者，血气俱多。小者，血气俱少。下手脉沉，便知是气，其或沉滑，气兼痰饮。

脉弦软，或虚大、虚滑、微弱，饮食不节，劳伤过度，精神倦怠，四肢困乏，法当补益。

脉结涩，或沉弦急疾，收敛四肢，腹胁、腰胯间牵引疼痛，不能转侧，皆由七情郁滞，挫闪伤损。谨察病原，随证疏导。

水　肿

许学士云：脐腹、四肢悉肿者，为水。但腹胀，四肢不甚肿，为蛊，蛊即胀也。然胀亦有头面、手足尽肿者，大抵先头足肿，后腹大者，水也；先腹大，后四肢肿者，胀也。

仲景法：诸有水者，腰以下肿，当利小便；腰已上肿，当发汗乃愈。防已黄芪汤、防已茯苓汤、蒲灰散（已上利小便）、越婢汤、越婢加术汤、甘草麻黄汤、麻黄附子汤、杏子汤（已上发汗）。

肿病不一，或遍身肿，或四肢肿，面肿脚肿，皆谓之水气。然有阳水，有阴水，并可先用五皮饮，或除湿汤加木瓜、腹皮各半钱，如未效，继以四磨饮兼吞桂黄丸，仍用赤小豆粥佐之。

有脾肺虚弱不能通调水道者，宜用补中益气汤补脾肺，六味丸补肾。有心火克肺金，不能生肾水，以致小便不利而成水证者，用人参平肺散以治肺，滋阴丸以滋小便。

若肾经阴亏，虚火烁肺金而小便不生者，用六味地黄丸以补肾水，用补中益气汤以培脾土，肺脾肾之气交通，则水谷自然克化。二经既虚，渐成水胀，又误用行气分利之药，以致小便不利，喘急痰盛，已成蛊证，宜加减金匮肾气丸主之。

《资生经》云：水肿惟得针水分，若针馀穴，水尽即死。然灸水分则有效，乃为要穴也。有里医与李生治水肿，以药饮之不效。一日忽为灸水分与气海穴，翼[①]早观其面如削矣。信乎，水分之能治水肿

① 翼：通翌，即明日之“明”也。

也。

鲤鱼一头，重一斤已上者，煮熟取汁，和冬瓜、葱白作羹食之。

水病，脉洪大者可治，微细者不可治。又云：浮大轻者生，沉细虚小者死。又云：实者生，虚者死。

胀　满

仲景云：胀满，按之不痛为虚，痛者为实，可下之。腹胀时减，复如故，此为寒，当与温药。

有因积聚相攻，或疼或胀者，初用七气消聚散。日久元气虚、脾胃弱而胀者，参术健脾汤少佐消导药。

瘀蓄死血而胀，腹皮上见青紫筋，小水反利，脉芤涩，妇人多有此疾。先以桃仁承气汤，势重者抵当汤。如虚人不可下者，且以当归活血散调治。

大病后，饮食失调，脾胃受伤，运化且难而生胀者，先以化滞调中汤，次以参苓白术散。泻利后，并过服通利药，以致脾胃太弱而胀，专以补脾为主。若泻痢未止，间用胃风汤。经久患泄泻，昼夜不止，乃气脱也，宜用益智子煎浓汤服，立愈。

嘉定沈氏子年十八，患胸腹身面俱胀满，医治半月不效。诊其脉，六部皆不出也。于是用紫苏、桔梗之类，煎服一盏，胸有微汗，再服则身尽汗，其六部和平之脉皆出，一二日其证悉平。

一男子三十馀岁，胸腹胀大，发烦躁渴，面赤不得卧而足冷，予以其人素饮酒，必酒后入内，夺于所用，精气溢下，邪气因从之上逆，则阴气在上，故为䐜胀。其上焦之阳因下逆之邪所迫，壅塞于上，故发烦躁。此因邪从上下而盛于上者也，于是用吴茱萸、附子、人参辈以退阴逆，水冷饮之，以解上焦之浮热。入咽觉胸中顿爽，少时腹中气喘如牛吼，泄气五七次，明日其证愈矣。

胀，脉浮大洪实者易治，沉细微弱者难治。胀或兼身热，或兼如疟状，皆不可治，累验。

积　聚

肝之积，名曰肥气，在左胁下，如覆杯，有头足，久不愈，令人呕逆，或两胁痛牵引小腹，足寒转筋，久则如疟，宜大七气汤煎熟待冷却，以铁器烧通红，以药淋之，乘热服，兼吞肥气丸。

肺之积，名曰息贲，在右胁下，大如覆杯，气逆背痛，或少气喜忘，目瞑，肤寒，皮中时痛如虱喙针刺，久则咳喘，宜大七气汤加桑白皮、半夏、杏仁各半钱，兼吞息贲丸。

心之积，名曰伏梁，起脐上，大如臂，上至心下，久不愈，令人病烦，心腹热，咽干，甚则吐血，宜大七气汤加石菖蒲、半夏各半钱，兼吞伏梁丸。

脾之积，名曰痞气，在胃脘，大如覆杯，痞塞不通，背痛心疼，饥减饱见，腹满吐泄，久则四肢不收，发黄疸，饮食不为肌肤，足肿肉消，宜大七气汤下红丸子，兼吞痞气丸。

肾之积，名曰贲豚，发于少腹，上至心，若豚状，或下或上，无时，饥见饱减，小腹急，腰痛，口干目昏，骨冷，久不已，令人喘逆，骨痿少气，宜大七气汤倍桂加茴香、炒楝子肉各半钱，兼吞奔豚丸。

磨积之药，必用补气血药相兼服之，积消及半即止。若纯用之致死，乃医杀之也。

凡攻病之药，皆是伤气损血，故经

曰：大毒治病，十去其五；小毒治病，十去其七，不得过也。

治积之法，理气为先。气既升降，津液流畅，积聚何由而生？丹溪乃谓：气无形而不能作块成聚，只一消痰破血为主，误矣。夫天地间有形之物每自无中生，何止积聚也。戴复庵以一味大七气汤治一切积聚，其知此道欤。

痰 饮

经曰：饮入于胃，游溢精气，上输于脾，脾气散精，上归于肺，通调水道，下输膀胱，水精四布，五经并行，安有所谓痰者哉。痰之生，由于脾气不足，不能致精于肺，而淤以成焉者也。故治痰先补脾，脾复健运之常，而痰自化矣。然停积既久，如沟渠壅遏淹久，则倒流逆上，瘀浊臭秽，无所不有，若不疏决沟渠，而欲澄治已壅之水而使之清，无是理也。

庞安常有言：人身无倒上之痰，天下无逆流之水，故善治痰者，不治痰而治气，气顺则一身之津液亦随气而顺矣。并宜苏子降气汤、导痰汤各半帖和煎。或小半夏茯苓汤加枳实、木香各半钱，吞五套丸。或以五套丸料，依分两作饮子煎服亦好。

有阴血不足，阴火上逆，肺受火侮，不得清肃下行，由是津液凝浊生痰不生血者，此则当以润剂，如门冬、地黄、枸杞子之属滋其阴，使上逆之火得返其宅而息焉，而痰自清矣。投以二陈，立见其殆。

肾虚不能纳气归原，出而不纳则积，积而不散则痰生焉，八味丸主之。

脉来细滑或缓，痰涎清薄，身体倦怠，手足酸软，此脾虚挟湿，六君子汤，或补中益气加半夏、茯苓。

脉来结涩，胸膈不利，或作刺痛，此挟气郁，宜七气汤、越鞠丸。

有人坐处率吐痰涎满地，其痰不甚稠粘，只是沫多。此气虚不能摄涎，不可用利药，宜六君子汤加益智仁一钱摄之。

丹阳贺鲁庵，年七十馀，膈间有痰不快，饮食少思，初无大害，就医京口，投以越鞠丸、清气化痰丸，胸次稍宽，日日吞之，遂不辍口，年馀困顿不堪，僦舟来就予诊治，则大肉已脱，两手脉如游丝，太溪绝不至矣。见予有难色，因曰：吾亦自分必死，但膈间胀不可忍，大便秘结不通，诚为宽须臾，即死瞑目矣。固强予疏方，以至亲难辞，教用大剂人参、白术煎汤进之，少顷如厕，下积痰数升，胸膈宽舒，更数日而殁。

通用海藏五饮汤、局方倍术丸。若乃虚症有痰，勿理其痰，但治其虚，虚者既复，则气血健畅，津液流通，何痰之有？今人乃谓补药能滞气而生痰，此聋聩之言，流害无穷矣。

咳 嗽

咳谓无痰而有声，肺气伤而不清也。嗽谓无声而有痰，脾湿动而为痰也。咳嗽是有痰而有声，盖因伤于肺气而咳，动于脾湿，因咳而为嗽也。经言：脏腑皆有咳嗽。咳嗽属肺，何为脏腑皆有之？盖咳嗽为病，有自外而入者，有自内而发者。风寒暑湿外也，七情饥饱内也。风寒暑湿先自皮毛而入，皮毛者，肺之合，故虽外邪欲传脏腑，亦必先从其合而为嗽，此自外而入者也。七情饥饱内有所伤，则邪气上逆，肺为气出入之道，故五脏之邪上蒸于肺而为嗽，此自内而发者也。然风寒暑湿有不为嗽者，盖所感者重，径伤脏腑，不留于皮毛。七情亦有不为嗽者，盖病尚浅，止在本脏，未即上攻。所以伤寒以有嗽为轻，而七情饥饱之嗽，久而后见，治法当审脉证、三因。若外因邪气，止当发散，又须原其虚实，冷热。若内因七情，则随其部经，在于气口脉相应，当以顺气为先，下痰次之。有停饮而咳，又须消化之方，不可用乌梅、罂粟酸涩之药。其寒邪未除，亦不可便用补药。尤忌忧思过度，房室劳伤，遂成瘵疾，宜养脾生肺也。

薛新甫云：春月风寒所伤，咳嗽声重，头疼，用金沸草散。咳嗽声重，身热头痛，用局方消风散。盖肺主皮毛，肺气虚则腠理不密，风邪易入，治法当解表兼实肺气①。肺有火则腠理不闭，风邪外乘，治宜解表兼清肺火，邪退即止。若数行解散，则重亡津液，邪蕴而为肺疽、肺痿矣。故凡肺受邪不能输化，而小便短少，皮肤渐肿，咳嗽日增者，宜用六君子汤以补脾肺，六味丸以滋肾水。夏月喘急而嗽，面赤潮热，其脉洪大者，黄连解毒汤。躁而咳，栀子汤。咳唾有血，麦门冬汤。俱吞六味丸，壮水之主以制阳光，而保肺金。秋月咳而身热，自汗口干，便赤，脉虚而洪者，白虎汤。身热而烦，气高而短，心下痞满，四肢困倦，精神短少者，香薷饮。若病邪既去，宜用补中益气汤加干山药、五味子以养元气，柴胡、升麻各二分以升生气。冬月风寒外感，形气、病气俱实者，宜华盖散、加减麻黄汤，所谓从表而入，自表而出。若形气、病气俱虚者，宜补其元气，而佐以解表之药，若专于解表，则肺气益虚，腠理益疏，外邪乘虚易入，而其病愈难治矣。

《衍义》云：有妇人患肺热久嗽，身如炙，饥瘦，将成肺劳。以枇杷叶、木通、款冬花、紫菀、杏仁、桑白皮各等分，大黄减半，各如常制治讫，同为末，蜜丸如樱桃大。食后、夜卧各含化一丸，未终剂而愈。

一男子五十馀岁，病伤寒咳嗽，喉中声如齁，与独参汤一服而齁声徐，至二三帖咳嗽亦渐退，凡服二三斤，病始全愈。

诊：浮为风，紧为寒，数为热，细为湿，浮紧则虚寒，沉数则实热，弦涩则少血，洪滑则多痰，涩为房劳。右关濡伤脾，左关弦短伤肝，浮短伤肺。久嗽脉弱者可治，实大数者死。上气，喘息低昂，脉滑，手足温者生；脉涩，四肢寒者死。咳嗽，羸瘦，脉形坚大者死。咳嗽，脉沉紧者死；浮直者生，浮软者生；小沉伏匿者死。咳而呕，腹满，泄，弦急欲绝者死。

喘

喘者，促促气急，喝喝息数，张口抬肩，摇身撷肚。短气者，呼吸虽数而不能接续，似喘而不摇肩，似呻吟而无痛，呼吸虽急而无痰声。逆气者，但气上而奔急，肺壅而不下。宜详辨之。

仲景云：膈间支饮，其人喘满，心下痞坚，面色黧黑，其脉沉紧，得之数十日，医吐之不愈，木②防己汤主之。虚者即愈，实者三日复发。与不愈者，宜木防己汤去石膏加茯苓芒硝汤主之。支饮不得息，葶苈大枣泻肺汤主之。

云岐云：四七汤治痰涎咽喉中，上气喘逆，甚效。

人参半夏丸，化痰定喘。楼全善云：予平日用此方治久喘，未发时服此丸，已发时用沉香滚痰丸微下，累效。

楼全善云：凡下痰定喘诸方，施之形实有痰者神效。若阴虚而脉浮大，按之涩

① 气：原脱，据《证治准绳》补。
② 木：原作“术”，据《金匮要略》改。

者，不可下，下之，必反剧而死。

初虞世云：火喘用白虎汤加瓜蒌仁、枳壳、黄芩，神效。

经云：岁火太①过，炎暑流行，肺金受邪，民病少气咳喘。又，热淫所胜，病寒热喘咳。宜以人参、麦门冬、五味子救肺，童便、炒黄柏、知母降火。

平居则气平和，行动则气促而喘者，此冲脉之火，用滋肾丸。

仲景云：火逆上气，咽喉不利，止逆下气，麦门冬汤主之。

东垣云：肺胀膨膨而喘咳，胸膈满，壅盛而上奔者，予随证用药方中多加五味子，人参次之，麦门冬又次之，黄连少许。如甚则交两手而瞀者，真气大虚也。若气短加黄芪、五味子、人参；气盛去五味子、人参，加黄芩、荆芥穗，冬月去荆芥穗，加草豆蔻仁。

《本草》治咳嗽上气喘急，以人参一味为末，鸡子清投新水调下一钱。昔有二人同走，一含人参，一不含，俱走三五里许，其不含者大喘，含者气息自如，此乃人参之力也。

楼全善治一妇人，五十馀岁，素有痰嗽，忽一日大喘，痰出如泉，身汗如油，脉浮而洪，似命绝之状，速用麦门冬四钱、人参二钱、五味子一钱五分，煎服一帖，喘定汗止，三帖后痰亦渐少，再与前方内加瓜蒌仁一钱五分，白术、当归、芍药、黄芩各一钱，服二十馀帖而安。此实麦门冬、五味子、人参之功也。如自汗兼腹满，脉沉实而喘者，里实也，宜下之。

有阴虚挟痰喘者，四物汤加枳壳、半夏，补阴降火。愚谓归、地泥膈生痰，枳、半燥泄伤阴，不如用天门冬、桑皮、贝母、马兜铃、地骨皮、麦门冬、枇杷叶之属。

人参平肺散，治心火刑肺，传为肺痿，咳嗽喘呕，痰涎壅盛，胸膈痞闷，咽嗌不利。

参苏温肺汤，治形寒饮冷则伤肺，喘，烦心胸满，短气不能宣畅。

调中益气汤加减法：如秋冬月，胃脉四道为冲脉所逆，并胁下少阳脉二道而反上行，病名曰厥逆，其证气上冲咽不得息，而喘息有音不得卧，加茱萸五分或一钱，汤洗去苦，观厥气多少而用之。如夏月有此证，为大热也。盖此证随四时为寒热温凉，宜以酒黄连、酒黄柏、酒知母各等分，为细末，熟汤丸如桐子大。每服二百丸，白汤送下，空心服，仍多饮热汤，服毕少时，便以美膳压之，使不得胃中停留，直至下元，以泻冲脉之邪也。

胃络不和，喘出于阳明之气逆。阳明之气下行，今逆而上行，古人以通利为戒，如分气紫苏饮、指迷七气汤加半夏，二陈汤加缩砂，施之为当。

真元耗损，喘生于肾气之上奔。真元虚惫，肾气不得归元，固有以金石镇坠，助阳接阴而愈者，然亦不可峻骤，且先与安肾丸、八味丸辈，否则人参煎汤，下养正丹主之。

肺虚则少气而喘。经云：秋脉者，肺也。秋脉不及则喘，呼吸少气而咳。上气见血，下闻病音，其治法则门冬、五味、人参之属是也。

《素问·逆调论》：夫不得卧，卧则喘者，是水气之客也。夫水者，循津②液而流也。肾者水藏，主津液，主卧与喘也。东垣云：病人不得眠，眠则喘者，水气逆行，上乘于肺，肺得水而浮，使气不流通，其脉沉大，宜神秘汤主之。

《素问·逆调论》：不得卧而息有音，

① 太：原作“大”，据《素问·气交变大论》改。
② 津：原作“经”，据《素问·逆调论》改。

是阳道之逆也。足三阳者下行，今逆而上行，故息有音也。阳明者胃脉也。胃者六腑之海，其气亦下行。阳明逆，不得从其道，故不得卧也。《下经》曰：胃不和则卧不安，此之谓也。

上气，而浮肿，肩息，脉浮大者危；脉滑，手足温者生；脉涩，四脉寒者死。

头　痛

盖头象天，三阳、六腑清阳之气皆会于此，三阴、五脏精华之血亦皆注于此。于是天气所发六淫之邪，人气所变五贼之逆，皆能相害。或蔽覆其清阳，或瘀塞其经络，因与其气相薄，郁而成热则脉满，满则痛。若邪气稽留，则脉亦满，而气血乱，故痛甚，是痛皆为实也。若寒湿所侵，虽真气虚，不与相薄成热，然其邪客于脉外则血泣脉塞，寒则脉缩卷紧急，外引小络而痛，得温则痛止，是痛为虚也。如因风木[①]痛者，则抽掣恶风，或有汗而痛。因暑热痛者，或有汗，或无汗，则皆恶热而痛。因湿而痛者，则头重而痛，遇天阴尤甚。因痰饮而痛者，亦头昏重而痛，愦愦欲吐。因寒而痛者，细急恶寒而痛。各与本脏所属，风寒湿热之气兼为之状而痛。更有气虚而痛者，遇劳则痛甚，其脉大。有血虚而痛者，善惊惕，其脉芤。用是病形分之，更兼所见证察之，无不得之矣。

气血俱虚头痛者，于调中益气汤加川芎、蔓荆子、细辛、其效如神。

当归、川芎、连翘、熟苄[②]各二钱，水煎去渣，入龙脑薄荷末二钱，乘沸泡之，鼻吸其气，候温即服，服即安卧，效（血虚头痛）。

东垣选奇汤，治眉骨痛不可忍，效。

腹　痛

绵绵痛而无增减，欲得热手按，及喜热食，其脉迟者，寒也。当用香砂理中汤，或治中汤、小建中汤、五积散等药。若冷痛用温药不效，痛愈甚，大便不甚通，当微利之，用藿香正气散，每服加官桂、木香、枳壳各半钱，吞下来复丹，或用苏感丸。不利，则量虚实用神保丸。

时痛时止，热手按而不散，其脉洪大而数者，热也。宜二陈平胃散炒芩、连，或四顺清凉饮、黄连解毒汤、神芎丸、金花丸之类。若腹中常觉有热而痛，此为积热，宜调胃承气汤。

感暑而痛，或泄利并作，其脉必虚豁，宜十味香薷饮、六和汤。

感湿而痛，小便不利，大便溏泄，其脉必细，宜胃苓汤。

痰积作痛，或时眩运，或呕冷涎，或下白积，或小便不利，或得辛辣热汤则暂止，其脉必滑，宜二陈加行气之剂，及星半安中汤。

食积作痛，痛甚欲大便，利后痛减，其脉必弦或沉滑，宜二陈平胃加山楂、神曲、麦芽、砂仁、草果，温中丸、枳术丸、保和丸、木香槟榔丸之类。

酒积腹痛，用三棱、蓬术、香附、官桂、苍术、厚朴、陈皮、甘草、茯苓、木香、槟榔主之。多年败田螺壳，煅存性，加三倍于木香槟榔丸中，更加山茵陈等分，其效甚速。

气滞作痛，痛则腹胀，其脉必沉，宜木香顺气散。

死血作痛，痛有常处而不移，其脉必

---

① 木：原作“水”，据《证治准绳》改。

② 熟苄：苄（hù户），地黄。熟苄即熟地黄。

涩或芤，宜桃仁承气汤。虚者加归、地蜜丸服，以缓除之，或用牡丹皮、江西红曲、麦芽、香附、川通草、穿山甲、番降香、红花、苏木、山楂、玄胡索、桃仁泥，酒、童便各一钟，煎至一钟，入韭汁服。

七情内结，或寒气外攻，积聚坚牢如杯，心腹绞痛，不能饮食，时发时止，发即欲死，宜七气汤。

腹痛有作止者，有块耕起往来者，吐清水者，皆是虫痛。或以鸡汁吞万应丸下之，或以椒汤吞乌梅丸安之。

脉多细小紧急，滑为痰，弦为食，阴弦或紧，或尺紧而实，或伏者，可下。细小迟者生，坚大疾者，数而紧者，浮大而长者死。痛而喘，脐下或大痛，人中黑色者，不治。

胁　痛

仲景云：胁下偏痛，发热，其脉弦紧，此寒也。以温药下之，宜大黄附子汤。

房劳过多，肾虚羸怯之人，胸膈之间多有隐隐微痛，此肾虚不能约气，气虚不能生血之故。气与血犹水也，盛则流畅，少则壅滞。故气血不虚则不滞。既虚则鲜有不滞者，所以作痛。宜用破故纸之类补肾，当归之类和血。若作寻常胁痛治，即殆矣。

《九灵山房集》云：里钟姓者一男子，病胁痛，众医以为痈也。投诸香、姜、桂之属益甚。项彦章诊其脉告曰：此肾邪病，法当先温利而后竭之，投神保丸，下黑溲痛止，即令更服神芎丸。或疑其太过，彦章曰：向用神保丸，以肾邪透膜，非全蝎不能引导，然巴豆性热，非得芒硝、大黄荡涤之，后遇热必再作，乃大泄数出病已。彦章所以知男子之病者，以阳脉弦，阴脉微涩。弦者，痛也。涩者，肾邪有馀也。肾邪上薄于胁不能下，且肾方恶燥，今以燥热发之，非得利不愈。经曰：痛随利减。殆谓此也。

云中秦文山掌教平湖，与家兄同官，每患胁痛，遇劳、忍饿则发，介家兄书来求方，予为处以人参、黄芪、白术、当归、川芎、地黄、牛膝、木瓜、山茱萸、石斛、薏苡仁、酸枣仁、柏子仁、桃仁之属，令常服之。后来谢云：自服药后，积久之疾，一朝而愈，不复发矣。闻魏昆溟吏部亦以劳饿得胁痛，无大病也。而医者投以枳壳、青皮破气之药，痛愈甚，不数日而殒。予故著之以为世戒。

腰　痛

有风，有湿，有寒，有热，有挫闪，有瘀血，有滞气，有痰积，皆标也。肾虚其本也。风伤肾而痛，其脉必带浮，或左或右，痛无常处，牵引两足，宜五积散，每服加防风半钱，全蝎三个。小续命汤、独活寄生汤皆可选用，（三因方小续命汤加炒去皮桃仁，治风腰痛最妙），仍吞三仙丹。杜仲，姜汁炒，研末，每一钱温酒调，空心服，治肾气腰痛，兼治风冷为患，名杜仲酒。《三因》又有牛膝酒，治肾伤风毒，攻刺腰痛不可忍者。

伤湿而痛，如坐水中，盖肾属水，久坐水湿处，或为雨露所着，雨水相得，以致腰痛，其脉必带缓，遇天阴或久坐必发，身体必带沉重，宜渗湿汤主之。不效，宜肾著汤，或生附汤。

风湿腰痛，独活寄生汤。

寒湿腰痛，五积散加桃仁、川芎，肉桂汤，麻黄苍术汤，并摩腰膏。

湿热腰痛，苍术汤、独活汤、羌活

汤。东垣云：如身重腰沉沉然，乃经中有湿热也。于羌活胜湿汤中加黄柏一钱，附子五分，苍术二钱。

感寒而痛者，腰间如冰，其脉必紧，见热则减，见寒则增，宜五积散去桔梗，加吴茱萸半钱，或姜附汤加辣桂、杜仲，外用摩腰膏。

伤热而痛者，脉必洪数而滑，发渴便闭，宜甘豆汤加续断、天麻，间服败毒散。

若因闪挫，或攧扑伤损而痛者，宜乳香趁痛散，及黑神散，和复元通气散，酒调下。不效，则必有恶血停滞，宜先用酒调下苏合香丸，仍以五积散加桃仁、大黄、苏木各一钱，当归倍原数。若因劳役负重而痛，宜和气饮，或普贤正气散，或十补汤下青娥丸。

瘀血为病，其脉必涩，转侧若锥刀之刺，大便黑，小便赤黄或黑，日轻夜重，名沥血腰痛，宜调荣活络饮，或桃仁酒调黑神散，或四物汤加桃仁、红花之类。丹溪用补阴丸中加桃仁、红花主之。

气滞而痛，其脉必沉，宜人参顺气散，或乌药顺气散加五加皮、木香，入少甘草煎汤调下。

痰注而痛，其脉必滑或伏，宜二陈汤加南星、香附、乌药、枳壳主之。

大抵诸腰痛，皆起肾虚，既挟邪气，则须除其邪。如无外邪积滞而自痛，则惟补肾而已。腰肢痿弱，身体疲倦，脚膝酸软，脉或洪或细而皆无力，痛亦攸攸隐隐而不甚，是其候也。亦分寒热二证。脉细而无力，怯怯短气，小便清利，是为阳虚，宜肾气丸、茴香丸、鹿茸、羊肾之属，或以大建中汤加川椒十粒，吞下腰肾丸，及生料鹿茸丸之类。仍以茴香，炒研末，破开猪腰子作薄片，勿令断，层层掺药末，水纸裹，煨熟，细嚼、酒咽。此皆所以补阳之不足也，其脉洪而无力，小便黄赤，虚火时炎，是谓阴虚。东垣所谓：膏粱之人，久服汤药，醉以入房，损其真气，则肾气热，肾气热则腰脊痛而不能举，久则髓减骨枯，发为骨痿，宜六味丸、滋肾丸、封髓丹、补阴丸之类。以补阴之不足也。

杨仁斋云：经云腰者肾之府，转摇不能，肾将惫矣。审如是，则病在少阴，必究其受病之源而处之为得。虽然宗筋聚于阴器，肝者肾之同系也。五脏皆取气于谷，脾者肾之仓廪也。郁怒伤肝则诸筋纵弛，忧思伤脾则胃气不行，二者又能为腰痛之寇，故并及之。郁怒伤肝，发为腰痛，宜调肝散主之。忧思伤脾，发为腰痛，宜沉香降气汤和调气散，姜枣煎主之。

煨肾丸，治肝肾损及脾损，谷不化，腰痛不起者，神效。

又有沮挫失志伤肾而痛者，和剂七气汤，多加白茯苓，少加乳香、沉香主之。

疟、痢后腰痛，及妇人月经后腰痛，俱属虚，宜补。于补气血药中加杜仲、侧柏叶主之。

丹溪云：久腰痛，必用官桂开之方止，腹胁痛亦然。橘香丸，治腰痛经久不瘥，亦用官桂开之之意也。

心痛　胃脘痛

或问：丹溪言心痛即胃脘痛，然乎？曰：心与胃各一脏，其病形不同。因胃脘痛处在心下，故有当心而痛之名，岂胃脘痛即心痛者哉！历代方论将二者混同，叙于一门，误自此始。

仲景云：按之心下满痛者，此为实也。当下之，宜大柴胡汤。凡脉坚实，不大便，腹满不可按，并可承气汤下之。

死血作痛，脉必涩，作时饮汤水下或作呃，壮人用桃仁承气汤下，弱人用归尾、川芎、牡丹皮、苏木、红花、玄胡索、桂心、桃仁泥、赤曲、番降香、通草、大麦芽、穿山甲之属，煎成入童便、酒、韭汁，大剂饮之，或失笑散。

又有病人气血虚损，及素作劳、羸弱之人患心痛者，皆虚痛也，有服大补之剂而愈者，不可不知。

病人旧有酒积、食积、痰积在胃脘，一遇触犯，便作疼痛。挟风寒，参苏饮加姜、葱；挟怒气，二陈加青皮、香附、姜汁炒黄连；挟饮食，二陈加炒山栀、曲糵、草果、山楂；挟火热者，二陈加枳实、厚朴、姜汁炒黄连、山栀，加减越鞠丸，川芎、苍术、香附、神曲、贝母、炒栀子、砂仁、草果，参酌脉病施治。

耳

秘传降气汤加石菖蒲，治气壅耳聋，大有神效。

鼻

鼻塞　孙氏姑，鼻塞不闻香臭有年矣，后因他疾，友人缪仲淳为处方，每服用桑白皮至七八钱，服久而鼻塞忽通。

鼻渊　谓鼻出浊涕也。楼全善治一中年男子，右鼻管流浊涕，有秽气，脉弦小，右寸滑，左寸涩。先灸上星、三里、合谷，次以酒芩二两，苍术、半夏各一两，辛夷、细辛、川芎、白芷、石膏、人参、葛根各半两，分七帖服之全愈。此乃湿热痰积之证也。

孙一奎云：尝以防风通圣散，除硝、黄，其滑石、石膏减半，倍加辛夷花，先服三五帖，再用此为丸，每服七十丸，早晚白汤吞，服半斤则瘳矣。

鼻瘜肉　《韩氏医通》云：贵人鼻中肉赘，臭不可近，痛不可摇，束手待毙。予但以白矾末，加硇砂少许吹其上，顷之化水而消，与胜湿汤加泻白散二帖愈。此厚味拥湿热蒸于肺门，如雨霁之地突生芝菌也。

口

口糜　《内经》云：膀胱移热于小肠，膈肠不便，上为口糜。东垣云：好饮酒人多有此疾。易老用五苓散、导赤散相合服之，神效。

口疮　服凉药不愈者，此酒色过度，劳役不睡，舌上光滑而无皮，或因忧思损伤中气，虚火泛上无制，用理中汤，甚者加附子或官桂噙之。

口臭　常熟严文靖公，年逾七十，未断房室，口服温补之药无算，兼以人参煮粥，茯蓉作羹，致滋胃热，满口糜烂，牙齿动摇，口气臭秽，殆不可近，屡进寒凉清胃之药不效，有欲用姜、桂反佐者，请决于予，予曰：用之必大剧。主用加减甘露饮，八剂而平。

齿

牙痛　用清凉药便痛甚者，从治之，用荜拔、川椒、薄荷、荆芥、细辛、樟脑、青盐为末，擦牙上。

牙疼　以平胃散入梅花片脑少许，研匀擦之，立效。

舌

曾有舌上病疮，久蚀成穴，累服凉剂不效，后有教服黑锡丹，遂得渐愈。此亦下虚故上盛也。

又有舌无故常自痹者，不可作风治，由心血不足，理中汤加当归服之。

咽　喉

急喉痹，有声如鼾，有如痰在喉响者，此为肺绝之候，速宜参膏救之，用姜汁、竹沥放开服。如未得参膏，或先煎独参汤救之，服早者十全七八，次则十全四五，迟则十不全一也。

针法治喉闭，刺少商出血，立愈。孙兆治文潞公喉肿，刺之，呕出脓血升馀而愈。楼全善治一男子喉痹，于太溪穴刺出黑血半盏而愈。由是言之，喉痹以恶血不散故也。凡治此疾，暴者必先发散，发散不愈，次取痰，取痰不愈，次去污血也。

目

若赤眼久而不愈，用诸眼药无效者，早起以苏子降气汤下黑锡丹，日中以酒调黑神散，临睡以消风散下三黄丸。此数药，不独治久赤，诸眼疾皆治之。

目赤肿痛，人知降火而不知活血，所以不得力。只用四物汤内，地黄用生，芍药用赤，加酒蒸大黄、赤茯苓、薄荷叶治之，甚妙。此戴复庵法。

许学士云：《素问》曰：久视伤血。血主肝，故勤书则伤肝，主目昏，肝伤则自生风，热气上腾致目昏，亦不可专服补药，但服益血镇肝明目药自愈。

《九灵山房集》云：元末四明有吕复，别号沧洲翁，深于医道，临川道士萧云泉眼中视物皆倒植，请治于复，复问其因。萧曰：某尝大醉，尽吐所饮酒，熟睡至天明，遂得此病。复切其脉，左关浮促，即告之曰：尝伤酒大吐时上焦反覆，致倒其胆腑，故视物皆倒植。此不内外因而致内伤者也，法当复吐以正其胆。遂以藜芦、瓜蒂为粗末，用水煎之，使平旦顿服，以吐为度，吐毕视物如常。

盖目主气血，盛则玄府得利，出入升降而明，虚则玄府无以出入升降而昏，此则必用参芪、四物等剂助气血运行而明也。

卷之中

伤饮食

大抵气口脉紧盛者，宜下；尺脉绝者，宜吐。经曰：气口脉盛伤于食，心胃满而口无味。

口与气口同，口曰坤者，口乃脾之候，故胃伤而气口紧盛。夫伤有多少，有轻重。如气口一盛，得脉六至，则伤于厥阴，乃伤之轻也，枳术丸之类主之。气口二盛，脉得七至，则伤于少阴，乃伤之重也，雄黄圣饼子、木香槟榔丸、枳壳丸之类主之。气口三盛，脉得八至、九至，则伤太阴，填塞闷乱，则心胃大痛，备急丸、神保丸、消积丸之类主之。兀兀欲吐不已，俗呼食迷风是也。经曰：上部有脉，下部无脉，其人当吐不吐者死，瓜蒂散主之，如不能吐，是无治也。经曰：其高者，因而越之。此之谓也。或曰：盛食填塞，胸中痞乱，两寸脉当用事，今反两尺脉不见，其理安在？曰：胸中有食，是木郁，宜达，故探吐之。食者物也，物者坤土也，是足太阴之号也。胸中者肺也，为物所塞。肺者手太阴金也，金主杀伐，与坤土俱在手上而旺于天。金能克木，故肝木发生之气伏于地下，非木郁而何？吐去上焦阴土之物，木得舒畅则郁结去矣。食塞于上，脉绝于下，若不明天地之道，无由达此至理。水火者，阴阳之征兆，天地之别名也，故独阳不生，独阴不长。天之用在于地下，则万物生长；地之用在于天上，则万物收藏，此乃天地交而万物通也。此天地相根之道也。故阳火之根本于地下，阴水之源本于天上，故曰水出高源。故人五脏主有形之物，物者阴也，阴者水也，右三部脉主之，偏见于寸口。食塞于上，是绝五脏之源，源绝则水不下流，两尺脉之绝，此其理也，何疑之有？然必视所伤之物冷热，随证加减。如伤冷物一分、热物二分，则用寒药二停、热药一停，随时消息。经云：必先岁气，无伐天和。此之谓也。

既有三阴可下之法，亦必有三阴可补之法，故曰内伤三阴可用温剂。若饮冷内伤，虽云损胃，未知色脉各在何经？若面色青黑，脉浮沉不一，弦而弱者，伤在厥阴。若面色红赤，脉浮沉不一，细而微者，伤在少阴。若面色黄洁，脉浮沉不一，缓而迟者，伤在太阴也。伤在厥阴肝之经，当归四逆汤加吴茱萸生姜汤之类主之。伤在少阴肾之经，通脉四逆汤主之。伤在太阴脾之经，理中丸汤主之，大便软者宜汤，结者宜丸。

凡诸脾脉微洪，伤苦涩物，经曰：咸胜苦。微弦，伤冷硬物，经云：温以克之。微涩，伤辛辣物，经云：苦胜辛。微滑，伤腥咸物，经云：甘胜咸。弦紧，伤酸硬物，经云：辛胜酸。洪缓，伤甜烂物，经云：酸胜甘。微迟，伤冷痰、积聚、恶物，温胃化痰。单伏，主物不消化，曲蘖、三棱、广茂之类。浮洪而数，皆中酒，葛根、陈皮、茯苓。伤食作泻不止，于应服药中加肉豆蔻、益智仁以收固之。

按：酒之为物，气热而质湿。饮之而昏醉狂易者，热也，宜以汗去之。既醒，则热去而湿留止，宜利小便而已，二者宜酌而用之，大抵葛花解酲汤备矣。

饮食过多，胀痞不下，寻常率以破气之药投之，是食物既伤于前，药剂又攻之于后，脾气安得而健畅也。须以平补之药为主，佐以他药一升一降，使脾肾交通而水火既济，自然腐化矣。

中　寒

中寒之证，身体强直，口噤不语，或四肢战掉，或洒洒恶寒，或翕翕发热，或卒然眩晕，身无汗者，此寒毒所中也。其异于伤寒何也？曰：伤寒发热，而中寒不发热也。仲景于伤寒详之，而中寒不成热者未之及，何也？曰：阳动阴静，动则变生，静则不变。寒虽阴邪，既郁而成热，遂从乎阳动，传变不一，靡有定方，故极推其所主之病，不得不详也。其不成热者，则是邪中于阴形之中，一定而移，不移则不变，不变则止在所中寒处而生病，是故略而不必详也。治之先用酒调苏合香丸，轻则五积散加香附一钱、麝香少许；重则用姜附汤。若人渐苏，身体回暖，稍能言语，须更问其别有何证。寒脉迟紧，挟气带洪，攻刺作痛，附子理中汤加木香半钱。挟风带浮，眩晕不仁，加防风一钱。挟湿带濡，肿满疼痛，加白术一钱。筋脉牵急，加木瓜一钱。肢节疼痛，加桂一钱。亦可灸丹田穴，以多为妙。大抵中在皮肤则为浮，中在肉则为苛，为重，为聚液分裂而痛，或痛在四肢，或痛在胸胁，或痛在胫背，或痛在小腹引睾，或经脉引注脏腑之膜原为心腹痛，或注连于脏腑则痛死不知人。中于筋骨为筋挛骨痛，屈伸不利。中入六腑五脏，则仲景述在《金匮要略》中。所以肺中寒者，吐浊涕。肝中寒者，两臂不能举，舌本燥，喜太息，胸中痛而不得转侧，则吐而汗出也。心中寒者，其人苦心中如啖蒜状，剧者心痛彻背，背痛彻心，如虫注，其脉浮者，自吐乃愈。不言脾肾二脏中寒者，缺文也。然所谓中脏者，乃中五脏所居畔界之郭，内阻隔其经，脏气不得出入故病，真中脏则死矣。

伤　暑

伤暑与热病外证相似，但热病脉盛，中暑脉虚，以此别之。又有湿温与中暑同，但身凉不渴为异耳。

《此事难知》伤暑有二：动而伤暑，心火大盛，肺气全亏，故身脉洪大。动而火胜者，热伤气也，辛苦人多得之，白虎加人参汤。静而伤暑，火胜金位，肺气出表，故恶寒、脉沉疾。静而湿盛者，身体重也，安乐之人多受之，白虎加苍术汤。

暑先入心者，心属南方离火，各从其类。小肠为心之府，利心经，暑毒使由小肠中出。五苓散利小便，为治暑上剂也。

伤暑而大汗不止甚，真元耗散，宜急收其汗，生料五苓散倍桂，加黄芪如术之数。

六七月之间湿令大行，子能令母实而热旺。湿热相合而刑庚大肠，故用寒凉以救之。燥金受湿热之邪，绝寒水生化之源，源绝则肾亏，痿厥之病大作，腰以下痿软，瘫痪不能动矣。步行不正，两足欹侧，以清燥汤主之。

伤　湿

湿有天之湿，雾露雨是也。天本乎气，故先中表之荣卫。有地之湿，水泥是也。地本乎形，故先伤皮肉、筋骨、血脉。有饮食之湿，酒水乳酪之类是也，胃为水谷之海，故伤于脾胃。有汗液之湿，汗液亦气也，止感于外。有人气之湿，太阴湿土之所化也，乃动于中。治天之湿，当同司天法，湿上甚而热者，平以苦温，佐以甘辛，以汗为效而止。如《金匮要略》诸条谓风湿相搏，身上疼痛者是也。治地之湿，当同在泉法，湿淫于内，治以苦热，佐以酸淡，以苦燥之，以淡泄之。治饮食之湿，在中夺之，在上吐之，在下引而竭之。汗液之湿，同司天者治。虽人气属太阴脾土所化之湿者，在气交之分也，与前四治有同有异。何者？土兼四气，寒热温凉，升降浮沉，备在其中。脾胃者，阴阳异位，更实更虚，更逆更从，是故阳盛则木[①]胜，合为风湿；至阳盛则火胜，合为湿热；阴盛则金胜，合为燥湿；至阴盛则水胜，合为阴湿。为兼四气，故淫泆上下中外，无处不到。大率在上则病呕吐、头重、胸满，在外则身重、肿，在下则足胫跗肿，在中腹胀、中满痞塞，当分上下中外而治，随其所兼寒热温凉以为佐使。至若因乘克，以致脾虚津积而成湿者，则先治胜克之邪。或脾胃本自虚而生湿者，则用补虚为主。或郁热而成湿者，则以发热为要。或脾胃之湿淫泆流于四脏、筋骨、皮肉、血脉之间者，大概湿主乎否塞，以致所受之脏涩不得通疏，本脏之病因而发焉。其筋骨、皮肉、血脉受之，则发为痿痹，缓弱痛重，不任为用。所治之药各有所入，能入于此者，不能入于彼，且湿淫为病，《内经》所论叠出于各篇，《本草》治湿，亦不一而见，凡切于治功者，便是要药。今丹溪书乃止归重苍术一味，岂理也哉！

伤劳倦

盖人受水谷之气以生，所谓清气、营气、运气、卫气、春升之气，皆胃气之别名也。夫胃气为水谷之海，饮食入胃，游溢精气，上输于脾，脾气散精，上归于肺，通调水道，下输膀胱，水精四布，五经并行，合于四时五脏阴阳，揆度以为常也。若阴阳失节，寒温不适，脾胃乃伤。喜怒忧恐，损耗元气。脾胃气衰，元气不足，而心火独盛。心火者，阴火也，起于下焦，其系系于心，心不主令，相火代之。相火，包络之火，元气之贼也。火与元气不两立，一胜则一负。脾胃气虚则下流，肝肾阴火得以乘其土位，故脾证始得则气高而喘，身热而烦，其脉洪大而头痛，或渴不止，其皮肤不任风寒而生寒热。盖阴火上冲则气高喘而烦热，为头痛，为渴而脉洪。脾胃之气下流，使谷气不得升浮，是春生之令不行，则无阳以护其荣卫，使不任风寒，乃生寒热，此皆脾胃之气不足所致也。然与外感风寒之证颇同而实异，内伤脾胃，乃伤其气；外感风寒，乃伤其形。伤其外则有馀，有馀者泻之；伤其内则不足，不足者补之。汗之、下之、吐之、克之之类，皆泻也；温之、和之、调之、养之之类，皆补也。内伤不足之病，苟误认作外感有馀之证，而反泻之，则虚其虚也。实实虚虚，如此死者，医杀之耳。然则奈何？为当以辛甘温剂补其中而升其阳，甘寒以泻其火则愈矣。经曰：劳者温之，损者温之。又曰：温能除

① 木：原作“不”，据《证治准绳》改。

大热，大忌苦寒之药损其脾胃，今立补中益气汤主之。

大抵治饮食劳倦所得之病，乃虚劳七损证也，当用温平、甘多辛少之药治之，是其本法也。如时上见寒热病四时也，又或将理不如法，或酒食过多，或辛热之食作病，或寒冷之食作病，或居大热大寒之处益其病，当临时制宜，暂用大寒大热治法而取效。此从权也，不可以得效之故而久用之，必致夭横矣。

泄　泻

丹溪云：有湿，有气虚、火、痰、食积。戴复庵云：泻水，腹不痛者，湿也。饮食入胃，辄后之，完谷不化者，气虚也。腹痛，泻水，肠鸣，痛一阵泻一阵者，火也。或泻或不泻，或多或少者，痰也。腹痛甚而泻，泻后痛减者，食积也。

理中汤治泄泻，加橘红、茯苓各一两，名补中汤，若溏泄不已者，于补中汤内加附子一两，不喜饮食，水谷不化者，再加砂仁一两，共成八味。

湿泻，脉濡细，乃太阴经脾土受湿，泄水虚滑，身重微满，不知谷味，口不渴，久雨泉溢河溢，或运气湿土司令之时，多有此疾。宜除湿汤吞戊己丸，佐以胃苓汤，重者术附汤。

湿兼寒泻，《内经》曰：湿胜则濡泄。《甲乙经》云：寒气客于下焦，传为濡泄。夫脾者，五脏之至阴，其性恶寒湿。今寒湿之气内客于脾，故不能裨助胃气腐熟水谷，致清浊不分，水入肠间，虚莫能制，故洞泄如水，随气而下，谓之濡泄。法当除湿利小便也，治之以对金饮子。

湿兼热泻，益元散、参萸丸。

寒泻，脉沉细或弦迟，身冷，口不渴，小便清白，或腹中绵绵作疼，宜理中汤、附子温中汤、浆水散。

暴泄如水，周身汗出，一身尽冷，脉沉而弱，气少而不能语，甚者加吐，此谓紧病，宜以浆水散治之。

戴云：寒泻，寒气在腹，攻刺作痛，洞下清水，腹内雷鸣，米饮不化者，理中汤或附子补中汤，吞大已寒丸，或附子桂香丸。畏食者，八味丸。元是冷泻，因泻而烦躁引饮，转饮转泻者，参附汤、连理汤。

热泻，脉数疾或洪大，口干燥，身多动，音声响亮，暴注下迫，益元散加芩、连、灯心、淡竹叶之属。

泄而身热，小便不利，口渴者，益元、五苓，若火多，四苓加木通、黄芩。

戴云：热泻，粪色赤黄，弹响作疼，粪门焦痛，粪出谷道犹如汤热，烦渴，小便不利，宜五苓散吞香连丸。

玉龙丸，治一切伏暑泄泻神效。

气泻，肠鸣气走，胸膈痞闷，腹急而痛，泻则腹下稍可，须臾又急，亦有腹急气塞而不通者，此由中脘停滞，气不流转，水谷不分所致。戴法用大七香丸，入米煎服。久而不愈者，五膈宽中散吞震灵丹，仍佐以米饮调香附末。

气虚泻，用四君子汤加曲蘖、升、柴，吞二神加木香丸。

伤食泻，因饮食过多，脾胃之气不足以运化而泻。其人必噫气如败卵臭，宜治中汤加砂仁半钱，曲蘖枳术丸，或七香丸、红丸子杂服。食积腹痛而泻，不可遽用治中兜住，宜先用消导推荡之药。或因食一物过伤而泻，后复食之即泻者，以脾为所伤未复而然，宜大建脾汤（寒者可用），仍烧所伤之物存性，为末，三五钱重调服。

痰泻，二陈汤、海石、青黛、黄芩、神曲、姜汁、竹沥为丸，每服三五十丸。

少者必用吐法，吐之方愈。

因伤于酒，每晨起必泻者，宜理中汤加干葛，吞酒煮黄连丸，或葛花解酲汤吞之。

有人每五更将天明时必溏利一次，有人云：此名肾泄，服五味子散顿愈。有人久泄，早必泄一二行，泄后便轻快，脉滑而少弱，先与厚朴和中丸五十丸，大下之后，以白术为君，枳壳、半夏、茯苓为臣，厚朴、炙甘草、芩、连、川芎、滑石为佐，吴茱萸十馀粒为使，生姜煎服，十馀帖而愈。

二神丸合五味子散名为四神丸，治泻尤妙。

小便不利而泄，若津液偏渗于大肠，大便泻而小便少者，用胃苓散分利之。若阴阳已分而小便短少，此脾肺气虚不能生水也，宜补中益气汤加麦门、五味。阴火上炎而小便赤少，此肺气受伤不能生水也，用六味地黄丸加麦门、五味。肾经阴虚，阳无所生，而小便短少者，用滋肾丸、肾气丸。肾经阳虚，阴无所化，而小便短少者，用益气汤、六味丸。若误用渗泄分利，复伤阳气，阴无所生，而小便益不利，则肿胀之证作而疾危矣。

泄而口渴引饮，此为津液内亡，用钱氏白术散或补中益气汤。肾水不足之人患泄，或过服分利之剂而渴者，加减八味丸。失治，必变小便不利、水肿、胀满等危证矣。

赵以德云：昔闻先生言泄泻之病，其类多端，得于六淫、五邪、饮食所伤之外，复有杂合之邪，似难执法而治。乃见先生治气暴脱而虚，顿泻，不知人，口眼俱闭，呼吸微甚，殆欲绝者，急灸气海，饮人参膏十馀斤而愈。治阴虚而肾不能司禁固之权者，峻补其肾。治积痰在肺，致其所合大肠之气不固者，涌出上焦之痰，则肺气下降，而大肠之虚自复矣。治忧思太过，脾气结而不能升举，陷入下焦而成泄泻者，开其郁结，补其脾胃，使谷气升发也。凡此之类，不可枚举。因问：先生治病何其神也？先生曰：无他，圆机活法，具在《内经》，熟之自得矣。

滑泻。东垣云：中焦气弱，脾胃受寒冷，大便滑泄，腹中雷鸣，或因误下，末传寒中，复遇时寒，四肢厥逆，心胃绞痛，冷汗不止，此肾之脾胃虚也，沉香温胃丸治之。薛氏曰：前证若脾胃虚寒下陷者，用补中益气汤加木香、肉豆蔻、补骨脂。若脾气虚寒不禁者，用六君子汤加炮姜、肉桂。若命门火衰，脾土虚寒者，用八味丸。若脾肾气血俱虚者，用十全大补汤送四神丸。若大便滑利，小便闭涩，或肢体渐肿，喘嗽唾痰[1]，为脾肾亏损，宜金匮加减肾气丸。

因伤面而泻者，养胃汤加莱菔子（炒、研）一钱，痛者更加木香五分，泻甚者去藿香，加炮姜如其数。

泻已愈，至明年此月日时复发者，有积故也。脾主信，故至期复发。热积，大承气汤。寒积，感应丸。虚者，以保和丸加三棱、蓬术之属投之。

脉细，皮寒气少，泄利前后饮食不入，此谓五虚不治，若用参术膏早救之，亦有生者。

下利后脉绝，手足厥冷，晬时脉还，手足温者生，脉不还者死。

下利，手足厥冷无脉者，灸之不温，若脉不还，反微喘者死。

泄注，脉缓时小结者生，浮大数者死。

---

① 痰：此下原衍“为脾肾气血俱虚，宜用十全大补汤送四神丸，若大便滑利，小便闭涩，或肢体渐肿，喘嗽唾痰”，故删。

滞下　（即痢疾）

古以赤为热，白[①]为冷。至金河间、李东垣始非之。刘谓：诸痢皆由乎热，而以赤属之心火，黄属之脾土，白属之肺金，青属肝木，黑乃热之极而反兼肾水之化。其诸泻利皆兼于湿，湿 主于痞，以致怫郁气不得宣通，湿热甚于肠胃之中，因以成肠胃之燥，故里急后重，小便赤涩。谓治诸痢，莫若以辛苦寒药而治，或微加辛热佐之。辛能开郁，苦能燥湿，寒能胜热，使气宣平而已。行血则便血自愈，调气则后重自除。

李从脾胃病者而论，则曰：上逆于肺为白，下传于阴为赤。《卫生宝鉴》因谓：太阴主泻，传于少阴为痢。由泄亡津液而火就燥，肾恶燥，居下焦血分也，其受邪者，故便脓血。然亦赤黄为热，青白为寒。丹溪谓：滞下，因火热下迫而致里急后重，用刘氏之治湿热，李氏之保脾土，更复一一较量气血虚实以施治。三家皆发前代之未发，而举其要也。予尝因是而研究之，自其五色分五脏者言，则可见湿热之中具有五邪之相挟。自其上逆下传气血者言，则可见五脏六腑、十二经脉之气血，诸邪皆得伤之而为痢之赤白。本自其湿热为病者言，则可见由来致成湿热之故非一端。自其分痢有虚实者言，则可见凡在痢病者中所有之证，如烦躁者，咽干舌黑者，哕噫后重者，腹痛者，胀满者，脚痛肿弱之类，悉有虚实之殊。是故予于痢证，直断之种种为邪入胃以成湿热，经脏[②]受伤，其气伤则病于肺，血伤则传于心，心肺者，气血之主也，气血所行之方既病，安得不归所主之脏乎？而大小肠者，心肺之合也，出纳水谷，糟粕传输之官。胃乃大小肠之总司，又是五脏六腑、十二经脉禀气之海。苟有内外之邪，凡损伤于经脏者，或移其邪入胃，胃属土，湿之化，胃受邪则湿气不化，怫郁而成湿热矣。或心肺移气血之病，传之于合，大肠独受其病，则气凝注而成白痢，小肠独受其病，则血凝注而成赤痢，大小肠通受其病，则赤白相混而下。胃之湿热，淫于大小肠者亦如之，其色兼黄。若色之黑者有二，如色之焦黑，此极热兼水化之黑也；如黑之光若漆者，此瘀血也。或曰：治利以肠胃，世人所守之法也。今乃复求其初感之邪，与初受之经，将何为哉？曰：病在肠胃者，是其标也。所感之邪与初受之经者，是其本也。且《内经》于治标本，各有所宜，施之先后，况所传变之法，又与伤寒表里无异，何可不求之乎？岂止此而已，至若肠胃自感而病，亦当以邪正分，或正气先虚而受邪，或因邪而致虚，则以先者为本，后者为标。与夫积之新旧亦如之。旧积者，停食、结痰所化之积也；新积者，旧积去后而气血怫郁所生者也。旧积当先下之，新积则不宜下，其故何哉？盖肠胃之腐熟水谷，转输糟粕者，皆荣卫洒陈六腑之功。今肠胃有邪，则荣卫运行至此，其机为之阻，不能施化，故卫气郁而不舒，荣血泣而不行，于是饮食、结痰停于胃，糟粕留于肠，与所郁气泣血之积，相挟成滞下病矣。如是者，必当下之，以通壅塞，利荣卫之行。至于升降仍不行，卫气复郁，荣血复泣，又成新积，故病如初。若是者，不必求邪以治，但理卫气以开通腠理，和荣血以调顺阴阳，阴阳调，腠理开，则升降之道行，其积不治而自消矣。然而旧积亦有不可下

① 白：原作“寒”，据《证治准绳》改。

② 脏：原作“经”，文意不通，据下文“损伤于经脏者”改。

者，先因荣卫之虚，不能转输其食积，必当先补荣卫，资肠胃之真气充溢，然后下之，庶无失矣。予数见俗方，惟守十数方治利，不过攻之、涩之而已矣，安知攻病之药，皆是耗气损血之剂，用之不已，甚至于气散血亡，五脏空虚，精惫神去而死。其固涩之，又皆足以增其气郁血泣之病，转生腹胀，下为足肿，上为喘呼，诸疾作焉。世人之法，何足守乎！

《玄珠》云：下痢赤白，腹满胀痛，里急，上渴引饮，小水赤涩，此积滞也。宜泄其热，中用清肠丸、导气丸，推其积滞而利自止矣。凡治积聚之证，轻则温而利之，清肠丸是也；重者天真散、舟车丸下之，下后勿便补之。其或力倦，自觉气少，恶食，此为挟虚证，宜加白术、当归身尾，甚者加人参。若又十分重者，止用此药加陈皮补之，虚回而痢自止矣。

大便不通

《金匮真言论》云：北方黑色，入通于肾，开窍于二阴，故肾阴虚则小大便难，宜以地黄、苁蓉、车前、茯苓之属，补真阴、利水道，少佐辛药开腠理、致津液而润其燥，施之于老人尤宜。若大小便燥结之甚，求通不得，登厕用力太过，便仍不通，而气被挣脱，下注肛门，有时泄出清水，而里急后重不可忍者，胸膈间梗梗作恶，干呕有声，渴而索水，饮食不进，呻吟不绝。欲利之则气已下脱，命在须臾，再下即绝。欲固之则溺与燥矢膨满腹肠间，恐反增剧。欲升之使气自举，而秽物不为气所结，自然通利，则呕恶不堪，宜如何处？家姑年八十馀，尝得此患，予惟用调气、利小便之药，虽小获效，不收全功。尝慰之令勿急性，后因不能食，遽索末药，利下数行，不以告予，自谓稍快矣。而脉忽数动一止，气息奄奄，颓然床褥。予知真气已泄，若不收摄，恐遂无救，急以生脉药投之，数剂后结脉始退。因合益血润肠丸与服，劝以勿求速效，勿服他药，久之自有奇功。如言调理两月馀，而二便通调，四肢康胜矣。便秘自是老人常事，俗以为后门固，寿考之征，而一时难堪，辄躁扰而致疾。予所处方，不犯大黄，可以久服，故表而出之。

益血润肠丸：熟地黄六两，杏仁（炒，去皮尖）、麻仁各三两，以上三味俱杵膏。枳壳（麸炒）、橘红各二两五钱，阿胶（炒）、肉苁蓉各一两半，苏子、荆芥各一两，当归三两，末之，以前三味膏同杵千馀下，仍加炼蜜，丸如桐子大，每服五六十丸，空心白汤下。

大法云：大便秘，服神芎丸。大便不通，小便反利，不知燥湿之过，本大肠少津液，以寒燥之药治之，是以转燥，少服则不济，多服则亡血，所以不通。若用四物、麻子、杏仁之类则可。经云：燥则为枯，湿剂所以润之。

小便不通

或问：以吐法通小便，方论中未尝有之，理将安在？曰：取其气化而已。何则？《内经》谓：三焦者，决渎之官，水道出焉。膀胱者，州都之官，津液藏焉，气化则能出矣。故上中下三焦之气，有一不化，则不得如决渎之水而出矣。岂独下焦膀胱气塞而已哉。上焦肺者，主行荣卫，通调水道，下输膀胱，而肾之合足三焦，下输又上连肺，此岂非小便从上焦之气化者乎？张仲景有言：卫气行则小便宜通。其义亦在是矣。《内经》又谓：脾病则九窍不通。小便不利，是其一也。此岂非小便从中焦之气化者乎？由是而言之，三焦所伤之邪不一，气之变化无穷，故当随处治邪行水，求其气化，亦无穷也。然而大要在乎阴阳无相偏负，然后气得以化。若“方盛衰论”曰：至阴虚，天气绝，至阳盛，地气不足。夫肾肝在下，地道也。心肺在上，天道也。脾胃居中，气交之分也。故天之阳绝而不交于地者，尚且白露不下，况人同乎天，其在上之阳不交于阴，则在下之阴无以为化，而水道其能出乎！东垣引《八十一难经》谓：有阴阳相乘，有覆有溢，而为内关，不得小便者。有或在下之阴虚，在上之阳盛，不务其德而乘之，致肾气之不化者，必泻其阳而举之，则阴可得而平也。若此条所叙之证，皆用吐法，盖因气道闭塞，升降不前者而用耳，何尝舍众法而独施是哉？丹溪尝曰：吾以吐法通小便，譬如滴水之器，上窍闭则下窍无以自通，必上窍开而下窍之水出焉。予尝推是开窍之法，用之多验，姑书一二证以明之。甲午秋，治一妇人，年五十，初患小便涩，医以八正散等剂，展转小便不通，身如芒刺加于体。予以所感霖淫雨湿，邪尚在表，因用苍术为君，附子佐之，发其表，一服即汗，小便即时便通。又治马参政父，年八旬，初患小便短涩，因服药分利太过，遂致闭塞，涓滴不出。予以饮食太过，伤其胃气，陷于下焦，用补中益气汤，一服小便通。因先多利药，损其肾气，遂致通后遗尿，一夜不止，急补其肾，然后已。凡医之治是证，未有不用泄利之剂者，安能顾其肾气之虚哉！表而出之，以为世戒。

大抵小腹痛胀如覆碗者为实，亦分在气在血。气壅塞于下者，木香流气饮。血污于下者，桃仁煎、代抵当丸、牛膝膏。

淋

小便淋，茎中痛不可忍，相引胁下痛，宜参苓琥珀汤。

有小便难涩如淋，不痛而痒者，虚证也。宜八味丸、生料鹿茸丸之类。若因思虑过度致淋，宜归脾汤，或辰砂妙香散，吞威喜丸，或妙香散和五苓散。

石首鱼脑骨十个，火煅滑石二钱，琥珀三分，俱为细末，每服一钱，空心，煎木通汤调下。

遗　精

丹溪书分梦遗、精滑为二门。盖梦与鬼交为梦遗，不因梦感而自遗者为精滑，然总之为遗精也。其治法无二，故合之。

叶氏云：遗滑之证，予累见人多作肾虚，而用补涩之药无效，殊不知此因脾胃湿热所乘，饮酒、厚味、痰火之人多有此疾。肾虽藏精，其精本于脾胃，饮食生化而输于肾。若脾胃受伤，湿热内郁，使中气淆而不清，则所输皆浊气，邪火扰动，水不得而安静，故遗滑也。治以苍白二陈汤加黄檗、升麻、柴胡，俾清气升，浊气降，而脾胃健运，则遗滑自止矣。其有欲心太炽，思想无穷而致者，当从心治，心清则神宁，而火不妄起，宜远志丸、茯神汤。房劳无度致肾虚者，必兼见怯弱等证，方可用补肾药。故治有多端，须当审察，不可偏作肾虚治也。

赵以德治郑叔鲁，二十馀岁，攻举子业，读书夜至四鼓犹未已，遂发此病，卧间玉茎但着被与腿，便梦交接脱精，悬空则不梦，饮食日减，倦怠少气。此用心太过，二火俱起，夜不得睡，血不归肝、肾水不足，火乘阴虚入客下焦，鼓其精房，则精不得聚藏而欲走，因玉茎着物，犹厥气客之，故作接内之梦。于是上补心安神，中调脾胃升举其阳，下用益精、生阴、固阳之剂，不三月而病安矣。

医家大法曰：尝治脱真不止者，以涩剂收止之，则不能收、不能止，不若泻心火；若泻心火不能止之，不若用升阳之剂，加风药之类止之。非此能止之也，举其气，上而不下也。

赤白浊

溺与精所出之道不同，淋病在溺道，故《纲目》列之肝胆部。浊病在精道，故《纲目》列之肾、膀胱部。今患浊者，虽便时茎中如刀割火灼而溺自清，唯窍端时有秽物如疮脓、目眵淋漓不断，初与便溺不相混滥，犹河中之济焉，至易辨也。每见时医以淋法治之，五苓、八正杂投不已而增剧者，不可胜数。予每正之，而其馀尚难以户说也。盖由精败而腐者什九，由湿热流注与虚者什一。

疝

男子、妇女疝气，脐下冷痛，相引腰胯而痛，宜当归四逆汤。

丹溪治内郁之湿热，煎方：枳实九粒（炒），桃仁十四个（炒），山栀仁九个（炒），吴茱萸七粒（炒），山楂四粒（炒），生姜如指大。上六味，同入擂盆擂细，取顺流水一钟，入瓶内煎至微沸，带渣服。如湿胜癞疝者，加荔枝核；如痛甚者，加盐炒大茴香二钱；如痛处可按者，加薄桂少许。丸方：山栀二两（炒），山楂四两（炒），枳实（炒）、茴香（炒）各二两，柴胡、牡丹皮、八角茴香各一两（炒），桃仁、茱萸（炒）各半两，末之，酒糊丸，空心盐汤下五六十丸。阳明受湿热，传入大肠①，发热恶寒，小腹连毛际间闷痛不可忍，用栀子仁（炒）、桃仁（炒）、枳实（炒）、山楂各等分。同研细，入生姜汁半合，用水一小钟，烫起煎令沸，热服之。一方加茱萸。

丹溪云：疝有挟虚而发者，其脉不甚沉紧，而大豁无力者是也。然其痛亦轻，唯觉重坠牵引耳。当以参、术为君，疏导药佐之。盖疏导药即桃仁、山楂、枳实、栀仁、茱萸、川楝、玄胡索、丁香、木香之类是也。

不问何证，皆可用生料五积散，每服一两，入盐炒吴茱萸、茴香各一钱，生姜三片，葱白五寸煎，空心热服。

楼全善治谢人妻，小腹疼痛，小便不通，先艾灸三阴交，以茴香、丁香、青皮、槟榔、桂、茱萸、玄胡索、山楂、枳实，又倍用黄檗煎服，愈。

脱肛

寒者，以香附子、荆芥等分，煎汤洗之。热者，以五倍子、朴硝煎汤洗之。亦用木贼烧灰，不令烟尽，入麝香少许，大便了，贴少许。或以五倍子末摊纸上贴肛，缓缓揉入。

大肠热甚与肠风者，凉血清肠散。

泻痢后大肠气虚，肛门脱出，不肿不痛，属气血虚，宜补气血为主。赤肿有痛，宜凉血祛风为主。补气血，八珍汤、十全散。凉血，生地、赤芍、槐花、槐角、黄栝蒌、鸡冠花。疏风，防风、羌活、荆芥。

生铁三斤，水一斗，煮取五升，出铁，以汁洗。内服磁石散。

---

① 大肠：原作“太阳”，据《证治准绳》改。

痔

薛新甫云：初起焮痛、便秘，或小便不利者，宜清热凉血，润燥疏风。若气血虚而寒凉伤损者，调养脾胃，滋补阴精。若破而久不愈，多成痔漏，有穿臀、穿阴、穿肠者，宜养元气、补阴精为主。大便秘涩或作痛者，润燥除湿。肛门下坠或作痛者，泻火除湿。坠肿痛或作痒者，祛风胜湿。肿痛、小便涩滞者，清肝导湿。若有患痔而兼疝，患疝而兼下疳，皆属肝肾不足之变症，但用地黄丸、益气汤以滋化源为善。若专服寒凉治火者，无不致祸。

痞

或问：痞属何脏？邪属何气？曰：尝考之《内经》，有阳明之复，心痛痞满者。注：以清甚于内，热郁于外。太阳之复，心胃生寒，心痛痞闷者。注：以心气内燔。备化之纪，病痞；卑监之纪，留满痞塞；太阴所至，为积饮、痞膈。注：皆以阴胜阳也。由是观之，则是受病之脏者，心与脾也。因而怫郁壅塞不通为痞者，火与湿也。其论致病所由之邪，则不可一言而尽。天气之六淫外感，人气之五邪相乘，阴阳之偏负，饮食、七情之过节，皆足以乱其火土之气。盖心，阳火也，主血。脾，阴土也，主湿。凡伤其阳，则火怫郁而血凝，伤其阴，则土壅塞而湿聚，二脏之病，相去不离方寸间，至于阴阳之分，施治之法，便不可同也。何则？《金匮要略·水病篇》谓：心下坚大如盘，边如旋杯，水饮所作者，二条同是语也。但一条之上有气分二字，用桂枝去芍药加麻黄附子细辛汤，治为水寒之邪闭结，气海之阳不布，荣卫不行。一条用枳术[①]汤，为中焦水停土壅故也。又“胸痹篇”云：胸痹，心下痞留，气结在胸，胸满，胁下逆抢心，枳实薤白桂枝汤主之，人参汤亦主之。一证列二方，原其意，盖是留气结在胸为重者，便须补中。又：心中痞，诸逆心悬痛，桂枝生姜枳实汤主之。《伤寒论》中有谓：病人手足厥冷，脉作紧，邪结在胸中者，当吐之。脉浮大，心下反硬，有热属脏者，下之。兹二者为不汗、下而痞满，从其邪有高下，故吐下之不同。若经汗下而心下痞，则以诸泻心汤。大抵痞与结胸，同是满硬，但结胸则涌治，岂非仲景治痞亦在心脾二脏，从火土之阴阳者欤，各适其宜而治。高者越之，下者竭之，上气不足推而扬之，下气不足温而行之。高者抑之，下者举之，郁者开之，结者解之，寒者热之，热者寒之，虚则补，实则泻，随机应变以为治。

若酒积杂病，下之大过，亦作痞满，宜升提胃气，以血药兼之。

脾胃弱而转运不调为痞，宜四君子汤。伤于劳倦者，补中益气汤，大病后元气未复而痞者，亦宜之。

脉之右关多弦，弦而迟者，必心下坚，此肝木克脾土，郁结涎闭于脏腑，气不舒则痞，木香顺气汤。

海藏云：治痞独益中州脾土，以血药治之，其法无以加矣。

疟

予弱冠游乡校时，校师蒋先生之内，患牝疟身痛，逾月不瘥，困甚。时予初知医，延予诊治，告以医欲用姜、附温之。予曰：溽暑未衰，明系热邪，安得寒而温

---

① 术：原作“木”，据《金匮要略》改。

之。经云：阳并于阴，则阴实而阳虚，阳明虚则寒栗鼓颔也。医阳虚则腰背、头项痛，三阳俱虚则阴气胜，阴气胜则骨寒而痛。寒生于内，故中外皆寒，此所云寒，乃阴阳交争互作之寒，非真寒也，岂得用桂、附温之？乃处一方，以柴胡、升麻、葛根、羌活、防风补三阳之虚（升之也，何曰补？曰：虚亦非真虚，以陷入阴分而谓之虚，故升之即补矣），以桃仁、红花引入阴分，而取阳以出还于阳分，以猪苓分隔之，使不复下陷，一剂而病良已。

外祖母虞太孺人，年八十馀，夏患疟，诸舅以年高不堪，惧其再发，议欲截之。予曰：欲一剂而已，亦甚易，何必截乎！乃用柴胡、升麻、葛根、羌活、防风之甘辛气清以升阳气，使离于阴而寒自已；以知母、石膏、黄芩之苦甘寒引阴气下降，使离于阳而热自已，以猪苓之淡渗分利阴阳，使不得交并；以穿山甲引之，以甘草和之，果一剂而止。

疟发已多遍，诸药未效，度无外邪，及虚人患疟者，以人参、生姜各一两煎汤，于发前二时，或发日五更，连进二服，无不愈者。愈后亦易康复，不烦调将。近因人参价高，难用济贫，以白术代之，夜发则用当归，亦莫不应手而愈。

大法：先热后寒者，小柴胡汤；先寒后热者，小柴胡加桂枝汤；多热、但热者，白虎加桂枝汤。多寒、但寒者，柴胡桂姜汤。此以疟之寒热多少定治法也。若多寒而但有寒者，其脉或洪实，或滑，当作实热治之，若便用桂枝，误也。如或多热而但有热者，其脉或空虚，或微弱，当作虚寒治之，若便用白虎，亦误也。所以欲学者，必先问其寒热多少，又诊脉以参之，百无一失矣。

仲景云：疟脉自弦，弦数者多热，弦迟者多寒，弦小紧者可下之，弦迟者可温之，弦紧者可发汗及针灸也，浮大者可吐之，弦数者风疾发也，饮食消息止之。

凡寒热发作，有期者，疟也；无期者，诸病也。

仲景、易老治疟法晰矣，然用之外因暑邪，病在盛热之时为宜，若深秋凄清之候，与七情、痰食诸伤，未可泥也。

呕　吐

《金匮方》：诸呕吐，谷不得下者，小半夏汤主之。又云：呕家本渴，渴者为欲解，今反不渴，心下有支饮故也，小半夏汤主之。用半夏一升，生姜半斤，水七升，煮取一升半，分温再服。又云：卒呕吐，心下痞，有水眩悸者，小半夏加茯苓汤主之。即前方加茯苓四两也。然则生姜、半夏固通治呕吐之正剂矣，然东垣云：辛药生姜之类治呕吐，但治上焦气壅表实之病。若胃虚谷气不行，胸中闭塞而呕者，唯宜益胃推扬谷气而已，勿作表实用辛药泻之。故服小半夏汤不愈者，服大半夏汤立愈，此仲景心法也。

寒而呕吐，则喜热恶寒，四肢凄清，或先觉咽酸，脉弱小而滑，因胃虚伤寒饮食，或伤寒汗下过多，胃中虚冷所致，当以刚壮温之。宜二陈汤加丁香十粒，或理中汤加枳实半钱，或丁香吴茱萸汤、藿香安胃散、铁刷汤，不效则温中汤，甚则附子理中汤，或治中汤加丁香，并须冷服。盖冷遇冷则相入，庶不吐出。（罗谦甫云：诸药不愈者，红豆丸神效。）

曾有患人用附子理中汤、四逆汤加丁香，到口即吐，后去干姜，只参、附加丁、木二香，煎熟，更磨入沉香，立吐定。盖虚寒痰气凝结，丁、附既温，佐以沉、木香则通，干姜、白术则泥耳。

热呕，食少则出，喜冷恶热，烦躁引

饮，脉数而洪，宜二陈汤加黄连、炒栀子、枇杷叶、竹茹、干葛、生姜，入芦根汁服。

《金匮方》：呕而发热者，小柴胡汤主之。

《金匮方》：心胸中有停痰、宿水，自吐出水后，心胸间虚，气满不能食，茯苓饮主之。能消痰气，令能食。又云：渴欲饮水，水入则吐者，名曰水逆，五苓散主之。

仲景以吐蛔为胃中冷之故，则成蛔厥，宜理中汤加炒川椒五粒、槟榔半钱，吞乌梅丸。

胃反　（即膈噎）

瘀血在膈间，阻碍气道而成者居多，以代抵当丸作芥子大，取三钱，去枕仰卧，细细咽之，令其搜逐停积，至天明利下恶物，却好将息自愈。

治反胃，用新汲水一大碗，留半碗，将半碗水内细细浇香油，铺满水面上，然后将益元散一帖，轻轻铺满香油面上，须臾自然沉水底，此即阴阳升降之道也。用匙搅匀服，却将所留水半碗烫药碗漱口令净。吐既止，却进末子凉膈散通其大小便，未效，再进一帖益元及凉膈即效也。此方极验。

童便（降火），竹沥（行痰），韭汁（行血），人乳汁、牛乳汁（补虚润燥），芦根汁（止呕），茅根汁（凉血），姜汁（佐竹沥行痰），甘蔗汁（和胃），驴尿（杀虫），　仍入烧酒、米醋、蜜各少许和匀，隔汤炖温服。

自制**通肠丸**　大黄（酒浸）、滑石（飞研）各二两，陈皮（去白）、厚朴（姜制）各一两半，人参、当归、贯众（去毛）、干漆（炒烟尽）各一两，木香、槟榔各七钱半，三棱（煨）、蓬术（煨）、川芎、薄荷、玄明粉、雄黄、桃仁泥、甘草各五钱，俱各另取细末，用竹沥、童便、韭汁、人乳、驴尿、芦根汁、茅根汁、甘蔗汁、烧酒、米醋、蜜各二杯，姜汁一杯，隔汤煮浓，和丸如芥子大。每服三钱，去枕仰卧，唾津咽下，通利止后服。服此丸及前诸汁后，得药不反，切不可便与粥饭及诸饮食，每日用人参五钱，陈皮二钱，作汤细啜，以扶胃气，觉稍安，渐渐加人参，旬日半月间，方可小试陈仓米饮及糜粥。仓廪未固，不宜便贮米谷，常见即食粥饭者，遂致不救。

李绛疗反胃呕吐无常，粥饮入口即吐，困倦无力垂死者，以上党人参三大两，劈破，水一大升，煮取四合，热顿服。

服耗气药过多，中气不运而致者，当补气而使自运，补气运脾汤。

或痰饮阻滞而脉结涩者，二陈汤入竹沥、姜汁。

有因火逆冲上，食不得入，其脉洪大有力而数者，滋阴清膈散加枇杷叶二钱、芦根一两。

痰多，食饮才下便为痰涎裹住不得下者，以来复丹控其痰涎。自制涤痰丸：半夏曲、枯矾、皂角（火炙，刮去皮弦子）、玄明粉、白茯苓、枳壳各等分，霞天膏和丸。

有因脾胃阳火内衰，其脉沉微而迟者，以辛香之药温其气，却宜丁沉透膈汤、五膈宽中散、嘉禾散之类，仍以益阴之药佐之。

诊：沉缓而无力，或大而弱，为气虚。数而无力，或涩小，为血虚。数而有力为热。寸关沉，或伏，或大而滑数，是痰。寸关脉沉而涩，是气。年高病人，元气败坏，手足寒冷，粪如羊矢，沫大出者，皆不治。

霍　乱

或问：霍乱病，亦复有他论者乎？曰：尝考之《内经》，有太阴所至，为中满、霍乱、吐下。有土郁之发，民病呕吐、霍乱、注下（上湿土霍乱，即仲景五苓散、理中丸之类）。有岁土不及，风乃大行，民病霍乱、飧泄（上土虚风胜霍乱，即罗谦甫桂苓白术散之类）。有热至则身热、霍乱、吐下（上热霍乱，即《活人书》香藿散之类）。《灵枢》有足太阴之别，名曰公孙，去本节后一寸，别走阳明。其别者，入络肠胃。厥气上逆则霍乱，实则肠中切痛，虚则蛊胀，取之所别。有清气在阴，浊气在阳，营气顺脉，卫气逆行，清浊相干，乱于肠胃，则为霍乱。取之足太阴、阳明不下，取之三里。巢氏因此一条乃云：霍乱者，由阴阳清浊二气相干，乱于肠胃间，因遇饮食而变，发则心腹绞痛。挟风而实者，自发热，头痛，体疼。虚者，但心腹痛而已。亦有因饮酒食肉腥脍生冷过度，居处不节，或露卧湿地，或当风取凉，风冷之气归于三焦，传于脾胃，水谷不化，皆成霍乱。自巢氏之说行，后世守之以为法，无复知《内经》诸条者矣。至刘河间乃云吐下霍乱。三焦为水谷传化之道路，热气甚则传化失常，而吐泻霍乱，炎性躁动故也。世俗止谓是停食者，误也。转筋者，亦是脾胃土衰，肝木自甚，热气燥烁于筋，则筋挛而痛，亦非寒也。张戴人则以风湿暍三气合而为邪。盖脾胃湿土为风木所克，郁则热乃发，发则心火炎上故呕吐，呕吐者暍也。脾湿下注故注泄，注泄者湿也。风急甚故筋转，转筋者风也。可谓善推病情者乎。王海藏亦谓：风湿热外至，生冷物内加，内外合病者，此条殆似之矣。凡治病，当从《内经》随宜施治，安可执一端而已哉。然则此病当以何为要？曰：脾胃之湿为本，诸邪感动者为病之由。然其间脾胃为虚有实，邪有阴阳相干之孰甚，皆宜消息处治。至若《明理论》谓：伤寒吐利者，由邪气所伤。霍乱吐利者，由饮食所伤。其有兼伤寒之邪，内外不和者，加之头痛、发热而吐利者，是霍乱伤寒也。原仲景之意，岂必在饮食始为是病，彼于寒邪传入中焦，胃气因之不和，阴阳否隔者，安得不有以致之乎！不然，何以用理中、四逆等汤治之。

《保命集》云：凡霍乱，慎勿与粟米粥，汤入胃即死。如吐泻已多，欲住之后，宜以稀粥渐渐补养，以迟为妙。

霍乱并诸吐泻后，胸膈高起，痞塞欲绝，理中汤加枳实半钱，茯苓半钱。若枳实理中汤吐泻已愈，而力怯、精神未复者，十补散。

诊：霍乱，遍身转筋，肚痛，四肢厥冷欲绝者，其脉洪大易治，脉微、囊缩、舌卷不治。

霍乱之后，阳气已脱，或遗尿而不知，或气少而不语，或膏汗如珠，或大躁欲入水，或四肢不收，皆不可治也。

干霍乱，忽然心腹胀满搅痛，欲吐不吐，欲泻不泻，燥乱愦愦无奈，俗名搅肠沙者是也。

丹溪云：吐提其气，最是良法。吐中兼有发散之义。有用解散者，不用凉药，但二陈汤加川芎、苍术、防风、白芷。

呃　逆

呃逆，即《内经》所谓哕也。或曰：成无己、许学士固以哕为呃逆，然东垣、海藏又以哕为干呕，陈无择又以哕名咳逆，诸论不同。今子独取成、许二家之说，何也？曰：哕义具在《内经》，顾诸家不察耳。按《灵枢·杂病》篇末云：哕，以草刺鼻，嚏嚏而已；无息而疾迎引之立已；大惊之，亦可已。详此经文三法，正乃治呃逆之法。按呃逆用纸捻刺鼻便嚏，嚏则呃逆立止；或闭口，鼻气使之无息，亦立已；或作冤盗贼大惊骇之，亦已。此予所以取成、许二家之论，哕为呃逆，为得经旨也。若以哕为干呕，设使干呕之人，或使之嚏，或使之无息，或使之大惊，其干呕能立已乎？哕非干呕也明矣。若以哕名咳逆，按《内经·生气通天论》曰：秋伤于湿，上逆而咳。"阴阳应象论"曰：秋伤于湿，冬生咳嗽。以此论之，则咳逆为咳嗽无疑，以春夏冬三时比例自见。孙真人《千金》曰：咳逆者嗽也，本自明白，后人不知何以将咳逆误作呃逆，失之远矣。

刘宗厚曰：呃逆一证，有虚有实，有火有痰，有水气，不可专作寒论。盖伤寒发汗、吐、下之后，与泻利日久，及大病后、妇人产后有此者，脾胃气血大虚之故也。若平人食入太速而气噎，或饮水喜笑错喉而气抢，或因痰水停隔心中，或因暴怒气逆痰厥，或伤寒病失下而有此者，则皆属实也。夫水性润下，火性炎上，今其气自下冲上，非火而何？大抵治法，虚则补之，虚中须分寒热。如因汗、吐、下后误服寒凉过多，当以温补之。如脾胃阴虚，火逆上冲，当以平补之。挟热者，凉而补之。若夫实者，如伤寒失下，地道不通，因而呃逆，当以寒下之。如痰饮停蓄，或暴怒气逆痰厥，此等必形气俱实，别无恶候，皆随其邪之所在，涌之泄之，清之利之也。

治呃逆，于脐下关元灸七壮立愈，累验。

又方，男左女右，乳下黑尽处一韭叶许灸三壮，甚者二七壮。

面　痛

面痛皆属火。盖诸阳之会，皆在于面，而火阳类也。心者，生之本，神之变，其华在面，而心君火也。暴痛多实，久痛多虚。高者抑之，郁者开之。血热者凉血，气虚者补气。不可专以苦寒泻火为事。

老母年七十馀，累岁患颊车痛，每多言伤气、不寐伤神则大发，发之剧则上连头，下至喉，内及牙龈，皆如针刺火灼，不可手触。乃至口不得开，言语、饮食并废，自觉火光如闪电，寻常涎唾稠粘，如丝不断，每劳与饿则甚，得卧与食则稍安。知其虚也，始以清胃散、犀角升麻汤、人参白虎汤、羌活胜湿汤加黄芩、甘、桔皆不效，后改用参、芪、白术、芎、归、升、柴、甘、桔之类，稍佐以芩、栀、连翘、黍粘，空腹进之，而食远则加服加减甘露饮，始渐安。第老人性躁，不耐闲，劳与多言时有之，不能除去病根，然发亦稀少，即发亦不如往岁之剧矣。

从子锫因丧子郁结，复多饵鹿角胶诸种子药，或于食后、临卧辄进之，以至积成胃热，遂患面痛，如老母证。服清胃散、甘露饮，大加石膏过当，而见虚证，又服参、芪等补药过当，而复见火证。门人施生以越鞠加山栀、连翘、贝母、橘红之属，开其郁结，而始向安。

脚　气

脚气之名，起自后代，其顽麻肿痛者，则经所谓痹厥也。痿软不收者，则经所谓痿厥也。其冲心者，则经所谓厥逆也。

凡脚气之候，或见食呕吐，憎闻食臭，或有腹痛下利，或大小便闭涩不通，或胸中冲悸，不欲见光明，或精神昏愦，或喜迷忘，语言错乱，或壮热头痛，或身体极冷疼烦，或觉转筋，或肿或不肿，或胜腿顽痹，或时缓纵不随，或复百节挛急，或小腹不仁，引皆脚气状貌也。

方书以肿者为湿脚气，不肿者为干脚气。

不问久近、干湿及属何经，并可用除湿汤加木瓜、槟榔、白芷各半钱，或芎芷香苏散加赤芍药、萆薢各半钱，仍吞木瓜丸。

脚气冲心，丹溪用四物汤加炒檗、以附子末津调傅涌泉穴，以艾灸，泄引其热下行。金匮八味丸，治脚气上攻入少腹不仁。已上虚者宜之。槟榔为末，童便调服三脘散、大腹子散、桑白皮散、薏苡仁散，已上实者宜之。

脚气，上气喘息，紫苏叶三两，桑白皮（锉、炒）二两，前胡（去芦）一两。㕮咀，每服八钱，水二盏半，槟榔二枚，杏仁（去皮尖）二十枚，生姜五片，煎至一盏，温服无时。脚气喘急，此系入腹，宜苏子降气汤，仍佐以养正丹或四磨饮。

脚气，呕逆恶心，宜八味平胃散加木瓜一钱，胃食者，宜生料平胃散加木瓜一钱。二证并可用半夏散、橘皮汤。

小便不通，用生料五苓散一帖，除湿汤一帖，加木瓜二钱重，分二服。

大便不通，羌活导滞汤。

大小便俱不通，槟榔丸，或五苓散和复元通气散。

发热不退者，败毒散加木瓜一钱，或用败毒散、五积散各半帖和匀，名交加散，更加木瓜一钱。

若久履湿，而得两脚或肿或疮，五苓散或和气饮，加木瓜、萝卜子各半钱，大黄一钱。

脚气日久，脚胫枯细，或寒或热，或疼或痒，或一脚偏患软弱亸曳，状如偏风者，宜小续命汤加木瓜，或独活寄生汤、附子八味汤，吞活络丹、虎骨四斤丸。

脚心痛者，宜大圣散二钱重，入木瓜末一钱，豆淋酒调，仍用川椒、香白芷、草乌煎汤洗。

脚气隐痛，行步艰辛，用平胃散加赤曲同煎服最妙，鸡鸣散亦佳。

诊：脉浮弦为虚，濡细为湿，洪数为热，迟涩为寒，微滑为虚，牢坚为实。浮为表，沉为里，沉弦为风，沉紧为寒，沉细为湿，沉数为热。结因气，散因忧，紧因怒，细因悲。入心则恍惚谬妄，呕吐，食不入，眠不安，脉左寸乍大、乍小、乍无者不治。入肾则腰脚皆肿，小便不通，呻吟，口额黑，冲胸而喘，左尺绝者不治。

但见心下急，气喘不停，或自汗数出，或乍寒乍热，其脉促短而数，呕吐不止者死。

着痹（即麻木）

《原病式》列麻证，在六气、燥金、诸涩条下释之。曰：物得湿则滑泽，干则涩滞，麻犹涩也。由水液聚少而燥涩，气行壅滞而不得滑泽通行，气强攻冲而为麻也。俗方治麻病，多用乌、附者，令气行之暴甚，以故转麻，因之冲开道路以得通利而麻愈也。然六气不必一气独为病，气有相兼，若亡液为燥，或麻木无热证，即当此法。或风热胜湿为燥，因而病麻，则宜以退风散热、活血养液、润燥通气之凉药调之。东垣则曰：麻者气之虚也。真气虚弱，不能流通，填塞经络，四肢俱虚，故生麻木不仁。或在手，或在足，或通身皮肤尽麻者，皆以黄芪、人参、白术、甘草、五味、芍药、当归、升麻、柴胡之类，随时令所兼之气出入为方，但补其虚，全不用攻冲之剂。窃详刘、李二公，生同时，居同地，无世运方土之异宜，何乃凡病遽有补攻之别如此？盖因悟入圣人之道不同。刘以人禀天赋本无亏欠，因邪入搅乱其气而后成病，所以攻邪为要，邪退则正气自安。李以人之真气荣养百骸，周于性命，凡真气失调，少有所亏，则五邪、六淫便得乘间而入，所以补正为要，正复则邪气自却。今宜酌量二公之法，当攻当补，从中调治，无执泥其说。

浑身麻木不仁，或左或右半身麻木，或面或头或手臂或脚腿麻木不仁，并神效黄芪汤。

丹溪曰：手麻是气虚，木是湿痰、死血。十指麻木，胃中有湿痰、死血。气虚者，补中益气汤，或四君子汤加黄芪、天麻、麦门冬、川归。湿痰者，二陈汤加苍、白术，少佐附子行经。死血者，四物汤加桃仁、红花、韭汁。

大理少卿韩珠泉，遍身麻痹，不能举动，求治于予，予以神效黄芪汤方加减授之，用芪一两二钱，参、芍各六钱，他称是。一服减半，彼欲速效，遂并二剂为一服之，旬日而病如失矣。予以元气初复，宜静以养之，完固而后可出。渠不能从，盛夏遽出见朝谒客，劳顿累日，偶从朝房出，上马忽欲坠仆，从者扶至陈虚舟比部寓，邀予视之，予辞不治，数日而殁。呜呼！行百里者，半于九十，可不戒哉！

卷之下

诸见血证

《撄宁生卮言》云：古人言诸见血非寒证，皆以血为热迫，遂至妄行，然皆复有所挟也。或挟风，或挟湿，或挟气，又有因药石而发者，其本皆热。上、中、下治，各有所宜。在上则栀子、黄芩、黄连、芍药、犀角、蒲黄，而济以生地黄、牡丹皮之类。胃血，古人有胃风汤，正是以阳明火邪为风所扇，而血为之动，中间有桂，取其能伐木也。若苍术、地榆、白芍药之类，而济以火剂。大肠血，以手阳明火邪为风为湿也，治以火剂、风剂，风能胜湿也。如黄连、黄芩、芍药、檗皮、荆芥、防风、羌活之类，兼用鸡冠花，则又述类之义也。

血溢、血泄、诸蓄妄证，其始也，予率以桃仁、大黄行血破瘀之剂折其锐气，而后区别治之。虽往往获中，然犹不得其所以然也。后来四明遇故人苏伊举，间论诸家术，伊举曰：吾乡有善医者，每治失血蓄妄，必先以快药下之。或问：失血复下，虚何以当？则曰：血既妄行，迷失故道，不去蓄利瘀，则以妄为常，曷以御之，且去者自去，生者自生，何虚之有？予闻之愕然，曰：名言也。昔者之疑，今释然矣。

妇人之于血也，经水蓄而为胞胎，则蓄者自蓄，生者自生；及其产育为恶露，则去者自去，生者自生；其酝而为乳，则无复下，满而为月矣。失血为血家妄逆，产妇为妇人常事，其去其生则一也。失血家须用下剂破血，盖施之于蓄妄之初，亡血虚家不可下，盖戒之于亡失之后。

惊而动血者属心，怒而动血者属肝，忧而动血者属肺，思而动血者属脾，劳而动血者属肾。

《九灵山房集》云：湖心寺僧履师，偶搔腘中疥，自出血汩汩如涌泉，竟日不止，疡医治疗不效。邀吕元膺往视时，已困极，无气可语，及持其脉，惟尺脉如蛛丝，他部皆无，即告之曰：夫脉，血气之先也，今血妄溢，故荣气暴衰，然两尺尚可按，惟当益荣以泻其阴。乃作四神汤加荆芥穗、防风，不间晨夜并进，明日脉渐出，更服十全大补汤十剂，遂痊。

《仁斋直指》云：血遇热则宣流，故止血多用凉药，然亦有气虚挟寒，阴阳不相为守，荣气虚散，血亦错行，所谓阳虚阴必走是耳。外证必有虚冷之状，法当温中，使血自归于经络，可用理中汤加南木香，或局方七气汤加川芎，或甘草干姜汤，其效甚著。又有饮食伤胃，或胃虚不能传化，其气逆上，亦令吐衄，木香理中汤、甘草干姜汤。

诊：脱血而脉实者难治。病若吐血复鼽衄，脉当沉细，反浮大而牢者死。吐血、衄血，脉滑弱小者生，实大者死。汗出若衄，其脉滑小者生，大躁者死。呕血，胸满引痛，脉小而疾者逆也。脉至而搏，血衄，身热者死。吐血，咳逆上气，其脉数而有热，不得卧者死。诸见血，身热脉大者难治，难治者，邪胜也。身凉脉静者易治，易治者，正气复也。衄血者，若但头汗出，身无汗，及汗出不至足者死。血溢上行，或唾、或呕、或吐，皆凶也。若变而下行为恶。利者，顺也。血上行为逆，其治难，下行为顺，其治易。故仲景云：畜血证下血者，当自愈。若无病之人，忽然下利者，其病进也。今病血证，上行而复下行恶，利者其邪欲去，是知吉也。

鼻衄出血

血衄不愈，以三棱针于气街穴出血，更用五味子十粒，麦门冬、当归、黄芪、生地、人参各一钱，水煎，空心热服。

曾病衄，后血因旧路，一月或三四衄，又有洗面而衄，日以为常，此即水不通借路之意。并宜止衄散，茅花煎汤调下，或四物汤加石菖蒲、阿胶、蒲黄各半钱，煎熟，调火煅石膏末一匙头许，兼进养正丹。前诸证服药不效，大衄不止者，养正丹多服，仍佐以苏子降气汤，使血随气下。

舌　衄

舌上忽出血如线，用槐花炒，研末，掺以麦门冬煎汤，调妙香散。

齿　衄

《医旨绪馀》云：有侄女十岁，因毁齿动摇，以苎麻摘之，血出不止，一日夜积十一盆，用末药止其处，少顷复从口出。诊其脉，皆洪大有力。以三制大黄末二钱，枳壳汤少加童便调下，去黑粪数块，其血顿止。一男子每齿根出血盈盆，一月一发，百药不效，知其人好饮，投前剂一服而安。一老妪患此，一发五七日，日约升馀，投前剂亦安。所下皆有黑粪，是知此疾多阳明热盛所致。缘冲、任二脉皆附阳明，阳明一经气血俱多，故一发如潮涌，急则治其标，故投以釜底抽薪之法，应手而愈。要知肾虚血出者，其血必点滴而出，齿亦攸攸而疼，必不如此之暴且甚也。

耳　衄

耳中出血，以龙骨吹之即止，左关脉弦洪，柴胡清肝散。尺脉或躁或弱，六味地黄丸。

吐　血

夫口鼻出血，皆系上盛下虚，有升无降，血随气上，越出上窍。法当顺其气，气降则血归经矣，宜苏子降气汤加人参、阿胶各一钱，下养正丹。

亦有气虚不能摄血者，其脉必微弱虚软，精神疲惫，宜独参汤，或人参饮子、团参丸。

上膈壅热吐血，脉洪大弦长，按之有力，精神不倦，或觉胸中满痛，或血是紫黑块者，用生地黄、赤芍、当归、牡丹皮、荆芥、阿胶、滑石、大黄、玄明粉、桃仁泥之属，从大便导之，此釜底抽薪法也。

血从下出者顺，从上出者逆。一应血上溢之证，苟非脾虚泄泻，羸瘦不禁者，皆当以大黄醋制，和生地黄汁，及桃仁泥、牡丹皮之属，引入血分，使血下行以转逆而为顺，此妙法也。不知此，而日从事于芩、连、栀、檗之属，辅四物而行之，使气血俱伤，脾胃两败。今医治血证，百岂有一生者耶。

血既下行之后，用薏苡仁（多用）、百合、麦门冬、鲜地骨皮。嗽、渴加枇杷叶、五味子、桑根白皮，有痰加贝母，皆气薄味淡，西方兑金之本药，因其衰而减之，自不再发，于虚劳证为尤宜。

急欲止之，用血馀灰二钱，以白汤化阿胶二钱，入童便、生藕汁、刺蓟汁、生地黄汁各一杯，仍用好墨磨浓黑，顿温服。

吐血人多发渴，名为血渴，十全大补汤，或黄芪、人参、五味子、地黄、麦门冬、葛根、枇杷叶，量胃气虚实用之。

咳　嗽　血

或问：咳血止从肺出，他无可言耶？曰：肺不独咳血，而亦唾血。盖肺主气，气逆为咳。肾主水，水化液为唾。肾脉上入肺，循喉咙、侠舌本。其支者，从肺出络心，注胸中。故二脏相连，病则俱病，于是皆有咳、唾血也。亦有可分别者，涎唾中有少血散漫者，此肾从相火炎上之血也。若血如红缕在痰中，咳而出者，此肺络受热伤之血也，其病难已。若咳白血，必死。白血，浅红色，似肉似肺也。然肝亦唾血，肝藏血，肺藏气，肝血不藏，乱气自两胁逆上，唾而出之。《内经》有血枯证，先唾血，为气竭伤肝也。

咯　　血

咯血，不嗽而咯出血也。咯与唾少异，唾出于气，上无所阻；咯出于痰，气郁于喉咙之下，滞不得出，咯而乃出。求其所属之脏，咯、唾同出于肾也。治咯血之方，宜用童便、青黛，以泻手足少阳三焦与胆所合之相火，而姜汁为佐，用四物、地黄、牛膝辈，以补肾阴安其血也。

《撄宁生卮言》云：咯血为病最重，且难治者，以肺手太阴之经，气多血少。又：肺者金象，为清肃之脏，金为火所制，迫而上行，以为咯血，逆之甚矣。上气见血，下闻病音，谓喘而咯血，且咳嗽也。

溲　　血

大抵溲血、淋血、便血三者，虽以前后阴所出之窍血有不同，然于受病则一也，故治分标本亦一也。其散血、止血之药，无越于数十品之间，惟引导、佐使，各走其乡者少异耳。

先与生料五苓散和四物汤，若服药不效，其人素病于色者，此属虚证，宜五苓散和胶艾汤，吞鹿茸丸。或八味地黄丸，或鹿角胶丸，或辰砂妙香散和五苓散，吞二项丸子。若小便自清，后有数点血者，五苓散加赤芍药一钱。亦有如砂石而色红，却无石淋之痛，亦属虚证。宜五苓散和胶艾汤，或五苓散和辰砂妙香散，吞鹿茸丸、八味丸、鹿角胶丸。

下　　血

血之在身，有阴有阳，阳者顺气而行，循流脉中，调和五脏，洒陈六腑，如是者谓之荣血也。阴者居于络脉，专守脏腑，滋养神气，濡润筋骨。若其脏感内外之邪，伤则或循经之阳血至其伤处，为邪气所阻，漏泄经外，或居络之阴血，因著留之邪，僻裂而出，则皆渗入肠胃而泄矣。世俗每见下血，率以肠风名之，不知风乃六淫中之一耳。或风有从肠胃经脉而入客者，或肝经风木之邪内乘于肠胃者，则可谓之肠风。若其他不因风邪而肠胃受火热二淫，与寒、燥、湿怫郁其气，乃饮食用力过度，伤其阴络之血者，亦谓之肠风，可乎？许学士谓：下清血色鲜者，肠风也。血浊而色暗者，脏毒也。肛门射如血线者，脉痔也。然肠风挟湿者，亦下如豆汁及紫黑瘀血，不必尽鲜，正当以久暂为别耳，然要之皆俗名也。世医编书者，或以泻血为肠风，或分泻血与肠风、脏毒为二门，皆非也。

先血而后便，此近血也。由手阳明随经下行，渗入大肠，传于广肠而下者也。赤小豆当归散主之。

先便而后血，此远血也，由足阳明随经入胃，淫溢而下者也。黄土汤主之。

畜　血

夫人饮食起居一失其宜，皆能使血瘀滞不行，故百病由污血者多，而医书分门类，症有七气而无畜血，予故增著之。

衄血，畜血上焦。心下手不可近，畜血中焦。脐腹小肿大痛，畜血下焦。三焦畜血，脉俱在左手中。畜血上焦，活人犀角地黄汤。畜血中焦，仲景桃仁承气汤。畜血下焦，仲景抵当汤、韩氏地黄汤、生漆汤。

如牙齿等蚀，数年不愈，当作阳明畜血治之，以桃仁承气汤，细末，炼蜜丸桐子大，服之。好饮者多有此疾，屡服有效。

痓

痓（《说文》：强直也。而无痉字。《广韵》：痉，恶也，非强直明矣。作痉者误，今正之。）

《金匮》云：病者身热足寒，颈项强急，恶寒，时头热、面赤、目赤，独头动摇，卒口噤，背反张者，痓病也（《活人书》云：外证发热恶寒，与伤寒相似，但其脉沉迟弦细，而项背反张为异耳。）

太阳病，发热无汗，反恶寒者，名曰刚痓。

太阳病，发热汗出而不恶寒，名曰柔痓。

太阳病，其证备，身体强几几，然脉反沉迟，此为痓，栝蒌桂枝汤主之。

太阳病，无汗而小便反少，气上冲胸，口噤不得语，欲作刚痓，葛根汤主之。

刚痓为病，胸满口噤，卧不着席，脚挛急，必龂齿，可与大承气汤（此阳明经药也。阳明总宗筋，以风寒湿热之邪入于胃中，津液不行，宗筋无所养，故急宜此汤下湿热，行津液。故《宣明》云：痓病，目直口噤，背强如弓卧摇动，手足搐搦，宜三一承气汤下之，亦此意也。然非察证之明，的有实热者，亦不可轻用也）。

丹溪云：大率与痫相似，比痫为甚。盖因气血大虚，挟痰、挟火而成。药宜人参、竹沥之类，不可用风药。

一男子二十馀岁，患痘疮，靥谢后，忽患口噤不开，四肢强直不能屈，时或达脐腹痛一阵，则冷汗如雨，痛定则汗止，时作时止，其脉急，弦紧而急。此因劳倦伤血，山居多风寒乘虚而感。又因痘疮，其血愈虚。当用辛温养血，辛凉散风，遂用当归身、芍药为君，川芎、青皮、钩藤为臣，白术、陈皮、甘草为佐，桂枝、木香、黄连为使，更加红花少许，煎十二帖而安。

薛新甫云：痓病，因伤寒汗下过度，与产妇、溃疡等病，及因克伐之剂，伤损气血而变。若金衰木旺，先用泻青丸，后用异功散。肾水虚，用六味丸。肝火旺，先用加味小柴胡汤，次用加味四物汤。发热，用加味逍遥散。若木侮脾土，用补中益气加芍药、山栀。脾经郁结，用加味归脾汤。脾土湿热，用三一承气汤。大凡病后气血虚弱，用参、术浓煎，佐以姜汁、竹沥，时时用之。如不应，用十全大补汤；更不应，急加附子，或用参附汤，缓则不救。

虞抟治一妇人，年三十馀，身形瘦弱，月经后忽发痉，口噤，手足挛缩，角弓反张，此去血过多，风邪乘虚而入。用四物汤加防风、羌活、荆芥，少加附子行经，二帖病减半，六帖病全安。

眩 晕

眩谓眼黑眩也，运如运转之运，世谓之头旋是也。

凡有过节，即随其所动，经脏之气而妄起，因名曰厥阳之火。厥阳之火有五，谓之五邪。五邪之变，遂胜克之病作。又或肾水不足，或精血伤败，不能制其五阳之火独光，或中土虚衰，不能提防下气之逆，则龙雷之火得以震动于巅。诸火上至于头，重则搏击为痛，轻则旋转为眩运矣。

或曰：治诸邪当何如？曰：夫火因动而起，但各从其所动之因而治之。因实热而动者，治其热。因邪搏击而动者，治其邪。因厥逆逼上者，下治所厥之邪。因阴虚而起者，补其阴，抑其阳，按而收之。因阳虚而气浮上者，则补其阳，敛其浮游之气。因五志而动者，各安其脏气以平之。因郁而发者，治其所郁之邪，开之、发之。因精血不足者补之，不已，则求其属以衰之。因胜克而动者，从盛衰之气而补泻之。中气虚衰而动者，补其土以安之。上焦清明之气虚，不能主持而动者，亦当补中焦之谷气，推而扬之。因五脏六腑上注之精气不足而动者，察其何者之虚而补之。如是虽不专治其火，而火自息矣。凡治百病之由火而生者皆然，非唯掉眩而已。

《内经》论眩，皆属肝木，属上虚。丹溪论眩，主于补虚、治痰、降火。仲景治眩，亦以痰饮为先也。

癫 狂 痫

《素问》止言癫而不及痫。《灵枢》乃有痫瘛、痫厥之名。诸书有言癫狂者，有言癫痫者，有言风痫者，有言惊痫者，有分癫痫为二门者，迄无定论。究其独言癫者，祖《素问》也。言癫痫、言癫狂者，祖《灵枢》也。要之癫、痫、狂大相径庭，非名殊而实一之谓也。《灵枢》虽编癫狂为一门，而形证两具，取治异途，较之于痫，又不侔矣。徐嗣伯云：大人曰癫，小儿曰痫，亦不然也。《素问》谓癫为母腹中受惊所致，今乃曰小儿无癫可乎？痫病，大人每每有之，妇人尤多。今据经文，分辨于后。

癫者，或狂或愚，或歌或笑，或悲或泣，如醉如痴，言语有头无尾，秽洁不知，积年累月不愈，俗呼心风。此志愿高大而不遂所欲者多有之。

狂者，病之发时猖狂刚暴，如伤寒阳明大实发狂，骂詈不避亲疏，甚则登高而歌，弃衣而走，逾垣上屋，非力所能，或与人语所未尝见之事，如有邪依附者是也。

痫病，发则昏不知人，眩仆倒地，不省高下，甚而瘛疭抽掣，目上视，或口眼㖞斜，或口作六畜之声。

癫病，俗谓之失心风。多因抑郁不

遂，侘傺[1]无聊而成，精神恍惚，言语错乱，喜怒不常，有狂之意，不如狂之甚。狂者暴病，癫则久病也。宜星香散加石菖蒲、人参各半钱，和竹沥、姜汁，下寿星丸。或以涌剂涌去痰涎后，服宁神之剂。

痫病与卒中、痉病相同，但痫病仆时口中作声，将醒时吐涎沫，醒后又复发，有连日发者，有一日三五发者。中风、中寒、中暑之类，则仆时无声，醒时无涎沫，醒后不复再发。痉病虽亦时发时止，然身强直反张如弓，不如痫之身软，或如猪、犬、牛、羊之鸣也。

烦躁

成氏曰：烦为扰乱而烦，躁为愤激而躁。合而言之，烦躁为热也。折而言之，烦，阳也；躁，阴也，烦为热之轻者，躁为热之甚者。

先贤治烦躁俱作，有属热者，有属寒者。治独烦不躁者，多属热。唯悸而烦者，为虚寒。治独躁不烦者，多属寒，唯火邪者为热。盖烦者，心中烦、胸中烦，为内热也。躁者，身体、手足躁扰，或裸体不欲近衣，或欲在井中，为外热也。内热者，有本之热，故多属热。外热者，多是无根之火，故属寒也。

内外俱虚，身体冷而汗出，微呕而烦扰，手足厥逆，体不得安静者，死。

热病七八日，其脉微细，小便不利，加暴口燥[2]、脉代、舌焦干黑者，死。

大法津液去多，五内枯燥而烦者，八珍汤加竹叶、酸枣仁、麦门冬。

荣血不足，阳胜阴微而烦者，人参、生地黄、麦门冬、地骨皮、白芍药、竹茹之属，或人参养荣汤下朱砂安神丸。

肾水下竭，心火上炎而烦者，竹叶石膏汤下滋肾丸。

产、痘、滞下后虚烦，为血液耗散，心神不守，危矣！宜猛进独参汤。

烦而小便不利，五苓散。

心中蕴热而烦，清心莲子饮。

烦而呕，不喜食，陈皮汤。

惊悸恐

或问：惊、悸、怔忡、恐怖之别？曰：悸，即怔忡也。怔忡者，本无所惊，自心动而不宁。惊者，因外有所触而卒动。张子和云：惊者为自不知故也，恐者为自知也。盖惊者闻响即惊，恐者自知，如人将捕之状，及不能独自坐卧，必须人为伴侣，方不恐惧，或夜必用灯照，无灯烛亦恐惧者是也。

人之所主者心，心之所养者血，心血一虚，神气失守，失守则舍空，舍空而痰入客之，此惊悸之所由发也。或耳闻大声，目击异物，遇险临危，触事丧志，心为之忤，使人有惕惕之状，是则为惊。心虚而停水，则胸中渗漉，虚气流动，水既上乘，心火恶之，心不自安，使人有怏怏之状，或筑筑然动，是则为悸。惊者与之豁痰定惊之剂，悸者与之逐水消饮之剂。所谓扶虚，调养心血、和平心气而已。若一切以刚燥从事，或者心火自炎，又有热生风之证。

心胆虚怯，触事易惊，或梦寐不祥，遂致心惊胆慑，气郁生涎，涎与气搏，变生诸证，或短气悸乏，或复自汗者，并温胆汤主之。呕则以人参代竹茹。

丹溪云：怔忡，大概属血虚与痰。有虑便动者，属虚，时作时止者，痰因火动。瘦人多是血虚，肥人多是痰饮。真觉

---

① 侘傺（chà chì 差斥）：失意貌。

② 燥：原作“躁”，据《脉经》改。

也跳者是血少，宜四物、安神之类。

久思所爱，触事不意，虚耗真血，心血不足，遂成怔忡，宜养荣汤。

有失志者，由所求不遂，或过误自咎，惧恨嗟叹不已，独语书空，若有所失，宜温胆汤去竹茹加人参、柏子仁各一钱，下定志丸，仍佐以酒调辰砂妙香散。

有痞塞不饮食，心中常有所歉，爱处暗地，或倚门后，见人则惊避，似失志状，此为卑惵之病，以血不足故耳，宜人参养荣汤。脾胃不足者，谷神嘉禾散加当归、黄芪各半钱。

健　忘

思虑过度，病在心脾，宜归脾汤，有痰加竹沥。

有因精神短少者，人参养荣汤、小定志丸、宁志膏。

有因痰迷心窍者，导痰汤下寿星丸，或加味茯苓汤。

心火不降，肾水不升，神志不定，事多健忘，宜朱雀丸。

汗

凡眠熟而汗出，醒则倏收者，曰盗汗，亦曰寝汗。不分寤寐，不由发表而自然汗出者，曰自汗。若劳后因动汗出，非自汗也。

阴虚阳必凑，故发热自汗，当归六黄汤加地骨皮。

阳虚阴必乘，故发厥自汗，黄芪建中汤，甚者加附子，或芪附汤。

滑伯仁治一妇，暑月身冷自汗，口干烦躁，欲卧泥水中，脉浮而数，按之豁然虚散。曰：《素问》云：脉至而从，按之不鼓，诸阳皆然，此为阴盛格阳。得之饮食生冷，坐卧当风，以真武汤冷饮之，一进汗止，再进躁去，三进全安。

有痰证冷汗自出者，宜七气汤或理气降痰汤，痰去则汗自止。

火气上蒸胃中之湿，亦能作汗，可用凉膈散。

有气不顺而自汗不止，须理气使荣卫调和，小建中汤加木香。

若服诸药欲止汗固表而并无效验，药愈涩而汗愈不收止，可理心血。盖汗乃心之液，心无所养，不能摄血，故溢而为汗，宜大补黄芪汤加酸枣仁。有微热者，更加石斛，兼下灵砂丹。

汗出如胶之粘，如珠之凝，及淋漓如雨，揩拭不逮者，难治。

戴复庵用黄芪建中汤加浮麦少许煎，黄芪六一汤，或玉屏风散。

补中益气汤治内伤气虚自汗，如脉洪大，心火炎上者，加五味子、麦门冬、黄连各一钱，如左关脉浮弦，自汗，挟风邪也，加桂枝五分，白芍药一钱。如一切虚损之证自汗不休者，加麻黄根、浮小麦。虚阳甚者加附子，但升麻、柴胡俱用蜜水炒。尺脉虚大者加炒黄檗、知母、熟地黄。

当归六黄汤，治盗汗之圣药。

喑

喑者，邪入阴部也。经云：邪搏阴则为喑。又云：邪入于阴，搏则为喑。然有二证，一曰舌喑，乃中风舌不转运之类是也。一曰喉喑，乃劳嗽失音之类是也。盖舌喑但舌本不能转运言语，而喉咽音声则如故也。喉喑但喉中声嘶，而舌本则能转运言语也。

楼全善云：人舌短，言语不辨，乃痰涎闭塞舌本之脉而然。尝治一中年男子，伤寒身热，师与伤寒药五帖，日后变神昏而喑，遂作体虚有痰治之，人参五钱，黄芪、白术、当归、陈皮各一钱，煎汤，入竹沥、姜汁饮之。十二日其舌始能语得一字，又服之半月，舌渐能转运言语，热除而瘥。盖足少阴脉挟舌本，脾足太阴之脉连舌本，手少阴别系舌本，故此三脉虚则痰涎乘虚闭塞其脉道，而舌不能转运言语也。若此三脉亡血，则舌无血营养而喑。经云：刺足少阴脉重虚出血，为舌难以言。又云：刺舌下中脉太过，血出不止为喑。治当以前方加补血药也。又尝治一男子五十馀岁，嗜酒，吐血桶许后不食，舌不能语，但渴饮水，脉略数。与归、芎、芍、地各一两，术、参各二两，陈皮一两半，甘草二钱，入竹沥、童便、姜汁，至二十馀帖能言。若此三脉风热中之，则其脉弛纵，故舌亦弛纵不能转运而喑。风寒客之，则其脉缩急，故舌强、舌卷而喑。治在中风半身不收求之也。

楼全善治一男子四十九岁，久病痰嗽，忽一日感风寒，食酒肉，遂厥气走喉，病暴喑。与灸足阳明、丰隆二穴各三壮，足少阴、照海穴各一壮，其声立出。信哉，圣经之言也。仍用黄芩降火为君，杏仁、陈皮、桔梗泻厥气为臣，诃子泄逆，甘草和元气为佐，服之良愈。

消　瘅

渴而多饮为上消（经谓：膈消）。消谷善肌为中消（经谓：消中）。渴而便数有膏为下消（经谓：肾消）。

上消者，上焦受病。“逆调论”云；心移热于肺，传为膈消是也。舌上赤裂，大渴引饮，少食，大便如常，小便清利，知其燥在上焦，治宜流湿润燥，以白虎加人参汤主之。

能食而渴为实热，人参、石膏①，加减地骨皮散。

不能食而渴为虚热，白术散、门冬饮子。

小便不利而渴，知内有热也，五苓散、猪苓散泄之。

小便自利而渴，知内有燥也，甘露饮、门冬饮润之。

大便不利而渴，止渴润燥汤。

中消者，胃也，渴而多饮，善食而瘦，自汗，大便硬，小便频数赤黄，热能消谷，知热在中焦也，宜下之，以调胃承气汤，又三黄丸主之。

下消者，病在下焦，初发为膏淋，谓淋下如膏油之状，至病成，烦躁引饮，面色黧黑，形瘦而耳焦，小便浊而有脂液，治宜养血以分其清浊而自愈矣，以六味地黄丸主之。

益火之源以消阴翳，则便溺有节（八味丸）。

壮水之主以制阳光，则渴饮不思（六味丸）。

消渴后成水气，方书虽有紫苏汤、瞿麦汤、葶苈丸，皆克泄之剂，不若五皮饮送济生肾气丸，及东垣中满分消诸方为妥。

诊：心脉微小为消瘅，滑甚为善渴（滑者，阳气胜）。肺、肝、脾肾脉微小，皆为消瘅。心脉软而散者，当消渴自已。脉实大，病久可治。悬小坚，病久不可治。数大者生。细小、浮短者死。

黄　疸

大法宜利小便、除湿热。脉浮，腹中和，宜汗。脉浮，心中热，腹满欲吐者，

① 人参、石膏：《证治准绳》作“人参石膏汤”。

宜吐。脉沉，心中懊侬或热痛，腹满，小便不利而赤，自汗出，宜下。脉不浮不沉微弦，腹痛而呕，宜和解。脉沉细无力，身冷而黄，或自汗泄利，小便清白，为阴黄，宜温。男子黄，大便自利，宜补。饥饱劳役，内伤中州，变寒病生黄，非外感而得，宜补。

治疸须分新久，新病初起，即当消导攻渗，如茵陈五苓散、胃苓饮、茯苓渗湿汤之类，无不效者。久病又当变法也，脾胃受伤日久，则气血虚弱，必用补剂，如参术健脾汤、当归秦艽散，使正气盛则邪气退，庶可收功。若口淡怔忡，耳鸣，脚软，或微寒热，小便赤白浊，又当作虚治，宜养荣汤或四君子汤吞八味丸。五味子、附子者，皆可用。不可过用凉剂强通小便，恐肾水枯竭，久而面黑黄色，不可治矣。然有元气素弱，避渗利之害，过服滋补，以致湿热愈增者，又不可拘于久病调补之例也。

疸病，渴者难治。不渴者，可治。脉洪大，大便利而渴者死。脉微小，小便利，不渴者生。疸毒入腹，喘满者危。凡年壮气实，脉来洪大者易愈。年衰气虚，脉来微涩者难瘥。年过五十，因房劳、饮酒，七情不遂而得，额黑呕秽，大便自利，手足寒冷，饮食不进，肢体倦怠，服建中、理中，渗湿诸药不效者，不可为也。

疠风

《素问·脉要精微论》曰：脉风成为疠。“风论”曰：风寒客于脉而不去，名曰疠风。疠风者，荣卫热胕，其气不清，故使鼻柱坏而色败，皮肤疡溃。又谓：风气与大阳俱入，行诸脉俞，散诸分肉之间，与卫气相干，其道不利，故使肌肉膹膜而有疡，卫气有所凝而不行，故其肉有不仁也。“长刺节论”曰：大风骨节重，鬚眉堕，名曰大风。刺肌肉为故，汗出百日。王注：以泄卫气之怫热。刺骨髓，汗出百日。王注：以泄荣气之怫热。二百日。鬚眉生而止。《灵枢》曰：疠风者，数刺其肿上，已刺，以锐针，针其处，按出其恶气，肿尽乃止。常食方食，毋食他食。今观经之论治，分荣卫者如此，若古方虽多，但混泻其风热于荣卫，又无先后之分，至东垣、丹溪始分之。《治法机要》云：先桦皮散，从少至多，服五七日，灸承浆穴七壮，灸疮愈，再灸再愈，三灸之后，服二圣散泄热，祛血之风邪，戒房室，三年病愈。此先治其卫，后治其荣也。《试效方》治段库使用补气泻荣汤，此治荣多于治卫也。丹溪云：须分在上在下。在上者，以醉仙散，取臭恶血于齿缝中出；在下者，以通天再造散，取恶物、蛔虫于谷道中出。所出虽有上下道路之异，然皆不外于阳明一经而已。看其疙瘩，上先见，在上体多者，病在上也。下先见，在下体多者，病在下也。上下同得者，病在上复在下也。阳明主胃与大肠，无物不受。此风之入人也，气受之在上多，血受之在下多，血气俱受者，上下皆多。自非医者神手，病者铁心，罕有免者。夫气为阳为卫，血为阴为荣，身半已上，阳先受之，身半已下，阴先受之。是故再造散治其病在阴者，用皂角刺出风毒于荣血中。肝主血，恶血留止，其属肝也。虫亦生于厥阴，风木所化，必用是治其脏气，杀虫为主，以大黄引入肠胃荣血之分，利出瘀恶虫物，醉仙散治其病在阳者，用鼠粘子出风毒遍身恶疮，胡麻逐风，补肺润皮肤，蒺藜主恶血，身体风痒，通鼻气，防风治诸风，栝蒌根治瘀血，消热胕肿，枸杞消风热，散疮毒，蔓荆子主贼风，苦参治热毒风，皮肌烦躁生疮，赤癞眉脱，八味药治功固至矣，然必银粉为使。银粉乃是下膈通大肠之要剂，所以用其驱诸药入阳明经，开其风热怫郁痞隔，逐出恶风臭秽之毒，杀所生之虫，循经上行至牙齿软薄之分，而出其臭毒之涎水。服此药若有伤于齿，则以黄连末揩之，或先固济以解银粉之毒。银粉在醉仙散有夺旗斩将之功，遂成此方妙用，非他方可企及，故丹溪取二方分用之，如破敌之先锋。至于馀邪未除者，但调和荣卫药中少加驱逐剂耳。

薛新甫以邪之所凑，其气必虚，世医治疠，止知攻邪，而不知补虚，非徒无益，而又害之，故作《疠疡机要》三卷。循其法，虽不能去病，亦可以延天年，无夭枉之患。

破伤风

夫风者，百病之始也，清净则腠理闭拒，虽有大风苛毒，莫之能害。诸疮不瘥，荣卫虚，肌肉不生，疮眼不合，而风邪入之，为破伤风之候。亦有因疮热郁结，多着白痂，疮口闭塞，气难宣通，故热甚而生风者。先辨疮口，干无汁者，中风也；边自出黄水者，中水也，并欲作痓，急治之。

东垣云：破伤风者，通于表里，分别阴阳，同伤寒证治。人知有发表，不知有攻里、和解。夫脉浮而无力，太阳也，在表宜汗。脉长而有力，阳明也，在里宜下。脉浮而弦小者，少阳也，半在表半在里，宜和解。明此三法，而治不中病者，未之有也（此但云三阳，不及三阴者，盖风邪在三阳经，便宜按法早治而愈，若得传入三阴，其证已危，或腹满自利，口燥嗌干，舌卷卵缩，皆无生理，故置而勿论也）。

瘛　疭

瘛者，筋脉拘急也；疭者，筋脉张纵也，俗谓之搐是也。

《原病式》云：诸热瞀瘛，皆属于火。热胜风搏，并于经络，风主动而不宁，风火相乘，是以热瞀瘛生矣。治法：祛风涤热之剂，折其火热，瞀瘛可立愈。若妄加灼艾，或饮以发表之剂，则死不旋踵矣。

产后瘛疭：经云：肝主筋而藏血。盖肝气为阳为火，肝血为阴为水，前证因产后阴血去多，阳火炽盛，筋无所养而然耳。故痈疽脓水过多，金疮出血过甚，则阳随阴散，亦多致此。治法当用加味逍遥散或八珍散加丹皮、钩藤以生阴血，则阳火自退，诸证自愈。如不应，当用四君、芎、归、丹皮、钩藤以补脾土。盖血生于至阴，至阴者，脾土也。故小儿吐泻之后，脾胃亏损，亦多患之，乃虚象也。无风可逐，无痰可消。若属阳气脱陷者，用补中益气加姜、桂，阳气虚败者，用十全大补加桂、附，亦有复生者。此等证候，若肢体恶寒，脉微细者，此为真状。若脉浮大，发热烦渴，此为假象，唯当固本为善。无力抽搐，戴眼反折，汗出如珠者，皆不治。

颤　振

颤，摇也；振，动也。筋脉约束不佳，而莫能任持，风之象也。

气虚而振，参术汤补之。心虚而振，补心丸养之。挟痰，导痰汤加竹沥。老人战振，宜定振丸。

挛

《内经》言：挛皆属肝，肝主身之筋故也。又，阳明之复，甚则入肝，惊骇、筋挛。又，脾移寒于肝，痈肿、筋挛。有热，有寒，有虚，有实。

灸筋急不能行，内踝筋急，灸内踝四十壮；外踝筋急，灸外踝三十壮，立愈。

痛　痹（即痛风）

有风，有湿，有痰，有火，有血虚，有瘀血。诊其脉浮者，风也。缓细者，湿也。滑者，痰也。洪大者，火也。芤者，血虚也。涩者，瘀血也。

因于风者，加减小续命汤，或乌药顺气散去干姜，加羌活、防风。

因于湿者，遇阴雨即发，身体沉重，宜除湿蠲痛汤，佐以竹沥、姜汁，或大橘皮汤。伤湿而兼感风寒者，汗出身重，恶风，喘满，骨节烦疼，状如历节风，脐下连脚冷痹，不能屈伸，宜防己黄芪汤或五痹汤。

因痰者，王隐君豁痰汤，二陈汤加姜汁、竹沥，甚者控涎丹。

因火者，潜行散加竹沥。

因湿热者，二妙散。

因于血虚者，四物苍术各半汤，吞活血丹。

因瘀血者，芎、归、桃仁、红花、水蛭，入麝香少许。

上部痛，羌活、桂枝、桔梗、威灵仙。

下部痛，牛膝、防己、木通、黄檗。

上部肿痛，五积散、乌药顺气散加姜、葱煎，发其汗。

下部肿痛，五苓、八正、大橘皮汤加灯心、竹叶，利小便。

若肿痛而大便不通者，大柴胡汤、防风通圣散主之。

痿

痿者，手足痿软而无力，百节缓纵而不收也。

丹溪云：痿属湿热，有湿痰者，有气虚者，有血虚者，有食积妨碍不降者，有死血者。

湿热，东垣健步丸加黄檗、苍术、黄芩，或清燥汤。湿痰，二陈加苍术、黄檗之类，入竹沥、姜汁。血虚，四物汤加苍术、黄檗，下补阴丸。气虚，四君子汤加苍术、黄檗。气血俱虚，十全大补汤。食积，木香槟榔丸。死血，桃仁、红花、蓬术、归梢、赤芍药之类。痿病，食积妨碍不得降者，亦有死血者，俱宜下之。

按：丹溪以《难经》泻南补北之法摘为治痿之方，亦是举其例耳，若胃口不开，饮食少进者，当以芳香辛温之剂进之，不可拘于此例，宜藿香养胃汤主之。况依《内经》当分五脏。

恶　寒

经曰：恶寒战栗，皆属于热。又曰：战栗，如丧神守，皆属于火。恶寒者，虽当炎月，若遇风霜，重绵在身，如觉凛凛；战栗，如丧神守，恶寒之甚也。《原病式》曰：病热证而反觉自冷，此为病热，实非寒也。或曰：往往见有服热药而愈者何也？曰：病热之人，其气炎上，郁为痰饮，抑遏清道，阴气不升，病热尤甚。积痰得热，亦为暂退，热势助邪，其病益深。或曰：寒势如此，谁敢以寒凉药与之，非杀而何？曰：古人遇战栗，有以大承气汤下燥粪而愈者。恶寒、战栗，明是热证，但有虚实之分耳。

有卫气虚衰，不能实表、温分肉而恶寒者，丹溪用参、芪之类，甚者加附子少许，以行参、芪之气是也。

上焦不通，则阳气抑遏，而皮肤分肉无以温之，故寒栗。东垣升阳益胃汤，用升发之剂开发上焦，以伸阳明出外温之也。丹溪吐出湿痰，亦开发上焦，使阳气随吐升发出外温之也，故寒栗皆愈。

背恶寒是痰饮。仲景云：心下有留饮，其人背恶寒，冷如冰。治法，茯苓丸之类是也。

潮　热

潮热有作有止，若潮水之来，不失其时，一日一发。若日三五发、即是发热，非潮热也。有虚有实，惟伤寒日晡发热乃胃实，别无虚证。其馀有潮热者，当审其虚实，若大便坚涩，喜冷畏热，心下愊然，睡卧不着，此皆气盛，所谓实而潮热者也。轻宜参苏饮，重则小柴胡汤。

若气消乏，精神憔悴，饮食减少，日渐尫羸，虽病暂去，而五心常有馀热，此属虚证。宜茯苓补心汤、十全大补汤、养荣汤之类。病后欠调理者，八珍散主之。

有潮热似虚，胸膈痞塞，背心疼痛，服补药不效者，此乃饮证随气而潮，故热随饮而亦潮，宜于痰饮门求之。

厥

寒厥，表热里寒，下利清谷，食入即吐，脉沉伏，手足冷，四逆汤主之。

热厥，腹满身重，难以转侧，面垢，谵语，遗溺，厥冷自汗，脉沉滑，白虎汤主之。

热厥，手足热而游赤，宜升阳泄火汤。

若大便结实，大柴胡汤主之。

寒厥，手足冷，以附子理中汤。

指尖冷，谓之清，理中汤主之。

厥有涎潮，如拽锯声在咽中，为痰厥。先用瓜蒂散，或稀涎散，或人参芦煎汤探吐，随用导痰汤，多加竹沥，少加姜汁。暴怒气逆而昏运者，为气厥，宜八味顺气散，或调气散，或四七汤。手足搐搦为风厥，宜小续命汤。因酒而得为酒厥，宜二陈汤加干葛、青皮，或葛花解酲汤。

郁

气郁汤　治因求谋不遂，或横逆之来，或贫窘所迫，或暴怒所伤，或悲哀所致，或思念太过，皆为气郁，其状胸满胁痛、脉沉而涩者是也。香附（童便浸一宿，焙干，杵去毛，为粗末）三钱，苍术、橘红、制半夏各一钱半，贝母（去心）、白茯苓、抚芎、紫苏叶（自汗则用子）、山栀仁（炒）各一钱，甘草、木香、槟榔各五分，生姜五片，煎。如胸胁作痛，此有血滞也，宜参血郁汤治之。

湿郁汤　治因雨露所袭，或岚气所侵，或坐卧湿地，或汗出衣衫，皆为湿郁，其状身重而痛，倦怠嗜卧，遇阴寒则发，脉沉而细缓者是也。苍术三钱，白术、香附、橘红、厚朴（姜汁炒）、半夏（制）、白茯苓、抚芎、羌活、独活各一钱，甘草五分，生姜五片，水煎。

血郁汤　凡七情郁结，盛怒叫呼，或起居失宜，或挫闪致瘀，一应饥饱、劳役，皆能致血郁。其脉沉涩而芤，其体、胸胁常有痛如针刺者是也。香附（童便制）二钱，牡丹皮、赤曲、川通草、穿山甲、降真香、苏木、山楂肉、大麦芽

（炒、研）各一钱，红花七分，水、酒各一半煎，去滓，入桃仁（去皮）泥七分，韭汁半盏，和匀，通口服。

热郁汤 有阴虚而得之者，有胃虚食冷物抑遏阳气于脾土中而得之者，其治法皆见发热条中。此则治夫非阴虚，非阳陷，亦不发热，而常自蒸蒸不解者也。连翘四钱，薄荷叶、黄芩各一钱五分，山栀仁二钱，麦门冬（去心）三钱，甘草五分，郁金一钱，瓜蒌皮穰二钱，竹叶七片，煎。问：何不用苍术、香附、抚芎？曰：火就燥，燥药皆能助火，故不用也。

痰郁于痰饮门求之，食郁于伤食门求之，故不著方。

杂　类

尝治伤寒病未平复犯房室，命在须臾，用独参汤调烧裈散。凡服参一二斤馀得愈者，三四人。信哉，用药不可执一也。

余尝治一刻字工人，新婚，冬月冒寒，表证悉具，令以人参、紫苏茎、叶各一两，煎汤饮之，汗出而愈。一孕妇，春夏之交患温病，头痛发热，不恶寒而渴，未及疗治，胎堕去，血无算，昏眩欲绝，余令以麦门冬斤许，入淡竹叶、香豉，频频饮之，亦汗出而愈，盖用劳复法治之。得此活法，则于治是病庶几可十全矣。

余每治伤寒、温热等证为庸医妄汗、误下已成坏病，死在旦夕者，以人参一二两，用童子小便煎之，水浸冰冷，饮之立起。

治伤寒黑斑。曾治一人，伤寒七八日，因服凉药太过，遂变身凉，手足厥冷，通身黑斑，惟心头温暖，乃伏火也。诊其六脉沉细，昏沉不知人事，亦不能语言，状似尸厥，遂用人参三白汤加熟附子半枚，干姜二钱，水二钟，煎一钟，与之服下，待一时许，斑色渐红，手足渐暖而苏醒（人参三白汤：白术、白茯苓、白芍药、人参，生姜三片，大枣二枚。若脉沉、足冷，加附子半枚。上水煎）。

万 痘疮，主治解表、和中、解毒三法也。解表兼发散之义，使邪气尽出于外，不使留伏于中，如防风、白芷、荆芥穗、升麻、葛根、柴胡、桂枝之属。和中专主脾胃，兼助血气，使里气常实，血气不亏，助养痘疮而待其成，不致痒塌倒陷，如黄芪、人参、白芍药、当归、木香、陈皮之属。解毒只泻火、凉血、清气，使毒邪有制，不为正害，如山豆根、大力子、紫草、连翘、芩、连、栀子之属。

万 世俗谓几日发热，几日出形，几日起发，几日作浆，几日收靥，此大略之言耳。痘有疏密，毒有微甚，人有虚实，岂可一切拘以日数？如疮本疏者，其毒微，其人中气实，又能食，自然易出易靥，固不待于旬日者。如疮本密者，其毒甚，其人中气实，又能食，荣卫调和，内外无诸伤犯，至十二三日可以刻期收靥也。若其人中气虚，食少或内外曾有伤犯，或遇气候乖变，因而难靥。岂可必拘以日数哉！

万 不知虚实者，不可以为工。经曰：无虚虚，无实实，虚实之分不可不知也。经曰：必先度其形之肥瘠，以调其气之虚实。此以形体别虚实也。又曰：谷盛气盛，谷虚气虚。此以饮食别虚实也。又曰：脉实血实，脉虚血虚。此以脉别虚实也。又曰：邪气盛则实，精气夺则虚。此以邪正别虚实也。大抵实者邪气实也，虚者正气虚也。经曰：邪之所凑，其气必虚。留而不去，其病则实是也。又曰：五实死者，谓邪气之实也；五虚死者，谓正气之虚也（凡人诊同）。疮痘之证，其人形体肥健，饮食能多，六脉洪实，素无疾病，大便如常，疮色红润者，此表里正气俱实也，不须服药。若形体羸怯，素多疾病，饮食减少，六脉微弱，吐利频频，疮色淡嫩者，此表里正气俱虚也，陈氏温补之法可用。如疮势太盛，焮肿痛胀，大热不退，烦渴昏睡，大小便秘，此表里邪气俱实也，钱氏凉泻之法可用。如疮本稠密，焮发红活，吐利不食者，此表实里虚也，于补汤中加解毒药。如疮色淡白，发不透满，大小便秘，浩饮大嚼者，此里实表虚也，于解利中加发药。又如疮痛者，邪气实也，当活血以开其郁。若痛如刀剜，闷乱大叫者，勿治。疮痒者，正气虚也。当补气以燥其湿。如爬搔不定，破烂皮脱者，勿治。灰白者，气虚也，参、芪之功为大。干燥者，血虚也，归、芎之力宜多。虚则补之，实则泻之，中病即已，无过其制，此治之权衡也。若本实而反补之，则毒气弥盛，或为溃烂，或为痈肿，或为目病，或为咽疮，或为失血，皆补之过也。如本虚而反泻之，则正气益虚，或为吐、为利、为厥逆，皆泻之过也。经云：毋致邪，毋失正，绝人长命，其此之谓欤。

凡物得其平则静，失其平则动。经曰：阳气者，静则养神，柔则养筋。又曰：阴气者，静则神藏，躁则消亡。夫患痘者，阴阳俱病，息欲其匀，语欲其少，寐欲其定，寤欲其宁，饥则索食，渴则少饮，触其疮则吟，拂其欲则鸣，此平人之候。神清气定，谓之静而吉也。如呻者，身有苦也。自语者，神不清也。喘粗者，内热也。肠鸣者，泄也。坐卧不定者，心烦也。啼叫不止者，痛也。摇头者，风也。指欲搔者，痒也。咽物难者，咽痛也。咬牙者，心肝热也。若闷乱躁扰，谵妄昏眩，如见鬼状，摇头扭项，手舞足掷，目睛上翻，寒战咬牙，语音不出，则皆死候矣。如病向静，忽作扰动者，异也，以法求之。如疮色变，无他候者，此戾气所触也；如疮色不变，又无他证，此必有因，但俟自定。其有目瞑息微，四肢僵直，口噤疮坏，昏睡不醒者，此真气将脱、魂魄欲离之兆，又不可作静诊也。

或云：痘疮之候，无以脉诊，言形色可辨也。谓之形者，痘之形也。故尖圆坚厚，始出之形；髮荣滋长，欲壮之形；饱满充足，成浆之形；敛束完固，收靥之形。与大豆、豌豆、绿豆相似者，皆正形也。或平或陷，形之变也。如初出时空如蚕种之蜕，隐如蚊蚤之迹，薄如麸片，密如针头，若热之痱、寒之粟者，不能起发而死。粘聚模糊，肌肉虚浮，溶软嫩薄，皮肤溃烂者，不能收靥而死。谓之色者，痘之色也。喜鲜明而恶昏黯，喜润泽而恶干枯，喜苍蜡而恶娇嫩。红不欲焰，焰则易破；白不欲灰，灰则难靥。由红而白，白而黄，黄而黑者，此出形、起发、成浆、结痂之正色也。出形而带紫，起发而灰白，此色之变。能辨痘之形色，可知死生之期。

先贤看痘有四：曰根，曰窠，曰脚，曰地。用是以验吉凶、断死生，不易之法也。何谓窠？中透而起顶者是也。何谓根？外圈而红者是也。即圈之红否，而其中之虚实与痘毒之浅深可见矣。即窠之起否，而根之浅深、毛血之盈亏可定矣。所谓脚、地，则本乎根窠之圆混、痘子之稀密也。红晕之外谓之脚，彼此颗粒界限分明，不散不离者，此痘脚明净也。空隙之处便谓之地，彼此颗粒不相连缀者，此地面明净也。根欲其活，窠欲其起，脚欲其固，地欲其宽，四者俱顺，痘虽密无虑矣。

圆者气之形也，气盛则痘窠必圆满周净。晕者血之形也，血盛则痘窠必光明红活。气虚则顶陷，气散则塌阻，或有气虚极而不塌陷者，乃火载之，虽见圆满，实空壳如泡然也。血虚则晕淡，血惫则晕枯，根必散，或有血虚极面犹红色者，乃火上浮，虽见圈晕，实枯槁而不润泽也。

痘色之明暗，系于血气之虚实。如色之红者，痘初出也。白者，毒未解也。黄者，毒将解也；干黄者，毒尽解也。灰白者，气衰而血不附也。紫者，毒盛而血滞也。黑者，热极而兼水化也。焦褐者，气血枯也。红变白，白变黄者，顺而生；红变紫，紫变黑者，逆而死。

初验之时，以红纸蘸清油燃火照之，验其生意有无。又以手揩摩面颊，如红色随手转白，随白转红，谓之血活，生意在矣。如揩之不白，举之不红，是为血枯，纵疏不治。又看目睛，神光瞭然，口唇尖上红活如常，无燥白之色发，乃为吉证，万无忧也。

发热轻则毒气轻，则报痘亦轻。发热重则毒气重，故报痘亦重。轻者不必言治，重者宜先解表，凉血解毒次之，及痘既出，便当温补气血，以助其成浆、收靥，失此不治，六日之后无能为矣。审之慎之。

庚午，余自秋闱归，则亡妹已病。盖自七月乳肿痛不散，八月用火针取脓，医以十全大补汤与之，外敷铁箍散，不效，反加喘闷。九月产一女，溃势益大，两乳房烂尽，延及胸腋，脓水稠粘，出脓几六七升，略无敛势。十一月始归就医，医改用解毒和中平剂，外掺生肌散、龙骨、寒水石等剂，脓出不止，流溅所及即肿泡溃脓，两旁紫黑，疮口十数，胸前、腋下皆肿溃，不可动侧，其势可畏。余谓：产后毒气乘虚而炽，宜多服黄芪解毒补血、益气生肌。而医鉴前弊，不敢用。十二月中旬后益甚，疮口廿馀，诸药尽试不效，始改用余药。时脓秽粘滞，煎楮叶猪蹄汤沃之顿爽，乃制一方，名黄芪托里汤，黄芪甘温以排脓、益气、生肌为君；甘草补胃气、解毒，当归身和血生血为臣；升麻、葛根、漏芦为足阳明本经药，及连翘、防风皆散结疏经，瓜蒌仁、黍粘子解毒去肿，皂角刺引至溃处，白芷入阳明败脓长肌，又用川芎三分及肉桂、炒柏为引用，每剂入酒一盏煎，送白玉霜丸疏脓解毒。时脓水稠粘，方盛未已，不可遽用龙骨等药，理宜追之，乃制青霞散外掺，明日脓水顿稀，痛定秽解，始有向安之势。至辛未新正，患处皆生新肉，有紫肿处俱用葱熨法，随手消散，但近腋足少阳分尚未敛。乃加柴胡一钱、青皮三分，及倍川芎，脓水已尽者，即用戴糁散掺之。至元宵后，遂全妥。凡治痈疽，须审经络部分，今所患正在足阳明之分，少侵足少阳经分，俗医不复审别，一概用药，药无向导，终归罔功，甚可叹也。近有患之剧甚如亡妹所苦者，一庠友就余求方，余以冗未及应，诸疡医卒拱手以待毙，余甚伤之，议刊布其方，不忍自秘也。隆庆辛未九日记。

青霞散　治痈疽溃烂、脓多、不敛。先用楮叶猪蹄汤洗过，以此敷之。

青黛二钱，乳香一钱五分，没药一钱五分，韶粉一[1]钱，海螵蛸一钱五分，枯矾一钱，白蔹一钱，寒水石一钱，冰片三分，红粉霜（另研极细，和匀，再研入）一钱，杏仁（去皮尖）廿四个。

有死肉加白丁香五分；大痈疽烂甚腐多，加铜绿一钱五分。此方专治溃疡因血热肉腐化而为脓，故用青黛凉血解毒而使

---

① 一：原脱，据《郁冈斋医学笔麈》补。

肉无腐为君；乳香、没药活血止痛而消肿为臣；寒水石之寒，佐青黛以凉血肉使不腐，枯矾之收涩，排脓而追毒，韶粉、海螵蛸之收湿，止脓汗之多而不燥，粉霜之拔毒，白蔹之敛创，冰片之透肌，以为佐使，诸药多燥，又假杏仁之油以润之，此制方之旨也。

大抵治法，有是病投是药，岂可狐疑而误治哉。且夹阴伤寒，先因欲事，伏阴于内，却又著寒，内外皆阴。阴气独盛，则阳气以衰，故脉沉而足冷也，必须急用人参健脉以益元气为主，佐以附子温肾经，散寒邪，以退阴而回阳也。若舍此二味不用，将何以救之哉。

发热如伤寒，而其人有所从高坠下撷扑损伤，或盛怒叫呼，无何而病，小便自利，口不甚渴，按心下或胁下或脐腹间有痛处，或至手不可近者，畜血也。劳逸、饥饱、七情、房室所伤皆能瘀血，不止一途。友人缪仲淳，每服滋补丸药，多至数两，忽发热不已，投凉解之药有加无损，沉困之极，殆将不支，余用畜血法治之，方烹煎次，仲淳闻其气，曰：一何香也？饮已而热退，明日下黑粪斗许而安。

拾遗（编成而有遗者萃此）

循衣、撮空、摸床多是大虚之候，不问杂病、伤寒，以大补之剂投之，多有得生者。大抵此证，非大实即大虚，当审其因、察其脉、参其证而分若黑白矣。实而便秘，大承气泻之；虚而便滑，独参汤补之，厥逆者加附子。

资生丸　健脾开胃，消食止泻，调和脏腑，滋养荣卫。余初识缪仲淳时，见袖中出弹丸咀嚼，问之，曰：此得之秘传，饥者服之即饱，饱者食之即饥。因疏其方，余大善之而颇不信其消食之功。已于醉饱后顿服二丸，径投枕卧，夙兴了无停滞，始信此方之神也。先恭简年高脾弱，食少痰多，馀龄葆摄，全赖此方，因特附著于此，与世共之。

白术（米泔水浸，用山黄土拌蒸九次，晒九次，去土，切片，焙干）三两，人参（去芦，人乳浸透，饭锅上蒸熟）三两，白茯苓（去粗皮，水飞去筋膜，人乳拌，饭锅上蒸，晒干）一两五钱，橘红、山楂肉（蒸）、神曲（炒）各二两，川黄连（姜汁炒）、白豆蔻仁（微炒）、泽泻（去毛，炒）各三钱半，桔梗（米泔浸，炒）、真藿香（洗）、甘草（蜜炙，去皮）各五钱，白扁豆（炒，去壳）、莲肉（去心）各一两，薏苡仁（淘净、炒）三两，干山药（炒）、麦芽面（炒）、芡实（净肉，炒）各一两五钱。末之，炼蜜丸，每丸二钱重，每服一丸，醉饱后二丸，细嚼，淡姜汤下。

有肾气不循故道，气逆挟脊而上，致肩背作痛，宜和气饮加盐炒小茴香半钱、炒川椒十粒。或看书、对奕久坐而致脊背疼者，补中益气汤或八物汤加黄芪。

臂为风、寒、湿所搏，或饮液流入，或因提挈重物，皆致臂痛。有肿者，有不肿者，除饮证外，其馀诸痛并可五积散及乌药顺气散，或蠲痹汤。外有血虚不荣于筋而致臂痛，宜蠲痹汤、四物汤各半帖，和匀煎服。

活血丹与四物苍术各半汤相表里，治遍身骨节疼痛如神。

《金匮》：下利，谵语者，有燥屎故也，小承气汤主之。

仲景云：下利、便脓血者，桃花汤主之。丹溪云：桃花汤主病，属下焦血虚且寒，非干姜之温，石脂之涩且重不能止血，用粳米之甘引入肠胃。

仲景法：下利清谷，里寒外热，汗出

而厥者，通脉四逆汤主之。

痢疾，不纳食，或汤药入口随即吐出者，俗名噤口。有因邪留，胃气伏而不宣，脾气涩而不布，故呕逆而食不得入者；有阳气不足，胃中宿食因之未消，则噫而食卒不下者；有肝乘脾胃，发呕，饮食不入，纵入亦反出者；有水饮所停，气急而呕，谷不得入者；有火气炎炽内格，呕逆而食不得入者；有胃气虚冷，食入反出者；有胃中邪热不欲食者；有脾胃虚弱不欲食者；有秽积在下，恶气熏蒸而呕逆，食不得入者，当各从其所因以为治。

按：卒仆暴厥之证，不论男子、妇人，是风，是寒，是气，是食，是痰，是湿，但要分得闭与脱二证明白。如牙关紧闭，两手握固，即是闭证，宜苏合香丸、三生饮之类开之；若口开手撒，即是脱证，宜用大剂黄芪、人参煎浓汤灌之，虽曰在法不治，亦十救五六。若误服苏合香丸之类，即不可救矣。盖斩关夺门之药原为闭证设，若施之脱证，是人既入井而又下之石也。

大抵惊悸、健忘、怔忡、失志、心风、不寐皆是胆涎沃心，以致心气不足，若用凉心之剂太过，则心火愈微，痰涎愈盛，病愈不减，惟当以理痰气为第一义，导痰汤加石菖蒲半钱。

膀胱者，州都之官，津液藏焉，气化则能出矣。何谓气化？津液乃气所化也。"经脉别论"云：饮入于胃，游溢精气，上输于脾，脾气散精，上归于肺，通调水道，下输膀胱，水精四布，五经并行。盖譬之蒸物然，汤气上熏，釜甑遂有液而下滴，此脾气熏蒸肺叶，所以遂能调水道而输膀胱也。故小便不通之症，审系气虚而水涸者，利之益甚，须以大剂人参少佐升麻煎汤饮之，则阳升阴降，是地气上为云，天气下为雨也，自然通利矣。

外兄贺晋卿，因有不如意事，又当劳役之后，忽小腹急痛欲溺，溺中有白物如脓并血而下，茎中急痛不可忍，正如滞下后重之状，日数十行。更数医不效，问方于余，余作汗血治之。以牛膝四两（去芦）酒浸一宿，长流水十二碗煎至八碗，再入桃仁一两（去皮尖，炒）、红花二钱五分、当归梢一两（酒浸）、赤芍药一两五钱，木通一两，生甘草二钱五分，苎麻根二茎，同煎至二碗，去渣，入琥珀末二钱、麝香少许，分作四服，一日夜饮尽，势减大半。按：《素问·奇病论》云：病有癃者，一日数十溲，此不足也。今瘀血虽散，宜用地黄丸加菟丝子、杜仲、益智仁、牛膝之属补肾阴之不足，以杜复至。因循未及修治，遂不得全愈。或闭，或一夜数十起，溺讫痛甚，迳服前丸及以补肾之药入煎剂调理而安。

呕血：宜降气，不宜降火。

水曰润下，火曰炎上，引其气而使之下，即以水克火之理，是降气即所以降火也。若用苦寒之药以降火，火万无降理。盖炎上作苦，苦先入心，故芩、连之苦本助火入心经之药。而名为降火者，徒以其寒耳，寒能凝血，苦能伤胃，是非但不能抑上升之气而使之平，行横溢之血而使之归源，害且有不可胜言也，可不戒哉。

宜行血，不宜止血。

凡呕血之症，其始也未有不病胸胁痛者。盖由平日起居失节致血停，淤之久，不能归源，满而溢焉，遂发为呕，殆非一日之积矣。使其流行宣畅，散行百脉，又何呕血之有？故凡治呕血之症，必须用行血之药宣其馀滞而推陈以致新焉。血既流行，胃脘清楚，自不出矣。是行之乃所以止之也。医往往拘泥犀角地黄汤等，过于凉血，虽间或止之，其后常患胸胁大痛、肿满等症，以致不起。盖血得凉则陈者不行，新者不生，淤物愈积而真元愈削故也，况血不可止，而强欲止之得乎！

宜补肝，不宜伐肝。

肝藏血，血阴物也，阴难成而易亏。又，肝为东方木，于时为春，为发生之脏，宜滋养而不宜克伐。先医谓：肝无补法。大谬论也。失血之后，肝脏空虚汲汲焉，实之不暇，而敢以纤毫平肝之药伐之哉！往往见有治疝胀诸症，谓为肝火有馀，而用平肝之药，以致爪青、囊缩而不起者，则肝之不可伐也亦明矣。

噙化丸（自制方）：清肺止嗽，定喘化痰。

薄荷叶四两，桑白皮、天门冬（去心）、麦门冬（去心）、知母（去皮毛）、百部、贝母（去心）、柿霜各二两，枇杷叶（去毛，蜜炙）、诃子肉、阿胶、橘红、紫菀、款冬花各一两半，栝蒌仁（去油）、栝蒌皮瓤、黄芩、杏仁（炒，去皮尖、油，取净霜）、白茯苓，玄明粉、铅白霜、桔梗各一两，旋覆花、马兜铃、五味子各七钱半，硼砂五钱、冰片一钱（非真者勿用）。上为极细末，梨膏为丸，如无梨膏，则以白蜜、竹沥、梨汁熬至滴水不散为度，丸如龙眼大，噙化一丸。

正德六年（丙申）
五月吉辰川胜七郎兵卫板

跋王宇泰医辨

王太史《证治准绳》并《医论辨》，诸症明且尽矣。予尝反复二书之馀，抄纂精确详明，尤切于治疗者，名曰《王宇泰医辨》。凡上、中、下三卷，乃以缮写，元禄壬申阳复之日成焉。

伊东大业纲

医　　论

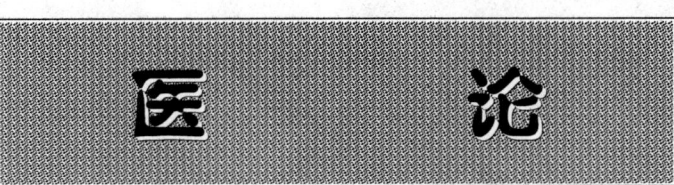

目　　录

卷 上

痘诊发微

溯源 痘疹之症，不著先秦古书，故溯流穷源，类多未定之见，有谓在母腹中时食秽血而致者，有谓在交媾时欲火所钟者，盖皆胎毒也。宋、元以来，医家之说，大抵皆然，而近又有天行疫疠，与伤寒同，则是外感，了与胎毒无干，不知伤寒之病，人有不患之者，而痘则人人不得而免，伤寒则既病之后，不能保其不再病，而痘疹则一出之后，永不复出，如此则所谓胎毒者是也。然食秽之于欲火，自有男女以来即有之，何此不见于汉以前，而特于建武以后始有之，岂建武以前，独无胎毒耶？曰痘疹之症，其始也未有不本于胎毒，而其既也，未始不成于外感，惟其本于胎毒，故人人不得而免，惟其成于外感，故特见于建武之后，而建武以前无见也。经不云，平之温热者疮，盖上古之时，风气未漓，禀受素厚，即有胎毒，自能内消寒凉之地，腠理闭秘，疫疠难侵，温热之方，风气平安，疮亦不作，故未闻有患痘者。至建武时，胡虏极西北之人，到南方温热之地，腠理开通，偶感时行疫厉之气，触动在胎时所受温热毒，发为此疮，所传染无一得免，而痘症著矣，即如俗所云杨梅疮者，亦起近代，亦能传染，其一发之后，不复再出，又与痘同。盖人在气交之中，故痘疹由外感而成者，类能传染，惟莫开其端，则其症不著，要未可以执一论也。惟内染外感，相搏而成，故欲发之初，未见红点之际，以微汗散之，未有不愈者。失此不汗，至于将出未出之时，其势已成，更欲汗之，虚者不能成浆，实者必成斑烂矣，可不审哉！

痘疹始于胎毒，继感瘟疫外邪，引动伏毒，势若燎原，危险万分，互相传染，为害闾阎，所以喻氏为之痘因温疫而发，按外感六经而治，所以择无疫之时宣泄，可收十全。万密斋言之最精，管柽亦良，痘疹定论，补方尤妙，近有引种法，由占拿氏发明原理，百无一失，仅行于粤东，尚未广布宇内江浙之人，疑信相半，惜乎不能开通，奈何能治外感疫疠，即能疗痘疮，喻氏创之于前，是济世之苦心，奈庸俗不知何（按近牛苗引种之法已普遍）。

预防 预防之药，如古方油饮子、辰砂散、龙骨膏之类，人多用之，未有效者，痘固不可以预治耶。然不治已病治未病，亦医所宜知，故凡值天时不正，乡邑痘疮盛发，或遇冬温，阳气暴泄，至春夏之时，疮必大行，宜预以凉血降火之药治之，则多者可少，少者可无，亦或有此理。今以经验一方附于后。代天宣化丸：人中黄（属土甲已年为君）、黄芩（属金乙庚年为君）、黄柏（属水丙辛年为君）、栀子（属木丁壬年为君）、黄连（属火戊癸年为君）、苦参（佐）、荆芥穗（佐）、防风（去芦。佐）、连翘（去心酒洗。佐）、紫苏叶（佐）、牛蒡（酒淘炒。佐）、山豆根（佐）。先视其年所属，取其药以为君，其馀主岁者为臣，为君者倍之，为臣者半之，为佐者如臣四分之三。于冬至日修合为末，取雪水煮升麻和竹沥调神曲为丸，外用辰砂、雄黄为衣，竹叶汤送下。（按此方即无效亦无损。）

制人中黄法：取甘草大者，不拘多少，用新竹一节，纳入甘草，仍紧塞无节空处，尿缸中浸七七日，取出晒干，听用。

消毒丹：辰砂（飞过）、丝瓜（近蒂者三寸烧存性为末）。上各等分。

周岁以下一钱，一岁以上者二钱，蜜调下。或将鸽子及[①]雄者煮熟，以辰砂搽上，令儿服之亦可。上二方，大抵以凉血为主，余友孙元博，又以生地黄、金银花、川山甲主之亦妙。盖二药能凉血，而川山甲能水能陆，又可以引二药贯通经络而无阙也。

若人脾胃素弱者，更宜调其胃气，适其寒温，节其乳食，间以六君子汤加枳实、砂仁、木香之类与之，使胃气和畅，荣卫流通，其疮易出亦易靥也。如或禀受元虚，则又宜以滋补化源为主，微兼凉血之药，如生地、金银花之类。气血既旺，虽即毒盛，亦自无妨，不宜过服凉解之剂，要在融通而已。

当痘疫未起之年，或天时不正，温疫流行之际，预服凉血降火之药，减泄伏毒，自能减轻伏邪，确有此理。余在京师旅馆，有滇南普洱莫君，亦来会试，谈及该处有神皇豆，能迎养供奉之，其所过之街，痘疹不作，作者可免夭陨，真神物也。相传系神农手植，并蒙赠一粒，试之果验。此言世人罕知，今特记之。

论痘起足太阳　痘疹之症，大抵自足太阳经传变中来，盖痘疹虽非外感，却是因外感而发，故阳经先受病，与伤寒同。钱氏谓五脏各有一证，呵欠伸闷肝也，时发惊悸心也，乍凉乍寒手足凉者脾也，面目腮赤、咳嗽时嚏者肺也，惟肾独无症，以其位在下，不受秽也。此说似是而非，夫痘固毒甚，然亦自经络中受病，苟非坏症，岂有径尔入脏之理。至于肾独无症耳，尻足稍加冷之故，则以痘本火毒，而肾为水脏，水能克火，故火不敢侵之，非以其不受秽也。子在母胎之时，肾实系之，彻始彻终，皆肾用事，设有秽毒，肾当先受矣。然则缘何而知其自足太阳起也？曰《灵枢·口问》篇治欠伸及嚏，俱补足太阳，是知欠嚏，皆太阳候也。《素问》又曰：岁水太过，寒气流行，病烦心燥悸，寒水夹脊逆流上逆丙火，正寒气流行之谓也。寒水逆丙火于面上，故面腮俱赤，是惊悸腮赤。又太阳候也，至于咳嗽寒热，则伤寒初起之时，亦多有之，未闻其以此而遽谓为脏病也，曰既与伤寒同自太阳来，则何以无头痛、项强、骨节痛之症，曰此属温热，受病既殊，辨症亦异也。

痘因外感引动伏毒，而发太阳通体之经，故阳经先受，其始必由太阳，亦自然之理也。西士占拿氏发明引种法，以泄手少阳之毒，引种后永不复出，是良法也。

论汗下　痘疮未出，疑似之间，不可妄用汗下之药，盖妄汗则虚其表而难成，忘下则虚其里而易倒陷也。然亦语其平，示人精审耳。若语风寒外袭，应出不出，则汗剂亦可用也。如大便连日不行，烦闷狂躁，不与下之，宁不夭人生命哉！是下剂，亦可用也，况有不止于此者，（明表里，别虚实，在表宜汗，在里宜下，补偏救弊，转危而安，亦治法之权衡，虚实之妙用也）《体仁汇编》云：痘疮逆者，宜以保元汤加牛蒡子、芩、连、玄参、丝瓜

① 及：大成本无此字。

灰、芎、归、连翘各五分，陈皮、桂各三分，白芍药一钱，防风、羌活、荆芥、前胡各三分，姜、葱煎服，取汗，以泄其毒，开其滞涩，若七八日内，病势沉重，色白毒深，又用保元汤，兼大黄、芒硝、枳实、朴、芎、归水煎，大下之，则里虚而毒反内攻，在里而汗之，则表虚而毒益难出，气血既实，毒虽盛，而不足以胜其气血，则汗下以泄其毒，而病自去矣。若气血虚，而毒反胜之，则不惟虚人禁汗，即毒尽泄去，亦决不能存活，徒负杀人之谤耳，要当精审也。

辨虚实　不食气促，腹胀吐利为里虚，四君子汤加减，甚者木香散，反此则实，不必服药。若脏腑热甚，大便秘，小便赤，腹满而喘，掌心并腋下汗出，谵言妄语，渴饮水浆，能食而不结痂，宜以承气汤下之。身凉痘疮根窠不红，顶陷为表虚，黄芪建中汤加减，甚者异功汤，反此则实，不必服药矣。

吐利气促腹胀为里虚，腹满而喘，二便秘，谵狂口渴为里实，细心讨论，虚实判然矣。

验轻重　发热轻则毒气轻，故报痘亦轻，发热重则毒气重，故报痘亦重，轻者不必言治，重者宜先解表，凉血解毒次之，及痘既出，便当温补气血，以助其成浆收靥，失此不治，六日之后，无能为矣，审之慎之。又有两耳后红筋起明润者，其痘必轻，若紫红筋起而晦黯者，其痘必重，若大红虽微带紫，而色明润者，痘虽重无事，二者急用解毒凉血之药投之，亦重而变轻矣。

察验耳后红筋，以辨轻重，最为明显易从。

惊　风

治法心要云：常见一老医言小儿惊搐，多是热症，若先便用惊风药，白附子、全蝎、僵[①]蚕、川乌之类，便有坏症，后有医幼科药，只作导赤散加地黄、防风，进三服，导去心经邪热，其搐便止，次服宁神膏神效。《治幼心书》序云：五苓散在诸家止用之解伤寒、温湿、暑毒、霍乱，而德显于惊风痰搐疮疹等疾，通四时而用之。前同知衡州府事胡省斋，因其子惊风得疾，问之曰：五苓散何必愈此疾乎？德显曰：此剂内用茯苓，可以安此心之神，用泽泻导小便，小肠利而心气通，木得桂而枯，足能抑肝之气，而风自止，所以能疗惊风。施之他症，亦皆有说，省斋深然之，此其善用五苓散也。小儿惊风搐掣，医者视为一病，辄以金石、片脑、麝香、蜈蚣、僵蚕、蛇蝎等剂，非徒无益，反增他症，德显则谓有惊风而搐者，有风郁而搐者，惊属心，风属肝，而郁于气者亦有搐，陈氏所谓蓄气而成搐者是也，但未著其方，余因惊风则随症施治，若气郁而搐者，则用宽气治之，以枳壳、枳实为主，尝因患搐者，仓卒求药，教服铺家散而搐亦止，病家深感之，此又治搐之特见也。

惊者，痉也。痉有虚实之分，刚柔之别，急者宜清汗涤痰，世俗名曰急惊；缓者宜扶脾益气，俗谓慢惊，切忌妄用针刺，并误投金石毒烈之品。粤省钱澍滋回春丹，驰名中外，然仅能治急症，若慢症误用，立见危殆。其仿单夸耀专治急温惊风者，是欲一药统治诸病，欲广招徕，岂不知无心杀人，已干天谴，奉劝该号，速

---

① 僵：原作"薑"，据大成本改。

将仿单更正，造福无穷，生意从此发展，是所厚望焉。

按：小儿吸受外邪，先伤肺经，起自寒热气粗，久延渐人心胞络，虽有微汗，而痰多鼻煽，烦躁神昏，切忌妄投辛香金石重剂，以致阴液消亡，热势愈炽，正气愈虚，肝风陡动，则肢掣目窜，痉厥生矣，慎勿误认惊风，致多倾败，若能于病未猖獗之先，用辛凉开肺，继以甘寒化热，润燥降痰，旬日自能平复。余历验多人，挽回谬误，不计其数，特将温邪陷入，内耗阴液，肝风妄动，实非惊恐致病，每见病家惶乱，医者庸昧，妄投惊药，轻者重，重者死，忆自喻氏辟之前，痉病之名，不啻大声疾呼，今尚不能挽狂澜于既倒，则草菅人命，何忍缄默也矣。

卷　中

论　望　色

望色之法，明莹者吉，昏晦者凶。然陈希夷云：凡色之无光者，不足谓之色。盖光即虚色，灾喜皆不成，不必断也。然则望色者，必于有光中分别明晦，以定吉凶，然后可耳。春青夏赤，秋白冬黑，以四时判之，得时者生，失时者凶，四色之中，又须常带黄润之色，乃佳，脾气无不在也。准头赤，肺中有火，畔[①]黑，肾中有邪，年寿赤，则心火炎，眼下青，则脾气逆也。由此而推思过半矣。鼻准黄明，脾气强也，鼻尖青黄淋也，白者亡血也，赤者血热也。

望而知之为神，《内经》明堂篇言之详矣。

论　芤　脉

芤今人多不谙其状，脉诀云：两头有，中间无，遂滋百世之惑，或云无芤脉，非也，芤者，草有孔之名。

论　人　参

人参（君）气温味甘，甘而微苦，气味俱轻，阳也，阳中微阴，无毒，白茯苓、马蔺为之使，反藜芦，恶溲疏[②]卤咸。出上党辽东者佳，其根状如防风而润实，春生苗，多于深山中背阴，近假漆[③]下湿润处，初生者，三四寸，一椏五叶，四五年后，生三椏，年深者生四椏五叶，中心生一茎，俗名百尺杵，三月四月有花，细小如粟，蕊如丝，紫白色，秋结子，或七八枚如大豆，生青熟黄，又红，自二月四月八月上旬採根，（李言闻考人参，生于阴湿树林之中，著《人参考》，言之且晰矣）竹刀刮去土，曝干，无令见风，如人形者神。又雷公云：大块类鸡腿者良，而今人又以莹坚润为上，有金井玉兰之号，炮制。凡用勿取高丽及色枯体虚者，采得去芦用，如不去，能吐人。又丹溪云：若服人参一两，入芦一钱，则一两之参徒费矣，戒之。主治，《本经》云：味甘微寒，（寒字误）主补五脏，安精神，定魂魄，止惊悸，除邪气，明目，开心益智，久服轻身延年。一名金衔，一名鬼盖。按五脏之正气不足，而乱气乘之，则心神为之不宁，故令虚劳之人，梦寐不安，神不守舍，人参所以安精神，定魂魄，止惊悸，以其能补五脏之正气也，正气复则邪气除矣，而时师类于补气之外，另求所谓清镇之药者谬矣。疗肠胃中冷，心腹鼓痛，胸胁逆满，霍乱吐逆，调中，消渴，通血脉，消胸中痰，破坚积，治肺气不足咳嗽，止烦躁，变酸水，杀金石药毒，令人不忘，患虚而多梦俱用之。

---

① 畔：原作“半”，据大成本改。

② 疏：大成本作“便”。

③ 假漆：大顾本作“罅隙”。

洁古云：治脾肺阳气不足，及肺气喘促，短气少气，补中暖中，泻脾肺胃中火邪，然非升药引用，不能补上升之气，升麻一分，人参三分，为相得也。若补下焦元气，泻肾中火邪，茯苓为之使。又云：补虚用之，又能补胃，治咳嗽则勿用，短气则用之。东垣云：人参甘温，能补肺中之气，肺气旺则四脏之气皆旺，肺主诸气故也。仲景以人参为补血者，盖血[①]不能自生，须得生阳气之药乃生，阳生则阴长，血乃旺矣。若阴虚单补血，血无由而生，无阳故也。又云：治中汤同干姜用，治腹痛吐逆者，里虚则腹[②]痛，此药补之，是补其不足。又云：补气用人参，如气短气不调及喘者加之。海藏云：人参味甘温，调中益气，即补肺之阳，泻肺之阴也。若但言补肺而不论阴阳，而寒热何气不足？误矣。若肺受寒邪，宜此补之，肺受火邪，不宜用也。肺为天之气，即手太阴也，为清润之脏，贵凉而不贵热，则其为寒象可知。若其伤热则沙参，沙参味苦，微寒无毒，主血积精气，除寒热，补中益肺气，治胃痹心痛结热，邪气头痛，皮间邪热，安五脏。人参味甘微温，补五脏之阳也，沙参味苦微寒，补五脏之阴也，安得不异。易老取沙参代人参，取其苦也，苦则补阴，甘则补阳，《本经》虽云：补五脏，亦须各用本脏药相佐使，随所引而补一脏也，不可不知。

近世用人参者，往往反有杀人之害，富贵之家，以此为补元气之妙药，其身欲壑太过，藉参补养，每见危殆者，乃不明当用不当用之过也，况杂入温补剂中，则尤谬矣。世人仅知用参之补，而不知行气，徒形壅塞，不能流通矣。余用参一钱，必加陈皮一分，取效敏捷，参看治验录，即知其用法。

按：《主治要诀》谓人参之用有三，补气也，止渴也，生津也。补气不必言，何为生津而止渴，盖脾气输于肺，肺气下降，津液乃生，犹蒸物然，热气熏蒸，旋即成液，故气不足则渴，补其气，则津生而渴自止矣。能消痰变酸水者，脾气不足，不能运化精微，故蓄而为饮，以人参补之，治其本也。疗肠中冷者，气为阳，阳虚则内寒，而人参补气也。止腹痛者，补里虚之效也。破坚积者，养正气积自除也。止躁烦，治梦纷纷[③]者，《本经》安精神，定魂魄之功也。又人参助肺气，何谓能治喘嗽，人参实元气，何为能治逆满，此盖为因虚而致者，言正气夺而用之，则为补虚，邪气盛而用之，则为实实，要在精审而已。故洁古又云：喘嗽勿用，戒实实也。余治一人喘嗽，服泻肺药益甚，投以人参一服而止，非谓喘嗽概不可用人参也。胸胁逆满，反胃吐逆，邪气方盛，固不可用人参，然伤寒杂病下后亡阴，胸中之气，因虚下陷于心之分野，而致心下痞者，用导气之药，则痞益甚，须用人参补之，故仲景治胸痹，以人参汤主之。若实者，则宜枳实薤白桂枝汤也。胃虚谷气不行，胸中闭塞而呕者，用辛药泻之，则呕益甚，惟宜益胃扬谷气而已。故胃反呕吐，小半夏汤不愈者，服大半夏汤与人参立愈，此仲景要诀也。今人不察病之虚实，不谙药之补泻，一遇喘满呕逆之症，便谓有馀，杂以破气之药投之，妄言气无补法，遂视人参若堇鸩，然而病人亦遂束手待毙而无憾，可胜叹哉，三复经文，不觉觍缕。

---

① 血：原无，据大成本补。
② 腹：原作“复”，据大成本改。
③ 纷：大成本作“纭”。

论犀角

犀角以黑如漆，黄如粟，上下相透，云头雨脚分明者为佳，近人多巧，伪药染汤煮，无所不至，然亦易辨，犀不可见日，并贮，若犯之，则色理粗燥。凡蜜犀角嫩者，以凤仙花染之。

犀有水旱二种，以水犀为上，凡心胆肝三经之热，允为良药。

杂记

《梦溪笔谈》云：医用艾一灼，谓之一壮者，以壮人为法，其言若干壮人，当依此数也。若老幼羸弱，当量力减之，不可拘执以误人。

余幼时见水蛭，恶而溺之，数四化为水。又一日见之，以蜜一匙滴之，即缩不动，久之亦化为水，嗣后虽经阴雨不复活，二物之能制蛭毒如此。（物性相制之理，不可不知，以备一时缓急之需，亦不可少也）而昔人有吞蛭者，医者见之，乃极劳扰，惜乎其不知此也。又云：医者所论人鬚鬓眉，虽皆毛类，而所主五脏各异，故有老而鬚白，眉鬓不白者，脏有所偏故也。大率发属心，禀火气，故上生；鬚属肾，禀水气，故下生；眉属肝，故侧生。男子肾气外行，上为鬚，下为势，女子、宫人无势，则亦无鬚，而眉鬓无异于男子，则知不属肾也。又云：四明生奉真良医也，天章阁待制许元江淮发运使奏课于京师，方欲入对，而其子疾，亟瞑而不食，惙惙欲逾宿矣，奉真视之曰：脾已绝，不可治，死在明日。元曰：观其疾势，固知其不可救。今方有事须陛对，能延数日之期否，奉真曰：如此事中，诸脏皆已衰，唯肝脏独过，脾为肝所胜，其气先绝，一脏绝即死，若急泻肝气，肝气衰则脾少缓，可延三日，过此无药也。乃投药，至晚乃能张目，稍稍复啜粥，明日渐苏而能食。元曰：甚喜。奉真笑曰：此不足喜，肝气渐舒耳，无能为也，后三日果卒。

所载各论，多采前哲指迷之言，以下高氏续补，乃增原书不及，细心研究，胜读书十年，识者自知。

酿酒之时，寒之则甘，热之则酸。酸则蛤粉、田螺之类投之，凉其热也，甘则以垆火绵包而悬酒中，温其寒也。又有酒酸，而以官桂、砂仁之类救之，亦医家从治之法也。

治大风眉鬓脱落，苦参（末半斤）、生槿皮（末四两）。上炼蜜丸弹子大，每服一丸，日进三服，清茶送下。

治天泡疮单方用香滋一味。

治杨梅疮毒　羌活　当归　白芍药　金银花　牙皂（各五钱）　冷饭团（四两，即鲜土茯苓）共煎服。若加蟾蜍一只，陈酒四两，同煎，其效尤捷。

又治一妇面目朝肿，腿足午后肿甚，六脉浮濡，诸治莫效，而乞余方治，此证由风湿而起，《内经》云：面肿曰风，足胫肿曰水。以麻黄、防风开表逐风，五苓利湿行水，十服诸恙俱瘳。

此即《金匮》所谓风水症是也。自此以下十三条，原抄本所载，殷氏校板则无，今从原本补入，以广智识。

又治一妇，面目周身，黄如染金，腹胀气促，始由果斋用仲景栀子柏皮汤治之，不应。余诊脉濡而沉，此属湿蕴日久，水窜腠理，未能外达，郁湿化热而发黄，投以茵陈蒿汤加栀、柏、大黄，以泄湿热，外用金鳞黑脊活鲫鱼七尾，剪鱼尾贴脐之四围，当脐勿贴，干则易之，未及四时，水由脐出，其黄渐退，如是旬日，厥疾已瘳。

按：此法捷效，（寿）仿其方法，屡治屡验，缘世罕见，今特志之，以启后进。然此方《准绳》中未载，偶阅秘旨有一方，与此仿佛，后质之椿田，亦云李冠仙用之，亦效若桴鼓，第不知始自何人，容再查明，以待博雅教政。（澜志）

果斋治妇人吐血盈盆，诸药罔效，因思前哲，有以血导血归源法，嘱其取吐出之血，瓦器盛之，候凝、铜锅炒血黑色，以绵纸盛，放地上一周时，出火毒，研极细末，用鲜侧柏叶五钱、麦冬一钱，煎汤调血炭末五分，二三服血自归源，屡验屡效。又治吐血宜用苦寒者有戒，用苦寒者，尤当随症择用，未可执一，以误人也。

楼氏《纲目》治吐血，皆用诸药炭，亦颇捷，今以血导血归源，亦师其意，而变化敏捷，取效昭著。

按：余治一妇吐血倾盆，数日不止，目闭神昏，面赤肢软，息粗难卧，脉左沉右洪，重按幸尚有根。此郁火久蒸肺胃，复缘暑热外逼，伤及阳络，致血海不敛，危在顷刻。因思止血诸药，若寒者多投之必呕，乃变通成法，先用甘寒冀其入胃清上血止，再商二帖血止，亦创见也。服后夜寐甚安，血止神清，惟神倦懒言，奄奄一息，脉虽稍平，右愈浮大无力，此血去太多，恐延虚脱之患，经云：血脱者，益其气。遂师其意，用：人参（七分，秋石水拌）、黄芪（七分，黄芩水炙黑）、归身（一钱，炒黑）、怀山药（钱半）、茯苓（三钱）、大麦冬（钱半，去心）蒸北五味（七粒），和入甘蔗汁、梨汁、藕汁服三帖，食进神健而瘳。观此知病有虚实，体有强弱，本难执一，但今人吐血挟虚者多，而医者辄用苦寒，是昧于虚实，宜乎得愈者少，而夭枉者多矣。今将八汁饮方附后，以备明哲商酌而教正之，幸甚。又方：甘蔗汁、藕汁、芦根汁（各一酒杯）、白果汁（二匙）、白萝卜汁（半酒杯）、梨汁（一酒杯）、西瓜汁（一酒杯，生冲）、鲜荷荷叶汁（三匙），七汁和匀，隔水炖热，冲入瓜汁，不住口缓缓频饮。凡属虚火，转危为安，用之屡效。若非夏令，无瓜、荷二汁，即以梨、藕二汁，倍用天冬、百合榨汁，亦可代之。前方中人参价昂，可用真西洋参（一钱五分）代之。

消渴一症，今医惯用凉药，愈治愈剧，间阅孙东宿治一消渴，小便色清而长，其味甘，脉细数用肾气丸加桂心、北五味、鹿角胶、益智仁而效。又一人喜热饮而恶凉，大便秘，小便清，长夜尤甚，脉浮按数大，而重按更无力，余思此病由火不能制水，故饮一斗，小便一斗，《金匮》言之详矣。今师其意，不泥其方，用肾气丸减车前、牛膝，加益智仁、人参、胶糊丸服，逾月而痊。

按：消渴症小便多者，皆由火虚难以化水，故饮一溲一，上见口渴而水不消，小便多者，每用益火之源以消阴翳而获效。若属中消，每用黄草汤下其热。又不可拘执成法，而不达变通以误人者。另有治验详言之，集溢不赘，当参合脉症而研究，自获桴鼓之应也。曾忆《秘旨》云：大凡消渴服药获效，必须或食盐两月，可免反复，若不能食淡，方药虽良，终难永年，慎之懔之。

《秘旨》云：温热愈后，馀邪往往归之于足，发热肿痛，不亟治则痛甚，而死者多，至轻亦成残废幸也，名曰截足风，今附验方于后，以济斯厄。

广胶一两，入糟、醋、姜、葱汁四味，烊化成膏，摊绵纸或红布上，贴患处痛立止。（糟入醋中，将糟凿碎调匀，滤出汁，去糟渣勿用，姜汁不必多，只用[①]少许，葱汁较姜汁多一半，糟醋汁须三四倍于葱汁）。

按：此方曾治王木匠，年三十馀，患温热二候，乞余治之，用白虎汤加味而瘳。伊未服善后药，而赴工作从事，七日发热恶寒，两足疼痛，不能行立，请同人抬至敝庐。诊其脉洪大而两尺濡细，知是温热馀邪下注，已成截足风之危候。即用此方外敷，内服导赤五苓散以清馀热，仅三日而病如失。后又治多人，皆获全瘳。今特拈出广为传布。煎方以嫩桑枝五钱，易桂枝，加淮牛膝三钱，鲜车前为引。

又云：咬牙噤口，舌青面黑，汗出不休，手足寒过节，谓之真心痛。若全脑连齿皆痛，手足寒至节，谓之真头痛，旦发夕死，百难治一，皆直中之危候。

按：真心痛症，曾治一人，证势危殆，不忍坐视，用麻黄、附子、干姜、桂心各二钱，猪肝煎汤频灌，渐次转温，死中求生之一法也。若真头痛，急灸百会穴数壮，再用乌、附、参各二钱，姜浓煎，吞黑锡丹三十粒，非此猛剂，不足以追失散之元阳，而散其外真之寒邪，余遇一急痧证势，仿佛用上法以挽之而痊，皆属三阴直中危证也。

又云：凡病之未现，可以预测其兆者，如手脚心热，作渴思饮茶水，或食已即饥，知将患发背，三年内眉眶骨痛，知将患厉风，如手指麻木三年来必骤然中风，古人观神察色审脉象，而能先识其病，所以扁鹊知齐桓之疾，不可为矣，则非神乎技者，不能步其后矣。

按《内经》云：圣人治未病，而不治已病，能知色脉，可以万全，此之谓也。然今之医不及也，每有症象昭著，显而易见之疴，尚游移不决，若是者等而下之也。

成无己曰：凡厥若始得之，手足便厥而不温者，是阴经受邪，阳气不足，可用四逆汤。若手足自热而至温，从四逆而至厥者，传经之邪也，四逆散主之。至于六气之感，异于伤寒之传经者，惟舌较为可凭，阴症亦有黑胎、焦黄胎，然其胎必浮胖，或滑润而不枯，皆辨症之要法，尤宜三复斯言。

按：医病非难，难在疑似之辨，不可人云亦云，随波逐流，误人匪浅。余于六月中旬，治戴姓一证，体厥脉虚，肢冷，周身赤点，隐于皮肤，口渴谵妄，前医不明妄用辛温回阳，几危，因辨之曰：此乃阳症似阴之象，况时当盛暑，拟用温热急下存阴法治之，以西洋参（三钱）、锦纹军（三钱）、枳壳（一钱）、生甘草（八分）、风化硝（二钱）和冲服后，得下黑矢如胶者甚多，小便赤涩亦减，以本方去硝黄，加连翘、山栀、银花数帖而安。若非力辨辛温之误，岂不死于庸俗之手，而人皆以三阴症而不疑，吾所以知非阴症者，因口渴、谵妄、欲饮、舌苔焦黄而燥、肢体厥逆，乃热深厥深之现象，于是用河间温热例治之而愈。

虞天民治一妇，夜间发热，早晨即退，五心烦热无休止，已延八阅月，诊其脉六部皆数伏而牢，浮取全不应，与东垣升阳散火汤四帖，热减其半，胸中觉清快，胜前连投二服，热悉退，后用四物汤加知母、酒炒黄柏，少佐炮姜，二十馀服，热不复作而瘳。

按：夜热脉数，乃阴虚之候，若非明眼，直进滋阴降火，而不疑是抱薪救火矣。今因脉伏且牢，浮取不应，故用升阳散火得效，妙在炮姜合知、柏以清血分之热，而与阴虚治法有间，所以名医异于庸

---

① 用：大成本作“如”。

俗者此也。

《秘旨》云：一切感证，热入心胞，神昏谵语者，每用犀角、羚羊角、连翘、金银花、元参、生地、人中黄等味，送下至宝丹，往往获效，其有热邪深入发痉者，亦宜以此疗之。世人遇小儿患此证者，妄谓惊风，用针刺之，走泄真气，阴阳乖逆，转致不救。

按：神昏、谵语、发痉由于温热痰暑转变者多，世间无知女流，妄听妖言，谓是惊风，以针挑之病势转剧者多，误人不浅，有等老媪或尼姑等自名神于惊风，惯用挑刺，无知妇女，奉之若神，以致虽受其害而不能知，特志之以示戒。

龚云林云：暑邪内干，往往忽然头痛恶心，或腹痛腰疼，遍身作痛，不治之，神昏痉厥，朝发夕毙，惟用白虎丸一服，当时血散而愈，较之砭刺之耗损其血，不若此丸，敏捷神效。方用千年石灰，刮去杂色泥土，研极细末，清水飞过，丸如桐子大，每服五十丸，视痧之轻重加减，烧酒送下，真神方也。

按：此丸顺气散血，化痰消渴，为治痧之仙剂。又治心腹痛，及妇人崩漏，赤白带下，或久患赤白痢疾，跌打内伤，血不能散，服之均效。余恒合此丸以济世，获效果捷。千年石灰不可得，用古墓中石灰亦可，寒痧用酒，热痧用开水温服，随证酌用，切勿拘执。然痧胀由于十二经清浊不分，流溢于奇经，致奇经脉现，则为病也。乃邪气滞于经络，每见刮刺，开通经络，而效尤捷也。

《秘旨》载目中起星，足气中热，宜将两足浸温水中，搓擦足心，引热下降，初起亟治。另用白蒺藜三钱，煎汤洗目，日四五次，屡验。或用谷精珠代茶，数日即瘳。

按：目中起星，由于脾火上冲，肝热挟风凝结，或用碧云散、搐鼻散，滞气恒濯其足，使热气下降，或用新橘皮塞鼻中，约六时后即退，不可误用寒凉点药，致凝血不散，转生云翳，慎之。

王光庵《杂著》云：中食之证，状似中风，非详究病因，难取捷效。曾治一人，忽得暴疾，口噤难言，目不识人，四肢不举，急投苏合香丸不效，因询其致病之由，曰：适方陪客饮食后，忽得此证，遂教以煎生姜淡盐汤，多饮探吐之，吐出食数碗，后服白术、陈皮、半夏、麦芽汤而愈。此即食厥，若不问明致病之因，以痰药风药治之，戕伐脾胃，而病日剧，是医之过也。

按：中食之证，亦各有致病之因，未可拘执一端而论。余少时，文期匆促，每饭后无暇散步，录抄课艺，日无暇晷，饱餐后即倚案挥毫，因时患腹痛，胸膈满闷，便秘，痞胀，食不知饥，服保和丸及楂、曲、米炭等不效。有一老友云：《三世医验》中润字丸最妙，遂照方配合服之，便通，诸恙均瘳。陆氏润字丸，功效甚多，略举数端，以启后进。凡温热湿痰等症，量病轻重，随宜增减分量服之，最灵最捷，今特拈出。

卷 下

三疟治验

张习可日间受微雨及风冷，疟发于暮，热甚于夜，遂成三疟。乞诊于师，用升阳济阴法，疟渐愈，奈不知调摄，元气未复，嗜欲不谨，九月中旬，疟忽增剧，六脉虚数，乃阴虚已极，而暑邪深入，最难疗治。师问难于余，爰思受病之原，当先扶正升阳，用生地、川芎、归身、白芍、炙草、干姜、葛根、升麻、柴胡、煨姜、南枣浓煎，于疟未作前三时，服一盂，四帖后加首乌、人参各三钱，连服三帖，疟竟不作，代订丸方，以善其后。

治不沾沾于补虚，不斤斤于泄邪，而方药病情，丝丝入扣[①]，古谓成如容易却艰辛，非学识兼全者，曷能辨此！

丸方制首乌（四两）、大生地（三两）、人参、於术、归身、龟板、猪苓、炒芩、川芎、楂炭（各二两）、柴胡（一两六钱）、淮牛膝（一两五钱）、干姜、山甲（各一两）、甘草（炙，五钱）、活龟（一个），入砂仁末（二两）煮，取龟肉同药匀烘干，其甲骨亦研细末，加入鲜荷叶汤，泛丸如麻子大，每晨服三钱，沸汤下，服完一料，精神倍于平日。

神水治验

魏子一患嘴唇干燥，皮渐裂痛，自服甘露饮大剂，旬日微获小效，而病成痼疾。乞诊于余，诊得左右两关脉弦而散，显是津液不能上滋，延成茧唇，令内服滋液育阴，二地、二冬、元参、梨汁等为丸，常服，外用神水点擦，日服一小杯，两月而瘳。

制神水秘法

用青铅熔化，散浇于地成为片，取起剪作长条数块，一头钻眼悬吊于锅，锅内置烧酒之上仰张盆，盆与铅相近，锅下燃火，使酒沸而气上冲，放铅片，铅片上有水滴下盆内，为[②]之神水。取服之，以此水从下而上，能升肾中之水，救上之燥干也。

按神水之法，古人方中亦恒有之，未言明制法，今果哉先生阐发其义，而方始显。

妇科验方

薛仲昂云：妇人有疾，两乳不嫌其大，月水不嫌其多，乃生机也。治呕血及诸衄下血等候，用猪腰子一具，童便二盏，陈三白酒一盏，贮新瓶内，密封泥口，日晚以慢火煨熟，至初更夜分后，更以火温之，发瓶毕食，即病笃者，止一月效，平日瘦怯者，并宜服之。男女皆效，

① 扣：原作"蔻"，据大成本改。
② 为：大成本作"谓"。

真以血养血之良方也。

又云：前人以先期为血热，后期为血寒，然有或前或后者，将忽寒忽热乎，大抵气者血之母，气乱则经期亦乱，故调经以理气为先。

又云：孕六七月，因争筑著，子死腹中，恶露直下，痛不能胜，而欲绝者，佛手散主之。若胎不损，则痛止，而子母俱安，既损则胎下而母全矣。佛手散方附后。

当归（三钱）、川芎（五钱）、益母草（五钱），水酒各半碗，煎服停一二时，再进二服。此方安生胎，去败胎，历验之良方也。

又云：胎不动而冷如冰，即非好胎。若以不动言之，好胎亦是，伏而不动者，何可遂断其死胎也，宜服顺气活血药。

又云：产后忌饮酒，但服童便可也。童便为临产仙药，晕眩败血冲心，及血崩诸症，仓卒不及备药，惟儿初下地时，即与童便一盏，庶免之患，一月之内，日服一盏，百病不生，他药皆不及此。

又云产后百病，三者最危，呕吐、盗汗、泄泻是也。三者并见，其命必危，数症并作，治其所急，见二凶多，一症轻者无害。产后阴血虚耗，阳浮散其外，而靡所依，故多发热，治法用四物汤补阴，姜通神明，炮干姜能收浮散之阳，使合于阴，故兼用之。然产后脾胃虚损，有伤饮食而发热者，误作血虚，则反伤矣。故必问问曾食何物，有无伤损。有恶血未净者，必腹痛而发热，有感冒外感者，必头痛而发热，若发热饮食自调，绝无他症者，乃血虚也，可以补血。若胸膈饱闷，嗳气恶食，泄泻等症，只随症治之。要知腹满而不痛者，断非恶血也，莫误。产后用益母草一大剂三两，浓煎去渣，加芎、归末各二钱，陈酒、童便各一盏，服之至再，则腹痛血晕之患免，且大有补益，真治产之司总也。此方又名夺命丹，为历验之良方也。

产后喜咸爱酸，而致咳嗽者，必致痼疾，终身须自慎之。家传秘方有六，简易而神妙特奇，世世保之毋[①] 失，方列于上。

种子丸　五月五日拔益母草，带根阴干，为末，炼蜜为丸，如弹子大。每朝二丸，百日有效。

固胎丸　条芩（二两）、於术（一两），每服三钱。上研细末，砂仁汤下，连朝而胎可永安（胎热重者，条芩加一两，於术用米泔水浸）。

保安丸　五月五日，取益母草去根，晒干为末，炼蜜为丸，如弹子大。怀孕八九月，每晨服一丸，砂仁汤下，服二三十朝，必无倒产之逆。

催生丹　用益母草四两，焦白芷、炒滑石、百草霜各二两，临产服四钱，芎归汤送下效。

益母丹　既产用山楂末三钱，浓煎益母草汤，陈酒和童便调下。第一日服三服，二日服二服，三日一服，第四日第五日山楂末减半，第六第七日去山楂末，止服三味，第八日并三味不服，而百疾不生矣，历验。

坤元是保丹　孕妇病则胎亦病，而堕则多两亡。此方能却胎病，使两无恙。方用：飞青黛五钱，伏龙肝二两，二味研末，用井底泥调匀涂脐上，当孕处二寸许，干则再涂。此丹止可施于伤寒极热之症，不可概施者也，切记切记！慎之慎之！

朱彦修治产妇，阴户一物如帕垂下，俗名产颓，宜大补气，以升提之。用参、

---

① 毋：原作“母”，据大成本改。

芪、术各一钱，升麻五分，后加归、芍、甘草、陈皮调之。又治产妇阴户下一物，如合钵状，此子宫也，气血弱故，随子而下。用升麻、当归、芎、芪服二次，后以五倍子作汤洗濯，皴其皮，觉一响而收入。

又云：大凡胎已足月，宜补助气血，为添水行舟，万无难产之厄。附录历验方于后：炙绵芪、熟地各一两，归身、枸杞子、党参、龟板（醋炙）各四钱，茯苓三钱，白芍、川芎各一钱，无论胞衣已破未破，连服四五帖，但用浓煎头汁，取其力厚也。

此方屡效，余恒用之较世传二宝散佳良。

按：以上各条，出于薛仲昂集中，议论精纯，方多简效，洵[①]为女科秘笈，世罕见之。薛氏所纂，余亦未见其书，知者尤鲜，曾质之椿田兄云：书名《坤元是保》，刊于政和年间，其方论本于《产育宝庆》而增广之，世渺流传，蒋亦未见原书，惟当日在阮太傅丛书中，见其方论节要，是否质之明哲订正，以释其疑，而广医林之智识，拭目以俟之。

“阴阳应象大论”云：悲胜怒，恐胜喜，怒胜思，喜胜忧，思胜恐，此即五行生克之理也。古贤治病每用之，有桴鼓之应。若文挚之怒，齐王华元化之怒，都督皆宗经旨，戴人、丹溪亦效其法，见于治案。然亦有不拘克制之说者，但得其意，不必泥其法，所谓神而明之，存乎其人也（按：自七情至肌衄，从《秘旨》节录，亦殷本所无，兹从原本补载备考）。

按：七情之病，其原本于五志之偏胜，其治仍由格致之从化，理固然也，故云医者意也，以其所胜，而能制其所不胜，伏其所主，必先其所因，自《内经》、《难经》阐发于前，历代贤哲，疏注于后，法良效捷，启迪后进，功非浅鲜矣。

韩飞霞《医通》有云：黄连、肉桂，能交心肾于顷刻，谓治不寐之灵丹，历验不爽，今特拈出，以启后学之悟。

按：前贤方法固良，要在对病，捷如影响，如上法，余治一妇惊悸不寐，已延半载，医治不效，乞余诊治，尺脉微数，两寸浮洪，显是阳不交阴，卫气仅行于阳，而不入于阴，故心肾不交也。即仿前法，用川连二钱，另煎待冷，桂心二钱，另煎待冷，用半夏、秫米各三钱，取甘澜水煎成，加连汁、肉桂汁和匀，乘温徐徐频饮，服后觉倦，至夜安睡甚酣，前患已瘳，稍有惊悸，改用补心丹加减而愈。足见方药对症，如鼓应桴，非虚言也。

《内经》有肌衄一症，谓之血汗，治之不得其法，往往血流过多，面色骤白，周身痿倦，气息奄奄而毙者多。兹特拈出，以备博采良方，而济一时之急也（此条与《秘旨》参看尤佳，方载《秘旨》附录于下）。

用炒川山甲一钱，研极细末，重罗筛细粉罨之，以帕扎住即止，内服补血汤三帖自愈。兹从《秘旨》录出，以济斯厄，馀详治验录中。

按：肌衄一症，古无良法，余治友人杨兄，脑后鬓际，忽出血不止，众皆哗然，无法，余思与前症相符，亟用黄芩煎浓汁，俟冷涂之渐收，三次而瘳，后亦不发。

庞安时有云：四时之中，有寒暑燥湿风火相搏，喜变诸疾，须预察之；其饮食五味，禽鱼虫菜果实之属，偏有嗜者，或金石草木药素尝有饵者。人五脏有大小高下坚脆端正偏倾，六腑亦有大小长短厚薄缓急，令人终身长有一病者，贵者后贱，

① 洵：原作“询”，据大成本改。

富者乍贫，有常贵，有常富，有暴富，有暴贫，有暴乐，有暴苦，有始乐后苦，有离绝蕴结，忧恐喜怒。夫常贵后贱，名曰脱营，常富后贫名曰失精。暴乐暴苦，始乐后苦，精竭体沮，脱势候至①，精神内伤。情慕尊贵，妄为丧志，始富后贫，焦皮挛筋，常富恶劳，骄堕精消，离间亲爱者，魂游绝，所怀者意丧，所虑者神劳，结怨者志苦，忧愁者闭塞而不行，盛怒者迷惑而不治，恐惧者荡惮而不收，喜乐者揮散而不藏，此皆非外邪所中，而得之于内也。良工必预审问其由，先知脏腑经络受病之所，可举万全，工不思晓，令五脏六腑，血气离守，迨至不救，又何言哉！

又曰：阴阳虚盛者，非谓分尺寸也。荣卫者表阳也，肠胃者里阴也，寒毒争于荣卫之中，必发热恶寒，尺寸俱浮大，内必不甚躁，设有微烦，其人饮食欲温而恶冷，谓阳虚阴盛也，可汗之则愈，若误下则死也。若寒毒相薄于荣卫之内，而阳胜阴衰，极阴变阳，寒盛生热，热气盛而入里，热毒居肠胃之中，水液为之干涸，燥粪结聚，其人外不恶寒，必蒸蒸发热而躁，甚则谵语，其脉浮滑而数，或洪实，或汗后脉虽迟，按之有力，外证已不恶寒，腹满而喘，此皆为阳盛阴虚，当下之则愈，若误汗则死也。仲景载三等阳明，是阳盛阴虚证矣，阳虚则外寒，阴虚则内热，阳盛则外热，阴盛则内寒，以此别之。若阴独盛而阳气暴绝，必四肢逆冷，脐筑凑痛，身疼如被杖，面青，或吐或利，脉细欲绝，名曰阴毒也，须急灸脐下，服以辛热之药，令阳气复生，濈然汗出而解。若阳独盛而阴气暴绝，必发躁狂走，妄言面赤，咽痛、身斑斑如锦文，或下利赤黄，脉洪实或滑促，名曰阳毒也，宜用针泄热，服以苦酸之药，令阴气复生，濈然汗出而解也。

又曰：夫邪逆阴阳之气，非汗不能全，其天真《素问》云：辛甘发散为阳，谓桂枝、甘草、细辛、姜、枣、附子之类，能复阳气也。酸苦涌泄为阴，谓苦参、大青、葶苈、苦酒、艾之类，能复阴气也。酸苦之药，既折热复阴，亦当小汗而后利者，经云：身汗得之而后利，则实者可汗是也。

华佗治法云：伤寒病起自风寒入于腠理，与精气分争，荣卫否隔，周行不通，病一日至二日，气在孔窍、皮肤之间，故病者头痛恶寒，身热，腰背强重，此邪气在表，随症发汗则愈。

庞安时云：凡发汗须加裳覆腰以上，厚衣覆腰以下，以腰足难取汗故也，半身无汗，病终不解。凡发汗后病证仍存，于三日内可二三发汗，令腰脚周遍为度，若病不解，便可下之。设令下后不解表，里邪亦衰矣，宜观脉证调治，七日内可期正汗为善也。发汗后不可再行汗者，始发热恶寒，今不恶寒，但倍发热而躁，始脉浮大，今洪实或沉细数，始安静，今狂语，此胃实阳盛，再行汗药而死，须当下之。有人始得病变阳盛之证，须便下之，不可拘日子深浅次第也。病三日以上，气浮上部，填都胸心，故头痛，胸中满，或多痰涎，当吐之则愈。

按：庞安时《总病论》所节十条阅之，令人耳目一新，所论阴阳、表里、寒热、虚实、汗下诸法，洞若观火，启迪后进，胜读书十年，惜乎全豹未窥，憾甚。（澜志）

又云：若虚损及新产人不能吐者，可服枳实散（枳实细末，米饮调二钱，日可三四服）。若有虚寒手足冷，及脉微弱者，枳实二两，加桂枝一两，同末之，如前

① 至：原作“王”，据大成本改。

服。

病五六日以上，气结在脏腑，故腹满身重，骨节烦疼，当下则愈。若小便少，手足心并腋下不滋润，尚未可攻下，当消息其候，不可乱投汤药，虚其胃气也。

又云：《素问》载两感于寒，其脉应与其病形者，一日则巨阳与少阴俱病，头痛口干而烦满；二日则阳明与太阴俱病，腹满身热不欲食，谵语；三日则少阳与厥阴俱病，则耳聋囊缩而厥，水浆不入口，不知人，六日死。言其六日死者，是脏腑荣卫或有所通行，故四日少阴与太阳俱病，五日太阴与阳明俱病，六日厥阴与少阳俱病，是重传得六日死矣。其有三日死者，《素问》谓阳明为五脏十二经脉之长，其邪气盛，故不知人，三日其气乃绝，故死矣。夫邪气盛则实，表里邪实，并领血气入胃，不通于荣卫气血，故气血随邪而尽，则三日死矣。其脉候《素问》已脱，今详之。凡沉者，皆属阴也。一日脉当沉而大沉者，少阴也，大者太阳也。二日脉当沉而长，三日脉当沉而弦，乃以合表里之脉也。沉长、沉弦，皆隐于沉大。凡阴不当合病，今三阴与三阳合病，故其脉似紧而大，似沉实而长，亦类革至之死脉也。

又云：伤寒一日，巨阳受病，前所说膀胱详矣。《病源》云：小肠虽则误，其标本，其手足阴阳，自有并病者，故《素问》云：六日三阴三阳五脏六腑皆受病，荣卫不行，五脏不通则死矣。是表里次第传，不必两感，亦有至六日传遍五脏六腑而死者也。《素问》云：诸浮不躁者，皆在阳则为热，其有躁者在手，假令第一日脉不躁，是足太阳膀胱先病，脉加躁者，又兼手太阳小肠也。又云：诸细而沉者，皆在阴，则为骨痛，其有静者在足，假令第四日脉静者，足太阴始传病也。脉加数，又手太阴病也，故六日亦能传遍脏腑也。躁谓脉数，静谓脉不数，用药则同，若用针，须取足与手之经也。

《秘旨》中载安常治验云：安常尤善针法，有孕妇产七日而子不下，群医治之无效，众以死置之，适安常过其门，病家求视，安常一见孕妇，呼曰未死，令其家人以汤温其腰腹间，以手上下拊摩之，孕妇觉肠微痛，呻吟间产一子，母子无恙。有市医问其因，庞曰：儿已出胞，而一手误执母肠不能脱，投药无益，吾隔肠针其虎口，儿既痛即缩手，所以遂生，无他术也。

按：庞先生安时，为宋代良医，著《伤寒总病论》，东坡谓真得古圣贤救人之意，岂独为传世不配之资，盖已义贯幽明矣。奈沧桑之变，世渺流传，吾师命予重校，付活字板印，附正脉以广其传，今择其要论数则，录于医论之末，俾后进知有其书，便于寻绎济人疾厄，共登仁寿之域，则吾之志矣。果斋识。

芷园治验云：孟杼正君因怒，发呃三日夜，急柬召予，以事夺至未末往诊，孟杼愁容怨语，泣涕嗟苦。予诊之曰：来极迟，效极速。药进而寝。次日喜见曰：昨心欲裂，方治后事，以兄诙谐宽我耳，宁期一药而果效，真不解其故。予曰：予开肝郁也，内君特怒之未畅，气将入胃而不能，故发呃，予不治呃，用柴胡等条达木郁，郁解则止，暴病气全，故易愈耳。

积学日深，见病知源，况暴病正气未伤，故效骤速愈矣。

按：呃由怒起卫气，欲入胃而不能，则发呃。卢先生用柴胡条达木郁而瘳，未将全方药味示人，乃重道不肯轻泄治法，则后进未能效尤矣。今既用柴胡条达木郁，可隅反而知其馀之药，亦不外薄荷、苓、芍、归、草等味，即逍遥散一方，以解木郁而诸郁均解。予治验中亦仿鼓峰法，师其意不泥其方，用合欢皮、川郁金、枇杷叶、香附、橘络、金橘饼、玫瑰花等，随宜加减变化其方，每多获效。惟原方有白术一味，有壅塞气机，浊而不宣之虞，斟酌去之为宜，如苏梗、抚芎、茄楠、檀香、旋覆花等，皆可随症选用。至于名医用成方，必临症化裁，超越凡庸之上也。

又治白下缮部戴养吾夫人恙，如诊寸关不透，体常倦怠，眩运不食，胸膈痞满，予以为肝脾之气不伸，用八珍加升麻、柴胡，愈而体实，每病取前方服之即安。后之瑞安之滇南十五年，皆倚恃焉，若稍加减，便不获效。养吾公解组林下，每过湘水，必得良悟，尝以夫人为信心此方也。夫人性静体厚，起居安适，是以气血不振而消沮，故于补气药中加开提之剂，盖得其性情，如布帛菽粟，若将终身焉者。所云信心二字，真为良药，世之任医，厌常喜新，安得恒守一方至十五年耶。

信心二字，真为卫身至宝，近人厌故喜新，朝张暮李，广征方药，贤愚不别，遂致轻者重，重者危，是不知守信心之患矣。

来熙庵廉宪急柬召予诊其侄，力大身体丰硕，伤寒已二十八日，人事不省，不能言语，手足扬掷，腹胀如鼓，而热烙手，目赤气粗，齿槁舌黑，参、附、石膏、硝、黄、芩、连无不服，诸名公已言旋矣。予诊之，脉独鼓手，用大黄一两，佐以血药一剂，下黑臭血一二斗，少苏，四剂始清。熙庵公问予，侄昏三日，所存唯一息耳，君何用剂且大，且多幸遂生全，敢问其说？予曰：治病用药，譬之饮酒，沧海之量，与之涓滴则喉唇转燥矣，以若大躯壳，病邪甚深，不十倍其药，何效之臻，且此恙寒邪入胃，蓄血在中，其昏沉扬掷，是喜妄如狂之深者也，不知为病，而望之为死，不弃这乎，夫大黄未尝不用，苟投非其时，品剂轻小，一或不应，用心惑矣，宁能放胆而用哉！

此为阳明蓄血症，用桃仁承气重剂，方能克敌，然非学识兼全者，不能如是。

湖墅史大正君，呕吐之声，远及百武，脉之左关鼓指，不连于寸，两尺滑搏，于左独加，水饮不入唇七日矣。因为透肝之剂，断必孕男，药进而呕定，月足果产男。因问予，曰：内子寒热大作，呕吐不食，人皆以伤寒治之，君独以为孕，其柴胡、白芍、吴萸、黄连，虽未专用，何一剂而呕遂平。予曰：医名方脉者，须察脉以定方也，人唯伺其证，而不循其因，是以失之。今脉具在，不为证瞒，因病发药，故其言验也。尺中脉搏，固知为妊，其关不连寸者，盖肝志专而郁，善怒而不善发也，郁之之既久，而自发振拉。摧拔之象见焉，顺其性而伸之调之，肝舒气平，恶自无阻，而呕自定耳。

恶阻呕吐，其因尺中脉搏，固以恶阻断定，治以舒肝气，顺其性而调之，则呕自平矣。

闻子将尊堂，丙午冬月，心忽然如散而沉下，便不得睡，几三月矣。召诊，独左关弱不能应指，予以为肝虚须补其母，当立春始安。用熟地为君，茯苓、枣仁、当归、人参、防风、远志佐之，服二十帖，至期而愈。子将问心散不寐，属心经，何反以肾肝药见效，而言立春日始应，请为分疏？予曰：此得之脉也，经曰：肝不足则恐，恐则气下，虽情志无恐惧，而气象似之，据脉按证，肝虚无疑矣。因肝不足，先其令而疾，作补母生脾，待时而元气乃复，岂得以心散便属心经，是非心散也，乃心见身中气散之象耳，则散非病，设心脏病则病矣，又何能自见其散哉！

补母以益子，是隔二之治，言立春始愈，乃肝脏正气旺而邪自退舍矣。

汤梅生病腹痛，痛则绕脐有形，甚至欲死，人皆谓生气独绝于内，似有不起之虑，予诊之，关脉近尺有滑，拊之胀痛，气羸颇乏精彩，因用枸杞为君，白芍、茯苓、肉桂、吴萸佐之，六剂痛止，服《瑞竹堂方》四制枸杞丸一料竟愈。黎茂先举问何疾？予曰：脐疝也，疝气引阴，原无斯症，然疝者，有形之痛，而有所止之处，故字从山，不必定引阴也。疝本厥阴肝疾，其状若死，亦厥阴证，故用温补肝药，生气自复，不致内绝。此案贪天之功，予为可作起死一则看也。

脐疝乃厥阴危险之候，治以温补，是从根底而治也。

李姓口舌生疮几三年矣，脉浮细急数，按之空虚，而尺尤甚，用薛立斋肾虚火不归经法，以加减八味丸料二剂即愈。此案初试立斋先生法纪，其捷效如此，为近世高明之家，独出奇见，欲超出规矩绳墨之表，不知视立斋为何如。

永嘉何介甫文学，性沉静，病脾数年，饮食少啖，精神萎悴，辛酉七月就诊，两关软弱不透于寸，用参、苓、归、芍、陈皮、防风、甘草数十剂，至九月始归，遂喜啖肥浓，数年之疾脱然。壬戌春再过钱塘，携美人蕉、佛桑花赠遗特盛，问曰：子疾有年，补脾补肾，法非不详，而未之效，君何从平易得之？予曰：君疾在肝，非脾肾也。凡诊病者，当穷其源，无为证惑，如饮食少，虽关脾胃，其所以致脾病者何故，此自当审者，今君两关脉弱不透于寸右，固脾虚明矣，而左则何应，此盖脾体不足，而脾用不行也。何谓脾之用肝也，星家取克我[①]者为用神，脾体无肝木为之用，则气血便不条畅，运化迟钝而脾转困矣。自秋令金肃，肝更不伸，予为补助肝木之气，使之扬溢，则脾土伸舒，精神油然外发，虽不治脾，实所以治也，安用奇特之法哉，予正恐不能平易耳，平易之言，学之所未能者，今请[②]事斯语。

名医治病，必求其源，而辨其脉，不为外证形势所惑，补不足，损有馀，本经旨以立方。

吴叔显上舍庚申三月生疮，服药疮愈，而喘急殊甚，十日不能就枕，予往诊之，先用开肺发疮，次用降气补肾，断其二日当疮发，五日当足肿，六日当出水，十日可喘定就睡，嗣后足生二毒，三月始复，秋之白下，就国学读书，次年七月偶以伤风微热，左三部脉唯隐隐见，饮大剂人参、归、术、甘草十帖，脉方起，二十帖如常，十月再感，左脉更不如秋，但微热而起居如故也，三日就枕，七日头痛如破，因告其兄，极道秋病之危，今若昏沉，决无生理，彼尚疑余言，九日果微昏谵语，十二日不识人，再七日死。其族昆问曰：叔显昨岁垂危，君言变证，历历如响，幸全生焉，今冬示微恙，果应君言而殁，其证其因，为一为两。答曰：叔显骨气天弱，肾精不全，其疮亦从肾发焉，不知而用发散药，元气转耗，疮毒内逆于肺而喘，予用四逆散，使太阴气开，疮遂外出，用六味料，使少阴纳气，息遂内匀，清升浊降，足肿生痈，病都外出，是以生也。今秋左脉不起，知元气内索，不堪左旋矣，比起而再伐贼之，病发于骨髓，所以脑痛，因之遂昏，乃内关之证，气独内绝，是以死也。论其根本，出皆于肾，是

---

① 我：大成本作“伐”。
② 请：大成本作“谓”。

一非两，不在证之轻重为异同也。此案辨治精详，非深于《灵》、《素》之蕴，所不能道也。

少阴肾虚，元气内索，是内关危证，生气内绝，不治之症矣。

蜀富顺孝廉阮太和讳士肃，病寓吴山，下召予诊，披衣强坐，对语甚壮，神气则内索也。身热进退，舌胎黄而厚，盖自吴门受寒，以肉羹为补而时啜之，遂缠绵及月。余用疏散轻剂，热退又复强啖，再热不能起坐，予时之富春，五日归，诊之谵妄呼笑，不识人已三日，形骨立、汗雨下，内热特甚，而胸肋之热，扪之烙手，第脉尚有神，予用人参八钱，加四逆散中一剂，而谵妄定，三剂而热邪清矣。自言其神魂，穷天之上，极地之下，飞扬奇变，得太乙神符召之，始得返生。愈弥旬，方啜粥，病中自为之记别时问药状，余谓此寒伤心气，荏苒厥深，而凑于胸也，缘以不第南旋，病淹中道，骨肉之音虽近，实违药石之给，既缺且竭，心已伤矣。又反复再四，汗液多亡，内无主宰，热遂入胸，胸为心主之宫城，精神因而涣散，是以游魂为变也。用四逆使热外出，加人参俾神内凝，气复邪散，是以生耳。

始由气郁不舒则伤肝，继则强啖伤脾，是以精神涣散，游魂为变，用四逆散退逐外热，加参以益元气。

富阳周妇、马女，皆少年水肿，肢体洪盛，胪腹膨胀，水道不通，饮食绝口，有以为疸者，为臌者，为气者。予往诊之，以药不克济，乃针足上出水皆石馀，次日胀小减，三日大减，足尚肿，又针之，令服八味丸，以温其肾。期年皆孕，周善调护，子母两全，马失调护，子母俱毙。此盖肾中阳气不足，阴气有馀，遂聚水而病作，饮食汤药用水，而不能导之，辗转助长，乃致于此，非针去水，则菀陈之淤，何从而泄，水去肾衰，非温补之，则浊凝之阴，必致复聚，肾中之火大复，然周身之阳气有蒂，天癸自行，生育可必。如流离之后，所宜受养，得之则生聚，否斯待毙耳！

盖肾中阳气不足，阴气有馀，遂聚水致病，是此病之源也。《内经》有聚水而成其类是也。

庚申腊月二十七夜，予患腹痛，恶寒泄泻，平旦且止，至暮复作，明日又止，至改元五日，肛左微痛，起因房室，意为肾泄，服四神丸一大剂，泄痛竟止，早间肛左稍有核，其痛渐近尾闾，暮痛不可反侧，次暮以水化熊胆涂之，立觉凉气直上肺左，痛亦渐缓，略堪展转，中夜吐痰，痰内见血一二点，辰时痔出白厚脓，竟可起坐，十一日早与人多话，方栉髪，血从咳至，作意忍之，气定且止，煎六味丸料服，亦以肾虚也，暮就枕，夜半睡觉，血即上涌如潮，喘声如锯，进童便及六味煎药，气稍定，才闻姜汤气触鼻，血即随涌，平旦始缓，夜再发如前，凡假寐片晌，背心蒸热，醒即血来，咽喉如截断，一涌勇掬，心急躁乱，欲多语言，声一响而血溶至矣。十三早议下，莫敢应，至晚势急，似无生理，乃用泻心配血药下之，不应，夜方大雪，点水成冻，用水调大黄末服，转欲去衣被，啜芩、连苦药如甘旨，至五更强进清米饮，药力忽转，解黑瘀泥，臭秽不可近，凡三次，血来之势少平。十五寅时效立春，以建宁老莲煎浓汤呷之甚美，少间足心汗出，次手心出，次背心蒸蒸欲出，一日安和，至暮以多语言，吐鲜血数口，颐儿引仲景义，以赤小豆、连翘合泻心方法服之，觉上身气即开，脐以下不动而闷，汗出似前者三日，血亦渐减。二十外大便自解如青泥，次解如铁弹者二三枚，血方净尽。嗟嗟未解之前，几至不免，汗出之后，始有生机，追思病发之由，十月曾暴怒顿足，叫呼气喘，如食顷，腊月十七，围炉露坐大半夜，指爪朝来尽折，方旬遂病。盖自十月便不能构思，看书亦不兴入，近觉神思昏瞀者浃旬，病乃大重，余作医二十年，治吐血证众，往往起其危疑，及自罹此，便无主脑，如因房室起病，泄泻在夜，服四神而病已。益信为肾虚不疑，岂知服四神、六味，反为助长，以致病甚（起病始由暴怒气郁，凝其血脉，继因夜坐受寒，加以炉火外燔，是以寒气愈凝，血液受焚，留瘀之源也。必用逐瘀，折其锐气，以除病根，为探本之治，致祸之因，实为四神、六味之遗患耳，所以用药，不能偏执一经而论）。若非偶中仲景方法，死不免矣。原余之疾，本于寒伤阴分，而寒水之气当乘心火，阴分之邪，宜应迫血，用补肾血剂，偏助寒气，愈凝血液，火故暴焚，血留转瘀也。立春阴分汗出，势自然解，瘀秽下尽，血方始清。初以微寒，竟成大祸，用药之难，惯见且误，如脏毒之疼痛，吐血之喘急，须认其原从寒生，但当未解时，继有人指出其倪，恐自亦不信也。而况不知医者乎，故审疾处方，不可执定规矩，今人知其吐血，便用止血行血，顺气降气，种种方法，岂非妙理。若不深中肯，反成毒害，慎之慎之。病愈四十日，方能策杖，盘室中，出寄此芝禅室静言思之，殊自可愧，简出成案，用供博采。按成，客读之难曰：吐血之因，起自于寒，容或有之，血涌之状，以为非火，实难深信，且水之与火，不可同语，主何说以通之。余曰：人生气交中，平时惟一太极，内含阴阳五行之妙，不可得见其端倪，病则偏而动，阴阳五行自相摩荡，如止水之风，自有波澜也。设若受寒，即见寒之气象，便是波澜，内撼其机，变现倾移，往复之相，所谓一而二矣。故人伤于寒则为病热，热则火反病也。受一分寒，倒见一分火，寒则十分，则火有十分者，势也理也。吐血固为火象，其所以然，实寒气抑之鼓之，而火始有力，病之本源，不在于火，而在于寒明矣，岂得竟以象火而归重于火耶！治病必求于本，必审于内，毋以形似害其义也。客问伤寒当分六经，君之吐血属这何经？曰：寒者冬时之令也，人病因此，先动气化，余病在气化中，论之不入经也，入经便有定位，便可标法指示，自是伤寒一家，宜应别论。余初冬怒甚，便当动血，虽不呕出，血奚其清，而寒复伤荣，药偏补肾，其滔天惊人者，势使然也。客人问设以为寒，何不发散，而以苦寒下之，实有似乎治火矣。又用赤小豆、连翘者何义？啜莲肉汤而得汗者，又何故也？曰：寒之害人，当分阴阳表里，余受寒于夜，夺浊其血，故邪凑其阴，而阴属有形之荣，所处深密，非表病之当发散者也。寒凝火郁，理必炎上，非苦寒之味，从火之性，而使之降，其热未可服也。火热郁勃，势虽燎炎，原从制抑，所生须作不足论之。仲景云：心气不足，吐血衄血者，泻心汤主之。泻心者，泻血分有馀之邪，使之相平乎，不足之气也。心有不足，血无所主，兼并夺蓄之瘀，郁遏盛甚而致暴焚，载血上行，仓皇涬妄，非下有形，安克效哉！顾苦寒下法，似乎降火，不知火之成患，正在不得上炎，有形能去，火空斯发心气，无虞不足之从来，实在坚凝闭密之，寒火得疏通，安问坚凝闭密者乎，则奚为治火实散寒也。其用连翘之易散，假赤豆之色同，皆欲心气之开，自无坚凝之害。至若莲得夏气之英华，子中复含甲，用透心之端倪者，心气偏郁于阴，透之还从阴出，又汗为心液，而从手足阴分外发，则莲子之用，若神助焉（其发明原理处，精透极矣）。客问四神一剂而泄痛止，六味数进而喘急平，已见成效，何得以为助长也。曰：余疾之来，始于盛怒，成于受寒，发于房室，三因较之，二分有馀，一分不足，今以四神之坚固，六味之填塞，则肾平矣，而寒水合德，严凝甚深，抑火燔焫，非无所自，且药石之力量，气血之转移，只在毫芒之间，可轻试耶。助长之言，识法自惧耳。客问：睡觉血涌，源从何出，此从胃溢出，虽有咳喘，非关肺也。若自喉来为真脏证，断无生理矣。曰：胃经虽多气多血，吐时盛甚，中有几何，能若是耶！盖此从胃出，非胃中来，第自暴怒伤肝，血藏之机，不无沸扰，况是冬时，闭藏不密，浸至于寒，荣遂大沮，周身之血，不凝而浊矣。人卧血归平和，肝乃纳之，今其浊矣，遂会流于胃海，醒时生气上升，乘之汎滥满出耳。客曰：闻姜便吐，亦生气之升乎？曰：血流在胃，缓因药力，姜气辛烈，触彼将来之势，遂复涌起，无足怪者。客曰：未吐血时，先见神昏者何？故曰：此蓄血之征也。血在上则喜忘，在下则如狂，昏正喜忘之别称，躁妄如狂之气象也。心主血，又主神，血无主，则妄动，神无主，而狂与忘随之矣。客曰：心气不足，与脉合否？曰：从病以来，脉气弦弱，独左寸不透，正气不足之征，而弦则肝之变动，为寒外束之象也。客曰：吐血之因于寒，义有三隅之反，则风暑燥湿四气，亦可例之否？曰：天地之间，六合之内，气一而已，因时之化，则有六者之别，实五气耳，谓之同品，可以因寒，自然四气亦可例之矣。然亦可以推深而论，如吐血病之一证也，则凡可以证称者，皆当用五气贯之，此则万病之肯綮也。客曰：病若亟时，脉已散乱，当主何者用药？曰：此当据证，不必脉也，方此之际，生死在指顾中，如两军相敌，非此则彼，馀在主将有胆力以持之耳，念昔曾治一通家子，暮方吐血，心烦目眩，眷属环绕，惊惶扰乱，余乃遣其眷属，一手扶掖，一手与药，久之自烦而运，乃按胆隐忍，坚持不失，俟自安定，再与调护，遂得转危为安。可见主之者，须要大有力量，拚身向往，病者方有依怙，若不按胆，不耐性，顾己身，不顾人命，呼吸之间，便分生死，安可忽诸。

按：胆隐忍坚持不失，是救危之至言，古医治病，恫瘝在抱，拚身向往，遂可转危而安，近世之医，虽负盛名，偶遇症象稍危，即弃而不顾，畏首畏尾，自己保名，不肯担任丝毫，若是者，存心太忍，岂与寇盗何异者哉！

按：卢不远先生所著各种，其语多另出新义，兹编亦系抄藏秘本，久恐湮没失传，特附录之。

灵兰要览

明·王肯堂　著

清·顾金寿　重订

原 序

医自轩岐重民生，谆谆问答，通天地之化，洞阴阳之理，比之典谟，更为穷赜[①]，其慎重若此。故明于此道者，自周历汉、晋、唐、宋、金、元，著述可法者不过数十家，亦各有所长，此道之难，又若此。然禀上资不得原委师承，终亦卤莽。昔扁鹊得禁方于长桑，太仓授诊奇于阳庆，葛洪承秘术于郑隐，思邈得仙法于龙宫，元素之梦授李明之正传，朱丹溪之埽门于罗太无，王光庵之启钥于戴元礼，故吴中医派，得其正脉。宇泰先生飞声翰菀[②]，博综经史，少好方书，自《素》《难》《金匮》《甲乙》诸经，下逮诸子，莫不精探渊奥。其自叙云：余髫始燥，慕范文正公存心济物，立志甚切。檇李孝廉谦所先生与先生同年惟契，谦所先生蜃川简肃公仲子，英华伟量，敦好奇书，得先生医论，欲广济宇内，不秘帐中，每命诸英辈刊布未遑。宇泰先生尝云：吴中自王光庵得元礼之秘，再传启东诸贤，医道大振。又云：《丹溪纂要》诸书，非丹溪手笔，谬于选择，爰命高生访求朱氏原本重订，斫轮游刃，莫不臻妙。此书若江海之波澜，山岳之岭峰，舟楫之帆樯，壁垒之标帜，其为证治诸书之选录[③]，安可忽诸！又览先生发热论云：《灵》《素》《甲乙》诸书，发热针法大妙，世医罕知所取，其五脏补泻之经络，用药可代。余欲一一立方，但恐印定后人眼目，则知先生圆神，又出竿头矣。

檇李殷仲春顿首叙

---

① 赜：大成本作“颐”。
② 菀：大成本作“苑”。
③ 录：原作“锋”，据大成本改。

重订绪言

欲济世而习医则是，欲谋利而习医则非。我若有疾，望医之救我者何如？我之父母子孙有疾，望医之相救者何如？易地以观，则利心自淡矣。利心淡，则仁心现，仁心现，斯畏心生。余专攻举业，暇读医书，必且研以小心也，奈非专务于医，临证不多，不敢掉以轻心，盖慎之也。夫自息影后，侨寓吴门，锐志医林，研究方书，上溯黄岐，下采诸子，不下二百馀家，其不足以为法者无论矣，择其名贤精粹，随阅随评，更喜与名医辨难质疑，取人之见长，以证己之不及，虚时崖然自悟矣。曩年应京兆试，偶遇同年高君，系果斋先生后裔，携有丛钞十册，乃乞序于当道。余窥其内容，为《重订医镜》《启东秘旨》《医林广治》《肯堂笔麈[①]》《灵兰要览》《王氏医论》《卢氏医种》《果哉杂证》《医林广见》等，为金坛生平得意之集，世无传本，嘱高君重订较[②]勘，以付梨枣也。余向假阅，渠有难色，言之再四，勉允假《秘旨》二册，于是昼夜录竣。适秋闱报罢，各自返里，馀集未能如愿，憾甚！嗣以偶步金阊，过旧书肆闲览，见有丛钞副本，意欲购之。肆人答云：此系王九峰之戚出重资抄成，存此装订耳。又逾一载，应丹阳太守之召，晤契友蒋椿田兄，快慰平生，托其向九峰缓颊。越二日，椿兄复云：九峰询知君有《秘旨》，伊欲借览，如首肯，彼亦唯命。于是得录副本，间有心得处，随笔记录，以免遗忘，非敢妄作眉评，藏诸笥匣，待付手民，以免日久沉沦之憾也。时在道光庚辰荷月上浣，雉皋逸叟晓澜记。

按：椿田与余最称莫逆，若应吴门之招，必下榻敝庐，朝夕讨论，获益良多，偶见治验稿本，辄加辨正改窜多条，以解门人之惑，彼此有道同契合之妙，深加佩慰。询其九峰之学若何？椿兄哂而答曰：以《薛氏医案》为皈依，用六、八味丸，补中益气汤为范围，妙在临证化裁，亦有心得处，著有医案十二卷。余恒讥其腻于温补，其名赫赫者，逢迎总商，交结缙绅，得以致之者，予深鄙之。然则椿兄学有根柢，惜其性介，其名反在九峰之次，余深不平，其著《医话》十卷，阐发前人所未发，惜未刊行。附记数言于斯也。

---

① 麈：原作“尘”，大成本同，依文义改。

② 较：通“校”。

目　录

卷　上

中　风

《素问·风论》：黄帝问曰：风之伤人也，或为寒热，或为热中，或为寒中，或为厉风，或为偏枯，（滑云：枯当作风。）或（当作均。）为风也。其病各异，其名不同，或内至五脏六腑，不知其解，愿闻其说。岐伯曰：风气藏于皮肤之间，内不得通，外不得泄，风者善行而数变，腠理开则洒然寒，闭则热而闷，其寒也则衰食饮，其热也则消肌肉，故使人㤄栗而不能食，名曰寒热。（㤄音突，忽忘也，又音退，栗寒战也。）风气与阳明入胃，循脉而上至目内眦，其人肥则风气不得外泄，则为热中而目[1]黄；人瘦则外泄而寒，则为寒中为泣出。风气与太阳俱入，行诸脉俞，散于分肉之间，与卫气相干，其道不利，故使肉愤䐜（音忿真。）而有疡，卫气有所碍而不行，故其肉即不仁也。疠者，有[2]（疑当作因。）荣气[3]热胕，（腐同。）其气不清，故使其[4]鼻柱坏而色败，皮肤疡溃，风寒客于脉而不去，名曰疠风，（滑云：此当在上假疠者上。）或曰名寒热。（五字疑衍。）以春甲乙伤于风者为肝风，以夏丙丁伤于风者为心风，以季夏戊己伤于风[5]者为脾风，以秋庚辛中于邪者为肺[6]风，以冬壬癸中于邪者为肾风。风中五脏六腑之俞，亦为脏腑之风，各入其门户所中，则为偏风。风气循风府而上，则为脑风。风入系头，则为目风，眼痛。饮酒中风，则为漏风。入房汗出[7]中风，（书云：中右为真气已绝，较中左更深。余尝治右偏类中数人，皆用养血祛风，佐以化痰利湿而愈。已于治验录详言之，参观即知。）则为内风。新沐中风，则为首风。久风入中，则肠风飧泄。外在腠理，则为泄风。故风者百病之长也，至其变化乃为他病也，无常方，然致有（当作皆。）风气也。帝曰：五脏六腑形状不同者何？愿闻其诊及其病能。岐伯曰：肺风之状，多汗恶风，色皏然白，时咳短气，昼日则瘥，暮日则甚，诊在眉上，其色白。（仲景云：肺中风者，口燥而喘，身晕而重冒而肿胀。）心风之状，多汗恶风，焦色善怒吓，赤色，病甚则言不可快，诊在口，其色赤。（仲景云：心中风者，翕翕发热，不能起，心中饥，食则呕。）肝风之状，多汗恶风，善悲，色微苍，嗌干善怒，憎女子，诊在目下，其色青。（仲景云：肝中风者，头目瞤反，胁痛常呕，令人嗜甘。）脾风之状，多汗恶风，身体怠惰，四肢不欲动，色薄微黄，不嗜食，诊在鼻上，其色黄。（仲景云：脾中风者，翕翕发热，形如醉人，肢

---

① 目：原作“脉”，据《素问·风论》改。
② 有：《素问·风论》无此字。
③ 气：原作“卫”，据《素问·风论》改。
④ 其：原脱，据《素问·风论》补。
⑤ 风：《素问·风论》作“邪”。
⑥ 肺：原作“邪”，据《素问·风论》改。
⑦ 出：原脱，据《素问·风论》补。

中烦重，皮目瞤瞤而短气。）肾风之状，多汗恶风，面庞然浮肿，脊痛不能正立，其色炲，隐曲不利，诊在肌上，其色黑。（《奇病论》云：有庞然如水状，切其脉大紧，身无痛处，形不瘦，不能食，食少名为何病？岐伯对曰：病生在肾，名为肾风，不能食，善惊而心气痿者死。）胃风之状，颈多汗恶风，饮食不下，膈食不通，腹善满，失衣则䐜胀，食寒则泄，诊形瘦而腹大。首风之状，头面多汗恶风，当无[1] 风一日，则病甚头痛，不可以出内，至风日则痛少愈。漏风之状，或多汗，常不可单衣，食则汗出，甚则身汗，喘息恶风，衣尝濡，口干善渴，不能劳事。泄风之状，多汗，汗出泄衣上，口中干，上渍其风，不能劳事，身体尽痛外寒。

中风最宜辨闭脱二症，闭症宜开，脱症宜固，惟当辨其脉虚大以为别，至于闭证气塞，亦有六脉俱绝者，不得以其无脉而误认为脱症也。

中风将发预防之方

黄芪蜜炙，五钱　防风一钱五分　人参一钱五分　橘红一钱　归身酒洗，二钱五分　木通二钱五分　山栀一钱　甘草五分　红花三分

脾胃虚弱，语言无力，再加人参三钱，干山药一钱五分，薏仁二钱，白术一钱；内热加山栀至二钱，仍多啖雪梨妙；渴加麦门冬二钱五分，五味子五分；眩晕加明天麻一钱，痰多而晕更加旋覆花五分；脚膝麻痹无力，加杜仲（姜汁炒去丝）、牛膝（酒浸）、石斛（酒浸）各一钱五分；夜卧不安，或多惊恐，心神不宁，加炒酸枣仁、茯神各一钱五分。上用水二钟，煎至一钟，入竹沥一杯，梨汁一匙，温服无时。

方书每以六经形证为定法，用小续命汤加减，岂不知《内经》云：风为百病之长，善行而数变。必审十二经见证，庶无实实虚虚之诮矣。

中风将发之前，未有不内热者，热极生风，能令母实，故先辈谓以火为本，以风为标，治法先以降心火为主，心火既降，肝木自平矣，此实则泄其子之法也。若作风治而以辛热之药疏之者，固贻害不小，而调气一法，亦百无一验，明者更精思之。

《太平广记》载唐梁新见一朝士诊之曰：风疾已深，请速归去。其朝士复见鄜州马医赵鄂，乃复诊之，言疾危与梁说同矣，曰：只有一法，请官人试吃消梨，不限多少咀龁，不及绞汁而饮。到家旬日，惟吃消梨，首爽矣。此亦降火除热之验也。

本草云：有士人病危，诸治不应，遂就诊杨吉老，令服雪梨担馀而瘳。与此朝士相仿佛。

卒中之初，有决不可吐者，有决不可进辛剂，即姜汤亦禁用者，不可不知。

今人治五脏气绝，口开手撒，眼合遗尿，鼻声如鼾，昔人所不治者，以大剂参、芪浓汤灌之，多有得生者，可见世无不可医之证，而昔人徒认此证为有馀，不知其不足，见投之以顺气疏风之药，往往长逝，（顺风疏风而妄损元真，岂可不明辨以悟人哉？）遂目为气绝不治之候也。则其他之为虚症，而为医所误，或幸而获痊，或不幸而毙者，可胜计哉。

每见时师初用八味顺气散，多不得效，（八味顺气散为治痰多实证之方，涉虚者是抱薪救火，今人不辨虚实，以为治风主剂，则遗误非浅，今特正之。）已而用二陈、四物加胆星、天麻之类，自谓稳当之极，可以久而奏功，而亦竟无一效，

① 无：大成本同，《素问·风论》作“先”。

何也？盖妄以南星、半夏为化痰之药，当归、川芎为生血之剂，而泥于成方，变通无法故也。正不知通血脉，助真元，非大剂人参不可。而有痰者，惟宜竹沥，少加姜汁佐之，不宜轻用燥剂，至于归、地甘粘，能滞脾气，使脾精不运，何以能愈瘫缓，岂若人参出阳入阴，少则留而多则宜无所不达哉，其能通血脉，虽明载本草，人谁信之。

里中一老医，右手足废，不起于床者二年矣，人传其不起，过数月遇诸途，讯之曰：吾之病几危矣，如服顺气行痰之药，了无应验，薄暮神志辄昏，度不可支，令家人煎进十全大补汤，即觉清明，遂日服之，浃数月，能扶策而起，无何，又能拾策而步矣。经云：邪之所凑，其气必虚。吾治其虚，不理其邪，而邪自去，吾所以获全也。余曰：有是哉，使进顺气疏风之药不辍者，墓木拱矣。然此犹拘于成方，不能因病而变通，随时而消息，故奏功稍迟，吾早为之，当不止是也，姑书之，以俟明者采焉。

此老始亦服顺气疏风，病延载馀，继因病久，年老气虚，试服补剂而有效，遂日进一帖，沉疴若失，遂保其身，然亦不幸之幸，执方治病，病必殆是也。

卒　中

凡卒中之时，不可惊惶搬搅，只掐其人中，徐徐以药灌之。

《儒门事亲》记一老人患头痛吐下，灸火后出门，见日而仆，家人欲揉扑之，戴人立止曰：大不可搅。盖病人衰老涌泄，血脉易乱，身体内有灸火，外有太阳，是以跌仆，若又搅之，便不救矣，惟安神思待之以静，静便属水，自然无事。

古人治病，先审其用，次辨体质强弱，然后治之，如射之的，而市井佣工，何能梦见。

按：卒中大症也，聊聊数语，毋乃太简乎。世称卒中者，初中风时，如口眼㖞斜，半身不遂者，《内经》为偏枯。其左瘫右痪，及腂腿风，皆卒倒后邪浅之见证，其舌强不言，唇吻不收，经称为痱病，即千金风懿之候，乃卒倒后邪深之见证。而东垣以中腑邪浅易治，中脏邪深难治。今考楼英、孙一奎二家立法，分晰最善，乃明乎冒、伤、中三者，权轻重而用药。其重者，即太阳病头项痛、腰脊强，治以桂枝汤，谓之伤风。其轻者，四时皆有，为感冒，即冒风也，治以九味羌活汤加柴胡，为各经活套法也。其极重者，即三阴中寒症及六经卒中症，治以辛热温中法也。

疟

凡病多能为寒热，但发作有期者，疟也；无定期者，诸病也。疟之为病，若邪浅则一日一发，邪深则间一日或二三日而一发；邪在阴阳之分，则日与夜各发，邪在阳分上半日发，邪在阴分则下半日发。有先寒后热者，先伤寒，后伤风，名曰寒疟。有先热后寒者，先伤风而后伤寒，名曰温疟。有但热不寒者，阴虚不能制阳，而阳气独发，名曰瘅疟。有但寒不热者，阳虚不能制阴，而阴气独胜，名曰牝疟。至疟脉自弦，弦数者多热，弦迟者多寒。弦小紧者下之，弦迟者温之，弦紧数清之，浮大吐之，浮弦数者风发也，以饮食消息止之。虚微无力为久病，洪数无力与微，皆虚也。（脉无力虚微，重按几无，皆正虚邪盛之候。）暑但热不寒，或热多寒少，面垢口渴，虽热退后而身常有汗，心热而烦，脉洪而虚。风则恶寒自汗，烦躁头疼，转而为疟，风阳气也，故先热而后寒。寒则恶寒而无汗，挛痛面惨，转而为疟，寒阴气也，故先寒而后热。二症初发之际，风寒在表，虽寒热过后，而身体常自疼痛，常自畏风，宜以发散为主。湿则身体重，骨节痛，呕逆胀满，因冒袭雨湿，汗出澡浴得之。食则若饥而不能食，食则中满，呕逆腹痛，因饮食无节，饥饱有伤得之。痰则发时痰涎上壅，兀兀欲吐，或时眩晕，兼平时有痰之人，一得疟即当以豁痰为主，古人云：无痰不成疟故也。虚则久疟之后，表里俱虚，真元未复，疟虽暂止，小劳复来，名曰劳疟，大抵间作者多，日作者少。积则久疟不止，邪气伏藏胁间，结为癥癖，谓之疟母。大抵感暑邪为多，卫气与邪相并则病作，与邪相离则病休，并于阴则寒已，离于阳则热止，至次日又集而并合，则复病也。其间日者，由邪气内薄五脏，连募原，其道远，其气深，其行迟，不能与卫气俱行，不得皆出，故间日乃作也。寒多者，宜升其阳，使不并于阴，则寒自已；热多者，宜降其阴，使不并于阳，则热自已。寒热交作者，一升一降，而以渗利之药从中分之，使不交并，此秘诀也。暑热则清之，风寒则散之，湿则燥之，有食消食，有痰行痰，虚者补之，有癥癖者以缓消之，不可急攻也。

辨症精详，分六气感伤而加减，启迪后进，非浅师其法者，细心研究，则致病之源亦获矣。

主方　柴胡一钱五分　升麻　葛根　羌活　防风各五分　以上五味，俱甘辛气清，能升阳气使离于阴，而寒自已。知母一钱　石膏三钱　黄芩枯飘者，五分　以上三味，母、芩味苦，石膏体重，俱性寒而下行，故能引阴气下降，使离于阳而热自已。猪苓一钱五分　分利阴阳，令不交并。川山甲一钱（此物能水能陆，故借其气，引诸药出阴入阳，穿走经络，无不利道。）甘草五分（调和诸药，尝闻一方士言，疟忌甘草，能助脾经湿热耳。）　此余五六年前自制方也，寻常治人，只一服便止不复发，盖表里驱[①]逐其邪，令无停留之处，故寒热立已。而他人得此方者，尚为方所泥，不能尽操纵变通之妙，时或不效。缘伏暑郁蒸，滞而为气，郁而为痰，皆为寒热之根，而此无利气行痰之药故也。今议加姜制厚朴一钱以利气，三和曲一钱五分以行痰，更立加减法于后，治疟之法尽于此矣。暑疟热多寒少者，减柴胡以下五味三分之二，母、芩、石膏倍原数用之。但热不寒者，去柴胡以下五味及三甲、猪苓，（既非寒热交并，只宜退热为主，故去此七味。）仍加粳米一勺，人参一钱五分，（石膏善泻胃气，故用粳米佐之，使胃气不受伤。人参亦此意，且热伤气，故用补气之药为主。）此即白虎汤加人参也。煎药外仍宜进消暑丹一二百粒，以疏伏暑而行积痰。（见伤暑门。）暑病必自汗，其无汗者，乃当风取凉，闭汗不泄而致，宜芎苏散发之。（见伤寒门。）不可与白虎汤。风疟宜芎苏散，不必覆盖衣服，待其自然微微汗出，却以本方视寒热多少，发作早晏，消息与之。盖为已自汗不可更大发汗，故但微微取汗，去其寒邪而已。寒疟宜芎苏散取汗，汗不出加麻黄一二钱以发之，发后不除，以本方消息与之。湿疟用除湿汤一剂服。（见伤湿门。）却以本方[②]消息与之。食疟宜于伤食门中消导之法，兼陈平饮、局方双饮子、清脾饮，俱可服。陈平饮乃二陈汤合平胃散也。凡虚人久疟脉弱，不能食者，慎勿用

---

① 驱：原作“趋”，据大成本改。

② 方：原脱，据大成本补。

疟药，每发五更，以人参一两，生姜一两，同煎，连进二服立止。

治疟之法，详于《内经》，今但言夏秋病疟，而不详明脉症，仅取升散之药五种，苦寒之药三种，虽王金坛得意之作，窃有异议，诚恐后进误会，不审病原，辄用其方，未必尽效。盖病有万变，未可执一也。谚云：执方治病，病必殆是也。假如正气不能胜邪，若再升散，殆矣。此方用在初期，固能逐邪外出，有升降阴阳之妙，若正虚久疟，用必增剧，余每用白蔻仁一钱易穿山甲，取其辛香，宣逐膈膜之壅蔽，流行荣卫，较原方尤效。用古方妙在化裁，未可拘执，则敏捷矣。余治久疟，审其所因，每以六、八味加减，何人、休疟为佐，详治验中，但师其法，不泥其方。

痰

人身无痰，痰者津液所聚也。五谷入于胃，其糟粕、津液、宗气分为三隧，故宗气积于胸中，出于喉咙，以贯心肺而行呼吸焉。荣气者，泌其津液，注之于脉，化以为血，以荣四末，内注五脏六腑，以应刻数焉。卫气者，出其悍气之慓疾，而先行于四末分肉皮肤之间，而不休者也，昼行于阳，夜行于阴，常从足少阴之分，间行于五脏六腑，实则行，虚则聚，聚则为痰，散则还为津液气血，初非经络脏腑之中，别有邪气秽物，号称曰痰，（盖论痰者，当详痰之原，痰即水也，水即气之所化，故无病不关于气，无病而不有痰。痰之清者，又为饮，乃火不化水者也。）以为身害，必先去之而后已者也。余幼喜唾痰，愈唾愈多，已而戒之，每喉间梗梗不可耐，辄呷白汤数口，咯出口中，用舌搅研令碎，因而咽之百馀，津液满口，即随鼻中吸气咽下，以意送至丹田，默存少顷，咽间清泰矣。如未清，即再漱再咽，以化尽为度。方咯出时，其味甚咸，漱久则甘，世人乃谓瘀浊之物，无澄而复清之理，何其谬哉！吾尝渡河矣，见舟人掬浊流而入之瓮，掺入矾末数分，即时澄清，此可以悟治痰之法也。故上焦宗气不足，则痰聚胸膈，喉间梗梗，鼻息喘短，中焦荣气不足，则血液为痰，或壅脉道，变幻不常，下焦卫气不足，则势不悍疾，液随而滞四末分肉之间，麻木壅肿，治其本则补之宜先，治其标则化之有法，略露端倪，以须颖者之自悟云。

痰由津液所凝，聚上中下三焦，荣气不足，壅塞脉道，变幻不测。王隐君有曰：怪症奇病皆属于痰，善治者，调其荣卫，诸恙自瘳矣。

如稠而不清，宜用澄之之法；散而不收，宜用摄之之法；下虚上溢，宜用复之之法；上壅下塞，宜用坠之之法。何谓澄之之法？如白矾有却水之性，即能澄浊流，岂不足以清痰乎？然犹不可多用。至于杏仁亦能澄清，而济水之性清劲，能穴[①] 地伏流，煮而为胶，（济水虽清劲，惟近世之阿胶，伪者日多，奈何！）最能引痰下膈。体此用之，所谓澄之之法也。何谓摄之之法？如大肠暴泄脱气，及小便频数者，益智仁一味，（益智仁善调气、摄涎，又能固脱，功效至捷。）最能收功。盖有安三焦，调诸气，摄涎唾，而固脱滑之妙。故医方每以治多唾者，专取其辛而能摄，非但温胃寒而已。此所谓摄之之法也。何谓复之之法？肾间真气不能上升，则水火不交，水火不交，则气不通，而津液不注于肾，败浊而为痰，宜用八味丸。地黄、山药、山茱萸以补肾精，茯苓、泽

① 穴：原作“冗”，据大成本改。

泻以利水道，肉桂、附子以润肾燥。肉桂、附子热燥之药，何以能润？曰：经不云乎？肾恶燥，急食辛以润之，开腠理，致津液通气也。所谓复之之法也。（此治肾虚寒痰之良法。）何谓坠之之法？如痰液聚于咽膈之间，为嗽为喘，为膈为噎，为眩为晕，大便或时闭而不通，宜用养正丹、灵砂丹，重剂以引之使不并，所谓坠之之法也。至于寒者热之，热者寒之，微者逆之，甚者从之，坚者削之，客者除之，劳者温之，结者散之，留者行之，湿者燥之，燥者濡之，急者缓之，损者益之，逸者行之，惊者平之，薄者劫之，开者发之。见于《素问·至真》。应变不穷，尤为治痰之要法。在圆机之士，熟察而妙用之，不可一途而取也。若乃虚症有痰，勿理其痰，但治其虚，虚者既复，则气血健畅，津液流通，何痰之有？今人乃谓补药能滞气而生痰，此聋聩之言，流害无穷矣！

痰乃津液所结，固未可尽化，但使津液流通，何痰之有？惟在调血和气之要。丹阳贺鲁庵，年七十馀，膈间有痰不快，饮食少思，初无大害，就医京口，投以越鞠丸、清气化痰丸，胸次稍宽，日日吞之，遂不辍口。年馀，困顿不堪，僦舟来访，问脉于余，则大肉已脱，两手脉如游丝，太溪绝不至矣。见余有难色，因曰：吾亦自分必死，但膈间胀满太甚，大便秘结不通，殊以为苦，但得稍宽，即瞑目无憾也。固强余疏方，以至亲难辞，教用人参、白术之类，大剂进之，少顷如厕，下积痰升许，胸膈宽舒，更数日而殁。夫二丸乃时师常用之药，本欲舒郁，适增其痞；本欲清痰，反速其毙，岂不悖哉！明效若是，而病家乃无悔悟惩创之心，岂宿业已深，大命垂绝，故天塞其衷，而使之决不可返耶！不然，何不论于理，而甘就屠戮者之众也。

过服辛散，正气暗受其戕，久则涸津液之源，气道塞其输机，遂致痰结日盛，胸腹愈胀，大便久秘，遂至大命垂绝。呜呼！身无大病而喜服药者之殷鉴欤。

喘

经云：秋脉者肺也。秋脉不及则喘，呼吸少气而咳，上气见血，下闻病音。其治法则生脉散之类是也。李明之云：腹[①]胀彭彭而喘，胸膈满，壅盛而上奔者，于症用药方中多加五味子，人参次之，麦门冬又次之，黄连少许。如甚则交两手而瞀，其真气太虚也。若气短加黄芪、五味子、人参；气甚去五味子、人参，加黄芩、荆芥穗，冬月去荆芥穗，加草豆蔻仁。仲景治火逆上气，咽喉不利，止逆下气，以麦门冬汤主之。用麦门冬七升，半夏一升，人参四两，甘草二两，粳米三合，大枣十二枚。水一斗二升，煮取六升，温服一升，日三夜一。经云：岁火太过，炎暑流行，肺金受邪，民病火[②]气咳喘。又热淫所胜，病寒热喘咳，宜以人参、麦冬、五味子救肺，（喘有虚实之分，须细辨之。生脉散乃热伤气虚而设。）童便炒黄柏降火。《本事方》治咳嗽上喘急，以人参一味为末，鸡子清投新水调下一钱。昔有二人同走，一含人参一不含，俱走三五里许，其不含者大喘，含者气息自如，乃人参之力也。楼全善治一妇人五十馀岁，素有痰嗽，忽一日大喘，痰如泉涌[③]，身汗出如油，脉浮而洪，似命绝之

① 腹：原作“肢”，据大成本改。
② 火：大成本同，《素问·气交变大论》作“少”。
③ 涌：原脱，据大成本改。

状。速用麦门冬四钱，人参二钱，五味子一钱五分。煎服一帖，喘定汗止，三帖后痰亦渐少，更瓜蒌仁、白术、当归、芍药、黄芩各一钱，服十帖而安。

喘而无汗烦躁，脉浮大者汗之；喘而有汗腹满，脉沉实者下之。（喘有内外感伤之别，外感烦躁，无汗而喘者，宜汗；腹满有汗而喘，脉沉实者，宜下。）仲景云：上气喘而躁者，属肺胀，欲作风水，发汗则愈。又云：咳而上气，此为肺胀，其人喘，目如脱状，脉浮大者，越婢加半夏汤主之。麻黄六两　石膏半斤　生姜三两　大枣十五枚　甘草一两　半夏八两　以水六升，先煮麻黄去上沫，入诸药，煮取三升，分三服。又云：肺胀咳而上气，烦躁而喘，脉浮者，心下有水，小青龙加石膏主之。（肺胀咳而上气者，水寒之标邪也，治以小青龙汤平其冲气。况方中安内攘外，各尽其妙。余仿其法，以治寒嗽，莫不有桴应鼓之效[①]也。）麻黄　芍药　桂枝　细辛　甘草　干姜各三钱　五味子　半夏各半升　石膏二两　用水一斗，先煮麻黄去上沫，内诸药，煎服取三升。强人服一升，羸者减之，日三服，小儿服四合。喘而自汗，腹满便秘，气口脉大于人迎，下之无疑，外此则不宜轻下也，罗谦甫平气散可用。仲景云：膈间支饮，其人喘满，心下痞坚，面色黧黑，其脉沉紧，得之数十日，医吐之不愈，木防己汤主之。木防己三两　石膏如鸡子大，十二枚　桂枝二两　人参四两　以水六升，煮取二升，温分二服。虚者即愈，实者三日复发，复与不愈者，宜木防己汤去石膏，加茯苓芒硝汤主之，微利即愈。痰多者，亦气短而喘，须察其平昔非因劳倦气脱之症而发，脉浮滑而大，咽喉不利，四七汤甚效。（气郁痰凝，俗名梅核气是也。）仲景治妇人胸中如有炙脔，用半夏厚朴汤即此是也。如是风痰，可用千缗汤。半夏七个，煨制四片破之　皂角去皮尖，二枚　甘草炙，一寸　生姜如指大　水一碗，煎去半，顿服。又治因伤风而痰作喘逆，兀兀欲吐，恶心欲倒，如夏月有此症，为大热也。盖此症随四时为寒热温凉，宜以酒黄连、酒黄柏、酒知母各等分，为细末，熟汤丸桐子大。每服二百丸，白汤送下，空心服之，仍多饮汤，服毕少时，便以美膳压之，使不得停留胃中，直至下元，以泻冲脉之逆也。（冲脉上干、逆气不降之故。）平居则气平和，动则气促而喘者，亦冲脉之火，宜用酒黄柏、酒知母之属。凡泻气下痰定喘之药，施之形实痰多者为妙。（降气行痰之药，损人真元，正虚者宜审。）若一切虚症，及脉浮大，按之而涩者，下之必死，须谨之。阴虚而喘，脉弱而涩，四肢寒者，去死不远，慎勿下之，宜用人参、麦门冬、五味、当归、生地、童便、竹沥之属。《素问·逆调论》云：夫不得卧则喘者，是水气之客也。夫水者循津液而流也，肾者水藏，主津液，主卧与喘也。汉防已、茯苓之属主之。又云：不得卧而息有音者，是阳明之逆也。足三阳者下行，今逆而上行，故息有音也。阳明者胃脉也，胃者六府之海，其气亦下行，阳明逆不得从其道，故不得卧也。（阳明径道壅塞，则其气不能从道，故不卧矣。）下经曰：胃不和则卧不安。此之谓也。熟半夏、橘红之属主之。

泻

泄泻之病，水谷或化或不化，但大便泄水，并无努责后重者是也。脉细、皮寒、少气、泻利、不食，为五虚，死。

---

① 效：原作“咳”，据大成本改。

（泄泻而犯五虚，中土已竭，危候也。参附汤尤不能挽，必加七味白术汤，可以追其既失之脾阳，而固其元气，试之效捷。用人参、附子之类救之，亦有得生者。）脉缓，时小结，或微下留连者，皆可治。浮大洪数，或紧或弦急，皆难治。脉数疾为热，沉细为寒，虚豁为气脱，涩实为积滞，弦而迟者为气泄，心脉止者为惊泄。湿则泻水，腹不痛。风则米谷不化而完出。火则腹痛泻水，肠鸣痛一阵泻一阵。痰则或泻或不泻，或多或少。食则腹痛甚而泻，泻后痛减。肾虚则五更时便泻，常时则否。寒则腹中冷痛，洞下清水，腹内雷鸣，米饮不化。湿者燥之，虚者补之，热者清之，寒者温之，有痰者行痰，有积者消积，气陷则升之，气脱则涩之。主方

白术炒，二钱燥湿补脾，白茯苓去粗皮分水　白芍炒。各一钱五分止腹痛，又能补脾而伐肝，陈皮去白，一钱行气　甘草五分，炙和中。如的系伤湿者，去白术以苍术代之，盖白主收敛，不若苍能发散也。仍加羌活一钱，风能胜湿；猪苓、泽泻各五分，治湿不利小便，非其治也。脾虚者加人参一钱，补脾气之要药。木香、砂仁各五分，脾虚则气不运，故以药之辛温行气而温中，以腐水谷也。仍服戊癸丸。（方见脾门。）或将前方加莲肉五钱，陈糯米一合，炒熟俱为末，加白砂糖，每朝空腹以白汤调服，其功尤捷。肾虚者加破故纸一钱五分，益肾气；肉豆蔻一钱，止虚泄。二药气味相合，能使脾肾之气交相通而化水谷。仍多服戊癸丸。热泻粪色赤黄，弹响作痛，肛门焦痛，粪出谷道如汤之热，烦渴，小便不利，宜以赤茯苓代白茯苓用为君，盖赤火色，取其相入也，热既并入于大肠而作泻，今欲引归前阴以分其势，故用为君。仍加猪苓、泽泻渗利之药各五分以佐之。又加茵陈、山栀仁各五分，（二味俱苦寒，俱能解邪热而利小便。）兼进如金丸。（方见后。）痰泻加半夏曲一钱五分，（行痰。）用陈皮、白茯苓各二钱。（治痰以行气为先，而茯苓能利水、行津液故也。）虚者加人参一钱，盖痰气多由脾虚不能运化也。用竹沥、姜汁一盏，加入服之。如体实能食者，不若加元明粉一钱，就其势从大便去之，却服收涩之剂。食积泻多噫气如败卵臭，宜去白芍药，加枳实、木香另磨，俱理气之药一钱，砂仁五分。仍看所伤之物而用药，如伤肉食者加山查，伤米食者加神曲，伤面食者加萝卜子，伤酒者加干葛各一钱，伤蟹者加丁香五分，仍进保和丸。（方见伤食。）酒积每晨起必泻，本方内加人参、干葛各一钱，白豆蔻仁、吴茱萸各五分。寒泻加人参一钱，熟附子、干姜各五分，（阳气不足则寒，故用人参补气，姜、附已寒。）不能食者进八味丸。元是寒泻，因泻而寒燥引饮，转饮转泻者，去白芍药，加干姜、黄连、人参各一钱。（干姜治初得之寒，黄连解新增之热，寒何由动，热泻久而虚，故有虚热也，须用人参补之。）此理中汤加黄连也，名连理汤，多有奇效。有一等盛暑，又复内伤生冷，及热泻暑泻，诸药不效者，疑似之间，尤宜用此。风泻完谷不化，丹溪以为脾虚，前已列脾虚一条，若用补脾药不效，便当治风。《素问》云：久风入中为飧泄。又云：春伤于风，夏生飧泄。而《史记·仓公传》又名之为回风，足知完谷不化，（完谷不化，乃回风之候，连理汤必佐羌、防以升之，关窍通而伏风自去。）乃风症也，宜本方内以苍术代白术，加羌活、防风各一钱，（辛温通关窍而去风。）升麻、柴胡各加五分，（又经云：清气在下，则生飧泄。故以二药助甘辛之味，引清气而上升。）仍绝不与食一二日，泄当自止。

暑月泄泻与热泻同，仍宜服六和汤，（方见暑门。）并啖浸冷西瓜数片。又有一种气泻，肠鸣气走，胸膈痞闷，腹急而痛，泻则腹下宽，须臾又急，气塞而不通者，此由中脘停滞，气不流转，水谷不分所致，宜于本方内以苍术代白术，去白芍药，（以其酸收，故去之。）加姜制厚朴、（散结气。）大腹皮（主气攻心腹。）各一钱，白蔻仁五分，（辛温能下气理中。）仍磨入木香汁服之。（木香治腹中气不转运，又火煨之，能实大肠。）如小便不利，加猪苓、泽泻各五分，并调进车前子散。如口渴引饮，加人参、麦冬各一钱，（二药何为能生津而止渴？盖脾气上升于肺，肺气下降，乃生津液，而二药能补脾肺故也。）升麻五分，（引清气上朝于口。）乌梅肉五个。（酸能止渴。）如久泻气脱加人参一钱，罂粟壳五个，（酸能止渴。）诃子皮、（二药俱酸涩，故能敛脱气而止泻。）肉豆蔻各一钱，木香、（煨，另磨。）砂仁各五分。（肉蔻止泄之要药，涩以固脱；煨木香实大肠；砂仁理气。）泻久气必下陷，须用升举之药，加升麻、柴胡各一钱，羌活、防风各五分。（风药能鼓舞元气上升。）有久泻不止，及泻已愈而隔年及后期复泻者，有积故也。宜本方内加三棱、（醋煮。）蓬术（醋煮焙干，二药消积。）各一钱，木香、砂仁各五分，（理气。）兼进保和丸。凡大便泄，服理中汤。小便不利，大便反泄，不知气化之过，本肺不传化，以纯热之药治之，是以转泄，少服则不泻，多服则愈热，所以不分。若以陈皮、青皮之类治之则可。经云：膀胱者，津液之府，气化则能出矣。

《儒门事亲》云：昔闻山东杨先生者，治府主洞泄不已，杨初未对病人，与众人谈[①]日月星辰缠度，及风云雷雨之变，自辰至未，而病者听之而忘其圊。杨尝曰：治洞泄不已之人，先问其所好之事，（良医治法变通化裁，出奇制胜而愈。其病非拘执药饵一法，其用心智慧，非庸工所可揣度。）好棋者与之棋，好乐者与之笛笙不辍。按兹法匪直可以治泄，即七情虚劳之类亦宜然，是故枚生《七发》，楚太子闻吴客之辨，怯然汗出，霍然病已。虽是寓言，实有此理也。第晓日风云之变者，世已难其人，而况可求之庸医中乎？可叹可叹！《白云集》云：黄子厚者，江西人也。精医术，邻郡一富翁病泄泻弥年，礼致子厚诊疗，浃旬莫效。子厚曰：予未得其说，求归一月。读《易》至乾卦天行健，朱子有曰：天之运旋不息，故阁得地在中间，如人弄碗，只运动不住，故空中不坠，少有息则坠矣。因悟向者富翁之病，乃气不能举，为下脱也。又时持水滴吸水，初以大指按滴上窍，则水满筒，放其按，则水下溜无馀。乃豁然悟曰：吾可以治翁证矣！即治装往，翁家惊喜，至即为治艾灸百会穴，未三四十壮，泄泻止矣。

一人服内托药，大便大泄，小便秘，或用五苓散则全秘，与陈皮、茯苓气化则效。

一人病虚，服附子热药小便闭，诸药不效，惟得黄连、黄芩则效。

水　肿

《既效方》云：有人阴肿，医以赤玉涂之，令服八味丸而愈。若久病而阴肿，病已不可救，宜速灸水分穴。盖水分能分水谷，水谷不分故阴肿，不特阴肿，他处亦肿，尤宜急服禹馀粮丸。

《资生经》云：水肿惟得针水沟，若

---

① 谈：原脱，据大成本补。

针馀穴，水尽则死，然灸水分则有效，（灸水分穴为治水肿至捷良法。）乃为要穴也。有里医为李生治水肿，以药饮之不效，一日忽为灸水分与气海穴，翌早视其如削矣。信乎水分之能治水肿也。

《儒门事亲》云：一男子目下肿如卧蚕状，戴人曰：目之下阴也，水亦阴也，臂以为水之主，其肿至于目下固也。此由房室交接之时，劳汗遇风，风入皮腠，皮腠得寒则闭，风不能出，与水俱行，（经云：面肿曰风，足胫肿曰水。仲景名之曰风水。）故病如是不禁房室则死。

赵以德云：嘉定沈氏，年十八，患胸腹身面俱肿，医治半月馀不效。余诊其脉，六部俱不出，用紫苏、桔梗之类煎服一盏，胸有微汗，再服则身尽汗，其六部和平之脉皆出，一二日其脉悉平。

鼓胀

《九灵山房集》云：钟女病腹胀如鼓，四肢骨立，医或以为孕为虫为瘵也，项彦章诊其脉告曰：此气薄血室。钟曰：服芎、归辈积岁月，非血药乎？彦章曰：失于顺气也。夫气，道也；血，水也。气有一息之不运，则血有一息之不行矣。经曰：气血同出而异名。故治血必先顺其气，俾经隧得通，而后血可行。（气为血帅，气行而血亦行，专治其血无益矣。）乃以苏合香丸投之，三日而腰作痛。彦章曰：血欲行矣，急治芒硝、大黄峻逐之，下污血累累如瓜者，可数十枚，应手而愈。彦章所以知钟女之病者，以脉弦滑而且数，弦者气结，滑者血聚，实邪也，故气行而大下之瘳。

䐜胀

赵以德云：松江一男子年三十馀，胸腹胀大，发烦躁渴，面赤不得卧而足冷。余以其人素饮酒，必酒后入内，夺于所用，精气溢下，邪气因从之上逆，逆则阴气在上，是生䐜胀。（浊气在上，清气在下，则生䐜胀。）其上焦之阳，因下逆之邪所迫，壅塞于上，故发烦躁，此因邪从下上而盛于上者也。于是用吴茱萸、附子、人参辈，以退阴逆水邪。冷饮之，以解上焦之浮热，入咽觉胸中顿爽，少时腹中气转如牛吼，泄气七次，明日其证愈矣。范氏方云：凡腹胀经久，忽泻数升，昼夜不止，服药不效，乃为气脱，宜用益智仁煎浓汤服之立愈。

脾胃

今人只知脾胃虚则当补，补之不应，则补其母，如是足矣，而不知更有妙处，补肾是也。（赵养葵云：补脾不若补肾，果肾虚命火微弱，用八味丸为要方。许叔微之二神丸法亦妙。）脾土克肾水不相为用，如何反补其所胜以滋肝木？曰：不然，此其妙正在相克处也。五行以相克为用，所以《尚书·大禹谟》说个水火金木土谷惟修。此圣人立言之妙，其说长甚。今且以水与土言之，水不得土，何处发出？何处安着？土不得水，却是一个燥坌，物事如何生出？万物以[①]水土相滋，动植化生，此造化相克之妙。而医家所以谓脾为太阴湿土，湿之一字，分明土全赖水为用也，故曰补脾必先补肾。至于肾精不足，则又须补之以味，故古人又谓补肾

① 以：原作“来”，据大成本改。

不若补脾。二言各有妙理，不可偏废也。

《本事方》云：有人全不进食，服补脾药皆不效。余授二神丸方服之，顿能进食。此病不可全作脾气治。盖肾气怯弱，真元衰削，是以不能消化饮食。譬之鼎釜之中，置诸米谷，下无火力，终日米不能熟，其何能[1]化？黄鲁直尝记服菟丝子，淘净酒浸曝干，日挑数匙，以酒下之。十日外，饮啖如汤沃雪，亦知此理也。

严氏《济生方》云：人之有生，不善摄养，房劳过度，真阳衰虚，坎火不温，不能上蒸脾土，冲和失布，中州不运，是以饮食不进，胸膈痞塞，或不食而胀满，或食不消，大腑溏泄。古人云：补肾不如补脾。余谓补脾不如补肾，肾气若壮，丹田火盛，（益火之原，以消阴翳。）上蒸脾土，脾土温和，中焦自治，膈开能食矣。

按许严之说，皆与余说冥合，然却不知水土相滋之妙，故犹谆谆以火为言，是混水火为一途也。薛氏云：余尝病脾胃，服补药及针灸脾俞等穴，不应，几殆。吾乡卢丹谷先生令余服八味丸，饮食果进，三料而平。余兄年逾四十，貌丰气弱，遇风则眩，劳则口苦生疮，胸尝有痰，目尝赤涩。又一人脾虚发肿，皆以八味丸服之而愈。此皆补肾之明验也。杨仁斋医学，恐当在丹溪之右，有云：脾肾之气交通，则水谷自然克化。其见亦及此。

伤　食

《肘后·辨脾胃所伤变易形法》：凡诸脾脉，微洪伤苦涩物，经云咸胜苦；微涩伤辣辛物，经云苦胜辛；微滑伤腥咸物，经云甘胜咸；洪缓伤甜烂物，经云酸胜甘；弦紧伤酸硬物，经云辛胜酸；微弦伤冷硬物，经云温以克之；微迟伤冷痰积恶物，经云温胃化痰。饮食过多，胀痞不下，寻常率以破气之药投之。（伤食恶食，必有噫腐吞酸之候。）是食物既伤之前，药剂又攻之于后，脾气安得而健畅也。必须以平补之药为主，佐以他药，一升一降，使脾肾交通，而水火既济，自然腐化矣！

积　聚

治积之法，理气为先，气既升降，津液流畅，积聚何由而生？丹溪乃谓气无形而不能作块成聚，只一消痰破血为主，误矣！天地间有形之物，每自无中生，何止积聚也？戴复庵以一味大七气汤，（调气和血，使其升降自如，津液周流，灌溉脏腑无滞窒，则积聚不攻而自化矣。）治一切积聚，其知此道欤。肝积肥气，用前汤煎熟待冷，却以铁器烧通红，以药淋之乘热服。肺积息贲，用前汤加桑白皮、半夏、杏仁各五分。心积伏梁，用前汤加石菖蒲、半夏各五分。脾之积痞气，用前汤下红丸子。肾之积奔豚，用前汤倍桂，加茴香、炒楝子肉各五分。

诸　气

今人治一切气疾，止知求之脾肺，而不知求之肾，所以鲜效。夫肾间动气，为五脏六腑之本，十二经脉之根，呼吸之门，三焦之原。房劳过度，或禀受素弱，肾经不足，气无管束，遂多郁滞，是生诸疾。（诸气膹郁，皆属于肺。气主煦之，若郁结不舒，气机凝滞，血亦因之痹塞，则诸病生矣。故百病皆生于郁，是其明证。）医者以为是当理气，谷、朴、香附、乌药之类，杂然而前陈，而气愈不可理

---

① 能：原脱，据大成本补。

矣。宜之泄之，以快药下之，而人之死者过半矣。于是医之中见稍高者，以为脾虚不能运化精微之故，而从事于补脾，然仅可以苟延岁月，而多至于因循蹉跌[①]而不救，此不知补肾之过也，宜以破故纸、茴香子、胡芦巴之类主之。气药内须兼用和血之药佐之。盖未有气滞而血能和者，血不和则气益滞矣。

诸 血 证

撄宁生《卮言》云：古人言诸见血非寒证，皆以血为热迫，遂至妄行，然皆复有所挟也，或挟风，或挟湿，或挟气，又有因药石而发者，其本皆热。上中下，治各有所宜，在上则栀子、黄芩、黄连、芍药、犀角、蒲黄，而济以牡丹皮、生地黄之类。古人云：有冒风寒，正以阳明火邪为风所扇，而血为之动。中间有桂，取其能伐木也。若苍术、地榆、白芍药之类，而济以火剂。大肠血以手阳明火邪为风为湿也，治以火剂风剂，风能胜湿也。如黄连、黄芩、芍药、柏皮、荆芥、防风、羌活之类，兼用鸡冠花，则又述类之义也。血溢血泄诸蓄妄症，其始也，余率以桃仁、大黄行血破瘀之剂，以折其锐气。（凡初期骤然吐血，亟宜快药下之，折其锐气。若日久正气已虚，法当调摄。仲景云：亡血虚家，不可下是也。）而后区别治之，虽往往获中，然犹不得其所以然也。后来四明，遇故人苏伊举曰：吾乡有善医者，忘其姓字，每治失血蓄妄，必先以快药下之。或问：失血复下，虚何以当？则曰：血既妄行，迷失故道，不去蓄积，则以妄为常，曷以洁之？且去者自去，生者自生，何虚之有？余闻之愕然曰：名言也。昔之疑，今而后释之矣！又云：妇人之于血也，经水蓄则为胞胎，蓄者自蓄，生者自生，及其产育为恶露，则去者自去，生者自生，其蕴而为乳，则无复[②]下漏而为月矣。失血为血家妄逆，产乳为妇人常事，其去其生，则一同也。失血家须用下剂破血，盖施之于蓄妄之初；亡血虚家不可下，盖戒之于亡失之后。又云：惊而动血者，属心；怒而动血者，属肝；忧而动血者，属肺；思而动血者，属脾；劳而动血者，属肾。又云：吐血，则足阳明随经上行，渗溢胃脘而为之也；小便血，足太阳随经入膀胱也。又云：大便前后下血，便前由手阳明随经下行渗入大肠，传于广肠而下者也；便后由足阳明随经入胃，（阴络伤血内溢。）淫溢而下者也。古人所谓近血远血是也。又云：咯血为病最重，（咯血乃虚劳之渐，其症最危。）且难治者。以肺手太阴之经，气多血少，又肺者金象，为清肃之脏。今为火所制迫而上行，以为咯血，逆之甚矣，上气见血，下病闻音，谓喘而咯血且痰咳嗽也。又云：从高坠下，惊仆击搏，流滞恶血，皆从中风论，终归于厥阴。此海藏之说。盖厥阴多血，其化风木，是以然也。有形当从血诊，无形当从常治。夏仲庸因蹈海惊悸，心为不宁，是为无形，从风家治之而愈。又云：唾血责在下焦阳火煎迫而为之也。（唾血属肾虚火炎。）肾主唾，为足少阴，少血多气，故其症亦为难治。又有所谓肠风脏毒者。肠风则足阳明积热，久而为风，风有所以动之也；脏毒则足太阴积热，久而生湿，从而下流也。风则阳受之，湿则阴受之。曹氏《必用方》云：吐血须用干姜、甘草作汤与服，或四物理中汤亦可，如此无不愈者。若服生地黄、竹茹、藕汁，去生便远。

---

① 跌：大成本作“跎”。
② 复：原作“腹”，据大成本改。

出血不止

《九灵山房集》云：湖心寺僧履者，一日偶搔腘（音国，曲脚也。）中疥，忽自血出，汩汩如涌泉，（肌衄者，《内经》名之血汗是也。《集验方》用黄芩渍水擦之，屡试良方也。）竟日不止，疡医治疗勿效。邀吕元膺往视，履时已困极，无气可语，及持其脉，惟尺部如蛛丝，他部皆无，即告之曰：夫脉，气血之先也。今血妄溢，故荣气暴衰，然两尺尚可按，惟当益营以泻其阴火。乃作四神汤加荆芥穗、防风，不间晨夜并进，明日脉渐出，更服十全大补汤一剂遂痊。

呕　血

宜降气不宜降火。水曰润下，火曰炎上，引其气而使之下，即以水克火之理，是降气即所以降火也。若用苦寒之药以降火，火万无降理。盖炎上作苦，苦先入心，故芩、连之苦，本助火入心经之药，而名为降火者，徒以其寒耳。寒能凝血，苦能伤胃，是非但不能抑上升之气而使之平行，横溢之血而使之归源。害且有不可胜言也，可不戒哉！宜行血不宜止血。凡呕血之症，其始也，未有不病胸胁痛者。盖由平日起居失节，致血停瘀之久，不能归源，满而溢焉，遂发为呕，殆非一日之积矣。使其流行宣畅，散行百脉，又何呕之有？故凡治呕血之症，必须用行血之药，宣其馀滞，而推陈以致新焉。血既流行，胃脘清楚，自不出矣，是行之乃所以止之也。医往往拘泥犀角地黄汤等，过于凉血，虽间或止之，其后常患胸胁大痛、肿满等症，以致不起。盖血得凉则陈者不行，新者不生，瘀物愈积，而真元愈削故也。况血不可止，而强欲止之，奚得乎！

恙由郁久化火，外袭暑热，故倾盆呕出，危殆已极，诸药不受。余曾治一妇，危在顷刻，因思诸药皆苦寒，是以投之即呕，借用八汁饮，冀其甘寒可以入胃清上，血止再商，投之果应。方载《治验录》，参观可也。

宜补肝不宜伐肝。肝藏血，血阴物也，阴[1]难成而易亏。又肝为东方木，于时为春，为发生之脏，宜滋养而不宜克伐。先医谓肝无补法，大谬论也。失血之后，肝藏空虚，汲汲焉实之不暇，而敢以纤毫平肝之药伐之哉！往往见有治疝胀诸症，谓为肝火有馀，而用平肝之药，以致爪青囊缩而不起者，则肝之不可伐也，亦明矣。余外兄虞检庵病呕血，医欲用降火平肝止血之药，而余贻尺牍止之，奈虽用余言，从事于补[2]，而时止时作，大率吐后新血既生，四五日还复吐出，迁延岁月，忽得散脉，知决不可为矣，更数日卒。盖自得病以来，未尝瞑目而卧也。肝为藏血之脏，故人卧则血归肝。今肝脏虚极，不足以摄血，而荣卫之气，亦不复行于阴分，故不复瞑目而卧，则血无所归矣。血无所归，故积久而复吐出，自然之理也。余一时思不及此，心常缺然。岁己卯秋，始晤缪仲淳于白下，相得甚欢，忽谓余曰：补血须用酸枣仁。余洒然有省。嗟乎！一人之心思有限，而病态无穷，非博览而约取，舍己而从人，即精如卢扁，不能无失也，而况资庸智暗，学俭识寡者乎！既用自箴，因书之以诏来者。

庸俗每言伐肝，贻害匪浅，往往延成痼疾，殒身者有之。第未明肝为藏血之脏，人卧血归于肝。若肝虚不足以摄血，

---

① 阴：原作“阳”，据大成本改。
② 从事于补：原作“从于事补”，据大成本改。

故目不瞑。若用补血养肝，血有所归，如茯神[1]、龙眼肉、酸枣仁等，随症择用。所以医贵博览约取，虚心研究，取匡其不逮。

眩　晕

《北梦琐言》云：有少年苦眩晕眼花，常见一镜子。赵卿诊之曰：来晨以鱼鲙奉候，及期延于内，从容久饥，候客退，方得交接，俄而台上施一瓯芥醋，更无他味。少年饥甚，闻芥醋香，迳啜之，逡巡再啜，遂觉胸中豁然，眼花得见。卿云：君吃鱼鲙太多，故权诳而愈其疾。

古[2]名医治病，必详其原，随病化裁，出奇制胜，以冀必效。近世稍有微名，一切书籍置之高阁，自以为得轩岐真传。若是者，误人匪浅，午[3]夜扪心，能无愧乎？余虽昏耄，仍不敢掉以轻心。若应一诊，归必记病源，参稽古籍，所以慎之也。

头　痛

东垣云：高巅之上，惟风可到。故味之薄者，阴中之阳，自地升天者也，所以头痛皆用风药治之，总其大体而言之也。然患痛人血必不活，而风药最能燥血，故有愈治而愈甚者，此其要尤在养血，不可不审也。一人寒月往返燕京，感受风寒，遂得头痛，数月不愈，一切头风药无所不服，厥痛愈甚，肢体瘦削，扶策踵门求余方药。余思此症明是外邪，缘何解散不效，语不云乎：治风先治血，血活风自灭。本因血虚而风寒入之，今又疏泄不已，乌乎能愈也？又闻之痛则不通，通则不痛。用当归生血活血，用木通通利关窍血脉，以行当归之力。问渠能酒乎？曰：能而且多，近为医戒之不敢饮。因令用斗酒，入二药其中，浸三昼夜，重汤煮熟，乘热饮之至醉，则去枕而卧，卧起其痛如失。所以用酒者，欲二药之性上升于头也。至醉乃卧者，醉则浃肌肤，沦骨髓，药力方到。卧则血有所归，其神安也。有志活人者，推此用之，思过半矣！火郁于上而痛者，经云：火淫所胜，民病头痛。治以寒剂，宜酒芩、石膏之类治之。又不可泥于此法也。又一方用当归二钱，川芎二钱，连翘二钱，熟地二钱，水煎六分去渣，以龙脑、薄荷二钱置碗底，将药乘滚冲下，鼻吸其气，俟温即服，服即安卧，其效甚速。然此亦为血虚者设耳。

头痛，六经各有见证，如太阳头痛，上至巅顶项强，腰脊必痛；阳明痛在额前，必目珠亦痛，便秘口渴；少阳痛在头角，口苦咽干目眩是也。太少两阴，若有痰气壅塞，清阳不升，头亦为之痛。挟六淫之所干，气血之盛衰，皆能致痛也。

脑　痛

脑者，髓之海也。髓不足则脑为之痛，宜茸珠丹之类治之。若用风药，久之必死。

脑为元神之府，稍受微邪，即现不支之态。《内经》谓之真头痛，旦发夕死，虽进茸珠丹，恐亦无济于事矣。

牙　疼

牙疼以平胃散入梅花片脑少许，研匀擦之立效。（有胃热肾虚之因，分辨明晰，

① 如茯神：原作“伏如神”，据大成本改。
② 古：原作“右”，据大成本改。
③ 午：原作“五”，据大成本改。

庶免遗误。平胃加片脑，仅散湿热而已。）

心　　痛

《难经》云：阴维为病苦心痛。阴维行诸阴而主荣，荣为血，血属心，故苦心痛也。洁古云：其治在足少阳二阴交。仲景太阴证则理中汤，少阴证则四逆汤，厥阴证则当归四逆、吴茱萸汤。

阴维为病苦心痛，若手足厥逆，危候也。

卷下

目痛

目赤肿痛，人知降火而不知活血，所以不得力。只用四物汤，内地黄用生，芍药用赤，加酒蒸大黄、赤茯苓、薄荷叶治之甚妙。此戴复庵法。又云：早晨盐汤下养正丹二三十粒。又云：若眼赤久而不愈，用诸眼药不效，早用苏子降气汤下黑铅丹，临卧则以消风散下三黄丸，日中则以酒调黑神散。此数药不独治久赤眼，诸眼皆治之。

降火必兼活血，发前人所未发。若不活血，寒仍凝涩，火何由而降，气血流通，火亦随之而降矣。

口糜

经云：膀胱移热于小肠，膈[①]肠不便，上为口糜。宜以清凉之剂利小便，用五苓导赤散却合服之神效。又云：少阳之火气内发热，上为口糜。则又当用苦寒之剂也。如二法不效，则宜炮姜之类反佐之。

身重

身重之症，时师止知燥湿，而不知补虚。《素问·示从容论篇》历言肝虚肾虚脾虚，皆令人体重烦冤。足知身重乃虚症也，宜补中益气汤加减，八味丸消息与之。正气虚则邪易侵感，治标不治本，非法也。

胁痛

《九灵山房集》云：昔钟姓者，一男子病胁痛，众医以为痈也，投诸香、姜、桂之属益甚。项彦章诊其脉告曰：此肾邪病，法当先温利而后补之。投神保丸，下黑溲痛止，即令更服神芎丸。或疑其太过，彦章曰：向用神保丸，以肾邪透膜，非全蝎不能导引，然巴豆性热，非得芒硝、大黄荡涤之，后遇热必再作，乃大泄数次病已。项彦章所以知男子之病，以阳脉弦，阴脉微涩。弦者痛也，涩者肾邪有馀也。肾邪上薄于胁不能下，且肾恶燥，热方发之，非得利不愈。经曰：痛随利减，殆谓此也。房劳过度，肾虚羸怯之人，胸胁之间，每有隐隐微痛，此肾虚不能约，气虚不能生血之故。气与血犹水也，盛则流畅，少则壅滞，故气血不虚则不滞，既虚则鲜有不滞者，所以作痛，宜用破故纸之类补肾，芎、归之类和血。若作寻常胁痛治，则殆矣。

当辨左右气血而施治，痛在左，肝火挟气也；痛在右，脾火挟痰食也。治从润肺柔肝，而得捷效，乃肝移邪于肺之明证也。

① 膈：《素问·气厥论》作“鬲”。

腰　痛

腰者，肾之所附。肾气虚而邪客之，则能作痛。邪者，风热湿燥寒也。大抵寒湿多而风热少，有风有湿，有寒有热，有挫闪有瘀血，有滞气有痰积。风伤肾而痛，其脉必带浮，或左或右，痛无常处，牵引两足，宜五积散，每服加防风五分，或加全蝎三个尤好，小续命汤、独活寄生汤，皆可选用，仍合三仙丹。杜仲姜汁炒研末，每一钱空心温酒调服，名杜仲酒，治肾气腰痛，兼治风冷为患。伤湿而痛，如坐水中，盖肾属水，久坐水湿处，或为雨露所着，湿流入足太阳经，以致腰痛，其脉必带缓，遇天阴或久坐必发，身体必带迟重，宜渗湿汤主之，不效，宜肾着汤，或生附汤。感寒而痛者，腰间如水，其脉必紧，见热则减，见寒则增，宜五积散去桔梗，加吴茱萸五分，或姜附汤加辣桂、杜仲主之。伤热而痛者，脉必洪数而滑，发渴便闭，宜甘豆汤加续断、天麻，间服败毒散。若因挫闪，或攧扑伤损而痛者，宜乳香趁痛散，及黑神散，和复元通气散，酒调下。不效，则必有恶血停滞，宜先用酒调服苏合香丸，以五积散加大黄五分，苏木五分，当归倍元散。若因劳役负重而痛，宜用和气散，或普贤正气散。杨仁斋云：劳力而痛，宜十补汤下青娥丸。瘀血为痛[①]，其脉必涩，转侧若锥刀之刺，大便黑，小便赤或黑，日轻夜重，名沥血腰痛，宜苏沉麝丸，及桃仁酒调黑神散，或四物汤加桃仁、红花、枳壳、乌药之属。丹溪用补阴丸中加桃仁、红花主之。气滞而痛，其脉必沉，若郁闷而不伸，宜人参顺气散，乌药顺气散加五加皮、木香、甘草少许，煎汤调下。痰注而痛，其脉必滑或伏，宜二陈汤加南星、香附、枳壳主之。大抵诸腰痛皆起于肾虚，既挟邪气，则须除其邪；如无外邪积滞而自痛，则惟补肾而已。腰肢痿弱，身体疲倦，脚膝酸软，脉或洪或细而皆无力，（脉细便清为阳虚，重按必沉而无力。）是其候也，亦分寒热二症。脉细而无力，怯怯短气，小便清利，是为阳虚，宜肾气丸、茴香丸，并戴复庵法：以大建中汤加川椒十粒，下腰肾丸，及生料鹿茸丸之类。仍以猪腰切作薄片，勿令断，层层掺炒茴香末，湿纸裹煨熟，细嚼酒下，此所以补阳之不足也。脉洪大而无力，（脉洪大无力为阴虚，其小便必黄赤。）小便黄赤，虚火时炎，是为阴虚。东垣所谓膏粱之人，久服汤药，醉以入房，损其真气，则肾气热，肾气热则腰脊痛不能举，久则髓减骨枯，发为骨痿，宜六味地黄丸、滋肾丸、封髓丹之类，治阴之不足也。杨仁斋云：经曰：腰者肾之府，转摇不能，肾将惫矣。审如是，则病在少阴，必究其受病之源而处之为得。虽然，宗筋聚于阴器，肝者肾之同系也，五脏皆取气于谷，脾者肾之仓廪也。郁怒伤肝，则诸经纵弛；忧思伤脾，则胃气不行，二者皆能为腰痛之寇，故并及之。郁怒伤肝，发为腰痛，宜调肝散主之。忧思伤脾，发为腰痛，宜沉香降气汤，和调气散，姜枣煎主之。又有沮锉失志伤肾而痛者，和剂七气汤，多加白茯苓，少加沉香、乳香主之。《保命集》云：煨肾丸，治肝肾损及脾损谷不化，腰痛不起者，神效。疟痢后腰痛，及妇人月经行后腰痛，俱属虚，宜补之，于气血药加杜仲、侧柏叶主之。丹溪云：久腰痛必用官桂开之方止，腹胁痛亦然。橘香丸治腰痛，经久不瘥，用官桂，亦开之之意也。

---

① 痛：原作“瘀”，据大成本改。

腰为肾府，若肾气虚，随六淫之邪为转移则痛作，调其荣卫，损有馀，补不足，究其致痛之由，而治之为得也。

虚　损

补精之药，固忌温热，然以天道验之，时非温热，则地气不能升而为雨，人身之道，何莫不由斯。然则肾气虽寒，补实资乎温助，故昔人苁蓉、巴戟、故纸、茴香之类，发扬肾气，使阴阳交蒸而生精，知此理也。自丹溪出，而以黄柏、知母为补肾之药，误人多矣。夫黄柏、知母，（知母、黄柏，仅可用于火炽体盛者，初期暂服，久则反从火化。）虽北方寒水之气而生，然其性降而不升，杀而不生，暂用其寒，可以益水，久服其苦反能助火，经不云乎：久而增气，物化之常也；气增而久，夭[①]之由也。可不慎欤！加减四柱饮，治虚劳短气乏力，语言无力，饮食少思者。人参、黄芪、干山药、白茯苓、熟附子五分，去皮脐，童便换浸三昼夜，纸裹煨三次咀片，川椒红廿四粒，去目及闭口者。上生姜三片，枣一枚，煎服。

劳　瘵

《琐碎录》云：男子劳伤而得瘵疾，渐见瘦瘠，用童便二盏，无灰酒一盏，以新瓷瓶贮之，入全猪腰一对，（取血肉有情之品，以类相从，故收效速，是损其肾者，益其精，补之于味也。）泥封，日晚慢火养熟，至中夜止，五更初更以火温之，饮酒食腰子，病笃者只一月效。平日瘦怯者，亦宜服此。盖以血养血，胜一金石草木之药也。秘方：治虚症有火，服参、芪则作喘嗽，服归、地则少饮食，服降火滋阴药则反削元气，而火又不降，宜用此方。　甘枸杞　石斛酒蒸多用　麦门冬去心多用　天门冬　干山药。以上五味，皆补虚药，（而甘[②]凉者又不滞脾气，以虚症有火者绝妙。）　山茱萸　酸枣仁炒研多用　薏苡仁　白茯苓。若咳嗽宜用五味子十馀粒　干姜二三分　薄荷四五分，忌桑皮、杏仁、苏子降气等药。若发躁，宜倍用收敛之药，摄火归源，忌用知母、黄柏苦寒之药，犯之则躁愈甚矣。

梦　遗

王海藏云：余尝治脱精不止者，以涩剂止之不能，不若泻心火；泻心火不能止之，不若用升阳之剂，如风药之类止之，（风药善升，使阳气上举，而不下降也。）非能止之也，举其气上而不下也。《药要或问》云：郑叔鲁年二十馀，攻举业，夜读书至四鼓犹未已，忽发病，卧间但阴着物，便梦交接脱精，悬空则无梦，饮食日减，倦怠少气。盖以用心太过，二火俱起，夜不得眠，血不归经，肾水不足，火乘阴虚，（阴虚火炎，鼓灼精房，失于退藏，而外泄也。）入客下焦，鼓其精房则精不得聚藏而欲走，因阴着物，由厥气客之，故作接内之梦，于是上补心安神，中调脾胃升举其阳，下用益精生阴固阳之剂，不三月而病安矣。《医学集成》记江单医云：遗泄一症，寻常只治心肾，未有别治，以《素问》、仲景考之，当治服此屡效。丸方：厚朴姜制二两，羊胫三两，炭火煅通红窨杀，别研细如粉。上二味陈黄米糊丸，桐子大，每服百丸至三百丸，米汤下。

---

① 夭：原作“天”，据大成本改。
② 甘：原作“滞”，据大成本改。

不得卧

《九灵山房集》云：浙省平章左答纳失理在帅阃时，病无睡，睡则心悸神慑，如处孤垒，而四面受敌，达旦目眵眵无所见，耳聩聩无所闻，虽坚卧密室，睫未尝交也。即选医之良者，处剂累月勿瘳。后召元膺翁诊视，翁切其脉，左关之阳浮而虚，察其色，少阳之支溢于目眦，即告之曰：此得之胆虚而风上，独治其心而不祛其胆之风，非法也。因投药方乌梅汤、抱胆丸，日再服，遂熟睡。一方，治多疑不得眠如狂，用温胆汤加酸枣仁一两，炒研煎。

从来不寐之证，前人皆以心肾不交治之，投剂无效。窃思阴阳违和，二气亦不交，椿田每用制半夏、夏枯草各五钱，取阴阳相配之义，浓煎长流水，竟覆杯而卧。治病切勿执着，拘泥古方，妙在随症用药，变通化裁，精思过人，是为良工。

妄见

《道山清话》云：张子颜少卿晚年，尝目前见白光闪闪，中有白衣人如佛相者，子颜信之弥谨，乃不食肉，不饮酒，然体瘠而多病矣。时泰宁不豫，汪寿卿自蜀入京诊御脉，寿卿医道盛行，其门如市。子颜一日从寿卿求脉，寿卿一见大惊，不复言，但投以大丸数十，小丸千馀粒，嘱曰：十日中服之当尽，却以示报。既数日，视所见白衣人衣变黄，而光无所见矣，乃欲得肉食，思饮酒，又明俱无所见，觉气体异他日矣。乃诣寿卿以告，卿曰：吾固知矣。公脾初受病，为肺所乘，心，脾之母也，公既多疑，心气一不固，自然有所睹，吾以大丸实其脾，小丸补其心，肺为脾之子，既不能胜其母，其病自愈矣。子颜大神之，因密问所诊御脉何如？卿曰：得春气当绝，虽司命无如之何。时元符改元八月矣，至三年正月。泰宁宴驾。寿卿后入华山，年已八十。

汪君诊法，可谓神而明之，辨证用药，精蕴毕呈，他人难测者，皆有所指归。

发　热

杨仁斋云：凡壮热烦躁，用柴胡、黄芩解利之。其热乍轻而不退去，用黄芩、川芎、甘草、乌梅作剂，或用黄连、生地黄、赤苓同煎，临熟入灯心一捻主之，其效亦速。盖川芎、生地皆能调血，心血一调，其热自退。（心者君主之官焉，心清热自退，善治热者，先调血，血调气疏，自无蒸灼之外热也。）《心法附馀》云：退热之法，全在清心，必用麦门冬、灯心草、白术、茯苓。盖心者，一身之主宰，而万事之根本，万令从心，心不清则妄动，而热不退。然热又能伤血，血滞则气郁，而热愈不退，退热之法，所以又在调血，法用川芎、当归。若夫阳浮于外，则当敛而降之，大① 法用参苓白术散，姜枣煎服。

渴

治渴必须益血，盖血即津液所化，津液既少，其血必虚，故须益血丸。吐血之后，多能发渴，益知渴病生于血虚也。

血虚津液不能承，则口渴也。

---

① 大：原作“人”，据大成本改。

盗 汗

问：人之盗汗，何气使然？曰：阳气不足，而阴气有馀也。卫气昼行阳二十五度，则目张而寤，夜行阴亦二十五度，则目瞑而卧，卧而气不荣于阳分，则腠理开，腠理开，则津液泄矣。阳者卫外而为固者也，寤而目张，则阳气复反于阳分，故倏然而止也。止汗以黄芪为君，固其阳也。其于五脏有所属乎？曰：心主五液，而肾主水也。人之一身，子时一阳生，心中有赤液下入于肾；午时一阴生，肾中有白气上入于心。心肾交，水火济，而无病也。心肾俱耗，则水火不交，故至阴之下有僭阳焉，骨为之热矣；诸阳之会有纯阴焉，额为之汗矣。额亦心之分也，有但见于额与心，他处无之者，此由心肾俱虚，水液枯涸，势不足以周身之汗，故但见于心之分也。余尝病怔忡盗汗，补心肾尚无功，加猪心数片引之遄已。药贵向导，不可不审也。

白 浊

赤白浊总属肾虚，无寒热之别，玄兔丹、小菟丝子丸、八味丸、山药丸，皆可斟酌用之，不宜妄用利水清痰燥热温凉之药，慎之慎之！有因内伤，以补中益气汤主之。经曰：中气不足，则溲便为之变是也。（《内经》谓：中气不足则溲便为之变。夫中气者，脾土也。脾虚湿热下注，当升清以降浊，而浊自愈也。）有思想不遂，意淫于外者，宜清其心，如远志、茯苓、龙骨、石莲、菟丝子之类。有入房过度，伤精而致者，宜补其精，如鹿角胶、肉苁蓉、桑螵蛸之类。经曰：思想无穷，所愿不得，意淫于外，入房太甚，宗精弛纵，发为筋痿，又为白浊是也。有精竭而赤浊，虚之极也，宜峻补其精，若妄用凉药，必至不起。又《药要或问》曰：白浊多因湿热下流膀胱而来，赤白浊即《灵枢》所谓中气不足，溲便为之变是也。先须补中气使升举之，而后分其脏腑气血赤白虚实以治之，其他邪热所伤者，固在泻热补虚。设肾气虚甚，或火热亢极者，则不宜峻用寒凉之药，必以反佐之，要在权衡轻重而已。

淋

外兄贺晋卿因有不如意事，又当劳役之后，忽小腹急痛欲溺，溺中有白物如脓，并血而下，茎中急痛不可忍，正如滞下后重之状，日数十行，更数医不效，问方于余。余作瘀血治，下以牛膝四两，去芦，酒浸一宿，长流水十二碗，煎至八碗，再入桃仁一两去皮尖炒，红花二钱五分，当归梢[①]一两酒浸，赤芍药一两五钱，木通一两，生甘草二钱五分，苎麻根二茎，同煎至二碗去渣，入琥珀末二钱，麝香少许，分作四服，一日夜饮尽，势减大半。按《素问·奇病论》云：病有癃者，一日数十溲，此不足也。今瘀血虽散，宜用地黄丸加菟丝子、杜仲、益智仁、牛膝之属，补肾阴之不足，以杜复至。因循未及修治，遂不得全愈，或闭或一夜数十起，溺讫痛甚，迳服前丸，及以补肾之药入煎剂调理而安。从兄淳甫得淋疾，日数十溲，略带黄，服五苓散顿减，因腹中未快，多服利药三五日，复忽见血星，医以八正散治之不应，索方于余。询知其便后时有物如脓，小劳即发，诊得六脉俱沉细

① 梢：原作“稍”，据大成本改。

尤甚，此中气不足也，便后脓[1]血，精内败也。经云：中气不足，则溲便为之变。宜补中益气汤加顺气之药，以滋其阳，六味地黄丸，疏内败之精，以补其阴，更加五味子敛耗散，牛膝通血脉，终剂而安。此余初学医时所录，以用药颇中肯綮，故存之。小便黄赤，有寒热虚实之别。《素问》曰：诸病水液浑浊，皆属于热。宜黄柏、知母之类治之，此热症也。《脉经》云：尺涩足胫逆冷，小便赤，宜服附子四逆汤，此寒症也。《素问》云：胃足阳明之脉盛，则身已前皆其有馀，胃则消谷善饥，溺色黄，宜降胃火。又云：肝热病者，小便先黄，宜降肝火，皆实症也。又云：肺手太阴之脉，气虚则肩背痛而寒，少气不足以息，溺色变，宜补中益气汤之类，又补肺气。又云：冬脉者肾脉也。冬脉不及，则令人眇中清，脊痛，小便变，宜地黄丸之类以助肾脉，此虚症也。小便遗失，责在肺不在肾。益肺者肾之上源，又其母也，上源治则下流约矣。《甲乙经》云：肺脉不及，则少气不足以息，卒遗失无度，故东垣云：宜安卧养气，禁劳役，以黄芪、人参之类补之，不愈，当责有热，加黄柏、生地。

淋有五种，气血砂膏劳。今茎中疼痛，乃血瘀为患，用血药获效，是治其源也。若点滴涩痛，为津液涸，茎中抉脓者，乃中气不足。且肺为水之上源，若肺虚气不上承，亦为淋也，治验录辨之晰矣。

小便不通

膀胱者，州都之官，津液藏焉，气化则能出矣。何谓气化？津液乃气所化也。（小便不通，是气化不行也。经谓：膀胱者，津液之府，气化则能出矣。）《经脉别论》云：饮入于胃，游溢精气，上输于脾，脾气散精，上归于肺，通调水道，下输膀胱，水精四布，五经并行。盖譬之蒸物然，汤气上熏釜甑，遂有液而下滴。此脾气熏蒸肺叶，所以遂能调水道而输膀胱也。故小便不通之症，审系气虚而水涸者，利之益甚，须以大补，人参少佐升麻，煎汤饮之，则阳升阴降，是地气上为云，天气下为雨也，自然通利矣。丹溪尝治一人伤寒，得汗热退后，脉尚洪，（伤寒得汗，脉必洪而无力。）此洪脉作虚脉论，与人参、黄芪、白术、炙甘草、当归、芍药、陈皮。数日，其脉仍大，又小便不通，小腹下妨闷，颇为所苦，但仰卧则点滴而出，日以补药服之未效[2]，于前药内倍加黄芪、人参，大剂与服，两日而小便方利。强力入房，过忍小便而不通者，小菟丝子丸、六味丸治之，多服取效。下焦有热者，凤髓丹、滋肾丸之属。杨仁斋云：大凡水道不行，其本在肾，其末在肺，合用牵牛、泽泻，便自通。虚人老人，又不在此例。王海藏云：年老人虚秘，是下亡津液也，以升麻汤举之，阳升阴降，是地气上为云，天气下为雨也，所以通利。又云：小便不通，非小肠膀胱厥阴也，强力房劳，过忍小便之过也。一男子病小便不通，他医治以利药益甚。丹溪诊之，右寸颇弦滑，曰：此积痰也。积痰在肺，肺为上焦，而膀胱为下焦，上焦闭则下焦塞，譬如滴水之器，必上窍通而后下窍之水出，乃以法大吐，吐已病如失。经云：膀胱者，津液之府，气化则能出矣。又云：肺气通调，水道下泄膀胱。《脉诀》云：肝胆同归津液府，所以太阳厥阴同为一治。又云：膀胱肾合为精府，

① 脓：原作“浓”，据大成本改。
② 效：原作“至”，据大成本改。

此肾主大小二便难也。

着眼在肺气通调，水津四布二语。

大便不通

《金匮真言论》云：北方黑色，入通于肾，开窍于二阴。故肾阴虚则大小便难，宜以地黄、苁蓉、车前、茯苓之属，补真阴，利水道，少佐辛药开腠理、致津液而润其燥，施之于老人尤宜。若大小便燥结之甚，求通不得，登厕用力太过，便仍不通，而气被挣脱，下注肛门，有时泄清水，而里急后重，不可忍者，胸膈间梗梗作恶，干呕有声，渴而索水，饮食不进[①]，呻吟不绝，欲利之则气已下脱，合用葶苈、桑白皮，二者得兼，必然中病，其间更以木通、滑石佐之，尤能透达，虽然，大便小便脉络相贯也。人有多日小便不通，但用神保丸，（血燥津液涸，皆致便难，神保丸等治实症固妙，而年老液涸者，不可不审。）作葶苈[②]丸，大泻数行，小便自行。按此法实者可用，不可不审。二便俱秘，只利大便，小便须臾自下。若气已脱，下之即绝，固之则溺与燥矢膨满腹肠间，恐反增剧，升之使气自举，而秽物不为气所结，自然通利，则呕恶不堪，宜何处之？家姑八十馀，尝得此患。余惟欲调气利小便之药，虽仅获效，而不收全功。尝慰之，令勿性急。后因不能忍，遂索末药利下数行，不以告余，自谓稍快矣，而脉忽数动一止，气息奄奄，颓然床褥。余知真气已泄，若不收摄，恐遂不救，急以生脉药投之，数剂后，结脉始退，因合益血润肠丸与服，劝以勿服他药，久之自有奇效。如言调理两月馀，而二便通调，四肢康胜如平时矣。向使图目前之快，蔑探本之明，宁免于悔哉。便秘是老人常事，盖气固而不泄，故能寿考，而一时难堪，辄躁扰而致疾。若求通润之方，非益血而滋肾，乌乎可也。丸方虽为家姑设，而可以通行天下，故表而出之，以为孝子养亲，仁人安老之一助云。

益血润肠丸　熟地黄六两　杏仁炒去皮尖　枳壳麸皮炒黄　麻仁拣去壳令净，壳反涩大肠也。各三两，以上三味各杵膏　橘红三两五钱　阿胶炒　肉苁蓉酥煮透烘干。各一两五钱　苏子炒研　锁阳酥煮　荆芥各一钱　上末之，以前三味膏，同杵千馀下，仍加炼蜜丸，桐子大，每服五六十丸，空心白汤下。大法云：大便秘，服神芎丸。大便不通，小便反利，不知燥湿之过，本大肠少津液，以寒燥之药治之，是以转燥，少服则不济，多服则亡血，所以不通，若用四物、麻子、杏仁之类则可。经云：燥则为枯。湿剂所以润之，肾燥便难也。

益血润肠丸，乃王道之师，非神芎丸之瞑眩。若津液涸少，当用四物润燥，间服益血润肠丸。

疝

朱丹溪于此道中甚有发明，而其临症处方，又多以扶植元气为主。孰虑人遭厄运，其手书皆不传，而传于世者，皆为盲夫俗子裁剪增续，疵谬实多。《纂要》一书，其舛尤甚，凡丹溪长处皆为删去，甚可恨也。即如疝症一门，首载云：专主肝经，与肾虚而致者甚多，肝乃肾之子，而前阴肾之窍也，欲补其肝，能无顾其母乎？而世俗执肝无补法之论，逢一疝症，辄为肝实，过用克伐，死者多矣。今《纂要》中全不载一补法，时师既无自悟之明，又无他书足考，焉得而不误也。按丹

---

① 进：原作“通”，据大成本改。
② 苈：原脱，据大成本补。

溪云：疝有挟虚而发者，其脉不甚沉紧，而豁大无力者是也，当以参、术为君，疏导药佐之，何尝无补法哉！张仲景治寒疝腹中痛，又胁痛里急者，当归生姜羊肉汤主之，《本草衍义》称其无不应验，岂非补肝之效乎？余每治病甚气上冲心危急者，以八味丸投之立应，又补肾之一验也。又大便不通者，当利大便，如许叔微、罗谦甫，皆用芫花是已。今如《纂要》云：不干肾经，则五苓不当用。又言疝不可下，则芫花不当用，而所列者，惟数种破血之药，苦辛杂收，寒热无别，既不能补肝肾之真阴，又不能通利二窍，使邪有所泄，而耗其气于冥冥之中，且日趋于危而不自觉也，岂不悖哉！

疝有七种，治当分别，虚实寒热，未可泥于温补，亦不可过用破气之品，景岳言之详矣！

痔　论

《内经·生气通天论》云：风客淫气，精乃亡，邪伤肝也。因而饱食，筋脉横解，肠澼为痔。盖风气通于肝，而淫气者，阴阳之乱气也，因其相乱，而风客之则伤精，伤精则邪入于肝矣。而又饮食自倍，肠胃乃伤，阴阳不和，关膈壅滞，热毒下注，血渗大肠，肠澼痔漏，安得而免。

气虚，湿热下注大肠。

附骨疽

一人生附骨疽，脓熟不得泄，溃而入腹，精神昏愦，粥药不食，医皆措手，延余治之。诊其脉细如蛛丝，气息奄奄欲绝。余曰：无伤也，可以铍针刺其腹。脓大泄，然皆清稀，时若蟹吐沫，在法为透膜不治。或讥余，余曰：无伤也，可治。参、芪、附子加厥阴行经之药，大剂饮之，为制八味丸，丸成服之，食大进，日啖饭升馀，约数旬而平。余所以知可治者，溃疡之脉洪实者死，微细者生，今脉微细，形病相合，知其受补，故云可治也。所以刺其腹者，脓不泄，必有内攻之患，且按之而知其深，即刺之无苦也。所以信其不透膜，即透膜无损者，无恶候也。所以服八味者，八味丸补肾，肾气壮而上升，则胃口开而纳食故大进也。泄脓既多，刀圭之药，其何得济，迁延迟久，且有他患，故进开胃之药，使多食粱肉以补之，肌乃速生，此治溃疡之要法也。

古疡医必审经络，明虚实，别脏腑脉候荣卫气血之源，非今之疡医，仅知敷贴，不明经络脏腑，是庸工也。

乳　痈

庚午余自秋闱归，则亡妹已病。盖自七月乳肿痛不散，八月火针取脓，医以十全大补汤与之，外敷铁箍散不效，反加喘闷，九月产一女，溃势益大，两乳房烂尽，延及胸腋，脓水稠粘，出脓几六七升，略无敛势，十一月始归就医，医改用解毒和中平剂，外掺生肌散、龙骨、寒水石等剂，脓出不止，流溅所及，即肿泡溃脓，两旁紫黑，疮口十数，胸前腋下，皆肿溃不可动侧，其势可畏。余谓产后毒气乘虚而炽，宜多服黄芪解毒补血益气生肌，而医鉴前弊不敢用。十二月中旬后益甚，疮口廿馀，诸药尽试不效，始改用余药，时脓秽粘滞，煎楮叶猪蹄汤沃之顿爽，乃制一方，名黄芪托里汤。黄芪甘温，以排脓益气生肌为君，甘草补胃气解毒，当归身和血生血为臣，升麻、葛根、漏芦，为足阳明本经药，及连翘、防风，皆散结疏经，瓜蒌仁、黍黏子，解毒去肿，皂角刺引至溃处，白芷入阳明，败脓生肌，又用川芎三分，及肉桂炒柏为引用，每剂入酒一盏，煎送白玉霜丸，疏脓解毒。时脓水稠粘，方盛未已，不可遂用龙骨等药，理宜追之，乃制青霞散外掺。明日脓水顿稀，痛定秽解，始有向安之势，至辛未新正，患处皆生新肉，有紫肿处俱用葱熨法，随手消散，但近腋足少阳分尚未敛，乃加柴胡一钱，青皮三分，及倍用川芎，脓水已尽者，即用戴糁散掺之，至元宵后遂全安。凡治痈疽，须审经络部分。今所患正在足阳明之分，少侵足少阳经分，俗医不复审别，一概用药，药无向导，终归罔功，甚可叹也！近有患之剧甚，如亡妹所苦者，一庠友就余求方，余以冗未及应，诸疡医卒拱手以待毙，余甚伤之，议布其方，不忍自秘也。隆庆辛未九月九日记。

古名医见病知源，况必先审经络部分，然后制方，用之咸宜。惟世风不古，庸工藉以需索，而病家亦甘受其欺诈，若稍剧之患，每束手无策，金坛心存济世疾苦，特将秘方刊布，以广流传也。

青霞散 治痈疽溃烂，脓多不敛，先用楮叶猪蹄汤洗过，以此敷之。

飞青黛二钱 乳香一钱五分 没药一钱五分 韶粉一钱 海螵蛸一钱 枯矾一钱 白蔹一钱 寒水石一钱 冰片三分 红粉霜另研极细和匀，后再研入一钱 杏仁去皮尖，廿四个

有死肉加白丁香五分 大痈疽烂甚腐多，加铜绿一钱五分。此方专治溃疡，因血热，肉腐化而为脓，故用青黛凉血解毒而使肉无腐，为君；乳香、没药活血止痛而消肿，为臣；寒水石之寒，佐青黛以凉血肉使不腐，枯矾之收涩排肿而追毒，韶粉、海螵蛸之收湿止脓汁之多而不燥，霜粉之拔毒，白蔹之敛创，冰片之透肌以为佐使；诸药多燥，又假杏仁之油以润之，此制方之旨也。

子 嗣

严冬之后，必有阳春，是知天地之间，不收敛则不能发生，不中和则不能发生，自然之理也。今人既昧收藏之理，纵欲竭精，以耗散真气，靡所不至，及其无子，既云血冷，又谓精寒，燥热之剂投，而真阴益耗矣，安得有子？大抵无子之故，不独在女，亦多由男子。男子房劳过度，施泄过多，精清如水，或冷如冰，及思虑无穷，谋望高远，皆难有子。盖心主神，有所施则心驰于外，致君火伤而不能降；肾主智，有所劳则智乱于中。俾肾亏而不能升，上下不交，水火不搆，而能生育者，未之有也。（求嗣者，广积阴功，然后节欲保精，自获天锡佳儿，非徒恃药饵，无益而有损，慎之！余治验录中已缕晰言之矣。）又有天禀男子阴痿，女子瘕疝，及体肥脂实者，皆无子之端，不可执一而治。治之之法，若系房劳过度，精清如水，冷如冰者，六神丸主之；精竭者，五味补精丸主之；精力[1]衰微，不能远射者，六子丸主之；禀赋元弱，气血虚损者，肾气丸加鹿茸主之；思虑多与心火太盛不能节欲者，大凤髓丹主之，仍以六神丸间服，上下午服，临卧服定心丸，或安神丸之类；若审系虚寒者，固真丸亦可服。其阴痿痹等症，仍当于本症门求之。女子无子，当调其经，于月事门求之。（调经首在治肝滋水，肝气为患，妇女尤甚，往往左胁下痞积，胀满呕逆，皆先天肝血不足，治从滋养则平，若误投疏伐则殆。若血亏肝旺，上犯胃脘，下侵两足，

① 力：原作“方”，据大成本改。

纳食则吐，两足挛痛，遂发痉厥，乃肝病入络，因血少不能流通，慎勿执肝无补法，妄用克伐，宜滋水生肝，乙癸同源之治。）若体中有热者，增损地黄丸、艾附当归丸主之，仍间服逍遥散；若禀赋素弱及脾胃气虚，不能荣养冲任者，补中丸主之；肢体本实，但多郁怒，遂致月事失期，不能成孕者，煮附丸或香附散主之；体肥脂实，不能成孕者，良方荡胞之法，并坐导之法，亦可采用，亦当常服经验育胎丸。若的系禀受素弱，起居失节，恣啖生冷，致子宫虚寒，不能成孕者，宜以育胎丸为主，壬子丸之类，亦可间服。以上服药之时，俱宜谨戒房室，方能奏功，即念虑之间，亦不可轻动，盖心火一动，真精即从而走失，前功尽弃，戒之戒之！

按种子之道有四，一曰择地，二曰养种，三曰乘时，四曰投虚。何谓地？母血是也。何谓种？父精是也。何谓时？精血交感之会是也。何谓投虚？去旧生新之初是也。古法以月经行后三十时辰为准，过此子宫闭，虽交而不孕，即乘时之理也。总以清心寡欲，为最上乘妙法也。余治胎产三十馀年，遇大险大危之候，竟得十全八九者，皆用补得法，不随流俗以治标逐瘀为先务。余治验录中择载甚多，参阅可增智识也。

胤产全书

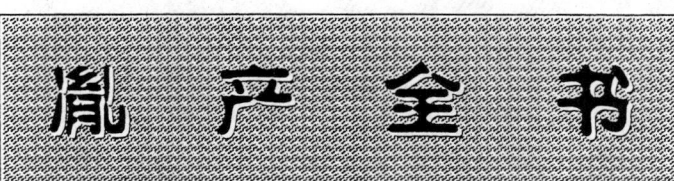

序[①]

世之什袭而藏者，金玉玩好已耳；稍有关于世，则乌得什而藏之。关于世者，兵、农、钱、谷，重莫与医埒也；老人、弱子，又莫若妊妇重也。盖人之身一，而妊妇之身二。方儿为胚胎，性精血而身母腹，母寒热为儿寒热，母虚实为儿虚实。医于此，可少忽乎？顾帏幕中乍佩宜男，而辄先露草者比比然[②]。岂妊家固有专门，治验未多灵剂耶！予每慨于斯。一日，张孝廉心如过予，烧烛检书，阅数十笥，独胤产无成编，相与咨嗟永夜，为出所藏，付之订梓。噫！古今怵惕恻隐之心能于婴儿者，其于儿之始基，更何如乎！证类若干条，方采若干首，妊家胎产前后。

① 序：此为残序，无他校本，待考。

② 顾帏幕中乍佩宜男，而辄先露草者比比然：帏幕中，指妻室内房。宜男，萱草，古代有妇女佩萱草会生男孩之说，故名。露草，沾有露水的草。本句是讲妇女刚希望生孩子，而却先丧身命者不少。

张 序

予昔在括苍，其府库多奇书。守兹土者，云间新宇俞公，馆谷不佞①，得尽阅焉。于岐黄别笥，有产便数种，予请携归，间以试之室人，无弗效也；试之亲故，无弗效也；叩之业是，又弗有知也。欲梓之以广其传，计偕上春官②弗逮，而室人重身，竟殒于产中，过听庸医，家弗知检也。予痛恨甚焉！居无何，侄远文妇，一如室人之误，而弗知救。一月之间，里妇相次殒者三四。噫！是予过也，衣珠而弗之省也。过金坛，怀之以质宇泰王公，并得王公手录，远文梓之，名曰《胤产全书》。谈者乃侈曰：是书也，成可以赞天地之化育。予何敢！远文亦何敢！第吾两人均伤弓之鸟，睹伤弓者，不觉故疮痛；如宋人得不龟手之药，因欲尽愈夫水战者耳③，不敢望封爵，其敢拟天工？先哲谓：一介之士，苟存心于利物，必有所济，吾两人任斯语已矣！若夫云间俞公之授是书，金坛王公之参是书，功德不可思议者也！今而后，家置一册乃可。

海阳张受孔题

① 馆谷不佞：馆谷，馆其舍，食其谷，后世多指为教私塾所得收入。不佞，对本人的谦称。本句是讲请我作私塾教师。

② 计偕上春官：计偕，原指应征召，后引申为科举赴考。春官，礼部，明清科举会试由礼部主其事。本句指赴京师礼部应考。

③ 宋人得不龟手之药，因欲尽愈夫水战者耳：典出《庄子·逍遥游》，内容系指宋国有户家族传有一首手在水中浸泡不会龟裂的药方，世代据此以漂洗为业。后有人以百斤黄金购得其方，挟此往吴国，当吴国与越国相敌，水上交战，此方大获其用，此人受封地封爵之赏。

凡　例

—是编宇泰先生考古证今，耳闻目睹，汇集手录，非蠡测所能及者。

—是编专以胤嗣调经，并胎前产后。致有杂症在所不录。

—首列提纲，内分四卷，便于寻阅。

—男妇嗣艰非所乘羸弱，即斫丧太早，故首以男子聚精，次以妇人调经，为胤嗣之本。

—男女交媾，受胎各有其时，有过时，有不及时，虽终身由之，而不知其时者众也，今备妇人翕受之时于下，以开发育之端。

—每一症具一论，于先令知受病之源，按方图治，万不失一。

—汤药丸散与外治之法，悉经效验，无得增减，与其授命庸常，孰若循此医案。

—胎前产后症虽同，而用药殊异，故前后一病二类，及方中兼治之剂，阅者辨焉，幸毋轻忽。

—方内药味逐一对症，较其温凉，时令所宜，更无酷烈峻利，取效一时，遗患后日者。

—妇人怀孕，饮食起居，一应动作，具载录中，以便迁避。

—编内分九十馀类具三百症，其中变症人未见闻，细细详赘。

—是编欲其家习户晓，广嗣育生，不事繁炫，不缀馀文，令易知也。

目　录

提　纲

卷　一

求子类

男子聚精论　一寡欲，二节劳，三息怒，四戒酒，五慎味，久则精聚神全，阳气自胜，一往而孕。

葆真丸　专治男子九丑之疾，茎弱不振，振而不丰，丰而不循，循而不实，实而不坚，坚而不久，久而无精，精而无子。此方补十二经络，开积聚，进饮食，除伏热，强筋骨，轻身明目，去冷除风，治五劳七伤，神应。

千金种子丹　治虚损梦遗，白浊脱卸，令人多子。

聚精丸　填精髓，助阴扶阳，简而神妙。

五子衍宗丸　此药添精补髓，⿰𧾷亥利肾气，不问下焦虚实寒热，服之自能平和，古今第一种子方。

十子丸　生精益肾，反老还童，老年服之必连举子。

调经类

经候总论

审经多少

当归饮　阳胜阴月候多者，此抑阳助阴，调理经脉。

七沸汤　阴胜阳月候少者，治荣卫虚，经水愆期，或多或少，腹痛并治。

紫石英丸　此药理其阴阳，调其血气，使不相乘，以平为期。

四物芩术汤　经水过多，为虚热，为气虚，不能摄血者。

四物葵花汤　治经水涩少。

论先期后期

先期汤　治经水先期而来，宜凉血固经。

过期饮　治经水过期不行，乃血虚气滞，法当补血行气。

四物芩连丸　治经水如黑豆汁。

温经汤　治妇人血海虚寒，月水不调。

滋血汤　治妇人血海久冷，滋养荣血。

姜黄散　治血藏久冷，月水不调，脐腹刺痛。

秦艽丸　治妇人子宫极寒者。

卷柏丸　此药养血润燥，治妇人冲任本虚，血海不足，不能流通经络，月水不调，赤白带下，三十六种疾，并皆治之。

南岳夫人济阴丹　治妇人血气久冷无子，及数堕胎，月水不时崩中漏下。此方除宿血，生新血，遂能孕育，兼治产后百病，男子诸疾。

暖宫丸　治冲任虚损，下焦久冷，月事不调，不成孕育，崩漏下血，赤白带，并皆治之。

启宫散　治妇人肥盛不能孕育等证。

附　启宫丸

螽斯丸　治症同前，与前连服。

正元丹　调经种子。

宝嗣丸　治妇人中年无子者，服之即

能孕育，男妇俱效。

大荡胞汤　治妇人全不产育，及二三十年不育者，乃污血积冷所致，服此剂必孕。

坐导药　治全不产及断绪，服前荡胞汤恶物不尽，用此。

香附散　治妇人气盛于血。

卷　二

发育论

候时论

交会旺相日

交会禁忌

孕成男女论

候胎类

神方验胎散　妇人三两月，月经不行，疑是有孕，却疑血滞，心烦寒热恍惚，此药可验。

探胎散　妇人胎气有无，疑惑之间，以此探之。

养胎类

逐月养胎法

禁忌针灸

滑胎散　能瘦胎易生。

怀孕忌服药

饮食忌

起居忌

恶阻类

保生汤　姜参半夏丸　半夏茯苓汤　茯苓丸　集验方

旋覆半夏汤　治妊娠恶阻，吐逆酸水，恶闻食气，多卧少起。

白术散　治恶阻吐清水甚者，害十馀日，水浆不入者。

人参丁香散　治恶阻胃寒，呕吐逆吐食，及心腹刺痛。

醒脾饮　治阻病呕逆不食，甚者中满，口中无味，寒热。

人参橘皮汤　治阻病呕吐痰水。

竹茹饮　妊娠恶食，心中烦愦，热闷呕吐。

归原散　恶阻呕吐不止，头痛全不食，用此理血归原。

丹砂散　妊娠胃虚气逆，呕吐不食。

安胎类

论安胎药剂

安胎饮　治胎寒腹痛，胎热多惊，腰痛腹满，胞急或顿仆闪肭，忽有所下，或饮食毒物，或感时疾，往来寒热，致伤胎脏。

附　固胎汤　白术散

二香散　治妊娠胎动不安，气不升降，饮食不美，呕吐酸水，起坐觉重①。

附　顺气饮

阿胶散　或因顿仆，胎动不安，腰痛腹满，或有所下，胎上抢心。

立效散　治胎动不安，如重物所坠，冷如冰。

产宝方　治妊娠无故胎动，腹内绞痛，烦闷。

养生必用治胎动方　疗胎动去血，腰腹痛。

附　葱白羹汤

止痛安胎饮　胎动充心，烦闷欲死，安胎止痛。

护胎法　治妊娠胎动不安，护胎捷效。

附　黄芩汤

小品止痛汤　疗妊娠重下，痛引腰背，安胎。

黄芪汤　胎动不安，腹痛下黄汁。

银苎酒　治妊娠胎动欲堕，腹痛不可忍。

① 重：原作"熏"，据《妇人大全良方》改。

附　地仙煎

蕲艾汤　妊娠胎动，昼夜叫呼，口噤唇塞，及下重痢不息。

附　吴茱萸汤　固胎方　寄生汤

集验方　妊娠二三月至八九月胎动不安，腹痛，已有所见方。

子悬类

紫苏饮　治妊娠怀胎近上胀满疼痛，谓之子悬。兼治临产惊恐气结，连日不下。

当归汤　治胎动荡，心烦闷，口干，横生倒产，上冲下筑，唇口青黑，手足厥冷。

灵保饮　治胎上逼，心烦闷，六七月后胎动困笃。

保生秘录　胎动上逼，心痛。

又附　《秘录》

三神汤　治妊娠遍身痛，冲心欲死，不能饮食。

葛大仲方　疗妊娠卒胎上逼，心痛。

子烦类

竹叶汤　治妊娠心惊胆怯、终日烦闷。

竹茹汤　治妊娠烦闷或胎不安。

附　麦门冬汤　清平饮

子淋类

葵芍汤　尿涩小便不通，热痛。

地肤大黄汤　疗妊娠子淋，宜下。

安荣汤　妊娠小便涩少，遂成淋沥。

大腹皮散　治妊娠大小便赤涩。治胎前诸般淋沥小便不通。

转胞类

肾气丸　妊娠小便不通，烦热不卧，名为转胞。以胞系了戾，故致此病。

归母苦参丸　治妊娠小便难，饮食如故。

螵蛸散　疗小便不通及胞转。

附　独圣散　葵子茯苓散　仙杏丸

遗尿类

白薇散　疗妊娠遗尿及不知出。

尿血类

地黄饮　妊娠劳伤经络，有热在内，热乘于血，得热则流溢渗入脬，故令尿血。

附　阿胶散　姜蜜汤

脏躁类

淡竹叶汤　妇人心虚惊悸，悲伤不止，此名脏躁。

附　甘麦大枣汤

漏胎下血类

大全方　治妊娠三四月，腹痛时时下血。

济生如圣汤　治胎动腹痛，或为漏胎。

桑寄生散　治胎漏经血妄行，淋沥不已。

附　郑氏人参散　奇圣散　防风黄芩丸　地黄汤　干桃散　保命枳壳汤

心痛类

火龙散　治妊娠心气痛。

产宝方　妊娠卒心痛，气欲绝。

附　白术汤　千金方

心腹痛类

当归芍药散　妊娠腹中绞痛，心下急痛。

葱白饮　疗妊娠腹痛，并胎动不安。

附　薤白饮　枣盐汤　茅根酒　千金方

小腹痛类

七仙饮　妊娠被惊恼，胎向下不安，小腹痛连腰下。

腰腹及背痛类

通气散　治妊娠腰痛状不可忍，此药神效。

五加皮散　妊娠腰痛不可忍，或连胯痛。

五加皮丸　先服前散，后服此丸。

附　紫酒　斑龙散　菖蒲饮　立安饮

心腹胀满类

仓公下气汤　妊娠心腹胀满，两肋妨闷，不下饮食。

附　枳壳汤

胎水满类

天仙藤散　治妊娠通身肿满，心腹急胀，手足面目皆浮。

崔氏方　疗妊娠体肿，水气，心腹急满。

附　葶苈子散　防己汤　千金鲤鱼汤　肾着汤　五皮散　全生白术散

伤食类

木香丸　治妇人有妊伤食。

白术散　治妊娠气不调和，饮食易伤。

积聚类

驱积丸　血块如盘，有妊难服峻剂，此方主之。

伤寒类

柴葛散　妊娠伤寒百节痛，壮热不急，治即效。

芪术散　伤寒安胎。

葱姜饮　伤寒憎寒壮热，当发其汗。

附　卷荷散　浮萍散　救急散　二胡散　催生汤

咳嗽类

款冬花散　妊娠心膈痰毒壅滞，肺气不顺，咳嗽头痛。

紫菀汤　治妊娠咳嗽不止，胎不安。

百合散　妊娠风壅咳嗽，痰多喘满。

附　马兜铃散　麻黄散　苦梗散　二冬饮

中恶类

当归散　治妊娠中恶，心腹疼痛。

附　补遗方

中风类

防风散　治妊娠中风卒倒，心神闷乱，口噤，四肢急强。

防己散　妊娠中风，口眼㖞斜，手足顽痹。

附　白僵蚕散　赤箭丸　白术酒

子痫类

羚羊角散　治妊娠冒闷，角弓反张，名曰子痫风痉。

羌活酒　妊娠中风，痉，口噤，四肢强直，角弓反张。

瘈疭类

钩藤汤　治妊娠风热搏击，手足相引，搐搦不已。

眩晕类

消风散　治妊娠肝脏热毒上攻太阳穴，胸膈涎壅，头旋目晕，或腮项肿核。

犀角散　妊娠诸风热困倦，时发昏眩。

惊悸类

大圣散　治妊娠怔悸，睡里多惊，腹胁膨胀，坐卧不宁。

竹叶汤　妊娠心惊胆怯，终日烦闷。

附　竹茹汤　麦门冬汤　柴胡散　益母散

霍乱类

人参散　治妊娠霍乱吐泻，心烦腹痛。

益智仁散　妊娠霍乱，腹痛，吐利不止。

附　木瓜煎　缩脾饮　竹茹汤

疟疾类

驱邪散　治妊娠停食、感寒，发为疟疾。

七宝散　治一切疟疾，或先寒后热，或先热后寒。

痢疾类

黄连汤　治妊娠下痢赤白脓血不止。

当归芍药散　治妊娠下痢，腹痛。

附 丹凤散 挟热方 挟寒方 厚朴散 水煮木香丸 治临产痢疾方。

卷 三

大小便类

葵子汤 治妊娠得病六七日以上，身热入脏，大小便不利，安胎除热。

六圣散 妊娠大小便不通，热闭心膈，腹胁胀闷，妨害饮食。

附 车黄散 大腹皮汤

吐血、衄血、咳嗽唾血类

必胜散 妊娠血妄流溢，吐血、衄血、呕血、咯血。

胎自堕类

济生芎䓖补中汤 治怀孕血气虚弱不能卫养，以致数月而堕。

阿胶汤 妊娠数堕胎，小腹疞痛不可忍。

附 杜仲丸 四制艾附丸 删繁方 安荣汤 安胎饮

小产类

人参汤 治半产后，血下过多，心惊体颤，头目晕转，或寒或热，脐腹虚胀、疼痛。

生地黄汤 妊娠胎气损动，血气不调，或颠仆闷坠，以致胎堕，堕后恶滞不尽，腹中㽲痛。

附 人参黄芪汤 丹参饮 止痛饮 当归酒 羚羊角散 乌金散 猪膏饮 白蜜汤 牛膝汤 泽兰汤 生羊饮

胎不长类

安胎白术散 治妊娠宿有冷，胎痿不长，或失于将理，伤胎多堕，此药补荣卫养胎气。

黄芪散 主妊娠胎不长，安胎、和气、思食、利四肢。

附 人参丸 集验良方

日月未足欲产、过期不产类

集验知母丸 治日月未足而痛如欲产者，兼治产难及子烦。

槐子丸 妊娠月数未足而似欲产腹痛者。

附 治过期不产方

鬼胎类

雄黄丸 妊娠是鬼胎，致腹中黑血散下腹痛。

延胡散 治妇人鬼胎，血气不可忍方。

补遗方 妇人鬼胎如抱一瓮。

孕痈类

立安散 治孕痈立验。

子啼并腹内钟鸣类

临产须知类

荷叶散 盛暑，临产三日发大热，脉大虚疾，恶露不行，败血攻心，狂言叫呼，奔走、拿捉不住。

羊肉汤 寒月，寒入产门，脐下胀满，手不可犯，此名寒疝。

催生类

佛手散 丹溪云：催生只用此散，最稳当又效捷。

催生如圣散 治漏血胎干、难产痛极者。

催生柞木子饮 治难产或横或倒，死胎烂胀腹中，此方神效。

乳珠丹 催生并治横逆不顺，胎下胎衣不下。

附 开骨膏 催生丹 如意散 易产天麻丸 如圣散 无忧散 固血催生方 催生百灵散 半夏汤 胜金散 至宝催生丸 如圣膏 万金不传遇仙丹 立圣丹 神母散 神验散

交骨不开类

加味芎归汤 治临产交骨不开，产门不闭，此汤主之。

诸产逆类

横产治法

倒产治法

蛇蜕散　治妊妇产时不肯伸舒，多曲腰睡忍痛，儿在腹中不能得转，故先出，谓之逆生。须臾不救，母子俱亡。

偏产治法

碍产治法

坐产治法

盘肠产治法

子死腹中下死胎类

乌金济生散　治难产热病，胎死腹中，或颠仆损胎，或产未到经血先下，恶露已尽，致胎干子死，身冷不能自出等证。

附　香桂散　大腹子饮　朴硝散　千金方　回生饮　一字神散　神龙散　杨氏方　取死胎法　牡丹丸　千金神造汤　至稳方　霹雳夺命丹

产后调养法　凡饮食起居禁忌等法。

产后调理类

加味理元汤　治产后调理脾胃，美饮食，平脏腑，和气血，百疾不生。

四物理中汤　治新产气血俱伤，脾胃不调，百日内宜服。

四味汤　治产后一切诸疾，才分娩一服尤妙。

玉露散　治产后乳脉不行，身体壮热疼痛，头目昏眩，大便涩滞，此药凉膈压热下乳。

附　地仙煎　桃仁煎　产后醋墨　琥珀散　千金增损泽兰丸　黑神散

黑龙丹　治产后诸血疾，产难胎衣不下，危急疾垂死者。

胞衣不下类

夺命丹　花蕊石散　莠归榆白汤　必效牛膝汤　千金急备丸　下胎丸　广济治胎衣不出方

血晕附厥逆类

清魂散　治产后败血流入肝经，眼花头目旋晕，闷绝不知人，口噤气冷。

保命荆芥散　治产后风虚血晕，精神昏昧。

附　来苏散　归元汤　广济方　独龙散　单行散　复生散　夺命散　保命红花散　花蕊石散　张氏方

血不下类

芍药散　疗产后三四日　恶露不下。

荷叶散　疗产后恶露不下，腹中疼痛，心神烦闷。

附　没药丸　千金保命方

蒲黄散　俱治产后血不下。

血不止类

川芎芍药汤　治产后血崩、眩晕不知人事。

神功散　治产后亡血过多，心腹彻痛，然后血下久而不止。亦治赤白带下，年深，诸药不能疗者。

附　千金独圣方　牡蛎散　豆淋酒　广济神方

心痛类

大岩蜜汤　产后心痛，为阴血亏损，随火上冲心络，名为心胞络痛。

七气手拈散　治产后心气攻痛。

失笑散　治心腹痛欲死，百药不效，服此顿愈。

腹痛类

延胡索散　治产后儿枕腹痛。

附　四汁饮　黑神散　山楂饮　当归血竭丸　产宝方　金匮方　千金桃仁散

胁胀痛类

经效方　治产后血气，胁胀肋痛。

当归干姜散　治产后腹痛，胁肋胀满。

附　选胜方

腰痛类

千金大豆酒　产后中风，腰背强痛，烦热苦渴，头身皆重，风冷伤寒所致。

救急方　治妇人产后余血不尽，流入腰脚疼痛，胸满气急两胁痛。

附　广济方　当归黄芪汤

头痛类

川芎散　治产后头痛。

二寄散　治同前。

加减四物汤　治产后头痛，血虚、痰癖、寒厥，皆令头痛。

遍身疼痛类

趁痛散　治产后气弱血滞遍身疼痛，及身热头痛。

中风类

防风汤　治产后中风，背项强急，胸满短气。

经效茯苓汤　治产后风虚头痛，语言蹇涩。

附　云岐汤　保命血气汤　华佗愈风散　干葛汤　天麻散　当归散　羚羊角散　羌活防风散

卷　四

瘈疭类

至圣防风汤　治风虚发热，项背拘急，肢节不随，恍惚狂言不自觉悟，脚气缓弱。

海藏愈风汤　即华佗愈风汤，治同前症。

增损柴胡汤　治产后感异证，手足牵搐，涎潮昏闷。

秦艽汤　前症已去，次服此药，去其风邪。

拘挛类

芎䓖汤　治产后中风，四肢筋脉挛急疼痛，背项强急。

防己膏　产后中风，四肢筋脉挛急，身体麻痹。

不语类

七珍散　产后虚弱，停积败血于心窍，心气闭塞，舌强。

孤凤散　治产后闭目不语。

附　参连饮　逐血补心汤

狂言谵语颠狂乍见鬼神类

荷叶散　产后败血冲心，发热，狂言奔走，脉虚大者。

乌金散　治产后三五日或半月忽狂言乱语。

附　四物补心汤　茯神散　柏子仁散

惊悸恍惚类

白茯苓散　治产后心神惊悸，言语失常，恍忽不定。

产乳七宝散　初产后宜服，调和血气，补虚，安心神，镇惊悸。

琥珀地黄散　治血虚多惊，及产后败血诸疾。

附　千金方　天麻丸

发热烦渴类

三之一汤　治产后虚劳发热，日久不安。

三分散　治产后日久虚劳发热。

附　加味逍遥散　没药丸　竹叶汤　甘竹茹汤　人参当归汤　《产宝》方（治产后大渴不止）　黄芩散　竹叶归芪汤　玄胡索散　回津丸

自汗盗汗类

全生活血汤　治发热自汗盗汗，目睆睆四肢无力，口干头晕，行步攲侧。

麻黄根散　治产后虚汗不止。

附　经效方　止汗散　人参汤　当归六黄汤

往来寒热类

加减乌金散　治产后寒热似疟。

增损柴胡汤　治产后虚，发寒热，饮食少，腹胀。

附　熟地黄散　黄芪丸

疟类

草果饮子　治产后疟疾寒热相半，或多热者。

生熟饮子　治产后疟多寒者。

七宝散　久而不已者用此截之，方见胎前疟。

蓐劳虚羸类

石子汤　疗产后虚羸喘乏，乍寒乍热如疟，四肢疼痛，面色痿黄，名曰蓐劳。

猪腰子粥　治蓐劳发热。

附　人参鳖甲散　牡丹散　黄芪煮饮　十全大补汤　黄芪建中汤　当归羊肉汤

痞闷类

见睍丸　产后胃虚，不化饮食，口干燥渴，心下痞闷。

生地黄汤　产后烦闷，虚热血伤，风邪乘之，气乃不宣而痞塞，生热烦疼，口干闷多好饮水。

腹胀类

水肿类

小调经散　产后四肢浮肿，败血停蓄腐烂如水，故令面黄，四肢浮肿，服此血行肿消自愈。

干漆散　治产后遍身青肿疼痛，及产后血水疾。

附　枳术汤　夺魂散　张氏方　加味八物汤

积聚类

芍药汤　治产后诸疾不可攻，宜养阴去热，其病自安。

《丹溪心法》　产后消血块。

附　产宝方　四神散　桂心丸

霍乱类

立定散　治产后霍乱吐利，腹痛烦渴，手足厥冷。

温中散　产后霍乱吐泻不止。

附　附子散　龙肝散

呕吐类

开胃散　治产后胃气不和，呕吐不止，全不纳食。

立效方　疗产后呕逆不止。

附　石连散

吃逆类

丁香散　治产后心烦咳噫不止。

附　产宝方　羌活散

咳嗽类

旋覆花汤　治产后伤风，寒喘咳嗽，痰涎壅盛，坐卧不宁。

知母饮　治产后恶露上攻，流入肺经咳嗽宜服，若伤风痰嗽，却以寻常伤风药主治。

附　经效方　百合散

喘类

血竭散　治产后败血冲心，胸满上喘，命在须臾。

参苏饮　产后血入于肺，面黑发喘欲死者。

附　大补汤　五味子汤

血崩类

固经丸　治产后伤耗经脉，劳役损动，致血暴崩，淋沥不止，急宜服此以止之。

瑞莲散　治产后恶血崩漏，状如泉水。

附　白芍药散　阿胶丸　菖蒲酒

月水不调类

琥珀调经散　治产后经脉不调，四肢烦疼，饮食全少，日渐瘦。

姜黄丸　治产后虚乏不足，心胸短气，腹内紧急，腰背疼痛，月水不调，食少烦渴，四肢无力。

泻利类

调中汤　治产后泻利腹痛，水谷不化，洞泄肠鸣，胠胁䐜胀，痛走不定。

茯苓汤　治产后泄。

附　人参白术散　归芎散

赤白痢疾类

急救散　治产后赤白痢，腹中绞痛。

黄连丸　产后赤白痢，腹中绞痛不可忍。

白头翁散　治产后下痢虚极者。

附　神马饮　经效方　当归饮　神龟散　独栀散

大便秘涩类

麻仁丸　治产后肠胃虚，津液不足，腹闷胀燥，粪在脏腑，干涩未出，服此以津润之。

附　四物青皮汤　神应散

大小便不通类

桃仁散　治产后膀胱气滞血涩，大小便秘。

车前散　治产后大小便不利下血。

乳饮　治产后大小便不利，诸药不应者。

淋闭类

茅根汤　治产后诸淋，无问冷、热、膏、石、气结，悉主之。

附　滑石散　张不愚方　鱼齿散　灸法

小便数类

桑螵蛸散　治产后小便数及遗尿。

附　栝蒌汤

小便不禁类

止遗方　治产后尿不禁，面微浮，略发热于午后，此膀胱为坐婆所伤。

附　广济方　千金方　固脬散　补脬饮　鸡内金散

小便出血类

血余散　治小便利。

附　崔氏方　补遗方　二汁饮

阴脱产门不闭类

硫黄散　治产后劳伤阴脱。

附　桃仁膏　硫黄汤（治产劳，玉门开而不闭）　熨法　归芩散　外治方　补遗方

乳少类

漏芦散　疗乳妇气脉壅塞，乳汁不行，经络凝滞，奶乳胀痛，留蓄邪毒或作痈肿，服此内消乳汁通行。

附　产宝方　涌泉散　钟乳散　灵苑立效方　罗氏涌泉散

吹奶类

栝蒌散　天南星散　皂角散　百药煎散

妒乳类

连翘汤　治产后妒乳并痈。

附　瓜蒌饮　神应散　赤龙皮汤　天麻汤　飞乌膏散

补遗经验异证治类

灸法　女人无子，及已经生子久不再孕，怀孕不成者。

胜金丸　治妇人久虚无子，及产前后一切病患，大有效。

温中龙骨散　治妇人腹下十二经绝产，诸症异验。

小白薇丸　治妇人冲任虚损，子脏受寒，久无子息，及断续不产。

附　乌鸡煎丸　济阴丹　莪术散　温白丸　琥珀泽兰煎

喑症类

妇人脉法

妇人尺脉常盛，而右手脉大皆其常也。若肾脉微涩，或左手关后尺内脉浮，或肝脉沉而急，或尺脉滑而断绝不匀，皆经闭不调之候也。

妇人三部脉沉浮正等，按之无绝、无他病而不月者，有娠也。又尺中有神，与关相应和滑者亦然。

妊娠初时，寸微小，呼吸五至三月而尺数也。脉滑疾，重以手按之散者，胎已三月也；脉重手按之不散，但疾不滑者五月也。经曰：阴搏阳别，谓之有子。夫阴谓尺中搏，谓搏击于手，此阳施阴化，法当有娠。

妇人妊娠四月，欲知男女法，左疾为男，右疾为女，俱疾为生二子。

又法：得太阴脉为男，得太阳脉为女，太阴脉沉，太阳脉浮。

又法：左手沉实为男，右手浮大为女，左右手俱沉实猥生二男，左右手俱浮大猥生二女。

妇人经自断而有躯，其脉反弦，其后必大下，不成孕也。

寸口脉弦而大，弦则为减，大则为芤，减则为寒，芤则为虚，寒虚相搏，脉则为革，妇人半产漏下。

少阴脉浮而紧则疝瘕腹中痛，半产而堕伤；浮则亡血，绝产恶寒。

妇人妊娠七月，脉实大牢强者生，沉细者死。

妇人妊娠八月，脉实大牢强弦紧者生，沉细者死。

妇人怀孕离经其脉浮，设腹痛引腰脊，为今欲生也。但离经者不病也。

又法：妇人欲生，其脉离经，夜半觉，日中则生也。（此离经非《难经》一呼三至、一呼一至也，此谓离乎经常之脉也。）

新产小缓滑者生，实牢坚者死。

新生乳子脉沉小滑者生，实大坚弦急者死。

新生乳子因得热病，其脉悬小，四肢温者生，寒清者死。

新产因中风伤寒热病，喘鸣而肩息，脉实大浮缓者生，小急者死。

新产之后寸，口脉焱疾不调者死，沉微附骨不绝者生。

脉微弱而涩，年少得此为无子，中年得此为绝产。

肥人脉细，胞中有寒，故令少子；其色黄者，胸上有寒。

寸口脉沉而迟，沉则为水，迟则为寒。寒水相搏，趺阳脉伏，水谷不化，脾气衰则鹜溏，胃气衰则身体肿。少阳脉卑，少阴脉细，男子则小便不利，妇人则经水不通。经为血，血不利则为水，名曰水分。

寸口脉沉而数，数则为出，沉则为入，出则为阳实，入则为阴结。趺阳脉搏微而弦，微则无胃气，弦则不得息。少阴脉沉而滑，沉则为在里，滑则为实，沉滑相搏，血结胞门，其脏不泻，经络不通，名曰血分。经水前断后病水，名曰血分，此病为难治。先病水后经水断，名曰水分，此病易治。何以故？去水，其经自当下。

寸口脉微而涩，微则卫气不足，涩则血气无馀。卫不足，其息短、其形燥。血不足，其形逆。荣卫俱虚，言语谬误。趺阳脉浮而涩，涩则胃气虚，虚则短气，咽燥而口苦胃寒，涩则失液。少阴脉微而迟，微则无精，迟则阴中寒，涩则血不来，此为居经，三月一来。

脉微血气俱虚，年少者亡血也，乳子下利为可。不者，此为居经，三月一来。

妇人月经一月再来者，经来其脉欲自如常；而反微，不利不汗出者，其经二月必来。

寸关调如故，而尺脉绝不至者，月经不利，当患少腹引腰绞痛，气积聚上攻胸臆也。

尺脉来而断绝者，妇人月水不利。

尺脉滑血气实，妇人经脉不利。

肝脉沉，主月水不利、腰腹痛。

脉来至状如琴弦，苦少腹痛，主月水不利，孔窍生疮。

月经不通，脉绝小实者生，浮虚者死。

经不通，绕脐寒疝痛，其脉沉紧，此由寒气客于血室，凝结不行，积血为气所冲，新血与故血相搏，故痛。

疝瘕积聚，脉弦急者生，虚弱小者死。

少阴脉滑而数者，阴中则生疮。

少阴脉滑则气淋，阴中生疮。

少阴脉弦者，白肠必挺核。

少阴脉浮而动，浮则为虚，动则为痛，妇人则脱下。

寸口脉微而弱，气血俱虚，妇人下血呕汁出。

尺中虚者漏血、小便不禁。

尺脉急而弦大，风邪入少阴之经，女子漏白下赤。

崩漏下血，寸口脉微迟、尺脉微弦，微迟为寒，在上焦但吐尔。今尺脉微弦，如此主小腹引腰脊痛者，必下血也。

尺寸脉虚者漏血，若脉弦者不可治。

尺中微而滑者带下病。

妇人带下六极之病，脉浮则为肠鸣腹痛。紧则腹中痛。数则为阴中痒痛，则生疮。弦则阴疼掣痛。

妇人带下脉浮，恶寒漏下者不治。

漏血下赤白，脉迟或虚小滑者生，急疾大紧数者死。

漏下赤白，日下血数升，脉急疾者死，迟者生。

凡妇人、室女病伤寒及诸寒热气滞，须问经事若何。产后须问恶露有无多少。

卷　一

求　子　类

胡氏曰：男女交媾，其所以凝结而成胎者，虽不离乎精血，犹为后天滓质之物，而一点先天真一之灵气，萌于情欲之感者妙合于其间。朱子所谓禀于有形之初，而不能不粹养于真斫之后，故医之上工，语男则以精言，语女则以血言。著方立论男以聚精为要，女以调经为先，而又参之补气行气之说，察其脉络，究其亏盈而治之，然后一举可孕，天下之男无不父、女无不母矣。

男子聚精

袁了凡先生云：聚精之道，一曰寡欲，二曰节劳，三曰息怒，四曰戒酒，五曰慎味。今之谈养生者，多言采阴补阳，久战不泄，此为大谬。肾为精之府，凡男女交接，必扰其肾，肾动则精血随之而流外，虽不泄精，已离宫未能坚忍者，亦必有真精数点随阳之痿而溢出，此其验也。如火之有烟，岂有复反于薪者哉！是故贵寡欲。精成于血，不独房室之交损吾之精，凡日用损血之事，皆当深戒。如目劳于视则血以视耗，耳劳于听则血以听耗，心劳于思则血以思耗。吾随事而节之，则血得其养而与日俱积矣。是以贵节劳。主闭藏者肾也，司疏泄者肝也，二脏皆有相火，而其系上属于心。心，君火也，怒则伤肝而相火动，动则疏泄者用事，而闭藏不得，其职虽不交合，亦暗流而潜耗矣。是故当息怒。人身之血。各归其舍则常凝。酒能动血，人饮酒则面赤、手足俱红，是扰其血而奔驰之。血气既衰之人，数月无房事，精始厚而可用。然使一夜大醉，精随薄矣，是故宜戒酒。《内经》云：精不足者补之以味。然醲郁之味，不能生精，惟恬淡之味，乃能补精耳。盖万物皆有真味，调和胜而真味衰矣。不论腥素淡煮之得法，自有一段冲和恬淡之气，益人肠胃。《洪范》论味而曰：稼穑作甘，世得之味，惟五谷得味之正，但能淡食谷味最能养精。故曰慎味久而精聚神全，阳气自胜，一往而孕育且寿。

葆真丸　专治九丑之疾。言茎弱而不振，振而不丰，丰而不循，循而不实，实而不坚，坚而不久，久而无精，精而无子，谓之九丑之疾。此药补十二经络，起阴发阳，能令阳气入胸，安魂定魄，开三焦积聚，消五谷进食，强阴，益子精，安五脏，除心中伏热，强筋骨，轻身明目，去冷除风，无所不治。此药平补，多服常服最妙。七十岁老人尚能育，生非常之力，治五劳七伤，无子嗣者。

鹿角胶半斤，锉作豆大，就用鹿角霜拌炒成珠，研细　杜仲去粗皮，切碎，用生姜汁一两，同蜜少许，拌炒断丝，三两　干山药　白茯苓去粗皮，人乳拌炒，晒干，凡五七次　熟地黄各二两　菟丝子酒蒸捣焙　山茱萸肉，各两半　北五味子　牛膝去芦，用酒蒸　益智仁去壳　远志泔水煮，去骨　小茴香青盐三钱同炒　破故纸　川楝子去皮核，取净肉，酥炙　川巴戟酒浸，去心。已上各一两　胡芦巴同故纸入羊肠内煮，焙干，一两　柏子仁去壳，另研如泥，半两　川山甲酥炙　沉香各三钱　全蝎去头足尾，一钱五分

上件各制为极细末，以好嫩肉苁蓉四两，酒洗净，去鳞甲皮垢，开心，如有黄白膜亦去之，取净二两，好酒煮成膏，同炼蜜和前药末捣千馀下，丸如梧桐子大。每服五十丸，淡秋石汤、温酒任下，以干物压之，渐加至百丸。服七日，四肢光泽、唇脸赤色，手足温和，面目滋润。又能消食理脾，轻身和气，语言清亮，是其效也。

千金种子丹　此方服之，令人多子。并治虚损梦遗，白浊脱卸。

沙苑蒺藜取净末，四两，如蚕种，同州者佳，再以重罗罗二两极细末、二两粗末，用水一大碗，熬膏伺候　莲须四两，极细末，金色者固精，红色者败精　山茱萸用鲜红有肉者，去核，制极细末，净三两　覆盆子去核，取细末二两　鸡头实去壳，取细末，四两　龙骨五钱，入砂锅内煅通红，去火毒方用

上用伏蜜一斤，炼净，滴水成珠，止用四两，将前五味重罗过，先以蒺藜膏和作一块，再入炼蜜，石臼内捣千馀下，丸如豌豆大。每服三十丸，空心盐汤送下。忌欲事二十日，此药延年益寿多子，不尽述。

聚精丸　填实精髓，助阴扶阳，简而神妙。

黄鱼鳔胶白净者一斤，切碎，用蛤粉炒成珠，以无声为度　沙苑蒺藜八两，马乳浸三宿，隔汤蒸一炷香，取起，焙干

上为末，炼蜜丸，如梧子大。每服八十丸，空心温酒、白汤任下。忌食鱼及牛肉。

五子衍宗丸　男服此药，添精补髓，疏利肾气，不问下焦虚实寒热，服之自能平和，古今种子秘方。

甘州枸杞子　菟丝子酒蒸，捣成饼。各八两　辽五味子一两　覆盆子四两，酒洗，去目　车前子炒，二两

共为细末，炼蜜丸，如梧桐子大。每服空心九十丸，上床时五十丸，白沸汤或盐汤送下，冬月用温酒送下，修合日春取丙丁巳午，夏取戊己辰戌丑未，秋取壬癸亥子，冬取甲乙寅卯。忌师尼、鳏寡之人及鸡犬六畜见之。

十子丸　四明沈嘉则无子，七十外服之连举子。

槐用子和何首乌蒸七次　覆盆子　枸杞子去枯者及蒂　桑椹子　冬青子四味共蒸。各四两　菟丝子去壳，酒蒸　柏子仁酒浸，蒸　没石子照雷公制　蛇床子蒸　北五味子去枯，打碎蜜蒸。已上各二两

上为末，炼蜜丸，如梧桐子大。每服五六十丸，淡盐汤下，干点心压之。

调经类

经候总论

岐伯曰：女子七岁肾气盛，齿更髪长，二七而天癸至，任脉通，太冲脉盛，月事以时下。天谓天真之气，癸谓壬癸之水，壬为阳水，配丁而化水，癸为阴水，合戊而化火，故曰水火者，阴阳之征兆也。女子阴类，故得癸焉。冲为血海，任主胞胎，二脉流通，经血渐盈，应时而下，天真气降，与之从事，故曰天癸也。常以三旬一见，以象月盈则亏，不失其期，又名月信也。若遇经行，最宜谨慎，否则与产后证相类。若被惊恐劳役，则血气错乱，经脉不行，多致痨瘵等疾，若逆于头面、肢体之间，则重痛不宁；若怒气伤肝，则头晕、胁痛、呕血而瘰疬、痈疡；若经血内渗，则窍穴淋沥无已。凡此

六淫外侵而变证百出，犯时微若秋毫，成患重如山岳，奚望其嗣哉！且夫血者水谷之精气也，和调五脏，洒陈六腑，在男子则化为精，在妇人上为乳汁，下为血海。故虽心主血，肝藏血，亦皆统摄于脾，补脾和胃，血自生矣。凡经行之禁，禁用苦寒辛散之药，饮食亦然。凡妇人月水不调，由风邪乘虚客于胞中，而伤冲任之脉。心脾平和则经候如常，七情内伤，六淫外侵，饮食失节，起居失宜，脾胃虚损，心火妄动，则月经不调矣。盖血生于脾土而实统摄之。故凡血病，当用苦甘之剂以助阳气而生阴血。又经水者阴血也，阴必从阳，故其色红，禀火色也。血为气之配，气热则热，气寒则寒，气升则升，气降则降，气凝则凝，气滞则滞，气清则清，气浊则浊。见有成块者气之凝也；将行而痛者气之滞也；来复作痛者气血俱虚也，色淡者亦虚也，而有水混之也。错经妄行者气之乱也，紫者气之热也，黑者热之甚也，今人但见紫者、黑者、作痛者、成块者，率指为风冷而行温热之剂，则祸不旋踵矣。若夫外邪冷症，初感入经必痛，或不痛者，久则郁而变热矣。且寒则凝，既行而紫黑者故非寒也。故用药当审其虚实寒热，而调血即兼调气，治无不愈。如虚中有热，月事不来，四物汤加芩。常过期者血少也，以芎、归、参、术与痰药。过期紫黑有块作痛，血热也，以四物汤加香附、黄连。过期色淡挟痰者，二陈汤加芎、归。紫黑色成块者，热极也，四物汤加黄连。常不及期者，血热、血滞也，四物汤加芩、连、香附。临经将来作痛者，四物汤加桃仁、香附、黄连。血枯，四物汤加红花、桃仁。痰多占住血海地位因而下多者，目必渐昏，肥人有之，以南星、苍术、川芎、香附作丸服之。肥人躯脂满经闭者，导痰汤加芎、归、连，不可服地黄，盖泥膈故也。如用之，以姜汁炒。肥人子少亦由痰多，脂膜闭塞子宫，不能受入阳精而施化也，宜服前药。瘦人子宫无血，精气不聚，可用四物汤养血养阴等药。

调经散 月候不调，或前或后，服此调经成孕。

川当归一两，酒洗 麦门冬去心，二两半 吴茱萸一两，去闭目，沸汤七次 人参一两 半夏一两，汤泡七次 白芍药一两 川芎一两 牡丹皮去心，一两 肉桂一两，不见火 阿胶炒成珠 甘草各一两

上㕮咀，每服三钱，水一盏半，生姜五片，煎至八分，食前稍热服之。

审经多少 妇人病，多是月经乍多乍少，或前或后，将发疼痛。医家不审，一例呼为经病，不知阳胜阴、阴胜阳，所以服药无效。盖阴气胜阳则胞脏寒，气血不运行，经所谓天寒地冻，水凝成冰，故令乍少而在月后。若阳乘阴则血流散溢，经所谓天暑地热，经水沸溢，故令乍多而在月前，和血气，平阴阳。

当归饮 阳胜阴，月候多者，此抑阳助阴，调理经脉。

当归微炒 地黄酒蒸焙 川芎 白术 白芍药 黄芩各等分

每服三钱，水一盏半，煎八分，空心温服。

七沸汤 阴胜阳，月候少者，治荣卫虚，经水愆期，或多或少，腹痛。

当归 川芎 白芍药 蓬术 熟地黄 川姜 木香各等分

每服四钱，水一盏半，煎至八分温服。

紫石英丸 理其阴阳，调其血气，使不相乘，以平为期，妙甚。

紫石英细研水飞 川乌炮 杜仲炒去丝 禹馀粮煅、醋淬 远志去心 泽泻 桑寄

生　桂心　龙骨别研　当归　人参　肉苁蓉酒浸　石斛　干姜炮　五味子　甘草炙。各一两　牡蛎煅　川椒去目，炒去汗。各半两

上为细末，炼蜜丸，如梧桐子大。每服二十丸，食前米饮汤下。

四物芩术汤　经水过多为虚热，为气虚，不能摄血。

当归　川芎　芍药　地黄　黄芩　白术各等分

上水煎服。

又经水过多为热，乃阴挟热所致，当补阴清热。

黄芩炒　芍药炒　龟板炙。各一两　椿树根皮七钱半　黄柏炒，三钱　香附二钱半

上为末，酒糊为丸。空心白汤下五六十丸。

四物葵花汤　治经水涩少。

当归　地黄　川芎　芍药　葵花各一两

一方，加红花、血见愁煎服。

又方　治经水少而血和。

当归　川芎　生地　熟地　芍药各一两

先期后期　王子享曰：经者常候也，谓候其一身之阴阳愆伏，知其安危，故每月一至。太过不及，皆为不调。阴太过则先期而至，阳不及则后时而来，有乍多乍少、断绝不行、崩漏不止，皆由阴阳盛衰所致。

先期汤　治经水先期而来，宜凉血固经。

生地　川归　白芍药各二钱　黄柏　知母各一钱　条芩　黄连姜汁炒　川芎　阿胶炒。各八分　艾叶　香附　甘草炙。各七分

水二盅，煎一盅，食前温服。一方加人参五分。

过期饮　治经水过期不行，乃血虚气滞，法当补血行气。

熟地黄　白芍药　当归　香附各二钱　川芎一钱　红花七分　桃仁泥六分　蓬莪术　木通各五分　甘草　肉桂各四分

水二盅，煎一盅，食前温服。

又方　补血行气。

当归一钱半　川芎五分　熟地一钱　白芍一钱　桃仁二十个　红花五分　香附一钱　蓬术一钱　甘草五分　苏木一钱　木通二分　官桂五分

白水煎，空心服。

四物芩连丸　治经水如黑豆汁。

当归　地黄　川芎　芍药　黄连　黄芩各一两

上为末，醋糊丸服。

温经汤（《和剂》）　治妇人血海虚冷，月水不调。

川芎　当归　芍药　蓬术各一钱五分　人参　牛膝各一钱　桂心　牡丹皮各一钱　甘草五分

水二盅，煎至一盅，不拘时服。

滋血汤　治妇人血海久冷，滋养荣血。

当归一钱半　川芎　麦门冬去心　牡丹皮　人参　芍药　琥珀另研。各一钱　半夏曲　官桂　阿胶炒　酸枣仁　甘草各五分

水二盅，生姜三片，煎一盅，食前服。

姜黄散　治血脏久冷，月水不调，脐腹刺痛。

姜黄　白芍药各二钱　玄胡索　牡丹皮　当归各一钱半　蓬术　红花　桂心　川芎各一钱　上作一帖，水一盅，酒半盅，煎一盅，不拘时服。

秦艽丸　治妇人极寒者。

秦艽　桂心不见火　杜仲姜汁炒断丝　厚朴各三钱　干姜炮　沙参　牛膝酒浸　半夏汤泡。各五钱　生附子去皮脐　茯苓一两五钱　人参一两　细辛一两五钱

上为末，炼蜜为丸，绿豆大。空心醋汤、米饮任下五十丸。觉有孕即止。无夫之妇不可服，以其太热也。

卷柏丸　此药养血润燥，治妇人冲任本虚，血海不足，不能流通经络，月水不调，赤白带下，三十六种疾并皆治之。常服和经络，暖五脏，润肌肤，长鬓，去檟除风，令人有子。

卷柏去根　当归酒洗，焙　艾叶炒。各二两　熟地黄洗焙　川芎　白芷　柏子仁微炒　肉苁蓉　牡丹皮各一两

上为细末，炼蜜和丸，梧桐子大。每服五十丸，用温酒或米饮送下，空心食前服。

南岳夫人济阴丹　治妇人血气久冷，无子及数堕胎，皆因冲任之脉虚损，胞内宿挟疾病，经水不时暴下不止，月内再行或前或后，崩中漏下，三十六疾，积聚癥瘕，脐下冷痛，小便白带，已上诸疾皆令孕育不成，此药兼治产后百病，百晬常服，除宿血，生新血，令人有子，亦生子充实。并治男子亡血诸疾。

木香炮　京墨煅　茯苓　桃仁去皮尖，麸炒。各一两　蚕布炮　藁本　秦艽　石斛酒浸炒　桔梗炒　人参　甘草各三两　牡丹皮　干姜炮　细辛　桂心　当归　川芎各五钱　苍术米泔浸、八两　大豆卷炒，半升　川椒去目并合口，炒出汗　山药各三两　泽兰叶　熟地黄酒浸焙乾　香附子炒。各四两　糯米炒，一升

上为细末，炼蜜丸，每两作六丸，如弹子大。每服一丸，细嚼温酒送下，淡醋汤化服亦可，空心食前服。

一方　山药、川椒各三两。或以醋糊为丸，如梧桐子大，每服五十丸，依前服亦可。

暖宫丸　治冲任虚损，下焦久冷，月事不调，不成孕育，崩漏下血，赤白带下，并皆治之。

生硫黄六两　赤石脂火煅　海螵蛸　大附子炮去皮脐。各三两　禹馀粮九两，火煅醋淬

上为细末，醋糊为丸，如梧桐子大，每服三十丸，空心用温酒或醋汤送下。

启宫散　妇人肥盛者，多不能孕育，以身中有脂膜闭塞子宫，以致经事不行；瘦弱妇人不能孕育，以子宫无血，精气不聚故也。肥人无子宜先调理。

当归一两，酒洗　茯苓二两　川芎七钱半　白芍药　白术　半夏汤洗　香附米　陈皮　甘草各一两

作十帖，每帖姜三片，水煎，吞后丸药。

启宫丸

白术二两　半夏曲　川芎　香附米各一两　神曲炒　茯苓各半两　橘红四两　甘草二钱。以上共为末

粥为丸，每服八十丸。如热多，加黄连、枳实各一两。服前药讫，却服后螽斯丸。

螽斯丸

附子制　茯苓各六钱　厚朴　杜仲　桂心　秦艽　白薇　半夏　干姜　牛膝　沙参各二钱　人参四钱　细辛五钱

上为末，炼蜜和丸如小豆大，每服五丸，空心酒下，加至十丸不妨。觉有娠三月后不可更服，忌食牛肉马肉，则过月难产，累服神应。

正元丹　调经种子。

香附一斤，同艾三两先以醋同浸一宿，然后分开制之，酒、盐、酥、童便。各制四两　阿胶蛤粉炒，二两　枳壳四两，半生用，半麸炒　淮生地酒洗　熟地酒浸　当归身酒洗　川芎炒。各四两　白芍药八两，半生半酒炒　加白茯苓、琥珀治带。

上为末，醋糊丸，如梧桐子大，空心盐汤吞五六十丸。

宝嗣丸　庞丞相夫人三十九岁无子，服此药十四日有孕，后生九子。男妇皆可服。

吴茱萸　白及　白蔹　白茯苓　陈皮各一两　细辛五钱　桂心　五味子各四钱　白附子炒　川牛膝　厚朴制。各三钱　人参　当归　乳香各一钱　没药八分

上十五味，经尽后，一日连进二服，交会必有孕，见效不可再服，恐生双胎。

大荡胞汤　治妇人全不产育，及断绝久不产三十年者，乃污血积冷宜服。

朴硝　牡丹皮　当归　大黄蒸一饭久　桃仁去皮尖。各三两　细辛　厚朴姜汁制　桔梗　赤芍药　人参　茯苓　桂心　甘草　牛膝去芦　陈皮各二两　附子炮，一两半　虻虫去翅足，炒焦　水蛭炒枯。各十枚

上件以清酒五升，水六合，煮取三升，分四服，日三夜一，每相去三时更服，如常覆被少时，取汗。汗不出，冬月着火笼，必下积血及血冷赤脓，如赤小豆汁，本为妇人子宫内有此恶物，或天阴脐下痛，或月水不调，为有冷血不受胎，若斟酌下尽，久弱大困不堪，更服亦可，二三服即止。如大闷不堪可食酢，饮冷浆一口即止，然恐去恶物不尽，不大得药力，若能忍服尽大好，一日后仍著坐导药。

坐导药　治全不产及断续。服前荡胞汤恶物不尽，用此药。

皂角去皮子　吴茱萸　当归各二两　细辛去苗　五味子　干姜各一两　黄葵花　白矾枯　戎盐　蜀椒各半两

上为细末，以绢袋大如指长三寸馀盛[①]药令满，缚定，纳妇人阴中，坐卧任意，勿行走，小便时去之，更安，一日一度，易新者必下清黄冷汁。若未见，病出无间止，可十日安下。本为子宫有冷恶物，故令无子，值天阴冷则发疼痛，须候病出尽方已，不可中止，每日早晚用荚菜煎汤薰之。

一凌霄花，妇人闻其气不孕。

香附散　妇人气盛于血，所以无子，香附乃妇人之仙药，不可谓其耗气而不服。

香附炒四两　茯神一两　陈皮二两　甘草一两，炙

上为末，每服二钱，沸汤调服。

---

① 盛：原作“剩”，据《妇人大全良方》改。

卷 二

发 育 论

予尝谓男女受天地之全，阳施阴化，妙合自然，犹春气鼓荡万类，一仲葭管之灰即枯荄硗土，勾萌毕达。所以然者，得阴阳之和而成充气之体也。造物独不全于人乎，盖由男精病于斫丧，女血苦于阻遏，日损日亏，奚嗣之望。故发育之理不靳于人，人自靳于发育耳。是以男莫先于聚精，精聚则神全，神全则本立；女莫先于调气，气调则血附，血附则经平，二者既得其理，发必中的，而生育矣。故云：女不孕，咎于经不调；交不孕，咎于精不射。然未达鼓琴之说欲成音响者，必先操缦以和其弦。一有不调，曲不成声，盖亦以其不可偏胜也。嗣育一端何以异此？今人不归咎于精血之不充，而谓数奇之不偶，皆不知本者也。

候 时 论①

袁了凡先生云：天地生物必有氤氲之气，万物化生必有乐育之时，氤氲乐育之气，在人与物触之而不能自止耳，此天然之节候，生化之真机也。世人种子有云：三十时辰两日半，二十八九君须算，此特言其大概耳。丹经云：一月止有一日，一日止有一时，凡妇人一月经行一度，必有一日氤氲之候，于一时辰间，气蒸而热，昏而闷，有欲交接不可忍之状，此的候也。于此时逆而取之则成丹，顺而施之则成胎矣。其曰三日月出庚。又曰温温铅鼎，光透帘帏，皆言其景象也，当其欲情浓动之时，子宫内有莲花蕊者，不拘经净几日，自然挺出阴中，如莲蕊初开，内人洗下体，以手探之自知也。但含羞不肯言耳。男子预密告之，令其自言，一举即中。盖女人月经方绝，金水才生，此时子宫正开，乃受精结胎之候，妙合而凝之时。过此佳期，子宫闭而不受胎矣。

交会旺相日

春甲乙，夏丙丁，秋庚辛，冬壬癸。春秋冬常忌丙丁。又《摘玄》云：二月乙酉日午，比首卧，合阴阳，生子必贵。

交 会 禁 忌

晦朔弦望，虹霓地震，日月薄蚀，雷电霹雳，天地晦冥，大风大雨大雾大寒暑，日月星辰之下，神庙寺观之中，井灶圊厕② 之侧。

冢墓尸柩之旁此时此地受胎，非止百倍损于父母，而所生之子，亦必有盲聋、喑哑、顽愚、残疾、夭折、不仁不义、不孝不悌之类矣，可不慎欤！可不慎欤！

---

① 论：原无，据本书提纲补。

② 厕：原作“侧”，据《妇人大全良方》改。

孕成[1] 男女论

男女之分，亦皆有说，月候方住一日、三日、五日交会者成男，双日者成女。又云：阴气先至者成男，阳气先至者成女，又云：阴气先至者成男，阳气先至者成女，盖阴阳配合，二气交感。若阴血先至，阳精后冲，纵气来乘，血开裹精，阴外阳内则成坎卦而成男；若阳精先入，阴血后参，两傍横气来助，精开裹血，阴内阳外则象离卦而为女。故《脉诀》云：夫乘妻兮纵气露，妻乘夫兮横气助，子乘母兮逆气参，母乘子兮顺气护。《易》曰：乾道成男，坤道成女，乾坤，阴阳之性情也；左右，阴阳之道路也；男女，阴阳之仪象也。父精母血因感而会，精之泄，阳之施也；血能摄之，阴之化也。精成其骨，此万物之资始于乾元也；血成其胞，万物之资，生于坤元也。阴阳交姤，胎孕乃凝，胎之所居，名曰子宫，一系其下，上有两歧，一达于左，一达于右，精胜其血，及刚日阳时感者，则阳为之主，受气于左子宫，而男形成；精不胜血，及柔日阴时感者，则阴为之主，受气于右子宫，而女形成。是知男女之分已定，于万物资始，乾元之际，阴阳交媾之时，昧者不悟，妄有转女为男之法，是不明感交之理矣。

受胎类

《素问》云：妇人足少阴脉动甚者妊子也。又阴搏阳别，谓之有子。妊娠初时寸微小呼吸。五至三月而尺数也，脉滑疾，重以手按之散者，胎已三月也。脉重手按之不散，但疾不滑者，五月也。

候胎类

凡妇人妊娠四月，欲知男女，遣妊人南行，呼之左回首者是男，右回首者是女。盖男胎在左则左重，故回首时慎护重处而就左也。女胎在右则右重，故回首时慎护重处而在右也。推之于脉，其义亦然。胎在左则血气护胎而盛于左，故脉亦从之而左疾为男，左大为男也。胎在右则血气护胎而盛于右，故脉亦从之而右疾为女，右大为女也。此男女不易之理。

神方验胎散 妇人三两月月经不行，疑是有孕，又疑血滞心烦，寒热恍惚，此药可验取之。内也外有身病无邪。脉以《素问》脉法推之，十得八九矣。

真雀脑芎一两　当归全用，重一两者，只用七钱

上为细末，分作两服，浓煎好，艾汤一盏调下，或好酒服。可待三两个时辰间觉腹脐微动而频，即有胎也。动罢即愈，安稳无虞。如不是，胎即不动，所滞恶物自行，母亦安也。如服药不效，再煎红花汤调下，必有神效。

又方　三月后经血不行，欲验是胎。

用真川芎一两

细末浓煎，艾汤空心调服。觉腹中微动则有胎，若在脐下动者，乃血瘕也。不动者血病，更看尺脉不止则是胎。

探胎散 妇人胎气有无疑惑之间，以此探之，有胎则吐，无胎不吐。

皂角去皮　甘草各一钱　黄连半钱

上为细末，作一服，温酒调服。

---

① 孕成：原无，据本书提纲补。

养胎类

妇人妊娠一月名始胚，足厥阴脉养之。二月名始膏，足少阳脉养之。三月始名胎，手心脉养之。四月始受水精以成血脉，手少阳脉养之。五月始受火精以成其气，足太阴脉养之。六月始受金精以成其筋，足阳明脉养之。七月始受木精以成其骨，手太阴脉养之。八月始受土精以成肤革，手阳明脉养之。九月始受石精以成毛髮，足少阴脉养之。十月脏腑、关节、人神具备，此其大略。若细推之，受胎在腹，七日一变，展转相成，各有生相。今妇人堕胎在三月、五月、七月者多，在二、四、六月者少，脏阴而腑阳，三月属心，五月属脾，七月属肺，皆在五脏之脉，阴常易亏故多堕耳。如昔曾三月堕胎，则心脉受伤，须先调，不然至三月复堕；昔曾五月堕胎，则脾脉受伤，至五月复堕，宜先治脾。惟有一月之内堕胎，则人皆不知，但知不受妊，不知其受而堕也。一月属肝，怒则堕，多洗下体，则窍开亦堕，一次既堕，则肝脉受伤，他次又堕。今之无子者大半是一月堕胎，非尽不受妊也。故凡初交之后，最宜将息，勿复交接，以扰其子宫，勿怒、勿劳、勿举重、勿使洗浴，而多服养肝平气之药，胎可固矣。

逐月养胎法

北齐徐之才云：妊娠一月，名曰始胚，饮食精熟酸美，受御宜食大麦，无食腥辛，是谓才正。

禁忌针灸

妊娠一月，足厥阴脉养，不可针灸其经。（即大敦、行间、太冲、中封、五里、中郄等穴是也。）足厥阴内属于肝，肝主筋及血，一月之时血行痞涩，不为力事，寝必安静，无令恐畏。

妊娠一月，阴阳新合为胎，寒多为痛，热多卒惊，举重腰痛、腹满、胞急，卒有所下，当预安之。

乌雌鸡汤

乌雌鸡一只，治如食法　茯苓　阿胶各二两　吴茱萸一升　麦门冬五合，去心　人参　芍药　白术各三两　甘草　生姜各一两

上㕮咀，以水一斗二升，煮鸡取汁六升，去鸡，下药煎取三升，内酒三升，并胶烊化三升，放温，每服一升，日三服。

补胎汤　若曾伤一月胎者，当须服此。

细辛一两　防风二两　干地黄　白术各三两　生姜四两　吴茱萸　大麦各五合　乌梅一升

上八味㕮咀，以水七升，煮取二升半，分三服。先食服。寒多者倍细辛、茱萸，热多渴者去之，加瓜蒌根二两。若有所下，去大麦，加柏子仁三合。一方有人参。

二月养胎法

妊娠二月名始膏，无食辛燥，居必静处，男子勿劳，百节皆痛，是为胎始结。

妊娠二月禁针灸

妊娠二月，足少阳脉养，不可针灸其

经。（如胆窍、丘墟、跗阳、绝骨、外丘[①]、阳陵泉等穴是也。）足少阳内属于胆，胆主精，二月之时儿精成于胞里，当慎护惊动也。

妊娠二月始，阴阳踞经，有寒多坏不成，有热即萎悴、中风，寒有所动摇，心满，脐下悬急，腰背强痛，卒有所下，乍寒乍热宜服。

艾叶汤

艾叶　丹参　当归　麻黄各二两　人参　阿胶各三两　甘草一两　生姜六两　大枣十二枚

上九味㕮咀，以酒三升、水一斗煮，减半，去滓，内胶，煎取三升，分三服。一方用乌雌鸡一只，宿肥者治如食法，割头取血内三升，酒中相和，次以水一斗二升先煮，取汁，去鸡内药，煎取三升，内血酒并胶，煎取三升，分温三服。

黄连汤　若曾伤二月胎者，当预服此。

黄连　人参各一两　吴茱萸五合　生姜三两　生地五两。一方用阿胶

上五味㕮咀，以酢浆七升，煮取三升，分四服，日三夜一，十日一修合。若颇觉不安，加乌梅一升。加乌梅者不用浆，直用水耳。一方用当归半两。

三月养胎法

妊娠三月名始胎，当此之时未有定仪，见物而化，欲生男者操弓矢，欲生女者弄珠玑，欲子美好数视璧玉，欲贤良，端坐清虚，是为外象而内感者也。

妊娠三月禁针灸

妊娠三月，手心主脉养，不可针灸其经。（如中冲、劳宫、大陵、内关、间使、郄门、曲泽等穴是也。）手心主内属于心，毋悲哀、思虑、惊动。

妊娠三月为定形，有寒大便青，有热小便难，不赤即黄，卒惊恐，忧愁嗔怒喜，顿仆，动于经脉，腹满绕脐苦痛，或腰背卒有所下，宜服。

雄鸡汤

雄鸡一只，治如食法　黄芩　白术　生姜各一两　麦门冬五合　芍药　大枣十二枚，擘　甘草　人参　茯苓　阿胶各二两

上㕮咀，以水一斗三升煮鸡减半，出鸡内药，煮取半，内清酒三升，并胶煮取三升，分三服，一日令尽，当温卧。一方用当归、川芎各二两，不用黄芩、生姜。

茯苓汤　曾伤三月胎者，当预服此。

茯神　丹参　龙骨各一两　阿胶　当归　甘草　人参各二两　大枣一十一枚，擘　赤小豆二十一粒

上九味㕮咀，以酢浆一斗，煮取三升，分四服，先食服。七日后服一剂。腰痛者加桑寄生二两。深师有薤白二两、麻子一升。

四月养胎法

妊娠四月，始受水精以成血脉，食宜稻粳，羹宜鱼雁，是谓盛血气以通耳目，而行经络。

妊娠四月禁针灸

妊娠四月，手少阳脉养，不可针灸其经。（如关冲、阳池、内关、三阳、天井、曲垣等穴是也。）手少阳内输三焦，四月之时，儿五脏顺成，当静形体，和心志，节饮食。

---

① 丘：原作“立”，据针灸穴位改。

妊娠四月，有寒，心下愠愠欲呕，胸膈满，不欲食；有热，小便难，数数如淋状，脐下苦急。卒风寒，颈项强痛，寒热，或惊动，身躯腰背腹痛往来，有时胎上迫胸，心烦不得安，卒有所下，宜服。

菊花汤

菊花鸡子大一枚　麦门冬一升　大枣十二枚　人参一两半　甘草　当归各二两　麻黄　阿胶各三两　半夏四两　生姜五两

上十味㕮咀，水八升煮减半，内清酒三升并阿胶，煎取三升，分三服。温卧当汗，以粉粉之，护风寒四五日。一方用乌雌鸡一只，煮汁煎药。

调中汤　若曾伤四月胎者，当预服此。

白芍药　生姜各四两　厚朴　生李根白皮　枳实　白术　柴胡各三两　续断　川芎　甘草各一两　当归一两半　乌梅一升

上十二味㕮咀，水一斗，煮取三升，分四服，日三夜一。八日后复服一剂。

五月养胎法

妊娠五月，始受火精以成气。卧必晏起，沐浴浣衣，深其居处，厚其衣服，朝吸天光，以避寒殃。其食稻麦，其羹牛羊，和以茱萸，调以五味，是谓养气，以定五脏。

妊娠五月禁针灸

妊娠五月，足太阴脉养，不可针灸其经。（如隐白、大都、公孙、商丘、三阴交、漏谷、阴陵泉等穴是也。）足太阴内输于脾，五月之时，儿四肢皆成，无太饥，无甚饱，无食干燥，无自灸热，无大劳倦。

妊娠五月，有热，苦头眩，心乱呕吐；有寒，苦腹满痛，小便数。卒有恐怖，四肢疼痛寒热，胎动无常处，腹痛，闷顿欲仆，卒有所下，宜服。

阿胶汤

阿胶四两　人参一两　生姜六两　当归　芍药　甘草　黄芩各二两　旋覆花二合　吴茱萸七合　麦门冬一升

上十味㕮咀，水九升，煮药减半，内清酒三升并胶，微火煎取三升半，分四服，日三夜一。先食服便愈。不瘥再服。一方用乌雌鸡一只，割取咽血内酒中，以水煮鸡汁煎药，减半内酒并胶，煎取三升半，分四服。

安中汤　曾伤五月胎者，当预服此。

黄芩一两　当归　川芎　干地黄　人参各二两　甘草　芍药各二两　生姜六两　麦门冬一升　五味子　大麻仁各五合　大枣三十五枚

上十二味㕮咀，水七升，清酒五升，煮取三升半，分四服，日三夜一。七日后复一剂。

安胎当归汤　若妊娠五月，举动惊愕胎不安，小腹痛引腰胳，小便下血。

当归　阿胶炒　川芎　人参各一两　大麦十二枚　艾叶一把

上酒水各三升，煮至三升，内胶令烊，分三服。一方有甘草，无参、枣。

六月养胎法

妊娠六月，始受金精以成其筋，身欲微劳，无得静处，出游于野，数视走犬及视走马，食宜鸷鸟猛兽之肉，是谓变腠理纫筋以养其力，以坚背膂。

妊娠六月禁针灸

妊娠六月，足阳明脉养，不可针灸其

经。（如厉兑、丰隆、阴市、三里、上下廉等穴是也。）　足阳明内属于胃，主其口目。六月之时，儿口目皆成，调五味，食甘美，无大饱。

妊娠六月，卒有所动不安，寒热往来，腹内胀满，身体肿，惊怖忽有所下，腹痛如欲产，手足烦疼，宜服。

麦门冬汤

麦门冬一升　人参　甘草　黄芩各二两　干地黄三两　阿胶四两　生姜六两　大麦十五枚

上八味，以水七升煮减半，内清酒二升并胶，煎取三升，分三服，中间进糜粥。一方用乌雌鸡一只，取汁煎药。

柴胡汤　若曾伤六月胎者，当预服此。

柴胡四两　茯蓉一两　白术　芍药一作紫葳　甘草　麦门冬　芎䓖各二两　生姜六两　干地黄五两　大枣三十枚

上㕮咀，水一斗，煮取三升，分四服，日三夜一，中间进糜粥，勿食生冷及坚硬之物。七日更服一剂。一方有黄芩二两。

旋覆花汤　疗妊娠六七月，胎不安常处。亦治阻病。

旋覆花一两　厚朴制　白术　枳壳　黄芩炒　茯苓各三两　半夏炒。一方无　芍药　生姜各二两

上水一斗，煮取二升半，分五服，先食服，日三夜二。忌羊肉、饴、醋、桃、李、雀肉。

七月养胎法

妊娠七月，始受木精以成其骨，劳身摇肢，无使定止，动作屈伸，以运血气，居处必燥，饮食避寒，常食稻粳，以密腠理，是谓养骨而坚齿。

妊娠七月禁针灸

妊娠七月，手太阴脉养，不可针灸其经。（如少商、鱼际、列缺、尺泽、天府等穴是也。）手太阴内属于肺，主皮毛，七月之时儿皮毛已成，无大言，无号哭，无薄衣，无洗浴，无寒饮。妊娠七月，忽惊恐摇动，腹痛卒有所下，手足厥冷，脉若伤寒，烦热腹满，短气，常苦颈项及腰背强，葱白汤主之。

葱白汤

葱白长三四寸，十四茎　半夏　麦门冬各一升　旋覆花二合　黄芩一两　人参一两半　甘草　当归　黄芪各三两　阿胶四两　生姜八两

上十二味㕮咀，水二升，煮减半，内清酒三升及胶，煎取四升，每服一升，日三夜一，温卧，当汗出。若不出者加麻黄二两，煮服如前法。若秋后勿强责汗。一方以黄雌鸡一只，割咽取血，内酒中，煮鸡取汁以煎药。

杏仁汤　若曾伤七月胎者，当预服之。

杏仁　甘草各二两　紫菀一两　钟乳　干姜各二两　麦门冬　吴茱萸一升　糯米五合　五味子三合

上九味㕮咀，以水八升，煮取三升半，分四服，日三夜一，中间进食。七日服一剂。一方用白鸡一只，煮汁煎药。

八月养胎法

妊娠八月，始受土精以成肤革，和心静息，无使气极，是谓密腠理，而光泽颜色。

妊娠八月禁针灸

妊娠八月，手阳明脉养，不可针灸其经。如商阳、二关、合谷、上下廉、三里、曲池、肩井、肩髃等穴是也。手阳明内属于大肠，主九窍。八月之时，儿九窍皆成，无食燥物，无辄失食，无忍大起。

妊娠八月中风寒，有所犯触，身体尽痛，乍寒乍热，胎动不安，常苦头眩痛，绕脐下寒，时时小便白如米泔，或青或黄，或使寒栗，腰背苦冷而痛，目𥆨𥆨，芍药汤主之。

芍药汤

芍药　生姜各四两　厚朴二两　甘草　当归　白术　人参各三两　薤白切，一升

上八味㕮咀，水五升，清酒四升，合煮取三升，分三服，日再夜一。一方用乌雌鸡煮汁煎药。

葵子汤　若曾伤八月胎者，当预服此。

葵子二升　甘草　厚朴各二两　白术　柴胡各三两　芍药四两　生姜六两　大枣二十枚

上八味㕮咀，水九[①]升，煮取三升，分三服，日三。凡十日一剂。一方用乌雌鸡煮汁煎药。

丹溪缩胎丸　八九个月用之。

黄芩夏一两，秋七钱，冬五钱，炒　白术二两　陈皮三两，去白　茯苓七钱半

上为末，粥丸桐子大。

九月养胎法

妊娠九月，始受石精以成皮毛，六腑百节，莫不毕备。饮醴食甘，缓带自持而待之，是谓养毛发、致才力。

妊娠九月禁针灸

妊娠九月，足少阴脉养，不可针灸其经。（如涌泉、然谷、太溪、交信、筑宾、复溜等穴是也。）足少阴内属于肾，肾主续缕。九月之时儿脉续缕皆成，无处湿冷，无着炙衣。

妊娠九月，若卒得下痢，腹满悬急，胎上冲心，腰背痛不可转[②]侧，短气宜服。

半夏汤

半夏　麦门冬　吴茱萸　当归　阿胶各二两　干姜一两　大枣十二枚

上七味㕮咀，以水九升，煮取三升，去滓，内白蜜八合，微火上温，服四服痢即止。一方用乌雌鸡煮汁煎药。

猪肾汤　若曾伤九月胎者，当预服此。

猪肾一具　茯苓　桑寄生　干姜　干地黄　川芎各三两　白术四两　附子中者一枚　大豆三合　麦门冬一升

上㕮咀，以水一斗煮肾，全熟去肾，内诸药，煎取三升半，分四服，日三夜一。十日更一剂。

丹溪缩胎丸　九个月用之。

黄芩一两，宜热药不宜凉药，怯人减半　枳壳炒，七钱半　白术一两　滑石七钱半，临月十日前小便多时加此一味

上为末，粥丸如梧子大，每服二十丸，空心热汤下。

妊娠十月养胎法

妊娠十月，五脏俱备，六腑齐通，纳

---

① 九：原作"丸"，据文义改。
② 转：原作"轻"，据《妇人大全良方》改。

天地气于丹田，关节人神皆备，但俟时而生。

妊娠十月，形神俱备，日满即 产矣。宜服滑胎药，入月即服。

滑胎散 瘦胎易生。湖阳公主每产累日不下，南山道士进此方。

商州枳壳二两 粉草一两

上为细末，百沸汤点二钱服，空心，日三服。凡怀孕七八个月已上，服之令儿易生。初生胎小微黑，百日以后渐渐变白，此虽谓胎易产，然抑阳降气为众方之冠。

怀孕忌服药

蚖斑水蛭地胆虫，乌头附子配天雄，踯躅野葛蝼蛄类，乌喙侧子及虻虫。牛黄水银并巴豆，大戟蛇蜕及蜈蚣，牛膝藜芦并薏苡，金石锡粉及雌雄。牙硝芒硝牡丹桂，蜥蜴飞生及䗪虫，代赭蚱蝉胡粉麝，芫花薇蘅草三棱。槐子牵牛并皂角，桃仁蛴螬和茅根，榄根硇砂与干漆，亭长波流菵草中。瞿麦蔄茹蟹爪甲，猬皮赤箭赤头红，马刀石蚕衣鱼等，半夏南星通草同。干姜蒜鸡及鸡子，驴肉兔[1]肉不须供，切须妇人产前忌，此歌宜记在心胸。

饮 食 忌

一受孕之后，切宜忌不可食之物，非惟有感动胎气之戒，然于物理，亦有厌忌者。设或不能禁忌，非特延月难产，亦能令儿破形母损，可不戒哉！

食鸡肉、糯米合食，令子生寸白虫。食羊肉，令子多厄。食鲤鱼鲙及鸡子，令子成疳多疮。食犬肉，令子无音声。食兔肉，令子唇缺。食鳖，令子项短及损胎。食鸭子共桑椹同食，令子倒生心寒。食螃蟹，令子横生。食雀肉合豆酱食之，令子面生鼾黯黑子。食豆酱合藿香食之，堕胎。食水浆，绝产。食雀肉，令子不耻，多淫。食山羊肉，令子多病。食生姜，令子多指、生疮。食虾蟆、鳝鱼，令儿喑哑。食驴骡马肉，延月难产。

起 居 忌

妊后勿乱服药，勿过饮酒，勿妄针灸，勿向非常地便，勿举重登高涉险。心有大惊，犯之难产子，疾病勿多睡卧，时时行步。体虚肾气不足，生子解颅脑破不合，宜温补。脾胃不和，荣卫虚怯，子必羸瘦。自家及邻家修造动土犯其胎气，令子破形殒命。刀犯者形必伤，泥犯者窍必塞，打击者色青黯，系缚者相拘挛。有此等验如影响，切宜避之。

恶 阻 类

治妇人经候不行，身无病而似病，脉滑大而六脉俱匀，乃是孕妇之脉也。精神如故，恶闻食臭，或但嗜一物，或大吐，或时吐清水，此名恶阻，切勿作寒病治之，宜服此药。如觉恶心呕吐，加丁香、生姜煎服。

保生汤

人参 甘草各二钱半 白术 香附子 乌药 橘红各半两

上㕮咀，每服三大钱，水一盏半，姜五片，煎至七分去滓，温服无时，或作末子调服。

姜参半夏丸 妊娠呕吐不止。

干姜 人参各一两 半夏汤洗去滑，二两

上三味末之，以生姜汁糊为丸，梧桐子大，每服十丸，日三服。

半夏茯苓汤 治妊娠恶阻，呕吐心

[1] 兔：原作“蚕”，据《妇人大全良方》改。

烦，头目眩晕，恶闻食气，好食酸咸，多卧少起，百节烦疼，羸瘦有痰。

胎孕不安

半夏洗，一两二钱半　赤茯苓　熟地黄各七钱半　橘红　旋覆花　人参　芍药　川芎　桔梗　甘草各半两　细辛三钱

上㕮咀，每服五钱，姜七片，水煎空心服。兼服茯苓丸。若有客热烦渴、口疮，去橘红、细辛，加前胡、知母七钱五分。若腹冷下痢，去地黄，加炒桂心半两。若胃中虚热，大便秘，小便赤涩，加大黄七钱半，去地黄，加黄芩二钱五分。

茯苓丸　治妊娠阻病，心中烦闷，吐痰眩晕，先服半夏茯苓汤二剂，后服此药。

赤茯苓　人参　桂心　干姜　半夏汤泡七次，炒黄　橘皮各一两　白术　葛根　甘草　枳壳各二两

上为细末，炼蜜为丸，如梧桐子大，每服五十丸，米饮下，日三服。一方加麦门冬。《肘后》加五味子。

集验方　疗妇人妊娠恶阻，呕吐不下食。

青竹茹　橘皮各三两　生姜　茯苓各四两　半夏五两

上细切，以水六升，煮取二升半，去滓，分三服。不瘥，频服。忌羊肉、饴、鲊等物。

旋覆半夏汤　治妊娠恶阻，吐逆酸水，恶闻食气，多卧少起。

旋覆花　川芎　细辛　人参　甘草炙。各七分　当归　半夏汤泡　赤茯苓　干生姜　陈皮各钱半

水二盅，姜五片，煎至一盅，不拘时服。

上诸方并用半夏，盖取其辛以散结气、泻逆气，故呕恶自止，非专为痰设也。楼全善曰：《大全方》论半夏动胎而不用，仲景方乃用之，予治妊娠阻病累用，未常动胎也。经云有故无殒是也。

白术散　治恶阻吐清水，甚者害十馀日，水浆不入。

白术一两　人参半两　丁香二钱半　甘草一钱

上为细末，每服二钱，水一盏，姜五片，煎七分温服。

人参丁香散　治妊娠恶阻，胃寒，呕逆翻胃，吐食及心腹刺痛。

人参　丁香　藿香叶各二钱半

上为散，每服三钱，水一盏，煎七分，温服不拘时。

醒脾饮　治妊娠阻病，呕逆不食，甚者中满、口中无味，或作寒热，服之神效。

草豆蔻以湿纸裹，灰中煨，令纸干取出，去皮用　厚朴姜制。各半两　干姜一两　甘草一两二钱半

上为细末，每服二大钱，水一大盅，枣二枚，生姜三片，煎八分，去滓呷服。病轻者只一两服便能食。

上诸方与前茯苓丸并用。丁香、干姜惟中寒脉迟者宜之。

人参橘皮汤　治阻病呕吐痰水。

人参　橘皮　白术　麦门冬各一两　甘草三钱　厚朴　白茯苓各五钱

上为粗末，每四钱加淡竹茹弹子大，姜三片，水煎。

竹茹饮　妊娠恶食，心中烦愦，热闷呕吐。

青竹茹　麦门冬各三两　前胡二两　橘皮一两　芦根一握　如体热、四肢烦热，加地骨皮一握。

上切细，以水一大升，煮半升，去渣分两服，食前服。

上方用竹茹、门冬、芦根，皆气凉而性和，有热无寒者通用之平剂也。

归原散　治妊娠恶阻，呕吐不止，头痛，全不入食，服诸药无效者，用此药理血归原则愈。

人参　甘草　川芎　当归　芍药　丁香各半两　白茯苓　白术　陈皮各一两五钱　枳壳去穰炒　桔梗炒。各二钱五分　半夏汤洗七次，炒黄。一两

上㕮咀，每服三钱，生姜五片，枣一枚，水同煎。

安胎类

丹溪云：妊娠因火动胎逆，上作喘者，可用条芩、香附之类。夫黄芩乃安胎之圣药，俗人不知以为寒而不敢用，谓监热药可以安胎，殊不知胎前当清血养血，则血循经不妄行，故能养胎。产后却不可用黄芩，产后宜大补气血为主，虽有杂症，以末治之。黄芩安胎，乃上中下三焦降火下行之药；砂仁安胎，乃血中之气药，能治痛行气；阿胶安胎，治血虚胎不安者用之。

安胎

安胎有二法：因母病以动胎，但疗母病而胎自安；因胎不坚固致动以病母，但疗胎则母自瘥。若偶然胎动不安、腰痛者，须进安胎药二三服，胎安止。

安胎饮　治胎寒腹痛，胸热多惊，举重腰痛，腹满胞急，或顿仆闪肭，忽有所下，或饮食毒物，或感时疾，往来寒热，致伤胎脏。

当归　枳壳炒。各一两半　粉草炙，一两　糯米二合　熟地黄二两　川芎一两五钱

上锉，每服四钱，水盏半，姜五片，枣一枚，加金银少许，同煎七分，食前服。虚弱加黄芪。下血加炒阿胶。下血不止加熟艾。腹痛加白芷、白芍药。减食加人参、白术。

固胎汤

地黄　川芎　黄芩各五分　归身尾　人参　白芍药　陈皮各一钱　白术一钱半　甘草三分　黄柏炒，少许　桑上羊食藤圆者，七叶　糯米十四粒

上㕮咀，水煎服。

白术散　妊娠养胎主之。

白术　芎䓖各一两　蜀椒七钱半，炒出汗　牡蛎半两

上四味杵为散，酒服一钱匕，日三服，夜一服。但苦痛加芍药。心下毒痛倍加芎䓖。心烦痛，吐不能饮食加细辛一两，半夏大者二十枚，服后更以醋浆水服之，复不解者小麦汁饮之。已后渴者大麦粥服之。病虽愈，服之不置。

二香散　治妊娠胎动不安，气不升降，饮食不美，呕吐酸水，起坐觉重。

香附子一两　藿香叶　甘草各三钱

上为细末，每服二钱，不拘时沸汤调下。

顺气饮　产前服之安胎。

紫苏叶　木香炮　人参　草豆蔻　茯苓各一两　甘草半两　大腹子一两，如气弱者不用

上㕮咀，每服三钱，水一盏，苎根三寸，糯米少许，煎至七分，去滓温服。

阿胶散　治妊娠或因顿仆胎动不安，腰痛腹满，或有所下，或胎上抢心。

熟地黄二两　白芍药　艾叶　当归　甘草　阿胶　黄芪各一两　一方有川芎。

上㕮咀，每服半两，姜三片，枣一枚，水同煎服。

立效散　治妇人胎动不定，如重物所坠，冷如冰。

川芎　当归各等分

上为粗末，秤三钱水煎，食前温服。

产宝方　治妊娠无故胎重，腹内绞痛烦闷。

当归　桑寄生各一两　川芎七钱半　豉八合　阿胶五钱　葱十四茎

上水二升，煮八合，下胶烊，温分二服，空心服。

养生必用治胎动方　救急疗胎动去血，腰腹痛。

阿胶　川芎　当归　青竹茹各二钱

上以水十盏，内银一斤，煮至五盏，去银入上件药三味，煮至二盏半，去滓，入胶再煎，胶烊，分温三服，空心自早至暮昼，未效再作。

葱白羹饮　胎动不安。

好银煮水，加葱白作羹，食佳。

止痛安胎饮　胎动充心，烦闷欲死，安胎止痛。

当归酒洗　川芎　人参　阿胶炒成珠　甘草炙。各一两　葱白切一升

上水七升，煮三升，分三服。

护胎法　治妊娠胎动不安，护胎捷效。

鲤鱼二斤　粳一升　葱一握　豉　姜

上作臛食之，每月一度。

黄芩汤　治妇人胎孕不安。

黄芩　白术各半两　当归二钱

上作一帖，水二盅煎至一盅，不拘时服。

小品止痛汤　疗妊娠重下痛引腰背，安胎。

当归　阿胶　干地黄　黄连　芍药各一两　鸡子一枚　秫米一升

上七味，以水七升，搅鸡子令相得，煮秫米令如蟹目沸，去滓，内诸药，煮取三升，分四服。忌芜荑。

黄芪汤　胎动不安，腹痛下黄汁。

糯米一合　黄芪　川芎各一两

上细锉，水二大盏，煎至一盏三分，温服。

银苎酒　治妊娠胎动欲堕胎，腹痛不可忍。

苎根二两，锉　银五两　清酒一盏

上以水二大盏，煎至一大盏，去滓，分二服。

地仙煎　治妊娠胎动，烦闷不安甚。

生地黄杵取绞汁，每服一小盏，煎令沸，入鸡子白一枚，搅令匀，顿服。

蕲艾汤　治妊娠胎动，昼夜叫呼，口噤唇塞，及下重痢不息。

艾叶五两　以好酒五升，同煮取四升，去滓，更煎取一升服。口闭者开口灌之，药下即瘥。

吴茱萸汤　胎常堕落而不能结实，或寒或热。

吴茱萸半两　炙甘草半两　黄芪　熟地　川芎　人参　浙术各一两

上为末，空心酒调二钱。忌菘菜、醋。

固胎方　胎气不固常小产。

当归　川芎　芍药　地黄　阿胶炒　香附　白术　黄芩　砂仁　糯米　煎服。

寄生汤　治胎气不安及五个月以后者。

桑寄生洗，锉　秦艽　阿胶各半两　糯米粉

上以新汲水三升，先下桑寄生、秦艽二味，煮至二升去滓，次下阿胶、糯米，再煮约一升，止服三服，空心食前日午服之。忌酒醋三五日。妊娠胎气至五月已后不安者，服之必效。须见妊妇好饮酒，食咸酸五辛胎必动，不可不知。

集验方　妊娠二三月至八九月，胎动不安，腹痛已有所见。

艾叶　阿胶　当归　川芎各三两　甘草一两

上细切，以水八升，煮取三升，去滓，内胶令烊，分三服，日三。

子悬类

紫苏饮　治妊娠胎气不和，怀胎近上胀满疼痛，谓之子悬。兼治临产惊恐，连日不下。

紫苏叶一两　大腹皮　人参　川芎　陈皮　白芍药各半两　当归七钱五分　甘草二钱半

上细锉，分作三服，每服用水一盏半，生姜四片，葱白七寸，煎至七分，去滓空心服。

当归汤　治妊娠胎动，荡心闷绝，烦躁口干，横生倒产，上冲下筑，迷闷，唇口青黑，手足厥冷。产科名保安散。

当归　阿胶炒　甘草各一两　人参两半　连根葱白一握

一方无甘草，有川芎、厚朴。《产宝》有川芎。

上细切，水二升，煮四味至升半，去滓下葱，再减三合，温服一剂，分为二三服。

灵保饮　治妊娠胎上逼心，烦闷，六七月以后胎动困笃。

用葱白二七茎，浓煮汁饮之。若胎未死即安，已死即出，未效再服。

保生秘录　治胎动上逼心痛。

取艾叶如鸡子大，以头醋四升，煎取二升，分温服。

又《秘录》：胎上通心，热痛下血。

神曲半斤，捣碎，和热水绞出汁三盅，温服即止。

三神汤　治妊娠遍身痛，或冲心欲死，不能饮食。

白术五两　黄芩二两　芍药四两

上水六升，煮取二升半，分作三服，缘胎有水致痛兼易产。

葛大仲方　疗妊娠卒胎上迫心痛。

取弩弦，急带之立愈。

子烦类

妊娠苦烦闷者，以四月受少阴君火气以养精，六月受少阳相火气以养气。若母心惊胆寒，多有烦闷，名曰子烦也。妊娠子烦，是肺脏虚而热，乘于心则心烦，停痰积饮在心胸间，亦令烦也。若热烦但热，痰饮而烦则呕吐涎沫，恶闻食气，烦躁不安，均谓之子烦。

竹叶汤　治妊娠心惊胆怯，终日烦闷。

白茯苓三钱　防风　麦门冬去心　黄芩各二钱

上作一服，水二盅，竹叶五片，煎至一盅服。

竹茹汤　疗妊娠烦躁，或胎不安。

用淡青竹茹一两

以水一大升，煮取四合，徐徐服尽为度。

麦门冬汤　妊娠心惊胆怯烦闷。

麦门冬　白茯苓　防风各三钱　人参一钱五分

上作一服，水二盅，生姜五片，淡竹叶十片，煎至一盅，去滓服。

清平饮　妊苦烦闷。

麦门冬　茯苓　防风　知母　竹沥

上水二盅，煎一盅，下竹沥，食后服。

子淋类

妊娠小便淋者，乃肾与膀胱虚热，不能制水，然妊妇胞系于肾，肾间虚热，而成斯证。甚者心烦闷乱，名曰子淋也。

葵芍汤　尿涩，小便不通，热痛。

冬葵子一两　芍药炙，一两　条黄芩五

钱　车前子五钱　赤茯苓五钱

上㕮咀，每五钱，水二盏煎八分，食后温服。

地肤大黄汤　疗妊娠子淋宜下。

川大黄　地肤子各三两　知母　黄芩　猪苓　赤芍药　通草　升麻　枳实　甘草各二两，末，调服

安荣散　治妊娠小便涩少，遂成淋沥。

麦门冬去心　通草　滑石　人参　细辛各三钱　当归酒浸　灯草各半两

上为细末，每服二钱，不拘时，麦门冬煎汤调服。

大腹皮散　治妊娠大小便赤涩。

大腹皮　枳壳去皮，麸炒　甘草炙。各一钱　赤茯苓去皮，三钱

上为细末，每服二钱，不拘时，浓煎葱白汤下。

又方：治胎前诸般淋沥，小便不通。

槟榔　赤芍药各等分

上锉，每服五钱煎，温服甚效。

转胞类

妊娠小便不通，为小肠有热，传于胞而不通耳。又胎满逼胞，多致小便不利，烦热不得卧，而反倚息者，此名转胞，以胞系了戾，故致此病。宜肾气丸主之。

八味地黄丸

地黄　山茱萸　山药　茯苓　泽泻　丹皮　大附子　桂

炼蜜为丸，梧子大。每酒下十五丸至廿丸，日再服。

张远文曰：余室人怀孕五月而转胞，医投他剂，反增胀剧证。诸方书皆用八味丸主之，时医泥于桂、附，卒不敢用，七日而毙。后一邻妇症同，余力以八味丸服之，小便遂行，大便亦下，再以前丸加车前子一剂，肚腹顿利而安。大悔前为医误后，识此方之妙，故为志之。如丸剂不能速合，遂配煎药服之。

归母苦参丸　治妊娠小便难，饮食如故。

当归　贝母　苦参各四两

上为末，炼蜜丸，如小豆大，服三丸，加至十丸

螵蛸散　疗小便不通及胞转。

用桑螵蛸一味，捣末，米饮服方寸匕，日三服。

独圣散　治妊娠小便不通。

蔓荆子为末，每服二钱，食前浓煎葱白汤调下。

葵子茯苓散　妊娠有水气，重身小便不利，洒淅恶寒，起即头眩。

葵子　茯苓各三两

上二味，杵为散，饮服方寸匕，日三服，小便利则愈。

仙杏丸　治妊娠卒不得小便。

杏仁一味，去皮尖，捣丸绿豆大，灯心汤吞七丸，立利。

遗尿类

白薇散　妊娠遗尿及不知出。

白薇　白芍药各等分

上为末，酒服方寸匕，日三服，空心。

又方　治妊娠小便不禁。

桑螵蛸二十枚，炙黄

上为细末，每服二钱，空心米饮调下。此药前以小便不通，今又治不禁，盖两用之也。

尿血类

地黄饮　妊娠劳伤经络，有热在内，

热乘于血，血得热则流溢，渗入脬，故令尿血也。

生地黄一斤，切

上以酒四升，煮取二升，分温三服。亦疗落身后血。

阿胶散　治症同前。

阿胶　熟地黄各等分

上为细末，空心粥饮调下二钱。

姜蜜汤　治妊人小便尿血。

生姜七片　蜜半盏　白茅根一握

上入水浓煎服。

脏　躁　类

妇人心虚惊悸，悲伤不止，此名脏躁，宜服此。

淡竹茹汤

麦门冬去心　小麦　半夏汤泡。各二两半　人参　白茯苓各一两半　甘草一两

上锉，每服四钱，姜五片，枣一枚，淡竹茹一团如指大，同煎温服。

又方：治脏躁自悲、自哭、自笑。

上以红枣烧存性，米饮调下。

甘麦大枣汤　治同前。

甘草三两　小麦一升　大枣十枚

上以水六升，煮取三升，温分三服。亦补脾气。

漏胎下血类

夫妊娠漏胎者，谓妊娠数月而经水时下也。此由冲任脉虚，不能约制手太阳、少阴之经血也。冲任之脉为经络之海，起于胞内手太阳小肠脉也、手少阴心脉也，是二经为表里，上为乳汁，下为月水。有娠之人，经水所以断者，壅之养胎，蓄之以为乳汁也。冲任气虚，则胞内泄，不能制其经血，故月水时下，亦名胞漏。血尽则人毙矣。又有因劳役、喜怒哀乐不节、饮食生冷、触冒风寒，遂致胎动。若母有宿疾，子脏为风冷所乘，气血失度，使胎不安，故令下血。又因气虚，血虚，血热，胎本不固，房室不节，先满而后随者，须作漏胎治，不可不审。

胶艾汤　不问月数浅深，安胎。

熟地黄二两　艾炒，二两　当归二两　甘草炙，一两　川芎二两　阿胶一两　黄芪一两

每服三钱，水盏半，煎七分服。

大全方　治妊娠三四月，腹痛，时时下血。

续断二两　艾叶　当归　熟地黄各六两　竹茹　阿胶　鸡苏各一两

水一升，煎取六合，空心再服。

济生如圣汤　治胎动腹痛，或为漏胎。

鲤鱼皮　当归酒浸　熟地黄酒蒸　白芍药　阿胶蚌炒粉　川芎　续断酒浸　甘草炙。各等分　一方有干姜、竹茹。

上㕮咀，每服四钱，水一盏，苎根少许，姜五片煎，温服。

桑寄生散　治胎漏经血妄行，淋沥不已。

桑寄生　当归酒浸　川芎　川续断酒浸　阿胶蛤粉炒　香附子炒去毛　茯神去木　白术各一钱　人参　甘草炙。各半分

上作一服，水二盅，生姜五片，煎一盅，不拘时服。

郑氏人参散　治胎漏，败血凑心，日渐胎干，子母危困。

人参　黄芪炙　阿胶炒。各五钱　竹茹　木香　炙甘草　附子炮。各五钱　川芎　陈皮　苎根各二钱半　生姜一钱，炮黑

上㕮咀，每四钱，糯米三七粒，水煎热服。忌生冷、鸡鸭、鱼、面。

奇圣散　治妊娠下血不止。

鸡肝三个，用酒一升，煮熟，共食之，大效。

防风黄芩丸 治肝经有风热，致血崩、便风、尿血。

用黄芩炒焦 防风等分

为末，酒湖丸，如梧子大。每服三五十丸，食远或食前米饮或温酒下。

地黄汤 治经血妄行，及鼻衄不止。

生地黄酒擂取汁，半两 薄荷三钱 甘草一钱

上二味为末，新汲水合地黄汁调，食后服。

干桃散 治胎血下不止

取桃树上干不落桃子，烧灰和水服，瘥。本草云：桃奴破血。

保命枳壳汤 治妇人胎漏下血，及因事下血。

枳壳 黄芩各五钱 白术一两

上为细末，每服七钱，水一盏，煎七分，食前服。

大全方 治妊娠忽下黄汁如胶、如豆汁，胎动腹痛。

粳米五合 黄芪六两

上以水七升，煎取二升，分为四服。

心痛类

妊娠心痛，乃风邪痰饮交结，若伤心正经为真心痛，朝发夕死，夕发旦死；若伤心支络，则乍安乍作；若伤于子脏，则胎动而血下。

火龙散 治妊娠心气痛。

川楝子 茴香炒。各三钱 艾叶末盐炒，一钱半

上水二盅，煎至一盅，不拘时服。

产宝方 妊娠卒心痛，气欲绝。

川芎 当归 茯苓 厚朴制。各一两

上水六升，煎取二升，分二服。

白术汤 妊娠卒心痛，欲死不可忍者。

白术三两 赤芍药二两 黄芩一两半

上切，以水六升，煮取二升半，分三服，半日令尽，微下水令易生。忌桃、李、雀肉等。

千金方 疗妊娠心痛。

青竹茹一升 羊脂八两 白蜜三两

上三味合煎，每服枣核大三枚，食前服，日三服。

心腹痛类

夫妊娠心腹痛者，或由宿有冷疼，或触风寒，皆由脏虚而致发动也。邪正相击而并于气，随气上下，上冲于心则心痛，下攻于腹则腹痛，故令心腹痛也。邪正二气交攻于内，若不时差者，其痛冲击胞络，必致动胎，甚则伤堕也。多是风寒湿冷、痰饮与脏气相击。

当归芍药散 妊娠腹中绞痛，心下急痛。

白芍药半斤 当归 茯苓 白术各四两 泽泻 川芎各二两

上为细末，每服二钱，食前温酒调服。

葱白饮 疗妊娠腹痛，并胎动不安。

葱白切，一升 人参 厚朴 阿胶 川芎各二两 当归三两

上水七升，取三升，分三服。一方有甘草，无厚朴、川芎。

薤白饮 疗妊娠腹内冷痛，忽胎动。

薤白一升 当归四两

上水五升，煮取二升，作三服。

又方：妊娠忽心腹腰痛不安，二三月娠者。

当归三钱 阿胶炒，二钱 甘草炙，二钱 葱白四钱

上锉，分二服，每服水二盏，煎大半盏服。

枣盐汤 妊娠忽腹绞痛，三五月娠。

大枣十四枚，烧存性 盐一钱，烧令赤

上为末，取一撮许，酒调服之愈。

茅根酒 妊娠胎动欲落，腹中痛不可忍。

上等银一斤 茅根二斤，去黑皮

以水九升煮银，取五升，入清酒一升，同煎茅根，取三升，分三服，立安。

千金方 疗妊娠腹中痛。

生地黄二斤 取汁，酒一升，合煎减半，顿服愈。

小腹痛类

妊娠小腹痛者，由胞络虚，风寒相搏，痛甚亦令胎动也。

七仙饮 妊娠被惊恼，胎向下不安，小腹痛连腰，下血。

当归 川芎各八分 阿胶炙 人参 艾叶各四分 大枣二十枚 茯苓十分

上水四升，煮取二升，温分三服。

又方 川芎为细末，酒调下。

腰腹及背痛类

肾主腰足，因劳伤损动其经，虚则风冷乘之则腰痛，冷气乘虚入腹则腹痛，故令腰腹相引而痛。其痛不止多动胎气，妇人肾以系胞，妊娠而腰痛甚者则胎堕也。

通气散 治妊娠腰痛状不可忍，此药神效。

破故纸不拘多少，瓦上炒香熟为末，嚼胡桃肉一个，空心温酒下三钱。

五加皮散 妊娠腰痛不可忍，或连胯痛，先服此药。

杜仲四两，炒 五加皮 阿胶炙 防风 川芎 金毛狗脊 白芍药 细辛 萆薢各三两 杏仁八十枚，去皮尖，麸炒

上水九升，煮取二升，去滓，下胶，作三服。

五加皮丸 症同前，先服前散，后服此丸。

续断炒 杜仲各二两半 芎䓖 独活各三两 五加皮 狗脊 萆薢 芍药 诃子肉各四两

上为末，炼蜜丸，如梧子大，空心，酒下四十丸，日三。

紫酒 治妊娠腰痛如折。

大黑豆二合 炒令香热，以酒一大盏，煮取七分，去豆，空心顿服。

斑龙散 妊娠腰背痛，不得翻覆。

鹿角长六寸，烧令赤，酒中淬，再烧再淬，以角碎为度，取所淬酒饮之。一方：鹿角为末，酒服亦可。

菖蒲饮 卒腰痛不安，或腰痛胎转，抢心下血。

用菖蒲汁、酒一升服之。

又方：用艾叶一把，如鸡子大，以酒四升煮二升，分为二服，良。

立安饮 疗触动胎，以致腰背痛。

杜仲 五加皮 当归 芍药 川芎 萆薢各等分

上水七升，煮取一升半，分温三服。

心腹胀满类

夫妊娠心腹胀满者，由腹内素有寒气致令停饮，妊娠重因触冷发动，与气相平，故令心腹胀满。

仓公下气汤 妊娠心腹胀满，两胁妨闷，不下饮食。

羌活 赤芍 甘草 槟榔 青皮 大腹皮 陈皮 赤茯苓 半夏 桑白皮 桂心各半两 紫苏茎二两

每服三钱，水一盏，姜五片，枣一枚，煎七分服。

枳壳汤 治妇人妊娠腹胀。

枳壳三两 黄芩一两

为粗末，每服五钱，水盏半煎，温服。

又方：妊娠心下满，气急切痛。

赤茯苓六分 桑白皮五分 前胡四分 郁李仁 槟榔各三分

上为细末，水一升，煮取一半，去滓，夜卧服。

胎水满类

夫妊娠肿满，由脏气本弱，因产重虚，土不克水，血散入四肢，遂致腹胀，手足面目皆浮肿，小便秘涩．又或遍身肿满，心腹急胀，名曰胎水。

天仙藤散

天仙藤洗，略炒 香附子炒 陈皮 甘草 乌药

上等分，为细末，每末三钱，水大盏，姜三片，木瓜三片，柴胡三叶，同煎至七分，放温澄清，空心食前服，日三。小便通，气脉顺，体轻，肿渐消，不须服。

崔氏方 疗妊娠体肿，有水气，心腹急满。

茯苓 白术各四两 旋覆花二两 杏仁 黄芩各三两

上细切，水七升，煮二升半，分温三服。忌桃李、雀肉、酢物。

葶苈子散 疗妊娠遍身洪肿。

葶苈子一两 白术五两 茯苓 桑白皮 郁李仁各二两

上为粗末，水六升，煮二升，分三服，小便利即瘥。

又方：泽泻 葶苈子各二两 茯苓 枳壳 白术各六两

上细切，水六升，煮取二升半，分温二服，小便利即瘥。

防己汤 治妊娠脾虚，通身浮肿，心腹胀满，喘促，小便不利。

防己钱半 桑白皮 赤茯苓 紫苏叶各二钱 木香半钱

上一服，水二盅，生姜五片，煎一盅，食前服。

千金鲤鱼汤 妊娠腹大，胎有水气。

白术五两 白芍药三两 当归三两 白茯苓四两

上锉细，用鲤鱼一个，不拘大小，破洗鳞腹，白水煮熟取汁，去鱼不用，每服四钱，入鱼汁盏半，姜七片，橘皮少许，同煎七分，空心服。以胎水去尽为度。

一方加人参、泽泻。

又方：妊娠遍身浮肿。

山栀子炒，一合，米饮调服。

肾着汤 治妊娠腰脚肿。

茯苓 白术各四两 干姜 甘草 杏仁三两

上每服四钱，水一盏半，煎至七分，食前服。

五皮散 治胎水寻常，脾虚肿满。

大腹皮 桑白皮 生姜皮 茯苓皮 橘皮

上等分，每服半两，水二盏半，入木香，水一呷，同煎至八分，去滓，空心温服。

全生白术散 妊娠面目虚浮，如水肿状。

白术一两 生姜皮 大腹皮 陈皮 茯苓皮各半两

上为细末，每服二钱，米饮调下。

伤食类

经云：饮食自倍，脾胃乃伤。又云：阴之所生，本在五味，阴之五宫，伤在五味。若妊娠饮食不节，生冷毒物恣性食啖，致伤脾胃，故妊娠伤食最难得药，唯此二方最为稳捷。

木香丸　治妇人有孕伤食。

木香二钱　人参　三棱　白茯苓各三钱

上为细末，面糊丸，如绿豆大，热水吞三四十丸。

白术散　治妊娠气不调和，饮食易伤。

白术炒　紫苏各一两　人参　白芷炒。各七钱半　川芎　诃子皮　青皮各半两　甘草二钱五分

上为末，每服二钱，水一盏，姜三片，煎七分，温服。

积聚类

黄帝问曰：妇人重身，毒之何如？岐伯曰：有故无殒，亦无殒也。帝曰：愿闻其故，何谓也？岐伯曰：大积大聚其可犯也，衰其大半而止，过者死。

驱积丸　血块如盘，有孕难服峻剂，此方主之。

香附子醋煮，四两　桃仁去皮尖，一两　海粉醋煮，二两　白术一两

上为末，面糊丸服。

伤寒类

热病防损胎，非时之气伤损妊娠，热毒之气侵损胞胎，遂有胎坠漏血，俱害子母之命。

柴葛散　妊娠伤寒，百节痛，壮热，不急治即胎落。

柴胡　干葛　知母　石膏各六钱　大青八钱　栀子一两　升麻八钱　葱白切，半盏

上水七盏，煎至三盏，分三四服服之。

芪术散　伤寒安胎。

黄芪　白术等分，新瓦上炒令香

上为末三钱，水一盏，姜三片，枣一枚，煎七分服

葱姜饮　伤寒憎寒壮热，当发其汗。

葱白三两　姜一两，切片

上每服三钱，水一盏半，煎八分，热服出汗。

卷荷散　伤寒大热，闷乱燥渴，恐伤胎。

嫩卷荷叶焙干，一两　蚌粉半两，雪白极细者

上为末二钱，蜜少许，同新汲水调下，食前服。多，合涂腹上亦妙。

浮萍散　时气热病护胎法。

干浮萍草　朴硝　大黄炒　蛤粉炒　蓝根

上为末二钱，贴脐上。安胎，解燥热，和脏腑。

又方：井中泥涂心下，干则易之。又取灶中心红土为末，水调涂脐下二寸，阔五寸，干复涂之。

救急散　妊娠伤寒，热不止，发斑，或赤黑，小便如血，命欲绝，胎欲落。

栀子仁　升麻　大青　生地黄　石膏　葱白　黄芩

上白水煎。忌热物。

二胡散　妊娠伤寒。

柴胡　前胡　当归　人参　生地黄　芍药　甘草

上姜三片，煎服，要汗加葱白。

妊娠伤寒伤风，毋轻服药，发热头痛，恶风身热，用芎芷香苏散。

妊娠热痛六七日，极者伤胎儿死，身冷不能自出，须用暖胎药，服黑神散，温酒调，暖胎自出。评此不若催生汤。

催生汤

苍术二两　桔梗二两　橘红六钱　白芷　桂心去皮　炙粉草各二两　当归酒洗　干姜炮　厚朴　芍药　半夏洗　川芎炒。各四两　南木香　杏仁一钱，炒

上每服三钱，水盏半，姜枣煎半盏服。

咳嗽类

夫肺内主气，外司皮毛，皮毛不密，寒邪乘之则咳嗽。秋则肺受之，冬则肾受之，春则肝受之，夏则心受之，其嗽不已，则传于腑。妊娠患此不已则伤胎。

款冬花散　妊娠心膈痰毒壅滞，肺气不顺，咳嗽头痛。

款冬花　麻黄　贝母煨　前胡　桑白皮　紫菀各半两　旋覆花　白术　甘草各二钱半　石膏一两

上㕮咀，每服四钱，水一盏，姜三片，煎七分，温服。

紫菀汤　治妊娠咳嗽不止，胎不安。

紫菀一两　桔梗半两　甘草　杏仁　桑白皮各二钱半　天门冬一两

上㕮咀，每服三钱，竹茹一团，水煎去滓，入蜜半匙，再煎一两沸，温服。

百合散　治妊娠风壅咳嗽，痰多喘满。

百合蒸　紫菀茸洗　白芍药　赤茯苓去皮　桔梗炒　前胡各去芦　贝母去心。各钱半　甘草五分

上水二盅，姜五片，煎至一盅，不拘时服。

马兜铃散　妊娠胎气壅滞，咳嗽急。

马兜铃　桔梗　人参　甘草　贝母各半两　陈皮去白　大腹子　桑白皮　紫苏各一两　五味子二钱半

上㕮咀，每服四钱，姜三片，水煎服。

麻黄散　治妊娠外伤风冷，痰逆咳嗽不食。

麻黄去节　陈皮去白　前胡各一两　半夏汤泡，炒　人参　白术　枳壳炒　贝母　甘草各半两

上㕮咀，每服四钱，葱白五寸，姜三片，枣一枚，水煎服。

苦梗散　治妊娠肺壅，咳嗽喘急。

桔梗　紫苏　人参　桑白皮　贝母　甘草各半两　态门冬去心　赤茯苓各一两　麻黄七钱半

每服四钱，水二盅，生姜三片，煎一盅服。

又方：贝母去心并皮，炒黄为末，砂糖拌匀，丸如芡实大，每服一丸，噙化。

二冬饮　嗽而痰中见红。

归身　熟地黄　天门冬　麦门冬　紫菀　桑皮　杏仁　甘草　桔梗　黄芩　五味子　阿胶炒

上水煎，入小苏汁同服。有痰加竹茹一捻。

中恶类

夫妊娠忽然心腹刺痛，闷绝欲死者，谓之中恶，邪恶之气中胎伤于人也。所以然者，血气养胜而为精神之主。若血气不和，则精神衰弱，故邪毒之气得以中之，妊娠之病，亦致损胎也。

当归散　治妊娠中恶，心腹疞痛。

当归　丁香　川芎各三两　青橘皮二两　吴茱萸半两，去梗，汤泡三次，炒黑

上为细末，温酒调一钱，不拘时服。

补遗方　治妊娠中恶，心腹绞急切

痛，如鬼击之，不可按摩，或吐血或衄血者，用熟艾如拳大，煮汁频服。

又方：用盐一盏，水二盏，调和服，以冷水噀之，吐出即安。

中风类

夫四时八方之气为风也，不从其令来者为虚邪，贼害万物，人体虚则中之。若风邪客于皮肤，入于经络，即顽痹不仁，若入于筋脉，挟寒则挛急㖞僻；挟温则[①]弛纵；若入脏腑则恍惚惊悸。凡五脏俞皆在背，脏腑虚，寒邪皆从俞而入，随所伤脏腑经络而为诸病。妊娠中风，若不早治，则令堕胎也。

防风散 治妊娠中风卒倒，心神闷乱，口噤不能言，四肢急强。

防风 葛根 桑寄生各一两 羚羊角屑 细辛 当归 甘菊花 汉防己 秦艽 桂心 茯神 甘草炙。各半两

上㕮咀，每服八钱，水一盅半，生姜五片，煎至一大盅，去滓，入竹沥半合，搅匀，温服无时。

防己散 治妊娠中风，口眼㖞斜，手足顽痹。

防己 羌活 防风 麻黄去节 黄松木节 羚羊角屑各一两 桂心 荆芥穗 薏苡仁 桑寄生 甘草炙。各半两

上㕮咀，每服五钱，水一盅半，生姜五片，煎至一大盅，去滓温服。

白僵蚕散 治妊娠中风，口噤，心肠痰涎壅滞，言语不得，四肢强直。

白僵蚕炒 天麻 独活各一两 麻黄去节，两半 乌犀角屑七钱半 白附子炮 半夏汤洗七次，姜制 天南星炮 藿香各半两 龙脑二钱半，研

上为细末，入研药令匀，每服一钱，生姜薄荷汤调下，日三服。

赤箭丸 治妊娠中风，手足不随，筋脉缓急，言语蹇涩，皮肤不仁。

赤箭 萆薢酒浸 麻黄去节 独活 鼠粘子 熟地黄 羚羊角屑各一两 阿胶炒 防风 川芎 当归炒 薏苡仁 五加皮 秦艽 汉防己去皮 柏子仁 酸枣仁炒 丹参去芦。各钱半

上为细末，炼蜜和捣三五百下，丸如梧子大，每服三十丸，豆淋酒送下，食前服。

白术酒 治妊娠中风，口噤语言不得。

白术一两半 独活一两 黑豆一合，炒

上细锉，以酒三升，煎取一升半，去滓，温分四服，口噤者拗口灌之，得汗即愈。

又方 治妊娠因感外风，如中风状，不省人事。

熟艾三两

陈米醋炒令极热，以绢帛裹熨脐下，良久即省。

子痫类

妊娠体虚受风，而伤太阳之经络，后复遇风寒相搏，发则口噤背强，名之曰痉。又云：痉，其候冒闷不识人，须臾自醒，良久复作，谓之风痉，一名子痫，亦名子冒，甚则反张。

羚羊角散 治妊娠冒闷，角弓反张，名曰子痫风痉。

羚羊角镑 独活 酸枣仁炒 五加皮 薏苡仁炒 防风 当归酒浸 川芎 茯苓 杏仁去皮尖。各五分 木香 甘草炙。各二分

---

① 则：原作“容脉”，据《妇人大全良方·妊娠中风》方论改。

上姜水煎服。

羌活酒 治妊娠中风、痉，口噤，四肢强直，角弓反张。

羌活两半 防风一两 黑豆一合，炒去皮

上二味㕮咀，好酒五斤浸一宿，每服用黑豆一合，炒令熟，投入药酒一大盏，候沸即住，去滓，分两服灌之。

瘈疭类

瘈者筋脉急而缩也，疭者筋脉缓而伸也，一缩一伸手足相引，搐搦不已，大抵与婴孩发搐相似，谓之瘈疭也。此证属风，风主摇动，心火肝木风热炽而为瘈疭也。

钩藤汤

钩藤钩 当归 茯神 人参各一两 桑寄生半两 苦梗一两半

上为粗末，每服五大钱，水二盏煎至一盏，去滓，温服无时。忌猪肉、菘菜。若烦热，加石膏二两半。临产月，加桂心一两。

眩晕类

消风散 治妊娠肝脏热毒上攻太阳穴，胞膈涎壅，头旋目晕，或腮项肿核。

石膏煅 防风 羌活 甘菊花 川芎 羚羊角镑 当归酒浸 大豆黄卷炒 荆芥穗 白芷各一钱 炙甘草五分

上作一服，水二盅，好芽茶半钱，煎至一盅，食远服。

犀角散 治妊娠诸风热困倦，时发昏眩。

犀角 人参 山栀仁 羌活 黄连 青黛 川芎 吴白芷 茯苓 甘草各一钱，炙

上作一服，水二盅，生姜三片，竹叶七叶，煎至一盅，食远服。

惊悸类

大圣散 治妊娠怔悸，睡里多惊，腹胁膨胀，坐卧不宁。

白茯苓 麦门冬 黄芪蜜炙 当归酒洗 川芎各一钱半 木香 人参 炙甘草各一钱

上作一服，水二盅，生姜五片，煎至一盅服。

竹叶汤 治妊娠心惊胆怯，终日烦闷。

白茯苓三钱 防风 麦门冬去心 黄芩各二钱

上作一服，水二盅，竹叶五片，煎至一盅服。

竹茹汤 疗妊娠烦躁，或胎不安。

用淡青竹刮茹一两，以水一大升，煮取四合，徐徐服，安为度。

麦门冬汤 治妊娠心惊胆怯烦闷。

麦门冬 白茯苓 防风各三钱 人参一钱半

上作一服，水二盅，生姜五片，淡竹叶十片，煎至一盅，去滓服。

柴胡散 治妊娠心烦，头目昏重，心胸烦闷，不思饮食。

柴胡两半 赤茯苓 麦门冬各一两 枇杷叶去毛 人参 橘皮 甘草各半两

㕮咀，每服四钱，水一盏，姜三片，煎七分服。

一母散 治妊娠服药致胎动气不安，有似虚烦不得卧。

知母二两，洗焙

上为细末，以枣肉为丸，如弹子大，每服一丸，煎人参汤送下。

霍乱类

饮食过度，触冒风冷，阴阳不和，清浊相干，谓之霍乱。其间或先吐，或腹痛吐利，是因于热也。若头痛体疼发热，是挟风邪也。若风析皮肤则气不宣通，而风热上冲为头痛。风入肠胃则泄利呕吐甚，手足逆冷，此阳气暴竭，谓之四逆。妊娠患之多致伤胎也。

人参散　治妊娠霍乱吐泻，心烦腹痛。

人参　厚朴姜制　橘红各二钱　当归炒　干姜　甘草炙。各一钱

作一服，水二盅，姜三片，红枣三枚，煎至一盅服。

益智仁散　治妊娠霍乱腹痛，吐利不止。

白术炒　益智仁　枳壳麸炒　橘红各七钱半　草豆蔻煨去皮　良姜炒。各半两

上为散，每服三钱，水煎入姜半分，去滓温服。

木瓜煎　治妊娠霍乱，吐泻转筋，入腹则闷绝。

吴茱萸汤泡七次　生姜切。各七钱半　木瓜切，一两半　一方有怀香七钱半　甘草一钱　茱萸半两　加紫苏煎。

上细锉，水二盏，煎一盏二分，去滓，分三服，热服。

缩脾饮　解伏热，除烦渴，消暑毒，止吐利。霍乱之后服热药太多致烦躁，宜沉井水中候冷，频服。

草果仁　乌梅肉各三两　甘草二两半

上㕮咀，每半两，水一碗，姜十片，煎八分，沉冷服。前方用干姜、豆蔻、茱萸俱大温之剂，若发热烦渴脉数阳证，服之即死，宜用后方。

竹茹汤　治胃热呕吐。

干姜三两　半夏汤洗七次，姜汁半盏，浆水一升，煮耗一半，取七钱半　甘草七钱半

上㕮咀，每服五钱，水二盅，姜三片，竹茹鸡蛋大，枣一枚，煎至一盏，去滓温服。

益元散　治症同前。

疟疾类

妊娠病疟，乃夏伤于暑，客于皮肤，至秋而发，阳盛则热，阴盛则寒，阴阳相杂，寒热俱作。妊娠而作，多伤于胎。

驱邪散　治妊娠停食感冷，发为疟疾。

白术　草果仁　高良姜炒　缩砂仁　橘红　白茯苓各一两　藿香叶一两　炙甘草五分

上作一服，水二盅，姜五片，枣一枚，煎一盅服。

七宝散　治一切疟疾，或先寒后热，或先热后寒，或寒多热少，或热多寒少，或一日一发，或一日两三发，或日连发，或间日发，不问鬼疟、食疟，似疟者并皆治之。

常山　厚朴姜制　青皮　陈皮　甘草　槟榔　草果去皮。各等分

㕮咀，每服半两，于未发隔夜用水酒各一盏，煎一大盏，去滓，露一宿，再用酒水煎滓一次，去滓，亦露一宿，来日当发之早烫温，面东先服头药，少顷再服药滓，大有神效。世医妊娠疟疾不用常山等药，故岐伯曰：有故无殒，何疑攻治！

痢疾类

妊娠痢，乃肝木克脾土，宜平肝补脾。若黄而兼白，乃子令母虚，须补脾胃。若黄而兼黑，是水反侮土矣，必温补脾胃。若黄而兼赤，乃心母益子，但补子

益气。若肠胃虚弱，风邪客之，或胎气不安，急补脾胃而自[①]安矣。

黄连汤 治妊娠下痢，赤白脓血不止。

黄连一两 厚朴姜制 阿胶炙 当归 干姜各两半 艾叶 黄柏各一两

上为细末，空心，米饮调下方寸匕，日三。

当归芍药散 治妊娠下痢腹痛。见前心腹痛。

立效饮 治妇人胎前产后赤白痢。

生姜年少者百钱，老者二百钱，取自然汁 鸭子一枚

上将鸭子打破，倾入姜汁内搅匀，煎八分，入蒲黄三钱，再煎五七沸，空心热服，立效。

丹凤散 妊娠下痢赤白，绞刺疼痛。

鸡子一枚，乌鸡者佳，破孔头，出清苗，黄用 黄丹一钱，入鸡子壳内，同黄搅匀，以厚纸糊牢，盐泥固济，火上煨，焙干为细末

上每服二钱，米饮调下，一服愈者是男，二服愈者是女。

又方 妊娠下痢腹痛，小便涩。

当归 黄芪各一两 糯米一合

上细切，和水煎，分四服。

挟热方 妊娠下痢。

黄连 黄柏各一两 山栀仁二十枚

上㕮咀，每服五钱，水二盏，浸二时久，煮十馀沸，顿服。若呕，加陈皮一两半，生姜三两。

挟寒方 妊娠白脓痢，腹中冷。

干姜四两 赤石脂六两 粳米一升，炒黄

上用水七升，煎取二升，温分三服。

厚朴散 治妊娠下痢，黄水不绝。

厚朴姜炙，三两 黄连三两 肉豆蔻一枚，连皮用

上为粗末，水煮顿服。

水煮木香丸 治久痢里急后重，日夜无度，其效如神。

罂粟壳去穰壳，三两 青皮去白 甘草炒。各二两四钱 诃子炮，去核，八两 当归 木香各六两

上为末，炼蜜丸弹子大。每服一丸，水煎化，空心服。

治临产痢疾方

用栀子烧灰，末之，空心，热水调下一匙。甚者不过五服。

又方：治胎前产后痢疾。

龟板一个，醋炙，末之，米饮调下。

---

① 自：原作"白"，据文义改。

卷　三

大小便类

夫妊娠大小便不通，由脏腑之热所致，若大肠热则大便不通，小肠热则小便不通，大小肠俱热则大小便俱不通，更推其因而治之。

葵子汤　治妊娠得病六七日以上，身热入脏，大小便不利。安胎除热。

葵子二升　滑石四两，碎

上水五升，煮取一升，去滓尽服，须臾下即愈

又方　利大肠。

葵子一合　川朴硝二两

每服三钱，水煎温服。

六圣散　妊娠大小便不通，热闭心膈，腹胁胀闷，妨害饮食。

大黄　木通　槟榔各一两　枳壳七钱半　大腹子三个　诃子四个，去核，半生半熟

上为末，以童便一盏，葱白二寸，同煎至六分，调下二钱。

车黄散①

车前子一两　大黄炒，半两

上为细末，每服三钱，空心，蜜汤调下。

大腹皮汤　治妊娠大小便不通。

枳壳　大腹皮　赤茯苓各一两　甘草二钱

上为末，葱白汤调下，二钱。

吐血衄血咳呕血类

妊娠吐血者，皆由脏腑有伤。凡忧思惊怒皆伤脏腑，气逆于上，血随而溢，心闷胸满，久而不已，心闷甚者死。妊娠病此，多堕胎也。

必胜散　妊娠血妄流溢，吐血、衄血、呕血、咯血。

熟地黄　小蓟并根用　人参　蒲黄微炒　当归　芎䓖　乌梅肉各一两

上各药捣，罗为粗散，每服五钱，水一盏半，煎至七分，去滓，温服。

又方　治吐血不止。

马气勃用生布擦为末，浓米饮调下。

又方　治鼻血。

用白茅花浓煎汁服。

胎自堕类

阳施阴化，胎孕乃成，血气虚损，不足营养，其胎自堕。或劳怒伤情，内火便动，亦能堕胎。推原其本，皆因于热，火能消物，造化自然，病原乃谓风冷伤于子脏而堕，此未得病情者也。

济生芎䓖补中汤　治怀孕血气虚弱，不能卫养，以致数月而堕，服此安全。

芎䓖　五味子　阿胶蛤粉炒　干姜炮。各一钱　黄芪蜜炙　当归酒浸　白芍药　白

---

①　车黄散：原作“又方”，据本书提纲改。

术各钱半　杜仲炒，去丝　人参　木香不见火　甘草炙。各五分

上作一服，水二盅，煎至一盅服。

阿胶汤　妊娠数堕胎，小腹疞痛不可忍。

阿胶炙燥　熟地黄焙　艾叶微炒　芎䓖　当归切，焙　杜仲去粗皮，炙，锉　白术各一两

上每服四钱，水一盏半，枣三枚劈破，同煎至八分，去滓，食前温服。

杜仲丸　治妊娠三两个月胎动不安，防其欲堕，宜预服之。

杜仲姜制，炒去丝　续断酒浸。各二两

为末，煮枣肉杵丸梧子大，每服七十丸，米饮下。

四制艾附丸　治妇人数堕胎，由气不升降，所以胎气不固，犹宜服此。

香附杵去毛，净，一斤分四分：一分酒浸，一分醋，一分童便，一分盐水，各浸七日，取去焙干

上为细末，醋煮糊和丸，梧子大。每服七十丸，空心温酒下。肥人只依本方，瘦人加泽兰叶、赤茯苓各二两。

删繁方　治妊娠数落而不结实，或冷或热，百病之源。

甘草　黄芪　人参　川芎　白术　地黄　吴茱萸各等分　一方有干姜、当归。

上为末，空心，温酒调二钱。忌菘菜、桃、李、雀肉、醋。

安荣汤　治胎气不固，常得小产。

当归　地黄　川芎　芍药　阿胶　黑香附　白术　黄芩　砂仁　糯米

水煎服。

安胎饮　妊娠五七个月，前有小产症者，服此可保全产。

白术一钱　人参五分　当归一钱　川芎五分　熟地一钱　白芍药一钱　陈皮五分　甘草三分　紫苏二分　炙黄芩五分

上件姜三片，水煎食前服。若是八九个月内，加大腹皮、黄杨脑七个，犹妙。

小　产　类

夫妊娠日月未足，胎气未全而产者，谓之半产。盖由妊娠冲任脉虚不能滋养于胎，胎气不固或跌扑闪坠致气血损动，或因热病、温疟之类，皆令半产，俗呼为小产。小产不可轻视，宜将养十倍于正产。半产重于大产，如栗熟自脱，半产如生采破其皮壳，断其根蒂，故半产肥肉皆腐烂，当补其虚损，生其肌肉，益其气血，去其风邪，养其脏气，故宜十倍正产将养。

人参汤　治半产后血下过多，心惊体颤，头目晕旋，或寒或热，脐腹虚胀疼痛。

人参　麦门冬去心，焙　生地黄焙　当归洗，焙　芍药　黄芪　白茯苓去皮　甘草炙。各一两

上件每服三钱，水一盏，煎七分，去滓，食前温服。

生地黄汤　妊娠胎气损动，血气不调，或跌扑闪坠以致胎堕，胎堕后恶滞不尽，腹中疞痛。

生地黄焙，一两　大黄泡，煨　芍药　白茯苓去黑皮　当归切，炒　细辛去苗　甘草炙　黄芩　桂去粗皮。各半两

上㕮咀，每服五钱，水一盏半，入生姜、大枣，拍碎，同煎至一盏，去滓服。

人参黄芪汤　治小产气虚，血下不止。

人参　黄芪炒　当归　白术炒　白芍药炒　艾各一钱　阿胶二钱

上作一剂，水煎服。

又方　治妊娠损动，下血不止。

甘草一两，炙　阿胶二两　鸡子一个

上以水二大盏，煮甘草一盏三分，去

滓，下鸡子、胶，候胶烊，搅匀，分三服。

丹参饮[①]　妊娠胎堕，下血不止。

丹参十二两

细切，酒五升，煮取三升，分三服。

止痛饮　小产后心腹疼痛。

当归　川芎　熟地黄　白芍药　玄胡索　桃仁　红花　香附　青皮炒黑　泽兰　牡丹皮

白水煎，入童便、酒各小半盏，煎服。

当归酒　治堕胎后血不出。

当归炙令香　芍药炒。各二两

㕮咀，每服三钱，无灰酒一盏，入生地黄汁一合，银器内慢火煎至七分，去滓温服，恶血下为度。

羚羊角散　小产后血不出，小腹满痛。

用羚羊角烧灰，细研如面，每服三钱，不拘时，以豆淋酒调下。

乌金散　妊娠堕胎后，恶血不下。兼治诸疾血病。

好墨二两，折二寸挺子，烧通赤，用好醋一升淬七遍，又再烧通赤，放冷，另研为末　没药研　麒麟竭各二钱半　麝香一钱

上为细末，每服温酒调下一钱匕。如血迷心，用童便加酒调下二钱。

猪膏饮　治堕胎血不出，上抢心疼痛烦愦。

猪膏七合　白蜜三合　生地黄切，二两

上先将猪膏、地黄相和煎令赤色，去地黄，内蜜胶搅匀，温分二服，相次再服。

白蜜汤　堕胎后恶血不出。

白蜜二两　生地黄取汁，一盏　酒半盏

上汁与酒共入铜器中，煎五七沸，入蜜搅匀分两服，三剂百病可愈。

牛膝汤　治胎堕胞衣不下。

当归切，炒　牛膝酒浸，切，炒焙。各两半　木通锉　滑石研。各二两　冬葵子炒，二合　瞿麦穗一两

上每服三钱，水一盏半，煎至七分，去滓温服。未下再服，以下为度。

泽兰汤　治堕胎胞衣不下。

泽兰叶切，研　滑石末各半两　生麻油少许

上水三盏，先煎泽兰至一盏半，去滓入滑石末并油，再煎三沸，顿服之。未下更服。

生羊饮　治妊娠胎死腹中，胞衣不下，及产后卒有别病，欲至狼狈。

刺热羊血，饮一小盏，极效。

胎不长类

妊娠不长者，因有宿痰，或失调理，以致脏腑衰损，气血虚弱，而胎不长也。当治其痰疾益其气血，则胎自长矣。

安胎白术散　治妊娠宿有冷，胎痿不长，或失于将理，伤胎多堕。此药补荣卫养胎气。

白术　川芎各一两　吴茱萸汤泡，半两　甘草炙，一两半

为细末每服二钱，食前温酒调下。忌生冷果实。

黄芪散　主妊娠胎不长，安胎和气，思食、利四肢。

黄芪　白术　陈皮　麦门冬　白茯苓　前胡　人参各七钱半　川芎　甘草各半两

上㕮咀，每服三钱，水一盏，姜三片，枣一枚，煎至七分，去滓温服。

人参丸　主妊娠胎不长，宜服养胎。

人参　白茯苓　当归　柴胡　刺蓟　厚朴　桑寄生各一两　枳壳七钱半　甘草半

① 丹参饮：原作"又方"，据本书提纲改。

两

上为细末，炼蜜丸如梧子大，每服二十丸，食前温水吞下。

集验良方 治妇人怀胎不长。

鲤鱼长一尺者，去肠，肚、鳞，以水渍没，内盐及枣，煮熟取汁稍稍饮之。当胎所腹上，当汗出[1]如牛鼻状，虽有所见，胎虽不安者，十馀日辄一作，令胎长，甚平安。

日月未足欲产、过期不产类

妇人怀胎有七月八月而产者，有至九月十月而产者，有经一年二年，乃至四年而后产者，各依后法治之。

集验知母丸 治日月未足而痛如欲产者。兼治产难及子烦。

知母不拘多少，为细末，炼蜜丸，如鸡头[2]大，温酒嚼下，日三服。

槐子丸 妊娠月数未足，而似欲产腹痛者。

槐子 蒲黄各等分

为细末，蜜丸梧子大，温酒下二十丸，痛止为度。

治过期不产方

生地 当归 川芎 芍药 香附 桃仁 枳壳 缩砂 紫苏

水煎服即生。

鬼胎类

夫人脏腑调和则气充实，风邪鬼魅不能干之。若荣卫虚损，则精神虚弱，妖魅鬼精得入于脏，状如怀娠，故曰鬼胎也。

雄黄丸 治妊娠是鬼胎，致腹中黑血散下，腹痛。

雄黄细研 鬼臼去毛 莽草 丹砂细研 巴豆去皮心油 獭肝炙令黄。各半两 蜥蜴一枚，炙黄 蜈蚣一条，炙黄

上为细末，蜜丸梧子大，空心温酒下二丸。两服当利，如不利加至三丸。初下清水，次下虫如马尾状无数。病极者下蛇虫或如虾蟆卵鸡子，或如白膏，或如豆汁，其病即除。

延胡散 治妇人鬼胎血气，不可忍方。

斑蝥去头足，炒 延胡索炒。各三钱

上为细末，再研如面，温酒调服半钱，胎下为度。

补遗方 治妇人鬼胎如抱一瓮。

吴茱萸 川芎 秦艽 柴胡 僵蚕 巴戟 巴豆不去油 芫花醋煮。各二两

上为末，炼蜜丸梧子大，每服七丸，蜜酒下，即出恶物而愈。上方俱犯毒物，非鬼胎不可轻用。

孕痛类

按孕痛即是腹内患痛。

立安散 治孕癖立验。

乌药，用五钱，水一盏，牛皮胶一片，煎至七分，温服。

又方 薏苡仁煮汁饮之。

子啼并腹内钟鸣类

是症子在母腹中脐带上疙瘩，儿含口中者，因妊妇登高举臂，脱出儿口，以此作声。

一法用空房中鼠穴土，或黄连浓煎汁饮之即止。

一法令妊妇曲腰就地，如拾物状，仍入儿口，即止。

---

① 出：原无，据《妇人大全良方》补。
② 头：原作“豆”，据《妇人大全良方》改。

孕妇腹内钟鸣。

用鼠窟前后土为细末，研麝香，酒调二钱，立愈。

临产须知类

临月断不可洗头，以免横生逆产。

临产月须要紧梳头，以候一月之后。

月数满忌，才觉腹痛，惊动不可太早，太早则大小霍乱。信卜筮称说神鬼多方恐怖则气怯，气怯则上焦闭，下焦胀气乃不行，致产不利，犯此宜服紫苏饮。方见子悬条内。

外来闲杂妇人、丧孝、秽浊等人预宜杜绝，勿令触犯胎气，致产不利，产后客气犯儿，亦主害子。

未产一月以前，忽然脐腹疼痛有如欲产，仍却无事，是名试月，非正产也。但一切产母未有正产之候，即不可令人抱腰，产母亦不可妄乱用力。盖欲产之妇脐腹疼痛，儿身未顺，收生之妇却教产母虚乱用力，儿身才方转动，却被产母用力一逼，使儿错路，忽横忽倒、不能正生，皆由产母用力未当之所致也。凡产母用力须待儿子顺身，临逼门户，方始用力一送，令儿下生，此产母用力之当也。若未有正产之候，而用力伤早，并妄服药饵令儿生下，譬如揠苗而助长，无益有害。

凡十月未足临产腹痛，或止或作，或痛不甚，名曰弄痛，非正产之候；或腹痛甚而腰不甚者，非正产之候；胎高未陷下者，非正产之候；谷道未挺迸者，非正产之候；水浆未破，血未出者，非正产之候；浆水虽出而腹不痛者，非正产之候。凡有正产候，且令扶行熟忍，如行不得或凭物坐之，或安卧之，或服安胎药三服，得安即止，慎勿服催生药饵，怆惶令产母忧恐，务令安心存养，如觉心中烦闷，可取白蜜一匙，新汲水调下，切勿妄乱用力，先困其母。直待子逼门户，腰至痛极，眼中如火，谷道挺迸时是正产，方可用力并服催生药。

正产十月满足，忽腰腹作阵疼痛，相次胎气顿陷，至于脐腹痛极，乃至腰间重痛，谷道挺迸，继之浆破血出，儿子遂生，名曰正产。

凡催生妊妇欲产，浆破血下，脐腹作阵疼痛极甚，腰重谷道挺迸，已见正产之候，儿却未生，即可服药催之。或有经及数日，产母困苦，已见正产之候，但儿难生，亦可服药，以助产母之正气，令儿速得下。

产当盛暑，要令温凉得所，不可恣意取凉，伤胎损气。亦不可人多热气逼袭产母，使产母血沸而有发热、头痛、面赤、昏昏如醉，乃至不知人事。

荷叶散　盛暑临产三日发大热，其脉虚疾而大，恶露不行，败血攻心，狂言叫呼奔走，拿捉不住。

干荷叶　生地黄　牡丹皮

浓煎汤，调下生蒲黄二钱，一服即定，恶露即下，遂安。

冬月天冷，产母经血得冷遂凝，以致儿不能生下，此害最深。若冬月产者，下部不可脱去绵衣，不可坐卧寒处，当满房着火，常有暖气，令产母背身向火，令脐下腿膝间常暖，血得热则流散，使子易生。

羊肉汤　寒入产门，脐下胀满，手不可犯，此寒疝。

当归二钱　生姜一两　精羊肉四两　陈皮半两

水三碗，酒少许，煎至二碗，分二服。或少入葱、盐亦佳。

腹痛才作，便谓生产，坐婆疏狂，不候时至便言试水，试水并胞浆先破，风入产门，以致肿胀门户，狭小干涩难产。

及产，产母忍痛，不肯舒伸行动，曲腰眠睡，胎元转动寻至生门被遮闭，又转又寻至三，胎已无力，决主难产。

产母如觉饥饿，可进以软粥饭勿令饥渴，恐致产时困乏无力。若不饥渴，不须强与饮食。

催生类

大凡生产，自有时候，未见时候，切不可强服催生滑胎等药，或势不得已则服之。凡服催药，必候腰痛甚、胎陷下、浆血破，方可服，切不可坐早及令坐婆乱动手。

大法用药，滑以流通涩滞，苦以驱逐闭塞，香以开窍遂血，气滞者行气，胞浆先破、疲困者固血。

佛手散 丹溪云：催生只用此散最稳当，又效捷。

川芎二两 当归三两

上为细末，每服二钱，水一盏，酒二分，同煎七分，温服。

催生如圣散滑剂 歌曰：黄葵子炒七十粒，细研酒调济君急。若遇临危产难时，免得全家俱哭泣。

黄蜀葵子小半合。一方二钱重。研烂以酒滤去滓，温服神效。或漏血胎干难产痛极者，并进三服，良久腹中气宽胎滑即产。须见正产候方可服之。

又方 以香油、白蜜、小便和匀各半盏，调前边益母草末服。

又方 治横倒生者。

明阿胶炒 滑石末。各一两 葵子二两

上水一盏半，煎至一盏，去滓，分二服。

催子柞木饮子苦剂 治产难，或横、或倒、死胎烂胀腹中，此方用之神效。

大柞木枝一大握，长一尺，寸锉，洗净生用 甘草大者五十，锉作五段

上用新汲水三升半，同入新磁瓶中，以纸三重封紧，文武火煎至一升半，令香。候产妇腰重痛欲坐草时，温饮一小盏。腰未重痛勿服。便觉心下开豁，如觉渴再饮一盏，至三四盏觉下重便生。此方最稳最验。

乳珠丹香剂

用通明乳香研细，以猪心血为丸梧子大，朱砂为衣，日干，每服一粒，催生冷酒化下，良久未下，再服一粒。若大段难产以莲叶心蒂七个，水二盏煎至一盏，放温化下一粒。若久未下，再服，其验如神。如胎下胎衣不下者，服此便下。若胎横逆不顺，即先服神应黑神散，再服此药催之。合药时要五月五日午时极妙。

又方

通明乳香如皂角子大，为末，腰痛时新汲水一小盏，入醋少许同煎，令产母两手捉两石燕，坐婆调药饮水，须臾坐草便生，无痛楚神方。

开骨膏 五月五日午时作。

乳香研细，滴水丸如芡实大，每服一粒，酒吞下。

催生丹 治产妇生理不顺，产育艰难，或横或逆。

十二月兔脑髓去皮膜，研如泥 母丁香一钱，细末 乳香二钱半，另研 麝香另研，一钱

上三味拌匀，以兔脑髓和丸鸡头实大，阴干，油纸裹，每服一丸，温汤下即产，儿手握药出。

如意散 临产腰疼方可服之。

人参为末 乳香各一钱 朱砂二钱

上同研，临产急用鸡子清一个调药末，再用生姜自然汁调开冷服。如横倒等即时端顺，子母无恙。

易产天麻丸　行血。

天麻即益母草，六月间带根花叶采，晒干，不以多少

为末，炼蜜丸龙眼大，临产热水嚼一丸，能除产后百病。

如圣散　专治孕妇难产。

紫苏叶　当归各等分

上㕮咀，每服三五钱，用长流水煎服。如无流水，以水顺搅动煎服即下。

又方　用紫苏煎汤，调益元散服之，即产。

无忧散　治胎胞气逆，临蓐难产。

当归酒浸　川芎　木香不见火　白芍药　枳壳去白，盐炒　甘草炙。各一钱半　乳香另研　血馀烧存，另研

上作一服，水二盅煎至一盅，入乳香、血馀和服。

固血催生方　治胞浆先破，恶水来多，胎干不下时先与四物汤。

当归　川芎　地黄　芍药

水煎服，补养血气。次更浓煎葱汤，放冷令坐婆洗产户，须是款曲洗，令气上下通畅。更用酥调滑石末涂产户里，久服神妙乳珠丹，或葵子如圣散。

催生百灵散　治逆产横生疲胎。

百草霜　香白芷不见火，为末

上二味，等分研匀，每服二大钱，以童便并少米醋打为膏，沸汤调下。《集验》用酒、童便各半盏同煎，才沸即热服，不过再服即产。

半夏汤破血　治胎干而不能产。

半夏曲一两半　大黄五钱　肉桂七钱半　桃仁三十个，微炒

上为粗末，先服四物汤一二服，次服半夏汤，姜三片，水煎。

胜金散　治难产，逐败血。即自生顺，逆则转正，子死腹中则胎软膨宽即产。《千金》不授。

王不留行　酸浆草死胎，焙用　茺蔚子　白蒺藜去刺　五灵脂行血，宜生用。各等分

上为散，每服三钱，取利方水一盏半，入白花刘寄奴子一撮，同煎，温服大效。

至宝催生丸

何首乌白色者，二两，酒洗净，去皮，捣碎，干末　川乌四两，湿草纸裹煨，取出，去皮苗，待草乌同制　两头尖草药，勿认作鼠粪。擦去黑皮，净二两　大当归酒洗，四两　草乌四两，先洗净，去黑毛，同川乌俱切为片，用无灰酒煮一日，捣成饼，晒干为末。前三乌俱不可犯铁器　苍术四两，米泔水浸，去粗皮，换酒浸切一宿，刮去皮，晒干　人参去芦，四两　桔梗　甘草　白芷　白术　川芎　天麻　茴香　麻黄　防风　荆芥已上各四两　木香　细辛　血竭各一两

上制为极细末，炼蜜丸，如栗子大，每重二钱二分，临产红花、当归煎酒化服。如难产胞衣不下，进三次，服三丸即下。

如圣膏外取　治产难，并治胞衣不下，兼治死胎。

蓖麻子七粒

去壳细研成膏，涂脚心，胞即下，速洗去，不洗肠出。却用此膏涂顶上，腹自缩入。

万金不传遇仙丹

蓖麻子十四粒，去壳　朱砂研　雄黄研。各一钱半　蛇蜕一尺，烧存性　一方蓖麻子三粒。

上为末，浆水饭为丸，弹子大，临产时先用椒汤淋涤脐下，次安药一丸于脐中，用蜡纸数重覆上，阔帛束之，头生下急取去药一丸，可用三次。

立圣丹　治产难危急者。

寒水石四两，生用二两，煅赤二两

上同研细，入朱砂同研，如深桃红色，每用三分，井花水调如薄糊，以纸花剪如杏叶大，摊贴脐心，候干再易，不过

三上便产。横逆恶候死胎不下并治，神验。

神母散 产难经日不生。

云母粉半两

温酒调服，入口即产，万不失一。

神验散 治催生果效，灵妙之理人所难通。用实殊效。临产时令人路上寻破草鞋一只，取耳烧灰，温酒调下三钱匕。得左足者男，右足者女，覆者死，侧者有惊，果是神奇。用此送催生丸犹妙。

交骨不开类

交骨不开，产门不闭，皆由元气素弱，胎前失于调摄，以致血气不能运达而然也。交骨不开者阴气虚也，用此汤主之。

加味芎归汤

川芎 当归各一两 自死龟板一个，酥炙 妇人发生男女勿者，一握，烧存性

上为散，每服五钱，水煎，约人行五里即生，如胎死亦下，灼过龟板亦可。

诸产逆类

横产治法

横产者儿先露手，或先露臂，此由产母未当用力而用之过也。儿身未顺，用力一逼，遂至身横，不能生下，当令产母安然仰[1]卧，后令看生之人先推其手，令入直止，渐渐逼身以中指摩其肩，推上之正之。或以指攀其耳而正之，须是产母仰卧，然后推儿直上，徐徐正之，候其身正煎催子药一盏，吃了方可用力，令儿下生，此名横产。

倒产治法

倒产者，产母胎气不足，关键不牢，用力太早，致令儿子不能回转便直下，先露其足，当令产母仰卧，令看生之人推其足入去，不可令产母用分毫力，亦不得惊恐，使儿自顺云。

蛇蜕散 治妊娠欲产时，不肯伸舒行动多曲腰，眠卧忍痛，儿在腹中不能得转，故脚先出，谓之逆生。须臾不救，母子俱亡。

用乌蛇蜕一条 蝉蜕十枚 血馀一握，用胎髪

并烧灰存性，研，分二服，温酒调，连进之，仰卧。少顷或用小线钱于儿脚心，刺三五刺，用盐少许涂刺处，即时顺生，母子俱活。

又方 横倒难生。

蛇蜕一条全者 蚕故纸一张

上二件，皆入新瓦瓶中，盐泥固济，烧存性，为末，煎榆白皮、乳香汤，调下一钱，二服出。

又方 横倒先露手足。

阿胶炒 滑石一两 黄葵子一合 酥一两

每服四钱，水一大盏，煎至一盏，一二次服。

又方 横逆不顺，子死腹中。

伏龙肝即灶心多年土，红者佳

上研细末，温酒调下一钱，其药儿头戴出妙。

偏产治法

偏产者，儿身未正，产母用力一逼，致令儿头偏拄左腿或偏拄右腿，故头虽露，偏拄一畔不能生下。当令产母仰卧，次令看生之人轻轻推儿近上，以手正其头，令儿头顶端正，然后令产母用力一送，即便生下。若是小头头后骨偏拄谷道，只露其颅，当令看生之人以绵衣炙温，裹手于谷道外方轻轻推儿头令正，便

---

[1] 仰：原作"倾"，据《妇人大全良方》改。

令产母用力送儿生下。

碍产治法

碍产者，儿身已顺，而露正顶不能生下。盖因儿身回转，肚带攀其肩，以此露正顶而不能生，当令产母仰卧，令看生之人轻推儿近上，徐徐引手以中指按儿肩下，扒其肚带，仍须候儿身正顺，方令产母用力一送，使儿生下。以二四产看生人，非良手不可轻用。

坐产治法

坐产者，儿将欲生，其母疲倦久坐椅褥，抵其生路，急于高处系一手巾，令产母以手攀之，轻轻屈足坐身，令儿生下，非坐在物上也。

盘肠产治法

盘肠产者，临产母肠先出，然后儿生，产后其肠不收。其法以盆着温水盛其肠，令产母仰卧，与说不妨以安其心。却以好米醋半盏、新汲水七分调匀，噀产母面，一噀一缩，三噀收尽。或背侧打猛省而收。

又古方

以蓖麻子仁四十九粒，研，涂产母头顶，肠收上即急洗去，其肠若干，以磨刀水少许湿润之，内用磁石煎汤饮之，即收上。磁石须阴阳家用有验者，若以水湿母面，恐惊则气散。

又方　产后肠不收。

香油五斤煎热，盛盆中，候温，坐油盆中约一食时，以皂角末吹入鼻中，嚏作立上，妙。

又方

半夏为末，搐鼻中则肠上矣。

又方

以大纸捻蘸香油点灯，吹灭以烟薰产母鼻中，肠即收上。

又方

肠出，盛以洁净漆器，浓煎黄芪汤浸之，肠即上。

又方

用枳壳煎汤温服，良久即入。

子死腹中下死胎类

产难子死腹中者，多因惊动太早，或触犯禁忌，致令产难，胞胎已破，无血养胎，枯涸而死故也。须验产母舌，若青黑，其胎死矣，当下之。

大法，寒者热以行之，热者凉以行之，燥者滑以润之，危急毒药下之。

热　　剂

乌金散　治难产热病，胎死腹中，或因颠仆，或从高坠下，或房室惊搐，或临产惊动太早、触犯禁忌，或产时未到，经血先下，恶露已尽，致胎干子死，身冷不能自出。但视产妇面赤舌青是其候也。面青舌赤，母死子活，唇青吐沫，子母俱毙。又有双胎，或一死一活，其候难知，临时观变。

济生散

熟地黄洗，切，焙干，酒炒　真蒲黄　大当归　交趾桂　杨芍药　军姜去皮　粉草各一两　小黑豆四两　百草霜五钱

上为末，每服二钱半，醋半合许，沸汤六七分浸起，温服。疑二之际且饮佛手散，酒水合煎二三服，探之若未死，子母俱安。若胎已死，立便逐下。的知其胎死，进此药，后更服香桂散，须臾如手推下。

香桂散　下死胎。

桂枝三钱　麝香当门子一个

用研，暖酒服，须臾如手推下。一方单用桂末一钱，痛时童便调下，名救苦散。

寒　剂

大腹子饮

大腹子　赤芍药　榆白皮各三两　当归一两，炒　滑石末七钱半　瞿麦　葵子炒　茯苓　粉草　子芩各半两

上为粗末，每服四钱，水一盏，煎七分，去滓温服。

朴硝散　疗死胎不出。

用朴硝半两　细研，以温童便调服，屡效。

又方　子死腹中不出。

用辰砂一两，水煮四五沸，为末，取酒调服立出。

滑　剂

千金方　治子死腹中。

用葵子末，酒服方寸匕。若口噤不开，格口灌之。药下即活。

又方　疗妊娠胎死腹中，或母疾欲下胎。

榆白皮煮汁，服三升。

回生饮　子死腹中，或半生不下，或半着脊骨在草不产，血气上荡母心，面无颜色，气欲绝。

猪脂一斤　白蜜一升　淳酒二升

上三味合煎取二升，分为二服，不能饮随量服。

毒　剂

一字神散　治子死胎不下，胞破不生，此方屡效，救人无量。

鬼臼黄色者，不拘多少，去毛碾为末，极细如粉，不用罗，以手指捻之

上每服二钱，用酒一盏，同煎八分，通口服神效。

杂　方

治生产不顺，胎死腹中，胞衣不下，临产危急。

神龙散

蛇退一条全者，香油灯上烧，研　麝香少许

上为末，童便、酒各半盏，调一服即生下。

杨氏方　疗有孕月数不足，子死腹中，母欲闷绝，取大豆（一方黑豆）三升，醋煮浓汁二升，顿服立效。

取死胎法

用乌鸡一只去尾，细切，以水三升煮取二升，去鸡，通手用衣帛蘸磨脐下，胎自出。

又方　子死腹中不出。

用黄牯牛粪涂母腹上立出。热佳。

一方以牛屎炒大热，入醋半盏，经青布包于脐，上下熨之，立下。

牡丹丸　生子下血过多，子死腹中，憎寒，手指甲青，面色黄黑，胎上抢心，闷绝欲死，冷汗自出，喘满不食。或食毒物，或误服草药伤胎下血，胎尚未损可安，已死腹中即下，胎死腹中危甚亦用。

牡丹皮　白茯苓　桂心　桃仁　赤芍药

上等分为末，蜜丸弹子大，每服一丸，细嚼，淡醋汤送下。连进数丸。

千金神造汤　妊有两子，一死一活，服此死者出，生者安。

蟹爪一升　甘草三两　阿胶三两

上用东流水一斗先煮蟹爪、甘草，得三升去滓，次入阿胶令烊，顿服之不能尽，分二三服。若妊母困弱，仰口纳药，药入即活。药用东向灶，以苇薪煮之。

至稳方　胎死不出，以此下之。

先用平胃散以酒煮二服服之，次研细

朴硝二钱，以童子小便调服，即下。

霹雳夺命丹　须至诚修合，勿令妇人鸡犬见。

蛇蜕一条，入瓦罐内煅　千里马路上拾左脚旧草鞋洗净烧灰，一钱　金银箔各七片　髮灰二钱　马鸣退即蚕退，烧灰，一钱　乳香半钱，另研　黑铅三钱半，溶开，水银七钱半，共搅，炒成研用

上用豮猪心血丸，如梧桐子大，倒流水灌下二丸。如灌不行，化开灌救。

产后调养法

凡生产毕，饮热童便一盏，不得便卧，且宜闭目而坐，须臾上床，宜仰卧不宜侧卧，宜竖膝未可伸足，高倚床头，厚铺茵褥，遮围四壁，使无孔隙，免致贼风。及以醋涂鼻，或用醋炭及烧漆器，更以手从心擀至脐下，使恶露不滞，如此三日，以防血晕血逆。不问腹痛不痛，有病无病，以童便和酒半盏，温服五七服妙。酒强行血亦不可多，恐引血入四肢，且能昏晕，宜频食白粥少许。一月之后，宜食羊肉、猪蹄，仍慎言语、七情、寒暑，梳头洗足以百日为度。

若血气素弱，不计日月，否则患手足腰膝酸痛等证，名曰褥劳，最难治疗。初产时不可问是男是女，恐因言语而滞气，或以爱憎而动气，皆能致病。不可独宿，恐致虚惊；不可刮舌，恐动心气；不可刷齿，恐致血逆。须血气平复，方可治事。不可在房煮粥煎药，动其虚热。犯时微若秋毫，成病重如山岳。

凡产后百日，乃可会合，不尔至死虚羸，百疾滋长，慎之。

凡妇人患风气，脐下虚冷，莫不由此早行房故也。产后七日内恶血未尽，不可服汤，候脐下块散，乃进羊肉汤。

产后调理类

丹溪云：产后以大补气血为先，虽有杂症，以末治之。产后一切不可发表。产后戒用芍药，以酸寒伐生发之气也。

加味理元汤　新产之后虽无疾，故宜将息调理脾胃，美饮食，则脏腑易平复，气血自然和调，百疾不生。

人参　茯苓　白术　甘草　陈皮　藿香　缩砂仁　黄芪各等分

上锉散，每服四钱，姜三片，枣一枚，煎温服。

四顺理中汤　治新产血气俱伤，脾胃不调，百日内宜服。

人参　干姜炮　白术各一两　甘草炙，半两，为细末

上炼蜜丸，如梧子大，每服五十丸，空心米饮下。

四味汤　治产后一切诸疾。才方分娩，一服尤妙。

当归心膈烦加半钱　玄胡索气闷喘加半钱　血竭恶露不快加半钱　没药心腹撮痛加半钱

上等为细末，每服二钱，食前以童便一盅，煎至六分温服。

玉露散　治产后乳脉不行，身体壮热疼痛，头目昏眩，大便涩滞，此药凉膈压热下乳。

人参　白茯苓　甘草各半两　川芎　苦梗炒　白芷各一两　当归二钱半　芍药七钱半

上为细末，每服二钱，水一盏，煎至七分，温服。如烦热甚、大便秘者，加大黄二钱半。

地仙煎　治产后诸疾。

生地黄汁　生姜汁各一升　藕汁半升　大麻仁三两，去壳，研

上和匀，入银器内，慢火熬成膏，温

酒调服半匙，更以北术煎膏入半匙，尤佳。

桃仁煎 疗产后百病诸气。

桃仁一千二百枚，去皮尖及双仁，熬令黄色

上捣令极细，以上等酒一斗五升，同研三四遍，如作麦粥法，以极细为佳，入小长颈瓷瓶中密塞，以面封之，纳汤中煮一伏时不停火，亦勿令火猛，使瓶口常出在汤上，勿令浸之。候热取出，温酒服一合，日再服。

产后醋墨

松烟细墨不拘多少，用炭火煅通红，以米醋淬之，再煅粹，如此七度

上研令极细，用绢罗过，才产了，服二钱。以产便调下。

琥珀散 治产后一切危急之疾。

琥珀 朱砂 麝香 香墨醋炙 僵蚕 当归各二钱半 鲤鱼鳞炒焦 桂心 百草霜 白附子 梁上尘炒令烟出，筛净。各半两

细末之，炒生姜，热酒服二钱，效。

千金增损泽兰丸 疗产后百病，理血气，补虚劳。

泽兰 甘草 当归 川芎各一两七钱半 附子炮 干姜 白术 白芷 桂心 北细辛各一两 北防风 人参 牛膝各一两二钱半 柏子仁 熟地黄 石斛各一两半 厚朴 藁本 芜荑各五钱 麦门冬去心，二两

共为细末，炼蜜如梧子大，温酒下二十丸。

黑神散 治产后恶露不尽，胞衣不下，攻冲心胸，痞满。或脐腹坚胀撮痛，及血晕神昏，眼黑口噤，产后瘀血诸疾，并皆治之。

又名乌金散，治产后十八证：一曰因热病胎死腹中。二曰产难。三曰胎衣不下。四曰血晕。五曰口干心闷。六曰乍寒乍热。七曰虚肿。八曰乍见鬼神。九曰月内不语。十曰腹痛泄泻，兼服止泻调气药。十一曰遍身疼痛。十二曰血崩。十三曰血气不通，咳嗽。十四曰寒热心痛，月候不来。十五曰腹胀满，呕逆不定，次服朱砂丸二三日，炒生姜，醋汤下七丸。十六曰产后口鼻黑色起及鼻衄，不可治。十七曰喉中气喘急，死不治。十八曰中风，兼荆芥散。

熟干地黄 蒲黄炒 当归 干姜炮 桂心 芍药 甘草各四两 黑豆炒，去皮，半升

上为细末，每服二钱，酒、童便各半盏同煎服。

黑龙丹 治产后一切血疾，产难胎衣不下，危急恶疾垂死者，但灌药得下，无不全活。

当归 五灵脂 川芎 良姜 熟地黄各一两

上细锉，以沙合盛赤石脂，泥缝纸筋，盐泥固济，炭火十斤，煅令通赤，去火候冷开，看成黑糟色取出，细研却入后药。

百草霜五两 硫黄 乳香各一钱半 花蕊石 琥珀各一钱

上五味并细研，与前五味再研如法，修制和匀，以米醋煮，糊丸如弹子大，每服一丸，炭火烧令通赤，投于生姜自然汁与童便，入酒漉出控干，研细，只用此酒调下。

胞衣不下类

胞衣不下者，母生子讫，流血入衣中为血所胀，故不得下。治之稍缓腹胀满，以次上冲心胸，疼痛喘急，必致危殆，急服夺命丹逐去衣中之血，血散胀消，胎衣自下。又儿产出胎衣不落，世谓之息胎，由产初时用力，比儿出体已疲惫，不复能用力，产胞经停之间而外冷乘之，则血道

涩，故胞衣不出。急须以方药救治。不妨于儿，所奈者胞系连儿脐，胞不出，即不得以时断脐、浴洗，冷气伤儿，即成病也。旧法胞衣不出恐损儿者，急宜断脐带，以少物系坠，系坠切宜用心先系，然后截断。不尔则胎上掩心而死。系坠则使其子血脉不潮入胞中，则胞衣自当萎缩而下纵淹延数日，亦不害人，须令产母安心。

夺命丹

附子半两，煨　牡丹皮一两　干漆二钱半，碎之，炒烟尽

上为细末，以酽醋一升，大黄末一两，同熬成膏，和药丸如梧子大。温酒吞五七丸，不拘时服。

花蕊石散　治产后气欲绝，缘败血不尽，血迷血晕，恶血奔心，胎死腹中，胎衣不下至死者，但心头暖，急以童便一钱取下恶物如猪肝，终身无血风、血气疾，膈上有血，化为黄水即吐出，或小便中出。若先下胎衣，则泛泛之药不能达。若先治血闷，则寻常之药无此功，无如此药有两全之妙。

花蕊石一斤　上色硫磺四两。各细研

上二味，相拌令匀，先用纸和胶泥固，瓦罐子一个，内可容药，候泥干，入药在内，密泥封口了，焙笼内焙令透热，安在四方砖上。砖上书八卦五行字。

用炭一秤，笼叠周匝，自巳午时从下生火，渐渐上撤，有坠下火放夹，火上直至经宿，炭消火冷，又放经宿，冷定取出，细研，以绢罗至细，瓷合内盛，依法用之。

蒡归榆白汤　治胎衣不下。

芎䓖　当归焙。各半两　榆白皮一两，锉

上为细末，每服三钱，食前用生地黄汁同温酒调下。

必效牛膝汤　治胎衣不出，脐腹坚胀，急痛即杀人。服此药胞即烂，下死胎。

牛膝　瞿麦各四两　当归三两　通草六两　滑石八两　葵子五两

上细切，以水九升，煮取三升，分三服。若衣不下，服此药衣即烂出。

千金急备丸　治产后恶血冲心，胎衣不下，腹中血块。

以锦纹大黄一两

为细末，用酽醋半升，同煎如膏，丸如梧子大，温醋汤吞五丸或七丸，须臾恶血即下，愈。

下胎丸

半夏　白蔹各半两

上为细末，丸如梧子大，食后半夏汤下三十丸，渐加至五十丸。

又方　胎衣不出，若腹胀则杀人。

黑豆三合，炒令熟

入醋一盏，煎三五沸，去豆，分三服，酒煮亦可。

广济治胎衣不出方。

用灶突中土，三指撮，以水服之。

又方　鸡子一枚，苦酒一合，和饮之立出。

又方　红花一两，酒煮浓汁服。

又方　皂角刺烧为末，每服一钱，温酒调下。

一法，欲产时先脱所着衣以笼灶，既易产，胞衣易下。

一法，取夫单衣盖井上，立出。

血晕附厥逆类

产后血晕者，由败血流入肝经，眼黑花，头目旋晕，不能起坐，甚致昏闷不省人事，谓之血晕。细酒调黑神散最佳。庸医或作暗风、中风治之，误矣！凡血晕热乘虚逆上凑心，故昏迷不省，气闭欲绝是

也。其由有三：有用心使力过多而晕，有下血多而晕，有下血少而晕，晕虽不同，治当详审。下血多而晕症但昏闷烦乱，宜补血清心药。下血少而晕乃恶露不下，上抢于心，心下满急，神昏口噤，绝不知人，当用破血行血药。郭稽中论产后气血暴虚，未得安静，血随气上，迷乱心神，故眼前生花极甚者，令人闷绝不知人，口噤神昏气冷，医者不识，呼为暗风，若作此治，病必难愈，宜服清魂散即愈。

清魂散表

泽兰叶　人参各二钱半　川芎半两　荆芥一两　一方有甘草二钱。

上为末，用温酒、热汤各半盏，调一钱，急灌之，下咽眼即开，气定即醒。

保命荆芥散　治产后风虚血晕，精神昏昧。

荆芥一两三钱　桃仁炒，五钱

上细末，熟水下三钱。微喘加杏仁炒　甘草各三钱。

又方　产后血晕神妙。

用荆芥穗为末，童便调下二三钱。

上荆芥利气，虚人不可服。

来苏散里　治临产用力太过，气血晕闷，不省人事。

木香不见火　神曲炒　陈皮去白　白芍药　阿胶蛤粉炒　麦蘖炒　黄芪去芦　生姜炒黑。各一钱　糯米一撮　苎根洗净，一钱半　甘草炙，半分

上作一服，水二盅，煎至一盅，斡开口，灌下即愈。

归元汤　治产后去血过多，血晕不省。

川芎　当归各等分

上作一服，水二盅，煎至七分，食前服。腹中刺痛加白芍药。口干烦渴加乌梅、麦门冬。发寒热加白芍。水停心下加茯苓、生姜。虚烦不得眠加人参、竹叶。

广济方　治产后血晕，心闷不识人，神言鬼语，气急欲绝。

芍药　甘草各一两　丹参七分半，并为㕮咀　生地黄汁一斤　生姜汁　白蜜各二合

上水二升，先煎前药取八合，下二汁及蜜，和匀分两服。

又方　产后馀血攻心，或下血不止，心闷面青，身冷气欲绝。

新羊血一盏饮之妙，日三服。

又方　产后忽冒闷汗出，不识人者，暴虚故也。

破鸡子三枚，吞之便醒。若未醒，可与童便一升甚验。若产后去血多者，又增此疾，与鸡子不醒者，可急作竹沥汁，一服五合，须臾不定，再与五合，频与三五服瘥。

独龙散　下血少而晕者，宜破血行血。妇人产后血晕，此乃虚火载血渐渐晕将上来。

用鹿角烧灰出火毒，研极细，用好酒、童便调灌，下一呷即醒。此物行血效。

单行散　治产后血晕昏迷不省，冲心闷绝。

五灵脂二两半，生姜炒

为细末，每服二钱，温酒调下。口噤者拗开口灌之，入喉即愈。

一方加荆芥为末，童便调服。如崩不止加当归、酒、童便煎，不拘时服。

复生散　治下胎，或血上冲心已死。

用郁金烧存性、为末，二钱，浓醋一合，调灌活。

夺命散　治产后血晕，血入心经，语言颠倒，健忘失志，及产后百病。

没药　血竭各等分

上研细为末，才产下便用童便、细酒各半盏，煎一两沸，调下二钱，良久再服，其恶血自循下行，更不冲上，免生百

疾。白汤调下亦可。

保命红花散　治产后血昏、血晕、血崩及月事不匀，远年干血气。

干荷叶　牡丹皮　川当归　红花　蒲黄炒。各等分

上细末，每半两酒煎和渣温服，如胎衣不下，榆白皮汤调下半两。

花蕊石散　治产后气欲绝，恶血奔心欲死者，但以童便调一钱服之，取下恶物为妙。见胎衣不下。

又方　治产后血晕，心闷乱恍惚如见鬼。

生益母草汁三合，如无根亦可　生地黄汁二合　童便一合　鸡子清一枚

上前三味煎三四沸，后入鸡子清搅停，作一服。

张氏方　治产后血晕、全不省人事，危极者。

上切韭菜，入有嘴瓷瓶内，煎热醋沃之，便密系瓶口，以瓶嘴向产妇鼻孔，令醋气透入。须先扶病人起坐，恶血冲心故有此症。韭能去血中之滞血，加以醋气运达之，用无不效。

血不下类

夫恶露不下者，由产后脏腑劳伤，气血虚损，或胞络挟于宿冷，或产后当风取凉，风冷乘虚而搏于血，血壅滞不宣，积蓄在内，故令恶露不下也。

芍药散　疗产后三四日恶露不下。

芍药十分　知母八分　生姜　当归　蒲黄各四分　红花二分　荷叶中心蒂七枚　生地黄汁二合

上细切，以水二升，煎至七合，去滓服。

荷叶散　疗产后恶露不下，腹中疼痛，心神烦闷。

干荷叶二两　鬼箭羽　桃仁　刘寄奴　蒲黄各一两

上为粗末，每服三钱，以童便一大盏，姜二片，生地黄一钱，捣碎同煎至六分，去滓，无时热服。

没药丸　治产后恶露方行而忽然断绝，骤作寒热，脐腹百脉皆痛如锥刺非常。此由冷热不调，或思虑动作气所壅遏，血蓄经络。

当归一两　桂心　芍药各半两　桃仁去皮尖，炒研　没药研。各二两半　虻虫去足翅，炒　水蛭炒焦。各三十枚

上为末，醋糊丸如豌豆大，醋汤下三丸。

千金保产方　治妇人恶血不下。

当归炒　芫花炒。等分

上为细末，每服三钱，酒下。

又方　用好米醋淬末，以童便酒下妙。

黑龙丸　见前。

蒲黄散　治产后血不下。

蒲黄三两

水三升，煮取一升，顿服。

血不止类

夫产后恶露不绝者，由产后伤于经血，虚损不足，或分解之时恶血不尽，在于腹中，而脏腑挟于宿冷，致气血不调，故令恶露淋沥不绝也。

川芎芍药汤虚者补之　治产后血崩，眩晕不知人事。

川芎　芍药　当归各等分

上㕮咀，每服四钱，水盅半，煎至七分，去滓热服。

又方　疗产后七八日恶露不止。

败酱草　当归各六分　芍药　续断各八分　川芎　竹茹各四分　生地黄炒干，十二分

上细锉，以水二升，煮取八合，空心顿服。

神功散热者清之　治产后亡血过多，心腹微痛，然后血下久而不止。亦治赤白带下，年深诸药不能疗者。

贯众状如猬刺者，一个全用，只揉去毛，花蔓用之，不锉断

上用好醋蘸湿，慢火炙令香热，候冷为细末，米饮调下二钱，空心食前服。

千金独圣方陷下者举之　治产后恶血不尽，或经月半岁者。

升麻三两　清酒五升

煮取二升半，分温再服。

牡蛎散脱者涩之　治产后恶露淋沥不绝，心闷短气，四肢乏弱，头目昏重，烦热不思饮食，面黄体瘦。

牡蛎煅　川芎　熟地黄　白茯苓　龙骨各一两　续断　当归　艾叶酒炒　人参　五味子　地榆各半两　甘草二钱半

上为末，每服二钱，水一盅，生姜三片，枣一枚，煎至六分，去滓食前服。

豆淋酒污血　产后犹有馀血、水气者。

黑豆五升，熬令烟尽，于瓷器内以酒一斗淬之。盖豆淋酒治污血，又能发表也。

广济神方　治产后恶血不绝，崩血不可禁，腹中绞痛，气息急。治蓐中三十六疾。

乱发烧存性，一两　阿胶二两　代赭石　干姜各二两　马蹄壳一个，烧　干地黄四两　牛角䚡五两，醋炙

上为细末，炼蜜丸，如梧子大。每服三四十丸，空心米饮，日二服。

《秘录》治胎落下血不止。

桑木中蠹虫烧末，酒服方寸匕，日二服。

心痛类

产后心痛，为阴血亏损，随火上冲心络，名曰心胞络痛，宜大岩蜜汤治之。若伤寒心痛，名曰真心痛，朝发夕死，夕发朝死，无药所救。

大岩蜜汤

生地黄　当归　独活　吴茱萸　芍药　干姜　甘草　桂心　小草各一两　细辛半两

上为散，每服半两，水三盏，煎一盏，去滓稍热服。

七气手拈散　治产后心气攻痛。

玄胡索　小茴香　白芍药　干漆炒　枳壳各二两　黄连　石菖蒲　香附子　苏叶各一钱半　没药　乳香各一钱　甘草六分

上锉散，分用二服，每服用水一盏半，姜三片，煎至七分，空心服。

失笑散　治心腹痛欲死，百药不效，服此顿愈。

五灵脂　蒲黄各等分

上为末，先用酽醋调二分熬膏，入水一盏，煎七分，食前热服良验。

腹痛类

产后小腹作痛，俗名儿枕块。儿枕者，因母胎中宿有血块，因产时其血破散，与儿俱下则无患矣。若产妇脏腑风冷，使血凝滞于小腹，不能流通，则令结聚痛疼，名之曰儿枕也。

延胡索散　治产后儿枕腹痛。

延胡索　当归各一两　真琥珀　蒲黄炒。各二钱半　赤芍药半两　桂心半两　红蓝花二钱

上为细末，以童便合酒温温调三钱，食前服。

又方　产后三日，血块痛发热。

五灵脂略炒　牡丹皮　没药　滑石

上研细，分五帖，豆淋酒调之，食前服。

失笑散　行散之。见心痛。

四汁饮　治血瘕痛无定处。

童便三升　生地黄汁　生藕汁各一升　生姜汁二升

上先煎三味约三分减二，次下姜汁，慢火煎如稀饧，每取一合，温酒调下。

黑神散　治产后血块痛，经行腹痛，经脉不调。

熟地黄一斤　陈生姜半斤

上二味同和炒干为末，每服二钱，乌梅汤调下。常服酒调。经脉不通，乌梅荆芥酒调下。

山楂饮①

用山楂浓煎汁入砂糖少许，再煎热服。

当归血竭丸　治妇人产后恶露不下，结聚成块，心胸痞闷及脐下坚痛。

当归　血竭　芍药　蓬术炒。各二两　五灵脂四两

上细末，醋糊为丸，梧子大。每服五十丸，食前温酒送下。

产宝方　产后血下不尽，腹中痛无计。

青木香　当归　牛膝　川芎　黄芪　芍药各八分　大黄十三分，浸　芒硝十二分

细切，水七升煮二升半，入大黄更三沸，分三服。

金匮方　产后腹痛，烦满不得卧。

枳实炒令黑，勿太过　芍药各等分

上二味，杵为散，服方寸匕，日三服。并生痈脓，以麦粥下之。

千金桃仁散　治产后腹痛。

桃仁半升　芍药　川芎　当归　桂心　干漆碎，熬　甘草各二两

细切，水八升，煮二升半，分三服。

胁胀痛类

产后两胁胀满气痛，由膀胱宿有停水，因产后恶露下不尽，水壅痞与气相搏，积在膀胱，故令胁肋胀满，气水相击，故令痛也。

经效方　治产后血气胀，胁肋痛。

当归十二分　芍药　苦梗　槟榔　枳壳各八分　桂心　青木香　柴胡各六分

上㕮咀，以水二升，煎取八合，去滓。空心分温二服。

当归散　治产后腹痛，胁肋胀满。

当归　干姜等分

上为末，每服三钱，水一盏煎八分，入谷醋少许，食前热服。

选胜方　产后恶露不下，血气壅痞，胁肋胀痛，不食。

苏木　紫葛各十二分　芍药　当归各八分　桂心　蒲黄各六分　生地黄汁，三合

上㕮咀，以水二升，煎取七合，下蒲黄，分两服。

又方　理血气烦闷，胁肋胀满及痛。

芍药八分　蒲黄　延胡索各四分　当归六分　荷叶蒂炙，三十分

上水二升煎取七合，后入蒲黄，空心分作两服。

腰痛类

肾主腰脚，产后腰痛者为女人肾位系胞，产则劳伤肾气，损动胞络，虚未平复而风冷客之，冷气乘腰，故令腰痛也。

千金大豆酒　产后中风，腰背强痛，烦热苦渴，头身皆重，此因风冷及伤寒所

---

① 山楂饮：原作“又方”，据本书提纲改。

致。

用大豆五升，炒令烟出 以酒一升投之，密盖令温，去豆服一升，日夜数服。卧取微汗避风，有加羌活服尤炒。

救急方 疗妇人产后馀血不尽，血流入腰脚，疼痛，胞满气急，两胁痛。

生姜一斤 淡竹叶一斤，切

上二味，以水二升，煮取一升，去滓，分温二服。

广济方 治产后虚冷，血气流入腰腿，痛不可转。

败酱 当归各八分 川芎 桂心 芍药各六分

上㕮咀，水二升，煮取八合，分温二服。忌葱。

当归黄芪汤 治产后腰痛不可转侧，自汗壮热，身体强气短。

黄芪 芍药各二两 当归三两

上锉，每服四钱，姜四片，水煎温服。

头痛类

头者诸阳之会也，产后五脏皆虚，胃气亏弱，饮食不充，谷气尚乏，则令虚热，阳气不守，上凑于头，阳实阴虚则令头疼也。

川芎散行气 治产后头痛。

真天台乌药皮 大川芎等分

上为细末，每服三钱，烧红秤锤淬酒调服。

二奇散行血 治同前。

当归 川芎

上为细末，每服二钱，水一盏，煎七分，温服。

加减四物汤

治产后头痛。血虚、痰癖、寒厥皆令头痛。

苍术一两六钱 羌活 川芎 防风 香附炒 白芷各一两 石膏二两半 细辛一两 当归 甘草各半两

上粗末，每用一两，水煎不拘时服。如有汗，知气弱头痛也，方中加芍药三两，桂一两半，生姜煎。如痰癖头痛加半夏三两，茯苓一两，生姜煎。如热痰头痛加白芷三两，石膏三两，知母一两。如寒厥头痛加天麻三两，附子一两半，生姜三片煎。

遍身疼痛类

产后百节开张，血脉流散，遇气弱则经络肉分之间血多流滞，累日不散，则骨节不利，筋脉急引，故腰背不得转侧，手足不得动摇，身热头痛。医以伤寒治之，则汗出而筋脉动摇，手足厥冷，变生他病。

趁痛散 产后气弱血滞，遍身疼痛，及身热头痛。

牛膝 当归 桂心 白术 黄芪 独活 生姜各半两 甘草 薤白各二钱半

上㕮咀，每服半两，水二盏，煎一盏半，去滓食前服。

又方 治产后遍身青肿疼痛及众疾。

牛膝 大麦蘖各等分

上为细末，以新瓦罐中填一层麦蘖，一层牛膝，如此填满，用盐泥固济，火煅通红，放冷，研为散。但是产后诸疾，热酒调二钱下。

中风类

产后中风者，由产时伤动血气，劳损脏腑，未曾平复，起早劳动，致令气虚而风邪乘虚入之，故中风风邪客于皮肤经络，但痛痹羸乏少气，筋脉挟寒则挛急㖞僻，挟湿则纵缓虚弱，若入诸脏，恍惚惊悸，随所伤腑脏经络而治。

防风汤　治产后中风，背项强急，胸满短气。

防风　独活　葛根各五两　当归　人参　白芍　甘草炙。各二两

上为㕮咀，每服八钱，水二盏半，枣子二枚劈破，同煎至一盏，去滓温服。

经效茯苓汤　治产后风虚头痛，语言謇涩。

茯苓　防风　干葛各八钱　麦门冬去心，一两　芍药　黄芩各六钱　犀角屑四钱　甘草炙，二钱

上㕮咀，每服一两，水一大盏半，煎一盏，去渣温服。

云岐方　治产后中风，半身手足不遂，言语謇涩，恍惚多忘，精神不定。

独活　当归　芍药　防风　川芎　玄参　天麻各五钱　桂心三钱

上㕮咀，以水八升，煮取二升半，分为三服，觉效更作一剂。又作丸，每服二十丸。如有热加葛根五钱。有冷加白术五钱，若有气症加生姜一两半。若手足不遂加牛膝一钱半，萆薢三钱，黄芪四钱。若腹痛加当归、芍药各七钱半。若不食加人参五钱，玄参一两。若寒中三阴，所患必冷，小续命汤加生姜煎。若暑中三阳，所患必热，小续命汤去附子，减桂心一半，加薄荷煎。

保命血气汤　治产后诸风，痿挛无力。

秦艽　羌活　防风　白芷　川芎　芍药　当归　白术　茯苓　熟地黄各等分

上为末，一半蜜丸一半散，酒调下五七十丸妙。

华佗愈风散　治妇人产后中风，口噤，手足瘈疭如角弓，或产后血晕不省人事，四肢强直，或心眼倒筑。吐泻欲死。

用荆芥穗微炒，为末

每服三钱，豆淋酒调服，或童便服之。口噤则挑齿灌之，龈噤则灌入鼻中，其效如神。大抵产后大眩则汗出而腠理疏，易于中风也。

干葛汤　疗产后中风，口噤不能言。

独活二两　干葛一两半　甘草炙，半两　生姜一两二钱半

上㕮咀，每服一两，水二大盏煎一大盏，去滓温服。

天麻散　治产后中风口噤。

天麻七钱半　白附子炮　天南星炮　半夏汤洗七遍，去滑，姜制　干蝎炒。各半两

上为细末，每服一钱，生姜薄荷酒调下，斡开口灌。

当归散　治妇人产后中风，牙关紧急，不省人事，口吐涎沫，手足瘈疭。

当归　荆芥穗各等分

上为细末，每服二钱，水一盏，酒半盏，煎一盏，灌之。如牙关紧急，斡开微微灌之，但下咽即生，屡用救人，大有神效。

羚羊角散　治产后中风，身体反张。

羚羊角屑　当归各七钱半　独活　防风　麻黄去节。各一两　人参　赤芍药　细辛　桂心各半两

上㕮咀，每服八钱，水一大盏半，生姜五片，煎至一大盏，去滓温服。

羌活防风散　中风口噤，四肢痹麻不仁或角弓反张。

羌活　防风二两　大乌豆一升，炒

上以酒五升，先浸二味经宿，大豆乘热投中搅匀，密封一日，以汤煮瓶良久，服八合，覆衣取汗略略，却急速以豆淋酒服之，即愈。

卷 四

瘈 疭 类

瘈者筋脉拘急也，疭者筋脉张疭也。经云：肝主筋而藏血，盖肝气为阳为火，肝血为阴为水。此症因产血过多，阳火炽盛，筋无所养而然耳。

至圣防风汤 治风虚发热，项背拘急，肢节不随，恍惚狂言，来去无时，不自觉悟。亦治脚气缓弱甚效。此药温和不虚人。

秦艽 独活 麻黄去节 半夏汤泡七次，切片 防风各二两 升麻 防已 白术 石膏煅 白芍药 黄芩 甘草 当归 远志 人参各一两

上为粗末，入半夏片令匀，每服四钱，水二盏，生姜七八片，煎至一盏，去滓，取清汁六分，入麝香末少许，食后临卧带热服。

海藏愈风汤 即华佗愈风汤，治前症。

增损柴胡汤 治产后感异证，手足牵搐，涎潮昏闷。

柴胡三钱 黄芩一钱二分 人参 甘草炙 半夏各一钱半 知母一钱 石膏二钱 黄芪二钱半

上㕮咀，分二服，水二盏，姜三片，枣二枚，煎八分服。

秦艽汤 前症已去，次服此药去其风邪。

秦艽 芍药 柴胡各一钱七分 炙甘草一钱三分 黄芩 防风各一钱二分 人参 半夏各一钱

上㕮咀，分二服，每服水二盏，姜三片，煎八分，食远服。

拘 挛 类

产后中风，筋脉四肢挛急，是气血不足，脏腑俱虚。劳役虚损，正气未复，为风所乘，风邪冷气客于皮肤经络，令人顽痹不仁，风气入于筋脉，挟寒则挛急也。

芎䓖汤 治产后中风，四肢筋脉挛急疼痛，背项强急。

芎䓖 羌活 当归 酸枣仁炒 羚羊角屑各七钱半 防风 牛蒡子各一两。炒 桂心 赤芍药各半两

上㕮咀，每服八钱，水一大盏半，煎至一大盏，去滓温服。

防己膏 治产后中风，四肢筋脉挛急，身体麻痹并宜用之。

汉防已去皮，半斤 茵芋五两

上㕮咀，用酒五升，浸药一宿，取猪肪脂一斤，文武火熬三上三下，成膏，摊在纸花上，贴病人患处，以热手不住摩膏上。

不　语　类

人心有七孔三毛，产后虚弱多致停积败血闭于心窍，神志不能明了。又心气通于舌，心气闭塞则舌亦强矣，故令不语。

七珍散

人参　石菖蒲　生地黄　川芎各一两　细辛一钱　防风　辰砂另研。各半两

上为极细末，每服一钱，薄荷汤调下无时。

孤凤散　治产后闭目不语。

用生白矾末，每服一钱，热水调下。

参莲饮　治产后不语。

人参　石莲肉不去心　石菖蒲各等分

上每服五钱，水煎。

逐血补心汤　治产后失音不语。

红花　赤芍药　生地黄　桔梗　苏叶　前胡　茯苓　防风　牛胆南星　黄连　粉葛各二钱　当归三钱　薄荷　人参　升麻各一钱半　半夏二钱五分　甘草一钱

上锉为散，分作二服，每服水一盅半，姜三片，煎至七分，空心服，滓再煎。

狂言谵语颠狂乍见鬼神类

夫产后语言颠倒，狂言谵语如见鬼神。产后因惊败血冲心，昏闷发狂，或因产伤血脉，心气既虚，败血停积，上干于心，心中烦躁，言语颠错，卧起不安，乍见鬼神。

荷叶散　产后败血冲心，发热狂言奔走，脉虚大者。

干荷叶　生地黄　牡丹皮等分

三味浓煎汤，调生蒲黄末二钱匕，一服即定。

乌金散　治产后三五日，或半月之间，忽狂言乱语，目见鬼神等证。

当归　远志肉　川芎　酸枣仁　白术　赤芍　香附　辰砂另研入　熟地　羌活　防风各二钱　茯神二钱　半夏三钱　全蝎　麦门冬　人参　牛膝　天麻各一钱　甘草九分　陈皮　白芷各一钱半

上锉散，作二服，水一盅，生姜三片，葱三枝，入金银同煎一碗，温服。

四物补心汤　治产后言语恍惚，颠倒错乱。

当归五钱　川芎　生地黄　白芍药　茯神　半夏　桔梗　白术各四钱　陈皮三钱　甘草一钱

上锉为散，分作六服，每服用水一盅，姜三片，煎至七分，空心温服。有热加酒炒黄连二钱，无热不用。

茯神散　治产后血邪，心神恍惚，言语失度，睡卧不安。

茯神一两，去皮木　人参　龙齿研　琥珀研　赤芍药　黄芪　牛膝各七钱半　生地黄一两半　桂心半两

上为末，每服三钱，水一盅，煎七分，去滓温服。

柏子仁散　治产后狂言乱语，皆因内虚败血挟邪气攻心。

柏子仁　远志去心　人参　桑寄生　防风　琥珀另研　当归焙　生地黄焙　甘草各等分

上为粗末，先用白羊心一个切片，以水一大盏半，先煮至九分，去羊心入药末五钱，煎六分，去滓服。

惊悸恍惚类

产后脏虚，心神惊悸，由体虚心气不足。心之经为风邪所乘，或恐惧忧迫，亦令心气受于心邪。若惊不已则悸动不定，其状目睛不转而不能动。诊其脉动则为

惊，弱则为悸，令人心神恍惚不定也。

白茯苓散 治产后心神惊悸，言语失常，心神昏愦。

白茯苓 熟地黄 人参各一两 远志去心 白芍药 黄芪 桂心 当归炒 甘草炙 麦门冬各一两 石菖蒲 桑寄生各七钱半

上为㕮咀，每服八钱，水一大盏半，生姜五片，枣三枚，竹叶三七片，煎至一大盏，去滓温服。

产乳七宝散 初产后服之调和血气，补虚，安心神，镇惊悸。

朱砂水飞 桂心 当归 川芎 人参 白茯苓 羚羊角烧存性。各二钱 干姜一钱

为细末，每服一钱，用羌活豆淋酒调下，不饮酒，清米饮调下。

琥珀辰砂散 治血虚多惊，及产后败血诸疾。

辰砂 琥珀 没药并细研 当归各等分

上为细末，每服二钱，空心白汤调下，日三服。

千金方 疗产后暴苦，心悸不定，言语错乱恍惚，皆因心虚所致。

茯苓三两 芍药二药 甘草 桂心 当归各一两 生姜一两半 麦门冬去心，一升 大枣三十枚

上为散，水三升煎取一升，去滓分作两服。

天麻丸 疗产后中风，恍惚语涩，四肢不随。

天麻 朱砂水飞 防风 羌活各一两 僵蚕炒，七钱半 干蝎炒 白附子炮 五灵脂炒。各半两 雄雀粪炒 牛黄另研。各二钱半

上为细末，糯米饭为丸，如梧子大。每服二三十丸，薄荷酒送下，日进三服。

发热烦渴类

产后虚烦发热，乃阳随阴散，气血俱虚。若恶寒发热，烦躁作渴，急用十全大补汤。若热愈甚急，加桂、附。若作渴面赤，宜用当归补血。渴若误认为火症，投以凉剂，祸在反掌。

三之一汤 治产后虚劳发热，日久不安。

柴胡 黄芩 人参 半夏 川芎 当归 芍药 熟地 甘草各一钱半

作一帖，水二盅，姜三片，红枣一枚，煎一盅服。

三分散 治产后日久虚劳发热。

川芎 当归 芍药 熟地黄 白术 白茯苓 黄芪各一钱 柴胡 人参 半夏 甘草各半钱

上作一服，水二盅，生姜三片，红枣一枚，煎至一盅，食前服。

加味逍遥散 治产后发热，口干作渴，唇裂生疮。

当归 白芍药 干葛各二钱 生地黄 川芎 黄芩各一钱半 人参九分 麦门冬九分 柴胡一钱 乌梅二个 甘草六分

上锉散，分作二服，用水一盅煎七分，空心服。

产后发热多属虚寒，惟干姜加入补药中神效。此丹溪法也。

没药丸 治产后心胸烦躁，恶血不快。

没药研 蛮姜 延胡索 干漆炒 当归 桂心 牛膝 牡丹皮 干姜各等分

上为细末，醋煮面糊丸，如梧桐子大，煎曲汤下十丸至十五丸。

竹叶汤 治产后短气欲绝，心中烦闷。

竹叶切细 麦门冬 小麦各一升 甘草一两 生姜二两 大枣十二枚

上切，以水一斗，煮竹叶、小麦至八升，去滓，纳馀药，煮取三升，去滓温服。虚悸加人参二两，少气加糯米五合。

甘竹茹汤 治产后内虚烦热短气。

甘竹茹一升 人参 茯苓 甘草各一两 黄芩三两

上㕮咀，以水六升，煮取二升，去滓，分三服，日三。

人参当归汤 治产后去血过多，血虚则阴虚，阴虚生内热，令人心闷短气，自汗头痛。

熟地黄 人参 当归身 肉桂 麦门冬去心。各二钱 白芍药炒，二钱半 血热甚者加生地黄二钱

水二盅，糯米一合，竹叶十片，煎一盅，食远服。

产宝方 治产后大渴不止。

芦根切，一升 瓜蒌 人参 甘草 茯苓各三两 大枣二十枚 麦冬四两

上以水九升，煮取三升，分三服，顿服，四剂即瘥。忌菘菜。

黄芩散 治产后血渴，饮水不止。

黄芩 麦门冬各等分

上㕮咀，每服三钱，水盏半，煎八分，去滓温服。

竹叶归芪汤 治胃气虚弱，口干作渴，恶冷饮食者。

竹叶一钱半 黄芪二钱 白术 人参 当归各一钱 麦门冬七分 甘草炒，五分

上水煎服。

玄胡索散 治产后失血，渴不止。

郁金 干葛 桂心 青皮 枳壳 玄胡索

上等分，以好醋浸一宿，焙干末之，每服二钱，陈皮汤调下，日三夜一。

回津丸 产后虚渴，去血多，津液少，肾气虚，引饮无度，当养血通气，回津补气则安。

白芍药 泽泻 茯苓 川芎各一钱 当归 白术 五味各二钱 乌梅肉一钱

上为细末，炼蜜丸，热水吞下三十丸。一方加甘草二钱，诃子一钱。

自汗盗汗类

产后虚汗不止者，由阴气虚而阳气加之。里虚表实，阳气独发于外，故汗出也。血为阴，产则伤血，是为阴气虚也，阳加于阴，故令汗出。阴阳虚弱，不复则汗出不止多，产后多汗，遇风变成痉，纵不成痉，亦虚之。短气，身体柴瘦，口干燥，久则经水断绝，由津液竭也。

全生活血汤 治发热自汗盗汗，目䀮䀮，四肢无力，口干头晕，行步欹侧。

升麻 芍药炒。各三钱 柴胡 当归 防风 羌活 独活 葛根 甘草炒。各二钱 川芎 藁本各一钱半 生地 熟地各一钱 细辛 蔓荆子各五分 红花三分

上每服五钱，水煎热服。

麻黄根散 治产后虚汗不止。

当归 黄芪 麻黄 牡蛎煅为粉 人参 粉草各等分

上㕮咀，每服四钱，水一盏，煎七分，去滓温服。

经效方 治产后汗出不止。

黄芪十二分 白术 牡蛎煅 茯苓 防风 麦冬去心 生地黄各八分 大枣七枚

上㕮咀，水二升，煮取七合，去滓，空心分温两服。

止汗散 治产后盗汗不止，一应汗多者皆可服。

牡蛎煅，研粉 小麦麸炒令黄色，碾为粉

上等分，和匀，煮生猪肉汁调下二钱，无时服。

人参汤 治产后诸虚不足，发热盗汗。

人参 当归各等分

上为末，以猪腰子一只，去脂膜，切小片子，以水三升，糯米半合，葱白二

条，煮米熟，取清汁一盏，入药二钱，煎至八分，温服。

当归六黄汤 治气血虚热，盗汗不止。心血不足加酸枣仁炒。

当归 熟地 黄芪炒。各二钱 生地黄柏炒黑 黄芩炒黑 黄连炒黑。各一钱

上水煎服。

往来寒热类

产后血气虚损，阴阳不和，败血不散，能令乍寒乍热。阴胜则寒，阳胜则热，阴阳相乘，或寒或热。若因产劳伤脏腑，血弱不得宣越，故令败血不散。入于肺则热，入于脾则寒。若误作疟治之则谬矣。

加减乌金散 治产且寒热似疟。

厚朴 柴胡 黄芩 麻黄各二钱 陈皮 当归 川芎 桔梗 茯苓各一钱半 桂枝 苍术 白芷 枳壳各一钱 羌活 草果 半夏各二钱 甘草九分 白芍药 熟地黄各一钱半

上锉为散，分作两服，每服用水一盅半，生姜三片，葱三茎，煎一盅服。有汗加当归、川芎、白芍、熟地，有胀倍厚朴、陈皮，有热加柴胡、黄芩，有寒加苍术、草果、桂枝，有痰多半夏、桔梗、茯苓，有头痛多川芎、白芷、羌活，有泻去枳壳、甘草不用。

增损柴胡汤 治产后虚，发寒热，饮食少，腹胀。

柴胡 人参 甘草 半夏 陈皮 川芎 白芍药各等分

上每服三钱，姜五片，枣二枚，水同煎，食后，日二服。

熟地黄散 治产后蓐劳。皆由体虚，气力未壮，劳复，四肢烦疼，时发寒热，不思饮食。

熟地黄 人参 白芍药 白茯苓 白术 续断各两 黄芪 桂心 五味子 当归 川芎各七钱半

上㕮咀，每服四钱，姜三片，枣一枚，水煎服。

黄芪丸 治产后蓐劳，寒热进退，头目眩痛，骨节酸疼，气力羸乏。

黄芪 鳖甲 当归炒。各一两 桂心 白芍药 续断 川芎 牛膝 苁蓉 沉香 柏子仁 枳壳各七钱半 五味子 熟地黄各半两

共为细末，炼蜜丸，如梧子大。每服四五十丸，食后粥饮下。

疟 类

产后疟疾，多由污血挟寒热而作，或因脾胃虚弱，饮食停滞，或外邪所感，或郁怒伤脾，或暑邪所伏，审证而治。

草果饮子 治产后疟疾寒热相半者，或多热宜此。

半夏汤泡 赤茯苓 甘草炙 草果炮，去支 川芎 陈皮 白芷各二钱 青皮去白 良姜 紫苏各一钱半 干葛四钱

上㕮咀，每服三钱，水一盏，姜三片，枣二枚，同煎至七分，去滓，当发日侵晨连进三服，无有不安。

生熟饮子 治产后疟多寒者。

肉豆蔻 草果仁 厚朴 半夏 陈皮 甘草 大枣去核 生姜

上八味等分，细锉和匀，一半生，一半用湿绵纸裹，煨令香热，去纸，与一半生者和匀。每服五钱，用水二盏，煎至七分，食前一服，食后一服。

七宝饮 久而不已者，用此截之。方见胎前疟。

蓐劳虚羸类

产后蓐劳者，此由生产日浅，血气弱，饮食尚未平复，日月未满，气血虚羸，将养失所，风冷客之。风冷搏于气血，则不能温于肌肤，使人虚乏劳倦，颜容憔悴，食饮不消。风邪感于肺，肺受微寒，故咳嗽口干，遂觉头昏，百节疼痛。荣卫风邪流注脏腑，盗汗颜发，寒热如疟，背膊烦闷，四肢不举，沉重着床，此则蓐劳之候也。

石子汤　疗产后虚羸喘乏，乍寒乍热如疟，四肢疼痛，面色萎黄，名曰蓐劳。

猪石子一双，去膜脂，四破　香豉一方无此，有知母　葱白切　粳米　当归　芍药各二两

上㕮咀，分两剂，每剂用水三升，煮取一小碗，去滓，分三服。

猪腰子粥　治蓐劳发热。

用猪腰子一枚，去白膜，切作柳叶片，以盐酒拌，先用粳米一合，入葱椒煮粥，盐醋和，将腰子铺碗底，以热粥盖之，如作庵生状，空心服。

人参鳖甲散　治蓐劳血气虚损，劳动成痨。其状虚羸，乍起乍卧，饮食不消，时有咳嗽，头目昏痛，发歇无常，夜有盗汗，寒热如疟，背膊拘急，沉困在床，服此大效。

人参　桂心　当归　桑寄生　白茯苓　白芍药　桃仁　麦门冬　熟地黄　甘草各半两　续断二钱半　牛膝七钱半　鳖甲　黄芪各一两

上为细末，每服先以猪腰一对，去筋膜，以水两大盏，生姜半钱，枣三枚，煎至一盏，去猪肾、姜、枣，然后入药末二钱，葱白三寸，乌梅一个，荆芥五穗，煎至七分，去滓，空心晚食前温服，此药神效。

牡丹散　治产后虚羸发热、自汗，欲变蓐劳，或血气所搏，经候不调，或寒热羸瘦。

白芍药　当归　五加皮　地骨皮　人参各半两　没药　桂心各二钱　牡丹皮三钱

上为细末，每服二钱，水、酒各半盏，开元钱一枚，麻油蘸之，同煎七分，去滓，通口服，煎不得搅，吃不得吹。

黄芪煮饮　产后蓐劳，肌肤黄瘦，面无颜色，或憎寒壮热，四肢酸痛，心烦头痛。

鳖甲醋煮　黄芪各二两　桂心　当归炒　桑寄生　白茯苓　白芍药　人参　熟地　麦门冬　甘草炙。各半两　牛膝七钱半

上为细末，每服用猪石子一对，去脂膜，切破，先以水一盏，入姜半钱，枣三枚，煎至七分，去石子、姜、枣，却下药五钱，更煎至四分，去滓，空心晚食前温服。二滓并煎。

十全大补汤　治诸脏亏损，气血俱虚，恶寒发热，或自汗盗汗，便血吐血，或大便不实，饮食少思，或胸腹作痛，口舌生疮，或耳目不明，牙齿不固。

人参　白术　白茯苓　黄芪　当归　熟地酒洗蒸，焙　白芍药炒　川芎各一钱　肉桂　甘草炙。各五分

上姜、枣水煎服。

黄芪建中汤　治产后诸虚不足，发热或恶寒，腹痛。

黄芪炒　肉桂各一两　白芍药炒，二两　甘草炒，十钱

每服五钱，姜、枣、水煎服，日二三服。虚甚加附子。

当归羊肉汤　治产后虽无疾，但觉虚弱，兼心腹痛。

肥羊肉一斤，去脂，水一斗，煮取八升，去肉　当归五两　黄芪四两　生姜六两

上以肉汁煮三味，取二升五合，分为四服。若觉恶露不尽，加桂三两，恶露下多加芎三两，有寒加茱萸一两，有气加细辛二两，有热加生地黄汁二合。

痞闷类

产后荣卫大虚，血气未定，食面太早，胃不能消化，面毒结聚于胃脘，上薰胸中，是以口干燥渴，心下痞闷。医者不识，认为胸膈壅滞，以药下之，万不得已，但服此药。

见睍丸

姜黄炒　三棱醋炒　毕澄茄　陈皮去白　良姜　人参　蓬莪茂酒炒。等分

上为细末，用萝卜捣烂、绞取汁，煮面糊为丸，如梧子大，每服三十丸，萝卜汤下，白汤亦可。

生地黄汤　产后烦闷，虚热血伤，风邪乘之，气乃不宣而痞塞，生热烦疼，口干闷多好饮水。

生地黄　清酒五升　生姜汁三合　当归一两，为末　童子小便一升

上和煎三四沸，分四服。药消进食，食消进药。

腹胀类

产后腹胀满闷，呕吐不定，此因败血散于脾胃，脾受则不能运化精微而成腹胀，胃受之则不能受纳水谷而生吐逆。若与寻常治胀止吐药治，更伤动正气。但服抵圣汤入生姜半两，焙干水煎。方见胎前腹胀。《局方》平胃散加人参亦可。

水肿类

产后四肢浮肿者，败血乘虚停积，循经流入四肢，留淫日久，却还不得，腐烂如水，故令面黄，四肢浮肿。医人不识，便作水气治之。凡治水多用导水药，极虚人，产后既虚，又以药虚之，是谓重虚，往往多致夭枉，但调经散血行肿消则愈。

小调经散

没药　琥珀　桂心　芍药　当归各一钱　细辛　麝香各半钱

上为细末，每服半钱，姜汁、温酒各少许，调停服。

干漆散　治产后遍身青肿疼痛，及产后血水疾。

干漆　大麦蘖等分

上各为细末，以新瓦罐子中铺一重麦蘖，一重干漆，如此填满，用盐泥固济，火煅通赤，放冷，研为散，但是产后诸疾，热酒调下二钱。

枳术汤　治心腹坚大如盘，边如旋盘，水饮所作，名曰气分。

白术三两　枳实一两半

上㕮咀，每服四钱，水一盏半，煎至七分，去滓温服，腹中软，即当散也。

夺魂散　治产后虚肿，喘促，利小便则愈。

生姜三两，取汁　白面三两　大半夏七枚

上以生姜汁拌面，裹半夏为七饼子，煨熟为末，水调一盏，小便利为效。

张氏方　治产后血虚，风肿、水肿。

泽兰叶　防己等分

上为末，每服二钱，温酒调下，不饮者醋汤调亦可。

加味八味汤　治产后遍身浮肿，气急潮热。

人参　白茯苓　熟地黄　小茴香各三钱　白术　川芎各四钱　当归　白芍药　香附子各五钱　甘草　黄芩　柴胡各一钱

上锉散，分作六七服，每服水一盏半，姜三片，煎至七分，空心热服尽此

药，方服调经丸。若肚痛加延胡索、干漆、枳壳各三钱，若呕吐恶心加良姜、砂仁各二钱，若手足麻痹加肉桂一钱半，若咳嗽加五味子、款冬花、杏仁。

积　聚　类

夫积者阴气也，五脏所生；聚者阳气也，六腑所成。皆由饮食不节，寒热不调，产后血气伤于脏腑，脏腑虚弱，为风冷所乘，与血气相结，故成积聚癥块。

芍药汤　治产后诸疾不可攻，宜养阴去热，其病自安。

芍药一斤　黄芩　茯苓各六两

上锉散，每以半两，水煎温服，日三。

丹溪心法　产后消血块。

滑石三钱　没药　血竭各二钱

上为细末，醋糊丸。如恶露不下，以五灵脂为细末，曲糊丸，白术汤、陈皮汤任下。

又方　消血块。

香附童便浸　桃仁去皮留尖。等分

上为细末，醋糊丸。

产宝方　疗血瘕痛无定处。

童便三升　生地黄汁　生藕汁各一升　生姜汁三升

上先煎前三味约三分减二，次下姜汁，慢火煎如稀饧，每服取一合，暖酒调下。

四神散　治产后瘀血不消，积聚作块心腹痛。

川芎　当归　干姜　赤芍药各等分

上为细末，每服二钱，食远用温酒调服。

桂心丸　治产后血气不散，积聚成块，上攻心腹，或成寒热，四肢羸瘦烦疼。

桂心　当归　赤芍药　牡丹皮　没药　槟榔各半两　青皮　干漆炒烟尽。各七钱半　大黄　桃仁去皮尖　三棱煨　玄胡索　鳖甲酥炙　厚朴制。各一两

上为细末，炼蜜丸，如梧子大。每服三四十丸，食前温酒送下。

霍　乱　类

产后霍乱，气血俱伤，脏腑虚损，或饮食不消，肠胃风冷，阴阳不和，秽浊相干，气乱于肠胃之间，真邪相搏，冷热不调，上吐下痢，故曰霍乱也。

立定散　治产后霍乱吐秽，胸闷烦渴，手足厥冷。

白术　橘红　麦门冬去心　干姜　人参各一两　甘草半两

为粗末，每服四钱，水一盏，生姜五片煎，去滓温服。

温中散　治产后霍乱，吐泻不止。

人参　白术　当归　草豆蔻仁　干姜各一两　厚朴制，两半

上为粗末，每服三钱，水煎服。

附子散　疗产后霍乱不止，手足厥冷。

附子炮　白术　当归　吴茱萸洗　桂心　人参　丁香　橘红　甘草各半两

上为细末，每服二钱，粥饮调下。

龙肝散　吐逆不受汤药。

以伏龙肝细末三钱，米汤调下即受。

呕　吐　类

夫胃为水谷之海，水谷之精以为血气，荣润脏腑，因产伤动脏腑，有时气乘肠胃，肠胃燥涩，其气则逆，故呕逆不下食也。

开胃散　治产后胃气不和，呕吐不

止，全不纳食，宜服此药。

诃子肉一两半　人参一两　甘草半两

上三味为细末，别以半夏半分，生姜一分，薤白二七茎，水一大盏，煎至六分，去滓，分为两服。

立效方　疗产后呕逆不止。

橘皮一两　半夏曲　甘草各半两　藿香三两

上为细末，每服二钱，水一盏半，姜三片，煎六分温服。

石莲散　治产后咳逆呕吐，心怔目晕。

石莲子去壳，一两半　白茯苓一两　丁香五钱

上为细末，米饮调三钱，无时服。

又方　内热呕吐，服前药不效。

枇杷叶去毛，蜜炙　茅根各五钱

煎浓汤，入芦根汁半盏，和匀服。

吃逆类

肺主气，五脏六腑俱禀于气，产后气血脏腑俱伤，而风冷搏于气，气则逆上，脾虚聚冷，胃中伏寒，因食热物，冷热气相冲击，使气逆而不顺，则吃逆也。

丁香散　治产后心烦，咳噫不止。

丁香　白豆蔻仁各半两　伏龙肝一两

上为细末，煎桃仁、吴茱萸汤调下一钱，如人行五里再服。

石莲散见呕吐

产宝方　疗产后吃逆三日不止欲死方。

桂心半两　姜汁三合

上同煎取三合，以大火炙手摩背热时，涂药汁尽，妙。

羌活散　治吃逆。

羌活　附子炮　茯香炒。各半两　木香　白姜炮。各二钱半

上五味为末，每服二钱，水一盏，盐一捻，煎十数沸，热服，一服即止。

又方　治产后吃逆。

用干柿一个，切碎，以水一盏，煎六分，热呷之。

咳嗽类

肺主气，产后血虚，肺经一感微邪，便成咳嗽。或风，或热，或寒，或湿，皆令咳嗽也。若产后吃盐太早而咳嗽者难治。

旋覆花汤　治产后伤风寒喘咳嗽，痰涎壅盛，坐卧不宁。

旋覆花　赤芍药　荆芥穗　半夏曲　前胡　甘草炙　茯苓　五味子　杏仁去皮尖，麸炒　麻黄各等分

上㕮咀，每服四钱，水一盏半，生姜三片，枣一枚，煎至七分去滓，食前温服。有汗者去麻黄。

知母饮　治产后恶露上攻，流入于肺经，咳嗽，宜服此药。若伤风痰嗽，却以寻常伤风药主治。

知母　贝母　白茯苓　人参各二钱　桃仁　杏仁并生，去皮尖。各一钱

上作一服，水二盅，煎至一盅，食后服。

经效方　疗咳嗽多痰，唾粘气急。

前胡　五味子　紫菀　贝母各一两　桑白皮　茯苓各二两　淡竹叶二十片

上㕮咀，水二升，煎至八合，去滓，食后分二服。

百合散　疗产后咳嗽气急。

百部根　苦梗各六分　桑白皮二十分　干百合　赤茯苓各八分

上㕮咀，水二升，煮取七合，去滓，食后分两服。

喘 类

产后所下过多，荣血暴竭，卫气无主，独聚肺中，故令嗽也。此名孤阳绝阴，为难治。若恶露不快，败血停凝，上薰于肺，亦令喘急，但服夺命丹，血去喘自定。

血竭散 治产后败血冲心，胸满上喘，命在须臾宜服。

真血竭如无，紫矿代 没药

上等分研细，每服二钱，用童便合好酒半大盏，煎一沸，温调下方产。下一服上床良久再服。其恶血自循经下，更不冲上，免生百病。

参苏饮 治产后血入于肺，面黑发喘欲死者。

人参一两，为末 苏木二两

上以水两碗，煮取苏木一碗以下，去滓，调参末随时加减服，神效。

旋覆花汤见前咳嗽

若伤咸冷饮食而喘者，宜见晛丸。见前痞闷类。

大补汤 治产后百日外面青浮肿，唇口气急有汗，乃大虚之症，急用服此。

当归头 大川芎 大白术 白芍药 白茯苓多 人参多 黄芪多 五味子 熟地黄 干姜 甘草少

上锉散，水煎服。如痰不退加川乌、木香，另磨入服。有泻加诃子肉、豆蔻、粟壳。

五味子汤 治产后喘促，脉伏而厥。

五味子杵，炒 人参 杏仁各二钱 麦门冬去心 陈皮各一两

上姜三片，枣二枚，水煎服。

血崩类

产卧伤耗，经脉未得平复，劳役损动，致血暴崩，淋沥不止。或因酸咸不节伤蠹，荣卫衰弱，亦变崩中。若小腹满痛，肝经已坏，为难治，急服固经丸以止之。

固经丸

艾叶 赤石脂煅 补骨脂炒 木贼各半两 附子一枚，炮

上为末，陈米饭和丸，如梧子大，每服二十丸，食前温酒下，米饮亦得。

瑞莲散 治产后恶血崩漏，状如泉水。

瑞莲百枚，烧存性 棕榈烧存性 当归 桂心各一两 鲤鱼鳞烧 川芎各七钱 槟榔二枚

上为细末，每服三钱，煨姜酒调下，如未止更进一服。或非时血崩，无药可治，但进三服即止。

白芍药散 治产后崩中下血，淋漓不绝，黄瘦虚损。

白芍药 牡蛎 干姜 熟地黄 桂心 黄芪 鹿角胶 龙骨各一钱 乌贼血骨

上为末，每服二钱，食前温酒下。

阿胶丸 治产后崩中，下血不止，虚羸无力。

阿胶 赤石脂各一两半 续断 川芎 当归 甘草 丹参各一两 龙骨 鹿茸酥炙 诸鱼骨 乌贼血骨 鳖甲炙。各二两

上共为细末炼蜜为丸，梧桐子大，空心，温酒一日二三十丸。

菖蒲酒 治产后崩中下血不止。

菖蒲一两半，细锉

以酒二盏，煮取一盏，去滓，分三服，食前。

月水不调类

产后月水不调者，由产伤动，血气虚损，风邪冷热之气客于经络，乍冷乍热，冷则血结，热则血消，故血或多或少，或在月前或在月后，故名不调也。

琥珀调经散 治产后经脉不调，四肢烦疼，饮食全少，日渐羸瘦。

琥珀 牛膝 生干地黄 当归各一两 桃仁 赤芍药各半两

上为细末，每服三钱，水一盏，姜三片，煎六分，去滓服。

姜黄丸 治产后虚乏不足，心胸短气，腹内紧急，腰背疼痛，月水不调，食少烦渴，四肢无力。

姜黄 当归 熟地黄 牡丹皮 厚朴制 桂心 川芎 续断 桃仁 白术各一两 赤芍药 木香各七钱半 羚羊角屑二钱半

上为细末，炼蜜如桐子大，每服三十丸，食前服，温酒下。

泻痢类

产后腹痛泻痢者，皆因产后肠胃虚怯，寒邪易侵，若未满月饮冷当风，乘虚袭留于盲膜，散于腹胁，故腹痛作阵或如锥刀所刺，流入大肠，水谷不化，洞泄肠鸣，或下赤白，胠胁填张，或痛走不定，急服调中汤立愈。若医为积滞取之，祸不旋踵。

调中汤

高良姜 当归 桂心 芍药 附子炮 川芎各一两 甘草半两

上为粗末，每服三钱匕，水三盏，煎一盏，去滓热服。

茯苓汤 治产后泄。

茯苓 川芎 黄芩 白术 干姜 滑石 陈皮 芍药炒。各等分

上水煎服之。

人参白术散 治产后泄泻。

人参 白术 茯苓 甘草 陈皮 半夏 制厚朴 砂仁 当归 神曲炒

姜三片，水煎服。

归芎散 治产后身热，腹痛泄泻。

当归 川芎 白芍药 玄胡索 砂仁 甘草 白术 神曲 茯苓 干姜皮

水姜煎服。

赤白痢疾类

产后痢疾者，由产劳伤，脏腑不足，劳动太早，误食生冷，风冷乘虚误入肠胃，生冷难化之物伤于脾胃，皆令洞泄、水泻，甚者变为痢也。若血渗入大肠则为血痢，难治，世谓之产子痢也。得冷则白或如鱼脑，得热则赤黄或为骤血，若冷热相搏，则下赤白痢或脓血相杂。若下痢青色，则极冷也。若饮食不进，日夜无度，产后本虚，久痢不止，必至危笃，当慎治之。

急救散 治产后赤白痢，腹中绞痛。

芍药 阿胶 艾叶 熟地黄各一两 甘草 当归各三两

上㕮咀，水煎分二服，空心饮。

黄连丸 治产后赤白痢，腹中搅痛不可忍。

黄连四两 阿胶 蒲黄 栀子仁各一两 当归二两半 黄芩 黄柏各二两

上为末，炼蜜丸，如梧桐子大，每服六七十丸，米饮吞下，日三夜一。

白头翁散 治产后下痢虚极者。

白头翁 阿胶各二两 黄连 黄柏 秦皮各三两 甘草二两

上以水七升，煮取二升半，纳胶令消

尽，温分三服。

神马饮　治产后血痢，小便不通，脐腹疼痛。

用生马齿苋捣汁二大合，煎一沸，下蜜一合，调顿服。

又方　产后痢日五十行者。

取木里蛀虫粪屑炒黄，急以水沃之，令稠稀得所，服之即瘥。

经效方　治产后久痢，津液涸渴不止。

龙骨十二分　厚朴　茯苓　黄芪　麦门冬　人参各八分　生姜六分　大枣十四个，并细锉

上以水一大升，煮取七合，空心分两服。

当归饮　产后痢疾。

当归　川芎　芍药　香附炒　陈皮　茯苓　甘草　砂仁　泽泻　白术　神曲炒　干姜炒　木香不见火，为末，馀药煎熟，入末服

上水煎服。

神龟散　治产后胎前痢疾。

败龟甲一枚，米醋炙，研为末，醋汤调下。

独栀散　妇人临产痢疾。

山栀不拘多少，烧灰为末，空心温服，热水调下一钱，甚者不过五服。

大便秘涩类

产卧水血俱下，肠胃虚竭，津液不足，是以大便秘涩不通也。若过五六日腹中闷胀者，此乃燥粪在脏腑，以其干涩未能出耳，宜服麻仁丸以津润之。误为有热，投之寒药，则阳消阴长，变证百出，性命危矣。

麻仁丸

麻仁研如泥　枳壳　人参各一两　大黄半两

上为末，炼蜜丸，如梧桐子大，空心温酒下二十丸。未通渐加丸数，不可太过。

四物青皮汤

当归　川芎　生地　芍药　青皮去白

水煎服，甚效。

神应散　产后秘结不通膨满者，气急坐卧俱难。

用大麦蘖炒共同为末，酒下一合，神效。

大小便不通类

产后大小便不通者，肠胃本挟于热，因产血水俱下，津液燥竭，肠胃痞涩，热气结于肠胃，故令大小便不通也。

桃仁散　治膀胱气滞血涩，大小便秘。

桃仁　葵子　滑石　槟榔各等分

上为细末，每服二钱，空心葱白汤调下。

车前散　治产后大小便不利下血。

车前子　黄芩　蒲黄　牡蛎　生地黄　芍药各一两五钱

上为细末，空心米饮服方寸匕。忌面蒜。

乳饮　治产后大小便不通，诸药不应者，令饮牛乳、人乳尤善，一日稍通，三日而痊。

淋　闭　类

产后诸淋，因产有热气客于脬中，内虚则起数，热则小便涩痛，故谓之淋。有因产损气虚则挟热，热则搏于血，即流渗于胞中，故血随小便出而为血淋，淋者淋沥之谓也。

茅根汤 治产后诸淋，无问冷、热、膏、石、气结悉主之。

白茅根八两 瞿麦穗 白茯苓各四两 葵子 人参各二两 蒲黄 桃胶 滑石 甘草各一两 紫贝十枚，煅 石首鱼头中石，二十枚，烧

上锉散，每服四大钱，水一盏半，姜三片，灯心二十茎，煎至七分，去滓温服。亦可为末，木通煎汤调下二钱。如气壅闭，木通、橘皮煎汤调下。

滑石散 疗产后淋。

滑石一两二钱半，研 通草 车前子 葵子各一两

上为末，以浆水调服方寸匕至二匕为妙。

张不愚方 疗产后小便不通淋闭①。

陈皮一两，去白，为末

空心温酒调下二钱，一服便通。

鱼齿散 治产后淋，小便痛，及血淋。

白茅根五两 瞿麦 车前子各二两 鲤鱼齿一百枚，为末 通草三两 冬葵子二合

上水二升，煮取一升，入鱼齿末，空心服。

灸法 产后小便不通，腹胀如鼓，闷乱不醒，盖缘未产之时因积冷气，遂致产时尿胞运动不顺。

用盐于产妇脐中填与脐平，用葱白剥去粗皮十馀根作一缚，切作一指厚，安盐上，用大艾炷满葱并子大小以火灸之，觉热气直入腹中，即时便通神验。

小 便 类

产后小便数者，乃气虚不能制，或因稳婆不慎以致胞损，而小便淋沥，或因膀胱气虚而小便频数，或膀胱阴虚而小便淋沥，随经补治之。

桑螵蛸散 治产后小便数及遗尿。

桑螵蛸三十枚，煨 鹿茸酥炙 黄芪各三两 牡蛎煨 人参 厚朴 赤石脂各二两

上为末，空心粥饮调下二钱。

栝蒌汤 疗产后小便数兼渴。

桑螵蛸 甘草并炙 黄连 生姜各二两 栝蒌根三两 人参三两 大枣五十枚

上细切，用水七升煮二升半，分三服。忌猪肉、冷水。

又方 治产小便数及遗尿。

益智仁为末，米饮调下。

小便不禁类

妇人产蓐产理不顺，致伤膀胱，遗尿无禁，或因收生不谨，损破尿脬，致患此疾。

止遗方 产后尿不禁，面微浮，略发热于午后，此膀胱为坐婆所伤。

黄芪 归身尾 芍药各一钱半 白术一钱 人参 陈皮各五分 甘草炙，少许

上水煎热服之。

广济方 治产后小便不禁。

鸡尾毛烧存性，酒调下一匕，日三服。

千金方 治产后遗尿不知出。

白薇 芍药各等分

上为末，酒服方寸匕，日三。

固脬散 治妇人临产时伤于脬破，小便不禁。

黄丝绢自然黄者，染色不用，三尺，以炭灰汁煮极烂，以清水洗去灰令净，入黄蜡半两，蜜一两，茅根二两，马屁勃末二钱

上用水二升，再煎至一盏，空心顿服，服时饮气服之，不得作声，作声无验。

---

① 闭：原作“闷”，据文义改。

补脬饮　治产后伤动脬破，终日不小便，但淋湿不干。

生丝绢黄色者，一尺　白牡丹皮根木　白茯苓各一钱

用水一碗，煎至绢烂，如饧服之，勿作声，作声无效。

鸡内金散　治产后溺床失禁。

以鸡胜胵一具并肠，洗，烧为末，酒调服方寸匕。

小便出血类

产后小便出血者，因气虚而热乘之，血得热则流散，渗于胞内，故血随小便出。

血馀散　治小便利血。

乱髮汤洗垢腻净

上烧研为末，米饮调服方寸匕。

又方

用滑石研髮灰等分，每服一钱，地黄汁调下。

崔氏方　疗产后血渗入大小肠。

蜜一大合　车前子捣汁，一升

上相和煎沸，分两服。

补遗方　治产后小便出血。

川牛膝去芦

水煎服。

二汁饮①

生地黄汁半升　生姜自然汁半合

上相和服之。

阴脱产门不闭类

妇人趋产劳力，努咽太过，致阴下脱若脱肛状。及阴下挺出，逼迫肿痛，举重房劳皆能发作，清水续续，小便淋露。

硫黄散　治产后劳伤阴脱。

硫黄　乌贼鱼骨各半两　五味子二钱半

上为末，掺患处。

桃仁膏　治产后阴肿妨闷。

桃仁去皮尖　枯矾　五味子各等分

上以下二味为末，研桃仁为膏，拌匀傅之。

硫黄汤　治产劳，玉门开而不闭。

硫黄四两　吴茱萸　菟丝子各一两半　蛇床子一两

上每服四钱，水一碗，煎数沸，滤滓，洗玉门，日再洗。

熨法

单炒蛇床子，乘热布裹熨患处，亦治产后阴痛。

归芩散　治阴下脱。

当归　黄芩各二两　芍药一两半　猬皮烧存性，半两　牡蛎煅，二两半

共为末，每服二钱，温酒米汤任意调下。忌登高举重。

又方　产后子宫不闭。

补中益气汤加白芍、醋附、半夏、酒芩，热不退加酒柏。

外治方　治产后阴肿下脱，内出玉门不闭。

石灰一升，炒极热　汤二升投灰中，适温冷澄清，坐水中以浸玉门，斯须平复如故。

又方　疗产后阴下脱。

烧兔头末傅之。

又方

以铁精粉上推内之。

补遗方　治产后生肠不收。

用枳壳煎汤，坐浸良久即入。

又方

蓖麻子十四粒去壳，捣烂涂顶心，如收即洗去。

又方

---

①　二汁饮：原作“又方”，据本书提纲改。

五倍子、白矾煎汤，浸洗良。

乳少类

妇人乳汁或行或不行者，皆由气血虚弱，经络不调所致也。乳汁勿令投于地，虫蚁食之令乳无汁。大抵妇人素有疾，在冲任经者，乳汁少而色带黄，所生之子怯弱而多疾。

漏芦散 疗乳妇气脉壅塞，乳汁不行，及经络凝滞，奶乳胀痛，留蓄邪毒，或作痈肿。此药服之自然内消，乳汁通行。

漏芦二两半 蛇蜕十条，炙 瓜蒌十个，急火烧焦存性

上为末，温酒调下二钱，服药后即以猪蹄羹投之。

又方

葵菜子炒香 缩砂仁各等分

上为细末，每服二钱，热酒调下，滋益气脉荣卫，行津液，极有验。

产宝方 疗产后乳无汁。

土瓜根 漏芦各三两 甘草二两 通草四两

上水八升，煎取二升，分温三服。忌如常法。

涌泉散 疗产乳无汁，亦治乳结痈肿。

穿山甲洗净，一两，灰炒燥

上为细末，酒调服方寸匕。

钟乳散 疗乳妇气少血衰，脉涩不行，乳汁绝少。

成炼钟乳粉研细 浓煎漏芦汤，调下二钱。

灵苑立效方

粳米 糯米各半合 莴苣子一合，并淘净 生甘草半两

用水二升，煎汁去滓，三服立下。

罗氏涌泉散 治妇人乳汁因气绝少。

瞿麦穗 麦门冬去心 龙骨 穿山甲炮黄 王不留行各等分

上为细末，每服一钱，热酒调下，后吃猪蹄羹少许。

吹奶类

产后吹奶者，因儿吃奶之次，儿忽自睡，呼气不通，乳不时泄，蓄积在内，遂成肿硬，壅闭乳道，津液不通，伤结疼痛。亦有不痒不痛，肿硬如石，名曰吹奶。若不急治，肿甚成痈。产后吹奶少若缓治结痈致死，时或有之，速用皂角散、栝蒌散，傅以天南星散，以手揉之则散矣。

栝蒌散

乳香一钱，研 栝蒌实一个

研匀，温酒煎服。

天南星散

南星为末，温汤调以鹅翎醮涂患处。

皂角散

歌曰：妇人吹奶治何如，皂角烧灰蛤粉和，热酒一杯调八字，须臾揉散笑呵呵。

百药煎散[①] 治奶结肿硬痛。

用百药煎为细末，每服三钱，酒一盏，煎数沸，热服。

青桑散

青嫩桑叶研细，米饮调摊纸上贴之。

妒乳类

妒乳者，由新产后，儿未能饮之，及乳不泄，或乳胀，捏其汁不尽，皆令乳汁蓄结，与血气相搏即壮热，大渴引饮，牢

---

① 百药煎散：原作“又方”，据本书提纲改。

强掣痛，手不得近是也。初觉即以手捋捏去汁，更令傍人助吮引之，不尔或作疮有脓，热甚必生痈也。轻则为吹乳、妒乳，重则为痈。虽有专门，不可不知。

连翘汤　治产后妒乳并痈。

连翘　升麻　芒硝　玄参　芍药　白蔹　防风　射干　大黄　杏仁　甘草各一钱

上作一服，水二盅，煎一盅，食后服。

瓜蒌饮　治产后妇乳初结，胀不消，令败乳自退。

瓜蒌一个，半生半炒　大粉草一寸，半生半炙　生姜一块，半生半煨

上同锉，用酒一碗煮取一盏，去滓服之，其痛一会不可忍，即搜去败乳。临卧再一服，顺所患处乳侧卧于床上，令其药行故也。

神应散　治吹乳作痈。

葵茎及子，捣筛为散，酒服方寸匕即愈。

又方　疗乳肿将次结成痈。

上以马溺涂之立愈。

赤龙皮汤　凡妇人女子乳头生小浅热疮，搔之黄汁出，浸淫为长百种，疗不差者，动经年月，名为妒乳。

槲皮三升，切　以水一斗，煮取五升，夏冷用，秋冬温之，分以洗乳。

天麻汤

天麻草五升，切　以水一斗半，煎取一斗，随寒温分洗乳，以杀痒也，洗毕敷膏散。

飞乌膏散

用烧朱砂作水银上黑烟三两，熬令焦燥　矾石三两，烧粉

上二味，以绢筛细，以甲煎和之令如脂，以傅乳疮，日三作。

又方　治乳头破裂痛。

苎麻根捣，傅之愈。

又方　取秋后冷落茄子花裂开者，阴干烧存性，水调涂之。

补遗经验异症治类

妇人无子非药可疗者二，若年命相克，坟墓不嗣是也。病夫病妇疾劳伤气血，并候不调，将理失宜，饮食不节，乘风取凉，冷气乘虚结于子脏，决难有孕。自少有疾，多服热药，天癸早耗，终身无子。女人血弱，子脏冷滞，久不生育。丈夫劳伤风虚目暗，精气不浓，精清如水，精冷如冰，不能施化，皆宜服药。产育正治之外，更有异症非经图所载者，今广诸见闻，以备症疗治。

灸法　女人无子，及已经生子久不再孕，怀娠不成者。

上以女人右手中指节文一寸，女指向上量之，用草一条是七寸，舒足仰卧，以所量草，自脐心直垂下至草尽处，以笔点之，此不是穴，以原草平榻，横安前点处，其草两头是穴，按之有动脉，各灸三壮如箸杪大，极有神效。

胜金丸和血温经　治妇人久虚无子，及产前后一切病患。兼治男子下虚无力。此药能安胎催生，妊胎临月服五七丸，产时减痛。妇人无子是子宫冷，如服二十丸，男女自至。又治积年血风，脚手麻痹，半身不遂，赤白带下，血如山崩，及治产后腹中结痛，吐逆心痛，子死腹中，绕脐痛，气满烦闷，失盖汗不出，月水不通，四肢浮肿无力，血劳虚劳，小便不禁，中风不语，口噤，产后痢疾，消渴，眼前见鬼迷晕，败血上冲，寒热头痛，面色萎黄，淋沥诸疾，血下无度，血痢不止，饮食无味，产后伤寒，虚烦劳闷，产后血癖，产后羸瘦。凡妇人众疾，不问年

深日近，并宜服之。一名金不换，治妇诸虚不足，心腹疼痛。

藁本　当归　石脂赤白皆可　白芍药　人参　白薇　川芎不见火　牡丹皮　桂心　白芷　白术米泔浸　白茯苓　玄胡各一两　甘草炙　山药各五钱

上为细末，炼蜜丸，如弹子大。每服一丸，温酒化下。初产了用热醋汤下，食前服此方。凡妇人怀身便服此药，甚有神效，常服尤妙。

温中龙骨散涩脱燥湿　治妇人腹下十二经绝产。一曰白带，二曰赤带，三曰经水不利，四曰阴胎，五曰子脏坚，六曰藏癖，七曰阴阳患痛，八曰内强，九曰腹寒，十曰脏闭，十一曰五脏酸痛，十二曰梦与鬼交，并宜服之。

龙骨三两　半夏　黄柏　灶中黄土　桂心　干姜各二两　石韦　滑石各一两　乌贼鱼骨　代赭各四两　白僵蚕五枚

上治下筛，酒服方寸匕，日三。白多者加乌贼骨、僵蚕各二两。赤多者加代赭五两，小腹冷加黄柏二两，子脏坚加干姜、官桂各二两。以上多随病增之。服药三月有子即住药，太过多生两子。当审方取好药。寡妇童女不可妄服。

小白薇丸和剂　治妇人冲任虚损，子脏受寒，久无子息，及断续不产。此由上热下冷，百病滋生，或月水崩下，带漏五色，腰腹疼重，面黄肌瘦，或因产乳不能将护，路厕太早，或久坐湿地，或冷风从下入血脏，既虚风邪内乘，或月水当行失于调摄，伤动胞络，阴阳不和，上焦虚阳壅燥，下脏邪冷结伏，致使胎孕不成，冷极伤败，月水不匀，饮食减少，夜多盗汗，面上皯䵟，齿摇髮落，脚膝痛重，举动少力，并宜服之。

覆盆子去梗　菖蒲微炒　远志去心　桃仁去皮尖，麸炒黄　白茯苓去皮　藁本去苗　卷柏去根　肉桂去粗皮　人参各三两　白龙骨　川椒去目并合口者，炒出汗　白薇去苗。各一两　干姜炮　细辛去苗　蛇床子炒　当归去芦　车前子　芎䓖各半两　熟地黄　麦门冬去心。各一两半

上为细末，炼蜜和丸，如梧桐子大。每服三十丸，空心，用温酒或米饮送下。此药常服壮筋骨，益血气，暖子宫，除风冷，令人有子。

乌鸡煎丸和剂　治妇人胎前产后诸般疾患，并皆治之。此药温经之剂，气血攻补备焉。

乌雄鸡一只　乌药　石床　牡丹皮　人参　白术　黄芪各一两　苍术米泔浸，切，焙，一两半　海桐皮　肉桂去粗皮　附子炮，去皮脐　白芍药　蓬莪术　川乌炮　红花　陈皮各二两　玄胡索　肉豆蔻　木香　琥珀　熟地黄洗焙　草果各半两

上细锉，用乌雄鸡一只，汤挦去毛及肠肚，将上件药安放鸡肚中，用新瓷瓶以好酒一斗同煮令干，去鸡骨，以油单盛，焙干为细末，炼蜜和丸，如梧桐子大，每服三十丸。

胎前产后伤寒，蜜糖酒下。胎前气闷壮热，炒姜酒下。赤白带，生姜地黄酒下。产后败血注心，童子小便炒姜酒下。产后血块填筑，心腹疼痛，玄胡索酒下。胎前呕逆，姜汤下。催生，炒蜀葵子酒下。安胎，盐酒下。室女经脉当通不通，四肢疼痛，煎红花酒下。血气攻刺心腹疼痛，煎当归酒下。血晕，棕榈烧灰，酒调下。血邪，研朱砂、麝香酒下。血闷，煎乌梅汤、研朱砂下。子宫久冷，温酒或枣汤下，空心，日一服。血风劳，人参酒吞下。小腹疞痛，炒茴香盐酒吞下。血散四肢，遍身虚浮黄肿，赤小豆酒下。常服，温酒、醋汤任下，并空心食前服。

济阴丹理气活血消积　治妇人血海虚

冷，久无子息，及产后败血冲心，中风口噤，子死腹中，擘开口灌药，须臾生下，便得无恙。治堕胎，腹中攻刺痛，横生逆产，胎衣不下，血晕血癖，血崩血滞，血入四肢，一应血脏有患，及诸种风气或伤风吐逆咳嗽，寒热往来，遍身生疮，头痛恶心，经脉不调，赤白带下，乳生恶气，胎脏虚冷，数曾堕胎，崩赤不定，因此成疾。室女经脉不通并宜服之。当曰暖子宫，和血气，悦颜色，退风冷，能消除百病。

三棱二两　蓬术一两，切片，煨　苍术泔浸，去皮　枳壳去穰　大艾去梗　刘寄奴　香附子净　败姜各一两半　乌豆三合。已上九味以谷醋三升，煮干，取出，焙干　当归身酒蒸　橘皮去白，细红者佳　白芍药各一两半　蒲黄隔纸炒　牡丹皮去骨　官桂去粗皮　赤芍药　片姜黄　青皮去白。各一两　生地黄酒浸　熟地黄酒浸　川芎各七钱半　玄胡索炒　五灵脂酒煮　白术煨。各半两

上为细末，以糯米粉、谷醋打糊为丸，如梧桐子大，每服五十丸，空心，沉香汤送下，苏汤、盐汤下亦可。

莪术散理气养血，受妊之源　随证酌量加入。

莪术煨　川芎　当归　熟地黄酒蒸，洗　白芷　茴香　杨芍药　甘草各一两

上为细末，每服二钱，盐酒调下。

月水不调匀，银器，加灯心。安胎加黄芪、生地黄。补虚调气加生姜、红枣。遍身虚肿加当归酒。小便不通加滑石末。心虚加朱砂，研末调。败血冲心，腹疼如刀刺，烧秤锤红淬酒。如不退，五灵脂酒洗秤。遍身疼，炒姜酒。吐酸水，加丁香七粒，煎汤甚力也。空攻眼目浮肿，加荆芥。小腹痛，加木瓜、艾。上惟浮肿，用姜汤或葱汤。胃虚恶心加藿香。冷嗽加桑白皮、干柿。头痛，加川芎、细辛。血风潮热，加生姜、红枣。虚汗，加麻黄根。吐不止，加青陈皮。血风腰痛，加芸台子，槌碎。女人血结不通，手发挛急，不知其数，荠菜一撮，顺流水柳汁下。手足痹，樟柳根浸酒。女人血气成块筑心，银子、灯心。血崩、赤白带，真龙骨末，好红酒调。血风冲心，狂言乱语，浑身壮热，加桃柳枝七寸。血刺成块不散，菴蕳。女人癖气、膈气，炒茴香酒。妇人不问虚热伤风，潮热憎寒，一切百病，先以三服，随证汤引投之，服以他药调理甚应验。冷嗽猪血。心燥猪肝酒。催生顺流水、滑石、禹馀粮、榆白皮、坯子、乳香、葵子、酸车草汁煎汤、黄柞叶垂下者。胎衣不下，再加莪术、地黄、竹青。行血，菴蕳、生地黄、红花、苏木、陈艾，减杨芍药，加赤芍药。妇人病去经调，自成妊娠。

温白丸　治妇人病去，继续而生，带下淋沥，五邪失心，忧愁思虑，意思不乐，饮食无味，月水不调，及腹中一切疾病，有似怀孕，连年累月，羸瘦困弊，或歌或哭，或如鬼所使，以上诸症皆令无子，服此药效。

桔梗　柴胡　菖蒲　吴茱萸汤泡七次，焙干　紫菀去苗土　黄连去毛　肉桂去粗皮　厚朴去粗皮，姜汁炙　人参　茯苓　皂角去皮、子，炙　蜀椒去目，并含口者，炒出汗　巴豆去皮心膜，出油，炒，细研。各半两　川乌炮，去皮脐，二两半

上为细末，研匀，炼蜜丸，梧子大，每服三丸，渐加至五七丸，食后临卧，姜汤送下。

琥珀泽兰煎和剂　治妇人三十六种血气，八风五痹，七癥八瘕，心腹刺痛，中风瘫痪，手足酸疼，乳中结瘀，妊娠胎动，胎死不出，产衣不下，败血凑心，头旋眼花，血疰四肢，浑身浮肿，冲任久

虚，绝产无嗣，早晚服食。或因有子，经脉不调，赤白带下，恶心呕逆，身体瘦倦，怀妊八月，一日一服，滑胎易产。

琥珀 泽兰叶 牡丹皮去心 紫巴戟去心，糯米炒 茴香 五味子去梗 五加皮 刘寄奴去枝 白芷 川当归酒浸 赤芍药 金钗石斛去根，酒浸 川芎 白芍药 生地黄洗，焙 熟地黄洗，焙 人参 白术 附子 艾叶醋炒，糯米糊调成饼，焙干，为末。各一两

上为细末，炼蜜和丸如弹子大，每服一丸，食前用温酒磨化服。漏胎刺痛，煮糯米饮下。寒热往来，四肢烦痛，煎青蒿酒下。妇人、室女经闭，煎红花酒下。血晕不省人事，童子小便和暖酒下。催生，鸡子清和酒下。血气血块攻刺心腹，烧秤锤淬酒下。伤寒及中风口噤，煎麻黄汤下，以被盖出汗即愈。心惊悸及头痛，薄荷酒下。咳嗽煎桑白汤下。血气攻疰，浑身瘙痒，头面麻痹，炒黑豆浸酒下。产后产前常服，不生诸疾，甚效。

喑症类

孕妇不语非病也，间有如此者，不须服药，临产月但服保生丸、四物汤之类，产下便语，得亦自然之理，非药之功也，医家不说与人，临月则与寻常之药，产后能语，则以为医之功，岂其功也哉！黄帝问曰：人有重身，九月而喑，此为何也？岐伯对曰：胞之络脉绝也。帝曰：何以言之？岐伯曰：胞络者系于肾，少阴之脉贯肾系舌本，故不能言。帝曰：治之奈何？岐伯曰：无治也，当十月复。

治妇人生下孩儿但不能发声，谓之梦生，世俗多不知救，深为可悯。今后有此，切不可断脐，将胞衣用火炙令暖气入儿腹内。却取猫一只，用青布袋裹其头足，使一伶俐妇人拿住猫头向儿耳边，以口着力咬破猫耳，猫忽大叫一声，儿即省开口发声，遂得生矣。

又法 儿因难产或逆产下不哭，微有气者，即以本父母真气度之，亦活。皆经验方也。

胎 产 证 治

序

妇人病之别立科目，滥觞于扁鹊之为带下医，继之者仲景有妇人方，至元代设带医、乳医、褥医等科。宋·陈自明著《妇人良方》，明·王肯堂著《女科准绳》，清·武之望著《济阴纲目》，而妇人科遂独立矣。夫妇人与男子之不同治，根于生理之不同轨，故经带病、乳疾及胎产诸症，为妇人方书立论之鹄，江浦陈珠泉君能医，于妇人科独长，尝藏《胎产证治》一书，书为肯堂所著，清·岳昌源氏重订。分月经、胎前、临产、产后四大类，言不过二万，而纲举目张，简明扼要，妇人病症，了如指掌，宜乎陈君珍为青囊环宝，藏之数十秋，按法施治，全活数百人也。兹念异说横流，中医凌替，实效方书，亟宜公布，检付中医书局印行，于是学者得一暗室明灯，终南捷经。而陈君仁厚之心，医林共仰，王氏不传之秘，薄海争诵焉。既倩吾兄伯未审定，余谨为序如此。至于肯堂之书，流传者仅《六科准绳》，前岁中医书局得《医学笔麈》，今复得《胎产证治》，吾知其遗书之失传者，当不止此，则更愿中医人士竭力搜求，使先贤之苦心得永垂于不朽，曷胜馨香祷之！

民国十九年四月上海秦之万又安予

陈 序

《金匮》治妇人妊娠产后难病诸篇，立方不多，而精理名言，读者触类引伸，无在不有左右逢源之妙，承其绪而昌明者，实惟《千金方》。唐宋以来，妇科之书，汗牛充栋，往往一症数方，或十数方，方日多而用其方者，乃有效有不效，时医以四物汤为妇科总方，其妙处在川芎一味，以其味辛气温，通上下而行血中之气也。然有失血过多之症，气息几微，不但禁用香窜之川芎，即四物亦宜慎用，然后叹泥方以治病，或昧治而试方，虽经方亦足以杀人，乌可以不致谨也。夫治病之道，有经有权，是故调经方论，前人主于温补，有时酌用寒凉者，审其对症则然也。胎前主治，大要贵于安胎，有时胎之不安，由于抱病，用药以去病为先者，审其对症则然也。产后诸症常法，当大补气血，虽有他症，以末治之，然当察其轻重缓急，间有酌用苦寒兼及驱荡之品者，审其对症则然也。凡吾所言，有合于《金匮》、《千金》与否，今不暇计，而要之读书者，固宜观其通也。有明·王肯堂先生《六科准绳》中女科一种，允为医林一大著作，而不免稍失之繁，今此书为肯堂先生手稿，清初名医岳泗庵先生删校重订，虽仅一卷，而简当精核，余得其稿本于江右黄氏，藏箧中三十年矣。今重违中医书局钱君季寅之请，校印行世。吾知手此一编者，其于妇科证治，如观螺纹而数家珍也，用兵者无一定之法，弈棋者无一定之谱，惟医亦然，苟昧于通变而泥成方，吾知其为孙武弈秋之所弃，终其身不能涉岐黄氏之藩篱者也。若昧症治而以方试病之庸医，更何论焉，明乎此而后可读此书，且可进而读《金匮》、《千金》之书。

民国十八年六月江浦陈洙珠泉氏序于沪寓之种瑶草堂

目　　录

胎产证治

怀胎总论

乾道成男，坤道成女，男为阳，女为阴，气属阳，血属阴，男多气，女多血，阳清轻而阴重浊，气无形而血有形也。气无形故充满于中，血有形故流溢于外。然是血也，以其初而言，即先天真一之水。女子十四而天癸至，自此而始，如潮汐之不愆其期，然后血脉调和，病无由生，一失其期，而生育亦因以窒矣。故治女病以调经为先，善调经者，以顺气为主，气顺则经自调，经调则血常足，是以月事既止，新血复生，一交媾而胚胎即结。血少精多，则精裹血而成男，血多精少，则血裹精而成女。欲得子者，以月事初止，三日之内，新血始生而气清，交感成胎者必男也；三日之后，新血渐多而气浊，交感成胎者必女也。有交感于三日之外而亦生男者，必其平日血虚不盛也；有交感于三日之内而亦生女者，必其平素血气大盛也。其又有血气足而月事又调，宜乎成胎而久不生育者，必男子精气不稠，或精寒不相交结，非女子之病；其有男子精血素充而又无子者，必女子子宫寒不能摄精，非男子之病。盖女子尺脉常盛，若沉细而迟，则知子宫之寒，或子宫不寒而亦无子，必其血不足，或痰有馀也。然血之不足，痰之有馀，视其形之肥瘦而已。盖瘦人多血虚，血虚则不能凝精，肥人多湿痰，湿或流注于下焦，则痰血混淆，而化气不清，亦不能凝精也。肥人、瘦人而亦有子者，又何也？盖瘦人多血虚，道其常也，若月事既调，而无热症，则血常滋润而不枯，是以能生育也；肥人多湿痰，亦道其常也，或肌肉不甚浮白，饮食无厚味，则湿痰亦少血气犹清，故能生育也。由是观之则女子之血所以宰生化之机也，方其未成胎也，此血周流不息，应期而至，及其已成胎也，此血荣养于内以护发胎。凡初孕即头眩恶心，其或呕吐，厌饮食而常思酸者，乃足厥阴肝经养胎也。肝主风，故头眩；肝有馀，故恶心呕吐；肝胜脾，故厌饮食；肝喜酸，故思酸也。过此则诸经轮次养胎，七八月间两足浮肿，乃足太阴脾养胎也。脾主四肢，故足浮肿也。盖脾本足之阴经，胎气下堕，故见于足也。每一月则一经养之，十月则十经养之，十月足而产焉。其馀二经，则又养于既产之后而化血为乳，乳亦血也。而其色白，盖胸前部位属太阴肺经，乃西方金色本白，血从而来，故变赤为白也。夫血皆资饮食以生者也，故既产而饮食倍于平日，以产后属阳明胃经养之，胃能化饮食，饮食能生血，血既足则化为乳。此特论胎前产后之事，原其本于血，归功于十二经。若胎产调理，又各具于诸症条中。

妇人脉常欲涩弱于男子，尺盛而右手大，是其常也。反此是逆。

月经总论

冲任二脉流通，经血应时，谓之月水。以其平和之气，常于三旬一见，似月盈亏，不失常度。如外为六气所干，内为七情所郁，于是有经病焉。有月候不调者，有月候不通者，有兼疼痛者，有兼发热者，须细推之。不调有趱前，有退后；不通有血滞，有血枯；疼痛有常时作痛，有经前经后作痛；发热，有常时发热，有经行发热，析开于后。

月经不调

经候先期者，血热也；色紫者，血热甚也；紫黑有块，热之更甚也。后期者，血虚也；色淡者，血虚甚也；或先或后而色淡稠粘者，痰也。或止或来无定期者，因气血不调，随之行止也。或一月两至，或数日一至者，气虚血热也；或经后数日而不止者，乃血海滑脱，兼火邪以动之也；既止而隔三四日复见微血者，以旧血未尽为新血所催而复出也，可随症施治。

先时而来及色紫者，以凉血为主，宜黄连为君，佐以焦栀、槐花，同四物煎服，又倍加白芍、生地，减川芎为妥。后时而来，及色淡者，以补血为主，宜四物为君，佐以丹参、续断、龟胶、阿胶、元参、五味、麦冬煎服。色淡稠粘者，化痰为主，宜二陈为君，佐以乌药、香附、枳壳、苏梗，同四物加生姜、砂仁煎服。或止或来无定期者，以调气补脾肾为主，宜君以白术，佐以山药、杜仲、川断、陈皮、乌药、砂仁，同四物磨沉香服。或一月两至，或数日一至者，以补气凉血为主，宜八物汤加黄连、山栀、赤芍、连翘、黑蒲黄煎服。经候数日不止者，以止血凉血为主，宜骨皮为君，佐以黑荆芥、侧柏叶、山栀、蒲黄、黄连、地榆，同白芍、熟地。经止后隔三四日复见微红者，惟以四物汤加白术、茯苓、山药、陈皮、甘草煎服，虽不服药，亦无害也。

月经不通

脉左寸沉，心病也，寸脉弦，关脉沉，肝病也。两寸弱小属虚，滑属实，寸关调如故，尺脉不至者，月水不利。

经闭者，言新血滞而旧血凝积，脐腹腰痛，血瘕血风，与热入血室之症，多自此而始，然闭之之由，或月事将临，适感暴怒，肝气拂逆，血随气而升，亦令经闭。或月事适至，因渴饮水，并食生冷，或坐水中沐浴，寒气入内，血则凝滞，亦令闭经也。或堕胎多产而伤血，或久患潮热而消血，或久发盗汗而耗血或脾胃不和，饮食减少，而不能生血，或思虑悲哀过极，致心脾亏损而不能养血，凡此皆能令人经闭。其有肥白妇人月事不通者，多是湿痰、与脂膜壅滞也。若闺女经闭，多因恣食酸咸煎炒，或逾年未嫁，或年未及而思男，以伤心血也。寡妇经闭，因郁闷百端，心火无时不起，或饮食厚味，遂成痰疾，其症乍寒乍热，面赤心烦，或时自汗，肝脉弦长，当随所因而治之。

因感暴怒而经闭者，宜君以青皮，佐以官桂、木香、归梢、赤芍、红花、桃仁、山楂、蓬术、牛膝、苏木，好酒煎服。因食生冷而经闭者，宜君以官桂，佐以干姜、木香、香附、厚朴、山楂、红花、桃仁、当归、牛膝，好酒煎服。因坐冷水而经闭者，前方加白术、干姜、温中燥湿之品，好酒煎服。因堕胎多产而伤血，久患潮热而消血者，不可行血，只以四物为主，佐以木香、香附、厚朴、甘草、茯神、丹参养调血气，久而自通矣。因脾胃不和，饮食减少，不能生血者，亦不可行血，宜白术、人参、茯苓、白蔻仁、木香、陈皮、甘草，以调其胃，同四物煎服，久而自通矣。因忧欲伤心而血涸者，宜调心气，开郁和脾，如石菖蒲，远志、丹皮、沉香、白蔻、青皮、川芎、当归、延胡索煎服。肥白妇人经闭，宜柴、朴、枳实为君，佐以苍术、半夏、陈皮、香附、乌药、牛膝、桃仁、木通、秦艽煎服，则湿痰去，脂膜开，而经自通矣。闺女经闭因食煎炒者，红花当归散、单大黄膏；因思男者，四物加柴胡、黄芩、石菖蒲、远志，或逍遥散加芩、连；因怒者，四制香附加生地为丸，磨沉香汁服。寡妇经闭，柴胡抑肝汤、越鞠丸，或四制香附细磨沉香汁服。

通经散

当归　桂心　川乌泡　干漆炒　青皮　大黄　川椒　莪术　桃仁　干姜

等分为细末，分为四分，用一分同米醋熬膏和前药，丸如桐子大。每服三十丸，加至五十丸，空心盐汤下。

通经散　治月水不利，脐腹作痛，或小腹引腰气攻胸膈。

牛膝酒制　桂心　赤芍炒　桃仁去皮尖　元胡索　归身酒浸　丹皮各一两　木香三钱

共为末。每服二钱，温酒调下，或用四五钱煎服。

桃仁煎丸

桃仁去皮尖，麸皮炒　大黄湿纸裹煨　朴硝各一两　虻虫炒黄，五钱

共为末，以醇醋二斤，在瓦器内，慢火熬至斤许，下前药不住手搅成团。丸如桐子大。前一日不用吃晚饭，五更初用温酒下五粒，日午时即下，如赤豆汁，候血鲜红即止，续以调气血药补之。一本，赤豆汁下，有鸡肝蛤蟆衣末。

通经不可一例用药，有血虚血败而不可行者，俱在尺脉中视之。

附方　**红花当归散**

红花　归尾　紫威　牛膝　苏木　甘草　赤芍　桂心　白芷　刘寄奴　热酒调下。

大黄膏

锦纹大黄四两　酒浸焙干为末，用醋一碗，熬成膏，丸如芡实大。每服一丸，临卧热酒化下。

逍遥散

柴胡　白术　当归　白芍各一钱　炙草五分　煨姜煎服。

四制香附丸

香附米一斤，分四两酒制，四两醋制，四两童便制，四两米泔制，各浸一宿，晒干用　当归酒洗　熟地酒洗　白芍　川芎各四两　泽兰叶　白术　陈皮各三两　黄柏酒炒　甘草酒炒。各一两

上为末，酒糊丸桐子大。每服七十丸，空心白汤下。

抑肝汤

柴胡　青皮　赤芍　丹皮　苍术　山栀　骨皮　香附　神曲　川芎　生地　连翘　甘草

越鞠丸

香附醋炒　苍术泔浸，油炒　川芎　神曲炒　栀子炒黑，等分曲和丸

疼痛潮热

月水循期，纤疴不作，而后有子，若疼痛等症，必先去病而后滋血调经，经来先腰痛者，血滞而气不顺也。经止而复腹腰痛者，血海空虚气不收也。经前潮热者，血虚有滞也。经后潮热者，血虚有热也。寻常潮热者，参发热门用药。

经将来而作痛者，行气为主，君以木香，佐以枳壳、青皮、胡索、丹皮、香附、蓬术，同四物汤煎服。经即止而复作

痛者，补血为主，君以地黄，佐以川芎、当归、白芍、人参、白术、茯苓、甘草、香附、陈皮。经前潮热者，以逍遥散为主，佐以丹皮、桃仁、胡索。经后潮热者，逍遥散加换地骨皮、生地、炒黄芩，此方加减退热圣药。有咳，加桑皮、贝母、桔梗、知母、麦冬。咳血，加生地、山栀、丹皮。呕吐，加陈皮、竹茹、旋覆花。

济阴丸

香附米一斤，分作四分，醋、酒、童便、艾汤各浸四两，晒干为末　艾叶　川芎酒洗　全当归酒洗　白芍酒炒。各为末　生地　熟地酒浸，捣烂。各四两　阿胶二两，蛤粉四两炒成珠，酒化

同各药糊丸桐子大。每服五十丸，空心淡盐汤下。

血　鼓

妇人鼓胀，虽因气食而成，然成于血者居多，如成于气食者，腹虽胀而经不闭，成于血者，经必闭也。妇人血恒有馀，故月见其血而不病。若闭而不通，则日积充满，少腹先膨，久则上连中脘，胀紧如鼓，青筋绽露，而血鼓之症成矣。其因产后恶血不下，逆而上升，渗入皮肤，充积于中宫，甚至上腾于面，而成紫色者，必死之症也。

治惟破血通气为主，宜君以桃仁，佐以红花、归梢、牛膝、三棱、莪术、木香、苏木、穿山甲、厚朴、官桂、青皮、牙皂，以大腹皮一团先煎，后入各药乃妙。或用杜牛膝捣汁，和酒服。或用血见愁捣取汁，酒和服之。

血　瘕

妇人瘕块，有因痰与气成者，然成于血者居多，痰与气食成块，而不凝于经水，成于血，则经水虽来，亦必有时而断也。此必经水来后，当有旧血未尽，偶感寒气，或触怒气，留于两胁少腹之间，故成血瘕也。

治以破结软坚为主，宜君以莪术，佐以三棱、归梢、桃仁、红花、官桂、穿山甲、牙皂。共醋煮为末，将血见愁捣汁，浸阿魏令软，研烂醋调和陈米粉粥为丸，好酒下，每服百丸，日二服。

血　肿

血肿与水肿不同，先因经脉不通而肿，名曰血肿。乃瘀血化水，闭塞胞门，流走四肢，悉皆肿满，此更难治，先因小便不通，身面浮肿，而后经水不通名曰水肿，治各不同。血肿但调其经，则水自消。用胡索　川芎　当归　牛膝　川断　赤芍　官桂　灵脂　白芷　羌活各五分　赤苓　牵牛　半夏　甘草各三分　姜煎。

水肿乃脾不能制血，与水俱浮，二症通用肾气丸。水分，君泽泻，加防己、葶苈、木通；血分，君丹皮，加红花、牛膝。

血　风

血风者，红水上攻头目，昏迷不省人事，甚至头面皆成赤斑。此因经水适临感冒风邪所致。盖风为气，善行而数变，其势易上而难下，经水为风所激，故倒流而上行也，此血症之最急者。

治以四物为主，加防风、荆芥、桃仁、红花、天麻、薄荷、白术，必用白术者，以其能去上面游风，及利腰脐间血故也。或用苍耳草，一名喝起草，阴干为末，酒调服。其功最大然不可多服。

热入血室

热入血室者，必经水适临，或身热而经止，经随热而入于血室，则往来潮热，

如疟而无定期，或日二三发者是也。热久不止，多成骨蒸，可不早治乎。

治宜四物汤中，倍加生白芍、生地黄，佐以赤苓、黄芩、连翘、麦冬、丹皮服之。

崩　淋

崩、淋二症相似而不同。崩者，如土之崩，源泉逆流而不禁乃血热而兼气虚不能收摄也。淋者，如水之流，淋漓艰塞，而不快，乃郁热而气亦滞也。然崩则皆血，而淋则赤白砂石之异，赤属血，白属气，砂石者气血之尤浊者也。治此病者，惟调养气血，清其热而已。

脉数小为顺，洪大为逆。

血崩不止，必用棕灰、牡蛎、釜底墨、焦栀、黄连、槐花、侧柏叶、人参、黄芪、甘草。为末飞盐汤下。为丸亦妙，或用小蓟草汁。同藕节汁调和服，或用苍耳草，烧存性，好酒调下。急则治其标，白芷汤调百草霜服，甚者以棕灰、灵脂半生半熟为细末，酒调服，然后用调和气血之药。紫血成块者，四物加黄芩、黄连、香附、荆芥、蒲黄，三味俱炒黑。虚有气虚、血虚之异，气虚者，四物加参、芪、干姜；血虚者，四物加阿胶、艾叶、干姜；痰，加二陈；夜不眠，加枣仁、茯神。脾胃虚损，不能摄血归源，六君子汤加川芎、当归、柴胡，怒气伤肝，则肌肤手足俱有血丝露出，血失常经故也，加味逍遥散。淋症，宜先通利，用大剂牛膝为君，佐归尾、枳壳、乌药、香附、砂仁、木通、黄连、山栀、赤苓、赤芍、生甘草，水煎好，加童便冲和服之，或用车前子为末，酒下一日四五服。

带　下

带脉在腰，如带之状，带下虽有赤白，总属肾虚。其病与淋相似，然淋病多散而薄，必觉臭秽；带疾多滑而稠，无腥秽之气为辨耳。

脉虚迟者生，急疾者死。尺脉涩而弱，或洪数而促，皆为便浊白带。

治带下不论赤白，皆以杜仲为君，佐以四物、四君、黄柏、泽泻。若小腹先痛而后下者，不用黄柏，加胡索、香附、砂仁。又方，杜仲灼去丝为细末，每服三钱。男子白浊用车前子四两煎汤下，妇人带下用好酒下，立止。虚者人参汤下。

清气调荣汤

当归　生地　地榆　陈皮　香附各一钱　川芎　泽泻　白苓　白芍各八分　萸肉　延胡酒炒末　明天麻各二钱　丹皮钱半　黄连酒炒七分

补荣丸

当归酒洗，晒干，三两　茯苓　川芎　香附酒炒　石斛醋洗　白芍各二两　萸肉　天麻　川断酒炒　阿胶蛤粉炒　滑石酒拌炒，研　牡蛎盐泥煅过　龙骨嫩白者火煅　丹皮　地榆各两半　生地二两五钱，煮捣烂

各药为末，醋糊丸桐子大。空心服，或酒或淡盐汤，送下二三钱。

附　加味逍遥散

四物加白术　柴胡　山栀　丹皮　茯苓

胎前总论

如一两月经水不通，无病似病，呵欠倦怠，神思昏昏，手足软弱，其脉滑大而匀，或尺脉独动者，乃孕脉也。经云：阴搏阳别，谓之有子。搏者阴脉逼近于下，别者阳脉别出于上，阴中见阳，即滑脉是也。脉滑而动，是阴施阳化，须当有子。又少阴脉动甚者孕子也。手少阴属心，足少阴属肾，心主血，肾主精，精血交会则

有娠。又，三部脉浮沉正等，无病而经不至者妊也。脉经云：左尺脉浮洪者男胎也，右尺脉浮洪者女胎也，两尺俱洪者为两男，俱沉实者为两女。

一月如露珠，足厥阴肝经养之，盖胎者血之始成，而肝则血之所藏，造化之相为合也。然受气之始，则足少阴肾经也。天一生水，得气最先，故男子先生左肾，女子先生右肾，而妇人右肾，亦以系胎，为胞之根蒂也。足厥阴养胎，多有恶心呕逆，盖肝常有馀，本不能容物，有娠则肝气为胎所碍，故恶心呕逆。过此则别经养胎矣，以平肝顺气为主，君白芍以平肝，佐枳壳、砂仁、陈皮、苏子、乌药以顺气，藿香、白蔻、竹茹以止呕逆。或瘦人多热，更加芩、连。

二月如桃花瓣，足少阳胆经养之。此时腹中或动或不动，若吐逆思酸，则有孕明矣。以安胎为主，白术、黄芩为君，呕逆加陈皮、香附、枳壳、茯苓、芍药。

三月如蚕茧，手厥阴心包络养之。其脉滑疾，重按则不散，男女未有定形，宜用变女为男法。明雄精一块，重三四两者，以绛囊佩左胁下。是月相火所主，胎最易堕，慎之慎之。以白术补脾为主，黄芩清热，芎、归、芍补血，不问有病无病，即以五味为丸服。胎有可疑者，用验胎法以川芎末，一钱。五更时艾汤调服。微动为胎，若连服不动为血凝。

四月男女已分，男思酸味，女思淡味，始受水精以成血脉，手少阳三焦养之。其左脉疾者为男，右脉疾者为女，左右俱疾当主二男。

五月足太阴脾经养之。脾主四季，五月之时，儿四肢皆成，其脉重手按之不散，但疾不滑者，五月胎也。

六月足阳明胃经养之。脉喜洪长，迟涩防堕。

五月六月胎不安者，或腹微痛，或腰痛，或饮食不美，用安胎饮，八物去苓，加黄芩、陈皮、苏梗、砂仁，或固胎饮，八物去茯苓，加黄芩。血虚通加阿胶，痛者加砂仁。

七月手太阴肺经养之。男向左胁动，女向右胁动，脉实大牢强者生，细小微弱者死，滑疾者儿将生也，若暴下恶水多者，其胎必堕，宜预防之，须频服安胎饮。

八月手阳明大肠经养之。脉实大弦紧者生，沉细微弱者死。如胎不安者，单用砂仁末，但非八九月，不可多服。

九月足少阴肾经养之。用达生散：大腹皮钱半　黄芩　白术　当归各一钱　人参　紫苏　甘草各五分　春加川芎，夏加黄芩，秋加泽泻，冬加砂仁，气虚倍参、术。气实加香附、陈皮，血虚倍加当归、生地，性急加柴胡，腹痛加木香，胎动加苏梗、地黄，渴加麦冬。

十月五脏六腑俱备，纳天地之气于丹田，自当正产。

当归　川芎　黄芩　白术　香附各一钱　甘草二分

堕胎小产

堕胎之脉，必大而无力，或涩而短。

小产多在三、五、七阳月，火能消物故也。若前次三月而堕，则下次亦必如期，先于两月后，服清热安胎药，五七月亦然。大抵属气虚血甚者为多，故白术、黄芩为安胎圣药。益母草活血行气，有补阴之功，能清热凉血，使血循经而不妄行，乃养胎。更当详辨其虚实，如气虚用四君子，血虚用四物，总用杜仲丸。杜仲去粗皮，以糯米煎汤匀，姜汁炒断丝，八两　川断去芦，酒浸，三两　为细末，以山药末五六两，打糊为丸。一方，枣肉煮烂，杵和为丸。每服七十丸，米饮下。一方，用猪腰一具，去内筋膜 入杜仲四五钱，炒去丝 外用苎丝缚系，纸裹煨熟食之，苎根汤下。

心痛便闭遗尿

妊妇心气痛者，胎碍其心故也。胎压膀胱，则小便不通，其有遗尿不禁者，必其胎气受寒，逼近膀胱之故。

心气痛者，治以缩胎降气为主，宜君以枳壳，佐以砂仁、沉香、苏子，入四物服之。治小便不通，以利小便为主，宜君以木通，佐以车前、甘草梢、赤苓、泽泻，兼用搐鼻法以升其气。乌梅、牙皂等分 为末。略吹些少于鼻中，鼻中酸痒，欲嚏不嚏，其气必升，先服前药，如一饭之顷，后用搐鼻法。治遗尿不禁者，以温胎为主，宜君以艾叶，佐以茴香、五味、牡蛎，同猪尿胞煎服。

腹痛

妊妇腹痛，人皆谓之胎痛，而不知胎痛，自有分别，不可以腹痛例观也。如努力任重，致伤其胎而作痛者，方可以言胎痛。或平素瘦弱，血不足以润其胎，其痛如芒刺引掣者，亦可以言胎痛。若偶伤食感气，触秽恶而作痛者，非胎痛也。当审其脉，若滑而弦，必是气食，若得涩脉，乃为胎痛，由于血不足也。治以安胎，生血为主，宜用四物以生血，佐砂仁、白术、黄芩以安胎，陈皮、木香、香附以调气。

妊妇腰痛，与男子不同，男子腰痛，肾虚也，妊妇亦有肾虚者，然因劳力居多，劳力任重，致伤胞系，胞系与肾相连，受伤则腰必痛，痛甚则胞将脱，多致小产。其有素享安逸，而娠妊腰痛，必受胎之后，不节房事所致也。迨十月足腰痛者，欲产也。脉诀云：将产之候脉离经，一息二至，号离经，谓胞系欲离经也。此脉在孕妇则欲产，在病人则气绝，不可不知。

治例以安胎为主，宜砂仁、白术以安胎，杜仲、川断、甘草以止痛。

下　血

妊妇下血，人皆谓之胎漏，不知胞外有血，胞内皆水，若下血则皆胞外之物，岂胎漏耶。然下血过多，则无以养胎，下水过多，则胞干儿死，皆危症也。若临月腹痛、胞破，则为欲产，非胎漏也。漏胎下血，其势已危，用阿胶为君，鹿角屑、熟地、艾叶、白术、砂仁、黄芩为佐，加葱白一握，水煎送下黄蜡丸一二钱，日三服。

外感杂证

妊妇伤寒、疟疾，皆致小产。盖寒战，则遍身筋骨皆振，易动其胎故也。二症皆以安胎为先，定寒热为次，宜大剂白术、砂仁、黄芩、紫苏以安胎。伤寒，则兼用羌活、防风、甘草；疟疾则兼用柴胡、川芎、芍药；有食，加山楂、麦芽、枳实、神曲、陈皮。

妊妇痢疾、泄泻，虽不至堕胎，然临月多有产难。盖痢疾则下血，而胎无所养，泄泻则去水，而胎无所滋，必有干枯涩滞之患。若暂泄痢者，亦无大害。治痢疾，以当归、黄连为主，佐以白术、茯苓、芍药、木香、陈皮、甘草。治泄泻，以白术为主，佐以茯苓、陈皮、甘草。二症俱用砂仁煎服，愈后又当大补阴血，如四物加败龟板、元参、知母、山药、五味、人参，作丸子服，庶免临产干枯涩滞之患。

感风咳嗽，头痛发热，用葱白，浓煎发散，仍服参苏饮，去半夏热服。人参、紫苏、干葛、前胡、陈皮、茯苓、甘草、枳壳、桔梗、木香，加姜枣。外感多去枣加葱。肺火，去参加杏仁、桑皮。泄泻加白术、扁豆、莲子。七情咳嗽，用贝母去心，麸皮炒黄，去麸为末，砂糖拌匀，为丸含化。

感湿，腹胀身重，用平胃散，泄者用三白汤，加砂仁、厚朴、苍术，内热加黄芩。

瘟疫用藿香正气散、小柴胡去半夏。若痰多呕逆，热甚者，用井底泥涂脐下二寸，干又涂之。一方，以伏龙肝为末，水调涂之，就服一钱，陈艾叶和酒煮，滤清服。

内伤凝血作痛，只用安胎药以芎、归为君。

内伤食积，平胃散，倍白术，加山楂、枳实、砂仁。吞酸嗳腐，加黄连五分，伤肉倍山楂，伤鱼腥倍陈皮，伤辛热物加黄连，伤生冷物加砂仁、木香。凡脾胃虚弱，饮食难化，白术、陈皮、等分，为末，神曲和丸服。

尿血胎漏，属热者多，四物加山栀、发灰。虚者胶艾四物汤，久者龙骨一两 蒲黄五钱 为末，每服三钱，酒调日三服。

腹痛多因血少，四物加香附为末，紫苏汤下，服此药不止，须辨寒热虚实，随症调理。

子　烦

子烦，热也。热则清之，心惊胆怯，烦躁闷乱，火克肺也。主方用川芎、当归、茯苓、麦冬、黄芩、竹茹。相火盛者，单知母丸；君火盛者，单黄连丸；心神不安者，朱砂安神丸。辰砂、远志、麦冬、石菖、人参、茯神、川芎、山药、细辛、天麻、半夏、南星、白附、铁粉、姜汁和丸；气滞者，紫苏饮；痰滞者，二陈去半夏，加黄芩、枳壳、麦冬、防风等分，竹叶五片。

子　悬

子悬，气也。气则散之，妊孕四五月，相火养胎，以致气逆凑心，胸膈腹满痛疼，甚则一时闷绝欲死，紫苏饮连进救之。

紫苏饮、归、芍、芎、陈、苏叶、腹皮各五分，人参、甘草减半，姜葱煎服。

子　肿

子肿，湿也。湿则渗之，遍身浮肿，小便不利，腹大异常，高过心胸者，胎中蓄水所致，多五六个月有之。用鲤鱼汤代水煎，白术五两，茯苓、当归、白芍各三两。先以鲤鱼剖洗鳞肠，白水煮熟，止取汁，每汁二盏，入药五钱，姜七片，橘皮少许，煎七分，空心服。如胎水未尽，再合服，仍常煮鲤鱼粥食之。原因烦渴，引饮太过，或泄泻损伤脾胃，脾虚不能制水，宜五皮散，倍加白术为君，米饮下二钱，湿热甚者，单山栀散。

七八个月两脚浮肿，头面不肿，乃胞浆水湿不流，微肿易产，肿甚，平胃散加木瓜。

子　痫

子痫，风也。风则平之，因受风寒，头项强直，筋脉挛急，语言謇涩，痰涎壅盛，昏晕不识人，时醒时作。重者，羚羊角汤。羚角、枣仁炒、独活、五加皮、米仁各五分，防风、当归、川芎、茯神、杏仁各四分，木香二钱半，甘草、姜煎，或加竹沥。轻者，川芎羌活饮，加陈皮、茯苓、甘草。不省人事者，单荆芥散。

子淋

子淋，亦湿也。湿则渗之，因膀胱积热，以致淋沥作痛，麦冬、白苓、腹皮、木通、甘草、灯心、淡竹叶等分，姜一片。因房劳者，去腹皮，加芎、归、人参。临月热甚，五淋散。

子气

子气，腿足发肿，以至喘闷，甚则脚指间有黄水出，防风一钱，桑皮、赤苓、紫苏各二钱，木香五分，或加木瓜。

子喑

子喑，三五个月忽失音不语，或至九月而喑，皆无妨，分娩后自好。盖胞系于肾，肾脉贯舌，为胎气所约，故不能言。

内伤杂症

跌仆，或为重物压触动胎，心腹痛甚下血者，用砂仁略炒为末，每服二钱，热酒、盐汤、艾汤皆可调服。胎腹中热甚，血即安，功同参、术，如去血过多，芎、归加阿胶、艾叶。

泄泻，胃苓汤去桂，加肉果。

大小便不通，若大肠血燥，四物加条芩、桃仁，大肠气滞，紫苏饮，加条芩、杏仁。古方用枳壳、赤苓、腹皮、甘草为末，葱白汤下三钱。

头眩目晕，腮肿，因肝毒热毒，上攻太阳，用消风散。石膏煅　甘菊　防风　白芷　甘草各五分　荆芥　羌活　羚羊角　川芎　当归　黄芩各一钱　眩晕，有痰有虚，虚用补中益气汤，痰用二陈加芩、连、竹沥、姜汁。

腹中小儿啼，因妊娠登高举臂，胞乳脱出儿口，以此作声，令妊娠曲腰就地，如拾物，乳仍入儿口即止。古方用黄连浓煎汁呷之。又用多年空房中鼠穴土，为末酒下。

妊妇无故数次悲泣，系属脏躁之故，大麦、甘草、枣煎，或小麦、麦冬各二钱，人参、茯苓各八分，甘草三分，姜、枣、竹茹。又有自哭自笑者，红枣烧存性，米饮下。

妊妇自服毒药，冲上心中，牙紧不言，两手强直，头低，自汗，十死一生，不识者作中风治，必死。宜以生白扁豆一味，为末，新汲水调灌之。

胎前禁忌

胎前服药三禁，汗、吐下。

有孕不欲成胎，归尾、川芎、杜牛膝、蓬术、官桂、红花。

欲堕方　牛膝四分　瞿麦　桂心　蟹爪各二分　为末，空心温酒服。

单方　红酒曲五两　浸酒十盏，煎二沸，去渣，分五服。

鸡卵白　三家卵　三家盐　三家水和服。

又方　麝香同桂心，研末酒服。

临产总论

《脉诀》云：欲产之脉离经，沉细而滑也。离经之脉，大小不调匀，或如雀啄屋漏，应腰痛，腹痛，眼花，产在须臾，非病脉也。尺脉转急，如切绳转珠者即生。

难产之因不一，有在一月之前，忽然腹痛，如欲产而不产者，谓之试月。有临产时腹痛，或作或止，或一二日，或三四日者，谓之弄胎。有浆水淋漓，来少谓之试月水。虽脐腹痛而腰不痛者，俱非当产，若腹痛连腰者即产。少腹之下，阴户之上，有骨高起，中有节骱相凑，临产则开，谓之交骨。虽儿头向下，其势已顺，而交骨不开终难生产，立见危殆。

横生者，一臂先下，乃儿在母腹，转运偏侧，有碍而不得遂也。逆产者，两足先下，必是母腹中脂膜窄狭，不得转运而直下也，此皆因劳挫闪，误伤其胎所致。儿凑心不下者，多致母子俱死，必以药引入心分，解开儿手，方可得下。盖药气一至，儿手自软，故解开。盘肠生者，临产之时，母肠先出，然后儿下。子死腹中者，腹必闷痛兼冷，略无动意，面如土色，其舌又黑。试验云：面黑舌不黑，母死子活，舌黑面不黑，母活子死。或有未曾受蓐，腹中略痛，胞水先破，乘势而下，固为大幸。设或胞水漏干，恶露出尽，儿不能下，苟无法以下之，则母子俱不可保矣。其有产后胞衣不下者，多有升上至心而死，不可忽诸。

试月、弄胎、试水，切莫动手，须要忍耐其痛，多为行走，以活动之，若因痛甚不肯转舒，及曲腰睡卧，遮护产门，则难产矣。催生方，寒月用三合济生方：当归三钱，枳壳、川芎各二钱，苏附、腹皮各半钱，苏叶八分，粉草七分。连日未产者，加牛膝。夏月用神应散：车前一两，白芷、冬葵子各三钱，枳壳二钱；通用千金不换方：蜂蜜、好酒、香油等分共一大茶盅，同调冷服，立效止痛。又以皂角末吹鼻，又以凤仙子二钱，研水送下俱效。解喜不顺易生方：生蜜一两，真麻油二两，铜杓内煎数沸，去沫，磁罐收，每服一盅。催生奇方：用桃仁一粒，书可出二字，在两瓣上，各一字，令妇食之立生。

交骨不开

交骨不开，用急性子壳　穿山甲　牙皂　麝香等分　为末和蜜捏作条子，如指头大一块，塞入阴户近骨处，又用葱二三斤，浓煎汤，令产妇坐浸，以手运之，交骨自开，或用芎、归、败龟板、妇人髪灰服。

横生

横生者，将儿手轻轻纳入阴户，逆产者，不必以儿脚推进，虽推进，已不能转运矣，全在收生者活法。急用蛇退一条、蝉退二十一个、头髮一束，共烧灰为末，温酒调服，仰卧片时即下。

凑心不下者，乃儿捧母心也。急用猪心血调乳香五钱好酒送下，儿手自开。亦治子死腹中。心头痛等症，或用蛇退烧灰，入麝香少许，研服。

子死腹中

子死腹中者，当归、川芎、砂仁各一两，官桂三钱，木香三钱，水酒各半，煎服，或用元明粉四钱，以清油、蜂蜜各一两，温热调下立产。

胞水漏干，儿不能下者，急以车前子二三合，煎汤，以布滤去渣，连连服之，儿随水出。或用大料四物汤，滋其气血。外用烛油搽产户内，或用鸡子清同麻油调和，炖服一二碗立下。一方，川芎五钱，当归一两，龟板一两，血馀五钱，煎服，如人行里许，即下。兼治交骨不开。

胞衣不下

胞衣不下者，以鸡蛋三个，去黄取清，以好酒一合，调和服之立下。或以花蕊石一两，硫黄四两，入罐泥盐固济煅过为末，童便好酒调和一钱，服之立效。兼治败血奔心，并胎死腹中，男及妇婴儿跌扑所伤。

盘肠生

盘肠生者，必须稳婆及家内人，预说

平安言语，以宽产妇之心，急以蓖麻子四十粒，研烂，涂在产妇头顶上。少顷肠即收上，急洗去蓖麻子。勿使风吹，设经久不收，或为风所吹者，以磨刀水少许温热，润拭其肠，再用阴阳家有验磁石，煎汤服，亦即收上。俗法：用水噀产妇背，使之惊而肠亦收者。不可轻用，盖惊则气散，产妇见肠出，已先受惊，若再惊之则变成他症矣，戒之戒之。

统治产难方：以益母草为君，芎、归、木香、砂仁为佐，大约君一两，佐五钱，水、酒煎服。

鬼脑丸：以腊月兔脑去膜，乳香末二钱半，母丁香末一钱，麝香一字研匀，丸如芡实大，阴干油纸密封，蜡壳更佳。临产破胞后，温酒下一丸，即时产下。随男左女右，手握药出为验。

一方：川芎　当归各二钱　官桂一钱　麝香一字　为末，酒服立产。

产后总论

新产之脉，缓滑为吉，实大弦急者死。沉小者吉，牢坚不调者死。沉细附骨不绝者生。妊妇产后，脏腑受伤，血气俱损，为病多端，不可不审，条列于后。方产之时，先将当归、川芎各五钱，益母草一两煎好，待儿生下，即以此汤加童便服。

血　晕

新产忽觉昏晕，口心眼合，面如土色欲倒者，乃恶血冲心也，名曰血运。急令人扶持，勿便卧下，即以热醋向鼻使之，即醒。醒后施治，须用降血之剂。产后血运，不及煎药，只用童便灌之，立醒。或以降真香一钱，沉香一分，为细末，当归煎汤下，可免冲心之患。或用泽兰叶、荆芥各一两，川芎、当归各五钱，甘草煎酒灌下，口噤者挖开灌之。

产后恍惚谵语，舞手掉头，口流涎沫，少醒又发，有似败血冲心之状，其实因痰犯心经包络也。盖败血冲心，一任昏迷不能少醒，而痰犯心胞，亦如此状，但昏迷有时而醒觉耳。血入心经，错语健忘失志，及产后百病，治以血竭、没药等分，为细末，每服一钱，童便加酒调服。若分娩时调服一钱，其恶血皆下。痰迷心包者，止宜用导痰汤，若热甚加芩、连。

产后发狂跳跃，不顾羞耻，非癫也。乃各经之血，一时乘虚上升，迷其心窍，而下部恶血，又相奔腾，势上而不下，故发狂跳跃，不能自禁。须用重剂使血归经则愈矣。治法，急令两人扶住，煎当归一两，服之，其恶血下行，新血各自归经，即时安宁矣。或用川芎、当归各半，水煎加童便服。

腰　腹　痛

产后腹痛，不可尽作恶血不行，须看新久。若初产腹中有痛阵，如将产状，腹皮未觉宽软，又若转运不宁，乃是双胎。若经一二日腹痛者，恶血停滞，名曰儿枕块。若恶血已尽，而腹中如芒刺，翕翕无力，乃空痛也，不可复投行血之剂，治惟养血而已。治例，产后一二日，腹绞痛者，恶血未尽也，古方独胜散最佳，用山楂一两，浓煎，调砂糖热服，血自下行，痛立止。或用芎、归、益母、桃仁、胡索等分，煎服。若恶血已尽，五六日间腹痛者，血虚也，宜四物加炙草。

产后腰痛，若恶血不甚下，多停滞于两肾空隙之处，其痛板急不能转侧，得热物熨之则缓者，宜以归梢、桃仁为君，乌药、杜仲、牛膝、官桂为向导，空心煎服，得五六服可愈。若血去已多，而两腰空痛，翕然如不能伸气者，肾虚也，宜以杜仲兼四物补血，牛膝、茯苓引经，少加红花以养血。恐分娩时劳倦，致伤其腰故也。

下血不止

产后下血不止，看其色之红紫，紫者为旧血，任其自下，红者为新血，宜先止而后补之。然紫者既尽，必继之以红，红者又尽，必继之以淡，此必然之势也，宜时时斟酌治之。或丸，或散，或剂，随缓急以施治，失此不治，则元气必脱，而潮热虚劳之病不免矣。治以四物为主，佐以止血之剂，加地榆、牡蛎、黑蒲黄、棕皮灰、鹿角霜、乌梅，作散服之。一日连进数服，每服一二钱，立止。或用熟地一两，捣烂，和酒调匀温服，连进三次，大效。或用黑蒲黄二两，水三升煎，一升顿服之立效。

外感杂症

产后疟疾，适值秋间发者，方可以疟治，若春夏及冬时发者，非其时而有其气，谓之似疟。必是产后风食所伤，当以风食为主，而以血药佐之。然须辨其为风为食，寒多热少，而腹不饱者风也，热多寒少，而不思饮食者食也。治食则消食为主，而少兼风药。治风则疏风为先，而少兼食药，有痰加痰药，宜斟酌之。治以四物为主，加柴胡、黄芩以定寒热，有痰加橘红，有食加麦芽、山楂，有风加防风、荆芥，头痛倍川芎，寒热甚倍芍药，酒炒。

产后伤寒，决不可服汗吐下之剂，以其气血俱虚也，汗则亡阳而伤气，下则亡阴而伤血。若犯麻黄、大黄，多致不救，惟以和解为主，而以血药佐之，无万一失。然伤寒发于产后，必费调治而多危，惟感冒者为易愈耳。治例，只宜用羌活、紫苏、柴胡、川芎、甘草、生姜以解寒，陈皮、香附以调气，有痰加痰药，有食加食药，佐以四物煎服，以微汗出为度。若大便秘结，以猪胆汁导之，或饮蜜汤。

产后中风，危症也。若外有六经之形症，内有便溺之阻塞，皆难治，惟口眼斜者无事。若忽然角弓反张，目定项强者，必平素有痰症，风邪乘虚而入，风痰交作，壅塞经络，营卫不通，虽似中风，而实无分于六经，倘又汗出不止，或遗尿不禁，其死必矣。产后中风，不可以常人风药例治，虽中腑亦不宜汗，禁用麻黄，虽中脏亦不宜下，禁用大黄。惟审其在表，则羌、防、荆、苏、甘草可用也。审其在里，则枳、朴、苓、陈、乌药、木通可用也。即南星、半夏、瓜蒌亦宜慎用，惟杜苏子、姜汁、竹沥以治痰，佐以四物补血，切不可求速取异，而孟浪用药。

产后泻痢不甚者，犹可施治，然泻比于痢，则痢尤难，而泻或能调理。泻者以补脾为主，而以消食药佐之。痢则以扶脾消食为主，而以血药佐之。盖痢多下血，故用血药。泻用血药，则泻不能止。泻止后，则用补血药。产后泻痢，不可混治，泻则补脾为主，白术、苍术、茯苓、神曲、陈皮、甘草，有气则理气，有食则消食，四物且勿用，以归、地皆动脾之剂。若久泻，加乌梅、大枣、人参。至于痢疾，则不忌四物，当与平胃散并用，兼以消食之味，与调气养血而已。

产后身热不止，口干舌燥，日晡尤甚者，血虚也。宜大补其血，不可用寒凉之剂，反佐以温热，则热自除矣。以血药属阴，阴非阳不生，故用温热，以助阳而生阴，阴血既生，则邪火自退。治宜四物中，倍芍药炒酒，兼炮姜，佐茯苓以渗热。柴胡以清热，半月后身热未除，宜加人参。大抵产后不宜便用人参，恐补住恶血也。半月后恶血已尽，新血已生，故不忌人参，而犹必以陈皮监制可也。

产后乍寒乍热，不可便作外伤，先审其乳房胀痛，乳汁行否。乳汁不行，而发寒热者，气虚也。乳汁行而发寒热者，必审少腹痛否，痛若手不可近，必败血不散，入于肺则热，入于脾则寒。腹不作痛而发寒热者，是气血两虚，气虚则寒，血虚则热也。更辨其左脉不足为血虚，右脉不足为气虚，非关气血虚。而为饮食所伤发寒热者，必心胸饱胀，气口脉盛也。又非饮食所伤，必切其脉若数大者，方是感冒寒热，亦不可过用表药。治例，乍寒乍热，如乳汁不行者，用通草为君，芎、归为臣，枳壳、甘草、穿山甲为佐，漏芦、赤芍为使，猪蹄七星者煮汤，代水煎服。或单用穿山甲，瓦焙为末，酒下。如瘀血寒热者，用芎、归、桃仁、红花、丹皮、青皮等味，或失笑散灵脂、蒲黄为末醋调，加木通、赤芍入盐少许，名通灵散。兼治心疼。如食伤寒热者，用楂肉、枳实、半夏、香附、陈皮、麦芽、茯苓、白术。如外感寒热者，用芎、归、苓、芍、荆芥、苏叶。如气血虚寒热者，以大补气血药治之。

产后四肢浮肿者，因败血停滞，流入四肢，日久血化为水，若作水气治，而用导水之剂，则虚而又虚矣。或血停脾胃，必致腹胁胀闷，呕逆恶心，或血入肺经，必致面黑发喘欲死，或血迷心窍，必致神志恍惚，语言不明，舌根强硬。治例，四肢浮肿，主以调经散。归　芍各一两　没药　琥珀　肉桂各一钱　麝香二分　甘草一钱　为末，每服半钱，温酒下。佐以正脾散。白术　香附　小茴　炙草　木瓜等分　加灯心煎服。如血停脾胃，腹胁胀闷，呕逆恶心者，以抵圣汤。泽兰　陈皮各半钱　人参　半夏各一钱　赤芍八分　甘草五分　姜五片煎服。如血入肺经，人参苏木汤。如血闷心窍，七珍散。人参　防风各五钱　生地　川芎各一两　石菖蒲一两　为末，每服二钱，开水调服。

产后心痛，因气虚偶为外寒所侵，搏于血分，凝滞不消，气逆上冲，击于心经也。治例，用延胡索、当归、陈皮，酒和丸，或加赤芍、蒲黄、川芎、枳壳、乳香、没药、官桂等味。

产后遍身痛，腰背不得转侧，手足不能动摇，此败血不散所致。腹痛，若饮食停滞，必恶食吞酸。瘀血痛，必手不可近。虚寒痛，必四肢厥冷。小腹痛，瘀血不尽也。大便不通，枯涩因去血太多，大肠干涸也。小便不通，因津液竭也。治例，遍身痛，用牛膝、官桂、羌活、白芷、川芎、当归、枳壳、桔梗、香附、甘草、桃仁。停食腹痛，用平胃加枳实、山楂。瘀血痛，黑神散，熟地、归尾、赤芍、蒲黄、桂心、干姜、甘草、黑豆、酒、童便各半。（附：古黑神散：百草霜、白芷等分，童便、醋，治横生逆产崩漏。）失笑散亦佳（见前寒热部）。寒痛，理中汤。小腹痛，用归、芍、丹皮、胡索、青皮、官桂。大便不通，四物加青皮三倍为主，惟数日不通，饮食如常，腹中如故，八珍汤，加桃仁治之。必待腹满觉胀。欲去不能者，乃结粪在肠，用猪胆汁润之，或麻仁、杏仁、桃仁、槟榔通之，切不可用大黄。小便不通，四苓加归、芍、陈皮。

产后发喘有二，有荣血暴绝者，二味参苏散治之；瘀血停滞者，用血竭、没药等分为末，酒入水调服。

产后咳嗽，有血虚者，四物加参、术、陈皮、桔梗；有肺气虚者，四君子加芎、归、桔梗；有阴火炎上者，六味加参、术；有风寒所感者，补中益气加桔梗、紫苏；有瘀血停滞者，古二母散加参、术、桃仁、杏仁。

产门不闭

产门不闭，生肠不收，及子宫脱下，皆由气血虚弱也。

产门不闭，十全大补汤加五味子补而敛之；如小便淋，腹内有块，上下攻动，作疼作胀者，加味逍遥散加车前、木通；如腹内不痛而产门肿胀掀痛者，加味逍遥加醋炒白芍和之；如肿处溃破淋沥脓水，此必为稳婆所伤，补中益气汤加茯苓以健脾，次用归脾汤调理。生肠不收，用人参、芪、术、芎、归、甘草，若不收，加升麻。常用热手心熨腰肚，外用枳壳二两，煎汤，温浸，良久自收。子宫脱下，补中益气汤加醋炒白芍，用五倍子煎汤浸洗，再用蛇床子炒热，以布裹熨患处。或先以淡竹叶煎汤洗，仍用五倍子、白矾为末，干掺。

产后忽然下血，血片相似崩者，此血气大虚，而致营卫衰败也。当和血理气，用当归　白鸡冠花各五钱　白术　白芍　香附各四钱　熟地　川芎　人参　茯苓　阿胶　侧柏叶　酸枣仁炒　蒲黄各二钱　甘草五分　分六帖，加姜三片，煎服。

产后呕恶，盗汗，泄泻，虽有数病，法当治其所急。

产后虚软，不能行步，至夜则病剧，用真五加皮、人参、归身、白术、熟地、甘草。

不治症

产后不治症，口鼻黑色，鼻衄，喘急，心痛。

杂效方

绝产方　血管鹅毛烧灰　百草霜各一钱　调酒下，行经后服之，即不受胎。如有胎，用冰片三分　麝香　樟脑各一分　共为末，蜜丸，绢包入户内。又方用零陵香，酒服二钱尽一嘴绝孕。薇衔食之，令人绝孕。凤仙子，产后吞之，即不受胎。马槟榔，经水后常嚼二枚，井水下，久则子宫冷，不孕也。

回乳方　神曲二钱，炒研，酒服。

六龙固本丸　治五劳七伤，赤白带下，小产，血崩，不孕，诸虚等症。

山药　巴戟肉　山茱萸各四两　川楝子肉二两，用小茴盐煎汤拌炒　补骨脂二两，用盐三钱，黄柏五钱，酒一茶杯，煎半杯，拌炒　人参　黄芪　莲肉各二两，用木瓜一两，水三碗，煎一碗，拌上三味炒　归身　生地各二两　白芍　川芎各一两　用五仁斑龙丸鹿角胶、鹿角霜、菟丝子、柏子、熟地等分，为丸，名斑龙。一方加鹿茸、苁蓉、阳起石、附子、黄芪、归身、枣仁、辰砂，亦名斑龙　一料，和上药为丸，日间兼服和中丸。

调气丸　治妇人室女，血虚不调，及胎前产后诸疾。

香附八两，童便浸炒　乌药四两，炒　炙草一两　共为末，用生姜四两　葱白一握　捣取汁，加好醋半碗，共和丸，如弹子大，每服二三丸，随症加引，化开温服。

血气不顺，心胸痞满，柴胡汤化下。腰腿腹痛，茴香汤。翻胃，呕吐，脾胃感寒，老姜五片，炒黑，盐少许煎汤下。惊忧喜怒伤神，心满，肿痛，面浮，石菖蒲汤化下。血运闷，血刺痛，血积，血瘕，良姜、赤芍、水、醋、各半杯，煎汤化下。喘满气急，面浮，紫苏、生姜，煎汤化下。唾血，喉中腥气黄桑叶，煎汤下。血涩大便秘结，枳壳或青皮汤化下。崩中带下，小便频数，炒吴萸汤化下。经络感热，血脉妄行，生化汤化下。败血冲胃，咳血呃逆，生姜、柿蒂汤下。妊娠伤食，脐膈不快，木香、或砂仁汤化下。妊娠临月，近上逼心，名曰子悬，生姜紫苏汤。产后寒气入腹，脐下刺痛，炒吴茱萸汤化下。产后子肠脱下，鲫鱼头煎汤下。

郁冈斋医学笔麈

明·王肯堂　著

秦伯未　选辑

序

《郁冈斋笔麈》明·王肯堂撰，《四库全书》采藏之，其书目提要复甚称之。尝观自序云，余幼而好博览，九流百家，亡弗探也。遇会心处忻然至忘寝食，既寡交游，无同好可与谈者，时时札记以管城，用为谈麈。盖以天纵之才，益以力学，发为言论，宜尔独具只眼，排倒一切也。书凡十二卷，论医学者占十之三四，余读而称善，思所以介绍于同志，因嘱钱子季寅节录专册，细加校雠，并张小目，厘为二卷，易其名曰《医学笔麈》。夫王氏《六科准绳》集明以前医学之大成，博采广搜，几家置一编，读此将益叹其见高识广，得未曾有焉。至此书成于万历三十年壬寅，《准绳》成于万年历三十二年甲辰，为时仅二载，当是辑《准绳》时有所发而另存者，则更可与《准绳》相互证云。

丙寅八月上海秦之济伯未甫记

目　录

卷　上

稀痘秘方

姑苏一寺僧，卖稀痘药，服之神验，王荆石相公，许以重利，欲传其方，峻拒之。后以十金得之于其徒，乃玄参、菟丝子二味等分，蜜调服也。公欲广其泽，见人即说，后亦罕验，盖秘方广传则不效，人莫喻其理。紫柏大师尝问余，余对曰：众生业力大，制方者之心力几何，不能专之故也。师击节叹赏。

寒热因用

或问寒因热用，热因寒用，何谓也？曰：寒热和而为平气，寒热离而为病气，因用则是调剂寒热也。

读本草法

同年邵麟武问，欲学医，须识药性，欲识药性，须读本草乎？曰：然。读本草有法，勿看其主治。麟武曰：不看主治，又何以知药性也？曰：天岂为病而生药哉，天非为病而生药，则曰何药可治何种病，皆举一而废百者耳。草本得气之偏，人得气之全，偏则病矣，以彼之偏，补①我之偏，医药所由起也。读本草者，验其味，察其气，观其色，考其以何时苗，以何时华，以何时实，以何时萎，则知其禀何气而生。凡见某病为何气不足，即可以此疗之矣。《灵枢经·邪客》篇，论不得卧者，因厥气客于五脏六腑，则卫气独卫其外，行于阳不得入于阴，行于阳则阳气盛，阳气盛则阳矯满，不得入于阴，阴气虚，故目不瞑，治之以半夏汤。夏至而后一阴生，半夏苗其时，则知其禀一阴之气而生也，所以能通行阴之道。五月阳气尚盛，故生必三叶，其气薄，为阳中之阴，故其引卫气从阳入阴。又其味辛，能散阳跻之满，故饮之而阴阳通，能卧立至也。李明之治王善夫小便不通，渐成中满，是无阴而阳气不化也。凡利小便之药，皆淡味，渗泄为阳，止是气药，阳中之阴，所以不效。随处以禀北方寒水所化，大苦寒，气味俱阴者黄柏、知母，桂为引用，为丸投之，溺出如涌泉，专眄成流。盖此病惟是下焦真阴不足，故纯用阴中之阴，不欲干涉阳分及上中二焦，故为丸，且服之多也。本草何尝言半夏治不得卧，黄柏、知母利小便哉，则据主治而觅药性，亦何异夫铸舟而求剑者乎。麟武曰：善哉，未之前闻也。

药　误

面浮跗肿，小便秘②涩，未必成水也。服渗利之药而不已，则水症成矣。胸

① 补：原作“辅”，《郁冈斋笔麈》同，据文义改。

② 秘：原作“闷”，据《郁冈斋笔麈》改。

满腹膨，悒悒不快，未必成胀也，服破气之药而不已，则胀症成矣。咳嗽吐血，时时发热，未必成瘵也，服四物、黄柏、知母之药而不已，则瘵症成矣。气滞膈塞，饮食不下，未必成膈也，服青、陈、枳、朴宽中之剂而不已，则膈症成矣，成则不可复药。

痰火

痰火上壅，喘嗽发热，足反冷者，服消痰降火药必死，宜量其轻重而用人参，多至一两少则三五钱，佐以桂、附，煎浓汤候冷饮之，立愈，韩懋所谓假对真也。然此症实由肾中真水不足，火不受制而上炎，桂、附火类也，下咽之初，得其冷性，暂解郁，及至下焦，热性始发，从其窟宅而招之，同气相求，火必下降，自然之理也，然非人参君之则不能奏功。

中风

每见时师治中风，初用八味顺气散，多不得效，已而用二陈、四物加胆星、天麻之类，自谓稳当之极，可以久而奏功，而亦竟无一验何也？盖妄以南星、半夏为化痰之药，当归、川芎为生血之剂，而泥于成方，变通无法故也。正不知通血脉，助真元，非大剂人参不可，而有痰者，惟宜竹沥少加姜汁佐之，不宜轻用燥剂。至于归、地甘粘，能滞脾气，使脾精不运，何以能愈瘫缓。岂若人参出阳入阴，少则留，多则宣，无所不达哉，其能通血脉虽明载本草，人谁信之。里中一老医，右手足废，不能起于床者二年矣，人传其不起，过数月遇诸涂，讯之曰：吾之病几危矣，始服顺气行痰之药，了无应验，薄暮神志辄昏，度不可支，令家人煎进十全大补汤，即觉清明，遂日服之，数月能扶策而起，无何则又能舍策而步矣。经云：邪之所凑，其气必虚。吾治其虚，不理其邪，而邪自去，吾所以获全也。余曰有是哉，使进顺气疏风之药不辍者，墓木拱矣。然此犹拘于成方，不能因病而变通，随时而消息，故奏功稍迟，使吾为之，当不止是也。姑书之以俟明者采焉。

痰

人身无痰，痰者津液所聚也。五谷入于胃也，其糟粕、津液、宗气，分为三隧，故气积于胸中，出于喉咙，以贯心肺而行呼吸焉。荣气者泌其津液，注之于脉，化以为血，以荣四末，内注五脏六腑，以应刻数焉。卫气者出其悍气之慓疾，而先行于四末分肉皮肤之间而不休者也，昼行于阳，夜行于阴，常从足少阴之分间，行于五脏六腑，实则行，虚则聚，聚则为痰，散则还为津液气血，初非经络脏腑之中，别有邪气秽物，号称曰痰，以为身害，必去之而后已者也。余幼而喜唾痰，愈唾愈多，已而戒之，每喉间梗梗不可耐，辄呷白汤数口，咯出口中，用舌搅研令碎，因而漱之，百馀次津液满口，即随鼻中吸气咽下，以意送至丹田，默存少顷，咽间清泰矣。如未清即再漱再咽，以化尽为度。方咯出时，其味甚咸，漱久则甘，世人乃谓淤浊之物，无澄而复清之理，何其谬哉。吾尝渡河矣，见舟人掬浊流而入之瓮，掺入矾末数分，即时澄清，此可以悟治痰之法也。故上焦宗气不足，则痰聚胸膈，喉间梗梗，鼻息气短；中焦营气不足，则血液为痰，或壅脉道，变幻不常；下焦卫气不足，则势不悍痰，液随而滞四末分肉之间，麻木壅肿。治其本则补之宜先，先其标则化之有法，略露端倪，以需颖者之自悟云。如稠而不清，宜用澄之之法，散而不收，宜用摄之之法，下虚上溢，宜用复之之法，上壅下塞，宜用坠之之法。何谓澄之之法？如白矾有却水之性，既能澄浊流，岂不足以清痰乎，然犹不可多用。至于杏仁亦能澄清，而济水之性清劲，能穴地伏流，煮而为胶，最能引痰下膈，体此用之，所谓澄之之法也。何谓摄之之法？如大肠暴泄脱气，及小便频数者，益智仁一味，遂能收功，盖有安三焦，调诸气，摄涎唾而固滑脱之妙。故医方每以治多唾者，专取其辛而能摄，非但温胃寒而已，所谓摄之之法也。何谓复之之法？肾间真气不能上升，则水火不交，水火不交，则气不通，而津液不注于肾，败浊而为痰，故用八味丸，地黄、山药、山茱萸以补肾精，茯苓、泽泻以利水道，肉桂、附子以润肾燥。肉桂、附子热燥之药，何以能润，曰：经不云乎，肾恶燥，急食辛以润之，开腠理，致津液，通气道，所谓复之之法也。何谓坠之之法？如痰涎聚于咽膈之间，为嗽为喘，为膈为噎，为眩为晕，大便或时秘①而不通，宜用养正丹、灵砂丹重剂以引而下之，使不相并，所谓坠之之法也。至于寒者热之，热者寒之，微者送之，甚者从之，坚者削之，客者除之，劳者温之，结者散之，留者行之，湿者燥之，燥者濡之，急者缓之，损者益之，逸者行之，惊者平之，薄之却之，开之发之，见于《素问·至真要大论》者，应变不穷，尤为治痰之要法，在圆机之士，熟察而妙用之，不可一途而取也。若乃虚症有痰，勿理其痰，但治其虚，虚者既复，则气血健畅，津液通流，何痰之有。今人乃谓补药能滞气而生痰，此聋聩之言，流害无穷矣。丹阳贺鲁庵，年七十馀，膈间有痰，不快饮食，初无大害，就医京口，投以越鞠丸、清气化痰丸，胸次稍宽，日日吞之遂不辍口，年馀困顿不堪，僦舟来访，问脉于余。则大肉已脱，二手脉如游丝，太溪绝不至矣。见余有难色，因曰：吾亦自分必死，但膈间胀满太甚，大便秘结不通，殊以为苦，但得稍宽，即瞑目无憾也。因强余疏方，以至亲难辞教，用人参、白术之类，大剂进之，少顷如厕，下积痰升馀，胸膈宽舒，更数日而死。夫二丸乃时师常用之药，本欲舒郁，适增其痞，本欲清痰，反速其毙，岂不悖哉。明效若斯，而病家与医，了无幡然悔悟惩创之色，岂宿业已深，大命垂绝，故天塞其衷，而使之决不可返也耶！不然，何不论于理，而甘就屠戮者之众也。

头　痛

东垣云：高巅之上，惟风可到。故味之薄者，阴中之阳，自地升天者也。所以头痛皆用风药治之，总其大体而言之也。然患痛人，血必不活，而风药最能燥血，故有愈治而愈甚者，此其要尤在养血，不可不审也。一人寒月往返燕京，感受风寒，遂得头痛，数月不愈。一切头风药无所不服，厥痛愈甚，肢体羸瘦，扶策踵门，求余方药。余思此症明是外邪，缘何解散不效，语不云乎。治风先治血，血活风自灭，本因血虚而风寒入之，今又疏泄不已，乌乎！能愈也。又闻之痛则不通，通则不痛，故用当归生血活血，用木通通利关窍血脉，而行当归之力。问渠能酒乎，曰：能而且多，近为医戒之，不敢饮。因令用斗酒，入二药其中，浸三昼

---

① 秘：原作“闷”，据《郁冈斋笔麈》改。

夜，重汤[1]煮熟，乘热饮之，至醉则去枕而卧，卧起其痛如失。所以用酒者，欲二药之气上升于头也。至醉乃卧者，醉则浃肌肤，沦骨髓，药力方到。卧则血有所归，其神安也。有志活人者，推此用之，思过半矣。然有火郁于上而痛者，经云：火淫所胜，民病头痛。治以寒剂，宜酒芩、石膏之类治之。又不可泥于此法也。又有一方，用当归、川芎、连翘、熟地各二钱，水煎六分，去渣，以龙脑薄荷二钱置碗底，将药乘沸冲下，鼻吸其气，俟温即服，服即安卧，其效甚速。然亦为血虚者设耳。

补精忌凉

补精之药，固忌温热，然以天道验之，时非温热，则地气不能升而为云，天气不能降而为雨。人身之道，何莫异斯，然则肾虽寒补，实资温助，故昔人以苁蓉、巴戟、故纸、茴香之类，发扬肾气，使阴阳交蒸而生精。知此理也，自丹溪出而黄柏、知母为补肾之药，误人多矣。夫黄柏、知母虽禀北方寒水之气而生，然其性降而不升，杀而不生，暂用其寒，可以益水，久服其苦，反能助火，经不云乎，久而增气，物化之常也，气增而久，夭之由也。

渴由血虚

治渴必须益血，盖血即津液所化，津液既少，其血必虚，故须益血。凡吐血之后，多能发渴，益知渴病生于血虚也。

脾虚补肾

今人只知脾胃虚则当补，补之不应则补其母，如是足矣，而不知更有妙处，补肾是也，脾土克肾水，不相为用，如何反补其所胜以滋肝木，曰：不然，此其妙正在相克处也。五行以相克为用，所以《尚书·大禹谟》说个水火金木土谷，惟修此圣人立言之妙，其说甚长，今且以水与土言之，水不得土，何处发生，何处安着，土不得水，却是一个燥坌物事，如何生出万物来。水土相滋，动植化生，此造化相克之妙。而医家所以谓脾为太阴湿土，湿之一字，分明土全赖水为用也，故曰补脾必先补肾。至于肾精不足，则又须补之以味，古人以谓补肾不若补脾，二言各有妙理，不可偏废也。

口糜

经云：膀胱移热于小肠，膈肠不便，上为口糜。宜以清凉之剂利小便，易老用五苓散、导赤散相合，服之神效。又云：少阳之复，火气内发，上为口糜，则又当用苦寒之剂也。如二法不效，则宜加炮干姜之类反佐之。

身重宜补

身重之症，时师止知燥湿，而不知补虚，《素问·示众容论》篇历言肝虚肾脾虚，皆令人体重烦冤，足知身重乃虚症也。宜用补中益气汤、加减八味丸消息与之。

五积

治积之法，理气为先，气既升降，津

---

[1] 汤：原作“阳”，《郁冈斋笔麈》同，据文义改。

液流畅，积聚何由而生。丹溪乃谓气无形而不能作块成聚，只以消痰破血为主，误矣。天地间有形之物，每自无中生，何止积聚也。戴复庵以一味大七气汤治一切积聚，知此道欤。肝积肥气，用前汤煎热待冷，却以铁器烧通红，以药淋之，乘热服。肺积息贲，用前汤加桑白皮、半夏、杏仁各半钱。心积伏梁。用前汤加石菖蒲、半夏各半钱。脾积痞气，用前汤下红圆子。肾积奔豚，用前汤倍桂，加茴香、炒楝子肉各半钱。

阴维病

《难经》云：阴维为病，苦心痛。阴维行诸阴而主荣，荣为血，血属心，故苦心痛也。洁古云：其治在足少阳三阴交，仲景太阴证则理中汤，少阴证则四逆汤，厥阴证则当归四逆吴茱萸汤。

气疾求肾

今人治一切气疾，止知求之脾肺，而不知求之肾，所以鲜效。夫肾间动气，为五脏六腑之本，十二经脉之根，呼吸之门，三焦之原，房劳过度，或禀受素弱，肾经不足，气无管束，遂多郁滞，是生诸疾，医者以为是当理气，枳、朴、乌药、香附之类，集然前陈，而气愈不可理矣。宜之泄之，以快药下之，而人之死者已过半矣。于是医之识见稍高者，以为脾虚不能运化精微之故，而众事于补，然仅可以苟延岁月，而多至于因循蹉跎而不可救，此不知补肾之过也。凡气药内须兼用和血之药佐之，盖未有气滞而血能和者，血不和则气益滞矣。

小便不利

膀胱者，州都之官，津液藏焉，气化则能出矣。何谓气化，津液乃气所化也。“经脉别论”云：饮入于胃，游溢精气，上输于脾，脾气散精，上归于肺，通调水道，下输膀胱，水精四布，五经并行。益譬之蒸物然，阳气上薰，金甑遂为津而下滴，此脾气熏蒸肺叶，所以遂能调水道而输膀胱也。故小便不通之症，审系气虚而水涸者，利之益甚，须以大剂人参，少佐升麻煎汤饮之。阳升阴降，是地气上为云，天气下为雨也，自然通利矣。丹溪尝治一人伤寒，得汗热退后脉尚洪，此洪脉作虚脉论，与人参、黄芪、白术、炙甘草、当归、芍药、陈皮，数日其脉仍大，又小便不通，小腹下妨闷，颇为所苦，但仰卧则点滴而出，曰补药服之未至，前药内倍加黄芪、人参，大剂与服二日，小便方利。

大便不通

“金匮真言论”云：北方黑色，入通于肾，开窍于二阴。故肾阴虚则大小便难，宜以地黄、苁蓉、车前、茯苓之属，补真阴，利水道，少佐辛药，开腠理，致津液而润其燥，施之于老人尤宜。若大小便燥结之甚，求通不得，登厕用力太过，便仍不通，而气被挣脱下注，肛门有时泄出清水，而里急后重不可忍者，胸膈间梗梗作恶，干呕有声，渴而索水，饮食不进，呻吟不绝，欲利之，则气已下脱，命在须臾，再下即绝，欲固之，则溺与燥矢膨满腹肠间，恐反增剧，欲升之，使气自举而秽物不为气所结，自然通利，则呕恶不堪，宜如何外。家姑年八十馀，尝得此患，余惟用调气利小便之药，虽小获效而不收全功，常慰之，令勿急性，后因不能忍，遽索末药，利下数行，不以告余，自谓稍快矣。而脉忽数动一止，气息奄奄，颓然床辱，余知真气已泄，若不收摄，恐遂无救。急以生脉药投之，数剂后结脉始退，因合益血润肠丸与服，劝以勿求速效，勿服他药，久之自有奇功。如言调理二阅月馀，而二便通调，四肢康胜如平时矣。向使图目前之快，蔑探本之明，宁免于悔哉，便秘自是老人常事，盖气固而不泄，故能寿考，而一时难堪，辄躁扰而致疾，若求通润之方，非益血而滋肾，乌乎可也。丸方虽为家姑设，而可以通行天下，故表而出之，以为孝子养亲，仁人安老之一助云。

益血润肠丸

熟地黄六两　杏仁炒，去皮尖　枳壳麸炒黄色　麻仁拣去壳令净，壳反涩大便也。各三两，已上三味俱杵膏　橘红二两五钱　阿胶炒　肉苁蓉酥烹透，烘干，一两五钱　苏子炒　锁阳酥煮　荆芥各一两　末之，以前三味膏同杵千馀下，仍加炼蜜，丸如桐子大，每服五六十丸，空心白汤送下。

脑　病

脑者髓之海也，髓不足则脑为之痛，宜茸珠丹之类治之，若用风药，久之必死。

淋　浊

外兄贺晋卿，因有不如意事，又当劳役之后，忽小腹急痛欲溺，溺中有白物如脓，并血而下，茎中急痛不可忍，正如滞下后重之状，日数十行，更数医不效，问方于余。余作污血治，令以牛膝四两，去芦，酒浸一宿，长流水十二碗，煎至八碗，再入桃仁一两去皮，炒红花二钱五分，当归梢一两酒洗，赤芍药一两五钱，木通一两，生甘草梢二钱五分，苎麻根二茎，同煎至二碗，去渣，入琥珀末二钱，麝香少许，分作四服，一日夜饮尽，势减大半。按《素问·奇病论》云：病有癃者，一日数十溲，此不足也。今瘀血虽散，宜用地黄丸加菟丝、杜仲、益智仁、川牛膝之属，补肾阴之不足，以杜复至。因循未及修治，遂不得全愈，或闭或一夜数十起，溺孔痛甚，竟服前丸及以补肾之药入煎剂，调理而安。从兄尔祝得淋疾，日数十溲，略带黄，服五苓散稍愈，因腹中未快，多服利药，三五日后忽见血星，医以八正散治之不应，索方于余。询知其便后时有物如脓，小劳即发，诊得六脉俱沉细，左尤甚，此中气不足也。便后脓血，精内败也。经云：中气不足，则溲便为之变。宜补中益气汤，加顺气之药，以滋其阳；六味地黄丸疏内败之精，以补其阴，更加五味子敛耗散，牛膝通血脉，终剂而安。此余初学医时所录，以用药颇中肯綮，故存之。

小便黄赤

小便黄赤，有寒热虚实之别。《素问》云：诸病水液浑浊，皆属于热。宜黄柏、知母之类治之，此热症也。《脉经》云：尺涩足胫逆冷，小便赤。宜服附子四逆汤，此寒症也。又云：胃足阳明之脉盛，则身已前皆热，其有馀于胃，则消谷善饥，溺色黄，宜降胃火。又云：肝热病者，小便先黄，宜降肝火，此实症也。又云：肺手太阴之脉，气虚则肩背寒痛，少气不足以息，溺色变，宜补中益气汤之类，以补肺气。又云：冬脉者肾脉也，冬脉不及，则令人胗清脊痛，小便变，宜地黄丸之类，以助肾脉，此虚症也。

遗　尿

小便遗失，责在肺而不在肾，盖肺者肾之上源，又其母也，上源治则下流约矣。《甲乙经》云：肺脉不及，则少气不足以息卒遗失无度，故东垣谓宜安卧养气，禁劳役，以黄芪、人参之类补之，不愈，当责有热，加黄柏、生地。

疝有补法

朱丹溪于此道中，甚有发明，而临病处方，又多以扶植元气为主，孰意人遭厄运，其手书皆不传，而传于世者，皆为盲夫俗子，裁剪增续，疵谬实多。《纂要》一书，其行尤盛，凡丹溪长处，皆为删去，甚可恨也。即如疝症一门，首载云，专主肝经，与肾经绝无相干，而不知世所患，由肾虚而致者甚多，肝乃肾之子，而前阴肾之窍也，欲补其肝，能无顾其母乎。而世俗执肝无补法之论，逢一疝症，辄谓肝实，过用克伐，死者多矣。今《纂要》中全不载一补法，时师既无自悟之明，又无他书足考，焉得而不误也。按丹溪云：疝有挟虚而发者，其脉不甚沉紧，而大豁无力者是也，当以参、术为君，疏导药佐之，何尝无补法哉！张仲景治寒疝腹中痛，及胁痛里急者，当归生姜羊肉汤主之。《本草衍义》称其无不应验，岂非补肝之效乎！余每治病甚，气上冲心危急者，以八味丸投之立应，又补肾之一验也。又大便不通者，当利大便，如许叔微、罗谦甫皆用芫花是已；小便不通者，当利小便，如许叔微治宋荀甫以五苓散是已。今如《纂要》言不干肾经，则五苓不当用，又言疝不可下，则芫花不当用，而所列者惟数种破气之药，苦辛杂收，寒热无别，既不能补肝肾之真阴，又不能通利二窍，使邪有所泄，而徒耗其气于冥冥之中，且日趋于危而不觉也，岂不悖哉！

溃　疡

一人生附骨疽，脓熟不能泄，溃而入腹，精神昏愦，粥药不入，医无所措手，延余治。余诊之脉细如蛛丝，气息奄奄欲绝，余曰：无伤也，可以铍针刺其腹，脓大泄，然昏清稀泄，时若蟹吐沫。在法为透膜不治，或讯余。余又曰：无伤也，可治，参、芪、附子加厥阴行经之药，大剂饮之，为制八味丸，丸成服之。食大进，日啖饭升馀，肉数脔，旬日而平，所以知可治者。溃疡之脉洪实者死，徐细者生，今脉微细，形病相合，知其受补，故云可治也。所以刺其腹者，脓不泄有内攻之患，且按之而知其创深，即刺之无苦也。所以信其不透膜，即透膜无损者，无恶候也。所以服八味丸者，八味丸补肾，气旺而上升，则胃口开而纳食，故食大进也。泄脓既多，刀圭之药，其何能济，迁延迟久，且有他患，故进开胃之药，使多食粱肉以补之，肌乃速生。此治溃疡之要法也。

青霞散方

隆庆庚午，余自秋闱归，则亡妹已病，盖自七月病乳肿不散，八月用火针取脓，医以十全大补汤与之，外敷铁箍散不效，反加喘闷，九月产一女，溃势益大，两乳烂尽，延及胸腋，脓水稠粘，出脓几六七升，略无敛势，十一月始归就医。改用解毒和中平剂，外掺生肌散，龙骨、寒水石等剂，脓出不止，流溅所及，即肿泡溃脓，二旁紫黑，疮口十数，胸前腋下，皆肿溃不可动侧，其势可畏，余谓产后毒气乘虚而炽，宜多服黄芪，解毒补血，益气生肌，而医不敢用，十二月中旬后益甚，疮口廿馀。诸药尽试不效，始改用余药。时脓秽粘滞，煎楮叶猪蹄汤沃之顿爽，乃制一方，名黄芪托里汤，黄芪之甘温以排脓益气生肌为君，甘草补胃气解毒，当归身和血生血为臣，升麻、葛根、漏芦为足阳明本经药，及连翘、防风皆散结疏经，瓜蒌仁、黍粘子解毒去肿，皂角刺引至溃处，白芷入阳明败脓长肌，又用川芎三分及肉桂炒柏为引用，每剂入酒一盏，煎送白玉霜丸，疏脓解毒。时脓水稠粘，方盛未已，不可遽用收涩之药，理宜追之，乃制青霞散外掺，明日脓水顿稀，痛定秽解，始有向安之势，至辛未新正，患处皆生新肉，有紫肿处，俱用葱熨法，随手消散，但近腋足少阳分，尚未敛，乃加柴胡一钱，青皮三分，及倍川芎，脓水将净者，即用搜脓散掺之，元宵后遂全安。白玉霜丸乃明矾末、鸡子清为丸，每服一钱。凡治痈疽，须审经络部分，今所患正在足阳明之分，少侵足少阳经分，俗医不复省别，一概用药，药无向导，终归罔功，甚可叹也！近有患之剧甚，如亡妹所苦者，一庠友就余求方，余以冗未及应，诸疡医拱手以待其毙，余甚伤焉，议且刊布其方，不忍自秘也。隆庆辛未九日记。

青霞散

治痈疽溃烂，脓多不敛，先用楮叶猪蹄汤洗过，以此敷之。

青黛二钱　乳香一钱五分　没药一钱五分　韶粉一钱　海螵蛸一钱五分　枯矾一钱　白蔹一钱　寒水石一钱　冰片三分　红粉霜一钱。各另研极细和匀，再研入　杏仁去皮尖，廿四个　有死肉加白丁香五分　大痈疽烂疽甚腐多加铜绿一钱五分

此方专治溃疡，因血热肉腐，化而为脓，故用青黛凉血解毒，而使肉无腐为君，乳香、没药之活血止痛而消肿为臣，寒水石之寒而佐青黛以凉血，使肉不腐，枯矾之收涩排脓而追毒，韶粉、海螵蛸之收湿止脓汁之多而不燥，粉霜之拔毒，白蔹之敛创，冰片之透肌以为佐使，诸药多燥，又假杏仁之油以润之。此制方之意也。

卷　下

发　热

发热所因不同，当以兼症别之。外感风寒，必兼头痛，项脊强等症；内伤饮食，必兼头痛、吞酸嗳腐等症。无诸兼症而发热不止者，此必劳倦之后，或用心过度，而心火散溢于外故也，误用汗下凉解之法不止，必死，最宜审之。今录一二事于下，以为医鉴。外兄虞文华病发热，一医审无身痛等症，知非外感，用平胃散加人参五分，投之而热愈甚；又一医至，诊之曰，此人参之过也，亟汗之，汗而不解；又一医至，诊之曰，邪入里矣，急治凉膈散下之，煎成欲服，而余适至急止之。诊得六脉皆洪大搏指，举按有力，则笑而语之曰，此医之所以误也，用茯苓补心汤，加人参六钱，麦门冬三钱，酸枣仁一钱五分，投之，时不卧九日矣，服药即大鼾，良久而苏，病已退，诊之脉顿微弱，余为治方，每用人参四钱，他皆酸枣仁、茯神、归、术、黄芪、麦门冬、川芎之类，令其多服勿辍，遂别去。数日以小便不利来扣余，令间服药导赤散，明日热复作，舌黑如墨，复延余诊，脉复洪大如曩时，扣之，始知连日所服药，皆减参三分之二，而导赤散中，一医又加天花粉、芩、栀等药，故病复作也。亟令用人参六钱，合前诸药大剂投之，舌色始淡，热始除，小便亦遂清利，愈后康健逾平时。使进凉膈之剂，逝久矣，药可妄投哉！今人不解此理，至谓人参能助火发热谬也。昔人谓甘能除大热，盖热为心火，而心以咸补，以甘泻，又甘能补血，血生则火有所依，甘能缓中，中缓则火不至妄行而自敛。况人参性能安神明，为手少阴经之正药，固宜其清心降火，若此之神且速也。

胁　痛

云中秦文掌教平湖，与家兄同官，因劳患二胁满痛，清晨并饥时尤甚，以书介家兄来求方。余知其肝虚，当子母兼补，令用黄芪、白术、当归、熟地、川芎、山茱萸、山药、酸枣仁、柏子仁之类，仍用防风、细辛各少许，姜、枣煎服，仍嘱家兄曰，勿示他医，将大笑，恐口不得合也。无何而秦君书来谢云，服之不数剂而愈矣，客长安时，闻魏昆瑱吏部之变，因投谒，忍饥归而胁痛，无他苦也，而粗工以青皮、枳壳之类杂投之，遂至不起，吁可不鉴哉。

白　淫

古方治白淫，皆用收涩温补之剂，而时师株守丹溪书，概作湿热处治，投黄柏、知母、猪苓、泽泻之类，不复通变，肾无泻法，利之不已，其害大矣。余寻常治此疾，纯用人参、白术、茯神、麦门冬、酸枣仁、益智仁之类，无不应者。新安汪机尝治溲精，以人参为君，自一钱加至五钱，其病乃脱，知此理也。余家藏丹溪书，有云赤白浊即《灵枢》所谓中气不足，溲便为之变是也。先须补中气，使升举之，而后分其脏腑气血，赤白虚实以治，与夫其他邪热所伤者，固在泻热补虚，设肾气虚甚，或火亢热极者，则不宜峻用寒凉之剂，必以反佐治之，要在权衡轻重而已。按此皆活法要语，率为纂集者删去，而止存湿热一条，流祸无穷，岂不痛哉。又丹溪高弟戴原礼云，如白浊甚，下淀如泥，稠粘如胶，频逆而涩痛异常，此非热淋，乃是精浊窒塞窍道而结，宜五苓妙香散，吞八味丸。尝闻识者云，伤精白浊，须肉苁蓉治之。又云：用大乌梅六枚，雄黄三分，研细同杵匀，丸如菜豆大，分三服，以乌梅汤咽之效。

治法有五

治病之法有五：曰和，曰取，曰从，曰折，曰属。王太仆云：假如小寒之气，温以和之，大寒之气，热以取之，甚寒之气，则下夺之，夺之不已，则逆折之，折之不尽，则求其属以衰之。小热之气，凉以和之，大热之气，寒以取之，甚热之气，则汗发之，发之不已，则逆制之，制之不尽，则求其属以衰之。今人不复辨此矣，惟滞下用下药，犹存通因通用之意，而粗工习焉不察也。近代薛立斋善用塞因塞用法，遂大破丹溪旧套，以名于时，若求属之法，则举世迷焉，常熟严养翁相公春秋高而求助于厚味补药，以致胃火久而益炽，服清胃散不效，如山栀、石膏、芩、连而益甚，以为凉之非也，疑其当补，闻余善用人参，因延余诊而决之。才及门，则口中秽气达于四室，向之欲哕，余谓此正清胃散症也，独其热甚，当用从治，而既失之，今且欲从而不可矣，当求其属以衰之，用天门冬、麦门冬、生地黄、熟地黄、石斛、犀角、升麻、兰香之类，大剂投之，数日而臭已止矣。经云：诸病寒之而热者，取之阴，所谓求其属也。火衰于戌，故峻补其阴而热自已，后因不屏肉食，胃火复作，大便不利，目翳耳鸣，不能自忍，杂进凉剂，时或利之，遂至不起。嗟乎！苟知其热，则凉之而已矣，则涂之人而皆可为卢扁，何事医乎！

目　翳

万历癸酉春，余与家兄应督学试，从宜兴归，则从子懋锟痘后，二目生翳，羞明特甚，窗牖帏幕，皆以衣被重重覆蔽，就明展二眼视之，则白膜已遍覆黑睛，泪如涌泉，婴科、眼科，投药不效，束手告技穷矣。余素不娴于婴科，莫知为计，家兄曰，女弟垂死之症，弟能生之，岂遂穷技。于是试精思之，余返书室，闭户而思，目者清阳之所走也，而忽焉有翳膜，是浊阴犯之也，浊阴乌敢与阳光敌，故羞明特甚，吾得治法矣。乃以黄芪助清阳之气为君，生地、当归养目中真血为臣，羌活、独活、防风、白芷、川芎、甘菊花、薄荷、荆芥升清阳，黄芩、猪胆汁、车前子、茯苓降浊阴为佐，仍间服泻青丸，八剂而目开，彻帏幕，翳已去矣。时眼科所进点洗之药，一切屏不用，止用橄榄核磨汁敷上睥而已。盖婴幼柔脆，点洗之药，必有所伤故也。

腹　胀

腹胀多是气虚不敛，用辛散之药反甚，宜以酸收之，芍药、五味子之属，少佐益智仁，以其能收摄三焦之气也。朝宽暮急，用当归为主，暮宽朝急用人参为主，朝暮俱急，二味并用。按之有痛处，乃瘀血也，加行血药。经云：浊气在上，则生䐜胀，又云：下之则胀已，谓宜用沉降之药，引浊气之在上者而下之，非通利六腑之谓也。凡肿胀初起，痰多发喘，小便不利者，服济生肾气丸，无不效。

口糜用干姜

邑侯许少薇患口糜，余谓非干姜不能愈，公犹疑之，后竟从余言而愈。从子懋铻亦患此，势甚危急，热甚惟欲饮冷，余令用人参、白术、干姜各二钱，茯苓、甘草各一钱，煎成冷服，日数服乃已。噫！此讵可与拘方者道也。

阳病见阴脉

余云衢太史，形气充壮，饮啖兼人，辛卯季夏六月患热病，肢体不甚热，而间扬掷手足如躁扰状，昏愦不知人事，时发一二语，不可了而非谵也，脉微细如欲绝，有谓是阴症，宜温者，有谓当下者。时座师陆葵日先生与曾植斋、冯琢庵二太史皆取决于余，余谓是阳病见阴脉，在法为不治，然素禀如此，又值酷暑外烁，酒炙内炎，宜狂热如焚，脉洪数有力，而此何为者，岂热气怫郁不得伸而然耶！且不大便七日矣，姑以大柴胡汤下之。时大黄止用二钱，又熟煎，而太医王电庵力争，以为太少，不若用大承气。余曰：如此脉症，岂宜峻下，待大柴胡不应，而后用调胃承气，调胃承气不应，而后用小承气，以及大承气，未晚也。已服药大便即行，脉已出，手足温矣。余谓电庵曰：设用大承气，能免噬脐之悔哉。继以黄连解毒汤数服而平。七月初遂与陆先生同典试南京，不复发矣。明年余请告归里，偶得刘河间《伤寒直格》读之，中有云：蓄热内甚，脉须疾数，以其极热蓄甚，而脉道不利，反致脉沉细而欲绝。俗未明造化之理，反谓传为寒极阴毒者，或始得之阳热暴甚，而便有此证候者，或二感热甚者。通宜解毒加大承气汤下之，下后热稍退而未愈者，黄连解毒汤调之，或微热未除者，凉膈散调之。或失下热极，以至身冷脉微而昏冒将死，若急下之，则残阴暴绝而死。盖阳气后竭而然也，不下亦死。宜凉膈散或黄连解毒汤养阴退阳，积热渐以宣散，则心胸转暖，脉渐以生。然后抚卷而叹曰：古人先得我心矣。余太史所患正失下热极，以至身冷脉微，而昏冒欲绝者也，下与不下，大下与微下，死生在呼吸，间不容髮。呜呼！可不慎哉，宜表而出之，以为世鉴。

相　火

问：相火人皆能言之，而迄无定见，有谓心包络、三焦为相火者，有谓右肾命门为相火者。夫肾阴也，右亦阴也，肾居右，阴之阴也。而以为火何哉？若以为心包络、三焦，则包络之位在上焦，三焦分布上中下，而何乃皆诊于右尺也？答：相火专以心包络得名，谓真心君主之官不用事，而包络代之以行事，犹相也，治膻中，在玉堂下一寸六分，犹岩廊焉，三焦为之府，其位在寅，火所生也，而胎于子，肾之位也，一也。心系有二，一则上与肺连，一则自心入肺，二大叶间，曲折向后，并脊里细络相连，贯脊体，与肾相通，正当七节之间，所谓七节之傍，中有小心者也，二也。自乾坤交而六子行，则六子以所交之爻，或用互藏其宅，或用互为其根，而坎离独得所交之中者以为用，故离火内阴而外阳，心藏属之，坎水内阳而外阴，肾藏属之。于是居于上下子午君火对化之位体，天地生成变化之元始，故坎中之阳，于子半以后而一阳生，分阴而出，至卯而平，至午而极，午半以后而一阴生，含阳而入，至酉而平，至子而极，静极复动，而一阳复生。夫如是循环无端者，不唯应于岁月昼夜而已，其在呼吸之间亦然，《难经》所云，命门藏精系胞者，乃指相火辅于子位，对化君火之用在于此，犹辅午位君火之在膻中也，三也。问：坎中之阳动，何乃独偏于右耶？答：经云水火者阴阳之征兆也，阴阳者天地之道，神明之府，血气男女万物之终始也，左右者阴阳之道路也。坎中之阳偏于右者，阴阳所行之道路固然耳。如上所用者，左升右旋，流行之路也。命门从右者五体生成，形质之道也，本左阳而右阴，气阳而血阴，坎中之阳，火也气也，坎体之阴，水也血也，肾坎居下焦，地道也，万物皆生于地，长于地，故坎中之阳火，互从右之阴而上行，生脾土，脾土生肺金，坎体之阴水，互从左之阳而上行，生肝木，肝生心火，心肺居上焦，天道也。地气生，至于天，其动已极，极则复静，则天气下降，故离体之阳，退入于地，专居右之阴部以藏精。离中之阴从肺降入于地，专居左之阳部以生水，地因夫天气，所入施化之德，静极复动，动则还复以相生也。于是居左心肝之阳脏，主司血，居右肺脾之阴脏，主司气者，皆本地道互合阴阳而致之也。夫圣人论阴阳，有离有合，《内经》以肾为一脏者，用合体之坎而言也，以水火气血各有其路而行者，用离体之坎而言也。此浦江赵以德之说也，明乎此，可以无疑于右肾之为相火矣。

天有二火

问："天元纪大论"云：寒暑燥湿风火，天之阴阳也，三阴三阳上奉之，木火土金水，地之阴阳也，生长化收藏下应之，暑亦火也，何火独有二乎？答：君主不用事，相代之，故火有二也，固也，当看阴阳二字，阳燧对日而得火，天之阳火也，龙雷之火，天之阴火也，钻木击石而得火也，地之阳火也，石油之火，地之阴火也。丙丁君火，人之阳火也，三焦、心包络、命门相火，人之阴火也。阳火遇草而焫，得木而燔，可以湿伏，可以水灭；阴火不焚草木，而流金石，得湿愈焰，遇水益炽，以水折之，则光焰诣天，物穷方止，以火遂之，以灰扑之，则灼性自消，光焰自灭。故治阳火者，利用正治，阴火者利用从治，阳火者利用降治，阴火者利用升治，均之内虚火动也。李东垣主助阳，朱丹溪主助阴，各有攸当也。

相火君火

问：今虚损发热者，皆言相火乘阴虚而动，至于补中益气证，则未闻言相火也，如前所云，则劳倦所动乃相火，而虚所动乃君火乎？答：劳倦所伤之为相火，东垣明言之矣，曰脾胃气衰，元气不足，而心火独盛，心火者阴火也，起于下焦，其系系于心，心不主令，相火代之，相火下焦包络之火，元气之贼也。火与元气不二立，一胜则一负，脾胃气虚则下流于肾，阴火得以乘其土位，故气高而喘，身热而烦，其脉洪大而头痛，或渴不止。然则以柴胡、升麻佐参、芪、归、术，非特从阴位升出阳气，行春生之令，乃是顺其性而扬之，盖治阴火之法也。若瘵之所损者精也，离中之一阴即坎也，坎中之一阳即离也，阳无体，以阴为体，阴亏则阳无所附，而不得不恣其炎上之性，以为呕血、咳嗽、骨蒸之症矣，非质重味厚，阴中之阴者，安能固其阳根而敛之使返于宅乎！故地黄丸，所谓精不足者，补之以味也，补中益气汤，所谓形不足者，温之以气也。问地黄丸药耳，何为补之以味？曰：地黄之甘微苦，山药之甘，山茱萸之酸，牡丹皮之苦辛，泽泻之咸，茯苓之淡，以五味各入本脏用桂、附之辛开腠理，致津液，通气道，输而与之，非补之以味而何！何药无气，何药无味，气者天也，味者地也，温热者天之阳也，寒凉者天之阴也，阳则升，阴则降，辛甘者地之阳也，酸苦者地之阴也，阳则浮，阴则沉，有使气者，有使味者，有气味俱使者，有先使气后使味者，有先使味后使气者，不可不审者也。

五味补泻

问：五味之补泻五脏，其义何居？答：天地之气不交，则造化几乎息矣。故辛者散也，东方之气散，宜辛而反酸，是震中有兑也。酸者敛也，西方之气敛，宜酸而反辛，是兑中有震也。故酸入肝而补肺，辛入肺而补肝，是震兑互也。咸入肾而补心，苦入心而补肾，是坎离互也。脾不主时，寄旺于四季，则守其本味而已矣。至其泻也又不然，肾肝之各以本味为泻，易知也，乃心脾独异何耶，曰心君主官也，脾脏腑经络之所从禀气者也，故独异也。君主之官，以所生之味为泻，恶其泄气也。脾纳水谷，散精于脏腑，新新相因，故以生我之味为泻，恶其休气也，我王则生我者休故也。

治肝补脾

《金匮》首条问曰：上工治未病何也？师曰：夫治未病者，见肝之病，知肝传脾，当先实脾，四季脾王不受邪，即勿补之。中工不晓相传，见肝之病，不解实脾，唯治肝也。夫肝之病，补用酸，助用焦苦，益用甘味之药调之。酸入肝，焦苦入心，甘入脾，脾能伤肾，肾气微弱则水不行，水不行则心火气盛。心火气盛则伤肺，肺被伤则金气不行，金气不行则肝气盛，故实脾则肝自愈，此治肝补脾之要妙也。肝虚则用此法，实则不在用之。经曰：实实虚虚，损不足，益有馀，是其义也。馀脏准此。上工治未病，不治已病，见《灵枢·逆顺》篇。肝病实脾，乃七十七难之文，而仲景述之，补用酸云云，则仲景之辞也。尝以问学者，不了其义，解《难经》者，亦复愦愦。若以肝病为肝虚，则何不补其肾母而补脾土，反生肺金以为之贼乎？若以肝病为肝实，则又与肝虚则用此法语相悖戾，且实又能伤肾，以致心火盛，金气不行，而肝气盛则肝病，何时已乎，此治肝补脾之要妙，乃起死回生之秘诀。而不熟读《素》《难》，则仲景婆心，委之草莽而已。今不惜饶舌，博证而详著之。《素问·玉机真藏论》曰：五脏相通，移皆有次，五脏有病，则各传其所胜。不治，法三月若六月，若三日若六日，传五脏而当死。又曰：风者百病之长也，今风寒客于人，使人毫毛毕直，皮肤闭而为热，当是之时，可汗而发也。或痹不仁肿痛，当是之时，可汤熨及火灸刺而去之。弗治，病入舍于肺，名曰肺痹发咳上气。弗治，肺即传而行之肝，病名曰肝痹，一名曰厥，胁痛出食，当是之时，可按若刺耳。弗治，肝传之脾，病名曰脾风，发瘅，腹中热，烦心出黄，当此之时，可按可药可浴。弗治，脾传之肾，病名曰疝瘕，少腹冤热而痛，出白，一名曰蛊，当此之时，可按可药。弗治，肾传之心，病筋脉相引而急，病名曰瘛，当此之时，可灸可药。弗治，满十日，法当死。肾因传之心，心即复反传而行之肺，发寒热，法当三岁死，此病之次也。然其卒发者，不必治于传，或其传化有不以次，不以次入者，忧恐悲喜怒，令不得以其次，故令人有大病矣。因而喜大虚则肾气乘矣，怒则肝气乘矣，悲则肺气乘矣[①]。恐则脾气乘矣，忧则心气乘矣，此其道也。故病有五，五五二十五变，及其传化传乘之名也。上风邪入表，盖传之缓者也。“标本病传论”曰：夫病传者，心病先心痛，一日而咳，心火传肺金。三日胁支痛，肺金传肝木。五日闭塞不通身痛体重，肝木传脾土。三日不已，死，冬夜半，夏日中。肺病喘咳，三日而胁支满痛，肺金传肝木。一日身重体痛，肝木传脾土。五日而胀，传胃。十日不已，死，冬日入，夏日出。肝病头目眩，胁支满，三日体重身痛[②]，肝木传脾土。五日而胀，传胃。三日腰脊少腹痛胫酸，脾胃土传肾水。三日不已，死，冬日入，夏早食。脾病身痛体重，一日而胀，脾自传胃。二日少腹腰脊痛胫酸，脾土传肾水。三日背胆筋痛小便闭，传膀胱。十日不已，死，冬人定，夏晏食。肾病少腹腰脊痛胻酸，三日背胆筋痛小便闭，肾传膀胱。三日腹胀，肾膀胱水传小肠火。三日两胁支痛。小肠传心。三[③]日不已，死，冬大晨，夏晏晡。胃病胀满，五日少腹腰脊痛胻酸，胃土传肾水。三日背胆筋痛小便闭，传膀胱。五日身体重，膀胱水传心火。六日不已，死，冬夜半后，夏日昳。膀胱病小便闭，五日少腹胀腰脊胻酸，膀胱自传。一日腹胀，肾水传小肠火。二日身体痛，小肠传心。二日不已，死，冬鸡鸣，夏下晡。诸病以次相传，如是者皆有死期，不可刺，间一脏止[④]，及至三四脏者，乃可刺也。上《灵枢经》谓之大气入脏，盖传之急者也。王太仆云：有缓传者，有急传者，缓者或一岁二岁三岁而死，其次或三月若六月而死，急者一日二日三日四日或五六日而死。楼全善云：王氏此言，甚能推广经意，然不能验日数者，但验病之次传，如心先病心痛，次传于肺，或咳或喘，次传于肝，或胁痛或头眩，次传于脾胃，或闭塞不通，或身痛体重，或胀或泄，次传于肾、膀胱，或少腹腰脊痛胫酸，或背膂筋痛小便闭，如此者必死无疑，累验有准。邻人赵氏始病胁痛半载，次传之脾，腹胀而死。又卜叔英嫂氏始肺病喘咳，次传之肝，头眩不寐，次传之脾，腹胀而死。又杨白鹿师始脾病腹痛，次传之膀胱，小便淋闭，次传之心，胸痹痛，通身青脉而死，盖心主血脉故也。五十三难曰：经言七传者死，间脏者生，何谓也？然七传者传其所胜也，间藏者传其子也。何以言之？假令心病传于肺，肺传于肝，肝传于脾，脾传于肾，肾传于心，一脏不再伤，故言七传者死也。间脏者传其所生也。假令心病传脾，脾传肺，肺传肾，肾传肝，肝传心，是母子自相传，周而复始，如环之无端，故言生也。七传者死，即《素》《灵》所言诸病以次相传，皆有死期，不可刺者也。间脏者生，即《素》《灵》所言，间一脏及至三四脏，乃可刺者是也。然传其所胜，不

① 矣：此后原衍“怒则肝气乘矣”，据《素问·玉机真藏论》删。

② 身痛：原脱，据《素问·标本病传论》补。

③ 三：原作“二”，据《素问·标本病传论》改。

④ 止：原脱，据《素问·标本病传论》补。

必皆历七传而后死，故楼全善以七字为次字之误。“玉机真藏论”又云：五脏受气于其所生，传之于其所胜，气舍于其所生，死于其所不胜，病之且死，必先传行至其所不胜病乃死。此言气之逆行也，故死。肝受气于心，传之于脾，气舍于肾，至肺而死。心受气于脾，传之于肺，气舍于肝，至肾而死。脾受气于肺，传之于肾，气舍于心，至肝而死。肺受气于肾，传之于肝，气舍于脾，至心而死。肾受气于肝，传之于心，气舍于肺，至脾而死。此皆逆死也。一日一夜五分之，此所以占死生之早暮也。受气谓受病气也。通前观之，乃知治肝补脾，正为大气入脏立治法。故曰起死回生之秘诀也。邪正相为胜负，今正气横倾，邪气伴衍，无与为敌，故曰大气也。因正气横倾，故谓之虚，苟未至乎是，皆作实论也，故曰虚用此法，实不用也。本为实脾，使肝之邪不得传于脾，卒之脾实而肝亦治，故历推之。自脾能伤肾，以至于肝气盛则肝自愈也。或曰，脾气盛则水谷之气盛，水谷之气盛则五脏之精亦盛，而肾有所受而藏之。故曰补肾不如补脾，此何为言脾能伤肾乎！曰轻病缓治，可论一气之相生，重病急治，唯论五行这相克。孙兆，宋名医也，虞部郎中汪奉老疾革，有子可升，当遗表奏荫。召孙诊之，孙以为不可治，可升曰：生且固难，如何可延三日，以待奏回。孙曰：郎中之患，肝气将绝，脾土反胜，当后脾土大旺，肝气乃绝，方今日辰巳间，当略泻脾土，使不能胜肝，则木且未绝，三日后奏下，当日气绝。若以一泻相生之当论之，则泻脾岂所以延生，亦岂所以扶肝乎，明者可以不言而悟也。曰病之初起，卒然而来，何以知其为大气入脏，而用此法乎。曰以五诊得之，谛视其邪正之分，数以定强弱胜负而知之。如肝病先从喘咳来，其为七传，所不待言。若从心痛来，即防其传脾，而预实之。缘五脏受气于其所生，必传之于其所胜故也。然则未至乎是者，当用何法乎？曰有正经自病，有五邪所伤，虚则补其母，实则泻其子，东方实，西方虚，泻南方，补北方，其法不一而足，经言之详矣。

麝　脐

药市中唯麝脐易什而多伪，尘史言宜置诸怀中，以气温之，久而视之，手指按之柔软者真也，坚实者伪也。歙人黄圣期为余言，尝见有鬻麝脐人，华服浪游多费，因规之曰，君之所业，势在不丰，何过侈若是？其人曰：世之业药，得子钱多无如某者，问其母钱，曰以银二铢易麝一铢，问其卖之直，曰亦以银二铢，售麝一铢。然则何谓子钱耶？曰：吾以它物什之，而其香同，其色又同，虽老于药市者，不能辨也。然则子何以辨之，其人吝不肯言，固问之，因密语曰：麝脐之内，悉一气凝结，原无滓质，第口噙良久，泯化无迹者真也，有滓质不化者伪也。

医学穷源集

明·王肯堂　著

明·殷宅心　编

汤　序[1]

予少习举子业不就，去而学医。《内经灵素》而外，张、王、刘、李、朱、薛诸家，及明季李濒湖、张叔承、王损庵、张景岳各著述，逐一研求，历有年所。觉其大旨，无非发挥经义，利济斯人，而或主寒峻，或主温补，言人人殊，即其方而用之，总不能毫发无遗憾，心窃讶之。而近今医学肤浅，间有著书立说者，不过管窥蠡测，难于考证至诣，用是不敢出而应世。因思医道通仙，而善于治身者必能治天下人之身，是以裹粮负笈，访求畸士于山巅水湄之中。历金阊[2]，渡浙水，升天目，探禹穴[3]，登天台，访赤城[4]，过石梁桥[5]，又复振衣九华，蹑足黄鹤楼，信宿庐阜，拾级香炉、五老诸峰，西至江陵，往返数千里。庶几入董奉之林，坐韩康之肆，相与析疑问难，互相订正。乃畸士绝少，而汶汶[6] 者多腾口说，以眩惑天下，予甚戚焉。洎予南游洪都，遇庐江殷子合宗于逆旅，谈艺霏玉，说理铸金，而经旨纷纶，绝非当时岐黄家口吻。予倾倒久之，忆其言之有本，当必如蔡中郎得王充《论衡》[7] 者。坚叩所学，因出橐中先世所藏《医学穷源》六卷相示。披阅之下，觉《内经》运气之说，至今始得拨云雾而见青天。于以知医林之书汗牛充栋，无非繁枝缛节，而惟此阐兰台之秘奥，造卢扁之堂阶，真能从支分派别之后，直探源于贺卜诺尔[8] 者。则予向之疑其主寒峻、主温补者，得元会运世及三元运气之说，而后恍然悟也。向之用其方而不能无遗憾者，得胜复亢制、顺行逆行之说，而始爽然失也。向之觉其言人人殊者，得斯书而后一以贯之，相悦以解也。其书首二卷，系前明王念西先生所著，而殷子之祖录之。后四卷，则念西先生著案，而殷子之祖释之者也。殷子宝是书，什袭藏之，珍逾拱璧，私为家学，不轻以予人。予不忍使青萍[9]、结绿[10]，永沉埋于荆岩[11]、丰狱[12] 之中，因求售其稿，公诸宇内。友人吴子、

---

① 汤序：原无，据体例补

② 金阊：江苏省苏州。

③ 禹穴：浙江省绍兴市的大禹陵。

④ 赤城：赤城山，在浙江省天台县境内。

⑤ 石梁桥：在浙江省天台山上，属一名胜。

⑥ 汶汶：形容昏暗不明。

⑦ 蔡中郎得王充《论衡》：蔡中郎，即东汉著名学者蔡邕。王充《论衡》书成后，未曾流行，蔡邕先得之，秘不示人，作为谈助。

⑧ 贺卜诺尔：新疆罗布泊的另一音译。清人以黄河之水发源于此。

⑨ 青萍：古代名剑。

⑩ 结绿：古代名玉。

⑪ 荆岩：古代名玉和氏璧，其雕琢前之璞石原藏于荆山石岩中。

⑫ 丰狱：古代名剑龙泉、太阿，原来埋藏于江西丰城狱房之下。

鄢子，复怂臾[1]之，遂斥箧中金，录副本而归。倦游以来，十有馀年，恐岁久蠹蚀，复致散漫，爰命儿辈严加校订，间附鄙见于上，付之剞劂，俾天下后世学斯学者复睹轩岐之正鹄，而不为支流所溷，则予之大愿也。是为序。

时嘉庆十三年岁次戊辰季秋中浣雉水云巢老人汤世质书于玉茗草堂

① 怂臾：怂恿。臾（yǒng）古与“恿”通。

原　叙

粤稽[1]大昊氏[2]尝草治砭，烈山氏[3]磨蜃[4]鞭策，而医学以肇。及轩皇[5]作睹，上观天象，下察民情，本《羲经[6]》以立极，审《河图》而参元，明廷咨访，石室珍藏，其道大光。秦政之乱，废道灭德，先圣经籍焚毁殆尽，而《内经》岿然独存，不可谓非天之佑斯民，欲永登仁寿而消夭疠也。但古人智识精深，依经准治，无毫厘差谬，后人见地稍卑，遂有望洋莫及之叹。于是仲景先生独开生面，按经立论，著为方剂，以作医林程法，庶几学者即委溯源，从标探本，先圣经旨可以互相发明。原非谓天下古今之疾，必以成方为铁案也。奈后人识力愈陋，用方愈少，并《金匮》一书亦不能会通而条贯之，何论《本经》、《灵素》哉。余恐坠绪之将绝也，因于读书之暇，间习轩岐，觉古人之心思智虑，著有明文，犹堪揣摩，精理明言，固已包举无遗。后之名医如张、王、刘、李诸家，无非从此酝酿而出者。因博览群书，而仍以圣经为会归之极焉。门人嘉善高生，取吾施治之方，叠为成案，予恐深晦之意，难于传示来学，因仍前人遗迹，作为《准绳大全》，以备参阅，故于依经审运之法，反略而不讲。今宅心殷生，见吾用方之权，恒在天地运气，不仅仅于古人成方中讨生活，思欲佑启后学，俾知圣经运气之说，为审证之捷法，疗病之秘钥，因取吾《尺木楼图说》录成二卷，并辛亥以后杂案，选辑四卷，逐章详记，附以释解。是直欲衍上古之薪传，而起万世之沈痾者，非特补《准绳》之未备，亦以订诸家之缺失也。殷生之意良苦，而殷生之功不可没矣。书将成，请序于予。予因溯其源头，名以穷源，更述吾所以食古而不泥于古之意，书于卷首云。

时天启三年岁次癸亥六月中浣金坛念西老人王肯堂宇泰书

---

① 粤稽：粤，语助词，相当于“曰”；稽，考查。
② 大昊氏：古帝伏羲氏。
③ 烈山氏：古帝神农氏。
④ 磨蜃：帝王耕作于籍田。
⑤ 轩皇：黄帝轩辕氏。
⑥ 羲经：《易经》，因画卦由伏羲始。

凡　例

一医学流派繁猥，《内经》运气之说，几视为子虚乌有。先生学究天人，依经立案，无一通套之方，定名穷源，庶几动学者先河后海之思。

一天地之数始于水，而时令之气始于木。水主闭藏，木主发荣，故是书托始于木，亦本"帝出乎震"之意云。

一方书皆分门别类，便人翻阅。是书既以逐年中运分列，自不得再分门类，以致枝节繁多，转难豁目。

一宅心从师最晚，辛亥以前杂案散失，辛亥以后，予始即所目见者录之。吾师年登耄耋，间命各徒．代诊，故得一例附入。

一十三年．杂案，不下百馀卷，悉多义蕴精奥，不能尽录，谨取显露易明者若干条，附以鄙说，以见吉光片羽。

一是书杂案四卷，有叙证者，有不叙证者，有言脉者，有不言脉者，有著案者，有不著案者，予惟各从其旧，不敢追拟，恐误人也。缺略之愆，阅者尚其谅诸。

一是书以运气为主用方，皆出吾师心法。至通用各方，载入《准绳大全》，故集中一概不录。

一是书用药，与各家本草不甚吻合。然按之运气经脉，仍复毫髪无憾，学者宜究心焉。

一用药各因方隅体气。先生晚游淮海，故是书方药，多主淮海人体气施治，学者不可执一。

一首二卷诸图，有与诸家相同者，有与诸家小异者，有诸家并未言及，而先生从经旨参会而出者，有《内经》并无明文，而先生从他书摘出以补《内经》之阙者。余因先生口授，不忍秘为独得，故尽数录出，以诏来学。

一是书拟于稿成日呈阅折衷。癸亥季夏，师体违和，勉请序言，未获删改。余适还里，而先生已召赴玉楼。其中谬误，愿海内诸公重加驳正焉。

一丙辰年，余适省亲浙省，得方甚少，水运一卷太羽过略，谨选同门诸先达丙寅杂案续成一帙，非敢炼石补天，聊志沆瀣一气耳。

庐江殷宅心谨识

殷 跋[①]

余从先生游最晚，辛亥初夏，先生薄游淮海，始贽见于刊江旅次，亲炙之馀，录案成帙，以备研求。盖淮海之方居多，先生尝为予言，淮海地气较江南稍厚，但卑湿而斥卤，与北方高燥坚实者不同，故用方稍异。于常润居家时，而绝殊于北游幽豫者。第丙辰年，余省亲武林，留署一载，还求杂方，寥寥数纸。迄余选方增释，未及卒业，而先生已捐馆舍。故五运之中，太羽最略焉。余不忍金瓯缺角，玉合不方，因取丙寅年同门李、顾诸先达客游淮左依运施治各案，选辑增附，续为水运一册，以成全璧。庶几束皙补诗[②]，香山续书[③] 之例云。

时崇祯元年岁次戊辰孟春上浣庐江殷宅心跋

① 殷跋：原无，据体例补。

② 束皙补诗：束皙，西晋著名学者，《晋书》有传，其《补亡诗》之作现尚存见。

③ 香山续书：白居易号香山居士。长庆四年（824 年）白氏 53 岁时，其挚友元稹为之编撰《白氏长庆集》。大和二年（828 年），白氏 57 岁，自行续续文集。

目　录

卷　一

太　虚　图

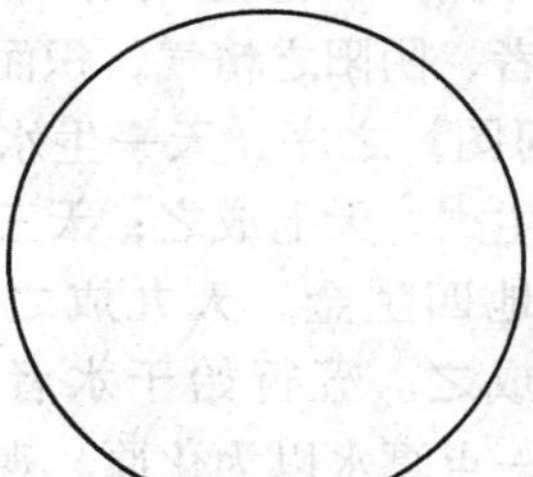

太虚图论

《太始天元册文》曰：太虚廖廓，肇基化元。太虚者何？太极也。由其本无者言之，曰太虚。由其自无之有者言之，曰太极。盖天地万物，莫不始于静而终于动，有是理而后有是气，有是气而后有是形。形有屈伸消长，而理与气无时或息。太极者，理气之冲漠无朕，包含万有者也。故天地清宁，万物化生，而太极不因是增。天地否塞，万物歇绝，而太极不因是息。自一而万，则万太极也。由万反一，仍一太极也。无乎在，无乎不在也。人生而静，阴阳五行与气俱赋。惟能清心宁欲，返朴还淳，则浑然太虚，客感无或干之。否则，阴阳偏陂，形气杂糅，而本始之理几于闭矣。故予首揭其义，以见夫太极之理先天而具，而人事则不能无待于补救也，是即医学之所由肇端也。

阴阳图象

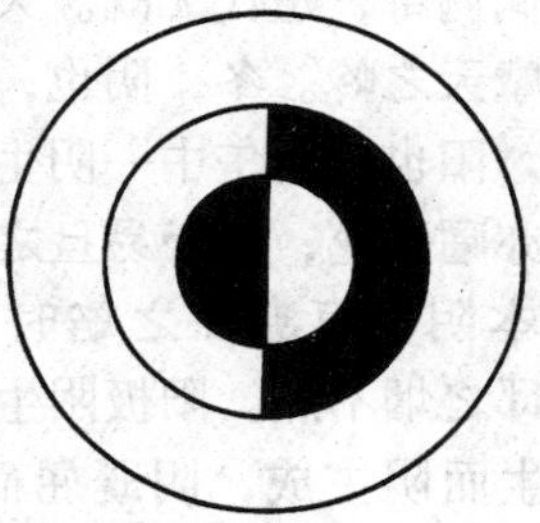

阴阳图象论

阴阳者何？气化是也。先天之气，浑浑噩噩，杳杳冥冥，无迹可见，无象可寻，而自然之化机，已充满而无亏。惟充满而无亏，斯生发而莫囷。先天者，理与气融；后天者，气与形附。太极剖而阴阳立，天地其最钜者也。阳性刚，阴性柔，划之为两仪，分之为四象。故程子曰：四象者，阴阳刚柔也。天生于动，动之始则阳生，动之极则阳生，故曰阴阳生天。地生于静，静之始则柔生，静之极则刚生，故曰刚柔生地。阴阳刚柔之中，又有太少之分。在天，太阳为日，太阴为月，少阳为星，少阴为辰。在地，太柔为水，太刚为火，少柔为土，少刚为石。仰观俯察，阴阳之能事见矣。由是而四方、五行、八卦、十干、十二支、二十四气、七十二候、三百六十五度、万有一千五百二十策，莫不阴阳刚柔淆列而互用，或无形，或有形，其间屈伸往来，盈虚消息，进退抑扬，动静微显，清浊高下，低昂平陂，雨旸寒燠，昼夜昏旦，老少雌雄，行止语默，凹凸方圆，呼吸出纳，鬼曰归而神曰伸，朝为潮而夕为汐，无非二气之流露也，自可对待者言之。六子肇于乾坤，而一－－分峙其位，万物咸资帱载，而高厚各呈其能，一彼一此，无倚无偏。即细如蚤虱，暂如蜉蝣，亦皆辨阴阳于微渺之中。而自其流行者言之，一二二一，运转不穷，奇偶偶奇，嬗代无既。天有入地之星，地有摩天之岭。冬，阴也，而子中一阳生；夏，阳也，而午中一阴生。北方多夜之地，亦曜烛龙；东极易旦之方，终熟羊胛。水本阴，而沸井之焰时生；火本阳，而萧邱之烟不热。阳极阴生，阴极阳生。阳主生而阴主成，阴既屈而阳复兆，其循环不已也如此。是故飞潜动植，禽兽昆虫，或角或牙，或蹄或翼，纵生横生，有足无足，禀赋不同，种类各异，荣落有候，方隅有位。汉宫之荔扶乎，逾汶之貉鲜矣。是皆禀阴阳之气，各得一偏，而不能浑全者也。人本一元之气，参两太之位，二五之精既具，万物之性皆备，头圆象天，足方象地，耳目以应日月，口鼻以应岳渎。天有四时，人有四肢，地有五方，人有五脏。得中和之气者为圣贤，得偏驳之气者为愚昧，此其大较已。而人之血气之应乎阴阳者，则更有说：一阳也，有太阳、阳明、少阳之分，是阳中之阴阳也；一阴也，有太阴、厥阴、少阴之别，是阴中之阴阳也。故背为阳而腹为阴，营为阴而卫为阳。各经分属阴阳，腑阳而脏阴。一脏自为阴阳，虚阴而实阳。阴阳有受于包胞者，有馀与不足殊科。阴阳有限于方隅者，西北与东南异体。而五运六气之感召，或多阳而少阴，或少阳而多阴，或上阳而下阴，或下阳而上阴，背阳反阴，拒阴格阳，变生百端，莫可穷诘。明哲之士，深悉夫盛衰消长之理，胜复承制之机，剂盈酌虚，大其裁成。天有淫邪而不侵，地有偏僻而不痼，人有疵疠而无夭札之患。粗工不知阴阳之大原，往往拘于一偏，胶柱而鼓琴，坐井而观天。故予次列阴阳图象，以为学者资焉。

五 行 论

天地非阴阳不化生，阴阳非五行不统备。五行者，阴阳之精气，积而成形成象者也。《河图》之序，天一生水，地六成之；地二生火，天七成之；天三生木，地八成之；地四生金，天九成之；天五生土，地十成之。五行始于水者，万物之生，皆由一点真水以为化原。观于胎化卵育之际，可悟其理。土虽后生，而土即地也，地有生成五行之德，则土不为后矣。序次既立，盛衰自分。“六元正纪”云：寒化一，寒化六，灾三宫，灾五宫，其数莫不由之。惟土言五而不言十者，天地之数始于一而终于九，故不言成数也。以五方言之，则东木、南火、西金、北水、中土。以四时言之，则春木、夏火、秋金、冬水，土寄王于四季之月。以十干言之，甲乙木、丙丁火、戊己土、庚辛金、壬癸水。以十二支言之，寅卯木、巳午火、申酉金，亥子水、辰戌丑未土。五之而阴阳分位，十之而阴阳各配。故精浮于上，则为五星；化行于天，则为六气。以至五帝、五神、五德、五典、五谷、五果、五音、五色、五臭、五味，无非应乎五行者。其相生之序，则水生木，木生火，火生土，土生金，金生水。其相克之序，则水克火，火克金，金克木，木克土，土克水。是以天地之造化无穷，阴阳之运行不过也。夫生克之理，人所共知，而生中有克、克中相成之义，未易明也。如水本生木，而水盛木漂，木盛水涸；木本生火，而木盛火遏，火盛木烬；火本生土，而火盛土热，土盛火灭；土本生金，而土盛金埋，金盛土竭；金本生水，而金盛水涩，水盛金溺，相生反以相贼。水性泛溢，土克之而堤防成，水始安澜；火性炎熇，水克之而既济见，火无猖獗；木性卷曲，金克之而栋梁兴，木无樗散；金性顽钝，火克之而钟鼎作，金无沙砾；土性漫衍，木克之而华实盈，土无旷废，相克转以相成。生克循环，机缄日辟，而其中又有互藏并育之妙焉。如金能生水，而水亦产金；水能生木，而木中有水；木能生火，而火中有木；火能生土，而土亦生火；土能生金，而金亦兼土，是母生子，子反哺之义也。他如甘泉具于土中，阴火然于海澨。黄金成于丹砂，汞铅炼于果实，烟焰发于钻燧，一行各呈其材，而五行互彰其用，子母相养，祖孙一气，己所生者生之，己所克者亦生之，克己与生己者亦无不有以生之。顺其则者，五行之性情；变而化者，五行之作用也。人之脏腑应乎五行，偶有偏胜，当复中和。苟不深察其生克相资、交互相养之理，而以水济水，以火胜火，吾恐其毒世而祸民也已！

元会运世论

天地之运行，一气之旋转也。岁月之往来，阴阳之翕辟也。由一气而阴阳，由阴阳而太少。少阳为春，太阳为夏，少阴为秋，太阴为冬，四时具而岁功成矣。天有三百六十五度四分度之一，一昼一夜，行尽一周。日行稍迟，每日少天一度，凡行三百六十五日二十五刻少天一周，复至旧处而与天会，是为一岁。月之行天又迟于日，每日少天十三度十九分度之七，积二十九日九百四十分日之四百九十九，是为五十三刻，与日合朔而为一月。岁有十二会，故为十二月。天之气盈，每日过日一度之外，仍盈十三分有奇，积三百六十日，共得四千九百三十五分。以日法九百四十分为一日除之，合盈五日又二百三十五分，合为刻数，则为二十五刻零。月之朔虚，以每日少天之度积二十九日虚四百四十一分，十二月共虚五千二百九十二分，以日法除之，每岁合虚五日又五百九十二分，为六十三刻零。故一岁日数止得三百五十四日又三十七刻，合气盈朔虚，共得十日零八十八刻，是为一岁气馀之数而闰生焉。以三岁而计，则得三十二日又六十四刻，是一闰而有馀。以五岁而计，则得五十四日又四十刻，是再闰而不足。故以十九年而计，则得二百六日又七十刻。以月法二十九日零五十三刻除之，正得七个月。所以十九年而七闰，则气朔分齐，是为一章。即畸零而岁月正，即岁月而元运定。一岁统十二月，子建一阳卦复，丑建二阳卦临，寅建三阳卦泰，卯建四阳卦大壮，辰建五阳卦夬，巳建六阳卦乾，午建一阳卦姤，未建二阴卦遁，申建三阴卦否，酉建四阴卦观，戌建五阴卦剥，亥建六阴卦坤。阳虽始于子，然潜伏于重渊之下，必历丑转寅而后，发生之功茂焉。是故寅卯辰为春，春者蠢也，生万物者也。巳午未为夏，夏者大也，长万物者也。申酉戌为秋，秋者愀也，收万物者也。亥子丑为冬，冬者终也，藏万物者也。当仲夏之时，阴气巳兆，必至申，始克布其令，迨乎戌亥而后，虫坏户，雷收声，水泉涸，泽腹坚，天地闭塞而不通焉。邵子观此，默识夫造化代谢之机，阴阳屈伸之理，亘古如兹，钜细一致，而悟元会运世之道焉。一岁统十二月，一月统三十日，以十二乘三十，得三百六十日；

一日统十二辰，一辰统三十分，复以十二乘三十，得三百六十分。是一岁之数十二月，三百六十日，四千三百二十辰，十二万九千六百分。以岁定元，故一元统十二会，会比月也；一会统三十运，运比日也；一运统十二世，世比辰也；一世统三十年，年比分也。故一元之数十二会，三百六十运，四千三百二十世，十二万九千六百年。第开物于月寅、星巳之七十六，闭物於月戌、星戌之三百一十五。唐尧为日甲、月巳、星癸、辰申，当一元之半。邵子何由知之？善乎西山蔡氏曰：以今日天地之运，日月五星之行，推而上之，因以得之也。夫气盈于三百六十六，朔虚于三百五十四，经世之数概以三百六十，是必有闰会焉。第未知当今之元与否，而盈虚消息之理在其间矣。元氏明善曰：禹即位后八年，得甲子，初入午会。前至元元年甲子，初入午会第十一运。从天开甲子，至泰定甲子，得六万八千八百二十一年。迄于我朝，以一元计之，殆过半矣，而犹未离乎中也。第上古之事，书传莫考，所可知者，民病重膇，则教之舞；民病阴遏，则教之瑟；民病猛兽害，则教之巢；民病卉服寒，则教之衣；民病生食腥，则教之火；民病器用虚，则教之陶；民病木处颠，则教之屋；民病鲜食竭，则教之耕。上古圣人兴一事，即所以仁民；创一物，即所以寿世。故民得于于徐徐，各尽天年，而无夭札短折之患。运会日降，性情日凿，至轩岐之世，其去循蜚禅通远矣。于是坐明堂而咨访，藏石室以贻留，作为《内经》以利万世。然吾以《路史》考之，计黄帝之先尧，大约不过百世，与尧同为巳会。其时天地之运纯阳，斯民之数鼎盛，故经之所载，或有未备。后世化原日薄，而天地六淫之气侵之者愈益酷。古无痘症也，历汉唐而盛行于中国；古无梅毒也，至本朝而濡染于南州。其他溢于经外者数条。夫世愈积而愈多，病日降而日变。古之所有，或为今之所无；今之所无，或为后之所有。即如张、王、刘、李诸家，以身所经历之证，经历之方，著书立说，传诸后世，非不确切不磨，乃至今不尽吻合者，盖同会而不同运也。古之北极正当天中，今以管窥之，差而出于管外矣；古之南极入地三十六度，而今则见于南海中矣。天度如此，人事可知。盖世运日移，而人之血气阴阳有莫知其所以异而异者也。圣人言百世可知，不外乎因与损益。不因，不成世道；不损益，不合时宜。医理何独不然。自尧迄今，仅十一运，而殊异若此，安能千百运后，犹规规如一辙哉。窃意午运以后，阳消阴息，而疾病之丛生有按籍而莫名其证者。运日下则当挽运，阳日剥则当回阳。治世与治病，无二致也。

洛书三元九宫图

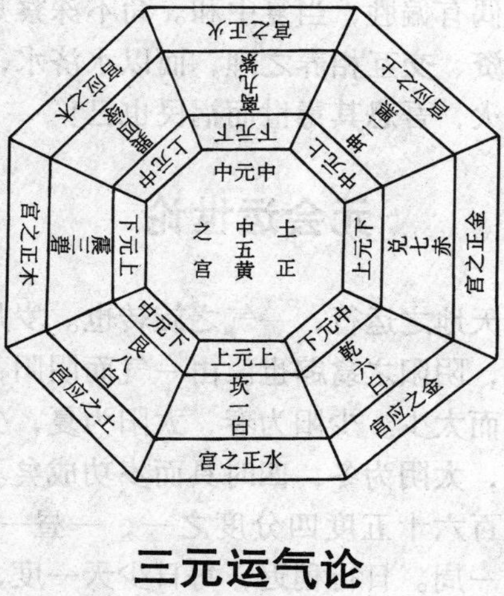

三元运气论

天地定位，寒暑递嬗，大为一元，统十二万九千六百年。乾坤一启闭，小为三元，共一百八十年，年运一周回。“六节藏象论”曰：其生五，其气三，三而成天，三而成地，三而成人，三而三之，合则为九。故以《洛书》九宫分为三元，每元各主三宫。上元甲子六十年，坎卦统运，水气最旺。二坤、三震，各主运二十年，为统运之分司。中元甲子巽四统运，木气最旺，次五黄，次六白。下元甲子七赤统运，金气最旺，次八白，次九紫。此三元之所以肇也。至流年主气，则上元始坎一，次从九紫、八白逆数六十，而终于五黄。中元、下元亦然。总之流年之宫合于统运者为旺气，为统运所生者为生气，生统运者为失气，为统运所克者为死气，克统运者为煞气，元运流年之大旨如是。盖时有代谢，气有盈虚，元运之分上中下者，盛衰之机也。间尝考之往古，验之当今之务，而觉六十年天道一小变，人之血气与天同度。天以无心而生物，人以无心而合天。得天之气厚，则禀赋敦朴，营卫强固，体格充实，元气足则人能耐毒，邪退而元气自复，故医者多主急下以存津液之说。得天之气薄，则禀赋怯弱，营卫耗泄，体格虚损，元气薄则人不能耐毒，病未退而真气已亏，故医者多主正气旺而邪气自退之说。至于上元之时，或间有禀赋独薄，下元之时，或间有禀赋独厚者，此为间气所钟，又当别论。盖天地自然之化机，与时相流通，无上中下截然之界划，而有上中下隐然之端倪，欲区之而不能，欲混之而不可。以上元之治，施之中、下，非尽不侔也，而所伤者多，此之谓太过。以下元之治，施之上、中，非尽无当也，而所误者众，此之谓不及。是故必先立其元，而后明其气。古人著论立方，后人动加訾议，而不知当其元何尝不善也。即如一白坎水司令之时，寒水气盛，土不能垣，自以东垣温补之论为至当。如九紫分司之运，火气燔灼，又当以丹溪诸病属火之说为正宗。所谓中无定体，随时而应者也。予自辛亥以来，薄游淮海，适属中元之下，当以六白乾金为元运，故外邪之见于阳明经者最重，而世医之重用寒峻攻伐阳明者，亦每每见效。而统运究系四绿中宫，又属五黄，故方中用达木之味，以及疏土之药，如香砂者最多。因六白属乾金，故用清理大肠之药，如木耳、枳壳、槐花之类。槐花性寒，宜于北方高燥之地，淮海卑湿，则土茯苓为宜耳。知乎此，则仰观于前，俯察于后，皆可指掌而得矣。元泰定元年，为午会十一运初上元甲子；我朝洪武十七年，为中元甲子；正统九年，为下元甲子；弘治十七年，为次上元甲子；世宗四十三年，为次中元甲子。由是以推，凡六十年一周，其间气禀之清浊，风俗之淳漓，物产之丰啬，莫不潜移默换于无何有之乡。学者细心研求，当必有识其盛衰之原者。或者谓异元同运，则后之上元，应比前之上元，中、下亦然。此其说似是而实非也。江河日下，未闻尾闾之水复上瞿塘；度数日差，未闻浑仪之步仍从宣夜。盖岁月如流，其不改者，甲子之周环；其不同者，气机之日新。如若所云，是百八十年后仍复其初也。戴同父云：问年不是今年气，恰与何年运气同？是犹未识天道变易之理也夫！

五 运 图

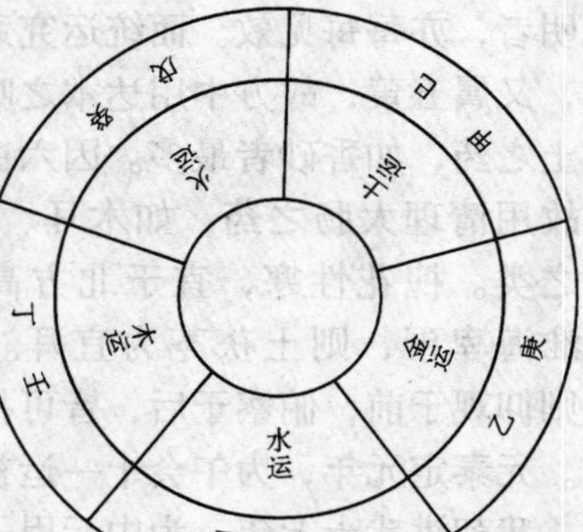

五天五运图

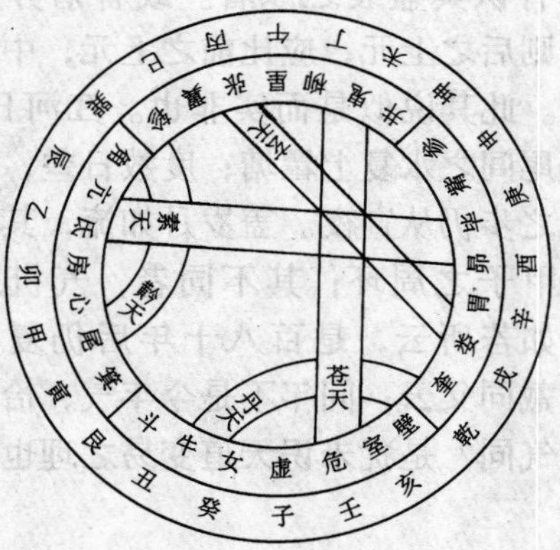

五天五运说

“五运行大论”曰：土主甲己，金主乙庚，水主丙辛，木主丁壬，火主戊癸。盖上古占之始，丹天之气经于牛女、戊分。丹属火，牛、女，癸之次，戊为天门，当奎、壁之次，故火主戊癸。天之气，经于心尾、己分，黅属土，心、尾，甲之次，己为地户，当角、轸之次，故土主甲己。苍天之气，经于危、室、柳、鬼，苍属木，危、室，壬之次，柳、鬼，丁之次，故木主丁壬。素天之气，经于亢、氐、昴、毕，素属金，亢、氐、乙之次，昴、毕，庚之次，故金主乙庚。玄天之气经于张、翼、娄、胃，玄属水，张、翼，丙之次，娄、胃，辛之次，故水主丙辛。说见“太始天元册文”。盖天地自然之运，候之所始，道之所生，不可不通也。

五运太少相生图

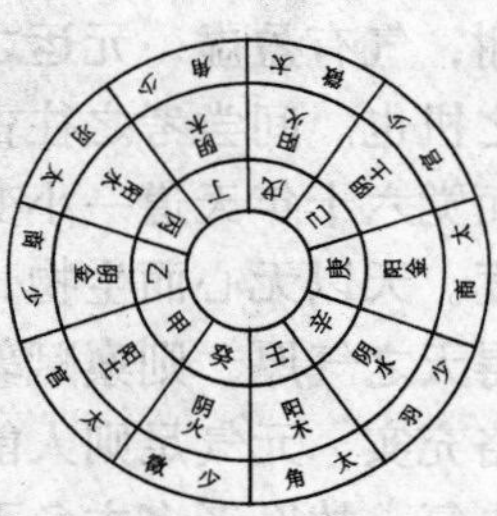

五运主运图

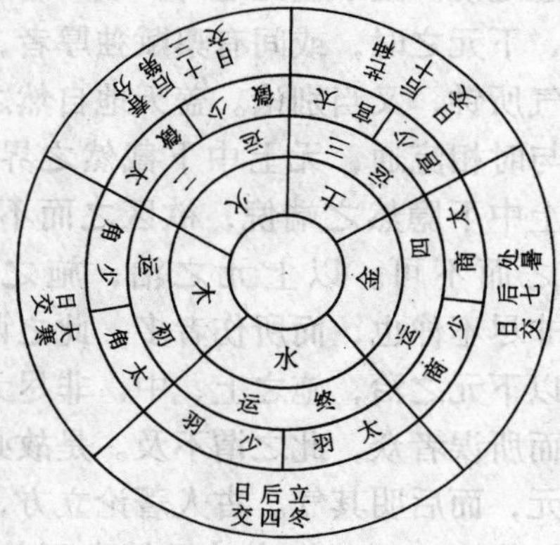

五运客运图

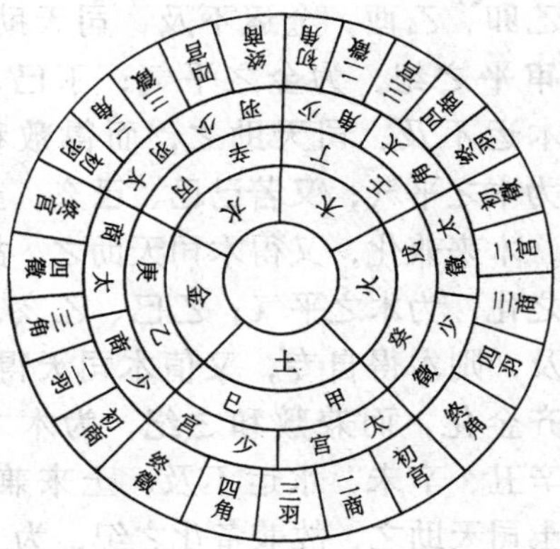

五运太少齐化兼化图

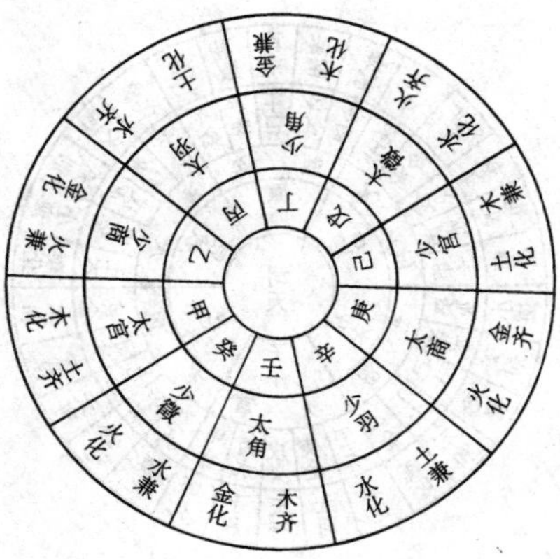

运分三纪之图

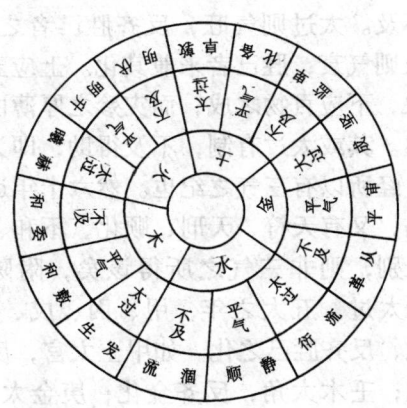

三图总说

五运之序，循环无端，一阴一阳，互为其根。甲以阳土生乙之少商，乙以阴金生丙之太羽，循是以往，周而复始。运气有三，莫不由之。一曰中运，十年一周，如甲为太宫，乙为少商是也。二曰主运，一岁分为五步，始于大寒日，甲、乙、丙、辛、癸五岁，起太角，终太羽，丁、戊、己、庚、壬五岁，起少角，终少羽，每步得七十三日零五刻是也。三曰客运，亦一年五步，起本年中运为一步，太少相生，五步而止，不必起于角而终于羽也。土曰宫，金曰商，水曰羽，木曰角，火曰徵，五行之声音也。五行各有阴阳，十干所以分太少也。第主客之运，经未明言，然以理推之，天地有主客之六气，则当有主客之五运。考之“天元玉册”亦有客运行于主运之上，故敢附图于下。

六十年运气相临图

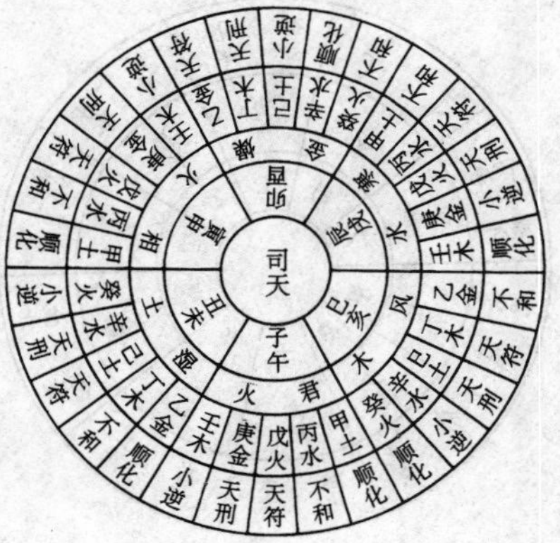

三图总说

十干五运，阴阳各半。阳曰太过，阴曰不及。太过则气旺，反齐胜已者之化。不及则气衰，胜己者来兼其化。上应五星之象，下应百物之成，而灾殄之厚薄由是著矣。其或太过有制，不及得助，即为平气。经所以有三气之纪也。然六十年运气相临，又有天符、天刑、顺化、不和、小逆之别，则非三气之所得该矣，附陈于下：太过，五太之年，甲、丙、戊、庚、壬也，反齐胜已之化。如甲土太宫，反齐木化；壬木太角，反齐金化；庚金太商，反齐火化；戊火太徵，反齐水化；丙水太羽，反齐土化是也。凡三十年。

不及，五少之年，乙、丁、己、辛、癸也，胜己者来兼其化。如己土少宫，木来兼化；丁木少角，金来兼化；乙金少商，火来兼化；癸火少徵，水来兼化；辛水少羽，土来兼化是也。凡三十年。

平气，如运太过，而得司天之制。若庚子、庚午、庚寅、庚申，金运太过，司天之火气抑之，则得审平之化，为金之平气；戊辰、戊戌，火运太过，司天之水气抑之，则得升明之化，为火之平气。运不及，而得司天之助。若己丑、己未，土运不及，司天助之而得备化之纪，为土之平气；乙卯、乙酉，金运不及，司天助之，而得审平之纪，为金之平气；丁巳、丁亥，木运不及，司天助之，而得敷和之纪，为木之平气；又若己巳、己亥，土运不及，木来兼化，又得木司天助之，故兼敷和之化，为木之平气；乙巳、乙亥，金运不及，则木得自专，又值木司天得令，则木齐金化，而兼敷和之纪，为木之平气；辛丑、辛未，水运不及，土来兼化，又得土司天助之，故兼备化之纪，为土之平气；丁丑、丁未，木运不及，则土得自专，又值土司天得令，则木齐土化，而兼备化之纪，为土之平气；丁卯、丁酉，木运不及，金来兼化，又得金司天助之，故得审平之纪，为金之平气；癸卯、癸酉，火运不及，则金无所畏，又值金司天得令，则金齐火化，而行审平之纪，为金之平气。合而言之，太过而得平气者六年，不及而得平气者十八年，则太过者二十四年，不及者十二年，平气者二十四年。又如新运初交之月日时，与运相合者，亦得平气，如甲子年初交之月日时得己，乙丑年得庚是也。然究而言之，太过之中，六甲年，子午寅申顺化，辰戌不和；六庚年，子午寅申天刑，辰戌小逆；六丙年，子午寅申不和，辰戌天符；六壬年，子午寅申小逆，辰戌顺化；六戊年，子午寅申天符，辰戌天刑。除天刑六年强而有制，应入平气外，天符六年，强而得助也；顺化六年，强而得生也；小逆六年，强而泄气也；不和六年，强而制人也。不及之中，六己年，丑未天符，卯酉小逆，巳亥天刑；六乙年，丑未顺化，卯酉天符，巳亥不和；六辛年，丑未天刑，卯酉顺化，巳亥小逆；六丁年，丑未不和，卯酉天刑，巳亥天符；六癸年，丑未小逆，卯酉不和，巳亥顺化。除天符六年，弱而得助，应入平气外，天刑六年，从胜己者之平气，弱而不能自主也；不和六年，从胜己者之平气，弱而不能制人也；小逆六年，弱而泄气也；顺化六年，弱而得生也。是太过、不及之中，又有盛衰厚薄之分焉。“五运行大论”曰：气相得则微，不相得则甚。所胜则微，所不胜则甚。非其时则微，当其时则甚，又非可执一以求矣。按司天与五运六十年临遇，变化不测如是，则在泉及左右间气，当亦有然。经未明言，无敢赘述，是在智者因时而推测也。

又按阳年齐化，阴年兼化，皆不专用本宫之化，而用胜己者之化。然阳强阴弱，固自有别。齐化者，负气孤行，敌来乘之，承制之义也。兼化者，孱弱失位，敌夺其政，胜复之端也。

天地六气之图

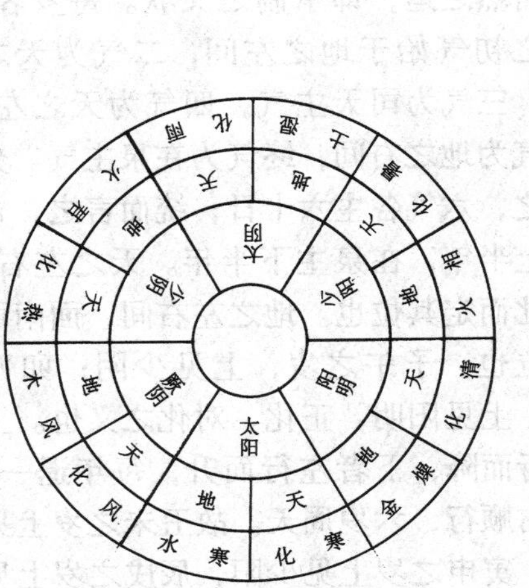

六气正化对化图

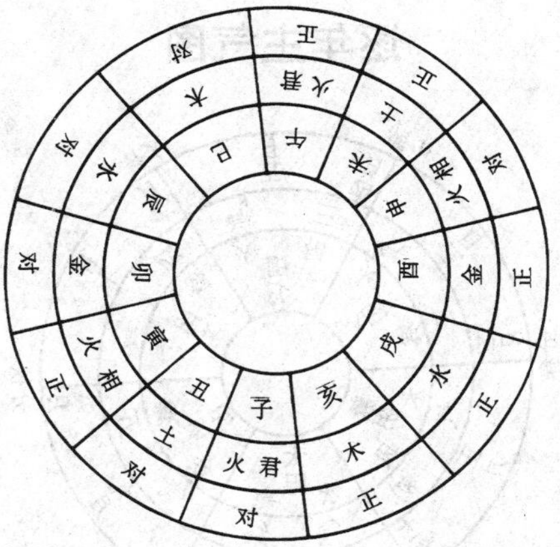

上二图解

“阴阳应象大论”曰：阴阳者，天地之道也。“天元纪大论”曰：阴阳不测之谓神。神在天为风，在地为木；在天为热，在地为火；在天为湿，在地为土；在天为燥，在地为金；在天为寒，在地为水。天地者，万物之上下也；左右者，阴阳之道路也；水火者，阴阳之征兆也；金木者，生成之终始也。气有多少，形有盛衰，上下相召，而损益彰矣。又曰：寒暑燥湿风火，天之阴阳也；木火土金水火，地之阴阳也。五行各一，而火分为二者，君火以明，相火以位也。盖凡物之生，莫不本于真阳，使火气不充，而生机或息矣。君火者，悬象照耀，光被幽隐，垂裳而治，不徒以一职效功也，如肾、脾、肝、肺，皆系于心。相火者，佐君宰化，而分其任者也。风、火、湿、相火、燥、寒六气为主，三阴三阳为标也。至如亥子属水，而亥年风木主之，子年君火主之。如木，本阳也，而反属厥阴；金，本阴也，而反属阳明者，经所谓天地之阴阳，不可以数推以象之谓也。至正化、对化，说详《玄珠密语》。然惟子午卯酉四年意义明显，兹姑附图以备学者参焉。

逐年主气图

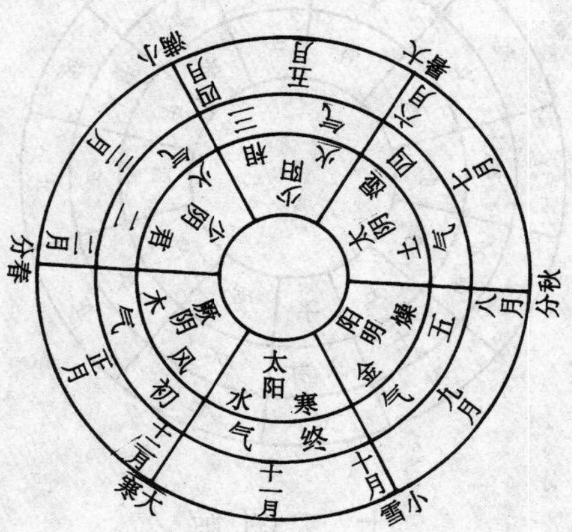

逐年客气图

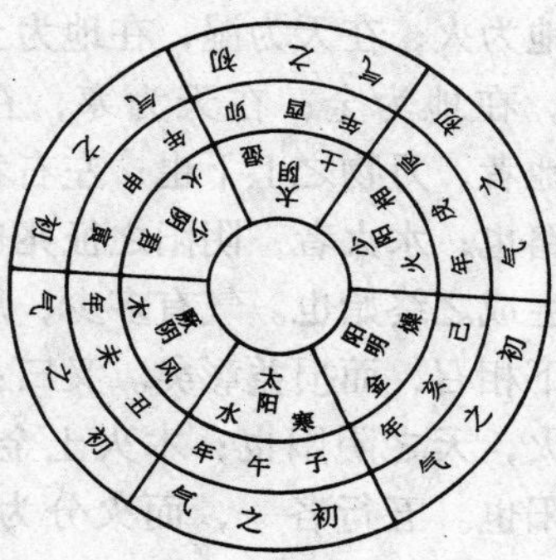

上二图说

造化流行，节候递嬗，四时代谢，六气推移。每岁之气无论主客，皆始于大寒日交初气，至春分日交二气，小满日交三气，大暑日交四气，秋分日交五气，小雪日交终气。每气主六十日八十七刻半，六气共得三百六十五日二十五刻，以成一岁。主气以五行相生为序，风木，春气也，主春分前六十日。木生火，时至卯中，阳光日丽，暄气渐行，故君火主春分后六十日。然君火以明，光耀虽遍，而化行未盛。相火继之，承君而布其令，主夏至前后各三十日。火生土，故湿土主大暑后六十日，应长夏之气也。长夏之土生金，故燥金主秋分后六十日，行秋之肃令也。金生水，故寒水为终气，岁气至此，寒化大行也。六气迭主，无分尊卑。静而守位，是谓地气。客气者，天气也。天道无常，动而不息，上曰司天，下曰在泉，馀四气为左右间，升降往来，六期环会焉。主气土，居二火之后；客气土，居君火后、相火前者，土无定位，无乎不在，又以三阴三阳之序不容紊也。至客气所至，冬有流金之热，夏有霜雹之寒，春有毁拆之灾，秋有木华之变，非时相加，总因六气郁发之故耳。“六微旨大论”曰：相火之下，水气承之；水位之下，土气承之；土位之下，风气承之；风位之下，金气承之；金位之下，火气承之；君火之下，阴精承之，言六气之客，盛极有制，故曰：亢则害，承乃制。虽客主之气有胜无复，而寒暑温凉，历一气则一变，则天地自然之运，即承制之义欤。每岁客气，天之初气始于地之左间，二气为天之右间，三气为司天主气，四气为天之左间，五气为地之右间，终气为在泉主气。分而言之，六气各主六十日；统而言之，司天主上半年，在泉主下半年。天之左右间，面北而定其位也。地之左右间，面南而定其位也。子午之岁，上见少阴；卯酉之岁，上见阳明，正化、对化之义也。上者右行而降，下者左行而升，每年退一步，左右顺行，六岁周天。故丑未之岁上见太阴，寅申之岁上见少阳，辰戌之岁上见太阳，巳亥之岁上见厥阴也。上下遘会，主客临遇，而顺逆见矣。相生相比者为顺，相克相害者为逆。其有相比而亦为逆者，“六微旨大论”曰：君位臣则顺，臣位君则逆。逆则病近而害速，顺则病远而害微，所谓二火者是也。（卯酉岁，天之右间少阳，客气临于少阴主气之位，是谓臣位君。）

阳年客气顺行图

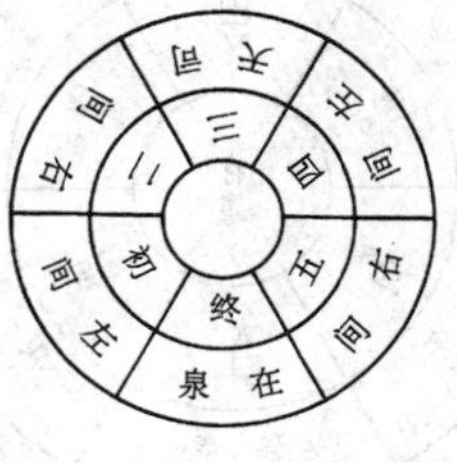

阴年客气逆行图

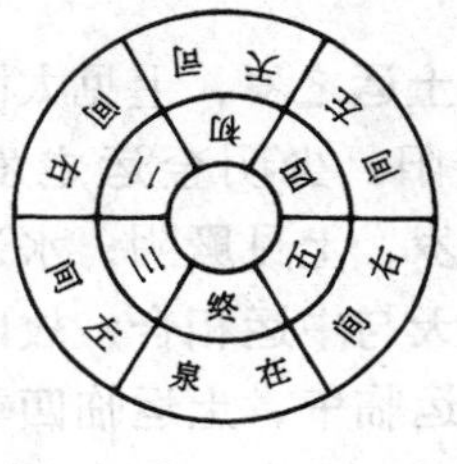

图　解

经曰：夫阴阳者，数之可十，推之可百；数之可千，推之可万。盖言天地之阴阳变动不居，不可以常理测也。五太、五少，分属阴阳，各主岁运；三阴、三阳，值年司气，分配六期，是固然矣。然予历观五运之纪，司天客气，间见舛错。及考之仙灵秘笈，而得阴年司天逆行三步之义焉。其说以甲己丁壬戊癸为阳，阳年顺行，即前“阳年图”也。乙庚丙辛为阴，阴年逆行，即后“阴年图”也。盖太始之初，素天之气下临乙庚，玄天之气下临丙辛。素天，西方之色也。玄天，北方之色也。西北为阴，故乙庚丙辛为阴也。至于丁壬戊癸为阳，而甲已亦云阳者，土居中央，又君象也，故不为阴也。夫阳主动，阴主静，今阳年顺行，阴年逆行者，何也？此运气相临，阴阳交遘之化机也。经曰：先立其年，以明其义。乙庚丙辛，阴年也，司天三步，阳位也，阳遇阴则变，阴遇阳则从。阴年司天逆行者，阳就阴也。在泉之气为地气，地道卑而顺承，故不变也。至阳年阴位而亦不变者，其气专一，来无所慕，去无所恋也。每周甲逆行之岁，凡二十四年。初气交司天，即阳年之三气；二气交天之右间，与阳年同；三气交地之左间，即阳年之初气也。大寒后六十日，即行司天之令，而地之左间不应，至三气而始布其化。澄观默验，其间天地之寒暄，人世之灾疠，物产之征应，皆有异于阳年者。故敢推广经旨，一例附入。后世明哲之士，有能加以削正者，是予之大愿也。

司天在泉指掌图

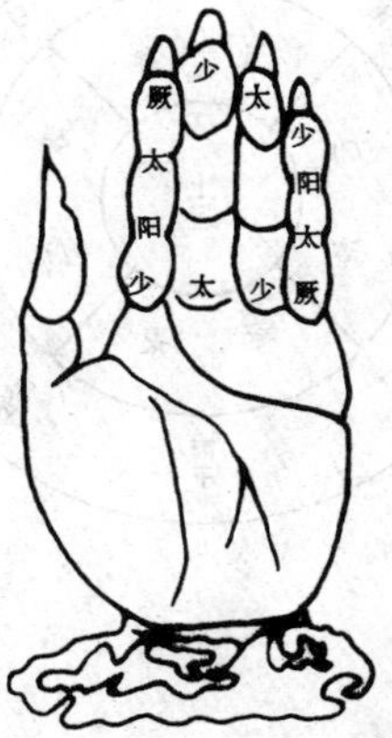

其法以巳亥为始，即起厥阴司天。故以巳亥位起“厥”字，子午位为“少”字，丑未位为“太”字，顺数到底，皆其年分之司天也。其馀五气，循次可推矣。推六气法：凡司天前二位，即初气。前一位，即二气。本位司天，为三气。后一位，为四气。后二位，为五气。后三位，为终气，即在泉也。掌中一轮六气，瞭然在握。

天符之图

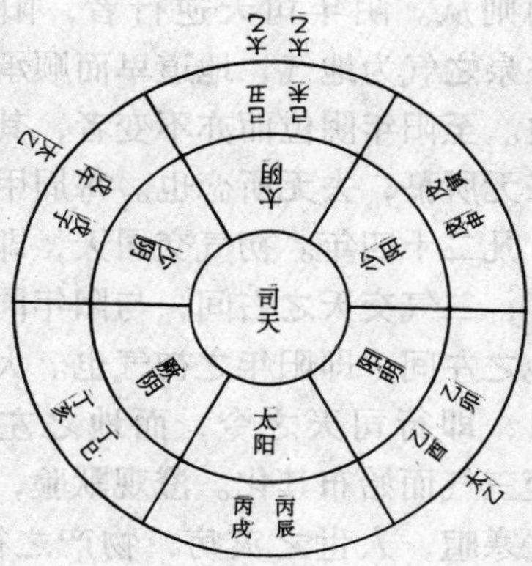

岁会之图

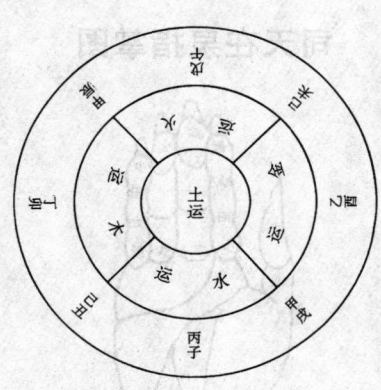

同天符同岁会图

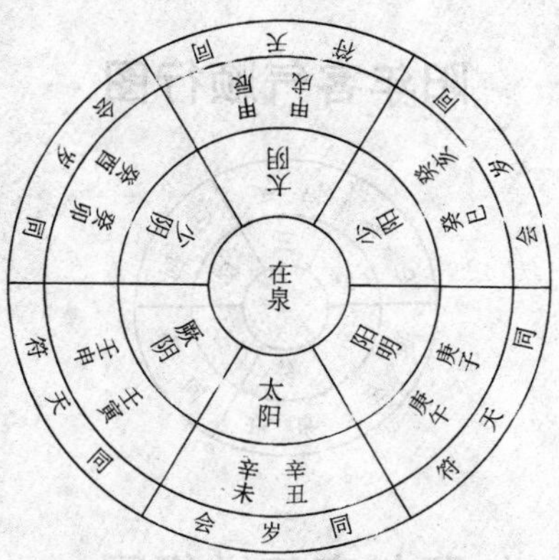

图　解

经曰：土运之岁，上见太阴；火运之岁，上见少阳；少阴金运之岁，上见阳明；木运之岁，上见厥阴；水运之岁，上见太阳，司天与中运相合，故曰天符。木运临卯，火运临午，土运临四季，金运临酉，水运临子，此中运与岁支同气，故曰岁会。既为天符，又为岁会，是为太乙天符。经曰：天符为执法，岁会为行令，太乙天符为贵人。中执法者其病速而危，中行令者其病徐而持，中贵人者其病暴而死。盖太乙、天符，三气会合，是谓过亢，亢则害甚。天符次之，岁不与会也。岁会为轻。经曰：气之平也，非其位则邪，当其位则正。邪则变甚，正则微，此之谓也。同天符者，以五太之年，下加在泉之气，其气旺；故同天符中之者，亦犹中执法也。同岁会者，以五少之年，下加在泉之气，其气平；中之者，亦犹中行令也。

天符十二年，丁巳、丁亥、戊子、戊午、已丑、已未、戊寅、戊申、乙卯、乙酉、丙辰、丙戌是也。岁会八年，甲辰、甲戌、己丑、己未、丙子、丙午、丁卯、乙酉是也。太乙天符四年，戊午、乙酉、己丑、己未是也。同天符六年，甲辰、甲戌、庚子、庚午、壬寅、壬申是也。同岁会六年，辛丑、辛未、癸酉、癸卯、癸巳、癸亥是也。然天符十二年中，有太乙天符四年，是天符只得八年。岁会八年，四年为太乙天符，又有甲辰、甲戌同天符，是岁会只得二年。然则六十年中，太乙天符四年，天符八年，岁会二年，同天符六年，同岁会六年，共二十六年。其外如壬寅、庚申、癸巳、辛亥，运与支合，而不为岁会者，不当四正之位也。然壬寅已属同天符，癸巳已属同岁会，庚申、辛亥二年亦应得平气也。夫值年之天符、岁会，是固然矣，而每年左右间气一与运相符，则其气必旺，非馀间气可比，是从天符而类推之。每岁中运与月建相会，其气必纯，非馀月建可比，是从岁会而类推之也。澄机观变之士，息心验之，当必有得于其际矣。

六十年岁气交节三合图

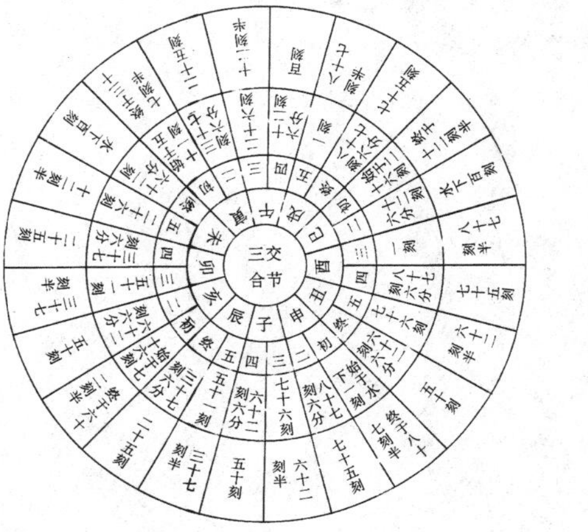

“六微旨大论”曰：天气始于甲，地气始于子，子甲相合，命曰岁立。谨候其时，气可与期。甲子之岁，天数始水下一刻，终于八十七刻半，谓客气。地之左间，始大寒日寅初初刻，终于六十日后子时初四刻。盖六十分为一刻，每时有八刻零二十分，三时共成二十五刻，十二时共成百刻也。所谓三合者，甲子初气始于一刻，以至终之气终于二十五刻，是每岁六气共得三百六十五日二十五刻也。乙丑岁始于二十六刻，终于五十刻。丙寅岁始于五十一刻，终于七十五刻。丁卯岁始于七十六刻，终于百刻。四周为一纪，周而复始。辰年、申年与甲子同，巳年、酉年与乙丑同，午年、戌年与丙寅同，未年、亥年与丁卯同。故申子辰、巳酉丑、寅午戌、亥卯未，岁气皆同，所以谓之为三合也。逐年加节，时刻不爽，而天地之气往往不应。经曰：至而至者，和。至而不至，来气不及也。未至而至，来气有馀也。谨而察之，灾变可测，民病可调矣。

南北政图

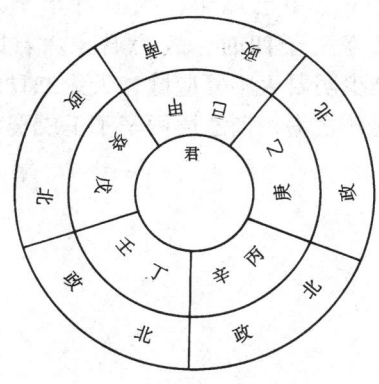

南北政脉不应图

南政年少阴所在不应，北政年阳明所在不应

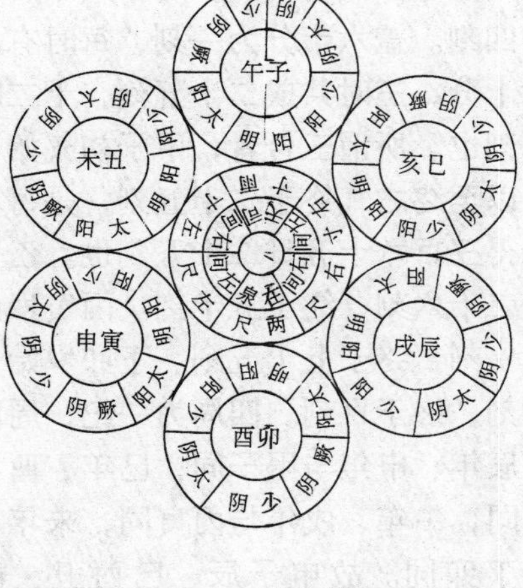

上二图解

经曰：南政之岁，少阴司天，则寸口不应。厥阴司天，则右不应。太阴司天，则左不应。三阴在泉，则尺不应。左右同。北政之岁，少阴在泉，则寸口不应。厥阴在泉，则右不应。太阴在泉，则左不应。三阴在上，则尺不应。南政之岁，谓甲己之岁。甲己属土，为五行十干之最尊，又寄王于四时，故为君象。君既得政，则少阴君火不复应脉，天无二日之义也。北政之岁，谓乙庚丙辛丁壬戊癸北面受政，是谓臣道，臣得君而后行令，故少阴之所在应脉，而所对者不应焉，臣不敌君之义也。诸注以北政之岁，少阴在泉则寸口不应，三阴在上则尺不应，谓上下尺寸颠倒互应。若然，则北政之岁六气皆属反交矣。不知司天主上部，在泉主下部，左右主中部，确不可易，安可以君火不司气化之说，曲为北政少阴不应之解耶！总之经之所谓不应者有二：少阴之位本不应者，南政是也。少阴之敌不能应者，北政是也。北政不应，皆属阳明。而不言阳明者，以阳明之不应，由少阴之得位也。岐伯曰：从其气则和，违其气则病。不当其位者病，迭移其位者病，失守其位者危，尺寸反者死，阴阳交者死。子午卯酉之年不应在两尺两寸，不应而反应，该应而不应，是谓尺寸反。寅申巳亥辰戌丑未之年不应在左右。左阳则右阴，右阳则左阴，不应而反应，该应而不应，是谓阴阳交。然必阴阳俱交，始为交也；尺寸俱反，始为反也。若偶差一步，或屡易一位，一位或然，只为病象而已，不得即谓为阴阳交、尺寸反也。学者审焉！

卷　二

九宫八风图

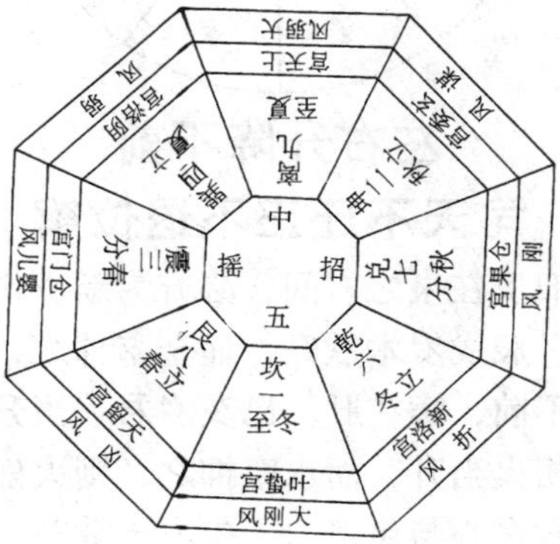

太乙移宫说

经曰：太乙常以冬至之日，居叶蛰之宫四十六日，明日居天留四十六日，明日居仓门四十六日，明日居阴洛四十五日，明日居天宫四十六日，明日居玄委四十六日，明日居仓果四十六日，明日居新洛四十五日，明日复居叶蛰之宫曰冬至。太一，天神之最贵者，即北极也。北极不动而运周天，故太一游宫，终而复始也。乾巽二宫各少一日者，乾巽为天地之门户，又天地不足之方也。合之共得三百六十有六日，以尽一岁之数。其曰九宫者，土旺四维，每季末十八日，太一居于中宫也。太一移日，天必应之以风雨，其日风雨调和，则岁美民安少病。先之则多雨，后之则多旱。冬至贼风自南来，夜至则民卧而弗犯，昼至则万民懈惰，而中于虚风。至立春日，贼风自西来，又皆中之，而温疫生矣。此万民所以同病也。冬至有变占在君，春分占在相，中宫占在吏，秋分占在将，夏至占在百姓。所谓变者，大风拔木扬沙之谓。风从其所居之宫来，为实风，主生长万物；从其冲后来，为虚风，伤人者也。盖月建所在为实，月建所冲为虚。其伤人也应乎藏气。故大弱风舍于心，谋风舍于脾，刚风舍于肺，折风舍于小肠，大刚风舍于肾，凶风舍于大肠，婴儿风舍于肝，弱风舍于胃，皆谓虚风也。故圣人避风如避矢石焉。其非八正虚风，而贼风邪气，亦能病人。来不以时，亦无定位，因人肤腠之开闭而中之。至平居非关贼风而亦病者，三虚之故也。凡五少岁运不及，并司天失守之年，是谓乘年之衰。每月望后，则血虚气去，肉减肤纵，是谓逢月之空，主客相犯，时令失正，是谓失时之和。然必精气不充，调摄失宜，乃致病焉。非是，亦不病也。岁候之法，重在元日：风从南方来曰旱乡；从西方来曰白骨将，国有殃，人多死亡；风从东方来，国有大灾，微则否；风从东南方行，春有死亡；天温不风，籴贱民不病；天寒而风，籴贵民多病；惟北风为最甚，以日之早晏，定四时之死亡。诸所谓风者，皆折树木、扬沙石者也。

九宫九星图

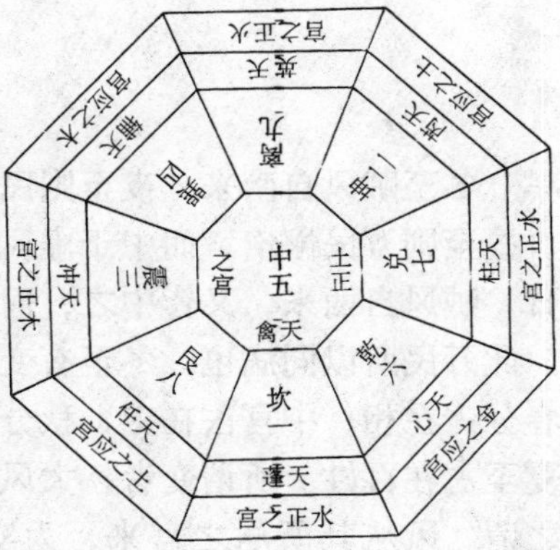

天地五星图

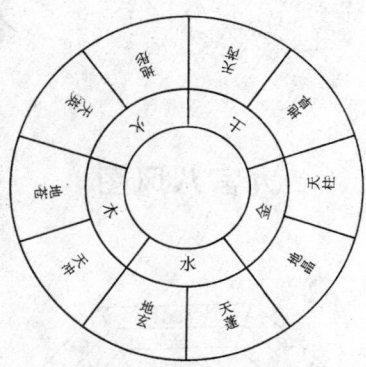

天地左右升降图

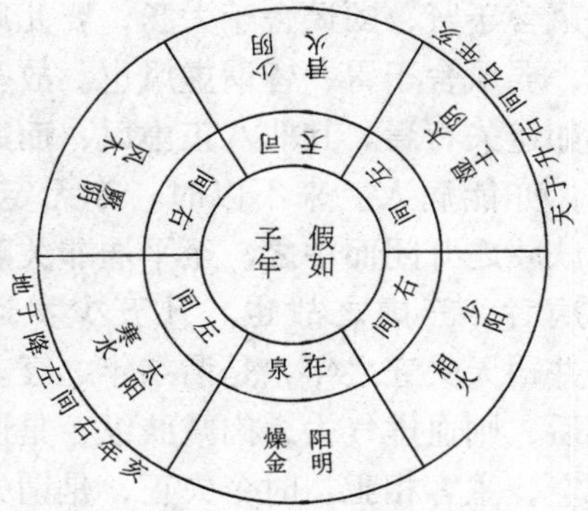

左右升降不前 司天不迁正不退位解

旧岁在泉之右间，必升为新岁司天之左间。辰戌岁木欲升，而金窒抑之，则木郁而不前，病在肝。巳亥岁君火当升，丑未岁相火当升，而水窒抑之，则火郁而不前，病在心与包络。子午岁土欲升，而木抑之，病在脾。寅申岁金欲升，而火抑之，病在肺。卯酉岁水欲升，而土抑之，病在肾。及病之未发，即所在之经刺以舒之，药饵调之，须用其法。旧岁司天之右间，必降为新岁在泉之左间。丑未岁木欲降，而金窒抑之则木郁，当克金以扶木，治在手太阴、手阳明。寅申岁君火当降，辰戌岁相火当降，而水窒之则火郁，当克水以救火，治在足少阴、足太阳。卯酉岁土欲降，而木窒之则土郁，当克木以扶土，治在足厥阴、足少阳。巳亥岁金欲降，而火窒之则金郁，当克火以存金，治在心包络、手少阳。子午岁水欲降，而土抑之则水郁，当克土以扶水，治在足太阴、足阳明。折其所胜，以舒本经之郁。升之不前，亦非一端，或天星窒之，或中运胜之，或阴年气衰，司天未得迁正，即左间未得升天。降之不下，亦非一端，或地星窒之，或中运胜之，或去岁司天之气有馀不退，即右间不得降地。更有升降俱不前者，前则胜己者布其化，后则郁极而发，已复大肆其威，即气交之变，各各不同，灾有微甚也。（汤批：按《内经》云：气交多主司天在泉之交，而未及在泉复交司天之交。以愚观之，左不升天，其变应主三气、四气之交；右不降地，其变应主终气、初气之交。以升天者在四气，降地者在初气故也。）　非特左右间有升降不前也，司天亦有不迁正、不退位之患，辰戌年太阳司天，至大寒，交巳亥年厥阴司天，乃太阳不退位而复布，即厥阴不得迁正。至子午年，厥阴复布，则少阴不迁正。丑未年，少阴复布，则太阴不迁正。寅申年，太阴复布，则少阳不迁正。卯酉年，少阳复布，则阳明不迁正。辰戌年，阳明复布，则太阳不迁正。不迁正者，本年司天之气有郁，其过不尽在旧司天也，当泻新司天之郁以通之。不退位者，旧司天之气有馀，其过不尽在新司天也，当折旧司天之气有馀以退之。二法不同，各有精义。若在泉迁正、退位之化，即地产物应可验而得之。然天尊地卑，在泉之气总不若司天权重，故经未悉言也。

五运失守三年化疫图

五运失守之说，即前不退位、不迁正之义也。不退位、不迁正，病即见于本年者，其患浅，调之即已，故五运不为失守。若刚柔孤立，岁运气衰，郁极而发，三年化为疫疠。积之久，则中之者深。岁序再易，邪化大行，粗工不知，呼寒呼热。究之本年运气，又复不侔，遂谓运气之说未足凭信。不知病已受于三年前也。假如甲子阳年，土运太过，子午则少阴司

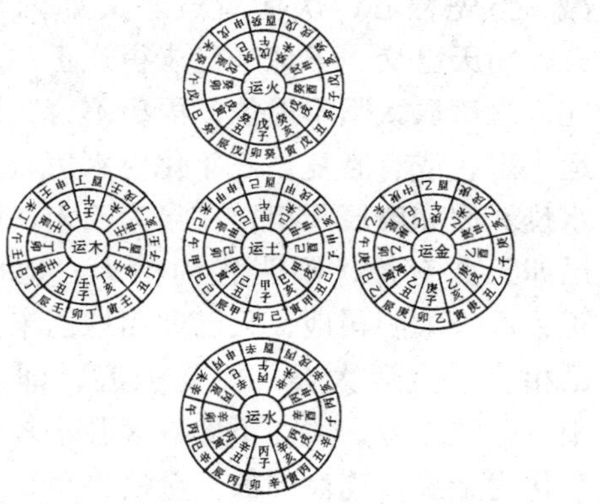

天，阳明在泉，阳明属卯酉，甲与己合，则己卯为甲子在泉之化。如上年癸亥司天之气有馀者，年虽交得甲子，厥阴犹尚治天，甲未得位，地已迁正，阳明己卯在泉，以癸亥之司天，临甲子之在泉，则上癸下己，不相奉和。癸己相会，土运大虚，反受木胜，即非太过。土运既窒，黄钟不应，木既胜而金来复，而本年司天少阴之气忽至，则木反助火而金微，木邪过甚，而甲己之土皆失守矣，后三年化成土疫。晚至丁卯，早至丙寅。大小善恶，推其司天在泉之气，与太一所居之宫。土疫将至，恐伤水藏，当先补肾，次泄脾气。又如甲至子合，司天已交，而下地己卯未得迁正，旧岁癸亥在泉之戊寅少阳不退位，甲戊不合，即土运非过，木乃乘虚而胜之，即有金复，三年之后，亦化土疠，治与土疫同。假如丙寅阳年，水运太过，寅申则少阳司天，厥阴在泉，厥阴属巳亥，丙与辛合，则辛巳为丙寅在泉之化，如旧岁乙丑司天之气有馀者，年虽交得丙寅，太阴尚犹治天，丙未得位，地已迁正，厥阴辛巳在泉。以乙丑之司天，临丙寅之在泉，上乙下辛，地不奉天，乙辛相会，水运大虚，反受土胜，即非太过。太簇之管，太羽不应，土胜而雨化，木复即风，后三年化成水疫。晚至己巳，蚤至戊辰。甚则速，微则徐。水疫将至，恐伤火

藏，当先补心，次泄肾气。又如丙至寅合，司天已交，下地辛巳未得迁正，上年在泉之庚辰太阳不退位，丙庚不合，即水运小虚，或有胜复，三年化为水疠，治如水疫。假如庚辰阳年，在泉为乙未，旧岁己卯天数有馀，阳明犹尚治天，地已迁正，乙未太阴司地，天己卯而地乙未，乙己相会，金运大虚，反受火胜，即非太阳。姑洗之管，太商不应，火胜水复，三年化为金疫，速徐同前。金疫将至，恐伤木藏，当先补肝，次泄肺气。又如庚至辰应，司天已交，下地乙未未得迁正，上年在泉之甲午不退，庚甲不合，金运小虚，有小胜或无复，后三年化为金疠，治如金疫。假如壬午年，在泉为丁酉，旧岁辛巳天数有馀，厥阴犹尚治天，地已迁正，丁酉阳明司地，天辛巳而地丁酉，辛丁相会，木运太虚，反受金胜，即非太过。蕤宾之管，太角不应，金胜火复，三年化为木疫。木疫将至，恐伤土藏，当先补脾，次泄肝气。又如壬至午应，司天已交，下地丁酉未得迁正，上年在泉之丙申不退，壬丙不合，木运小虚，有小胜小复，后三年化为木疠，状如木疫，治法同。假如戊申年，在泉为癸亥，旧岁丁未天数有馀，太阴犹尚治天，地已迁正，癸亥厥阴在泉，天丁未而地癸亥，丁癸相会，火运大虚，反受水胜。夷则之管，上徵不应，三年化为火疫。火疫将至，恐伤金藏，当先补肺，次泄火气。又如戊至申应，治天交司，下地癸亥未得迁正，上年在泉之壬戌太阳不退，戊壬不合，火运小虚，有小胜或无复，后三年化为火疠，治如火疫。盖上干为刚，下干为柔，上干失位，柔地独主，其气不正，故有邪犯。下干失守，天运孤立，柔不附刚，亦足致戾也。夫阳年为太过，太过者气盛。经曰：气有馀，则制己所胜而侮所不胜。其不及，则己所不胜，侮而乘之；己所胜，轻而侮之。太过之与不及，若是其悬殊也！一经上下失守，反为大虚，敌得乘之，郁为疫疠。五太如此，五少可知。阳年若此，阴年可知。虽气有微甚，差有浅深，或太过而反虚，或不及而得位，各随其年之气候，而静而验之：刚柔失位，则律吕异音；刚柔将合，则音律先同。明哲之士，固可豫决于先几也。

附：疫由人事论

《内经》所载五疫之发，皆由五干刚柔失守。然天时、人事，恒相附丽，如影随形，如响随声。不得谓天失其度，致生灾疢，而与人事无涉也。历观往古，政治修和，则民无夭札；燮理乖方，则疮痍时起。天有显道，应如桴鼓。即如岁歉谷踊，民用乏食，赈恤不时，流离转徙，以糠秕比为饼饵，以草木为粮粱，肢体疲弱，藏气虚耗，六气偶舛，疾病繁兴，或狂徒不惩，弄弋潢池，蹂躏我禾稼，虔刘我妇子，百姓嗟怨，呼天莫诉，五内抑郁，精气先伤。时令失正，邪慝内干，或戍亭鄣，或筑城堡，或浚河渠，或修堤防，动大众，兴大役，司事者失御下之道，寒暑足以侵其体，饥渴足以贼其脏，劳苦足以疲其筋骨，而且思虑伤脾，恐惧伤肾，忿怒伤肝，忧思伤心，于邑伤肺。当是时也，运气之相值，或有偏衰偏盛之处，皆足致灾，有不待三年者。盖疫也者，郁也。五行郁则求伸，五脏郁则求舒。其郁既甚，其发必暴，郁则伤己，发则伤己之所胜。重伤其脏，而疫斯盛矣。是知刚柔失守，三年来复，为天运之戾气；而血气耗越，召殃招尤，为人事之失调也。不稔刚柔之义，则五行迷瞢，治疗无方；不识人事之说，则妄测天运，施治寡效。昔金末造，元兵南下，汴都戒严解围之后，京师大疫，东垣先生制普济消毒饮，全活甚众。是真得天时人事之全者。至《内经》所载避疫之法及方，系后人傅会增附，未足据用。愚谓避疫之法，无过塞精固气，寡欲清心，为渡世之津梁，御灾之秘钥。盖人定胜天，而五行之戾气，罔敢干焉。若疫将发而思豫却之方，当求诸运气及人事所以化疫之由，而折其胜气，资其化气，乃克有济。如执一术以求吻合，吾恐操刀而学割，伤人必多也。

运气总论

在昔洪荒肇启，历度未彰，天以无心而成化，人以顺受而得正。沿至轩皇，风气渐开，疾疢间作，乃警乃咨，延访廷臣，惟岐伯、雷公、鬼臾区诸贤圣不惮烦赜，缕述条陈，而五运六气之说以明。如"六节脏象""天元纪""五运行""六微旨""六元正纪""气交变""至真要""五常政"诸论，连篇累幅，旨深词奥，其间正变盛衰之义，不下千百条。愚者昧焉，废而不讲，而拘墟之流，执其一端，不能会通，用多窒凝。是皆未达运气之大旨，而徒事枝节之末务者也。经曰：得其要者，一言而终；不知其要，流散无穷。然则欲穷运气之说，当求至简至要之方矣。经曰：有馀而往，不足随之；不足而往，有馀从之。言气运之迭为消长也。未至而至，此谓太过，则薄其所不胜，而乘其所胜，命曰气淫。至而不至，此谓不及，则所胜妄行，而所生受病，所不胜薄之，命曰气迫。太过、不及之外，复有平气之纪，盖太过有制，不及得助也。然太过之岁，其气专一，即非有制，而施其正化，不必致疾。惟亢则害，斯承乃制耳。不及之岁，胜已者来兼化，其气较弱，又且驳杂不纯，其生变也较太过之岁为多。和则为化为政，气之常也；不和则为胜为复，气之变也。胜甚则复甚，胜微则复微。岁运太过，则运星北越，畏星失色而兼其母气相得，则各行以道。不及，则包兼其所不胜。太者之至，徐而常；少者之至，暴而亡。"六元正纪大论"曰：天气不足，地气随之；地气不足，天气从之。运居其中而常先也。恶所不胜，归所和同。随运归从而生其病也。故上胜则天气降而下，下胜则地气迁而上。胜多少而差其分，微者小差，甚者大差，甚则位易气交易，则大变生而病作矣。大要曰：甚纪五分，微纪七分，其差可见，此之谓也。数之始起于上而终于下，岁半之前，天气主之；岁半之后，地气主之；上下交互，气交主之。谓司天主上半年，在泉主下半年，中运主三气、四气之交也。夫六气之用，各归不胜而为化。故太阴雨化，施于太阳；太阳寒化，施于少阴；少阴热化，施于阳明；阳明燥化，施于厥阴；厥阴风化，施于太阴。各命所在之方月征之：风温春化同，热曛夏化同，燥清烟露秋化同，云雨昏埃长夏化同，寒气霜雪冰冬化同。胜与复同。其岁有不病而脏气不应不用者，天气制之，气有所从也。火司天而金从木眚，木司天而土从水眚，水司天而火从金眚，金司天而木从土眚，土司天而水从火眚，亦惟岁气弱而天气强为然。否则，不必尔矣。主胜逆，客胜从，高者抑之，下者举之，有馀者折之，不足者补之，佐以所利，和以所宜，必安其主客，适其寒温，同者逆之，异者从之。六气之胜，则所胜者伤，脏气应焉，复亦如之。胜复之作，动不当位，或后时而至，衰盛异也。寒暑温凉，盛衰之用，其在四维，差凡三十度也。胜气未尽，复而再胜；复气未尽，胜而再复，必相当而后已。五郁之见，皆有先兆：土郁之发，云横天山，蜉蝣生灭，其气四；金郁之发，山泽焦枯，土凝霜卤，其气五；水郁之发，太虚深玄，气犹麻散，微见而隐，色黑微黄；木郁之发，长川草偃，柔叶呈阴，松吟高山，虎啸岩岫；火郁之发，华发水凝，山川冰雪，焰阳午泽，其气四。木发无时，水随火也。然此亦惟五运之郁如是。若兼齐二化，及六气之胜复，则不能拘定。盖胜气多属前三气，复气多属后三气。或亦有待主客之气而发者，所谓当其时则甚也。胜为本年天度之灾变，其机难测。复则可操券而待矣。主客之气，虽胜无复，时过则已，谓六步之转换也。运气相临，不期而至，验之之法，无过天星、脉应、物产、气候数者。水曰辰星，火曰荧惑，木曰岁星，金曰太白，土曰镇星，气盛则明，衰则暗。厥阴之至其脉弦，少阴之至其脉钩，太阴之至其脉沉，少阳之至大而浮，阳明之至短而涩，太阳之至大而长。至而至者，和；至而不至，来气不及；未至而至，来气有馀也。木应肝，其主目，其谷麻，其果李，其实核，其虫毛，其畜鸡，其色苍，其味酸，其应角。火应心，其主舌，其谷麦，其果杏，其实络，其虫羽，其畜羊，其色赤，其味苦，其音徵。土应脾，其主口，其谷稷，其果枣，其实肉，其虫倮，其畜牛，其色黄，其味甘，其音宫。金应肺，其主鼻，其谷稻，其果桃，其实壳，其虫介，其畜马，其色白，其味辛，其音商。水应肾，其主二阴，其谷豆，其果栗，其实濡，其虫鳞，其畜彘，其色黑，其味咸，其音羽。木应春，其气端，其用曲直，其化生荣，其政发散，其候温和，其令风。火应夏，其气高，其用燔灼，其化蕃茂，其政明曜，其候炎暑，其令热。土应长夏，其气平，其用高下，其化丰满，其政安静，其候溽蒸，其令湿。金应秋，其气洁，其用散落，其化坚敛，其政劲肃，其候清切，其令燥。水应冬，其气明，其用沃衍，其化凝坚，其政流演，其候凝肃，其令寒。气平则各应其所属，盛则兼其所胜，衰则兼所不胜焉。六气之化，配乎五运，故少阴不司岁运之气化，亦以君火为万化之本，尊无不统，不屑屑于纪岁也。然六步之中，未尝不分司其事。第热之与火，微分浅深。少阴所至，为暄，为舒荣，为形见，为热生，为飞羽。少阳所至，为炎暑，为行出，为蕃鲜，为火生，为薄翼。君位臣则顺，臣位君则逆。君火以明，相火以位，为稍异焉耳。即此以观，生克制化之理，盈馀消息之几，可微会而得。若求其病之迹象与证之繁琐，当更考《本经》原文，而潜心探索之，尺幅之中未能遍及也。

附：化数生成说

经曰：太过者，其数成；不及者，其数生。故五太之年，化必成数；五少之年，化必生数也。惟戊寅、戊申二太徵年用生数。土言生数，不言成数者，土即地也，有地即有土矣，不待十数而始成也。司天在泉仿此。辰戌之纪，司天之化用成数，惟二庚年用生数，在泉皆用生数，土故也。卯酉之纪，司天之化用成数，惟二乙年用生数，在泉乙癸四年用生数，丁己辛六年用成数。寅申之纪，司天之化用生数，惟二庚年用成数，在泉戊庚丙用生数，壬甲用成数。丑未之纪，司天之化皆用生数，土故也，在泉用生数，二乙年用成数。子午之纪，生成间化，壬甲丙六年属生数，戊庚四年属成数，司天在泉同。巳亥之纪，亦生成间化，丁己辛六年上生而下成，癸乙四年上成而下生。　经所云寒化六、寒化一者，以五行生成之数言之。化属生数者，其气未盛，其用未宏，故其化微。化属成数者，其气已壮，其用大光，故其化甚。然其间应成而反生，应生而反成，变化错综，莫可端倪。求之六气盛衰之迹，多有未合。盖天地之阴阳，有非可按部推测者矣。

流年灾宫说九宫见前图

经于五少之年，必著灾宫，己年灾五宫，乙年灾七宫，丁年灾三宫，辛年灾一宫，癸年灾九宫。谓本年气弱，则所胜者灾之。惟二、四、六、八四隅宫，经不言灾。然以理揆之，五正有灾，四应何独不然。窃意太过之年，经不言灾，而亢则有害，岂无方位？即五少之例推之，五太必灾其所胜之宫，或灾其应宫。无应宫，则灾正宫。如木太过，则灾二宫、五宫、八宫。火太过，则灾六宫、七宫。土太过，则灾一宫。金太过，则灾三宫、四宫。水太过，则灾九宫。制则灾其本宫。不及之年，胜则灾其本宫，复则灾其胜己之宫，或正宫，或应宫。九宫有灾，始与大造无私之意相符。经不言者，举一可以隅反也。第灾宫之说，往往不验。盖时际升平，环宇遍蒸和煦，而运遭百六，幽遐共患艰虞，元运有盛衰，又非灾宫之说所得拘矣。至如应灾每宫，而反灾他宫者，此或三年被郁而发于今年，或本年六气偏胜，各有方月推验之法，不在此例。

六气方月图

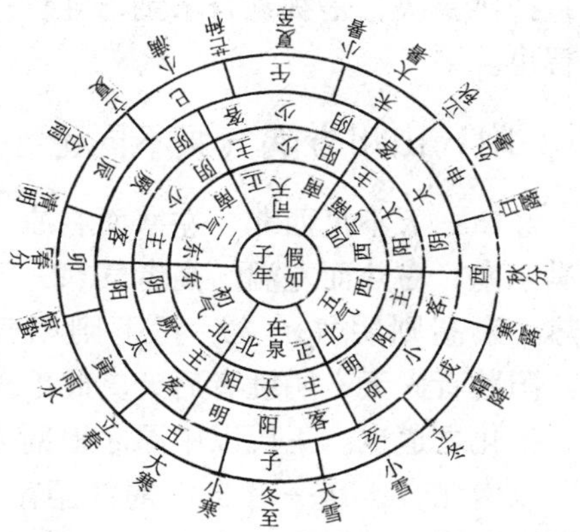

方 月 图 说

经之言运气，详矣。即其说而推之，往往不验。盖天下之大，不下万馀里。或南旱而北水，或西热而东寒。气候不齐，灾祥各别。同在六合之中，五运司岁，宁有彼此之殊；六步纪功，应无参差之验。而不侔若此，遂谓运气之说不足凭信，是皆未达方月之旨而寻其究竟也。经曰：六气之用，各归不胜而为化，各命其所在以征之。以主气言，厥阴初气居东北，二气少阴居东南，三气少阳居正南，四气太阴居西南，五气阳明居西北，六气太阳居正北，方月之有常者如是。假如子午年少阴司天，则太阳在东北为初气，厥阴在东南为二气，少阴在正南为司天，太阴在西南为四气，少阳在西北为五气，阳明在正北为在泉，客气之方月如是。若归所不胜而为化，则客气之太阳寒化，当施于正南少阴、西北少阳之位，或施于主气少阴、少阳之位，候之当在初气六十日内。下五气仿此。至天灾流行，有非可一端求者。有司天之灾，有在泉之灾，有间气之灾，有中运之灾，有三年郁发之灾。所灾之方，或六气所属，或五运所主，或十二辰所指。月亦如之，各归所不胜而为化，此其大较也。然经之所著，乃五行生克之理，阴阳胜复之义。言理而不言数，数有不应而理无或息。气变，则无方不可灾，无时不可灾。气平，则应灾之方不必灾，应灾之月不必灾。学者当于临时验五行之盛衰，六气之强弱，病证之形势，脉法之应否。上观天星，俯察物产，按其方，定其月，即理以征数，庶乎得之。如拘执经文，按年豫决，是犹刻舟求剑，守株待兔之智也。

附：山川方隅气候不同论

经曰：天不足西北，左寒而右凉；地不满东南，右热而左温。高者气寒，下者气热。崇高则阴气治之，污下则阳气治之。阳胜者先天，阴胜者后天。此地理之常，生化之道也。王氏以中原之地剖为三分，以南北言，其一者自汉蜀江至南海，二者自汉江至平遥县，三者自平遥北山至蕃界北海。南方大热，中分寒热兼半，北分大寒。南北分外，寒热尤极，大热之分其寒微，大寒之分其热微。以东西言之，其一者自汧源县西至沙州，二者自开封县西至汧源，三者自开封县东至沧海也。东分大温，中分温凉兼半，西分大凉。大温之分，其寒五分之二；大凉之分，其热五分之二；温凉分外，温凉尤极，变为大暄大寒也。以气候验之，自开封至汧源，气候正与历候同。自开封东行校之，每一百里，秋气至晚一日，春气至早一日。自汧源西行校之，每四十里，春气发晚一日，秋气至早一日。南行、北行，莫不皆然。愚谓气候道里之说，未必尽准，而崇卑高下地里之偏胜，天气亦因而异其化，则有确不可易者。以中宫之寒，见于坎宫则为不及，见于离宫则为太过。中宫之热，见于坎宫则为太过，见于离宫则为不及。温凉如之，四隅从同。故每宫之地，分为小九宫，其寒热温凉之辨，义亦相通。即一郡一县，高下悬殊，何独不然。要而言之，西北多山，东南多水。西北多燥，东南多湿。高山多雪，平川多雨。高山多寒，平川多热。五行偏治，六气淫胜，有由来矣。他如东方鱼盐之域，滨海傍水，民食鱼而嗜咸。西方沙石之域，水土刚强，民陵居而多风。北方地高陵居，风寒冰冽，民乐野处而乳食。南方地下水土弱，雾露之所聚，民嗜酸而食。方域既殊，赋禀各别，性情囿于嗜好，血气安于习俗，而疾病之中人因之。然西北之地未尝无水，东南之地未尝无山。南方多热，不无水土偏寒之方。北方多寒，不无气候偏温之邑。况一山之巅，面南则热，面北则寒。一水之涯，阳方则温，阴方则凉。小而验诸数十里之近，大而征诸万馀里之遥，其象不同，其义则一。关津之所樊界，山谷之所阻隔，封疆之所剖划，道里之所毗连，皆所以分畛域而异风土也。世之医士，足不出乎州郡，而欲以身历之境著书立说，播之天下，传之后世，以一概百，以近概远，吾未见其有济于世也。故不稔运气之说，则临事无定识。不明方隅之理，则拘墟而鲜通。学运气之学者，惟即方隅之不同，以求其与运气之相合，庶无谬举也夫！

脉法部位

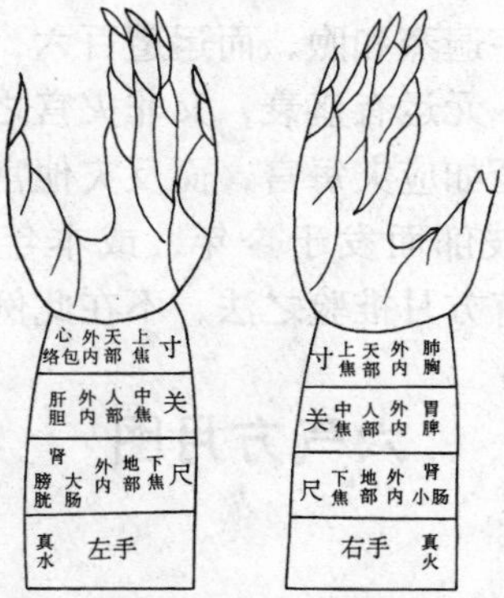

手太阳小肠，足太阳膀胱，手少阳三焦，足少阳胆经，手阳明大肠，足阳明胃经。

手太阴肺经，足太阴脾经，手少阴心经，足少阴肾经，手厥阴心包络，足厥阴肝经。

左尺以候水，右尺以候火。大肠从金，膀胱从水，亦候于左尺。小肠属火，亦候于右尺也。

五脏合五行，属阴

肾（癸水），心（丁火），肝（乙木），肺（辛金），脾（己土），心包络（亦作丁）。

六腑属阳

胃（戊），胆（甲），大肠（庚），小肠（丙），膀胱（壬），三焦（亦作丙）

十二经配天干歌

甲胆乙肝丙小肠，丁心戊胃己脾乡，庚属大肠辛属肺，壬属膀胱癸肾藏，三焦阳腑须归丙，包络从阴丁火旁。

脉说

《难经》曰：三部者，寸、关、尺也。九候者，三部之浮、中、沉也。盖肺朝百脉，十二经虽不尽走手，而无不现于气口之动脉，后世因之以为诊家捷法。寸为阳，为上部。左寸，心部也，其候在心与心包络。右寸，肺部也，其候在肺与胸中，主头项以至心胸之分。关为阴阳之中，为中部。左关，肝部也，其候在肝胆。右关，脾部也，其候在脾胃，主脐腹、胠胁之分。尺为阴，为下部。左尺，肾部也，其候在肾与膀胱、大肠。右尺，三焦部也，其候在肾与三焦、命门、小肠，主腰、足、胫、股之分。三部中各有三候，三而三之，是为九候。浮主皮肤，候表及腑。中主肌肉，以候胃气。沉主筋骨，候里及脏。

经曰：察九候，独小者病，独大者病，独疾者病，独迟者病，独热者病，独寒者病，独陷下者病，此七诊之义也。厥阴之至，其脉弦；少阴之至，其脉钩；太阴之至，其脉沉；少阳之至，大而浮；阳明之至，短而涩；太阳之至，大而长，此六气之脉也。春脉如弦，夏脉如钩，秋脉如浮，冬脉如石，此四时之脉也。平人之常气禀于胃，无胃者逆，逆者死。胃者，长夏之脉，微软而和。故弦钩毛石，必得胃气，始为平脉。但弦、但钩、但毛、但石，即真脏脉见。而不弦、不钩、不毛、不石，亦为谷气不至也。“脉要”曰：春不沉，夏不弦，秋不数，冬不涩，是谓四塞，谓失所生之气也。沉、弦、数、涩甚，曰病，是又进一解矣。

《脉经》论脉止二十四种，《脉诀》亦然。其中长、短、数、散四种，或弃或取。余谓脉无定数，惟即其脉而象之，而名以立焉。占病之法，又在诊者之活变而善悟，不可执一端而遽定其表、里、寒、热、虚、实也。如浮脉，举之有馀，按之不足，其病在表。然浮而有力为洪，无力为芤，迟大为虚，柔细为濡，概言表可乎？沉脉，重手按至筋骨乃得，其病在里。然有力为实，无力为虚，亦有寒邪外感，脉见沉紧者，可概言里乎？迟脉一息三至，去来极慢，决为寒矣。然亦有浮迟、沉迟、兼滑、兼细之别，可一例施乎？数脉一息六至，俗以为热矣。然迟冷、数热之说，《内经》未言。凡寒邪外感，必暴见数紧；阳虚阴虚，或见细数无力，或见数而弦滑；惟洪滑有力者为真热，可妄言热乎？至于来盛去衰为洪，阳实阴虚、气实血虚之象也。浮沉皆得大而长、微弦为实，洪滑有力为诸实热等证。沉弦有力为诸痛滞等证也。前却流利，如珠应指，为滑，多为痰壅之象，过甚则为邪热。细而迟，短且散，如轻刀刮竹，如雨沾沙，为涩，为气血俱虚之候。按之不移，如张弓弦为弦，为肝邪也。浮大而软，按之中空，两边实，为芤，为失血也。来往有力，坚抟抗指，为紧，乃阴邪搏激之候。小驶于迟，一息四至，应指和缓，往来甚匀，为缓，为温疟初退之象。轻诊则见，重按如欲绝者，微也；往来如丝，而常有者，细也，皆阴阳俱虚也。弦而兼芤，如按鼓皮，革也；似沉似伏，实大微弦，牢也。革浮牢沉，革虚牢实。革为失血，牢为里实也。极软而浮细，为濡；极软而沉细，为弱。濡为血虚，为伤湿；弱为气虚，为阳陷。又如过于本位，为长，主有馀之病；不及本位，为短，主不及之病。迟大而软，按之无力，为虚；涣漫不收，无统纪，无拘束，为散。虚为血虚，散为气血败散也。重按著骨，指下截动者，为伏，主腹痛，及伤寒将汗之候。数见于关，如豆大而无头尾，厥厥动摇者，为动，主阴阳相搏，为痛为惊之象。去来数，时一止复来，为促，主阳盛之病。去来缓，时一止复来，为结，主阴盛之病。至于代脉之义，又非一端。有脉本平匀，而忽强忽弱者，乃形体之代，非谓止也，有胃气者生，无胃气者死。又若脾主四季，而随时更代者，乃气候之代，亦非止也。惟“根结篇”曰：五十动而不一代者，五藏皆受气；四十动一代者，一藏无气；三十动一代者，二藏无气；二十动一代者，三藏无气；十动一代者，四藏无气；不满十动一代者，五藏无气，予之短期。此至数之代也。其间似是而非，动多模糊，惟在以意逆之，取其相似者参酌，而定以主名，而后得脉之真是。否则，拘墟寡当，鲜不败乃事矣。

二十七脉之说，似可该脉之情态矣，以言乎诊家之大法，尚为未尽。盖脉之数有限，而病之情无穷。一脉不止一病，而一病或兼数脉。后世方书家，因病以方方，而附会脉诀以合之。其实证与脉违，贻误匪浅。夫脉之理微，未易凭信，故古人言脉，必曰脉色。或为色泽，或为色夭，青、黄、赤、白、黑主五脏之病，而《内经》必视其尺之色。脉急者，尺之皮肤亦急；脉缓者，尺之皮肤亦缓；大、小、滑、涩，亦莫不然。《灵枢·论疾诊尺篇》论之尤详，所当参考。望其色矣，复闻其声。声洪亮者，为阳，为热，为有馀；声微弱者，为阴，为寒，为不足。而宫、商、角、徵、羽五音，配乎五脏，即其音所偏，而知其脏之所害。此又一法也。他若内因、外因、不内外因，或起于数载之前，或起于数日之内，或寒，或热，或饱闷，或善饥，或某时疼痛，或某肢不利，惟凭问以明也。然三者之杂取，终必于切而决焉。是分之，则切为四诊之一；而合之，则切为四诊之大成也，可轻言脉哉！后世言脉家，有以春、夏、秋、冬四时之脉为四诊者，有以形体、至数、举按、去来为四诊者，有以四方风土高寒卑湿为四诊者。以余观之，皆当采用。而鄙义更有四诊之说问之同志：一曰会神，二曰审时，三曰宗理，四曰参究。盖脉以神气为主，得神者昌，失神者亡。同一脉证，而有神、无神之后效，判然霄壤。况脉之体状，迟与缓相似，沉与实相似，芤与革相似，弱与虚相似。若此者，比比皆然，其间辨别，惟在一点神气。诊者以己之神，会脉之神；以脉之神，定脉之名，而后病证有确见也。脉各有时，六十首王之说，谓冬至后六十日少阳王，又六十日阳明王，又六十日太阳王，又六十日太阴王，又六十日少阴王，又六十日厥阴王也。又如主运、客运起于大寒，每运各司七十二日，主气、客气亦起于大寒，每气各司六十日，或为南政，或为北政，值何时会，应得何脉，岁气天和，在所当审。又有神与形色相谬，而与天和、王时又不能相印合者，只得决之以一定之理。盖斯病不应有斯脉，斯脉不应见斯时，会神审时，大费周章。然脉有百端，而理惟一致，或舍证从脉，或舍脉从时，惟求理足，不尚牵合。经曰：天地之变，无以脉诊。此之谓也。其有理解难明者，则当博稽诸说，参互放订，以曲尽病之情态。《素问》、《灵枢》、扁鹊、仲景外，如王叔和《脉经》、戴同父《脉诀刊误》，及近时李濒湖脉学，张叔承《六要诊法》，皆所当切究，而撮其精也。备此四法，则庶乎无操刀学割之讥矣。

上古诊疾之法，人迎、寸口分候阴、阳。人迎足阳明胃脉，在喉之两旁，非后世之误为左为人迎者也。经曰：人迎一盛，病在足少阳；一盛而躁，病在手少阳。人迎二盛，病在足太阳；二盛而躁，病在手太阳。人迎三盛，病在足阳明；三盛而躁，病在手阳明。人迎四盛，名曰溢阳，溢阳为外格。脉口一盛，病在足厥阴；一盛而躁，病在手心主。脉口二盛，病在足少阴；二盛而躁，病在手少阴；脉口三盛，病在足太阴；三盛而躁，病在手太阴。脉口四盛，名曰溢阴，溢阴为内关。人迎、寸口俱盛四倍以上，命曰关格，关格者，与之短期。故泻表补里，泻里补表。（如肝与胆，胃与脾之类。）阳病则二泻一补，阴病则二补一泻。其法简而易明。又轩岐脉法，三部而各三候之。上部天，两额之动脉，颔厌之分，足少阳之所行。上部地，两颊之动脉，地仓、大迎之分，足阳明之所行。上部人，耳前之动脉，和髎之分，手少阳之所行。中部天，手太阴也，在经渠之次。中部地，手阳明也，在合谷之次。中部人，手少阴也，在神门之次。下部天，足厥阴也，五里之分，女子取大冲。下部地，足少阴也，太溪之分。下部人，足太阴也，箕门之分。大都手之三阴，从脏走手；手之三阳，从手走头；足之三阳，从头走足；足之三阴，从足走腹。故人迎以候阳，寸口以候阴。三部之天、地、人以候一身之气。分而候之，脉之真体乃得。后世并十二经脉皆决于寸口，法则捷而指愈晦矣。世有奇杰之士，取则先民，即委而穷源，吾所深望也夫！

六气本标中图

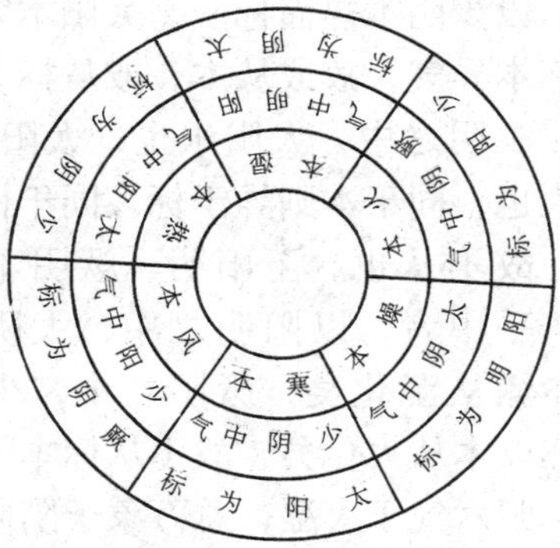

风、寒、热、湿、火、燥为本，三阴、三阳为标，相为表里者为中气，义出“六微旨”。

本标中气从化图

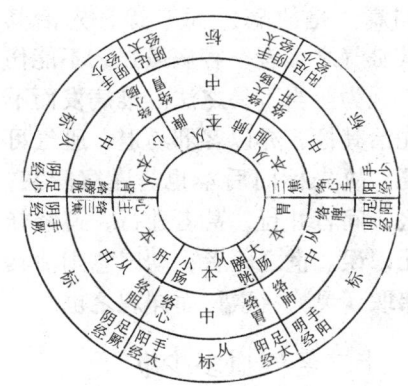

脏府为本，居里；十二经为标，居表。表里相络为中气。前图言天气，此图言人身也。

六气本标中从化解
（附治病标本说）

少阳、太阴从本，少阴、太阳从本、从标，阳明、厥阴不从标本，从中气也。“至真要大论”云，夫少阳、太阴从本者，以少阳本火而标阳，太阴本湿而标阴，标本同气，故当从本。不言中气者，少阳之中，厥阴木也，木火同气，木从火化矣；太阴之中，阳明燥也，土金相生，燥从湿化矣，故不从中也。少阴、太阳从本、从标者，以少阴本热而标阴，太阳本寒而标阳，标本异气，故或从本，或从标。不言中者，少阴之中，太阳水也，太阳之中，少阴火也，同于本则异于标，同于标则异于本，故不从也。至阳明、厥阴不从标本，从乎中者，以阳明之中，太阴湿土也，亦燥从湿化矣；厥阴之中，少阳火也，亦以木从火化矣，故不从标本而从中气也。归六气于火湿，总万象于阴阳，是诚顺时诊疾之大法矣。夫百病之起，有生于本者，有生于标者，有生于中气者，有取本而得者，有取标而得者，有取中气而得者，有取标本而得者，有逆取而得者，有从取而得者，而总以治本为急务。惟中满及大小便不利，则不论标本而先治之。外此未闻焉。是故病发而有馀，先治其本，固其脏气之虚者，客病虽强，不能伤其真元，诚为至当不易之法。惟病发而不足，则先治其标，亦以客邪易退，脏气可徐徐而复，故先标而后本也。谨察间甚，以意调之，间者并行，甚者独行，遵经施治，自无谬误。世之医者，动曰急则治其标，胡弗取《灵》、《素》而详观之也。

十二经气血多少歌

阳明多血兼多气，太阳厥阴少气行，
二少太阴单少血，六经气血本天成。

十二经脏腑图

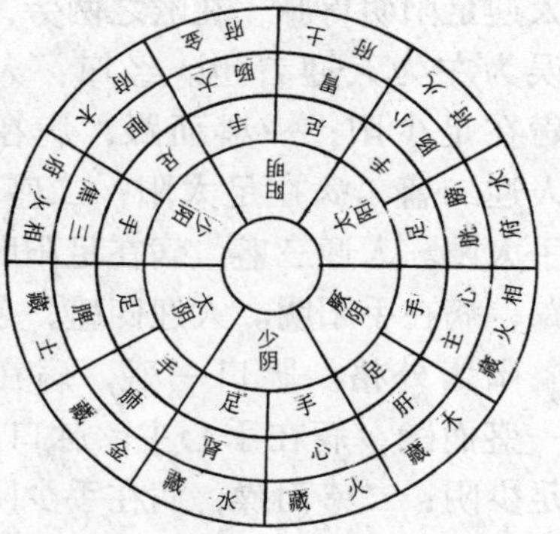

十二经脏腑表里图

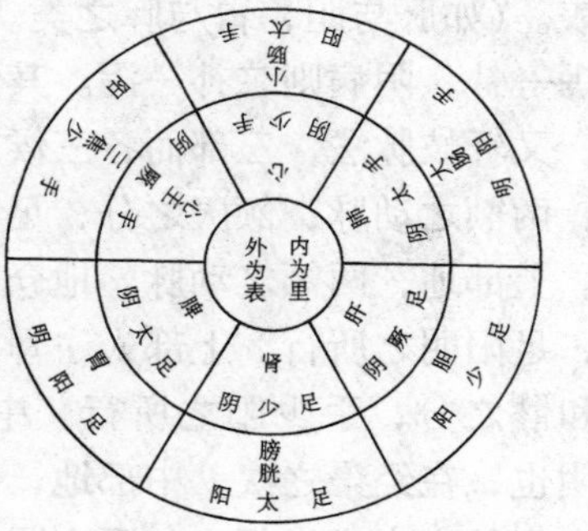

六气十二经相病说（附传经说）

十二经相为表里，以其经络相通，此病则可移于彼，彼病亦可移于此。如肺络大肠，大肠亦络肺之类是也。而六气之相病，亦莫不然。如太阳与太阴为夫妇，太阳之气方张，而太阴之经不配，是为夫制其妇。太阴之气方张，而太阳之经不配，是为妇凌其夫。阳明与厥阴亦为夫妇，少阳与少阴亦为夫妇，其义亦然。即太阳与厥阴、少阴，阳明与少阴，亦有夫妇之义焉。或气盛而经衰，或经盛而气衰，因相犯而为病。惟阳明与太阴，少阳与太阴、厥阴，阳少阴老，无相配之义焉。其有少阴、厥阴气至，而太阴不配，则为妾加于妻；少阳、阳明气至，而太阳不配，则为弟忤其兄，亦见为病。惟少阳与少阴，又有君臣之别，君强臣弱则安，君弱臣强则危，故相火气盛而君火经弱，往往有兀臬不安之象，又非第夫妇之谓矣。十二经配乎五行，相顺而生，母肥则子壮，母瘦则子弱，故虚则补其母，实则泻其子。然亦有子实而母弱者，母为子而泄气太过也，则又当泻其子而补其母。母实而子弱者，母气壅而不能哺其子也，则又当泄其母而养其子。子母递嬗，生克互用，或母育子腹，或子食母气，精义无穷，具详五行论内。至有病经相近，则有移病之说，如肺为诸脏华盖，有系通于心肝；心居肺管之下，膈膜之上，有系通于肾、肝、脾；脾与胃同膜，而附其上之左；胃之下口，即小肠上口；小肠下口，即大肠上口；小肠下口为水分穴，稍偏为膀胱，上际当大肠之前，有下口无上口，水液别回肠，随气泌渗而入；肾系通于心，而上连于髓海；心包络一名手心主，即经之所谓膻中，在心横膜之上，有细筋膜如丝，而与心肺相连；肝居膈下，其系上络心肺；胆在肝短叶之间；三焦为人身三元之气，总领五脏六腑、营卫经络、内外左右上下，而灌溉宣导于周身者也。故病浅则病其本官，甚则移于他官。医者识其本病，而兼悉其相移之故，则病无遁情矣。至经所谓肾移寒热于脾，脾移寒热于肝，肝移寒热于心，心移寒热于肺，肺移寒热于肾，胞移热于膀胱，膀胱移热于小肠，小肠移热于大肠，大肠移热于胃，胃移热于胆，胆移热于脑，皆由气厥之故，具载《素问·气厥篇》，所当参考。至伤寒传经之说，经谓：伤寒一日，巨阳受之；二日，阳明受之；三日，少阳受之；四日，太阴受之；五日，少阴受之；六日，厥阴受之。先自三阳之表，后入三阴之里，此阴阳先后之常序也。然观东垣曰：太阳者，巨阳也，膀胱经病。若渴者，自入于本也，名曰传本。太阳传阳明胃土者，名曰巡经传。太阳传少阳胆木者，名曰越经传。太阳传少阴肾水者，名曰表里传。太阳传太阴脾土者，名曰误下传。太阳传厥阴肝木者，名曰巡经得度传。又陶节庵曰：风寒之初中人也无常，或自太阳始，日传一经，或有间经而传者，或有传至二三经止者，或有终始只在一经者，或有越经而传者，或有初入太阳便入少阴而成阴证者，或有直中阴经而成寒证者。又有两经、三经齐病不传者，为合病；一经先病，未尽又过一经之传者，为并病。所以有太阳阳明合病，有太阳少阳合病，有少阳阳明合病，有三阳合病。三阳若与三阴合病，即是两感，所以三阴无合并例也。经言其常，二子言其变，学者通观而详察之。或宜汗，或宜泄，或宜补阴以发表，或宜扶正以驱邪。虚实既辨，经脉无舛，证虽百变，理惟一致耳。不知乎此，而疑寒疑热，疑阴疑阳，吾恐其动辄贻疚也。

经络相交

十二经络，始于手太阴，其支者交于手阳明，手阳明之支者交于足阳明，足阳明之支者交于足太阴，足太阴之支者交于手少阴，手少阴无支者，直自本经交于手太阳，手太阳之支者交于足太阳，足太阳之支者交于足少阴，足少阴之支者交于手厥阴，手厥阴之支者交于手少阳，手少阳之支者交于足少阳，足少阳之支者交于足厥阴，足厥阴之支者行督任二脉，下注肺中，而复交于手太阴也。

奇经八脉略

人身有经脉、络脉。直行曰经，经凡十二。经之络于别经者为络，络凡十六。盖十二经各有一络，而足太阴络曰公孙，复有脾之大络曰大包，足阳明络曰丰隆，复有胃之大络曰虚里，并任络尾翳，督络长强，为十六络。络之巨者曰大络，次曰别络，小曰孙络，皆正经之支流，而维络于周身者也。正经之外，复有奇经。正经之脉隆盛，则溢于奇经。犹夫沟渠水盛，溢而为湖泽，不拘制于正经，无表里配合，故谓之奇。凡八脉，阴维、阳维、阴跻、阳跻、冲、任、督、带也。阳维、阴维者，维络于身，溢蓄不能环流灌溉诸经者也。阳维起于诸阳之会，由外踝而上行卫分，与手足三阳相维，而足太阳、少阳则始终相联附者。寒热之证，惟二经有之，故阳维为病，亦苦寒热。阴维起于诸阴之交，由内踝而上行营分，交于三阴而与任脉同归，其病多属心痛，盖少阴、厥阴、任脉之气上冲而然。暴痛无热，久痛无寒，按之少止者为虚，不可按者为实。阴跻者，足少阴之别脉，阳跻者，足太阳之别脉，皆出于足外踝，上属于目内眦。阳跻在肌肉之上，阳脉所行，通贯六腑，主持诸表。阴跻在肌肉之下，阴脉所行，通贯五脏，主持诸里。阴跻为病，阴急则阴厥、胫直，五络不通。阳跷为病，阳急则狂走、目不昧。阴病则热，阳病则寒。《素问·缪刺篇》曰：邪客于足阳之跻脉，令人目痛，从内眦始。《灵枢经》曰：目中赤痛从内眦始，取之阴跻。又曰：阴跻、阳跻，阴阳相交，阳入阴，阴出阳，交于目锐眦。故卫气留于阴，不得行于阳，则阴盛而阴跻满，阳气虚则目闭。卫气留于阳，不得入于阴，则阳盛而阳跻蹈，阴气虚则目不瞑也。治当补其不足，泻其有馀，以通其道而去其邪而已。冲为经脉之海，又曰血海。其脉与任脉皆起于少腹之内胞中，其浮而外者上行络于唇口。足少阴肾脉与冲脉合而盛大，故曰太冲。《难经》曰：冲脉为病，逆气而里急。当随寒热虚实治之，不可妄行汗下也。任为阴脉之海，任卫之别络曰尾翳，下鸠尾，散于腹。实则腹皮痛，虚则痒搔。《素问》曰：任脉为病，男子内结七疝，女子带下瘕聚。督乃阳脉之海，其脉起于肾下胞中。其别者，自长强走任脉。任督二脉，一源二歧，一行于腹，一行于脊。人身之有任督，犹天地之有子午也。《素问》曰：督脉实则脊强反折，虚则头重。带脉起于季胁，围身一周，如束带然。带之为病，腹满溶溶，如坐水中，妇人小腹痛，里急后重，瘛疭，月事不调，赤白带下。冲、任、督三脉，同起而异行，一源而三歧，皆络于带脉。因诸经上下往来，或有凝涩，卫气下陷，滞于带脉之分，蕴酿而成病，赤白以时下，或由诸经湿热，或由下元虚冷，子宫湿淫，或由思慕无穷，发为白淫者。执赤热白寒之说，则贻误千秋矣。

按：阴维脉发于足少阴筑宾穴，会足太阴、厥阴、少阴、阳明于府舍，又会足太阴于大横、腹哀，又会足厥阴于期门，与任脉会于天突、廉泉。阳维脉发于足太阳金门穴，会足少阳于阳交，又会足少阳于居髎，上会手阳明、手足太阳于臂臑，与手少阳会于臑会、天髎，会手足少阳、足阳明于肩井，会手太阳、阳跻于臑俞，会手足少阳于风池，与手足少阳、阳明五脉会于阳白。阴跻者，足少阴之别脉，上行属目内眦，与手足太阳、足阳明、阳跻五脉会于睛明而上行。阳跻者，足太阳之别脉，会手太阳、阳维于臑俞，会手阳明于巨骨，会手阳明、少阳于肩髃，会手足阳明、任脉于地仓，同足阳明上而行巨髎，复会任脉于承泣，至目内眦，与手足太阳、足阳明、阴跻五脉会于睛明穴。冲与任同起少腹，其浮外者起于足阳明穴之气冲，会足少阴于气穴。任由少腹之内、会阴之分上行，同足厥阴、太阴、少阴并行腹里，循关元，会足少阳、冲脉于阴交，会足太阴于下脘，会手太阳、少阳、足阳明于中脘，上喉咙，会阴维于天突、廉泉，上颐，循承浆，与手足阳明、督脉会。督脉会少阴于股内廉，与手足三阳会合，上哑门，会阳维，入系舌本，至风府，会足太阳、阳维，同入脑中，至神庭，为足太阳、督脉之会，与任脉、足阳明交会而终。带脉起于足厥阴之章门穴，同足少阳带脉穴，又与足少阳会于五枢。

奇经会于正经若干条，奇经会于奇经若干条。故正经之病，或流于奇经。奇经之病，亦通于正经。冲之病，或合于任。任之病，或兼乎督。学者当察脉审证，不可执一也。

奇经诊法

岐伯曰：前部横于寸口丸丸者，任脉也，动苦少腹痛，逆气抢心胸，拘急不得俯仰。　三部俱浮，直上直下者，督脉也，动苦腰脊强痛，不得俯仰，大人癫，小儿痫。　三部俱牢，直上直下者，冲脉也，动苦胸中有寒疝。　前部左右弹者，阳跻也，动苦腰脊痛，癫痫僵仆羊鸣，偏枯，瘴痹，身体强。　中部左右弹者，带脉也，动苦少腹痛引命门，女子月事不来，绝继复下，令人无子，男子少腹拘急，或失精也。　后部左右弹者，阴跻也，动苦癫痫，寒热，皮肤强痹，少腹里急，腰胯相连痛，男子阴疝，女子满不下。　从少阴斜至太阳者，阴跻也，动苦颠仆羊鸣，手足相引，甚者失音不能言，肌肉痹痒。　从少阳斜至厥阴者，阴维也，动苦癫痫僵仆羊鸣，失音，肌肉痹痒，汗出恶风。

按：气口一脉，分为九道，正经奇经，皆取诊焉，乃岐伯秘授黄帝之诀也。正经有三部九侯之法，而奇经无传，故节录于此，以为诊家一助云。

药　说

一自炎帝尝药辨性，以前民用区以三品，共三百六十种，而疾若得所疗焉。自是以降，品类日繁，注述日富，如弘景、苏恭、陈藏器及近时李濒湖诸家，搜罗入帙者不下万数。然品类愈繁，而考核愈难精一物也。而以为温者数家，以为凉者数家，以为甘者数家，以为酸者又数家，各执一说不相下。后世学者目迷五色，何所适从？余谓审药之法，凡列《神农经》者，遵经无疑。其在各家本草中，义惟一致者，自当从同。惟立论不一，而无可据者，则先会其立名之意。一物一名，有取其形者，有取其臭者，有取其味者，有取其性者，有取其义者，皆宜参互而考订之。其有名义莫解，而无从印证者，则当辨其色与臭味。五色、五臭、五味，皆应乎五行，五行应乎五脏六腑。凡物莫逃乎五行，五行各有其性，而为阴为阳判然两途。既得其五行之性，而复识其阴阳之所属，则甘酸辛苦咸升降寒热之分，皎然在目。又考其生之所自，孰得正气而生，孰得间气而生，孰得驳杂之气而生。而性之所近，或喜燥，或喜湿，或喜寒，或喜热，兼此数者，庶无大谬。至如诸书所传之品，其考察非不精到，而揆之今日，往往不合者，则时为之也。天地之气，应乎物产，天度日差而西，地气日动而南，以乾坤之清宁，尚有变易，而况于物乎。物之变者无他，纯者日薄，驳者日峻也。《本经》所载轻身延年神仙者，无虑数十种，今试服之，其效未必如此之神，而毒药之伤人，沾吻而立殒，至今未艾。即此以观，而用药之道可知。况乎一物不产于一方，而一方即具有一性。优者无多，而劣者充肆。本草注其优之所长，而铺户则以劣者射利。粗工不稔药品，第据方书而用之，是犹纸上谈兵，而不识风云蛇鸟为何状者矣。夫牛溲、马勃，未尝不与参、芪同功，顾用之何如耳。地道不同，性情略似，优者可治重病，劣者用调轻疾。辨之之法，在按籍而核其形似气味，乃为得之。他如山陬海澨之地，人户僻处，市侩往往以毫不相近之赝物，希觅蝇头，病家值此，视钩吻为黄精，啜之而不疑，其害可胜言哉。故立方之时，当审方隅之风气淳漓，市肆之采买远近，择便而用之，其贻误于斯民者，或稍从末减云尔！

对证发药之语，人人解道，第不知其所谓证者何证，而所谓药者何药也。夫药之寒热补泻之辨易明，而经络上下之用难晰。以太阳之品施之少阳之经，以少阳之品施之阳明之经，虽同一发表之味，而本经之邪不退，他经之表已虚，是为攻伐无过。推之十二经，莫不皆然。即药对经用，似可无憾，而药有升降清浊之不同，宜升而反降，宜清而反浊，亦为药不中病。是故知证而不知药，是犹知射而不知的也。或曰：古人遇一证，必立一方，证既审矣，按籍而用方，何误之有？呜呼！此庸医之所藉口，而世人隐受其毒而不知者也。古人去今几何时矣，其立方之时，三元运气之盛衰，果与今适合耶？五运太少之强弱，六气左右之分司，果与此日不殊耶？古人所生之地，果与吾今日施治之方隅不异？古人所用之药，果与吾今日所用之药之地道不错耶？且阳脏阴脏，各有偏胜，五行衰旺，体有分属，《内经》所以有二十五人之别，若二十五人同患一证，即同用一方，其尽合耶？亦不尽合耶？子舆氏曰：能与人以规矩，不能使人巧。古人立方，不过与人以规矩而已，非谓为铁版注脚也。上古圣人井田封建，法制尽善，后人神明其意而用之，最为上理。若规规焉反今从古，鲜有不致决裂者。宁独用药而可执方乎？且药之为物，生生不穷，古人所用之品，有至今日而莫觅其种者矣。今日所出之品，有古人所莫识为何物者矣。如必执方，是神农、仲景而后无药也，有是理乎！况十步之内，必有香草，皆可储为药笼中物。而土产新鲜之品，功用较胜，胡弗与市肆者参用欤？近世庸工用药之谬，尤有大可怪者。古人注本草，或曰为外科之要药，或曰为女科之要药，原其本旨，无非便后学之采取，非截然分男、妇、内、外、大、小之科，谓不可通用也。今则分门别类，界划井然，痘疹疮疡诸家，所用之味不逾数十种，若为外此，非所应用者。而方家亦因之而不敢搀入，间见一通用者，必群然目笑之。亦乌知用药者用其性也，非因其科也。如若所云，是归、芍无与于男子，而乳、没无当于内证也。古人有知，恐亦嗤后人之愚，而悔其立说之赘矣。

药法摘录

经云：阴味出下窍，阳气出上窍。味厚者为阴，薄为阴之阳。气厚者为阳，薄为阳之阴。味厚则泄，薄则通，气薄则发泄，厚则发热。　气味辛甘发散为阳，酸苦涌泄为阴。　夫五味入胃，各归所喜攻，酸先入肝，苦先入心，甘先入脾，辛先入肺，咸先入肾。久而增气，物化之常也。气增而久，夭之由也。　补上治上制以缓，补下治下制以急，急则气味厚，缓则气味薄。　欲令脾实，气无滞，饱无久坐，食无太酸。　肝苦急，急食甘以缓之。心苦缓，急食酸以收之。脾苦湿，急食苦以燥之。肺苦气上逆，急食苦以泄之。肾苦燥，急食辛以润之，开腠理，致津液，通气也。　肝欲散，急食辛以散之，用辛补之，酸泻之。心欲软，急食咸以软之，用咸补之，甘泻之。脾欲缓，急食甘以缓之，用苦泻之，甘补之。肺欲收，急食酸以收之，用酸补之，辛泻之。肾欲坚，急食苦以坚之，用苦补之，咸泻之。　辛走气，气平无多食辛。咸走血，血病无多食咸。苦走骨，骨病无多食苦。甘走肉，肉病无多食甘。酸走筋，筋病无多食酸。是谓五禁。　厥阴在泉，为酸化。　少阴在泉，为苦化。　太阴在泉，为甘化。　少阳在泉，为苦化。　阳明在泉，为辛化。　太阳在泉，为咸化。　木位之主，其泻以酸，其补以辛。　火位之主，其泻以甘，其补以咸。　土位之主，其泻以苦，其补以甘。　金位之主，其泻以辛，其补以酸。　水位之主，其泻以咸，其补以苦。　厥阴之客，以辛补之，以酸泻之，以甘缓之。　少阴之客，以咸补之，以甘泻之，以酸收之。　太阴之客，以甘补之，以苦泻之，以甘缓之。　少阳之客，以咸补之，以甘泻之，以咸软之。　阳明之客，以酸补之，以辛泻之，以苦泄之。　太阳之客，以苦补之，以咸泻之，以苦坚之，以辛润之。　阴之所生，本在五味。阴之五宫，伤在五味。是故味过于酸，肝气以津，脾气乃绝。味过于咸，大骨气劳，短肌心气抑。味过于甘，心气喘满，色黑，肾气不衡。味过于苦，脾气不濡，胃气乃厚。味过于辛，筋脉沮弛，精神乃央。　酸伤筋，辛胜酸。苦伤气，咸胜苦。甘伤脾，酸胜甘。辛伤皮毛，苦胜辛。咸伤血，甘胜咸。　肥者令人内热，甘者令人中满。

卷　三

木 运 年

壬子　少阴司天，中运太角，阳明在泉，木齐金化，两尺不应。

初气大寒交（主厥阴，客太阳），二气春分交（主少阴，客厥阴），三气小满交（主少阳，客少阴），四气大暑交（主太阴，客太阴），五气秋分交（主阳明，客少阳），终气小雪交（主太阳，客阳明）。

初运大寒交（主少角，客太角），二运春分后十三日交（主太徵，客少徵），三运芒种后十日交（主少宫，客太宫），四运处暑后七日交（主太商，客少商），终运立冬后四日交（主少羽，客太羽）。

郑姓，廿七，感冒风邪，燥热无汗。脉象浮数无力，两尺沉细。（注：两尺不应岁气也。）

〔**案**〕此肺感风而脾虚热也，里虚表实，故毒郁于内矣。

茯苓二钱　麦冬二钱　大生地三钱　广木香一钱　秦艽二钱　前胡一钱　柴胡二钱　甘草钱半

〔**释**〕此壬子年立秋后五日方也。去岁在泉之右间，升为今岁司天之左间，应属太阴间气主事，奈为天冲所窒，郁而不前，故中宫虚而致疾。肺为风袭，邪凑于虚而手足太阴俱病，固非传经之说所得拘也。内郁则生热，宜用甘寒以治内热。表实则阳陷，宜用辛散苦泄以祛表邪。生地本太阴中土之味，经云：作汤，治寒热积聚。佐以木香者，非特恐生地之沉滞，亦以舒足太阴之郁，使之升而至天也。秦艽、柴胡，世俗但传为肝胆之药，抑知艽者，交也，禀天地阴阳交感之气，能使阴交于阳，阳交于阴也。柴胡，一名地薰，是禀太阴坤土之气，而外达于太阳也。仲祖于伤寒中风不从表解，太阳之气逆于中土，不能枢转外出，则用小柴胡汤达太阳之气于肌表，何尝有引邪入少阳之疑哉。然谓其必不可用于肝胆，则又非也。

周姓，卅四，蛔积多年，因患吐泻而发。脉乍有乍无，大小无定。

〔**案**〕金临月建，前属太阴，象似观卦。而五气少阳欲出不能，非但木屈于土，抑亦阳遏于阴矣。法当因而越之也。

胆星一钱　黄芩一钱　胡黄连六分　广木香二钱　车前子一钱　朴硝一钱　归身三钱　泽泻一钱　干葛一钱　醋一两，蜜一两，煎后和入。

〔**释**〕此秋分前六日方也。病本在于太阴，而少阳五气将至，由运届少商，甲木萌芽被屈，不能出土。又木齐金化之年，月建酉金，金木交争，遏而生热，积蛔蠢动，故有此象。黄芩、胡黄连、胆星清少阳者也，醋引木气而安蛔者也，馀皆疏土去湿之味，加以生蜜甘凉润滑，以和其争，清者升而浊者降矣。

服前方，呕吐无遗，再服亦然，病势更增。

〔**案**〕此时中土实蠢蠢然，掌旗鼓者不得不学孟施舍。

儿茶一钱　乌梅七个　降香一两　归身三钱　泽泻二钱　神曲二钱　阿魏二钱　白豆蔻二钱　贝母二钱　雷丸一钱　车前子二钱　首乌三钱　五灵脂一钱　米醋一勺

（汤批：此方与前方意义略同。前方苦寒而性峻，虫不耐毒，故作吐。此方则和而缓矣。）

〔释〕儿茶生于木而藏于土，掘土而出，破竹而见，有雷出地奋之义，此少阳之出于中土者也。乌梅、雷丸，调少阳甲木之气。梅先百木而华，雷为一阳之震。降香、阿魏、神曲疏太阴之湿土，车前、白蔻、贝母、泽泻清太阴之湿金，当归、五灵以宣通血分之滞。血气和而虫平矣。如必曰乌梅、雷丸专为杀虫而用，犹皮相也。

六日后换方。

〔案〕力战相持，终非了局，此时当背城借一矣。

石榴皮三钱　雷丸二钱　云苓三钱　白术三钱　五灵脂二钱　萸肉二钱　蕲艾四钱　轻粉五分

〔释〕榴开五月，其色红艳，应丁火也；皮汁色黑，可染鬚髪，离中有真水也；味多酸涩，性属木也。丁火合于壬水，辅以雷丸、山萸，俾从木化以舒少阳之气。此因时之宜也。土弱则木无所附，故用术、苓去湿以扶土。阳虚则阴湿蚀木，故用艾叶益阳而退阴。此因人之体也。灵脂调血而理木，轻粉因木以化金。此因病之机也。凡此皆治本而兼治标之用者也。于文，皿虫为蛊。《易》云：山风蛊，艮为山，巽为风，土上而木下，木郁土中，斯蛊生焉。治之者，必使土气运行，而木气条达，则蛊可除矣。夫岂拘拘于化蛊诸方讨生活哉。

前方服过一剂，腹痛更甚。病者任医不疑，呼人重按，索药甚急，一昼夜连进四帖，泻出白沫及死蛔无数，最后有老蛔长尺馀者出，痛乃止。仍进一剂，神气惫极。

云苓二钱　白芍二钱　鳖甲三钱　广木香二钱　新会皮二钱　百部一钱　豨莶草二钱　粟壳一钱　使君子三十个　陈米一勺

〔释〕此病后调理之剂也。滋木和土，人所易晓，惟百部，人第知其杀虫，而不知天运行至秋分，主客俱属少商，斯不可不兼理辛金矣。粳米、粟壳，亦借金气以收脱之意。盖斯时少阳五气交足，木齐金化之年。木强金弱，理应兼补金气，况又因病者之脉象体气所宜而为之者乎。

又换方。

大生地三钱　白术三钱　新会皮一钱　麦芽二钱　使君子十个　赤芍一钱　归身一钱　黑料豆四钱　川椒一钱　杏仁七粒　黄柏一钱　白茯苓三钱　白芍二钱　鳖甲三钱　粟壳一钱

服二帖后，去使君子、粟壳，服至愈为度。

〔释〕此方大意同前，不过因脉象而小变耳。

又换方。

〔案〕诊之，但觉气血未调耳。

大生地三钱，酒蒸　厚朴一钱，酒炒　夏枯草一钱　桑皮三钱　柿蒂一钱　东壁败螺三钱，醋炒　木通二钱　木香二钱　归身三钱　赤芍二钱　川椒一钱　云苓二钱

〔释〕此寒露日方也。地气少阳主事已久，特恐木火之气过于上升。《易》云：升而不已，必困。故借天运少商之气以降之，此用桑皮、木通、柿蒂之意也。螺壳利湿除痰，本与蚌蛤同气，入壁土中干久转白，是阴金出于阳土之中，得气坚厚，加醋炒之，用以敛金而坚土。盖恐木森火炎，而克土烁金也。少商辛金属阴，少阳

甲木属阳，故用夏枯草以阳和阴。虫为阴类，故用川椒助阳燥土以除阴也。馀皆调和血气之常药，不难解矣。

曹氏，廿五，产后久泻，腹痛。脉迟细，两尺虚躁。

〔案〕此郁寒在内，而下元之气不旺也。

川郁金一钱　归身二钱　枸杞子二钱　肉果一钱，面煨　黑芝麻二钱　鹿角胶二钱　南天烛一钱

〔释〕此寒露后四日方也。木齐金化之年，又值少阳间气主事，耗泄母气，故肾脏之真阴真阳皆虚，宜用枸杞、芝麻、鹿胶、南烛以培之。郁金靖少商之气，金靖而后能生水。当归苦温散寒，通行血气。佐以肉果，治病标也。　南烛，气味酸涩，结实于霜雪之中，其色红润，叶似冬青，性类枸杞，服食家制为青精饭，强筋益气。盖禀坎中之真阳，而兼甲木胎养之意者也。近世人不知用，故特表之。朱雪山记

服煎剂七八帖，病体脉象俱平，因请丸方。

茯苓二两　萸肉二两　山豆根二两　破故纸一两　肉苁蓉一两　蛤粉一两　升麻三钱

蜜丸，每服三钱。

〔释〕此霜降前二日方也。本岁阳明在泉，通主下半年，故丸方多主之。茯苓、蛤粉平金气也，苁蓉、故纸助土气也，豆根降手阳明之气，升麻升足阳明之气，山萸滋木而温中，用木火以配金土也。

宋姓，卅二，感风嗽痰，日久不愈。脉沉细无力，惟右寸浮洪。（注：两尺应沉，惟左寸两关嫌其不及。）

北沙参一钱　桑寄生二钱　薤白一钱　荆芥一钱　桔梗一钱　桑白皮二钱　白蔻仁一钱　飞面一钱

黄齑水一杯入煎，服三次愈。

〔释〕此大寒前四日方也。在泉之气主事未退，兼之运属太羽，故用沙参、寄生取金水相生之义。小麦虽为心谷，而飞面色白体轻，却兼金气，有金出红炉之象，故用以助火气而除燥金之寒嗽。馀则阳明金土之常味也。

丁巳　厥阴司天，中运少角，少阳在泉，金兼木化，左尺不应，天符。

初气大寒交（主厥阴，客阳明），二气春分交（主少阴，客太阳），三气小满交（主少阳，客厥阴），四气大暑交（主太阴，客少阴），五气秋分交（主阳明，客太阴），终气小雪交（主太阳，客少阳）

初运大寒交（主少角，客少角），二运春分后十三日交（主太徵，客太徵），三运芒种后十日交（主少宫，客少宫），四运处暑后七日交（主太商，客太商），终运立冬后四日交（主少羽，客少羽）

周姓，卅二，咳嗽喘急，多汗。脉虚散微数。

〔案〕阴分虚弱，土不能生金，故金水不能相生为用耳。先须理肺以舒气。

郁金二钱　沙参二钱　生白芍一钱　甘草节一钱　藕节三钱　云苓二钱　金樱子钱半　金铃子钱半　松节二钱　麦冬二钱　桑白皮二钱　半夏曲二钱

〔释〕此丁巳年惊蛰前六日方也。天运角木，厥阴司天，客气虽属阳明，而木强则土惫，金弱则水乏生化之源。方内郁金、半夏、桑皮、云苓为金土正药，而沙参、金樱、麦冬皆兼金水相生之意，白芍、甘草节和土以生金也，川楝、松节借天运之少角以疏土气，藕节生于水底，而禀五行之气，用以入阴分而通调金木水土也。　李云图曰：斯岁木气不及，金来兼化，厥阴风木司天，不及得助，斯谓天

符，反弱为强，故制方如此。

又换方。

〔案〕此时宜使金水相涵耳。

金樱子一钱　金橘叶一钱　橘红一钱　麦冬一钱　马料豆三钱　马兜铃一钱　远志一钱　当归钱半　牡蛎粉钱半　黑芝麻一钱　茯神一钱　丹皮钱半　黑豆皮一钱　白芍一钱，土炒　香附一钱

藕节、桑枝为引，分早晚服，十馀剂后去金樱、橘叶、芝麻，加荷蒂三钱、白蔹一钱、地丁一钱，又服十馀剂。

〔释〕此清明前三日方也。运交太徵，气换太阳，此刚柔相摩，水火相射之时也。第主气少阴君火，太阳之标热，亦应丙丁，男子阴常不足，惟有重用壮水之味，以为火之牡焉已矣。然非清金不足以生水，况病标在肺，清金尤为切要。原案相涵字，大有意义。盖水非金不生，金非水不明。古人方诸取水，洗金用盐，具有至理。辛金生壬水，壬水既足，自能上合丁火，以成木化，故方内又有调停丁火之味也。既用料豆，复用豆皮者，料豆滋肾，豆皮则兼入肝脾而清虚热。若用料豆炒香杵碎，亦能醒脾胃而滋土气矣。用药当以意会，读书贵乎隅反。

又换丸方。

杜仲一两，盐水、壁土同炒　女贞子一两，酒炒　黑豆皮一两五钱　青盐五钱　泽泻一两　菟丝子一两，土炒　黄柏一两，盐水炒　金狗脊五钱　马兜铃两半　浮海石八钱　薤白一两　鸡内金六钱　石菖蒲一两　茯神黄连水浸一两，东壁土炒一两　（汤批：此时木气最强，方内惟用金水之味以配之，而不用克木之品者，以丸方服经累月，司天执法将近弩末，制之太过，恐生他患也。后邱姓芒种前一方同此。）

〔释〕此夏至前五日方也。是年丁巳，为天符执法之岁，中运属木，上见厥阴，节过芒种，正值司天主令，木气泄水太甚，水亏之人，际此必增其剧。方于滋木之中，寓壮水之意，此杜仲、女贞、豆皮、青盐之妙也。于培土去湿之中，寓清金生水之意，此菟丝、泽泻、黄柏、狗脊之妙也。况病标在肺，月建丁火，又逢天符风木煽之，休囚之金何能当此，故用兜铃、海石、鸡内金、薤白等味，导之以伏藏之路。菖蒲禀寒水之气，上合君火，开窍利痰，以治咳嗽上气。茯神生于松根，其治在神，神者君火之所主，色白属金，故治肺气咳逆。二者皆藏金气于丁火之中，而免其销铄者也。用药之妙，几难思议。管窥蠡测，未知当否，聊倡其说，以俟能者。

又换方。

〔案〕用前丸方去青盐、浮海石，加洋肉果八钱，用面和桂末包煨。其实当用肉桂，以今无好者，勉用肉果，以壮下焦之阳。杜仲用酒炒四两，以壮下焦之阴。黄柏用淡盐水炒八钱，馀照原方。再服一料，霜桑叶煎汤送下。

〔释〕此寒露后六日方也。下半岁乃少阳在泉之气所主，青盐、浮石皆出于海，恐咸味补水太甚，反致阴火潜燃，故去之也。其曰宜用肉桂者，桂为水中之木火，能启水中之生阳，上交于肺，肺肾交而上气咳逆可治。代以肉果，仍借其辛温之气、收涩之性，以敛火气。盖月建戊土，五气太阴戊为火库，欲使相火藏于湿土之下，有釜底添薪之益，无膏火自煎之患耳。杜仲加至四两者，以其色黑、味辛、多丝，禀金水之气化，改用酒炒，则能强筋骨，除阴湿，阳金之燥气下行，斯太阴之湿土不滞，盖借天运之太商，以平地气之太阴也。黄柏减而不去者，取其制相火而除湿热，非补水也。大凡真水不足之人，邪水易泛，改正此丸，一以备少阳

之火，一以防太阴之湿云。

又换方，病势少退，复生足疮。

〔案〕此脾经流荡之热郁，用散药治之可也。

抱木茯神五两 郁金五两 陈皮四两 丹参四两 知母二两 枸杞子二两

上为末，每晨食前服四钱，淡盐汤入姜汁三匙调下。

〔释〕此小寒后三日方也。运当少羽之终气，在少阳之末，势足相当。第阴虚土弱之人，土不垣水，故木火挟水以外泄，所以湿热流荡而下注也。茯神、郁金、丹参降君火以扶土气。经曰：诸疮痛痒，皆属心火。君火靖，斯相火不妄动。知母、枸杞借少羽之水运以平相火。陈皮通行气分，外达皮肤，用为治外之引耳。此方直服至戊年立春节后。戊运太徵，初气太阳，司天少阴，火强水弱。方内丹参、知母、枸杞诸品，未雨绸缪，尤为周致，学者宜潜玩焉。

邱姓，卅四，嘈杂反胃二三年，医药无效。脉象数牢。

〔案〕此土有湿热，而阳木之气不和也。

金铃子二钱 朴硝一钱 泽泻钱半 泽兰叶二钱 旱莲草一钱 苡仁钱半 粉丹皮二钱 青皮一钱

〔释〕此惊蛰前一日方也。土湿热郁，又值天符木运、月建寅木忤之，故此时尤甚。方用楝子之苦寒，从甲木以降阳火。朴硝禀寒水之气，从胸膈而入戊土，以逐积聚。戊土为六府之总领，甲木为六腑之将主也。泽泻启水阴之气，上滋中土而清降湿热，故名曰泽泻，言泽于上而泻于下也。泽兰舒土泄热，和血清水。苡仁调胃而除湿。青皮达胃络而破结。旱莲、丹皮滋壬水而平丁火。丁壬合而木化成，奚不和之有。

服前方，大便中出结块，如弹子大者前后数十枚，病势稍减。

白术一两，土炒、酒炒各半 香附八钱 茯神一两，土炒 柿蒂五钱 石菖蒲八钱，酒炒 冬葵子一两 木通一两 砂仁一两，醋炒 白花百合二两，生捣 女贞子一两，酒炒 杜仲一两，醋炒

上共为细末，每服三钱半，白滚汤调下。

〔释〕此芒种前一日方也。节近芒种，天运尚属太徵，十日后方交少宫，而司天行令已久，天符木气克土而泄水。方内调木火之气，以生中土。更用扶金壮水之意者，恐金气休囚，不能生水，则壬水不能合于丁火也。其药味有用酒炒，用醋炒，用土炒，用生捣者，精意所存，学者当以意会，不烦缕述也。

尉子，三岁，痰热惊厥，医以除痰清热之药屡服无效。脉象濡结，面色浮黄。

〔案〕此症当降火以坚脾。盖脾滞则真火不行，而湿注生痰也。

苍术二钱 黑豆皮钱半，土炒 白芷二钱 白蔻仁一钱 白蔹二钱 桑白皮一钱，酒炒 砂仁一钱 薏苡仁一钱 红花钱半，酒炒 甘菊根一钱

〔释〕此惊蛰后四日方也。月建卯木，天运少角，兼之木值天符，木强火煽，阳明客气孤弱无依。方中借金气以平风木，木平而火自安矣。案云降火坚脾者，火气归下，则脾阴不滞而脾阳充实，真火行而阴翳消，湿痰自无猖獗之势。复用酒炒红花者，金品重叠，则木必盘郁而避克，以此舒之，所谓发其病而药之也。

前方煎服一剂，忽然目瞪肢厥，气息短促，良久方苏。伊父委命任医，再服二剂，稍觉痰降气平，略有生机，服至六剂换方。

山萸肉钱半 茯神钱半 青木香一钱

赤茯苓一钱 青黛八分 苏叶一钱 车前子八分 黑山栀一钱 泽泻一钱 白蔹六分 肥玉竹一钱 金石斛一钱 当归八分 甘菊根八分 芦根八分

〔释〕此春分日方也。阳明之疾未清，太阳之气将至，故方以平木为主，却兼疏阳明之气，而清太阳之邪。其用手少阴之药者，太阳属壬水，滋降丁火以合壬水，自然木化成而青龙驯服矣。

前方服过八次，病势已平，起居如常，但目睛时定，神智欠灵。

〔案〕此乃湿痰壅于包络中焦，而君火失令也。

青黛五钱 木香五钱 降香末五钱 冬葵子八钱 木通三钱 黄柏三钱，酒炒 大厚朴五钱，酒炒 车前子四钱 皮硝三钱 钩藤三钱 麦门冬三钱 白茯苓一两 木贼四钱 白芷一两 白蔻仁三钱 粉丹皮一钱 贝母五钱

蜜丸如小赤豆大，每服二钱，灯心汤下。（汤批：按五行论曰：火盛木烬，木盛火遏。此症即木盛火遏之象也。方内疏木而不壮火者，木疏则火自得位矣。泻水克土，无非此意，须细会之。）

〔释〕此夏至前五日方也。天符执法之候，厥阴气盛，客运少宫失守其职，土湿生痰，随木上涌。方内用青黛、钩藤、木贼调木，而以疏理中土、开通水道为主者，土为木之妻，水为木之母，一以穷其源，一以达其委也。且土气疏，则戊土之合癸无难，而君火自然得位。水气通，则丁火之合壬不窒，而风木无从太肆矣。

徐女，周岁，由外感而致壮热，腹痛喜按月馀，顶心凸起，病势危笃，医药无效。脉滞涩，面色青赤。

〔案〕此玉海之症，其源深矣。盖首为阳冠，脑为髓海，阳蒸于上而气不下降，脉滞气凝，故有此象。但人稚源深，施治宜审。此时且用缓筋达脉，降气滋营之法治之，却又不宜浓厚之味也。

生山栀一钱 紫苏一钱 川芎一钱，酒炒 广木香一钱 粉丹皮一钱 独活一钱 茯神钱半，醋炒 降香末一钱 香附八分 大白芍一钱 骨碎补一钱 半夏一钱 黄连六分 黄柏六分 升麻四分 鲜鳢鱼脑一钱

一剂分三次服。

〔释〕此芒种后五日方也。天符执法之候，月建逢丁，木火上炎，升于上而困于下，非常法所能治也，故用缓木之品，多兼太阳壬水之意。水滋则火不上炎，丁火下降，合于壬水，则木化成矣。气为阳，降气即以降火。营为阴，滋营即以滋水。兼用中土之味者，壬属坎，丁属离，交姤必藉黄婆也。半夏生于午月，感一阴而禀金土之气，能制风木，并除痰湿。升麻、鳢脑，取其引药至于髓海之分，非升阳也，学者须善会之。

殷子，周岁，咳嗽喘急，痰涎壅盛。脉浮滑。

〔案〕此由肺气不得舒达之故耳。

赤茯苓一钱 桑白皮二钱 桂枝八分 茶叶一钱 甘菊花钱半 砂仁一钱，酒炒 黄芩五分 麦门冬一钱 桑枝一钱

〔释〕此寒露后七日方也。丁系金兼木化之年，上半岁天符在木，金气不能兼化。至月临酉戌，天运太商，加以太阴客气生扶比合，金气焉有不盛者哉。肺为辛金而属太阴，依运得气，清净之域翻致盛满而郁，故方用舒达清解之味也。桂枝启水中之生阳，上交于肺，且禀太阳之气以配太阴，取肺肾相交、阴阳和洽之意。砂仁导气以归肾，酒制则行于至高之分，引其气以归于下，使金气有所归宿，自无上浮之患矣。

洪氏，四二，产后月馀，神倦咽干，肢体浮肿，饮食减少，时或作咳。脉寸虚

散，关微迟，尺沉细无力。

〔案〕此系肺经气弱，治之宜以土壮其上，其母气固；水壮其下，则子气强。此为相生相养之道也。

肉果一两五钱，面包煨，面同药炒研和入 砂仁一两，制炒同上 归尾两半 麦冬五两，酒炒 川郁金二两 苏梗一两 杜仲两五钱，盐水炒 桑寄生二两 益母草四两，酒浸三日夜

蜜丸，淡盐汤下，每服四钱。

〔释〕此霜降后五日方也。运在太商，气在太阴，金气当旺而不旺，由脾气虚寒，不足以生之，肾气虚弱，复有以耗之也。脾虚，宜借在泉之相火以温之。肾虚，宜疏太商之金气以滋之。曰土壮其上、水壮其下者，土为金之母，水为金之子，母肥则子壮，子肥则母安。母为上而子为下，仰事俯育之义也。且真火藏于水中，气即火也，真阳之所化也。火旺则土实，水滋则金不泄，所谓相生相养者以此。气不足则血亦滞，故用归尾调血中之气，使心肾交而气血各有所归耳。 此方与前方气运相同，而用药相反，观此可以悟症脉之虚实寒热，宜辨晰于微茫。类记于此，以见揣时格理之贵于圆通也。殷月峰记。

花妪，五十，筋络拘挛，周身疼痛，不时举发。脉紧细而弦，左尺沉。（注：左尺不应岁气也）

〔案〕此脾经之风气所致也。

净钩藤二两 香附两五钱，姜汁炒 苏叶一两 苏梗一两 摩萝藤两半 宣木瓜一两 半夏一两 木香五钱 杜仲一两，酒炒 桑白皮三两 丝瓜瓢一条，炙存性，研细末，和入药

野菊根煎汁，和蜜为丸，每服四钱，麦冬钩藤汤送下。（汤批：风之为病，无所不至。而少阳于腑，又属三焦。方内用金水之藤蔓以治之，非徒制脾风，实以防少阳。盖三焦主周身之营卫脉络，恐丙火盛而风愈煽也。）

〔释〕此小雪前二日方也。五气太阴之末，少阳在泉之令将至，丸方自宜主之。乃全方但借木气以疏土，兼调肺胃之金以防木火之铄。复清少羽之水，以养木而荣筋。若不甚留心相火者，以君相二脉未见火象，不可攻伐无过。且清金滋木，亦以防之于未然，自然天清地肃，风定波平，龙雷蛰伏矣。况天符退位之后，金气得令已久，惟嫌秋金之克木，不虑阳木之克土。故只疏土清金因以滋木，此直捷了当之法也。至于用藤蔓以行筋络，具相生相养之理，治标而实治本。其用金水之味，入土脏而制风，治本而实治标也已。

按丁巳年木运不及，司天助之，故得平气，而得成敷和之纪，与诸天符之岁不同。前各方平木之强，多用扶金之味，而不重克木者此也。《内经》丁巳年风化之岁，三气中运，同属阴木，吾师用方，真能与经旨相发明者与！殷月峰记。

壬戌 太阳司天 中运太角 太阴在泉 木齐金化 左寸不应

初气大寒交（主厥阴，客少阳），二气春分交（主少阴，客阳明），三气小满交（主少阳，客太阳），四气大暑交（主太阳，客厥阴），五气秋分交（主阳明，客少阴），终气小雪交（主太阳，客太阴）

初运大寒交（主少角，客太角），二运春分后十三日交（主太徵，客少徵），三运芒种后十日交（主少宫，客太宫），四运处暑后七日交（主太商，客少商），终运立冬后四日交（主少羽，客太羽）

陆女，十九，手足瘛疭，忽然狂叫，腹痛卒倒，不省人事。脉象结促。

〔案〕此郁毒也。

乌药四钱 鬼箭羽三钱 郁金三钱 净银花钱半 砂仁二钱 粉甘草二钱 甘遂六

分 大贝母二钱

引用马粪金汁。或不能猝辨，即用多年圊砖亦可。或参用人中黄、地丁、木瓜、柽柳、蜂房、莲房。多煎多服为妙。

〔释〕此春分后十日方也。木齐金化之年，木气本强，但以太阳寒水在上，其年又春行冬令，木气郁而未舒，节过春分，天气骤和，主客之角运倏旺，而间气乃属阳明，故强木忤金，交战于胃阳之分，此病象之所以暴也。方用辛散扶金之法，参以顺气平木之味，兼用秽浊之物以解郁毒，相反之味以攻固结。因时制宜之妙，蔑以加矣。

前方一日夜灌过七八碗，病势稍减，次日换方。

淡巴菰二钱 大贝母三钱 芸香二钱 皮硝三钱 紫花地丁二钱 葛根二钱 薤白三钱 大戟八分 白苏子二钱 陈佛手一钱 雌黄一钱 雄黄一钱 刘寄奴二钱 凿头木二钱 紧服三剂。

〔释〕用辛凉解毒之品，以助金而平木，意与前方相同。但秽浊之味减而疏泄之味加者，秽浊之味易致败胃，须用芳香解之，胃气方能起发。盖秽浊属阴，虽有解毒之利，而亦有沉滞之害。芳香属阳，虽有动火之弊，而实有疏通之益。此君子、小人之分也。譬如兵家之使诈使贪，乃敌炽之时偶一用之，平时究以忠廉为主。

邵氏，卅五，寒热欠伸，头重身重，项肿气闭。脉象数软。

〔案〕此与前症势异而理同，时令之气所感也。如恐更有传染者，用大贯众及大块明矾青布包，入水缸内浸之，以供一家饮食之用可也。

贯众二钱 芸香一钱 车前子二钱 青木香二钱 皮硝二钱 薤白二钱 山茨菇三钱 粉甘草一钱 干姜一钱 砂仁钱半 枳壳一钱 青蒿三钱 泽泻钱半

〔释〕此清明前四日方也。其理与前方相似，但毒轻而解毒之味亦轻。干姜味辛入胃，能扶土以生金。木齐金化之年，克土太过易见土郁，故藉此以宣之。土受木克，不能胜湿，故泽泻、车前以治其标也。时邻近有患此症者，即以兹方加减用之，无不立愈。半月以后，气候移而此方无捷效矣。

商子，六岁，素有腹痛之疾，忽然寒热往来，痢下白沫，腹痛更甚。脉沉濡，左寸尤甚。

〔案〕此时太阳将至，而阳明之气亦聚而上升。但阳明燥气，须得太阴之气以濡之，而后水谷之气方能四达。今太阴与太阳两持其偏，故阳明少传布之力耳。盖太阳之气不达，故郁而为皮毛之热。太阴之气互盘，故郁而为少腹之结。其理本易见也。但痧疹欲出而不能，恐有下陷之患。

苍术 厚朴 陈皮 大腹皮 砂仁 枳壳 香附 皮硝 车前子 蒌仁 薤白 紫苏 海桐皮 生姜 葱白

〔释〕此立夏后二日方也。天运少徵，气值阳明，十馀日后方交太阳司天之令。而此证感气独早，亦客运之少徵有以引之耳。金水子母同气，故阳明之燥气愈升，计惟有濡以太阴之湿土。奈湿土又被强木所克，其气盘锢而不能上达，故太阳、太阴两郁而成夫妇反目之象。阳明子水而母土，职司调剂，今水土各峙，而阳明又为木火所炎，此症之所以重也。本方疏通太阴，清理阳明，使毒气有路外达。复用车前、大腹者，太阴恶湿，且太阳之气本于水府，外行通体之皮毛也。

前方服过三剂，痧疹略见，痢亦稍稀。

〔案〕此时太阴之气稍利，毒亦渐出，

但又要周旋阳明，送出太阳关耳。

紫花地丁二钱　川芎二钱　紫苏钱半　黄芩钱半　白茯苓二钱　人中黄三钱　升麻钱二　蒌仁钱二　白头翁一钱　柽柳、侧柏叶为引，随服二三剂。

〔释〕川芎禀阳明之金气而能平木，故用之较重。白头翁色白属金，能破积行淤而治腹痛，故用以为使。馀皆疏散解毒之品耳。

前方服一剂后，热退痢止，遂未再服。数日后，复寒热间作，其家延请殷月峰诊视，用养血健脾滋肺之药调理廿馀日，疟虽渐轻，尚未全愈，因复请诊。

〔案〕此症原系太阳伏毒，大约以前方药力尚欠，太阳度内馀滞未清耳。太阳本属寒水，其地属纯阴之分，生生提出，其脏必虚，故疟难猝已。且因寒水凝结，蕴聚生痰故也，方用分理阴阳，微兼清补可也。

白芍四钱　升麻七分，上二味用壁土拌匀，微洒水，同入阴阳瓦上慢火焙干　白术二钱，土炒　左纹秦艽一钱　泽泻二钱　贝母二钱　枸杞子钱半，酒炒　合欢皮三钱　砂仁钱半，土炒　郁金一钱　钩藤二钱，蜜水炒　阴阳水煎，引用荷茎六钱。服四剂后，白术、砂仁各加一钱，再服三剂。此系土药为君。因太阳失度，故用土以制水耳。自记。

〔释〕此芒种前一日方也。太阳气已交足，故乘此天运太宫将至之候，急于扶土。土气既固，自足为水之垣，而有岸阔潮平之乐矣。古云：虽有智慧，不如乘势。其斯之谓与！后此子疟疾旋愈，而腹痛永除，谁谓草木之药无济于病哉！

苏妪，五十，四肢及身肿胀，医以金匮肾气丸治之，月馀不效。脉沉涩，独右寸紧数。

〔案〕此疾正应太阳，何时令之气见之过迟，而医之又过迟乎！今阳脏之气郁结，故渎道闭滞而淤，仍亦太阳之火标郁其水本耳。

白苏子钱二，土炒　茵陈三钱　露蜂房一钱，炙　桔梗三钱　莲房二钱，土拌炒　独活二钱　僵蚕二钱，土炒　夏枯草钱半　紫花地丁钱半　干姜七分

此症似不必用干姜，然阳郁于外，必亏于内，故用以扶阳补土，如外科之内托耳。自记。（汤批：按《内经》气之迟速，差凡三十度，在天则有有馀、不足之分，在人则有脏气通、塞之别。此症系太阳为阳明燥气所逼，郁而不达，故病象如此。观方内重用疏金土之味可见。）

〔释〕此夏至前一日方也。金匮肾气丸，医家持为肿胀主方，不知肿胀一门，其类十数，而运气之失度不与焉，通套古方，安能恰合乎！盖太阳、太阴失配已久，太阴之气滞于中，故太阳之径隧壅闭，不能通行皮毛。且木齐金化之年，木强而金土弱，太阴湿金之气不能助太阳以布散。欲宣太阳之令，须疏太阴之气，务使手太阴与足太阳相配合，而后金水相涵，太阳之本寒标阳不致两橛也。解得此理，乃知此方清金平木、利气散毒之妙已！

前方服过五六剂，饮食稍进，神色似转，众医不解此方之理，因请复诊。

〔案〕此症起局，原系时令实症，但遏抑少阴过甚，致水火不能相交，而寒水遂以泛滥，岂非人事之舛错乎。

猬皮二钱　山茨菇三钱　鬼箭羽二钱　朴硝一钱　面神曲四钱　川芎一钱　天花粉二钱　枳壳一钱　砂仁壳一钱　甘草三钱

〔释〕此小暑前五日方也。气交之分，中运主之。中运木强太甚，土惫金弱，水不能依垣为固，又不能藉母为养，此太阳所以失度而滥也。方用金水之味，仍兼锋

刃之形者，助金气也。然太阳之水必藉少阴之火，而后成向明之治。前此医者，攻伐无过，致少阴下陷，不能自立，而为水配火衰，而土愈郁，故太阴之气阻滞于中。今太阴之气少顺，自宜兼及少阴矣。大约太阳之疾，非疏理太阴、调和少阴不为功。脏腑阴阳之配合，有正有变，俱寓至理，观此可以类推。

宋姓，卅二，疟疾，燥热无汗，象似牡疟。脉濡数。

〔案〕湿气在上，而燥气在下，如雾如渎之源不清，且阴不归阳而君火不下济，则上克也。

茯苓三钱　茯神三钱　苍耳子三钱　夏枯草三钱　枯矾六分　泽泻三钱　砂仁壳二钱　马兜铃二钱　木通一钱　郁金一钱　瓜蒌仁二钱　粉甘草八分　猪苓二钱　紫背浮萍四钱

〔释〕此小暑后四日方也。溽暑之时，月建原系湿土，兼以天运之太宫、客气之太阳临之，此水湿之气所以盛也。第太阳之标热甚，则太阴之金受其克制，是以不能生水，而三焦乏润泽之资矣。且液出于心，而太阳属水，心与小肠相表里，少阴之气下合于太阳，亦能成既济之功。今为标热所引，翻致上炎，故其象如此。方内用紫背浮萍较重者，上散太阳之邪，且使水气下行归于渎道也。其馀扶金渗湿之味，人所易晓，惟苍耳以去湿之性，而寓平木之意，取其形之多刺。夏枯以纯阳之体，而兼清热之用，取其性之属金也。凡此皆因气交之分，中运木气最强，不可不防也。

后三日换方。

〔案〕暑湿大减，惟有滞血使行，方无后虑。

知母二钱　黄柏三钱，盐水炒　天花粉三钱　泽泻三钱　云苓四钱　大白芍二钱　银花二钱　人中黄一钱　紫花地丁二钱　甘草一钱　茅根钱半　芦根三钱

〔释〕太阳失度，少阴火动，肺金受克，胃阳水谷之腑为湿热所滞，故上膈有血热血结之形。方借寒水之气，以清解湿热之毒，微兼凉血散血之意。所谓善用兵者，无赫赫之功也。其后泻出滞血数块，竟无大患。　凡人感受六淫之邪，致血热妄动，或上逆，或下泄者，泛常有之。俗医不考诸天时、人事，审其脏腑、阴阳，而概用沉寒滞重之味，如犀角、芦荟、黄连、胆草等物，旦旦伐之，致成不起，可悲也夫！

徐氏，廿五，妊娠恶阻，饮食不进，精神疲倦。脉象浮滑，濡数无力。

〔案〕宜平木以滋土气。且时令适乘之，尤恐更郁而不达耳。

黑山栀二钱　黑豆皮三钱　黄芩二钱　白术三钱　桑白皮二钱　椿白皮二钱　甘菊二钱　甘草二钱　紫荆皮二钱　大蓟根一钱　黑料豆四钱，炒焦　丹皮三钱

复用黑豆炒焦者，兼滋土气也。

〔释〕此小暑后八日方也。气交之分，中运主事，司天太阳之标热，复挟心火而上浮，于是火不能生土，而太阴气弱，不能与太阳相配矣。方用降火生土之法，兼助金气以平中运之强木，使太阴之气乘天运、月建之时，而蹶然兴起，然后坤道成而广生之运无穷也。师云时令乘之，尤恐更郁者，盖恐四气之厥阴将至，复助中运而克土也。

程女，十七，经闭腹痛，饮食减少，半载有馀。脉寸口浮濡，关尺俱涩。

〔案〕此疾原起于太阳，太阳与太阴，则身中乾坤也，以其老而不用，故不受污浊，而身中统摄手足六经之脉，全在于此。是以地气上腾，而阴位上；天气下降，而阳位乎下。无阻则泰，有碍则否，

其道固然。此症始于太阳之闭寒，而太阴之纳藏不顺矣。且用调和上下之法。

五灵脂三钱　马兜铃二钱　神曲三钱　青蒿三钱　泽泻三钱　红曲三钱　夜明砂二钱　原蚕砂三钱　乌贼骨二钱　甘菊一钱　地榆钱半　女贞子二钱，酒炒　髮垢五分　丝绵灰一钱　服八剂。

〔释〕此小暑后五日方也。疾起太阳、太阴，宜乘此运太宫、司天太阳之气以调之，俾之上升下济。经所谓升降出入，无气不有，即此义也。他症当木齐金化之年，又值风木将交，自当预防木气，此则生气全在厥阴。盖水滞则不能生木，木弱则不能疏土，太阳太阴之否隔，其权恒在于木。预培木气，使其易出于土，则水非死水，土非滞土，而木亦无拂郁之□。兼用二曲为使者，火能生土，引坤气以上行。用兜铃、泽泻者，导乾气以下济，且能生水以养木也。髮垢、丝灰，取其味浊脂多，故借其气以益脂而行浊。方内脂、砂等物皆兼此意，所谓以意用药者也。非格致功深，曷克臻此。

又换方。

〔案〕金气渐生之时，其属之人，金者精也，又经也，考《素问》可知：凡有其疾者，金之气大约受制于火，而屈制于木。且肺主一身卷舒之气，以阴而不能下济于阳，则阳位缺阴，而阴精何由布乎。其理可参也。

白花百合四钱　紫花地丁二钱　白茯苓四钱，猪乳拌蒸　北沙参三钱　瓜血竭五分　丹参三钱　贝母三钱　枳壳二钱　红花八分　甜瓜蒂、荷蒂为引，服八剂。

〔释〕此立秋前三日方也。此时厥阴交足，不患木气之郁矣。而主气太阴之候，秋金伏于土中未出，故以预培金气为主。兼用养血活血者，血即水也，培金所以生水也。引用瓜蒂、荷蒂者，水物乃金之子，蒂则其华盖也，肺为五脏之华盖，用以引经，恰合耳。

服前方，经气已通，饮食未复。

〔案〕此厥阴舒而无力，太阴郁而少制也。

广郁金二钱　砂仁钱半　黑豆皮二钱　红曲三钱，酒炒　地骨皮三钱　益智二钱，面煨　山栀钱半，炒黑　五灵脂二钱　夜明砂二钱　合欢皮　椿皮　姜皮各一钱　服八剂。（汤批：经云：主胜客则从，此症恰当主胜客弱之时，自宜以克主为事。然经闭之疾，究非外邪实证可比，重用伐土之味，恐致木根动摇。方内惟用引木之法，而无峻削太阴之品，真能用经而不泥于经者。）

〔释〕此处暑前一日方也。客气厥阴，加于主气太阴之上，秋木本弱，不能制主，主气遂强而无制矣。太阴主金土二脏，土为金母。方以益智、砂仁生扶土气，却以合欢、椿皮助木以疏之，则土不硗而生物，金气可从之而出，即用壮水之品以生水，亦不虑其致土之泥泞也。

偶因调摄失宜，小腹复觉膨胀。

〔案〕此系金亏而土无所泄，故盘郁于下焦耳。

金石斛二钱　马兜铃二钱　郁金二钱半　砂仁三钱，酒炒　苏梗二钱　五灵脂三钱　泽兰二钱　天花粉二钱　枳壳二钱　川芎三钱，酒炒　桔梗三钱　引用荷叶连茎一大个，服如上。

〔释〕此秋分前三日方也。客气方交少阴君火，前有厥阴之风木相之，火气烁金过甚，此金之所以弱也。方用舒金降气之味，人所易知，惟泽兰清少阴之火，砂仁酒炒以收少阴之浮火，归缩于丹田，川芎禀金气而平木，制之以酒，俾行于至高之分，引其气以流布于周身，咸以扶金而泄土，非粗工所能窥其阃奥矣。

又换方。

〔案〕此时仍宜泄土以生金也。

泽兰三钱　白茯苓三钱　陈皮二钱　老松节二钱　藕节三钱　甘菊花一钱　郁金二钱半　天花粉二钱　砂仁二钱，土炒　枳壳二钱　乳香四钱，绢包入煎　女贞子三钱，酒炒　皮硝八分　苏子钱二　地榆二钱　椿皮、竹茹为引，服六剂。

〔释〕此寒露前六日方也。时当少阳客气之中，火盛而土强，金愈受郁矣。方用泽兰、藕节、砂仁降少阴也，甘菊、郁金、花粉清少商也。馀俱疏泄土气之味耳。

又换方。

〔案〕此本土塞金燥之疾，今土气半舒矣。须待土气全舒，而后金气乃有藏身之处，且有出身之原也。

泽泻二钱　大麦冬三钱　紫苏叶钱半　蒌仁二钱　松香钱半　乳香钱半　女贞子三钱　地骨皮二钱　广藿香一钱　红曲三钱，酒炒　香附三钱，酒炒　大白芍钱半　赤芍钱半　丝瓜藤三钱　摩萝藤三钱　服如上。

〔释〕此立冬后二日方也。半岁以后，地气主之。今岁太阴在泉，土脏有病者，每滞而难舒。此时少阴将衰，而主客运逮交太羽，月建亦属亥水，金气生泄过甚，母为子瘠，只得以扶金为主，而以疏土为辅焉。十月号为小春，乃木气长生之地，女贞、摩萝滋养金水，而复兼木气萌芽之意。此所谓眼光四射，心细如髪也。

又换方。

川芎二钱　归身三钱　黑芝麻五钱　柏子仁二钱　楂肉四钱　苍术二钱，制　女贞子三钱　地骨皮三钱　青黛二钱　乳香四钱，绢包　旱莲草二钱　椿根皮一钱　秦艽二钱　白芍二钱　梅、杏蕊为引，服十馀剂。

〔释〕此小雪后五日方也。在泉之气得令，而主气之太阳受其制，经所谓客胜主者是也。方内重用楂肉、乳香、秦艽之类以泄土气，更重用芝麻及女贞、旱莲之类以壮水气，极得因时制宜之妙。至用梅、杏蕊以引木气，亦犹前方女贞、摩萝之意云。

又换方。

〔案〕此时可用从治之法，预扶木气。恐春令屈曲，而生气不旺也。盖此时阳气萌芽，木气蓄而未动。天地之大德曰生，木者东方之生气也。木为五行之长，犹仁为众善之元耳。俗医治妇女病，亦每从木上生情，未尝非管窥之一得也。

青木香一两　木香一两，面包煨　青蒿两五钱　松节八钱　桃脂五钱　桑树汁八钱　柳眼五钱　梅枝皮五钱　海螵蛸五钱　泽兰一两　马兜铃一两　桔梗一两　郁金一两　女贞子二两　上共为末，每服六钱，开水调下。（汤批：按此症起于太阳，而病之分野恰在太阴。首一方，通调上下以治其源，以下重扶手太阴而微疏足太阴。盖肺朝百脉，能滋津液而灌注于三焦。肺气不舒，则脾经血滞，不能下达矣。世医治经闭之法，惟知活血破血，而不知扶金泄土，往往通而复塞，渐成痨瘵。盖未稔病症、节气、因时制宜之妙也。）

〔释〕此小寒后三日方也。天地运气如前，但月建改属丑土，土气更加滞重。木齐金化之年，正治原应扶金克木，今中运退令已久，复恐土重金埋，故反借木气以疏之。且来年癸亥厥阴为司天之令，故预透其气以疏土而提金，亦以防在泉之不退位、司天之不迁正也。其旨微矣。

邓姓，卅二，前有寒热咽痛之疾，勿药自已，神气未复。延至立秋后，微觉头运发热，亦不甚经意。数日后，偶因他出，突然神昏气喘、泻血吐血、饮食不进。延医调治，进以清暑小剂数帖，病势愈急。脉象弦结。

〔案〕此疾起于阳明客令之时，今乃郁久传于厥阴也。

羚羊角八分，镑片　人中黄三钱　阿魏二钱　藿香二钱　鬼箭羽二钱　煨木香三钱　枳壳三钱，麸炒　茯苓三钱　苍术二钱半，姜汁炒　陈萝卜菜四钱　生姜汁钱半

〔释〕此处暑前五日方也。月建申金，申金属阳明，故阳明之疾乘时而发。兼之客气为厥阴用事。厥阴者，两阴交尽也；阳明者，两阳合明也。以两阳合明之盛，而值两阴交尽之令，阴经且为阳气所盘踞矣。治法惟有开散阳明申金之郁，疏泄太宫湿土之滞，清理厥阴风木之邪而矣。

后二日换方。

〔案〕厥阴虽觉微舒，而阳明盘踞如故，仍宜顺胃而疏肝，使上焦不壅而归于下焦也。

薤白三钱　大贝母三钱　大戟六分，酒微炒　桔梗二钱　皮硝钱二　枯矾八分　马兜铃钱二　粉丹皮三钱　白茯苓钱半　黄柏二钱，盐水炒　青盐八分　神曲四钱　生姜汁三钱　竹沥五匙

〔释〕用手足阳明之味，宜矣！而并及辛金者，以木齐金化之年，当秋金之月而行风木之令，强宾夺主，使清肃之令不能下济，故治之者不得不清降辛金，助克乙木也。盖金清而后能生水，故兼用咸寒之味，以咸能软坚，阳明盘踞之邪，非此不足以泄之。且咸为水味，水行于地中，而源于天汉，所谓水天一气也。此症金气挠阻，水气无根，《易》所谓天与水违行者。故必使天气下降，水气上滋，而后水天之气乃克保守于清净之区，庶几天水之讼，转而为水天之需耳。

后二日换方。

〔案〕此时上气稍顺，而与下焦尚未能贯彻也。当思用清下之法。

鲜首乌三钱　制首乌三钱　大青二钱　川芎三钱　皂角刺钱二　红曲二钱　苍术二钱，姜汁炒　郁金三钱　青蒿二钱　滑石二钱　砂仁三钱，麸炒　紫花地丁二钱　薤白二钱　露蜂房烧焦，八分，用茶叶水少洗，薰干入煎　甘草一钱　大田螺三个，去厣入冰片、枯矾少许，取水和药内服　小蚌一个，入麝八厘，取水　益母草一钱　虎耳草一钱　车前草一钱

〔释〕此方泻热清湿、攻坚破结，从金制木之理显然易见。而用药之灵变，开人无限法门。

后二日换方。

〔案〕此症系阳明郁火所致，其邪冒入最下之地，故成水火不相济之象。其实舍解释发舒之法，无他道也。

莪术二钱　荆三棱钱二　白茯苓四钱　大青二钱　土茯苓二钱　柏子仁四钱　泽泻二钱　红曲三钱，酒炒　蒌仁三钱　丹皮三钱　炒山栀钱半　大贝母二钱　甘草一钱　花粉钱半　蚯蚓泥三钱

〔释〕此方多清手足厥阴之味，而攻坚破积较前为甚。盖前方所攻，尚在半表半里之间，而此方所攻，却在厥阴深处，要总不外清金制木之意而已。

又换方。

〔案〕胃金之郁半舒，而少阴少阳之气不交，故仍见沉霾耳。

黄连一钱　胡黄连八分　车前子三钱　黄芩二钱　黄柏三钱，盐水炒　龟板三钱，醋炙　紫苏枝钱半　枣仁三钱　青皮钱半　茯苓二钱　元参三钱　鲜地骨皮三钱　鲜生地三钱　通草四分　当归、川芎少许，入水捣汁，待药熟，滤入和服，用以奉心化血也。

〔释〕此处暑后五日方也。二日之后，天运当换少商，故方内参用清理辛金之味。但既用芩、连，而复重用归、芎者，盖君火由木而生，相火寄于肝胆之间，厥阴之气不顺，则二火不交，郁而成燥金之势。且少阴少阳者，实太阴太阳之用；先天之乾坤，后天之坎离也。火气不能伏藏于下，水气不能灌溉于上，尚未成既济之

象耳。后用丹、元二参，及香燥醒脾之味成功。

李子，十四，据病家言，从八月初旬起，似三日疟，不甚应期，作时亦不甚重。因未医治，九月底忽觉手足厥冷，肢倦神疲，终日昏睡，不思饮食，不能转侧，亦不呻吟。诘之，不自知其病。医以开散之味治之，愈加沉重。脉象沉涩而结。

〔案〕此肝脾郁极之症，前医治之门路却是。究竟脾郁未开，只可尽力维持耳。

淡豆豉二钱　神曲三钱　广藿香二钱　青皮钱半　桔梗二钱　大贝母三钱　莲房三个　海螵蛸一钱　赤芍二钱　白茯苓二钱　茯神二钱　大厚朴八分　皮硝八分　生萝卜汁四钱　生姜汁五匙，上二味和服

〔释〕此立冬后二日方也。月建亥水，运在少商之末，气属少阴君火之时，而病却起于前，此厥阴风木之令所感，又系湿土在泉之气，五行庞杂，莫可主持。方用豆豉、皮硝以解太阳寒水之邪，应月建也。桔梗、贝母清少商辛金之郁，因天运也。神曲、茯神、赤芍解少阴君火之郁，乘时令也。海螵、青皮、莲房清手足厥阴之邪，顾来脉也。厚朴、藿香疏散太阴湿土之滞，治感受之原也。此所谓与物推移者也。

后三日换方。

〔案〕脾郁终未解得，只肝郁少舒耳。且再用解毒散结之法。

羚羊角尖五分，磨　黄柏二钱　姜黄一钱　赤芍二钱　乌药钱半　人中黄三钱　皮硝一钱　海浮石一钱　川郁金二钱　木通八分　当归身二钱　泽泻二钱　枳壳二钱　服一剂后，换用四逆汤加滋阴之味，服二剂再看。

〔释〕此时运交太羽，则金运全退，而水运为主矣。但在泉之气方来正盛，客气之君火为湿土所遏，而不能下济，水气亦微弱而未能上滋，则犹未济之时也。中运木气已退，而木强金弱之年，究以扶金泄土为要。惟太羽为初交之运，并入月建之亥水，元英冱寒，恐致沉阴穷固之患，故间入四逆汤二剂，俾水中生阳，火气起于釜底，而太阴之凝滞已开，病势庶有转机乎。

后二日换方。

〔案〕脾经沉郁所以不能遽开者，以湿土生痰之故。痰壅于内，则君火无所用其生生之力而壅滞也。

天南星一钱　天花粉三钱　鳖甲二钱　皮硝二钱　香附钱半，姜汁炒　黑芝麻一钱　大青一钱　黄柏一钱　竹茹二钱　元参二钱　青盐八分　引用姜汁五匙、竹沥三匙，生和入服。

〔释〕木气未舒之时，则用庚以化乙，扶金即所以舒木。木气将舒之候，则用甲以化己，滋木亦所以疏土。然土气之壅滞生痰，又由火气之不能下降，水气之不能上滋也。方用益水扶木、软坚化痰之味，其所以利导之者至矣！

后二日换方。

〔案〕卫气凝结，盘踞膜原，不得透下耳。

天南星钱半　当归身三钱　大戟六分　红花七分　生熟首乌各钱五　楂肉三钱　皮硝钱五　韭子二钱，炒　桃仁钱二分，去皮尖炒　竹沥五匙　半夏二钱，制　枳壳一钱，麸炒　川芎八分　黑豆皮二钱　陈仓米六钱　二剂以后，殷生可代诊之。如脉起，可去大戟，加入开胃生土之味，成功有望矣。

〔释〕前方滋木以备克土之用，今则直用木味以克土矣。盖此症之标，惟肝脾二脏之郁。前此所以不能用木以泄土者，以木气未顺，金气太弱，冒昧用之，不能

疏土，而反致忤金，无根之金，惧有中绝之虞，故先用清金平木之法。待木气稍舒，而金气渐起，而后可借木气以导中宫之滞耳。然至此而犹不忘保金之意，此真能骊珠独探者也。后学可从此暗渡金针矣。

小雪日拟方呈政，殷宅心遵教用药数剂，脉起病减，奈胃气一时难复，因复录方请正，师命加用川芎、楂肉，三剂而痊。全方附录于下：

焦楂肉三钱　川芎二钱　益智仁二钱，面煨　甘松钱二，面煨　广木香钱二，面煨　青木香二钱　青蒿钱二　贝母二钱　枳壳二钱　陈佛手六分　引用鲜橙皮二钱、陈稻根五钱。

〔释〕病情已近弩末，故宅心敢遵教一试铅刀。而明白浅近，无甚妙义，不必强为注释也。

按中元四绿统运，壬戌流年九紫，于统运为生气，故斯年木火气盛，郁而成疾。木忤土，火烁金，故阳明太阴见证居多。吾师用方，无非舒其郁滞，折其胜气，而补剂绝少，亦以斯年元运有馀故也。至久病虚损等症，不在此例，读者慎无执焉。

卷　四

火　运　年

癸丑　太阴司天，中运少徵，太阳在泉，水兼火化，右尺不应。

初气大寒交（主厥阴，客厥阴），二气春分交（主少阴，客少阴），三气小满交（主少阳，客太阴），四气大暑交（主太阴，客少阳），五气秋分交（主阳明，客阳明），终气小雪交（主太阳，客太阳）。

初运大寒交（主太角，客少徵），二运春分后十三日交（主少徵，客太宫），三运芒种后十日交（主太宫，客少商），四运处暑后七日交（主少商，客太羽），终运立冬后四日交（主太羽，客少角）。

邓翁，六二，腹痛烦渴，泻痢不止，医以胃苓汤治之，不效。脉两关及左尺数濡，右尺沉伏。（注：右尺不应，天和也。）

〔**案**〕此腠理不调耳。

红曲二钱　无名异一钱　花粉二钱　茯苓块三钱　香附一钱　莱菔子一钱　小生地二钱

〔**释**〕此癸丑年清明后六日方也。天运太宫，月建辰土，客气属少阴君火主事，而本年乃火运不及，水来兼化之年，故少阴火弱，不能生太宫之土，以致阳明辰土不能散布津液，而腠理不能调适耳。明乎此理，则此方之妙，不烦言而解矣。用胃苓汤不效者何也？太宫辰土，乃阳明转输之府，胃苓专于去湿，而不能助布津液。且中焦取汁奉心化血，而后少阴乃得行其令；胃苓专走气分，何能兼顾少阴乎。此等毫厘千里之别，学者不可不详审也。　无名异属阳明戊土，性能和血补血，又味甘兼入脾，故能止痛行伤，续绝生肌。胃主宗筋，脾主肌肉也。祝道山附注。

陈翁，七一，多年便血，春来又添左胁疼痛之疾。脉芤数无力。

〔**案**〕此肝经湿热所致。

陈皮三钱，一半土炒，一半醋炒　陈皮炭二钱　茯苓二钱　肉苁蓉一钱　山药二钱　黄柏一钱　生白芍一钱　大贝母一钱　白石英一钱　服四剂后，仍用三制陈皮、茯苓，外加苍术、苡仁、北沙参、白扁豆各二钱，多服自愈。

〔**释**〕此癸丑年小满前三日方也。天运太宫，月建巳火，客气在少阴之末，三日后即交太阴司天之令，故用药皆以太阴为主。盖手太阴为气之主，足太阴为气之母也。且气即火也，血即水也，本年系火运不及，水来兼化之年，故惟患气不足以摄血，而不虑水不足以制火也。病系肝经湿热，而用药不甚着意肝经者，火衰水旺之年，惟忧水气泛滥，土多涂泥，而水气之托根不固。故此方之调土去湿，即所以治肝。若第云苍术、茯苓、陈皮是用戊以化癸也，犹浅之乎论医者也。

罗氏，廿五，每至经期，头运身热，两膝上下起紫晕如斑，服药不效。脉细软而数。

〔案〕此湿热也。

青盐一钱 防风二钱 紫地丁二钱 荆芥一钱 银花一钱 红花一钱 地骨皮钱半 苏梗一钱 淡竹叶二十片 石斛一钱 青蒿一钱

〔释〕此癸丑年夏至前八日方也。月建丁火，天运在太宫、少商之交，气行太阴司天之令。病本由于湿热，而病标乃血虚生风之象。方用荆、防，从太阴以去湿也；用青盐、地骨、苏梗、银花，从少商以治风虚也；用红花、紫花，从丁火以清血热也；用石斛、青蒿、竹叶，清肌肤之虚热也。脉象细微，而师不用补剂者，因前医补之不当，脉象未起，故但用调木胜湿清热之法。盖调木即所以生火，胜湿即所以固土，清热即所以保金也。如此等不补而补之法，集中甚多，惜乎不能执俗医之裾而告之也。

曹氏，廿五，久痢休息。脉寸浮、关缓、尺沉。

谷芽三钱 谷精草二钱 寒食面二钱 鳖甲二钱 蛤粉钱半 生地炭二钱 山萸肉二钱 升麻六分 （汤批：久痢休息之疾，每多强木侮土之患。此证因太阴司天，上气得令，水兼火化，水多木漂，故不补土而反扶木。其不壮火者，火当月建故也。）

〔释〕此癸丑年夏至后六日方也。月建丁火，气行太阴司天之令。以症而论，似宜扶火以生土。以脉而论，似宜壮水以固阴。奈因水兼火化之年，又值金气休囚之候，故碍于火而不便壮水，但用益金而水自有根。碍于金而不便扶火，但用扶木而火自乘时而出矣。

殷子，三岁，咳嗽喘急，痰壅壮热，医以大剂麻杏石甘汤治之，喘嗽不减，痰热更甚。

〔案〕此肝脾二经之郁火也。

归尾二钱 沙参二钱 连翘一钱 石菖蒲一钱 川芎一钱 陈皮一钱 麦冬钱半 紫苏子一钱 红花六分 一剂分二次服。（汤批：云肝脾二经郁火，肝经之郁，由阳明之间气也；脾经之郁，由本年之火弱也。故导火以生土，清金以舒木。用法不同，悉合时宜。）

〔释〕此癸丑年寒露日方也。天运太羽，月建戌土，气行阳明燥金之令。病在水土二脏，而用药多从金火者，因水兼火化之年，复加太羽之运，弱火受制而不能生土，是以土气湿郁而邪火生焉。方用归尾、红花、菖蒲、连翘开郁导火，而土郁解矣，此以生扶为治者也。壬水得气，而生木过蕃，木气荟蔚，而郁热蒸焉。方用沙参、麦冬、苏子、陈皮清金理气，而木郁除矣，此以克制为治者也。医家之因病制方，犹文家之因题立格。此如两扇分轻重之题，用唐职方二比侧串之体。吾师其以鸣凤之笔，变而为犹龙之技乎。

前方一剂后，喘咳大减，只痰热未清。

霜桑叶二钱，蜜炒 甘菊二钱 桔梗一钱 防风八分 青皮六分 天南星五分 甘草节一钱 薤白钱半 天冬一钱 灯心三十寸 鲜银花头七个

〔释〕此方清金化痰，如白公之诗，老妪都解也。

戊午 少阴司天，中运太徵，阳明在泉，火齐水化，两尺不应，太乙天符。

初气大寒交（主厥阴，客太阴），二气春分交（主少阴，客厥阴），三气小满交（主少阳，客少阴），四气大暑交（主太阴，客太阴），五气秋分交（主阳明，客少阳），终气小雪交（主太阳，客阳明）。

初运大寒交（主少角，客太徵），二运春分后十三日交（主太徵，客少宫），

三运芒种后十日交（主少宫，客太商），四运处暑后七日交（主太商，客少羽），五运立冬后四日交（主少羽，客太角）。

花妪，五十，久年身痛，师于丁巳冬订一丸方，服毕觉举发稍稀，发时痛亦稍减，更请换方。脉细软，两尺沉。

〔案〕肝脾为行气之帅，气未舒，故脉仍挛也。

松节三两　甘草节三两　藕节三两　砂仁三两，酒炒　净钩藤三两　连翘一两　猪苓二两　黄柏三两，盐水炒　干桂皮一两　甘菊根五两　茶叶一两　丹皮两半　木瓜两半

蜜丸，银花冲汤下，每晚服三钱五分。

〔释〕此戊午年春分前二日方也。太乙天符之岁，火齐水化之年，少阴司天，支干皆火，经所谓太乙贵人，三合为治者也。此时又值太徵之运，太徵属丙火，与客气之太阳相合，而丸方究以司天为主者，司天主岁，间气纪步也。方内借月建卯木之气，以清散少阴，而复保金抑木，以豫防贵人之患于未然。真可谓良工心苦矣。

冯氏，四十，头目昏痛，鼻多浊涕，时或痰嗽，胸胁不舒，腰疼白浊，饮食减少。医以神术散及逍遥散治之不效，改用节庵再造散，反增喘咳。脉微细如丝，两尺伏。

〔案〕此症系相火不守，上烁真金也。此时只宜开肺郁，而壮水以制火耳。门人问曰：此人脉象微细，而师云火盛，何也？师曰：尔不知尺寸三部，皆手太阴之动脉乎？肺为诸脏之华盖，故藉以诊之耳。今三部皆微，正火烁真金之象。然亦必须合岁气天和之理而详审之，方无舛错。古所谓按脉切理者，原非仅浮沉迟数之大略已也。

川郁金三钱　白芷钱半　白薇一钱　薤白二钱　葛根一钱　赤芍药一钱　杜仲二钱，盐微炒　紫苏八分　白苏子六分　黑豆皮二钱

引用白果六枚　，去心入煎，服六剂。

〔释〕此戊午年谷雨后七日方也。太乙天符之岁，火齐水化之年，水气原弱，况值二气厥阴之令，煽火而忤金，金不能生木，水亦不能涵金，而子母俱瘠矣。方用解散庚金，清润辛金之法，并乘月建天运之土气以生之，则金气从革，而水气有根，且可借其势以制风木，而不致有郁滞生火之患矣。

姚氏，廿四，小产后，心虚怔忡，发热头运，食减神疲，夜不能寐，医以养心汤及归脾汤治之，反见舌燥唇焦、痰嗽气急之象。脉细数。

〔案〕此系脾经不能摄血，而卫气无所归也。其法当先以养阴为主。服五六剂后，乃用补阳之剂。女子阳藏于内，阴包乎外，阴不固则阳泄而神疲。服此方六剂后，虚象必减，仍用归脾汤可也。

鲜生地钱半　鲜首乌二钱半　白芍钱半　云苓钱半　鲜石斛三钱　炒山栀钱二　木通钱半　知母钱半　砂仁钱半　陈香橼五分

〔释〕此戊午年谷雨后八日方也。天符气运，说见前章。盖少宫属脾，辰土属胃，火齐水化之年，二土皆为爣而津液渴竭。师用滋液降火之法，即本古方四生丸之意而变化用之者也。然亦适值前医补益乖方之后，间入用之，损有馀即以补不足，因利乘便，取效甚捷。若非有温补之剂屡服于前，吾师决不轻用寒凉于小产血崩之后也。然亦据此不足之症言之耳。若兼客病火邪，又当别论。按归脾、养心二汤，内有枣仁、远志诸味，尚有敛火归元、养血宁心之意。心即火也，血即水也，火敛自然水生，心宁自然火熄，与此症理原不悖谬，但此年天符属火，客气又逢风木，风助火威，势甚猖獗，一味温补，何能有济？若非吾师之醍醐甘露，急

救于涸辙之中，吾不知此症作何底止矣！李云图识。

罗氏，卅一，经期无定，淋浊不止，少腹痛，气逆呕哕，咽痛头运，嗽有咸痰。脉寸虚大，关实而滞，尺濡弱。（两尺应伏，今见濡弱，湿胜而阴亏也。）

〔案〕血气凝结，经络有亏，治法亦不过调气以养血海之脉耳。

血馀炭三两　红花炭一两　龟板二两，醋炙　黄柏二两，盐水炒　鲜地黄三两　桑白皮二两　麦冬两半　吴萸八钱，姜制　桑螵蛸二两　山羊血一两五钱　山茨菇一两　紫苏梗一两　益母膏四两　蜜丸，每服四钱。

〔释〕此戊午年小满后九日方也。月建巳火，节过小满，正当少阴司天之气，丸方原宜主之。而天运之少宫未退，待芒种十日后，方交太商之运，故方内预用保金益水、滋阴调血之味。其馀总以降火敛火为用者，恐太乙天符之岁，火不归根，上烁真金也。至于月建属丙火，司天属丁火，此正铄石流金之候，若不预为防闲，恐至五月丁火当令，贵人乘权，阴血亏损之人难于支持耳。

吴氏，卅五，口苦呕逆，心疼胁胀，腰膝牵痛，不能转侧，医以逍遥散、复脉汤及舒肝养血之药年馀不效。脉寸虚大，关弦细，左右尺皆虚。

〔案〕此少阳之症。少阳与肾经为表里，此体而彼用。肾阴中有阳，胆阳中有阴，水能生木，木能生火，故曰相火寄于肝胆之间。其色青，阳木也。人但知木病而不分阴阳，故困顿至此，亦几希矣。今惟用滋水以舒胆经之郁可也。

山萸肉三钱　肉苁蓉二钱　元参三钱　丹参三钱　黑料豆钱半　菟丝子二钱　知母钱半　黄芪一钱　杜仲二钱　木香钱半　木通钱半　干姜二片　（汤批：少阴司天，而病反在少阳者，阳不配阴也，故方用扶少阳、抑少阴之品，抑少阴之火而复滋少阴之水者，少阴水能生阳木也。）

〔释〕此戊午年芒种后二日方也。天运少宫，月建午火，节至芒种。久属少阴司天之令而病属少阳，故以阳木之味为君，少阴之味为臣，少阴与少阳本相配也。至于少宫属阴土，乃阳木所赖以滋长者也，补之疏之宜矣。复用苦泄之味以清其火者，何也？土为火之子，天符火盛之年，少阴嫌其太实，实则泻其子也。况丙丁同旺于午，泻己土即所以泻丁火也。而又必兼用补土之味者，以此症本非实症，且欲藉以降君火而摄相火也。此等真机，世医罕识。

郑氏，廿二，痞结，少腹绕脐切痛，白带时下，月候不调。脉两关紧细而实，两寸长滑而小，右尺涩而微，左尺数而革。

〔案〕此任脉不行之疾也。

云母石二两　阳起石二两　杜仲一两　龟板三两　菟丝子一两　大腹皮二两　木香一两　黄柏两半　女贞子二两　益母膏二两　知母二两　丹皮三两　泽泻两半　桔梗二两　萱草根四两，煎汁　和蜜为丸。每服三钱半，随意下。（汤批：少阳主气之时，恰值少阴司天之令。以主客言，则为客胜主；以君臣言，则为君位臣。方用扶阳配阴之法。若不甚配乎者以其理木顺耳。）

〔释〕此戊午年芒种后三日方也。此章气运与前章同，而用药迥不相侔者，前症属阳火之郁，故用降火滋阳以解其郁，此症属阴火之滞，似宜滋阴益血以行其滞。然而有难焉者，右尺之真火不旺，则滞者不得而通。奈天符火盛之年，阳火一起，恐阴火挟其势而为灾，此丹皮、龟板、菟丝所以监阳起石、云母而用之也。左尺之真火不旺，则阴血不能滋长，少阴之君火无制。奈少宫之湿土未退，而太商之燥金将行，湿热不清，恐土郁而金气不滋，土郁则火不下济而上炎，金不滋则火反食气而内灼，此泽泻、黄柏、腹皮所以辅杜仲、知母、女贞而用之也。至于萱草、益母调经滋血，不过用为治标之药耳，本方枢要反不在此。

范氏，廿六，妊娠受湿，肢体俱肿，头运恶寒，呕逆身重。脉浮部滑，中部郁濡。

〔案〕此乃肝经不得流畅所致也，当先用末药调之。

青木香五钱　青皮钱半　当归二钱半　苏子一两　白芷一两　秦皮一两　秦艽一两　共为粗末，分三次煎服。

〔释〕此戊午年芒种后七日方也。月建丁火，司天又属丁火，火旺则木母之泄气太甚，故肝经不能行湿而成痰。火旺恐天运之太商将至而不前，而胃失传宣之令也。且木必得金气以剪刈之，而后乃发荣而滋长。《诗》所谓修之平之，攘之剔之者，非其理之较著者耶！

服前方，湿退肿消，病者不复加意，夏至候，阴雨连旬，偶因坐卧湿地，前症复作，更觉腹痛气胀，舌青面赤，医知为死胎当下，用加味芎归汤不效。

〔案〕此由脾经受湿而血滞也。盖脾统血者也，血不归阴则胎失所养，非朝夕之故矣。调之无益，当用标本兼治之法，以治脾之药为主，而以去恶之药为用。幸系藜藿之人，元气不弱，可无害也。

桂心一钱　瞿麦二钱　龟板三钱　肥牛膝三钱　归身三钱　红花一钱　木香一钱　制首乌钱半　白术钱半　厚朴一钱　朴硝一钱　煎服一剂，越二时，死胎即下，接用金匮肾气汤合八珍汤，重加丹、元二参，及酒炒麦冬、粳米，五剂而起。

〔释〕此小暑前五日方也。天运太商，月建将交未土，况有天符之火生之，此戊己二土得令之时，故就其势而用之，使血气易于流畅，而死胎乘势而下矣。火齐水化之年，即此等症亦须顾此大旨，方无后患。桂心用以趋下，朴硝正可监之。龟板、首乌滋阴保水。天运地气，委曲周详，此所以指到春回也。邵玉符记。

黄姓，二十，因夜行感风露而病，病二三日，忽大饥馁，食饮数倍于常，后即狂躁谵语，耳聋目暗，大小便闭，寻衣摸床，撮空理线，面色赤黄。脉形促代。

〔案〕此岁令月令相兼，而成太阴火湿之疾。其症谓之癃闭，抑所谓闭者开之，宜早用大汗之法，可以变轻。夫汗而曰大汗，兼吐也。今脉息促急，正大闭之候，奈予适有京口之行，今且酌用二剂后，可令吾徒顾生药田治之。

广郁金四钱，酒炒　香薷三钱　香附三钱　赤芍一钱　鬼箭羽钱半　猪苓钱半　葛根钱半　砂仁二钱　绿豆粉钱半　皮硝钱半　蒌仁三钱　日服一剂，夜服一剂。

〔释〕此戊午年大暑后八日方也。八方虚风，夜感最甚，固不必尽在太乙游宫之日也。人犯一虚，皆易致之。汗之不早，而岁令、月令相挟，而成胶固之疾矣。此刻客运太商，月建未土，客气属太阴湿土主事，火齐水化之年，阴土因火而湿热粘滞，阳金遇火而镕铸坚实，故有癃闭之象。所谓初起可用吐法者，太商属庚金阳明之所主也，阳明之戊土既开，斯太阳之己土不至于大闭。今既耽延而失事机，只得清散阳明，且为开导太阴之先声耳。太乙游宫说，见二卷。

后一日换方。

〔案〕药田子曰：此疾盘踞坚城不下，将如药田之非穰苴何！只得仿先生之法而用之。但病势沉重，外托难清，将来恐不免于入里耳。

郁金四钱　苍术三钱　厚朴钱半　天南

星钱半　朴硝一钱　木香一钱　降香末一钱　半夏钱半　红花八分　生姜钱半　竹沥钱二　露蜂房一钱，茶清洗，炙存性　照上服二剂。

〔释〕方仍前意，只清金燥土之味较前觉力锐耳。按露蜂房色灰白而味甘平，乃阳明金土之药，本胡蜂之津液结成，又受雾露清凉之气，所以主治惊痫瘛疭、寒热邪气，又薄膜空虚，有似人之膈膜，故能治皮里膜外之邪，为上焦清热祛风之妙品。世医以其有毒而弃之，独不思《周礼》聚毒以供医事者，何谓也哉？又不闻仲祖鳖甲煎圆已用之乎？江成忠志。

服前方，狂躁稍减。

〔案〕药田子曰：病有渐退之机，只脾经之气未舒，故犹滞而未下达。

郁金三钱　砂仁钱半　广藿香三钱　木香钱半　夏枯草钱半　木通一钱　枳实二钱　桔梗钱半　香附子二钱　熟军钱半　猪苓钱半　泽泻钱半　芦根三钱　照上服三剂。

〔释〕此方利气去湿，人所易晓，惟夏枯草近时专用为肝经药，不知《本经》谓气味辛寒，禀金水之气，而内消坚积，上清火热，又能使水气上行环转，故与泽泻、木通同用，使水气上行，以清其火而利其湿也。

后二日换方。服前方，觉胸肋微响，而积滞究未下行。

〔案〕药田子曰：热入胃经，而三焦之火不能下济，湿滞过盛也。

生山栀二钱　元胡粉钱半　野荸荠粉二钱　枳壳钱半　藿香二钱　天花粉三钱　天冬三钱　芸香二钱　降香末钱半　山萸肉钱半　熟军钱半　柏子仁二钱　大青叶三钱　水菖蒲根钱半，淡盐水炒　芦根二钱　照上服二剂。

〔释〕火盛水衰之岁，天地否塞之人未有不为后天之未济者。盖火冒于上，非降之所能下，故用萸肉从少阳之木火以引之，用甲木以化己土也。又恐屡用寒峻，有碍生生之气，故用柏实之甘平以除风湿，而兼芳香醒脾之意，备病愈之后，土气易复。用芸香亦是此意，兼有活血解毒之功也。水菖蒲利湿开郁，功用颇捷，但嫌走泄过甚，故用微咸以制之，但令散结而不致伤气。此皆师传心法，因体师心而不敢秘耳。

服前方，积滞连下，谵语间作，遍身搔痒，舌燥唇裂，目黄脊痛。脉洪长。

〔案〕药田子曰：得易溃之城，而无可守之资，如宋赵葵之入汴京然，贼虽逸而主不能守，招徕之功亦不易也。且大贼虽逸，而小腆不靖，亦须剿除也。

生首乌四钱　熟首乌二钱　茯苓二钱　黄芩二钱　鲜生地三钱　枳实钱半　阿魏钱半　石菖蒲钱半　寒食面三钱　木通钱半　生山栀钱半　木贼一钱　白茅根二钱　大青叶二钱　紫背浮萍三钱　明雄一钱　服三剂，日一服。

〔释〕太阴之湿热，非得太阳之水气以滋之，则里热无所泄；非行太阳之正气以照之，则表湿无由清，夫妇之义也。但太阳之气，必藉肾经真水以养之，而后黄赤二道运行乃归乎常度，此浮萍、木贼所以随首乌、生地而用之也。且木贼性能制木，与大青、黄芩俱兼平治少阳之意。盖火盛水衰之年，相火易动，前之养其势以化己土之郁者，权也；今之平其气以安戊土之位者，经也。经、权得，而用药之能事过半矣，馀俱清理阳明之品而已。

利后觉渴欲饮水，勉进焦米汤半盏，尚未贪食。

〔案〕药田子曰：病愈矣。

天门冬三钱　黄芩二钱　黄柏二钱　黄连五分　麦门冬三钱　朱砂六分，研　阿魏一钱　白芍钱半　青木香钱半　当归钱半　川

芎一钱　苍术三钱　陈香橼八分　稻根五钱　陈萝卜葽二钱

〔释〕此立秋日方也。月建改属申金，合于天运之太商，故药用清阳明之燥火者为多。阳明之火一清，而金水之气日益滋长。斯泰交之象见，而既济之功成矣。

张氏，廿五，感时令之气，举家患痢。此症因霍乱后多服阴阳水而成，其势尤重。脉浮部数，中部滞，两尺沉。

〔案〕万物不畏阳火而畏阴火，如雷火遇雨而炽，今岁之谓矣。况秋金喜润而恶燥，遇阴火则暗为销烁，其治大抵以润燥降阴为主。但天有节气，当知随时变换。人有体气，当知相势转移。如此症，则兼脾经湿满矣。

赤芍钱半　牡丹皮二钱　泽泻三钱　苏叶钱半　红花一钱　猪苓二钱　厚朴钱半　广木香钱半　青蒿一钱　砂仁八分　瓦松三钱，焙干

〔释〕此戊午年白露前四日方也。经云：天气不足，地气随之；地气不足，天气从之。本年天符火盛，虽运交少羽，气在太阴之末，而火气暗煽，真所谓阴火潜燃也。阴火烁金，甚于阳火，中之者，较常愈剧。况因饮水过甚，脾受湿邪，金燥于上，土湿于下，最为棘手。计惟有重用泽泻、瓦松，使少羽之水气上行，以润阳明之燥，而散阳明之血也。

又换方。

陈皮二钱　半夏钱半　夏枯草钱半　净银花三钱　葛根三钱　白茯苓三钱　砂仁二钱，土炒　淡竹叶二钱　白术钱半　泽泻二钱　当归尾三钱　木香钱半　木通一钱　柴胡八分　青竹皮钱半

〔释〕此白露后四日方也。月建改属酉金，而客气值太阴、少阳交代之时，于《易》，雷出地奋，豫之象也。亦即律书林钟生太簇之义。方用疏理太阴之味，即寓清散少阳之意。盖少阳属木火，恐火运太过之年，至此而复有销烁酉金之患也。

周姓，四十，因患时痢，而下血不止。脉迟细而缓。

〔案〕脾土失守，下克肾藏，肾不交心也。

茯神四钱　朱砂六分，研　龙眼肉二钱　远志肉三钱　白术二钱，土炒　黄芪一钱　生杜仲三钱　北五味二钱　白芍二钱，醋炒　川文蛤三钱　紫地丁钱半，酒炒　归身二钱　红花炭一钱　木瓜炭八分　京墨七大匙，磨汁　乱髮一小团　服六剂。

〔释〕此戊午年寒露后八日方也。癸水之运，适值戊土之月，戊癸相合，理应化火以生土，乃君火之气稍弱，而客气少阳相火反挟其势以上夺君权，于是火上炎而土下陷，水为土遏，而手足少阴之气不交矣。为今之计，惟有敛少羽之气，而助君主之威。坎离既交，而中宫得所安宅。不重治相火，而相火自不敢肆。君明则臣良，不诚然哉！

后六日换方。

前方去五倍子、杜仲，加公丁香一钱，炮姜二钱，茯苓钱半，郁金一钱，服五剂再看。

〔释〕靖戊土之气于上，培已土之气于下也。

又六日换方。

〔案〕气尚不能御血。

北五味三钱，炒　当归三钱　黄芪二钱　白术二钱，土炒　茯神三钱　远志二钱　连翘心五分　竹叶心八分　砂仁六分，炒　川芎八分　甘草六分　秦艽一钱　金狗脊钱二　黑豆皮一钱　百草霜一钱，绢包煎　藕节二钱

〔释〕心为血主，脾为气母，心火不下降，则血不归脾，而脾无所养。血不归脾，则为相火所挟而妄行。脾无所养，则

气不能摄血而任其下注矣。方内重用补心，亦微兼清火之意。故君主清宁，而相臣不得而挟之。更扶己土以制少羽之水，则脾不受湿而摄血，更觉有力。至其重用北五味，以助收摄之势者，非徒敛少阴之血而不使下泄，亦以摄少阳之气而不致上凌也。此所以有立起沉疴之效欤！

喜子，十二，平日常起红疹，此时更觉身热头运，衄血吐血。脉细数而紧。

〔案〕此包络之相火上凌肺金也。相火藏于命门，而寄用于脾胃二经。肺为华盖，又心之舍也。天下有臣乱而君宁者乎？

元参三钱　丹参三钱　桑寄生二钱　黑料豆三钱　黑芝麻四钱　紫苏叶钱半　苏木一钱　桔梗钱半　牡丹皮二钱　知母一钱　甘草八分　白归身三钱　防风一钱　茜草根钱半　灯心一分　童便一盏，同煎　服五剂。

〔释〕此戊午年大寒前一日方也。本年阳明在泉，因天符火甚，金气失政。又届来岁太阴司天，厥阴初气之令；月建丑土，天之初运；复值少宫己年，为土运不及，而司天助之，亦得平气。此时土气乘运乘月，真金墓于丑土之中，而手厥阴之相火乘时而灼肺，庚辛同源，此病发之所以较重于平日也。方借冬令水旺之气，以制相火而涵金。复借初气之风木，以疏土而出金。金气清宁，而君主得位，斯权臣屏迹，不至有挟血妄动之虞矣。

癸亥　厥阴司天，中运少徵，少阳在泉，水兼火化，左尺不应，岁会。

初气大寒交（主厥阴，客阳明），二气春分交（主少阴，客太阳），三气小满交（主少阳，客厥阴），四气大暑交（主太阴，客少阴），五气秋分交（主阳明，客太阴），终气小雪交（主太阳，客少阳）。

初运大寒交（主太角，客少徵），二运春分后十三日交（主少徵，客太宫），三运芒种后十日交（主太宫，客少商），四运处暑后七日交（主少商，客太羽），终运立冬后四日交（主太羽，客少角。）

吉女，十七，经闭年馀，饮食减少，小腹痛引腰脊，周身脉络不利。脉右寸微数，馀俱沉细。

〔案〕癸水起于督脉，督脉阳气不得固抱，而孙络俱受癥结。主疲而辅亦壅耳。

黑豆皮二钱　乳香三钱，包煎　老松节钱半　砂仁二钱，土炒　面神曲三钱　天花粉二钱　青蒿二钱　葛根钱二　整木瓜一钱　白术二钱，土炒　陈皮一钱　桑白皮二钱　菟丝子二钱，土炒　升麻六分　海桐皮二钱　松子、莲肉焙黄，各二钱为引。服九剂。

〔释〕此癸亥年立春前七日方也。病非起于一朝，原于此时节气无干，而用药之道必推气运者，病因气运而默为传导，经所谓必先岁气，无伐天和也。壬戌、癸亥，在纳音俱属大海水，水脏不足者，运行多失其度。盖督脉者，人身之赤道也。督脉起于海底，能运水之精气上行腰脊，因以滋养百脉。今督脉失转枢之令，阳气不能上行，则阳脉不固。而癸水又为月建之丑土所阻，不能上滋阳明，此所以宗筋不润，孙络亦因之而结矣。况本年水兼火化，又有真阳下陷，阴湿侵脾之患。方用活血去湿，调气助阳之味为主，佐以阳明升举之药，又借司天之木气，以疏丑土之郁而去其湿，欲其清阳上行，初气阳明乃得传布水谷之精华以润宗筋也。然孙络之癥结，究有木郁之形，故用海桐从阳明之金象，通行十二经血分之凝滞，以燥湿而去结。真所谓体用兼到，而理法一贯也哉！

服前方，经络少舒，身痛大减。但饮食未增，月事不行如故。

〔案〕女子腹阳而背阴，此时督脉阴分与阳任不交，又值水旺之时，水，火之牡也，火弱不能配水，则受制于水耳，亦深症也。然却以清土之浊气，养水之清气为主。

酒炒白芍钱半　醋炒白芍钱半　生枳壳钱半　麸炒枳壳钱半　酒炒红曲钱半　土炒红曲钱半　谷芽钱半　麦芽钱半　香附钱半，醋炒　全当归三钱，酒浸土炒　木通八分　菟丝子一钱，土炒　郁金二钱　川楝子二钱　僵蚕二钱　原蚕砂二钱　桑皮二钱　白蔻仁八分　服八剂。用白者，性阳而能去秽也。自记

〔释〕此立春后十日方也。水兼火化之年，阴盛阳衰，故凡癸水之浊阴有馀，而壬水之清阳不足者，己土每易于泥泞，而戊土亦因之而难于散布。方因客气以清阳明，因月建以舒甲木。而复因司天之气而理乙木者，疏己土之气，即以泄癸水之浊清也。盖任脉行身之前，所经多厥阴、太阴之分故也。方内重用红曲、当归、菟丝、白蔻，皆兼扶助少徵之气，使火旺而后不为水屈耳。

服前方，饮食渐进，滞血下行。但觉阴虚微热，作渴喜冷。

〔案〕将来可用官方治之，只此时要治气而调温凉之宜。不然，又恐举之如燎原也。然今之潮热，亦不过金木相争之馀焰，象如钻燧耳。

枳壳三钱，麸炒　香附二钱半，醋炒　神曲三钱　天花粉三钱　青木香钱半　元参三钱　丹参三钱　原蚕砂三钱　桑白皮二钱　海螵蛸一钱　甘草一钱　知母一钱　地骨皮二钱　桔梗一钱　用新麦根、陈麦秆为引。（引木气之上升者也，自注。）服十剂，热渴已除，月峰子接用加味香附丸，少加艾叶、椒红、海桐皮调之愈。

〔释〕此惊蛰后七日方也。月建乙木，并入司天之气用事，而初气之阳明，究未退令，是以金木交争。久病逢之，恒多变象。盖阳金多燥，阴木易熇，经云：二火合并，谓之阳明。将来七日之后，即交太阳二气，恐太阳之寒水无根，而标热并入火脏，将难于措手。方内重用丹、元二参，及花粉、知母，以清阳明之燥火，待阳明退令、太阳乘权之后，则事机顺手。故但用官方调之，自有破竹之势。按此方用知母、元参，乃一时权宜之法。因有扶火之剂屡服于前，而脉息稍有右关数大之形，将来又欲滋肾扶阳，以启寒水于下，故当此交会之间，偶一用之，以为送旧迎新之法。所谓动静翕辟，互相倚伏也。不然，水兼火化之年，阳虚火弱之症，可轻用寒凉耶！江成忠记。

郑氏，卅四，腰疼腹痛，寒战不食，精神散漫，似寐非寐。脉象沉细无力，尺尤甚。

〔案〕论纳甲，则去、今二年一气，其症居阴分水脏者为多。顾于岁属水，而于时属阳明，于司天则又属厥阴，厥阴遇风则动而多躁，遇火则郁而多阻，阳精入海中而云雾掩之，计都为之蚀也。偶一言及，学者可以类推，此症系水木二脏之疾。

牡蛎粉三钱　煨益智三钱　杜仲三钱　苏木二钱　金石斛二钱　青蒿二钱　青木香钱半　当归四钱　白芍三钱，醋炒　赤芍钱半　郁金钱半　升麻八分　服五剂后，用归脾汤治之愈。

〔释〕此癸亥年雨水前五日方也。火运不及，水来兼化之年，初气阳明陷而未起，因海水之寒气过盛，而司天之风木湿郁不达。于《易》，风行水上，其象为涣也。幸而月建寅木，天运少徵，犹可借其气以升举阳明。阳精出海，而日月光华，罗计无从与之争道。方用收摄之品，以治

阴之涣；用升举之味，以防阳之陷。真能拨云雾而见青天也，其效宜哉！

附录及门问癸亥清明节时令治法

〔案〕此刻以五行衰旺而论，至季春而木气渐老，火气稍旺。但君火为司天之气所掩，不能与太阳相配偶，而太阳之功用不能上济，此时令之郁于阴者然也。大约宜养少阳而兼散厥阴，使太阳能合于君火耳。药物如生地、紫苏梗叶、姜皮、杏仁、桑蕊、桃脂、山栀、桔梗、神曲、马兜铃、榆赤皮、樗白皮、秦皮、藕节、橘叶之类，皆可择用。而桃杏尤用事者，佐其施用之权耳。

〔释〕水兼火化之年，离宫过弱，不能合于客气太阳而正向明之位。亦因司天气旺，木盛火遏，而中运不得令也。药用宣达太阳、滋益少阴之味，使之相济，却借春令之木气以克土而生火，则少阴得气，而太阳之标热宣通，不致为岁运之水气所遏，且不为月令之土气所阻矣。

连姓，十八，少腹时疼，医以温中逐寒导气药治之不效。

〔案〕其症系脾寒之疾。脾主少腹之里，而司流布精液之气，精气为寒所抑，往往有此。其致此者，总由受寒后未曾服药以条达之耳。今用煎剂治之，十服可渐愈。

神曲四钱　黄柏一钱，酒炒　苍耳子钱半　广郁金二钱　干姜八分　甘松八分　当归尾二钱半　原蚕砂二钱　丹参二钱　云母片五分　莲房二钱　藕节二钱

用黄柏者，其味入少腹下焦，其性滋润，故用为从治之引也。所谓寒因寒用者也。自记

〔释〕此癸亥年小满后一日方也。脾寒之疾，似以理脾为安，然厥阴司天，巳火临月，运临太宫，不能兼顾。即药克对证，效于何有？此方以戊土乘令，则用神曲、郁金以理之。丙火当月，则用黄柏、云母以清之。气行厥阴，则用莲房、蚕砂、苍耳以制之。又以水兼火化之年，务以滋养心火为要，则用归尾、丹参、藕节以助之。左顾右盼，变化因心。至于干姜、甘松，不过用为脾经治标之使耳。夫岂沾沾于理中汤讨生活哉！

又换方。

〔案〕少腹乃脾之分也，凡有积寒在少腹者，恒难猝已。土性缓，且善藏故也。今虽小愈，宜仍用丸料调之。

石菖蒲两半，土炒　归尾三两　丹皮一两　黑芝麻二两　兔明砂两半　莲房两半　煨砂仁一两　干姜一两　甘松一两　红花八钱　海螵蛸六钱　甘草节一两　用桑汁及煨姜汁和蜜为丸，每服四钱，甘草节煎汤下。（汤批：本年水兼火化水盛，考司天气旺，其不能生火者，火运不及故也。）

〔释〕此芒种后十日方也。少腹积寒之症，水兼火化之年，幸值月建丁火，自当借以为扶助火脏之用，此重用菖蒲、归尾之意也。但气行厥阴司天之令，不可不兼清包络，此用丹皮、莲房之意也。天运换交少商，不可不兼理辛金，此用兔砂、桑汁之意也。足厥阴属乙木，与手厥阴属丁火，气同而脏异，不可不滋而养之，此用红花、黑芝麻、海螵蛸之意也。脾土虽不乘时，乃司天之妻而月建之子也，故用标药数味为使，干姜、甘松、砂仁是也。

按兔砂，方书只用明目退翳，及劳瘵杀虫之用，以其气味辛平，禀秋金光明肃清之气故也。本草又载明月丹一节，盖兔曰明视，月之精光亦曰兔魄，则是在天为太阴之精，而于人为手太阴藏魄之处所用也。诸书未言其理，故附记于此，以备参考。江成忠记。

薛女，十二，平时小便不禁，两足小指忽然肿痛，渐觉臭烂，十馀日后脱落一

节，渐次至无名指及中指，皆肿痛脱落一节，而小指二节又脱落，肿至足胕，势犹未止。请医诊视，俱云不治。脉极沉微。

〔案〕此症感厥阴之气而克土，湿土又因阳明之燥气而湿反下注。盖釜气不上蒸，则流于釜底，而薪为之蕴热也。流注久则浸润为害矣。且筋为木支，骨为水支，肉为土垣，三者俱伤而后有此。依经施治，惟宜补水脏而用壮阳之味。极阴之地不得日光，则草木无生气矣。书此大意，以后可令吾徒顾生及从游李生兼治之。

石硫黄二钱，甘草水煮二次　益智仁二钱，胡桃肉拌研炒　鹿角胶三钱　于术三钱　骨碎补钱半　破故纸钱二　川芎一钱　升麻八分　芙蓉叶三钱　木香钱半，面煨　龙骨六分　乳香三钱　枯矾六分　此症要用牛黄、鹿茸方好，以难得真者，权且服此，只难猝效耳。

〔释〕此癸亥年春分前五日方也。厥阴司天之岁，水兼火化之年，月建卯木，乙癸之气过旺，司天先期用事，故有风木克土之症。厥阴不从标本，从乎中气，少阳火气素弱之人，从化不能，而木亦败矣。且阳明初气用事已久，土脏衰弱，湿为燥逼，以致湿气下注，更感初运少徵之气蕴而为热，如积薪然，蕴热已久，朽腐随之，总由日光不照之故。所以全方俱重壮阳，而惟用芙蓉叶之凉血止痛、散热消肿为使也。

三日后换方。

〔案〕药田子曰：大凡足三阴之脉，俱络踝而包指。指既难包，未知踝能络否！今仍用壮阳以摄阴之法。

参三七二钱　於术三钱，炒　桂心钱半　血馀炭三钱　黄芪二钱　当归四钱，酒炒　川楝子二钱，炒　补骨脂钱半　牛膝二钱　续断二钱半　风子肉钱半　芙蓉叶钱半　枳实钱二　人中白二钱　人中黄二钱　泽泻钱半　女贞子二钱　熟地三钱　制附子八分　苏木八分　引用鼠妇八个　白花商陆根钱半　仍服四剂。

〔释〕此春分前二日方也。此与前方理法相同，但用阴湿有毒之味为引，欲其以类相从，而至于极阴之地也。此时二气之太阳将交，初气之阳明尚留，因其留而推之，枳实不为猛也。因其来而迎之，泽泻、商陆不为泄也。盖寒水将至，正可借其气以清热，但虑其过盛而助虐耳。方内用药二十馀味，攻补兼施，阴阳歧出，而条分缕晰，脉络贯通，非才大心细者不能办此。

又换方。

〔案〕云图李子曰：此时当兼用以土制水之法。

肉果一钱，面煨　砂仁二钱，面煨　丹参四钱　白扁豆五钱，炒焦杵　黑豆五钱，炒杵　秦皮二钱　土茯苓四钱　风子肉二钱　牛膝三钱　熟地四钱，炒杵　元胡索钱半　制附子一钱　合欢皮钱半　火麻根钱二　白马溺一大盅

〔释〕此春分后一日方也。二气太阳已交，寒水之气复加于下，非重用土味以制之不可，故此方大局皆主此意。又重用丹参者，借少徵之运以生土也。前此非无芪、术，而不能专主克水者，以太阳未交故也。

又换方。

〔案〕药田子曰：风木司天之岁，寒水主令之时，其象为涣。大约由阴屈于下，而不能上腾。此又群龙无首之义。对参易数也，履霜坚冰，其所由来者渐矣。

龙骨二钱　龙齿三钱　五倍子一钱　五味子三钱，面煨　牡蛎粉三钱　川楝子二钱　党参四钱　泽泻二钱　赤苓二钱　红花八分　肥牛膝二钱　黄芪四钱　黄精钱二　益智仁三钱，胡桃肉对拌蒸

夜合子一钱　大栗子四枚，用猪肾一个同煮一炷香，分三剂

夜合子乃肾经温敛之味，疝气方多用之。自记。（汤批：厥阴为东方青龙，龙喜水而恶寒，寒水气盛，故有盘蛰不安之象。方内两用龙品，皆所以安厥阴也。其用温补脾气、敛水暖肾之品者，土气实则水不溢，肾气暖则寒自解矣。）

〔释〕此春分后六日方也。用太阳寒水之味固宜，而复多取少阴之味者，所以配太阳而滋其源也。此后七日当交太宫，故重用参、芪、黄精，以迎接金土之气。更叠用固涩之品，使水气不致外散，将来可垒土以防之也。

又换方。

〔案〕云图子曰：今堤岸有基矣。却用治标之物，随手拈来。

猪蹄筋八钱　猪脊髓一条　豆腐锅巴一两　猪胰一块　火麻根五钱　瓦楞子五钱　瓦松一两　骨碎补二钱　见肿消三钱　狗脊二钱　熟地五钱　菟丝子三钱　肉苁蓉一钱　益母膏二钱

〔释〕此清明前四日方也。运交太宫，气属太阳，月建将近辰土。虽曰治标，大抵不离水土二脏者近是。按瓦松入金土之分而去湿毒，且有去瘀生新之用；瓦楞子除坚结而消恶血；火麻根治折伤而散滞血。此方着力全在此等处，不然与平补之剂何异哉。王灵山志。

又换方。

〔释〕药田子曰：前方用法甚好，今用其意，少加和血之味耳。

金狗脊二钱　猪蹄尖一对　牛膝三钱　川椒钱半　川楝子三钱　风子肉三钱　洋参钱二　当归四钱　制首乌四钱　白蒺藜二钱　熟地四钱　砂仁钱半，土炒　小茴香钱半　香草二钱　芙蓉叶三钱　龙骨五钱　血馀炭二钱

〔释〕此清明后四日方也。月建换交辰土，合于天运之太宫，故方内多兼燥土之味，乘运之旺，以补人之不足也。馀用少阴之味，以配客气之太阳者，欲其水火不相射，乃和解之要法，师长之心传也。

按刺蒺藜色灰白而多刺，乃阳明金土之药，按《本经》主治之文可见。近世以为肾、肺、肝三经药者，误矣！别有沙苑蒺藜，形似羊肾，则兼滋益肾脏之用耳。又香草一名省头草，芳香开胃，醒脾和血，乃古之泽兰。今肆中所谓泽兰者，不知何物，全无香气，医者习用不察，殊觉可笑。王灵山记。

又换方。

〔案〕云图子曰：诊之，觉督脉稍贯，此时正好滋养。但肾气未复，而木气泄精过甚，宜用壮肝肾二经之法。

雄乌骨鸡一只，骨熏杵，肉另炙杵碎　川乌七钱二分　川楝子一两八钱　刘寄奴二两　蟹壳六十个　藕节二两五钱　蚌壳二两，磨去粗皮　云母粉二两四钱　红花五钱　当归二两　金狗脊二两　乳香三两六钱　鹿角胶一两二钱　火麻根六两　瓦松六两　桃胶一两二钱

上药一料，分六次煎服。

〔释〕此谷雨前五日方也。金土有基，则水木之气易衰，右实则左虚也，故方以壮水生木为主。取血肉有情之物者，味厚而力足也。鸡属巽，乌骨属坎，一物而兼水木之精，功用最盛。佐以川乌温养脏腑，而附骨之风寒湿痹可除矣。其馀如寄奴、蟹壳之续筋而散血，皆治标之味，而兼应月建之气与司天之令者也。

又换方。

〔案〕药田子曰：馀生平医此脱骨之症，迄少成功。大抵其人自虑不起，而忧惧悲愤之心煎熬增剧耳。此子幸喜年幼，未雕其天，但流濡其地耳。予意欲用胎羊骨最好，但难于猝办，今且半用敛摄之味治之。

象皮五钱　猬皮五钱　黄明胶三钱　驴皮胶四钱　乌梅肉四钱　白槿皮五钱，连根　牛膝三钱　黄芪四钱，蜜炒　文蛤三钱　北五味三钱　原熟地五钱　归身四钱　土茯苓三钱　刘寄奴三钱　蝉脱、蛇脱为引。（汤批：证本湿因燥逼，今仍用阳明敛摄之品者，前则脾气过陷，燥逼则下注，今则脾气稍复，燥敛则湿退也。若谓藉其气以制风水，则误矣。）

〔释〕此谷雨后一日方也。辰土者，艮土也，阳明之金土也。前方用蟹壳，而此方用象皮、猬皮，皆有戟刺之形，阳明之象也。阳明主周身之大络，阳明之气疏通而下行，阴湿自消除，而流注之患无矣。其馀多收摄长养之味大阵收场。有此巨观，开后人无限法门。

又换方。

〔案〕药田子曰：此症观成可望矣。语云：病加于小愈。戒之哉！

熟地五钱　益智仁三钱，煨　白附子一钱，炒　甘松三钱　狗脊二钱　象皮二钱　乌梅肉三钱　制首乌二钱　桑螵蛸三钱　黑豆皮二钱　龙骨二钱　炮甲二分　臭桐根二钱　猪蹄甲一对

〔释〕此立夏前五日方也。用固敛温补之法，以壮水而坚肾。必用炮甲、蹄甲为引，方无浮泛之弊。

又换方。

〔案〕药田子曰：凡一切大症成功，总须调养百日。盖十十者，地数之终，而天道小变之期也。至于用药。不过乘时以盗天地之机耳。

种术三两　桑螵蛸四两　黄芪四两，蜜炒　菟丝子三两，土炒　补骨脂二两　骨碎补二两　狗脊二两，酒炒　当归二两，土炒　五倍子两半　砂仁二两，炒　甘草三两，炙　陈香橼一两　黄鱼鳔十两，煎浓杵胶　上为丸，加童便十杯、原醋十杯和入，早晚服，每服四五钱。

〔释〕此立夏后五日方也。运气同前，而月建改属巳火。方内桑螵蛸、补骨脂、黄鱼鳔滋太阳之气，更加童便以引之，所以应月令之丙火也。盖太阳本寒而标热，足太阳属水，手太阳属火也。

又换方。

〔案〕顾生为予言：本三阴败坏之症，筋断脉绝，故费手至今。今加意调之，并可不致残废。宜乘此火令以续三阴之败气，且微参外治之药。不然，恐日久更发也。

金狗脊三钱　良姜一钱　毕澄茄钱二　乳香三钱　焦楂肉二钱　没药二钱　续断三钱　种白术三钱，土炒　洋参一钱，酒炒　砂仁壳一钱　炙甘草二钱　白芍钱半，酒炒　肥牛膝三钱　菟丝子一钱　象皮六钱　秦艽钱半　牡蛎粉六钱　服十剂，可以住药。即十倍为丸，与前丸间服亦可。

〔释〕此小满后一日方也。太宫之运未退，而厥阴司天之气又至，当此水兼火化之年，得不虑木湿而腐、土湿而泥乎？非乘此丙火之月建温养火气，将何以燥土之湿，而令水气得所长养哉。按前方用药颇重，因其病在极下之地耳。惟此轻重相间，调理善后之方，固不专于治下也。王灵山记。

周女，八岁，遍身黑斑，头运身软，神情昏惑。脉沉细无力。

〔案〕黑斑之症，本不可治，比红紫者十倍。此子盖脾弱久矣，故水不归垣，上乘金位而克火也。急须服药以泄其外。（汤批：前薛女案湿为燥逼而下注，此云水不归垣，上乘金位，俱系先生创论，而实有至理存焉，读者宜细会之。）

黑羊血二钱　延胡索三钱　归尾三钱　花粉二钱　蒲公英二钱　升麻六分　皮硝八分　臭桐皮三钱　赤柽皮二钱　雄黄钱半

紫地丁三钱　荷叶一大个　大贝母钱半　甘草节钱半　大青叶一钱

〔释〕此癸亥年大暑前四日方也。气交之分，中运主之，本年中运不及，胜气在水，更值厥阴司天谢事，客运之少商克之，木弱不能生火而疏土，而素患脾弱之人为水所乘，而转输不灵，而斑疹起矣。脾与胃相为表里，故方中以疏里脾胃之味为君，以条畅厥阴之味为臣，以清散少商辛金之味为使。而其大要，总归于扶火而抑水。盖羊为火畜，而血为心主，用黑色者，从其类也。佐以归尾、雄黄，助丁火以解癸水之毒耳。

后二日换方。

〔案〕此时当兼泄其内毒矣。

黑羊血钱半　红花八分　归尾三钱　紫地丁三钱　海桐皮钱半　鬼箭羽钱二　滑石二钱　石膏一钱　元明粉钱二　人中黄二钱　丹皮二钱　赤芍一钱　夏枯草钱半　五谷虫一钱　大青叶二钱　青荷叶一个

〔释〕此方大意，与前方相似，但加入金体之味，以清理阳明耳。

后二日换方。

〔案〕内毒未消，须更泄之。

瓜蒌仁三钱　陈莱菔二钱　猪苓二钱　当归三钱　炒芝麻二钱　淡豆豉钱半　槐花二钱　红曲二钱　阿魏钱半　紫花地丁二钱　地榆一钱　枳壳一钱　甘草一钱　新靛花三钱　青稻叶三钱

〔释〕节届大暑，地气改属少阴君火，少阳在泉之气与中运为同岁会，似乎较前节为顺，但胜气在水，则复气在土。且邪水上越之人，无有不亏真水者。故平土之中，即兼滋水之意也。

后二日换方。

〔案〕清理阳明之毒，却宜兼用滋阴之味。

乌犀角八分，磨　郁金钱二　红曲二钱，土炒　熟军三钱　葛根粉二钱　丹皮二钱　泽泻二钱　生首乌二钱　熟首乌二钱　香薷二钱　藕节三钱　竹茹钱半　丝瓜藤叶共三钱

〔释〕馀毒濡滞于阳明之分而方兼泻太阴者，阳明从乎中气，燥从湿化之义也。但症本由阴虚而起，又值复气太盛，脉气反虚，而重泄其阴，恐致变生他症，故用滋阴之味以坚之，而用犀角、藕节以散结清热，又恰好兼顾少阴也。

后二日换方。

〔案〕此时则以理阴为主矣。

制首乌三钱　鳖甲三钱　茯苓钱半　女贞子三钱　归身四钱，酒炒　白芍钱半，炒　川芎钱二　黑豆皮钱半　生姜钱半　干姜八分　红花一钱　藕节二钱　贝母一钱　茯苓钱半，乳蒸

〔释〕土为少阴之子，木为少阴之母，自宜以理阴为主令。阳明之气未复，则少阴之水失其化源，少阴之火失所哺育。恐胃阳未舒，而经脉乏滋长之乐耳。故此方兼养金土之气，并滋水气也。

后三日换方。

〔案〕此时荣清而卫不归脾也。调理后段，所系不浅。

煨木香钱二　砂仁钱半，面煨　白扁豆三钱，炒　楂肉三钱　嫩黄芪二钱　焦白术三钱　泽泻二钱　丹皮二钱　甘草八分　车前子二钱　赤芍一钱　红花六分　龟板二钱，煅研　荷茎、陈佛手为引。

〔释〕症本由脾弱而起，故收场仍从月建为归根之路。至于用红花、龟板注重少阴，固为时令所当然，而实为补母之常法也。　按此症治法，难在前三节泄外泄内，层次井然，却无强期速效之意，而动中肯綮，自然迎刃而解，神乎技矣！江成忠记。

袁女，十六，从春分节起，觉有寒积腹痛之疾，大暑后更兼牝疟。脉寸口洪大，馀沉涩。

〔案〕其经属肝木，木气因感太阳寒水之气而本根先结。幸此时太阳之标尚达，其结者太阳之本也。若不早治，恐成痰饮，更难治疗矣。

乌药钱半　煨砂仁二钱　煨木香一钱　橘核一钱　橘皮二钱　伏干姜七分　苍术二钱　白芥子二钱，炒　海桐皮一钱　香附一钱，炒　夜合子二钱　橘叶为引。

〔释〕此癸亥年大暑后十日方也。此时虽属地气少阴主事，而病却起于客气太阳之时，木为水淹，火绝化源，而土气愈寒，在泉少阳之气为寒水所隔，不能上合少阴，故见症如此。太阳本寒而标阳，中见少阴，今少阴之脉未病，则中气与标不隔，尚为易治。病本由于太阳，而用木香、干姜，却属足太阴，借月建之未土以制之也。芥子、橘皮又属手太阴，借天运之少商以养之也。凡此皆欲以太阴配太阳也。

又换方。

〔案〕药田子曰：凡病原在下焦者，其症沉涩，以太阳阳明为表里耳。宜用温散之剂，微带清痰之法。

神曲三钱　红花八分　白蔻仁五分　石菖蒲一钱，酒炒　乌药二钱　蒲公英钱半　缩砂仁一钱，连壳　青皮钱二　青木香一钱　白蒺藜一钱　瓦松一钱　竹茹八分　威灵仙一钱　乌贼骨八分

〔释〕此立秋后十日方也。太阳在外，阳明在内，固为表里；阳明在中，太阳在下，亦为表里。又值月建改属申金，故宜换用阳明之味。但少阴究系主令之经，故用神曲、红花引其气以下交于少阳。少阳为在泉之主，故用青皮、灵仙、青木香，借其气以上交于少阴。阴阳交，而君相二火可以相须为用，太阳亦为阳土所制化，不得主持于中矣。少用乌贼，以为下焦引经之用，则又精密之至也。

鲁女，十五，痁疾月馀，服痁疾门诸方不愈。脉沉细而滑。

〔案〕药田子曰：膜原有风痰，而阳明之转输失度，此格阴之症，宜开导其气。

黄连六分　干姜八分　白茯苓二钱　白茯神二钱　天南星二钱　秦艽钱半　寒食面三钱　泽泻二钱　丹皮一钱　炒枳壳二钱　淡豆豉钱半　麦芽三钱　薤白一钱　天花粉一钱　滑石二钱　淡竹叶钱半

〔释〕此癸亥年处暑前二日方也。在泉与间气，本为一体，奈为月建之申金及天运之少商所阻，又时值阴霾，金气壅滞而生痰，以致少阴不能下济，而少阳不能上达。方内不用青皮、黄芩，而用麦芽、秦艽，所以养少阳之气也。

后半月换方。

〔案〕云图子曰：湿盛阳虚之象，用顾翁之法，而小变其味可矣。

威灵仙二钱　寒食面二钱　肉果一钱，煨　杏仁钱半　海桐皮钱半　木香一钱　木瓜钱半　桔梗一钱　海螵蛸八分　泽泻一钱　秦艽钱半　甘遂六分　石菖蒲一钱　水菖蒲一钱

〔释〕节近白露，天运换交太羽，少阳未达，而水气复增势于下。此时非燥土不足以制水，非抑阴不足以助阳。

痁后肢体浮肿。

〔案〕药田子曰：土不制水，太阳之邪水妄行，而真水之源转涸。痰壅气滞，血不归垣也。

干姜钱二，炒　红曲一钱　桑寄生一钱　肉苁蓉一钱，煨　韭菜子一钱，炒　菟丝子钱半，炒　当归二钱　焦术二钱　白芍二钱，酒炒　半夏二钱，姜汁炒　原蚕砂二钱，炒　地骨皮二钱　鲜藕节二个　鲜合欢皮二钱　鲜橙树皮二钱　鲜橘树皮二钱

合欢能走孙络，橘皮能快气，橙皮则

行气而微凉也。自记。

〔释〕月建酉金，天运太羽，金寒水冷，相比而成寒水之邪，以致少阴少阳之火气不能相合。总由火运不及，水气太胜，土气来复，泄精过甚，少阳之火不能生之，少阳之木不能疏之也。故以扶木生火之味为本，而以扶土制水之味为佐。其不重用制水者，恐伤真水也。且此症之肿，本由阳虚痰壅而生湿，前方抑阴以助阳，此方壮阳以祛阴。用药之妙，言之难尽，读书者其善会之。

刘氏，三十三，猝然心腹绞痛，用万应丹及阴阳水不效，势愈危急。脉伏。

〔案〕药田子曰：阳明燥金，郁热之气逼之，不得转输也。急用地浆水一碗，大戟末一钱　麝香二厘　和入先服，再用

淡豆豉一钱　牛膝一钱　桂枝八分　炒茯苓二钱　生茯苓二钱　黄连六分　川芎钱二　甜葶苈七分　陈皮钱半　桔梗一钱　当归尾三钱　青木香一钱　蚯蚓泥搅水煎服，二剂。

〔释〕此癸亥年处暑后五日方也。月建申金，天运在少商、太羽之交。申金属阳明，水谷之海也。少商属肺金，诸脏之华盖也。乃客气之君火与天运将交之壬水，两相激射，交战于胃阳之分而成此症。方以调停水火为本，而以和畅庚辛为标。此所以有起死回生之效也。

后一日换方。

〔案〕药田子曰：此时须开导郁结，不可峻下，恐成结胸也。

藿香梗二钱　郁金钱二　瓜蒌仁三钱　红曲二钱，酒炒　蜣螂一枚，去足，炒　猪苓二钱　人中黄钱半　麦芽钱半，炒　茯苓钱半　鬼箭羽钱半　木通一钱　条黄芩二钱　香薷二钱，酒炒　葛根一钱　生姜汁半杯和入。

〔释〕此方开导阳明之味较多，而云不可峻下者，盖邪在阳明之表者未清也。医之鲁莽欲速者，观此当知所警矣。

后一日换方。

〔案〕药田子曰：此却可用消散矣。若云大下，犹未离中焦之分也。

广藿香三钱　乌药钱半　青皮一钱　瓜蒌仁三钱　泽泻三钱　丹皮二钱　薤白二钱　茯苓皮三钱　红曲二钱，酒炒　天花粉二钱　甘草八分　青木香一钱　阿魏一钱　大青二钱　竹茹二钱　皮硝钱二，一剂后加四分

〔释〕此时天运全属太羽，而少商之运退尽，故方内但以庚金为主，而不复兼顾辛金也。观此可以悟医律之细。

后四日换方。

〔案〕云图子曰：此时觉阳明渐解，但内热未退。宜用五苓散加减治之。

白茯苓三钱　赤茯苓二钱　官桂钱三　茵陈钱半　焦白术二钱　当归三钱　莱菔子三钱　木香钱二　大黄二钱，酒焙　枳壳二钱，炒　白苏子钱二　黑芝麻五钱　韭菜汁五匙

〔释〕此白露前五日方也。阳明之表渐解，而后兼用利湿降气润滑之味下之，表无下陷之虞，里无留滞之患矣。后用此方加炒山栀子二钱半、条黄芩二钱，官桂减半，又服数剂痊。

苏姓，廿八，疟久不愈。脉左弦滑，右关迟软。

〔案〕药田子曰：此阴分有亏，脾经亦多滞气，而阳明转输无权也。服药四五帖，疟愈之后，仍宜服调荣之剂，方无后患。

草果钱半，面煨　鳖甲二钱，醋炒　白当归三钱　天南星八分　白芍二钱　枯矾八分　女贞子钱半，炒　桑白皮二钱　龟板二钱半，醋煅　白芷八分，炒　泽泻三钱　原蚕砂二钱　车前子二钱，酒焙　黑铅一块

用黑铅者，取其镇肾，不使上助肝力也。自记

〔释〕此癸亥年春分前一日方也。客

气当少阴之末，而太阴已交，未至而至，来气有馀也。又值脾湿生痰之症，少阴气弱，不能主之，而土气愈滞。方用养火之味为主，所以补少阴之不及也。少阴之火，必得少阴之水以相济。然水气愈滋，反足以助木而浸土，故方内既用利湿之味以祛邪水，而复用黑铅以镇压真水也。

石姓，卅五，先天本弱，因读书攻苦，人事拂意，春间偶患咽痛之疾，不甚经意，入夏渐觉腰胁肩脊俱痛，日晡潮热，头运身疲，并咯血数口。脉细濡。

〔案〕此少阴久泄其精，而力不足以生湿土，故燥金受烁也。

柏子仁二钱　枣仁二钱　甘草一钱　紫苏梗钱二　茯神钱半　莲房二钱　萝卜蔓钱半，陈　黑豆皮钱半　黑芝麻钱半　郁金钱半　麦芽二钱，炒　棕榈灰八分　瓜蒌皮钱二　橄榄核、灯心为引，服八剂。

〔释〕此癸亥年小暑前二日方也。五运之中，惟少阴不司气化。盖君火以明，相火以位，天君泰然而百体从令也。君火不戢之人，适当火运不及之岁，又值午火未土之交，病焉得不剧。方用扶火生土为本，而却兼用阳明之味者，以此疾感于本年之初气也。至天运之少商，只用郁金、苏梗以静之。客气之风木，亦只用麦芽、橄榄以清之可耳。

又换方。

〔案〕真水不济真火，而无根之火因不足以燥湿土，而以类相从，则燥土受其病矣。此时可服煎剂五六帖。先治其标，后当用丸以壮其水也。

苍术二钱，泔浸　厚朴钱半，姜汁炒　缩砂蜜一钱，连壳　紫地丁二钱　甘菊八分　红花六分　麦门冬三钱，酒炒　黑豆皮二钱　黄连五分，吴萸水炒　姜皮一钱　桑皮钱二　水红花钱二　鲜蒲公英钱二　红黄鸡冠花钱半

〔释〕此癸亥年立秋后十日方也。客气少阴主事，而方用平胃之味为主者，因病起于阳明，月建又值申金也，少阴君火为主治之本。况兼客气相乘，自宜疏其源而节其流。少商又为生水之母，故用辛凉以降之、导之使生水。盖真水不足，非一时所能滋养，当此金令之时，适有天机可盗，明眼人岂肯放过。

又换方。

〔案〕此疾因阴分有亏，遇太阳阳明之气不相配偶，故转关而上焦之气分多郁。上焦如雾之气既阻，斯下焦如渎之水无以济其原耳。此时须开导阳明，使之传送有度，丸待再诊可也。

丹参二钱，酒炒　柏子仁二钱　干姜八分　砂仁壳一钱　白茯苓二钱　川芎二钱　赤芍钱半　莱菔子钱二，炒　蒲公英二钱　甘草八分　郁金一钱　麦门冬二钱，酒炒　甘菊八分　苏梗八分　桑汁一钱，生和

〔释〕此处暑后五日方也。少阴亏，则不能与二气太阳相配。太阴亏，则不能与初气阳明相遇。故疾留滞至今。方以滋养少阴、扶助太阴为本，而以开导阳明为用，若于太阳不甚经意者。阳明之传送有度，有以清水之化源，而太阳自无泛溢、枯竭之患矣。至于疏土以通金水相生之路，则又审乎少商、太羽接换之运而为之者也。

又换方。

〔案〕此时可权用煎方数帖，丸成即止可也。

钩藤三钱，蜜炒　松节钱半　川楝子钱半　香附米钱半，炒　川芎二钱　整木瓜一钱　细生地二钱　元参一钱　泽泻一钱　乳香二钱，包煎　炙甘草二钱　忍冬藤二钱　瓦松一钱，炙　丸兰三钱

又丸方：

水獭骨四两　熟地三两　女贞子三两　木通一两　地肤子二两，酒炒　杜仲一两，酒

炒　又杜仲一两，盐炒　红花八钱　贝母一两　车前子一两，炒　旱莲草二两　花生二两，净肉　海桐皮一两　丝瓜瓤一枚，烧存性研　益智胡桃肉对杵蒸晒，共四两　甘草水和蜜，炼为丸，每服五钱，甘菊汤下。后可用野菊汤下。

獭，水畜也，水中生阳之味，或熬膏、或酒炙，俱可。如獭骨一时未得，可先用乌骨公鸡水中闷杀，取其骨，和鳖甲末熏干，只可配为半料，终不若獭之阳兽而阴居耳。

〔**释**〕此白露前三日方也。月建客气如前，惟天运专属太羽为少异。前方以疏肝去湿为主，丸方却以壮水为主，而复以去湿为佐者、少阳在泉，又值同岁会之年，中运之火转弱为强，非壮水不足以制火。而太羽之水，又为阳明戊土所深恶，故惟扶正去邪，并行不悖之法为宜。然水之制火，制其飞越耳，至于真阳一点，乃太极之根，生生之本，却又不可不培养、收藏于命门之内也。妙哉！胡桃之和益智也，以扶助木火之体，而寓固敛收藏之用，此所以水滋于上，火潜于下，转瞬而成既济之功也。

前丸半料服，换用獭骨，尚未制就，停药数日，潮热之疾又作。

〔**案**〕药田子曰：火上浮而不能生土，宜滋降之。可用半表半里之剂。

细生地二钱　女贞子二钱　珍珠五分　莲心六分　黄芩八分　丹皮钱半　白茯神二钱　五味子钱半　枣仁二钱，炒　白芍二钱，醋炒　黑芝麻五钱　茜草钱半　钩藤二钱，蜜炒　藕汁一小杯　地骨皮三钱　鲜莲房一个

〔**释**〕此秋分后四日方也。月建酉金，天运太羽，客气初交太阴。太阴以火为母，火气上腾，斯太阴失所养，而酉金受其烁，此潮热之所以作也。方以养火敛火为主，而以清火为用。清之于上，而养之敛之于下，凡以导之生土尔。至于保西金、益壬水，兼顾无遗，尤见才愈大者心愈细。

又换方。

〔**案**〕药田子曰：此时将近全阴，却须用药补得根株好，则苗自肥也。

益母膏三钱　黄明胶二钱　阿胶三钱　猬皮二钱　原蚕砂二钱　海浮石钱二　茯苓六钱　黄柏二钱，酒炒　生甘草一钱　炙草一钱　生白术钱半　砂仁八分，煨　泽泻二钱　丹皮钱半　柏树脂一钱　地骨皮二钱，鲜橘叶六片

〔**释**〕此立冬后一日方也。月建亥水，天运值太羽、少角之交，客气仍在太阴之末，水归冬旺，而客气属土。用调补药以水土二脏为主，人所易知，但少阳相火在泉，而少角之木气早来相引，恐致木火上浮之患，故豫用黄柏、阿胶、柏脂以静之，蚕砂以平之，猬皮、海石以制之，所以防微而杜渐者，密矣！

又换方。

〔**案**〕药田子曰：此疾究因水脏有欠，故当此阴极阳长之时，而水道未得上济，郁盘不畅，无所发舒。今一阳生已，二候飞灰已至中管，阳欲动而未遂其萌，宜用升阳清轻之品。

柴胡六分，醋炒　半夏钱半，姜汁炒　麻黄四分，蜜炙　煨木香一钱　生木香五分　升麻六分，酒炒　通草五分　地骨皮一钱　白术四钱，酒土各半炒　茯苓二钱　知母钱二，酒浸炒　橘红二钱，炒　黄柏钱二，酒浸炒　黑芝麻二钱

〔**释**〕此小寒前三日方也。水气虽旺于冬，而当子丑之交，土气闭塞，水气亦伏藏于极下，天运之少角，复助在泉之少阳以相煽，而水中真阳几不复遂其发舒之力矣。方用柴胡、半夏以清少阳，人所易晓，至于用麻黄、升麻以达其表，知母、黄柏以杀其威，木香、白术以养其源，通

草、橘红以泄其气，凡此皆所以助水土之力，而引真阳也。圣智巧力，不可思议，非天资高而学力到者，未许轻易效颦也。

陈氏，廿一，难产三日，交骨不开，奄奄一息，服催胎药不效。

〔案〕药田子曰：血气大亏，胞络受伤，而肾经之启闭不司也。

山羊血六钱　马兜铃四钱　郁金三钱　桔梗二钱　龟板三个，醋炙黄　当归一两　川芎五钱　肉桂心二钱　原麝一分　瞿麦三钱　蛤蚧一钱　用猪脊髓、羊腰子煎汁代水，浓煎频服可也。

〔释〕此癸亥年小雪后六日方也。运当少角，气属少阳在泉主事，天地运气皆属木火，月建虽在亥水，而当收藏之际，难于流布，故在地之水不能上通于天，而在天之气亦不能下交于水。木火焰盛，水天气阻，涸可立待。水愈涸则木愈燥，故重用羊血以滋木气，而以郁金、兜铃降天气以下交于水，以桂心启水气以上交于天。天汉为水之真源，水气通而舟无陆行之患矣。复加蛤蚧以助肾力，此药之所以为灵也。馀则常用之味，方书论之详矣。

前药服后，逾时即娩，但觉寒热、腹痛不止。

〔案〕云图子曰：阴络久伤之症，此时却要滋养带脉，亦官治法也。前方敛阴之中，加以壮阳小味，所谓先天一点也。吾亦仿而用之。

瓜血竭六分　桃仁一钱　泽兰叶八分　龟板四钱，酒炙　黑料豆五钱，酒炒　菟丝子二钱，酒炒　杜仲三钱酒炒　青蒿八分　枳壳钱半，土炒　归身三钱，土炒　肉苁蓉八分，包煨

〔释〕此既娩三日后方也。李子云：仿而用之者，肉苁蓉是也。

唐姓，卅八，因大暑后远行，久劳心力，归后渐觉发热昏惑，神倦不食，日益危剧。脉细濡而数。

〔案〕云图子曰：真阴不守，而虚火上冒也。

冬青子三钱　龟板三钱，醋煅　黑豆皮三钱　陈皮二钱　法半夏二钱　砂仁钱二　苏木二钱　白茯苓三钱　甘草八分　桔梗钱半　地骨皮三钱　合欢皮三钱　归尾二钱　郁金钱半，酒炒

此时肺金不和，太阴之气不得下泄也。太阴虽在上，而分野却属少腹。此方服三剂，倘太阴少泄，可加用前三味，再服二剂。

〔释〕此癸亥年立冬前五日方也。真阴漏越之人，当太阴主气之时，水火不济，不能生土，病根已伏。今值太阴间气主事，故土日益郁。其所以不用夺法者，母气虚也。太阴之土既郁，则太阴之金无根，邪盛正虚，几难措手。计惟有先顾本根，略兼疏土之意，以为将来攻战之基耳。

后五日换方。

〔案〕云图子曰；脉变浮滑，此痰起而气上壅也。盖太阴之湿邪结滞已久，郁极生痰，吾早已见及，故先用补阴为主，微兼开导之味，使至阴之地庶几有馀明耳。今虽阴气渐达，而脾土湿热交争，心经火原不化也。

枣仁二钱　茯神二钱半　天南星一钱　黑芝麻四钱　贝母一钱　元参二钱　原蚕砂一钱　石菖蒲一钱　金钗一支，同煎　麦冬二钱　天冬二钱　二味另煎和入。

〔释〕此方益土之源，兼治痰热。又用蚕砂、金钗以防木气者，恐天运将交少角，引动在泉之相火也。二冬用另煎者，借时令之水气，以通天一地六生成之源耳。盖此时月建换交亥水，与天运之太羽相合，迎其机以导之，使得流通充满，将来清之利之，乃无涸竭之虞也。

服前方一帖，痰壅气塞断续一线。

〔案〕顾子曰：邪入阴分，其势急矣。药虽难入，且徐徐润之，待有转机，再为易之。

鬼箭羽二钱 茯苓四钱 泽泻二钱 旋覆花八分 石菖蒲一钱 木香一钱 煨肉果三分 川芎钱二 朱砂二分 柏子仁二钱 丹参二钱 威灵仙钱二 金汁半杯和入

〔释〕此症若出他后，必致忙乱，妄投劫剂，终归无益。看此方标本饬然，好整以暇。惟其知之明，是以处之当，然不足为浅见者道也。

后一日换方。

〔案〕顾子曰：脾经湿热不能散布，幸有滋阴之剂在前。虽上焦为火所烁，犹不至于枯竭耳。

白苏子二钱 旋覆花一钱 猪苓二钱 莲房一钱 川贝母三钱 赭石一钱，煅 竹沥、竹茹为引。

〔释〕除痰利湿，兼用旋覆代赭。虽系治标，然非有治本之剂在前，何能投之立应乎。

后一日换方。

〔释〕雪山朱子曰：心经之虚火烁肺，此时上焦之火尚未注于肝脾二经也，宜仍用前意。

连翘心钱半 莲心三分 柏子仁二钱 槐花一钱 贝母二钱 瓜蒌仁四钱 紫大戟六分 琥珀八分 泽泻二钱 猪苓二钱 人中白二钱 车前子钱二

用雪水一杯入煎，又半杯和服。紧服二剂后，去人中白，加茯苓四钱、赤茯苓二钱、桔梗八分、元参钱二，再服二剂。

〔释〕此方以清降心火为本，而以除痰去湿为用。步伍既定，攻守由已。盖至此而已有必胜之形矣。

后一日换方。

〔案〕云图子曰：心神不守，其病本剧，心之于人大矣哉！幸海底日光尚有一线透耳。其症下虚而上实，虚则不足以制火，实则不足以滋水，故成否象。今却稍有头绪矣。

黄连五分 黄柏一钱 炮山甲六分 天南星钱半 甘遂四分，微浸去水 元参三钱 丹皮二钱 女贞子三钱，酒炒 泽泻二钱 茯苓三钱 车前子钱半 广霍香钱二 松节三钱 侧柏叶为引，雪水小半杯，萝卜汁小半杯，俱和入。二大剂，分四次服。

〔释〕此立冬后四日方也。天运换交少角，故用炮甲、丹皮以应厥阴。其馀大意同前。但攻痰之味较重，亦因本根渐固，可免投鼠忌器之患也。又戊土之月建虽过，而胃为脾之门户，太阴之痰上逆，不得不兼用胃药以平之。至于行水而兼壮水，则借月建之亥水以为用耳。

二日后换方。

〔案〕云图子曰：此时上焦已经清散，但肝脾尚有滞机。盖三阴传遍之症也。今却可静以养之，且清金气也。

滑石三钱 茯苓三钱 黑豆皮三钱 黑芝麻四钱 青皮钱半 蒲公英二钱 泽泻二钱 牡丹皮二钱 知母二钱 莱菔子三钱，炒 佛果金四张 野菊花煎汤代水，红丝绵及竹茹为引。

〔释〕曰三阴者，病本起于少阴。今直地气之太阴，又适交天运之少角也。少角属乙木厥阴之所应也。曰且清金气者，金为木之官，为土之子，而又为水之母也。

二日后换方。

〔案〕云图子曰；饮食入脾，湿热又动，自然之理也。

大青四钱 霜桑叶三钱 代赭石三钱 枯矾一钱 炒山栀二钱 白茯苓三钱 黄连五分 苍术二钱 厚朴二钱 整木瓜钱二，不切 黑铅四钱，整块 青蒿虫十五条

〔释〕此方兼用镇法。盖湿热之动，非独脾火使然，乃乙木之根株不实，易于浮动而生火。况少阳为在泉之气，又同岁会，遇天运之少角煽动其机，遂有山木自焚之势。计惟有镇静之而已。不独黑铅、赭石为然，即大青、黄连、蔺虫，皆此意也。兼用平胃者，治形症之标疾也。

三日后换方。

〔案〕云图子曰：邪之所凑，其里必虚，宜补泻兼施也。

黑芝麻八钱　细生地四钱　生熟首乌各二钱　家赤豆钱半　瓜蒌霜二钱　丹参钱二　茯苓三钱　柏子霜二钱　石菖蒲二钱　滑石二钱　丹皮二钱　细铜丝三钱，烧红醋淬，杵碎　此名铜花，用镇木气也。自记

〔释〕大局收场，仍归初次用方之意。所谓百变而不离其宗也。

宋姓，卅一，三日疟。脉象关弦涩，尺虚大。

〔案〕顾子曰：水气欠涵濡之妙，冬不藏阳之疾也。

白芍钱半　黄柏钱半，酒炒　知母钱半，酒炒　黑豆皮二钱　枳壳二钱　缩砂仁八分，面煨　木香八分，面煨　当归二钱　川芎八分　秦艽一钱　姜皮五分　藕汁八匙

〔释〕此癸亥年冬至前五日方也。客运少角，在泉少阳，运气属于木火。总由月建之子水不旺，不能制火而滋木，故木火浮燥，以致阳气不能伏藏于下。下寒上热，阴阳相争，此疟之所以间发也。开手用方，且为调和血气，分理阴阳，却兼滋水和木之意，以治其本。

又换方。

〔案〕顾子曰：此时可略加制阴之品，使内有所摄耳。

秦艽钱半　郁金钱二　白茯苓二钱　制首乌三钱　元参二钱　丹参二钱　白归身二钱　大腹皮二钱　升麻六分，炒　桔梗一钱　陈皮白八分　霜桑叶钱二　木通八分　熟军钱半　通草四分　竹叶十片

〔释〕此冬至后四日方也。火年火运，谓同岁会，更兼木气侮土之令，而火有不烁金者乎。故前方香砂以理土，此则用郁金、通草、桑叶以清辛金，复用熟军以条庚金之阴浊，仍兼升麻、桔梗、橙白以开提胃中清阳之气，用庚辛以制甲乙之义也。又肺为心之华盖，心火因相火而煽动，则肺金恐有切近之灾，故用丹参、木通以降之。云使内有所摄者，金气司清肃之令，金气盛，则木自摄藏也。

又换方。

〔案〕云图子曰：血分有滞。而邪之所凑，其里必虚，且血，阴类也。血滞故阴气不受摄于阳耳。

麻黄七分，去节蜜炒　桂枝一钱　黄芩二钱半　桃仁十五粒，去皮尖　炙甘草三钱　当归二钱　独活一钱　白茯苓二钱，酒炒　桔梗钱二　威灵仙二钱　鳖甲二钱，酒炙　生姜三大片

〔释〕此小寒前六日方也。经云：气之早晏差，凡三十度。大寒日交来年初气，距今只二十一度。故次年甲子初气太阳，为月建子水所引动，而先时早至；未至而至，来气有馀，是不可不迎其机而急散之也。又乙为阴木，甲为阳木，乙木主血，甲木主气，血分有滞，而气分不足以运之，所以间隔而成疟。治法合前方观之，先土而后木，先气而后血。细针密缕，层次井然，非钞胥家所能望其项背。

又换方。

〔案〕云图子曰：此时尚觉血燥而金不能润之也，但以滋养血分为主。方用桃仁、黄芩、甘草仍照前外，加

煨木香一钱　川山甲七分，姜汁炮　茯神二钱　枣仁钱二，　郁金钱二，酒炒　瓜蒌霜钱二　青皮一钱　半夏二钱，姜汁炒　泽泻二钱　凿头木一钱

〔释〕此小寒前一日方也。月建将交丑土，土气不畅，宜急疏之。但己土以君火为母，且少阴与太阳相表里，太阳之气方至，而少阴不配，故用茯神、枣仁以养心气。心藏血而脾统血，疏土养心，皆所以养血也。

又换方。

〔案〕顾子曰：荣气不充于卫府，总由脾经血滞而然。今仍用理脾暖土之剂以摄之可也。况连日阴气颇重，更宜以阳味摄之。

煨肉果钱二　煨木香钱二　杜仲三钱　丹参二钱，酒炒　当归二钱　桔梗二钱　独活钱半　大腹子一钱，酒浸炒　陈皮二钱　苍术钱半　厚朴一钱，姜汁炒　粉甘草六分　红花七分　煨姜一大片

〔释〕此小寒后六日方也。火气安于釜底，自能助脾胃之运用，而无燥烈之患，故用从治之法以摄之。然亦因乎在泉少阳之气先时而退，来年太阳之气先时而至，又值天时之阴雨，故立方如此。后人能从此悟通变之法，则灵机所触，妙应无穷矣。

又换方。

〔案〕顾子曰：经滞于阴，则近于寒，非真寒也。然阴霾之气，必得太阳以消之。而太阳起于极阴之地，故海水极深之处，而日出焉。此时太阳主令，自当以培水为要。

肉果钱半，面煨　木香一钱，面煨　制附子一钱　白干姜八分　煨砂仁一钱　橘红钱半　半夏三钱　当归身四钱，酒炒　老松节二钱　紫苏八分　桔梗八分　海桐皮二钱　麦冬三钱，酒炒　桃胶钱二　梅蕊十粒　东壁败螺一钱

〔释〕此大寒前三日方也。天运将交太宫，地气将交太阳，太宫属戊土，而太阳属壬水，故方以水土二脏主治，而戊土、壬水尤致意焉。太阳本系寒水，水中之真阳不起，则阴霾愈甚，故方以培补真阳为主。或谓麦冬、半夏、壁螺，知为戊土之品，松节、海桐，与太阳何干？不知纳音甲子为海中之金，松与海桐禀寒水之气，复具坚刚戟刺之象，非所谓海中之金耶？而宁非太阳之药耶？至更用梅桃以引木气，则又因初气厥阴土气萌芽已动，不可不于寒水之中预为提挈也。

吴姓，卅二，两目肿痛，日久失明。脉紧数。

〔案〕顾子曰：肝风久郁，而未发泄其毒，有未易言痊者，此刻只宜清肝风。而风极则火盛，却又宜清散其火。

沙蒺藜钱半　刺蒺藜钱二　木贼一钱　皮硝钱半　石决明二钱　草决明一钱　黄连五分　苏子三钱，炒　夜明砂三钱　霜桑叶二钱　黑芝麻三钱　苍耳根、甘菊根为引。

外治用皮硝、木贼，少加云母，煎汤频洗，可以去翳。

〔释〕此癸亥年小寒前六日方也。天运少角，在泉少阳主事。目为肝窍，当木火气盛之时，而山木有自焚之患，理之常也。方用金水之气以清之，亦法之常也。盖木火之疾，恰当木火之时，故用法如此。谓目疾之症，不论脉色节气，俱可准此，则又非耳！

后五日换方。

〔案〕顾子曰：此时孤阳无主，水气太泛，孤阳亦随之荡然矣。

辛夷　细辛　细生地　山羊血　当归　红花　净银花　白甘菊　通草　广藿香　乌药　木香

〔释〕月建交丑，自宜加入芳香之味以舒己土，而使为子水之垣。盖土气舒则木得所托，水气垣则目得所养。又目虽属木，而珠属金，瞳属水，乃阳光之发现也。水中之真阳不足，则木气无光。金气

之光明不透，则云翳障之。此用方之大意也。扫去眼科熟套，而按时立法，变而不失其常，学者宜熟玩焉。

又换方。

〔案〕顾子曰：肝经郁火，总由水道之流浊耳。一时不能猝清，然乘此太阳渐起之时，光明尚可借用。

皮硝三钱　苏枝一钱　人中白二钱半，酒煅　木通一钱　人中黄钱半　泽泻一钱　黄连七分，酒炒　白蒺藜二钱　川芎钱半　桔梗八分　原蚕砂二钱　兔明砂三钱　地榆一钱　甘菊二钱

〔释〕此大寒前二日方也。天运将交太宫，客气亦换次年太阳之气，故方以朴硝为君，苏枝、泽泻为臣，以清太阳之气。川芎味辛气香，合于太宫金土，而能上行头目，以搜游风。馀仍清木之味，以症本起于木令也。

后七日换方。

〔案〕顾子曰：虽系火燥而伤釜上之水，究之木气殊郁甚矣，用散以治之，取走上焦也。

当归两半　白蒺藜二两　海浮石一两　海藻一两　海螵蛸八钱　川芎八钱　红花五钱　白茯苓二两　黑豆皮一两　丹参三两　紫地丁一两　青盐五钱　人中黄八钱　知母一两　黄柏一两　兔明砂三两　柴胡八钱　通草钱半　原蚕砂二两　貑鼠粪一两　桔梗八钱　独活八钱　共为末，每服六钱。

海石三味，取其得海中寒水之气也。三砂泛治，亦清水中之郁火耳。用鼠矢，亦清木气而滋水也。自记。

〔释〕先生自注第言三者为太阳之味，愚意朴硝、青盐亦是此意。盖海中金气，兼合来年纳音也。又丹参乃手少阴之味，固宜用为太阳之配。愚意次年甲子系少阴司天，病起于少阳，恐君相之火以类相感，故预防之耳。

卷五

土运年

甲寅 少阳司天 中运太宫 厥阴在泉 土齐木化 左尺不应

初气大寒交主厥阴，客少阴 二气春分交主少阴，客太阴 三气小满交主少阳，客少阳 四气大暑交主太阴，客阳明 五气秋分交主阳明，客太阳 终气小雪交主太阳，客厥阴

初运太寒交主太角，客太宫 二运春分后十三日交主少徵，客少商 三运芒种后十日交主太宫，客太羽 四运处暑后七日交主少商，客少角 终运立冬后四日交主太羽，客太徵

李子，三岁，痰喘痉厥，久治不效，势已垂危。脉伏。

〔案〕观其神色，系风邪郁滞牢固，邪炽正虚之候也。

紫苏二钱 广木香五分 泽泻一钱 干姜一钱 郁金一钱 淡豆豉一钱 姜汁三匙

〔释〕此甲寅年谷雨前五日方也。土齐木化之年，又逢水归土库之月，加以太阴湿土主事，太阴之土不顺承，而太阳之水欠健运，风邪无从得解，此邪之所以炽，正之所以虚也。幸有天运之少商，犹可借其金气以泄土而生水，故用为此方之关键。其用胃药者，应辰月也。

后三日换方。

〔案〕雪山朱子曰：内证稍平，但湿热犹未清也。

陈佛手五分 干葛一钱 泽泻一钱 白茯苓二钱 大麦冬一钱 神曲一钱 砂仁五分 生姜皮四分 藕节二钱

〔释〕二方皆有兼理阳明之意。盖阳明属戊土，乃月建之主气，况与少商之金相配偶，而又与太阴之土为表里，故亦为此证之枢纽。藕生水土之中，性能和心气而散血，用其节以行血分之结滞，以脾胃俱兼统血气也。又火为土母，藕节、神曲皆有火能生土之意，火以燥之，金以泄之，而湿热有不平者乎！

程氏，卅四，妊娠便血。脉浮缓。

〔案〕当用助胃摄元、清肺壮水之剂。

通草四两 北五味一两 白芷一两 大麦冬二两 金樱子一两 神曲二两 杜仲二两 大砂仁五钱 姜皮一钱 醋和姜汁泛丸，每服三钱。

〔释〕此甲寅年芒种后四日方也。土齐木化之年，木气必弱，况少阳司天，又逢月建之巳火，火胜则泄木之气太甚，以弱木而生强火，火炎木燥，庚辛之金均受其烁。丸方借天运之少商、太羽以为金水相涵之本。盖巳火者，太阳之丙火也。太阳合肺气而行周身之皮毛，所谓丙辛化水者是也，故方用通草为君。太阳之标热合于心火，故兼用神曲为佐。其馀则固摄金水之味为多，既壮水以涵金，复清金以固水，皆所以防相火而摄胃经之血也。

尤氏，卅五，妊娠患热病，医以白虎等汤治之，忽然发厥。脉数濡。

〔案〕莲峰李子曰：郁热上壅包络，

而肺经受铄已甚也。

贝母二钱　香薷一钱　香附米钱半　广木香一钱　木通二钱　灯心一钱　夏枯草二钱　车前子钱半　麦冬钱半　竹叶十片

〔释〕此甲寅年大暑日方也。月建未土，天运太羽，客气新换阳明。病起于少阳主令之时，相火铄金已甚，故以保肺清金为主。阳明与月建之未土相为表里，正可借为生金之用。至于天运之太羽，则前医之白虎诸方已足滋之，无庸再复矣。

后三日换方。

净银花四钱　薤白三钱　车前子二钱　黄柏二钱　甘草节一钱　半夏一钱　远志肉一钱　桑皮二钱　白荷花一支

〔释〕方仍前意，但阳明之味较重于太阴者，阳明之气交足也。荷花根出湿土，华于未月，已足为月建之引。而更有巧焉者，得水中之阳精，合天运之太羽，而色白属金，却又能保肺而清火，不但如远志、黄柏而已。

后四日换方。

青皮一钱　大麦冬五钱　薤白三钱　鳖甲三钱　黄芩二钱　菖蒲根二钱　知母二钱　荷茎五钱　犀角磨水三匙

〔释〕令虽久属阳明，而病究起于少阳，故仍参用少阳之味，以补前医所未及。至于用菖蒲、荷茎，兼顾月建之湿土，及天运之壬水，尤为细致无遗。

又换方。

〔案〕此厥阴馀热也，清之可矣。

醋炒白芍二钱　醋炒细生地二钱　白茯苓二钱　北五味一钱　炒山栀二钱　知母二钱　青皮八分　竹根一钱　灯心三十寸

〔释〕此白露前三日方也。月建申金，天运少角，客气仍属阳明主事，前令之少阳移热于厥阴已久，今因天运之少角感之而动也。然究系衰木馀焰，亦不必重味克制，只宜用清火之味，引以甘酸以和之、缓之而已矣。

吴姓，廿六，风邪外感日久，医汗之不解，反致胸膈不宽，腹中便硬，遍身筋骨拘挛，医又用承气法下之，不效。脉数濡。

〔案〕湿热固结三焦，以致营气格绝而枯闷也。难矣哉！

大豆黄卷四钱　竹茹三钱　通草五钱　泽泻二钱　净银花三钱　瓜蒌仁二钱　车前三钱　枳实一钱

〔释〕此甲寅年白露前六日方也。月建申金，天运初交少角，客气阳明主事。此时客气与月建相合，治法当以阳明为主固已，而少角为乙木，实管周身之筋脉，又前运之太羽失于滋养，则水气不能滋木，不得不急用补干之法，使太羽之水气流通无滞，而后乙木可条达，庚金可传布也。黑豆本属水，又经水浸而生芽，勾萌甲坼，得水木相生之意，仲景薯蓣丸用之治虚劳风气，理可推矣。

后三日换方。

〔案〕木气少舒，金气尚多壅滞。

藿香三钱　白芥子二钱　猪苓二钱　川郁金一钱　葛根二钱　阿魏二钱　青皮一钱　枳实二钱　半夏二钱

〔释〕纯以开散阳明为主，只青皮兼有舒木之意。但月建将近酉金，亦须兼理，急用芥子以清辛金之痰，治法实为周密。

后四日换方。

赤茯苓二钱　白茯苓二钱　木通四钱　木香一钱　瓜蒌皮二钱　宣木瓜二钱　神曲二钱　阿魏二钱　黑芝麻一钱　净银花一钱

〔释〕此白露后一日方也。酉金为湿金，故白露亦称湿令。况证本由于湿热，自当以利湿为主。而降痰导滞、清理阳明，又为此时切要。但木通、木瓜，兼理少角耳。木通藤蔓中空，形本乙木也。

徐霁山记。

后三日换方。

〔案〕邪气盘踞，阴分过虚，急脉缓收可也。

鲜首乌五钱　赤苓三钱　柏子仁三钱　枳实二钱半　藿香二钱　楂肉二钱　稻根二两　煎汤代水，加姜汁三匙。

〔释〕重用首乌、稻根滋金水二脏，因辛当月建，癸能化戊也。而柏仁、楂肉，又有火土相生之意。盖久病枯闷之证，不能专用克伐故耳。

后四日换方。

〔案〕气渐平复，但痰热未清耳。

玄明粉一钱　牛膝一钱　白苏子一钱　木香一钱　莱菔子二钱，炒　厚朴一钱　生山栀二钱　红花六分　赤石脂钱半

〔释〕用金水之味以荡涤中土之痰热，又恐清降太过，致成虚怯，复用重镇收摄之味以监之。佐以红花，兼解血分之郁滞。阳明固兼统血气，而少角实为藏血之脏，此用红花、石脂之义也。

曹氏，廿五，从五月起，嗽痰，呕酸，饮食减少，泻利血水。脉浮弦。

〔案〕此肝木侮脾，又兼胆经火郁也。

代赭石一钱　熊胆一钱　桑白皮二钱　萸肉二钱　海螵蛸三钱　郁金三钱　樗根皮二钱　香附一钱　杜仲二钱　焦白术二钱　芦根二钱　纹银二两

〔释〕此甲寅年秋分前一日方也。月建酉金，天运少角，客气将交太阳，土齐木化之年，土胜则克水亦甚，水弱之人，遇火令而致病，迁延日久，少阳之火未得清理，又加少角之风木感之，是以金土均受其克。方用镇静肝胆、益金扶土，人所易知。而太阳之水，实为制火之源，重用海螵，佐以杜仲，用法之妙，不可方物。

后四日换方。

前方去樗皮、海螵、芦根，加木瓜一钱，麦冬三钱，金石斛二钱，北五味一钱，南星八分，鲜生地钱半。

〔释〕虽曰胆经有郁火，而胆经非真有馀也。以水弱不足以相生相养耳。故前方有萸肉之酸，以助木火而固其气，今复加五味以固水而敛木也。客气虽换太阳，而前令之阳明尚未清理，故前用芦根以清大肠，此用麦冬、南星以清胃腑。至于壮水以滋太阳，舒木以理少角，犹其易晓者耳。

后五日换方。

代赭石二钱　熊胆一钱　天南星一钱　陈皮二钱　山萸肉二钱　杜仲二钱　广木香一钱　木瓜二钱　山茨菇二钱　蛤粉二钱　牡丹皮二钱　黄柏二钱，醋炒　北五味一钱　白芍二钱，醋炒　服七剂。

〔释〕清酉金、壮阳水、敛木气，大致与前方相似。

又换方。

〔案〕外象虽平，而腹痛下血未已，仍因土虚木浮之故。

白苏子三钱　木瓜三钱　赤石脂钱半　半夏二钱　自然铜二钱　焦术二钱　嫩黄芪二钱　杜仲二钱　桑白皮三钱　服十剂。

〔释〕此霜降前五日方也。天运少角，客气太阳主事，太阳之气上合辛金，金气不降，水无从生，此重用苏子、桑皮、杜仲之意也。然木气犹浮，非石以压之，金以镇之，虽用木瓜不效。若徒视为散血止痢之用，犹浅之乎论医者矣。

又换方

〔案〕木气渐和，克制之中当寓生扶之意，不须另起炉灶也。

香附米二钱，土炒　广木香一钱，土炒　建神曲二钱　桑螵蛸二钱　海螵蛸二钱　自然铜二钱　炉甘石一钱　天南星一钱　桑白皮二钱　赤茯苓二钱　白石英一钱　丝瓜瓤二钱，炙存性，服十剂。

〔释〕此霜降后六日方也。用法同前，甘石从戊土以燥湿而平木，石英降金气以生壬水，桑螵固壬水以生乙木，海螵从太阳以和少角。一则以水弱之年，当乘太阳以滋水脏，一则以木衰之月，当用水气以养木根也。大凡治病至后半场，即宜瞻前顾后，使元气易复为要。　按本年土齐木化，应见土气滞重等证，然中元甲子，木为统运，甲寅流年，八白主事，于统运为死气，故反觉木强土弱，即非土运太过诸岁比。吾师前后各证，俱无峻克中土之味，是真能审元运而立方者。沾沾于五运太过不及之说，犹为不善用经者也。

鲁姓，四九，自夏季患三日疟，医用表散、寒凉、攻下诸方，食减体羸。脉洪大而涩。

〔案〕营卫不流，气滞中下二焦，膈膜不透也。前用峻剂致伤中土，今且缓为清理，不能骤用攻击矣。

木香一钱　车前子钱半　木通三钱　桑寄生二钱　楂肉二钱　大麦冬三钱　苍术二钱　生地炭一钱　砂仁一钱　炒山栀一钱　红曲钱半　陈仓米一撮　竹沥三匙　鲜芦根钱半

〔释〕此甲寅年霜降前一日方也。天运少角，客气太阳主事。病恰起于阳明主令之时，今月建又临戊土，故以阳明为主治之经。而少角之木与太阳之水，不能不兼理也。方用木通为君，戊土、乙木、壬水固已包举无遗。更加臣佐之味，或推或挽，以开阳明之郁，则湿痰不攻自破矣，何必争奇于一战哉！

后五日换方。

〔案〕云涛司马子曰：金气不清，不能生水，而水中之真阳不旺也。

桑白皮二钱　石菖蒲一钱　木香一钱　陈皮一钱　肉苁蓉一钱　沙蒺藜钱半　茯苓二钱　藕节钱半　白蔻仁一钱　姜汁四匙和服。

〔释〕苁蓉、蒺藜，水中生阳，太阳之本体也。太阳之用，外合辛金，更佐以茯苓、蔻仁，而太阳之体用悉备。太阳之标热合于心经，故复用石菖蒲、藕节以为使。然必取桑皮为君者何也？桑为箕星之精，木情而金性，色兼黄白，行于阳明胃腑，又能燥湿行水，乃戊土、乙木、壬水兼管之味也。盖太阳之日光不透，总由阳明主气，正值土旺用事耳。

后五日换方。

〔案〕霁山徐子曰：湿痰壅滞，宜清降之。

陈皮一钱　赤茯苓二钱　桑皮二钱　威灵仙一钱　黄柏三钱　大砂仁二钱　薤白二钱　泽兰叶一钱　天冬二钱　鳖甲二钱　木通一钱　降香末一钱

〔释〕营卫不流，本因痰涎阻滞。而痰涎实由湿热而生。土齐木化之年，阳明主胜之疾，太阳寒水一时难起，热何由清而痰何由祛乎！在地为土，在天为湿，土克水，湿胜寒，是不可因水弱之年而不重去湿也。盖正水宜滋，邪水宜却，去邪即所以扶正，原自并行不悖耳。

前三方服后，饮食渐进，精神渐起，但疟犹未已。

〔案〕胃火尚未全清，盖阴分久亏，而土气不能施养摄之功也。

生熟首乌各二钱　抱木茯神二钱　天花粉二钱　醋炙鳖甲二钱　土炒红曲钱半　连心麦冬二钱　干葛一钱　白扁豆二钱　橘红一钱　半夏一钱

〔释〕此立冬后五日方也。月建亥水，天运少徵，客气仍属太阳。此时主客气运俱在水火二脏，然阳明却为致病之由。胃火未清，则水火俱不能归其部，故欲乘此阳水、阳火之令，以强肾而平胃，以肾为胃之关也。

后五日换方。

〔案〕郁痰未清，阴分久伤，须兼顾之。

赤白茯苓各二钱　生熟首乌各二钱　黄连六分　醋炙鳖甲二钱　生山栀二钱　西洋佛兰参一钱　橘红二钱　半夏二钱　常山二钱　当归身二钱　水菖蒲根三寸

〔释〕运气如前，故仍以扶正滋阴为主，而以清火、利湿、却痰为用。但客气将近厥阴在泉之令，故早用黄连、鳖甲以迎而治之。兵法所谓半渡而击之者也。

后五日换方。

黄连一钱　干姜八分　蔓菁子钱半　块茯苓三钱　杏仁一钱　半夏二钱　茶石斛二钱　西党参二钱半　楂肉一钱　麦冬三钱　熟首乌二钱　鳖甲三钱，醋煅

〔释〕此小雪日方也。厥阴之令新交，仍用黄连、鳖甲，宜矣！复用干姜、楂肉，何也？以水木之令久行，今地气又交厥阴，诚恐土气受伤，致生他变，故借太徵之火气，以为釜底之薪。况利湿行痰为治已久，贼寇既久，急需安抚，此间不容髮之会也。　以上三方俱不离阳明之味者，以太徵属戊，实胃中之阳火也。殷月峰记。

己未　太阴司天　中运少宫　太阳在泉　木兼土化　左寸不应　太乙天符

初气太寒交主厥阴，客厥阴　二气春分交主少阴，客少阴　三气小满交主少阳，客太阴　四气大暑交主太阴，客少阳　五气秋分交主阳明，客阳明　终气小雪交主太阳，客太阳

初运太寒交主少角，客少宫　二运春分后十三日交主太徵，客太商　三运芒种后十日交主少宫，客少羽　四运处暑后七日交主太商，客太角　终运立冬后四日交主少羽，客少徵

于姓，十六，咳嗽吐血，劳热气急，多汗。脉洪实。

〔案〕心包络之火，下起于太阳，而上煽于阳明，当以治络为主，亦须旁及二经。

浮小麦五钱　苏梗节五钱　黄芩三钱　麦冬钱半　地骨皮二钱　女贞子二钱　茯神二钱　香附钱半　远志肉二钱　净枣仁三钱　木香二钱　青皮一钱　红花炭一钱　甘草一钱

〔释〕此己未年清明前三日方也。月建卯木，天运太商，客气属少阴君火，卯木本属厥阴，因君火主令，故移热于手厥阴，又少阴之火合于太阳之标热，而天运之太商又属阳明之燥土，燥、火、热三者合并，煽于包络之分，此火之所以盛也。其用苏梗、木香者何也？太乙天符之岁，又逢火令，土气滞重已极，若不早为平治，恐气至司天之候壅极而溃，不可救药矣。

前方服后，气平汗止，血亦渐少，但虚热未清。

〔案〕此心火证也。心为清虚之府，宜用清虚之味。

净枣仁四钱，炒研　泽兰叶二钱　赤芍钱半　红花一钱　桑寄生钱半　陈佛手六分　青蒿二钱　赤豆二钱　紫苏叶二钱　牡丹皮二钱　当归三钱　防风二钱　绿豆粉四钱　侧柏叶钱半　竹叶心钱半　飞面二钱　服八剂。

〔释〕此谷雨前二日方也。运气如前，但月建改属辰土，厥阴卯木退令，故专以少阴为主。盖包络附于丁而非其正位也。用桑寄生、绿豆粉者，兼平太商也。用青蒿、竹叶，以少阳配少阴也。至用泽兰、佛手、防风，亦预防太乙天符之意尔。

冬季复发。

〔案〕肾水不足以制心火，故当旺之时而反弱，反客为主之象。理当治少阴而

兼舒太阴之滞。

柿蒂霜三钱　黑芝麻三钱　血竭八分　木香一钱　黑豆皮二钱　冬青子三钱　神曲二钱　白芍二钱，醋焙　侧柏叶一钱　霜桑叶二钱　紫苏钱半，酒焙　归尾二钱　紫花地丁一钱　醋炙龟板二钱　服六剂。

〔释〕此大雪后六日方也。太乙天符之岁，土气反弱为强，况兼少徵之运，燥土而熯水，故虽值太阳在泉主事，而水气终不能敌也。此时虽用滋水制火之味，其如土气壅滞而水气不能上行何！计惟有用木味以化土，用金味以泄土，沟浍既成，水道庶可流通耳。

娄氏，卅，乳疾医治不效。脉浮洪有力。

〔案〕此疾初起之时，只解毒发汗足矣。今定须用舒肝发郁之剂，庶不致内溃耳。

银花四钱　甘菊二钱　人中黄三钱　天花粉二钱　没药二钱　乳香二钱　鹿角尖一钱，煅焦　羚角尖钱半，醋炒　角针一钱　黄柏一钱　大麦冬钱半　大贝母三钱　麦芽三钱　川芎二钱　独活钱半　陈酒半杯为引。服三剂后，若有微汗，铢两可以少减。

〔释〕此己未年清明前三日方也。月建卯木，天运太商，客气少阴主事。方用卯木及太商之味，宜矣。其不用少阴而反用太阳者，何也？或谓此证本属表邪，且地步亦在阳分；或谓太阳之标热合于少阴，治太阳而少阴自在其中。愚意是固然矣，而更有进焉者，己未天符之岁，土强水弱，计都蔽塞太阳之光，故疏通水道为己未年治病通例，不以节气拘也。

又换方。

〔案〕前只肝经之郁，今则宜兼胃经矣。仍用疏散法可也。

紫苏梗四钱　皮硝三钱　红花炭二钱　苏木四钱　粉丹皮二钱　连翘二钱　大贝母四钱　橘核三钱，炒杵　紫厚朴三钱，米泔水浸炒　莲房四钱，酒焙　人中黄四钱　服三剂后，加青皮二钱，青木香钱半，朴硝一钱，再服三剂。

〔释〕此清明后十日方也。天运地气如前，但月建改属辰土，与天运之少商相比。故方内用胃药较重，亦以乳房为阳明之分野也。然君主之味仍在太阳，益见土运贵人之岁，当以疏通太阳、配合太阴为要。至于客气少阴，前因重在散表，故未理及，今表邪稍解，自宜急用丹皮、连翘以平丁火也。

陈氏，廿七，血崩，腰疼虚热，怔忡不眠，神疲食少，服养荣汤及归脾汤十馀剂不效。脉虚浮而芤。

〔案〕脾气为生化之主，布胃经而行遍身之血脉者也。因火炎，故脾燥，其实亦由水不能制火之故。盖冲任之根蒂不摄也，当用丸调之。

白茯苓六两，用黄柏煎汁，浸三日夜，取出晒干研末　五花龙骨四两　阿胶三两，蛎粉炒成珠　白芍三两　黄芩三两　枳壳二两　种白术三两，土炒　益母膏四两　神曲二两　卷柏二两　白归身四两，酒炒　桑寄生三两　李根白皮三两　炙甘草四两　用猪腰子二三对煎汁滤过，和蜜炼丸，每服五钱，淡盐汤下。

〔释〕此己未年立夏前四日方也。月建将交巳火，天运太商，客气少阴，而丸料服时较久，自当以司天为主，况土运天符之岁，土滞水衰，人同此理。而此证因水不制火，是以冲任不固，以致血崩。血崩之后，水气愈弱，火气愈浮，并土气之根亦不固矣。方用黄柏、制茯苓以滋太商之燥火。佐以固水之味，以安将来之巳火。至土气虽弱，究系天符所在，易于起复，故用甘温以补之，仍用苦泄以疏之，并用甲木以化己土，使得安其顺承之性，乃不至有意外之虞。至于少阴之火，方内壮水之味原可制伏，而心气不足之人，又当培养，故重用归身、龙骨，第使上下相交，水火相济，不致妄行飞越而已。

邹姓，卅三，久患房劳，咳嗽阴虚，腰脊疼痛，气急多汗。脉浮洪有力。

〔案〕阳明、少阴二火相烁，故肺俞不清也。

大麦冬六钱，连心　连翘心一钱　桔梗二钱　苡仁三钱　竹叶心钱半　沙苑蒺藜二钱　黑豆皮三钱　黑芝麻二钱，去油　女贞子三钱　苦楝子一钱　胡桃肉钱半　浮小麦一撮

〔释〕此己未清明后十日方也。客气少阴主事，月建与天运俱在阳明。阳明者，二火合并之区也；又有少阴之君火同恶相济，此肺金之所以受灼也。方用壮水之味，以制火而涵金，人所易晓，惟用少阳之味，以配少阴而和其气，兼寓用甲化己之意，以防太乙贵人之祸，则有神妙不测之机在焉，读者详之。

又换方。

〔案〕当丁火主令之时，而乙木不足以生之，由壬水不能生乙木也。壬水泛，故庚金亏；庚金亏，则愈不能生壬水，而壬水反欺之。其理如环也。学此者最宜留心于子母颠倒、主客凌驾之处。

知母四钱，土炒　丹参三钱　茺蔚子三钱　菟丝子二钱　麦冬五钱，土拌熏　黑料豆六钱，炒　茯神四钱　白芍二钱　金石斛三钱　炙草二钱　扁豆二钱半，土炒　女贞子四钱　灯心三十寸　一剂，分早晚服，服八剂。

〔释〕此小暑前五日方也。月建午火，天运少羽，客气正当太阴之令，丁火为土母，壬水为土妻，而庚又为土子，皆贵人一家眷属也。调和贵人最难，既不敢克，又不可补，惟有略用谷类炒香以悦之，兼养其眷属以安之，庶几不冒犯贵人，而水火可潜归其度耳。然少羽属癸水，实贵人之所恶也，故用戊土以化之，使归并于丁火，为生土之用，则不患其凌驾矣。金生水者也，乃水上泛而金反沉，此之谓子母颠倒。火土为此证之病，而反居主位，水为此证之药，而反居客位。居主位者不宜直折，居客位者不便援引，此之谓主客凌驾。此时欲求调和于主客之间者，舍庚金无从也。

又换方。

〔案〕肺火正盛之时，肾火亦随之而起，心火不下交，肝火不上养，当仍用前方加麦冬如前制，共六钱　制首乌三钱，土炒　白及二钱，酒蒸三次　丹皮一钱　金狗脊三钱　白扁豆如前炒，共五钱　枸杞子三钱　灯心用五分　再服八剂。

〔释〕此小暑后五日方也。月建换交未土，并入太阴贵人为一气。太阴固应湿土，而手太阴湿金之气亦感之而起，故兼理之。其法不外导金以生水而已。

又换方。

〔案〕云涛司马子曰：先生尝与馥等论此证矣：如孤军将溃，四面楚歌，计惟有静以镇之，或可转客为主。今幸中央一军尚未骚动，其西北两军哗嚣少戢，亦此六十日内安抚之力耳，未足恃也。愚于先生之大法不敢移易，今准而用之。（汤批：此证五脏皆虚，惟土脏得太乙天符之助，故中宫稍觉安静耳。）

贝母二钱，酒焙　制首乌四钱　龟板四钱，用醋洗薰　红花一钱　薤白二钱　金石斛钱半　黑山栀钱半　茯神三钱　芡实四钱　女贞子三钱　枯荷蒂四个　白术二钱，土炒　桔梗二钱　黑料豆四钱，盐水洗，炒　丝瓜花蒂二钱　灯心三分　旱莲草根一钱

〔释〕此大暑前五日方也。论时当以火土二脏为主治，而论证则以金水二脏为切要。今云西北两军少戢，则金水稍有根基矣，借湿土之气以生金而壮水，亦自然

之理也。

后五日换方。

〔案〕宜去浮荡之火，而存真实之火，亦大法也。小子识之。

胡桃肉捣拌　益智仁同炒。各四钱　炙甘草三钱　枸杞子三钱，土炒　女贞子三钱　黄芩二钱　茯苓二钱　冬葵子二钱，炒杵　益母草二钱，酒炒　苡仁钱半　钩藤三钱，蜜炙　黑豆皮二钱　覆盆子一钱，糯米汁炒　黄柏二钱，盐水焙　鸡内金四个，四为金数也。自记

服六剂。

〔释〕客气换交少阳，若在他手，第见其形证脉象，而不能参透气运之理，则必纯用清凉以戕其生火者，皆必由丁火以发其机。况酉金属肺，又为心舍，故方内多用滋降心火之味为主，而以平木火、清燥火之味为用。　大凡肺肾虚燥之证，最难调治，况此证实由房劳过度而起。肾水干枯，虚阳上越，非我师之识力过人，其能阅半载而起沉疴乎？至用方之理法，旁见侧出，圆通周密，有不能刻舟求剑者。读者合前后而熟玩之，苟有会心，轩岐经旨，庶不绝于人间耳。

朱姓，卅四，腹胀气喘，发热咽痛。脉浮紧。

〔案〕此湿金之浮火因湿土之气蒸之而起也。

白芷一钱　防风一钱　半夏曲二钱　山豆根一钱　红曲二钱，土炒　神曲二钱　青蒿珠钱半　白茯苓一钱　郁金钱半　枳实钱半　炙甘草一钱　浮小麦一钱　薤白钱半

〔释〕此己未年寒露前四日方也。湿土天符之岁，本应上半年司天之气，今因酉金月建应手太阴，故谓之湿金之令。天运更逢太角，甲木相火上蒸，客气之阳明亦因而生火。甲木与己土为夫妇，阳明又与脾土相表里，此湿土之气所以起也。湿土上蒸，而肺金壅滞，此胀与喘之所由来也。方用手足阳明之药，兼清手足太阴之气，而复以半夏、青蒿疏理太角，有不应手立愈者乎。

陆姓，四二，从秋季起，腰疼筋痛，胸膈不宽，医误用寒峻药，致中气下陷，津液枯竭，脉细如丝，奄奄待毙。殷月峰用补中益气法，倍当归，加杜仲、柏子仁、首乌、五味子，十馀剂，脉气稍起，饮食少进，但腰疼筋痛，日久不除。

〔案〕土衰金郁之疾，而此时莫要于补阳明之土。何也？胃与大肠相吐纳，而亦与肺金相贯注也。况阳土顺则阴土顺，阴金亦顺矣。（汤批：天符岁会已属强弩之末。盛于上者，必虚于下。故下平岁间有土衰之疾。学者宜潜玩焉。）

白扁豆四两，土炒　苡仁三两，炒　鸡内金一两，炒香　苏梗两半　肉苁蓉两半　苍术二两　广木香两半　麦冬二两，炒　麻仁二两

共为细末，沸水冲服。

〔释〕此己未年大雪后六日方也。月建子水，天运少徵，客气太阳主事，而病却起于阳明主令之时。病在阳明，日久不瘥，以致胃气亏弱，不能输转，而旁及于金土二脏，故此方惟以助运阳明为主。其于水火二脏从略者，非惟前方屡用当归、杜仲、首乌、柏仁、五味，亦以防运气之过盛，或致铄金而泞土也。

金　运　年

乙卯　阳明司天　中运少商　少阴在泉　火兼金化　两寸不应　天符

初气大寒交主厥阴，客太阴　二气春分交主少阴，客少阳　三气小满交主少阳，客阳明　四气大暑交主太阴，客太阳　五气秋分交主阳明，客厥阴　终气小雪交主太阳，客少阴

初运大寒交主太角，客少商　二运春

分后十三日交主少徵，客太羽　三运芒种后十日交主太宫，客少角　四运处暑后七日交主少商，客太徵　终运立冬后四日交主太羽，客少宫

葛妻，廿六，头晕，胁痛，饮食减少，月候不调。脉弦细。

〔案〕木强金弱，当以扶金为要。

泽泻二钱　冬瓜子二钱　牡丹皮一钱　红花一钱　杜仲一钱　当归身一钱　葛根一钱　薏苡仁二钱　萱花一钱　马齿苋钱半　服十剂。

〔释〕此乙卯年雨水前五日方也。月建寅木，天运少商，乙年客气逆行三度（汤批：乙庚内辛之岁，天气逆行一度。注见图解）。初气当属阳明，火兼金化之年，火气胜而金气弱，不宜扶益寅木，致助相火而夺君权也。少商属辛金，阳明属庚金，但云扶金，而庚辛俱在其中矣。或问：此方多用阳明，及用苦温以助心，吾知之矣。其右寸正应少商，岁在北政，本当不应，今见弦细，肺受铄也，何未见养肺之味乎？曰：泽泻色白，味甘，《易》云：兑为泽。兑者，阴金也。经云：能行水上，言能行在下之水，使之上交于肺，而复泻之使下也。又云：益气面生光，非金水相生之义乎？与冬瓜子同用，以金水制木火也，非少商而何？

又换方。

〔案〕此时却以调阴为要。

白芍　云苓各二钱，俱用青荷叶包蒸　黄芩二钱　木香五分　贝母一钱　丹皮一钱，醋炒　益智仁一钱　金樱子钱半　当归身一钱，酒炒　女贞子钱半，黄连水炒　服十二剂。

〔释〕此夏至后十日方也。天运少角，客气逆行，属太阴主事。火兼金化之年，月建又逢午火，火盛土焦，法莫善于导火以生土。至于平少角以杀火势，固金气以防火焰，其法尤密。

严妇，廿七，休息血痢，日久不愈。脉寸关数濡。

〔案〕甲属阳而乙属阴，下宜固而上宜清。

茯苓皮三两，土炒　萸肉一两　洋肉果五钱，面煨　黄芩二两　秦皮二两　白蒺藜一两　当归尾二两，酒炒　粟壳一两　天花粉一两　地榆二两　木香八钱　青蒿珠一两　血馀炭五钱　胆星五钱　共为细末，滚水冲服。

〔释〕此乙卯年春分后六日方也。月建卯木，客气少阳主事。火兼金化之年，木火乘时之令，用花粉、蒺藜以助金色是已。其不壮水以制火，而反用茯苓皮以泄之者，恐雷龙之火得水而愈炽也。复用肉果收相火于釜底，而导以生土。火既生土，则不复克金，相安其位，则权归于君矣。

吴姓，三十，咳嗽旧疾举发。脉虚数。（注：两寸不沉，火铄金也。）

〔案〕莲峰李子曰：固属阴虚之疾，然此时却以清降为宜。

麦冬三钱　木通二钱　马兜铃钱半　北沙参一钱　天冬钱半　郁金四钱　山萸肉二钱　降香末二钱　黄柏一钱　服五剂后，加桑皮二钱、黑芝麻二钱、红花八分，再服四剂。

〔释〕此乙卯年小满后九日方也。月建巳火，天运太羽，客气逆行，太阴主事。巳火者，太阳丙火也。太羽者，太阳寒水也。合于太阴之湿金，丙辛所以化也。然而湿土究不容略，故用降香以舒之，用萸肉以配之。甲己合而土化成矣。

戈姓，廿九，腰痛，头痛，恶寒发热，胸膈不宽。脉浮紧，两寸不应。（注：岁气也。）

〔案〕此时令之气感于皮毛也。

淡豆豉三钱　川郁金钱半　防风一钱

羌活一钱　独活一钱　泽泻二钱　金银花钱半　建神曲三钱　苍术一钱　枳壳一钱

〔释〕此乙卯年小暑后三日方也。月建未土，天运少角，客气逆行，太阴主事。方用太阳以配太阴，因邪气初感，从皮毛而入也。用防风而益以二活，风能胜湿，香能舒脾也。且少角属风木，借木气以疏土，却合形证之宜。非若世医不问运气，不讲配合，而概用之者也。

后二日换方。

〔案〕灵山王子曰：天气郁蒸，土气不舒，感于湿热者多矣。用前方去苍术、独活，加赤苓一钱、黄柏一钱，再服二剂。

〔释〕此初起之证，不甚犯手，似与集中不类，载此以备一格，欲人知浅近之中，却有深意也。

罗姓，三十，发热头疼，饱闷不食，医治十馀日不退。脉涩濡。

〔案〕此由积热生湿，中焦不舒之故耳。当先用和胃法。（汤批：乙为金运，卯年阳明司天，于经为天符，金气不应过弱，但此年逆行三度，司天不当其位，不得与他年天符同。按集中本年方药，皆寓抑火扶金之意可见。学者于阴年逆行，当互观而参考之，不可拘定太过、不及、天符、岁会之说也。）

川芎钱半　葛根一钱　广木香一钱　紫苏梗一钱　赤芍一钱　猪苓钱半　寒食面三钱　陈仓米一勺　泽泻钱半　藿香一钱

〔释〕此乙卯年小暑后五日方也。斯时月建、客气俱在湿土，湿土过滞，而燥土不得施其输转之力。故药以利湿和阳为主，其不用少角之味者，因前医屡用风燥故也。

后五日换方。

〔案〕胃阳少舒，但湿热未除耳。

皮硝一钱　鹤虱钱半　石菖蒲钱半　车前子钱半　砂仁钱半　神曲钱半　夏枯草一钱　制半夏一钱　连翘二钱　黄芩二钱　炒山栀钱半　广木香一钱　木通钱半　（汤批：戈、罗二证同感太阴之气，戈方用木胜湿，罗方和阳泄阴，亦以前证系初感在表，后证因循入里也。）

〔释〕五日之后方交太阳，而来气有馀，往往未至而至，故首用咸寒之味，以助金水而清湿热。且火兼金化之年，又值气交之分，自当以扶金降火为主。然心气不清，太阳之标热将挟以铄金，故预用菖蒲、连翘以散其郁。方甚平淡，而意理精深，读者详之。

王翁，五三，素患阳虚，偶染间日疟疾，热重寒轻，气急不寐。

生地二钱　黄芩三钱　当归尾三钱　牡丹皮一钱，土炒　黄柏二钱　白芍二钱

〔释〕此乙卯年立秋前二日方也。月建当未申之交，天运少角，客气太阳主事。肺金本弱之人，火兼金化之岁，风助火威之运，溽暑火炎之月，欲借太阳之气而滋降之，又恐误用寒凉，以致阳气愈陷。若误用发散风燥之味，反或煽动木火，其祸可胜言哉！方用滋阴降火以除标热，而太阳之本寒，妙在用本地风光之法，即用归尾助心以散之，从标治本。神化之技，不可方物。

余子，十五，痰喘气结。脉微细。

〔案〕雪山朱子曰：金水少相涵之妙也。

薤白三钱　青皮一钱　大麦冬钱半　白苏子一钱　桔梗一钱　瓜蒌仁二钱　炒栀一钱　车前子二钱　黄芩钱半　降香一钱　寒食面三钱　葱白三茎

〔释〕此乙卯年立秋后六日方也。火兼金化之年，又值申金尚未出伏，金受火刑已久，更有天运之少角助火之威，而太阳之寒水不能上通于肺，只见其标热而

已，方惟有滋助庚金以降火气，开散辛金以通水气，更用青皮以平少角，使不得助火之威。盖金清水平，则肺气自畅，清肃令行，火降而痰消矣。

徐氏，十九，四肢无力，头昏咽痛，饮食不纳。脉细数无力。

〔案〕此血虚脾倦之象。

当归尾三钱　川芎一钱　黑山栀二钱　苍耳子一钱　肉苁蓉一钱　白芷一钱　北沙参钱半　牛子一钱　山萸肉一钱　防风四分　芙蓉叶六片　橘叶六片

〔释〕此乙卯年霜降前一日方也。天运太徵，客气厥阴主事。火强金弱之年，又逢客气之风木煽之，故火不安于釜底而上越，此脾之所以失养，而血之所以不旺也。方用芎、归以助血，而以黑栀、蓉叶清血分之燥火，白芷、苍耳从庚金以制木，沙参、牛子、橘叶保辛金而清浮火，却用苁蓉、萸肉从火气而敛之于釜底，少用防风引之，导以生土，而杀其刑金之势，此即术家贪生忘克之义也。吾师于百家之说，无不该通，小子解释方意，其犹为蠡测也夫！　按芙蓉叶禀秋金之气，而性体柔滑，故能凉血润燥，却不似生地之沉寒，有妨脾土，因世俗不入煎方，故特表之。徐霁山记

殷妻，卅，血崩昏晕。脉乱无纪。

〔案〕此湿郁日久而生热，热入血室，无统之故也。今只治其标耳。

延胡索二钱　玄参二钱　血馀炭三钱　归尾三钱　生地炭四钱　白芍三钱　加醋三钱，同煎。

〔释〕此乙卯年大暑后七日方也。月建未土，天运少角，客气太阳主事。方用心、肝、脾三经之药以治血分。未土及少角已到，何独不理太阳耶？盖以太阳之标热合于心经，心经之药原因太阳而设。况玄参味咸色黑，实为癸水之主药，而壬水可以类相从。其不直折太阳者，清散与渗利，皆不便用于血崩之候也。

前方服后，血下差少，神亦稍清。

〔案〕湿热犹未清也。

莪术一钱　白术一钱　细生地三钱　红花炭钱半　苍术一钱　赤苓一钱　炒山栀一钱　天花粉一钱　贝母一钱　黄芩二钱　旱莲草二钱

〔释〕此立秋前二日方也。月建将近申金，原宜预理阳明，况火强金弱之年，又值火炎金伏之月，非运土消积、利水调肝，何能使金气澄净，跃然而出于治哉！

后四日换方。

浮小麦一钱　黑山栀钱半　青黛一钱　黄柏一钱，酒炒　海螵蛸一钱　荆芥穗一钱　瞿麦一钱　贝母一钱　土槿皮一钱　红花一钱，炒炭　云苓一钱　芝麻荄一钱，炒炭

〔释〕前方利水之味，不过兼走膀胱，此则专以寒水为主者，血分三经稍平，故可治其本也。馀则金土为辅，而旁及于少角者耳。

后四日换方。

〔案〕脉象稍平，可兼用摄阴之品，以清其流。

大麦冬二钱　川贝母钱半　白芍一钱　黄连八分　菟丝子二钱　桑白皮钱半　黄芩三钱　杜仲二钱　芡实壳钱半　白蚕茧一钱　郁金一钱　胭脂一钱，烧存性　红柬纸一尺，烧　服七剂后用八珍汤去人参、甘草，加黑豆、首乌、黄连，再服十剂。

〔释〕此方不出前意，但药物生动，故取效较捷。　治病有先标后本，先本后标者，又有前后治本、中间治标，前后治标、中间治本者。如此证，先治标，继治本，未复标本兼治。总之，胸有灵枢，故所向如意。拘泥于小家方书，动云急则治其标，吾恐其尚未识本之所在也。

俞妻，卅五，痰火旧疾举发。脉沉

数。

〔案〕灵山王子曰：土为水之垣而已，非甲不化。当以清木疏土为主。

五倍子一两　龙胆草一两，酒炒　青皮一两　白芍一两，醋炒　川楝子一两，酒炒　石菖蒲一两　槐花一两　砂仁一两　白茯苓一两　广木香一两　姜皮一两　胆星六钱　天南星四钱　蜜丸，每服四钱，随意下。

〔释〕此乙卯年大寒前六日方也。丸方久服，自宜以来岁丙辰之运气为主。丙辰系太阳寒水司天，逆行三度，初气即交，而天运又起于太羽，水气过重，则木气漂泊无依，况水齐土化之年，水气盛而土气衰，将来寅建之甲木何所倚著乎？计惟有藉残腊之丑土，以立其基，兼舒甲木之气。根株既安，则水气翻为养木之原矣。　从来治病，贵明乎一定之理。至于药味之配合，惟在即其理而会意。即如此证，病情脉象了如指掌，果能审乎气化之衰旺，即别立一方，何尝不效。然非平日有格致之功者，终不能头头是道也。

庚申　少阳司天　中运太商　厥阴在泉　金齐火化　右寸不应

初气大寒交主厥阴，客少阴　二气秋分交主少阴，客太阴　三气小满交主少阳，客少阳　四气大暑交主太阴，客阳明　五气秋分交主阳明，客太阳　终气小雪交主太阳，客厥阴

初运大寒交主少角，客太商　二运春分后十三日交主太徵，客少羽　三运芒种后十日交主少宫，客太角　四运处暑后七日交主太商，客少徵　终运立冬后四日交主少羽，客太宫

蒋姓，十七，伤力吐血，时时举发，发则气急心疼。脉数大而虚。

〔案〕阴火铄极，法当培阴以长阳，此常治法也。若暂治，则宜培土以伸木，木旺而土返其宅矣。

当归身三钱，土炒　败龟板六钱，土煅　白芍三钱，醋炒　青蒿二钱　砂仁钱半　茯苓三钱，黄连水浸，炒　佛手八分　连翘二钱　山羊血一钱　钩藤钩钱半　炒栀二钱　朱砂五分　远志肉三钱　竹叶心为引。服七剂。

〔释〕此庚申年立春后三日方也。月建寅木，天运太商，客气逆行三度，初气属少阳主事，但金齐火化之年，金气强而木火弱，制木太甚，则木不能生火，火弱则心气不足，而土失所养。且真火少力之人，反多虚火上炎之势。盖庚金实阳明之燥火，寅木属少阳之甲胆也，木火之根不固，而标火愈觉浮荡。标火宁，则土自培而木自伸矣。

又换方。

〔案〕此时宜降气以行脉也。

川芎八分　红花五分　白僵蚕二钱　降香末一钱　沉香六分　归身二钱　细生地三钱　紫苏梗二钱　泽泻二钱　泽兰二钱　金银花二钱　桔梗二钱　服八剂。

〔释〕此雨水前一日方也。阳明之燥火上逆，而少阴气弱之人每为所挟而生焰。经所谓气有馀则侮所不胜之义也。火上浮而已土失养，即不能与甲相配，故土滞而脉亦俱滞。气即火也，燥金之所化也。脉即血也，心火之所主也。气不降则金盛而木受其制，木受制则不能生心血，而脉终不濡。原文“以”字宜玩。盖降之于下，使为釜底之薪，则土得其养，自能蒸气化血以行于百脉，此即甲己从化之意也。

王女，八岁，胸腹疼痛，服药不效。

〔案〕今岁少阳司天，支干皆属阳明，必多胃满中癃，目赤耳聋，或大肠燥结伤阴等证。然亦须参之以各节所运之气，与人事致病之因。如此证，却由去冬之愆阳伏阴，以致少阳不得迁正而遂其生发之气也，可用和解法。

附子八分，黄连水炒　焦楂肉二钱　神曲二钱　木通一钱　广木香一钱　宣木瓜一钱　乌药一钱　桔梗钱半　车前子一钱　茵陈一钱　白芍二钱　服三剂。

〔释〕此庚申年立春后二日方也。去年己未为太乙天符，太阴司天之气有馀而不退位，加以前冬太阳在泉之令，阳气愆伏，故今岁少阳不得迁正。木火之气既微，而中运强金亦为湿土所束，而不能施其转输之力。依经施治，当折旧司天之馀以退之。故方以助阳为主，而以疏土去湿为辅。盖寒湿去则强金自运，阳气胜而弱火亦起矣。此成功所以易如反掌也。

瞿姓，廿七，从客冬起，偶因心思郁结，咳痰常带血珠，面部天庭冷如冰铁，不知痛痒，兼之耳聋。脉浮无神。

〔案〕阳水不舒，不能生火，而无根之火失所统摄也。

桑白皮二钱　海螵蛸二钱　白芍二钱　白术二钱　白茯苓二钱　远志肉三钱　砂仁二钱，土炒　香附二钱，醋炙　辛夷仁钱半，去皮毛　朱砂三分　侧柏叶为引。服五剂。

〔释〕此庚申年雨水日方也。病起于客冬太阳主令之时，本寒之气未足于下，标热之气浮泛于上，是以阳木失养，而本年金齐火化，真火微弱。故方用桑皮、辛夷之类以平金，而用香砂、远志以扶火。盖金气平则甲木条畅，火气盛则脾土滋长，甲与己合同而化矣。

又换方。

〔案〕心经阳体而阴用，肾经阴体而阳用。阳主施而阴主摄，此证乃阴侮阳而阳乘阴之象。

抱木茯神六两　莲肉四两，连心　白芍三两　连翘二两，连心　五加皮二两　黑芝麻三两　木通一两　桔梗两半　中生地二两，熏脆　紫苏梗二两　川芎二两　秦艽两半　用灯心三钱、浮小麦三合，煎汤和蜜为丸，如绿豆大，每服五钱，灯心汤下。

〔释〕此清明前四日方也。病从郁思而起，本年又属心弱之年。此时气属太阴，而火母不足以相养；运当少羽，而心妻不足以相配。将来月建辰土，实为心肾之关键，而又为手足太阴之门户。故丸用心、肾、脾、胃四脏之药配合成方，升降补泻确合机宜，所以用力少而成功多也。

金女，四岁，痘疮发热，毒闭不出。

〔案〕阳明之火罩住肺经，而不得舒畅也。

青皮二线　青蒿一钱　青木香一钱　当归尾三钱　红花八分　枳实一钱　瓜蒌壳一个　桑白皮二钱　青黛八分　砂仁八分　楂肉二钱　引用竹沥三匙，服一剂后加熟军钱半。

〔释〕此庚申年春分日方也。月建卯木，天运太商，客气初交太阴。金强火弱之年，木气多郁，是以不能疏土，而太商亦患其顽梗，太阴亦嫌其濡滞也。且痘证当兼以纳音为用，庚申为石榴之木，秋金重叠，惟榴结实而不损，是为金中之木月。当仲春榴木初萌，宜借卯气以引之，故方以达木为主，而以清金疏土为用。至于用苦温以助心，则兼乎中运，纳音而为之者也。（汤批：大凡痘证，俱感元运而发。此时系六白乾金分司，故阳明之证居多。后世痘疹家或主凉泻，或主攻毒，或主温补，或主燥脾。然骊珠未探，总为纷纷鳞甲也。）

后一日换方。

〔案〕琴溪沈子曰：此时胃经之湿滞稍轻，只心经之火未透也，宜用清心之味以佐治之。

丹皮二钱　连翘二钱，连心　当归尾三钱　甘菊花钱半　楂肉二钱　枳实钱二　荆芥穗一钱　金银花一钱　青皮钱二　苏木一钱　广木香一钱　条黄芩二钱　木耳五钱　熟军三钱　芦笋尖二钱　茅针肉一钱　紫花地

丁一钱　当门子一分　当门子系通脉舒气之味，此出乎前人范围之外，而以意用之者也。熟军宜相势而用，如一服后得大便二次，即宜去之，馀照原方再服一剂。

〔释〕此方以心经为主，苦温固所以助心，清凉亦所以安心也。盖君火不足之年，阳明之燥火反有上忤心君之势，故兼用辛凉以平金。至于达木疏土，犹仍前方之意云耳。

后一日换方。

〔案〕琴溪子曰：腠理犹有未透处。大凡此证有一点未透，终要清理，免致后患。故前方破格用麝，亦因乎天地之气运而为之也。

丹参二钱　赤芍钱半　槐花钱半　紫花地丁二钱　青皮三钱　枳壳二钱　川芎一钱　抱木茯神二钱　神曲二钱　薄荷三钱　泽兰叶一钱　金银花三钱　蝉衣钱半　竹沥三匙　当门子一分　用白丝绵二大块、灯心三分、桃蕊二钱、杏蕊二钱，煎汤代水。用桃杏蕊者，取其得春气之先耳。服一剂后头面必清，后加升麻三分，再服一剂，可勿药矣。

〔释〕方仍清金达木之意，但用药之轻松灵变，学者宜熟玩之。盖凡痘疹之用药，总以清轻为贵也。此等闭证，若在俗医之手，必致妄断朝期，谬用寒峻，贼其真元，终归不治。纵有一二先天充实、侥幸不死者，亦必焦头烂额矣。不遇卢扁，难尽天年。此心乎保赤者，所以瞠目而三叹也。

郁子，三岁，痘疮不透，壮热无汗。

〔案〕此证属于肝经，肝主脉终，兹因脉络有滞，故未透泄耳。

苏木二钱　砂仁钱二　红花三分　栝蒌仁壳共二钱　黄芩钱半　楂肉二钱　人中黄二钱　马兜铃一钱　银花二钱　神曲三钱　赤茯苓二钱　木通八分　甘草二钱　灯心一分　丝瓜瓤一钱

〔释〕此庚申年清明前四日方也。月建之卯木不舒，天运之太商多阻，是以客气之太阴不得和畅耳。盖卯木与酉金相待对，而戊土与己土相表里。方用达木泄金，疏理手足太阴之法。盖金不泄则木受其制，土不和则木根不畅也。同是金齐火化之年，而此方不重扶火者，以证属肝经，木为火母，木达而火自生也。

后二日换方。

〔案〕琴溪子曰：肝经滞气稍清，而心经之火借肝为用。又少阴主血，血有未调，亦难起发。此时却要略用凉味，以分泄木火之气。

胡黄连八分，酒焙　黄芩二钱，酒焙　薄荷二钱半　郁金心钱二，酒炒　丹参二钱，土炒　玄参二钱　知母钱半　羚羊角尖二分，磨　木通钱半　净钩藤三钱　炙甘草二钱半　桑花二钱　茅针花八分　柽柳三钱　香蒿苗二钱　服三剂止药。

〔释〕天运将交少羽，故早用知母、玄参，以迎其气而益其源。且月建亦近辰土，辰为水库，水气向衰之候，相火失所养，将浮泛而上干心君之位。故方用土炒丹参以助心，而用酒炒芩、连以平相火干君之势。其馀清金达木疏土之味，皆常法也。但其随证用药，清松熨贴，不似世俗之重浊肤浅，泥于通套方药，以攻伐无过耳。

范氏，卅一，痘后目眦肿烂，年久不愈，此时举发更甚。

〔案〕琴溪子曰：此肝经部位，而脾经寄体焉。宜用散药频频服之。

鱼胆一枚，不拘何鱼　皮硝钱半　蚕砂二钱　桑寄生二钱　白芷一钱　白蒺藜二钱　椿白皮二钱　幽兰花三支　猪胆汁三匙　内服外洗俱可。

〔释〕此庚申年春分后三日方也。月

建卯木，天运太商，客气太阴主事，疾在肝脾，而月建与客气适与相值，此举发之所以甚也。但强金之岁，木气必弱，自不得不重用泄金之品；乃月在卯木，而方内两用胆汁，何也？太阴己土，非甲木不足以和之，且寒苦而润，能滋养甲木而清其热。甲木既安，庚金自不得而犯之矣。幽兰花，各家本草与泽兰相泥，未曾录出。然《本经》上品列有兰草，稽之《骚经》，曰春兰，曰山兰，曰石兰，皆此类也。其性甘平，清肺开胃，消痰利水，解郁调经。《内经》所谓治之以兰，除陈气者是也。愚意气香舒脾，色碧入肝，乃调和肝脾二经之品。其种盛于闽越，性应温和而清补。根、叶皆可入药，功专解郁而无燥烈泄气之患，兼有温暖子宫之益。故于妇科为宜，亦可为虚弱失血等证舒气化痰之用，故附记之。

殷女，九岁，两项各生痰核一串，年馀未痊。

〔案〕从来左脏之脉循右，右脏之脉循脉循左。所谓参互其数，相抱合也。此盖脾经之火，借少阳木用而寄象于少阴之垣也。治法宜清脾火以制其源，消胆火以杀其威。但须轻清之味，方得到此。又要开散滞气之药佐之。

夏枯草二钱　厚朴钱半　青皮二钱　苍耳子钱半　郁李仁一钱，酒焙　钩藤三钱，蜜炙　红花八分　蔓荆子一钱　川郁金钱半　皮硝一钱　升麻八分　青橙皮一钱　青蒿一钱　橘叶二十片　川芎一钱　服十剂。

〔释〕此庚申年夏至后九日方也。月建丁火，天运太角，客气逆行，应属少阴主事。痰核起于旧年，己未土运天符之岁，首夏太阴司天之时，甚于今岁少阳司天、太阴主令之月。此时主、客运气却在少阳、少阴之分。以四象而论，少阴、少阳实乾、坤之大用也。以五行而论，少阳属木土之官也，少阴属火土之母也。今脾经之火，借少阳木用而愈甚，少阴反为所凌而不能施其哺子之用。是甲己以火相从，而不同于有情之合矣。故方以清木疏土为治本之法，又借中运之强金克制阳木，以为治标之法，却兼苦温助心之味，以扶少阴之弱火。而所用又皆体轻性散之味，此理法兼到之作也。

又换方。

皮硝六分　红花七分　石菖蒲一钱，酒焙　当归身三钱　柴胡一钱，酒炒　贝母钱半　净钩藤二钱　金银藤一钱　桔梗二钱　桑枝一钱　服八剂。

〔释〕此小暑后六日方也。金齐火化之年，月建换交未土，君火泄气已甚，不得不重加助心之味以救时弊。而少阳之木气久不条达，况值未土之月，金气有根而木气入墓，除却泄金舒木，别无他法。

又换方。

〔案〕脾经犹有滞湿，肺中却有新热。

青荷叶一两　青木香一钱　菱叶三钱　青黛二钱　橘皮白二钱　马齿苋钱半　芦根六钱　灯心一分　益母草花一钱　木通一钱　薄荷钱二　葛蔓钱二　服五剂。

〔释〕此大暑后三日方也。月建未土，客运太角，客气换交阳明，故少阳之相火、阳明之燥火与未土之湿热相蒸，而移热于肺。以肺为诸脏之华盖，而辛与庚相为表里也。然此方究以阳明为重，因中运与客气相比，自不得不杀其威而清其源。而未土太角，实为病本所在，夫是以百变而不离其宗也。

后六日换方。

〔案〕阴阳之气尚未得动荡流转也。

橘白皮二钱　椿白皮钱半　樗白皮钱半　川芎一钱　桑白皮钱半　连翘壳一钱　茯苓皮钱半　红花八分　土槿皮钱半　砂仁壳一钱　贝母钱二　服八剂。

〔释〕此时源头久清，只形证未除，故类用白皮以行皮里膜外之痰。而其中清金和木、疏土调火之意，一毫不紊，其诸《诗》所云：不失其驰，舍矢如破者欤！

宋子，七岁，间日疟疾，纯热无寒，发时腹痛气急无汗，医用凉散剂治之不效。脉弦数无力。

〔案〕胃经燥热，不能生水养金之故也。当以润燥清金为主。

麦门冬五钱　金樱子钱二　郁李仁钱二　柏子霜二钱　黑料豆四钱，醋炒　川楝子二钱　黑豆皮一钱　炙甘草钱半　鲜旱莲草二钱　川芎二钱　砂仁二钱，土炒　鲜枸杞头二钱

〔释〕此庚申年处暑后八日方也。月建申金，天运少徵，客气阳明主事。金齐火化之年，又值申金阳明主客同到之令，庚金强极则甲木过弱，而虚火上冒，此燥热之所以愈甚也。方用清降庚金、生扶甲木为主，兼用滋益少徵之味，以辅岁气之不及，即以制中运之太过也。

又换方。

〔案〕莲峰李子曰：肺管周身之气，卫气不调，故营气不能湛汪也。仍用和解，参以调营卫之法。

金铃子钱半　川郁金钱半　薤白钱半　皮硝七分　柏子仁钱二　紫苏梗八分　藕节二钱　桔梗二钱　川黄连五分　制附子八分　归身四钱　赤豆八分　空小麦一撮

〔释〕此白露日方也。月建新换酉金，金强火弱之年，客运之少徵不旺，甲木又为阳明之燥金所挟，并居火舍，则辛金被烁，愈不能生水以养木矣。此时若纯用正治，既碍于衰木之无根，又掣于君火之本弱。方用归身、柏子以助君火之源，却用黄连、赤豆以清其热，以金铃泄甲木之热，却用附子以益其源，而引之归于下元。至于清酉金而导以生水，散庚金而开其郁结，乃时令之不得不然者也。

后六日换方。

〔案〕胃经之热，实由太阴之湿滞而来。盖生人之水谷纳于胃，而输于脾，脾经蒸气于上，则肺受之以流输于万有八千之小窍。故土与金每有互相为用之理。今金土俱郁，故泄气于阳明之卫也。今仍宜清金舒土耳。

大麦冬三钱　天门冬二钱　桔梗钱半　独活一钱　川郁金二钱　化橘红一钱　木通八分　香薷钱半　中生地三钱，土炒　广木香二钱　贝母钱半　皮硝钱半　紫苏叶八分　苍术二钱，米泔浸　当归四钱　甘草五分　荷叶连茎一大个　阴阳水煎，服四剂。

〔释〕此酉金属于手太阴，实与太阳之气相合，此金水相涵之义也。今燥火过盛，土不生金，则水谷之气不能散于周身。胃为水谷之海，与脾相表里，脾湿而胃燥，肺何从得所受施乎。方用疏土生金、清金生土之法，以通周身之卫气。却用扶益少徵之味，以助心而调营，亦以阳明之金气过甚，于所不胜者反狎而侮之也。

后四日换方。

〔案〕病势虽平，而脉犹滑数，当仍用前意而小变之。

当归三钱　大麦冬四钱　贝母二钱　牡丹皮二钱　郁金钱半　黑豆皮二钱　南星六分　甘草节一钱　神曲三钱　大砂仁八分，酒炒　青皮一钱　引用荷茎五钱　服四剂。愈后仍须清肺，以助营之流通。

〔释〕阳明阻滞，燥火生痰，总由心血不足，营气不能流通之故。究厥由来，终不外乎中运之金强火弱而已。方用助心泄胃，以损有馀而补不足。灵枢在握，自能左右逢源，攸往咸宜矣。

林姓，卅三，因事恚怒，耳暴聋，医以四七汤及越鞠丸治之不效。脉微数。

〔案〕任督二脉，循腰、上髪际而回环转侧于两旁，以终一身也。人但知气有顿挫，而未知血不荣则气亦不得酝酿而流通也。

大熟地八两　山萸肉三两　条芩二两　郁金四两　左纹秦艽三两，酒炒　木瓜二两　连翘三两，连心　茯神二两　益智仁三两，面煨　银杏肉八钱，酒炒　枸杞四两　甘草一两

蜜丸，每服六钱，灯心汤下。银杏，行二脉之要药也。自记。（汤批：客气太阳主事，太阳标热合于心，故用连翘以清之。太阳本寒合于肾，故用熟地以温之。从节气也。心主血，故用茯神以养之。肝藏血，故用萸肉以滋之。脾统血，故用肉果以舒之。遵证脉也。节气与证脉合而成方，斯真得轩岐之秘钥者。）

〔释〕此庚申年秋分后一日方也。月建酉金，天运少徵，客气太阳主事，而厥阴风木实司在泉之气。任督二脉俱发源于水脏之部，且与冲脉同源，冲为血海，则任督岂不兼行营气乎。方以滋水为主，而以达木为辅。盖用客气而兼在泉之气也。至于用郁金以清酉金，用茯神、连翘以应少徵，尤见细密无遗。

范子，二岁，久泻脾陷发搐，脉弦数。

〔案〕肝经火煽，金受其制，所谓反不令也。盖金为木官，今木反克金，则五行颠倒之候也。

青蒿三钱　肉果钱二，面煨　金樱壳二钱　山茨菇二钱　山药四钱　粟壳二钱　谷精草二钱半　白僵蚕二钱　黄连五分　升麻一钱　砂仁皮二钱，炒　鸡内金二钱　石榴皮二钱　全料分煎频服。

〔释〕此庚申年霜降后三日方也。经云：亢则害，承乃制。盖太过之亢制，犹不及之胜复也。本年金气太过，下半年应属承制之候，故火气感于风木，在泉之气以上浮而烁金。又值客气太阳之本寒在下，火不能降于釜底，此所以手足太阴之气俱衰，而戊土亦无所施其运用矣。金本强也，乃因木而反弱，是不得执五行分旺四时之说。盖生克之理，盛衰无常。衰而可补，盛而可泻，即为顺证。析理既明，自有拨乱反正之法在焉。宇宙在握，造化生心，在吾师固无难焉耳。

陈妻，廿五，产后血崩，头晕目昏。脉右虚大，左微沉。

〔案〕阴虚血热之证。又血统于脾，此脾经转输失度耳。

当归四钱　川芎一钱　黑豆皮二钱　忍冬花钱半　砂仁钱二，土炒　红花八分　青木香钱半　制首乌二钱　龟板四钱，醋炙　甘草钱半　大麦冬二钱　蛀小麦钱二　服八剂。（汤批：运气同前。前方从金制木，此方滋阴养火。以前证属木恃强，此证属土不职也。亢害承制，天地自然之机，而形体有强弱，脏腑有阴阳，又非可一概论矣。）

〔释〕此庚申年霜降后十日方也。月建戌土，天运少徵，客气太阳主事，戊土与己土相表里，太阳与太阴相配合，却因金齐火化之年，少徵之火不能生土，所以脾弱而不能统摄耳。

华氏，卅五，崩淋病后，阴虚发热，头运鼻衄，饮食不进。脉浮数。

〔案〕当此水令正旺之时，而木气太郁，柳眼梅梢何由而茁乎。但此证究以舒畅为主而长阴以生阳耳。盖阴不长，则阳不生。两仪乘除，极之乃发。

土槿皮三钱　沙参三钱　元参二钱　延胡索四钱　地骨皮三钱　青皮一钱　青蒿四钱　白苏子一钱，酒炒　赤石脂钱半，杵　茵陈二钱　升麻八分　诃子肉一钱　东丹一钱　苏木钱半　服六剂。

〔释〕此庚申年大寒前四日方也。土王用事之候，客气亦近来岁之太阴。本年在泉之气退位太早，水为土掩，木郁土中，阴土滞而阴水弱，则来年之寅木无

根。此全方之所以以疏土壮水为主也。夫滋降肺气以为生水之用，人皆知之，至于滋养水气以为生水之需，并用木味以预舒寅木之气，则更有深意存焉。盖本年为金强之岁，木气受克已久，来岁又为水弱之年，木之母气不盛，不预为养焉，其何能崛然兴起乎。

邹姓，十六，咳嗽吐血，时觉虚热，饮食减少，医治不效。脉寸沉关滞。（注：两寸不应，来年岁气也。）

〔案〕此总是木德不藏，土根未固耳。

制首乌三钱　鳖甲三钱　藕节六钱　红花炭一钱　枳壳钱半　抱木茯神三钱　芸香一钱　甘松一钱　广木香钱半　降香末一钱　赤芍钱半　花粉钱二　柏脂一钱　桃脂一钱　服八剂。

多用香味者，荣得香而开散耳。自记。

〔释〕此庚申年大寒后六日方也。以疏理月建之丑土为主，而以预培来岁之寅木为用。其用首乌者，滋木之源也。用茯神者，益土之源也。诸香属气而入脾，脾统血，血非气不行，故荣得香而散。凡此以酉年初气太阴交足耳。

卷 六

水 运 年

辛亥 厥阴司天 中运少羽 少阳在泉 土兼水化 左尺不应

初气大寒交主厥阴，客阳明 二气春分交主少阴，客太阳 三气小满交主少阳，客厥阴 四气大暑交主太阴，客少阴 五气春分交主阳明，客太阴 终气小雪交主太阳，客少阳

初运大寒交主太角，客少羽 二运春分后十三日交主少徵，客太角 三运芒种后十日交主太宫，客少徵 四运处暑后七日交主少商，客太宫 终运立冬后四日交主太羽，客少商

邓翁，六二，胸膈饱闷，嗳气不食。脉浮数而革。

〔**案**〕此胃土不顺之故。

云苓六钱 大熟地四钱 生白术二钱 竹茹三钱 神曲四钱 天花粉二钱 粉丹皮一钱 甘草一钱

〔**释**〕此辛亥年小满前二日方也。辛年客气逆行三度，节近小满，已交阳明。方用云茯、神曲、花粉固已，但土兼水化之年，水气本弱，不能制火，而气反上逆，方用熟地之阴降以治其本，用丹皮之辛寒以治其标。本年二黑流年，于统运之四绿为死气，故土木相持而不相合，此用竹茹、白术、甘草之意也。

凌氏，四十，胸腹绞痛欲绝，自言食穄屑饼过多，渴极饮水数碗，遂致此病。脉左寸钩，右关濡涩，两尺俱伏。

〔**案**〕运气之火与主令之金土相克而不相生，故有忤缴不安之象。宜和解而开散之，然亦须兼滑润清理之意。

丹皮四钱 生楂肉五钱 香薷三钱 香附米三钱 白薇一钱 红曲一钱 竹茹五钱 竹沥一钱 阴阳水煎服二剂。

〔**释**〕此处暑后二日方也。月建申金，主气太阴、客气少阴主事。火为土母，因为客感饮食之气所郁，郁火上冒，不能为釜底之用，故有未济之象。以卦义论之，即先天之否也。方用丹皮清散少阴炎上之火，而使之下济。山楂味酸，色赤，借木味以疏土，即用火性以生土也。白薇味苦而咸，苦者火而咸者水也，土兼水化之年，水气本弱，故用以启水天之精气，生升于火位而调剂之，兼以达阳明申金之气，而清散风邪也。竹沥取其寒滑，阴阳水取其和也。馀皆清理胃阳之品，人所易晓。

前药煎熟，已身僵口噤，心觉微温，勉用银簪撬口，缓缓灌之，至中夜将尽一剂，身动噤开。因再服一剂，狂惑不知人事如故。

肉苁蓉二钱 白芍五钱 丹皮五钱 鲜首乌二钱 楂肉四钱 枸杞子二钱 天门冬二钱 茯苓二钱 白鹅翎一钱 飞蛾一钱，去头翅 胆星四分 山栀一钱 青皮一钱 海蛤粉二钱 淡竹叶一钱 竹沥二钱 竹茹钱半 服八剂。

〔**释**〕少阴为客气，申金为月建，太

阴为主气。故以芍药、丹皮、楂肉为首重。茯蓉感马精而生，马为火畜，精为水阴，故禀少阴水火之气。枸杞冬熟而色红，是禀少阴之水气，而又兼君火之化者也。天冬禀寒水之气而上通于天，水气通天则天气下降。首乌苦涩，能养手少阴之血，而又能敛足少阴之精者也。凡此四味，皆因土兼水化之年，而用以滋水者也。飞鹅由湿热腐化而生，故用为火土相生之意，白鹅翎禀秋金清肃之气，能辟除狂惑，发扬胃气，而清浮游上越之邪也。茯苓、蛤粉去湿除逆，故用之以应庚金之气。胆星、山栀、二竹、青皮治病标之痰热，兼清少阳之相火，亦防其君、相同恶相济耳。

某氏，二五，妊娠头晕，恶寒呕逆，虚火上冲，不能饮食。脉寸数，关濡，尺细促。

〔案〕此水化未成之故。

天门冬三两　麦门冬三钱，去心　归尾三钱　归身二钱　广木香六分　大白芍一钱，酒炒　甘草八分　枳壳一钱　竹茹一钱　服五次。

〔释〕此辛亥年立夏后二日方也。经云：六气之用，各归不胜而为化。故太阴雨化施于太阳。本年水运不及，土来兼化，时值太阳间气，故太阴乘之。况客运太角甲木之火，更挟太阳之标热上烁辛金，是乌得不用金水之气以制之乎。方用天冬至三两之多，岂非卓识。佐以麦冬固已，而复臣以当归者，盖当归苦温，禀少阴水火之气，与太阳为有情之合，《易》所谓老夫得其女妻者也。用木香、白芍、甘草、枳壳疏理太阴，使不得阻太阳升降之道。更加竹茹以清太角，则相火下降，而既济之功成矣。

□姓，十九，颈生痰核。脉浮滑而濡，左尺伏。左尺不应岁气也。

朴硝一钱　皮硝一钱　极细飞面一钱　冰片四分　甘草一钱　木通一钱　丹参一钱　用甘草水浸全料一昼夜。服五剂愈。

〔释〕此立夏后七日方也。客气太阳主事。太阳之气本于水府，外行通体之皮毛，从胸膈而入于中土。今值土兼水化之年，法宜助水而泄土，二硝苦寒而咸，禀太阳寒水之气而消除结固留癖者也。冰片香窜，外走皮毛，能散辛金之郁。木通藤蔓空通，其性自上而下，自外而内，故为此疾佐使之味。飞面、丹参清降手少阴之浮火，因太阳之标热上合心经也。既用甘草入药，复用甘草水浸全料者，取其归于中土，使太阳与太阴相合耳。

丙辰　太阳司天　中运太羽　太阴在泉　水齐土化　左寸不应　天符

初气大寒交主厥阴，客少阳　二气春分交主少阴，客阳明　三气小满交主少阳，客太阳　四气大暑交主太阴，客厥阴　五气秋分交主阳明，客少阴　终气小雪交主太阳，客太阴

初运大寒交主太角，客太羽　二运春分后十三日交主少徵，客少角　三运芒种后十日交主太宫，客太徵　四运处暑后七日交主少商，客少宫　终运立冬后四日交主太羽，客太商

周姓，三一，久患嗽，喘，多汗。脉浮数而促。

〔释〕此金水相搏而不能涵也，补泻兼行可已。

旱莲草五两　益母草四两　黄柏二两　桑枝二两　白花百合一两　木香一两　桂枝六钱　黄芩一两　粉丹皮一两　枸杞子二两　枳壳两半　桔梗二两　白蒺藜二两　川芎一两　蜜丸。每服四钱。（汤批：证系金水相搏，而方用木香、枳壳者，水盛则土滞也。脾受水谷之气而上布于肺，脾滞则肺无所承受而金郁矣。土气既舒，则生金坦

水，不失其职，实为此证之枢纽，明眼人详之。）

〔释〕此丙辰年惊蛰前二日方也。丙年天气逆行三度，初气即属太阳，是症久患喘咳，阴虚火浮，又感太阳标热之气而增重，故重用旱莲益太阳之水，以制浮火。但水齐土化之年，土弱不能胜湿，故用益母、黄柏从水以清湿土。盖水在地中，河海皆为所振，凡治太阳之疾，必须兼理太阴也。太阳之气起于海底，故用桑枝、桂枝启水中之生阳，上交于肺。木香味辛、臭香，禀手足太阴之化，而散布太阳之气于天地四方者也。枸杞禀水气而益阳，枳壳利气除痰，而有疏通中土之用，中道既通，则金水相生，运行无阻矣。馀如丹皮、黄芩、蒺藜、百合诸味，无非清降标热，达土平木之意。桔梗、川芎禀金土之气化，而通解血气之郁者也。盖丙辰为天符执法之岁，太阳所在，惟宜和解。此方生克兼施，制化并用，其幽深元妙之理，须微会焉。

孔翁，五三，三阴疟，疾从前岁九月起，游衍逾岁。脉左寸伏，右寸浮滑，右关迟滞。（注：左寸不应岁气也。）

〔案〕水相荡而成沫，烟将尽而结灰，物理触处可通。此症盖游症也。然痰火犹逼而未解，用疏理不用攻伐，用化解不用武断也。

青蒿一钱　青木香一钱　青皮一钱　白蒺藜一钱　白茯苓一钱　白蔻仁一钱　天冬一钱　朴硝一钱　鳖甲一钱　黄芩一钱　车前子一钱　白苏子六分　白花百合二钱　鸡内金二钱　肉果一钱　服十剂。

〔释〕此丙辰年谷雨后三日方也。病起于卯年厥阴间气之候，延至辰年阳明客气之时。方内三青及鳖甲、黄芩以解厥阴之郁，用三白及鸡内金以疏阳明金土之滞，此皆治本之味也。天冬、朴硝、车前用癸化戊，以利湿而清热。苏子、百合因庚及辛，以润燥而降痰，此皆治标之味也。然水齐土化之年，土气终弱，故加肉果以益釜底之薪，则土气旺而金气平，木气达而水气利，三阴之郁，一时通解矣。

曹氏，廿六，便血屡年不愈。脉右寸数、左寸沉，两关无力。

〔案〕当用调脾滋血之味，服十馀剂可愈。

山萸肉二钱，旱莲汁炒　当归二钱，土炒　白芍一钱　桑枝二钱，蜜炙　血馀炭二钱　五倍子一钱　茯苓二钱，酒炒　青皮一钱　白术一钱　泽泻一钱　女贞子三钱　地骨皮三钱（汤批：概云调脾滋血，而方以萸肉为君者，以少阳木火之气将至，故先机而迎之也。大凡积弱之疾，非借天地之气，虽补难起。解得此秘，则运气乃为我用矣。至方内滋血之外，或敛、或降、或清，而绝无激动火气者，则亦未尝不防少阳也，观其以旱莲汁炒萸肉之意可见。）

〔释〕此小满前五日方也。客气逆行，小满应交少阳，不预防其焰而反借其气，以为长养之地，亦以屡年泄血之疾，木火素弱故也。而月建属丙，与年令之强水相比，自以利湿扶土，用太阴以制太阳为宜。方用旱莲、制山萸，佐以女贞，取水木相生之意。水既生木，自无浸土之患矣。用地骨皮、桑枝、泽泻清金降水，以除太阳之标热。用术、苓、归、芍以己化甲，青皮以甲合己。五倍、血馀以少阴和少阳，而兼以止血。此标本兼用法也。

某氏，三十，妊娠气虚，饮食减少。脉寸迟濡，关尺细涩。

〔案〕此疾惟宜养血、散血、凉血耳。

归尾五两，酒煮一炷香　川芎六钱　神曲一两　桑皮一两　山羊血一两　血馀炭一两　血竭一两　蕤仁一两　破故纸六钱　青木香五钱　用水四升，煮二升，分十停，食前温服。

〔释〕此夏至前三日方也。水齐土化之年，月建丁火为强水所制，则血虚而滞。方用酒煮当归为君，佐以血馀、神曲，借少阳之气以助丁火也。而少阳木气实为生火之源，故用川芎以宣之，蕤仁以滋之，破故纸以摄之，青木香以达之，则薪添釜底，而成火风、火雷之象矣。更加山羊血、血竭调和血分，以凉血而散血，用桑皮以泻强水而清辛金，则心舍宁静而精神长、饮食进矣。此所以胎前产后均无灾害也。

某姓，三十，病后湿热不清，精神疲倦，胯间时生结核。脉寸部浮缓，关尺俱濡。

〔案〕此气血不摄之故，宜滋息之。

金樱壳　肉苁容　土炒茯神　归身　血竭　金沸草　紫花地丁以上各一钱　海藻二钱　生地一钱　白鲜皮钱二　益母草钱半　川贝母二钱　服十剂。

〔释〕此霜降后四日方也。月建戊土，客气少阴主事。时当火土之令，应旺不旺，以本年水齐土化故也。方用金樱、苁蓉、生地滋足少阴之气，使真水内固，不随邪水以上浮，洵为治湿之长策。用茯神、归身益手少阴之气，使君火内充而湿邪外散，土有所养而生息无穷，此治湿之正轨也。更加金沸、贝母以清降之，地丁、益母以解散之，海藻、白鲜、血竭软坚散结、和血去湿，取为治标之用，则源流俱清，无复留滞矣。

张氏，廿四，半身麻木，右偏手足不能动作。脉两寸虚浮，左关缓，右关涩。

〔案〕此脾胃燥湿，两持其偏之故。

通草　木通　大麦冬　冬葵子　生地炭　香附　神曲　山茨菇　马兜铃　当归尾　半枝莲以上各五钱　上药同入瓷瓶内，井水煮一炷香，再加酒浸，开水和服。

〔释〕此丙辰年霜降后五日方也。月建戊土，天运少宫，正脾胃二土用事之时。乃水齐土化之年，己土浸而为泥，斯戊土失其滋养而过燥矣。幸有客气之少阴可以用为救药，故借手少阴之丁火以除湿，借足少阴之癸水以润燥。然究系水强土弱之年，自当以抑水疏土为先务，此用药之大旨也。兼用辛金之味，金为水母，金清而后水行，且与中运之丙相合而化也。

前药服毕，手足运动，但精神倦怠，白浊时下。

〔案〕此时金水二脏清浊尚未能摄也。

白花百合三钱　蜜炙霜桑叶二钱　牡蛎粉一钱　菟丝子三钱　白飞面一钱　通草二钱　杜仲二钱　川芎一钱，醋炒　蛤粉一钱　五味子一钱　五倍子一钱　茯神二钱　苍术一钱　服十剂。

〔释〕此冬至前三日方也。冬至子之半，前为阴子，后为阳子。阴子之母为庚金，阳子之母为辛金，宜兼顾为是。此时系在泉之太阴主事，而脉色却应脾肺二经，是为土不生金、金不生水之象。方用菟丝、茯神、飞面益水生土，以资其化源。而用百合、桑叶、五味、五倍、牡蛎、海蛤并醋炒川芎以清金而摄水。加用苍术、杜仲，益太商之力。阴阳俱到，太少不遗。复用通草清金去湿，以抑水而扶土，以应年令。于是水归其壑，土返其宅，而天气下交于地，水气上通于天矣。

岑氏，卅八，冷嗽痰饮，气急不眠。脉虚滑，左寸沉，右寸数。（注：左寸不应岁气也。）

〔案〕此痰系寒积而成。今气运适在戊己之分，故举发较重也。

肉苁蓉钱半　山茨菇三钱　砂仁一钱　红曲一钱　白花百合三钱　玉竹二钱　郁金钱半　茯苓二钱　石菖蒲二钱　降香末一钱

北沙参一钱　木瓜钱半　金石斛钱半　车前子钱半　胆星五分　服五剂。

〔释〕此丙辰年小寒日方也。月建丑土，客气系太阴在泉主事，戊己二土阴阳出入，本自相为表里，故用药之意亦觉显明易晓也。

辛酉　阳明司天　中运少羽　少阴在泉　土兼水化　两寸不应

初气大寒交主厥阴，客太阴　二气春分交主少阴，客少阳　三气小满交主少阳，客阳明　四气大暑交主太阴，客太阳　五气秋分交主阳明，客厥阴　终气小雪交主太阳，客少阴

初运大寒交主太角，客少羽　二运春分后十三日交主少徵，客太角　三运芒种后十日交主太宫，客少徵　四运处暑后七日交主少商，客太宫　终运立冬后四日交主太羽，客少商

宋姓，卅一，庚申冬季，忽患腹痛泄泻之疾，渐觉咳嗽多痰，延至二月，咳嗽不止，项强而肿，发热恶寒，头运身重。脉沉细无力，独右寸虚数。

〔案〕此感太阴之气而成。阴湿既重，阳气虽升而阴火飞越。盖清阳不升，故浊阴不降。但症形重大，药须紧服，早服二剂可也。

铁落四钱　煤灰二钱　金铃子二钱　马齿苋三钱　净银花二钱　沙参二钱　茶叶二钱　葛蔓根三钱　鲜茵陈蒿三钱　贝母三钱　鬼箭羽二钱　红花二钱　用白银小锭入药煎，竹沥三匙和。服二剂。

〔释〕此辛酉年春分前二日方也。土兼水化之年，支干总属阴金，且立春前雨泽久濡，阳土不旺，燥金无所施其力，故太阴反以强宾而夺主。然究因客气逆行，阳明司令，未致猖獗。令春分将近，少阳相火挟湿上升，故有寒热项肿之象。方用铁落、白银以镇木火之上炎为主，煤灰以除飞越之湿，金铃、鲜蒿以解少阳之郁。而阳明究系司天统令，故用马齿苋、葛梗以舒之，银花、沙参、茶叶清辛金以保肺气，卫矛、贝母散结解郁以除辛金之湿满，佐以红花、竹沥破瘀消肿、清痰利咽，为外症之引也。

后一日，项肿倍增。至中夜，咽内壅塞，气息阻隔，茶水难进。

〔案〕湿火上炎，木气拘挛，只是用古针法刺次指、中指去爪甲一韭叶许，其救急最捷。否则，权用吹药开路，再用金汁、金银露、浮小麦、鲜生地汁冲服，以治其标。吹药用：

大戟一钱　猪牙皂一钱　刺蒺藜一钱　原麝二分　没药二钱　皮硝一钱　见肿消二钱，焙干　海金沙一钱　辰砂三分　山茨菇一钱二分　如无见肿消，则当以野荸荠粉四钱代之，同为细末，频吹可也。（汤批：“至真要大论”曰：太阴之胜，喉痹项强。“缪刺篇”曰：邪客于手少阳之络，令人喉痹，刺手中指次指。邪客于足少阴之络，令人嗌痛，不可内食，刺足下中央之脉。此证由阴湿而起，本太阴也，近春分而见感少阳也。少阳与少阴为君臣，亦为夫妇，故兼及少阴。合而言之，太阴本也，少阳标也，少阳标中标也。然君主不宁，而百体解散，急则治其标，此之谓夫！）

〔释〕外治之药不过开郁解毒、散结除湿耳。其内服治标之药，金汁、银花露为解毒清凉之通剂，浮小麦、生地本少阴之味，而用以治相火之灼金者。盖心与肺本相联属，而足少阴之所生病，舌干咽肿。相火既动，君火随之，且少阳初动，难于直折，只得借少阴以和之耳。

又换方。

〔案〕毒气虽稍散，而真阳日光尚未透漏，总为阴火所遏耳。方宜养阴以归

元，散阳以泄气。

生鳖甲三钱　秦艽二钱　香附一钱，炒　制首乌二钱　人中白二钱，杵　黑豆皮钱半　独活钱半　防风八分　黑芝麻二钱，去油　红花一钱　白芷二钱　天花粉二钱　当归三钱　马兜铃一钱　肉果八分，面煨　百草霜一钱　梁上尘二钱　佛果金二版　服二剂。（汤批：大凡阴火之病，须补阴水以静之，故方内叠用滋阴之品。又肉果入太阴之分，能收火入里，而敛飞腾之焰。此二法实为立基固本之要诀。譬之用兵须争上流，形胜既得，迎刃而解矣。）

〔释〕此春分后一日方也。令值少阳相火，而用鳖甲、秦艽、香附滋木气而疏木郁，首乌、豆皮、芝麻滋木以养木者，木气不达，则火不归根，而逸出故也。又用煨肉果、百草霜以摄阴中之阳，薪安釜底，自不随邪火而上越矣。飞金、花粉、兜铃镇金气而清其浮热。当归、红花以少阴而和少阳，人中白、梁上尘一浮一沉，用以扫除上下之邪火。白芷、独活、防风则散阳以解湿郁之留滞耳。盖当土兼水化之年，太阴气胜，太阳之气不能灌溉于周身。譬如日光为云翳所掩，光辉黯淡，何能照耀于周天哉。医者须为拨云雾，见青天，使辛金能与丙火相合，然后水化成而生机转也。

服前方，脉象稍起，但觉心神恍惚，时若惊恐。

〔案〕此阴不归原，而阳失其度也。今可清肺散结矣。

归尾三钱　郁金一钱　金陀僧二钱，童便煅杵　朴硝二钱　白芷二钱　香附钱二，酒炒　辛夷仁钱二，去净皮毛　南星八分　砂仁壳一钱　甘菊二钱　银花二钱　车前子钱二，酒熏　陈皮一钱　白僵蚕一钱　甘草一钱　野菊根三钱　竹青屑五分　三剂，仍早晚两服。（汤批：案云清肺，而方内参用阳明之品者，以太阴与阳明相为表里也。）

〔释〕少阳乘少阴之位，相火夺君火之权，故以归尾、郁金靖少阴之气，使少阳不得而乱之也，加童便、煅陀僧以镇金气，朴硝之咸寒以清三焦之邪热，白芷、香附、砂仁壳、辛夷仁香燥辛散，以除上焦之湿郁，南星、陈皮清中土之痰湿，甘菊、野菊、银花、车前保肺清金，不使为相火所烁，僵蚕、竹青散相火逆结之痰，兼治咽肿。可谓内外俱彻者矣。然合观大意，总不外合丙辛以化水，以救年令之不及，用少阴和少阳，以平客气之太过，用金气克卯木，以防月建之助炎而□□□。

又换方。

〔案〕春木发早，湿火过炎。炎上之火本无定也，只宜以清金壮水为主耳。（注：谓去岁冬燠雨濡，春令早行也。）

抱木茯神三钱　明琥珀一钱，灯心研细　连翘三钱，淡盐水焙干　杜仲三钱，盐水炒　黑芝麻钱半　戎盐钱半　赤豆一钱　白药子钱半　黄药子一钱　胆矾一钱　珍珠八分　山茨菇三钱　天花粉三钱　朴硝三钱　砂仁一钱　川芎一钱　甘草八分　莲房一个　引用水菖蒲根，取自然汁四匙，生和服。加白马溺一大杯和入。盖马为乾金，溺则取其趋下之性。如无白马，可取大蚌一枚，少加盐矾入内，取生水和用。服三剂。

〔释〕此春分后五日方也。茯神、莲房、琥珀、连翘清手少阴之热，杜仲、戎盐滋少羽癸水之气，且软坚也。此皆所以为少阳之配者也。山茨菇、药子、菖蒲汁，以除痰而去湿，消肿而散淤。胆矾乃少阳本经之引，以之涌吐风痰、发散相火而解咽肿。珍珠、马溺、车前清金水之脏，花粉、朴硝兼除腑热，砂仁、川芎以散血气之郁滞。究其大意，仍不外前方之旨云尔。

又换方。

〔案〕前方尚少半剂之力，须用前方

再服半剂，后换用内外双解之法。

元参三钱 苦参二钱 牙硝二钱 黑料豆三钱，酒浸炒 山茨菇二钱 天花粉二钱 赤苓一钱 熟军二钱 皮硝一钱 乌贼骨一钱 银花二钱 山豆根二钱 茯神二钱 木通八分 泽泻八分 甘楝根皮一钱 衣鱼四分 蛇脱三分 服二剂。

〔释〕此为内外双解之剂，夫人而知之也，然必重用黑豆、元参以保少羽之气者，因水弱之年，恐为少阳所泄而难济耳。

又换方。

〔案〕有湿火上蒸，意欲外托而兼内治，故前用蛇脱等药以两枝其兵，所谓间道而出者也，犹有外不尽托而内不尽治之处。今却用刚柔并济法滋润其阴，方好还原。今之二枝异于前之二枝也。

龟板三钱，酒炙 地骨皮三钱，鲜者 桑皮二钱 菟丝子二钱，酒炒 贝母三钱 青黛三钱 山茨菇二钱 白苏子二钱 冬青子三钱 钩藤三钱，蜜炒 冬葵子三钱，杵 皮硝二钱 败酱四钱 刘寄奴二钱 马鞭草一钱，如无，以虾蟆草代之 甘草一钱 服二剂。

〔释〕前半多降火养阴之品，后半则兼解毒去湿，及外托散结之药矣。

又换方。

〔案〕此时内毒渐清，剩外毒未除耳，当用淮阴四面吹散楚军之法。然亦须连络彭军以为犄角。何则？前盖开壁令其逸出，今则收烬欲自完缮耳。宜再服前方二次，后用截然二枝军，一枝埋伏，一枝战也。

早服用：

炙龟板四钱 白芍二钱 首乌三钱 枸杞子三钱，炒 川芎二钱 当归身三钱 黄芩二钱 葛根粉二钱 贝母四钱 元参二钱

〔释〕此为埋伏之军，所以备不虞也。

晚服用：

土茯苓五钱 白茯苓四钱 川芎八分 海藻二钱 贝母二钱 皮硝二钱 刘寄奴三钱 镑犀角八分 硼砂钱半 琥珀八分，研细 苦菜根十个 金银箔廿张 陈小麦秆卅茎

以上二方俱用甘菊、银花煎汤代水。

〔释〕此为出战之卒，所以摧强敌也。

前方服至二日，项间脓溃肿消，诸症悉退，但觉体虚。

〔案〕此症原系伤寒实症，然当权其先后施治之法，不可率尔驱除，务要收火入内，散邪出外。治之无其法，一内伏即不可解矣。故欲其聚于一处，如秦将之坑卒者然。此其中惟权为难耳。今已顺流而下，大事就矣，以下无大难处，所谓一将守之有馀者也。

象皮四钱 猬皮四钱 金狗脊三钱 大白芍五钱 白茯苓三钱，土炒 丹参三钱 当归身二钱，土炒 龟板五钱 橘核三钱 制首乌三钱 引用银花藤、摩萝藤、茶钱连茎一个、小麦秆三十茎，日服一剂，服五帖。

〔释〕此春分后十三日方也。木火气盛，金水气衰，故方以扶金滋水为主。用二皮凉血生肌，兼扶司天之金气也。橘核，日华以治膀胱气痛、腰下冷气，是禀太阳之气而散寒湿结核者也。茯苓属辛，橘核属丙，此丙辛合化之理也。馀俱滋阴之品，而少阴为尤多。盖少阴君主既强，则少阳相臣自不能不退听耳。

月峰问辛酉二月时令治法。

〔案〕师曰：去冬阳气早泄，故阴舍不固，而木气拳拘耳。子知前方用铁落、生银之意乎？以其早动，则静镇之。去冬雨泽连濡，亦见阳水虚涵、阴金浮泛之象，宜早用铁落、铜青、石燕等药，所谓以金从金之意。外加木香、辛夷、青蒿、紫苏、葛根、枳壳、款冬、忍冬、韭子、金石斛，或加细辛、肉果，盖助阳而收肺气之汗漫者耳。或用马齿苋、虎耳草、车

前草、虾蟆草一二物为引，从湿以治湿也。外加土炒茯苓、川楝子、甘草节用为佐使，随症加减可也。至如细辛、石燕、铜青、肉果，皆非常用之药，须随症斟酌之。

袁氏，四十，腹中痞结，经脉不通，头目眩晕，上膈有痰，咽干心热，胁下时痛，阴虚潮热。脉沉涩，右寸虚浮。

〔**案**〕此由阴阳相舛错，而脉理失其滋息也。法宜守阴以助其下生之气，升阳以助其上升之势，乃成地天之泰耳。此调燮之在微渺者也。

炙黄芪二钱　钩藤钱半　桑白皮二钱　泽泻二钱　红花二钱　桑椹膏六钱　益母膏二钱　茯神二钱　紫花地丁一钱　女贞子四钱，酒炒一半，土炒一半　神曲二钱，土炒　厚朴二钱，姜汁炒　甘草一钱　枳壳一钱　制首乌三钱　苡仁三钱　木通一钱　上药服八九帖，加姜汁钱半，土炒种术二钱。再服四帖，加煨肉果一钱，石菖蒲一钱，木耳一钱，山茨菇一钱，又服三四帖可愈，愈后期年并可生子。

〔**释**〕此辛酉年夏至前六日方也。客气逆行三步，正值太阴主事。用黄芪、桑皮及益母膏，皆手足太阴药也。既用心经之味以生之，肝经之味以疏之，而又用肾经之味以滋之者，欲使水土有相垣之势，金水有相滋之用也。况水运不及，土来兼化，非清金何能生水，非滋木何能疏土哉。凡此百孔千疮之症，皆不宜拘定陈法，顾此失彼。看此方补泻兼施，温凉互用，学者须熟读《金匮》及《准绳》诸篇，庶可窥其一二也。

徐氏，廿五，是年春，因丧子悲恚，遂致经脉不行，呕哕眩运，腰疼胁胀，饮食日少，形徒骨立。脉郁涩而濡，两寸沉。

香薷二钱　香附钱半，酒炙　石菖蒲钱半　法半夏一钱　枳壳一钱　青皮八分　黑芝麻钱半　云母粉八分　秦艽一钱，酒微炒　女贞子钱半，米饮炒　川芎钱半　服八剂。

〔**释**〕此辛酉年夏至后三日方也。天运少徵，客气逆行，太阴主事，故以菖蒲、川芎开心经之郁，馀皆滋水克土，以疏太阴而扶中运之不及者耳。　云母者，云之母也，其性益气而升阳。盖云本由地中之湿气而生，故云母为土中升散湿气之味，列于《本经》上品，为服食养生之药，方书亦有云母丸及服食诸法，后人不能格物穷理，故入方甚少。附注于此，以备参考。王灵山记。

又换方。

〔**案**〕此有肝经郁火，而此时宜先利其气，亦本古人五苓、五香之意，而活用之耳。

土香薷三钱　老松节一钱　茯神三钱　苏梗二钱　白茯苓三钱　赤茯苓钱半　枳壳钱半　赤芍二钱　木瓜钱二　泽泻二钱　归身六钱，酒炒服十剂。

〔**释**〕此大暑后四日方也。天运少徵，客气换交太阳。太阳为寒水之腑，故用松节、茯苓、泽泻去湿邪以清水腑。苏梗，其叶朝挺暮垂，禀太阳晦明之气，天气下降，其用为下气杀谷，故以为利气之向导。脾为气母，又为血之统领，故用归、芍以调之，太阴与太阳本相配也。青蒿得先春之令最早，理属少阳，《易》曰：震一索而得男，故谓之长男，盖太阳、太阴之所生也。考律书黄钟生林钟，林钟生太簇之义可知矣。大凡肝经有郁，则心气不旺，故重用酒炒当归以助少阴之气，而复用少阳之木味以配之，则生生不息之机由是启矣。合观二方，俱不外疏土去湿之意者，以土兼水化之年令宜然也。

服前二方，经脉稍通，饮食渐进，但形体未复，精神欠爽。

〔**案**〕水旺之时，木气自润，但恐水不归垣，转致泛涨耳。

茯苓块三两　茯神三两　猪苓三两　土茯苓一两　赤苓一两　桑白皮三两　黄柏三两，盐水炒　砂仁二两　泽泻二两　海桐皮二两　苏木二两　炙甘草四两　甘菊花一两

加左金丸一两，杵碎和入，上药研末，蜜丸，橘皮汤下。

〔**释**〕此立冬后四日方也。中运虽嫌水弱，而主气阳明，月建当亥，子母相生，可以转弱为强，故不忧水之不足，而第忧土之兼水而转伤于湿也。方用五苓为主，重用炙草为土分之向导。却用黄柏、左金，聊为在泉之少阴去其逆，所以专其生土之用也。然此症究以调经为主，使无海桐、苏木为疏土行水之具，不特筑版无资，堤防难就，亦且不归血分而宽泛无著矣。至于桑皮、甘菊，则又因烁金之客气而旁及者也。

孔姓，卅四，耳暴聋。

〔**案**〕此盖窍于肾而系于肝者也。宗气不能随卫气以转输，故有此疾。虽非要紧关头，却由水脏卑下之地，速济为难耳。可用丸治之。

巨胜子二两　马兜铃一两　金狗脊一两　乳香一两　骨碎补二两　云母粉两二　橘红一两　砂仁二两　秦艽二两，酒炒　菟丝子两半　枸杞子两半

用青荷梗蒂十两煎汤，和蜜炼为丸，更加雷丸七钱，盖取其得雷鸣发动之气而生者也。平时服藕最妙，盖水之精而通窍于上者也。

〔**释**〕此辛酉年大暑后四日方也。土兼水化之年，客气太阳为土所阻，此所以天地否塞而关窍不通也。方用云母、雷丸所以升地气，兜铃、枸杞以降天气。而又用秦艽之纹理旋转，以为阴阳出入之枢机。盖天气左旋而右转，地气右旋而左转，左右者，阴阳之道路。秦艽禀天地运行之气，更用酒炒以引入心经。复佐以菟丝、荷蒂，借少徵之运以通心窍，使水火济而地天泰耳。至于用滋肾之味以助水运之不及，则理之易晓者矣。

邹姓，十七，咳嗽、吐血、发热不已。脉象虚大。

〔**案**〕从来脾经易收而易泄。以位居中央，为上天下泽之所交气耳。此症宜摄土而滋水。盖水弱则易于浮荡，水荡则土垣难固，土垣溃则水更易涸矣，此理可推也。

黄芩二钱　丹皮二钱　地骨皮二钱　枸杞子二钱　青木香二钱　白薇二钱　白及一钱　侧柏叶一钱　红曲二钱，土炒　甘草节八分　老松节一钱　当归三钱　炒栀八分　木瓜八分　摩萝藤三钱　青荷茎五钱　阴阳水煎，服六剂。

〔**释**〕此辛酉年芒种后十二日方也。客气逆行，应属太阴主事，而阳明实为司天之气，故用黄芩、地骨、归身、白及以理手足太阴，而又用白薇、红曲以理阳明也。然土兼水化之年，水气本弱，故用松节、枸杞、摩萝以滋水而疏土，又用荷茎、柏叶、丹皮、炒栀清少徵之热者，因月建也。至用木瓜、木香、草节、亦以疏理湿土，使不得阻金水相生之路耳。

吉姓，十九，素患咳嗽吐血，忽染重疟。脉寸口洪大，关软，尺弱。（注：岁气以两寸不应为常，兹见洪大，火上越故也。）

〔**案**〕此阴土有亏，故浮游其气而不与营相调耳。《易》所谓二女同居，其志不同行者也。宜用以阳求阴之法。（注：《易》睽卦象词云：火动而上，泽动而下也。盖离为中女，兑为少女，故曰二女也。言此症火气浮越，金气下陷，而两寸反见洪大，有睽孤之象也。）

肉豆蔻钱六分，半生半面煨　生姜三钱，半生半煨　苍术二钱，半生半米泔炒　甘草一钱　厚朴钱二分，半姜汁炒，半生　缩砂仁钱二分，半土炒，半生　广木香钱半，半面煨，半生　陈佛手一钱　陈莱菔子钱二分　炒降香末一钱　橘红二钱　苏梗一钱　土蒿叶八分　服四剂。（汤批：脾经多气而多血，脾土有亏，则气不归血，气浮而血陷，阴阳相舛矣。方用理脾之味，半熟半生，一以求诸阳，一以求诸阴也。用药之妙，不可方物。）

〔释〕此辛酉年霜降前一日方也。阳土与阴土相流行，亦相对待，一盛则一衰。今月建戌土，天运太宫，阳土盛而阴土愈衰矣。脾为气母，气即火也；脾统血，血即水也。今土气既虚，故火动而上，泽动而下，睽象见焉。又值客气风木煽动，阴火上越，湿热薰蒸，濡滞莫解。故用理中之意，使火气归源于釜底，则土气有根而运行有力，此用药之大义也。盖阳位乎天，阴位乎地，阳性升，阴性沉，安阳于阴位，而后阴气得所依附而滋长，此之谓以阳求阴。总以土亏之疾不宜直用克伐，惟有扶阳燥土，以培其根耳。

疟愈半月，虚热复发，吐血。

〔案〕此亢阳外越，真阴失守，故心气一炽而金水不下济也。此时仍可降阳而伏阴耳。

伏龙肝三钱　倒挂尘一钱　降香二钱　松脂二钱　槐实钱二　马兜铃钱二　地榆钱二　胡桃肉二钱　益智仁钱半　归身一钱　干首乌二钱　甘草三钱，炙　黄柏三钱，盐水炒　肥牛膝一钱　可服十数剂。

〔释〕此小雪日方也。少阴君火在泉，而用药从足少阴为多者，以病由真阴失守，故用从治之法，引火归原，以熄少阴之焰也。盖土兼水化之年，水弱则真阳无所依恋，故治之者，必欲以剥之上九，降而为复之初九，乃克顺孟冬收藏之令。更加清降辛金之味者，肺为心舍，且防阴火之上越也。然非水上火下，终不能成既济之象，故复用黄柏、地榆、槐实以治其标，方得如针芥之投耳。

洪氏，卅三，卒然昏倒，四支厥逆，良久始有气息。脉细数，尺更微。

〔案〕夏病于血者，冬必病心气，以节宣相失之故耳。况此时一阳起于重阴之下，阳为气母，母郁则子亦郁耳。但此时不可峻补，恐涩滞其从出之路也，此时只可用升阳守阴之法。　阳者，命门之真火也，真火郁则心火不守，而土气亦郁矣。升阳者，扶助命门之阳气；守阴者，降伏少阴之君火也。祝道山注。

肉豆蔻八分，面包煨　辛夷心一钱，去外皮毛　延胡索二钱，醋微炒　白归身四钱　川芎钱半　龟板五钱，杵　广木香钱半　砂仁一钱　制首乌四钱　炒山栀一钱　香附一钱，醋炒　朱砂三分　黄连四分　大白芍钱半，土炒　粉甘草八分　服四剂，加黄芪四钱，再服四剂。（汤批：不识运气之理，必疑此症为中风矣。勘破一阳不升之故，以扶阳而滋养少阴，以安在泉之气，看来似不对症，而恰丝丝入扣，非粗工所能问津。）

〔释〕此辛酉年冬至后九日方也。在泉之少阴主事，故用龟板、辰砂、当归、黄连、炒栀靖君火而益心气。然而冬至节后，一阳初生，此月令阴阳之卦气也，阳气伏于土中，故用肉果、砂仁、木香以助一阳之气。真阳从水中而生，故用黑豆、首乌以滋水中之阳。病本由于血分，而病标见于气分，故用延胡、香附、川芎、归、芍以理血中之气。又肺为主气之官，气逆之症，安能舍此，但当补泻两难之际，惟宜清轻之味以平之，故只用辛夷仁钱许以为开散耳。辛者阴金也，夷者平也，律有夷，则卦有明，夷先圣命名，具有至理，详《本经》下气之文可悟，何得专指为胃土之药耶。

水运年续编

丙寅 少阳司天 中运太羽 厥阴在泉 水齐土化 右寸不应

初气大寒交主厥阴，客少阴 二气春分交主少阴，客太阴 三气小满交主少阳，客少阳 四气大暑交主太阴，客阳明 五气秋分交主阳明，客太阳 终气小雪交主太阳，客厥阴

初运大寒交主太角，客太羽 二运春分后十三日交主少徵，客少角 三运芒种后十日交主太宫，客太徵 四运处暑后七日交主少商，客少宫 终运立冬后四日交主太羽，客太商

宋妻，四十，头运腰疼，足筋牵掣，麻木无力，月事短少，不孕。脉两关虚数无力。

〔案〕莲峰李子曰：此肝肾血分虚燥生风之象，宜缓调之。

马齿苋两半 肥牛膝一两 松脂一两，酒煮 鳖甲二两，醋炙 女贞子三两 五加皮二两 秦艽两半 当归二两 钩藤四两，猪油浸炙 独活两半，制同上 猪蹄筋二两，酒炙 石斛三两 熟地、苡仁、玉竹浓煎为丸，每服五钱。

〔释〕此丙寅年惊蛰日方也。肝肾二脏久虚，又因水齐土化之年，故壬水强而癸水无气，乙木失滋养之源，客气复逆行，少阳甲木盛而乙木感阳热而生风。故方用胜湿之味，以制太过之水；用敛抑之味，以平少阳之焰；用滋阴扶木之味，以滋乙木之源，而祛其虚风也。

又换方

〔案〕莲峰子曰：木燥水亏之疾，而此时尤以滋水为要。

鲜旱莲草四钱 大麦冬二钱，用辰砂二分，同杵 丹皮二钱 冬葵子一钱 冬青子二钱 郁金钱半 云苓钱半 肥牛膝一钱 杜仲二钱，盐水炒 木瓜一钱，不见铁

〔释〕此小满后二日方也。本年中运虽属强水，而水亏之人真水不能依附而起，而邪水反因之而盛。木必得真水而后润，今值少阳主气之月，客运复属少角，客气又逆行于少阴之分，木火之气过盛，木愈燥，觉水愈亏耳。方用清降金水之意，祛湿邪即以扶真水，所以养木而兼以平木也。

又换方。

肥玉竹三两 泽泻二两，盐水炒 花粉一两 柴胡八钱，醋炒 石决明二两 天冬三两，盐水洗炒 郁金两半 丹皮两半 炙鳖甲三两 杜仲四两，盐水焙干 水红根一两 制首乌、黑芝麻煎汤泛丸。

〔释〕此处暑后七日方也。主气太阴，客气属阳明燥金主事。庚金为乙木之官，木病之人，当水盛之年，又值湿土之会，土湿则木无所附，更兼燥金之气克之，木安能支乎。方用清理阳明之味，以平金燥，又用土中去湿之味，以制中运，然癸火实为乙木之源，又不可以不养，故补与泻并行不悖焉。

又换方。

〔案〕莲峰子曰：疾将愈矣，惟在调养得宜而已。

女贞子三两 川续断二两 独活一两，酒炒 苏木一两，醋炒 龙眼肉一两 甘菊花三两 归身一两 钩藤三两 炙甘草两半 肥牛膝一两，酒炒 白芍二两，醋焙 柴胡八钱，醋焙 嫩桑枝 金银藤煎汤泛丸。

〔释〕此小雪日方也。主气太阳，客气厥阴主事，水亏木燥之人，正可借天地之气以为滋养之源矣。方只用独活以理太阳，而太阳之标热合于心经，水盛之年，心火每虞其不足，故用酒炒独活，即佐以龙眼、当归以助心气，馀则滋养阴木之品

耳。

妊娠三月，腹胀恶阻，气息不舒，饮食减少。

〔**案**〕莲峰子曰：此宜理气，不须补气也。

陈香橼六分，炒　白蔻仁六分　当归钱二　白芍钱二　砂仁壳一钱　五加皮钱二　黄芩一钱，酒焙　血竭五分，酒炒　百草霜八分　法半夏一钱　防风八分，土炒　紫苏八分　陈皮一钱

〔**释**〕此大寒后二日方也。节过大寒，当属次年太阴初气主事。脾为气母，气之不舒，土不垣水也，故方中多用燥湿醒脾之味。曰不须补气者，次年丁卯系金兼木化之岁，补气则金强而木愈弱，木愈弱则愈不能疏土矣。

吴女，十六，疟疾间发，头重体倦，身热无寒，不能馀食。脉虚大而濡。

〔**案**〕灵山王子曰：此少阴之火不能生土，以致输转不灵，而少阳起而夺之也。

面神曲三钱　夏枯草二钱　白芍一钱　甘草钱半　天南星八分　陈枳壳一钱　黄柏钱半，盐水炒　阿魏一钱　大麦冬三钱，朱砂同杵　青蒿二钱　稻叶三钱　荷叶三钱

此丙寅年芒种后一日方也。客气逆行少阴，而主气复属少阳。火气既盛，宜乎能生土矣，奈水齐土化之年，一遇阳火熏蒸，遂成湿热。况少阳并入司天之气，而间气之少阴不足以胜之，此少阴所以不能施其生化之用，以致湿土滞不灵也。方用神曲为君，加以麦冬、朱砂以助离火中虚之气，佐以清理少阳、降火除湿之品，更兼夏枯、白芍以和之，阿魏、枳壳以通之，度几甲己合而土化可成焉。

又换方。

茶石斛三钱　砂仁钱二，土炒　苍术钱半　黄柏一钱五分　夏枯草二钱　楂肉钱半　丹参钱半　牡丹皮一钱　侧柏叶一钱　藿香钱半　南星六分　白茯苓一钱　百草霜一钱　香附一钱　天冬二钱　面神曲三钱　木香一钱　稻叶三钱

〔**释**〕前方用青蒿、荷叶，借甲木之气以化土而克水，此方用石斛为君，佐以天冬、黄柏、丹皮、柏叶，借金水之气以平木火。或借主气治中运，或借中运治主气，无非因时之妙用而已。

后二日换方。

桑白皮二钱　香附二钱，酒炒　郁金钱半，酒炒　山楂肉二钱　青木香钱半　云母一钱　薤白三钱　香薷钱半，酒炒　益母草二钱　厚朴八分　芸香钱二　淡竹叶一钱　没药八分　鲜蔓菁子二钱

〔**释**〕土化既成，则水气平而致湿之源清。少阳既顺，则相火解而蒸热之焰熄。而下流壅滞尚未全通，斯不得不责之输转之官矣，故此方多主戊土以为治标之法。

汪子，四岁，时疫发斑，昏晕，多汗，数日不解。

〔**案**〕莲峰李子曰：中运水气过强，遂有上凌丁火之势，此时丁火主月，未免相持不下而相争不已。汗为心液，汗多而昏者，心气不胜也。此等移步换形之证，又不可拘定成局。亦或有郁久发暴，子复母雠之变，治之者须临时详察，善为转换，方无胶柱之失。今只解其相争之势，使丁火差堪自主耳。

石菖蒲一钱　柴胡八分　青皮七分　大青根二钱　蔓菁子钱二　丹皮一钱　桔梗一钱　人中黄钱二　百草霜一钱　通草五分　竹沥五匙　东丹一钱　灯心、竹叶为引。

〔**释**〕此丙寅年夏至后三日方也。客气逆行少阴，又兼月建并合，似乎丁火不致少力。奈中运水气过强，与丁火两不相下，故见证如此。方用东丹以镇压水气，

更加通草以清利之，则水气平而纷争可解矣。然主气之少阳，又为病标之所在，亦不可以不理也，故用柴胡、大青、蔓菁、青皮以清降之而已。

桂子，半岁，素患胎热，大肠秘结，头热烦躁。

〔**案**〕道山祝子曰：燥土司月，合于太阳之标热，故旧有胎热者，感之而将动也。然当将动之时，却不宜过用遏抑，只用古猪肤汤之意，清润脏腑，以防未然耳。

猪肤薄皮三钱　芦根三钱　血馀炭二钱　天冬二钱　黑白芝麻各二钱　木芙蓉叶一钱　香椿树叶一钱

〔**释**〕此丙寅年霜降前五日方也。中运水盛之年，客气太阳之令，患热病者，宜得平气，奈主气之阳明并入月建之戊土，又兼天气过于干旱，故胎火感之而欲动也。方用滋润大肠宜矣，又兼用血馀、芙蓉叶者，太阳之标热合于心经也。

包女，十八，初起似疟，胸膈胀满，寒热往来，呕逆不食。十馀日后纯热无汗，干哕，热厥，昏不知人，医用柴胡汤、龙胆泻肝汤、黄连橘皮竹茹汤及一切寒凉峻下之药俱不效。脉数大离经。

〔**案**〕道山祝子曰：此证邪气炽盛，而真阴不足以御之。盖阳明之燥火灼于肝肺二经，肝气燥则火势愈炽，肺气燥则津液枯竭矣。此时非急滋津液，不能救标热之剧也。

牛蒡子二钱　朱砂一钱　防己钱二　金沸草一钱　白僵蚕一钱　广三七五分　新会皮一钱　飞面八分　金银藤三钱　百草霜一钱　大青叶二钱　橘叶一钱　甘菊蕊叶二两捣汁和服。

〔**释**〕此丙寅年霜降日方也。病起于客气之太阳，奈医不知时，未能清解，致太阳之标热合于主气之阳明，遂成燥热，燥热不已，蔓延肝肺，以致津液枯竭，此时急救津液，只得随其势而利导之耳。然太阳实为致病之由，故仍用锅墨以治太阳之寒，用防己治太阳之水。又用朱砂、飞面者，太阳之标热合于心经也。用僵蚕、三七者，厥阴风木通主在泉之气，而此疾复多厥阴之见证也。

又换方。

〔**案**〕台山何子曰：今乃邪气未清之故，当以清散太阳之里热为要。

旱莲草三钱　赤茯苓钱二　通草六分　郁金三钱　蘘荷根钱二　薏苡根一钱　桔梗二钱　砂仁一钱　地骨皮二钱　贝母二钱　陈皮一钱　楂肉一钱五分　白芍一钱

〔**释**〕此霜降后十日方也。用旱莲、赤苓、通草、蘘荷以清小肠、膀胱之热固已，更兼以清理肺胃之味者，病机在于燥金，燥金顺而后湿金乃得复生水之度也。

周姓，廿二，从春间患湿癣，遍身瘙痒，初秋患疟，医用散剂数帖未效，改用补剂，变为呕逆恶心，痰结胸膈，不思饮食。脉象迟濡。

〔**案**〕灵山王子曰：此由中运水强，前令司天之气未达，故木气郁于土中，而戊己二土不相和而相忤也。

麦芽三钱　桃仁钱半，去皮　石菖蒲钱半　五加皮二钱　香附三钱　花椒一钱　砂仁钱半　紫花地丁钱半　防风钱半　木香钱半，面煨　白芥子二钱

〔**释**〕此秋分后八日方也。客气太阳主事，寒水之气与中运相比，故在泉之阴木飘泊无依，木浸于水而不能疏土，此己土之所以湿也。司天之少阳未达，阳木郁于戊土之中，又逢阳明主所之时，此戊土之所以燥也。湿郁成痰，又为燥火所煎，沉痼坚结，实难开解，方内利气行痰，人所共晓，惟用辛散以行水，用酸温以达

木，非明于运气者不能。

又换方。

砂仁二钱　吴茱萸六分，泡　石菖蒲钱二　附子一钱制　葛根钱半　破故纸八分，盐水炒　韭子八分　香附二钱　胡桃肉二钱，杵　马勃一钱　鹤虱八分

〔释〕此寒露前一日方也。水土之病，木为枢纽，故用韭子、故纸以扶阳木，用吴萸、胡桃以温阴木。然究其致病之由，其过在水而不在土。盖水齐土化之年，土之湿实由水之泛，使专用扶木克土之法，恐土愈弱而愈不能垣水，故用扶木益火之法，以生土而疏土，而更清理阳明，借其输转之力，以升清而降浊，中权扼要，最为得力，后则迎刃而解矣。

又换方。

香草二钱　转轮木一钱　白僵蚕钱半　砂仁钱半　椒红八分，炒　代赭石钱半　白茯苓二钱　石斛三钱　厚朴一钱，姜汁炒　石菖蒲钱半

〔释〕此寒露后六日方也。前二方俱以扶木益火为主，以利气行痰为辅。而此方直以醒脾为主者，盖客气属于太阳，扶土制水，所以抑中运之太过也。然扶土之中，未尝不兼达木之意，如僵蚕、赭石者是也。

又换方

郁金一钱　韭菜汁一钱　僵蚕钱半　山茨菇钱二　橘皮钱二　茜草根八分　红曲钱二　白蔻仁一钱　鹤虱八分　当归钱二　藿香一钱　芸香一钱

〔释〕此霜降前七日方也。阳明为月建之主气，而又为病标之所在，故于病源将澈之时，重理阳明，使转输复其故度，则胃口开而饮食可进矣。合观四方，先本后标，不急急于近功小效，乃能开痼癖而起沉疴。可知临大证如临大敌，必先自整齐步伍，弥缝周密，而后不为敌所乘也。

茅姓，廿五，从童时伤力吐血，医治未得全愈，每逢举发则干咳，腰疼筋骨疼，面赤身热。脉象虚大。

〔案〕台山何子曰：此阳衰而真水不能生木也。

肉苁蓉一钱　黑豆皮二钱　甘草一钱　钩藤二钱　女贞子三钱　水红子一钱　红曲钱半，炒黑　当归一钱　黑山栀一钱　韭菜根一钱

〔释〕此丙寅年大雪日方也。中运水强之岁，又值寒水主令之月，宜乎水弱者可以无恙。岂知水为阴邪，非真阳充实者不足以御之，真阳不充，则水气愈寒，而乏煦妪滋生之趣矣。方用滋水培阳之味，使厥阴在泉之气得所滋养，而木自畅茂也。

又换方。

桔梗三钱　丹皮钱半　白僵蚕一钱　甜杏仁二钱半　丹参钱半　鳖甲三钱，酒炙　焦楂肉二钱　石决明钱半　东丹一钱　青黛八分　小蓟根钱二　忍冬藤二钱

〔释〕此冬至前五日方也。此则厥阴风木之味为多。前方用肉苁蓉，此方用焦楂，同一潜阳之意也。大凡外象虚热之症，总要引火归源，上抑之而下摄之，则用力少而成功多矣。吾师诸徒用药之法，何尝不从古方中脱化而出，但适乎时宜，称乎病势，周密圆到，为足贵耳。

赵姓，廿七，素有项强之疾，偶感风寒则恶寒、项肿，屡治不痊。

〔案〕药田顾子曰：此风痰滞于上膈之膜也。痰不除，疾何能愈乎。

厚朴一两　石菖蒲五钱　桔梗一两　化橘红一两　丹参一两　山茨菇六钱　皮硝五钱　明雄黄五钱　贝母一两　广藿香一两　当归一两　白僵蚕一两　竹茹三两　煎汤加生姜汁一杯，泛丸。

〔释〕此丙寅年小寒日方也。本年水

齐土化，固宜助土以克水，而厥阴在泉之气尚未退令，故方于利气散结之中，仍用明雄、僵蚕以清风木。盖丸为久服之剂，数日后即近大寒，又有次年主气之厥阴与客气之太阴相承而至也。

刘妇，卅七，胸腹疼痛则吐泻不止，气闷欲绝。脉象沉结。

〔**案**〕云图李子曰：此乃金土不清之疾，只以和解为宜。

花粉二钱　陈佛手八分　陈笋衣一钱　楂肉钱半　丹参钱半　山茨菇八分　黑山栀钱半　茯神钱半　东丹一钱　陈仓米一钱　伏龙肝一块　甘草八分　陈莱菔菜二钱半

〔**释**〕此丙寅年冬至后一日方也。是年客运终于太商，太商属阳金，故有金土不清之疾。方用清理金土固已，而扶助火土以制中运之强水，镇靖风木以平客气之厥阴，固亦未尝或疏焉。

又换方。

〔**案**〕夕山张子曰：气交之分，水气转动，故每为君火之患。盖火不下降，则不能生土而反上逆耳。

寒食面二钱　丹参二钱　东丹一钱　鸡内金一钱　五加皮一钱　茯神二钱　郁金一钱　云母粉一钱　忍冬藤二钱，酒炒　甘松一钱

〔**释**〕此小寒前四日方也。气交之说，经有二义，在运气为三气、四气之交，在人身为天枢之交。证本脾胃之疾，故原案气交之分，亦主脾胃而言之也。安气交之位，而降君火以生土，用方之大意尽矣。

又换方。

〔**案**〕云图子曰：火不生土，土不胜湿之疾，非真实证也。然有难于补泻偏重者，宜且用煎剂，相势而治之。即有症瘕，亦俟另日定丸可也。

藿香二钱　当归钱二　荔枝核一钱　化橘红一钱　橘核一钱　枳壳一钱　石菖蒲一钱　白蒺藜一钱　木通一钱　降香一钱　梁上尘一钱　百草霜一钱　南星八分　陈仓米一钱

〔**释**〕此小寒后六日方也。节近大寒，将交次年主气之厥阴，客气之太阴，而本年之中运犹未退令，故仍以扶火生土为主。至方中参入荔枝、橘核，何尝不兼治症瘕哉。

又换方。

〔**案**〕云图子曰：今再用扶土开郁之剂，待将痊而作丸可也。

广藿香钱半　白云苓钱半　独活一钱　芸香八分　扁豆皮一钱，炒　明雄黄八分　当归钱半　红曲钱半　荔枝核钱半　诸葛菜钱二　川椒六分　猬皮钱半，炙焦　栗子一枚，烧存性

〔**释**〕此大寒后一日方也。方仍前意，但初气之太阴既交，则醒脾之味较多耳。

又换方。

莪术四钱，猪膜包煨　苍术八钱　於白术八钱　首乌一两　三棱三钱，面煨存性　黄精八钱，炙焦　夜明砂六钱　芸香八钱　焦楂肉一两　陈皮一两　天目笋一两　砂仁一两　郁金五钱　紫菜煎汤泛丸。

〔**释**〕此大寒后五日方也。此时丙年中运已退，而次年客运少角、主气厥阴、客气太阴俱已交到，故用药多土木二脏之味。盖次年丁卯，系金兼木化，虽主气天运暂相扶持，究难免于木弱之病，故以培养木气为主。首乌所以滋木之母，苍术所以达木之气，楂肉所以益木之力也。用紫菜作汤泛丸者，不但咸能软坚，抑亦水能生木之意也。至三棱、莪术以去瘀而破癥，白术、黄精以补气而行血，犹其浅而见者耳。按丙年水齐土化，而下元甲子七赤统运，流年五黄生统运为失气，故土脏之病最多，以前各方扶火培土确有至理，学者当合运气、元运而通观之也。

王肯堂医学学术思想研究

陆　拯

王肯堂医学学术思想研究

一、生平简介

王肯堂，字宇泰，一字损仲，又字损庵，号念西居士，又号郁冈斋主。明代金坛（今江苏省金坛县）人。生于明嘉靖二十八年己酉（1549年），卒于明万历四十一年癸丑（1613年），享年65岁。

王肯堂为王樵之子，出身于官宦之家。王樵，字明远，明嘉靖进士，历任刑部员外郎、右都御史等职，卒赠太子少保，谥恭简，在《明史》中有传。但与其子肯堂主张不同，他专重举子业，倡政事，曾以行医妨碍举业，禁止肯堂行医治病，而肯堂则不同，故在《杂病证治准绳·序》中说："余髫始燥，则闻长老道说范文正公未达时祷于神，以不得为良相，愿为良医，因叹古君子之存心济物，如此其切也。当是颛蒙无所知顾，读岐黄家言，辄心开意解。"对医学十分重视，明白治病救民的重要性。

肯堂青少年时其母生病，见当时医生水平低劣，于是发愤习医，故在《杂病证治准绳·序》中又说："嘉靖丙寅母病阽危，常润名医，延致殆遍，言人人殊，罕得要领，心甚陋之，于是锐意学医。"肯堂于嘉靖四十五年丙寅（1566年）开始发奋学习医学，是年18岁；万历七年己卯（1579年），31岁，中举人；万历十七年己丑（1589年），41岁，中进士，从此步入宦途，选庶吉士，授检讨，博览群书，颇有名声。万历二十年壬辰（1592年），44岁，时值日本侵略朝鲜，带兵首领秀吉平扬言出兵中国。明朝大司马仓惶招兵买马，但不予训练。肯堂讥其无能，乃疏陈十议，愿辞去本职，假御史名义练兵海上。不料受到"浮躁从事"的批评，于是愤而称病，辞官归里从事医疗活动。万历三十四年丙午（1606年），58岁，吏部待郎杨时乔保荐，补南京行人司副。万历四十年壬子（1612年），64岁，改迁福建布政司右参政。万历四十一年癸丑（1613年）得允告老回乡金坛，不幸即病，于是年八月初八逝世。肯堂虽为官多年，但大部分时间从事医学活动，既重视文献整理研究，编纂书籍，又重视临床实践，不断总结经验，正如《明史》所说："肯堂好读书，尤精于医"。

二、著作概况

王肯堂自撰著作颇多，而题名为王肯堂所著者更多，有些是托名的，有些是改写删补的，有些以讹传误的，自撰个人医学著作除《证治准绳》无异议外，其他著作有个人所撰的，亦有他人整理编纂的。现将《证治准绳》《医镜》《医辨》《医论》《灵兰要览》《胤产全书》《胎产证治》《郁冈斋医学笔麈》《医学穷源集》等9种书介绍如下：

1.《证治准绳》（又称《六科证治证绳》），包括杂病证治准绳、杂病证治类方、伤寒证治准绳、疡医证治准绳、幼科证治准绳和女科证治准绳，所述病证皆以证治为主，涉及各科病种很为广泛，每一病证先以综述历代医家治验，然而阐明自己见解，采录资料十分丰富，论述颇为精审，治法极为详备，选订诸方大多切于实用，故有“博而不杂，详而有要”的特点，为后世医家所崇尚，同时亦充分反映了我国明代已达到了相当高的临床医学水平。

《杂病证治准绳》8卷，成书于明万历三十年（1602年）。1~6卷为内科杂病，分为诸中、诸伤、寒热等12门，131种病证（子目不计）；7~8卷为五官、咽喉、毛髮、筋骨、皮肤、蛊虫等19种病证（子目不计），详论证、脉、治，而不附方药。

《杂病证治类方》8卷（原书卷称“册”），亦成书于明万历三十年（1602年）为《杂病证治准绳》的方药编。1卷为卒中暴厥、中风、中寒、中暑、中气、中湿等；2卷为气病、水肿、胀满、积聚、痰饮等；3卷为呕吐膈气、反胃、噎膈、霍乱、血证等；4卷为头痛、胃脘痛、痹证、痿证等；5卷为疠风、破伤风、痓、颤振、眩晕、癫、狂、痫等；6卷为泄泻、大小便不通、淋证、遗精、痔等；7卷为目病、伤寒愈后之病等；8卷为耳鼻口咽喉病、蛊毒、虫积等，共列128种病证，收载类方，每多注明出处。

《伤寒证治准绳》8卷（原书卷称“帙”），成书于明万历三十二年（1604年），系王氏积30年精研伤寒之心得。内容讨论伤寒各证，有方有论，书中除仲景原文外，广集各家之说，并且标注出处，如标注“赵”，为赵嗣真，“张”为张兼善，“黄”为黄仲理，“活”为朱肱《活人心法》，“庞”为庞安时，“许”为许叔微，“本”为许叔微《本事方》，“韩”为韩祗和，“孙”为孙兆，“洁”为张洁古，“垣”为李东垣，“丹”为朱丹溪，“海”为王海藏，“王”为王履，“罗”为罗天益，“戴”为戴元礼，“楼（娄）”为楼全善，“吴”为吴绶，“陶”为陶华等。首叙入门辨证诀，论述发热外感内伤辨与伤寒类伤寒辨；1卷为伤寒总例；2~7卷为六经病证及狐惑、百合、劳复食复、瘥后诸病、阴阳易、四时不同伤寒，以及妇人伤寒、小儿伤寒等；8卷为脉法和药性。

《疡医证治准绳》6卷，成书于明万历三十六年（1608年）。1卷首叙痈疽之源、痈疽之别、脉法、分经络以及内外治法；2卷为溃疡、漏疮、痈疽所兼诸证等；3卷为头、脑、面、耳、口、项、肩、臂、手、胸部疮疡痈疽等；4卷为胁、腹、前后阴、股、膝、胫、足部疮疡痈疽等；5卷为诸肿、石痈、石疽、瘭疽、多骨疽、时毒、杨梅疮、丹毒、疥癣等；6卷为跌扑伤损、金疮、箭头入肉、竹木刺针入肉、杖伤等。每证先论后方，某些方论，注明出处。

《幼科证治准绳》9卷（原书卷称“集”），成书于明万历三十五年（1607年）。1卷为初生门，列证治通论及初生儿各种疾病；2卷为肝脏部，包括急惊、慢惊、痫、中风、天钓、眼目、淋、疝等；3~6卷为心脏部，包括发热、注夏、弄舌、吐血、衄血、便血、语迟、自汗、盗汗、疮疡、痘疮、麻疹等；7~8卷为脾脏部，包括不乳食、吐泻、痢、虫痛、疳证、黄疸、大小便不通等；9卷为肺脏部和肾脏部，包括咳嗽、喘、悲哭、鼻疾、龟胸、龟背、解颅、囟陷、行迟、齿迟、髮迟、五软等。全书列证详细，有论有方，论方兼备，理论联系实际。

《女科证治准绳》5卷，成书于万历

三十五年（1607年）。本书是根据陈自明《妇人大全良方》及薛己之注释，并采辍各家诸说，结合王氏自己经验而编成。1卷为治法通论，列通治妇人诸疾各方等；2~3卷为妇人杂证门，列虚劳、中风、惊悸、眩晕、头痛、痰饮、咳嗽、积聚癥瘕等；4卷为胎前门，列求子、候胎、养胎法、恶阻、胎动不安等；5卷为产后门，列产后将调法、胞衣不下、血晕等。每门病证，有论有方，且注明出处。

2.《医镜》4卷，刊行于明崇祯辛巳(1641年)。本书为王肯堂所撰，后经张玄暎、蒋仪用校订刊行，故蒋仪用说："宇泰先生，发明医理，著述行世，式从已久，门下订疑问难，盖多其徒，但理学渊微，卷帙浩淼，学者苦无津梁，先生手示此编，指其大要，令一披览，而晓然于辨证用药，真昭彻如镜，遂以医镜名编。"又说："是编原本，余得之茂苑张玄暎，玄暎得之宇泰先生，授受盖不轻矣。往余与玄暎读书余峰，搦管之余，漫加辑订，爰付梨枣"（见本书"凡例"）。全书包括多科，有内科、外科、妇科、儿科以及五官科，每病先立论说理，后列药例治疗，简明扼要，突出重点。1~3卷以内科为主，3卷并列口眼咽喉疾病和外科疾病。内科包括伤寒、内伤、中风、中湿、中暑、痢疾、泄泻、脾胃、虫症、黄疸、鼓胀、噎膈、呕吐、霍乱、心痛、疝气、诸气、诸血、痨瘵、咳嗽等；口眼喉科，包括眼疾、喉痹、齿痛、口舌；外科包括痈疽、疔毒、瘰疬、广疮、内臁外臁、泡疮、疥癣、湿阴疮。4卷为妇科和儿科疾病，妇科包括经闭、月事不调、血鼓、血癖、血风、崩淋、带下、热入血室、胎前诸证、临产诸症、产后诸症等；儿科包括胎热胎寒、脐风撮口、重舌鹅口、丹毒、中恶天吊、夜啼、惊风、疳症、痘疹等。

3.《医辨》（又称《王宇泰医辨》）3卷，王肯堂撰。本书从序中来看，是经后人整理编纂而成，故说："予尝搜索先考橘轩翁平生抄录，得王肯堂医论摘钞数十叶，读之，其中颇多要语良方，但憾未见全书。顷书坊人携来一书请序，题曰《王宇泰医辨》，未知何人所撰。盖熟读二书，节取其精要，以备未读二书者之省览，可见其用心之仁且勤矣。"原书无目录，此次整理点校中，增补目录，以备查阅。上卷，列中风、虚劳、发热、诸气、水肿、胀满、积聚、痰饮、咳嗽、喘、头痛、腹痛、胁痛、腰痛、心痛与胃脘痛、耳、鼻、口、齿、舌、咽喉、目的证治；中卷，列伤饮食、中寒、伤暑、伤湿、伤劳倦、泄泻、滞下、大便不通、小便不通、淋、遗溺、赤白浊、疝、脱肛、痔、痞、疟、呕吐、反胃、霍乱、呃逆、面痛、脚气、着痹的证治；下卷，列诸见血证、鼻衄出血、舌衄、齿衄、耳衄、吐血、咳嗽血、咯血、溲血、下血、畜血、痉、眩晕、癫狂痫、烦躁、惊悸恐、健忘、汗、喑、消瘅、黄疸、疠风、破伤风、瘛疭、颤振、挛、痛痹、痿、恶寒、潮热、郁、杂类的证治。其论证简明扼要，治法与方药则又详备不简，且以验案为佐证，颇合临床实用。

4.《医论》（又称《肯堂医论》）3卷，王肯堂撰，上卷至中卷为明·殷仲春订正，清·顾金寿评；下卷为明·高杲订正，清·顾金寿评。《三三医书·医论提要》说："本书三卷……即（肯堂）先生之手泽，本社裘君吉生藏之久矣，视为拱璧，今刊行以公同好，想有睹同赞赏焉。"本书有医论，有医话，有治验，上卷主要论述儿科两种病证，列痘疹发微和惊风。痘疹发微分为溯源、预防、论痘起足太阳、论汗下、辨虚实、验轻重等进行分析阐发；中卷以论望色察脉及论两种药物等，列论望色、论芤脉、论人参、论犀角和杂记，而杂记中又有医论、医话、验方、医案等；下卷为治验和验方，分列三疟治验、神水治验、制神水秘法和妇科验方。其中验案为两则，一为疟疾案，二为嘴唇干燥、皮肤裂痛案（即神水治验）。妇科验方，实是医论、医话和医案，所涉及病证有血证、子死腹中、胎不动、产后忌饮酒等，并列种子丸、固胎丸、保安丸、催生丹、益母丹和坤元是保丹。既引他人经验，又述个人治验，不限妇科，亦夹杂内科疾病。

5.《灵兰要览》2卷，王肯堂撰，顾金寿评订。《三三医书·灵兰要览提要》说："《重订灵兰要览》二卷，为明·金坛王肯堂先生著，清·顾晓澜（字金寿）先生重加评订也。……本书为王氏一生读书所得者，发而为议论，其间奥旨微言是与王氏所刊各书互有发明也，传本极少，又经顾氏评订，其声价已可概想，裘君吉生亦以重值所觅得者。"上卷为内科杂病，列中风、卒中、疟、痰、喘、泻、水肿、鼓胀、牴胀、脾胃、伤食、积聚、诸气、诸血证、出血不止、呕血、眩晕、头痛、脑痛、心痛等20种病证；下卷以内科为主，兼论外科等病，列目痛、口糜、身重、胁痛、腰痛、虚损、劳瘵、梦遗、不得卧、妄见、发热、渴、盗汗、白浊、淋、小便不通、大便不通、疝、附骨疽、乳痈以及痔论、子嗣。每病论述颇为精当，重点突出治法，用药多奇特，如治中风先论病因，次者立中风将发预防方，再者引有关治法和验案；治疗喘证先简略论证，随后详立治法，用药精妙。治疗呕血，主张用三法，"宜降气不宜降火：水曰润下，火曰炎上，引其气而使之下，即以水克火之理，是降气即所以降火也"；"宜行血不宜止血：……凡治呕血之症，必须用行血之药，宣其余滞，而推陈以致新焉，血既流行，胃脘清楚，自不出矣"；"宜补肝不宜伐肝：肝藏血，血阴物也，阴难成而易亏……宜滋养不宜克伐"。

6.《胤产全书》（又称《妇人胤产良方》）4卷，首编1卷，王肯堂编著。张受孔序说："过金坛怀之以质宇泰王公，并得王公手录，远文梓之，名曰《胤产全书》。"《凡例》又说："是编宇泰先生考古证今，耳闻目睹，汇集手录，非蠡测所能及者。"首编列妇人脉法和提纲。脉法，主要详细论述妇人各种脉象，对妇科脉诊颇有实用意义；提纲，重点先将书中内容提要简介，本应可作目录，但繁简不一，故此次增补目录，保持"提纲"原样不变。1卷，以求子、调经为主，列求子类、男子聚精、调经类；2卷，以胎前病为主，列发育论、男女论、受胎类、养胎类、恶阻类、安胎类、子悬类、子烦类、子淋类、转胞类、遗尿类、尿血类、脏躁类、漏胎下血类、心痛类、心腹痛类、小腹痛类、腰腹及背痛类、心腹胀满类、胎水满类、伤食类、积聚类、伤寒类、咳嗽类、中恶类、中风类、子痫类、癥瘕类、眩晕类、惊悸类、霍乱类、疟疾类、痢疾类等；3卷，以胎产病为主，列大小便类、胎自堕类、小产类、胎不长类、鬼胎类、孕痈子啼并腹内钟鸣类、临产须知类、催生类、交骨不开类、诸产逆类、产后调养法、产后调理类、胞衣不下类、血晕附厥逆类、血不下类、血不止类、心痛类、腹痛类、胁胀痛类、腰痛类、头痛类、遍身疼痛类、中风类等；4卷，以产后病为主，列癥瘕类、拘挛类、不语类、狂言谵语颠狂乍见鬼神类、惊悸恍惚类、发热烦渴类、自汗盗汗类、往来寒热类、疟类、蓐劳虚羸类、痞闷类、腹胀类、水肿类、积聚类、霍乱类、呕吐类、吃逆类、咳嗽类、喘类、血崩类、月水不调类、泻痢类、赤白痢疾类、大便秘涩大小便不通类、淋秘类、小便类、小便不禁类、小便出血类、阴脱产门不闭类、乳少类、吹奶类、妒乳类、补遗经验异证治类。每类病证先以阐明其理，随后选方遣药，辨证施治，颇为实用。

7. 《胎产证治》1卷，为王肯堂所著，岳昌源重订。内容得当精核，故陈序说："《六科准绳》中女科一种，允为医林一大著作，而不免稍失之繁，今此书为肯堂先生手稿，清初名医岳泗庵先生删校重订，虽仅1卷，而简当精核。余得其稿本于江右黄氏，藏箧中三十年矣，今重违中医书局钱君季寅之请，校印行世。"本书首列怀胎总论；次列月经总论，包括月经不调、月经不通、血鼓、血瘕、血肿、血风、热入血室、崩淋、带下等；三列胎前总论，包括堕胎小产、心痛、便闭、遗尿、腹痛、腰痛、下血、子烦、子悬、子肿、子痫、子淋、子气、子喑、胎前禁忌等；四列临产总论，包括交骨不开、横生、子死腹中和盘肠生；五列产后总论，包括血晕、腰腹痛、下血不止、产门不闭等；最后列杂效方，包括绝产方、回乳方、六龙固本丸、调气丸等。书中除怀胎总论无药治外，其余各类病证，先以论理，后以证治，辨证精细，用药恰当，简明扼要，易于掌握。

8. 《郁冈斋医学笔麈》2卷，为王肯堂所著，秦伯未、钱季寅选辑。本书选辑于《郁冈斋笔麈》。故本书序说："《郁冈斋笔麈》，明·王肯堂撰，《四库全书》采藏之，其书目提要复甚称之。尝观自序云，余幼而好博览，九流百家，亡弗探也，遇会心处忻然至忘寝食，既寡交游，无同好可与谈者，时时札记以管城，用为谈麈。……书凡十二卷，论医学者占十之三四，余读而称善，思所以介绍于同志，因嘱钱子季寅节录专册，细加校雠，并张小目，厘为二卷，易其名曰《医学笔麈》。夫王氏《六科准绳》，集明以前医学之大成，博采广搜，几家置一编，读此将益叹其见高识广，得未曾有焉。至此书成于万历三十年壬寅，《准绳》成于万历三十二年甲辰，为时仅二载，当是辑《准绳》时有所发挥而另存者，则更可与《准绳》相互证云。"《医学笔麈》以医论、医话形式介绍有关特殊证治、特殊用药和验方等。上卷，分列稀痘秘方、寒热因用、读本草法、药误、痰火、中风、痰、头痛、补精忌凉、渴由血虚、脾虚补肾、口糜、身重宜补、五积、阴维病、气疾求肾、小便不利、大便不通、脑病、淋浊、小便黄赤、遗尿、疝有补法、溃疡、青霞散方；下卷，分列发热、胁痛、白淫、治法有五、目翳、腹胀、口糜用干姜、阳病见阴脉、相火、天有二火，相火君火、五味补泻、治肝补脾、麝脐。每证说理清楚，颇耐玩味。

9. 《医学穷源集》6卷，为王肯堂所撰，殷宅心辑释。此书是医案专著，以运气流年对医案进行分类，是医案著作编写中独具一格者。故汤序中说："披阅之下，觉《内经》运气之说，至今始得拨云雾而见青天。于以知医林之书汗牛充栋，无非繁枝缛节，而惟此阐兰台之秘奥，造卢扁之堂阶，真能从支分派别之后，直探源于贺卜诺尔者。"本书1～2卷为图说，"凡例"曰："首二卷诸图，有与诸家相同者，有与诸家小异者，有诸家并未言及，而先从经旨参会而出者，有《内经》并无明文，而先生从他书摘出以补《内经》之阙者。"其中1卷列太虚图、太虚图论、阴阳图象论、五行论、元会运世论、洛书三元九宫图、三元运气论、五运图；2卷列九宫八风图、太乙移宫说、九宫九星图、天地左右升降图、天地五星图、五运失守三年化疫图、运气总论、六气方月图、方月图说、脉法部位、脉说、六气本标中图、六气本标中从化解、十二经脏腑图、十二经脏腑表里图、六气十二经相病说、经络相交、奇经八脉略、药说等。3～6卷均为医案。3卷列木运年（壬子、丁巳、壬戌）；4卷列火运年（癸丑、戊午、癸亥）；5卷列土运年（甲寅、己未）和金运年（乙卯、庚申）；6卷列水运年（辛亥、丙辰、辛酉）和水运续编（丙寅）。每则医案，多为正叙体，详于方药，并记载疗效，颇反映肯堂临床辨证施治的经验。

三、学术思想与成就

王肯堂生活于明嘉靖后期和万历之时，为明代昌盛之时期，医学发展较快，医学著作甚多，除王肯堂著作外，闻名于世界的李时珍《本草纲目》刊行于万历二十四年，著名方剂专著吴鹤皋的《医方考》刊行于万历十二年，马元台的《黄帝内经素问注证发微》与《黄帝内经灵枢注证发微》成书于万历十四年，后者是现存最早的《灵枢》全注本，颇有影响。此外，还有方有执《伤寒论条辨》、陈实功的《外科正宗》、万密斋的《幼科发挥》、薛己的《薛氏医案》、李梴的《医学入门》、孙一奎的《赤水玄珠全集》、张之锡的《医学六要》、聂尚恒的《医学汇函》、方隅的《医林绳墨》、龚廷贤的《万病回春》与《寿世保元》、杨继洲的《针灸大成》、龚云林的《小儿推拿秘旨》等等，均为这一时期成书或刊行。明万历年间，可称是我国历史上的一个盛世，社会发展，科技文化进步，医药也随之迅速发展，王肯堂所处这一时期，必然受其影响，因而发奋学医，为民治病，著书立说。王氏治学甚严，讲究实用，重视临床，不陷于门户之见，主张中道不偏，力辟或崇温补，或尚寒凉，徒事寒热水火之争，致力于医学研究，历时十余年，撰成煌煌巨著《证治准绳》。自《内经》《难经》仲景之论以来，如《巢氏病源》《千金》《外台》《和剂局方》王冰、钱乙、陈言、陈自明、许叔微、严用和、朱肱、张洁古、刘河间、张从正、李杲、朱丹溪、王好古、罗谦甫、王履、王硕、虞抟、薛己等等历代名医实用论述和经验，无不采摭，集为大成。故《四库全书提要》说："其书采摭繁富，而参验脉证，辨别异同，条理分明，具有原委，故博而不杂，详而有要，于寒温攻补，无所偏主。"现将其学术思想和成就分述于下。

（一）对伤寒的研究和贡献

王肯堂精研伤寒30年，造诣甚深，既广采先贤之论述，又有其自己独特见解，从其《伤寒证治准绳》（以下简称《伤寒准绳》）《医镜·伤寒》等来分析，释论公允，发前人之未备，分类详明，丰富类证方法，从其研究来看，主要重视证候研探，以揭示病变本质，注重补亡研究，以完善辨证施治，注重传变规律，以动态认识疾病，研究方法颇为实际，既为详明，又有要领，故为后世医家所推崇。此次整理研究，并采用近人欧阳兵、沈敏南等氏某些观点，加以分析综述。

释论公允 发前人之未备

汇众家精旨，注疏《伤寒论》，是《伤寒证治准绳》重要特点之一。王氏精心选择30余家之说，尤其是成无已、朱肱、王海藏、吴绶、张兼善、赵嗣真、云岐子、戴元礼、李东垣、朱丹溪等治《伤寒论》有成者，引用次数更为频繁。凡论述精辟者，王氏则大篇引用。如王履《医经溯洄集》“张仲景伤寒立法考”、“伤寒温病热病说”两篇，论寒温异同，仲景立法旨趣公允。肯堂大为赞许，全文采录。又如《伤寒准绳·发热》篇，收辑了“宋元诸贤表证发热治例”，详列张洁古、王海藏、吴绶、韩祇和等关于表证发热之论述、治法、方药等。尤为可贵的是，《伤寒准绳》中保留了一些已亡佚的资料。如韩祇和的《伤寒微旨论》原书已佚，而《伤寒准绳》引自该书资料有八处。尤以“韩祇和氏和解因时法”收录最为详尽，列证六种，附调脉汤、薄荷汤、防风汤、香芎汤、发表汤、七物柴胡汤、解肌汤等15首方剂。又如张兼善《伤寒发明》、黄仲理《伤寒类证》等，《伤寒准绳》均有节录。肯堂广搜博采，遴善而从，使仲景奥旨彰明于诸贤论述中，为研究明及明以前的《伤寒论》研究状况提供了便利。王氏注释《伤寒论》，大抵是以义训方法为主，采用串解原文大意方式。一般是先列仲景原文，次采后贤注疏中义较胜者，加以串解。遇有他人注语尚不能明白，或有舛误者，则附以自己的注释。王氏释论多能切中肯綮，迥发前人之未备。如《伤寒论》第93条原文说：“太阳病，先下而不愈，因复发汗，以此表里俱虚，其人因致冒，冒家汗出自愈……”，成无己注：“冒者，郁也”，肯堂不赞同成注：“成氏以郁训冒，疑未莹。按《说文》冒字从曰从目。冒即小儿及蛮夷头衣也。此致冒者，谓若物蒙蔽其目也，是昏迷之义。今以冒为郁，不惟失六书之本旨，且失病情及仲景之义也。”王氏离析字形，以形索义，释义贴切，令人叹服。又如176条原文说：“伤寒脉浮滑，此以表有热，里有寒，白虎汤主之。”“里有寒”显然与白虎汤义不符，现多径改“寒”为“热”。王氏阐释颇有见地：“前篇云热结在里，表里俱热者，白虎汤主之。又云其表不解，不可与白虎汤。此云脉浮滑，表有热，里有寒者，必表里字差矣。又阳明一证云：脉浮迟，表热里寒，四逆汤主之。又少阴一证：里寒外热，通脉四逆汤主之。以此见差明矣。又阳明篇云：脉滑而疾者，小承气汤。既用承气，是为里热也。又厥阴篇曰：脉滑而厥者，里有热，白虎汤主之。是谓滑为里热明矣。况知母、石膏性皆大寒，岂应以水济水？”王氏在这里结合林亿校语，正确运用了本校和理校的方法，于理甚通。

分类详细　丰富类证方法

《伤寒证绳》在条文分类上颇具特点，而《医镜·伤寒》则串讲六经，类证详明，条理清楚。王氏认为，王叔和编次《伤寒论》，立三阳三阴篇，颇为合理。三阳篇中，凡仲景曰太阳病者入太阳篇，曰阳明病者入阳明篇，曰少阳病者入少阳篇。三阴篇中，亦三阳之例，各如太阴、少阴、厥阴之名入其篇。凡仲景不称三阳三阴之名，但曰伤寒某病，用某方主之，而难分其篇者，则病属阳证，为发热、结胸、痞气、蓄血、衄血之类，皆归入太阳篇；病属阴证，如厥逆、下利、呕吐之类，皆归厥阴篇。惟燥屎及屎硬、不大便、大便难等证，虽不称名也独入阳明篇。后人不悟是理，误将太阳篇中不称名者亦属太阳，而乱太阳之真；厥阴篇中不称名者误属厥阴，而乱厥阴之真。此外，仲景曰太阳病者，皆谓脉浮、头项强痛而恶寒；凡曰阳明病者，皆谓胃家实；凡曰少阳病者，皆谓口苦、咽干、目眩诸如此类，皆省略文法。故曰少阴病，反发热、脉沉，用麻黄附子细辛者，是谓脉沉细、但欲寐，而又反发热者用之。绝不可不察“少阴病”三字，但见发热、脉沉便用麻黄附子细辛汤，如此便大失仲景之法。因而，王氏辑录《伤寒论》原文时，打乱了成注本和宋本的条文顺序，悉因楼英《医学纲目·伤寒部》之编次方法，列六经正病于前，而次合病并病、汗吐下后诸坏病于后，又次之以四时感异区而变者，及妇婴伤寒。每经之中，以主症统赅之。如太阳病篇以发热、恶寒、恶风、头痛、项强、身体痛条析有关原文，阳明病分胃实不大便、不得卧、自汗、潮热、谵语、狂乱、循衣摸床、渴、呕九类，太阴病分腹满、腹痛、发黄三类，少阴病分但欲寐嗜卧、口燥咽干、咽痛、吐、吐利、下利六类等。每类之中，先备列仲景原文，再附以后贤续法或肯堂注疏。既赅括百家，又不相淆杂。所以《伤寒准绳》在一定程度上丰富了类证研究方法。

分析症状　揭示病变本质

《伤寒论》最大贡献是创立了六经证候辨证施治。若干症状可以构成证候，所以症状是证候的基本元素，故对症状实质的研究，将有助于对证候本质的认识，故《伤寒准绳》对症状分析研究十分重视，其研究方法，大都从六经、八纲角度进行研探。如以六经分析症状，《伤寒准绳》对《伤寒论》87种症状进行分析研究，按各经的不同性质把症状分成主症、兼症、变症三种。主症是各经的必备症状，如太阳病是外邪侵入表分，导致营卫功能失常的证候，故立发热、恶寒、恶风、头痛、项强、体痛为主症。太阴病是脾虚夹湿为主要病机，故立腹痛、腹满、发黄为主症。兼症是各经的或然症状，主症与其他症状合参才能确定其病位和病性。如发热是太阳病的主症，又是阳明病，少阳病兼症，发热在汗出不恶寒反恶热的症状存在下，可确定为阳明经病；发热有头痛、咽干、脉弦之症状伴随下，才是少阳病。变症是误治后导致的症状，如颤栗、筋惕肉瞤、叉手冒心、惊悸等，故王氏说：“夫惊，坏病也。由误下、火逆、温针所致。”

以八纲分析症状，王氏认为《伤寒论》中有些症状，用六经不能有效反映其真谛，而用八纲能揭示其实质。故《伤寒准绳》中说：“腹满俗云腹胀，有属热者，有属寒者。阳热则腹满咽干，或大小便秘涩，或潮热谵语等症；阴寒则腹满，吐食不下，自利益甚，时腹自痛。虽然腹满为里证，又有浅深之别，经曰表已解，内不消，非大满，犹生寒热，则病不除是未全入府，邪犹浅也；若大满大实，坚有燥屎……已入府，邪已深也。腹满固可下，又有虚实之殊，经曰腹满不减为实，可下去之；若腹满时减为虚，则不可下。”同时，还须指出，六经和八纲虽然各有不同的特点，但也有一定的局限性，故王氏把六经、八纲二者有机结合研究《伤寒论》之复杂症状。如腹痛是太阴病的主症，又是阳明病的兼症。“阳明腹满急而痛，此为里实”。“太阴经腹满而痛，其证有二：有实痛，有虚痛。肠鸣泄利而痛者，虚痛也……腹满，大便秘，按之痛者，实痛也”。王氏立足从症状研究《伤寒论》，其目的是以期揭示病变的本质。《伤寒论》症状研究始见于成无己《伤寒明理论》，但成氏仅从症状定义探讨，而王氏以六经、八纲研究，可谓成氏发其凡，王氏畅其义也。

注重补亡　完善辨证施治

王氏以《素问·热论》“今夫热病者，皆伤寒之类也”，以及从辨证施治的基本内容衡量，认为现存的版本有许多缺漏，尚须补亡拾遗。具体有以下四个方面：

1．补疾病：《伤寒论》是叙述以风寒为主的外感病，对四时外感病论述尚有不足，故王氏对外感疾病的种类有所补亡。《伤寒准绳》立“伤寒四时不同”篇拾症六种外感病：①温病：从立春后天暖阳气发泄之时，而壮热者为温病。②暑病：夏以暑病为多，以脉虚身热恶寒为中暑。③湿温：长夏以湿温为多，常以胫冷、腹满、头痛、渴而无热为见症。④晚发：冬伤于寒，至夏而变为热病者，邪自内达表之病。⑤湿疟：夏伤于暑，至秋脉阴阳俱盛而重于阴之谓。⑥时行疫病：天气乖乱，春应暖反寒，夏应热反凉，秋应凉反热，冬应寒反温，非其时而病，长幼病状相似之谓。这种论述虽非完美无缺，但对温病学说的形成、发展有一定的贡献。

2．补症状：《伤寒论》是临床条文的札记，该书记载159种症状，从临证实践分析还未周全，故王氏在《伤寒准绳》中补充了50多种症状。其中在“瘥后诸病”中就补亡13种症状，即惊悸、烦热、虚汗、喘嗽、梦泄、失音、呕吐、下利、腰痛、不眠、发豌豆疮、遗毒、昏冒。如昏冒，“凡伤寒汗出愈后，渐觉昏昏不醒，如鬼祟之状，或错语呻吟者，此因汗出未尽，邪热伏于心包所致也”。这种立足辨证补亡症状，对指导临床无疑有很大作用。

3．补诊法：《伤寒论》详于症状而略于诊法，故王氏在《伤寒准绳》中补亡察五色、察目、察鼻、察口唇、察耳、察舌、察身等七章。特别是舌苔在诊断外感病中占有重要地位，王氏对此有确切精细的论述，尝曰“凡舌鲜红者吉，青为冷，青而紫者为阴为寒也，赤而紫者为阳为热也，黑者亢极为难治。凡舌上苔白而滑者表有寒也……苔黄而燥渴者热盛也，苔黑而燥渴者热甚而亢极也，若不燥渴舌上黑苔而滑者为寒为阴也。舌卷而焦黑燥者阳毒热极也，舌青而苔滑者阴毒冷极也。凡舌肿胀、舌上燥裂、舌生芒刺皆热甚也。凡舌硬舌强、舌短缩，神气昏乱，语言不清者死也”。此是从舌质、舌苔、舌形态三方面进行论述，对后世影响颇大，吴坤安《伤寒指掌》、叶天士《外感温热篇》论舌苔之内容，实由此发展而成。

4．补方剂：《伤寒准绳》还拾遗了274首方剂，以补亡汗、下、温剂为多。如解表剂《伤寒论》以麻黄汤、桂枝汤为代表，但四时感冒以风寒湿邪合侵为多，王氏立清解散（苍术、荆芥、甘草、麻黄）治疗四时感冒，风寒湿邪外侵之表证，颇为合拍。

补亡研究《伤寒论》始见于朱肱《类证活人书》、郭雍《伤寒补亡论》，但尚属简略，王氏则立足补亡未完整辨证施治为基本内容，较为实际，从疾病、症状、诊法、方剂四方面补亡，堪称精当全面。

重视传变 动态认识疾病

疾病是不断地运动的，研究其运动规律，对截断、扭转疾病的发展，有所裨益，故王氏《伤寒准绳》十分重视疾病传变规律的探讨。症状是组成疾病的主要内容，疾病的运动主要表现在症状的变迁，故王氏认为症状变化是疾病症变的基本方式。如手足热、四肢不温、厥逆是三种症状，他从动态地角度进行研究，故说：“夫邪在三阳，则手足热，传到太阳则手足温，至少阴则逆而不温，至厥阴则为之厥。”这表示症状从手足温到四肢不温至厥逆，是疾病在进展。反之，则表示疾病减轻。同时，《伤寒准绳》还研究了伤寒病传变的基本途径，认为伤寒病的传变，不能囿于《素问·热论》一日太阳、二日阳明之说，其传变途径与证候的不同性质有关。具体内容可分二类：一是传经，即是外邪侵入先有太阳经发病，后传至其他五经，以热证为多。二是直中，即外邪不从太阳经侵入，或外邪从太阳经侵入后，太阳经不发病而传至他经，以寒证为主。直中之证候按其部位可分表里二种：一种为直中各经之表，即外邪侵入后，可产生各经表证。如太阴表证为桂枝加芍药汤证，少阴表证为麻黄附子细辛汤证，厥阴表证为当归四逆汤证。另一种为直中各经之里，即外邪侵入脏腑产生的里证。如太阴经的腹满吐食，少阴经的下利，厥阴经的寒厥。传经、直中之说虽非王氏首创，但王氏能结合自己临证实践，其论贴切中肯，足资后世借鉴。此外，《伤寒准绳》还研究了伤寒病传变的主要因素，认为伤寒病传变有许多因素支配的，而正气虚弱为其主要因素。太阳经营卫功能不足，腠理开阖失常，易致外邪侵入。假若患者素体中气不足，脾阳不振，太阳经之邪易陷入太阴经；或外邪易直中太阴经。假若患者肾气虚弱，真阳真阴不足，太阳经之邪易陷入少阴经；或外邪易直中少阴经。

总之，王氏从动态的角度揭示伤寒病的传变规律，他既重视传变规律形式的症状变迁，又注重寒热证候传变不同途径之传经、直中，更强调伤寒病传变主要因素为正气虚弱。从这三方面研究，揭示了传变的现象、本质，确是值得称道的。

（二）对内科杂病的研究和贡献

王肯堂对内科杂病颇有研究，临床经验十分丰富，其杂病著作除《杂病证治准绳》（以下简称《杂病准绳》）外，还有《医辨》、《医镜》、《灵兰要览》以及《郁冈斋医学笔麈》等，而《杂病准绳》偏重于理论研究，其他几部书籍则侧重实践总结。如《灵兰要览》为肯堂手书秘本，清人顾金寿求得此秘本，“欲广济宇内，不秘帐中”，于道光庚辰年间重订刊行于世。书中以证立议，一病一议，以内科杂病为主，亦有少量外科病证。议论中穿插临床验案加以论证。此书言简意赅，且与《杂病准绳》有相得益彰之妙。肯堂治病颇有特色，不但审证求因，治病求本，还不拘泥于成方成法，多自制方药，灵活运用，不可不叹其才秀。此次整理研究，并采用近人茅晓、贡承度等氏所持某些观点，加以分析归纳。

辨治精当　独具匠心

肯堂治病精于辨证，立法奇特，如治头痛之疾，认为高巅之上，惟风可达，治风先治血，血行风自灭。但有血虚头痛者，则又不可不辨。“患病人血必不活，而风药最能燥血，故有愈治愈甚者，此其要尤在养血，不可不审”。肯堂独具匠心，自制一方，用当归、川芎、连翘、熟地各二钱，水煎六分，去渣以龙脑、薄荷各二钱置碗底，将药乘滚冲下，鼻吸其气。俟温再服碗中汤药。其法与药物雾化吸入有同功异曲之妙。近来所用雾化吸入法治疗支气管哮喘等病，而肯堂早在400余年前即用此方法，实开创了药物雾化吸入法之先河。又如口内糜烂，口舌生疮，口中秽臭，大多为胃经有热所致，药用清热寒凉之剂，但亦有用之不效者，肯堂对此辨证精细，用药独特。如治常熟严文靖年逾七十未断房室，日服温补之药无算，兼以人参煎粥，苁蓉作羹，致成胃热，满口糜烂，牙齿动摇、口气臭秽，殆不可近，屡进寒凉清胃之药不效，有医欲用姜、桂反佐之，肯堂曰“用之必大剧，主用加减甘露饮”，八剂而平。又治其子侄口糜，势甚危急，热甚惟欲饮冷，用人参、白术、干姜各二钱，茯苓、甘草各一钱，煎成后冷饮，经数服而愈。肯堂认为口糜乃膀胱移热于小肠，膈肠不便，上为口糜，或少阳之火气内发热为口糜，治宜清凉之剂利小便或苦寒之剂治郁热。如不效，则加炮姜之类反佐。故曰“服凉药不愈者，此酒食过度，劳役不睡，舌上光滑而无皮，或因忧思损伤中气，虚火泛上无制，用理中汤治之，甚者加附子、官桂噙之”（以上见于《灵兰要览》《郁冈斋医学笔麈》等书）。上述二案，一用反佐，热药凉服而取效，一不可用反佐之法，足见肯堂辨证用药之精，诚为临证之医镜。

此外，肯堂对癫狂痫颇有研究，辨治独具匠心，提出癫狂痫为三个独立病证，故说：“癫、痫、狂大相径庭，非名殊而实一之谓。”对癫、狂、痫的临床表现进行了详细辨析，最早提出了对癫、狂、痫三证的明确区分，故说：“癫者或狂或愚，或歌或笑，或悲或泣，如醉如痴，言语有头无尾，秽洁不知，积年累月不愈，俗呼心风。此志颐高大而不遂所欲者多之。狂者病之发时，猖狂刚暴，如伤寒阳明大实发狂，骂詈不避亲疏，甚则登高而歌，弃衣而走，逾垣上屋，非力所能，或与人语未尝见之事，如有邪依附者是也。痫病发则昏不知人，眩仆倒地，不省高下，甚而瘛疭抽掣，目上视或口眼㖞斜，或口作六畜之声”。在治疗上，肯堂提出了，如癫者“宜星香散加石菖蒲、人参各半钱和竹沥、姜汁下寿星丸，或以涌剂涌去痰涎，候服宁神之剂”，“因惊而得者，抱胆丸，思虑伤心而得者，酒调天门冬地黄膏多服取效”。狂者，“上实者，从高抑之，生铁落饮、抱胆丸、养正丹”。对邪在上之宜吐证，主张用瓜蒂散合来苏膏子。对阳明实证之狂，“阳明实，则脉伏宜下之，大承气汤”。对病势微缓者，主张“以瓜蒂散入防风末、藜芦末吐之”。痫者，“有热以凉药清其心，有痰必用吐，吐后用东垣安神丸，得平肝之药青黛、柴胡、川芎之类”，惊者安神丸平之，火者清神汤凉之，可下者承气汤下之，等法治疗（以上均见《杂病准绳》）。肯堂对癫、狂、痫三证详细进行了辨证施治，尤其是三证鉴别诊断为后世医家所普遍接受，成为指导三证的辨治原则。

注重脾肾　辨别虚实

肯堂治疗内伤杂病，尤为注重脾肾。脾胃为后天之本，气血生化之源，气机升降之枢纽，而脾虚之疾，补脾不应，当补其肾。故说：“今人只知脾胃当补，补之不应则补其母，如时足矣。而不知更有妙处，而医家所谓脾为太阴湿土，湿之一字分明，土金赖水为用也。故曰补脾必先补肾，肾精不足又须补之以味。古人云补脾不若补肾，又云补肾不若补脾，二言各有妙理，不可偏废也。”又如气滞之证，常求之于肾。气滞为病，多因体内元气运行不畅，于某一部位产生阻滞的病理状态，临床常见以局部胀满或疼痛为主，历来论及气滞病变，常责之于肝、肺、脾、胃、肠等脏腑，治疗方药也大多从治肝入手，兼及其他脏腑，而肯堂认为：气机郁滞也有因肾经亏虚不足所致者，所谓“肾间动气，为五脏六腑之本，十二经脉之根，呼吸之门，三焦之原。房劳过度，或禀受素弱，肾经不足，气无管束，遂生郁滞，是生诸痰”。而医者“治一切气痰，止知求之脾肺，而不知求之肾，所以鲜效”。如腹胀之证，不可一味理气，枳、朴、乌药、香附之类，有时并无效果，“医之识见稍高者，以为脾虚不能运化精微之故，而众事于补，然仅可以苟延岁月，而多至于因循蹉跎而不可救，此不知补肾之过也”。肯堂主张对腹胀而兼痰多发喘，小便不利患者，施用济生肾气丸，疗效卓著。腹胀亦多见气虚不敛，故又喜用人参、芍药、五味子、益智仁等。肯堂所论此种气滞腹胀，实质上是一种气虚气滞证，肾气对全身气机运动具有推动作用，因此气虚气滞之胀满等证，适时运用温肾益气之法，自可使论治自出机枢而左右逢源。又如治云中秦大山胁痛，遇劳忍饿则发，用人参、黄芪、白术、当归、川芎、地黄、牛膝、木瓜、山茱萸、石斛等药，令其常服之，积久之疾，一朝而愈，不复发矣。又举一例魏昆溟吏部亦以劳饿得胁痛，而他医不分虚实投以枳壳、青皮等破气之品，痛愈甚，症反剧，不久而殒（以上均见《灵兰要览》《郁冈斋医学笔麈》等）。肯堂所举二案例，以告后人勿犯虚虚实实之弊。

同气相求　妙治痰火

痰火本指无形之火与有形之痰煎熬胶结贮积于肺的病变。痰火往往因外邪或饮食内伤等因素引发，临床表现常见烦热胸痛，口干唇燥，痰块难以咯出等，其治疗常以清金化痰汤、千金苇茎汤加减，药用黄芩、知母、苇茎、桑白皮、海蛤壳、胆南星、青黛、桔梗、冬瓜仁、薏苡仁、瓜蒌仁等药清肺化痰。肯堂认为痰火之治，其法甚众，关键取决于临证详察细辨，如“痰火上壅，喘嗽发热，足反冷者”证属肾已亏损，若“服消痰降火药必死”，果断主张以“量其轻重而用人参，多至一两，少则三五钱，佐以桂、附，煎浓汤候冷饮之，立愈”。人参、附子、肉桂皆温热之品，缘何可用于痰火，肯堂认为：此证实由肾中真水不足，火不受制而上炎，桂、附火类也，下咽之初，得真冷性，暂解其郁，及至下焦，热性始发，从其窟宅而招之。并强调此治法是“同气相求，火必自降，自然之理也”。肯堂治痰并非一法概其余者，认为“应变不穷，尤为治痰之要法。在圆机之士，熟察而妙用之，不可一途而取也”。清热、豁痰、利湿、温肺等法，亦皆可随证而择用之，但若“虚证有痰，勿理其痰，但治其虚”，尤当切记。故肯堂治痰分为四法，即澄、摄、复、坠四种方法。痰稠而不清用“澄”法，如用白矾以澄浊流。散而不收用“摄”法，如用益智仁以安三焦，调诸气，摄涎唾，固脱滑。肾间真气不能上升，则水火不交，水火不交则气不通而津液不注于肾，败浊而为痰，宜用八味丸以“复”之。痰留胸膈之间，为嗽喘、噎膈、眩晕、大便时闭而不通，用养正丹、灵砂丹以“坠”之（以上均见《灵兰要览》《郁冈斋医学笔麈》《杂病准绳》等）。

淋浊腹痛　活血祛瘀

淋浊以小便淋沥涩痛，小腹拘急，尿有浊质，小便混浊不清为主要临床特征。肯堂认为淋证应随病本不同而异其治，故治疗方法甚众，临床上常用通淋除湿治热淋、清热凉血治血淋、利尿排石治石淋、理气健脾治气淋，膏淋多用分清泌浊，劳淋多用补肾之法。然肯堂于实践中却注重活血祛瘀之法。如治其外兄贺晋卿，因事不如意，又当劳役之后，忽小腹急痛欲溺，溺中白物如脓，并血而下，伴茎中急痛不可忍，正如滞下后重之状，日数十行，更数医治疗无效。肯堂细询病史，检视辨证后作瘀血论治，用牛膝四两去芦，酒浸一宿，长流水十二碗，煎之八碗，再入桃仁一两去皮，炒红花二钱五分，当归一两酒洗，赤芍药一两五钱，木通一两，生甘草梢二钱五分，苎麻根二茎，同煎至二碗，去渣入琥珀末二钱，麝香少许，分作四服，一日夜饮尽，势减大半（以上均见《杂病准绳》《灵兰要览》等）。此方针对瘀血积滞水道，瘀热作痛之证，功专力宏，故奏效甚速。瘀血散后，继以地黄丸加菟丝子、杜仲、益智仁、牛膝之属，补肾阴之不足而安。

（三）对外科的研究和贡献

肯堂虽精于内科杂病和《伤寒论》的研究，但对外科亦十分重视，故在《疡医证治准绳·序》中说："疾病于人，唯疕疡最惨，而世顾轻之，何哉？乃世之疡医明经络，谙方药而不嗜利，唯以活人为心者，千百无一也，其见轻固宜，然不曰并自轻其命耶！余童而习岐黄之术，弱冠而治女弟之乳疡，虞翁之附骨疡，皆起白骨而肉之，未尝有所师受，以为外科易易耳。欲得聪明有志者指授之，使为疡医而竟无有，故集先代名医方论，融以独得而成是编。"肯堂外科著作主要为《疡医证治准绳》，此外《医镜》《灵兰要览》等亦有外科内容。现将有关外科病证探讨如下：

辨痈疽　明析病源

痈与疽，其状不同，故肯堂认为：痈之痈只在皮肤之上，其发如火焚茅，初如黍米大，三两日如掌面大，五七日如碗面大即易治。如肿冷，发渴，发逆，治之难愈。疽发或如小疖，触则彻心痛，四边微起如橘孔，色红赤不全变，脓水不甚出，至七八日疼闷喘急不止。若始发肿高，五七忽平陷者，此内攻之候也。指出痈和疽的临床表现有明显的区分。痈疽的发生原因，历代医家认为有五种因素，一为天行时气，二为七情内郁，三为体虚外感，四为身热搏于风冷，五为食炙煿、饮法酒、服丹石等热毒。而肯堂则以三因学说来分析，认为外因应以运气来解释，运气痈疽有四：一曰火热助心为疮，诚如《内经》"少阴所至为疮疹"，"少阴司天，热气下临，肺气上从，甚则疮疡"，"少阴司天之政，初之气，寒乃始，阳气郁，炎暑将起，中外疮疡"等；二曰寒邪伤心为疮疡，诚如《内经》"太阳司天之政，三之气，寒气行，民病寒，反热中，痈疽注下"，"太阳司天，寒淫所胜，血变于中，发为痈疡，病本于心"，阳明司天之政，四之气，寒雨降，民病痈肿疮疡是也"。三曰燥邪伤肝为疮疡，诚如《内经》"阳明司天，燥淫所胜，民病疡疮痤痈，病本于肝是也"。四曰湿邪疮疡，诚如《内经》"太阴司天，湿气变物，甚则身后痈"，"太阴之胜，火气内郁，疮疡于中，流散于外是也"。此四条，属于天行时气范围。其内因者，肯堂认为：不论痈疽、瘰疬，不问虚实寒热，皆由气郁而成，诚如《内经》"气宿于经络，与血俱涩而不行，壅结为痈疽"。不言热之所作而后成痈者，此乃因喜怒忧思有所郁而成也。治之以远志酒、独胜散，兼以五志相胜之理，如怒胜思之类是也。内因所致痈疽，多为七情太过，五志过极，气机不畅，火邪偏盛，气郁血瘀而成者。不内外因者，则认为过食肥甘厚味，荣气不从，逆于肉理，诚如《内经》所谓"膏粱之变，足生大疔，更为持虚"，"东方之域，鱼盐之地，其民食鱼嗜咸，安其处，美其食，鱼热中，咸胜血，故其民黑色疏理，其病为痈疽"。以上所说既不离《内经》和历代医家观点，又有自己独特见解。

疗外疡　内外兼治

肯堂认为，治痈疽外疡，必须内外兼治，故立内消、内托为内治法，立灸法、针烙、敷贴等为外治法。内消法适用于痈疽外疡之初期，如痈疽之证，发无定处，欲令内消，于初起红肿结聚之际，施行气活血、解毒消肿之药是也。同时，肯堂又指出：当审浅深大小，经络处所，形脉虚实，如发于脑背腰项臀腨者，皆太阳经也，宜黄连、羌活。背连胁处，为近少阳，宜柴胡，并宜败毒散、仙方活命饮。形实脉实，宜漏芦汤、内疏黄连汤、追毒丸等疏利之。气虚者参、芪为主，血虚者芎、归为主，佐以消毒之药，随分野以引经药，行至病所。

总之，痈疽之证，当察经之传受，病之表里，人之虚实而攻补之。假如肿痛热渴，大便秘结者，邪在内也，以疏通之。焮肿作痛，寒热头疼者，邪在表也，以发散之。焮肿痛甚者，邪在经络也，以和解之。内托法适用于痈疽已成，气血虚弱。如微肿微痛，而不作脓者，为气血俱虚，以补托治之。漫肿不痛，或不作脓，或脓成不溃者，为气血虚甚，以峻补治之。色黯而微肿痛，或脓成不出，或腐肉不溃者，为阳气虚寒，以温补治之。凡痈疽不能突起，亦难溃脓；或破后脓，坚硬不软；或虽得脓，而根脚红肿开大；或毒气不出，疮口不合，聚肿不赤，结核无脓者，皆为气血虚弱。气血既虚，兼以六淫之邪而变诸证，必用内托，令其毒热出于肌表，则可愈也。凡内托之药，以补药为主，活血祛邪药佐之。或以芳香之药行其郁滞，或加温热之药御其风寒。大抵托里消毒散、托里散、小托里散、十宣散皆为要药，但用随时加减耳。如冬月并气滞之人，五香连翘汤，体虚者去大黄。素体阳虚而不宜用寒药者，小五香汤。形脉实，脓色稠，不可用补药，宜忍冬丸之类。脓液败肉已去，红肿消退，宜用黄芪、人参、当归、白术大剂补之，促使气血旺盛，生长新肉。

外治法之灸法，认为疮疡自外而入者不宜灸，自内而出者宜灸。凡初觉发背，欲结未结，赤热肿痛，先以湿纸覆其上，立视候之，其纸先干处，即是结痈头也。取大蒜切成片，如当三钱厚薄，安于头上，用大艾炷灸之三壮，即换一蒜片，痛者灸至不痛，不痛灸至痛时方住。其针烙法，大多适用于痈疽初中期，故认为用此法，先察痈疽之浅深，及脓未成已成。高阜而软者，发于血脉；肿平而坚者，发于筋脉；皮色不相辨者，发于骨髓。高阜而浅者，用铍针开之。疽始生白粒，便可消退，渐长如蜂窠者，寻初起白粒上烙，及四围烙四五处，如牛项之皮者，疽顶平而浅者，皆宜用火针烙之。疮口烙者，脓水时下，不假按抑，用纴药使疮口不合，旧用纸捻，及新取牛膝根，如疮口大小，略刮去皮，一头系线纴之。不如用翠青、搜脓等锭子，临用以糯米饭，和成软条子，看浅深纴之，外用拔毒膏贴之。疮毒未成，烙之可散；溃而未破，针之可消，但要用得其宜耳。其敷贴法，为外科应用较为广泛，不论初中后期均可使用。故认为疮肿初生，似有头而未起，即当贴温热药，引出其热毒。若疮肿初生，即高起四畔焮赤，宜捣生寒药贴敷，折伏其热势，驱逐其邪毒。大凡敷贴之法，欲消散肿毒，疏通血脉，如肿皮厚者，以软帛或绵纸，涂药贴敷，肿皮薄者，用疏纱或薄纸，涂药贴敷，至脓溃之后，即贴温肌生肉膏药，逐臭腐，排恶汁，取死肌，生新肉，全藉温肌膏剂之力，切勿用寒凉药水调贴，以致血滞而难愈。

详辨证　用药精当

肯堂治疗外疡肿毒，辨证详细，用药精当，善用调补气血，扶正于内，托毒于外，使危转安。如治其妹云：隆庆庚午，余自秋闱归，则妹已病。盖自七月，乳肿痛不散，八月用火针取脓，医以十全大补汤与之，外敷铁箍散不效，反加喘闷。九月产一女，溃势益大而乳房烂尽，延及胸腋，脓水稠粘，出脓几六七升，略无敛势。十一月始归就医，改用解毒和平中剂，外掺生肌散，龙骨、寒水石等剂，脓出不止，流溅所及，即肿泡溃脓，两旁紫黑，疮口十数，胸前腋下皆肿溃，不可动侧，其势可畏。余谓：产后毒气乘虚而炽，宜多服黄芪解毒补血，益气生肌。而医不敢用。十二月中旬后益甚，疮口二十余，诸药尽试不效，始改用予药。时脓秽粘滞，煎楮叶猪蹄汤沃之顿爽。乃治一方，名黄芪托里汤，黄芪之甘温以排脓，益气生肌为君；甘草补胃气解毒，当归身和血生血为臣；升麻、葛根、漏芦为足阳明本经药，及连翘、防风皆散结疏经，瓜蒌仁、黍粘子，解毒去肿，皂角刺引至溃处，白芷入阳明，败脓长肌，又用川芎三分，及肉桂、炒黄柏为引。每剂入酒一盏煎，送白玉霜丸，疏脓解毒，时脓水稠粘，方盛未已，不可用收涩之药，以翠青锭子外掺。明日脓水顿稀，痛定秽解，始有向安之势。至辛未新正，患处皆生新肉，有紫肿处，俱用葱熨法，随手消散，但近腋足少阳分，尚未敛，乃加柴胡一钱，青皮三分及倍川芎。脓水将净者即用搜脓散掺之，元宵后遂全安。又治虞懋庵股内侧久痛，医作痛风治月余未效，脓熟肉厚，不得穿穴出，因溃入腹，精神昏愦，粥药不入，医不能措手，请教于余。余诊之脉细如蛛丝，气息奄奄欲绝，曰：无伤也，可以铍针刺其腹，脓大泄数升，然皆清如水，疮口若蟹吐沫，医疑其透膜不可治。余曰：无伤也，可以参、芪、附子，加厥阴引经药，大剂饮之，为制八味丸，食前辄吞百丸，食大进，日啖饭升馀，肉数脔，旬日而平。从以上二例案分析，肯堂治疗外疡痈疽，不但应用清热解毒，活血和血，更重视扶正以去邪，大补气血，正气充沛，则邪毒自出，疮疡自然而愈。

（四）对儿科的研究和成就

王肯堂儿科著作有《幼科证治准绳》和《医镜》中“小儿”专篇等。其所论“麻痘”较详，故在《幼科证治准绳·自序》中说：“吾辑为是编，而麻痘一门尤加详焉。”而对儿科诊法、惊风、疳症颇有研究，并有独特见解。现简介于下。

儿科诊法　注重指纹三关

小儿诊法，肯堂认为：小儿怀抱之时，虽有所苦，而不能言，又不能指其所苦之处。欲诊其脉，则骸骨短小，气血未定，寸关尺又何以区分？浮中沉三取更难分别，故小儿之诊断难于大人。只有诊察虎口之脉，可以为验。其脉在食指外侧，每一节为一关，三节为三关。男视其左，女视其右。有筋脉如丝，映于肉内，仔细视之。其色紫为风，红则为寒，青则为惊，白则为疳，黄则为脾困，青黑则为慢惊，入掌则为内吊。若过三关，为病重之候。同时，还必须结合其他望诊，如小儿呵欠绵绵者，为脏腑受邪；面色赤者，为风热；面色青者，为惊风；面色黄者，为脾虚；多睡者，为内热；口中气热者，为伤风。又如怒而啼哭者，常见于肝病；饮食不节，虽饱而犹求食者，常见于脾病；心神不定，闻响易惊者，常见于惊病；肌肤柔嫩，腠理不密者，常见于风病；性喜吮乳，甘味停积，而又易感风热，常见于痰病等。此外，如小儿腮上有赤脉，囟肿或陷者，为危重症之一；鱼口气粗，啮齿咬人者，为危重症之二；冷汗如雨，痰热不退者，为危重症之三；脐风撮口，锁肚吊肠，为危重症之四；风攻颐颔，唇项肿硬者，为危重症之五；鼻有黑色者，为危重症之六；咳喘喉痛，身热不退者，为危重症之七；四肢虚肿不退者，为危重症之八；胸高而突者，为危重难治症之九；五软五硬者，为危重难治症之十。以上所述，不繁不乱，简明扼要，既重视诊察指纹三关，又不忽视其他望诊，对临床应用颇有意义。

急慢惊风　详辨阴阳表里

急慢惊风，为儿科常见之病证，肯堂认为：夫风者，在大人则为中风，在小儿则为惊风。大人无惊，故名之曰中；小儿易恐，且易惹风，故以惊名。惊风有急惊、慢惊之分，急惊多属阳证，而病在表；慢惊多为阴证，而病在里。所以惊风辨证必须抓住阴、阳、表、里而治之。急惊的临床表现，其身常热，其眼常开，手足跳跃，头项强直，痰涎壅盛，啼叫哭泣，烦躁不宁等。慢惊的临床表现，身多不热，其眼半开，手足微掣，精神倦怠，形若木呆，大便或泄等。此外，还有慢脾惊风，其临床表现，常为手足不动，遍身皆冷，两眼常合，不能啼哭等，此属慢惊之重者。三者病变，浅深不已，慢惊甚于急惊，而脾惊甚于慢惊，究其原因，急惊者，多由外感风邪，化热内阻，心经积热，肝家生风，肝风心热交争，血乱气并，痰热壅盛，百脉凝滞，关窍不通所致。其治疗以凉泻为主，以茯神为君，佐以麦冬、菖蒲、远志、灯心之类以安心神；用青皮、芍药、黄连之类以泻肝气；用羌活、柴胡、薄荷、防风、荆芥之类以疏其风，再用半夏、胆星、姜汁、竹沥之类以治其痰。慢惊者，多由急惊过用寒凉，或吐利不止，或气虚暴吐暴泻，或久痢气脱等所致。其治疗以温补为主，药用川乌、木香、人参、白术等。若用安心神、抑肝气、疏风、化痰之药，则与急惊相同，不再赘述。慢脾风者，多由慢惊之后，吐泻损脾等所致。其治疗常用温热大补之药，以附子为君，佐以川乌、干姜、炙甘草之类温其里，更用人参、白术补其虚，或用姜制半夏、姜制南星治其痰，而安心神、抑肝气、疏风邪之药，一般毋须应用。以上所论，概念清楚，条理分明，切合实用，诚可临床借鉴。

小儿疳症　独重后天脾胃

疳症是儿科临床常见的多发病，肯堂认为：小儿疳症，大抵多是过食甘甜胶腻之物，停积于脾胃，不能消化，久则变而为疳。其临床表现，身体常热，形容黄瘦，肚腹膨胀，小便如泔，毛发黄织，脸多白印，恶心欲吐，或头面颈上多生痒疮。凡疳之症，大约如此，皆为脾病。脾先受病，传于他脏，故又有五疳之名。在心则为惊疳，在肝则为风疳，在脾则为滚疳，在肺则为气疳，在肾则为急疳，一名骨疳。惊疳者，可见浑身壮热，四肢无力，面黄脸赤，怕寒爱暖，口鼻干燥等，方用朱砂安神丸、茯苓丸、真珠散等，药如黄连、生地、茯神、芦荟、远志、菖蒲、麦冬、胡黄连之类。风疳者，可见摇头揉鼻，白膜缦眼，揩磨多泪，面有黑色，浑身疮癣，毛焦发竖等，方用天麻丸、生熟地黄汤、熊胆天麻丹、芦荟丸等，药如天麻、青黛、龙胆草、五灵脂、生地、熟地、蝉衣、使君子之类。滚疳者，可见食物难消，爱吃泥土，腹大有筋，头发稀疏，喘急呵欠，无欢欲啼，大便酸臭等，方用四味肥儿丸、灵脂丸、神效换肌丸、肉豆蔻丸、大胡黄连丸等，药如芜荑、神曲、麦芽、砂仁、使君子、蛤膜、肉豆蔻、胡黄连之类。气疳者，可见多啼嗽逆，鼻颈生疮，昏昏爱睡，体瘦肠滑，四肢软弱，面色带白等，方用地黄清肺饮、补肺汤、五灵脂丹等，药如桑白皮、黄芩、赤茯苓、地黄、马兜铃、五灵脂、胡黄连、蛤膜之类。急疳者，可见泻痢兼作，吐逆脱肛，身体壮热，手足偏冷，饮食不进，为病势较急者，方用调元散、九味地黄丸、熊胆膏、立圣膏等，药如山药、人参、黄芪、白术、地黄、当归、使君子、人乳之类。总之，肯堂治疗疳症，抓住以脾胃为核心，兼顾其他四脏，消补兼施，寒热温凉同用，是符合疳症的病理变化，是可法可用也。

（五）对妇科的研究和成就

王肯堂妇科著作有《女科证治准绳》《胤产全书》《胎产证治》以及《医镜》中有妇科专篇。其中《女科证治准绳》主要引申历代医家之论述，为总结前人经验的著作。故在自序中说："故于是编，务存陈氏之旧，而删其偏驳者，然亦存什之六七而已。至薛氏之说，则尽收之，取其以养正为主，且简而易守，虽子女学习无难也。若易水、瀔水师弟，则后长沙而精于医者，一方一论，具掇是中，乃它书所无有。"而《胤产全书》《胎产证治》等，多为肯堂自己的心得体会，脉证互参，审因辨证，兼备各法，方药甚详。

调理月经　注重寒热虚实

月经为女子生理现象，青壮年妇女每月必须来潮一次，经量适中，是为正常，反之则病也。故肯堂认为：冲任二脉流通，经血应时，谓之月水。以其平和之气，常于三旬一见，似月盈亏，不失常度。如外为六气所干，内为七情所郁，于是可发生月经病。其病有月经不调者，有月经不通者，有兼疼痛者，有兼发热者。不调者有趱前有退后，不通者有血滞有血枯，疼痛者有常时作痛，有经前经后作痛，发热者有常时发热、有经行发热等。如月经先期者为血热，色紫者为热甚，紫黑有块为热更甚。月经后期者为血虚，色淡者为血虚更甚，或先或后而色淡稠粘者为痰，或止或来无定期者为气血不调，或一月两至或数日一至者为气虚血热，或经后数日而不止者为血海滑脱，火邪内动，或既止而隔三四日复见微血者，是旧血未尽为新血所催而复出也。在治疗上，如月经先期而色紫者，以凉血为主，宜用黄连为君，佐以栀子、槐花，同四物汤煎服；月经落后而色淡者，以补血为主，宜四物汤为君，佐以丹参、川断、阿胶等；色淡而稠粘者，以化痰为主，宜二陈汤为君，佐以乌药、香附、枳壳、苏梗，并同四物加生姜、砂仁煎服；或止或来无定期者，以调气机、补脾肾为主，以白术为君，佐以山药、杜仲、川断、陈皮、乌药、砂仁，同四物汤磨沉香服；或一月两至或数日一至者，以补气凉血为主，宜八物汤加黄连、山栀、蒲黄等；经候数日不止，以止血凉血为主，宜地骨皮为君，佐荆芥、侧柏叶、山栀、地榆、白芍、熟地；经止后隔三四日微见红者，可用四物汤加白术、茯苓、山药、陈皮等，以促使去旧血生新血。

闭经者，则认为：新血滞而旧血凝，多由月事将临，适感暴怒，肝气拂逆，血随气而升，导致经闭；或月事适至，因渴饮水，并食生冷，或坐水中沐浴，寒气入内，血凝气滞，亦令经闭；或堕胎多产而伤血，或久患潮热而消血，或久发盗汗而耗血，或脾胃不和，饮食减少，不能生血，或思虑悲哀过度，致心脾亏损，而不能养血，凡此皆能令人经闭。亦有体胖肥白，月经闭至者，多为湿痰与脂膜壅滞经脉，气血不畅所致。在治疗上，因感暴怒而经闭者，君以青皮，佐以官桂、木香、当归、赤芍、桃仁、红花、苏木等；因食生冷而经闭者，君以官桂，佐干姜、木香、香附、厚朴、红花、桃仁等；因坐冷水而经闭者，君以官桂，佐以白术、干姜等；因堕胎多产而伤血，久患潮热而消血者，不可行血，只以四物为主，佐以木香、香附、茯神、丹参等；因脾胃不和，饮食减少，不能生血者，亦不能行血，宜白术、人参、茯苓、白蔻仁等同四物汤煎服；因忧愁伤心而血涸者，宜调心气，开郁和脾，如石菖蒲、远志、丹皮、沉香、青皮、当归、川芎等；肥白妇人经闭者，以柴胡、厚朴、枳实为君，佐以苍术、半夏、陈皮、香附等煎服，湿痰去，脂膜开，而月经自然通矣（以上见于《胎产证治》《胤产全书》等）。上述辨证主要抓住寒热虚实四纲，气血痰湿四证，进行施治，所论简明扼要，方药切合实用。

治疗血崩　善用温补凉消

王肯堂《女科证治准绳》血崩篇，对崩漏各类证型叙述颇详，其治法既不离塞流、澄源、复旧之宗，又别有特色，可概为温、补、凉、消法，近人王惠珍氏，亦持这种观点，现加以归纳综述如下：

1. 温法　血崩的发生原因，有多种多样，因虚或因热者居多，究之于寒者则较少，而肯堂贵乎精研各家之说，又能提出自己看法。在“血崩”篇中运用温剂者约占半数，计有22方，善用温剂治疗血崩。其临床表现为崩漏不止，色紫黑，或成片结块，兼见脐腹冷痛，腰膝痠重，形体虚羸，脉微细或弦紧等，治以温经散寒，用伏龙肝散；暖血海、温冲任，用白芷暖宫丸、震灵丹、紫金散；温阳益气，固冲止血，用断下汤；温补心肾，用丁香胶艾汤、济生肾气丸；温中暖脾，用附子理中汤；暖宫固气，用鹿茸丸等，治疗颇有特色。

2. 补法　此法虽为治疗血崩常法之一，而肯堂不但能采用先贤之法，且能加以发挥，灵活运用。肯堂自制补益之剂，十分重视脾胃，提出：“脾胃乃阴阳之根蒂。”用药善取刚柔相济之味，寓有阳生阴长之义，其谓：“举世皆以补气，殊不知甘能生血，此阳生阴长之理也。”又云：“用甘温之剂健脾理胃，使胃气升腾，血循经络则无复崩矣。”故选方遣药，多偏甘温补气，并一再谆谆告诫：忌用寒凉，设或应用寒凉，更伤脾胃，反不能摄血归源，崩漏无法止矣。在治疗上，以加味补中益气汤、归脾汤、胶艾汤、当归芍药汤、升阳益胃汤等为主。如兼有表证者，酌用柴胡调经汤或独圣散；若夹湿者，怠惰嗜卧，困倦乏力，则用升阳除湿汤等，随证施治，不离补虚。

3. 凉法　“亢则害，承乃制”。热迫血则妄行，宜寒凉则血止。肯堂通权达变，又不避寒凉，活用其法，善遣方药，灵活进退。如运用大剂黄连解毒汤治疗崩漏就是其例。故尝云：“夫女子血崩，多因大悲哭，悲甚则肺叶布，心系为之急，血不禁而下崩。……举者以虚损治之，莫有知其非者，可服大剂。大剂者，黄连解毒汤是也。”在具体治疗上，常用金华散、奇效四物汤、芎藭汤等清热凉血。亦有用单味黄芩清热凉血治崩漏；亦有用逍遥散加龙胆草、栀子清肝泻火治崩漏。此外，肯堂所用凉药十分注意顾护脾胃和增加止血作用，所以对龙胆草、栀子、黄芩、黄连等药炒黑用，使苦寒不伤脾气，和“血见黑则止”，其义甚深，足资借鉴。

4. 消法　肯堂认为：“逐败血，安新血，自然百病不生也。”故在治疗崩漏中，不仅立有专门消法，而且在其他方药中，每佐活血消瘀之品。所以，肯堂在临证中，每据崩漏不止，或下五色，或如豆汁，或状如豚肝，或脐腹疼痛等，常断为恶血、污血，使用消法治疗。常用方剂有备金散、煮附丸、缩砂散、五灵脂散、桂枝茯苓丸、镇宫丸等。亦有用单味干荷叶浓煎服之，或调醋炒香附末服之。

此外，除温、补、凉、消诸法外，肯堂善用收敛固涩药，以增强止血作用，血崩全篇止涩方剂，有30余首，此亦是肯堂治疗血崩特色之一。

赤白带下　多责肾亏带虚

带下为病，肯堂多责之于肾虚和带脉不举所致，故说：“带脉在腰，如带之状，带下虽有赤白，总属肾虚。”又说：“治带下不论赤白，皆以杜仲为君，佐以四物、四君、黄柏、泽泻。”所以治疗带下以补肾强腰为主，佐以四物汤补营血，佐以四君子汤补脾气，再以黄柏泻火利湿。此为治法大纲，但在具体治疗上，肯堂则十分周详地进行辨证施治，如有湿热者，用清热化湿法，方用樗皮丸、固肠丸等，药如黄柏、椿根皮、苍术、地榆、芍药之类；若夹七情所伤，可加黄连、香附、白术、白芷。如阴血不足，津液枯涸，既有带下，又有 户干涩者，用滋润养营法，方用四物汤加蜂蜜、葵花、郁李仁润燥止带。如阴虚火旺者，用滋阴降火法，药用龟板、黄柏、白芍、山茱萸、苦参、椿根皮、地骨皮、生地黄等。如冲任虚寒，带脉不举者，用温肾祛寒法，药用鹿茸、狗脊、当归、芍药、熟地、阿胶、续断等。以上所述，颇合临床实际，可借鉴使用。

附：王肯堂医学研究论文题录
（1950～1997年）

1. 王重民．王肯堂传．医史杂志 1951；3（2）：41～42
2. 刘元．明代医学家王肯堂的生平和著作．中医杂志 1960；（1）：67～70
3. 余瀛鳌．《证治准绳》、《医统正脉》、《医宗必读》、《医学心悟》介绍．中医杂志 1984；25（1）：68
4. 沈敏之．略谈王肯堂的学术经验．江苏中医 1985；6（6）：14
5. 王惠珍．浅析王肯堂对血崩的治法．福建中医药 1985；16（1）：55～56
6. 朱伟常．缪仲淳与王肯堂的学术交流纪事一二．江苏中医杂志 1986；7（1）：40
7. 熊治法．《证治准绳》健脾丸加减治疗小儿泄泻300例．成都中医学院学报 1986；（3）：29～30
8. 沈敏南．评述王肯堂的《伤寒证治准绳》．陕西中医学院学报 1987；10（3）：44～46
9. 孙东元．王肯堂轶事．江苏中医杂志 1987；8（2）：48
10. 茅晓．明·万历年间的中国医药学成就略述．福建中医药 1988；19（3）：45～47
11. 鲁兆麟．王肯堂医案选析．北京中医 1988；（6）：55～56
12. 李复峰，等．宋元明清代针灸眼科学简史．针灸学报 1989；5（2）：42～44
13. 长青．王肯堂．山西中医 1989；5（3）：48
14. 李德成．王肯堂《灵兰要览》简介 浙江中医杂志 1989；24（4）：184
15. 奚风霖．皱肺丸治疗慢性肺原性心脏病经验．中医杂志 1990；31（2）：13
16. 韦炬．中医直肠给药概述．四川中医 1991；9（5）：5～6
17. 刘秀芳．王肯堂对癫狂痫辨治的学术贡献．成都中医学院学报 1992；15（3）：66～68
18. 石英秀．经典成方在骨伤科临床应用近况．中国骨伤 1992；5（2）：45～46
19. 李涌健，等．古方读书丸加味促进学习记忆功能的实验观察．江苏中医 1992；13（5）：234～236
20. 茅晓．王肯堂《郁冈斋医学笔麈》证治特色．浙江中医杂志 1992；27（12）：557
21. 曹建辉．《证治准绳·目》评析．中国中医眼科杂志 1993；3（3）：180～181
22. 贡承度．王肯堂学术思想再探．江苏中医 1994；15（2）：88～89
23. 欧阳兵．《伤寒证治准绳》特点浅析．新疆中医药 1994；（2）：5～6
24. 潘华信，等．评王肯堂的学术成就与贡献．上海中医药杂志 1994；（10）：1～4
25. 罗玉国．辨证治疗充血性心力衰竭31例．江苏中医 1995；16（1）：7
26. 干祖望．典型的儒医王肯堂．江苏中医 1996；17（1）：25
27. 赵复锦．益气聪明汤加减治疗老年人眩晕21例．湖南中医学院学报 1996；16（3）：28～29